Europäisches Arzneibuch
Nachtrag 2001

Europäisches Arzneibuch
Nachtrag 2001

Amtliche deutsche Ausgabe

Deutscher Apotheker Verlag Stuttgart
Govi-Verlag - Pharmazeutischer Verlag GmbH Eschborn

Europäisches Arzneibuch Nachtrag 2001 ISBN 3-7692-2768-9

Satz: Satz-Rechen-Zentrum Hartmann + Heenemann, Berlin
Druck: Druckerei C. H. Beck, Nördlingen
Buchbinder: Sigloch Buchbinderei, Blaufelden
Einbandgestaltung: Atelier Schäfer, Esslingen

BEKANNTMACHUNG ZUM EUROPÄISCHEN ARZNEIBUCH

Vierter Nachtrag zur 3. Ausgabe des Europäischen Arzneibuchs – Nachtrag 2001 –

Amtliche deutsche Ausgabe

Vom 3. April 2001
(Bundesanzeiger Seite 11358)

1. Im Rahmen des Übereinkommens über die Ausarbeitung eines Europäischen Arzneibuchs vom 22. Juli 1964, revidiert durch das Protokoll vom 16. November 1989 (BGBl. 1993 II S. 15), dem die Bundesrepublik Deutschland beigetreten ist (Gesetz vom 4. Juli 1973 [BGBl. 1973 II S. 701] und dem inzwischen 27 Vertragsstaaten sowie die Europäische Gemeinschaft angehören, erfolgt die Ausarbeitung der Monographien und anderer Texte des Europäischen Arzneibuchs. Mit dem Beitritt zu diesem Übereinkommen hat sich die Bundesrepublik Deutschland verpflichtet, die von der Europäischen Arzneibuch-Kommission in Straßburg beschlossenen Monographien und anderen Texte des Europäischen Arzneibuchs entsprechend § 55 Abs. 2 des Arzneimittelgesetzes in geltende Normen zu überführen.

2. Die Europäische Arzneibuch-Kommission hat am 22. März 2000 beschlossen, dem Gesundheitsausschuss (Teilabkommen) des Europarats die Inkraftsetzung des Vierten Nachtrags zur 3. Ausgabe des Europäischen Arzneibuchs zu empfehlen.

   Der Gesundheitsausschuss (Teilabkommen) hat am 25. April 2000 mit der Resolution AP-CSP (00) 1 die Inkraftsetzung des Vierten Nachtrags zur 3. Ausgabe des Europäischen Arzneibuchs mit dem Titel „Nachtrag 2001" in den Vertragsstaaten des Übereinkommens über die Ausarbeitung eines Europäischen Arzneibuchs beschlossen.

3. Der Vierte Nachtrag zur 3. Ausgabe des Europäischen Arzneibuchs (Nachtrag 2001) wird vom Europarat in Straßburg in englischer und französischer Sprache, den Amtssprachen des Europarats, herausgegeben. Er wurde unter Beteiligung der zuständigen Behörden Deutschlands, Österreichs und der Schweiz in die deutsche Sprache übersetzt.

4. Die übersetzten Monographien und anderen Texte des Vierten Nachtrags zur 3. Ausgabe des Europäischen Arzneibuchs (Nachtrag 2001) werden hiermit nach § 55 Abs. 7 des Arzneimittelgesetzes als „Europäisches Arzneibuch, Nachtrag 2001, Amtliche deutsche Ausgabe" bekannt gemacht.

5. Das Europäische Arzneibuch, Nachtrag 2001, Amtliche deutsche Ausgabe, beinhaltet neue und revidierte Monographien sowie neue und revidierte andere Texte. Als kumulativer Nachtrag enthält der Nachtrag 2001 auch die unveränderten Monographien und anderen Texte des Dritten Nachtrags zur 3. Ausgabe des Europäischen Arzneibuchs, Nachtrag 2000, Amtliche deutsche Ausgabe; Letzterer wird somit gegenstandslos.

   Das geltende Europäische Arzneibuch, Amtliche deutsche Ausgabe, umfasst somit die amtlichen deutschen Ausgaben des Europäischen Arzneibuchs 1997 und des Europäischen Arzneibuchs, Nachtrag 2001.

   Die im Europäischen Arzneibuch, Nachtrag 2001, Amtliche deutsche Ausgabe, enthaltenen Monographien und anderen Texte sind im kumulativen Sachregister durch die Buchstaben „NT" vor der Seitenzahl gekennzeichnet.

6. Die in das Europäische Arzneibuch, Nachtrag 2001, Amtliche deutsche Ausgabe, aufgenommenen neuen, revidierten oder korrigierten sowie die gestrichenen Monographien und anderen Texte sind der „Übersicht der Texte des Europäischen Arzneibuchs – Nachtrag 2001" zu entnehmen.

7. Die Bezugsquelle des Europäischen Arzneibuchs, Nachtrag 2001, Amtliche deutsche Ausgabe, ist der Deutsche Apotheker Verlag Stuttgart.

8. Folgende Bekanntmachungen werden mit Beginn der Geltung des Europäischen Arzneibuchs, Nachtrag 2001, Amtliche deutsche Ausgabe, gegenstandslos:

- Bekanntmachung zum Europäischen Arzneibuch – Vierter Nachtrag zur 3. Ausgabe des Europäischen Arzneibuchs – vom 13. November 2000 (BAnz. S. 22658),
- Achtundzwanzigste Bekanntmachung zum Arzneibuch (Allgemeine Texte und Monographien des Europäischen Arzneibuchs) vom 18. April 2000 (BAnz. S. 9081),
- Dreißigste Bekanntmachung zum Arzneibuch (Monographien des Europäischen Arzneibuchs) vom 19. Juni 2000 (BAnz. S. 11941),
- Zweiunddreißigste Bekanntmachung zum Arzneibuch (Monographien des Europäischen Arzneibuchs) vom 12. Juli 2000 (BAnz. S. 15174),
- Dreiunddreißigste Bekanntmachung zum Arzneibuch (Monographien des Europäischen Arzneibuchs) vom 7. Dezember 2000 (BAnz. S. 23922),

- Vierunddreißigste Bekanntmachung zum Arzneibuch (Allgemeine Texte des Europäischen Arzneibuchs) vom 21. Dezember 2000 (BAnz. S. 23925),
- Sechsunddreißigste Bekanntmachung zum Arzneibuch (Monographien des Europäischen Arzneibuchs) vom 23. Februar 2001 (BAnz. S. 5096).

9. Der Beginn der Geltung des Europäischen Arzneibuchs, Nachtrag 2001, Amtliche deutsche Ausgabe, ist der 1. Oktober 2001.

10. Für Arzneimittel, die sich am 1. Oktober 2001 im Verkehr befinden, den Anforderungen der neuen und revidierten Monographien sowie der neuen und revidierten anderen Texte des Europäischen Arzneibuchs, Nachtrag 2001, nicht genügen oder nicht nach deren Vorschriften hergestellt, geprüft oder bezeichnet worden sind und den am 30. September 2001 geltenden Vorschriften entsprechen, findet diese Bekanntmachung ab 1. Oktober 2002 Anwendung. Diese Übergangsregelung gilt nicht für die Vorschriften des Arzneibuchs, die mit folgenden Bekanntmachungen als geltende Normen bereits vorab bekannt gemacht und in den Nachtrag 2001 aufgenommen wurden:

- Zweiunddreißigste Bekanntmachung zum Arzneibuch (Monographien des Europäischen Arzneibuchs) vom 12. Juli 2000 (BAnz. S. 15174),
- Dreiunddreißigste Bekanntmachung zum Arzneibuch (Monographien des Europäischen Arzneibuchs) vom 7. Dezember 2000 (BAnz. S. 23922),
- Vierunddreißigste Bekanntmachung zum Arzneibuch (Allgemeine Texte des Europäischen Arzneibuchs) vom 21. Dezember 2000 (BAnz. S. 23925),
- Sechsunddreißigste Bekanntmachung zum Arzneibuch (Monographien des Europäischen Arzneibuchs) vom 23. Februar 2001 (BAnz. S. 5096).

Bonn, den 3. April 2001
113-5031-11

Bundesministerium für Gesundheit
Im Auftrag

Dr. Pabel

INHALTSVERZEICHNIS

II. EINLEITUNG

Die Veröffentlichung des Europäischen Arzneibuchs beruht auf den im „Übereinkommen über die Ausarbeitung eines Europäischen Arzneibuches" (Europäische Vertragsreihen Nr. 50 des Europarats), geändert durch das Protokoll zum Übereinkommen (Europäische Vertragsreihen Nr. 134), beschriebenen Verpflichtungen, die von den Regierungen von Belgien, Bosnien-Herzegowina, Dänemark, Deutschland, Finnland, Frankreich, Griechenland, dem Vereinigten Königreich Großbritannien und Nordirland, Irland, Island, Italien, Kroatien, Luxemburg, der ehemaligen jugoslawischen Republik Mazedonien, den Niederlanden, Norwegen, Österreich, Portugal, Schweden, der Schweiz, Slowenien, der Slowakischen Republik, Spanien, der Tschechischen Republik, der Türkei, Ungarn, Zypern und von der Europäischen Gemeinschaft unterzeichnet wurden.

Die Ausarbeitung des Europäischen Arzneibuchs wird von 2 wesentlichen Gremien gewährleistet.

1. Der Gesundheitsausschuß (Teilabkommen), dessen Zusammensetzung und Befugnisse in den Artikeln 3 und 4 des Übereinkommens beschrieben sind:

   Artikel 3
   „Für die Zwecke dieses Übereinkommens besteht der Gesundheitsausschuß aus nationalen Delegationen, die von den Vertragsparteien bestellt werden."

   Artikel 4
   „(1) Der Gesundheitsausschuß beaufsichtigt ganz allgemein die Tätigkeit der Kommission; diese erstattet ihm zu diesem Zweck über jede ihrer Tagungen Bericht.
   (2) Alle von der Kommission gefaßten Beschlüsse, mit Ausnahme derjenigen, die sich auf Fach- oder Verfahrensfragen beziehen, bedürfen der Genehmigung durch den Gesundheitsausschuß. Genehmigt dieser einen Beschluß nicht oder nur teilweise, so weist er ihn zur erneuten Prüfung an die Kommission zurück.
   (3) Der Gesundheitsausschuß setzt unter Berücksichtigung der in Artikel 6 Buchstabe d vorgesehenen Empfehlungen der Kommission die Fristen fest, innerhalb derer Beschlüsse fachlicher Art, die sich auf das Europäische Arzneibuch beziehen, in den Hoheitsgebieten der Vertragsparteien durchzuführen sind."

2. Die Europäische Arzneibuch-Kommission setzt sich gemäß Artikel 5 des Übereinkommens zusammen. Sie besteht aus nationalen Delegationen, wobei sich jede Delegation aus höchstens drei Mitgliedern zusammensetzt, die von jeder Vertragspartei benannt werden und die auf Grund ihrer fachlichen Befähigung ausgewählt sind.
   Die Befugnisse der Kommission sind festgelegt durch die Verfügung des Artikels 6 des Übereinkommens; geändert durch das Protokoll:

   Artikel 6
   „Vorbehaltlich des Artikels 4 hat die Kommission folgende Befugnisse:
   a) Sie bestimmt die allgemeinen Grundsätze, die bei der Ausarbeitung des Europäischen Arzneibuches anzuwenden sind;
   b) sie beschließt über die jeweils geeigneten Untersuchungsmethoden;
   c) sie veranlaßt die Ausarbeitung der in das Europäische Arzneibuch aufzunehmenden Monographien und nimmt diese an;
   d) sie empfiehlt die Festsetzung der Fristen, innerhalb derer ihre Beschlüsse fachlicher Art, die sich auf das Europäische Arzneibuch beziehen, in den Hoheitsgebieten der Vertragsparteien durchzuführen sind."

Laut Übereinkommen verpflichten sich die Vertragsparteien, die notwendigen Maßnahmen zu treffen, damit die Monographien des Europäischen Arzneibuchs amtliche, innerhalb ihrer Hoheitsgebiete anwendbare Normen werden.

Zweck des Europäischen Arzneibuchs

Das Arzneibuch hat die Aufgabe, die Volksgesundheit mit Hilfe anerkannter, gemeinsamer Regeln zu fördern, die von den Verantwortlichen im Gesundheitswesen und allen Personen, die sich mit der Qualität der Arzneimittel befassen, zu beachten und einzuhalten sind. Die Arzneistoffe müssen eine geeignete Qualität haben, um so eine sichere Anwendung des Arzneimittels für den Patienten und Verbraucher zu gewährleisten.

Die gemeinsamen Normenvorschriften
- erleichtern den freien Warenaustausch innerhalb von Europa und
- sichern die Qualität der aus Europa exportierten Arzneimittel.

Die Monographien und anderen Texte des Europäischen Arzneibuchs sind so ausgearbeitet, daß sie den Anforderungen der Zulassungsbehörden, der für die Qualitätskontrolle Verantwortlichen sowie der Hersteller von Ausgangsstoffen und Fertigarzneimitteln genügen.

Da das Europäische Arzneibuch eine weitreichende internationale Anwendung findet, ist die Europäische Arzneibuch-Kommission bestrebt, enger mit den Anwendern des Europäischen Arzneibuchs zusammenzuarbeiten, um deren Anliegen besser zu verstehen und um so die Zusammenarbeit zu erleichtern. Hierzu werden verbesserte Arbeitsmethoden auszuarbeiten sein, um bei der Ausarbeitung neuer Monographien Vorschläge zu erhalten, die auch eine Verbesserung der Qualität des Arzneibuchs mit sich bringen.

Technisches Sekretariat und Laboratorium

Die Europäische Arzneibuch-Kommission verfügt in Straßburg über ein Technisches Sekretariat mit wissenschaftlichen und verwaltungstechnischen Bediensteten.

Das Laboratorium der Europäischen Arzneibuch-Kommission ist Bestandteil des Technischen Sekretariats und hat u. a. die Aufgabe, die für die Monographien des Europäischen Arzneibuchs benötigten Referenzsubstanzen zu erstellen und bereits erstellte Referenzsubstanzen auf weitere Verwendbarkeit zu prüfen.

Allgemeine Grundsätze

In den Allgemeinen Vorschriften werden allgemeine Regeln zur Auslegung des Europäischen Arzneibuchs gegeben. Folgende Informationen verdienen ebenfalls Beachtung.

Die allgemeinen Grundsätze, die bei der Ausarbeitung des Europäischen Arzneibuchs angewandt werden, sind im Technischen Leitfaden zur Ausarbeitung von Monographien festgelegt; dieser ist als spezielle Ausgabe von *Pharmeuropa* erhältlich.

Die in den Einzelmonographien beschriebenen Prüfverfahren und Bestimmungsmethoden wurden nach der zum Zeitpunkt ihrer Erarbeitung gängigen Praxis und im Hinblick auf das vorgesehene Anwendungsgebiet validiert.

Allgemeine Kapitel werden aber auch an anderen Stellen als in den Monographien angewendet. In solchen Fällen sollte der Anwender den Technischen Leitfaden zu Rate ziehen, der ausführliche Informationen über die Anwendung vieler dieser Methoden gibt.

Patente

Die Beschreibung eines Artikels im Europäischen Arzneibuch, der unter Patentschutz steht, bedeutet in keiner Weise die Freigabe der durch das Patent verliehenen Rechte an andere Personen als den Patentinhaber.

Verwendung von Tieren

Die Kommission fühlt sich verpflichtet, wann immer möglich die Verwendung von Tieren bei Prüfungen im Arzneibuch zu reduzieren, und sie ermutigt alle, mit ihr nach alternativen Methoden zu suchen. Eine alternative oder abgeänderte Untersuchungsmethode wird nur dann von der Kommission angenommen, wenn eindeutig gezeigt werden kann, daß eine solche Methode eine zufriedenstellende Untersuchung für Arzneibuchzwecke gewährleistet.

Hydrate

Die Hydratform wird nur dann in Monographietiteln angegeben, wenn mehr als eine Form im Arzneibuch beschrieben ist oder wenn sich zur Zeit mehr als eine Form im Handel befindet.

Chirale Substanzen

Nach derzeitiger Anschauung der Kommission wird eine Prüfung auf optische Drehung für alle chiralen Substanzen vorgeschrieben, um die racemische Struktur einer Substanz zu bestätigen oder die spezifische Drehung zu bestimmen, wenn eine bestimmte enantiomere Form in der Monographie vorgeschrieben ist. In älteren Monographien der 2. Ausgabe, die keiner technischen Revision unter Berücksichtigung dieses Prinzips unterzogen wurden, wurde bei Racematen und Racematmischungen eine Prüfung zur Bestätigung der racemischen Natur gewöhnlich nicht vorgeschrieben, ausgenommen, wenn die optisch aktive Form ebenfalls beschrieben wurde oder wenn sie leicht im Handel erhältlich ist.

Polymorphie

Wenn eine Substanz Polymorphie zeigt, wird dies üblicherweise im Kapitel „Eigenschaften" angegeben. Im allgemeinen wird in einer Monographie keine spezielle kristalline Form vorgeschrieben. In Ausnahmefällen aber wird in einigen wenigen Monographien die erforderliche kristalline Form vorgeschrieben, z. B. im Fall der Prüfung auf Identität mit Hilfe der IR-Spektroskopie, bei der vorgeschrieben ist, daß das Spektrum unter Verwendung von Preßlingen ohne vorheriges Umkristallisieren der Substanz aufgenommen werden soll, wobei dann die chemische Referenzsubstanz die erforderliche kristalline Form haben soll. Bei Substanzen aber, die von diesen Ausnahmefällen abweichen, und abhängig von der Verwendung solcher Substanzen in Darreichungsformen, kann es für einen Hersteller notwendig sein sicherzustellen, daß eine spezielle kristalline Form verwendet wird. Die Information unter „Eigenschaften" dient dazu, einen Anwender auf diesen Aspekt bei der Entwicklung einer Darreichungsform hinzuweisen.

Spezifität von Gehaltsbestimmungen

Bei der Ausarbeitung von Monographien über chemische Substanzen gibt die Kommission bei der Prüfung auf Verunreinigungen einem gut ausgearbeiteten Kapitel „Prüfung auf Reinheit" den Vorzug gegenüber einer Gehaltsbestimmung, die spezifisch für die Wirksubstanz ist. Deshalb kann nur die Gesamtheit der Anforderungen einer Monographie sicherstellen, daß ein Produkt von geeigneter Qualität ist.

Verunreinigungen

Bei vielen Monographien, insbesondere bei den kürzlich ausgearbeiteten, wird nun in einem Anhang eine Liste bekannter oder potentieller Verunreinigungen aufgeführt, die mit Hilfe der Prüfungen kontrolliert werden. Bekannte Verunreinigungen sind solche, die in Bulkwaren der Substanz beobachtet wurden. Potentielle Verunreinigungen sind solche, die – obwohl man sie aufgrund der Synthese erwarten könnte – bei der Ausarbeitung der Monographie in Bulkwaren nicht beobachtet wurden. Eine solche Liste soll die Anwendung einer Monographie erleichtern, insbesondere bei der Zulassung von Arzneimitteln (siehe auch „Impurities in new drug substances, ICH tripartite note for guidance", Mai 1995). Eine Reihe potentieller Verunreinigungen einer Substanz mit einer bestimmten Herstellungsart kann mit dieser Liste verglichen werden, um zu prüfen, ob die Monographie eine geeignete Kontrolle ermöglicht. Die Kommission sieht vor, daß – wenn immer möglich – neue Monographien eine solche Liste enthalten und bei bereits erstellten Monographien diese bei der Revision beigefügt werden soll.

Medizinprodukte

Alle Ausgaben des Europäischen Arzneibuchs enthielten Monographien über Artikel, die als Medizinprodukte anzusehen sind, vor allem chirurgisches Nahtmaterial und Verbandstoffe. Für Mitgliedstaaten der Europäischen Union wurde nun mit Hilfe einer Richtlinie ein Rahmenwerk zur Standardisierung von Medizinprodukten geschaffen. Nach Zustimmung der verschiedenen Partner hat die Kommission beschlossen, daß die Monographien über Verbandstoffe gestrichen werden sollen, sobald die Normen, wie in den Richtlinien vorgesehen, erstellt sind. Die Spezifikationen im Kapitel „Behältnisse" werden ebenfalls angeglichen oder auch in einigen Fällen gestrichen, um den zukünftigen Normen, wie in den Rahmenbedingungen der Richtlinie vorgesehen, Rechnung zu tragen. Die Monographien über chirurgisches Nahtmaterial hingegen werden weiterhin im Europäischen Arzneibuch verbleiben, sie werden aber entsprechend den Anforderungen der Richtlinie geändert, und sie sind nun als Normen des in der Richtlinie vorgesehenen Typs anzusehen. Die Angleichung der Monographien hat die Streichung einiger Monographien über spezifische Nahtmaterialien zugunsten einer allgemeineren Darstellung mit sich gebracht.

Zertifikatsystem

Ein Verfahren zur Bescheinigung (Zertifikat) der Eignung einer Monographie des Europäischen Arzneibuchs bezüglich der Reinheitskontrolle eines Stoffes bestimmter Herkunft wurde entwickelt [siehe Gesundheitsausschuß (Teilabkommen) Resolution AP-CSP (93) 5]. Zertifikate können gewährt werden auf der Basis veröffentlichter Monographien oder auch auf der Basis solcher, für die „Definitive Texte" (siehe unten) verfügbar sind. Einzelheiten über den Ablauf dieses Systems sind über das Sekretariat erhältlich.

Veröffentlichungen

Das **Europäische Arzneibuch** wird vom Europarat in englischer und französischer Sprache als gebundenes Buch herausgegeben, das durch einen jährlichen Ergänzungsband erweitert wird, sowie als CD-ROM, ebenfalls mit jährlicher Ergänzung.

Pharmeuropa, das Forum des Europäischen Arzneibuchs, wird mehrere Male jährlich veröffentlicht. Es stellt eine Hilfe bei der Ausarbeitung der Monographien dar und dient zur Information bei Fragen, die das Arzneibuch und verwandte Gebiete betreffen. Es ist als Subskription über das Technische Sekretariat erhältlich.

Definitive Texte: Texte, die von der Kommission in einem bestimmten Jahr angenommen wurden, werden in der ersten Hälfte des folgenden Jahres veröffentlicht. Im Zeitraum zwischen Annahme durch die Kommission und Veröffentlichung des Europäischen Arzneibuchs können alle „Definitiven Texte" über das Technische Sekretariat als Vorausdruck (Prepublications) bezogen werden.

Inkraftsetzung: Der Zeitpunkt, an dem die Monographien in Kraft zu setzen sind, wird vom Gesundheitsausschuß auf Empfehlung der Kommission festgesetzt. Dieser Zeitpunkt ist üblicherweise etwa 6 Monate nach Veröffentlichung des Europäischen Arzneibuchs. Soll eine Monographie vor dem nächstmöglichen Veröffentlichungszeitpunkt des Arzneibuchs oder eines Ergänzungsbandes in Kraft gesetzt werden, geschieht dies mit Hilfe einer Resolution des Gesundheitsausschusses, die dabei den Gesamttext enthält. Dieser Text wird ebenfalls in *Pharmeuropa* zur Information veröffentlicht.

Revisionen: Monographien und andere Texte des Europäischen Arzneibuchs werden nach Beschluß der Kommission wie erforderlich revidiert. Das gesamte Revisionsprogramm wird in *Pharmeuropa* veröffentlicht.

III. EUROPÄISCHE ARZNEIBUCH-KOMMISSION

Zusammensetzung der Kommission, ihrer Expertengruppen, des Sekretariats und der Redaktionskonferenz

Stand: 31. Dezember 2000

Präsident D. H. CALAM **Vizepräsidenten** H. G. KRISTENSEN – A. TSOKA

Kommissionsmitglieder

Belgien (B)	A. ANGENOT J. HOOGMARTENS P. JACQMAIN
Bosnien-Herzegowina (BOS)	A. MEHMEDAGIC
Dänemark (DK)	K. BRØNNUM-HANSEN P. HELBOE H. G. KRISTENSEN
Deutschland (D)	S. EBEL D. KRÜGER D. SCHNÄDELBACH
EG-Kommission	M. ROBERT (KOMMISSION) S. FAIRCHILD (EMEA)
Finnland (FIN)	P. PARONEN K. SINIVUO L. TURAKKA
Frankreich (F)	J. P. FOURNIER AN LE A. NICOLAS
Griechenland (GR)	M. KOUPPARIS S. PHILIANOS A. TSOKA
Großbritannien (GB)	J. A. GOLDSMITH R. C. HUTTON J. M. MIDGLEY
Republik Irland (EIR)	T. A. McGUINN M. MORRIS J. O'RIORDAN
Island (IS)	G. BALDURSDOTTIR I. J. PETERSEN
Italien (I)	M. CIGNITTI A. FARINA G. OREFICI
Kroatien (CRO)	D. BEGIC I. STARESINIC-SERNHORST L. STEFANINI ORESIC
Luxemburg (L)	J. GENOUX-HAMES
Ehemalige jugoslawische Republik Mazedonien (RMA)	N. POPOSKI A. SIMOV
Norwegen (N)	G. BRUGAARD V. HOLTEN R. WINSNES
Niederlande (NL)	D. DE KASTE J. W. DORPEMA P. H. VREE
Österreich (A)	K. LISZKA E. LUSZCZAK A. MAYRHOFER
Portugal (P)	J. M. CORREIA NEVES SOUSA LOBO R. M. R. MORGADO
Schweden (S)	M. EK I. SJÖHOLM J. VESSMAN
Schweiz (CH)	H. LUDWIG U. SALZMANN S. WEBER BRUNNER

Slowakische Republik (RSL)	M. CHALABALA R. MARTINCOVA J. SLANY
Slowenien (SLO)	M. CVELBAR E. TOMAZIN
Spanien (E)	A. VARDULAKI
Tschechische Republik (RTC)	J. PORTYCH M. TRAVNICKOVA
Türkei (TR)	O. CANBOLAT E. IZGÜ
Ungarn (H)	H. KÖSZEGI-SZALAI J. J. LIPTAK
Zypern (CY)	E. KKOLOS

Stellvertretende Mitglieder

Belgien	J. DE BEER L. DELATTRE A. VLIETINCK
Dänemark	D. MANNION A. SØRENSEN L. THOMSEN
Deutschland	G. FRANZ R. MOHR M. SCHWANIG
Finnland	N. SEVON
Frankreich	T. BOURQUIN H. J. DE JONG C. SAINT-REQUIER
Großbritannien	A. M. T. LEE M. L. RABOUHANS M. I. ROBERTSON
Italien	M. DI MUZIO A. MACRI L. NICOLETTI
Luxemburg	M. BACKES-LIES J. L. ROBERT
Niederlande	J. A. NORDER P. JONGEN E. K. DE ROOIJ-LAMME
Österreich	J. KURZ J. TRENKER
Schweden	C. GRAFFNER
Schweiz	D. JÄKEL E. WACHBERGER
Slowakische Republik	D. GRANCAI J. LUCANSKY L. SOVIK
Slowenien	B. RAZINGER-MIHOVEC
Ungarn	T. L. PAAL I. TÖRÖK

Beobachter

Algerin (DZ)	M. B. MANSOURI
Australien (AUS)	R. J. SMITH
Bulgarien (BG)	L. KOSTOVA
China (RC)	CHEN YIN-QING PAN XUE TIAN
Estland (ZES)	M. JAAGOLA
Kanada (CDN)	W. L. WILSON
Lettland (ZLE)	J. OZOLINS
Litauen (ZLI)	A. GENDROLIS
Malaysia (PTM)	M. ZIN CHE AWANG
Marokko (MA)	J. TAOUFIK
Polen (PL)	W. WIENIAWSKI
Rumänien (R)	D. ENACHE
Arabische Republik Syrien	H. ABBOUD
Tunesien (TU)	K. BOUZOUITA
Ukraine (ZUK)	V. GEORGIYEVSKIY M. G. LEVIN
WHO	S. KOPP-KUBEL

Expertengruppen

Gruppe Nr. 1 – **Mikrobiologie**

Präsident:	D. KRÜGER
Experten:	
B	J. DONY-CROTTEUR
CH	H. P. RINIKER
D	K. HABERER
	H. SEYFARTH
DK	S. AGERHOLM
F	J. C. DARBORD
	S. GUYOMARD-DEVANLAY
GB	A. L. DAVISON
GR	J. LAVDIOTIS
I	G. OREFICI
NL	H. VAN DOORNE
S	L. HAMILTON
Spezialisten:	
CH	J. FAVET
GB	K. HELLIWELL
I	M. GALLIANO RASPINO
Beobachter:	
AUS	V. CHRIST

Spezialisten für den Limulus-Test:

Experten:	
B	C. BORENSZTEJN
CH	D. WITTHAUER
E	V. MONTEJO DE GARCINI
F	P. NABET
	M. SURGOT
GB	S. POOLE
I	L. BELLENTANI
NL	A. M. GOMMER
Beobachter:	
AUS	C. ROLLS

Spezialisten für die Prüfung auf Sterilität:

CH	B. KÖPFEL
GB	M. L. RABOUHANS
I	P. DELLAVEDOVA
NL	H. VAN DOORNE

Gruppe Nr. 6 – **Biologische Stoffe**

Präsident:	W. DORPEMA
Experten:	
B	J. DEMEESTER
CH	H. WINDEMANN
D	T. DOLL
DK	L. HUSAGER
E	J. C. DIEZ-MASA
F	A. BAYOL
FIN	J. J. HIMBERG
GB	A. F. BRISTOW
I	M. VANNINI
N	W. SKARE
NL	P. M. J. M. JONGEN
S	G. CARLIN
SLO	B. STRUKELJ
TR	F. IZGÜ
Spezialisten:	
CH	O. KRIECH
D	G. REBER
I	P. BIANCHINI
	A. M. SALVATI VACCARI
NL	G. W. K. VAN DEDEM
	H. H. T. RAYMAKERS
Beobachter:	
AUS	R. J. SMITH
CDN	M. GIRARD

Gruppe Nr. 6 B – **Blut vom Menschen und Blutprodukte**

Präsident:	I. SJÖHOLM
Experten:	
A	H. IGEL
B	D. VAN GYSEGEM
CH	M. SAENGER
D	R. SEITZ
DK	E. SANDBERG
E	C. ALONSO VERDURAS
F	L. MOUILLOT
FIN	M. LANKINEN
GB	T. J. SNAPE
I	M. ORLANDO
IRL	J. O'RIORDAN
N	A.-C. SCHMIDT-MELBYE
NL	F. G. KORSE
S	B. KARLEN
SLO	M. CVELBAR
Spezialisten:	
CH	A. GARDI
	V. HAHN
D	P. GRONSKI
E	J. I. JORQUERA NIETO
Beobachter:	
AUS	A. FARRUGIA
CDN	L. W. WHITEHOUSE
OMS	A. M. PADILLA MARROQUIN

Gruppe Nr. 7 – **Antibiotika**

Präsident:	A. NICOLAS
Experten:	
A	H. BINDER
B	E. ROETS
CH	R. J. ALTERMATT-MÜLLER
D	C. P. CHRISTIANSEN
DK	C. OVERBALLE-PETERSEN
E	E. PORQUERAS ALCUBILLA
F	A. FOUCAULT
GB	W. C. MANN
I	S. TEDESCHI
NL	C. VAN DER VLIES
P	A. M. MARQUES GONŸALVES
S	K. GRÖNINGSSON
SLO	K. KREFT
TR	F. AKTAN
Spezialist:	
I	G. OREFICI
Beobachter:	
AUS	L. KELLY
B	A. RODRIGUEZ

Gruppe Nr. 9 – **Anorganische und organische Chemie**

Präsident:	S. EBEL
Experten:	
B	J. M. KAUFMANN
CH	H. ALTORFER
D	M. TÜRCK
F	R. DE RICHTER
GB	C. T. GODDARD
I	G. ZANNI
NL	A. D. FÖRCH
S	P. HOLMQVIST
TR	N. NOYANALPAN

Gruppe Nr. 9 G – **Medizinische Gase**

Experten:	
B	M. KUPPERS
CH	P. FEIGENWINTER
D	H. MÜLLER
F	B. MARIE
GB	P. HENRYS
I	V. ZURLETTI
NL	J. DEN HARTIGH
S	E. SUNDSTRÖM
Spezialist:	
F	M. EL HAJJI

Gruppe Nr. 10 A – **Organische Chemie – Synthetische Stoffe**

Präsident:	J. P. FOURNIER
Experten:	
B	P. HUBERT
CH	E. SCHLÄFLI
D	R. FENDT
DK	A. VAN ARKENS
E	T. AZCONA LLANEZA
F	H. PLACE
GB	B. EVERETT
I	F. LA TORRE
N	V. HOLTEN
NL	O. M. VAN BERKEL-GELDOF
P	A. M. RIBEIRO CAMPOS FARINHA
S	K. G. SVENSSON
TR	G. PILLI

Gruppe Nr. 10 B – **Organische Chemie – Synthetische Stoffe**

Präsident:	S. WEBER BRUNNER
Experten:	
A	A. MAYRHOFER
B	J. F. H. VAN ROMPAY
CH	E. KELLER
D	V. SCHULZE
DK	A. SØRENSEN
E	J. M. DE CIURANA GAY
F	H. J. DE JONG
FIN	K. SINIVUO
GB	J. M. MIDGLEY
GR	E. SOULI
I	L. VALVO
L	J. L. ROBERT
N	E. M. BREVIK
NL	H. HINDRICKS
S	M. EK
Spezialist:	
E	T. AZCONA LLANEZA

Gruppe Nr. 10 C – **Organische Chemie – Synthetische Stoffe**

Präsident:	J. VESSMAN
Experten:	
B	J. DE BEER
CH	H. LUDWIG
D	W. ARZ
DK	M. HANDLOS
F	T. BOURQUIN
GB	K. J. LEIPER
I	G. COLLI
NL	A. ROTAR
	F. J. VAN DE VAART

Gruppe Nr. 11 – **Organische Chemie – Naturstoffe**

Präsident:	J. A. GOLDSMITH
Experten:	
B	J. CROMMEN
CH	M. RICHTER
D	H. HÄUSLER
E	M. LOPEZ BENVENUTI
F	J. P. ETCHEGARAY
GB	A. G. DAVIDSON
GR	V. HARTOFYLAX
I	C. GALEFFI
N	K. ØYDVIN
NL	E. DE ROOIJ-LAMME
S	E. EHRIN

Gruppe Nr. 11 A – **Vitamin A**

Präsident:	E. WACHBERGER
Experten:	
CH	V. WESSELY
D	E. OHST
DK	P. S. PEDERSEN
F	Y. ROCHÉ
GB	G. F. PHILLIPS
NL	G. L. M. FEENSTRA-BIELDERS
Spezialisten:	
D	G. KOCH
NL	B. BORSJE

Gruppe Nr. 11 C – **Celluloseether**

Experten:	
CH	E. DOELKER
D	R. STERN
F	J. RABIANT
I	M. PEDRANI
NL	E. IZEBOUD

Gruppe Nr. 11 S – **Zucker**

Präsident:	J. RUIZ COMBALIA
Experten:	
D	C. JERSCH
F	S. ICART
	J. MICHAUD
GB	M. BURGE
	G. PARKIN
NL	D. DE KASTE
S	K. NILSSON

Gruppe Nr. 12 – **Galenika**

Präsident:	H. G. KRISTENSEN
Experten:	
B	L. DELATTRE
CH	J. SCHRANK
D	W. POHLER
E	C. DE LA MORENA CRIADO
F	J. M. AIACHE
	M. VEILLARD
FIN	L. TURAKKA
GB	M. C. R. JOHNSON
I	A. GAZZANIGA
IRL	J. M. MORRIS
MAC	A. SIMOV
N	J. KARLSEN
NL	C. H. VERMAAT
P	M. H. DOS ANJOS RODRIGUEZ AMARA
S	C. GRAFFNER
TR	K. CANEFE
Spezialisten:	
D	N. GREIDZIAK
	J. LIMBERG
	K. H. MEYER
F	P. COURTIADE
	A. RAGON
I	L. MONTANARI
	A. RAMELLO
	A. SANTORO
S	P. NILSSON
Beobachter:	
ZES	P. VESKI
ZUK	N. N. ASMOLOVA

Gruppe Nr. 13 A – **Phytochemie**

Präsident:	A. J. VLIETINCK
Experten:	
A	M. PUNZENGRUBER
CH	G. ROHR
D	B. FRANK
E	A. MANES ARMENGOL
F	I. FOURASTÉ
GB	E. WILLIAMSON
GR	S. PHILIANOS
I	A. DE PASQUALE
	C. SESSA
NL	J. J. C. SCHEFFER
S	G. LINDGREN
TR	E. SEZIK
Spezialisten:	
CH	R. DELLA CASA
D	E. WEICHERT
F	A. ZOLA
Beobachter:	
AUS	L. KELLY
PL	E. WOJTASIK
ZES	A. RAAL

Gruppe Nr. 13 B – **Phytochemie**

Präsident:	G. FRANZ
Experten:	
A	T. KARTNIG
B	L. ANGENOT
CH	O. STICHER
D	G. HARNISCHFEGER
E	S. CANIGUERAL-FOLEARA
F	G. PORTIER
GB	K. HELLIWELL
I	R. POZZI
N	B. S. PAULSEN
NL	W. G. VAN DER SLUIS
RSL	D. GRANCAI
TR	K. H. C. BASER
Spezialisten:	
D	A. NAGELL
NL	H. P. VAN EGMOND

Gruppe Nr. 13 H – **Fette, fette Öle und Derivate**

Präsident:	A. VLIETINCK
Experten:	
CH	M. THEVENIN
D	V. BÜHLER
GB	J. A. SEATON
GR	S. PHILIANOS
I	M. PEDRANI
NL	L. DE GALAN
S	L. SVENSSON
TR	E. SEZIK
Spezialisten für Macrogole u. ä.:	
D	H. D. KÄSEBORN
F	S. BESSET
	B. BRANCQ
Spezialisten für pflanzliche Öle, Omega-3-Fettsäuren und Lebertran:	
F	B. PRILLEUX
I	G. DUGO
N	H. BREIVIK
Spezialisten für Fischöle:	
IS	G. A. AUDUNSSON
N	H. BREIVIK

Gruppe Nr. 14 – **Radioaktive Verbindungen**

Präsident:	C. J. FALLAIS
Experten:	
B	A. VERBRUGGEN
CH	C. WASTIEL
D	R. SUCHI
DK	B. PEDERSEN
F	D. GARONNAT
GB	R. D. PICKETT
I	P. SALVADORI
N	P. O. BREMER
NL	M. KROON
S	T. BRINGHAMMER
Spezialisten:	
D	G. J. MEYER
F	B. MAZIERE
GB	S. WATERS
S	G. ANTONI

Gruppe Nr. 15 – **Sera und Impfstoffe**

Präsident:	R. WINSNES
Experten:	
A	I. HELD
B	R. DOBBELAER
CH	F. REIGEL
D	M. SCHWANIG
DK	A. BJERREGAARD
F	F. FUCHS
	J. C. VINCENT-FALQUET
FIN	T. KURONEN
GB	I. G. S. FURMINGER
I	L. NICOLETTI
NL	I. HEGGER
RTC	E. VITKOVA
S	M. GRANSTRÖM
Spezialisten:	
CH	J. STALDER
	J. F. VIRET
F	L. PEYRON
I	G. OREFICI
Beobachter:	
AUS	G. GROHMANN
BG	P. POPOVA
WHO	E. GRIFFITHS

Gruppe Nr. 15 V – **Sera und Impfstoffe für Tiere**

Präsident:	J. M. PERSON
Experten:	
A	J. P. BINDER
B	M. PENSAERT
CH	L. BRUCKNER
D	M. MOOS
DK	R. HOFF-JØRGENSEN
F	C. LORTEAU
	P. VANNIER
GB	A. LEE
I	M. TOLLIS
IRL	P. J. O'CONNOR
N	Ø. EVENSEN
NL	H. H. LENSING
RTC	J. JERABKOVA
Spezialisten:	
F	M. GUITTET
	M. PÉPIN
	S. ZIENTARA

Gruppe Nr. 16 – **Kunststoffbehältnisse**

Präsident:	R. RÖSSLER
Experten:	
B	P. HOET
CH	U. SCHÖNHAUSEN
	E. SPINGLER
D	S. SCHMIDT
F	D. BAYLOCQ-FERRIER
GB	I. D. NEWTON
I	P. BUSI
NL	L. R. BERKENBOSCH
S	A. ARBIN
Spezialisten:	
CH	S. NITSCHE
F	A. FOUCAULT
	C. GUERIS
	K. H. HAUSMANN
	N. YACOUBI
NL	C. DEQUATRE
Beobachter:	
AUS	S. BOLIS

Europäisches Direktorat für die Qualität von Arzneimitteln (EDQM) Technisches Sekretariat, Straßburg

226, avenue de Colmar
B. P. 907
F 67029 Strasbourg CEDEX 1
France

Fax:	00 33-388-41 27 71
Tel.:	00 33-388-41 20 36 (Publikationen)
	00 33-388-41 20 35 (Referenzsubstanzen)
E-Mail:	publications@pheur.org
Web site:	http://www.pheur.org

Direktor: A. ARTIGES

Abteilungsleiter:

Erstellung von Monographien und allgemeinen Methoden, Gruppe 15, 15V:	P. CASTLE
Publikationen und Datenbank:	C. COUNE
Laboratorium: physikalisch-chemische und biologische Analyse:	J. H. McB. MILLER
Biologische Standardisierung und OMCL-Netzwerk:	J. M. SPIESER

Gruppenleiter:

Öffentlichkeitsarbeit:	C. LARSEN LETARNEC
Referenzsubstanzen:	M. V. EGLOFF
Zertifikatsystem:	C. POUGET

Wissenschaftliche Oberräte:

CD-ROM, Internet:	H. J. BIGALKE
Biologische Standardisierung:	K. H. BUCHHEIT
Laboratorium:	A. LODI

Wissenschaftliche Räte:

Publikationen:	C. BERENS
	L. HENDERSON
	P. WELLS
Gruppen 10 A, 10 C, 11 S:	A. S. BOUIN
Gruppen 1, 6, Insuline, Gelatine, Abteilung Biolaboratorium	E. CHARTON
Gruppen 9, 11, 11 C:	B. JACQUEL
Qualitätssicherung:	P. LEVEAU
Gruppen 13 A, 13 B, 15, 15 V, 16, Nahtmaterial, CEN:	A. MATHIEU
Gruppen 9 G, 12, 13 H, Standard Terms, Homöopathie:	I. MERCIER
Adaption nationaler Monographien, Gruppe 14:	E. PEL
Biolaboratorium, Gruppe 6 B:	G. RAUTMANN
Ringversuche CRS:	U. ROSE
Gruppen 7, 10 B, 11 A:	M. SORINAS JIMENO

Redaktionskonferenz für die deutschsprachige Fassung der Ph. Eur., 3. Ausgabe

Vorsitz: E. GIENAPP, Bonn

Stellvertretender Vorsitz:
E. SCHLÄFLI, Bern
J. STEINHÄUSLER/J. TRENKER, Wien

Mitglieder der Redaktionskonferenz:
U. KULLMANN, Bonn
H. J. ROTH, Karlsruhe
E. SCHLEDERER
P.-J. SCHORN
M. SCHWANIG, Langen

Inzwischen ausgeschiedene Mitglieder:
L. ANKER, Bern (seit Bestehen bis Dezember 1999)
E. BOLL, Berlin (seit Bestehen bis Mai 2001)
J. NORWIG, Berlin (bis Februar 1997)
K. PFLEGER, Wien (bis August 1998)
G. SCHUBBERT (seit Bestehen bis September 1996)

Lektorat beim Deutschen Apotheker Verlag Stuttgart:
N. BANERJEA, Stuttgart (Leitung)
D. FLEMMING (Mai 1998 bis Juni 2001)
A. WUNDERER (seit Juli 1999)

Die Redaktionskonferenz wird unterstützt von:
U. STÄMPFLI, Bern (Übersetzung)
R. SARANTAUS-ZIMMERMANN (Erstellung sämtlicher Formeln)

Die Redaktionskonferenz wurde unterstützt von:
D. HOPP, Berlin (Reagenzien, bis Februar 2001)
M. ULRICH (Lektoratsassistenz Okt. 1996 bis Dez. 1997)

VERZEICHNIS ALLER TEXTE DER 3. AUSGABE DES EUROPÄISCHEN ARZNEIBUCHS

Alle Texte mit dem Stand 1998, 1999, 2000 oder 2001 sind im vorliegenden Nachtrag enthalten. Alle Texte mit dem Stand 1997 finden sich im Grundwerk.

1 Allgemeine Vorschriften — **Stand**

1.1 Einführung 1997
1.2 Weitere Begriffsbestimmungen in den allgemeinen Kapiteln und Monographien 1997
1.3 Monographien 1999
1.4 Allgemeine Kapitel 1998
1.5 Allgemeine Abkürzungen und Symbole 2000
1.6 Internationales Einheitensystem und andere Einheiten 1997

2 Allgemeine Methoden

2.1 Geräte
2.1.1 Normaltropfenzähler 1997
2.1.2 Vergleichstabelle der Porosität von Glassintertiegeln 1997
2.1.3 UV-Analysenlampen 1997
2.1.4 Siebe 1997
2.1.5 Neßler-Zylinder 2001
2.1.6 Gasprüfröhrchen 2001

2.2 Methoden der Physik und der physikalischen Chemie
2.2.1 Klarheit und Opaleszenz von Flüssigkeiten 1997
2.2.2 Färbung von Flüssigkeiten 1997
2.2.3 *p*H-Wert – Potentiometrische Methode 1997
2.2.4 *p*H-Wert – Indikatormethode 2001
2.2.5 Relative Dichte 1997
2.2.6 Brechungsindex 2000
2.2.7 Optische Drehung 2001
2.2.8 Viskosität 1997
2.2.9 Kapillarviskosimeter 1997
2.2.10 Rotationsviskosimeter 1997
2.2.11 Destillationsbereich 1997
2.2.12 Siedetemperatur 1997
2.2.13 Bestimmung von Wasser durch Destillation 1997
2.2.14 Schmelztemperatur – Kapillarmethode 1997
2.2.15 Offene Kapillarmethode (Steigschmelzpunkt) 1997
2.2.16 Sofortschmelzpunkt 1997
2.2.17 Tropfpunkt 1997
2.2.18 Erstarrungstemperatur 1997
2.2.19 Amperometrie 1997
2.2.20 Potentiometrie 1997
2.2.21 Fluorimetrie 1997
2.2.22 Atomemissionsspektroskopie (einschließlich Flammenphotometrie) 1997
2.2.23 Atomabsorptionsspektroskopie 1997
2.2.24 IR-Spektroskopie 2000
2.2.25 UV-Vis-Spektroskopie 2000
2.2.26 Papierchromatographie 1997
2.2.27 Dünnschichtchromatographie 2001
2.2.28 Gaschromatographie 2001
2.2.29 Flüssigchromatographie 2001
2.2.30 Ausschlußchromatographie 2001

		Stand
2.2.31	Elektrophorese	2001
2.2.32	Trocknungsverlust	1997
2.2.33	Kernresonanzspektroskopie	2000
2.2.34	Thermogravimetrie	1997
2.2.35	Osmolalität	1997
2.2.36	Bestimmung der Ionenkonzentration unter Verwendung ionenselektiver Elektroden	1997
2.2.37	Röntgenfluoreszenzspektroskopie	1997
2.2.38	Leitfähigkeit	1997
2.2.39	Molekülmasseverteilung in Dextranen	1997
2.2.40	NIR-Absorptionsspektroskopie	1997
2.2.41	Zirkulardichroismus	1998
2.2.42	Dichte von Feststoffen	2000
2.2.43	Massenspektrometrie	2000
2.2.44	Gesamter organischer Kohlenstoff in Wasser zum pharmazeutischen Gebrauch	2000
2.2.45	Flüssigchromatographie mit superkritischen Phasen	2001
2.2.46	Chromatographische Trennmethoden	2001
2.2.47	Kapillarelektrophorese	2001
2.3	**Identitätsreaktionen**	
2.3.1	Identitätsreaktionen auf Ionen und funktionelle Gruppen	1997
2.3.2	Identifizierung fetter Öle durch Dünnschichtchromatographie	1999
2.3.3	Identifizierung von Phenothiazinen durch Dünnschichtchromatographie	1997
2.3.4	Geruch	1997
2.4	**Grenzprüfungen**	
2.4.1	Ammonium	1997
2.4.2	Arsen	1997
2.4.3	Calcium	1997
2.4.4	Chlorid	1997
2.4.5	Fluorid	1997
2.4.6	Magnesium	1997
2.4.7	Magnesium, Erdalkalimetalle	1997
2.4.8	Schwermetalle	2001
2.4.9	Eisen	1997
2.4.10	Blei in Zuckern	1997
2.4.11	Phosphat	1997
2.4.12	Kalium	1997
2.4.13	Sulfat	1997
2.4.14	Sulfatasche	1997
2.4.15	Nickel in Polyolen	1997
2.4.16	Asche	1997
2.4.17	Aluminium	1997
2.4.18	Freier Formaldehyd	1997
2.4.19	Alkalisch reagierende Substanzen in fetten Ölen	1997
2.4.21	Prüfung fetter Öle auf fremde Öle durch Dünnschichtchromatographie	1997
2.4.22	Prüfung fetter Öle auf fremde Öle durch Gaschromatographie	2001
2.4.23	Sterole in fetten Ölen	1998
2.4.24	Identifizierung und Bestimmung von Lösungsmittel-Rückständen	2001
2.4.25	Ethylenoxid- und Dioxan-Rückstände	2001
2.4.26	*N,N*-Dimethylanilin	1999
2.4.27	Nickel in hydrierten Pflanzenölen	2000
2.4.28	2-Ethylhexansäure	2000
2.5	**Gehaltsbestimmungsmethoden**	
2.5.1	Säurezahl	1997
2.5.2	Esterzahl	1997
2.5.3	Hydroxylzahl	1997
2.5.4	Iodzahl	1997
2.5.5	Peroxidzahl	2001
2.5.6	Verseifungszahl	2001
2.5.7	Unverseifbare Anteile	1998
2.5.8	Stickstoff in primären aromatischen Aminen	1997
2.5.9	Kjeldahl-Bestimmung, Halbmikro-Methode	1997
2.5.10	Schöniger-Methode	1997

		Stand
2.5.11	Komplexometrische Titration	1997
2.5.12	Karl-Fischer-Methode	1997
2.5.13	Aluminium in Adsorbat-Impfstoffen	1997
2.5.14	Calcium in Adsorbat-Impfstoffen	1997
2.5.15	Phenol in Sera und Impfstoffen	1997
2.5.16	Protein in Polysaccharid-Impfstoffen	1997
2.5.17	Nukleinsäuren in Polysaccharid-Impfstoffen	1997
2.5.18	Phosphor in Polysaccharid-Impfstoffen	1997
2.5.19	*O*-Acetylgruppen in Polysaccharid-Impfstoffen	1997
2.5.20	Hexosamine in Polysaccharid-Impfstoffen	1997
2.5.21	Methylpentosen in Polysaccharid-Impfstoffen	1997
2.5.22	Uronsäuren in Polysaccharid-Impfstoffen	1997
2.5.23	Sialinsäure in Polysaccharid-Impfstoffen	1997
2.5.24	Kohlendioxid in medizinischen Gasen	1997
2.5.25	Kohlenmonoxid in medizinischen Gasen	1997
2.5.26	Stickstoffmonoxid und Stickstoffdioxid in medizinischen Gasen	2001
2.5.27	Sauerstoff in medizinischen Gasen	1997
2.5.28	Wasser in medizinischen Gasen	1997
2.5.29	Schwefeldioxid	1998
2.5.30	Oxidierende Substanzen	1998
2.5.31	Ribose in Polysaccharid-Impfstoffen	1998
2.5.32	Mikrobestimmung von Wasser – Coulometrische Titration	1999
2.5.33	Gesamtprotein	2001
2.5.34	Essigsäure in synthetischen Peptiden	2001
2.6	**Methoden der Biologie**	
2.6.1	Prüfung auf Sterilität	2000
2.6.2	Prüfung auf Mykobakterien	1998
2.6.3	Prüfung auf Fremdviren unter Verwendung von Bruteiern	1997
2.6.4	Prüfung auf Leukoseviren	1997
2.6.5	Prüfung auf Fremdviren unter Verwendung von Zellkulturen	1997
2.6.6	Prüfung auf fremde Agenzien unter Verwendung von Küken	1997
2.6.7	Prüfung auf Mykoplasmen	2000
2.6.8	Prüfung auf Pyrogene	1997
2.6.9	Prüfung auf anomale Toxizität	1997
2.6.10	Prüfung auf Histamin	1997
2.6.11	Prüfung auf blutdrucksenkende Substanzen	1997
2.6.12	Mikrobiologische Prüfung nicht steriler Produkte: Zählung der gesamten vermehrungsfähigen Keime	2000
2.6.13	Mikrobiologische Prüfung nicht steriler Produkte: Nachweis spezifizierter Mikroorganismen	2001
2.6.14	Prüfung auf Bakterien-Endotoxine	2001
2.6.15	Präkallikrein-Aktivator	1997
2.6.16	Prüfung auf fremde Agenzien in Virus-Lebend-Impfstoffen für Menschen	1998
2.6.17	Bestimmung der antikomplementären Aktivität von Immunglobulin	2000
2.6.18	Prüfung auf Neurovirulenz von Virus-Lebend-Impfstoffen	1997
2.6.19	Prüfung auf Neurovirulenz von Poliomyelitis-Impfstoff (oral)	1997
2.6.20	Anti-A- und Anti-B-Hämagglutinine	1997
2.6.21	Verfahren zur Amplifikation von Nukleinsäuren	2001
2.7	**Biologische Wertbestimmungsmethoden**	
2.7.1	Immunchemische Methoden	1997
2.7.2	Mikrobiologische Wertbestimmung von Antibiotika	2001
2.7.3	Wertbestimmung von Corticotropin	1997
2.7.4	Wertbestimmung von Blutgerinnungsfaktor VIII	1997
2.7.5	Wertbestimmung von Heparin	2000
2.7.6	Wirksamkeitsbestimmung von Diphtherie-Adsorbat-Impfstoff	1997
2.7.7	Wirksamkeitsbestimmung von Pertussis-Impfstoff	1997
2.7.8	Wirksamkeitsbestimmung von Tetanus-Adsorbat-Impfstoff	1997
2.7.9	Fc-Funktion von Immunglobulin	1997
2.7.10	Wertbestimmung von Blutgerinnungsfaktor VII vom Menschen	1998
2.7.11	Wertbestimmung von Blutgerinnungsfaktor IX vom Menschen	1998
2.7.12	Wertbestimmung von Heparin in Blutgerinnungsfaktor-Konzentraten	1998
2.7.13	Bestimmung der Wirksamkeit von Anti-D-Immunglobulin vom Menschen	2001

		Stand
2.7.14	Bestimmung der Wirksamkeit von Hepatitis-A-Impfstoff	2001
2.7.15	Bestimmung der Wirksamkeit von Hepatitis-B-Impfstoff (rDNA)	2001
2.8	**Methoden der Pharmakognosie**	
2.8.1	Salzsäureunlösliche Asche	1997
2.8.2	Fremde Bestandteile	1997
2.8.3	Spaltöffnungen und Spaltöffnungsindex	1997
2.8.4	Quellungszahl	1997
2.8.5	Wasser in ätherischen Ölen	1997
2.8.6	Fremde Ester in ätherischen Ölen	1997
2.8.7	Fette Öle, verharzte ätherische Öle in ätherischen Ölen	1997
2.8.8	Geruch und Geschmack von ätherischen Ölen	1997
2.8.9	Verdampfungsrückstand von ätherischen Ölen	1997
2.8.10	Löslichkeit von ätherischen Ölen in Ethanol	1997
2.8.11	Gehaltsbestimmung von 1,8-Cineol in ätherischen Ölen	1997
2.8.12	Gehaltsbestimmung des ätherischen Öls in Drogen	1997
2.8.13	Pestizid-Rückstände	1997
2.8.14	Bestimmung des Gerbstoffgehalts pflanzlicher Drogen	2001
2.9	**Methoden der pharmazeutischen Technologie**	
2.9.1	Zerfallszeit von Tabletten und Kapseln	2001
2.9.2	Zerfallszeit von Suppositorien und Vaginalzäpfchen	1998
2.9.3	Wirkstofffreisetzung aus festen Arzneiformen	1997
2.9.4	Wirkstofffreisetzung aus Transdermalen Pflastern	1998
2.9.5	Gleichförmigkeit der Masse einzeldosierter Arzneiformen	1997
2.9.6	Gleichförmigkeit des Gehalts einzeldosierter Arzneiformen	1997
2.9.7	Friabilität von nichtüberzogenen Tabletten	2001
2.9.8	Bruchfestigkeit von Tabletten	1997
2.9.9	Prüfung der Konsistenz durch Penetrometrie	1997
2.9.10	Ethanolgehalt und Ethanolgehaltstabelle	1997
2.9.11	Prüfung auf Methanol und 2-Propanol	1997
2.9.12	Siebanalyse	1997
2.9.13	Bestimmung der Teilchengröße durch Mikroskopie	1997
2.9.14	Bestimmung der spezifischen Oberfläche durch Luftpermeabilität	1998
2.9.15	Schütt- und Stampfvolumen	1997
2.9.16	Fließverhalten	1997
2.9.17	Entnehmbares Volumen	1997
2.9.18	Zubereitungen zur Inhalation: Aerodynamische Beurteilung feiner Teilchen	2001
2.9.19	Partikelkontamination – Nichtsichtbare Partikel	2000
2.9.20	Partikelkontamination – Sichtbare Partikel	1999
2.9.21	Partikelkontamination – Mikroskopie	1997
2.9.22	Erweichungszeit von lipophilen Suppositorien	2000
2.9.23	Bestimmung der Dichte von Feststoffen mit Hilfe von Pyknometern	2000
2.9.24	Bruchfestigkeit von Suppositorien und Vaginalzäpfchen	1999
2.9.25	Wirkstofffreisetzung aus wirkstoffhaltigen Kaugummis	2000
2.9.26	Bestimmung der spezifischen Oberfläche durch Gasadsorption	2001
2.9.27	Gleichförmigkeit der Masse der abgegebenen Dosen aus Mehrdosenbehältnissen	2001
2.9.28	Prüfung der entnehmbaren Masse oder des entnehmbaren Volumens bei flüssigen und halbfesten Zubereitungen	2001

3 Material zur Herstellung von Behältnissen und Behältnisse

3.1	**Material zur Herstellung von Behältnissen**	2000
3.1.1	Material für Behältnisse zur Aufnahme von Blut und Blutprodukten vom Menschen	2000
3.1.1.1	Kunststoffe auf Polyvinylchlorid-Basis (weichmacherhaltig) für Behältnisse zur Aufnahme von Blut und Blutprodukten vom Menschen	2000
3.1.1.2	Kunststoffe auf Polyvinylchlorid-Basis (weichmacherhaltig) für Schläuche in Transfusionsbestecken für Blut und Blutprodukte	2000
3.1.3	Polyolefine	2000
3.1.4	Polyethylen ohne Zusatzstoffe für Behältnisse zur Aufnahme parenteraler und ophthalmologischer Zubereitungen	2001
3.1.5	Polyethylen mit Zusatzstoffen für Behältnisse zur Aufnahme parenteraler und ophthalmologischer Zubereitungen	2000

Stand

3.1.6 Polypropylen für Behältnisse und Verschlüsse zur Aufnahme parenteraler und ophthalmologischer Zubereitungen. 2000
3.1.7 Poly(ethylen-vinylacetat) für Behältnisse und Schläuche für Infusionslösungen zur totalen parenteralen Ernährung 2000
3.1.8 Siliconöl zur Verwendung als Gleitmittel 2000
3.1.9 Silicon-Elastomer für Verschlüsse und Schläuche 2000
3.1.10 Kunststoffe auf Polyvinylchlorid-Basis (weichmacherfrei) für Behältnisse zur Aufnahme nicht injizierbarer, wäßriger Lösungen 2000
3.1.11 Kunststoffe auf Polyvinylchlorid-Basis (weichmacherfrei) für Behältnisse zur Aufnahme trockener Darreichungsformen zur oralen Anwendung 2000
3.1.12 Gummi für Verschlüsse für Behältnisse zur Aufnahme wäßriger Zubereitungen zur parenteralen Anwendung, von Pulvern und von gefriergetrockneten Produkten 2000
3.1.13 Kunststoffadditive 2001
3.1.14 Kunststoffe auf Polyvinylchlorid-Basis (weichmacherhaltig) für Behältnisse zur Aufnahme wäßriger Lösungen zur intravenösen Infusion 2000

3.2 Behältnisse 2000
3.2.1 Glasbehältnisse zur pharmazeutischen Verwendung. 1997
3.2.2 Kunststoffbehältnisse und -verschlüsse für pharmazeutische Zwecke 2000
3.2.2.1 Kunststoffbehältnisse zur Aufnahme wäßriger Infusionszubereitungen. 2000
3.2.3 Sterile Kunststoffbehältnisse für Blut und Blutprodukte vom Menschen. 1997
3.2.4 Sterile PVC-Behältnisse für Blut und Blutprodukte vom Menschen 1997
3.2.5 Sterile PVC-Behältnisse mit Stabilisatorlösung für Blut vom Menschen 1997
3.2.6 Transfusionsbestecke für Blut und Blutprodukte 1997
3.2.8 Sterile Einmalspritzen aus Kunststoff. 1997
3.2.9 Gummistopfen für Behältnisse zur Aufnahme von wäßrigen Lösungen zur parenteralen Anwendung*) 1997

4 Reagenzien 2001

Reagenzien-Verzeichnis
4.1 Reagenzien, Referenzlösungen und Pufferlösungen
4.1.1 Reagenzien
4.1.2 Referenzlösungen für Grenzprüfungen
4.1.3 Pufferlösungen

4.2 Volumetrie
4.2.1 Urtitersubstanzen für Maßlösungen
4.2.2 Maßlösungen

4.3 Chemische Referenzsubstanzen (CRS), Biologische Referenzsubstanzen (BRS), Referenzspektren

5 Allgemeine Texte

5.1.1 Methoden zur Herstellung steriler Zubereitungen 1997
5.1.2 Bioindikatoren zur Überprüfung der Sterilisationsmethoden. 1997
5.1.3 Prüfung auf ausreichende Konservierung 1998
5.1.4 Mikrobiologische Qualität pharmazeutischer Zubereitungen. 2000
5.1.5 Anwendung des F_0-Konzepts auf die Dampfsterilisation von wäßrigen Zubereitungen 2000

5.2.1 Terminologie in Impfstoff-Monographien 1997
5.2.2 SPF-Hühnerherden für die Herstellung und Qualitätskontrolle von Impfstoffen. 1997
5.2.3 Zellkulturen für die Herstellung von Impfstoffen für Menschen 2001
5.2.4 Zellkulturen für die Herstellung von Impfstoffen für Tiere 1999
5.2.5 Substanzen tierischen Ursprungs für die Herstellung von Impfstoffen für Tiere 1997
5.2.6 Bewertung der Unschädlichkeit von Impfstoffen für Tiere. 1997
5.2.7 Bewertung der Wirksamkeit von Impfstoffen für Tiere 1997
5.2.8 Minimierung des Risikos der Übertragung von Erregern der spongiformen Enzephalopathie tierischen Ursprungs durch Arzneimittel. 2001

*) Dieser im deutschen Nachtrag 2000 als gestrichen aufgeführte und in der Ph. Eur. 1997 abgedruckte Text ist nach Aussage des Technischen Sekretariats des EDQM weiterhin gültig.

5.3	**Statistische Auswertung der Ergebnisse biologischer Wertbestimmungen und Reinheitsprüfungen**	2001
5.4	**Lösungsmittel-Rückstände**	2000
5.5	**Ethanoltabelle**	2001
5.6	**Bestimmung der Aktivität von Interferonen**	2000
5.7	**Tabelle mit physikalischen Eigenschaften der im Arzneibuch erwähnten Radionuklide**	2001

Monographien

A	**Stand**
Acebutololhydrochlorid	1997
Aceclofenac	1998
Acesulfam-Kalium	1998
Acetazolamid	1997
Aceton	1999
Acetylcholinchlorid	2001
Acetylcystein	1997
Acetylsalicylsäure	2000
N-Acetyltryptophan	2001
N-Acetyltyrosin	2001
Aciclovir	2000
Acitretin	2001
Adenin	1997
Adenosin	2001
Adenovirose-Impfstoff (inaktiviert) für Hunde	1999
Agar	1997
Aktinobazillose-Impfstoff (inaktiviert) für Schweine	1999
Alanin	2000
Albendazol	2000
Albuminlösung vom Menschen	1997
Alcuroniumchlorid	2001
Alfacalcidol	2001
Alfadex	2001
Alfentanilhydrochlorid	1997
Alfuzosinhydrochlorid	1999
Alginsäure	1999
Allantoin	2001
Allergenzubereitungen	1997
Allopurinol	2000
Aloe, Curaçao-	1997
Aloe, Kap-	1997
Aloetrockenextrakt, Eingestellter	1997
Alprazolam	1999
Alprenololbenzoat	1997
Alprenololhydrochlorid	1997
Alprostadil	2001
Alteplase zur Injektion	2000
Alttuberkulin zur Anwendung am Menschen	1998
Aluminiumchlorid-Hexahydrat	1997
Aluminiumkaliumsulfat	1997
Aluminium-Magnesium-Silicat	2001
Aluminiumoxid, Wasserhaltiges / Algeldrat	2000
Aluminiumsulfat	2000
Amantadinhydrochlorid	1997
Ambroxolhydrochlorid	2001
Amfetaminsulfat	1997
Amidotrizoesäure-Dihydrat	1999
Amikacin	1999

	Stand
Amikacinsulfat	1999
Amiloridhydrochlorid	2001
Aminocapronsäure	1997
Aminoglutethimid	2000
Amiodaronhydrochlorid	1997
Amisulprid	2001
Amitriptylinhydrochlorid	2000
Amlodipinbesilat	2001
[13N]Ammoniak-Injektionslösung	2001
Ammoniak-Lösung, Konzentrierte	1997
Ammoniumbituminosulfonat	1997
Ammoniumbromid	2000
Ammoniumchlorid	1997
Ammoniumhydrogencarbonat	2000
Amobarbital	1997
Amobarbital-Natrium	1997
Amoxicillin-Natrium	2001
Amoxicillin-Trihydrat	1998
Amphotericin B	1999
Ampicillin, Wasserfreies	1997
Ampicillin-Natrium	2001
Ampicillin-Trihydrat	1997
Anis	1997
Anisöl	2000
Antazolinhydrochlorid	1997
Anti-D-Immunglobulin vom Menschen	2001
Anti-D-Immunglobulin vom Menschen zur intravenösen Anwendung	2001
Antithrombin-III-Konzentrat vom Menschen (gefriergetrocknet)	1997
Apomorphinhydrochlorid	1997
Aprotinin	2001
Aprotinin-Lösung, Konzentrierte	2001
Arginin	2000
Argininhydrochlorid	2000
Arnikablüten	2001
Ascorbinsäure	2001
Aspartam	1997
Aspartinsäure	2000
Astemizol	1997
Atenolol	1997
Atropinsulfat	1999
Aujeszkysche-Krankheit-Impfstoff (inaktiviert) für Schweine	1998
Aujeszkysche-Krankheit-Lebend-Impfstoff zur parenteralen Anwendung (gefriergetrocknet) für Schweine	1998
Aviäre-Enzephalomyelitis-Lebend-Impfstoff für Geflügel, Infektiöse-	1997

Stand

Aviäre-Laryngotracheitis-Lebend-Impfstoff für Hühner, Infektiöse- 1998
Aviäres-Paramyxovirus-3-Impfstoff (inaktiviert) 2000
Aviäres Tuberkulin, Gereinigtes 1997
Azathioprin 1997

B

Bacampicillinhydrochlorid 1999
Bacitracin 1997
Bacitracin-Zink 1997
Baclofen 1997
Bärentraubenblätter 1998
Baldrianwurzel 2001
Bambuterolhydrochlorid 1999
Barbital 1997
Bariumsulfat 2000
Baumwollsamenöl, Hydriertes 2000
BCG-Impfstoff (gefriergetrocknet) 1997
Beclometasondipropionat 1997
Belladonnablätter 1997
Belladonnablättertrockenextrakt, Eingestellter 1999
Belladonnapulver, Eingestelltes 1997
Bendroflumethiazid 1997
Benperidol 2000
Benserazidhydrochlorid 2000
Bentonit 1997
Benzalkoniumchlorid 1999
Benzalkoniumchlorid-Lösung 1999
Benzbromaron 2000
Benzethoniumchlorid 1997
Benzocain 1997
Benzoesäure 1997
Benzoylperoxid, Wasserhaltiges 1997
Benzylalkohol 1997
Benzylbenzoat 1997
Benzylpenicillin-Benzathin 2001
Benzylpenicillin-Kalium 2001
Benzylpenicillin-Natrium 2001
Benzylpenicillin-Procain 2001
Betacarotin 1997
Betadex 2001
Betahistindimesilat 1997
Betamethason 1997
Betamethasonacetat 1998
Betamethasondihydrogenphosphat-Dinatrium 2001
Betamethasondipropionat 1999
Betamethasonvalerat 1997
Betanidinsulfat 1997
Betaxololhydrochlorid 1997
Bezafibrat 2001
Bifonazol 2000
Biotin 2001
Biperidenhydrochlorid 1997
Birkenblätter 1998
Bisacodyl 1997
Bismutcarbonat, Basisches 1997
Bismutgallat, Basisches 2001
Bismutnitrat, Schweres, basisches 2001
Bismutsalicylat, Basisches 2001
Bitterorangenblütenöl 2001
Bleomycinsulfat 1997
Blutgerinnungsfaktor VII vom Menschen (gefriergetrocknet) 1998

Stand

Blutgerinnungsfaktor VIII vom Menschen (gefriergetrocknet) 1998
Blutgerinnungsfaktor IX vom Menschen (gefriergetrocknet) 1998
Blutweiderichkraut 2001
Bockshornsamen 1999
Boldoblätter 2001
Borsäure 1997
Botulismus-Antitoxin 1997
Botulismus-Impfstoff für Tiere 1997
Bovine-Rhinotracheitis-Lebend-Impfstoff für Rinder (gefriergetrocknet), Infektiöse- 1997
Bovines-Tuberkulin, Gereinigtes 1997
Bromazepam 1997
Bromhexinhydrochlorid 1997
Bromocriptinmesilat 2001
Bromperidol 2000
Bromperidoldecanoat 2000
Brompheniraminhydrogenmaleat 1998
Bronchitis-Impfstoff für Geflügel (inaktiviert), Infektiöse- 2000
Bronchitis-Lebend-Impfstoff für Geflügel (gefriergetrocknet), Infektiöse- 1997
Brucellose-Lebend-Impfstoff für Tiere (gefriergetrocknet) 1997
Budesonid 1997
Bufexamac 1998
Buflomedilhydrochlorid 2001
Bumetanid 1997
Bupivacainhydrochlorid 1997
Buprenorphin 1998
Buprenorphinhydrochlorid 1998
Bursitis-Impfstoff für Geflügel (inaktiviert), Infektiöse- 1997
Bursitis-Lebend-Impfstoff für Geflügel (gefriergetrocknet), Infektiöse- 1997
Buserelin 2001
Busulfan 1997
Butylhydroxyanisol 1997
Butyl-4-hydroxybenzoat 1999
Butylhydroxytoluol 1997
Butylscopolaminiumbromid 1997

C

Calcifediol 2001
Calcitonin vom Lachs 2001
Calcitriol 2001
Calciumascorbat 1998
Calciumcarbonat 1997
Calciumchlorid 1997
Calciumchlorid-Hexahydrat 1997
Calciumdobesilat-Monohydrat 1999
Calciumfolinat 2000
Calciumglucoheptonat 2001
Calciumgluconat 1997
Calciumgluconat zur Herstellung von Parenteralia 1998
Calciumglycerophosphat 1997
Calciumhydrogenphosphat, Wasserfreies 2001
Calciumhydrogenphosphat-Dihydrat 1997
Calciumhydroxid 2000
Calciumlactat-Pentahydrat 1997
Calciumlactat-Trihydrat 1997
Calciumlävulinat-Dihydrat 1999

	Stand
Calciumpantothenat	1997
Calciumstearat	2001
Calciumsulfat-Dihydrat	1997
Calicivirosis-Impfstoff für Katzen (inaktiviert)	1997
Calicivirosis-Lebend-Impfstoff (gefriergetrocknet) für Katzen	1998
D-Campher	2000
Campher, Racemischer	1998
Caprylsäure	2001
Captopril	1997
Carbamazepin	2001
Carbasalat-Calcium	1998
Carbenicillin-Dinatrium	1999
Carbidopa-Monohydrat	1997
Carbimazol	1997
Carbocistein	1997
Carbomere	1999
Carboplatin	1997
Carboxymethylstärke-Natrium (Typ A)	1997
Carboxymethylstärke-Natrium (Typ B)	1997
Carboxymethylstärke-Natrium (Typ C)	2001
Carmellose-Calcium	2000
Carmellose-Natrium	2001
Carmellose-Natrium, Niedrigsubstituiertes	1998
Carmustin	1998
Carnaubawachs	1997
Cascararinde	2001
Cassiaöl	2001
Cefaclor-Monohydrat	2001
Cefadroxil	1997
Cefalexin	1997
Cefalotin-Natrium	2001
Cefamandolnafat	2001
Cefatrizin-Propylenglycol	2001
Cefazolin-Natrium	2000
Cefixim	1999
Cefoperazon-Natrium	2001
Cefotaxim-Natrium	1999
Cefoxitin-Natrium	2001
Cefradin	1998
Ceftazidim	2001
Ceftriaxon-Dinatrium	1998
Cefuroximaxetil	2001
Cefuroxim-Natrium	1997
Cellulose, Mikrokristalline	2000
Celluloseacetat	2000
Celluloseacetatbutyrat	2000
Celluloseacetatphthalat	2000
Cellulosepulver	2000
Cetirizindihydrochlorid	1998
Cetrimid	1997
Cetylalkohol	1997
Cetylpyridiniumchlorid	1999
Cetylstearylalkohol	1997
Cetylstearylalkohol (Typ A), Emulgierender	1999
Cetylstearylalkohol (Typ B), Emulgierender	1999
Cetylstearylisononanoat	1997
Chenodeoxycholsäure	1998
Chinarinde	1997
Chinidinsulfat	2001
Chininhydrochlorid	2001
Chininsulfat	2001
Chloralhydrat	2000

	Stand
Chlorambucil	1997
Chloramphenicol	1997
Chloramphenicolhydrogensuccinat-Natrium	1997
Chloramphenicolpalmitat	1997
Chlorcyclizinhydrochlorid	2001
Chlordiazepoxid	2001
Chlordiazepoxidhydrochlorid	2001
Chlorhexidindiacetat	1997
Chlorhexidindigluconat-Lösung	1997
Chlorhexidindihydrochlorid	2001
Chlorobutanol, Wasserfreies	1997
Chlorobutanol-Hemihydrat	1997
Chlorocresol	1999
Chloroquinphosphat	1997
Chloroquinsulfat	1997
Chlorothiazid	1997
Chlorphenaminhydrogenmaleat	1997
Chlorpromazinhydrochlorid	1997
Chlorpropamid	1999
Chlorprothixenhydrochlorid	2001
Chlortalidon	1998
Chlortetracyclinhydrochlorid	2001
Cholera-Impfstoff	1997
Cholera-Impfstoff (gefriergetrocknet)	1997
Cholesterol	2001
Choriongonadotropin	1997
[^{51}Cr]Chromedetat-Injektionslösung	1997
Chymotrypsin	2001
Ciclopirox	2000
Ciclopirox-Olamin	1999
Ciclosporin	1997
Cilastatin-Natrium	2000
Cilazapril	2001
Cimetidin	1997
Cimetidinhydrochlorid	2001
Cinchocainhydrochlorid	1997
Cinnarizin	2000
Ciprofloxacin	1997
Ciprofloxacinhydrochlorid	1997
Cisaprid-Monohydrat	2001
Cisapridtartrat	2001
Cisplatin	1997
Citronenöl	1997
Citronensäure, Wasserfreie	1997
Citronensäure-Monohydrat	1997
Clebopridmalat	1999
Clemastinfumarat	1998
Clenbuterolhydrochlorid	2000
Clindamycin-2-dihydrogenphosphat	1997
Clindamycinhydrochlorid	1997
Clobetasonbutyrat	1997
Clofibrat	1997
Clomifencitrat	1997
Clomipraminhydrochlorid	1997
Clonazepam	1997
Clonidinhydrochlorid	1997
Clostridium-Novyi-Alpha-Antitoxin für Tiere	1997
Clostridium-Novyi-(Typ B)-Impfstoff für Tiere	2001
Clostridium-Perfringens-Beta-Antitoxin für Tiere	1997
Clostridium-Perfringens-Epsilon-Antitoxin für Tiere	1997
Clostridium-Perfringens-Impfstoff für Tiere	2001
Clostridium-Septicum-Impfstoff für Tiere	2001

Stand

Clotrimazol . . . 1997
Cloxacillin-Natrium . . . 1998
Clozapin . . . 2000
Cocainhydrochlorid . . . 1997
Cocoylcaprylocaprat . . . 2001
Codein . . . 1997
Codeinhydrochlorid-Dihydrat . . . 2000
Codeinphosphat-Hemihydrat . . . 1997
Codeinphosphat-Sesquihydrat . . . 1997
Coffein . . . 1997
Coffein-Monohydrat . . . 1997
Colchicin . . . 1997
Colecalciferol . . . 2001
Colecalciferol, Ölige Lösungen von . . . 2001
Colecalciferol-Konzentrat, Wasserdispergierbares . 2001
Colecalciferol-Trockenkonzentrat . . . 2001
Colibacillosis-Impfstoff für neugeborene Ferkel
(inaktiviert) . . . 1997
Colibacillosis-Impfstoff für neugeborene
Wiederkäuer (inaktiviert) . . . 1997
Colistimethat-Natrium . . . 1997
Colistinsulfat . . . 1997
Copovidon . . . 2001
Corticotropin . . . 1997
Cortisonacetat . . . 2000
Croscarmellose-Natrium . . . 2001
Crospovidon . . . 1997
Crotamiton . . . 1998
Cyanocobalamin . . . 1999
[^{57}Co]Cyanocobalamin-Kapseln . . . 1999
[^{57}Co]Cyanocobalamin-Lösung . . . 1999
[^{58}Co]Cyanocobalamin-Kapseln . . . 2001
[^{58}Co]Cyanocobalamin-Lösung . . . 1999
Cyclizinhydrochlorid . . . 1999
Cyclopentolathydrochlorid . . . 1997
Cyclophosphamid . . . 1997
Cyproheptadinhydrochlorid . . . 1997
Cyproteronacetat . . . 1999
Cysteinhydrochlorid-Monohydrat . . . 2000
Cystin . . . 2000
Cytarabin . . . 1997

D

Dalteparin-Natrium . . . 1999
Dapson . . . 1997
Daunorubicinhydrochlorid . . . 2001
Decyloleat . . . 2001
Deferoxaminmesilat . . . 1997
Demeclocyclinhydrochlorid . . . 2000
Deptropincitrat . . . 1999
Dequaliniumchlorid . . . 2000
Desipraminhydrochlorid . . . 2000
Deslanosid . . . 1997
Desmopressin . . . 2001
Desoxycortonacetat . . . 1997
Detomidinhydrochlorid für Tiere . . . 2001
Dexamethason . . . 1998
Dexamethasonacetat . . . 1997
Dexamethasondihydrogenphosphat-Dinatrium . . . 2001
Dexchlorpheniraminhydrogenmaleat . . . 1999
Dexpanthenol . . . 1997
Dextran 1 zur Herstellung von Parenteralia . . . 2001
Dextran 40 zur Herstellung von Parenteralia . . . 1997

Stand

Dextran 60 zur Herstellung von Parenteralia . . . 1997
Dextran 70 zur Herstellung von Parenteralia . . . 1997
Dextrin . . . 2001
Dextromethorphanhydrobromid . . . 1997
Dextromoramidhydrogentartrat . . . 1997
Dextropropoxyphenhydrochlorid . . . 2001
Diazepam . . . 1997
Diazoxid . . . 1997
Dibutylphthalat . . . 1997
Dichlormethan . . . 2001
Diclofenac-Kalium . . . 2001
Diclofenac-Natrium . . . 1997
Dicloxacillin-Natrium . . . 1998
Dicycloverinhydrochlorid . . . 1998
Dienestrol . . . 1997
Diethylcarbamazindihydrogencitrat . . . 1997
Diethylenglycolmonoethylether . . . 1998
Diethylenglycolmonopalmitostearat . . . 2001
Diethylphthalat . . . 1997
Diethylstilbestrol . . . 1997
Diflunisal . . . 1997
Digitalis-purpurea-Blätter . . . 1997
Digitoxin . . . 2001
Digoxin . . . 1997
Dihydralazinsulfat, Wasserhaltiges . . . 1999
Dihydroergocristinmesilat . . . 2001
Dihydroergotaminmesilat . . . 1997
Dihydroergotamintartrat . . . 1997
Dihydrostreptomycinsulfat . . . 1997
Dikaliumclorazepat . . . 2001
Diltiazemhydrochlorid . . . 1997
Dimenhydrinat . . . 1997
Dimercaprol . . . 2000
Dimethylsulfoxid . . . 2001
Dimeticon . . . 2000
Dimetindenmaleat . . . 2000
Dinoproston . . . 1999
Dinoprost-Trometamol . . . 1999
Diphenhydraminhydrochlorid . . . 2001
Diphenoxylathydrochlorid . . . 1999
Diphtherie-Adsorbat-Impfstoff . . . 1997
Diphtherie-Adsorbat-Impfstoff
für Erwachsene und Heranwachsende . . . 1997
Diphtherie-Antitoxin . . . 1997
Diphtherie-Pertussis-Tetanus-Adsorbat-Impfstoff . 1997
Diphtherie-Tetanus-Adsorbat-Impfstoff . . . 1997
Diphtherie-Tetanus-Adsorbat-Impfstoff
für Erwachsene und Heranwachsende . . . 1997
Diprophyllin . . . 1998
Dipyridamol . . . 1998
Dirithromycin . . . 1999
Disopyramid . . . 1997
Disopyramidphosphat . . . 1997
Distickstoffmonoxid . . . 2001
Disulfiram . . . 1997
Dithranol . . . 2000
DNA-rekombinationstechnisch
hergestellte Produkte . . . 1997
Dobutaminhydrochlorid . . . 1998
Docusat-Natrium . . . 2000
Domperidon . . . 1997
Domperidonmaleat . . . 1997
Dopaminhydrochlorid . . . 1998

	Stand
Dosulepinhydrochlorid	2000
Doxapramhydrochlorid	1998
Doxepinhydrochlorid	2000
Doxorubicinhydrochlorid	1997
Doxycyclin	1997
Doxycyclinhyclat	1997
Droperidol	1997

E

Econazolnitrat	2000
Egg-Drop-Syndrom-Impfstoff (inaktiviert)	1998
Eibischwurzel	1997
Eisen(II)-fumarat	2001
Eisen(II)-gluconat	2000
Eisen(II)-sulfat	2000
Eisen(III)-chlorid-Hexahydrat	2001
Emetindihydrochlorid-Heptahydrat	2001
Emetindihydrochlorid-Pentahydrat	1997
Enalaprilmaleat	2000
Enoxaparin-Natrium	1999
Enoxolon	2001
Enzianwurzel	1997
Ephedrin, Wasserfreies	1997
Ephedrin-Hemihydrat	1997
Ephedrinhydrochlorid	2001
Ephedrinhydrochlorid, Racemisches	1997
Epinephrinhydrogentartrat	2001
Erdnußöl	1997
Erdnußöl, Hydriertes	2000
Ergocalciferol	2001
Ergometrinhydrogenmaleat	1997
Ergotamintartrat	2001
Erythromycin	1997
Erythromycinestolat	1997
Erythromycinethylsuccinat	1997
Erythromycinlactobionat	1997
Erythromycinstearat	2001
Erythropoetin-Lösung, Konzentrierte	2000
Essigsäure 99%	1997
Estradiolbenzoat	1997
Estradiol-Hemihydrat	1999
Estriol	1999
Estrogene, Konjugierte	2001
Etacrynsäure	2000
Etamsylat	1998
Ethambutoldihydrochlorid	1997
Ethanol, Wasserfreies	2000
Ethanol 96%	2000
Ether	1997
Ether zur Narkose	1997
Ethinylestradiol	2000
Ethionamid	1997
Ethosuximid	1997
Ethylacetat	1997
Ethylcellulose	1999
Ethylendiamin	1997
Ethylenglycolmonopalmitostearat	2001
Ethyl-4-hydroxybenzoat	1999
Ethylmorphinhydrochlorid	1997
Ethyloleat	2001
Etilefrinhydrochlorid	1999
Etodolac	2000
Etofenamat	2001
Etofyllin	1998
Etomidat	2001
Etoposid	1999
Eucalyptusblätter	1999
Eucalyptusöl	2001
Eugenol	1999
Extrakte	1997

F

Famotidin	1997
Faulbaumrinde	1998
Faulbaumrindentrockenextrakt, Eingestellter	1998
Felodipin	1997
Fenbendazol	2001
Fenbufen	1998
Fenchel, Bitterer	1999
Fenchel, Süßer	1999
Fenofibrat	2000
Fenoterolhydrobromid	1997
Fentanyl	2000
Fentanylcitrat	2000
Fenticonazolnitrat	2000
Fermentationsprodukte	2000
Fibrin-Kleber	2000
Fibrinogen vom Menschen (gefriergetrocknet)	1997
Fibrinogen[^{125}I] vom Menschen (gefriergetrocknet)	1997
Flecainidacetat	2000
Flohsamen	1997
Flohsamen, Indische	2000
Flohsamenschalen, Indische	2000
Flucloxacillin-Natrium	1998
Flucytosin	1997
[^{18}F]Fludeoxyglucose-Injektionslösung	1999
Fludrocortisonacetat	1997
Flumazenil	1999
Flumequin	2001
Flumetasonpivalat	2001
Flunitrazepam	1997
Fluocinolonacetonid	2001
Fluocortolonpivalat	1998
Fluorescein-Natrium	1998
Fluorouracil	1997
Fluoxetinhydrochlorid	1999
Fluphenazindecanoat	1997
Fluphenazindihydrochlorid	1997
Fluphenazinenantat	1997
Flurazepamhydrochlorid	1997
Flurbiprofen	2001
Flutamid	2000
Flutrimazol	2001
Folsäure	1997
Formaldehyd-Lösung 35%	2000
Foscarnet-Natrium-Hexahydrat	2001
Fosfomycin-Calcium	2001
Fosfomycin-Natrium	2001
Fosfomycin-Trometamol	2001
Framycetinsulfat	1998
Frauenmantelkraut	2000
Fructose	1997
FSME-Impfstoff (inaktiviert)	1999
Furosemid	1997

	Stand
Furunkulose-Impfstoff (inaktiviert, injizierbar, mit öligem Adjuvans) für Salmoniden	2001
Fusidinsäure	1997

G

Galactose	1998
Gallamintriethiodid	1999
[^{67}Ga]Galliumcitrat-Injektionslösung	1998
Gasbrand-Antitoxin (Cl. novyi)	1997
Gasbrand-Antitoxin (Cl. perfringens)	1997
Gasbrand-Antitoxin (Cl. septicum)	1997
Gasbrand-Antitoxin (polyvalent)	1997
Geflügelpocken-Lebend-Impfstoff (gefriergetrocknet)	1997
Gelatine	2001
Gelbfieber-Lebend-Impfstoff	1999
Gelbwurz, Javanische	2001
Gentamicinsulfat	1997
Gewürznelken	2001
Ginsengwurzel	2001
Glibenclamid	1997
Gliclazid	2001
Glipizid	1997
Glucagon	1997
Glucose, Wasserfreie	1997
Glucose-Monohydrat	1997
Glucose-Sirup	2001
Glucose-Sirup, Sprühgetrockneter	2001
Glutaminsäure	2000
Glutethimid	1997
Glycerol	2000
Glycerol 85%	2000
Glyceroldibehenat	2000
Glyceroldistearat	2001
Glycerolmonolinoleat	2000
Glycerolmonooleate	2001
Glycerolmonostearat 40-55	2001
Glyceroltriacetat	1997
Glyceroltrinitrat-Lösung	1999
Glycin	2001
Gonadorelin	1997
Gonadorelinacetat	2001
Gramicidin	2001
Griseofulvin	1997
Guaifenesin	1997
Guanethidinmonosulfat	1997
Guar	1998
Guargalactomannan	1999
Gummi, Arabisches	2001
Gummi, Arabisches, Sprühgetrocknetes	2001

H

Hämodialyselösungen	2000
Hämodialyselösungen, Konzentrierte, Wasser zum Verdünnen	2000
Hämofiltrations- und Hämodiafiltrationslösungen	2000
Haemophilus-Typ-B-Impfstoff (konjugiert)	2001
Hagebuttenschalen	2001
Haloperidol	2001
Haloperidoldecanoat	2000
Halothan	1999
Hamamelisblätter	2000

	Stand
Harnstoff	1997
Hartfett	1997
Hartparaffin	2001
Heparin-Calcium	1997
Heparin-Natrium	1997
Heparine, Niedermolekulare	1997
Hepatitis-A-Adsorbat-Impfstoff (inaktiviert)	2001
Hepatitis-A-Immunglobulin vom Menschen	1997
Hepatitis-A-Impfstoff (inaktiviert)	1997
Hepatitis-A-(inaktiviert)-Hepatitis-B-(rDNA)-Adsorbat-Impfstoff	2001
Hepatitis-B-Immunglobulin vom Menschen	1997
Hepatitis-B-Immunglobulin vom Menschen zur intravenösen Anwendung	1998
Hepatitis-B-Impfstoff (rDNA)	2001
Hepatitis-Lebend-Impfstoff für Enten	1999
Hepatitis-Lebend-Impfstoff (gefriergetrocknet) für Hunde, Infektiöse-	2001
Hexamidindiisetionat	2000
Hexetidin	2000
Hexobarbital	1997
Hexylresorcin	2000
Histamindihydrochlorid	2001
Histaminphosphat	1997
Histidin	2001
Histidinhydrochlorid-Monohydrat	2000
Holunderblüten	1998
Homatropinhydrobromid	2001
Homatropinmethylbromid	1997
Homöopathische Zubereitungen	2001
Hopfenzapfen	1998
Hyaluronidase	2001
Hydralazinhydrochlorid	1998
Hydrochlorothiazid	2000
Hydrocortison	1999
Hydrocortisonacetat	1997
Hydrocortisonhydrogensuccinat	1997
Hydroxocobalaminacetat	1997
Hydroxocobalaminhydrochlorid	1997
Hydroxocobalaminsulfat	2001
Hydroxyethylcellulose	2001
Hydroxyethylsalicylat	1998
Hydroxypropylcellulose	1997
Hydroxyzindihydrochlorid	2001
Hyoscyaminsulfat	1997
Hyoscyamusblätter	1997
Hyoscyamuspulver, Eingestelltes	1997
Hypromellose	1997
Hypromellosephthalat	1998

I

Ibuprofen	1997
Idoxuridin	1997
Ifosfamid	2001
Imipenem	2001
Imipraminhydrochlorid	2001
Immunglobulin vom Menschen	1997
Immunglobulin vom Menschen zur intravenösen Anwendung	1997
Immunsera für Menschen	1997
Immunsera für Tiere	1997
Impfstoffe für Menschen	2001
Impfstoffe für Tiere	2001

	Stand
Indapamid	1997
[111In]Indium(III)-chlorid-Lösung	1998
[111In]Indiumoxinat-Lösung	1997
[111In]Indium-Pentetat-Injektionslösung	1997
Indometacin	1997
Influenza-Impfstoff (inaktiviert)	1997
Influenza-Impfstoff (inaktiviert) für Pferde	1998
Influenza-Impfstoff für Schweine (inaktiviert)	1997
Influenza-Spaltimpfstoff (inaktiviert)	1997
Influenza-Spaltimpfstoff aus Oberflächenantigen (inaktiviert)	1997
Ingwerwurzelstock	2001
Insulin	2001
Insulin human	1999
Insulin als Injektionslösung, Lösliches	1997
Insulin-Suspension zur Injektion, Biphasische	1997
Insulin-Zink-Kristallsuspension zur Injektion	1999
Insulin-Zink-Suspension zur Injektion	1999
Insulin-Zink-Suspension zur Injektion, Amorphe	1999
Insulinzubereitungen zur Injektion	1999
Interferon-alfa-2-Lösung, Konzentrierte	2001
Interferon-gamma-1b-Lösung, Konzentrierte	2001
[123I]Iobenguan-Injektionslösung	1999
[131I]Iobenguan-Injektionslösung für diagnostische Zwecke	1999
[131I]Iobenguan-Injektionslösung für therapeutische Zwecke	1999
Iod	2001
[131I]Iodmethylnorcholesterol-Injektionslösung	1997
Iohexol	1999
Iopamidol	1999
Iopansäure	1999
Iotalaminsäure	2001
Ipecacuanhapulver, Eingestelltes	1997
Ipecacuanhatinktur, Eingestellte	2001
Ipecacuanhawurzel	1997
Ipratropiumbromid	1998
Isländisches Moos / Isländische Flechte	2000
Isoconazol	1997
Isoconazolnitrat	1997
Isoleucin	2000
Isomalt	2001
Isoniazid	1997
Isophan-Insulin-Suspension zur Injektion	1999
Isophan-Insulin-Suspension zur Injektion, Biphasische	1999
Isoprenalinhydrochlorid	2000
Isoprenalinsulfat	1997
Isopropylmyristat	1997
Isopropylpalmitat	1997
Isosorbiddinitrat, Verdünntes	1997
Isosorbidmononitrat, Verdünntes	1997
Isotretinoin	2000
Isoxsuprinhydrochlorid	1997
Itraconazol	2001
Ivermectin	2001

J

Johanniskraut	2000

K

	Stand
Kaliumacetat	1997
Kaliumbromid	1997
Kaliumcarbonat	2001
Kaliumchlorid	1997
Kaliumcitrat	1998
Kaliumclavulanat	2000
Kaliumdihydrogenphosphat	1997
Kaliumhydrogencarbonat	1997
Kaliumhydroxid	1997
Kaliumiodid	1999
Kaliummonohydrogenphosphat	1997
Kaliumnitrat	2000
Kaliumpermanganat	1999
Kaliumsorbat	1997
Kamille, Römische	1997
Kamillenblüten	1997
Kamillenfluidextrakt	2001
Kanamycinmonosulfat	1997
Kanamycinsulfat, Saures	1997
Kartoffelstärke	1998
Ketaminhydrochlorid	2001
Ketoconazol	2000
Ketoprofen	1997
Knoblauchpulver	1998
Kohle, Medizinische	2000
Kohlendioxid	2000
Kokosfett, Raffiniertes	2000
Kolasamen	2001
Koriander	1999
[81mKr]Krypton zur Inhalation	2001
Kümmel	1997
Kupfer(II)-sulfat, Wasserfreies	1997
Kupfer(II)-sulfat-Pentahydrat	1997

L

Labetalolhydrochlorid	1998
Lactitol-Monohydrat	2000
Lactose, Wasserfreie	1997
Lactose-Monohydrat	1997
Lactulose	1998
Lactulose-Sirup	2000
Lanatosid C	1997
Lavendelblüten	2001
Lavendelöl	1999
Lebertran (Typ A)	1999
Lebertran (Typ B)	1999
Leinsamen	1997
Leptospirose-Impfstoff für Tiere	1997
Leucin	2000
Leukose-Impfstoff (inaktiviert) für Katzen	1999
Leuprorelin	2001
Levamisolhydrochlorid	1997
Levocabastinhydrochlorid	2001
Levocarnitin	1999
Levodopa	1997
Levodropropizin	2001
Levomepromazinhydrochlorid	1997
Levomepromazinmaleat	1997
Levonorgestrel	1997
Levothyroxin-Natrium	1997
Lidocain	1997
Lidocainhydrochlorid	2001
Liebstöckelwurzel	1998
Lincomycinhydrochlorid-Monohydrat	1997

	Stand
Lindan	1997
Lindenblüten	1997
Liothyronin-Natrium	1997
Lisinopril-Dihydrat	2001
Lithiumcarbonat	1997
Lithiumcitrat	1997
Lösungen zur Aufbewahrung von Organen	2001
Lomustin	1998
Loperamidhydrochlorid	1997
Lorazepam	1999
Lovastatin	2001
Luft zur medizinischen Anwendung	2000
Lynestrenol	1997
Lypressin-Injektionslösung	1997
Lysinhydrochlorid	2000

M

Macrogolcetylstearylether	2000
Macrogole	2001
Macrogol-6-glycerolcaprylocaprat	2000
Macrogolglycerolcaprylocaprate	2001
Macrogolglycerolcocoate	2000
Macrogolglycerolhydroxystearat	1997
Macrogolglycerollaurate	1998
Macrogolglycerollinoleate	1998
Macrogolglyceroloolate	1998
Macrogolglycerolricinoleat	1997
Macrogolglycerolstearate	2001
Macrogollaurylether	1997
Macrogololeylether	1997
Macrogolstearate	2001
Macrogolstearylether	2001
Magaldrat	2001
Magnesiumaspartat-Dihydrat	2001
Magnesiumcarbonat, Leichtes basisches	1997
Magnesiumcarbonat, Schweres basisches	1997
Magnesiumchlorid-4,5-Hydrat	2000
Magnesiumchlorid-Hexahydrat	2000
Magnesiumglycerophosphat	2000
Magnesiumhydroxid	2000
Magnesiumoxid, Leichtes	1997
Magnesiumoxid, Schweres	1997
Magnesiumperoxid	2001
Magnesiumstearat	2001
Magnesiumsulfat-Heptahydrat	2001
Magnesiumtrisilicat	2000
Maisöl, Raffiniertes	1999
Maisstärke	1997
Malathion	1999
Maleinsäure	1997
Maltitol	2001
Maltitol-Lösung	2001
Maltodextrin	2001
Malvenblüten	2001
Mandelöl, Natives	2001
Mandelöl, Raffiniertes	2001
Mangansulfat-Monohydrat	2001
Mannitol	2001
Maprotilinhydrochlorid	1998
Mareksche-Krankheit-Lebend-Impfstoff	1997
Masern-Immunglobulin vom Menschen	1997
Masern-Lebend-Impfstoff	1999
Masern-Mumps-Röteln-Lebend-Impfstoff	1999

	Stand
Maul-und-Klauenseuche-Impfstoff für Wiederkäuer (inaktiviert)	1997
Mebendazol	1997
Meclozindihydrochlorid	1997
Medroxyprogesteronacetat	1999
Mefenaminsäure	1999
Mefloquinhydrochlorid	2001
Melissenblätter	2000
Menadion	1997
Meningokokken-Polysaccharid-Impfstoff	1997
Menthol	1997
Menthol, Racemisches	1997
Mepivacainhydrochlorid	1998
Meprobamat	1997
Mepyraminhydrogenmaleat	1997
Mercaptopurin	1997
Mestranol	1997
Metamizol-Natrium	2000
Metforminhydrochlorid	1998
Methacrylsäure-Ethylacrylat-Copolymer (1:1)	2001
Methacrylsäure-Ethylacrylat-Copolymer-(1:1)-Dispersion 30%	2001
Methacrylsäure-Methylmethacrylat-Copolymer (1:1)	2001
Methacrylsäure-Methylmethacrylat-Copolymer (1:2)	2001
Methadonhydrochlorid	1997
Methaqualon	1997
Methenamin	2001
Methionin	2000
Methionin, Racemisches	1997
Methotrexat	2000
Methylatropiniumbromid	2001
Methylatropiniumnitrat	1997
Methylcellulose	1997
Methyldopa	1997
Methyl-4-hydroxybenzoat	1999
Methylhydroxyethylcellulose	1997
Methylphenobarbital	1997
Methylprednisolon	1999
Methylprednisolonacetat	1997
Methylprednisolonhydrogensuccinat	1999
Methylsalicylat	1997
Methyltestosteron	1997
Methylthioniniumchlorid	2001
Metixenhydrochlorid	1999
Metoclopramid	2001
Metoclopramidhydrochlorid	1999
Metoprololsuccinat	2000
Metoprololtartrat	1997
Metrifonat	1999
Metronidazol	1997
Metronidazolbenzoat	1997
Mexiletinhydrochlorid	1997
Mianserinhydrochlorid	1997
Miconazol	1997
Miconazolnitrat	1997
Midazolam	1997
Milchsäure	1997
Milzbrandsporen-Lebend-Impfstoff für Tiere	1997
Minocyclinhydrochlorid	1999
Minoxidil	1997
Mitoxantronhydrochlorid	1999

Stand

Mometasonfuroat . . . 2000
Morantelhydrogentartrat . . . 2001
Morphinhydrochlorid . . . 2001
Morphinsulfat . . . 2001
Mumps-Lebend-Impfstoff . . . 1999
Mupirocin . . . 2000
Mupirocin-Calcium . . . 2001
Muskatöl . . . 2001
Mutterkraut . . . 2001
Myrrhe . . . 1999

N

Nabumeton . . . 2001
Nadroparin-Calcium . . . 1999
Nahtmaterialien zur Anwendung am Menschen
Catgut, Steriles . . . 1997
Fäden, Sterile, nicht resorbierbare . . . 1997
Fäden, Sterile, resorbierbare, synthetische . . . 1997
Fäden, Sterile, resorbierbare, synthetische, geflochtene . . . 1997
Nahtmaterialien zur Anwendung am Tier
Catgut im Fadenspender für Tiere, Steriles, resorbierbares . . . 1997
Fäden im Fadenspender für Tiere, Sterile, nicht resorbierbare . . . 1997
Leinenfaden im Fadenspender für Tiere, Steriler . . . 1997
Polyamid-6-Faden im Fadenspender für Tiere, Steriler . . . 1997
Polyamid-6/6-Faden im Fadenspender für Tiere, Steriler . . . 1997
Polyesterfaden im Fadenspender für Tiere, Steriler . . . 1997
Seidenfaden im Fadenspender für Tiere, Steriler, geflochtener . . . 1997
Nalidixinsäure . . . 2000
Naloxonhydrochlorid-Dihydrat . . . 2000
Naphazolinhydrochlorid . . . 2000
Naphazolinnitrat . . . 2000
Naproxen . . . 1997
Natriumacetat . . . 1997
Natriumalendronat . . . 2001
Natriumalginat . . . 1999
Natriumamidotrizoat . . . 2001
Natriumbenzoat . . . 1997
Natriumbromid . . . 1999
Natriumcalciumedetat . . . 1997
Natriumcaprylat . . . 2001
Natriumcarbonat, Wasserfreies . . . 1997
Natriumcarbonat-Decahydrat . . . 1997
Natriumcarbonat-Monohydrat . . . 1997
Natriumcetylstearylsulfat . . . 1999
Natriumchlorid . . . 2000
Natrium[^{51}Cr]chromat-Lösung, Sterile . . . 1997
Natriumcitrat . . . 1997
Natriumcromoglicat . . . 1997
Natriumcyclamat . . . 2000
Natriumdihydrogenphosphat-Dihydrat . . . 1997
Natriumdodecylsulfat . . . 1998
Natriumedetat . . . 1997
Natriumfluorid . . . 1997
Natriumfusidat . . . 1997
Natriumhyaluronat . . . 2001

Stand

Natriumhydrogencarbonat . . . 2001
Natriumhydroxid . . . 1997
Natrium[^{123}I]iodhippurat-Injektionslösung . . . 1997
Natrium[^{131}I]iodhippurat-Injektionslösung . . . 1997
Natriumiodid . . . 1997
Natrium[^{131}I]iodid-Kapseln für diagnostische Zwecke . . . 1999
Natrium[^{123}I]iodid-Lösung . . . 1997
Natrium[^{125}I]iodid-Lösung . . . 1997
Natrium[^{131}I]iodid-Lösung . . . 1997
Natriumlactat-Lösung . . . 2000
Natriummetabisulfit . . . 1997
Natriummethyl-4-hydroxybenzoat . . . 1999
Natriummolybdat-Dihydrat . . . 2001
Natriummonohydrogenphosphat, Wasserfreies . . . 2001
Natriummonohydrogenphosphat-Dihydrat . . . 1997
Natriummonohydrogenphosphat-Dodecahydrat . . . 1999
Natrium[^{99m}Tc]pertechnetat-Injektionslösung aus Kernspaltprodukten . . . 1997
Natrium[^{99m}Tc]pertechnetat-Injektionslösung nicht aus Kernspaltprodukten . . . 1997
Natrium[^{32}P]phosphat-Injektionslösung . . . 1997
Natriumpicosulfat . . . 1997
Natriumpropyl-4-hydroxybenzoat . . . 1999
Natriumsalicylat . . . 2000
Natriumstearylfumarat . . . 2001
Natriumsulfat, Wasserfreies . . . 1997
Natriumsulfat-Decahydrat . . . 1997
Natriumsulfit, Wasserfreies . . . 1997
Natriumsulfit-Heptahydrat . . . 1997
Natriumtetraborat . . . 2001
Natriumthiosulfat . . . 2001
Natriumvalproat . . . 2000
Nelkenöl . . . 1997
Neohesperidindihydrochalcon . . . 2001
Neomycinsulfat . . . 2001
Neostigminbromid . . . 2000
Neostigminmetilsulfat . . . 1997
Netilmicinsulfat . . . 2001
Newcastle-Krankheit-Impfstoff (inaktiviert) . . . 2000
Newcastle-Krankheit-Lebend-Impfstoff (gefriergetrocknet) . . . 1997
Nicethamid . . . 1997
Niclosamid, Wasserfreies . . . 1997
Niclosamid-Monohydrat . . . 1997
Nicotin . . . 2000
Nicotinamid . . . 2000
Nicotinsäure . . . 1997
Nifedipin . . . 1997
Nimesulid . . . 2001
Nimodipin . . . 1998
Nitrazepam . . . 1997
Nitrendipin . . . 1998
Nitrofural . . . 1997
Nitrofurantoin . . . 1997
Nitroprussidnatrium . . . 1998
Nizatidin . . . 2000
Nomegestrolacetat . . . 2001
Nonoxinol 9 . . . 2001
Norepinephrinhydrochlorid . . . 2001
Norepinephrinhydrogentartrat . . . 1997
Norethisteron . . . 1997
Norethisteronacetat . . . 1997

Stand

Norfloxacin . . . 2000
Norgestrel . . . 1997
Nortriptylinhydrochlorid . . . 1999
Noscapin . . . 1997
Noscapinhydrochlorid-Monohydrat . . . 2001
Nystatin . . . 2001

O

Octoxinol 10 . . . 2001
Octyldodecanol . . . 1997
Ölsäure . . . 1997
Ofloxacin . . . 2000
Olivenöl, Natives . . . 2000
Olivenöl, Raffiniertes . . . 2001
Olsalazin-Natrium . . . 2001
Omega-3-Säurenethylester . . . 1998
Omega-3-Säurentriglyceride . . . 2001
Omeprazol . . . 2000
Omeprazol-Natrium . . . 1997
Opium . . . 1997
Orciprenalinsulfat . . . 1997
Orthosiphonblätter . . . 2000
Ouabain . . . 1997
Oxazepam . . . 1997
Oxfendazol für Tiere . . . 2000
Oxolinsäure . . . 1999
Oxprenololhydrochlorid . . . 2001
Oxybuprocainhydrochlorid . . . 1998
Oxybutyninhydrochlorid . . . 1999
Oxymetazolinhydrochlorid . . . 1997
Oxyphenbutazon . . . 1997
Oxytetracyclin . . . 2000
Oxytetracyclinhydrochlorid . . . 1997
Oxytocin . . . 2001
Oxytocin-Lösung als Bulk . . . 2000

P

Palmitoylascorbinsäure . . . 1997
Pancuroniumbromid . . . 1997
Pankreas-Pulver . . . 2001
Panleukopenie-Impfstoff (inaktiviert) für Katzen . 1999
Panleukopenie-Lebend-Impfstoff für Katzen . . . 1999
Papaverinhydrochlorid . . . 2001
Paracetamol . . . 1998
Paraffin, Dickflüssiges . . . 2001
Paraffin, Dünnflüssiges . . . 2001
Parainfluenza-Virus-Lebend-Impfstoff (gefriergetrocknet) für Rinder . . . 1998
Paraldehyd . . . 1997
Parnaparin-Natrium . . . 2001
Parvovirose-Impfstoff für Hunde (inaktiviert) . . . 1997
Parvovirose-Impfstoff für Schweine (inaktiviert) . . 1997
Parvovirose-Lebend-Impfstoff für Hunde . . . 1997
Passionsblumenkraut . . . 2000
Pefloxacinmesilat-Dihydrat . . . 2000
Penbutololsulfat . . . 2000
Penicillamin . . . 2000
Pentaerythrityltetranitrat-Verreibung . . . 1999
Pentamidindiisetionat . . . 1999
Pentazocin . . . 2000
Pentazocinhydrochlorid . . . 2000
Pentobarbital . . . 1997

Stand

Pentobarbital-Natrium . . . 2000
Pentoxifyllin . . . 1997
Pepsin . . . 2001
Pergolidmesilat . . . 2001
Peritonealdialyselösungen . . . 2000
Perphenazin . . . 1997
Pertussis-Adsorbat-Impfstoff . . . 1997
Pertussis-Adsorbat-Impfstoff, azellulär, aus Komponenten . . . 1999
Pertussis-Impfstoff . . . 1997
Perubalsam . . . 1997
Pethidinhydrochlorid . . . 2001
Pfefferminzblätter . . . 1997
Pfefferminzöl . . . 1997
Pferdeserum-Gonadotropin für Tiere . . . 1997
Pflanzliche Drogen . . . 2000
Pflanzliche Drogen, Zubereitungen aus . . . 2001
Pflanzliche Drogen zur Teebereitung . . . 2000
Pflanzliche fette Öle . . . 2001
Phenazon . . . 1997
Pheniraminhydrogenmaleat . . . 1999
Phenobarbital . . . 1997
Phenobarbital-Natrium . . . 1997
Phenol . . . 1997
Phenolphthalein . . . 2001
Phenolsulfonphthalein . . . 1997
Phenoxyethanol . . . 1997
Phenoxymethylpenicillin . . . 1999
Phenoxymethylpenicillin-Kalium . . . 1999
Phentolaminmesilat . . . 1997
Phenylalanin . . . 2000
Phenylbutazon . . . 1997
Phenylephrin . . . 1997
Phenylephrinhydrochlorid . . . 1997
Phenylmercuriborat . . . 2001
Phenylmercurinitrat . . . 1997
Phenylpropanolaminhydrochlorid . . . 2001
Phenytoin . . . 1998
Phenytoin-Natrium . . . 1997
Pholcodin . . . 1997
Phosphorsäure 85% . . . 1997
Phosphorsäure 10% . . . 1997
Phthalylsulfathiazol . . . 1998
Physostigminsalicylat . . . 1997
Physostigminsulfat . . . 1997
Phytomenadion . . . 1999
Picotamid-Monohydrat . . . 1999
Pilocarpinhydrochlorid . . . 2000
Pilocarpinnitrat . . . 2000
Pimozid . . . 2000
Pindolol . . . 1997
Piperacillin . . . 1999
Piperacillin-Natrium . . . 1999
Piperazinadipat . . . 1997
Piperazincitrat . . . 1997
Piperazin-Hexahydrat . . . 1997
Piretanid . . . 2001
Piroxicam . . . 2001
Pivampicillin . . . 1998
Pivmecillinamhydrochlorid . . . 1999
Plasma vom Menschen (Humanplasma) zur Fraktionierung . . . 2001
Pneumokokken-Polysaccharid-Impfstoff . . . 1997

	Stand
Poliomyelitis-Impfstoff (inaktiviert)	2000
Poliomyelitis-Impfstoff (oral)	1998
Poloxamere	2000
Polyacrylat-Dispersion 30%	2000
Polymyxin-B-sulfat	1997
Polysorbat 20	1998
Polysorbat 60	2001
Polysorbat 80	2001
Povidon	1997
Povidon-Iod	1997
Prazepam	2001
Praziquantel	1997
Prazosinhydrochlorid	1998
Prednicarbat	2000
Prednisolon	2000
Prednisolonacetat	1998
Prednisolondihydrogenphosphat-Dinatrium	2001
Prednisolonpivalat	1997
Prednison	1997
Prilocain	2000
Prilocainhydrochlorid	1999
Primaquinbisdihydrogenphosphat	2001
Primelwurzel	1999
Primidon	2000
Probenecid	1997
Procainamidhydrochlorid	1997
Procainhydrochlorid	1997
Prochlorperazinhydrogenmaleat	1997
Produkte mit dem Risiko der Übertragung von Erregern der spongiformen Enzephalopathie tierischen Ursprungs	2001
Progesteron	1997
Prolin	2000
Promazinhydrochlorid	1999
Promethazinhydrochlorid	1998
Propacetamolhydrochlorid	1999
2-Propanol	2001
Propofol	2001
Propranololhydrochlorid	1999
Propanthelinbromid	1997
Propylenglycol	1997
Propylenglycolmonopalmitostearat	2001
Propylgallat	1999
Propyl-4-hydroxybenzoat	1999
Propylthiouracil	2000
Propyphenazon	1997
Protaminhydrochlorid	2000
Protaminsulfat	2000
Prothrombinkomplex vom Menschen (gefriergetrocknet)	1998
Protirelin	2001
Proxyphyllin	1998
Pseudoephedrinhydrochlorid	1999
Pyrazinamid	1997
Pyridostigminbromid	1998
Pyridoxinhydrochlorid	2001
Pyrimethamin	1997

Q

Queckenwurzelstock	1999
Quecksilber(II)-chlorid	1997

R

	Stand
Radioaktive Arzneimittel	2000
Ramipril	2000
Ranitidinhydrochlorid	1997
Rapsöl, Raffiniertes	1999
Ratanhiawurzel	2000
Rauschbrand-Impfstoff für Tiere	2000
Reisstärke	1997
Reserpin	1997
Resorcin	1997
Respiratorisches-Syncytial-Virus-Lebend-Impfstoff (gefriergetrocknet) für Rinder	1998
Rhabarberwurzel	1998
Rhinitis-atrophicans-Impfstoff (inaktiviert) für Schweine, Progressive-	1999
Rhinotracheitis-Virus-Impfstoff (inaktiviert) für Katzen	1998
Rhinotracheitis-Virus-Lebend-Impfstoff (gefriergetrocknet) für Katzen	1998
Riboflavin	1997
Riboflavinphosphat-Natrium	1998
Rifampicin	1997
Rifamycin-Natrium	1998
Ringelblumenblüten	1999
Risperidon	2001
Rizinusöl, Natives	2001
Rizinusöl, Hydriertes	2001
Röteln-Immunglobulin vom Menschen	1997
Röteln-Lebend-Impfstoff	1999
Rosmarinblätter	2001
Roxithromycin	1999

S

Saccharin	1997
Saccharin-Natrium	1997
Saccharose	1998
Salbeiblätter	2000
Salbei, Dreilappiger	2001
Salbutamol	1998
Salbutamolsulfat	1998
Salicylsäure	2000
Salpetersäure	2001
Salzsäure 36%	2001
Salzsäure 10%	2001
Sauerstoff	2001
Schafgarbenkraut	1999
Schellack	2001
Schlangengift-Immunserum (Europa)	1997
Schwefel zum äußerlichen Gebrauch	1998
Schwefelsäure	2001
Schweinepest-Lebend-Impfstoff (gefriergetrocknet), Klassische-	1997
Schweinerotlauf-Impfstoff (inaktiviert)	2001
Schweinerotlauf-Serum	1997
Scopolaminhydrobromid	2001
Selegilinhydrochlorid	2001
Selendisulfid	2001
Senegawurzel	1997
Sennesblätter	1998
Sennesblättertrockenextrakt, Eingestellter	1998
Sennesfrüchte, Alexandriner-	1998
Sennesfrüchte, Tinnevelly-	1998
Serin	2000

Stand

Sertaconazolnitrat . . . 1997
Sesamöl . . . 1997
Sesamöl, Raffiniertes . . . 1999
Silbernitrat . . . 1997
Siliciumdioxid, Hochdisperses . . . 2000
Siliciumdioxid zur dentalen Anwendung . . . 2001
Siliciumdioxid-Hydrat . . . 1997
Simeticon . . . 2000
Simvastatin . . . 2001
Sojaöl . . . 1997
Sojaöl, Hydriertes . . . 2000
Sojaöl, Raffiniertes . . . 2001
Somatostatin . . . 1997
Somatropin . . . 1999
Somatropin zur Injektion . . . 1999
Somatropin-Lösung zur Herstellung von Zubereitungen . . . 1999
Sonnenblumenöl, Raffiniertes . . . 1999
Sorbinsäure . . . 1997
Sorbitanmonolaurat . . . 1997
Sorbitanmonooleat . . . 1997
Sorbitanmonopalmitat . . . 1997
Sorbitanmonostearat . . . 1997
Sorbitantrioleat . . . 1997
Sorbitol . . . 2001
Sorbitol-Lösung 70% (kristallisierend) . . . 2001
Sorbitol-Lösung 70% (nicht kristallisierend) . . . 2001
Spectinomycinhydrochlorid . . . 1997
Spiramycin . . . 2001
Spironolacton . . . 1997
Stabilisatorlösungen für Blutkonserven . . . 1997
Stärke, Vorverkleisterte . . . 1998
Stanozolol . . . 2001
Staupe-Lebend-Impfstoff (gefriergetrocknet) für Frettchen und Nerze . . . 2001
Staupe-Lebend-Impfstoff (gefriergetrocknet) für Hunde . . . 1999
Stearinsäure . . . 2001
Stearylalkohol . . . 1997
Sternanis . . . 1997
Stickstoff . . . 2000
Stickstoffmonoxid . . . 2001
Stramoniumblätter . . . 1997
Stramoniumpulver, Eingestelltes . . . 1997
Streptokinase . . . 1997
Streptomycinsulfat . . . 1997
[^{89}Sr]Strontiumchlorid-Injektionslösung . . . 2000
Succinylsulfathiazol . . . 1997
Süßholzwurzel . . . 1998
Süßholzwurzelfluidextrakt, Eingestellter, ethanolischer . . . 2001
Sufentanil . . . 2001
Sufentanilcitrat . . . 2001
Sulfacetamid-Natrium . . . 1999
Sulfadiazin . . . 1997
Sulfadimidin . . . 1997
Sulfadoxin . . . 1997
Sulfafurazol . . . 1997
Sulfaguanidin . . . 2000
Sulfamerazin . . . 1997
Sulfamethizol . . . 1997
Sulfamethoxazol . . . 1997
Sulfamethoxypyridazin . . . 1997

Stand

Sulfanilamid . . . 2001
Sulfasalazin . . . 2000
Sulfathiazol . . . 1997
Sulfinpyrazon . . . 1997
Sulfisomidin . . . 1997
Sulindac . . . 1998
Sulpirid . . . 2000
Sumatriptansuccinat . . . 2001
Suxamethoniumchlorid . . . 2001
Suxibuzon . . . 2001

T

Taigawurzel . . . 2000
Talkum . . . 1999
Tamoxifencitrat . . . 1997
Tang . . . 2000
Tannin . . . 2000
Tausendgüldenkraut . . . 1999
[^{99m}Tc]Technetium-Albumin-Injektionslösung . . . 1997
[^{99m}Tc]Technetium-Etifenin-Injektionslösung . . . 1997
[^{99m}Tc]Technetium-Gluconat-Injektionslösung . . . 1997
[^{99m}Tc]Technetium-Macrosalb-Injektionslösung . . . 1997
[^{99m}Tc]Technetium-Medronat-Injektionslösung . . . 1998
[^{99m}Tc]Technetium-Mertiatid-Injektionslösung . . . 1999
[^{99m}Tc]Technetium-Mikrosphären-Injektionslösung . . . 1997
[^{99m}Tc]Technetium-Pentetat-Injektionslösung . . . 1997
[^{99m}Tc]Technetium-Rheniumsulfid-Kolloid-Injektionslösung . . . 1997
[^{99m}Tc]Technetium-Schwefel-Kolloid-Injektionslösung . . . 1997
[^{99m}Tc]Technetium-Succimer-Injektionslösung . . . 1997
[^{99m}Tc]Technetium-Zinndiphosphat-Injektionslösung . . . 1997
[^{99m}Tc]Technetium-Zinn-Kolloid-Injektionslösung 1997
Temazepam . . . 2000
Tenoxicam . . . 1998
Terbutalinsulfat . . . 1999
Terconazol . . . 2000
Terfenadin . . . 1997
Testosteron . . . 1999
Testosteronenantat . . . 1997
Testosteronpropionat . . . 1997
Tetanus-Adsorbat-Impfstoff . . . 1997
Tetanus-Antitoxin . . . 1997
Tetanus-Antitoxin für Tiere . . . 1997
Tetanus-Immunglobulin vom Menschen . . . 1997
Tetanus-Impfstoff für Tiere . . . 1997
Tetracainhydrochlorid . . . 2001
Tetracosactid . . . 2001
Tetracyclin . . . 2001
Tetracyclinhydrochlorid . . . 1997
Teufelskrallenwurzel . . . 1998
[^{201}Tl]Thalliumchlorid-Injektionslösung . . . 1997
Theobromin . . . 1997
Theophyllin . . . 1999
Theophyllin-Monohydrat . . . 1997
Theophyllin-Ethylendiamin . . . 1999
Theophyllin-Ethylendiamin-Hydrat . . . 1997
Thiaminchloridhydrochlorid . . . 2001
Thiaminnitrat . . . 1997
Thiamphenicol . . . 1997
Thiopental-Natrium . . . 1997

	Stand
Thioridazinhydrochlorid	1997
Threonin	2000
Thymian	1999
Thymianöl	2000
Thymol	1997
Tiabendazol	1997
Tiapridhydrochlorid	2001
Tiaprofensäure	2000
Ticarcillin-Natrium	1998
Ticlopidinhydrochlorid	2001
Timololhydrogenmaleat	2001
Tinidazol	1997
Tinkturen	1997
Tinzaparin-Natrium	1998
Titandioxid	1997
Tobramycin	1999
α-Tocopherol	1999
RRR-α-Tocopherol	2000
α-Tocopherolacetat	1999
RRR-α-Tocopherolacetat	2000
α-Tocopherolacetat-Trockenkonzentrat	1997
DL-α-Tocopherolhydrogensuccinat	1998
RRR-α-Tocopherolhydrogensuccinat	1998
Tolbutamid	1997
Tollwut-Immunglobulin vom Menschen	1997
Tollwut-Impfstoff aus Zellkulturen für Menschen	2000
Tollwut-Impfstoff (inaktiviert) für Tiere	1998
Tollwut-Lebend-Impfstoff für Füchse (oral)	1997
Tolnaftat	1997
Ton, Weißer	1997
Tormentillwurzelstock	2000
Tosylchloramid-Natrium	1997
Tragant	2000
Tranexamsäure	2001
Trapidil	2001
Tretinoin	2000
Triamcinolon	1999
Triamcinolonacetonid	1998
Triamcinolonhexacetonid	1998
Triamteren	1997
Tricalciumphosphat	2001
Triethylcitrat	2001
Trifluoperazindihydrochlorid	2001
Triflusal	2001
Triglyceride, Mittelkettige	2001
Trimethadion	1997
Trimethoprim	2000
Trimipraminhydrogenmaleat	1997
Trolamin	2001
Trometamol	1997
Tropicamid	1997
Trypsin	2001
Tryptophan	2000
Tuberkulin zur Anwendung am Menschen, Gereinigtes	1998
Tubocurarinchlorid	1997
Tylosin für Tiere	2000
Tylosintartrat für Tiere	2000
Typhus-Impfstoff	1997
Typhus-Impfstoff (gefriergetrocknet)	1997
Typhus-Lebend-Impfstoff, oral (Stamm Ty 21a)	1997
Typhus-Polysaccharid-Impfstoff	2001
Tyrosin	2001

U

	Stand
Ubidecarenon	2001
Undecylensäure	2000
Urofollitropin	1997
Urokinase	1997
Ursodeoxycholsäure	1998

V

Valin	2000
Valproinsäure	1999
Vancomycinhydrochlorid	1997
Vanillin	1997
Varizellen-Immunglobulin vom Menschen	1997
Varizellen-Immunglobulin vom Menschen zur intravenösen Anwendung	2001
Varizellen-Lebend-Impfstoff	1997
Vaselin, Gelbes	2001
Verapamilhydrochlorid	1999
Verbandwatte aus Baumwolle	2001
Verbandwatte aus Viskose	2001
Vibriose-Impfstoff (inaktiviert) für Salmoniden	2001
Vibriose-Impfstoff (inaktiviert) für Salmoniden, Kaltwasser-	2001
Vinblastinsulfat	2000
Vincristinsulfat	2000
Vindesinsulfat	1999
Vitamin A	2001
Vitamin A, Ölige Lösung von	2001
Vitamin-A-Pulver	2001
Vitamin A, Wasserdispergierbares	2001

W

Wacholderbeeren	2001
Wachs, Gebleichtes	2001
Wachs, Gelbes	2001
Warfarin-Natrium	1997
Warfarin-Natrium-Clathrat	1997
Wasser, Gereinigtes	2000
Wasser für Injektionszwecke	2000
[^{3}H]Wasser-Injektionslösung, Tritiiertes	1997
[^{15}O]Wasser-Injektionslösung	2001
Wassernabelkraut, Asiatisches	2001
Wasserstoffperoxid-Lösung 30%	1997
Wasserstoffperoxid-Lösung 3%	2001
Weidenrinde	2001
Weinsäure	1997
Weißdornblätter mit Blüten	2001
Weißdornfrüchte	1999
Weizenkeimöl, Natives	2000
Weizenkeimöl, Raffiniertes	2001
Weizenstärke	1998
Wermutkraut	1999
Wollwachs	2001
Wollwachs, Hydriertes	2001
Wollwachs, Wasserhaltiges	1997
Wollwachsalkohole	1997

X

Xanthangummi	1999
[^{133}Xe]Xenon-Injektionslösung	2000
Xylazinhydrochlorid	2000

Stand

Xylitol 2001
Xylometazolinhydrochlorid 1999
Xylose 1998

Z

Zidovudin 1997
Zimtöl 2001
Zimtrinde 1997
Zinkacetat-Dihydrat 2000
Zinkacexamat 1998
Zinkchlorid 1997
Zinkoxid 1997
Zinkstearat 1997
Zinksulfat 1997
Zinkundecylenat 2000
Zinn(II)-chlorid-Dihydrat 1998
Zolpidemtartrat 1999
Zopiclon 1998
Zucker-Stärke-Pellets 2001

Darreichungsformen

Glossar 2001
Titelverzeichnis 2001
Arzneimittel-Vormischungen zur veterinärmedizinischen Anwendung 2001

Stand

Flüssige Zubereitungen zum Einnehmen 2001
Flüssige Zubereitungen zur kutanen Anwendung . 2001
Granulate 2001
Halbfeste Zubereitungen zur kutanen Anwendung 2001
Kapseln 2001
Kaugummis, Wirkstoffhaltige 2001
Parenteralia 2001
Pulver zum Einnehmen 2001
Pulver zur kutanen Anwendung 2001
Schäume, Wirkstoffhaltige 2001
Stifte und Stäbchen 2001
Tabletten 2001
Tampons, Wirkstoffhaltige 2001
Transdermale Pflaster 2001
Zubereitungen für Wiederkäuer 2001
Zubereitungen in Druckbehältnissen 2001
Zubereitungen zum Spülen 2001
Zubereitungen zur Anwendung am Auge 2001
Zubereitungen zur Anwendung am Ohr 2001
Zubereitungen zur Inhalation 2001
Zubereitungen zur intramammären Anwendung für Tiere 2001
Zubereitungen zur nasalen Anwendung 2001
Zubereitungen zur rektalen Anwendung 2001
Zubereitungen zur vaginalen Anwendung 2001

ÜBERSICHT DER TEXTE DES EUROPÄISCHEN ARZNEIBUCHS – NACHTRAG 2001 –

Der deutschsprachige Nachtrag 2001 berücksichtigt bereits Berichtigungen zu Texten, die erst in der 4. Ausgabe 2002 der englisch- und/oder französischsprachigen Originalausgabe enthalten sein werden. Diese Texte sind durch eine Fußnote gekennzeichnet.

Neue Texte 2001

[1] Dieser Text enthält für die englisch- und/oder französischsprachige 4. Ausgabe 2002 vorgesehene Berichtigungen.
[2] Dieser Text entspricht der Eilresolution AP-CSP (00) 9.

Kaliumcarbonat
Kamillenfluidextrakt
Kolasamen
[^{81m}Kr]Krypton zur Inhalation

Lavendelblüten
Levocabastinhydrochlorid
Levodropropizin
Lovastatin

Magaldrat
Magnesiumperoxid
Maltodextrin
Malvenblüten
Mangansulfat-Monohydrat
Methenamin
Morantelhydrogentartrat
Muskatöl
Mutterkraut

Natriumalendronat
Natriummolybdat-Dihydrat
Natriummonohydrogenphosphat, Wasserfreies
Natriumstearylfumarat
Neohesperidindihydrochalcon
Nimesulid
Nomegestrolacetat[1)]

Octoxinol 10

Pergolidmesilat
Pflanzliche fette Öle
Phenolphthalein
Piretanid
Produkte mit dem Risiko der Übertragung von Erregern der spongiformen Enzephalopathie tierischen Ursprungs[2)]
Propofol

Risperidon[1)]
Rizinusöl, Hydriertes[1)]
Rosmarinblätter

Salbei, Dreilappiger
Salpetersäure
Schwefelsäure
Siliciumdioxid zur dentalen Anwendung
Simvastatin
Stanozolol
Stickstoffmonoxid
Süßholzwurzelfluidextrakt, Eingestellter, ethanolischer
Sufentanil
Sulfanilamid
Sumatriptansuccinat
Suxibuzon

Tiapridhydrochlorid
Trapidil
Trolamin

Ubidecarenon

Varizellen-Immunglobulin vom Menschen zur intravenösen Anwendung
Vaselin, Gelbes
Vibriose-Impfstoff (inaktiviert) für Salmoniden
Vibriose-Impfstoff (inaktiviert) für Salmoniden, Kaltwasser-

Wacholderbeeren
[^{15}O]Wasser-Injektionslösung
Wassernabelkraut, Asiatisches
Weidenrinde

Zimtöl
Zucker-Stärke-Pellets

Darreichungsformen:

Glossar

Revidierte Texte 2001

2.1.5 Neßler-Zylinder
2.1.6 Gasprüfröhrchen
2.2.4 *p*H-Wert – Indikatormethode
2.2.27 Dünnschichtchromatographie
2.2.28 Gaschromatographie
2.2.29 Flüssigchromatographie
2.2.30 Ausschlußchromatographie
2.5.5 Peroxidzahl
2.6.14 Prüfung auf Bakterien-Endotoxine ◊
2.6.21 Verfahren zur Amplifikation von Nukleinsäuren
2.9.1 Zerfallszeit von Tabletten und Kapseln
5.2.3 Zellkulturen für die Herstellung von Impfstoffen für Menschen

[1)] Dieser Text enthält für die englisch- und/oder französischsprachige 4. Ausgabe 2002 vorgesehene Berichtigungen.
[2)] Dieser Text wurde in der deutschsprachigen Ausgabe der Ph. Eur. – Nachtrag 2000 schon in dieser Fassung veröffentlicht.
◊ Dieser Text ist international harmonisiert.

N-Acetyltryptophan
Alcuroniumchlorid
Allantoin
Amiloridhydrochlorid
Anti-D-Immunglobulin vom Menschen
Aprotinin[1]
Aprotinin-Lösung, Konzentrierte[1]

Baldrianwurzel
Benzylpenicillin-Benzathin
Benzylpenicillin-Kalium
Benzylpenicillin-Natrium
Benzylpenicillin-Procain
Bromocriptinmesilat
Buserelin

Calcitonin vom Lachs
Calcitriol
Calciumglucoheptonat
Calciumstearat[1]
Carbamazepin
Carmellose-Natrium
Cefalotin-Natrium
Cefoperazon-Natrium
Ceftazidim
Chlorhexidindihydrochlorid
Chlorprothixenhydrochlorid
Cholesterol
Chymotrypsin[1]
Cisaprid-Monohydrat[2]
Clostridium-Novyi-(Typ B)-Impfstoff für Tiere
Clostridium-Perfringens-Impfstoff für Tiere
Clostridium-Septicum-Impfstoff für Tiere
Colecalciferol
Colecalciferol, Ölige Lösungen von
Colecalciferol-Konzentrat, Wasserdispergierbares
Colecalciferol-Trockenkonzentrat

Daunorubicinhydrochlorid[3]
Decyloleat
Desmopressin
Dextropropoxyphenhydrochlorid
Diethylenglycolmonopalmitostearat[1]
Digitoxin
Dikaliumclorazepat
Diphenhydraminhydrochlorid

Emetindihydrochlorid-Heptahydrat[2]
Ephedrinhydrochlorid
Ergocalciferol
Ergotamintartrat
Erythromycinstearat[2]
Ethylenglycolmonopalmitostearat[1]
Ethyloleat
Eucalyptusöl

Flumetasonpivalat
Fluocinolonacetonid

Gelatine
Gewürznelken
Glyceroldistearat[1]
Glycerolmonooleate[1]
Glycerolmonostearat 40–55[1]
Glycin[2]
Gonadorelinacetat
Gummi, Arabisches
Gummi, Sprühgetrocknetes, arabisches

Haemophilus-Typ-B-Impfstoff (konjugiert)[4]
Hartparaffin
Hepatitis-A-Adsorbat-Impfstoff (inaktiviert)
Hepatitis-B-Impfstoff (rDNA)
Hepatitis-Lebend-Impfstoff (gefriergetrocknet) für Hunde, Infektiöse-
Histamindihydrochlorid
Homatropinhydrobromid[2]
Homöopathische Zubereitungen
Hyaluronidase
Hydroxyzindihydrochlorid

Imipenem
Imipraminhydrochlorid
Impfstoffe für Menschen
Impfstoffe für Tiere
Insulin[1]
Iod

Ketaminhydrochorid

Lidocainhydrochlorid
Lisinopril-Dihydrat
Lösungen zur Aufbewahrung von Organen

Macrogole
Macrogolglycerolstearate[2]
Macrogolstearate[1]
Macrogolstearylether[1]
Magnesiumaspartat-Dihydrat
Magnesiumstearat[1]
Magnesiumsulfat-Heptahydrat[5]
Maltitol
Maltitol-Lösung
Mandelöl, Natives
Mandelöl, Raffiniertes
Mannitol
Mefloquinhydrochlorid
Methylatropiniumbromid[2]
Methylthioniniumchlorid
Metoclopramid

Natriumhydrogencarbonat
Natriumtetraborat
Natriumthiosulfat
Norepinephrinhydrochlorid
Noscapinhydrochlorid-Monohydrat

[1] Dieser Text wurde in der deutschsprachigen Ausgabe der Ph. Eur. – Nachtrag 2000 schon in dieser Fassung veröffentlicht.
[2] Dieser Text enthält für die englisch- und/oder französischsprachige 4. Ausgabe 2002 vorgesehene Berichtigungen.
[3] Dieser Text entspricht der Eilresolution AP-CSP (00) 8.
[4] Dieser Text entspricht der Eilresolution AP-CSP (00) 3.
[5] Dieser Text entspricht der Eilresolution AP-CSP (00) 2.

Olsalazin-Natrium
Omega-3-Säurentriglyceride
Oxprenololhydrochlorid
Oxytocin

Papaverinhydrochlorid[1)]
Paraffin, Dickflüssiges
Paraffin, Dünnflüssiges
Parnaparin-Natrium[2)]
Pepsin
Pethidinhydrochlorid[3)]
Phenylmercuriborat
Piroxicam[4)]
Plasma vom Menschen (Humanplasma) zur Fraktionierung
Polysorbat 60
Polysorbat 80
Primaquinbisdihydrogenphosphat
2-Propanol
Propylenglycolmonopalmitostearat[2)]
Protirelin
Pyridoxinhydrochlorid

Rizinusöl, Natives[1)]

Salzsäure 36%
Salzsäure 10%
Schweinerotlauf-Impfstoff (inaktiviert)
Scopolaminhydrobromid[1)]
Selegilinhydrochlorid
Sorbitol
Sorbitol-Lösung 70% (kristallisierend)
Sorbitol-Lösung 70% (nicht kristallisierend)
Spiramycin
Staupe-Lebend-Impfstoff (gefriergetrocknet) für Frettchen und Nerze
Stearinsäure[2)]
Suxamethoniumchlorid

Tetracainhydrochlorid
Tetracosactid
Thiaminchloridhydrochlorid
Ticlopidinhydrochlorid
Timololhydrogenmaleat
Tricalciumphosphat
Trifluoperazindihydrochlorid
Triglyceride, Mittelkettige
Trypsin[2)]
Typhus-Polysaccharid-Impfstoff

Verbandwatte aus Baumwolle
Verbandwatte aus Viskose
Vitamin A
Vitamin A, Ölige Lösung von
Vitamin-A-Pulver
Vitamin A, Wasserdispergierbares

Wachs, Gebleichtes
Wachs, Gelbes
Wasserstoffperoxid-Lösung 3%
Wollwachs
Wollwachs, Hydriertes

Xylitol

Darreichungsformen:

Arzneimittel-Vormischungen zur veterinärmedizinischen Anwendung
Flüssige Zubereitungen zum Einnehmen
Flüssige Zubereitungen zur kutanen Anwendung
Granulate
Halbfeste Zubereitungen zur kutanen Anwendung
Kapseln
Parenteralia[5)]
Pulver zum Einnehmen
Pulver zur kutanen Anwendung
Schäume, Wirkstoffhaltige
Stifte und Stäbchen
Tabletten
Tampons, Wirkstoffhaltige
Transdermale Pflaster
Zubereitungen für Wiederkäuer
Zubereitungen in Druckbehältnissen
Zubereitungen zum Spülen
Zubereitungen zur Anwendung am Auge
Zubereitungen zur Anwendung am Ohr
Zubereitungen zur Inhalation
Zubereitungen zur intramammären Anwendung für Tiere

---

1) Dieser Text enthält für die englisch- und/oder französischsprachige 4. Ausgabe 2002 vorgesehene Berichtigungen.
2) Dieser Text wurde in der deutschsprachigen Ausgabe der Ph. Eur. – Nachtrag 2000 schon in dieser Fassung veröffentlicht.
3) Dieser Text entspricht der Eilresolution AP-CSP (00) 5.
4) Dieser Text entspricht der Eilresolution AP-CSP (00) 7.
5) Dieser Text entspricht der Eilresolution AP-CSP (00) 6.

Zubereitungen zur nasalen Anwendung
Zubereitungen zur rektalen Anwendung
Zubereitungen zur vaginalen Anwendung

Berichtigte Texte 2001

Im folgenden werden die Berichtigungen des deutschsprachigen Nachtrags 2001 aufgeschlüsselt. Berichtigungen, die in den vorhergehenden Nachträgen (1998–2000) bereits ausgeführt wurden, werden hier nicht mehr gesondert aufgeführt.

Die in der englisch- und/oder französischsprachigen Originalausgabe unter „Corrected Monographs from Supplement 2001 / Monographies corrigées de l'Addendum 2001" aufgelisteten Korrekturen wurden, falls notwendig, in den deutschsprachigen Nachtrag 2001 aufgenommen (**Korrigierte Texte 2001**). Berichtigungen aus den Originalausgaben, die im deutschsprachigen Nachtrag 2001 nicht enthalten sind, wurden bereits zu einem früheren Zeitpunkt ausgeführt. Außerdem berücksichtigt der deutschsprachige Nachtrag 2001 bereits Berichtigungen zu Texten, die erst in der 4. Ausgabe 2002 der englisch- und/oder französischsprachigen Originalausgabe enthalten sein werden. Diese Texte sind durch eine Fußnote gekennzeichnet.

Die in der englisch- und/oder französischsprachigen Originalausgabe unter „II. Corrigenda" in Kurzform abgedruckten Berichtigungen wurden bereits zu einem früheren Zeitpunkt in die entsprechenden deutschsprachigen Texte eingearbeitet.

Zusätzlich werden die Texte aufgeführt, die nur im deutschsprachigen Nachtrag 2001 berichtigt sind (**Nur im deutschsprachigen Nachtrag 2001 berichtigte Texte**).

Korrigierte Texte 2001

2.4.22 Prüfung fetter Öle auf fremde Öle durch Gaschromatographie
2.4.25 Ethylenoxid- und Dioxan-Rückstände
2.7.2 Mikrobiologische Wertbestimmung von Antibiotika[1)]
2.8.14 Bestimmung des Gerbstoffgehalts pflanzlicher Drogen
2.9.7 Friabilität von nichtüberzogenen Tabletten
2.9.18 Zubereitungen zur Inhalation: Aerodynamische Beurteilung feiner Teilchen
2.9.26 Bestimmung der spezifischen Oberfläche durch Gasadsorption[2)]
3.1.4 Polyethylen ohne Zusatzstoffe für Behältnisse zur Aufnahme parenteraler und ophthalmologischer Zubereitungen[2)]
3.1.13 Kunststoffadditive
5.7 Tabelle mit physikalischen Eigenschaften der im Arzneibuch erwähnten Radionuklide

Aluminium-Magnesium-Silicat
Amoxicillin-Natrium[2)]
Ampicillin-Natrium[1)]
Ascorbinsäure[2)]

Betadex
Bezafibrat
Biotin
Boldoblätter
Buflomedilhydrochlorid

Caprylsäure
Cascararinde[2)]
Cefaclor-Monohydrat
Cefamandolnafat[2)]
Cefatrizin-Propylenglycol
Chinidinsulfat[2)]
Chininhydrochlorid[2)]
Chininsulfat[2)]
Cocoylcaprylocaprat[2)]
Croscarmellose-Natrium

Detomidinhydrochlorid für Tiere[2)]
Dexamethasondihydrogenphosphat-Dinatrium
Dihydroergocristinmesilat
Distickstoffmonoxid

Eisen(II)-fumarat

Fosfomycin-Calcium[2)]
Fosfomycin-Natrium[2)]
Fosfomycin-Trometamol[2)]

Glucose-Sirup[2)]
Gramicidin

Haloperidol[2)]
Histidin
Hydroxyethylcellulose ◊

1) Dieser Text enthält zusätzlich für die englisch- und/oder französischsprachige 4. Ausgabe 2002 vorgesehene Berichtigungen.
2) Dieser Text enthält für die englisch- und/oder französischsprachige 4. Ausgabe 2002 vorgesehene Berichtigungen.
◊ Dieser Text ist international harmonisiert.

Interferon-alfa-2-Lösung, Konzentrierte[1]
Interferon-gamma-1b-Lösung, Konzentrierte
Itraconazol

Leuprorelin

Methacrylsäure-Ethylacrylat-Copolymer (1:1)
Methacrylsäure-Ethylacrylat-Copolymer-(1:1)-Dispersion 30%
Methacrylsäure-Methylmethacrylat-Copolymer (1:1)
Methacrylsäure-Methylmethacrylat-Copolymer (1:2)
Morphinhydrochlorid
Morphinsulfat
Mupirocin-Calcium[2]

Natriumamidotrizoat
Natriumcaprylat
Natriumhyaluronat[1]
Neomycinsulfat
Nonoxinol 9[1]
Nystatin

Olivenöl, Raffiniertes

Pflanzliche Drogen, Zubereitungen aus
Phenylpropanolaminhydrochlorid[1]
Prazepam
Prednisolondihydrogenphosphat-Dinatrium

Schellack
Selendisulfid[2]
Sojaöl, Raffiniertes
Sufentanilcitrat

Tetracyclin
Tranexamsäure[2]
Triethylcitrat
Triflusal

Weißdornblätter mit Blüten
Weizenkeimöl, Raffiniertes

Darreichungsformen:

Kaugummis, Wirkstoffhaltige

Nur im deutschsprachigen Nachtrag 2001 berichtigte Texte

2.2.7 Optische Drehung
2.4.8 Schwermetalle
5.5 Ethanoltabelle

Acitretin

Bitterorangenblütenöl

Calciumhydrogenphosphat, Wasserfreies
Chlorcyclizinhydrochlorid
Chlortetracyclinhydrochlorid

Dichlormethan

Epinephrinhydrogentartrat

Hydroxocobalaminsulfat

Pankreas-Pulver

Sauerstoff

Das im deutschen Nachtrag 2000 als gestrichen aufgeführte allgemeine Kapitel „3.2.9 Gummistopfen für Behältnisse zur Aufnahme von wäßrigen Lösungen zur parenteralen Anwendung" ist nach Aussage des Technischen Sekretariats des EDQM weiterhin gültig. Der Text ist in der Ph. Eur. 1997 abgedruckt.

Unverändert aus dem Nachtrag 2000 übernommene Texte

II. Einleitung

1.3 Monographien
1.4 Allgemeine Kapitel
1.5 Allgemeine Abkürzungen und Symbole

[1] Dieser Text enthält zusätzlich für die englisch- und/oder französischsprachige 4. Ausgabe 2002 vorgesehene Berichtigungen.
[2] Dieser Text enthält für die englisch- und/oder französischsprachige 4. Ausgabe 2002 vorgesehene Berichtigungen.

◊ Dieser Text ist international harmonisiert.

3.1.8 Siliconöl zur Verwendung als Gleitmittel
3.1.9 Silicon-Elastomer für Verschlüsse und Schläuche
3.1.10 Kunststoffe auf Polyvinylchlorid-Basis (weichmacherfrei) für Behältnisse zur Aufnahme nicht injizierbarer, wäßriger Lösungen
3.1.11 Kunststoffe auf Polyvinylchlorid-Basis (weichmacherfrei) für Behältnisse zur Aufnahme trockener Darreichungsformen zur oralen Anwendung
3.1.12 Gummi für Verschlüsse für Behältnisse zur Aufnahme wäßriger Zubereitungen zur parenteralen Anwendung, von Pulvern und von gefriergetrockneten Produkten
3.1.14 Kunststoffe auf Polyvinylchlorid-Basis (weichmacherhaltig) für Behältnisse zur Aufnahme wäßriger Lösungen zur intravenösen Infusion

3.2 Behältnisse
3.2.2 Kunststoffbehältnisse und -verschlüsse für pharmazeutische Zwecke
3.2.2.1 Kunststoffbehältnisse zur Aufnahme wäßriger Infusionszubereitungen

5.1.3 Prüfung auf ausreichende Konservierung
5.1.4 Mikrobiologische Qualität pharmazeutischer Zubereitungen
5.1.5 Anwendung des F_0-Konzepts auf die Dampfsterilisation von wäßrigen Zubereitungen
5.2.4 Zellkulturen für die Herstellung von Impfstoffen für Tiere
5.3 Statistische Auswertung der Ergebnisse biologischer Wertbestimmungen und Reinheitsprüfungen
5.4 Lösungsmittel-Rückstände ◊
5.6 Bestimmung der Aktivität von Interferonen

Aceclofenac
Acesulfam-Kalium
Aceton
Acetylsalicylsäure
N-Acetyltyrosin
Aciclovir
Adenovirose-Impfstoff (inaktiviert) für Hunde
Aktinobazillose-Impfstoff (inaktiviert) für Schweine
Alanin
Albendazol
Alfacalcidol
Alfuzosinhydrochlorid
Alginsäure
Allopurinol
Alprazolam
Alteplase zur Injektion ◊
Alttuberkulin zur Anwendung am Menschen
Aluminiumoxid, Wasserhaltiges / Algeldrat
Aluminiumsulfat
Amidotrizoesäure-Dihydrat
Amikacin
Amikacinsulfat
Aminoglutethimid
Amitriptylinhydrochlorid
Ammoniumbromid
Ammoniumhydrogencarbonat
Amoxicillin-Trihydrat
Amphotericin B
Anisöl
Arginin
Argininhydrochlorid
Arnikablüten
Aspartinsäure
Atropinsulfat
Aujeszkysche-Krankheit-Impfstoff (inaktiviert) für Schweine
Aujeszkysche-Krankheit-Lebend-Impfstoff zur parenteralen Anwendung (gefriergetrocknet) für Schweine
Aviäre-Laryngotracheitis-Lebend-Impfstoff für Hühner, Infektiöse-
Aviäres-Paramyxovirus-3-Impfstoff (inaktiviert)

Bacampicillinhydrochlorid
Bärentraubenblätter
Bambuterolhydrochlorid
Bariumsulfat
Baumwollsamenöl, Hydriertes
Belladonnablättertrockenextrakt, Eingestellter
Benperidol
Benserazidhydrochlorid
Benzalkoniumchlorid
Benzalkoniumchlorid-Lösung
Benzbromaron
Betamethasonacetat
Betamethasondihydrogenphosphat-Dinatrium
Betamethasondipropionat
Bifonazol
Birkenblätter
Blutgerinnungsfaktor VII vom Menschen (gefriergetrocknet)
Blutgerinnungsfaktor VIII vom Menschen (gefriergetrocknet)
Blutgerinnungsfaktor IX vom Menschen (gefriergetrocknet)
Bockshornsamen
Bromperidol
Bromperidoldecanoat
Brompheniraminhydrogenmaleat
Bronchitis-Impfstoff für Geflügel (inaktiviert), Infektiöse-
Bufexamac
Buprenorphin
Buprenorphinhydrochlorid
Butyl-4-hydroxybenzoat

Calcifediol
Calciumascorbat

◊ Dieser Text ist international harmonisiert.

◊ Dieser Text ist international harmonisiert.

Fibrin-Kleber
Flecainidacetat
Flohsamen, Indische
Flohsamenschalen, Indische
Flucloxacillin-Natrium
[^{18}F]Fludeoxyglucose-Injektionslösung
Flumazenil
Fluocortolonpivalat
Fluorescein-Natrium
Fluoxetinhydrochlorid
Flutamid
Flutrimazol
Formaldehyd-Lösung 35%
Framycetinsulfat
Frauenmantelkraut
FSME-Impfstoff (inaktiviert)

Galactose
Gallamintriethiodid
[^{67}Ga]Galliumcitrat-Injektionslösung
Gelbfieber-Lebend-Impfstoff
Gelbwurz, Javanische
Glutaminsäure
Glycerol
Glycerol 85%
Glyceroldibehenat
Glycerolmonolinoleat
Glyceroltrinitrat-Lösung
Guar
Guargalactomannan

Hämodialyselösungen
Hämodialyselösungen, Konzentrierte,
Wasser zum Verdünnen von
Hämofiltrations- und Hämodiafiltrationslösungen
Haloperidoldecanoat
Halothan
Hamamelisblätter
Hepatitis-B-Immunglobulin vom Menschen
zur intravenösen Anwendung
Hepatitis-Lebend-Impfstoff für Enten
Hexamidindiisetionat
Hexetidin
Hexylresorcin
Histidinhydrochlorid-Monohydrat
Holunderblüten
Hopfenzapfen
Hydralazinhydrochlorid
Hydrochlorothiazid
Hydrocortison
Hydroxyethylsalicylat
Hypromellosephthalat ◊

[^{111}In]Indium(III)-chlorid-Lösung
Influenza-Impfstoff (inaktiviert) für Pferde
Insulin human
Insulin-Zink-Kristallsuspension zur Injektion
Insulin-Zink-Suspension zur Injektion
Insulin-Zink-Suspension zur Injektion, Amorphe
Insulinzubereitungen zur Injektion
[^{123}I]Iobenguan-Injektionslösung
[^{131}I]Iobenguan-Injektionslösung für diagnostische
Zwecke
[^{131}I]Iobenguan-Injektionslösung für therapeutische
Zwecke
Iohexol
Iopamidol
Iopansäure
Iotalaminsäure
Ipratropiumbromid
Isländisches Moos / Isländische Flechte
Isoleucin
Isophan-Insulin-Suspension zur Injektion
Isophan-Insulin-Suspension zur Injektion, Biphasische
Isoprenalinhydrochlorid
Isotretinoin
Ivermectin

Johanniskraut

Kaliumcitrat
Kaliumclavulanat
Kaliumiodid
Kaliumnitrat
Kaliumpermanganat
Kartoffelstärke ◊
Ketoconazol
Knoblauchpulver
Kohle, Medizinische
Kohlendioxid
Kokosfett, Raffiniertes
Koriander

Labetalolhydrochlorid
Lactitol-Monohydrat
Lactulose
Lactulose-Sirup
Lavendelöl
Lebertran (Typ A)
Lebertran (Typ B)
Leucin
Leukose-Impfstoff (inaktiviert) für Katzen
Levocarnitin
Liebstöckelwurzel
Lomustin
Lorazepam
Luft zur medizinischen Anwendung
Lysinhydrochlorid

Macrogolcetylstearylether
Macrogol-6-glycerolcaprylocaprat
Macrogolglycerolcaprylocaprate
Macrogolglycerolcocoate
Macrogolglycerollaurate
Macrogolglycerollinoleate
Macrogolglycerololeate
Magnesiumchlorid-4,5-Hydrat
Magnesiumchlorid-Hexahydrat
Magnesiumglycerophosphat
Magnesiumhydroxid
Magnesiumtrisilicat
Maisöl, Raffiniertes
Malathion

◊ Dieser Text ist international harmonisiert.

Maprotilinhydrochlorid
Masern-Lebend-Impfstoff
Masern-Mumps-Röteln-Lebend-Impfstoff
Medroxyprogesteronacetat
Mefenaminsäure
Melissenblätter
Mepivacainhydrochlorid
Metamizol-Natrium
Metforminhydrochlorid
Methionin
Methotrexat
Methyl-4-hydroxybenzoat ◊
Methylprednisolon
Methylprednisolonhydrogensuccinat
Metixenhydrochlorid
Metoclopramidhydrochlorid
Metoprololsuccinat
Metrifonat
Minocyclinhydrochlorid
Mitoxantronhydrochlorid
Mometasonfuroat
Mumps-Lebend-Impfstoff
Mupirocin
Myrrhe

Nabumeton
Nadroparin-Calcium
Nalidixinsäure
Naloxonhydrochlorid-Dihydrat
Naphazolinhydrochlorid
Naphazolinnitrat
Natriumalginat
Natriumbromid
Natriumcetylstearylsulfat
Natriumchlorid ◊
Natriumcyclamat
Natriumdodecylsulfat
Natrium[^{131}I]iodid-Kapseln für diagnostische Zwecke
Natriumlactat-Lösung
Natriummethyl-4-hydroxybenzoat
Natriummonohydrogenphosphat-Dodecahydrat
Natriumpropyl-4-hydroxybenzoat
Natriumsalicylat
Natriumvalproat
Neostigminbromid
Newcastle-Krankheit-Impfstoff (inaktiviert)
Netilmicinsulfat
Nicotin
Nicotinamid
Nimodipin
Nitrendipin
Nitroprussidnatrium
Nizatidin
Norfloxacin
Nortriptylinhydrochlorid

Ofloxacin
Olivenöl, Natives
Omega-3-Säurenethylester
Omeprazol
Orthosiphonblätter
Oxfendazol für Tiere
Oxolinsäure
Oxybuprocainhydrochlorid
Oxybutyninhydrochlorid
Oxytetracyclin
Oxytocin-Lösung als Bulk

Panleukopenie-Impfstoff (inaktiviert) für Katzen
Panleukopenie-Lebend-Impfstoff für Katzen
Paracetamol
Parainfluenza-Virus-Lebend-Impfstoff (gefriergetrocknet) für Rinder
Passionsblumenkraut
Pefloxacinmesilat-Dihydrat
Penbutololsulfat
Penicillamin
Pentaerythrityltetranitrat-Verreibung
Pentamidindiisetionat
Pentazocin
Pentazocinhydrochlorid
Pentobarbital-Natrium
Peritonealdialyselösungen
Pertussis-Adsorbat-Impfstoff, azellulär, aus Komponenten
Pflanzliche Drogen
Pflanzliche Drogen zur Teebereitung
Pheniraminhydrogenmaleat
Phenoxymethylpenicillin
Phenoxymethylpenicillin-Kalium
Phenylalanin
Phenytoin
Phthalylsulfathiazol
Phytomenadion
Picotamid-Monohydrat
Pilocarpinhydrochlorid
Pilocarpinnitrat
Pimozid
Piperacillin
Piperacillin-Natrium
Pivampicillin
Pivmecillinamhydrochlorid
Plasma vom Menschen (Humanplasma) zur Fraktionierung
Poliomyelitis-Impfstoff (inaktiviert)
Poliomyelitis-Impfstoff (oral)
Poloxamere
Polyacrylat-Dispersion 30%
Polysorbat 20
Prazepam
Prazosinhydrochlorid
Prednicarbat
Prednisolon
Prednisolonacetat
Prilocain
Prilocainhydrochlorid
Primelwurzel
Primidon
Prolin
Promazinhydrochlorid
Promethazinhydrochlorid
Propacetamolhydrochlorid
Propranololhydrochlorid
Propylgallat

◊ Dieser Text ist international harmonisiert.

◊ Dieser Text ist international harmonisiert.

Xylazinhydrochlorid
Xylometazolinhydrochlorid
Xylose

Zinkacetat-Dihydrat
Zinkacexamat
Zinkundecylenat
Zinn(II)-chlorid-Dihydrat
Zolpidemtartrat
Zopiclon

Aus der 3. Ausgabe des Europäischen Arzneibuchs gestrichene Texte

Das im deutschen Nachtrag 2000 als gestrichen aufgeführte allgemeine Kapitel „3.2.9 Gummistopfen für Behältnisse zur Aufnahme von wäßrigen Lösungen zur parenteralen Anwendung" ist nach Aussage des Technischen Sekretariats des EDQM weiterhin gültig. Der Text ist in der Ph. Eur. 1997 abgedruckt.

2.4.20 Antioxidantien in fetten Ölen
3.2.7 Kunststoffbehältnisse für wäßrige Lösungen zur intravenösen Infusion

Indophenolblau *R*
Tetrachlorkohlenstoff *CRS*
Ethisteron
Ethylenglycolmonostearat
Kollagenfäden, Sterile, resorbierbare
Phenacetin
Propylenglycyolmonostearat
Verbandwatte aus Baumwolle, Sterile
Verbandwatte aus Viskose, Sterile

Texte, deren Titel im Nachtrag 2001 geändert wurde

Titeländerungen der vorhergehenden Nachträge (1998–2000) werden hier nicht mehr gesondert aufgeführt.

„2.9.18 Zubereitungen zur Inhalation: Aerodynamische Beurteilung feiner Teilchen – Anteil feiner Teilchen und Teilchengrößenverteilung" *wird zu:*
„2.9.18 Zubereitungen zur Inhalation: Aerodynamische Beurteilung feiner Teilchen"

„5.2.3 Diploide Zellen für die Herstellung von Impfstoffen für Menschen" *wird zu:*
„5.2.3 Zellkulturen für die Herstellung von Impfstoffen für Menschen"

Der lateinische Titel des Textes „Cisaprid-Monohydrat"
„Cisapridum" *wird zu:*
„Cisapridum monohydricum"

„Pararauschbrand-Impfstoff für Tiere" *wird zu:*
„Clostridium-Septicum-Impfstoff für Tiere"

„Hepatitis-Lebend-Impfstoff für Hunde (gefriergetrocknet), Infektiöse-" *wird zu:*
„Hepatitis-Lebend-Impfstoff (gefriergetrocknet) für Hunde, Infektiöse-"

„Magnesiumsulfat" *wird zu:*
„Magnesiumsulfat-Heptahydrat",
der lateinische Titel
„Magnesii sulfas" *wird zu:*
„Magnesii sulfas heptahydricus"

„Mandelöl" *wird zu*:
„Mandelöl, Natives",
der lateinische Titel
„Amygdalae oleum" *wird zu:*
„Amygdalae oleum virginum"

„Maltitol-Sirup" *wird zu:*
„Maltitol-Lösung"

„Rizinusöl" *wird zu:*
„Rizinusöl, Natives",
der lateinische Titel
„Ricini oleum" *wird zu:*
„Ricini oleum virginum"

Der lateinische Titel des Textes „Salzsäure 36%"
„Acidum hydrochloricum concentratum" *wird zu:*
„Acidum hydrochloridum concentratum"

Der lateinische Titel des Textes „Salzsäure 10%"
„Acidum hydrochloricum dilutum" *wird zu:*
„Acidum hydrochloridum dilutum"

Der lateinische Titel des Textes „Sorbitol-Lösung 70% (kristallisierend)"
„Sorbitolum 70 per centum cristallisabile" *wird zu:*
„Sorbitolum liquidum cristallisabile"

Der lateinische Titel des Textes „Sorbitol-Lösung 70% (nicht kristallisierend)"
„Sorbitolum 70 per centum non cristallisabile" *wird zu:*
„Sorbitolum liquidum non cristallisabile"

„Staupe-Lebend-Impfstoff für Frettchen und Nerze (gefriergetrocknet)" *wird zu:*
„Staupe-Lebend-Impfstoff (gefriergetrocknet) für Frettchen und Nerze",
der lateinische Titel
„Vaccinum morbi Carrei vivum cryodesiccatum pro mustelidis" *wird zu:*
„Vaccinum morbi Carrei vivum cryodesiccatum ad mustelidas"

Der lateinische Titel des Textes „Vitamin-A-Pulver"
„Vitamini A pulvis" *wird zu:*
„Vitaminum A pulvis"

„Flüssige Zubereitungen zur Einnahme" *wird zu:*
„Flüssige Zubereitungen zum Einnehmen",
der lateinische Titel
„Liquida peroralia" *wird zu:*
„Praeparationes liquidae peroraliae"

Der lateinische Titel des Textes „Flüssige Zubereitungen zur kutanen Anwendung"
„Liquida ad usum dermicum" *wird zu:*
„Praeparationes liquidae ad usum dermicum"

„Pulver zur Einnahme" *wird zu:*
„Pulver zum Einnehmen",
der lateinische Titel
„Pulveres peroralia" *wird zu:*
„Pulveres perorales"

Der lateinische Titel des Textes „Zubereitungen zur Anwendung am Auge"
„Ocularia" *wird zu:*
„Ophthalmica"

„Intramammäre Zubereitungen für Tiere" *wird zu:*
„Zubereitungen zur intramammären Anwendung für Tiere".

1 Allgemeine Vorschriften

1.3 Monographien

Monographietitel

Die Haupttitel sind in Deutsch, die Untertitel in Latein angegeben. Der lateinische Untertitel darf anstelle des deutschen Haupttitels verwendet werden, ebenso wie Synonyma, die von der zuständigen Behörde als gleichwertig anerkannt werden.

Relative Atommasse, relative Molekülmasse

Die relative Atommasse (A_r) oder die relative Molekülmasse (M_r) ist, wo angezeigt, am Anfang der Monographie angegeben. Die relative Atommasse oder die relative Molekülmasse, die Summen- und Strukturformel stellen keine analytischen Normen für die beschriebene Substanz dar.

Definition

Angaben unter der Überschrift „Definition" stellen die offizielle Definition der Substanz, pharmazeutischen Darreichungsform oder eines anderen Produkts einer Monographie dar.

Grenzwerte für den Gehalt: Werden Grenzwerte für den Gehalt angegeben, so beziehen sie sich auf die unter „Gehaltsbestimmung" angegebene Methode.

Pflanzliche Drogen: Die Definition in Monographien pflanzlicher Drogen gibt an, ob es sich beispielsweise um eine ganze oder eine pulverisierte Droge handelt. Wenn mehrere Formen in einer Monographie behandelt werden, ist dies in der Definition angegeben.

Herstellung

Die Angaben im Abschnitt „Herstellung" weisen auf besondere Aspekte der Herstellung hin, sind aber nicht notwendigerweise umfassend. Sie sind für Hersteller verbindlich und können sich zum Beispiel auf Ausgangsstoffe, auf das Herstellungsverfahren selbst, dessen Validierung und Kontrolle, auf die In-Prozeß-Kontrolle oder die Prüfungen beziehen, die vom Hersteller am Endprodukt an Stichproben oder an jeder Charge vor der Freigabe durchzuführen sind. Diese Angaben können nicht notwendigerweise durch einen externen Sachverständigen an einem Muster des Endprodukts überprüft werden. Die zuständige Behörde kann feststellen, ob diese Vorschriften befolgt wurden, beispielsweise durch Überprüfen der vom Hersteller erhaltenen Daten, durch Inspektion der Herstellung oder durch Prüfung geeigneter Muster. Die Abwesenheit eines Abschnitts „Herstellung" bedeutet nicht, daß die vorstehend aufgeführten Regeln nicht beachtet werden müssen. Ein in einer Arzneibuch-Monographie beschriebenes Produkt muß nach den GMP-Richtlinien sowie den relevanten internationalen Abkommen und den übernationalen wie nationalen Vorschriften für Produkte zur Anwendung am Menschen oder am Tier hergestellt werden.

Sind in einer Monographie eines Impfstoffs im Abschnitt „Herstellung" die Eigenschaften des anzuwendenden Impfstoffstamms beschrieben, so werden die Prüfungen zur Bestätigung dieser Eigenschaften als Beispiele geeigneter Methoden angegeben, wobei die Anwendung solcher Methoden nicht verbindlich ist.

Eigenschaften

Die Angaben im Abschnitt „Eigenschaften" sind nicht als analytische Norm anzusehen und nicht verbindlich.

Löslichkeit: Die unter „Eigenschaften" zu findenden Angaben zur Löslichkeit haben, bezogen auf eine Temperatur zwischen 15 und 25 °C, die in der Tabelle angegebene Bedeutung:

Bezeichnung	Ungefähre Anzahl Volumteile Lösungsmittel für 1 Masseteil Substanz
sehr leicht löslich	weniger als 1 Teil
leicht löslich	von 1 Teil bis 10 Teile
löslich	von 10 Teilen bis 30 Teile
wenig löslich	von 30 Teilen bis 100 Teile
schwer löslich	von 100 Teilen bis 1 000 Teile
sehr schwer löslich	von 1 000 Teilen bis 10 000 Teile
praktisch unlöslich	über 10 000 Teile

Die Bezeichnung „teilweise löslich" wird zur Beschreibung einer Mischung verwendet, bei der sich nur ein Teil der Bestandteile löst. Die Bezeichnung „mischbar" wird zur Beschreibung einer Flüssigkeit verwendet, die in allen Mischungsverhältnissen mit dem angegebenen Lösungsmittel mischbar ist.

Prüfung auf Identität

Die Prüfungen in diesem Abschnitt ermöglichen keine genaue Bestätigung der chemischen Struktur oder der Zusammensetzung des Produkts; sie belegen mit einem annehmbaren Maß an Sicherheit, daß das Produkt mit der Beschreibung auf dem Etikett übereinstimmt.

In einigen Monographien gibt es eine 1. und eine 2. Identifikationsreihe, die mit „1:" und „2:" und den Buchstaben der zugehörigen Identitätsprüfungen angegeben sind. Die Prüfung oder Prüfungen der 2. Reihe können anstelle derer der 1. Reihe angewendet werden, wenn sichergestellt ist, daß die Substanz oder Zubereitung eindeutig einer Charge entstammt, die sämtlichen Anforderungen des Arzneibuchs entspricht.

Prüfung auf Reinheit, Gehaltsbestimmung

Zielsetzung: Nicht alle möglichen Verunreinigungen können durch die Prüfungen aufgedeckt werden. Ist eine Verunreinigung aber nicht mit den vorgeschriebenen Prüfungen nachzuweisen, so darf nicht angenommen werden, daß sie toleriert werden kann, wenn gesunder Menschenverstand und Gute Pharmazeutische Praxis ihre Abwesenheit erfordern. Siehe auch den später folgenden Abschnitt mit dem Untertitel „Verunreinigungen".

Berechnungen: Muß das Ergebnis einer Prüfung oder Gehaltsbestimmung, bezogen auf die getrocknete oder wasserfreie Substanz oder auf eine sonstige angegebene Basis, berechnet werden, so werden Trocknungsverlust, Wassergehalt oder andere Parameter nach dem in der Monographie angegebenenVerfahren bestimmt.

Grenzwerte: Die angegebenen Grenzwerte basieren auf Ergebnissen, die in der normalen analytischen Praxis erhalten werden. Sie schließen die normalen Fehlergrenzen der Analytik, die annehmbaren Unterschiede in der Herstellung oder Zubereitung sowie eine zulässige Zersetzung ein. Die so erhaltenen Werte dienen ohne weitere Korrektur zur Entscheidung, ob das geprüfte Produkt den Anforderungen einer Monographie entspricht.

Um festzustellen, ob eine Substanz den angegebenen numerischen Grenzwerten entspricht, wird der errechnete Wert des Ergebnisses einer Prüfung oder einer Gehaltsbestimmung, falls nichts anderes vorgeschrieben ist, zunächst auf die angegebenen Dezimalstellen gerundet. Die letzte zu berücksichtigende Dezimalstelle wird um 1 erhöht, wenn der nicht berücksichtigte Teil gleich oder größer als eine halbe Einheit ist; ist er kleiner als eine halbe Einheit, wird die letzte Dezimalstelle nicht geändert.

Angabe der zulässigen Grenzwerte für Verunreinigungen: Zur Information können in Klammern ungefähre annehmbare Mengen einer Substanz an Verunreinigungen oder der Summe von Verunreinigungen angegeben werden. Wird zur Erfassung der angegebenen Verunreinigung keine Referenzsubstanz vorgeschrieben, ist, ohne andere Angaben, die gemäß der Vorschrift in der Monographie herzustellende Referenzlösung auf diesen Gehalt einzustellen. Zur Beurteilung, ob eine Substanz der Prüfung entspricht oder nicht, gilt das Kriterium Übereinstimmung oder Nicht-Übereinstimmung mit der vorgeschriebenen Prüfung.

Pflanzliche Drogen: Falls in der Monographie nichts anderes vorgeschrieben ist, werden für Drogen die Ergebnisse der Bestimmung der Sulfatasche, der Asche, des Extraktgehalts (wäßrig oder ethanolisch), des Wassergehalts, des Gehalts an ätherischem Öl und der Gehaltsbestimmung auf die nicht speziell getrocknete Droge bezogen.

Äquivalentangaben: Sind im Arzneibuch Äquivalente angegeben und kommen die Anforderungen einer Monographie zur Anwendung, werden Ergebnisse nur mit den in der betreffenden Monographie aufgeführten Ziffern berechnet.

Lagerung

Die Angaben und Empfehlungen unter der Überschrift „Lagerung" stellen keine Vorschriften der Ph. Eur. dar. Die zuständige Behörde kann zusätzliche Lagerungsbedingungen vorschreiben.

Die in den Monographien beschriebenen Wirkstoffe, Hilfsstoffe, pharmazeutischen Zubereitungen und anderen Produkte müssen so gelagert werden, daß eine Verschmutzung und, soweit wie möglich, eine Zersetzung verhindert werden. Sind besondere Lagerungsbedingungen angezeigt, einschließlich Anforderungen an Behältnisse (siehe „Behältnisse") und Temperaturangaben, werden diese in der Monographie beschrieben. Folgende unter „Lagerung" verwendete Begriffe bedeuten:

Vor Feuchtigkeit geschützt: Das Produkt ist in einem dicht verschlossenen Behältnis zu lagern. Wenn das Behältnis bei hoher Luftfeuchte geöffnet wird, müssen Vorsichtsmaßnahmen ergriffen werden. Falls erforderlich kann zur Senkung der Luftfeuchte in Behältnissen ein Trockenmittel verwendet werden, vorausgesetzt daß jeder Kontakt dieses Mittels mit dem Inhalt der Behältnisse vermieden wird.

Vor Licht geschützt: Das Produkt ist in einem Behältnis zu lagern, dessen Material genügend Licht absorbiert, um den Inhalt vor strahlenbedingten Veränderungen zu schützen, oder das Behältnis wird mit einer äußeren Umhüllung versehen, welche denselben Schutz bietet, oder die Lagerung erfolgt an einem Ort, wo jedes schädigende Licht ausgeschlossen ist.

Beschriftung

Im allgemeinen unterliegt die Beschriftung übernationalen und nationalen Vorschriften sowie internationalen Abkommen. Angaben unter der Überschrift „Beschriftung" sind demzufolge nicht umfassend. Für Arzneibuchzwecke sind Angaben nur dann zwingend, wenn sie zur Feststellung der Übereinstimmung oder Nicht-Übereinstimmung der Substanz mit der Monographie nötig sind. Alle sonstigen Angaben zur Beschriftung sind als Empfehlungen aufzufassen. Der Arzneibuch-Begriff der „Beschriftung" umfaßt Angaben auf dem Behältnis, der Verpackung oder der Packungsbeilage, je nach den Vorschriften der zuständigen Behörde.

Warnhinweise

Im Arzneibuch beschriebene Materialien und Reagenzien können gesundheitsschädlich sein, wenn keine geeigneten Vorsichtsmaßnahmen ergriffen werden. Gute Laboratoriums-Praxis und die Vorschriften der einschlägigen Gesetzgebung müssen jederzeit beachtet werden. Auf besondere Risiken wird in bestimmten Monographien durch einen Warnhinweis aufmerksam gemacht. Fehlt ein solcher Hinweis, so bedeutet das nicht, daß keine Gefahren bestehen.

Verunreinigungen

Eine Liste aller bekannten möglichen Verunreinigungen, die durch die Reinheitsprüfung der Monographie erfaßt werden, kann zur Information angegeben werden. Diese Liste kann unterteilt sein in „Qualifizierte Verunreinigungen" und „Andere bestimmbare Verunreinigungen". „Qualifizierte Verunreinigungen" sind solche, die nach Ansicht der zuständigen Behörde genügend genau erfaßt sind; dazu können auch als natürliche Metaboliten auftretende Substanzen gezählt werden. „Andere bestimmbare Verunreinigungen" sind solche, die zwar bei der Erstellung der Monographie nicht in den Substanzproben aufgetreten sind oder deren Konzentration unter 0,1 Prozent liegt, die aber durch Prüfungen begrenzt werden.

Wesentliche physikalische Eigenschaften

Als Hilfe für die analytische Prüfung kann einer Monographie eine Liste der wesentlichen physikalischen Eigenschaften angefügt werden, wenn diese für die Verwendung der zu prüfenden Substanz von Bedeutung sind. Diese Liste dient der Information und beinhaltet keine offiziellen Anforderungen (siehe auch 1.1 Einführung).

Referenzsubstanzen und Referenzspektren

Bestimmte Monographien schreiben die Verwendung einer Referenzsubstanz oder eines Referenzspektrums vor. Diese sind nur für den in der Monographie vorgesehenen Zweck bestimmt und nicht notwendigerweise auch für andere Prüfungen geeignet. Die Europäische Arzneibuch-Kommission übernimmt keine Verantwortung für fehlerhafte Ergebnisse, die durch eine andere Anwendung als die vorgeschriebene entstehen.

Referenzsubstanzen und Referenzspektren werden von der Europäischen Arzneibuch-Kommission bereitgestellt und können beim Technischen Sekretariat bezogen werden. Sie sind die offiziellen Referenzmaterialien, die in Zweifels- oder Streitfällen zu verwenden sind. Eine Liste der Referenzsubstanzen und Referenzspektren ist beim Technischen Sekretariat erhältlich.

Andere Referenzmaterialien können für Routineuntersuchungen verwendet werden, wenn sie gegen die Materialien der Ph. Eur. validiert sind.

Sämtliche für den korrekten Gebrauch der Referenzsubstanz notwendigen Angaben befinden sich in der Beschriftung, der Packungsbeilage oder in einer Broschüre. Werden in der Broschüre oder der Beschriftung keine Trocknungshinweise gegeben, so kann die Substanz so, wie sie erhalten wurde, verwendet werden. Analysenzertifikate oder andere Angaben, die für den bestimmungsmäßigen Gebrauch nicht relevant sind, werden nicht mitgeliefert. Ein Verfalldatum wird nicht angegeben; die Produkte sind ungeöffnet und entsprechend der beigefügten Broschüre gelagert ab Versanddatum garantiert noch mindestens 6 Monate verwendbar; nach diesem Zeitraum muß das Technische Sekretariat zur Verwendbarkeit befragt werden. Die Stabilität des Inhalts geöffneter Behältnisse kann nicht garantiert werden.

Chemische Referenzsubstanzen: Mit der Abkürzung *CRS* wird eine Chemische Referenzsubstanz bezeichnet: Chemische Referenzsubstanzen, die zur mikrobiologischen Wertbestimmung von Antibiotika verwendet werden und deren Aktivität in der Beschriftung oder auf dem Beipackzettel in Internationalen Einheiten angegeben ist, werden wie Biologische Referenzsubstanzen definiert.

Biologische Referenzsubstanzen: Die meisten Biologischen Referenzsubstanzen der Ph. Eur. entsprechen den Internationalen Standard-Substanzen und Referenzzubereitungen, die von der Weltgesundheitsorganisation (WHO) bereitgestellt werden. Da diese Referenzmaterialien im allgemeinen nur begrenzt verfügbar sind, hat die Ph.-Eur.-Kommission wo nötig Biologische Referenzsubstanzen (*BRS*) entwickelt. Wenn möglich wird der Gehalt einer Biologischen Referenzsubstanz in Internationalen Einheiten angegeben. Für solche Biologischen Referenzsubstanzen, für die keine Internationalen Standard-Substanzen oder Referenzzubereitungen bestehen, wird der Gehalt in Ph.-Eur.-Einheiten angegeben.

Referenzspektren: Den Referenzspektren sind Angaben über die Bedingungen der Probenvorbereitung und der Aufnahme des Spektrums beigefügt.

1.4 Allgemeine Kapitel

Behältnisse

Materialien zur Herstellung von Behältnissen werden im allgemeinen Kapitel 3 beschrieben. Allgemeine Bezeichnungen von Materialien, besonders Kunststoffen, umfassen eine Bandbreite von Produkten, die sich nicht nur hinsichtlich der Eigenschaften des Hauptbestandteils, sondern auch hinsichtlich der Zusatzstoffe unterscheiden. Analysenverfahren und Grenzwerte für Materialien hängen von der Zusammensetzung ab und können sich daher nur auf Materialien beziehen, deren Zusammensetzung dem Vorspann der Beschreibungen (im Kapitel 3) entspricht. Der Gebrauch von Materialien abweichender Zusammensetzung und die dafür geltenden Analysenmethoden und Grenzwerte müssen von der zuständigen Behörde genehmigt werden.

Die Anforderungen an die Behältnisse im allgemeinen Kapitel 3 sind zur allgemeinen Anwendung auf Behältnisse der angegebenen Kategorie entwickelt worden. Angesichts der großen Auswahl angebotener Behältnisse und möglicher Neuentwicklungen schließt die Veröffentlichung dieser Vorschriften nicht aus, daß in begründeten Fällen Behältnisse gebraucht werden, die anderen, von der zuständigen Behörde genehmigten Vorschriften entsprechen.

Innerhalb von Monographien kann auf Definitionen und Spezifikationen von Behältnissen, die in Kapitel 3, Material zur Herstellung von Behältnissen und Behältnisse, erläutert werden, verwiesen werden. In den allgemeinen Monographien zu Darreichungsformen kann unter der Überschrift „Definition" oder „Herstellung" die Verwendung bestimmter Arten von Behältnissen vorgeschrieben werden. In verschiedenen anderen Monographien kann unter der Überschrift „Lagerung" der zur Verwendung empfohlene Behältnistyp angegeben sein.

1.5 Allgemeine Abkürzungen und Symbole

A	Absorption
$A_{1\,\text{cm}}^{1\%}$	Spezifische Absorption
A_r	Relative Atommasse
$[\alpha]_D^{20}$	Spezifische Drehung
BRS	Biologische Referenzsubstanz
CRS	Chemische Referenzsubstanz

DNA — Desoxyribonukleinsäure (Desoxyribonucleic acid)

d_{20}^{20} — Relative Dichte

GMP — Good Manufacturing Practices (Grundregeln der Weltgesundheitsorganisation für die Herstellung von Arzneimitteln und der Sicherung ihrer Qualität)

I.E. — Internationale Einheit

λ — Wellenlänge

M_r — Relative Molekülmasse

n_D^{20} — Brechungsindex

Ph. Eur. E. — Ph. Eur. Einheit

ppm — Teile je Million Teile (= parts per million)

R — bezeichnet eine unter „Reagenzien" beschriebene Substanz oder Lösung

R_f — Ein in der Chromatographie verwendeter Ausdruck; Quotient aus Laufstrecke der Substanz zu Laufstrecke des Fließmittels

R_{st} — Ein in der Chromatographie verwendeter Ausdruck; Quotient aus Laufstrecke der Substanz zu Laufstrecke einer Referenzsubstanz

RV — bezeichnet eine unter „Volumetrie" beschriebene Urtitersubstanz

Sdp — Siedetemperatur

Smp — Schmelztemperatur

WHO — Weltgesundheitsorganisation

Abkürzungen bei Immunglobulinen, Sera und Impfstoffen

BHK — Baby-Hamster-Kidney

CVS — Challenge-Virus-Standard

DLM — Dosis letalis minima (kleinste tödliche Dosis)

ED_{50} — Die statistisch ermittelte Dosis eines Impfstoffs, die unter festgelegten Versuchsbedingungen voraussichtlich in 50 Prozent der Versuchstiere spezifische Antikörper gegen das entsprechende Impf-Allergen hervorruft.

EID_{50} — Die statistisch ermittelte Menge eines Virus, die 50 Prozent der damit behandelten Embryonen aus Vogeleiern infiziert.

ID_{50} — Die statistisch ermittelte Menge des Virus, die 50 Prozent der damit behandelten Versuchstiere infiziert.

L+ -Dosis — Die kleinste Toxinmenge, die unter den festgelegten Versuchsbedingungen, nach Mischen mit 1 I.E. Antitoxin und Verabreichung in der vorgeschriebenen Weise den Tod der Versuchstiere innerhalb einer bestimmten Zeit herbeiführt.

L+/10-Dosis — Die kleinste Toxinmenge, die unter den festgelegten Versuchsbedingungen, nach Mischen mit 0,1 I.E. Antitoxin und Verabreichung in der vorgeschriebenen Weise den Tod der Versuchstiere innerhalb einer bestimmten Zeit herbeiführt.

LD_{50} — Die statistisch ermittelte Menge einer Substanz, die nach Verabreichung in der vorgeschriebenen Weise den Tod der Hälfte der Versuchstiere innerhalb einer bestimmten Zeit herbeiführt.

Lf-Dosis — Flockungseinheit; die Menge Toxin oder Toxoid, die in Gegenwart von 1 I.E. Antitoxin in der kürzesten Zeit zu einer Flockung führt.

Lo/10-Dosis — Die größte Toxinmenge, die unter den festgelegten Versuchsbedingungen, nach Mischen mit 0,1 I.E. Antitoxin und Verabreichung in der vorgeschriebenen Weise beim Versuchstier innerhalb einer bestimmten Zeit keine Symptome einer Giftwirkung hervorruft.

Lp/10-Dosis — Die kleinste Toxinmenge, die unter den festgelegten Versuchsbedingungen, nach Mischen mit 0,1 I.E. Antitoxin und Verabreichung in der vorgeschriebenen Weise die Lähmung der Versuchstiere innerhalb einer bestimmten Zeit herbeiführt.

Lr/100-Dosis — Die kleinste Toxinmenge, die unter den festgelegten Versuchsbedingungen, nach Mischen mit 0,01 I.E. Antitoxin und intrakutaner Injektion innerhalb einer bestimmten Zeit bei Versuchstieren eine charakteristische Reaktion an der Injektionsstelle hervorruft.

ND_{50} — Die statistisch ermittelte Menge Antikörper, die unter den festgelegten Versuchsbedingungen 50 Prozent der Viren neutralisiert.

PBE — Pocken- oder Plaque-bildende Einheiten

PD_{50} — Die statistisch ermittelte Menge Impfstoff, die, unter den festgelegten Versuchsbedingungen, 50 Prozent der Tiere vor der Testdosis Mikroorganismen oder Toxinen schützt, gegen welche der Impfstoff wirksam ist.

SPF — Frei von spezifizierten, pathogenen Mikroorganismen.

$ZKID_{50}$ — Die statistisch ermittelte Menge eines Virus, die 50 Prozent der damit inokulierten Zellen einer Kultur infiziert.

Sammlung von Mikroorganismen

ATCC	=	American Type Culture Collection (1)
CIP	=	Collection de l'Institut Pasteur (2)
IMI	=	International Mycological Institute (3)
IP	=	Institut Pasteur (4)
NCIMB	=	National Collection of Industrial and Marine Bacteria Ltd (5)
NCPF	=	National Collection of Pathogenic Fungi (6)
NCTC	=	National Collection of Type Cultures (7)
NCYC	=	National Collection of Yeast Cultures (8)
SSI	=	Statens Serum Institut, Copenhagen (9)

(1) American Type Culture Collection
10801 University Boulevard,
Manassas, Virginia 20110-2209, USA

(2) Collection de Bactéries de l'Institut Pasteur
B.P. 52, 25, rue du Docteur Roux
75724 Paris Cedex 15, France

(3) International Mycological Institute
Bakeham Lane
Surrey TW 20 9TY
Great Britain

(4) Collection Nationale de Culture
de Microorganismes (C.N.C.M.), Institut Pasteur
25, rue du Docteur Roux
75724 Paris Cedex 15, France

(5) National Collection of Industrial
and Marine Bacteria Ltd
23 St. Machar Drive, Aberdeen AB2 1RY,
Great Britain

(6) National Collection of Pathogenic Fungi
London School of Hygiene and Tropical Medicine
Keppel Street, London WC1E 7HT,
Great Britain

(7) National Collection of Type Cultures
Central Public Health Laboratory
Colindale Avenue, London NW9 5HT,
Great Britain

(8) National Collection of Yeast Cultures
AFRC Food Research Institute
Colney Lane, Norwich NR4 7UA,
Great Britain

(9) Statens Serum Institut
80 Amager Boulevard, Copenhagen,
Denmark

(10) Office International des Épizooties
12, rue de Prony
F-75017 Paris
France

2 Allgemeine Methoden

2.1 Geräte

2.1.5 Neßler-Zylinder

Neßler-Zylinder für Vergleichsuntersuchungen sind farblose Glaszylinder mit gleichmäßigem innerem Durchmesser sowie mit durchsichtigem und flachem Boden. Die Flüssigkeitssäule wird in Durchsicht von oben nach unten gegen einen weißen oder, falls erforderlich, gegen einen schwarzen Untergrund geprüft. Die Prüfung wird in diffusem Licht durchgeführt.

Vorausgesetzt wird, daß Zylinder mit einem inneren Durchmesser von 16 mm verwendet werden. Zylinder mit einem größeren inneren Durchmesser können jedoch verwendet werden, wenn das Volumen der zu prüfenden Flüssigkeit so vergrößert wird, daß die Flüssigkeitssäule im Zylinder nicht geringer ist als diejenige, die mit dem vorgeschriebenen Flüssigkeitsvolumen in einem Zylinder mit einem inneren Durchmesser von 16 mm erzielt wird.

2.1.6 Gasprüfröhrchen

Gasprüfröhrchen sind zylindrische, dicht verschlossene Röhrchen, die aus einem inerten, durchsichtigen Material bestehen und so beschaffen sind, daß ein Gasdurchfluß möglich ist. Sie enthalten an chemisch inerte Substrate adsorbierte Reagenzien, die geeignet sind, das zu prüfende Gas anzuzeigen. Falls erforderlich enthalten sie außerdem vorgeschaltete Schichten und/oder Adsorptionsfilter zum Entfernen von Verunreinigungen, die den Nachweis des zu prüfenden Gases stören. Die Indikatorschicht enthält entweder ein einzelnes Reagenz zum Nachweis einer bestimmten Verunreinigung oder mehrere Reagenzien zum Nachweis verschiedener Verunreinigungen (Einschicht- oder Mehrschichtröhrchen).

Die Prüfung wird durchgeführt, indem das vorgeschriebene Volumen des zu prüfenden Gases durch das Gasprüfröhrchen strömt. Die Länge der verfärbten Schicht oder die Intensität des Farbwechsels, an einer graduierten Skala gemessen, ist ein Indikator für die vorliegende Verunreinigung.

Die Kalibrierung der Gasprüfröhrchen wird nach der Gebrauchsanweisung des Herstellers vorgenommen.

Ausführung: Die Prüfung wird nach der Gebrauchsanweisung des Herstellers oder wie folgt durchgeführt:

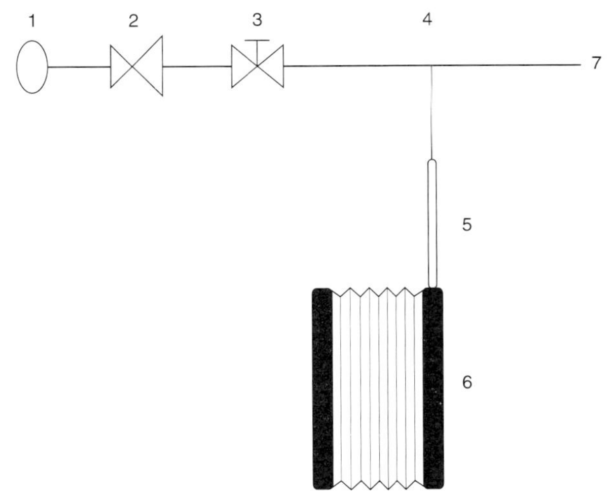

Abb. 2.1.6-1: Apparatur für Gasprüfröhrchen

1 = Gasbehälter
2 = Druckregulator
3 = Nadelventil
4 = T-Stück
5 = Prüfröhrchen
6 = Pumpe für das Prüfröhrchen
7 = offenes Ende zur Atmosphäre

Der Gasbehälter ist mit einem geeigneten Druckregulator und einem Nadelventil verbunden. Die mit einem T-Stück versehene flexible Leitung wird mit dem Ventil verbunden und der Strom des zu prüfenden Gases so eingestellt, daß die Leitung von Luft befreit wird und ein geeigneter Gasstrom entsteht (siehe Abb. 2.1.6-1). Das Gasprüfröhrchen und die Verbindung zur Dosierpumpe werden nach der Gebrauchsanweisung des Herstellers vorbereitet. Das offene Ende des Gasprüfröhrchens wird mit dem kurzen Rohrleitungsende verbunden und die Pumpe auf eine bestimmte Hubzahl eingestellt, so daß ein geeignetes Gasvolumen durch das Gasprüfröhrchen strömt. Der der Länge der verfärbten Schicht oder der Farbintensität auf der graduierten Skala entsprechende Wert wird bestimmt. Falls ein negatives Ergebnis erzielt wird, kann das Gasprüfröhrchen mit Hilfe eines Referenzgases, das die entsprechende Verunreinigung enthält, überprüft werden.

Aufgrund der großen Vielfalt der zur Verfügung stehenden Kompressor-Öle ist eine Überprüfung der Reaktionsfähigkeit der Prüfröhrchen für Öl gegenüber dem verwendeten Öl erforderlich. Informationen zur Reaktionsfähigkeit gegenüber verschiedenen Ölen sind in der mit dem Prüfröhrchen ausgelieferten Gebrauchsanweisung enthalten. Falls das verwendete Öl nicht in der Gebrauchsanweisung aufgeführt ist, muß der Hersteller des Prüfröhrchens dessen Reaktionsfähigkeit überprüfen und falls erforderlich ein für dieses Öl spezifisches Gasprüfröhrchen liefern.

Prüfröhrchen für Kohlendioxid: Das Prüfröhrchen besteht aus einem geschlossenen Glasröhrchen, das Adsorptionsfilter und geeignete Trägermaterialien für die Indikatoren Hydrazin und Kristallviolett enthält. Die Nachweisgrenze beträgt 100 ppm mit einer relativen Standardabweichung von höchstens ±15 Prozent.

Prüfröhrchen für Schwefeldioxid: Das Prüfröhrchen besteht aus einem geschlossenen Glasröhrchen, das Adsorptionsfilter und geeignete Trägermaterialien für den Indikator Jod-Stärke enthält. Die Nachweisgrenze beträgt 0,5 ppm mit einer relativen Standardabweichung von höchstens ±15 Prozent.

Prüfröhrchen für Öl: Das Prüfröhrchen besteht aus einem geschlossenen Glasröhrchen, das Adsorptionsfilter und geeignete Trägermaterialien für den Indikator Schwefelsäure enthält. Die Nachweisgrenze beträgt 0,1 mg · m^{-3} mit einer relativen Standardabweichung von höchstens ±30 Prozent.

Prüfröhrchen für Stickstoffmonoxid und Stickstoffdioxid: Das Prüfröhrchen besteht aus einem geschlossenen Glasröhrchen, das Adsorptionsfilter und geeignete Trägermaterialien für eine oxidierende Schicht (Cr(VI)-Salz) und den Indikator Diphenylbenzidin enthält. Die Nachweisgrenze beträgt 0,5 ppm mit einer relativen Standardabweichung von höchstens ±15 Prozent.

Prüfröhrchen für Kohlenmonoxid: Das Prüfröhrchen besteht aus einem geschlossenen Glasröhrchen, das Adsorptionsfilter und geeignete Trägermaterialien für die Indikatoren Diiodpentoxid, Selendioxid und rauchende Schwefelsäure enthält. Die Nachweisgrenze liegt bei 5 ppm oder weniger mit einer relativen Standardabweichung von höchstens ±15 Prozent.

Prüfröhrchen für Schwefelwasserstoff: Das Prüfröhrchen besteht aus einem geschlossenen Glasröhrchen, das Adsorptionsfilter und geeignete Trägermaterialien für einen bestimmten Bleisalz-Indikator enthält. Die Nachweisgrenze beträgt 1 ppm oder weniger mit einer relativen Standardabweichung von höchstens ±10 Prozent.

Prüfröhrchen für Wasserdampf: Das Prüfröhrchen besteht aus einem geschlossenen Glasröhrchen, das Adsorptionsfilter und geeignete Trägermaterialien für den Indikator Magnesiumperchlorat enthält. Die Nachweisgrenze beträgt 67 ppm oder weniger mit einer relativen Standardabweichung von höchstens ±20 Prozent.

2.2 Methoden der Physik und der physikalischen Chemie

Allg. Methoden

2.2.4 *p*H-Wert – Indikatormethode

Beziehung zwischen der Reaktion einer Lösung, dem ungefähren pH-Wert und der Färbung bestimmter Indikatoren.

Wenn in Tabelle 2.2.4-1 nichts anderes angegeben ist, werden 10 ml der zu untersuchenden Lösung mit 0,1 ml Indikator-Lösung versetzt.

Tabelle 2.2.4-1

Reaktion	*p*H-Wert	Indikator	Färbung
Alkalisch	> 8	Rotes Lackmus-Papier *R*	Blau
		Thymolblau-Lösung *R* (0,05 ml)	Grau oder violettblau
Schwach alkalisch	8,0–10,0	Phenolphthalein-Lösung *R* (0,05 ml)	Farblos oder rosa
		Thymolblau-Lösung *R* (0,05 ml)	Grau
Stark alkalisch	> 10	Phenolphthalein-Papier *R*	Rot
		Thymolblau-Lösung *R* (0,05 ml)	Violettblau
Neutral	6,0–8,0	Methylrot-Lösung *R*	Gelb
		Phenolrot-Lösung *R* (0,05 ml)	
Neutral gegenüber Methylrot	4,5–6,0	Methylrot-Lösung *R*	Orangerot
Neutral gegenüber Phenolphthalein	< 8,0	Phenolphthalein-Lösung *R* (0,05 ml)	Farblos; nach Zusatz von 0,05 ml Base (0,1 mol · l^{-1}) rosa oder rot
Sauer	< 6	Methylrot-Lösung *R*	Orange oder rot
		Bromthymolblau-Lösung *R* 1	Gelb
Schwach sauer	4,0–6,0	Methylrot-Lösung *R*	Orange
		Bromcresolgrün-Lösung *R*	Grün oder blau
Stark sauer	< 4	Kongorot-Papier *R*	Grün oder blau

2.2.6 Brechungsindex

Unter dem Brechungsindex n^t_λ einer Substanz, bezogen auf Luft, wird das Verhältnis des Sinus des Einfallwinkels eines Lichtstrahls in Luft zum Sinus des Refraktionswinkels des gebrochenen Strahls in dem gemessenen Medium verstanden.

Falls nichts anderes vorgeschrieben ist, wird der Brechungsindex bei 20 ± 0,5 °C bestimmt und auf die D-Linie des Natriumlichtes (λ = 589,3 nm) bezogen; das Symbol ist dann n_D^{20}.

Die gebräuchlichen Refraktometer bestimmen den Grenzwinkel. In diesen Geräten ist der wesentliche Teil ein Prisma mit bekanntem Brechungsindex, das mit der zu untersuchenden Flüssigkeit in Berührung ist.

Zur Kontrolle des Refraktometers werden die nachstehend aufgeführten Referenzsubstanzen verwendet. Der Brechungsindex ist in der Beschriftung angegeben.

Referenzsubstanz	$\Delta n/\Delta t$ (Temperaturkoeffizient)
Trimethylpentan *CRS*	– 0,00049
Toluol *CRS*	– 0,00056
Methylnaphthalin *CRS*	– 0,00048

Ist das Refraktometer mit einem Kompensationssystem versehen, kann weißes Licht verwendet werden. Das Gerät muß das Ablesen von mindestens 3 Dezimalstellen gestatten und mit einer Vorrichtung versehen sein, die das Arbeiten bei der vorgeschriebenen Temperatur erlaubt. Das Thermometer muß das Ablesen mit einer Genauigkeit von 0,5 °C oder weniger gestatten.

2.2.7 Optische Drehung

Als optische Drehung wird die Eigenschaft bestimmter Substanzen, die Ebene des polarisierten Lichtes zu drehen, bezeichnet.

Die *spezifische* Drehung $[\alpha_m]^t_\lambda$ ist die Drehung, ausgedrückt in Radiant (rad), gemessen bei der Temperatur *t*, der Wellenlänge λ und der Schichtdicke 1 Meter einer Flüssigkeit oder einer Lösung in der Konzentration von 1 Kilogramm optisch aktiver Substanz in 1 Kubikmeter Lösung. Aus praktischen Gründen wird die spezifische Drehung $[\alpha_m]^t_\lambda$ häufig in Milliradiant-Quadratmeter je Kilogramm (mrad · m^2 · kg^{-1}) ausgedrückt.

Das Arzneibuch benutzt die folgenden konventionellen Definitionen:

Die *optische* Drehung einer Flüssigkeit ist der Drehungswinkel α, ausgedrückt in Grad (°) der Drehung der Polarisationsebene bei der Wellenlänge der D-Linie des Natriumlichtes (λ = 589,3 nm), gemessen bei 20 °C in einer Schichtdicke von 1 Dezimeter. Für Lösungen ist die Herstellung in der Monographie vorgeschrieben.

Die *spezifische Drehung* $[\alpha]_D^{20}$ einer Flüssigkeit ist definiert durch den Drehungswinkel α, ausgedrückt in Grad (°) der Drehung der Polarisationsebene bei der Wellenlänge der D-Linie des Natriumlichtes (λ = 589,3 nm), gemessen bei 20 °C in der zu untersuchenden Flüssigkeit, bezogen auf eine Schichtdicke von 1 Dezimeter und geteilt durch die Dichte, ausgedrückt in Gramm je Kubikzentimeter.

Die *spezifische Drehung* $[\alpha]_D^{20}$ einer gelösten Substanz ist definiert durch den Drehungswinkel α, ausgedrückt in Grad (°) der Drehung der Polarisationsebene bei der Wellenlänge der D-Linie des Natriumlichtes (λ = 589,3 nm), gemessen bei 20 °C in einer Lösung der zu untersuchenden Substanz, bezogen auf eine Schichtdicke von 1 Dezimeter und eine Konzentration von 1 Gramm Substanz je Milliliter. Die spezifische Drehung einer festen Substanz gilt immer für ein bestimmtes Lösungsmittel und eine gegebene Konzentration.

Im CGS-System wird die spezifische Drehung in Grad mal Milliliter je Dezimeter und Gramm angegeben [° · ml · dm^{-1} · g^{-1}].

Der Umrechnungsfaktor des Internationalen Einheitensystems (SI) zu demjenigen des CGS-Systems beträgt

$$[\alpha_m]_\lambda^t = [\alpha]_\lambda^t \cdot 0{,}1745$$

In der Monographie kann in bestimmten Fällen vorgeschrieben sein, daß der Drehungswinkel bei einer anderen Temperatur als 20 °C und einer anderen Wellenlänge zu messen ist.

Das Polarimeter muß das Ablesen von 0,01° gestatten. Die Skaleneinteilung der Apparatur wird in der Regel mittels geeichter Quarzplättchen kontrolliert. Die Linearität der Skaleneinteilung kann mit Saccharose-Lösungen überprüft werden.

Ausführung: Der Nullpunkt des Polarimeters und der Drehungswinkel des polarisierten Lichtes bei der Wellenlänge der D-Linie des Natriumlichtes (λ = 589,3 nm) werden bei 20 ± 0,5 °C bestimmt. Messungen können bei einer anderen Temperatur durchgeführt werden, wenn in der Monographie die Temperaturkorrektur für die gemessene optische Drehung angegeben ist.

Bei Flüssigkeiten wird der Nullpunkt des Gerätes mit dem geschlossenen, leeren Rohr, bei festen Substanzen mit dem mit Lösungsmittel gefüllten Rohr bestimmt. Aus mindestens 5 Ablesungen wird der Mittelwert errechnet.

Die spezifische Drehung wird mit Hilfe der nachstehenden Gleichungen errechnet. Rechts- oder Linksdrehung wird durch (+) oder (–) gekennzeichnet.

$$\text{Flüssige Substanzen: } [\alpha]_D^{20} = \frac{\alpha}{l \cdot \varrho_{20}}$$

$$\text{Feste Substanzen: } [\alpha]_D^{20} = \frac{1000 \cdot \alpha}{l \cdot c}$$

Nach den folgenden Gleichungen wird die Konzentration für eine gelöste Substanz errechnet:

$$c = \frac{1000 \cdot \alpha}{l \cdot [\alpha]_D^{20}}$$

$$c' = \frac{100 \cdot \alpha}{l \cdot [\alpha]_D^{20} \cdot \varrho_{20}}$$

α = Drehungswinkel, abgelesen in Grad bei 20 ± 0,5 °C
l = Länge des Polarimeterrohres in Dezimeter
ϱ_{20} = Dichte bei 20 °C in g · cm^{-3}. Im Arzneibuch wird die Dichte durch die „Relative Dichte“ (2.2.5) ersetzt.
c = Konzentration der Substanz in g · l^{-1}
c' = Konzentration der Substanz in Prozent (*m/m*).

2.2.24 IR-Spektroskopie

IR-Spektrometer sind für die Aufnahme von Spektren im Bereich von 4000 bis 670 cm^{-1} (2,5 bis 15 µm) oder gegebenenfalls bis 200 cm^{-1} (50 µm) geeignet. Bei Fourier-Transform-Spektrometern wird polychromatische Strahlung verwendet und das Spektrum im Frequenzbereich mit Hilfe der Fourier-Transformation aus den erhaltenen Werten errechnet. Spektrometer, die mit einem optischen System ausgestattet sind, das in der Lage ist, monochromatische Strahlung im Meßbereich auszusenden, können ebenfalls verwendet werden. Gewöhnlich werden Spektren als Funktion der Transmission, dem Verhältnis der Intensitäten der austretenden zur eintretenden Strahlung, dargestellt.

Die Absorption (A) ist definiert als der dekadische Logarithmus des Kehrwerts der Transmission (T):

$$A = \log\left(\frac{1}{T}\right) = \log\left(\frac{I_0}{I}\right)$$

$T = \frac{I}{I_0}$
I_0 = Intensität der eintretenden Strahlung
I = Intensität der austretenden Strahlung.

Probenvorbereitung

Messung der Transmission oder Absorption: Die Substanz wird nach einer der folgenden Methoden vorbereitet:

Flüssigkeiten: Eine Flüssigkeit wird als Film zwischen zwei für infrarote Strahlung durchlässigen Platten oder in einer für infrarote Strahlung durchlässigen Küvette geeigneter Schichtdicke geprüft.

Flüssige oder feste Substanzen als Lösungen: In einem geeigneten Lösungsmittel wird eine Lösung hergestellt. Konzentration der Lösung und Schichtdicke der Küvette werden so gewählt, daß ein befriedigendes Spektrum erhalten wird. Normalerweise werden gute Resultate mit einer Konzentration zwischen 10 und 100 g · l^{-1} bei einer Schichtdicke zwischen 0,5 und 0,1 mm erhalten. Die Eigenabsorption des Lösungsmittels muß im Referenzstrahl mit einer vergleichbaren Küvette, die das Lösungsmittel enthält, kompensiert werden.

Feste Substanzen: Feste Substanzen werden entweder nach Dispersion in einer geeigneten Flüssigkeit (Paste) oder als Festkörper (Halogenid-Preßling) geprüft. Falls in der Monographie vorgeschrieben, wird ein Film der geschmolzenen Substanz zwischen zwei für infrarote Strahlung durchlässigen Platten verwendet.

a) *Paste:* Eine kleine Menge Substanz wird mit der eben notwendigen Menge von flüssigem Paraffin *R* oder einer anderen geeigneten Flüssigkeit fein verrieben. Normalerweise genügen 5 bis 10 mg der zu prüfenden Substanz, um eine geeignete Paste herzustellen. Diese Paste wird zwischen zwei für infrarote Strahlung durchlässige Platten gepreßt.

b) *Preßling:* 1 bis 2 mg der zu prüfenden Substanz werden mit etwa 300 bis 400 mg von, falls nicht anders vorgeschrieben, trockenem und fein pulverisiertem Kaliumbromid *R* oder Kaliumchlorid *R* fein verrieben. Diese Mengen reichen im allgemeinen für einen Preßling von

1,3 cm Durchmesser und ein Spektrum genügender Intensität aus. Die Mischung wird sorgfältig verrieben, gleichmäßig in eine Spezialform gebracht und im Vakuum bei einem Druck von etwa 800 MPa (8 t · cm^{-2}) gepreßt. Durch mehrere Umstände, zum Beispiel ein ungenügendes oder zu langes Verreiben, Feuchtigkeit oder andere Verunreinigungen in der Trägersubstanz oder eine ungenügende Pulverisierung, können unvollkommene Preßlinge erhalten werden. Ein Preßling ist zu verwerfen, wenn er nicht einheitlich transparent aussieht oder wenn die Transmission bei etwa 2000 cm^{-1} (5 μm) bei Abwesenheit einer spezifischen Absorptionsbande ohne Kompensation kleiner als 75 Prozent ist.

Gase: Die Prüfung von Gasen erfolgt mit Hilfe einer für infrarote Strahlung durchlässigen Zelle mit einer optischen Schichtdicke von etwa 100 mm. Die Zelle wird evakuiert und anschließend unter Verwendung einer geeigneten Verbindungsleitung zwischen der Zelle und dem Gasbehältnis mit Hilfe eines Absperrhahns oder Nadelventils bis zum erforderlichen Druck gefüllt.

Falls erforderlich wird der Druck in der Zelle mit Hilfe eines für infrarote Strahlung durchlässigen Gases (zum Beispiel Stickstoff *R* oder Argon *R*) auf Atmosphärendruck eingestellt. Um Absorptionsinterferenzen, die durch Wasser, Kohlendioxid oder andere atmosphärische Gase hervorgerufen werden können, zu vermeiden, wird eine identische Zelle, die entweder evakuiert oder mit einem für infrarote Strahlung durchlässigen Gas gefüllt ist, in den Referenzstrahl gebracht.

Messung durch Mehrfachreflexion: Falls eine Messung durch Mehrfachreflexion in der Monographie vorgeschrieben ist, muß die Substanz nach einer der folgenden Methoden vorbereitet werden:

Lösungen: Die Substanz wird in einem geeigneten Lösungsmittel nach den Angaben der Monographie gelöst. Die Lösung wird auf einer Platte aus Thalliumbromidiodid oder aus einer anderen geeigneten Substanz eingedampft.

Feste Substanzen: Die Substanz wird auf eine Platte aus Thalliumbromidiodid oder aus einer anderen geeigneten Substanz gebracht, wobei ein gleichmäßiger Kontakt gewährleistet sein muß.

Identifizierung mit Hilfe von Referenzsubstanzen

Die zu prüfende Substanz und die Referenzsubstanz werden in gleicher Weise vorbereitet und die Spektren unter gleichen Bedingungen zwischen 4000 und 670 cm^{-1} (2,5 und 15 μm) aufgenommen. Das IR-Spektrum der zu prüfenden Substanz zeigt im Vergleich mit dem der Referenzsubstanz (*CRS*) Transmissionsminima (Absorptionsmaxima) bei denselben Wellenlängen mit den gleichen relativen Größen.

Wenn sich bei der Untersuchung im festen Zustand Unterschiede in der Lage von Transmissionsminima (Absorptionsmaxima) ergeben, müssen die zu prüfende Substanz und die Referenzsubstanz in gleicher Weise behandelt werden, so daß sie gleich kristallisieren oder in derselben Modifikation anfallen, oder die Monographie schreibt vor, wie zu verfahren ist. Anschließend werden die Spektren aufgenommen.

Identifizierung mit Hilfe von Referenzspektren

Auflösungsvermögen: Das Spektrum eines Polystyrolfilms von 0,04 mm Dicke wird aufgenommen. Die Differenz *x* (siehe Abb. 2.2.24-1) zwischen der Transmission, ausgedrückt in Prozent, im Transmissionsmaximum A bei 2870 cm^{-1} (3,48 μm) und derjenigen im Transmissionsminimum B bei 2849,5 cm^{-1} (3,51 μm) muß größer als 18 sein. Die Differenz *y* der Transmission, ausgedrückt in Prozent, im Transmissionsmaximum C bei 1589 cm^{-1} (6,29 μm) und derjenigen im Transmissionsminimum D bei 1583 cm^{-1} (6,32 μm) muß größer als 12 sein.

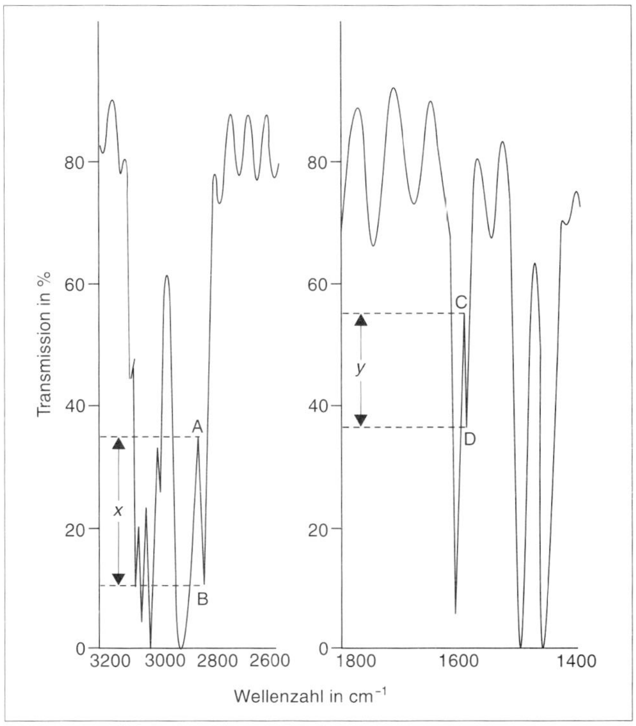

Abb. 2.2.24-1: Beispiel eines Polystyrolspektrums zur Kontrolle des Auflösungsvermögens

Wellenzahlskala: Die Überprüfung der Wellenzahlskala kann mit Hilfe eines Polystyrolfilms durchgeführt werden, der die Transmissionsminima (Absorptionsmaxima) bei den Wellenzahlen (ausgedrückt in cm^{-1}) nach der folgenden Tabelle aufweist:

Tab. 2.2.24-1: Wellenzahlen der Transmissionsminima (und zulässige Toleranzen) eines Polystyrolfilms

3060,0 (± 1,5) cm^{-1}
2849,5 (± 1,5) cm^{-1}
1942,9 (± 1,5) cm^{-1}
1601,2 (± 1,0) cm^{-1}
1583,0 (± 1,0) cm^{-1}
1154,5 (± 1,0) cm^{-1}
1028,3 (± 1,0) cm^{-1}

Ausführung: Die zu prüfende Substanz muß nach der dem Referenzspektrum beigelegten Anweisung vorbereitet werden. Unter denselben apparativen Bedingungen, unter denen das Auflösungsvermögen überprüft wurde, wird das Spektrum der zu prüfenden Substanz aufgenommen. Diesem werden die Banden von Polystyrol bei 2849,5 cm^{-1} (3,51 μm), 1601,2 cm^{-1} (6,25 μm) und 1028,3 cm^{-1} (9,72 μm) überlagert. Die beiden Spektren und die oben angegebenen Banden von Polystyrol werden verglichen. Indem die Lagen der Banden von Polystyrol als Bezug genommen werden, dürfen die Lagen der charakteristischen Banden im Spektrum der zu prüfenden Substanz von denjenigen im Referenzspektrum um höchstens 0,5 Prozent auf der Wellenzahlskala abweichen. Die relativen Größen der Banden müssen in beiden Spektren übereinstimmen.

Bestimmung von Verunreinigungen in Gasen

Zur Bestimmung von Verunreinigungen wird eine für infrarote Strahlung durchlässige Zelle mit einer geeigneten optischen Schichtdicke (zum Beispiel zwischen 1 und 20 m) verwendet. Die Zelle wird wie unter „Gase" beschrieben gefüllt. Die Bestimmung und Quantifizierung der Verunreinigungen erfolgt nach den Vorschriften der Monographie.

2.2.25 UV-Vis-Spektroskopie

Bestimmung der Absorption: Unter der Absorption (A) einer Lösung wird der dekadische Logarithmus des Kehrwerts der Transmission (T) bei monochromatischer Strahlung verstanden, entsprechend der Gleichung:

$$A = \log\left(\frac{1}{T}\right) = \log\left(\frac{I_0}{I}\right)$$

$T = \frac{I}{I_0}$

I_0 = Intensität der eintretenden, monochromatischen Strahlung

I = Intensität der austretenden, monochromatischen Strahlung.

In Abwesenheit anderer physikalisch-chemischer Faktoren ist die gemessene Absorption (A) der durchlaufenen Schichtdicke (b) und der Konzentration (c) der gelösten Substanz proportional, entsprechend der Gleichung:

$$A = \varepsilon \cdot c \cdot b$$

ε = molarer Absorptionskoeffizient, wenn b in Zentimeter und c in Mol je Liter ausgedrückt werden.

Die spezifische Absorption $A^{1\%}_{1\,\mathrm{cm}}$ einer gelösten Substanz ist die Absorption einer Lösung ($10\ \mathrm{g} \cdot \mathrm{l}^{-1}$), in einer Schichtdicke von 1 cm und bei einer bestimmten Wellenlänge gemessen, wobei gilt:

$$A^{1\%}_{1\,\mathrm{cm}} = \frac{10\,\varepsilon}{M_r}$$

Falls in der Monographie nichts anderes vorgeschrieben ist, wird die Absorption bei der vorgeschriebenen Wellenlänge und der Schichtdicke von 1 cm bei 20 ± 1 °C bestimmt und die Messung mit dem gleichen Lösungsmittel oder der gleichen Lösungsmittelmischung als Kompensationsflüssigkeit durchgeführt. Die gegen Luft und bei der vorgeschriebenen Wellenlänge gemessene Absorption des Lösungsmittels darf 0,4 nicht überschreiten und soll möglichst kleiner sein als 0,2. Das Absorptionsspektrum wird mit der Absorption oder einer ihrer Funktionen auf der Ordinate und der Wellenlänge oder einer ihrer Funktionen auf der Abszisse aufgezeichnet.

Wird in der Monographie ein einziger Wert für die Lage des Absorptionsmaximums angegeben, darf der gemessene Wert höchstens ± 2 nm davon abweichen.

Apparatur: Die zum Messen im ultravioletten und sichtbaren Bereich des Spektrums geeigneten Spektrometer bestehen aus einem optischen System, das monochromatische Strahlung im Bereich von 200 bis 800 nm liefern kann, und einer geeigneten Vorrichtung zur Messung der Absorption.

Kontrolle der Wellenlängen: Um die Wellenlängenskala zu überprüfen, können die unten angegebenen Absorptionsmaxima der Holmiumperchlorat-Lösung *R*, die Linie einer Wasserstoff- oder Deuterium-Entladungslampe oder die Linien einer Quecksilberdampflampe verwendet werden (siehe Tab. 2.2.25-1). Die erlaubte Abweichung beträgt ± 1 nm im ultravioletten und ± 3 nm im sichtbaren Bereich.

Tab. 2.2.25-1: Absorptionsmaxima zur Kontrolle der Wellenlängenskala

241,15 nm (Ho)	404,66 nm (Hg)
253,7 nm (Hg)	435,83 nm (Hg)
287,15 nm (Ho)	486,0 nm (Dβ)
302,25 nm (Hg)	486,1 nm (Hβ)
313,16 nm (Hg)	536,3 nm (Ho)
334,15 nm (Hg)	546,07 nm (Hg)
361,5 nm (Ho)	576,96 nm (Hg)
365,48 nm (Hg)	579,07 nm (Hg)

Kontrolle der Absorption: Die Absorption wird mittels einer Lösung von Kaliumdichromat *R* bei den in Tab. 2.2.25-2 angegebenen Wellenlängen überprüft, wobei für jede Wellenlänge der genaue Wert und die zulässige Abweichung für die spezifische Absorption angegeben sind. Die Toleranz für die Absorption beträgt ± 0,01.

Tabelle 2.2.25-2

Wellenlänge (nm)	Spezifische Absorption $A^{1\%}_{1\,\mathrm{cm}}$	Maximale Abweichung
235	124,5	122,9 bis 126,2
257	144,5	142,8 bis 146,2
313	48,6	47,0 bis 50,3
350	107,3	105,6 bis 109,0

Zur Kontrolle der Absorption wird folgende Kaliumdichromat-Lösung verwendet: 57,0 bis 63,0 mg Kaliumdichromat *R*, das zuvor bei 130 °C bis zur Massekonstanz getrocknet wurde, werden in Schwefelsäure ($0{,}005\ \mathrm{mol} \cdot \mathrm{l}^{-1}$) zu 1000,0 ml gelöst.

Begrenzung des Streulichts: Das Streulicht kann bei einer bestimmten Wellenlänge mit geeigneten Lösungen oder Filtern gemessen werden: zum Beispiel muß die Absorption einer Lösung von Kaliumchlorid *R* ($12\ \mathrm{g} \cdot \mathrm{l}^{-1}$), bei 200 nm in einer Schichtdicke von 1 cm gegen Wasser *R* als Kompensationsflüssigkeit gemessen, größer als 2 sein.

Auflösungsvermögen (bei qualitativen Prüfungen): Falls in der Monographie vorgeschrieben, wird das Auflösungsvermögen des Instruments wie folgt gemessen: Das Spektrum einer 0,02prozentigen Lösung (*V/V*) von Toluol *R* in Hexan *R* wird aufgenommen. Das Mindestverhältnis zwischen der Absorption im Maximum bei

269 nm und der Absorption im Minimum bei 266 nm ist in der Monographie angegeben.

Spektrale Bandbreite (bei quantitativen Bestimmungen): Um durch die Bandbreite verursachte Fehler zu vermeiden, muß bei Verwendung eines Instruments, bei dem die Bandbreite bei einer gewählten Wellenlänge verändert werden kann, diese Bandbreite klein sein im Verhältnis zur halben Breite der Absorptionsbande, aber gleichzeitig so groß wie möglich, um einen großen I_0-Wert zu erhalten. Die Spaltbreite des Instruments muß daher immer so gewählt werden, daß eine weitere Spaltverringerung nicht zu einer Veränderung des angezeigten Werts der Absorption führt.

Küvetten: Die zulässige Abweichung der Schichtdicke der verwendeten Küvetten beträgt ± 0,005 cm. Mit dem gleichen Lösungsmittel gefüllt, müssen die zur Aufnahme der zu untersuchenden Lösung und der Kompensationsflüssigkeit bestimmten Küvetten dieselbe Transmission ergeben. Ist dies nicht der Fall, muß eine entsprechende Korrektur vorgenommen werden.

Die Küvetten müssen sorgfältig gereinigt und behandelt werden.

Differential-Spektroskopie

Differential-Spektroskopie beinhaltet die Umwandlung von Absorptionsspektren (nullter Ordnung) in abgeleitete Spektren erster, zweiter oder höherer Ordnung.

Bei einem *Spektrum der ersten Ableitung* wird die Steigung der Absorptionskurve (Änderung der Absorption mit der Wellenlänge, $dA/d\lambda$) als Funktion der Wellenlänge aufgetragen.

Bei einem *Spektrum der zweiten Ableitung* wird die Kurve des Absorptionsspektrums als Funktion der Wellenlänge aufgetragen ($d^2A/d\lambda^2$). Die zweite Ableitung bei einer Wellenlänge λ steht durch folgende Gleichungen mit der Konzentration in Beziehung:

$$\frac{d^2A}{d\lambda^2} = \frac{d^2A_{1\,cm}^{1\%}}{d\lambda^2} \cdot \frac{c'b}{10} = \frac{d^2A\varepsilon}{d\lambda^2} \cdot \frac{cb}{10}$$

c' = Konzentration der absorbierenden Substanz in Gramm je Liter.

Apparatur: Das verwendete Spektrometer muß den vorstehend genannten Anforderungen entsprechen und mit einem analog arbeitenden, mit einem kapazitiven Widerstand versehenen Differenzierungsmodul, einem Digital-Differentiator oder einer anderen Vorrichtung zum Erstellen abgeleiteter Spektren versehen sein. Einige Geräte zum Erstellen von Spektren der zweiten Ableitung rufen eine Verschiebung der Wellenlängen im Vergleich zum nicht abgeleiteten Spektrum (nullter Ordnung) hervor. Eine solche Verschiebung muß berücksichtigt werden.

Auflösungsvermögen: Falls in der Monographie vorgeschrieben, wird das Spektrum zweiter Ableitung von einer Lösung von Toluol *R* (0,2 g · l^{-1}) in Methanol *R* gegen Methanol *R* als Kompensationsflüssigkeit aufgenommen. Das Spektrum zeigt einen kleinen negativen Extremwert zwischen den beiden großen negativen Extremwerten bei 261 und 268 nm (siehe Abb. 2.2.25-1). Falls in der Monographie nicht anders vorgeschrieben, muß das Verhältnis von A zu B (siehe Abb. 2.2.25-1) mindestens 0,2 betragen.

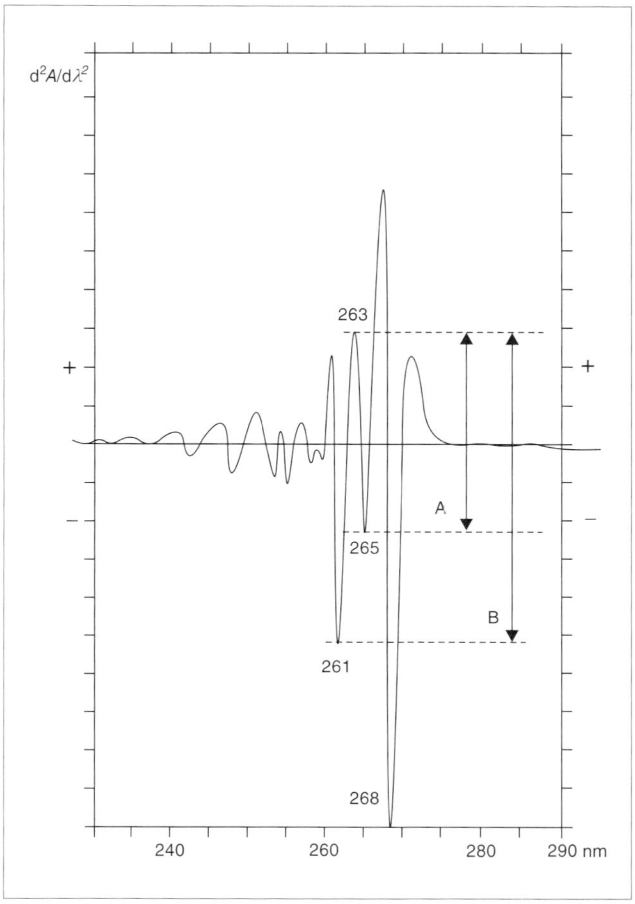

Abbildung 2.2.25-1

Ausführung: Die Lösung der zu prüfenden Substanz wird hergestellt. Nach dem Einstellen des Instruments gemäß der Gebrauchsanweisung des Herstellers wird der Gehalt der Substanz wie in der Monographie vorgeschrieben berechnet.

2.2.27 Dünnschichtchromatographie

Prinzip: Die Dünnschichtchromatographie ist eine Trennmethode, bei der die stationäre Phase aus einem geeigneten Material besteht, das gleichmäßig und in dünner Schicht auf einen Träger (Platte) aus Glas, Metall oder Kunststoff aufgetragen ist. Die zu untersuchenden Lösungen werden vor der Entwicklung auf die Platte aufgetragen. Die Trennung geschieht auf der Grundlage von Adsorption, Verteilung, Ionenaustausch oder von Kombinationen dieser Vorgänge. Sie erfolgt durch Migration (Entwicklung) der Lösungen (zu untersuchender Substanzen) mit einem Lösungsmittel oder einer geeigneten Mischung von Lösungsmitteln (Fließmittel) auf der Schicht (stationäre Phase).

Apparatur

Platten: Die Chromatographie wird mit vorgefertigten beschichteten Platten, die den Beschreibungen unter „4.1.1 Reagenzien" entsprechen, durchgeführt.

Vorbehandlung der Platten: Vor der Trennung kann ein Waschen der Platten erforderlich sein. Das Waschen kann durch Entwicklung mit einem geeigneten Lösungsmittel erfolgen. Die Platten können auch durch Entwicklung, Eintauchen oder Besprühen imprägniert werden. Falls erforderlich können die Platten vor der Anwendung durch 1 h langes Erhitzen im Trockenschrank bei 100 bis 105 °C aktiviert werden.

Die Chromatographiekammer hat einen flachen Boden oder 2 Wannen und besteht aus durchsichtigem, inertem Material mit einem dicht schließenden Deckel. Die Größe der Kammer richtet sich nach den verwendeten Platten. Zur horizontalen Entwicklung ist die Kammer mit einer Wanne für Fließmittel ausgestattet und enthält zusätzlich eine Vorrichtung, um das Fließmittel auf die stationäre Phase zu leiten.

Mikropipetten, Mikrospritzen, kalibrierte Einweg-Kapillaren oder andere Geräte, mit denen die Lösungen sachgemäß aufgetragen werden können.

Ein **Gerät zum Nachweis der Fluoreszenz**, zur Bestimmung der direkten Fluoreszenz oder der Fluoreszenzminderung.

Reagenzien zum Sichtbarmachen der Flecke ermöglichen die Detektion der getrennten Flecke beim Aufsprühen, Bedampfen mit Gasen oder Eintauchen.

Ausführung

Vertikale Entwicklung: Die Chromatographiekammer wird mit Filterpapier ausgekleidet. In die Chromatographiekammer wird eine im Verhältnis zum Inhalt der Kammer ausreichende Menge des Fließmittels gegeben, die nach Imprägnieren des Filterpapiers eine im Verhältnis zu den Maßen der verwendeten Platte ausreichende Fließmittelhöhe ergibt. Zur Sättigung der Chromatographiekammer wird der Deckel aufgesetzt und die verschlossene Kammer 1 h lang bei 20 bis 25 °C stehengelassen. Wenn in der Monographie nichts anderes angegeben ist, wird die Chromatographie in einer gesättigten Kammer durchgeführt.

In einer geeigneten Entfernung von der Unterkante und den Seitenkanten der Platte werden die vorgeschriebenen Volumen der Lösungen in genügend kleinen Mengen aufgetragen, um runde Flecke oder bandenförmige Zonen zu erhalten. Die Lösungen werden mindestens 10 mm voneinander entfernt auf einer parallel zur Unterkante der Platte verlaufenden Linie aufgetragen.

Nach Verdunsten des Lösungsmittels der aufgetragenen Lösungen wird die Platte möglichst vertikal in die Chromatographiekammer gestellt, wobei die Flecke oder Zonen auf den Startpunkten immer oberhalb des Niveaus des Fließmittels bleiben müssen. Die Kammer wird geschlossen und vor direktem Sonnenlicht geschützt bei einer Temperatur zwischen 20 und 25 °C gehalten. Wenn das Fließmittel die vorgeschriebene Laufstrecke zurückgelegt hat, wird die Platte herausgenommen und getrocknet. Die Chromatogramme werden wie vorgeschrieben sichtbar gemacht.

Bei der zweidimensionalen Chromatographie werden die Platten nach der ersten Entwicklung getrocknet und ein zweites Mal senkrecht zur ersten Laufrichtung entwickelt.

Horizontale Entwicklung: In einer geeigneten Entfernung von der Unterkante und den Seitenkanten der Platte werden die vorgeschriebenen Volumen der Lösungen in genügend kleinen Mengen aufgetragen, um runde Flecke von 1 bis 2 mm Durchmesser oder bandenförmige Zonen von 5 bis 10 mm Breite und 1 bis 2 mm Höhe zu erhalten. Die Lösungen werden mindestens 5 mm voneinander entfernt auf einer parallel zur Unterkante der Platte verlaufenden Linie aufgetragen.

Nach Verdunsten des Lösungsmittels der aufgetragenen Lösungen wird mit einer Spritze oder Pipette eine ausreichende Menge des Fließmittels in die Wanne der Kammer gegeben. Die Platte wird waagerecht in die Kammer gelegt und die Verbindung zum Fließmittel nach den Angaben des Herstellers hergestellt. Falls in der Monographie vorgeschrieben wird die Platte mit einem gleichzeitigen Start auf beiden Seiten entwickelt. Die Kammer wird verschlossen und bei einer Temperatur zwischen 20 und 25 °C gehalten. Wenn das Fließmittel die in der Monographie vorgeschriebene Laufstrecke zurückgelegt hat, wird die Platte herausgenommen und getrocknet. Die Chromatogramme werden wie vorgeschrieben sichtbar gemacht.

Bei der zweidimensionalen Chromatographie werden die Platten nach der ersten Entwicklung getrocknet und ein zweites Mal senkrecht zur ersten Laufrichtung entwickelt.

Visuelle Auswertung

Identifizierung: Der Hauptfleck im Chromatogramm der Untersuchungslösung wird visuell in bezug auf Farbe, Größe und Retentionsfaktor (R_f) mit dem entsprechenden Fleck im Chromatogramm der Referenzlösung verglichen.

Der Retentionsfaktor (R_f) ist als der Quotient aus der Laufstrecke der Substanz (gemessen vom Auftragpunkt bis zum Mittelpunkt des Substanzflecks) zur Laufstrecke des Fließmittels (ebenfalls gemessen vom Auftragpunkt) definiert.

Trennvermögen für die Identifizierung: Im allgemeinen ist eine Durchführung der Chromatographie nach der unter „4.1.1 Reagenzien" beschriebenen Eignungsprüfung ausreichend. Lediglich in speziellen Fällen werden zusätzliche Anforderungen an die Durchführung in der Monographie vorgeschrieben.

Prüfung auf verwandte Substanzen: Ein Nebenfleck oder mehrere Nebenflecke im Chromatogramm der Untersuchungslösung wird (werden) visuell entweder mit dem entsprechenden Fleck (den entsprechenden Flekken) im Chromatogramm der Referenzlösung, die diese Verunreinigung(en) enthält, verglichen oder mit dem Fleck im Chromatogramm der Referenzlösung, die durch Verdünnen der Untersuchungslösung hergestellt wurde.

Trennvermögen: Die Anforderungen an das Trennvermögen sind in den einzelnen Monographien vorgeschrieben.

Detektionsvermögen: Das Detektionsvermögen wird als genügend erachtet, wenn der Fleck oder die Zone im Chromatogramm der am stärksten verdünnten Referenzlösung klar sichtbar ist.

Quantitative Bestimmung

Die Anforderungen an die Auflösung und Trennung sind in den einzelnen Monographien vorgeschrieben.

Substanzen, die auf eine UV-Vis-Bestrahlung ansprechen und durch Dünnschichtchromatographie getrennt werden, können mit Hilfe eines geeigneten Geräts direkt auf der Platte bestimmt werden. Während sich die Platte oder das Meßgerät bewegt, wird die Reflexion oder Transmission des einfallenden Lichts bestimmt. In ähnlicher Weise kann die Fluoreszenz mit Hilfe eines geeigneten optischen Systems gemessen werden.

Substanzen, die Radionuklide enthalten, können auf 3 Arten quantitativ bestimmt werden:

- direkt durch Vorbeiführen einer Platte an einem geeigneten Zähler oder umgekehrt (siehe **Radioaktive Arzneimittel (Radiopharmaceutica)**)
- durch Zerschneiden der Platten in Streifen und Messen der Radioaktivität jedes einzelnen Streifens mit Hilfe eines geeigneten Zählers
- durch Abkratzen und Aufnehmen der stationären Phase in einem geeigneten Szintillations-Gemisch und anschließendes Messen der Radioaktivität mit Hilfe eines Flüssigkeit-Szintillationszählers.

Apparatur: Das Gerät zur direkten Messung der Platten besteht aus:

- einer Vorrichtung, die ein genaues Positionieren und ein reproduzierbares Auftragen der Substanzlösung auf die Platte gewährleistet
- einer mechanischen Vorrichtung zum Bewegen der Platte oder des Meßgeräts entlang zweier senkrecht zueinander stehender Achsen
- einem Aufzeichnungsgerät und einem geeigneten Integrator oder einem Computer
- *für Substanzen, die auf eine UV-Vis-Bestrahlung ansprechen:* Zur Messung der Reflexion oder Transmission werden ein Photometer mit Lichtquelle, eine optische Vorrichtung zum Erzeugen von monochromatischem Licht und eine Photozelle geeigneter Empfindlichkeit benötigt. Für eine Fluoreszenz-Messung ist außerdem ein Monochromator zum Herausfiltern eines bestimmten Spektralbereichs des emittierten Lichts erforderlich.
- *für Radionuklide enthaltende Substanzen:* ein geeigneter Radioaktivitäts-Zähler. Der Linearitätsbereich des Zählgeräts ist zu überprüfen.

Ausführung: Die Lösung der zu prüfenden Substanz (Untersuchungslösung) wird wie in der Monographie vorgeschrieben hergestellt. Falls erforderlich werden die Referenzlösungen der Substanz unter Verwendung des gleichen Lösungsmittels hergestellt, das auch für die Untersuchungslösung verwendet wurde. Gleiche Volumen jeder Lösung werden auf die Platte aufgetragen. Die Platte wird entwickelt.

Substanzen, die auf eine UV-Vis-Bestrahlung ansprechen: Mindestens 3 Referenzlösungen der Substanz, deren Konzentrationen den erwarteten Wert der Untersuchungslösung (etwa 80, 100 und 120 Prozent) einschließen, werden hergestellt und aufgetragen. Falls erforderlich wird die Platte mit dem vorgeschriebenen Reagenz besprüht und die Reflexion, Transmission oder Fluoreszenz in den Chromatogrammen der Untersuchungs- und Referenzlösungen aufgezeichnet. Die Meßergebnisse werden für die Berechnung der Substanzmenge in der Untersuchungslösung verwendet.

Radionuklide enthaltende Substanzen: Eine Untersuchungslösung, die etwa 100 Prozent des erwarteten Werts enthält, wird hergestellt und aufgetragen. Die Radioaktivität als Funktion der Laufstrecke wird bestimmt und die Radioaktivität jedes erhaltenen Peaks als Prozentgehalt der Gesamtradioaktivität ermittelt.

Bewertungskriterien zur Eignung des Systems sind unter „2.2.46 Chromatographische Trennmethoden" beschrieben. In der allgemeinen Methode ist ebenfalls angegeben, in welchem Maße eine Einstellung der Parameter des Chromatographie-Systems vorgenommen werden kann, um die Kriterien der Systemeignung zu erfüllen.

2.2.28 Gaschromatographie

Die Gaschromatographie (GC) ist eine chromatographische Trennmethode, die auf der spezifischen unterschiedlichen Verteilung von Substanzen zwischen 2 nicht mischbaren Phasen beruht. Eine dieser Phasen ist die gasförmige mobile Phase (Trägergas), die sich durch die oder entlang der in einer Säule befindlichen stationären Phase bewegt. Die Methode ist auf Substanzen oder deren Derivate anwendbar, die unter den angewendeten Temperaturen verdampft werden.

Die GC beruht auf den Prinzipien der Adsorption, der Massenverteilung oder des Molekülgrößenausschlusses.

Apparatur

Das Gerät besteht aus einer Einspritzvorrichtung, einer in einem Ofen befindlichen Chromatographiesäule, einem Detektor und einem Datenerfassungssystem (oder einem Integrator oder Schreiber). Das Trägergas strömt mit einer eingestellten Durchflußrate oder unter einem eingestellten Druck durch die Säule und anschließend durch den Detektor.

Die Chromatographie erfolgt entweder bei konstanter Temperatur oder nach einem festgelegten Temperaturprogramm.

Einspritzvorrichtungen

Falls in der Monographie nichts anderes vorgeschrieben wird, ist das *direkte Einspritzen* von Lösungen die übliche Verfahrensweise. Das Einspritzen kann entweder direkt auf den Säulenanfang mit Hilfe einer Spritze oder eines Einspritzventils erfolgen oder in eine Verdampfungskammer, die mit einer Vorrichtung zur Aufteilung des Gasstroms versehen sein kann.

Das *Einspritzen der Gasphase* kann mit Hilfe von statischen oder dynamischen Dampfraum-Einspritzsystemen erfolgen.

Das *dynamische Dampfraum-Einspritzsystem* (purge and trap) enthält eine Spülkammer (purge), aus der flüchtige Bestandteile der in Lösung befindlichen Proben in eine der Adsorption dienenden Säule (trap) transportiert werden, die zunächst bei niedriger Temperatur gehalten wird. Die auf der Säule verbliebenen Probenbestandteile werden anschließend durch schnelles Erhitzen von der Adsorptionssäule desorbiert und in die mobile Phase überführt.

Das *statische Dampfraum-Einspritzsystem* (head space) besteht aus einer thermostatisierbaren Kammer zum Erhitzen der Proben. In diese Kammer werden die in geschlossenen Probeflaschen enthaltenen festen oder flüssigen Proben eine festgelegte Zeit lang gestellt, während der sich für die flüchtigen Bestandteile der Probe ein Verteilungsgleichgewicht zwischen der nicht-gasförmigen Phase und der Gasphase einstellt. Nachdem sich dieses Gleichgewicht eingestellt hat, wird ein bestimmter Anteil des Gasraums der Probeflasche in den Gaschromatographen gespült.

Stationäre Phasen

Die stationären Phasen sind in Säulen enthalten, die wie folgt beschaffen sein können:

- Kapillarsäulen aus Quarzglas, deren Wände mit einer stationären Phase belegt sind
- Säulen, die mit inertem, festem Trägermaterial, das mit einer stationären Phase imprägniert ist, gepackt sind
- Säulen, die mit einer festen stationären Phase gepackt sind.

Kapillarsäulen haben einen inneren Durchmesser (∅) zwischen 0,1 und 0,53 mm und eine Länge (*l*) zwischen 5 und 60 m. Die flüssige oder eine stationäre Phase bildet einen Film zwischen 0,1 und 5,0 µm Dicke und kann chemisch an die innere Oberfläche der Säule gebunden sein.

Gepackte Säulen aus Glas oder Metall sind normalerweise zwischen 1 und 3 m lang und haben einen inneren Durchmesser zwischen 2 und 4 mm. Die stationären Phasen bestehen gewöhnlich aus porösen Polymeren oder aus festen, mit einer flüssigen Phase imprägnierten Trägermaterialien.

Für die Analyse von polaren Verbindungen auf Säulen mit einer stationären Phase geringer Polarität und Kapazität müssen die Trägermaterialien zur Vermeidung eines Peak-Nachlaufs (peak tailing) inert sein. Die Reaktivität von Trägermaterialien kann durch Silanisieren vor dem Beladen mit der flüssigen Phase herabgesetzt werden. Häufig wird säuregewaschenes, fließcalciniertes Kieselgur verwendet. Die Materialien sind in verschiedenen Teilchengrößen erhältlich, wobei die am häufigsten benutzten Teilchen im Größenbereich von 150 bis 180 µm und von 125 bis 150 µm liegen.

Mobile Phasen

Retentionszeit und Peakschärfe hängen von der Durchflußrate des Trägergases ab. Die Retentionszeit ist der Säulenlänge direkt proportional, während die Auflösung der Quadratwurzel der Säulenlänge proportional ist. Bei gepackten Säulen wird die Durchflußrate des Trägergases normalerweise in Millilitern je Minute bei atmosphärischem Druck und Raumtemperatur angegeben. Die Durchflußrate wird an der Austrittsöffnung zum Detektor entweder mit einer kalibrierten mechanischen Vorrichtung oder mit einem Blasenzähler gemessen, wobei die Säule auf Arbeitstemperatur gehalten wird. Die lineare Geschwindigkeit des Trägergases beim Durchfluß durch eine gepackte Säule ist für ein gegebenes Durchflußvolumen umgekehrt proportional zur Quadratwurzel des inneren Durchmessers der Säule. Durchflußraten von 60 ml je Minute in einer Säule von 4 mm innerem Durchmesser und von 15 ml je Minute in einer Säule von 2 mm innerem Durchmesser ergeben identische lineare Geschwindigkeiten und somit ähnliche Retentionszeiten.

Normalerweise wird für gepackte Säulen Helium oder Stickstoff als Trägergas eingesetzt, während für Kapillarsäulen im allgemeinen Stickstoff, Helium oder Wasserstoff verwendet wird.

Detektoren

Normalerweise werden Flammenionisationsdetektoren eingesetzt, jedoch können, vom Zweck der Analysen abhängig, weitere Detektoren verwendet werden, wie Stickstoff-Phosphor-Detektoren oder Detektoren, die auf Elektroneneinfang-Vorgängen, der Massenspektrometrie, der Wärmeleitfähigkeit oder der IR-Spektroskopie mit Fourier-Transformation beruhen.

Ausführung

Säule, Einspritzvorrichtung und Detektor werden bei der in der Monographie vorgeschriebenen Temperatur und Gasdurchflußrate zum Gleichgewicht gebracht, bis eine stabile Basislinie erreicht ist. Die Untersuchungs- und Referenzlösung(en) werden wie vorgeschrieben hergestellt. Die Lösungen müssen frei von festen Bestandteilen sein.

Bewertungskriterien zur Eignung des Systems sind unter „2.2.46 Chromatographische Trennmethoden“ beschrieben. In der Allgemeinen Methode ist ebenfalls angegeben, in welchem Maße Änderungen der Parameter des Chromatographie-Systems vorgenommen werden können, um die Kriterien der Eignungsprüfung des Systems zu erfüllen.

Dampfraumanalyse

Die Dampfraumanalyse (Head-space-Gaschromatographie) ist eine Technik, die besonders für die Trennung und Bestimmung von flüchtigen Verbindungen in festen und flüssigen Proben geeignet ist. Die Methode beruht auf der Analyse der Gasphase, die im Gleichgewicht mit der festen oder flüssigen Phase steht.

Apparatur

Das Gerät besteht aus einem Gaschromatographen, der mit einer Vorrichtung zum Einbringen der Probe versehen ist, die mit einem Modul verbunden sein kann, welches den Druck und die Temperatur automatisch kontrolliert. Falls erforderlich kann eine Einrichtung zur Entfernung der Lösungsmittel angebracht werden.

Die Probe wird in eine Probeflasche eingebracht, die mit einem geeigneten Verschluß und einem Ventilsystem versehen ist, welches den Durchfluß des Trägergases ermöglicht. Die Probeflasche wird in eine thermostatisierbare Kammer gestellt, deren vorgeschriebene Temperatur für die Substanz geeignet ist.

Die Probe wird so lange bei dieser Temperatur gehalten, bis sich ein Gleichgewicht zwischen der festen oder flüssigen Phase und der Gasphase eingestellt hat.

Das Trägergas wird in die Probeflasche geleitet. Nach der vorgeschriebenen Zeit wird ein geeignetes Ventil geöffnet, so daß sich das Gas zur Chromatographiesäule hin ausdehnen kann, wobei die flüchtigen Verbindungen mitgenommen werden.

Anstelle eines speziell für das Einbringen der Proben ausgerüsteten Gaschromatographen können auch gasdichte Spritzen und ein üblicher Gaschromatograph verwendet werden. In diesem Fall wird die Einstellung des Gleichgewichts in einer getrennten Kammer vorgenommen und die Gasphase auf die Säule aufgebracht, wobei die notwendigen Vorsichtsmaßnahmen getroffen werden müssen, um jegliche Änderung des Gleichgewichts zu vermeiden.

Ausführung

Unter Verwendung von Referenzzubereitungen werden die Geräteparameter so eingestellt, daß eine zufriedenstellende Meßempfindlichkeit erreicht wird.

Methode a: Eichkurve

In gleiche Probeflaschen werden getrennt die Zubereitung und jede Referenzzubereitung entsprechend den Vorschriften der Monographie so eingebracht, daß die Entnahmevorrichtung nicht mit den Proben in Kontakt kommt.

Die Probeflaschen werden gasdicht verschlossen und in die thermostatisierbare Kammer gegeben, die gemäß den Vorschriften der Monographie bezüglich Temperatur und Druck eingestellt wurde. Nach der Gleichgewichtseinstellung wird die Chromatographie unter den vorgeschriebenen Bedingungen durchgeführt.

Methode b: Zusatzmethode

In eine Reihe von gleichen, geeigneten Probeflaschen werden gleiche Mengen der Zubereitung gegeben. In alle Probeflaschen, mit Ausnahme einer, werden geeignete Mengen der Referenzzubereitung von bekannter Konzentration der zu bestimmenden Substanz zugesetzt, so daß eine Reihe von Proben mit steigender Konzentration erhalten wird.

Die Probeflaschen werden gasdicht verschlossen und in die thermostatisierbare Kammer gegeben, die gemäß den Vorschriften der Monographie bezüglich Temperatur und Druck eingestellt wurde. Nach der Gleichgewichtseinstellung wird die Chromatographie unter den vorgeschriebenen Bedingungen durchgeführt.

Aus den erhaltenen Werten wird die Regressionsgerade anhand der Methode der kleinsten Quadrate berechnet. Die Konzentration der zu bestimmenden Substanz in der Zubereitung wird durch Auflösung der Gleichung oder nach folgender Methode erhalten:

Die gemittelten Meßwerte werden graphisch als Funktion der Menge der zugesetzten Referenzsubstanz dargestellt. Die Meßpunkte werden verbunden und die Gerade bis zum Schnittpunkt mit der Achse, auf der die Konzentrationen aufgetragen sind, extrapoliert. Der Abstand von diesem Punkt zum Schnittpunkt der beiden Achsen entspricht der Konzentration der zu bestimmenden Substanz in der Zubereitung.

Methode c: Mehrfachentnahme

Falls vorgeschrieben ist die Methode der „Mehrfachentnahme" in der Monographie genau beschrieben.

2.2.29 Flüssigchromatographie

Die Flüssigchromatographie (LC – liquid chromatography) ist eine chromatographische Trennmethode, die auf Unterschieden in der Verteilung von Substanzen zwischen 2 nicht mischbaren Phasen beruht, wobei eine flüssige mobile Phase die in einer Säule befindliche stationäre Phase durchläuft.

Die LC beruht hauptsächlich auf den Prinzipien der Adsorption, der Massenverteilung, des Ionenaustauschs, des Molekülgrößenausschlusses oder auf stereochemischen Wechselwirkungen.

Apparatur

Das Gerät besteht aus einem Pumpensystem, einem Probeneinlaß, einer Chromatographiesäule (gegebenenfalls thermostatisiert), einem Detektor und einem Datenerfassungssystem (oder einem Integrator oder Schreiber). Die mobile Phase wird aus einem oder mehreren Vorratsbehältnissen gefördert und strömt im allgemeinen mit konstanter Durchflußrate durch die Säule und anschließend durch den Detektor.

Pumpensysteme

Pumpensysteme für die LC sind erforderlich, um eine konstante Durchflußrate der mobilen Phase zu gewährleisten. Druckschwankungen sind möglichst gering zu halten, zum Beispiel indem das unter Druck stehende Lösungsmittel durch eine Vorrichtung zur Dämpfung von Druckschwankungen geleitet wird. Schläuche und Verbindungen müssen dem durch das Pumpensystem erzeugten Druck standhalten. Pumpen für die LC können mit einer Vorrichtung zum Entfernen von Luftblasen versehen sein.

Durch Mikroprozessoren gesteuerte Systeme sind in der Lage, nach einem festgelegten Programm die mobile Phase entweder mit konstanter (isokratische Elution) oder wechselnder Zusammensetzung (Gradientenelution) genau zu fördern. Für die Gradientenelution stehen Pumpensysteme zur Verfügung, welche die Lösungsmittelkomponenten aus verschiedenen Vorratsbehältnissen fördern. Dabei kann das Mischen der Lösungsmittel entweder auf der Niederdruck- oder auf der Hochdruckseite der Pumpe(n) vorgenommen werden.

Probeneinlaß

Die zu prüfende Lösung wird am oder nahe beim Säulenkopf in die strömende mobile Phase eingebracht. Hierzu ist ein Einspritzsystem erforderlich, das bei hohem Druck betrieben werden kann. Einspritzsysteme mit vorgegebenem Volumen einer Probenschleife oder variablen Volumen werden verwendet. Sie können entweder manuell oder mit Hilfe eines automatischen Probengebers betrieben werden. Eine manuell nur teilweise gefüllte Probenschleife kann zu einer geringeren Genauigkeit des Einspritzvolumens führen.

Stationäre Phasen

In der LC wird eine Vielzahl unterschiedlicher stationärer Phasen verwendet, wie

- Siliciumdioxid, Aluminiumoxid, poröser Graphit für die Normalphasen-Chromatographie, bei der die Trennung auf unterschiedlicher Adsorption und/oder Massenverteilung beruht
- Austauscherharze oder Polymere mit sauren oder alkalischen Gruppen für die Ionenaustauschchromatographie, bei der die Trennung auf dem Verdrängungsgleichgewicht zwischen den aufzutrennenden Ionen und denen in der mobilen Phase beruht
- poröses Siliciumdioxid oder poröse Polymere für die Ausschlußchromatographie, bei der die Trennung auf Unterschieden des Molekülvolumens beruht, das heißt einem räumlichen Ausschluß
- eine Vielzahl von chemisch modifizierten Trägermaterialien, hergestellt aus Polymeren, Siliciumdioxid oder porösem Graphit für die Umkehrphasen-LC, bei der das Trennprinzip hauptsächlich auf einer Verteilung der Moleküle zwischen der mobilen und der stationären Phase beruht
- spezielle, chemisch modifizierte stationäre Phasen, wie Cellulose- oder Amylose-Derivate, Proteine oder Peptide, Cyclodextrine, für die Trennung von Enantiomeren (chirale Chromatographie).

Die meisten Trennungen beruhen auf Verteilungsmechanismen unter Verwendung von chemisch modifiziertem Siliciumdioxid als stationäre Phase und polaren Lösungsmitteln als mobile Phase. Die Oberfläche des Trägermaterials, zum Beispiel die Silanol-Gruppen des Siliciumdioxids, reagieren mit verschiedenen Silan-Reagenzien zu kovalent gebundenen Silyl-Derivaten, die eine unterschiedliche Anzahl aktiver Stellen an der Oberfläche des Trägermaterials besetzen. Die Natur der gebundenen Phase ist ein wichtiger Parameter zur Bestimmung der Trenneigenschaften chromatographischer Systeme.

Nachfolgend werden allgemein verwendete, gebundene Silyl-Phasen aufgeführt:

Octyl	$Si(CH_2)_7{-}CH_3$	C_8
Octadecyl	$Si(CH_2)_{17}{-}CH_3$	C_{18}
Phenylalkyl	$Si(CH_2)_n{-}(C_6H_5)$	C_6H_5
Cyanopropyl	$Si(CH_2)_3{-}CN$	CN
Aminopropyl	$Si(CH_2)_3{-}NH_2$	NH_2
Diol	$Si(CH_2)_3{-}OCH(OH){-}CH_2{-}OH$	

Falls vom Hersteller nicht anders angegeben, können für die Umkehrphasen-Chromatographie Säulen auf Siliciumdioxid-Basis für mobile Phasen, die auf einen *p*H-Wert im Bereich zwischen 2,0 und 8,0 eingestellt sind, als stabil betrachtet werden. Säulen mit stationären Phasen aus porösem Graphit oder aus Polymermaterial, wie Styrol-Divinylbenzol-Copolymer, sind über einen größeren *p*H-Bereich stabil.

In bestimmten Fällen kann die Normalphasen-Chromatographie mit nicht modifiziertem Siliciumdioxid, porösem Graphit oder chemisch modifiziertem (zum Beispiel mit Cyanopropysilyl- oder Diol-Gruppen), polarem Siliciumdioxid als stationäre Phase auch mit einer unpolaren mobilen Phase durchgeführt werden.

Für Trennungen in der Analytik variiert die Teilchengröße der am häufigsten verwendeten stationären Phasen zwischen 3 und 10 µm. Die Teilchen können kugelförmig oder unregelmäßig geformt und von unterschiedlicher Porosität und spezifischer Oberfläche sein. Diese Parameter beeinflussen das Chromatographie-Verhalten der stationären Phase. Bei Umkehrphasen sind die chemische Natur der stationären Phase, das Ausmaß der gebundenen Stellen, ausgedrückt zum Beispiel durch die Angabe der Kohlenstoff-Beladung, und ob eine stationäre Phase, bei der restliche Silanol-Gruppen durch nachträgliche Silylierung („end-capping") derivatisiert sind, vorliegt, zusätzlich bestimmende Faktoren. Der Nachlauf („peak-tailing"), insbesondere bei basischen Substanzen, kann durch die Gegenwart restlicher Silanol-Gruppen hervorgerufen werden.

Falls in der betreffenden Monographie nichts anderes vorgeschrieben ist, werden für die analytische Chromatographie Säulen aus rostfreiem Stahl von unterschiedlicher Länge (*l*) und mit unterschiedlichem innerem Durchmesser (∅) verwendet. Säulen mit einem inneren Durchmesser von weniger als 2 mm werden häufig als „Microbore"-Säulen bezeichnet. Die Temperatur der mobilen Phase und der Säule muß während der Analyse konstant gehalten werden. Die meisten Trennungen werden bei Raumtemperatur durchgeführt, jedoch können die Säulen erwärmt werden, um bessere Trenneffekte zu erzielen. Empfohlen wird, die Säulen nicht über 60 °C zu erhitzen, da dies zu einer Zersetzung der stationären Phase oder einer Änderung der Zusammensetzung der mobilen Phase führen kann.

Mobile Phasen

Bei der Normalphasen-Chromatographie werden Lösungsmittel geringer Polarität verwendet. Um reproduzierbare Ergebnisse zu erzielen, muß der Gehalt an Wasser in der mobilen Phase sehr genau kontrolliert werden. Bei der Umkehrphasen-LC werden wäßrige mobile Phasen mit organischen Zusätzen oder ohne solche eingesetzt.

Die Bestandteile der mobilen Phase werden normalerweise filtriert, um Teilchen mit einer Größe über 0,45 µm zu entfernen. Mobile Phasen aus mehreren Bestandteilen werden durch Abmessen der vorgeschriebenen Volumen (mit der Ausnahme, daß Massen vorgeschrieben sind) der Einzelkomponenten und anschließendes Mischen hergestellt. Alternativ können die Lösungsmittel-Komponenten mit einzelnen, durch Dosierventile regulierten Pumpen eingebracht werden, die das Mischen entsprechend dem gewünschten Verhältnis vornehmen. Vor dem Einpumpen werden die Lösungsmittel normalerweise durch Einleiten von Helium, durch Ultraschall oder durch in das System eingebrachte Membran-/Vakuummodule entgast, um das Auftreten von Gasblasen in der Detektorzelle zu verhindern.

Die zur Herstellung der mobilen Phase verwendeten Lösungsmittel sind normalerweise frei von Stabilisatoren und im Falle eines UV-Detektors bei der Wellenlänge der Detektion durchlässig. Die verwendeten Lösungsmittel und anderen Bestandteile müssen von geeigneter Qualität sein. Der *p*H-Wert muß, falls erforderlich, im wäßrigen Bestandteil der mobilen Phase und nicht in der Mischung eingestellt werden. Werden Pufferlösungen verwendet, muß das System nach Abschluß der Chromatographie ausreichend mit einer Mischung von Wasser und dem organischen Bestandteil der mobilen Phase (5 Prozent *V/V*) gewaschen werden, um ein Auskristallisieren der Salze zu vermeiden.

Die mobilen Phasen können weitere Bestandteile enthalten, wie Gegen-Ionen bei der Ionenpaar-Chromatographie oder einen chiralen Selektor bei der Chromatographie mit einer nichtchiralen stationären Phase.

Detektoren

Spektrometer im ultravioletten-sichtbaren (UV-Vis-)Bereich einschließlich der Dioden-Array-Detektoren sind die am häufigsten verwendeten Detektoren. Fluoreszenz-Spektrometer, Differential-Refraktometer, elektrochemische Detektoren, Massenspektrometer, Lichtstreuungs- und Radioaktivitäts-Detektoren sowie andere spezielle Detektoren können ebenfalls verwendet werden.

Ausführung

Die Säule wird mit der vorgeschriebenen mobilen Phase und Durchflußrate, bei Raumtemperatur oder der in der Monographie angegebenen Temperatur so lange äquilibriert, bis eine stabile Basislinie erhalten wird. Die vorgeschriebenen Untersuchungslösung(en) und die Referenzlösung(en) werden hergestellt. Die Lösungen müssen frei von festen Bestandteilen sein.

Bewertungskriterien zur Eignung des Systems sind unter „2.2.46 Chromatographische Trennmethoden“ beschrieben. In der allgemeinen Methode ist ebenfalls angegeben, in welchem Maße Änderungen der Parameter des Chromatographie-Systems vorgenommen werden können, um die Kriterien zur Eignung des Systems zu erfüllen.

2.2.30 Ausschlußchromatographie

Die Ausschlußchromatographie ist eine chromatographische Trennmethode, bei welcher Moleküle aufgrund ihrer Teilchengröße im gelösten Zustand getrennt werden. Werden organische mobile Phasen verwendet, wird von *Gelpermeationschromatographie*, bei wäßrigen mobilen Phasen von *Gelfiltrationschromatographie* gesprochen. Die Substanz wird auf eine mit einem Gel oder mit Teilchen eines porösen Festkörpers gefüllte Säule gegeben und mit Hilfe der mobilen Phase durch die Säule befördert. Die Trennung der Moleküle nach ihrer Teilchengröße erfolgt durch wiederholten Austausch der gelösten Moleküle zwischen dem fließenden Eluenten in der Umgebung der Packungsteilchen („mobile Phase“) und dem in den Poren des Füllmaterials „stehenden“ Eluenten („stationäre Phase“). Der Bereich der Porengröße des Füllmaterials bestimmt den Bereich der Molekülgröße, innerhalb dessen eine Auftrennung stattfinden kann.

Total permeierende Moleküle, das heißt Moleküle, deren Größe ein Eindringen in sämtliche Poren der stationären Phase erlaubt (per Definition die Eluentenmoleküle), werden mit dem Totvolumen (V_t, Gesamtvolumen an Eluent innerhalb der Säule) eluiert. Andererseits wandern Moleküle, die deutlich größer als die maximale Porengröße der stationären Phase sind, nur durch die Zwischenräume zwischen den Teilchen der stationären Phase und werden als erster Peak mit dem Ausschlußvolumen (V_0, Zwischenkornvolumen) aus der Säule eluiert. Die Auftrennung nach der Molekülgröße erfolgt im Bereich zwischen Ausschlußvolumen und Totvolumen. Eine brauchbare Trennung wird gewöhnlich in den ersten zwei Dritteln dieses Bereichs erreicht.

Apparatur: Das Gerät besteht im wesentlichen aus einer, falls erforderlich thermostatisierten, Chromatographiesäule von unterschiedlicher Länge und mit unterschiedlichem inneren Durchmesser (∅). Sie ist mit einem Füllmaterial gepackt, das die Auftrennung der Substanzen im vorgeschriebenen Molekülgrößenbereich erlaubt. Die mobile Phase strömt mit konstanter Durchflußrate durch die Säule. Das eine Säulenende ist üblicherweise mit einer geeigneten Probeneinlaßeinrichtung wie einem Durchflußadapter, einem Spritzeneinlaß oder einem Probenaufgabeventil versehen und kann an ein geeignetes Pumpensystem zur gleichmäßigen Förderung der mobilen Phase angeschlossen sein. Andererseits kann die Probe unmittelbar auf das Füllmaterial gebracht werden, oder, wenn ihre Dichte größer als die der mobilen Phase ist, kann sie zwischen Füllmaterial und mobiler Phase eingebracht werden.

Der Säulenausgang wird üblicherweise an einen geeigneten Detektor angeschlossen, der mit einer automatischen Vorrichtung zum Registrieren der relativen Konzentrationen der aufgetrennten Substanzen versehen ist. Die Detektoren beruhen im allgemeinen auf der Photometrie, der Refraktometrie oder der Lumineszenz. Falls erforderlich kann ein automatischer Fraktionssammler angeschlossen werden.

Das Füllmaterial kann weicher Art, zum Beispiel gequollenes Gel, oder fester Art, zum Beispiel poröses Glas, Kieselgel, oder ein mit den Lösungsmitteln verträgliches, quervernetztes, organisches Polymer sein. Die festen Trägermaterialien erfordern im allgemeinen unter Druck arbeitende Systeme, die schnellere Trennungen erlauben. Die Wahl der mobilen Phase erfolgt nach der Art der Substanz, der stationären Phase und des Detektionssystems. Bevor die Trennung durchgeführt wird, muß das Füllmaterial nach den Angaben der Monographie oder des Herstellers behandelt und die Säule gefüllt werden.

Bewertungskriterien zur Eignung des Systems sind unter „2.2.46 Chromatographische Trennmethoden“ beschrieben. In der allgemeinen Methode ist ebenfalls angegeben, in welchem Maße eine Einstellung der Parameter des Chromatographie-Systems vorgenommen werden kann, um die Kriterien der Systemeignung zu erfüllen.

Bestimmung der relativen Zusammensetzung von Gemischen

Die Trennung wird nach den Angaben der Monographie durchgeführt. Wenn möglich wird die Elution der Komponenten kontinuierlich aufgezeichnet, und die Flächen der betreffenden Peaks werden gemessen. Wird die Probe aufgrund einer physikalisch-chemischen Eigenschaft registriert, die für alle Komponenten gleiche Ansprechgrößen ergibt (zum Beispiel die gleiche spezifische Absorption), wird die relative Menge jeder Komponente durch das Verhältnis der Fläche des zugehörigen Peaks zu der Summe der Peakflächen aller zu prüfenden Komponenten errechnet. Sind die zur Bestimmung der zu prüfenden Komponenten benutzten Ansprechgrößen nicht für alle Komponenten gleich, werden ihre Konzentrationen mit Hilfe von Eichkurven berechnet, wobei die in der Monographie vorgeschriebenen Referenzsubstanzen verwendet werden.

Bestimmung von Molekülmassen

Die Ausschlußchromatographie kann zur Bestimmung von Molekülmassen benutzt werden, indem mit in der Monographie vorgeschriebenen Referenzsubstanzen verglichen wird.

Die Elutionsvolumen der Referenzsubstanzen können als Funktion der Logarithmen der Molekülmassen dargestellt werden. Für das verwendete System ergibt sich im Bereich zwischen Ausschlußvolumen und totalem Permeationsvolumen annähernd eine Gerade. Die Molekülmassen können aus der Eichkurve ermittelt werden. Da die Größe des gelösten Makromoleküls eine Funktion des Eluenten ist (hydrodynamisches Volumen), ist die Eichung nach Molekülmassen nur für dieses System unter den vorgeschriebenen experimentellen Bedingungen gültig.

Bestimmung der molekularen Größenverteilung von Polymeren

Die Ausschlußchromatographie kann zur Bestimmung der molekularen Größenverteilung von Polymeren benutzt werden. Ein Vergleich verschiedener Proben ist aber nur dann gültig, wenn die Ergebnisse unter denselben experimentellen Bedingungen erhalten wurden. Die zur Kontrolle verwendeten Referenzsubstanzen und die Methoden zur Bestimmung der molekularen Größenverteilung von Polymeren werden in der Monographie beschrieben.

2.2.31 Elektrophorese

Dieser Text wurde in der deutschsprachigen Ausgabe der Ph. Eur. – Nachtrag 2000 schon in dieser Fassung veröffentlicht.

Grundlage

In einem elektrischen Feld wandern gelöste oder dispergierte, geladene Partikel in einer Elektrolytlösung zu der Elektrode, die eine den Partikeln entgegengesetzte Polarität aufweist. In der Gelelektrophorese wird die Fortbewegung von Partikeln durch Interaktionen mit der Matrix des Gels, in dem die Fortbewegung stattfindet, gehemmt. Die Gelmatrix verhält sich wie ein Molekularsieb. Das elektrische Feld und das Molekularsieb wirken in entgegengesetztem Sinn, so daß sich eine nach Größe, Form und Ladung der Partikel differenzierte Wanderungsgeschwindigkeit ergibt. Aufgrund der unterschiedlichen physikalisch-chemischen Eigenschaften wandern die verschiedenen Makromoleküle in einer Mischung während der Elektrophorese mit unterschiedlichen Geschwindigkeiten und werden auf diese Weise in deutlich abgegrenzte Fraktionen aufgetrennt. Die Trennungen mit Hilfe der Elektrophorese können in Systemen ohne Trägermaterial (Beispiel: freie Kapillarelektrophorese in Lösung) oder mit Trägermaterial wie Dünnschichtplatten, Filmen oder Gelen durchgeführt werden.

Grenzflächenelektrophorese (trägerfreie Elektrophorese)

Diese Methode wird hauptsächlich zur Bestimmung der Beweglichkeit benutzt, da die experimentellen Eigenschaften direkt meßbar und reproduzierbar sind. Sie kann vor allem bei schwer diffundierbaren Substanzen von großer relativer Molekülmasse angewendet werden. Am Anfang der Bestimmung wird die Lage der Fronten mit einem physikalischen Verfahren wie zum Beispiel der Refraktometrie oder der Konduktometrie festgestellt. Nach dem Anlegen eines bestimmten elektrischen Feldes während einer genau gemessenen Zeit werden die neu erhaltenen Fronten und ihre Lagen zueinander bestimmt. Die Ausführungsbedingungen müssen die Bestimmungen von ebenso vielen Fronten, wie Komponenten vorhanden sind, zulassen.

Zonenelektrophorese (Elektrophorese auf Trägermaterial)

Für diese Methode werden nur geringe Probemengen benötigt.

Die Art des Trägermaterials, zum Beispiel Papier, Agar, Celluloseacetat, Stärke, Agarose, Methacrylamid oder ein Mischgel, ergibt ergänzende Faktoren, welche die Beweglichkeit ändern:

a) Infolge der porenförmigen Struktur des Trägermaterials ist die scheinbar durchlaufene Strecke kleiner als die wahre Strecke,
b) bestimmte Trägermaterialien sind elektrisch nicht neutral; da das Medium eine stationäre Phase bildet, kann es einen beträchtlichen elektroendosmotischen Strom erzeugen,
c) die durch den Joule-Effekt entstehende Erwärmung kann ein teilweises Verdampfen der Flüssigkeit des Trägermaterials bewirken, was infolge Kapillarität eine Verschiebung der Lösung von den Enden zum Zentrum nach sich zieht. Die Ionenstärke wächst dadurch stetig.

Die Wanderungsgeschwindigkeit hängt von 4 Hauptfaktoren ab: Beweglichkeit des geladenen Teilchens, elektroendoosmotischer Strom, Verdampfungsstrom und Feldstärke. Daher sollte nach experimentell genau bestimmten Angaben gearbeitet, und wenn möglich sollten Referenzsubstanzen verwendet werden.

Apparatur: Ein Elektrophoresegerät besteht aus
- einer *Gleichstromquelle* mit kontrollierbarer und möglichst stabilisierter Spannung
- einer *Elektrophoresekammer*, allgemein in einer rechteckigen Form aus Glas oder einem geeigneten Kunststoff, in 2 Elektrodenräume getrennt, einen anodischen und einen kathodischen, die Elektrolytlösung enthalten; in jedem Raum ist zum Beispiel eine Platin- oder Kohleelektrode eingetaucht. Anode und Kathode werden in einem genügend isolierten Stromkreis an die entsprechende Klemme der Stromquelle angeschlossen. Das Flüssigkeitsniveau wird in den beiden Elektrodenräumen gleich hoch gehalten, um jegliche Siphonwirkung zu vermeiden.

  Die Elektrophoresekammer ist mit einem Deckel dicht verschlossen, der so eine mit Feuchtigkeit gesättigte Atmosphäre aufrechterhält und das Verdampfen des Lösungsmittels während der Wanderung der Teilchen vermindert. Ein Sicherheitssystem sollte verwendet werden, um den Strom zu unterbrechen, sobald der Deckel geöffnet wird.

  Bei Leistungen über 10 W ist es vorteilhaft, das Elektrophoreseträgermaterial zu kühlen.

- einer *Haltevorrichtung für das Trägermaterial:* *Bandelektrophorese:* Das zuvor mit der Elektrolytlösung imprägnierte Trägermaterialband taucht an jedem Ende in einen Elektrodenraum und wird auf einer geeigneten Haltevorrichtung befestigt und ausreichend gespannt. Die Haltevorrichtung ist so beschaffen, daß sie die Diffusion der Elektrolytlösung vermeidet, wie zum Beispiel bei einem horizontalen Rahmen, einem umgekehrten V-förmigen Steg oder einer gleichmäßigen Oberfläche. Die Kontaktpunkte sollen genügend voneinander entfernt sein.
  Gelelektrophorese: Die Haltevorrichtung besteht aus einer Glasplatte, zum Beispiel einem klassischen Objektträger, auf dem eine gut anhaftende Gelschicht von gleichmäßiger Dicke über die ganze obere Fläche aufgetragen ist. Die Verbindung zwischen dem Gel und der Pufferlösung wird gemäß den verschiedenen Eigenschaften des verwendeten Gerätetyps hergestellt. Eine Kondensation von Feuchtigkeit oder das Austrocknen der festen Schicht ist zu vermeiden.
- einem *Meßinstrument* oder einer *Nachweisvorrichtung.*

Ausführung: In die Elektrodenräume wird die Elektrolytlösung eingefüllt. Das Trägermaterial wird in der Kammer mit der Elektrolytlösung entsprechend den speziellen Angaben für den verwendeten Gerätetyp getränkt. Die Startlinie wird markiert und die Probe aufgetragen. Der elektrische Strom fließt während der vorgeschriebenen Zeit. Nach der Unterbrechung des Stroms wird das Trägermaterial aus der Kammer herausgenommen, getrocknet und entwickelt.

Polyacrylamidgelelektrophorese in zylindrischen Gelen

Bei der Polyacrylamidgelelektrophorese in zylindrischen Gelen besteht die stationäre Phase aus einem Gel, das aus Acrylamid und *N,N'*-Methylenbisacrylamid hergestellt wird. Gele werden in Röhrchen von 7,5 cm Länge und 0,5 cm innerem Durchmesser als zylindrische Gele hergestellt, auf die eine einzige Probe aufgetragen wird.

Apparatur: Das Gerät besteht aus 2 Vorratsgefäßen zur Aufnahme der Pufferlösungen aus einem geeigneten Material wie Polymethylmethacrylat, die senkrecht übereinander angeordnet und je mit einer Platinelektrode versehen sind. Die beiden Elektroden sind mit einer Stromquelle verbunden, die den Betrieb bei konstanter Stromstärke oder konstanter Spannung ermöglicht. Für zylindrische Gele ist der Boden des oberen Vorratsgefäßes mit Halterungen aus Elastomeren versehen, die alle gleich weit von der Elektrode entfernt sind.

Ausführung: Im allgemeinen wird empfohlen, die Lösungen vor der Polymerisierung zu entgasen und das Gel unmittelbar nach seiner Herstellung zu verwenden. Das Gel wird nach den Angaben in der Monographie hergestellt. Die Mischung wird in geeignete, unten mit einem Stopfen verschlossene Glasröhrchen gegossen. Die Füllung endet etwa 1 cm vom oberen Rand des Röhrchens entfernt und ist für alle Röhrchen gleich. Das Einbringen von Luftblasen ist zu vermeiden. Die Mischung wird mit einer Schicht Wasser *R* bedeckt, um Kontakt mit der Luft auszuschließen, und stehengelassen. Meistens benötigt die Gelbildung etwa 30 min und ist abgeschlossen, sobald eine deutliche Trennlinie zwischen Gel und Wasserschicht auftritt. Die Wasserschicht wird entfernt. Das untere Vorratsgefäß wird mit der vorgeschriebenen Pufferlösung gefüllt, und die Stopfen werden von den Röhrchen entfernt. Diese werden in den Halterungen des oberen Vorratsgefäßes so befestigt, daß ihr unterer Teil in die Pufferlösung im unteren Vorratsgefäß eintaucht. Die Röhrchen werden vorsichtig mit der vorgeschriebenen Pufferlösung gefüllt. Die Untersuchungs- und Referenzlösungen werden unter Zusatz des vorgeschriebenen Farbstoffs zur Markierung hergestellt. Die Lösungen, deren Dichte zum Beispiel durch Zusatz von Saccharose *R* erhöht worden ist, werden – eine einzige Lösung je zylindrisches Gel – auf die Geloberfläche aufgetragen. In das obere Vorratsgefäß wird die gleiche Pufferlösung wie zuvor in das untere eingefüllt. Die Elektroden werden an die Stromquelle angeschlossen, und die Elektrophorese wird, wie in der Monographie vorgeschrieben, bei konstanter Stromstärke oder Spannung und bei der angegebenen Temperatur durchgeführt. Die Stromzufuhr wird unterbrochen, sobald der Farbstoff das untere Vorratsgefäß erreicht hat. Die Röhrchen werden sofort aus der Elektrophoresekammer entfernt, und das Gel wird aus den Röhrchen ausgestoßen. Die Lage der Banden im Elektropherogramm wird nach dem vorgeschriebenen Verfahren festgestellt.

Polyacrylamidgelelektrophorese mit Natriumdodecylsulfat (Sodium Dodecyl Sulphate Polyacrylamide Gel Electrophoresis, SDS-PAGE)

Anwendungsbereich: Die Polyacrylamidgelelektrophorese wird für die qualitative Charakterisierung, Reinheitsprüfungen und quantitative Bestimmungen von Proteinen in biologischen Zubereitungen angewendet.

Zweck: Die Gelelektrophorese ist eine geeignete Analysenmethode, um Proteine zu identifizieren und deren Homogenität in pharmazeutischen Zubereitungen nachzuweisen. Die Methode wird routinemäßig eingesetzt, um die relativen Molekülmassen von Protein-Untereinheiten und die Untereinheiten gereinigter Proteine zu bestimmen.

Ein großes Angebot verwendungsfertiger Gele und Reagenzien ist im Handel erhältlich. Handelsprodukte können anstelle der Gele und Reagenzien, die nachstehend beschrieben sind, verwendet werden. Mit Handelsprodukten und selber hergestellten Gelen müssen vergleichbare Ergebnisse erzielt werden. Die Handelsprodukte müssen außerdem die Anforderungen der Validierung (siehe „Validierung der Prüfung") erfüllen.

Eigenschaften von Polyacrylamidgelen

Die Sieb-Eigenschaften von Polyacrylamidgelen ergeben sich aus dem dreidimensionalen Netzwerk aus Fasern und Poren, das beim Quervernetzen von nebeneinanderliegenden Polyacrylamid-Ketten mit bifunktionellen Bisacrylamid-Einheiten entsteht. Die Polymerisation wird durch ein System von Ammoniumpersulfat und Tetramethylethylendiamin katalysiert, das freie Radikale erzeugt.

Die effektive Porengröße eines Gels nimmt mit zunehmender Acrylamid-Konzentration im Gel ab. Die effektive Porengröße eines Gels wird durch die Molekularsieb-

Allg. Methoden

Eigenschaften definiert, das heißt aufgrund des Widerstands, den das Gel der Wanderung der Makromoleküle entgegensetzt. Die Konzentrationen an Acrylamid, die verwendet werden können, sind begrenzt. Bei zu hohen Konzentrationen werden die Gele brüchig und sind schwierig zu handhaben. Mit abnehmender Porengröße nimmt auch die Geschwindigkeit der Fortbewegung eines Proteins im betreffenden Gel ab. Durch die Veränderung der Porengröße mit Hilfe der Acrylamid-Konzentration kann die Auflösung der Methode für ein gegebenes Proteinprodukt optimiert werden. Die physikalischen Eigenschaften eines Gels sind vom Verhältnis von Acrylamid zu Bisacrylamid abhängig.

Außer der Zusammensetzung des Gels ist auch der Zustand des Proteins ein wichtiger Faktor für dessen Beweglichkeit bei der Elektrophorese. Im Falle von Proteinen hängt die Beweglichkeit bei der Elektrophorese vom *p*K-Wert der geladenen Gruppen und der Größe des Moleküls ab. Sie wird außerdem beeinflußt von Typ, Konzentration und *p*H-Wert des Puffers, von Temperatur und elektrischer Feldstärke als auch von der Art des Trägermaterials.

Polyacrylamidgelelektrophorese mit Denaturierung

Die als Beispiel aufgeführte Methode ist beschränkt auf die Analyse von Polypeptiden in Form von Monomeren mit einer relativen Molekülmasse zwischen 14 000 und 100 000 Da. Dieser Molekülmassenbereich kann durch Anwendung verschiedener Techniken wie Gele mit einem Gradienten oder spezielle Puffersysteme, auf die in diesem Kapitel nicht näher eingegangen wird, ausgeweitet werden.

Die Polyacrylamidgelelektrophorese mit Denaturierung durch Natriumdodecylsulfat (SDS-PAGE) ist die am meisten verbreitete Elektrophorese-Technik, die eingesetzt wird, um die pharmazeutische Qualität von Proteinprodukten zu überprüfen. In erster Linie wird diese Methode im nachfolgenden Text beschrieben. Die Elektrophorese von Proteinen zu analytischen Zwecken wird meistens in Polyacrylamidgelen unter Bedingungen durchgeführt, die zur Dissoziation von Proteinen in einzelne Polypeptid-Untereinheiten führen und die Bildung von Aggregaten weitgehend ausschließen. Häufig wird das stark anionische Detergens Natriumdodecylsulfat kombiniert mit Hitze verwendet, um die Proteine zu dissoziieren, bevor sie auf das Gel aufgetragen werden. Die denaturierten Polypeptide binden an Natriumdodecylsulfat, werden Träger negativer Ladungen und zeigen ein konstantes Ladungs-Masse-Verhältnis, unabhängig vom vorliegenden Proteintyp. Da die Menge an gebundenem Natriumdodecylsulfat fast immer proportional zur Molekülmasse des Polypeptids und unabhängig von dessen Sequenz ist, wandern Natriumdodecylsulfat-Polypeptid-Komplexe in Polyacrylamidgelen mit Beweglichkeiten, die von der Größe des Polypeptids abhängig sind.

Die Beweglichkeit der resultierenden Detergens-Polypeptid-Komplexe bei der Elektrophorese zeigt immer die gleiche funktionelle Beziehung zur Molekülmasse. Die Natriumdodecylsulfat-Komplexe wandern auf vorhersehbare Weise zur Anode, Komplexe mit kleiner Molekülmasse wandern mit größerer Geschwindigkeit als Komplexe mit großer Molekülmasse. Die relative Molekülmasse eines Proteins kann deshalb in der SDS-PAGE nach Kalibrieren aufgrund der relativen Beweglichkeit ermittelt werden. Das Auftreten einer einzigen Zone ist ein Reinheitskriterium.

Änderungen der Polypeptid-Kette, wie *N*- oder *O*-Glykosilierung, haben eine nicht zu vernachlässigende Auswirkung auf die scheinbare Molekülmasse eines Proteins, da Natriumdodecylsulfat nicht in gleicher Weise an einen Glykosid-Rest bindet wie an ein Polypeptid. Auf diese Weise geht das konstante Ladungs-Masse-Verhältnis verloren. Die scheinbare Molekülmasse von Proteinen, die Änderungen nach der Translation erfahren haben, widerspiegelt nicht die wahre Molekülmasse der Polypeptid-Kette.

Reduzierende Bedingungen

Die Verknüpfung von Polypeptid-Untereinheiten und die dreidimensionale Struktur in Proteinen beruhen oft auf Disulfid-Brücken. Die Analyse mit der SDS-PAGE unter reduzierenden Bedingungen bezweckt, diese Struktur durch Reduktion der Disulfid-Brücken zu zerstören. Völlige Denaturierung und Dissoziation von Proteinen mit Hilfe von 2-Mercaptoethanol und Dithiothreitol (DTT) führt zum Auffalten der Polypeptid-Struktur und nachfolgender Komplexbildung mit Natriumdodecylsulfat. Unter solchen Bedingungen kann die relative Molekülmasse der Polypeptid-Untereinheiten durch die lineare Regressionsanalyse mit Hilfe von geeigneten Molekülmassen-Referenzsubstanzen errechnet werden.

Nichtreduzierende Bedingungen

Für bestimmte Analysen ist die vollständige Dissoziation eines Proteins in Peptid-Untereinheiten unerwünscht. In Abwesenheit von reduzierenden Agenzien wie 2-Mercaptoethanol und Dithiothreitol, bleiben kovalente Disulfid-Brücken intakt, wobei die oligomere Konformation des Proteins erhalten bleibt. Natriumdodecylsulfat-Oligomeren-Komplexe wandern langsamer als ihre Natriumdodecylsulfat-Peptid-Untereinheiten. Zudem können nicht reduzierte Proteine nur unvollständig mit Natriumdodecylsulfat gesättigt und deshalb nicht in einem konstanten Verhältnis von Masse zu Detergens komplexiert sein. Das erschwert die Bestimmung der relativen Molekülmasse dieser Moleküle durch SDS-PAGE im Vergleich mit Analysen von vollständig denaturierten Polypeptiden, da sowohl die Referenzsubstanzen als auch unbekannte Proteine für gültige Vergleiche in ähnlichen Konformationen vorliegen müssen. In jedem Fall ist eine einzige vorliegende, gefärbte Zone im Gel ein Reinheitskriterium.

Eigenschaften der Gelelektrophorese im diskontinuierlichen Puffersystem

Das am weitesten verbreitete Elektrophorese-Verfahren zur Charakterisierung von komplexen Protein-Mischungen beruht auf der Verwendung eines diskontinuierlichen Puffersystems mit 2 aufeinandergeschichteten, jedoch verschiedenartigen Gelen: einem unteren Gel zur Trennung oder Auflösung und einem oberen Gel zur Anreicherung. Die beiden Gele unterscheiden sich in der Porengröße, im *p*H-Wert und der Ionenstärke. Außerdem sind die verwendeten, beweglichen Ionen in den Gelen und Elektrodenpuffern unterschiedlich. Das diskontinuierliche Puffersystem dient dazu, große Probevolumen im Anreicherungsgel zu konzentrieren, wodurch die Auflösung verbessert wird. Wird ein elektrisches Feld angelegt, baut sich in der Probelösung ein Spannungsgefälle auf, das die Proteine in das Anreicherungsgel transportiert. Glycinat-Ionen aus dem Elektrodenpuffer folgen den Proteinen in das Anreicherungsgel. Dabei bildet sich rasch eine mobile Front, in deren vorderstem Bereich Chlorid-Ionen mit hoher Beweglichkeit wandern. Den Abschluß bilden die langsam wandernden Glycinat-Ionen. Ein lokaler Gradient mit großem Spannungsgefälle stellt sich zwischen diesen beiden Ionen-Fronten ein, so daß die Natriumdodecylsulfat-Protein-Komplexe in einer sehr schmalen Zone zwischen den Fraktionen von Chlorid- und Glycinat-Ionen konzentriert werden. In einem weiten Bereich, unabhängig von der Menge der aufgetragenen Probe, wird die Gesamtheit der Natriumdodecylsulfat-Protein-Komplexe so sehr verdichtet, daß sie als schmale, gut definierte Zone hoher Proteindichte in das Trenngel wandert. Das Anreicherungsgel mit großen Poren verzögert das Wandern der Proteine im allgemeinen nicht. Es spielt vielmehr hauptsächlich die Rolle eines Antikonvektionsmediums. An der Grenze zwischen Anreicherungs- und Trenngel werden die Proteine wegen des geringen Porendurchmessers im Trenngel abrupt gebremst. Sobald sie in das Trenngel eingedrungen sind, werden sie durch den von der Gelmatrix ausgeübten Molekularsiebeffekt weiter gebremst. Die Glycinat-Ionen überholen die Proteine, die jetzt in einem Umfeld von gleichbleibendem *p*H-Wert in Gegenwart von Trometamol und Glycin weiterwandern. Der Molekularsiebeffekt bewirkt eine Trennung der Natriumdodecylsulfat-Polypeptid-Komplexe aufgrund der jeweiligen relativen Molekülmasse.

Herstellung von vertikalen Natriumdodecylsulfat-Polyacrylamidgelen in diskontinuierlichem Puffer

Zusammensetzen der Gußform

Mit einem milden Detergens werden die beiden Glasplatten (Größe zum Beispiel 10 cm × 8 cm), der Kamm aus Polytetrafluorethylen, die beiden Stege und der Schlauch aus Silicongummi (zum Beispiel 35 cm lang und 0,6 mm im Durchmesser) gereinigt und mit reichlich Wasser gespült. Alle Bestandteile werden mit saugfähigem Papier oder einem Tuch trocken gewischt. Stege und Schlauch werden mit Fett, das kein Silicon enthält, geschmiert. Die Stege werden 2 mm vom Rand einwärts auf den beiden kurzen Seiten und einer Längsseite der Glasplatte eingesetzt. Auf dieser Längsseite wird sich die Basis des Gels befinden. Der Schlauch wird auf der Glasplatte angebracht, wobei ein Steg als Führung dient. Am Ende des Stegs wird der Schlauch vorsichtig gebogen und an der Längsseite der Glasplatte entlang geführt. Der Schlauch wird mit einem Finger in dieser Lage festgehalten, erneut gebogen, damit er entlang der zweiten kurzen Seite der Platte geführt werden kann, wobei wiederum der Steg als Führung dient. Die zweite Platte wird exakt auf der ersten Platte positioniert und durch manuellen Druck zusammengehalten. Zwei Klammern werden auf jeder der beiden kurzen Seiten der Gußform angebracht und anschließend 4 Klammern sorgfältig auf der Längsseite, die die Basis der Gußform bilden wird. Beim Anbringen der Klammern ist darauf zu achten, daß der Schlauch den Rändern der Platte folgt und nicht verschoben wird. Die Gußform ist bereit zum Einfüllen der Gelgrundlage.

Herstellung der Gele

Für die Gele mit diskontinuierlichem Puffersystem wird empfohlen, zuerst die Grundlage für das Trenngel einzufüllen und diese polymerisieren zu lassen, bevor die Grundlage für das Anreicherungsgel eingefüllt wird, da sich der Gehalt an Acrylamid-Bisacrylamid, der Puffer und der *p*H-Wert in den beiden Gelen unterscheiden.

Herstellung des Trenngels: In einem Erlenmeyerkolben wird ein geeignetes Volumen einer Lösung mit der gewünschten Konzentration an Acrylamid entsprechend den in Tab. 2.2.31-1 angegebenen Werten hergestellt. Die Bestandteile werden in der angegebenen Reihenfolge gemischt. Vor Zusatz von Ammoniumpersulfat-Lösung und Tetramethylethylendiamin (TEMED) wird die Lösung über eine Celluloseacetat-Membran (Porendurchmesser 0,45 µm), falls erforderlich unter Anlegen eines Vakuums, filtriert. Unter Vakuum wird die Filtrationseinheit geschüttelt, bis sich in der Lösung keine Blasen mehr bilden. Die geeigneten Mengen an Ammoniumpersulfat und Tetramethylethylendiamin werden zugesetzt (siehe Tab. 2.2.31-1), die Mischung wird geschüttelt und sofort in die durch die beiden Glasplatten gebildete Form gegossen. Für das Anreicherungsgel wird oberhalb des Trenngels genügend Raum gelassen (Höhe eines Kammzahns plus 1 cm). Mit einer Pasteur-Pipette wird die eingefüllte Lösung sorgfältig mit 2-Methylpropanol, das mit Wasser gesättigt ist, bedeckt. Die Grundlage des Gels wird in der senkrecht stehenden Gußform bei Raumtemperatur polymerisieren gelassen.

Herstellung des Anreicherungsgels: Wenn die Polymerisation des Trenngels nach etwa 30 min beendet ist, wird das 2-Methylpropanol abgegossen. Die Oberfläche des Gels wird mehrmals mit Wasser gewaschen, um restliches 2-Methylpropanol und nicht polymerisiertes Acrylamid zu entfernen. Die Flüssigkeit wird möglichst vollständig von der Oberfläche des Gels entfernt. Verbleibendes Wasser wird mit einer Papierserviette abgesaugt.

In einem Erlenmeyerkolben wird ein geeignetes Volumen einer Lösung mit der gewünschten Konzentration an Acrylamid entsprechend den in Tab. 2.2.31-2 angegebenen Werten hergestellt. Die Bestandteile werden in der angegebenen Reihenfolge gemischt. Vor Zusatz von Ammoniumpersulfat-Lösung und Tetramethylethylendiamin wird die Lösung über eine Celluloseacetat-Membran (Porendurchmesser 0,45 µm), falls erforderlich unter Anlegen eines Vakuums, filtriert. Unter Vakuum wird die Filtrationseinheit geschüttelt, bis sich in der Lösung keine Blasen mehr bilden. Die geeigneten Mengen an Ammoniumpersulfat und Tetramethylethylendiamin werden zugesetzt (siehe Tab. 2.2.31-2); die Mischung wird geschüttelt und sofort auf das polymerisierte Trenngel gegossen. Unverzüglich wird ein sauberer Kamm aus Polytetrafluorethylen in die Lösung, die die Grundlage für das Trenngel bildet, eingelegt, wobei darauf geachtet wird, daß sich keine Luftblasen bilden. Weitere Lösung als Grundlage für das Anreicherungsgel wird zugesetzt, damit die Räume zwischen den Kammzähnen vollständig gefüllt sind.

Die Grundlage des Anreicherungsgels wird in der senkrecht stehenden Gußform bei Raumtemperatur polymerisieren gelassen.

Tab. 2.2.31-1: Herstellung des Trenngels

Bestandteile der Lösung	Volumen des Bestandteils (ml) je Volumen Gelgrundlage							
	5 ml	10 ml	15 ml	20 ml	25 ml	30 ml	40 ml	50 ml
6 Prozent Acrylamid								
Wasser *R*	2,6	5,3	7,9	10,6	13,2	15,9	21,2	26,5
Acrylamid-Lösung[1)]	1,0	2,0	3,0	4,0	5,0	6,0	8,0	10,0
1,5 mol · l^{-1} Tris (*p*H 8,8)[2)]	1,3	2,5	3,8	5,0	6,3	7,5	10,0	12,5
100 g · l^{-1} SDS[3)]	0,05	0,1	0,15	0,2	0,25	0,3	0,4	0,5
100 g · l^{-1} APS[4)]	0,05	0,1	0,15	0,2	0,25	0,3	0,4	0,5
TEMED[5)]	0,004	0,008	0,012	0,016	0,02	0,024	0,032	0,04
8 Prozent Acrylamid								
Wasser *R*	2,3	4,6	6,9	9,3	11,5	13,9	18,5	23,2
Acrylamid-Lösung[1)]	1,3	2,7	4,0	5,3	6,7	8,0	10,7	13,3
1,5 mol · l^{-1} Tris (*p*H 8,8)[2)]	1,3	2,5	3,8	5,0	6,3	7,5	10,0	12,5
100 g · l^{-1} SDS[3)]	0,05	0,1	0,15	0,2	0,25	0,3	0,4	0,5
100 g · l^{-1} APS[4)]	0,05	0,1	0,15	0,2	0,25	0,3	0,4	0,5
TEMED[5)]	0,003	0,006	0,009	0,012	0,015	0,018	0,024	0,03
10 Prozent Acrylamid								
Wasser *R*	1,9	4,0	5,9	7,9	9,9	11,9	15,9	19,8
Acrylamid-Lösung[1)]	1,7	3,3	5,0	6,7	8,3	10,0	13,3	16,7
1,5 mol · l^{-1} Tris (*p*H 8,8)[2)]	1,3	2,5	3,8	5,0	6,3	7,5	10,0	12,5
100 g · l^{-1} SDS[3)]	0,05	0,1	0,15	0,2	0,25	0,3	0,4	0,5
100 g · l^{-1} APS[4)]	0,05	0,1	0,15	0,2	0,25	0,3	0,4	0,5
TEMED[5)]	0,002	0,004	0,006	0,008	0,01	0,012	0,016	0,02
12 Prozent Acrylamid								
Wasser *R*	1,6	3,3	4,9	6,6	8,2	9,9	13,2	16,5
Acrylamid-Lösung[1)]	2,0	4,0	6,0	8,0	10,0	12,0	16,0	20,0
1,5 mol · l^{-1} Tris (*p*H 8,8)[2)]	1,3	2,5	3,8	5,0	6,3	7,5	10,0	12,5
100 g · l^{-1} SDS[3)]	0,05	0,1	0,15	0,2	0,25	0,3	0,4	0,5
100 g · l^{-1} APS[4)]	0,05	0,1	0,15	0,2	0,25	0,3	0,4	0,5
TEMED[5)]	0,002	0,004	0,006	0,008	0,01	0,012	0,016	0,02
14 Prozent Acrylamid								
Wasser *R*	1,4	2,7	3,9	5,3	6,6	8,0	10,6	13,8
Acrylamid-Lösung[1)]	2,3	4,6	7,0	9,3	11,6	13,9	18,6	23,2
1,5 mol · l^{-1} Tris (*p*H 8,8)[2)]	1,2	2,5	3,6	5,0	6,3	7,5	10,0	12,5
100 g · l^{-1} SDS[3)]	0,05	0,1	0,15	0,2	0,25	0,3	0,4	0,5
100 g · l^{-1} APS[4)]	0,05	0,1	0,15	0,2	0,25	0,3	0,4	0,5
TEMED[5)]	0,002	0,004	0,006	0,008	0,01	0,012	0,016	0,02
15 Prozent Acrylamid								
Wasser *R*	1,1	2,3	3,4	4,6	5,7	6,9	9,2	11,5
Acrylamid-Lösung[1)]	2,5	5,0	7,5	10,0	12,5	15,0	20,0	25,0
1,5 mol · l^{-1} Tris (*p*H 8,8)[2)]	1,3	2,5	3,8	5,0	6,3	7,5	10,0	12,5
100 g · l^{-1} SDS[3)]	0,05	0,1	0,15	0,2	0,25	0,3	0,4	0,5
100 g · l^{-1} APS[4)]	0,05	0,1	0,15	0,2	0,25	0,3	0,4	0,5
TEMED[5)]	0,002	0,004	0,006	0,008	0,01	0,012	0,016	0,02

[1)] Acrylamid-Lösung: Acrylamid-Bisacrylamid-Lösung (29:1), 30prozentige *R*.
[2)] 1,5 mol · l^{-1} Tris (*p*H 8,8): Trometamol-Pufferlösung *p*H 8,8 (1,5 mol · l^{-1}) *R*.
[3)] 100 g · l^{-1} SDS: Eine Lösung von Natriumdodecylsulfat *R* (100 g · l^{-1}).
[4)] 100 g · l^{-1} APS: Eine Lösung von Ammoniumpersulfat *R* (100 g · l^{-1}). Ammoniumpersulfat liefert die freien Radikale, die die Polymerisation von Acrylamid und Bisacrylamid einleiten. Da sich die Ammoniumpersulfat-Lösung allmählich zersetzt, muß sie jede Woche frisch hergestellt werden.
[5)] TEMED: Tetramethylethylendiamin *R*.

Einbringen des Gels in das Gerät zur Elektrophorese und Durchführung der Elektrophorese

Wenn die Polymerisation des Anreicherungsgels nach etwa 30 min beendet ist, wird der Kamm aus Polytetrafluorethylen vorsichtig entfernt. Die Vertiefungen werden sofort mit Wasser oder mit gepufferter SDS-PAGE-Lösung *R* gespült, um nicht polymerisiertes Acrylamid zu entfernen. Falls erforderlich werden die hervorstehenden Zacken des Anreicherungsgels mit einer Nadel zur subkutanen Injektion, deren Spitze entfernt worden ist und die auf eine Spritze aufgesetzt ist, aufgerichtet. Die Klammern werden auf einer der kurzen Seiten entfernt. Der Schlauch wird vorsichtig herausgezogen, und die Klammern werden wieder angebracht. Dieser Vorgang wird für die zweite, kurze Seite und die Längsseite an der Basis wiederholt. Das Gel wird in das Gerät zur Elektrophorese überführt. Die Puffer zur Elektrophorese werden in das obere und das untere Vorratsgefäß eingefüllt. Am unteren Ende des Gels zwischen den Glasplatten eingeschlossene Gasblasen werden mit Hilfe einer rechtwinklig gebogenen Nadel zur subkutanen Injektion, die auf eine Spritze aufgesetzt ist, entfernt. Das Gel darf niemals unter Spannung gesetzt werden, wenn keine Proben aufgetragen sind, da sonst die Diskontinuität des Puffersystems zerstört würde. Bevor die Probe eingebracht wird, werden die Vertiefungen sorgfältig mit gepufferter SDS-PAGE-Lösung *R* gespült. Die Untersuchungs- und Referenzlösungen werden mit dem für die Proben empfohlenen Puffer hergestellt und wie in der Einzelmonographie der zu prüfenden Substanz beschrieben behandelt. Das geeignete Volumen jeder Lösung wird in die Vertiefungen des Anreicherungsgels gegeben. Die Elektrophorese erfolgt unter den vom Gerätehersteller empfohlenen Bedingungen. Bestimmte Hersteller von Geräten für die SDS-PAGE liefern Gele von unterschiedlicher Oberfläche und Dicke. Um eine optimale Trennung zu erzielen, kann es erforderlich sein, die Dauer der Elektrophorese und die elektrischen Parameter, wie vom Hersteller angegeben, zu ändern. Die gefärbte Front muß nachweislich im Trenngel wandern. Die Elektrophorese wird beendet, sobald die gefärbte Front die Basis des Gels erreicht hat. Die Gußform wird aus dem Gerät für die Elektrophorese herausgenommen. Nach Entfernen der Stege werden die beiden Glasplatten getrennt. Das Anreicherungsgel wird entfernt und verworfen. Das Trenngel wird sofort angefärbt.

Nachweis von Proteinen in Gelen

Die Coomassie-Färbung ist die gebräuchlichste Färbemethode für Proteine, mit der 1 bis 10 µg Protein je Zone nachgewiesen werden können. Die Silberfärbung ist die empfindlichste Methode, um Proteine in Gelen anzufärben; sie erlaubt den Nachweis von 10 bis 100 ng Protein je Zone.

Jeder Schritt der Färbung von Gelen erfolgt bei Raumtemperatur unter leichtem Schwenken (zum Beispiel auf einem Schütteltisch in kreisförmigen Bewegungen) in einem geeigneten Gefäß. Das Tragen von Handschuhen ist erforderlich, um keine Fingerabdrücke auf dem Gel zu hinterlassen, die sich ebenfalls färben würden.

Coomassie-Färbung

Das Gel wird mindestens 1 h lang in Coomassie-Färbelösung *R*, die in einem großen Überschuß vorliegt, eingetaucht. Danach wird die Färbelösung entfernt.

Das Gel wird in die Entfärber-Lösung *R*, die in einem großen Überschuß vorliegt, eingetaucht. Die Entfärber-Lösung wird so oft gegen neue Lösung ausgetauscht, bis die angefärbten Proteinzonen klar erkennbar auf hellem Untergrund erscheinen. Je stärker das Gel entfärbt wird, um so geringer ist die nachweisbare Proteinmenge. Die Entfärbung kann beschleunigt werden, indem der Entfärber-Lösung *R* einige Gramm Anionenaustauscherharz oder ein kleiner Schwamm zugesetzt werden.

Hinweis: Die säurehaltigen alkoholischen Lösungen, die bei dieser Methode verwendet werden, fixieren die Proteine im Gel nicht vollständig, so daß im Verlauf der Färbung und Entfärbung dünner Gele bestimmte Proteine mit kleiner relativer Molekülmasse verlorengehen können. Eine permanente Fixierung kann erzielt werden, indem das Gel 1 h lang in eine Mischung von 1 Volumteil Trichloressigsäure R, 4 Volumteilen Methanol R und 5 Volumteilen Wasser R eingelegt wird, bevor es in die Coomassie-Färbelösung R getaucht wird.

Silberfärbung

Das Gel wird 1 h lang in eine Fixier-Lösung *R*, die in einem großen Überschuß vorliegt, eingetaucht. Die Lösung wird verworfen, durch neue Fixier-Lösung *R* ersetzt und das Gel erneut mindestens 1 h lang oder über Nacht, wenn das aus praktischen Gründen vorteilhafter ist, ein-

Tab. 2.2.31-2: Herstellung des Anreicherungsgels

Bestandteile der Lösung	Volumen des Bestandteils (ml) je Volumen Gelgrundlage							
	1 ml	2 ml	3 ml	4 ml	5 ml	6 ml	8 ml	10 ml
Wasser *R*	0,68	1,4	2,1	2,7	3,4	4,1	5,5	6,8
Acrylamid-Lösung [1)]	0,17	0,33	0,5	0,67	0,83	1,0	1,3	1,7
1,0 mol · l^{-1} Tris (*p*H 6,8) [2)]	0,13	0,25	0,38	0,5	0,63	0,75	1,0	1,25
100 g · l^{-1} SDS [3)]	0,01	0,02	0,03	0,04	0,05	0,06	0,08	0,1
100 g · l^{-1} APS [4)]	0,01	0,02	0,03	0,04	0,05	0,06	0,08	0,1
TEMED [5)]	0,001	0,002	0,003	0,004	0,005	0,006	0,008	0,01

1) Acrylamid-Lösung: Acrylamid-Bisacrylamid-Lösung (29:1), 30prozentige *R*.
2) 1,0 mol · l^{-1} Tris (*p*H 6,8): Trometamol-Pufferlösung *p*H 6,8 (1 mol · l^{-1}) *R*.
3) 100 g · l^{-1} SDS: Eine Lösung von Natriumdodecylsulfat *R* (100 g · l^{-1}).
4) 100 g · l^{-1} APS: Eine Lösung von Ammoniumpersulfat *R* (100 g · l^{-1}). Ammoniumpersulfat liefert die freien Radikale, die die Polymerisation von Acrylamid und Bisacrylamid einleiten. Da sich die Ammoniumpersulfat-Lösung allmählich zersetzt, muß sie jede Woche frisch hergestellt werden.
5) TEMED: Tetramethylethylendiamin *R*.

getaucht. Die Fixier-Lösung wird verworfen. Das Gel wird zum Waschen 1 h lang in Wasser *R*, das in großem Überschuß vorliegt, und anschließend 15 min lang in eine 1prozentige Lösung (*V/V*) von Glutaraldehyd *R* getaucht. Das Gel wird zum Waschen 2mal 15 min lang in Wasser *R*, das in großem Überschuß vorliegt, und anschließend 15 min lang im Dunkeln in frisch hergestelltes Silbernitrat-Reagenz *R* getaucht. Das Gel wird zum Waschen 3mal 5 min lang in Wasser *R*, das in großem Überschuß vorliegt, und anschließend etwa 1 min lang in Entwickler-Lösung *R* getaucht, bis eine zufriedenstellende Färbung aufgetreten ist. Die Farbentwicklung wird beendet, indem das Gel 15 min lang in Blockier-Lösung *R* getaucht wird. Anschließend wird das Gel mit Wasser *R* gewaschen.

Trocknen der gefärbten Natriumdodecylsulfat-Polyacrylamidgele

Die Behandlung der Gele unterscheidet sich geringfügig, je nachdem, welche Färbemethode eingesetzt wurde. Im Falle der Coomassie-Färbung wird das Gel nach der Entfärbung mindestens 2 h lang oder über Nacht in eine Lösung von Glycerol *R* (100 g · l^{-1}) getaucht. Bei der Silberfärbung wird das Gel nach dem letzten Waschvorgang 5 min lang in eine Lösung von Glycerol *R* (20 g · l^{-1}) getaucht.

2 Folien aus poröser Cellulose werden 5 bis 10 min lang in Wasser *R* getaucht. Eine der beiden Folien wird in einen Rahmen zum Trocknen gebracht. Sehr sorgfältig wird das Gel auf die Folie aus Cellulose gelegt. Eingeschlossene Luftblasen werden entfernt und einige Milliliter Wasser *R* an den Rändern des Gels entlang gegossen. Mit der zweiten Folie wird das Gel zugedeckt, und eingeschlossene Luftblasen werden entfernt. Der Rahmen zum Trocknen wird vollständig zusammengesetzt. Das Gel wird im Trockenschrank getrocknet oder bei Raumtemperatur trocknen gelassen.

Bestimmung der relativen Molekülmasse

Die relative Molekülmasse der Proteine wird bestimmt, indem ihre Beweglichkeit mit der von mehreren Marker-Proteinen bekannter relativer Molekülmasse verglichen wird. Zur Kalibrierung der Gele können Mischungen von Proteinen genau bekannter relativer Molekülmasse, mit denen eine gleichmäßige Färbung erzielt werden kann, verwendet werden. Solche Mischungen sind für unterschiedliche Bereiche relativer Molekülmassen erhältlich. Die konzentrierten Stammlösungen von Proteinen bekannter relativer Molekülmasse werden mit geeignetem Proben-Puffer verdünnt und auf das gleiche Gel wie die Probe des zu prüfenden Proteins aufgetragen.

Sofort nach der Elektrophorese wird die Lage des zur Markierung verwendeten Farbstoffs (Bromphenolblau) gekennzeichnet, um die Laufstrecke der Ionen an der Front zu identifizieren. Zu diesem Zweck kann der Rand des Gels eingeschnitten werden oder auf der Höhe der Laufstrecke des Farbstoffs eine mit Tinte getränkte Nadel in das Gel gedrückt werden. Nach der Färbung des Gels wird die Laufstrecke jeder Proteinzone (Marker und unbekannte Zonen) vom oberen Rand des Trenngels aus gemessen, und jede dieser Laufstrecken wird geteilt durch die Strecke, die der Farbstoff-Marker zurückgelegt hat. Die so erhaltenen Laufstrecken werden als relative Beweglichkeiten der Proteine (in bezug auf die gefärbte Front) oder herkömmlich als R_f bezeichnet. Die Logarithmen der relativen Molekülmassen M_r der Proteine zum Kalibrieren werden gegen die entsprechenden R_f-Werte aufgetragen. Die erhaltenen Kurven sind leicht sigmoid. Die Errechnung der unbekannten relativen Molekülmassen kann mit der linearen Regressionsanalyse oder durch Interpolation aus diesen Kurven unter der Bedingung erfolgen, daß sich die für die unbekannten Proben erhaltenen Werte im linearen Bereich der Kurve befinden.

Validierung der Prüfung

Die Prüfung darf nur ausgewertet werden, wenn die als Marker für die relative Molekülmasse verwendeten Proteine über eine Laufstrecke, die 80 Prozent der Länge des Gels beträgt, verteilt sind und wenn über den erforderlichen Trennbereich (zum Beispiel der Bereich zwischen dem Produkt und seinem Dimeren oder der Bereich zwischen Produkt und verwandten Substanzen) für die auszuwertenden Proteinbanden eine lineare Beziehung zwischen Logarithmus der relativen Molekülmasse und dem R_f-Wert besteht. Weitergehende Validierungsanforderungen an die Prüfzubereitung können in den Einzelmonographien spezifiziert sein.

Quantitative Bestimmung von Verunreinigungen

Wenn in der Einzelmonographie ein Grenzwert für eine Verunreinigung festgelegt ist oder Grenzwerte für mehrere Verunreinigungen festgelegt sind, kann eine Referenzlösung, deren Gehalt dem Grenzwert der Verunreinigung entspricht, durch Verdünnen der Untersuchungslösung hergestellt werden. Ist dieser Grenzwert zum Beispiel auf 5 Prozent festgelegt, ist die Referenzlösung eine im Verhältnis 1 zu 20 verdünnte Untersuchungslösung. Das Elektropherogramm der Untersuchungslösung darf keine Zone einer Verunreinigung (andere Zone als die Hauptzone) zeigen, die intensiver ist als die Hauptzone im Elektropherogramm der Referenzlösung.

Unter validierten Bedingungen dürfen die Verunreinigungen mit dem Verfahren „Normalisierung" durch Vergleich mit der Hauptzone unter Verwendung eines Densitometers mit eingebautem Integrator quantitativ bestimmt werden. In diesem Fall ist die Linearität der gemessenen Antwort zu validieren.

2.2.33 Kernresonanzspektroskopie

Die Kernresonanzspektroskopie (NMR-Spektroskopie) beruht auf der Tatsache, daß Atomkerne wie ^{1}H, ^{13}C, ^{19}F, ^{31}P ein permanentes, magnetisches Kernmoment aufweisen. Unter dem Einfluß eines äußeren Magnetfeldes (Hauptfeld) nehmen sie in bezug auf seine Richtung wohldefinierte Orientierungen (Eigenzustände) ein, die bestimmten Energiezuständen entsprechen. Bei einer gegebenen Feldstärke finden Absorptionen charakteristischer Wellenlängen der elektromagnetischen Strahlung im Radiofrequenzbereich statt, die Übergängen zwischen Energieniveaus entsprechen.

Die Bestimmung dieser Frequenzen kann entweder durch kontinuierliche Veränderung des möglichen Resonanzbereiches (Continuous-wave-Verfahren (CW), Sweep-Verfahren) oder durch die gleichzeitige Anregung aller Übergänge durch einen Multifrequenzimpuls erfolgen. Bei der letzteren Methode erfolgt anschließend eine Rechneranalyse der induzierten Quermagnetisierung (free-induction decay, FID) der ausgesandten Strahlung, während das System in den Ursprungszustand zurückkehrt (Impulsspektroskopie).

Das *Protonen*-Kernresonanzspektrum besteht aus einer Anzahl von Signalen, die Protonen entsprechen; ihre Lage und Multiplizität ist charakteristisch für die chemische Umgebung, die ihrerseits durch die im Molekül vorhandenen Elemente und Elektronendichten bestimmt wird. Der Abstand zwischen einem gegebenen Signal und demjenigen einer Referenzsubstanz wird chemische Verschiebung (δ) genannt und in Teilen je Million (ppm) ausgedrückt; sie charakterisiert das Proton nach seiner Element- und Elektronenumgebung. Die Signale werden meist in Gruppen miteinander zusammenhängender Peaks, genannt Dublets, Triplets bis Multiplets, aufgespalten; diese Kopplungen werden durch permanente, magnetische Felder hervorgerufen, die ihrerseits von benachbarten Kernen, hauptsächlich Protonen in der Entfernung von 2 bis 5 Valenzbindungen, herrühren. Die Intensität eines jeden Signals, durch die Fläche unter dem Signal bestimmt, ist der Anzahl der Protonen proportinal.

Apparatur: Ein Kernresonanzspektrometer für Spektroskopie nach dem Continuous-wave-Verfahren besteht aus einem Magneten, einem (variablen) Niederfrequenzgenerator, einem Probenhalter, einem Radiofrequenzsender und -empfänger, einem Schreiber und einem elektronischen Integrator. Ein Impulsspektrometer enthält zusätzlich einen Impulssender und einen Rechner zur Datenaufnahme und -speicherung und zu deren mathematischer Transformation in konventionelle Spektren.

Für die Aufnahme eines Protonenresonanzspektrums ist ein Kernresonanzspektrometer mit einer minimalen Frequenz von 60 MHz zu verwenden. Wenn nicht anders angegeben, ist die Anleitung des Herstellers zu befolgen. Vor der Aufnahme eines Spektrums muß auf folgendes geachtet werden:

1. Bei folgenden Signalen ist die Auflösung kleiner oder gleich 0,5 Hz, gemessen an der Peakbreite auf halber Höhe und mittels einer angemessenen Skalendehnung:
   - entweder des Signals bei δ 7,33 ppm oder δ 7,51 ppm des symmetrischen Multipletts einer 20prozentigen Lösung (*V*/*V*) von Dichlorbenzol *R* in (D_6)Aceton *R*
   - oder des Signals bei δ 0,00 ppm einer 5prozentigen Lösung (*V*/*V*) von Tetramethylsilan *R* in (D)Chloroform *R*.
2. Das Signal-Rausch-Verhältnis (*S*/*N*), in einem Bereich von 2 bis 5 ppm des mit einer 1prozentigen Lösung (*V*/*V*) von Ethylbenzol *R* in (D)Chloroform *R* erhaltenen Spektrums bestimmt, beträgt mindestens 25:1. Dieses Verhältnis wird als Mittel von 5 aufeinanderfolgenden Bestimmungen nach der Gleichung errechnet

$$\frac{S}{N} = 2{,}5\,\frac{A}{H}$$

   wobei

   A = Amplitude, gemessen in Millimetern, des größten Signals des bei 2,65 ppm zentrierten Methylenquartetts von Ethylbenzol. Die Amplitude wird ausgehend von einer Basislinie gemessen, die durch die Mitte des Rauschbandes in einem beidseitigen Abstand von mindestens 1 ppm vom Zentrum des Quartetts gelegt wird.

   H = Amplitude von Spitze zu Spitze des Basislinienrauschens, gemessen in Millimetern und zwischen δ 4 und 5 ppm bestimmt.
3. Die Amplitude der Rotationsseitenbanden beträgt höchstens 2 Prozent der Höhe des Substanzsignals bei einer für das Spektrometer geeigneten Rotationsgeschwindigkeit des Röhrchens.
4. Für quantitative Messungen muß die Wiederholbarkeit der Integrationswerte mittels einer 5prozentigen Lösung (*V*/*V*) von Ethylbenzol *R* in (D)Chloroform *R* überprüft werden. 5 aufeinanderfolgende Aufnahmen der Protonen der Ethylgruppe sind zu machen und die erhaltenen Werte zu mitteln. Kein Einzelwert darf mehr als 2,5 Prozent vom Mittelwert abweichen.

Ausführung: Die Substanz wird wie vorgeschrieben gelöst. Nach dem Filtrieren muß die Lösung klar sein. Als Interner Standard für die chemische Verschiebung wird, wenn nichts anderes vorgeschrieben ist, eine Lösung verwendet, die 0,5 bis 1,0 Prozent (*V*/*V*) Tetramethylsilan *R* in deuterierten organischen Lösungsmitteln oder 5 bis 10 $g \cdot l^{-1}$ Natriumtrimethylsilyl-(D_4)propionat *R* in (D_2)Wasser *R* enthält. Mit der notwendigen Menge wird das Spektrum aufgenommen.

Continuous-wave-Spektroskopie

Das Spektrometer wird so eingestellt, daß es so nahe wie möglich im reinen Absorptionsmodus arbeitet; die Leistung des Radiofrequenzsenders soll so gewählt werden, daß sie nicht zur Sättigung der Signale führt. Die Geräteparameter werden so eingestellt, daß das intensivste Signal im Spektrum der Substanz fast die ganze Spektrenordinate beansprucht und das Signal des Internen Standards einer chemischen Verschiebung von δ 0,00 ppm entspricht. Das Spektrum wird über den vorgeschriebenen Spektrenbereich aufgenommen und, wenn nichts anderes vorgeschrieben ist, mit einer Durchlaufgeschwindigkeit von höchstens 2 Hz je Sekunde registriert. Die Integration des Spektrums wird über demselben Spektrenbereich und mit einer für das Gerät geeigneten Durchlaufgeschwindigkeit vorgenommen. Bei quantitativen Bestimmungen ist nach den angegebenen Vorschriften vorzugehen.

Impulsspektroskopie

Die Geräteparameter des Spektrometers, wie Auslenkwinkel der Magnetisierung, Impulsamplitude, Impulsintervall, Spektrenbreite, Anzahl der Datenpunkte (Auflösung) und Digitalisierungsrate, werden nach den Angaben des Herstellers gewählt. Die notwendige Anzahl an FIDs (Abnahme der Quermagnetisierung) wird registriert. Nach der mathematischen Umformung der Daten durch den Rechner wird die Phasenkontrolle so eingestellt, daß möglichst ein reines Absorptionsspektrum erhalten wird, anschließend wird das Spektrum mit Hilfe der Resonanzfrequenz des internen Standards für die chemische Verschiebung kalibriert. Das im Rechner gespeicherte Spektrum wird in geeigneter Weise dargestellt und bei quantitativen Messungen je nach der Möglichkeit des Instruments integriert.

Allg. Methoden

2.2.41 Zirkulardichroismus

Die Absorptionsdifferenz von optisch aktiven Substanzen innerhalb einer Absorptionsbande für links- und rechtsdrehendes polarisiertes Licht wird als Zirkulardichroismus bezeichnet.

Die direkte Messung ergibt einen mittleren algebraischen Wert:

$$\Delta A = A_L - A_R$$

ΔA = zirkulardichroistische Absorption
A_L = Absorption des linksdrehenden polarisierten Lichts
A_R = Absorption des rechtsdrehenden polarisierten Lichts.

Der Zirkulardichroismus wird mit Hilfe der Gleichung

$$\Delta \varepsilon = \varepsilon_L - \varepsilon_R = \frac{\Delta A}{c \cdot l}$$

berechnet.

$\Delta \varepsilon$ = molarer Zirkulardichroismus oder molarer differenzdichroistischer Absorptionskoeffizient, ausgedrückt in $l \cdot mol^{-1} \cdot cm^{-1}$
ε_L = molarer Absorptionskoeffizient (2.2.25) des linksdrehenden polarisierten Lichts
ε_R = molarer Absorptionskoeffizient des rechtsdrehenden polarisierten Lichts
c = Konzentration der Untersuchungslösung in $mol \cdot l^{-1}$
l = Schichtdicke der Küvette in Zentimeter.

Folgende Einheiten können zur Charakterisierung des Zirkulardichroismus ebenfalls verwendet werden:

Dissymmetrie-Faktor:

$$g = \frac{\Delta \varepsilon}{\varepsilon}$$

ε = molarer Absorptionskoeffizient (2.2.25).

Molare Elliptizität:
Bestimmte Gerätetypen zeigen den Elliptizitäts-Wert Θ, ausgedrückt in Grad, direkt an. Falls solche Geräte angewendet werden, kann die molare Elliptizität $[\Theta]$ nach folgender Gleichung berechnet werden:

$$[\Theta] = \frac{\Theta \cdot M}{c \cdot l \cdot 10}$$

$[\Theta]$ = molare Elliptizität, ausgedrückt in Grad $\cdot$ $cm^2 \cdot decimol^{-1}$
Θ = Elliptizitäts-Wert, abgelesen am Gerät
M = relative Molekülmasse der zu untersuchenden Substanz
c = Konzentration der Untersuchungslösung in $g \cdot ml^{-1}$
l = Schichtdicke der Küvette in Zentimeter.

Die molare Elliptizität steht zum molaren Zirkulardichroismus durch folgende Gleichung in Beziehung:

$$[\Theta] = 2{,}303\ \Delta\varepsilon \frac{4500}{\pi} \approx 3300\ \Delta\varepsilon$$

Die molare Elliptizität wird häufig bei der Analyse von Proteinen und Nukleinsäuren angewendet. In diesem Falle wird die molare Konzentration als Monomerenrest ausgedrückt, der nach folgender Beziehung berechnet wird:

$$\frac{\text{relative Molekülmasse}}{\text{Anzahl der Monomeren}}$$

Die mittlere relative Molekülmasse des Monomerenrestes beträgt zwischen 100 und 120 (im allgemeinen 115) für Proteine und etwa 330 für Nukleinsäuren (als Natriumsalz).

Apparatur: Als Lichtquelle (S) dient eine Xenonlampe; das Licht fließt durch einen doppelten Monochromator (M), der Quarzprismen (P1, P2) enthält (siehe Abb. 2.2.41-1).

Der lineare Strahl vom ersten Monochromator wird in 2 Strahlen geteilt, die im zweiten Monochromator im rechten Winkel zueinander polarisiert werden. Durch den Austrittsspalt des Monochromators werden außergewöhnliche Strahlen eliminiert.

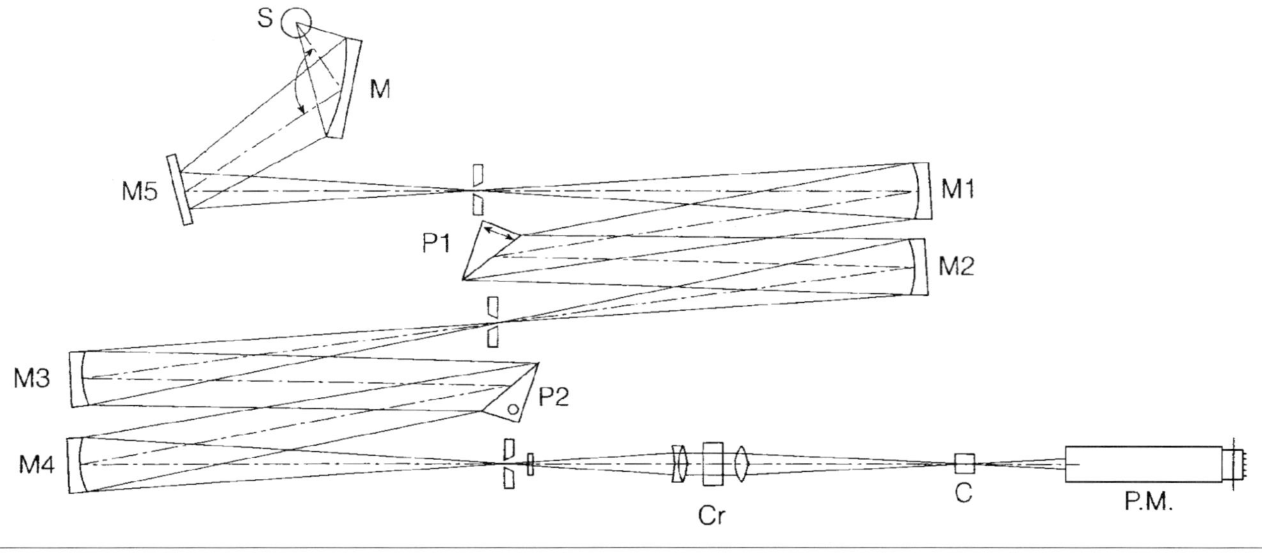

Abb. 2.2.41-1: Schematische Darstellung der Optik eines Dichrographen

Das polarisierte, monochromatische Licht fließt durch einen Modulator (Cr), wobei ein abwechselnd drehendes, polarisiertes Licht entsteht.

Anschließend passiert der Strahl die zu untersuchende Probe (C) und trifft auf einen Photomultiplier (PM) mit einem Verstärker, der 2 elektrische Signale aussendet: den Gleichstrom V_c und einen Wechselstrom mit der Modulationsfrequenz V_{ac}, die für die zu untersuchende Substanz charakteristisch ist. Die Phase ist mit dem Zirkulardichroismus korreliert. Das Verhältnis V_{ac}/V_c ist der für das Signal ursächlichen Absorptionsdifferenz ΔA proportional. Im allgemeinen liegt der von einem Dichrographen erfaßte Wellenlängenbereich zwischen 170 und 800 nm.

Einstellung der Apparatur

Genauigkeit der Absorptionsskala: 10,0 mg Isoandrosteron *R* werden in Dioxan *R* zu 10,0 ml gelöst. Das Zirkulardichroismus-Spektrum der Lösung wird zwischen 280 und 360 nm aufgenommen. $\Delta\varepsilon$ beträgt +3,3, im Maximum bei 304 nm gemessen.

Die im folgenden beschriebene Lösung von Camphersulfonsäure *R* kann ebenfalls verwendet werden.

Linearität der Modulation: 10,0 mg Camphersulfonsäure *R* werden in Wasser *R* zu 10,0 ml gelöst. Die genaue Konzentration an Camphersulfonsäure in der Lösung wird mit Hilfe der UV-VIS-Spektroskopie (2.2.25) bestimmt ($A_{1\,cm}^{1\,\%}$ = 1,49 bei 285 nm).

Das Zirkulardichroismus-Spektrum wird zwischen 185 und 340 nm aufgenommen. $\Delta\varepsilon$ liegt zwischen 2,2 und 2,5, im Maximum bei 290,5 nm gemessen. Im Maximum bei 192,5 nm gemessen, liegt $\Delta\varepsilon$ zwischen – 4,3 und –5.

(1*S*)-(+)-Ammonium-10-camphersulfonat kann ebenfalls verwendet werden.

2.2.42 Dichte von Feststoffen

Die Dichte von Feststoffen entspricht ihrer durchschnittlichen Masse je Volumeneinheit und wird üblicherweise in Gramm je Kubikzentimeter ($g \cdot cm^{-3}$) ausgedrückt, obwohl die Internationale Einheit als Kilogramm je Kubikmeter festgelegt ist ($1\ g \cdot cm^{-3} = 1000\ kg \cdot m^{-3}$).

Im Unterschied zu Gasen und Flüssigkeiten, deren Dichte lediglich von Temperatur und Druck abhängt, ist die Dichte von festen Teilchen auch von der Molekülanordnung abhängig und ändert sich daher mit der Kristallstruktur und dem Grad der Kristallinität.

Wenn ein Feststoff amorph oder teilweise amorph ist, kann seine Dichte weiterhin von der Art der Herstellung und Behandlung abhängen.

Daher kann, im Unterschied zu Flüssigkeiten, die Dichte von 2 chemisch äquivalenten Feststoffen unterschiedlich sein. Dieser Unterschied widerspiegelt eine unterschiedliche Feststoffstruktur. Die Dichte der partikulären Bestandteile ist eine wichtige physikalische Charakteristik von pharmazeutischen Pulvern.

Die Dichte von festen Teilchen kann in Abhängigkeit von der verwendeten Methode zum Messen des Teilchenvolumens unterschiedliche Werte annehmen. Es ist zweckmäßig, 3 Arten von Dichteangaben zu unterscheiden:

- die **Kristalldichte**, die ausschließlich die festen Anteile des Materials umfaßt; sie wird auch als *wahre Dichte* bezeichnet
- die **Partikeldichte**, die auch das Volumen der Poren innerhalb der Partikel umfaßt
- die **Schüttdichte**, die außerdem das im Pulverbett gebildete Leervolumen zwischen den Teilchen umfaßt; sie wird auch als *scheinbare Dichte* bezeichnet.

I. Kristalldichte

Die Kristalldichte einer Substanz ist die durchschnittliche Masse je Volumeneinheit, mit Ausnahme aller Hohlräume, die nicht strukturbedingter Bestandteil der molekularen Packungsanordnung sind. Sie ist eine innere Eigenschaft der Substanz und normalerweise unabhängig von der Bestimmungsmethode. Die Kristalldichte kann entweder durch Berechnung oder durch einfache Messung bestimmt werden.

A. Die *berechnete Kristalldichte* wird mit Hilfe kristallographischer Daten (Größe und Struktur einer Elementarzelle) eines idealen Kristalls, zum Beispiel durch Röntgendiffraktometrie, und der relativen Molekülmasse der Substanz erhalten.

B. Die *gemessene Kristalldichte* ist das Verhältnis von Masse zu Volumen nach dem Bestimmen der Masse und des Volumens eines Einkristalls.

II. Partikeldichte

Die Partikeldichte berücksichtigt sowohl die Kristalldichte als auch die Porosität innerhalb der Teilchen (geschlossene und/oder offene Poren). Somit hängt die Partikeldichte vom Wert des ermittelten Volumens ab, das wiederum von der Bestimmungsmethode abhängig ist. Die Partikeldichte kann mit einer der beiden folgenden Methoden bestimmt werden.

A. Die *pyknometrisch ermittelte Dichte* wird durch Messen des Volumens bestimmt, das von einer bekannten Masse eines Pulvers eingenommen wird und das dem durch das Pulver verdrängten Gasvolumen entspricht. Die Bestimmung erfolgt mit Hilfe der Gasverdrängungsmethode (2.9.23). Bei der pyknometrischen Dichtebestimmung wird auch das von den offenen Poren eingenommene Volumen mit berücksichtigt; das von den geschlossenen Poren oder das von den für das Gas nicht zugänglichen Poren eingenommene Volumen wird jedoch nicht erfaßt.

Aufgrund der großen Diffusionsfähigkeit des Heliums, das bevorzugt als Gas gewählt wird, sind die meisten offenen Poren für das Gas zugänglich. Daher unterscheiden sich die pyknometrisch ermittelte Dichte eines fein gemahlenen Pulvers und die Kristalldichte im allgemeinen nur geringfügig.

B. Die mit Hilfe von *Quecksilber-Porosimetern ermittelte Dichte* wird auch als *Korndichte* bezeichnet. Bei dieser Methode umfaßt das ermittelte Volumen den Anteil der geschlossenen Poren ebenfalls nicht; eingeschlossen ist jedoch das Volumen der offenen Poren mit einer Größe, die über einem bestimmten Grenzwert liegt. Dieser Grenzwert der Porengröße oder kleinste durchgängige Durchmesser ist von dem größten, während der Messung angewendeten Druck ab-

Allg. Methoden

hängig, mit dem das Quecksilber eingebracht wird. Unter normalen Versuchsdrucken dringt das Quecksilber nicht in die feinsten Poren ein, die für Helium noch zugänglich sind. Von einer Probe können unterschiedliche Korndichten erhalten werden, da für jeden angewendeten Druck, der zum Einbringen des Quecksilbers verwendet wird, eine Dichte bestimmt werden kann, die dem Grenzwert der Porengröße bei diesem Druck entspricht.

III. Schütt- und Stampfdichte

Die Schüttdichte eines Pulvers umfaßt auch den Anteil des Leervolumens zwischen den Teilchen. Daher ist die Schüttdichte sowohl von der Dichte der Pulverteilchen als auch von der räumlichen Anordnung der Teilchen im Pulverbett abhängig.

Die Schüttdichte eines Pulvers ist häufig sehr schwer zu bestimmen, da die geringfügigste Störung des Betts eine neue Dichte ergeben kann. Daher ist es erforderlich, bei der Angabe der Schüttdichte die Durchführung der Bestimmung zu spezifizieren.

A. Die *Schüttdichte* wird durch Messen des Volumens einer bekannten Pulvermasse bestimmt, die durch ein Sieb in einen Meßzylinder gegeben wurde (2.9.15).

B. Die *Stampfdichte* wird durch mechanisches Stampfen einer Pulverprobe in einem Meßzylinder erzielt. Nach dem Ablesen des Anfangsvolumens wird die Pulverprobe im Zylinder mechanisch gestampft und das Ablesen des Volumens so lange fortgesetzt, bis nur geringfügige weitere Volumenänderungen beobachtet werden (2.9.15).

2.2.43 Massenspektrometrie

Die Massenspektrometrie basiert auf der direkten Messung des Verhältnisses der Masse zur Anzahl positiver oder negativer Elementarladungen von Ionen (*m/z*) in der Gasphase der zu prüfenden Substanz. Dieses Verhältnis wird in Atommasseeinheiten (1 AME = ein Zwölftel der Masse von ^{12}C) oder in Dalton (1 Da = Masse eines Wasserstoff-Atoms) ausgedrückt.

Die in der *Ionenquelle* des Geräts entstandenen Ionen werden beschleunigt und anschließend durch den *Analysator* getrennt, bevor sie den *Detektor* erreichen. Diese Vorgänge laufen in einer Kammer ab, in der durch ein Pumpensystem ein *Vakuum* zwischen 10^{-3} und 10^{-6} Pa aufrechterhalten wird.

Das erhaltene Spektrum zeigt die relative Intensität der vorhandenen unterschiedlichen Ionenarten als Funktion des Verhältnisses *m/z*. Das einem Ion entsprechende Signal wird durch mehrere Peaks dargestellt, die der statistischen Verteilung der unterschiedlichen Isotope dieses Ions entsprechen. Dieses Muster wird als *Isotopenprofil* bezeichnet. Mindestens bei kleinen Molekülen wird der Peak, der die häufigsten Isotope eines Atoms darstellt, als *monoisotopischer Peak* bezeichnet.

Die durch Massenspektrometrie erhaltene Information ist im wesentlichen qualitativ (Bestimmung der relativen Molekülmasse, Information über die Struktur aus den beobachteten Bruchstücken) oder quantitativ (unter Verwendung einer internen oder externen Referenzsubstanz) mit Nachweisgrenzen im Bereich von Picomol bis Femtomol.

Einführen der Proben

Der erste Analysenschritt besteht in dem Einführen der Probe in das Gerät, ohne das Vakuum zu sehr zu beeinträchtigen. Bei einem üblichen Verfahren, der sogenannten *direkten Flüssig-Einführung*, befindet sich die Probe in einem Quarztiegel, auf einem Heizdraht oder auf einer Metalloberfläche am Ende eines zylindrischen Stabes. Der Stab wird in das Spektrometer eingeführt, nachdem er eine Vakuumschleuse passiert hat. In dieser wird ein Zwischenvakuum zwischen dem Atmosphärendruck und dem Hochvakuum im Gerät erzeugt.

Andere Einlaßsysteme ermöglichen, Bestandteile einer Mischung zu analysieren, die durch ein geeignetes, mit dem Massenspektrometer verbundenes Gerät getrennt werden.

Gaschromatographie/Massenspektrometrie: Für diese Kombination werden geeignete Säulen (Kapillarsäulen oder Semi-Kapillarsäulen) verwendet, deren Ende direkt in die Ionenquelle des Massenspektrometers eingeführt werden kann, ohne daß eine spezielle Trennvorrichtung, der Separator, benötigt wird.

Flüssigchromatographie/Massenspektrometrie: Diese Kombination ist besonders für die Prüfung von polaren Verbindungen vorteilhaft, die nicht genügend flüchtig oder zu hitzelabil sind, um durch die Gaschromatographie-Massenspektrometrie-Kopplung bestimmt zu werden. Das Verfahren wird dadurch kompliziert, daß Ionen in der Gasphase aus einer flüssigen Phase schwierig zu erhalten sind.

Dieser Vorgang erfordert spezielle Einlaßsysteme (interfaces) wie

- *direkte Flüssig-Einführung:* Die mobile Phase wird in Nebel überführt und das Lösungsmittel vor der Ionenquelle des Geräts verdampft
- *Teilchen-Strahl-System:* Die mobile Phase bei einer Durchflußrate bis zu 0,6 ml je Minute wird in einer Kammer zur Entfernung des Lösungsmittels in Nebel überführt, so daß nur die zu prüfende Substanz in neutraler Form die Ionenquelle des Geräts erreicht; diese Technik wird für Verbindungen relativ geringer Polarität mit einer relativen Molekülmasse von weniger als 1000 Da angewendet
- *Endlosband-System (moving-belt interface):* Die mobile Phase bei einer Durchflußrate bis zu 1 ml je Minute wird auf die Oberfläche eines Endlosbandes (moving belt) aufgetragen; nachdem das Lösungsmittel verdampft ist, werden die zu prüfenden Bestandteile nacheinander zur Ionenquelle des Geräts transportiert, in der sie ionisiert werden; diese Technik ist für stark polare oder hitzelabile Verbindungen wenig geeignet.

Andere Arten der Kopplung (Elektrospray-, Thermospray-Verfahren, chemische Ionisation unter Atmosphärendruck) werden als Ionisationsverfahren betrachtet und deshalb im Abschnitt „Ionisationsverfahren" beschrieben.

Superkritische Flüssigchromatographie/Massenspektrometrie: Die mobile Phase, die gewöhnlich aus superkritischem Kohlendioxid besteht, geht nach Durchfließen einer erhitzten Verengung zwischen Säule und Ionenquelle in den gasförmigen Zustand über.

Kapillarelektrophorese/Massenspektrometrie: Das Elutionsmittel wird in die Ionenquelle eingebracht, in einigen Fällen nach Zusatz eines anderen Lösungsmittels, so daß Durchflußraten in der Größenordnung von einigen Mikrolitern je Minute erreicht werden können. Diese Technik wird durch die geringen Mengen der einzuführenden Proben und die notwendigen flüchtigen Puffer begrenzt.

Ionisationsverfahren

Elektronenstoß-Ionisation: Die gasförmige Probe wird durch einen Strahl von Elektronen ionisiert, deren Energie (gewöhnlich 70 eV) größer ist als die Ionisationsenergie der Probe. Zusätzlich zum Molekül-Ion $M^{+\cdot}$ werden Bruchstücke beobachtet, die für die Molekülstruktur charakteristisch sind. Diese Technik wird hauptsächlich durch das erforderliche Verdampfen der Probe eingeschränkt. Aus diesem Grunde ist die Methode ungeeignet für polare und hitzelabile Verbindungen sowie für Verbindungen mit großer relativer Molekülmasse. Die Elektronenstoß-Ionisation ist für eine Kopplung der Massenspektrometrie mit der Gaschromatographie und manchmal mit der Flüssigchromatographie geeignet.

Chemische Ionisation: Bei dieser Art der Ionisation wird ein Gas als Reaktand, wie Methan, Ammoniak, Stickstoffmonoxid, Stickstoffdioxid oder Sauerstoff, benötigt. Das Spektrum ist durch die Ionen-Typen $(M + H)^+$ oder $(M - H)^-$ oder durch Addukt-Ionen charakterisiert, die aus der zu prüfenden Substanz und dem Gas gebildet werden. Mit dieser Art der Ionisation werden weniger Fragmente als mit der Elektronenstoß-Ionisation gebildet. Bei hitzelabilen Substanzen wird eine Variante dieser Technik angewendet, indem die auf einem Draht aufgetragene Probe sehr schnell mittels des Joule-Thomson-Effekts verdampft wird (chemische Ionisation mittels Desorption).

Ionisation durch Beschuß mit schnellen Atomen (Fast-Atom Bombardment, FAB) oder schnellen Ionen (Fast-Ion Bombardment Ionisation oder Liquid Secondary Ion Mass Spectrometry, LSIMS): Die in einer viskosen Matrix, wie Glycerol, gelöste Probe wird auf eine Metalloberfläche aufgetragen und mit einem Strahl neutraler Atome, wie Argon oder Xenon, oder durch Caesium-Ionen mit hoher kinetischer Energie ionisiert. Ionen des Typs $(M + H)^+$, $(M - H)^-$ oder Addukt-Ionen, die aus der Matrix oder der Probe gebildet werden, entstehen. Diese Art der Ionisation ist gut für polare und hitzelabile Verbindungen geeignet und ermöglicht, daß relative Molekülmassen bis zu 10 000 Da erfaßt werden. Die Technik kann mit der Flüssigchromatographie kombiniert werden, wobei der mobilen Phase 1 bis 2 Prozent Glycerol zugesetzt werden. Die Durchflußraten müssen allerdings sehr gering sein (einige Mikroliter je Minute). Diese Ionisationstechnik ermöglicht ferner, Dünnschichtchromatogramme zu analysieren, indem eine dünne Matrixschicht auf die Oberfläche der Platten aufgetragen wird.

Feld-Desorption und Feld-Ionisation: Die Probe wird in der Nähe eines Wolframdrahts verdampft, der mit Mikronadeln überzogen ist (Feld-Ionisation), oder sie wird auf diesen Draht aufgetragen (Feld-Desorption). Eine zwischen diesem Draht und einer Gegenelektrode angelegte Spannung von etwa 10 kV ionisiert die Probe. Diese beiden Techniken bilden vorwiegend Molekül-Ionen $M^{+\cdot}$ sowie $(M + H)^+$-Ionen und werden für Verbindungen mit geringer Polarität und/oder hitzelabile Verbindungen angewendet.

Matrixgestützte Laser-Desorptions-Ionisation (Matrix-Assisted Laser Desorption Ionisation, MALDI): Die in einer geeigneten Matrix enthaltene und auf einen Metallträger aufgebrachte Probe wird durch einen gepulsten Laserstrahl ionisiert, dessen Wellenlänge im UV- bis IR-Bereich liegen kann (Impulsdauer: 1 Picosekunde bis zu mehreren Nanosekunden). Diese Art der Ionisation spielt bei der Prüfung von Verbindungen mit sehr großer relativer Molekülmasse (mehr als 100 000 Da) eine wichtige Rolle; sie ist jedoch auf den Flugzeit-Analysator beschränkt (siehe nachstehend).

Elektrospray: Diese Art der Ionisation wird unter Atmosphärendruck durchgeführt. Die in Lösung befindliche Probe wird durch eine Kapillare, an deren Ende eine Spannung in der Größenordnung von 5 kV anliegt, in die Ionenquelle eingebracht. Zur besseren Nebelbildung kann ein Gas verwendet werden. Durch Entzug des Lösungsmittels aus den entstandenen Mikrotröpfchen werden einfach oder mehrfach geladene Ionen in der Gasphase gebildet. Die Durchflußraten variieren von einigen Mikrolitern bis zu 1 ml je Minute. Die Technik ist für polare Verbindungen und für die Untersuchung von Biomolekülen mit relativen Molekülmassen bis zu 100 000 Da geeignet. Sie kann mit der Flüssigchromatographie oder Kapillarelektrophorese gekoppelt werden.

Chemische Ionisation unter Atmosphärendruck (Atmospheric-Pressure Chemical Ionisation, APCI): Die Ionisation wird unter Atmosphärendruck durch eine Elektrode mit einem Potential von mehreren Kilovolt bewirkt, die sich in dem Fluß der mobilen Phase befindet. Die mobile Phase wird sowohl durch thermische Effekte als auch durch einen Strom von Stickstoff in Nebel überführt. Die entstehenden Ionen sind einfach geladene positive Ionen vom Typ $(M+H)^+$ und negative Ionen vom Typ $(M-H)^-$. Durch die großen Durchflußraten, die bei dieser Art der Ionisation angewendet werden können (bis zu 2 ml je Minute), wird sie zu einer idealen Technik für eine Kopplung mit der Flüssigchromatographie.

Thermospray: Die Probe, die sich in einer mobilen Phase aus Wasser und organischen Modifikatoren sowie einem flüchtigen Elektrolyten (im allgemeinen Ammoniumacetat) befindet, wird nach Passieren einer Metallkapillare bei kontrollierter Temperatur in Nebel überführt. Anwendbare Durchflußraten liegen in der Größenordnung von 1 bis 2 ml je Minute. Die Ionen des Elektrolyten ionisieren die zu analysierenden Verbindungen. Dieses Ionisationsverfahren kann durch eine elektrische Entladung von etwa 800 V ersetzt oder verstärkt werden, insbesondere dann, wenn es sich vollständig um organische Lösungsmittel handelt. Diese Technik ist mit einer Kopplung der Flüssigchromatographie mit der Massenspektrometrie vereinbar.

Analysatoren

Unterschiede in der Leistung der Analysatoren hängen hauptsächlich von 2 Parametern ab:

Allg. Methoden

- dem Bereich, über den das *m/z*-Verhältnis gemessen werden kann, also dem *Massenbereich*
- dem *Auflösungsvermögen*, das durch die Fähigkeit charakterisiert wird, 2 Ionen gleicher Intensität mit *m/z*-Verhältnissen, die sich um ΔM unterscheiden, zu trennen, wobei deren Überlappung als Prozentgehalt nach der „Tal-Definition" angegeben wird; zum Beispiel bedeutet ein Auflösungsvermögen ($M/\Delta M$) von 1000 mit 10 Prozent „Tal-Definition", daß die Ionen mit *m/z*-Verhältnissen von 1000 und 1001 so getrennt werden, daß die Intensität zwischen diesen bis auf 10 Prozent oberhalb der Basislinie zurückgeht; das Auflösungsvermögen kann jedoch in einigen Fällen (Flugzeit-Analysator, Quadrupol-Analysator, Ionenfallen-Analysator) als das Verhältnis von relativer Molekülmasse zur Peakbreite auf halber Peakhöhe (50 Prozent „Tal-Definition") definiert sein.

Magnetische und elektrostatische Analysatoren: Die in der Ionenquelle gebildeten Ionen werden durch eine elektrische Spannung *V* beschleunigt und in Richtung auf einen magnetisch (Magnetfeld *B*) oder einen elektrostatisch arbeitenden Analysator (elektrostatisches Feld *E*) gebündelt, was von der Art des Geräts abhängt. Die Ionen beschreiben eine Bahn mit dem Radius *r* nach dem Gesetz von Laplace

$$m/z = \frac{B^2 r^2}{2V}$$

2 Arten des Scannens können verwendet werden, um die in der Ionenquelle entstandenen unterschiedlichen Ionen zu sammeln und zu messen: ein Scannen von *B* bei konstantem *V* oder ein Scannen von *V* bei konstantem *B*. Auf den magnetisch arbeitenden Analysator folgt gewöhnlich ein elektrostatischer Sektor, der wie ein Filter für die kinetische Energie wirkt und das Auflösungsvermögen beträchtlich steigert. Das höchste Auflösungsvermögen eines solchen Geräts mit Doppelsektor liegt im Bereich von 10 000 bis 150 000 und gestattet in den meisten Fällen, den Wert des *m/z*-Verhältnisses genau genug zu ermitteln, um die Elementarzusammensetzung der entsprechenden Ionen zu bestimmen. Für einfach geladene Ionen liegt der Massenbereich zwischen 2000 und 15 000 Da. Einige Ionen können spontan (metastabile Übergänge) oder durch Zusammenstoß mit einem Gas (stoßaktivierte Dissoziation [collision-activated dissociation, CAD]) in einer feldfreien Region zwischen der Ionenquelle und dem Detektor zerfallen. Die Untersuchung dieser Zerfälle ist sehr nützlich für die Strukturbestimmung sowie für die Charakterisierung spezifischer Verbindungen in einer Mischung; hierzu wird die Tandem-Massenspektrometrie benötigt. Abhängig von der Region, in der diese Zerfälle stattfinden, werden mehrere Tandem-Massenspektrometer unterschieden:

- *Tochter-Ionen-Modus* (Bestimmung der Zerfall-Ionen von einem gegebenen Mutter-Ion): B/E = konstant (*Mass-analysed Ion Kinetic Energy Spectroscopy, MIKES*)
- *Mutter-Ionen-Modus* (Bestimmung aller Ionen, die durch Zerfall ein Ion mit dem gleichen spezifischen *m/z*-Verhältnis ergeben): B^2/E = konstant
- *Neutral-Verlust-Modus* (Nachweis all der Ionen, die das gleiche Bruchstück verloren haben):

$$\frac{B}{E(1 - E/E_0)^{1/2}} = \text{konstant},$$

wobei E_0 die Ausgangsspannung des elektrostatischen Sektors ist.

Quadrupol-Analysator: Der Analysator besteht aus 4 parallel angeordneten Metallstäben mit zylindrischem oder hyperbelförmigem Querschnitt. Sie sind symmetrisch zur Flugbahn der Ionen angeordnet; die zur Symmetrieachse diagonal gegenüberliegenden Stabpaare sind elektrisch miteinander verbunden. Die Potentiale der beiden Stabpaare sind entgegengesetzt. Sie setzen sich zusammen aus einem Gleichspannungs- und einem Wechselspannungsanteil. Die in der Ionenquelle erzeugten Ionen werden durch Änderung der an die Stäbe angelegten Spannung unterschiedlich durchgelassen und so getrennt. Die Spannungsänderung ist derart, daß das Verhältnis der Gleich- zur Wechselspannung konstant bleibt. Die Quadrupol-Analysatoren erfassen gewöhnlich einen Massenbereich von 1 AME bis 2000 AME, einige jedoch bis zu 4000 AME. Obwohl sie ein geringeres Auflösungsvermögen als Analysatoren mit einem magnetischen Sektor haben, ermöglichen sie trotzdem die Aufnahme des monoisotopischen Profils einfach geladener Ionen über den gesamten Massenbereich. Spektren können durch 3 in Serie angeordnete Quadrupole Q_1, Q_2, Q_3 erhalten werden (Q_2 dient als eine Stoßzelle und ist deshalb kein wirklicher Analysator; das gebräuchlichste Stoß-Gas ist Argon).

Die gebräuchlichsten Arten des Scannens sind dabei folgende:

- *Tochter-Ionen-Modus:* Q_1 wählt ein Ion mit einem *m/z*-Verhältnis aus, dessen durch Stoß in Q_2 erhaltenen Bruchstücke durch Q_3 analysiert werden
- *Mutter-Ionen-Modus:* Q_3 filtert nur ein spezifisches *m/z*-Verhältnis heraus, während Q_1 einen gegebenen Massenbereich scannt; nur die durch Zerfall gebildeten Fragment-Ionen, die durch Q_3 ausgewählt werden, werden nachgewiesen
- *Neutral-Verlust-Modus:* Q_1 und Q_3 erfassen jeweils bestimmte Massenbereiche, die entsprechend dem Fragmentverlust gegenseitig versetzt sind. Dieser Fragmentverlust ist charakteristisch für ein Produkt oder eine Verbindungsgruppe.

Spektren können außerdem durch Kombination von Quadrupol-Analysatoren mit magnetisch oder elektrostatisch arbeitenden Sektorfeld-Instrumenten erhalten werden; solche Instrumente werden *Hybrid-Massenspektrometer* genannt.

Ionenfallen-Analysator: Das Prinzip eines Ionenfallen-Analysators ist das gleiche wie bei einem Quadrupol-Analysator, in diesem Fall aber mit einem dreidimensionalen elektrischen Feld. Dieser Analysatortyp ermöglicht die Aufnahme von Produkt-Ionenspektren, die über verschiedene Zerfallsstufen entstehen (*MS*^{n}).

Ionen-Zyklotron-Resonanz-Analysatoren: Die in einer Zelle gebildeten Ionen werden einem gleichförmigen, intensiven Magnetfeld ausgesetzt, so daß sie sich auf Kreisbahnen mit Frequenzen bewegen, aus denen durch Anwendung der Fourier-Transformation ihr *m/z*-Verhältnis abgeleitet werden kann. Dieses Phänomen wird Ionen-Zyklotron-Resonanz genannt. Analysatoren dieses Typs bestehen aus supraleitenden Magneten und können ein sehr hohes Auflösungsvermögen (bis zu 1 000 000 und mehr) erzielen sowie MS^n-Spektren erzeugen. Benötigt werden jedoch sehr niedrige Drücke (Größenordnung von 10^{-7} Pa).

Flugzeit-Analysatoren: Die in der Ionenquelle erzeugten Ionen werden mit einer Spannung (V) von 10 bis 20 kV beschleunigt. Sie passieren den feldfreien, zylinderförmigen Analysator, der 25 cm bis 1,5 m lang ist und im allgemeinen „Flugrohr" genannt wird. Die Zeit (t) eines Ions, die zum Erreichen des Detektors benötigt wird, ist der Quadratwurzel des m/z-Verhältnisses proportional. Theoretisch ist der Massenbereich eines solchen Analysators unendlich. In der Praxis wird er jedoch durch das Ionisations- oder Desorptionsverfahren eingeschränkt. Flugzeit-Analysatoren werden vorwiegend für Verbindungen mit großer relativer Molekülmasse verwendet (bis zu mehreren hunderttausend Dalton). Diese Technik ist sehr empfindlich (wenige Picomol der Probe sind ausreichend). Die Meßgenauigkeit und das Auflösungsvermögen solcher Instrumente können durch die Anwendung eines elektrostatischen Spiegels (Reflektron) wesentlich verbessert werden.

Signalerfassung

Im wesentlichen existieren 3 mögliche Arten der Signalerfassung.

Komplett-Spektrum-Methode: Über einen ausgewählten Massenbereich wird die Gesamtheit der erhaltenen Signale aufgezeichnet. Das Spektrum gibt die relative Intensität vorhandener unterschiedlicher Ionenarten, angegeben als m/z-Verhältnis, wieder. Die Ergebnisse sind im wesentlichen qualitativ. Eine schnellere Identifizierung ist durch Nutzung von Referenzspektren-Bibliotheken möglich.

Fragment-Methode (Selected-ion monitoring): Das erfaßte Signal ist auf ein Ion (single-ion monitoring, SIM) oder mehrere Ionen (multiple-ion monitoring, MIM) beschränkt, die charakteristisch für die zu prüfende Probe sind. Die Nachweisgrenze kann mit dieser Methode wesentlich herabgesetzt werden. Durch den Einsatz externer oder interner Referenzsubstanzen (zum Beispiel deuterierte Referenzsubstanzen) können quantitative oder halbquantitative Prüfungen durchgeführt werden. Solche Prüfungen können nicht mit Flugzeit-Analysatoren durchgeführt werden.

Doppelmassenspektrometrie, Fragment-Methode (Multiple reaction monitoring, MRM): Der monomolekulare oder bimolekulare Zerfall eines gegebenen, für die zu prüfende Substanz charakteristischen Vorläufer-Ions wird spezifisch registriert. Die Selektivität und die hochspezifische Art dieser Erfassungsmethode gewährleisten hohe Empfindlichkeiten und bedingen, daß sie am besten für quantitative Untersuchungen geeignet ist, wobei geeignete interne Referenzsubstanzen eingesetzt werden (zum Beispiel deuterierte Referenzsubstanzen). Diese Analysenart kann nur mit Geräten durchgeführt werden, die mit 3 Quadrupolen in Serie, Ionenfallen-Analysatoren oder Zyklotron-Resonanz-Analysatoren ausgestattet sind.

Kalibrierung

Durch die Kalibrierung wird die Zuordnung des entsprechenden m/z-Werts zu dem nachgewiesenen Signal ermöglicht. Im allgemeinen geschieht dies unter Verwendung einer Referenzsubstanz. Diese Kalibrierung kann extern (Erfassung der Kalibrierungsdaten in einer unabhängig von der Analyse durchgeführten Messung) oder intern (die Referenzsubstanz(en) wird (werden) mit der zu prüfenden Substanz gemischt und erscheint (erscheinen) in demselben Datenfile) erfolgen. Die Anzahl der für eine zuverlässige Kalibrierung erforderlichen Ionen oder Meßpunkte hängt von der Art des Analysators und von der erwünschten Meßgenauigkeit ab. Zum Beispiel sollten im Falle eines magnetischen Analysators, bei dem sich das registrierte m/z-Verhältnis exponentiell mit dem Wert des Magnetfelds ändert, so viele Punkte wie möglich vorliegen.

Registrierung der Signale und Datenverarbeitung

Die durch einen Analysator getrennten Ionen werden mit Hilfe eines Detektorsystems, wie einem Photo- oder Elektronenmultiplier, in elektrische Signale umgewandelt. Diese Signale werden verstärkt, bevor sie in digitale Signale zur Datenverarbeitung umgewandelt werden, was Kalibrierung, Rekonstruktion von Spektren, automatische Quantifizierung, Archivierung, Erstellung oder Benutzung von Massenspektrenbibliotheken ermöglicht. Die verschiedenen physikalischen Parameter, die für die Funktion des gesamten Geräts erforderlich sind, werden heutzutage durch Computer gesteuert.

2.2.44 Gesamter organischer Kohlenstoff in Wasser zum pharmazeutischen Gebrauch

Mit Hilfe der Bestimmung des gesamten organischen Kohlenstoffs (total organic carbon – TOC) werden indirekt organische Substanzen bestimmt, die im Wasser zum pharmazeutischen Gebrauch enthalten sind. Die Bestimmung kann auch zur Überwachung der Leistung von unterschiedlichen Verfahrensschritten bei der Arzneimittelherstellung angewendet werden.

Für die Bestimmung des gesamten organischen Kohlenstoffs steht eine Reihe anerkannter Methoden zur Verfügung. Diese Allgemeine Methode schreibt weniger die Anwendung einer gegebenen Methode vor, sondern beschreibt das Vorgehen zur Bewertung der gewählten Methode und zur Interpretation der Ergebnisse dieser Grenzprüfung. Eine Referenzlösung wird in regelmäßigen Zeitabständen, die von der Häufigkeit der Messungen abhängen, analysiert. Zur Herstellung der Referenzlösung wird eine Substanz verwendet, die erwartungsgemäß leicht oxidierbar ist (zum Beispiel Saccharose), wobei die Konzentration so gewählt wird, daß der Meßwert dem festgelegten Grenzwert entspricht. Die Eignung des Systems wird anhand einer Lösung überprüft, die mit einer erwartungsgemäß schwer oxidierbaren Substanz (zum Beispiel 1,4-Benzochinon) hergestellt wird.

Die unterschiedlichen Gerätetypen zur Bestimmung des gesamten organischen Kohlenstoffs in Wasser zum pharmazeutischen Gebrauch sind alle in der Lage, die organischen Moleküle in der Wasserprobe vollständig zu

Kohlendioxid zu oxidieren und anschließend die Menge des entstandenen Kohlendioxids zu bestimmen. Das Ergebnis wird zur Berechnung der Kohlenstoffkonzentration im Wasser verwendet.

Das verwendete Gerät muß zwischen Kohlenstoff aus organischen und anorganischen Verbindungen unterscheiden. Letzterer ist im Wasser als Carbonat enthalten. Diese Unterscheidung kann entweder durch Bestimmen des Kohlenstoffs aus anorganischen Verbindungen und dessen Subtraktion vom Gesamtkohlenstoff oder durch Abtrennen der anorganischen Kohlenstoffverbindungen aus der Probe vor der Oxidation erfolgen. Durch das Abtrennen können auch organische Moleküle erfaßt werden, jedoch sind solche abtrennbaren organischen Kohlenstoffverbindungen nur in zu vernachlässigenden Mengen im Wasser für pharmazeutische Zwecke enthalten.

Gerät: Ein eingestelltes Gerät wird entweder in Reihe oder einzeln installiert. Die Eignung des Geräts wird in geeigneten Zeitabständen wie nachfolgend beschrieben überprüft.

Die vom Hersteller angegebene Nachweisgrenze des Geräts darf höchstens 0,05 mg Kohlenstoff je Liter betragen.

TOC-Wasser (Wasser zur Bestimmung des gesamten organischen Kohlenstoffs): Hochgereinigtes Wasser, das den folgenden Anforderungen entspricht, wird verwendet:

- Leitfähigkeit: höchstens 1,0 $\mu S \cdot cm^{-1}$ bei 25 °C
- gesamter organischer Kohlenstoff: höchstens 0,1 $mg \cdot l^{-1}$

In Abhängigkeit vom verwendeten Gerätetyp kann der Gehalt an Schwermetallen und Kupfer kritisch für die Bestimmung sein. Die Angaben des Herstellers sind zu beachten.

Vorbereitung der Apparatur: Eine Apparatur, die mit einem Verfahren, das organisches Material entfernt, gründlich gereinigt ist, wird verwendet. Zum abschließenden Spülen der Apparatur wird TOC-Wasser verwendet.

Referenzlösung: Aus Saccharose *R*, 3 h lang bei 105 °C getrocknet, und TOC-Wasser wird eine Lösung hergestellt, die 1,19 mg Saccharose je Liter enthält (entspricht 0,50 mg Kohlenstoff je Liter).

Untersuchungslösung: Unter Vermeidung jeglicher Kontamination wird das zu prüfende Wasser in einem luftdicht verschlossenen Behältnis gesammelt, so daß der über dem Wasser verbleibende Luftraum so gering wie möglich ist. Die Prüfung des Wassers wird mit möglichst geringer zeitlicher Verzögerung durchgeführt, um eine Kontamination durch Behältnis und Verschluß so gering wie möglich zu halten.

Lösung zur Überprüfung der Systemeignung: Aus 1,4-Benzochinon *R* und TOC-Wasser wird eine Lösung hergestellt, die 0,75 mg 1,4-Benzochinon je Liter enthält (entspricht 0,50 mg Kohlenstoff je Liter).

TOC-Wasser als Blindlösung: TOC-Wasser, das gleichzeitig mit dem zur Herstellung der Referenzlösung und der Lösung zur Überprüfung der Systemeignung gewonnen wurde, wird verwendet.

Weitere Blindlösungen: Zusätzlich zum TOC-Wasser als Blindlösung werden nach den Angaben des Herstellers geeignete Blindlösungen oder andere zur Festlegung der Basislinie oder zur Einstellung des Geräts benötigte Lösungen hergestellt. Die geeigneten Blindlösungen werden zur Nulleinstellung des Geräts verwendet.

Systemeignung: Folgende Lösungen werden eingesetzt und die Ergebnisse aufgezeichnet: TOC-Wasser (r_w), Referenzlösung (r_s), Lösung zur Überprüfung der Systemeignung (r_{ss}). Die prozentuale Effektivität der Apparatur wird nach folgender Formel berechnet:

$$\frac{r_{ss} - r_w}{r_s - r_w} \cdot 100$$

Das System ist geeignet, wenn der erhaltene Wert mindestens 85 und höchstens 115 Prozent des theoretischen Werts beträgt.

Ausführung: Die Untersuchungslösung wird eingesetzt und das Ergebnis aufgezeichnet (r_u). Die Untersuchungslösung entspricht der Prüfung, wenn r_u nicht größer als $r_s - r_w$ ist.

Die Methode kann ebenfalls mit einem in Reihe installierten Gerät durchgeführt werden, das in geeigneter Weise eingestellt wurde und nachweislich über eine annehmbare Systemeignung verfügt. Das Gerät muß so installiert werden, daß repräsentative Ergebnisse für das verwendete Wasser sichergestellt sind.

2.2.45 Flüssigchromatographie mit superkritischen Phasen

Die Flüssigchromatographie mit superkritischen Phasen (SFC, supercritical fluid chromatography) ist eine chromatographische Trennmethode, bei der die mobile Phase aus einer Flüssigkeit besteht, die sich in einem superkritischen oder subkritischen Zustand befindet. Die in einer Säule enthaltene stationäre Phase besteht entweder aus fein verteilten, festen Teilchen, wie Siliciumdioxid oder porösem Graphit, aus einer chemisch modifizierten, stationären Phase, wie sie in der Flüssigchromatographie angewendet wird, oder bei Kapillarsäulen aus einem quervernetzten, flüssigen Film, der gleichmäßig auf die Säulenwandung aufgetragen ist.

Die Flüssigchromatographie mit superkritischen Phasen beruht auf den Prinzipien der Adsorption oder der Massenverteilung.

Apparatur

Das Gerät besteht im allgemeinen aus einem gekühlten Pumpensystem, einem Probeneinlaß, einer Chromatographiesäule, die sich in einem Ofen befindet, einem Detektor, einem Druckregulator und einem Datenerfassungssystem (oder einem Integrator oder Schreiber).

Pumpensysteme

Pumpensysteme sind erforderlich, um eine konstante Durchflußrate der mobilen Phase zu gewährleisten. Druckschwankungen sind möglichst gering zu halten, zum Beispiel indem das unter Druck stehende Lösungsmittel durch eine Vorrichtung zur Dämpfung von Druckschwankungen geleitet wird. Schläuche und Verbindungen müssen dem durch das Pumpensystem erzeugten Druck standhalten.

Durch Mikroprozessoren gesteuerte Systeme sind in der Lage, nach einem festgelegten Programm die mobile Phase entweder mit konstanter oder wechselnder Zusammensetzung genau zu fördern. Für die Gradientenelution stehen Pumpensysteme zur Verfügung, welche die Lösungsmittelkomponenten aus verschiedenen Vorratsbehältnissen fördern. Dabei kann das Mischen der Lösungsmittel entweder auf der Niederdruck- oder auf der Hochdruckseite der Pumpe(n) vorgenommen werden.

Probeneinlaß

Das Einspritzen der Probe kann direkt am Säulenkopf durch ein Einspritzventil erfolgen.

Stationäre Phasen

Die stationären Phasen sind in Säulen enthalten, die unter „2.2.29 Flüssigchromatograhie" (für gepackte Säulen) und „2.2.28 Gaschromatographie" (für Kapillarsäulen) beschrieben sind. Der maximale innere Durchmesser (∅) einer Kapillarsäule beträgt 100 µm.

Mobile Phasen

Die mobile Phase besteht im allgemeinen aus Kohlendioxid, das einen polaren Zusatz (Modifier), wie Methanol, 2-Propanol oder Acetonitril, enthalten kann. Zusammensetzung, Druck (Dichte), Temperatur und Durchflußrate der vorgeschriebenen mobilen Phase können entweder während des gesamten Chromatographievorgangs konstant bleiben (isokratische, isobare, isodensische, isothermische Elution) oder können sich nach einem festgelegten Programm verändern (Elution mit einem Gradienten der modifizierenden Komponente, des Drucks (der Dichte), der Temperatur oder der Durchflußrate).

Detektoren

Spektrometer im ultravioletten-sichtbaren (UV-Vis-)Bereich und Flammenionisationsdetektoren sind die am häufigsten verwendeten Detektoren. Lichtstreuungsdetektoren, IR-Absorptionsspektrometer, Wärmeleitfähigkeitsdetektoren und andere spezielle Detektoren können verwendet werden.

Ausführung

Die Untersuchungslösung(en) und die Referenzlösung(en) werden wie vorgeschrieben hergestellt. Die Lösungen müssen frei von festen Bestandteilen sein.

Bewertungskriterien zur Eignung des Systems sind unter „2.2.46 Chromatographische Trennmethoden" beschrieben. In der allgemeinen Methode ist ebenfalls angegeben, in welchem Maße Änderungen der Parameter des Chromatographie-Systems vorgenommen werden können, um die Kriterien zur Eignung des Systems zu erfüllen.

2.2.46 Chromatographische Trennmethoden

Dieser Text enthält für die englisch- und/oder französischsprachige 4. Ausgabe 2002 vorgesehene Berichtigungen.

Chromatographische Trennmethoden sind mehrstufige Trennmethoden, bei denen die Bestandteile einer Probe zwischen 2 Phasen verteilt werden, wobei die eine stationär und die andere mobil ist. Die stationäre Phase kann ein Feststoff oder eine auf einem festen Träger aufgetragene Flüssigkeit oder ein Gel sein. Die stationäre Phase kann unter anderem in einer Säule gepackt oder als Schicht oder Film aufgebracht sein. Die mobile Phase kann gasförmig, flüssig oder superkritisch sein. Die Trennung kann unter anderem auf Adsorptions-, Massenverteilungs- und Ionenaustauschvorgängen beruhen oder auf Unterschieden der physikalisch-chemischen Eigenschaften der Moleküle, wie Größe, Masse, Volumen.

Dieses Kapitel enthält Definitionen und Berechnungen gemeinsamer Parameter für Trennmethoden und allgemein anwendbare Anforderungen in bezug auf die Systemeignung. Die Prinzipien der Trennung, Apparaturen und Ausführungen sind in den nachstehenden allgemeinen Methoden beschrieben:

Papierchromatographie (2.2.26)
Dünnschichtchromatographie (2.2.27)
Gaschromatographie (2.2.28)
Flüssigchromatographie (2.2.29)
Ausschlußchromatographie (2.2.30)
Flüssigchromatographie mit superkritischen Phasen (2.2.45).

Definitionen

Folgende Definitionen werden verwendet, um Grenzwerte in Monographien zu berechnen.

Bei einigen Geräten können bestimmte Parameter, wie das Signal-Rausch-Verhältnis, mit Hilfe der durch die Hersteller bereitgestellten Software berechnet werden. Die Benutzer müssen sicherstellen, daß die mit der Software angewendeten Berechnungsmethoden mit den Anforderungen des Arzneibuchs vereinbar sind. Ist dies nicht der Fall, müssen die notwendigen Korrekturen vorgenommen werden.

Chromatogramm

Ein Chromatogramm ist eine graphische oder andere Darstellung eines Detektorsignals, einer Konzentration oder einer anderen Größe, die als Maß für die Konzentration der eluierten Substanz verwendet wird, gegen die Zeit, das Volumen oder eine Strecke. Im Idealfall sind Chromatogramme als eine Folge von Gaußschen Verteilungskurven über einer Basislinie darstellbar.

Retentionsdaten

Retentionszeit und Retentionsvolumen

Als Maß für die Retention kann in der Elutionschromatographie die Retentionszeit (t_R), definiert als die Lage des

Peakmaximums im Chromatogramm, angegeben werden. Aus der Retentionszeit kann das Retentionsvolumen (V_R) berechnet werden:

$$V_R = t_R \cdot v$$

t_R = Retentionszeit oder Entfernung auf der Basislinie zwischen dem Einspritzpunkt und dem Schnittpunkt der durch das Maximum des Peaks einer bestimmten Komponente gezogenen Senkrechten mit der Basislinie
v = Durchflußrate der mobilen Phase.

Massenverteilungsverhältnis

Das Massenverteilungsverhältnis (D_m) (auch Kapazitätsfaktor k' oder Retentionsfaktor k genannt) ist definiert als

$$D_m = \frac{\text{Menge des in der stationären Phase gelösten Stoffs}}{\text{Menge des in der mobilen Phase gelösten Stoffs}} = k_C \frac{V_S}{V_M}$$

k_C = Gleichgewichtsverteilungskoeffizient (auch Verteilungskonstante genannt)
V_S = Volumen der stationären Phase
V_M = Volumen der mobilen Phase.

Das Massenverteilungsverhältnis eines Bestandteils kann aus dem Chromatogramm bestimmt werden unter Verwendung der Gleichung

$$D_m = \frac{t_R - t_M}{t_M}$$

t_R = Retentionszeit oder Entfernung (oder Volumen) auf der Basislinie zwischen dem Einspritzpunkt und dem Schnittpunkt der durch das Maximum des Peaks einer bestimmten Komponente gezogenen Senkrechten mit der Basislinie
t_M = Totzeit (oder Totvolumen): Zeit oder Entfernung (oder Volumen) auf der Basislinie zwischen dem Einspritzpunkt und der Senkrechten vom Maximum des Peaks, der einem nicht zurückgehaltenen Bestandteil entspricht.

Verteilungskoeffizient

Bei der Ausschlußchromatographie kann das Elutionsverhalten eines Bestandteils in einer bestimmten Säule durch den Verteilungskoeffizienten (K_D) beschrieben und nach folgender Gleichung berechnet werden:

$$K_D = \frac{t_R - t_D}{t_t - t_D}$$

t_R = Retentionszeit oder Entfernung (oder Volumen) auf der Basislinie zwischen dem Einspritzpunkt und dem Schnittpunkt der durch das Maximum des Peaks einer bestimmten Komponente gezogenen Senkrechten mit der Basislinie
t_D = Totzeit (oder Totvolumen): Zeit oder Entfernung (oder Volumen) auf der Basislinie zwischen dem Einspritzpunkt und der Senkrechten vom Maximum des Peaks, der einem nicht zurückgehaltenen Bestandteil entspricht
t_t = Retentionszeit oder Entfernung (oder Volumen) auf der Basislinie zwischen dem Einspritzpunkt und der Senkrechten vom Maximum des Peaks, der einem die Poren der stationären Phase vollständig permeierenden Bestandteil entspricht.

Retentionsfaktor

Der in der planaren Chromatographie verwendete Retentionsfaktor (R_f) ist als der Quotient aus der Entfernung zwischen Auftragspunkt und Mittelpunkt des Substanzflecks und der Entfernung zwischen Fließmittelfront und Auftragspunkt definiert:

$$R_f = \frac{b}{a}$$

b = zurückgelegte Strecke der Substanz
a = zurückgelegte Strecke der Fließmittelfront.

Chromatographische Daten

Ein Peak kann durch die Peakfläche (A), die Peakhöhe (H) und die Peakbreite in halber Peakhöhe (w_h) oder durch die Peakhöhe und Peakbreite an den Wendepunkten (w_i) definiert werden. Für Peaks, die der Gaußschen Verteilungskurve entsprechen (siehe Abb. 2.2.46-1), gilt die Beziehung

$$w_h = 1{,}18\ w_i$$

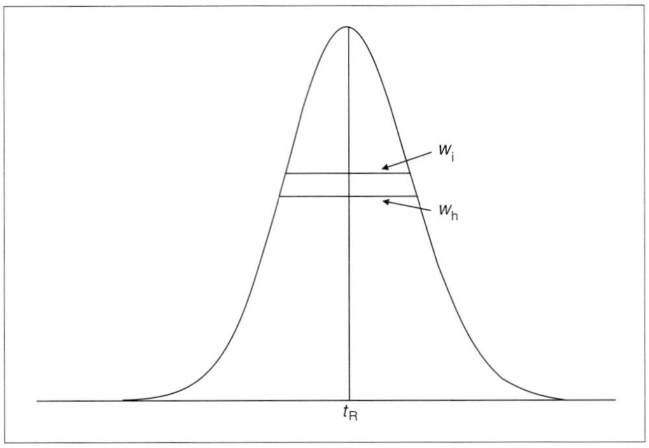

Abbildung 2.2.46-1

Symmetriefaktor

Der Symmetriefaktor A_s (tailing factor) eines Peaks (siehe Abb. 2.2.46-2) wird nach folgender Gleichung berechnet:

$$A_s = \frac{w_{0,05}}{2d}$$

$w_{0,05}$ = Peakbreite bei einem Zwanzigstel der Peakhöhe
d = Entfernung zwischen der durch das Maximum des Peaks gezogenen Senkrechten und dem aufsteigenden Kurvenast bei einem Zwanzigstel der Peakhöhe.

Ein Wert von 1,0 bedeutet eine ideale Symmetrie.

Säulenleistung und Anzahl der theoretischen Böden

Die Säulenleistung (Effizienz) kann aus Werten, die – abhängig von der Technik – entweder unter isothermen, isokratischen, isobaren oder isodensischen Bedingungen erhalten und als Anzahl der theoretischen Böden (N) nach folgender Gleichung berechnet werden, in der die Werte für t_R und w_h in der gleichen Einheit (Zeit, Volumen oder Entfernung) angegeben sein müssen:

$$N = 5{,}54 \left(\frac{t_R}{w_h}\right)^2$$

t_R = Retentionszeit oder Entfernung (oder Volumen) auf der Basislinie zwischen dem Einspritzpunkt und dem Schnittpunkt der durch das Maximum des Peaks einer bestimmten Komponente gezogenen Senkrechten mit der Basislinie

w_h = Peakbreite in halber Peakhöhe.

Die Anzahl der theoretischen Böden verändert sich sowohl mit der betreffenden Substanz als auch mit der Säule und der Retentionszeit.

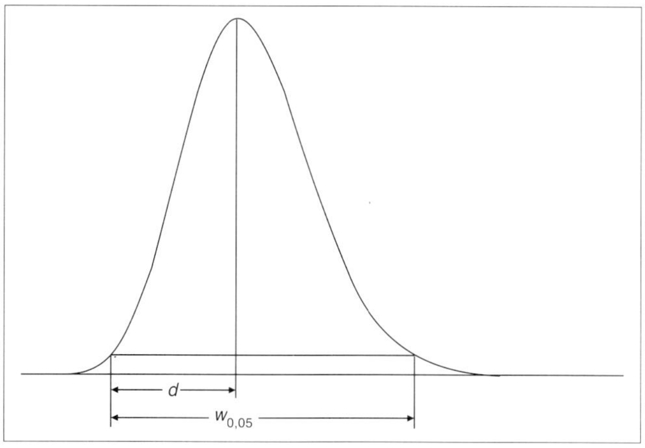

Abbildung 2.2.46-2

Chromatographische Trenndaten

Auflösung

Die Auflösung (R_s) zwischen 2 Substanz-Peaks, die in der Höhe vergleichbar sind, kann nach der Gleichung berechnet werden:

$$R_s = \frac{1{,}18(t_{R2} - t_{R1})}{w_{h1} + w_{h2}}$$

$$t_{R2} > t_{R1}$$

t_{R2} und t_{R1} = Retentionszeiten oder Entfernungen auf der Basislinie zwischen dem Einspritzpunkt und dem Schnittpunkt der durch das jeweilige Maximum der beiden benachbarten Peaks gezogenen Senkrechten mit der Basislinie

w_{h1} und w_{h2} = Peakbreiten in halber Peakhöhe.

Eine Auflösung mit einem Wert über 1,5 bedeutet eine Trennung bis zur Basislinie.

Die vorstehend genannte Gleichung ist nicht auf Peaks mit deutlich unterschiedlichen Höhen anwendbar.

Bei der quantitativen planaren Chromatographie werden die zurückgelegten Strecken b und z_b anstelle der Retentionszeiten verwendet, und die Auflösung kann nach der Gleichung berechnet werden:

$$R_s = \frac{1{,}18a(R_{F2} - R_{F1})}{w_{h1} + w_{h2}}$$

R_{F1} und R_{F2} = Quotienten aus der Entfernung des Mittelpunkts des Substanzflecks vom Auftragspunkt und der Entfernung der Fließmittelfront vom Auftragspunkt

w_{h1} und w_{h2} = Peakbreiten in halber Peakhöhe

a = zurückgelegte Strecke der Fließmittelfront.

Peak-Tal-Verhältnis

Das Peak-Tal-Verhältnis (p/v) kann bei einer Prüfung auf verwandte Substanzen als Kriterium für die Systemeignung herangezogen werden, wenn die Abtrennung einer Verunreinigung von der Substanz unvollständig ist (siehe Abb. 2.2.46-3):

$$p/v = \frac{H_p}{H_v}$$

H_p = Höhe des Peaks der Verunreinigung über der extrapolierten Basislinie

H_v = Höhe des niedrigsten Punkts der Kurve zwischen den Peaks der Verunreinigung und der Substanz über der extrapolierten Basislinie.

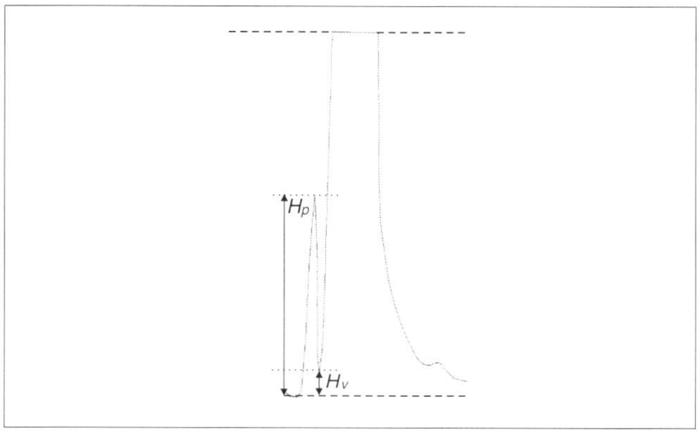

Abbildung 2.2.46-3

Relative Retention

Die relative Retention (r) wird als Näherungswert nach der Gleichung berechnet:

$$r = \frac{t_{R2} - t_M}{t_{R1} - t_M}$$

t_{R2} = Retentionszeit des betrachteten Peaks

t_{R1} = Retentionszeit des Vergleichspeaks (im allgemeinen der Peak der zu prüfenden Substanz)

t_M = Totzeit: Zeit oder Entfernung auf der Basislinie zwischen dem Einspritzpunkt und der Senkrechten vom Maximum des Peaks, der einem nicht zurückgehaltenen Bestandteil entspricht.

Bei der planaren Chromatographie werden die Retentionsfaktoren R_{F2} und R_{F1} anstelle der Retentionszeiten t_{R2} und t_{R1} verwendet.

Präzision der Bestimmung

Signal-Rausch-Verhältnis

Das Signal-Rausch-Verhältnis (S/N) beeinflußt die Präzision der Bestimmung und wird nach der Gleichung berechnet:

$$S/N = \frac{2H}{h}$$

H = Höhe des Peaks (siehe Abb. 2.2.46-4) der betreffenden Komponente im Chromatogramm der vorgeschriebenen Referenzlösung, gemessen vom Peakmaximum bis zur extrapolierten Basislinie des Signals, die beidseitig gleichmäßig über eine Distanz, die dem 20fachen der Peakbreite in halber Höhe entspricht, betrachtet wird

h = Bereich des Untergrundrauschens in einem Chromatogramm, das nach Einspritzen oder Auftragen einer Blindlösung erhalten wird, betrachtet über eine Distanz, die dem 20fachen der Peakbreite in halber Höhe des Peaks im Chromatogramm mit der vorgeschriebenen Referenzlösung entspricht und die möglichst gleichmäßig verteilt beiderseits der Stelle liegt, an der jener Peak auftreten würde.

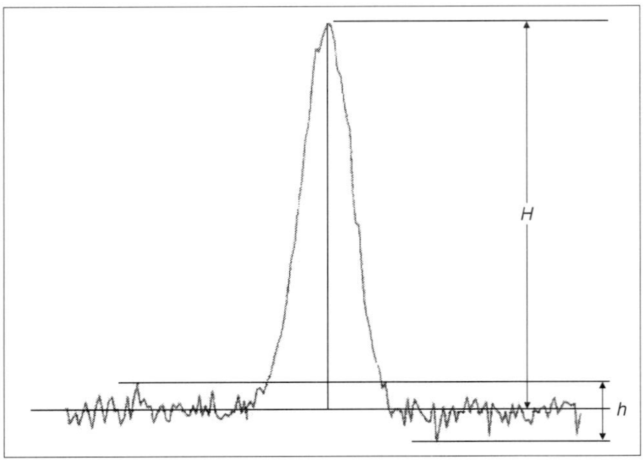

Abbildung 2.2.46-4

Wiederholpräzision

Die Wiederholpräzision eines Signals wird durch die berechnete prozentuale relative Standardabweichung ($RSD_{\%}$, relative standard deviation) einer durch aufeinanderfolgende Einspritzungen oder Auftragungen einer Referenzlösung erhaltenen Meßreihe ausgedrückt und nach der Gleichung berechnet:

$$RSD_{\%} = \frac{100}{\bar{y}} \sqrt{\frac{\Sigma(y_i - \bar{y})^2}{n-1}}$$

y_i = Einzelwerte ausgedrückt als Peakfläche, Peakhöhe oder als Verhältnis von Flächen bei der Interner-Standard-Methode

$\bar{y}$ = Mittelwert der Einzelwerte

n = Anzahl der Einzelwerte.

Die für festgelegte Grenzwerte maximal erlaubte relative Standardabweichung (RSD_{max}) wird für eine Serie von Einspritzungen der Referenzlösung nach folgender Gleichung berechnet:

$$RSD_{max} = \frac{K \cdot B \cdot \sqrt{n}}{t_{90\%,\, n-1}}$$

K = Konstante (0,349), erhalten aus der Gleichung

$$K = \frac{0{,}6}{\sqrt{2}} \cdot \frac{t_{90\%,\, 5}}{\sqrt{6}}$$

wobei der Quotient $\frac{0{,}6}{\sqrt{2}}$ die geforderte *RSD* für 6 Einspritzungen und $B = 1{,}0$ bedeutet

B = der in der Einzelmonographie unter „Definition" angegebene obere Grenzwert minus 100 Prozent, unter der Annahme, daß der obere Grenzwert unter Berücksichtigung der Vergleichspräzision der Methode festgelegt wurde

n = Anzahl der Einspritzungen der Referenzlösung ($3 \leq n \leq 6$)

$t_{90\%,\, n-1}$ = *t*-Wert nach der Student-Verteilung, bei 90prozentiger Wahrscheinlichkeit (doppelseitig), mit $n - 1$ Freiheitsgraden.

Systemeignung

Prüfungen auf Systemeignung bilden einen wesentlichen Bestandteil der Methode und werden angewendet, um eine angemessene Trennleistung des Chromatographie-Systems zu gewährleisten. Effizienz, Massenverteilungsverhältnis, Auflösung, relative Retention und Symmetriefaktor sind gewöhnlich angegebene Parameter zur Beurteilung der Leistungsfähigkeit der Säule. Faktoren, die das Chromatographie-Verhalten beeinflussen können, sind: Zusammensetzung, Ionenstärke, Temperatur und *p*H-Wert der mobilen Phase, Durchflußrate, Säulenlänge, Temperatur und Druck sowie die Eigenschaften der stationären Phase einschließlich Porosität, Teilchengröße, Art der Teilchen, spezifische Oberfläche und – im Falle der Trägermaterialien für die Umkehrphasen-Chromatographie – das Ausmaß der chemischen Veränderungen (wie Nachsilanisieren, Kohlenstoffgehalt).

Die verschiedenen Bestandteile der angewendeten Geräte müssen qualifiziert sein und die für die „Prüfung auf Reinheit" oder die „Gehaltsbestimmung" geforderte Genauigkeit liefern.

Wenn in der Monographie nichts anderes angegeben ist, müssen in jedem Fall folgende Forderungen erfüllt sein:

- Der Symmetriefaktor des Hauptpeaks muß zwischen 0,8 und 1,5 liegen, falls in der Monographie nichts anderes angegeben ist. Diese Forderung ist allgemein für die in den Monographien beschriebenen Reinheitsprüfungen und Gehaltsbestimmungen gültig.
- Die maximal erlaubte relative Standardabweichung für eine Reihe von Einspritzungen der vorgeschriebenen Referenzlösung darf die in Tab. 2.2.46-1 angegebenen Werte nicht überschreiten. Diese Forderung gilt nur für Gehaltsbestimmungen.
- Bei der Prüfung auf verwandte Substanzen muß die Nachweisgrenze für einen Peak (entsprechend einem Signal-Rausch-Verhältnis von 3) unterhalb der Grenze liegen, ab der Peaks nicht mehr berücksichtigt werden (reporting threshold).
- Bei der Prüfung auf verwandte Substanzen muß die Bestimmungsgrenze für einen Peak (entsprechend einem Signal-Rausch-Verhältnis von 10) gleich oder kleiner sein als die Grenze, ab der Peaks nicht mehr berücksichtigt werden (reporting threshold).

Tab. 2.2.46-1: Forderungen zur Wiederholpräzision

	Anzahl der Einspritzungen			
	3	4	5	6
B (%)	Maximal erlaubte relative Standardabweichung			
1,0	0,21	0,30	0,37	0,42
1,5	0,31	0,44	0,55	0,64
2,0	0,41	0,59	0,73	0,85
2,5	0,52	0,74	0,92	1,06
3,0	0,62	0,89	1,10	1,27

Einstellen der Chromatographie-Bedingungen

Das Ausmaß, bis zu dem die verschiedenen Parameter einer chromatographischen Prüfung verändert werden können, damit die Kriterien der Systemeignung ohne grundlegende Änderung der Methode erfüllt werden, sind nachstehend zur Information angegeben. Die beschriebenen Chromatographiebedingungen wurden während der Ausarbeitung der Monographie validiert. Die Prüfungen auf Systemeignung sollen sicherstellen, daß die für ein zufriedenstellendes Ergebnis der Reinheitsprüfung oder Gehaltsbestimmung erforderliche Trennung gewährleistet ist. Da jedoch die stationären Phasen in allgemeiner Form beschrieben sind und eine große Auswahl mit unterschiedlichen chromatographischen Eigenschaften kommerziell zur Verfügung steht, können trotzdem einige Änderungen der Chromatographiebedingungen erforderlich sein, damit die für eine Systemeignung vorgeschriebenen Forderungen eingehalten werden. Insbesondere bei den Verfahren der Umkehrphasen-Flüssigchromatographie ergibt eine Änderung verschiedener Parameter nicht immer zufriedenstellende Ergebnisse. In einem solchen Fall kann ein Austausch der Säule gegen eine andere des gleichen Typs (zum Beispiel octadecylsilyliertes Kieselgel) von einem anderen Hersteller erforderlich sein, die das gewünschte Chromatographie-Verhalten zeigt.

Die Änderung kritischer Parameter, um die Systemeignung zu gewährleisten, wird in der Monographie eindeutig festgelegt.

Eine Änderung mehrerer Parameter, die eine kumulative Wirkung auf die Leistungsfähigkeit des Systems haben kann, ist zu vermeiden.

Dünnschichtchromatographie und Papierchromatographie

Zusammensetzung des Fließmittels: Die Menge des als geringster Anteil vorhandenen Bestandteils kann um ± 30 Prozent relativ oder ± 2 Prozent absolut geändert werden, in jedem Fall um den größeren Wert der beiden. Kein anderer Bestandteil darf um mehr als 10 Prozent absolut geändert werden.

pH-Wert des wäßrigen Bestandteils des Fließmittels: ± 0,2 *p*H-Einheiten, wenn in der Monographie nichts anderes vorgeschrieben ist, oder ± 1,0 *p*H-Einheiten, wenn neutral reagierende Substanzen geprüft werden.

Salzkonzentration im Pufferbestandteil des Fließmittels: ± 10 Prozent.

Auftragsvolumen: Das vorgeschriebene Volumen wird auf 20 Prozent verringert, wenn Platten mit feinkörniger Beschichtung (2 bis 10 µm) verwendet werden.

Zurückgelegte Strecke der Fließmittelfront: mindestens 50 mm.

Flüssigchromatographie

Zusammensetzung der mobilen Phase: Die Menge des als geringster Anteil vorhandenen Bestandteils kann um ± 30 Prozent relativ oder ± 2 Prozent absolut geändert werden, in jedem Fall um den größeren Wert der beiden. Kein anderer Bestandteil darf um mehr als 10 Prozent absolut geändert werden.

pH-Wert des wäßrigen Bestandteils der mobilen Phase: ± 0,2 *p*H-Einheiten, wenn in der Monographie nichts anderes vorgeschrieben ist, oder ± 1,0 *p*H-Einheiten, wenn neutral reagierende Substanzen geprüft werden.

Salzkonzentration im Pufferbestandteil der mobilen Phase: ± 10 Prozent.

Wellenlänge des Detektors: Eine Veränderung ist nicht zulässig.

Stationäre Phase:
- *Länge der Säule:* ± 70 Prozent
- *innerer Durchmesser der Säule:* ± 25 Prozent
- *Teilchengröße:* maximale Verkleinerung um 50 Prozent, eine Vergrößerung ist nicht zulässig.

Durchflußrate: ± 50 Prozent.

Temperatur: ± 10 Prozent, jedoch auf höchstens 60 °C.

Einspritzvolumen: Eine Verringerung ist möglich, vorausgesetzt, Nachweis und Wiederholpräzision des/der zu bestimmenden Peaks sind zufriedenstellend.

Gradientenelution: Die Bauart des eingesetzten Geräts kann die in der Methode angegebene Auflösung, Retentionszeit und die relativen Retentionen signifikant verändern. Falls dieses eintritt, kann ein vergrößertes Totvolumen (dwell volume) die Ursache sein. Das Totvolumen ist das Volumen an mobiler Phase zwischen dem Säulenanfang und dem Punkt, an dem die 2 Eluenten sich mischen.

Gaschromatographie

Stationäre Phase:
- *Länge der Säule:* ± 70 Prozent
- *innerer Durchmesser der Säule:* ± 50 Prozent
- *Teilchengröße:* maximale Verkleinerung um 50 Prozent, eine Vergrößerung ist nicht zulässig
- *Filmdicke:* –50 bis +100 Prozent.

Durchflußrate: ± 50 Prozent.

Temperatur: ± 10 Prozent.

Einspritzvolumen: Eine Verringerung ist möglich, vorausgesetzt, Nachweis und Wiederholpräzision sind zufriedenstellend.

Flüssigchromatographie mit superkritischen Phasen

Zusammensetzung der mobilen Phase: Bei gepackten Säulen kann die Menge des als geringster Anteil vorhandenen Bestandteils um ± 30 Prozent relativ oder ± 2 Prozent absolut geändert werden, in jedem Fall um den größeren Wert der beiden. Bei Systemen mit Kapillarsäulen ist eine Änderung nicht zulässig.

Wellenlänge des Detektors: Eine Veränderung ist nicht zulässig.

Stationäre Phase:
- *Länge der Säule:* ± 70 Prozent
- *innerer Durchmesser der Säule:*
  ± 25 Prozent (gepackte Säulen)
  ± 50 Prozent (Kapillarsäulen)
- *Teilchengröße:* maximale Verkleinerung um 50 Prozent, eine Vergrößerung ist nicht zulässig (gepackte Säulen).

Durchflußrate: ± 50 Prozent.

Temperatur: ± 10 Prozent.

Einspritzvolumen: Eine Verringerung ist möglich, vorausgesetzt, Nachweis und Wiederholpräzision sind zufriedenstellend.

Erläuterungen zur quantitativen Bestimmung

Externer-Standard-Methode: Die Konzentration eines zu bestimmenden Bestandteils wird durch Vergleich des mit der Untersuchungslösung erhaltenen Signals (Peaks) mit dem, das mit der Referenzlösung erhalten wurde, ermittelt.

Interner-Standard-Methode: Gleiche Mengen eines Bestandteils (Interner Standard), der von der zu bestimmenden Substanz gut getrennt wird und nicht mit dieser reagiert, werden in die Untersuchungslösung und die Referenzlösung gegeben. Die Konzentration der Substanz wird ermittelt, indem die Verhältnisse der Peakfläche oder Peakhöhe der Substanzkomponente zur Peakfläche oder Peakhöhe des Internen Standards in der Untersuchungslösung mit den entsprechenden Verhältnissen der Peakfläche oder Peakhöhe der Substanz zur Peakfläche oder Peakhöhe des Internen Standards in der Referenzlösung verglichen werden.

Normalisierung: Der Prozentgehalt eines Bestandteils oder mehrerer Bestandteile der zu bestimmenden Substanz wird durch Bestimmung der Peakfläche(n) als prozentualer Anteil der Gesamtfläche aller Peaks ermittelt; ausgenommen sind Peaks von Lösungsmitteln und von anderen zugesetzten Reagenzien sowie diejenigen Peaks, die unterhalb der Grenze liegen, ab der sie nicht mehr berücksichtigt werden.

Kalibrierung: Die Beziehung zwischen dem gemessenen oder bewerteten Signal (y) und der Konzentration der Masse (x) der Substanz wird mittels einer Kalibrierfunktion berechnet. Das Analysenergebnis wird aus dem gemessenen oder bewerteten Signal der zu bestimmenden Substanz auf umgekehrte Weise ermittelt.

Für Gehaltsbestimmungen und quantitative Bestimmungen von Bestandteilen können in der Monographie die Externer-Standard-Methode, die Interner-Standard-Methode oder die Kalibrierung beschrieben sein, während die Normalisierung üblicherweise nicht angewendet wird. Bei der Prüfung auf verwandte Substanzen jedoch ist im allgemeinen entweder die Externer-Standard-Methode mit einer einzigen Referenzlösung oder die Normalisierung angewendet. Wenn jedoch bei diesen beiden Verfahren eine Verdünnung der Untersuchungslösung als Vergleich verwendet wird, müssen die Signale der verwandten Substanzen denen der Substanz ähnlich sein (das heißt *Responsfaktor* zwischen 0,8 und 1,2); andernfalls sind *Korrekturfaktoren* – die Kehrwerte der Responsfaktoren – in den Monographien angegeben.

Der Responsfaktor ist relativ, das bedeutet, er stellt die relative Signalantwort der gleichen Masse einer Substanz zu der einer anderen unter den in der Prüfung vorgeschriebenen Bedingungen dar.

Wenn die Prüfung auf verwandte Substanzen eine Summierung der Verunreinigungen vorschreibt oder eine quantitative Bestimmung einer Verunreinigung enthält, ist die Festlegung eines geeigneten Grenzwerts und geeigneter Bedingungen für die Integration der Peakflächen wichtig. In diesen Prüfungen beträgt die Grenze, unterhalb derer Peaks nicht mehr berücksichtigt werden, im allgemeinen 0,05 Prozent. Somit muß für das Datenerfassungssystem ein Grenzwert eingegeben werden, der mindestens dem 0,5fachen dieser Grenze der Nichtberücksichtigung entspricht. Die Integration der Peakflächen von Verunreinigungen, die nicht vollständig vom Hauptpeak abgetrennt sind, erfolgt vorzugsweise mit Hilfe der Tal-Tal-Extrapolation (tangentiale Führung der Basislinie). Ebenfalls nicht berücksichtigt werden Peaks von einem oder mehreren zum Lösen der Probe verwendeten Lösungsmittel(n).

2.2.47 Kapillarelektrophorese

Allgemeine Grundlagen

Die Kapillarelektrophorese ist eine physikalische Analysenmethode und beruht auf der Wanderung einer geladenen, in einer Elektrolytlösung gelösten Substanz innerhalb einer Kapillare unter dem Einfluß eines elektrischen Gleichstromfeldes.

Die Wanderungsgeschwindigkeit eines Bestandteils der Substanz in einem elektrischen Feld der Stärke E wird durch seine elektrophoretische Mobilität und die elektroosmotische Mobilität des Puffers innerhalb der Kapillare bestimmt. Die elektrophoretische Mobilität eines gelösten Bestandteils (μ_{ep}) hängt von dessen Eigenschaften (elektrische Ladung, Molekülgröße und Molekülform) und den Eigenschaften der Pufferlösung ab, in der die Wanderung stattfindet (Art und Ionenstärke des Elektrolyten, *p*H-Wert, Viskosität und Zusatzstoffe). Die elektrophoretische Wanderungsgeschwindigkeit (v_{ep}) eines gelösten Bestandteils ist, unter der Annahme, daß dieser in Kugelform vorliegt, durch folgende Gleichung gegeben:

$$v_{ep} = \mu_{ep}E = \left(\frac{q}{6\pi\eta r}\right)\left(\frac{V}{L}\right)$$

q = wirksame Ladung des gelösten Bestandteils
η = Viskosität der Elektrolytlösung
r = Stokescher Radius des gelösten Bestandteils
V = angelegte Spannung
L = Gesamtlänge der Kapillare.

Wenn ein elektrisches Feld längs einer mit einer Pufferlösung gefüllten Kapillare wirkt, resultiert ein Lösungsmittelfluß innerhalb der Kapillare, der sogenannte elektroosmotische Fluß. Dessen Geschwindigkeit hängt von der elektroosmotischen Mobilität (μ_{eo}) ab, die ihrerseits von der Ladungsdichte an der inneren Kapillarwandung und den Eigenschaften der Pufferlösung abhängig ist. Die elektroosmotische Geschwindigkeit (v_{eo}) ist durch folgende Gleichung gegeben:

$$v_{eo} = \mu_{eo} E = \left(\frac{\varepsilon\zeta}{\eta}\right)\left(\frac{V}{L}\right)$$

ε = Dielektrizitätskonstante der Pufferlösung
ζ = Zeta-Potential der Kapillaroberfläche.

Die elektrophoretische und die elektroosmotische Mobilität des Bestandteils können in Abhängigkeit von der Ladung (positiv oder negativ) in die gleiche oder die entgegengesetzte Richtung wirken, so daß die Geschwindigkeit (v) des gelösten Bestandteils durch folgende Gleichung gegeben ist:

$$v = v_{ep} \pm v_{eo}$$

Die Summe aus oder die Differenz zwischen beiden Größen wird in Abhängigkeit von der Tatsache verwendet, ob die Mobilitäten in einer oder in entgegengesetzter Richtung wirken. Unter den Bedingungen einer im Vergleich zur elektrophoretischen Geschwindigkeit größeren elektroosmotischen Geschwindigkeit der gelösten Bestandteile können sowohl negativ wie positiv geladene Bestandteile im gleichen Elektrophoresevorgang getrennt werden.

Die Zeit (t), die ein gelöster Bestandteil zum Durchwandern der Strecke (l) vom Auftragsende der Kapillare bis zum Nachweispunkt (wirksame Kapillarlänge) benötigt, ist durch folgende Gleichung gegeben:

$$t = \frac{l}{v_{ep} \pm v_{eo}} = \frac{l \cdot L}{(\mu_{ep} \pm \mu_{eo}) V}$$

Die meisten zur Elektrophorese verwendeten Kapillaren aus Quarzglas tragen auf der inneren Wandung negative Ladungen, die einen elektroosmotischen Fluß in Richtung Kathode hervorrufen. Der elektroosmotische Fluß muß von einer Analyse zur anderen konstant bleiben, um eine zufriedenstellende Vergleichspräzision in bezug auf die Wanderungsgeschwindigkeit der gelösten Bestandteile zu erhalten. Für einige Anwendungen kann ein Verringern oder Unterdrücken des elektroosmotischen Flusses durch Veränderung der inneren Kapillaroberfläche oder Änderung des *p*H-Werts der Pufferlösung erforderlich sein.

Nach Eintragen der Probe in die Kapillare wandert jedes Ion der Substanz innerhalb der Elektrolytumgebung entsprechend seiner elektrophoretischen Mobilität als unabhängige Bande. Eine Bandendispersion, also die Verbreiterung jeder Bande eines gelösten Bestandteils, entsteht aus unterschiedlichen Gründen. Unter Idealbedingungen ist die Moleküldiffusion des gelösten Bestandteils entlang der Kapillare (Longitudinal-Diffusion) der alleinige Grund für die Verbreiterung der Bande dieses gelösten Bestandteils. In diesem Idealfall ist die Schärfe der Bande, ausgedrückt als die Anzahl theoretischer Böden (N), durch folgende Gleichung gegeben:

$$N = \frac{(\mu_{ep} \pm \mu_{eo}) \cdot V \cdot l}{2 \cdot D \cdot L}$$

D = Moleküldiffusionskoeffizient des gelösten Bestandteils in der Pufferlösung.

In der Praxis können andere Erscheinungen wie ungenügende Wärmeableitung, Probenadsorption an die Kapillarwandung, Leitfähigkeitsunterschiede zwischen Probe und Pufferlösung, Länge der Kapillare, die die eingespritzte Probe einnimmt, Größe der Detektorzelle und nicht auf gleiche Höhe eingestellte Puffer-Vorratsbehältnisse in bedeutendem Maße zur Bandendispersion beitragen.

Eine Auftrennung zwischen 2 Banden (ausgedrückt als Auflösung R_s) kann durch Veränderung der elektrophoretischen Mobilität des Bestandteils, der in der Kapillare herrschenden elektroosmotischen Mobilität und durch Verbessern der Schärfe der Banden jedes Bestandteils gemäß folgender Gleichung erzielt werden:

$$R_s = \frac{\sqrt{N}(\mu_{epb} - \mu_{epa})}{4(\bar{\mu}_{ep} + \mu_{eo})}$$

μ_{epa} und μ_{epb} = elektrophoretische Mobilitäten der 2 voneinander getrennten Bestandteile
$\bar{\mu}_{ep}$ = mittlere elektrophoretische Mobilität der 2 Bestandteile ($\bar{\mu}_{ep} = 0{,}5\ (\mu_{epb} + \mu_{epa})$).

Apparatur

Eine Apparatur für die Kapillarelektrophorese besteht aus

- einer regelbaren Hochspannungs-Gleichstromversorgungsquelle
- 2 Puffer-Vorratsbehältnissen, in denen die Flüssigkeitsspiegel auf die gleiche Höhe eingestellt sind und welche die vorgeschriebene Anoden- und Kathodenlösung enthalten
- 2 Elektroden (Kathode und Anode), die in die Puffer-Vorratsbehältnisse eintauchen und mit der Stromquelle verbunden sind
- einer Trennkapillare (im allgemeinen aus Quarzglas), die, falls sie mit einigen spezifischen Detektor-Typen angewendet wird, ein optisches Fenster enthält, das sich in einer Linie mit dem Detektor befindet; die Kapillarenden werden in die Puffer-Vorratsbehältnisse gebracht, und die Kapillare ist mit der in der Monographie vorgeschriebenen Lösung gefüllt
- einem geeigneten Einspritzsystem
- einem Detektor, der die Menge der zu bestimmenden Substanzen, die in einer gegebenen Zeit einen Abschnitt der Trennkapillare durchströmen, erfaßt; die häufigsten Detektionsarten sind Absorptionsspektroskopie (im UV- und sichtbaren Bereich) oder Fluorimetrie, jedoch können auch Leitfähigkeits-, amperometrische oder massenspektrometrische Detektion für spezifische Anwendungen eingesetzt werden; eine indirekte Detektion ist eine Alternativmethode zum Nachweis nicht UV-absorbierender und nicht fluoreszierender Verbindungen
- einem Thermostat-System zum Einhalten einer konstanten Temperatur innerhalb der Kapillare, um eine

gute Vergleichspräzision für die Trennung zu erreichen
- einem Aufzeichnungsgerät und einem geeigneten Integrator oder einem Computer.

Die Wahl des Einspritzvorgangs und seine Automatisierung sind für eine genaue quantitative Bestimmung entscheidend. Verschiedene Einspritzarten sind Einspritzen unter Schwerkraft, mit Überdruck oder Unterdruck sowie elektrokinetisches Einspritzen. Die Menge jedes elektrokinetisch eingetragenen Probenbestandteils hängt von seiner elektrophoretischen Mobilität ab, was zu einem möglichen Ausschluß von dieser Einspritzart führen kann.

Kapillare, Pufferlösungen, Vorbehandlung, Probenlösung und Wanderungsbedingungen werden angewendet wie in der Monographie der betreffenden Substanz vorgeschrieben. Die eingesetzte Elektrolytlösung wird zum Entfernen von Teilchen filtriert und entgast, um Bläschenbildung zu vermeiden, die das Detektionssystem beeinträchtigen oder die elektrische Verbindung in der Kapillare während des Trennvorgangs unterbrechen kann. Für jedes Analysenverfahren sollte ein gründlicher Spülvorgang erarbeitet werden, um vergleichbare Wanderungszeiten der gelösten Bestandteile sicherzustellen.

Kapillarelektrophorese in freier Lösung

Grundlagen

Bei der Kapillarelektrophorese in freier Lösung werden die Bestandteile in einer Kapillare getrennt, die nur eine Pufferlösung ohne jeden Zusatz, der einer Konvektion entgegenwirkt, enthält: Die Trennung mit dieser Technik beruht darauf, daß die unterschiedlichen Bestandteile der zu prüfenden Substanz als diskrete Banden mit unterschiedlichen Geschwindigkeiten wandern. Die Geschwindigkeit jeder Bande hängt von der elektrophoretischen Mobilität des gelösten Bestandteils und dem elektroosmotischen Fluß in der Kapillare ab (siehe „Allgemeine Grundlagen"). Zur Steigerung der Trennleistung bei Substanzen, die an die Quarzglasoberfläche adsorbieren, können beschichtete Kapillaren verwendet werden.

Durch Anwendung der Kapillarelektrophorese in freier Lösung kann die Analyse sowohl von kleinen ($M_r < 2000$) als auch von großen Molekülen ($2000 < M_r < 100\,000$) durchgeführt werden. Durch die hohe Leistungsfähigkeit der Kapillarelektrophorese in freier Lösung kann die Trennung von Molekülen erzielt werden, die nur geringe Unterschiede im Verhältnis ihrer Ladung zur Masse aufweisen. Diese Art der Trennung ermöglicht ebenfalls die Trennung chiraler Verbindungen, indem der Trennpufferlösung chirale Selektoren zugesetzt werden.

Optimierung

Die Optimierung der Trennung ist ein komplexer Vorgang, bei dem verschiedene Trennparameter eine wichtige Rolle spielen. Die hauptsächlichen Faktoren, die bei der Entwicklung von Trennungen zu berücksichtigen sind, sind Geräte-Parameter und solche der Elektrolytlösung.

Geräte-Parameter

Spannung: Die Trenndauer ist der angelegten Spannung umgekehrt proportional. Jedoch kann eine zu hohe Spannung zu einer übermäßigen Wärmebildung führen, die einen Temperaturgradienten erzeugt, der einen Viskositätsgradienten in der Pufferlösung innerhalb der Kapillare bewirkt. Dieser Effekt ruft eine Verbreiterung der Banden und eine Verschlechterung der Auflösung hervor.

Temperatur: Die Temperatur wirkt hauptsächlich auf die Viskosität und die elektrische Leitfähigkeit der Pufferlösung und somit auf die Wanderungsgeschwindigkeit ein. In einigen Fällen kann eine Erhöhung der Temperatur in der Kapillare eine Konformationsänderung bei Proteinen hervorrufen, was zu einer Veränderung ihrer Wanderungszeiten und der Trennleistung führt.

Kapillare: Die Abmessungen der Kapillare (Länge und innerer Durchmesser) beeinflussen die Analysendauer, die Trennleistung und die Kapazität der Beladung. Eine Vergrößerung sowohl der wirksamen als auch der gesamten Länge kann bei konstanter Spannung eine Verringerung der Stärke des elektrischen Feldes bewirken und folglich zur Verlängerung der Wanderungszeit führen. Für eine gegebene Pufferlösung und ein gegebenes elektrisches Feld ist eine ungenügende Wärmeableitung und damit ein Verbreitern der Banden der zu untersuchenden Substanz vom inneren Durchmesser der Kapillare abhängig. Letzterer beeinflußt auch die Nachweisgrenze, die außerdem vom eingespritzten Probevolumen und dem angewendeten Detektionssystem abhängig ist.

Da die Adsorption der Probenbestandteile an der Kapillarwandung die Trennleistung begrenzt, sollten bei der Entwicklung des Trennverfahrens Maßnahmen zur Vermeidung dieser Wechselwirkung in Betracht gezogen werden. Insbesondere für Proteine sind einige Möglichkeiten erarbeitet worden, um die Adsorption an die Kapillarwandung zu vermeiden. Einige dieser Möglichkeiten (Anwendung eines extremen *p*H-Werts und Zusatz von positiv geladenen Bestandteilen, die bevorzugt adsorbiert werden, zur Pufferlösung) erfordern lediglich eine Änderung der Pufferzusammensetzung, um eine Protein-Adsorption zu verhindern. Eine andere Möglichkeit besteht darin, die innere Wandung der Kapillare mit einem Polymer durch kovalente Bindung an das Siliciumdioxid zu beladen, was jede Wechselwirkung zwischen den Proteinen und der negativ geladenen Siliciumdioxid-Oberfläche verhindert. Zu diesem Zweck sind gebrauchsfertige Kapillaren verfügbar, die mit neutralen, hydrophilen, kationischen oder anionischen Polymeren beladen sind.

Parameter der Elektrolytlösungen

Art und Konzentration der Pufferlösung: Geeignete Pufferlösungen zur Kapillarelektrophorese weisen eine ausreichende Pufferkapazität im gewählten *p*H-Bereich und eine geringe Mobilität auf, um den Stromfluß möglichst gering zu halten. Die Mobilität der Pufferionen sollte mit der des gelösten Bestandteils falls möglich übereinstimmen, so daß die Banden wenig verzerrt werden. Die Art des verwendeten Lösungsmittels für die zu prüfende Substanz ist ebenfalls von Bedeutung, um eine Probenfokussierung in der Kapillare zu erzielen, die die Trennleistung erhöht und die Detektion verbessert.

Ein Erhöhen der Pufferkonzentration (bei einem gegebenen *p*H-Wert) verringert den elektroosmotischen Fluß und die Wanderungsgeschwindigkeit der gelösten Bestandteile.

pH-Wert der Pufferlösung: Der *p*H-Wert des Puffers kann die Trennung durch Veränderung der Ladung des Bestandteils oder von Zusätzen sowie durch Veränderung des elektroosmotischen Flusses beeinflussen. Bei Protein- und Peptidtrennungen ruft eine Verkleinerung des *p*H-Werts der Pufferlösung zu einem *p*H-Wert, der kleiner ist als der Isoelektrische Punkt (*p*I), einen Wechsel der wirksamen Ladung des gelösten Bestandteils von negativ nach positiv hervor. Eine Vergrößerung des *p*H-Werts der Pufferlösung verstärkt im allgemeinen den elektroosmotischen Fluß.

Organische Lösungsmittel: Organische Modifikatoren (wie Methanol, Acetonitril) können wäßrigen Pufferlösungen zugesetzt werden, um die Löslichkeit des gelösten Bestandteils oder anderer Zusätze zu verbessern und/oder den Ionisationsgrad der Probenbestandteile zu beeinflussen. Der Zusatz dieser organischen Modifikatoren bewirkt im allgemeinen eine Verringerung des elektroosmotischen Flusses.

Zusätze für eine chirale Trennung: Für die Trennung von optischen Isomeren wird dem Trennpuffer ein chiraler Selektor zugesetzt. Am häufigsten verwendete chirale Selektoren sind Cyclodextrine, jedoch können auch Kronenether, Polysaccharide und sogar Proteine verwendet werden. Da eine chirale Erkennung auf den unterschiedlichen Wechselwirkungen zwischen dem chiralen Selektor und den einzelnen Enantiomeren beruht, hängt die für die chiralen Verbindungen erzielte Auflösung entscheidend von der Art des verwendeten chiralen Selektors ab. Daher kann für die Entwicklung einer Trennung nützlich sein, Cyclodextrine, die eine unterschiedliche Hohlraumgröße aufweisen (Alpha-, Beta- oder Gammacyclodextrine), oder modifizierte Cyclodextrine mit neutralen (wie Methyl-, Ethyl-, Hydroxyalkyl-) oder ionisierbaren (wie Aminomethyl-, Carboxymethyl-, Sulfobutylether-) Gruppen zu prüfen. Wenn modifizierte Cyclodextrine verwendet werden, müssen Unterschiede im Substitutionsgrad der Cyclodextrine von Charge zu Charge berücksichtigt werden, da dieser die Selektivität beeinflußt. Andere Faktoren, die die Auflösung bei chiralen Trennungen beeinflussen, sind die Konzentration des chiralen Selektors, die Zusammensetzung und der *p*H-Wert der Pufferlösung sowie die Temperatur. Die Anwendung organischer Zusätze, wie Methanol oder Harnstoff, kann die Auflösung ebenfalls verändern.

Kapillar-Gelelektrophorese

Grundlagen

Bei der Kapillar-Gelelektrophorese findet die Trennung in einer mit einem Gel gefüllten Kapillare statt, die als Molekularsieb wirkt. Bei einem gegebenen Ladungs-Masse-Verhältnis wandern dabei kleinere Bestandteile in der Kapillare schneller als größere. Die Kapillar-Gelelektrophorese kann für die Trennung von biologischen Makromolekülen (Proteine und DNA-Fragmente) entsprechend ihrer relativen Molekülmasse verwendet werden.

Eigenschaften der Gele

Für die Kapillarelektrophorese werden 2 Arten von Gelen verwendet: chemische und physikalische Gele.

Chemische Gele, wie quervernetzte Polyacrylamide, werden innerhalb der Kapillare durch Polymerisation der Monomeren hergestellt. Sie sind im allgemeinen an die Quarzglaswand gebunden und können nicht aus der Kapillare entfernt werden, ohne daß diese zerstört wird. Wenn die Gele für eine Proteinanalyse verwendet werden, enthält der Trennpuffer im allgemeinen Natriumdodecylsulfat, und die zu prüfenden Substanzen werden vor dem Einspritzen durch Erhitzen in einer Mischung von Natriumdodecylsulfat und 2-Mercaptoethanol oder Dithiothreitol denaturiert. Die Trennung in quervernetzten Gelen kann durch Änderung des Trennpuffers (wie im Abschnitt „Kapillarelektrophorese in freier Lösung" angegeben) und Änderung der Porosität des Gels während seiner Herstellung optimiert werden. Die Porosität von quervernetzten Polyacrylamid-Gelen kann durch Änderung der Acrylamid-Konzentration und/oder des Anteils an Agenz, das die Quervernetzung bewirkt, verändert werden. In der Regel führt eine Verringerung der Porosität des Gels zu einer Verringerung der Mobilität der gelösten Bestandteile. Aufgrund der starren Struktur des Gels kann nur das elektrokinetische Einspritzverfahren angewendet werden.

Physikalische Gele sind hydrophile Polymere, wie lineares Polyacrylamid, Cellulose-Derivate, Dextran und andere, die in wäßrigen Trennpuffern gelöst sein können und ein Trennmedium bilden, das auch als Molekularsieb wirkt. Diese Trennmedien sind einfacher herzustellen als quervernetzte Polymere. Sie können in einem Gefäß hergestellt und unter Druck in eine beschichtete Kapillare (ohne elektroosmotischen Fluß) gefüllt werden. Eine Erneuerung des Gels vor jedem Einspritzen verbessert im allgemeinen die Vergleichspräzision der Trennung. Die Porosität des Gels kann durch Verwendung von Polymeren mit großer mittlerer Molekülmasse (bei einer gegebenen Polymerkonzentration) oder durch Verringerung der Polymerkonzentration (bei einer gegebenen mittleren Molekülmasse des Polymers) vergrößert werden. Eine Verringerung der Gelporosität führt zu einer geringeren Mobilität der gelösten Bestandteile bei Verwendung der gleichen Pufferlösung. Da das Lösen der Polymere in der Pufferlösung Lösungen mit geringer Viskosität ergibt, kann sowohl die hydrodynamische als auch die elektrokinetische Einspritztechnik angewendet werden.

Isoelektrische Fokussierung in Kapillaren

Grundlagen

Bei der isoelektrischen Fokussierung wandern die Moleküle unter dem Einfluß eines elektrischen Feldes, solange sie geladen sind und in einem *p*H-Gradienten, der durch in dem Trennpuffer gelöste Ampholyte mit einem *p*I-Wert in einem weiten Bereich (Polyaminocarbonsäuren) gebildet wird.

Die 3 wesentlichen Schritte bei der isoelektrischen Fokussierung sind das Beladen, die Fokussierung und die Mobilisation.

Beladen: 2 Methoden können eingesetzt werden:

- Beladen in einem Schritt: Die Probe wird mit den Ampholyten gemischt und entweder unter Druck oder im Vakuum in die Kapillare gebracht.
- Schrittweises Beladen: Ein Führungspuffer, anschließend die Ampholyte, die mit den Ampholyten gemischte Probe, nochmals die Ampholyte allein und schließlich der Endpuffer werden in die Kapillare gebracht; das Volumen der Probe muß so gering sein, daß der *p*H-Gradient nicht verändert wird.

Fokussierung: Wenn eine Spannung angelegt ist, wandern die Ampholyte entsprechend ihrer wirksamen Ladung in Richtung Kathode oder Anode, was einen *p*H-Gradienten von der Anode (kleinerer *p*H-Wert) zur Kathode (größerer *p*H-Wert) bewirkt. Während dieses Schritts wandern die zu trennenden Bestandteile, bis sie einen *p*H-Wert erreichen, der ihrem Isoelektrischen Punkt (*p*I) entspricht, und der Stromfluß auf einen sehr niedrigen Wert sinkt.

Mobilisation: Die Banden der getrennten Bestandteile müssen den Detektor passieren. 3 Methoden stehen zur Verfügung:

- Bei der ersten Methode wird die Mobilisation während des Fokussierungsschritts durch die Wirkung des elektroosmotischen Flusses erreicht; dieser muß so gering sein, daß eine Fokussierung der Bestandteile möglich ist.
- Bei der zweiten Methode wird die Mobilisation durch Anwendung eines Drucks nach dem Fokussierungsschritt erreicht.
- Bei der dritten Methode wird die Mobilisation nach dem Fokussierungsschritt durch einen Salzzusatz in das kathodische oder anodische Vorratsbehältnis (in Abhängigkeit von der gewählten Richtung für die Mobilisation) erreicht, so daß der *p*H-Wert in der Kapillare beim Anlegen der Spannung verändert wird; wenn der *p*H-Wert sich verändert hat, wandern die Proteine und Ampholyte in Richtung auf das Vorratsbehältnis, das die zugesetzten Salze enthält, und passieren den Detektor.

Die erreichte Trennung, ausgedrückt als $\Delta p\mathrm{I}$, ist abhängig vom *p*H-Gradienten $\left(\frac{\mathrm{d}pH}{\mathrm{d}x}\right)$, von der Anzahl an Ampholyten mit unterschiedlichen *p*I-Werten, dem Molekül-Diffusionskoeffizienten (D), der Stärke des elektrischen Feldes (E) und der Änderung der elektrophoretischen Mobilität des Bestandteils mit dem *p*H-Wert $\frac{-\mathrm{d}\mu}{\mathrm{d}p\mathrm{H}}$:

$$\Delta p\mathrm{I} = 3 \cdot \sqrt{\frac{D\left(\frac{\mathrm{d}p\mathrm{H}}{\mathrm{d}x}\right)}{E\left(\frac{-\mathrm{d}\mu}{\mathrm{d}p\mathrm{H}}\right)}}$$

Optimierung

Wichtige, bei der Erarbeitung einer Trennung zu berücksichtigende Parameter sind:

Spannung: Die isoelektrische Fokussierung in Kapillaren benötigt sehr hohe elektrische Feldstärken im Fokussierungsschritt (etwa 300 bis 1000 $\mathrm{V \cdot cm^{-1}}$).

Kapillare: In Abhängigkeit von der Mobilisationsmethode (siehe vorstehend) muß der elektroosmotische Fluß verringert oder unterdrückt werden. Beschichtete Kapillaren können zu seiner Verringerung führen.

Lösungen: Das anodische Puffer-Vorratsbehältnis ist mit einer Lösung gefüllt, deren *p*H-Wert kleiner ist als der *p*I-Wert des sauersten Ampholyten; das kathodische Vorratsbehältnis ist mit einer Lösung gefüllt, deren *p*H-Wert größer ist als der *p*I-Wert des alkalischsten Ampholyten. Häufig verwendet werden Phosphorsäure für die Anode und Natriumhydroxid für die Kathode.

Der Zusatz eines Polymers wie Methylcellulose zur Ampholytlösung kann durch Erhöhung der Viskosität zu einer Unterdrückung von Konvektionskräften (falls vorhanden) und des elektroosmotischen Flusses führen. Im Handel sind Ampholyte verfügbar, die sehr verschiedene *p*H-Bereiche umfassen und die, falls erforderlich, gemischt werden können, um erweiterte *p*H-Bereiche zu erhalten. Ampholyte mit breitem *p*H-Bereich werden zur Bestimmung des Isoelektrischen Punkts verwendet, während solche mit engerem *p*H-Bereich zur Verbesserung der Genauigkeit eingesetzt werden. Eine Kalibrierung kann durchgeführt werden, indem für eine Reihe von Proteinmarkern die Wanderungszeit und der Isoelektrische Punkt in Beziehung gebracht werden.

Ein Ausfällen von Proteinen an ihrem Isoelektrischen Punkt während des Fokussierungsschritts kann, falls erforderlich, verhindert werden, indem Pufferzusätze wie Glycerol, oberflächenaktive Substanzen, Harnstoff oder zwitterionische Puffer verwendet werden. In Abhängigkeit von der Konzentration denaturiert Harnstoff jedoch Proteine.

Mizellare elektrokinetische Chromatographie (MEKC)

Grundlagen

Bei der mizellaren elektrokinetischen Chromatographie findet die Trennung in einer Elektrolytlösung statt, die eine oberflächenaktive Substanz in einer Konzentration oberhalb der kritischen mizellaren Konzentration (*cmc* – critical micellar concentration) enthält. Die Moleküle des gelösten Bestandteils verteilen sich entsprechend seines Verteilungskoeffizienten zwischen der wäßrigen Pufferlösung und der pseudo-stationären Phase, aus Mizellen. Daher kann diese Technik als eine Kombination aus Elektrophorese und Chromatographie betrachtet werden. Sie kann für die Trennung sowohl von neutralen als auch von geladenen gelösten Bestandteilen verwendet werden, unter Beibehaltung der Trennleistung, der Schnelligkeit und der instrumentellen Präzision, die die Kapillarelektrophorese auszeichnen. Eine der am häufigsten in der MEKC verwendeten oberflächenaktiven Substanzen ist das anionische Natriumdodecylsulfat, obwohl andere Substanzen, wie kationische Cetyltrimethylammoniumsalze, ebenfalls verwendet werden.

Der Trennmechanismus ist folgender: Bei neutralem und alkalischem *p*H-Wert entsteht ein starker elektroosmotischer Fluß und transportiert die Ionen der Trennpufferlösung in Richtung Kathode. Wenn Natriumdodecylsulfat als oberflächenaktive Substanz eingesetzt wird, bilden sich anionische Mizellen, deren elektrophoretische

Wanderung in umgekehrter Richtung zur Anode verläuft. Als Ergebnis verringert sich die gesamte Mizellen-Wanderungsgeschwindigkeit im Vergleich zum Gesamtfluß der Elektrolytlösung. Bei neutralen gelösten Bestandteilen hängt die Wanderungsgeschwindigkeit eines Bestandteils nur von dem Verteilungskoeffizienten zwischen mizellarer Phase und der wäßrigen Pufferlösung ab, da der Bestandteil sich zwischen diesen beiden verteilen kann und keine elektrophoretische Mobilität besitzt. Im Elektropherogramm erscheinen alle Peaks der ungeladenen gelösten Bestandteile immer zwischen dem Peak des Markers für den elektroosmotischen Fluß und dem Peak der mizellaren Phase (die Zeit, die zwischen diesen beiden Peaks verstreicht, wird das „Trennfenster" genannt). Bei elektrisch geladenen gelösten Bestandteilen hängt die Wanderungsgeschwindigkeit sowohl vom Verteilungskoeffizienten des gelösten Bestandteils zwischen mizellarer Phase und wäßriger Pufferlösung als auch von seiner elektrophoretischen Mobilität in Abwesenheit von Mizellen ab.

Da der Trennmechanismus der MEKC von neutralen und schwach ionisierten gelösten Bestandteilen hauptsächlich chromatographischer Art ist, können die Wanderung des gelösten Bestandteils und die Auflösung vereinfacht als Kapazitätsfaktor des gelösten Bestandteils (k') bezeichnet werden. Er wird auch als Massenverteilungsverhältnis (D_m) bezeichnet und gibt das Verhältnis der Anzahl Mole des gelösten Bestandteils in den Mizellen zu der in der mobilen Phase an.

Für eine neutrale Verbindung ist k' durch folgende Gleichung gegeben:

$$k' = \frac{t_R - t_0}{t_0\left(1 - \frac{t_R}{t_m}\right)} = K\frac{V_S}{V_M}$$

t_R = Wanderungszeit des gelösten Bestandteils

t_0 = Analysendauer eines ungehindert wandernden gelösten Bestandteils (durch Einspritzen eines Markers für den elektroosmotischen Fluß bestimmt, der nicht in die Mizellen eindringt, zum Beispiel Methanol)

t_m = Wanderungszeit der Mizellen (durch Einspritzen eines Mizellen-Markers bestimmt, wie Sudan III, das in Mizellen absorbiert wird und in dieser Form wandert)

K = Verteilungskoeffizient des gelösten Bestandteils

V_S = Volumen der mizellaren Phase

V_M = Volumen der mobilen Phase.

Die Auflösung (R_s) zwischen 2 mit vergleichbarer Geschwindigkeit wandernden gelösten Bestandteilen ist durch folgende Gleichung gegeben:

$$R_s = \frac{\sqrt{N}}{4} \cdot \frac{\alpha - 1}{\alpha} \cdot \frac{k'_b}{k'_b + 1} \cdot \frac{1 - \left(\frac{t_0}{t_m}\right)}{1 + \left(\frac{t_0}{t_m}\right)k'_a}$$

N = Anzahl der theoretischen Böden für einen der gelösten Bestandteile

α = Selektivität

k'_a und k'_b = Kapazitätsfaktoren der beiden gelösten Bestandteile.

Für elektrisch geladene gelöste Bestandteile ergeben ähnliche, jedoch nicht identische Gleichungen Werte für k' und R_s.

Optimierung

Wichtige, bei der Erarbeitung einer Trennung mittels MEKC zu berücksichtigende Parameter betreffen die Geräte und die Elektrolytlösung.

Geräte-Parameter

Spannung: Die Trenndauer ist der angelegten Spannung umgekehrt proportional. Eine zu hohe Spannung kann jedoch eine übermäßige Wärmeentwicklung hervorrufen, die einen Temperatur- und Viskositätsgradienten des Puffers vom Zentrum zur Peripherie der Kapillare erzeugt. Dieser Effekt kann bei Puffern mit hoher Leitfähigkeit, zum Beispiel solchen, die Mizellen enthalten, von Bedeutung sein. Schlechte Wärmeableitung kann zu einer Verbreiterung der Banden und zu einer schlechteren Auflösung führen.

Temperatur: Änderungen der Kapillartemperatur beeinflussen den Verteilungskoeffizienten des gelösten Bestandteils zwischen dem Puffer und den Mizellen, die kritische mizellare Konzentration und die Viskosität des Puffers. Diese Parameter wirken auf die Wanderungszeit der gelösten Bestandteile. Die Anwendung eines guten Kühlsystems verbessert die Vergleichspräzision der Wanderungszeit.

Kapillare: Die Abmessungen der Kapillare (Länge und innerer Durchmesser) beeinflussen wie bei der Kapillarelektrophorese in freier Lösung die Analysendauer und die Trennleistung. Eine Vergrößerung sowohl der wirksamen als auch der gesamten Länge kann bei konstanter Spannung eine Verringerung der Stärke des elektrischen Feldes bewirken und folglich zur Verlängerung der Wanderungszeit und zur Verbesserung der Trennleistung führen. Der innere Durchmesser bestimmt die Wärmeableitung (für einen gegebenen Puffer und ein gegebenes elektrisches Feld) und demzufolge die Verbreiterung der Banden.

Parameter der Elektrolytlösungen

Art und Konzentration der oberflächenaktiven Substanz: Die Art der oberflächenaktiven Substanz beeinflußt die Auflösung in der gleichen Weise wie die stationäre Phase in der Chromatographie, da sie die Selektivität der Trennung verändert. Der Wert von log k' einer neutralen Verbindung steigt ebenfalls linear mit der Konzentration der oberflächenaktiven Substanz in der mobilen Phase. Da die Auflösung bei der MEKC ein Maximum erreicht, wenn k' sich dem Wert von $\sqrt{\frac{t_m}{t_0}}$ nähert, verändert jede Konzentrationsänderung der oberflächenaktiven Substanz in der mobilen Phase die erhaltene Auflösung.

pH-Wert der Pufferlösung: Obwohl der *p*H-Wert den Verteilungskoeffizienten von nicht ionisierten gelösten Bestandteilen nicht verändert, kann er den elektroosmotischen Fluß in unbeschichteten Kapillaren verändern. Ein Herabsetzen des *p*H-Werts der Pufferlösung verringert den elektroosmotischen Fluß und verbessert damit die Auflösung von neutralen gelösten Bestandteilen in

Allg. Methoden

der MEKC, was eine längere Analysendauer zur Folge hat.

Organische Lösungsmittel: Um eine MEKC-Trennung von hydrophoben Verbindungen zu verbessern, können der Elektrolytlösung organische Modifikatoren (wie Methanol, Propanol, Acetonitril) zugesetzt werden. Der Zusatz dieser Modifikatoren verringert im allgemeinen die Wanderungszeit und die Selektivität der Trennung. Ein Zusatz von organischen Modifikatoren beeinflußt die kritische mizellare Konzentration. Daher kann eine gegebene Konzentration der oberflächenaktiven Substanz lediglich innerhalb eines bestimmten Prozentbereichs an organischem Modifikator angewendet werden, ohne die Mizellenbildung zu hemmen oder ungünstig zu beeinflussen, was zu einem Rückgang der Mizellen und damit zu mangelnder Verteilung führen würde. Eine Dissoziation von Mizellen in Gegenwart eines großen Anteils an organischem Lösungsmittel bedeutet nicht immer, daß eine Trennung nicht möglich ist; in einigen Fällen bildet eine hydrophobe Wechselwirkung zwischen der monomeren, ionisierten, oberflächenaktiven Substanz und den neutralen gelösten Bestandteilen solvophobe Komplexe, die elektrophoretisch getrennt werden können.

Zusätze für chirale Trennungen: Zur Trennung von Enantiomeren mittels MEKC ist ein chiraler Selektor in das Mizellensystem eingeschlossen, der entweder kovalent an die oberflächenaktive Substanz gebunden oder der dem mizellaren Trennelektrolyten zugesetzt ist. Mizellen, die Gruppen mit der Eigenschaft zur chiralen Unterscheidung besitzen, sind insbesondere Salze der *N*-Dodecanoyl-L-aminosäuren, Gallensalze und andere. Eine chirale Auflösung kann auch durch Anwendung chiraler Diskriminatoren, wie Cyclodextrinen, erzielt werden. Diese werden den Elektrolytlösungen, die mizellare, achirale, oberflächenaktive Substanzen enthalten, zugesetzt.

Andere Zusätze: Durch den Zusatz chemischer Substanzen zur Pufferlösung kann die Selektivität auf verschiedene Weise verändert werden. Der Zusatz verschiedener Cyclodextrine zur Pufferlösung kann auch die Wechselwirkung von hydrophoben gelösten Bestandteilen mit den Mizellen verringern, wodurch die Selektivität für diese Bestandteile verbessert wird.

Der Zusatz von Substanzen, die eine Veränderung der Wechselwirkungen zwischen gelöstem Bestandteil und Mizellen durch Adsorption an letztere ermöglichen, wird zur Verbesserung der Selektivität von Trennungen durch MEKC verwendet. Diese Zusätze können entweder eine zweite oberflächenaktive Substanz (ionisch oder nicht ionisch) sein, die zu gemischten Mizellen führt, oder Metall-Kationen, die sich in den Mizellen lösen und durch die gelösten Bestandteile komplexiert werden.

Quantifizierung

Um korrigierte Flächen zu erhalten, müssen die Peakflächen durch die entsprechenden Wanderungszeiten dividiert werden, damit

- Änderungen der Wanderungszeit von Durchlauf zu Durchlauf ausgeglichen werden, um so Schwankungen im Ergebnis zu verringern
- die unterschiedlichen Ergebnisse der Probenbestandteile mit unterschiedlichen Wanderungszeiten ausgeglichen werden.

Wenn ein Interner Standard verwendet wird, ist sicherzustellen, daß kein Peak der zu bestimmenden Substanz durch einen des Internen Standards maskiert wird.

Berechnungen

Aus den erhaltenen Werten wird der Gehalt an dem (den) zu prüfenden Bestandteil(en) berechnet. Falls in der Monographie vorgeschrieben, wird der Prozentgehalt einer oder mehrerer Komponente(n) der Probe durch Bestimmen der korrigierten Peakfläche(n) als Prozentgehalt der Summe der korrigierten Flächen aller Peaks berechnet, mit Ausnahme derjenigen, die Lösungsmitteln und anderen zugesetzten Reagenzien entsprechen (Normalisierungs-Verfahren). Der Gebrauch eines automatischen Integrationssystems (Integrator oder Datenerfassungs- und Datenbearbeitungssystem) wird empfohlen.

Systemeignung

Um die Funktionalität des Kapillarelektrophorese-Systems zu prüfen, werden Parameter der Systemeignung verwendet. Die Auswahl dieser Parameter hängt von der Art der verwendeten Kapillarelektrophorese ab. Die Parameter sind: der Kapazitätsfaktor (k', nur für die mizellare elektrokinetische Chromatographie), die Anzahl theoretischer Böden (N), der Symmetriefaktor (A_s) und die Auflösung (R_s). In vorausgegangenen Abschnitten wurden die theoretischen Gleichungen für N und R_s beschrieben, nachfolgend werden jedoch die praxisbezogeneren Gleichungen angegeben, die das Berechnen dieser Parameter aus den Elektropherogrammen ermöglichen.

Anzahl theoretischer Böden

Die Anzahl theoretischer Böden (N) kann nach folgender Gleichung berechnet werden:

$$N = 5{,}54 \left(\frac{t_R}{w_h}\right)^2$$

t_R = Wanderungszeit oder Entfernung auf der Basislinie zwischen dem Einspritzpunkt und dem Schnittpunkt der durch das Maximum des dem Bestandteil entsprechenden Peaks gezogenen Senkrechten mit der Basislinie

w_h = Peakbreite in halber Peakhöhe.

Auflösung

Die Auflösung (R_s) zwischen 2 Peaks, die in der Höhe vergleichbar sind, kann nach folgender Gleichung berechnet werden:

$$R_s = \left(\frac{1{,}18(t_{R2} - t_{R1})}{w_{h1} + w_{h2}}\right)$$

$t_{R2} > t_{R1}$

t_{R1} und t_{R2} = Wanderungszeiten oder Entfernungen auf der Basislinie zwischen dem Einspritzpunkt und dem Schnittpunkt der durch das jeweilige Maximum von 2 benachbarten Peaks gezogenen Senkrechten mit der Basislinie
w_{h1} und w_{h2} = Peakbreiten in halber Peakhöhe.

Falls erforderlich kann die Auflösung durch Messung der Talhöhe (H_v) zwischen 2 teilweise aufgelösten Peaks einer Referenzzubereitung und der Höhe des kleineren Peaks (H_p) sowie der Ermittlung des Peak-Tal-Verhältnisses berechnet werden:

$$p/v = \frac{H_p}{H_v}$$

Symmetriefaktor

Der Symmetriefaktor (A_s) eines Peaks kann nach folgender Gleichung berechnet werden:

$$A_s = \frac{w_{0,05}}{2d}$$

$w_{0,05}$ = Peakbreite bei einem Zwanzigstel der Peakhöhe
d = Entfernung der durch das Maximum des Peaks gezogenen Senkrechten und dem aufsteigenden Kurvenast bei einem Zwanzigstel der Peakhöhe.

Prüfungen auf eine Wiederholpräzision in bezug auf die Flächen (Standardabweichung von Flächen oder von Fläche-Wanderungszeit-Verhältnissen) und in bezug auf die Wanderungszeit (Standardabweichung der Wanderungszeit) werden durchgeführt, um die Systemeignungs-Parameter zu ermitteln. Die Wiederholpräzision der Wanderungszeit wird zur Prüfung auf Eignung der Waschvorgänge für die Kapillare herangezogen. Um eine geringere Wiederholpräzision der Wanderungszeit zu vermeiden, kann alternativ die relative Wanderungszeit bezogen auf den Internen Standard ermittelt werden.

Eine Überprüfung des Signal-Rausch-Verhältnisses einer Referenzzubereitung (oder der Bestimmungsgrenze) kann auch für die Bestimmung von verwandten Substanzen nützlich sein.

Signal-Rausch-Verhältnis

Die Nachweis- und die Bestimmungsgrenze entsprechen Signal-Rausch-Verhältnissen von 3 beziehungsweise 10. Das Signal-Rausch-Verhältnis (*S/N*) wird nach folgender Gleichung berechnet:

$$\frac{S}{N} = \frac{2H}{h}$$

H = Höhe des Peaks des betreffenden Bestandteils im Elektropherogramm der vorgeschriebenen Referenzlösung, gemessen vom Peakmaximum bis zur extrapolierten Basislinie des Signals, die beidseitig gleichmäßig über eine Distanz, die dem 20fachen der Peakbreite in halber Höhe entspricht, betrachtet wird.
h = Bereich des Untergrundrauschens in einem Elektropherogramm, das nach Einspritzen einer Blindlösung erhalten wird, betrachtet über eine Distanz, die dem 20fachen der Peakbreite in halber Höhe des Peaks im Elektropherogramm mit der vorgeschriebenen Referenzlösung entspricht und die möglichst gleichmäßig verteilt beiderseits der Stelle liegt, an der jener Peak auftreten würde.

Allg. Methoden

2.3 Identitätsreaktionen

2.3.2 Identifizierung fetter Öle durch Dünnschichtchromatographie

Die Prüfung erfolgt mit Hilfe der Dünnschichtchromatographie (2.2.27) unter Verwendung einer Schicht eines geeigneten octadecylsilylierten Kieselgels zur Hochleistungsdünnschichtchromatographie.

Untersuchungslösung: Wenn nichts anderes vorgeschrieben ist, werden etwa 20 mg (1 Tropfen) fettes Öl in 3 ml Dichlormethan *R* gelöst.

Referenzlösung: Etwa 20 mg (1 Tropfen) Maisöl *R* werden in 3 ml Dichlormethan *R* gelöst.

Auf die Platte wird getrennt 1 µl jeder Lösung aufgetragen. Die Chromatographie erfolgt 2mal mit Ether *R* über eine Laufstrecke von 0,5 cm. Anschließend wird 2mal mit einer Mischung von 20 Volumteilen Dichlormethan *R*, 40 Volumteilen Essigsäure 98 % *R* und 50 Volumteilen Aceton *R* über eine Laufstrecke von 8 cm chromatographiert. Die Platte wird an der Luft trocknen gelassen und mit einer Lösung von Molybdatophosphorsäure *R* (100 g · l^{-1}) in Ethanol 96 % *R* besprüht. Die Platte wird etwa 3 min lang bei 120 °C erhitzt und im Tageslicht ausgewertet.

Das Chromatogramm zeigt Flecke, die mit denjenigen der Abb. 2.3.2-1 vergleichbar sind.

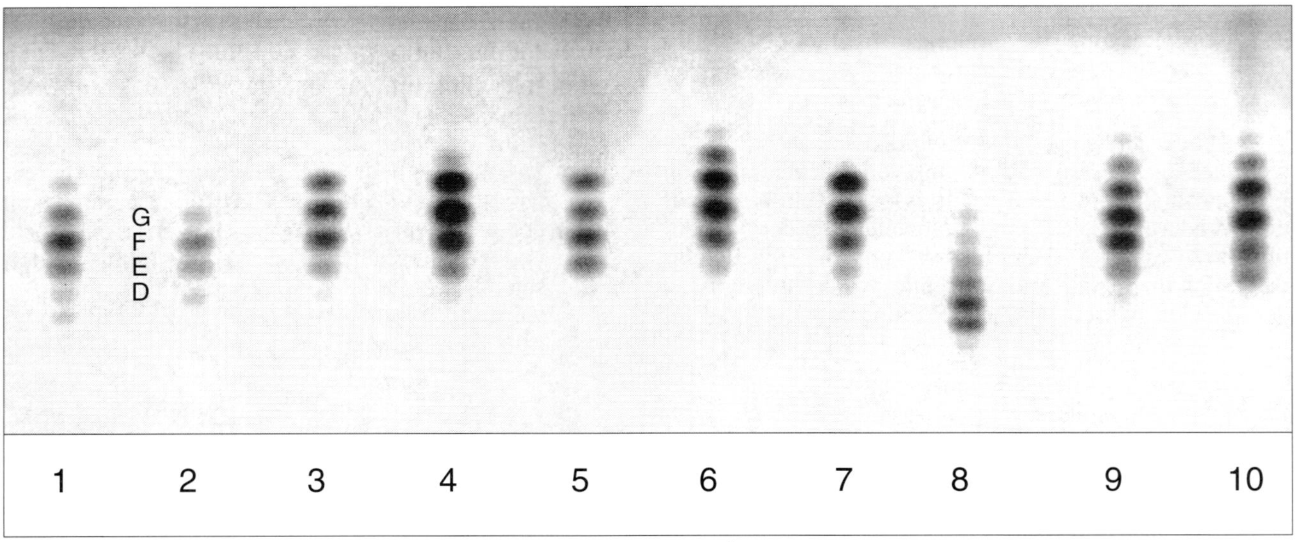

Abb. 2.3.2-1: Typisches Chromatogramm zur Identifizierung fetter Öle

1 = Erdnußöl
2 = Olivenöl
3 = Sesamöl
4 = Maisöl
5 = Mandelöl
6 = Sojaöl
7 = Sonnenblumenöl
8 = Rapsöl
9 = Rapsöl (Erucasäure-freies)
10 = Weizenkeimöl

2.4 Grenzprüfungen

2.4.8 Schwermetalle

Methode A

12 ml der vorgeschriebenen wäßrigen Lösung werden mit 2 ml Pufferlösung *p*H 3,5 *R* gemischt. Nach Zusatz der Lösung zu 1,2 ml Thioacetamid-Reagenz *R* wird sofort erneut gemischt. Die Referenzlösung wird in gleicher Weise mit 10 ml Blei-Lösung (1 oder 2 ppm Pb) *R* unter Zusatz von 2 ml der vorgeschriebenen wäßrigen Lösung hergestellt. Welche Blei-Lösung verwendet wird, ist jeweils vorgeschrieben.

Eine Blindlösung wird unter Verwendung einer Mischung von 10 ml Wasser *R* und 2 ml der vorgeschriebenen wäßrigen Lösung hergestellt. Die Referenzlösung muß im Vergleich mit der Blindlösung eine leichte Braunfärbung aufweisen.

Nach 2 min darf die zu prüfende Lösung nicht stärker braun gefärbt sein als die Referenzlösung.

Methode B

Die Substanz wird in einem organischen Lösungsmittel mit einem bestimmten Mindestgehalt an Wasser (zum Beispiel Dioxan oder Aceton mit einem Wassergehalt von 15 Prozent) gelöst.

12 ml der vorgeschriebenen Lösung werden mit 2 ml Pufferlösung *p*H 3,5 *R* gemischt. Nach Zusatz der Lösung zu 1,2 ml Thioacetamid-Reagenz *R* wird sofort erneut gemischt. Die Referenzlösung wird in gleicher Weise mit 10 ml Blei-Lösung (1 oder 2 ppm Pb) unter Zusatz von 2 ml der vorgeschriebenen Lösung hergestellt. Welche Blei-Lösung verwendet wird, ist jeweils vorgeschrieben. Die Blei-Lösung (1 oder 2 ppm Pb) wird durch Verdünnen der Blei-Lösung (100 ppm Pb) *R* mit dem für die Substanz verwendeten Lösungsmittel hergestellt.

Eine Blindlösung wird unter Verwendung einer Mischung von 10 ml Lösungsmittelmischung und 2 ml der vorgeschriebenen Lösung hergestellt. Die Referenzlösung muß im Vergleich mit der Blindlösung eine leichte Braunfärbung aufweisen.

Nach 2 min darf die zu prüfende Lösung nicht stärker braun gefärbt sein als die Referenzlösung.

Methode C

Die jeweils vorgeschriebene Menge Substanz (höchstens 2 g) und 4 ml einer Lösung von Magnesiumsulfat *R* (250 g · l^{-1}) in verdünnter Schwefelsäure *R* werden in einen Quarztiegel gebracht und mit einem dünnen Glasstab gemischt. Falls eine Flüssigkeit vorliegt, wird vorsichtig erwärmt und langsam im Wasserbad zur Trockne eingedampft. Die Temperatur wird bis zum Veraschen der Substanz gesteigert. Der Tiegel wird so lange geglüht, bis sich ein weißer oder höchstens schwach grauer Rückstand gebildet hat. Beim Veraschen soll die Temperatur 800 °C nicht übersteigen. Nach dem Erkalten wird der Rückstand mit einigen Tropfen verdünnter Schwefelsäure *R* angefeuchtet und die Mischung erneut eingedampft, verascht und erkalten gelassen. Die gesamte Glühzeit sollte höchstens 2 h betragen. Der Rückstand wird 2mal mit je 5 ml verdünnter Salzsäure *R* aufgenommen. 0,1 ml Phenolphthalein-Lösung *R* und konzentrierte Ammoniak-Lösung *R* werden bis zur Rosafärbung der Lösung zugesetzt. Nach dem Abkühlen wird die Lösung mit Essigsäure 98 % *R* entfärbt, und weitere 0,5 ml Essigsäure 98 % *R* werden im Überschuß zugesetzt. Falls erforderlich wird die Lösung filtriert und das Filter gewaschen. Die Lösung wird mit Wasser *R* zu 20 ml verdünnt (Prüflösung). 12 ml Prüflösung werden mit 2 ml Pufferlösung *p*H 3,5 *R* gemischt. Nach Zusatz der Lösung zu 1,2 ml Thioacetamid-Reagenz *R* wird sofort erneut gemischt.

Die Referenzlösung wird unter Verwendung von 4 ml einer Lösung von Magnesiumsulfat *R* (250 g · l^{-1}) in verdünnter Schwefelsäure *R* und der jeweils vorgeschriebenen Menge Blei-Lösung (10 ppm Pb) *R* wie folgt hergestellt:

In der für die Prüflösung angegebenen Weise wird verascht, in Salzsäure aufgenommen, mit Ammoniak-Lösung und Essigsäure versetzt und mit Wasser *R* zu 20 ml verdünnt. 10 ml Lösung werden mit 2 ml Prüflösung und 2 ml Pufferlösung *p*H 3,5 *R* gemischt. Nach Zusatz der Lösung zu 1,2 ml Thioacetamid-Reagenz *R* wird sofort erneut gemischt.

Eine Blindlösung wird unter Verwendung einer Mischung von 10 ml Wasser *R* und 2 ml Prüflösung hergestellt. Die Referenzlösung muß im Vergleich mit der Blindlösung eine leichte Braunfärbung aufweisen.

Nach 2 min darf die zu prüfende Lösung nicht stärker braun gefärbt sein als die Referenzlösung.

Methode D

Die vorgeschriebene Menge Substanz wird mit 0,5 g Magnesiumoxid *R* 1 gemischt und in einem Quarztiegel bei schwacher Rotglut verascht, bis sich eine homogene, weiße oder grauweiße Masse gebildet hat. Wenn nach 30 min langem Veraschen die Mischung gefärbt bleibt, wird sie erkalten gelassen, mit einem dünnen Glasstab gemischt und nochmals verascht. Falls erforderlich kann der Vorgang wiederholt werden. Etwa 1 h lang wird bei 800 °C erhitzt. Der Rückstand wird in 2 Portionen zu je 5 ml einer Mischung aus gleichen Volumteilen Salzsäure *R* 1 und Wasser *R* aufgenommen, sodann werden 0,1 ml Phenolphthalein-Lösung *R* und konzentrierte Ammoniak-Lösung *R* bis zur Rosafärbung der Lösung zugesetzt. Nach dem Abkühlen wird die Lösung mit Essigsäure 98 % *R* entfärbt, und weitere 0,5 ml Essigsäure 98 % *R* werden im Überschuß zugesetzt. Falls erforderlich wird die Lösung filtriert und das Filter gewaschen. Die Lösung wird mit Wasser *R* zu 20 ml verdünnt (Prüflösung). 12 ml Prüflösung werden mit 2 ml Pufferlösung *p*H 3,5 *R* gemischt. Nach Zusatz der Lösung zu 1,2 ml Thioacetamid-Reagenz *R* wird sofort erneut gemischt.

Die Referenzlösung wird wie folgt hergestellt: Zu 0,5 g Magnesiumoxid *R* 1 wird die vorgeschriebene Menge Blei-Lösung (10 ppm Pb) *R* zugesetzt und in einem Trockenschrank bei 100 bis 105 °C getrocknet. In der für die Prüflösung angegebenen Weise wird verascht, in Salzsäure aufgenommen, mit Ammoniak-Lösung und Essigsäure versetzt und mit Wasser *R* zu 20 ml verdünnt. 10 ml dieser Lösung werden mit 2 ml Prüflösung und 2 ml Pufferlösung *p*H 3,5 *R* gemischt. Nach Zusatz der Lösung zu 1,2 ml Thioacetamid-Reagenz *R* wird sofort erneut gemischt.

Eine Blindlösung wird unter Verwendung einer Mischung von 10 ml Wasser *R* und 2 ml Prüflösung hergestellt. Die Referenzlösung muß im Vergleich mit der Blindlösung eine leichte Braunfärbung aufweisen.

Nach 2 min darf die zu prüfende Lösung nicht stärker braun gefärbt sein als die Referenzlösung.

Methode E

Die vorgeschriebene Menge Substanz wird in 30 ml oder dem vorgeschriebenen Volumen Wasser *R* gelöst. Die Filtriervorrichtung wird vorbereitet, indem der Zylinder einer 50-ml-Spritze ohne den Kolben auf einer Halterung befestigt wird, die auf einer Platte ein Membranfilter (Porengröße 3 µm) und darüber ein Vorfilter enthält (Anordnung I).

Die Prüflösung wird in den Spritzenzylinder gebracht, der Kolben aufgesetzt und so lange ein gleichmäßiger Druck angelegt, bis die Flüssigkeit filtriert ist. Beim Öffnen der Halterung und Entfernen des Vorfilters ist zu beachten, daß das Membranfilter frei von Verunreinigungen bleibt. Wenn dies nicht der Fall ist, muß das Membranfilter durch ein anderes ersetzt und der Vorgang unter den gleichen Bedingungen wiederholt werden.

Das Vorfiltrat oder die vorgeschriebene Menge desselben werden mit 2 ml Pufferlösung *p*H 3,5 *R* versetzt und zu 1,2 ml Thioacetamid-Reagenz *R* gegeben. Nach dem Mischen wird 10 min lang stehengelassen und, wie oben beschrieben, erneut filtriert, wobei nun jedoch die Filter so vertauscht werden, daß die Flüssigkeit zuerst das Membranfilter und danach erst das Vorfilter passiert (Anordnung II). Die Filtration soll langsam und gleichmäßig durch einen mäßigen und konstanten Druck auf den Kolben der Spritze erfolgen. Nach vollständiger Filtration wird die Halterung geöffnet, das Membranfilter entnommen und auf Filterpapier getrocknet. Auf die gleiche Weise wird die Referenzlösung mit dem vorgeschriebenen Volumen Blei-Lösung (1 ppm Pb) *R* hergestellt.

Die Färbung des mit der Prüflösung erhaltenen Flecks darf nicht intensiver sein als die des mit der Referenzlösung erhaltenen Flecks.

Methode F

Untersuchungslösung: Die vorgeschriebene Menge oder das vorgeschriebene Volumen der Substanz wird in einen sauberen und trockenen 100-ml-Kjeldahl-Kolben gegeben (falls die Reaktion zu besonders starker Schaumentwicklung führt, kann ein 300-ml-Kolben verwendet werden). Nach dem Befestigen des Kolbens in einem Winkel von 45° wird ein ausreichendes Volumen einer Mischung von 8 ml Schwefelsäure *R* und 10 ml Salpetersäure *R* in den Kolben gegeben. Bis zum Beginn der Reaktion wird langsam erhitzt und die Reaktion anschließend abklingen gelassen. Insgesamt werden 18 ml der gleichen Säuremischung in Portionen zugesetzt, wobei nach jedem Zusatz erhitzt wird. Durch weiteres Erhitzen wird so lange im schwachen Sieden gehalten, bis sich die Lösung dunkel färbt. Nach dem Abkühlen werden 2 ml Salpetersäure *R* zugesetzt. Erneut wird so lange erhitzt, bis sich die Lösung dunkel färbt. Das Erhitzen und die Zugabe von Salpetersäure *R* werden so lange fortgesetzt, bis sich die Lösung nicht mehr dunkel färbt. Anschließend wird kräftig erhitzt, bis dichte, weiße Dämpfe entstehen. Nach dem Abkühlen und der vorsichtigen Zugabe von 5 ml Wasser *R* wird zum schwachen Sieden erhitzt, bis dichte, weiße Dämpfe entstehen, und das Erhitzen so lange fortgesetzt, bis sich das Volumen auf 2 bis 3 ml verringert hat. Nach erneutem Abkühlen und vorsichtiger Zugabe von 5 ml Wasser *R* wird die Farbe der Lösung geprüft. Ist die Lösung gelb gefärbt, wird vorsichtig 1 ml Wasserstoffperoxid-Lösung 30 % *R* zugesetzt und erneut eingedampft, bis dichte, weiße Dämpfe entstehen und das Volumen 2 bis 3 ml beträgt. Wenn die Lösung noch gelb gefärbt ist, wird der Zusatz von 5 ml Wasser *R* und 1 ml Wasserstoffperoxid-Lösung 30 % *R* wiederholt, bis die

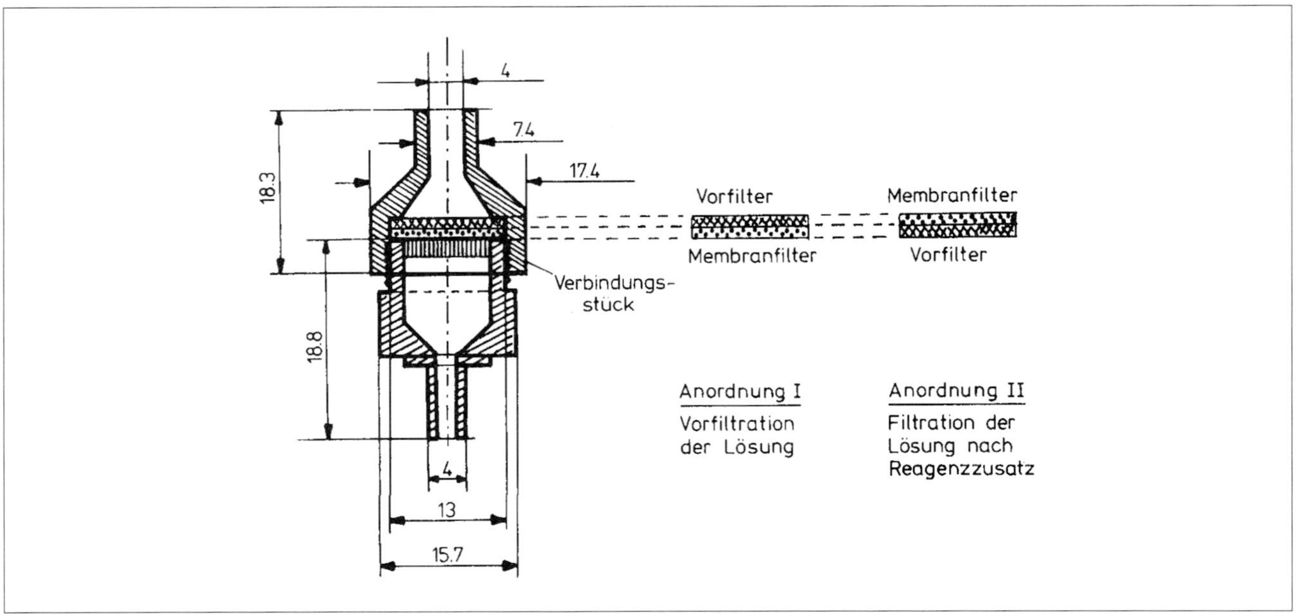

Abb. 2.4.8-1: Apparatur zur Grenzprüfung auf Schwermetalle (Methode E)
Längenangaben in Millimeter

Lösung farblos ist. Die Lösung wird abgekühlt und vorsichtig mit Wasser *R* zu etwa 25 ml verdünnt.

Die Lösung wird mit konzentrierter Ammoniak-Lösung *R* 1 unter Benutzung eines empfindlichen *p*H-Indikator-Papiers auf einen *p*H-Bereich zwischen 3,0 und 4,0 eingestellt, mit Wasser *R* zu 40 ml verdünnt und gemischt (verdünnte Ammoniak-Lösung *R* 1 kann verwendet werden, wenn der spezifizierte Bereich annähernd erreicht ist).

Der Lösung werden 2 ml Pufferlösung *p*H 3,5 *R* und 1,2 ml Thioacetamid-Reagenz *R* zugesetzt. Nach sofortigem Mischen wird mit Wasser *R* zu 50 ml verdünnt und gemischt.

Referenzlösung: Die Referenzlösung wird gleichzeitig und unter den gleichen Bedingungen unter Verwendung des vorgeschriebenen Volumens an Blei-Lösung (10 ppm Pb) *R* hergestellt.

Nach 2 min darf eine Braunfärbung der Untersuchungslösung nicht intensiver sein als die der Referenzlösung.

2.4.22 Prüfung fetter Öle auf fremde Öle durch Gaschromatographie

Falls in der Einzelmonographie nichts anderes angegeben ist, wird Methode A angewendet.

Die Prüfung auf fremde Öle erfolgt über die Methylester der in dem zu untersuchenden Öl enthaltenen Fettsäuren.

Methode A

Diese Methode ist weder für Öle anwendbar, die Glyceride von Fettsäuren mit Epoxy-, Hydroepoxy-, Cyclopropyl- oder Cyclopropenyl-Gruppen enthalten, noch für Öle, die größere Anteile an Fettsäuren mit weniger als acht C-Atomen enthalten, noch für Öle, deren Säurezahl größer als 2,0 ist.

Die Prüfung erfolgt mit Hilfe der Gaschromatographie (2.2.28).

Untersuchungslösung: Wenn in der Monographie vorgeschrieben, wird das Öl vor der Methylierung getrocknet. 1,0 g Öl wird in einem 25-ml-Rundkolben mit Schliff, der mit einem Rückflußkühler und einem Gaseinleitrohr versehen ist, eingewogen. Nach Zusatz von 10 ml wasserfreiem Methanol *R* und 0,2 ml einer Lösung von Kaliumhydroxid *R* (60 g · l^{-1}) in Methanol *R* wird der Rückflußkühler aufgesetzt, Stickstoff *R* bei einer Durchflußrate von etwa 50 ml je Minute durch die Lösung geleitet, die Lösung umgeschüttelt und zum Sieden erhitzt. Wenn die Lösung klar geworden ist (im allgemeinen nach etwa 10 min), wird noch weitere 5 min lang erhitzt. Der Kolben wird unter fließendem Wasser abgekühlt und der Inhalt in einen Scheidetrichter überführt. Der Kolben wird mit 5 ml Heptan *R* gespült. Die Spülflüssigkeit wird in den Scheidetrichter gegeben und dessen Inhalt geschüttelt. Nach Zusatz von 10 ml einer Lösung von Natriumchlorid *R* (200 g · l^{-1}) wird kräftig geschüttelt. Nach Trennung der Phasen wird die organische Phase in einen Kolben überführt, der wasserfreies Natriumsulfat *R* enthält. Nach dem Stehenlassen wird abfiltriert.

Referenzlösung a: Nach den Angaben der jeweiligen Einzelmonographie werden 0,50 g der in einer der Tabellen angegebenen Kalibriersubstanzen in der dort angegebenen Zusammensetzung hergestellt (wenn in der Monographie keine spezifische Referenzlösung erwähnt wird, ist die in Tab. 2.4.22-1 angegebene Zusammensetzung zu verwenden). Die Mischung wird in Heptan *R* zu 50,0 ml gelöst.

Referenzlösung b: 1,0 ml Referenzlösung a wird mit Heptan *R* zu 10,0 ml verdünnt.

Die Chromatographie kann durchgeführt werden mit
- einer Säule aus Glas oder rostfreiem Stahl mit einer Länge zwischen 2 und 3 m und einem inneren Durchmesser zwischen 2 und 4 mm, gepackt mit Kieselgur zur Gaschromatographie *R* (125 bis 200 µm), imprägniert mit 5 bis 15 Prozent Macrogolsuccinat *R* oder Macrogoladipat *R*
- Stickstoff zur Chromatographie *R* als Trägergas bei einer Durchflußrate von 25 ml je Minute
- einem Flammenionisationsdetektor.

Die Temperatur der Säule wird bei 180 °C, die des Probeneinlasses und Detektors bei 200 °C gehalten, oder falls erforderlich oder vorgeschrieben wird die Temperatur der Säule um 5 °C je Minute von 120 auf 200 °C erhöht.

Die Chromatographie kann ebenfalls durchgeführt werden mit
- einer Kapillarsäule aus Glas oder Quarzglas (vorzugsweise eine offene Kapillare mit belegter Wandung) mit einer Länge zwischen 10 und 30 m und einem inneren Durchmesser zwischen 0,2 und 0,8 mm, deren innere Oberfläche mit einer Schicht von Poly[(cyanopropyl)methylphenylmethyl]siloxan *R* oder Macrogol 20 000 *R* (Filmdicke 0,1 bis 0,5 µm) oder einer anderen geeigneten stationären Phase belegt ist
- Helium zur Chromatographie *R* oder Wasserstoff zur Chromatographie *R* als Trägergas bei einer Durchflußrate von 1,3 ml je Minute (für eine Säule von 0,32 mm innerem Durchmesser)
- einem Flammenionisationsdetektor
- einem Splitverhältnis von 1:100 oder weniger, entsprechend dem inneren Durchmesser der verwendeten Säule (1:50 für eine Säule von 0,32 mm innerem Durchmesser).

Die Temperatur der Säule wird bei 160 bis 200 °C gehalten, entsprechend der Länge und dem Typ der verwendeten Säule (200 °C für eine Säule von 30 m Länge, die mit einer Schicht von Macrogol 20 000 *R* belegt ist). Die Temperatur des Probeneinlasses und Detektors wird bei 250 °C gehalten. Falls erforderlich oder vorgeschrieben wird die Temperatur der Säule um 3 °C je Minute von 170 auf 230 °C erhöht (für eine Säule mit Macrogol 20 000 *R*).

0,5 µl Referenzlösung a werden eingespritzt. Die Empfindlichkeit des Systems wird so eingestellt, daß die Höhe des Hauptpeaks im Chromatogramm 50 bis 70 Prozent des maximalen Ausschlags beträgt. Die Retentionszeiten der verschiedenen Fettsäuren in der Mischung werden bestimmt.

1 µl Referenzlösung b wird eingespritzt und das Signal-Rausch-Verhältnis des Methylmyristat-Peaks geprüft.

0,5 bis 1,0 µl der Untersuchungslösung werden eingespritzt. Die Chromatographie erfolgt über eine Dauer, die

Allg. Methoden

der 2,5fachen Retentionszeit von Methyloleat entspricht. Die Auswertung des Chromatogramms erfolgt wie nachstehend angegeben.

Werden die Kalibriermischungen 1 oder 3 verwendet, darf die Prüfung nur ausgewertet werden, wenn

- im Chromatogramm der Referenzlösung a die Anzahl der theoretischen Böden (*n*) (2.2.28), berechnet für den Methylstearat-Peak, mindestens 2000 für gepackte Säulen und 30 000 für Kapillarsäulen beträgt
- im Chromatogramm der Referenzlösung a die Auflösung (R_s) (2.2.28) zwischen dem Peak des Methyloleats und dem des Methylstearats mindestens 1,25 für gepackte Säulen beziehungsweise 1,8 für Kapillarsäulen beträgt
- im Chromatogramm der Referenzlösung b das Signal-Rausch-Verhältnis (2.2.28) des Methylmyristat-Peaks mindestens 5 beträgt.

Wird die Kalibriermischung 2 verwendet, darf die Prüfung nur ausgewertet werden, wenn

- im Chromatogramm der Referenzlösung a die Anzahl der theoretischen Böden (*n*) (2.2.28), berechnet für den Methylcaprat-Peak, mindestens 1500 für gepackte Säulen und 15 000 für Kapillarsäulen beträgt
- im Chromatogramm der Referenzlösung a die Auflösung (R_s) (2.2.28) zwischen dem Peak des Methylcaprylats und dem des Methylcaprats mindestens 2 für gepackte Säulen beziehungsweise 4 für Kapillarsäulen beträgt
- im Chromatogramm der Referenzlösung b das Signal-Rausch-Verhältnis (2.2.28) des Methylcaproat-Peaks mindestens 5 beträgt.

Auswertung der Chromatogramme

Analysenbedingungen, die maskierte Peaks ergeben können (Anwesenheit von Bestandteilen mit geringen Differenzen zwischen den Retentionszeiten, zum Beispiel Linolensäure und Arachidonsäure), sind zu vermeiden.

Tab. 2.4.22-1: Kalibriersubstanzen*)

Bestandteile	Äquivalent für Kettenlänge**) (1)	Äquivalent für Kettenlänge**) (2)	Zusammensetzung [% (*m/m*)] isothermisch	Zusammensetzung [% (*m/m*)] lineares Temperaturprogramm
Methyllaurat *R* (Methyldodecanoat)	12,0	12,0	5	10
Methylmyristat *R* (Methyltetradecanoat)	14,0	14,0	5	15
Methylpalmitat *R* (Methylhexadecanoat)	16,0	16,0	10	15
Methylstearat *R* (Methyloctadecanoat)	18,0	18,0	20	20
Methylarachidat *R* (Methyleicosanoat)	20,0	20,0	40	20
Methyloleat *R* (Methyloctadecenoat)	18,6	18,3	20	20

*) Bei der Kapillargaschromatographie und Splitinjektion wird empfohlen, die Bestandteile mit der größten Kettenlänge in der zu prüfenden Mischung zur Kalibriermischung zuzusetzen.

**) Das „Äquivalent für Kettenlänge“, das mit Hilfe von Eichkurven berechnet werden soll, ist als Beispiel bei Verwendung einer Säule von Macrogolsuccinat *R* (1) und einer Säule von Macrogol 20 000 *R* (2) angegeben.

Qualitative Analyse: Mit Hilfe des Chromatogramms der Referenzlösung und den Angaben in der Tab. 2.4.22-1 werden Eichkurven aufgestellt.

a) Bei isothermer Chromatographie wird der Logarithmus der Nettoretentionszeit gegen die Anzahl der Kohlenstoffatome der Fettsäure aufgetragen. Die Identifizierung der Peaks erfolgt mit Hilfe der erhaltenen Geraden und dem „Äquivalent für Kettenlänge“ der einzelnen Peaks. Die Eichkurve der gesättigten Säuren ist eine Gerade. Die Logarithmen der Nettoretentionszeiten der ungesättigten Säuren liegen auf dieser Geraden an Punkten mit nicht ganzzahligen Werten für die Anzahl der Kohlenstoffatome, bezeichnet als „Äquivalent für Kettenlänge“.

b) Bei der Chromatographie mit linearem Temperaturprogramm wird die Retentionszeit gegen die Anzahl der Kohlenstoffatome der Fettsäure aufgetragen. Die Identifizierung der Peaks erfolgt mit Hilfe der Eichkurve.

Quantitative Analyse: Im allgemeinen wird das Verfahren „Normalisierung“ angewandt, wobei die Summe der Peakflächen im Chromatogramm, mit Ausnahme der Peakfläche des Lösungsmittels, als 100 Prozent angenommen wird. Die Verwendung eines elektronischen Integrators wird empfohlen. Der Gehalt eines Bestandteils wird nach Bestimmung seiner Peakfläche aus der Summe aller Peakflächen in Prozent berechnet. Peaks mit einer Fläche von weniger als 0,05 Prozent der Gesamtfläche werden nicht berücksichtigt.

In bestimmten Fällen, zum Beispiel in Gegenwart von Fettsäuren mit höchstens 12 Kohlenstoffatomen, kann in der Einzelmonographie ein Korrekturfaktor zur Umrechnung der Peakflächen in Prozent (*m/m*) angegeben sein.

Methode B

Diese Methode ist weder für Öle anwendbar, die Glyceride von Fettsäuren mit Epoxy-, Hydroepoxy-, Cyclopropyl- oder Cyclopropenyl-Gruppen enthalten, noch für Öle, deren Säurezahl größer als 2,0 ist.

Untersuchungslösung: 0,100 g Öl werden in ein 10-ml-Zentrifugenglas mit Schraubverschluß gegeben. Nach dem Lösen in 1 ml Heptan *R* und 1 ml Dimethylcarbonat *R* wird unter Erhitzen bei 50 bis 60 °C kräftig gemischt. Der noch warmen Mischung wird 1 ml einer Lösung von Natrium *R* ($12\ g \cdot l^{-1}$) in wasserfreiem Methanol *R*, die unter den notwendigen Vorsichtsmaßnahmen hergestellt wurde, zugesetzt. Die Mischung wird etwa 5 min lang kräftig geschüttelt, mit 3 ml destilliertem Wasser *R* versetzt, etwa 30 s lang kräftig geschüttelt und 15 min lang bei 1500 *g* zentrifugiert.

1 µl der organischen Phase wird eingespritzt.

Referenzlösungen, Auswertung der Chromatogramme: Falls in der jeweiligen Einzelmonographie keine spezifische Vorschrift enthalten ist, wird wie unter „Methode A“ beschrieben verfahren.

Die Chromatographie kann durchgeführt werden mit

- einer Kapillarsäule aus Quarzglas von 30 m Länge und 0,25 mm innerem Durchmesser, belegt mit Macrogol 20 000 *R* (Filmdicke 0,25 µm)
- Helium zur Chromatographie *R* als Trägergas bei einer Durchflußrate von 0,9 ml je Minute
- einem Flammenionisationsdetektor
- einem Splitverhältnis von 1:100

unter Anwendung des folgenden Temperaturprogramms

	Zeit (min)	Temperatur (°C)	Rate (°C · min⁻¹)	Erläuterungen
Säule	0 – 15	100	–	isothermisch
	15 – 36	100 → 225	10	linearer Gradient
	36 – 61	225	–	isothermisch
Probeneinlaß		250		
Detektor		250		

Methode C

Diese Methode ist nicht für Öle anwendbar, die Glyceride von Fettsäuren mit Epoxy-, Hydroperoxy-, Cyclopropyl- und Cyclopropenyl-Gruppen sowie mit Aldehyden, Ketonen, konjugierten mehrfach ungesättigten und Acetylen-Verbindungen enthalten, da diese Gruppen teilweise oder vollständig zersetzt werden können.

Untersuchungslösung: In einem 25-ml-Erlenmeyerkolben werden 0,10 g Öl in 2 ml einer Lösung von Natriumhydroxid *R* (20 g · l^{-1}) in Methanol *R* gelöst. Die Lösung wird 30 min lang zum Rückfluß erhitzt. Durch den Kühler werden 2,0 ml methanolische Bortrifluorid-Lösung *R* zugesetzt; die Lösung wird 30 min lang zum Rückfluß erhitzt. Anschließend werden durch den Kühler 4 ml Heptan *R* zugesetzt, und die Mischung wird weitere 5 min lang erhitzt. Nach dem Abkühlen werden 10,0 ml einer gesättigten Lösung von Natriumchlorid *R* zugesetzt. Die Mischung wird 15 s lang geschüttelt und so lange mit der gesättigten Lösung von Natriumchlorid *R* versetzt, bis die obere Phase bis in den Kolbenhals angestiegen ist. 2 ml der oberen Phase werden entnommen, 3mal mit je 2 ml Wasser *R* gewaschen und über wasserfreiem Natriumsulfat *R* getrocknet.

Referenzlösungen, Durchführung der Chromatographie, Auswertung der Chromatogramme: Falls in der jeweiligen Einzelmonographie keine spezifische Vorschrift enthalten ist, wird wie unter „Methode A" beschrieben verfahren.

Tab. 2.4.22-2: Kalibriersubstanzen*)

Bestandteile	Äquivalent für Kettenlänge**) (1)	Äquivalent für Kettenlänge**) (2)	Zusammensetzung [% (*m*/*m*)] isothermisch	Zusammensetzung [% (*m*/*m*)] lineares Temperaturprogramm
Methylcaproat *R* (Methylhexanoat)	6,0	6,0	5	10
Methylcaprylat *R* (Methyloctanoat)	8,0	8,0	5	35
Methylcaprat *R* (Methyldecanoat)	10,0	10,0	10	35
Methyllaurat *R* (Methyldodecanoat)	12,0	12,0	20	10
Methylmyristat *R* (Methyltetradecanoat)	14,0	14,0	40	10

*) Bei der Kapillargaschromatographie und Splitinjektion wird empfohlen, die Bestandteile mit der größten Kettenlänge in der zu prüfenden Mischung zur Kalibriermischung zuzusetzen.

**) Das „Äquivalent für Kettenlänge", das mit Hilfe von Eichkurven berechnet werden soll, ist als Beispiel bei Verwendung einer Säule von Macrogolsuccinat *R* (1) und einer Säule von Macrogol 20 000 *R* (2) angegeben.

Tab. 2.4.22-3: Kalibriersubstanzen*)

Bestandteile	Äquivalent für Kettenlänge**) (1)	Äquivalent für Kettenlänge**) (2)	Zusammensetzung [% (*m*/*m*)] isothermisch	Zusammensetzung [% (*m*/*m*)] lineares Temperaturprogramm
Methylmyristat *R* (Methyltetradecanoat)	14,0	14,0	5	15
Methylpalmitat *R* (Methylhexadecanoat)	16,0	16,0	10	15
Methylstearat *R* (Methyloctadecanoat)	18,0	18,0	15	20
Methylarachidat *R* (Methyleicosanoat)	20,0	20,0	20	15
Methylbehenat *R* (Methyldocosanoat)	22,0	22,0	10	5
Methyllignocerat *R* (Methyltetracosanoat)	24,0	24,0	10	5
Methyloleat *R* (Methyloctadecenoat)	18,6	18,3	20	15
Methylgadoleinoat *R* (Methyleicosenoat)	20,2	20,2	10	10

*) und **): siehe bei Tabelle 2.4.22-2.

2.4.23 Sterole in fetten Ölen

Abtrennung der Sterolfraktion

Die unverseifbaren Anteile werden hergestellt. Die Sterolfraktion des fetten Öls wird mit Hilfe der Dünnschichtchromatographie (2.2.27) unter Verwendung einer 0,3 bis 0,5 mm dicken Schicht von Kieselgel G *R* isoliert.

Untersuchungslösung a: In einen 150-ml-Kolben mit Rückflußkühler wird ein Volumen einer Lösung von Betulin *R* (2 g · l^{-1}) in Dichlormethan *R* gegeben; die dem Volumen entsprechende Betulinmenge soll etwa 10 Prozent des Sterolgehalts der zur Bestimmung verwendeten Substanz betragen (zum Beispiel werden bei der Prüfung von Olivenöl 500 µl, bei anderen Pflanzenölen 1500 µl Betulin-Lösung verwendet). Falls in der Monographie Anforderungen an den Gehalt des einzelnen Sterols als Prozentsatz der Sterolfraktion angegeben werden, kann die Zugabe von Betulin unterbleiben. Die Lösung wird in einem Strom von Stickstoff *R* zur Trockne eingedampft. 5,00 g (*m* g) Substanz werden zugesetzt.

Die Mischung wird mit 50 ml ethanolischer Kaliumhydroxid-Lösung (2 mol · l^{-1}) *R* versetzt, 1 h lang im Wasserbad unter häufigem Schwenken erhitzt, unter 25 °C abgekühlt und mit 100 ml Wasser *R* in einen Scheidetrichter überführt. Die Flüssigkeit wird 3mal vorsichtig mit je 100 ml peroxidfreiem Ether *R* ausgeschüttelt. Die Etherphasen werden in einem weiteren Scheidetrichter, der 40 ml Wasser *R* enthält, vereinigt und einige Minuten lang leicht geschüttelt. Nach der Phasentrennung wird die wäßrige Phase verworfen. Die etherische Phase wird mehrmals mit 40 ml Wasser *R* gewaschen, bis die wäßrige Phase nicht mehr gegen Phenolphthalein alkalisch reagiert. Die etherische Phase wird in einen gewogenen Kolben überführt, wobei der Scheidetrichter mit peroxidfreiem Ether *R* ausgewaschen wird. Unter ge-

Allg. Methoden

eigneten Bedingungen wird der Ether vorsichtig abdestilliert, und 6 ml Aceton *R* werden zugesetzt. In einem Strom von Stickstoff *R* wird das Lösungsmittel sorgfältig entfernt. Der Rückstand wird bei 100 bis 105 °C bis zur Massekonstanz getrocknet, im Exsikkator erkalten gelassen, gewogen und in der eben notwendigen Menge Dichlormethan *R* gelöst.

Untersuchungslösung b: 5,00 g Rapsöl *R* werden wie für die Substanz vorgeschrieben behandelt, beginnend mit dem Zusatz von 50 ml ethanolischer Kaliumhydroxid-Lösung (2 mol · l^{-1}) *R*.

Untersuchungslösung c: 5,00 g Sonnenblumenöl *R* werden wie für die Substanz vorgeschrieben behandelt, beginnend mit dem Zusatz von 50 ml ethanolischer Kaliumhydroxid-Lösung (2 mol · l^{-1}) *R*.

Referenzlösung: 25 mg Cholesterol *R* und 10 mg Betulin *R* werden in 1 ml Dichlormethan *R* gelöst.

Für jede Untersuchungslösung wird eine eigene Platte verwendet. Auf die Platten werden jeweils 20 µl Referenzlösung bandförmig (20 × 3 mm) und je 0,4 ml Untersuchungslösung a, b beziehungsweise c bandförmig (40 × 3 mm) aufgetragen. Die Chromatographie erfolgt mit einer Mischung von 35 Volumteilen Ether *R* und 65 Volumteilen Hexan *R* über eine Laufstrecke von 18 cm. Die Platten werden in einem Strom von Stickstoff *R* getrocknet, mit einer Lösung von Dichlorfluorescein *R* (2 g · l^{-1}) in wasserfreiem Ethanol *R* besprüht und im ultravioletten Licht bei 254 nm ausgewertet. Das Chromatogramm der Referenzlösung zeigt jeweils eine Cholesterol- und eine Betulin-Zone. Das Chromatogramm der entsprechenden Untersuchungslösung zeigt jeweils Zonen mit ähnlichen R_f-Werten, die den Sterolen entsprechen. Aus jedem Chromatogramm wird eine Fläche der Schicht entnommen, die der Zone der Sterole entspricht, ebenso wie eine Zone 2 bis 3 mm oberhalb und unterhalb der sichtbaren Zonen der Referenzlösung. Diese Entnahmen werden getrennt in drei 50-ml-Kolben gegeben. 15 ml erwärmtes Dichlormethan *R* werden jedem Kolbeninhalt zugesetzt und die Kolben geschüttelt. Jede Lösung wird durch einen Glassintertiegel (40) oder ein geeignetes Papierfilter filtriert und das Filter 3mal mit je 15 ml Dichlormethan *R* gewaschen. Die jeweils mit der Waschflüssigkeit vereinigten Filtrate werden in 3 gewogene Kolben überführt, in einem Strom von Stickstoff *R* zur Trockne eingedampft und gewogen.

Bestimmung der Sterole

Die Bestimmung erfolgt mit Hilfe der Gaschromatographie (2.2.28).

Die Bestimmung muß unter Feuchtigkeitsausschluß durchgeführt werden. Die Lösungen sind unmittelbar vor Gebrauch herzustellen.

Untersuchungslösung: Den Sterolen, die durch Dünnschichtchromatographie der Substanz erhalten wurden, werden je Milligramm Rückstand 0,02 ml einer frisch hergestellten Mischung von 1 Volumteil Chlortrimethylsilan *R*, 3 Volumteilen Hexamethyldisilazan *R* und 9 Volumteilen wasserfreiem Pyridin *R* zugesetzt. Die Mischung wird sorgfältig geschüttelt, bis die Sterole vollständig gelöst sind. Die Lösung wird 30 min lang im Exsikkator über Phosphor(V)-oxid *R* stehengelassen. Falls erforderlich wird zentrifugiert und die überstehende Flüssigkeit verwendet.

Referenzlösung a: 9 Teile der Sterole, die durch Dünnschichtchromatographie von Rapsöl *R* erhalten wurden, werden mit 1 Teil Cholesterol *R* versetzt. Die Mischung wird je Milligramm Rückstand mit 0,02 ml einer frisch hergestellten Mischung von 1 Volumteil Chlortrimethylsilan *R*, 3 Volumteilen Hexamethyldisilazan *R* und 9 Volumteilen wasserfreiem Pyridin *R* versetzt. Die Mischung wird sorgfältig geschüttelt, bis die Sterole vollständig gelöst sind. Die Lösung wird 30 min lang im Exsikkator über Phosphor(V)-oxid *R* stehengelassen. Falls erforderlich wird zentrifugiert und die überstehende Flüssigkeit verwendet.

Referenzlösung b: Den Sterolen, die durch Dünnschichtchromatographie von Sonnenblumenöl *R* erhalten wurden, werden je Milligramm Rückstand 0,02 ml einer frisch hergestellten Mischung von 1 Volumteil Chlortrimethylsilan *R*, 3 Volumteilen Hexamethyldisilazan *R* und 9 Volumteilen wasserfreiem Pyridin *R* zugesetzt. Die Mischung wird sorgfältig geschüttelt, bis die Sterole vollständig gelöst sind. Die Lösung wird 30 min lang im Exsikkator über Phosphor(V)-oxid *R* stehengelassen. Falls erforderlich wird zentrifugiert und die überstehende Flüssigkeit verwendet.

Die Chromatographie kann durchgeführt werden mit

- einer Kapillarsäule aus Quarzglas mit einer Länge zwischen 20 und 30 m und einem inneren Durchmesser zwischen 0,25 und 0,32 mm, belegt mit Poly[methyl(95)phenyl(5)]siloxan *R* (Filmdicke 0,25 µm) oder mit Poly[methyl(94)phenyl(5)vinyl(1)]siloxan *R* (Filmdicke 0,25 µm)
- Wasserstoff zur Chromatographie *R* bei einer Durchflußgeschwindigkeit von 30 bis 50 cm je Minute oder Helium zur Chromatographie *R* bei einer Durchflußgeschwindigkeit von 20 bis 35 cm je Minute als Trägergas. Die Durchflußgeschwindigkeit wird wie folgt gemessen: Bei Aufrechterhaltung der angegebenen Bedingungen zur Bestimmung der Sterole werden 1 bis 3 µl Methan oder Propan eingespritzt. Die Zeit, die das Gas zum Durchströmen der Säule braucht, gerechnet vom Zeitpunkt des Einspritzens bis zum Auftreten des Peaks (t_M), wird in Sekunden gemessen. Die Durchflußgeschwindigkeit ergibt sich als L/t_M, wobei L die Säulenlänge in Zentimeter ist
- einem Flammenionisationsdetektor
- einem Splitverhältnis von 1:50 oder 1:100.

Die Temperatur der Säule wird bei 260 °C, die des Probeneinlasses bei 280 °C und die des Detektors bei 290 °C gehalten.

1 µl jeder Lösung wird eingespritzt. Das Chromatogramm der Referenzlösung a zeigt 4 Hauptpeaks, die dem Cholesterol, Brassicasterol, Campesterol und β-Sitosterol entsprechen. Das Chromatogramm der Referenzlösung b zeigt 4 Hauptpeaks, die dem Campesterol, Stigmasterol, β-Sitosterol und Δ7-Stigmastenol entsprechen. Die relativen Retentionszeiten der Sterole, bezogen auf β-Sitosterol, sind in Tab. 2.4.23-1 angegeben.

Der dem Internen Standard (Betulin) entsprechende Peak muß deutlich von den Peaks, die den zu bestimmenden Sterolen entsprechen, getrennt sein.

Tab. 2.4.23-1: Relative Retentionszeiten der Sterole, bezogen auf β-Sitosterol, für 2 verschiedene Säulen

	Poly[methyl(95)phenyl(5)]siloxan	Poly[methyl(94)phenyl(5)vinyl(1)]-siloxan
Cholesterol	0,63	0,67
Brassicasterol	0,71	0,73
24-Methylencholesterol	0,80	0,82
Campesterol	0,81	0,83
Campestanol	0,82	0,85
Stigmasterol	0,87	0,88
Δ7-Campesterol	0,92	0,93
Δ5,23-Stigmastadienol	0,95	0,95
Clerosterol	0,96	0,96
β-Sitosterol	1	1
Sitostanol	1,02	1,02
Δ5-Avenasterol	1,03	1,03
Δ5,24-Stigmastadienol	1,08	1,08
Δ7-Stigmastenol	1,12	1,12
Δ7-Avenasterol	1,16	1,16
Betulin	1,4	1,6

Im Chromatogramm der Untersuchungslösung werden die Peaks identifiziert. Der Prozentgehalt jedes Sterols in der Sterolfraktion der Substanz wird nach folgender Formel errechnet

$$\frac{A}{S} \cdot 100$$

A = Peakfläche des zu bestimmenden Bestandteils
S = Summe der Peakflächen der in der Tabelle angegebenen Bestandteile.

Wenn in der Monographie gefordert, wird der Gehalt jedes Sterols in Milligramm je 100 g Substanz nach folgender Formel errechnet

$$\frac{A \cdot m_S \cdot 100}{A_S \cdot m}$$

A = Peakfläche des zu bestimmenden Bestandteils
A_S = Fläche des dem Betulin entsprechenden Peaks
m = Einwaage der Substanz in Gramm
m_S = Einwaage des zugesetzten Betulins *R* in Milligramm.

2.4.24 Identifizierung und Bestimmung von Lösungsmittel-Rückständen

Dieser Text wurde in der deutschsprachigen Ausgabe der Ph. Eur. – Nachtrag 2000 schon in dieser Fassung veröffentlicht.

Das in dieser allgemeinen Methode beschriebene Untersuchungsverfahren kann angewendet werden
- zur Identifizierung der Mehrheit der zur Klasse 1 und 2 gehörenden, unbekannten Lösungsmittel-Rückstände in Wirkstoffen, Hilfsstoffen oder Arzneimitteln
- als Grenzprüfung für Lösungsmittel der Klasse 1 und 2, die in Wirkstoffen, Hilfsstoffen oder Arzneimitteln enthalten sind
- zur quantitativen Bestimmung von Lösungsmitteln der Klasse 2, deren Grenzwerte größer als 1000 ppm (0,1 Prozent) sind, oder falls gefordert von Lösungsmitteln der Klasse 3.

Lösungsmittel der Klassen 1, 2 und 3 werden unter „5.4 Lösungsmittel-Rückstände" aufgelistet.

Zur Herstellung der Stammlösungen sind 3 mögliche Lösungsmittel angegeben. Die Bedingungen zur Dampfraumanalyse sowie zum Einspritzen der gasförmigen Probe in das Chromatographie-System werden beschrieben. 2 Chromatographie-Systeme werden beschrieben, wobei das System A bevorzugt eingesetzt wird, während System B normalerweise zur Identitätsbestätigung angewendet wird. Die Wahl des Verfahrens zur Herstellung der Stammlösung hängt von der Löslichkeit der zu prüfenden Substanz und in bestimmten Fällen von den zu bestimmenden Lösungsmittel-Rückständen ab.

Folgende Lösungsmittel sind nicht ohne weiteres unter den beschriebenen Bedingungen der Dampfraumanalyse nachweisbar: Formamid, 2-Ethoxyethanol, 2-Methoxyethanol, Ethylenglycol, *N*-Methylpyrrolidon und Sulfolan. Zur Prüfung dieser Lösungsmittel sollten andere geeignete Verfahren angewendet werden.

Falls das Untersuchungsverfahren zur quantitativen Bestimmung von Lösungsmittel-Rückständen in einer Substanz herangezogen wird, muß es für die zu prüfende Substanz validiert sein.

Ausführung

Die Prüfung erfolgt mit Hilfe der Gaschromatographie (2.2.28, Dampfraumanalyse).

Herstellung der Stammlösung 1: Diese Methode ist für die Bestimmung von Lösungsmittel-Rückständen in wasserlöslichen Substanzen vorgesehen.

Stammlösung 1: 0,200 g der zu prüfenden Substanz werden in Wasser *R* zu 20,0 ml gelöst.

Herstellung der Stammlösung 2: Diese Methode ist für die Bestimmung von Lösungsmittel-Rückständen in wasserunlöslichen Substanzen vorgesehen.

Stammlösung 2: 0,200 g der zu prüfenden Substanz werden in Dimethylformamid *R* (DMF) zu 20,0 ml gelöst.

Herstellung der Stammlösung 3: Diese Methode ist für die Bestimmung von *N,N*-Dimethylacetamid und/oder Dimethylformamid vorgesehen, falls bekannt oder anzunehmen ist, daß eine dieser oder beide Substanzen in der zu prüfenden Substanz enthalten sind.

Stammlösung 3: 0,200 g der zu prüfenden Substanz werden in 1,3-Dimethyl-2-imidazolidinon *R* (DMI) zu 20,0 ml gelöst.

In einigen Fällen ist keine der zuvor genannten Methoden zur Herstellung der Stammlösung geeignet. In diesen Fällen muß sowohl für das zur Zubereitung der Stammlösung verwendete Lösungsmittel als auch für die angewendeten Bedingungen der Dampfraumanalyse die Eignung nachgewiesen werden.

Lösungsmittel-Lösung a: 1,0 ml Lösung von Lösungsmitteln der Klasse 1 *CRS* wird mit Wasser *R* zu 100,0 ml verdünnt. 1,0 ml Lösung wird mit Wasser *R* zu 10,0 ml verdünnt.

Allg. Methoden

Lösungsmittel-Lösung b: Geeignete Mengen an Lösungsmitteln der Klasse 2 werden in Dimethylsulfoxid *R* gelöst und mit Wasser *R* zu 100,0 ml verdünnt. Die Lösung wird so verdünnt, daß das 0,05fache der jeweils in Tab. 5.4-2 (5.4 Lösungsmittel-Rückstände) angegebenen Konzentration erhalten wird.

Lösungsmittel-Lösung c: 1,00 g des Lösungsmittels oder der Lösungsmittel, das/die in der zu prüfenden Substanz enthalten ist/sind, wird in Dimethylsulfoxid *R* oder, falls geeignet, in Wasser *R* gelöst und mit Wasser *R* zu 100,0 ml verdünnt. Die Lösung wird so verdünnt, daß das 0,05fache der jeweils in Tab. 5.4-1 oder 5.4-2 (5.4 Lösungsmittel-Rückstände) oder in der jeweiligen Monographie angegebenen Konzentration erhalten wird.

Blindlösung: Die Herstellung erfolgt wie unter Lösungsmittel-Lösung c angegeben, jedoch ohne Zusatz des Lösungsmittels oder der Lösungsmittel (zur Prüfung auf Abwesenheit von interferierenden Peaks).

Untersuchungslösung: 5,0 ml Stammlösung und 1,0 ml Blindlösung werden in eine Probeflasche gegeben.

Referenzlösung a (Klasse 1): 1,0 ml Lösungsmittel-Lösung a und 5,0 ml des geeigneten Verdünnungsmittels werden in eine Probeflasche gegeben.

Referenzlösung a_1 (Klasse 1): 5,0 ml Stammlösung und 1,0 ml Lösungsmittel-Lösung a werden in eine Probeflasche gegeben.

Referenzlösung b (Klasse 2): 1,0 ml Lösungsmittel-Lösung b und 5,0 ml des geeigneten Verdünnungsmittels werden in eine Probeflasche gegeben.

Referenzlösung c: 5,0 ml Stammlösung und 1,0 ml Lösungsmittel-Lösung c werden in eine Probeflasche gegeben.

Referenzlösung d: 1,0 ml Blindlösung und 5,0 ml des geeigneten Verdünnungsmittels werden in eine Probeflasche gegeben.

Die Probeflaschen werden gasdicht mit Gummistopfen, die mit Polytetrafluorethylen überzogen sind, verschlossen und mit einer Aluminiumkappe gesichert. Die Probeflaschen werden geschüttelt, um eine homogene Lösung zu erhalten.

Die folgenden Bedingungen können bei der statischen Dampfraumanalyse angewendet werden:

Eingestellte Parameter	**Methode zur Herstellung der Stammlösungen**		
	1	**2**	**3**
Äquilibrierungstemperatur (°C)	80	105	80
Äquilibrierungszeit (min)	60	45	45
Überleitungstemperatur (°C)	85	110	105
Trägergas: Stickstoff zur Chromatographie *R* oder Helium zur Chromatographie *R* bei einem geeigneten Druck			
Druckausgleichszeit (s)	30	30	30
Einspritzvolumen (ml)	1	1	1

Die Chromatographie kann durchgeführt werden mit

System A

- einer Kapillarsäule aus Quarzglas oder einer Widebore-Säule von 30 m Länge und 0,32 oder 0,53 mm innerem Durchmesser, belegt mit quervernetztem Poly(cyanopropyl)phenylsiloxan (6 Prozent) und Polydimethylsiloxan (94 Prozent) (Filmdicke 1,8 beziehungsweise 3 µm)
- Stickstoff zur Chromatographie *R* oder Helium zur Chromatographie *R* als Trägergas bei einer linearen Durchflußgeschwindigkeit von etwa 35 cm je Sekunde
- einem Splitverhältnis von 1:5
- einem Flammenionisationsdetektor (ein Massenspektrometer oder für chlorierte Lösungsmittel der Klasse 1 ein ECD [electron capture detector] können ebenfalls verwendet werden).

Die Temperatur der Säule wird 20 min lang bei 40 °C gehalten, dann um 10 °C je Minute auf 240 °C erhöht und 20 min lang bei 240 °C gehalten. Die Temperatur des Probeneinlasses wird bei 140 °C und die des Detektors bei 250 °C gehalten.

Im Fall von Interferenzen aus der Matrix kann die Chromatographie auch durchgeführt werden mit

System B

- einer Kapillarsäule aus Quarzglas oder einer Widebore-Säule von 30 m Länge und 0,32 oder 0,53 mm innerem Durchmesser, belegt mit Macrogol 20 000 *R* (Filmdicke 0,25 µm)
- Stickstoff zur Chromatographie *R* oder Helium zur Chromatographie *R* als Trägergas bei einer linearen Durchflußgeschwindigkeit von etwa 35 cm je Sekunde
- einem Splitverhältnis von 1:5
- einem Flammenionisationsdetektor (ein Massenspektrometer oder für chlorierte Lösungsmittel der Klasse 1 ein ECD können ebenfalls verwendet werden).

Die Temperatur der Säule wird 20 min lang bei 50 °C gehalten, dann um 6 °C je Minute auf 165 °C erhöht und 20 min lang bei 165 °C gehalten. Die Temperatur des Probeneinlasses wird bei 140 °C und die des Detektors bei 250 °C gehalten.

1 ml Gasphase der Referenzlösung a wird auf die Säule des Systems A gegeben und das Chromatogramm so aufgezeichnet, daß das Signal-Rausch-Verhältnis für den 1,1,1-Trichlorethan-Peak, das mindestens 5 betragen muß, bestimmt werden kann. Ein typisches Chromatogramm ist in Abb. 2.4.24-1 dargestellt.

1 ml Gasphase der Referenzlösung a_1 wird auf die Säule des Systems A gegeben. Die Peaks von Lösungsmitteln der Klasse 1 müssen noch nachweisbar sein.

1 ml Gasphase der Referenzlösung b wird auf die Säule des Systems A gegeben und das Chromatogramm so aufgezeichnet, daß die Auflösung zwischen Acetonitril und Dichlormethan bestimmt werden kann. Das System ist geeignet, wenn das erhaltene Chromatogramm dem in Abb. 2.4.24-2 dargestellten annähernd entspricht und die Auflösung zwischen Acetonitril und Dichlormethan mindestens 1,0 beträgt.

1 ml Gasphase der Untersuchungslösung wird auf die Säule des Systems A gegeben. Die zu prüfende Substanz entspricht den Anforderungen, wenn im Chromatogramm kein Peak auftritt, der einem der Lösungsmittel-Peaks entspricht, die im Chromatogramm der Referenzlösung a oder b auftreten. Entspricht ein Peak im Chromatogramm der Untersuchungslösung einem solchen

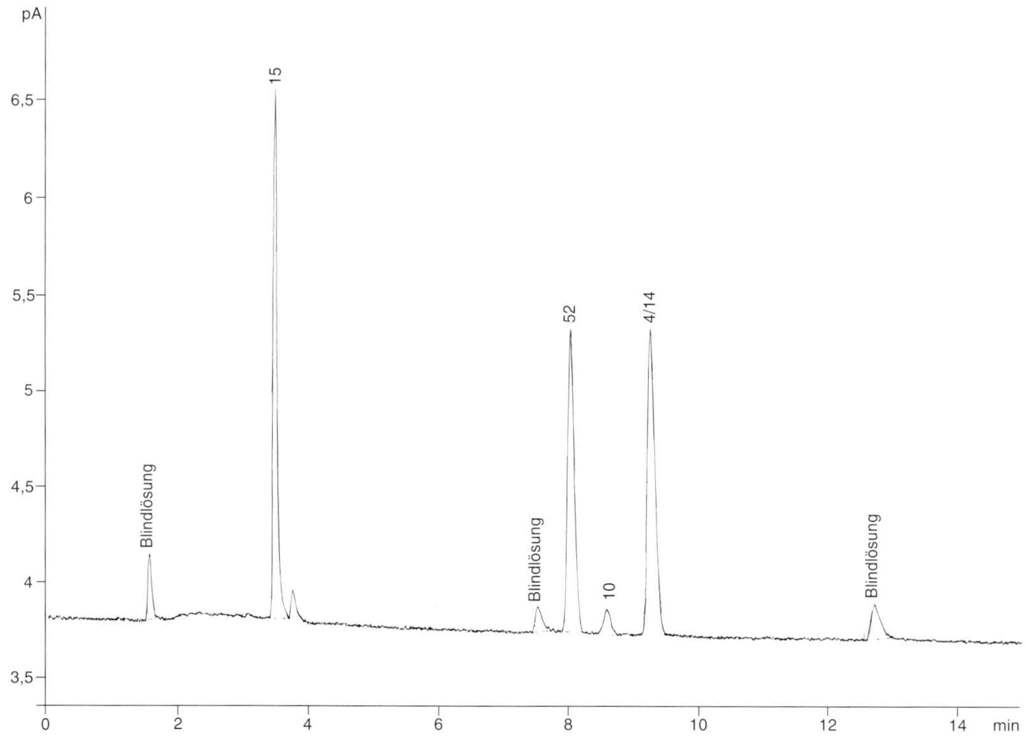

4: Benzol
10: Tetrachlorkohlenstoff
14: 1,2-Dichlorethan
15: 1,1-Dichlorethylen
52: 1,1,1-Trichlorethan

Abb. 2.4.24-1: Typisches Chromatogramm von Lösungsmitteln der Klasse 1, erhalten unter den für System A und Methode 1 beschriebenen Bedingungen mit einem Flammenionisationsdetektor

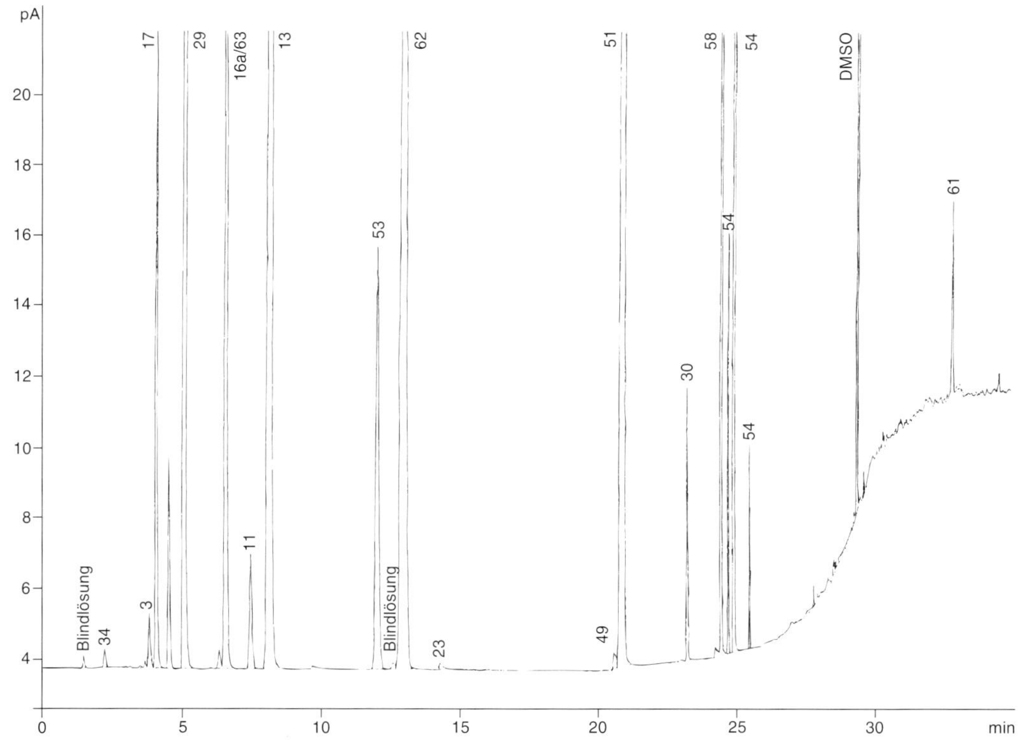

3: Acetonitril
11: Chloroform
13: Cyclohexan
16a: *cis*-1,2-Dichlorethylen
17: Dichlormethan
29: Hexan
30: 2-Hexanon
34: Methanol
49: Pyridin
51: Toluol
53: 1,1,2-Trichloroethylen
54: *o*-, *m*-, *p*-Xylol
58: Chlorbenzol
61: Tetralin
62: Methylcyclohexan
63: Nitromethan
64: 1,2-Dimethoxyethan

Abb. 2.4.24-2: Typisches Chromatogramm von Lösungsmitteln der Klasse 2, erhalten unter den für System A und Methode 1 beschriebenen Bedingungen mit einem Flammenionisationsdetektor

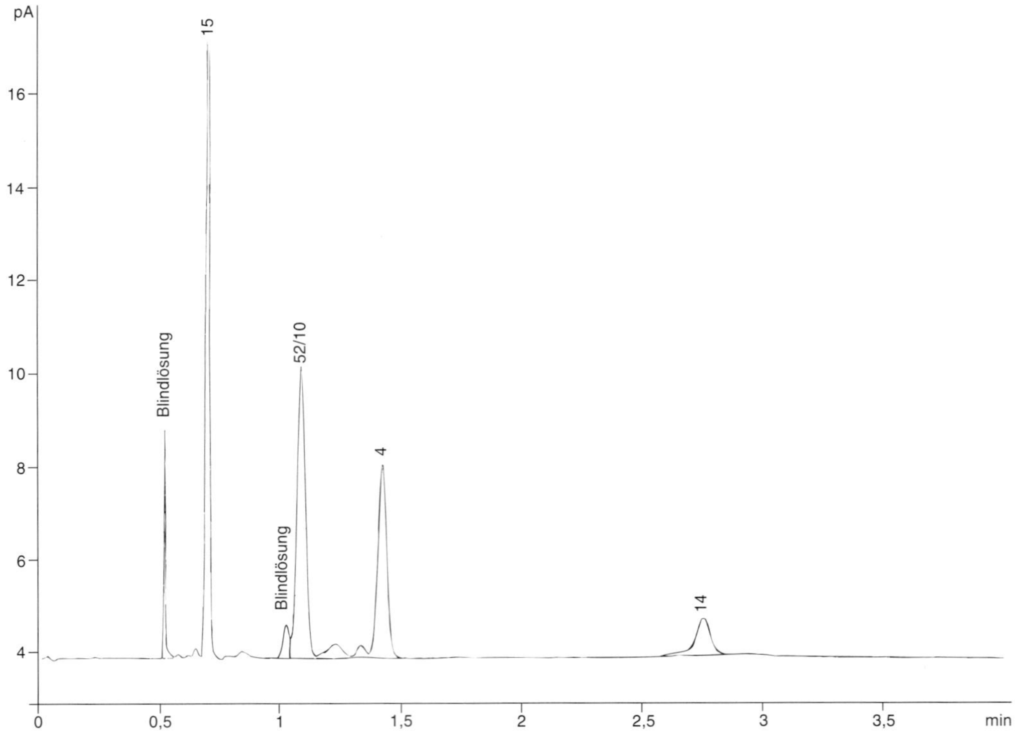

4: Benzol
10: Tetrachlorkohlenstoff
14: 1,2-Dichlorethan
15: 1,1-Dichlorethylen
52: 1,1,1-Trichlorethan

Abb. 2.4.24-3: Typisches Chromatogramm von Lösungsmitteln der Klasse 1, erhalten unter den für System B und Methode 1 beschriebenen Bedingungen mit einem Flammenionisationsdetektor

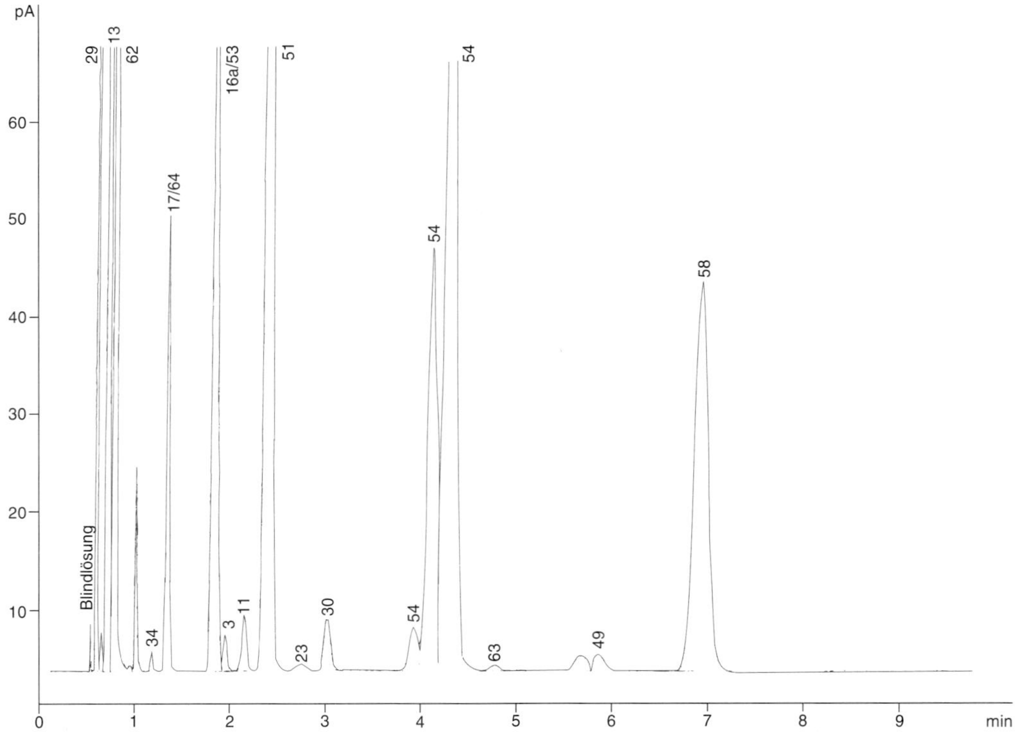

3: Acetonitril
11: Chloroform
13: Cyclohexan
16a: *cis*-1,2-Dichlorethylen
17: Dichlormethan
23: 1,4-Dioxan
29: Hexan
30: 2-Hexanon
34: Methanol
49: Pyridin
51: Toluol
53: 1,1,2-Trichloroethylen
54: *o*-, *m*-, *p*-Xylol
58: Chlorbenzol
61: Tetralin
62: Methylcyclohexan
63: Nitromethan
64: 1,2-Dimethoxyethan

Abb. 2.4.24-4: Typisches Chromatogramm von Lösungsmitteln der Klasse 2, erhalten unter den für System B und Methode 1 beschriebenen Bedingungen mit einem Flammenionisationsdetektor

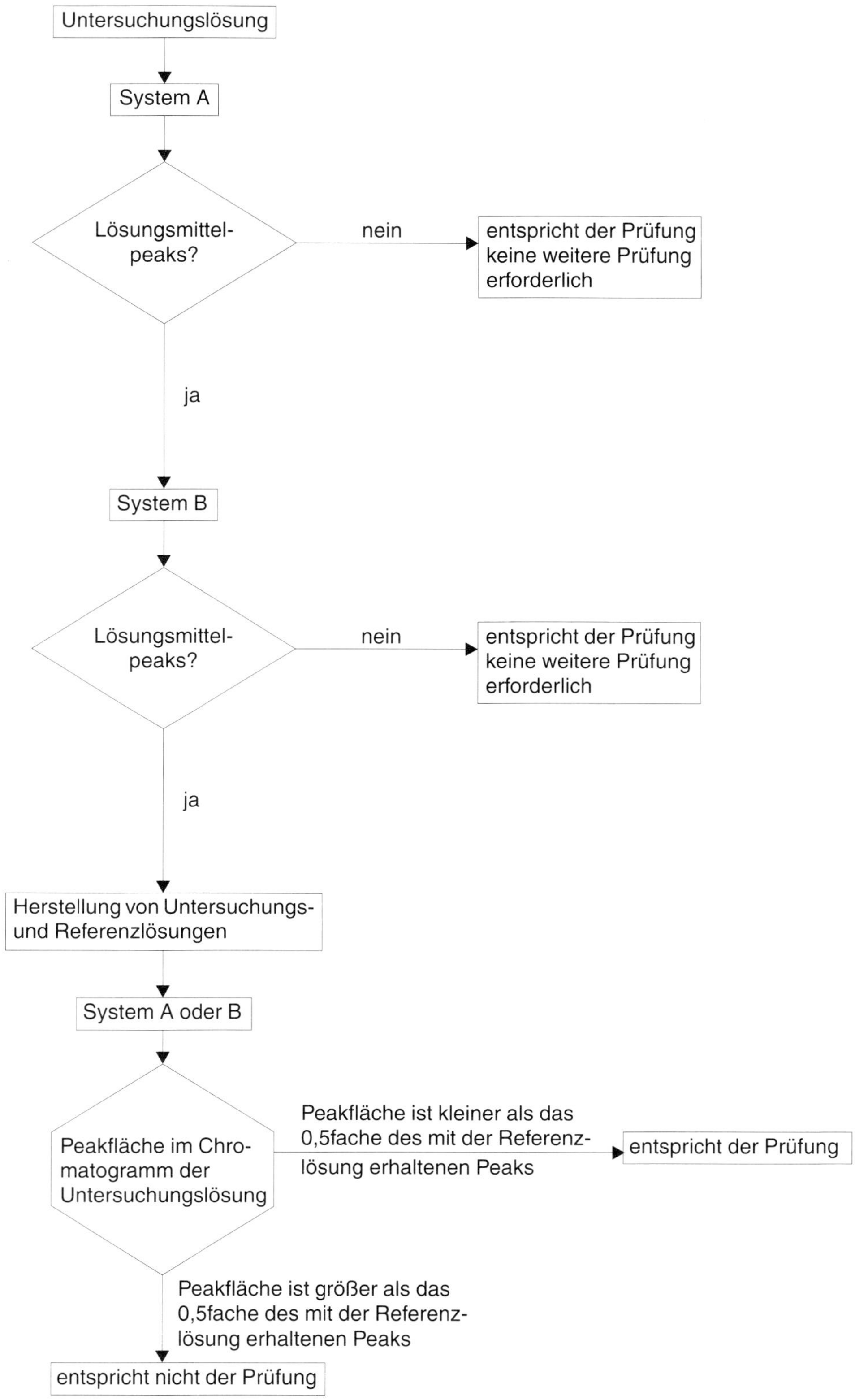

Abb. 2.4.24-5: Fließschema für die Identifizierung von Lösungsmittel-Rückständen und die Anwendung der Grenzprüfung

Allg. Methoden

Lösungsmittel-Peak, wird die Säule des Systems B angewendet.

1 ml Gasphase der Referenzlösung a wird auf die Säule des Systems B gegeben und das Chromatogramm so aufgezeichnet, daß das Signal-Rausch-Verhältnis für den Benzol-Peak, das mindestens 5 betragen muß, bestimmt werden kann. Ein typisches Chromatogramm ist in Abb. 2.4.24-3 dargestellt.

1 ml Gasphase der Referenzlösung a_1 wird auf die Säule des Systems B gegeben. Die Peaks von Lösungsmitteln der Klasse 1 müssen noch nachweisbar sein.

1 ml Gasphase der Referenzlösung b wird auf die Säule des Systems B gegeben und das Chromatogramm so aufgezeichnet, daß die Auflösung zwischen Acetonitril und Trichloroethylen bestimmt werden kann. Das System ist geeignet, wenn das erhaltene Chromatogramm dem in Abb. 2.4.24-4 dargestellten annähernd entspricht und die Auflösung zwischen Acetonitril und Trichloroethylen mindestens 1,0 beträgt.

1 ml Gasphase der Untersuchungslösung wird auf die Säule des Systems B gegeben. Die zu prüfende Substanz entspricht den Anforderungen, wenn im Chromatogramm kein Peak auftritt, der einem der Lösungsmittel-Peaks entspricht, die im Chromatogramm der Referenzlösung a oder b auftreten. Entspricht ein Peak im Chromatogramm der Untersuchungslösung einem solchen Lösungsmittel-Peak und wird die Identität durch das Ergebnis bestätigt, das mit der Säule des Systems A erhalten wurde, wird wie nachstehend beschrieben verfahren:

1 ml Gasphase der Referenzlösung c wird auf die Säule des Systems A oder B gegeben. Falls erforderlich wird die Empfindlichkeit des Systems so eingestellt, daß die Höhe der Peaks der/des zu identifizierenden Lösungsmittel(s) mindestens 50 Prozent des maximalen Ausschlags beträgt.

1 ml Gasphase der Referenzlösung d wird auf die Säule gegeben. Interferierende Peaks dürfen nicht auftreten.

Je 1 ml Gasphase der Untersuchungslösung und der Referenzlösung c wird getrennt auf die Säule gegeben. Das Einspritzen wird jeweils 2mal wiederholt.

In den Chromatogrammen der Untersuchungslösung darf die mittlere Peakfläche der/des Lösungsmittel(s) nicht größer sein als das 0,5fache der mittleren Peakfläche der/des entsprechenden Lösungsmittel(s) im Chromatogramm der Referenzlösung c. Die Bestimmung darf nur ausgewertet werden, wenn die relative Standardabweichung der Flächendifferenzen zwischen den Peaks, die nach 3maligem, aufeinanderfolgendem Einspritzen der Referenzlösung c und der Untersuchungslösung erhalten werden, höchstens 15 Prozent beträgt.

Ein Fließschema des Verfahrens wird in Abb. 2.4.24-5 dargestellt.

Wenn die nachgewiesenen Lösungsmittel-Rückstände der Klasse 2 oder 3 bei einem Grenzwert von 0,1 Prozent oder darüber liegen, kann ihr Gehalt nach dem Standard-Additionsverfahren quantitativ bestimmt werden.

2.4.25 Ethylenoxid- und Dioxan-Rückstände

Die Prüfung ist für die Bestimmung von Ethylenoxid-Rückständen in wasser- oder dimethylacetamidlöslichen Proben geeignet. Für Substanzen, die in diesen Lösungsmitteln unlöslich oder nur teilweise löslich sind, werden die Herstellung der Untersuchungslösung und die anzuwendenden Bedingungen der Gaschromatographie, Dampfraumanalyse, in den betreffenden Monographien angegeben.

Die Bestimmung wird mit Hilfe der Gaschromatographie (2.2.28, Dampfraumanalyse) durchgeführt.

A. Für Proben, die in Wasser löslich oder mit Wasser mischbar sind, kann das folgende Verfahren angewendet werden.

Untersuchungslösung: 1,00 g (M_T) Substanz wird in eine 10-ml-Probeflasche (unter anderen Versuchsbedingungen können andere Größen verwendet werden) eingewogen. 1,0 ml Wasser *R* wird zugesetzt. Die Flasche wird verschlossen, bis zum Erhalt einer Lösung geschüttelt und anschließend 45 min lang bei 70 °C stehengelassen.

Referenzlösung a: 1,00 g (M_R) Substanz wird in eine gleichartige 10-ml-Probeflasche eingewogen. Je 0,50 ml Ethylenoxid-Lösung *R* 3 und Dioxan-Lösung *R* 1 werden zugesetzt. Die Flasche wird verschlossen, bis zum Erhalt einer Lösung geschüttelt und anschließend 45 min lang bei 70 °C stehengelassen.

Referenzlösung b: In eine 10-ml-Probeflasche werden 0,50 ml Ethylenoxid-Lösung *R* 3, 0,1 ml einer frisch hergestellten Lösung von Acetaldehyd *R* ($10 mg \cdot l^{-1}$) und 0,1 ml Dioxan-Lösung *R* 1 gegeben. Die Flasche wird verschlossen, bis zum Erhalt einer Lösung geschüttelt und anschließend 45 min lang bei 70 °C stehengelassen.

B. Für Proben, die in Dimethylacetamid löslich oder mit Dimethylacetamid mischbar sind, kann das folgende Verfahren angewendet werden.

Untersuchungslösung: 1,00 g (M_T) Substanz wird in eine 10-ml-Probeflasche (unter anderen Versuchsbedingungen können andere Größen verwendet werden) eingewogen. Nach Zusatz von 1,0 ml Dimethylacetamid *R* und 0,20 ml Wasser *R* wird die Flasche verschlossen, bis zum Erhalt einer Lösung geschüttelt und anschließend 45 min lang bei 90 °C stehengelassen.

Referenzlösung a: 1,00 g (M_R) Substanz wird in eine 10-ml-Probeflasche eingewogen. Nach Zusatz von 1,0 ml Dimethylacetamid *R* und je 0,10 ml Dioxan-Lösung *R* und Ethylenoxid-Lösung *R* 2 wird die Flasche verschlossen, bis zum Erhalt einer Lösung geschüttelt und anschließend 45 min lang bei 90 °C stehengelassen.

Referenzlösung b: In eine 10-ml-Probeflasche werden 0,10 ml Ethylenoxid-Lösung *R* 2, 0,1 ml einer frisch hergestellten Lösung von Acetaldehyd *R* ($10 mg \cdot l^{-1}$) und 0,10 ml Dioxan-Lösung *R* gegeben. Die Flasche wird verschlossen, bis zum Erhalt einer Lösung geschüttelt und anschließend 45 min lang bei 70 °C stehengelassen.

Für die statische Head-space-Gaschromatographie können folgende Bedingungen gewählt werden:

- Äquilibrierungstemperatur: 70 °C (90 °C für Lösungen in Dimethylacetamid)
- Äquilibrierungszeit: 45 min
- Überleitungstemperatur: 75 °C (150 °C für Lösungen in Dimethylacetamid)
- Helium zur Chromatographie *R* als Trägergas
- Druckausgleichszeit: 1 min
- Einspritzzeit: 12 s.

Die Chromatographie kann durchgeführt werden mit

- einer Kapillarsäule aus Glas oder Quarzglas von 30 m Länge und 0,32 mm innerem Durchmesser, deren innere Oberfläche mit einer Schicht von Polydimethylsiloxan *R* belegt ist (Filmdicke 1,0 µm)
- Helium zur Chromatographie *R* oder Stickstoff zur Chromatographie *R* als Trägergas bei einer Durchflußgeschwindigkeit von etwa 20 cm je Sekunde
- einem Splitverhältnis von 1 : 20
- einem Flammenionisationsdetektor.

Die Temperatur der Säule wird 5 min lang bei 50 °C gehalten, dann um 5 °C je Minute auf 180 °C und anschließend um 30 °C je Minute auf 230 °C erhöht und 5 min lang bei 230 °C gehalten. Die Temperatur des Probeneinlasses wird bei 150 °C und die des Detektors bei 250 °C gehalten.

Ein geeignetes Volumen, zum Beispiel 1,0 ml Gasphase über der Referenzlösung b, wird eingespritzt. Die Empfindlichkeit des Systems wird so eingestellt, daß die Höhe des Ethylenoxid- und des Acetaldehyd-Peaks im Chromatogramm mindestens 15 Prozent des maximalen Ausschlags beträgt. Die Prüfung darf nur ausgewertet werden, wenn die Auflösung zwischen dem Acetaldehyd- und dem Ethylenoxid-Peak mindestens 2,0 beträgt und der Dioxan-Peak ein Signal-Rausch-Verhältnis von mindestens 5 aufweist.

Geeignete Volumen, zum Beispiel 1,0 ml (oder das gleiche Volumen, das für Referenzlösung b verwendet wurde) Gasphase über der Untersuchungslösung und der Referenzlösung a, werden getrennt eingespritzt. Der Vorgang wird 2mal wiederholt. Der Mittelwert der Flächen des Ethylenoxid- und Dioxan-Peaks im Chromatogramm der Untersuchungslösung darf nicht größer sein als das 0,5fache der mittleren Fläche der entsprechenden Peaks im Chromatogramm der Referenzlösung a (1 ppm Ethylenoxid und 50 ppm Dioxan).

Bestimmung der Genauigkeit

Für jedes Paar der Einspritzungen wird für Ethylenoxid und für Dioxan die Flächendifferenz zwischen den mit der Untersuchungslösung und der Referenzlösung a erhaltenen Peaks bestimmt. Die Prüfung darf nur ausgewertet werden, wenn die relative Standardabweichung der 3 für Ethylenoxid erhaltenen Werte höchstens 15 Prozent und die der 3 für Dioxan erhaltenen Werte höchstens 10 Prozent beträgt. Falls die für die Untersuchungs- und die Referenzlösung verwendeten Einwaagen um mehr als 0,5 Prozent von 1,00 g differieren, muß eine entsprechende Korrektur durchgeführt werden.

Falls eine quantitative Bestimmung erforderlich ist, kann der Gehalt an Ethylenoxid oder an Dioxan in ppm nach folgenden Formeln berechnet werden

$$\frac{A_T \cdot C}{A_R \cdot M_T - A_T \cdot M_R}$$

A_T = Fläche des Ethylenoxid-Peaks im Chromatogramm der Untersuchungslösung

A_R = Fläche des Ethylenoxid-Peaks im Chromatogramm der Referenzlösung a

M_T = Masse der Substanz in der Untersuchungslösung in Gramm

M_R = Masse der Substanz in der Referenzlösung in Gramm

C = Masse an Ethylenoxid, die der Referenzlösung a zugesetzt wurde, in Mikrogramm.

$$\frac{D_T \cdot C}{D_R \cdot M_T - D_T \cdot M_R}$$

D_T = Fläche des Dioxan-Peaks im Chromatogramm der Untersuchungslösung

D_R = Fläche des Dioxan-Peaks im Chromatogramm der Referenzlösung a

C = Masse an Dioxan, die der Referenzlösung a zugesetzt wurde, in Mikrogramm.

2.4.26 *N,N*-Dimethylanilin

A. Die Prüfung erfolgt mit Hilfe der Gaschromatographie (2.2.28) unter Verwendung von *N,N*-Diethylanilin *R* als Interner Standard.

Interner-Standard-Lösung: 50 mg *N,N*-Diethylanilin *R* werden in 4 ml Salzsäure (0,1 mol · l^{-1}) gelöst. Die Lösung wird mit Wasser *R* zu 50 ml verdünnt. 1 ml Lösung wird mit Wasser *R* zu 100 ml verdünnt.

Untersuchungslösung: 0,50 g Substanz werden in einem Reagenzglas mit Schliffstopfen in 30,0 ml Wasser *R* gelöst. Nach Zusatz von 1,0 ml Interner-Standard-Lösung wird die Lösung auf 26 bis 28 °C erwärmt. Nach Zusatz von 1,0 ml konzentrierter Natriumhydroxid-Lösung *R* wird bis zur vollständigen Lösung gemischt. Nach Zusatz von 2,0 ml Trimethylpentan *R* wird 2 min lang geschüttelt und nach der Phasentrennung die obere Phase verwendet.

Referenzlösung: 50,0 mg *N,N*-Dimethylanilin *R* werden in 4,0 ml Salzsäure (0,1 mol · l^{-1}) gelöst. Die Lösung wird mit Wasser *R* zu 50,0 ml verdünnt. 1,0 ml Lösung wird mit Wasser *R* zu 100,0 ml verdünnt. 1,0 ml dieser Lösung wird mit Wasser *R* zu 30,0 ml verdünnt. Nach Zusatz von 1,0 ml Interner-Standard-Lösung, 1,0 ml konzentrierter Natriumhydroxid-Lösung *R* und 2,0 ml Trimethylpentan *R* wird 2 min lang geschüttelt und nach der Phasentrennung die obere Phase verwendet.

Die Chromatographie kann durchgeführt werden mit

- einer Kapillarsäule aus Quarzglas von 25 m Länge und 0,32 mm innerem Durchmesser, belegt mit quervernetztem Poly[methyl(50)phenyl(50)]siloxan *R* (Filmdicke 0,52 µm)
- Helium zur Chromatographie *R* als Trägergas mit einem Splitverhältnis von 1:20, einem Säulenanfangsdruck von 50 kPa und einer Durchflußrate durch den Gasstromteiler von 20 ml je Minute
- einem Flammenionisationsdetektor
- einer Verbindung zum Gasstromleiter, bestehend aus einer Säule von 10 mm Länge, gepackt mit Kieselgur zur Gaschromatographie *R*, imprägniert mit 10 Prozent (*m/m*) Polydimethylsiloxan *R*.

Die Temperatur der Säule wird 5 min lang bei 150 °C gehalten, dann mit einer Rate von 20 °C je Minute auf 275 °C erhöht und 3 min lang bei dieser Temperatur gehalten. Die Temperatur des Proben-

Allg. Methoden

einlasses wird bei 220 °C und die des Detektors bei 300 °C gehalten.

Die Retentionszeiten betragen für *N,N*-Dimethylanilin etwa 3,6 min und für *N,N*-Diethylanilin etwa 5,0 min.

Je 1 µl Untersuchungslösung und Referenzlösung wird getrennt eingespritzt.

B. Die Prüfung erfolgt mit Hilfe der Gaschromatographie (2.2.28) unter Verwendung von Naphthalin *R* als Interner Standard.

Interner-Standard-Lösung: 50 mg Naphthalin *R* werden in Cyclohexan *R* zu 50 ml gelöst. 5 ml Lösung werden mit Cyclohexan *R* zu 100 ml verdünnt.

Untersuchungslösung: 1,00 g Substanz wird in einem Reagenzglas mit Schliffstopfen mit 5 ml Natriumhydroxid-Lösung (1 mol · l^{-1}) und 1,0 ml Interner-Standard-Lösung versetzt. Das Reagenzglas wird verschlossen und 1 min lang kräftig geschüttelt. Falls erforderlich wird zentrifugiert. Die obere Phase wird verwendet.

Referenzlösung: 50,0 mg *N,N*-Dimethylanilin *R* werden mit 2 ml Salzsäure *R* und 20 ml Wasser *R* versetzt. Bis zur Lösung wird geschüttelt, danach mit Wasser *R* zu 50,0 ml verdünnt. 5,0 ml Lösung werden mit Wasser *R* zu 250,0 ml verdünnt. 1,0 ml dieser Lösung wird in einem Reagenzglas mit Schliffstopfen mit 5 ml Natriumhydroxid-Lösung (1 mol · l^{-1}) und 1,0 ml Interner-Standard-Lösung versetzt. Das Reagenzglas wird verschlossen und 1 min lang kräftig geschüttelt. Falls erforderlich wird zentrifugiert. Die obere Phase wird verwendet.

Die Chromatographie kann durchgeführt werden mit

- einer Säule aus Glas von 2 m Länge und 2 mm innerem Durchmesser, gepackt mit silanisiertem Kieselgur zur Gaschromatographie *R*, imprägniert mit 3 Prozent (*m/m*) Poly[methyl(50)phenyl(50)]siloxan *R*
- Stickstoff zur Chromatographie *R* als Trägergas bei einer Durchflußrate von 30 ml je Minute
- einem Flammenionisationsdetektor.

Die Temperatur der Säule wird bei 120 °C, die des Probeneinlasses und des Detektors bei 150 °C gehalten.

Je 1 µl Untersuchungslösung und Referenzlösung wird getrennt eingespritzt.

2.4.27 Nickel in hydrierten Pflanzenölen

Die Prüfung erfolgt mit Hilfe der Atomabsorptionsspektroskopie (2.2.23, Methode I).

HINWEIS: Wenn geschlossene Hochdruck-Aufschlußgefäße und Mikrowellengeräte verwendet werden, müssen die vom Hersteller angegebenen Sicherheits- und Bedienungsvorschriften beachtet werden.

Untersuchungslösung: 0,100 g (*m*) der zu prüfenden Substanz werden in ein geeignetes, hochdrucksicheres Aufschlußgefäß (aus fluorhaltigem Polymer oder Quarzglas) eingewogen und mit 6,0 ml Salpetersäure *R* und 2,0 ml Wasserstoffperoxid-Lösung 30 % *R* versetzt. Unter gleichen Bedingungen wird eine Blindlösung hergestellt. Die geschlossenen Gefäße werden in ein Mikrowellengerät gestellt und einem geeigneten Programm, zum Beispiel 10 min lang 250 W, 5 min lang 600 W, 5 min lang 400 W und 7 min lang 250 W, unterworfen. Vor dem Öffnen werden die Aufschlußgefäße erkalten gelassen. Der Inhalt jedes Aufschlußgefäßes wird vollständig in je einen Kolben überführt, mit Wasser *R* zu 25,0 ml verdünnt und gemischt.

Referenzlösungen: 10,0 ml Nickel-Lösung (10 ppm Ni) *R* werden mit 1,0 ml Salpetersäure *R* und 2,0 ml Wasserstoffperoxid-Lösung 30 % *R* versetzt und mit Wasser *R* zu 20,0 ml verdünnt. In 4 Meßkolben werden 20, 50, 100 und 150 µl dieser Lösung pipettiert und je 6,0 ml Salpetersäure *R* zugesetzt. Die Lösungen werden jeweils mit Wasser *R* zu 25,0 ml verdünnt und gemischt. Diese Referenzlösungen enthalten 4, 10, 20 und 30 ng · ml^{-1} Nickel.

Lösung zur Einstellung des Nullpunkts: 6,0 ml Salpetersäure *R* werden mit Wasser *R* zu 25,0 ml verdünnt.

Ausführung: Mischungen von 1 Volumteil einer Lösung von Magnesiumnitrat *R* (5,0 g · l^{-1}) und 2 Volumteilen Blindlösung, Untersuchungslösung und jeder der 4 Referenzlösungen sowie der Lösung zur Einstellung des Nullpunkts werden hergestellt.

Die Absorptionen aller Lösungen werden bei 232,0 nm unter Verwendung eines geeigneten Atomabsorptionsspektrometers mit Graphitrohrofen bestimmt. Das Spektrometer ist mit einer Zeeman-Untergrundkorrektur, einer pyrolytisch beschichteten Graphitrohr-Küvette mit Plattform und einer Nickel-Hohlkathodenlampe ausgestattet. Die Trocknungstemperatur wird nach einem 10 s langen Temperaturanstieg 10 s lang bei 100 °C, die Veraschungstemperatur nach einem 20 s langen Temperaturanstieg 10 s lang bei 1400 °C und die Atomisierungstemperatur 5 s lang bei 2500 °C gehalten.

Das Gerät wird mit Hilfe der Lösung zur Einstellung des Nullpunkts auf Null eingestellt. Die Eichkurve wird mit den für die Referenzlösungen erhaltenen Werten erstellt. Mit Hilfe der externen Kalibrierung werden die Konzentrationen der Untersuchungs- und Blindlösung aus den entsprechenden Absorptionen ermittelt; falls erforderlich wird mit der Lösung zur Einstellung des Nullpunkts verdünnt, so daß Werte erhalten werden, die innerhalb des Bereichs der Eichkurve liegen (Verdünnungsfaktor *f*).

Der Nickelgehalt der zu bestimmenden Probe in µg · g^{-1} (ppm) wird nach folgender Formel berechnet:

$$\frac{c \cdot f}{m \cdot 40}$$

c = gemessene Konzentration in Nanogramm je Milliliter
f = Verdünnungsfaktor
m = Einwaage der Substanz in Gramm.

2.4.28 2-Ethylhexansäure

Die Bestimmung erfolgt mit Hilfe der Gaschromatographie (2.2.28) unter Verwendung von 3-Cyclohexylpropansäure *R* als Interner Standard.

Interner-Standard-Lösung: 0,100 g 3-Cyclohexylpropansäure *R* werden in Cyclohexan *R* zu 100 ml gelöst.

Untersuchungslösung: 0,300 g Substanz werden mit 4,0 ml einer 33prozentigen Lösung (*V/V*) von Salzsäure *R* versetzt und 2mal 1 min lang mit je 1,0 ml Interner-Standard-Lösung kräftig geschüttelt. Zur Phasentrennung wird stehengelassen; falls erforderlich wird zentrifugiert. Zur Bestimmung werden die vereinigten oberen Phasen verwendet.

Referenzlösung: 75,0 mg 2-Ethylhexansäure *R* werden in Interner-Standard-Lösung zu 50,0 ml gelöst. 1,0 ml Lösung wird mit 4,0 ml einer 33prozentigen Lösung (*V/V*) von Salzsäure *R* versetzt und 1 min lang kräftig geschüttelt. Zur Phasentrennung wird stehengelassen; falls erforderlich wird zentrifugiert. Die untere Phase wird mit 1,0 ml Interner-Standard-Lösung versetzt und 1 min lang kräftig geschüttelt. Zur Phasentrennung wird stehengelassen; falls erforderlich wird zentrifugiert. Zur Bestimmung werden die vereinigten oberen Phasen verwendet.

Die Chromatographie kann durchgeführt werden mit

- einer Wide-bore-Säule aus Quarzglas von 10 m Länge und 0,53 mm innerem Durchmesser, belegt mit Macrogol-20 000-nitroterephthalat *R* (Filmdicke 1,0 µm)
- Helium zur Chromatographie *R* als Trägergas bei einer Durchflußrate von 10 ml je Minute
- einem Flammenionisationsdetektor

und folgendem Temperaturprogramm

	Zeit (min)	**Temperatur (°C)**	**Rate (°C · min⁻¹)**	**Erläuterungen**
Säule	0 – 2 2 – 7,3 7,3 – 10,3	40 40 → 200 200	– 30 –	isothermisch linearer Gradient isothermisch
Probeneinlaß		200		
Detektor		300		

Je 1 µl Untersuchungslösung und Referenzlösung wird getrennt eingespritzt.

Die Bestimmung darf nur ausgewertet werden, wenn die Auflösung zwischen dem 2-Ethylhexansäure-Peak (erster Peak) und dem Interner-Standard-Peak mindestens 2,0 beträgt.

Der Prozentgehalt an 2-Ethylhexansäure wird nach folgender Formel berechnet

$$\frac{A_T \cdot I_R \cdot m_R \cdot 2}{A_R \cdot I_T \cdot m_T}$$

A_T = Peakfläche der 2-Ethylhexansäure im Chromatogramm der Untersuchungslösung

A_R = Peakfläche der 2-Ethylhexansäure im Chromatogramm der Referenzlösung

I_T = Peakfläche des Internen Standards im Chromatogramm der Untersuchungslösung

I_R = Peakfläche des Internen Standards im Chromatogramm der Referenzlösung

m_T = Einwaage der Substanz in der Untersuchungslösung in Gramm

m_R = Einwaage der 2-Ethylhexansäure in der Referenzlösung in Gramm.

2.5 Gehaltsbestimmungsmethoden

2.5.5 Peroxidzahl

Die Peroxidzahl (POZ) gibt die Peroxidmenge in Milliäquivalenten aktivem Sauerstoff an, die in 1000 g Substanz, gemäß den nachstehenden Methoden bestimmt, enthalten ist.

Wenn die anzuwendende Methode in der Monographie nicht vorgeschrieben ist, muß die Methode A angewendet werden. Bei einem Wechsel von Methode A zu Methode B muß eine Validierung durchgeführt werden.

Methode A

In einen 250-ml-Erlenmeyerkolben mit Schliffstopfen werden 5,00 g Substanz (*m* g) eingewogen und in 30 ml einer Mischung von 2 Volumteilen Chloroform *R* und 3 Volumteilen Essigsäure 98 % *R* unter Umschütteln gelöst. Die Lösung wird nach Zusatz von 0,5 ml gesättigter Kaliumiodid-Lösung *R* genau 1 min lang geschüttelt, dann mit 30 ml Wasser *R* versetzt und langsam unter ständigem kräftigem Umschütteln mit Natriumthiosulfat-Lösung (0,01 mol · l^{-1}) titriert, bis die Gelbfärbung fast verschwunden ist. Nach Zusatz von 5 ml Stärke-Lösung *R* wird die Titration unter kräftigem Umschütteln bis zum Verschwinden der Blaufärbung fortgesetzt (n_1 ml Natriumthiosulfat-Lösung (0,01 mol · l^{-1})). Unter gleichen Bedingungen wird ein Blindversuch durchgeführt (n_2 ml Natriumthiosulfat-Lösung (0,01 mol · l^{-1})). Hierfür dürfen höchstens 0,1 ml Natriumthiosulfat-Lösung (0,01 mol · l^{-1}) verbraucht werden.

$$\text{POZ} = \frac{10\,(n_1 - n_2)}{m}$$

Methode B

Die Bestimmung ist unter Ausschluß direkter Lichteinwirkung durchzuführen.

50 ml einer Mischung von 2 Volumteilen Trimethylpentan *R* und 3 Volumteilen Essigsäure 98 % *R* werden in einen Erlenmeyerkolben gegeben. Nach Zusatz der Substanz (*m* g, siehe Tab. 2.5.5-1) wird der Kolben verschlossen und bis zum Lösen der Substanz geschwenkt. Mit einer geeigneten Pipette werden 0,5 ml gesättigte Kaliumiodid-Lösung *R* zugesetzt. Der Kolben wird verschlossen und 1 min ± 1 s lang unter ständigem gründlichem Schwenken stehengelassen. Nach Zusatz von 30 ml Wasser *R* wird die Lösung langsam unter ständigem kräftigem Umschütteln mit Natriumthiosulfat-Lösung (0,01 mol · l^{-1}) (V_1 ml) titriert, bis die Gelbfärbung fast verschwunden ist. Nach Zusatz von etwa 0,5 ml Stärke-Lösung *R* 1 wird die Titration unter ständigem Umschütteln fortgesetzt. Das Umschütteln ist besonders in der Nähe des Endpunkts erforderlich, um das Iod vollständig aus der Lösungsmittelphase zu entfernen. Die Natriumthiosulfat-Lösung wird tropfenweise zugesetzt, bis die Blaufärbung zu verschwinden beginnt.

Tabelle 2.5.5-1

Erwartete Peroxidzahl	Einwaage der Substanz in Gramm
0 bis 12	2,00 bis 5,00
12 bis 20	1,20 bis 2,00
20 bis 30	0,80 bis 1,20
30 bis 50	0,500 bis 0,800
50 bis 90	0,300 bis 0,500

In Abhängigkeit vom verbrauchten Volumen an Natriumthiosulfat-Lösung (0,01 mol · l^{-1}) kann eine Titration mit Natriumthiosulfat-Lösung (0,1 mol · l^{-1}) erforderlich sein.

Hinweis: Bei Peroxidzahlen von 70 oder darüberliegenden Werten tritt eine 15 bis 30 s lange Verzögerung der Entfärbung der Stärkelösung auf. Sie wird durch die Eigenschaft des Trimethylpentans hervorgerufen, an der Oberfläche eines wäßrigen Mediums zu flotieren, und durch die zum ausreichenden Mischen des Lösungsmittels mit der wäßrigen Titrationslösung erforderliche Zeit, in der die letzten Spuren von Iod freigesetzt werden. Für Peroxidzahlen über 150 wird die Verwendung von Natriumthiosulfat-Lösung (0,1 mol · l^{-1}) empfohlen. Zum Verzögern der Phasentrennung und zum Verringern der Zeitverzögerung bei der Freisetzung des Iods kann dem Gemisch eine geringe Menge (0,5 bis 1,0 Prozent (*m/m*)) eines Emulgators mit hohem HLB-Wert (HLB: hydrophilic-lipophilic balance), wie Polysorbat 60, zugesetzt werden.

Ein Blindversuch wird durchgeführt (V_0 ml). Wenn der Verbrauch an Natriumthiosulfat-Lösung im Blindversuch mehr als 0,1 ml beträgt, wird die Bestimmung nach Ersetzen der verunreinigten Reagenzien wiederholt.

$$\text{POZ} = \frac{1000\,(V_1 - V_0)\,c}{m}$$

c = Konzentration der Natriumthiosulfat-Lösung in Mol je Liter.

2.5.6 Verseifungszahl

Dieser Text wurde in der deutschsprachigen Ausgabe der Ph. Eur. – Nachtrag 2000 schon in dieser Fassung veröffentlicht.

Die Verseifungszahl (*VZ*) gibt an, wieviel Milligramm Kaliumhydroxid zur Neutralisation der freien Säuren und zur Verseifung der Ester von 1 g Substanz notwendig sind.

Falls nicht anders vorgeschrieben, werden zur Bestimmung die in Tab. 2.5.6-1 angegebenen Einwaagen verwendet.

Tabelle 2.5.6-1

Erwartete *VZ*	Einwaage der Substanz in Gramm
3 bis 10	12 bis 15
10 bis 40	8 bis 12
40 bis 60	5 bis 8
60 bis 100	3 bis 5
100 bis 200	2,5 bis 3
200 bis 300	1 bis 2
300 bis 400	0,5 bis 1

Die vorgeschriebene Menge Substanz wird in einem 250-ml-Kolben aus Borosilicatglas mit aufsetzbarem Rückflußkühler mit 25,0 ml ethanolischer Kaliumhydroxid-Lösung (0,5 mol · l^{-1}) und einigen Glasperlen versetzt. Der Rückflußkühler wird aufgesetzt und, falls nichts anderes vorgeschrieben ist, die Mischung 30 min lang zum Rückfluß erhitzt. Nach Zusatz von 1 ml Phenolphthalein-Lösung *R* 1 wird sofort (solange die Lösung noch heiß ist) mit Salzsäure (0,5 mol · l^{-1}) titriert (n_1 ml Salzsäure (0,5 mol · l^{-1})). Unter gleichen Bedingungen wird ein Blindversuch durchgeführt (n_2 ml Salzsäure (0,5 mol · l^{-1})).

$$VZ = \frac{28{,}05\,(n_2 - n_1)}{m}$$

m = Einwaage der Substanz in Gramm.

2.5.7 Unverseifbare Anteile

Unter „Unverseifbare Anteile" werden die Substanzen verstanden und in Prozent (*m/m*) angegeben, die sich mit einem organischen Lösungsmittel aus einer Lösung der zu untersuchenden Substanz nach deren Verseifung extrahieren lassen und bei 100 bis 105 °C nicht flüchtig sind.

Glasgeräte mit ungefetteten Schliffen sind zu verwenden.

Die vorgeschriebene Menge Substanz (*m* g) wird in einem 250-ml-Kolben mit aufsetzbarem Rückflußkühler mit 50 ml ethanolischer Kaliumhydroxid-Lösung (2 mol·l^{-1}) *R* versetzt und 1 h lang im Wasserbad unter häufigem Umschwenken zum Rückfluß erhitzt. Danach wird der Kolbeninhalt unter 25 °C abgekühlt und mit 100 ml Wasser *R* in einen Scheidetrichter gespült. Die Flüssigkeit wird vorsichtig 3mal mit je 100 ml peroxidfreiem Ether *R* ausgeschüttelt. Die vereinigten Etherauszüge werden in einem weiteren Scheidetrichter mit 40 ml Wasser *R* einige Minuten lang schwach geschüttelt. Nach Trennung der Phasen wird die wäßrige Phase verworfen. Die Etherphase wird 2mal mit je 40 ml Wasser *R* und anschließend abwechselnd 3mal mit je 40 ml einer Lösung von Kaliumhydroxid *R* (30 g · l^{-1}) und 40 ml Wasser *R* gewaschen. Die Etherphase wird mit je 40 ml Wasser *R* so lange gewaschen, bis die wäßrige Phase nicht mehr alkalisch gegen Phenolphthalein reagiert. Die Etherphase wird in einen zuvor gewogenen Kolben überführt und der Scheidetrichter mit peroxidfreiem Ether *R* ausgespült.

Der Ether wird vorsichtig abdestilliert und der Rückstand mit 6 ml Aceton *R* versetzt. Das Lösungsmittel wird mit Hilfe eines Luftstroms sorgfältig entfernt, der Rückstand bei 100 bis 105 °C bis zur Massekonstanz getrocknet, in einem Exsikkator erkalten gelassen und gewogen (*a* g).

$$\text{Unverseifbare Anteile in Prozent} = \frac{100\,a}{m}$$

Der Rückstand wird in 20 ml Ethanol 96 % *R* gelöst, das zuvor gegen Phenolphthalein-Lösung *R* neutralisiert wurde, und mit ethanolischer Natriumhydroxid-Lösung (0,1 mol · l^{-1}) titriert. Falls der Verbrauch an ethanolischer Natriumhydroxid-Lösung (0,1 mol · l^{-1}) 0,2 ml übersteigt, erfolgte nur eine ungenügende Trennung der Phasen. Der ausgewogene Rückstand kann nicht als unverseifbarer Anteil betrachtet werden. Im Zweifelsfall ist die Prüfung zu wiederholen.

2.5.26 Stickstoffmonoxid und Stickstoffdioxid in medizinischen Gasen

Dieser Text wurde in der deutschsprachigen Ausgabe der Ph. Eur. – Nachtrag 2000 schon in dieser Fassung veröffentlicht.

Stickstoffmonoxid und Stickstoffdioxid in medizinischen Gasen werden mit Hilfe eines Geräts zur Messung der Chemilumineszenz bestimmt (siehe Abb. 2.5.26-1).

Das Gerät besteht aus

- einer Einrichtung zum Filtern, Messen und Einstellen des Gasstroms
- einem Umwandler, der Stickstoffdioxid zu Stickstoffmonoxid reduziert, um den Gesamtgehalt an Stickstoffmonoxid und Stickstoffdioxid zu bestimmen; die Leistungsfähigkeit des Umwandlers muß vor Gebrauch überprüft worden sein
- einem Ozongenerator mit regelbarer Durchflußrate; das Ozon wird durch eine Hochspannungsentladung zwischen 2 Elektroden erzeugt; der Ozongenerator wird mit reinem Sauerstoff oder mit getrockneter Raumluft versorgt; die Konzentration des erzeugten Ozons muß den Maximalgehalt an bestimmbaren Stickstoffoxiden deutlich überschreiten

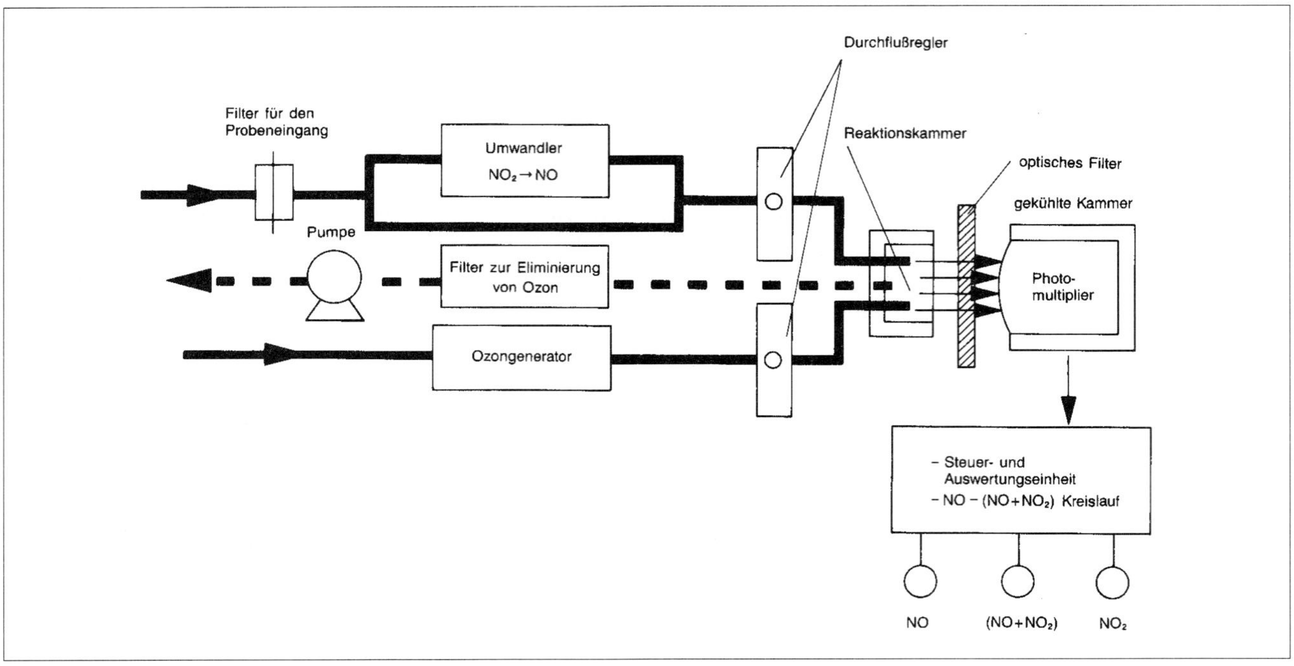

Abb. 2.5.26-1: Gerät zur Messung der Chemilumineszenz

- einer Reaktionskammer, in der Stickstoffmonoxid und Ozon reagieren können
- einem Detektionssystem für die emittierte Lichtstrahlung mit einer Wellenlänge von 1,2 µm; das System besteht aus einem geeigneten optischen Filter und einem Photomultiplier.

Der Gehalt an Schwefeldioxid in ppm wird nach der Formel

$$128 \cdot a$$

berechnet, wobei *a* die Anzahl Milliliter der verbrauchten Natriumhydroxid-Lösung (0,1 mol · l^{-1}) ist.

2.5.29 Schwefeldioxid

150 ml Wasser *R* werden in den Kolben A (siehe Abb. 2.5.29-1) gegeben. Nachdem durch das gesamte System 15 min lang ein Strom von Kohlendioxid *R* mit einer Durchflußrate von 100 ml je Minute geleitet wurde, werden 10 ml Wasserstoffperoxid-Lösung 3 % *R*, die zuvor gegen eine Lösung von Bromphenolblau *R* (1 g · l^{-1}) in Ethanol 20 % *R* neutralisiert wurden, in das Reagenzglas D gegeben. Ohne den Kohlendioxidstrom zu unterbrechen, wird der Tropftrichter B entfernt. Durch die Öffnung werden 25,0 g der zu prüfenden Substanz mit Hilfe von 100 ml Wasser *R* in den Kolben A gespült und aus dem Tropftrichter 80 ml verdünnte Salzsäure *R* zugesetzt. Anschließend wird 1 h lang zum Sieden erhitzt. Nachdem der Hahn des Tropftrichters geöffnet wurde, werden der Kohlendioxidstrom sowie das Erhitzen und das Kühlwasser unterbrochen. Der Inhalt des Reagenzglases wird mit einer kleinen Menge Wasser *R* in einen 200-ml-Weithalserlenmeyerkolben gespült, 15 min lang im Wasserbad erhitzt und erkalten gelassen. Die Lösung wird mit einer Lösung von Bromphenolblau *R* (1 g · l^{-1}) in Ethanol 20 % *R* versetzt und mit Natriumhydroxid-Lösung (0,1 mol · l^{-1}) bis zum Farbumschlag von Gelb nach Blauviolett titriert.

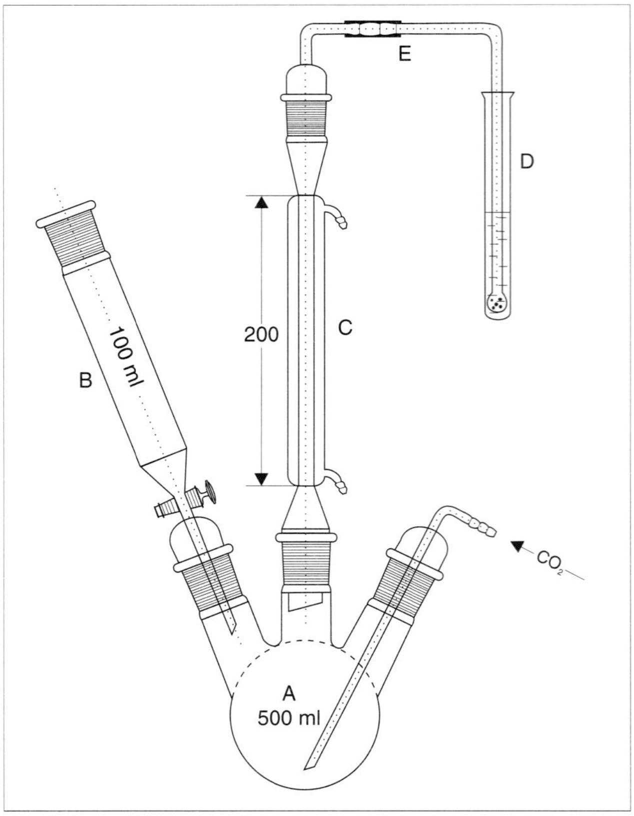

Abb. 2.5.29-1: Apparatur zur Bestimmung von Schwefeldioxid
Längenangabe in Millimeter

2.5.30 Oxidierende Substanzen

4,0 g der zu prüfenden Substanz werden in einen 125-ml-Erlenmeyerkolben mit Schliffstopfen gegeben und mit 50,0 ml Wasser *R* versetzt. Nach dem Verschließen wird der Kolben 5 min lang geschwenkt. Anschließend wird der Inhalt in ein 50-ml-Zentrifugenglas mit Schliffstopfen überführt und zentrifugiert. 30 ml des klaren Überstands werden in einen 125-ml-Erlenmeyerkolben mit Schliffstopfen gegeben und mit 1 ml Essigsäure 98 % *R* und 0,5 bis 1,0 g Kaliumiodid *R* versetzt. Der Kolben wird verschlossen, geschwenkt und 25 bis 30 min lang im Dunkeln stehengelassen. Nach Zusatz von 1 ml Stärke-Lösung *R* wird mit Natriumthiosulfat-Lösung (0,002 mol · l^{-1}) bis zum Verschwinden der Blaufärbung titriert. Eine Blindtitration wird durchgeführt. Höchstens 1,4 ml Natriumthiosulfat-Lösung (0,002 mol · l^{-1}) dürfen verbraucht werden (0,002 Prozent, berechnet als H_2O_2).

1 ml Natriumthiosulfat-Lösung (0,002 mol · l^{-1}) entspricht 34 µg Oxidans, berechnet als Wasserstoffperoxid.

2.5.31 Ribose in Polysaccharid-Impfstoffen

Untersuchungslösung: In einem Meßkolben geeigneter Größe wird eine Lösung hergestellt, die etwa 5 mg Polysaccharid-Trockenmasse je Milliliter enthält. Der Inhalt eines Behältnisses wird vollständig in den Kolben überführt und mit Wasser *R* bis zur Marke aufgefüllt. Die Lösung wird so verdünnt, daß die für die Prüfung verwendeten Volumina zwischen 2,5 und 25 µg Ribose enthalten. Je 0,20 und 0,40 ml werden in je 3 Reagenzgläser überführt.

Referenzlösung: 25 mg Ribose *R* werden in Wasser *R* zu 100,0 ml gelöst (Stammlösung: 0,25 g Ribose je Liter). Unmittelbar vor Gebrauch wird 1 ml Stammlösung mit Wasser *R* zu 10 ml verdünnt (Referenzlösung: 25 mg Ribose je Liter). 0,10 ml, 0,20 ml, 0,40 ml, 0,60 ml, 0,80 ml und 1,0 ml Referenzlösung werden in 6 Reagenzgläser pipettiert.

Zur Herstellung der Kompensationsflüssigkeit werden 2 ml Wasser *R* verwendet.

Der Inhalt jedes Reagenzglases wird mit Wasser *R* zu 2 ml verdünnt und geschüttelt. Jedem Reagenzglas werden 2 ml einer Lösung von 0,5 g Eisen(III)-chlorid *R* je Liter Salzsäure *R* zugesetzt und geschüttelt. Nach Zugabe von 0,2 ml einer Lösung von 100 g Orcin *R* je Liter wasserfreiem Ethanol *R* werden die Reagenzgläser 20 min lang im Wasserbad gehalten. Nach Abkühlung in einer Eis-Wasser-Mischung wird die Absorption (2.2.25) jeder Lösung bei 670 nm gegen die Kompensationsflüssigkeit gemessen. Der Gehalt der Untersuchungslösungen an Ribose wird mit Hilfe einer Eichkurve ermittelt, die aus den Absorptionen der 6 Referenzlösungen und den jeweiligen Ribosegehalten erstellt wird. Der Mittelwert aus den 3 Bestimmungen wird errechnet.

2.5.32 Mikrobestimmung von Wasser – Coulometrische Titration

Prinzip

Die coulometrische Titration von Wasser basiert auf der quantitativen Reaktion von Wasser mit Schwefeldioxid und Iod im wasserfreien Medium in Gegenwart einer Base mit ausreichender Pufferkapazität. Im Gegensatz zur unter 2.5.12 angegebenen volumetrischen Methode entsteht das Iod auf elektrochemischem Wege durch Oxidation von Iodid in einer Reaktionszelle. Das an der Anode entstehende Iod reagiert sofort mit Wasser und Schwefeldioxid, die in der Reaktionszelle enthalten sind. Die Menge Wasser in der Substanz ist der Elektrizitätsmenge bis zum Endpunkt der Titration direkt proportional. Wenn das gesamte Wasser in der Zelle verbraucht ist, ist der Endpunkt erreicht und somit entsteht ein Iodüberschuß.

1 Mol Iod entspricht 1 Mol Wasser, und die Elektrizitätsmenge von 10,71 C entspricht 1 mg Wasser.

Das System wird durch eine zuvor durchgeführte Elektrolyse von Feuchtigkeit befreit. Einzelne Bestimmungen können nacheinander in derselben Reagenzien-Lösung durchgeführt werden, wenn die nachstehenden Bedingungen erfüllt sind:

- jede Komponente der Untersuchungsmischung ist mit den anderen Komponenten kompatibel
- keine anderen Reaktionen finden statt
- das Volumen und das Reaktionsvermögen des Elektrolyten mit Wasser sind ausreichend.

Die coulometrische Titration ist auf die quantitative Bestimmung von geringen Wassermengen beschränkt. Ein Bereich von 10 µg bis 10 mg Wasser wird empfohlen. Präzision und Genauigkeit der Methode werden überwiegend dadurch bestimmt, in welchem Maße die Luftfeuchtigkeit vom System ausgeschlossen wird. Eine Systemkontrolle muß durch Messung des Ausmaßes der Basislinienänderung erfolgen.

Gerät

Das Gerät besteht aus einer Reaktionszelle, den Elektroden und einem Magnetrührer. Die Reaktionszelle besteht aus einem großen Anodenraum und einem kleineren Kathodenraum. In Abhängigkeit von der Anordnung der Elektroden können beide Kammern durch ein Diaphragma voneinander getrennt sein. Jede Kammer enthält eine Platinelektrode. Flüssige oder gelöste Proben werden mit Hilfe einer Spritze durch eine Membran eingegeben. Als weitere Möglichkeit kann eine Verdampfungstechnik angewendet werden, bei der die Probe in einem Rohr in einem Ofen erhitzt wird, wobei das Wasser verdampft und mit Hilfe eines Stroms von trockenem und inertem Gas in die Zelle geleitet wird. Das Einbringen von festen Proben in die Zelle sollte im allgemeinen vermieden werden. Falls jedoch erforderlich, erfolgt das Einbringen über einen verschließbaren Einlaß. Um das Eindringen von Feuchtigkeit aus der Luft zu verhindern, müssen entsprechende Vorsichtsmaßnahmen getroffen werden, wie das Arbeiten in einer Box in der Atmosphäre eines trockenen und inerten Gases. Das analytische Verfahren wird durch ein geeignetes Gerät kontrolliert, das auch die Ergebnisse anzeigt.

Ausführung

Nach den Angaben des Herstellers wird Elektrolyt-Reagenz zur Mikrobestimmung von Wasser *R* in die Behälter der Reaktionszelle eingefüllt und die coulometrische Titration bis zum Erreichen eines stabilen Endpunkts durchgeführt. Die vorgeschriebene Menge der zu untersuchenden Substanz wird in die Reaktionszelle gegeben, 30 s lang gerührt, falls in der Monographie nichts anderes angegeben ist, und nochmals bis zum Erreichen eines stabilen Endpunkts titriert. Falls ein Ofen verwendet wird, wird die vorgeschriebene Substanzmenge in das Rohr gegeben und erhitzt. Nachdem das Wasser aus der Substanz verdampft und in die Titrationszelle gelangt ist, wird mit der Titration begonnen. Der Wert der Instrumentenanzeige wird abgelesen und falls erforderlich der Prozentgehalt oder die Menge an Wasser, die in der Substanz enthalten ist, berechnet. Wenn es für die Art der Probe und die Probenzubereitung zweckmäßig ist, wird ein Blindversuch durchgeführt.

Überprüfung der Genauigkeit

Zwischen 2 aufeinanderfolgenden Titrationen wird eine genau gewogene Wassermenge im gleichen Mengenbereich wie die in der Probe in das Gerät gegeben und die coulometrische Titration durchgeführt. Verwendet wird entweder Wasser *R* oder die Referenzlösung zur Mikrobestimmung von Wasser *R*. Die Wiederfindungsquote bei einer Zugabe von 1000 µg Wasser liegt im Bereich zwischen 97,5 und 102,5 Prozent und diejenige bei einer Zugabe von 100 µg Wasser im Bereich zwischen 90,0 und 110,0 Prozent.

2.5.33 Gesamtprotein

Einige der in diesem Kapitel aufgeführten Bestimmungsmethoden können mit Hilfe kommerzieller Test-Kits durchgeführt werden.

Methode 1

Gelöste Proteine absorbieren ultraviolettes Licht bei einer Wellenlänge von 280 nm, was auf die Anwesenheit von aromatischen Aminosäuren, hauptsächlich von Tyrosin und Tryptophan, in der Proteinstruktur zurückzuführen ist. Diese Eigenschaft kann für eine Bestimmung genutzt werden. Falls die zum Lösen des Proteins verwendete Pufferlösung eine im Verhältnis zu Wasser starke Absorption zeigt, stellt sie eine störende Substanz dar. Diese Störung kann ausgeschaltet werden, indem die Pufferlösung als Kompensationsflüssigkeit verwendet wird. Wenn jedoch die störende Substanz eine starke Absorption zeigt, können die Ergebnisse trotzdem nicht verglichen werden. Bei geringen Konzentrationen kann das an die Küvette adsorbierte Protein zu einer signifikanten Verringerung des Gehalts in der Lösung führen. Dies kann durch Herstellen von Lösungen mit höheren Konzentrationen oder durch Verwendung nichtionischer Detergentien bei der Zubereitung verhindert werden.

Untersuchungslösung: Eine geeignete Menge der Substanz wird in der vorgeschriebenen Pufferlösung gelöst, so daß eine Proteinkonzentration zwischen 0,2 und 2 mg je Milliliter erreicht wird.

Referenzlösung: Eine Lösung einer für das zu bestimmende Protein geeigneten Referenzsubstanz wird unter Verwendung der gleichen Pufferlösung und der gleichen Proteinkonzentration wie für die Untersuchungslösung hergestellt.

Ausführung: Untersuchungslösung, Referenzlösung und Kompensationsflüssigkeit werden während der Bestimmung bei der gleichen Temperatur gehalten. Die Absorption (2.2.25) der Untersuchungs- und Referenzlösung wird in Quarzküvetten bei 280 nm unter Verwendung der vorgeschriebenen Pufferlösung als Kompensationsflüssigkeit gemessen. Um genaue Ergebnisse zu erhalten, müssen die Meßwerte im Bereich der zu bestimmenden Proteinkonzentrationen linear verlaufen.

Lichtstreuung: Die Genauigkeit der Bestimmung kann durch Lichtstreuung, die durch die zu bestimmende Probe hervorgerufen wird, beeinträchtigt werden. Wenn die gelösten Proteine als Teilchen in vergleichbarer Größe in bezug auf die Wellenlänge des für die Messung verwendeten Lichts (250 bis 300 nm) vorliegen, führt die Streuung des Lichtstrahls zu einem Anstieg der Absorption in der zu bestimmenden Probe. Um die durch die Lichtstreuung bei 280 nm hervorgerufene Absorption zu berechnen, werden die Absorptionen der Untersuchungslösung bei 320, 325, 330, 335, 340, 345 und 350 nm bestimmt. Die Logarithmen der gemessenen Absorptionen werden gegen die Logarithmen der Wellenlängen aufgetragen. Die Eichkurve wird am besten durch lineare Regression aus den aufgetragenen Punkten ermittelt. Die Kurve wird extrapoliert, um den Logarithmus der Absorption bei 280 nm zu erhalten. Der Antilogarithmus dieses Werts entspricht der durch die Lichtstreuung hervorgerufenen Absorption. Um die Absorption des Proteins in Lösung zu erhalten, werden die beobachteten Werte korrigiert, indem von der Gesamtabsorption bei 280 nm die durch die Lichtstreuung hervorgerufene Absorption subtrahiert wird. Zur Verminderung der Lichtstreuung, insbesondere wenn die Lösung wahrnehmbar trübe ist, kann eine Filtration unter Verwendung von Filtern, die kein Protein adsorbieren, mit einer Porengröße von 0,2 µm oder eine Zentrifugation durchgeführt werden.

Berechnung: Die korrigierten Werte werden für die Berechnung verwendet. Die Proteinkonzentration in der Untersuchungslösung (C_u) wird nach folgender Gleichung berechnet:

$$C_u = C_s\,(A_u/A_s)$$

worin C_s die Proteinkonzentration in der Referenzlösung ist und A_u und A_s die korrigierten Absorptionen der Untersuchungslösung beziehungsweise der Referenzlösung sind.

Methode 2

Diese Methode (allgemein bekannt als „Lowry-Methode") beruht auf der Reduktion des Chromogens im Molybdat-Wolframat-Reagenz, die zu einem Absorptionsmaximum bei 750 nm führt. Das Molybdat-Wolframat-Reagenz reagiert hauptsächlich mit den Tyrosinresten des Proteins. Die Farbentwicklung erreicht bei Raumtemperatur innerhalb von 20 bis 30 min ein Maximum, danach ist eine kontinuierliche Abnahme der Farbintensität zu verzeichnen. Da die Methode gegenüber störenden Substanzen empfindlich ist, kann ein Verfahren angewendet werden, bei dem das Protein in der zu untersuchenden Probe ausgefällt wird. Die meisten störenden Substanzen rufen eine geringere Farbentwicklung hervor, jedoch führen einige Detergentien zu einer geringfügigen Zunahme der Farbintensität. Eine hohe Salzkonzentration kann eine Niederschlagsbildung hervorrufen. Da unterschiedliche Proteinarten unterschiedliche Farbintensitäten ergeben können, müssen Referenzprotein und zu bestimmendes Protein gleichartig sein. Wo eine Abtrennung der störenden Substanzen vom Protein in der zu untersuchenden Probe nötig ist, wird vor der Herstellung der Untersuchungslösung wie nachstehend unter „Störende Substanzen" angegeben verfahren. Der Einfluß von störenden Substanzen kann durch Verdünnen verringert werden, vorausgesetzt die Konzentration des zu bestimmenden Proteins verbleibt in einem für eine genaue Messung geeigneten Bereich.

Für die Herstellung sämtlicher für diese Methode benötigten Pufferlösungen und Reagenzien wird destilliertes Wasser *R* verwendet.

Untersuchungslösung: Eine geeignete Menge der Substanz wird in der vorgeschriebenen Pufferlösung gelöst, so daß eine Konzentration erreicht wird, die im Bereich der Eichkurve liegt. Eine geeignete Pufferlösung ergibt eine Lösung mit einem *p*H-Bereich zwischen 10,0 und 10,5.

Referenzlösungen: Die Referenzsubstanz für das zu bestimmende Protein wird in der vorgeschriebenen Pufferlösung gelöst. Teile dieser Lösung werden mit der gleichen Pufferlösung so verdünnt, daß mindestens 5 Referenzlösungen mit Proteinkonzentrationen erhalten werden, die gleichmäßig über den gewählten Bereich zwischen 5 und 100 µg je Milliliter verteilt sind.

Blindlösung: Die Pufferlösung, mit der die Untersuchungslösung und die Referenzlösungen hergestellt werden, wird verwendet.

Kupfer(II)-sulfat-Reagenz: 0,100 g Kupfer(II)-sulfat *R* und 0,2 g Natriumtartrat *R* werden in destilliertem Wasser *R* zu 50 ml gelöst. 10 g wasserfreies Natriumcarbonat *R* werden in destilliertem Wasser *R* zu 50 ml gelöst. Die Natriumcarbonat-Lösung wird langsam unter Rühren in die Kupfer(II)-sulfat-Lösung gegossen. Das Reagenz ist innerhalb von 24 h zu benutzen.

Alkalisches Kupfer(II)-Reagenz: 1 Volumteil Kupfer(II)-sulfat-Reagenz, 2 Volumteile einer Lösung von Natriumdodecylsulfat *R* ($50 g \cdot l^{-1}$) und 1 Volumteil einer Lösung von Natriumhydroxid *R* ($32 g \cdot l^{-1}$) werden gemischt. Die Mischung ist bei Raumtemperatur zu lagern und innerhalb von 2 Wochen zu verwenden.

Verdünntes Molybdat-Wolframat-Reagenz: 5 ml Molybdat-Wolframat-Reagenz *R* werden mit 55 ml destilliertem Wasser *R* gemischt. Die Lagerung erfolgt in einer braunen Flasche bei Raumtemperatur.

Ausführung: Je 1,0 ml jeder Referenzlösung, der Untersuchungslösung und der Blindlösung wird mit 1,0 ml alkalischem Kupfer(II)-Reagenz versetzt. Die Lösungen werden gemischt und 10 min lang stehengelassen. Nach Zusatz von 0,5 ml verdünntem Molybdat-Wolframat-Reagenz zu jeder Mischung wird nochmals gemischt und bei Raumtemperatur 30 min lang stehengelassen. Die Absorptionen (2.2.25) der Lösungen werden bei 750 nm gemessen, wobei die aus der Blindlösung hergestellte Lösung als Kompensationsflüssigkeit verwendet wird.

Berechnung: Das Verhältnis von Absorption zu Proteinkonzentration ist nicht-linear; wenn jedoch der Bereich der zum Erstellen der Eichkurve verwendeten Konzentrationen ausreichend klein ist, wird das Verhältnis annähernd Linearität erreichen. Die Absorptionen der Referenzlösungen werden gegen die Proteinkonzentrationen aufgetragen, und die Eichkurve wird mit Hilfe der linearen Regression ermittelt. Aus der Eichkurve und der Absorption der Untersuchungslösung wird die Proteinkonzentration in der Untersuchungslösung bestimmt.

Störende Substanzen: Beim folgenden Verfahren wird der zu bestimmenden Probe eine Desoxycholsäure-Trichloressigsäure-Mischung zugesetzt, um die störenden Substanzen durch Ausfällen des Proteins vor der Bestimmung zu entfernen. Dieses Verfahren kann auch dazu verwendet werden, um aus verdünnten Proteinlösungen konzentriertere Lösungen herzustellen.

1 ml einer Lösung der zu bestimmenden Substanz wird mit 0,1 ml einer Lösung von Natriumdesoxycholat *R* ($1,5 g \cdot l^{-1}$) versetzt. Nach Mischen mit einem Vortex-Mischer wird die Mischung 10 min lang bei Raumtemperatur stehengelassen. 0,1 ml einer Lösung von Trichloressigsäure *R* ($720 g \cdot l^{-1}$) werden zugesetzt. Nach Mischen mit dem Vortex-Mischer wird 30 min lang bei 3000 *g* zentrifugiert, die überstehende Flüssigkeit dekantiert und restliche Flüssigkeit mit einer Pipette vollständig entfernt. Der Proteinniederschlag wird in 1 ml alkalischem Kupfer(II)-Reagenz gelöst.

Methode 3

Diese Methode (allgemein bekannt als „Bradford-Methode") beruht auf der Verschiebung des Absorptionsmaximums von 470 nm auf 595 nm, die beobachtet wird, wenn sich der Farbstoff Säureblau 90 an das Protein bindet. Säureblau 90 lagert sich am leichtesten an Arginin- und Lysinreste im Protein an, was zu unterschiedlichen Ergebnissen bei der Bestimmung unterschiedlicher Proteine führen kann. Das als Referenzsubstanz verwendete Protein muß daher das gleiche wie das zu bestimmende sein. Relativ wenig Substanzen treten als störende Substanzen auf, jedoch sollten vorzugsweise Detergentien und Ampholyte in der Probe vermieden werden. Stark alkalische Proben können mit den sauren Reagenzien reagieren.

Zur Herstellung sämtlicher für diese Methode benötigten Pufferlösungen und Reagenzien wird destilliertes Wasser *R* verwendet.

Untersuchungslösung: Eine geeignete Menge der Substanz wird in der vorgeschriebenen Pufferlösung gelöst, so daß eine Proteinkonzentration erreicht wird, die im Bereich der Eichkurve liegt.

Referenzlösungen: Die Referenzsubstanz für das zu bestimmende Protein wird in der vorgeschriebenen Pufferlösung gelöst. Teile dieser Lösung werden mit der gleichen Pufferlösung so verdünnt, daß mindestens 5 Referenzlösungen mit Proteinkonzentrationen erhalten

Allg. Methoden

werden, die gleichmäßig über den gewählten Bereich zwischen 0,1 und 1 mg je Milliliter verteilt sind.

Blindlösung: Die Pufferlösung, mit der die Untersuchungslösung und die Referenzlösungen hergestellt werden, wird verwendet.

Säureblau-90-Reagenz: 0,10 g Säureblau 90 *R* werden in 50 ml Ethanol 96 % *R* gelöst. Nach Zusatz von 100 ml Phosphorsäure 85 % *R* wird die Lösung mit destilliertem Wasser *R* zu 1000 ml verdünnt und gemischt. Die Lösung wird filtriert und in einer braunen Flasche bei Raumtemperatur gelagert. Während der Lagerung tritt eine langsame Ausfällung des Farbstoffs auf. Das Reagenz wird vor Gebrauch filtriert.

Ausführung: Je 0,100 ml jeder Referenzlösung, der Untersuchungslösung und der Blindlösung werden mit 5 ml Säureblau-90-Reagenz versetzt. Durch Umdrehen des Behältnisses wird gemischt, wobei Schaumbildung zu vermeiden ist, da diese zu einer schlechten Reproduzierbarkeit führt. Die Absorptionen (2.2.25) der Referenzlösungen und der Untersuchungslösung werden bei 595 nm bestimmt, wobei die aus der Blindlösung hergestellte Lösung als Kompensationsflüssigkeit verwendet wird. Quarzküvetten dürfen nicht verwendet werden, da der Farbstoff an das Siliciumdioxid gebunden wird.

Berechnung: Das Verhältnis von Absorption zu Proteinkonzentration ist nicht-linear; wenn jedoch der Bereich der zum Erstellen der Eichkurve verwendeten Konzentrationen ausreichend klein ist, wird das Verhältnis annähernd Linearität erreichen. Die Absorptionen der Referenzlösungen werden gegen die Proteinkonzentrationen aufgetragen, und die Eichkurve wird mit Hilfe der linearen Regression ermittelt. Aus der Eichkurve und der Absorption der Untersuchungslösung wird die Proteinkonzentration in der Untersuchungslösung bestimmt.

Methode 4

Diese Methode (allgemein bekannt als „Bicinchoninsäure-Methode“ oder „BCA-Methode“; BCA – bicinchoninic acid) beruht auf der Reduktion von Kupfer(II)- zu Kupfer(I)-Ionen durch Protein. Das BCA-Reagenz wird zum Nachweis der Kupfer(I)-Ionen verwendet. Wenige Substanzen stören diese Reaktion. Wenn störende Substanzen vorhanden sind, kann ihre Wirkung durch Verdünnen vermindert werden, vorausgesetzt die Konzentration des zu bestimmenden Proteins verbleibt in einem für eine genaue Messung geeigneten Bereich. Alternativ kann das Verfahren der Proteinfällung, wie unter „Methode 2“ angegeben, zum Entfernen der störenden Substanzen angewendet werden. Da unterschiedliche Proteinarten unterschiedliche Farbintensitäten ergeben können, müssen Referenzprotein und zu bestimmendes Protein gleichartig sein.

Für die Herstellung sämtlicher für diese Methode benötigten Pufferlösungen und Reagenzien wird destilliertes Wasser *R* verwendet.

Untersuchungslösung: Eine geeignete Menge der Substanz wird in der vorgeschriebenen Pufferlösung gelöst, so daß eine Proteinkonzentration erreicht wird, die im Bereich der Konzentrationen der Referenzlösungen liegt.

Referenzlösungen: Die Referenzsubstanz für das zu bestimmende Protein wird in der vorgeschriebenen Pufferlösung gelöst. Teile dieser Lösung werden mit der gleichen Pufferlösung so verdünnt, daß mindestens 5 Referenzlösungen mit Proteinkonzentrationen erhalten werden, die gleichmäßig über den gewählten Bereich zwischen 10 und 1200 µg je Milliliter verteilt sind.

Blindlösung: Die Pufferlösung, mit der die Untersuchungslösung und die Referenzlösungen hergestellt werden, wird verwendet.

BCA-Reagenz: 10 g Dinatriumbicinchoninat *R*, 20 g Natriumcarbonat-Monohydrat *R*, 1,6 g Natriumtartrat *R*, 4 g Natriumhydroxid *R* und 9,5 g Natriumhydrogencarbonat *R* werden in destilliertem Wasser *R* gelöst. Falls erforderlich wird die Lösung mit einer Lösung von Natriumhydroxid *R* oder einer Lösung von Natriumhydrogencarbonat *R* auf einen *p*H-Wert von 11,25 eingestellt. Die Lösung wird mit destilliertem Wasser *R* zu 1000 ml verdünnt und gemischt.

Kupfer(II)-BCA-Reagenz: 1 ml einer Lösung von Kupfer(II)-sulfat *R* ($40\ g \cdot l^{-1}$) und 50 ml BCA-Reagenz werden gemischt.

Ausführung: Je 0,1 ml jeder Referenzlösung, der Untersuchungslösung und der Blindlösung werden mit 2 ml Kupfer(II)-BCA-Reagenz gemischt. Die Lösungen werden 30 min lang bei 37 °C inkubiert, die Zeit wird aufgezeichnet, und die Mischungen werden auf Raumtemperatur erkalten gelassen. Innerhalb von 60 min nach Beendigung der Inkubation werden die Absorptionen (2.2.25) der Referenzlösungen und der Untersuchungslösung in Quarzküvetten bei 562 nm gemessen, wobei die Blindlösung als Kompensationsflüssigkeit verwendet wird. Nach dem Erkalten der Lösungen auf Raumtemperatur nimmt deren Farbintensität allmählich zu.

Berechnung: Das Verhältnis von Absorption zu Proteinkonzentration ist nicht-linear; wenn jedoch der Bereich der zum Erstellen der Eichkurve verwendeten Konzentrationen ausreichend klein ist, wird das Verhältnis annähernd Linearität erreichen. Die Absorptionen der Referenzlösungen werden gegen die Proteinkonzentrationen aufgetragen, und die Eichkurve wird mit Hilfe der linearen Regression ermittelt. Aus der Eichkurve und der Absorption der Untersuchungslösung wird die Proteinkonzentration in der Untersuchungslösung bestimmt.

Methode 5

Diese Methode (allgemein bekannt als „Biuret-Methode“) beruht auf der Reaktion von Kupfer(II)-Ionen mit dem Protein in alkalischer Lösung, was zu einem Reaktionsprodukt führt, das eine Absorption bei 545 nm zeigt. Die Bestimmung weist geringfügige Unterschiede zwischen äquivalenten IgG- und Albuminproben auf. Ein Zusatz von Natriumhydroxid-Lösung und Biuret-Reagenz als gemischtes Reagenz, unzureichendes Mischen nach dem Zusatz von Natriumhydroxid-Lösung oder eine längere Zeitdauer zwischen dem Zusatz von Natriumhydroxid-Lösung und dem von Biuret-Reagenz ergibt bei IgG-Proben höhere Werte als bei Albuminproben. Zur Verringerung des Einflusses von störenden Substanzen kann das Verfahren mit Trichloressigsäure angewendet werden. Dieses Verfahren kann ebenso zur Bestimmung des Proteingehalts in Proben mit Konzentrationen unterhalb von 500 µg je Milliliter eingesetzt werden.

Für die Herstellung sämtlicher für diese Methode benötigten Pufferlösungen und Reagenzien wird destilliertes Wasser *R* verwendet.

Untersuchungslösung: Eine geeignete Menge der Substanz wird in einer Lösung von Natriumchlorid *R* (9 g · l^{-1}) gelöst, so daß eine Proteinkonzentration erreicht wird, die im Bereich der Konzentrationen der Referenzlösungen liegt.

Referenzlösungen: Die Referenzsubstanz für das zu bestimmende Protein wird in einer Lösung von Natriumchlorid *R* (9 g · l^{-1}) gelöst. Teile dieser Lösung werden mit einer Lösung von Natriumchlorid *R* (9 g · l^{-1}) so verdünnt, daß mindestens 3 Referenzlösungen mit einer Proteinkonzentration erhalten werden, die gleichmäßig über den gewählten Bereich zwischen 0,5 und 10 mg je Milliliter verteilt sind.

Blindlösung: Eine Lösung von Natriumchlorid *R* (9 g · l^{-1}) wird verwendet.

Biuret-Reagenz: 3,46 g Kupfer(II)-sulfat *R* werden in 10 ml heißem destillierten Wasser *R* gelöst. Die Lösung wird erkalten gelassen (Lösung A). 34,6 g Natriumcitrat *R* und 20,0 g wasserfreies Natriumcarbonat *R* werden in 80 ml heißem destillierten Wasser *R* gelöst. Die Lösung wird erkalten gelassen (Lösung B). Die Lösungen A und B werden gemischt und mit destilliertem Wasser *R* zu 200 ml verdünnt. Das Reagenz ist innerhalb von 6 Monaten zu verwenden. Wenn es eine Trübung zeigt oder sich ein Niederschlag gebildet hat, darf es nicht verwendet werden.

Ausführung: 1 Volumteil Untersuchungslösung wird mit 1 Volumteil einer Lösung von Natriumhydroxid *R* (60 g · l^{-1}) versetzt, und die Lösungen werden gemischt. Die Mischung wird sofort mit Biuret-Reagenz, entsprechend 0,4 Volumteilen Untersuchungslösung, versetzt. Nach sofortigem Mischen wird die Lösung mindestens 15 min lang zwischen 15 und 25 °C stehengelassen. Innerhalb von 90 min nach Zusatz des Biuret-Reagenz werden die Absorptionen (2.2.25) der Referenzlösungen und der Untersuchungslösung im Maximum bei 545 nm gemessen, wobei die Blindlösung als Kompensationsflüssigkeit verwendet wird. Lösungen, die eine Trübung aufweisen oder bei denen sich ein Niederschlag gebildet hat, dürfen für die Berechnung der Proteinkonzentration nicht herangezogen werden.

Berechnung: Das Verhältnis von Absorption zu Proteinkonzentration ist innerhalb des angegebenen Proteinkonzentrationsbereichs für die Referenzlösungen annähernd linear. Die Absorptionen der Referenzlösungen werden gegen die Proteinkonzentrationen aufgetragen, und die Eichkurve wird mit Hilfe der linearen Regression ermittelt. Der Korrelationskoeffizient für die Eichkurve wird errechnet. Ein geeignetes System ergibt eine Gerade mit einem Korrelationskoeffizienten von mindestens 0,99. Aus der Eichkurve und der Absorption der Untersuchungslösung wird die Proteinkonzentration in der Untersuchungslösung bestimmt.

Störende Substanzen: Um den Einfluß von störenden Substanzen möglichst gering zu halten, kann das Protein aus der zu untersuchenden Probe wie folgt ausgefällt werden: 1 Volumteil zu untersuchende Probe wird mit 0,1 Volumteil einer Lösung von Trichloressigsäure *R* (500 g · l^{-1}) versetzt; die überstehende Flüssigkeit wird entfernt und der Niederschlag in einem geringen Volumen Natriumhydroxid-Lösung (0,5 mol · l^{-1}) gelöst. Die erhaltene Lösung wird zur Herstellung der Untersuchungslösung verwendet.

Methode 6

Die fluorimetrische Methode beruht auf der Derivatisierung des Proteins mit 2-Phthalaldehyd, der mit den primären Aminen des Proteins reagiert (den *N*-terminalen Aminosäuren und den ε-Amino-Gruppen von Lysinresten). Die Empfindlichkeit der Bestimmung kann durch Hydrolyse des Proteins vor dem 2-Phthalaldehyd-Zusatz gesteigert werden. Die Hydrolyse macht die α-Amino-Gruppen der enthaltenen Aminosäuren einer Reaktion mit dem Phthalaldehyd-Reagenz zugängig. Die Methode erfordert sehr kleine Mengen an Protein. Primäre Amine, wie in Tris(hydroxymethyl)aminomethan- und Aminosäure-Puffern, reagieren mit Phthalaldehyd und müssen vermieden oder entfernt werden. Ammoniak in hohen Konzentrationen reagiert ebenfalls mit Phthalaldehyd. Die bei der Reaktion von Aminen mit Phthalaldehyd erhaltene Fluoreszenz kann instabil sein. Die Verwendung automatisierter Prozesse, die der Standardisierung der Methode dienen, können deren Präzision und Richtigkeit verbessern.

Zur Herstellung sämtlicher für diese Methode benötigten Pufferlösungen und Reagenzien wird destilliertes Wasser *R* verwendet.

Untersuchungslösung: Eine geeignete Menge der Substanz wird in einer Lösung von Natriumchlorid *R* (9 g · l^{-1}) gelöst, so daß eine Proteinkonzentration erreicht wird, die im Bereich der Konzentrationen der Referenzlösungen liegt. Die Lösung wird vor Zusatz des Phthalaldehyd-Reagenz auf einen *p*H-Wert zwischen 8 und 10,5 eingestellt.

Referenzlösungen: Die Referenzsubstanz für das zu bestimmende Protein wird in einer Lösung von Natriumchlorid *R* (9 g · l^{-1}) gelöst. Teile dieser Lösung werden mit einer Lösung von Natriumchlorid *R* (9 g · l^{-1}) so verdünnt, daß mindestens 5 Referenzlösungen mit einer Proteinkonzentration erhalten werden, die gleichmäßig über den gewählten Bereich zwischen 10 und 200 µg je Milliliter verteilt sind. Die Lösung wird vor Zusatz des Phthalaldehyd-Reagenz auf einen *p*H-Wert zwischen 8 und 10,5 eingestellt.

Blindlösung: Eine Lösung von Natriumchlorid *R* (9 g · l^{-1}) wird verwendet.

Borat-Pufferlösung: 61,83 g Borsäure *R* werden in destilliertem Wasser *R* gelöst. Die Lösung wird mit einer Lösung von Kaliumhydroxid *R* auf einen *p*H-Wert von 10,4 eingestellt, mit destilliertem Wasser *R* zu 1000 ml verdünnt und gemischt.

Phthalaldehyd-Stammlösung: 1,20 g Phthalaldehyd *R* werden in 1,5 ml Methanol *R* gelöst. Die Lösung wird mit 100 ml Borat-Pufferlösung versetzt, gemischt und mit 0,6 ml einer Lösung von Macrogol-23-laurylether *R* (300 g · l^{-1}) versetzt. Diese Mischung wird bei Raumtemperatur gelagert und ist innerhalb von 3 Wochen zu verwenden.

Phthalaldehyd-Reagenz: 5 ml Phthalaldehyd-Stammlösung werden mit 15 µl 2-Mercaptoethanol *R* versetzt. Die Lösung ist mindestens 30 min vor Gebrauch herzustellen und innerhalb von 24 h zu verwenden.

Ausführung: 10 µl Untersuchungslösung und 10 µl jeder Referenzlösung werden mit 0,1 ml Phthalaldehyd-Reagenz gemischt. Die Lösungen werden 15 min lang bei Raumtemperatur stehengelassen, mit 3 ml Natriumhydroxid-Lösung (0,5 mol · l^{-1}) versetzt und gemischt. Die Fluoreszenzintensitäten (2.2.21) der Referenzlösungen und der Untersuchungslösung werden bei einer Anregungswellenlänge von 340 nm und einer Emissionswellenlänge zwischen 440 und 455 nm bestimmt. Die Fluoreszenzintensität einer vorliegenden Lösung wird nur einmal gemessen, da sie durch die Strahlung verringert wird.

Berechnung: Das Verhältnis von Fluoreszenz zu Proteinkonzentration ist linear. Die Fluoreszenzintensitäten der Referenzlösungen werden gegen die Proteinkonzentrationen aufgetragen, und die Eichkurve wird mit Hilfe der linearen Regression ermittelt. Aus der Eichkurve und der Fluoreszenzintensität der Untersuchungslösung wird die Proteinkonzentration in der Untersuchungslösung bestimmt.

Methode 7

Diese Methode beruht auf einer Stickstoffbestimmung als Mittel der Proteinbestimmung. Wechselwirkungen, die durch Gegenwart anderer stickstoffhaltiger Substanzen in der zu untersuchenden Probe hervorgerufen werden, können diese Proteinbestimmungsmethode beeinflussen. Techniken zur Stickstoffbestimmung zerstören die zu untersuchende Probe während der Durchführung, gestatten jedoch eine Proteinbestimmung nicht nur in wäßrigem Medium.

Methode A: Die Bestimmung wird wie unter „Kjeldahl-Bestimmung, Halbmikromethode" (2.5.9) vorgeschrieben oder unter Anwendung einer kommerziellen Apparatur zur Stickstoffbestimmung nach Kjeldahl durchgeführt.

Methode B: Kommerzielle Apparaturen zur Stickstoffbestimmung sind erhältlich. Die meisten Analysengeräte verwenden die Verbrennung (zum Beispiel die Verbrennung der Probe mit Sauerstoff bei Temperaturen von annähernd 1000 °C) unter Bildung von Stickstoffmonoxid (NO) und anderen Stickoxiden (NO_x) aus dem Stickstoff der zu bestimmenden Substanz. Einige Geräte reduzieren die Stickoxide zu Stickstoff, der mit Hilfe eines Wärmeleitfähigkeits-Detektors bestimmt wird. Andere Geräte mischen Stickstoffmonoxid (NO) mit Ozon (O_3) und produzieren angeregtes Stickstoffdioxid (NO_2*), das beim Zerfall Licht emittiert und durch einen Chemilumineszenz-Detektor bestimmt werden kann. Zum Optimieren des Einspritzvorgangs und der Verbrennungsparameter sowie zum Erreichen einer Reproduzierbarkeit der Analyse wird ein Protein-Referenzmaterial verwendet, das relativ rein und in seiner Zusammensetzung dem zu bestimmenden Protein ähnlich ist.

Berechnung: Die Proteinkonzentration wird durch Dividieren des Stickstoffgehalts der Probe durch den bekannten Stickstoffgehalt des Proteins berechnet. Dieser kann aus der chemischen Zusammensetzung des Proteins oder durch Vergleich mit einer geeigneten Referenzsubstanz ermittelt werden.

2.5.34 Essigsäure in synthetischen Peptiden

Die Prüfung erfolgt mit Hilfe der Flüssigchromatographie (2.2.29).

Untersuchungslösung: Die Untersuchungslösung wird wie in der Monographie angegeben hergestellt.

Referenzlösung: Eine Lösung von Essigsäure 98 % *R* (0,10 g · l^{-1}) in einer Mischung von 5 Volumteilen mobiler Phase B und 95 Volumteilen mobiler Phase A wird hergestellt.

Die Chromatographie kann durchgeführt werden mit

- einer Säule aus rostfreiem Stahl von 0,25 m Länge und 4,6 mm innerem Durchmesser, gepackt mit octadecylsilyliertem Kieselgel zur Chromatographie *R* (5 µm)
- einer Mischung der mobilen Phasen A und B unter Einsatz der Gradientenelution bei einer Durchflußrate von 1,2 ml je Minute:
  Mobile Phase A: 0,7 ml Phosphorsäure 85 % *R* werden mit Wasser *R* zu 1000 ml verdünnt; die Lösung wird mit konzentrierter Natriumhydroxid-Lösung *R* auf einen *p*H-Wert von 3,0 eingestellt
  Mobile Phase B: Methanol *R* 2

Zeit (min)	Mobile Phase A (% *V/V*)	Mobile Phase B (% *V/V*)
0 – 5	95	5
5 – 10	95 → 50	5 → 50
10 – 20	50	50
20 – 22	50 → 95	50 → 5
22 – 30	95	5

- einem Spektrometer als Detektor bei einer Wellenlänge von 210 nm.

Je 10 µl Untersuchungslösung und Referenzlösung werden getrennt eingespritzt. In den Chromatogrammen liegt die Retentionszeit des Essigsäure-Peaks zwischen 3 und 4 min. Die Basislinie weist nach dem Beginn des linearen Gradienten einen steilen Anstieg auf, der der Elution des Peptids von der Säule entspricht.

Der Gehalt an Essigsäure im Peptid wird bestimmt.

2.6 Methoden der Biologie

2.6.1 Prüfung auf Sterilität

Diese Prüfung ist bei Substanzen, Zubereitungen oder Produkten durchzuführen, für die Sterilität vorgeschrieben ist. Ein den Vorschriften entsprechendes Ergebnis beweist jedoch nur, daß unter den Prüfbedingungen keine verunreinigenden Mikroorganismen in der Probe nachweisbar waren. Hinweise über weitere Forderungen zum Nachweis der Sterilität einer Charge werden am Schluß dieser Methode angegeben.

Antimikrobielle Vorsichtsmaßnahmen

Die Prüfung auf Sterilität ist unter aseptischen Bedingungen durchzuführen, so zum Beispiel unter Verwendung einer Werkbank der Klasse A mit turbulenzarmer Verdrängungsströmung (Laminarflow-Bank) in einem Reinraum der Klasse B oder einer Sterilbox (Isolator). Alle zur Vermeidung einer Kontamination ergriffenen Maßnahmen dürfen jedoch keinesfalls jene Mikroorganismen schädigen, die mit der Prüfung erfaßt werden sollen. Die bei der Durchführung der Prüfung gegebenen Arbeitsbedingungen sind durch entsprechende Bestimmungen der Keimzahl des Arbeitsbereiches sowie mit Hilfe entsprechender Kontrollprüfungen, wie sie in den entsprechenden EG-Richtlinien und den damit im Zusammenhang stehenden GMP-Richtlinien angegeben werden, regelmäßig zu überwachen.

Nährmedien

Nährmedien können wie nachfolgend beschrieben hergestellt werden; Trockenmedien können ebenfalls verwendet werden, vorausgesetzt, daß sie nach Rekonstitution der „Prüfung auf Eignung des Mediums für aerobe und anaerobe Bakterien sowie Pilze“ entsprechen.

Für die Prüfung auf Sterilität eignen sich die nachfolgend aufgeführten Nährmedien. Das flüssige Thioglycolat-Medium wird in erster Linie zum Nachweis von anaeroben Bakterien eingesetzt, jedoch lassen sich auch aerobe Bakterien damit erfassen. Das Sojapepton-Caseinpepton-Medium ist vor allem für den Nachweis von aeroben Bakterien und Pilzen geeignet. Andere Nährmedien können verwendet werden, wenn der Nachweis erbracht wurde, daß sie das Wachstum eines möglichst breiten Spektrums von Mikroorganismen ermöglichen.

Flüssiges Thioglycolat-Medium

L-Cystin	0,5	g
Agar, granuliert (Wassergehalt höchstens 15 Prozent)	0,75	g
Natriumchlorid	2,5	g
Glucose-Monohydrat	5,5	g
Hefeextrakt (wasserlöslich)	5,0	g
Caseinpepton (Pankreashydrolysat)	15,0	g
Natriumthioglycolat oder	0,5	g
Thioglycolsäure	0,3	ml
Resazurin-Natrium-Lösung (1:1000), frisch hergestellt	1,0	ml
Wasser *R*	1000	ml

*p*H-Wert nach Sterilisation: 7,1 ± 0,2

L-Cystin, Agar, Natriumchlorid, Glucose, der wasserlösliche Hefeextrakt und das Caseinpepton werden mit Wasser *R* gemischt und bis zur Lösung erhitzt. Natriumthioglycolat oder Thioglycolsäure wird der Lösung zugesetzt und der *p*H-Wert falls erforderlich mit Natriumhydroxid-Lösung (1 mol · l^{-1}) so eingestellt, daß er nach der Sterilisation bei 7,1 ± 0,2 liegt. Ist eine Filtration erforderlich, so muß die Lösung, ohne daß sie aufkocht, erneut erhitzt und noch heiß durch ein feuchtes Filter filtriert werden. Die Resazurin-Natrium-Lösung wird zugesetzt, gut durchgemischt und das Medium in geeignete Kulturgefäße abgefüllt, bei denen das Verhältnis von Oberfläche zu Füllhöhe gewährleistet, daß nach Ablauf der Bebrütungszeit höchstens das obere Drittel des Nährmediums durch Sauerstoffaufnahme einen Farbumschlag zeigt. Das Medium wird mit Hilfe eines validierten Verfahrens im Autoklaven sterilisiert. Die Lagerung erfolgt bei einer Temperatur zwischen 2 und 25 °C in einem sterilen, dicht verschlossenen Behältnis, falls das Medium nicht zur sofortigen Verwendung bestimmt ist. Falls erforderlich kann das Medium kurz vor Gebrauch zum Beispiel durch 20 min langes Erhitzen im Wasserbad und anschließendes schnelles Abkühlen regeneriert werden. Dabei muß das Eindringen nicht steriler Luft in das Kulturgefäß verhindert werden.

Sojapepton-Caseinpepton-Medium

Caseinpepton (Pankreashydrolysat)	17,0	g
Sojapepton (Papainhydrolysat)	3,0	g
Natriumchlorid	5,0	g
Kaliummonohydrogenphosphat	2,5	g
Glucose-Monohydrat	2,5	g
Wasser *R*	1000	ml

*p*H-Wert nach Sterilisation: 7,3 ± 0,2

Die festen Bestandteile werden unter Erwärmen in Wasser *R* gelöst. Die Lösung wird auf Raumtemperatur abgekühlt. Falls erforderlich wird der *p*H-Wert mit Natriumhydroxid-Lösung (1 mol · l^{-1}) so eingestellt, daß er nach Sterilisation bei 7,3 ± 0,2 liegt. Falls erforderlich wird die Lösung filtriert. Das Medium wird in geeignete Kulturgefäße gefüllt und mit Hilfe eines validierten Verfahrens im Autoklaven sterilisiert. Die Lagerung erfolgt bei einer Temperatur zwischen 2 und 25 °C in einem sterilen, geschlossenen Kulturgefäß, falls das Medium nicht zur sofortigen Verwendung bestimmt ist.

Jede Charge der benutzten Nährmedien, gleichgültig, ob die hier beschriebenen oder andere Nährmedien vorliegen, muß den nachfolgend aufgeführten Prüfungen entsprechen, wobei diese vor oder gleichzeitig mit der Prüfung des zu untersuchenden Produkts durchgeführt werden können.

Sterilität: Proben der Nährmedien werden bei den in Tab. 2.6.1-1 angegebenen Temperaturen 14 Tage lang bebrütet. Ein mikrobielles Wachstum darf nicht feststellbar sein.

Prüfung auf Eignung des Mediums für aerobe und anaerobe Bakterien sowie Pilze: Proben von flüssigem Thioglycolat-Medium werden mit einer kleinen Menge eines Typs eines Mikroorganismus (10 bis 100 koloniebildende Einheiten (KBE) sind geeignet) beimpft, wobei mindestens je eine aerobe und eine anaerobe Bakterien-Spezies verwendet wird. Für Sojapepton-Caseinpepton-Medium wird mindestens je eine Pilz- und eine aerobe Bakterien-Spezies verwendet. Die einem Nährmedium entsprechenden Spezies sind in Tab. 2.6.1-1 angegeben. Die Bebrütung erfolgt unter den in Tab. 2.6.1-1 angegebenen Bedingungen: höchstens 3 Tage für Bakterien und höchstens 5 Tage für Pilze.

Geeignete Techniken, die die Saatkulturen (Inokula) unverändert beibehalten (Saatgutsystem), werden angewendet, so daß die für die Beimpfung verwendeten vermehrungsfähigen Mikroorganismen sich höchstens um 5 Passagen von dem ursprünglichen Mastersaatgut unterscheiden.

Die Nährmedien eignen sich, wenn ein deutlich sichtbares Wachstum der verwendeten Mikroorganismen zu verzeichnen ist.

Validierungsprüfung

Proben von flüssigem Thioglycolat-Medium werden mit einer kleinen Menge eines Typs eines Mikroorganismus (10 bis 100 koloniebildende Einheiten sind geeignet) beimpft, wobei die in Tab. 2.6.1-1 angegebenen aeroben und anaeroben Bakterien-Spezies verwendet werden. Für Sojapepton-Caseinpepton-Medium werden die in Tab. 2.6.1-1 angegebenen Pilze verwendet. Die Prüfung wird unter Anwendung des gleichen Verfahrens wie unter „Durchführung der Prüfung auf Sterilität" angegeben durchgeführt, mit Ausnahme der folgenden Abweichungen:

Membranfilter-Methode: Nachdem der Inhalt des zu prüfenden Behältnisses beziehungsweise der zu prüfenden Behältnisse auf die Membran übertragen wurde, wird der letzten Portion der sterilen Verdünnungsflüssigkeit zum Spülen des Filters eine kleine Menge vermehrungsfähiger Mikroorganismen (geeignet sind 10 bis 100 koloniebildende Einheiten) zugesetzt.

Direktbeschickungsmethode: Nachdem der Inhalt des zu prüfenden Behältnisses beziehungsweise der zu prüfenden Behältnisse (bei Catgut und anderem chirurgischem Nahtmaterial im Fadenspender für Tiere werden Fäden verwendet) in das Nährmedium übertragen wurde, wird diesem eine kleine Menge vermehrungsfähiger Mikroorganismen (geeignet sind 10 bis 100 koloniebildende Einheiten) zugesetzt.

In beiden Fällen wird eine Prüfung auf Eignung des Mediums als Positivkontrolle durchgeführt. Alle Kulturgefäße werden unter den in Tab. 2.6.1-1 angegebenen Bedingungen inkubiert und höchstens 3 Tage lang für Bakterien und höchstens 5 Tage lang für Pilze bebrütet.

Wenn nach der Beimpfung ein deutlich sichtbares Wachstum zu verzeichnen ist, das – visuell geprüft – mit dem des Kontrollgefäßes ohne Produkt vergleichbar ist, besitzt das Produkt entweder keine antimikrobiellen Eigenschaften unter den Prüfungsbedingungen, oder diese Eigenschaften wurden zufriedenstellend beseitigt. In diesem Fall kann die Sterilitätsprüfung ohne weitere Veränderungen durchgeführt werden.

Tab. 2.6.1-1: Test-Mikroorganismen, die in der Prüfung auf Eignung und in der Validierungsprüfung angewendet werden

Mikroorganismus		**Bebrütung**	
Spezies	**Geeigneter Stamm**	**Temperatur (°C)**	**Maximale Dauer**
Typ: aerobe Bakterien		Für alle Aerobier	
Staphylococcus aureus	ATCC 6538 CIP 4.83 NCTC 10788 NCIMB 9518	30 – 35	3 Tage
Bacillus subtilis	ATCC 6633 CIP 52.62 NCIMB 8054		
Pseudomonas aeruginosa	ATCC 9027 NCIMB 8626 CIP 82.118		
Typ: anaerobe Bakterien		Für alle Anaerobier	
Clostridium sporogenes	ATCC 19404 CIP 79.3	30 – 35	3 Tage
Typ: Pilze		Für alle Pilze	
Candida albicans	ATCC 10231 IP 48.72 ATCC 2091 IP 1180.79	20 – 25	5 Tage
Aspergillus niger	ATCC 16404		

Falls in Gegenwart des zu prüfenden Produkts kein deutlich sichtbares Wachstum nach der Beimpfung auftritt, das – visuell geprüft – mit dem des Kontrollgefäßes ohne Produkt vergleichbar ist, besitzt das Produkt eine antimikrobielle Aktivität, die unter den Prüfungsbedingungen nicht ausreichend beseitigt werden konnte. Zur Beseitigung der antimikrobiellen Eigenschaften muß die Validierungsprüfung unter geänderten Bedingungen wiederholt werden.

Diese Validierung wird durchgeführt,

- wenn die Sterilitätsprüfung mit einem neuen Produkt durchgeführt wird
- wenn eine Änderung der experimentellen Bedingungen der Prüfung vorliegt.

Die Validierung kann gleichzeitig mit der Sterilitätsprüfung des zu untersuchenden Produkts durchgeführt werden, muß jedoch vor Auswertung der Prüfungsergebnisse durchgeführt werden.

Durchführung der Prüfung auf Sterilität

Die Prüfung kann unter Verwendung der Membranfilter-Methode oder durch Direktbeschickung der verwendeten Nährmedien mit dem zu prüfenden Produkt vorgenommen werden. Entsprechende negative Kontrollen unter Verwendung nachweislich steriler Zubereitungen sind in jedem Falle einzubeziehen. Wenn das zu prüfende Produkt dies erlaubt, wird die Membranfilter-Methode angewendet, so bei filtrierbaren, wäßrigen Zubereitungen, bei ethanolischen oder öligen Zubereitungen und bei Produkten, die in wasserhaltigen oder öligen Lösungsmitteln löslich beziehungsweise damit mischbar sind, vorausgesetzt, daß diese Lösungsmittel unter den Prüfungsbedingungen keine antimikrobielle Wirkung besitzen.

Membranfilter-Methode: Hierfür sind Membranfilter mit einer nominalen Porengröße von höchstens 0,45 µm, deren Rückhaltevermögen für Mikroorganismen geprüft wurde, geeignet. Für wäßrige und ölige Lösungen sowie für Lösungen mit geringem Ethanolgehalt sollten beispielsweise Cellulosenitratfilter und für Lösungen mit hohem Ethanolgehalt Celluloseacetatfilter verwendet werden. Für bestimmte Produkte, zum Beispiel Antibiotika, können speziell aufbereitete Filter notwendig sein.

Das nachstehend beschriebene Verfahren basiert auf der Verwendung von Filterscheiben mit einem Durchmesser von etwa 50 mm. Werden Filter mit einem davon abweichenden Durchmesser benutzt, so ist das Volumen der Verdünnungsflüssigkeit und der Waschflüssigkeit entsprechend zu ändern. Das Filtrationsgerät und die Filtermembran sind auf geeignete Weise zu sterilisieren. Weiterhin ist dafür zu sorgen, daß die zu prüfende Lösung unter aseptischen Bedingungen eingebracht und filtriert werden kann. Das gilt auch für die Übertragung der Filtermembran in das entsprechende Kulturgefäß beziehungsweise die Übertragung des Nährmediums direkt in das Filtriergerät für die Bebrütung.

Wäßrige Lösungen: Falls erforderlich wird eine geringe Menge einer geeigneten, sterilen Verdünnungsflüssigkeit, wie eine neutrale Lösung (*p*H-Wert 7,1 ± 0,2) von Fleisch- oder Caseinpepton ($1\ g \cdot l^{-1}$), auf die eingelegte Filtermembran gebracht und filtriert. Die Verdünnungsflüssigkeit kann eine geeignete neutralisierende Substanz und/oder – beispielsweise im Falle von Antibiotika – eine geeignete inaktivierende Substanz enthalten.

Anschließend wird der Gesamtinhalt eines Behältnisses oder der Behältnisse des zu prüfenden Produkts auf eine Membran oder mehrere Membranen überführt. Falls erforderlich wird zuvor mit der ausgewählten, sterilen Verdünnungsflüssigkeit zu etwa 100 ml verdünnt, wobei in jedem Falle mindestens die in Tab. 2.6.1-2 angegebenen Probenmengen zu verwenden sind. Die Flüssigkeit wird sofort filtriert. Wenn das zu prüfende Produkt eine antimikrobielle Wirkung besitzt, wird die Filtermembran

Tab. 2.6.1-2: Probenmengen für die Prüfung auf Sterilität

Art der Zubereitung	Füllmenge je Behältnis	Benötigte Mindestmenge für jedes Nährmedium außer in begründeten und zugelassenen Fällen
Parenteralia	*Flüssigkeiten*	
	< 1 ml	Gesamtinhalt eines Behältnisses
	≥ 1 ml	die Hälfte des Inhalts eines Behältnisses, jedoch höchstens 20 ml
	Feste Stoffe	
	< 50 mg	Gesamtinhalt eines Behältnisses
	≥ 50 mg, aber < 300 mg	die Hälfte des Inhalts eines Behältnisses
	≥ 300 mg	150 mg
Ophthalmika und andere nicht zur Injektion bestimmte Zubereitungen	Wäßrige Lösungen	Gesamtinhalt eines oder mehrerer Behältnisse, jedoch mindestens 2,5 ml
	Andere in Wasser oder Isopropylmyristat lösliche Zubereitungen	Gesamtinhalt eines oder mehrerer Behältnisse, jedoch mindestens 0,25 g
	Unlösliche Zubereitungen, Cremes und Salben als Suspension oder Emulsion	Gesamtinhalt eines oder mehrerer Behältnisse, jedoch mindestens 0,25 g
Catgut und anderes chirurgisches Nahtmaterial im Fadenspender für Tiere		3 Proben eines Fadens, jeweils 30 cm lang

mindestens 3mal jeweils mit dem gleichen Volumen der ausgewählten sterilen Verdünnungsflüssigkeit gewaschen, das für die Validierungsprüfung verwendet wird. Die Filtermembran wird anschließend als Ganzes in das Nährmedium überführt oder unter aseptischen Bedingungen in 2 gleiche Teile geschnitten und jede Hälfte in eines von 2 geeigneten Nährmedien gebracht. Dabei werden die gleichen Volumen jedes Nährmediums verwendet, die auch bei der Validierungsprüfung verwendet werden. Alternativ kann auch die Membran in dem Filtriergerät mit dem Nährmedium überschichtet werden. Falls in der Monographie nichts anderes vorgeschrieben ist, werden die Nährmedien mindestens 14 Tage lang bei 30 bis 35 °C zur Erfassung einer Bakterienkontamination beziehungsweise bei 20 bis 25 °C zum Nachweis einer Pilzkontamination bebrütet.

Lösliche Pulver: Für jedes Nährmedium sind je Kulturgefäß mindestens die in Tab. 2.6.1-2 angegebenen Mengen des Produkts einzusetzen. Diese werden in einem geeigneten Lösungsmittel, wie einer neutralen Lösung von Fleisch- oder Caseinpepton ($1\ g \cdot l^{-1}$), gelöst. Die Prüfung erfolgt nach der unter „Wäßrige Lösungen" beschriebenen Methode unter Verwendung einer für das gewählte Lösungsmittel geeigneten Filtermembran.

Öle und ölige Lösungen: Für jedes Nährmedium sind mindestens die in Tab. 2.6.1-2 angegebenen Mengen des Produkts einzusetzen. Öle oder ölige Lösungen mit einer ausreichend geringen Viskosität lassen sich ohne vorherige Verdünnung durch eine trockene Membran filtrieren. Viskose Öle können, falls erforderlich, mit einem geeigneten sterilen Verdünnungsmittel, wie Isopropylmyristat, verdünnt werden, wenn der Nachweis erbracht wurde, daß das Verdünnungsmittel unter den Bedingungen der Prüfung keine antimikrobielle Wirkung besitzt. Hierbei sollte das Öl erst in die Filtermembran eindringen, bevor mit der Filtration durch allmähliche Erhöhung des Drucks oder Vakuums begonnen wird. Die Filtermembran wird anschließend mindestens 3mal mit je etwa 100 ml einer geeigneten sterilen Flüssigkeit gewaschen, zum Beispiel unter Verwendung einer neutralen Lösung von Fleisch- oder Caseinpepton ($1\ g \cdot l^{-1}$), die Polysorbat 80 ($10\ g \cdot l^{-1}$) oder einen anderen Emulgator in geeigneter Konzentration enthält, der unter den Bedingungen der Prüfung keine antimikrobielle Wirkung besitzt. Nach Einlegen der Filtermembran in das Nährmedium oder Überschichten der Membran mit dem Nährmedium im Filtriergerät, wie unter „Wäßrige Lösungen" beschrieben, wird bei den gleichen dort genannten Temperaturen und Zeiten bebrütet.

Salben und Cremes: Für jedes Nährmedium sind mindestens die in Tab. 2.6.1-2 angegebenen Mengen des Produkts zu verwenden. Salben auf Fettbasis und Emulsionen des Wasser-in-Öl-Typs lassen sich, wie vorher beschrieben, mit Isopropylmyristat auf 1:100 verdünnen, falls erforderlich durch Erwärmen auf höchstens 40 °C. In Ausnahmefällen kann die Notwendigkeit bestehen, kurzfristig auf maximal 44 °C zu erwärmen. Nach einer möglichst schnellen Filtration erfolgt das weitere Vorgehen wie unter „Öle und ölige Lösungen" beschrieben.

Direktbeschickungsmethode: Von der zu prüfenden Zubereitung werden die in Tab. 2.6.1-2 angegebenen Mengen direkt in das Nährmedium übertragen, wobei das Volumen der Zubereitung, falls nicht anders vorgeschrieben, höchstens 10 Prozent des Volumens des Nährmediums betragen soll.

Hat das zu prüfende Produkt antimikrobielle Eigenschaften, so ist eine Inaktivierung durch Zusatz eines geeigneten Mittels oder durch Verwendung einer ausreichenden Menge an Nährmedium vorzunehmen. Muß eine große Menge des zu prüfenden Produkts zugesetzt werden, ist zu empfehlen, mit einem konzentrierten Nährmedium zu arbeiten, wobei die nachfolgende Verdünnung zu berücksichtigen ist. Unter Umständen kann das konzentrierte Nährmedium dem zu prüfenden Produkt in dessen Endbehältnis direkt zugesetzt werden.

Bei *öligen Flüssigkeiten* ist den Nährmedien Polysorbat 80 ($10\ g \cdot l^{-1}$) oder ein anderer Emulgator in der erforderlichen Konzentration zuzusetzen; der Emulgator darf unter den gegebenen Bedingungen keine antimikrobielle Wirkung zeigen.

Salben und *Cremes* werden vorher mit Hilfe des gewählten Emulgators und eines geeigneten sterilen Verdünnungsmittels, wie einer neutralen Lösung von Fleisch- oder Caseinpepton ($1\ g \cdot l^{-1}$), auf etwa 1:10 verdünnt. Diese Emulsion wird anschließend in ein emulgatorfreies Nährmedium übertragen.

Falls nichts anderes vorgeschrieben ist, werden die direktbeschickten Nährmedien bei den in Tab. 2.6.1-1 angegebenen Temperaturen mindestens 14 Tage lang bebrütet. Die Kulturen werden während der Bebrütungszeit mehrere Male kontrolliert. Gefäße mit öligen Produkten werden täglich vorsichtig geschüttelt. Bei Thioglycolat-Medium oder anderen zum Nachweis von anaeroben Keimen herangezogenen Nährmedien ist das Schütteln oder Durchmischen auf ein Minimum zu beschränken, um anaerobe Bedingungen aufrechtzuerhalten.

Catgut und anderes chirurgisches Nahtmaterial im Fadenspender für Tiere: Für jedes Medium sind mindestens die in Tab. 2.6.1-2 angegebenen Mengen zu verwenden. Eine noch verschlossene Packung wird unter aseptischen Bedingungen geöffnet, und für jedes Nährmedium werden 3 Proben entnommen. Die Prüfung wird an 3 jeweils 30 cm langen Proben durchgeführt, die am Anfang, in der Mitte und am Ende des Fadens entnommen werden. Ganze Fäden aus frisch geöffneten Packungen werden verwendet. Jede Probe wird in das ausgewählte Medium so eingelegt, daß die zu prüfenden Fäden ausreichend mit Nährmedium bedeckt sind (20 bis 150 ml).

Auswertung

Mehrfach während und nach Abschluß der Bebrütungszeit werden die Kulturen auf makroskopisch sichtbares Wachstum von Mikroorganismen überprüft. Falls das zu prüfende Material das Nährmedium trübt, so daß das Vorhandensein oder Nichtvorhandensein eines mikrobiellen Wachstums 14 Tage nach Beginn der Bebrütungszeit visuell nur schwer zu bestimmen ist, werden geeignete Mengen des Nährmediums in frische Gefäße mit dem gleichen frisch zubereiteten Nährmedium übertragen. Die Bebrütung des ursprünglichen Gefäßes und des Gefäßes mit dem übertragenen Nährmedium wird über insgesamt mindestens 14 + 7 Tage fortgesetzt, gerechnet von der ursprünglichen Beimpfung.

Wird kein Wachstum festgestellt, so entspricht das zu prüfende Produkt der Prüfung auf Sterilität. Ist aber Wachstum von Mikroorganismen nachweisbar, so genügt das Produkt den Anforderungen nicht, mit der Ausnahme, daß die Ungültigkeit der Prüfung aus Gründen, die nicht mit dem Produkt selbst im Zusammenhang stehen, nachgewiesen wird. Nur wenn eine oder mehrere der folgenden Bedingungen erfüllt werden, kann die Prüfung als ungültig angesehen werden:

a) die Ergebnisse der mikrobiologischen Überwachung der Sterilitätsprüfungseinrichtung weisen Fehler auf
b) eine Durchsicht der Verfahrensweise der betreffenden Prüfung deutet auf einen Fehler hin
c) in den Negativkontrollen wird mikrobielles Wachstum nachgewiesen
d) nach der Identifizierung der in der Prüfung isolierten Keime wird das Wachstum dieses Keims oder dieser Keime eindeutig Fehlern des bei der Durchführung der Sterilitätsprüfung verwendeten Materials und/oder der angewandten Technik zugeschrieben.

Wenn die Prüfung als ungültig erklärt wurde, wird sie mit derselben Probenanzahl wie bei der ursprünglichen Prüfung wiederholt.

Wird bei der Wiederholungsprüfung kein Wachstum von Mikroorganismen festgestellt, so entspricht das zu prüfende Produkt der Prüfung auf Sterilität. Tritt jedoch bei der Wiederholungsprüfung Wachstum auf, so entspricht das Produkt nicht der Prüfung auf Sterilität.

Prüfung von Parenteralia, Augenarzneimitteln und anderen nicht zur Injektion bestimmten sterilen Zubereitungen

Wird bei der Prüfung mit der Membranfilter-Methode gearbeitet, so ist immer wenn möglich der gesamte Inhalt der Probebehältnisse, jedoch nie weniger als die in Tab. 2.6.1-2 angegebene Menge zu verwenden. Dabei wird falls erforderlich mit einer geeigneten, sterilen Verdünnungsflüssigkeit, wie einer neutralen Lösung von Fleisch- oder Caseinpepton (1 g · l^{-1}), zu etwa 100 ml verdünnt. Das durch eine Membran filtrierte Gesamtvolumen darf 1000 ml nicht überschreiten, außer in begründeten und zugelassenen Fällen.

Bei Verwendung der Direktbeschickungs-Methode ist mit den in Tab. 2.6.1-2 angegebenen Mengen zu arbeiten. Die Prüfungen zum Nachweis einer Bakterien- sowie einer Pilzkontamination sind unter Verwendung der gleichen Probe des zu prüfenden Produkts durchzuführen. Reicht die Füllmenge einer einzelnen Probe nicht für diese Prüfungen aus, so sind 2 oder mehr Probebehältnisse für die Beschickung der verschiedenen Nährmedien zu verwenden. Bei einem Füllvolumen des Probebehältnisses von mehr als 100 ml sollte die Membranfilter-Methode verwendet werden, außer in begründeten und zugelassenen Fällen.

Hinweise zur Anwendung der Prüfung auf Sterilität

Das Anliegen der Prüfung auf Sterilität, wie aller Arzneibuch-Prüfungen, ist, durch einen unabhängigen Kontrolleur mit Hilfe einer Prüfung festzustellen, ob ein bestimmtes Material die Anforderungen des Arzneibuchs erfüllt. Ein Hersteller ist weder verpflichtet, diese Prüfungen durchzuführen, noch ist ihm untersagt, Änderungen oder Alternativen zur vorgeschriebenen Methode anzuwenden, vorausgesetzt, daß das mit der offiziellen Methode geprüfte Material den Anforderungen des Arzneibuchs entspricht.

Hinweise für die Hersteller: Die Sicherheit eines zufriedenstellenden Ergebnisses einer Prüfung auf Sterilität (die Abwesenheit kontaminierender Keime in der Probe), bezogen auf die Qualität einer Charge, ist abhängig von der Gleichförmigkeit der Charge, den Herstellungsbedingungen und der Wirksamkeit des angenommenen Probenahmeplans. Daher wird im Sinne dieses Textes eine Charge als homogene Anzahl von verschlossenen Behältnissen angesehen, die so hergestellt oder behandelt wurde, daß für jedes darin enthaltene Einzelbehältnis das Kontaminationsrisiko gleich groß ist.

Im Falle endsterilisierter Produkte sind biologisch fundierte und automatisch aufgezeichnete physikalische Kontrollen, die eine fehlerfreie Behandlung der gesamten Charge während der Sterilisation nachweisen, von größerer Sicherheit als die Prüfung auf Sterilität. Die Verhältnisse, unter denen eine parametrische Freigabe in Betracht gezogen werden kann, sind im Abschnitt 5.1.1

Tab. 2.6.1-3: Empfohlene Mindestprobenanzahl für die Prüfung auf Sterilität

Anzahl der Behältnisse je Charge	Mindestprobenanzahl für jedes Nährmedium*)
Parenteralia	
≤ 100	10 Prozent der Behältnisse, jedoch mindestens 4 Behältnisse; stets die größere Anzahl
> 100, jedoch ≤ 500	10 Behältnisse
> 500	2 Prozent der Behältnisse, jedoch höchstens 20 Behältnisse; stets die kleinere Anzahl
Ophthalmika und andere nicht zur Injektion bestimmte Zubereitungen	
≤ 200	5 Prozent der Behältnisse, jedoch mindestens 2 Behältnisse; stets die größere Anzahl
> 200	10 Behältnisse
Wird das Produkt in Einzeldosis-Behältnissen in den Handel gebracht, so ist nach dem für Parenteralia aufgezeigten Schema zu verfahren	
Catgut und anderes chirurgisches Nahtmaterial im Fadenspender für Tiere	2 Prozent der Charge, jedoch mindestens 5 Packungen; stets die größere Anzahl, aber höchstens 20 Packungen
Feste Stoffe als Bulkprodukte	
≤ 4	jedes Behältnis
> 4, jedoch ≤ 50	20 Prozent der Behältnisse, jedoch mindestens 4 Behältnisse; stets die größere Anzahl
> 50	2 Prozent der Behältnisse, jedoch mindestens 10 Behältnisse; stets die größere Anzahl

*) Falls der Inhalt eines Behältnisses für die Beimpfung beider Nährmedien ausreicht, gibt diese Spalte die benötigte Behältnisanzahl für beide Medien gemeinsam an.

„Methoden zur Herstellung steriler Zubereitungen" beschrieben. Durch Probeläufe der Abfüllung unter Verwendung von Nährmedien kann das aseptische Herstellungsverfahren validiert werden. Abgesehen davon, daß die Prüfung auf Sterilität das einzige verfügbare Analysenverfahren für aseptisch hergestellte Produkte ist, stellt sie darüber hinaus in jedem Falle auch das einzige Analysenverfahren dar, das den Behörden für die Prüfung auf Sterilität von Proben eines Produkts zur Verfügung steht.

Die Wahrscheinlichkeit des Nachweises von Mikroorganismen mit Hilfe der Prüfung auf Sterilität steigt mit deren Anzahl in der zu prüfenden Probe und schwankt entsprechend der Wachstumsfähigkeit der vorhandenen Mikroorganismen. Dabei ist die Wahrscheinlichkeit, einen sehr geringen Kontaminationsgrad nachzuweisen, auch dann sehr gering, wenn die gesamte Charge gleichmäßig kontaminiert ist. Die Beurteilung der Ergebnisse einer Prüfung auf Sterilität basiert auf der Annahme, daß der Inhalt aller Behältnisse einer Charge, würden sie geprüft, dasselbe Resultat ergeben hätten. Da jedoch tatsächlich nicht jedes Behältnis geprüft werden kann, sollte ein geeigneter Probenahmeplan herangezogen werden. Im Falle eines aseptischen Herstellungsverfahrens wird empfohlen, Proben zu Beginn und gegen Ende der Abfüllung einer Charge zu verwenden sowie bei signifikanten Eingriffen in das Verfahren.

Eine Anleitung für die empfohlene Mindestanzahl der zu prüfenden Behältnisse im Verhältnis zur Chargengröße ist in Tab. 2.6.1-3 angegeben. Bei der Anwendung dieser Empfehlungen müssen auch das Füllvolumen der Einzelbehältnisse, die Validierung der Sterilisationsmethode und alle anderen speziellen Gegebenheiten im Zusammenhang mit der beabsichtigten Sterilität des Produkts berücksichtigt werden.

2.6.2 Prüfung auf Mykobakterien

Falls die zu prüfende Probe mit anderen Mikroorganismen als Mykobakterien verunreinigt sein kann, wird eine geeignete Hemmlösung, wie Acetylcystein-Natriumhydroxid-Lösung oder Natriumdodecylsulfat-Lösung, zugesetzt.

In einer Dreifachprüfung werden je 0,2 ml der Probe auf 2 geeignete feste Nährmedien (Löwenstein-Jensen-Medium und Middlebrook-7H10-Medium können als geeignet angesehen werden) und je 0,5 ml in einem geeigneten flüssigen Nährmedium inokuliert. Die Proben werden in allen Nährmedien 56 Tage lang bei 37 °C inkubiert.

Die Eignung der Nährmedien ist durch Beimpfung mit einem geeigneten Mykobakterium, wie etwa BCG, in Gegenwart der zu prüfenden Probe nachzuweisen; falls erforderlich wird eine geeignete inaktivierende Substanz verwendet.

Wird während der ersten 8 Bebrütungstage eine mikrobielle Kontamination beobachtet, wird die Prüfung, zugleich mit einer parallel laufenden Prüfung auf Abwesenheit von Bakterien, wiederholt.

Die Probe entspricht der Prüfung, wenn am Ende der Bebrütungszeit in keinem der Nährmedien Mykobakterien-Wachstum nachweisbar ist.

2.6.7 Prüfung auf Mykoplasmen

Für die Prüfung auf Mykoplasmen in Mastersaatgut, Arbeitssaatgut, Virussaatgut oder Kontrollzellkulturen wird sowohl der Kulturnachweis als auch der Nachweis der Mykoplasmen-DNA in Zellkulturen mittels Fluoreszenzfarbstoffs durchgeführt. Für die Prüfung der Virusernte, des fertigen Impfstoffs als Bulk oder der Fertigzubereitung erfolgt die Prüfung im Kulturnachweis. Falls erforderlich kann der Nachweis der Mykoplasmen-DNA in Zellkulturen mittels Fluoreszenzfarbstoffs zur Überprüfung der Medien verwendet werden.

Kulturmethode

Auswahl der Nährmedien

Die Prüfung wird mit einer ausreichenden Zahl fester und flüssiger Nährmedien durchgeführt. Dadurch wird sichergestellt, daß mit den gewählten Kulturbedingungen eine geringe Anzahl an Mykoplasmen nachgewiesen werden kann. Flüssige Nährmedien müssen Phenolrot enthalten. Die Auswahl der unterschiedlichen Medien stellt sicher, daß zumindest für die unten aufgeführten Stämme ein ausreichendes Wachstum gewährleistet ist. Für jede neue Charge eines Mediums müssen die Nähreigenschaften für folgende, den jeweiligen Anforderungen entsprechenden Erregerstämme nachweislich erfüllt sein:

Acheloplasma laidlawii (Impfstoffe für Menschen und Tiere, wenn bei der Herstellung Antibiotika verwendet wurden)
Mycoplasma gallisepticum (wenn bei der Herstellung des Impfstoffs Substanzen aviären Ursprungs verwendet wurden oder der Impfstoff für Geflügel bestimmt ist)
Mycoplasma hyorhinis (Impfstoffe für Tiere, mit Ausnahme von Geflügel)
Mycoplasma orale (Impfstoffe für Menschen oder Tiere)
Mycoplasma pneumoniae (Impfstoffe für Menschen) oder eine andere geeignete Spezies, die D-Glukose metabolisiert
Mycoplasma synoviae (wenn bei der Herstellung des Impfstoffs Substanzen aviären Ursprungs verwendet wurden oder der Impfstoff für Geflügel bestimmt ist).

Als Teststämme dienen Wild-Isolate, die höchstens über 15 Subkulturen vermehrt und gefroren oder gefriergetrocknet aufbewahrt wurden. Nach Anzucht einer Reinkultur werden die Isolate als zu den erforderlichen Spezies gehörig identifiziert. Als geeignet hat sich der Vergleich mit typisierten Stämmen, wie den nachfolgenden, erwiesen:

A. laidlawii	NCTC 10116	CIP 75.27	ATCC 23206
M. gallisepticum	NCTC 10115	CIP 104967	ATCC 19610
M. hyorhinis	NCTC 10130	CIP 104968	ATCC 17981
M. orale	NCTC 10112	CIP 104969	ATCC 23714
M. pneumoniae	NCTC 10119	CIP 103766	ATCC 15531
M. synoviae	NCTC 10124	CIP 104970	ATCC 25204

Bedingungen für die Bebrütung

Die beimpften Nährmedien werden je zur Hälfte unter aeroben oder mikroaerophilen Verhältnissen bebrütet. Für feste Nährmedien muß für ausreichende Luftfeuchte gesorgt werden, um ein Austrocknen der Oberflächen zu verhindern. Die festen Medien werden aerob in einer Atmosphäre von Luft mit 5 bis 10 Prozent Kohlendioxid, mikroaerophil in einer Stickstoff-Atmosphäre mit 5 bis 10 Prozent Kohlendioxid bebrütet.

Eignung der Nährmedien

Jede neue Nährmediumcharge muß auf ihre Wachstumseigenschaften geprüft werden. Das jeweilige Nährmedium wird mit dem geeigneten Teststamm beimpft. Feste Nährmedien werden je Petrischale (60 mm Durchmesser, 9 ml Nährmedium) mit höchstens 100 koloniebildenden Einheiten (KBE) beimpft, die entsprechenden flüssigen Nährmedien (100 ml) mit höchstens 40 KBE; für jede Spezies der anzuzüchtenden Keime wird eine getrennte Petrischale oder ein getrenntes Behältnis verwendet. In Abhängigkeit von den Bebrütungsanforderungen für die jeweiligen Testorganismen (aerob, mikroaerophil oder beides) werden die Nährmedien unter den gleichen Bedingungen bebrütet, wie dies für das zu prüfende Produkt erfolgt. Ein Nährmedium entspricht der Prüfung, wenn ein ausreichendes Wachstum nachweisbar und in den flüssigen Nährmedien gleichzeitig ein deutlicher Farbumschlag zu erkennen ist.

Hemmstoffe

Zur Prüfung auf Hemmstoffe wird unter Zugabe des zu prüfenden Produkts die unter „Eignung der Nährmedien" beschriebene Prüfung durchgeführt. Kommt es dabei im Vergleich zur Prüfung ohne Produktzusatz zu einer deutlichen Hemmung des Wachstums der Mikroorganismen, enthält das Produkt Hemmstoffe, die, bevor das Produkt auf Mykoplasmen geprüft werden kann, neutralisiert oder wirkungslos (zum Beispiel durch geeignete Verdünnung des Produkts) gemacht werden müssen. Der Erfolg der Neutralisierung oder anderer Verfahren muß durch eine Wiederholung der Prüfung auf Hemmstoffe nachgewiesen werden.

Durchführung

Für die Prüfung auf festen Nährmedien werden Petrischalen mit 60 mm Durchmesser gewählt, die 9 ml Nährmedium enthalten. Jeweils mindestens 2 Petrischalen werden mit je 0,2 ml des Produkts beimpft. Das flüssige Medium wird mit 10 ml der Probe je 100 ml Medium beimpft. Die Bebrütung erfolgt 21 Tage lang bei 35 bis 38 °C unter aeroben und unter mikroaerophilen Bedingungen. Je 100 ml jedes flüssigen Mediums dienen als nicht beimpfte Kontrollen. Falls nach dem Zusatz des zu prüfenden Produkts eine deutliche *p*H-Änderung eintritt, wird der ursprüngliche *p*H-Wert durch Zugabe von Natriumhydroxid-Lösung oder Salzsäure wiederhergestellt. Subkulturen werden entweder am ersten, zweiten oder dritten Bebrütungstag angesetzt, indem von jeder Flüssigkultur je 2 Petrischalen der festen Nährmedien mit je 0,2 ml beimpft werden. Diese Subkulturen werden bei 35 bis 38 °C unter aeroben und mikroaerophilen Bedingungen mindestens 21 Tage lang bebrütet. In gleicher Weise werden entweder am sechsten, siebenten oder achten und am dreizehnten oder vierzehnten Tag der Prüfung weitere Subkulturreihen angelegt. Die flüssigen Nährmedien werden alle 2 bis 3 Tage kontrolliert. Tritt ein Farbumschlag auf, muß sofort eine Subkultur angelegt werden. Die festen Nährmedien werden einmal je Woche kontrolliert.

Kommt es in den flüssigen Nährmedien zu einer Verunreinigung durch Bakterien oder Pilze, muß die Prüfung wiederholt werden. Falls frühestens 7 Tage nach der Beimpfung höchstens eine Platte in einem beliebigen Stadium der Prüfung beschädigt oder zufällig durch Bakterien oder Pilze verunreinigt ist, kann diese Platte von der Auswertung ausgeschlossen werden, vorausgesetzt, sie zeigt bei sofortiger Untersuchung keinerlei Anzeichen eines Wachstums von Mykoplasmen. Falls in irgendeinem Stadium der Prüfung mehr als eine Platte beschädigt oder zufällig mit Bakterien oder Pilzen verunreinigt wird, darf die Prüfung nicht ausgewertet und muß wiederholt werden.

Die Prüfung schließt eine Positivkontrolle ein. Die Nährmedien werden mit geeigneten Spezies wie *M. orale* und *M. pneumoniae* mit höchstens 100 KBE beimpft und bebrütet.

Am Ende der Bebrütungszeit werden alle festen Nährmedien mikroskopisch auf das Vorhandensein von Mykoplasmen untersucht. Das zu prüfende Produkt entspricht nur dann der Prüfung, wenn in keiner Probe Mykoplasmen nachweisbar sind. Eine Prüfung, bei der Mykoplasmen nachgewiesen wurden, darf mit der doppelten Menge an Inokulum, Nährmedium und Platten wiederholt werden. Die Anforderungen der Prüfung sind erfüllt, wenn diese Wiederholungsprüfung kein Wachstum von Mykoplasmen zeigt. Die Anforderungen der Prüfung sind nur dann erfüllt, wenn die Positivkontrollen Mykoplasmen-Wachstum zeigen.

Nachweis der Mykoplasmen-DNA in Zellkulturen mit Fluoreszenzfarbstoff

Zellkulturen werden mit einem Fluoreszenzfarbstoff gefärbt, der sich an DNA bindet. Mykoplasmen werden an ihrem typischen granulösen oder fadenförmigen Aussehen im Fluoreszenzbild erkannt. Sie finden sich entweder auf der Zelloberfläche oder bei massiver Kontamination im Zwischenzellraum der Kulturen.

Prüfung der Zellkultur

Zur Vorprüfung wird zunächst eine Vero-Zellkultur mit einem Mykoplasmenstamm beimpft (Inokulumdichte höchstens 100 KBE), der sich in flüssigen und festen Nährmedien leicht vermehren läßt (beispielsweise: *M. hyorhinis* oder *M. orale*). Damit wird nachgewiesen, daß die Methode für den Nachweis einer Mykoplasmenkontamination geeignet ist. Andere Zellsubstrate, wie zum Beispiel die Herstellungszellkultur, dürfen nur dann verwendet werden, wenn sie nachweislich mindestens ebenso zuverlässig eine Mykoplasmenverunreinigung anzeigen.

Prüfungsmethode: Wie unter „Vorgehensweise" beschrieben, werden jeweils im Doppelansatz von jedem zu untersuchenden Produkt mindestens 1 ml zur Beimpfung von 2 Indikatorzellkulturansätzen verwendet. Die zusammenhängende Oberfläche der Indikatorzellen muß mindestens 25 cm^2 betragen.

Jede Prüfung schließt eine nicht beimpfte Negativkontrolle und 2 Positivkontrollen, die zum Beispiel mit *M. hyorhinis* oder *M. orale* beimpft wurden, ein. Die

Beimpfungsdichte für die Positivkontrollen darf höchstens 100 KBE betragen.

Stören bei der Prüfung einer Virussuspension deutliche zytopathische Effekte, so ist das Virus entweder mit spezifischem Immunserum zu neutralisieren, das keinen hemmenden Einfluß auf das Wachstum der Mykoplasmen hat, oder eine Zellkultur, in der das Virus keine Vermehrung zeigt, ist zu verwenden. Zum Nachweis einer möglichen Hemmung des Wachstums der Mykoplasmen ist die Positivkontrolle mit und ohne Zusatz des Immunserums durchzuführen.

Vorgehensweise

1. Zellkulturen mit einer konstanten Konzentration zwischen $2 \cdot 10^4$ und $2 \cdot 10^5$ Zellen je Milliliter oder zwischen $4 \cdot 10^3$ und $2{,}5 \cdot 10^4$ Zellen je Quadratzentimeter werden bei 36 ± 1 °C mindestens 2 Tage lang bebrütet. Diese Kulturen werden mit dem zu prüfenden Produkt beimpft und mindestens 2 Tage lang bebrütet; mindestens eine Subkultur wird angelegt. In geeigneten Behältnissen wird die letzte Subkultur auf Objektträgern oder anderen für die Prüfung geeigneten Trägern bebrütet. Die letzte Subkultur muß vor dem Konfluenz-Stadium untersucht werden, weil sonst die Anfärbung gehemmt wird und eventuell vorhandene Mykoplasmen nicht erkennbar werden.
2. Das Nährmedium wird abgetrennt und verworfen.
3. Der einschichtige Zellrasen wird zunächst mit natriumchloridhaltiger Phosphat-Pufferlösung *p*H 7,4 *R* gespült, dann mit einer Mischung aus je 1 Volumteil der natriumchloridhaltigen Phosphat-Pufferlösung *p*H 7,4 *R* und einer geeigneten Fixierlösung. Abschließend wird mit reiner Fixierlösung gespült. Soll mit Bisbenzimid *R* gefärbt werden, so eignet sich zur Fixierung eine frisch hergestellte Mischung aus je 1 Volumteil Essigsäure 98 % *R* und Methanol *R*.
4. Die Fixierlösung wird zugegeben und der Ansatz 10 min lang stehengelassen.
5. Die Fixierlösung wird abgetrennt und verworfen.
6. Soll der einschichtige Zellrasen nicht sofort angefärbt werden, muß sorgfältig getrocknet werden (durch unvollständiges Trocknen der Objektträger können bei der späteren Färbung Artefakte entstehen).
7. Soll der einschichtige Zellrasen sofort gefärbt werden, wird die Fixierlösung durch 2maliges Waschen mit sterilem Wasser entfernt und die Waschlösung verworfen.
8. Zur Färbung wird die Bisbenzimid-Lösung *R* oder eine andere zur DNA-Färbung geeignete Lösung zugegeben und der Ansatz 10 min lang stehengelassen.
9. Die Farblösung wird entfernt und die Zellschicht mit Wasser gespült.
10. Wenn möglich, wird jeder Objektträger mit einem Tropfen einer Mischung gleicher Volumteile Glycerol *R* und Phosphat-Citrat-Pufferlösung *p*H 5,5 *R* überschichtet. Der Überschuß wird durch Abwischen entfernt.
11. Die Präparate werden mit Hilfe der Fluoreszenzmikroskopie bei mindestens 100- bis 400facher Vergrößerung untersucht (Anregungsfilter: 330 nm/380 nm, LP 440 nm Sperrfilter).
12. Bei der Untersuchung ist das mikroskopische Bild der zu prüfenden Kulturen mit dem der negativen und der positiven Kontrollen zu vergleichen; nach extranukleärer Fluoreszenz muß gesucht werden. Die für Mykoplasmen typischen Granula oder Filamente finden sich im Zytoplasma, zuweilen aber auch in den Interzellularräumen.

Das Produkt entspricht der Prüfung, wenn sich in den mit dem Produkt inokulierten Zellkulturen keine Mykoplasmen nachweisen lassen. Die Anforderungen der Prüfung sind nur dann erfüllt, wenn sich in den positiven Kontrollkulturen Mykoplasmen nachweisen lassen.

Der folgende Teil dient zur Information und als Anleitung. Er ist nicht verpflichtender Teil des Arzneibuchs.

Empfohlene Nährmedien für die Prüfung im Kulturnachweis

Die folgenden Nährmedien werden empfohlen. Andere Nährmedien können jedoch verwendet werden, wenn nachgewiesen werden konnte, daß jede Charge des gewählten Nährmediums in Gegenwart und in Abwesenheit des zu prüfenden Produkts das Wachstum von Mykoplasmen gewährleistet.

I. Nährmedien zum Nachweis von *Mycoplasma gallisepticum*

a) *Flüssiges Nährmedium*

Rinderherzinfusmedium (1)	90,0 ml
Pferdeserum (nicht erhitzt)	20,0 ml
Hefeextrakt (250 g · l^{-1})	10,0 ml
Thalliumacetat-Lösung (10 g · l^{-1})	1,0 ml
Phenolrot-Lösung (0,6 g · l^{-1})	5,0 ml
Penicillin (20 000 I.E. je Milliliter)	0,25 ml
Desoxyribonukleinsäure-Lösung (2 g · l^{-1})	1,2 ml

Der *p*H-Wert wird auf 7,8 eingestellt.

b) *Festes Nährmedium*

Das Nährmedium wird wie oben beschrieben hergestellt. Das Rinderherzinfusmedium wird ersetzt durch einen Rinderherzinfusnährboden, der Agar in einer Konzentration von 15 g · l^{-1} enthält.

II. Nährmedien zum Nachweis von *Mycoplasma synoviae*

a) *Flüssiges Nährmedium*

Rinderherzinfusmedium (1)	90,0 ml
Mischung essentieller Vitamine (2)	0,025 ml
Glucose-Monohydrat-Lösung (500 g · l^{-1})	2,0 ml
Schweineserum (30 min lang bei 56 °C inaktiviert)	12,0 ml
β-Nicotinamid-Adenin-Dinucleotid-Lösung (10 g · l^{-1})	1,0 ml
Cysteinhydrochlorid-Lösung (10 g · l^{-1})	1,0 ml
Phenolrot-Lösung (0,6 g · l^{-1})	5,0 ml
Penicillin (20 000 I.E. je Milliliter)	0,25 ml

Die β-Nicotinamid-Adenin-Dinucleotid-Lösung und die Cysteinhydrochlorid-Lösung werden gemischt. Die Mischung wird 10 min lang stehengelassen, dann wird das

Gemisch den übrigen Bestandteilen zugefügt. Der *p*H-Wert wird auf 7,8 eingestellt.

b) *Festes Nährmedium*

Rinderherzinfusmedium (1)	90,0 ml
Agar, durch Ionenaustauscher gereinigt (3)	1,4 g

Der *p*H-Wert der Mischung wird auf 7,8 eingestellt. Die Mischung wird im Autoklav sterilisiert. Danach werden die folgenden Bestandteile hinzugefügt:

Mischung essentieller Vitamine (2)	0,025 ml
Glucose-Monohydrat-Lösung (500 g · l^{-1})	2,0 ml
Schweineserum (nicht erhitzt)	12,0 ml
β-Nicotinamid-Adenin-Dinucleotid-Lösung (10 g · l^{-1})	1,0 ml
Cysteinhydrochlorid-Lösung (10 g · l^{-1})	1,0 ml
Phenolrot-Lösung (0,6 g · l^{-1})	5,0 ml
Penicillin (20 000 I.E. je Milliliter)	0,25 ml

III. Nährmedien zum Nachweis nicht aviärer Mykoplasmen

a) *Flüssiges Nährmedium*

Modifizierte Hanks-Elektrolytlösung (4)	800 ml
Destilliertes Wasser	67 ml
Herz-Hirn-Infus (5)	135 ml
PPLO-Bouillon (6)	248 ml
Hefeextrakt (170 g · l^{-1})	60 ml
Bacitracin	250 mg
Meticillin	250 mg
Phenolrot-Lösung (5 g · l^{-1})	4,5 ml
Thalliumacetat-Lösung (56 g · l^{-1})	3 ml
Pferdeserum	165 ml
Schweineserum	165 ml

Der *p*H-Wert des Nährmediums wird auf 7,4 bis 7,45 eingestellt.

b) *Festes Nährmedium*

Modifizierte Hanks-Elektrolytlösung (4)	200 ml
DEAE-Dextran	200 mg
Agar, durch Ionenaustauscher gereinigt (3)	15,65 g

Die Bestandteile werden sorgfältig gemischt und im Autoklaven sterilisiert. Die Mischung wird dann auf 100 °C abgekühlt. 1740 ml des zuvor beschriebenen flüssigen Nährmediums werden zugesetzt.

(1) *Rinderherzinfusmedium*

Rinderherz (zur Herstellung der Infusion)	500 g
Pepton	10 g
Natriumchlorid	5 g
Destilliertes Wasser	ad 1000 ml

Die Nährbouillon wird im Autoklav sterilisiert.

(2) *Mischung essentieller Vitamine*

Biotin	100 mg
Calciumpantothenat	100 mg
Cholinchlorid	100 mg
Folsäure	100 mg
i-Inositol	200 mg
Nicotinamid	100 mg
Pyridoxinhydrochlorid	100 mg
Riboflavin	10 mg
Thiaminhydrochlorid	100 mg
Destilliertes Wasser	ad 1000 ml

(3) *Agar, durch Ionenaustauscher gereinigt*

Hochgereinigter Agar zur Anwendung in Mikrobiologie und Immunologie, hergestellt mit Hilfe des Ionenaustauschverfahrens, von besonderer Reinheit, Klarheit und Gelstabilität.

Er enthält folgende Bestandteile in annähernd den angegebenen Mengen:

Wasser	12,2 Prozent
Asche	1,5 Prozent
Säureunlösliche Asche	0,2 Prozent
Chlor	0 Prozent
Phosphat (als P_2O_5 berechnet)	0,3 Prozent
Gesamtstickstoff	0,3 Prozent
Kupfer	8 ppm
Eisen	170 ppm
Calcium	0,28 Prozent
Magnesium	0,32 Prozent

(4) *Modifizierte Hanks-Elektrolytlösung*

Natriumchlorid	6,4 g
Kaliumchlorid	0,32 g
Magnesiumsulfat-Heptahydrat	0,08 g
Magnesiumchlorid-Hexahydrat	0,08 g
Wasserfreies Calciumchlorid	0,112 g
Natriummonohydrogenphosphat-Dihydrat	0,0596 g
Wasserfreies Kaliumdihydrogenphosphat	0,048 g
Destilliertes Wasser	ad 800 ml

(5) *Herz-Hirn-Infus*

Kalbshirninfus	200 g
Rinderherzinfus	250 g
Peptonproteose	10 g
Glucose	2 g
Natriumchlorid	5 g
Wasserfreies Natriummonohydrogenphosphat	2,5 g
Destilliertes Wasser	ad 1000 ml

(6) *PPLO-Bouillon*

Rinderherzinfus	50 g
Pepton	10 g
Natriumchlorid	5 g
Destilliertes Wasser	ad 1000 ml

2.6.12 Mikrobiologische Prüfung nicht steriler Produkte: Zählung der gesamten vermehrungsfähigen Keime

Die nachstehend beschriebenen Prüfungen ermöglichen die quantitative Auszählung mesophiler Bakterien und Pilze, die unter aeroben Bedingungen wachsen.

Die Prüfungen sind dazu bestimmt, insbesondere festzustellen, ob ein in einer Monographie des Arzneibuchs beschriebenes Produkt den mikrobiologischen Anforderungen der betreffenden Monographie entspricht. Wenn die Prüfungen diesem Ziel dienen sollen, sind die nachstehend aufgeführten Vorschriften einschließlich der einzusetzenden Probenanzahl einzuhalten, und die Interpretation der Ergebnisse ist wie nachstehend angegeben vorzunehmen. Die Prüfungen können jedoch auch für die „Prüfung auf ausreichende Konservierung" (5.1.3) herangezogen werden. Weiterhin können sie für die Überwachung der Qualität von Ausgangsstoffen und in Verbindung mit dem allgemeinen Text „Mikrobiologische Qualität pharmazeutischer Zubereitungen" (5.1.4) angewendet werden. Werden die Prüfungen zu diesem Zweck angewendet, beispielsweise von einem Hersteller zur Überwachung von Ausgangsstoffen und/oder Fertigprodukten oder zur Prozeßvalidierung, so können die Ausführung der Prüfungen einschließlich der einzusetzenden Probenanzahl und die Interpretation der Ergebnisse zwischen dem Hersteller und der zuständigen Behörde vereinbart werden.

Die Bestimmung der gesamten vermehrungsfähigen Keime ist unter Bedingungen durchzuführen, die eine versehentliche Kontamination des zu prüfenden Produkts während der Prüfung vermeiden. Die Vorsichtsmaßnahmen dürfen jedoch keinen Einfluß auf die nachzuweisenden Mikroorganismen haben. Wenn das zu prüfende Produkt antimikrobielle Aktivität besitzt, so muß diese in angemessener Weise neutralisiert werden. Falls dafür inaktivierende Substanzen verwendet werden, sind deren Wirksamkeit und Nichttoxizität gegenüber Mikroorganismen nachzuweisen.

Die Bestimmung der gesamten vermehrungsfähigen Keime erfolgt entsprechend der Vorschrift in der Monographie entweder mit der Membranfilter-Methode oder durch Zählung auf Agarplatten.

Die Bestimmung durch Zählung mit Hilfe von Verdünnungsreihen bleibt auf die Bakterien beschränkt, für die keine andere Zählmethode zur Verfügung steht. Die Methodenauswahl kann von solchen Faktoren wie der Art des Produkts oder der zu erwartenden Anzahl an Mikroorganismen abhängen. Die ausgewählte Methode muß sorgfältig validiert sein.

Wird die Methode in Verbindung mit den allgemeinen Texten 5.1.3 oder 5.1.4 angewendet, so können das Plattengußverfahren, das Ausstrichverfahren oder die Membranfilter-Methode angewendet werden.

Vorbereitung der Probe

Probenahmeplan: Die Probenahme des Produkts muß nach einem festgelegten Plan erfolgen. Der Probenahmeplan ist von Faktoren wie der Chargengröße, den mit einem unzulässig stark kontaminierten Produkt verbundenen gesundheitlichen Risiken, den Eigenschaften des Produkts und dem zu erwartenden Kontaminationsgrad abhängig.

Falls nichts anderes vorgeschrieben ist, werden 10 g oder 10 ml des zu prüfenden Produkts oder der zu prüfenden Zubereitung unter den zuvor beschriebenen Vorsichtsmaßnahmen als Probe entnommen. Die Auswahl der Probe(n) aus dem Bulkmaterial oder aus den zur Verfügung stehenden Behältnissen mit der Zubereitung erfolgt nach dem Zufallsprinzip. Um die erforderliche Menge für jede Probe zu erhalten, wird gegebenenfalls in Abhängigkeit von der Art der Substanz oder Zubereitung der Inhalt einer ausreichenden Anzahl von Behältnissen gemischt.

Ein Beispiel eines Probenahmeplans für Produkte, bei denen die Homogenität hinsichtlich der Verteilung der Mikroorganismen ein Problem darstellt, ist der „3-Stufen-Probenahmeplan". Dabei werden 5 Proben aus jeder Charge entnommen und einzeln geprüft.

Die 3 anerkannten Stufen sind:

- akzeptable Proben, die weniger als *m* koloniebildende Einheiten (KBE) je Gramm oder Milliliter enthalten (*m* ist der in der entsprechenden Monographie spezifizierte Grenzwert)
- im Grenzbereich liegende Proben, die mehr als *m* KBE, jedoch weniger als 10*m* KBE je Gramm oder Milliliter enthalten
- unakzeptable Proben, die mehr als 10*m* KBE je Gramm oder Milliliter enthalten.

Wasserlösliche Produkte: 10 g oder 10 ml des Produkts werden in Natriumchlorid-Pepton-Pufferlösung *p*H 7,0 oder einer anderen geeigneten Flüssigkeit gelöst. Im allgemeinen wird eine 1:10-Verdünnung hergestellt. Die Eigenschaften des Produkts oder die geforderte Empfindlichkeit können jedoch andere Verdünnungsverhältnisse erfordern. Wenn das Produkt bekanntermaßen antimikrobielle Aktivität besitzt, kann dem Verdünnungsmittel eine inaktivierende Substanz zugesetzt werden. Falls erforderlich wird der *p*H-Wert der Lösung auf etwa 7 eingestellt. Unter Benutzung des gleichen Verdünnungsmittels wird eine Verdünnungsreihe mit weiteren jeweils 1:10-Verdünnungen hergestellt.

Nicht fettartige, wasserunlösliche Produkte: 10 g oder 10 ml des Produkts werden in Natriumchlorid-Pepton-Pufferlösung *p*H 7,0 oder einer anderen geeigneten Flüssigkeit suspendiert. Im allgemeinen wird eine 1:10-Suspension hergestellt, jedoch können die Eigenschaften einiger Produkte größere Volumen erfordern. Eine geeignete oberflächenaktive Substanz, zum Beispiel Polysorbat 80 ($1\ g \cdot l^{-1}$), kann zugesetzt werden, um schwer benetzbare Substanzen leichter zu suspendieren. Wenn das Produkt bekanntermaßen antimikrobielle Aktivität besitzt, kann dem Verdünnungsmittel eine inaktivierende Substanz zugesetzt werden. Falls erforderlich wird der *p*H-Wert der Suspension auf etwa 7 eingestellt. Unter Benutzung des gleichen Verdünnungsmittels wird eine Verdünnungsreihe mit weiteren jeweils 1:10-Verdünnungen hergestellt.

Fettartige Produkte: 10 g oder 10 ml des Produkts werden mit einer höchstens seiner halben Masse entsprechenden Menge sterilem Polysorbat 80 oder einer anderen geeigneten, sterilen, oberflächenaktiven Substanz homogenisiert. Dabei wird falls erforderlich auf höchstens 40 °C, in Ausnahmefällen bis höchstens 45 °C erwärmt. Die Emulsion wird vorsichtig gemischt, wobei falls erforderlich die Temperatur im Wasserbad oder in einem Inkubator gehalten wird. Um eine 1:10-Verdünnung des Ausgangsprodukts herzustellen, wird eine ausreichende Menge vorgewärmter Natriumchlorid-Pepton-Pufferlösung *p*H 7,0 zugesetzt und vorsichtig gemischt. Dabei wird die Temperatur für die zur Bildung einer Emulsion gerade notwendige Zeit beibehalten, jedoch höchstens 30 min lang. Eine Verdünnungsreihe mit weiteren 1:10-Verdünnungen kann mit Hilfe von Natriumchlorid-Pepton-Pufferlösung *p*H 7,0 hergestellt werden, die eine geeignete Konzentration an sterilem Polysorbat 80 oder einer anderen sterilen oberflächenaktiven Substanz enthält.

Transdermale Pflaster: Die Schutzfolien von 10 Transdermalen Pflastern werden mit Hilfe einer sterilen Pinzette entfernt. Die Pflaster werden mit der Haftschicht nach oben in sterile Glas- oder Kunststoffschalen gebracht und falls erforderlich mit steriler Gaze oder einem filterartigen Gitter aus gewebtem Monofilament-Polymer bedeckt. Die Pflaster werden in mindestens 500 ml Natriumchlorid-Pepton-Pufferlösung *p*H 7,0, die einen geeigneten Inaktivator wie Polysorbat 80 und/oder Lecithin enthält, gegeben. Die Mischung wird mindestens 30 min lang kräftig geschüttelt (Probe A). Weitere 10 Transdermale Pflaster werden in gleicher Weise behandelt und in mindestens 500 ml flüssiges Medium D gegeben. Die Mischung wird mindestens 30 min lang kräftig geschüttelt (Probe B).

Prüfung des Produkts

Membranfilter-Methode: Verwendet werden Membranfilter mit einer nominalen Porengröße von höchstens 0,45 µm, deren Rückhaltevermögen für die nachzuweisenden Bakterien nachgewiesen wurde. Bei der Auswahl des Filtermaterials ist zu berücksichtigen, daß das Rückhaltevermögen für die Bakterien nicht durch die Komponenten der zu prüfenden Probe beeinträchtigt werden darf. Zum Beispiel werden Filter aus Cellulosenitrat für wäßrige oder ölige Lösungen sowie Lösungen mit geringem Ethanolgehalt und Filter aus Celluloseacetat für Lösungen mit hohem Ethanolgehalt verwendet. Das Filtrationsgerät muß so beschaffen sein, daß das Filter auf den Nährboden übertragen werden kann.

Auf 2 Membranfilter wird jeweils eine geeignete Menge der nach den Angaben unter „Vorbereitung der Probe" bereiteten Probe gegeben und sofort filtriert. Die Proben sollten vorzugsweise 1 g des Produkts oder bei einer zu erwartenden großen Anzahl koloniebildender Einheiten weniger als 1 g enthalten. Beide Filter werden 3mal mit je etwa 100 ml einer geeigneten Flüssigkeit, zum Beispiel Natriumchlorid-Pepton-Pufferlösung *p*H 7,0, gewaschen. Dieser Lösung können oberflächenaktive Substanzen wie Polysorbat 80 oder Inaktivatoren für antimikrobielle Agenzien zugesetzt werden. Bei entsprechender Validierung genügen weniger als 3 Waschvorgänge. Das hauptsächlich zur Auszählung der Bakterien bestimmte Membranfilter wird auf ein geeignetes Agarmedium, wie Agarmedium B, gelegt; das andere Membranfilter auf ein für Pilze geeignetes Nährmedium, wie Agarmedium C. Das Agarmedium B wird bei 30 bis 35 °C, das Agarmedium C bei 20 bis 25 °C fünf Tage lang bebrütet, sofern nicht auch eine kürzere Bebrütungszeit eine zuverlässige Auszählung ermöglicht. Die Platten mit der höchsten Anzahl an Kolonien (unterhalb von 100 Kolonien) werden ausgewählt und die koloniebildenden Einheiten je Gramm oder Milliliter des Produkts errechnet.

Bei der Prüfung von Transdermalen Pflastern werden je 50 ml der Probe A getrennt durch 2 sterile Membranfilter filtriert. Ein Membranfilter wird zur Auszählung der gesamten vermehrungsfähigen aeroben Keime auf Agarmedium B gebracht, das andere Membranfilter zur Auszählung der Pilze auf Agarmedium C.

Zählung auf Agarplatten

a) Plattengußverfahren

In Petrischalen mit einem Durchmesser von 9 cm werden jeweils 1 ml der nach den Angaben unter „Vorbereitung der Probe" bereiteten Probe und jeweils 15 bis 20 ml eines für das Wachstum von Bakterien geeigneten verflüssigten Agarmediums (zum Beispiel Agarmedium B) oder jeweils 15 bis 20 ml eines für das Wachstum von Pilzen geeigneten verflüssigten Agarmediums (zum Beispiel Agarmedium C) von höchstens 45 °C gegeben. Bei Benutzung größerer Petrischalen wird die Agarmenge entsprechend erhöht. Für jedes Nährmedium werden mindestens 2 Petrischalen je Verdünnungsstufe verwendet. Die Platten werden 5 Tage lang bei 30 bis 35 °C (20 bis 25 °C für Pilze) bebrütet, sofern nicht auch eine kürzere Bebrütungszeit eine zuverlässige Auszählung ermöglicht. Von den zu einer Verdünnungsstufe gehörenden Platten werden diejenigen mit der höchsten Anzahl unterhalb von 300 Kolonien (100 Kolonien für Pilze) ausgewählt. Das arithmetische Mittel der ausgezählten Werte wird gebildet und die Anzahl der koloniebildenden Einheiten je Gramm oder Milliliter des Produkts errechnet.

b) Ausstrichverfahren

In Petrischalen mit einem Durchmesser von 9 cm werden jeweils 15 bis 20 ml eines für das Wachstum von Bakterien geeigneten verflüssigten Agarmediums (zum Beispiel Agarmedium B) oder eines für das Wachstum von Pilzen geeigneten verflüssigten Agarmediums (zum Beispiel Agarmedium C) von etwa 45 °C gegeben und zum Verfestigen stehengelassen. Bei Benutzung größerer Petrischalen wird das Agarvolumen entsprechend vergrößert. Die Platten werden zum Beispiel in einer Laminarflow-Bank oder in einem Inkubator getrocknet. Auf der Oberfläche des Mediums wird ein abgemessenes Volumen von mindestens 0,1 ml der nach den Angaben unter „Vorbereitung der Probe" bereiteten Probe ausgestrichen. Für jedes Nährmedium werden mindestens 2 Petrischalen je Verdünnungsstufe verwendet.

Bebrütung und Berechnung der Anzahl koloniebildender Einheiten werden wie unter „Plattengußverfahren" beschrieben durchgeführt.

Zählung mit Hilfe von Verdünnungsreihen (MPN-Methode)

Präzision und Genauigkeit der Zählung mit Hilfe von Verdünnungsreihen (most probable number method, MPN-Methode) sind geringer als die der Membranfilter-Methode oder der Zählung auf Agarplatten. Unzuverlässige Ergebnisse werden insbesondere bei der Auszählung von Schimmelpilzen erhalten. Aus diesem Grunde ist die MPN-Methode dem Auszählen von Bakterien in solchen Fällen vorbehalten, in denen keine andere Methode zur Verfügung steht. Wenn die Anwendung der Methode begründet ist, wird sie wie nachstehend angegeben durchgeführt.

Eine Reihe von mindestens 3 jeweils aufeinanderfolgenden 1:10-Verdünnungen des Produkts wird nach den Angaben unter „Vorbereitung der Probe" hergestellt. Von jeder Verdünnung werden 3 aliquote Mengen von 1 g oder 1 ml zur Beimpfung von 3 Röhrchen mit 9 bis 10 ml eines geeigneten flüssigen Nährmediums (zum Beispiel flüssiges Medium A) verwendet. Falls erforderlich kann dem Medium eine oberflächenaktive Substanz wie Polysorbat 80 oder ein Inaktivator für antimikrobielle Agenzien zugesetzt sein. Wenn derart 3 Verdünnungsstufen hergestellt werden, werden folglich 9 Röhrchen beimpft. Alle Röhrchen werden 5 Tage lang bei 30 bis 35 °C bebrütet. Zu jeder Verdünnungsstufe wird die Anzahl der Röhrchen mit mikrobiellem Wachstum dokumentiert.

Wenn das Ablesen des Ergebnisses aufgrund der Eigenschaften des zu prüfenden Produkts schwierig oder unsicher ist, wird eine Subkultur mit dem gleichen flüssigen Medium oder einem geeigneten Agarmedium (wie dem Agarmedium B) angelegt und 18 bis 24 h lang bei der gleichen Temperatur bebrütet. Die mit der Subkultur erhaltenen Ergebnisse werden verwendet. Die wahrscheinliche Anzahl der Bakterien je Gramm oder Milliliter des zu prüfenden Produkts wird aus der Tab. 2.6.12-1 bestimmt.

Prüfung der Wirksamkeit der Nährmedien und der Gültigkeit der Keimzählmethode

Röhrchen, die ein geeignetes flüssiges Nährmedium (zum Beispiel flüssiges Medium A) enthalten, werden einzeln mit den Bakterien-Referenzstämmen beimpft und 18 bis 24 h lang bei 30 bis 35 °C bebrütet. Die Pilz-Referenzstämme werden einzeln auf ein geeignetes Agarmedium (zum Beispiel Agarmedium C ohne Antibiotikazusatz) geimpft und 48 h lang für *Candida albicans* beziehungsweise 7 Tage lang für *Aspergillus niger* jeweils bei 20 bis 25 °C bebrütet.

Staphylococcus aureus zum Beispiel ATCC 6538 (NCIMB 9518, CIP 4.83)
Escherichia coli zum Beispiel ATCC 8739 (NCIMB 8545, CIP 53.126)
Bacillus subtilis zum Beispiel ATCC 6633 (NCIMB 8054, CIP 52.62)
Candida albicans zum Beispiel ATCC 10231 (NCPF 3179, IP 48.72)
Aspergillus niger zum Beispiel ATCC 16404 (IMI 149007, IP 1431.83)

Mit Hilfe von Natriumchlorid-Pepton-Pufferlösung *p*H 7,0 werden Referenzsuspensionen mit etwa 100 KBE je Milliliter hergestellt. Mit jedem Mikroorganismus wird solch eine Suspension einzeln zur Überprüfung der Keimzählmethode in Anwesenheit und in Abwesenheit des Produkts verwendet. Wenn die Membranfilter-Methode oder die Zählung auf Agarplatten geprüft wird, müssen für die Zählung von jedem Testorganismus Ergebnisse erzielt werden, die höchstens um den Faktor 5 vom errechneten Wert des Inokulums abweichen. Im Falle der Prüfung der Methode „Zählung mit Hilfe von Verdünnungsreihen" muß der errechnete Wert des Inokulums innerhalb der 95 %-Vertrauensgrenze des erhalte-

Tab. 2.6.12-1: Wahrscheinliche Anzahl (MPN) der Bakterien

3 Röhrchen von jeder Verdünnungsstufe							
Anzahl der positiven Röhrchen			MPN je Gramm	Kategorie[1]		95 %-Vertrauensgrenze	
0,1 g	0,01 g	0,001 g		1	2		
0	0	0	< 3			–	–
0	1	0	3		x	< 1	17
1	0	0	3	x		1	21
1	0	1	7		x	2	27
1	1	0	7	x		2	28
1	2	0	11		x	4	35
2	0	0	9	x		2	38
2	0	1	14		x	5	48
2	1	0	15	x		5	50
2	1	1	20		x	8	61
2	2	0	21	x		8	63
3	0	0	23	x		7	129
3	0	1	38	x		10	180
3	1	0	43	x		20	210
3	1	1	75	x		20	280
3	2	0	93	x		30	390
3	2	1	150	x		50	510
3	2	2	210		x	80	640
3	3	0	240	x		100	1400
3	3	1	460	x		200	2400
3	3	2	1100	x		300	4800
3	3	3	> 1100			–	–

[1] Kategorie 1: Normale Ergebnisse, erhalten in 95 Prozent aller Fälle.
Kategorie 2: Weniger wahrscheinliche Ergebnisse, erhalten in lediglich 4 Prozent der Fälle. Für wichtige Entscheidungen sind diese Ergebnisse nicht zu verwenden. Ergebnisse, die weniger wahrscheinlich als die der Kategorie 2 sind, sind nicht aufgeführt und immer unakzeptabel.

nen Ergebnisses liegen. Um die Sterilität der Nährmedien und der Verdünnungsflüssigkeit sowie die Wirksamkeit der angewendeten aseptischen Maßnahmen zu prüfen, wird die Methode unter Benutzung einer sterilen Natriumchlorid-Pepton-Pufferlösung *p*H 7,0 als Prüfzubereitung durchgeführt. Dabei darf kein Wachstum von Mikroorganismen feststellbar sein.

Auswertung der Ergebnisse

Die Anzahl der Bakterien wird als die durchschnittliche Zahl koloniebildender Einheiten auf dem Agarmedium B und die Anzahl der Pilze als die durchschnittliche Zahl koloniebildender Einheiten auf dem Agarmedium C angenommen. Die Anzahl der gesamten vermehrungsfähigen Keime ist die Summe der Anzahl an Bakterien und Pilzen, die wie beschrieben ermittelt wurde. Wenn nachweislich die gleichen Mikroorganismen-Typen in beiden Medien wachsen, kann dieses berücksichtigt werden. Wird die „Zählung mit Hilfe von Verdünnungsreihen" durchgeführt, so stellt der errechnete Wert die Anzahl an Bakterien dar.

Wenn in der Monographie ein Grenzwert vorgeschrieben ist, muß er wie folgt interpretiert werden:
10^2 Mikroorganismen, höchster zulässiger Grenzwert $5 \cdot 10^2$,
10^3 Mikroorganismen, höchster zulässiger Grenzwert $5 \cdot 10^3$
und so weiter.

Wird beispielsweise der „3-Stufen-Probenahmeplan" verwendet, wird wie folgt weiterverfahren: Für jede der 5 Proben werden die gesamten vermehrungsfähigen aeroben Keime einzeln ermittelt. Die Substanz oder die Zubereitung entspricht der Prüfung, wenn die nachfolgenden Bedingungen erfüllt sind:

a) Keine der einzeln ermittelten Anzahlen an gesamten vermehrungsfähigen aeroben Keimen überschreitet den vorgeschriebenen Grenzwert um den Faktor 10 oder mehr (das heißt: keine „unakzeptablen Proben") und
b) höchstens 2 der einzeln ermittelten Anzahlen an gesamten vermehrungsfähigen aeroben Keimen liegen zwischen dem vorgeschriebenen Grenzwert und dessen 10fachem Wert (das heißt: nicht mehr als 2 im „Grenzbereich liegende Proben").

Die empfohlenen flüssigen und festen Nährmedien werden in der allgemeinen Methode 2.6.13 beschrieben.

2.6.13 Mikrobiologische Prüfung nicht steriler Produkte: Nachweis spezifizierter Mikroorganismen

Dieser Text wurde in der deutschsprachigen Ausgabe der Ph. Eur. – Nachtrag 2000 schon in dieser Fassung veröffentlicht.

In dieser allgemeinen Methode wird die Benutzung bestimmter selektiver Nährmedien vorgeschlagen. Allgemeines Merkmal aller selektiven Nährmedien ist, daß mit ihnen keine subletal vorgeschädigten Mikroorganismen nachgewiesen werden können. Da solche vorgeschädigten Mikroorganismen für die Qualität eines Produkts entscheidend sind, muß das Prüfverfahren, das auf selektiven Nährmedien basiert, eine Möglichkeit zur Reaktivierung beinhalten.

Falls das zu prüfende Produkt antimikrobielle Eigenschaften besitzt, müssen diese ausreichend neutralisiert werden.

Enterobakterien und bestimmte andere gramnegative Bakterien

Obwohl die Prüfung zum Nachweis von Bakterien der Familie der *Enterobacteriaceae* bestimmt ist, können mit ihr bekanntermaßen auch andere Arten von Mikroorganismen (zum Beispiel *Aeromonas, Pseudomonas*) nachgewiesen werden.

Nachweis: Das zu prüfende Produkt wird wie unter Methode 2.6.12 beschrieben vorbereitet, jedoch unter Verwendung des flüssigen Mediums D anstelle der Natriumchlorid-Pepton-Pufferlösung *p*H 7,0. Die Mischung wird homogenisiert und bei 35 bis 37 °C eine genügend lange Zeit – normalerweise 2 bis höchstens 5 h lang – bebrütet, um die Bakterien zu reaktivieren, ohne jedoch eine Vermehrung anzuregen. Das Behältnis wird geschüttelt, eine Menge (a), die 1 g oder 1 ml des Produkts entspricht, wird in 100 ml Anreicherungsmedium E überführt und 18 bis 48 h lang bei 35 bis 37 °C bebrütet. Auf Platten mit Agarmedium F werden Subkulturen angelegt und 18 bis 24 h lang bei 35 bis 37 °C bebrütet.

Das Produkt entspricht der Prüfung, wenn sich keine Kolonien gramnegativer Bakterien auf einer der Platten entwickeln.

Quantitative Bestimmung: Die homogenisierte Flüssigkeit (a) und/oder Verdünnungen dieser, die 0,1 g, 0,01 g und 0,001 g (oder 0,1 ml, 0,01 ml und 0,001 ml) des Produkts enthalten, werden in geeignete Mengen des Anreicherungsmediums E verimpft. 24 bis 48 h lang wird bei 35 bis 37 °C bebrütet. Aus jeder Kultur werden Subkulturen auf Agarmedium F angelegt, um die gewachsenen Mikroorganismen selektiv zu isolieren. 18 bis 24 h lang wird bei 35 bis 37 °C bebrütet. Ein Wachstum gut entwickelter, meist roter oder rötlicher Kolonien gramnegativer Bakterien zeigt ein positives Ergebnis an. Die geringste Menge des Produkts, welche ein positives Ergebnis zeigt, ebenso wie die größte Menge, welche ein negatives Ergebnis zeigt, werden notiert. Aus der Tab. 2.6.13-1 wird die wahrscheinliche Anzahl der Bakterien ermittelt.

Tab. 2.6.13-1: Wahrscheinliche Anzahl (MPN) der Bakterien

Ergebnisse mit Produktmengen von			Wahrscheinliche Bakterienanzahl je Gramm Produkt
0,1 g oder 0,1 ml	0,01 g oder 0,01 ml	0,001 g oder 0,001 ml	
+	+	+	mehr als 10^3
+	+	–	weniger als 10^3 und mehr als 10^2
+	–	–	weniger als 10^2 und mehr als 10
–	–	–	weniger als 10

Bei der Prüfung von Transdermalen Pflastern werden 50 ml der Probe B, wie unter Methode 2.6.12 erhalten,

Allg. Methoden

durch ein steriles Membranfilter filtriert. Das Membranfilter wird in 100 ml Anreicherungsmedium E überführt und 18 bis 24 h lang bei 35 bis 37 °C bebrütet. Nach der Bebrütung wird auf Agarmedium F ausgestrichen und bebrütet, um Enterobakterien und andere gramnegative Bakterien nachzuweisen.

Escherichia coli

Das zu prüfende Produkt wird wie unter Methode 2.6.12 beschrieben vorbereitet. 100 ml flüssiges Medium A werden mit 10 ml der vorbereiteten Probe oder einer Menge, die 1 g oder 1 ml des Produkts entspricht, beimpft. Die Mischung wird homogenisiert und 18 bis 48 h lang bei 35 bis 37 °C bebrütet. Das Behältnis wird geschüttelt, 1 ml wird in 100 ml des flüssigen Mediums G überführt und 18 bis 24 h lang bei 43 bis 45 °C bebrütet. Auf Platten mit Agarmedium H werden Subkulturen angelegt und 18 bis 72 h lang bei 35 bis 37 °C bebrütet. Das Wachstum von roten, nicht schleimigen Kolonien mit gramnegativen, stäbchenförmigen Bakterien deutet auf Anwesenheit von *E. coli* hin. Dieses kann durch geeignete biochemische Reaktionen wie die Bildung von Indol bestätigt werden. Das Produkt entspricht der Prüfung, wenn solche Kolonien nicht beobachtet werden oder wenn die biochemischen Reaktionen zur Bestätigung negativ verlaufen.

Salmonellen

Das zu prüfende Produkt wird wie unter Methode 2.6.12 beschrieben vorbereitet, jedoch unter Verwendung des flüssigen Mediums A anstelle der Natriumchlorid-Pepton-Pufferlösung *p*H 7,0. Die Mischung wird homogenisiert und 18 bis 24 h lang bei 35 bis 37 °C bebrütet. 1 ml der angereicherten Kultur wird entnommen und damit eine Kultur in 10 ml flüssigem Medium I angelegt. 18 bis 24 h lang wird bei 41 bis 43 °C bebrütet. Auf mindestens 2 verschiedenen Agarmedien, ausgewählt aus den Agarmedien J, K oder L, werden Subkulturen angelegt. 18 bis 72 h lang wird bei 35 bis 37 °C bebrütet. Das Wachstum von Kolonien mit folgenden Eigenschaften deutet auf eine Anwesenheit von Salmonellen hin:

- auf Agarmedium J: gut entwickelte, farblose Kolonien
- auf Agarmedium K: gut entwickelte, rote Kolonien mit oder ohne schwarze Zentren
- auf Agarmedium L: kleine, durchscheinende, farblose oder von rosa bis opak weiß gefärbte, oft von einer rosaroten bis roten Zone umgebene Kolonien.

Zur Bestätigung werden einige verdächtige Kolonien einzeln in Prüfröhrchen mit Agarmedium M auf die Oberfläche und in die Tiefe inokuliert. Nach Bebrüten deutet das Erscheinen einer Kultur mit folgenden Eigenschaften die Anwesenheit von Salmonellen an: Farbveränderungen von Rot nach Gelb in der Tiefe, jedoch nicht auf der Oberfläche des Agars, im allgemeinen Gasentwicklung im Agar, mit oder ohne Bildung von Schwefelwasserstoff. Die Anwesenheit von Salmonellen kann durch geeignete biochemische und serologische Reaktionen bestätigt werden. Das Produkt entspricht der Prüfung, wenn solche Kolonien nicht beobachtet werden oder wenn biochemische und serologische Reaktionen zur Bestätigung negativ verlaufen.

Pseudomonas aeruginosa

Das zu prüfende Produkt wird wie unter Methode 2.6.12 beschrieben vorbereitet. 100 ml flüssiges Medium A werden mit 10 ml der vorbereiteten Probe oder einer Menge, die 1 g oder 1 ml des Produkts entspricht, beimpft. Die Mischung wird homogenisiert und 18 bis 48 h lang bei 35 bis 37 °C bebrütet. Auf Platten mit Agarmedium N werden Subkulturen angelegt und 18 bis 72 h lang bei 35 bis 37 °C bebrütet. Bei Abwesenheit jeglichen mikrobiellen Wachstums entspricht das Produkt der Prüfung. Wenn Wachstum von gramnegativen Stäbchen auftritt, wird flüssiges Medium A mit kleinen Mengen aus morphologisch unterschiedlichen, isolierten Kolonien beimpft und 18 bis 24 h lang bei 41 bis 43 °C bebrütet. Das Produkt entspricht der Prüfung, wenn bei 41 bis 43 °C kein Wachstum auftritt.

Bei der Prüfung von Transdermalen Pflastern werden 50 ml der Probe A, wie unter Methode 2.6.12 erhalten, durch ein steriles Membranfilter filtriert. Das Membranfilter wird in 100 ml flüssiges Medium A überführt und 18 bis 48 h lang bei 35 bis 37 °C bebrütet. Nach der Bebrütung wird auf Agarmedium N ausgestrichen und bebrütet.

Staphylococcus aureus

Das zu prüfende Produkt wird wie unter Methode 2.6.12 beschrieben vorbereitet. 100 ml flüssiges Medium A werden mit 10 ml der vorbereiteten Probe oder einer Menge, die 1 g oder 1 ml des Produkts entspricht, beimpft. Die Mischung wird homogenisiert und 18 bis 48 h lang bei 35 bis 37 °C bebrütet. Auf Platten mit Agarmedium O werden Subkulturen angelegt und 18 bis 72 h lang bei 35 bis 37 °C bebrütet. Das Wachstum von schwarzen Kolonien grampositiver Kokken, die von einer klaren Zone umgeben sind, weist auf die Anwesenheit von *S. aureus* hin. Dieses kann durch geeignete biochemische Reaktionen, zum Beispiel durch die Koagulase- und Desoxyribonukleasereaktion, bestätigt werden. Das Produkt entspricht der Prüfung, wenn die beschriebenen Kolonien auf dem Medium O nicht beobachtet werden oder wenn die biochemischen Reaktionen zur Bestätigung negativ verlaufen.

Bei der Prüfung von Transdermalen Pflastern werden 50 ml der Probe A, wie unter Methode 2.6.12 erhalten, durch ein steriles Membranfilter filtriert. Das Membranfilter wird in 100 ml flüssiges Medium A überführt und 18 bis 48 h lang bei 35 bis 37 °C bebrütet. Nach der Bebrütung wird auf Agarmedium O ausgestrichen und bebrütet.

Prüfung der nutritiven und selektiven Eigenschaften der Nährmedien und der Gültigkeit der Prüfung

Die nachstehend beschriebenen Prüfungen müssen an mindestens jeder Charge des getrockneten Nährmediums durchgeführt werden.

Wie folgt wird vorgegangen: Getrennt wird jeder nachstehend angegebene Referenzstamm in Röhrchen mit einem geeigneten Nährmedium, zum Beispiel dem angegebenen, 18 bis 24 h lang bei 30 bis 35 °C bebrütet.

Staphylococcus aureus	zum Beispiel ATCC 6538 (NCIMB 9518, CIP 4.83): flüssiges Medium A

Pseudomonas aeruginosa	zum Beispiel ATCC 9027 (NCIMB 8626, CIP 82.118): flüssiges Medium A
Escherichia coli	zum Beispiel ATCC 8739 (NCIMB 8545, CIP 53.126): flüssiges Medium A
Salmonella typhimurium	kein Stamm wird empfohlen (ein für den Menschen nicht pathogener Stamm, zum Beispiel *Salmonella abony* [NCTC 6017, CIP 80.39] kann ebenfalls verwendet werden): flüssiges Medium A.

Von jeder Kultur wird durch Verdünnen mit Natriumchlorid-Pepton-Pufferlösung *p*H 7,0 eine Referenzsuspension mit etwa 1000 vermehrungsfähigen Mikroorganismen je Milliliter hergestellt. Gleiche Volumteile jeder Suspension werden gemischt, und 0,4 ml (entsprechend etwa 100 Mikroorganismen jedes Stamms) werden als Inokulum für den Nachweis von *S. aureus, P. aeruginosa, E. coli* und Salmonellen verwendet. Die Prüfung wird in Anwesenheit und Abwesenheit des Produkts durchgeführt. Die angewendete Methode muß den Nachweis des gesuchten Mikroorganismus gestatten.

Clostridien

Die nachfolgend beschriebenen Prüfungen sind für bestimmte Zwecke vorgesehen. Die erste Methode ist für die Prüfung von Produkten bestimmt, bei denen der Ausschluß von pathogenen Clostridien unbedingt erforderlich ist und deren Abwesenheit nachgewiesen werden muß. Solche Produkte besitzen normalerweise eine niedrige Gesamtkeimzahl. Bei der zweiten Methode handelt es sich um eine halbquantitative Prüfung auf *Clostridium perfringens*, die für Produkte bestimmt ist, bei denen die Zahl dieser Keime ein Qualitätskriterium ist.

1. *Nachweis von Clostridien:* Das zu prüfende Produkt wird wie unter Methode 2.6.12 beschrieben vorbereitet. 2 gleiche Teile der Mischung, die 1 g oder 1 ml des zu untersuchenden Produkts entsprechen, werden entnommen. Ein Teil wird 10 min lang bei 80 °C erhitzt und rasch auf Raumtemperatur abgekühlt. Der andere Teil wird nicht erhitzt. 10 ml jedes homogenisierten Teils werden in zwei Röhrchen von 200 mm Länge und 38 mm Durchmesser oder andere geeignete Kulturgefäße gebracht, die 100 ml Medium P enthalten, und 48 h lang bei 35 bis 37 °C unter anaeroben Bedingungen bebrütet. Anschließend werden, ausgehend von jedem Röhrchen, Subkulturen auf Medium Q, dem Gentamicin zugesetzt wurde, angelegt und 48 h lang bei 35 bis 37 °C unter anaeroben Bedingungen bebrütet. Das Produkt entspricht der Prüfung, wenn kein Wachstum von Mikroorganismen festgestellt wird.

Wenn Wachstum auftritt, werden von allen verschiedenen Kolonieformen Subkulturen auf Medium Q, ohne Gentamicin, angelegt und sowohl unter aeroben als auch unter anaeroben Bedingungen bebrütet. Ein Wachstum, ausschließlich unter anaeroben Bedingungen, grampositiver stäbchenförmiger Bakterien mit oder ohne Endosporen, die eine negative Katalasereaktion zeigen, deutet auf die Anwesenheit von *Clostridium spp.* hin. Gegebenenfalls wird die Morphologie der Kolonien auf beiden Platten verglichen und die Katalasereaktion durchgeführt, um aerobe und fakultativ anaerobe *Bacillus spp.*, die eine positive Katalasereaktion zeigen, auszuschließen. Die Katalasereaktion kann bei deutlich abgegrenzten, einheitlichen Kolonien direkt auf der Agarplatte oder indirekt, nach Übertragung auf einen Objektträger, durchgeführt werden, indem ein Tropfen Wasserstoffperoxid-Lösung 3 % *R* zugegeben wird. Die Entwicklung von Gasblasen zeigt eine positive Katalasereaktion an.

2. *Quantitative Bestimmung von Clostridium perfringens:* Aus dem wie unter Methode 2.6.12 beschrieben vorbereiteten Produkt werden Verdünnungen 1:100 und 1:1000 in Natriumchlorid-Pepton-Pufferlösung *p*H 7,0 hergestellt. Die wahrscheinliche Anzahl (most probable number, MPN) der Bakterien wird wie unter Methode 2.6.12 beschrieben bestimmt, wobei das Medium R in Röhrchen oder anderen geeigneten Kulturgefäßen mit einem kleinen Durham-Röhrchen verwendet wird. Nach Mischen unter minimalem Schütteln wird 24 bis 48 h lang bei 45,5 bis 46,5 °C bebrütet.

Röhrchen, die eine Schwärzung durch Eisensulfid und reichliche Gasentwicklung in dem Durham-Röhrchen von mindestens 1/10 des Volumens aufweisen, zeigen die Anwesenheit von *Cl. perfringens* an. Die wahrscheinliche Anzahl von *Cl. perfringens* wird mit Hilfe der Tabelle 2.6.12-1 bestimmt.

Folgende Stämme werden zur *Kontrolle* verwendet:
Methode 1: *Clostridium sporogenes*, zum Beispiel ATCC 19404 (NCTC 532) oder CIP 79.3
Methode 2: *Clostridium perfringens*, zum Beispiel ATCC 13124 (NCIMB 6125, NCTC 8237, CIP 103 409).

Zur Überprüfung der Selektivität und der anaeroben Bedingungen wird falls erforderlich mit *Cl. sporogenes* kombiniert.

Der folgende Teil dient zur Information und als Empfehlung. Er ist kein verbindlicher Teil des Arzneibuchs.

Empfohlene Lösungen und Nährmedien

Folgende flüssige und feste Nährmedien sind als zufriedenstellend beurteilt worden, um die vorgeschriebenen Grenzprüfungen auf mikrobielle Verunreinigung durchzuführen. Andere Nährmedien können verwendet werden, wenn sie gleichartige Nähr- und für die zu prüfenden Keimarten selektive Eigenschaften haben.

Natriumchlorid-Pepton-Pufferlösung *p*H 7,0

Kaliumdihydrogenphosphat	3,6 g [1)]
Natriummonohydrogenphosphat-Dihydrat	7,2 g [1)]
Natriumchlorid	4,3 g
Fleisch- oder Caseinpepton	1,0 g
Gereinigtes Wasser	1000 ml

[1)] entspricht 0,067 mol · l^{-1} Gesamt-Phosphat.

Dieser Lösung können oberflächenaktive Substanzen oder Inaktivatoren für antimikrobiell wirkende Substan-

Allg. Methoden

zen zugesetzt werden, zum Beispiel Polysorbat 80 (1 bis 10 g · l^{-1}). Die Lösung wird 15 min lang im Autoklav bei 121 °C sterilisiert.

Flüssiges Medium A (flüssiges Medium mit Casein- und Sojapepton)

Caseinpepton (Pankreashydrolysat)	17,0	g
Sojapepton (Papainhydrolysat)	3,0	g
Natriumchlorid	5,0	g
Kaliummonohydrogenphosphat	2,5	g
Glucose-Monohydrat	2,5	g
Gereinigtes Wasser	1000	ml

Der *p*H-Wert wird so eingestellt, daß er nach der Sterilisation im Autoklaven 7,3 ± 0,2 beträgt. Die Lösung wird 15 min lang im Autoklaven bei 121 °C sterilisiert.

Agarmedium B (Agarmedium mit Casein- und Sojapepton)

Caseinpepton (Pankreashydrolysat)	15,0	g
Sojapepton (Papainhydrolysat)	5,0	g
Natriumchlorid	5,0	g
Agar	15,0	g
Gereinigtes Wasser	1000	ml

Der *p*H-Wert wird so eingestellt, daß er nach der Sterilisation im Autoklaven 7,3 ± 0,2 beträgt. Die Lösung wird 15 min lang im Autoklaven bei 121 °C sterilisiert.

Agarmedium C (Sabouraud-Glucose-Medium mit Antibiotika)

Fleisch- und Caseinpepton	10,0	g
Glucose-Monohydrat	40,0	g
Agar	15,0	g
Gereinigtes Wasser	1000	ml

Der *p*H-Wert wird so eingestellt, daß er nach der Sterilisation im Autoklaven 5,6 ± 0,2 beträgt. Die Lösung wird 15 min lang im Autoklaven bei 121 °C sterilisiert. Unmittelbar vor der Verwendung werden 0,10 g Benzylpenicillin-Natrium und 0,10 g Tetracyclin je Liter Nährmedium in Form steriler Lösungen zugesetzt. Diese Antibiotika können durch 50 mg Chloramphenicol je Liter Nährmedium ersetzt werden. Das Chloramphenicol muß vor der Sterilisation zugesetzt werden.

Flüssiges Medium D (flüssiges Lactose-Medium)

Rindfleischextrakt	3,0	g
Pankreashydrolysat aus Gelatine	5,0	g
Lactose-Monohydrat	5,0	g
Gereinigtes Wasser	1000	ml

Der *p*H-Wert wird so eingestellt, daß er nach der Sterilisation im Autoklaven 6,9 ± 0,2 beträgt. Die Lösung wird 15 min lang im Autoklaven bei 121 °C sterilisiert und sofort abgekühlt.

Anreicherungsmedium E (Anreicherungsmedium nach Mossel)

Pankreashydrolysat aus Gelatine	10,0	g
Glucose-Monohydrat	5,0	g
Entwässerte Rindergalle	20,0	g
Kaliumdihydrogenphosphat	3,0	g
Natriummonohydrogenphosphat-Dihydrat	8,0	g
Brillantgrün	15	mg
Gereinigtes Wasser	1000	ml

Der *p*H-Wert wird so eingestellt, daß er nach dem Erhitzen 7,2 ± 0,2 beträgt. Die Lösung wird 30 min lang bei 100 °C erhitzt und sofort abgekühlt.

Agarmedium F (Agarmedium mit Galle, Kristallviolett, Neutralrot und Glucose)

Hefeextrakt	3,0	g
Pankreashydrolysat aus Gelatine	7,0	g
Cholate	1,5	g
Lactose-Monohydrat	10,0	g
Natriumchlorid	5,0	g
Glucose-Monohydrat	10,0	g
Agar	15,0	g
Neutralrot	30	mg
Kristallviolett	2	mg
Gereinigtes Wasser	1000	ml

Der *p*H-Wert wird so eingestellt, daß er nach dem Erhitzen 7,4 ± 0,2 beträgt. Die Lösung wird zum Sieden erhitzt. Sie darf nicht im Autoklaven erhitzt werden.

Flüssiges Medium G (flüssiges Medium nach MacConkey)

Pankreashydrolysat aus Gelatine	20,0	g
Lactose-Monohydrat	10,0	g
Entwässerte Rindergalle	5,0	g
Bromcresolpurpur	10	mg
Gereinigtes Wasser	1000	ml

Der *p*H-Wert wird so eingestellt, daß er nach der Sterilisation im Autoklaven 7,3 ± 0,2 beträgt. Die Lösung wird 15 min lang im Autoklaven bei 121 °C sterilisiert.

Agarmedium H (Agarmedium nach MacConkey)

Pankreashydrolysat aus Gelatine	17,0	g
Fleisch- und Caseinpepton	3,0	g
Lactose-Monohydrat	10,0	g
Natriumchlorid	5,0	g
Cholate	1,5	g
Agar	13,5	g
Neutralrot	30,0	mg
Kristallviolett	1	mg
Gereinigtes Wasser	1000	ml

Der *p*H-Wert wird so eingestellt, daß er nach der Sterilisation im Autoklaven 7,1 ± 0,2 beträgt. Die Lösung wird unter ständigem Umschwenken 1 min lang zum Sieden erhitzt und anschließend 15 min lang im Autoklaven bei 121 °C sterilisiert.

Flüssiges Medium I
(flüssiges Medium mit Tetrathionat, Rindergalle und Brillantgrün)

Pepton	8,6	g
Getrocknete Rindergalle	8,0	g
Natriumchlorid	6,4	g
Calciumcarbonat	20,0	g
Kaliumtetrathionat	20,0	g
Brillantgrün	70	mg
Gereinigtes Wasser	1000	ml

Der *p*H-Wert wird so eingestellt, daß er nach dem Erhitzen 7,0 ± 0,2 beträgt. Die Lösung wird bis zum Sieden erhitzt. Sie darf kein zweites Mal erhitzt werden.

Agarmedium J
(Agarmedium mit Citrat und Desoxycholat)

Rindfleischextrakt	10,0	g
Fleischpepton	10,0	g
Lactose-Monohydrat	10,0	g
Natriumcitrat	20,0	g
Eisen(III)-citrat	1,0	g
Natriumdesoxycholat	5,0	g
Agar	13,5	g
Neutralrot	20	mg
Gereinigtes Wasser	1000	ml

Der *p*H-Wert wird so eingestellt, daß er nach dem Erhitzen 7,3 ± 0,2 beträgt. Die Lösung wird langsam zum Sieden erhitzt und 1 min lang im Sieden gehalten. Nach dem Abkühlen auf 50 °C wird die Lösung in Petrischalen verteilt. Sie darf nicht im Autoklaven erhitzt werden.

Agarmedium K
(Agarmedium mit Xylose, Lysin und Desoxycholat)

Xylose	3,5	g
L-Lysin	5,0	g
Lactose-Monohydrat	7,5	g
Saccharose	7,5	g
Natriumchlorid	5,0	g
Hefeextrakt	3,0	g
Phenolrot	80	mg
Agar	13,5	g
Natriumdesoxycholat	2,5	g
Natriumthiosulfat	6,8	g
Ammoniumeisen(III)-citrat	0,8	g
Gereinigtes Wasser	1000	ml

Der *p*H-Wert wird so eingestellt, daß er nach dem Erhitzen 7,4 ± 0,2 beträgt. Die Lösung wird bis zum Sieden erhitzt. Nach dem Abkühlen auf 50 °C wird die Lösung in Petrischalen verteilt. Sie darf nicht im Autoklaven erhitzt werden.

Agarmedium L
(Agarmedium mit Brillantgrün, Phenolrot, Lactose und Saccharose)

Fleisch- und Caseinpepton	10,0	g
Hefeextrakt	3,0	g
Natriumchlorid	5,0	g
Lactose-Monohydrat	10,0	g
Saccharose	10,0	g
Agar	20,0	g
Phenolrot	80	mg
Brillantgrün	12,5	mg
Gereinigtes Wasser	1000	ml

1 min lang wird zum Sieden erhitzt. Der *p*H-Wert wird so eingestellt, daß er nach der Sterilisation im Autoklaven 6,9 ± 0,2 beträgt. Unmittelbar vor Verwendung wird die Lösung 15 min lang im Autoklaven bei 121 °C sterilisiert. Nach dem Abkühlen auf 50 °C wird die Lösung in Petrischalen verteilt.

Agarmedium M
(Agarmedium mit 3 Zuckern und Eisen)

Rindfleischextrakt	3,0	g
Hefeextrakt	3,0	g
Rindfleisch- und Caseinpepton	20,0	g
Natriumchlorid	5,0	g
Lactose-Monohydrat	10,0	g
Saccharose	10,0	g
Glucose-Monohydrat	1,0	g
Ammoniumeisen(III)-citrat	0,3	g
Natriumthiosulfat	0,3	g
Phenolrot	25	mg
Agar	12,0	g
Gereinigtes Wasser	1000	ml

Unter Umschütteln wird 1 min lang zum Sieden erhitzt. Der *p*H-Wert wird so eingestellt, daß er nach der Sterilisation im Autoklaven 7,4 ± 0,2 beträgt. Die Kulturröhrchen werden bis zu einem Drittel mit Agarmedium gefüllt, 15 min lang im Autoklaven bei 121 °C sterilisiert und in schräger Lage abgekühlt, so daß eine tiefe Schicht und eine geneigte Oberfläche erhalten werden.

Agarmedium N
(Agarmedium mit Cetrimid)

Pankreashydrolysat aus Gelatine	20,0	g
Magnesiumchlorid	1,4	g
Kaliumsulfat	10,0	g
Cetrimid	0,3	g
Agar	13,6	g
Gereinigtes Wasser	1000	ml
Glycerol	10,0	ml

Unter Umschütteln wird 1 min lang zum Sieden erhitzt. Der *p*H-Wert wird so eingestellt, daß er nach der Sterilisation im Autoklaven 7,2 ± 0,2 beträgt. Die Lösung wird 15 min lang im Autoklaven bei 121 °C sterilisiert.

Agarmedium O
(Agarmedium nach Baird-Parker)

Caseinpepton (Pankreashydrolysat)	10,0 g
Rindfleischextrakt	5,0 g
Hefeextrakt	1,0 g
Lithiumchlorid	5,0 g
Agar	20,0 g
Glycin	12,0 g
Natriumpyruvat	10,0 g
Gereinigtes Wasser	950 ml

Unter häufigem Umschütteln wird 1 min lang zum Sieden erhitzt. Der *p*H-Wert wird so eingestellt, daß er nach der Sterilisation im Autoklaven 6,8 ± 0,2 beträgt. Die Lösung wird 15 min lang im Autoklaven bei 121 °C sterilisiert. Nach dem Abkühlen auf 45 bis 50 °C werden 10 ml einer sterilen Lösung von Kaliumtellurit (10 g · l^{-1}) und 50 ml Eigelb-Emulsion hinzugefügt.

Medium P
(Anreicherungsmedium für Clostridien)

Rindfleischextrakt	10,0 g
Pepton	10,0 g
Hefeextrakt	3,0 g
Lösliche Stärke	1,0 g
Glucose-Monohydrat	5,0 g
Cysteinhydrochlorid	0,5 g
Natriumchlorid	5,0 g
Natriumacetat	3,0 g
Agar	0,5 g
Gereinigtes Wasser	1000 ml

Der Agar wird quellen gelassen und unter ständigem Rühren und Erhitzen zum Sieden gelöst. Falls erforderlich wird der *p*H-Wert so eingestellt, daß er nach der Sterilisation im Autoklaven etwa 6,8 beträgt. Die Lösung wird 15 min lang im Autoklaven bei 121 °C sterilisiert.

Medium Q
(Columbia Agar)

Caseinpepton (Pankreashydrolysat)	10,0 g
Fleischpepton (Pepsinhydrolysat)	5,0 g
Herzpepton (Pankreashydrolysat)	3,0 g
Hefeextrakt	5,0 g
Maisstärke	1,0 g
Natriumchlorid	5,0 g
Agar, je nach Gelierfähigkeit	10,0 bis 15,0 g
Gereinigtes Wasser	1000 ml

Der Agar wird quellen gelassen und unter ständigem Rühren und Erhitzen zum Sieden gelöst. Falls erforderlich wird der *p*H-Wert so eingestellt, daß er nach der Sterilisation im Autoklaven etwa 7,3 ± 0,2 beträgt. Die Lösung wird 15 min lang im Autoklaven bei 121 °C sterilisiert. Nach dem Erkalten auf 45 bis 50 °C wird falls erforderlich Gentamicinsulfat entsprechend einer Menge von 20 mg Gentamicin-Base zugesetzt und die Lösung in Petrischalen verteilt.

Medium R
(Lactose-Sulfit-Medium)

Caseinpepton (Pankreashydrolysat)	5,0 g
Hefeextrakt	2,5 g
Natriumchlorid	2,5 g
Lactose-Monohydrat	10,0 g
Cysteinhydrochlorid	0,3 g
Gereinigtes Wasser	1000 ml

Nach dem Lösen und Einstellen des *p*H-Werts auf 7,1 ± 0,1 werden je 8 ml der Lösung in Röhrchen (16 × 160 mm), die ein kleines Durham-Röhrchen enthalten, gefüllt. Die Lösungen werden 15 min lang im Autoklaven bei 121 °C sterilisiert und anschließend bei 4 °C aufbewahrt.

Vor dem Gebrauch wird das Medium 5 min lang in einem Wasserbad erhitzt und abgekühlt. Jedem Röhrchen werden 0,5 ml einer Lösung von Natriumdisulfit *R* (12 g · l^{-1}) und 0,5 ml einer Lösung von Ammoniumeisen(III)-citrat (10 g · l^{-1}) zugesetzt. Beide Lösungen werden frisch hergestellt und durch Membranen mit einer Porengröße von 0,45 µm filtriert.

Neutralisierende Agenzien

Neutralisierende Agenzien können zum Neutralisieren der Aktivität von antimikrobiell wirksamen Substanzen verwendet werden. Sie können der Natriumchlorid-Pepton-Pufferlösung *p*H 7,0, vorzugsweise vor der Sterilisation, zugesetzt werden. Falls sie benutzt werden, sind ihre Wirksamkeit und Nichttoxizität gegenüber Mikroorganismen zu belegen.

Tab. 2.6.13-2: Inaktivatoren antimikrobieller Agenzien als Zusatz zu Natriumchlorid-Pepton-Pufferlösung *p*H 7,0

Art des antimikrobiellen Agenz	Inaktivator	Konzentration	Erläuterungen
Phenolverbindungen	Natriumdodecylsulfat Polysorbat 80 + Lecithin Eigelb	4 g · l^{-1} 30 g · l^{-1} + 3 g · l^{-1} 5 bis 50 ml · l^{-1}	Zusatz nach der Sterilisation der Natriumchlorid-Pepton-Pufferlösung *p*H 7,0
Organische Quecksilberverbindungen	Natriumthioglycolat	0,5 bis 5 g · l^{-1}	
Halogene	Natriumthiosulfat	5 g · l^{-1}	
Quartäre Ammoniumverbindungen	Eigelb	5 bis 50 ml · l^{-1}	Zusatz nach der Sterilisation der Natriumchlorid-Pepton-Pufferlösung *p*H 7,0

Ein typisches, flüssiges, neutralisierendes Agenz hat folgende Zusammensetzung:

Polysorbat 80	30	g
Lecithin (aus Eiern)	3	g
Histidinhydrochlorid	1	g
Fleisch- oder Caseinpepton	1	g
Natriumchlorid	4,3	g
Kaliumdihydrogenphosphat	3,6	g
Natriummonohydrogenphosphat-Dihydrat	7,2	g
Gereinigtes Wasser	1000	ml

Die Lösung wird 15 min lang bei 121 °C im Autoklaven sterilisiert.

Wenn die Lösung eine ungenügende neutralisierende Wirkung besitzt, kann die Konzentration an Polysorbat 80 oder Lecithin erhöht werden. Alternativ können die in Tab. 2.6.13-2 aufgeführten neutralisierenden Substanzen zugesetzt werden.

2.6.14 Prüfung auf Bakterien-Endotoxine

Die Prüfung auf Bakterien-Endotoxine dient dem Nachweis oder der Bestimmung von Endotoxinen gramnegativer Bakterien mit Hilfe des Amöbozyten-Lysats von Pfeilschwanzkrebsen (*Limulus polyphemus* oder *Tachypleus tridentatus*). Für diese Prüfung können 3 Techniken angewendet werden: die Gelbildungstechnik, die turbidimetrische Technik und die Technik mit Chromogen, die auf der Bildung eines Gels, der Entwicklung einer Trübung nach Spaltung eines endogenen Substrats beziehungsweise einer Farbentwicklung nach Spaltung eines synthetischen Peptid-Chromogen-Komplexes beruhen. Folgende 6 Methoden werden in diesem Kapitel beschrieben:

Methode A: Gelbildungsmethode, Grenzwertprüfung
Methode B: Gelbildungsmethode, Halbquantitative Bestimmung
Methode C: Turbidimetrisch-kinetische Methode
Methode D: Kinetische Methode mit chromogenem Peptid
Methode E: Endpunktmethode mit chromogenem Peptid
Methode F: Turbidimetrische Endpunktmethode

Zur Durchführung der Prüfung wird eine der 6 Methoden angewendet. In Zweifels- oder Streitfällen wird der letzten Entscheidung die Methode A zugrunde gelegt, wenn in der Monographie nichts anderes angegeben ist.

Die Prüfung wird so durchgeführt, daß jede Verunreinigung durch Endotoxine vermieden wird.

Geräte

Sämtliche Glasgeräte und andere hitzebeständige Geräte werden in einem Heißluftsterilisator nach einem validierten Verfahren entpyrogenisiert. Die allgemein angewendete Mindestzeit beträgt 30 min und die Mindesttemperatur 250 °C. Falls Kunststoffgeräte, wie Mikrotiterplatten und Pipettenspitzen für automatische Pipetten, verwendet werden, müssen diese frei von nachweisbarem Endotoxin und von Störfaktoren sein, die die Prüfung beeinflussen.

Hinweis: Die Bezeichnung „Prüfröhrchen" schließt in diesem Kapitel auch andere Träger, wie zum Beispiel die Vertiefungen einer Mikrotiterplatte, ein.

Herstellung der eingestellten Endotoxin-Stammlösung

Die eingestellte Endotoxin-Stammlösung wird aus einer Endotoxin-Standardzubereitung hergestellt, die gegen einen Internationalen Standard, zum Beispiel Endotoxin *BRS*, eingestellt wurde.

Der Endotoxingehalt wird in Internationalen Einheiten (I.E.) ausgedrückt. Der Gehalt des Internationalen Standards in Internationalen Einheiten wird durch die WHO festgelegt.

Hinweis: 1 Internationale Einheit (I.E.) Bakterien-Endotoxine entspricht 1 Endotoxin-Einheit (E.E.).

Für die Herstellung und Lagerung der eingestellten Endotoxin-Stammlösung sind die Angaben der Packungsbeilage und die Beschriftung auf dem Packmittel zu beachten.

Herstellung der Endotoxin-Arbeitslösungen

Nach kräftigem Schütteln wird aus der eingestellten Endotoxin-Stammlösung unter Verwendung von Wasser zur Prüfung auf Bakterien-Endotoxine (Wasser zur BEP) eine geeignete Verdünnungsreihe hergestellt.

Um Aktivitätsverluste durch Adsorption zu vermeiden, sind die Lösungen so bald als möglich zu verwenden.

Herstellung der Untersuchungslösungen

Die Untersuchungslösungen werden durch Lösen oder Verdünnen der Wirkstoffe oder Arzneimittel unter Verwendung von Wasser zur BEP hergestellt. Für einige Substanzen oder Zubereitungen eignen sich andere wäßrige Lösungen besser zum Lösen oder Verdünnen. Falls erforderlich wird der *p*H-Wert der Untersuchungslösung (oder der daraus hergestellten Verdünnung) so eingestellt, daß der *p*H-Wert der Mischung des Lysats mit der Untersuchungslösung in dem vom Lysat-Hersteller angegebenen Bereich liegt. Das betrifft im allgemeinen Produkte mit einem *p*H-Wert zwischen 6,0 und 8,0. Die *p*H-Wert-Einstellung kann nach den Angaben des Lysat-Herstellers mit einer Säure, einer Base oder einem geeigneten Puffer vorgenommen werden. Die Säuren und Basen können unter Verwendung von Wasser zur BEP aus Konzentraten oder Feststoffen in endotoxinfreien Behältnissen hergestellt werden. Die Puffer müssen nachweislich frei von Endotoxinen und Störfaktoren sein.

Bestimmung der gültigen maximalen Verdünnung

Die gültige maximale Verdünnung (MVD, maximum valid dilution) ist die maximal erlaubte Probenverdünnung, bei der der Endotoxin-Grenzwert bestimmt werden kann.

Die MVD wird nach folgender Gleichung berechnet:

$$\mathrm{MVD} = \frac{\text{Endotoxin-Grenzwert} \cdot \text{Konzentration der Untersuchungslösung}}{\lambda}$$

λ = angegebene Empfindlichkeit des Lysats mit der Gelbildungsmethode (I.E./ml) oder der niedrigste Punkt der Eichkurve der turbidimetrischen Methode oder der Methode mit Chromogen.

Endotoxin-Grenzwert: Der Endotoxin-Grenzwert für Wirkstoffe zur parenteralen Anwendung wird auf der Basis der Dosis als

$$\frac{K}{M}$$ definiert, wobei

K = Grenzwert der Endotoxine mit pyrogener Wirkung je Kilogramm Körpermasse und Stunde
M = empfohlene Maximaldosis des Produkts je Kilogramm Körpermasse und Stunde.

Der Endotoxin-Grenzwert für Wirkstoffe zur parenteralen Anwendung wird in den Monographien in Einheiten, wie I.E./ml, I.E./mg, I.E./Einheit an biologischer Aktivität, angegeben.

Konzentration der Untersuchungslösung:
- in Milligramm je Milliliter, wenn der Endotoxin-Grenzwert im Verhältnis zur Masse ausgedrückt wird (I.E./mg)
- in Einheiten je Milliliter, wenn der Endotoxin-Grenzwert im Verhältnis zu Einheiten biologischer Aktivität ausgedrückt wird (I.E./Einheit)
- in Milliliter je Milliliter, wenn der Endotoxin-Grenzwert im Verhältnis zum Volumen ausgedrückt wird (I.E./ml).

Gelbildungsmethoden (Methoden A und B)

Die Gelbildungsmethoden erlauben den Nachweis oder die Bestimmung von Endotoxinen und beruhen auf dem Gerinnen des Lysats in Gegenwart von Endotoxinen. Die Endotoxin-Konzentration, die erforderlich ist, um eine Gerinnung des Lysats unter Standardbedingungen hervorzurufen, ist die angegebene Lysatempfindlichkeit. Um sowohl die Genauigkeit als auch die Gültigkeit der Prüfung zu gewährleisten, wird, wie nachfolgend unter „1. Vorbereitende Prüfung" beschrieben, die Lysatempfindlichkeit bestätigt und die Prüfung auf Störfaktoren durchgeführt.

1. Vorbereitende Prüfung

1.1 Bestätigung der angegebenen Lysatempfindlichkeit

In einer 4fachen Parallelprüfung wird die angegebene Empfindlichkeit λ (ausgedrückt in I.E./ml) der Lysatlösung vor ihrer Verwendung in der Prüfung bestätigt. Die Bestätigung der Lysatempfindlichkeit wird durchgeführt, wenn eine neue Charge des Lysats verwendet oder eine Änderung der experimentellen Bedingungen vorgenommen wird, die das Ergebnis der Prüfung beeinflussen kann.

Durch Verdünnen der eingestellten Endotoxin-Stammlösung mit Wasser zur BEP werden mindestens 4 Endotoxin-Arbeitslösungen in je 4 Ansätzen hergestellt, die den Konzentrationen 2 λ, λ, 0,5 λ und 0,25 λ entsprechen.

In je einem Prüfröhrchen wird 1 Volumteil Lysatlösung mit 1 Volumteil einer der Endotoxin-Arbeitslösungen (zum Beispiel je 0,1 ml) gemischt. Werden einzelne Flaschen oder Ampullen mit gefriergetrocknetem Lysat eingesetzt, werden die Lösungen diesen direkt zugesetzt. Die Reaktionsmischungen werden den Empfehlungen des Lysat-Herstellers entsprechend eine festgelegte Zeit lang inkubiert (im allgemeinen 60 ± 2 min lang bei 37 ± 1 °C), wobei Erschütterungen zu vermeiden sind. Der Zustand des Gels wird beurteilt, indem im Falle von Prüfröhrchen jedes direkt aus dem Inkubator entnommen und langsam und gleichmäßig um etwa 180° gedreht wird. Wenn sich ein festes Gel gebildet hat, das beim Umdrehen unverändert im Röhrchen bleibt, wird dies als positives Ergebnis gewertet. Ein Ergebnis ist negativ, wenn sich kein unversehrtes Gel gebildet hat.

Die Prüfung darf nur ausgewertet werden, wenn die niedrigste Konzentration der Endotoxin-Arbeitslösungen in allen Untersuchungsreihen ein negatives Ergebnis zeigt.

Der Endpunkt ist das letzte positive Ergebnis in der Verdünnungsreihe mit abnehmenden Endotoxin-Konzentrationen. Aus den Logarithmen der Konzentrationen am Endpunkt wird der Mittelwert errechnet und anschließend aus diesem der Antilogarithmus nach folgender Formel gebildet:

$$\text{Geometrisches Mittel der Konzentration am Endpunkt} = \text{Antilog}\ \frac{\Sigma e}{f}$$

Σe = Summe der logarithmierten Konzentrationen am Endpunkt in den verwendeten Verdünnungsreihen
f = Anzahl der Parallelansätze.

Das geometrische Mittel der Konzentration am Endpunkt ist die gemessene Empfindlichkeit der Lysatlösung (in I.E./ml). Wenn dieser Wert nicht weniger als 0,5 λ und nicht mehr als 2 λ beträgt, ist die angegebene Empfindlichkeit bestätigt und wird in den mit diesem Lysat durchgeführten Prüfungen verwendet.

1.2 Prüfung auf Störfaktoren

Die Lösungen A, B, C und D werden wie in Tab. 2.6.14-1 angegeben hergestellt und die Untersuchungslösungen in einer geringeren Verdünnung als die MVD und ohne nachweisbares Endotoxin verwendet. Die Durchführung der Prüfung erfolgt wie unter „1. Vorbereitende Prüfung, 1.1 Bestätigung der angegebenen Lysatempfindlichkeit" beschrieben.

Die geometrischen Mittel der Konzentrationen am Endpunkt der Lösungen B und C werden mit Hilfe der unter „1. Vorbereitende Prüfung, 1.1 Bestätigung der angegebenen Lysatempfindlichkeit" angegebenen Formel bestimmt.

Die Prüfung auf Störfaktoren wird jedesmal durchgeführt, wenn eine Änderung der experimentellen Bedingungen vorgenommen wurde, die das Versuchsergebnis beeinflussen könnte.

Die Prüfung darf nur ausgewertet werden, wenn alle Parallelansätze mit den Lösungen A und D keine positive Reaktion zeigen und das Ergebnis mit der Lösung C die angegebene Lysatempfindlichkeit bestätigt.

Wenn die mit der Lösung B bestimmte Lysatempfindlichkeit nicht weniger als 0,5 λ und nicht mehr als 2 λ beträgt, enthält die Untersuchungslösung unter den angewendeten experimentellen Bedingungen keine Störfaktoren. Andernfalls stört die Lösung die Prüfung.

Wenn die zu prüfende Zubereitung bei einer geringeren Verdünnung als der MVD die Prüfung stört, wird die Prüfung auf Störfaktoren mit einer größeren Verdünnung wiederholt, die jedoch die MVD nicht überschreiten darf. Die Anwendung eines empfindlicheren Lysats ermöglicht eine größere Verdünnung der zu prüfenden Zuberei-

Tabelle 2.6.14-1

Lösung	Endotoxin-Konzentration/ Lösung, der Endotoxin zugesetzt ist	Verdünnungs-medium	Verdünnungs-faktor	Anfangs-konzentration an Endotoxin	Anzahl der Parallelansätze
A	Keine/ Untersuchungslösung	–	–	–	4
B	2 λ/ Untersuchungslösung	Untersuchungs-lösung	1 2 4 8	2 λ 1 λ 0,5 λ 0,25 λ	4 4 4 4
C	2 λ/ Wasser zur BEP	Wasser zur BEP	1 2 4 8	2 λ 1 λ 0,5 λ 0,25 λ	2 2 2 2
D	Keine/ Wasser zur BEP	–	–	–	2

Lösung A = Lösung der zu prüfenden Zubereitung, die laut Prüfung frei von nachweisbarem Endotoxin ist
Lösung B = Lösung für die Prüfung auf Störfaktoren
Lösung C = Lösung für die Kontrolle der angegebenen Lysatempfindlichkeit
Lösung D = Negativkontrolle (Wasser zur BEP)

tung, und dies kann zur Beseitigung der Störung beitragen.

Eine Störung kann durch geeignete Behandlung beseitigt werden, wie durch Filtration, Neutralisation, Dialyse oder durch Hitzebehandlung. Um festzustellen, ob die gewählte Behandlung die Störung wirkungsvoll ohne einen Endotoxinverlust beseitigt, wird die Prüfung auf Störfaktoren unter Verwendung der zu prüfenden Zubereitung wiederholt, der Standard-Endotoxin zugesetzt wird und die dann der gewählten Behandlung unterzogen wird.

2. Grenzwertprüfung (Methode A)

2.1 Verfahren

Die Lösungen A, B, C und D werden wie in Tab. 2.6.14-2 angegeben hergestellt und nach der unter „1. Vorbereitende Prüfung, 1.1 Bestätigung der angegebenen Lysatempfindlichkeit" beschriebenen Methode geprüft.

Tabelle 2.6.14-2

Lösung	Endotoxin-Konzentration/ Lösung, der Endotoxin zugesetzt wird	Anzahl der Parallel-ansätze
A	Keine/ verdünnte Untersuchungslösung	2
B	2 λ/ verdünnte Untersuchungslösung	2
C	2 λ/ Wasser zur BEP	2
D	Keine/ Wasser zur BEP	2

Die Lösungen A und B (positive Produkt-Kontrollen) werden mit Hilfe einer Verdünnung hergestellt, die nicht größer als die MVD ist und die behandelt wurde wie unter „1. Vorbereitende Prüfung, 1.2 Prüfung auf Störfaktoren" angegeben. Die Lösungen B und C (Positivkontrollen) enthalten Standard-Endotoxin in einer Konzentration, die dem 2fachen der angegebenen Lysatempfindlichkeit entspricht. Lösung D (Negativkontrolle) besteht aus Wasser zur BEP.

2.2 Interpretation der Ergebnisse

Die Prüfung darf nur ausgewertet werden, wenn beide Parallelansätze mit den 2 positiven Kontrollösungen B und C ein positives Ergebnis zeigen und die mit der negativen Kontrollösung D ein negatives Ergebnis zeigt.

Die Zubereitung entspricht der Prüfung, wenn beide Parallelansätze mit der Lösung A ein negatives Ergebnis zeigen.

Wird in beiden Parallelansätzen mit der Lösung A ein positives Ergebnis erhalten
- und die Zubereitung liegt in einer Verdünnung vor, die gleich der MVD ist, dann entspricht sie nicht der Prüfung
- und die Zubereitung liegt in einer geringeren Verdünnung als die MVD vor, dann wird die Prüfung mit einer Verdünnung wiederholt, die nicht größer als die MVD ist.

Die Prüfung wird ebenfalls wiederholt, wenn ein Ergebnis mit der Lösung A positiv und das andere negativ ausfällt. Die Zubereitung entspricht der Prüfung, wenn bei dieser Wiederholungsprüfung beide Ergebnisse negativ ausfallen.

3. Halbquantitative Bestimmung (Methode B)

3.1 Verfahren

Mit Hilfe dieser Bestimmung werden Bakterien-Endotoxine in der Untersuchungslösung durch Titration bis zum Endpunkt quantitativ erfaßt. Die Lösungen A, B, C und D werden, wie in Tab. 2.6.14-3 angegeben, hergestellt und nach der unter „1. Vorbereitende Prüfung, 1.1 Bestätigung der angegebenen Lysatempfindlichkeit" beschriebenen Methode geprüft.

3.2 Berechnung und Interpretation der Ergebnisse

Die Prüfung darf nur ausgewertet werden, wenn die folgenden 3 Bedingungen erfüllt sind:
- beide Parallelansätze mit der Lösung D (Negativkontrolle) sind negativ
- beide Parallelansätze mit der Lösung B (positive Produkt-Kontrolle) sind positiv

– das geometrische Mittel der Konzentration am Endpunkt der Lösung C liegt im Bereich von 0,5 λ bis 2 λ.

Um die Endotoxin-Konzentration der Lösung A zu bestimmen, wird die Konzentration am Endpunkt jeder Verdünnungsreihe durch Multiplikation jedes Verdünnungsfaktors am Endpunkt mit λ berechnet.

Die Endotoxin-Konzentration der Untersuchungslösung ist das geometrische Mittel der Konzentration am Endpunkt der beiden Verdünnungsreihen (vergleiche auch die Formel unter „1. Vorbereitende Prüfung, 1.1 Bestätigung der angegebenen Lysatempfindlichkeit"). Wenn die Prüfung mit einer verdünnten Untersuchungslösung ausgeführt wird, erfolgt die Berechnung der Endotoxin-Konzentration in der Originallösung durch Multiplikation des Ergebnisses mit dem Verdünnungsfaktor.

Falls in einer gültigen Prüfung keine Verdünnung der Untersuchungslösung positiv ist, wird als Endotoxin-Konzentration ein Wert angenommen, der kleiner als λ ist (oder, falls eine verdünnte Probe geprüft wurde, der kleiner als λ multipliziert mit dem kleinsten Verdünnungsfaktor der Probe ist). Wenn alle Verdünnungen positiv sind, wird als Endotoxin-Konzentration ein Wert angenommen, der gleich oder größer ist als der des größten Verdünnungsfaktors multipliziert mit λ (zum Beispiel in Tab. 2.6.14-3: Anfangsverdünnungsfaktor · 8 · λ).

Die Zubereitung entspricht der Prüfung, wenn die Endotoxin-Konzentration geringer ist als die in der Monographie angegebene.

Photometrische Methoden (Methoden C, D, E und F)

1. Turbidimetrische Methode (Methoden C und F)

Diese Methode beinhaltet eine photometrische Prüfung, die auf der Messung einer Trübungszunahme beruht. Auf der Basis des angewendeten Prinzips der Prüfung wird die Methode in die turbidimetrische Endpunktmethode und die turbidimetrisch-kinetische Methode unterteilt.

Die turbidimetrische Endpunktmethode (Methode F) beruht auf der quantitativen Beziehung zwischen der Endotoxin-Konzentration und der Trübung (gemessen durch die Absorption oder Transmission) der Reaktionsmischung am Ende einer Inkubationsperiode. Die turbidimetrisch-kinetische Methode (Methode C) beruht auf der Messung entweder der Zeit, die eine Reaktionsmischung benötigt, um eine festgelegte Absorption zu erreichen, oder der Rate der Trübungsentwicklung.

Die Prüfung wird bei der vom Lysat-Hersteller empfohlenen Inkubationstemperatur durchgeführt (normalerweise 37 ± 1 °C).

2. Methode mit Chromogen (Methoden D und E)

Diese Methode wird angewendet, indem die Freisetzung eines Chromophors aus einem geeigneten chromogenen Peptid durch die Reaktion des Endotoxins mit dem Lysat gemessen wird. Die Methode wird in Abhängigkeit vom angewendeten Prinzip der Prüfung in die Endpunktmethode mit chromogenem Peptid und die kinetische Methode mit chromogenem Peptid unterteilt.

Die Endpunktmethode mit chromogenem Peptid (Methode E) beruht auf der quantitativen Beziehung zwischen der Endotoxin-Konzentration und der Menge des freigesetzten Chromophors am Ende einer Inkubationsperiode.

Bei der kinetischen Methode mit chromogenem Peptid (Methode D) wird entweder die Zeit, die eine Reaktionsmischung benötigt, um eine festgelegte Absorption zu erreichen, oder die Rate einer Farbentwicklung gemessen.

Die Prüfung wird bei der vom Lysat-Hersteller empfohlenen Inkubationstemperatur durchgeführt (normalerweise 37 ± 1 °C).

Tabelle 2.6.14-3

Lösung	Endotoxin-Konzentration/ Lösung, der Endotoxin zugesetzt ist	Verdünnungs-medium	Verdünnungs-faktor	Anfangs-konzentration an Endotoxin	Anzahl der Parallelansätze
A	Keine/ Untersuchungslösung	Wasser zur BEP	1	–	2
			2	–	2
			4	–	2
			8	–	2
B	2 λ/ Untersuchungslösung	–	1	2 λ	2
C	2 λ/ Wasser zur BEP	Wasser zur BEP	1	2 λ	2
			2	1 λ	2
			4	0,5 λ	2
			8	0,25 λ	2
D	Keine/ Wasser zur BEP	–	–	–	2

Lösung A = Untersuchungslösung in der Verdünnung, mit der die Prüfung auf Störfaktoren durchgeführt wurde, und die nicht größer sein darf als die MVD. Anschließende Verdünnungen der Untersuchungslösung dürfen nicht größer sein als die MVD. Mit Wasser zur BEP werden 2 Verdünnungsreihen hergestellt, die im Verhältnis von 1:1, 1:2, 1:4 und 1:8 zu der Lösung stehen, mit der die Prüfung auf Störfaktoren durchgeführt wurde. Andere Verdünnungen können nach Erfordernis hergestellt werden

Lösung B = Lösung A, die Standard-Endotoxin in einer Konzentration von 2 λ enthält (positive Produkt-Kontrolle)

Lösung C = 2 Verdünnungsreihen mit Wasser für BEP, die Standard-Endotoxin in Konzentrationen von 2 λ, λ, 0,5 λ und 0,25 λ enthalten

Lösung D = Wasser zur BEP (Negativkontrolle)

3. Vorbereitende Prüfung

Um die Präzision oder Gültigkeit von turbidimetrischen und chromogenen Prüfungen zu gewährleisten, werden vorbereitende Prüfungen durchgeführt. Sie dienen der Absicherung, daß die Kriterien für die Eichkurve zufriedenstellend sind und daß die Untersuchungslösung die Prüfung nicht störend beeinflußt.

Eine Validierung der Methode ist erforderlich, wenn eine Änderung der experimentellen Bedingungen vorgenommen wird, die das Ergebnis der Prüfung beeinflussen kann.

3.1 Gültigkeitskriterien für die Eichkurve

Aus der eingestellten Endotoxin-Stammlösung werden mindestens 3 unterschiedliche Endotoxin-Konzentrationen zum Erstellen der Eichkurve verwendet. Die Prüfung wird unter Verwendung von mindestens 3 Parallelansätzen von jeder Endotoxin-Arbeitslösung nach den Empfehlungen des Lysat-Herstellers (zum Beispiel Volumenverhältnis, Inkubationszeit, Temperatur, *p*H-Wert) durchgeführt.

Wenn bei der kinetischen Methode der gewünschte Konzentrationsbereich größer als 2 log-Stufen ist, müssen zusätzliche Arbeitslösungen verwendet werden, um jeden logarithmischen Anstieg im Bereich der Eichkurve abdecken zu können.

Der Absolutwert des Korrelationskoeffizienten [*r*] muß für den vom Lysat-Hersteller angegebenen Bereich der Endotoxin-Konzentration mindestens 0,980 betragen.

3.2 Prüfung auf Störfaktoren

Eine Endotoxin-Konzentration, die etwa der Mitte der Eichkurve entspricht, wird ausgewählt.

Die Lösungen A, B, C und D werden, wie in Tab. 2.6.14-4 angegeben, hergestellt. Die Prüfung wird unter Verwendung von mindestens 2 Parallelansätzen dieser Lösungen nach den Empfehlungen des Lysat-Herstellers (zum Beispiel Volumen der Untersuchungs- und Lysatlösung, Volumenverhältnis von Untersuchungs- und Lysatlösung, Inkubationszeit) durchgeführt.

Die mittlere Wiederfindungsquote für das zugesetzte Endotoxin wird durch Subtraktion der mittleren Endotoxin-Konzentration der Lösung (falls vorhanden) von der der Lösung mit dem zugesetzten Endotoxin ermittelt.

Die Untersuchungslösung wird als frei von Störfaktoren bewertet, wenn unter den Prüfungsbedingungen die gemessene, der Untersuchungslösung zugesetzte Endotoxin-Konzentration im Bereich von 50 bis 200 Prozent der bekannten, zugesetzten Endotoxin-Konzentration liegt, nachdem jegliches Endotoxin subtrahiert wurde, das außer dem zugesetzten Endotoxin in der Lösung nachgewiesen wurde.

Wenn die Wiederfindungsquote für das Endotoxin außerhalb des festgelegten Bereichs liegt, müssen die Störfaktoren wie unter „Gelbildungsmethoden, 1. Vorbereitende Prüfung, 1.2 Prüfung auf Störfaktoren“ angegeben entfernt werden. Die Wirksamkeit der Behandlung wird durch Wiederholung der Prüfung auf Störfaktoren nachgewiesen.

Allg. Methoden

4. Prüfung

4.1 Verfahren

Die unter „3. Vorbereitende Prüfung, 3.2 Prüfung auf Störfaktoren“ beschriebene Methode wird angewendet.

4.2 Berechnung

Mit Hilfe der Eichkurve, die mit der Reihe der Positivkontrollen (Lösung C) erstellt wurde, wird die Endotoxin-Konzentration von jedem Parallelansatz der Lösung A ermittelt.

Die Prüfung darf nur ausgewertet werden, wenn die folgenden 3 Forderungen erfüllt sind:

- Das mit Lösung D (Negativkontrolle) erhaltene Ergebnis darf den in der Beschreibung des eingesetzten Lysats geforderten Grenzwert des Blindversuchs nicht überschreiten
- die mit der Reihe der Lösung C (Positivkontrollen) erhaltenen Ergebnisse müssen den Anforderungen an die Validierung, die unter „3. Vorbereitende Prüfung, 3.1 Gültigkeitskriterien für die Eichkurve“ beschrieben sind, entsprechen
- die Wiederfindungsquote für das Endotoxin, berechnet aus der in Lösung B ermittelten Endotoxin-Konzentration nach Subtraktion der in Lösung A gefundenen Endotoxin-Konzentration, muß im Bereich von 50 bis 200 Prozent liegen.

Tabelle 2.6.14-4

Lösung	Endotoxin-Konzentration	Lösung, der Endotoxin zugesetzt wird	Anzahl der Parallelansätze
A	Keine	Untersuchungslösung	Mindestens 2
B	Mittlere Konzentration der Eichkurve	Untersuchungslösung	Mindestens 2
C	Mindestens 3 Konzentrationen (die geringste entspricht dem festgelegten λ)	Wasser zur BEP	Mindestens 2 für jede Konzentration
D	Keine	Wasser zur BEP	Mindestens 2

Lösung A = Untersuchungslösung, die verdünnt sein kann, jedoch nicht stärker als die MVD verdünnt sein darf

Lösung B = zu prüfende Zubereitung in der gleichen Verdünnung wie Lösung A; sie enthält das zugesetzte Endotoxin in einer Konzentration, die etwa der Mitte der Eichkurve entspricht

Lösung C = Endotoxin-Arbeitslösung in der Konzentration, die zur Validierung der Methode, wie unter „3. Vorbereitende Prüfung, 3.1 Gültigkeitskriterien für die Eichkurve“ beschrieben, verwendet wird (Positivkontrolle)

Lösung D = Wasser zur BEP (Negativkontrolle)

4.3 Interpretation der Ergebnisse

Die Zubereitung entspricht der Prüfung, wenn die mittlere Endotoxin-Konzentration der Parallelansätze von Lösung A nach einer Korrektur in bezug auf Verdünnung und Konzentration geringer ist als der für das Produkt angegebene Endotoxin-Grenzwert.

5. Reagenzien

5.1 Lysatlösung

Das Amöbozyten-Lysat wird in Wasser zur BEP oder in einem vom Lysat-Hersteller empfohlenen Puffer unter mäßigem Rühren gelöst. Das rekonstituierte Lysat wird, wie vom Hersteller angegeben, gekühlt oder eingefroren gelagert.

5.2 Amöbozyten-Lysat

Das lyophilisierte Produkt wird aus dem Amöbozyten-Lysat des Pfeilschwanzkrebses (*Limulus polyphemus* oder *Tachypleus tridentatus*) gewonnen. Dieses Reagenz bezieht sich nur auf ein Produkt, das entsprechend den Vorschriften der zuständigen Behörde hergestellt wurde.

Amöbozyten-Lysat reagiert außer mit Endotoxinen mit einigen β-Glucanen. Zubereitungen von Amöbozyten-Lysaten, die nicht mit Glucanen reagieren, sind verfügbar; sie werden durch Entfernen des Faktors G aus dem Amöbozyten-Lysat gewonnen, der mit dem Glucan reagiert, oder durch Hemmung des Faktor-G-Systems im Amöbozyten-Lysat. Diese Zubereitungen können für die Prüfung auf Endotoxine in Gegenwart von Glucanen verwendet werden.

5.3 Wasser zur BEP (Wasser für die Prüfung auf Bakterien-Endotoxine)

Wasser zur BEP ist Wasser für Injektionszwecke *R* oder nach anderen Verfahren hergestelltes Wasser, das nicht mit dem eingesetzten Lysat am Nachweisgrenzwert des Reagenzes reagiert.

Der folgende Teil dient zur Information und als Empfehlung. Er ist kein verbindlicher Teil des Arzneibuchs.

Empfehlungen zur Durchführung der Prüfung auf Bakterien-Endotoxine

1. Einleitung

Endotoxine von gramnegativen Bakterien sind die häufigste Ursache toxischer Reaktionen, die durch Kontamination pharmazeutischer Produkte mit Pyrogenen hervorgerufen werden. Ihre pyrogene Aktivität ist viel größer als die der meisten anderen pyrogenen Substanzen. Die Endotoxine sind Lipopolysaccharide. Obwohl eine geringe Anzahl von Pyrogenen existiert, die eine andere Struktur aufweisen, ist die Schlußfolgerung im allgemeinen gerechtfertigt, daß die Abwesenheit von Bakterien-Endotoxinen in einem Produkt die Abwesenheit pyrogener Komponenten bedeutet, vorausgesetzt das Vorhandensein von nicht-endotoxinen pyrogenen Substanzen kann ausgeschlossen werden.

Das Vorhandensein von Endotoxinen in einem Produkt kann jedoch durch Faktoren, welche die Reaktion zwischen Endotoxinen und dem Amöbozyten-Lysat stören, maskiert werden. Daher muß der Analytiker, der die in einer Monographie geforderte Prüfung auf Pyrogene am Kaninchen durch eine Prüfung auf Bakterien-Endotoxine ersetzen will, nachweisen, daß eine gültige Prüfung auf Endotoxine des betreffenden Produkts erfolgen kann. Das kann ein geeignetes Verfahren zur Entfernung von Störfaktoren erfordern.

Wie bei der Prüfung auf Bakterien-Endotoxine angegeben, müssen Informationen über die zwei folgenden Aspekte verfügbar sein, bevor eine Prüfung an einer Probe als geeignet gelten kann:

1.1 Die Eignung des für die Prüfung verwendeten Materials muß nachgewiesen werden. Die Abwesenheit von Endotoxinen in Wasser zur Prüfung auf Bakterien-Endotoxine (Wasser zur BEP) und in den anderen Reagenzien muß gewährleistet sein, und die Empfindlichkeit des Amöbozyten-Lysats muß überprüft werden, um die vom Hersteller deklarierte Empfindlichkeit zu bestätigen.

1.2 Da das Produkt die Prüfung stören kann, wird die Empfindlichkeit des Amöbozyten-Lysats bei Vorhandensein und bei Abwesenheit des Produkts bestimmt. Ein signifikanter Unterschied zwischen den beiden Empfindlichkeiten darf nicht bestehen.

Die „Prüfung auf Bakterien-Endotoxine" (2.6.14) gibt Methoden zur Entfernung von störenden Substanzen an. Im Fall einer störenden Substanz muß nach Anwendung einer Methode zu deren Entfernung eine weitere Prüfung erfolgen, um zu kontrollieren, ob die störende Substanz tatsächlich neutralisiert oder beseitigt wurde.

Diese Empfehlungen erklären zunächst die Gründe für die Anforderungen in der „Prüfung auf Bakterien-Endotoxine" und behandeln danach die Beurteilung der Ergebnisse.

Der Austausch einer in einer Monographie geforderten Prüfung auf Pyrogene am Kaninchen durch eine Prüfung mit Amöbozyten-Lysat bedeutet tatsächlich die Anwendung einer alternativen Analysenmethode und erfordert daher eine Validierung. Einige Anleitungen bei der Vorgehensweise werden unter Abschnitt 11 dieser Empfehlungen angegeben.

Für ein bestimmtes Produkt wird in der Monographie angegeben, welche Prüfung auf Bakterien-Endotoxine die Referenzmethode ist. Gibt es keine Angabe zur Methode, ist die Prüfung nach Methode A die Referenzmethode. Wird eine andere Prüfungsmethode gewählt, muß der Analytiker nachweisen, daß diese für das zu prüfende Produkt geeignet ist und zum gleichen Ergebnis wie die Referenzmethode führt (siehe auch Abschnitt 13).

2. Methode

Der Zusatz von Endotoxinen zum Amöbozyten-Lysat kann zur Trübung, Präzipitation oder Gelierung in der Lösung führen. Bei der zuerst eingeführten Prüfungsmethode diente im Arzneibuch lediglich die Gelierung als Bewertungskriterium für die Reaktion. Der Vorteil dieser Methode ist ihre Einfachheit; mit dem bloßen Auge läßt sich erkennen, ob die zu prüfende Zubereitung geliert oder nicht und damit, ob sie den Anforderungen der Prüfung entspricht. Die quantitativen Methoden C, D, E und F wurden erst später entwickelt. Sie erfordern einen größeren apparativen Aufwand, sind dafür jedoch für die automatische Routineprüfung größerer Probenserien eines Produkts besser geeignet.

Endotoxine können an der Oberfläche von Prüfröhrchen oder Pipetten aus bestimmten Kunststoffarten oder Glastypen adsorbiert werden. Störfaktoren können durch die Freisetzung von Substanzen aus Kunststoffmaterialien hervorgerufen werden. Daher sollten die verwendeten Materialien überprüft werden. Weitere Chargen von Prüfröhrchen oder Pipetten können eine etwas andere Zusammensetzung aufweisen, deshalb sollte der Analytiker solche Prüfungen jedesmal mit neuen Materialchargen wiederholen.

Die Entscheidung, die Prüfung auf Bakterien-Endotoxine als Grenzprüfung anzuwenden, bedeutet in erster Linie, daß ein Grenzwert für die Endotoxin-Konzentration des Produkts definiert werden muß. Sie bedeutet zweitens, daß das Ziel der Prüfung die Kenntnis sein muß, ob die Endotoxin-Konzentration im zu prüfenden Produkt unter oder über diesem Grenzwert liegt. Die quantitativen Methoden C, D, E und F ermöglichen die Bestimmung der Endotoxin-Konzentration in der Probe, jedoch gemäß Arzneibuch und in der routinemäßigen Qualitätskontrolle ist letztendlich entscheidend, ob die Endotoxin-Konzentration einen festgelegten Grenzwert überschreitet oder nicht.

Bei der Festsetzung des Endotoxin-Grenzwerts für das Produkt sollte der Dosis gebührende Beachtung geschenkt werden: Der Grenzwert sollte so festgelegt sein, daß gewährleistet ist, daß, solange die Endotoxin-Konzentration im Produkt unter dem Grenzwert liegt, sogar die auf die vorgesehene Anwendungsart je Stunde verabreichte Maximaldosis nicht so viel Endotoxine enthält, daß eine toxische Reaktion verursacht wird.

Wenn die Endotoxin-Konzentration im Produkt genau dem Grenzwert entspricht, tritt wie im Fall einer viel höheren Endotoxin-Konzentration eine Gelbildung ein, und das Produkt wird die Prüfung nicht bestehen, weil der Alles-oder-nichts-Charakter der Prüfung es unmöglich macht, zwischen einer Konzentration, die dem Grenzwert entspricht, und einer höheren Konzentration zu unterscheiden. Nur wenn keine Gelbildung eintritt, kann der Analytiker schließen, daß die Endotoxin-Konzentration unterhalb des Grenzwerts liegt.

Für Produkte im festen Zustand muß der Endotoxin-Grenzwert je Masseeinheit oder je Internationale Einheit des Produkts in eine Endotoxin-Konzentration je Milliliter der Prüflösung übertragen werden, da die Prüfung nur an einer Lösung erfolgen kann. Produkte, die schon im flüssigen Zustand vorliegen (wie flüssige Zubereitungen zur Infusion), werden nachfolgend diskutiert.

Endotoxin-Grenzwert: Der Endotoxin-Grenzwert für Wirkstoffe zur parenteralen Anwendung wird auf der Basis der Dosis als

$$\frac{K}{M} \text{ definiert, wobei}$$

K = Grenzwert der Endotoxine mit pyrogener Wirkung je Kilogramm Körpermasse und Stunde

M = empfohlene Maximaldosis des Produkts je Kilogramm Körpermasse und Stunde.

Der Endotoxin-Grenzwert hängt vom Produkt und von der Art seiner Anwendung ab und wird in den Monographien angegeben. Werte für K werden in Tab. 2.6.14-5 vorgeschlagen.

Tabelle 2.6.14-5

Vorgesehene Art der Anwendung	*K* in I.E. Endotoxine je Kilogramm Körpermasse je Stunde
Intravenös	5,0
Intravenös für radioaktive Arzneimittel	2,5
Intrathekal	0,2

Welche Verdünnung des Produkts sollte in der Prüfung verwendet werden, um mit maximaler Sicherheit zu gewährleisten, daß bei negativem Prüfergebnis die Endotoxin-Konzentration des Produkts geringer als der Endotoxin-Grenzwert ist und bei positivem Prüfergebnis das Lysat eine Endotoxin-Konzentration nachweist, die mindestens so groß ist wie der Endotoxin-Grenzwert? Die Verdünnung hängt vom Endotoxin-Grenzwert und von der Empfindlichkeit des Lysats ab. Sie wird als gültige maximale Verdünnung (MVD, maximum valid dilution) bezeichnet, und ihr Wert kann wie folgt errechnet werden:

$$\text{MVD} = \frac{\text{Endotoxin-Grenzwert} \cdot \text{Konzentration der Untersuchungslösung}}{\lambda}$$

Konzentration der Untersuchungslösung:

- in Milligramm je Milliliter, wenn der Endotoxin-Grenzwert im Verhältnis zur Masse ausgedrückt wird (I.E./mg)
- in Einheiten je Milliliter, wenn der Endotoxin-Grenzwert im Verhältnis zu Einheiten biologischer Aktivität ausgedrückt wird (I.E./Einheit)
- in Milliliter je Milliliter, wenn der Endotoxin-Grenzwert im Verhältnis zum Volumen ausgedrückt wird (I.E./ml).

λ = angegebene Empfindlichkeit des Lysats mit der Gelbildungsmethode (I.E./ml) oder der niedrigste Punkt der Eichkurve der turbidimetrischen Methode oder der Methode mit Chromogen.

Wenn der Wert MVD keine ganze Zahl ist, dann kann eine günstige ganze Zahl, die kleiner als MVD ist, für Routinezwecke verwendet werden. Dies bedeutet, daß die Verdünnung der Lösung des Produkts geringer ist, als die MVD angibt. In diesem Fall bedeutet ein negatives Prüfergebnis, daß die Endotoxin-Konzentration des Produkts unter dem Grenzwert liegt. Ist jedoch die Endotoxin-Konzentration des Produkts in einer solchen Prüfung kleiner als der Endotoxin-Grenzwert, aber groß genug, um in der Reaktion mit dem Lysat ein Gel zu ergeben, kann das Prüfergebnis unter diesen Bedingungen positiv sein. Wenn daher eine Prüfung mit dem „günstigen" Verdünnungsfaktor positiv ausfällt, dann sollte das Produkt auf die MVD verdünnt und die Prüfung wiederholt werden. In Zweifels- oder Streitfällen muß die MVD angewendet werden.

Das unterstreicht die Bedeutung der Bestätigung der Lysatempfindlichkeit.

Beispiel

Eine Lösung von Phenytoin-Natrium mit einer Konzentration von 50 mg/ml (vorgesehen für eine intravenöse

Allg. Methoden

Injektion) ist zu prüfen. Die MVD soll bestimmt werden, wobei die folgenden Variablen benutzt werden:

M = Maximaldosis für Menschen
= 15 mg je Kilogramm Körpermasse und Stunde
c = 50 mg/ml
K = 5 I.E. Endotoxine je Kilogramm Körpermasse und Stunde
λ = 0,4 I.E. Endotoxine je Milliliter.

Berechnung:

$$\text{MVD} = \frac{5 \cdot 50}{15} \cdot \frac{1}{0{,}4} = 41{,}67$$

Für Routineprüfungen dieses Produkts kann es zweckmäßig sein, 1 ml Untersuchungslösung zu 20 ml zu verdünnen (MVD/2 auf die nächstniedrigere ganze Zahl gerundet). Wenn diese Prüfung jedoch positiv ausfällt, muß der Analytiker 1 ml auf 41,67 ml verdünnen und die Prüfung wiederholen. Eine Verdünnung auf 41,67 ml ist auch erforderlich, wenn die Prüfung erfolgt, um einen Streitfall zu regeln.

3. Referenzmaterial

Endotoxin *BRS* ist für die Verwendung als Standardzubereitung vorgesehen. Der Gehalt ist im Vergleich mit dem Internationalen Standard für Endotoxin der WHO bestimmt worden, und die Aktivität wird in Internationalen Einheiten Bakterien-Endotoxine je Ampulle angegeben. Die Internationale Einheit entspricht der spezifischen Aktivität einer bestimmten Menge des Internationalen Standards.

Für Routinezwecke kann eine andere Endotoxinzubereitung verwendet werden, vorausgesetzt ihr Gehalt ist im Vergleich mit dem Internationalen Standard für Bakterien-Endotoxine oder im Vergleich mit Endotoxin *BRS* bestimmt worden und ihre Aktivität wird in Internationalen Einheiten Bakterien-Endotoxine angegeben.

Hinweis: 1 Internationale Einheit (I.E.) Bakterien-Endotoxine entspricht 1 Endotoxin-Einheit (E.E.).

4. Wasser zur Prüfung auf Bakterien-Endotoxine (Wasser zur BEP)

Die Prüfung auf Abwesenheit von Endotoxinen in diesem Reagenz durch eine von der Prüfung auf Pyrogene am Kaninchen abgeleitete Technik wurde aus folgenden praktischen und theoretischen Gründen abgelehnt:

- Die Prüfung am Kaninchen ist nicht empfindlich genug, um Endotoxine in Wasser zur BEP bei der Prüfung von Produkten mit sehr niedriger Endotoxin-Grenzkonzentration nachzuweisen
- die relativ geringe Präzision der Temperaturreaktion bei Kaninchen würde viele Wiederholungen erforderlich machen
- die Begriffe „Pyrogene“ und „Endotoxine“ bezeichnen Gruppen von Substanzen, die nicht vollständig übereinstimmen.

Die Prüfung auf Bakterien-Endotoxine gibt an, daß andere Methoden als Dreifach-Destillation zur Herstellung von Wasser zur BEP verwendet werden können. Umkehrosmose ist mit guten Ergebnissen angewendet worden. Einige Analytiker destillieren das Wasser öfter als 3mal. Welche Methode auch angewendet wird, das erhaltene Produkt muß frei von nachweisbaren Endotoxinen sein.

5. *p*H-Wert der Mischung

Die optimale Gelbildung bei einer Prüfung auf Bakterien-Endotoxine erfolgt, wenn der *p*H-Wert der Mischung im Bereich zwischen 6,0 und 8,0 liegt. Der Zusatz des Lysats zur Probe kann jedoch zur Verringerung des *p*H-Werts führen.

6. Validierung des Lysats

Die Befolgung der Herstellerhinweise für die Herstellung der Lysatlösungen ist wichtig.

Die Faktoren der größten Verdünnungen, die bei Anwendung der Gelbildungsmethoden A und B ein positives Ergebnis liefern, werden logarithmiert. Der Grund dafür ist folgender: Wenn die Häufigkeitsverteilung dieser Logarithmenwerte aufgetragen wird, nähert sie sich gewöhnlich einer Normalverteilungskurve viel stärker an als die Häufigkeitsverteilung der Verdünnungsfaktoren. Die Annäherung ist tatsächlich so gut, daß die Normalverteilung als mathematisches Modell angenommen werden kann und die Vertrauensgrenzen mit dem t-Test nach Student berechnet werden können.

7. Vorbereitende Prüfung auf Störfaktoren

Einige Produkte können nicht direkt auf das Vorhandensein von Endotoxinen geprüft werden, weil sie mit den Reagenzien nicht gemischt und nicht auf den *p*H-Wert 6,0 bis 8,0 eingestellt werden können oder weil sie die Gelbildung entweder hemmen oder aktivieren. Daher ist eine vorbereitende Prüfung erforderlich, um das Vorhandensein von Störfaktoren zu erkennen. Falls diese Faktoren gefunden werden, muß der Analytiker nachweisen, daß das Verfahren zu ihrer Entfernung effektiv ist.

Der Zweck der vorbereitenden Prüfung ist die Überprüfung der Nullhypothese, um sicherzustellen, daß die Empfindlichkeit des Lysats bei Vorhandensein des Produkts nicht signifikant von der Lysatempfindlichkeit bei Abwesenheit des Produkts abweicht. Bei den Methoden A und B wird ein einfaches Kriterium verwendet: Die Nullhypothese wird akzeptiert, wenn die Empfindlichkeit des Lysats bei Vorhandensein des Produkts mindestens das 0,5fache und höchstens das 2fache der Empfindlichkeit des Lysats selbst beträgt.

Ein klassischer Ansatz wäre, die Mittelwerte des log-Verdünnungsfaktors für die Empfindlichkeit mit und ohne Produkt zu errechnen und die Differenz zwischen beiden Mittelwerten mit dem t-Test nach Student zu prüfen.

Für die Prüfung auf Störfaktoren mit Hilfe der Gelbildungsmethoden A und B wird eine Probe des Produkts benötigt, in der keine Endotoxine nachweisbar sind. Da diese Tatsache im Falle der Prüfung eines völlig neuen Produkts ein theoretisches Problem darstellt, wurde für die quantitativen Prüfverfahren C, D, E und F eine modifizierte Methode entwickelt.

8. Entfernung der Störfaktoren

Die Verfahren zur Entfernung der Störfaktoren dürfen die Endotoxinmenge im Produkt weder vergrößern noch verringern (zum Beispiel Verringerung durch Adsorption).

Die korrekte Vorgehensweise, um dies zu überprüfen, besteht darin, die Verfahren an einem Produkt vorzunehmen, dem eine bekannte Menge Endotoxine zugesetzt wurde, und die Wiederfindungsquote der Endotoxine zu bestimmen.

Methoden C und D: Falls das Produkt Störfaktoren beinhaltet, die durch klassische Methoden nicht beseitigt werden können, besteht die Möglichkeit, die Endotoxin-Eichkurve für ein Produkt gleichen Typs, das durch entsprechende Behandlung oder Verdünnung von Endotoxinen befreit wurde, aufzunehmen. Die Endotoxin-Prüfung wird in dem Fall durch Vergleich mit dieser Eichkurve durchgeführt.

In den meisten Fällen hat sich Ultrafiltration mit asymmetrischen Filtern aus Cellulosetriacetat als geeignet erwiesen. Die Filter sollten angemessen validiert sein, weil unter Umständen Cellulosederivate (β-D-Glucane) falsch positive Ergebnisse verursachen können.

Polysulfon-Filter haben sich wegen falsch positiver Ergebnisse als ungeeignet erwiesen.

9. Zweck der Kontrollen

Der Zweck der Kontrolle mit Wasser zur BEP und Endotoxin *BRS* bei doppelter Konzentration der in der Beschriftung angegebenen Lysatempfindlichkeit besteht darin, die Aktivität des Lysats zum Zeitpunkt und unter den Bedingungen der Prüfung zu verifizieren. Der Zweck der Negativkontrolle besteht darin, die Abwesenheit einer nachweisbaren Endotoxin-Konzentration in Wasser zur BEP zu überprüfen.

Die Positivkontrolle, die das Produkt in der bei der Prüfung verwendeten Konzentration enthält, soll die Abwesenheit von Störfaktoren zum Zeitpunkt und unter den Bedingungen der Prüfung nachweisen.

10. Beurteilung der Ergebnisse

Geringe Mengen von Endotoxinen in Wasser zur BEP oder in jedem anderen Reagenz oder Material, denen das Lysat während der Prüfung ausgesetzt ist, können sich dem Nachweis entziehen, solange sie nicht die Empfindlichkeitsgrenze des Lysats erreichen. Jedoch kann dadurch die Endotoxinmenge in der das Produkt enthaltenden Lösung unwesentlich über die Empfindlichkeitsgrenze erhöht und so eine positive Reaktion verursacht werden.

Dieses Risiko kann durch Prüfungen von Wasser zur BEP sowie der anderen Reagenzien und Materialien mit dem empfindlichsten Lysat, das verfügbar ist, oder mindestens mit einem, das empfindlicher als das bei der Prüfung des Produkts verwendete Lysat ist, verringert werden. Sogar dann kann das Risiko eines solchen falsch positiven Prüfergebnisses nicht vollständig ausgeschlossen werden. Jedoch sollte betont werden, daß diese Ausgestaltung der Prüfung garantiert sicher ist, im Gegensatz zu einer Ausgestaltung der Prüfung, die ein falsch negatives Ergebnis gestattet. Durch letztere würde ein Produkt freigegeben, welches die Gesundheit der Patienten gefährden könnte.

11. Ersatz der Prüfung auf Pyrogene am Kaninchen durch eine Prüfung auf Bakterien-Endotoxine

Monographien von Arzneistoffen, die zur parenteralen Anwendung bestimmt sind und toxische Mengen an Bakterien-Endotoxinen enthalten können, fordern entweder die Prüfung auf Bakterien-Endotoxine oder die Prüfung auf Pyrogene am Kaninchen.

Allgemein gilt folgendes:

11.1 Wird in einer Monographie eine Prüfung gefordert, ist nur eine Prüfung durchzuführen, entweder die Prüfung auf Bakterien-Endotoxine oder die Prüfung auf Pyrogene.

11.2 Wenn nichts Gegenteiliges vorliegt, wird die Prüfung auf Bakterien-Endotoxine der Prüfung auf Pyrogene vorgezogen, da sie im allgemeinen einen gleichen oder besseren Schutz des Patienten gewährleistet.

11.3 Bevor eine Prüfung auf Bakterien-Endotoxine in eine Monographie aufgenommen wird, ist der Beweis erforderlich, daß eine der unter 2.6.14 beschriebenen Prüfungen mit einem zufriedenstellenden Ergebnis auf das betreffende Produkt angewendet werden kann.

11.4 Die erforderlichen Informationen werden von den Herstellern erbeten. Die Unternehmen sind aufgefordert, alle ihnen zur Verfügung stehenden Validierungsunterlagen zur Anwendbarkeit der Prüfung auf Bakterien-Endotoxine auf die betreffenden Substanzen und Formulierungen zu liefern. In diese Unterlagen sind Einzelheiten zur Probenvorbereitung und aller zur Beseitigung von störenden Substanzen notwendigen Verfahren eingeschlossen. Zusätzlich müssen alle verfügbaren, parallel vorliegenden Unterlagen zur Prüfung auf Pyrogene am Kaninchen geliefert werden, die zur Sicherheit, daß der Ersatz der Prüfung auf Pyrogene am Kaninchen durch die Prüfung auf Bakterien-Endotoxine geeignet ist, beitragen.

Zusätzliche Anforderungen sind in den folgenden Abschnitten festgelegt.

12. Anwendung einer anderen Prüfung auf Bakterien-Endotoxine als die in der Monographie beschriebene

Falls eine Prüfung auf Bakterien-Endotoxine vorgeschrieben und keine der unter 2.6.14 beschriebenen 6 Methoden (A bis F) angegeben ist, so wurde die Gelbildungsmethode (Grenzwert-Prüfung, Methode A) für dieses Produkt validiert. Wird eine andere Methode (B bis F) angegeben, so ist diese für dieses Produkt validiert.

13. Validierung alternativer Methoden

Sowohl der Ersatz der Prüfung auf Pyrogene am Kaninchen durch eine Prüfung auf Bakterien-Endotoxine als auch der Ersatz einer vorgeschriebenen oder eingeführten Prüfungsmethode auf Bakterien-Endotoxine durch eine andere Methode ist als Benutzung einer alternativen Methode gegenüber einer Arzneibuchprüfung zu bewerten. Dazu wird unter „1. Allgemeine Vorschriften" ausgeführt:

> „Die Prüfungen und Bestimmungen, auf denen die Qualitätsanforderungen des Arzneibuchs basieren, sind die offiziellen Methoden. Mit Zustimmung der zuständigen Behörde können alternative Analysen-

Allg. Methoden

methoden zu Kontrollzwecken eingesetzt werden, wenn diese sicherstellen, daß unzweideutig entschieden werden kann, ob die Substanz den Anforderungen des Arzneibuchs entsprechen würde, wenn die offiziellen Methoden angewendet würden. In Zweifels- oder Streitfällen sind allein die Analysenmethoden des Arzneibuchs ausschlaggebend."

Die folgenden Verfahren werden zur Validierung einer anderen Prüfung auf Bakterien-Endotoxine als die in der Monographie angegebene vorgeschlagen.

13.1 Das Verfahren und die in der Methode verwendeten Materialien und Reagenzien sollten wie in der betreffenden Prüfung beschrieben validiert werden.

13.2 Das Vorhandensein von Störfaktoren (und falls erforderlich das Verfahren zur Entfernung) sollten an Proben von mindestens 3 Herstellungschargen geprüft werden.

Berücksichtigt werden sollte, daß die Methoden D und E unter Benutzung von chromogenen Peptiden Reagenzien erfordern, die in den Methoden A, B, C und F nicht verwendet werden. Daher kann eine Übereinstimmung mit den Anforderungen der Prüfung auf Störfaktoren nicht ohne weitere Überprüfung auf die Methoden D und E übertragen werden.

14. Validierung der Prüfung für neue Produkte

Die unter 13.1 und 13.2 beschriebenen Verfahren sollten auf alle neuen Produkte zur parenteralen Anwendung angewendet werden, die einer Prüfung auf Bakterien-Endotoxine nach dem Arzneibuch entsprechen müssen.

2.6.16 Prüfung auf fremde Agenzien in Virus-Lebend-Impfstoffen für Menschen

Bei den Prüfungen, die eine vorherige Virusneutralisierung erfordern, werden spezifische Antikörper verwendet, die nicht vom Menschen oder Affen stammen. Falls das Virus in Geflügelgeweben vermehrt wurde, dürfen die Antikörper außerdem auch nicht vom Geflügel stammen. Um das Antiserum herzustellen, wird ein immunisierendes Antigen verwendet. Das Antigen ist frei von fremden Agenzien und wird in einer Zellkultur einer Art, die nicht für die Herstellung des Impfstoffs verwendet wurde, hergestellt. Falls die Verwendung von SPF-Eiern vorgeschrieben ist, müssen die Eier von Herden stammen, die frei von spezifizierten, pathogenen Mikroorganismen (5.2.2) sind.

Saatgut

Zur Zeit der Virusernte werden Proben des Saatguts genommen und, falls sie nicht sofort geprüft werden, unterhalb von –40 °C gelagert.

Ausgewachsene Mäuse: Mindestens 10 Mäusen von jeweils 15 bis 20 g Körpermasse werden intrazerebral 0,03 ml und intraperitoneal 0,5 ml Saatvirussystem verabreicht. Die Tiere werden mindestens 21 Tage lang beobachtet. Alle Mäuse, die nach den ersten 24 h nach der Verabreichung sterben oder die Krankheitssymptome zeigen, werden obduziert und auf Anzeichen einer Virusinfektion hin makroskopisch untersucht. Von diesen Tieren wird darüber hinaus durch intrazerebrale sowie intraperitoneale Überimpfung geeigneter Gewebesuspensionen auf mindestens 5 zusätzliche Mäuse, die 21 Tage lang beobachtet werden, die Infektiosität des Materials geprüft. Das Saatgut entspricht der Prüfung, wenn keine Maus Anzeichen einer Infektion durch das Saatvirussystem aufweist. Die Prüfung darf nur ausgewertet werden, wenn mindestens 80 Prozent der ursprünglich geimpften Mäuse den Beobachtungszeitraum überleben.

Nicht entwöhnte Mäusejunge: Mindestens 20, höchstens 24 h alten Mäusejungen werden intrazerebral 0,01 ml und intraperitoneal mindestens 0,1 ml Saatgut verabreicht. Die Tiere werden mindestens 14 Tage lang täglich beobachtet. Alle Mäuse, die nach den ersten 24 h nach der Verabreichung sterben oder die Krankheitssymptome zeigen, werden obduziert und auf Anzeichen einer Virusinfektion hin makroskopisch untersucht. Von diesen Tieren wird darüber hinaus durch intrazerebrale sowie intraperitoneale Überimpfung geeigneter Gewebesuspensionen auf mindestens 5 zusätzliche Mäusejunge, die 14 Tage lang täglich beobachtet werden, die Infektiosität des Materials geprüft. Das Saatgut entspricht der Prüfung, wenn keine Maus Anzeichen einer Infektion durch das Saatgut aufweist. Die Prüfung darf nur ausgewertet werden, wenn mindestens 80 Prozent der ursprünglich geimpften Mäuse den Beobachtungszeitraum überleben.

Meerschweinchen: Mindestens 5 Meerschweinchen von jeweils 350 bis 450 g Körpermasse werden intraperitoneal 5,0 ml Saatgut verabreicht. Die Tiere werden mindestens 42 Tage lang auf Krankheitssymptome beobachtet. Alle Meerschweinchen, die nach den ersten 24 h nach der Verabreichung sterben oder die Krankheitssymptome zeigen, werden obduziert und makroskopisch untersucht. Die Gewebe werden mikroskopisch sowie mit Hilfe einer Kultur auf Anzeichen einer Virusinfektion untersucht. Tiere, die den Beobachtungszeitraum überleben, werden getötet und auf die gleiche Art untersucht. Das Saatgut entspricht der Prüfung, wenn kein Meerschweinchen Anzeichen einer Virusinfektion durch das Saatgut aufweist. Die Prüfung darf nur ausgewertet werden, wenn mindestens 80 Prozent der Meerschweinchen den Beobachtungszeitraum überleben.

Saatgut und Virusernten

Zur Zeit der Virusernte werden Proben des Saatguts genommen und, falls nicht sofort geprüft wird, unterhalb von – 40 °C gelagert.

Bakterien und Pilze: 10 ml Probe müssen der „Prüfung auf Sterilität" (2.6.1) entsprechen.

Mykoplasmen: 10 ml Probe müssen der „Prüfung auf Mykoplasmen" (2.6.7) entsprechen.

Mykobakterien: Die Prüfung erfolgt nach „Prüfung auf Mykobakterien" (2.6.2). 5 ml werden auf das Vorhandensein von *Mycobacterium* spp. mit Kulturverfahren geprüft, die für den Nachweis dieser Organismen als empfindlich bekannt sind.

Prüfung auf andere fremde Agenzien mit Hilfe von Zellkulturen: Falls nichts anderes vorgeschrieben ist, wird eine neutralisierte Menge, die 500 Impfdosen für Menschen entspricht, oder 50 ml der Zubereitung (die größere Menge wird geprüft) auf das Vorhandensein fremder Agenzien durch Überimpfen auf zusammenhängende Zellkulturen vom Menschen und Affennieren geprüft. Falls das Virus in diploiden Zellen vom Menschen gezüchtet wurde, wird die neutralisierte Virusernte auch in einer getrennten Kultur diploider Zellen geprüft. Falls das Impfstoffvirus in einem anderen als vom Menschen oder Affen stammenden Zellsystem gezüchtet wurde, werden Zellen dieser Art aus einer getrennten Kultur ebenfalls beimpft. Die Zellen werden bei 36 ± 1 °C inkubiert und 14 Tage lang beobachtet. Das Saatgut oder die Virusernte entspricht den Prüfungen, wenn keine der Zellkulturen Anzeichen des Vorhandenseins von fremden Agenzien, die nicht nur auf eine zufällige Kontamination zurückzuführen sind, aufweist. Die Prüfung darf nur ausgewertet werden, wenn mindestens 80 Prozent der Zellkulturen lebensfähig bleiben.

Geflügelviren: Die Prüfung ist nur für das in Geflügelgeweben gezüchtete Virus erforderlich. Eine 100 Impfdosen für den Menschen entsprechende Menge oder 10 ml der Zubereitung (die größere Menge wird verwendet) werden neutralisiert. Jeweils 0,5 ml Zubereitung werden einer Anzahl 9 bis 11 Tage alter SPF-Bruteier in die Allantoishöhle und einer zweiten Anzahl 5 bis 7 Tage alter SPF-Bruteier in den Dottersack überimpft. Die Eier werden 7 Tage lang bebrütet. Das Saatgut oder die Virusernte entspricht der Prüfung, wenn die Allantois- und die Dottersackflüssigkeiten keine Anzeichen des Vorhandenseins eines hämagglutinierenden Agenz aufweisen und wenn alle grobpathologisch untersuchten Embryonen sowie Chorioallantoismembranen ohne Befund sind. Die Prüfung darf nur ausgewertet werden, wenn mindestens 80 Prozent der beimpften Eier 7 Tage lang überleben.

Herstellungszellkultur: Kontrollzellen

Die Kontrollzellen werden während der gesamten Inkubationszeit der beimpften Herstellungszellkulturen oder mindestens 14 Tage lang nach der Beimpfung (der längere Zeitraum wird gewählt) mikroskopisch auf das Nichtvorhandensein zytopathischer Degeneration untersucht, die durch Viren verursacht wird. Die Prüfung darf nur ausgewertet werden, wenn mindestens 80 Prozent der Kontrollzellkulturen bis zum Ende des Beobachtungszeitraums überleben.

Nach 14 Tagen oder zum Zeitpunkt der letzten Virusernte (der längere Zeitraum wird gewählt) werden die nachfolgenden Prüfungen durchgeführt.

Prüfung auf hämadsorbierende Viren: Mindestens 25 Prozent der Kontrollkulturen werden auf das Vorhandensein von hämadsorbierenden Viren durch Zusatz von Meerschweinchenerythrozyten untersucht. Die verwendeten Meerschweinchenerythrozyten dürfen höchstens 7 Tage lang bei 5 ± 3 °C gelagert sein. Die Hälfte der Kulturen wird nach 30 min langer Bebrütung bei 5 ± 3 °C und die andere Hälfte nach 30 min langer Bebrütung bei 20 bis 25 °C ausgewertet. Anzeichen von hämadsorbierenden Agenzien dürfen nicht nachweisbar sein.

Prüfung auf andere fremde Agenzien in Zellkulturen: Die überstehenden Flüssigkeiten der Kontrollzellen werden vereinigt und auf das Vorhandensein fremder Agenzien durch Beimpfen von Zellkulturen von Menschen und Affennieren untersucht. Falls das Impfstoffvirus in einem anderen als von Menschen oder Affen stammenden Zellsystem gezüchtet wurde, werden Zellen dieser Spezies aus einer getrennten Charge ebenfalls beimpft. Von jedem Zellsystem werden mindestens 5 ml geprüft. Die Zellen werden bei 36 ± 1 °C inkubiert und 14 Tage lang beobachtet. Anzeichen für das Vorhandensein von fremden Agenzien dürfen nicht erkennbar sein.

Falls die Herstellungszellkultur bei einer von 36 ± 1 °C abweichenden Temperatur gehalten wird, muß eine zusätzliche Prüfung auf fremde Agenzien bei der Herstellungstemperatur und unter Benutzung des gleichen Zelltyps, der für die Viruszucht eingesetzt wird, durchgeführt werden.

Aviäre Leukoseviren (nur für das in Geflügelgeweben gezüchtete Virus erforderlich): Eine Prüfung auf aviäre Leukoseviren erfolgt unter Verwendung von 5 ml der überstehenden Flüssigkeit von Kontrollzellen.

Kontrolleier

Hämagglutinierende Agenzien: 0,25 ml der Allantoisflüssigkeit von jedem Ei werden auf hämagglutinierende Agenzien durch direktes Mischen mit Hühnererythrozyten untersucht. Zusätzlich wird auf hämagglutinierende Agenzien nach einer wie folgt durchgeführten Passage in SPF-Eiern geprüft: 5 ml Probe der vereinigten amniotischen Flüssigkeiten von Kontrolleiern werden in Volumteilen von je 0,5 ml in die Allantois- und in die Amnionhöhle von SPF-Eiern überimpft. Die Kontrolleier entsprechen der Prüfung, wenn keine Anzeichen für das Vorhandensein von hämagglutinierenden Agenzien in beiden Prüfungen nachweisbar sind.

Aviäre Leukoseviren: 10 ml Probe der vereinigten amniotischen Flüssigkeiten von Kontrolleiern werden verwendet. Eine Anreicherung erfolgt durch 5 Zyklen in leukosefreien Zellkulturen von Hühnerembryonen. Die Prüfung auf Geflügelleukose wird unter Verwendung von Zellen aus dem fünften Zyklus durchgeführt. Die Kontrolleier entsprechen der Prüfung, wenn keine Anzeichen für das Vorhandensein von aviären Leukoseviren nachweisbar sind.

Andere fremde Agenzien: Proben von 5 ml der vereinigten amniotischen Flüssigkeiten von Kontrolleiern werden in Zellkulturen von Menschen und Affen überimpft. Die Zellkulturen werden 14 Tage lang beobachtet. Die Kontrolleier entsprechen der Prüfung, wenn keine Anzeichen für das Vorhandensein von fremden Agenzien nachweisbar sind. Die Prüfung darf nur ausgewertet werden, wenn 80 Prozent der beimpften Kulturen bis zum Ende des Beobachtungszeitraums überleben.

2.6.17 Bestimmung der antikomplementären Aktivität von Immunglobulin

Zur Bestimmung der antikomplementären Aktivität (AKA) von Immunglobulin wird eine bestimmte Menge der Immunglobulin-Zubereitung (entsprechend 10 mg Immunglobulin) mit einer bestimmten Menge Komplement vom Meerschweinchen (entsprechend 20 KH_{50}) inkubiert und das freie Komplement titriert. Die antikomplementäre Aktivität wird als Verhältnis des Verbrauchs an Komplement zum Verbrauch einer Komplement-Referenzzubereitung (als 100 Prozent angenommen) berechnet und in Prozent angegeben.

Die hämolytische Einheit der Komplementaktivität (KH_{50}) ist die Komplementmenge, die unter den vorgeschriebenen Reaktionsbedingungen die Hämolyse von $2{,}5 \cdot 10^8$ optimal sensibilisierten Erythrozyten aus einer Gesamtmenge von $5 \cdot 10^8$ auslöst.

Calcium-Magnesium-Stammlösung: 1,103 g Calciumchlorid *R* und 5,083 g Magnesiumchlorid *R* werden in Wasser *R* zu 25 ml gelöst.

Barbitalpuffer-Stammlösung: 207,5 g Natriumchlorid *R* und 25,48 g Barbital-Natrium *R* werden in 4000 ml Wasser *R* gelöst. Die Lösung wird mit Salzsäure ($1 \text{ mol} \cdot l^{-1}$) auf einen *p*H-Wert von 7,3 eingestellt. Nach Zusatz von 12,5 ml Calcium-Magnesium-Stammlösung wird mit Wasser *R* zu 5000 ml verdünnt. Die Lösung wird durch ein Membranfilter (0,22 µm Porengröße) filtriert und in Glasbehältnissen bei 4 °C gelagert.

Gelatine-Lösung: 12,5 g Gelatine *R* werden in etwa 800 ml Wasser *R* gelöst und im Wasserbad zum Sieden erhitzt. Die Lösung wird auf 20 °C abgekühlt und mit Wasser *R* zu 10 l verdünnt. Die Lösung wird durch ein Membranfilter (0,22 µm Porengröße) filtriert und bei 4 °C gelagert. Nur klare Lösungen dürfen verwendet werden.

Citrat-Lösung: 8,0 g Natriumcitrat *R*, 4,2 g Natriumchlorid *R* und 20,5 g Glucose *R* werden in 750 ml Wasser *R* gelöst. Die Lösung wird mit einer Lösung von Citronensäure *R* ($100 \text{ g} \cdot l^{-1}$) auf einen *p*H-Wert von 6,1 eingestellt und mit Wasser *R* zu 1000 ml verdünnt.

Gelatine-Barbital-Pufferlösung: 4 Volumteile Gelatine-Lösung werden mit 1 Volumteil Barbitalpuffer-Stammlösung gemischt. Unter Verwendung von Natriumhydroxid-Lösung ($1 \text{ mol} \cdot l^{-1}$) oder Salzsäure ($1 \text{ mol} \cdot l^{-1}$) wird falls erforderlich der *p*H-Wert auf 7,3 eingestellt und die Lösung bei 4 °C gelagert. Die Lösung muß täglich frisch hergestellt werden.

Stabilisiertes Schafsblut: 1 Volumteil Schafsblut wird mit 1 Volumteil Citrat-Lösung gemischt. Die Mischung muß mindestens 7 und darf höchstens 28 Tage lang bei 4 °C gelagert werden. (Stabilisiertes Schafsblut und Erythrozyten vom Schaf sind im Handel erhältlich.)

Hämolysin: Vom Kaninchen gewonnenes Antiserum gegen Erythrozyten vom Schaf. (Dieses Antiserum ist im Handel erhältlich.)

Komplement vom Meerschweinchen: Aus dem Blut von mindestens zehn Meerschweinchen wird Serum gewonnen. Das Serum wird durch Zentrifugieren bei etwa 4 °C vom geronnenen Blut getrennt und in kleinen Mengen bei –70 °C oder darunter gelagert.

Methode

Herstellung einer eingestellten, 5prozentigen Suspension von Erythrozyten vom Schaf

Erythrozyten vom Schaf werden durch Zentrifugieren eines geeigneten Volumens von stabilisiertem Schafsblut abgetrennt, mindestens 3mal mit Gelatine-Barbital-Pufferlösung gewaschen und als 5prozentige Suspension (*V/V*) in der gleichen Pufferlösung hergestellt. Die Konzentration der Zellen in der Suspension wird wie folgt gemessen: 2,8 ml Wasser *R* werden mit 0,2 ml Suspension versetzt. Die hämolysierte Lösung wird 5 min lang bei 1000 *g* zentrifugiert. Wenn die Absorption (2.2.25) der überstehenden Flüssigkeit, bei 541 nm gemessen, 0,62 ± 0,01 beträgt, ist die Konzentration der Zellen als geeignet anzusehen. Zur Korrektur der Konzentration der Zellen wird durch Zusatz von Gelatine-Barbital-Pufferlösung nach folgender Gleichung verdünnt:

$$V_f = \frac{V_i \cdot A}{0{,}62}$$

V_f = Endvolumen
V_i = Ausgangsvolumen
A = Absorption der ursprünglichen Suspension bei 541 nm.

Die eingestellte Suspension enthält etwa $1 \cdot 10^9$ Zellen je Milliliter.

Hämolysin-Titration: Hämolysin-Verdünnungen werden wie in Tabelle 2.6.17-1 angegeben hergestellt.

Tabelle 2.6.17-1

Erforderliche Hämolysin-Verdünnung	Herstellung: Gelatine-Barbital-Pufferlösung	Herstellung: Hämolysin	
	Volumen (ml)	Verdünnung 1 zu	Volumen (ml)
7,5	0,65	unverdünnt	0,1
10	0,90	unverdünnt	0,1
75	1,80	7,5	0,2
100	1,80	10	0,2
150	1,00	75	1,0
200	1,00	100	1,0
300	1,00	150	1,0
400	1,00	200	1,0
600	1,00	300	1,0
800	1,00	400	1,0
1200	1,00	600	1,0
1600	1,00	800	1,0
2400	1,00	1200	1,0
3200*)	1,00	1600	1,0
4800*)	1,00	2400	1,0

*) 1,0 ml wird verworfen.

1,0 ml der 5prozentigen Suspension (*V/V*) von Erythrozyten vom Schaf wird in jedes Röhrchen der Hämolysin-Verdünnungsreihe gegeben, beginnend mit der Verdünnung 1 zu 75, und anschließend gemischt. Die Mischungen werden 30 min lang bei 37 °C inkubiert.

Je 0,2 ml der inkubierten Mischungen werden in neue Röhrchen überführt. 1,10 ml Gelatine-Barbital-Pufferlösung und 0,2 ml verdünntes Komplement vom Meerschweinchen (zum Beispiel im Verhältnis 1 zu 150) werden zugesetzt. Die Verdünnung wird 2mal hergestellt.

Als Kontrollversuch ohne Hämolyse werden 3 Röhrchen mit 1,4 ml Gelatine-Barbital-Pufferlösung und 0,1 ml der 5prozentigen Suspension von Erythrozyten vom Schaf zubereitet.

Als Kontrollversuch mit vollständiger Hämolyse werden drei Röhrchen mit 1,4 ml Wasser *R* und 0,1 ml der 5prozentigen Suspension von Erythrozyten vom Schaf zubereitet.

Alle Röhrchen werden 60 min lang bei 37 °C inkubiert und 5 min lang bei 1000 *g* zentrifugiert. Die Absorptionen der überstehenden Flüssigkeiten werden bei 541 nm gemessen und der Hämolysegrad in Prozent für jedes Röhrchen wie folgt errechnet:

$$\frac{A_a - A_l}{A_b - A_l} \cdot 100$$

A_a = Absorption der überstehenden Flüssigkeit im Röhrchen mit einer Hämolysin-Verdünnung
A_b = mittlere Absorption der überstehenden Flüssigkeit in den drei Röhrchen mit vollständiger Hämolyse
A_l = mittlere Absorption der überstehenden Flüssigkeit in den drei Röhrchen ohne Hämolyse.

In einem Diagramm mit linear eingeteilten Achsen wird der prozentuale Anteil der Hämolyse als Ordinate gegen den entsprechenden reziproken Wert der Hämolysin-Verdünnung als Abszisse aufgetragen. Mit Hilfe der Kurve wird die optimale Verdünnung des Hämolysins ermittelt. Die Verdünnung wird ausgewählt, bei der die weitere Erhöhung der Hämolysinmenge keine merkliche Veränderung im Hämolysegrad hervorruft. Diese Verdünnung wird als 1 minimale hämolytische Einheit (1 MHE) in 1,0 ml definiert. Die optimale hämolytische Hämolysin-Verdünnung sensibilisierter Erythrozyten vom Schaf enthält 2 MHE je Milliliter.

Die Hämolysin-Titration darf nur ausgewertet werden, wenn der maximale Hämolysegrad 50 bis 70 Prozent beträgt. Falls der maximale Hämolysegrad nicht in diesem Bereich liegt, wird die Titration mit einer mehr oder weniger verdünnten Komplement-Lösung wiederholt.

Zubereitung von optimal sensibilisierten Erythrozyten vom Schaf (Hämolysesystem)

Ein geeignetes Volumen von verdünntem Hämolysin, das 2 MHE je Milliliter enthält, und das gleiche Volumen der eingestellten 5prozentigen Suspension (*V/V*) von Erythrozyten vom Schaf werden zubereitet. Die Hämolysin-Verdünnung wird mit der eingestellten Erythrozytensuspension gemischt. Die Mischung wird 15 min lang bei 37 °C inkubiert, zwischen 2 und 8 °C gelagert und innerhalb von 6 h verwendet.

Titration des Komplements

Eine geeignete Verdünnung von Komplement mit Gelatine-Barbital-Pufferlösung (zum Beispiel im Verhältnis 1 zu 250) wird hergestellt und die Titration 2mal, wie in Tabelle 2.6.17-2 angegeben, durchgeführt.

0,2 ml sensibilisierte Erythrozyten vom Schaf werden jedem Röhrchen zugesetzt. Nach dem Mischen wird 60 min lang bei 37 °C inkubiert. Die Röhrchen werden in einer Eis-Wasser-Mischung abgekühlt und 5 min lang bei 1000 *g* zentrifugiert. Die Absorption der überstehenden Flüssigkeit wird bei 541 nm gemessen und der Hämolysegrad (Y) wie folgt errechnet:

$$\frac{A_c - A_l}{A_b - A_l}$$

A_c = Absorption der überstehenden Flüssigkeit im Röhrchen 1 bis 12
A_b = mittlere Absorption der überstehenden Flüssigkeit in den Röhrchen mit vollständiger Hämolyse
A_l = mittlere Absorption der überstehenden Flüssigkeit im Kontrollversuch ohne Hämolyse.

Tabelle 2.6.17-2

Reagenzglas-Nr.	Volumen an verdünntem Komplement (z. B. 1 zu 250) (ml)	Volumen an Gelatine-Barbital-Pufferlösung (ml)
1	0,1	1,2
2	0,2	1,1
3	0,3	1,0
4	0,4	0,9
5	0,5	0,8
6	0,6	0,7
7	0,7	0,6
8	0,8	0,5
9	0,9	0,4
10	1,0	0,3
11	1,1	0,2
12	1,2	0,1
3 Reagenzgläser für Kontrollversuch ohne Hämolyse	–	1,3
3 Reagenzgläser für Kontrollversuch mit vollständiger Hämolyse	–	1,3 ml Wasser

In einem Diagramm mit logarithmischer Einteilung beider Achsen wird der Wert für Y/(1 – Y) auf der Abszisse gegen die Komplementmenge in Milliliter aufgetragen. Eine Kurve wird den Punkten bestmöglich angepaßt und die Komplementmenge, die 50prozentige Hämolyse bewirkt, bei Y/(1 – Y) = 1,0 abgelesen. Die Aktivität wird in hämolytischen Einheiten je Milliliter (KH_{50}/ml) wie folgt errechnet:

$$\frac{C_d}{C_a \cdot 5}$$

C_d = reziproker Wert der Komplementverdünnung
C_a = Komplementvolumen in Milliliter bei 50prozentiger Hämolyse
5 = Skalierungsfaktor.

Die Prüfung darf nur ausgewertet werden, wenn die aufgetragene Kurve zwischen 15 und 85 Prozent Hämolyse eine Gerade ist und ihre Steigung zwischen 0,15 und 0,40, vorzugsweise zwischen 0,18 und 0,30 liegt.

Prüfung auf antikomplementäre Aktivität

Durch Verdünnung von titriertem Komplement vom Meerschweinchen mit Gelatine-Barbital-Pufferlösung wird eine Komplementverdünnung von 100 KH_{50} je Milliliter hergestellt.

Falls erforderlich wird die Immunglobulin-Zubereitung auf einen *p*H-Wert von 7 eingestellt.

Für eine Zubereitung mit 50 mg Immunglobulin je Milliliter werden die Inkubationsmischungen wie folgt hergestellt:

Allg. Methoden

	Immunglobulin-Zubereitung in ml	**Komplement-Referenzzubereitung (zweimal)** in ml
Immunglobulin-Zubereitung (50 mg/ml)	0,2	–
Gelatine-Barbital-Pufferlösung	0,6	0,8
Komplement	0,2	0,2

Die Prüfung erfolgt parallel für die Immunglobulin-Zubereitung und für Immunglobulin vom Menschen *BRS*, wie dies im Beipackzettel für Immunglobulin vom Menschen *BRS* für die AKA-positive Referenzzubereitung und die AKA-negative Referenzzubereitung angegeben wird. Größere oder kleinere Volumen der Immunglobulin-Zubereitung bzw. der Gelatine-Barbital-Pufferlösung werden zugesetzt, wenn die Immunglobulinkonzentration von 50 mg je Milliliter abweicht; z. B. werden 0,47 ml Gelatine-Barbital-Pufferlösung mit 0,33 ml Immunglobulin-Zubereitung, die 30 mg je Milliliter enthält, versetzt, um ein Volumen von 0,8 ml zu erhalten. Die Röhrchen werden verschlossen und 60 min lang bei 37 °C inkubiert. Zur Verdünnung des Komplements werden jeweils 9,8 ml Gelatine-Barbital-Pufferlösung mit 0,2 ml jeder Inkubationsmischung versetzt, um das Komplement zu verdünnen. Die Komplement-Titrationen werden wie oben beschrieben für jedes Röhrchen durchgeführt, um die restliche Komplementaktivität zu bestimmen (siehe Tabelle 2). Die antikomplementäre Aktivität der Immunglobulin-Zubereitung wird relativ zur Komplement-Referenzzubereitung, die als 100 Prozent gesetzt wird, wie folgt errechnet:

$$\frac{a-b}{a} \cdot 100$$

a = mittlere Komplementaktivität (KH_{50} je Milliliter) der Komplement-Referenzzubereitung

b = Komplementaktivität (KH_{50} je Milliliter) der Immunglobulin-Zubereitung.

Die Prüfung darf nur ausgewertet werden, wenn

- die antikomplementären Aktivitäten für die AKA-negative Referenzzubereitung und die AKA-positive Referenzzubereitung innerhalb der im Beipackzettel für Immunglobulin vom Menschen *BRS* angegebenen Grenzen liegen
- die Komplementaktivität der Komplement-Referenzzubereitung (a) im Bereich von 80 bis 120 KH_{50} je Milliliter liegt.

2.6.21 Verfahren zur Amplifikation von Nukleinsäuren

1. Einleitung

Die Verfahren zur Amplifikation von Nukleinsäuren beruhen auf zwei unterschiedlichen Prinzipien:

1. Amplifikation einer Nukleinsäuresequenz (Zielsequenz) zum Beispiel durch Polymerase-Kettenreaktion (PCR), Ligase-Kettenreaktion (LCR) oder isothermische Amplifikation einer Ribonukleinsäure-Sequenz (RNA).

2. Amplifikation eines Hybridisierungssignals zum Beispiel für Desoxyribonukleinsäure (DNA) mit dem Verfahren der verzweigten (branched) DNA (bDNA). In diesem Fall erfolgt die Amplifikation des Signals, ohne die DNA wiederkehrenden Amplifikationszyklen zu unterwerfen.

Im vorliegenden allgemeinen Kapitel wird die PCR als Referenzverfahren beschrieben. Andere Methoden können angewendet werden, wenn sie den nachstehenden Qualitätsanforderungen genügen.

2. Zweck

Im vorliegenden Kapitel werden die Anforderungen an die Probenvorbereitung, an die Amplifikation von DNA-Sequenzen in vitro und an den Nachweis des spezifischen PCR-Produkts beschrieben. Die PCR erlaubt sowohl den Nachweis definierter DNA-Sequenzen als auch den Nachweis von RNA-Sequenzen nach vorausgegangener reverser Transkription in komplementäre DNA (cDNA) und deren anschließender Amplifikation.

3. Methodik der PCR

Die PCR ist ein Verfahren, das die spezifische In-vitro-Amplifikation von DNA- oder RNA-Segmenten nach reverser Transkription in cDNA erlaubt.

Nach Denaturieren von Doppelstrang-DNA zu Einzelstrang-DNA hybridisieren 2 synthetische Oligonukleotid-Primer von entgegengesetzter Polarität mit der jeweils entsprechenden komplementären Sequenz auf der DNA, die amplifiziert werden soll. Die kurzen Doppelstrangbereiche, die das Ergebnis der Bildung von spezifischen Basenpaaren zwischen Primer und komplementärer Sequenz der Einzelstrang-DNA sind, begrenzen das zu amplifizierende DNA-Segment (Zielsequenz) und dienen als Startpunkte der In-vitro-DNA-Synthese mit Hilfe einer hitzestabilen DNA-Polymerase.

Die DNA-Amplifikation erfolgt in mehreren Zyklen:

- Hitze-Denaturierung der Nukleinsäure (Zielsequenz), wobei 2 Einzelstränge entstehen
- spezifische Bindung der Primer (Annealing/Hybridisierung) an die Zielsequenz unter geeigneten Reaktionsbedingungen
- Verlängerung der Primer (Starter-Sequenz), die an jeden der beiden Einzelstränge gebunden sind, durch DNA-Polymerase bei einer geeigneten Temperatur (DNA-Synthese).

Wiederholte Zyklen von Hitzedenaturierung, Primer-Annealing und DNA-Synthese führen zu einer exponentiellen Amplifikation des DNA-Segments, das durch die Primer eingegrenzt ist.

Das spezifische PCR-Produkt wird auch als Amplicon bezeichnet und kann durch verschiedene Methoden geeigneter Spezifität und Empfindlichkeit nachgewiesen werden.

4. Untersuchungsmaterial

Wegen der hohen Empfindlichkeit der PCR müssen die Proben optimal vor externer Kontamination durch DNA-Zielsequenzen geschützt werden. Entnahme, Lagerung und Transport des Untersuchungsmaterials müssen unter Bedingungen erfolgen, die einen Abbau der Zielsequenz weitgehend ausschließen. Sollen RNA-Sequenzen amplifiziert werden, sind besondere Vorsichtsmaßnahmen erforderlich, da RNA äußerst empfindlich gegen enzymatischen Abbau durch Ribonukleasen ist.

Dem Untersuchungsmaterial zugesetzte Antikoagulantien oder Konservierungsmittel können die PCR stören.

5. Prüfmethode

5.1 Verhindern einer Kontamination

In Abhängigkeit vom verwendeten Material und von dem angewendeten Verfahren erfordert die Gefahr einer Kontamination eine strikte Trennung der Arbeitsbereiche. Zu beachten sind insbesondere Arbeitsbereichswechsel der Personen, Arbeitskleidung, Materialfluß, Belüftungssystem und Verfahren zur Dekontaminierung.

Das System sollte in folgende Arbeitsbereiche unterteilt werden:

- Bereich „master-mix": Zone, in der mit ausschließlich templatefreiem Material, wie Primer, Pufferlösungen, gearbeitet wird
- Bereich Vorbereitung (Prä-PCR-Zone): Zone, in der Reagenzien, Proben und Referenzsubstanzen gehandhabt werden
- Bereich PCR-Amplifikation: die amplifizierten Produkte bleiben im verschlossenen Reaktionsgefäß
- Bereich Nachbereitung (Post-PCR-Zone): die einzige Zone, in der die amplifizierten Produkte (Amplicone) in einem offenen System gehandhabt werden.

5.2 Probenvorbereitung

Die Probenvorbereitung soll gewährleisten, daß die Zielsequenz aus dem Ausgangsmaterial, das untersucht werden soll, in effizienter und reproduzierbarer Weise extrahiert oder freigesetzt wird; das angewendete Verfahren darf die Amplifikation unter den gewählten Versuchsbedingungen nicht beeinträchtigen. Verschiedene physikalisch-chemische Extraktions- und/oder Anreicherungsverfahren können angewendet werden.

Zusatzstoffe im Material, das untersucht werden soll, können die PCR beeinflussen. Die im nachstehenden Absatz 7.3.2 beschriebenen Verfahrensschritte müssen durchgeführt werden, um die Abwesenheit von Hemmstoffen im Untersuchungsmaterial sicherzustellen.

Bestehen die Matrizen (Templates) aus RNA, muß sorgfältig darauf geachtet werden, daß keine Ribonuklease-Aktivität vorliegt.

5.3 Amplifikation

Die PCR-Amplifikation der Zielsequenz erfolgt unter optimierten Bedingungen für die Amplifikationszyklen (Temperaturprofil zum Denaturieren der Doppelstrang-DNA, zum Annealing und zur Verlängerung der Primer; Inkubationszeiten bei definierten Temperaturen; Temperaturprogramme). Diese Bedingungen sind von folgenden, unterschiedlichen Parametern abhängig:

- Länge und Basenzusammensetzung des Primers und der Zielsequenz
- Typ der DNA-Polymerase, Zusammensetzung der Pufferlösung und Reaktionsvolumen, in dem die Amplifikation stattfindet
- Typ des verwendeten Thermocyclers und Wärmeleitfähigkeitskoeffizient zwischen Gerät, Reaktionsgefäß und Reaktionsmedium.

5.4 Detektion

Das durch die PCR erhaltene Amplicon kann durch die Größe, die Basensequenz, chemische Modifikation oder durch eine Kombination dieser Parameter identifiziert werden. Die Größe des Amplicons kann mit Hilfe der Gelelektrophorese (unter Verwendung von Agarose- oder Polyacrylamid-Plattengelen oder mit Hilfe der Kapillarelektrophorese) oder Säulenchromatographie (zum Beispiel HPLC) bestimmt werden. Die Charakterisierung der Basensequenz kann durch spezifische Hybridisierung mit DNA-Sonden erfolgen, die zur Zielsequenz komplementär sind, oder durch Spaltung mit Restriktionsenzymen an spezifischen Zielsequenzen der Amplicons. Die Charakterisierung durch chemische Modifikation kann zum Beispiel durch den Einbau eines Fluorophors in das Amplicon erfolgen, worauf der Fluorophor angeregt und die Fluoreszenz gemessen wird.

Die Amplicons können nach Reaktion mit radioaktiv markierten DNA-Sonden durch Messung der Isotopen oder nach Reaktion mit enzymmarkierten DNA-Sonden mit Hilfe einer immunenzymatischen Methode nachgewiesen werden.

6. Auswertung und Interpretation

Die Prüfungen dürfen nur ausgewertet werden, wenn die Positiv-Kontrolle/n ein eindeutig positives Ergebnis und die Negativ-Kontrolle/n ein eindeutig negatives Ergebnis liefern. Wegen der äußerst hohen Empfindlichkeit der PCR-Methode und der nicht auszuschließenden Gefahr einer Kontamination müssen die positiven Ergebnisse bestätigt werden, indem das gesamte Verfahren, wenn möglich an einer dem gleichen Ausgangsmaterial neu entnommenen Probe, 2mal wiederholt wird. Die Probe gilt als positiv, wenn mindestens eines der wiederholten PCR-Verfahren ein positives Ergebnis liefert.

7. Qualitätssicherung

7.1 Validierung des PCR-Systems

Das Validierungsprogramm muß die Validierung der verwendeten Geräte und die Validierung des PCR-Verfahrens einschließen, wobei die ICH-Guideline (Q2B) mit dem Titel *„Validation of Analytical Method: Methodology"* zur Anleitung dient.

Die Validierung muß mit geeigneten offiziellen Arbeits-Standardzubereitungen oder internen Standardzubereitungen erfolgen, die gegen Internationale Standardzubereitungen für die im Prüfsystem zu amplifizierenden Zielsequenzen eingestellt sein müssen.

Die Validierung muß die Festlegung des Grenzwerts (Cut-off-Punkt) einschließen, bei dem die Reaktion als positiv bewertet wird. Dieser Wert ist definiert als die Mindestanzahl der zu amplifizierenden Zielsequenzen je Einheit des Reaktionsvolumens, die in 95 Prozent der durchgeführten Prüfreihen nachgewiesen werden kann. Der Cut-off-Punkt hängt von sich gegenseitig beeinflussenden Faktoren ab wie dem Volumen des extrahierten Untersuchungsmaterials, der Wirksamkeit des Extraktionsverfahrens, der Transkription der Ziel-RNA in cDNA, dem Amplifikationsverfahren und der Nachweismethode.

Um die Nachweisgrenze des verwendeten Systems zu definieren, muß der Cut-off-Punkt für jede Zielsequenz sowie die Leistungsfähigkeit des Verfahrens oberhalb und unterhalb des Cut-off-Punkts beachtet werden.

7.2 Qualitätskontrolle der Reagenzien

Alle für die Durchführung der Methode bedeutsamen Reagenzien müssen überprüft werden, bevor sie routinemäßig eingesetzt werden.

Die Qualitätskriterien für deren Annahme oder Nichtannahme (Eignung) müssen vorher festgelegt sein.

Primer sind eine der wesentlichen Komponenten der PCR. Ihre Sequenz, die Reinheit und die Validierung ihrer Eignung für die PCR sind äußerst sorgfältig zu beachten. Jede neue Charge eines Primers muß auf Spezifität, Wirksamkeit bei der Amplifikation und Abwesenheit hemmender Verunreinigungen geprüft sein. Primer können modifiziert sein (zum Beispiel durch Konjugation mit einem Fluorophor oder einem Antigen), damit das Amplicon mit einer spezifischen Methode nachgewiesen werden kann. Die vorgenommenen Modifikationen dürfen die Genauigkeit und die Wirksamkeit der Amplifikation der Zielsequenz nicht beeinträchtigen.

7.3 Kontrollen des Reaktionsverlaufs

7.3.1 Externe Kontrollzubereitungen

Um das Risiko einer Kontamination weitgehend auszuschalten und die erforderliche Empfindlichkeit zu gewährleisten, werden folgende externe Kontrollzubereitungen in die PCR-Prüfung eingeschlossen:

- eine Positiv-Kontrollzubereitung enthält eine bestimmte Anzahl Kopien der Zielsequenz, wobei die Anzahl für jedes Prüfsystem festgelegt ist und ein Vielfaches des Cut-off-Punkts darstellt
- eine Negativ-Kontrollzubereitung ist eine Probe der gleichen Matrix, die nachgewiesenermaßen keine den Zielsequenzen entsprechenden Sequenzen enthält.

7.3.2 Interne Kontrollzubereitungen

Interne Kontrollzubereitungen sind definierte Nukleinsäuresequenzen, welche die Primer-Bindungsstellen enthalten. Diese Nukleinsäuresequenzen müssen mit derselben Effizienz wie die Zielsequenzen amplifiziert werden, wobei sich die Referenzamplicons eindeutig von den Ziel-Amplicons unterscheiden müssen. Interne Kontrollzubereitungen bestehen aus demselben Typ Nukleinsäure (DNA/RNA) wie das zu untersuchende Material. Die interne Kontrollzubereitung ist vorzugsweise dem zu prüfenden Material zuzusetzen, bevor die Nukleinsäure isoliert wird. Auf diese Weise stellt sie eine allgemeine Kontrolle im gesamten Prozeßablauf dar (Extraktion, Reverse Transkription, Amplifikation, Nachweis).

7.4 Externe Qualitätskontrollen

Die Teilnahme an externen Qualitätsbewertungsprogrammen ist ein wichtiger Bestandteil der Qualitätssicherung für jedes Labor und jeden Anwender der PCR-Technik.

Der folgende Teil dient zur Information und als Anleitung. Er ist nicht verpflichtender Teil des Arzneibuchs.

Empfehlungen zur Validierung von Nukleinsäuren-Amplifikationstechniken (NAT) für den Nachweis von Hepatitis-C-Virus(HCV)-RNA in Plasmapools

1. Zuständigkeitsbereich

Neben einigen zur Verfügung stehenden betriebsinternen oder kommerziellen quantitativen Bestimmungen besteht die Mehrzahl von NAT-Analysenverfahren aus qualitativen (quantalen) Prüfungen auf das Vorhandensein von Nukleinsäuren. Für den Nachweis von HCV-RNA-Verunreinigungen in Plasmapools sind qualitative Prüfungen angemessen und können gemäß Beschreibung im Technischen Leitfaden (Technical Guide) für die Ausarbeitung von Monographien, *Pharmeuropa,* Dezember 1999, Kapitel III „Gültigkeit von Analysenverfahren" als Grenzprüfung für die Kontrolle der Verunreinigungen betrachtet werden.

Der hier vorliegende Text beschreibt Validierungsmethoden für ausschließlich qualitative NAT-Analysenverfahren, die HCV-RNA-Verunreinigungen in Plasmapools nachweisen. Daher sind die beiden für die Validierung von Analysenverfahren wichtigsten Charakteristika die Spezifität und die Nachweisgrenze. Zusätzlich sollte die Robustheit des Analysenverfahrens geprüft werden. Dieser Text kann jedoch auch als Grundlage für eine Validierung von NAT im allgemeinen verwendet werden.

Im Rahmen dieses Texts wird ein Analysenverfahren als ein Gesamtverfahren von der Extraktion der Nukleinsäure bis zum Nachweis des Amplicons definiert.

Wenn für ein Teil- oder ein Gesamtanalysenverfahren kommerzielle Kits verwendet werden, können die bereits vom Hersteller dokumentierten Validierungspunkte die des Benutzers ersetzen. Dennoch muß vom Benutzer die Leistungsfähigkeit des Kits in bezug auf die vorgesehene Verwendung nachgewiesen werden (wie Nachweisgrenze, Robustheit, Kreuzkontamination).

2. Spezifität

Die Spezifität des Analysenverfahrens ist die Fähigkeit, die nachzuweisenden Nukleinsäuren neben Komponenten, deren Anwesenheit erwartet wird, eindeutig zu bewerten.

Die Spezifität von NAT-Analysenverfahren ist abhängig von der Auswahl der Primer, der Auswahl der Sonden (für die Analyse des Endprodukts) und der Stringenz der Prüfungsbedingungen (für die Amplifikations- und Nachweisschritte).

Bei der Herstellung der Primer und Sonden sollte die Spezifität für den ausschließlichen Nachweis von HCV-RNA mittels Vergleichs der gewählten Sequenzen mit den Veröffentlichungen aus Datenbanken überprüft werden. Für HCV werden die Primer (und Sonden) normalerweise aus Bereichen der nicht-kodierenden 5′-Region des HCV-Genoms, die für alle Genotypen sehr einheitlich sind, gewählt.

Das Amplicon muß eindeutig durch die Verwendung von Methoden wie etwa weitere Amplifikation mit inneren Primern, Restriktionsenzymanalyse, Sequenzierung oder Hybridisierung mit einer spezifischen Sonde identifiziert werden.

Um die Spezifität der Analysenverfahren zu validieren, werden mindestens 100 HCV-RNA-negative Plasmapools geprüft und müssen für nicht-reaktiv befunden werden. Geeignete Muster von nicht-reaktiven Pools stehen beim Europäischen Direktorat für Arzneimittelqualität (EDQM, European Directorate for the Quality of Medicines) zur Verfügung.

Die Fähigkeit des Analysenverfahrens, alle HCV-Genotypen nachzuweisen, hängt wie zuvor beschrieben von der Auswahl der Primer, der Sonden und der Reaktionsparameter ab. Diese Fähigkeit sollte mittels charakterisierter Referenzmuster nachgewiesen werden. Unter Berücksichtigung der Schwierigkeit, Proben einiger Genotypen (wie etwa Genotyp 6) zu erhalten, sollten jedoch die am häufigsten vorkommenden Genotypen (wie Genotyp 1 und 3 in Europa) mit ausreichender Sicherheit nachgewiesen werden können.

3. Nachweisgrenze

Die Nachweisgrenze des Analysenverfahrens ist die niedrigste Konzentration einer Nukleinsäure in einer Probe, die zwar nachgewiesen, aber nicht notwendigerweise als genauer Wert bestimmt werden kann.

Das für den Nachweis von HCV-RNA in Plasmapools verwendete NAT-Analysenverfahren bringt gewöhnlich qualitative Ergebnisse hervor. Als Ergebnis existieren nur zwei Möglichkeiten, entweder positiv oder negativ. Obwohl die Bestimmung der Nachweisgrenze empfohlen wird, sollte in der Praxis für ein NAT-Analysenverfahren ein positiver Grenzwert bestimmt werden. Der positive Grenzwert (Cut-off-Punkt, siehe vorstehenden Abschnitt 7.1) ist die Mindestanzahl der zu amplifizierenden Zielsequenzen je Einheit des Reaktionsvolumens, die in 95 Prozent der durchgeführten Prüfreihen nachgewiesen wird. Dieser positive Grenzwert wird von der Verteilung der viralen Genome in den einzelnen geprüften Proben und von Faktoren wie der Enzymwirksamkeit beeinflußt. Dadurch können sich unterschiedliche 95-Prozent-Grenzwerte für die einzelnen Analysen ergeben.

Um den positiven Grenzwert zu bestimmen, wird eine Verdünnungsreihe eines Arbeitsreagenz oder der Hepatitis-C-Virus *BRS*, die gegen den Internationalen Standard HCV 96/790 der WHO eingestellt wurde, an verschiedenen Tagen geprüft, um die Variationen zwischen den Prüfungen zu untersuchen. Mindestens 3 unabhängige Verdünnungsreihen werden mit einer ausreichenden Menge an Wiederholungen jeder Verdünnung geprüft, um eine Gesamtzahl von 24 Ergebnissen für jede Verdünnung zu erhalten und so eine statistische Analyse der Ergebnisse zu ermöglichen.

Zum Beispiel könnte ein Laboratorium 3 Verdünnungsreihen an verschiedenen Tagen mit 8 Proben jeder Verdünnung oder 4 Verdünnungsreihen an verschiedenen Tagen mit 6 Proben jeder Verdünnung oder 6 Verdünnungsreihen an verschiedenen Tagen mit 4 Proben jeder Verdünnung durchführen. Um die Anzahl der Verdünnungen in einem überschaubaren Rahmen zu halten, wird eine Vorprüfung (wie etwa unter Verwendung von log-Verdünnungen der Plasmapoolmuster) durchgeführt, um einen vorläufigen Wert für den positiven Grenzwert (das heißt die letzte Verdünnung mit einem positiven Signal) zu erhalten. Die Verdünnungsreihe kann um den vorbestimmten, vorläufigen Grenzwert (bei Verwendung eines Verdünnungsfaktors von 0,5 log oder weniger und eines negativen Plasmapools als Verdünnungsmatrix) gewählt werden. Die Konzentration von HCV-RNA, die in 95 Prozent der Prüfungen nachgewiesen werden kann, wird mittels einer geeigneten statistischen Methode berechnet.

Diese Ergebnisse können auch dem Nachweis der inhärenten Variation und der Tag-zu-Tag-Variation dienen.

4. Robustheit

Die Robustheit des Analysenverfahrens ist ein Maß für seine Eigenschaft, unbeeinflußt zu bleiben durch kleine, aber bewußte Variationen der Methodenparameter. Sie liefert einen Hinweis auf die Zuverlässigkeit unter normalen Verfahrensbedingungen.

Die Robustheit wird bestimmt und während der Entwicklungsphase berücksichtigt. Sie zeigt die Zuverlässigkeit von Analysenverfahren in bezug auf bewußte Variationen der Methodenparameter. Für NAT sind kleine Variationen der Methodenparameter entscheidend. Trotzdem kann die Robustheit von NAT während der Entwicklung der Methode nachgewiesen werden, indem kleine Variationen in den Konzentrationen von Reagenzien, wie etwa $MgCl_2$, Primer oder dNTP, geprüft werden. Um die Robustheit während der Validierung nachzuweisen, werden mindestens 20 HCV-negative Plasmapools (nach dem Zufallsprinzip ausgewählt) mit HCV-RNA versetzt, in einer Konzentration, die dem 3fachen des zuvor ermittelten 95-Prozent-Grenzwerts entspricht. Diese Proben müssen als positiv befunden werden.

Probleme mit der Robustheit können insbesondere entstehen, wenn vor der Extraktion der viralen RNA ein anfänglicher Ultrazentrifugationsschritt verwendet wird. Daher wird die Robustheit solcher Methoden geprüft, indem mindestens 20 Plasmapools, deren Gehalt an HCV-RNA variiert, die aber keine HCV-spezifischen Antikörper aufweisen, geprüft und als positiv befunden werden.

Der Ausschluß einer Kreuzkontamination sollte durch einen genauen Nachweis mit Hilfe einer Gruppe von mindestens 20 Proben gezeigt werden. Diese besteht abwechselnd aus Proben mit negativen Plasmapools und aus Proben mit negativen Plasmapools, die mit hohen Konzentrationen von HCV (mindestens die 100fache Menge des 95-Prozent-Grenzwerts oder mindestens 10^4 I.E. · ml^{-1}) versetzt sind.

5. Qualitätssicherung

Bei biologischen Prüfungen wie NAT können spezifische Probleme entstehen, die sowohl die Validierung als auch die Auslegung der Ergebnisse beeinflussen. Die Prüfungsverfahren müssen präzise in Form von „Standard Operating Procedures“ (SOPs) beschrieben sein. Diese beinhalten:

- die Durchführung der Probenahme (wie Art des Behältnisses)
- die Herstellung von Mini-Pools, falls erforderlich
- die Lagerungsbedingungen vor der Analyse
- die genaue Beschreibung der Prüfungsbedingungen einschließlich der Vorsichtsmaßnahmen gegen Kreuzkontamination oder Zerstörung der viralen RNA, sowie der verwendeten Reagenzien und Referenzzubereitungen

- die genaue Beschreibung der verwendeten Apparaturen
- die detaillierte Formel für die Berechnung der Ergebnisse, einschließlich der statistischen Auswertung.

Die Verwendung eines geeigneten Konformitätsvergleichs (wie etwa die geeignete Verdünnung der Hepatitis-C-Virus *BRS* oder Plasma, versetzt mit einer HCV-Probe, die gegen den Internationalen Standard HCV 96/790 der WHO eingestellt ist) kann als eine zufriedenstellende Systemeignungsprüfung angesehen werden und stellt sicher, daß die Zuverlässigkeit des Analysenverfahrens immer gewährleistet ist.

Technische Qualifikation: Ein geeignetes Installations- und Operationsqualifikationsprogramm sollte für jedes kritische Teil der verwendeten Ausrüstung verwendet werden. Die Bestätigung von Analysenverfahrensabläufen nach dem Austausch von kritischen Teilen der Ausrüstung (wie etwa Thermocycler) sollte dokumentiert werden mittels Durchführung einer parallelen Prüfung von 8 Wiederholungsproben eines Plasmapools, versetzt mit HCV-RNA in einer Konzentration, die dem 3fachen des zuvor ermittelten 95-Prozent-Grenzwerts entspricht. Alle Ergebnisse müssen positiv sein.

Qualifikation des Personals: Ein geeignetes Qualifikationsprogramm sollte für jeden in die Prüfung involvierten Mitarbeiter vorgesehen werden. Zu diesem Zweck sollte der Mitarbeiter mindestens 8 Wiederholungsproben eines Plasmapools erfolgreich prüfen, versetzt mit HCV-RNA in einer Konzentration, die dem 3fachen des zuvor ermittelten 95-Prozent-Grenzwerts entspricht. Diese Prüfung (8 Wiederholungsproben) sollte an 2 verschiedenen Tagen wiederholt werden, was im ganzen 24 Prüfungen, durchgeführt an 3 verschiedenen Tagen, ergibt. Alle Ergebnisse müssen positiv sein.

2.7 Biologische Wertbestimmungsmethoden

2.7.2 Mikrobiologische Wertbestimmung von Antibiotika

Dieser Text enthält zusätzlich für die englisch- und/oder französischsprachige 4. Ausgabe 2002 vorgesehene Berichtigungen.

Die mikrobiologische Wertbestimmung von Antibiotika beruht auf einem Vergleich der Wachstumshemmung bei empfindlichen Mikroorganismen durch bestimmte Konzentrationen des Antibiotikums mit derjenigen, die durch bekannte Konzentrationen einer Referenzsubstanz hervorgerufen wird.

Die bei solchen Wertbestimmungen verwendeten Referenzsubstanzen sind Substanzen mit genau festgelegter Aktivität, wozu die entsprechende internationale Standardsubstanz oder die internationale Referenzsubstanz herangezogen wurde.

Die Wertbestimmung muß so angelegt sein, daß sie eine Überprüfung der Gültigkeit des mathematischen Modells erlaubt, auf dem der Aktivitätsvergleich beruht. Wird das Parallelenmodell gewählt, so müssen sich die Beziehungen zwischen dem Logarithmus der Dosis und der Wirkung im Bereich der für die Berechnung zugrunde gelegten Dosen durch eine Gerade darstellen lassen (linear). Weiterhin müssen die beiden log-Dosis-Wirkungsgeraden für die Substanz und die Referenzsubstanz parallel verlaufen. Diese Bedingungen müssen durch eine Gültigkeitsprüfung für eine gegebene Wahrscheinlichkeit, gewöhnlich $P = 0,05$, sichergestellt werden. Andere mathematische Modelle, wie das Steigungsverhältnismodell, können verwendet werden, wenn der entsprechende Gültigkeitsbeweis erbracht wurde.

Falls in der Monographie nichts anderes vorgeschrieben ist, beträgt der Vertrauensbereich ($P = 0,95$) der bestimmten Wirksamkeit mindestens 95 und höchstens 105 Prozent der ermittelten Wirksamkeit.

Die Wertbestimmung kann nach der Methode A oder B durchgeführt werden.

A. Diffusionsmethode

Ein für die Prüfung geeignetes Nährmedium wird verflüssigt und bei einer für vegetative Formen von Bakterien günstigen Temperatur, wie 48 bis 50 °C, mit einer bestimmten Menge der Suspension eines gegen das Antibiotikum empfindlichen Mikroorganismus so beimpft, daß bei den für das jeweilige Antibiotikum vorgeschlagenen Konzentrationen klar umrissene Hemmzonen mit einem geeigneten Durchmesser auftreten. Das beimpfte Medium wird sofort in der erforderlichen Menge in Petrischalen oder große rechteckige Testplatten ausgegossen, so daß eine gleichmäßig dicke Schicht zwischen 2 und 5 mm erhalten wird. Alternativ können auch Zweischichtplatten verwendet werden, bei denen jedoch lediglich die obere Schicht beimpft ist.

Die fertigen Testplatten sind so aufzubewahren, daß vor der weiteren Beschickung weder ein signifikantes Wachstum noch eine Abtötung der benutzten Testorganismen erfolgt und die Geloberfläche trocken bleibt.

Unter Verwendung des in der Tab. 2.7.2-1 angegebenen Lösungsmittels und der Pufferlösung werden von der Referenzsubstanz genau definierte Verdünnungen sowie von dem Antibiotikum entsprechende, also nach der angenommenen Aktivität etwa in dem gleichen Konzentrationsbereich liegende Verdünnungen hergestellt. Diese Lösungen werden zum Beispiel unter Benutzung geeigneter steriler Zylinder aus Porzellan, rostfreiem Stahl oder einem anderen hierfür geeigneten Material oder unter Verwendung von in das Nährmedium eingestanzten Löchern auf den Testplatten deponiert. Jeder Testzylinder oder jedes Testloch ist mit demselben Volumen Referenz- oder Prüflösung zu beschicken. Alternativ können auch geeignete sterile, saugfähige Papierblättchen benutzt werden, die nach Imprägnierung mit der Referenz- oder Prüflösung des Antibiotikums auf die Testplatten aufgelegt werden.

Um die Gültigkeit der Wertbestimmung überprüfen zu können, werden mindestens 3 verschiedene Konzentrationen der Referenzsubstanz sowie die voraussichtlich entsprechenden Konzentrationen der Substanz benutzt. Die Dosen sollten so gewählt werden, daß sie einer geometrischen Reihe folgen. Bei Routineprüfungen kann eine Zweipunktmethode als ausreichend angesehen werden, wenn die Linearität des Systems in einer angemessenen Anzahl von Prüfungen mit der Dreipunktmethode verglichen wurde und die zuständige Behörde dem zustimmt. In allen Zweifelsfällen ist jedoch die oben beschriebene Dreipunktmethode anzuwenden.

Bei Verwendung von großen Petrischalen oder rechteckigen Testplatten sind die Lösungen nach einer statistisch günstigen Anordnung auf jeder Testplatte zu verteilen. Werden kleine Petrischalen benutzt, auf denen höchstens 6 Lösungen aufgetragen werden können, so sollten die Prüflösungen und Referenzlösungen alternierend, jedoch derart verteilt werden, daß sich die Lösungen mit hoher Konzentration nicht beeinträchtigen.

Die Testplatten werden bei einer geeigneten Temperatur etwa 18 h lang bebrütet. Um die Zeitdifferenz bei der Beschickung der Platten mit den einzelnen Prüflösungen weitgehend auszuschalten und um die Steigung der Regressionsgraden gut bestimmen zu können, kann eine Vordiffusionszeit von gewöhnlich 1 bis 4 h bei Raumtemperatur oder bei 4 °C eingeschoben werden. Die Hemmzonendurchmesser sind mit einer Genauigkeit von mindestens 0,1 mm zu erfassen. Bei Ermittlung der Hemmzonenfläche ist eine entsprechende Genauigkeit erforderlich. Die Auswertung erfolgt unter Verwendung üblicher statistischer Methoden.

Die Anzahl der je Dosis bei jeder Wertbestimmung durchgeführten Messungen muß ausreichend sein, um die vorgeschriebene Genauigkeit zu erzielen. Gegebenenfalls kann die Bestimmung wiederholt werden, um durch statistische Kombination der Ergebnisse die geforderte Genauigkeit zu erreichen und sicherzustellen, daß die Aktivität des Antibiotikums dem Mindestgehalt entspricht.

Tab. 2.7.2-1: Diffusionsmethode

Antibiotikum	Referenzsubstanz	Lösungsmittel (Stammlösung)	*p*H-Wert der Pufferlösung	Mikroorganismen	Medium und *p*H-Endwert (± 0,1 Einheiten)	Bebrütungstemperatur °C
Amphotericin B	Amphotericin B *CRS*	Dimethylformamid *R*	*p*H 10,5 (0,2 mol·l⁻¹)	*Saccharomyces cerevisiae* ATCC 9763 IP 1432-83	F – *p*H 6,1	35 – 37
Bacitracin-Zink	Bacitracin-Zink *CRS*	Salzsäure (0,01 mol·l⁻¹)	*p*H 7,0 (0,05 mol·l⁻¹)	*Micrococcus flavus* NCTC 7743 CIP 53.160 ATCC 10240	A – *p*H 7,0	35 – 39
Bleomycinsulfat	Bleomycinsulfat *CRS*	Wasser *R*	*p*H 6,8 (0,1 mol·l⁻¹)	*Mycobacterium smegmatis* ATCC 607	G – *p*H 7,0	35 – 37
Colistinsulfat Colistimethat-Natrium	Colistinsulfat *CRS* Colistimethat-Natrium *CRS*	Wasser *R*	*p*H 6,0 (0,05 mol·l⁻¹)	*Bordetella bronchiseptica* NCTC 8344 CIP 53.157 ATCC 4617 *Escherichia coli* NCIMB 8879 CIP 54.127 ATCC 10536	B – *p*H 7,3 B – *p*H 7,3	35 – 39 35 – 39
Dihydrostreptomycinsulfat	Dihydrostreptomycinsulfat *CRS*	Wasser *R*	*p*H 8,0 (0,05 mol·l⁻¹)	*Bacillus subtilis* NCTC 8236 CIP 1.83 *Bacillus subtilis* NCTC 10400 CIP 52.62 ATCC 6633	A – *p*H 7,9 A – *p*H 7,9	30 – 37 30 – 37
Erythromycinestolat Erythromycinethylsuccinat	Erythromycin *CRS*	Methanol *R* (siehe Monographien)	*p*H 8,0 (0,05 mol·l⁻¹)	*Bacillus pumilus* NCTC 8241 CIP 76.18 *Bacillus subtilis* NCTC 10400 CIP 52.62 ATCC 6633	A – *p*H 7,9 A – *p*H 7,9	30 – 37 30 – 37
Framycetinsulfat	Framycetinsulfat *CRS*	Wasser *R*	*p*H 8,0 (0,05 mol·l⁻¹)	*Bacillus subtilis* NCTC 10400 CIP 52.62 ATCC 6633 *Bacillus pumilus* NCTC 8241 CIP 76.18	E – *p*H 7,9 E – *p*H 7,9	30 – 37 30 – 37
Gentamicinsulfat	Gentamicinsulfat *CRS*	Wasser *R*	*p*H 8,0 (0,05 mol·l⁻¹)	*Bacillus pumilus* NCTC 8241 CIP 76.18 *Staphylococcus epidermidis* NCIMB 8853 CIP 68.21 ATCC 12228	A – *p*H 7,9 A – *p*H 7,9	35 – 39 35 – 39
Kanamycinmonosulfat Saures Kanamycinsulfat	Kanamycinmonosulfat *CRS*	Wasser *R*	*p*H 8,0 (0,05 mol·l⁻¹)	*Bacillus subtilis* NCTC 10400 CIP 52.62 ATCC 6633 *Staphylococcus aureus* NCTC 7447 CIP 53.156 ATCC 6538 P	A – *p*H 7,9 A – *p*H 7,9	30 – 37 35 – 39
Neomycinsulfat	Neomycinsulfat zur mikrobiologischen Wertbestimmung *CRS*	Wasser *R*	*p*H 8,0 (0,05 mol·l⁻¹)	*Bacillus pumilus* NCTC 8241 CIP 76.18 *Bacillus subtilis* NCTC 10400 CIP 52.62 ATCC 6633	E – *p*H 7,9 E – *p*H 7,9	30 – 37 30 – 37
Netilmicinsulfat	Netilmicinsulfat *CRS*	Wasser *R*	*p*H 8,0 ± 0,1	*Staphylococcus aureus* ATCC 6538 P CIP 53.156	A – *p*H 7,9	32 – 35

Fortsetzung Tab. 2.7.2-1: Diffusionsmethode

Antibiotikum	Referenzsubstanz	Lösungsmittel (Stammlösung)	*p*H-Wert der Pufferlösung	Mikroorganismen	Medium und *p*H-Endwert (± 0,1 Einheiten)	Bebrütungstemperatur °C
Nystatin	Nystatin *CRS*	Dimethylformamid *R*	*p*H 6,0 (0,05 mol·l⁻¹) enthält 5% (*V/V*) Dimethylformamid *R*	*Candida tropicalis* NCYC 1393 CIP 1433-83	F – *p*H 6,0	30 – 37
				Saccharomyces cerevisiae NCYC 87 CIP 1432-83 ATCC 9763	F – *p*H 6,0	30 – 32
Polymyxin-B-sulfat	Polymyxin-B-sulfat *CRS*	Wasser *R*	*p*H 6,0 (0,05 mol·l⁻¹)	*Bordetella bronchiseptica* NCTC 8344 CIP 53.157 ATCC 4617	B – *p*H 7,3	35 – 39
Rifamycin-Natrium	Rifamycin-Natrium *CRS*	Methanol *R*	*p*H 7,0 (0,05 mol·l⁻¹)	*Micrococcus luteus* NCTC 8340 CIP 53.45 ATCC 9341	A – *p*H 6,6	35 – 39
Spiramycin	Spiramycin *CRS*	Methanol *R*	*p*H 8,0 (0,05 mol·l⁻¹)	*Bacillus subtilis* NCTC 10400 CIP 52.62 ATCC 6633	A – *p*H 7,9	30 – 32
Streptomycinsulfat	Streptomycinsulfat *CRS*	Wasser *R*	*p*H 8,0 (0,05 mol·l⁻¹)	*Bacillus subtilis* NCTC 8236 CIP 1.83	A – *p*H 7,9	30 – 37
				Bacillus subtilis NCTC 10400 CIP 52.62 ATCC 6633	A – *p*H 7,9	30 – 37
Tobramycin	Tobramycin *CRS*	Wasser *R*	*p*H 8,0 (0,05 mol·l⁻¹)	*Bacillus subtilis* NCTC 10400 CIP 52.62 ATCC 6633	A – *p*H 7,9	30 – 37
Tylosin für Tiere Tylosintartrat für Tiere	Tylosin *CRS*	2,5prozentige Lösung (*V/V*) von Methanol *R* in Phosphat-Pufferlösung*p*H 7,0 (0,1 mol · l⁻¹) *R*	eine Mischung von 40 Volumteilen Methanol *R* und 60 Volumteilen Phosphat-Pufferlösung *p*H 8,0 (0,1 mol · l⁻¹)*R*	*Micrococcus flavus* NCTC 8340 CIP 53.45 ATCC 9341	A – *p*H 8,0	32 – 35
Vancomycinhydrochlorid	Vancomycinhydrochlorid *CRS*	Wasser *R*	*p*H 8,0	*Bacillus subtilis* NCTC 8236 CIP 52.62 ATCC 6633	A – *p*H 8,0	37 – 39

B. Turbidimetrische Methode

Ein geeignetes Nährmedium ist mit der Suspension eines gegen das Antibiotikum empfindlichen Mikroorganismus so zu beimpfen, daß unter den Prüfbedingungen eine ausreichende Wachstumshemmung erfolgt. Die Suspension sollte so eingestellt werden, daß nach Zusatz einer bestimmten Menge zum Nährmedium eine gut meßbare Trübung bereits nach etwa 4 h Bebrütungszeit auftritt.

Das beimpfte Nährmedium muß sofort nach der Herstellung verbraucht werden.

Unter Verwendung des in Tab. 2.7.2-2 angegebenen Lösungsmittels und der Pufferlösung werden von der Referenzsubstanz genau definierte Verdünnungen sowie von dem Antibiotikum entsprechende, also nach der angenommenen Aktivität etwa in dem gleichen Konzentrationsbereich liegende Verdünnungen hergestellt.

Um die Gültigkeit der Wertbestimmung überprüfen zu können, werden mindestens 3 verschiedene Konzentrationen der Referenzsubstanz sowie die voraussichtlich entsprechenden Konzentrationen des zu prüfenden Antibiotikums benutzt. Die Dosen sollten so gewählt werden, daß sie einer geometrischen Reihe folgen. Um die erforderliche Linearität zu erreichen, kann es erforderlich sein, von einer großen Anzahl 3 aufeinanderfolgende Dosen auszuwählen, wobei für die Referenzsubstanz und das Antibiotikum entsprechende Dosen zu verwenden sind.

Von jeder der Lösungen wird ein gleich großes Volumen in gleich große Teströhrchen gegeben und danach jedes Röhrchen mit der gleichen Menge des beimpften Nährmediums beschickt (zum Beispiel 1 ml Lösung und 9 ml Nährmedium).

Gleichzeitig werden 2 Kontrollröhrchen ohne Zusatz des Antibiotikums angesetzt, die beide das beimpfte

Nährmedium enthalten. Eines davon wird sofort mit 0,5 ml Formaldehyd-Lösung *R* versetzt. Diese Röhrchen dienen zur Einstellung des Geräts für die Trübungsmessun.

Alle Teströhrchen werden randomisiert, nach dem „Lateinischen Quadrat“ (5.3.3.2.2.4) oder der Anordnung randomisierter Blöcke (5.3.3.2.2.2) verteilt, in einem Wasserbad oder einer anderen geeigneten Apparatur so untergebracht, daß sie in kürzester Zeit auf die erforderliche Bebrütungstemperatur gebracht und bei dieser Temperatur 3 bis 4 h lang gehalten werden. Es ist sicherzustellen, daß jedes Röhrchen nach genau der gleichen Bebrütungstemperatur und -zeit gemessen wird.

Nach der Bebrütung wird das Wachstum des Testkeims entweder durch Zusatz von 0,5 ml Formaldehyd-Lösung *R* zu jedem Teströhrchen oder durch Hitzebehandlung gehemmt und die Trübung mit einem geeigneten Meßgerät auf 3 Stellen genau ermittelt. Auch andere Methoden, die nach der gleichen Bebrütungszeit die Trübung in einem jeden Röhrchen messen, können verwendet werden.

Tab. 2.7.2-2: Turbidimetrische Methode

Antibiotikum	**Referenzsubstanz**	**Lösungsmittel (Stammlösung)**	***p*H-Wert der Pufferlösung**	**Mikroorganismen**	**Medium und *p*H-Endwert (± 0,1 Einheiten)**	**Bebrütungstemperatur °C**
Colistinsulfat Colistimethat-Natrium	Colistinsulfat *CRS* Colistimethat-Natrium *CRS*	Wasser *R*	*p*H 7,0	*Escherichia coli* NCIMB 8666 CIP 2.83 ATCC 9637	C – *p*H 7,0	35 – 37
Dihydrostreptomycinsulfat	Dihydrostreptomycinsulfat *CRS*	Wasser *R*	*p*H 8,0	*Klebsiella pneumoniae* NCTC 7427 CIP 53.153 ATCC 10031	C – *p*H 7,0	35 – 37
Erythromycinestolat Erythromycinethylsuccinat	Erythromycin *CRS*	Methanol *R* (siehe Monographien)	*p*H 8,0	*Klebsiella pneumoniae* NCTC 7427 CIP 53.153 ATCC 10031 *Staphylococcus aureus* NCTC 7447 CIP 53.156 ATCC 6538 P	D – *p*H 7,0 C – *p*H 7,0	35 – 37 35 – 37
Framycetinsulfat	Framycetinsulfat *CRS*	Wasser *R*	*p*H 8,0	*Staphylococcus aureus* NCTC 7447 CIP 53.156 ATCC 6538 P	C – *p*H 7,0	35 – 37
Gentamicinsulfat	Gentamicinsulfat *CRS*	Wasser *R*	*p*H 7,0	*Staphylococcus aureus* NCTC 7447 CIP 53.156 ATCC 6538 P	C – *p*H 7,0	35 – 37
Gramicidin	Gramicidin *CRS*	Methanol *R*	*p*H 7,0*)	*Streptococcus faecalis* ATCC 10541 *Staphylococcus aureus* ATCC 6538 P	C – *p*H 7,0	35 – 37
Kanamycinmonosulfat Saures Kanamycinsulfat	Kanamycinmonosulfat *CRS*	Wasser *R*	*p*H 8,0	*Staphylococcus aureus* NCTC 7447 CIP 53.156 ATCC 6538 P	C – *p*H 7,0	35 – 37
Neomycinsulfat	Neomycinsulfat zur mikrobiologischen Wertbestimmung *CRS*	Wasser *R*	*p*H 8,0	*Staphylococcus aureus* NCTC 7447 CIP 53.156 ATCC 6538 P	C – *p*H 7,0	35 – 37
Rifamycin-Natrium	Rifamycin-Natrium *CRS*	Methanol *R*	*p*H 7,0	*Escherichia coli* NCIMB 8879 CIP 54.127 ATCC 10536	C – *p*H 7,0	35 – 37
Spiramycin	Spiramycin *CRS*	Methanol *R*	*p*H 7,0	*Staphylococcus aureus* NCTC 7447 CIP 53.156 ATCC 6538 P	C – *p*H 7,0	35 – 37
Streptomycinsulfat	Streptomycinsulfat *CRS*	Wasser *R*	*p*H 8,0	*Klebsiella pneumoniae* NCTC 7427 CIP 53.153 ATCC 10031	C – *p*H 7,0	35 – 37

*) Der Zusatz eines Detergens, wie Polysorbat 80 *R* in einer Konzentration von 0,1 mg · ml^{-1}, kann erforderlich sein, um Adsorptionsverluste während der Verdünnungsschritte zu vermeiden.

Fortsetzung Tab. 2.7.2-2: Turbidimetrische Methode

Antibiotikum	Referenz-substanz	Lösungsmittel (Stammlösung)	*p*H-Wert der Puffer-lösung	Mikroorganismen	Medium und *p*H-Endwert (± 0,1 Einheiten)	Bebrü-tungs-tempera-tur °C
Tobramycin	Tobramycin *CRS*	Wasser *R*	*p*H 7,0	*Staphylococcus aureus* NCTC 7447 CIP 53.156 ATCC 6538 P ATCC 9144	C – *p*H 7,0	35 – 37
Tylosin für Tiere Tylosintartrat für Tiere	Tylosin *CRS*	2,5prozentige Lösung (*V/V*) von Methanol *R* in Phosphat-Pufferlösung*p*H 7,0 (0,1 mol · l⁻¹) *R*	*p*H 7,0	*Staphylococcus aureus* NCTC 6571 CIP 53.154 ATCC 9144	C – *p*H 7,0	37
Vancomycin-hydrochlorid	Vancomycin-hydrochlorid *CRS*	Wasser *R*	*p*H 8,0	*Staphylococcus aureus* CIP 53.156 ATCC 6538 P	C – *p*H 7,0	37 – 39

Die Auswertung erfolgt unter Verwendung üblicher statistischer Methoden.

Eine Linearität der Dosis-Wirkungs-Kurve, transformiert oder untransformiert, läßt sich oft nur in einem sehr eng begrenzten Konzentrationsbereich erzielen. Dieser Bereich muß für die Berechnung der Aktivität herangezogen werden und soll sich über mindestens 3 aufeinanderfolgende Konzentrationen erstrecken, um auf diese Weise die Forderung der Linearität zu halten. Bei Routineprüfungen kann eine Zweipunktmethode als ausreichend angesehen werden, wenn die Linearität des Systems in einer angemessenen Anzahl von Prüfungen mit der Dreipunktmethode verglichen wurde und die zuständige Behörde dem zustimmt. In allen Zweifelsfällen ist jedoch die oben beschriebene Dreipunktmethode anzuwenden.

Die Anzahl der je Dosis bei jeder Wertbestimmung durchgeführten Messungen muß ausreichend sein, um die vorgeschriebene Genauigkeit zu erzielen. Gegebenenfalls kann die Bestimmung wiederholt werden, um durch statistische Auswertung der Ergebnisse die geforderte Genauigkeit zu erreichen und sicherzustellen, daß die Aktivität des Antibiotikums dem Mindestgehalt entspricht.

Der folgende Teil dient zur Information und als Anleitung. Er ist nicht verpflichtender Teil des Arzneibuchs.

Empfehlungen zur Herstellung der Impfkultur

Der folgende Text führt die empfohlenen Mikroorganismen und die Arbeitsbedingungen auf. Andere Mikroorganismen können verwendet werden unter der Bedingung, daß die Empfindlichkeit gegen die zu prüfenden Antibiotika genauso groß ist und geeignete Nährböden und Bedingungen wie Temperatur und *p*H-Wert angewandt werden. Die Konzentration der Lösungen sollte so gewählt werden, daß eine Linearität zwischen dem Logarithmus der Dosis und der Wirkung unter den Bedingungen des Versuchs besteht.

Vorbereitung der Inocula: *Bacillus cereus var. mycoides; B. subtilis; B. pumilus.*
Die als Impfkultur benutzte Sporensuspension der genannten Mikroorganismen wird wie folgt hergestellt:

Die Mikroorganismen werden an der Oberfläche eines geeigneten Agarmediums, dem 1 mg · l⁻¹ Mangan(II)-sulfat *R* zugesetzt wurde, 7 Tage lang bei 35 bis 37 °C kultiviert. Der hauptsächlich aus Sporen bestehende Bakterienrasen wird mit sterilem Wasser *R* abgeschwemmt, diese Suspension anschließend 30 min lang bei 70 °C erhitzt und so verdünnt, daß sie eine geeignete Menge Sporen enthält, im allgemeinen 10 · 10^6 bis 100 · 10^6 Sporen je Milliliter. Diese Sporensuspension ist über längere Zeit bei einer 4 °C nicht übersteigenden Temperatur haltbar.

Alternativ hierzu kann die Kultivierung der zur Sporensuspension benötigten Organismen auch 4 bis 6 Tage lang auf dem Medium C bei 26 °C erfolgen, wobei nach anschließendem Zusatz von 1 mg · l⁻¹ Mangan(II)-sulfat *R* unter aseptischen Bedingungen nochmals 48 h lang bebrütet wird. Die Suspension wird unter dem Mikroskop kontrolliert, um sicherzustellen, daß genügend Sporen gebildet wurden (etwa 80 Prozent), und dann zentrifugiert. Das Sediment wird in sterilem Wasser *R* suspendiert, so verdünnt, daß sich etwa 10 · 10^6 bis 100 · 10^6 Sporen je Milliliter in der Suspension befinden, und anschließend 30 min lang bei 70 °C erhitzt. Die Lagerungstemperatur für diese Suspension darf 4 °C nicht übersteigen.

Bordetella bronchiseptica
Die Mikroorganismen werden 16 bis 18 h lang bei 35 bis 37 °C auf dem Medium B kultiviert, danach mit sterilem Wasser *R* abgeschwemmt. Die Suspension wird bis zu einer entsprechenden Lichtdurchlässigkeit verdünnt.

Staphylococcus aureus; Klebsiella pneumoniae; Escherichia coli; Micrococcus flavus; Staphylococcus epidermidis
Die Kultivierung erfolgt wie für *Bordetella bronchiseptica* beschrieben, jedoch unter Benutzung von Medium A und Einstellen der Lichtdurchlässigkeit auf einen Wert, der bei der turbidimetrischen Methode zu einer befriedigenden Dosis-Wirkungs-Kurve oder bei der Diffusions-

methode zu klar umrissenen Hemmzonen mit genügend großem Durchmesser führt.

Saccharomyces cerevisiae; Candida tropicalis
Die Mikroorganismen werden 24 h lang bei 35 bis 37 °C auf dem Medium F kultiviert, danach mit einer sterilen Lösung von Natriumchlorid *R* (9 g · l^{-1}) abgeschwemmt. Die Suspension wird mit der gleichen Lösung bis zu einer entsprechenden Lichtdurchlässigkeit verdünnt.

Pufferlösungen: Pufferlösungen mit einem *p*H-Wert zwischen 5,8 und 8,0 werden hergestellt, indem 50,0 ml Kaliumdihydrogenphosphat-Lösung (0,2 mol · l^{-1}) mit dem in der Tab. 2.7.2-3 angegebenen Volumen Natriumhydroxid-Lösung (0,2 mol · l^{-1}) gemischt und mit frisch destilliertem Wasser *R* zu 200,0 ml verdünnt werden.

Tabelle 2.7.2-3

*p*H-Wert	Natriumhydroxid-Lösung (0,2 mol · l^{-1}) [ml]
5,8	3,72
6,0	5,70
6,2	8,60
6,4	12,60
6,6	17,80
6,8	23,65
7,0	29,63
7,2	35,00
7,4	39,50
7,6	42,80
7,8	45,20
8,0	46,80

Diese Pufferlösungen werden für alle in der Tab. 2.7.2-1 aufgeführten Bestimmungen der mikrobiologischen Wirksamkeit benutzt, mit Ausnahme derjenigen für Bleomycinsulfat und Amphotericin B. Die Pufferlösung (*p*H 6,8) für Bleomycinsulfat wird wie folgt hergestellt: 6,4 g Kaliumdihydrogenphosphat *R* und 18,9 g Natriummonohydrogenphosphat *R* werden in Wasser *R* zu 1000 ml gelöst. Für Amphotericin B wird die Phosphat-Pufferlösung *p*H 10,5 (0,2 mol · l^{-1}) wie folgt hergestellt: 35 g Kaliummonohydrogenphosphat *R* werden in 900 ml Wasser *R* gelöst; die Lösung wird mit 20 ml Natriumhydroxid-Lösung (1 mol · l^{-1}) versetzt und anschließend mit Wasser *R* zu 1000 ml verdünnt.

Nährmedien: Die nachstehend aufgeführten oder entsprechende Medien können benutzt werden:

Medium A

Pepton	6	g
Caseinpepton (Pankreashydrolysat)	4	g
Rindfleischextrakt	1,5	g
Hefeextrakt	3	g
Glucose-Monohydrat	1	g
Agar	15	g
Wasser	zu 1000	ml

Medium B

Caseinpepton (Pankreashydrolysat)	17	g
Sojapepton (Papainhydrolysat)	3	g
Natriumchlorid	5	g
Kaliummonohydrogenphosphat	2,5	g
Glucose-Monohydrat	2,5	g
Agar	15	g
Polysorbat 80	10	g
Wasser	zu 1000	ml

Polysorbat 80 wird zu der aufgekochten, noch heißen und alle anderen Substanzen enthaltenden Lösung, kurz vor dem Auffüllen auf das Endvolumen, zugesetzt.

Medium C

Pepton	6	g
Rindfleischextrakt	1,5	g
Hefeextrakt	3	g
Natriumchlorid	3,5	g
Glucose-Monohydrat	1	g
Kaliummonohydrogenphosphat	3,68	g
Kaliumdihydrogenphosphat	1,32	g
Wasser	zu 1000	ml

Medium D

Herzextrakt	1,5	g
Hefeextrakt	1,5	g
Caseinpepton	5	g
Glucose-Monohydrat	1	g
Natriumchlorid	3,5	g
Kaliummonohydrogenphosphat	3,68	g
Kaliumdihydrogenphosphat	1,32	g
Kaliumnitrat	2	g
Wasser	zu 1000	ml

Medium E

Pepton	5	g
Fleischextrakt	3	g
Natriummonohydrogenphosphat · 12 H_2O	26,9	g
Agar	10	g
Wasser	zu 1000	ml

Das Natriummonohydrogenphosphat wird als sterile Lösung nach Sterilisation des übrigen Mediums zugesetzt.

Medium F

Pepton	9,4	g
Hefeextrakt	4,7	g
Rindfleischextrakt	2,4	g
Natriumchlorid	10,0	g
Glucose-Monohydrat	10,0	g
Agar	23,5	g
Wasser	zu 1000	ml

Medium G

Glycerol	10	g
Pepton	10	g
Fleischextrakt	10	g
Natriumchlorid	3	g
Agar	15	g
Wasser	zu 1000	ml

(nach der Sterilisation *p*H 7,0 ± 0,1)

2.7.5 Wertbestimmung von Heparin

Die blutgerinnungshemmende Wirkung von Heparin wird in vitro bestimmt, indem seine Fähigkeit, die Gerinnung von rekalzifiziertem Citratplasma vom Schaf zu verzögern, mit der einer in Internationalen Einheiten angegebenen Heparin-Referenzzubereitung unter gleichen Bedingungen verglichen wird.

Die Internationale Einheit ist die Aktivität, die in einer bestimmten Menge der Internationalen Referenzzubereitung enthalten ist. Sie besteht aus gefriergetrocknetem Heparin-Natrium, das aus der Darmschleimhaut von Schweinen gewonnen wird. Die Aktivität der Internationalen Referenzzubereitung, ausgedrückt in Internationalen Einheiten, wird von der Weltgesundheitsorganisation festgelegt.

Heparin-Natrium *BRS* ist durch Vergleich mit der Internationalen Referenzzubereitung nach der im folgenden beschriebenen Methode auf Internationale Einheiten eingestellt.

Die Wertbestimmung wird nach einer der folgenden Methoden vorgenommen, wobei der Beginn des Gerinnungsvorgangs festgestellt wird. Für die jeweilige Methode sind entsprechende Reagenzgläser und geeignete Geräte auszuwählen:

a) visuelle Prüfung, vorzugsweise in indirektem Licht gegen einen mattschwarzen Hintergrund
b) spektrometrische Messung der Veränderung der Lichtdurchlässigkeit bei einer Wellenlänge von etwa 600 nm
c) visuelle Bestimmung der Änderung der Fließeigenschaften beim Neigen der Reagenzgläser
d) mechanische Aufzeichnung der Änderung der Fließeigenschaften beim Rühren, wobei die Lösung während der ersten Gerinnungsphase so wenig wie möglich bewegt werden soll.

Ausführung: *Die bei der Prüfung angegebenen Volumen sind Beispiele und sollen den zum Einsatz kommenden Prüfgeräten angepaßt werden, vorausgesetzt, daß die Verhältnisse zwischen den verschiedenen Volumen beachtet werden.*

Heparin-Natrium *BRS* wird mit einer Lösung von Natriumchlorid *R* (9 g · l^{-1}) so verdünnt, daß je Milliliter eine bekannte Anzahl an Internationalen Einheiten enthalten ist. Mit der zu bestimmenden Zubereitung wird unter gleichen Bedingungen eine Lösung mit gleicher zu erwartender Wirkungsstärke hergestellt. Von beiden Lösungen werden mit Hilfe einer Lösung von Natriumchlorid *R* (9 g · l^{-1}) Verdünnungsreihen in geometrischer Abstufung so hergestellt, daß die der schwächsten Konzentration entsprechende Gerinnungszeit mindestens das 1,5fache der Rekalzifizierungszeit des Blindwerts entspricht und daß die der höchsten Konzentration entsprechende Gerinnungszeit im Bereich der in der Vorprüfung ermittelten log-Dosis-Wirkungs-Kurve liegt.

In eine Eis-Wasser-Mischung werden 12 Reagenzgläser gebracht, von denen zuvor je zwei wie folgt beschriftet werden: T_1, T_2, T_3 für die Verdünnungen der zu bestimmenden Zubereitung und S_1, S_2 und S_3 für die Verdünnungen der Referenzzubereitung. In jedes Reagenzglas wird 1,0 ml des aufgetauten Plasmasubstrats *R* 1 und 1,0 ml der geeigneten Verdünnung der Zubereitung bzw. der Referenzzubereitung gegeben.

Nach jedem Zusatz wird gemischt, wobei sich keine Blasen bilden dürfen. Zur weiteren Behandlung werden die Reagenzgläser in der Reihenfolge S_1, S_2, S_3, T_1, T_2, T_3 in ein Wasserbad von 37 °C gebracht. Nachdem sich nach etwa 15 min die Temperatur der Lösungen auf 37 °C angeglichen hat, wird in jedes Reagenzglas 1 ml einer Verdünnung von Cephalin-Reagenz *R*, das einen geeigneten Aktivator, z. B. Kaolin, enthält, zugegeben, so daß eine Rekalzifizierungszeit für den Blindwert von nicht über 60 s erhalten wird. Bei Verwendung von Kaolin werden vor Gebrauch gleiche Volumen Cephalin-Reagenz *R* und einer Suspension von leichtem Kaolin *R* (4 g · l^{-1}) in einer Lösung von Natriumchlorid *R* (9 g · l^{-1}) gemischt.

Nach genau 2 min wird 1 ml einer Lösung von Calciumchlorid *R* (3,7 g · l^{-1}) zugesetzt und als Gerinnungszeit die Zeitspanne in Sekunden zwischen dem letzten Zusatz und dem Beginn der Gerinnung nach der jeweiligen Methode bestimmt. Die Rekalzifizierungszeit des Blindwerts wird bei Beginn und am Ende jeder Versuchsreihe in entsprechender Weise bestimmt, indem 1 ml der Lösung von Natriumchlorid *R* (9 g · l^{-1}) anstelle der Heparin-Verdünnungen eingesetzt wird. Die beiden erhaltenen Werte dürfen nicht erheblich voneinander abweichen.

Die Mittelwerte der zweifach bestimmten Gerinnungszeiten werden in Logarithmen ausgedrückt. Das Verfahren wird unter Verwendung neuer Verdünnungen wiederholt, wobei die Inkubation in der Reihenfolge T_1, T_2, T_3, S_1, S_2, S_3 erfolgt.

Das Ergebnis wird nach den üblichen statistischen Methoden errechnet.

Mindestens drei voneinander unabhängige Bestimmungen werden durchgeführt. Für jede dieser Bestimmungen sind frische Lösungen der Referenzzubereitung und der Zubereitung anzusetzen. Außerdem ist neues, frisch aufgetautes Plasmasubstrat zu verwenden.

Die Wirksamkeit der zu bestimmenden Zubereitung wird nach den üblichen statistischen Methoden durch Zusammenfassung der Einzelergebnisse ermittelt. Erreicht die Varianz aufgrund von inhomogenen Prüfergebnissen einen signifikanten Wert von P = 0,01, so kann ein kombinierter Schätzwert der Wirksamkeit durch Mitteln der ungewichteten Einzelergebnisse erhalten werden.

2.7.10 Wertbestimmung von Blutgerinnungsfaktor VII vom Menschen

Die Wertbestimmung des Blutgerinnungsfaktors VII vom Menschen erfolgt aufgrund seiner biologischen Aktivität als ein Faktor-VIIa-Gewebefaktor-Komplex bei der Aktivierung von Faktor X in Gegenwart von Calciumionen und Phospholipiden. Ermittelt wird die Wirksamkeit der Faktor-VII-Zubereitung durch den Vergleich der Menge, die erforderlich ist, um eine bestimmte Geschwindigkeit der Faktor-Xa-Bildung in einem Prüfgemisch zu erhalten, welches die Bestandteile enthält, die an der Aktivierung des Faktors X beteiligt sind, mit der Menge des Internationalen Standards oder einer in Internationalen Einheiten eingestellten Standardzubereitung, die zur Bildung derselben Geschwindigkeit des Faktors Xa erforderlich ist.

Die Internationale Einheit ist die Faktor-VII-Aktivität einer festgelegten Menge des Internationalen Standards, der aus gefriergetrocknetem Plasma besteht. Die Aktivität des Internationalen Standards, angegeben in Internationalen Einheiten, wird von der Weltgesundheitsorganisation festgelegt.

Die chromogene Wertbestimmungsmethode besteht aus 2 aufeinanderfolgenden Stufen: der Faktor-VII-abhängigen Aktivierung einer Faktor-X-Reagenzmischung, die Gewebefaktor, Phospholipide und Calciumionen enthält, und der anschließenden enzymatischen Spaltung eines chromogenen Faktor-Xa-Substrats. Dabei entsteht

Allg. Methoden

ein Chromophor, das mit einem Spektrometer quantitativ bestimmt werden kann. Unter geeigneten Wertbestimmungsbedingungen ergibt sich eine lineare Beziehung zwischen der Geschwindigkeit der Faktor-Xa-Bildung und der Faktor-VII-Konzentration. Die Wertbestimmung wird in dem folgenden Schema zusammengefaßt.

Stufe 1:

a) Faktor VII $\xrightarrow{\text{Gewebefaktor} + Ca^{++}}$ Faktor VIIa

b) Faktor X $\xrightarrow{\text{Faktor VIIa} + Ca^{++} + \text{Gewebefaktor/Phospholipid}}$ Faktor Xa

Stufe 2:

Chromogenes Substrat $\xrightarrow{\text{Faktor Xa}}$ Peptid + Chromophor

In beiden Stufen werden Reagenzien verwendet, die aus verschiedenen Quellen erhältlich sind. Zwar variiert die Zusammensetzung der einzelnen Reagenzien unter Umständen, ihre wesentlichen Merkmale jedoch sind in der nachfolgenden Spezifikation beschrieben.

Reagenzien

Das Gerinnungsfaktor-Reagenz enthält gereinigte Proteine vom Menschen oder Rind. Zu diesem gehören Faktor X und Thromboplastin-Gewebefaktor/Phospholipid als Faktor-VII-Aktivator.

Diese Proteine sind zum Teil gereinigt und enthalten keine Verunreinigungen, welche die Aktivierung des Faktors VII oder des Faktors X stören. Die Menge des vorhandenen Faktors X ergibt in der ersten Stufe der Wertbestimmung eine Endkonzentration zwischen 10 und 350, vorzugsweise zwischen 14 und 70 nmol je Liter.

Als Gewebefaktor/Phospholipid-Komponente können sowohl Thromboplastin aus natürlichen Quellen (Rinder- oder Kaninchenhirn) als auch synthetische Zubereitungen verwendet werden. Das für die Bestimmung der Prothrombin-Zeit geeignete Thromboplastin ist 1:5 bis 1:50 in Pufferlösung verdünnt, so daß die Endkonzentration an Ca^{++}-Ionen zwischen 15 und 25 mmol je Liter beträgt. Die endgültige Bildung des Faktors Xa erfolgt in einer Lösung, die Albumin vom Menschen oder vom Rind in solch einer Konzentration enthält, daß Adsorptionsverluste nicht auftreten, und die in einem *p*H-Bereich zwischen 7,3 und 8,0 liegt. Im endgültigen Inkubationsgemisch muß der Faktor VII die einzige geschwindigkeitsbestimmende Komponente sein, und keine Reagenzkomponente darf die Eigenschaft besitzen, eigenständig Faktor Xa zu bilden.

Die zweite Stufe umfaßt die quantitative Bestimmung des gebildeten Faktors Xa unter Verwendung eines Farbstoffsubstrats, das für den Faktor Xa spezifisch ist. Dieses besteht im allgemeinen aus einem kurzen Peptid aus 3 bis 5 Aminosäuren, das an eine chromophore Gruppe gebunden ist. Bei der Abspaltung dieser Gruppe vom Peptidsubstrat verlagert sich das Absorptionsmaximum auf eine Wellenlänge, die eine quantitative Bestimmung mit dem Spektrometer ermöglicht. Das Substrat wird in der Regel in Wasser *R* gelöst und in einer Endkonzentration zwischen 0,2 und 2 mmol je Liter verwendet. Das Substrat kann außerdem geeignete Hemmstoffe enthalten, um eine weitere Bildung des Faktors Xa zu hemmen (Zusatz von Edetat).

Ausführung

Der gesamte Inhalt jeweils einer Ampulle der Standardzubereitung und der zu bestimmenden Zubereitung werden durch Zusatz einer entsprechenden Menge Wasser *R* gelöst. Die Lösungen sind innerhalb von 1 h weiterzuverwenden. Den rekonstituierten Zubereitungen wird ein Vorverdünnungsmittel in ausreichender Menge zugesetzt, so daß Lösungen entstehen, die zwischen 0,5 und 2,0 I.E. Faktor VII je Milliliter enthalten.

Unter Verwendung einer isotonischen Pufferlösung ohne Chelatbildner, die 1 Prozent Albumin vom Menschen oder vom Rind enthält und möglichst zwischen *p*H 7,3 und 8,0 gepuffert ist, werden weitere Verdünnungen der Standard- und Prüfzubereitung hergestellt. Mindestens 3 getrennte, unabhängige Verdünnungen für jede Zubereitung werden vorzugsweise in doppelter Ausfertigung hergestellt. Die Endkonzentration des Faktors VII sollte unter 0,005 I.E. je Milliliter liegen.

Eine Blindlösung wird hergestellt, die alle Komponenten, ausgenommen Faktor VII, enthält.

Alle Verdünnungen werden in Kunststoffröhrchen hergestellt und innerhalb von 1 h verwendet.

Stufe 1: Die Verdünnungen der Faktor-VII-Standardzubereitung und der zu untersuchenden Zubereitung werden mit einem geeigneten Volumen des vorgewärmten Koagulationsfaktor-Reagenzes oder einer Kombination seiner einzelnen Bestandteile gemischt. Das Gemisch wird in Kunststoffröhrchen oder in Vertiefungen einer Mikrotiterplatte bei 37 °C inkubiert. Die Konzentration der einzelnen Komponenten während der Faktor-Xa-Bildung muß den Spezifikationen unter Beschreibung der Reagenzien (siehe oben) entsprechen.

Für die Aktivierung des Faktors X muß eine geeignete Zeit verstreichen; die Reaktion sollte beendet sein, bevor die Faktor-Xa-Konzentration den höchsten Stand erreicht, um eine zufriedenstellende lineare Dosis-Wirkungs-Beziehung zu erhalten. Die Aktivierungszeit wird so gewählt, daß eine lineare Bildung des Faktors Xa in dieser Zeit erhalten wird. Geeignete Aktivierungszeiten liegen zwischen 2 und 5 min. Abweichungen sind jedoch zulässig, sofern sich damit eine bessere Linearität der Dosis-Wirkungs-Beziehung erzielen läßt.

Stufe 2: Die Aktivierung wird durch Zusatz eines vorgewärmten Reagenzes, das ein chromogenes Substrat enthält, beendet. Die Geschwindigkeit der Abspaltung des Substrats, die mit der Konzentration des gebildeten Faktors Xa linear sein muß, wird quantitativ bestimmt, indem die Veränderungsrate der Absorption bei einer geeigneten Wellenlänge mit einem Spektrometer gemessen wird.

Die Absorption wird entweder ständig überwacht, um die Berechnung der Anfangsgeschwindigkeit der Substratabspaltung zu ermöglichen, oder die Hydrolysereaktion wird nach einem geeigneten Zeitraum beendet, indem der *p*H-Wert durch Zusatz eines geeigneten Reagenzes gesenkt wird, zum Beispiel durch den Zusatz von Essigsäure ($500 g \cdot l^{-1}$ $C_2H_4O_2$) oder einer Citrat-Pufferlösung *p*H 3 ($1 mol \cdot l^{-1}$). Die Hydrolysezeit wird so eingestellt, daß eine lineare Entwicklung des Chromophors als Funktion der Zeit erhalten wird. Geeignete Hydrolysezeiten liegen in der Regel zwischen 3 und 15 min. Abweichungen sind jedoch zulässig, sofern sich damit eine bessere Linearität der Dosis-Wirkungs-Beziehung erzielen läßt.

Die Validität der Wertbestimmung wird überprüft und die Wirksamkeit der Prüfzubereitung durch die üblichen statistischen Methoden für die Wertbestimmung berechnet (zum Beispiel **5.3: Statistische Auswertung der Ergebnisse biologischer Wertbestimmungen und Reinheitsprüfungen**).

2.7.11 Wertbestimmung von Blutgerinnungsfaktor IX vom Menschen

Die Wirksamkeit wird durch Vergleich der Menge der zu bestimmenden Zubereitung ermittelt, die erforderlich ist, um die Gerinnungszeit eines Prüfgemischs herabzusetzen, das die an der Blutgerinnung beteiligten Bestandteile, außer Faktor IX, enthält, mit der Menge einer in Internationalen Einheiten eingestellten Standardzubereitung, die zum Erzielen der gleichen Wirkung erforderlich ist. Die Internationale Einheit ist die Aktivität einer festgelegten Menge des Internationalen Standards, der aus dem gefriergetrockneten Konzentrat des Blutgerinnungsfaktors IX vom Menschen besteht. Die Aktivität des Internationalen Standards, angegeben in Internationalen Einheiten, wird von der Weltgesundheitsorganisation festgelegt.

Die zu bestimmende Zubereitung und die Standardzubereitung werden jeweils nach den Angaben in der Beschriftung rekonstituiert und unmittelbar verwendet. Falls erforderlich wird die in den Zubereitungen enthaltene Menge Heparin bestimmt (2.7.12) und das Heparin durch Zusatz von Protaminsulfat *R* neutralisiert (10 µg Protaminsulfat neutralisieren 1 I.E. Heparin). Die zu bestimmende Zubereitung und die Standardzubereitung werden mit der erforderlichen Menge Imidazol-Pufferlösung *p*H 7,3 *R* so verdünnt, daß Lösungen mit Wirksamkeiten zwischen 0,5 und 2,0 I.E. je Milliliter entstehen. Unter Verwendung einer Mischung von 1 Volumteil einer Lösung von Natriumcitrat *R* ($38\ g \cdot l^{-1}$) und 5 Volumteilen Imidazol-Pufferlösung *p*H 7,3 *R* werden Verdünnungsreihen im Bereich von 1:10 bis 1:80 in doppelter Ausfertigung hergestellt. Die Verdünnungen sind sehr genau herzustellen und sofort zu verwenden.

Für die Durchführung der Bestimmung werden beispielsweise Inkubationsröhrchen verwendet, die im Wasserbad bei 37 °C temperiert werden. In jedes Röhrchen werden 0,1 ml Plasmasubstrat *R* 2 und 0,1 ml einer der Verdünnungen der Standardzubereitung oder der zu bestimmenden Zubereitung gegeben. Jedem Röhrchen werden 0,1 ml einer geeigneten Verdünnung von Cephalin-Reagenz *R* oder Blutplättchen-Ersatz *R* und 0,1 ml einer Suspension von 0,5 g leichtem Kaolin *R* in 100 ml einer Lösung von Natriumchlorid *R* ($9\ g \cdot l^{-1}$) zugesetzt. Anschließend werden die Röhrchen etwa 10 min lang stehengelassen, wobei sie regelmäßig schräggestellt werden. Nachdem jedem Röhrchen 0,1 ml einer Lösung von Calciumchlorid *R* ($7{,}4\ g \cdot l^{-1}$) zugesetzt wurden, wird mit Hilfe einer Stoppuhr die Gerinnungszeit gemessen, das heißt der Zeitraum zwischen dem Moment der Calciumchloridzugabe und dem ersten Anzeichen der Fibrinbildung, die entweder visuell oder mit Hilfe einer geeigneten Apparatur festgestellt wird. Die Wirksamkeit wird mit Hilfe der üblichen statistischen Methoden berechnet (zum Beispiel **5.3: Statistische Auswertung der Ergebnisse biologischer Wertbestimmungen und Reinheitsprüfungen**).

Um sicherzustellen, daß das Plasmasubstrat *R* 2 keine wahrnehmbare Kontamination durch Faktor IX enthält, wird ein Blindversuch unter Verwendung eines entsprechenden Volumens einer Mischung von 1 Volumteil einer Natriumcitrat-Lösung *R* ($38\ g \cdot l^{-1}$) und 5 Volumteilen Imidazol-Pufferlösung *p*H 7,3 *R* anstelle der zu bestimmenden Zubereitung durchgeführt. Die Bestimmung darf nur ausgewertet werden, wenn die im Blindversuch gemessene Gerinnungszeit zwischen 100 und 200 s liegt.

2.7.12 Wertbestimmung von Heparin in Blutgerinnungsfaktor-Konzentraten

Die Untersuchungsprobe wird mit einem definierten Thrombinüberschuß und einem thrombinspezifischen chromogenen Substrat inkubiert. Die Absorptionserhöhung (als Maß für das freigesetzte Nitroanilin) wird bei 405 nm gemessen.

Die Absorptionserhöhung verhält sich umgekehrt proportional zum Heparingehalt der Probe.

Untersuchungslösungen: Die Zubereitung wird nach den Angaben der Beschriftung rekonstituiert und mit einer geeigneten Pufferlösung (zum Beispiel Natriumchlorid *R* ($7\ g \cdot l^{-1}$), Natriumcitrat *R* ($6\ g \cdot l^{-1}$), *p*H 7,3) auf etwa 0,25 I.E. Heparin je Milliliter verdünnt. Mit Hilfe des Verdünnungspuffers (siehe „Referenzlösungen") wird eine Verdünnungsreihe bis 1:32 hergestellt. Die Verdünnungen werden 30 min lang stehengelassen.

Referenzlösungen: Eine Heparin-Standardzubereitung wird mit einem geeigneten Verdünnungspuffer (zum Beispiel Trometamol *R* ($6\ g \cdot l^{-1}$), (Ethylendinitrilo)tetraessigsäure *R* ($2{,}2\ g \cdot l^{-1}$), Natriumchlorid *R* ($11{,}3\ g \cdot l^{-1}$), *p*H 8,4) auf etwa 0,25 I.E. Heparin je Milliliter verdünnt, wobei eine Verdünnungsreihe bis 1:32 hergestellt wird.

Je 200 µl Untersuchungslösung, Referenzlösung oder Blindlösung (Verdünnungspuffer) und 200 µl einer Lösung von Antithrombin III *R* ($3\ I.E. \cdot ml^{-1}$) werden in die entsprechende Anzahl von Plastikröhrchen pipettiert. Die Mischungen werden 30 min lang stehen gelassen und anschließend je 200 µl Rinderthrombin *R* ($20\ I.E. \cdot ml^{-1}$) zugesetzt. Mit einem Vortex-Rührer wird sorgfältig gemischt und die Temperatur 90 s lang bei 37 °C gehalten.

Eine Lösung des thrombinspezifischen chromogenen Substrats in einer Konzentration, die mindestens dem doppelten Wert der Michaelis-Konstante (K_m) entspricht, wird hergestellt.

200 µl der auf 37 °C vorgewärmten Substratlösung werden jedem der die Untersuchungslösung, Referenzlösung oder Blindlösung enthaltenden Röhrchen zugesetzt. Nach sorgfältigem Mischen mit einem Vortex-Rührer werden die Röhrchen 90 s lang bei 37 °C inkubiert. Die Reaktion wird durch Zusatz von 200 µl einer Lösung von Essigsäure *R* ($500\ g \cdot l^{-1}\ C_2H_4O_2$) unterbrochen und die Absorption bei 405 nm gemessen.

Der Heparingehalt in der Untersuchungszubereitung wird mit Hilfe der üblichen statistischen Methoden berechnet (zum Beispiel **5.3: Statistische Auswertung der Ergebnisse biologischer Wertbestimmungen und Reinheitsprüfungen**).

2.7.13 Bestimmung der Wirksamkeit von Anti-D-Immunglobulin vom Menschen

Die Wirksamkeit des Anti-D-Immunglobulins vom Menschen wird bestimmt durch Vergleich derjenigen Menge, die zur Agglutination von D-positiven roten Blutkörperchen benötigt wird, mit der Menge einer in Internationalen Einheiten eingestellten Standardzubereitung, die die gleiche Wirkung erzielt.

Die Internationale Einheit (I.E.) ist die Wirksamkeit einer festgelegten Menge der Internationalen Standardzubereitung. Die Wirksamkeit der Internationalen Standardzubereitung, angegeben in Internationalen Einheiten, wird von der Weltgesundheitsorganisation festgelegt.

Die zur Verwendung kommenden gepoolten, D-positiven, roten Blutkörperchen dürfen höchstens 7 Tage lang in geeigneter Weise aufbewahrt werden, nachdem sie von mindestens vier $0R_1R_1$-Spendern gewonnen wurden. Ein geeignetes Volumen Blutkörperchen wird 3mal mit einer Lösung von Natriumchlorid *R* ($9 g \cdot l^{-1}$) gewaschen. Den Blutkörperchen wird ein gleiches Volumen Bromelain-Lösung *R* zugesetzt. Die Mischung wird 10 min lang bei 37 °C stehengelassen und dann zentrifugiert. Nach dem Entfernen der überstehenden Flüssigkeit werden die Blutkörperchen erneut 3mal mit einer Lösung von Natriumchlorid *R* ($9 g \cdot l^{-1}$) gewaschen. 20 Volumteile der roten Blutkörperchen werden in einer Mischung von 15 Volumteilen inertem Serum, 20 Volumteilen einer Lösung von Rinderalbumin *R* ($300 g \cdot l^{-1}$) und 45 Volumteilen einer Lösung von Natriumchlorid *R* ($9 g \cdot l^{-1}$) suspendiert. Die Suspension wird in einer Eis-Wasser-Mischung unter ständigem Rühren aufbewahrt.

Geeignete Verdünnungen der Zubereitung und der Standardzubereitung werden mit einem kalibrierten, automatischen Verdünnungsgerät hergestellt, wobei als Verdünnungsmittel eine Lösung verwendet wird, die $5 g \cdot l^{-1}$ Rinderalbumin *R* und $9 g \cdot l^{-1}$ Natriumchlorid *R* enthält.

Für die kontinuierliche, automatische Analyse wird ein geeignetes Gerät benutzt. Die Temperatur im Schlauchsystem wird mit Ausnahme der Inkubationsschleifen bei 15,0 °C gehalten. In das Schlauchsystem des Geräts wird die Suspension der roten Blutkörperchen mit einer Rate von 0,1 ml je Minute und eine Lösung von Methylcellulose 450 *R* ($3 g \cdot l^{-1}$) mit einer Rate von 0,05 ml je Minute gepumpt. Die Verdünnungen der Zubereitung und der Standardzubereitung werden 2 min lang mit einer Rate von 0,1 ml je Minute zugeführt. Bevor die nächste Verdünnung zugeführt wird, wird mit dem Verdünnungsmittel jeweils 4 min lang mit einer Rate von 0,1 ml je Minute gespült.

Mit einer Rate von 0,6 ml je Minute wird Luft zugeführt. Nach 18 min langem Bebrüten bei 37 °C werden die wie Geldrollen aussehenden Aggregate dispergiert, indem eine Lösung von Natriumchlorid *R* ($9 g \cdot l^{-1}$) mit einer Rate von 1,6 ml je Minute eingegeben wird. Diese Lösung enthält ein geeignetes Mittel zum Benetzen (zum Beispiel Polysorbat 20 *R* in der Endkonzentration von $0,2 g \cdot l^{-1}$), um den kontinuierlichen Fluß der Luftblasen aufrechtzuerhalten. Nach dem Absetzen der Agglutinate wird die überstehende Flüssigkeit entfernt, zuerst mit einer Rate von 0,4 ml je Minute und anschließend mit einer Rate von 0,6 ml je Minute. Die nichtagglutinierten roten Blutkörperchen werden mit einer Lösung, die $50 mg \cdot l^{-1}$ Kaliumcyanid *R*, $0,2 g \cdot l^{-1}$ Kaliumhexacyanoferrat(III) *R*, $1 g \cdot l^{-1}$ Natriumhydrogencarbonat *R* und $5 g \cdot l^{-1}$ Octoxinol 10 *R* enthält, bei einer Rate von 2,5 ml je Minute aufgelöst. Eine Schleife, die eine 10 min lange Verzögerung bewirkt, muß zur Umwandlung des Hämoglobins in das Gerät eingesetzt werden. Die Absorption (2.2.25) des Hämolysats wird kontinuierlich bei einer Wellenlänge zwischen 540 und 550 nm aufgezeichnet. Der Bereich der Antikörperkonzentration mit linearer Beziehung zwischen Konzentration und erfolgter Veränderung der Absorption (ΔA) wird bestimmt. Aus den Werten wird eine Eichkurve erstellt und der lineare Kurvenabschnitt für die Bestimmung der Wirksamkeit der Zubereitung verwendet.

Die Wirksamkeit der Zubereitung in Internationalen Einheiten je Milliliter wird nach folgender Formel berechnet:

$$\frac{a \cdot d}{D}$$

a = Wirksamkeit einer 1-in-D-Verdünnung der Standardzubereitung in Internationalen Einheiten je Milliliter

d = Verdünnungsfaktor der Zubereitung, bei welchem ein bestimmter Wert für ΔA gefunden wurde

D = Verdünnungsfaktor der Standardzubereitung, bei welchem derselbe Wert für ΔA gefunden wurde.

2.7.14 Bestimmung der Wirksamkeit von Hepatitis-A-Impfstoff

Die Bestimmung der Wirksamkeit von Hepatitis-A-Impfstoff erfolgt entweder in vivo unter festgelegten Bedingungen durch den Vergleich der Fähigkeit des Impfstoffs, in Mäusen die Bildung spezifischer Antikörper zu induzieren, mit der entsprechenden Fähigkeit einer Referenzzubereitung oder in vitro durch die immunchemische Bestimmung des Antigengehalts.

In-vivo-Bestimmung

Die nachstehende Bestimmung an Mäusen dient als Beispiel einer Methode, die sich für einen gegebenen Impfstoff als geeignet erwiesen hat. Andere validierte Methoden können ebenfalls eingesetzt werden.

Auswahl und Verteilung der Tiere: In der Bestimmung werden etwa 5 Wochen alte, gesunde Mäuse derselben Zucht und eines Stamms eingesetzt, der sich als geeignet erwiesen hat. Die Tiere müssen dasselbe Geschlecht haben. Die Tiere werden in mindestens 7 gleiche Gruppen mit einer für die Anforderungen der „Bestimmung der Wirksamkeit" geeigneten Anzahl eingeteilt.

Ausführung: Mit einer Lösung von Natriumchlorid *R* ($9 g \cdot l^{-1}$), die das gleiche aluminiumhaltige Adjuvans enthält wie der Impfstoff, werden mindestens je 3 Verdünnungen des Impfstoffs und der entsprechenden Referenzzubereitung hergestellt. Jede Verdünnung wird jeweils einer Tiergruppe zugeordnet. Jedem Tier einer Gruppe wird höchstens 1,0 ml einer dieser Gruppe zugeordneten Verdünnung subkutan injiziert. Der Gruppe ungeimpfter Tiere wird subkutan das gleiche Volumen des Verdünnungsmittels injiziert. Nach 28 bis 32 Tagen werden alle Tiere narkotisiert, und ihnen wird Blut abgenommen, wobei die einzelnen Sera getrennt gesammelt werden. Mit Hilfe einer geeigneten immunchemischen Methode (2.7.1) wird in den einzelnen Sera der Titer der spezifischen Antikörper gegen Hepatitis-A-Virus bestimmt.

Berechnungen: Die Berechnungen werden mit den üblichen statistischen Methoden (5.3, Abschnitt 4) für Wertbestimmungen auf der Basis von Alternativwirkungen (quantal responses) durchgeführt.

Aus der Verteilung der Reaktionsstärken, die an allen Sera der ungeimpften Gruppe gemessen wurden, wird die höchste Reaktionsstärke ermittelt, die bei einem ungeimpften Tier für diese Art der Wertbestimmung erwartet werden kann. Jede Reaktion bei geimpften Tieren, die diesen Wert überschreitet, gilt als Serokonversion.

Der prozentuale Anteil an Tieren mit Serokonversion in jeder Gruppe wird in geeigneter Weise transformiert (beispielsweise mit einer Probit-Transformation). Die Daten werden mit Hilfe des Parallelenmodells (log-Dosis-Wirkungskurve) ausgewertet. Die Wirksamkeit der geprüften Zubereitung wird im Verhältnis zu der der Referenzzubereitung bestimmt.

Gültigkeitsbedingungen: Die Bestimmung darf nur ausgewertet werden, wenn

- für Impfstoff und Referenzimpfstoff die ED_{50} zwischen niedrigster und höchster den Tieren verabreichter Dosis liegt
- die statistische Analyse keine signifikante Abweichung vom Prinzip der Linearität oder Parallelität zeigt
- die Vertrauensgrenzen der relativen Wirksamkeit zwischen 33 und 300 Prozent der ermittelten Wirksamkeit liegen.

Anforderungen an die Wirksamkeit: Die obere Vertrauensgrenze ($P = 0{,}95$) der ermittelten relativen Wirksamkeit muß mindestens 1,0 betragen.

In-vitro-Bestimmung

Eine immunchemische Bestimmung (2.7.1) des Antigengehalts wird mit Akzeptanzkriterien durchgeführt, die gegen die In-vivo-Bestimmung validiert wurden. Die Akzeptanzkriterien für eine gegebene Referenzzubereitung sind auf Basis der Validierungsdaten von der zuständigen Behörde zu genehmigen.

2.7.15 Bestimmung der Wirksamkeit von Hepatitis-B-Impfstoff (rDNA)

Die Bestimmung der Wirksamkeit von Hepatitis-B-Impfstoff (rDNA) erfolgt entweder in vivo unter festgelegten Bedingungen durch den Vergleich der Fähigkeit des Impfstoffs, in Mäusen oder Meerschweinchen die Bildung spezifischer Antikörper gegen das Hepatitis-B-Oberflächenantigen (HBsAg) zu induzieren, mit der entsprechenden Fähigkeit einer Referenzzubereitung oder in vitro durch die immunchemische Bestimmung des Antigengehalts.

In-vivo-Bestimmung

Auswahl und Verteilung der Tiere: Für die Bestimmung werden etwa 5 Wochen alte, gesunde Mäuse aus derselben Zucht verwendet. Der für diese Bestimmung verwendete Stamm muß eine signifikante Steigung in der Dosis-Wirkungs-Kurve für das Antigen aufweisen. Mäuse vom Haplotyp H-2^q oder H-2^d sind geeignet. Etwa 7 Wochen alte, gesunde Meerschweinchen aus derselben Zucht mit einer Körpermasse von 300 bis 350 g sind ebenfalls geeignet. Tiere desselben Geschlechts müssen verwendet werden. Die Tiere werden in mindestens 7 gleiche Gruppen mit einer für die Anforderungen der „Bestimmung der Wirksamkeit" geeigneten Anzahl eingeteilt.

Ausführung: Mit einer Lösung von Natriumchlorid *R* ($9 g \cdot l^{-1}$) oder mit einem anderen geeigneten Verdünnungsmittel, die das für den Impfstoff verwendete aluminiumhaltige Adjuvans enthalten, werden mindestens je 3 Verdünnungen des Impfstoffs und der entsprechenden Referenzzubereitung hergestellt. Jede Verdünnung wird jeweils einer Tiergruppe zugeordnet. Jedem Tier einer Gruppe wird höchstens 1,0 ml einer dieser Gruppe zugeordneten Verdünnung intraperitoneal injiziert. Der Gruppe ungeimpfter Tiere wird intraperitoneal das gleiche Volumen des Verdünnungsmittels injiziert. Nach einem angemessenen Zeitraum (zum Beispiel 4 bis 6 Wochen) werden alle Tiere narkotisiert, und ihnen wird Blut abgenommen, wobei die einzelnen Sera getrennt gesammelt werden. Mit Hilfe einer geeigneten immunchemischen Methode (2.7.1) wird in den einzelnen Sera der Titer der spezifischen HBsAg-Antikörper bestimmt.

Berechnungen: Die Berechnungen werden nach den üblichen statistischen Methoden (5.3, Abschnitt 4) für Wertbestimmungen auf der Basis von Alternativwirkungen (quantal responses) durchgeführt.

Aus der Verteilung der Reaktionsstärken, die an allen Sera der ungeimpften Gruppe gemessen wurden, wird die höchste Reaktionsstärke ermittelt, die bei einem ungeimpften Tier für diese Art der Wertbestimmung erwartet werden kann. Jede Reaktion bei geimpften Tieren, die diesen Wert überschreitet, gilt als Serokonversion.

Der prozentuale Anteil an Tieren mit Serokonversion in jeder Gruppe wird in geeigneter Weise transformiert (beispielsweise mit einer Probit-Transformation). Die Daten werden mit Hilfe des Parallelenmodells (log-Dosis-Wirkungskurve) ausgewertet. Die Wirksamkeit der geprüften Zubereitung wird im Verhältnis zu der der Referenzzubereitung bestimmt.

Gültigkeitsbedingungen: Die Bestimmung darf nur ausgewertet werden, wenn

- für Impfstoff und Referenzimpfstoff die ED_{50} zwischen niedrigster und höchster den Tieren verabreichter Dosis liegt
- die statistische Analyse keine signifikante Abweichung vom Prinzip der Linearität oder Parallelität zeigt
- die Vertrauensgrenzen der relativen Wirksamkeit zwischen 33 und 300 Prozent der ermittelten Wirksamkeit liegen.

Anforderungen an die Wirksamkeit: Die obere Vertrauensgrenze (P = 0,95) der ermittelten relativen Wirksamkeit muß mindestens 1,0 betragen.

In-vitro-Bestimmung

Eine immunchemische Bestimmung (2.7.1) des Antigengehalts wird mit Akzeptanzkriterien durchgeführt, die gegen die In-vivo-Bestimmung validiert wurden.

Die enzymgebundene Immunpräzipitationsmethode (ELISA) und der Radioimmunassay (RIA) haben sich bei Verwendung monoklonaler Antikörper, die für die schutzbildenden Epitope des HBsAg spezifisch sind, als geeignet erwiesen. Eine geeignete Anzahl von Verdünnungen des Impfstoffs und der Referenzzubereitung wird verwendet. Ein Parallelenmodell wird zur Auswertung der Daten, die in geeigneter Weise transformiert sein können, eingesetzt. Kits für die Bestimmung von HBsAg in vitro sind im Handel erhältlich. Deren Testverfahren können zur Bestimmung der Wirksamkeit in vitro adaptiert werden.

Die Akzeptanzkriterien für eine gegebene Referenzzubereitung sind auf Basis der Validierungsdaten von der zuständigen Behörde zu genehmigen.

2.8 Methoden der Pharmakognosie

2.8.14 Bestimmung des Gerbstoffgehalts pflanzlicher Drogen

Alle Extraktions- und Verdünnungsschritte sind unter Ausschluß direkter Lichteinwirkung durchzuführen.

Im Falle einer pflanzlichen Droge oder eines Trockenextrakts wird die vorgeschriebene Menge pulverisierter Droge (180) oder Extrakt in einem 250-ml-Rundkolben mit 150 ml Wasser *R* versetzt und im Wasserbad 30 min lang erhitzt. Anschließend wird unter fließendem Wasser gekühlt und quantitativ in einen 250-ml-Meßkolben überführt, wobei mit Wasser *R* nachgewaschen und zu 250,0 ml verdünnt wird. Nach Absetzenlassen fester Bestandteile wird die Flüssigkeit durch ein Papierfilter von 125 mm Durchmesser filtriert. Die ersten 50 ml des Filtrats werden verworfen.

Im Falle eines Fluidextrakts oder einer Tinktur wird die vorgeschriebene Menge Fluidextrakt oder Tinktur mit Wasser *R* zu 250,0 ml verdünnt. Die Mischung wird durch ein Papierfilter von 125 mm Durchmesser filtriert. Die ersten 50 ml des Filtrats werden verworfen.

Gesamt-Polyphenole: 5,0 ml Filtrat werden mit Wasser *R* zu 25,0 ml verdünnt. 2,0 ml dieser Lösung werden mit 1,0 ml Molybdat-Wolframat-Reagenz *R* sowie 10,0 ml Wasser *R* gemischt und mit einer Lösung von Natriumcarbonat *R* ($290 \text{ g} \cdot \text{l}^{-1}$) zu 25,0 ml verdünnt. Die Absorption (2.2.25) wird nach 30 min bei 760 nm gegen Wasser *R* als Kompensationsflüssigkeit gemessen (A_1).

Durch Hautpulver nicht adsorbierbare Polyphenole: 10,0 ml Filtrat werden mit 0,10 g Hautpulver *CRS* versetzt und 60 min lang kräftig geschüttelt. Die Mischung wird filtriert. 5,0 ml Filtrat werden mit Wasser *R* zu 25,0 ml verdünnt. 2,0 ml dieser Lösung werden mit 1,0 ml Molybdat-Wolframat-Reagenz *R* sowie 10,0 ml Wasser *R* gemischt und mit einer Lösung von Natriumcarbonat *R* ($290 \text{ g} \cdot \text{l}^{-1}$) zu 25,0 ml verdünnt. Die Absorption (2.2.25) wird nach 30 min bei 760 nm gegen Wasser *R* als Kompensationsflüssigkeit gemessen (A_2).

Referenzlösung: 50,0 mg Pyrogallol *R* werden unmittelbar vor der Bestimmung in Wasser *R* zu 100,0 ml gelöst. 5,0 ml Lösung werden mit Wasser *R* zu 100,0 ml verdünnt. 2,0 ml dieser Lösung werden mit 1,0 ml Molybdat-Wolframat-Reagenz *R* sowie 10,0 ml Wasser *R* gemischt und mit einer Lösung von Natriumcarbonat *R* ($290 \text{ g} \cdot \text{l}^{-1}$) zu 25,0 ml verdünnt. Die Absorption (2.2.25) wird nach 30 min bei 760 nm gegen Wasser *R* als Kompensationsflüssigkeit gemessen (A_3).

Der Prozentgehalt an Gerbstoffen, berechnet als Pyrogallol, errechnet sich nach folgender Formel

$$\frac{62{,}5 \cdot (A_1 - A_2) \cdot m_2}{A_3 \cdot m_1}$$

m_1 = Einwaage der Droge, des Extrakts oder der Tinktur in Gramm

m_2 = Einwaage des Pyrogallols in Gramm.

Allg. Methoden

2.9 Methoden der pharmazeutischen Technologie

2.9.1 Zerfallszeit von Tabletten und Kapseln

Durch die Zerfallsprüfung wird festgestellt, ob die Tabletten oder Kapseln in der vorgeschriebenen Zeit unter den nachfolgend aufgeführten Bedingungen in einem flüssigen Medium zerfallen.

Der Zerfall einer Tablette oder Kapsel ist erreicht, wenn

a) kein Rückstand mehr auf dem Siebboden verbleibt oder
b) ein doch verbliebener Rückstand höchstens aus einer weichen Masse besteht, die keinen fühlbar festen, trockenen Kern enthält, oder
c) nur noch Bruchstücke des Überzugs (Tablette) oder Bruchstücke der Hülle (Kapsel) vorhanden sind, die auf dem Siebboden liegen und/oder an der Unterseite der Scheibe kleben können, falls eine solche verwendet wird (Kapsel).

Je nach Erfordernis wird eine der folgenden Methoden angewendet.

Prüfung A: Tabletten und Kapseln normaler Größe

Apparatur: Der Hauptteil der Apparatur (siehe Abb. 2.9.1-1) besteht aus einem starren Gestell mit Siebboden, das 6 zylindrische Prüfröhrchen aus Glas enthält. Jedes Röhrchen hat eine Länge von 77,5 ± 2,5 mm und einen inneren Durchmesser von 21,5 mm. Die Wandstärke beträgt etwa 2 mm. Jedes Röhrchen ist mit einer zylindrischen Scheibe aus durchsichtigem Kunststoffmaterial versehen, dessen relative Dichte zwischen 1,18 und 1,20 liegt. Der Durchmesser der Scheiben beträgt 20,7 ± 0,15 mm, ihre Dicke 9,5 ± 0,15 mm. Jede Scheibe hat 5 Löcher von 2 mm Durchmesser, ein Loch in der Mitte, die 4 anderen in gleichem Abstand voneinander in einem Kreis von 6 mm Radius angeordnet. Seitlich befinden sich 4 V-förmige Einkerbungen in gleichem Abstand voneinander, die jeweils oben 9,5 mm breit und 2,55 mm tief, unten 1,6 mm breit und 1,6 mm tief sind. Die Prüfröhrchen werden senkrecht durch eine obere und eine untere Platte aus durchsichtigem Kunststoffmaterial gehalten, die einen Durchmesser von 90 mm haben und 6 mm dick sind. Die Platten haben 6 Bohrungen. Alle Bohrungen haben den gleichen Abstand vom Mittelpunkt und voneinander. An der Unterseite der unteren Platte befindet sich

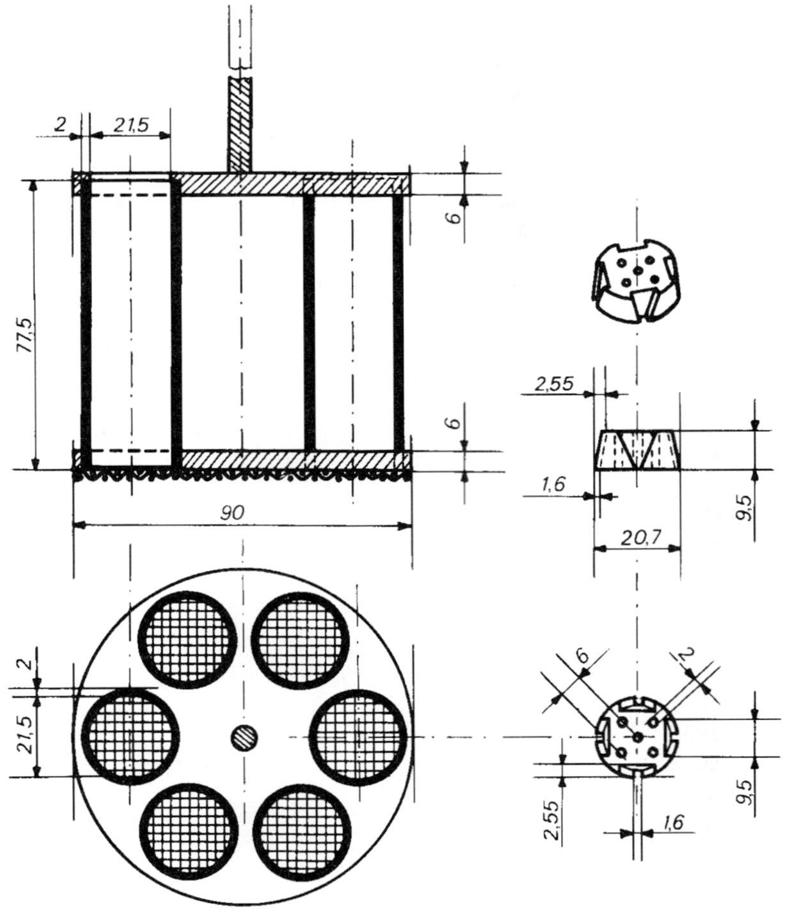

Abb. 2.9.1-1: Apparatur zur Bestimmung der Zerfallszeit von Tabletten und Kapseln normaler Größe
Längenangaben in Millimeter

ein Netz aus rostfreiem Stahldraht. Der Stahldraht hat eine Dicke von 0,635 mm und das Netz eine Maschenweite von 2,00 mm. Die Platten sind voneinander durch senkrechte Metallstäbe an der Außenseite in einem festen Abstand von 77,5 mm gehalten. Ein Metallstab ist in der Mitte der oberen Platte so angebracht, daß das Gerät durch einen Motor gleichmäßig 28- bis 32mal je Minute 50 bis 60 mm hoch auf und ab bewegt werden kann.

Das Gerät wird in einem geeigneten Gefäß, vorzugsweise in einem 1-Liter-Becherglas, aufgehängt, das die vorgeschriebene Flüssigkeit enthält. Das Gefäß sollte so viel Flüssigkeit enthalten, daß das Drahtnetz am obersten Punkt seines Weges noch mindestens 15 mm unter die Flüssigkeitsoberfläche eintaucht und am untersten Punkt mindestens 25 mm vom Gefäßboden entfernt ist und die Öffnungen der Röhrchen über der Flüssigkeitsoberfläche bleiben. Mit Hilfe einer geeigneten Vorrichtung wird die Flüssigkeit bei einer Temperatur zwischen 36 und 38 °C gehalten.

Die Konstruktion des starren Gestells mit Siebboden darf geändert werden, vorausgesetzt daß die Angaben über die Prüfröhrchen und die Maschenweite des Siebbodens mit der vorstehend gegebenen Beschreibung übereinstimmen.

Ausführung: In jedes der 6 Röhrchen wird eine Tablette oder eine Kapsel und darauf, falls vorgeschrieben, eine Scheibe gelegt. Das Gerät wird in das Becherglas mit der vorgeschriebenen Flüssigkeit gehängt und während der vorgeschriebenen Zeit auf und ab bewegt. Anschließend wird das Gerät herausgenommen und der Zustand der Tabletten oder Kapseln untersucht. Die Anforderungen der Prüfung sind erfüllt, wenn alle Prüflinge zerfallen sind.

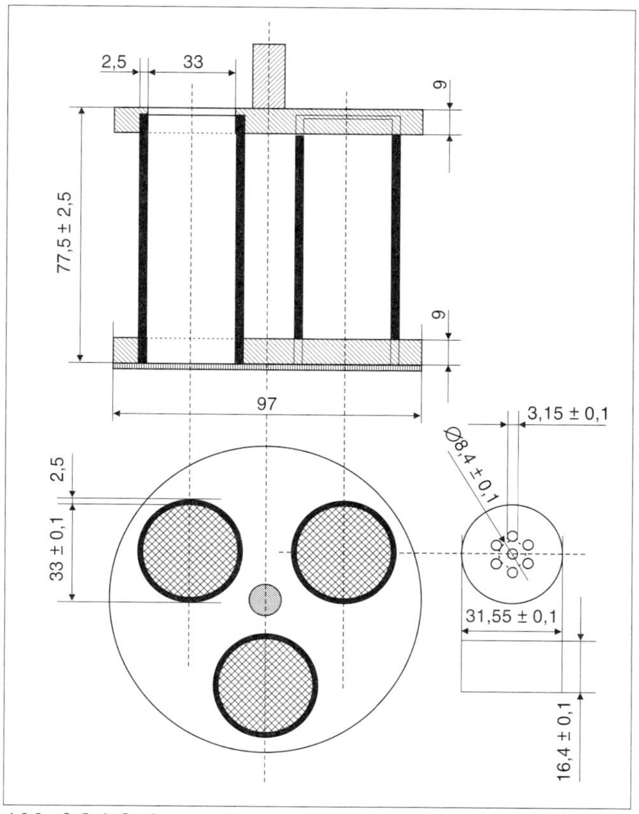

Abb. 2.9.1-2: Apparatur zur Bestimmung der Zerfallszeit von großen Tabletten und Kapseln
Längenangaben in Millimeter

Prüfung B: Große Tabletten und Kapseln

Apparatur: Der Hauptteil der Apparatur (siehe Abb. 2.9.1-2) besteht aus einem starren Gestell mit Siebboden, das 3 zylindrische Prüfröhrchen aus Glas enthält. Jedes Röhrchen hat eine Länge von 77,5 ± 2,5 mm und einen inneren Durchmesser von 33 ± 0,5 mm. Die Wandstärke beträgt 2,5 ± 0,5 mm. Jedes Röhrchen ist mit einer zylindrischen Scheibe aus durchsichtigem Kunststoffmaterial versehen, dessen relative Dichte zwischen 1,18 und 1,20 liegt. Der Durchmesser der Scheiben beträgt 31,55 ± 0,15 mm, ihre Dicke 16,4 ± 0,1 mm. Jede Scheibe hat 7 Löcher von 3,15 mm Durchmesser, ein Loch in der Mitte, die 6 anderen im gleichen Abstand voneinander in einem Kreis von 4,2 mm Radius angeordnet. Die Prüfröhrchen werden senkrecht durch eine obere und eine untere durchsichtige Platte aus Kunststoffmaterial gehalten, die einen Durchmesser von 97 mm haben und 9 mm dick sind. Die Platten haben 3 Bohrungen. Alle Bohrungen haben den gleichen Abstand vom Mittelpunkt und voneinander. An der Unterseite der unteren Platte befindet sich ein Netz aus rostfreiem Stahldraht. Der Stahldraht hat eine Dicke von 0,62 ± 0,02 mm und das Netz eine Maschenweite von 2,0 ± 0,2 mm. Die Platten sind voneinander durch senkrechte Metallstäbe an der Außenseite in einem festen Abstand von 77,5 mm gehalten. Ein Metallstab ist in der Mitte der oberen Platte so angebracht, daß das Gerät durch einen Motor gleichmäßig 29- bis 32mal je Minute 55 ± 2 mm hoch auf und ab bewegt werden kann.

Das Gerät wird in einem geeigneten Gefäß, vorzugsweise in einem 1-Liter-Becherglas, aufgehängt, das die vorgeschriebene Flüssigkeit enthält. Das Gefäß sollte so viel Flüssigkeit enthalten, daß das Drahtnetz am obersten Punkt seines Weges noch mindestens 15 mm unter die Flüssigkeitsoberfläche eintaucht und am untersten Punkt mindestens 25 mm vom Gefäßboden entfernt ist und die Öffnungen der Röhrchen über der Flüssigkeitsoberfläche bleiben. Mit Hilfe einer geeigneten Vorrichtung wird die Flüssigkeit bei einer Temperatur zwischen 35 und 39 °C gehalten.

Die Konstruktion des starren Gestells mit Siebboden darf geändert werden, vorausgesetzt daß die Angaben über die Prüfröhrchen und die Maschenweite des Siebbodens mit der vorstehend gegebenen Beschreibung übereinstimmen.

Ausführung: In jedes der 3 Röhrchen wird eine Tablette oder eine Kapsel und darauf eine Scheibe gelegt. Das Gerät wird in das Becherglas mit der vorgeschriebenen Flüssigkeit gehängt und während der vorgeschriebenen Zeit auf und ab bewegt. Anschließend wird das Gerät herausgenommen und der Zustand der Tabletten oder Kapseln untersucht.

2.9.2 Zerfallszeit von Suppositorien und Vaginalzäpfchen

Durch die Zerfallsprüfung wird festgestellt, ob die Suppositorien oder Vaginalzäpfchen in der vorgeschriebenen Zeit unter den nachfolgend aufgeführten Bedingungen in einem flüssigen Medium erweichen oder zerfallen.

Der Zerfall eines Suppositoriums oder eines Vaginalzäpfchens ist erreicht, wenn

a) die Auflösung vollständig ist,

b) die Bestandteile des Suppositoriums oder des Vaginalzäpfchens sich getrennt haben: das heißt die geschmolzenen Fettbestandteile haben sich an der Oberfläche der Flüssigkeit angesammelt, unlösliche Pulver sind zu Boden gesunken, und lösliche Bestandteile haben sich aufgelöst. Je nach Typ der Zubereitung können die Bestandteile auf eine oder mehrere der oben genannten Arten verteilt sein,

c) Erweichen des Prüflings eintritt, unter Umständen begleitet von einer deutlichen Veränderung der ursprünglichen Form des Suppositoriums oder des Vaginalzäpfchens, ohne daß die Bestandteile sich vollständig trennen. Das Erweichen muß in einem solchen Ausmaß erfolgen, daß das Suppositorium oder das Vaginalzäpfchen keinen festen Kern mehr enthält, der dem Druck mit einem Glasstab Widerstand bietet,

d) die Hülle der Rektal- oder Vaginalgelatinekapsel einen Riß zeigt, durch den der Inhalt austritt,

e) kein Rückstand auf der perforierten Platte zurückbleibt oder ein etwa verbliebener Rückstand aus einer weichen oder schaumigen Masse besteht, in der beim Druck mit einem Glasstab kein fester Kern (Vaginaltablette) festzustellen ist.

Apparatur: Das Gerät (siehe Abb. 2.9.2-1) besteht aus einem durchsichtigen Glas- oder Kunststoffzylinder geeigneter Wandstärke, in dem mit Hilfe von 3 Haltern ein Metalleinsatz befestigt ist. Dieser besteht aus 2 runden, etwa 30 mm voneinander entfernten Lochplatten aus rostfreiem Metall mit je 39 Löchern von 4 mm Durchmesser. Der Durchmesser der Platten ist fast so groß wie der innere Durchmesser des Zylinders. Die Prüfung wird mit 3 der beschriebenen Geräte durchgeführt, von denen jedes einen einzelnen Prüfling enthält.

Jedes Gerät wird in ein Behältnis mit mindestens 4 l Wasser von 36 bis 37 °C, falls nichts anderes vorgeschrieben ist, gebracht. Alle 3 Geräte können auch miteinander in ein Behältnis mit mindestens 12 l Wasser gebracht werden. Das Behältnis ist mit einem langsam laufenden Rührer und einem Halter versehen, der gestattet, das Gerät mindestens 90 mm senkrecht unter der Oberfläche des Wassers zu befestigen und um 180° zu drehen, ohne daß es aus dem Wasser herausgenommen werden muß.

Ausführung: 3 Suppositorien oder Vaginalzäpfchen werden geprüft. Sie werden jeweils einzeln auf die untere Lochplatte eines Metalleinsatzes gelegt, der hierauf im Zylinder des Gerätes befestigt wird. Die Geräte werden alle 10 min um 180° gedreht. Die Prüflinge werden nach der in der Monographie vorgeschriebenen Zeit geprüft. Die Anforderungen der Prüfung sind erfüllt, wenn alle Prüflinge zerfallen sind.

Verwendung der Apparatur zur Prüfung von Vaginaltabletten. Verwendet wird das oben beschriebene, auf die Halter gestellte Gerät (siehe Abb. 2.9.2-2), das in ein Becherglas oder eine Kristallisierschale geeigneten Durchmessers mit Wasser von 36 bis 37 °C gestellt wird. Die Wasseroberfläche soll etwas unterhalb der oberen Lochplatte enden. Hierauf wird mittels einer Pipette Wasser von 36 bis 37 °C zugegeben, bis ein durchgehender Wasserfilm eben alle Löcher der Platte bedeckt. Zur Prüfung werden 3 Vaginaltabletten verwendet. Je eine wird auf die obere Lochplatte eines Geräts gelegt, und das Einstellgefäß wird mit einer Glasplatte bedeckt, damit eine geeignete, feuchte Atmosphäre entsteht.

Die Prüflinge werden nach der in der Monographie angegebenen Zeit geprüft. Die Anforderungen der Prüfung sind erfüllt, wenn alle Prüflinge zerfallen sind.

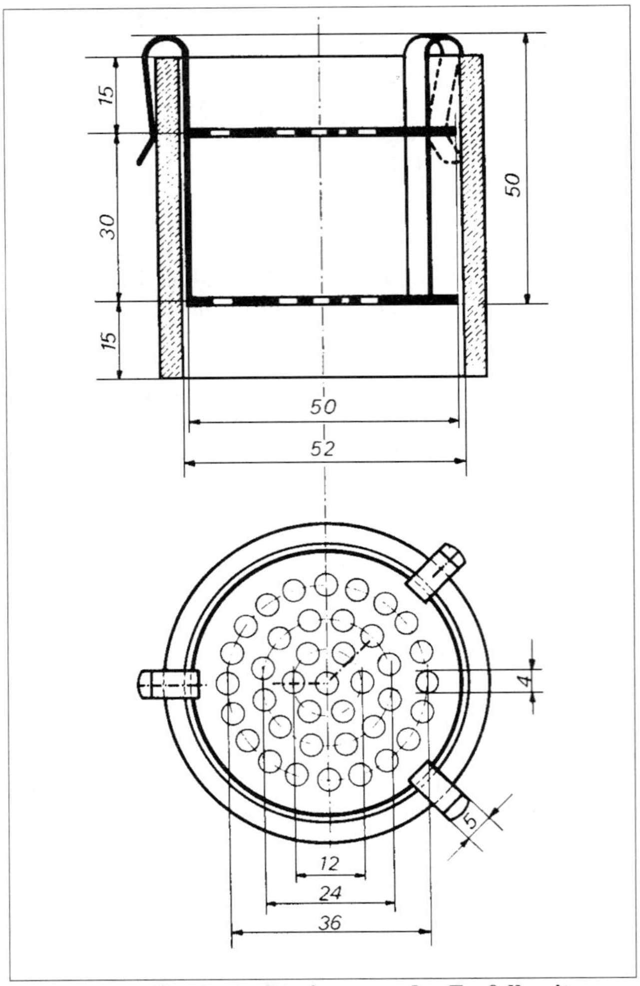

Abb. 2.9.2-1: Gerät zur Bestimmung der Zerfallszeit von Suppositorien und Vaginalzäpfchen
Längenangaben in Millimeter

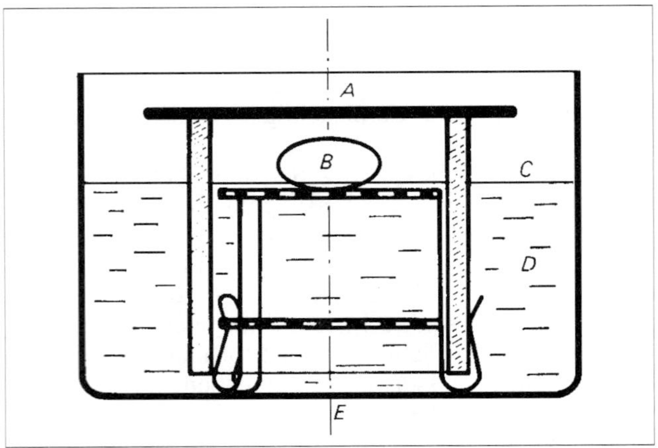

Abb. 2.9.2-2
A Glasplatte
B Vaginaltablette
C Wasseroberfläche
D Wasser
E Becherglas oder Kristallisierschale

2.9.4 Wirkstofffreisetzung aus Transdermalen Pflastern

Die Prüfung dient der Bestimmung der Freisetzungsgeschwindigkeit von Wirkstoffen aus Transdermalen Pflastern.

1. Freisetzungsscheibe

Apparatur

Der Rührer und das Gefäß der Blattrührer-Apparatur, die bei der Prüfung „Wirkstofffreisetzung aus festen Arzneiformen" (2.9.3) beschrieben werden, und zusätzlich eine zusammengesetzte Scheibe aus rostfreiem Stahl, die mit einem Sieb (125 µm) ausgestattet ist (siehe Abb. 2.9.4-1), werden benutzt. Die Scheibe hält das Pflaster flach mit der Freisetzungsseite nach oben und parallel zur Unterseite des Rührblatts und ist so gebaut, daß das Volumen zwischen Scheibe und Boden des Gefäßes möglichst klein ist. Ein Abstand von 25 ± 2 mm zwischen der Unterseite des Rührblatts und der Oberfläche der Scheibe wird während der Prüfung eingehalten (siehe Abb. 2.9.4-2). Die Temperatur wird bei 32 ± 0,5 °C gehalten. Das Gefäß kann während der Prüfung bedeckt werden, um Verdunstungsverluste möglichst gering zu halten.

Ausführung

Die vorgeschriebene Menge der Prüfflüssigkeit wird in das Gefäß gegeben, die Prüfflüssigkeit auf die vorgeschriebene Temperatur erwärmt und das Pflaster auf der Scheibe so angebracht, daß die Freisetzungsseite so flach wie möglich liegt. Das Pflaster kann auf der Scheibe mit Hilfe eines geeigneten Klebers oder eines doppelseitigen Klebestreifens angebracht werden. Der Kleber und der Klebestreifen dürfen eine Bestimmung des Wirkstoffs oder der Wirkstoffe nicht stören und dürfen den Wirkstoff oder die Wirkstoffe nicht binden. Das Pflaster wird mit der Freisetzungsseite nach oben gerichtet auf die klebende Seite der Scheibe aufgedrückt. Das auf der Scheibe angebrachte Pflaster darf die Begrenzung der Scheibe nicht überragen. Ist das aber der Fall, darf, vorausgesetzt, daß die Zubereitung homogen und einheitlich über die Trägerschicht verteilt ist, ein geeignetes, exakt vermessenes Stück des Pflasters zugeschnitten und für die Prüfung der Wirkstofffreisetzung eingesetzt werden. Diese Vorgehensweise kann auch notwendig sein, um geeignete Sink-Bedingungen zu erhalten, darf aber nicht bei Membranpflastern angewendet werden. Das auf der Scheibe angebrachte Pflaster wird mit der Freisetzungsseite nach oben flach auf den Boden des Gefäßes gelegt. Der Rührer wird sofort auf eine Umdrehungszahl von beispielsweise 100 min^{-1} eingestellt. Zu mehreren festgelegten Zeiten wird eine Probe an einer Stelle entnommen, die in der Mitte zwischen der Oberfläche der Prüfflüssigkeit und der Oberkante des Rührblatts und mindestens 10 mm von der Gefäßwand entfernt liegt.

Die Gehaltsbestimmung erfolgt nach jeder Probeentnahme, wobei das entnommene Volumen, falls notwendig, berücksichtigt wird. Die Prüfung wird mit weiteren Pflastern durchgeführt.

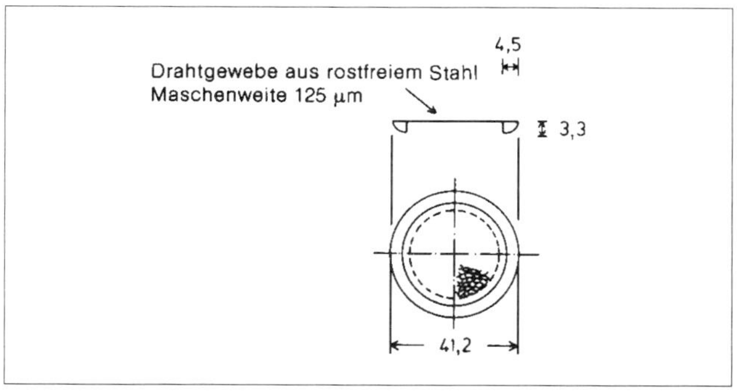

Abb. 2.9.4-1: Freisetzungsscheibe
Längenangaben in Millimeter

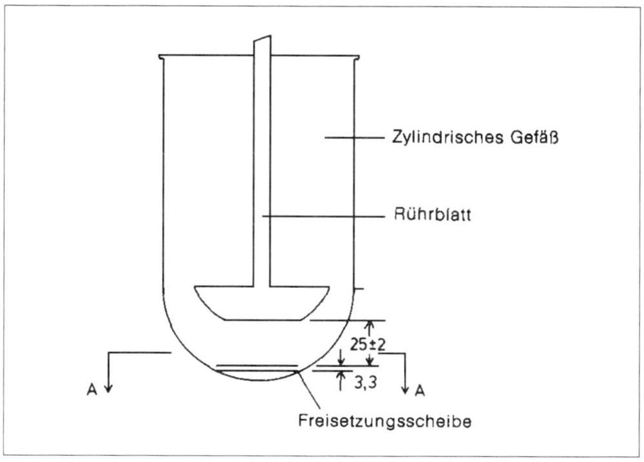

Abb. 2.9.4-2: Freisetzungsscheibe in der Blattrührer-Apparatur
Längenangaben in Millimeter

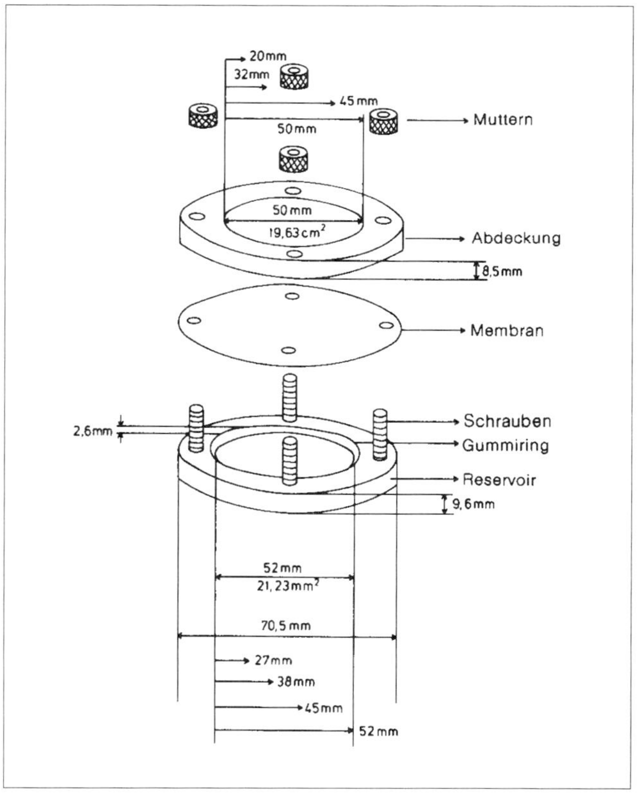

Abb. 2.9.4-3: Extraktionszelle

2. Extraktionszelle

Apparatur

Der Rührer und das Gefäß der Blattrührer-Apparatur, die bei der Prüfung „Wirkstofffreisetzung aus festen Arzneiformen“ (2.9.3) beschrieben werden, und zusätzlich die Extraktionszelle werden benutzt.

Die Extraktionszelle (siehe Abb. 2.9.4-3) ist aus chemisch inerten Materialien hergestellt und besteht aus einem Träger, einer Abdeckung und, falls notwendig, aus einer Membran, die auf das Pflaster aufgebracht wird, um es von der Prüfflüssigkeit zu isolieren, falls diese die physikalisch-chemischen Eigenschaften des Pflasters modifizieren oder ungünstig beeinflussen kann.

Halterung: Der innere Teil der Halterung hat einen Hohlraum, der das Pflaster aufnimmt. Dieser ist 2,6 mm tief und hat einen Durchmesser, der für die Größe des Pflasters geeignet ist. Folgende Durchmesser können verwendet werden: 27, 38, 45, 52 mm, entsprechend den Volumen 1,48 ml, 2,94 ml, 4,13 ml, 5,52 ml.

Abdeckung: Die Abdeckung hat eine zentrale Öffnung mit einem Durchmesser, der entsprechend der Größe des Pflasters gewählt wird. Dadurch kann das Pflaster exakt zentriert werden, und die Freisetzungsfläche ist begrenzt. Folgende Durchmesser können verwendet werden: 20, 32, 40, 50 mm, entsprechend den Flächen 3,14 cm^2, 8,03 cm^2, 12,56 cm^2, 19,63 cm^2. Die Abdeckung wird auf der Halterung, aus der Schrauben herausragen, mittels Muttern befestigt. Die Abdeckung wird gegen die Halterung mit Hilfe eines Gummirings abgedichtet, der auf das Reservoir gesetzt wird.

Die Extraktionszelle hält das Pflaster flach mit der Freisetzungsseite nach oben und parallel zur Unterseite des Rührblatts. Ein Abstand von 25 ± 2 mm zwischen der Unterseite des Rührblatts und der Oberfläche der Scheibe wird während der Prüfung eingehalten (siehe Abb. 2.9.4-4).

Die Temperatur wird bei 32 ± 0,5 °C gehalten. Das Gefäß kann während der Prüfung bedeckt werden, um Verdunstungsverluste möglichst gering zu halten.

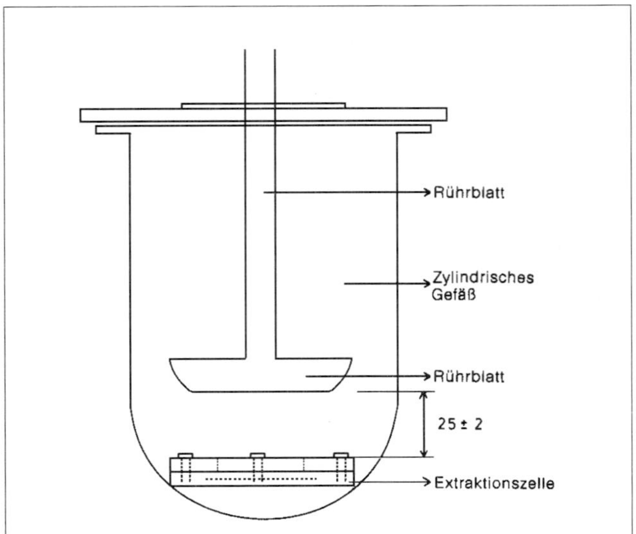

Abb. 2.9.4-4: Extraktionszelle in der Blattrührer-Apparatur
Längenangabe in Millimeter

Ausführung

Die vorgeschriebene Menge der Prüfflüssigkeit wird in die Apparatur gegeben und die Prüfflüssigkeit auf die vorgeschriebene Temperatur erwärmt. Das Pflaster wird in der Zelle exakt mit der Freisetzungsseite nach oben zentriert. Die Zelle wird verschlossen, falls notwendig wird eine hydrophobe Substanz, zum Beispiel Vaselin, auf die flachen Oberflächen aufgetragen, um einen dichten Verschluß zu gewährleisten. Das Pflaster darf während der Prüfung nicht verrutschen. Die Zelle wird flach mit der Abdeckung nach oben auf den Boden des Gefäßes gelegt. Der Rührer wird sofort auf eine Umdrehungszahl von zum Beispiel 100 min^{-1} eingestellt. Zu mehreren festgelegten Zeiten wird eine Probe an einer Stelle entnommen, die in der Mitte zwischen der Oberfläche der Prüfflüssigkeit und der Oberkante des Rührblatts und mindestens 10 mm von der Gefäßwand entfernt liegt.

Die Gehaltsbestimmung erfolgt nach jeder Probeentnahme, wobei das entnommene Volumen, falls notwendig, berücksichtigt wird. Die Prüfung wird mit weiteren Pflastern durchgeführt.

3. Rotierender Zylinder

Apparatur

Das Gefäß der Blattrührer-Apparatur, das bei der Prüfung „Wirkstofffreisetzung aus festen Arzneiformen“ (2.9.3) beschrieben ist, wird benutzt. Zusätzlich wird, anstelle des Rührblatts und des entsprechenden Schafts, ein Zylinder aus rostfreiem Stahl (siehe Abb. 2.9.4-5) eingesetzt. Das Pflaster wird auf den Zylinder zu Beginn der Prüfung aufgebracht. Der Abstand zwischen innerem Gefäßboden und Zylinder wird während der Prüfung auf 25 ± 2 mm eingestellt. Die Temperatur der Prüfflüssigkeit wird bei 32 ± 0,5 °C gehalten. Während der Prüfung wird das Gefäß bedeckt, um eine Verdunstung der Prüfflüssigkeit möglichst gering zu halten.

Ausführung

Das vorgeschriebene Volumen der Prüfflüssigkeit wird in das Gefäß gegeben und auf die vorgeschriebene Temperatur erwärmt. Die Schutzfolie wird vom Pflaster entfernt. Die klebende Seite wird auf ein Stück einer geeigneten, inerten, porösen Membran aufgebracht, die nach allen Seiten etwa 1 cm größer als das Pflaster ist. Das Pflaster wird auf eine saubere Fläche aufgebracht, wobei die Membran mit dieser Fläche in Kontakt steht. Das Pflaster kann auf zwei Arten an dem Zylinder festgeklebt werden

- ein geeigneter Kleber wird an den freien Membranrändern und, falls notwendig, an der Rückseite des Pflasters angebracht
- ein doppelseitiger Klebestreifen wird an der Wand des Zylinders angebracht.

Unter geringem Druck wird das Pflaster sorgfältig mit der Trägerschicht auf dem Klebestreifen angebracht, so daß die Freisetzungsseite mit der Prüfflüssigkeit in Kontakt ist. Die längere Seite des Pflasters soll den Zylinderumfang umschließen. Der Kleber und der Klebestreifen dürfen eine Gehaltsbestimmung des Wirkstoffs oder der Wirkstoffe nicht stören und dürfen den Wirkstoff oder die Wirkstoffe nicht binden.

Der Zylinder wird in die Apparatur eingesetzt und sofort die Umdrehungszahl zum Beispiel auf 100 min^{-1} ein-

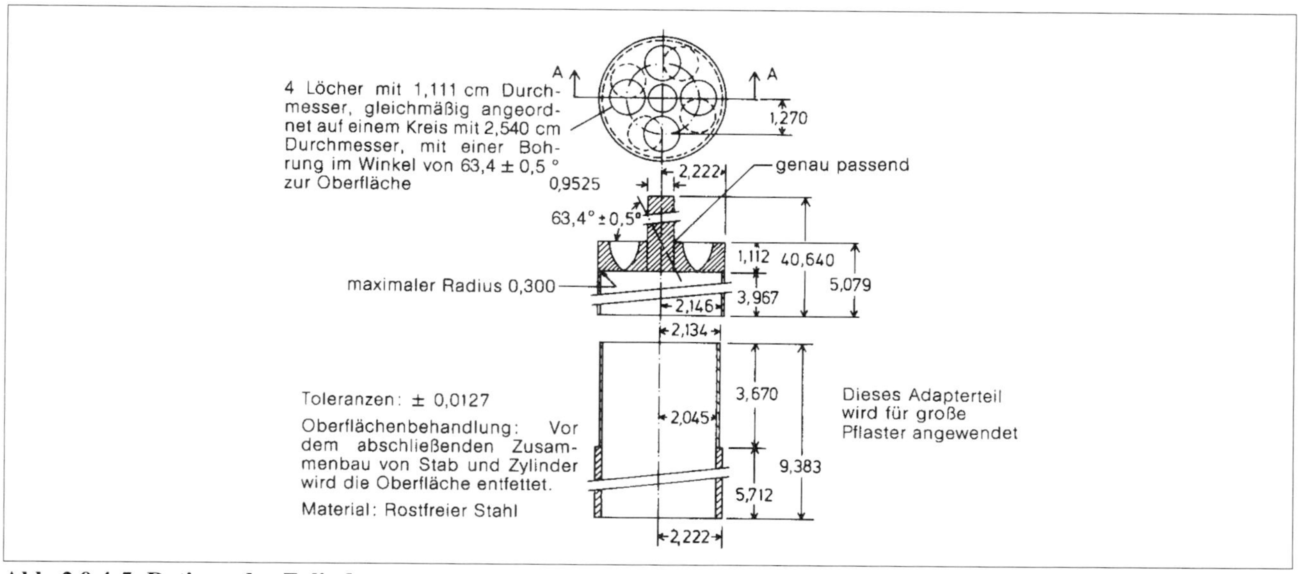

Abb. 2.9.4-5: Rotierender Zylinder
Längenangaben in Zentimeter

gestellt. Zu mehreren festgelegten Zeiten wird eine Probe an einer Stelle entnommen, die in der Mitte zwischen der Oberfläche der Prüfflüssigkeit und der Oberkante des Zylinders und mindestens 10 mm von der Gefäßwand entfernt liegt.

Die Gehaltsbestimmung erfolgt nach jeder Probeentnahme, wobei das entnommene Volumen, falls notwendig, berücksichtigt wird. Die Prüfung wird mit weiteren Pflastern durchgeführt.

Auswertung

Wenn die aus dem Pflaster freigesetzte Wirkstoffmenge bezogen auf die Fläche und die Zeit zu den festgelegten Probeentnahmezeiten innerhalb der vorgeschriebenen Grenzen liegt, gelten die Anforderungen als erfüllt.

2.9.7 Friabilität von nichtüberzogenen Tabletten

Die Prüfung dient dazu, unter definierten Bedingungen die Friabilität von nichtüberzogenen Tabletten zu bestimmen. Unter Friabilität von Tabletten wird die Beschädigung an ihrer Oberfläche, das Deckeln oder Brechen unter Stoßeinwirkung oder mechanischer Beanspruchung verstanden.

Gerät

Eine Trommel (siehe Abb. 2.9.7-1) mit einem inneren Durchmesser zwischen 283 und 291 mm und einer Tiefe zwischen 36 und 40 mm, die aus einem transparenten synthetischen Polymer mit einer polierten inneren Oberfläche hergestellt ist und sich nicht statisch auflädt, wird benutzt. Eine Seite der Trommel ist abnehmbar. Die Tabletten werden bei jeder Umdrehung der Trommel durch einen gebogenen Mitnehmer mit einem inneren Radius zwischen 75,5 und 85,5 mm, der sich von der Mitte der Trommel zur äußeren Wand erstreckt, fallen gelassen. Die Trommel ist an der horizontalen Achse an einen Antrieb angeschlossen, der sich mit einer Drehzahl von 25 ± 1 min^{-1} dreht. Bei jeder Umdrehung rollen, gleiten oder fallen die Tabletten auf die Trommelwand oder auf die anderen Tabletten.

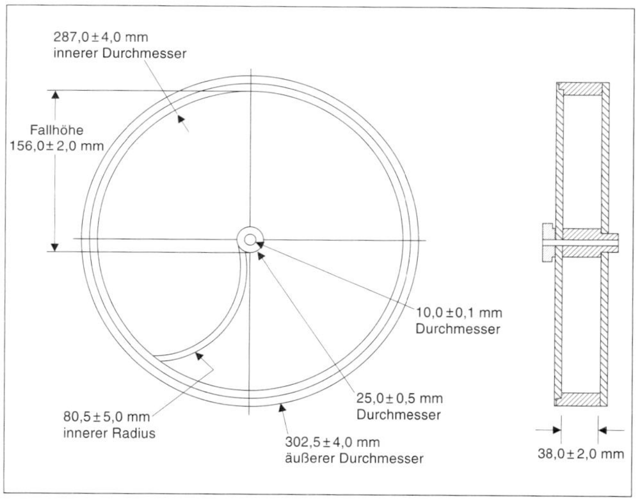

Abb. 2.9.7-1: Friabilitäts-Gerät

Ausführung

Bei Tabletten mit einer durchschnittlichen Masse bis 0,65 g werden 20 Tabletten geprüft. Bei Tabletten mit einer durchschnittlichen Masse von mehr als 0,65 g werden 10 Tabletten geprüft. Die Tabletten werden auf ein Sieb (1000) gegeben und von losem Staub durch Druckluft oder weiches Abpinseln befreit. Die Tabletten werden genau gewogen und in die Trommel gegeben. Die Trommel wird 100mal gedreht, und die Tabletten werden herausgenommen. Loser Staub wird wie vorstehend angegeben entfernt. Falls keine Tablette gesprungen, gespalten oder zerbrochen ist, werden die Tabletten auf ein Milligramm genau gewogen.

In der Regel wird die Prüfung einmal durchgeführt. Falls das Ergebnis zweifelhaft oder der Masseverlust größer als 1 Prozent ist, wird die Prüfung 2mal wiederholt und der Mittelwert aus den 3 Prüfungen bestimmt. Ein maximaler Masseverlust der geprüften Tabletten von 1 Prozent entspricht in den meisten Fällen der Prüfung.

Bei Tabletten mit einem Durchmesser von 13 mm oder größer können Probleme hinsichtlich der Reproduzierbarkeit auftreten, die auf häufiges unregelmäßiges Fallen zurückzuführen sind. In diesem Fall wird die Trommel in ihrer Lage so verändert, daß die Tabletten nicht mehr gehindert sind, frei zu fallen. Dies kann auftreten, wenn Tabletten, die nahe beieinanderliegen, aneinander haften. Die Lage der Trommel wird so verändert, daß die Achse mit der Grundplatte einen Winkel von 10° bildet. Dies ist in der Regel ausreichend.

Angabe der Ergebnisse

Die Friabilität wird ausgedrückt als Masseverlust und in Prozent angegeben, bezogen auf die Ausgangsmasse. Die Anzahl der geprüften Tabletten ist anzugeben.

2.9.14 Bestimmung der spezifischen Oberfläche durch Luftpermeabilität

Die Prüfung dient zur Bestimmung der spezifischen Oberfläche, angegeben in $m^2 \cdot g^{-1}$, von trockenen Pulvern im nicht siebbaren Bereich. Der Effekt des molekularen Flusses („slip flow"), der bei der Prüfung von Pulvern, die aus Partikeln von höchstens wenigen Mikrometern Größe bestehen, von Bedeutung sein kann, wird nicht in der Gleichung zur Berechnung der spezifischen Oberfläche berücksichtigt.

Apparatur: Die Apparatur setzt sich aus einer *Permeationszelle* (siehe Abb. 2.9.14-1) und einem *U-Rohr-Manometer* (siehe Abb. 2.9.14-2) zusammen.

Die *Permeationszelle* besteht aus einem Zylinder aus Glas oder nichtkorrodierendem Metall mit einem inneren Durchmesser von 12,6 ± 0,1 mm (A). Der Boden der Zelle ist luftdicht mit dem Manometer (siehe Abb. 2.9.14-2) verbunden (zum Beispiel durch einen Adapter). Ein Vorsprung von 0,5 bis 1 mm Breite ist 50 ± 15 mm vom oberen Rand der Zelle angebracht. Der Vorsprung ist Bestandteil der Zelle oder fest mit ihr verbunden, so daß die Zelle luftdicht ist. Der Vorsprung trägt eine perforierte Metallscheibe (B), die aus nichtkorrodierendem Metall besteht. Die Scheibe hat eine Stärke von 0,9 ± 0,1 mm und ist mit 30 bis 40 Löchern von 1 mm Durchmesser perforiert, die gleichmäßig über die Fläche verteilt sind.

Der Kolben (C) ist aus nichtkorrodierendem Metall hergestellt und paßt in die Zelle mit einem Spiel von höchstens 0,1 mm. Das Unterteil des Kolbens hat scharfe rechtwinklige Kanten, die im rechten Winkel zur Hauptachse der Apparatur liegen. Auf einer Seite des Kolbens befindet sich eine Luftöffnung von 3 mm Länge und 0,3 mm Tiefe. Das Oberteil des Kolbens besitzt eine Manschette. Diese ist so angeordnet, daß der Abstand zwischen dem Boden des Kolbens und der Oberseite der perforierten Scheibe (B) 15 ± 1 mm beträgt, wenn der Kolben in die Zelle eintaucht und mit dem Oberteil der Zelle in Kontakt ist.

Die Filterpapierscheiben (D) haben weiche Kanten und den gleichen Durchmesser wie der Innenraum der Zelle.

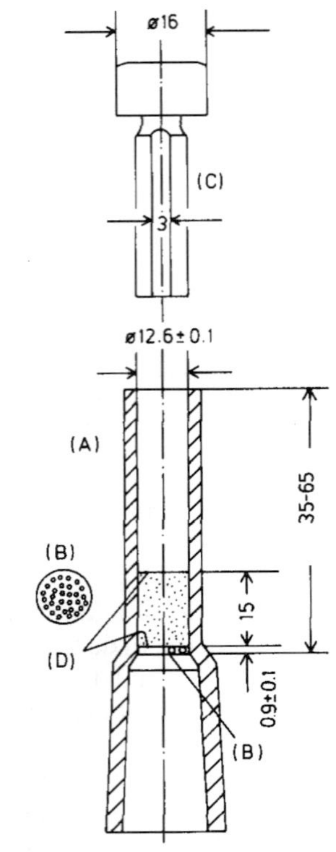

Abb. 2.9.14-1: Permeationszelle
Längenangaben in Millimeter

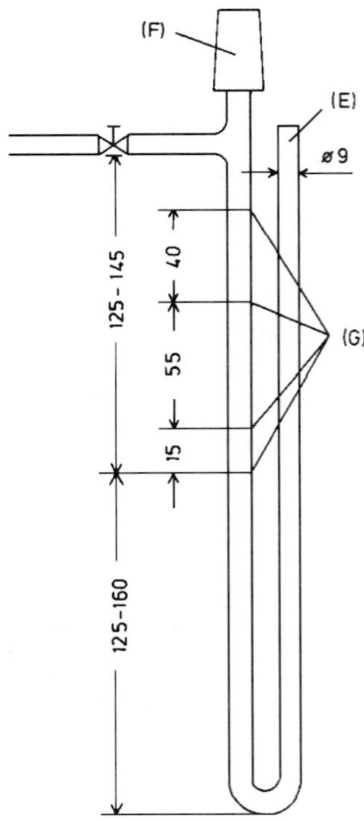

Abb. 2.9.14-2: U-Rohr-Manometer
Längenangaben in Millimeter

Das *U-Rohr-Manometer* (E) ist aus Glasrohr mit äußerem Durchmesser von 9 mm und innerem Durchmesser von 7 mm mit Standardwandungen hergestellt. Das obere Ende eines der Manometerarme kann mit der Zelle über ein Anschlußstück (F) luftdicht verbunden werden. Der mit der Zelle verbundene Manometerarm hat eine um das Rohr verlaufende Markierungslinie im Abstand von 125 bis 145 mm unterhalb des Seitenanschlusses sowie Markierungslinien in Abständen von 15, 70, und 110 mm über dieser Linie (G). Der Seitenanschluß, der 250 bis 350 mm über dem unteren Ende des Manometers liegt, ist zur Evakuierung des Manometerarms, welcher an die Zelle angeschlossen wird, vorgesehen. An der Seite des Anschlusses ist höchstens 50 mm vom Manometerarm entfernt ein Hahn angebracht.

Das Manometer wird fest angebracht, so daß die Arme senkrecht stehen. Bis zur untersten Markierungslinie wird Dibutylphthalat *R*, dem ein lipophiler Farbstoff beigemischt wurde, eingefüllt.

Ausführung: Falls vorgeschrieben wird das Pulver getrocknet und gesiebt (125), um Agglomerate zu zerstören. Die Masse (M) des Pulvers wird nach folgender Gleichung berechnet

$$M = V \cdot \varrho \cdot (1 - \varepsilon) \qquad (1)$$

V = scheinbares Volumen des verdichteten Pulverbetts
ϱ = Dichte der Substanz in Gramm je Milliliter
ε = Porosität des verdichteten Pulverbetts.

Zunächst wird eine Porosität von 0,5 angenommen und dieser Wert in Gleichung 1 eingesetzt, um die Masse M des Pulvers für die Prüfung zu berechnen.

Auf die Oberfläche der perforierten Metallscheibe (B) wir eine Filterpapierscheibe gelegt. Die zunächst berechnete Masse des Pulvers wird auf 1 mg genau gewogen. Das Pulver wird sorgfältig in die gereinigte, gewogene Zelle überführt. Anschließend wird leicht an die Zelle geklopft, so daß die Oberfläche des Pulverbetts eben ist. Die Oberfläche wird mit einer zweiten Filterpapierscheibe bedeckt. Das Pulver wird langsam mit Hilfe des Kolbens, ohne diesen zu drehen, verdichtet. Der Druck wird aufrechterhalten, bis der Kolben vollständig in die Zelle eingeführt ist. Falls dies nicht möglich ist, muß die Pulvermenge reduziert werden. Falls im entgegengesetzten Fall nicht genügend Widerstand zu spüren ist, wird die Pulvermenge erhöht. In diesem Fall wird die Porosität erneut berechnet. Nach mindestens 10 s wird der Kolben entfernt.

Die Zelle wird mit Hilfe einer luftdichten Verbindung an das Manometerrohr angeschlossen. Die Luft wird aus dem Manometer mit Hilfe eines Gummiballs entfernt, bis der Meniskus der gefärbten Flüssigkeit die höchste Marke erreicht hat. Der Hahn wird geschlossen. Die Dichtigkeit der Apparatur wird überprüft, indem die obere Öffnung der Zelle zum Beispiel mit einem Gummistopfen verschlossen wird. Der Gummistopfen wird entfernt und mit einer Stoppuhr die Zeit gemessen, die die Flüssigkeit braucht, um von der 2. zur 3. Marke zu fallen.

Mit Hilfe der gemessenen Permeationszeit wird die spezifische Oberfläche (S), angegeben in $m^2 \cdot g^{-1}$, nach der folgenden Gleichung berechnet

$$S = \frac{K \cdot \sqrt{\varepsilon^3} \cdot \sqrt{t}}{\varrho \cdot (1 - \varepsilon) \cdot \sqrt{\eta}} \qquad (2)$$

t = Permeationszeit in Sekunden
η = dynamische Viskosität von Luft in Millipascal · Sekunde (siehe Tab. 2.9.14-1)
K = Apparatekonstante, bestimmt nach Gleichung 4
ϱ = Dichte der Substanz in Gramm je Milliliter
ε = Porosität des verdichteten Pulverbetts.

Kalibrierung der Apparatur

(a) Die *scheinbare Dichte des verdichteten Pulverbetts* wird durch die Quecksilberverdrängungsmethode wie folgt bestimmt.

Zwei Filterpapierscheiben werden in die Zelle eingelegt, wobei die Kanten mit einem Stab, der etwas dünner als der Durchmesser der Zelle ist, nach unten gedrückt werden, bis die Filterpapierscheiben flach auf der perforierten Metallscheibe liegen. Die Zelle wird mit Quecksilber gefüllt. Alle Luftblasen, die an der Wand adhärieren, werden entfernt. Überflüssiges Quecksilber wird entfernt, um eine ebene Oberfläche an der oberen Öffnung der Zelle zu erhalten. Falls die Zelle aus einem Material hergestellt wurde, das mit Quecksilber eine Legierung bildet, werden die Zelle und die perforierte Metallscheibe mit einem dünnen Paraffinfilm ausgekleidet. Das Quecksilber wird in ein gewogenes Becherglas gegossen. Die Masse (M_A) und die Temperatur des Quecksilbers werden bestimmt.

Mit dem Referenzpulver wird ein verdichtetes Pulverbett hergestellt und die Zelle erneut mit Quecksilber gefüllt, so daß eine ebene Oberfläche an der oberen Öffnung der Zelle erhalten wird. Das Quecksilber wird in ein gewogenes Becherglas gegossen und erneut die Quecksilbermasse bestimmt (M_B). Das scheinbare Volumen (V) des verdichteten Pulverbetts wird nach folgender Gleichung berechnet

$$V = \frac{M_A - M_B}{\varrho_{Hg}} \qquad (3)$$

$M_A - M_B$ = Differenz zwischen den bestimmten Massen des Quecksilbers in Gramm
ϱ_{Hg} = Dichte des Quecksilbers bei der gemessenen Temperatur in Gramm je Milliliter.

Das Verfahren wird 2mal wiederholt, wobei jedesmal neues Pulver verwendet wird. Die Differenz der Werte für das berechnete Volumen (V) darf höchstens 0,01 ml betragen. Der Mittelwert der 3 bestimmten Volumen wird für die Berechnung verwendet.

Tab. 2.9.14-1: Dichte von Quecksilber und Viskosität der Luft in Abhängigkeit von der Temperatur

Temperatur (°C)	**Dichte von Quecksilber** ($g \cdot ml^{-1}$)	**Viskosität der Luft** (η) (mPa · s)	$\sqrt{\eta}$
16	13,56	0,01800	0,1342
17	13,56	0,01805	0,1344
18	13,55	0,01810	0,1345
19	13,55	0,01815	0,1347
20	13,55	0,01819	0,1349
21	13,54	0,01824	0,1351
22	13,54	0,01829	0,1353
23	13,54	0,01834	0,1354
24	13,54	0,01839	0,1356

(b) Die *Apparatekonstante* wird mit Hilfe eines Referenzpulvers, bei dem die Dichte und die spezifische Oberfläche bekannt sind, wie folgt bestimmt.

Die erforderliche Menge des Referenzpulvers wird nach Gleichung 1 berechnet unter Verwendung der angegebenen Dichte und des nach Gleichung 3 berechneten Volumens des verdichteten Pulverbetts.

Das Pulver wird gelockert und homogenisiert, indem es 2 min lang in einem 100-ml-Kolben geschüttelt wird. Ein verdichtetes Pulverbett wird hergestellt und die Permeationszeit wie oben beschrieben bestimmt. Die Apparatekonstante (K) wird nach folgender Gleichung berechnet

$$K = \frac{S_{sp} \cdot \varrho \cdot (1 - \varepsilon) \cdot \sqrt{\eta}}{\sqrt{\varepsilon^3} \cdot \sqrt{t}} \qquad (4)$$

S_{sp} = angegebene spezifische Oberfläche des Referenzpulvers
ϱ = Dichte der Substanz in Gramm je Milliliter
ε = Porosität des verdichteten Pulverbetts
t = Permeationszeit in Sekunden
η = dynamische Viskosität von Luft in Millipascal · Sekunde (siehe Tab. 2.9.14-1).

2.9.18 Zubereitungen zur Inhalation: Aerodynamische Beurteilung feiner Teilchen

Die Prüfung dient dazu, den Feinanteil der Teilchen in Aerosolen zu bestimmen, die aus Zubereitungen zur Inhalation erzeugt werden.

Abgesehen von begründeten und zugelassenen Fällen wird eines der folgenden Geräte und die entsprechende Prüfvorschrift angewendet.

Gerät A: Inhalationsprüfgerät aus Glas

Abb. 2.9.18-1 zeigt das Gerät (vgl. auch Tab. 2.9.18-1).

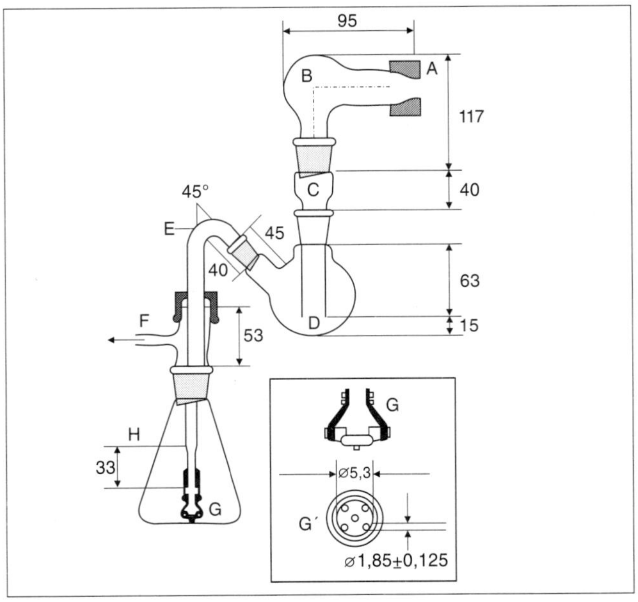

Abb. 2.9.18-1: Gerät A zur aerodynamischen Beurteilung feiner Teilchen
Längenangaben in Millimeter
(Toleranzen ± 1 mm, falls nichts anderes vorgeschrieben ist)

Tab. 2.9.18-1: Angaben zu Gerät A

[1]	Bezeichnung	Beschreibung	Abmessungen[2]
A	Mundstück-adapter	geformter Gummiadapter für das Sprühkopfmundstück	
B	Krümmer	modifizierter Rundkolben *Schliff am Einlaß* *Schliff am Auslaß*	50 ml 29/32 24/29
C	Hals	modifizierter Glasadapter *Schliff am Einlaß* *Schliff am Auslaß* unteres Auslaßrohr aus Glas mit Präzisionsdurchmessser *Innendurchmesser* Dünnwandglasrohr mit ausgewähltem Durchmesser *Außendurchmesser*	 24/29 24/29 14 17
D	obere Aufprallkammer	modifizierter Rundkolben *Schliff am Einlaß* *Schliff am Auslaß*	100 ml 24/29 14/23
E	Anschlußrohr	Glasrohr mit mittlerer Wandstärke *Schliff* Krümmung und oberes Rohr *Außendurchmesser* unteres Rohr *Außendurchmesser*	 14/23 13 8
F	Adapter mit Seitenarm und Gewinde	Kunststoffschraubkappe Silicongummiring PTFE-Dichtungsring Glasgewinde, *Gewindegröße* Seitenarmauslaßstutzen zur Vakuumpumpe *kleinster Innendurchmesser*	28/13 28/11 28/11 28 5
G	unterer Düsensatz	umgebauter Polypropylenfilterhalter verbunden mit dem unteren Rohr durch einen PTFE-Schlauch runde Scheibe aus Polyoxymethylen mit 4 Düsen, angeordnet auf dem projizierten Kreis (5,3 mm Durchmesser) mit einem integrierten Düsenabstandstift *Stiftdurchmesser* *Stiftüberstand*	siehe Abb. 2.9.18-1 10 2 2

Tab. 2.9.18-1 (Fortsetzung)

1)	Bezeichnung	Beschreibung	Abmessungen2)
H	untere Aufprallkammer	Erlenmeyerkolben mit Schliff *Schliff*	250 ml 24/29

1) Siehe Abb. 2.9.18-1.
2) Längenangaben in Millimeter, falls nichts anderes angegeben ist.

Durchführung bei Inhalatoren mit Verneblern

7 beziehungsweise 30 ml eines geeigneten Lösungsmittels werden in die obere beziehungsweise untere Aufprallkammer gegeben.

Die Teile des Geräts werden zusammengesetzt. Das zusammengesetzte Gerät muß vertikal angeordnet und in geeigneter Weise befestigt werden. Der Düsenabstandstift der unteren Düsenanordnung muß den Boden der unteren Aufprallkammer eben noch berühren. Eine geeignete Pumpe, ausgestattet mit einem Filter (von geeigneter Porengröße), wird an den Auslaß des Geräts angeschlossen und die Durchflußrate von Luft durch das Gerät, gemessen an der Einlaßöffnung des Krümmers, auf 60 ± 5 Liter je Minute eingestellt.

Die flüssige Zubereitung zur Inhalation wird in das Vorratsgefäß des Inhalators gefüllt. Das Mundstück wird angesetzt und mit Hilfe eines Adapters mit dem Gerät verbunden.

Zunächst wird die Gerätepumpe, 10 s später der Inhalator eingeschaltet.

Abgesehen von begründeten Fällen wird nach 60 s der Inhalator ausgeschaltet. Etwa 5 s später wird die Pumpe ausgeschaltet. Das Gerät wird auseinandergenommen, die Innenfläche der oberen Aufprallkammer wird gewaschen, wobei die Waschflüssigkeiten in einem Meßkolben gesammelt werden. Die Innenfläche der unteren Aufprallkammer wird gewaschen, wobei die Waschflüssigkeiten in einem zweiten Meßkolben gesammelt werden. Zum Schluß werden das Filter vor der Pumpe und die Verbindungen zur unteren Aufprallkammer gewaschen. Die Waschflüssigkeiten werden mit der Waschflüssigkeit der unteren Aufprallkammer vereinigt. Vom Inhalt der beiden Meßkolben wird jeweils der Wirkstoffgehalt bestimmt. Das Ergebnis für jedes der beiden Geräteteile wird als Prozentsatz der Gesamtmenge an Wirkstoff ausgedrückt.

Durchführung bei Druckgas-Dosierinhalatoren

Der Sprühkopfadapter wird an der Einlaßöffnung des Krümmers so positioniert, daß das Ende des Sprühkopfmundstücks, wenn es 10 mm tief eingeführt wird, entlang der horizontalen Achse des Krümmers liegt. Die Öffnung des Sprühkopfs, die das Druckbehältnis aufnimmt, ist nach oben gerichtet und in derselben vertikalen Ebene wie der Rest des Geräts angeordnet.

7 beziehungsweise 30 ml eines geeigneten Lösungsmittels werden in die obere beziehungsweise untere Aufprallkammer gegeben.

Die Teile des Geräts werden zusammengesetzt. Das zusammengesetzte Gerät muß vertikal angeordnet und in geeigneter Weise befestigt werden. Der Düsenabstandstift der unteren Düsenanordnung muß den Boden der unteren Aufprallkammer eben noch berühren. Eine geeignete Pumpe wird an den Auslaß des Geräts angeschlossen und die Durchflußrate von Luft durch das Gerät, gemessen an der Einlaßöffnung des Krümmers, auf 60 ± 5 Liter je Minute eingestellt.

Durch 5 s langes Schütteln und Abgabe eines Sprühstoßes ins Leere wird das Dosierventil vorbereitet. Mindestens 5 s lang wird gewartet, anschließend geschüttelt und erneut ein Sprühstoß ins Leere abgegeben. In gleicher Weise werden 3 weitere Sprühstöße abgegeben.

Etwa 5 s lang wird geschüttelt, die Pumpe des Geräts eingeschaltet, das Ende des Sprühkopfmundstücks in den Adapter eingeführt und sofort ein Sprühstoß abgegeben. Der zusammengesetzte Inhalator wird vom Adapter abgenommen und mindestens 5 s lang geschüttelt. Das Ende des Sprühkopfmundstücks wird wieder in den Adapter eingeführt und erneut ein Sprühstoß abgegeben. Die Abgabe von Sprühstößen wird weitere 8mal wiederholt, wobei zwischen den Sprühstößen geschüttelt wird. Nach Abgabe des 10. Sprühstoßes wird etwa 5 s lang gewartet und anschließend die Pumpe ausgeschaltet. Das Gerät wird auseinandergenommen.

Die Innenfläche des Einlaßrohrs zur unteren Aufprallkammer und die Außenfläche, die in die Kammer hineinragt, werden mit einem geeigneten Lösungsmittel gewaschen. Die Waschflüssigkeiten werden in der unteren Aufprallkammer gesammelt. Der Wirkstoffgehalt dieser Lösung wird bestimmt. Die Wirkstoffmenge, die in der unteren Aufprallkammer je Sprühstoß aufgefangen wurde, wird berechnet und das Ergebnis als Prozentsatz der in der Beschriftung angegebenen Dosis ausgedrückt.

Durchführung bei Pulver-Inhalatoren

7 beziehungsweise 30 ml eines geeigneten Lösungsmittels werden in die obere beziehungsweise untere Aufprallkammer gegeben.

Die Teile des Geräts werden zusammengesetzt. Das zusammengesetzte Gerät muß vertikal angeordnet und in geeigneter Weise befestigt werden. Der Düsenabstandstift der unteren Düsenanordnung muß den Boden der unteren Aufprallkammer eben noch berühren. Ohne daß der Inhalator angesetzt ist, wird eine geeignete Pumpe an den Auslaß des Geräts angeschlossen und die Durchflußrate von Luft durch das Gerät, gemessen an der Einlaßöffnung des Krümmers, auf 60 ± 5 Liter je Minute eingestellt.

Der Inhalator wird für die Anwendung vorbereitet und das Mundstück mit einem geeigneten Adapter in das Gerät eingeführt. Die Pumpe wird 5 s lang eingeschaltet. Anschließend wird die Pumpe ausgeschaltet und der Inhalator abgenommen. Dieser Vorgang wird weitere 9mal wiederholt. Das Gerät wird auseinandergenommen.

Die Innenfläche des Einlaßrohrs zur unteren Aufprallkammer und seine Außenfläche, die in die Kammer hineinragt, werden mit einem geeigneten Lösungsmittel gewaschen. Die Waschflüssigkeiten werden in der unteren Aufprallkammer gesammelt. Der Wirkstoffgehalt dieser Lösung wird bestimmt. Die Wirkstoffmenge, die in der unteren Aufprallkammer je Abgabe aufgefangen wurde, wird berechnet und das Ergebnis als Prozentsatz der in der Beschriftung angegebenen Dosis ausgedrückt.

Gerät B: Inhalationsprüfgerät aus Metall

Die Abbildungen 2.9.18-2 und -3 zeigen das Gerät.

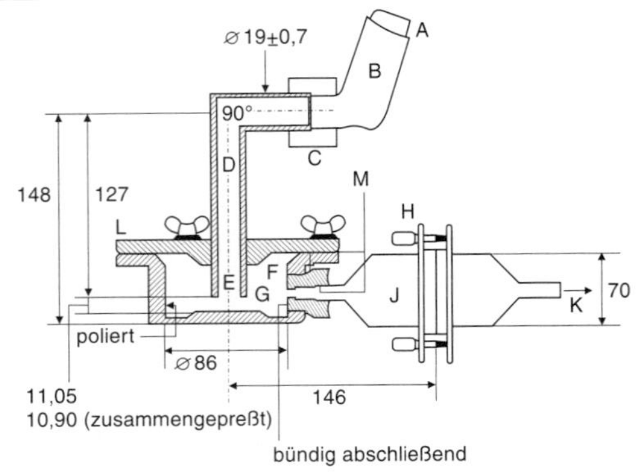

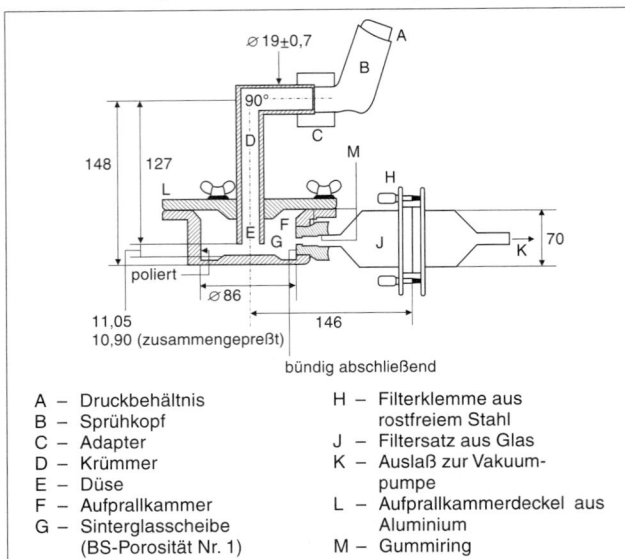

A – Druckbehältnis
B – Sprühkopf
C – Adapter
D – Krümmer
E – Düse
F – Aufprallkammer
G – Sinterglasscheibe (BS-Porosität Nr. 1)
H – Filterklemme aus rostfreiem Stahl
J – Filtersatz aus Glas
K – Auslaß zur Vakuumpumpe
L – Aufprallkammerdeckel aus Aluminium
M – Gummiring

Abb. 2.9.18-2: Gerät B zur aerodynamischen Beurteilung der Teilchen
Längenangaben in Millimeter

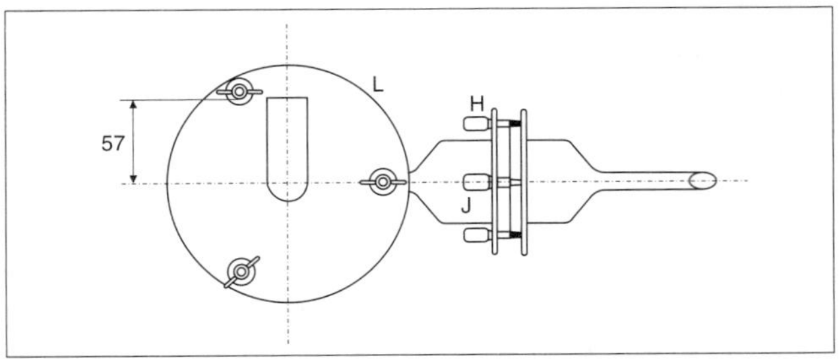

Abb. 2.9.18-3: Gerät B zur aerodynamischen Beurteilung der Teilchen (Aufsicht)
Längenangabe in Millimeter

Durchführung bei Inhalatoren mit Verneblern

Die Menge der abgegebenen Tröpfchen wird mit dem Inhalationsprüfgerät aus Metall bestimmt. Es ist an den Inhalator mit Hilfe eines geeigneten Adapters angeschlossen. Der Auslaß des Geräts zur Pumpe wird an ein geeignetes Filter (zum Beispiel Porengröße 0,25 µm) angeschlossen.

Bei dieser Prüfung wird eine trockene Aufprallkammer eingesetzt. Die Teile des Geräts werden zusammengesetzt. Das Unterteil des Geräts wird auf eine ebene, horizontale und ausreichend stabile Fläche gestellt. Eine geeignete Pumpe wird an den Auslaß des Geräts angeschlossen und die Durchflußrate von Luft durch das Gerät, gemessen an der Einlaßöffnung des Krümmers, auf 60 ± 5 Liter je Minute eingestellt.

Die flüssige Zubereitung zur Inhalation wird in das Vorratsgefäß eines geeigneten Inhalators gefüllt. Das Mundstück wird angesetzt und mit dem Adapter des Geräts verbunden.

Zunächst wird die Gerätepumpe, 10 s später der Inhalator eingeschaltet.

Abgesehen von begründeten Fällen wird nach 60 s der Inhalator ausgeschaltet. Etwa 5 s später wird die Pumpe ausgeschaltet. Das Gerät wird auseinandergenommen. Die innere Oberfläche des Krümmers sowie des Ober- und Unterteils der Kammer werden gewaschen. Die Waschflüssigkeiten werden in einem Meßkolben gesammelt. Das Filter wird gewaschen, indem ein geeignetes Lösungsmittel durch das Filter gegeben und die Waschflüssigkeit in einem geeigneten Meßkolben aufgefangen wird. Der Wirkstoffgehalt der beiden Lösungen wird bestimmt. Das Ergebnis für jedes der beiden Geräteteile wird als Prozentsatz der Gesamtmenge an Wirkstoff ausgedrückt.

Durchführung bei Druckgas-Dosierinhalatoren

Der Sprühkopfadapter wird an der Einlaßöffnung des Krümmers positioniert, so daß das Ende des Sprühkopfmundstücks entlang der horizontalen Achse des Krümmers liegt. Die Öffnung des Sprühkopfs, die das Druckbehältnis aufnimmt, ist nach oben gerichtet und in derselben vertikalen Ebene wie der Rest des Geräts angeordnet.

Bei dieser Prüfung wird eine trockene Aufprallkammer eingesetzt.

Die Teile des Geräts werden zusammengesetzt. Das Unterteil wird auf eine ebene, horizontale und ausreichend stabile Fläche gestellt, so daß die Öffnung des Sprühkopfs, die das Druckbehältnis aufnimmt, vertikal angeordnet ist. Eine geeignete Pumpe wird an den Auslaß des Geräts angeschlossen und die Durchflußrate von Luft durch das Gerät, gemessen an der Einlaßöffnung des Krümmers, auf 60 ± 5 Liter je Minute eingestellt.

Durch 5 s langes Schütteln und Abgabe eines Sprühstoßes ins Leere wird das Dosierventil vorbereitet. Mindestens 5 s lang wird gewartet, anschließend geschüttelt und erneut ein Sprühstoß ins Leere abgegeben. In gleicher Weise werden 3 weitere Sprühstöße abgegeben.

Etwa 5 s lang wird geschüttelt, die Pumpe des Geräts eingeschaltet, das Ende des Sprühkopfmundstücks in den Adapter eingeführt und sofort ein Sprühstoß abgegeben. Der zusammengesetzte Inhalator wird vom Adapter abgenommen und etwa 5 s lang geschüttelt. Das Ende des Sprühkopfmundstücks wird wieder in den Adapter eingeführt und erneut ein Sprühstoß abgegeben. Die Abgabe von Sprühstößen wird weitere 8mal wiederholt, wobei zwischen den Sprühstößen geschüttelt wird. Nach Abgabe des 10. Sprühstoßes wird etwa 5 s lang gewartet und anschließend die Pumpe ausgeschaltet. Das Gerät wird auseinandergenommen.

Der Filtersatz wird gewaschen, indem ein geeignetes Lösungsmittel durch das Filter gegeben wird. Der Wirkstoffgehalt dieser Lösung wird bestimmt. Die Wirkstoffmenge, die im Filtersatz je Sprühstoß aufgefangen wurde, wird berechnet und das Ergebnis als Prozentsatz der in der Beschriftung angegebenen Dosis ausgedrückt.

Durchführung bei Pulver-Inhalatoren

Mehrmals wird ein Volumen von 25 ml eines geeigneten Lösungsmittels in die Aufprallkammer gegeben, bis die Sinterglasscheibe bedeckt ist.

Die Teile des Geräts werden zusammengesetzt. Das Unterteil des Geräts wird auf eine ebene, horizontale und ausreichend stabile Fläche gestellt. Ohne daß der Inhalator angesetzt ist, wird eine geeignete Pumpe an den Auslaß des Geräts angeschlossen und die Durchflußrate von Luft durch das Gerät, gemessen an der Einlaßöffnung des Krümmers, auf 60 ± 5 Liter je Minute eingestellt.

Der Inhalator wird für die Anwendung vorbereitet und das Mundstück mit Hilfe eines geeigneten Adapters in das Gerät eingeführt. Die Pumpe wird 5 s lang eingeschaltet. Anschließend wird die Pumpe ausgeschaltet und der Inhalator abgenommen. Dieser Vorgang wird weitere 9mal wiederholt. Das Gerät wird auseinandergenommen.

Der Filtersatz wird gewaschen, indem ein geeignetes Lösungsmittel durch das Filter gegeben wird. Der Wirkstoffgehalt der Lösung wird bestimmt. Die Wirkstoffmenge, die im Filtersatz je Abgabe aufgefangen wurde, wird berechnet und das Ergebnis als Prozentsatz der in der Beschriftung angegebenen Dosis ausgedrückt.

Anteil feiner Teilchen und Teilchengrößenverteilung

Gerät C: Mehrstufiger Flüssigkeitsimpaktor

Der mehrstufige Flüssigkeitsimpaktor besteht aus den Abscheidestufen 1 (Vorabscheider), 2, 3 und 4 sowie einer eingebauten Filterstufe (Stufe 5, siehe Abb. 2.9.18-4 bis 2.9.18-6). Eine Abscheidestufe umfaßt eine obere, horizontale Zwischenwand aus Metall (B), durch welche ein Einlaßdüsenrohr (A) aus Metall mit seiner Abscheideplatte (D) herausragt, einen Glaszylinder (E) mit einer Auffangöffnung (F), der die vertikale Wand der Stufe bildet, und eine untere horizontale Zwischenwand aus Metall (G), durch die ein Düsenrohr (H) zur nächsttieferen Stufe weiterführt. Das Rohr in Stufe 4 (U) endet in einer Mehrfachdüsen-Anordnung. Die Abscheideplatte (D) ist

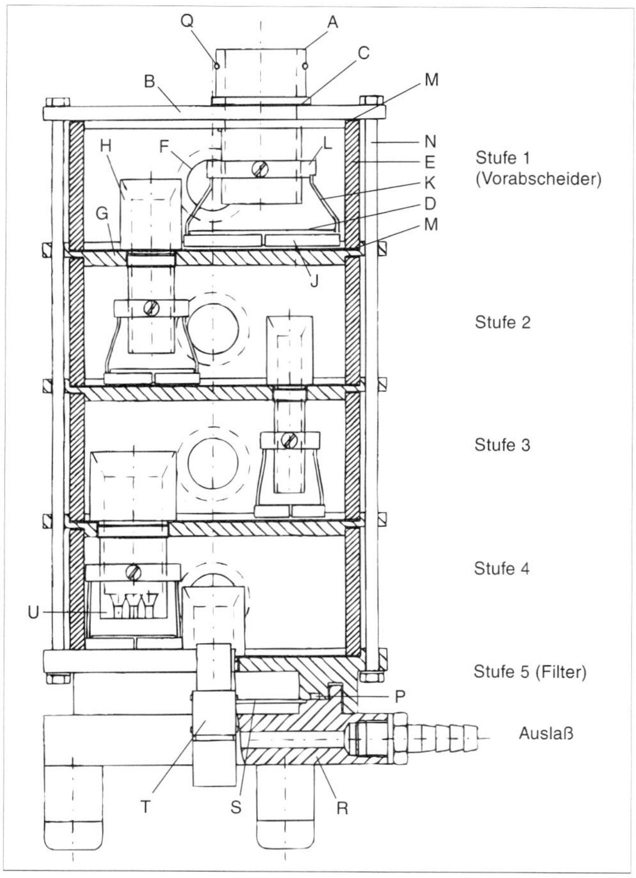

Abb. 2.9.18-4: Mehrstufiger Flüssigkeitsimpaktor

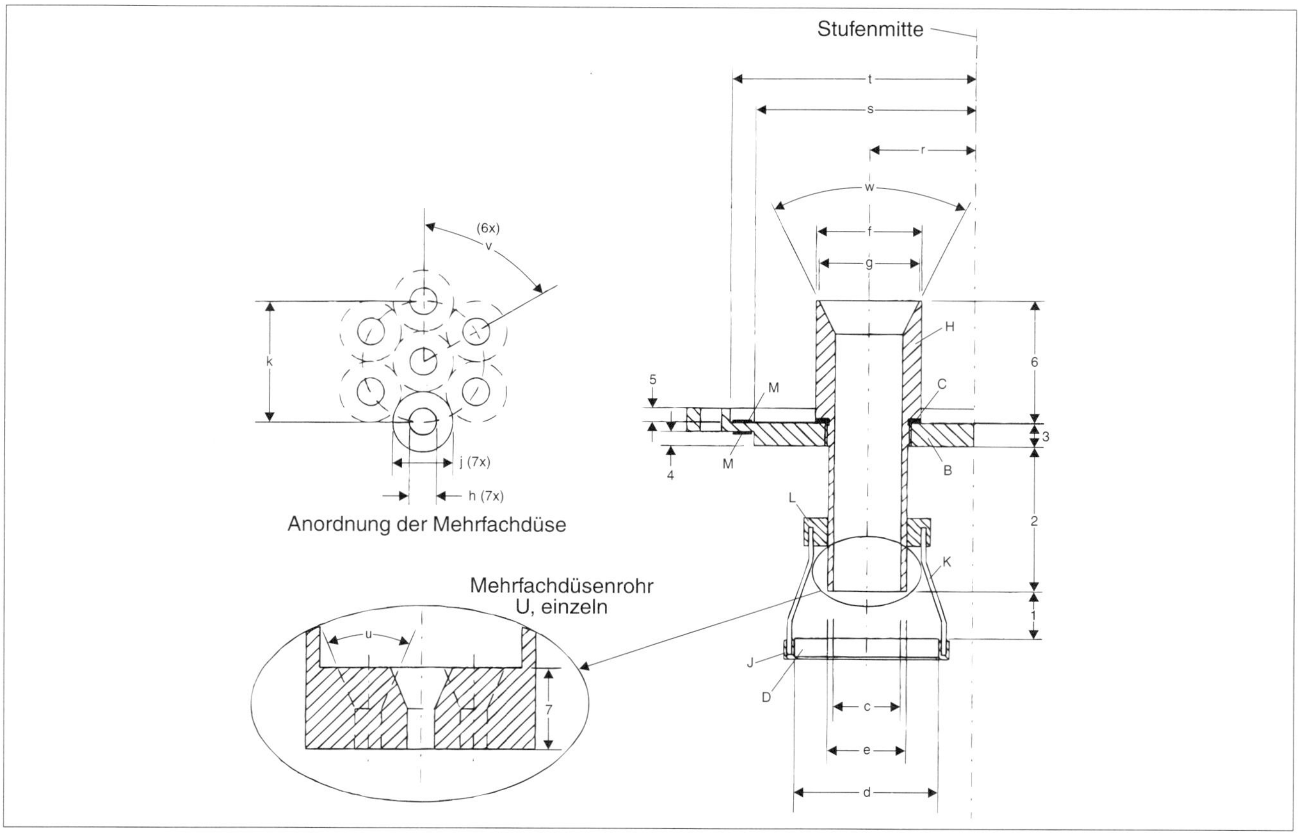

Abb. 2.9.18-5: Einzelheiten des Düsenrohrs und der Abscheideplatte
Die Ausschnitte zeigen das Mehrfachdüsenrohr U, das zur Stufe 4 führt (die Kleinbuchstaben und Ziffern beziehen sich auf Tab. 2.9.18-3, die Großbuchstaben auf Abb. 2.9.18-4).

in einen Metallrahmen (J) eingesetzt, der mit 2 Metalldrähten (K) an einer Muffe (L) befestigt ist, die am Düsenrohr festgeschraubt ist. Die horizontale Ebene der Abscheideplatte ist zentriert und senkrecht zur Achse des Düsenrohrs angeordnet.

Oben ragt die Abscheideplatte ein wenig über die Kanten des Metallrahmens hinaus. Eine kreisrunde Aussparung am äußeren Rand der horizontalen Zwischenwand legt die Position des Glaszylinders fest. Die Glaszylinder sind gegen die horizontale Zwischenwand mit Dichtungen (M) abgedichtet und werden durch 6 Gewindestangen (N) zusammengehalten. Die Probenahmeöffnungen sind durch Stopfen dicht verschlossen. Die Unterseite der unteren Zwischenwand von Stufe 4 besitzt einen konzentrischen, hervorstehenden Teil, der mit einem O-Ring aus Gummi (P) ausgestattet ist. Dieser dichtet die Kanten eines in den Filterhalter eingelegten Filters ab. Der Filterhalter (R) ist wannenförmig, mit einer konzentrischen Aussparung, in die ein perforierter Filterträger (S) bündig eingepaßt ist. Der Filterhalter ist für Filter von 76 mm Durchmesser ausgelegt. Die zusammengesetzten Abscheidestufen werden mit 2 Schnappklammern (T) auf den Filterhalter geklammert.

Ein rechtwinkliges Metallrohr (siehe Abb. 2.9.18-7) wird als Probeneinlaß mit dem Einlaßdüsenrohr der Stufe 1 des Prüfgeräts verbunden. Ein O-Ring aus Gummi auf dem Düsenrohr sichert eine dichte Verbindung zu der Einlaßöffnung. Um eine luftdichte Verbindung zwischen dem Inhalator und dem Probeneinlaß zu gewährleisten, ist ein geeigneter Mundstückadapter zu verwenden. Die Vorderseite des Inhalatormundstücks muß in gleicher Ebene mit der Vorderseite des Probeneinlasses liegen.

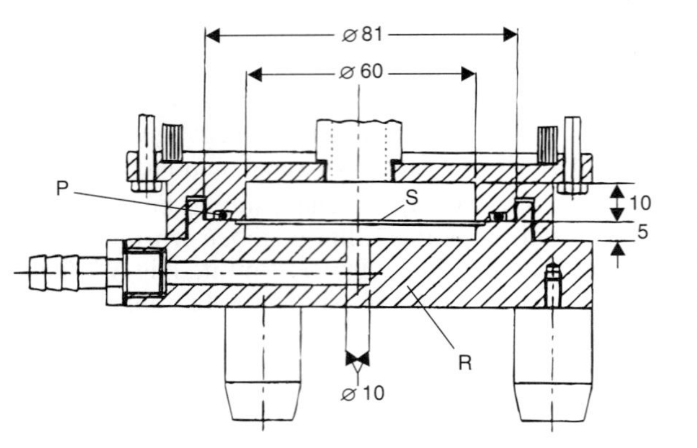

Abb. 2.9.18-6: Einzelheiten der Filterstufe (Stufe 5)

Die Ziffern geben Abmessungen in Millimeter an (∅ = Durchmesser), die Großbuchstaben beziehen sich auf Tab. 2.9.18-2.

Durchführung bei Zubereitungen in Druckgas-Dosierinhalatoren: Je 20 ml eines Lösungsmittels, das geeignet ist, den Wirkstoff zu lösen, werden in jede der Stufen 1 bis 4 gegeben. Nach dem Verschließen mit den Stopfen wird das Gerät geschwenkt, um die Stopfen zu befeuchten, wobei elektrostatische Ladungen neutralisiert werden. Ein geeignetes Filter, das den Wirkstoff vollständig abscheiden kann, wird in Stufe 5 eingesetzt und das Gerät zusammengesetzt. Ein geeigneter Mundstückadapter wird an das Ende des Probeneinlasses so angeschlossen, daß das Ende des Inhalatormundstücks, wenn dieses an das Gerät angeschlossen wird, mit der ho-

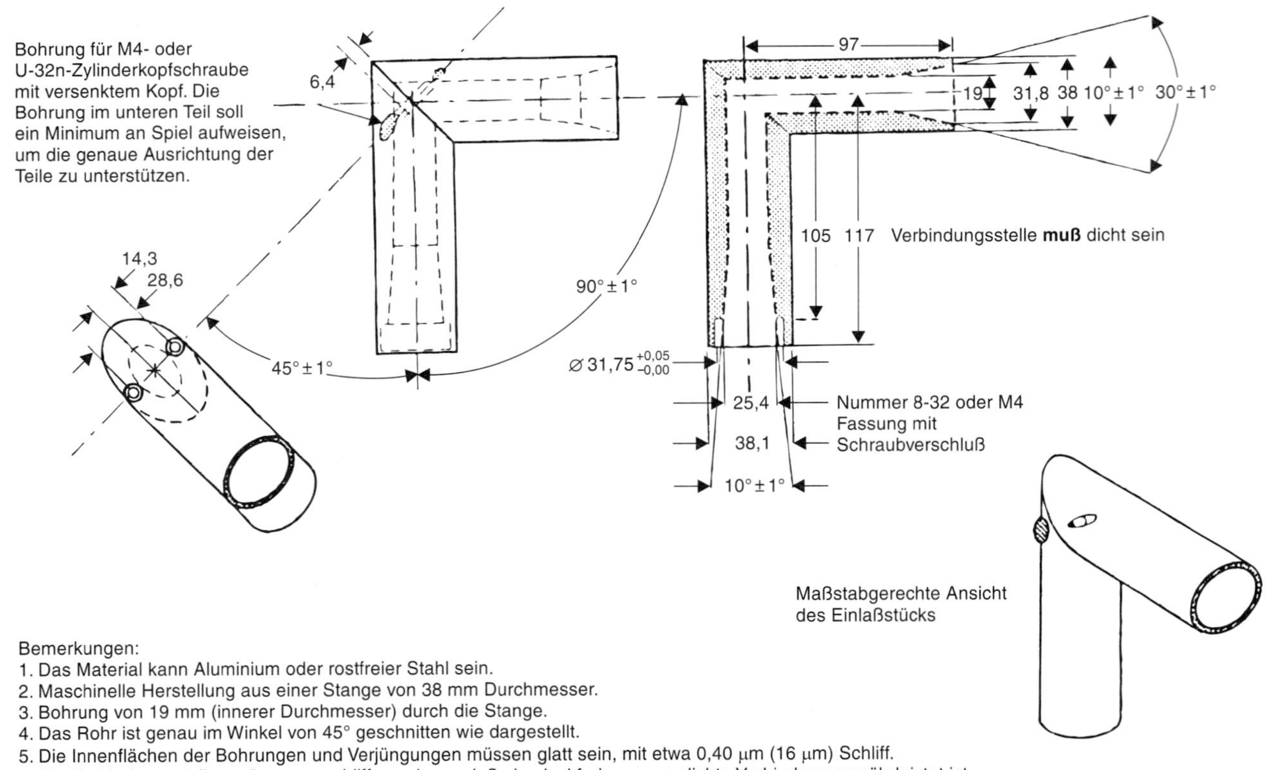

Bemerkungen:
1. Das Material kann Aluminium oder rostfreier Stahl sein.
2. Maschinelle Herstellung aus einer Stange von 38 mm Durchmesser.
3. Bohrung von 19 mm (innerer Durchmesser) durch die Stange.
4. Das Rohr ist genau im Winkel von 45° geschnitten wie dargestellt.
5. Die Innenflächen der Bohrungen und Verjüngungen müssen glatt sein, mit etwa 0,40 µm (16 µm) Schliff.
6. Die Verbindungsstellen müssen geschliffen sein, so daß eine leckfreie, wasserdichte Verbindung gewährleistet ist.
7. Zum Ausrichten der 19-mm-Innenbohrung sowie zum Drehen und Schneiden der M4 x 0,7- oder 8-32-Gewinde ist eine Haltevorrichtung zu benutzen. An den Innenseiten der Gehrungsfläche der Verbindungsstelle darf keine fehlerhafte Anpassung vorhanden sein.

Abb. 2.9.18-7: Probeneinlaß

Falls nichts anderes angegeben ist, Abmessungen in Millimeter

Tab. 2.9.18-2: Beschreibung der in Abb. 2.9.18-4 bis 2.9.18-6 angegebenen Bauelemente

[1]	Bezeichnung	Beschreibung	Abmessungen[2]
A, H	Düsenrohr	auf die Zwischenwand aufgeschraubtes, mit einer Dichtung (C) abgedichtetes, innen poliertes Metallrohr	s. Abb. 2.9.18-5
B, G	Zwischenwand	runde Metallplatte *Durchmesser:* *Stärke:*	 120 s. Abb. 2.9.18-5
C	Dichtung	zum Beispiel PTFE	passend zum Düsenrohr
D	Abscheideplatte	Glassinterscheibe (Porosität 0) *Durchmesser:*	 s. Abb. 2.9.18-5
E	Glaszylinder	ebene, polierte, abgeschnittene Glasröhre *Höhe, einschließlich Dichtung:* *äußerer Durchmesser:* *Wandstärke:*	 46 100 3,5
F	Auffangöffnung	*Durchmesser:* *Stopfen in Auffangöffnung:*	18 ISO 24/25
J	Metallrahmen	runder Rahmen mit Nut (L-Profil) *innerer Durchmesser:* *Höhe:* *Stärke des horizontalen Teils:* *Stärke des senkrechten Teils:*	 passend zur Abscheideplatte 4 0,5 2
K	Metalldraht	Metalldrähte, die den Metallrahmen und die Muffe verbinden (2 für jeden Rahmen) *Durchmesser:*	 1
L	Muffe	Metallmuffe, die auf dem Düsenrohr durch Verschraubung angebracht ist *innerer Durchmesser:* *Höhe:* *Stärke:*	 passend zum Düsenrohr 6 5
M	Dichtung	zum Beispiel Silicon	passend zum Glaszylinder
N	Gewindestangen	Metallgewindestangen mit Muttern (6 Paar) *Länge:* *Durchmesser:*	 205 4
P	O-Ring	runder Gummiring *Innendurchmesser × Stärke:*	 66,34 × 2,62
Q	O-Ring	runder Gummiring *Innendurchmesser × Stärke:*	 29,1 × 1,6
R	Filterhalter	Metallgehäuse mit Füßen und Auslaß	s. Abb. 2.9.18-6
S	Filterträger	perforierte Metallscheibe *Durchmesser:* *Lochdurchmesser:* *Abstand zwischen den Mittelpunkten der Löcher:*	 65 3 4
T	Schnappklammern		
U	Mehrfachdüsenrohr	Düsenrohr (H), das in einer Mehrfachanordnung endet	s. Ausschnittvergrößerung der Abb. 2.9.18-5

[1] Siehe Abb. 2.9.18-4.
[2] Längenangaben in Millimeter mit Toleranzen entsprechend ISO 2768-m, falls nichts anderes angegeben ist.

rizontalen Achse des Probeneinlasses übereinstimmt und der Inhalator in der gleichen Lage wie bei der Anwendung positioniert ist. Eine geeignete Vakuumpumpe wird an den Auslaß des Geräts angeschlossen und die Durchflußrate durch das Gerät, gemessen am Eingang des Probeneinlasses, auf 30 ± 1,5 Liter je Minute eingestellt. Der Luftdurchfluß wird abgeschaltet.

Wenn in der Gebrauchsanweisung nichts anderes angegeben ist, wird der Inhalator 5 s lang geschüttelt und ein Sprühstoß ins Leere abgegeben. Die Pumpe des Geräts wird eingeschaltet, das Ende des Inhalatormundstücks in den Adapter eingeführt und ein Sprühstoß aus dem Inhalator in das Gerät abgegeben. Dabei wird das Ventil eine ausreichende Zeit lang betätigt, um einen vollständigen Ausstoß zu gewährleisten. Der zusammengesetzte Inhalator wird von dem Adapter entfernt. Der Vorgang wird wiederholt. Die Anzahl der Sprühstöße sollte möglichst gering gehalten werden und im allgemeinen nicht über 10 liegen. Sie soll ausreichen, um eine richtige und genaue Bestimmung des Anteils feiner Teilchen zu gewährleisten. Nach dem letzten Sprühstoß wird 5 s lang gewartet und anschließend die Pumpe abgeschaltet.

Tab. 2.9.18-3: Abmessungen[1] der Düsenrohre und der Abscheideplatten

Art	Bezeichnung[2]	Stufe 1	Stufe 2	Stufe 3	Stufe 4	Filter (Stufe 5)
Abstand	1	9,5 (–0,0+0,5)	5,5 (–0,0+0,5)	4,0 (–0,0+0,5)	6,0 (–0,0+0,5)	n. a.
	2	26	31	33	30,5	0
	3	8	5	5	5	5
	4	3	3	3	3	n. a.
	5	0	3	3	3	3
	6[3]	20	25	25	25	25
	7	n. a.	n. a.	n. a.	8,5	n. a.
Durchmesser	c	25	14	8,0 (±0,1)	21	14
	d	50	30	20	30	n. a.
	e	27,9	16,5	10,5	23,9	n. a.
	f	31,75 (–0,0+0,5)	22	14	31	22
	g	25,4	21	13	30	21
	h	n. a.	n. a.	n. a.	2,70 (±0,5)	n. a.
	j	n. a.	n. a.	n. a.	6,3	n. a.
	k	n. a.	n. a.	n. a.	12,6	n. a.
Radius[4]	r	16	22	27	28,5	0
	s	46	46	46	46	n. a.
	t	n. a.	50	50	50	50
Winkel	w	10°	53°	53°	53°	53°
	u	n. a.	n. a.	n. a.	45°	n. a.
	v	n. a.	n. a.	n. a.	60°	n. a.

1) Falls nichts anderes angegeben ist, Abmessungen in Millimeter, mit Toleranzen entsprechend ISO 2768-m
2) Bezeichnung nach Abb. 2.9.18-5
3) einschließlich Dichtung
4) bezogen auf die Mittellinie des Stufenteils
n. a. = nicht anwendbar

Tab. 2.9.18-4: Beschreibung der in Abb. 2.9.18-8 angegebenen Bestandteile

Symbol	Bezeichnung	Beschreibung
A	Verbindungsstück	Innerer Durchmesser ≥ 8 mm, zum Beispiel kurze Metallverbindung mit einer Abzweigung mit kleinem Durchmesser zum Meßpunkt P3
B	Vakuumschlauch	Innerer Durchmesser 8 ± 0,5 mm, Länge 50 ± 10 cm, zum Beispiel Siliconschlauch mit 14 mm äußerem und 8 mm innerem Durchmesser
C	2-Wege-Magnetventil	Öffnung mit geringem Luftwiderstand mit einem inneren Durchmesser von ≥ 8 mm und einer maximalen Ansprechzeit von 100 ms (zum Beispiel Typ 256-A08, Bürkert GmbH, D-74653 Ingelfingen, oder ein entsprechendes Gerät)
D	Vakuumpumpe	Die Pumpe muß die erforderliche Durchflußrate durch die angeschlossene Apparatur mit dem Pulverinhalator in den Mundstückadapter erbringen (zum Beispiel Produkt-Typ 1023, 1423 oder 2565, Gast Manufacturing Inc., Benton Harbor, MI 49022, USA, oder ein entsprechendes Gerät). Die Pumpe wird mit dem Magnetventil durch einen kurzen und/oder weiten Vakuumschlauch (innerer Durchmesser ≥ 10 mm) und Verbindungsstücken verbunden, um die Anforderungen an die Pumpenkapazität so gering wie möglich zu halten
E	Schaltuhr	Mit Hilfe der Schaltuhr wird das Magnetventil über die erforderliche Dauer betätigt (zum Beispiel Typ G 814, RS Components International, Corby, NN17 9RS, UK, oder ein entsprechendes Gerät)
P2, P3	Druckmeßpunkte	Bestimmung unter gleichmäßigen Durchflußbedingungen mit einem absoluten Druckmeßgerät
F	Durchflußkontrollventil	Regulierventil mit einem maximalen Wert C_v ≥ 1 (zum Beispiel Typ 8FV12LNSS, Parker Hannifin plc., Barnstaple, EX31 1NP, UK, oder ein entsprechendes Gerät)

Die Filterstufe des Geräts wird auseinandergenommen, das Filter vorsichtig herausgenommen und der Wirkstoff mit einem geeigneten Volumen des Lösungsmittels aus dem Filter extrahiert. Der Probeneinlaß und der Mundstückadapter werden vom Gerät abgenommen; der Wirkstoff wird mit einem geeigneten Volumen des Lösungsmittels extrahiert. Falls erforderlich wird die Innenseite des Einlaßdüsenrohrs der Stufe 1 mit dem Lösungsmittel so gespült, daß das Lösungsmittel in diese Stufe fließt. Der Wirkstoff wird von den Innenwänden und der Sammelplatte jeder der 4 oberen Stufen des Geräts durch vorsichtiges Schwenken und Drehen des Geräts mit dem Lösungsmittelvolumen der betreffenden Stufe gelöst. Dabei darf kein Austausch von Flüssigkeit zwischen den Stufen erfolgen.

Durch ein geeignetes Analysenverfahren wird der Wirkstoff in jeder der 6 Lösungen quantitativ bestimmt.

Der Anteil feiner Teilchen wird wie nachstehend beschrieben berechnet.

Durchführung bei Pulver-Inhalatoren: Ein geeignetes Filter mit geringem Strömungswiderstand, das den Wirkstoff vollständig abscheiden kann, wird in Stufe 5 eingelegt und das Gerät zusammengesetzt. Das Gerät wird mit einem Durchflußsystem verbunden, das dem Schema in Abb. 2.9.18-8 entspricht. Wenn nichts anderes angegeben ist, wird die Prüfung bei einer Durchflußrate Q, wie sie bei der Prüfung „Gleichförmigkeit der abgegebenen Dosis" (siehe „Darreichungsformen, Zubereitungen zur Inhalation, Pulver zur Inhalation, Prüfung auf Reinheit") angewendet wird, durchgeführt, wobei 4 Liter Luft durch das Gerät strömen.

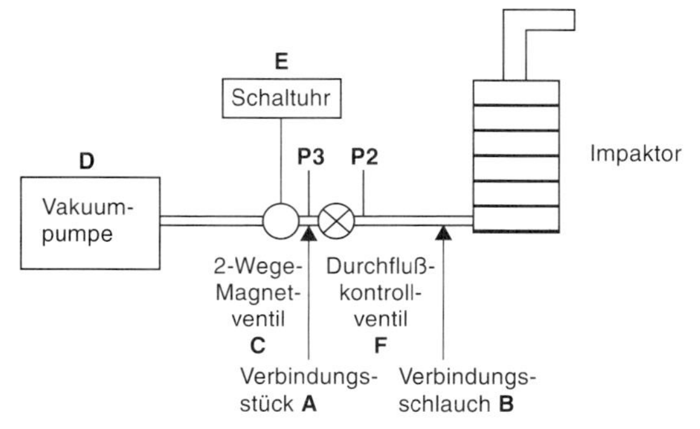

Abb. 2.9.18-8: Versuchsanordnung zur Prüfung von Pulvern zur Inhalation

Ein Durchflußmeßgerät, eingestellt auf den Luftstrom, der aus dem Meßgerät tritt, wird mit dem Probeneinlaß verbunden. Das Durchflußkontrollventil wird so eingestellt, daß ein gleichmäßiger Luftstrom mit der erforderlichen Rate Q (± 5 Prozent) durch das System fließt. Der Luftdurchfluß wird abgeschaltet.

Mit der nachstehend beschriebenen Verfahrensweise wird sichergestellt, daß in dem Durchflußkontrollventil ein kritischer Durchfluß auftritt. Bei angeschlossenem Inhalator und festgelegter Durchflußrate für die Prüfung wird der absolute Druck auf beiden Seiten des Kontrollventils gemessen (Druckmeßpunkte P2 und P3 in Abb. 2.9.18-8). Ein Druckverhältnis von ≤ 0,5 zwischen den Druckmeßpunkten P3 und P2 zeigt einen kritischen Durchfluß an. Wenn der kritische Durchfluß nicht erreicht wird, ist eine kräftigere Pumpe einzuschalten und eine erneute Messung der Prüfdurchflußrate vorzunehmen.

In jede der 4 oberen Stufen des Geräts werden 20 ml eines Lösungsmittels gegeben, das geeignet ist, den Wirkstoff zu lösen. Nach dem Verschließen mit den Stopfen wird das Gerät geschwenkt, um die Stopfen zu befeuchten, wobei elektrostatische Ladungen neutralisiert werden. Ein geeigneter Mundstückadapter wird am Ende des Probeneinlasses angebracht.

Der Pulver-Inhalator wird nach der Gebrauchsanweisung für die Anwendung vorbereitet. Bei laufender Pumpe und geschlossenem 2-Wege-Ventil wird das Inhalatormundstück an dem Mundstückadapter angebracht. Durch Öffnen des Ventils für die geforderte Zeit T (± 5 Prozent) wird das Pulver in das Gerät abgegeben. Der Vorgang wird wiederholt. Die Anzahl der Pulverabgaben sollte möglichst gering gehalten werden und im allgemeinen nicht über 10 liegen. Sie soll ausreichen, um eine richtige und genaue Bestimmung des Anteils feiner Teilchen zu gewährleisten. Nach der letzten Pulverabgabe wird 5 s lang gewartet und anschließend die Pumpe abgeschaltet.

Die Filterstufe des Geräts wird auseinandergenommen, das Filter vorsichtig herausgenommen und der Wirkstoff mit einem geeigneten Volumen des Lösungsmittels aus dem Filter extrahiert. Der Probeneinlaß und der Mundstückadapter werden vom Gerät abgenommen; der Wirkstoff wird mit einem geeigneten Volumen des Lösungsmittels extrahiert. Falls erforderlich wird die Innenseite des Einlaßdüsenrohrs der Stufe 1 mit dem Lösungsmittel so gespült, daß das Lösungsmittel in diese Stufe fließt. Der Wirkstoff wird von den Innenwänden und der Sammelplatte jeder der 4 oberen Stufen des Geräts durch vorsichtiges Schwenken und Drehen mit dem Lösungsmittelvolumen der betreffenden Stufe gelöst. Dabei darf kein Austausch von Flüssigkeit zwischen den Stufen erfolgen.

Durch ein geeignetes Analysenverfahren wird der Wirkstoff in jeder der 6 Lösungen quantitativ bestimmt.

Der Anteil feiner Teilchen wird wie nachstehend beschrieben berechnet.

Gerät D: Andersen-Kaskadenimpaktor

Der Andersen-Kaskadenimpaktor (1ACFM) zur Größenbestimmung von Aerosolteilchen besteht aus 8 Stufen aus Aluminium und einer Filterendstufe. Die Stufen werden mit Klammern zusammengehalten und durch O-Ringe abgedichtet. In der für Druckgas-Inhalatoren verwendeten Ausführung (Abb. 2.9.18-9) ist der Einlaßkonus des Prüfgeräts mit einem rechtwinklig gebogenen Probeneinlaß aus Metall verbunden, wie in Abb. 2.9.18-7 dargestellt. Ein geeigneter Mundstückadapter wird verwendet, um eine luftdichte Verbindung zwischen dem Inhalator und dem Probeneinlaß zu gewährleisten. Die Vorderseite des Inhalatormundstücks muß in gleicher Ebene mit der Vorderseite des Probeneinlasses liegen. In der Ausführung für Pulver-Inhalatoren ist ein Vorabscheider oberhalb der höchsten Stufe angebracht, um den größten Teil des nicht einatembaren Pulvers zu sammeln. Er ist, wie in Abb. 2.9.18-10 dargestellt, mit dem Probeneinlaß verbunden. Um hohe Gas-Durchflußraten durch das Prüfgerät zu ermöglichen, ist der Ausgangsstutzen, der zum Anschluß an das Vakuumsystem dient, auf einen inneren Durchmesser von ≥ 8 mm vergrößert.

Durchführung bei Druckgas-Inhalatoren: Der Andersen-Kaskadenimpaktor wird mit einem geeigneten Filter versehen und so zusammengesetzt, daß das System luftdicht ist. Ein geeigneter Mundstückadapter wird an das Ende des Probeneinlasses so angeschlossen, daß die Achse des Inhalatormundstücks, wenn dieses an das Gerät angeschlossen wird, mit der horizontalen Achse des Probeneinlasses übereinstimmt und der Inhalator in der gleichen Lage wie bei der Anwendung positioniert ist. Eine

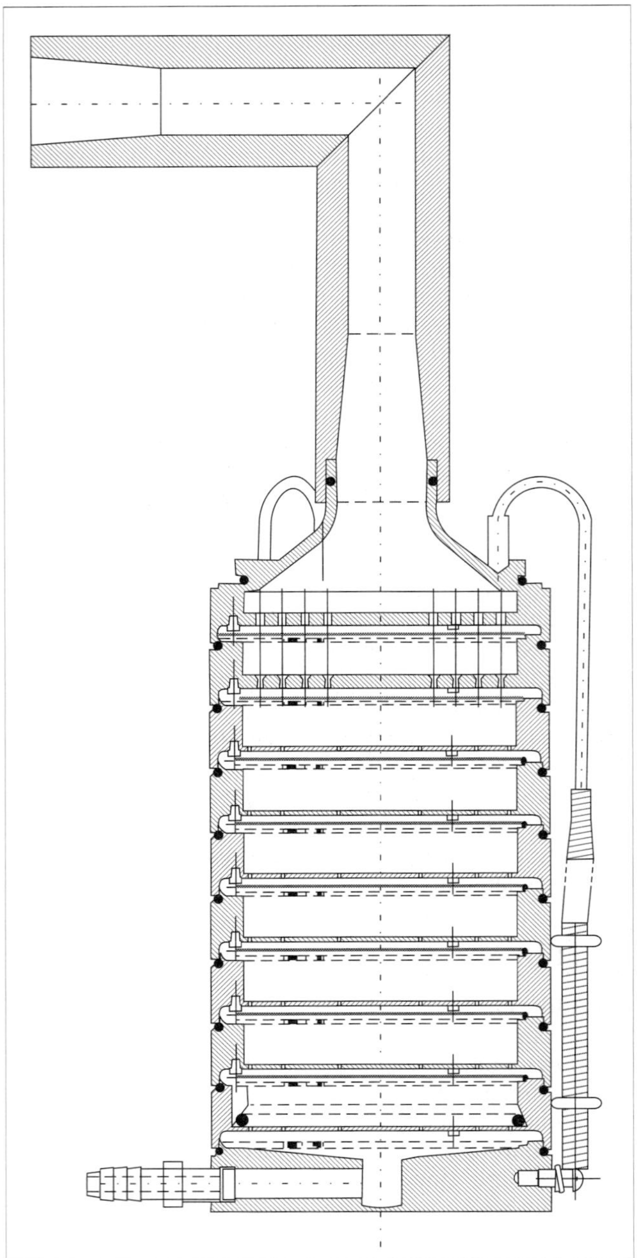

Abb. 2.9.18-9: Andersen-Kaskadenimpaktor, adaptiert für Druckgas-Inhalatoren

geeignete Pumpe wird an den Auslaß des Geräts angeschlossen und die Durchflußrate von Luft durch das Gerät, gemessen am Eingang des Probeneinlasses, auf 28,3 ± 1,5 Liter je Minute eingestellt. Der Luftdurchfluß wird abgeschaltet.

Wenn in der Gebrauchsanweisung nichts anderes angegeben ist, wird der Inhalator 5 s lang geschüttelt und ein Sprühstoß ins Leere abgegeben. Die Pumpe des Geräts wird eingeschaltet, das Ende des Inhalatormundstücks in den Adapter eingeführt und ein Sprühstoß aus dem Inhalator in umgekehrter Position in das Gerät abgegeben. Dabei wird das Ventil eine ausreichende Zeit lang betätigt, um einen vollständigen Ausstoß zu gewährleisten. Der zusammengesetzte Inhalator wird von dem Adapter entfernt. Der Vorgang wird wiederholt. Die Anzahl der Sprühstöße soll möglichst gering gehalten werden und im allgemeinen nicht über 10 liegen. Sie soll ausreichen, um eine richtige und genaue Bestimmung des Anteils feiner Teilchen zu gewährleisten. Nach dem letzten Sprühstoß wird 5 s lang gewartet und anschließend die Pumpe abgeschaltet.

Das Gerät wird auseinandergenommen, das Filter vorsichtig herausgenommen und der Wirkstoff mit einem geeigneten Volumen des Lösungsmittels aus dem Filter extrahiert. Der Probeneinlaß und der Mundstückadapter werden vom Gerät abgenommen; der Wirkstoff wird mit einem geeigneten Volumen des Lösungsmittels extrahiert. Der Wirkstoff wird von den Innenwänden und der Sammelplatte jeder einzelnen Stufe des Geräts mit je einem geeigneten Volumen des Lösungsmittels gelöst.

Durch ein geeignetes Analysenverfahren wird der Wirkstoff in jeder der 9 Lösungen quantitativ bestimmt.

Der Anteil feiner Teilchen wird wie nachstehend beschrieben berechnet.

Durchführung bei Pulver-Inhalatoren: Zur Beurteilung von Pulver-Inhalatoren kann der Andersen-Kaskadenimpaktor bei anderen Durchflußraten als 28,3 Liter je Minute verwendet werden. Gegenwärtig sind jedoch keine allgemeinen Daten zur Kalibrierung des Geräts verfügbar. Da solche Daten nicht veröffentlicht sind, müssen die Anwender das Prüfgerät unter den gewählten Bedingungen validieren. Das nachfolgende Verfahren kann dann angewendet werden.

Der Andersen-Kaskadenimpaktor wird unter Verwendung des Vorabscheiders mit einem geeigneten Filter versehen und so zusammengesetzt, daß das System luftdicht ist. Um ein wirksames Abscheiden der Teilchen zu gewährleisten, wird jede Platte mit Glycerol oder einer ähnlich hochviskosen Flüssigkeit überzogen, die sich aus einem leichtflüchtigen Lösungsmittel abscheidet. Der Vorabscheider sollte in der gleichen Weise beschichtet sein oder er sollte 10 ml eines geeigneten Lösungsmittels enthalten. Das Gerät wird nach dem in Abb. 2.9.18-8 dargestellten Schema mit einem Durchflußsystem verbunden.

Wenn nichts anderes angegeben ist, wird die Prüfung bei der Durchflußrate vorgenommen, die bei der Prüfung „Gleichförmigkeit der abgegebenen Dosis" (siehe „Darreichungsformen, Zubereitungen zur Inhalation, Pulver zur Inhalation, Prüfung auf Reinheit") verwendet wird, wobei 4 Liter Luft durch das Gerät strömen. Bei hohen Durchflußraten kann es erforderlich sein, die niedrigsten Stufen der Anordnung zu entfernen. Ein Durchflußmeßgerät, eingestellt auf den Gasstrom, der aus dem Meßgerät tritt, wird mit dem Probeneinlaß verbunden. Das Durchflußkontrollventil wird so eingestellt, daß ein ständiger Luftstrom mit der erforderlichen Rate Q (± 5 Prozent) durch das System fließt. Nach der für Gerät C beschriebenen Verfahrensweise ist sicherzustellen, daß im Durchflußkontrollventil ein kritischer Durchfluß auftritt. Der Luftdurchfluß wird abgeschaltet.

Der Pulver-Inhalator wird nach der Gebrauchsanweisung für die Anwendung vorbereitet. Bei laufender Pumpe und geschlossenem 2-Wege-Ventil wird das Inhalatormundstück an dem Mundstückadapter angebracht. Durch Öffnen des Ventils für die geforderte Zeit T (± 5 Prozent) wird das Pulver in das Gerät abgegeben. Der Vorgang wird wiederholt. Die Anzahl der Pulverabgaben sollte möglichst gering gehalten werden und im allgemeinen nicht über 10 liegen. Sie soll ausreichen, um eine rich-

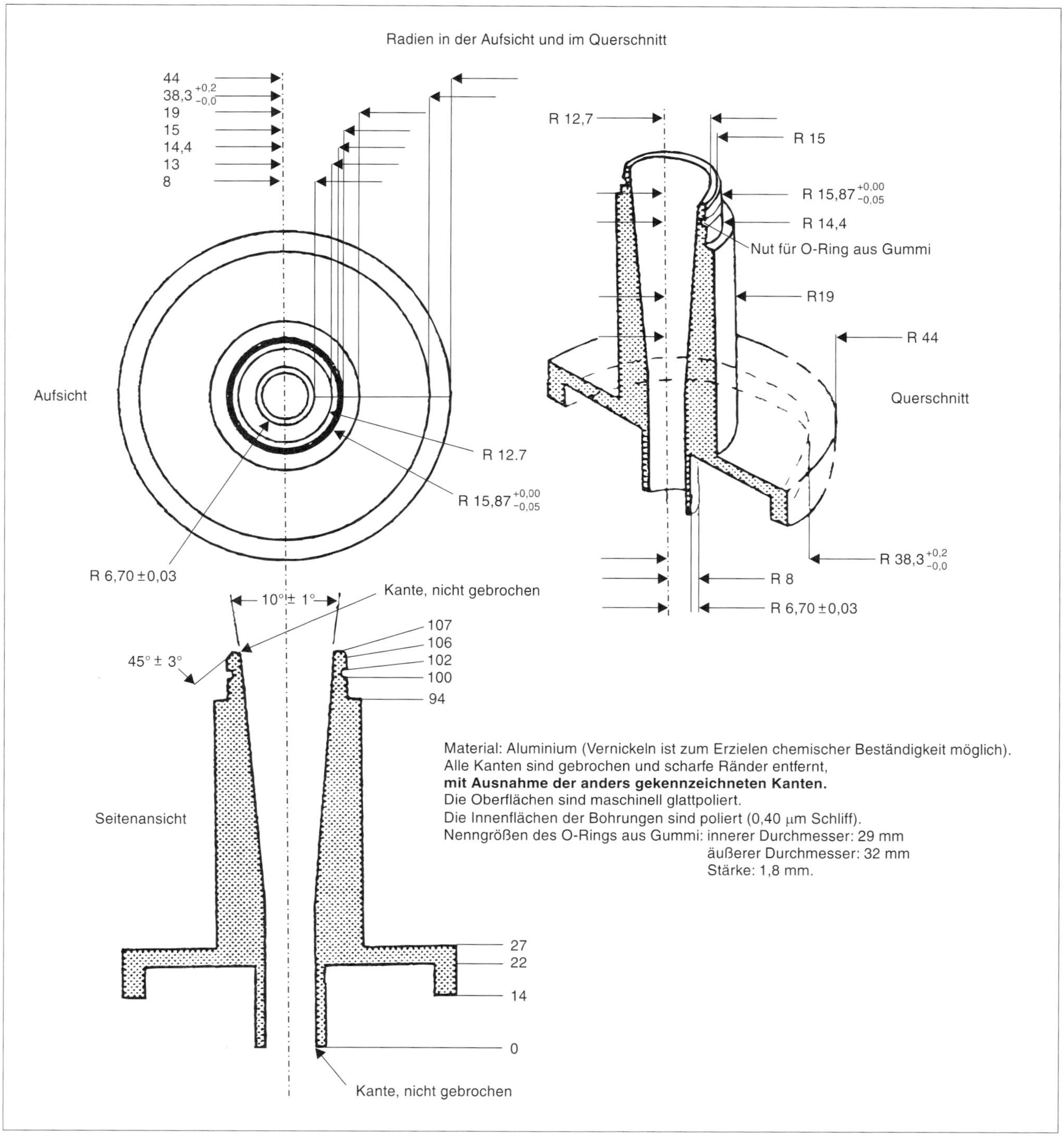

Abb. 2.9.18-10: Verbindung zwischen dem Probeneinlaß und dem Vorabscheider des Andersen-Kaskadenimpaktors

tige und genaue Bestimmung des Anteils feiner Teilchen zu gewährleisten. Nach der letzten Pulverabgabe wird 5 s lang gewartet und anschließend die Pumpe abgeschaltet.

Das Gerät wird auseinandergenommen, das Filter vorsichtig herausgenommen und der Wirkstoff mit einem geeigneten Volumen des Lösungsmittels aus dem Filter extrahiert. Der Vorabscheider, der Probeneinlaß und der Mundstückadapter werden vom Gerät abgenommen; der Wirkstoff wird mit einem geeigneten Volumen des Lösungsmittels extrahiert. Der Wirkstoff wird von den Innenwänden und der Sammelplatte jeder einzelnen Stufe des Geräts mit je einem geeigneten Volumen des Lösungsmittels gelöst.

Durch ein geeignetes Analysenverfahren wird der Wirkstoff in jeder der 9 Lösungen quantitativ bestimmt.

Der Anteil feiner Teilchen wird wie nachstehend beschrieben berechnet.

Berechnungen

Aus den Analysenergebnissen der Lösungen wird die Wirkstoffmasse berechnet, die in jeder Stufe sowie im Probeneinlaß, Mundstückadapter und – falls verwendet – im Vorabscheider je Sprühstoß abgeschieden wurde. Die Gesamtmasse an Wirkstoff muß mindestens 75 und darf höchstens 125 Prozent des Mittelwerts der abgegebenen Dosis betragen, der mit Hilfe der Prüfung „Gleichförmig-

Tab. 2.9.18-5: Berechnungen zum Gerät C; unter Anwendung von $q_1 = \sqrt{60/Q}$, Q = Durchflußrate in Litern je Minute

Grenzdurchmesser (µm)	Je Sprühstoß abgeschiedene Wirkstoffmasse	Je Sprühstoß abgeschiedene kumulative Wirkstoffmasse	Kumulativer Anteil an Wirkstoff (%)
$d_4 = 1{,}7 \cdot q_1$	Masse von Stufe 5, m_5[1)]	$c_4 = m_5$	$f_4 = (c_4/c) \cdot 100$
$d_3 = 3{,}1 \cdot q_1$	Masse von Stufe 4, m_4	$c_3 = c_4 + m_4$	$f_3 = (c_3/c) \cdot 100$
$d_2 = 6{,}8 \cdot q_1$	Masse von Stufe 3, m_3	$c_2 = c_3 + m_3$	$f_2 = (c_2/c) \cdot 100$
	Masse von Stufe 2, m_2	$c = c_2 + m_2$	100

1) Stufe 5 ist die Filterstufe.

Tab. 2.9.18-6: Berechnungen zum Gerät D; unter Anwendung einer Durchflußrate von 28,3 Litern je Minute

Grenzdurchmesser (µm)	Je Sprühstoß abgeschiedene Wirkstoffmasse	Je Sprühstoß abgeschiedene kumulative Wirkstoffmasse	Kumulativer Anteil an Wirkstoff (%)
$d_7 = 0{,}4$	Masse von Stufe 8, m_8	$c_7 = m_8$	$f_7 = (c_7/c) \cdot 100$
$d_6 = 0{,}7$	Masse von Stufe 7, m_7	$c_6 = c_7 + m_7$	$f_6 = (c_6/c) \cdot 100$
$d_5 = 1{,}1$	Masse von Stufe 6, m_6	$c_5 = c_6 + m_6$	$f_5 = (c_5/c) \cdot 100$
$d_4 = 2{,}1$	Masse von Stufe 5, m_5	$c_4 = c_5 + m_5$	$f_4 = (c_4/c) \cdot 100$
$d_3 = 3{,}3$	Masse von Stufe 4, m_4	$c_3 = c_4 + m_4$	$f_3 = (c_3/c) \cdot 100$
$d_2 = 4{,}7$	Masse von Stufe 3, m_3	$c_2 = c_3 + m_3$	$f_2 = (c_2/c) \cdot 100$
$d_1 = 5{,}8$	Masse von Stufe 2, m_2	$c_1 = c_2 + m_2$	$f_1 = (c_1/c) \cdot 100$
$d_0 = 9{,}0$	Masse von Stufe 1, m_1	$c_0 = c_1 + m_1$	$f_0 = (c_0/c) \cdot 100$
	Masse von Stufe 0, m_0	$c = c_0 + m_0$	100

keit der abgegebenen Dosis“ (siehe „Darreichungsformen, Zubereitungen zur Inhalation, Pulver zur Inhalation, Prüfung auf Reinheit“) ermittelt wurde. Liegt die Gesamtmasse außerhalb dieser Grenzen, muß die Prüfung wiederholt werden.

Mit dem Filter beginnend wird die kumulierte Masse als Funktion des Grenzdurchmessers der betreffenden Stufe ermittelt (siehe Tab. 2.9.18-5 für Gerät C oder Tab. 2.9.18-6 für Gerät D). Die Wirkstoffmasse von Teilchen, die kleiner als 5 µm sind, wird durch Interpolation ermittelt. Das Ergebnis ist der Anteil feiner Teilchen (Fine Particle Dose, FPD).

Falls erforderlich und zweckmäßig, wird der kumulierte Anteil des Wirkstoffs gegen den Grenzdurchmesser (siehe Tab. 2.9.18-5 und Tab. 2.9.18-6) auf logarithmischem Papier aufgetragen. Diese Darstellung wird je nach Zweckmäßigkeit zur Ermittlung des gewichteten Mittelwerts des aerodynamischen Durchmessers (Mass Median Aerodynamic Diameter, MMAD) oder der geometrischen Standardabweichung (Geometric Standard Deviation, GSD) verwendet. Geeignete rechnerische Methoden können ebenfalls angewendet werden.

2.9.19 Partikelkontamination – Nichtsichtbare Partikel

Unter Partikelkontamination von Injektions- und Infusionslösungen werden fremde, bewegliche, ungelöste Partikel, die unbeabsichtigt in den Lösungen vorhanden sind, mit Ausnahme von Gasbläschen, verstanden.

Die Art der Zubereitung, für die diese Prüfung gefordert wird, und die Anforderungen werden in der jeweiligen Monographie aufgeführt.

Ein geeignetes Gerät wird verwendet, das nach dem Prinzip der Lichtblockade arbeitet und eine automatische Bestimmung der Partikelgröße und Partikelzahl nach der Größe zuläßt.

Das Gerät wird unter Verwendung von Suspensionen sphärischer Partikel *CRS* mit bekannter Größe der Partikel zwischen 10 und 25 µm kalibriert. Die Referenzpartikel werden in partikelfreiem Wasser *R* suspendiert. Während des Verdünnens ist die Aggregatbildung von Partikeln zu vermeiden.

Allgemeine Vorsichtsmaßnahmen

Die Prüfung wird vorzugsweise in einer Laminarflow-Einheit durchgeführt, um eine zusätzliche Kontamination mit Partikeln zu vermeiden.

Saubere, partikelfreie Glasapparaturen werden durch sehr sorgfältiges Auswaschen der verwendeten Glas- und Filtrationsgeräte mit warmer Waschmittellösung und durch Spülen erhalten. Ausgenommen davon sind die Membranfilter. Mit reichlich Wasser *R* wird zur Entfernung aller Waschmittelspuren gespült. Unmittelbar vor der Verwendung wird die Glasapparatur von oben bis unten, außen und anschließend innen mit partikelfreiem Wasser *R* gespült.

Das Einbringen von Luftbläschen in die Prüfzubereitung ist zu vermeiden, besonders wenn ein Teil der Zubereitung in das Behältnis, in dem die Bestimmung durchgeführt werden soll, eingefüllt wird.

Um zu überprüfen, ob die Umgebung für die Prüfung geeignet ist, die Glasapparaturen ordnungsgemäß gesäubert wurden, und um zu gewährleisten, daß das verwendete Wasser partikelfrei ist, wird die folgende Prüfung durchgeführt:

Die Partikelkontamination von 5 Proben zu je 5 ml partikelfreiem Wasser *R* wird nach der im folgenden beschriebenen Methode ermittelt. Wenn die Anzahl der Partikel von 10 µm oder größer für die gesamten 25 ml die Zahl 25 überschreitet, sind die getroffenen Vorsichtsmaßnahmen unzureichend. Die Vorbereitungen müssen so lange wiederholt werden, bis Umgebung, Glasapparaturen und Wasser für die Prüfung geeignet sind.

Methode

Der Inhalt der Probe wird durch langsames 25maliges Umkehren des Behältnisses gemischt. Falls erforderlich wird der versiegelte Verschluß vorsichtig entfernt. Die äußere Oberfläche der Behältnisöffnung wird mit einem Strahl von partikelfreiem Wasser *R* gesäubert und der Verschluß entfernt, wobei jegliche Kontamination des Inhalts zu vermeiden ist. Gasbläschen werden durch 2 min langes Stehenlassen entfernt.

4 Anteile der Probe, jeder mindestens 5 ml, werden untersucht. Die Anzahl der Partikel von 10 µm und größer und die Anzahl der Partikel von 25 µm und größer wird bestimmt. Das Ergebnis des ersten Anteils der Probe wird nicht berücksichtigt und die mittlere Anzahl der Partikel der zu prüfenden Zubereitung berechnet.

Auswertung

Die Kriterien der Prüfungen A, B oder C werden so, wie in den Monographien der entsprechenden Darreichungsformen vorgeschrieben, angewendet.

Prüfung A

Infusions- und Injektionszubereitungen in Behältnissen mit einem Nennvolumen von mehr als 100 ml.

Die Zubereitung entspricht der Prüfung, wenn in den geprüften Einheiten die mittlere Anzahl der Partikel von 10 µm und größer höchstens 25 je Milliliter und die mittlere Anzahl der Partikel von 25 µm und größer höchstens 3 je Milliliter beträgt.

Prüfung B

Infusions- und Injektionszubereitungen in Behältnissen mit einem Nennvolumen von höchstens 100 ml.

Die Zubereitung entspricht der Prüfung, wenn in den geprüften Einheiten die mittlere Anzahl der Partikel von 10 µm und größer höchstens 6000 je Behältnis und die mittlere Anzahl der Partikel von 25 µm und größer höchstens 600 je Behältnis beträgt.

Prüfung C

Pulver zur parenteralen Anwendung in Behältnissen mit einem Nennvolumen von höchstens 100 ml.

Die Zubereitung entspricht der Prüfung, wenn in den geprüften Einheiten die mittlere Anzahl der Partikel von 10 µm und größer höchstens 10 000 je Behältnis und die mittlere Anzahl der Partikel von 25 µm und größer höchstens 1000 je Behältnis beträgt.

2.9.20 Partikelkontamination – Sichtbare Partikel

Partikel, die Injektions- und Infusionslösungen kontaminieren, sind fremde, bewegliche, ungelöste Partikel, die unbeabsichtigt in den Lösungen vorhanden sind, mit Ausnahme von Gasbläschen.

Die Prüfung beinhaltet ein einfaches Verfahren zur visuellen Bewertung der Qualität von flüssigen Parenteralia in bezug auf sichtbare Partikel. Andere validierte Verfahren können angewendet werden.

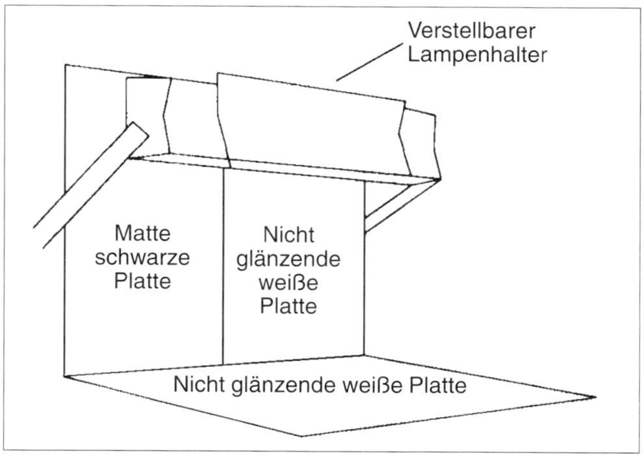

Abb. 2.9.20-1: Gerät zur Prüfung der sichtbaren Partikel

Gerät

Das Gerät (siehe Abb. 2.9.20-1) besteht aus einer Betrachtungsstation, ausgestattet mit

- einer vertikal angeordneten, matten, schwarzen Platte von geeigneter Größe
- einer vertikal neben der schwarzen Platte angeordneten, nicht glänzenden, weißen Platte von geeigneter Größe
- einem verstellbaren Lampenhalter mit einer geeigneten abgeschirmten Weißlichtquelle und einer geeigneten Einrichtung zur Streuung des Lichts (eine Lichtquelle, ausgestattet mit zwei 525 mm langen 13-W-Leuchtstoffröhren, ist geeignet). Die Intensität der Beleuchtung am Ort der Betrachtung wird zwischen 2000 und 3750 Lux gehalten, obwohl größere Werte für Kunststoffbehältnisse und Behältnisse aus gefärbtem Glas vorteilhaft sind.

Ausführung

Aufgeklebte Etiketten werden vom Behältnis entfernt. Dessen äußere Oberfläche wird gereinigt und getrocknet. Der Inhalt des Behältnisses wird leicht aufgewirbelt oder das Behältnis so umgedreht, daß keine Luftblasen in die Flüssigkeit gelangen. Die Zubereitung wird 5 s lang vor der weißen Platte geprüft. Die Prüfung wird vor der schwarzen Platte wiederholt. Das Auftreten von Partikeln wird aufgezeichnet.

2.9.22 Erweichungszeit von lipophilen Suppositorien

Die Prüfung dient dazu, unter definierten Bedingungen die Zeit zu bestimmen, die verstreicht, bis ein in Wasser gelegtes Suppositorium erweicht und einer eingesetzten, definierten Masse nicht mehr standhält.

Apparatur A

Die Apparatur (siehe Abb. 2.9.22-1) besteht aus einem Glasrohr mit flachem Boden von 15,5 mm innerem Durchmesser und etwa 140 mm Länge. Das Rohr ist mit einem abnehmbaren Kunststoffaufsatz als Verschluß versehen, der eine Öffnung von 5,2 mm Durchmesser hat. Die Apparatur enthält einen Stab von 5,0 mm Durchmesser, der am unteren Ende breiter wird und einen Durchmesser von 12 mm erreicht. An der flachen Unterseite des Stabs ist eine Metallnadel von 2 mm Länge und 1 mm Durchmesser befestigt.

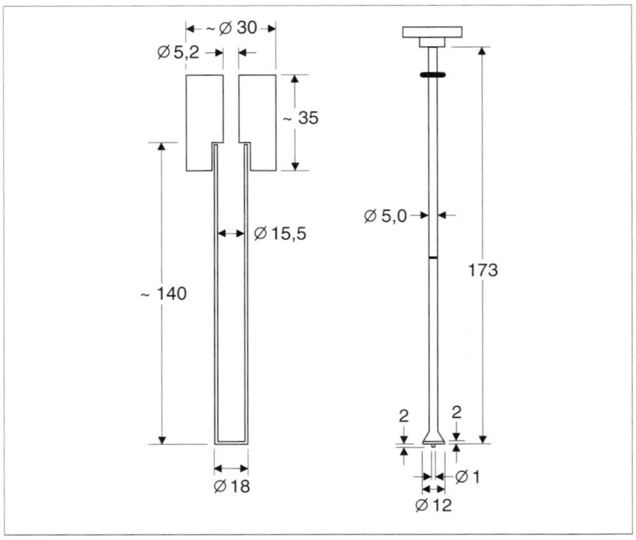

Abb. 2.9.22-1: Apparatur A zur Messung der Erweichungszeit von lipophilen Suppositorien
Längenangaben in Millimeter

Der Stab besteht aus 2 Teilen: dem unteren Teil aus Kunststoff und dem oberen Teil aus Kunststoff oder Metall mit einer Scheibenmasse. Der obere und untere Teil des Stabs sind entweder miteinander verbunden (manuelle Ausführung) oder getrennt (automatische Ausführung). Die Masse des gesamten Stabs beträgt 30 ± 0,1 g. Der Stab trägt im oberen Teil einen verschiebbaren Markierungsring. Der Markierungsring wird so eingestellt, daß er mit der Oberkante des Kunststoffaufsatzes übereinstimmt, wenn der in das leere Glasrohr eingeführte Stab den Boden berührt.

Ausführung

Das 10 ml Wasser enthaltende Glasrohr wird im Wasserbad von 36,5 ± 0,5 °C temperiert. Das Glasrohr wird in senkrechter Lage befestigt und mindestens 7 cm tief in das Wasserbad eingetaucht, jedoch ohne dessen Boden zu berühren. Ein vorher auf Raumtemperatur gebrachtes Suppositorium mit der Spitze nach unten und anschließend der Stab mit dem frei gleitenden Kunststoffaufsatz werden nacheinander in das Glasrohr eingeführt, bis die Metallnadel die flache Seite des Suppositoriums berührt. Anschließend wird der Aufsatz auf das Rohr gesetzt. Zu diesem Zeitpunkt beginnt die Messung. Die Zeit, die verstreicht, bis der Stab auf den Boden des Glasrohrs sinkt und der Markierungsring die Oberkante des Kunststoffaufsatzes erreicht, wird gemessen.

Apparatur B

Die Apparatur (siehe Abb. 2.9.22-2) besteht aus einem Wasserbad (B), in das ein inneres Rohr (A) eingesetzt und mit einem Stopfen befestigt ist. Das innere Rohr ist durch einen Stopfen am unteren Ende verschlossen. Die Apparatur ist mit einem Thermometer versehen.

2 Einsätze sind verfügbar:

- ein Glasstab (C 1) in Form eines an beiden Enden verschlossenen Glasrohrs mit einem Wulst am unteren Ende, mit Bleikügelchen zu einer Gesamtmasse von 30 ± 0,1 g beschwert
- ein Einsatz aus rostfreiem Stahl (C 2), bestehend aus einem Stab (7,5 ± 0,1 g) in einem Rohr, das unten eine Erweiterung zur Aufnahme des Suppositoriums aufweist.

Ausführung

In das mit 5 ml Wasser von 36,5 ± 0,5 °C gefüllte innere Rohr werden ein Suppositorium mit der Spitze nach unten und darüber der Einsatz C 1 oder C 2 eingeführt. Zu diesem Zeitpunkt beginnt die Messung. Das Schmelzen oder Zerfließen des Suppositoriums gilt als beendet, wenn der Wulst des Glasstabs C 1 oder das untere Ende des Stahlstabs C 2 die Verengung des inneren Glasrohrs erreicht hat.

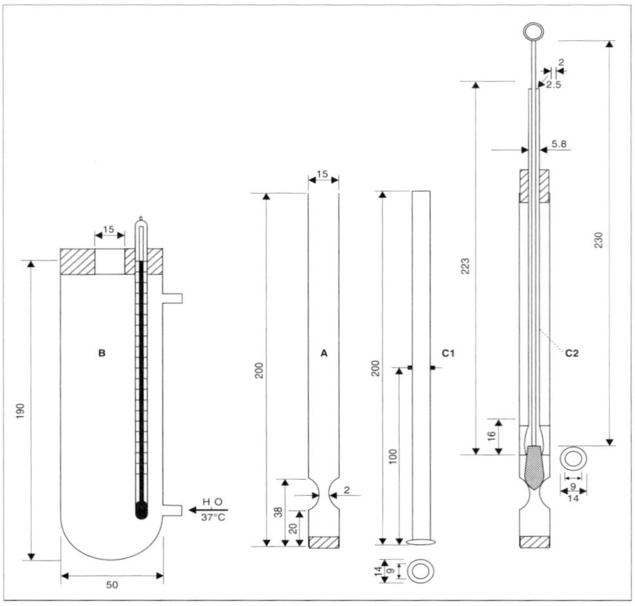

Abb. 2.9.22-2: Apparatur B zur Messung der Erweichungszeit von lipophilen Suppositorien
Längenangaben in Millimeter

2.9.23 Bestimmung der Dichte von Feststoffen mit Hilfe von Pyknometern

Bei der Bestimmung der Dichte von Feststoffen mit Hilfe von Pyknometern wird das von einer bekannten Masse eines Pulvers eingenommene Volumen bestimmt. Die Bestimmung erfolgt durch Messen des Gasvolumens, das unter definierten Bedingungen durch das Pulver verdrängt wird. Daraus wird dessen Dichte errechnet.

Gerät

Das Gerät (siehe Abb. 2.9.23-1) besteht aus

- einer dicht verschlossenen Prüfzelle mit einem Leervolumen (V_c), die über ein Ventil mit einer Referenzzelle mit einem Referenzvolumen (V_r) verbunden ist
- einem System, das geeignet ist, mit Hilfe eines Meßgases einen definierten, durch ein Manometer angezeigten Druck (P) auf die Prüfzelle auszuüben,

und ist verbunden mit dem Anschluß eines Meßgases. Als Meßgas wird vorzugsweise Helium verwendet, sofern kein anderes Gas vorgeschrieben ist. Falls ein anderes Gas als Helium verwendet wird, besteht die Möglichkeit, daß Werte erhalten werden, die sich von den mit Helium ermittelten Ergebnissen unterscheiden. Der Grund dafür ist, daß das Durchdringungsvermögen des Gases sowohl von der Porengröße als auch vom Querschnitt des durchdringenden Moleküls abhängt. Zum Beispiel liegt der Wert der Dichte eines porösen Materials, bestimmt mit Stickstoff, höher als der mit Helium bestimmte Wert.

Die Temperatur des Gas-Pyknometers muß zwischen 15 und 30 °C liegen und darf sich während der Messung um höchstens 2 °C ändern.

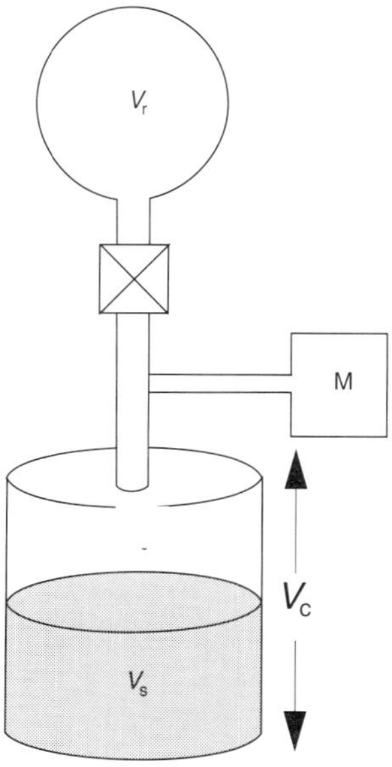

Abb. 2.9.23-1: Schematische Darstellung eines Gas-Pyknometers

Das Gerät wird durch Bestimmung der Volumen V_c und V_r eingestellt. Die Einstellung erfolgt mit Hilfe von kalibrierten, polierten Stahlkugeln, die ein Gesamtvolumen von etwa 6 cm^3 haben, angegeben mit einer Genauigkeit von 0,001 cm^3. Das nachstehend beschriebene Verfahren wird in 2 Schritten durchgeführt: zunächst mit einer leeren Prüfzelle und anschließend mit den in der Prüfzelle befindlichen Stahlkugeln. Die Volumen V_c und V_r werden mit Hilfe der Gleichung für das Probevolumen berechnet, wobei berücksichtigt wird, daß das Volumen des ersten Schritts gleich Null ist.

Ausführung

Die Prüfzelle des Pyknometers wird gewogen und die Masse notiert. Die Prüfzelle wird mit einer gegebenen Masse des zu bestimmenden Substanzpulvers gefüllt und im Pyknometer dicht verschlossen. Flüchtige Bestandteile des Pulvers werden durch Entgasen mit Hilfe eines konstanten Gasstroms entfernt. Gelegentlich müssen Pulver zunächst unter Vakuum entgast werden. Der vom Manometer angezeigte Referenzdruck (P_r) des Systems wird notiert, wobei das Ventil, das die Referenzzelle mit der Prüfzelle verbindet, geöffnet ist. Zur Abtrennung der beiden Zellen voneinander wird das Ventil anschließend geschlossen. Die Prüfzelle wird mit Hilfe von Gas einem Anfangsdruck (P_i) ausgesetzt und der erhaltene Wert notiert. Nachdem das Ventil zur Verbindung der Referenzzelle mit der Prüfzelle wieder geöffnet wurde, wird der Enddruck (P_f) notiert. Für dieselbe Pulverprobe wird der Meßvorgang wiederholt, bis 2 aufeinanderfolgende Messungen des Probevolumens (V_s) höchstens um 0,5 Prozent voneinander abweichen. Das Probevolumen wird in Kubikzentimeter angegeben. Die Prüfzelle wird geleert und die Endmasse (m) des Pulvers, ausgedrückt in Gramm, bestimmt.

Angabe des Ergebnisses

Das Probevolumen (V_s) wird nach folgender Gleichung berechnet:

$$V_s = V_c - \frac{V_r}{\left(\frac{P_i - P_r}{P_f - P_r} - 1\right)}$$

Die Dichte (ϱ) wird nach der Gleichung

$$\varrho = \frac{m}{V_s}$$

berechnet.

2.9.24 Bruchfestigkeit von Suppositorien und Vaginalzäpfchen

Mit Hilfe der Prüfung wird unter definierten Bedingungen die Bruchfestigkeit von Suppositorien und Vaginalzäpfchen bestimmt. Bei der Prüfung wird die Masse ermittelt, die notwendig ist, um die Suppositorien und Vaginalzäpfchen durch Druck zu zerbrechen.

Die Prüfung wird bei Suppositorien und Vaginalzäpfchen angewendet, die auf der Basis fettartiger Hilfsstoffe hergestellt werden. Sie ist nicht bei Suppositorien und Vaginalzäpfchen mit Gelatine-Glycerol-Mischungen als hydrophilen Hilfsstoffen anwendbar.

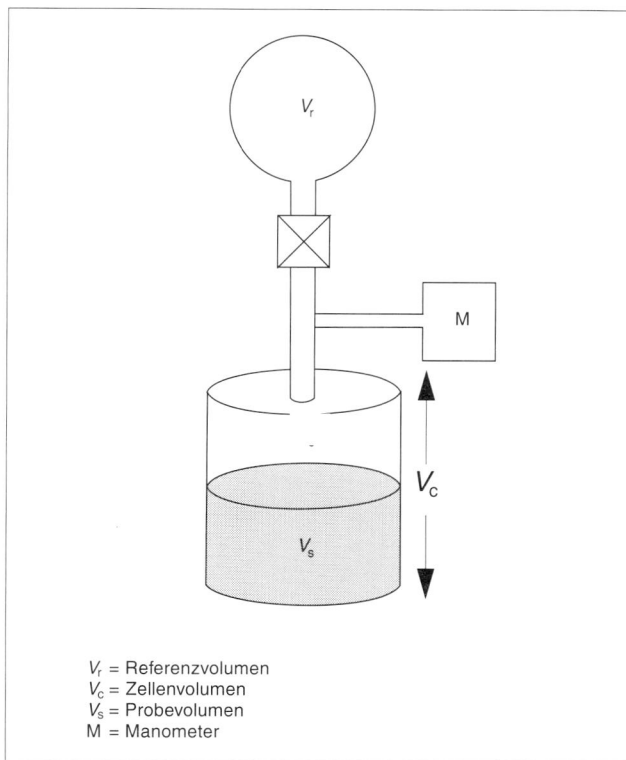

Allg. Methoden

Gerät: Das Gerät (siehe Abb. 2.9.24-1 und -2) besteht aus
- einer mit einem Thermostat versehenen Kammer, die auf der Vorderseite durch eine Glasscheibe abgeschlossen ist und eine Haltevorrichtung für das Suppositorium oder Vaginalzäpfchen enthält
- 2 Backen, die sich gegenüberstehen. Der obere Backen ist in vertikaler Richtung gegen den unteren beweglich. Die Oberflächen der Backen sind flach, senkrecht zur Bewegungsrichtung angeordnet und größer als die Kontaktfläche mit dem Suppositorium oder Vaginalzäpfchen. Ein Probenhalter aus Kunststoff ist in der Mitte der Backen angebracht (je eine Hälfte des Halters auf jedem Backen). Der obere Backen (Druckblock) ist mit einer Aufhängung verbunden, an der Scheiben mit einer Masse von jeweils 200 g befestigt werden können. Die Anfangsmasse der Vorrichtung beträgt 600 g. Das Zerbrechen der Probe wird durch aufeinanderfolgendes Hinzufügen von 200-g-Scheiben zur Anfangsmasse von 600 g hervorgerufen.

Ausführung: Die senkrechte Anordnung des Geräts ist zu überprüfen. Die Kammer wird mit Hilfe des Thermostats auf 25 °C erwärmt.

Die zu prüfende Darreichungsform wird mindestens 24 h lang bei der geforderten Meßtemperatur gehalten. Das Suppositorium oder Vaginalzäpfchen wird senkrecht mit der Spitze nach oben zwischen die Backen in den Probenhalter gebracht. Der obere Druckblock des Aufhängungsstabes wird sorgfältig in die richtige Position gebracht und die Kammer mit der Glasscheibe verschlossen. Die Position des Suppositoriums oder des Vaginalzäpfchens zur Richtung der einwirkenden Kraft muß für jede Bestimmung in der gleichen Weise eingehalten werden.

1 min lang wird gewartet und die erste 200-g-Scheibe aufgelegt. Nach nochmaligem 1 min langem Warten wird die nächste Scheibe aufgelegt. Der Vorgang wird so lange wiederholt, bis das Suppositorium oder Vaginalzäpfchen zerbricht.

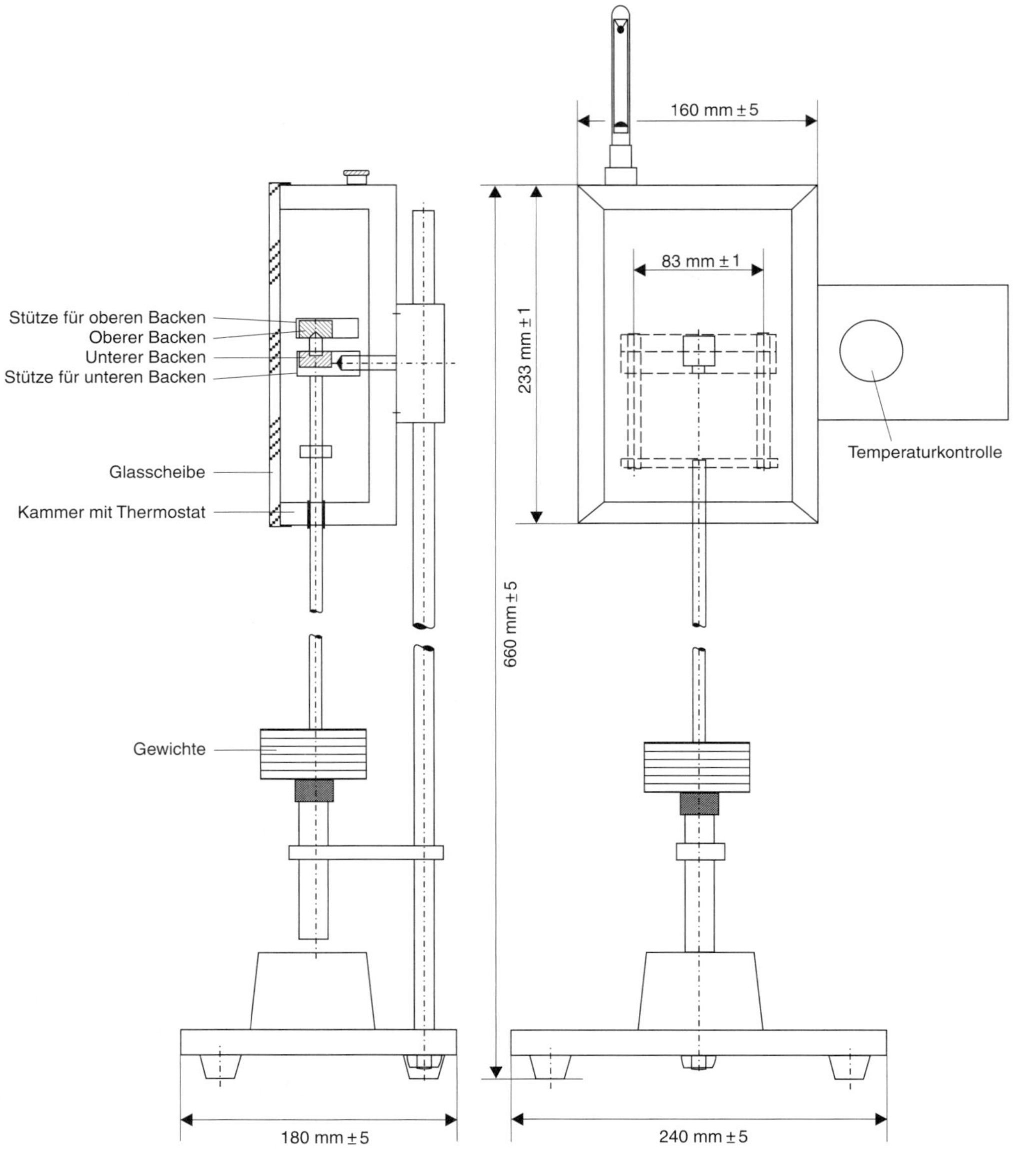

Abb. 2.9.24-1: Gerät zur Bestimmung der Bruchfestigkeit von Suppositorien und Vaginalzäpfchen

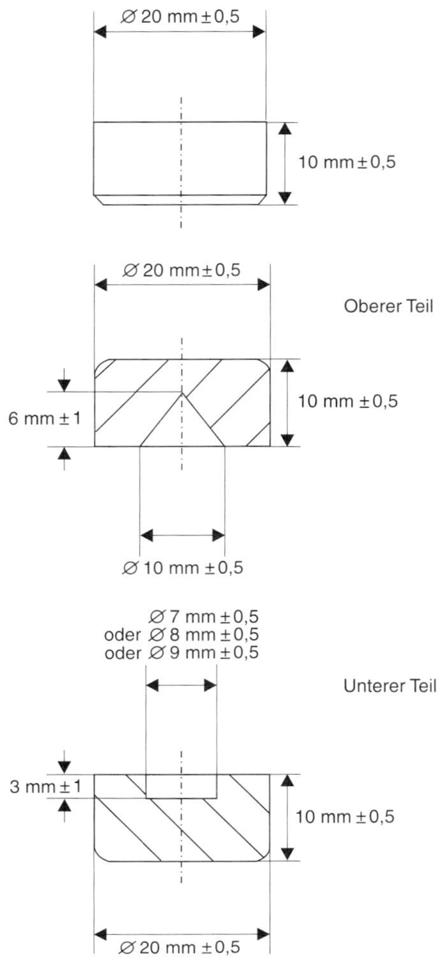

Abbildung 2.9.24-2

Die zum Zerbrechen des Suppositoriums oder Vaginalzäpfchens erforderliche Masse wird aus der Summe aller Massen (einschließlich der Ausgangsmasse der Vorrichtung) gebildet, die auf der Darreichungsform lasten, wenn diese zerbricht. Sie wird wie nachstehend aufgeführt berechnet:

- wenn das Suppositorium oder Vaginalzäpfchen innerhalb von 20 s nach Auflegen der letzten Scheibe zerbricht, wird diese Masse nicht berücksichtigt
- wenn das Suppositorium oder Vaginalzäpfchen zwischen 20 und 40 s nach Auflegen der letzten Scheibe zerbricht, wird lediglich die Hälfte ihrer Masse, entsprechend 100 g, berücksichtigt
- wenn das Suppositorium oder Vaginalzäpfchen länger als 40 s unzerbrochen bleibt, nachdem die letzte Scheibe aufgelegt wurde, wird die gesamte Masse dieser Scheibe in die Berechnung einbezogen.

Jede Messung wird an 10 Suppositorien oder Vaginalzäpfchen durchgeführt, wobei sicherzustellen ist, daß vor einer neuen Bestimmung keine Reste verbleiben.

2.9.25 Wirkstofffreisetzung aus wirkstoffhaltigen Kaugummis

Prinzip

Die Wirkstofffreisetzung aus wirkstoffhaltigen Kaugummis wird durch mechanisches Kneten eines Kaugummistücks bestimmt, das sich in einer kleinen zylindrischen „Kaukammer“ befindet, die ein bekanntes Volumen an Pufferlösung enthält.

Apparatur

Die Apparatur (siehe Abb. 2.9.25-1) besteht aus einer Kaukammer von etwa 40 ml Fassungsvermögen, in der das Kaugummi durch 2 waagerecht angeordnete Kolben einer künstlichen Kaubewegung unterworfen wird. Die Kolben bewegen sich synchron mit gleichbleibender Geschwindigkeit. Zum Abschluß eines Kauzyklus können sich die Kolben in entgegengesetzter Richtung zueinander um ihre eigene Achse drehen. Auf diese Weise ist das Kaugummi einer maximalen Kaubewegung ausgesetzt. Ein dritter, senkrecht angeordneter Kolben („Zunge“) bewegt sich abwechselnd mit den beiden waagerechten Kolben und sorgt dafür, daß das Kaugummi zwischen den Kaubewegungen an die richtige Stelle plaziert wird. Die Kolben werden durch Druckluft angetrieben und ihre aufeinander abgestimmten Bewegungen werden kontrolliert. Alle Materialien bestehen aus rostfreiem Stahl.

Ausführung

Die Innentemperatur der Kaukammer (37 ± 0,5 °C) und die Geschwindigkeit der Kolben werden eingestellt. 20 ml Pufferlösung (im allgemeinen nahe *p*H 6) werden in die Kammer gegeben. Die Apparatur wird eingeschaltet und 2 min lang mit der Pufferlösung, aber ohne Kaugummi, laufen gelassen. Die Pufferlösung wird mit einer Pipette vollständig entnommen und durch 20 ml frische Pufferlösung ersetzt. Die entnommene Pufferlösung wird als Kontrolle für den Reinigungsvorgang geprüft. Ein Kaugummistück wird genau gewogen, in die Kammer gebracht und die Apparatur eingeschaltet. In festgelegten

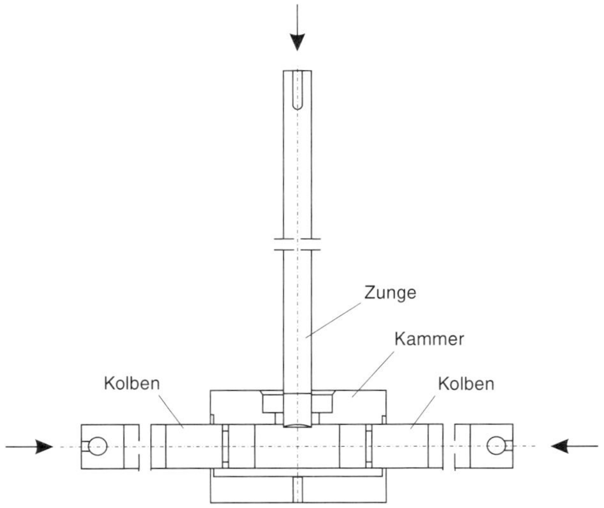

Abb. 2.9.25-1: Apparatur zur Bestimmung der Wirkstofffreisetzung aus wirkstoffhaltigen Kaugummis

Zeitabständen werden Proben zur Bestimmung der Wirkstofffreisetzung aus der Kammer entnommen. Die Kaufrequenz ist im allgemeinen auf 60 Zyklen je Minute festgelegt. Der Kaugummirest kann herausgenommen und für spätere Prüfungen in einem Beutel aufbewahrt werden.

2.9.26 Bestimmung der spezifischen Oberfläche durch Gasadsorption

Dieser Text enthält für die englisch- und/oder französischsprachige 4. Ausgabe 2002 vorgesehene Berichtigungen.

I. Einleitung

Die nachstehend beschriebene Methode dient der Bestimmung der spezifischen Oberfläche eines Pulvers mit Hilfe der physikalischen Adsorption eines Gases an dessen Oberfläche. Die Menge des als monomolekulare Schicht auf der Oberfläche des Feststoffs adsorbierten Prüfgases wird gemessen. Die physikalische Adsorption ist auf verhältnismäßig schwache Wechselwirkungen (van-der-Waals-Kräfte) zwischen den Molekülen des Prüfgases und der Oberfläche des Pulvers zurückzuführen. Die Menge des adsorbierten Gases kann gravimetrisch, volumetrisch oder im kontinuierlichen Gasstrom gemessen werden.

II. Gleichung von Brunauer, Emmett und Teller (BET) und Bestimmung der spezifischen Oberfläche

II.1 Bestimmung mehrerer Meßpunkte (Mehrpunktmethode)

Die gesammelten Meßdaten werden mit der Gleichung für Adsorptionsisothermen von Brunauer, Emmett und Teller (BET) aufbereitet:

$$\frac{1}{\left[V_a\left(\frac{P_0}{P}-1\right)\right]} = \frac{C-1}{V_m C}\cdot\frac{P}{P_0}+\frac{1}{V_m C} \qquad (1)$$

P = Partialdruck des Prüfgases in Pascal im Gleichgewicht mit der Oberfläche bei −196 °C

P_0 = Sättigungsdruck des Prüfgases in Pascal

V_a = Volumen des adsorbierten Gases in Milliliter unter Normal-Temperatur- und Normal-Druckbedingungen (273,15 K und Atmosphärendruck ($1{,}013 \cdot 10^5$ Pa))

V_m = Volumen des adsorbierten Gases in Milliliter, das unter Normal-Temperatur- und Normal-Druckbedingungen eine monomolekulare Schicht an der Oberfläche der Pulverprobe bildet

C = Konstante ohne Dimension, in der die Enthalpie der Gasadsorption auf der Oberfläche der Pulverprobe enthalten ist.

V_a wird bei mindestens 3 Werten von P/P_0 gemessen.

Die Kurve der mit der BET-Variablen

$$\frac{1}{\left[V_a\left(\frac{P_0}{P}-1\right)\right]}$$

erhaltenen Werte wird aufgezeichnet als Funktion von P/P_0 gemäß Gleichung (1).

Die erhaltene Kurve ist üblicherweise über einen Bereich von P/P_0 zwischen etwa 0,05 und 0,3 linear. Die Daten gelten als annehmbar, wenn der Korrelationskoeffizient r der linearen Regressionsanalyse mindestens 0,9975 (das heißt r^2 mindestens 0,995) beträgt. Mit Hilfe der linearen Regressionsanalyse wird die Steigung der Geraden berechnet, die gleich $(C-1)/V_m C$, und der Ordinatenabschnitt am Schnittpunkt, der gleich $1/V_m C$ ist. Daraus lassen sich der Wert für V_m nach der Formel 1/(Steigung + Ordinatenabschnitt am Schnittpunkt) und der von C nach der Formel (Steigung/Ordinatenabschnitt am Schnittpunkt) + 1 berechnen. Mit dem so erhaltenen Wert V_m wird die spezifische Oberfläche S in $m^2 \cdot g^{-1}$ mit Hilfe folgender Gleichung errechnet:

$$S = \frac{V_m \cdot N \cdot a}{m \cdot 22\,400} \qquad (2)$$

N = Avogadro-Zahl ($6{,}023 \cdot 10^{23}$ mol^{-1})

a = effektive Querschnittsfläche eines adsorbierten Prüfgasmoleküls in Quadratmeter (0,162 nm^2 für Stickstoff und 0,195 nm^2 für Krypton)

m = Einwaage des Pulvers in Gramm

22 400 = Volumen in Milliliter, welches das Prüfgas unter Normal-Temperatur- und Normal-Druckbedingungen einnimmt (unter Berücksichtigung einer möglichen, geringfügigen Abweichung von den Idealbedingungen).

II.2 Bestimmung eines Meßpunkts (Einpunktmethode)

Um die spezifische Oberfläche durch Gasadsorption zu bestimmen, ist es im allgemeinen erforderlich, mindestens 3 Messungen für V_a durchzuführen. Jede Messung entspricht einem anderen Wert von P/P_0. Dabei kann die Messung im dynamischen Gasstrom (Methode 1) oder durch Volumetrie (Methode 2) erfolgen. Unter nachstehend aufgeführten Bedingungen ist es allerdings zulässig, die spezifische Oberfläche eines Pulvers mit nur einem einzigen Wert V_a bei einem einzigen Meßpunkt P/P_0, zum Beispiel 0,300 (entsprechend 0,300 Mol Stickstoff oder 0,001038 Mol Krypton) zu bestimmen. In dem Fall wird V_m nach folgender Gleichung berechnet:

$$V_m = V_a\left(1-\frac{P}{P_0}\right) \qquad (3)$$

Nach Gleichung (2) wird anschließend mit dem für V_m erhaltenen Wert die spezifische Oberfläche berechnet.

Die Einpunktmethode kann direkt für eine Reihe von Pulverproben benutzt werden, die von einem gegebenen Produkt stammen, dessen Konstante C sehr viel größer ist als 1. Der Nachweis, daß diese Bedingung erfüllt ist, wird erbracht, indem die Werte für die spezifische Oberfläche einer Reihe von Pulverproben – die mit der Einpunktmethode und der Mehrpunktmethode erhalten werden – verglichen werden. Liegen die mit den beiden Methoden erhaltenen Werte nahe beieinander, nähert sich $1/C$ dem Wert Null an.

Die Einpunktmethode kann auch indirekt für eine Reihe von sehr ähnlichen Pulverproben eines gegebenen

Produkts verwendet werden, dessen Konstante C nicht unendlich ist, sondern als unveränderlich angenommen werden kann. Unter diesen Bedingungen kann der auf die Einpunktmethode zurückzuführende Fehler vermindert oder ausgeschaltet werden, wenn die Mehrpunktmethode benutzt wird, um den Wert C einer einzigen Probe aus der ganzen Reihe mit Hilfe der graphischen Darstellung der Funktion BET zu errechnen (Steigung/Ordinatenabschnitt am Schnittpunkt + 1). Anschließend wird V_m aus dem einzigen gemessenen Wert V_a bei einem einzigen relativen Druck von P/P_0 mit Hilfe folgender Gleichung errechnet:

$$V_m = V_a\left(\frac{P_0}{P} - 1\right)\left[\frac{1}{C} + \frac{C-1}{C} \cdot \left(\frac{P}{P_0}\right)\right] \quad (4)$$

Daraus läßt sich die spezifische Oberfläche mit Hilfe der Gleichung (2) berechnen.

III. Versuchstechniken

Dieser Abschnitt beschreibt das methodische Vorgehen bei der Aufbereitung der Proben und die Bestimmung der Gasadsorption im dynamischen Gasstrom (Methode 1) und die volumetrische Bestimmung (Methode 2).

III.1 Vorbereitung der Proben

III.1.1 Entgasen

Bevor die spezifische Oberfläche einer Probe bestimmt werden kann, müssen alle Gase und Dämpfe, die nach der Herstellung, während der Behandlung, der Handhabung und Lagerung physikalisch an der Oberfläche adsorbiert worden sein können, entfernt werden. Das Entgasen ist zwingend, damit nicht zu kleine oder voneinander abweichende Werte für die spezifische Oberfläche erhalten werden, weil ein Bereich der Oberfläche bereits mit vorher adsorbierten Gasmolekülen belegt ist. Bei pharmazeutischen Produkten sind die Bedingungen für das Entgasen ein sehr kritischer Faktor, damit beim hohen Grad der Empfindlichkeit der Oberfläche dieser Produkte die geforderte Zuverlässigkeit und Präzision der Messungen erzielt werden.

Bedingungen: Die für das Entgasen gewählten Bedingungen müssen nachweislich reproduzierbare BET-Kurven sowie eine konstante Pulvermasse ergeben und dürfen das Pulver außerdem physikalisch oder chemisch nicht verändern.

Die gewählten Bedingungen für das Entgasen sind definiert durch Temperatur, Druck und Dauer. Sie sind so zu wählen, daß die Oberfläche so weit wie möglich im ursprünglichen Zustand erhalten bleibt. Das Entgasen von zahlreichen Substanzen wird durch Anlegen eines Vakuums erreicht oder unter Durchleiten eines trockenen, inerten Gases. In beiden Fällen wird manchmal bei erhöhter Temperatur gearbeitet, um die Entfernung von kontaminierendem Gas zu beschleunigen. Außer in begründeten Fällen ist das Erhitzen der Pulverprobe jedoch zu vermeiden, da danach die Beschaffenheit der Oberfläche verändert sein kann.

Wenn erhitzt wird, ist eine möglichst tiefe Temperatur und eine möglichst kurze Zeit zum Entfernen des Gases zu wählen, damit in einer annehmbaren Zeit erhöhte Werte für die spezifische Oberfläche reproduzierbar gemessen werden können. Für empfindliche Proben sind andere Verfahren zum Entgasen zu empfehlen, wie alternierende Desorptions- und Adsorptionszyklen.

III.1.2 Prüfgas

Das übliche Verfahren ist die Adsorption von Stickstoff bei dessen Verflüssigungstemperatur.

Bei Pulver mit kleiner spezifischer Oberfläche ($< 1\ m^2 \cdot g^{-1}$) ist der Anteil des adsorbierten Gases nur gering, weshalb Krypton bei der Verflüssigungstemperatur des Stickstoffs bevorzugt zu verwenden ist. Der Fehler ist wegen des geringen Dampfdrucks von Krypton beträchtlich vermindert.

Die Gase dürfen keine Restfeuchte enthalten.

III.1.3 Einwaage

Eine Menge des zu prüfenden Pulvers wird genau eingewogen, so daß dessen gesamte Oberfläche mindestens 1 m^2 beträgt, falls Stickstoff, und mindestens 0,5 m^2, falls Krypton als Prüfgas verwendet wird.

III.2 Messung

Die Menge des adsorbierten Gases bei einem bestimmten Druck nimmt zu, wenn die Temperatur sinkt. Deshalb werden Adsorptionsmessungen bevorzugt bei tiefer Temperatur durchgeführt. Die Standardtemperatur ist −196 °C und entspricht dem Siedepunkt des flüssigen Stickstoffs.

III.2.1 Messen im dynamischen Gasstrom (Methode 1)

III.2.1.1 Prinzip

Für die Bestimmungen im dynamischen Gasstrom (Abb. 2.9.26-1) ist das empfohlene Prüfgas trockener Stickstoff oder trockenes Krypton. Helium dient als Gas zum Verdünnen, da es unter den vorgeschriebenen Bedingungen nicht adsorbiert wird.

An mindestens 3 verschiedenen Mischungen von Helium und dem geeigneten Prüfgas müssen Messungen durchgeführt werden, um Werte zu erhalten, für die P/P_0 zwischen 0,05 und 0,30 liegt.

Der Gasdetektor mit Integrator muß ein Signal liefern, das dem Volumen des Gases, das ihn bei vorgegebener Temperatur und vorgegebenem Druck durchströmt, etwa proportional ist. Zu diesem Zweck können verschiedene Typen von Instrumenten, wie Wärmeleitfähigkeitsdetektoren mit elektronischem Integrator, eingesetzt werden. Mindestens 3 Messungen, die Werten von P/P_0 im empfohlenen Intervall zwischen 0,05 und 0,30 entsprechen, sollten durchgeführt werden.

III.2.1.2 Durchführung

Eine Gasmischung bekannter Zusammensetzung (im allgemeinen Stickstoff und Helium) durchströmt zuerst eine Wärmeleitfähigkeitszelle, danach die Probe und erneut die Wärmeleitfähigkeitszelle, die ein Signal an ein Potentiometer mit Aufzeichnungsgerät sendet.

Die Zelle mit der Probe wird in flüssigen Stickstoff eingetaucht. Die Probe adsorbiert gasförmigen Stickstoff aus der mobilen Phase. Der Vorgang schafft ein Ungleichgewicht in der Wärmeleitfähigkeitszelle, die ein Signal an das Aufzeichnungsgerät sendet.

Allg. Methoden

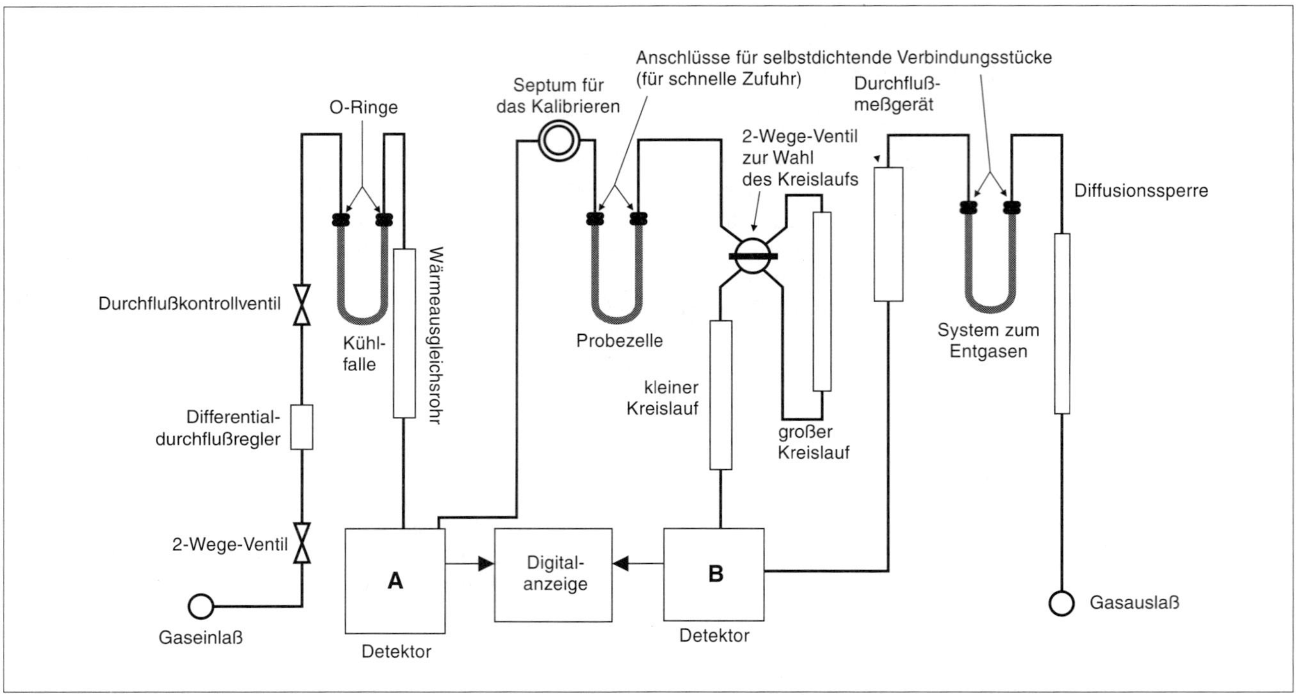

Abb. 2.9.26-1: Schematische Darstellung des Geräts zum Messen im dynamischen Gasstrom

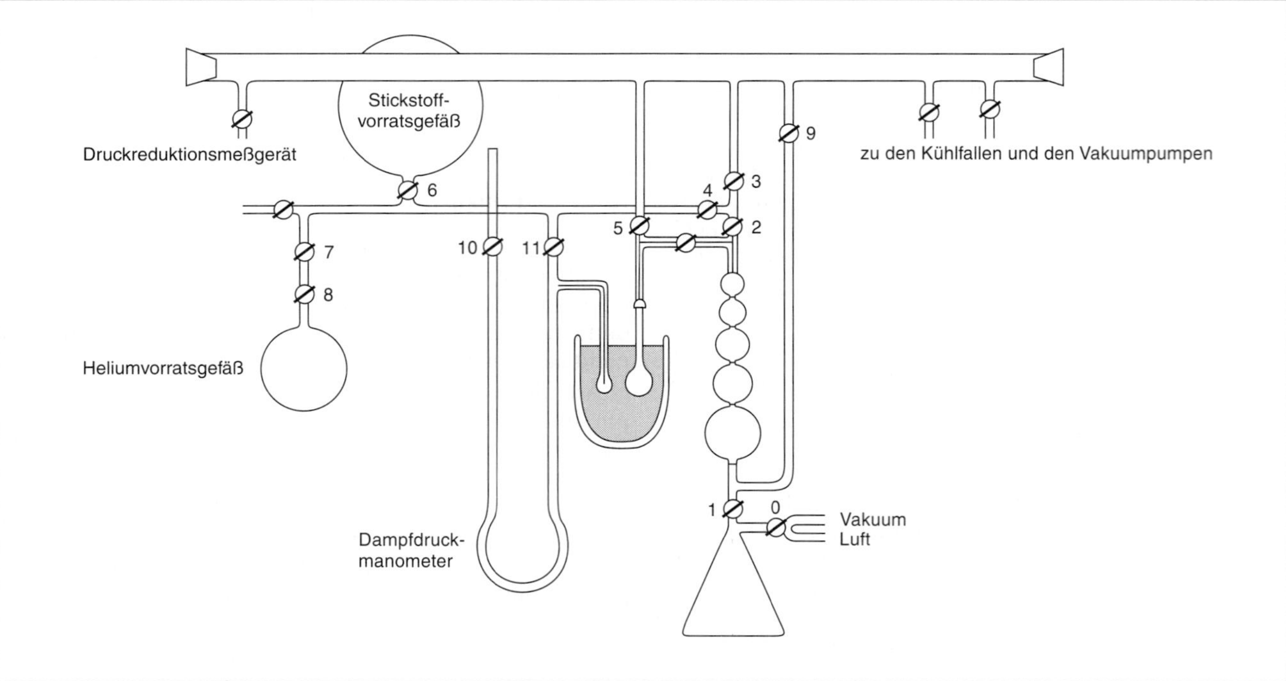

Abb. 2.9.26-2: Schematische Abbildung des volumetrischen Meßgeräts

Wird die Probe aus dem Kühlmittel herausgenommen, tritt ein Desorptionspeak mit der gleichen Fläche wie der Adsorptionspeak, jedoch mit umgekehrtem Vorzeichen auf. Dieser Desorptionspeak ist besser definiert als der Adsorptionspeak und wird daher für die Bestimmung verwendet.

Zur Kalibrierung wird Luft in genügender Menge in das System eingespritzt, um einen Peak mit dem gleichen Ausschlag wie der des Desorptionspeaks zu erhalten. Das Verhältnis des adsorbierten Gases je Einheit der Peakfläche wird bestimmt. Die Verwendung von Luft anstelle von Stickstoff ist möglich, da beide Gase die gleiche Wärmeleitfähigkeit besitzen.

Bei der Einpunktmethode wird eine Mischung von Stickstoff und Helium verwendet. Bei der Mehrpunktmethode werden mehrere solcher Mischungen oder eine Vormischung der beiden Gase verwendet.

Das Prinzip der Berechnung ist das gleiche wie für volumetrische Messungen.

III.2.2 Volumetrische Bestimmung (Methode 2)

III.2.2.1 Prinzip

Für volumetrische Messungen (siehe Abb. 2.9.26-2) wird Stickstoff als Prüfgas empfohlen. Stickstoff wird in den Leerraum über der vorher entgasten Probe eingefüllt, um einen definierten Gleichgewichtsdruck P aufzubauen. Die Verwendung eines Gases zum Verdünnen wie Helium ist daher nicht erforderlich. Helium kann jedoch verwendet werden, um das Leervolumen zu bestimmen.

Da das Prüfgas rein und nicht in Mischung verwendet wird, tritt bei dieser Methode kein Problem wegen Interferenzen durch Wärmediffusion auf.

III.2.2.2 Durchführung

Eine kleine Menge trockener Stickstoff wird in das Proberöhrchen gegeben, um die saubere Oberfläche vor Verschmutzung zu schützen. Das Proberöhrchen wird entnommen, mit einem Stopfen verschlossen und gewogen. Die Einwaage der Probe wird berechnet. Das Proberöhrchen wird im Gerät, mit dem das Volumen gemessen wird, befestigt. Das Röhrchen wird bis zu einem Druck von 2,66 Pa oder weniger vorsichtig evakuiert.

Wenn die Funktionsweise des Instruments die Messung des Leervolumens im Proberöhrchen erfordert, wird diese Messung zum Beispiel durch Einleiten eines nicht adsorbierenden Gases wie Helium vorgenommen; danach wird ein Vakuum angelegt, bis der Druck 2,66 Pa oder weniger beträgt. Die Adsorption von gasförmigem Stickstoff wird wie nachstehend beschrieben gemessen.

Die Zelle mit der Probe wird bis zu einem festgelegten Punkt in ein Dewargefäß mit flüssigem Stickstoff von −196 °C getaucht. In das System wird ein Volumen gasförmigen Stickstoffs eingeleitet, das ausreicht, um einen relativen Druck P/P_0 von 0,10 ± 0,02, 0,20 ± 0,02 und 0,30 ± 0,02 zu erzeugen. Das jeweils adsorbierte Volumen V_a wird gemessen.

Mindestens 3 Meßpunkte sind erforderlich. Ergänzende Messungen können durchgeführt werden, insbesondere im seltenen Fall eines nichtlinearen Verlaufs, wenn P/P_0 sich 0,3 annähert. Da die Kurve für Werte von P/P_0 unterhalb oder gleich 0,05 häufig nicht linear verläuft, sollte auf Messungen in diesem Bereich verzichtet werden. Die Prüfung auf Linearität, die Datenbearbeitung und die Verfahren zur Berechnung der spezifischen Oberfläche der Probe sind vorstehend beschrieben worden.

IV. Kalibriersubstanzen

Das gute Funktionieren des Geräts wird periodisch überprüft, indem geeignete Kalibriersubstanzen mit bekannter spezifischer Oberfläche, die der Prüfsubstanz vergleichbar ist, verwendet werden.

2.9.27 Gleichförmigkeit der Masse der abgegebenen Dosen aus Mehrdosenbehältnissen

Die folgende Prüfung ist für orale Darreichungsformen, wie Granulate, Pulver zum Einnehmen und flüssige Zubereitungen zum Einnehmen, vorgesehen, die in Mehrdosenbehältnissen mit einer integrierten Dosiervorrichtung in Verkehr gebracht werden.

Aus einem oder mehreren Behältnis(sen) werden mit Hilfe der integrierten Dosiervorrichtung 20 Einzeldosen nach dem Zufallsprinzip entnommen und die Einzelmassen sowie die durchschnittliche Masse bestimmt. Höchstens zwei Einzelmassen dürfen um mehr als 10 Prozent und keine Einzelmasse darf um mehr als 20 Prozent von der durchschnittlichen Masse abweichen.

2.9.28 Prüfung der entnehmbaren Masse oder des entnehmbaren Volumens bei flüssigen und halbfesten Zubereitungen

Die Prüfung betrifft flüssige (Lösungen, Emulsionen und Suspensionen) und halbfeste Zubereitungen in Einzeldosisbehältnissen, von denen nur ein Teil des Inhalts angewendet wird.

Flüssige Zubereitungen

Der Inhalt eines Behältnisses wird möglichst vollständig entnommen und seine Masse oder sein Volumen in geeigneter Weise bestimmt. Bei Emulsionen oder Suspensionen wird das Behältnis vor der Entnahme geschüttelt. Die Masse oder das Volumen des Inhalts darf nicht geringer sein als in der Beschriftung angegeben.

Halbfeste Zubereitungen

Der Inhalt eines Behältnisses wird möglichst vollständig entnommen und seine Masse in geeigneter Weise bestimmt. Die Masse des Inhalts darf nicht geringer sein als in der Beschriftung angegeben.

3 Material zur Herstellung von Behältnissen und Behältnisse

3.1 Material zur Herstellung von Behältnissen

Die in diesem Kapitel beschriebenen Materialien dienen zur Herstellung von Behältnissen für den pharmazeutischen Gebrauch. Sie können auch für die Herstellung von Gegenständen oder Teilen von Gegenständen in Betracht kommen, die für medizinisch-chirurgische Zwecke verwendet werden.

Alle anderen Materialien und Polymere außer den im Arzneibuch beschriebenen können unter der Voraussetzung verwendet werden, daß die Behörde, die für das Inverkehrbringen der Zubereitung in einem solchen Behältnis zuständig ist, in jedem Einzelfall die Genehmigung erteilt.

3.1.1 Material für Behältnisse zur Aufnahme von Blut und Blutprodukten vom Menschen

Hinweis: Material auf Polyvinylchlorid-Basis (weichmacherhaltig) für Behältnisse zur Aufnahme wäßriger Lösungen zur intravenösen Infusion wird unter 3.1.14 beschrieben.

Kunststoffbehältnisse zur Aufnahme, Lagerung, Verarbeitung und zum Verabreichen von Blut und seinen Bestandteilen können aus einem oder mehreren Polymer/en hergestellt werden, falls erforderlich mit bestimmten Zusatzstoffen.

Wenn das gesamte Behältnis oder Teile davon aus Material bestehen, das in einem Text der Ph. Eur. beschrieben ist, muß die Qualität des Materials mit Hilfe der in dem Text angegebenen Methoden geprüft werden (siehe 3.1.1.1 Kunststoffe auf Polyvinylchlorid-Basis (weichmacherhaltig) für Behältnisse zur Aufnahme von Blut und Blutprodukten vom Menschen).

Unter normalen Anwendungsbedingungen dürfen die Materialien und Behältnisse, die aus solchen Materialien hergestellt wurden, weder Monomere oder andere Substanzen in Mengen abgeben, die gesundheitsschädlich sein können, noch dürfen sie zu anomalen Veränderungen des Blutes oder der Blutprodukte führen.

3.1.1.1 Kunststoffe auf Polyvinylchlorid-Basis (weichmacherhaltig) für Behältnisse zur Aufnahme von Blut und Blutprodukten vom Menschen

Definition

Kunststoffe auf Polyvinylchlorid-Basis (weichmacherhaltig) enthalten mindestens 55 Prozent Polyvinylchlorid (PVC) und zusätzlich zum hochmolekularen Polymer, das durch Polymerisation von Vinylchlorid hergestellt wird, verschiedene Zusatzstoffe.

Kunststoffe auf PVC-Basis (weichmacherhaltig) für Behältnisse zur Aufnahme von Blut und Blutprodukten sind durch Art und Verhältnis der bei ihrer Herstellung verwendeten Substanzen definiert.

Herstellung

Kunststoffe auf PVC-Basis (weichmacherhaltig) werden durch Polymerisationsverfahren so hergestellt, daß der Restgehalt an Vinylchlorid höchstens 1 ppm beträgt. Das angewendete Herstellungsverfahren muß validiert sein, um sicherzustellen, daß das Produkt der folgenden Prüfung entspricht:

Vinylchlorid: Höchstens 1 ppm Vinylchlorid. Die Prüfung erfolgt mit Hilfe der Gaschromatographie (2.2.28, Dampfraumanalyse) unter Verwendung von Ether *R* als Interner Standard.

Interner-Standard-Lösung: Mit Hilfe einer Mikroliterspritze werden 10 µl Ether *R* in 20,0 ml Dimethylacetamid *R* eingespritzt, wobei die Spitze der Kanüle in das Lösungsmittel eintaucht. Unmittelbar vor Gebrauch wird die Lösung 1:1000 mit Dimethylacetamid *R* verdünnt.

Untersuchungslösung: In einer Probeflasche von 50 ml Inhalt wird 1,000 g Substanz mit 10,0 ml Interner-Standard-Lösung versetzt. Nach Verschließen der Probeflasche und Sichern des Stopfens wird umgeschüttelt, wobei die Flüssigkeit nicht mit dem Stopfen in Berührung kommen soll. Die Probeflasche wird 2 h lang im Wasserbad von 60 ± 1 °C gehalten.

Vinylchlorid-Stammlösung: Im Abzug herzustellen.

In eine Probeflasche von 50 ml Inhalt werden 50,0 ml Dimethylacetamid *R* gegeben. Nach Verschließen der Probeflasche und Sichern des Stopfens wird auf 0,1 mg genau gewogen. Eine 50-ml-Injektionsspritze aus Polyethylen oder Polypropylen wird mit gasförmigem Vinylchlorid *R* gefüllt. Das Gas wird etwa 3 min lang mit der Spritze in Kontakt gelassen. Nach dem Entleeren der Spritze wird sie erneut mit 50 ml gasförmigem Vinylchlorid *R* gefüllt. Eine Subkutan-Nadel wird aufgesetzt, worauf das Gasvolumen in der Spritze von 50 auf 25 ml verringert wird. Die restlichen 25 ml Vinylchlorid werden unter leichtem Schütteln langsam in die Probeflasche eingespritzt. Dabei ist Kontakt der Nadel mit der Flüssigkeit zu vermeiden. Die Probeflasche wird erneut gewogen. Die Zunahme der Masse beträgt etwa 60 mg (1 µl der so erhaltenen Lösung enthält etwa 1,2 µg Vinylchlorid). Die Lösung wird 2 h lang stehengelassen. Die fertige Stammlösung wird im Kühlschrank aufbewahrt.

Vinylchlorid-Referenzlösung: 1 Volumteil der Vinylchlorid-Stammlösung wird mit 3 Volumteilen Dimethylacetamid *R* versetzt.

Referenzlösungen: In 6 Probeflaschen von 50 ml Inhalt werden je 10,0 ml Interner-Standard-Lösung gegeben. Die Probeflaschen werden verschlossen und die Stopfen gesichert. In 5 der Probeflaschen werden 1, 2, 3, 5 und 10 µl Vinylchlorid-Referenzlösung gegeben. Der Gehalt an Vinylchlorid in den 6 Probeflaschen beträgt 0 µg, etwa 0,3 µg, etwa 0,6 µg, etwa 0,9 µg, etwa 1,5 µg und etwa 3 µg. Die Probeflaschen werden umgeschüttelt, wobei die Flüssigkeit nicht mit dem Stopfen in Berührung kommen soll. Die Probeflaschen werden 2 h lang im Wasserbad von 60 ± 1 °C gehalten.

Die Chromatographie kann durchgeführt werden mit
- einer Säule aus rostfreiem Stahl von 3 m Länge und 3 mm innerem Durchmesser, gepackt mit silanisiertem Kieselgur zur Gaschromatographie *R*, imprägniert mit 5 Prozent (*m/m*) Dimethylstearylamid *R* und 5 Prozent (*m/m*) Macrogol 400 *R*
- Stickstoff zur Chromatographie *R* als Trägergas bei einer Durchflußrate von 30 ml je Minute
- einem Flammenionisationsdetektor.

Die Temperatur der Säule wird bei 45 °C, die des Probeneinlasses bei 100 °C und die des Detektors bei 150 °C gehalten.

Je 1 ml der Gasphase über der Untersuchungslösung und über jeder der Referenzlösungen wird getrennt eingespritzt. Der Gehalt an Vinylchlorid wird berechnet.

Zusatzstoffe

Zur Optimierung ihrer chemischen, physikalischen und mechanischen Eigenschaften sowie zum Anpassen an die vorgesehene Verwendung wird den Polymeren eine bestimmte Anzahl an Zusatzstoffen zugesetzt. Diese Zusatzstoffe werden aus der folgenden Liste ausgewählt, in der für jedes Produkt der maximal zulässige Gehalt spezifiziert ist:
- höchstens 40 Prozent Di(2-ethylhexyl)phthalat (Kunststoffadditiv 01)
- höchstens 1 Prozent Zinkoctanoat (Zink-2-ethylhexanoat; Kunststoffadditiv 02)
- höchstens 1 Prozent Calciumstearat oder Zinkstearat oder höchstens 1 Prozent einer Mischung beider Stearate
- höchstens 1 Prozent *N,N'*-Diacylethylendiamine (Kunststoffadditiv 03)
- höchstens 10 Prozent eines der beiden folgenden epoxidierten Öle oder höchstens 10 Prozent ihrer Mischung:
  - epoxidiertes Sojaöl (Kunststoffadditiv 04), dessen Gehalt an Oxiran-Sauerstoff zwischen 6 und 8 Prozent liegt und dessen Iodzahl höchstens 6 beträgt
  - epoxidiertes Leinöl (Kunststoffadditiv 05), dessen Gehalt an Oxiran-Sauerstoff höchstens 10 Prozent und dessen Iodzahl höchstens 7 beträgt.

Sehr geringe Mengen an Antioxidantien, die dem verwendeten Vinylchlorid-Monomer zugesetzt wurden, können im Polymer nachweisbar sein.

Dem Polymer dürfen keine Antioxidantien zugesetzt werden.

Ultramarinblau ist das einzige Farbmittel, das zugesetzt werden darf.

Der Lieferant des Materials muß nachweisen können, daß die qualitative und quantitative Zusammensetzung jeder Produktionscharge dem Typmuster entspricht.

Eigenschaften

Pulver, Kügelchen, Körner oder – nach dem Verformen – durchscheinende Folien unterschiedlicher Dicke oder Behältnisse, farblos bis schwach gelb, mit schwachem Geruch. Beim Verbrennen entsteht ein dichter, schwarzer Rauch.

Prüfung auf Identität

Falls erforderlich wird die Substanz in Stücke von höchstens 1 cm Seitenlänge geschnitten.

2,0 g Substanz werden 8 h lang mit 200 ml peroxidfreiem Ether *R* zum Rückfluß erhitzt. Der Rückstand B wird von der Lösung A abfiltriert.

Die Lösung A wird unter vermindertem Druck im Wasserbad von 30 °C zur Trockne eingedampft. Der Rückstand wird in 10 ml Toluol *R* gelöst (Lösung A1). Der Rückstand B wird in 60 ml Dichlorethan *R* durch Erhitzen im Wasserbad zum Rückfluß gelöst.

Die filtrierte Lösung wird tropfenweise und unter kräftigem Schütteln in 600 ml Heptan *R*, welches auf eine Temperatur nahe dem Siedepunkt erwärmt ist, gegeben. Die heiße Mischung wird filtriert, um das Koagulat B1 von der organischen Lösung zu trennen. Nach dem Erkalten wird der sich bildende Niederschlag B2 auf einem zuvor gewogenen Glassintertiegel (40) gesammelt.

A. Das Koagulat B1 wird in 30 ml Tetrahydrofuran *R* gelöst. Die Lösung wird unter Schütteln mit 40 ml wasserfreiem Ethanol *R* in kleinen Portionen versetzt. Der Niederschlag B3 wird abfiltriert und im Vakuum über Phosphor(V)-oxid *R* bei höchstens 50 °C getrocknet. Einige Milligramm des Niederschlags B3 werden in 1 ml Tetrahydrofuran *R* gelöst. Einige Tropfen der Lösung werden auf ein Natriumchlorid-Plättchen aufgetragen. Das Lösungsmittel wird im Trockenschrank bei 100 bis 105 °C abgedampft. Die Prüfung erfolgt mit Hilfe der IR-Spektroskopie (2.2.24) durch Vergleich des erhaltenen Spektrums mit dem von Polyvinylchlorid *CRS*.

B. Der bei der Prüfung „Kunststoffadditive 01, 04 und 05" (siehe „Prüfung auf Reinheit") erhaltene Rückstand C wird mit Hilfe der IR-Spektroskopie (2.2.24) geprüft. Die Prüfung erfolgt durch Vergleich des Spektrums des Rückstands C mit dem von Kunststoffadditiv 01 *CRS*.

Prüfung auf Reinheit

Falls erforderlich wird die Substanz in Stücke von höchstens 1 cm Seitenlänge geschnitten.

Prüflösung I: 5,0 g Substanz werden in einem Kjeldahlkolben mit 30 ml Schwefelsäure *R* versetzt. Nach Erhitzen bis zum Erhalt einer sirupösen, schwarzen Masse wird abgekühlt und vorsichtig mit 10 ml Wasserstoffperoxid-Lösung 30 % *R* versetzt. Nach schwachem Erhitzen wird erkalten gelassen und 1 ml Wasserstoffperoxid-Lösung 30 % *R* zugesetzt. Abdampfen und Zusetzen von Wasserstoffperoxid-Lösung werden so lange wiederholt, bis die Flüssigkeit farblos ist. Nach dem Einengen auf etwa 10 ml wird abgekühlt und mit Wasser *R* zu 50,0 ml verdünnt.

Prüflösung II: In einem Rundkolben aus Borosilicatglas werden 25 g Substanz mit 500 ml Wasser für Injektionszwecke *R* versetzt. Die Kolbenöffnung wird mit einem Becherglas aus Borosilicatglas bedeckt. Anschließend wird 20 min lang im Autoklaven bei 121 ± 2 °C erhitzt. Nach dem Erkalten wird dekantiert. Das Volumen der Lösung wird zu 500 ml ergänzt.

Aussehen der Prüflösung II: Die Prüflösung II muß klar (2.2.1) und farblos (2.2.2, Methode II) sein.

Sauer oder alkalisch reagierende Substanzen: 100 ml Prüflösung II werden mit 0,15 ml BMP-Mischindikator-Lösung *R* versetzt. Bis zum Farbumschlag nach Blau dürfen höchstens 1,5 ml Natriumhydroxid-Lösung (0,01 mol · l^{-1}) verbraucht werden. Weitere 100 ml Prüflösung II werden mit 0,2 ml Methylorange-Lösung *R* versetzt. Bis zum Beginn des Farbumschlags von Gelb nach Orange darf höchstens 1,0 ml Salzsäure (0,01 mol · l^{-1}) verbraucht werden.

Absorption (2.2.25): 100,0 ml Prüflösung II werden zur Trockne eingedampft. Der Rückstand wird in 5,0 ml Hexan *R* gelöst. Bei keiner Wellenlänge zwischen 250 und 310 nm darf die Absorption größer als 0,25 sein.

Reduzierende Substanzen: *Die Prüfung muß innerhalb von 4 h nach Herstellung der Prüflösung II durchgeführt werden.*

20,0 ml Prüflösung II werden mit 1 ml verdünnter Schwefelsäure *R* und 20,0 ml Kaliumpermanganat-Lösung (0,002 mol · l^{-1}) versetzt. Die Mischung wird 3 min lang zum Rückfluß erhitzt und sofort abgekühlt. Nach Zusatz von 1 g Kaliumiodid *R* und 0,25 ml Stärke-Lösung *R* wird die Lösung unverzüglich mit Natriumthiosulfat-Lösung (0,01 mol · l^{-1}) titriert. Mit 20 ml Wasser für Injektionszwecke *R* wird ein Blindversuch durchgeführt. Die Differenz zwischen den bei den beiden Titrationen verbrauchten Volumen darf höchstens 2,0 ml betragen.

Primäre aromatische Amine: 2,5 ml Lösung A1 (siehe „Prüfung auf Identität") werden mit 6 ml Wasser *R* und 4 ml Salzsäure (0,1 mol · l^{-1}) versetzt. Nach kräftigem Schütteln wird die organische Phase verworfen. Die wäßrige Phase wird mit 0,4 ml einer frisch hergestellten Lösung von Natriumnitrit *R* (10 g · l^{-1}) versetzt und gemischt; die Mischung wird 1 min lang stehengelassen. Nach Zusatz von 0,8 ml einer Lösung von Ammoniumsulfamat *R* (25 g · l^{-1}) wird 1 min lang stehengelassen. 2 ml einer Lösung von Naphthylethylendiamindihydrochlorid *R* (5 g · l^{-1}) werden zugegeben. Gleichzeitig und unter gleichen Bedingungen wird eine Referenzlösung hergestellt, indem die wäßrige Phase durch eine Mischung von 1 ml einer Lösung von 1-Naphthylamin *R* (10 mg · l^{-1}) in Salzsäure (0,1 mol · l^{-1}), 5 ml Wasser *R* und 4 ml Salzsäure (0,1 mol · l^{-1}) ersetzt wird. Nach 30 min darf eine eventuelle Färbung der zu untersuchenden Lösung nicht intensiver sein als diejenige der Referenzlösung (20 ppm).

Kunststoffadditive 01, 04 und 05: Die Prüfung erfolgt mit Hilfe der Dünnschichtchromatographie (2.2.27) unter Verwendung einer DC-Platte mit Kieselgel GF_{254} *R* (Schichtdicke 1 mm).

Referenzlösungen: Lösungen (0,1 mg · ml^{-1}) von Kunststoffadditiv 01 *CRS*, Kunststoffadditiv 04 *CRS* und Kunststoffadditiv 05 *CRS* in Toluol *R* werden hergestellt.

Auf die Platte werden 0,5 ml der unter „Prüfung auf Identität" erhaltenen Lösung A1 bandförmig (30 mm × 3 mm) und je 5 µl jeder Referenzlösung aufgetragen. Die Chromatographie erfolgt mit Toluol *R* über eine Laufstrecke von 15 cm. Die Platte wird sorgfältig getrocknet und im ultravioletten Licht bei 254 nm ausgewertet. Die dem Kunststoffadditiv 01 entsprechende Zone (R_f etwa 0,4) wird identifiziert, das der Fläche dieser Zone entsprechende Kieselgel von der Platte entnommen und 1 min lang mit 40 ml Ether *R* geschüttelt. Nach dem Filtrieren des Gemisches wird das Filter 2mal mit je 10 ml Ether *R* gewaschen. Das mit der Waschflüssigkeit vereinigte Filtrat wird zur Trockne eingedampft. Der Rückstand C darf höchstens 40 mg betragen.

Die Platte wird 5 min lang Iodgas ausgesetzt und anschließend ausgewertet. Die den Kunststoffadditiven 04 und 05 entsprechende Zone ($R_f = 0$) wird identifiziert und das der Fläche dieser Zone entsprechende Kieselgel von der Platte entnommen. In gleicher Weise wird Kieselgel einer entsprechenden Fläche zur Herstellung einer Blindlösung entnommen. Beide Proben werden getrennt 15 min lang mit 40 ml Methanol *R* geschüttelt. Die Mischungen werden getrennt filtriert und jedes Filter 2mal mit je 10 ml Methanol *R* gewaschen. Nach Zusatz der Waschflüssigkeit zum entsprechenden Filtrat werden diese getrennt zur Trockne eingedampft. Die Differenz zwischen den Massen beider Rückstände darf höchstens 10 mg betragen.

Kunststoffadditiv 03: Der unter „Prüfung auf Identität" erhaltene Niederschlag B2, der sich in einem zuvor gewogenen Glassintertiegel (40) befindet, wird mit wasserfreiem Ethanol *R* gewaschen. Nach dem Trocknen über Phosphor(V)-oxid *R* zur Massekonstanz wird der Glassintertiegel gewogen. Der Rückstand darf höchstens 20 mg betragen.

Die Prüfung des Rückstands erfolgt durch IR-Spektroskopie (2.2.24) durch Vergleich des Spektrums des Rückstands mit dem von Kunststoffadditiv 03 *CRS*.

Barium: Höchstens 5 ppm Ba. Der Gehalt an Barium wird mit Hilfe der Atomemissionsspektroskopie (2.2.22, Methode I) in einem Argonplasma bestimmt.

Untersuchungslösung: 1,0 g Substanz wird in einem Quarztiegel geglüht. Der Rückstand wird in 10 ml Salzsäure *R* aufgenommen und die Lösung im Wasserbad zur Trockne eingedampft. Der Rückstand wird in 20 ml Salzsäure (0,1 mol · l^{-1}) aufgenommen.

Referenzlösung: Eine 0,25 ppm Barium enthaltende Lösung, hergestellt durch Verdünnen der Barium-Lösung (50 ppm Ba) *R* mit Salzsäure (0,1 mol · l^{-1}).

Die Bestimmung erfolgt durch Messung der Emission des Bariums bei 455,40 nm. Die Untergrundstrahlung liegt bei 455,30 nm.

Die Abwesenheit von Barium in der verwendeten Salzsäure muß sichergestellt sein.

Cadmium: Höchstens 0,6 ppm Cd. Der Gehalt an Cadmium wird mit Hilfe der Atomabsorptionsspektroskopie (2.2.23, Methode I) bestimmt.

Untersuchungslösung: 10 ml Prüflösung I werden zur Trockne eingedampft. Der Rückstand wird in 5 ml einer 1prozentigen Lösung (*V/V*) von Salzsäure *R* aufgenommen; die Lösung wird filtriert und das Filtrat mit der gleichen Salzsäurelösung zu 10,0 ml verdünnt.

Referenzlösungen: Die Referenzlösungen werden aus der Cadmium-Lösung (0,1 % Cd) *R* hergestellt, die mit einer 1prozentigen Lösung (*V/V*) von Salzsäure *R* verdünnt wird.

Die Absorption wird bei 228,8 nm unter Verwendung einer Cadmium-Hohlkathodenlampe als Strahlungsquelle und einer Luft-Acetylen-Flamme bestimmt.

Die Abwesenheit von Cadmium in der verwendeten Salzsäure muß sichergestellt sein.

Calcium: Höchstens 0,07 Prozent Ca. Der Gehalt an Calcium wird mit Hilfe der Atomemissionsspektroskopie (2.2.22, Methode I) in einem Argonplasma bestimmt.

Untersuchungslösung: Die bei der Prüfung „Barium" hergestellte Untersuchungslösung wird verwendet.

Referenzlösung: Eine 50,0 ppm Calcium enthaltende Lösung, hergestellt durch Verdünnen der Calcium-Lösung (400 ppm Ca) *R* mit Salzsäure (0,1 mol · l^{-1}).

Die Bestimmung erfolgt durch Messung der Emission des Calciums bei 315,89 nm. Die Untergrundstrahlung liegt bei 315,60 nm.

Die Abwesenheit von Calcium in der verwendeten Salzsäure muß sichergestellt sein.

Zinn: Höchstens 20 ppm Sn. Der Gehalt an Zinn wird mit Hilfe der Atomemissionsspektroskopie (2.2.22, Methode I) in einem Argonplasma bestimmt.

Untersuchungslösung: Die Prüflösung I wird unmittelbar vor Gebrauch mit Wasser *R* im Verhältnis 1:10 verdünnt.

Referenzlösung: In einem 50-ml-Kolben werden 5 ml einer 20prozentigen Lösung (*V/V*) von Schwefelsäure *R* mit 2 ml Zinn-Lösung (5 ppm Sn) *R* versetzt. Die Lösung wird unmittelbar vor Gebrauch mit Wasser *R* zu 50 ml verdünnt.

Die Bestimmung erfolgt durch Messung der Emission des Zinns bei 189,99 nm. Die Untergrundstrahlung liegt bei 190,10 nm.

Die Abwesenheit von Zinn in der verwendeten Schwefelsäure muß sichergestellt sein.

Zink: Höchstens 0,2 Prozent Zn. Der Gehalt an Zink wird mit Hilfe der Atomabsorptionsspektroskopie (2.2.23, Methode I) bestimmt.

Untersuchungslösung: Die Prüflösung I wird mit Salzsäure (0,1 mol · l^{-1}) im Verhältnis 1:100 verdünnt.

Referenzlösungen: Die Referenzlösungen werden aus der Zink-Lösung (100 ppm Zn) *R* durch Verdünnen mit Salzsäure (0,1 mol · l^{-1}) hergestellt.

Die Absorption wird bei 213,9 nm unter Verwendung einer Zink-Hohlkathodenlampe als Strahlungsquelle und einer Luft-Acetylen-Flamme bestimmt.

Die Abwesenheit von Zink in der verwendeten Salzsäure muß sichergestellt sein.

Schwermetalle (2.4.8): 10 ml Prüflösung I werden nach Zusatz von 0,5 ml Phenolphthalein-Lösung *R* mit konzentrierter Natriumhydroxid-Lösung *R* bis zur schwachen Rosafärbung versetzt und mit Wasser *R* zu 25 ml verdünnt. 12 ml dieser Lösung müssen der Grenzprüfung A auf Schwermetalle entsprechen (50 ppm). Zur Herstellung der Referenzlösung wird die Blei-Lösung (2 ppm Pb) *R* verwendet.

Mit Wasser extrahierbare Substanzen: 50 ml Prüflösung II werden im Wasserbad zur Trockne eingedampft. Der Rückstand wird im Trockenschrank bei 100 bis 105 °C bis zur Massekonstanz getrocknet. Mit 50,0 ml Wasser für Injektionszwecke *R* wird ein Blindversuch durchgeführt. Der Rückstand darf unter Berücksichtigung des Ergebnisses des Blindversuchs höchstens 7,5 mg betragen (0,3 Prozent).

Gehaltsbestimmung

50,0 mg Substanz werden nach der Schöniger-Methode (2.5.10) verbrannt. Die Verbrennungsprodukte werden in 20 ml Natriumhydroxid-Lösung (1 mol · l^{-1}) aufgenommen. Die Lösung wird mit 2,5 ml Salpetersäure *R*, 10,0 ml Silbernitrat-Lösung (0,1 mol · l^{-1}), 5 ml Ammoniumeisen(III)-sulfat-Lösung *R* 2 und 1 ml Dibutylphthalat *R* versetzt. Mit Ammoniumthiocyanat-Lösung (0,05 mol · l^{-1}) wird bis zur rötlichgelben Färbung titriert. Ein Blindversuch wird durchgeführt.

1 ml Silbernitrat-Lösung (0,1 mol · l^{-1}) entspricht 6,25 mg Polyvinylchlorid.

Folgende Prüfungen werden zusätzlich an den leeren, sterilen Behältnissen durchgeführt.

Prüflösung III: Falls das zu prüfende Behältnis eine Stabilisatorlösung enthält, wird es entleert und das Innere des Behältnisses mit 250 ml Wasser für Injektionszwecke *R* von 20 ± 1 °C gewaschen. Die Waschflüssigkeit wird verworfen, bevor die Prüflösung III hergestellt wird. In das Behältnis wird ein dem Volumen der Stabilisatorlösung entsprechendes Volumen Wasser für Injektionszwecke *R* eingefüllt. Das Behältnis wird verschlossen und im Autoklaven erhitzt, so daß die Temperatur der Flüssigkeit 30 min lang bei 110 °C gehalten wird. Nach dem Abkühlen wird das Behältnis bis zu seinem Nennvolumen mit Wasser für Injektionszwecke *R* aufgefüllt und der Inhalt gemischt.

Blindlösung: Wasser für Injektionszwecke *R* wird in einem Kolben aus Borosilicatglas 30 min lang im Autoklaven bei 110 °C erhitzt.

Reduzierende Substanzen: Unmittelbar nach Herstellung der Prüflösung III wird ein Volumen, das 8 Prozent des Nennvolumens des Behältnisses entspricht, in einen Kolben aus Borosilicatglas überführt. Gleichzeitig wird das gleiche Volumen der frisch hergestellten Blindlösung in einen anderen Kolben aus Borosilicatglas gegeben. Zu jeder Lösung werden 20,0 ml Kaliumpermanganat-Lösung (0,002 mol · l^{-1}) und 1 ml verdünnte Schwefelsäure *R* gegeben. Die Lösungen werden 15 min lang unter Lichtschutz stehengelassen und anschließend mit je 0,1 g Kaliumiodid *R* versetzt. Nach weiterem, 5 min langem Stehenlassen unter Lichtschutz werden die Lösungen unverzüglich mit Natriumthiosulfat-Lösung (0,01 mol · l^{-1}) unter Zusatz von 0,25 ml Stärke-Lösung *R* titriert. Die Differenz zwischen den bei den beiden Titrationen verbrauchten Volumen darf höchstens 2,0 ml betragen.

Sauer oder alkalisch reagierende Substanzen: Einem Volumen der Prüflösung III, das 4 Prozent des Nennvolumens des Behältnisses entspricht, werden 0,1 ml Phenolphthalein-Lösung *R* zugesetzt. Die Lösung muß farblos bleiben. Nach Zusatz von 0,4 ml Natriumhydroxid-Lösung (0,01 mol · l^{-1}) muß die Lösung rosa sein. Werden dieser Lösung 0,8 ml Salzsäure (0,01 mol · l^{-1}) und 0,1 ml Methylrot-Lösung *R* zugesetzt, muß sie sich orangerot bis rot färben.

Chlorid (2.4.4): 15 ml Prüflösung III müssen der Grenzprüfung auf Chlorid entsprechen (0,4 ppm). Zur Herstellung der Referenzlösung wird eine Mischung von 1,2 ml Chlorid-Lösung (5 ppm Cl) *R* und 13,8 ml Wasser *R* verwendet.

Ammonium (2.4.1): 5 ml Prüflösung III, mit Wasser *R* zu 14 ml verdünnt, müssen der Grenzprüfung A auf Ammonium entsprechen (2 ppm).

Mit Wasser extrahierbare Substanzen: 100 ml Prüflösung III werden im Wasserbad zur Trockne eingedampft. Der Rückstand wird im Trockenschrank bei 100 bis 105 °C zur Massekonstanz getrocknet. Der Rückstand der Prüflösung III darf unter Berücksichtigung des Ergebnisses eines Blindversuchs mit 100 ml Blindlösung höchstens 3 mg betragen.

Absorption (2.2.25): Die Absorption der Prüflösung III wird zwischen 230 und 360 nm gegen die Blindlösung als Kompensationsflüssigkeit gemessen. Bei Wellenlängen zwischen 230 und 250 nm darf die Absorption höchstens 0,30 und bei Wellenlängen zwischen 251 und 360 nm höchstens 0,10 betragen.

Extrahierbares Kunststoffadditiv 01: Als Extraktionslösung wird Ethanol 96 % *R* verwendet, das mit Wasser *R* auf eine Dichte (2.2.5) von 0,9389 bis 0,9395 (gemessen mit einem Densimeter) eingestellt wurde.

Stammlösung: 0,100 g Kunststoffadditiv 01 *CRS* werden mit der Extraktionslösung zu 100,0 ml gelöst.

Referenzlösungen:

a) 20,0 ml Stammlösung werden mit der Extraktionslösung zu 100,0 ml verdünnt.
b) 10,0 ml Stammlösung werden mit der Extraktionslösung zu 100,0 ml verdünnt.
c) 5,0 ml Stammlösung werden mit der Extraktionslösung zu 100,0 ml verdünnt.
d) 2,0 ml Stammlösung werden mit der Extraktionslösung zu 100,0 ml verdünnt.
e) 1,0 ml Stammlösung wird mit der Extraktionslösung zu 100,0 ml verdünnt.

Die Absorptionen (2.2.25) der Referenzlösungen werden im Maximum bei 272 nm gegen die Extraktionslösung als Kompensationsflüssigkeit gemessen. Aus den gegen die Konzentrationen des Kunststoffadditivs 01 aufgetragenen Absorptionswerten wird eine Eichkurve erstellt.

Durchführung der Extraktion: Das leere Behältnis wird mit Hilfe des Schlauches und der Nadel oder des Adapters des Transfusionsbestecks bis zur Hälfte des Nennvolumens mit der Extraktionslösung, die zuvor in einem gut verschlossenen Kolben auf 37 °C erwärmt wurde, gefüllt. Die Luft wird vollständig aus dem Behältnis entfernt und der Schlauch verschlossen. Das gefüllte Behältnis wird in waagerechter Lage ohne Schütteln 60 ± 1 min lang in ein Wasserbad von 37 ± 1 °C getaucht. Nach dem Entnehmen aus dem Wasserbad wird das Behältnis vorsichtig 10mal gekippt und der Inhalt in einen Glaskolben überführt. Die Absorption der Lösung im Maximum bei 272 nm gegen die Extraktionslösung als Kompensationsflüssigkeit wird sofort gemessen.

Die Konzentration an Kunststoffadditiv 01 in Milligramm je 100 ml Extraktionsflüssigkeit wird mit Hilfe der Eichkurve bestimmt.

Die Konzentration darf folgende Werte nicht übersteigen:

- 10 mg je 100 ml für Behältnisse mit einem Nennvolumen von mehr als 300, jedoch höchstens 500 ml
- 13 mg je 100 ml für Behältnisse mit einem Nennvolumen von mehr als 150, jedoch höchstens 300 ml
- 14 mg je 100 ml für Behältnisse mit einem Nennvolumen bis zu 150 ml.

Wenn Behältnisse eine Stabilisatorlösung enthalten, muß diese den Anforderungen der Monographie ***Stabilisatorlösung für Blutkonserven (Solutiones anticoagulantes et sanguinem humanum conservantes)*** *und zusätzlich folgender Prüfung entsprechen.*

Absorption (2.2.25): Die Absorption der Stabilisatorlösung aus dem Behältnis wird zwischen 250 und 350 nm gegen eine Stabilisatorlösung gleicher Zusammensetzung, jedoch ohne vorherigen Kontakt mit dem Kunststoff, als Kompensationsflüssigkeit gemessen. Die Absorption, im Maximum bei 280 nm gemessen, darf höchstens 0,5 betragen.

Behältnisse

3.1.1.2 Kunststoffe auf Polyvinylchlorid-Basis (weichmacherhaltig) für Schläuche in Transfusionsbestecken für Blut und Blutprodukte

Hinweis: Dieser Text ersetzt den bisherigen Text 3.1.2.

Definition

Kunststoffe auf Polyvinylchlorid-Basis (weichmacherhaltig) für Schläuche in Transfusionsbestecken für Blut und Blutprodukte enthalten mindestens 55 Prozent Polyvinylchlorid (PVC) und Di(2-ethylhexyl)phthalat (Kunststoffadditiv 01) als Weichmacher.

Herstellung

Kunststoffe auf PVC-Basis (weichmacherhaltig) werden durch Polymerisationsverfahren so hergestellt, daß der Restgehalt an Vinylchlorid höchstens 1 ppm beträgt. Das angewendete Herstellungsverfahren muß validiert sein, um sicherzustellen, daß das Produkt der folgenden Prüfung entspricht:

Vinylchlorid: Höchstens 1 ppm Vinylchlorid. Die Prüfung erfolgt mit Hilfe der Gaschromatographie (2.2.28, Dampfraumanalyse) unter Verwendung von Ether *R* als Interner Standard.

Interner-Standard-Lösung: Mit Hilfe einer Mikroliterspritze werden 10 µl Ether *R* in 20,0 ml Dimethylacetamid *R* eingespritzt, wobei die Spitze der Kanüle in das Lösungsmittel eintaucht. Unmittelbar vor Gebrauch wird die Lösung 1:1000 mit Dimethylacetamid *R* verdünnt.

Untersuchungslösung: In einer Probeflasche von 50 ml Inhalt wird 1,000 g Substanz mit 10,0 ml Interner-Standard-Lösung versetzt. Nach Verschließen der Probeflasche und Sichern des Stopfens wird umgeschüttelt, wobei die Flüssigkeit nicht mit dem Stopfen in Berührung kommen soll. Die Probeflasche wird 2 h lang im Wasserbad von 60 ± 1 °C gehalten.

Vinylchlorid-Stammlösung: Im Abzug herzustellen.

In eine Probeflasche von 50 ml Inhalt werden 50,0 ml Dimethylacetamid *R* gegeben. Nach Verschließen der Probeflasche und Sichern des Stopfens wird auf 0,1 mg genau gewogen. Eine 50-ml-Injektionsspritze aus Polyethylen oder Polypropylen wird mit gasförmigem Vinylchlorid *R* gefüllt. Das Gas wird etwa 3 min lang mit der Spritze in Kontakt gelassen. Nach dem Entleeren der Spritze wird sie erneut mit 50 ml gasförmigem Vinylchlorid *R* gefüllt. Eine Subkutan-Nadel wird aufgesetzt, worauf das Gasvolumen in der Spritze von 50 auf 25 ml verringert wird. Die restlichen 25 ml Vinylchlorid werden unter leichtem Schütteln langsam in die Probeflasche eingespritzt. Dabei ist Kontakt der Nadel mit der Flüssigkeit zu vermeiden. Die Probeflasche wird erneut gewogen. Die Zunahme der Masse beträgt etwa 60 mg (1 µl der so erhaltenen Lösung enthält etwa 1,2 µg Vinylchlorid). Die Lösung wird 2 h lang stehengelassen. Die fertige Stammlösung wird im Kühlschrank aufbewahrt.

Vinylchlorid-Referenzlösung: 1 Volumteil der Vinylchlorid-Stammlösung wird mit 3 Volumteilen Dimethylacetamid *R* versetzt.

Referenzlösungen: In 6 Probeflaschen von 50 ml Inhalt werden je 10,0 ml Interner-Standard-Lösung gegeben. Die Probeflaschen werden verschlossen und die Stopfen gesichert. In 5 der Probeflaschen werden 1, 2, 3, 5 und 10 µl Vinylchlorid-Referenzlösung gegeben. Der Gehalt an Vinylchlorid in den 6 Probeflaschen beträgt 0 µg, etwa 0,3 µg, etwa 0,6 µg, etwa 0,9 µg, etwa 1,5 µg und etwa 3 µg. Die Probeflaschen werden umgeschüttelt, wobei die Flüssigkeit nicht mit dem Stopfen in Berührung kommen soll. Die Probeflaschen werden 2 h lang im Wasserbad von 60 ± 1 °C gehalten.

Die Chromatographie kann durchgeführt werden mit

- einer Säule aus rostfreiem Stahl von 3 m Länge und 3 mm innerem Durchmesser, gepackt mit silanisiertem Kieselgur zur Gaschromatographie *R*, imprägniert mit 5 Prozent (*m/m*) Dimethylstearylamid *R* und 5 Prozent (*m/m*) Macrogol 400 *R*
- Stickstoff zur Chromatographie *R* als Trägergas bei einer Durchflußrate von 30 ml je Minute
- einem Flammenionisationsdetektor.

Die Temperatur der Säule wird bei 45 °C, die des Probeneinlasses bei 100 °C und die des Detektors bei 150 °C gehalten.

Je 1 ml der Gasphase über der Untersuchungslösung und über jeder der Referenzlösungen wird getrennt eingespritzt. Der Gehalt an Vinylchlorid wird berechnet.

Der Lieferant des Materials muß nachweisen können, daß die qualitative und quantitative Zusammensetzung jeder Produktionscharge dem Typmuster entspricht.

Eigenschaften

Pulver, Kügelchen, Körner oder – nach dem Verformen – Schläuche, fast farblos bis schwach gelb, mit schwachem Geruch. Beim Verbrennen entsteht ein dichter, schwarzer Rauch.

Prüfung auf Identität

Falls erforderlich wird die Substanz in Stücke von höchstens 1 cm Seitenlänge geschnitten.

A. 0,5 g Substanz werden mit 30 ml Tetrahydrofuran *R* versetzt. Die Mischung wird im Abzug 10 min lang unter Rühren im Wasserbad erhitzt. Die Substanz löst sich vollständig. Der Lösung wird unter Rühren tropfenweise Methanol *R* zugesetzt, wobei sich ein körniger Niederschlag bildet. Der Niederschlag wird abfiltriert, bei 60 °C getrocknet und mit Hilfe der IR-Spektroskopie (2.2.24) geprüft. Dazu werden 50 mg des Niederschlags in 2 ml Tetrahydrofuran *R* gelöst und auf einen Objektträger aufgetragen. Nach dem Trocknen im Trockenschrank bei 80 °C wird der Film abgehoben und an einer geeigneten Halterung befestigt. Die Prüfung erfolgt mit Hilfe der IR-Spektroskopie (2.2.24) durch Vergleich des Spektrums des Niederschlags mit dem von Polyvinylchlorid *CRS*.

B. Der bei der Prüfung „Kunststoffadditiv 01“ (siehe „Prüfung auf Reinheit“) erhaltene Rückstand wird mit Hilfe der IR-Spektroskopie (2.2.24) geprüft. Die Prüfung erfolgt durch Vergleich des Spektrums des Rückstands mit dem von Kunststoffadditiv 01 *CRS*.

Prüfung auf Reinheit

Falls erforderlich wird die Substanz in Stücke von höchstens 1 cm Seitenlänge geschnitten.

Prüflösung I: 5,0 g Substanz werden in einem Kjeldahlkolben mit 30 ml Schwefelsäure *R* versetzt. Nach Erhitzen bis zum Erhalt einer sirupösen, schwarzen Masse wird abgekühlt und vorsichtig mit 10 ml Wasserstoffperoxid-Lösung 30 % *R* versetzt. Nach schwachem Erhitzen wird erkalten gelassen und 1 ml Wasserstoffperoxid-Lösung 30 % *R* zugesetzt. Abdampfen und Zusetzen von Wasserstoffperoxid-Lösung werden so lange wiederholt, bis die Flüssigkeit farblos ist. Nach dem Einengen auf etwa 10 ml wird abgekühlt und mit Wasser *R* zu 50,0 ml verdünnt.

Prüflösung II: In einem Rundkolben aus Borosilicatglas werden 25 g Substanz mit 500 ml Wasser *R* versetzt. Die Kolbenöffnung wird mit einem Becherglas aus Borosilicatglas bedeckt. Anschließend wird 20 min lang im Autoklaven bei 121 ± 2 °C erhitzt. Nach dem Erkalten wird dekantiert. Das Volumen der Lösung wird zu 500 ml ergänzt.

Aussehen der Prüflösung II: Die Prüflösung II muß klar (2.2.1) und farblos (2.2.2, Methode II) sein.

Kunststoffadditiv 01: Die Prüfung erfolgt mit Hilfe der Dünnschichtchromatographie (2.2.27) unter Verwendung einer DC-Platte mit Kieselgel G *R*.

Untersuchungslösung: 2,0 g Substanz werden mit 200 ml peroxidfreiem Ether *R* versetzt. Die Mischung wird 8 h lang zum Rückfluß erhitzt. Der Rückstand wird abfiltriert und die Lösung im Wasserbad von 30 °C unter vermindertem Druck zur Trockne eingedampft. Der Rückstand wird in 10 ml Toluol *R* gelöst.

Referenzlösung: 0,8 g Kunststoffadditiv 01 *CRS* werden in Toluol *R* zu 10 ml gelöst.

Auf die Platte werden 0,5 ml Untersuchungslösung bandförmig (30 mm × 3 mm) und 5 µl Referenzlösung aufgetragen. Die Chromatographie erfolgt mit Toluol *R* über eine Laufstrecke von 15 cm. Die Platte wird sorgfältig getrocknet und im ultravioletten Licht bei 254 nm ausgewertet. Die dem Kunststoffadditiv 01 entsprechende Zone wird identifiziert, das der Fläche dieser Zone entsprechende Kieselgel von der Platte entnommen und mit 40 ml Ether *R* geschüttelt. Die Flüssigkeit wird vollständig abfiltriert und zur Trockne eingedampft. Der Rückstand darf höchstens 40 mg betragen.

Barium: Höchstens 5 ppm Ba. Der Gehalt an Barium wird mit Hilfe der Atomemissionsspektroskopie (2.2.22, Methode I) in einem Argonplasma bestimmt.

Untersuchungslösung: 1,0 g Substanz wird in einem Quarztiegel geglüht. Der Rückstand wird in 10 ml Salzsäure *R* aufgenommen und die Lösung im Wasserbad zur Trockne eingedampft. Der Rückstand wird in 20 ml Salzsäure (0,1 mol · l^{-1}) aufgenommen.

Referenzlösung: Eine 0,25 ppm Barium enthaltende Lösung, hergestellt durch Verdünnen der Barium-Lösung (50 ppm Ba) *R* mit Salzsäure (0,1 mol · l^{-1}).

Die Bestimmung erfolgt durch Messung der Emission des Bariums bei 455,40 nm. Die Untergrundstrahlung liegt bei 455,30 nm.

Die Abwesenheit von Barium in der verwendeten Salzsäure muß sichergestellt sein.

Cadmium: Höchstens 0,6 ppm Cd. Der Gehalt an Cadmium wird mit Hilfe der Atomabsorptionsspektroskopie (2.2.23, Methode I) bestimmt.

Untersuchungslösung: 10,0 ml Prüflösung I werden zur Trockne eingedampft. Der Rückstand wird in 5 ml einer 1prozentigen Lösung (*V/V*) von Salzsäure *R* aufgenommen; die Lösung wird filtriert und das Filtrat mit der gleichen Salzsäurelösung zu 10,0 ml verdünnt.

Referenzlösungen: Die Referenzlösungen werden aus der Cadmium-Lösung (0,1 % Cd) *R* hergestellt, die mit einer 1prozentigen Lösung (*V/V*) von Salzsäure *R* verdünnt wird.

Die Absorption wird bei 228,8 nm unter Verwendung einer Cadmium-Hohlkathodenlampe als Strahlungsquelle und einer Luft-Acetylen-Flamme bestimmt.

Die Abwesenheit von Cadmium in der verwendeten Salzsäure muß sichergestellt sein.

Zinn: Höchstens 20 ppm Sn. Der Gehalt an Zinn wird mit Hilfe der Atomemissionsspektroskopie (2.2.22, Methode I) in einem Argonplasma bestimmt.

Untersuchungslösung: Die Prüflösung I wird unmittelbar vor Gebrauch mit Wasser *R* im Verhältnis 1:10 verdünnt.

Referenzlösung: In einem 50-ml-Kolben werden 5 ml einer 20prozentigen Lösung (*V/V*) von Schwefelsäure *R* mit 2 ml Zinn-Lösung (5 ppm Sn) *R* versetzt. Die Lösung wird unmittelbar vor Gebrauch mit Wasser *R* zu 50 ml verdünnt.

Die Bestimmung erfolgt durch Messung der Emission des Zinns bei 189,99 nm. Die Untergrundstrahlung liegt bei 190,10 nm.

Die Abwesenheit von Zinn in der verwendeten Schwefelsäure muß sichergestellt sein.

Schwermetalle (2.4.8): 10 ml Prüflösung I werden nach Zusatz von 0,5 ml Phenolphthalein-Lösung *R* mit konzentrierter Natriumhydroxid-Lösung *R* bis zur schwachen Rosafärbung versetzt und mit Wasser *R* zu 25 ml verdünnt. 12 ml dieser Lösung müssen der Grenzprüfung A auf Schwermetalle entsprechen (50 ppm). Zur Herstellung der Referenzlösung wird die Blei-Lösung (2 ppm Pb) *R* verwendet.

Gehaltsbestimmung

Eine Mischung von 0,500 g Substanz und 30 ml Tetrahydrofuran *R* wird im Abzug 10 min lang unter Rühren im Wasserbad erhitzt. Die Substanz löst sich vollständig. Der Lösung werden unter Rühren tropfenweise 60 ml Methanol *R* zugesetzt, wobei sich ein körniger Niederschlag von Polyvinylchlorid bildet. Nach einigen Minuten langem Stehenlassen wird so lange Methanol *R* zugesetzt, bis keine weitere Niederschlagsbildung zu beobachten ist. Die Mischung wird auf einen Glassintertiegel (40) gegeben, wobei 3 kleine Mengen Methanol *R* zum Überführen und zum Waschen des Niederschlags verwendet werden. Tiegel und Niederschlag werden bei 60 °C bis zur Massekonstanz getrocknet und gewogen.

Folgende Prüfungen werden zusätzlich an sterilisierten Transfusionsbestecken durchgeführt.

Prüflösung III: Aus 3 Transfusionsbestecken und einem 300-ml-Gefäß aus Borosilicatglas wird ein geschlossenes Zirkulationssystem hergestellt. An das Gefäß wird ein Thermostat angeschlossen, der die Temperatur der Flüssigkeit im Gefäß bei 37 ± 1 °C hält. 250 ml Wasser für Injektionszwecke *R* zirkulieren 2 h lang mit einer Durchflußrate von 1 l je Stunde in der Richtung durch das System, die auch für die Transfusion benutzt wird (zum Beispiel unter Verwendung einer Peristaltikpumpe, die über ein möglichst kurzes Stück eines geeigneten Siliconschlauches angeschlossen ist). Die gesamte Lösung wird gesammelt und erkalten gelassen.

Aussehen der Prüflösung III: Die Prüflösung III muß klar (2.2.1) und farblos (2.2.2, Methode II) sein.

Sauer oder alkalisch reagierende Substanzen: 25 ml Prüflösung III werden mit 0,15 ml BMP-Mischindikator-Lösung *R* versetzt. Bis zum Farbumschlag nach Blau dürfen höchstens 0,5 ml Natriumhydroxid-Lösung (0,01 mol · l^{-1}) verbraucht werden. Weitere 25 ml Prüflösung III werden mit 0,2 ml Methylorange-Lösung *R* versetzt. Bis zum Beginn des Farbumschlags von Gelb nach Orange dürfen höchstens 0,5 ml Salzsäure (0,01 mol · l^{-1}) verbraucht werden.

Absorption (2.2.25): Die Absorption der Prüflösung III, zwischen 230 und 250 nm gemessen, darf höchstens 0,30 betragen. Zwischen 251 und 360 nm gemessen, darf die Absorption der Prüflösung höchstens 0,15 betragen.

Reduzierende Substanzen: *Die Prüfung muß innerhalb von 4 h nach Herstellung der Prüflösung III durchgeführt werden.*

20,0 ml Prüflösung III werden mit 1 ml verdünnter Schwefelsäure *R* und 20,0 ml Kaliumpermanganat-Lösung (0,002 mol · l^{-1}) versetzt. 3 min lang wird zum Sieden erhitzt und sofort abgekühlt. Nach Zusatz von 1 g Kaliumiodid *R* und 0,25 ml Stärke-Lösung *R* wird die Lösung mit Natriumthiosulfat-Lösung (0,01 mol · l^{-1}) titriert. Mit 20 ml Wasser für Injektionszwecke *R* wird ein Blindversuch durchgeführt. Die Differenz zwischen den bei den beiden Titrationen verbrauchten Volumen darf höchstens 2,0 ml betragen.

Mit Wasser extrahierbare Substanzen: 50,0 ml Prüflösung III werden im Wasserbad zur Trockne eingedampft. Der Rückstand wird im Trockenschrank bei 100 bis 105 °C bis zur Massekonstanz getrocknet. Mit 50,0 ml Wasser für Injektionszwecke *R* wird ein Blindversuch durchgeführt. Der Rückstand der Prüflösung III darf unter Berücksichtigung des Ergebnisses des Blindversuchs höchstens 1,5 mg betragen.

3.1.3 Polyolefine

Definition

Polyolefine werden durch Polymerisation von Ethylen oder Propylen oder durch Copolymerisation dieser Substanzen mit höchstens 25 Prozent höheren Homologen (C_4 bis C_{10}), Carbonsäuren oder Estern hergestellt. Bestimmte Materialien können Mischungen von Polyolefinen sein.

Herstellung

Zur Optimierung ihrer chemischen, physikalischen und mechanischen Eigenschaften sowie zum Anpassen an die vorgesehene Verwendung wird den Polymeren eine bestimmte Anzahl von Zusatzstoffen zugesetzt. Diese Zusatzstoffe werden aus der folgenden Liste ausgewählt, in der für jedes Produkt der maximal zulässige Gehalt spezifiziert ist.

Die Produkte dürfen höchstens 3 der Antioxidantien, ein oder mehrere Gleitmittel oder Antiblockier-Agenzien sowie Titandioxid als Trübungszusatz für Material, das einen Lichtschutz gewährleisten muß, enthalten.

- Butylhydroxytoluol (Kunststoffadditiv 07) — höchstens 0,125 Prozent
- Pentaerythrityltetrakis[3-(3,5-di-*tert*-butyl-4-hydroxyphenyl)propionat] (Kunststoffadditiv 09) — höchstens 0,3 Prozent
- 1,3,5-Tris(3,5-di-*tert*-butyl-4-hydroxybenzyl)-*s*-triazin-2,4,6(1*H*,3*H*,5*H*)trion (Kunststoffadditiv 13) — höchstens 0,3 Prozent
- Octadecyl[3-(3,5-di-*tert*-butyl-4-hydroxyphenyl)propionat] (Kunststoffadditiv 11) — höchstens 0,3 Prozent
- Ethylenbis[3,3-bis[3-(1,1-dimethylethyl)-4-hydroxyphenyl]butanoat] (Kunststoffadditiv 08) — höchstens 0,3 Prozent
- Dioctadecyldisulfid (Kunststoffadditiv 15) — höchstens 0,3 Prozent
- 2,2′,2″,6,6′,6″-Hexa-*tert*-butyl-4,4′,4″-[(2,4,6-trimethyl-1,3,5-benzoltriyl)trismethylen]triphenol (Kunststoffadditiv 10) — höchstens 0,3 Prozent
- 2,2′-Bis(octadecyloxy)-5,5′-spirobi[1,3,2-dioxaphosphinan] (Kunststoffadditiv 14) — höchstens 0,3 Prozent
- Didodecyl(3,3′-thiodipropionat) (Kunststoffadditiv 16) — höchstens 0,3 Prozent
- Dioctadecyl(3,3′-thiodipropionat) (Kunststoffadditiv 17) — höchstens 0,3 Prozent
- Tris(2,4-di-*tert*-butylphenyl)phosphit (Kunststoffadditiv 12) — höchstens 0,3 Prozent
- P-EPQ (Kunststoffadditiv 18) — höchstens 0,1 Prozent
- Copolymerisat von Dimethylsuccinat und (4-Hydroxy-2,2,6,6-tetramethylpiperidin-1-yl)ethanol (Kunststoffadditiv 22) — höchstens 0,3 Prozent

Der Gesamtgehalt der oben aufgeführten Antioxidantien darf höchstens 0,3 Prozent betragen.

- Hydrotalcit höchstens 0,5 Prozent
- Alkanamide höchstens 0,5 Prozent
- Alkenamide höchstens 0,5 Prozent
- Natriumaluminiumsilicat höchstens 0,5 Prozent
- Siliciumdioxid höchstens 0,5 Prozent
- Natriumbenzoat höchstens 0,5 Prozent
- Fettsäureester oder -salze höchstens 0,5 Prozent
- Trinatriumphosphat höchstens 0,5 Prozent
- Dickflüssiges Paraffin höchstens 0,5 Prozent
- Zinkoxid höchstens 0,5 Prozent
- Talkum höchstens 0,5 Prozent
- Magnesiumoxid höchstens 0,2 Prozent
- Calcium- oder Zinkstearat oder eine Mischung von beiden höchstens 0,5 Prozent
- Titandioxid höchstens 4 Prozent

Der Lieferant des Materials muß nachweisen können, daß die qualitative und quantitative Zusammensetzung jeder Produktionscharge dem Typmuster entspricht.

Eigenschaften

Pulver, Kügelchen, Körner oder – nach dem Verformen – Folien unterschiedlicher Dicke oder Behältnisse; praktisch unlöslich in Wasser, löslich in heißen aromatischen Kohlenwasserstoffen, praktisch unlöslich in wasserfreiem Ethanol, Hexan und Methanol. Die Substanz erweicht zwischen 65 und 165 °C. Sie brennt mit blauer Flamme.

Prüfung auf Identität

Falls erforderlich wird die Substanz in Stücke von höchstens 1 cm Seitenlänge geschnitten.

A. 0,25 g Substanz werden mit 10 ml Toluol *R* versetzt. Die Mischung wird etwa 15 min lang zum Rückfluß erhitzt. Einige Tropfen der Lösung werden auf ein Natriumchlorid-Plättchen aufgebracht. Das Lösungsmittel wird im Trockenschrank bei 80 °C abgedampft. Die Prüfung erfolgt mit Hilfe der IR-Spektroskopie (2.2.24). Das IR-Spektrum der Substanz zeigt insbesondere Maxima zwischen 2920 und 2850, bei 1475, 1465, 1380, 1170, 735 und 720 cm^{-1}; das Spektrum ist mit dem der als Typmuster ausgewählten Substanz identisch. Liegt die Substanz als Folie vor, kann die Prüfung auf Identität direkt mit einem entsprechend zugeschnittenen Stück durchgeführt werden.

B. Die Substanz entspricht den unter „Zusätzliche Prüfungen" (siehe „Prüfung auf Reinheit") aufgeführten Prüfungen auf die enthaltenen Zusatzstoffe.

C. In einem Platintiegel werden etwa 20 mg Substanz mit 1 g Kaliumhydrogensulfat *R* gemischt und bis zum vollständigen Schmelzen erhitzt. Nach dem Erkalten wird die Mischung mit 20 ml verdünnter Schwefelsäure *R* versetzt und vorsichtig erhitzt. Die erhaltene Lösung wird filtriert. Das Filtrat wird mit 1 ml Phosphorsäure 85 % *R* und 1 ml Wasserstoffperoxid-Lösung 30 % *R* versetzt. Falls die Substanz Titandioxid als Trübungszusatz enthält, entsteht eine orangegelbe Färbung.

Prüfung auf Reinheit

Falls erforderlich wird die Substanz in Stücke von höchstens 1 cm Seitenlänge geschnitten.

Prüflösung I: *Die Prüflösung muß innerhalb von 4 h verwendet werden.*

25 g Substanz werden in einem Rundkolben aus Borosilicatglas mit Schliff mit 500 ml Wasser für Injektionszwecke *R* versetzt. Die Mischung wird 5 h lang zum Rückfluß erhitzt. Nach dem Erkalten wird dekantiert. Ein Teil der Prüflösung wird für die Prüfung „Aussehen der Prüflösung I" verwendet, der Rest wird durch einen Glassintertiegel (16) filtriert.

Prüflösung II: 2,0 g Substanz werden in einem Erlenmeyerkolben aus Borosilicatglas mit Schliff mit 80 ml Toluol *R* versetzt. Die Mischung wird 90 min lang unter gleichmäßigem Rühren zum Rückfluß erhitzt. Nach dem Erkalten auf 60 °C werden unter fortgesetztem Rühren 120 ml Methanol *R* zugesetzt. Die Lösung wird durch einen Glassintertiegel (16) filtriert. Kolben und Tiegel werden mit 25 ml einer Mischung von 40 ml Toluol *R* und 60 ml Methanol *R* gespült, und die Spülflüssigkeit wird dem Filtrat zugesetzt. Das Filtrat wird mit der gleichen Lösungsmittelmischung zu 250 ml verdünnt. Eine Blindlösung wird hergestellt.

Prüflösung III: 100 g Substanz werden in einem Erlenmeyerkolben aus Borosilicatglas mit Schliff mit 250 ml Salzsäure (0,1 mol · l^{-1}) versetzt. Die Mischung wird unter gleichmäßigem Rühren 1 h lang zum Rückfluß erhitzt. Nach dem Erkalten wird dekantiert.

Aussehen der Prüflösung I: Die Prüflösung I muß klar (2.2.1) und farblos (2.2.2, Methode II) sein.

Sauer oder alkalisch reagierende Substanzen: 100 ml Prüflösung I werden mit 0,15 ml BMP-Mischindikator-Lösung *R* versetzt. Bis zum Farbumschlag nach Blau dürfen höchstens 1,5 ml Natriumhydroxid-Lösung (0,01 mol · l^{-1}) verbraucht werden. 100 ml Prüflösung I werden mit 0,2 ml Methylorange-Lösung *R* versetzt. Bis zum Beginn des Farbumschlags von Gelb nach Orange darf höchstens 1 ml Salzsäure (0,01 mol · l^{-1}) verbraucht werden.

Absorption (2.2.25): Die Absorption der Prüflösung I, zwischen 220 und 340 nm gemessen, darf höchstens 0,2 betragen.

Reduzierende Substanzen: 20 ml Prüflösung I werden mit 1 ml verdünnter Schwefelsäure *R* und 20 ml Kaliumpermanganat-Lösung (0,002 mol · l^{-1}) versetzt. 3 min

Behältnisse

lang wird zum Rückfluß erhitzt, dann sofort abgekühlt. Nach Zusatz von 1 g Kaliumiodid *R* und 0,25 ml Stärke-Lösung *R* wird die Lösung unverzüglich mit Natriumthiosulfat-Lösung (0,01 mol · l^{-1}) titriert. Ein Blindversuch wird durchgeführt. Die Differenz zwischen den bei den beiden Titrationen verbrauchten Volumen darf höchstens 3,0 ml betragen.

Hexanlösliche Substanzen: 10 g Substanz werden in einem 250-ml-Erlenmeyerkolben aus Borosilicatglas mit Schliff mit 100 ml Hexan *R* versetzt. Die Mischung wird 4 h lang unter gleichmäßigem Rühren zum Rückfluß erhitzt, anschließend in einer Eis-Wasser-Mischung abgekühlt und sofort durch einen Glassintertiegel (16) filtriert, wobei die Temperatur der Lösung bei 0 °C gehalten wird und die Filtrationszeit 5 min nicht überschreiten darf. Falls erforderlich wird die Filtration durch Anwendung von Überdruck beschleunigt. 20 ml Filtrat werden in einer zuvor gewogenen Kristallisierschale aus Borosilicatglas auf dem Wasserbad zur Trockne eingedampft. Der Rückstand, 1 h lang im Trockenschrank bei 100 bis 105 °C getrocknet, darf höchstens um 10 Prozent von dem mit dem Typmuster erhaltenen Rückstand abweichen und darf höchstens 5 Prozent betragen.

Extrahierbares Aluminium: Höchstens 1 ppm extrahierbares Al. Der Gehalt an Aluminium wird mit Hilfe der Atomemissionsspektroskopie (2.2.22, Methode I) in einem Argonplasma bestimmt.

Untersuchungslösung: Prüflösung III.

Referenzlösungen: Die Referenzlösungen werden aus der Aluminium-Lösung (200 ppm Al) *R* durch Verdünnen mit Salzsäure (0,1 mol · l^{-1}) hergestellt.

Die Bestimmung erfolgt durch Messung der Emission des Aluminiums bei 396,15 nm. Die Untergrundstrahlung liegt bei 396,25 nm.

Die Abwesenheit von Aluminium in der verwendeten Salzsäure muß sichergestellt sein.

Extrahierbares Titan: Höchstens 1 ppm extrahierbares Ti. Der Gehalt an Titan wird mit Hilfe der Atomemissionsspektroskopie (2.2.22, Methode I) in einem Argonplasma bestimmt.

Untersuchungslösung: Prüflösung III.

Referenzlösungen: Die Referenzlösungen werden aus der Titan-Lösung (100 ppm Ti) *R* durch Verdünnen mit Salzsäure (0,1 mol · l^{-1}) hergestellt.

Die Bestimmung erfolgt durch Messung der Emission des Titans bei 336,12 nm. Die Untergrundstrahlung liegt bei 336,16 nm.

Die Abwesenheit von Titan in der verwendeten Salzsäure muß sichergestellt sein.

Extrahierbares Zink: Höchstens 1 ppm extrahierbares Zn. Der Gehalt an Zink wird mit Hilfe der Atomabsorptionsspektroskopie (2.2.23, Methode I) bestimmt.

Untersuchungslösung: Prüflösung III.

Referenzlösungen: Die Referenzlösungen werden aus der Zink-Lösung (10 ppm Zn) *R* durch Verdünnen mit Salzsäure (0,1 mol · l^{-1}) hergestellt.

Die Absorption wird bei 213,9 nm unter Verwendung einer Zink-Hohlkathodenlampe als Strahlungsquelle und einer Luft-Acetylen-Flamme bestimmt.

Die Abwesenheit von Zink in der verwendeten Salzsäure muß sichergestellt sein.

Extrahierbare Schwermetalle (2.4.8): 50 ml Prüflösung III werden im Wasserbad auf ein Volumen von etwa 5 ml eingedampft und mit Wasser *R* zu 20,0 ml verdünnt. 12 ml dieser Lösung müssen der Grenzprüfung A auf Schwermetalle entsprechen (2,5 ppm). Zur Herstellung der Referenzlösung werden 2,5 ml Blei-Lösung (10 ppm Pb) *R* verwendet.

Sulfatasche (2.4.14): Höchstens 1,0 Prozent, mit 5,0 g Substanz bestimmt. Dieser Grenzwert gilt nicht für eine Substanz, die Titandioxid als Trübungszusatz enthält.

Zusätzliche Prüfungen

Diese Prüfungen sind ganz oder teilweise durchzuführen, je nach der Zusammensetzung oder Verwendung der Substanz.

Phenolische Antioxidantien: Die Prüfung erfolgt mit Hilfe der Flüssigchromatographie (2.2.29).

Die Chromatographie kann durchgeführt werden mit
- einer Säule aus rostfreiem Stahl von 0,25 m Länge und 4,6 mm innerem Durchmesser, gepackt mit octadecylsilyliertem Kieselgel zur Chromatographie *R* (5 µm)
- einer der folgenden 4 Mischungen als mobile Phase
  mobile Phase 1 bei einer Durchflußrate von 2 ml je Minute: 30 Volumteile Wasser *R*, 70 Volumteile Acetonitril *R*
  mobile Phase 2 bei einer Durchflußrate von 1,5 ml je Minute: 10 Volumteile Wasser *R*, 30 Volumteile Tetrahydrofuran *R*, 60 Volumteile Acetonitril *R*
  mobile Phase 3 bei einer Durchflußrate von 1,5 ml je Minute: 5 Volumteile Wasser *R*, 45 Volumteile 2-Propanol *R*, 50 Volumteile Methanol *R*
  mobile Phase 4 bei einer Durchflußrate von 1,5 ml je Minute: 20 Volumteile Tetrahydrofuran *R*, 80 Volumteile Acetonitril *R*
- einem Spektrometer als Detektor bei einer Wellenlänge von 280 nm für die mobilen Phasen 1 bis 3
- einem Spektrometer als Detektor bei einer Wellenlänge von 270 nm für die mobile Phase 4.

Die Prüfung darf nur ausgewertet werden, wenn
- die Auflösung zwischen den Peaks von Kunststoffadditiv 07 und Kunststoffadditiv 08 mit mobiler Phase 1 mindestens 8,0
  oder
- die Auflösung zwischen den Peaks von Kunststoffadditiv 09 und Kunststoffadditiv 10 mit mobiler Phase 2 mindestens 2,0
  oder
- die Auflösung zwischen den Peaks von Kunststoffadditiv 11 und Kunststoffadditiv 12 mit mobiler Phase 3 mindestens 2,0
  oder
- die Auflösung zwischen den beiden Hauptpeaks (Retentionszeiten etwa 3,5 und 5,8) im Chromatogramm des Kunststoffadditivs 18 mit mobiler Phase 4 mindestens 6,0

beträgt.

Untersuchungslösung 21: 50 ml Prüflösung II werden unter vermindertem Druck bei 45 °C zur Trockne eingedampft. Der Rückstand wird in 5,0 ml einer Mischung von gleichen Volumteilen Acetonitril *R* und Tetrahydrofuran *R* gelöst. Eine Blindlösung wird aus der unter „Prüflösung II“ aufgeführten Blindlösung hergestellt.

Untersuchungslösung 22: 50 ml Prüflösung II werden unter vermindertem Druck bei 45 °C zur Trockne eingedampft. Der Rückstand wird in 5,0 ml Dichlormethan *R* gelöst. Eine Blindlösung wird aus der unter „Prüflösung II“ aufgeführten Blindlösung hergestellt.

Untersuchungslösung 23: 50 ml Prüflösung II werden unter vermindertem Druck bei 45 °C zur Trockne eingedampft. Der Rückstand wird in 5,0 ml einer Mischung von gleichen Volumteilen Acetonitril *R* und einer Lösung von *tert*-Butylhydroperoxid *R* (10 g · l^{-1}) in Tetrahydrofuran *R* gelöst. Der Kolben wird verschlossen und 1 h lang stehengelassen. Eine Blindlösung wird aus der unter „Prüflösung II“ aufgeführten Blindlösung hergestellt.

Von den folgenden Referenzlösungen werden nur diejenigen hergestellt, die zur Prüfung der phenolischen Antioxidantien aufgrund der angegebenen Zusammensetzung der Substanz erforderlich sind.

Referenzlösung a: 25,0 mg Kunststoffadditiv 07 *CRS* und 60,0 mg Kunststoffadditiv 08 *CRS* werden in 10,0 ml einer Mischung von gleichen Volumteilen Acetonitril *R* und Tetrahydrofuran *R* gelöst. 2,0 ml Lösung werden mit der gleichen Lösungsmittelmischung zu 50,0 ml verdünnt.

Referenzlösung b: 60,0 mg Kunststoffadditiv 09 *CRS* und 60,0 mg Kunststoffadditiv 10 *CRS* werden in 10,0 ml einer Mischung von gleichen Volumteilen Acetonitril *R* und Tetrahydrofuran *R* gelöst. 2,0 ml Lösung werden mit der gleichen Lösungsmittelmischung zu 50,0 ml verdünnt.

Referenzlösung c: 60,0 mg Kunststoffadditiv 11 *CRS* und 60,0 mg Kunststoffadditiv 12 *CRS* werden in 10,0 ml Dichlormethan *R* gelöst. 2,0 ml Lösung werden mit Dichlormethan *R* zu 50,0 ml verdünnt.

Referenzlösung d: 25,0 mg Kunststoffadditiv 07 *CRS* werden in 10,0 ml einer Mischung von gleichen Volumteilen Acetonitril *R* und Tetrahydrofuran *R* gelöst. 2,0 ml Lösung werden mit der gleichen Lösungsmittelmischung zu 50,0 ml verdünnt.

Referenzlösung e: 60,0 mg Kunststoffadditiv 08 *CRS* werden in 10,0 ml einer Mischung von gleichen Volumteilen Acetonitril *R* und Tetrahydrofuran *R* gelöst. 2,0 ml Lösung werden mit der gleichen Lösungsmittelmischung zu 50,0 ml verdünnt.

Referenzlösung f: 60,0 mg Kunststoffadditiv 13 *CRS* werden in 10,0 ml einer Mischung von gleichen Volumteilen Acetonitril *R* und Tetrahydrofuran *R* gelöst. 2,0 ml Lösung werden mit der gleichen Lösungsmittelmischung zu 50,0 ml verdünnt.

Referenzlösung g: 60,0 mg Kunststoffadditiv 09 *CRS* werden in 10,0 ml einer Mischung von gleichen Volumteilen Acetonitril *R* und Tetrahydrofuran *R* gelöst. 2,0 ml Lösung werden mit der gleichen Lösungsmittelmischung zu 50,0 ml verdünnt.

Referenzlösung h: 60,0 mg Kunststoffadditiv 10 *CRS* werden in 10,0 ml einer Mischung von gleichen Volumteilen Acetonitril *R* und Tetrahydrofuran *R* gelöst. 2,0 ml Lösung werden mit der gleichen Lösungsmittelmischung zu 50,0 ml verdünnt.

Referenzlösung i: 60,0 mg Kunststoffadditiv 11 *CRS* werden in 10,0 ml Dichlormethan *R* gelöst. 2,0 ml Lösung werden mit Dichlormethan *R* zu 50,0 ml verdünnt.

Referenzlösung j: 60,0 mg Kunststoffadditiv 12 *CRS* werden in 10,0 ml Dichlormethan *R* gelöst. 2,0 ml Lösung werden mit Dichlormethan *R* zu 50,0 ml verdünnt.

Referenzlösung k: 20,0 mg Kunststoffadditiv 18 *CRS* werden in 10,0 ml einer Mischung von gleichen Volumteilen Acetonitril *R* und einer Lösung von *tert*-Butylhydroperoxid *R* (10 g · l^{-1}) in Tetrahydrofuran *R* gelöst. Die Lösung wird in einem geschlossenen Behältnis 1 h lang stehengelassen. 2,0 ml Lösung werden mit einer Mischung von gleichen Volumteilen Acetonitril *R* und Tetrahydrofuran *R* zu 50,0 ml verdünnt.

Falls die Substanz Kunststoffadditiv 07 und/oder Kunststoffadditiv 08 enthält, wird die mobile Phase 1 verwendet. Je 20 µl Untersuchungslösung 21, der entsprechenden Blindlösung sowie der Referenzlösungen

- a und d
  oder
- a und e
  oder
- d und e

werden eingespritzt.

Falls die Substanz eines oder mehrere der Kunststoffadditive 09 bis 13 als Antioxidantien enthält, wird die mobile Phase 2 verwendet. Je 20 µl Untersuchungslösung 21, der entsprechenden Blindlösung, der Referenzlösung b und der Referenzlösungen, die die in der Zusammensetzung der Substanz genannten Antioxidantien aus der zuvor genannten Aufzählung enthalten, werden eingespritzt.

Falls die Substanz Kunststoffadditiv 11 und/oder Kunststoffadditiv 12 enthält, wird die mobile Phase 3 verwendet. Je 20 µl Untersuchungslösung 22, der entsprechenden Blindlösung sowie der Referenzlösungen

- c und i
  oder
- c und j
  oder
- i und j

werden eingespritzt.

Falls die Substanz Kunststoffadditiv 18 enthält, wird die mobile Phase 4 verwendet. Je 20 µl Untersuchungslösung 23, der entsprechenden Blindlösung und der Referenzlösung k werden eingespritzt.

In allen Fällen wird das Chromatogramm 30 min lang aufgezeichnet. Die Chromatogramme der Untersuchungslösungen 21, 22 und 23 dürfen nur die Peaks der in der Zusammensetzung genannten Antioxidantien und kleinere Peaks, die auch in den Chromatogrammen der Blindlösungen sichtbar sind, zeigen. Die Peakflächen in den Chromatogrammen der Untersuchungslösungen 21, 22 und 23 dürfen nicht größer sein als die entsprechenden

Peakflächen in den Chromatogrammen der Referenzlösungen d bis k.

Nichtphenolische Antioxidantien: Die Prüfung erfolgt mit Hilfe der Dünnschichtchromatographie (2.2.27) unter Verwendung einer DC-Platte mit Kieselgel GF_{254} *R*.

Untersuchungslösung 24: 100 ml Prüflösung II werden unter vermindertem Druck bei 45 °C zur Trockne eingedampft. Der Rückstand wird in 2 ml Dichlormethan *R* 1 gelöst.

Referenzlösung l: 60 mg Kunststoffadditiv 14 *CRS* werden in 10 ml Dichlormethan *R* gelöst. 2 ml Lösung werden mit Dichlormethan *R* 1 zu 10 ml verdünnt.

Referenzlösung m: 60 mg Kunststoffadditiv 15 *CRS* werden in 10 ml Dichlormethan *R* gelöst. 2 ml Lösung werden mit Dichlormethan *R* 1 zu 10 ml verdünnt.

Referenzlösung n: 60 mg Kunststoffadditiv 16 *CRS* werden in 10 ml Dichlormethan *R* gelöst. 2 ml Lösung werden mit Dichlormethan *R* 1 zu 10 ml verdünnt.

Referenzlösung o: 60 mg Kunststoffadditiv 17 *CRS* werden in 10 ml Dichlormethan *R* gelöst. 2 ml Lösung werden mit Dichlormethan *R* 1 zu 10 ml verdünnt.

Referenzlösung p: 60 mg Kunststoffadditiv 16 *CRS* und 60 mg Kunststoffadditiv 17 *CRS* werden in 10 ml Dichlormethan *R* gelöst. 2 ml Lösung werden mit Dichlormethan *R* 1 zu 10 ml verdünnt.

Auf die Platte werden je 20 µl Untersuchungslösung 24, Referenzlösung p und der Referenzlösungen, die die in der Typzusammensetzung der Substanz genannten phenolischen und nichtphenolischen Antioxidantien enthalten, aufgetragen. Die Chromatographie erfolgt mit Hexan *R* über eine Laufstrecke von 18 cm. Die Platte wird trocknen gelassen. Die Chromatographie erfolgt ein zweites Mal mit Dichlormethan *R* über eine Laufstrecke von 17 cm. Die Platte wird erneut trocknen gelassen und im ultravioletten Licht bei 254 nm ausgewertet. Die Platte wird mit ethanolischer Iod-Lösung *R* besprüht und im ultravioletten Licht bei 254 nm nach 10 bis 15 min ausgewertet. Kein Fleck im Chromatogramm der Untersuchungslösung 24 darf größer oder intensiver sein als der entsprechende Fleck in den Chromatogrammen der Referenzlösungen. Die Prüfung darf nur ausgewertet werden, wenn das Chromatogramm der Referenzlösung p deutlich voneinander getrennt 2 Flecke zeigt.

Kunststoffadditiv 22: Die Prüfung erfolgt mit Hilfe der Flüssigchromatographie (2.2.29).

Untersuchungslösung: 25 ml Prüflösung II werden unter vermindertem Druck bei 45 °C zur Trockne eingedampft. Der Rückstand wird in 10 ml Toluol *R* und einer Lösung von Tetrabutylammoniumhydroxid *R* ($10\ g \cdot l^{-1}$) in einer Mischung von 35 Volumteilen Toluol *R* und 65 Volumteilen wasserfreiem Ethanol *R* gelöst. Die Mischung wird 3 h lang zum Rückfluß erhitzt, erkalten gelassen und falls erforderlich filtriert.

Referenzlösung: 30 mg Kunststoffadditiv 22 *CRS* werden in 50 ml Toluol *R* gelöst. 1 ml Lösung wird 25 ml der unter „Prüflösung II" aufgeführten Blindlösung zugesetzt. Die Mischung wird unter vermindertem Druck bei 45 °C zur Trockne eingedampft. Der Rückstand wird in 10 ml Toluol *R* und 10 ml einer Lösung von Tetrabutylammoniumhydroxid *R* ($10\ g \cdot l^{-1}$) in einer Mischung von 35 Volumteilen Toluol *R* und 65 Volumteilen wasserfreiem Ethanol *R* gelöst. Die Mischung wird 3 h lang zum Rückfluß erhitzt, erkalten gelassen und falls erforderlich filtriert.

Die Chromatographie kann durchgeführt werden mit

- einer Säule aus rostfreiem Stahl von 0,25 m Länge und 4,6 mm innerem Durchmesser, gepackt mit aminopropylsilyliertem Kieselgel zur Chromatographie *R* (5 µm)
- einer Mischung von 11 Volumteilen wasserfreiem Ethanol *R* und 89 Volumteilen Hexan *R* als mobile Phase bei einer Durchflußrate von 2 ml je Minute
- einem Spektrometer als Detektor bei einer Wellenlänge von 227 nm.

20 µl jeder Lösung werden eingespritzt. Die Chromatographie erfolgt über eine Dauer von 10 min. Werden die Chromatogramme unter den vorgeschriebenen Bedingungen aufgezeichnet, muß die Auflösung zwischen dem „Diol"-Peak und dem Peak des Verdünnungsmittels der Referenzlösung mindestens 7 betragen.

Im Chromatogramm der Untersuchungslösung muß die Peakfläche der „Diol"-Komponente des Kunststoffadditivs 22 kleiner sein als die entsprechende Peakfläche im Chromatogramm der Referenzlösung.

Amide, Stearate: Die Prüfung erfolgt mit Hilfe der Dünnschichtchromatographie (2.2.27) unter Verwendung von 2 DC-Platten mit Kieselgel GF_{254} *R*.

Untersuchungslösung: Untersuchungslösung 24 (siehe „Nichtphenolische Antioxidantien").

Referenzlösung q: 20 mg Stearinsäure *CRS* (Kunststoffadditiv 19 *CRS*) werden in 10 ml Dichlormethan *R* gelöst.

Referenzlösung r: 40 mg Oleamid *CRS* (Kunststoffadditiv 20 *CRS*) werden in 20 ml Dichlormethan *R* gelöst.

Referenzlösung s: 40 mg Erucamid *CRS* (Kunststoffadditiv 21 *CRS*) werden in 20 ml Dichlormethan *R* gelöst.

Auf jede der beiden Platten werden 10 µl Untersuchungslösung 24 aufgetragen. 10 µl Referenzlösung q werden auf die erste und je 10 µl Referenzlösung r und s auf die zweite Platte aufgetragen.

Die Chromatographie der ersten Platte erfolgt mit einer Mischung von 25 Volumteilen wasserfreiem Ethanol *R* und 75 Volumteilen Trimethylpentan *R* über eine Laufstrecke von 10 cm. Die Platte wird an der Luft trocknen gelassen, mit einer Lösung von Dichlorphenolindophenol *R* ($2\ g \cdot l^{-1}$) in wasserfreiem Ethanol *R* besprüht und einige Minuten lang im Trockenschrank bei 120 °C erhitzt, um die Flecke stärker zu färben. Ein dem Kunststoffadditiv 19 entsprechender Fleck im Chromatogramm der Untersuchungslösung 24 entspricht in bezug auf Lage (R_f etwa 0,5) dem entsprechenden Fleck im Chromatogramm der Referenzlösung q, darf aber nicht größer oder stärker gefärbt sein als dieser.

Die Chromatographie der zweiten Platte erfolgt mit Hexan *R* über eine Laufstrecke von 13 cm. Die Platte wird an der Luft trocknen gelassen. Die Chromatographie erfolgt ein zweites Mal mit einer Mischung von 5 Volumteilen Methanol *R* und 95 Volumteilen Dichlormethan *R* über eine Laufstrecke von 10 cm. Die Platte wird trocknen gelassen, mit einer Lösung von Molybdatophosphorsäure *R* (40 g · l^{-1}) in wasserfreiem Ethanol *R* besprüht und im Trockenschrank bei 120 °C erhitzt, bis Flecke sichtbar werden. Den Kunststoffadditiven 20 und/oder 21 entsprechende Flecken im Chromatogramm der Untersuchungslösung 24 entsprechen in bezug auf Lage (R_f etwa 0,2) den entsprechenden Flekken in den Chromatogrammen der Referenzlösungen r und s, dürfen aber nicht größer oder stärker gefärbt sein als diese.

3.1.4 Polyethylen ohne Zusatzstoffe für Behältnisse zur Aufnahme parenteraler und ophthalmologischer Zubereitungen

Dieser Text enthält für die englisch- und/oder französischsprachige 4. Ausgabe 2002 vorgesehene Berichtigungen.

Definition

Polyethylen ohne Zusatzstoffe wird durch Polymerisation von Ethylen unter hohem Druck in Gegenwart von Sauerstoff oder Radikalbildnern als Katalysatoren hergestellt.

Eigenschaften

Kügelchen, Körner, Pulver oder – nach dem Verformen – durchscheinende Folien unterschiedlicher Dicke oder Behältnisse; praktisch unlöslich in Wasser, löslich in heißen aromatischen Kohlenwasserstoffen, praktisch unlöslich in wasserfreiem Ethanol, Hexan und Methanol. Die Substanz erweicht bei Temperaturen oberhalb von 65 °C.

Die relative Dichte (2.2.5) der Substanz liegt zwischen 0,910 und 0,937.

Prüfung auf Identität

Falls erforderlich wird die Substanz in Stücke von höchstens 1 cm Seitenlänge geschnitten.

A. 0,25 g Substanz werden mit 10 ml Toluol *R* versetzt. Die Mischung wird etwa 15 min lang zum Rückfluß erhitzt. Einige Tropfen der Lösung werden auf ein Natriumchlorid-Plättchen aufgebracht. Das Lösungsmittel wird im Trockenschrank bei 80 °C abgedampft. Die Prüfung erfolgt mit Hilfe der IR-Spektroskopie (2.2.24). Das IR-Spektrum der Substanz zeigt insbesondere Maxima zwischen 2920 und 2850, bei 1465, 730 und 720 cm^{-1}; das Spektrum ist mit dem der als Typmuster ausgewählten Substanz identisch. Liegt die Substanz als Folie vor, kann die Prüfung direkt mit einem entsprechend zugeschnittenen Stück durchgeführt werden.

B. Die Substanz entspricht der Prüfung „Zusatzstoffe" (siehe „Prüfung auf Reinheit").

Prüfung auf Reinheit

Falls erforderlich wird die Substanz in Stücke von höchstens 1 cm Seitenlänge geschnitten.

Prüflösung I: 25 g Substanz werden in einem Rundkolben aus Borosilicatglas mit Schliff mit 500 ml Wasser für Injektionszwecke *R* versetzt. Die Mischung wird 5 h lang zum Rückfluß erhitzt. Nach dem Erkalten wird dekantiert. Ein Teil der Lösung wird für die Prüfung „Aussehen der Prüflösung I" verwendet, der Rest wird durch einen Glassintertiegel (16) filtriert.

Die Prüflösung I muß innerhalb von 4 h verwendet werden.

Prüflösung II: 2,0 g Substanz werden in einem Erlenmeyerkolben aus Borosilicatglas mit Schliff mit 80 ml Toluol *R* versetzt. Die Mischung wird unter gleichmäßigem Rühren 90 min lang zum Rückfluß erhitzt. Nach dem Erkalten auf 60 °C werden unter fortgesetztem Rühren 120 ml Methanol *R* zugesetzt. Die Lösung wird durch einen Glassintertiegel (16) filtriert. Kolben und Tiegel werden mit 25 ml einer Mischung von 40 ml Toluol *R* und 60 ml Methanol *R* gespült, und die Spülflüssigkeit wird dem Filtrat zugesetzt. Das Filtrat wird mit der gleichen Lösungsmittelmischung zu 250 ml verdünnt. Eine Blindlösung wird hergestellt.

Prüflösung III: 100 g Substanz werden in einem Erlenmeyerkolben aus Borosilicatglas mit Schliff mit 250 ml Salzsäure (0,1 mol · l^{-1}) versetzt. Die Mischung wird unter gleichmäßigem Rühren 1 h lang zum Rückfluß erhitzt. Nach dem Erkalten wird dekantiert.

Aussehen der Prüflösung I: Die Prüflösung I muß klar (2.2.1) und farblos (2.2.2, Methode II) sein.

Sauer oder alkalisch reagierende Substanzen: 100 ml Prüflösung I werden mit 0,15 ml BMP-Mischindikator-Lösung *R* versetzt. Bis zum Farbumschlag nach Blau dürfen höchstens 1,5 ml Natriumhydroxid-Lösung (0,01 mol · l^{-1}) verbraucht werden. 100 ml Prüflösung I werden mit 0,2 ml Methylorange-Lösung *R* versetzt. Bis zum Beginn des Farbumschlags von Gelb nach Orange darf höchstens 1,0 ml Salzsäure (0,01 mol · l^{-1}) verbraucht werden.

Absorption (2.2.25): Die Absorption der Prüflösung I, zwischen 220 und 340 nm gemessen, darf höchstens 0,2 betragen.

Reduzierende Substanzen: 20 ml Prüflösung I werden mit 1 ml verdünnter Schwefelsäure *R* und 20 ml Kaliumpermanganat-Lösung (0,002 mol · l^{-1}) versetzt. 3 min lang wird zum Rückfluß erhitzt, dann sofort abgekühlt. Nach Zusatz von 1 g Kaliumiodid *R* und 0,25 ml Stärke-Lösung *R* wird die Lösung unverzüglich mit Natriumthiosulfat-Lösung (0,01 mol · l^{-1}) titriert. Ein Blindversuch wird durchgeführt. Die Differenz zwischen den bei den beiden Titrationen verbrauchten Volumen darf höchstens 0,5 ml betragen.

Hexanlösliche Substanzen: 10 g Substanz werden in einem 250-ml-Erlenmeyerkolben aus Borosilicatglas mit Schliff mit 100 ml Hexan *R* versetzt. Die Mischung wird 4 h lang unter gleichmäßigem Rühren zum Rückfluß erhitzt, anschließend in einer Eis-Wasser-Mischung abgekühlt und sofort durch einen Glassintertiegel (16) filtriert, wobei die Temperatur der Lösung bei 0 °C gehalten wird und die Filtrationszeit 5 min nicht überschreiten darf. Falls erforderlich wird die Filtration durch Anwendung von Überdruck beschleunigt. 20 ml Filtrat werden in einer zuvor gewogenen Kristallisierschale aus Borosilicatglas auf dem Wasserbad zur Trockne eingedampft. Der Rückstand, 1 h lang im Trockenschrank bei 100 bis 105 °C getrocknet, darf höchstens um 10 Prozent von dem mit dem Typmuster erhaltenen Rückstand abweichen und darf höchstens 5 Prozent betragen.

Zusatzstoffe: Die Prüfung erfolgt mit Hilfe der Dünnschichtchromatographie (2.2.27) unter Verwendung einer DC-Platte mit Kieselgel G *R*.

Untersuchungslösung: 50 ml Prüflösung II werden unter vermindertem Druck bei 45 °C zur Trockne eingedampft. Der Rückstand wird in 5 ml Dichlormethan *R* gelöst. Eine Blindlösung wird aus der unter „Prüflösung II“ aufgeführten Blindlösung hergestellt.

Referenzlösung: 20 mg Kunststoffadditiv 15 *CRS* und 20 mg Kunststoffadditiv 08 *CRS* werden in Dichlormethan *R* zu 10 ml gelöst.

Auf die Platte werden 10 µl jeder Lösung aufgetragen. Die Chromatographie erfolgt mit Hexan *R* über eine Laufstrecke von 13 cm. Die Platte wird an der Luft trocknen gelassen und ein zweites Mal mit einer Mischung von 5 Volumteilen Methanol *R* und 95 Volumteilen Dichlormethan *R* über eine Laufstrecke von 10 cm entwickelt. Die Platte wird an der Luft trocknen gelassen, mit einer Lösung von Molybdatophosphorsäure *R* ($40 g \cdot l^{-1}$) in Ethanol 96 % *R* besprüht und bis zum Erscheinen von Flecken im Chromatogramm der Referenzlösung bei 120 °C erhitzt. Im Chromatogramm der Untersuchungslösung darf kein Fleck sichtbar sein. Eine nahe der Fließmittelfront von der ersten Entwicklung auftretender Fleck (Oligomere) und Flecke, die Flecken im Chromatogramm der Blindlösung entsprechen, werden nicht berücksichtigt. Das Chromatogramm der Referenzlösung muß 2 getrennte Flecke zeigen.

Extrahierbare Schwermetalle (2.4.8): 50 ml Prüflösung III werden im Wasserbad auf ein Volumen von etwa 5 ml eingedampft und mit Wasser *R* zu 20 ml verdünnt. 12 ml dieser Lösung müssen der Grenzprüfung A auf Schwermetalle entsprechen (2,5 ppm). Zur Herstellung der Referenzlösung werden 2,5 ml Blei-Lösung (10 ppm Pb) *R* verwendet.

Sulfatasche (2.4.14): Höchstens 0,02 Prozent, mit 5,0 g Substanz bestimmt.

3.1.5 Polyethylen mit Zusatzstoffen für Behältnisse zur Aufnahme parenteraler und ophthalmologischer Zubereitungen

Definition

Polyethylen mit Zusatzstoffen wird durch Polymerisation von Ethylen unter Druck in Gegenwart von Katalysatoren oder durch Copolymerisation von Ethylen mit bis zu 25 Prozent höheren Alkenhomologen (C_3 bis C_{10}) hergestellt.

Herstellung

Zur Optimierung ihrer chemischen, physikalischen und mechanischen Eigenschaften sowie zum Anpassen an die vorgesehene Verwendung wird den Polymeren eine bestimmte Anzahl von Zusatzstoffen zugesetzt. Diese Zusatzstoffe werden aus der folgenden Liste ausgewählt, in der für jedes Produkt der maximal zulässige Gehalt spezifiziert ist.

Die Produkte dürfen höchstens 3 der Antioxidantien, ein oder mehrere Gleitmittel oder Antiblockier-Agenzien sowie Titandioxid als Trübungszusatz für Material, das einen Lichtschutz gewährleisten muß, enthalten.

- Butylhydroxytoluol (Kunststoffadditiv 07) — höchstens 0,125 Prozent
- Pentaerythrityltetrakis[3-(3,5-di-*tert*-butyl-4-hydroxyphenyl)propionat] (Kunststoffadditiv 09) — höchstens 0,3 Prozent
- 1,3,5-Tris(3,5-di-*tert*-butyl-4-hydroxybenzyl)-*s*-triazin-2,4,6-(1*H*,3*H*,5*H*)trion (Kunststoffadditiv 13) — höchstens 0,3 Prozent
- Octadecyl[3-(3,5-di-*tert*-butyl-4-hydroxyphenyl)propionat] (Kunststoffadditiv 11) — höchstens 0,3 Prozent
- Ethylenbis[3,3-bis[3-(1,1-dimethylethyl)-4-hydroxyphenyl]butanoat] (Kunststoffadditiv 08) — höchstens 0,3 Prozent
- Dioctadecyldisulfid (Kunststoffadditiv 15) — höchstens 0,3 Prozent
- 2,2′,2″,6,6′,6″-Hexa-*tert*-butyl-4,4′,4″-[(2,4,6-trimethyl-1,3,5-benzoltriyl)trismethylen]triphenol (Kunststoffadditiv 10) — höchstens 0,3 Prozent
- 2,2′-Bis(octadecyloxy)-5,5′-spirobi[1,3,2-dioxaphosphinan] (Kunststoffadditiv 14) — höchstens 0,3 Prozent
- Didodecyl(3,3′-thiodipropionat) (Kunststoffadditiv 16) — höchstens 0,3 Prozent
- Dioctadecyl(3,3′-thiodipropionat) (Kunststoffadditiv 17) — höchstens 0,3 Prozent
- Tris(2,4-di-*tert*-butylphenyl)phosphit (Kunststoffadditiv 12) — höchstens 0,3 Prozent

Der Gesamtgehalt der oben aufgeführten Antioxidantien darf höchstens 0,3 Prozent betragen.

- Hydrotalcit — höchstens 0,5 Prozent
- Alkanamide — höchstens 0,5 Prozent
- Alkenamide — höchstens 0,5 Prozent
- Natriumaluminiumsilicat — höchstens 0,5 Prozent
- Siliciumdioxid — höchstens 0,5 Prozent

- Natriumbenzoat — höchstens 0,5 Prozent
- Fettsäureester oder -salze — höchstens 0,5 Prozent
- Trinatriumphosphat — höchstens 0,5 Prozent
- Dickflüssiges Paraffin — höchstens 0,5 Prozent
- Zinkoxid — höchstens 0,5 Prozent
- Magnesiumoxid — höchstens 0,2 Prozent
- Calcium- oder Zinkstearat oder eine Mischung von beiden — höchstens 0,5 Prozent
- Titandioxid (nur für Behältnismaterial für Ophthalmika) — höchstens 4 Prozent

Der Lieferant des Materials muß nachweisen können, daß die qualitative und quantitative Zusammensetzung jeder Produktionscharge dem Typmuster entspricht.

Eigenschaften

Pulver, Kügelchen, Körner oder – nach dem Verformen – durchscheinende Folien unterschiedlicher Dicke oder Behältnisse; praktisch unlöslich in Wasser, löslich in heißen aromatischen Kohlenwasserstoffen, praktisch unlöslich in wasserfreiem Ethanol, Hexan und Methanol. Die Substanz erweicht zwischen 70 und 140 °C.

Die relative Dichte (2.2.5) der Substanz liegt zwischen 0,890 und 0,965.

Prüfung auf Identität

Falls erforderlich wird die Substanz in Stücke von höchstens 1 cm Seitenlänge geschnitten.

A. 0,25 g Substanz werden mit 10 ml Toluol *R* versetzt. Die Mischung wird etwa 15 min lang zum Rückfluß erhitzt. Einige Tropfen der Lösung werden auf ein Natriumchlorid-Plättchen aufgebracht. Das Lösungsmittel wird im Trockenschrank bei 80 °C abgedampft. Die Prüfung erfolgt mit Hilfe der IR-Spektroskopie (2.2.24). Das IR-Spektrum der Substanz zeigt insbesondere Maxima zwischen 2920 und 2850, bei 1465, 1375, 1170, 730 und 720 cm^{-1}; das Spektrum ist mit dem der als Typmuster ausgewählten Substanz identisch. Liegt die Substanz als Folie vor, kann die Prüfung auf Identität direkt mit einem entsprechend zugeschnittenen Stück durchgeführt werden.

B. Die Substanz entspricht den unter „Zusätzliche Prüfungen" (siehe „Prüfung auf Reinheit") aufgeführten Prüfungen auf die enthaltenen Zusatzstoffe.

C. In einem Platintiegel werden etwa 20 mg Substanz mit 1 g Kaliumhydrogensulfat *R* gemischt und bis zum vollständigen Schmelzen erhitzt. Nach dem Erkalten wird die Mischung mit 20 ml verdünnter Schwefelsäure *R* versetzt und vorsichtig erhitzt. Die erhaltene Lösung wird filtriert. Das Filtrat wird mit 1 ml Phosphorsäure 85 % *R* und 1 ml Wasserstoffperoxid-Lösung 30 % *R* versetzt. Falls die Substanz Titandioxid als Trübungszusatz enthält, entsteht eine orangegelbe Färbung.

Prüfung auf Reinheit

Falls erforderlich wird die Substanz in Stücke von höchstens 1 cm Seitenlänge geschnitten.

Prüflösung I: 25 g Substanz werden in einem Rundkolben aus Borosilicatglas mit Schliff mit 500 ml Wasser für Injektionszwecke *R* versetzt. Die Mischung wird 5 h lang zum Rückfluß erhitzt. Nach dem Erkalten wird dekantiert. Ein Teil der Lösung wird für die Prüfung „Aussehen der Prüflösung I" verwendet, der Rest wird durch einen Glassintertiegel (16) filtriert.

Die Prüflösung I muß innerhalb von 4 h verwendet werden.

Prüflösung II: 2,0 g Substanz werden in einem Erlenmeyerkolben aus Borosilicatglas mit Schliff mit 80 ml Toluol *R* versetzt. Die Mischung wird 90 min lang unter gleichmäßigem Rühren zum Rückfluß erhitzt. Nach dem Erkalten auf 60 °C werden unter fortgesetztem Rühren 120 ml Methanol *R* zugesetzt. Die Lösung wird durch einen Glassintertiegel (16) filtriert. Kolben und Tiegel werden mit 25 ml einer Mischung von 40 ml Toluol *R* und 60 ml Methanol *R* gespült und die Spülflüssigkeit wird dem Filtrat zugesetzt. Das Filtrat wird mit der gleichen Lösungsmittelmischung zu 250,0 ml verdünnt. Eine Blindlösung wird hergestellt.

Prüflösung III: 100 g Substanz werden in einem Erlenmeyerkolben aus Borosilicatglas mit Schliff mit 250 ml Salzsäure (0,1 mol · l^{-1}) versetzt. Die Mischung wird unter gleichmäßigem Rühren 1 h lang zum Rückfluß erhitzt. Nach dem Erkalten wird dekantiert.

Aussehen der Prüflösung I: Die Prüflösung I muß klar (2.2.1) und farblos (2.2.2, Methode II) sein.

Sauer oder alkalisch reagierende Substanzen: 100 ml Prüflösung I werden mit 0,15 ml BMP-Mischindikator-Lösung *R* versetzt. Bis zum Farbumschlag nach Blau dürfen höchstens 1,5 ml Natriumhydroxid-Lösung (0,01 mol · l^{-1}) verbraucht werden. 100 ml Prüflösung I werden mit 0,2 ml Methylorange-Lösung *R* versetzt. Bis zum Beginn des Farbumschlags von Gelb nach Orange darf höchstens 1,0 ml Salzsäure (0,01 mol · l^{-1}) verbraucht werden.

Absorption (2.2.25): Die Absorption der Prüflösung I, zwischen 220 und 340 nm gemessen, darf höchstens 0,2 betragen.

Reduzierende Substanzen: 20 ml Prüflösung I werden mit 1 ml verdünnter Schwefelsäure *R* und 20 ml Kaliumpermanganat-Lösung (0,002 mol · l^{-1}) versetzt. 3 min lang wird zum Rückfluß erhitzt, dann sofort abgekühlt. Nach Zusatz von 1 g Kaliumiodid *R* und 0,25 ml Stärke-Lösung *R* wird die Lösung unverzüglich mit Natriumthiosulfat-Lösung (0,01 mol · l^{-1}) titriert. Ein Blindversuch wird durchgeführt. Die Differenz zwischen den bei den beiden Titrationen verbrauchten Volumen darf höchstens 0,5 ml betragen.

Hexanlösliche Substanzen: 10 g Substanz werden in einem 250-ml-Erlenmeyerkolben aus Borosilicatglas mit Schliff mit 100 ml Hexan *R* versetzt. Die Mischung wird 4 h lang unter gleichmäßigem Rühren zum Rückfluß erhitzt, anschließend in einer Eis-Wasser-Mischung abgekühlt und sofort durch einen Glassintertiegel (16) filtriert, wobei die Temperatur der Lösung bei 0 °C gehalten wird und die Filtrationszeit 5 min nicht überschreiten darf. Falls erforderlich wird die Filtration durch Anwendung von Überdruck beschleunigt. 20 ml Filtrat werden in einer zuvor gewogenen Kristallisierschale aus Borosilicatglas auf dem Wasserbad zur Trockne eingedampft. Der Rückstand, 1 h lang im Trockenschrank bei 100 bis 105 °C getrocknet, darf höchstens um 10 Prozent von dem mit dem Typmuster erhaltenen Rückstand abweichen und darf höchstens 5 Prozent betragen.

Extrahierbares Aluminium: Höchstens 1 ppm extrahierbares Al. Der Gehalt an Aluminium wird mit Hilfe der Atomemissionsspektroskopie (2.2.22, Methode I) in einem Argonplasma bestimmt.

Untersuchungslösung: Prüflösung III.

Referenzlösungen: Die Referenzlösungen werden aus der Aluminium-Lösung (200 ppm Al) *R* durch Verdünnen mit Salzsäure (0,1 mol · l^{-1}) hergestellt.

Die Bestimmung erfolgt durch Messung der Emission des Aluminiums bei 396,15 nm. Die Untergrundstrahlung liegt bei 396,25 nm.

Die Abwesenheit von Aluminium in der verwendeten Salzsäure muß sichergestellt sein.

Extrahierbares Chrom: Höchstens 0,05 ppm extrahierbares Cr. Der Gehalt an Chrom wird mit Hilfe der Atomemissionsspektroskopie (2.2.22, Methode I) in einem Argonplasma bestimmt.

Untersuchungslösung: Prüflösung III.

Referenzlösungen: Die Referenzlösungen werden aus der Chrom-Lösung (100 ppm Cr) *R* durch Verdünnen mit einer Mischung von 2 Volumteilen Salzsäure *R* und 8 Volumteilen Wasser *R* hergestellt.

Die Bestimmung erfolgt durch Messung der Emission des Chroms bei 205,55 nm. Die Untergrundstrahlung liegt bei 205,50 nm.

Die Abwesenheit von Chrom in der verwendeten Salzsäure muß sichergestellt sein.

Extrahierbares Titan: Höchstens 1 ppm extrahierbares Ti. Der Gehalt an Titan wird mit Hilfe der Atomemissionsspektroskopie (2.2.22, Methode I) in einem Argonplasma bestimmt.

Untersuchungslösung: Prüflösung III.

Referenzlösungen: Die Referenzlösungen werden aus der Titan-Lösung (100 ppm Ti) *R* durch Verdünnen mit Salzsäure (0,1 mol · l^{-1}) hergestellt.

Die Bestimmung erfolgt durch Messung der Emission des Titans bei 336,12 nm. Die Untergrundstrahlung liegt bei 336,16 nm.

Die Abwesenheit von Titan in der verwendeten Salzsäure muß sichergestellt sein.

Extrahierbares Vanadium: Höchstens 0,1 ppm extrahierbares V. Der Gehalt an Vanadium wird mit Hilfe der Atomemissionsspektroskopie (2.2.22, Methode I) in einem Argonplasma bestimmt.

Untersuchungslösung: Prüflösung III.

Referenzlösungen: Die Referenzlösungen werden aus der Vanadin-Lösung (1 g · l^{-1} V) *R* durch Verdünnen mit einer Mischung von 2 Volumteilen Salzsäure *R* und 8 Volumteilen Wasser *R* hergestellt.

Die Bestimmung erfolgt durch Messung der Emission des Vanadiums bei 292,40 nm. Die Untergrundstrahlung liegt bei 292,35 nm.

Die Abwesenheit von Vanadium in der verwendeten Salzsäure muß sichergestellt sein.

Extrahierbares Zink: Höchstens 1 ppm extrahierbares Zn. Der Gehalt an Zink wird mit Hilfe der Atomabsorptionsspektroskopie (2.2.23, Methode I) bestimmt.

Untersuchungslösung: Prüflösung III.

Referenzlösungen: Die Referenzlösungen werden aus der Zink-Lösung (10 ppm Zn) *R* durch Verdünnen mit Salzsäure (0,1 mol · l^{-1}) hergestellt.

Die Absorption wird bei 213,9 nm unter Verwendung einer Zink-Hohlkathodenlampe als Strahlungsquelle und einer Luft-Acetylen-Flamme bestimmt.

Extrahierbares Zirconium: Höchstens 0,1 ppm extrahierbares Zr. Der Gehalt an Zirconium wird mit Hilfe der Atomemissionsspektroskopie (2.2.22, Methode I) in einem Argonplasma bestimmt.

Untersuchungslösung: Prüflösung III.

Referenzlösungen: Die Referenzlösungen werden aus der Zirconium-Lösung (1 g · l^{-1} Zr) *R* durch Verdünnen mit einer Mischung von 2 Volumteilen Salzsäure *R* und 8 Volumteilen Wasser *R* hergestellt.

Die Bestimmung erfolgt durch Messung der Emission des Zirconiums bei 343,82 nm. Die Untergrundstrahlung liegt bei 343,92 nm.

Die Abwesenheit von Zirconium in der verwendeten Salzsäure muß sichergestellt sein.

Extrahierbare Schwermetalle (2.4.8): 50 ml Prüflösung III werden im Wasserbad auf ein Volumen von etwa 5 ml eingedampft und mit Wasser *R* zu 20,0 ml verdünnt. 12 ml dieser Lösung müssen der Grenzprüfung A auf Schwermetalle entsprechen (2,5 ppm). Zur Herstellung der Referenzlösung werden 2,5 ml Blei-Lösung (10 ppm Pb) *R* verwendet.

Sulfatasche (2.4.14): Höchstens 1,0 Prozent, mit 5,0 g Substanz bestimmt. Dieser Grenzwert gilt nicht für eine Substanz, die Titandioxid als Trübungszusatz enthält.

Zusätzliche Prüfungen

Diese Prüfungen sind ganz oder teilweise durchzuführen, je nach der Zusammensetzung oder Verwendung der Substanz.

Phenolische Antioxidantien: Die Prüfung erfolgt mit Hilfe der Flüssigchromatographie (2.2.29).

Die Chromatographie kann durchgeführt werden mit

- einer Säule aus rostfreiem Stahl von 0,25 m Länge und 4,6 mm innerem Durchmesser, gepackt mit octadecylsilyliertem Kieselgel zur Chromatographie *R* (5 µm)
- einer der folgenden 3 Mischungen als mobile Phase

mobile Phase 1 bei einer Durchflußrate von 2 ml je Minute: 30 Volumteile Wasser *R*, 70 Volumteile Acetonitril *R*

mobile Phase 2 bei einer Durchflußrate von 1,5 ml je Minute: 10 Volumteile Wasser *R*, 30 Volumteile Tetrahydrofuran *R*, 60 Volumteile Acetonitril *R*

mobile Phase 3 bei einer Durchflußrate von 1,5 ml je Minute: 5 Volumteile Wasser *R*, 45 Volumteile 2-Propanol *R*, 50 Volumteile Methanol *R*

- einem Spektrometer als Detektor bei einer Wellenlänge von 280 nm.

Die Prüfung darf nur ausgewertet werden, wenn

- die Auflösung zwischen den Peaks von Kunststoffadditiv 07 und Kunststoffadditiv 08 mit mobiler Phase 1 mindestens 8,0
  oder
- die Auflösung zwischen den Peaks von Kunststoffadditiv 09 und Kunststoffadditiv 10 mit mobiler Phase 2 mindestens 2,0
  oder
- die Auflösung zwischen den Peaks von Kunststoffadditiv 11 und Kunststoffadditiv 12 mit mobiler Phase 3 mindestens 2,0

beträgt.

Untersuchungslösung 21: 50 ml Prüflösung II werden unter vermindertem Druck bei 45 °C zur Trockne eingedampft. Der Rückstand wird in 5,0 ml einer Mischung von gleichen Volumteilen Acetonitril *R* und Tetrahydrofuran *R* gelöst. Eine Blindlösung wird aus der unter „Prüflösung II“ aufgeführten Blindlösung hergestellt.

Untersuchungslösung 22: 50 ml Prüflösung II werden unter vermindertem Druck bei 45 °C zur Trockne eingedampft. Der Rückstand wird in 5,0 ml Dichlormethan *R* gelöst. Eine Blindlösung wird aus der unter „Prüflösung II“ aufgeführten Blindlösung hergestellt.

Von den folgenden Referenzlösungen werden nur diejenigen hergestellt, die zur Prüfung der phenolischen Antioxidantien aufgrund der angegebenen Zusammensetzung der Substanz erforderlich sind.

Referenzlösung a: 25,0 mg Kunststoffadditiv 07 *CRS* und 60,0 mg Kunststoffadditiv 08 *CRS* werden in 10,0 ml einer Mischung von gleichen Volumteilen Acetonitril *R* und Tetrahydrofuran *R* gelöst. 2,0 ml Lösung werden mit der gleichen Lösungsmittelmischung zu 50,0 ml verdünnt.

Referenzlösung b: 60,0 mg Kunststoffadditiv 09 *CRS* und 60,0 mg Kunststoffadditiv 10 *CRS* werden in 10,0 ml einer Mischung von gleichen Volumteilen Acetonitril *R* und Tetrahydrofuran *R* gelöst. 2,0 ml Lösung werden mit der gleichen Lösungsmittelmischung zu 50,0 ml verdünnt.

Referenzlösung c: 60,0 mg Kunststoffadditiv 11 *CRS* und 60,0 mg Kunststoffadditiv 12 *CRS* werden in 10,0 ml Dichlormethan *R* gelöst. 2,0 ml Lösung werden mit Dichlormethan *R* zu 50,0 ml verdünnt.

Referenzlösung d: 25,0 mg Kunststoffadditiv 07 *CRS* werden in 10,0 ml einer Mischung von gleichen Volumteilen Acetonitril *R* und Tetrahydrofuran *R* gelöst. 2,0 ml Lösung werden mit der gleichen Lösungsmittelmischung zu 50,0 ml verdünnt.

Referenzlösung e: 60,0 mg Kunststoffadditiv 08 *CRS* werden in 10,0 ml einer Mischung von gleichen Volumteilen Acetonitril *R* und Tetrahydrofuran *R* gelöst. 2,0 ml Lösung werden mit der gleichen Lösungsmittelmischung zu 50,0 ml verdünnt.

Referenzlösung f: 60,0 mg Kunststoffadditiv 13 *CRS* werden in 10,0 ml einer Mischung von gleichen Volumteilen Acetonitril *R* und Tetrahydrofuran *R* gelöst. 2,0 ml Lösung werden mit der gleichen Lösungsmittelmischung zu 50,0 ml verdünnt.

Referenzlösung g: 60,0 mg Kunststoffadditiv 09 *CRS* werden in 10,0 ml einer Mischung von gleichen Volumteilen Acetonitril *R* und Tetrahydrofuran *R* gelöst. 2,0 ml Lösung werden mit der gleichen Lösungsmittelmischung zu 50,0 ml verdünnt.

Referenzlösung h: 60,0 mg Kunststoffadditiv 10 *CRS* werden in 10,0 ml einer Mischung von gleichen Volumteilen Acetonitril *R* und Tetrahydrofuran *R* gelöst. 2,0 ml Lösung werden mit der gleichen Lösungsmittelmischung zu 50,0 ml verdünnt.

Referenzlösung i: 60,0 mg Kunststoffadditiv 11 *CRS* werden in 10,0 ml Dichlormethan *R* gelöst. 2,0 ml Lösung werden mit Dichlormethan *R* zu 50,0 ml verdünnt.

Referenzlösung j: 60,0 mg Kunststoffadditiv 12 *CRS* werden in 10,0 ml Dichlormethan *R* gelöst. 2,0 ml Lösung werden mit Dichlormethan *R* zu 50,0 ml verdünnt.

Falls die Substanz Kunststoffadditiv 07 und/oder Kunststoffadditiv 08 enthält, wird die mobile Phase 1 verwendet. Je 20 µl Untersuchungslösung 21, der entsprechenden Blindlösung sowie der Referenzlösungen

- a und d
  oder
- a und e
  oder
- d und e

werden eingespritzt.

Falls die Substanz eines oder mehrere der Kunststoffadditive 09 bis 13 als Antioxidantien enthält, wird die mobile Phase 2 verwendet. Je 20 µl Untersuchungslösung 21, der entsprechenden Blindlösung, der Referenzlösung b und der Referenzlösungen, die die in der Zusammensetzung der Substanz genannten Antioxidantien aus der zuvor genannten Aufzählung enthalten, werden eingespritzt.

Falls die Substanz Kunststoffadditiv 11 und/oder Kunststoffadditiv 12 enthält, wird die mobile Phase 3 verwendet. Je 20 µl Untersuchungslösung 22, der entsprechenden Blindlösung sowie der Referenzlösungen

- c und i
  oder
- c und j
  oder
- i und j

werden eingespritzt.

In allen Fällen wird das Chromatogramm 30 min lang aufgezeichnet. Die Chromatogramme der Untersuchungslösungen 21 und 22 dürfen nur die Peaks der in der Zusammensetzung genannten Antioxidantien und kleinere Peaks, die auch in den Chromatogrammen der

Blindlösungen sichtbar sind, zeigen. Die Peakflächen in den Chromatogrammen der Untersuchungslösungen 21 und 22 dürfen nicht größer sein als die entsprechenden Peakflächen in den Chromatogrammen der Referenzlösungen d bis j.

Nichtphenolische Antioxidantien: Die Prüfung erfolgt mit Hilfe der Dünnschichtchromatographie (2.2.27) unter Verwendung einer DC-Platte mit Kieselgel GF_{254} *R*.

Untersuchungslösung 23: 100 ml Prüflösung II werden unter vermindertem Druck bei 45 °C zur Trockne eingedampft. Der Rückstand wird in 2 ml Dichlormethan *R* 1 gelöst.

Referenzlösung k: 60 mg Kunststoffadditiv 14 *CRS* werden in Dichlormethan *R* zu 10 ml gelöst. 2 ml Lösung werden mit Dichlormethan *R* 1 zu 10 ml verdünnt.

Referenzlösung l: 60 mg Kunststoffadditiv 15 *CRS* werden in Dichlormethan *R* zu 10 ml gelöst. 2 ml Lösung werden mit Dichlormethan *R* 1 zu 10 ml verdünnt.

Referenzlösung m: 60 mg Kunststoffadditiv 16 *CRS* werden in Dichlormethan *R* zu 10 ml gelöst. 2 ml Lösung werden mit Dichlormethan *R* 1 zu 10 ml verdünnt.

Referenzlösung n: 60 mg Kunststoffadditiv 17 *CRS* werden in Dichlormethan *R* zu 10 ml gelöst. 2 ml Lösung werden mit Dichlormethan *R* 1 zu 10 ml verdünnt.

Referenzlösung o: 60 mg Kunststoffadditiv 16 *CRS* und 60 mg Kunststoffadditiv 17 *CRS* werden in Dichlormethan *R* zu 10 ml gelöst. 2 ml Lösung werden mit Dichlormethan *R* 1 zu 10 ml verdünnt.

Auf die Platte werden je 20 µl Untersuchungslösung 23, Referenzlösung o und der Referenzlösungen, die die in der Typzusammensetzung der Substanz genannten phenolischen und nichtphenolischen Antioxidantien enthalten, aufgetragen. Die Chromatographie erfolgt mit Hexan *R* über eine Laufstrecke von 18 cm. Die Platte wird trocknen gelassen. Die Chromatographie erfolgt ein zweites Mal mit Dichlormethan *R* über eine Laufstrecke von 17 cm. Die Platte wird erneut trocknen gelassen und im ultravioletten Licht bei 254 nm ausgewertet. Die Platte wird mit ethanolischer Iod-Lösung *R* besprüht und im ultravioletten Licht bei 254 nm nach 10 bis 15 min ausgewertet. Kein Fleck im Chromatogramm der Untersuchungslösung 23 darf größer oder intensiver sein als der entsprechende Fleck in den Chromatogrammen der Referenzlösungen. Die Prüfung darf nur ausgewertet werden, wenn das Chromatogramm der Referenzlösung o deutlich voneinander getrennt 2 Flecke zeigt.

Amide, Stearate: Die Prüfung erfolgt mit Hilfe der Dünnschichtchromatographie (2.2.27) unter Verwendung von 2 DC-Platten mit Kieselgel GF_{254} *R*.

Untersuchungslösung: Untersuchungslösung 23 (siehe „Nichtphenolische Antioxidantien“).

Referenzlösung p: 20 mg Stearinsäure *CRS* (Kunststoffadditiv 19 *CRS*) werden in Dichlormethan *R* zu 10 ml gelöst.

Referenzlösung q: 40 mg Oleamid *CRS* (Kunststoffadditiv 20 *CRS*) werden in Dichlormethan *R* zu 20 ml gelöst.

Referenzlösung r: 40 mg Erucamid *CRS* (Kunststoffadditiv 21 *CRS*) werden in Dichlormethan *R* zu 20 ml gelöst.

Auf jede der beiden Platten werden 10 µl Untersuchungslösung 23 aufgetragen. 10 µl Referenzlösung p werden auf die erste und je 10 µl Referenzlösung q und r auf die zweite Platte aufgetragen.

Die Chromatographie der ersten Platte erfolgt mit einer Mischung von 25 Volumteilen wasserfreiem Ethanol *R* und 75 Volumteilen Trimethylpentan *R* über eine Laufstrecke von 10 cm. Die Platte wird an der Luft trocknen gelassen, mit einer Lösung von Dichlorphenolindophenol *R* ($2 g \cdot l^{-1}$) in wasserfreiem Ethanol *R* besprüht und einige Minuten lang im Trockenschrank bei 120 °C erhitzt, um die Flecke stärker zu färben. Ein dem Kunststoffadditiv 19 entsprechender Fleck im Chromatogramm der Untersuchungslösung 23 entspricht in bezug auf Lage (R_f etwa 0,5) dem entsprechenden Fleck im Chromatogramm der Referenzlösung p, darf aber nicht größer oder stärker gefärbt sein als dieser.

Die Chromatographie der zweiten Platte erfolgt mit Hexan *R* über eine Laufstrecke von 13 cm. Die Platte wird an der Luft trocknen gelassen. Die Chromatographie erfolgt ein zweites Mal mit einer Mischung von 5 Volumteilen Methanol *R* und 95 Volumteilen Dichlormethan *R* über eine Laufstrecke von 10 cm. Die Platte wird trocknen gelassen, mit einer Lösung von Molybdatophosphorsäure *R* ($40 g \cdot l^{-1}$) in wasserfreiem Ethanol *R* besprüht und im Trockenschrank bei 120 °C erhitzt, bis Flecke sichtbar werden. Den Kunststoffadditiven 20 und/oder 21 entsprechende Flecken im Chromatogramm der Untersuchungslösung 23 entsprechen in bezug auf Lage (R_f etwa 0,2) den entsprechenden Flekken in den Chromatogrammen der Referenzlösungen q und r, dürfen aber nicht größer oder stärker gefärbt sein als diese.

3.1.6 Polypropylen für Behältnisse und Verschlüsse zur Aufnahme parenteraler und ophthalmologischer Zubereitungen

Definition

Polypropylen besteht aus den Homopolymeren von Propylen oder aus dem Copolymeren von Propylen mit bis zu 25 Prozent Ethylen oder aus einer Mischung (Legierung) von Polypropylen mit bis zu 25 Prozent Polyethylen. Die Substanz kann Zusatzstoffe enthalten.

Herstellung

Zur Optimierung ihrer chemischen, physikalischen und mechanischen Eigenschaften sowie zum Anpassen an die vorgesehene Verwendung wird den Polymeren eine bestimmte Anzahl von Zusatzstoffen zugesetzt. Diese Zusatzstoffe werden aus der folgenden Liste ausgewählt, in der für jedes Produkt der maximal zulässige Gehalt spezifiziert ist.

Die Produkte dürfen höchstens 3 der Antioxidantien, ein oder mehrere Gleitmittel oder Antiblockier-Agenzien sowie Titandioxid als Trübungszusatz für Material, das einen Lichtschutz gewährleisten muß, enthalten.

- Butylhydroxytoluol (Kunststoffadditiv 07) — höchstens 0,125 Prozent
- Pentaerythrityltetrakis[3-(3,5-di-*tert*-butyl-4-hydroxyphenyl)propionat] (Kunststoffadditiv 09) — höchstens 0,3 Prozent
- 1,3,5-Tris(3,5-di-*tert*-butyl-4-hydroxybenzyl)-*s*-triazin-2,4,6(1*H*,3*H*,5*H*)trion (Kunststoffadditiv 13) — höchstens 0,3 Prozent
- Octadecyl[3-(3,5-di-*tert*-butyl-4-hydroxyphenyl)propionat] (Kunststoffadditiv 11) — höchstens 0,3 Prozent
- Ethylenbis[3,3-bis[3-(1,1-dimethylethyl)-4-hydroxyphenyl]butanoat] (Kunststoffadditiv 08) — höchstens 0,3 Prozent
- Dioctadecyldisulfid (Kunststoffadditiv 15) — höchstens 0,3 Prozent
- 2,2′,2″,6,6′,6″-Hexa-*tert*-butyl-4,4′,4″-[(2,4,6-trimethyl-1,3,5-benzoltriyl)trismethylen]triphenol (Kunststoffadditiv 10) — höchstens 0,3 Prozent
- 2,2′-Bis(octadecyloxy)-5,5′-spirobi[1,3,2-dioxaphosphinan] (Kunststoffadditiv 14) — höchstens 0,3 Prozent
- Didodecyl(3,3′-thiodipropionat) (Kunststoffadditiv 16) — höchstens 0,3 Prozent
- Dioctadecyl(3,3′-thiodipropionat) (Kunststoffadditiv 17) — höchstens 0,3 Prozent
- Tris(2,4-di-*tert*-butylphenyl)phosphit (Kunststoffadditiv 12) — höchstens 0,3 Prozent

Der Gesamtgehalt der oben aufgeführten Antioxidantien darf höchstens 0,3 Prozent betragen.

- Hydrotalcit — höchstens 0,5 Prozent
- Alkanamide — höchstens 0,5 Prozent
- Alkenamide — höchstens 0,5 Prozent
- Natriumaluminiumsilicat — höchstens 0,5 Prozent
- Siliciumdioxid — höchstens 0,5 Prozent
- Natriumbenzoat — höchstens 0,5 Prozent
- Fettsäureester oder -salze — höchstens 0,5 Prozent
- Trinatriumphosphat — höchstens 0,5 Prozent
- Dickflüssiges Paraffin — höchstens 0,5 Prozent
- Zinkoxid — höchstens 0,5 Prozent
- Talkum — höchstens 0,5 Prozent
- Magnesiumoxid — höchstens 0,2 Prozent
- Calcium- oder Zinkstearat oder eine Mischung von beiden — höchstens 0,5 Prozent
- Titandioxid (nur für Behältnismaterial für Ophthalmika) — höchstens 4 Prozent

Der Lieferant des Materials muß nachweisen können, daß die qualitative und quantitative Zusammensetzung jeder Produktionscharge dem Typmuster entspricht.

Eigenschaften

Pulver, Kügelchen, Körner oder – nach dem Verformen – durchscheinende Folien unterschiedlicher Dicke oder Behältnisse; praktisch unlöslich in Wasser, löslich in heißen aromatischen Kohlenwasserstoffen, praktisch unlöslich in wasserfreiem Ethanol, Hexan und Methanol. Die Substanz erweicht ab etwa 120 °C.

Prüfung auf Identität

Falls erforderlich wird die Substanz in Stücke von höchstens 1 cm Seitenlänge geschnitten.

A. 0,25 g Substanz werden mit 10 ml Toluol *R* versetzt. Die Mischung wird etwa 15 min lang zum Rückfluß erhitzt. Einige Tropfen der heißen Lösung werden auf ein Natriumchlorid-Plättchen aufgebracht. Das Lösungsmittel wird im Trockenschrank bei 80 °C abgedampft. Die Prüfung erfolgt mit Hilfe der IR-Spektroskopie (2.2.24). Das IR-Spektrum der Substanz zeigt insbesondere Maxima bei 1375, 1170, 995 und 970 cm^{-1}. Das Spektrum ist mit dem der als Typmuster ausgewählten Substanz identisch. Liegt die Substanz als Folie vor, kann die Prüfung auf Identität direkt mit einem entsprechend zugeschnittenen Stück durchgeführt werden.

B. Die Substanz entspricht den unter „Zusätzliche Prüfungen“ (siehe „Prüfung auf Reinheit“) aufgeführten Prüfungen auf die enthaltenen Zusatzstoffe.

C. In einem Platintiegel werden etwa 20 mg Substanz mit 1 g Kaliumhydrogensulfat *R* gemischt und bis zum vollständigen Schmelzen erhitzt. Nach dem Erkalten wird die Mischung mit 20 ml verdünnter Schwefelsäure *R* versetzt und vorsichtig erhitzt. Die erhaltene Lösung wird filtriert. Das Filtrat wird mit 1 ml Phosphorsäure 85 % *R* und 1 ml Wasserstoffperoxid-Lösung 30 % *R* versetzt. Falls die Substanz Titandioxid als Trübungszusatz enthält, entsteht eine orangegelbe Färbung.

Prüfung auf Reinheit

Falls erforderlich wird die Substanz in Stücke von höchstens 1 cm Seitenlänge geschnitten.

Prüflösung I: 25 g Substanz werden in einem Rundkolben aus Borosilicatglas mit Schliff mit 500 ml Wasser für Injektionszwecke *R* versetzt. Die Mischung wird 5 h lang zum Rückfluß erhitzt. Nach dem Erkalten wird dekantiert. Ein Teil der Lösung wird für die Prüfung „Aus-

Behältnisse

sehen der Prüflösung I" abgetrennt, der Rest wird durch einen Glassintertiegel (16) filtriert.

Die Prüflösung I muß innerhalb von 4 h verwendet werden.

Prüflösung II: 2,0 g Substanz werden in einem Erlenmeyerkolben aus Borosilicatglas mit Schliff mit 80 ml Toluol *R* versetzt. Die Mischung wird 90 min lang unter gleichmäßigem Rühren zum Rückfluß erhitzt. Nach dem Erkalten auf 60 °C werden unter fortgesetztem Rühren 120 ml Methanol *R* zugesetzt. Die Lösung wird durch einen Glassintertiegel (16) filtriert. Kolben und Tiegel werden mit 25 ml einer Mischung von 40 ml Toluol *R* und 60 ml Methanol *R* gespült und die Spülflüssigkeit wird dem Filtrat zugesetzt. Das Filtrat wird mit der gleichen Lösungsmittelmischung zu 250,0 ml verdünnt. Eine Blindlösung wird hergestellt.

Prüflösung III: 100 g Substanz werden in einem Erlenmeyerkolben aus Borosilicatglas mit Schliff mit 250 ml Salzsäure (0,1 mol · l^{-1}) versetzt. Die Mischung wird unter gleichmäßigem Rühren 1 h lang zum Rückfluß erhitzt. Nach dem Erkalten wird dekantiert.

Aussehen der Prüflösung I: Die Prüflösung I darf nicht stärker opaleszieren als die Referenzsuspension II (2.2.1) und muß farblos (2.2.2, Methode II) sein.

Sauer oder alkalisch reagierende Substanzen: 100 ml Prüflösung I werden mit 0,15 ml BMP-Mischindikator-Lösung *R* versetzt. Bis zum Farbumschlag nach Blau dürfen höchstens 1,5 ml Natriumhydroxid-Lösung (0,01 mol · l^{-1}) verbraucht werden. 100 ml Prüflösung I werden mit 0,2 ml Methylorange-Lösung *R* versetzt. Bis zum Beginn des Farbumschlags von Gelb nach Orange darf höchstens 1,0 ml Salzsäure (0,01 mol · l^{-1}) verbraucht werden.

Absorption (2.2.25): Die Absorption der Prüflösung I, zwischen 220 und 340 nm gemessen, darf höchstens 0,2 betragen.

Reduzierende Substanzen: 20 ml Prüflösung I werden mit 1 ml verdünnter Schwefelsäure *R* und 20 ml Kaliumpermanganat-Lösung (0,002 mol · l^{-1}) versetzt. 3 min lang wird zum Rückfluß erhitzt, dann sofort abgekühlt. Nach Zusatz von 1 g Kaliumiodid *R* und 0,25 ml Stärke-Lösung *R* wird die Lösung unverzüglich mit Natriumthiosulfat-Lösung (0,01 mol · l^{-1}) titriert. Ein Blindversuch wird durchgeführt. Die Differenz zwischen den bei den beiden Titrationen verbrauchten Volumen darf höchstens 0,5 ml betragen.

Hexanlösliche Substanzen: 10 g Substanz werden in einem 250-ml-Erlenmeyerkolben aus Borosilicatglas mit Schliff mit 100 ml Hexan *R* versetzt. Die Mischung wird 4 h lang unter gleichmäßigem Rühren zum Rückfluß erhitzt, anschließend in einer Eis-Wasser-Mischung abgekühlt und sofort durch einen Glassintertiegel (16) filtriert, wobei die Temperatur der Lösung bei 0 °C gehalten wird und die Filtrationszeit 5 min nicht überschreiten darf. Falls erforderlich wird die Filtration durch Anwendung von Überdruck beschleunigt. 20 ml Filtrat werden in einer zuvor gewogenen Kristallisierschale aus Borosilicatglas auf dem Wasserbad zur Trockne eingedampft. Der Rückstand, 1 h lang im Trockenschrank bei 100 bis 105 °C getrocknet, darf höchstens um 10 Prozent von dem mit dem Typmuster erhaltenen Rückstand abweichen und darf höchstens 5 Prozent betragen.

Extrahierbares Aluminium: Höchstens 1 ppm extrahierbares Al. Der Gehalt an Aluminium wird mit Hilfe der Atomemissionsspektroskopie (2.2.22, Methode I) in einem Argonplasma bestimmt.

Untersuchungslösung: Prüflösung III.

Referenzlösungen: Die Referenzlösungen werden aus der Aluminium-Lösung (200 ppm Al) *R* durch Verdünnen mit Salzsäure (0,1 mol · l^{-1}) hergestellt.

Die Bestimmung erfolgt durch Messung der Emission des Aluminiums bei 396,15 nm. Die Untergrundstrahlung liegt bei 396,25 nm.

Die Abwesenheit von Aluminium in der verwendeten Salzsäure muß sichergestellt sein.

Extrahierbares Chrom: Höchstens 0,05 ppm extrahierbares Cr. Der Gehalt an Chrom wird mit Hilfe der Atomemissionsspektroskopie (2.2.22, Methode I) in einem Argonplasma bestimmt.

Untersuchungslösung: Prüflösung III.

Referenzlösungen: Die Referenzlösungen werden aus der Chrom-Lösung (100 ppm Cr) *R* durch Verdünnen mit einer Mischung von 2 Volumteilen Salzsäure *R* und 8 Volumteilen Wasser *R* hergestellt.

Die Bestimmung erfolgt durch Messung der Emission des Chroms bei 205,55 nm. Die Untergrundstrahlung liegt bei 205,50 nm.

Die Abwesenheit von Chrom in der verwendeten Salzsäure muß sichergestellt sein.

Extrahierbares Titan: Höchstens 1 ppm extrahierbares Ti. Der Gehalt an Titan wird mit Hilfe der Atomemissionsspektroskopie (2.2.22, Methode I) in einem Argonplasma bestimmt.

Untersuchungslösung: Prüflösung III.

Referenzlösungen: Die Referenzlösungen werden aus der Titan-Lösung (100 ppm Ti) *R* durch Verdünnen mit Salzsäure (0,1 mol · l^{-1}) hergestellt.

Die Bestimmung erfolgt durch Messung der Emission des Titans bei 336,12 nm. Die Untergrundstrahlung liegt bei 336,16 nm.

Die Abwesenheit von Titan in der verwendeten Salzsäure muß sichergestellt sein.

Extrahierbares Vanadium: Höchstens 0,1 ppm extrahierbares V. Der Gehalt an Vanadium wird mit Hilfe der Atomemissionsspektroskopie (2.2.22, Methode I) in einem Argonplasma bestimmt.

Untersuchungslösung: Prüflösung III.

Referenzlösungen: Die Referenzlösungen werden aus der Vanadin-Lösung (1 g · l^{-1} V) *R* durch Verdünnen mit einer Mischung von 2 Volumteilen Salzsäure *R* und 8 Volumteilen Wasser *R* hergestellt.

Die Bestimmung erfolgt durch Messung der Emission des Vanadiums bei 292,40 nm. Die Untergrundstrahlung liegt bei 292,35 nm.

Die Abwesenheit von Vanadium in der verwendeten Salzsäure muß sichergestellt sein.

Extrahierbares Zink: Höchstens 1 ppm extrahierbares Zn. Der Gehalt an Zink wird mit Hilfe der Atomabsorptionsspektroskopie (2.2.23, Methode I) bestimmt.

Untersuchungslösung: Prüflösung III.

Referenzlösungen: Die Referenzlösungen werden aus der Zink-Lösung (10 ppm Zn) *R* durch Verdünnen mit Salzsäure (0,1 mol · l^{-1}) hergestellt.

Die Absorption wird bei 213,9 nm unter Verwendung einer Zink-Hohlkathodenlampe als Strahlungsquelle und einer Luft-Acetylen-Flamme bestimmt.

Die Abwesenheit von Zink in der verwendeten Salzsäure muß sichergestellt sein.

Extrahierbare Schwermetalle (2.4.8): 50 ml Prüflösung III werden im Wasserbad auf ein Volumen von etwa 5 ml eingedampft und mit Wasser *R* zu 20,0 ml verdünnt. 12 ml dieser Lösung müssen der Grenzprüfung A auf Schwermetalle entsprechen (2,5 ppm). Zur Herstellung der Referenzlösung werden 2,5 ml Blei-Lösung (10 ppm Pb) *R* verwendet.

Sulfatasche (2.4.14): Höchstens 1,0 Prozent, mit 5,0 g Substanz bestimmt. Dieser Grenzwert gilt nicht für eine Substanz, die Titandioxid als Trübungszusatz enthält.

Zusätzliche Prüfungen

Diese Prüfungen sind ganz oder teilweise durchzuführen, je nach der Zusammensetzung oder Verwendung der Substanz.

Phenolische Antioxidantien: Die Prüfung erfolgt mit Hilfe der Flüssigchromatographie (2.2.29).

Die Chromatographie kann durchgeführt werden mit

- einer Säule aus rostfreiem Stahl von 0,25 m Länge und 4,6 mm innerem Durchmesser, gepackt mit octadecylsilyliertem Kieselgel zur Chromatographie *R* (5 µm)
- einer der folgenden 3 Mischungen als mobile Phase
  mobile Phase 1 bei einer Durchflußrate von 2 ml je Minute: 30 Volumteile Wasser *R*, 70 Volumteile Acetonitril *R*
  mobile Phase 2 bei einer Durchflußrate von 1,5 ml je Minute: 10 Volumteile Wasser *R*, 30 Volumteile Tetrahydrofuran *R*, 60 Volumteile Acetonitril *R*
  mobile Phase 3 bei einer Durchflußrate von 1,5 ml je Minute: 5 Volumteile Wasser *R*, 45 Volumteile 2-Propanol *R*, 50 Volumteile Methanol *R*
- einem Spektrometer als Detektor bei einer Wellenlänge von 280 nm.

Die Prüfung darf nur ausgewertet werden, wenn

- die Auflösung zwischen den Peaks von Kunststoffadditiv 07 und Kunststoffadditiv 08 mit mobiler Phase 1 mindestens 8,0
  oder
- die Auflösung zwischen den Peaks von Kunststoffadditiv 09 und Kunststoffadditiv 10 mit mobiler Phase 2 mindestens 2,0
  oder
- die Auflösung zwischen den Peaks von Kunststoffadditiv 11 und Kunststoffadditiv 12 mit mobiler Phase 3 mindestens 2,0

beträgt.

Untersuchungslösung 21: 50 ml Prüflösung II werden unter vermindertem Druck bei 45 °C zur Trockne eingedampft. Der Rückstand wird in 5,0 ml einer Mischung von gleichen Volumteilen Acetonitril *R* und Tetrahydrofuran *R* gelöst. Eine Blindlösung wird aus der unter „Prüflösung II" aufgeführten Blindlösung hergestellt.

Untersuchungslösung 22: 50 ml Prüflösung II werden unter vermindertem Druck bei 45 °C zur Trockne eingedampft. Der Rückstand wird in 5,0 ml Dichlormethan *R* gelöst. Eine Blindlösung wird aus der unter „Prüflösung II" aufgeführten Blindlösung hergestellt.

Von den folgenden Referenzlösungen werden nur diejenigen hergestellt, die zur Prüfung der phenolischen Antioxidantien aufgrund der angegebenen Zusammensetzung der Substanz erforderlich sind.

Referenzlösung a: 25,0 mg Kunststoffadditiv 07 *CRS* und 60,0 mg Kunststoffadditiv 08 *CRS* werden in 10,0 ml einer Mischung von gleichen Volumteilen Acetonitril *R* und Tetrahydrofuran *R* gelöst. 2,0 ml Lösung werden mit der gleichen Lösungsmittelmischung zu 50,0 ml verdünnt.

Referenzlösung b: 60,0 mg Kunststoffadditiv 09 *CRS* und 60,0 mg Kunststoffadditiv 10 *CRS* werden in 10,0 ml einer Mischung von gleichen Volumteilen Acetonitril *R* und Tetrahydrofuran *R* gelöst. 2,0 ml Lösung werden mit der gleichen Lösungsmittelmischung zu 50,0 ml verdünnt.

Referenzlösung c: 60,0 mg Kunststoffadditiv 11 *CRS* und 60,0 mg Kunststoffadditiv 12 *CRS* werden in 10,0 ml Dichlormethan *R* gelöst. 2,0 ml Lösung werden mit Dichlormethan *R* zu 50,0 ml verdünnt.

Referenzlösung d: 25,0 mg Kunststoffadditiv 07 *CRS* werden in 10,0 ml einer Mischung von gleichen Volumteilen Acetonitril *R* und Tetrahydrofuran *R* gelöst. 2,0 ml Lösung werden mit der gleichen Lösungsmittelmischung zu 50,0 ml verdünnt.

Referenzlösung e: 60,0 mg Kunststoffadditiv 08 *CRS* werden in 10,0 ml einer Mischung von gleichen Volumteilen Acetonitril *R* und Tetrahydrofuran *R* gelöst. 2,0 ml Lösung werden mit der gleichen Lösungsmittelmischung zu 50,0 ml verdünnt.

Referenzlösung f: 60,0 mg Kunststoffadditiv 13 *CRS* werden in 10,0 ml einer Mischung von gleichen Volumteilen Acetonitril *R* und Tetrahydrofuran *R* gelöst. 2,0 ml Lösung werden mit der gleichen Lösungsmittelmischung zu 50,0 ml verdünnt.

Referenzlösung g: 60,0 mg Kunststoffadditiv 09 *CRS* werden in 10,0 ml einer Mischung von gleichen Volumteilen Acetonitril *R* und Tetrahydrofuran *R* gelöst. 2,0 ml Lösung werden mit der gleichen Lösungsmittelmischung zu 50,0 ml verdünnt.

Referenzlösung h: 60,0 mg Kunststoffadditiv 10 *CRS* werden in 10,0 ml einer Mischung von gleichen Volumteilen Acetonitril *R* und Tetrahydrofuran *R* gelöst. 2,0 ml Lösung werden mit der gleichen Lösungsmittelmischung zu 50,0 ml verdünnt.

Referenzlösung i: 60,0 mg Kunststoffadditiv 11 *CRS* werden in 10,0 ml Dichlormethan *R* gelöst. 2,0 ml

Lösung werden mit Dichlormethan *R* zu 50,0 ml verdünnt.

Referenzlösung j: 60,0 mg Kunststoffadditiv 12 *CRS* werden in 10,0 ml Dichlormethan *R* gelöst. 2,0 ml Lösung werden mit Dichlormethan *R* zu 50,0 ml verdünnt.

Falls die Substanz Kunststoffadditiv 07 und/oder Kunststoffadditiv 08 enthält, wird die mobile Phase 1 verwendet. Je 20 µl Untersuchungslösung 21, der entsprechenden Blindlösung sowie der Referenzlösungen
- a und d
  oder
- a und e
  oder
- d und e

werden eingespritzt.

Falls die Substanz eines oder mehrere der Kunststoffadditive 09 bis 13 als Antioxidantien enthält, wird die mobile Phase 2 verwendet. Je 20 µl Untersuchungslösung 21, der entsprechenden Blindlösung, der Referenzlösung b und der Referenzlösungen, die die in der Zusammensetzung der Substanz genannten Antioxidantien aus der zuvor genannten Aufzählung enthalten, werden eingespritzt.

Falls die Substanz Kunststoffadditiv 11 und/oder Kunststoffadditiv 12 enthält, wird die mobile Phase 3 verwendet. Je 20 µl Untersuchungslösung 22, der entsprechenden Blindlösung sowie der Referenzlösungen
- c und i
  oder
- c und j
  oder
- i und j

werden eingespritzt.

In allen Fällen wird das Chromatogramm 30 min lang aufgezeichnet. Die Chromatogramme der Untersuchungslösungen 21 und 22 dürfen nur die Peaks der in der Zusammensetzung genannten Antioxidantien und kleinere Peaks, die auch in den Chromatogrammen der Blindlösungen sichtbar sind, zeigen. Die Peakflächen in den Chromatogrammen der Untersuchungslösungen 21 und 22 dürfen nicht größer sein als die entsprechenden Peakflächen in den Chromatogrammen der Referenzlösungen d bis j.

Nichtphenolische Antioxidantien: Die Prüfung erfolgt mit Hilfe der Dünnschichtchromatographie (2.2.27) unter Verwendung einer DC-Platte mit Kieselgel GF_{254} *R*.

Untersuchungslösung 23: 100 ml Prüflösung II werden unter vermindertem Druck bei 45 °C zur Trockne eingedampft. Der Rückstand wird in 2 ml Dichlormethan *R* 1 gelöst.

Referenzlösung k: 60 mg Kunststoffadditiv 14 *CRS* werden in Dichlormethan *R* zu 10 ml gelöst. 2 ml Lösung werden mit Dichlormethan *R* 1 zu 10 ml verdünnt.

Referenzlösung l: 60 mg Kunststoffadditiv 15 *CRS* werden in Dichlormethan *R* zu 10 ml gelöst. 2 ml Lösung werden mit Dichlormethan *R* 1 zu 10 ml verdünnt.

Referenzlösung m: 60 mg Kunststoffadditiv 16 *CRS* werden in Dichlormethan *R* zu 10 ml gelöst. 2 ml Lösung werden mit Dichlormethan *R* 1 zu 10 ml verdünnt.

Referenzlösung n: 60 mg Kunststoffadditiv 17 *CRS* werden in Dichlormethan *R* zu 10 ml gelöst. 2 ml Lösung werden mit Dichlormethan *R* 1 zu 10 ml verdünnt.

Referenzlösung o: 60 mg Kunststoffadditiv 16 *CRS* und 60 mg Kunststoffadditiv 17 *CRS* werden in Dichlormethan *R* zu 10 ml gelöst. 2 ml Lösung werden mit Dichlormethan *R* 1 zu 10 ml verdünnt.

Auf die Platte werden je 20 µl Untersuchungslösung 23, Referenzlösung o und der Referenzlösungen, die die in der Typzusammensetzung der Substanz genannten phenolischen und nichtphenolischen Antioxidantien enthalten, aufgetragen. Die Chromatographie erfolgt mit Hexan *R* über eine Laufstrecke von 18 cm. Die Platte wird trocknen gelassen. Die Chromatographie erfolgt ein zweites Mal mit Dichlormethan *R* über eine Laufstrecke von 17 cm. Die Platte wird erneut trocknen gelassen und im ultravioletten Licht bei 254 nm ausgewertet. Die Platte wird mit ethanolischer Iod-Lösung *R* besprüht und im ultravioletten Licht bei 254 nm nach 10 bis 15 min ausgewertet. Kein Fleck im Chromatogram der Untersuchungslösung 23 darf größer oder intensiver sein als der entsprechende Fleck in den Chromatogrammen der Referenzlösungen. Die Prüfung darf nur ausgewertet werden, wenn das Chromatogramm der Referenzlösung o deutlich voneinander getrennt 2 Flecke zeigt.

Amide, Stearate: Die Prüfung erfolgt mit Hilfe der Dünnschichtchromatographie (2.2.27) unter Verwendung von 2 DC-Platten mit Kieselgel GF_{254} *R*.

Untersuchungslösung: Untersuchungslösung 23 (siehe „Nichtphenolische Antioxidantien").

Referenzlösung p: 20 mg Stearinsäure *CRS* (Kunststoffadditiv 19 *CRS*) werden in Dichlormethan *R* zu 10 ml gelöst.

Referenzlösung q: 40 mg Oleamid *CRS* (Kunststoffadditiv 20 *CRS*) werden in Dichlormethan *R* zu 20 ml gelöst.

Referenzlösung r: 40 mg Erucamid *CRS* (Kunststoffadditiv 21 *CRS*) werden in Dichlormethan *R* zu 20 ml gelöst.

Auf jede der beiden Platten werden 10 µl Untersuchungslösung 23 aufgetragen. 10 µl Referenzlösung p werden auf die erste und je 10 µl Referenzlösung q und r auf die zweite Platte aufgetragen.

Die Chromatographie der ersten Platte erfolgt mit einer Mischung von 25 Volumteilen wasserfreiem Ethanol *R* und 75 Volumteilen Trimethylpentan *R* über eine Laufstrecke von 10 cm. Die Platte wird an der Luft trocknen gelassen, mit einer Lösung von Dichlorphenolindophenol *R* ($2\ g \cdot l^{-1}$) in wasserfreiem Ethanol *R* besprüht und einige Minuten lang im Trockenschrank bei 120 °C erhitzt, um die Flecke stärker zu färben. Ein dem Kunststoffadditiv 19 entsprechender Fleck im Chromatogramm der Untersuchungslösung 23 entspricht in bezug auf Lage (R_f etwa 0,5) dem entsprechenden Fleck im Chromatogramm der Referenzlösung p, darf aber nicht größer oder stärker gefärbt sein als dieser.

Die Chromatographie der zweiten Platte erfolgt mit Hexan *R* über eine Laufstrecke von 13 cm. Die Platte wird an der Luft trocknen gelassen. Die Chromatographie erfolgt ein zweites Mal mit einer Mischung von 5 Volumteilen Methanol *R* und 95 Volumteilen Dichlormethan *R* über eine Laufstrecke von 10 cm. Die Platte wird trocknen gelassen, mit einer Lösung von Molybdatophosphorsäure *R* (40 g · l^{-1}) in wasserfreiem Ethanol *R* besprüht und im Trockenschrank bei 120 °C erhitzt, bis Flecke sichtbar werden. Den Kunststoffadditiven 20 und/oder 21 entsprechende Flecken im Chromatogramm der Untersuchungslösung 23 entsprechen in bezug auf Lage (R_f etwa 0,2) den entsprechenden Flecken in den Chromatogrammen der Referenzlösungen q und r, dürfen aber nicht größer oder stärker gefärbt sein als diese.

3.1.7 Poly(ethylen-vinylacetat) für Behältnisse und Schläuche für Infusionslösungen zur totalen parenteralen Ernährung

Definition

Poly(ethylen-vinylacetat), das den folgenden Anforderungen entspricht, ist für die Herstellung von Behältnissen und Schläuchen für Infusionslösungen zur totalen parenteralen Ernährung geeignet.

Poly(ethylen-vinylacetat) wird durch Copolymerisation von Ethylen und Vinylacetat gewonnen. Dieses Copolymer enthält eine definierte Menge von höchstens 25 Prozent Vinylacetat als Material für Behältnisse und höchstens 30 Prozent als Material für Schläuche.

Herstellung

Zur Optimierung ihrer chemischen, physikalischen und mechanischen Eigenschaften sowie zum Anpassen an die vorgesehene Verwendung wird den Polymeren eine bestimmte Anzahl von Zusatzstoffen zugesetzt. Diese Zusatzstoffe werden aus der folgenden Liste ausgewählt, in der für jedes Produkt der maximal zulässige Gehalt spezifiziert ist.

Poly(ethylen-vinylacetat) darf höchstens 3 der folgenden Antioxidantien enthalten:

- Butylhydroxytoluol (Kunststoffadditiv 07) — höchstens 0,125 Prozent
- Pentaerythrityltetrakis[3-(3,5-di-*tert*-butyl-4-hydroxyphenyl)propionat] (Kunststoffadditiv 09) — höchstens 0,2 Prozent
- Octadecyl[3-(3,5-di-*tert*-butyl-4-hydroxyphenyl)propionat] Kunststoffadditiv 11) — höchstens 0,2 Prozent
- Tris(2,4-di-*tert*-butylphenyl)phosphit (Kunststoffadditiv 12) — höchstens 0,2 Prozent
- 2,2′,2″,6,6′,6″-Hexa-*tert*-butyl-4,4′,4″-[(2,4,6-trimethyl-1,3,5-benzoltriyl)trismethylen]triphenol (Kunststoffadditiv 10) — höchstens 0,2 Prozent

Die Substanz kann außerdem enthalten:

- Oleamid (Kunststoffadditiv 20) — höchstens 0,5 Prozent
- Erucamid (Kunststoffadditiv 21) — höchstens 0,5 Prozent)
- Calcium- oder Zinkstearat oder eine Mischung von beiden — höchstens 0,5 Prozent
- Calciumcarbonat oder Kaliumhydroxid — höchstens 0,5 Prozent
- kolloidales Siliciumdioxid — höchstens 0,2 Prozent.

Der Lieferant des Materials muß nachweisen können, daß die qualitative und quantitative Zusammensetzung jeder Produktionscharge dem Typmuster entspricht.

Eigenschaften

Kügelchen, Granulat oder – nach dem Verformen – durchscheinende Folien oder Schläuche unterschiedlicher Dicke oder Muster von Fertigprodukten; praktisch unlöslich in Wasser, löslich in heißen aromatischen Kohlenwasserstoffen, praktisch unlöslich in wasserfreiem Ethanol, Methanol und Hexan, das jedoch Polymere niedriger Molekülmassen löst. Die Substanz brennt mit blauer Flamme. Die Temperatur, bei der die Substanz erweicht, verändert sich mit dem Vinylacetat-Gehalt. Sie nimmt von etwa 100 °C bei Gehalten von einigen Prozent ab bis etwa 70 °C bei Gehalten von 30 Prozent.

Prüfung auf Identität

Falls erforderlich wird die Substanz in Stücke von höchstens 1 cm Seitenlänge geschnitten.

0,25 g Substanz werden mit 10 ml Toluol *R* versetzt. Die Mischung wird etwa 15 min lang zum Rückfluß erhitzt. Einige Tropfen der erhaltenen Lösung werden auf ein Natriumchlorid-Plättchen aufgebracht. Das Lösungsmittel wird im Trockenschrank bei 80 °C abgedampft. Die Prüfung erfolgt mit Hilfe der IR-Spektroskopie (2.2.24). Das IR-Spektrum zeigt für Vinylacetat Maxima bei folgenden Wellenzahlen: 1740 cm^{-1}, 1375 cm^{-1}, 1240 cm^{-1}, 1020 cm^{-1}, 610 cm^{-1} und für Ethylen Maxima bei folgenden Wellenzahlen: 2920 bis 2850 cm^{-1}, 1470 cm^{-1}, 1460 cm^{-1}, 1375 cm^{-1}, 730 cm^{-1}, 720 cm^{-1}. Zusätzlich ist das Spektrum mit dem eines vom Hersteller gelieferten Typmusters identisch. Liegt die Substanz als Folie vor, kann die Prüfung auf Identität direkt mit einem entsprechend zugeschnittenen Stück durchgeführt werden.

Prüfung auf Reinheit

Falls erforderlich wird die Substanz in Stücke von höchstens 1 cm Seitenlänge geschnitten.

Prüflösung I: 2,0 g Substanz werden in einem Erlenmeyerkolben aus Borosilicatglas mit Schliff mit 80 ml Toluol *R* versetzt. Die Mischung wird 1,5 h lang unter gleichmäßigem Rühren zum Rückfluß erhitzt. Nach dem Erkalten auf 60 °C werden unter fortgesetztem Rühren 120 ml Methanol *R* zugesetzt. Die Lösung wird durch einen Glassintertiegel (16) filtriert. Kolben und Tiegel werden mit 25 ml einer Mischung von 40 ml Toluol *R* und 60 ml Methanol *R* gespült, und die Spülflüssigkeit wird dem Filtrat zugesetzt. Das Filtrat wird mit der gleichen Lösungsmittelmischung zu 250 ml verdünnt.

Behältnisse

Prüflösung II: 25 g Substanz werden in einem Rundkolben aus Borosilicatglas mit Schliff mit 500 ml Wasser für Injektionszwecke *R* versetzt. Die Mischung wird 5 h lang zum Rückfluß erhitzt. Nach dem Erkalten wird dekantiert. Ein Teil der Lösung wird für die Prüfung „Aussehen der Prüflösung II" abgetrennt, der Rest wird durch einen Glassintertiegel (16) filtriert.

Die Prüflösung II muß innerhalb von 4 h verwendet werden.

Aussehen der Prüflösung II: Die Prüflösung II muß klar (2.2.1) und farblos (2.2.2, Methode II) sein.

Sauer oder alkalisch reagierende Substanzen: 100 ml Prüflösung II werden mit 0,15 ml BMP-Mischindikator-Lösung *R* versetzt. Bis zum Farbumschlag nach Blau darf höchstens 1,0 ml Natriumhydroxid-Lösung (0,01 mol · l^{-1}) verbraucht werden. 100 ml Prüflösung II werden mit 0,2 ml Methylorange-Lösung *R* versetzt. Bis zum Beginn des Farbumschlags von Gelb nach Orange dürfen höchstens 1,5 ml Salzsäure (0,01 mol · l^{-1}) verbraucht werden.

Absorption (2.2.25): Die Absorption der Prüflösung II, zwischen 220 und 340 nm gemessen, darf höchstens 0,2 betragen.

Reduzierende Substanzen: 20 ml Prüflösung II werden mit 1 ml verdünnter Schwefelsäure *R* und 20 ml Kaliumpermanganat-Lösung (0,002 mol · l^{-1}) versetzt. 3 min lang wird zum Rückfluß erhitzt, dann sofort abgekühlt. Nach Zusatz von 1 g Kaliumiodid *R* und 0,25 ml Stärke-Lösung *R* wird die Lösung unverzüglich mit Natriumthiosulfat-Lösung (0,01 mol · l^{-1}) titriert. Ein Blindversuch wird durchgeführt. Die Differenz zwischen den bei den beiden Titrationen verbrauchten Volumen darf höchstens 0,5 ml betragen.

Amide, Stearate: Die Prüfung erfolgt mit Hilfe der Dünnschichtchromatographie (2.2.27) unter Verwendung von 2 DC-Platten mit Kieselgel GF_{254} *R*.

Untersuchungslösung: 100 ml Prüflösung I werden unter vermindertem Druck bei 45 °C zur Trockne eingedampft. Der Rückstand wird in 2 ml Dichlormethan *R* 1 gelöst.

Referenzlösung a: 20 mg Stearinsäure *CRS* (Kunststoffadditiv 19 *CRS*) werden in Dichlormethan *R* zu 10 ml gelöst.

Referenzlösung b: 40 mg Oleamid *CRS* (Kunststoffadditiv 20 *CRS*) werden in Dichlormethan *R* zu 10 ml gelöst. 1 ml Lösung wird mit Dichlormethan *R* zu 5 ml verdünnt.

Referenzlösung c: 40 mg Erucamid *CRS* (Kunststoffadditiv 21 *CRS*) werden in Dichlormethan *R* zu 10 ml gelöst. 1 ml Lösung wird mit Dichlormethan *R* zu 5 ml verdünnt.

Je 10 µl jeder Lösung werden auf 2 Platten aufgetragen.

Die Chromatographie der ersten Platte erfolgt mit einer Mischung von 25 Volumteilen wasserfreiem Ethanol *R* und 75 Volumteilen Trimethylpentan *R* über eine Laufstrecke von 10 cm. Die Platte wird trocknen gelassen, mit einer Lösung von Dichlorphenolindophenol *R* (2 g · l^{-1}) in wasserfreiem Ethanol *R* besprüht und einige Minuten lang im Trockenschrank bei 120 °C erhitzt, um die Flecke stärker zu färben. Ein dem Kunststoffadditiv 19 entsprechender Fleck im Chromatogramm der Untersuchungslösung darf nicht größer oder stärker gefärbt sein als der Fleck im Chromatogramm der Referenzlösung a.

Die Chromatographie der zweiten Platte erfolgt mit Hexan *R* über eine Laufstrecke von 13 cm. Die Platte wird trocknen gelassen. Die Chromatographie erfolgt ein zweites Mal mit einer Mischung von 5 Volumteilen Methanol *R* und 95 Volumteilen Dichlormethan *R* über eine Laufstrecke von 10 cm. Die Platte wird trocknen gelassen, mit einer Lösung von Molybdatophosphorsäure *R* (40 g · l^{-1}) in wasserfreiem Ethanol *R* besprüht und im Trockenschrank bei 120 °C erhitzt, bis Flecke sichtbar werden. Ein dem Kunststoffadditiv 21 oder 20 entsprechender Fleck im Chromatogramm der Untersuchungslösung darf nicht größer oder stärker gefärbt sein als die Flecke in den Chromatogrammen der Referenzlösungen b oder c.

Phenolische Antioxidantien: Die Prüfung erfolgt mit Hilfe der Flüssigchromatographie (2.2.29).

Untersuchungslösung a: 50 ml Prüflösung I werden unter vermindertem Druck bei 45 °C zur Trockne eingedampft. Der Rückstand wird in 5,0 ml einer Mischung gleicher Volumteile Acetonitril *R* und Tetrahydrofuran *R* gelöst.

Untersuchungslösung b: 50 ml Prüflösung I werden unter vermindertem Druck im Vakuum bei 45 °C zur Trockne eingedampft. Der Rückstand wird in 5,0 ml Dichlormethan *R* gelöst.

Referenzlösung a: 25 mg Kunststoffadditiv 07 *CRS*, 40 mg Kunststoffadditiv 10 *CRS*, 40 mg Kunststoffadditiv 09 *CRS* und 40 mg Kunststoffadditiv 11 *CRS* werden in 10 ml einer Mischung gleicher Volumteile Acetonitril *R* und Tetrahydrofuran *R* gelöst. 2 ml Lösung werden mit der gleichen Lösungsmittelmischung zu 50,0 ml verdünnt.

Referenzlösung b: 40 mg Kunststoffadditiv 11 *CRS* und 40 mg Kunststoffadditiv 12 *CRS* werden in 10 ml Dichlormethan *R* gelöst. 2 ml Lösung werden mit Dichlormethan *R* zu 50,0 ml verdünnt.

Die Chromatographie kann durchgeführt werden mit

- einer Säule aus rostfreiem Stahl von 0,25 m Länge und 4,6 mm innerem Durchmesser, gepackt mit octadecylsilyliertem Kieselgel zur Chromatographie *R* (5 µm)
- einer der folgenden 2 Mischungen als mobile Phase bei einer Durchflußrate von 1,5 ml je Minute
  mobile Phase 1: 10 Volumteile Wasser *R*, 30 Volumteile Tetrahydrofuran *R*, 60 Volumteile Acetonitril *R*
  mobile Phase 2: 5 Volumteile Wasser *R*, 45 Volumteile 2-Propanol *R*, 50 Volumteile Methanol *R*
- einem Spektrometer als Detektor bei einer Wellenlänge von 280 nm.

Je 20 µl Untersuchungslösung a und Referenzlösung a werden eingespritzt. Die Chromatographie erfolgt unter Verwendung der mobilen Phase 1. Das Chromatogramm der Untersuchungslösung a darf nur Hauptpeaks mit einer Retentionszeit von mehr als 2 min zeigen, die den Peaks im Chromatogramm der Referenzlösung a entsprechen.

Die Peakflächen im Chromatogramm der Untersuchungslösung a dürfen nicht größer sein als die der entsprechenden Peaks im Chromatogramm der Referenzlösung a, mit Ausnahme des letzten Peaks im Chromatogramm der Referenzlösung a.

Die Prüfung darf nur ausgewertet werden, wenn bei der mobilen Phase 1 die Anzahl der theoretischen Böden für den Peak des Kunststoffadditivs 07 mindestens 2500 und die Auflösung zwischen den Peaks von Kunststoffadditiv 09 und Kunststoffadditiv 10 mindestens 2,0 beträgt.

Wenn das Chromatogramm der Untersuchungslösung a einen Peak mit der gleichen Retentionszeit wie das letzte eluierte Antioxidans der Referenzlösung a zeigt, wird die mobile Phase 2 wie folgt verwendet:

Je 20 µl Untersuchungslösung b und Referenzlösung b werden getrennt eingespritzt. Das Chromatogramm der Untersuchungslösung b darf nur Hauptpeaks mit einer Retentionszeit von mehr als 3 min zeigen, die den Peaks im Chromatogramm der Referenzlösung b entsprechen.

Die Peakflächen im Chromatogramm der Untersuchungslösung b dürfen nicht größer sein als die der entsprechenden Peaks im Chromatogramm der Referenzlösung b.

Die Prüfung darf nur ausgewertet werden, wenn die Auflösung zwischen den Peaks von Kunststoffadditiv 11 und Kunststoffadditiv 12 mindestens 2,0 beträgt.

Hexanlösliche Substanzen: 5 g Substanz werden in einen Rundkolben aus Borosilicatglas mit Schliff gegeben, mit 50 ml Hexan *R* versetzt und im Wasserbad unter ständigem Rühren 4 h lang zum Rückfluß erhitzt. Anschließend wird in einer Eis-Wasser-Mischung abgekühlt, wobei sich ein Gel bilden kann. Ein mit einer Eis-Wasser-Mischung gefüllter Kühlmantel wird einem Glassintertiegel (16) angepaßt, der an ein Gerät zur Druckfiltration angeschlossen ist. Der Tiegel wird 15 min lang erkalten gelassen. Die Hexanlösung wird bei einem Überdruck von 27 kPa und ohne Waschen des Rückstands filtriert. Die Filtrationszeit darf 5 min nicht überschreiten. 20 ml Lösung werden auf dem Wasserbad zur Trockne eingedampft. Anschließend wird 1 h lang bei 100 °C getrocknet. Die Masse des Rückstands darf höchstens 40 mg (2 Prozent) bei Copolymeren für Behältnisse und höchstens 0,1 g (5 Prozent) bei Copolymeren für Schläuche betragen.

Sulfatasche (2.4.14): Höchstens 1,2 Prozent, mit 5,0 g Substanz bestimmt.

Gehaltsbestimmung

0,250 bis 1,000 g Substanz, entsprechend dem Vinylacetat-Gehalt, werden in einen 300-ml-Erlenmeyerkolben mit Schliff und Magnetrührer gegeben.

40 ml Xylol *R* werden zugesetzt. Die Mischung wird 4 h lang unter Rühren zum Rückfluß erhitzt. Ohne das Rühren zu unterbrechen wird erkalten gelassen, bis sich ein Niederschlag bildet. Danach werden 25,0 ml ethanolische Kaliumhydroxid-Lösung *R* 1 langsam zugesetzt. Unter Rühren wird 3 h lang zum Rückfluß erhitzt. Die Lösung wird unter fortgesetztem Rühren erkalten gelassen, der Kühler mit 50 ml Wasser *R* gespült. 30,0 ml Schwefelsäure (0,05 mol · l^{-1}) werden dem Kolben zugesetzt. Der Kolbeninhalt wird in ein 400-ml-Becherglas gegeben, der Kolben 2mal mit je 50 ml einer Lösung von wasserfreiem Natriumsulfat *R* (200 g · l^{-1}) und 3mal mit je 20 ml Wasser *R* gespült und die gesamte Spülflüssigkeit dem Becherglas mit der Ausgangslösung zugesetzt.

Die überschüssige Schwefelsäure wird mit Natriumhydroxid-Lösung (0,1 mol · l^{-1}) titriert und der Endpunkt mit Hilfe der Potentiometrie (2.2.20) bestimmt. Ein Blindversuch wird durchgeführt.

1 ml Schwefelsäure (0,05 mol · l^{-1}) entspricht 8,609 mg Vinylacetat.

3.1.8 Siliconöl zur Verwendung als Gleitmittel

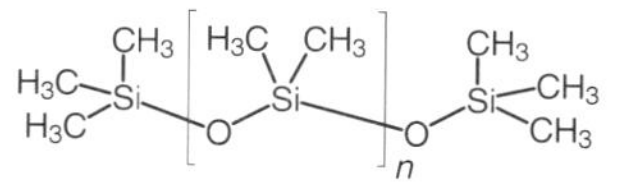

Definition

Siliconöl zur Verwendung als Gleitmittel ist ein durch Hydrolyse und Polykondensation von Dichlordimethylsilan und Chlortrimethylsilan erhaltenes Polydimethylsiloxan. Die verschiedenen Grade unterscheiden sich durch die nominale Viskosität, die als Zahl hinter der Bezeichnung der Substanz angegeben wird.

Siliconöle zur Verwendung als Gleitmittel weisen einen solchen Polymerisationsgrad (n = 400 bis 1200) auf, daß ihre kinematische Viskosität von 1000 bis 30 000 $mm^2 \cdot s^{-1}$ reicht.

Eigenschaften

Klare, farblose Flüssigkeiten unterschiedlicher Viskosität; praktisch unlöslich in Wasser und Methanol, mischbar mit Ethylacetat, Ethylmethylketon und Toluol, sehr schwer löslich in wasserfreiem Ethanol.

Prüfung auf Identität

A. Die Substanz wird durch ihre kinematische Viskosität bei 25 °C identifiziert (siehe „Prüfung auf Reinheit").

B. Die Prüfung erfolgt mit Hilfe der IR-Spektroskopie (2.2.24) durch Vergleich des Spektrums der Substanz mit dem von Siliconöl *CRS*. Der Spektrenbereich zwischen 850 und 750 cm^{-1} wird nicht berücksichtigt, da sich je nach Polymerisationsgrad leichte Unterschiede zeigen können.

C. 0,5 g Substanz werden in einem Reagenzglas über einer kleinen Flamme bis zum Erscheinen weißer Dämpfe erhitzt. Dieses erste Reagenzglas wird umgekehrt auf ein zweites Reagenzglas gesetzt, welches 1 ml einer Lösung von Chromotropsäure-Natrium *R* (1 g · l^{-1}) in Schwefelsäure *R* enthält, so daß die Dämpfe die Lösung erreichen. Das zweite Reagenzglas wird etwa 10 s lang geschüttelt und 5 min lang im Wasserbad erhitzt. Die Lösung ist violett gefärbt.

D. Die Sulfatasche (2.4.14), mit 50 mg Substanz in einem Platintiegel hergestellt, ist ein weißes Pulver, das die Identitätsreaktion auf Silicat gibt (2.3.1).

Prüfung auf Reinheit

Sauer reagierende Substanzen: 2,0 g Substanz werden mit 25 ml einer Mischung gleicher Volumteile von wasserfreiem Ethanol *R* und Ether *R*, die zuvor gegen 0,2 ml Bromthymolblau-Lösung *R* 1 neutralisiert wurde, versetzt. Nach Schütteln dürfen bis zum Umschlag nach Blau höchstens 0,15 ml Natriumhydroxid-Lösung (0,01 mol · l^{-1}) verbraucht werden.

Viskosität (2.2.10): Bei 25 °C wird die dynamische Viskosität bestimmt. Die kinematische Viskosität wird unter Annahme einer relativen Dichte von 0,97 berechnet. Die kinematische Viskosität muß zwischen 95 und 105 Prozent der in der Beschriftung angegebenen Viskosität liegen.

Mineralöl: 2 ml Substanz werden in einem Reagenzglas im ultravioletten Licht bei 365 nm geprüft. Die Fluoreszenz darf nicht stärker als die einer unter gleichen Bedingungen geprüften Lösung sein, die 0,1 ppm Chininsulfat *R* in Schwefelsäure (0,005 mol · l^{-1}) enthält.

Phenylverbindungen: Der Brechungsindex (2.2.6) darf höchstens 1,410 betragen.

Flüchtige Bestandteile: Höchstens 2,0 Prozent, mit 2,00 g Substanz durch 24 h langes Erhitzen in einer Schale von 60 mm Durchmesser und 10 mm Höhe im Trockenschrank bei 150 °C bestimmt.

Schwermetalle: 1,0 g Substanz wird mit Dichlormethan *R* zu 20 ml verdünnt. 1,0 ml einer frisch hergestellten Lösung von Dithizon *R* (20 mg · l^{-1}) in Dichlormethan *R*, 0,5 ml Wasser *R* und 0,5 ml einer Mischung von 1 Volumteil verdünnter Ammoniak-Lösung *R* 2 und 9 Volumteilen einer Lösung von Hydroxylaminhydrochlorid *R* (2 g · l^{-1}) werden zugesetzt. Gleichzeitig wird folgende Referenzlösung hergestellt: 20 ml Dichlormethan *R* werden mit 1,0 ml einer frisch hergestellten Lösung von Dithizon *R* (20 mg · l^{-1}) in Dichlormethan *R*, 0,5 ml Blei-Lösung (10 ppm Pb) *R* und 0,5 ml einer Mischung von 1 Volumteil verdünnter Ammoniak-Lösung *R* 2 und 9 Volumteilen einer Lösung von Hydroxylaminhydrochlorid *R* (2 g · l^{-1}) versetzt. Jede Lösung wird sofort 1 min lang kräftig geschüttelt. Die in der zu untersuchenden Lösung auftretende Rotfärbung darf nicht stärker sein als die der Referenzlösung (5 ppm).

Beschriftung

Die nominale Viskosität wird durch die Zahl nach der Bezeichnung der Substanz angegeben. Zusätzlich muß ein Hinweis angebracht sein, daß die Substanz als Gleitmittel zu verwenden ist.

3.1.9 Silicon-Elastomer für Verschlüsse und Schläuche

Definition

Silicon-Elastomer, das den nachstehenden Anforderungen entspricht, ist für die Herstellung von Verschlüssen und Schläuchen geeignet.

Die Substanz wird durch Quervernetzung eines linearen Polysiloxans, das hauptsächlich aus Dimethylsiloxy-Einheiten mit geringen Anteilen an Methylvinylsiloxy-Gruppen besteht, hergestellt. Die Kettenenden sind durch Trimethylsiloxy- oder Dimethylvinylsiloxy-Gruppen blockiert. Die allgemeine Formel des Polysiloxans ist:

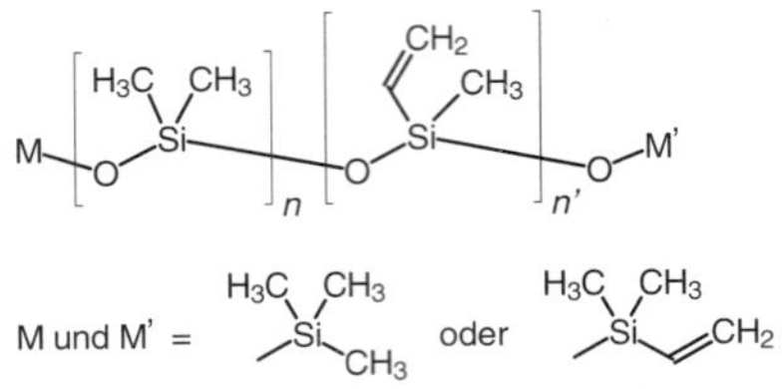

Die Quervernetzung wird in der Hitze durchgeführt entweder mit:

- 2,4-Dichlorbenzoylperoxid für extrudierte Produkte
- 2,4-Dichlorbenzoylperoxid oder Dicumylperoxid oder *OO*-(1,1-Dimethylethyl)-*O*-isopropylmonoperoxycarbonat oder 2,5-Bis[(1,1-dimethylethyl)dioxy]-2,5-dimethylhexan für geformte Produkte

oder durch Hydrosilylierung mit Hilfe von Polysiloxan mit SiH-Gruppen in Gegenwart eines Platinkatalysators.

In allen Fällen werden geeignete Zusätze verwendet wie Siliciumdioxid und gelegentlich geringe Mengen Organosilicon-Zusatzstoffe (α,ω-Dihydroxypolydimethylsiloxan).

Eigenschaften

Durchsichtige bis durchscheinende Substanz; praktisch unlöslich in organischen Lösungsmitteln, von denen einige, wie Cyclohexan, Dichlormethan und Hexan, eine reversible Quellung der Substanz hervorrufen.

Prüfung auf Identität

A. Die Prüfung erfolgt mit Hilfe der „IR-Spektroskopie, Messung durch Mehrfachreflexion, Feste Substanzen" (2.2.24) durch Vergleich des Spektrums der Substanz mit dem von Silicon-Elastomer *CRS*.

B. 1,0 g Substanz wird in einem Reagenzglas über einer kleinen Flamme bis zum Erscheinen weißer Dämpfe erhitzt. Dieses erste Reagenzglas wird umgekehrt auf ein zweites Reagenzglas gesetzt, welches 1 ml einer Lösung von Chromotropsäure-Natrium *R* (1 g · l^{-1}) in Schwefelsäure *R* enthält, so daß die Dämpfe die Lösung erreichen. Das zweite Reagenzglas wird etwa 10 s lang geschüttelt und anschließend 5 min lang im Wasserbad erhitzt. Die Lösung ist violett gefärbt.

C. 50 mg des Rückstands aus „Prüfung auf Identität, B" geben die Identitätsreaktion auf Silicat (2.3.1).

Prüfung auf Reinheit

Falls erforderlich wird die Substanz in Stücke von höchstens 1 cm Seitenlänge geschnitten.

Prüflösung: 25 g Substanz werden in einem Rundkolben aus Borosilicatglas mit Schliff mit 500 ml Wasser *R* versetzt. Die Mischung wird 5 h lang zum Rückfluß erhitzt. Nach dem Erkalten wird dekantiert.

Aussehen der Lösung: Die Prüflösung muß klar sein (2.2.1).

Sauer oder alkalisch reagierende Substanzen: 100 ml Prüflösung werden mit 0,15 ml Bromthymolblau-Lösung *R* 1 versetzt. Bis zum Farbumschlag nach Blau dürfen höchstens 2,5 ml Natriumhydroxid-Lösung (0,01 mol · l^{-1}) verbraucht werden. Weitere 100 ml Prüflösung werden mit 0,2 ml Methylorange-Lösung *R* versetzt. Bis zum Beginn des Farbumschlags von Gelb nach Orange darf höchstens 1,0 ml Salzsäure (0,01 mol · l^{-1}) verbraucht werden.

Relative Dichte (2.2.5): 1,05 bis 1,25, mit einem Pyknometer unter Verwendung von wasserfreiem Ethanol *R* als Immersionsflüssigkeit bestimmt.

Reduzierende Substanzen: 20 ml Prüflösung werden mit 1 ml verdünnter Schwefelsäure *R* und 20 ml Kaliumpermanganat-Lösung (0,002 mol · l^{-1}) versetzt und 15 min lang stehengelassen. Nach Zusatz von 1 g Kaliumiodid *R* und 0,25 ml Stärke-Lösung *R* wird die Lösung unverzüglich mit Natriumthiosulfat-Lösung (0,01 mol · l^{-1}) titriert. Mit 20 ml Wasser *R* anstelle der Prüflösung wird ein Blindversuch durchgeführt. Die Differenz zwischen den bei den beiden Titrationen verbrauchten Volumen darf höchstens 1,0 ml betragen.

Hexanlösliche Substanzen: 25 ml der bei der Prüfung „Phenylgruppen" erhaltenen Lösung werden in einer Abdampfschale aus Glas auf dem Wasserbad eingedampft. Der Rückstand, 1 h lang im Trockenschrank bei 100 bis 105 °C getrocknet, darf höchstens 15 mg betragen (3 Prozent).

Flüchtige Bestandteile: 10,0 g der zuvor 48 h lang im Exsikkator über wasserfreiem Calciumchlorid *R* aufbewahrten Substanz werden 4 h lang im Trockenschrank bei 200 °C erhitzt. Anschließend wird im Exsikkator erkalten gelassen und gewogen. Silicon-Elastomer, das unter Verwendung von Peroxiden hergestellt wurde, darf höchstens 0,5, Silicon-Elastomer, das unter Verwendung von Platin hergestellt wurde, höchstens 2,0 Prozent flüchtige Bestandteile enthalten.

Mineralöl: 2 g Substanz werden in einen 100-ml-Erlenmeyerkolben, der 30 ml einer Mischung von 5 Volumteilen Ammoniak-Lösung *R* und 95 Volumteilen Pyridin *R* enthält, gegeben und 2 h lang unter häufigem Schütteln stehengelassen. Die Pyridin-Lösung wird dekantiert und im ultravioletten Licht bei 365 nm geprüft. Die Fluoreszenz darf nicht stärker sein als die einer unter gleichen Bedingungen geprüften Lösung, die 1 ppm Chininsulfat *R* in Schwefelsäure (0,005 mol · l^{-1}) enthält.

Phenylgruppen: 2,0 g Substanz werden in einem Schliffkolben aus Borosilicatglas 4 h lang mit 100 ml Hexan *R* zum Rückfluß erhitzt. Nach dem Abkühlen wird rasch durch einen Glassintertiegel (16) filtriert, das Filtrat gesammelt und das Behältnis sofort verschlossen, um Verluste durch Verdampfung zu vermeiden. Die Absorption (2.2.25), zwischen 250 und 340 nm gemessen, darf nicht größer als 0,4 sein.

Silicon-Elastomer, das unter Verwendung von Peroxiden hergestellt wurde, muß folgender zusätzlichen Prüfung entsprechen:

Peroxid: 5 g Substanz werden in einem Erlenmeyerkolben aus Borosilicatglas mit 150 ml Dichlormethan *R* versetzt. Nach dem Verschließen des Kolbens wird 16 h lang mechanisch gerührt. Anschließend wird rasch filtriert, das Filtrat in einem Schliffkolben gesammelt und die Luft durch sauerstofffreien Stickstoff *R* ersetzt. Nach Zusatz von 1 ml einer Lösung von Natriumiodid *R* (200 g · l^{-1}) in wasserfreier Essigsäure *R* wird der Kolben verschlossen, kräftig geschüttelt und 30 min lang unter Lichtschutz stehengelassen. Nach Zusatz von 50 ml Wasser *R* und 0,25 ml Stärke-Lösung *R* wird sofort mit Natriumthiosulfat-Lösung (0,01 mol · l^{-1}) titriert. Ein Blindversuch wird durchgeführt. Die Differenz zwischen den bei den beiden Titrationen verbrauchten Volumen darf höchstens 2,0 ml betragen (0,08 Prozent, berechnet als Dichlorbenzoylperoxid).

Silicon-Elastomer, das unter Verwendung von Platin hergestellt wurde, muß folgender zusätzlichen Prüfung entsprechen:

Platin: In einem Quarztiegel wird 1,0 g Substanz unter sehr langsamem Erhöhen der Temperatur geglüht, bis ein weißer Rückstand erhalten wird. Der Rückstand wird in einen Graphittiegel überführt. In den Quarztiegel werden 10 ml einer frisch hergestellten Mischung von 1 Volumteil Salpetersäure *R* und 3 Volumteilen Salzsäure *R* gegeben. Nach 1 bis 2 min langem Erhitzen im Wasserbad wird die Lösung in den Graphittiegel überführt. Nach Zusatz von 5 mg Kaliumchlorid *R* und 5 ml Flußsäure *R* wird im Wasserbad zur Trockne eingedampft. Nach Zusatz von 5 ml Flußsäure *R* wird erneut zur Trockne eingedampft. Dieser Vorgang wird noch 2mal wiederholt. Der Rückstand wird unter Erhitzen im Wasserbad in 5 ml Salzsäure (1 mol · l^{-1}) gelöst. Nach dem Erkalten wird die Lösung zu 1 ml einer Lösung von Zinn(II)-chlorid *R* (250 g · l^{-1}) in Salzsäure (1 mol · l^{-1}) zugesetzt, der Graphittiegel mit einigen Millilitern Salzsäure (1 mol · l^{-1}) gewaschen und die Lösung mit Salzsäure (1 mol · l^{-1}) zu 10,0 ml verdünnt. Eine Referenzlösung wird gleichzeitig wie folgt hergestellt: 1 ml einer Lösung von Zinn(II)-chlorid *R* (250 g · l^{-1}) in Salzsäure (1 mol · l^{-1}) wird mit 1,0 ml Platin-Lösung (30 ppm Pt) *R* versetzt. Die Lösung wird mit Salzsäure (1 mol · l^{-1}) zu 10,0 ml verdünnt. Die Untersuchungslösung darf nicht stärker gefärbt sein als die Referenzlösung (30 ppm).

Beschriftung

Die Beschriftung gibt insbesondere an, ob die Substanz unter Verwendung von Peroxiden oder Platin als Katalysator hergestellt wurde.

3.1.10 Kunststoffe auf Polyvinylchlorid-Basis (weichmacherfrei) für Behältnisse zur Aufnahme nicht injizierbarer, wäßriger Lösungen

Definition

Kunststoffe auf Polyvinylchlorid-Basis (weichmacherfrei), die den folgenden Anforderungen entsprechen, sind zur Herstellung von Behältnissen für nicht injizierbare, wäßrige Lösungen geeignet. Die Behältnisse können auch für feste Arzneiformen zum Einnehmen verwendet werden. Vorbehaltlich besonderer Prüfungen zur Verträglichkeit des Behältnisses mit seinem Inhalt können diese Kunststoffe in einigen Fällen für die Herstellung von Behältnissen von Suppositorien geeignet sein. Sie bestehen aus einem oder mehreren der folgenden Bestandteile: Poly(vinylchlorid/vinylacetat), Polyvinylchlorid oder einer Mischung von Polyvinylchlorid und Polyvinylacetat.

Die Kunststoffe enthalten höchstens 1 ppm Vinylchlorid.

Der Chlorgehalt, ausgedrückt als Polyvinylchlorid, beträgt mindestens 80 Prozent.

Die Kunststoffe können höchstens 15 Prozent Copolymere auf Basis von Acryl- und/oder Methacrylsäure und/oder deren Estern und/oder Styrol und/oder Butadien enthalten.

Herstellung

Kunststoffe auf Polyvinylchlorid-Basis (weichmacherfrei) werden durch Polymerisationsverfahren hergestellt, die einen Restgehalt an Vinylchlorid von höchstens 1 ppm garantieren. Das angewendete Herstellungsverfahren ist validiert, um sicherzustellen, daß das Produkt der folgenden Prüfung entspricht:

Vinylchlorid: Höchstens 1 ppm Vinylchlorid. Die Prüfung erfolgt mit Hilfe der Gaschromatographie (2.2.28, Dampfraumanalyse) unter Verwendung von Ether *R* als Interner Standard.

Interner-Standard-Lösung: Mit Hilfe einer Mikroliterspritze werden 10 µl Ether *R* in 20,0 ml Dimethylacetamid *R* eingespritzt, wobei die Spitze der Kanüle in das Lösungsmittel eintaucht. Unmittelbar vor Gebrauch wird die Lösung 1:1000 mit Dimethylacetamid *R* verdünnt.

Untersuchungslösung: In einer Probeflasche von 50 ml Inhalt wird 1,000 g Substanz mit 10,0 ml Interner-Standard-Lösung versetzt. Nach Verschließen der Probeflasche und Sichern des Stopfens wird umgeschüttelt, wobei die Flüssigkeit nicht mit dem Stopfen in Berührung kommen soll. Die Probeflasche wird 2 h lang im Wasserbad von 60 ± 1 °C gehalten.

Vinylchlorid-Stammlösung: Im Abzug herzustellen. In eine Probeflasche von 50 ml Inhalt werden 50,0 ml Dimethylacetamid *R* gegeben. Nach Verschließen der Probeflasche und Sichern des Stopfens wird auf 0,1 mg genau gewogen. Eine 50-ml-Injektionsspritze aus Polyethylen oder Polypropylen wird mit gasförmigem Vinylchlorid *R* gefüllt. Das Gas wird etwa 3 min lang mit der Spritze in Kontakt gelassen. Nach dem Entleeren der Spritze wird sie erneut mit 50 ml gasförmigem Vinylchlorid *R* gefüllt. Eine Subkutan-Nadel wird aufgesetzt, worauf das Gasvolumen in der Spritze von 50 ml auf 25 ml verringert wird. Diese 25 ml Vinylchlorid werden langsam unter leichtem Schütteln in die Probeflasche eingespritzt. Dabei ist Kontakt der Nadel mit der Flüssigkeit zu vermeiden. Die Probeflasche wird erneut gewogen. Die Zunahme der Masse beträgt etwa 60 mg (1 µl der so erhaltenen Lösung enthält etwa 1,2 µg Vinylchlorid). Die Lösung wird 2 h lang stehengelassen. Die fertige Stammlösung wird im Kühlschrank aufbewahrt.

Vinylchlorid-Referenzlösung: 1 Volumteil der Vinylchlorid-Stammlösung wird mit 3 Volumteilen Dimethylacetamid *R* versetzt.

Referenzlösungen: In 6 Probeflaschen von 50 ml Inhalt werden je 10,0 ml Interner-Standard-Lösung gegeben. Die Probeflaschen werden verschlossen und die Stopfen gesichert. In 5 der Probeflaschen werden 1, 2, 3, 5 und 10 µl Vinylchlorid-Referenzlösung gegeben. Der Gehalt an Vinylchlorid in den 6 Probeflaschen beträgt 0 µg, etwa 0,3 µg, etwa 0,6 µg, etwa 0,9 µg, etwa 1,5 µg und etwa 3 µg. Die Probeflaschen werden umgeschüttelt. Dabei ist Kontakt der Flüssigkeit mit dem Stopfen zu vermeiden. Die Probeflaschen werden 2 h lang im Wasserbad von 60 ± 1 °C gehalten.

Die Chromatographie kann durchgeführt werden mit

- einer Säule aus rostfreiem Stahl von 3 m Länge und 3 mm innerem Durchmesser, gepackt mit silanisiertem Kieselgur zur Gaschromatographie *R*, imprägniert mit 5 Prozent (*m/m*) Dimethylstearylamid *R* und 5 Prozent (*m/m*) Macrogol 400 *R*
- Stickstoff zur Chromatographie *R* als Trägergas bei einer Durchflußrate von 30 ml je Minute
- einem Flammenionisationsdetektor.

Die Temperatur der Säule wird bei 45 °C, die des Probeneinlasses bei 100 °C und die des Detektors bei 150 °C gehalten.

Je 1 ml der Gasphase über der Untersuchungslösung und über jeder der Referenzlösungen wird eingespritzt. Der Gehalt an Vinylchlorid wird berechnet.

Um die geforderten mechanischen Eigenschaften und die Stabilität zu erhalten, können die Kunststoffe auf Polyvinylchlorid-Basis (weichmacherfrei) enthalten:

- höchstens 8 Prozent epoxidiertes Sojaöl, dessen Gehalt an Oxiran-Sauerstoff 6 bis 8 Prozent und dessen Iodzahl höchstens 6 beträgt
- höchstens 1,5 Prozent Calcium- oder Zinksalze von aliphatischen Fettsäuren mit mehr als 7 Kohlenstoffatomen oder höchstens 1,5 Prozent von deren Mischung
- höchstens 1,5 Prozent flüssiges Paraffin
- höchstens 1,5 Prozent Wachse
- höchstens 2 Prozent hydrierte Öle oder Ester von aliphatischen Fettsäuren
- höchstens 1,5 Prozent Macrogolester
- höchstens 1,5 Prozent Sorbitol
- höchstens 1 Prozent 2,4-Dinonylphenylphosphit, Di(4-nonylphenyl)phosphit oder Tris(nonylphenyl)phosphit.

Die Kunststoffe können eine der folgenden Stabilisatorgruppen enthalten:

- höchstens 0,25 Prozent Zinn als Di(isooctyl)-2,2′-[(dioctylstannylen)bis(thio)]diacetat, etwa 27 Prozent Tri(isooctyl)-2,2′,2″-[(monooctylstannylidin)tris(thio)]triacetat enthaltend (Kunststoffadditiv 23)
- höchstens 0,25 Prozent Zinn in Form einer Mischung, die höchstens 76 Prozent Di(isooctyl)-2,2′-[(dimethylstannylen)bis(thio)]diacetat und höchstens 85 Prozent Tri(isooctyl)-2,2′,2″-[(monomethylstannylidin)tris(thio)]triacetat enthält (-isooctyl entspricht zum Beispiel -2-ethylhexyl)
- höchstens 1 Prozent 1-Phenyleicosan-1,3-dion (Benzoylstearoylmethan), 2-(4-Dodecylphenyl)indol oder

Didodecyl-1,4-dihydropyridin-2,6-dimethyl-3,5-dicarboxylat oder 1 Prozent einer Mischung von 2 dieser Verbindungen.

Die Kunststoffe können einen Farbstoff oder ein Pigment enthalten und durch Titandioxid undurchsichtig gemacht sein.

Der Lieferant des Materials muß nachweisen können, daß die qualitative und quantitative Zusammensetzung jeder Produktionscharge dem Typmuster entspricht.

Eigenschaften

Pulver, Kügelchen, Körner, Folien unterschiedlicher Dicke oder vom fertigen Gegenstand entnommene Proben; unlöslich in Wasser, löslich in Tetrahydrofuran, wenig löslich in Dichlormethan, unlöslich in wasserfreiem Ethanol. Die Kunststoffe brennen mit grün umrandeter, orangegelber Flamme unter Abgabe von dickem, schwarzem Rauch.

Prüfung auf Identität

Der Rückstand A (siehe „Prüfung auf Reinheit": Prüflösung II) wird in 5 ml Tetrahydrofuran *R* gelöst. Einige Tropfen der Lösung werden auf Natriumchlorid-Preßlinge getropft und in einem Trockenschrank bei 100 bis 105 °C zur Trockne eingedampft. Die Prüfung erfolgt mit Hilfe der IR-Spektroskopie (2.2.24). Das Material zeigt Absorptionsmaxima insbesondere bei 2975, 2910, 2865, 1430, 1330, 1255, 690 und 615 cm^{-1}. Außerdem ist das erhaltene Spektrum identisch mit dem eines als Typmuster ausgewählten Materials.

Prüfung auf Reinheit

Falls erforderlich wird das Material in Stücke von höchstens 1 cm Seitenlänge geschnitten.

Prüflösung I: In einem Rundkolben aus Borosilicatglas werden 25 g Substanz mit 500 ml Wasser *R* versetzt. Die Kolbenöffnung wird mit Aluminiumfolie oder einem Becherglas aus Borosilicatglas bedeckt. Die Mischung wird 20 min lang im Autoklaven bei 121 ± 2 °C erhitzt. Beim Erkaltenlassen setzen sich die festen Bestandteile am Boden ab.

Prüflösung II: 5,0 g Substanz werden in 80 ml Tetrahydrofuran *R* gelöst. Die Lösung wird mit Tetrahydrofuran *R* zu 100 ml verdünnt. Falls erforderlich wird filtriert (die Lösung kann opaleszent bleiben). 20 ml Lösung werden unter leichtem Schütteln tropfenweise mit 70 ml Ethanol 96 % *R* versetzt. Nach 1 h langem Kühlen in einer Eis-Wasser-Mischung wird filtriert oder zentrifugiert. Der Rückstand A wird mit Ethanol 96 % *R* gewaschen. Die Waschflüssigkeit wird dem Filtrat oder dem Zentrifugat zugesetzt und dieses mit Ethanol 96 % *R* zu 100 ml verdünnt.

Prüflösung III: 5 g Substanz werden in einem Rundkolben aus Borosilicatglas mit Schliff mit 100 ml Salzsäure (0,1 mol · l^{-1}) versetzt. Die Mischung wird 1 h lang zum Rückfluß erhitzt. Beim Erkaltenlassen setzen sich die festen Bestandteile am Boden ab.

Aussehen der Prüflösung I: Die Prüflösung I darf nicht stärker opaleszieren als die Referenzsuspension II (2.2.1) und muß farblos (2.2.2, Methode II) sein.

Absorption der Prüflösung I (2.2.25): 100 ml Prüflösung I werden zur Trockne eingedampft. Nach Lösen des Rückstands in 5 ml Hexan *R* wird die Lösung falls erforderlich durch ein zuvor mit Hexan *R* gewaschenes Filter filtriert. Die Absorption des Filtrats, zwischen 250 und 310 nm gemessen, darf an jedem Punkt des Spektrums höchstens 0,25 betragen.

Absorption der Prüflösung II (2.2.25): Die Absorption der Prüflösung II, zwischen 250 und 330 nm gemessen, darf an jedem Punkt des Spektrums bei zinnstabilisierten Materialien höchstens 0,2 und bei anderen Materialien höchstens 0,4 betragen.

Extrahierbares Barium: Die Prüfung erfolgt mit Hilfe der Atomemissionsspektroskopie in einem Argonplasma (2.2.22, Methode I).

Untersuchungslösung: Prüflösung II.

Referenzlösung: Eine 0,1 ppm Barium enthaltende Lösung, hergestellt durch Verdünnen der Barium-Lösung (50 ppm Ba) *R* mit Salzsäure (0,1 mol · l^{-1}).

Die Bestimmung wird unter Verwendung der Emission des Bariums bei 455,40 nm durchgeführt, wobei die Untergrundstrahlung bei 455,30 nm liegt.

Die Abwesenheit von Barium in der verwendeten Salzsäure muß sichergestellt sein.

Die Emission der Untersuchungslösung, gemessen bei 455,40 nm, darf nicht größer sein als die der Referenzlösung (2 ppm).

Extrahierbares Cadmium: Die Prüfung erfolgt mit Hilfe der Atomabsorptionsspektroskopie (2.2.23, Methode I).

Untersuchungslösung: Prüflösung II.

Referenzlösung: Eine 0,03 ppm Cadmium enthaltende Lösung, hergestellt durch Verdünnen der Cadmium-Lösung (0,1 % Cd) *R* mit Salzsäure (0,1 mol · l^{-1}).

Die Abwesenheit von Cadmium in der verwendeten Salzsäure muß sichergestellt sein.

Die Absorption der Untersuchungslösung, gemessen bei 228,8 nm, darf nicht größer sein als die der Referenzlösung (0,6 ppm).

Zinn in mit Zinn stabilisierten Materialien: 0,10 ml Prüflösung II werden in einem Reagenzglas mit 0,05 ml Salzsäure (1 mol · l^{-1}), 0,5 ml Kaliumiodid-Lösung *R* und 5 ml Ethanol 96 % *R* versetzt. Nach gründlichem Mischen wird 5 min lang stehengelassen. Der Mischung werden 9 ml Wasser *R* und 0,1 ml einer Lösung von Natriumsulfit *R* (5 g · l^{-1}) zugesetzt. Nach gründlichem Mischen werden 1,5 ml Dithizon-Lösung *R*, die zuvor im Verhältnis 1:100 mit Dichlormethan *R* verdünnt wurde, zugesetzt. Die Mischung wird 15 s lang geschüttelt und 2 min lang stehengelassen. Gleichzeitig und unter gleichen Bedingungen wird eine Referenzlösung unter Verwendung von 0,1 ml Zinn-Referenzlösung hergestellt.

Eine mit der Prüflösung II auftretende violette Färbung in der unteren Phase darf nicht intensiver sein als die mit der Referenzlösung erhaltene Färbung (0,25 Prozent Zinn). Die grünlichblaue Färbung der Dithizon-Lösung wird in Gegenwart von Zinn rosa.

Behältnisse

Zinn-Stammlösung: 81 mg Kunststoffadditiv 23 *CRS* werden in einem Meßkolben mit Tetrahydrofuran *R* zu 100 ml verdünnt.

Zinn-Referenzlösung: 20 ml Zinn-Stammlösung werden in einem Meßkolben mit Ethanol 96 % *R* zu 100 ml verdünnt.

Zinn in nicht mit Zinn stabilisierten Materialien: 5 ml Prüflösung II werden in einem Reagenzglas mit 0,05 ml Salzsäure (1 mol · l^{-1}) und 0,5 ml Kaliumiodid-Lösung *R* versetzt. Nach gründlichem Mischen wird 5 min lang stehengelassen. Der Mischung werden 9 ml Wasser *R* und 0,1 ml einer Lösung von Natriumsulfit *R* (5 g · l^{-1}) zugesetzt. Wenn die nach gründlichem Mischen erhaltene Lösung nicht farblos ist, wird weitere Natriumsulfit-Lösung in Anteilen von 0,05 ml zugesetzt. Der Lösung werden 1,5 ml Dithizon-Lösung *R*, die zuvor im Verhältnis 1:100 mit Dichlormethan *R* verdünnt wurde, zugesetzt. Die Mischung wird 15 s lang geschüttelt und 2 min lang stehengelassen. Gleichzeitig und unter gleichen Bedingungen wird eine Referenzlösung unter Verwendung von 0,05 ml Zinn-Referenzlösung hergestellt.

Eine mit der Prüflösung II auftretende violette Färbung in der unteren Phase darf nicht intensiver sein als die mit der Referenzlösung erhaltene Färbung (160 ppm Zinn).

Extrahierbare Schwermetalle (2.4.8): 12 ml Prüflösung III müssen der Grenzprüfung A auf Schwermetalle entsprechen (20 ppm). Zur Herstellung der Referenzlösung wird die Blei-Lösung (1 ppm Pb) *R* verwendet.

Extrahierbares Zink: Die Prüfung erfolgt mit Hilfe der Atomabsorptionsspektroskopie (2.2.23, Methode I).

Untersuchungslösung: Prüflösung III, im Verhältnis 1:10 mit Wasser *R* verdünnt.

Referenzlösung: Eine 0,50 mg · l^{-1} Zink enthaltende Lösung, hergestellt durch Verdünnen der Zink-Lösung (5 mg Zn/ml) *R* mit Salzsäure (0,01 mol · l^{-1}).

Die Abwesenheit von Zink in der verwendeten Salzsäure muß sichergestellt sein.

Die Absorption der Untersuchungslösung, gemessen bei 214,0 nm, darf nicht größer sein als die der Referenzlösung (100 ppm).

Sulfatasche (2.4.14): Höchstens 1,0 Prozent, mit 1,0 g Substanz bestimmt. Wenn die Materialien mit Titandioxid undurchsichtig gemacht wurden, darf der Gehalt an Sulfatasche höchstens 4,0 Prozent betragen.

Gehaltsbestimmung

Die Bestimmung erfolgt mit Hilfe der Schöniger-Methode (2.5.10) unter Verwendung von 50,0 mg Substanz. Die Verbrennungsprodukte werden in 20 ml Natriumhydroxid-Lösung (1 mol · l^{-1}) absorbiert. Der erhaltenen Lösung werden 2,5 ml Salpetersäure *R*, 10,0 ml Silbernitrat-Lösung (0,1 mol · l^{-1}), 5 ml Ammoniumeisen(III)-sulfat-Lösung *R* 2 und 1 ml Dibutylphthalat *R* zugesetzt. Mit Ammoniumthiocyanat-Lösung (0,05 mol · l^{-1}) wird bis zum Auftreten einer rötlichgelben Färbung titriert. Ein Blindversuch wird durchgeführt.

1 ml Silbernitrat-Lösung (0,1 mol · l^{-1}) entspricht 6,25 mg Polyvinylchlorid.

3.1.11 Kunststoffe auf Polyvinylchlorid-Basis (weichmacherfrei) für Behältnisse zur Aufnahme trockener Darreichungsformen zur oralen Anwendung

Definition

Kunststoffe auf Polyvinylchlorid-Basis (weichmacherfrei) für Behältnisse zur Aufnahme trockener Darreichungsformen zur oralen Anwendung sind zur Herstellung von Folien und Behältnissen geeignet.

Sie bestehen aus einem oder mehreren der folgenden Bestandteile: Poly(vinylchlorid/vinylacetat), Polyvinylchlorid oder einer Mischung von Polyvinylchlorid und Polyvinylacetat.

Die Kunststoffe enthalten höchstens 1 ppm Vinylchlorid.

Der Chlorgehalt, ausgedrückt als Polyvinylchlorid, beträgt mindestens 80 Prozent.

Die Kunststoffe können höchstens 15 Prozent Copolymere auf Basis von Acryl- und/oder Methacrylsäure und/oder deren Estern und/oder Styrol und/oder Butadien enthalten.

Herstellung

Kunststoffe auf Polyvinylchlorid-Basis (weichmacherfrei) werden durch Polymerisationsverfahren hergestellt, die einen Restgehalt an Vinylchlorid von höchstens 1 ppm garantieren. Das angewendete Herstellungsverfahren ist validiert, um sicherzustellen, daß das Produkt der folgenden Prüfung entspricht:

Vinylchlorid: Höchstens 1 ppm Vinylchlorid. Die Prüfung erfolgt mit Hilfe der Gaschromatographie (2.2.28, Dampfraumanalyse) unter Verwendung von Ether *R* als Interner Standard.

Interner-Standard-Lösung: Mit Hilfe einer Mikroliterspritze werden 10 µl Ether *R* in 20,0 ml Dimethylacetamid *R* eingespritzt, wobei die Spitze der Kanüle in das Lösungsmittel eintaucht. Unmittelbar vor Gebrauch wird die Lösung 1:1000 mit Dimethylacetamid *R* verdünnt.

Untersuchungslösung: In einer Probeflasche von 50 ml Inhalt wird 1,000 g Substanz mit 10,0 ml Interner-Standard-Lösung versetzt. Nach Verschließen und Sichern des Stopfens wird umgeschüttelt, wobei die Flüssigkeit nicht mit dem Stopfen in Berührung kommen soll. Die Probeflasche wird 2 h lang im Wasserbad von 60 ± 1 °C gehalten.

Vinylchlorid-Stammlösung: Im Abzug herzustellen. In eine Probeflasche von 50 ml Inhalt werden 50,0 ml Dimethylacetamid *R* gegeben. Nach Verschließen und Sichern des Stopfens wird auf 0,1 mg genau gewogen. Eine 50-ml-Injektionsspritze aus Polyethylen oder Polypropylen wird mit gasförmigem Vinylchlorid *R* gefüllt. Das Gas wird etwa 3 min lang mit der Spritze in Kontakt gelassen. Nach dem Entleeren der Spritze wird sie erneut mit 50 ml gasförmigem Vinylchlorid *R* gefüllt. Eine Subkutan-Nadel wird aufgesetzt, worauf das Gasvolumen in der Spritze von 50 ml auf 25 ml verringert wird. Diese 25 ml Vinylchlorid werden unter leichtem Schütteln langsam in die Probeflasche eingespritzt. Dabei ist Kontakt der Nadel mit der Flüssigkeit zu vermeiden. Die Probeflasche wird erneut gewogen. Die Zunahme der Masse beträgt etwa 60 mg (1 µl der so erhaltenen Lösung enthält etwa 1,2 µg Vinylchlorid). Die Lösung wird 2 h lang stehengelassen. Die fertige Stammlösung wird im Kühlschrank aufbewahrt.

Vinylchlorid-Referenzlösung: 1 Volumteil der Vinylchlorid-Stammlösung wird mit 3 Volumteilen Dimethylacetamid *R* versetzt.

Referenzlösungen: In 6 Probeflaschen von 50 ml Inhalt werden je 10,0 ml Interner-Standard-Lösung gegeben. Die Probeflaschen werden verschlossen und die Stopfen gesichert. In 5 der Probeflaschen werden 1, 2, 3, 5 und 10 µl Vinylchlorid-Referenzlösung gegeben. Der Gehalt an Vinylchlorid in den 6 Probeflaschen beträgt 0 µg, etwa 0,3 µg, etwa 0,6 µg, etwa 0,9 µg, etwa 1,5 µg und etwa 3 µg. Die Probeflaschen werden umgeschüttelt. Dabei ist Kontakt der Flüssigkeit mit dem Stopfen zu vermeiden. Die Probeflaschen werden 2 h lang im Wasserbad von 60 ± 1 °C gehalten.

Die Chromatographie kann durchgeführt werden mit
- einer Säule aus rostfreiem Stahl von 3 m Länge und 3 mm innerem Durchmesser, gepackt mit silanisiertem Kieselgur zur Gaschromatographie *R*, imprägniert mit 5 Prozent (*m/m*) Dimethylstearylamid *R* und 5 Prozent (*m/m*) Macrogol 400 *R*
- Stickstoff zur Chromatographie *R* als Trägergas bei einer Durchflußrate von 30 ml je Minute
- einem Flammenionisationsdetektor.

Die Temperatur der Säule wird bei 45 °C, die des Probeneinlasses bei 100 °C und die des Detektors bei 150 °C gehalten.

Je 1 ml der Gasphase über der Untersuchungslösung und über jeder der Referenzlösungen wird eingespritzt. Der Gehalt an Vinylchlorid wird berechnet.

Um die geforderten mechanischen Eigenschaften und die Stabilität zu erhalten, können die Kunststoffe auf Polyvinylchlorid-Basis (weichmacherfrei) enthalten:
- höchstens 2 Prozent epoxidiertes Sojaöl, dessen Gehalt an Oxiran-Sauerstoff 6 bis 8 Prozent und dessen Iodzahl höchstens 6 beträgt, für mit Zinn stabilisierte Materialien
- höchstens 3 Prozent epoxidiertes Sojaöl, dessen Gehalt an Oxiran-Sauerstoff 6 bis 8 Prozent und dessen Iodzahl höchstens 6 beträgt, für nicht mit Zinn stabilisierte Materialien
- höchstens 1,5 Prozent Calcium-, Magnesium- oder Zinksalze von aliphatischen Fettsäuren mit mehr als 7 Kohlenstoffatomen oder höchstens 1,5 Prozent von deren Mischung
- höchstens 4 Prozent Wachse
- höchstens 1,5 Prozent flüssiges Paraffin
- höchstens 2 Prozent hydrierte Öle oder Ester von aliphatischen Fettsäuren

  (Der Gesamtgehalt der 3 vorstehend genannten Gleitmittel darf höchstens 4 Prozent betragen.)
- höchstens 1,5 Prozent Macrogolester
- höchstens 1,5 Prozent Sorbitol
- höchstens 1 Prozent 2,4-Dinonylphenylphosphit, Di(4-nonylphenyl)phosphit oder Tris(nonylphenyl)=phosphit
- höchstens 1 Prozent Calciumcarbonat
- höchstens 1 Prozent Siliciumdioxid.

Die Kunststoffe können eine der folgenden Stabilisatorgruppen enthalten:
- höchstens 0,25 Prozent Zinn als Di(isooctyl)-2,2′-[(dioctylstannylen)bis(thio)]diacetat, etwa 27 Prozent Tri(isooctyl)-2,2′,2″-[(monooctylstannylidin)tris=(thio)]triacetat enthaltend (Kunststoffadditiv 23)
- höchstens 0,25 Prozent Zinn in Form einer Mischung, die höchstens 76 Prozent Di(isooctyl)-2,2′-[(dimethylstannylen)bis(thio)]diacetat und höchstens 85 Prozent Tri(isooctyl)-2,2′,2″-[(monomethylstan=nylidin)tris(thio)]triacetat enthält (-isooctyl entspricht zum Beispiel -2-ethylhexyl)
- höchstens 1 Prozent 1-Phenyleicosan-1,3-dion (Benzoylstearoylmethan).

Die Kunststoffe können einen Farbstoff oder ein Pigment enthalten und durch Titandioxid undurchsichtig gemacht sein.

Der Lieferant des Materials muß nachweisen können, daß die qualitative und quantitative Zusammensetzung jeder Produktionscharge dem Typmuster entspricht.

Eigenschaften

Pulver, Kügelchen, Körner, Folien unterschiedlicher Dicke oder vom fertigen Gegenstand entnommene Proben; unlöslich in Wasser, löslich in Tetrahydrofuran, wenig löslich in Dichlormethan, unlöslich in wasserfreiem Ethanol. Die Kunststoffe brennen mit grün umrandeter, orangegelber Flamme unter Abgabe von dickem, schwarzem Rauch.

Prüfung auf Identität

Der Rückstand A (siehe „Prüfung auf Reinheit": Prüflösung II) wird in 5 ml Tetrahydrofuran *R* gelöst. Einige Tropfen der Lösung werden auf Natriumchlorid-Preßlinge getropft und in einem Trockenschrank bei 100 bis 105 °C zur Trockne eingedampft. Die Prüfung erfolgt mit Hilfe der IR-Spektroskopie (2.2.24). Das Material zeigt Absorptionsmaxima insbesondere bei 2975, 2910, 2865, 1430, 1330, 1255, 690 und 615 cm^{-1}. Außerdem ist das erhaltene Spektrum identisch mit dem eines als Typmuster ausgewählten Materials.

Prüfung auf Reinheit

Falls erforderlich wird das Material in Stücke von höchstens 1 cm Seitenlänge geschnitten.

Prüflösung I: In einem Rundkolben aus Borosilicatglas werden 25 g Substanz mit 500 ml Wasser *R* versetzt. Die Kolbenöffnung wird mit Aluminiumfolie oder einem Becherglas aus Borosilicatglas bedeckt. Die Mischung wird 20 min lang im Autoklaven bei 121 ± 2 °C erhitzt. Beim Erkaltenlassen setzen sich die festen Bestandteile am Boden ab.

Prüflösung II: 5,0 g Substanz werden in 80 ml Tetrahydrofuran *R* gelöst. Die Lösung wird mit Tetrahydrofuran *R* zu 100 ml verdünnt. Falls erforderlich wird filtriert (die Lösung kann opaleszent bleiben). 20 ml Lösung werden unter leichtem Schütteln tropfenweise mit 70 ml Ethanol 96 % *R* versetzt. Nach 1 h langem Kühlen in einer Eis-Wasser-Mischung wird filtriert oder zentrifugiert. Der Rückstand A wird mit Ethanol 96 % *R* ge-

Behältnisse

waschen. Die Waschflüssigkeit wird dem Filtrat oder dem Zentrifugat zugesetzt und dieses mit Ethanol 96 % *R* zu 100 ml verdünnt.

Prüflösung III: 5 g Substanz werden in einem Rundkolben aus Borosilicatglas mit Schliff mit 100 ml Salzsäure (0,1 mol · l^{-1}) versetzt. Die Mischung wird 1 h lang zum Rückfluß erhitzt. Beim Erkaltenlassen setzen sich die festen Bestandteile am Boden ab.

Aussehen der Prüflösung I: Die Prüflösung I darf nicht stärker opaleszieren als die Referenzsuspension II (2.2.1) und muß farblos (2.2.2, Methode II) sein.

Absorption der Prüflösung I (2.2.25): 100 ml Prüflösung I werden zur Trockne eingedampft. Nach Lösen des Rückstands in 5 ml Hexan *R* wird die Lösung falls erforderlich durch ein zuvor mit Hexan *R* gewaschenes Filter filtriert. Die Absorption des Filtrats, zwischen 250 und 310 nm gemessen, darf an jedem Punkt des Spektrums höchstens 0,3 betragen.

Absorption der Prüflösung II (2.2.25): Die Absorption der Prüflösung II, zwischen 250 und 330 nm gemessen, darf an jedem Punkt des Spektrums höchstens 0,5 betragen.

Zinn in mit Zinn stabilisierten Materialien: 0,10 ml Prüflösung II werden in einem Reagenzglas mit 0,05 ml Salzsäure (1 mol · l^{-1}), 0,5 ml Kaliumiodid-Lösung *R* und 5 ml Ethanol 96 % *R* versetzt. Nach gründlichem Mischen wird 5 min lang stehengelassen. Der Mischung werden 9 ml Wasser *R* und 0,1 ml einer Lösung von Natriumsulfit *R* (5 g · l^{-1}) zugesetzt. Nach gründlichem Mischen werden 1,5 ml Dithizon-Lösung *R*, die zuvor im Verhältnis 1:100 mit Dichlormethan *R* verdünnt wurde, zugesetzt. Die Mischung wird 15 s lang geschüttelt und 2 min lang stehengelassen. Gleichzeitig und unter gleichen Bedingungen wird eine Referenzlösung unter Verwendung von 0,1 ml Zinn-Referenzlösung hergestellt.

Eine mit der Prüflösung II auftretende violette Färbung in der unteren Phase darf nicht intensiver sein als die mit der Referenzlösung erhaltene Färbung (0,25 Prozent Zinn). Die grünlichblaue Färbung der Dithizon-Lösung wird in Gegenwart von Zinn rosa.

Zinn-Stammlösung: 81 mg Kunststoffadditiv 23 *CRS* werden in einem Meßkolben mit Tetrahydrofuran *R* zu 100 ml verdünnt.

Zinn-Referenzlösung: 20 ml Zinn-Stammlösung werden in einem Meßkolben mit Ethanol 96 % *R* zu 100 ml verdünnt.

Zinn in nicht mit Zinn stabilisierten Materialien: 5 ml Prüflösung II werden in einem Reagenzglas mit 0,05 ml Salzsäure (1 mol · l^{-1}) und 0,5 ml Kaliumiodid-Lösung *R* versetzt. Nach gründlichem Mischen wird 5 min lang stehengelassen. Der Mischung werden 9 ml Wasser *R* und 0,1 ml einer Lösung von Natriumsulfit *R* (5 g · l^{-1}) zugesetzt. Wenn die nach gründlichem Mischen erhaltene Lösung nicht farblos ist, wird weitere Natriumsulfit-Lösung in Anteilen von 0,05 ml zugesetzt. Der Lösung werden 1,5 ml Dithizon-Lösung *R*, die zuvor im Verhältnis 1:100 mit Dichlormethan *R* verdünnt wurde, zugesetzt. Die Mischung wird 15 s lang geschüttelt und 2 min lang stehengelassen. Gleichzeitig und unter gleichen Bedingungen wird eine Referenzlösung unter Verwendung von 0,05 ml Zinn-Referenzlösung hergestellt.

Eine mit der Prüflösung II auftretende violette Färbung in der unteren Phase darf nicht intensiver sein als die mit der Referenzlösung erhaltene Färbung (160 ppm Zinn).

Extrahierbare Schwermetalle (2.4.8): 12 ml Prüflösung III müssen der Grenzprüfung A auf Schwermetalle entsprechen (20 ppm). Zur Herstellung der Referenzlösung wird die Blei-Lösung (1 ppm Pb) *R* verwendet.

Extrahierbares Zink: Die Prüfung erfolgt mit Hilfe der Atomabsorptionsspektroskopie (2.2.23, Methode I).

Untersuchungslösung: Prüflösung III, im Verhältnis 1:10 mit Wasser *R* verdünnt.

Referenzlösung: Eine 0,50 mg · l^{-1} Zink enthaltende Lösung, hergestellt durch Verdünnen der Zink-Lösung (5 mg Zn/ml) *R* mit Salzsäure (0,01 mol · l^{-1}).

Die Abwesenheit von Zink in der verwendeten Salzsäure muß sichergestellt sein.

Die Absorption der Untersuchungslösung, gemessen bei 214,0 nm, darf nicht größer sein als die der Referenzlösung (100 ppm).

Sulfatasche (2.4.14): Höchstens 1,0 Prozent, mit 1,0 g Substanz bestimmt. Wenn die Materialien mit Titandioxid undurchsichtig gemacht wurden, darf der Gehalt an Sulfatasche höchstens 4,0 Prozent betragen.

Gehaltsbestimmung

Die Bestimmung erfolgt mit Hilfe der Schöniger-Methode (2.5.10) unter Verwendung von 50,0 mg Substanz. Die Verbrennungsprodukte werden in 20 ml Natriumhydroxid-Lösung (1 mol · l^{-1}) absorbiert. Der erhaltenen Lösung werden 2,5 ml Salpetersäure *R*, 10,0 ml Silbernitrat-Lösung (0,1 mol · l^{-1}), 5 ml Ammoniumeisen(III)-sulfat-Lösung *R* 2 und 1 ml Dibutylphthalat *R* zugesetzt. Mit Ammoniumthiocyanat-Lösung (0,05 mol · l^{-1}) wird bis zum Auftreten einer rötlichgelben Färbung titriert. Ein Blindversuch wird durchgeführt.

1 ml Silbernitrat-Lösung (0,1 mol · l^{-1}) entspricht 6,25 mg Polyvinylchlorid.

3.1.12 Gummi für Verschlüsse für Behältnisse zur Aufnahme wäßriger Zubereitungen zur parenteralen Anwendung, von Pulvern und von gefriergetrockneten Produkten

Definition

Gummi wird aus Materialien hergestellt, die durch Vulkanisation (Quervernetzung) von makromolekularen organischen Substanzen, in Gegenwart von geeigneten Zusatzstoffen, gewonnen werden.

Dieser Text ist nicht auf Materialien für Verschlüsse aus Silicon-Elastomer (siehe Kapitel 3.1.9) und auf Materialien für lackierte Verschlüsse anwendbar. Gummi wird aus natürlichen oder synthetischen Substanzen durch Polymerisation, Polyaddition oder Polykondensation hergestellt. Die Art der Hauptbestandteile und der unterschiedlichen Zusatzstoffe (zum Beispiel Vulkanisierzusätze, Beschleuniger, Weichmacher, Stabilisatoren, Farbmittel) ermöglicht es, daß die geforderten Eigenschaften erhalten werden.

2 Gummiarten werden unterschieden: Gummiart I entspricht den strengsten Anforderungen und wird bevorzugt verwendet, während die Gummiart II mechanische Eigenschaften besitzt, die für spezielle Anwendungen (wie mehrfaches Durchstechen) geeignet sind, und aufgrund ihrer chemischen Zusammensetzung nicht solchen strengen Anforderungen wie denen für die Gummiart I entsprechen muß.

Das für die Herstellung von Verschlüssen ausgewählte Gummi muß dem Kapitel 3.2.2 entsprechen.

Eigenschaften

Gummi ist elastisch, durchscheinend oder opak und hat keine charakteristische Farbe. Die Farbe hängt von den verwendeten Zusatzstoffen ab. Gummi ist praktisch unlöslich in Tetrahydrofuran, in welchem jedoch ein beachtliches, reversibles Quellen auftreten kann. Gummi ist homogen.

Prüfung auf Identität

A. Gummi besitzt eine solche Elastizität, daß ein Streifen mit einem Querschnitt von etwa 1 bis 5 mm^2 von Hand auf das mindestens 2fache seiner ursprünglichen Länge gedehnt werden kann. Wenn das Gummi 1 min lang auf das 2fache seiner Länge gedehnt wurde, zieht es sich innerhalb von 30 s auf weniger als das 1,2fache seiner ursprünglichen Länge zusammen.

B. 1 bis 2 g Gummi werden in einem hitzebeständigen Reagenzglas über einer offenen Flamme bis zur Trockne erhitzt. Das Erhitzen wird so lange fortgesetzt, bis Zersetzungsdämpfe nahe des oberen Reagenzglasrandes kondensieren. Einige Tropfen des Pyrolysats werden auf einen Preßling aus Kaliumbromid gegeben. Die Prüfung erfolgt mit Hilfe der IR-Spektroskopie (2.2.24) durch Vergleich des Spektrums des Pyrolysats mit dem eines Typmusters.

C. Der Aschegehalt (2.4.16) weicht um höchstens ±10 Prozent von dem Ergebnis ab, das mit dem Typmuster erhalten wurde.

Prüfung auf Reinheit

Bereits gewaschene und sterilisierte Proben müssen der Prüfung auf Reinheit entsprechen.

Prüflösung: Gummi mit einer Oberfläche von etwa 100 cm^2 wird in ein geeignetes Glasbehältnis gegeben, mit Wasser für Injektionszwecke *R* bedeckt, 5 min lang zum Sieden erhitzt und anschließend 5mal mit kaltem Wasser für Injektionszwecke *R* gewaschen. Das gewaschene Gummi wird in einen Weithals-Erlenmeyerkolben (Glasart I, 3.2.1) gegeben, mit 200 ml Wasser für Injektionszwecke *R* versetzt und gewogen. Die Kolbenöffnung wird mit einem Becherglas aus Borosilicatglas bedeckt. Das Behältnis wird so autoklaviert, daß eine Temperatur von 121 ± 2 °C innerhalb von 20 bis 30 min erreicht wird; bei dieser Temperatur wird das Behältnis 30 min lang belassen. Nach etwa 30 min langem Abkühlen auf Raumtemperatur wird das Behältnis bis zur Ausgangsmasse mit Wasser für Injektionszwecke *R* aufgefüllt und geschüttelt. Die Lösung wird sofort durch Dekantieren vom Gummi abgetrennt. Die Prüflösung muß vor jeder Prüfung geschüttelt werden.

Blindlösung: Die Blindlösung wird unter den gleichen Bedingungen mit 200 ml Wasser für Injektionszwecke *R* hergestellt.

Aussehen der Prüflösung: Die Prüflösung darf bei der Prüfung der Gummiart I nicht stärker opaleszieren als die Referenzsuspension II (2.2.1) und bei der Prüfung der Gummiart II nicht stärker opaleszieren als die Referenzsuspension III. Die Prüflösung darf nicht stärker gefärbt sein als die Farbvergleichslösung GG_5 (2.2.2, Methode II).

Sauer oder alkalisch reagierende Substanzen: 20 ml Prüflösung werden mit 0,1 ml Bromthymolblau-Lösung *R* 1 versetzt. Bis zum Farbumschlag nach Blau dürfen höchstens 0,3 ml Natriumhydroxid-Lösung ($0,01\ mol \cdot l^{-1}$) und bis zum Farbumschlag nach Gelb höchstens 0,8 ml Salzsäure ($0,01\ mol \cdot l^{-1}$) verbraucht werden.

Absorption: *Die Prüfung ist innerhalb von 5 h nach Herstellung der Prüflösung durchzuführen.*

Die Prüflösung wird durch ein Membranfilter mit einem Porendurchmesser von etwa 0,45 µm filtriert, wobei die ersten wenigen Milliliter des Filtrats verworfen werden. Die Absorption (2.2.25) des Filtrats, zwischen 220 und 360 nm gegen die Blindlösung (siehe „Prüflösung") als Kompensationsflüssigkeit gemessen, darf höchstens 0,2 für Gummiart I und höchstens 4,0 für Gummiart II betragen. Falls erforderlich wird das Filtrat vor der Absorptionsmessung verdünnt und das Ergebnis mit dem Verdünnungsfaktor korrigiert.

Reduzierende Substanzen: *Die Prüfung ist innerhalb von 4 h nach Herstellung der Prüflösung durchzuführen.*

20,0 ml Prüflösung werden mit 1 ml verdünnter Schwefelsäure *R* und 20,0 ml Kaliumpermanganat-Lösung ($0,002\ mol \cdot l^{-1}$) versetzt. Die Lösung wird 3 min lang zum Sieden erhitzt und abgekühlt. Nach Zusatz von 1 g Kaliumiodid *R* wird sofort mit Natriumthiosulfat-Lösung ($0,01\ mol \cdot l^{-1}$) in Gegenwart von 0,25 ml Stärke-Lösung *R* titriert. Ein Blindversuch mit 20,0 ml Blindlösung (siehe „Prüflösung") wird durchgeführt. Die Differenz zwischen den bei beiden Titrationen verbrauchten Volumen darf höchstens 3,0 ml für Gummiart I und höchstens 7,0 ml für Gummiart II betragen.

Ammonium (2.4.1): 5 ml Prüflösung, mit Wasser *R* zu 14 ml verdünnt, müssen der Grenzprüfung A auf Ammonium entsprechen (2 ppm).

Extrahierbare Schwermetalle (2.4.8): Die Prüflösung muß der Grenzprüfung A auf Schwermetalle entsprechen (2 ppm in der Prüflösung). Zur Herstellung der Referenzlösung wird die Blei-Lösung (2 ppm Pb) *R* verwendet.

Extrahierbares Zink: Höchstens 5 µg extrahierbares Zink je Milliliter Prüflösung. Der Gehalt an Zink wird mit Hilfe der Atomabsorptionsspektroskopie (2.2.23, Methode I) bestimmt.

Untersuchungslösung: 10,0 ml Prüflösung werden mit Salzsäure ($0,1\ mol \cdot l^{-1}$) zu 100 ml verdünnt.

Behältnisse

Referenzlösungen: Die Referenzlösungen werden aus der Zinklösung (10 ppm Zn) *R* durch Verdünnen mit Salzsäure (0,1 mol · l^{-1}) hergestellt.

Die Absorption wird bei 213,9 nm unter Verwendung einer Zink-Hohlkathodenlampe als Strahlungsquelle und einer Luft-Acetylen-Flamme bestimmt.

Verdampfungsrückstand: 50,0 ml Prüflösung werden im Wasserbad zur Trockne eingedampft. Nach dem Trocknen bei 100 bis 105 °C darf der Rückstand höchstens 2,0 mg für die Gummiart I und höchstens 4,0 mg für die Gummiart II betragen.

Flüchtige Sulfide: Gummi, falls erforderlich zerschnitten, mit einer Gesamtoberfläche von 20 ± 2 cm^2 wird in einen 100-ml-Erlenmeyerkolben gegeben und mit 50 ml einer Lösung von Citronensäure *R* (20 g · l^{-1}) versetzt. Über die Kolbenöffnung wird ein Stück Blei(II)-acetat-Papier *R* gelegt und durch Auflegen eines umgedrehten Wägebehältnisses in dieser Position gehalten. Die Mischung wird 30 min lang bei 121 ± 2 °C autoklaviert. Ein schwarzer Fleck auf dem Papier darf nicht intensiver gefärbt sein als ein Fleck, der durch eine gleichzeitig und unter gleichen Bedingungen unter Verwendung von 0,154 mg Natriumsulfid *R* und 50 ml einer Lösung von Citronensäure *R* (20 g · l^{-1}) hergestellte Lösung entsteht.

3.1.13 Kunststoffadditive

Hinweis: Die Nomenklatur der als erstes angegebenen Bezeichnungen entspricht den Regeln der IUPAC. Die fettgedruckten Synonyme entsprechen den in Kapitel 3 verwendeten Bezeichnungen (Ph. Eur.). Außerdem sind englische Synonyme angegeben, die den Regeln der „Chemical Abstracts" (CA) entsprechen. Weitere Synonyme können angegeben sein (Weitere).

Die in diesem Text verwendeten Abkürzungen bedeuten:

- CAS: Chemical Abstracts Service
- CI: Colour Index
- EINECS: European Inventory of Existing Commercial Chemical Substances
- PM RN: Packaging Material Reference Number
- TSCA: Toxic Substances Control Act

Kunststoffadditiv 01 $C_{24}H_{38}O_4$
CAS Nr. 117-81-7
PM RN 74640

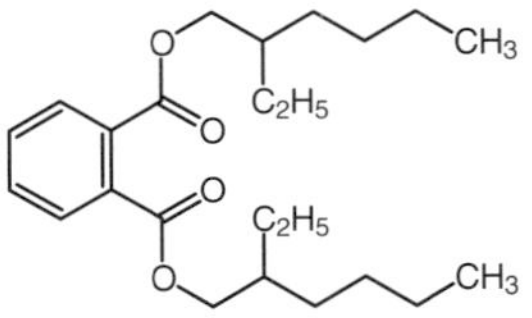

IUPAC: (2*RS*)-2-Ethylhexylbenzol-1,2-dicarboxylat
Ph. Eur.: **Di(2-ethylhexyl)phthalat**
CA: 1,2-benzenedicarboxylic acid, bis(2-ethyl=hexyl)ester

Kunststoffadditiv 02 $C_{16}H_{30}O_4Zn$
CAS Nr. 136-53-8
PM RN 54120

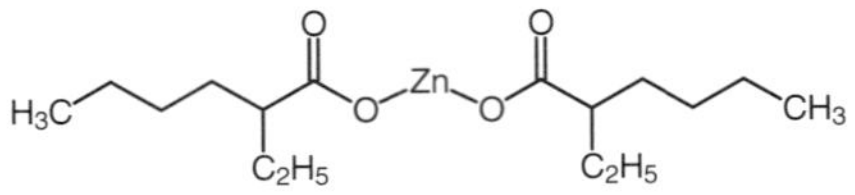

IUPAC: Zink-(2*RS*)-2-ethylhexanoat
Ph. Eur.: **Zinkoctanoat**
CA: 2-ethylhexanoic acid, zinc salt (2:1)
Weitere: Zink-2-ethylcaproat

Kunststoffadditiv 03
CAS Nr. 05518-18-3/00110-30-5
PM RN 53440/53520

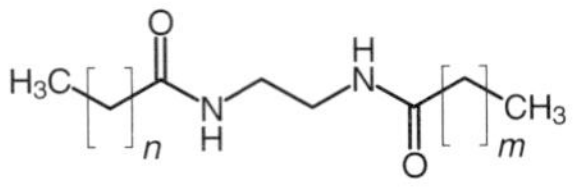

IUPAC: *N,N'*-Ethylendialkanamid (mit *n* und *m* = 14 oder 16)
Ph. Eur.: ***N,N'*-Diacylethylendiamine**
CA: —
Weitere: *N,N'*-Diacylethylendiamin *(in diesem Zusammenhang bedeutet -acyl speziell -palmitoyl und -stearoyl)*

Kunststoffadditiv 04
CAS Nr. 08013-07-8
PM RN 88640

Epoxidiertes Sojaöl

Kunststoffadditiv 05
CAS Nr. 08016-11-3
PM RN 64240

Epoxidiertes Leinöl

Kunststoffadditiv 06
CAS Nr. 57455-37-5 (TSCA)
101357-30-6 (EINECS)
Pigmentblau 29 (CI Nr. 77007)

Ultramarinblau

Kunststoffadditiv 07 $C_{15}H_{24}O$
CAS Nr. 128-37-0
PM RN 46640

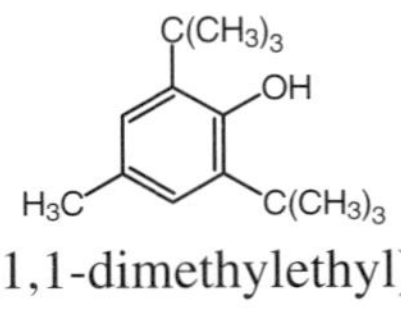

IUPAC: 2,6-Bis(1,1-dimethylethyl)-4-methylphenol

Ph. Eur.: **Butylhydroxytoluol**
CA: phenol, 2,6-bis(1,1-dimethylethyl)-4-methyl
Weitere: 2,6-Di-*tert*-butyl-4-methylphenol

Kunststoffadditiv 08 $C_{50}H_{66}O_8$
CAS Nr. 32509-66-3
PM RN 53670

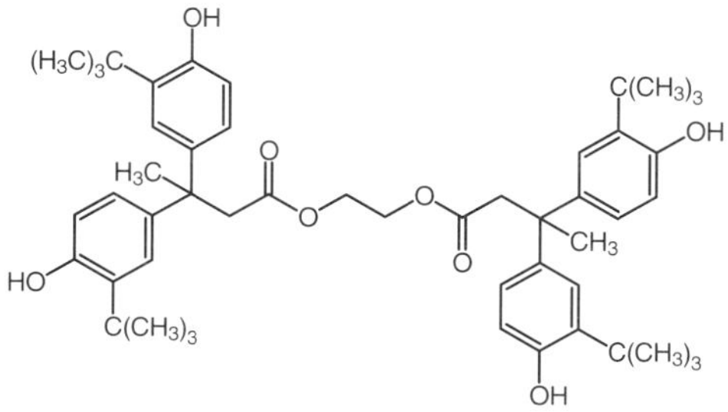

IUPAC: Ethylenbis[3,3-bis[3-(1,1-dimethylethyl)-4-hydroxyphenyl]butanoat]
Ph. Eur.: **Ethylenbis[3,3-bis[3-(1,1-dimethylethyl)-4-hydroxyphenyl]butanoat]**
CA: butanoic acid, 3,3-bis[3-(1,1-dimethylethyl)-4-hydroxyphenyl]-, 1,2-ethanediyl ester
Weitere: Ethylenbis[3,3-bis(3-*tert*-butyl-4-hydroxy=phenyl)butyrat]

Kunststoffadditiv 09 $C_{73}H_{108}O_{12}$
CAS Nr. 6683-19-8
PM RN 71680

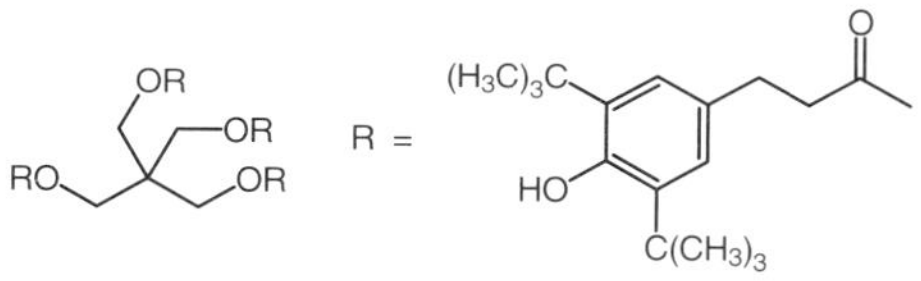

IUPAC: (Methantetrayltetramethyl)[tetrakis[3-[3,5-bis(1,1-dimethylethyl)-4-hydroxyphenyl]=propanoat]]
Ph. Eur.: **Pentaerythrityltetrakis[3-(3,5-di-*tert*-bu=tyl-4-hydroxyphenyl)propionat]**
CA: benzenepropanoic acid, 3,5-bis(1,1-di=methylethyl)-4-hydroxy-, 2,2-bis[[3-[3,5-bis(1,1-dimethylethyl)-4-hydroxyphenyl]-1-oxopropoxy]methyl]-1,3-propanediyl ester
Weitere: 2,2-Bis[[[3-[3,5-bis(1,1-dimethylethyl)-4-hy=droxyphenyl]propanoyl]oxy]methyl]pro=pan-1,3-diyl-3-[3,5-bis(1,1-dimethylethyl)-4-hydroxyphenyl]propanoat

Kunststoffadditiv 10 $C_{54}H_{78}O_3$
CAS Nr. 1709-70-2
PM RN 95200

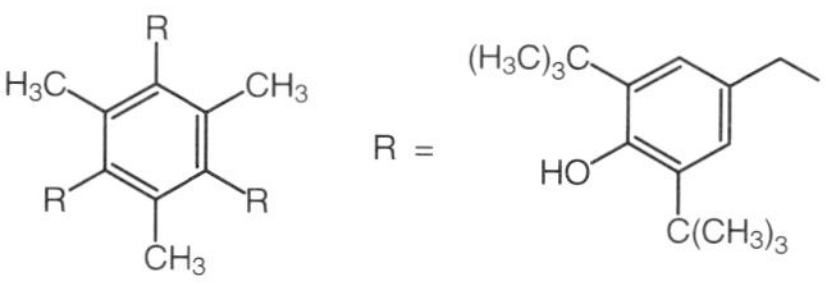

IUPAC: 4,4′,4″-[(2,4,6-Trimethylbenzol-1,3,5-triyl)tris(methylen)]tris[2,6-bis(1,1-dimethyl=ethyl)phenol]
Ph. Eur.: **2,2′,2″,6,6′,6″-Hexa-*tert*-butyl-4,4′,4″-[(2,4,6-trimethyl-1,3,5-benzoltriyl)trisme=thylen]triphenol**
CA: 1,3,5-tris[3,5-di-*tert*-butyl-4-hydroxyben=zyl]-2,4,6-trimethylbenzene
phenol, 4,4′,4″-[(2,4,6-trimethyl-1,3,5-benz=enetriyl)tris(methylen)]tris[2,6-bis(1,1-dime=thylethyl)-

Kunststoffadditiv 11 $C_{35}H_{62}O_3$
CAS Nr. 2082-79-3
PM RN 68320

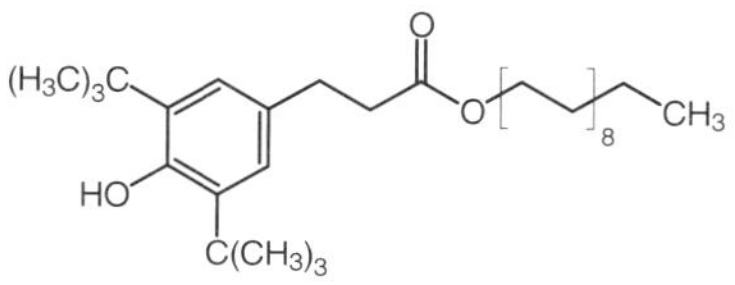

IUPAC: Octadecyl-3-[3,5-bis(1,1-dimethylethyl)-4-hydroxyphenyl]propanoat
Ph. Eur.: **Octadecyl[3-(3,5-di-*tert*-butyl-4-hydroxy=phenyl)propionat]**
CA: propanoic acid, 3-[3,5-bis(1,1-dimethyl=ethyl)-4-hydroxyphenyl]-, octadecyl ester

Kunststoffadditiv 12 $C_{42}H_{63}O_3P$
CAS Nr. 31570-04-4
PM RN 74240

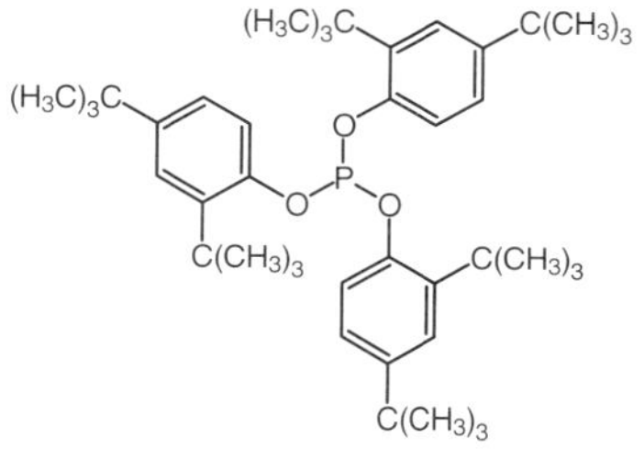

IUPAC: Tris[2,4-bis(1,1-dimethylethyl)phenyl]phos=phit
Ph. Eur.: **Tris(2,4-di-*tert*-butylphenyl)phosphit**
CA: phenol, 2,4-bis(1,1-dimethylethyl)-, phos=phite (3:1)
Weitere: 2,4-Bis(1,1-dimethylethyl)phenylphosphit

Kunststoffadditiv 13 $C_{48}H_{69}N_3O_6$
CAS Nr. 27676-62-6
PM RN 95360

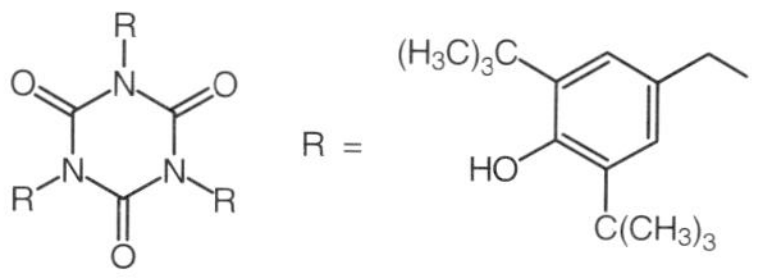

IUPAC: 1,3,5-Tris[3,5-bis(1,1-dimetyhlethyl)-4-hy=droxybenzyl]-1,3,5-triazin-2,4,6(1*H*,3*H*,5*H*)-trion

Ph. Eur.: **1,3,5-Tris(3,5-di-*tert*-butyl-4-hydroxybenzyl)-*s*-triazin-2,4,6(1*H*,3*H*,5*H*)trion**
CA: 1,3,5-triazine-2,4,6(1*H*,3*H*,5*H*)-trione, 1,3,5-tris[[3,5-bis(1,1-dimethylethyl)-4-hydroxyphenyl]methyl]-

Kunststoffadditiv 14 $C_{41}H_{82}O_6P_2$
CAS Nr. 3806-34-6
PM RN 50080

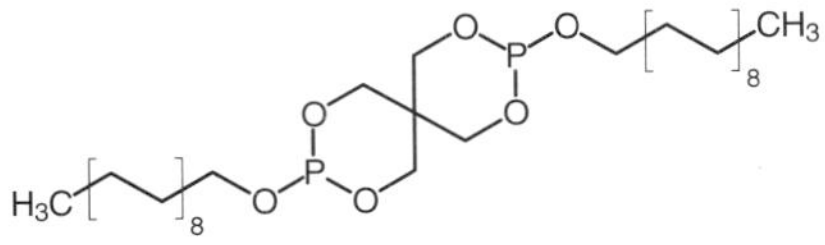

IUPAC: 3,9-Bis(octadecyloxy)-2,4,8,10-tetraoxa-3,9-diphosphaspiro[5.5]undecan
Ph. Eur.: **2,2′-Bis(octadecyloxy)-5,5′-spirobi[1,3,2-dioxaphosphinan]**
CA: 2,4,8,10-tetraoxa-3,9-diphosphaspiro[5.5]undecane, 3,9-bis(octadecyloxy)-

Kunststoffadditiv 15 $C_{36}H_{74}S_2$
CAS Nr. 1844-09-3
PM RN 49840

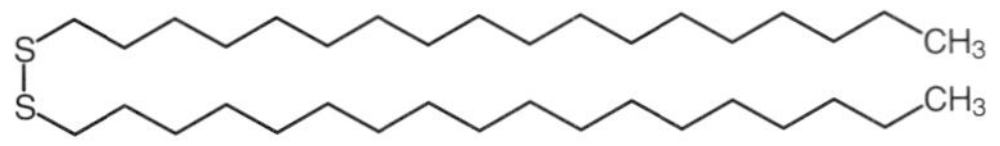

IUPAC: 1,1′-Disulfandiyldioctadecan
Ph. Eur.: **Dioctadecyldisulfid**
CA: octadecane, 1,1′-dithio-

Kunststoffadditiv 16 $C_{30}H_{58}O_4S$
CAS Nr. 123-28-4
PM RN 93120

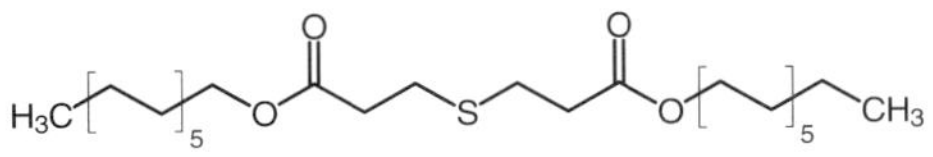

IUPAC: Didodecyl(3,3′-sulfandiyldipropionat)
Ph. Eur.: **Didodecyl(3,3′-thiodipropionat)**
CA: propanoic acid, 3,3′-thiobis-, dodecyl diester
Weitere: Laurylthiodipropionat

Kunststoffadditiv 17 $C_{42}H_{82}O_4S$
CAS Nr. 693-36-7
PM RN 93280

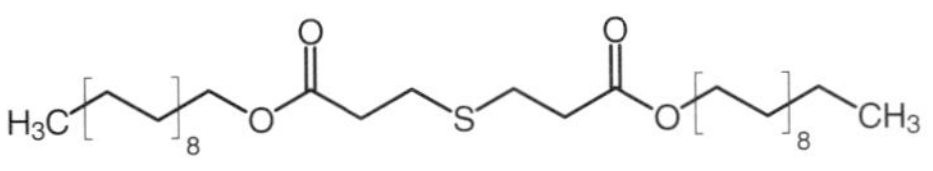

IUPAC: Dioctadecyl(3,3′-sulfandiyldipropionat)
Ph. Eur.: **Dioctadecyl(3,3′-thiodipropionat)**
CA: propanoic acid, 3,3′-thiobis-, octadecyl diester
Weitere: Stearylthiodipropionat

Kunststoffadditiv 18
CAS Nr. 119345-01-6
PM RN 92560

Gemisch von sieben Komponenten entsprechend den Reaktionsprodukten von Di-*tert*-butylphosphonit mit Phosphortrichlorid, Biphenyl und 2,4-Bis(1,1-dimethylethyl)phenol:

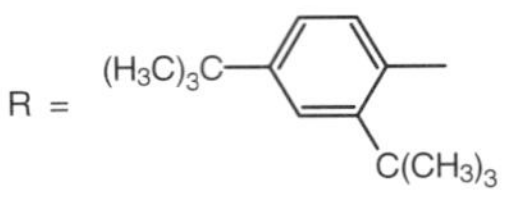

Komponente I:

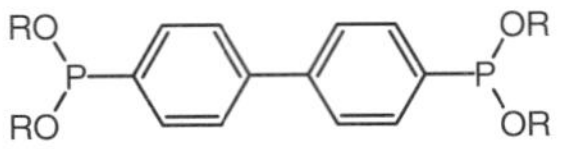

IUPAC: [2,4-Bis(1,1-dimethylethyl)phenyl](biphenyl-4,4′-diyldiphosphonit)

Komponente II:

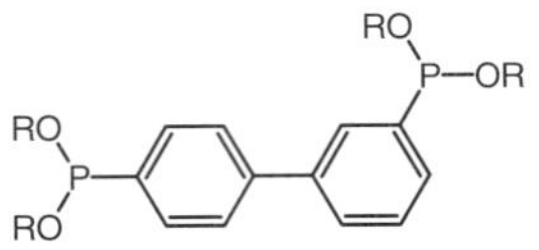

IUPAC: [2,4-Bis(1,1-dimethylethyl)phenyl](biphenyl-3,4′-diyldiphosphonit)

Komponente III:

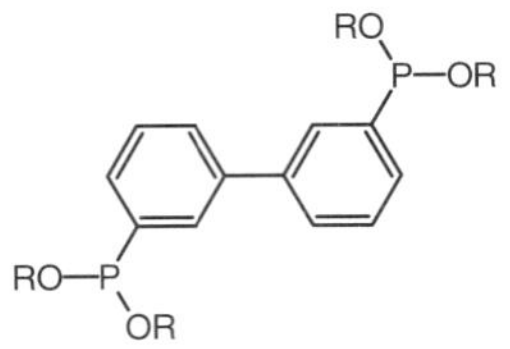

IUPAC: [2,4-Bis(1,1-dimethylethyl)phenyl](biphenyl-3,3′-diyldiphosphonit)

Komponente IV:

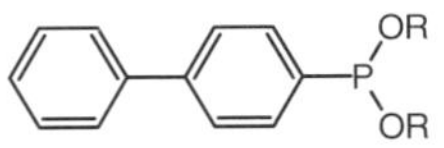

IUPAC: [2,4-Bis(1,1-dimethylethyl)phenyl](biphenyl-4-ylphosphonit)

Komponente V:

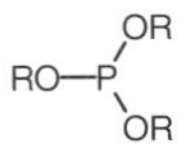

IUPAC: [2,4-Bis(1,1-dimethylethyl)phenyl](phosphit)

Komponente VI:

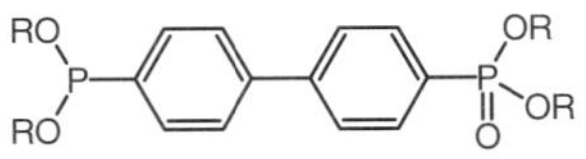

IUPAC: [2,4-Bis(1,1-dimethylethyl)phenyl][4′-[bis[2,4-bis(1,1-dimethylethyl)phenoxy]phosphanyl]biphenyl-4-ylphosphonat]

Komponente VII:
IUPAC: R–OH: 2,4-Bis(1,1-dimethylethyl)phenol

Kunststoffadditiv 19 $C_{18}H_{36}O_2$
CAS Nr. 57-11-4
PM RN 24550

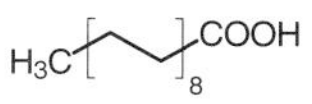

IUPAC: Octadecansäure
Ph. Eur.: **Stearinsäure**
CA: octadecanoic acid

Kunststoffadditiv 20 $C_{18}H_{35}NO$
CAS Nr. 301-02-0
PM RN 68960

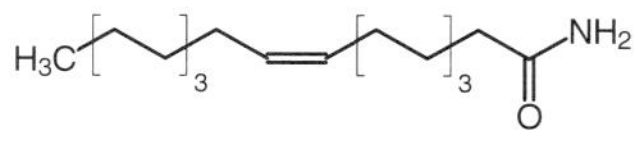

IUPAC: (*Z*)-Octadec-9-enamid
Ph. Eur.: **Oleamid**
CA: 9-octadecenamide, (*Z*)-
Weitere: 9-*cis*-Oleamid

Kunststoffadditiv 21 $C_{22}H_{43}NO$
CAS Nr. 112-84-5
PM RN 52720

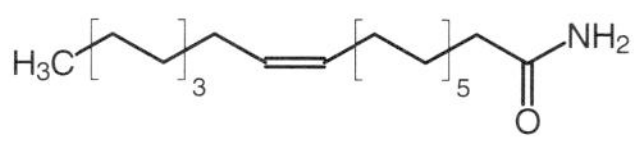

IUPAC: (*Z*)-Docos-13-enamid
Ph. Eur.: **Erucamid**
CA: 13-docosenamide, (*Z*)-
Weitere: 13-*cis*-Docosenamid

Kunststoffadditiv 22
CAS Nr. 65447-77-0
PM RN 60800

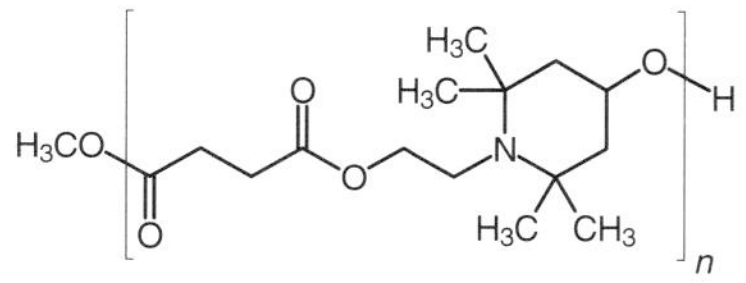

IUPAC: Copolymerisat von Dimethylbutandioat und 1-(2-Hydroxyethyl)-2,2,6,6-tetramethylpiperidin-4-ol
Ph. Eur.: **Copolymerisat von Dimethylsuccinat und (4-Hydroxy-2,2,6,6-tetramethylpiperidin-1-yl)ethanol**

3.1.14 Kunststoffe auf Polyvinylchlorid-Basis (weichmacherhaltig) für Behältnisse zur Aufnahme wäßriger Lösungen zur intravenösen Infusion

Dieser Text ersetzt die Abschnitte des Kapitels 3.1.1 der Ph. Eur. 1997, die wäßrige Lösungen zur intravenösen Infusion betreffen.

Definition

Kunststoffe auf Polyvinylchlorid-Basis (weichmacherhaltig) für Behältnisse zur Aufnahme wäßriger Lösungen zur intravenösen Infusion enthalten mindestens 55 Prozent Polyvinylchlorid (PVC) und zusätzlich zum hochmolekularen Polymer, hergestellt durch Polymerisation von Vinylchlorid, verschiedene Zusatzstoffe.

Kunststoffe auf PVC-Basis (weichmacherhaltig) für Behältnisse zur Aufnahme wäßriger Lösungen zur intravenösen Infusion sind durch Art und Verhältnis der bei der Herstellung verwendeten Substanzen definiert.

Herstellung

Kunststoffe auf PVC-Basis werden durch Polymerisationsverfahren hergestellt, die einen Restgehalt an Vinylchlorid von höchstens 1 ppm garantieren. Das angewendete Herstellungsverfahren muß validiert sein, um sicherzustellen, daß das Produkt der folgenden Prüfung entspricht:

Vinylchlorid: Höchstens 1 ppm Vinylchlorid. Die Prüfung erfolgt mit Hilfe der Gaschromatographie (2.2.28, Dampfraumanalyse) unter Verwendung von Ether *R* als Interner Standard.

Interner-Standard-Lösung: Mit Hilfe einer Mikroliterspritze werden 10 µl Ether *R* in 20,0 ml Dimethylacetamid *R* eingespritzt, wobei die Spitze der Kanüle in das Lösungsmittel eintaucht. Unmittelbar vor Gebrauch wird die Lösung 1:1000 mit Dimethylacetamid *R* verdünnt.

Untersuchungslösung: In einer Probeflasche von 50 ml Inhalt wird 1,000 g Substanz mit 10,0 ml Interner-Standard-Lösung versetzt. Nach Verschließen der Probeflasche und Sichern des Stopfens wird umgeschüttelt, wobei die Flüssigkeit nicht mit dem Stopfen in Berührung kommen soll. Die Probeflasche wird 2 h lang im Wasserbad von 60 ± 1 °C gehalten.

Vinylchlorid-Stammlösung: Im Abzug herzustellen.

In eine Probeflasche von 50 ml Inhalt werden 50,0 ml Dimethylacetamid *R* gegeben. Nach Verschließen der Probeflasche und Sichern des Stopfens wird auf 0,1 mg genau gewogen. Eine 50-ml-Injektionsspritze aus Polyethylen oder Polypropylen wird mit gasförmigem Vinylchlorid *R* gefüllt. Das Gas wird etwa 3 min lang mit der Spritze in Kontakt gelassen. Nach dem Entleeren der Spritze wird sie erneut mit 50 ml gasförmigem Vinylchlorid *R* gefüllt. Eine Subkutan-Nadel wird aufgesetzt, worauf das Gasvolumen in der Spritze von 50 auf 25 ml verringert wird. Die restlichen 25 ml Vinylchlorid werden unter leichtem Schütteln langsam in die Probeflasche eingespritzt. Dabei ist Kontakt der Nadel mit der Flüssigkeit zu vermeiden. Die Probeflasche wird erneut gewogen. Die Zunahme der Masse beträgt etwa 60 mg (1 µl der so erhaltenen Lösung enthält etwa 1,2 µg Vinylchlorid). Die Lösung wird 2 h lang stehengelassen. Die fertige Stammlösung wird im Kühlschrank aufbewahrt.

Vinylchlorid-Referenzlösung: 1 Volumteil der Vinylchlorid-Stammlösung wird mit 3 Volumteilen Dimethylacetamid *R* versetzt.

Referenzlösungen: In 6 Probeflaschen von 50 ml Inhalt werden je 10,0 ml Interner-Standard-Lösung gegeben. Die Probeflaschen werden verschlossen und die Stopfen gesichert. In 5 der Probeflaschen werden 1, 2, 3, 5 und 10 µl Vinylchlorid-Referenzlösung gegeben. Der Gehalt an Vinylchlorid in den 6 Probeflaschen beträgt 0 µg, etwa 0,3 µg, etwa 0,6 µg, etwa 0,9 µg, etwa 1,5 µg und etwa 3 µg. Die Probeflaschen werden umgeschüttelt, wobei die Flüssigkeit nicht mit dem Stopfen in Berührung kommen soll. Die Probeflaschen werden 2 h lang im Wasserbad von 60 ± 1 °C gehalten.

Die Chromatographie kann durchgeführt werden mit

- einer Säule aus rostfreiem Stahl von 3 m Länge und 3 mm innerem Durchmesser, gepackt mit silanisiertem Kieselgur zur Gaschromatographie *R*, imprägniert mit 5 Prozent (*m/m*) Dimethylstearylamid *R* und 5 Prozent (*m/m*) Macrogol 400 *R*
- Stickstoff zur Chromatographie *R* als Trägergas bei einer Durchflußrate von 30 ml je Minute
- einem Flammenionisationsdetektor.

Die Temperatur der Säule wird bei 45 °C, die des Probeneinlasses bei 100 °C und die des Detektors bei 150 °C gehalten.

Je 1 ml der Gasphase über der Untersuchungslösung und über jeder der Referenzlösungen wird eingespritzt. Der Gehalt an Vinylchlorid wird berechnet.

Zusatzstoffe

Zur Optimierung ihrer chemischen, physikalischen und mechanischen Eigenschaften sowie zum Anpassen an die vorgesehene Verwendung werden den Polymeren eine bestimmte Anzahl an Zusatzstoffen zugesetzt. Diese Zusatzstoffe werden aus der folgenden Liste ausgewählt, in der für jeden Stoff der maximal zulässige Gehalt spezifiziert ist:

- höchstens 40 Prozent Di(2-ethylhexyl)phthalat (Kunststoffadditiv 01)
- höchstens 1 Prozent Zinkoctanoat (Zink-2-ethylhexanoat; Kunststoffadditiv 02)
- höchstens 1 Prozent Calciumstearat oder Zinkstearat oder höchstens 1 Prozent einer Mischung beider Stearate
- höchstens 1 Prozent *N,N'*-Diacylethylendiamine (Kunststoffadditiv 03)
- höchstens 10 Prozent eines der beiden folgenden epoxidierten Öle oder höchstens 10 Prozent ihrer Mischung:
  - epoxidiertes Sojaöl (Kunststoffadditiv 04), dessen Gehalt an Oxiran-Sauerstoff zwischen 6 und 8 Prozent liegt und dessen Iodzahl höchstens 6 beträgt
  - epoxidiertes Leinöl (Kunststoffadditiv 05), dessen Gehalt an Oxiran-Sauerstoff höchstens 10 Prozent und dessen Iodzahl höchstens 7 beträgt.

Werden Farbmittel zugesetzt, wird Ultramarinblau verwendet. Andere anorganische Pigmente können verwendet werden, vorausgesetzt, die Sicherheit der Materialien für die vorgesehene Anwendung wurde entsprechend den Anforderungen der zuständigen Behörde nachgewiesen.

Sehr geringe Mengen an Antioxidantien, die dem verwendeten Vinylchlorid-Monomer zugesetzt wurden, können im Polymer nachweisbar sein.

Der Lieferant des Materials muß nachweisen können, daß die qualitative und quantitative Zusammensetzung jeder Produktionscharge dem Typmuster entspricht.

Eigenschaften

Pulver, Kügelchen, Körner oder – nach dem Verformen – durchscheinende Folien unterschiedlicher Dicke, farblos bis schwach gelb, mit schwachem Geruch. Beim Verbrennen entsteht ein dichter, schwarzer Rauch.

Prüfung auf Identität

Falls erforderlich wird die Substanz in Stücke von höchstens 1 cm Seitenlänge geschnitten.

2,0 g Substanz werden 8 h lang mit 200 ml peroxidfreiem Ether *R* zum Rückfluß erhitzt. Der Rückstand B wird von der Lösung A abfiltriert.

Die Lösung A wird unter vermindertem Druck im Wasserbad von 30 °C zur Trockne eingedampft. Der Rückstand wird in 10 ml Toluol *R* gelöst (Lösung A1). Der Rückstand B wird in 60 ml Dichlorethan *R* durch Erhitzen im Wasserbad zum Rückfluß gelöst.

Die filtrierte Lösung wird tropfenweise und unter kräftigem Schütteln in 600 ml Heptan *R*, welches auf eine Temperatur nahe dem Siedepunkt erwärmt ist, gegeben. Die heiße Mischung wird filtriert, um das Koagulat B1 von der organischen Lösung zu trennen. Nach dem Erkalten wird der sich bildende Niederschlag B2 auf einem zuvor gewogenen Glassintertiegel (40) gesammelt.

A. Das Koagulat B1 wird in 30 ml Tetrahydrofuran *R* gelöst. Die Lösung wird unter Schütteln mit 40 ml wasserfreiem Ethanol *R* in kleinen Portionen versetzt. Der Niederschlag B3 wird abfiltriert und im Vakuum über Phosphor(V)-oxid *R* bei höchstens 50 °C getrocknet. Einige Milligramm des Niederschlags B3 werden in 1 ml Tetrahydrofuran *R* gelöst. Einige Tropfen der Lösung werden auf ein Natriumchlorid-Plättchen aufgetragen. Das Lösungsmittel wird im Trockenschrank bei 100 bis 105 °C abgedampft. Die Prüfung erfolgt mit Hilfe der IR-Spektroskopie (2.2.24) durch Vergleich des erhaltenen Spektrums mit dem von Polyvinylchlorid *CRS*.

B. Der bei der Prüfung „Kunststoffadditive 01, 04 und 05“ (siehe „Prüfung auf Reinheit“) erhaltene Rückstand C wird mit Hilfe der IR-Spektroskopie (2.2.24) geprüft. Die Prüfung erfolgt durch Vergleich des Spektrums des Rückstands C mit dem von Kunststoffadditiv 01 *CRS*.

Prüfung auf Reinheit

Falls erforderlich wird die Substanz in Stücke von höchstens 1 cm Seitenlänge geschnitten.

Prüflösung I: 5,0 g Substanz werden in einem Kjeldahlkolben mit 30 ml Schwefelsäure *R* versetzt. Nach Erhitzen bis zum Erhalt einer sirupösen, schwarzen Masse wird abgekühlt und vorsichtig mit 10 ml Wasserstoffperoxid-Lösung 30 % *R* versetzt. Nach schwachem Erhitzen wird erkalten gelassen und 1 ml Wasserstoffperoxid-Lösung 30 % *R* zugesetzt. Abdampfen und Zusetzen von Wasserstoffperoxid-Lösung werden so lange wiederholt, bis die Flüssigkeit farblos ist. Nach dem Einengen auf etwa 10 ml wird abgekühlt und mit Wasser *R* zu 50,0 ml verdünnt.

Prüflösung II: In einem Rundkolben aus Borosilicatglas werden 25 g Substanz mit 500 ml Wasser für Injektionszwecke *R* versetzt. Die Kolbenöffnung wird mit Aluminiumfolie oder einem Becherglas aus Borosilicatglas bedeckt. Anschließend wird 20 min lang im Autoklaven bei 121 ± 2 °C erhitzt. Nach dem Erkalten wird dekantiert.

Aussehen der Prüflösung II: Die Prüflösung II muß klar (2.2.1) und farblos (2.2.2, Methode II) sein.

Sauer oder alkalisch reagierende Substanzen: 100 ml Prüflösung II werden mit 0,15 ml BMP-Mischindikator-Lösung *R* versetzt. Bis zum Farbumschlag nach Blau dürfen höchstens 1,5 ml Natriumhydroxid-Lösung (0,01 mol · l^{-1}) verbraucht werden. Weitere 100 ml Prüflösung II werden mit 0,2 ml Methylorange-Lösung *R* versetzt. Bis zum Beginn des Farbumschlags von Gelb nach Orange darf höchstens 1,0 ml Salzsäure (0,01 mol · l^{-1}) verbraucht werden.

Absorption (2.2.25): 100,0 ml Prüflösung II werden zur Trockne eingedampft. Der Rückstand wird in 5,0 ml Hexan *R* gelöst. Bei Wellenlängen zwischen 250 und 310 nm darf die Absorption höchstens 0,25 betragen.

Reduzierende Substanzen: *Die Prüfung muß innerhalb von 4 h nach Herstellung der Prüflösung II durchgeführt werden.*

20,0 ml Prüflösung II werden mit 1 ml verdünnter Schwefelsäure *R* und 20,0 ml Kaliumpermanganat-Lösung (0,002 mol · l^{-1}) versetzt. Die Mischung wird 3 min lang zum Rückfluß erhitzt und sofort abgekühlt. Nach Zusatz von 1 g Kaliumiodid *R* und 0,25 ml Stärke-Lösung *R* wird die Lösung unverzüglich mit Natriumthiosulfat-Lösung (0,01 mol · l^{-1}) titriert. Mit 20 ml Wasser für Injektionszwecke *R* wird ein Blindversuch durchgeführt. Die Differenz zwischen den bei den beiden Titrationen verbrauchten Volumen darf höchstens 2,0 ml betragen.

Primäre aromatische Amine: 2,5 ml Lösung A1 (siehe „Prüfung auf Identität") werden mit 6 ml Wasser *R* und 4 ml Salzsäure (0,1 mol · l^{-1}) versetzt. Nach kräftigem Schütteln wird die organische Phase verworfen. Die wäßrige Phase wird mit 0,4 ml einer frisch hergestellten Lösung von Natriumnitrit *R* (10 g · l^{-1}) versetzt und gemischt; die Mischung wird 1 min lang stehengelassen. Nach Zusatz von 0,8 ml einer Lösung von Ammoniumsulfamat *R* (25 g · l^{-1}) wird 1 min lang stehengelassen. 2 ml einer Lösung von Naphthylethylendiamindihydrochlorid *R* (5 g · l^{-1}) werden zugegeben. Gleichzeitig und unter gleichen Bedingungen wird eine Referenzlösung hergestellt, indem die wäßrige Phase durch eine Mischung von 1 ml einer Lösung von 1-Naphthylamin *R* (10 mg · l^{-1}) in Salzsäure (0,1 mol · l^{-1}), 5 ml Wasser *R* und 4 ml Salzsäure (0,1 mol · l^{-1}) ersetzt wird. Nach 30 min darf eine eventuelle Färbung der zu untersuchenden Lösung nicht intensiver sein als diejenige der Referenzlösung (20 ppm).

Kunststoffadditive 01, 04 und 05: Die Prüfung erfolgt mit Hilfe der Dünnschichtchromatographie (2.2.27) unter Verwendung einer DC-Platte mit Kieselgel GF_{254} *R* (Schichtdicke 1 mm).

Referenzlösungen: Lösungen (0,1 mg · ml^{-1}) von Kunststoffadditiv 01 *CRS*, Kunststoffadditiv 04 *CRS* und Kunststoffadditiv 05 *CRS* in Toluol *R* werden hergestellt.

Auf die Platte werden 0,5 ml der unter „Prüfung auf Identität" erhaltenen Lösung A1 bandförmig (30 mm × 3 mm) und je 5 µl jeder Referenzlösung aufgetragen. Die Chromatographie erfolgt mit Toluol *R* über eine Laufstrecke von 15 cm. Die Platte wird sorgfältig getrocknet und im ultravioletten Licht bei 254 nm ausgewertet. Die dem Kunststoffadditiv 01 entsprechende Zone (R_f etwa 0,4) wird identifiziert, das der Fläche dieser Zone entsprechende Kieselgel von der Platte entnommen und 1 min lang mit 40 ml Ether *R* geschüttelt. Nach dem Filtrieren des Gemisches wird das Filter 2mal mit je 10 ml Ether *R* gewaschen. Das mit der Waschflüssigkeit vereinigte Filtrat wird zur Trockne eingedampft. Der Rückstand C darf höchstens 40 mg betragen.

Die Platte wird 5 min lang Iodgas ausgesetzt und anschließend ausgewertet. Die den Kunststoffadditiven 04 und 05 entsprechende Zone ($R_f = 0$) wird identifiziert und das der Fläche dieser Zone entsprechende Kieselgel von der Platte entnommen. In gleicher Weise wird Kieselgel einer entsprechenden Fläche zur Herstellung einer Blindlösung entnommen. Beide Proben werden getrennt 15 min lang mit 40 ml Methanol *R* geschüttelt. Die Mischungen werden getrennt filtriert und jedes Filter 2mal mit je 10 ml Methanol *R* gewaschen. Nach Zusatz der Waschflüssigkeit zum entsprechenden Filtrat werden diese getrennt zur Trockne eingedampft. Die Differenz zwischen den Massen beider Rückstände darf höchstens 10 mg betragen.

Kunststoffadditiv 03: Der unter „Prüfung auf Identität" erhaltene Niederschlag B2, der sich in einem zuvor gewogenen Glassintertiegel (40) befindet, wird mit wasserfreiem Ethanol *R* gewaschen. Nach dem Trocknen über Phosphor(V)-oxid *R* zur Massekonstanz wird der Glassintertiegel gewogen. Der Rückstand darf höchstens 20 mg betragen.

Die Prüfung des Rückstands erfolgt durch IR-Spektroskopie (2.2.24) durch Vergleich des Spektrums des Rückstands mit dem von Kunststoffadditiv 03 *CRS*.

Barium: Höchstens 5 ppm Ba. Der Gehalt an Barium wird mit Hilfe der Atomemissionsspektroskopie (2.2.22, Methode I) in einem Argonplasma bestimmt.

Untersuchungslösung: 1,0 g Substanz wird in einem Quarztiegel geglüht. Der Rückstand wird in 10 ml Salzsäure *R* aufgenommen und die Lösung im Wasserbad zur Trockne eingedampft. Der Rückstand wird in 20 ml Salzsäure (0,1 mol · l^{-1}) aufgenommen.

Referenzlösung: Eine 0,25 ppm Barium enthaltende Lösung, hergestellt durch Verdünnen der Barium-Lösung (50 ppm Ba) *R* mit Salzsäure (0,1 mol · l^{-1}).

Die Bestimmung erfolgt durch Messung der Emission des Bariums bei 455,40 nm. Die Untergrundstrahlung liegt bei 455,30 nm.

Die Abwesenheit von Barium in der verwendeten Salzsäure muß sichergestellt sein.

Cadmium: Höchstens 0,6 ppm Cd. Der Gehalt an Cadmium wird mit Hilfe der Atomabsorptionsspektroskopie (2.2.23, Methode I) bestimmt.

Untersuchungslösung: 10 ml Prüflösung I werden zur Trockne eingedampft. Der Rückstand wird in 5 ml einer 1prozentigen Lösung (*V/V*) von Salzsäure *R* aufgenommen; die Lösung wird filtriert und das Filtrat mit der gleichen Salzsäurelösung zu 10,0 ml verdünnt.

Referenzlösungen: Die Referenzlösungen werden aus der Cadmium-Lösung (0,1 % Cd) *R* hergestellt, die mit einer 1prozentigen Lösung (*V/V*) von Salzsäure *R* verdünnt wird.

Die Absorption wird bei 228,8 nm unter Verwendung einer Cadmium-Hohlkathodenlampe als Strahlungsquelle und einer Luft-Acetylen-Flamme bestimmt.

Die Abwesenheit von Cadmium in der verwendeten Salzsäure muß sichergestellt sein.

Calcium: Höchstens 0,07 Prozent Ca. Der Gehalt an Calcium wird mit Hilfe der Atomemissionsspektroskopie (2.2.22, Methode I) in einem Argonplasma bestimmt.

Untersuchungslösung: Die bei der Prüfung „Barium" hergestellte Untersuchungslösung wird verwendet.

Referenzlösung: Eine 50,0 ppm Calcium enthaltende Lösung, hergestellt durch Verdünnen der Calcium-Lösung (400 ppm Ca) *R* mit Salzsäure (0,1 mol · l^{-1}).

Die Bestimmung erfolgt durch Messung der Emission des Calciums bei 315,89 nm. Die Untergrundstrahlung liegt bei 315,60 nm.

Die Abwesenheit von Calcium in der verwendeten Salzsäure muß sichergestellt sein.

Zinn: Höchstens 20 ppm Sn. Der Gehalt an Zinn wird mit Hilfe der Atomemissionsspektroskopie (2.2.22, Methode I) in einem Argonplasma bestimmt.

Untersuchungslösung: Die Prüflösung I wird unmittelbar vor Gebrauch mit Wasser *R* im Verhältnis 1:10 verdünnt.

Referenzlösung: In einem 50-ml-Kolben werden 5 ml einer 20prozentigen Lösung (*V/V*) von Schwefelsäure *R* mit 2 ml Zinn-Lösung (5 ppm Sn) *R* versetzt. Die Lösung wird unmittelbar vor Gebrauch mit Wasser *R* zu 50 ml verdünnt.

Die Bestimmung erfolgt durch Messung der Emission des Zinns bei 189,99 nm. Die Untergrundstrahlung liegt bei 190,10 nm.

Die Abwesenheit von Zinn in der verwendeten Schwefelsäure muß sichergestellt sein.

Zink: Höchstens 0,2 Prozent Zn. Der Gehalt an Zink wird mit Hilfe der Atomabsorptionsspektroskopie (2.2.23, Methode I) bestimmt.

Untersuchungslösung: Die Prüflösung I wird mit Salzsäure (0,1 mol · l^{-1}) im Verhältnis 1:100 verdünnt.

Referenzlösungen: Die Referenzlösungen werden aus der Zink-Lösung (100 ppm Zn) *R* durch Verdünnen mit Salzsäure (0,1 mol · l^{-1}) hergestellt.

Die Absorption wird bei 213,9 nm unter Verwendung einer Zink-Hohlkathodenlampe als Strahlungsquelle und einer Luft-Acetylen-Flamme bestimmt.

Die Abwesenheit von Zink in der verwendeten Salzsäure muß sichergestellt sein.

Schwermetalle (2.4.8): 10 ml Prüflösung I werden nach Zusatz von 0,5 ml Phenolphthalein-Lösung *R* mit konzentrierter Natriumhydroxid-Lösung *R* bis zur schwachen Rosafärbung versetzt und mit Wasser *R* zu 25 ml verdünnt. 12 ml dieser Lösung müssen der Grenzprüfung A auf Schwermetalle entsprechen (50 ppm). Zur Herstellung der Referenzlösung wird die Blei-Lösung (2 ppm Pb) *R* verwendet.

Mit Wasser extrahierbare Substanzen: 50 ml Prüflösung II werden im Wasserbad zur Trockne eingedampft. Der Rückstand wird im Trockenschrank bei 100 bis 105 °C bis zur Massekonstanz getrocknet. Mit 50,0 ml Wasser für Injektionszwecke *R* wird ein Blindversuch durchgeführt. Der Rückstand darf unter Berücksichtigung des Ergebnisses des Blindversuchs höchstens 7,5 mg betragen (0,3 Prozent).

Gehaltsbestimmung

50,0 mg Substanz werden nach der Schöniger-Methode (2.5.10) verbrannt. Die Verbrennungsprodukte werden in 20 ml Natriumhydroxid-Lösung (1 mol · l^{-1}) aufgenommen. Die Lösung wird mit 2,5 ml Salpetersäure *R*, 10,0 ml Silbernitrat-Lösung (0,1 mol · l^{-1}), 5 ml Ammoniumeisen(III)-sulfat-Lösung *R* 2 und 1 ml Dibutylphthalat *R* versetzt. Mit Ammoniumthiocyanat-Lösung (0,05 mol · l^{-1}) wird bis zur rötlichgelben Färbung titriert. Ein Blindversuch wird durchgeführt.

1 ml Silbernitrat-Lösung (0,1 mol · l^{-1}) entspricht 6,25 mg Polyvinylchlorid.

3.2 Behältnisse

Behältnisse für pharmazeutische Zwecke sind dazu bestimmt, Arzneimittel aufzunehmen. Sie sind in direktem Kontakt mit diesen oder können es sein. Der Verschluß ist ein Teil des Behältnisses.

Die Behältnisse (siehe 1.4 Allgemeine Kapitel) müssen so beschaffen sein, daß der Inhalt, je nach Verwendung des Arzneimittels, in geeigneter Weise entnommen werden kann. Sie sollen den Inhalt vor Verlust und Veränderung schützen und dürfen keine physikalischen oder chemischen Einwirkungen auf den Inhalt ausüben. Die Qualität des Inhalts darf durch den Kontakt mit dem Behältnis nicht so verändert werden, daß die geforderten Grenzwerte überschritten werden.

Einzeldosis-Behältnis: Enthält die für eine einmalige – ganze oder aufgeteilte – Verabreichung bestimmte Dosis eines Arzneimittels.

Mehrdosen-Behältnis: Enthält mehrere, mindestens aber zwei Einzeldosen.

Gut verschlossen: Ein gut verschlossenes Behältnis schützt seinen Inhalt vor Verunreinigungen durch fremde feste und flüssige Stoffe sowie vor Verlust des Inhalts unter Normalbedingungen der Handhabung, der Lagerung und des Transports.

Dicht verschlossen: Ein dicht verschlossenes Behältnis ist für feste, flüssige und gasförmige Stoffe unter Normalbedingungen der Handhabung, der Lagerung und des Transports undurchlässig. Behältnisse zur mehrfachen Entnahme müssen so beschaffen sein, daß die geforderte Dichtigkeit nach dem Wiederverschließen jeweils gewährleistet ist.

Zugeschmolzen: Ein durch Schmelzen des Behältnismaterials dicht verschlossenes Behältnis.

Behältnis mit Sicherheitsverschluß: Ein mit einer Vorrichtung verschlossenes Behältnis, die eindeutig erkennen läßt, ob das Behältnis geöffnet worden ist.

Behältnis mit Verschluß mit Kindersicherung: Ein mit einer Vorrichtung verschlossenes Behältnis, die ein Öffnen durch Kinder verhindert.

3.2.2 Kunststoffbehältnisse und -verschlüsse für pharmazeutische Zwecke

Kunststoffbehältnisse für pharmazeutische Zwecke sind dazu bestimmt, Arzneimittel aufzunehmen. Sie sind in direktem Kontakt mit diesen oder können es sein. Der Verschluß ist ein Teil des Behältnisses.

Kunststoffbehältnisse und -verschlüsse für pharmazeutische Zwecke sind aus Materialien hergestellt, die bestimmte Zusatzstoffe enthalten können. Diese Materialien enthalten in ihrer Zusammensetzung keine Substanzen, welche durch das Füllgut in solcher Menge herausgelöst werden können, daß der Inhalt in seiner Wirksamkeit oder Haltbarkeit verändert wird oder ein Toxizitätsrisiko besteht.

Die am häufigsten verwendeten Polymere sind: Polyethylen (mit und ohne Zusatzstoffe), Polypropylen, Polyvinylchlorid, Polyethylenterephthalat und Polyethylenvinylacetat.

Art und Menge der Zusatzstoffe richten sich nach dem Typ des verwendeten Polymers, dem Herstellungsverfahren und dem Verwendungszweck des Behältnisses. Diese Zusatzstoffe können Antioxidantien, Stabilisatoren, Weichmacher, Gleitmittel, Farbmittel und mechanische Verstärker sein. Antistatische Substanzen und Zusatzstoffe zur Erleichterung des Heraushebens aus der Form dürfen nicht verwendet werden, ausgenommen für Behältnisse für Zubereitungen zur oralen oder äußerlichen Anwendung, für die sie zugelassen sind. Die zulässigen Zusatzstoffe zu jedem Materialtyp sind jeweils im Arzneibuch beschrieben. Andere Zusatzstoffe können unter der Bedingung verwendet werden, daß sie in jedem einzelnen Fall durch die zuständige Behörde genehmigt werden.

Um ein Behältnis aus geeignetem Kunststoff auszuwählen, ist es notwendig, die vollständige Zusammensetzung des Kunststoffs einschließlich aller Zusatzstoffe zur Herstellung des Behältnisses zu kennen, um mögliche Risiken bewerten zu können. Das für eine bestimmte Zubereitung ausgewählte Kunststoffbehältnis muß wie folgt beschaffen sein:

- Die Bestandteile der Zubereitung dürfen nicht in nennenswerter Menge von der Oberfläche des Kunststoffs adsorbiert werden und nicht in nennenswerter Menge in oder durch den Kunststoff wandern.
- Die Bestandteile des Kunststoffs dürfen nicht in solchen Mengen an die Zubereitung abgegeben werden, daß die Haltbarkeit der Zubereitung beeinträchtigt wird oder ein Toxizitätsrisiko besteht.

Mit Material oder Materialien, die diesen Anforderungen genügen, wird unter genau festgelegten Bedingungen eine Anzahl identischer Behältnismuster hergestellt und einer praktischen Prüfung unter Bedingungen, wie sie bei der Verwendung vorkommen, einschließlich einer eventuellen Sterilisation, unterzogen. Um die Verträglichkeit zwischen Behältnis und Füllgut festzustellen und um sicherzustellen, daß die Qualität des Arzneimittels nicht beeinträchtigt wird, werden verschiedene Prüfungen durchgeführt wie

- Prüfung auf Veränderungen physikalischer Eigenschaften
- Prüfung auf Masseveränderungen als Folge der Durchlässigkeit des Behältnisses
- Prüfung auf Änderungen des *p*H-Werts
- Prüfung auf Veränderungen durch Lichteinwirkung
- chemische und falls erforderlich biologische Prüfungen.

Das Herstellungsverfahren muß die Reproduzierbarkeit der Serienproduktion gewährleisten. Die Herstellungsbedingungen werden so gewählt, daß eine Kontamination durch andere Kunststoffmaterialien oder deren Derivate ausgeschlossen ist. Der Hersteller muß sicherstellen, daß die Behältnisse aus der Serienproduktion in jeder Hinsicht dem Typmuster entsprechen.

Damit die Ergebnisse der an Typmustern durchgeführten Prüfungen gültig bleiben, ist es wichtig,
- daß die Zusammensetzung des Materials, wie sie für das Typmuster festgelegt ist, nicht geändert wird
- daß das Herstellungsverfahren gegenüber dem für das Typmuster festgelegten nicht geändert wird. Besonders ist jede Änderung der Temperatur zu vermeiden, welcher der Kunststoff im Laufe seiner Umwandlung oder im Laufe seiner späteren Behandlung wie der Sterilisation unterworfen ist
- daß Abfälle nicht wiederverwendet werden.

Überschüssiges Material, dessen Art und Mengenverhältnisse genau festgelegt sind, kann nach Validierung wiederverwendet werden.

Falls die Prüfung der Kompatibilität verschiedener Kombinationen von Behältnis und Zubereitung befriedigend ausfällt, können die im Arzneibuch beschriebenen Materialien für den angegebenen spezifischen Zweck als geeignet angesehen werden.

3.2.2.1 Kunststoffbehältnisse zur Aufnahme wäßriger Infusionszubereitungen

Dieser Text ersetzt den bisherigen Text 3.2.7.

Definition

Kunststoffbehältnisse zur Aufnahme wäßriger Infusionszubereitungen werden aus einem oder mehreren Polymeren und falls erforderlich mit Zusatzstoffen hergestellt. Die in diesem Kapitel beschriebenen Behältnisse sind nicht notwendigerweise für Emulsionen geeignet. Die meist verwendeten Kunststoffe sind Polyethylen, Polypropylen und Polyvinylchlorid. Die Anforderungen dieses Kapitels gelten in Verbindung mit dem Kapitel „Kunststoffbehältnisse und -verschlüsse für pharmazeutische Zwecke“ (3.2.2).

Die Behältnisse können Flaschen oder Beutel sein. Sie haben eine geeignete Vorrichtung, die die sichere Befestigung des Transfusionsbestecks gewährleistet. Sie können auch mit einer Einrichtung versehen sein, durch die während der Infusion in das Behältnis injiziert werden kann. Üblicherweise sind sie mit einer Aufhängevorrichtung versehen, die den während der Anwendung ausgeübten Zug aushält. Die Behältnisse müssen die Sterilisation unbeschadet überstehen. Die Art des Behältnisses und die Sterilisationsmethode müssen so gewählt werden, daß alle Teile des Behältnisses, die mit der Infusionslösung in Berührung kommen können, sterilisiert werden. Nach Verschluß müssen die Behältnisse für Mikroorganismen undurchlässig sein. Die Behältnisse müssen so beschaffen sein, daß sie nach Füllen auch zufälligem Gefrieren widerstehen, was während des Transports der Zubereitung geschehen könnte. Außer in begründeten Fällen und falls nichts anderes vorgeschrieben ist, müssen die Behältnisse genügend durchsichtig sein, und sie müssen dies bleiben, damit das Aussehen des Inhalts jederzeit geprüft werden kann.

Die leeren Behältnisse dürfen keine Mängel aufweisen, die zu einer Durchlässigkeit führen können, und die gefüllten und verschlossenen Behältnisse dürfen ebenfalls keine Durchlässigkeit zeigen.

Um eine ausreichende Haltbarkeit zu erreichen, müssen die Behältnisse bestimmter Zubereitungen mit einer Schutzhülle versehen sein. Eine erste Bewertung der Lagerungsbedingungen wird an dem Behältnis einschließlich seiner Schutzhülle durchgeführt.

Prüfung auf Reinheit

Prüflösung: *Die Prüflösung ist innerhalb von 4 h nach Herstellung zu verwenden.*

Das Behältnis wird mit einer dem Nennvolumen entsprechenden Menge Wasser *R* gefüllt und, wenn möglich, mit dem üblichen Verschluß verschlossen; ist dies nicht möglich, wird eine Folie aus reinem Aluminium verwendet. Das Behältnis wird so autoklaviert, daß eine Temperatur von 121 ± 2 °C innerhalb von 20 bis 30 min erreicht wird; bei dieser Temperatur wird das Behältnis 30 min lang belassen. Wird das Behältnis beim Erhitzen auf 121 °C zerstört, wird 2 h lang bei 100 °C erhitzt.

Blindlösung: Die Blindlösung wird durch Erhitzen von Wasser *R* in einem Kolben aus Borosilicatglas, der mit einer Folie aus reinem Aluminium verschlossen ist, hergestellt, wobei Temperatur und Erhitzungsdauer gleich sind wie bei der Herstellung der Prüflösung.

Aussehen der Prüflösung: Die Prüflösung muß klar (2.2.1) und farblos (2.2.2, Methode II) sein.

Sauer oder alkalisch reagierende Substanzen: Eine 4 Prozent des Nennvolumens des Behältnisses entsprechende Menge Prüflösung wird entnommen und mit 0,1 ml Phenolphthalein-Lösung *R* versetzt. Die Lösung muß farblos bleiben. Nach Zusatz von 0,4 ml Natriumhydroxid-Lösung (0,01 mol · l^{-1}) muß sich die Lösung rosa färben. Nach Zusatz von 0,8 ml Salzsäure (0,01 mol · l^{-1}) und 0,1 ml Methylrot-Lösung *R* muß sich die Lösung orangerot oder rot färben.

Absorption (2.2.25): Die Absorption der Prüflösung, zwischen 230 und 360 nm und unter Verwendung der Blindlösung (siehe „Prüflösung“) als Kompensationsflüssigkeit gemessen, darf höchstens 0,20 betragen.

Reduzierende Substanzen: 20,0 ml Prüflösung werden mit 1 ml verdünnter Schwefelsäure *R* und 20,0 ml Kaliumpermanganat-Lösung (0,002 mol · l^{-1}) versetzt. Die Lösung wird 3 min lang zum Sieden erhitzt und sofort abgekühlt. Nach Zusatz von 1 g Kaliumiodid *R* wird sofort mit Natriumthiosulfat-Lösung (0,01 mol · l^{-1}) in Gegenwart von 0,25 ml Stärke-Lösung *R* titriert. Ein Blindversuch wird mit 20,0 ml Blindlösung durchgeführt. Die Differenz zwischen den bei den beiden Titrationen verbrauchten Volumen darf höchstens 1,5 ml betragen.

Durchsichtigkeit: Das zur Herstellung der Prüflösung verwendete Behältnis wird mit einer dem Nennvolumen entsprechenden Menge Opaleszenz-Stammsuspension (2.2.1) gefüllt, die für ein Behältnis aus Polyethylen oder Polypropylen im Verhältnis 1 zu 200, für andere Behältnisse im Verhältnis 1 zu 400 verdünnt ist. Bei Durchsicht durch das Behältnis muß die Trübung der Suspension im Vergleich zu einem mit Wasser *R* gefüllten, gleichen Behältnis wahrnehmbar sein.

Beschriftung

Die Beschriftung einer Charge leerer Behältnisse gibt insbesondere an
- Name und Adresse des Herstellers
- Chargennummer, welche Rückschlüsse auf die Vorgeschichte und Zusammensetzung des Kunststoffs erlaubt.

4 Reagenzien

Dieses Kapitel enthält für die englisch- und/oder französischsprachige 4. Ausgabe 2002 vorgesehene Berichtigungen.

Reagenzien-Verzeichnis

4.1 Reagenzien, Referenzlösungen und Pufferlösungen

4.1.1 Reagenzien

A

Acetaldehyd *R*
Acetanhydrid *R*
Acetanhydrid-Schwefelsäure-Lösung *R*
Aceton *R*
(D_6)Aceton *R*
Acetonitril *R*
Acetonitril *R* 1
Acetonitril zur Chromatographie *R*
Acetylacetamid *R*
Acetylaceton *R*
Acetylaceton-Lösung *R* 1
N-Acetyl-ε-caprolactam *R*
Acetylchlorid *R*
Acetylcholinchlorid *R*
Acetyleugenol *R*
Acetylierungsgemisch *R* 1
N-Acetylneuraminsäure *R*
N-Acetyltryptophan *R*
Acetyltyrosinethylester *R*
Acetyltyrosinethylester-Lösung (0,2 mol · l^{-1}) *R*
Acrylamid *R*
Acrylamid-Bisacrylamid-Lösung (29:1), 30prozentige *R*
Acrylamid-Bisacrylamid-Lösung (36,5:1), 30prozentige *R*
Adenosin *R*
Adipinsäure *R*
Aescin *R*
Aesculin *R*
Agarose zur Chromatographie *R*
Agarose zur Chromatographie, quervernetzte *R*
Agarose zur Chromatographie, quervernetzte *R* 1
Agarose zur Elektrophorese *R*
Agarose-Polyacrylamid *R*
Aktivkohle *R*
Alanin *R*
β-Alanin *R*
Albuminlösung vom Menschen *R*
Albuminlösung vom Menschen *R* 1
Aldehyddehydrogenase *R*
Aldehyddehydrogenase-Lösung *R*
Aldrin *R*
Aleuritinsäure *R*
Alizarin S *R*
Alizarin-S-Lösung *R*
Aloin *R*
Aluminium *R*
Aluminiumchlorid *R*
Aluminiumchlorid-Lösung *R*
Aluminiumchlorid-Reagenz *R*
Aluminiumkaliumsulfat *R*
Aluminiumnitrat *R*
Aluminiumoxid, basisches *R*
Aluminiumoxid, neutrales *R*
Aluminiumoxid, wasserfreies *R*
Ameisensäure, wasserfreie *R*
Amidoschwarz 10B *R*
Amidoschwarz-10B-Lösung *R*
Aminoazobenzol *R*
Aminobenzoesäure *R*
Aminobenzoesäure-Lösung *R*
Aminobutanol *R*
4-Aminobutansäure *R*
Aminochlorbenzophenon *R*
Aminoethanol *R*
6-Aminohexansäure *R*
Aminohippursäure *R*
Aminohippursäure-Reagenz *R*
Aminohydroxynaphthalinsulfonsäure *R*
Aminohydroxynaphthalinsulfonsäure-Lösung *R*
Aminomethylalizarindiessigsäure *R*
Aminomethylalizarindiessigsäure-Lösung *R*
Aminomethylalizarindiessigsäure-Reagenz *R*
Aminonitrobenzophenon *R*
4-Aminophenol *R*
Aminopolyether *R*
Aminopropanol *R*
Aminopyrazolon *R*
Aminopyrazolon-Lösung *R*
Ammoniak-Lösung *R*
Ammoniak-Lösung, bleifreie *R*
Ammoniak-Lösung, konzentrierte *R*
Ammoniak-Lösung, konzentrierte *R* 1
Ammoniak-Lösung, verdünnte *R* 1
Ammoniak-Lösung, verdünnte *R* 2
Ammoniak-Lösung, verdünnte *R* 3
Ammoniumacetat *R*
Ammoniumacetat-Lösung *R*
Ammoniumcamphersulfonat *R*
Ammoniumcarbonat *R*
Ammoniumcarbonat-Lösung *R*
Ammoniumcer(IV)-nitrat *R*
Ammoniumcer(IV)-sulfat *R*
Ammoniumchlorid *R*
Ammoniumchlorid-Lösung *R*
Ammoniumcitrat *R*

Reagenzien

B

C

Reagenzien

Chlorphenol *R*
3-Chlorpropan-1,2-diol *R*
Chlorpyriphos *R*
Chlorpyriphos-methyl *R*
Chlorsalicylsäure *R*
Chlortriethylaminhydrochlorid *R*
Chlortrimethylsilan *R*
Cholesterol *R*
Cholinchlorid *R*
Choriongonadotropin *R*
Chromazurol S *R*
Chrom(III)-chlorid-Hexahydrat *R*
Chrom(III)-kaliumsulfat *R*
Chromophorsubstrat *R* 1
Chromophorsubstrat *R* 2
Chromotrop 2B *R*
Chromotrop-2B-Lösung *R*
Chromotropsäure *R*
Chromotropsäure-Natrium *R*
Chromotropsäure-Natrium-Lösung *R*
Chrom(VI)-oxid *R*
Chromschwefelsäure *R*
Cinchonidin *R*
Cinchonin *R*
Cineol *R*
Cinnamylacetat *R*
Citral *R*
Citronellal *R*
Citronenöl *R*
Citronensäure *R*
Citronensäure, wasserfreie *R*
Citropten *R*
Clobetasolpropionat *R*
Cobalt(II)-chlorid *R*
Cobalt(II)-nitrat *R*
Codein *R*
Codeinphosphat *R*
Coffein *R*
Coomassie-Färbelösung *R*
Cortisonacetat *R*
Coumaphos *R*
o-Cresol *R*
m-Cresolpurpur *R*
m-Cresolpurpur-Lösung *R*
Cresolrot *R*
Cresolrot-Lösung *R*
Cumarin *R*
Curcumin *R*
Cyanessigsäure *R*
Cyanessigsäureethylester *R*
Cyanguanidin *R*
Cyanocobalamin *R*
Cyclohexan *R*
Cyclohexan *R* 1
1,2-Cyclohexandinitrilotetraessigsäure *R*
Cyclohexylamin *R*
3-Cyclohexylpropansäure *R*
Cyhalothrin *R*
p-Cymen *R*
Cypermethrin *R*
L-Cystein *R*
Cysteinhydrochlorid *R*
L-Cystin *R*

D

Dansylchlorid *R*
Dantron *R*
DC-Platte mit Kieselgel *R*
DC-Platte mit Kieselgel F_{254} *R*
DC-Platte mit Kieselgel G *R*
DC-Platte mit Kieselgel GF_{254} *R*
DC-Platte mit silanisiertem Kieselgel *R*
DC-Platte mit silanisiertem Kieselgel F_{254} *R*
o,p'-DDD *R*
p,p'-DDD *R*
o,p'-DDE *R*
p,p'-DDE *R*
o,p'-DDT *R*
p,p'-DDT *R*
Decan *R*
Decanol *R*
Decylalkohol *R*
Deltamethrin *R*
Desoxyribonucleinsäure, Natriumsalz *R*
Desoxyuridin *R*
Dextran zur Chromatographie, quervernetztes *R* 2
Dextran zur Chromatographie, quervernetztes *R* 3
Dextranblau 2000 *R*
3,3'-Diaminobenzidin-tetrahydrochlorid *R*
Diazinon *R*
Diazobenzolsulfonsäure-Lösung *R* 1
Dibutylamin *R*
Dibutylether *R*
Dibutylphthalat *R*
Dicarboxidindihydrochlorid *R*
Dichlofenthion *R*
Dichlorbenzol *R*
Dichlorchinonchlorimid *R*
Dichloressigsäure *R*
Dichloressigsäure-Reagenz *R*
Dichlorethan *R*
Dichlorfluorescein *R*
Dichlormethan *R*
Dichlormethan *R* 1
Dichlorphenolindophenol *R*
Dichlorphenolindophenol-Lösung *R*
Dichlorvos *R*
Dicyclohexylamin *R*
Dicyclohexylharnstoff *R*
Didodecyl(3,3'-thiodipropionat) *R*
Dieldrin *R*
Diethanolamin *R*
1,1-Diethoxyethan *R*
Diethoxytetrahydrofuran *R*
Diethylamin *R*
Diethylaminoethyldextran *R*
N,N-Diethylanilin *R*
Diethylethylendiamin *R*
Diethylenglycol *R*
Diethylhexylphthalat *R*
Diethylphenylendiaminsulfat *R*
Diethylphenylendiaminsulfat-Lösung *R*
Digitonin *R*
Digitoxin *R*
10,11-Dihydrocarbamazepin *R*
Dihydroxynaphthalin *R*
2,7-Dihydroxynaphthalin *R*
2,7-Dihydroxynaphthalin-Lösung *R*

E

Reagenzien

F

G

H

I

J

K

Reagenzien

L

M

Reagenzien

Myosmin *R*
β-Myrcen *R*
Myristicin *R*
Myristylalkohol *R*

N

Naphthalin *R*
Naphtharson *R*
Naphtharson-Lösung *R*
1-Naphthol *R*
1-Naphthol-Lösung *R*
2-Naphthol *R*
2-Naphthol-Lösung *R*
2-Naphthol-Lösung *R* 1
Naphtholbenzein *R*
Naphtholbenzein-Lösung *R*
1-Naphthylamin *R*
Naphthylethylendiamindihydrochlorid *R*
Natrium *R*
Natriumacetat *R*
Natriumacetat, wasserfreies *R*
Natriumarsenit-Lösung *R*
Natriumascorbat-Lösung *R*
Natriumazid *R*
Natriumbismutat *R*
Natriumbutansulfonat *R*
Natriumcarbonat *R*
Natriumcarbonat, wasserfreies *R*
Natriumcarbonat-Lösung *R*
Natriumcarbonat-Lösung *R* 1
Natriumcarbonat-Lösung *R* 2
Natriumcarbonat-Monohydrat *R*
Natriumcetylstearylsulfat *R*
Natriumchlorid *R*
Natriumchlorid-Lösung *R*
Natriumchlorid-Lösung, gesättigte *R*
Natriumcitrat *R*
Natriumdecansulfonat *R*
Natriumdesoxycholat *R*
Natriumdiethyldithiocarbamat *R*
Natriumdihydrogenphosphat *R*
Natriumdihydrogenphosphat, wasserfreies *R*
Natriumdihydrogenphosphat-Monohydrat *R*
Natriumdiphosphat *R*
Natriumdisulfit *R*
Natriumdithionit *R*
Natriumdodecylsulfat *R*
Natriumedetat *R*
Natriumfluorid *R*
Natriumformiat *R*
Natriumglucuronat *R*
Natriumheptansulfonat *R*
Natriumheptansulfonat-Monohydrat *R*
Natriumhexanitrocobaltat(III) *R*
Natriumhexanitrocobaltat(III)-Lösung *R*
Natriumhexansulfonat *R*
Natriumhydrogencarbonat *R*
Natriumhydrogencarbonat-Lösung *R*
Natriumhydrogensulfat *R*
Natriumhydrogensulfit *R*
Natriumhydroxid *R*
Natriumhydroxid-Lösung *R*
Natriumhydroxid-Lösung, konzentrierte *R*
Natriumhydroxid-Lösung, methanolische *R*
Natriumhydroxid Lösung, methanolische *R* 1
Natriumhydroxid-Lösung, verdünnte *R*
Natriumhypobromit-Lösung *R*
Natriumhypochlorit-Lösung *R*
Natriumhypophosphit *R*
Natriumiodid *R*
Natriumlaurylsulfonat zur Chromatographie *R*
Natriummethansulfonat *R*
Natriummolybdat *R*
Natriummonohydrogenarsenat *R*
Natriummonohydrogencitrat *R*
Natriummonohydrogenphosphat *R*
Natriummonohydrogenphosphat, wasserfreies *R*
Natriummonohydrogenphosphat-Dihydrat *R*
Natriummonohydrogenphosphat-Lösung *R*
Natriumnaphthochinonsulfonat *R*
Natriumnitrat *R*
Natriumnitrit *R*
Natriumnitrit-Lösung *R*
Natriumoctansulfonat *R*
Natriumoctylsulfat *R*
Natriumoxalat *R*
Natriumpentacyanonitrosylferrat *R*
Natriumpentansulfonat *R*
Natriumpentansulfonat-Monohydrat *R*
Natriumperchlorat *R*
Natriumperiodat *R*
Natriumperiodat-Lösung *R*
Natriumphosphat *R*
Natriumphosphit-Pentahydrat *R*
Natriumpikrat-Lösung, alkalische *R*
Natriumrhodizonat *R*
Natriumsalicylat *R*
Natriumsulfat, wasserfreies *R*
Natriumsulfat-Decahydrat *R*
Natriumsulfid *R*
Natriumsulfid-Lösung *R*
Natriumsulfit *R*
Natriumsulfit, wasserfreies *R*
Natriumtartrat *R*
Natriumtetraborat *R*
Natriumtetraborat-Lösung *R*
Natriumtetraphenylborat *R*
Natriumtetraphenylborat-Lösung *R*
Natriumthioglycolat *R*
Natriumthiosulfat *R*
Natriumtrimethylsilyl-(D_4)propionat *R*
Natriumwolframat *R*
trans-Nerolidol *R*
Nerylacetat *R*
Neßlers Reagenz *R*
Nickel(II)-chlorid *R*
Nickel(II)-sulfat *R*
Nicotinamid-Adenin-Dinucleotid *R*
Nicotinamid-Adenin-Dinucleotid-Lösung *R*
Nilblau A *R*
Nilblau-A-Lösung *R*
Ninhydrin *R*
Ninhydrin-Lösung *R*
Ninhydrin-Lösung *R* 1
Ninhydrin-Lösung *R* 2
Ninhydrin-Lösung *R* 3
Ninhydrin-Reagenz *R*

Reagenzien

Poly(dimethyl)(diphenyl)(divinyl)siloxan *R*
Poly(dimethyl)(diphenyl)siloxan *R*
Polydimethylsiloxan *R*
Polyetherhydroxidgel zur Chromatographie *R*
Poly[methyl(50)phenyl(50)]siloxan *R*
Poly[methyl(95)phenyl(5)]siloxan *R*
Poly[methyl(94)phenyl(5)vinyl(1)]siloxan *R*
Polyphosphorsäure *R*
Polysorbat 20 *R*
Polysorbat 80 *R*
Polystyrol 900-1000 *R*
Povidon *R*
Procainhydrochlorid *R*
D-Prolyl-L-phenylalanyl-L-arginin(4-nitroanilid)-dihydrochlorid *R*
1-Propanol *R*
2-Propanol *R*
2-Propanol *R* 1
Propetamphos *R*
Propionaldehyd *R*
Propionsäure *R*
Propionsäureanhydrid *R*
Propionsäureanhydrid-Reagenz *R*
Propylacetat *R*
Propylenglycol *R*
Propylenoxid *R*
Propyl-4-hydroxybenzoat *R*
Protaminsulfat *R*
Pulegon *R*
Pyridin *R*
Pyridin, wasserfreies *R*
2-Pyridylamin *R*
Pyridylazonaphthol *R*
Pyridylazonaphthol-Lösung *R*
4-(2-Pyridylazo)resorcin-Mononatriumsalz *R*
Pyrogallol *R*
Pyrogallol-Lösung, alkalische *R*

Q

Quecksilber *R*
Quecksilber(II)-acetat *R*
Quecksilber(II)-acetat-Lösung *R*
Quecksilber(II)-bromid *R*
Quecksilber(II)-bromid-Papier *R*
Quecksilber(II)-chlorid *R*
Quecksilber(II)-chlorid-Lösung *R*
Quecksilber(II)-iodid *R*
Quecksilber(II)-nitrat *R*
Quecksilber(II)-oxid *R*
Quecksilber(II)-sulfat-Lösung *R*
Quecksilber(II)-thiocyanat *R*
Quecksilber(II)-thiocyanat-Lösung *R*

R

Raney-Nickel *R*
Raney-Nickel, halogenfreies *R*
Rapsöl *R*
Reduktionsgemisch *R*
Reineckesalz *R*
Reineckesalz-Lösung *R*
Resorcin *R*
Resorcin-Reagenz *R*
Rhamnose *R*
Rhaponticin *R*
Rhodamin B *R*
Ribose *R*
Ricinolsäure *R*
Rinderalbumin *R*
Rinderalbumin *R* 1
Rinderhirn, getrocknetes *R*
Rinderthrombin *R*
Rizinusöl, polyethoxyliertes *R*
Ruß zur Gaschromatographie, graphitierter *R*
Rutheniumrot *R*
Rutheniumrot-Lösung *R*
Rutosid *R*

S

Sabinen *R*
Saccharose *R*
Säureblau 83 *R*
Säureblau 90 *R*
Säureblau 92 *R*
Säureblau-92-Lösung *R*
Safrol *R*
Salicin *R*
Salicylaldazin *R*
Salicylaldehyd *R*
Salicylsäure *R*
Salpetersäure *R*
Salpetersäure, bleifreie *R*
Salpetersäure, blei- und cadmiumfreie *R*
Salpetersäure, rauchende *R*
Salpetersäure, verdünnte *R*
Salzsäure *R*
Salzsäure *R* 1
Salzsäure, bleifreie *R*
Salzsäure, bromhaltige *R*
Salzsäure, ethanolische *R*
Salzsäure, methanolische *R*
Salzsäure, verdünnte *R*
Salzsäure, verdünnte *R* 1
Salzsäure, verdünnte *R* 2
Sand *R*
Santonin *R*
Sauerstoff *R*
Schiffs Reagenz *R*
Schiffs Reagenz *R* 1
Schwefel *R*
Schwefeldioxid *R*
Schwefeldioxid *R* 1
Schwefelkohlenstoff *R*
Schwefelsäure *R*
Schwefelsäure, ethanolische *R*
Schwefelsäure, nitratfreie *R*
Schwefelsäure, verdünnte *R*
Schwefelsäure (2,5 mol · l^{-1}), ethanolische *R*
Schwefelsäure (0,25 mol · l^{-1}), ethanolische *R*
Schwefelwasserstoff *R*
Schwefelwasserstoff *R* 1
Schwefelwasserstoff-Lösung *R*

T

Reagenzien

4-Toluolsulfonsäure *R*
Tosylargininmethylesterhydrochlorid *R*
Tosylargininmethylesterhydrochlorid-Lösung *R*
Tosyllysinchlormethanhydrochlorid *R*
Tosylphenylalanylchlormethan *R*
Toxaphen *R*
Tragant *R*
Triacetin *R*
Triamcinolon *R*
Triamcinolonacetonid *R*
Trichloressigsäure *R*
Trichloressigsäure-Lösung *R*
Trichlorethan *R*
Trichloroethylen *R*
Trichlortrifluorethan *R*
Tricosan *R*
Triethanolamin *R*
Triethylamin *R*
Triethylendiamin *R*
Triethylphosphonoformiat *R*
Trifluoressigsäure *R*
Trifluoressigsäureanhydrid *R*
Trigonellinhydrochlorid *R*
Trimethylpentan *R*
Trimethylpentan *R* 1
1-(Trimethylsilyl)imidazol *R*
2,4,6-Trinitrobenzolsulfonsäure *R*
Triphenylmethanol *R*
Triphenyltetrazoliumchlorid *R*
Triphenyltetrazoliumchlorid-Lösung *R*
Triscyanoethoxypropan *R*
Trometamol *R*
Trometamol-Lösung *R*
Trometamol-Lösung *R* 1
Trypsin *R*
Trypsin zur Proteinsequenzierung *R*
Tryptophan *R*
Tyramin *R*
Tyrosin *R*

U

Uridin *R*

V

Valeriansäure *R*
Vanadin-Schwefelsäure *R*
Vanadium(V)-oxid *R*
Vanillin *R*
Vanillin-Phosphorsäure-Lösung *R*
Vanillin-Reagenz *R*
Vaselin, weißes *R*
Vinylacetat *R*
Vinylchlorid *R*
Vinylpolymer zur Chromatographie, octadecylsilyliertes *R*
2-Vinylpyridin *R*
1-Vinylpyrrolidin-2-on *R*
Vitexin *R*

W

Wasser *R*
Wasser, ammoniumfreies *R*
Wasser, destilliertes *R*
Wasser für Injektionszwecke *R*
Wasser, kohlendioxidfreies *R*
Wasser, nitratfreies *R*
Wasser, partikelfreies *R*
Wasser zur Chromatographie *R*
(D_2)Wasser *R*
Wasserstoff zur Chromatographie *R*
Wasserstoffperoxid-Lösung 30 % *R*
Wasserstoffperoxid-Lösung 3 % *R*
Weinsäure *R*
Wolframatokieselsäure *R*
Wolframatophosphorsäure-Lösung *R*

X

Xanthydrol *R*
Xanthydrol *R* 1
Xanthydrol-Lösung *R*
Xylenolorange *R*
Xylenolorange-Verreibung *R*
Xylol *R*
m-Xylol *R*
o-Xylol *R*
Xylose *R*

Z

Zimtaldehyd *R*
trans-Zimtaldehyd *R*
Zink *R*
Zink, aktiviertes *R*
Zinkacetat *R*
Zinkacetat-Lösung *R*
Zinkchlorid *R*
Zinkchlorid-Ameisensäure *R*
Zinkchlorid-Lösung, iodhaltige *R*
Ziniodid-Stärke-Lösung *R*
Zinkoxid *R*
Zinkstaub *R*
Zinksulfat *R*
Zinn *R*
Zinn(II)-chlorid *R*
Zinn(II)-chlorid-Lösung *R*
Zinn(II)-chlorid-Lösung *R* 1
Zinn(II)-chlorid-Lösung *R* 2
Zirconiumchlorid *R*
Zirconiumnitrat *R*
Zirconiumnitrat-Lösung *R*

4.1.2 Referenzlösungen für Grenzprüfungen

A

Acetaldehyd-Lösung (100 ppm C_2H_4O) *R*
Acetaldehyd-Lösung (100 ppm C_2H_4O) *R* 1
Aluminium-Lösung (200 ppm Al) *R*
Aluminium-Lösung (100 ppm Al) *R*
Aluminium-Lösung (10 ppm Al) *R*
Aluminium-Lösung (2 ppm Al) *R*
Ammonium-Lösung (100 ppm NH_4) *R*
Ammonium-Lösung (2,5 ppm NH_4) *R*
Ammonium-Lösung (1 ppm NH_4) *R*
Antimon-Lösung (1 ppm Sb) *R*
Arsen-Lösung (10 ppm As) *R*
Arsen-Lösung (1 ppm As) *R*
Arsen-Lösung (0,1 ppm As) *R*

B

Barium-Lösung (50 ppm Ba) *R*
Blei-Lösung (0,1 % Pb) *R*
Blei-Lösung (100 ppm Pb) *R*
Blei-Lösung (10 ppm Pb) *R*
Blei-Lösung (10 ppm Pb) *R* 1
Blei-Lösung (2 ppm Pb) *R*
Blei-Lösung (1 ppm Pb) *R*
Blei-Lösung (0,1 ppm Pb) *R*

C

Cadmium-Lösung (0,1 % Cd) *R*
Cadmium-Lösung (10 ppm Cd) *R*
Calcium-Lösung (400 ppm Ca) *R*
Calcium-Lösung (100 ppm Ca) *R*
Calcium-Lösung (100 ppm Ca) *R* 1
Calcium-Lösung (10 ppm Ca) *R*
Calcium-Lösung (100 ppm Ca), ethanolische *R*
Chlorid-Lösung (50 ppm Cl) *R*
Chlorid-Lösung (8 ppm Cl) *R*
Chlorid-Lösung (5 ppm Cl) *R*
Chrom-Lösung (0,1 % Cr) *R*
Chrom-Lösung (100 ppm Cr) *R*
Chrom-Lösung (0,1 ppm Cr) *R*
Cyanoferrat(II)-Lösung (100 ppm $Fe(CN)_6$) *R*
Cyanoferrat(III)-Lösung (50 ppm $Fe(CN)_6$) *R*

E

Eisen-Lösung (1 g · l^{-1} Fe) *R*
Eisen-Lösung (250 ppm Fe) *R*
Eisen-Lösung (20 ppm Fe) *R*
Eisen-Lösung (10 ppm Fe) *R*
Eisen-Lösung (8 ppm Fe) *R*
Eisen-Lösung (2 ppm Fe) *R*
Eisen-Lösung (1 ppm Fe) *R*
Element-Lösung zur Atomspektroskopie (1,000 g · l^{-1}) *R*

F

Fluorid-Lösung (10 ppm F) *R*
Fluorid-Lösung (1 ppm F) *R*
Formaldehyd-Lösung (5 ppm CH_2O) *R*

G

Glyoxal-Lösung (20 ppm $C_2H_2O_2$) *R*

I

Iodid-Lösung (10 ppm I) *R*

K

Kalium-Lösung (100 ppm K) *R*
Kalium-Lösung (20 ppm K) *R*
Kupfer-Lösung (0,1 % Cu) *R*
Kupfer-Lösung (10 ppm Cu) *R*
Kupfer-Lösung (0,1 ppm Cu) *R*

M

Magnesium-Lösung (100 ppm Mg) *R*
Magnesium-Lösung (10 ppm Mg) *R*
Magnesium-Lösung (10 ppm Mg) *R* 1

N

Natrium-Lösung (200 ppm Na) *R*
Natrium-Lösung (50 ppm Na) *R*
Nickel-Lösung (10 ppm Ni) *R*
Nickel-Lösung (0,2 ppm Ni) *R*
Nickel-Lösung (0,1 ppm Ni) *R*
Nitrat-Lösung (100 ppm NO_3) *R*
Nitrat-Lösung (10 ppm NO_3) *R*
Nitrat-Lösung (2 ppm NO_3) *R*

P

Palladium-Lösung (500 ppm Pd) *R*
Palladium-Lösung (20 ppm Pd) *R*

Palladium-Lösung (0,5 ppm Pd) *R*
Phosphat-Lösung (200 ppm PO_4) *R*
Phosphat-Lösung (5 ppm PO_4) *R*
Platin-Lösung (30 ppm Pt) *R*

Q

Quecksilber-Lösung (1000 ppm Hg) *R*
Quecksilber-Lösung (10 ppm Hg) *R*

R

Referenzlösung zur Mikrobestimmung von Wasser *R*

S

Selen-Lösung (100 ppm Se) *R*
Selen-Lösung (1 ppm Se) *R*
Silber-Lösung (5 ppm Ag) *R*
Strontium-Lösung (1,0 % Sr) *R*
Sulfat-Lösung (100 ppm SO_4) *R*
Sulfat-Lösung (10 ppm SO_4) *R*
Sulfat-Lösung (10 ppm SO_4) *R* 1
Sulfit-Lösung (1,5 ppm SO_2) *R*

T

Thallium-Lösung (10 ppm Tl) *R*
Titan-Lösung (100 ppm Ti) *R*

V

Vanadin-Lösung (1 g · l^{-1} V) *R*

Z

Zink-Lösung (5 mg Zn/ml) *R*
Zink-Lösung (100 ppm Zn) *R*
Zink-Lösung (10 ppm Zn) *R*
Zink-Lösung (5 ppm Zn) *R*
Zinn-Lösung (5 ppm Sn) *R*
Zinn-Lösung (0,1 ppm Sn) *R*
Zirconium-Lösung (1 g · l^{-1} Zr) *R*

4.1.3 Pufferlösungen

Aceton-Lösung, gepufferte *R*
Pufferlösung zur Einstellung der Gesamtionenstärke *R*
Pufferlösung zur Einstellung der Gesamtionenstärke *R* 1
SDS-PAGE-Proben-Pufferlösung, konzentrierte *R*
SDS-PAGE-Proben-Pufferlösung für reduzierende Bedingungen, konzentrierte *R*
Pufferlösung *p*H 2,0 *R*
Pufferlösung (Phosphat-) *p*H 2,0 *R*
Pufferlösung (Sulfat-) *p*H 2,0 *R*
Pufferlösung *p*H 2,2 *R*
Pufferlösung *p*H 2,5 *R*
Pufferlösung *p*H 2,5 *R* 1
Pufferlösung *p*H 3,0 *R*
Pufferlösung (Phosphat-) *p*H 3,0 *R*
Pufferlösung (Phosphat-) *p*H 3,0 *R* 1
Pufferlösung (Phosphat-) *p*H 3,2 *R*
Pufferlösung (Phosphat-) *p*H 3,2 *R* 1
Pufferlösung *p*H 3,5 *R*
Pufferlösung (Phosphat-) *p*H 3,5 *R*
Pufferlösung *p*H 3,6 *R*
Pufferlösung *p*H 3,7 *R*
Pufferlösung (Kupfersulfat-) *p*H 4,0 *R*
Pufferlösung (Acetat-) *p*H 4,4 *R*
Pufferlösung (Phthalat-) *p*H 4,4 *R*
Pufferlösung (Natriumacetat-) *p*H 4,5 *R*
Pufferlösung (Phosphat-) *p*H 4,5 (0,05 mol · l^{-1}) *R*
Pufferlösung (Acetat-) *p*H 4,6 *R*
Pufferlösung (Succinat-) *p*H 4,6 *R*
Pufferlösung (Acetat-) *p*H 4,7 *R*
Pufferlösung (Acetat-) *p*H 5,0 *R*
Pufferlösung *p*H 5,2 *R*
Pufferlösung *p*H 5,5 *R*
Pufferlösung (Acetat-Natriumedetat-) *p*H 5,5 *R*
Pufferlösung (Phosphat-) *p*H 5,5 *R*
Pufferlösung (Phosphat-Citrat-) *p*H 5,5 *R*
Pufferlösung (Phosphat-) *p*H 5,8 *R*
Pufferlösung (Acetat-) *p*H 6,0 *R*
Pufferlösung (Diethylammoniumphosphat-) *p*H 6,0 *R*
Pufferlösung (Phosphat-) *p*H 6,0 *R*
Pufferlösung (Phosphat-) *p*H 6,0 *R* 1
Pufferlösung (Phosphat-) *p*H 6,0 *R* 2
Pufferlösung (Phosphat-) *p*H 6,4 *R*
Pufferlösung (Phosphat-) *p*H 6,4 *R* 1
Pufferlösung (Phosphat-) *p*H 6,4, gelatinehaltige *R*
Pufferlösung (Phthalat-) *p*H 6,4 (0,5 mol · l^{-1}) *R*
Pufferlösung *p*H 6,5 *R*
Pufferlösung (Imidazol-) *p*H 6,5 *R*
Pufferlösung *p*H 6,6 *R*
Pufferlösung (Phosphat-) *p*H 6,8 *R*
Pufferlösung (Phosphat-) *p*H 6,8 *R* 1
Pufferlösung (Phosphat-) *p*H 6,8, natriumchloridhaltige *R*
Pufferlösung (Trometamol-) *p*H 6,8 (1 mol · l^{-1}) *R*
Pufferlösung *p*H 7,0 *R*
Pufferlösung (Maleat-) *p*H 7,0 *R*
Pufferlösung (Phosphat-) *p*H 7,0 *R*
Pufferlösung (Phosphat-) *p*H 7,0 *R* 1
Pufferlösung (Phosphat-) *p*H 7,0 *R* 2
Pufferlösung (Phosphat-) *p*H 7,0 *R* 3
Pufferlösung (Phosphat-) *p*H 7,0 *R* 4
Pufferlösung (Phosphat-) *p*H 7,0 (0,1 mol · l^{-1}) *R*
Pufferlösung (Phosphat-) *p*H 7,0 (0,067 mol · l^{-1}) *R*
Pufferlösung (Phosphat-) *p*H 7,0 (0,063 mol · l^{-1}) *R*
Pufferlösung (Phosphat-) *p*H 7,0 (0,03 mol · l^{-1}) *R*
Pufferlösung (Phosphat-) *p*H 7,0 (0,025 mol · l^{-1}) *R*
Pufferlösung *p*H 7,2 *R*
Pufferlösung (Phosphat-) *p*H 7,2 *R*
Pufferlösung (Phosphat-) *p*H 7,2, albuminhaltige *R*
Pufferlösung (Phosphat-) *p*H 7,2, albuminhaltige *R* 1

Pufferlösung *p*H 7,2, physiologische *R*
Pufferlösung (Imidazol-) *p*H 7,3 *R*
Pufferlösung (Barbital-) *p*H 7,4 *R*
Pufferlösung (Phosphat-) *p*H 7,4 *R*
Pufferlösung (Phosphat-) *p*H 7,4, natriumchloridhaltige *R*
Pufferlösung (Phosphat-) *p*H 7,4, natriumchloridhaltige *R* 1
Pufferlösung (Trometamol-) *p*H 7,4, natriumchloridhaltige *R*
Pufferlösung (Borat-) *p*H 7,5 *R*
Pufferlösung (HEPES-) *p*H 7,5 *R*
Pufferlösung (Phosphat-) *p*H 7,5 (0,33 mol · l^{-1}) *R*
Pufferlösung (Phosphat-) *p*H 7,5 (0,2 mol · l^{-1}) *R*
Pufferlösung (Trometamol-) *p*H 7,5 *R*
Pufferlösung (Trometamol-) *p*H 7,5 *R* 1
Pufferlösung (Trometamol-) *p*H 7,5 (0,05 mol · l^{-1}) *R*
Pufferlösung (Natriumcitrat-) *p*H 7,8 *R*
Pufferlösung *p*H 8,0 *R*
Pufferlösung *p*H 8,0 *R* 1
Pufferlösung (Borat-) *p*H 8,0 (0,0015 mol · l^{-1}) *R*
Pufferlösung (Phosphat-) *p*H 8,0 (1 mol · l^{-1}) *R*
Pufferlösung (Phosphat-) *p*H 8,0 (0,1 mol · l^{-1}) *R*
Pufferlösung (Phosphat-) *p*H 8,0 (0,02 mol · l^{-1}) *R*
Pufferlösung (Trometamol-) *p*H 8,1 *R*
Pufferlösung (Trometamol-Aminoessigsäure-) *p*H 8,3 *R*
Pufferlösung (Barbital-) *p*H 8,4 *R*
Pufferlösung (Trometamol-Natriumedetat-) *p*H 8,4 *R*
Pufferlösung (Trometamol-Natriumedetat-BSA-) *p*H 8,4, albuminhaltige *R*
Pufferlösung (Trometamol-Acetat-) *p*H 8,5 *R*
Pufferlösung (Barbital-) *p*H 8,6 *R* 1
Pufferlösung (Trometamol-) *p*H 8,8 (1,5 mol · l^{-1}) *R*
Pufferlösung *p*H 9,0 *R*
Pufferlösung *p*H 9,0 *R* 1
Pufferlösung (Phosphat-) *p*H 9,0 *R*
Pufferlösung (Ammoniumchlorid-) *p*H 9,5 *R*
Pufferlösung (Ammoniumchlorid-) *p*H 10,0 *R*
Pufferlösung (Diethanolamin-) *p*H 10,0 *R*
Pufferlösung *p*H 10,9 *R*

4.2 Volumetrie

4.2.1 Urtitersubstanzen für Maßlösungen

Arsen(III)-oxid *RV*
Benzoesäure *RV*
Kaliumbromat *RV*
Kaliumhydrogenphthalat *RV*
Natriumcarbonat *RV*
Natriumchlorid *RV*
Sulfanilsäure *RV*
Zink *RV*

4.2.2 Maßlösungen

Ammoniumcer(IV)-nitrat-Lösung (0,1 mol · l^{-1})
Ammoniumcer(IV)-nitrat-Lösung (0,01 mol · l^{-1})
Ammoniumcer(IV)-sulfat-Lösung (0,1 mol · l^{-1})
Ammoniumcer(IV)-sulfat-Lösung (0,01 mol · l^{-1})
Ammoniumeisen(III)-sulfat-Lösung (0,1 mol · l^{-1})
Ammoniumthiocyanat-Lösung (0,1 mol · l^{-1})
Bariumchlorid-Lösung (0,1 mol · l^{-1})
Bariumperchlorat-Lösung (0,05 mol · l^{-1})
Bariumperchlorat-Lösung (0,025 mol · l^{-1})
Benzethoniumchlorid-Lösung (0,004 mol · l^{-1})
Blei(II)-nitrat-Lösung (0,1 mol · l^{-1})
Bromid-Bromat-Lösung (0,0167 mol · l^{-1})
Cer(IV)-sulfat-Lösung (0,1 mol · l^{-1})
Eisen(II)-sulfat-Lösung (0,1 mol · l^{-1})
Essigsäure (0,1 mol · l^{-1})
Iod-Lösung (0,5 mol · l^{-1})
Iod-Lösung (0,05 mol · l^{-1})
Iod-Lösung (0,01 mol · l^{-1})
Kaliumbromat-Lösung (0,0333 mol · l^{-1})
Kaliumbromat-Lösung (0,02 mol · l^{-1})
Kaliumdichromat-Lösung (0,0167 mol · l^{-1})
Kaliumhydrogenphthalat-Lösung (0,1 mol · l^{-1})
Kaliumhydroxid-Lösung (1 mol · l^{-1})
Kaliumhydroxid-Lösung (0,1 mol · l^{-1})
Kaliumhydroxid-Lösung (0,5 mol · l^{-1}), ethanolische
Kaliumhydroxid-Lösung (0,1 mol · l^{-1}), ethanolische
Kaliumhydroxid-Lösung (0,01 mol · l^{-1}), ethanolische
Kaliumhydroxid-Lösung (0,5 mol · l^{-1}) in Ethanol 60 %
Kaliumiodat-Lösung (0,05 mol · l^{-1})
Kaliumiodid-Lösung (0,001 mol · l^{-1})
Kaliumpermanganat-Lösung (0,02 mol · l^{-1})
Kupfer(II)-Ethylendiaminhydroxid-Lösung (1 mol · l^{-1})
Kupfer(II)-sulfat-Lösung (0,02 mol · l^{-1})
Lithiummethanolat-Lösung (0,1 mol · l^{-1})
Magnesiumchlorid-Lösung (0,1 mol · l^{-1})
Natriumarsenit-Lösung (0,1 mol · l^{-1})
Natriumedetat-Lösung (0,1 mol · l^{-1})
Natriumedetat-Lösung (0,02 mol · l^{-1})
Natriumhydroxid-Lösung (1 mol · l^{-1})
Natriumhydroxid-Lösung (0,1 mol · l^{-1})
Natriumhydroxid-Lösung (0,1 mol · l^{-1}), ethanolische
Natriummethanolat-Lösung (0,1 mol · l^{-1})
Natriumnitrit-Lösung (0,1 mol · l^{-1})
Natriumperiodat-Lösung (0,1 mol · l^{-1})
Natriumthiosulfat-Lösung (0,1 mol · l^{-1})
Perchlorsäure (0,1 mol · l^{-1})
Perchlorsäure (0,05 mol · l^{-1})
Quecksilber(II)-nitrat-Lösung (0,02 mol · l^{-1})
Salpetersäure (1 mol · l^{-1})
Salzsäure (6 mol · l^{-1})
Salzsäure (3 mol · l^{-1})
Salzsäure (2 mol · l^{-1})
Salzsäure (1 mol · l^{-1})
Salzsäure (0,1 mol · l^{-1})
Salzsäure (0,1 mol · l^{-1}), ethanolische
Schwefelsäure (0,5 mol · l^{-1})
Schwefelsäure (0,05 mol · l^{-1})

Silbernitrat-Lösung (0,1 mol · l^{-1})
Silbernitrat-Lösung (0,001 mol · l^{-1})
Tetrabutylammoniumhydroxid-Lösung (0,1 mol · l^{-1})
Tetrabutylammoniumhydroxid-Lösung (0,1 mol · l^{-1}) in 2-Propanol
Zinkchlorid-Lösung (0,05 mol · l^{-1})
Zinksulfat-Lösung (0,1 mol · l^{-1})

4.3 Chemische Referenz-Substanzen (CRS), Biologische Referenz-Substanzen (BRS), Referenzspektren

Siehe dort.

4.1 Reagenzien, Referenzlösungen und Pufferlösungen

Der Buchstabe *R*, der im Arzneibuch nach dem Namen einer Substanz oder einer Lösung steht, bezeichnet ein Reagenz, das in der folgenden Reagenzienliste aufgeführt ist.

Die für Reagenzien aufgeführten Normen sind nicht unbedingt ausreichend für eine Verwendung als Arzneimittel oder pharmazeutischer Hilfsstoff.

Jede Reagenzbeschreibung enthält eine 7stellige Code-Nummer (zum Beispiel 1002501). Diese Code-Nummer dient der Identifizierung durch das Sekretariat der Ph. Eur. und bleibt für ein gegebenes Reagenz auch während späterer Revisionen der Reagenzienliste unverändert erhalten. Sie kann auch für die Benutzer des Arzneibuchs zum Beispiel beim Umgang mit dem Reagenzien-Stamm von Nutzen sein. In der Reagenzbeschreibung kann außerdem eine CAS-Nummer (Chemical Abstract Service Registry Number) enthalten sein, die an ihrer typischen Schreibweise (zum Beispiel CAS Nr. 9002-93-1) zu erkennen ist.

Eine bestimmte Anzahl von Reagenzien in dieser Liste ist toxisch und sollte nur unter entsprechenden Sicherheitsmaßnahmen gehandhabt werden.

Wäßrige Reagenzlösungen sind mit Wasser *R* herzustellen. Wird eine Reagenzlösung unter Verwendung eines Ausdrucks wie „eine Lösung von Salzsäure ($10\ g \cdot l^{-1}$ HCl)" beschrieben, bedeutet dies, daß die Lösung durch entsprechende Verdünnung mit Wasser *R* aus einer konzentrierten, in der Reagenzienliste beschriebenen Lösung herzustellen ist. Die für die Grenzprüfungen auf Barium, Calcium und Sulfat verwendeten Lösungen müssen mit destilliertem Wasser *R* hergestellt werden. Ist das Lösungsmittel nicht angegeben, handelt es sich um eine wäßrige Lösung.

Reagenzien und deren Lösungen sind in der Regel dicht verschlossen zu lagern. Die Beschriftung muß den zutreffenden internationalen und nationalen Vorschriften entsprechen.

4.1.1 Reagenzien

A

Acetaldehyd *R* 1000200

C_2H_4O M_r 44,05
CAS Nr. 75-07-0.
Ethanal.

Klare, farblose, entflammbare Flüssigkeit; mischbar mit Wasser und Ethanol.

d_{20}^{20}: Etwa 0,788.

n_D^{20}: Etwa 1,332.

Sdp: Etwa 21 °C.

Acetanhydrid *R* 1000500

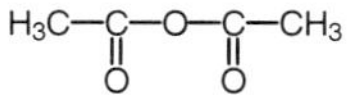

$C_4H_6O_3$ M_r 102,1
CAS Nr. 108-24-7.
Essigsäureanhydrid.
Mindestens 97,0 Prozent (*m/m*) $C_4H_6O_3$.

Klare, farblose Flüssigkeit.

Sdp: 136 bis 142 °C.

Gehaltsbestimmung: 2,00 g Substanz werden in einem Erlenmeyerkolben mit Schliffstopfen in 50,0 ml Natriumhydroxid-Lösung ($1\ mol \cdot l^{-1}$) gelöst und 1 h lang zum Rückfluß erhitzt. Nach Zusatz von 0,5 ml Phenolphthalein-Lösung *R* wird mit Salzsäure ($1\ mol \cdot l^{-1}$) titriert und die Anzahl Milliliter Natriumhydroxid-Lösung ($1\ mol \cdot l^{-1}$) für 1 g Substanz berechnet (n_1).

2,00 g Substanz werden in einem Erlenmeyerkolben mit Schliffstopfen in 20 ml Cyclohexan *R* gelöst. Die Lösung wird in einer Eis-Wasser-Mischung gekühlt und mit einer abgekühlten Mischung von 10 ml Anilin *R* und 20 ml Cyclohexan *R* versetzt. Die Mischung wird 1 h lang zum Rückfluß erhitzt und nach Zusatz von 50,0 ml Natriumhydroxid-Lösung ($1\ mol \cdot l^{-1}$) kräftig geschüttelt. Nach Zusatz von 0,5 ml Phenolphthalein-Lösung *R* wird mit Salzsäure ($1\ mol \cdot l^{-1}$) titriert und die Anzahl Milliliter Natriumhydroxid-Lösung ($1\ mol \cdot l^{-1}$) für 1 g Substanz berechnet (n_2).

Der Prozentgehalt an $C_4H_6O_3$ wird nach folgender Formel berechnet:

$$10{,}2(n_1 - n_2)$$

Acetanhydrid-Schwefelsäure-Lösung *R* 1000502

5 ml Acetanhydrid *R* werden vorsichtig mit 5 ml Schwefelsäure *R* gemischt. Die Mischung wird unter Kühlung tropfenweise in 50 ml wasserfreies Ethanol *R* eingebracht.

Bei Bedarf frisch herzustellen.

Aceton *R* 100600

CAS Nr. 67-64-1.

Muß der Monographie **Aceton (Acetonum)** entsprechen.

(D_6)Aceton *R* 1024900

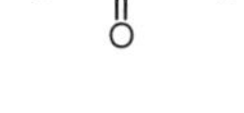

C_3D_6O M_r 64,1
CAS Nr. 666-52-4.
(D_6) 2-Propanon.

Klare, farblose Flüssigkeit; mischbar mit Wasser, Dimethylformamid, wasserfreiem Ethanol, Ether und Methanol.

d_{20}^{20}: Etwa 0,87.

n_D^{20}: Etwa 1,357.

Sdp: Etwa 55 °C.

Deuterierungsgrad: Mindestens 99,5 Prozent.

Wasser und Deuteriumoxid: Höchstens 0,1 Prozent.

Acetonitril *R* 1000700

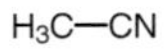

C_2H_3N M_r 41,05
CAS Nr. 75-05-8.

Klare, farblose Flüssigkeit; mischbar mit Wasser, Aceton, Ether und Methanol.

Eine Lösung der Substanz (100 g · l^{-1}) muß neutral gegen Lackmus-Papier *R* reagieren (2.2.4).

d_{20}^{20}: Etwa 0,78.

n_D^{20}: Etwa 1,344.

Destillationsbereich (2.2.11): Mindestens 95 Prozent müssen zwischen 80 und 82 °C destillieren.

Wird die Substanz in der Spektroskopie verwendet, muß sie folgender zusätzlicher Prüfung entsprechen:

Die Transmission (2.2.25) der Substanz, gegen Wasser *R* gemessen, muß zwischen 225 und 420 nm mindestens 98 Prozent betragen.

Acetonitril *R* 1 1000702

Entspricht Acetonitril *R* mit folgenden zusätzlichen Anforderungen:

Mindestens 99,9 Prozent C_2H_3N.

Absorption (2.2.25): Höchstens 0,10 bei 200 nm, mit Wasser *R* als Kompensationsflüssigkeit bestimmt.

Acetonitril zur Chromatographie *R* 1000701

Muß dem Reagenz Acetonitril *R* entsprechen.

Wird die Substanz in der Chromatographie verwendet, muß sie folgenden zusätzlichen Prüfungen entsprechen:

Die Transmission (2.2.25) der Substanz, gegen Wasser *R* gemessen, muß bei 240 nm mindestens 98 Prozent betragen.

Die Reinheit (2.2.28) der Substanz muß mindestens 99,8 Prozent betragen.

Acetylacetamid *R* 1102600

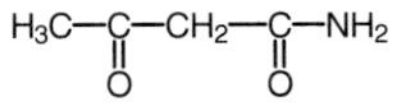

$C_4H_7NO_2$ M_r 101,1
CAS Nr. 5977-14-0.
3-Oxobutanamid.

Smp: 53 bis 56 °C.

Acetylaceton *R* 1000900

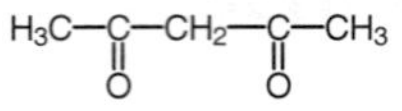

$C_5H_8O_2$ M_r 100,1
CAS Nr. 123-54-6.
2,4-Pentandion.

Farblose bis schwach gelbliche, leicht entflammbare Flüssigkeit; leicht löslich in Wasser, mischbar mit Aceton, Essigsäure 98 %, Ethanol und Ether.

n_D^{20}: 1,452 bis 1,453.

Sdp: 138 bis 140 °C.

Acetylaceton-Lösung *R* 1 1000901

100 ml Ammoniumacetat-Lösung *R* werden mit 0,2 ml Acetylaceton *R* versetzt.

N*-Acetyl-ε-caprolactam *R 1102700

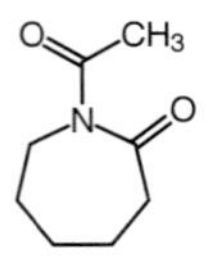

$C_8H_{13}NO_2$ M_r 155,2
CAS Nr. 1888-91-1.
N-Acetylhexan-6-lactam; 1-Acetylazepan-2-on.

Farblose Flüssigkeit; mischbar mit wasserfreiem Ethanol.

d_{20}^{20}: Etwa 1,100.

n_D^{20}: Etwa 1,489.

Sdp: Etwa 135 °C.

Acetylchlorid *R* 1000800

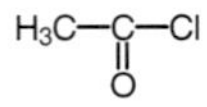

C_2H_3ClO M_r 78,5
CAS Nr. 75-36-5.

Klare, farblose, entflammbare Flüssigkeit, zersetzt sich in Wasser und Ethanol; mischbar mit Dichlorethan.

d_{20}^{20}: Etwa 1,10.

Destillationsbereich (2.2.11): Mindestens 95 Prozent müssen zwischen 49 und 53 °C destillieren.

Acetylcholinchlorid *R* 1001000

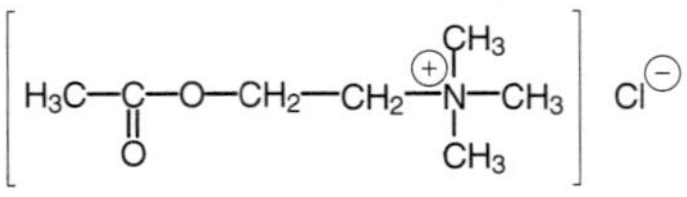

$C_7H_{16}ClNO_2$ M_r 181,7
CAS Nr. 60-31-1.
(2-Acetoxyethyl)trimethylammoniumchlorid.

Kristallines Pulver; sehr leicht löslich in kaltem Wasser und Ethanol, praktisch unlöslich in Ether; die Substanz zersetzt sich in heißem Wasser und Alkalien.

Bei –20 °C lagern.

Acetyleugenol *R* 1100700

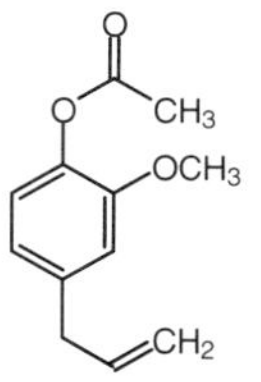

$C_{12}H_{14}O_3$ M_r 206,2

CAS Nr. 93-28-7.

(4-Allyl-2-methoxyphenyl)acetat.

Gelbe, ölige Flüssigkeit; praktisch unlöslich in Wasser, leicht löslich in Ethanol und Ether.

n_D^{20}: Etwa 1,521.

Sdp: 281 bis 282 °C.

Wird die Substanz in der Gaschromatographie verwendet, muß sie zusätzlich folgender Anforderung entsprechen:

Gehaltsbestimmung: Die Prüfung erfolgt mit Hilfe der Gaschromatographie (2.2.28), wie in der Monographie **Nelkenöl (Caryophylli floris aetheroleum)** beschrieben.

Untersuchungslösung: Die Substanz.

Die Fläche des Hauptpeaks muß mindestens 98,0 Prozent der Summe aller Peakflächen betragen.

Acetylierungsgemisch *R* 1 1000501

25,0 ml Acetanhydrid *R* werden in wasserfreiem Pyridin *R* zu 100,0 ml gelöst.

Vor Licht und Luft geschützt zu lagern.

N*-Acetylneuraminsäure *R 1001100

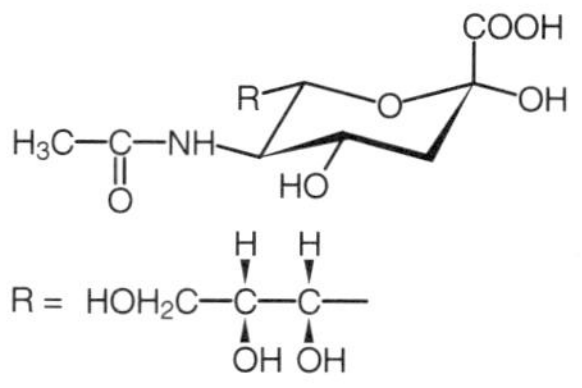

$C_{11}H_{19}NO_9$ M_r 309,3

CAS Nr. 131-48-6.

5-Acetamido-3,5-didesoxy-α-D-*glycero*-D-*galacto*-2-nonulopyranosonsäure; Syn. *O*-Sialinsäure.

Weiße, nadelförmige Kristalle; löslich in Wasser und Methanol, schwer löslich in wasserfreiem Ethanol, praktisch unlöslich in Aceton und Ether.

$[\alpha]_D^{20}$: Etwa –36°, an einer Lösung der Substanz ($10 g \cdot l^{-1}$) bestimmt.

Smp: Etwa 186 °C, unter Zersetzung.

N*-Acetyltryptophan *R 1102800

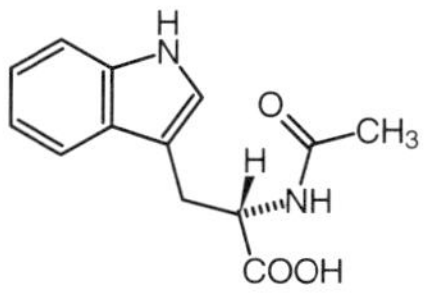

$C_{13}H_{14}N_2O_3$ M_r 246,3

CAS Nr. 1218-34-4.

2-Acetylamino-3-(indol-3-yl)propansäure.

Weißes bis fast weißes, kristallines Pulver oder farblose Kristalle; schwer löslich in Wasser. Die Substanz löst sich in verdünnten Alkalihydroxid-Lösungen.

Smp: Etwa 205 °C.

Gehaltsbestimmung: 10,0 mg Substanz werden in einer Mischung von 10 Volumteilen Acetonitril *R* und 90 Volumteilen Wasser *R* zu 100,0 ml gelöst. Die Bestimmung erfolgt wie in der Monographie **Tryptophan (Tryptophanum)** unter „1,1′-Ethylidenbis(tryptophan) und andere verwandte Substanzen" angegeben.

Die Fläche des Hauptpeaks muß mindestens 99,0 Prozent der Summe aller Peakflächen betragen.

Acetyltyrosinethylester *R* 1001200

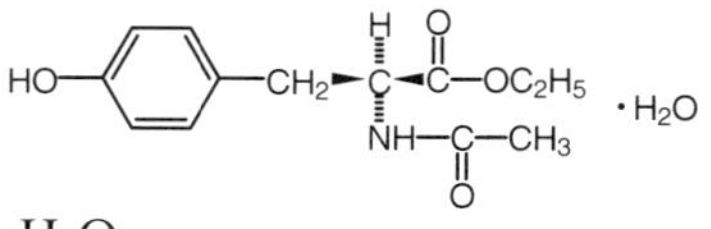

$C_{13}H_{17}NO_4 \cdot H_2O$ M_r 269,3

CAS Nr. 36546-50-6.

N-Acetyl-L-tyrosinethylester, Monohydrat.

Weißes, kristallines Pulver, das zur Gehaltsbestimmung von Chymotrypsin geeignet ist.

$[\alpha]_D^{20}$: +21 bis +25°, an einer Lösung der Substanz ($10 g \cdot l^{-1}$) in Ethanol 96 % *R* bestimmt.

$A_{1 cm}^{1 \%}$: 60 bis 68, bei 278 nm in Ethanol 96 % *R* gemessen.

Acetyltyrosinethylester-Lösung (0,2 mol · l^{-1}) *R* 1001201

0,54 g Acetyltyrosinethylester *R* werden in Ethanol 96 % *R* zu 10,0 ml gelöst.

Acrylamid *R* 1001500

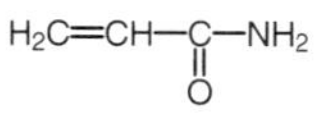

C_3H_5NO M_r 71,1

CAS Nr. 79-06-1.

Propenamid.

Farblose oder weiße Flocken oder weißes bis fast weißes, kristallines Pulver; sehr leicht löslich in Wasser und Methanol, leicht löslich in wasserfreiem Ethanol.

Smp: Etwa 84 °C.

Acrylamid-Bisacrylamid-Lösung (29:1), 30prozentige *R* 1001501

290 g Acrylamid *R* und 10 g Methylenbisacrylamid *R* werden in 1000 ml warmem Wasser *R* gelöst. Die Lösung wird filtriert.

Acrylamid-Bisacrylamid-Lösung (36,5:1), 30prozentige *R* 1001502

292 g Acrylamid *R* und 8 g Methylenbisacrylamid *R* werden in 1000 ml warmem Wasser *R* gelöst. Die Lösung wird filtriert.

Adenosin *R* 1001600

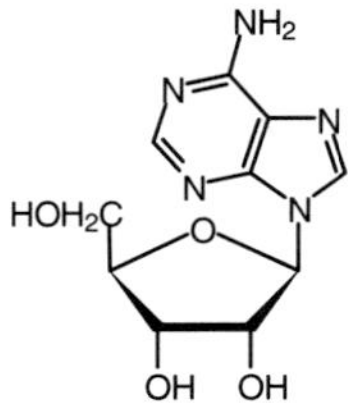

$C_{10}H_{13}N_5O_4$ M_r 267,2
CAS Nr. 58-61-7.
1-(6-Amino-9*H*-purin-9-yl)-1-desoxy-β-D-ribofuranose.

Weißes, kristallines Pulver; schwer löslich in Wasser, praktisch unlöslich in Aceton, Ethanol und Ether. Die Substanz löst sich in verdünnten Säuren.

Smp: Etwa 234 °C.

Adipinsäure *R* 1095600

$HOOC-[CH_2]_4-COOH$

$C_6H_{10}O_4$ M_r 146,1
CAS Nr. 124-04-9.
Hexandisäure.

Prismen; leicht löslich in Methanol, löslich in Aceton, praktisch unlöslich in Petroläther.

Smp: Etwa 152 °C.

Aescin *R* 1001700

CAS Nr. 11072-93-8.

Gemisch verwandter Saponine aus den Samen von *Aesculus hippocastanum* L.

Feines, fast weißes bis schwach rötliches oder gelbliches, amorphes Pulver.

Chromatographie: Wird die Substanz unter den Bedingungen und in der Konzentration, wie unter **Senegawurzel (Polygalae radix)** angegeben, geprüft, zeigt das Chromatogramm von 20 µl Lösung nach Besprühen mit Anisaldehyd-Reagenz *R* und Erhitzen einen Hauptfleck mit einem R_f-Wert von etwa 0,4.

Aesculin *R* 1119400

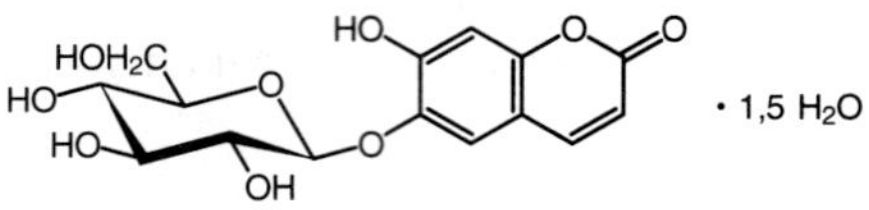

$C_{15}H_{16}O_9 \cdot 1,5\ H_2O$ M_r 367,3
CAS Nr. 531-75-9.
6-(β-D-Glucopyranosyloxy)-7-hydroxy-2*H*-chromen-2-on-1,5-Hydrat.

Weißes bis fast weißes Pulver oder farblose Kristalle; wenig löslich in Wasser und Ethanol, leicht löslich in heißem Wasser und heißem Ethanol.

Dünnschichtchromatographie (2.2.27): Wird die Substanz, wie in der Monographie **Taigawurzel (Eleutherococci radix)** beschrieben, geprüft, darf das Chromatogramm nur einen Hauptfleck zeigen.

Agarose zur Chromatographie *R* 1001800

CAS Nr. 9012-36-6.

Eine Suspension der Substanz (40 g · l^{-1}) in Wasser *R*. Die gequollenen Agarose-Kügelchen haben einen Durchmesser von 60 bis 140 µm. Wird in der Ausschlußchromatographie verwendet zur Trennung von Proteinen mit einer relativen Molekülmasse zwischen 6 · 10^4 und 2 · 10^7 und zur Trennung von Polysacchariden mit einer relativen Molekülmasse zwischen 3 · 10^3 und 5 · 10^6.

Agarose zur Chromatographie, quervernetzte *R* 1001900

CAS Nr. 61970-08-9.

Die Substanz wird aus Agarose durch Reaktion mit 2,3-Dibrompropanol unter stark alkalischen Reaktionsbedingungen hergestellt.

Eine Suspension der Substanz (40 g · l^{-1}) in Wasser *R*. Die gequollenen Agarose-Kügelchen haben einen Durchmesser von 60 bis 140 µm. Wird in der Ausschlußchromatographie zur Trennung von Proteinen mit einer relativen Molekülmasse zwischen 6 · 10^4 und 2 · 10^7 und zur Trennung von Polysacchariden mit einer relativen Molekülmasse zwischen 3 · 10^3 und 5 · 10^6 verwendet.

Agarose zur Chromatographie, quervernetzte *R* 1 1001901

CAS Nr. 65099-79-8.

Die Substanz wird aus Agarose durch Reaktion mit 2,3-Dibrompropanol unter stark alkalischen Reaktionsbedingungen hergestellt.

Eine Suspension der Substanz (40 g · l^{-1}) in Wasser *R*. Die gequollenen Agarose-Kügelchen haben einen Durchmesser von 60 bis 140 µm. Die Substanz wird in der Ausschlußchromatographie zur Trennung von Proteinen mit einer relativen Molekülmasse zwischen 7 · 10^4 und 4 · 10^7 und zur Trennung von Polysacchariden mit einer relativen Molekülmasse zwischen $1 \cdot 10^5$ und $2 \cdot 10^7$ verwendet.

Agarose zur Elektrophorese *R* 1002000

CAS Nr. 9012-36-6.

Neutrales, lineares Polysaccharid, dessen Hauptbestandteil von Agar abgeleitet ist.

Weißes bis fast weißes Pulver; praktisch unlöslich in kaltem Wasser, sehr schwer löslich in heißem Wasser.

Agarose-Polyacrylamid *R* 1002200

Agarose, die in ein Netzwerk von quervernetztem Polyacrylamid eingebunden ist; geeignet zur Trennung von Globulinen mit einer relativen Molekülmasse zwischen $2 \cdot 10^4$ und $35 \cdot 10^4$.

Aktivkohle *R* 1017800

CAS Nr. 64365-11-3.

Muß der Monographie **Medizinische Kohle (Carbo activatus)** entsprechen.

Alanin *R* 1102900

CAS Nr. 56-41-7.

Muß der Monographie **Alanin (Alaninum)** entsprechen.

β-Alanin *R* 1004500

$H_2N—CH_2—CH_2—COOH$

$C_3H_7NO_2$ M_r 89,1

CAS Nr. 107-95-9.

3-Aminopropionsäure.

Mindestens 99 Prozent $C_3H_7NO_2$.

Weißes, kristallines Pulver; leicht löslich in Wasser, schwer löslich in Ethanol, praktisch unlöslich in Aceton und Ether.

Smp: Etwa 200 °C, unter Zersetzung.

Albuminlösung vom Menschen *R* 1002400

CAS Nr. 9048-46-8.

Muß der Monographie **Albuminlösung vom Menschen (Albumini humani solutio)** entsprechen.

Albuminlösung vom Menschen *R* 1 1002401

Albuminlösung vom Menschen *R* wird mit einer Lösung von Natriumchlorid *R* ($9 \text{ g} \cdot l^{-1}$) zu einer Proteinkonzentration von $1 \text{ g} \cdot l^{-1}$ verdünnt. Die Lösung wird mit Hilfe von Essigsäure 98 % *R* auf einen *p*H-Wert von 3,5 bis 4,5 eingestellt.

Aldehyddehydrogenase *R* 1103000

Aus Backhefe gewonnenes Enzym, welches bei *p*H 8,0 in Gegenwart von Nicotinamid-Adenin-Dinucleotid, Kaliumsalzen und Thiolen Acetaldehyd zu Essigsäure oxidiert.

Aldehyddehydrogenase-Lösung *R* 1103001

Eine 70 Einheiten entsprechende Menge Aldehyddehydrogenase *R* wird in Wasser *R* zu 10 ml gelöst.

Diese Lösung darf höchstens 8 h lang bei 4 °C gelagert werden.

Aldrin *R* 1123100

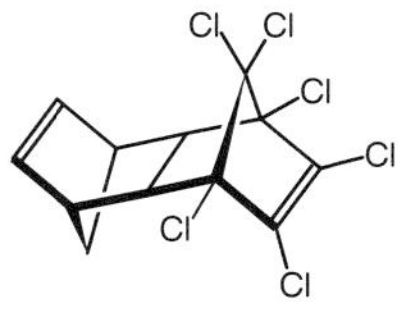

$C_{12}H_8Cl_6$ M_r 364,9

CAS Nr. 309-00-2.

Smp: Etwa 104 °C.

Sdp: Etwa 145 °C.

Eine geeignete, zertifizierte Referenzlösung (10 ng/µl in Cyclohexan) kann verwendet werden.

Aleuritinsäure *R* 1095700

$HOH_2C—[CH_2]_5—CH(OH)—CH(OH)—[CH_2]_7—COOH$

$C_{16}H_{32}O_5$ M_r 304,4

CAS Nr. 533-87-9.

(9*RS*,10*SR*)-9,10,16-Trihydroxyhexadecansäure.

Weißes, sich fettig anfühlendes Pulver; löslich in Methanol.

Smp: Etwa 101 °C.

Alizarin S *R* 1002600

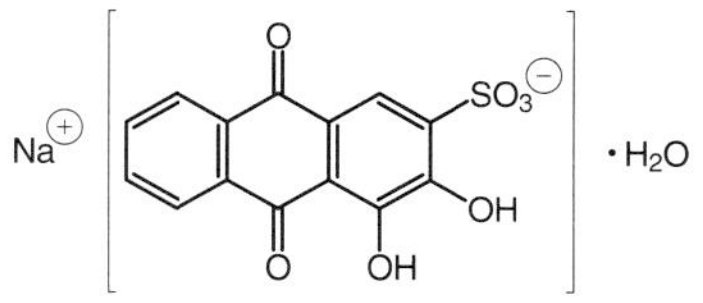

$C_{14}H_7NaO_7S \cdot H_2O$ M_r 360,3

CAS Nr. 130-22-3.

C.I. Nr. 58005; Schultz Nr. 1145.

Reagenzien

3,4-Dihydroxy-2-anthrachinonsulfonsäure, Natriumsalz, Monohydrat.

Orangegelbes Pulver; leicht löslich in Wasser und Ethanol.

Alizarin-S-Lösung *R* 1002601

Eine Lösung von Alizarin S *R* ($1\ g \cdot l^{-1}$).

Empfindlichkeitsprüfung: Wird die Lösung zur Einstellung von Bariumperchlorat-Lösung ($0{,}05\ mol \cdot l^{-1}$) verwendet (4.2.2), muß sie unter den Bedingungen der Einstellung einen Farbumschlag von Gelb nach Orangerot zeigen.

Umschlagsbereich: *p*H 3,7 (gelb) bis *p*H 5,2 (violett).

Aloin *R* 1008800

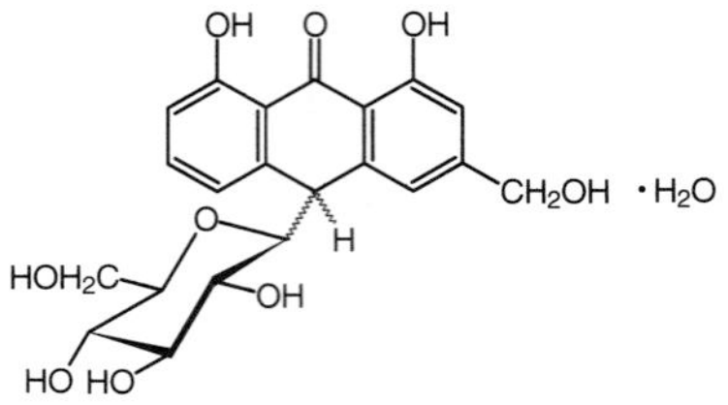

$C_{21}H_{22}O_9 \cdot H_2O$ M_r 436,4
CAS Nr. 1415-73-2.
10-(β-D-Glucopyranosyl)-1,8-dihydroxy-3-(hydroxymethyl)anthron, Monohydrat.

Gelbe Nadeln oder gelbes bis dunkelgelbes, kristallines Pulver, an Luft und Licht sich dunkel färbend; wenig löslich in Wasser und Ethanol, löslich in Aceton, Ammoniak-Lösung und Alkalihydroxid-Lösungen, sehr schwer löslich in Ether.

$A_{1\,cm}^{1\%}$: Etwa 192 bei 269 nm, etwa 226 bei 296,5 nm, etwa 259 bei 354 nm, jeweils in Methanol *R* bestimmt und auf die wasserfreie Substanz berechnet.

Chromatographie: Wird die Substanz unter den Bedingungen und in der Konzentration, wie unter **Faulbaumrinde (Frangulae cortex)** angegeben, geprüft, darf das Chromatogramm nur einen Hauptfleck zeigen.

Aluminium *R* 1118200

Al A_r 26,98
CAS Nr. 7429-90-5.

Weißes, verformbares, flexibles, bläuliches Metall, in Form von Barren, Blättchen, Pulver, Streifen oder Draht. An feuchter Luft wird eine Oxidschicht gebildet, die das Metall vor weiterer Korrosion schützt.

Analysenqualität.

Aluminiumchlorid *R* 1002700

$AlCl_3 \cdot 6\ H_2O$ M_r 241,4
CAS Nr. 7784-13-6.
Aluminiumchlorid, Hexahydrat.
Mindestens 98,0 Prozent $AlCl_3 \cdot 6\ H_2O$.

Weißes bis schwach gelbliches, kristallines, hygroskopisches Pulver; leicht löslich in Wasser und Ethanol, löslich in Ether.
Dicht verschlossen zu lagern.

Aluminiumchlorid-Lösung *R* 1002701

65,0 g Aluminiumchlorid *R* werden in Wasser *R* zu 100 ml gelöst. Nach Zusatz von 0,5 g Aktivkohle *R* wird 10 min lang gerührt, filtriert und das Filtrat unter dauerndem Rühren mit genügend Lösung von Natriumhydroxid *R* ($10\ g \cdot l^{-1}$) versetzt (etwa 60 ml), bis ein *p*H-Wert von etwa 1,5 erhalten ist.

Aluminiumchlorid-Reagenz *R* 1002702

2,0 g Aluminiumchlorid *R* werden in 100 ml einer 5prozentigen Lösung (*V/V*) von Essigsäure 98 % *R* in Methanol *R* gelöst.

Aluminiumkaliumsulfat *R* 1003000

CAS Nr. 7784-24-9.

Muß der Monographie **Aluminiumkaliumsulfat (Alumen)** entsprechen.

Aluminiumnitrat *R* 1002800

$Al(NO_3)_3 \cdot 9\ H_2O$ M_r 375,1
CAS Nr. 7784-27-2.
Aluminiumnitrat, Nonahydrat.

Zerfließende Kristalle; sehr leicht löslich in Wasser und Ethanol, sehr schwer löslich in Aceton.
Dicht verschlossen zu lagern.

Aluminiumoxid, basisches *R* 1118300

Basische Form von wasserfreiem Aluminiumoxid *R*, das zur Säulenchromatographie geeignet ist.

*p*H-Wert (2.2.3): 1 g Substanz wird 5 min lang mit 10 ml kohlendioxidfreiem Wasser *R* geschüttelt. Der *p*H-Wert der Suspension muß etwa 9 bis 10 betragen.

Aluminiumoxid, neutrales *R* 1118400

Al_2O_3 M_r 102,0

Weißes, körniges Pulver.

Austauschkapazität: 1,00 g Procainhydrochlorid *R* wird in Ethanol 90 % *R* zu 100 ml gelöst. 20,0 ml Lösung und 5,0 g Substanz werden in einem 100-ml-Erlenmeyerkolben mit Schliffstopfen unter gelegentlichem Umschütteln 15 min lang stehengelassen und dann filtriert. 10,0 ml Filtrat werden nach Zusatz von 10 ml Wasser *R* und 0,05 ml Bromphenolblau-Lösung *R* 1 mit Salzsäure (0,1 mol · l^{-1}) titriert. Bis zum Farbumschlag nach Grün müssen mindestens 1,4 ml Salzsäure (0,1 mol · l^{-1}) verbraucht werden.

Mit Wasser extrahierbare Substanzen: Verwendet wird eine Chromatographiesäule von 0,4 m Länge und 10 mm innerem Durchmesser, die am einen Ende zu einer Röhre mit einem Durchmesser von 2 bis 3 mm verjüngt und oberhalb der Verjüngungsstelle mit einer Glassinterplatte (100) oder einem Wattebausch versehen ist. In die Säule wird eine Mischung von 10,0 g Substanz und 25 ml Wasser *R* eingebracht. Mit Wasser *R* wird so lange eluiert, bis 20 ml eines klaren Eluats vorliegen. Das Eluat wird eingedampft. Der bei 150 °C getrocknete Rückstand darf höchstens 20 mg (0,2 Prozent) betragen.

Prüflösung: Der bei der Prüfung „Mit Wasser extrahierbare Substanzen" erhaltene Rückstand wird unter Erhitzen in Wasser *R* gelöst. Die Lösung wird filtriert und mit Wasser *R* zu 100 ml verdünnt.

Chlorid (2.4.4): 1 ml Prüflösung, mit Wasser *R* zu 15 ml verdünnt, muß der Grenzprüfung auf Chlorid entsprechen (0,05 Prozent).

Sulfat (2.4.13): 1 ml Prüflösung, mit Wasser *R* zu 15 ml verdünnt, muß der Grenzprüfung auf Sulfat entsprechen (0,1 Prozent). Zur Herstellung der Referenzlösung werden 10 ml Sulfat-Lösung (10 ppm SO_4) *R* verwendet.

Aluminiumoxid, wasserfreies *R* 1002900

CAS Nr. 1344-28-1.

γ-Aluminiumoxid, das durch Erhitzen wasserfrei gemacht und aktiviert ist. Die Teilchengröße beträgt 75 bis 150 µm.

Ameisensäure, wasserfreie *R* 1039300

HCOOH

CH_2O_2 M_r 46,03

CAS Nr. 64-18-6.

Mindestens 98,0 Prozent (*m/m*) CH_2O_2.

Farblose, ätzende Flüssigkeit; mischbar mit Wasser und Ethanol.

d_{20}^{20}: Etwa 1,22.

Gehaltsbestimmung: Ein Erlenmeyerkolben, der 10 ml Wasser *R* enthält, wird genau gewogen. Nach raschem Zusatz von etwa 1 ml Substanz wird erneut genau gewogen. Die Lösung wird mit 50 ml Wasser *R* verdünnt und nach Zusatz von 0,5 ml Phenolphthalein-Lösung *R* mit Natriumhydroxid-Lösung (1 mol · l^{-1}) titriert.

1 ml Natriumhydroxid-Lösung (1 mol · l^{-1}) entspricht 46,03 mg CH_2O_2.

Amidoschwarz 10B *R* 1003100

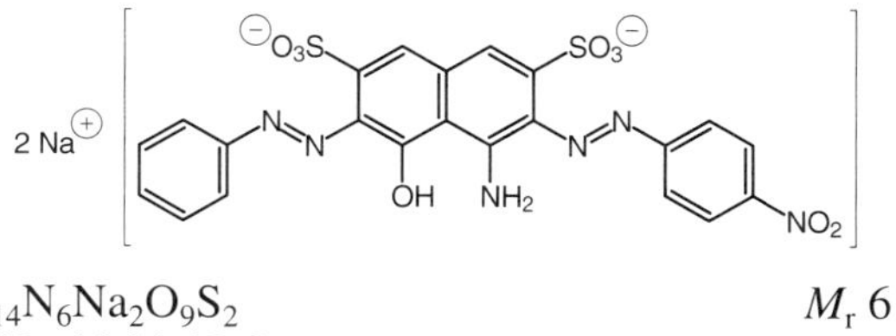

$C_{22}H_{14}N_6Na_2O_9S_2$ M_r 617,5

CAS Nr. 1064-48-8.

C.I. Nr. 20470; Schultz Nr. 299.

4-Amino-5-hydroxy-3-(4-nitrophenylazo)-6-phenylazo-2,7-naphthalindisulfonsäure, Dinatriumsalz.

Dunkelbraunes bis schwarzes Pulver; wenig löslich in Wasser, löslich in Ethanol.

Amidoschwarz-10B-Lösung *R* 1003101

Eine Lösung von Amidoschwarz 10B *R* (5 g · l^{-1}) in einer Mischung von 10 Volumteilen Essigsäure *R* und 90 Volumteilen Methanol *R*.

Aminoazobenzol *R* 1003200

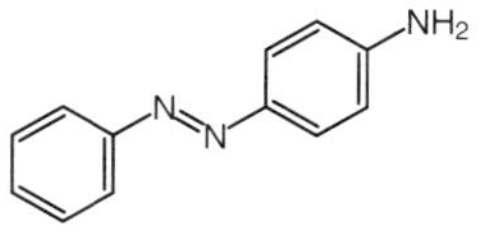

$C_{12}H_{11}N_3$ M_r 197,2

CAS Nr. 60-09-3.

C.I. Nr. 11000.

Azobenzol-4-amin.

Bräunlichgelbe Nadeln mit bläulichem Schimmer; schwer löslich in Wasser, leicht löslich in Ethanol und Ether.

Smp: Etwa 128 °C.

Aminobenzoesäure *R* 1003300

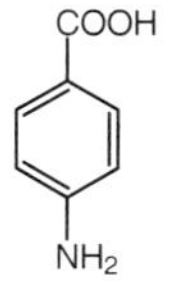

$C_7H_7NO_2$ M_r 137,1

CAS Nr. 99-05-8.

4-Aminobenzoesäure.

Weißes, kristallines Pulver; schwer löslich in Wasser, leicht löslich in Ethanol, praktisch unlöslich in Petroläther.

Smp: Etwa 187 °C.

Chromatographie: Wird die Substanz unter den Bedingungen und in der Konzentration, wie unter **Procainhydrochlorid (Procaini hydrochloridum)** angegeben, geprüft, darf das Chromatogramm nur einen Hauptfleck zeigen.

Vor Licht geschützt zu lagern.

Aminobenzoesäure-Lösung *R* 1003301

1 g Aminobenzoesäure *R* wird in einer Mischung von 18 ml wasserfreier Essigsäure *R*, 20 ml Wasser *R* und 1 ml Phosphorsäure 85 % *R* gelöst.

Unmittelbar vor Gebrauch werden 2 Volumteile der Lösung mit 3 Volumteilen Aceton *R* gemischt.

Aminobutanol *R* 1003500

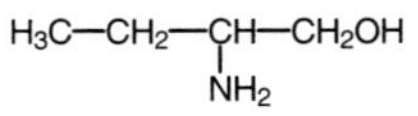

$C_4H_{11}NO$ M_r 89,1
CAS Nr. 5856-63-3.
2-Amino-1-butanol.

Ölige Flüssigkeit; mischbar mit Wasser, löslich in Ethanol.

d_{20}^{20}: Etwa 0,94.

n_D^{20}: Etwa 1,453.

Sdp: Etwa 180 °C.

4-Aminobutansäure *R* 1123200

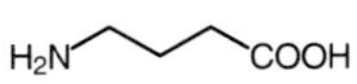

$C_4H_9NO_2$ M_r 103,1
CAS Nr. 56-12-2.
γ-Aminobuttersäure; GABA.

Umkristallisiert aus Methanol und Ether in Form von Blättchen, aus Wasser und Ethanol in Form von Nadeln. Leicht löslich in Wasser, praktisch unlöslich oder schwer löslich in anderen Lösungsmitteln.

Smp: Etwa 202 °C (vermindert sich bei schnellem Aufheizen).

Aminochlorbenzophenon *R* 1003600

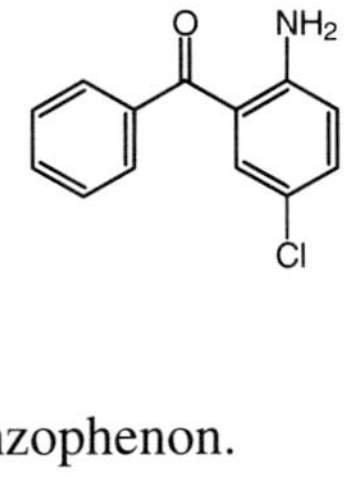

$C_{13}H_{10}ClNO$ M_r 231,7
CAS Nr. 719-59-5.
2-Amino-5-chlorbenzophenon.

Gelbes, kristallines Pulver; praktisch unlöslich in Wasser, leicht löslich in Aceton, löslich in Ethanol.

Smp: Etwa 97 °C.

Chromatographie: Die Substanz wird, wie unter **Chlordiazepoxidhydrochlorid (Chlordiazepoxidi hydrochloridum)** angegeben, geprüft. Auf die Platte werden 5 µl einer Lösung der Substanz (0,5 g · l^{-1}) in Methanol *R* aufgetragen. Das Chromatogramm darf nur einen Hauptfleck mit einem R_f-Wert von etwa 0,9 zeigen.

Vor Licht geschützt zu lagern.

Aminoethanol *R* 1034900

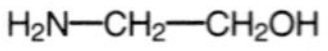

C_2H_7NO M_r 61,1
CAS Nr. 141-43-5.
2-Aminoethanol; Syn. Ethanolamin.

Klare, farblose, viskose, hygroskopische Flüssigkeit; mischbar mit Wasser und Methanol, wenig löslich in Ether.

d_{20}^{20}: Etwa 1,04.

n_D^{20}: Etwa 1,454.

Smp: Etwa 11 °C.

Dicht verschlossen zu lagern.

6-Aminohexansäure *R* 1103100

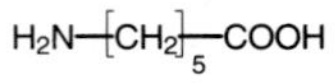

$C_6H_{13}NO_2$ M_r 131,2
CAS Nr. 60-32-2.

Farblose Kristalle; leicht löslich in Wasser, wenig löslich in Methanol, praktisch unlöslich in wasserfreiem Ethanol.

Smp: Etwa 205 °C.

Aminohippursäure *R* 1003700

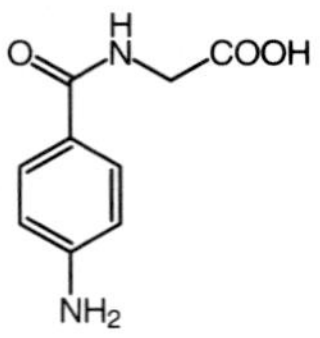

$C_9H_{10}N_2O_3$ M_r 194,2
CAS Nr. 61-78-9.
N-(4-Aminobenzoyl)aminoessigsäure.

Weißes bis fast weißes Pulver; wenig löslich in Wasser, löslich in Ethanol, sehr schwer löslich in Ether.

Smp: Etwa 200 °C.

Aminohippursäure-Reagenz *R* 1003701

3 g Phthalsäure *R* und 0,3 g Aminohippursäure *R* werden in Ethanol 96 % *R* zu 100 ml gelöst.

Aminohydroxynaphthalinsulfonsäure *R* 1112400

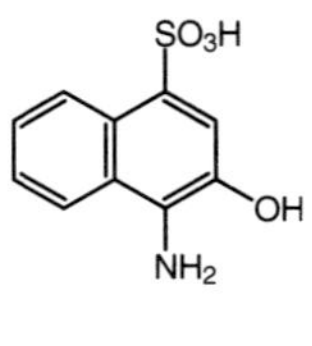

$C_{10}H_9NO_4S$ M_r 239,3
CAS Nr. 116-63-2.
4-Amino-3-hydroxynaphthalin-1-sulfonsäure.

Weiße bis graue Nadeln, die sich bei Lichteinwirkung rosa färben, inbesondere in Gegenwart von Feuchtigkeit;

praktisch unlöslich in Wasser, Ethanol und Ether, löslich in Alkalihydroxid-Lösungen und in heißen Natriumdisulfit-Lösungen.

Vor Licht geschützt zu lagern.

Aminohydroxynaphthalinsulfonsäure-Lösung *R* 1112401

5,0 g wasserfreies Natriumsulfit *R* werden mit 94,3 g Natriumhydrogensulfit *R* und 0,7 g Aminohydroxynaphthalinsulfonsäure *R* gemischt. 1,5 g der Mischung werden in Wasser *R* zu 10,0 ml gelöst.

Die Lösung ist täglich herzustellen.

Aminomethylalizarindiessigsäure *R* 1003900

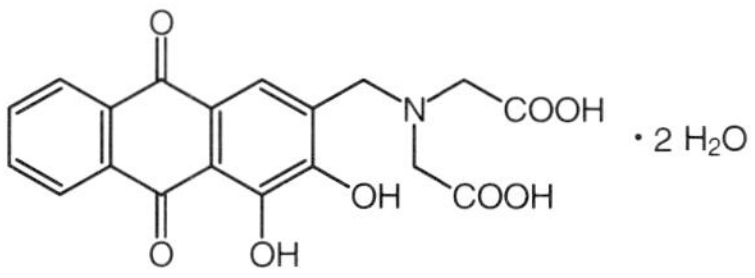

$C_{19}H_{15}NO_8 \cdot 2\ H_2O$ M_r 421,4
CAS Nr. 3952-78-1.
N-(3,4-Dihydroxy-2-anthrachinonylmethyl)iminodiessigsäure, Dihydrat.

Feines, bräunlichgelbes bis orangebraunes Pulver; praktisch unlöslich in Wasser, löslich in Alkalihydroxid-Lösungen.

Smp: Etwa 185 °C.

Trocknungsverlust (2.2.32): Höchstens 10,0 Prozent, mit 1,000 g Substanz bestimmt.

Aminomethylalizarindiessigsäure-Lösung *R* 1003902

0,192 g Aminomethylalizarindiessigsäure *R* werden in 6 ml frisch hergestellter Natriumhydroxid-Lösung (1 mol · l^{-1}) gelöst. 750 ml Wasser *R* und 25 ml Succinat-Pufferlösung *p*H 4,6 *R* werden zugesetzt. Die Lösung wird mit Salzsäure (0,5 mol · l^{-1}) tropfenweise versetzt, bis die Farbe von Rotviolett nach Gelb umschlägt (*p*H 4,5 bis 5). Nach Zusatz von 100 ml Aceton *R* wird mit Wasser *R* zu 1000 ml verdünnt.

Aminomethylalizarindiessigsäure-Reagenz *R* 1003901

Lösung I: 0,36 g Cer(III)-nitrat *R* werden in Wasser *R* zu 50 ml gelöst.

Lösung II: 0,7 g Aminomethylalizarindiessigsäure *R* werden in 50 ml Wasser *R* suspendiert. Die Substanz wird durch Zusatz von etwa 0,25 ml konzentrierter Ammoniak-Lösung *R* gelöst und die Lösung nach Zusatz von 0,25 ml Essigsäure 98 % *R* mit Wasser *R* zu 100 ml verdünnt.

Lösung III: 6 g Natriumacetat *R* werden in 50 ml Wasser *R* gelöst. Nach Zusatz von 11,5 ml Essigsäure 98 % *R* wird mit Wasser *R* zu 100 ml verdünnt.

33 ml Aceton *R* werden mit 6,8 ml Lösung III, 1,0 ml Lösung II und 1,0 ml Lösung I versetzt. Die Mischung wird mit Wasser *R* zu 50 ml verdünnt.

Empfindlichkeitsprüfung: 1,0 ml Fluorid-Lösung (10 ppm F) *R* wird mit 19,0 ml Wasser *R* und 5,0 ml Aminomethylalizarindiessigsäure-Reagenz versetzt. Nach 20 min muß die Mischung eine Blaufärbung zeigen.

Das Reagenz darf höchstens 5 Tage lang gelagert werden.

Aminonitrobenzophenon *R* 1004000

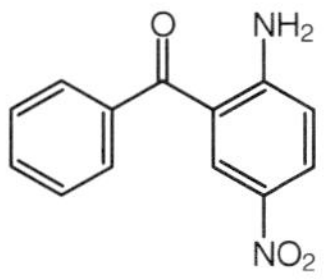

$C_{13}H_{10}N_2O_3$ M_r 242,2
CAS Nr. 1775-95-7.
(2-Amino-5-nitrophenyl)(phenyl)methanon.

Gelbes, kristallines Pulver; praktisch unlöslich in Wasser, löslich in Tetrahydrofuran, schwer löslich in Methanol.

Smp: Etwa 160 °C.

$A^{1\%}_{1\,cm}$: 690 bis 720, bei 233 nm an einer Lösung der Substanz (10 mg · l^{-1}) in Methanol *R* bestimmt.

4-Aminophenol *R* 1004300

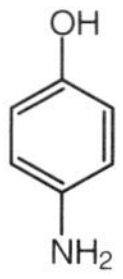

C_6H_7NO M_r 109,1
CAS Nr. 123-30-8.

Weißes bis schwach gefärbtes, kristallines Pulver, das sich unter Luft- und Lichteinfluß dunkler färbt; wenig löslich in Wasser, löslich in wasserfreiem Ethanol.

Smp: Etwa 186 °C, unter Zersetzung.

Vor Licht geschützt zu lagern.

Aminopolyether *R* 1112500

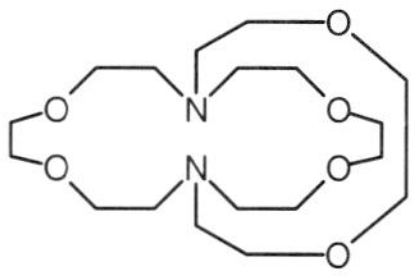

$C_{18}H_{36}N_2O_6$ M_r 376,5
CAS Nr. 23978-09-8.
4,7,13,16,21,24-Hexaoxa-1,10-diazabicyclo[8.8.8]hexacosan.

Smp: 70 bis 73 °C.

Aminopropanol *R* 1004400

$H_2N—CH_2—CH_2—CH_2OH$

C_3H_9NO M_r 75,1
CAS Nr. 156-87-6.
3-Amino-1-propanol.

Klare, farblose, viskose Flüssigkeit.

d_{20}^{20}: Etwa 0,99.

n_D^{20}: Etwa 1,461.

Smp: Etwa 11 °C.

Aminopyrazolon *R* 1004600

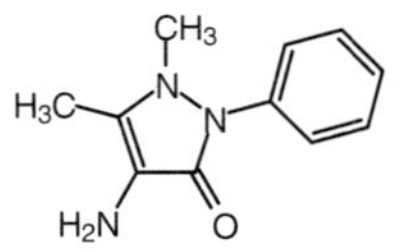

$C_{11}H_{13}N_3O$ M_r 203,2
CAS Nr. 83-07-8.
4-Amino-1,5-dimethyl-2-phenyl-3(2*H*)-pyrazolon.

Hellgelbe Nadeln oder hellgelbes Pulver; wenig löslich in Wasser, leicht löslich in Ethanol, schwer löslich in Ether.

Smp: Etwa 108 °C.

Aminopyrazolon-Lösung *R* 1004601

Eine Lösung von Aminopyrazolon *R* (1 g · l^{-1}) in Pufferlösung *p*H 9,0 *R*.

Ammoniak-Lösung *R* 1004701

NH_3 M_r 17,03
Mindestens 170 und höchstens 180 g · l^{-1} NH_3.

Herstellung: 67 g konzentrierte Ammoniak-Lösung *R* werden mit Wasser *R* zu 100 ml verdünnt.

d_{20}^{20}: 0,931 bis 0,934.

Wird die Ammoniak-Lösung R für die Grenzprüfung auf Eisen verwendet, muß sie folgender zusätzlicher Prüfung entsprechen: 5 ml Substanz werden im Wasserbad zur Trockne eingedampft. Der Rückstand wird in 10 ml Wasser *R* gelöst. Nach Zusatz von 2 ml einer Lösung von Citronensäure *R* (200 g · l^{-1}) und 0,1 ml Thioglycolsäure *R* wird die Lösung mit Ammoniak-Lösung *R* alkalisch gemacht und mit Wasser *R* zu 20 ml verdünnt. Dabei darf keine Rosafärbung auftreten.

Vor Kohlendioxid geschützt, unterhalb von 20 °C zu lagern.

Ammoniak-Lösung, bleifreie *R*

Verdünnte Ammoniak-Lösung *R* 1, die zusätzlich folgender Prüfung entsprechen muß: 20 ml Lösung werden mit 1 ml bleifreier Kaliumcyanid-Lösung *R* versetzt. Nach Verdünnen mit Wasser *R* zu 50 ml und Zusatz von 0,10 ml Natriumsulfid-Lösung *R* darf die Lösung nicht stärker gefärbt sein als eine Vergleichslösung ohne Natriumsulfid-Zusatz.

Ammoniak-Lösung, konzentrierte *R* 1004700

Muß der Monographie **Konzentrierte Ammoniak-Lösung (Ammoniae solutio concentrata)** entsprechen.

Ammoniak-Lösung, konzentrierte *R* 1 1004800

NH_3 M_r 17,03
Mindestens 32,0 Prozent (*m/m*) NH_3.

Klare, farblose Flüssigkeit.

d_{20}^{20}: 0,883 bis 0,889.

Gehaltsbestimmung: Ein Erlenmeyerkolben mit Schliffstopfen, der 50,0 ml Salzsäure (1 mol · l^{-1}) enthält, wird genau gewogen. 2 ml Substanz werden zugesetzt und erneut genau gewogen. Nach Zusatz von 0,5 ml Methylrot-Mischindikator-Lösung *R* wird mit Natriumhydroxid-Lösung (1 mol · l^{-1}) titriert.

1 ml Salzsäure (1 mol · l^{-1}) entspricht 17,03 mg NH_3.

Vor Kohlendioxid geschützt, unterhalb von 20 °C zu lagern.

Ammoniak-Lösung, verdünnte *R* 1 1004702

NH_3 M_r 17,03
Mindestens 100 und höchstens 104 g · l^{-1} NH_3.

Herstellung: 41 g konzentrierte Ammoniak-Lösung *R* werden mit Wasser *R* zu 100 ml verdünnt.

Ammoniak-Lösung, verdünnte *R* 2 1004703

NH_3 M_r 17,03
Mindestens 33 und höchstens 35 g · l^{-1} NH_3.

Herstellung: 14 g konzentrierte Ammoniak-Lösung *R* werden mit Wasser *R* zu 100 ml verdünnt.

Ammoniak-Lösung, verdünnte *R* 3 1004704

NH_3 M_r 17,03
Mindestens 1,6 und höchstens 1,8 g · l^{-1} NH_3.

Herstellung: 0,7 g konzentrierte Ammoniak-Lösung *R* werden mit Wasser *R* zu 100 ml verdünnt.

Ammoniumacetat *R* 1004900

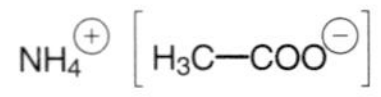

$C_2H_7NO_2$ M_r 77,1
CAS Nr. 631-61-8.

Farblose, stark zerfließende Kristalle; sehr leicht löslich in Wasser und Ethanol.

Dicht verschlossen zu lagern.

Ammoniumacetat-Lösung *R* 1004901

150 g Ammoniumacetat *R* werden in Wasser *R* gelöst. Nach Zusatz von 3 ml Essigsäure 98 % *R* wird mit Wasser *R* zu 1000 ml verdünnt.

1 Woche lang haltbar.

Ammoniumcamphersulfonat *R* 1103200

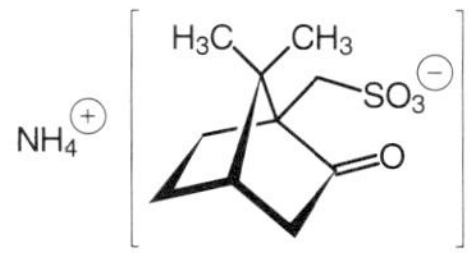

$C_{10}H_{19}NO_4S$ M_r 249,3

(1*R*)-(–)-Ammonium-10-camphersulfonat.

Mindestens 97,0 Prozent (1*R*)-(–)-Ammonium-10-camphersulfonat.

$[\alpha]_D^{20}$: –18 ± 2°, an einer Lösung der Substanz (50 g · l^{-1}) in Wasser *R* bestimmt.

Ammoniumcarbonat *R* 1005200

CAS Nr. 506-87-6.

Gemisch von wechselnden Mengen Ammoniumhydrogencarbonat (NH_4HCO_3, M_r 79,1) und Ammoniumcarbamat ($H_2NCOONH_4$, M_r 78,1).

Mindestens 30 Prozent (*m/m*) NH_3, (M_r 17,03).

Weiße, durchscheinende Masse; langsam löslich in etwa 4 Teilen Wasser. Die Substanz wird durch siedendes Wasser zersetzt.

Gehaltsbestimmung: 2,00 g Substanz werden in 25 ml Wasser *R* gelöst und langsam mit 50,0 ml Salzsäure (1 mol · l^{-1}) versetzt. Nach Zusatz von 0,1 ml Methylorange-Lösung *R* wird mit Natriumhydroxid-Lösung (1 mol · l^{-1}) titriert.

1 ml Salzsäure (1 mol · l^{-1}) entspricht 17,03 mg NH_3.

Unterhalb von 20 °C zu lagern.

Ammoniumcarbonat-Lösung *R* 1005201

Eine Lösung vom Ammoniumcarbonat *R* (158 g · l^{-1}).

Ammoniumcer(IV)-nitrat *R* 1005000

$Ce(NH_4)_2(NO_3)_6$ M_r 548,2

CAS Nr. 16774-21-3.

Orangegelbe, durchscheinende Kristalle oder orangegelbes, kristallines Pulver; löslich in Wasser.

Ammoniumcer(IV)-sulfat *R* 1005100

$Ce(NH_4)_4(SO_4)_4 \cdot 2\,H_2O$ M_r 633

CAS Nr. 18923-36-9.

Orangegelbe Kristalle oder orangegelbes, kristallines Pulver; langsam löslich in Wasser.

Ammoniumchlorid *R* 1005300

CAS Nr. 12125-02-9.

Muß der Monographie **Ammoniumchlorid (Ammonii chloridum)** entsprechen.

Ammoniumchlorid-Lösung *R* 1005301

Eine Lösung von Ammoniumchlorid *R* (107 g · l^{-1}).

Ammoniumcitrat *R* 1103300

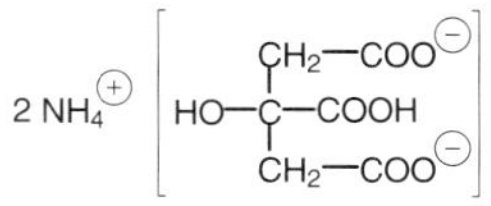

$C_6H_{14}N_2O_7$ M_r 226,2

CAS Nr. 3012-65-5.

Ammoniummonohydrogencitrat.

Weißes, kristallines Pulver oder farblose Kristalle; leicht löslich in Wasser, schwer löslich in Ethanol.

pH-Wert (2.2.3): Der *p*H-Wert einer Lösung der Substanz (22,6 g · l^{-1}) beträgt etwa 4,3.

Ammoniumdihydrogenphosphat *R* 1005400

$(NH_4)H_2PO_4$ M_r 115,0

CAS Nr. 7722-76-1.

Weißes, kristallines Pulver oder farblose Kristalle; leicht löslich in Wasser.

pH-Wert (2.2.3): Der *p*H-Wert einer Lösung der Substanz (23 g · l^{-1}) beträgt etwa 4,2.

Ammoniumeisen(II)-sulfat *R* 1038200

$Fe(NH_4)_2(SO_4)_2 \cdot 6\,H_2O$ M_r 392,2

CAS Nr. 7783-85-9.

Kristalle oder Körnchen, blaßbläulichgrün; leicht löslich in Wasser, praktisch unlöslich in Ethanol.

Vor Licht geschützt zu lagern.

Ammoniumeisen(III)-sulfat *R* 1037700

$FeNH_4(SO_4)_2 \cdot 12\,H_2O$ M_r 482,2

CAS Nr. 7783-83-7.

Schwach violett gefärbte, verwitternde Kristalle; sehr leicht löslich in Wasser, praktisch unlöslich in Ethanol.

Ammoniumeisen(III)-sulfat-Lösung *R* 2 1037702

Eine Lösung von Ammoniumeisen(III)-sulfat *R* (100 g · l^{-1}).

Falls erforderlich wird vor Gebrauch filtriert.

Ammoniumeisen(III)-sulfat-Lösung *R* 5 1037704

30,0 g Ammoniumeisen(III)-sulfat *R* werden mit 40 ml Salpetersäure *R* geschüttelt. Die Lösung wird mit Wasser *R* zu 100 ml verdünnt. Zeigt die Lösung eine Trübung, wird zentrifugiert oder filtriert.

Vor Licht geschützt zu lagern.

Ammoniumeisen(III)-sulfat-Lösung *R* 6 1037705

20,0 g Ammoniumeisen(III)-sulfat *R* werden in 75 ml Wasser *R* gelöst. Nach Zusatz von 10 ml einer 2,8prozentigen Lösung (*V/V*) von Schwefelsäure *R* wird die Lösung mit Wasser *R* zu 100 ml verdünnt.

Ammoniumformiat *R* 1112600

$NH_4^{\oplus}$ $[HCOO^{\ominus}]$

CH_5NO_2 M_r 63,1
CAS Nr. 540-69-2.

Zerfließende Kristalle oder Granulat; sehr leicht löslich in Wasser, löslich in Ethanol.

Smp: 119 bis 121 °C.

Dicht verschlossen zu lagern.

Ammoniumhydrogencarbonat *R* 1005500

$(NH_4)HCO_3$ M_r 79,1
CAS Nr. 1066-33-7.
Mindestens 99 Prozent $(NH_4)HCO_3$.

Ammoniummolybdat *R* 1005700

$(NH_4)_6Mo_7O_{24} \cdot 4\,H_2O$ M_r 1236
CAS Nr. 12054-85-2.

Farblose bis schwach gelbliche oder grünliche Kristalle; löslich in Wasser, praktisch unlöslich in Ethanol.

Ammoniummolybdat-Lösung *R* 1005702

Eine Lösung von Ammoniummolybdat *R* ($100\ g \cdot l^{-1}$).

Ammoniummolybdat-Lösung *R* 2 1005703

5,0 g Ammoniummolybdat *R* werden unter Erhitzen in 30 ml Wasser *R* gelöst. Die Lösung wird abgekühlt, mit verdünnter Ammoniak-Lösung *R* 2 auf einen *p*H-Wert von 7,0 eingestellt und mit Wasser *R* zu 50 ml verdünnt.

Ammoniummolybdat-Lösung *R* 3 1005704

Lösung I: 5 g Ammoniummolybdat *R* werden unter Erwärmen in 20 ml Wasser *R* gelöst.

Lösung II: 150 ml Ethanol 96 % *R* und 150 ml Wasser *R* werden gemischt. Unter Kühlen werden 100 ml Schwefelsäure *R* zugesetzt.

Vor Gebrauch werden 20 Volumteile Lösung I mit 80 Volumteilen Lösung II versetzt.

Ammoniummolybdat-Lösung *R* 4 1005705

1,0 g Ammoniummolybdat *R* wird in Wasser *R* zu 40 ml gelöst. Nach Zusatz von 3 ml Salzsäure *R* und 5 ml Perchlorsäure *R* wird mit Aceton *R* zu 100 ml verdünnt.

Vor Licht geschützt zu lagern und innerhalb von 1 Monat zu verwenden.

Ammoniummolybdat-Lösung *R* 5 1005706

1,0 g Ammoniummolybdat *R* wird in 40,0 ml einer 15prozentigen Lösung (*V/V*) von Schwefelsäure *R* gelöst.

Die Lösung ist täglich herzustellen.

Ammoniummolybdat-Reagenz *R* 1005701

In der angegebenen Reihenfolge wird 1 Volumteil einer Lösung von Ammoniummolybdat *R* ($25\ g \cdot l^{-1}$) mit 1 Volumteil einer Lösung von Ascorbinsäure *R* ($100\ g \cdot l^{-1}$) und 1 Volumteil Schwefelsäure ($294,5\ g \cdot l^{-1}\ H_2SO_4$) gemischt. Die Mischung wird mit 2 Volumteilen Wasser *R* versetzt.

Das Reagenz ist innerhalb eines Tages zu verwenden.

Ammoniummolybdat-Reagenz *R* 1 1005706

10 ml einer Lösung von Natriummonohydrogenarsenat *R* ($60\ g \cdot l^{-1}$), 50 ml Ammoniummolybdat-Lösung *R* und 90 ml verdünnte Schwefelsäure *R* werden gemischt und mit Wasser *R* zu 200 ml verdünnt.

Die Mischung wird 24 h lang unter Lichtschutz bei 37 °C aufbewahrt.

Ammoniummonohydrogenphosphat *R* 1006100

$(NH_4)_2HPO_4$ M_r 132,1
CAS Nr. 7783-28-0.

Weiße Kristalle oder weiße Körnchen, hygroskopisch; sehr leicht löslich in Wasser, praktisch unlöslich in Ethanol.

Der *p*H-Wert einer Lösung der Substanz ($200\ g \cdot l^{-1}$) beträgt etwa 8.

Dicht verschlossen zu lagern.

Ammoniumnitrat *R* 1005800

NH_4NO_3 M_r 80,0
CAS Nr. 6484-52-2.

Weißes, kristallines Pulver oder farblose Kristalle, hygroskopisch, zerfließlich; sehr leicht löslich in Wasser, leicht löslich in Methanol, löslich in Ethanol.
Dicht verschlossen zu lagern.

Ammoniumnitrat *R* 1 1005801

Die Substanz muß Ammoniumnitrat *R* mit den folgenden, zusätzlichen Prüfungen entsprechen:

Sauer reagierende Substanzen: Eine Lösung der Substanz ist schwach sauer (2.2.4).

Chlorid (2.4.4): 0,50 g Substanz müssen der Grenzprüfung auf Chlorid entsprechen (100 ppm).

Sulfat (2.4.13): 1,0 g Substanz muß der Grenzprüfung auf Sulfat entsprechen (150 ppm).

Sulfatasche (2.4.14): Höchstens 0,05 Prozent, mit 1,0 g Substanz bestimmt.

Ammoniumoxalat *R* 1005900

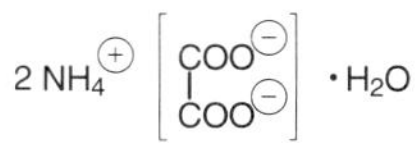

$C_2H_8N_2O_4 \cdot H_2O$ M_r 142,1
CAS Nr. 6009-70-7.

Farblose Kristalle; löslich in Wasser.

Ammoniumoxalat-Lösung *R* 1005901

Eine Lösung von Ammoniumoxalat *R* (40 g · l^{-1}).

Ammoniumpersulfat *R* 1006000

$(NH_4)_2S_2O_8$ M_r 228,2
CAS Nr. 7727-54-0.

Weißes, kristallines Pulver oder weiße körnige Kristalle; leicht löslich in Wasser.

Ammoniumpyrrolidincarbodithioat *R* 1006200

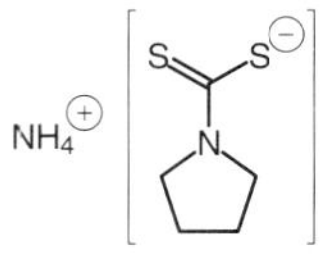

$C_5H_{12}N_2S_2$ M_r 164,3
CAS Nr. 5108-96-3.
1-Pyrrolidincarbodithiosäure, Ammoniumsalz.

Weißes bis hellgelbes, kristallines Pulver; wenig löslich in Wasser, sehr schwer löslich in Ethanol.
In einem Behältnis zu lagern, das in einem Beutel aus Baumwolle ein Stück Ammoniumcarbonat enthält.

Ammoniumsulfamat *R* 1006400

$NH_4^{\oplus}[H_2NSO_3]^{\ominus}$ M_r 114,1
CAS Nr. 7773-06-0.
Sulfamidsäure, Ammoniumsalz.

Weißes, kristallines Pulver oder farblose Kristalle, hygroskopisch; sehr leicht löslich in Wasser, schwer löslich in Ethanol.

Smp: Etwa 130 °C.

Dicht verschlossen zu lagern.

Ammoniumsulfat *R* 1006500

$(NH_4)_2SO_4$ M_r 132,1
CAS Nr. 7783-20-2.

Farblose Kristalle oder weiße Körnchen; sehr leicht löslich in Wasser, praktisch unlöslich in Aceton und Ethanol.

pH-Wert (2.2.3): Der *p*H-Wert einer Lösung der Substanz (50 g · l^{-1}) in kohlendioxidfreiem Wasser *R* muß zwischen 4,5 und 6,0 liegen.

Sulfatasche (2.4.14): Höchstens 0,1 Prozent.

Ammoniumsulfid-Lösung *R* 1123300

120 ml verdünnte Ammoniak-Lösung *R* 1 werden mit Schwefelwasserstoff *R* gesättigt und mit 80 ml verdünnter Ammoniak-Lösung *R* 1 versetzt.
Bei Bedarf frisch herzustellen.

Ammoniumthiocyanat *R* 1006700

NH_4SCN M_r 76,1
CAS Nr. 1762-95-4.

Farblose, zerfließende Kristalle; sehr leicht löslich in Wasser, löslich in Ethanol.
Dicht verschlossen zu lagern.

Ammoniumthiocyanat-Lösung *R* 1006701

Eine Lösung von Ammoniumthiocyanat *R* (76 g · l^{-1}).

Ammoniumvanadat *R* 1006800

NH_4VO_3 M_r 117,0
CAS Nr. 7803-55-6.

Weißes bis schwach gelbliches, kristallines Pulver; schwer löslich in Wasser, löslich in verdünnter Ammoniak-Lösung *R* 1.

Ammoniumvanadat-Lösung *R* 1006801

1,2 g Ammoniumvanadat *R* werden in 95 ml Wasser *R* gelöst. Die Lösung wird mit Schwefelsäure *R* zu 100 ml verdünnt.

Amoxicillin-Trihydrat *R* 1103400

Muß der Monographie **Amoxicillin-Trihydrat (Amoxicillinum trihydricum)** entsprechen.

Die Fläche des dem *trans*-Anethol entsprechenden Hauptpeaks (Retentionszeit etwa 41 min) muß mindestens 99,0 Prozent der Summe aller Peakflächen betragen.

tert.* Amylalkohol *R 1062700

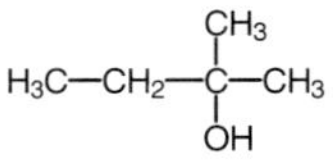

$C_5H_{12}O$ M_r 88,1
CAS Nr. 75-85-4.
2-Methyl-2-butanol; Syn. *tert.* Pentylalkohol.

Flüchtige, entflammbare Flüssigkeit; leicht löslich in Wasser, mischbar mit Ethanol, Ether und Glycerol.

d_{20}^{20}: Etwa 0,81.

Destillationsbereich (2.2.11): Mindestens 95 Prozent müssen zwischen 100 und 104 °C destillieren.

Vor Licht geschützt zu lagern.

α-Amylase *R* 1100800

1,4-α-D-Glucan-4-glucanohydrolase (EC 3.2.1.1).

Weißes bis hellbraunes Pulver.

α-Amylase-Lösung *R* 1100801

Eine Lösung von α-Amylase *R* mit einer Aktivität von 800 FAU (fungal amylase activity units) je Gramm.

cis*-Anethol *R 1007000

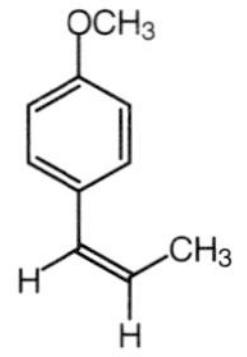

$C_{10}H_{12}O$ M_r 148,2
(*Z*)-1-Methoxy-4-(1-propenyl)benzol.

Weiße, bis 21 °C kristalline Masse, oberhalb 23 °C flüssig; praktisch unlöslich in Wasser, leicht löslich in wasserfreiem Ethanol, löslich in Ether, Ethylacetat und Petroläther.

n_D^{25}: Etwa 1,56.

Sdp: Etwa 230 °C.

Wird die Substanz in der Gaschromatographie verwendet, muß sie zusätzlich folgender Anforderung entsprechen:

Gehaltsbestimmung: Die Bestimmung erfolgt mit Hilfe der Gaschromatographie (2.2.28) wie in der Monographie **Anisöl (Anisi aetheroleum)** beschrieben.

Untersuchungslösung: Die Substanz.

Die Fläche des Hauptpeaks muß mindestens 92,0 Prozent der Summe aller Peakflächen betragen.

Anethol *R* 1006900

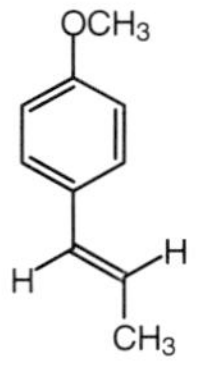

$C_{10}H_{12}O$ M_r 148,2
CAS Nr. 4180-23-8.
(*E*)-1-Methoxy-4-(1-propenyl)benzol.

Weiße, bis 21 °C kristalline Masse, oberhalb 23 °C flüssig; praktisch unlöslich in Wasser, leicht löslich in wasserfreiem Ethanol, löslich in Ether, Ethylacetat und Petroläther.

n_D^{25}: Etwa 1,56.

Sdp: Etwa 230 °C.

Wird die Substanz in der Gaschromatographie verwendet, muß sie zusätzlich folgender Anforderung entsprechen:

Gehaltsbestimmung: Die Bestimmung erfolgt mit Hilfe der Gaschromatographie (2.2.28) wie in der Monographie **Anisöl (Anisi aetheroleum)** beschrieben.

Untersuchungslösung: Die Substanz.

Anilin *R* 1007100

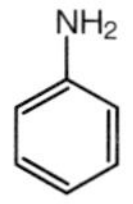

C_6H_7N M_r 93,1
CAS Nr. 62-53-3.

Farblose bis schwach gelbliche Flüssigkeit; löslich in Wasser, mischbar mit Ethanol und Ether.

d_{20}^{20}: Etwa 1,02.

Sdp: 183 bis 186 °C.

Vor Licht geschützt zu lagern.

Anionenaustauscher *R* 1007200

Austauscherharz in Form von Kügelchen, mit quartären Ammoniumgruppen $[-CH_2N^{\oplus}(CH_3)_3]$ in der Chlorid-Form, die an ein mit 2 Prozent Divinylbenzol vernetztes Polystyrolgerüst fixiert sind. Die Teilchengröße wird in der Monographie angegeben.

Das Austauscherharz wird auf einem Glassintertiegel so lange mit Natriumhydroxid-Lösung (1 mol · l^{-1}) gewaschen, bis das Eluat frei von Chlorid ist, und danach so lange mit Wasser *R*, bis das Eluat neutral reagiert.

Das Austauscherharz wird in frisch hergestelltem, ammoniumfreiem Wasser *R* suspendiert und vor Kohlendioxid geschützt gelagert.

Anionenaustauscher *R* 1 1123400

Austauscherharz mit quartären Ammoniumgruppen [–$CH_2N^{\oplus}(CH_3)_3$], die an ein mit Methacrylat vernetztes Latex-Gerüst fixiert sind.

Anionenaustauscher, stark basischer *R* 1026600

Gelförmiges Austauscherharz in der Hydroxid-Form, mit quartären Ammoniumgruppen [–$CH_2N^{\oplus}(CH_3)_3$, Typ 1], die an ein mit 8 Prozent Divinylbenzol vernetztes Polystyrolgerüst fixiert sind.

Braune, durchscheinende Kügelchen.

Teilchengröße: 0,2 bis 1,0 mm.

Wassergehalt: Etwa 50 Prozent.

Austauschkapazität: Mindestens 1,2 mÄqu. je Milliliter.

Anionenaustauscher zur Chromatographie, stark basischer *R* 1112700

Austauscherharz mit quartären Ammonium-Gruppen, die an ein mit Divinylbenzol vernetztes Latex-Gerüst fixiert sind.

Anisaldehyd *R* 1007300

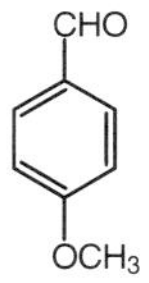

$C_8H_8O_2$ M_r 136,1

CAS Nr. 123-11-5.

4-Methoxybenzaldehyd.

Ölige Flüssigkeit; sehr schwer löslich in Wasser, mischbar mit Ethanol und Ether.

Sdp: Etwa 248 °C.

Wird die Substanz in der Gaschromatographie verwendet, muß sie zusätzlich folgender Anforderung entsprechen:

Gehaltsbestimmung: Die Bestimmung erfolgt mit Hilfe der Gaschromatographie (2.2.28) wie in der Monographie **Anisöl (Anisi aetheroleum)** beschrieben.

Untersuchungslösung: Die Substanz.

Die Fläche des Hauptpeaks muß mindestens 99,0 Prozent der Summe aller Peakflächen betragen.

Anisaldehyd-Reagenz *R* 1007301

0,5 ml Anisaldehyd *R* werden mit 10 ml Essigsäure 98 % *R*, 85 ml Methanol *R* und 5 ml Schwefelsäure *R* in der angegebenen Reihenfolge gemischt.

Anisaldehyd-Reagenz *R* 1 1007302

10 ml Anisaldehyd *R* werden mit 90 ml Ethanol 96 % *R* gemischt. Nach Zusatz von 10 ml Schwefelsäure *R* wird erneut gemischt.

p*-Anisidin *R 1103500

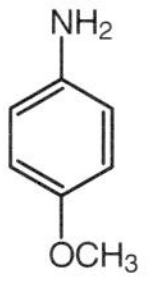

C_7H_9NO M_r 123,2

CAS Nr. 104-94-9.

4-Methoxyanilin.

Mindestens 97,0 Prozent C_7H_9NO.

Weiße Kristalle; wenig löslich in Wasser, löslich in wasserfreiem Ethanol.

Vorsicht: Die Substanz sensibilisiert und reizt die Haut.

Vor Licht geschützt, bei 0 bis 4 °C zu lagern.

Während der Lagerung verfärbt sich die Substanz aufgrund einer Oxidation dunkel. Die verfärbte Substanz kann wie folgt reduziert und entfärbt werden: 20 g Substanz werden bei 75 °C in 500 ml Wasser *R* gelöst. Nach Zusatz von 1 g Natriumsulfit *R* und 10 g Aktivkohle *R* wird 5 min lang gerührt. Die Mischung wird filtriert und das Filtrat auf etwa 0 °C abgekühlt. Nach mindestens 4 h langem Stehenlassen bei 0 °C werden die entstandenen Kristalle abfiltriert, mit einer kleinen Menge Wasser *R* von etwa 0 °C gewaschen und anschließend im Exsikkator unter vermindertem Druck über Phosphor(V)-oxid *R* getrocknet.

Anolytlösung zur isoelektrischen Fokussierung *p*H 3 bis 5 *R* 1112800

14,71 g Glutaminsäure *R* werden in Wasser *R* gelöst. Nach Zusatz von 33 ml Phosphorsäure 85% *R* wird mit Wasser *R* zu 1000 ml verdünnt.

Anthracen *R* 1007400

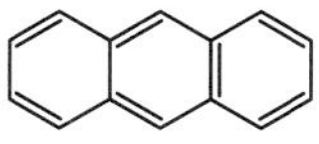

$C_{14}H_{10}$ M_r 178,2

CAS Nr. 120-12-7.

Weißes, kristallines Pulver; praktisch unlöslich in Wasser, schwer löslich in Chloroform.

Smp: Etwa 218 °C.

Anthranilsäure *R* 1003400

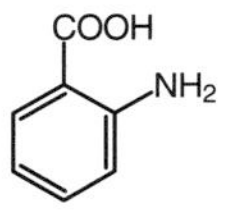

$C_7H_7NO_2$ M_r 137,1
CAS Nr. 118-92-3.
2-Aminobenzoesäure.

Weißes bis schwach gelb gefärbtes, kristallines Pulver; wenig löslich in kaltem Wasser, leicht löslich in heißem Wasser, Ethanol, Ether und Glycerol. Lösungen in Ethanol oder in Ether, besonders aber in Glycerol, zeigen eine violette Fluoreszenz.

Smp: Etwa 145 °C.

Anthron *R* 1007500

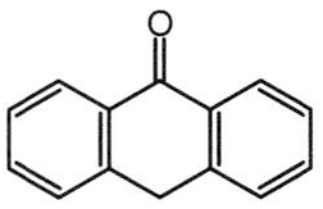

$C_{14}H_{10}O$ M_r 194,2
CAS Nr. 90-44-8.
Anthracen-9(10*H*)-on.

Hellgelbes, kristallines Pulver.

Smp: Etwa 155 °C.

Antimon(III)-chlorid *R* 1007700

$SbCl_3$ M_r 228,1
CAS Nr. 10025-91-9.

Farblose Kristalle oder durchscheinende, kristalline Masse, hygroskopisch; leicht löslich in wasserfreiem Ethanol. Die Substanz wird durch Wasser hydrolysiert.

Vor Feuchtigkeit geschützt, dicht verschlossen zu lagern.

Antimon(III)-chlorid-Lösung *R* 1007701

30 g Antimon(III)-chlorid *R* werden rasch 2mal mit je 15 ml ethanolfreiem Chloroform *R* abgespült. Die Spülflüssigkeit wird vollständig dekantiert. Die abgespülten Kristalle werden sofort in 100 ml ethanolfreiem Chloroform *R* unter Erwärmen gelöst.

Die Lösung ist über einigen Gramm wasserfreiem Natriumsulfat *R* zu lagern.

Antimon(III)-chlorid-Lösung *R* 1 1007702

Lösung I: 110 g Antimon(III)-chlorid *R* werden in 400 ml Dichlorethan *R* gelöst. Nach Zusatz von 2 g wasserfreiem Aluminiumoxid *R* wird gemischt und durch einen Glassintertiegel (40) filtriert. Das Filtrat wird mit Dichlorethan *R* zu 500,0 ml verdünnt und gemischt. Die Absorption (2.2.25) der Lösung, bei 500 nm in einer Schichtdicke von 2 cm bestimmt, darf höchstens 0,07 betragen.

Lösung II: 100 ml frisch destilliertes Acetylchlorid *R* und 400 ml Dichlorethan *R* werden unter einem Abzug gemischt.

Die Mischung ist kühl zu lagern.

90 ml Lösung I werden mit 10 ml Lösung II gemischt.

In braunen Glasstopfengefäßen zu lagern und innerhalb von 7 Tagen zu verwenden; ein gefärbtes Reagenz ist zu verwerfen.

Antithrombin III *R* 1007800

CAS Nr. 90170-80-2.

Antithrombin III (AT. III) wird aus Plasma vom Menschen gewonnen und durch Chromatographie auf Heparin-Agarose gereinigt. Die spezifische Aktivität muß mindestens 6 I.E. je Milligramm betragen.

Antithrombin-III-Lösung *R* 1 1007801

Antithrombin III *R* wird entsprechend den Angaben des Herstellers gelöst und mit natriumchloridhaltiger Trometamol-Pufferlösung *p*H 7,4 *R* auf einen Gehalt von 1 I.E. je Milliliter verdünnt.

Antithrombin-III-Lösung *R* 2 1007802

Antithrombin III *R* wird entsprechend den Angaben des Herstellers gelöst und mit natriumchloridhaltiger Trometamol-Pufferlösung *p*H 7,4 *R* auf einen Gehalt von 0,5 I.E. je Milliliter verdünnt.

Apigenin *R* 1095800

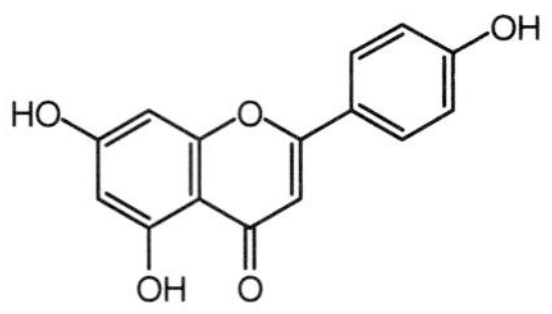

$C_{15}H_{10}O_5$ M_r 270,2
CAS Nr. 520-36-5.

5,7-Dihydroxy-2-(4-hydroxyphenyl)-4*H*-chromen-4-on.

Schwach gelbliches Pulver; praktisch unlöslich in Wasser, wenig löslich in Ethanol.

Smp: Etwa 310 °C, unter Zersetzung.

Dünnschichtchromatographie: 10 µl einer Lösung der Substanz (0,25 g · l^{-1}) in Methanol *R* werden nach den Angaben in der Monographie **Römische Kamille (Chamomillae romanae flos)** geprüft. Das Chromatogramm zeigt im oberen Drittel eine gelblichgrün fluoreszierende Hauptzone.

Apigenin-7-glucosid *R* 1095900

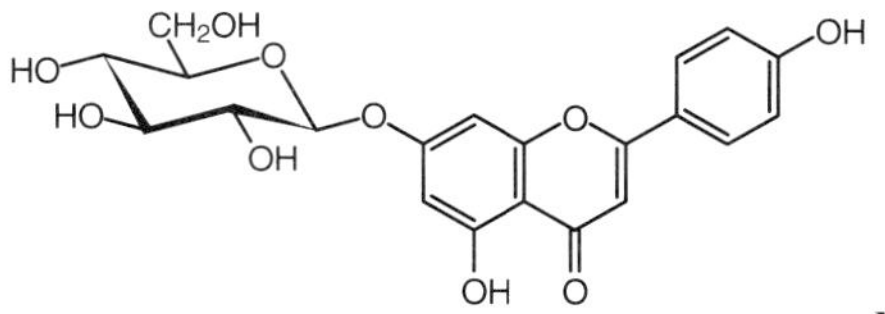

$C_{21}H_{20}O_{10}$ M_r 432,6

Syn. 7-β-D-Glucopyranosyloxy-5-hydroxy-2-(4-hydro=xyphenyl)-4*H*-chromen-4-on.

Schwach gelbliches Pulver; praktisch unlöslich in Wasser, wenig löslich in Ethanol.

Smp: 198 bis 201 °C.

Dünnschichtchromatographie: 10 µl einer Lösung der Substanz (0,25 g · l^{-1}) in Methanol *R* werden nach den Angaben in der Monographie **Römische Kamille (Chamomillae romanae flos)** geprüft. Das Chromatogramm zeigt im mittleren Drittel eine gelblich fluoreszierende Hauptzone.

Aprotinin *R* 1007900

CAS Nr. 9087-70-1.

Muß der Monographie **Aprotinin (Aprotininum)** entsprechen.

Arabinose *R* 1008000

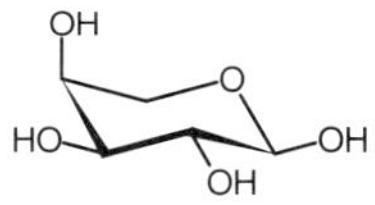

$C_5H_{10}O_5$ M_r 150,1

CAS Nr. 87-72-9.

L-(+)-Arabinose; β-L-Arabinopyranose.

Weißes, kristallines Pulver; leicht löslich in Wasser.

$[\alpha]_D^{20}$: +103 bis +105°, an einer Lösung der Substanz (50 g · l^{-1}) bestimmt, die etwa 0,05 Prozent Ammoniak (NH_3) enthält.

Arbutin *R* 1008100

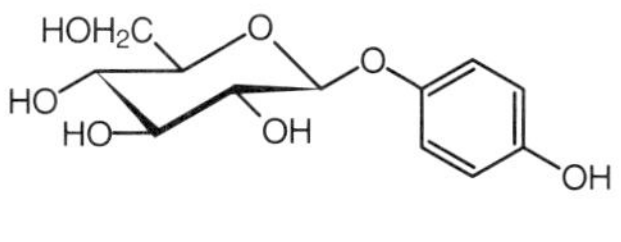

$C_{12}H_{16}O_7$ M_r 272,3

CAS Nr. 497-76-7.

Arbutosid; 4-Hydroxyphenyl-(β-D-glucopyranosid).

Feine, weiße, glänzende Nadeln; leicht löslich in Wasser, sehr leicht löslich in heißem Wasser, löslich in Ethanol, praktisch unlöslich in Ether.

Smp: Etwa 200 °C.

$[\alpha]_D^{20}$: Etwa –64°, an einer Lösung der Substanz (20 g · l^{-1}) bestimmt.

Dünnschichtchromatographie (2.2.27): Wird die Substanz, wie in der Monographie **Bärentraubenblätter (Uvae ursi folium)** beschrieben, geprüft, darf das Chromatogramm nur einen Hauptfleck zeigen.

Arginin *R* 1103600

CAS Nr. 74-79-3.

Muß der Monographie **Arginin (Argininum)** entsprechen.

Argon *R* 1008200

Ar A_r 39,95

CAS Nr. 7440-37-1.

Mindestens 99,995 Prozent (*V/V*) Ar.

Kohlenmonoxid: Werden 10 l Argon *R* mit einer Durchflußrate von 4 l je Stunde unter den bei der Prüfung „Kohlenmonoxid in medizinischen Gasen" (2.5.25, Methode I) beschriebenen Bedingungen geprüft, dürfen höchstens 0,05 ml Natriumthiosulfat-Lösung (0,002 mol · l^{-1}) verbraucht werden (0,6 ppm *V/V*).

Arsen(III)-oxid *R* 1008300

As_2O_3 M_r 197,8

CAS Nr. 1327-53-3.

Kristallines Pulver oder weiße Masse; schwer löslich in Wasser, löslich in siedendem Wasser.

Ascorbinsäure *R* 1008400

CAS Nr. 50-81-7.

Muß der Monographie **Ascorbinsäure (Acidum ascorbicum)** entsprechen.

Ascorbinsäure-Lösung *R* 1008401

50 mg Ascorbinsäure *R* werden in 0,5 ml Wasser *R* gelöst. Die Lösung wird mit Dimethylformamid *R* zu 50 ml verdünnt.

Asiaticosid *R* 1123500

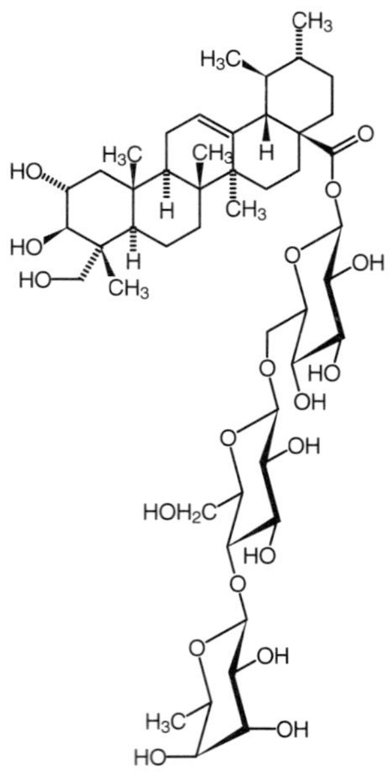

$C_{48}H_{78}O_{19}$ M_r 959

CAS Nr. 16830-15-2.

[*O*-6-Desoxy-α-L-mannopyranosyl-(1→4)-*O*-β-D-glucopyranosyl-(1→6)-β-D-glucopyranosyl](2α,3β,23-trihydroxy-4α-urs-12-en-28-oat).

Weißes, hygroskopisches Pulver; löslich in Methanol, schwer löslich in wasserfreiem Ethanol, unlöslich in Acetonitril.

Smp: Etwa 232 °C, unter Zersetzung.

Wasser (2.5.12): 6,0 Prozent.

Vor Feuchtigkeit geschützt zu lagern.

Wird die Substanz in der Flüssigchromatographie verwendet, muß sie zusätzlich folgender Anforderung entsprechen:

Gehaltsbestimmung: Die Bestimmung erfolgt mit Hilfe der Flüssigchromatographie (2.2.29) wie in der Monographie **Asiatisches Wassernabelkraut (Centellae asiaticae herba)** beschrieben.

Der Gehalt, berechnet mit Hilfe des Verfahrens „Normalisierung", muß mindestens 97,0 Prozent betragen.

L-Aspartyl-L-phenylalanin *R* 1008500

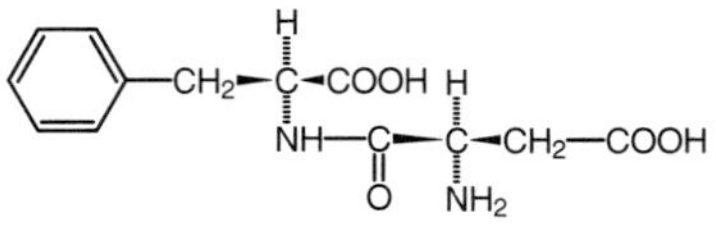

$C_{13}H_{16}N_2O_5$ M_r 280,3

CAS Nr. 13433-09-5.

(*S*)-3-Amino-*N*-[(*S*)-1-carboxy-2-phenylethyl]succinamidsäure.

Weißes Pulver.

Smp: Etwa 210 °C, unter Zersetzung.

Azomethin H *R* 1008700

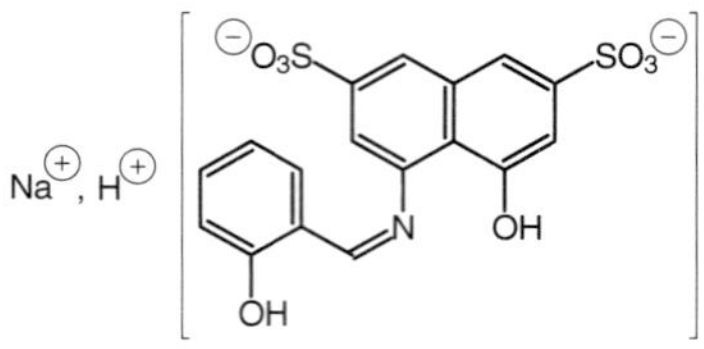

$C_{17}H_{12}NNaO_8S_2$ M_r 445,4

CAS Nr. 5941-07-1.

4-Hydroxy-5-(2-hydroxybenzylidenamino)-2,7-naphthalin-2,7-disulfonsäure, Mononatriumsalz.

Azomethin-H-Lösung *R* 1008701

0,45 g Azomethin H *R* und 1 g Ascorbinsäure *R* werden unter Erwärmen in Wasser *R* zu 100 ml gelöst.

B

Barbital *R* 1008900

CAS Nr. 57-44-3.

Muß der Monographie **Barbital (Barbitalum)** entsprechen.

Barbital-Natrium *R* 1009000

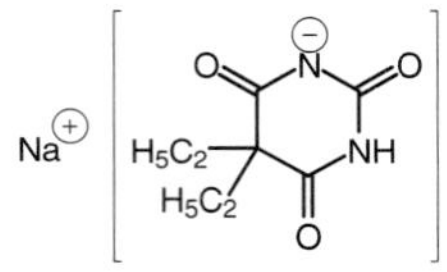

$C_8H_{11}N_2NaO_3$ M_r 206,2

CAS Nr. 144-02-5.

5,5-Diethylbarbitursäure, Natriumsalz.

Mindestens 98,0 Prozent $C_8H_{11}N_2NaO_3$.

Farblose Kristalle oder weißes, kristallines Pulver; leicht löslich in Wasser, schwer löslich in Ethanol, praktisch unlöslich in Ether.

Barbitursäure *R* 1009100

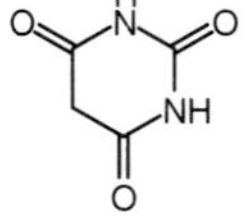

$C_4H_4N_2O_3$ M_r 128,1

CAS Nr. 67-52-7.

1*H*,3*H*,5*H*-Pyrimidin-2,4,6-trion.

Weißes bis fast weißes Pulver; schwer löslich in Wasser, leicht löslich in siedendem Wasser und in verdünnten Säuren.

Smp: Etwa 253 °C.

Bariumcarbonat *R* 1009200

$BaCO_3$ M_r 197,3
CAS Nr. 513-77-9.

Weißes Pulver oder weiße, bröckelige Masse; praktisch unlöslich in Wasser.

Bariumchlorid *R* 1009300

$BaCl_2 \cdot 2\ H_2O$ M_r 244,3
CAS Nr. 10326-27-9.

Farblose Kristalle; leicht löslich in Wasser, schwer löslich in Ethanol.

Bariumchlorid-Lösung *R* 1 1009301

Eine Lösung von Bariumchlorid *R* (61 g · l^{-1}).

Bariumchlorid-Lösung *R* 2 1009302

Eine Lösung von Bariumchlorid *R* (36,5 g · l^{-1}).

Bariumhydroxid *R* 1009400

$Ba(OH)_2 \cdot 8\ H_2O$ M_r 315,5
CAS Nr. 12230-71-6.

Farblose Kristalle, löslich in Wasser.

Bariumhydroxid-Lösung *R* 1009401

Eine Lösung von Bariumhydroxid *R* (47,3 g · l^{-1}).

Bariumsulfat *R* 1009500

CAS Nr. 7727-43-7.

Muß der Monographie **Bariumsulfat (Barii sulfas)** entsprechen.

Benzaldehyd *R* 1009600

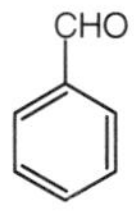

C_7H_6O M_r 106,1
CAS Nr. 100-52-7.

Farblose bis schwach gelbe Flüssigkeit; schwer löslich in Wasser, mischbar mit Ethanol und Ether.

d_{20}^{20}: Etwa 1,05.

n_D^{20}: Etwa 1,545.

Destillationsbereich (2.2.11): Mindestens 95 Prozent müssen zwischen 177 und 180 °C destillieren.

Vor Licht geschützt zu lagern.

Benzethoniumchlorid *R* 1009900

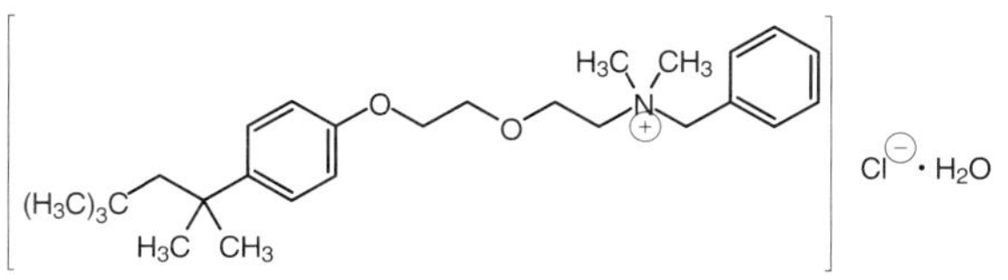

$C_{27}H_{42}ClNO_2 \cdot H_2O$ M_r 466,1
CAS Nr. 121-54-0.
Benzyldimethyl-(2-{2-[4-(1,1,3,3-tetramethylbutyl)=phenoxy]ethoxy}ethyl)ammoniumchlorid, Monohydrat.

Feines, weißes Pulver oder farblose Kristalle; löslich in Wasser und Ethanol, schwer löslich in Ether.

Smp: Etwa 163 °C.

Vor Licht geschützt zu lagern.

Benzocain *R* 1123600

CAS Nr. 94-09-7.

Muß der Monographie **Benzocain (Benzocainum)** entsprechen.

1,4-Benzochinon *R* 1118500

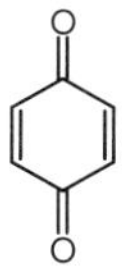

$C_6H_4O_2$ M_r 108,1
CAS Nr. 106-51-4.
Cyclohexa-2,5-dien-1,4-dion.
Mindestens 98,0 Prozent $C_6H_4O_2$.

Benzoesäure *R* 1010100

CAS Nr. 65-85-0.

Muß der Monographie **Benzoesäure (Acidum benzoicum)** entsprechen.

Benzoin *R* 1010200

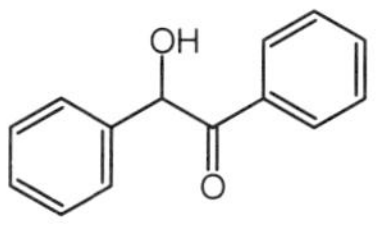

$C_{14}H_{12}O_2$ M_r 212,3
CAS Nr. 579-44-2.
2-Hydroxy-1,2-diphenylethanon.

Schwach gelbliche Kristalle; sehr schwer löslich in Wasser, leicht löslich in Aceton, löslich in heißem Ethanol, wenig löslich in Ether.

Smp: Etwa 137 °C.

Benzol *R* 1009800

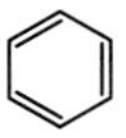

C_6H_6 M_r 78,1
CAS Nr. 71-43-2.

Klare, farblose, entflammbare Flüssigkeit; praktisch unlöslich in Wasser, mischbar mit Ethanol und Ether.

Sdp: Etwa 80 °C.

Benzophenon *R* 1010300

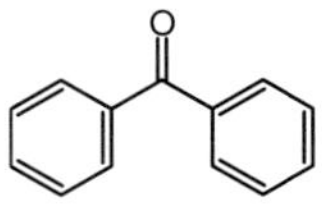

$C_{13}H_{10}O$ M_r 182,2
CAS Nr. 119-61-9.
Diphenylmethanon.

Prismatische Kristalle; praktisch unlöslich in Wasser, leicht löslich in Ethanol und Ether.

Smp: Etwa 48 °C.

Benzoylargininethylesterhydrochlorid *R* 1010500

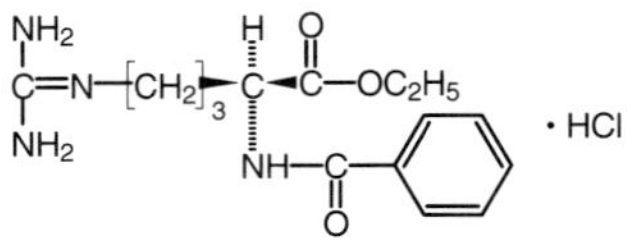

$C_{15}H_{23}ClN_4O_3$ M_r 342,8
CAS Nr. 2645-08-1.
Ethyl[(*S*)-2-benzamido-5-guanidinovalerianat]-hydrochlorid.

Weißes, kristallines Pulver; sehr leicht löslich in Wasser und wasserfreiem Ethanol, praktisch unlöslich in Ether.

$[\alpha]_D^{20}$: −15 bis −18°, an einer Lösung der Substanz ($10\ g \cdot l^{-1}$) bestimmt.

Smp: Etwa 129 °C.

$A_{1\,cm}^{1\%}$: 310 bis 340, bei 227 nm mit einer Lösung der Substanz ($10\ mg \cdot l^{-1}$) bestimmt.

Benzoylchlorid *R* 1010400

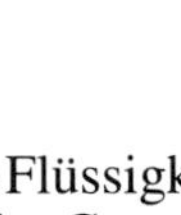

C_7H_5ClO M_r 140,6
CAS Nr. 98-88-4.

Farblose, tränenreizende Flüssigkeit; löslich in Ether. Die Substanz zersetzt sich in Gegenwart von Wasser und Ethanol.

d_{20}^{20}: Etwa 1,21.

Sdp: Etwa 197 °C.

N*-Benzoyl-L-prolyl-L-phenylalanyl-L-arginin(4-nitroanilid)-acetat *R 1010600

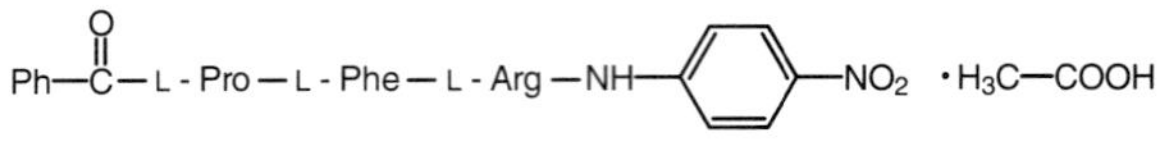

$C_{35}H_{42}N_8O_8$ M_r 703

Benzylalkohol *R* 1010700

CAS Nr. 100-51-6.

Muß der Monographie **Benzylalkohol (Alcohol benzylicus)** entsprechen.

Benzylbenzoat *R* 1010800

CAS Nr. 120-51-4.

Muß der Monographie **Benzylbenzoat (Benzylis benzoas)** und zusätzlich folgender Prüfung entsprechen:

Dünnschichtchromatographie: Die Substanz wird wie in der Monographie **Perubalsam (Balsamum peruvianum)** vorgeschrieben geprüft, wobei 20 µl einer 0,3prozentigen Lösung (*V/V*) der Substanz in Ethylacetat *R* aufgetragen werden. Nach dem Besprühen und Erhitzen zeigt das Chromatogramm einen Hauptfleck mit einem R_f-Wert von etwa 0,8.

Benzylcinnamat *R* 1010900

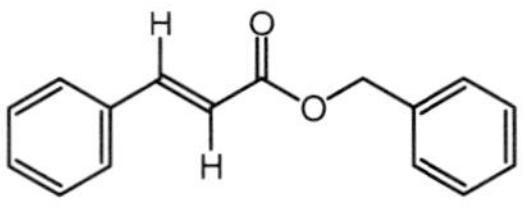

$C_{16}H_{14}O_2$ M_r 238,3
CAS Nr. 103-41-3.

Farblose bis gelbliche Kristalle; praktisch unlöslich in Wasser, löslich in Ethanol und Ether.

Smp: Etwa 39 °C.

Dünnschichtchromatographie: Die Substanz wird wie in der Monographie **Perubalsam (Balsamum peruvianum)** vorgeschrieben geprüft, wobei 20 µl einer Lösung der Substanz ($3\ g \cdot l^{-1}$) in Ethylacetat *R* aufgetragen werden. Nach dem Besprühen und Erhitzen zeigt das Chromatogramm einen Hauptfleck mit einem R_f-Wert von etwa 0,6.

Benzylpenicillin-Natrium *R* 1011000

CAS Nr. 69-57-8.

Muß der Monographie **Benzylpenicillin-Natrium (Benzylpenicillinum natricum)** entsprechen.

2-Benzylpyridin *R* 1112900

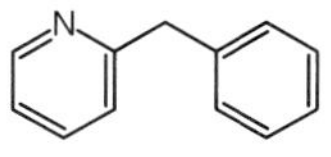

$C_{12}H_{11}N$ M_r 169,2

CAS Nr. 101-82-6.

Mindestens 98,0 Prozent $C_{12}H_{11}N$.

Gelbe Flüssigkeit.

Smp: 13 bis 16 °C.

Bergapten *R* 1103700

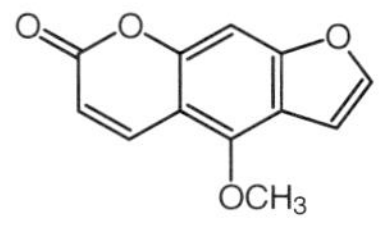

$C_{12}H_8O_4$ M_r 216,2

CAS Nr. 484-20-8.

4-Methoxy-7*H*-furo[3,2-*g*]chromen-7-on;

Syn. 5-Methoxypsoralen.

Farblose Kristalle; praktisch unlöslich in Wasser, wenig löslich in Ethanol, schwer löslich in Essigsäure.

Smp: Etwa 188 °C.

Bernsteinsäure *R* 1085600

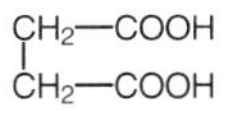

$C_4H_6O_4$ M_r 118,1

CAS Nr. 110-15-6.

Butandisäure.

Weißes, kristallines Pulver oder farblose Kristalle; löslich in Wasser und Ethanol.

Smp: 184 bis 187 °C.

Betulin *R* 1011100

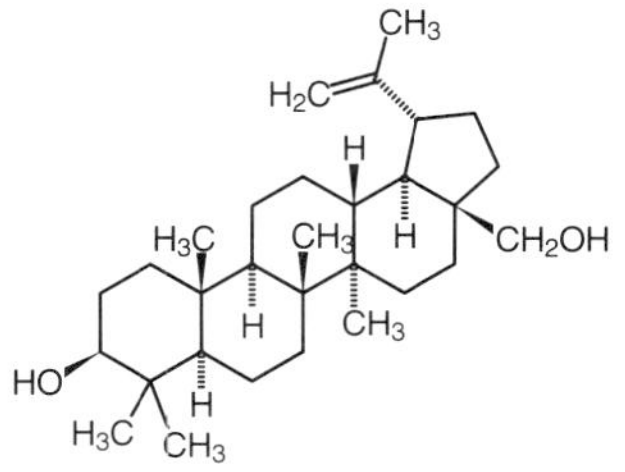

$C_{30}H_{50}O_2$ M_r 442,7

CAS Nr. 473-98-3.

Lup-20(39)-en-3β,28-diol.

Weißes, kristallines Pulver.

Smp: 248 bis 251 °C.

Bibenzyl *R* 1011200

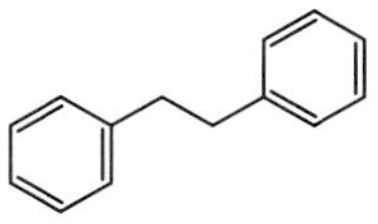

$C_{14}H_{14}$ M_r 182,3

CAS Nr. 103-29-7.

1,2-Diphenylethan.

Weißes, kristallines Pulver; praktisch unlöslich in Wasser, sehr leicht löslich in Dichlormethan, leicht löslich in Aceton, löslich in Ethanol.

Smp: 50 bis 53 °C.

4-Biphenylol *R* 1011300

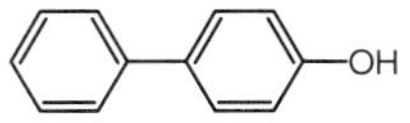

$C_{12}H_{10}O$ M_r 170,2

CAS Nr. 90-43-7.

Biphenyl-4-ol; 4-Phenylphenol.

Weißes, kristallines Pulver; praktisch unlöslich in Wasser.

Smp: 164 bis 167 °C.

Bisbenzimid *R* 1103800

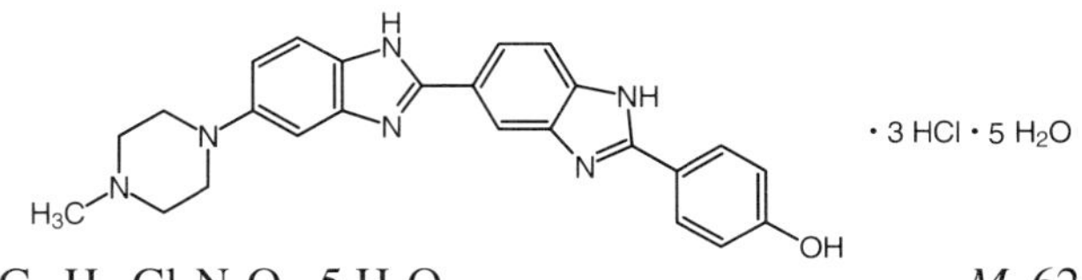

$C_{25}H_{27}Cl_3N_6O \cdot 5\,H_2O$ M_r 624

CAS Nr. 23491-44-3.

4-{5-[5-(4-Methylpiperazin-1-yl)benzimidazol-2-yl]benzimidazol-2-yl}phenol-trihydrochlorid, Pentahydrat.

Bisbenzimid-Lösung *R* 1103802

100 µl Bisbenzimid-Stammlösung *R* werden mit natriumchloridhaltiger Phosphat-Pufferlösung *p*H 7,4 *R* zu 100 ml verdünnt.

Bei Bedarf frisch herzustellen.

Bisbenzimid-Stammlösung *R* 1103801

5 mg Bisbenzimid *R* werden in Wasser *R* zu 100 ml gelöst.

Im Dunkeln zu lagern.

Bismutnitrat, basisches *R* 1011500

$4\,BiNO_3(OH)_2 \cdot BiO(OH)$ M_r 1462

CAS Nr. 1304-85-4.

Weißes Pulver; praktisch unlöslich in Wasser.

Bismutnitrat, basisches *R* 1 1011501

Mindestens 71,5 und höchstens 74,0 Prozent Bismut (Bi) sowie mindestens 14,5 und höchstens 16,5 Prozent Nitrat, berechnet als Distickstoffpentoxid (N_2O_5).

Bismutnitrat-Lösung *R* 1011502

5 g basisches Bismutnitrat *R* 1 werden in einer Mischung von 8,4 ml Salpetersäure *R* und 50 ml Wasser *R* gelöst. Die Lösung wird mit Wasser *R* zu 250 ml verdünnt. Falls erforderlich wird filtriert.

Acidität: 10 ml Lösung werden mit 0,05 ml Methylorange-Lösung *R* versetzt. 5,0 bis 6,25 ml Natriumhydroxid-Lösung (1 mol · l^{-1}) müssen bis zum Farbumschlag des Indikators verbraucht werden.

N,O*-Bis(trimethylsilyl)acetamid *R 1093600

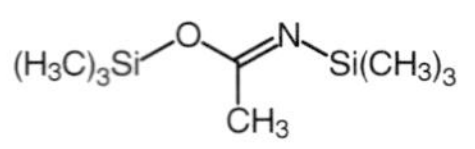

$C_8H_{21}NOSi_2$ M_r 203,4
CAS Nr. 10416-59-8.

Farblose Flüssigkeit.

d_{20}^{20}: Etwa 0,83.

N,O*-Bis(trimethylsilyl)trifluoracetamid *R 1133200

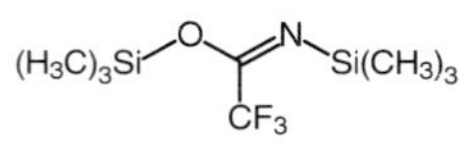

$C_8H_{18}F_3NOSi_2$ M_r 257,4
CAS Nr. 25561-30-2.
BSTFA.
Trimethylsilyl[2,2,2-trifluor-*N*-(trimethylsilyl)acetimidat].

Farblose Flüssigkeit.

d_{20}^{20}: Etwa 0,97.

n_D^{20}: Etwa 1,38.

$Sdp_{12\,mm}$: Etwa 40 °C.

Biuret *R* 1011600

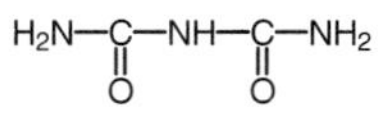

$C_2H_5N_3O_2$ M_r 103,1
CAS Nr. 108-19-0.

Weiße, hygroskopische Kristalle; löslich in Wasser, wenig löslich in Ethanol, sehr schwer löslich in Ether.

Smp: 188 bis 190 °C, unter Zersetzung.

Dicht verschlossen zu lagern.

Biuret-Reagenz *R* 1011601

1,5 g Kupfer(II)-sulfat *R* 7 und 6,0 g Kaliumnatriumtartrat *R* werden in 500 ml Wasser *R* gelöst. Nach Zusatz von 300 ml einer kohlendioxidfreien Lösung von Natriumhydroxid *R* (100 g · l^{-1}) wird mit der gleichen Lösung zu 1000 ml verdünnt und gemischt.

Blei(II)-acetat *R* 1048100

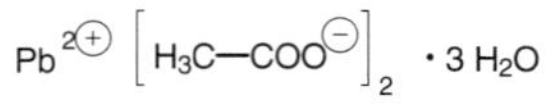

$C_4H_6O_4Pb \cdot 3\ H_2O$ M_r 379,3
CAS Nr. 6080-56-4.

Farblose, verwitternde Kristalle; leicht löslich in Wasser, löslich in Ethanol.

Blei(II)-acetat-Lösung *R* 1048103

Eine Lösung von Blei(II)-acetat *R* (95 g · l^{-1}) in kohlendioxidfreiem Wasser *R*.

Blei(II)-acetat-Lösung, basische *R* 1048400

CAS Nr. 1335-32-6.

Mindestens 16,7 und höchstens 17,4 Prozent (*m/m*) Pb (A_r 207,2) als Acetat, das etwa folgender Zusammensetzung entspricht: $C_8H_{14}O_{10}Pb_3$.

40,0 g Blei(II)-acetat *R* werden in 90 ml kohlendioxidfreiem Wasser *R* gelöst. Die Lösung wird mit konzentrierter Natriumhydroxid-Lösung *R* auf einen *p*H-Wert von 7,5 eingestellt. Nach dem Zentrifugieren wird die klare, farblose, überstehende Flüssigkeit verwendet.

Dicht verschlossen bleibt die Lösung klar.

Blei(II)-acetat-Papier *R* 1048102

Weißes Filterpapier (80 g/m^2) wird in eine Mischung von 1 Volumteil verdünnter Essigsäure *R* und 10 Volumteilen Blei(II)-acetat-Lösung *R* eingetaucht. Nach dem Trocknenlassen wird das Filterpapier in Streifen von 15 mm × 40 mm geschnitten.

Blei(II)-acetat-Watte *R* 1048101

Watte wird in eine Mischung von 1 Volumteil verdünnter Essigsäure *R* und 10 Volumteilen Blei(II)-acetat-Lösung *R* eingetaucht. Zur Entfernung der überschüssigen Lösung wird die Watte, ohne sie auszudrücken, auf mehrere Lagen Filterpapier gelegt und an der Luft trocknen gelassen.

Dicht verschlossen zu lagern.

Blei(II)-nitrat *R* 1048300

$Pb(NO_3)_2$ M_r 331,2
CAS Nr. 10099-74-8.

Farblose Kristalle oder weißes, kristallines Pulver; leicht löslich in Wasser.

Blei(II)-nitrat-Lösung *R* 1048301

Eine Lösung von Blei(II)-nitrat *R* (33 g · l^{-1}).

Blei(IV)-oxid *R* 1048200

PbO_2 M_r 239,2
CAS Nr. 1309-60-0.
Syn. Bleidioxid.

Dunkelbraunes Pulver, das beim Erhitzen Sauerstoff abgibt; praktisch unlöslich in Wasser, löslich in Salzsäure unter Entwicklung von Chlor, löslich in verdünnter Salpetersäure in Gegenwart von Wasserstoffperoxid-Lösung, Oxalsäure oder anderen, reduzierenden Substanzen, löslich in heißen, konzentrierten Alkalihydroxid-Lösungen.

Blockier-Lösung *R* 1122400

Eine 10prozentige Lösung (*V/V*) von Essigsäure *R*.

Blutgerinnungsfaktor Xa *R* 1037300

Blutgerinnungsfaktor Xa ist ein Enzym, das Prothrombin in Thrombin umwandelt. Die nicht vollständig gereinigte Zubereitung wird aus flüssigem Plasma vom Rind gewonnen und kann durch Aktivierung des Proenzyms Blutgerinnungsfaktor X mit Hilfe eines geeigneten Aktivators wie dem Gift der Kettenviper hergestellt werden.

Die gefriergetrocknete Zubereitung ist bei –20 °C und die gefrorene Lösung bei –20 °C oder darunter zu lagern.

Blutgerinnungsfaktor-Xa-Lösung *R* 1037301

Blutgerinnungsfaktor Xa *R* wird entsprechend den Angaben des Herstellers mit natriumchloridhaltiger Trometamol-Pufferlösung *p*H 7,4 *R* gelöst und verdünnt.

Die Veränderung der Absorption der Lösung (2.2.25), gemessen bei 405 nm gegen die natriumchloridhaltige Trometamol-Pufferlösung als Kompensationsflüssigkeit, darf höchstens 0,15 bis 0,20 je Minute betragen.

Blutplättchen-Ersatz *R* 1066400

0,5 bis 1 g Phospholipid *R* werden mit 20 ml Aceton *R* versetzt. Die Mischung wird unter häufigem Schütteln 2 h lang stehengelassen und dann 2 min lang zentrifugiert. Die überstehende Flüssigkeit wird verworfen. Der Rückstand wird im Vakuum bei 1,5 bis 2,5 kPa getrocknet, mit 20 ml Chloroform *R* versetzt und 2 h lang geschüttelt. Die Mischung wird unter Vakuum filtriert und der Rückstand in 5 bis 10 ml einer Lösung von Natriumchlorid *R* (9 g · l^{-1}) suspendiert.

Für die Bestimmung von Faktor IX wird eine Verdünnung mit einer Lösung von Natriumchlorid *R* (9 g · l^{-1}) so hergestellt, daß die Differenz der Koagulationszeiten zwischen fortlaufenden Verdünnungen der Referenzzubereitung etwa 10 s beträgt.

Die verdünnten Suspensionen können, bei –30 °C gelagert, bis zu 6 Wochen lang verwendet werden.

BMP-Mischindikator-Lösung *R* 1013000

0,1 g Bromthymolblau *R*, 20 mg Methylrot *R* und 0,2 g Phenolphthalein *R* werden in Ethanol 96 % *R* zu 100 ml gelöst. Die Lösung wird filtriert.

Boldin *R* 1118800

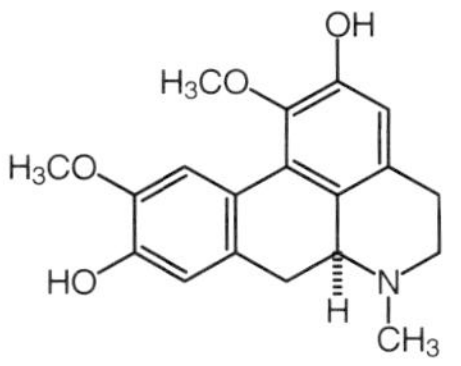

$C_{19}H_{21}NO_4$ M_r 327,3
CAS Nr. 476-70-0.
1,10-Dimethoxy-6aα-aporphin-2,9-diol.

Weißes, kristallines Pulver, sehr schwer löslich in Wasser, löslich in Ethanol und in verdünnten Säuren.

$[\alpha]_D^{25}$: Etwa +127°, an einer Lösung der Substanz (1 g · l^{-1}) in wasserfreiem Ethanol *R* bestimmt.

Smp: Etwa 163 °C.

Dünnschichtchromatographie: Wird die Substanz, wie in der Monographie **Boldoblätter (Boldi folium)** beschrieben, geprüft, darf das Chromatogramm nur einen Hauptfleck zeigen.

Gehaltsbestimmung: Die Bestimmung erfolgt mit Hilfe der Flüssigchromatographie (2.2.29), wie in der Monographie **Boldoblätter** beschrieben.

Untersuchungslösung: Die Substanz.

Die Fläche des Hauptpeaks muß mindestens 99,0 Prozent der Summe aller Peakflächen betragen.

Borneol *R* 1011900

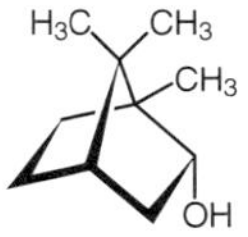

$C_{10}H_{18}O$ M_r 154,3
CAS Nr. 507-70-0.
endo-2-Bornanol.

Farblose Kristalle, leicht sublimierbar; praktisch unlöslich in Wasser, leicht löslich in Ethanol, Ether und Petroläther.

Smp: Etwa 208 °C.

Dünnschichtchromatographie (2.2.27): Auf eine Schicht von Kieselgel G *R* werden 10 µl einer Lösung der Substanz (1 g · l^{-1}) in Toluol *R* aufgetragen. Die Chromatographie erfolgt über eine Laufstrecke von 10 cm mit Chloroform *R*. Die Platte wird an der Luft trocknen gelassen, mit Anisaldehyd-Reagenz *R* (10 ml für eine 200-mm × 200-mm-Platte) besprüht und 10 min lang bei 100 bis 105 °C erhitzt. Das Chromatogramm darf nur einen Hauptfleck zeigen.

Bornylacetat *R* 1012000

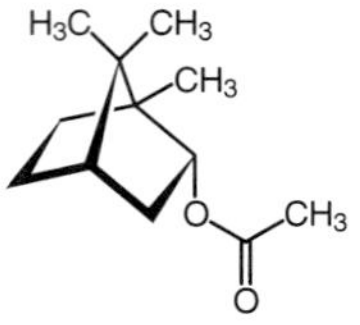

$C_{12}H_{20}O_2$ M_r 196,3
CAS Nr. 5655-61-8.
endo-2-Bornylacetat.

Farblose Kristalle oder farblose Flüssigkeit; sehr schwer löslich in Wasser, löslich in Ethanol und Ether.

Smp: Etwa 28 °C.

Dünnschichtchromatographie (2.2.27): Auf eine Schicht von Kieselgel G *R* werden 10 µl einer Lösung der Substanz (2 g · l^{-1}) in Toluol *R* aufgetragen. Die Chromatographie erfolgt über eine Laufstrecke von 10 cm mit Chloroform *R*. Die Platte wird an der Luft trocknen gelassen, mit Anisaldehyd-Reagenz *R* (10 ml für eine 200-mm × 200-mm-Platte) besprüht und 10 min lang bei 100 bis 105 °C erhitzt. Das Chromatogramm darf nur einen Hauptfleck zeigen.

Borsäure *R* 1011800

CAS Nr. 10043-35-3.

Muß der Monographie **Borsäure (Acidum boricum)** entsprechen.

Bortrichlorid *R* 1112000

BCl_3 M_r 117,2
CAS Nr. 10294-34-5.

Farbloses Gas; reagiert mit Wasser sehr heftig.

Die Substanz ist als Lösung in geeigneten Lösungsmitteln (2-Chlorethanol, Dichlormethan, Hexan, Heptan, Methanol) erhältlich.

Vorsicht: Die Substanz ist toxisch und wirkt ätzend.

n_D^{20}: Etwa 1,420.

Sdp: Etwa 12,6 °C.

Bortrichlorid-Lösung, methanolische *R* 1112001

Eine Lösung von Bortrichlorid *R* (120 g · l^{-1}) in Methanol *R*.

Die Lösung ist bei –20 °C vor Licht geschützt in Ampullen zu lagern.

Bortrifluorid *R* 1012100

BF_3 M_r 67,8
CAS Nr. 7637-07-2.

Farbloses Gas.

Bortrifluorid-Lösung, methanolische *R* 1012101

Eine Lösung von Bortrifluorid *R* (140 g · l^{-1}) in Methanol *R*.

Brenzcatechin *R* 1073600

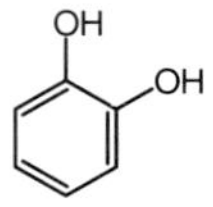

$C_6H_6O_2$ M_r 110,1
CAS Nr. 120-80-9.
1,2-Benzoldiol.

Farblose bis schwach gelblich gefärbte Kristalle; löslich in Wasser, Aceton, Ethanol und Ether.

Smp: Etwa 102 °C.

Vor Licht geschützt zu lagern.

Brenztraubensäure *R* 1109300

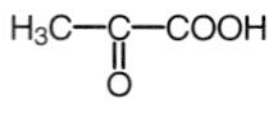

$C_3H_4O_3$ M_r 88,1
CAS Nr. 127-17-3.
2-Oxopropansäure.

Gelbliche Flüssigkeit; mischbar mit Wasser, wasserfreiem Ethanol und Ether.

d_{20}^{20}: Etwa 1,267.

n_D^{20}: Etwa 1,413.

Sdp: Etwa 165 °C.

Brom *R* 1012400

Br_2 M_r 159,8
CAS Nr. 7726-95-6.

Braunrote, rauchende Flüssigkeit; schwer löslich in Wasser, löslich in Ethanol und Ether.

d_{20}^{20}: Etwa 3,1.

Brom-Lösung *R* 1012401

30 g Brom *R* und 30 g Kaliumbromid *R* werden in Wasser *R* zu 100 ml gelöst.

Bromcresolgrün *R* 1012600

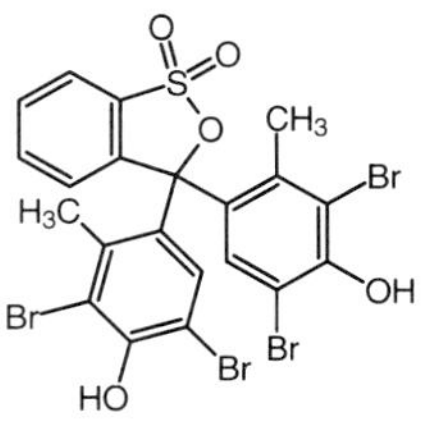

$C_{21}H_{14}Br_4O_5S$ M_r 698
CAS Nr. 76-60-8.
4,4′-(3*H*-2,1-Benzoxathiol-3-yliden)bis(2,6-dibrom-3-methylphenol)-*S*,*S*-dioxid.

Bräunlichweißes Pulver; schwer löslich in Wasser, löslich in Ethanol und verdünnten Alkalihydroxid-Lösungen.

Bromcresolgrün-Lösung *R* 1012601

50 mg Bromcresolgrün *R* werden in 0,72 ml Natriumhydroxid-Lösung (0,1 mol · l^{-1}) und 20 ml Ethanol 96 % *R* gelöst. Die Lösung wird mit Wasser *R* zu 100 ml verdünnt.

Empfindlichkeitsprüfung: Eine Mischung von 0,2 ml der Bromcresolgrün-Lösung und 100 ml kohlendioxidfreiem Wasser *R* muß blau sein. Bis zum Farbumschlag nach Gelb dürfen höchstens 0,2 ml Salzsäure (0,02 mol · l^{-1}) verbraucht werden.

Umschlagsbereich: *p*H-Wert 3,6 (gelb) bis 5,2 (blau).

Bromcresolgrün-Methylrot-Mischindikator-Lösung *R* 1012602

0,15 g Bromcresolgrün *R* und 0,1 g Methylrot *R* werden in 180 ml wasserfreiem Ethanol *R* gelöst und mit Wasser *R* zu 200 ml verdünnt.

Bromcresolpurpur *R* 1012700

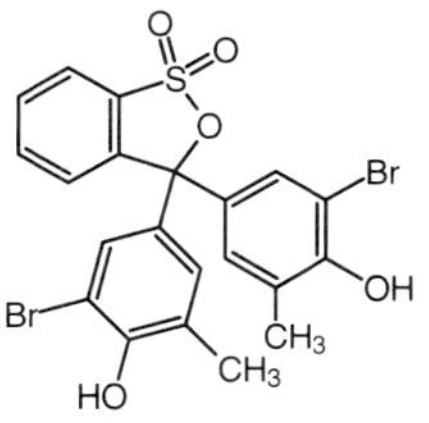

$C_{21}H_{16}Br_2O_5S$ M_r 540,2
CAS Nr. 115-40-2.
4,4′-(3*H*-2,1-Benzoxathiol-3-yliden)bis(2-brom-6-methylphenol)-*S*,*S*-dioxid.

Rosarotes Pulver; praktisch unlöslich in Wasser, löslich in Ethanol und verdünnten Alkalihydroxid-Lösungen.

Bromcresolpurpur-Lösung *R* 1012701

50 mg Bromcresolpurpur *R* werden in 0,92 ml Natriumhydroxid-Lösung (0,1 mol · l^{-1}) und 20 ml Ethanol 96 % *R* gelöst. Die Lösung wird mit Wasser *R* zu 100 ml verdünnt.

Empfindlichkeitsprüfung: Eine Mischung von 0,2 ml der Bromcresolpurpur-Lösung, 100 ml kohlendioxidfreiem Wasser *R* und 0,05 ml Natriumhydroxid-Lösung (0,02 mol · l^{-1}) muß blauviolett sein. Bis zum Farbumschlag nach Gelb dürfen höchstens 0,2 ml Salzsäure (0,02 mol · l^{-1}) verbraucht werden.

Umschlagsbereich: *p*H-Wert 5,2 (gelb) bis 6,8 (blauviolett).

Bromcyan-Lösung *R* 1023700

CAS Nr. 506-68-3.

Bromwasser *R* wird tropfenweise und unter Kühlung bis zum Verschwinden der Gelbfärbung mit Ammoniumthiocyanat-Lösung (0,1 mol · l^{-1}) versetzt.

Bei Bedarf frisch herzustellen.

Bromdesoxyuridin *R* 1012500

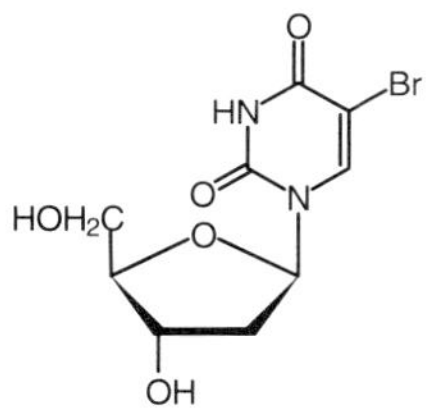

$C_9H_{11}BrN_2O_5$ M_r 307,1
CAS Nr. 59-14-3.
5-Brom-2′-desoxyuridin; 5-Brom-1-(2-desoxy-β-D-*erythro*-pentofuranosyl)-1*H*,3*H*-pyrimidin-2,4-dion.

Smp: Etwa 194 °C.

Dünnschichtchromatographie: Wird die Substanz unter den Bedingungen, wie unter **Idoxuridin (Idoxuridinum)** angegeben, geprüft, zeigt das Chromatogramm von 5 µl einer Lösung der Substanz (0,25 g · l^{-1}) nur einen Hauptfleck.

Bromelain *R* 1012300

CAS Nr. 37189-34-7.

Konzentrat von proteolytischen Enzymen, die aus *Ananas comosus* Merr. gewonnen werden.

Hellgelbes Pulver.

Aktivität: 1 g Substanz setzt innerhalb von 20 min etwa 1,2 g Aminostickstoff aus einer Lösung von Gelatine *R* bei 45 °C und einem *p*H-Wert von 4,5 frei.

Bromelain-Lösung *R* 1012301

Eine Lösung von Bromelain *R* (10 g · l^{-1}) in einer Mischung von 1 Volumteil Phosphat-Pufferlösung *p*H 5,5 *R* und 9 Volumteilen einer Lösung von Natriumchlorid *R* (9 g · l^{-1}).

Bromophos *R* 1123700

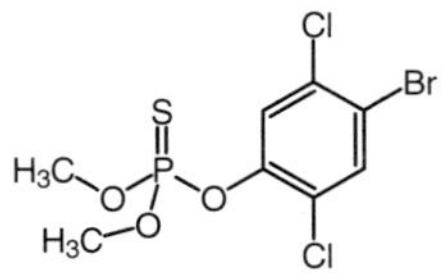

$C_8H_8BrCl_2O_3PS$ M_r 366,0

CAS Nr. 2104-96-3.

Bromofos.

Eine geeignete, zertifizierte Referenzlösung (10 ng/µl in Isooctan) kann verwendet werden.

Bromophos-ethyl *R* 1123800

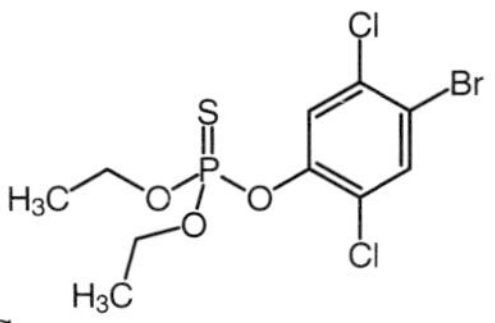

$C_{10}H_{12}BrCl_2O_3PS$ M_r 394,0

CAS Nr. 4824-78-6.

Bromofos-ethyl.

Eine geeignete, zertifizierte Referenzlösung (10 ng/µl in Isooctan) kann verwendet werden.

Bromphenolblau *R* 1012800

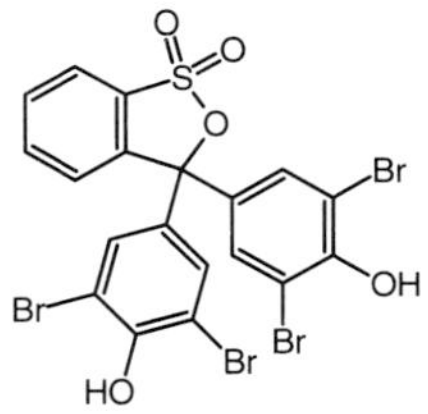

$C_{19}H_{10}Br_4O_5S$ M_r 670

CAS Nr. 115-39-9.

4,4′-(3*H*-2,1-Benzoxathiol-3-yliden)bis(2,6-dibromphenol)-*S,S*-dioxid.

Hellorangegelbes Pulver; sehr schwer löslich in Wasser, schwer löslich in Ethanol, leicht löslich in Alkalihydroxid-Lösungen.

Bromphenolblau-Lösung *R* 1012801

0,1 g Bromphenolblau *R* werden in 1,5 ml Natriumhydroxid-Lösung (0,1 mol · l^{-1}) und 20 ml Ethanol 96 % *R* gelöst. Die Lösung wird mit Wasser *R* zu 100 ml verdünnt.

Empfindlichkeitsprüfung: Eine Mischung von 0,05 ml der Bromphenolblau-Lösung, 20 ml kohlendioxidfreiem Wasser *R* und 0,05 ml Salzsäure (0,1 mol · l^{-1}) muß gelb sein. Bis zum Farbumschlag nach Blauviolett dürfen höchstens 0,1 ml Natriumhydroxid-Lösung (0,1 mol · l^{-1}) verbraucht werden.

Umschlagsbereich: *p*H-Wert 2,8 (gelb) bis 4,4 (blauviolett).

Bromphenolblau-Lösung *R* 1 1012802

50 mg Bromphenolblau *R* werden unter Erwärmen in 3,73 ml Natriumhydroxid-Lösung (0,02 mol · l^{-1}) gelöst. Die Lösung wird mit Wasser *R* zu 100 ml verdünnt.

Bromphenolblau-Lösung *R* 2 1012803

0,2 g Bromphenolblau *R* werden in einer Mischung von 3 ml Natriumhydroxid-Lösung (0,1 mol · l^{-1}) und 10 ml Ethanol 96 % *R* unter Erwärmen gelöst. Nach dem Abkühlen wird mit Ethanol 96 % *R* zu 100 ml verdünnt.

Bromthymolblau *R* 1012900

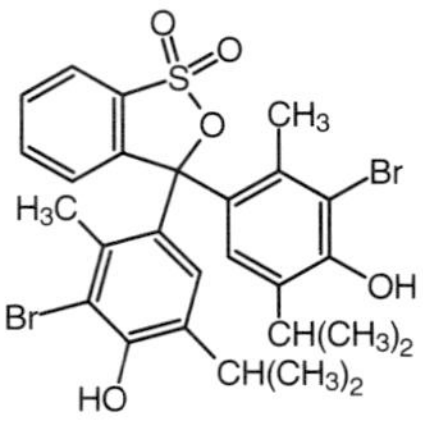

$C_{27}H_{28}Br_2O_5S$ M_r 624

CAS Nr. 76-59-5.

4,4′-(3*H*-2,1-Benzoxathiol-3-yliden)bis(2-brom-6-isopropyl-3-methylphenol)-*S,S*-dioxid.

Rosarotes bis bräunliches Pulver; praktisch unlöslich in Wasser, löslich in Ethanol und verdünnten Alkalihydroxid-Lösungen.

Bromthymolblau-Lösung *R* 1 1012901

50 mg Bromthymolblau *R* werden in einer Mischung von 4 ml Natriumhydroxid-Lösung (0,02 mol · l^{-1}) und 20 ml Ethanol 96 % *R* gelöst. Die Lösung wird mit Wasser *R* zu 100 ml verdünnt.

Empfindlichkeitsprüfung: Eine Mischung von 0,3 ml Bromthymolblau-Lösung *R* 1 und 100 ml kohlendioxidfreiem Wasser *R* muß gelb sein. Bis zum Farbumschlag nach Blau dürfen höchstens 0,1 ml Natriumhydroxid-Lösung (0,02 mol · l^{-1}) verbraucht werden.

Umschlagsbereich: *p*H-Wert 5,8 (gelb) bis 7,4 (blau).

Bromthymolblau-Lösung *R* 2 1012902

Eine Lösung von Bromthymolblau *R* (10 g · l^{-1}) in Dimethylformamid *R*.

Bromthymolblau-Lösung *R* 3 1012903

0,1 g Bromthymolblau *R* werden in einer Mischung von 3,2 ml Natriumhydroxid-Lösung (0,05 mol · l^{-1}) und 5 ml Ethanol 90 % *R* unter Erwärmen gelöst. Die Lösung wird mit Ethanol 90 % *R* zu 250 ml verdünnt.

Bromwasser *R* 1012402

3 ml Brom *R* werden mit 100 ml Wasser *R* bis zur Sättigung geschüttelt.

Die Lösung ist über Brom *R* und vor Licht geschützt zu lagern.

Bromwasser *R* 1 1012403

0,5 ml Brom *R* werden mit 100 ml Wasser *R* geschüttelt. Die Lösung ist vor Licht geschützt zu lagern und höchstens 1 Woche lang haltbar.

Bromwasserstoffsäure 47 % *R* 1118900

Eine 47prozentige Lösung (*m/m*) von Bromwasserstoff in Wasser *R*.

Bromwasserstoffsäure 30 % *R* 1098700

CAS Nr. 10035-10-6.

Eine 30prozentige (*m/m*) Lösung von Bromwasserstoff in Essigsäure 98 % *R*.

Beim Öffnen wird vorsichtig entgast.

Bromwasserstoffsäure, verdünnte *R* 1098701

5,0 ml Bromwasserstoffsäure 30 % *R* werden in Probeflaschen aus Braunglas mit Polyethylenstopfen unter Argon *R* versiegelt und unter Lichtschutz aufbewahrt. Vor Gebrauch werden 5,0 ml Essigsäure 98 % *R* zugesetzt. Nach dem Mischen wird unter Lichtschutz aufbewahrt.

Bromwasserstoffsäure, verdünnte *R* 1 1118901

Enthält 7,9 g · l^{-1} HBr.

16,81 g Bromwasserstoffsäure 47 % *R* werden mit Wasser *R* zu 1000 ml verdünnt.

Brucin *R* 1013100

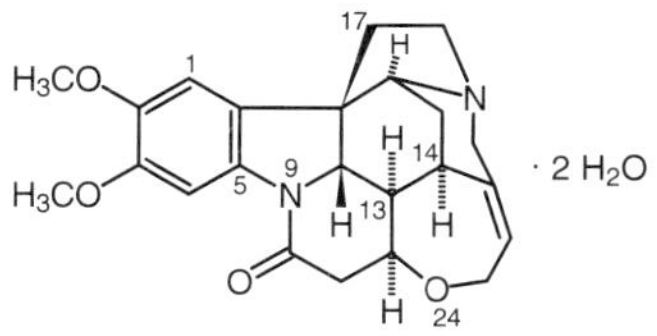

$C_{23}H_{26}N_2O_4 \cdot 2\,H_2O$ M_r 430,5
CAS Nr. 357-57-3.
2,3-Dimethoxy-10-strychnidinon, Dihydrat.

Farblose Kristalle; schwer löslich in Wasser, leicht löslich in Ethanol und Ether.

Smp: Etwa 178 °C.

1-Butanol *R* 1013200

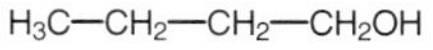

$C_4H_{10}O$ M_r 74,1
CAS Nr. 71-36-3.
Syn. *n*-Butanol.

Klare, farblose Flüssigkeit; mischbar mit Ethanol.

d_{20}^{20}: Etwa 0,81.

Sdp: 116 bis 119 °C.

2-Butanol *R* 1 1013301

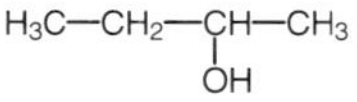

$C_4H_{10}O$ M_r 74,1
CAS Nr. 78-92-2.
Mindestens 99,0 Prozent $C_4H_{10}O$.

Klare, farblose Flüssigkeit; löslich in Wasser, mischbar mit Ethanol und Ether.

d_{20}^{20}: Etwa 0,81.

Destillationsbereich (2.2.11): Mindestens 95 Prozent müssen zwischen 99 und 100 °C destillieren.

Gehaltsbestimmung: Die Bestimmung erfolgt mit Hilfe der Gaschromatographie (2.2.28) unter den in der Monographie **2-Propanol (Alcohol isopropylicus)** angegebenen Bedingungen.

tert.* Butanol *R 1056500

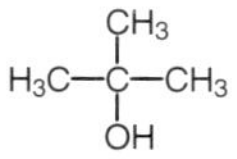

$C_4H_{10}O$ M_r 74,1
CAS Nr. 75-65-0.
2-Methyl-2-propanol.

Klare, farblose Flüssigkeit oder kristalline Masse; löslich in Wasser, mischbar mit Ethanol und Ether.

Destillationsbereich (2.2.11): Mindestens 95 Prozent müssen zwischen 81 und 83 °C destillieren.

Erstarrungspunkt (2.2.18): Etwa 25 °C.

Reagenzien

Butano-4-lacton *R* 1104000

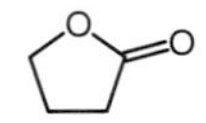

$C_4H_6O_2$ M_r 86,1
Tetrahydrofuran-2-on; γ-Butyrolacton.

Ölige Flüssigkeit; mischbar mit Wasser, löslich in Methanol und Ether.

n_D^{20}: Etwa 1,435.

Sdp: 204 °C.

Buttersäure *R* 1014000

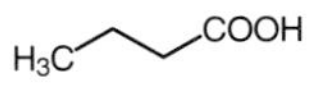

$C_4H_8O_2$ M_r 88,1
CAS Nr. 107-92-6.
Butansäure.
Mindestens 99,0 Prozent $C_4H_8O_2$.

Ölige Flüssigkeit; mischbar mit Wasser und Ethanol.

d_{20}^{20}: Etwa 0,96.

n_D^{20}: Etwa 1,398.

Sdp: Etwa 163 °C.

Butylacetat *R* 1013400

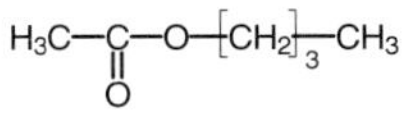

$C_6H_{12}O_2$ M_r 116,2
CAS Nr. 123-86-4.

Klare, farblose, entflammbare Flüssigkeit; schwer löslich in Wasser, mischbar mit Ethanol und Ether.

d_{20}^{20}: Etwa 0,88.

n_D^{20}: Etwa 1,395.

Destillationsbereich (2.2.11): Mindestens 95 Prozent müssen zwischen 123 und 126 °C destillieren.

Butylacetat *R* 1 1013401

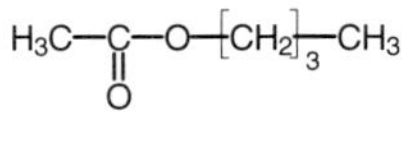

$C_6H_{12}O_2$ M_r 116,2

Klare, farblose, entflammbare Flüssigkeit; schwer löslich in Wasser, mischbar mit Ethanol und Ether.

d_{20}^{20}: Etwa 0,883.

n_D^{20}: Etwa 1,395.

Butanol: Höchstens 0,2 Prozent, mit Hilfe der Gaschromatographie bestimmt.

n-Butylformiat: Höchstens 0,1 Prozent, mit Hilfe der Gaschromatographie bestimmt.

n-Butylpropionat: Höchstens 0,1 Prozent, mit Hilfe der Gaschromatographie bestimmt.

Wasser: Höchstens 0,1 Prozent.

Gehalt: Mindestens 99,5 Prozent $C_6H_{12}O_2$, mit Hilfe der Gaschromatographie bestimmt.

Butylamin *R* 1013600

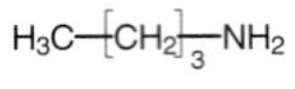

$C_4H_{11}N$ M_r 73,1
CAS Nr. 109-73-9.

Farblose Flüssigkeit; mischbar mit Wasser, Ethanol und Ether.

n_D^{20}: Etwa 1,401.

Sdp: Etwa 78 °C.

Vor Gebrauch zu destillieren und innerhalb eines Monats zu verwenden.

Butyldihydroxyboran *R* 1013700

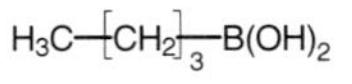

$C_4H_{11}BO_2$ M_r 101,9
CAS Nr. 4426-47-5.
Butylboronsäure.
Mindestens 98 Prozent $C_4H_{11}BO_2$.

Smp: 90 bis 92 °C.

tert*-Butylhydroperoxid *R 1118000

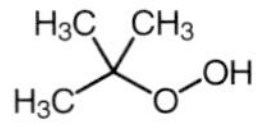

$C_4H_{10}O_2$ M_r 90,1
CAS Nr. 75-91-2.
1,1-Dimethylethylhydroperoxid.

Entflammbare Flüssigkeit; löslich in organischen Lösungsmitteln.

d_{20}^{20}: Etwa 0,898.

n_D^{20}: Etwa 1,401.

Sdp: 35 °C.

Butyl-4-hydroxybenzoat *R* 1103900

CAS Nr. 94-26-8.

Muß der Monographie **Butyl-4-hydroxybenzoat (Butylis parahydroxybenzoas)** entsprechen.

Butylhydroxytoluol *R* 1013800

CAS Nr. 128-37-0.

Muß der Monographie **Butylhydroxytoluol (Butylhydroxytoluenum)** entsprechen.

tert. Butylmethylether *R* 1013900

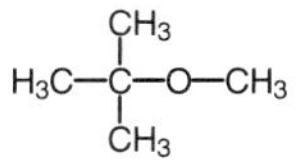

$C_5H_{12}O$ M_r 88,1
CAS Nr. 1634-04-4.

Klare, farblose, entflammbare Flüssigkeit.

n_D^{20}: Etwa 1,376.

Die Transmission (2.2.25) der Substanz, gegen Wasser *R* gemessen, muß mindestens betragen:
50 Prozent bei 240 nm
80 Prozent bei 255 nm
98 Prozent bei 280 nm.

***tert*-Butylmethylether *R* 1** 1126400

Mindestens 99,5 Prozent $C_5H_{12}O$.

d_{20}^{20}: Etwa 0,741.

n_D^{20}: Etwa 1,369.

Sdp: Etwa 55 °C.

C

Cadmium *R* 1014100

Cd A_r 112,4
CAS Nr. 10108-64-2.

Silberweißes, glänzendes Metall; praktisch unlöslich in Wasser, leicht löslich in Salpetersäure und heißer Salzsäure.

Caesiumchlorid *R* 1014200

CsCl M_r 168,4
CAS Nr. 7647-17-8.

Weißes Pulver; sehr leicht löslich in Wasser, leicht löslich in Methanol, praktisch unlöslich in Aceton.

Calciumcarbonat *R* 1014500

CAS Nr. 471-34-1.

Muß der Monographie **Calciumcarbonat (Calcii carbonas)** entsprechen.

Calciumcarbonat *R* 1 1014501

Entspricht Calciumcarbonat *R* mit folgender zusätzlicher Anforderung:

Chlorid (2.4.4): Höchstens 50 ppm.

Calciumchlorid *R* 1014600

CAS Nr. 10035-04-8.

Muß der Monographie **Calciumchlorid (Calcii chloridum)** entsprechen.

Calciumchlorid *R* 1 1014700

$CaCl_2 \cdot 4\,H_2O$ M_r 183,1
Calciumchlorid, Tetrahydrat.
Höchstens 0,05 ppm Fe.

Calciumchlorid, wasserfreies *R* 1014800

$CaCl_2$ M_r 111,0
CAS Nr. 10043-52-4.
Mindestens 98,0 Prozent $CaCl_2$, berechnet auf die getrocknete Substanz.

Weiße, zerfließliche Körnchen; sehr leicht löslich in Wasser, leicht löslich in Ethanol und Methanol.

Trocknungsverlust (2.2.32): Höchstens 5,0 Prozent, durch Trocknen im Trockenschrank bei 200 °C bestimmt.

Dicht verschlossen, vor Feuchtigkeit geschützt zu lagern.

Calciumchlorid-Lösung *R* 1014601

Eine Lösung von Calciumchlorid *R* (73,5 g · l^{-1}).

Calciumchlorid-Lösung (0,02 mol · l^{-1}) *R* 1014603

2,94 g Calciumchlorid *R* werden in 900 ml Wasser *R* gelöst. Die Lösung wird auf einen *p*H-Wert von 6,0 bis 6,2 eingestellt und mit Wasser *R* zu 1000,0 ml verdünnt.
Zwischen 2 und 8 °C zu lagern.

Calciumchlorid-Lösung (0,01 mol · l^{-1}) *R* 1014602

0,147 g Calciumchlorid *R* werden in Wasser *R* zu 100,0 ml gelöst.

Calciumhydroxid *R* 1015000

$Ca(OH)_2$ M_r 74,1
CAS Nr. 1305-62-0.

Weißes Pulver; fast vollständig löslich in 600 Teilen Wasser.

Calciumhydroxid-Lösung *R* 1015001

Frisch hergestellte, gesättigte Lösung von Calciumhydroxid *R*.

Calciumlactat *R* 1015100

CAS Nr. 41372-22-9.

Muß der Monographie **Calciumlactat-Pentahydrat (Calcii lactas pentahydricus)** entsprechen.

Calciumsulfat-Hemihydrat *R* 1015200

$CaSO_4 \cdot 0,5\ H_2O$ M_r 145,1
CAS Nr. 10101-41-4.

Weißes Pulver; löslich in etwa 1500 Teilen Wasser, praktisch unlöslich in Ethanol. Wird die Substanz im Verhältnis 2 zu 1 mit Wasser gemischt, erstarrt sie schnell zu einer harten, porösen Masse.

Calciumsulfat-Lösung *R* 1015201

5 g Calciumsulfat-Hemihydrat *R* werden 1 h lang mit 100 ml Wasser *R* geschüttelt; anschließend wird filtriert.

Calconcarbonsäure *R* 1015300

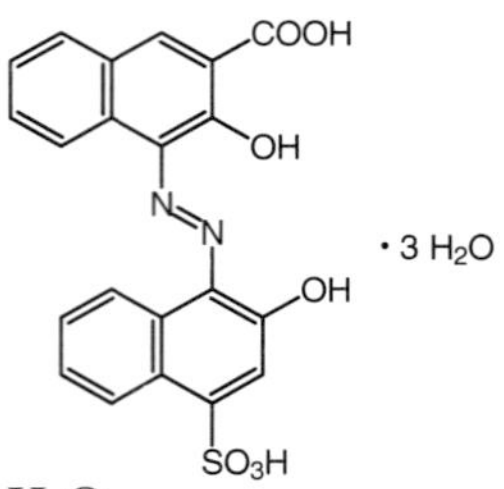

$C_{21}H_{14}N_2O_7S \cdot 3\ H_2O$ M_r 492,5
CAS Nr. 3737-95-9.
3-Hydroxy-4-(2-hydroxy-4-sulfo-1-naphthylazo)-2-naphthoesäure, Trihydrat.

Braunschwarzes Pulver; schwer löslich in Wasser, sehr schwer löslich in Aceton und Ethanol, wenig löslich in verdünnten Natriumhydroxid-Lösungen.

Calconcarbonsäure-Verreibung *R* 1015301

1 Teil Calconcarbonsäure *R* wird mit 99 Teilen Natriumchlorid *R* verrieben.

Empfindlichkeitsprüfung: 50 mg der Calconcarbonsäure-Verreibung werden in einer Mischung von 2 ml konzentrierter Natriumhydroxid-Lösung *R* und 100 ml Wasser *R* gelöst. Die Lösung muß blau gefärbt sein. Nach Zusatz von 1 ml einer Lösung von Magnesiumsulfat *R* ($10\ g \cdot l^{-1}$) und 0,1 ml einer Lösung von Calciumchlorid *R* ($1,5\ g \cdot l^{-1}$) muß sich die Lösung violett und nach Zusatz von 0,15 ml Natriumedetat-Lösung ($0,01\ mol \cdot l^{-1}$) rein blau färben.

Campher *R* 1113000

CAS Nr. 76-22-2.

Muß der Monographie **Racemischer Campher (Camphora racemica)** entsprechen.

Wird die Substanz in der Gaschromatographie verwendet, muß sie zusätzlich folgender Anforderung entsprechen:

Gehaltsbestimmung: Die Bestimmung erfolgt mit Hilfe der Gaschromatographie (2.2.28) wie in der Monographie **Lavendelöl (Lavandulae aetheroleum)** beschrieben.

Untersuchungslösung: Eine Lösung der Substanz ($10\ g \cdot l^{-1}$) in Hexan *R*.

Die Fläche des Hauptpeaks muß mindestens 98,0 Prozent der Summe aller Peakflächen mit Ausnahme der des Lösungsmittel-Peaks betragen.

Camphersulfonsäure *R* 1104100

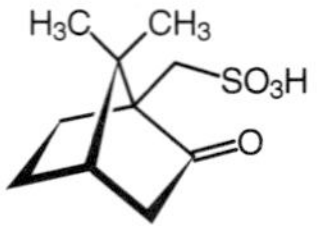

$C_{10}H_{16}O_4S$ M_r 232,3
CAS Nr. 3144-16-9.

(1*S*)-(+)-10-Camphersulfonsäure; [(1*S*)-7,7-Dimethyl-2-oxobicyclo[2.2.1]heptan-1-yl]methansulfonsäure.

Syn. Reychler's Säure; (1*S*,4*R*)-(+)-2-Oxo-10-bornansulfonsäure.

Mindestens 99,0 Prozent (1*S*)-(+)-10-Camphersulfonsäure.

Prismenförmige, hygroskopische Kristalle; löslich in Wasser.

Smp: Etwa 194 °C, unter Zersetzung.

$[\alpha]_D^{20}$: +20 ± 1°, an einer Lösung der Substanz ($43\ g \cdot l^{-1}$) in Wasser *R* bestimmt.

ΔA (2.2.41): $10,2 \cdot 10^3$, an einer Lösung der Substanz ($1,0\ g \cdot l^{-1}$) bei 290,5 nm bestimmt.

Caprinalkohol *R* 1024700

Siehe Decanol *R*.

ε-Caprolactam *R* 1104200

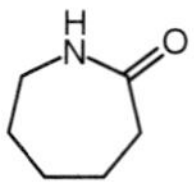

$C_6H_{11}NO$ M_r 113,2
CAS Nr. 105-60-2.
Hexan-6-lactam; Azepan-2-on.

Hygroskopische Schuppen; leicht löslich in Wasser, wasserfreiem Ethanol und Methanol.

Smp: Etwa 70 °C.

Carbazol *R* 1015400

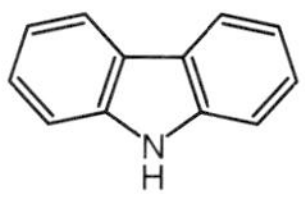

$C_{12}H_9N$ M_r 167,2
CAS Nr. 86-74-8.
Dibenzopyrrol.

Kristalle; praktisch unlöslich in Wasser, leicht löslich in Aceton, schwer löslich in Ethanol.

Smp: Etwa 245 °C.

Carbomer *R* 1015500

CAS Nr. 9007-20-9.

Ein quervernetztes Polymer der Acrylsäure; enthält einen hohen Anteil (56 bis 68 Prozent) an Carboxyl-Gruppen, berechnet auf die 1 h lang bei 80 °C getrocknete Substanz. Mittlere relative Molekülmasse etwa $3 \cdot 10^6$.

pH-Wert (2.2.3): Der *p*H-Wert einer Suspension der Substanz ($10 \text{ g} \cdot \text{l}^{-1}$) beträgt etwa 3.

Carbophenothion *R* 1016200

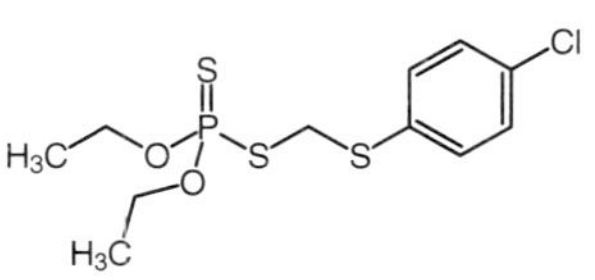

$C_{11}H_{16}ClO_2PS_3$ M_r 342,9
CAS Nr. 786-19-6.
Carbofenotion.
O,O-Diethyl-*S*-[[(4-chlorphenyl)thio]methyl]-phosphorodithioat.

Gelbliche Flüssigkeit; praktisch unlöslich in Wasser, mischbar mit organischen Lösungsmitteln.

d_4^{25}: Etwa 1,27.

Für die Monographie **Wollwachs (Adeps lanae)** kann eine geeignete, zertifizierte Referenzlösung (10 ng/µl in Isooctan) verwendet werden.

Car-3-en *R* 1124000

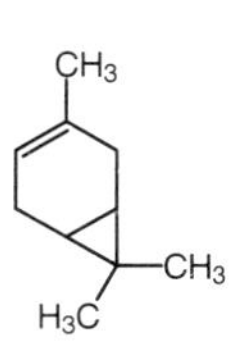

$C_{10}H_{16}$ M_r 136,2
CAS Nr. 498-15-7.
3,7,7-Trimethylbicyclo[4.1.0]hept-3-en.

Flüssigkeit mit stechendem Geruch; schwer löslich in Wasser, löslich in organischen Lösungsmitteln.

d_{20}^{20}: Etwa 0,864.

n_D^{20}: 1,473 bis 1,474.

$[\alpha]_D^{20}$: +15 bis +17°.

Sdp: 170 bis 172 °C.

Wird die Substanz in der Gaschromatographie verwendet, muß sie zusätzlich folgender Anforderung entsprechen:

Gehaltsbestimmung: Die Bestimmung erfolgt mit Hilfe der Gaschromatographie (2.2.28) wie in der Monographie **Muskatöl (Myristicae fragrantis aetheroleum)** beschrieben.

Der Gehalt, berechnet mit Hilfe des Verfahrens „Normalisierung", muß mindestens 95,0 Prozent betragen.

Carvacrol *R* 1016400

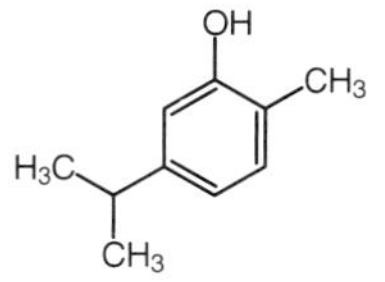

$C_{10}H_{14}O$ M_r 150,2
CAS Nr. 499-75-2.
5-Isopropyl-2-methylphenol.

Bräunliche Flüssigkeit; praktisch unlöslich in Wasser, sehr leicht löslich in Ethanol und Ether.

d_{20}^{20}: Etwa 0,975.

n_D^{20}: Etwa 1,523.

Sdp: Etwa 237 °C.

Wird die Substanz in der Gaschromatographie verwendet, muß sie zusätzlich folgender Anforderung entsprechen:

Gehaltsbestimmung: Die Bestimmung erfolgt mit Hilfe der Gaschromatographie (2.2.28) wie in der Monographie **Pfefferminzöl (Menthae piperitae aetheroleum)** beschrieben.

Untersuchungslösung: 0,1 g Substanz werden in etwa 10 ml Aceton *R* gelöst.

Die Fläche des Hauptpeaks muß mindestens 95,0 Prozent der Summe aller Peakflächen betragen (der Lösungsmittel-Peak wird nicht berücksichtigt).

(+)-Carvon *R* 1016500

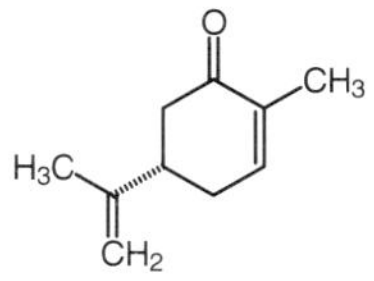

$C_{10}H_{14}O$ M_r 150,2
CAS Nr. 2244-16-8.
(*S*)-5-Isopropenyl-2-methylcyclohex-2-enon;
(*S*)-*p*-Mentha-6,8-dien-2-on.

Flüssigkeit; praktisch unlöslich in Wasser, mischbar mit Ethanol.

d_{20}^{20}: Etwa 0,965.

n_D^{20}: Etwa 1,500.

$[\alpha]_D^{20}$: Etwa +61°.

Sdp: Etwa 230 °C.

Wird die Substanz in der Gaschromatographie verwendet, muß sie zusätzlich folgender Anforderung entsprechen:

Gehaltsbestimmung: Die Bestimmung erfolgt mit Hilfe der Gaschromatographie (2.2.28) wie in der Monographie **Pfefferminzöl (Menthae piperitae aetheroleum)** beschrieben.

Untersuchungslösung: Die Substanz.

Die Fläche des Hauptpeaks muß mindestens 98,0 Prozent der Summe aller Peakflächen betragen.

β-Caryophyllen *R* 1101000

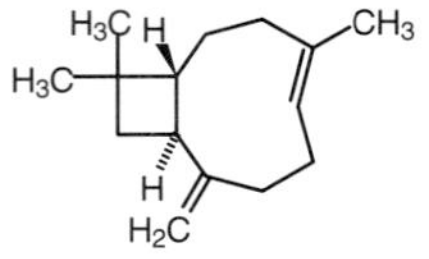

$C_{15}H_{24}$ M_r 204,4

CAS Nr. 87-44-5.

(*E*-1*R*,9*S*)-4,11,11-Trimethyl-8-methylenbicyclo[7.2.0]=undec-4-en.

Ölige Flüssigkeit; praktisch unlöslich in Wasser, mischbar mit Ethanol und Ether.

d_4^{17}: Etwa 0,905.

n_D^{20}: Etwa 1,492.

$[\alpha]_D^{20}$: Etwa –5,2°.

Sdp_{14}: 129 bis 130 °C.

Wird die Substanz in der Gaschromatographie verwendet, muß sie zusätzlich folgender Anforderung entsprechen:

Gehaltsbestimmung: Die Bestimmung erfolgt mit Hilfe der Gaschromatographie (2.2.28) wie in der Monographie **Nelkenöl (Caryophylli floris aetheroleum)** beschrieben.

Untersuchungslösung: Die Substanz.

Die Fläche des Hauptpeaks muß mindestens 98,5 Prozent der Summe aller Peakflächen betragen.

Casein *R* 1016600

CAS Nr. 9000-71-9.

Mischung verwandter Phosphoproteine aus der Milch.

Weißes, amorphes Pulver oder weiße Körnchen; sehr schwer löslich in Wasser und unpolaren organischen Lösungsmitteln; löslich in Salzsäure unter Bildung einer schwach violett gefärbten Lösung, bildet Salze mit Säuren und Basen; der isoelektrische Punkt liegt bei etwa *p*H 4,7; alkalische Lösungen sind linksdrehend.

Catechin *R* 1119000

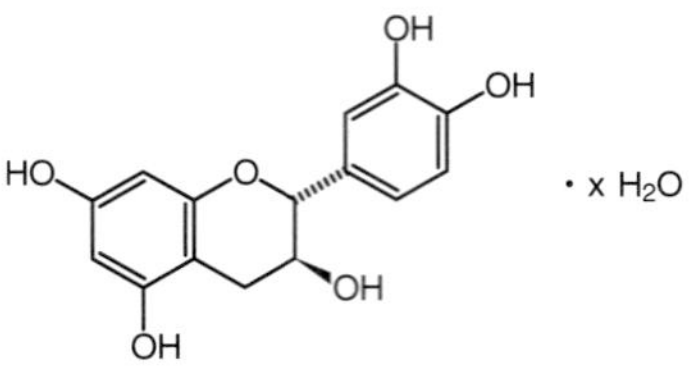

$C_{15}H_{14}O_6 \cdot x\ H_2O$ M_r 290,3 (für die wasserfreie Substanz)

CAS Nr. 154-23-4.

(+)-(2*R*,3*S*)-2-(3,4-Dihydroxyphenyl)-3,4-dihydro-2*H*-chromen-3,5,7-triol, x H_2O.

Syn. Catechol, Cianidanol, Cyanidol.

Cellulose zur Chromatographie *R* 1016800

CAS Nr. 9004-34-6.

Feines, weißes, homogenes Pulver. Die mittlere Korngröße ist kleiner als 30 µm.

Herstellung der Dünnschichtplatten: 15 g Substanz werden in 100 ml Wasser *R* suspendiert und 60 s lang mit einem elektrisch betriebenen Gerät homogenisiert. Die sorgfältig gereinigten Platten werden mittels eines Streichgeräts mit einer 0,1 mm dicken Schicht versehen und an der Luft trocknen gelassen.

Cellulose zur Chromatographie *R* 1 1016900

Feines, weißes, homogenes Pulver (mikrokristalline Cellulose). Die mittlere Korngröße ist kleiner als 30 µm.

Herstellung der Dünnschichtplatten: 25 g Substanz werden in 90 ml Wasser *R* suspendiert und 60 s lang mit einem elektrisch betriebenen Gerät homogenisiert. Die sorgfältig gereinigten Platten werden mittels eines Streichgeräts mit einer 0,1 mm dicken Schicht versehen und an der Luft trocknen gelassen.

Cellulose zur Chromatographie F_{254} *R* 1017000

Feines, weißes, homogenes Pulver (mikrokristalline Cellulose), das einen Fluoreszenzindikator mit intensivster Anregung der Fluoreszenz bei 254 nm enthält. Die mittlere Korngröße ist kleiner als 30 µm.

Herstellung der Dünnschichtplatten: 25 g Substanz werden in 100 ml Wasser *R* suspendiert und 60 s lang mit einem elektrisch betriebenen Gerät homogenisiert. Die sorgfältig gereinigten Platten werden mittels eines Streichgerätes mit einer 0,1 mm dicken Schicht versehen und an der Luft trocknen gelassen.

Cephalin-Reagenz *R* 1017200

Die zur Herstellung verwendeten Lösungsmittel sollen ein geeignetes Antioxidans enthalten, z. B. Butylhydroxyanisol (0,02 g · l⁻¹).

0,5 bis 1 g getrocknetes Rinderhirn *R* werden mit 20 ml Aceton *R* versetzt. Nach 2 h wird 2 min lang bei 500 *g* zentrifugiert und die überstehende Flüssigkeit dekantiert. Der Rückstand wird im Vakuum getrocknet und mit 20 ml Chloroform *R* versetzt. Unter häufigem Schütteln wird 2 h lang stehengelassen. Die festen Bestandteile werden durch Filtration oder Zentrifugation abgetrennt. Das Chloroform wird im Vakuum abgedampft und der Rückstand in 5 bis 10 ml einer Lösung von Natriumchlorid *R* (9 g · l^{-1}) suspendiert.

Das Reagenz ist, gefroren oder gefriergetrocknet, innerhalb von 3 Monaten zu verwenden.

Cer(III)-nitrat *R* 1017400

$Ce(NO_3)_3 \cdot 6\,H_2O$ M_r 434,3
CAS Nr. 10294-41-4.

Farbloses bis schwach gelbliches, kristallines Pulver; leicht löslich in Wasser und Ethanol.

Cer(IV)-sulfat *R* 1017300

$Ce(SO_4)_2 \cdot 4\,H_2O$ M_r 404,3
CAS Nr. 123333-60-8.
Cer(IV)-sulfat, Tetrahydrat.

Gelbes bis orangegelbes, kristallines Pulver oder Kristalle; sehr schwer löslich in Wasser. Die Substanz löst sich langsam in verdünnten Säuren.

Cetrimid *R* 1017600

CAS Nr. 8044-71-1.

Muß der Monographie **Cetrimid (Cetrimidum)** entsprechen.

Cetrimoniumbromid *R* 1017700

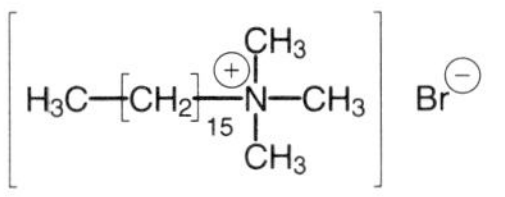

$C_{19}H_{42}BrN$ M_r 364,5
CAS Nr. 57-09-0.
Hexadecyltrimethylammoniumbromid.

Weißes, kristallines Pulver; löslich in Wasser, leicht löslich in Ethanol.

Smp: Etwa 240 °C.

Cetylstearylalkohol *R* 1017500

CAS Nr. 67762-27-0.

Muß der Monographie **Cetylstearylalkohol (Alcohol cetylicus stearylicus)** entsprechen.

Chinaldinrot *R* 1073800

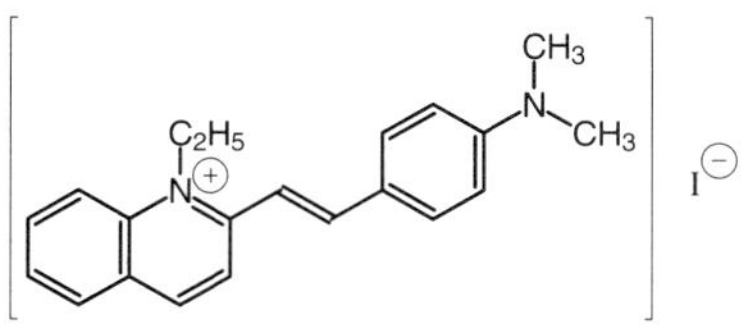

$C_{21}H_{23}IN_2$ M_r 430,3
CAS Nr. 117-92-0.
2-(4-Dimethylaminostyryl)-1-ethylchinoliniumiodid.

Dunkelblauschwarzes Pulver; wenig löslich in Wasser, leicht löslich in Ethanol.

Chinaldinrot-Lösung *R* 1073801

0,1 g Chinaldinrot *R* werden in Methanol *R* zu 100 ml gelöst.

Umschlagsbereich: *p*H-Wert 1,4 (farblos) bis 3,2 (rot).

Chinhydron *R* 1073900

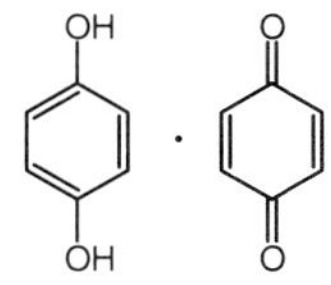

$C_{12}H_{10}O_4$ M_r 218,2
CAS Nr. 106-34-3.
Äquimolekularer Komplex aus Hydrochinon und 1,4-Benzochinon.

Glänzendes, kristallines Pulver oder glänzende Kristalle, tiefgrün; schwer löslich in Wasser, wenig löslich in heißem Wasser, löslich in Ethanol, Ether und konzentrierter Ammoniak-Lösung.

Smp: Etwa 170 °C.

Chinidin *R* 1074000

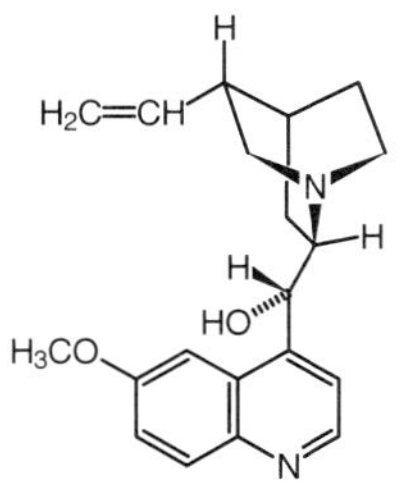

$C_{20}H_{24}N_2O_2$ M_r 324,4
CAS Nr. 56-54-2.
(8*R*,9*S*)-6′-Methoxy-9-cinchonanol.

Weiße Kristalle; sehr schwer löslich in Wasser, wenig löslich in Ethanol, schwer löslich in Ether und Methanol.

$[\alpha]_D^{20}$: Etwa +260°, an einer Lösung der Substanz (10 g · l^{-1}) in wasserfreiem Ethanol *R* bestimmt.

Smp: Etwa 172 °C.

Vor Licht geschützt zu lagern.

Chinidinsulfat *R* 1109500

CAS Nr. 6591-63-5.

Muß der Monographie **Chinidinsulfat (Chinidini sulfas)** entsprechen.

Chinin *R* 1074100

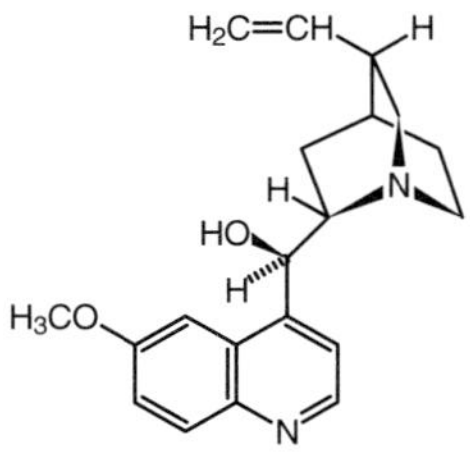

$C_{20}H_{24}N_2O_2$ M_r 324,4
CAS Nr. 130-95-0.
(8*S*,9*R*)-6′-Methoxy-9-cinchonanol.

Weißes, mikrokristallines Pulver; sehr schwer löslich in Wasser, schwer löslich in siedendem Wasser, sehr leicht löslich in wasserfreiem Ethanol, löslich in Ether.

$[\alpha]_D^{20}$: Etwa −167°, an einer Lösung der Substanz ($10\ g \cdot l^{-1}$) in wasserfreiem Ethanol *R* bestimmt.

Smp: Etwa 175 °C.

Vor Licht geschützt zu lagern.

Chininhydrochlorid *R* 1074200

CAS Nr. 6119-47-7.

Muß der Monographie **Chininhydrochlorid (Chinini hydrochloridum)** entsprechen.

Chininsulfat *R* 1074300

CAS Nr. 6119-70-6.

Muß der Monographie **Chininsulfat (Chinini sulfas)** entsprechen.

Chloracetanilid *R* 1018100

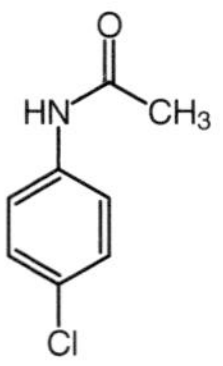

C_8H_8ClNO M_r 169,6
CAS Nr. 539-03-7.
4′-Chloracetanilid.

Kristallines Pulver; praktisch unlöslich in Wasser, löslich in Ethanol.

Smp: Etwa 178 °C.

Chloralhydrat *R* 1017900

CAS Nr. 302-17-0.

Muß der Monographie **Chloralhydrat (Chlorali hydras)** entsprechen.

Chloralhydrat-Lösung *R* 1017901

80 g Chloralhydrat *R* werden in 20 ml Wasser *R* gelöst.

Chloramin T *R* 1018000

CAS Nr. 7080-50-4.

Muß der Monographie **Tosylchloramid-Natrium (Chloraminum)** entsprechen.

Chloramin-T-Lösung *R* 1018001

Eine Lösung von Chloramin T *R* ($20\ g \cdot l^{-1}$).
Bei Bedarf frisch herzustellen.

Chloramin-T-Lösung *R* 1 1018002

Eine Lösung von Chloramin T *R* ($0{,}1\ g \cdot l^{-1}$).
Bei Bedarf frisch herzustellen.

Chloramin-T-Lösung *R* 2 1018003

Eine Lösung von Chloramin T *R* ($0{,}2\ g \cdot l^{-1}$).
Bei Bedarf frisch herzustellen.

Chloranilin *R* 1018300

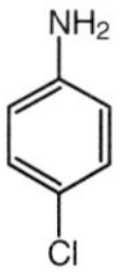

C_6H_6ClN M_r 127,6
CAS Nr. 106-47-8.
4-Chloranilin.

Kristalle; löslich in heißem Wasser, leicht löslich in Ethanol und Ether.

Smp: Etwa 71 °C.

4-Chlorbenzolsulfonamid *R* 1097400

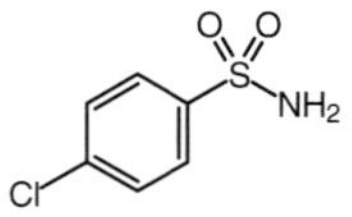

$C_6H_6ClNO_2S$ M_r 191,6
CAS Nr. 98-64-6.

Weißes Pulver.

Smp: Etwa 145 °C.

Chlordan *R* 1124100

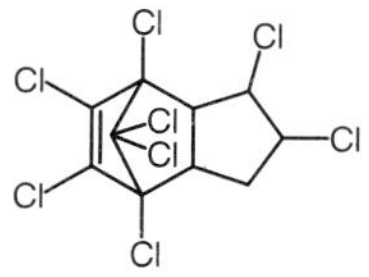

$C_{10}H_6Cl_8$ — M_r 409,8

CAS Nr. 12789-03-6.

Smp: Etwa 106 °C.

Sdp: Etwa 175 °C.

Eine geeignete, zertifizierte Referenzlösung von technischer Qualität (10 ng/µl in Isooctan) kann verwendet werden.

Chlordiazepoxid *R* 1113200

CAS Nr. 58-25-3.

Muß der Monographie **Chlordiazepoxid (Chlordiazepoxidum)** entsprechen.

Chloressigsäure *R* 1018200

$ClH_2C{-}COOH$

$C_2H_3ClO_2$ — M_r 94,5

CAS Nr. 79-11-8.

Farblose oder weiße, zerfließende Kristalle; sehr leicht löslich in Wasser, löslich in Ethanol und Ether.

Dicht verschlossen zu lagern.

2-Chlorethanol *R* 1097500

$ClH_2C{-}CH_2OH$

C_2H_5ClO — M_r 80,5

CAS Nr. 107-07-3.

Farblose Flüssigkeit; löslich in Ethanol.

d_{20}^{20}: Etwa 1,197.

n_D^{20}: Etwa 1,442.

Smp: Etwa –89 °C.

Sdp: Etwa 130 °C.

2-Chlorethanol-Lösung *R* 1097501

0,125 g 2-Chlorethanol *R* werden in 2-Propanol *R* zu 50 ml gelöst. 5 ml Lösung werden mit 2-Propanol *R* zu 50 ml verdünnt.

Chlorethylaminhydrochlorid *R* 1124300

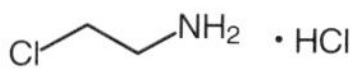

$C_2H_7Cl_2N$ — M_r 116,0

CAS Nr. 870-24-6.

2-Chlorethanamin-hydrochlorid.

Smp: Etwa 145 °C.

Chlorfenvinphos *R* 1124200

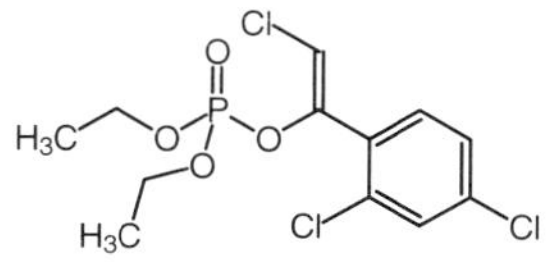

$C_{12}H_{14}Cl_3O_4P$ — M_r 359,6

CAS Nr. 470-90-6.

Clofenvinfos.

Eine geeignete, zertifizierte Referenzlösung (10 ng/µl in Cyclohexan) kann verwendet werden.

Chlornitroanilin *R* 1018800

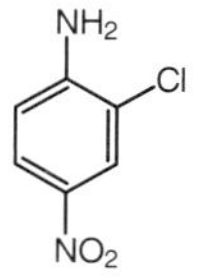

$C_6H_5ClN_2O_2$ — M_r 172,6

CAS Nr. 121-87-9.

2-Chlor-4-nitroanilin.

Gelbes, kristallines Pulver; leicht löslich in Methanol.

Smp: Etwa 107 °C.

Vor Licht geschützt zu lagern.

Chlorobutanol *R* 1018400

CAS Nr. 57-15-8.

Muß der Monographie **Wasserfreies Chlorobutanol (Chlorobutanolum anhydricum)** entsprechen.

Chloroform *R* 1018600

$CHCl_3$ — M_r 119,4

CAS Nr. 67-66-3.

Trichlormethan.

Klare, farblose Flüssigkeit; schwer löslich in Wasser, mischbar mit Ethanol.

d_{20}^{20}: 1,475 bis 1,481.

Sdp: Etwa 60 °C.

Enthält 0,4 bis 1,0 Prozent (*m/m*) Ethanol.

Ethanol: 1,00 g Substanz wird in einen Erlenmeyerkolben mit Schliffstopfen eingefüllt. Nach Zusatz von 15,0 ml Kaliumdichromat-Salpetersäure-Reagenz *R* wird der Kolben verschlossen, 2 min lang kräftig geschüttelt und 15 min lang stehengelassen. 100 ml Wasser *R* und 5 ml einer Lösung von Kaliumiodid *R* (200 g · l^{-1}) werden zugesetzt. Nach 2 min wird der Überschuß an Iod mit Natriumthiosulfat-Lösung (0,1 mol · l^{-1}) unter Zusatz von 1 ml Stärke-Lösung *R* titriert, bis eine schwache Grünfärbung erhalten ist (n_1 ml Natriumthiosulfat-Lösung (0,1 mol · l^{-1})). Ein Blindversuch wird durchgeführt (n_2 ml Natriumthiosulfat-Lösung (0,1 mol · l^{-1})).

Der Prozentgehalt an Ethanol wird nach der Formel errechnet:

$$\frac{0{,}115\,(n_2 - n_1)}{m}$$

m = Einwaage der Substanz in Gramm.

Chloroform, angesäuertes *R* 1018601

100 ml Chloroform *R* werden mit 10 ml Salzsäure *R* geschüttelt und stehengelassen. Nach dem Entmischen werden die beiden Phasen getrennt.

Chloroform, ethanolfreies *R* 1018602

200 ml Chloroform *R* werden 4mal mit je 100 ml Wasser *R* ausgeschüttelt und 24 h lang über 20 g wasserfreiem Natriumsulfat *R* getrocknet. Das Filtrat wird über 10 g wasserfreiem Natriumsulfat *R* destilliert. Die ersten 20 ml des Destillats werden verworfen.

Bei Bedarf frisch herzustellen.

Chloroform, ethanolfreies *R* 1 1018700

$CHCl_3$ M_r 119,4

Chloroform, mit 2-Methyl-2-buten stabilisiert.

Klare, farblose Flüssigkeit; schwer löslich in Wasser, mischbar mit Ethanol.

Die Transmission (2.2.25) der Substanz, gegen Wasser *R* gemessen, muß mindestens betragen:

50 Prozent bei 255 nm
80 Prozent bei 260 nm
98 Prozent bei 300 nm.

Wasser: Höchstens 0,05 Prozent.

Verdampfungsrückstand: Höchstens 0,001 Prozent.

Gehalt: Mindestens 99,8 Prozent $CHCl_3$, mit Hilfe der Gaschromatographie bestimmt.

(D)Chloroform *R* 1025000

$CDCl_3$ M_r 120,4

CAS Nr. 865-49-6.

(D)Trichlormethan.

Klare, farblose Flüssigkeit; praktisch unlöslich in Wasser, mischbar mit Aceton, Ethanol und Ether. Die Substanz kann mit Hilfe einer Silberfolie stabilisiert werden.

d_{20}^{20}: Etwa 1,51.

n_D^{20}: Etwa 1,445.

Sdp: Etwa 60 °C.

Deuterierungsgrad: Mindestens 99,7 Prozent.

Wasser und Deuteriumoxid: Höchstens 0,05 Prozent.

Chlorogensäure *R* 1104700

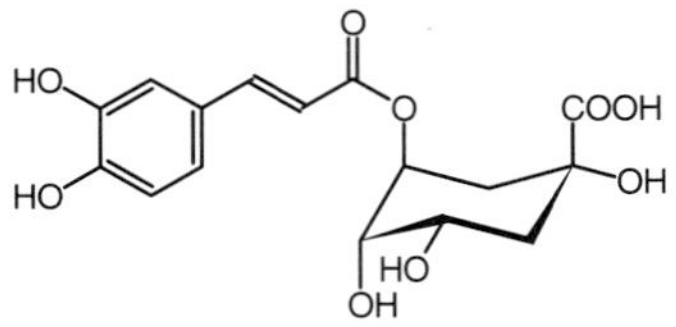

$C_{16}H_{18}O_9$ M_r 354,3

CAS Nr. 327-97-9.

(1*S*,3*R*,4*R*,5*R*)-3-[(3,4-Dihydroxycinnamoyl)oxy]-1,4,5-trihydroxycyclohexancarbonsäure.

Weißes, kristallines Pulver oder weiße Nadeln; leicht löslich in siedendem Wasser, Aceton und wasserfreiem Ethanol.

$[\alpha]_D^{20}$: Etwa −35,2°.

Smp: Etwa 208 °C.

Chromatographie: Wird die Substanz unter den Bedingungen, wie unter „Prüfung auf Identität, A" der Monographie **Eingestellter Belladonnablättertrockenextrakt (Belladonnae folium extractum siccum normatum)** angegeben, geprüft, darf das Chromatogramm nur eine Hauptzone zeigen.

Chlorothiazid *R* 1112100

CAS Nr. 58-94-6.

Muß der Monographie **Chlorothiazid (Chlorothiazidum)** entsprechen.

Chlorphenol *R* 1018900

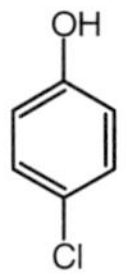

C_6H_5ClO M_r 128,6

CAS Nr. 106-48-9.

4-Chlorphenol.

Farblose bis fast farblose Kristalle; schwer löslich in Wasser, sehr leicht löslich in Ethanol, Ether und Alkalihydroxid-Lösungen.

Smp: Etwa 42 °C.

3-Chlorpropan-1,2-diol *R* 1097600

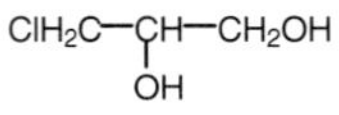

$C_3H_7ClO_2$ M_r 110,5

CAS Nr. 96-24-2.

Farblose Flüssigkeit; löslich in Wasser, Ethanol und Ether.

d_{20}^{20}: Etwa 1,322.

n_D^{20}: Etwa 1,480.

Sdp: Etwa 213 °C.

Chlorpyriphos *R* 1124400

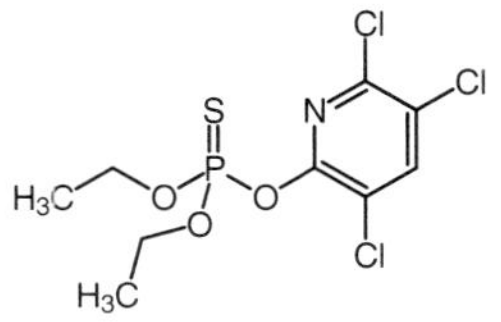

$C_9H_{11}Cl_3NO_3PS$ M_r 350,6
CAS Nr. 2921-88-2.
Chlorpyrifos.

Smp: 42 bis 44 °C.

Sdp: Etwa 200 °C.

Eine geeignete, zertifizierte Referenzlösung (10 ng/µl in Cyclohexan) kann verwendet werden.

Chlorpyriphos-methyl *R* 1124500

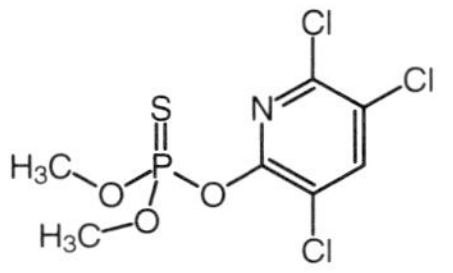

$C_7H_7Cl_3NO_3PS$ M_r 322,5
CAS Nr. 5598-13-0.
Chlorpyrifos-Methyl.

Smp: 45 bis 47 °C.

Eine geeignete, zertifizierte Referenzlösung (10 ng/µl in Cyclohexan) kann verwendet werden.

Chlorsalicylsäure *R* 1019100

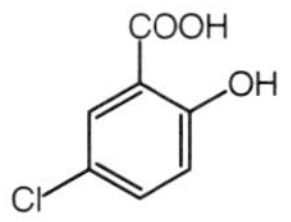

$C_7H_5ClO_3$ M_r 172,6
CAS Nr. 321-14-2.
5-Chlor-2-hydroxy-benzoesäure.

Weißes bis fast weißes, kristallines Pulver; löslich in Methanol.

Smp: Etwa 173 °C.

Chlortriethylaminhydrochlorid *R* 1018500

$ClH_2C—CH_2—N(C_2H_5)_2 \cdot HCl$

$C_6H_{15}Cl_2N$ M_r 172,1
CAS Nr. 869-24-9.
(2-Chlorethyl)diethylamin-hydrochlorid; 2-Chlor-*N*,*N*-diethylethylamin-hydrochlorid.

Weißes, kristallines Pulver; sehr leicht löslich in Wasser und Methanol, leicht löslich in Dichlormethan, praktisch unlöslich in Hexan.

Smp: Etwa 211 °C.

Chlortrimethylsilan *R* 1019300

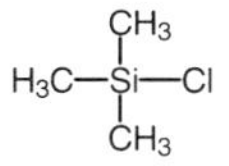

C_3H_9ClSi M_r 108,6
CAS Nr. 75-77-4.

Klare, farblose, an der Luft rauchende Flüssigkeit.

d_{20}^{20}: Etwa 0,86.

n_D^{20}: Etwa 1,388.

Sdp: Etwa 57 °C.

Cholesterol *R* 1019400

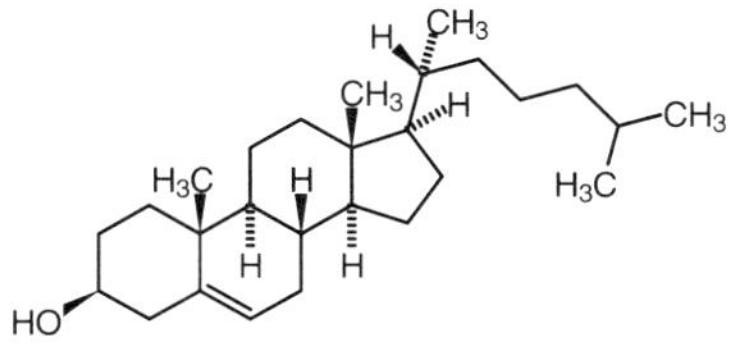

CAS Nr. 57-88-5.

Muß der Monographie **Cholesterol (Cholesterolum)** entsprechen.

Cholinchlorid *R* 1019500

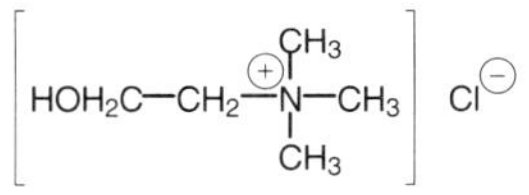

$C_5H_{14}ClNO$ M_r 139,6
CAS Nr. 67-48-1.
(2-Hydroxyethyl)trimethylammoniumchlorid.

Zerfließende Kristalle; sehr leicht löslich in Wasser und Ethanol.

Dünnschichtchromatographie: Wird die Substanz unter den Bedingungen wie in der Monographie **Suxamethoniumchlorid (Suxamethonii chloridum)** mit 5 µl einer Lösung der Substanz (0,2 g · l^{-1}) in Methanol *R* geprüft, darf das Chromatogramm nur einen Hauptfleck zeigen.

Dicht verschlossen zu lagern.

Choriongonadotropin *R* 1041100

CAS Nr. 9002-61-3.

Muß der Monographie **Choriongonadotropin (Gonadotropinum chorionicum)** entsprechen.

Chromazurol S *R* 1019600

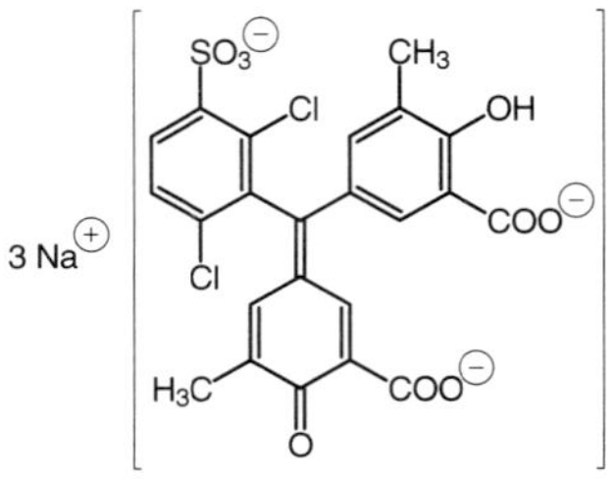

$C_{23}H_{13}Cl_2Na_3O_9S$ M_r 605
CAS Nr. 1667-99-8.
C.I. Nr. 43825; Schultz Nr. 841.
5-[α-(3-Carboxy-5-methyl-4-oxo-2,5-cyclohexadienyl=iden)-2,6-dichlor-3-sulfobenzyl]-2-hydroxy-3-methyl=benzoesäure, Trinatriumsalz.

Bräunlichschwarzes Pulver; löslich in Wasser, schwer löslich in Ethanol.

Chrom(III)-chlorid-Hexahydrat *R* 1104800

$[Cr(H_2O)_4Cl_2]Cl \cdot 2\ H_2O$ M_r 266,5
CAS Nr. 10060-12-5.

Tiefgrünes, kristallines, hygroskopisches Pulver; sehr giftig.

Vor Feuchtigkeit und oxidierenden Substanzen geschützt zu lagern.

Chrom(III)-kaliumsulfat *R* 1019800

$CrK(SO_4)_2 \cdot 12\ H_2O$ M_r 499,4
CAS Nr. 7788-99-0.
Chromalaun.

Große, violettrote bis schwarze Kristalle; leicht löslich in Wasser, praktisch unlöslich in Ethanol.

Chromophorsubstrat *R* 1 1020000

N-α-Benzyloxycarbonyl-D-arginyl-L-glycyl-L-arginin-*p*-nitroanilid-dihydrochlorid wird in Wasser *R* zu einer Konzentration von 3 mmol · l^{-1} gelöst. Vor Gebrauch wird die Lösung mit Trometamol-Natriumedetat-Pufferlösung *p*H 8,4 *R* auf eine Konzentration von 0,5 mmol · l^{-1} verdünnt.

Chromophorsubstrat *R* 2 1020100

D-Phenylalanyl-piperazin-arginin-*p*-nitroanilid-dihydro=chlorid wird in Wasser *R* zu einer Konzentration von 3 mmol · l^{-1} gelöst. Vor Gebrauch wird die Lösung mit Trometamol-Natriumedetat-Pufferlösung *p*H 8,4 *R* auf eine Konzentration von 0,5 mmol · l^{-1} verdünnt.

Chromotrop 2B *R* 1020200

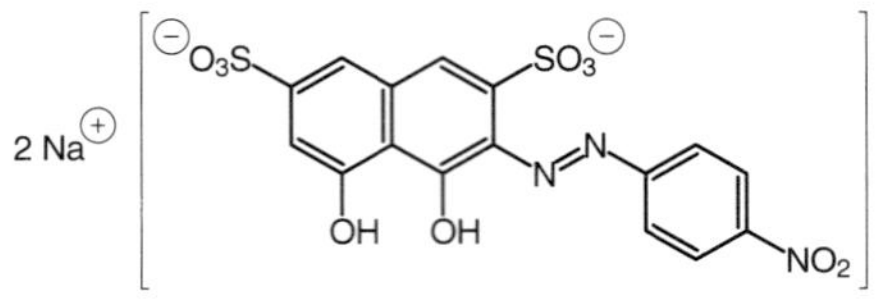

$C_{16}H_9N_3Na_2O_{10}S_2$ M_r 513,4
CAS Nr. 548-80-1.
C.I. Nr. 16575; Schultz Nr. 67.
4,5-Dihydroxy-3-(4-nitrophenylazo)-2,7-naphthalindi=sulfonsäure, Dinatriumsalz.

Rotbraunes Pulver; löslich in Wasser unter Bildung einer gelbroten Lösung, praktisch unlöslich in Ethanol.

Chromotrop-2B-Lösung *R* 1020201

Eine Lösung von Chromotrop 2B *R* (50 mg · l^{-1}) in Schwefelsäure *R*.

Chromotropsäure *R* 1119100

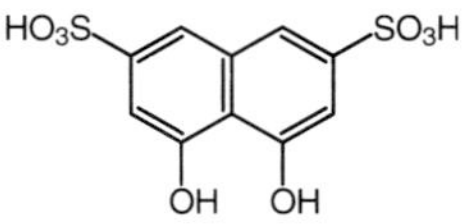

$C_{10}H_8O_8S_2$ M_r 320,3
CAS Nr. 148-25-4.
4,5-Dihydroxynaphthalin-2,7-disulfonsäure.

Weiße Nadeln; löslich in Wasser.

Smp: Etwa 300 °C.

Chromotropsäure-Natrium *R* 1020300

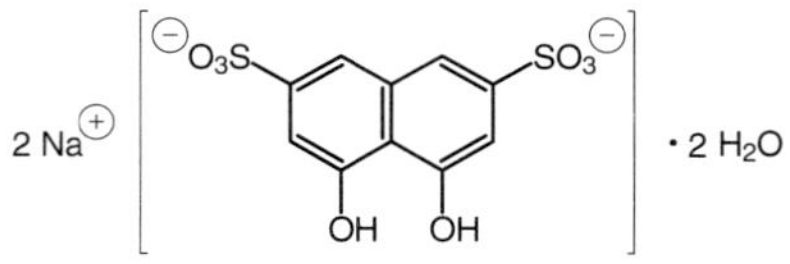

$C_{10}H_6Na_2O_8S_2 \cdot 2\ H_2O$ M_r 400,3
CAS Nr. 5808-22-0.
Schultz Nr. 1136.
Chromotropsäure, Dinatriumsalz;
4,5-Dihydroxynaphthalin-2,7-disulfonsäure, Dinatriumsalz, Dihydrat;
1,8-Dihydroxynaphthalin-3,6-disulfonsäure, Dinatriumsalz, Dihydrat.

Gelblichweißes Pulver; löslich in Wasser, praktisch unlöslich in Ethanol.

Chromotropsäure-Natrium-Lösung *R* 1020301

0,60 g Chromotropsäure-Natrium *R* werden in etwa 80 ml Wasser *R* gelöst. Die Lösung wird mit Wasser *R* zu 100 ml verdünnt.

Die Lösung ist innerhalb von 24 h zu verwenden.

Chrom(VI)-oxid *R* 1019900

CrO_3 M_r 100,0

CAS Nr. 1333-82-0.

Dunkle, braunrote, zerfließende Nadeln oder dichte Körnchen; sehr leicht löslich in Wasser.

In Glasstopfengefäßen zu lagern.

Chromschwefelsäure *R* 1019700

Gesättigte Lösung von Chrom(VI)-oxid *R* in Schwefelsäure *R*.

Cinchonidin *R* 1020400

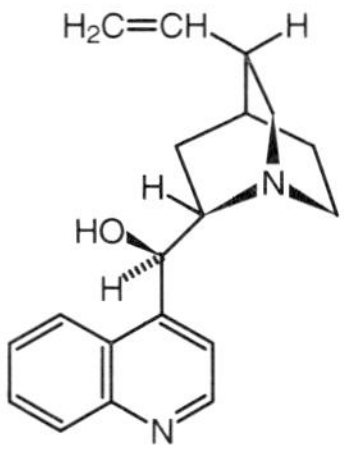

$C_{19}H_{22}N_2O$ M_r 294,4

CAS Nr. 485-71-2.

(8*S*,9*R*)-9-Cinchonanol.

Weißes, kristallines Pulver; sehr schwer löslich in Wasser und Petroläther, löslich in Ethanol, schwer löslich in Ether.

$[\alpha]_D^{20}$: −105 bis −110°, an einer Lösung der Substanz (50 g · l^{-1}) in Ethanol 96 % *R* bestimmt.

Smp: Etwa 208 °C, unter Zersetzung.

Vor Licht geschützt zu lagern.

Cinchonin *R* 1020500

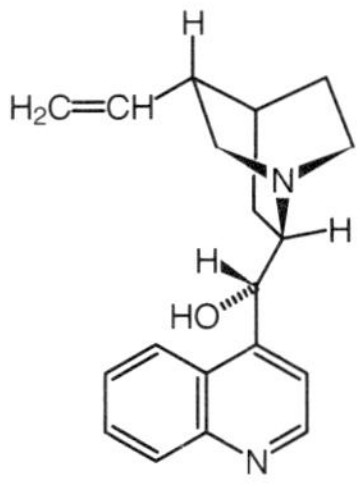

$C_{19}H_{22}N_2O$ M_r 294,4

CAS Nr. 118-10-5.

(8*R*,9*S*)-9-Cinchonanol.

Weißes, kristallines Pulver; sehr schwer löslich in Wasser, wenig löslich in Ethanol und Methanol, schwer löslich in Ether.

$[\alpha]_D^{20}$: +225 bis +230°, an einer Lösung der Substanz (50 g · l^{-1}) in Ethanol 96 % *R* bestimmt.

Smp: Etwa 263 °C.

Vor Licht geschützt zu lagern.

Cineol *R* 1020600

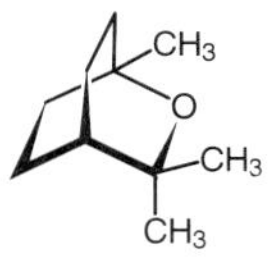

$C_{10}H_{18}O$ M_r 154,3

CAS Nr. 470-82-6.

1,8-Epoxy-*p*-menthan; 1,3,3-Trimethyl-2-oxabicyclo[2.2.2]octan; Syn. Eucalyptol.

Farblose Flüssigkeit; praktisch unlöslich in Wasser, mischbar mit wasserfreiem Ethanol und Ether.

d_{20}^{20}: 0,922 bis 0,927.

n_D^{20}: 1,456 bis 1,459.

Erstarrungspunkt (2.2.18): 0 bis 1 °C.

Destillationsbereich (2.2.11): 174 bis 177 °C.

Phenol: 1 g Substanz wird mit 20 ml Wasser *R* geschüttelt. Werden nach der Phasentrennung 10 ml der wäßrigen Schicht mit 0,1 ml Eisen(III)-chlorid-Lösung *R* 1 versetzt, darf keine Violettfärbung auftreten.

Terpentinöl: Eine Lösung von 1 g Substanz in 5 ml Ethanol 90 % *R* wird tropfenweise mit frisch hergestelltem Bromwasser *R* versetzt. Höchstens 0,5 ml dürfen für eine 30 min lang anhaltende Gelbfärbung verbraucht werden.

Verdampfungsrückstand: Höchstens 0,5 g · l^{-1}. 10,0 ml Substanz werden mit 25 ml Wasser *R* versetzt. Im Wasserbad wird eingedampft und der Rückstand bis zur Massekonstanz bei 100 bis 105 °C getrocknet.

Wird die Substanz in der Gaschromatographie verwendet, muß sie zusätzlich folgender Anforderung entsprechen:

Gehaltsbestimmung: Die Bestimmung erfolgt mit Hilfe der Gaschromatographie (2.2.28) wie in der Monographie **Pfefferminzöl (Menthae piperitae aetheroleum)** beschrieben.

Untersuchungslösung: Die Substanz.

Die Fläche des Hauptpeaks muß mindestens 98,0 Prozent der Summe aller Peakflächen betragen.

Cinnamylacetat *R* 1124700

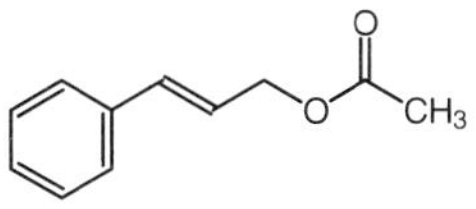

$C_{11}H_{12}O_2$ M_r 176,2

CAS Nr. 103-54-8.

3-Phenylprop-2-en-1-ylacetat; 3-Phenylallylacetat.

n_D^{20}: Etwa 1,542.

Sdp: Etwa 262 °C.

Wird die Substanz in der Gaschromatographie verwenden, muß sie zusätzlich folgender Anforderung entsprechen:

Reagenzien

Gehaltsbestimmung: Die Bestimmung erfolgt mit Hilfe der Gaschromatographie (2.2.28) wie in der Monographie **Cassiaöl (Cinnamomi cassiae aetheroleum)** beschrieben.

Der Gehalt, berechnet mit Hilfe des Verfahrens „Normalisierung", muß mindestens 99,0 Prozent betragen.

Citral *R* 1020800

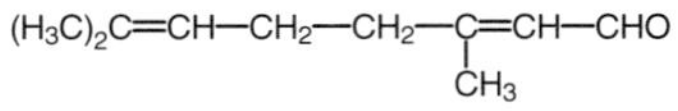

$C_{10}H_{16}O$ M_r 152,2
CAS Nr. 5392-40-5.
Ein Gemisch von 2*E*- und 2*Z*-3,7-Dimethylocta-2,6-dienal.

Hellgelbe Flüssigkeit; praktisch unlöslich in Wasser, mischbar mit Ethanol, Ether und Glycerol.

Dünnschichtchromatographie (2.2.27): Auf eine Schicht von Kieselgel GF_{254} *R* werden 10 µl einer Lösung der Substanz (1 g · l^{-1}) in Toluol *R* aufgetragen. Die Chromatographie erfolgt mit einer Mischung von 15 Volumteilen Ethylacetat *R* und 85 Volumteilen Toluol *R* über eine Laufstrecke von 15 cm. Die Platte wird an der Luft trocknen gelassen. Beim Betrachten im ultravioletten Licht bei 254 nm darf das Chromatogramm nur einen Hauptfleck zeigen.

Citronellal *R* 1113300

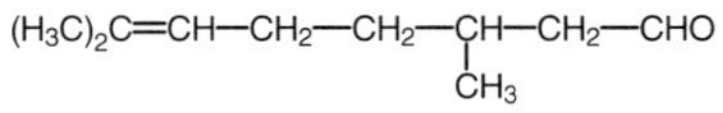

$C_{10}H_{18}O$ M_r 154,2
CAS Nr. 106-23-0.
3,7-Dimethyloct-6-enal.

Flüssigkeit; sehr schwer löslich in Wasser, löslich in Ethanol.

d_{20}^{20}: Etwa 0,86.

n_D^{20}: 1,4460.

$[\alpha]_D^{20}$: +11,50°.

Citronenöl *R* 1101700

Muß der Monographie **Citronenöl (Limonis aetheroleum)** entsprechen.

Citronensäure *R* 1021000

CAS Nr. 5949-29-1.

Muß der Monographie **Citronensäure-Monohydrat (Acidum citricum monohydricum)** entsprechen.

Wenn Citronensäure zur Grenzprüfung auf Eisen verwendet wird, muß sie folgender zusätzlicher Prüfung entsprechen:

Eisen: 0,5 g Substanz werden in 10 ml Wasser *R* gelöst und mit 0,1 ml Thioglycolsäure *R* versetzt. Wird die Lösung mit Ammoniak-Lösung *R* alkalisch gemacht und mit Wasser *R* zu 20 ml verdünnt, darf keine Rosafärbung auftreten.

Citronensäure, wasserfreie *R* 1021200

CAS Nr. 77-92-9.

Muß der Monographie **Wasserfreie Citronensäure (Acidum citricum anhydricum)** entsprechen.

Citropten *R* 1021300

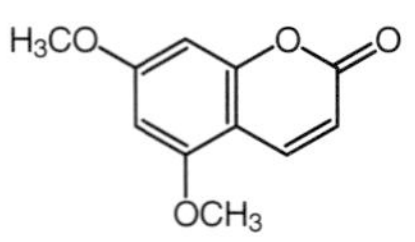

$C_{11}H_{10}O_4$ M_r 206,2
CAS Nr. 487-06-9.
5,7-Dimethoxy-2*H*-1-benzopyran-2-on; Syn. Limettin.

Nadeln; praktisch unlöslich in Wasser, Ether und Petroläther, leicht löslich in Aceton und Ethanol.

Smp: Etwa 145 °C.

Dünnschichtchromatographie (2.2.27): Auf eine Schicht von Kieselgel GF_{254} *R* werden 10 µl einer Lösung der Substanz (1 g · l^{-1}) in Toluol *R* aufgetragen. Die Chromatographie erfolgt mit einer Mischung von 15 Volumteilen Ethylacetat *R* und 85 Volumteilen Toluol *R* über eine Laufstrecke von 15 cm. Die Platte wird an der Luft trocknen gelassen. Beim Betrachten im ultravioletten Licht bei 254 nm darf das Chromatogramm nur einen Hauptfleck zeigen.

Clobetasolpropionat *R* 1097700

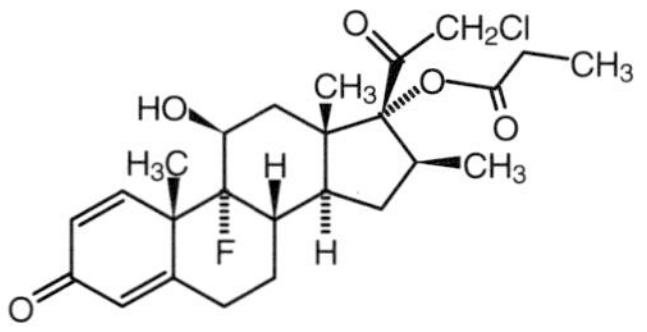

$C_{25}H_{32}ClFO_5$ M_r 467,0
CAS Nr. 25122-46-7.
Clobetasol-17-propionat; 21-Chlor-9-fluor-11β-hydroxy-16β-methyl-3,20-dioxopregna-1,4-dien-17-ylpropionat.

Weißes, kristallines Pulver; praktisch unlöslich in Wasser, löslich in Aceton und Ethanol.

$[\alpha]_D^{20}$: Etwa +104° (in Dioxan).

Smp: Etwa 196 °C.

Cobalt(II)-chlorid *R* 1021600

$CoCl_2 \cdot 6\,H_2O$ M_r 237,9
CAS Nr. 7791-13-1.

Tiefrote Kristalle oder rotes, kristallines Pulver; sehr leicht löslich in Wasser, löslich in Ethanol.

Cobalt(II)-nitrat *R* 1021700

$Co(NO_3)_2 \cdot 6\ H_2O$ M_r 291,0
CAS Nr. 10026-22-9.

Kleine, granatrote Kristalle; sehr leicht löslich in Wasser.

Codein *R* 1021800

CAS Nr. 6059-47-8.

Muß der Monographie **Codein (Codeinum)** entsprechen.

Codeinphosphat *R* 1021900

CAS Nr. 52-28-8.

Muß der Monographie **Codeinphosphat-Hemihydrat (Codeini phosphas hemihydricus)** entsprechen.

Coffein *R* 1014400

CAS Nr. 58-08-2.

Muß der Monographie **Coffein (Coffeinum)** entsprechen.

Coomassie-Färbelösung *R* 1012201

Eine Lösung von Säureblau 83 *R* (1,25 g · l^{-1}) in einer Mischung von 1 Volumteil Essigsäure 98 % *R*, 4 Volumteilen Methanol *R* und 5 Volumteilen Wasser *R*. Die Lösung wird filtriert.

Cortisonacetat *R* 1097800

CAS Nr. 50-04-4.

Muß der Monographie **Cortisonacetat (Cortisoni acetas)** entsprechen.

Coumaphos *R* 1124800

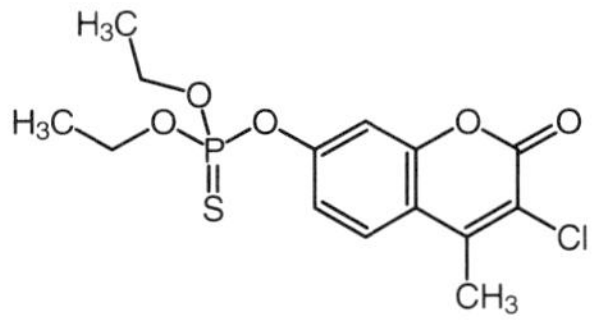

$C_{14}H_{16}ClO_5PS$ M_r 362,8
CAS Nr. 56-72-4.
Coumafos.

Smp: 91 bis 92 °C.

Eine geeignete, zertifizierte Referenzlösung (10 ng/µl in Isooctan) kann verwendet werden.

o*-Cresol *R 1022700

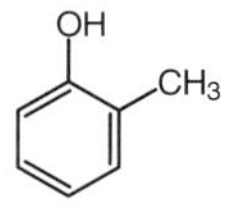

C_7H_8O M_r 108,1

CAS Nr. 95-48-7.

2-Methylphenol.

Unterkühlte Flüssigkeit oder Kristallmasse, sich an der Luft fortschreitend verfärbend; mischbar mit wasserfreiem Ethanol und Ether, löslich in etwa 50 Teilen Wasser und in Alkalihydroxid-Lösungen.

d_{20}^{20}: Etwa 1,05.

n_D^{20}: 1,540 bis 1,550.

Sdp: Etwa 190 °C.

Erstarrungstemperatur (2.2.18): Mindestens 30,5 °C.

Verdampfungsrückstand: Höchstens 0,1 Prozent (*m*/*m*). Die Substanz wird im Wasserbad zur Trockne eingedampft und der Rückstand im Trockenschrank bei 100 bis 105 °C getrocknet.

Vor Licht, Feuchtigkeit und Sauerstoff geschützt zu lagern.

Die Substanz ist vor der Verwendung zu destillieren.

m*-Cresolpurpur *R 1121700

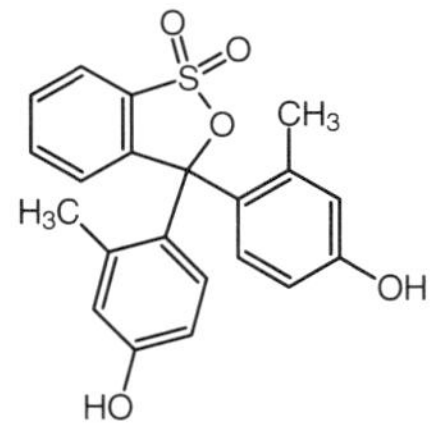

$C_{21}H_{18}O_5S$ M_r 382,4

CAS Nr. 2303-01-7.

m-Cresolsulfonphthalein.

Olivgrünes, kristallines Pulver; schwer löslich in Wasser, löslich in Ethanol, Essigsäure 99 % und Methanol.

m*-Cresolpurpur-Lösung *R 1121701

0,1 g *m*-Cresolpurpur *R* werden in 13 ml Natriumhydroxid-Lösung (0,01 mol · l^{-1}) gelöst. Die Lösung wird mit Wasser *R* zu 100 ml verdünnt und gemischt.

Umschlagsbereich: *p*H-Wert 1,2 (rot) bis 2,8 (gelb)
*p*H-Wert 7,4 (gelb) bis 9,0 (purpur)

Cresolrot *R* 1022800

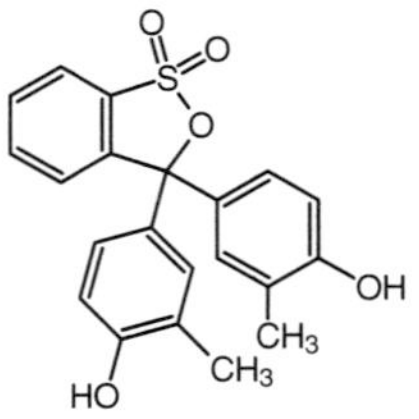

$C_{21}H_{18}O_5S$ M_r 382,4

CAS Nr. 1733-12-6.

4,4′-(3*H*-2,1-Benzoxathiol-3-yliden)bis(2-methylphenol)-*S*,*S*-dioxid.

Rötlichbraunes, kristallines Pulver; schwer löslich in Wasser, löslich in Ethanol und verdünnten Alkalihydroxid-Lösungen.

Cresolrot-Lösung *R* 1022801

0,1 g Cresolrot *R* werden in einer Mischung von 2,65 ml Natriumhydroxid-Lösung (0,1 mol · l^{-1}) und 20 ml Ethanol 96 % *R* gelöst. Die Lösung wird mit Wasser *R* zu 100 ml verdünnt.

Empfindlichkeitsprüfung: Eine Mischung von 0,1 ml Cresolrot-Lösung, 100 ml kohlendioxidfreiem Wasser *R* und 0,15 ml Natriumhydroxid-Lösung (0,02 mol · l^{-1}) muß purpurrot gefärbt sein. Bis zum Farbumschlag nach Gelb dürfen höchstens 0,15 ml Salzsäure (0,02 mol · l^{-1}) verbraucht werden.

Umschlagsbereich: *p*H-Wert 7,0 (gelb) bis 8,6 (rot).

Cumarin *R* 1124900

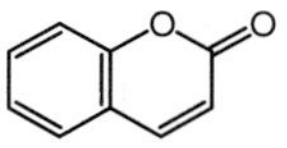

$C_9H_6O_2$ M_r 146,1

CAS Nr. 91-64-5.

2*H*-Chromen-2-on.

Farbloses, kristallines Pulver oder orthorhombische bis rechteckige Kristalle; sehr leicht löslich in siedendem Wasser, löslich in Ethanol. Die Substanz löst sich in Alkalihydroxid-Lösungen.

Smp: 68 bis 70 °C.

Wird die Substanz in der Gaschromatographie verwendet, muß sie zusätzlich folgender Anforderung entsprechen:

Gehaltsbestimmung: Die Bestimmung erfolgt mit Hilfe der Gaschromatographie (2.2.28) wie in der Monographie **Cassiaöl (Cinnamomi cassiae aetheroleum)** beschrieben.

Der Gehalt, berechnet mit Hilfe des Verfahrens „Normalisierung", muß mindestens 98,0 Prozent betragen.

Curcumin *R* 1023500

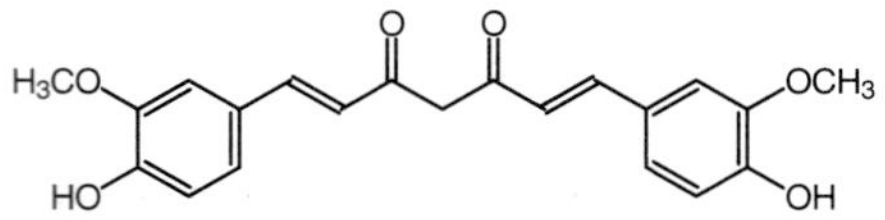

$C_{21}H_{20}O_6$ M_r 368,4

CAS Nr. 458-37-7.

1,7-Bis(4-hydroxy-3-methoxyphenyl)-1,6-heptadien-3,5-dion.

Orangebraunes, kristallines Pulver; praktisch unlöslich in Wasser und Ether, löslich in Essigsäure 99 %.

Smp: Etwa 183 °C.

Cyanessigsäure *R* 1097900

$NC{-}CH_2{-}COOH$

$C_3H_3NO_2$ M_r 85,1

CAS Nr. 372-09-8.

Weiße bis gelblichweiße, hygroskopische Kristalle; sehr leicht löslich in Wasser.

Dicht verschlossen zu lagern.

Cyanessigsäureethylester *R* 1035500

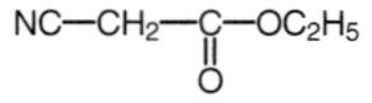

$C_5H_7NO_2$ M_r 113,1

CAS Nr. 105-56-6.

Ethyl-2-cyanacetat.

Farblose bis blaßgelbe Flüssigkeit; schwer löslich in Wasser, mischbar mit Ethanol und Ether.

Sdp: 205 bis 209 °C, unter Zersetzung.

Cyanguanidin *R* 1023800

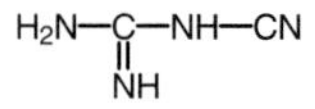

$C_2H_4N_4$ M_r 84,1

CAS Nr. 461-58-5.

1-Cyanguanidin, Dicyandiamid.

Weißes, kristallines Pulver; wenig löslich in Wasser und Ethanol, praktisch unlöslich in Dichlormethan und Ether.

Smp: Etwa 210 °C.

Cyanocobalamin *R* 1023600

CAS Nr. 68-19-9.

Muß der Monographie **Cyanocobalamin (Cyanocobalaminum)** entsprechen.

Cyclohexan *R* 1023900

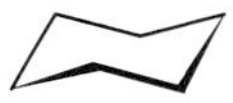

C_6H_{12} M_r 84,2
CAS Nr. 110-82-7.

Klare, farblose, entflammbare Flüssigkeit; praktisch unlöslich in Wasser, mischbar mit organischen Lösungsmitteln.

d_{20}^{20}: Etwa 0,78.

Sdp: Etwa 80,5 °C.

Wird die Substanz in der Spektroskopie verwendet, muß sie folgender zusätzlicher Anforderung entsprechen:

Die Transmission (2.2.25) der Substanz, gegen Wasser *R* gemessen, muß mindestens betragen:
45 Prozent bei 220 nm
70 Prozent bei 235 nm
90 Prozent bei 240 nm
98 Prozent bei 250 nm.

Cyclohexan *R* 1 1023901

Die Substanz muß Cyclohexan *R* mit zusätzlicher Prüfung entsprechen:

Die Fluoreszenz der Substanz, mit einer Anregungsstrahlung von 365 nm, in einer Schichtdicke von 1 cm bei 460 nm gemessen, darf nicht größer sein als die einer Lösung, die 0,002 ppm Chinin *R* in Schwefelsäure (0,05 mol · l^{-1}) enthält.

1,2-Cyclohexandinitrilotetraessigsäure *R* 1024100

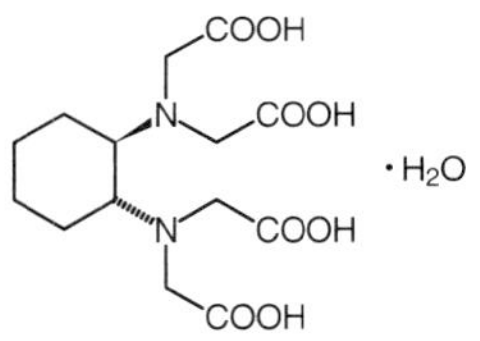

$C_{14}H_{22}N_2O_8 \cdot H_2O$ M_r 364,4
trans-1,2-Cyclohexandiyldinitrilotetraessigsäure, Monohydrat.

Weißes, kristallines Pulver.

Smp: Etwa 204 °C.

Cyclohexylamin *R* 1024000

$C_6H_{13}N$ M_r 99,2
CAS Nr. 108-91-8.

Farblose Flüssigkeit; löslich in Wasser, mischbar mit den gebräuchlichen organischen Lösungsmitteln.

n_D^{20}: Etwa 1,460.

Sdp: 134 bis 135 °C.

3-Cyclohexylpropansäure *R* 1119200

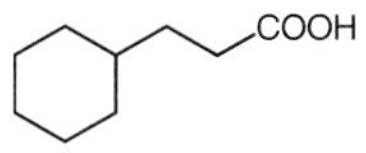

$C_9H_{16}O_2$ M_r 156,2
CAS Nr. 701-97-3.

Klare Flüssigkeit.

d_{20}^{20}: Etwa 0,998.

n_D^{20}: Etwa 1,4648.

Sdp: Etwa 130 °C.

Cyhalothrin *R* 1125000

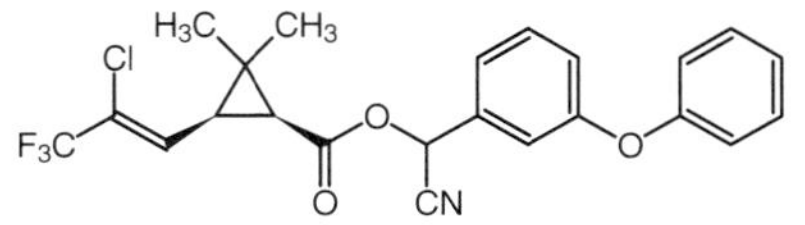

$C_{23}H_{19}ClF_3NO_3$ M_r 449,9
CAS Nr. 91465-08-6.
Lambda-Cyhalothrin.

Smp: Etwa 49 °C.

Sdp: 187 bis 190 °C.

Eine geeignete, zertifizierte Referenzlösung (10 ng/µl in Cyclohexan) kann verwendet werden.

p*-Cymen *R 1113400

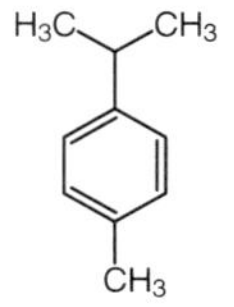

$C_{10}H_{14}$ M_r 134,2
CAS Nr. 99-87-6.
1-Isopropyl-4-methylbenzol.

Farblose Flüssigkeit; praktisch unlöslich in Wasser, löslich in Ethanol und Ether.

d_{20}^{20}: Etwa 0,858.

n_D^{20}: Etwa 1,4895.

Sdp: 175 bis 178 °C.

Wird die Substanz in der Gaschromatographie verwendet, muß sie zusätzlich folgender Anforderung entsprechen:

Gehaltsbestimmung: Die Bestimmung erfolgt mit Hilfe der Gaschromatographie (2.2.28) wie in der Monographie **Pfefferminzöl (Menthae piperitae aetheroleum)** beschrieben.

Untersuchungslösung: Die Substanz.

Die Fläche des Hauptpeaks muß mindestens 96,0 Prozent der Summe aller Peakflächen betragen.

Cypermethrin *R* 1125100

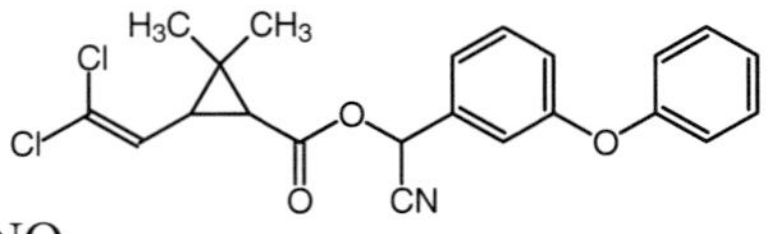

$C_{22}H_{19}Cl_2NO_3$ M_r 416,3
CAS Nr. 52315-07-8.

Smp: 60 bis 80 °C.

Sdp: 170 bis 195 °C.

Eine geeignete, zertifizierte Referenzlösung (10 ng/µl in Cyclohexan) kann verwendet werden.

L-Cystein *R* 1024200

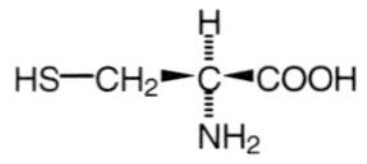

$C_3H_7NO_2S$ M_r 121,1
CAS Nr. 52-90-4.
(*R*)-2-Amino-3-sulfanylpropansäure.

Pulver; leicht löslich in Wasser, Ethanol und Essigsäure, praktisch unlöslich in Aceton.

Cysteinhydrochlorid *R* 1024300

CAS Nr. 7048-04-6.

Muß der Monographie **Cysteinhydrochlorid-Monohydrat (Cysteini hydrochloridum monohydricum)** entsprechen.

L-Cystin *R* 1024400

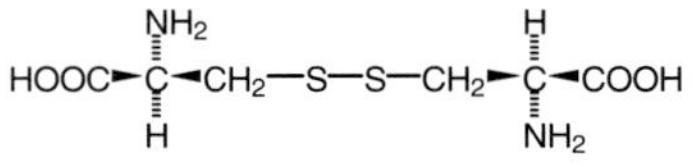

$C_6H_{12}N_2O_4S_2$ M_r 240,3
CAS Nr. 56-89-3.
(*R*,*R*)-3,3'-Disulfandiylbis(2-aminopropansäure).

Weißes, kristallines Pulver; praktisch unlöslich in Wasser und Ethanol, löslich in verdünnten Alkalihydroxid-Lösungen.

Die Substanz zersetzt sich bei 250 °C.

$[\alpha]_D^{20}$: –218 bis –224°, in Salzsäure (1 mol · l^{-1}) bestimmt.

D

Dansylchlorid *R* 1030000

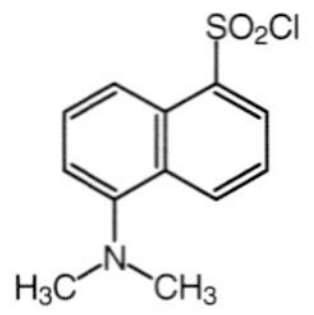

$C_{12}H_{12}ClNO_2S$ M_r 269,8
CAS Nr. 605-65-2.
5-Dimethylamino-1-naphthalinsulfonylchlorid.

Gelbes, kristallines Pulver; schwer löslich in Wasser, löslich in Methanol.

Smp: Etwa 70 °C.

Kühl zu lagern.

Dantron *R* 1024500

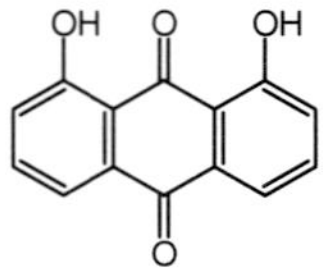

$C_{14}H_8O_4$ M_r 240,2
CAS Nr. 117-10-2.
1,8-Dihydroxyanthrachinon;
1,8-Dihydroxyanthracen-9,10-dion.

Kristallines, orangefarbenes Pulver; praktisch unlöslich in Wasser, schwer löslich in Ethanol, löslich in Alkalihydroxid-Lösungen.

Smp: Etwa 195 °C.

*Wird die Substanz zur Gehaltsbestimmung der Sesquiterpensäuren in der Monographie **Baldrianwurzel (Valerianae radix)** verwendet, muß sie zusätzlich folgender Anforderung entsprechen:*

$A_{1\,cm}^{1\%}$: 355 bis 375, bei 500 nm in Kaliumhydroxid-Lösung (1 mol · l^{-1}) bestimmt.

Gehaltsbestimmung: Die Bestimmung erfolgt mit Hilfe der Flüssigchromatographie (2.2.29) wie in der Monographie **Baldrianwurzel** beschrieben, bei der Konzentration der Referenzlösung.

Der Gehalt an Dantron, berechnet mit Hilfe des Verfahrens „Normalisierung", muß mindestens 95 Prozent betragen.

DC-Platte mit Kieselgel *R* 1116700

Trägerplatten aus Glas, Metall oder Kunststoff mit einer Schicht von Kieselgel geeigneter Dicke und Teilchengröße (gewöhnlich 2 bis 10 µm für Platten mit feiner Korngröße [Hochleistungsdünnschichtchromatographie, HPTLC] und 5 bis 40 µm für normale DC-Platten). Falls erforderlich wird die Teilchengröße in Klammern nach dem Namen des Reagenzes bei den entsprechenden Prüfungen angegeben.

Die Schicht kann ein organisches Bindemittel enthalten.

Trennvermögen: Ein geeignetes Volumen (10 µl für normale DC-Platten und 1 bis 2 µl für DC-Platten mit feiner Korngröße) der Lösung zur DC-Eignungsprüfung *R* wird auf die DC-Platte aufgetragen. Die Chromatographie erfolgt mit einer Mischung von 20 Volumteilen Methanol *R* und 80 Volumteilen Toluol *R* über eine Laufstrecke, die 2 Dritteln der Plattenhöhe entspricht. Die DC-Platte ist nur zufriedenstellend, wenn das Chromatogramm deutlich voneinander getrennt 4 Flecke zeigt: den Fleck von Bromcresolgrün mit einem R_f-Wert kleiner als 0,15, den Fleck von Methylorange mit einem R_f-Wert im Bereich von 0,1 bis 0,25, den Fleck von Methylrot mit einem R_f-Wert im Bereich von 0,35 bis 0,55 und den Fleck von Sudanrot G mit einem R_f-Wert im Bereich von 0,75 bis 0,98.

DC-Platte mit Kieselgel F_{254} *R* 1116800

DC-Platte mit Kieselgel *R* mit folgenden zusätzlichen Anforderungen:

Die Schicht enthält einen Fluoreszenzindikator mit einem Absorptionsmaximum bei 254 nm.

Fluoreszenzunterdrückung: Auf die DC-Platte wird eine Lösung von Benzoesäure *R* (1 g · l^{-1}) in einer Mischung von 15 Volumteilen wasserfreiem Ethanol *R* und 85 Volumteilen Cyclohexan *R* auf 5 Startpunkte in steigenden Mengen (1 bis 10 µl für normale DC-Platten und 0,2 bis 2 µl für DC-Platten mit feiner Korngröße) aufgetragen. Die Chromatographie erfolgt mit der gleichen Lösungsmittelmischung als Fließmittel über eine Laufstrecke, die der Hälfte der Plattenhöhe entspricht. Nach dem Verdunstenlassen des Fließmittels wird das Chromatogramm im UV-Licht bei 254 nm ausgewertet. Auf normalen DC-Platten erscheint die Benzoesäure als dunkle Flecke auf fluoreszierendem Untergrund etwa in der Mitte des Chromatogramms bei Mengen von mindestens 2 µg. Auf DC-Platten mit feiner Korngröße erscheint die Benzoesäure als dunkle Flecke auf fluoreszierendem Untergrund etwa in der Mitte des Chromatogramms bei Mengen von mindestens 0,2 µg.

DC-Platte mit Kieselgel G *R* 1116900

DC-Platte mit Kieselgel *R* mit folgender zusätzlicher Anforderung:

Die Schicht enthält Calciumsulfat-Hemihydrat als Bindemittel.

DC-Platte mit Kieselgel GF_{254} *R* 1117000

DC-Platte mit Kieselgel *R* mit folgenden zusätzlichen Anforderungen:

Die Schicht enthält Calciumsulfat-Hemihydrat als Bindemittel und einen Fluoreszenzindikator mit einem Absorptionsmaximum bei 254 nm.

Fluoreszenzunterdrückung: Entspricht der Prüfung unter „DC-Platte mit Kieselgel F_{254} *R*".

DC-Platte mit silanisiertem Kieselgel *R* 1117100

Trägerplatten aus Glas, Metall oder Kunststoff mit einer Schicht von silanisiertem Kieselgel von geeigneter Dicke und Teilchengröße (gewöhnlich 2 bis 10 µm für DC-Platten mit feiner Korngröße [Hochleistungsdünnschichtchromatographie, HPTLC] und 5 bis 40 µm für normale DC-Platten). Falls erforderlich wird die Teilchengröße in Klammern nach dem Namen des Reagenzes bei den entsprechenden Prüfungen angegeben.

Die Schicht kann ein organisches Bindemittel enthalten.

Trennvermögen: Je 0,1 g Methyllaurat *R*, Methylmyristat *R*, Methylpalmitat *R* und Methylstearat *R* werden 1 h lang in einem 250-ml-Erlenmeyerkolben mit 40 ml ethanolischer Kaliumhydroxid-Lösung *R* im Wasserbad zum Rückfluß erhitzt. Nach dem Erkaltenlassen wird die Lösung mit Hilfe von 100 ml Wasser *R* in einen Scheidetrichter überführt, mit verdünnter Salzsäure *R* angesäuert (*p*H-Wert 2 bis 3) und 3mal mit je 10 ml Dichlormethan *R* ausgeschüttelt. Die vereinigten Dichlormethanauszüge werden über wasserfreiem Natriumsulfat *R* getrocknet und nach dem Filtrieren auf dem Wasserbad zur Trockne eingedampft. Der Rückstand wird in 50 ml Dichlormethan *R* gelöst. Die Dünnschichtchromatographie (2.2.27) erfolgt mit Hilfe von DC-Platten mit silanisiertem Kieselgel *R*. Auf die DC-Platte wird ein geeignetes Volumen (etwa 10 µl für normale DC-Platten und etwa 1 bis 2 µl für DC-Platten mit feiner Korngröße) der Dichlormethan-Lösung getrennt auf 3 Startpunkte aufgetragen. Die Chromatographie erfolgt mit einer Mischung von 10 Volumteilen Essigsäure 98 % *R*, 25 Volumteilen Wasser *R* und 65 Volumteilen Dioxan *R* über eine Laufstrecke von 2 Dritteln der Plattenhöhe. Die DC-Platte wird 30 min lang bei 120 °C getrocknet, nach dem Erkaltenlassen mit einer Lösung von Molybdatophosphorsäure *R* (35 g · l^{-1}) in 2-Propanol *R* besprüht und bei 150 °C so lange erhitzt, bis Flecke erscheinen. Die DC-Platte wird so lange Ammoniakgas ausgesetzt, bis ein weißer Untergrund erhalten wird. Die Chromatogramme müssen 4 deutlich voneinander getrennte Flecke zeigen.

DC-Platte mit silanisiertem Kieselgel F_{254} *R* 1117200

DC-Platte mit silanisiertem Kieselgel *R* mit folgender zusätzlicher Anforderung:

Die Schicht enthält einen Fluoreszenzindikator mit einem Absorptionsmaximum bei 254 nm.

o,p′*-DDD *R 1125200

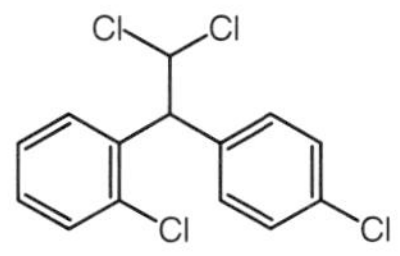

$C_{14}H_{10}Cl_4$ M_r 320,0

CAS Nr. 53-19-0.

1-(2-Chlorphenyl)-1-(4-chlorphenyl)-2,2-dichlorethan; Syn. Mitotan.

Eine geeignete, zertifizierte Referenzlösung (10 ng/µl in Cyclohexan) kann verwendet werden.

_p,p'_-DDD _R_ 1125300

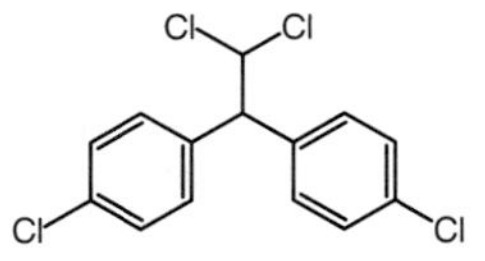

$C_{14}H_{10}Cl_4$ M_r 320,0
CAS Nr. 72-54-8.
1,1-Bis(4-chlorphenyl)-2,2-dichlorethan.

Smp: Etwa 109 °C.

Sdp: Etwa 193 °C.

Eine geeignete, zertifizierte Referenzlösung (10 ng/µl in Cyclohexan) kann verwendet werden.

_o,p'_-DDE _R_ 1125400

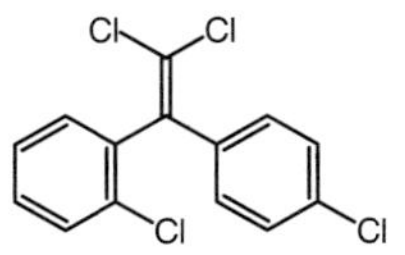

$C_{14}H_8Cl_4$ M_r 318,0
CAS Nr. 3424-82-6.
1-(2-Chlorphenyl)-1-(4-chlorphenyl)-2,2-dichlorethylen.

Eine geeignete, zertifizierte Referenzlösung (10 ng/µl in Cyclohexan) kann verwendet werden.

_p,p'_-DDE _R_ 1125500

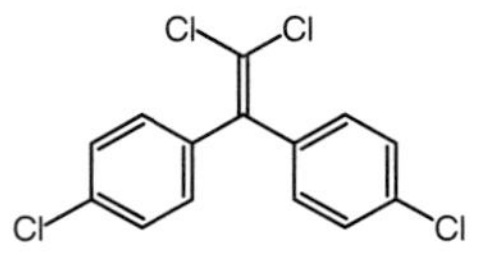

$C_{14}H_8Cl_4$ M_r 318,0
CAS Nr. 72-55-9.
1,1-Bis(4-chlorphenyl)-2,2-dichlorethylen.

Smp: 88 bis 89 °C.

Sdp: 316 bis 317 °C.

Eine geeignete, zertifizierte Referenzlösung (10 ng/µl in Cyclohexan) kann verwendet werden.

_o,p'_-DDT _R_ 1125600

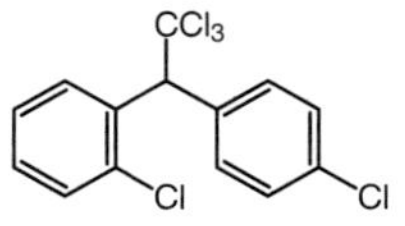

$C_{14}H_9Cl_5$ M_r 354,5
1-(2-Chlorphenyl)-1-(4-chlorphenyl)-2,2,2-trichlorethan.

Eine geeignete, zertifizierte Referenzlösung (10 ng/µl in Cyclohexan) kann verwendet werden.

_p,p'_-DDT _R_ 1125700

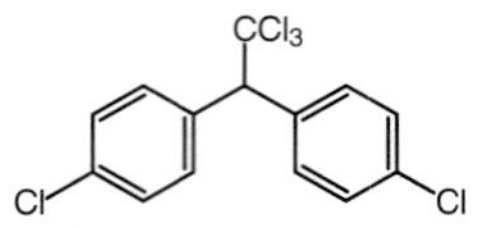

$C_{14}H_9Cl_5$ M_r 354,5
CAS Nr. 50-29-3.
1,1-Bis(4-chlorphenyl)-2,2,2-trichlorethan;
Syn. Clofenotan.

Smp: 108 bis 109 °C.

Sdp: Etwa 260 °C.

Eine geeignete, zertifizierte Referenzlösung (10 ng/µl in Cyclohexan) kann verwendet werden.

Decan _R_ 1024600

$H_3C-[CH_2]_8-CH_3$

$C_{10}H_{22}$ M_r 142,3
CAS Nr. 124-18-5.

Farblose Flüssigkeit; nicht mischbar mit Wasser.

n_D^{20}: Etwa 1,411.

Sdp: Etwa 174 °C.

Decanol _R_ 1024700

$H_3C-[CH_2]_8-CH_2OH$

$C_{10}H_{22}O$ M_r 158,3
CAS Nr. 112-30-1.
1-Decanol;
Syn. Caprinalkohol, Decylalkohol.

Viskose Flüssigkeit, bei etwa 6 °C erstarrend; praktisch unlöslich in Wasser, löslich in Ethanol und Ether.

n_D^{20}: Etwa 1,436.

Sdp: Etwa 230 °C.

Decylalkohol _R_ 1024700

Siehe Decanol _R_.

Deltamethrin _R_ 1125800

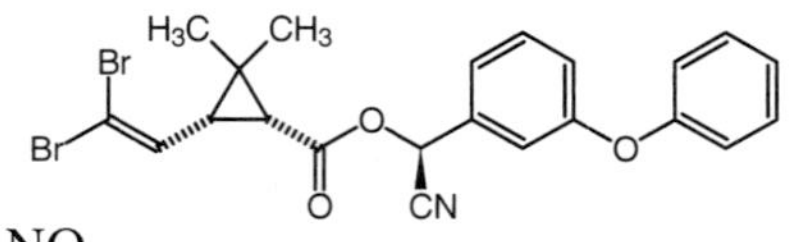

$C_{22}H_{19}Br_2NO_3$ M_r 505,2
CAS Nr. 52918-63-5.

Smp: Etwa 98 °C.

Sdp: Etwa 300 °C.

Eine geeignete, zertifizierte Referenzlösung (10 ng/µl in Cyclohexan) kann verwendet werden.

Desoxyribonukleinsäure, Natriumsalz *R* 1079900

CAS Nr. 73049-39-5.

Weiße, faserige Zubereitung, die aus Kalbsthymus gewonnen wird. Etwa 85 Prozent haben eine relative Molekülmasse von mindestens $2 \cdot 10^7$.

Eignungsprüfung: 10 mg Substanz werden in Imidazol-Pufferlösung *p*H 6,5 *R* zu 10,0 ml gelöst (Lösung a). 2,0 ml Lösung a werden mit Imidazol-Pufferlösung *p*H 6,5 *R* zu 50,0 ml verdünnt. Die Absorption (2.2.25) der Lösung, bei 260 nm gemessen, muß zwischen 0,4 und 0,8 liegen.

Werden 0,5 ml Lösung a mit 0,5 ml Imidazol-Pufferlösung *p*H 6,5 *R* und 3 ml Perchlorsäure-Lösung ($25 g \cdot l^{-1}$ $HClO_4$) versetzt, entsteht ein Niederschlag. Nach dem Zentrifugieren wird die Absorption der überstehenden Flüssigkeit bei 260 nm gegen eine Mischung von 1 ml Imidazol-Pufferlösung *p*H 6,5 *R* und 3 ml Perchlorsäure-Lösung ($25 g \cdot l^{-1}$ $HClO_4$) gemessen. Sie darf nicht größer als 0,3 sein.

In 2 Reagenzgläser werden je 0,5 ml Lösung a und je 0,5 ml einer Lösung der Referenzzubereitung von Streptodornase gegeben, die 10 I.E. je Milliliter Imidazol-Pufferlösung *p*H 6,5 *R* enthält. In ein Reagenzglas werden sofort 3 ml Perchlorsäure-Lösung ($25 g \cdot l^{-1}$ $HClO_4$) gegeben. Dabei entsteht ein Niederschlag. Nach dem Zentrifugieren wird die überstehende Flüssigkeit a aufbewahrt. Das andere Reagenzglas wird 15 min lang bei 37 °C erwärmt. Nach Zusatz von 3 ml Perchlorsäure-Lösung ($25 g \cdot l^{-1}$ $HClO_4$) wird zentrifugiert und die überstehende Flüssigkeit b aufbewahrt. Die Absorption der Flüssigkeit b, gemessen bei 260 nm gegen Flüssigkeit a, muß mindestens 0,15 betragen.

Desoxyuridin *R* 1024800

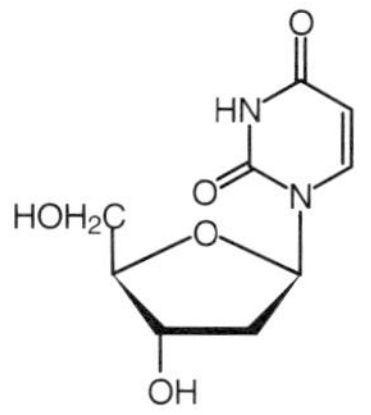

$C_9H_{12}N_2O_5$ M_r 228,2

CAS Nr. 951-78-0.

2′-Desoxyuridin.

1-(2-Desoxy-β-D-*erythro*-pentofuranosyl)-1*H*,3*H*-pyrimidin-2,4-dion.

Smp: Etwa 165 °C.

Dünnschichtchromatographie: Wird die Substanz unter den Bedingungen, wie unter **Idoxuridin (Idoxuridinum)** angegeben, geprüft, darf das Chromatogramm von 5 µl einer Lösung der Substanz ($0,25 g \cdot l^{-1}$) nur einen Hauptfleck zeigen.

Dextran zur Chromatographie, quervernetztes *R* 2 1025500

Quervernetztes Dextran in Form von Kügelchen, geeignet zur Trennung von Peptiden und Proteinen mit einer relativen Molekülmasse von 1500 bis 30000. In trockener Form haben die Kügelchen einen Durchmesser von 20 bis 80 µm.

Dextran zur Chromatographie, quervernetztes *R* 3 1025600

Quervernetztes Dextran in Form von Kügelchen, geeignet zur Trennung von Peptiden und Proteinen mit einer relativen Molekülmasse von 4000 bis 150000. In trockener Form haben die Kügelchen einen Durchmesser von 40 bis 120 µm.

Dextranblau 2000 *R* 1011700

CAS Nr. 9049-32-5.

Die Substanz wird aus Dextran mit einer mittleren relativen Molekülmasse von $2 \cdot 10^6$ durch Einführen von polycyclischen Chromophoren hergestellt, die der Substanz eine Blaufärbung geben. Der Substitutionsgrad beträgt 0,017. Die Substanz ist gefriergetrocknet; sie löst sich schnell und vollständig in Wasser und in wäßrigen Salzlösungen.

Eine Lösung der Substanz ($1 g \cdot l^{-1}$) in einer Phosphat-Pufferlösung *p*H 7,0 *R* zeigt ein Absorptionsmaximum (2.2.25) bei 280 nm.

3,3′-Diaminobenzidin-tetrahydrochlorid *R* 1098000

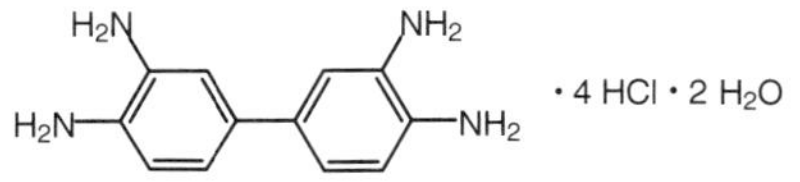

$C_{12}H_{18}Cl_4N_4 \cdot 2 H_2O$ M_r 396,1

CAS Nr. 7411-49-6.

Syn. Biphenyl-3,3′,4,4′-tetrayltetrakis(azan)-tetrahydrochlorid, Dihydrat.

Fast weißes bis schwach rosafarbenes Pulver; löslich in Wasser.

Smp: Etwa 280 °C, unter Zersetzung.

Diazinon *R* 1125900

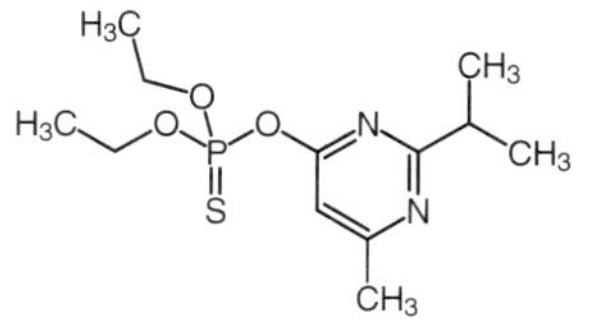

$C_{12}H_{21}N_2O_3PS$ M_r 304,3

CAS Nr. 333-41-5.

Syn. Dimpylat.

Sdp: Etwa 306 °C.

Eine geeignete, zertifizierte Referenzlösung (10 ng/µl in Isooctan) kann verwendet werden.

Diazobenzolsulfonsäure-Lösung *R* 1 1026500

0,9 g Sulfanilsäure *R* werden in einer Mischung von 30 ml verdünnter Salzsäure *R* und 70 ml Wasser *R* gelöst. 3 ml Lösung werden mit 3 ml einer Lösung von Natriumnitrit *R* (50 g · l^{-1}) versetzt. Die Lösung wird 5 min lang in einer Eis-Wasser-Mischung gekühlt, mit 12 ml der Natriumnitrit-Lösung versetzt und erneut gekühlt. Anschließend wird die Lösung mit Wasser *R* zu 100 ml verdünnt und das Reagenz in einer Eis-Wasser-Mischung gelagert.

Bei Bedarf frisch herzustellen und nach der Herstellung mindestens 15 min lang stehenlassen.

Dibutylamin *R* 1126000

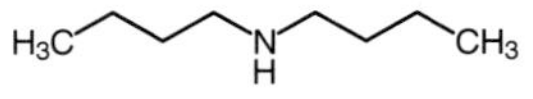

$C_8H_{19}N$ M_r 129,3
CAS Nr. 111-92-2.
N-Butylbutan-1-amin.

Farblose Flüssigkeit.

n_D^{20}: Etwa 1,417.

Sdp: Etwa 159 °C.

Dibutylether *R* 1026700

$H_3C-[CH_2]_3-O-[CH_2]_3-CH_3$

$C_8H_{18}O$ M_r 130,2
CAS Nr. 142-96-1.

Farblose, entflammbare Flüssigkeit; praktisch unlöslich in Wasser, mischbar mit wasserfreiem Ethanol und Ether.

d_{20}^{20}: Etwa 0,77.

n_D^{20}: Etwa 1,399.

Dibutylether, der nicht der Prüfung auf Peroxide entspricht, darf nicht destilliert werden.

Peroxide: In einen 12-ml-Schliffstopfenzylinder von etwa 1,5 cm Durchmesser werden 8 ml Kaliumiodid-Stärke-Lösung *R* eingefüllt. Mit dem Dibutylether wird bis zum Rande aufgefüllt, kräftig geschüttelt und 30 min lang vor Licht geschützt stehengelassen. Dabei darf keine Färbung auftreten.

Name und Konzentration zugesetzter Stabilisatoren sind anzugeben.

Dibutylphthalat *R* 1026800

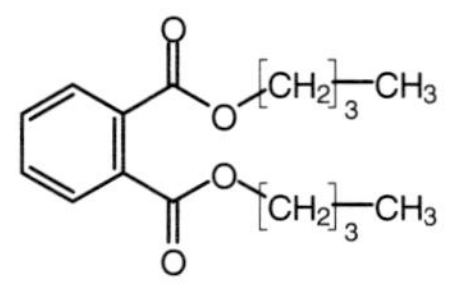

$C_{16}H_{22}O_4$ M_r 278,3
CAS Nr. 84-74-2.

Klare, farblose bis schwach gefärbte, ölige Flüssigkeit; sehr schwer löslich in Wasser, mischbar mit Aceton, Ethanol und Ether.

d_{20}^{20}: 1,043 bis 1,048.

n_D^{20}: 1,490 bis 1,495.

Dicarboxidindihydrochlorid *R* 1026900

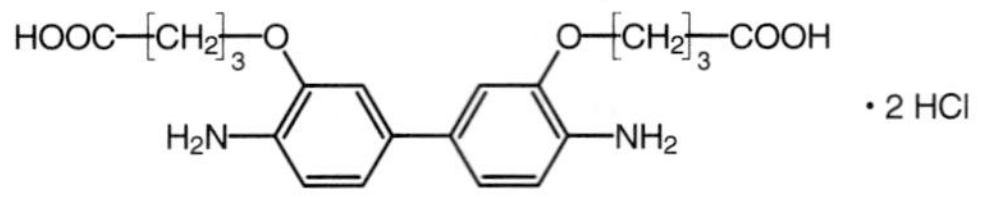

$C_{20}H_{26}Cl_2N_2O_6$ M_r 461,3
CAS Nr. 56455-90-4.
4,4′-(4,4′-Diamino-3,3′-biphenyldiyldioxy)dibutansäure-dihydrochlorid.

Dichlofenthion *R* 1126100

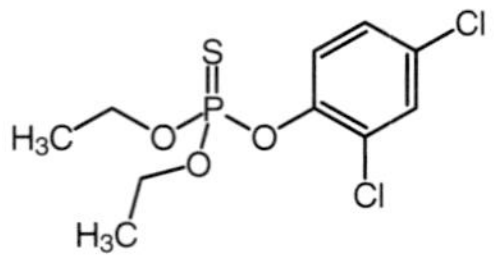

$C_{10}H_{13}Cl_2O_3PS$ M_r 315,2
CAS Nr. 97-17-6.

Eine geeignete, zertifizierte Referenzlösung (10 ng/µl in Cyclohexan) kann verwendet werden.

Dichlorbenzol *R* 1027100

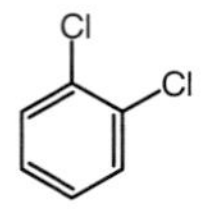

$C_6H_4Cl_2$ M_r 147,0
CAS Nr. 95-50-1.
1,2-Dichlorbenzol.

Farblose, ölige Flüssigkeit; praktisch unlöslich in Wasser, löslich in wasserfreiem Ethanol und Ether.

d_{20}^{20}: Etwa 1,31.

Sdp: Etwa 180 °C.

Dichlorchinonchlorimid *R* 1027400

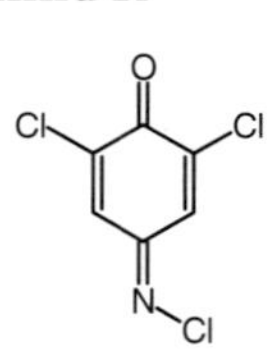

$C_6H_2Cl_3NO$ M_r 210,4
CAS Nr. 101-38-2.
N,2,6-Trichlor-1,4-benzochinon-4-imin.

Blaßgelbes bis grünlichgelbes, kristallines Pulver; praktisch unlöslich in Wasser, löslich in Ethanol und verdünnten Alkalihydroxid-Lösungen.

Smp: Etwa 66 °C.

Dichloressigsäure *R* 1027000

$Cl_2HC—COOH$

$C_2H_2Cl_2O_2$ M_r 128,9
CAS Nr. 79-43-6.

Farblose Flüssigkeit; mischbar mit Wasser, Ethanol und Ether.

d_{20}^{20}: Etwa 1,566.

n_D^{20}: Etwa 1,466.

Sdp: Etwa 193 °C.

Dichloressigsäure-Reagenz *R* 1027001

67 ml Dichloressigsäure *R* werden in Wasser *R* zu 300 ml gelöst. Die Lösung wird mit Ammoniak-Lösung *R* gegen blaues Lackmuspapier *R* neutralisiert. Nach dem Abkühlen wird die Lösung mit 33 ml Dichloressigsäure *R* versetzt und mit Wasser *R* zu 600 ml verdünnt.

Dichlorethan *R* 1036000

$ClH_2C—CH_2Cl$

$C_2H_4Cl_2$ M_r 99,0
CAS Nr. 107-06-2.
1,2-Dichlorethan.

Klare, farblose Flüssigkeit; löslich in etwa 120 Teilen Wasser und in 2 Teilen Ethanol, mischbar mit Ether.

d_{20}^{20}: Etwa 1,25.

Destillationsbereich (2.2.11): Mindestens 95 Prozent müssen zwischen 82 und 84 °C destillieren.

Dichlorfluorescein *R* 1027200

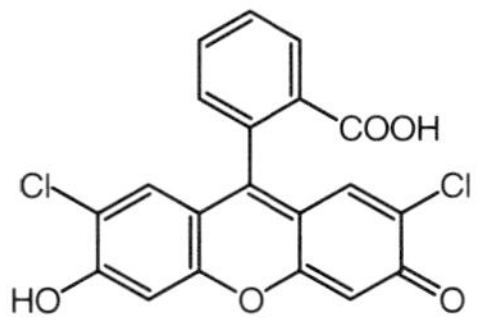

$C_{20}H_{10}Cl_2O_5$ M_r 401,2
CAS Nr. 76-54-0.
2-(2,7-Dichlor-6-hydroxy-3-oxo-3*H*-xanthen-9-yl)ben=zoesäure.

Gelblichbraunes bis orangegelbes Pulver; schwer löslich in Wasser, leicht löslich in Ethanol und in verdünnten Alkalihydroxid-Lösungen mit gelblichgrüner Fluoreszenz, praktisch unlöslich in Ether.

Dichlormethan *R* 1055900

CH_2Cl_2 M_r 84,9
CAS Nr. 75-09-2.
Syn. Methylenchlorid.

Farblose Flüssigkeit; wenig löslich in Wasser, mischbar mit Ethanol und Ether.

Sdp: 39 bis 42 °C.

Wird die Substanz in der Fluorimetrie verwendet, muß sie zusätzlich folgender Anforderung entsprechen:

Fluoreszenz (2.2.21): Die Fluoreszenz der Substanz, mit einer Anregungsstrahlung von 365 nm in einer Schichtdicke von 1 cm bei 460 nm gemessen, darf nicht größer sein als die einer Lösung, die 0,002 ppm Chinin *R* in Schwefelsäure *R* (0,5 mol · l^{-1}) enthält.

Dichlormethan *R* 1 1055901

100 ml Dichlormethan *R* werden mit 10 ml Salzsäure *R* versetzt. Die Flüssigkeiten werden geschüttelt und stehengelassen, bis sich 2 Phasen gebildet haben. Die untere Phase wird verwendet.

Dichlorphenolindophenol *R* 1027300

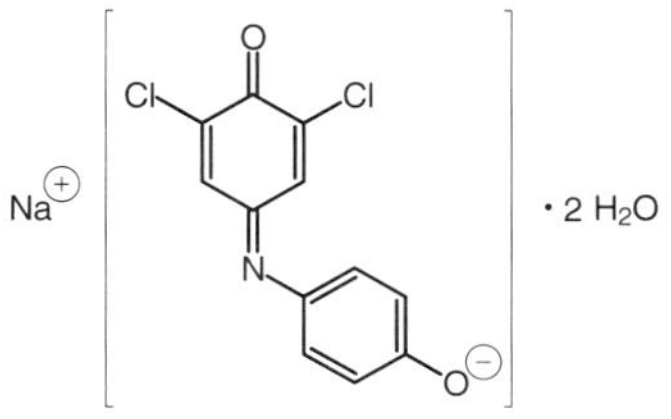

$C_{12}H_6Cl_2NNaO_2 \cdot 2\,H_2O$ M_r 326,1
CAS Nr. 620-45-1.
2,6-Dichlor-*N*-(4-hydroxyphenyl)-1,4-benzochinon-4-imin, Natriumsalz, Dihydrat.

Dunkelgrünes Pulver; leicht löslich in Wasser und wasserfreiem Ethanol. Die wäßrige Lösung ist dunkelblau gefärbt; beim Ansäuern entsteht eine Rosafärbung.

Dichlorphenolindophenol-Lösung *R* 1027301

50,0 mg Dichlorphenolindophenol *R* werden in 100,0 ml Wasser *R* gelöst; die Lösung wird filtriert.

Einstellung: 20,0 mg Ascorbinsäure *R* werden in 10 ml einer frisch hergestellten Lösung von Polyphosphorsäure *R* (200 g · l^{-1}) gelöst und mit Wasser *R* zu 250,0 ml verdünnt. 5,0 ml Lösung werden schnell mit der Dichlorphenolindophenol-Lösung titriert, bis eine 10 s lang bestehenbleibende Rosafärbung erhalten wird (Mikrobürette, Einteilung 0,01 Milliliter). Die Titrationsdauer darf höchstens 2 min betragen. Die Dichlorphenolindophenol-Lösung wird mit Wasser *R* so verdünnt, daß 1 ml Lösung 0,1 mg Ascorbinsäure ($C_6H_8O_6$) entspricht.

Die Lösung ist 3 Tage lang haltbar und muß vor Gebrauch eingestellt werden.

Dichlorvos *R* 1101200

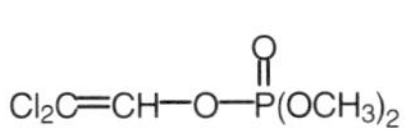

$C_4H_7Cl_2O_4P$ M_r 221
CAS Nr. 62-73-7.

(2,2-Dichlorvinyl)dimethylphosphat.

Farblose bis bräunlichgelbe Flüssigkeit; löslich in Wasser, mischbar mit den meisten organischen Lösungsmitteln.

n_D^{20}: Etwa 1,452.

Dicyclohexylamin *R* 1027500

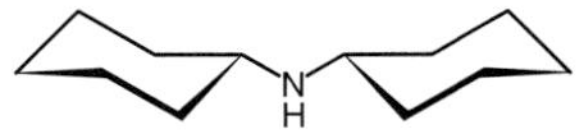

$C_{12}H_{23}N$ M_r 181,3
CAS Nr. 101-83-7.

Farblose Flüssigkeit; wenig löslich in Wasser, mischbar mit den gebräuchlichen organischen Lösungsmitteln.

n_D^{20}: Etwa 1,484.

Sdp: Etwa 256 °C.

Erstarrungstemperatur (2.2.18): 0 bis 1 °C.

Dicyclohexylharnstoff *R* 1027600

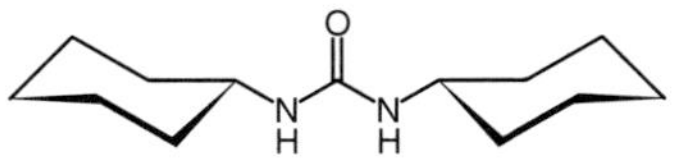

$C_{13}H_{24}N_2O$ M_r 224,4
CAS Nr. 2387-23-7.
1,3-Dicyclohexylharnstoff.

Weißes, kristallines Pulver.

Smp: Etwa 232 °C.

Didodecyl(3,3′-thiodipropionat) *R* 1027700

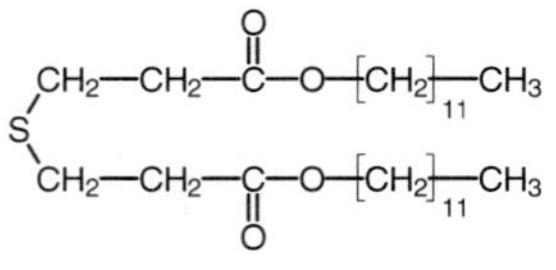

$C_{30}H_{58}O_4S$ M_r 514,8
CAS Nr. 123-28-4.

Weißes, kristallines Pulver; praktisch unlöslich in Wasser, leicht löslich in Aceton und Petroläther, schwer löslich in Ethanol.

Smp: Etwa 39 °C.

Dieldrin *R* 1126200

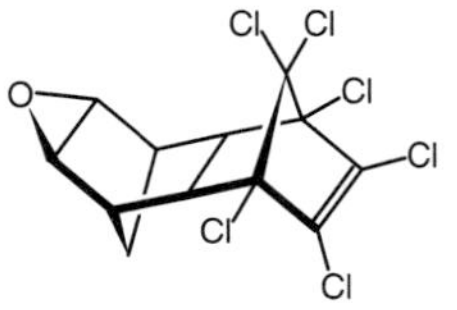

$C_{12}H_8Cl_6O$ M_r 380,9
CAS Nr. 60-57-1.

Smp: Etwa 176 °C.

Sdp: Etwa 385 °C.

Eine geeignete, zertifizierte Referenzlösung (10 ng/µl in Cyclohexan) kann verwendet werden.

Diethanolamin *R* 1027800

$HOH_2C—CH_2—NH—CH_2—CH_2OH$

$C_4H_{11}NO_2$ M_r 105,1
CAS Nr. 111-42-2.
2,2′-Iminodiethanol.

Viskose, klare, schwach gelbliche Flüssigkeit oder zerfließende Kristalle, die bei etwa 28 °C schmelzen; sehr leicht löslich in Wasser, Aceton und Methanol.

pH-Wert (2.2.3): 10,0 bis 11,5, an einer Lösung der Substanz (50 g · l⁻¹) bestimmt.

d_{20}^{20}: Etwa 1,09.

Wird die Substanz in einer Prüfung auf alkalische Phosphatase verwendet, muß sie folgender zusätzlicher Prüfung entsprechen:

Ethanolamin: Höchstens 1,0 Prozent. Die Bestimmung erfolgt mit Hilfe der Gaschromatographie (2.2.28) unter Verwendung von Aminopropanol *R* als Interner Standard.

Interner-Standard-Lösung: 1,00 g Aminopropanol *R* wird in Aceton *R* zu 10,0 ml gelöst.

Untersuchungslösung a: 5,00 g Substanz werden in Aceton *R* zu 10,0 ml gelöst.

Untersuchungslösung b: 5,00 g Substanz werden in Aceton *R* nach Zusatz von 1,0 ml Interner-Standard-Lösung zu 10,0 ml gelöst.

Referenzlösungen: 0,50 g Aminoethanol *R* werden in Aceton *R* zu 10,0 ml gelöst. 0,5 ml, 1,0 ml und 2,0 ml Lösung werden jeweils mit 1,0 ml Interner-Standard-Lösung versetzt und mit Aceton *R* zu 10,0 ml verdünnt.

Die Chromatographie kann durchgeführt werden mit
- einer Säule von 1 m Länge und 4 mm innerem Durchmesser, gepackt mit Diphenylphenylenoxid-Polymer *R* (180 bis 250 µm)
- Stickstoff zur Chromatographie *R* als Trägergas bei einer Durchflußrate von 40 ml je Minute
- einem Flammenionisationsdetektor.

Die Temperatur der Säule wird 3 min lang bei 125 °C gehalten und dann auf 300 °C erhöht, wobei die Temperaturerhöhung 12 °C je Minute beträgt. Die Temperatur des Probeneinlasses wird bei 250 °C und die des Detektors bei 280 °C gehalten.

Je 1,0 µl der Untersuchungslösungen und der Referenzlösungen werden eingespritzt.

Dicht verschlossen zu lagern.

1,1-Diethoxyethan *R* 1112300

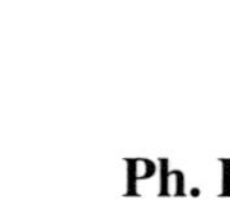

$C_6H_{14}O_2$ M_r 118,2

CAS Nr. 105-57-7.
Acetaldehyddiethylacetal; Acetal.

Klare, farblose, flüchtige Flüssigkeit; mischbar mit Wasser und Ethanol.

d_{20}^{20}: Etwa 0,824.

n_D^{20}: Etwa 1,382.

Sdp: Etwa 103 °C.

Diethoxytetrahydrofuran *R* 1027900

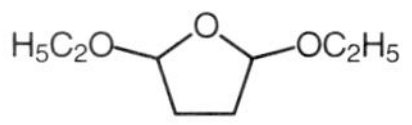

$C_8H_{16}O_3$ M_r 160,2
CAS Nr. 3320-90-9.
2,5-Diethoxytetrahydrofuran.
Mischung von *cis*- und *trans*-Isomeren.

Klare, farblose bis schwach gelbliche Flüssigkeit; praktisch unlöslich in Wasser, löslich in Ethanol, Ether und den meisten organischen Lösungsmitteln.

d_{20}^{20}: Etwa 0,98.

n_D^{20}: Etwa 1,418.

Diethylamin *R* 1028000

$HN(C_2H_5)_2$

$C_4H_{11}N$ M_r 73,1
CAS Nr. 109-89-7.

Klare, farblose, entflammbare Flüssigkeit; stark alkalisch; mischbar mit Wasser und Ethanol.

d_{20}^{20}: Etwa 0,71.

Sdp: Etwa 55 °C.

Diethylaminoethyldextran *R* 1028200

Anionenaustauscher, der als Hydrochlorid vorliegt. Pulver, das mit Wasser ein Gel bildet.

N*, *N*-Diethylanilin *R 1028400

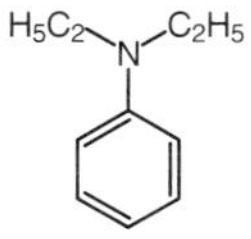

$C_{10}H_{15}N$ M_r 149,2
CAS Nr. 91-66-7.

d_{20}^{20}: Etwa 0,938.

Smp: Etwa –38 °C.

Sdp: Etwa 217 °C.

Diethylethylendiamin *R* 1028500

$H_2N—CH_2—CH_2—N(C_2H_5)_2$

$C_6H_{16}N_2$ M_r 116,2
CAS Nr. 100-36-7.
N,N-Diethylethylenbis(azan).
Mindestens 98,0 Prozent $C_6H_{16}N_2$.

Farblose bis schwach gelbe, schwach ölige Flüssigkeit; starker Geruch nach Ammoniak, die Haut, Augen und Schleimhaut reizend.

d_{20}^{20}: Etwa 0,827.

Sdp: 145 bis 147 °C.

Wasser (2.5.12): Höchstens 1,0 Prozent, mit 0,500 g Substanz nach der Karl-Fischer-Methode bestimmt.

Diethylenglycol *R* 1028300

$HOH_2C—CH_2—O—CH_2—CH_2OH$

$C_4H_{10}O_3$ M_r 106,1
CAS Nr. 111-46-6.
2,2′-Oxydiethanol.
Mindestens 99,5 Prozent (*m/m*) $C_4H_{10}O_3$.

Klare, farblose, hygroskopische Flüssigkeit; mischbar mit Wasser, Aceton und Ethanol.

d_{20}^{20}: Etwa 1,118.

n_D^{20}: Etwa 1,447.

Sdp: 244 bis 246 °C.

Dicht verschlossen zu lagern.

Diethylhexylphthalat *R* 1028100

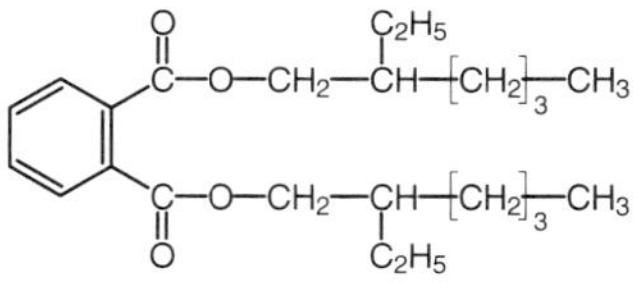

$C_{24}H_{38}O_4$ M_r 390,5
Bis(2-ethylhexyl)phthalat.

Farblose, ölige Flüssigkeit; praktisch unlöslich in Wasser, löslich in organischen Lösungsmitteln.

d_{20}^{20}: Etwa 0,98.

n_D^{20}: Etwa 1,486.

Viskosität (2.2.9): Etwa 80 mPa · s.

Diethylphenylendiaminsulfat *R* 1028600

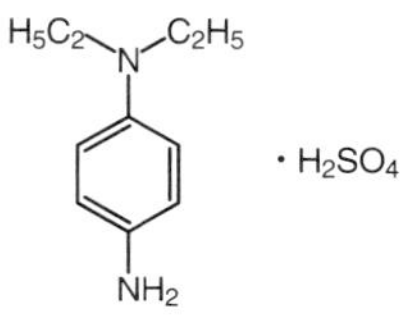

$C_{10}H_{18}N_2O_4S$ M_r 262,3
CAS Nr. 6283-63-2.

Reagenzien

N,N-Diethyl-*p*-phenylendiaminsulfat.

Weißes bis schwach gelbliches Pulver; löslich in Wasser.

Smp: Etwa 185 °C, unter Zersetzung.

Vor Licht geschützt zu lagern.

Diethylphenylendiaminsulfat-Lösung *R* 1028601

250 ml Wasser *R* werden mit 2 ml Schwefelsäure *R* und 25 ml Natriumedetat-Lösung (0,02 mol · l^{-1}) versetzt. In der Lösung werden 1,1 g Diethylphenylendiaminsulfat *R* gelöst. Die Lösung wird mit Wasser *R* zu 1000 ml verdünnt.

Die Lösung ist vor Wärme und Licht geschützt zu lagern, innerhalb eines Monats zu verwenden und muß farblos sein.

Digitonin *R* 1028700

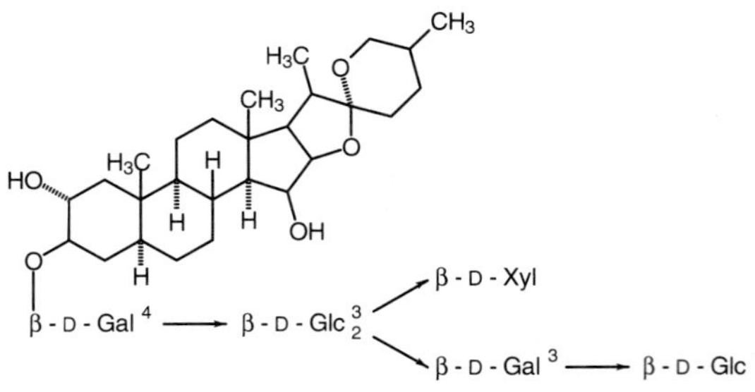

$C_{56}H_{92}O_{29}$ M_r 1229
CAS Nr. 11024-24-1.
(25*R*)-3β-{O^4-[O^2-(O^3-β-D-Glucopyranosyl-β-D-galactopyranosyl)-O^3-β-D-xylopyranosyl-β-D-glucopyranosyl]-β-D-galactopyranosyloxy}-5α-spirostan-2α,15β-diol.

Kristalle; praktisch unlöslich in Wasser, wenig löslich in wasserfreiem Ethanol, schwer löslich in Ethanol, praktisch unlöslich in Ether.

Digitoxin *R* 1028800

CAS Nr. 71-63-6.

Muß der Monographie **Digitoxin (Digitoxinum)** entsprechen.

10,11-Dihydrocarbamazepin *R* 1028900

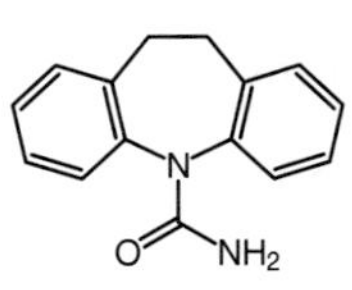

$C_{15}H_{14}N_2O$ M_r 238,3
CAS Nr. 3564-73-6.
10,11-Dihydro-5*H*-dibenz[*b,f*]azepin-5-carboxamid.

Smp: 205 bis 210 °C.

Dihydroxynaphthalin *R* 1029000

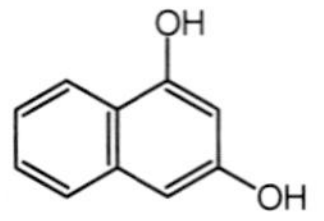

$C_{10}H_8O_2$ M_r 160,2
CAS Nr. 132-86-5.
1,3-Naphthalindiol.

Kristallines, meist bräunlichviolettes Pulver, leicht löslich in Wasser und Ethanol.

Smp: Etwa 125 °C.

2,7-Dihydroxynaphthalin *R* 1029100

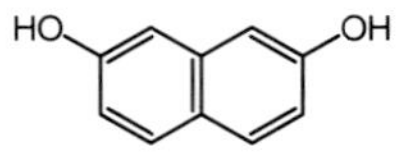

$C_{10}H_8O_2$ M_r 160,2
CAS Nr. 582-17-2.
2,7-Naphthalindiol.

Nadeln; löslich in Wasser, Ethanol und Ether.

Smp: Etwa 190 °C.

2,7-Dihydroxynaphthalin-Lösung *R* 1029101

10 mg 2,7-Dihydroxynaphthalin *R* werden in 100 ml Schwefelsäure *R* gelöst. Die Lösung wird bis zur Entfärbung stehengelassen und ist innerhalb von 2 Tagen zu verwenden.

Diisobutylketon *R* 1029200

$(H_3C)_2CH{-}CH_2{-}C(=O){-}CH_2{-}CH(CH_3)_2$

$C_9H_{18}O$ M_r 142,2
CAS Nr. 108-83-8.
2,6-Dimethyl-4-heptanon.

Klare, farblose Flüssigkeit; schwer löslich in Wasser, mischbar mit den meisten organischen Lösungsmitteln.

n_D^{20}: Etwa 1,414.

Sdp: Etwa 168 °C.

Diisopropylether *R* 1029300

$(H_3C)_2CH{-}O{-}CH(CH_3)_2$

$C_6H_{14}O$ M_r 102,2
CAS Nr. 108-20-3.

Klare, farblose Flüssigkeit; sehr schwer löslich in Wasser, mischbar mit Ethanol und Ether.

d_{20}^{20}: 0,723 bis 0,728.

Sdp: 67 bis 69 °C.

Diisopropylether, der nicht der Prüfung auf Peroxide entspricht, darf nicht destilliert werden.

Peroxide: In einen Schliffstopfenzylinder von 12 ml Fassungsvermögen und etwa 1,5 cm Durchmesser werden 8 ml Kaliumiodid-Stärke-Lösung *R* eingefüllt. Mit dem Diisopropylether wird bis zum Rande aufgefüllt, kräftig geschüttelt und 30 min lang im Dunkeln stehengelassen. Dabei darf keine Färbung auftreten.

Vor Licht geschützt zu lagern. Namen und Konzentration zugesetzter Stabilisatoren sind anzugeben.

4,4′-Dimethoxybenzophenon *R* 1126300

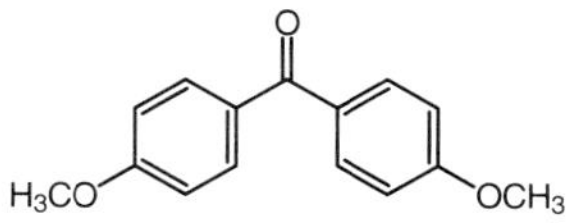

$C_{15}H_{14}O_3$ M_r 242,3
CAS Nr. 90-96-0.
Bis(4-methoxyphenyl)methanon.

Weißes Pulver; praktisch unlöslich in Wasser, schwer löslich in Ethanol.

Smp: Etwa 142 °C.

Dimethoxypropan *R* 1105200

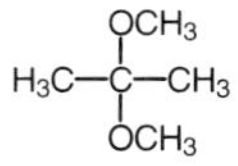

$C_5H_{12}O_2$ M_r 104,1
CAS Nr. 77-76-9.
2,2-Dimethoxypropan, Acetondimethylacetal.

Farblose Flüssigkeit; zersetzt sich bei Kontakt mit feuchter Luft oder Wasser.

d_{20}^{20}: Etwa 0,847.

n_D^{20}: Etwa 1,378.

Sdp: Etwa 83 °C.

Dimethylacetamid *R* 1029700

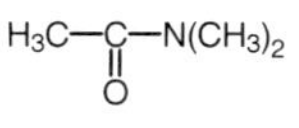

C_4H_9NO M_r 87,1
CAS Nr. 127-19-5.
N,*N*-Dimethylacetamid.
Mindestens 99,5 Prozent C_4H_9NO.

Farblose Flüssigkeit; mischbar mit Wasser und den meisten organischen Lösungsmitteln.

d_{20}^{20}: Etwa 0,94.

n_D^{20}: Etwa 1,437.

Sdp: Etwa 165 °C.

Dimethylaminobenzaldehyd *R* 1029800

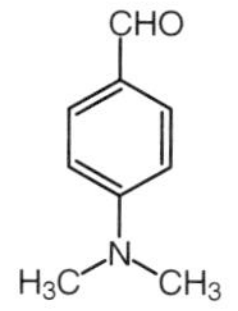

$C_9H_{11}NO$ M_r 149,2
CAS Nr. 100-10-7.
4-Dimethylaminobenzaldehyd.

Weiße bis gelblichweiße Kristalle; löslich in Ethanol und verdünnten Säuren.

Smp: Etwa 74 °C.

Dimethylaminobenzaldehyd-Lösung *R* 1 1029801

0,2 g Dimethylaminobenzaldehyd *R* werden in 20 ml Ethanol 96 % *R* gelöst. Die Lösung wird mit 0,5 ml Salzsäure *R* versetzt, mit Aktivkohle *R* geschüttelt und anschließend filtriert. Die Lösung muß schwächer gefärbt sein als die Iod-Lösung *R* 3.
Bei Bedarf frisch herzustellen.

Dimethylaminobenzaldehyd-Lösung *R* 2 1029802

0,2 g Dimethylaminobenzaldehyd *R* werden ohne Erwärmen in einer Mischung von 4,5 ml Wasser *R* und 5,5 ml Salzsäure *R* gelöst.
Bei Bedarf frisch herzustellen.

Dimethylaminobenzaldehyd-Lösung *R* 6 1029803

0,125 g Dimethylaminobenzaldehyd *R* werden in einer abgekühlten Mischung von 35 ml Wasser *R* und 65 ml Schwefelsäure *R* gelöst. Die Lösung wird mit 0,1 ml einer Lösung von Eisen(III)-chlorid *R* (50 g · l^{-1}) versetzt und vor Gebrauch 24 h lang, vor Licht geschützt, stehengelassen.
Wird die Lösung bei Raumtemperatur gelagert, muß sie innerhalb einer Woche verwendet werden; wird sie im Kühlschrank gelagert, ist sie mehrere Monate lang haltbar.

Dimethylaminobenzaldehyd-Lösung *R* 7 1029804

1,0 g Dimethylaminobenzaldehyd *R* wird in 50 ml Salzsäure *R* gelöst. Die Lösung wird mit 50 ml Ethanol 96 % *R* versetzt.
Die Lösung ist vor Licht geschützt zu lagern und innerhalb von 4 Wochen zu verwenden.

Dimethylaminobenzaldehyd-Lösung *R* 8 1029805

0,25 g Dimethylaminobenzaldehyd *R* werden in einer Mischung von 5 g Phosphorsäure 85 % *R*, 45 g Wasser *R* und 50 g wasserfreier Essigsäure *R* gelöst.
Bei Bedarf frisch herzustellen.

Dimethylaminozimtaldehyd *R* 1029900

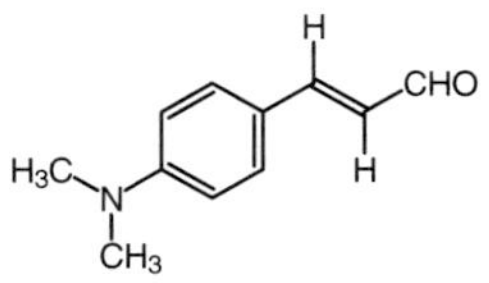

$C_{11}H_{13}NO$ M_r 175,2
CAS Nr. 6203-18-5.
(*E*)-3-(4-Dimethylaminophenyl)propenal.

Kristalle oder Pulver, orange bis orangebraun; lichtempfindlich.

Smp: Etwa 138 °C.

Dimethylaminozimtaldehyd-Lösung *R* 1029901

2 g Dimethylaminozimtaldehyd *R* werden in einer Mischung von 100 ml Salzsäure *R* 1 und 100 ml wasserfreiem Ethanol *R* gelöst.

Die Lösung ist kühl zu lagern und vor Gebrauch 1 zu 4 mit wasserfreiem Ethanol *R* zu verdünnen.

N*, *N*-Dimethylanilin *R 1030100

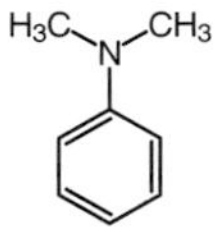

$C_8H_{11}N$ M_r 121,2
CAS Nr. 121-69-7.

Klare, ölige Flüssigkeit; fast farblos, wenn sie frisch destilliert ist, sich bei der Lagerung rötlichbraun färbend; praktisch unlöslich in Wasser, leicht löslich in Ethanol und Ether.

n_D^{20}: Etwa 1,558.

Destillationsbereich (2.2.11): Mindestens 95 Prozent müssen zwischen 192 und 194 °C destillieren.

2,3-Dimethylanilin *R* 1105300

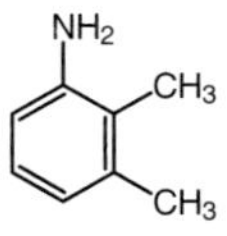

$C_8H_{11}N$ M_r 121,2
CAS Nr. 87-59-2.
2,3-Xylidin.

Gelbliche Flüssigkeit; wenig löslich in Wasser, löslich in Ethanol.

d_{20}^{20}: 0,993 bis 0,995.

n_D^{20}: Etwa 1,569.

Sdp: Etwa 224 °C.

2,6-Dimethylanilin *R* 1030200

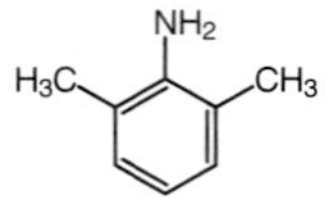

$C_8H_{11}N$ M_r 121,2
CAS Nr. 87-62-7.

Farblose Flüssigkeit; wenig löslich in Wasser, löslich in Ethanol.

d_{20}^{20}: Etwa 0,98.

2,4-Dimethyl-6-*tert*-butylphenol *R* 1126500

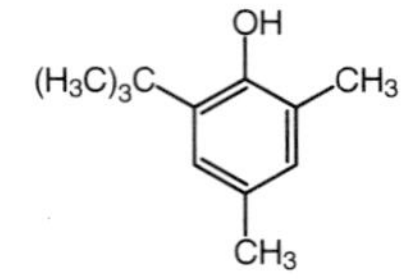

$C_{12}H_{18}O$ M_r 178,3
CAS Nr. 1879-09-0.
2-*tert*-Butyl-4,6-dimethylphenol.

Dimethylcarbonat *R* 1119300

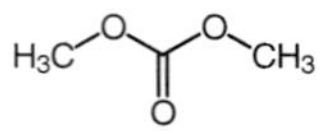

$C_3H_6O_3$ M_r 90,1
CAS Nr. 616-38-6.
Kohlensäuredimethylester.

Flüssigkeit; unlöslich in Wasser, mischbar mit Ethanol.

d_4^{17}: 1,065.

n_D^{20}: 1,368.

Sdp: Etwa 90 °C.

Dimethyldecylamin *R* 1113500

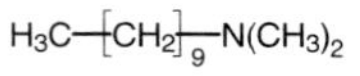

$C_{12}H_{27}N$ M_r 185,4
CAS Nr. 1120-24-7.
N,N-Dimethyldecylamin; (Decyl)dimethylazan.
Mindestens 98,0 Prozent (*m/m*) $C_{12}H_{27}N$.

Sdp: Etwa 234 °C.

1,1-Dimethylethylamin *R* 1100900

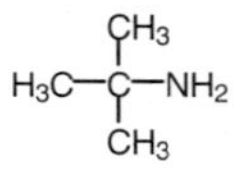

$C_4H_{11}N$ M_r 73,1
CAS Nr. 75-64-9.
tert. Butylamin; *tert*. Butylazan.

Flüssigkeit; mischbar mit Ethanol.

d_{20}^{20}: Etwa 0,694.

n_D^{20}: Etwa 1,378.

Sdp: Etwa 46 °C.

Dimethylformamid *R* 1030300

$OHC{-}N(CH_3)_2$

C_3H_7NO M_r 73,1

CAS Nr. 68-12-2.

Klare, farblose, neutrale Flüssigkeit; mischbar mit Wasser und Ethanol.

d_{20}^{20}: 0,949 bis 0,952.

Sdp: Etwa 153 °C.

Wasser (2.5.12): Höchstens 0,1 Prozent, nach der Karl-Fischer-Methode bestimmt.

Dimethylformamiddiethylacetal *R* 1113600

$(H_3C)_2N{-}CH(OC_2H_5)_2$

$C_7H_{17}NO_2$ M_r 147,2

CAS Nr. 1188-33-6.

N,N-Dimethylformamiddiethylacetal; (Diethoxymethyl)dimethylazan.

n_D^{20}: Etwa 1,40.

Sdp: 128 bis 130 °C.

Dimethylgelb *R* 1029600

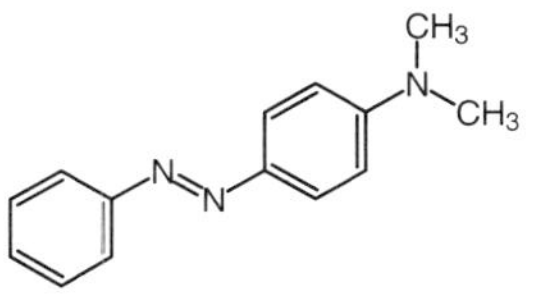

$C_{14}H_{15}N_3$ M_r 225,3

CAS Nr. 60-11-7.

C.I. Nr. 11020; Schultz Nr. 28.

N,N-Dimethylazobenzol-4-amin; 4-Dimethylaminoazobenzol.

Kleine Kristalle oder Plättchen, gelb bis orange; praktisch unlöslich in Wasser, sehr schwer löslich in Ethanol.

Dünnschichtchromatographie (2.2.27): Auf eine Schicht von Kieselgel G *R* werden 10 µl einer Lösung der Substanz (0,1 g · l^{-1}) in Dichlormethan *R* aufgetragen. Die Chromatographie erfolgt über eine Laufstrecke von 10 cm mit dem gleichen Lösungsmittel. Das Chromatogramm darf nur einen Hauptfleck zeigen.

Dicht verschlossen zu lagern.

Dimethylgelb-Oracetblau-Lösung *R* 1118700

10 mg Dimethylgelb *R* und 10 mg Oracetblau B *R* werden in 300 ml Dichlormethan *R* gelöst.

Dimethylglyoxim *R* 1030400

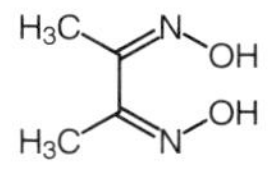

$C_4H_8N_2O_2$ M_r 116,1

CAS Nr. 95-45-4.

(*Z,Z*)-2,3-Butandiondioxim; Syn. Biacetyldioxim.

Farblose Kristalle oder weißes, kristallines Pulver; praktisch unlöslich in kaltem Wasser, sehr schwer löslich in siedendem Wasser, löslich in Ethanol und Ether.

Smp: Etwa 240 °C, unter Zersetzung.

Sulfatasche (2.4.14): Höchstens 0,05 Prozent.

1,3-Dimethyl-2-imidazolidinon *R*

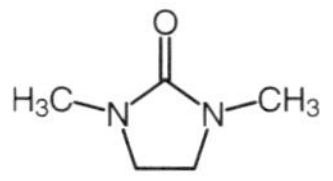

$C_5H_{10}N_2O$ M_r 114,2

CAS Nr. 80-73-9.

N,N'-Dimethylethylenharnstoff.

n_D^{20}: 1,4720.

Sdp: Etwa 224 °C.

Dimethyloctylamin *R* 1030500

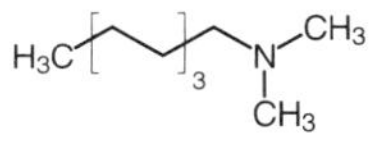

$C_{10}H_{23}N$ M_r 157,3

CAS Nr. 7378-99-6.

Dimethyloctylazan.

Farblose Flüssigkeit.

d_{20}^{20}: Etwa 0,765.

n_D^{20}: Etwa 1,424.

Sdp: Etwa 195 °C.

2,6-Dimethylphenol *R* 1030600

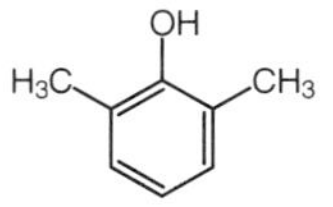

$C_8H_{10}O$ M_r 122,2

CAS Nr. 576-26-1.

Farblose Nadeln; schwer löslich in Wasser, sehr leicht löslich in Ethanol und Ether.

Smp: 46 bis 48 °C.

Sdp: Etwa 203 °C.

3,4-Dimethylphenol *R* 1098100

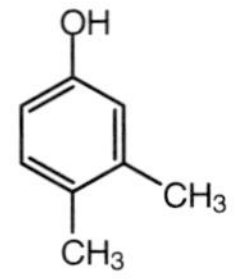

$C_8H_{10}O$ M_r 122,2
CAS Nr. 95-65-8.

Weiße bis fast weiße Kristalle; schwer löslich in Wasser, leicht löslich in Ethanol.

Smp: 25 bis 27 °C.

Sdp: Etwa 226 °C.

Dimethylpiperazin *R* 1030700

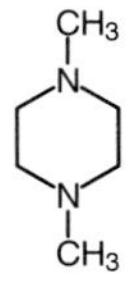

$C_6H_{14}N_2$ M_r 114,2
CAS Nr. 106-58-1.
1,4-Dimethylpiperazin.

Farblose Flüssigkeit; mischbar mit Wasser und Ethanol.

d_{20}^{20}: Etwa 0,85.

n_D^{20}: Etwa 1,446.

Sdp: Etwa 131 °C.

Dimethylstearamid *R* 1030800

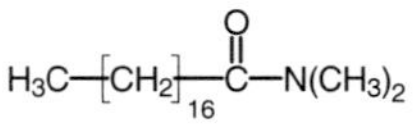

$C_{20}H_{41}NO$ M_r 311,5
N,*N*-Dimethyloctadecanamid.

Weiße bis fast weiße, feste Masse; löslich in den meisten organischen Lösungsmitteln, einschließlich Aceton.

Smp: Etwa 51 °C.

Dimethylsulfon *R* 1030900

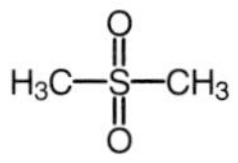

$C_2H_6O_2S$ M_r 94,1
CAS Nr. 67-71-0.
Sulfonyldimethan.

Weißes, kristallines Pulver; leicht löslich in Wasser, löslich in Aceton und Ethanol.

Smp: 108 bis 110 °C.

Dimethylsulfoxid *R* 1029500

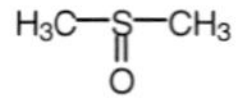

C_2H_6OS M_r 78,1
CAS Nr. 67-68-5.

Klare, farblose, ölige, hygroskopische Flüssigkeit; mischbar mit Wasser und Ethanol.

d_{20}^{20}: Etwa 1,10.

Sdp: Etwa 189 °C.

Wasser (2.5.12): Höchstens 10 g · l^{-1}, nach der Karl-Fischer-Methode bestimmt.

Wird die Substanz in der Spektroskopie verwendet, muß sie folgenden zusätzlichen Prüfungen entsprechen:

Die Transmission (2.2.25) der Substanz, gegen Wasser *R* gemessen, muß mindestens betragen:
10 Prozent bei 262 nm
35 Prozent bei 270 nm
70 Prozent bei 290 nm
98 Prozent bei 340 nm und höher.

Wasser (2.5.12): Höchstens 0,2 Prozent (*m/m*), nach der Karl-Fischer-Methode bestimmt.

Dicht verschlossen zu lagern.

(D_6)Dimethylsulfoxid *R* 1025100

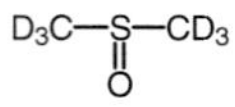

C_2D_6OS M_r 84,2
CAS Nr. 2206-27-1.
(D_6)Dimethylsulfoxid.

Sehr hygroskopische, viskose, praktisch farblose Flüssigkeit; löslich in Wasser, Aceton, wasserfreiem Ethanol und Ether.

d_{20}^{20}: Etwa 1,18.

Smp: Etwa 20 °C.

Deuterierungsgrad: Mindestens 99,8 Prozent.

Wasser und Deuteriumoxid: Höchstens 0,1 Prozent.

Dicht verschlossen zu lagern.

Dimethyltetradecylamin *R* 1031000

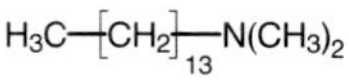

$C_{16}H_{35}N$ M_r 241,5
N,*N*-Dimethyltetradecylamin.
Mindestens 98,0 und höchstens 101,0 Prozent (*m/m*) $C_{16}H_{35}N$.

Klare bis fast klare, farblose bis schwach gelblich gefärbte Flüssigkeit; praktisch unlöslich in Wasser, mischbar mit Aceton, Ethanol und Methanol.

d_{20}^{20}: Etwa 0,80.

Sdp: Etwa 260 °C.

Wasser (2.5.12): Höchstens 0,3 Prozent (*m/m*), nach der Karl-Fischer-Methode bestimmt.

Gehaltsbestimmung: 0,200 g Substanz werden in 10 ml Ethanol 96 % *R* gelöst. Nach Zusatz von 0,1 ml Methylrot-Lösung *R* wird mit Salzsäure (0,1 mol · l^{-1}) bis zum Farbumschlag nach Rot titriert.

1 ml Salzsäure (0,1 mol · l^{-1}) entspricht 24,15 mg $C_{16}H_{35}N$.

Dimeticon *R* 1105400

CAS Nr. 9016-00-6.

Muß der Monographie **Dimeticon (Dimeticonum)** entsprechen.

Dimidiumbromid *R* 1031100

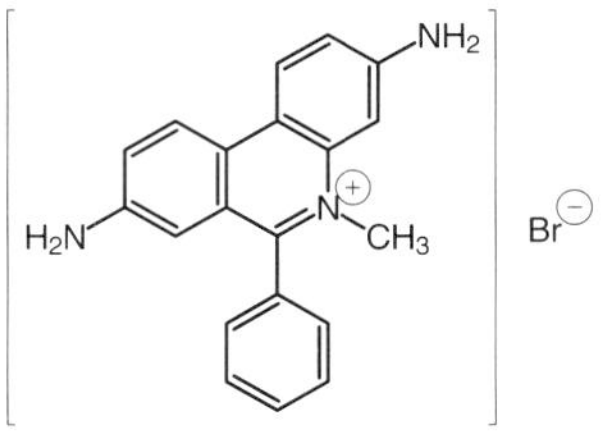

$C_{20}H_{18}BrN_3$ M_r 380,3
CAS Nr. 518-67-2.
3,8-Diamino-5-methyl-6-phenylphenanthridinium=bromid.

Tiefrote Kristalle; schwer löslich in Wasser von 20 °C, wenig löslich in Wasser von 60 °C und Ethanol, praktisch unlöslich in Ether.

Dimidiumbromid-Sulfanblau-Reagenz *R* 1031101

Getrennt werden 0,5 g Dimidiumbromid *R* und 0,25 g Sulfanblau *R* in je 30 ml einer heißen Mischung von 1 Volumteil wasserfreiem Ethanol *R* und 9 Volumteilen Wasser *R* gelöst. Nach Umrühren werden die beiden Lösungen gemischt und mit der gleichen Lösungsmittelmischung zu 250 ml verdünnt. 20 ml Lösung werden zu einer Verdünnung von 20 ml einer 14prozentigen Lösung (*V/V*) von Schwefelsäure *R* mit etwa 250 ml Wasser *R* gegeben; mit Wasser *R* wird zu 500 ml verdünnt.

Vor Licht geschützt zu lagern.

Dinatriumbicinchoninat *R* 1126600

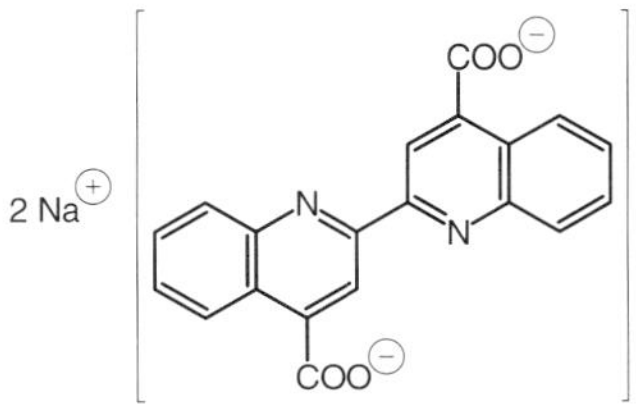

$C_{20}H_{10}N_2Na_2O_4$ M_r 388,3
CAS Nr. 979-88-4.
2,2′-Bichinolin-4,4′-dicarbonsäure, Dinatriumsalz.

Dinitrobenzoesäure *R* 1031300

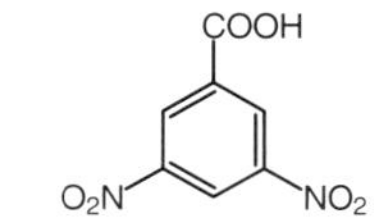

$C_7H_4N_2O_6$ M_r 212,1
CAS Nr. 99-34-3.
3,5-Dinitrobenzoesäure.

Fast farblose Kristalle; schwer löslich in Wasser, sehr leicht löslich in Ethanol.

Smp: Etwa 206 °C.

Dinitrobenzoesäure-Lösung *R* 1031301

Eine Lösung von Dinitrobenzoesäure *R* (20 g · l^{-1}) in Ethanol 96 % *R*.

Dinitrobenzol *R* 1031200

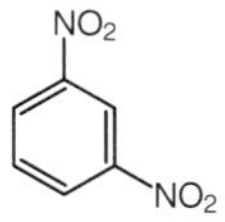

$C_6H_4N_2O_4$ M_r 168,1
CAS Nr. 528-29-0.
1,3-Dinitrobenzol.

Kristalle oder kristallines Pulver, gelblich; praktisch unlöslich in Wasser, schwer löslich in Ethanol.

Smp: Etwa 90 °C.

Dinitrobenzol-Lösung *R* 1031201

Eine Lösung von Dinitrobenzol *R* (10 g · l^{-1}) in Ethanol 96 % *R*.

3,5-Dinitrobenzoylchlorid *R* 1031400

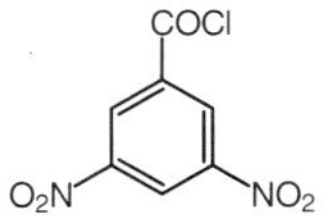

$C_7H_3ClN_2O_5$ M_r 230,6
CAS Nr. 99-33-2.

Schwach gelbes, kristallines Pulver oder farblose Kristalle.

Smp: Etwa 68 °C.

Dinitrophenylhydrazin *R* 1031500

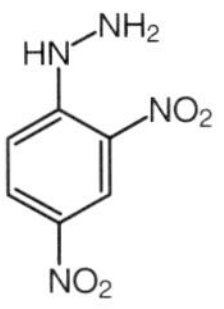

$C_6H_6N_4O_4$ M_r 198,1

CAS Nr. 119-26-6.

2,4-Dinitrophenylhydrazin.

Orangerote Kristalle; sehr schwer löslich in Wasser, schwer löslich in Ethanol.

Smp: Etwa 203 °C (Sofortschmelzpunkt).

Dinitrophenylhydrazin-Reagenz *R* 1031501

0,2 g Dinitrophenylhydrazin *R* werden in 20 ml Methanol *R* gelöst. Die Lösung wird mit 80 ml einer Mischung von gleichen Volumteilen Essigsäure *R* und Salzsäure *R* 1 versetzt.

Bei Bedarf frisch herzustellen.

Dinitrophenylhydrazin-Schwefelsäure *R* 1031503

1,5 g Dinitrophenylhydrazin *R* werden in 50 ml einer 20prozentigen Lösung (*V/V*) von Schwefelsäure *R* gelöst.

Bei Bedarf frisch herzustellen.

Dinitrophenylhydrazinhydrochlorid-Lösung *R* 1031502

0,50 g Dinitrophenylhydrazin *R* werden unter Erhitzen in verdünnter Salzsäure *R* gelöst. Die Lösung wird mit verdünnter Salzsäure *R* zu 100 ml verdünnt. Nach dem Erkalten wird filtriert.

Bei Bedarf frisch herzustellen.

Dinonylphthalat *R* 1031600

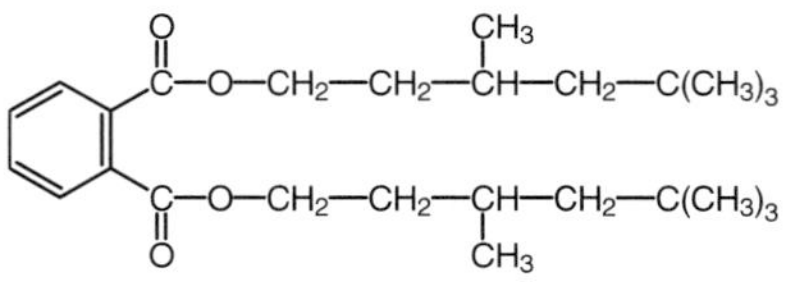

$C_{26}H_{42}O_4$ M_r 418,6

CAS Nr. 28553-12-0.

Bis(3,5,5-trimethylhexyl)phthalat.

Farblose bis schwach gelb gefärbte, ölige Flüssigkeit.

d_{20}^{20}: 0,97 bis 0,98.

n_D^{20} : 1,482 bis 1,489.

Sauer reagierende Substanzen: 5,0 g Substanz werden 1 min lang mit 25 ml Wasser *R* geschüttelt. Nach der Phasentrennung wird die wäßrige Schicht filtriert und mit 0,1 ml Phenolphthalein-Lösung *R* versetzt. Bis zum Farbumschlag dürfen höchstens 0,3 ml Natriumhydroxid-Lösung (0,1 mol · l⁻¹) verbraucht werden (0,05 Prozent, berechnet als Phthalsäure).

Wasser (2.5.12): Höchstens 0,1 Prozent, nach der Karl-Fischer-Methode bestimmt.

Dioctadecyldisulfid *R* 1031700

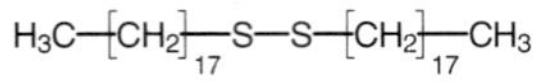

$C_{36}H_{74}S_2$ M_r 571,1

CAS Nr. 1844-09-3.

Weißes Pulver; praktisch unlöslich in Wasser.

Smp: 53 bis 58 °C.

Dioctadecyl(3,3′-thiodipropionat) *R* 1031900

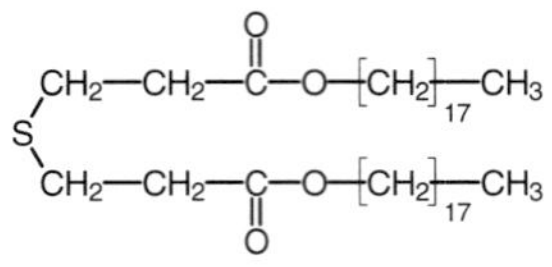

$C_{42}H_{82}O_4S$ M_r 683

CAS Nr. 693-36-7.

Weißes, kristallines Pulver; praktisch unlöslich in Wasser, leicht löslich in Dichlormethan, wenig löslich in Aceton, Ethanol und Petroläther.

Smp: 58 bis 67 °C.

Dioxan *R* 1032000

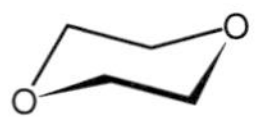

$C_4H_8O_2$ M_r 88,1

CAS Nr. 123-91-1.

1,4-Dioxan.

Klare, farblose Flüssigkeit; mischbar mit Wasser und den meisten organischen Lösungsmitteln.

d_{20}^{20}: Etwa 1,03.

Erstarrungspunkt (2.2.18): 9 bis 11 °C.

Wasser (2.5.12): Höchstens 0,5 Prozent, nach der Karl-Fischer-Methode bestimmt.

Dioxan, das nicht der Prüfung auf Peroxide entspricht, darf nicht destilliert werden.

Peroxide: In einen Schliffstopfenzylinder von 12 ml Fassungsvermögen und etwa 1,5 cm Durchmesser werden 8 ml Kaliumiodid-Stärke-Lösung *R* gegeben. Mit der Substanz wird bis zum Rande aufgefüllt, kräftig geschüttelt und 30 min lang im Dunkeln stehengelassen. Dabei darf keine Färbung auftreten.

Dioxan, das in der Szintillationsmessung verwendet wird, muß eine dafür geeignete Qualität haben.

Dioxan-Lösung *R* 1032002

50,0 ml Dioxan-Stammlösung *R* werden mit Wasser *R* zu 100,0 ml verdünnt (0,5 mg · ml⁻¹).

Dioxan-Lösung *R* 1 1032003

10,0 ml Dioxan-Lösung *R* werden mit Wasser *R* zu 50,0 ml verdünnt (0,1 mg · ml^{-1}).

Dioxan-Stammlösung *R* 1032001

1,00 g Dioxan *R* wird in Wasser *R* zu 100,0 ml gelöst. 5,0 ml Lösung werden mit Wasser *R* zu 50,0 ml verdünnt (1 mg · ml^{-1}).

Dioxaphosphan *R* 1031800

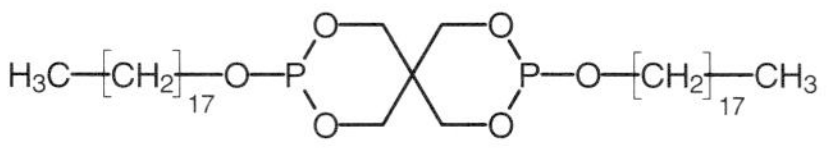

$C_{41}H_{82}O_6P_2$ M_r 733

3,9-Bis(octadecyloxy)-2,4,8,10-tetraoxa-3,9-diphospha=spiro[5.5]undecan.

Weiße, wachsartige Substanz; praktisch unlöslich in Wasser, löslich in Kohlenwasserstoffen.

Smp: 40 bis 70 °C.

Diphenylamin *R* 1032100

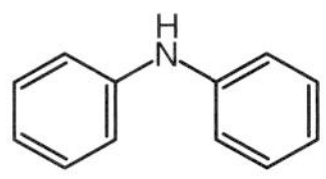

$C_{12}H_{11}N$ M_r 169,2

CAS Nr. 122-39-4.

Weiße Kristalle; schwer löslich in Wasser, löslich in Ethanol.

Smp: Etwa 55 °C.

Vor Licht geschützt zu lagern.

Diphenylamin-Lösung *R* 1032101

Eine Lösung Diphenylamin *R* (1 g · l^{-1}) in Schwefelsäure *R*.

Vor Licht geschützt zu lagern.

Diphenylamin-Lösung *R* 1 1032102

Eine Lösung Diphenylamin *R* (10 g · l^{-1}) in Schwefelsäure *R*.

Die Lösung muß farblos sein.

Diphenylamin-Lösung *R* 2 1032103

1 g Diphenylamin *R* wird in 100 ml Essigsäure 98 % *R* gelöst. Die Lösung wird mit 2,75 ml Schwefelsäure *R* versetzt.

Bei Bedarf frisch herzustellen.

Diphenylanthracen *R* 1032200

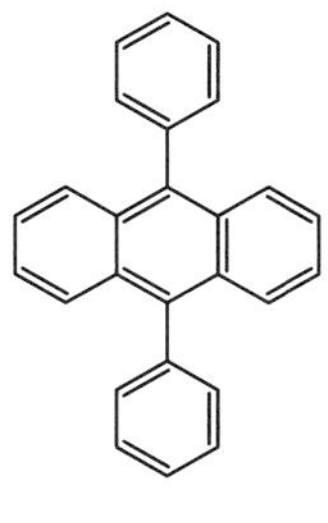

$C_{26}H_{18}$ M_r 330,4

CAS Nr. 1499-10-1.

9,10-Diphenylanthracen.

Gelbliches bis gelbes, kristallines Pulver; praktisch unlöslich in Wasser, leicht löslich in Ether.

Smp: Etwa 248 °C.

Diphenylbenzidin *R* 1032300

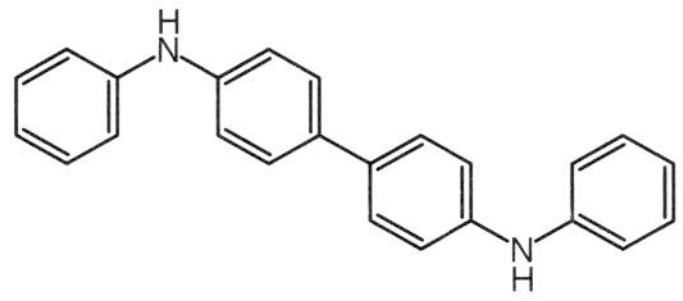

$C_{24}H_{20}N_2$ M_r 336,4

CAS Nr. 531-91-9.

N,N'-Diphenylbenzidin.

Weißes bis schwachgraues, kristallines Pulver; praktisch unlöslich in Wasser, schwer löslich in Aceton und Ethanol.

Smp: Etwa 248 °C.

Nitrat: 8 mg Substanz werden in einer erkalteten Mischung von 5 ml Wasser *R* und 45 ml nitratfreier Schwefelsäure *R* gelöst. Die Lösung muß farblos oder darf höchstens sehr schwach blau gefärbt sein.

Sulfatasche (2.4.14): Höchstens 0,1 Prozent.

Vor Licht geschützt zu lagern.

Diphenylboryloxyethylamin *R* 1032400

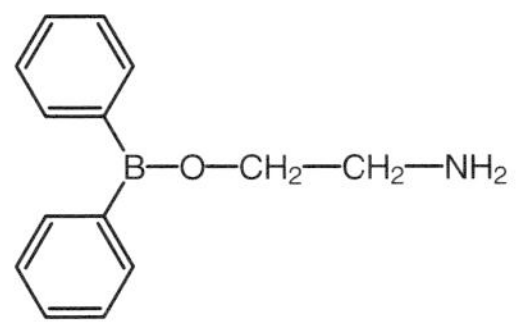

$C_{14}H_{16}BNO$ M_r 225,1

CAS Nr. 524-95-8.

2-(Diphenylboryloxy)ethylamin.

Weißes bis schwach gelbliches, kristallines Pulver; praktisch unlöslich in Wasser, löslich in Ethanol.

Smp: Etwa 193 °C.

Diphenylcarbazid *R* 1032500

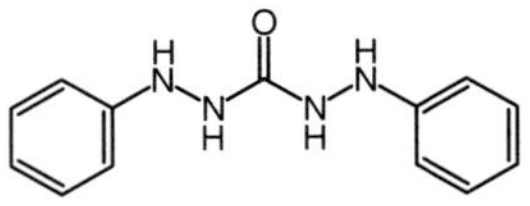

$C_{13}H_{14}N_4O$ M_r 242,3
CAS Nr. 140-22-7.
1,5-Diphenylcarbonohydrazid.

Weißes, kristallines, an der Luft sich allmählich rosa färbendes Pulver; sehr schwer löslich in Wasser, löslich in Aceton, Essigsäure 99 % und Ethanol.

Smp: Etwa 170 °C.

Sulfatasche (2.4.14): Höchstens 0,1 Prozent.

Vor Licht geschützt zu lagern.

Diphenylcarbazid-Lösung *R* 1032501

0,2 g Diphenylcarbazid *R* werden in 10 ml Essigsäure 98 % *R* gelöst. Die Lösung wird mit wasserfreiem Ethanol *R* zu 100 ml verdünnt.
Bei Bedarf frisch herzustellen.

Diphenylcarbazon *R* 1032600

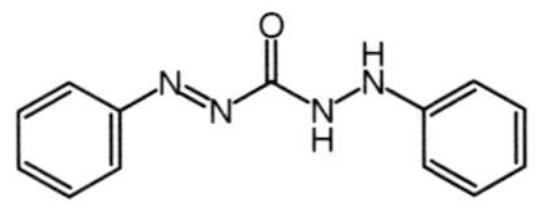

$C_{13}H_{12}N_4O$ M_r 240,3
CAS Nr. 538-62-5.
1,5-Diphenylcarbazon.

Orangegelbes, kristallines Pulver; praktisch unlöslich in Wasser, leicht löslich in Ethanol.

Smp: Etwa 157 °C, unter Zersetzung.

Diphenylcarbazon-Quecksilber(II)-chlorid-Reagenz *R* 1032601

Lösung I: 0,1 g Diphenylcarbazon *R* werden in wasserfreiem Ethanol *R* zu 50 ml gelöst.

Lösung II: 1 g Quecksilber(II)-chlorid *R* wird in wasserfreiem Ethanol *R* zu 50 ml gelöst.

Gleiche Volumteile der beiden Lösungen werden gemischt.

Diphenyloxazol *R* 1032700

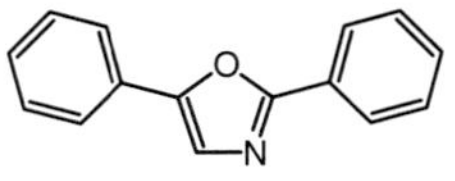

$C_{15}H_{11}NO$ M_r 221,3
CAS Nr. 92-71-7.
2,5-Diphenyloxazol.

Weißes Pulver; praktisch unlöslich in Wasser, löslich in Methanol, wenig löslich in Dioxan und Essigsäure 99 %.

Smp: Etwa 70 °C.

$A_{1\,cm}^{1\,\%}$: Etwa 1260, bei 305 nm in Methanol *R* bestimmt.

Diphenyloxazol, das in der Szintillationsmessung verwendet wird, muß eine dafür geeignete Qualität haben.

Diphenylphenylenoxid-Polymer *R* 1032800

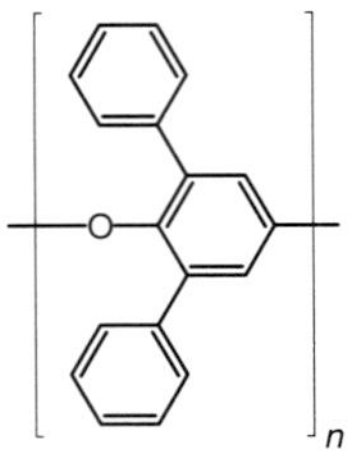

Poly(2,6-diphenyl-*p*-phenylenoxid).

Weiße bis fast weiße, poröse Kügelchen. Die Teilchengröße der Kügelchen wird in Klammern nach dem Namen des Reagenzes bei den entsprechenden Prüfungen angegeben.

Distickstoffmonoxid *R* 1108500

N_2O M_r 44,01
Mindestens 99,99 Prozent (*V/V*) N_2O.

Stickstoffmonoxid: Höchstens 1 ppm.

Kohlenmonoxid: Höchstens 1 ppm.

Ditalimphos *R* 1126700

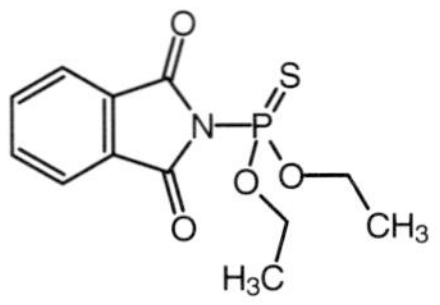

$C_{12}H_{14}NO_4PS$ M_r 299,3
CAS Nr. 5131-24-8.
Ditalimfos.
O,O-Diethyl(1,3-dihydro-1,3-dioxo-2*H*-isoindol-2-yl)=
phosphonothioat.

Sehr schwer löslich in Wasser, in Ethylacetat und in wasserfreiem Ethanol.
Eine geeignete, zertifizierte Referenzlösung kann verwendet werden.

5,5′-Dithiobis(2-nitrobenzoesäure) *R* 1097300

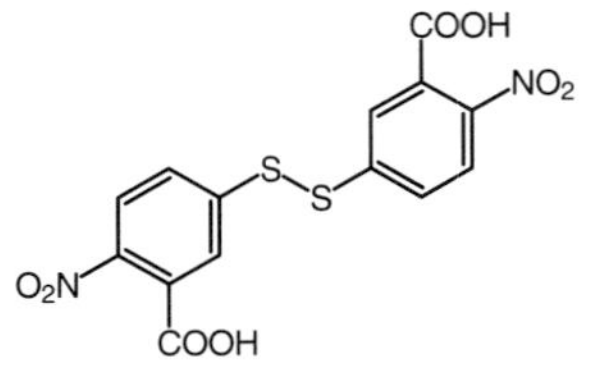

$C_{14}H_8N_2O_8S_2$ M_r 396,4
CAS Nr. 69-78-3.

Syn. 5,5′-Disulfandiylbis(2-nitrobenzoesäure); 3-Carboxy-4-nitrophenyldisulfid; Ellman's Reagenz.

Gelbes Pulver; wenig löslich in Ethanol.

Smp: Etwa 242 °C.

Dithiol *R* 1033800

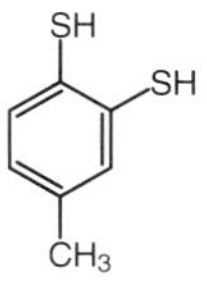

$C_7H_8S_2$ M_r 156,3

CAS Nr. 496-74-2.

4-Methyl-1,2-benzoldithiol.

Weiße, hygroskopische Kristalle; löslich in Methanol und Alkalihydroxid-Lösungen.

Smp: Etwa 30 °C.

Dicht verschlossen zu lagern.

Dithiol-Reagenz *R* 1033801

1 g Dithiol *R* wird nach Zusatz von 2 ml Thioglycolsäure *R* mit einer Lösung von Natriumhydroxid *R* (20 g · l^{-1}) zu 250 ml verdünnt.

Bei Bedarf frisch herzustellen.

Dithiothreitol *R* 1098200

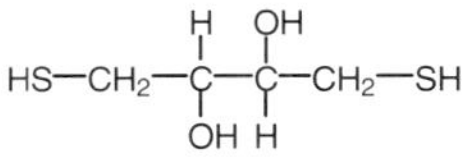

$C_4H_{10}O_2S_2$ M_r 154,2

CAS Nr. 27565-41-9.

Syn. *threo*-1,4-Bis(sulfanyl)butan-2,3-diol.

Schwach hygroskopische Nadeln; leicht löslich in Wasser, wasserfreiem Aceton und Ethanol.

Dithizon *R* 1033900

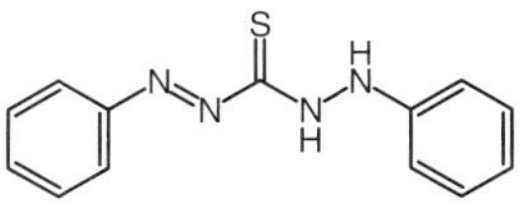

$C_{13}H_{12}N_4S$ M_r 256,3

CAS Nr. 60-10-6.

1,5-Diphenylthiocarbazon.

Blau- oder braunschwarzes bis schwarzes Pulver; praktisch unlöslich in Wasser, löslich in Ethanol.

Vor Licht geschützt zu lagern.

Dithizon *R* 1 1105500

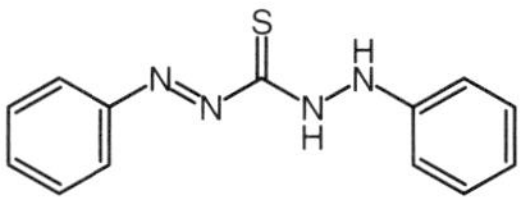

$C_{13}H_{12}N_4S$ M_r 256,3

CAS Nr. 60-10-6.

1,5-Diphenylthiocarbazon.

Mindestens 98,0 Prozent $C_{13}H_{12}N_4S$.

Blauschwarzes, schwarzbraunes oder schwarzes Pulver; praktisch unlöslich in Wasser, löslich in Ethanol.

Vor Licht geschützt zu lagern.

Dithizon-Lösung *R* 1033901

Eine Lösung von Dithizon *R* (0,5 g · l^{-1}) in Chloroform *R*.

Bei Bedarf frisch herzustellen.

Dithizon-Lösung *R* 2 1033903

40,0 mg Dithizon *R* werden in Chloroform *R* zu 1000,0 ml gelöst. 30,0 ml Lösung werden mit Chloroform *R* zu 100,0 ml verdünnt.

Einstellung: Quecksilber(II)-chlorid *R*, entsprechend 0,1354 g $HgCl_2$, wird in einer Mischung gleicher Volumteile verdünnter Schwefelsäure *R* und Wasser *R* zu 100,0 ml gelöst. 2,0 ml Lösung werden mit der gleichen Lösungsmittelmischung zu 100,0 ml verdünnt. (Diese Lösung enthält 20 ppm Hg.) 1,0 ml der Verdünnung wird in einem Scheidetrichter mit 50 ml verdünnter Schwefelsäure *R*, 140 ml Wasser *R* und 10 ml einer Lösung von Hydroxylaminhydrochlorid *R* (200 g · l^{-1}) versetzt. Die Mischung wird mit der Dithizon-Lösung titriert, wobei die Mischung nach jedem Zusatz 20mal geschüttelt wird. Gegen Ende der Titration wird zur Trennung der Phasen stehengelassen und die Chloroformphase verworfen. Die Titration wird bis zum Farbumschlag nach Bläulichgrün fortgesetzt. Das Äquivalent Quecksilber in Milligramm je Milliliter Dithizon-Lösung wird nach der Formel 20/*V* berechnet, in der *V* das bei der Titration verbrauchte Volumen Dithizon-Lösung bedeutet.

Docusat-Natrium *R* 1034100

CAS Nr. 577-11-7.

Muß der Monographie **Docusat-Natrium (Docusatum natricum)** entsprechen.

Dotriacontan *R* 1034200

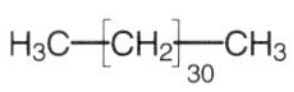

$C_{32}H_{66}$ M_r 450,9

CAS Nr. 544-85-4.

Weiße Plättchen; praktisch unlöslich in Wasser, wenig löslich in Hexan, schwer löslich in Ether.

Smp: Etwa 69 °C.

Verunreinigungen: Höchstens 0,1 Prozent mit dem gleichen t_R-Wert wie α-Tocopherolacetat, nach der gaschromatographischen Methode, wie in der Monographie **α-Tocopherolacetat (α-Tocopheroli acetas)** beschrieben, bestimmt.

Dragendorffs Reagenz *R* 1070600

Eine Mischung von 0,85 g basischem Bismutnitrat *R*, 40 ml Wasser *R* und 10 ml Essigsäure 98 % *R* wird mit 20 ml einer Lösung von Kaliumiodid *R* (400 g · l^{-1}) versetzt.

Dragendorffs Reagenz *R* 1 1070601

100 g Weinsäure *R* werden in 400 ml Wasser *R* gelöst. Nach Zusatz von 8,5 g basischem Bismutnitrat *R* wird die Lösung 1 h lang geschüttelt, mit 200 ml einer Lösung von Kaliumiodid *R* (400 g · l^{-1}) versetzt, erneut geschüttelt und nach 24 h filtriert.

Vor Licht geschützt zu lagern.

Dragendorffs Reagenz *R* 2 1070602

Stammlösung: 1,7 g basisches Bismutnitrat *R* und 20 g Weinsäure *R* werden in 40 ml Wasser *R* suspendiert. Die Suspension wird mit 40 ml einer Lösung von Kaliumiodid *R* (400 g · l^{-1}) versetzt, 1 h lang geschüttelt und filtriert. Die Lösung ist in braunen Gefäßen vor Licht geschützt mehrere Tage lang haltbar.

Sprühlösung: Vor Gebrauch werden 5 ml Stammlösung mit 15 ml Wasser *R* gemischt.

Dragendorffs Reagenz *R* 3 1070604

0,17 g basisches Bismutnitrat *R* werden in einer Mischung von 2 ml Essigsäure 98 % *R* und 18 ml Wasser *R* gelöst. Nach Zusatz von 4 g Kaliumiodid *R* und 1 g Iod *R* wird die Lösung mit verdünnter Schwefelsäure *R* zu 100 ml verdünnt.

Dragendorffs Reagenz, verdünntes *R* 1070603

Eine Lösung von 100 g Weinsäure *R* in 500 ml Wasser *R* wird mit 50 ml Dragendorffs Reagenz *R* 1 versetzt.

Vor Licht geschützt zu lagern.

E

Echtblausalz B *R* 1037400

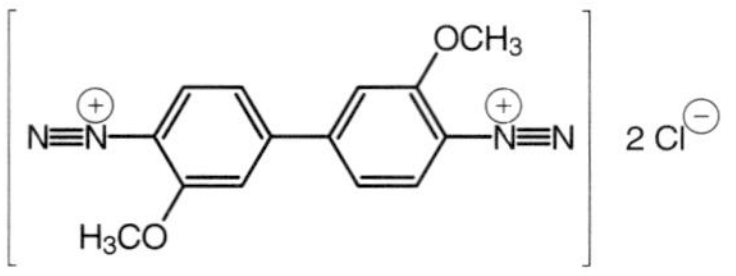

$C_{14}H_{12}Cl_2N_4O_2$ M_r 339,2

CAS Nr. 84633-94-3.

C.I. Nr. 37235; Schultz Nr. 490.

3,3′-Dimethoxy-4,4′-biphenylbis(diazonium)-dichlorid.

Dunkelgrünes Pulver; löslich in Wasser.

Die Substanz wird durch Zusatz von Zinkchlorid stabilisiert.

Dicht verschlossen, vor Licht geschützt, zwischen 2 und 8 °C zu lagern.

Echtrotsalz B *R* 1037500

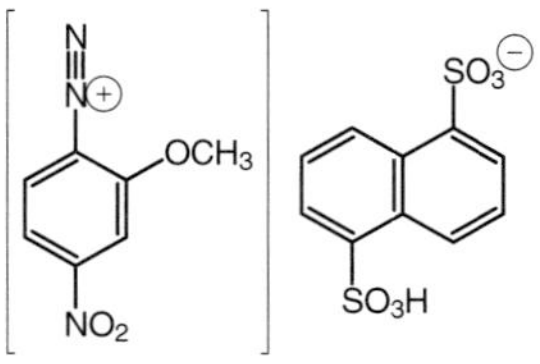

$C_{17}H_{13}N_3O_9S_2$ M_r 467,4

CAS Nr. 56315-29-8.

C.I. Nr. 37125; Schultz Nr. 155.

2-Methoxy-4-nitrobenzoldiazonium-hydrogen-1,5-naphthalindisulfonat.

Orangegelbes Pulver; löslich in Wasser, schwer löslich in Ethanol.

Dicht verschlossen, vor Licht geschützt, zwischen 2 und 8 °C zu lagern.

Eisen *R* 1046600

Fe A_r 55,85

CAS Nr. 7439-89-6.

Graues Pulver oder Draht; löslich in verdünnten Mineralsäuren.

Eisen(III)-chlorid *R* 1037800

$FeCl_3 \cdot 6\ H_2O$ A_r 270,3

CAS Nr. 10025-77-1.

Orangegelbe bis bräunliche, zerfließliche, kristalline Stücke; sehr leicht löslich in Wasser, löslich in Ethanol und Ether. Unter Lichteinfluß werden die Substanz und ihre Lösungen teilweise reduziert.

Dicht verschlossen zu lagern.

Eisen(III)-chlorid-Lösung *R* 1 1037801

Eine Lösung von Eisen(III)-chlorid *R* (105 g · l^{-1}).

Eisen(III)-chlorid-Lösung *R* 2 1037802

Eine Lösung von Eisen(III)-chlorid *R* (13 g · l^{-1}).

Eisen(III)-chlorid-Lösung *R* 3 1037803

2,0 g Eisen(III)-chlorid *R* werden in wasserfreiem Ethanol *R* zu 100,0 ml gelöst.

Eisen(III)-chlorid-Kaliumperiodat-Lösung *R* 1070801

1 g Kaliumperiodat *R* wird in 5 ml einer frisch hergestellten Lösung von Kaliumhydroxid *R* (120 g · l^{-1}) gelöst. Nach Zusatz von 20 ml Wasser *R* und 1,5 ml Eisen(III)-chlorid-Lösung *R* 1 wird mit einer frisch hergestellten Lösung von Kaliumhydroxid *R* (120 g · l^{-1}) zu 50 ml verdünnt.

Eisen(III)-chlorid-Sulfaminsäure-Reagenz *R* 1037804

Eine Lösung, die Eisen(III)-chlorid *R* (10 g · l^{-1}) und Sulfaminsäure *R* (16 g · l^{-1}) enthält.

Eisen(III)-nitrat *R* 1106100

$Fe(NO_3)_3 \cdot 9\,H_2O$ M_r 404
CAS Nr. 7782-61-8.
Mindestens 99,0 Prozent $Fe(NO_3)_3 \cdot 9\,H_2O$.

Blaßviolette Kristalle oder kristalline Masse; sehr leicht löslich in Wasser.

Freie Säure: Höchstens 0,3 Prozent (als HNO_3).

Eisen(III)-salicylat-Lösung *R* 1046700

0,1 g Ammoniumeisen(III)-sulfat *R* werden in einer Mischung von 2 ml verdünnter Schwefelsäure *R* und 48 ml Wasser *R* gelöst. Mit Wasser *R* wird zu 100 ml verdünnt. Diese Lösung wird mit 50 ml einer Lösung von Natriumsalicylat *R* (11,5 g · l^{-1}), 10 ml verdünnter Essigsäure *R* und 80 ml einer Lösung von Natriumacetat *R* (136 g · l^{-1}) versetzt und mit Wasser *R* zu 500 ml verdünnt.

Bei Bedarf frisch herzustellen.

Dicht verschlossen, vor Licht geschützt zu lagern.

Eisen(II)-sulfat *R* 1038300

CAS Nr. 7782-63-0.

Muß der Monographie **Eisen(II)-sulfat (Ferrosi sulfas)** entsprechen.

Eisen(II)-sulfat-Lösung *R* 2 1038301

0,45 g Eisen(II)-sulfat *R* werden in 50 ml Salzsäure (0,1 mol · l^{-1}) gelöst. Die Lösung wird mit kohlendioxidfreiem Wasser *R* zu 100 ml verdünnt.

Bei Bedarf frisch herzustellen.

Eisen(III)-sulfat *R* 1037900

$Fe_2(SO_4)_3 \cdot x\,H_2O$
CAS Nr. 10028-22-5.

Gelblichweißes, sehr hygroskopisches, sich an der Luft zersetzendes Pulver; schwer löslich in Wasser und Ethanol.

Dicht verschlossen, vor Licht geschützt zu lagern.

Elektrolyt-Reagenz zur Mikrobestimmung von Wasser *R* 1113700

Im Handel erhältliches, wasserfreies Reagenz oder eine Mischung von wasserfreien Reagenzien zur coulometrischen Titration von Wasser, die geeignete organische Basen, Schwefeldioxid und Iodid, in einem geeigneten Lösungsmittel gelöst, enthalten.

Emetindihydrochlorid *R* 1034300

CAS Nr. 316-42-7.

Muß der Monographie **Emetindihydrochlorid-Pentahydrat (Emetini hydrochloridum pentahydricum)** entsprechen.

Emodin *R* 1034400

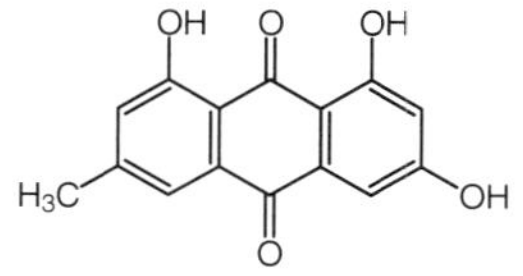

$C_{15}H_{10}O_5$ M_r 270,2
CAS Nr. 518-82-1.

1,3,8-Trihydroxy-6-methylanthrachinon; Syn. Rheum-Emodin.

Orangerote Nadeln; praktisch unlöslich in Wasser, schwer löslich in Ether, löslich in Ethanol und Alkalihydroxid-Lösungen.

Dünnschichtchromatographie: Wird die Substanz unter den Bedingungen und in der Konzentration, wie unter **Rhabarberwurzel (Rhei radix)** angegeben, geprüft, darf das Chromatogramm nur einen Hauptfleck zeigen.

Reagenzien

α-Endosulfan *R* 1126800

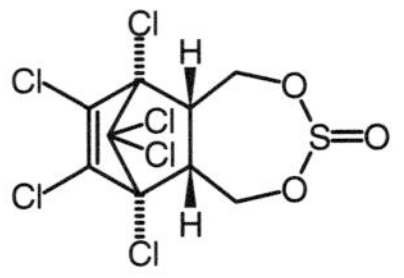

$C_9H_6Cl_6O_3S$ M_r 406,9

CAS Nr. 959-98-8.

Smp: Etwa 108 °C.

Sdp: Etwa 200 °C.

Eine geeignete, zertifizierte Referenzlösung (10 ng/µl in Cyclohexan) kann verwendet werden.

β-Endosulfan *R* 1126900

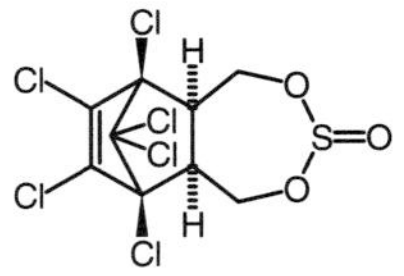

$C_9H_6Cl_6O_3S$ M_r 406,9

CAS Nr. 33213-65-9.

Smp: Etwa 207 °C.

Sdp: Etwa 390 °C.

Eine geeignete, zertifizierte Referenzlösung (10 ng/µl in Cyclohexan) kann verwendet werden.

Endrin *R* 1127000

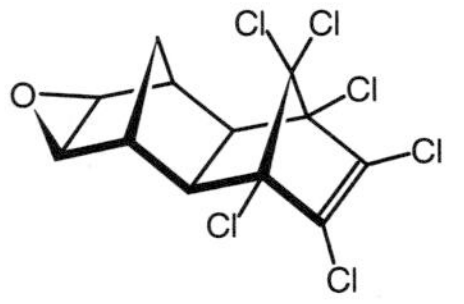

$C_{12}H_8Cl_6O$ M_r 380,9

CAS Nr. 72-20-8.

Eine geeignete, zertifizierte Referenzlösung (10 ng/µl in Cyclohexan) kann verwendet werden.

Entfärber-Lösung *R* 1012202

Eine Mischung von 1 Volumteil Essigsäure 98 % *R*, 4 Volumteilen Methanol *R* und 5 Volumteilen Wasser *R*.

Entwickler-Lösung *R* 1122500

2,5 ml einer Lösung von Citronensäure *R* (20 g · l^{-1}) und 0,27 ml Formaldehyd-Lösung *R* werden mit Wasser *R* zu 500,0 ml verdünnt.

Eriochromschwarz T *R* 1056800

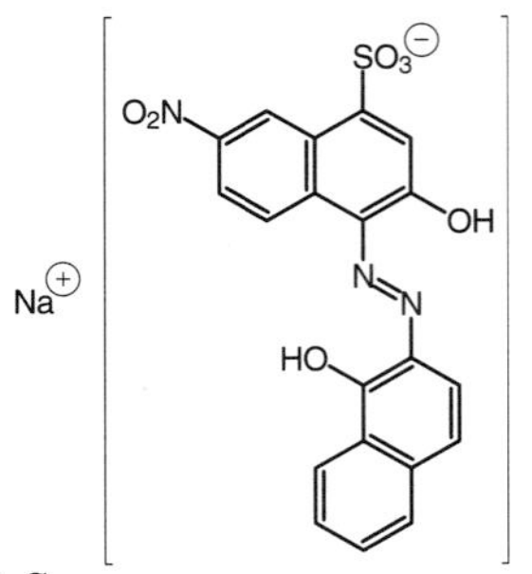

$C_{20}H_{12}N_3NaO_7S$ M_r 461,4

CAS Nr. 1787-61-7.

C.I. Nr. 14645; Schultz Nr. 241.

3-Hydroxy-4-(1-hydroxy-2-naphthylazo)-7-nitro-1-naphthalinsulfonsäure, Natriumsalz.

Braunschwarzes Pulver; löslich in Wasser und Ethanol.

Dicht verschlossen, vor Licht geschützt zu lagern.

Eriochromschwarz-T-Verreibung *R* 1056801

1 g Eriochromschwarz T *R* wird mit 99 g Natriumchlorid *R* verrieben.

Empfindlichkeitsprüfung: 50 mg Eriochromschwarz-T-Verreibung werden in 100 ml Wasser *R* gelöst. Nach Zusatz von 0,3 ml verdünnter Ammoniak-Lösung *R* 1 muß sich die braunviolett gefärbte Lösung blau färben. Auf Zusatz von 0,1 ml einer Lösung von Magnesiumsulfat *R* (10 g · l^{-1}) muß sich die Lösung violett färben.

Dicht verschlossen, vor Licht geschützt zu lagern.

Erucamid *R* 1034500

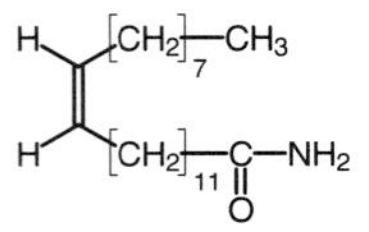

$C_{22}H_{43}NO$ M_r 337,6

CAS Nr. 112-84-5.

(*Z*)-13-Docosenamid.

Pulver oder Körner, weiß bis gelblich; praktisch unlöslich in Wasser, leicht löslich in Dichlormethan, löslich in Ethanol.

Smp: Etwa 70 °C.

Erythritol *R* 1113800

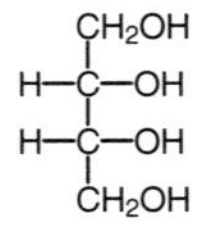

$C_4H_{10}O_4$ M_r 122,1

CAS Nr. 149-32-6.

(*R**,*S**)-Butan-1,2,3,4-tetrol; *meso*-Erythritol.

Tetragonale Prismen; sehr leicht löslich in Wasser, löslich in Pyridin, schwer löslich in Ethanol.

Smp: Etwa 121,5 °C.

Erythrozyten-Suspension vom Kaninchen *R* 1074500

Eine 1,6prozentige Suspension (*V/V*) von Kaninchenerythrozyten wird wie folgt hergestellt: 15 ml frisch entnommenes Kaninchenblut wird durch Schütteln mit Glasperlen defibriniert und 10 min lang bei 2000 *g* zentrifugiert. Die Erythrozyten werden 3mal mit je 30 ml einer Lösung von Natriumchlorid *R* ($9 g \cdot l^{-1}$) gewaschen. 1,6 ml der Erythrozytensuspension werden mit einer Mischung von 1 Volumteil Phosphat-Pufferlösung *p*H 7,2 *R* und 9 Volumteilen einer Lösung von Natriumchlorid *R* ($9 g \cdot l^{-1}$) zu 100 ml verdünnt.

Essigsäure *R* 1000401

Mindestens 290 und höchstens $310 g \cdot l^{-1}$ $C_2H_4O_2$ (M_r 60,1).

30 g Essigsäure 98 % *R* werden mit Wasser *R* zu 100 ml verdünnt.

Essigsäure 98 % *R* 1000400

$C_2H_4O_2$ M_r 60,1
CAS Nr. 64-19-7.

Muß der Monographie **Essigsäure 99 % (Acidum aceticum glaciale)** entsprechen.

Essigsäure, verdünnte *R* 1000402

Mindestens 115 und höchstens $125 g \cdot l^{-1}$ $C_2H_4O_2$ (M_r 60,1).

12 g Essigsäure 98 % *R* werden mit Wasser *R* zu 100 ml verdünnt.

Essigsäure, wasserfreie *R* 1000300

$C_2H_4O_2$ M_r 60,1
CAS Nr. 64-19-7.
Mindestens 99,6 Prozent (*m/m*) $C_2H_4O_2$.

Farblose Flüssigkeit oder weiße, glänzende, farnblattähnliche Kristalle; mischbar mit oder sehr leicht löslich in Wasser, Ethanol, Ether, Glycerol 85 % und den meisten ätherischen und fetten Ölen.

Eine Lösung der Substanz ($100 g \cdot l^{-1}$) ist stark sauer (2.2.4). Eine Lösung der Substanz ($5 g \cdot l^{-1}$), neutralisiert mit verdünnter Ammoniak-Lösung *R* 2, gibt die Identitätsreaktion b auf Acetat (2.3.1).

d_{20}^{20}: 1,052 bis 1,053.

Sdp: 117 bis 119 °C.

Erstarrungspunkt (2.2.18): Nicht unter 15,8 °C.

Wasser (2.5.12): Höchstens 0,4 Prozent, nach der Karl-Fischer-Methode bestimmt. Ist der Wassergehalt größer als 0,4 Prozent, kann er durch Zusatz der berechneten Menge Acetanhydrid *R* herabgesetzt werden.

Vor Licht geschützt zu lagern.

(D_4)Essigsäure *R* 1101100

$D_3C{-}COOD$

$C_2D_4O_2$ M_r 64,1
CAS Nr. 1186-52-3.
($^2H_4$)Essigsäure.

d_{20}^{20}: Etwa 1,12.

n_D^{20}: Etwa 1,368.

Smp: Etwa 16 °C.

Sdp: Etwa 115 °C.

Deuterierungsgrad: Mindestens 99,7 Prozent.

17α-Estradiol *R* 1034600

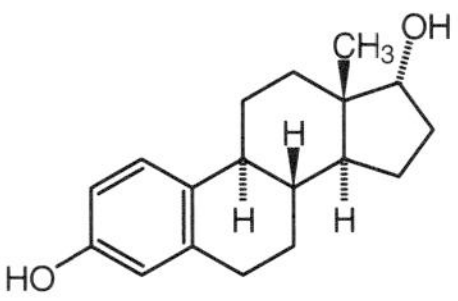

$C_{18}H_{24}O_2$ M_r 272,4
CAS Nr. 57-91-0.

Weißes bis fast weißes, kristallines Pulver oder farblose Kristalle.

Smp: 220 bis 223 °C.

Estragol *R* 1034700

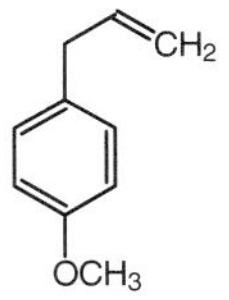

$C_{10}H_{12}O$ M_r 148,2
CAS Nr. 140-67-0.
1-Allyl-4-methoxybenzol.

Flüssigkeit; mischbar mit Ethanol.

n_D^{20}: Etwa 1,52.

Sdp: Etwa 216 °C.

Wird die Substanz in der Gaschromatographie verwendet, muß sie zusätzlich folgender Anforderung entsprechen:

Gehaltsbestimmung: Die Bestimmung erfolgt mit Hilfe der Gaschromatographie (2.2.28) wie in der Monographie **Anisöl (Anisi aetheroleum)** beschrieben.

Untersuchungslösung: Die Substanz.

Die Fläche des Hauptpeaks muß mindestens 98,0 Prozent der Summe aller Peakflächen betragen.

Ethanol x % *R* 1002502

Entsprechende Volumteile Wasser *R* und Ethanol 96 % *R* werden gemischt. Die beim Mischen auftretende Wärmeentwicklung und Volumenkontraktion sind zu berücksichtigen, um einen Ethanolgehalt von x Prozent (*V/V*) in der Lösung zu erhalten.

Ethanol 96 % *R* 1002500

C_2H_6O M_r 46,07
CAS Nr. 64-17-5.

Muß der Monographie **Ethanol 96 % (Ethanolum (96 per centum))** entsprechen.

Ethanol 96 %, aldehydfreies *R* 1002501

1200 ml Ethanol 96 % *R* werden mit 5 ml einer Lösung von Silbernitrat *R* (400 g · l^{-1}) und 10 ml einer abgekühlten Lösung von Kaliumhydroxid *R* (500 g · l^{-1}) gemischt und einige Tage lang stehengelassen. Vor Gebrauch wird filtriert und destilliert.

Ethanol, wasserfreies *R* 1034800

C_2H_6O M_r 46,07
CAS Nr. 64-17-5.

Muß der Monographie **Wasserfreies Ethanol (Ethanolum anhydricum)** entsprechen.

Ethanol, wasserfreies *R* 1 1034801

Muß den Anforderungen für wasserfreies Ethanol *R* entsprechen und folgender, zusätzlicher Prüfung:

Methanol: Höchstens 0,005 Prozent (*V/V*), mit Hilfe der Gaschromatographie (2.2.28) bestimmt.

Untersuchungslösung: Die Substanz.

Referenzlösung: 0,50 ml wasserfreies Methanol *R* werden mit der Substanz zu 100,0 ml verdünnt. 1,0 ml Lösung wird mit der Substanz zu 100,0 ml verdünnt.

Die Chromatographie kann durchgeführt werden mit
- einer Säule aus Glas von 2 m Länge und 2 mm innerem Durchmesser, gepackt mit Ethylvinylbenzol-Divinylbenzol-Copolymer *R* (75 bis 100 μm)
- Stickstoff zur Chromatographie *R* als Trägergas bei einer Durchflußrate von 30 ml je Minute
- einem Flammenionisationsdetektor.

Die Temperatur der Säule wird bei 130 °C, die des Probeneinlasses bei 150 °C und die des Detektors bei 200 °C gehalten.

Je 1 μl Untersuchungslösung und Referenzlösung werden abwechselnd 3mal eingespritzt. Nach jeder Chromatographie wird die Säule 8 min lang bei 230 °C erhitzt. Der dem Methanol entsprechende Peak wird integriert. Der Prozentgehalt an Methanol wird nach der Formel errechnet:

$$\frac{a \cdot b}{c - b}$$

a = Prozentgehalt (*V/V*) an Methanol in der Referenzlösung
b = die dem Methanol entsprechende Peakfläche im Chromatogramm der Untersuchungslösung
c = die dem Methanol entsprechende Peakfläche im Chromatogramm der Referenzlösung.

Ether *R* 1035000

$H_5C_2-O-C_2H_5$

$C_4H_{10}O$ M_r 74,1
CAS Nr. 60-29-7.
Diethylether.

Klare, farblose, flüchtige, sehr leicht bewegliche und entflammbare, hygroskopische Flüssigkeit; wenig löslich in Wasser, mischbar mit Ethanol.

d_{20}^{20}: 0,713 bis 0,715.

Sdp: 34 bis 35 °C.

Ether, der nicht der Prüfung auf Peroxide entspricht, darf nicht destilliert werden.

Peroxide: In einen 12-ml-Schliffstopfenzylinder von etwa 1,5 cm Durchmesser werden 8 ml Kaliumiodid-Stärke-Lösung *R* gegeben. Mit der Substanz wird bis zum Rande aufgefüllt, kräftig geschüttelt und 30 min lang unter Lichtausschluß stehengelassen. Dabei darf keine Färbung auftreten.

Name und Konzentration zugesetzter Stabilisatoren sind anzugeben.

Dicht verschlossen, vor Licht geschützt, unterhalb von 15 °C zu lagern.

Ether, peroxidfreier *R* 1035100

Muß der Monographie **Ether zur Narkose (Aether anaestheticus)** entsprechen.

Ethion *R* 1127100

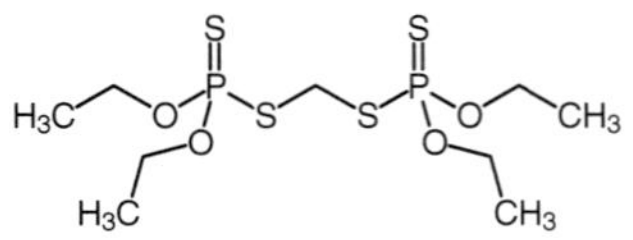

$C_9H_{22}O_4P_2S_4$ M_r 384,5
CAS Nr. 563-12-2.

Smp: –24 bis –25 °C.

Eine geeignete, zertifizierte Referenzlösung (10 ng/μl in Cyclohexan) kann verwendet werden.

Ethoxychrysoidinhydrochlorid *R* 1035200

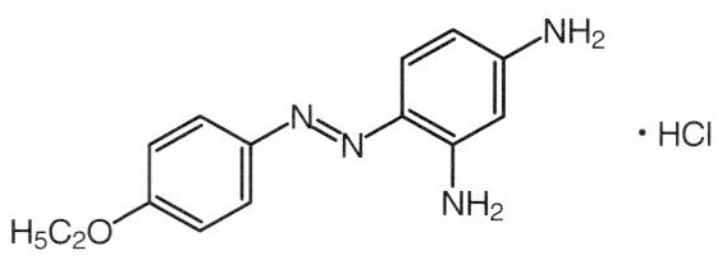

$C_{14}H_{17}ClN_4O$ M_r 292,8
4-(4-Ethoxyphenylazo)-*m*-phenylendiamin-hydrochlorid; Syn. Etoxazenhydrochlorid (INN).

Rötliches Pulver; löslich in Ethanol.

Ethoxychrysoidinhydrochlorid-Lösung *R* 1035201

Eine Lösung von Ethoxychrysoidinhydrochlorid *R* (1 g · l^{-1}) in Ethanol 96 % *R*.

Empfindlichkeitsprüfung: Eine Mischung von 5 ml verdünnter Salzsäure *R* und 0,05 ml Ethoxychrysoidin-Lösung wird mit 0,05 ml Bromid-Bromat-Lösung (0,0167 mol · l^{-1}) versetzt. Innerhalb von 2 min muß die Färbung von Rot nach Hellgelb umschlagen.

Ethylacetat *R* 1035300

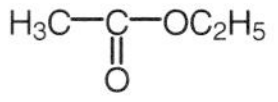

$C_4H_8O_2$ M_r 88,1
CAS Nr. 141-78-6.

Klare, farblose Flüssigkeit; löslich in Wasser, mischbar mit Ethanol.

d_{20}^{20}: 0,901 bis 0,904.

Sdp: 76 bis 78 °C.

Ethylacetat-Sulfaminsäure-Reagenz *R* 1035301

200 g Sulfaminsäure *R* werden in Ethylacetat *R* zu 1000 ml suspendiert. Die erhaltene Suspension wird 3 Tage lang gerührt und durch ein Papierfilter filtriert.

Die Lösung sollte innerhalb von einem Monat verwendet werden.

Ethylacrylat *R* 1035400

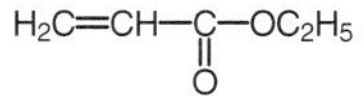

$C_5H_8O_2$ M_r 100,1
CAS Nr. 140-88-5.
Ethylpropenoat.

Farblose Flüssigkeit.

d_{20}^{20}: Etwa 0,924.

n_D^{20}: Etwa 1,406.

Smp: Etwa –71 °C.

Sdp: Etwa 99 °C.

4-[(Ethylamino)methyl]pyridin *R* 1101300

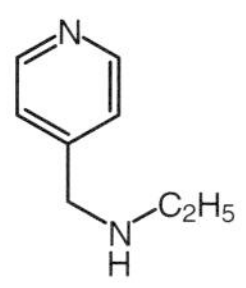

$C_8H_{12}N_2$ M_r 136,2
CAS Nr. 33403-97-3.
Ethyl(4-pyridylmethyl)azan.

Blaßgelbe Flüssigkeit.

d_{20}^{20}: Etwa 0,98.

n_D^{20}: Etwa 1,516.

Sdp: Etwa 98 °C.

Ethylbenzol *R* 1035800

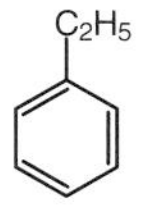

C_8H_{10} M_r 106,2
CAS Nr. 100-41-4.
Mindestens 99,5 Prozent (*m/m*) C_8H_{10}, mit Hilfe der Gaschromatographie (2.2.28) bestimmt.

Klare, farblose Flüssigkeit; praktisch unlöslich in Wasser, löslich in Aceton und Ethanol.

d_{20}^{20}: Etwa 0,87.

n_D^{20}: Etwa 1,496.

Sdp: Etwa 135 °C.

Ethylendiamin *R* 1036500

$H_2N—CH_2—CH_2—NH_2$

$C_2H_8N_2$ M_r 60,1
CAS Nr. 107-15-3.
1,2-Ethandiamin.

Klare, farblose, rauchende, stark alkalische Flüssigkeit; mischbar mit Wasser und Ethanol, schwer löslich in Ether.

Sdp: Etwa 116 °C.

(Ethylendinitrilo)tetraessigsäure *R* 1105800

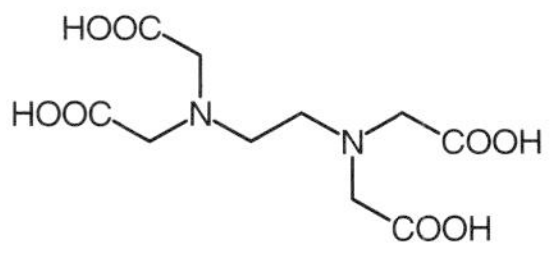

$C_{10}H_{16}N_2O_8$ M_r 292,2
CAS Nr. 60-00-4.

N,N'-Ethan-1,2-diylbis[*N*-(carboxymethyl)glycin]; Edetinsäure.

Weißes, kristallines Pulver; sehr schwer löslich in Wasser.

Smp: Etwa 250 °C, unter Zersetzung.

Ethylenglycol *R* 1036100

HOH$_2$C—CH$_2$OH

$C_2H_6O_2$ M_r 62,1

CAS Nr. 107-21-1.

Ethan-1,2-diol.

Farblose, schwach viskose, hygroskopische Flüssigkeit; mischbar mit Wasser und Ethanol, schwer löslich in Ether.

d_{20}^{20}: 1,113 bis 1,115.

n_D^{20}: Etwa 1,432.

Smp: Etwa –12 °C.

Sdp: Etwa 198 °C.

Sauer reagierende Substanzen: 10 ml Substanz werden mit 20 ml Wasser *R* und 1 ml Phenolphthalein-Lösung *R* versetzt. Bis zum Umschlag nach Rosa dürfen höchstens 0,15 ml Natriumhydroxid-Lösung (0,02 mol · l^{-1}) verbraucht werden.

Wasser (2.5.12): Höchstens 0,2 Prozent.

Ethylenglycolmonoethylether *R* 1036200

H$_5$C$_2$O—CH$_2$—CH$_2$OH

$C_4H_{10}O_2$ M_r 90,1

CAS Nr. 110-80-5.

2-Ethoxyethanol.

Klare, farblose Flüssigkeit; mischbar mit Wasser, Aceton, Ethanol und Ether.

d_{20}^{20}: Etwa 0,93.

n_D^{20}: Etwa 1,406.

Sdp: Etwa 135 °C.

Ethylenglycolmonomethylether *R* 1036300

H$_3$CO—CH$_2$—CH$_2$OH

$C_3H_8O_2$ M_r 76,1

CAS Nr. 109-86-4.

2-Methoxyethanol.

Klare, farblose Flüssigkeit; mischbar mit Wasser, Aceton, Ethanol und Ether.

d_{20}^{20}: Etwa 0,97.

n_D^{20}: Etwa 1,403.

Sdp: Etwa 125 °C.

Ethylenoxid *R* 1036400

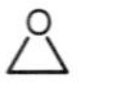

C_2H_4O M_r 44,05

CAS Nr. 75-21-8.

Oxiran.

Farbloses, entflammbares Gas; sehr leicht löslich in Wasser und Ethanol.

Verflüssigungstemperatur: Etwa 12 °C.

Ethylenoxid-Lösung *R* 1036402

Alle Arbeitsgänge bei der Herstellung dieser Lösungen müssen im Abzug durchgeführt werden. Die damit beschäftigte Person muß Polyethylen-Handschuhe und eine geeignete Maske tragen.

Eine 2,5 mg Ethylenoxid entsprechende Menge gekühlter Ethylenoxid-Stammlösung *R* wird in einem gekühlten Erlenmeyerkolben eingewogen und mit Macrogol 200 *R* 1 zu 50,0 g verdünnt. Nach sorgfältigem Mischen werden 2,5 g Lösung mit Macrogol 200 *R* 1 zu 25,0 ml verdünnt (5 ppm).

Bei Bedarf frisch herzustellen.

Ethylenoxid-Lösung *R* 1 1036403

Alle Arbeitsgänge bei der Herstellung dieser Lösungen müssen im Abzug durchgeführt werden. Die damit beschäftigte Person muß Polyethylen-Handschuhe und eine geeignete Maske tragen.

1,0 ml gekühlte Ethylenoxid-Stammlösung *R* (das genaue Volumen wird durch Wägen bestimmt) wird mit Macrogol 200 *R* 1 zu 50,0 ml verdünnt. Nach sorgfältigem Mischen werden 2,5 g dieser Lösung mit Macrogol 200 *R* 1 zu 25,0 ml verdünnt. Die genaue Menge Ethylenoxid in ppm je Milliliter wird aus dem genau gewogenen Volumen und einer Dichte für Macrogol 200 *R* 1 von 1,127 errechnet.

Bei Bedarf frisch herzustellen.

Ethylenoxid-Lösung *R* 2 1036404

Alle Arbeitsgänge bei der Herstellung dieser Lösungen müssen im Abzug durchgeführt werden. Die damit beschäftigte Person muß Polyethylen-Handschuhe und eine geeignete Maske tragen.

1,00 g kalte Ethylenoxid-Stammlösung *R* (entsprechend 2,5 mg Ethylenoxid) wird in einem kalten Erlenmeyerkolben, der 40,0 g gekühltes Macrogol 200 *R* 1 enthält, eingewogen. Nach dem Mischen wird das genaue Volumen durch Wägen bestimmt und verdünnt, bis eine Lösung erhalten wird, die 50 µg Ethylenoxid je Gramm Lösung enthält. 10,00 g werden in einen Erlenmeyerkolben, der etwa 30 ml Wasser *R* enthält, eingewogen, gemischt und mit Wasser *R* zu 50,0 ml verdünnt (10 µg · ml^{-1}).

Bei Bedarf frisch herzustellen.

Ethylenoxid-Lösung *R* 3 1036405

Alle Arbeitsgänge bei der Herstellung dieser Lösungen müssen im Abzug durchgeführt werden. Die damit beschäftigte Person muß Polyethylen-Handschuhe und eine geeignete Maske tragen.

10,0 ml Ethylenoxid-Lösung *R* 2 werden mit Wasser *R* zu 50,0 ml verdünnt (2 µg · ml^{-1}).

Bei Bedarf frisch herzustellen.

Ethylenoxid-Stammlösung *R* 1036401

Alle Arbeitsgänge bei der Herstellung dieser Lösungen müssen im Abzug durchgeführt werden. Die damit beschäftigte Person muß Polyethylen-Handschuhe und eine geeignete Maske tragen.

Die Lösungen sind in einem dicht verschlossenen Behältnis im Kühlschrank zwischen 4 und 8 °C aufzubewahren. Alle Bestimmungen sind 3mal durchzuführen.

In ein sauberes, trockenes Reagenzglas, das in einer Mischung von 1 Teil Natriumchlorid *R* und 3 Teilen zerstoßenem Eis gekühlt wird, wird langsam gasförmiges Ethylenoxid *R* eingeleitet, so daß es an der Innenwand des Reagenzglases kondensiert. Mit einer zuvor auf –10 °C abgekühlten Glasspritze werden etwa 300 µl flüssiges Ethylenoxid *R* (entsprechend etwa 0,25 g) in 50 ml Macrogol 200 *R* 1 eingespritzt. Die Menge absorbiertes Ethylenoxid wird durch Wägen vor und nach dem Einspritzen bestimmt (M_{EO}). Die Lösung wird mit Macrogol 200 *R* 1 zu 100,0 ml verdünnt und sorgfältig gemischt.

Gehaltsbestimmung: 20,0 ml ethanolische Salzsäure (0,1 mol · l^{-1}) werden in einer Probeflasche mit 10 ml einer Suspension von Magnesiumchlorid *R* (500 g · l^{-1}) in wasserfreiem Ethanol *R* versetzt. Die Probeflasche wird verschlossen, geschüttelt, um eine gesättigte Lösung zu erhalten, und über Nacht zur Äquilibrierung stehengelassen. 5,00 g Ethylenoxid-Stammlösung werden in die Probeflasche eingewogen und 30 min lang stehengelassen. Mit ethanolischer Kaliumhydroxid-Lösung (0,1 mol · l^{-1}) wird titriert. Der Endpunkt wird mit Hilfe der Potentiometrie (2.2.20) bestimmt.

Ein Blindversuch wird durchgeführt, wobei die Substanz durch die gleiche Menge Macrogol 200 *R* 1 ersetzt wird.

Der Gehalt an Ethylenoxid in Milligramm je Gramm wird nach folgender Formel berechnet:

$$\frac{(V_0 - V_1) \cdot f \cdot 4{,}404}{m}$$

V_0 = Verbrauch an ethanolischer Kaliumhydroxid-Lösung (0,1 mol · l^{-1}) im Blindversuch in Milliliter

V_1 = Verbrauch an ethanolischer Kaliumhydroxid-Lösung (0,1 mol · l^{-1}) bei der Titration der Ethylenoxid-Stammlösung in Milliliter

f = Faktor der ethanolischen Kaliumhydroxid-Lösung (0,1 mol · l^{-1})

m = Einwaage der Substanz in Gramm.

Ethylformiat *R* 1035600

$HCOOC_2H_5$

$C_3H_6O_2$ M_r 74,1

CAS Nr. 109-94-4.

Ethylmethanoat.

Klare, farblose, entflammbare und leicht bewegliche Flüssigkeit; leicht löslich in Wasser, mischbar mit Ethanol und Ether.

d_{20}^{20}: Etwa 0,919.

n_D^{20}: Etwa 1,36.

Sdp: Etwa 54 °C.

Ethylhexandiol *R* 1105900

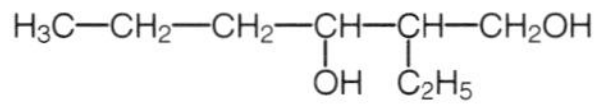

$C_8H_{18}O_2$ M_r 146,2

CAS Nr. 94-96-2.

2-Ethylhexan-1,3-diol.

Schwach ölige Flüssigkeit; löslich in wasserfreiem Ethanol, 2-Propanol, Propylenglycol und Ricinusöl.

d_{20}^{20}: Etwa 0,942.

n_D^{20}: Etwa 1,451.

Sdp: Etwa 244 °C.

2-Ethylhexansäure *R* 1036600

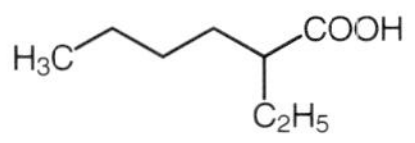

$C_8H_{16}O_2$ M_r 144,2

CAS Nr. 149-57-5.

Farblose Flüssigkeit.

d_{20}^{20}: Etwa 0,91.

n_D^{20}: Etwa 1,425.

Verwandte Substanzen: Die Prüfung erfolgt mit Hilfe der Gaschromatographie (2.2.28).

1 µl der wie folgt hergestellten Lösung wird eingespritzt: 0,2 g Substanz werden in 5 ml Wasser *R* suspendiert. Nach Zusatz von 3 ml verdünnter Salzsäure *R* und 5 ml Hexan *R* wird 1 min lang geschüttelt. Nach Trennen der Phasen wird die obere Phase verwendet. Die Prüfung wird wie unter „2-Ethylhexansäure" der Monographie **Amoxicillin-Natrium (Amoxicillinum natricum)** angegeben durchgeführt. Die Summe der Peakflächen, mit Ausnahme der Flächen des Hauptpeaks und des Lösungsmittel-Peaks, darf höchstens 2,5 Prozent der Fläche des Hauptpeaks betragen.

Ethyl-4-hydroxybenzoat *R* 1035700

CAS Nr. 120-47-8.

Muß der Monographie **Ethyl-4-hydroxybenzoat (Ethylis parahydroxybenzoas)** entsprechen.

Ethylmaleinimid *R* 1036700

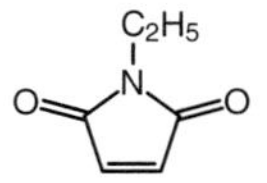

$C_6H_7NO_2$ M_r 125,1

CAS Nr. 128-53-0.

1-Ethyl-1*H*-pyrrol-2,5-dion.

Farblose Kristalle; wenig löslich in Wasser, leicht löslich in Ethanol.

Smp: 41 bis 45 °C.

Zwischen 2 und 8 °C zu lagern.

2-Ethyl-2-methylbernsteinsäure *R* 1036800

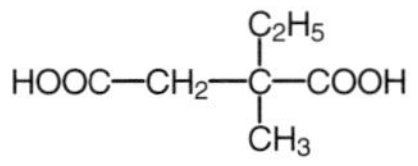

$C_7H_{12}O_4$ M_r 160,2

CAS Nr. 631-31-2.

(*RS*)-2-Ethyl-2-methylbutandisäure.

Smp: 104 bis 107 °C.

Ethylmethylketon *R* 1054100

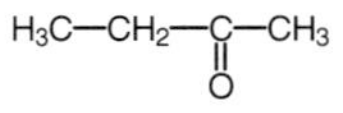

C_4H_8O M_r 72,1

CAS Nr. 78-93-3.

2-Butanon.

Klare, farblose, entflammbare Flüssigkeit; sehr leicht löslich in Wasser, mischbar mit Ethanol und Ether.

d_{20}^{20}: Etwa 0,81.

Sdp: 79 bis 80 °C.

2-Ethylpyridin *R*

C_7H_9N M_r 107,2

CAS Nr. 100-71-0.

Farblose bis bräunliche Flüssigkeit.

d_{20}^{20}: Etwa 0,939.

n_D^{20}: Etwa 1,496.

Sdp: Etwa 149 °C.

Ethylvinylbenzol-Divinylbenzol-Copolymer *R* 1036900

Poröse, harte, kugelförmige Partikel aus quervernetztem Polymer. Im Handel sind verschiedene Arten mit unterschiedlichen Größen der Partikel erhältlich. Die Teilchengröße wird in Klammern nach dem Namen des Reagenzes bei den entsprechenden Prüfungen angegeben.

Ethylvinylbenzol-Divinylbenzol-Copolymer *R* 1 1036901

Poröse, harte, kugelförmige Partikel aus quervernetztem Polymer mit einer spezifischen Oberfläche zwischen 500 und 600 m²/g und einem mittleren Porendurchmesser von 7,5 nm. Im Handel sind verschiedene Arten mit unterschiedlichen Größen der Partikel erhältlich. Die Teilchengröße wird in Klammern nach dem Namen des Reagenzes bei den entsprechenden Prüfungen angegeben.

Eugenol *R* 1037000

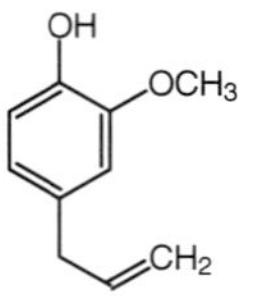

$C_{10}H_{12}O_2$ M_r 164,2

CAS Nr. 97-53-0.

4-Allyl-2-methoxyphenol.

Farblose bis schwach gelb gefärbte, ölige Flüssigkeit, die sich unter Luft- und Lichteinfluß dunkler färbt und viskoser wird; praktisch unlöslich in Wasser, mischbar mit Ethanol, Ether und fetten sowie ätherischen Ölen.

d_{20}^{20}: Etwa 1,07.

Sdp: Etwa 250 °C.

Wird die Substanz in der Gaschromatographie verwendet, muß sie zusätzlich folgender Anforderung entsprechen:

Gehaltsbestimmung: Die Prüfung erfolgt mit Hilfe der Gaschromatographie (2.2.28) wie in der Monographie **Nelkenöl (Caryophylli floris aetheroleum)** beschrieben.

Untersuchungslösung: Die Substanz.

Die Fläche des Hauptpeaks muß mindestens 98,0 Prozent der Summe aller Peakflächen betragen.

Vor Licht geschützt zu lagern.

Euglobulin vom Menschen *R* 1037200

Zur Herstellung wird frisches Blut vom Menschen verwendet, das in eine Stabilisatorlösung gegeben wird (z. B. eine Natriumcitrat-Lösung), oder eine Blutkonserve, die gerade das Verfalldatum erreicht und die sich in Kunststoffbehältnissen befindet. Hämolysiertes Blut wird verworfen. Das Blut wird bei 1500 bis 1800 *g* bei einer Temperatur von 15 °C zentrifugiert, um so ein überstehendes Plasma zu erhalten, das arm an Blutplättchen ist. Plasmen von Iso-Gruppen können gemischt werden.

1 Liter Plasma vom Menschen wird mit 75 g Bariumsulfat *R* versetzt und 30 min lang geschüttelt. Die Mischung wird bei 15 °C mit mindestens 15 000 *g* zentrifugiert und die klare, überstehende Flüssigkeit abgetrennt. Unter Schütteln werden 10 ml einer Lösung hinzugegeben, die 0,2 mg Aprotinin *R* je Milliliter enthält. In ein Behältnis von mindestens 30 l Inhalt, das auf 4 °C temperiert ist, werden 25 l destilliertes Wasser *R* und etwa 500 g festes Kohlendioxid gegeben. Die von dem Plasma

erhaltene, überstehende Flüssigkeit wird sofort und unter Umschütteln hinzugegeben. Dabei entsteht ein weißer Niederschlag, der 10 bis 15 h lang bei 4 °C absitzen gelassen wird. Durch Abhebern wird die klare, überstehende Flüssigkeit größtenteils entfernt. Der Niederschlag wird durch Zentrifugieren bei 4 °C gesammelt und unter Rühren in 500 ml destilliertem Wasser *R* bei 4 °C suspendiert. Die Mischung wird 5 min lang geschüttelt und der Niederschlag erneut durch Zentrifugieren bei 4 °C gesammelt. Der Niederschlag wird unter Rühren in 60 ml einer Lösung suspendiert, die Natriumchlorid *R* (9 g · l^{-1}) und Natriumcitrat *R* (0,9 g · l^{-1}) enthält. Mit einer Lösung von Natriumhydroxid *R* (10 g · l^{-1}) wird der *p*H-Wert auf 7,2 bis 7,4 eingestellt. Mit Hilfe eines geeigneten Geräts werden die Teilchen des Niederschlags zerkleinert, um sie so besser in Lösung zu bringen. Die Mischung wird über einen Glassintertiegel filtriert. Filter und das Gerät werden mit 40 ml der oben beschriebenen Chlorid-Citrat-Lösung gewaschen und das Filtrat mit der gleichen Lösung zu 100 ml verdünnt. Die Lösung wird gefriergetrocknet. Die Ausbeute liegt normalerweise zwischen 6 und 8 g Euglobuline je Liter Plasma vom Menschen.

Eignungsprüfung: Die bei dieser Prüfung verwendeten Lösungen werden mit Phosphat-Pufferlösung pH 7,2 R, die Rinderalbumin R (30 g · l^{-1}) enthält, hergestellt.

In ein Reagenzglas mit einem Durchmesser von 8 mm, das sich in einem Wasserbad von 37 °C befindet, werden 0,1 ml einer Lösung der Standardzubereitung von Streptokinase, die 10 I.E. Streptokinaseaktivität je Milliliter enthält, und 0,1 ml einer Lösung von Thrombin vom Menschen *R* gegeben, die 20 I.E. je Milliliter enthält. Die Mischung wird schnell mit 1 ml einer Lösung versetzt, die 10 mg Euglobulin vom Menschen je Milliliter enthält. In weniger als 10 s tritt eine Gerinnung ein. Die Zeit zwischen Zugabe der Euglobulin-Lösung und Lyse der Gerinnung darf höchstens 15 min betragen.

Bei 4 °C und dicht verschlossen zu lagern; innerhalb von 1 Jahr zu verwenden.

Euglobulin vom Rind *R* 1037100

Zur Herstellung wird frisches Blut vom Rind verwendet, das in eine Stabilisatorlösung gegeben wird (z. B. eine Natriumcitrat-Lösung). Hämolysiertes Blut wird verworfen. Das Blut wird bei 1500 bis 1800 *g* bei einer Temperatur von 15 bis 20 °C zentrifugiert, um so ein überstehendes Plasma zu erhalten, das arm an Blutplättchen ist.

1 Liter Plasma vom Rind wird mit 75 g Bariumsulfat *R* versetzt und 30 min lang geschüttelt. Die Mischung wird bei 15 bis 20 °C bei 1500 bis 1800 *g* zentrifugiert und die klare, überstehende Flüssigkeit abgetrennt. Unter Schütteln werden 10 ml einer Lösung hinzugegeben, die 0,2 mg Aprotinin *R* je Milliliter enthält. In ein Behältnis von mindestens 30 l Inhalt, das auf 4 °C temperiert ist, werden 25 l destilliertes Wasser *R* von 4 °C und etwa 500 g festes Kohlendioxid gegeben. Die von dem Plasma erhaltene, überstehende Flüssigkeit wird sofort und unter Umschütteln hinzugegeben. Dabei entsteht ein weißer Niederschlag, der 10 bis 15 h lang bei 4 °C absitzen gelassen wird. Durch Abhebern wird die klare, überstehende Flüssigkeit größtenteils entfernt. Der Niederschlag wird durch Zentrifugieren bei 4 °C gesammelt und unter mechanischem Rühren in 500 ml destilliertem Wasser *R* bei 4 °C suspendiert. Die Mischung wird 5 min lang geschüttelt und der Niederschlag erneut durch Zentrifugieren bei 4 °C gesammelt. Der Niederschlag wird unter Rühren in 60 ml einer Lösung suspendiert, die Natriumchlorid *R* (9 g · l^{-1}) und Natriumcitrat *R* (0,9 g · l^{-1}) enthält. Mit einer Lösung von Natriumhydroxid *R* (10 g · l^{-1}) wird der *p*H-Wert auf 7,2 bis 7,4 eingestellt. Die Mischung wird über einen Glassintertiegel filtriert. Mit Hilfe eines geeigneten Geräts werden die Teilchen des Niederschlags zerkleinert, um sie so besser in Lösung zu bringen. Filter und Gerät werden mit 40 ml der oben beschriebenen Chlorid-Citrat-Lösung gewaschen, und das Filtrat wird mit der gleichen Lösung zu 100 ml verdünnt. Die Lösung wird gefriergetrocknet. Die Ausbeute liegt normalerweise zwischen 6 und 8 g Euglobulin je Liter Plasma vom Rind.

Eignungsprüfung: Die bei dieser Prüfung verwendeten Lösungen werden mit Phosphat-Pufferlösung pH 7,4 R, die Rinderalbumin R (30 g · l^{-1}) enthält, hergestellt.

In ein Reagenzglas mit einem Durchmesser von 8 mm, das sich in einem Wasserbad von 37 °C befindet, werden 0,2 ml einer Lösung der Standardzubereitung von Urokinase, die 100 I.E. je Milliliter enthält, und 0,1 ml einer Lösung von Thrombin vom Menschen *R* gegeben, die 20 I.E. je Milliliter enthält. Die Mischung wird rasch mit 0,5 ml einer Lösung versetzt, die 10 mg Euglobulin vom Rind je Milliliter enthält. In weniger als 10 s bildet sich ein Gerinnsel. Die Zeit zwischen Zugabe der Euglobulin-Lösung und Lyse des Gerinnsels darf höchstens 15 min betragen.

Bei 4 °C und dicht verschlossen zu lagern; innerhalb von 1 Jahr zu verwenden.

F

Fehlingsche Lösung *R* 1023300

Lösung I: 34,6 g Kupfer(II)-sulfat *R* werden in Wasser *R* zu 500 ml gelöst.

Lösung II: 173 g Kaliumnatriumtartrat *R* und 50 g Natriumhydroxid *R* werden in 400 ml Wasser *R* gelöst. Die Lösung wird zum Sieden erhitzt und nach dem Abkühlen mit kohlendioxidfreiem Wasser *R* zu 500 ml verdünnt.

Vor Gebrauch werden gleiche Volumteile der beiden Lösungen gemischt.

Fehlingsche Lösung *R* 2 1023302

Gleiche Volumteile einer Lösung von Kupfer(II)-sulfat *R* (10 g · l^{-1}) und einer Lösung von Kaliumtartrat *R* (20 g · l^{-1}) werden gemischt. 1 ml der Mischung wird mit 50 ml Natriumcarbonat-Lösung *R* 1 versetzt.

Bei Bedarf frisch herzustellen.

Fehlingsche Lösung *R* 3 1023303

Eine Lösung, die Kupfer(II)-sulfat *R* (10 g · l^{-1}) und Natriumtartrat *R* (20 g · l^{-1}) enthält, wird hergestellt. 1,0 ml Lösung wird mit 50 ml Natriumcarbonat-Lösung *R* 2 versetzt.

Bei Bedarf frisch herzustellen.

Fehlingsche Lösung *R* 4 1023304

Lösung I: Eine Lösung von Kupfer(II)-sulfat *R* (150 g · l^{-1}).

Lösung II: 2,5 g wasserfreies Natriumcarbonat *R*, 2,5 g Kaliumnatriumtartrat *R*, 2,0 g Natriumhydrogencarbonat *R* und 20,0 g wasserfreies Natriumsulfat *R* werden in Wasser *R* zu 100 ml gelöst.

Vor Gebrauch wird 1 Volumteil Lösung I mit 25 Volumteilen Lösung II gemischt.

Fenchlorphos *R* 1127200

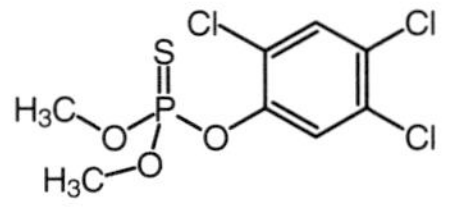

$C_8H_8Cl_3O_3PS$ M_r 321,5

CAS Nr. 299-84-3.

Fenclofos.

Smp: Etwa 35 °C.

Eine geeignete, zertifizierte Referenzlösung (10 ng/µl in Cyclohexan) kann verwendet werden.

D-Fenchon *R* 1037600

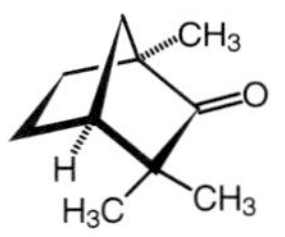

$C_{10}H_{16}O$ M_r 152,2

CAS Nr. 7787-20-4.

(1*S*,4*R*)-1,3,3-Trimethylbicyclo[2.2.1]heptan-2-on.

Ölige Flüssigkeit; mischbar mit Ethanol und Ether, praktisch unlöslich in Wasser.

n_D^{20}: Etwa 1,46.

$Sdp_{20\,kPa}$: Etwa 66 °C.

Fenchon zur Gaschromatographie muß folgender Prüfung entsprechen:

Gehaltsbestimmung: Die Prüfung erfolgt mit Hilfe der Gaschromatographie (2.2.28) unter den in der Monographie **Bitterer Fenchel (Foeniculi amari fructus)** angegebenen Bedingungen.

Untersuchunglösung: Die Substanz.

Die Fläche des Hauptpeaks muß mindestens 98,0 Prozent der Gesamtpeakflächen betragen.

Fenvalerat *R* 1127300

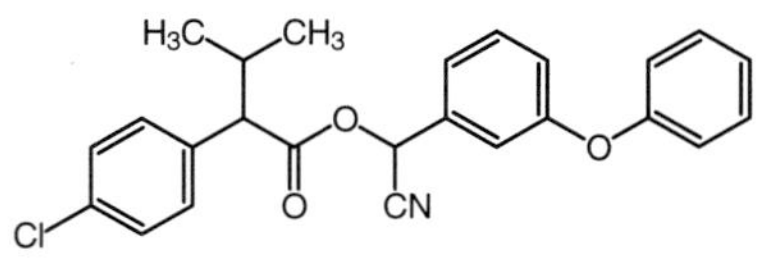

$C_{25}H_{22}ClNO_3$ M_r 419,9

CAS Nr. 51630-58-1.

Sdp: Etwa 300 °C.

Eine geeignete, zertifizierte Referenzlösung (10 ng/µl in Cyclohexan) kann verwendet werden.

Ferrocyphen *R* 1038000

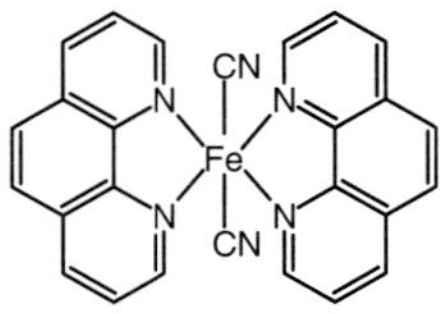

$C_{26}H_{16}FeN_6$ M_r 468,3

CAS Nr. 14768-11-7.

Dicyanobis(1,10-phenanthrolin)eisen(II).

Violett-bronzefarbenes, kristallines Pulver; praktisch unlöslich in Wasser und Ethanol.

Vor Licht und Feuchtigkeit geschützt zu lagern.

Ferroin-Lösung *R* 1038100

CAS Nr. 14634-91-4.

0,7 g Eisen(II)-sulfat *R* und 1,76 g Phenanthrolinhydrochlorid *R* werden in 70 ml Wasser *R* gelöst. Die Lösung wird mit Wasser *R* zu 100 ml verdünnt.

Empfindlichkeitsprüfung: 50 ml verdünnte Schwefelsäure *R* werden mit 0,15 ml Osmium(VIII)-oxid-Lösung *R* und 0,1 ml Ferroin-Lösung versetzt. Nach Zusatz von 0,1 ml Ammoniumcer(IV)-nitrat-Lösung (0,1 mol · l^{-1}) muß die Lösung von Rot nach Hellblau umschlagen.

Fibrinblau *R* 1101400

1,5 g Fibrin werden mit 30 ml einer Lösung von Indigocarmin *R* (5 g · l^{-1}) in einer 1prozentigen Lösung (*V/V*) von verdünnter Salzsäure *R* gemischt. Die Mischung wird auf 80 °C erhitzt und bei dieser Temperatur etwa 30 min lang gerührt. Die Mischung wird erkalten gelassen und filtriert. Der Rückstand wird durch Suspendieren in einer 1prozentigen Lösung (*V/V*) von verdünnter Salzsäure *R* und 30 min langes Mischen intensiv gewaschen und filtriert. Der Waschvorgang wird 3mal wiederholt. Die Substanz wird bei 50 °C getrocknet und gemahlen.

Fibrinogen *R* 1038500

CAS Nr. 9001-32-5.

Muß der Monographie **Fibrinogen vom Menschen (gefriergetrocknet) (Fibrinogenum humanum cryodesiccatum)** entsprechen.

Fixier-Lösung *R* 1122600

Zu 250 ml Methanol *R* werden 0,27 ml Formaldehyd-Lösung *R* gegeben. Die Mischung wird mit Wasser *R* zu 500,0 ml verdünnt.

Flufenaminsäure *R* 1106200

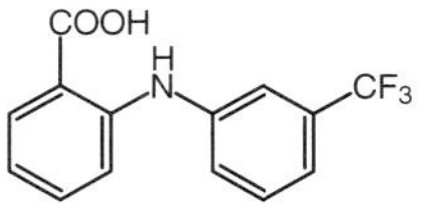

$C_{14}H_{10}F_3NO_2$ M_r 281,2
CAS Nr. 530-78-9.
2-[[3-(Trifluormethyl)phenyl]amino]benzoesäure.

Schwach gelbes, kristallines Pulver oder Nadeln; praktisch unlöslich in Wasser, leicht löslich in Ethanol.

Smp: 132 bis 135 °C.

Fluoranthen *R* 1038600

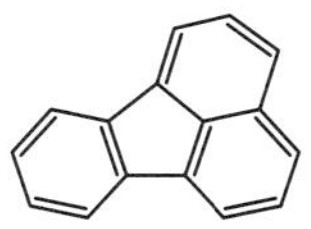

$C_{16}H_{10}$ M_r 202,3
CAS Nr. 206-44-0.

Gelbe bis bräunlichgelbe Kristalle.

Smp: 107 bis 110 °C.

Sdp: Etwa 384 °C.

2-Fluor-2-desoxy-D-glucose *R* 1113900

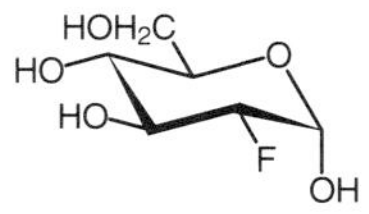

$C_6H_{11}FO_5$ M_r 182,2
CAS Nr. 86783-82-6.

Weißes, kristallines Pulver.

Smp: 174 bis 176 °C.

Fluordinitrobenzol *R* 1038800

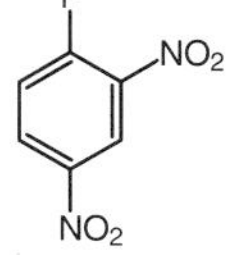

$C_6H_3FN_2O_4$ M_r 186,1
CAS Nr. 70-34-8.
1-Fluor-2,4-dinitrobenzol.

Blaßgelbe Kristalle; löslich in Ether und Propylenglykol.

Smp: Etwa 29 °C.

Fluoren *R* 1127400

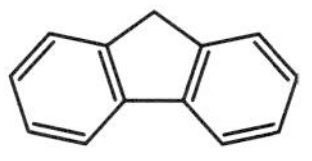

$C_{13}H_{10}$ M_r 166,2
CAS Nr. 86-73-7.
Diphenylenmethan.

Weiße Kristalle; leicht löslich in wasserfreier Essigsäure, löslich in heißem Ethanol.

Smp: 113 bis 115 °C.

Fluorescein *R* 1106300

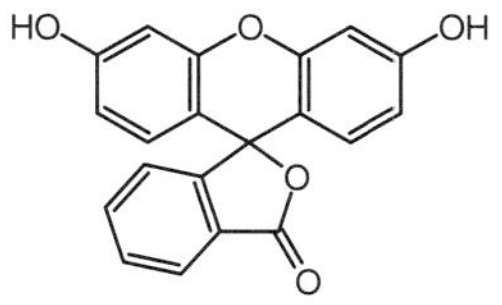

$C_{20}H_{12}O_5$ M_r 332,3
CAS Nr. 2321-07-5.
3′,6′-Dihydroxyspiro[isobenzofuran-1(3*H*),9′-[9*H*]xanthen]-3-on.

Orangerotes Pulver; praktisch unlöslich in Wasser, löslich in warmem Ethanol, praktisch unlöslich in Ether, löslich in alkalischen Lösungen. Die Substanz zeigt in Lösung eine grüne Fluoreszenz.

Smp: Etwa 315 °C.

Fluorescein-Natrium *R* 1080700

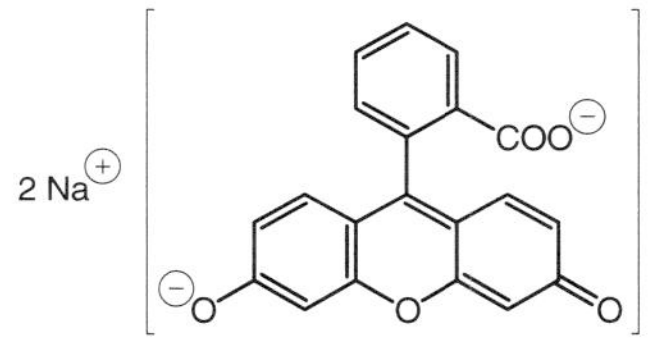

$C_{20}H_{10}Na_2O_5$ M_r 376,3
CAS Nr. 518-47-8.
C.I. Nr. 45350; Schultz Nr. 880.
2-(6-Hydroxy-3-oxo-3*H*-xanthen-9-yl)benzoesäure, Dinatriumsalz.

Orangerotes Pulver; leicht löslich in Wasser. Wäßrige Lösungen zeigen eine intensive gelbgrüne Fluoreszenz.

1-Fluor-2-nitro-4-(trifluormethyl)benzol *R* 1038900

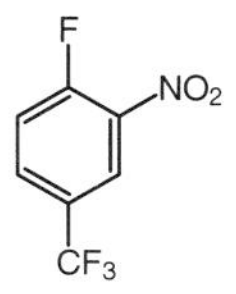

$C_7H_3F_4NO_2$ M_r 209,1
CAS Nr. 367-86-2.
α,α,α,4-Tetrafluor-3-nitrotoluol.

Smp: Etwa 197 °C.

Flußsäure *R* 1043600

HF M_r 20,01
CAS Nr. 7664-39-3.
Mindestens 40,0 Prozent (*m/m*) HF.

Klare, farblose Flüssigkeit.

Glührückstand: Höchstens 0,05 Prozent (*m/m*). Die Substanz wird in einem Platintiegel eingedampft und der Rückstand bis zur konstanten Masse schwach geglüht.

Gehaltsbestimmung: Ein Erlenmeyerkolben mit Schliffstopfen, der 50,0 ml Natriumhydroxid-Lösung (1 mol · l^{-1}) enthält, wird genau gewogen. Nach dem Einfüllen von 2 g Substanz wird erneut genau gewogen und unter Zusatz von 0,5 ml Phenolphthalein-Lösung *R* mit Schwefelsäure (0,5 mol · l^{-1}) titriert.

1 ml Natriumhydroxid-Lösung (1 mol · l^{-1}) entspricht 20,01 mg HF.

In Polyethylengefäßen zu lagern.

Folsäure *R* 1039000

CAS Nr. 75708-92-8.

Muß der Monographie **Folsäure (Acidum folicum)** entsprechen.

Formaldehyd-Lösung *R* 1039101

CAS Nr. 50-00-0.

Muß der Monographie **Formaldehyd-Lösung (35 %) (Formaldehydi solutio (35 per centum))** entsprechen.

Formaldehyd-Schwefelsäure *R* 1086805

2 ml Formaldehyd-Lösung *R* werden mit 100 ml Schwefelsäure *R* gemischt.

Formamid *R* 1039200

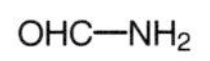

CH_3NO M_r 45,0
CAS Nr. 75-12-7.

Klare, farblose, hygroskopische, ölige Flüssigkeit; mischbar mit Wasser und Ethanol. Formamid wird durch Wasser hydrolysiert.

Sdp: Etwa 103 °C, bei einem Druck von 2 kPa bestimmt.

Dicht verschlossen zu lagern.

Formamid *R* 1 1039202

Entspricht Formamid *R* mit folgender zusätzlichen Prüfung:

Wasser (2.5.12): Höchstens 0,1 Prozent, bestimmt mit dem gleichen Volumen von wasserfreiem Methanol *R*.

Formamid-Sulfaminsäure-Reagenz *R* 1039201

1,0 g Sulfaminsäure *R* wird in 20,0 ml Formamid *R*, das 5 Prozent (*V/V*) Wasser *R* enthält, suspendiert.

Fructose *R* 1106400

CAS Nr. 57-48-7.

Muß der Monographie **Fructose (Fructosum)** entsprechen.

Fuchsin *R* 1039400

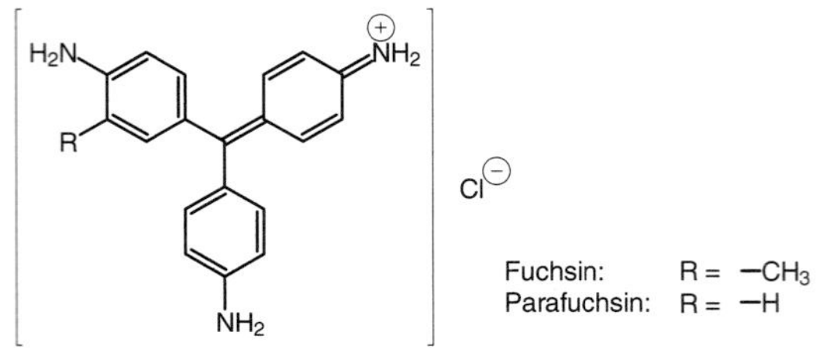

CAS Nr. 569-61-9.

Gemisch aus (4-Amino-3-methylphenyl)bis(4-aminophenyl)methyliumchlorid ($C_{20}H_{20}ClN_3$, M_r 337,9), C.I. Nr. 42510; Schultz Nr. 780, und Tris(4-aminophenyl)methyliumchlorid ($C_{19}H_{18}ClN_3$, M_r 323,8), C.I. Nr. 42500; Schultz Nr. 779.

Metallischgrün glänzende Kristalle; löslich in Wasser und Ethanol.

Falls erforderlich kann die Substanz wie folgt gereinigt werden: 1 g Substanz wird in 250 ml verdünnter Salzsäure *R* gelöst. Die Lösung wird nach 2 h filtriert und das Filtrat mit verdünnter Natriumhydroxid-Lösung *R* neutralisiert. 1 bis 2 ml werden im Überschuß hinzugegeben. Der Niederschlag wird in einem Glassintertiegel (40) gesammelt und mit Wasser *R* gewaschen. Der Niederschlag wird in 70 ml zum Sieden erhitzten Methanol *R* gelöst. Die Lösung wird mit 300 ml Wasser *R* von 80 °C versetzt. Nach dem Abkühlen auf Raumtemperatur werden die Kristalle abfiltriert und im Vakuum getrocknet.

Vor Licht geschützt zu lagern.

Fucose *R* 1039500

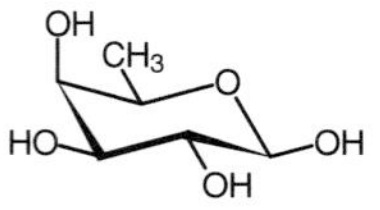

$C_6H_{12}O_5$ M_r 164,2
CAS Nr. 6696-41-9.
6-Desoxy-L-galactose.

Weißes Pulver; löslich in Wasser und Ethanol.

$[\alpha]_D^{20}$: Etwa –76°, an einer Lösung der Substanz (90 g · l^{-1}) 24 h nach Herstellung bestimmt.

Smp: Etwa 140 °C.

Furfural *R* 1039600

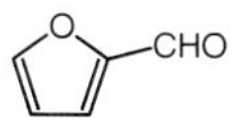

$C_5H_4O_2$ M_r 96,1
CAS Nr. 98-01-1.
2-Furaldehyd; 2-Furancarbaldehyd.

Klare, farblose bis bräunlichgelbe, ölige Flüssigkeit; löslich in 11 Teilen Wasser, mischbar mit Ethanol und Ether.

d_{20}^{20}: 1,155 bis 1,161.

Destillationsbereich (2.2.11): Mindestens 95 Prozent müssen zwischen 159 und 163 °C destillieren.

Vor Licht geschützt zu lagern.

G

Galactose *R* 1039700

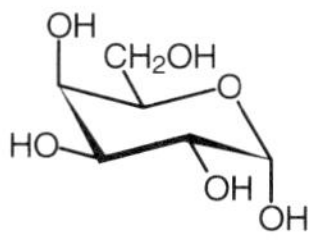

$C_6H_{12}O_6$ M_r 180,2
CAS Nr. 59-23-4.
D-(+)-Galactose; α-D-Galactopyranose.

Weißes, kristallines Pulver; leicht löslich in Wasser.

$[\alpha]_D^{20}$: +79 bis +81°, an einer Lösung der Substanz ($100\ g \cdot l^{-1}$) in Wasser *R*, das etwa 0,05 Prozent Ammoniak (NH_3) enthält, bestimmt.

Gallussäure *R* 1039800

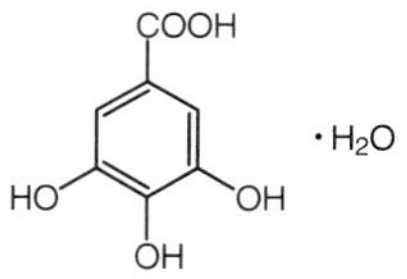

$C_7H_6O_5 \cdot H_2O$ M_r 188,1
CAS Nr. 5995-86-8.
3,4,5-Trihydroxybenzoesäure, Monohydrat.

Kristallines Pulver oder lange, seidenglänzende Nadeln, farblos bis schwach gelb; löslich in Wasser, leicht löslich in siedendem Wasser, in Ethanol und Glycerol, wenig löslich in Ether.

Die Substanz verliert ihr Kristallwasser bei 120 °C.

Smp: Etwa 260 °C, unter Zersetzung.

Dünnschichtchromatographie (2.2.27): Wird die Substanz wie in der Monographie **Bärentraubenblätter (Uvae ursi folium)** beschrieben geprüft, darf das Chromatogramm nur einen Hauptfleck zeigen.

Gelatine *R* 1040000

CAS Nr. 9000-70-8.

Muß der Monographie **Gelatine (Gelatina)** entsprechen.

Gelatine, hydrolysierte *R* 1040100

50 g Gelatine *R* werden in 1000 ml Wasser *R* gelöst. Die Lösung wird im Autoklaven 90 min lang in gesättigtem Wasserdampf bei 121 °C erhitzt und anschließend gefriergetrocknet.

Geranylacetat *R* 1106500

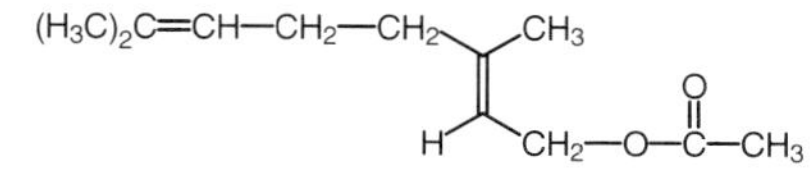

$C_{12}H_{20}O_2$ M_r 196,3
CAS Nr. 105-87-3.
(*E*)-3,7-Dimethylocta-2,6-dien-1-ylacetat.

Farblose bis schwach gelbe Flüssigkeit mit einem schwachen Geruch nach Rose und Lavendel.

d_{25}^{25}: 0,896 bis 0,913.

n_D^{15}: Etwa 1,463.

Sdp_{25}: Etwa 138 °C.

Wird die Substanz in der Gaschromatographie verwendet, muß sie zusätzlich folgender Anforderung entsprechen:

Gehaltsbestimmung: Die Bestimmung erfolgt mit Hilfe der Gaschromatographie (2.2.28) wie in der Monographie **Bitterorangenblütenöl (Aurantii amari floris aetheroleum)** beschrieben.

Untersuchungslösung: Die Substanz.

Die Fläche des Hauptpeaks muß mindestens 99,0 Prozent der Summe aller Peakflächen betragen.

Ginsenosid Rb_1 *R* 1127500

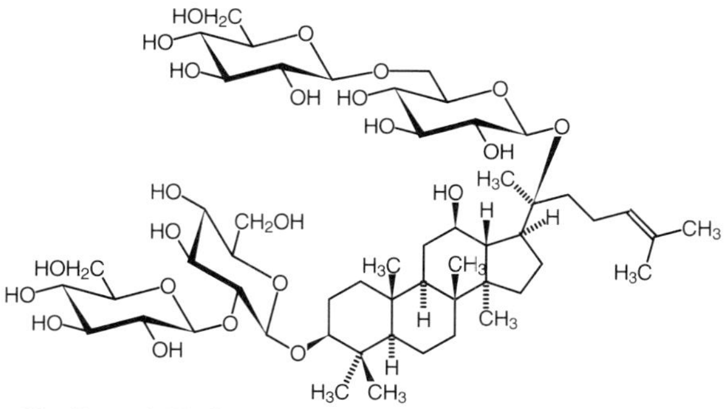

$C_{54}H_{92}O_{23} \cdot 3\ H_2O$ M_r 1163
CAS Nr. 41753-43-9.
(20*S*)-3β-Di-D-glucopyranosyl-20-di-D-glucopyranosylprotopanaxadiol;
(20*S*)-3β-[(2-*O*-β-D-Glucopyranosyl-β-D-glucopyranosyl)oxy]-20-[(6-*O*-β-D-glucopyranosyl-β-D-glucopyranosyl)oxy]-5α-dammar-24-en-12β-ol;
(20*S*)-3β-[(2-*O*-β-D-Glucopyranosyl-β-D-glucopyranosyl)oxy]-20-[(6-*O*-β-D-glucopyranosyl-β-D-glucopyranosyl)oxy]-4,4,8,14-tetramethyl-18-nor-5α-cholest-24-en-12β-ol.

Farbloser Feststoff; löslich in Wasser, wasserfreiem Ethanol und Methanol.

$[\alpha]_D^{20}$: +11,3°, an einer Lösung von Ginsenosid Rb_1 (10 g · l^{-1}) in Methanol *R* bestimmt.

Smp: Etwa 199 °C.

Wasser (2.5.12): Höchstens 6,8 Prozent.

Gehaltsbestimmung: Die Bestimmung erfolgt mit Hilfe der Flüssigchromatographie (2.2.29) wie in der Monographie **Ginsengwurzel (Ginseng radix)** beschrieben.

Untersuchungslösung: 3,0 mg Substanz, genau gewogen, werden in 10 ml Methanol *R* gelöst.

Der Gehalt, berechnet mit Hilfe des Verfahrens „Normalisierung", muß mindestens 95,0 Prozent betragen.

Ginsenosid Rf *R* 1127700

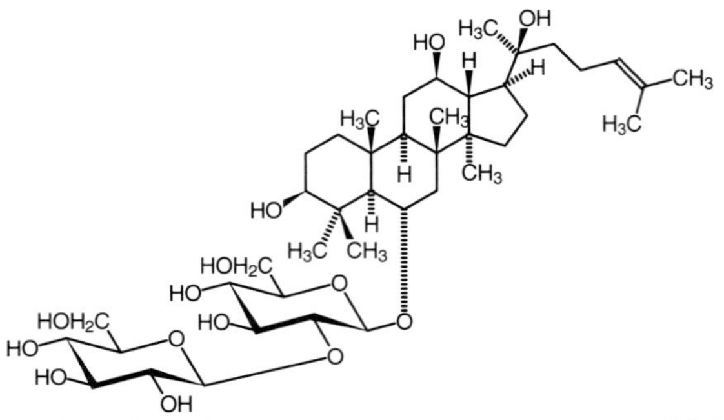

$C_{42}H_{72}O_{14} \cdot 2\ H_2O$ M_r 837

CAS Nr. 52286-58-5.

(20*S*)-6-*O*-[β-D-Glucopyranosyl-(1→2)-β-D-glycopyranosid]dammar-24-en-3β,6α,12β,20-tetrol.

Farbloser Feststoff; löslich in Wasser, wasserfreiem Ethanol und Methanol.

$[\alpha]_D^{20}$: +12,8°, an einer Lösung von Ginsenosid Rf (10 g · l^{-1}) in Methanol *R* bestimmt.

Smp: Etwa 198 °C.

Ginsenosid Rg_1 *R* 1127600

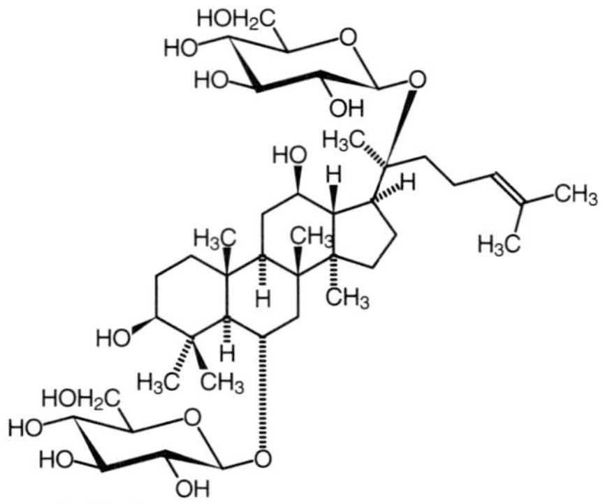

$C_{42}H_{72}O_{14} \cdot 2\ H_2O$ M_r 837

CAS Nr. 22427-39-0.

(20*S*)-6β-D-Glucopyranosyl-D-glucopyranosylprotopanaxatriol;

(20*S*)-6α,20-Bis(β-D-glucopyranosyloxy)-5α-dammar-24-en-3β,12β-diol;

(20*S*)-6α,20-Bis(β-D-glucopyranosyloxy)-4,4,8,14-tetramethyl-18-nor-5α-cholest-24-en-3β,12β-diol.

Farbloser Feststoff; löslich in Wasser, wasserfreiem Ethanol und Methanol.

$[\alpha]_D^{20}$: +31,2°, an einer Lösung von Ginsenosid Rg_1 (10 g · l^{-1}) in Methanol *R* bestimmt.

Smp: 188 bis 191 °C.

Wasser (2.5.12): Höchstens 4,8 Prozent.

Gehaltsbestimmung: Die Bestimmung erfolgt mit Hilfe der Flüssigchromatographie (2.2.29) wie in der Monographie **Ginsengwurzel (Ginseng radix)** beschrieben.

Untersuchungslösung: 3,0 mg Substanz, genau gewogen, werden in 10 ml Methanol *R* gelöst.

Der Gehalt, berechnet mit Hilfe des Verfahrens „Normalisierung", muß mindestens 95,0 Prozent betragen.

Gitoxin *R* 1040200

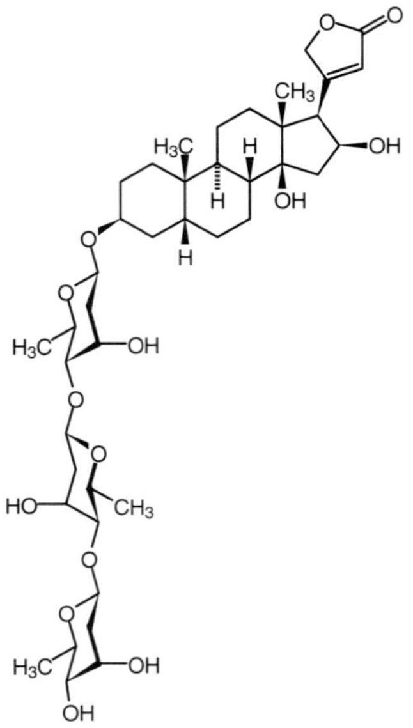

$C_{41}H_{64}O_{14}$ M_r 781

CAS Nr. 4562-36-1.

3β-[O^4-(O^4-β-D-Digitoxopyranosyl-β-D-digitoxopyranosyl)-β-D-digitoxopyranosyloxy]-14,16β-dihydroxy-5β,14β-card-20(22)-enolid.

Glykosid aus *Digitalis purpurea* L.

Weißes, kristallines Pulver; praktisch unlöslich in Wasser und den meisten gebräuchlichen, organischen Lösungsmitteln, löslich in Pyridin.

$[\alpha]_D^{20}$: +20 bis +24°, an einer Lösung der Substanz (5 g · l^{-1}) in einer Mischung aus gleichen Volumteilen Chloroform *R* und Methanol *R* bestimmt.

Dünnschichtchromatographie: Wird die Substanz unter den Bedingungen, wie unter **Digitalis-purpurea-Blätter (Digitalis purpurea folium)** angegeben, geprüft, darf das Chromatogramm nur einen Hauptfleck zeigen.

D-Glucosaminhydrochlorid *R* 1040300

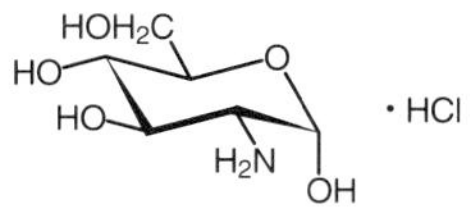

$C_6H_{14}ClNO_5$ M_r 215,6
CAS Nr. 66-84-2.
2-Amino-2-desoxy-β-D-glucopyranose-hydrochlorid.

Kristalle; löslich in Wasser, praktisch unlöslich in Ether.

$[\alpha]_D^{20}$: +100°, nach 30 min auf +47,5° abnehmend, an einer Lösung der Substanz (100 g · l^{-1}) in Wasser *R* bestimmt.

Glucose *R* 1025700

CAS Nr. 50-99-7.

Muß der Monographie **Wasserfreie Glucose (Glucosum anhydricum)** entsprechen.

D-Glucuronsäure *R* 1119700

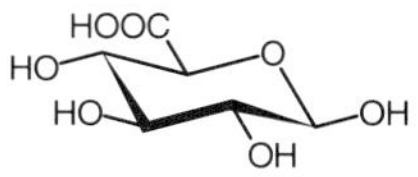

$C_6H_{10}O_7$ M_r 194,1
CAS Nr. 6556-12-3.

Mindestens 96,0 Prozent $C_6H_{10}O_7$, berechnet auf die im Vakuum (2.2.32) getrocknete Substanz.

Löslich in Wasser und in Ethanol.

Die Substanz zeigt Mutarotation: $[\alpha]_D^{24}$: +11,7° → +36,3°.

Gehaltsbestimmung: 0,150 g Substanz, in Stickstoffatmosphäre unter Rühren in 50 ml wasserfreiem Methanol *R* gelöst, werden mit Tetrabutylammoniumhydroxid-Lösung (0,1 mol · l^{-1}) titriert. Der Endpunkt wird mit Hilfe der Potentiometrie (2.2.20) bestimmt. Während des Lösens und der Titration ist der Zutritt von Kohlendioxid aus der Luft zur Lösung zu vermeiden.

1 ml Tetrabutylammoniumhydroxid-Lösung (0,1 mol · l^{-1}) entspricht 19,41 mg $C_6H_{10}O_7$.

Glutaminsäure *R* 1040400

CAS Nr. 56-86-0.

Muß der Monographie **Glutaminsäure (Acidum glutamicum)** entsprechen.

Glutaraldehyd *R* 1098300

OHC—CH_2—CH_2—CH_2—CHO

$C_5H_8O_2$ M_r 100,1
CAS Nr. 111-30-8.
Pentandial.

Ölige Flüssigkeit; löslich in Wasser.

n_D^{25}: Etwa 1,434.

Sdp: Etwa 188 °C.

Glycerol *R* 1040500

CAS Nr. 56-81-5.

Muß der Monographie **Glycerol (Glycerolum)** entsprechen.

Glycerol 85 % *R* 1040600

Muß der Monographie **Glycerol 85 % (Glycerolum 85 per centum)** entsprechen.

Glycidol *R* 1127800

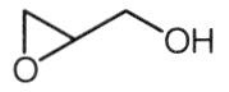

$C_3H_6O_2$ M_r 74,1
CAS Nr. 556-52-5.
Oxiranylmethanol.

Schwach viskose Flüssigkeit; mischbar mit Wasser.

d_4^{20}: Etwa 1,115.

n_D^{20}: Etwa 1,432.

Glycin *R* 1040700

CAS Nr. 56-40-6.

Muß der Monographie **Glycin (Glycinum)** entsprechen.

Glycolsäure *R* 1040800

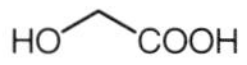

$C_2H_4O_3$ M_r 76,0
CAS Nr. 79-14-1.
2-Hydroxyessigsäure.

Kristalle; löslich in Wasser, Aceton, Ethanol, Ether und Methanol.

Smp: Etwa 80 °C.

Glycyrrhetinsäure *R* 1040900

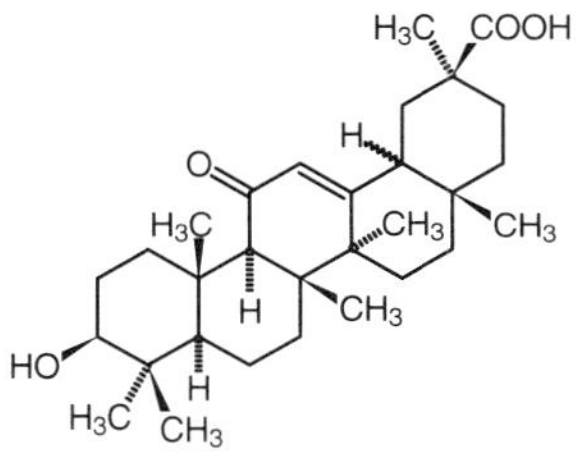

$C_{30}H_{46}O_4$ M_r 470,7
CAS Nr. 471-53-4.

3β-Hydroxy-11-oxo-12-oleanen-30-säure; Syn. Enoxolon (INN).
Gemisch aus 18α- und 18β-Glycyrrhetinsäure, in dem das β-Isomere überwiegt.

Weißes bis gelblichbraunes Pulver; praktisch unlöslich in Wasser, löslich in wasserfreiem Ethanol und Essigsäure 99 %.

$[\alpha]_D^{20}$: +145 bis +155°, an einer Lösung der Substanz (10,0 g · l^{-1}) in wasserfreiem Ethanol *R* bestimmt.

Dünnschichtchromatographie (2.2.27): Die Prüfung erfolgt unter Verwendung einer Schicht von Kieselgel GF_{254} *R*, die anstelle von Wasser mit einer 0,25prozentigen Lösung (*V/V*) von Phosphorsäure 85 % *R* bereitet wird. Auf die Platte werden 5 µl einer Lösung der Substanz (5 g · l^{-1}) in einer Mischung von gleichen Volumteilen Chloroform *R* und Methanol *R* aufgetragen. Die Chromatographie erfolgt mit einer Mischung von 5 Volumteilen Methanol *R* und 95 Volumteilen Chloroform *R* über eine Laufstrecke von 10 cm. Das Chromatogramm wird im ultravioletten Licht bei 254 nm ausgewertet und muß bei einem R_f-Wert von etwa 0,3 einen fluoreszenzmindernden Fleck (β-Glycyrrhetinsäure) und bei einem R_f-Wert von etwa 0,5 einen kleineren fluoreszenzmindernden Fleck (α-Glycyrrhetinsäure) zeigen. Die Platte wird mit Anisaldehyd-Reagenz *R* besprüht und 10 min lang bei 100 bis 105 °C erhitzt. Die beiden Substanzen erscheinen auf dem Chromatogramm als blauviolette Flecke. Zwischen ihnen kann noch ein kleinerer, ebenfalls blauvioletter Fleck auftreten.

18α-Glycyrrhetinsäure *R* 1127900

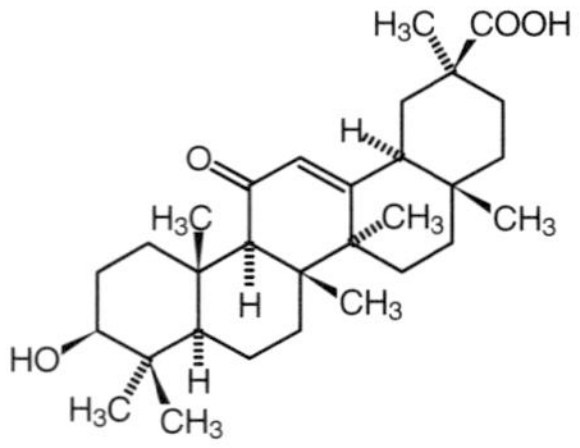

$C_{30}H_{46}O_4$ M_r 470,7
CAS Nr. 1449-05-4.
(20β)-3β-Hydroxy-11-oxo-18α-olean-12-en-29-säure.

Weißes bis fast weißes, kristallines Pulver; praktisch unlöslich in Wasser, löslich in wasserfreiem Ethanol, wenig löslich in Dichlormethan.

Glyoxal-Lösung *R* 1098400

CAS Nr. 107-22-2.
Enthält etwa 40 Prozent (*m/m*) Glyoxal.

Gehaltsbestimmung: 1,000 g Glyoxal-Lösung wird in einem Erlenmeyerkolben mit Schliffstopfen mit 20 ml einer Lösung von Hydroxylaminhydrochlorid *R* (70 g · l^{-1}) und 50 ml Wasser *R* versetzt. Nach 30 min langem Stehenlassen wird die Mischung mit 1 ml Methylrot-Mischindikator-Lösung *R* versetzt und mit Natriumhydroxid-Lösung (1 mol · l^{-1}) bis zum Farbumschlag von Rot nach Grün titriert.

Ein Blindversuch wird durchgeführt.

1 ml Natriumhydroxid-Lösung (1 mol · l^{-1}) entspricht 29,02 mg Glyoxal ($C_2H_2O_2$).

Glyoxalbishydroxyanil *R* 1041000

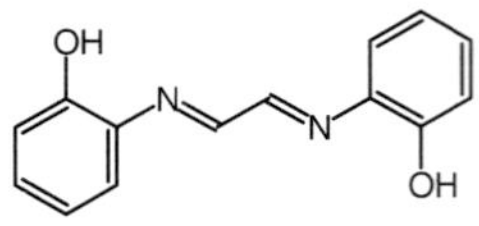

$C_{14}H_{12}N_2O_2$ M_r 240,3
CAS Nr. 1149-16-2.
2,2′-(Ethandiylidendinitrilo)diphenol.

Weiße Kristalle; löslich in heißem Ethanol.

Smp: Etwa 200 °C.

Guajakharz *R* 1041400

Harz aus dem Kernholz von *Guajacum officinale* L. und *Guajacum sanctum* L.

Dunkelrotbraune bis grünlichbraune, harte, spröde Stükke mit glänzendem Bruch.

Guajazulen *R* 1041500

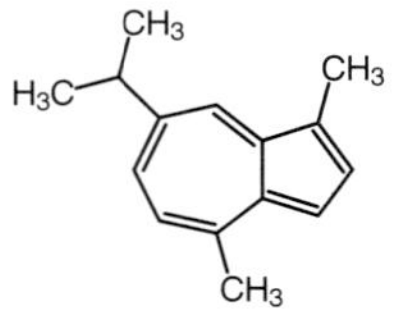

$C_{15}H_{18}$ M_r 198,3
CAS Nr. 489-84-9.
7-Isopropyl-1,4-dimethylazulen.

Dunkelblaue Kristalle oder blaue Flüssigkeit; sehr schwer löslich in Wasser, mischbar mit fetten und ätherischen Ölen sowie flüssigem Paraffin, wenig löslich in Ethanol, löslich in Phosphorsäure 80 % (*m/m*) und Schwefelsäure (500 g · l^{-1}), wobei eine farblose Lösung entsteht.

Smp: Etwa 30 °C.

Vor Licht und Luft geschützt zu lagern.

Guanidinhydrochlorid *R* 1098500

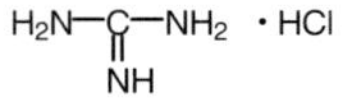

CH_6N_3Cl M_r 95,5
CAS Nr. 50-01-1.

Kristallines Pulver; leicht löslich in Wasser und Ethanol.

Guanin *R* 1041600

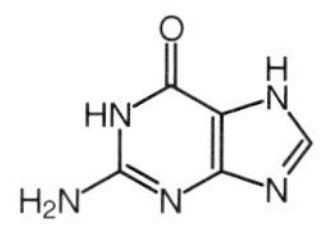

$C_5H_5N_5O$ M_r 151,1

CAS Nr. 73-40-5.

2-Amino-1,7-dihydro-6*H*-purin-6-on.

Weißes, amorphes Pulver; praktisch unlöslich in Wasser, schwer löslich in Ethanol. Die Substanz löst sich in Ammoniak-Lösung und verdünnten Alkalihydroxid-Lösungen.

Gummi, Arabisches *R* 1000100

Muß der Monographie **Arabisches Gummi (Acaciae gummi)** entsprechen.

Gummi-Lösung, Arabisches- *R* 1000101

100 g Arabisches Gummi *R* werden in 1000 ml Wasser *R* gelöst. Die Lösung wird 2 h lang gerührt und 30 min lang bei etwa 2000 *g* zentrifugiert, bis eine klare Lösung erhalten ist.

In Kunststoffbehältnissen von etwa 250 ml Inhalt zwischen 0 und –20 °C zu lagern.

H

Hämoglobin *R* 1041700

CAS Nr. 9008-02-0.

Stickstoff: 15 bis 16 Prozent.

Eisen: 0,2 bis 0,3 Prozent.

Trocknungsverlust (2.2.32): Höchstens 2 Prozent.

Sulfatasche (2.4.14): Höchstens 1,5 Prozent.

Hämoglobin-Lösung *R* 1041701

2 g Hämoglobin *R* werden in einem 250-ml-Erlenmeyerkolben unter Rühren in 75 ml verdünnter Salzsäure *R* 2 vollständig gelöst. Der *p*H-Wert der Lösung wird mit Hilfe von Salzsäure (1 mol · l^{-1}) auf 1,6 ± 0,1 eingestellt. Die Lösung wird mit Hilfe von verdünnter Salzsäure *R* 2 in einen 100-ml-Kolben überführt und mit 25 mg Thiomersal *R* versetzt.

Die Lösung ist täglich frisch zu bereiten, bei 2 bis 8 °C zu lagern und vor Verwendung auf einen *p*H-Wert von 1,6 einzustellen.

Zwischen 2 und 8 °C zu lagern.

Harnstoff *R* 1095000

CAS Nr. 57-13-6.

Muß der Monographie **Harnstoff (Ureum)** entsprechen.

Harpagosid *R* 1098600

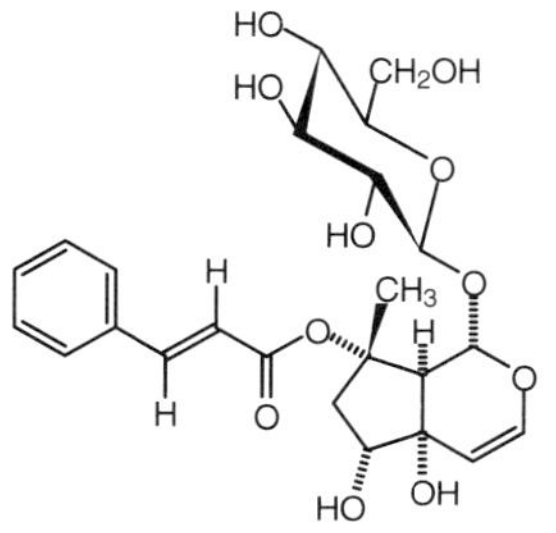

$C_{24}H_{30}O_{11}$ M_r 494,5

(1*S*,4a*S*,5*R*,7*S*,7a*S*)-1-β-D-Glucopyranosyloxy-1,4a,5,6,7,7a-hexahydro-4a,5-dihydroxy-7-methylcyclopenta[*c*]=pyran-7-ylcinnamat.

Weißes, kristallines, sehr hygroskopisches Pulver; löslich in Wasser und Ethanol.

Smp: 117 bis 121 °C.

Dicht verschlossen zu lagern.

Helium zur Chromatographie *R* 1041800

He A_r 4,003

CAS Nr. 7440-59-7.

Mindestens 99,995 Prozent (*V/V*) He.

Heparin *R* 1041900

CAS Nr. 9041-08-1.

Muß der Monographie **Heparin-Natrium (Heparinum natricum)** entsprechen.

HEPES *R* 1106800

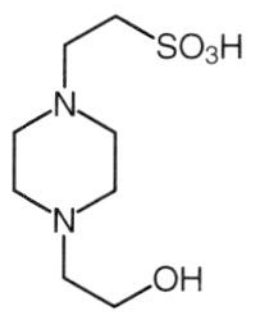

$C_8H_{18}N_2O_4S$ M_r 238,3

CAS Nr. 7365-45-9.

2-[4-(2-Hydroxyethyl)piperazin-1-yl]ethansulfonsäure.

Weißes Pulver.

Smp: Etwa 236 °C, unter Zersetzung.

Heptachlor *R* 1128000

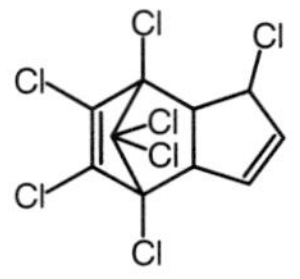

$C_{10}H_5Cl_7$ M_r 373,3
CAS Nr. 76-44-8.

Smp: Etwa 95 °C.

Sdp: Etwa 135 °C.

Eine geeignete, zertifizierte Referenzlösung (10 ng/µl in Cyclohexan) kann verwendet werden.

Heptachlorepoxid *R* 1128100

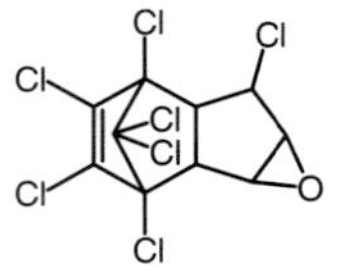

$C_{10}H_5Cl_7O$ M_r 389,3
CAS Nr. 1024-57-3.

Smp: Etwa 160 °C.

Sdp: Etwa 200 °C.

Eine geeignete, zertifizierte Referenzlösung (10 ng/µl in Cyclohexan) kann verwendet werden.

Heptan *R* 1042000

$H_3C-[CH_2]_5-CH_3$

C_7H_{16} M_r 100,2
CAS Nr. 142-82-5.

Farblose, entflammbare Flüssigkeit; praktisch unlöslich in Wasser, mischbar mit wasserfreiem Ethanol und Ether.

d_{20}^{20}: 0,683 bis 0,686.

n_D^{20}: 1,387 bis 1,388.

Destillationsbereich (2.2.11): Mindestens 95 Prozent müssen zwischen 97 und 98 °C destillieren.

Hexachlorbenzol *R* 1128200

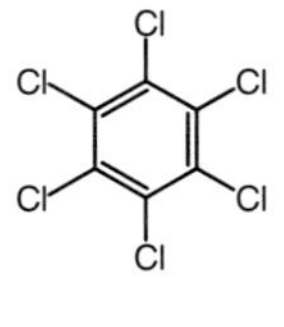

C_6Cl_6 M_r 284,8
CAS Nr. 118-74-1.

Smp: Etwa 230 °C.

Sdp: Etwa 332 °C.

Eine geeignete, zertifizierte Referenzlösung (10 ng/µl in Cyclohexan) kann verwendet werden.

α-Hexachlorcyclohexan *R* 1128300

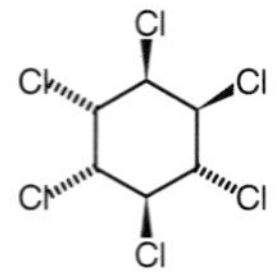

$C_6H_6Cl_6$ M_r 290,8
CAS Nr. 319-84-6.
1α,2α,3β,4α,5β,6β-Hexachlorcyclohexan.

Smp: Etwa 158 °C.

Sdp: Etwa 288 °C.

Eine geeignete, zertifizierte Referenzlösung (10 ng/µl in Cyclohexan) kann verwendet werden.

β-Hexachlorcyclohexan *R* 1128400

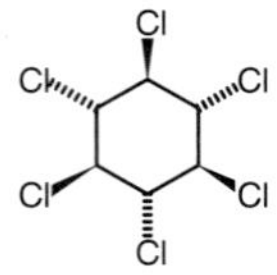

$C_6H_6Cl_6$ M_r 290,8
CAS Nr. 319-85-7.
1α,2β,3α,4β,5α,6β-Hexachlorcyclohexan.

Eine geeignete, zertifizierte Referenzlösung (10 ng/µl in Cyclohexan) kann verwendet werden.

δ-Hexachlorcyclohexan *R* 1128500

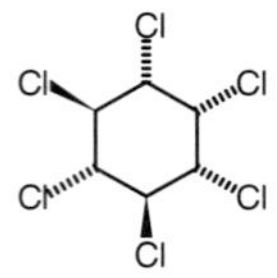

$C_6H_6Cl_6$ M_r 290,8
CAS Nr. 319-86-8.
1α,2α,3α,4β,5α,6β-Hexachlorcyclohexan.

Eine geeignete, zertifizierte Referenzlösung (10 ng/µl in Cyclohexan) kann verwendet werden.

Hexachloroplatin(IV)-säure *R* 1019000

$H_2PtCl_6 \cdot 6\,H_2O$ M_r 517,9
CAS Nr. 18497-13-7.
Mindestens 37,0 Prozent (*m/m*) Pt (A_r 195,1).

Bräunlichrote Kristalle oder kristalline Masse; sehr leicht löslich in Wasser, löslich in Ethanol.

Gehaltsbestimmung: 0,200 g Substanz werden bei 900 °C bis zur Massekonstanz geglüht und der Rückstand (Platin) gewogen.

Vor Licht geschützt zu lagern.

Hexacosan *R* 1042200

$C_{26}H_{54}$ M_r 366,7
CAS Nr. 630-01-3.

Farblose bis weiße Flocken.

Smp: Etwa 57 °C.

Hexadimethrinbromid *R* 1042300

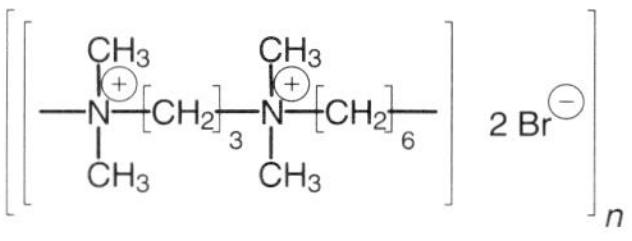

$(C_{13}H_{30}Br_2N_2)_n$
CAS Nr. 28728-55-4.

Weißes, amorphes, hygroskopisches Pulver; löslich in Wasser.
Dicht verschlossen zu lagern.

Hexamethyldisilazan *R* 1042400

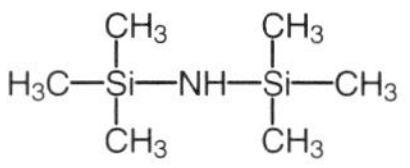

$C_6H_{19}NSi_2$ M_r 161,4
CAS Nr. 999-97-3.

Klare, farblose Flüssigkeit.

d_{20}^{20}: Etwa 0,78.

n_D^{20}: Etwa 1,408.

Sdp: Etwa 125 °C.

Dicht verschlossen zu lagern.

Hexan *R* 1042600

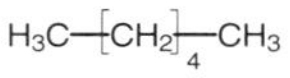

C_6H_{14} M_r 86,2
CAS Nr. 110-54-3.

Farblose, entflammbare Flüssigkeit; praktisch unlöslich in Wasser, mischbar mit wasserfreiem Ethanol und Ether.

d_{20}^{20}: 0,659 bis 0,663.

n_D^{20}: 1,375 bis 1,376.

Destillationsbereich (2.2.11): Mindestens 95 Prozent müssen zwischen 67 und 69 °C destillieren.

Wird die Substanz in der Spektroskopie verwendet, muß sie folgender zusätzlicher Prüfung entsprechen:

Die Transmission (2.2.25) der Substanz, gegen Wasser *R* gemessen, muß zwischen 260 und 420 nm mindestens 97 Prozent betragen.

Hexylamin *R* 1042700

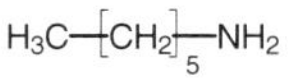

$C_6H_{15}N$ M_r 101,2
CAS Nr. 111-26-2.
Hexanamin.

Farblose Flüssigkeit; schwer löslich in Wasser, löslich in Ethanol und Ether.

d_{20}^{20}: Etwa 0,766.

n_D^{20}: Etwa 1,418.

Sdp: 127 bis 131 °C.

Histamin-Lösung *R* 1042901

Eine Lösung von Natriumchlorid *R* (9 g · l^{-1}), die je Milliliter 0,1 µg Histaminbase als Dihydrochlorid oder Phosphat enthält.

Histamindihydrochlorid *R* 1042800

CAS Nr. 56-92-8.

Muß der Monographie **Histamindihydrochlorid (Histamini dihydrochloridum)** entsprechen.

Histaminphosphat *R* 1042900

CAS Nr. 23297-93-0.

Muß der Monographie **Histaminphosphat (Histamini phosphas)** entsprechen.

Histidinmonohydrochlorid *R* 1043000

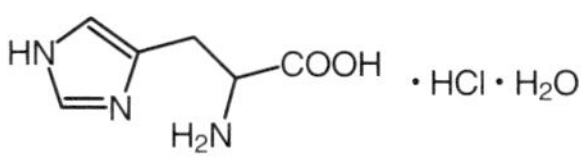

$C_6H_{10}ClN_3O_2 \cdot H_2O$ M_r 209,6
CAS Nr. 123333-71-1.
(*RS*)-2-Amino-3-(4-imidazolyl)propionsäurehydrochlorid, Monohydrat.

Farblose Kristalle oder kristallines Pulver; löslich in Wasser.

Smp: Etwa 250 °C, unter Zersetzung.

Dünnschichtchromatographie: Wird die Substanz unter den Bedingungen und in der Konzentration, wie in der Monographie **Histamindihydrochlorid (Histamini dihydrochloridum)** angegeben, geprüft, darf das Chromatogramm nur einen Hauptfleck zeigen.

Holmiumoxid *R* 1043100

Ho_2O_3 M_r 377,9
CAS Nr. 12055-62-8.

Gelbliches Pulver; praktisch unlöslich in Wasser.

Holmiumperchlorat-Lösung *R* 1043101

Eine Lösung von Holmiumoxid *R* (40 g · l^{-1}) in einer Lösung von Perchlorsäure *R* (141 g · l^{-1}).

Hydrazinsulfat *R* 1043400

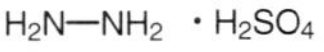

$H_6N_2O_4S$ M_r 130,1
CAS Nr. 10034-93-2.

Farblose Kristalle; wenig löslich in kaltem Wasser, löslich in Wasser von 50 °C, leicht löslich in siedendem Wasser, praktisch unlöslich in Ethanol.

Arsen (2.4.2): 1,0 g Substanz muß der Grenzprüfung A auf Arsen entsprechen (1 ppm).

Sulfatasche (2.4.14): Höchstens 0,1 Prozent.

Hydrochinon *R* 1044100

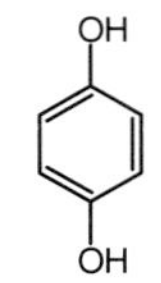

$C_6H_6O_2$ M_r 110,1
CAS Nr. 123-31-9.
1,4-Benzoldiol.

Feine, farblose oder weiße Nadeln, an Licht und Luft dunkler werdend; löslich in Wasser, Ethanol und Ether.

Smp: Etwa 173 °C.

Vor Licht und Luft geschützt zu lagern.

Hydrocortisonacetat *R* 1098800

CAS Nr. 50-03-3.

Muß der Monographie **Hydrocortisonacetat (Hydrocortisoni acetas)** entsprechen.

4-Hydroxybenzoesäure *R* 1106700

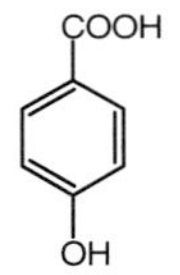

$C_7H_6O_3$ M_r 138,1
CAS Nr. 99-96-7.

Kristalle; schwer löslich in Wasser, sehr leicht löslich in Ethanol, löslich in Aceton und Ether.

Smp: 214 bis 215 °C.

Hydroxychinolin *R* 1044600

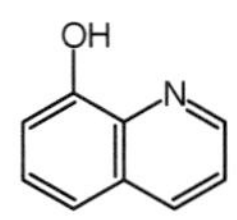

C_9H_7NO M_r 145,2
CAS Nr. 148-24-3.
8-Chinolinol.

Weißes bis schwach gelbliches, kristallines Pulver; schwer löslich in Wasser, leicht löslich in Aceton, Ethanol und verdünnten Mineralsäuren.

Smp: Etwa 75 °C.

Sulfatasche (2.4.14): Höchstens 0,05 Prozent.

4-Hydroxyisophthalsäure *R* 1106900

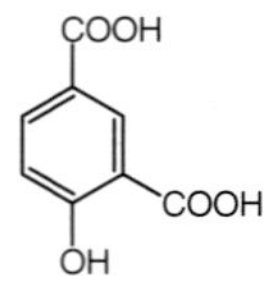

$C_8H_6O_5$ M_r 182,1
CAS Nr. 636-46-4.
4-Hydroxybenzol-1,3-dicarbonsäure.

Nadeln oder Schuppen; sehr schwer löslich in Wasser, leicht löslich in Ethanol und Ether.

Smp: Etwa 314 °C, unter Zersetzung.

Hydroxylamin-Lösung, alkalische *R* 1044302

Gleiche Volumteile einer Lösung von Hydroxylaminhydrochlorid *R* (139 g · l^{-1}) und einer Lösung von Natriumhydroxid *R* (150 g · l^{-1}) werden gemischt.

Bei Bedarf frisch herzustellen.

Hydroxylamin-Lösung, alkalische *R* 1 1044303

Lösung A: 12,5 g Hydroxylaminhydrochlorid *R* werden in Methanol *R* zu 100 ml gelöst.

Lösung B: 12,5 g Natriumhydroxid *R* werden in Methanol *R* zu 100 ml gelöst.

Vor Gebrauch werden gleiche Volumteile beider Lösungen gemischt.

Hydroxylaminhydrochlorid *R* 1044300

$H_2N—OH \cdot HCl$

H_4ClNO M_r 69,5
CAS Nr. 5470-11-1.

Weißes, kristallines Pulver; sehr leicht löslich in Wasser, löslich in Ethanol.

Hydroxylaminhydrochlorid-Lösung *R* 2 1044304

2,5 g Hydroxylaminhydrochlorid *R* werden in 4,5 ml heißem Wasser *R* gelöst. Nach Zusatz von 40 ml Ethanol 96 % *R* und 0,4 ml Bromphenolblau-Lösung *R* 2 wird die Lösung mit ethanolischer Kaliumhydroxid-Lösung (0,5 mol · l^{-1}) bis zur grünlichgelben Färbung versetzt. Die Lösung wird mit Ethanol 96 % *R* zu 50,0 ml verdünnt.

Hydroxylaminhydrochlorid-Lösung, ethanolische *R* 1044301

3,5 g Hydroxylaminhydrochlorid *R* werden in 95 ml Ethanol 60 % *R* gelöst. Nach Zusatz von 0,5 ml einer Lösung von Methylorange *R* (2 g · l^{-1}) in Ethanol 60 % *R* wird die Lösung mit Kaliumhydroxid-Lösung (0,5 mol · l^{-1}) in Ethanol 60 % bis zur kräftigen Gelbfärbung versetzt. Die Lösung wird mit Ethanol 60 % *R* zu 100 ml verdünnt.

Hydroxymethylfurfural *R* 1044400

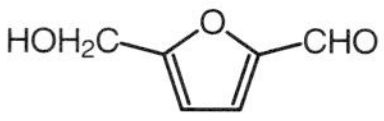

$C_6H_6O_3$ M_r 126,1

CAS Nr. 67-47-0.

5-Hydroxymethyl-2-furaldehyd.

Nadelförmige Kristalle; leicht löslich in Aceton und Ethanol; löslich in Ether.

Smp: Etwa 32 °C.

Hydroxynaphtholblau *R* 1044500

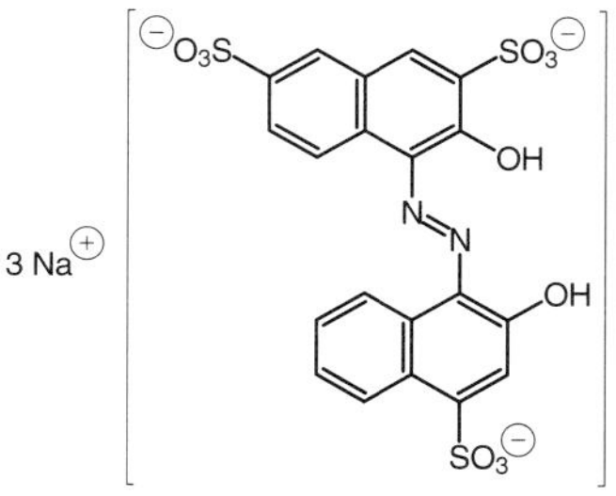

$C_{20}H_{11}N_2Na_3O_{11}S_3$ M_r 620

CAS Nr. 63451-35-4.

3,2′-Dihydroxy-4,1′-azonaphthalin-2,4′,7-trisulfon=säure, Trinatriumsalz.

Hydroxypropyl-β-cyclodextrin *R* 1128600

$[C_6H_{10-X}O_5 \cdot (C_3H_7O)_X]_7$ M_r 1371–1432
x = molekularer Substitutionsgrad (abhängig vom Grad der molaren Substitution)

CAS Nr. 94035-02-6.

Poly(*O*-2-hydroxypropyl)cyclomaltoheptaose.

Weißes bis fast weißes Pulver.

pH-Wert (2.2.3): 5,0 bis 7,5, an einer Lösung von Hydroxypropyl-β-cyclodextrin (20 g · l^{-1}) bestimmt.

12-Hydroxystearinsäure *R* 1099000

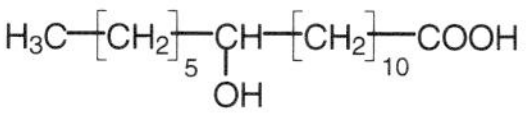

$C_{18}H_{36}O_3$ M_r 300,5

CAS Nr. 106-14-9.

12-Hydroxyoctadecansäure.

Weißes Pulver.

Smp: 71 bis 74 °C.

Hydroxyuracil *R* 1044700

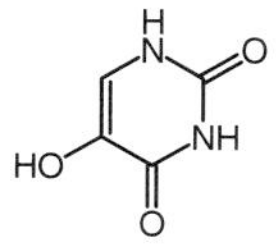

$C_4H_4N_2O_3$ M_r 128,1

CAS Nr. 496-76-4.

5-Hydroxy-(1*H*,3*H*)-pyrimidin-2,4-dion.

Weißes, kristallines Pulver.

Smp: Etwa 310 °C, unter Zersetzung.

Dünnschichtchromatographie: Wird die Substanz unter den Bedingungen, wie unter **Fluorouracil (Fluorouracilum)** angegeben, geprüft, zeigt das Chromatogramm nur einen Hauptfleck mit einem R_f-Wert von etwa 0,3.

Dicht verschlossen zu lagern.

Hyoscyaminsulfat *R* 1044900

CAS Nr. 620-61-1.

Muß der Monographie **Hyoscyaminsulfat (Hyoscyamini sulfas)** entsprechen.

Hyperosid *R* 1045000

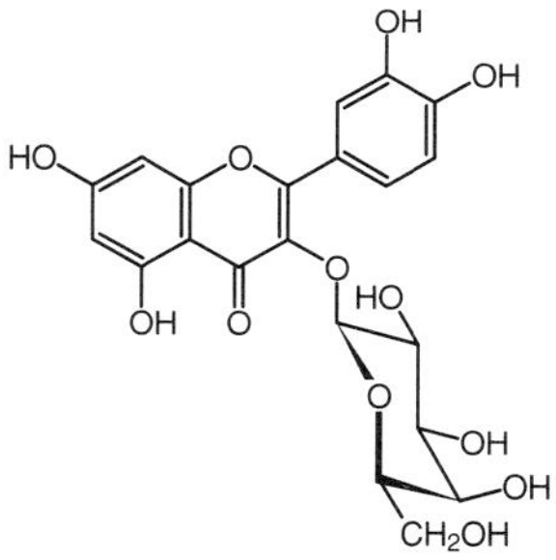

$C_{21}H_{20}O_{12}$ M_r 464,4

2-(3,4-Dihydroxyphenyl)-3-β-D-galactopyranosyloxy-5,7-dihydroxy-4*H*-chromen-4-on.

Hellgelbe Nadeln; löslich in Methanol.

$[\alpha]_D^{20}$: −8,3°, an einer Lösung der Substanz (2 g · l^{-1}) in Pyridin *R* bestimmt.

Smp: Etwa 240 °C, unter Zersetzung.

Absorption (2.2.25): Eine Lösung der Substanz in Methanol *R* zeigt Absorptionsmaxima bei 259 und 364 nm.

Hypophosphit-Reagenz *R* 1045200

10 g Natriumhypophosphit *R* werden unter leichtem Erwärmen in 20 ml Wasser *R* gelöst. Die Lösung wird mit Salzsäure *R* zu 100 ml verdünnt und nach dem Absetzen dekantiert oder über Glaswolle filtriert.

Hypoxanthin *R* 1045300

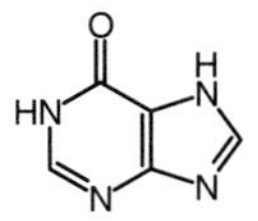

$C_5H_4N_4O$ M_r 136,1
CAS Nr. 68-94-0.
Purin-6(1*H*)-on.

Weißes, kristallines Pulver; sehr schwer löslich in Wasser, wenig löslich in siedendem Wasser, löslich in verdünnten Säuren und verdünnten Alkalihydroxid-Lösungen; die Substanz zersetzt sich bei etwa 150 °C, ohne zu schmelzen.

Dünnschichtchromatographie: Wird die Substanz unter den Bedingungen und in der Konzentration, wie unter **Mercaptopurin (Mercaptopurinum)** angegeben, geprüft, darf das Chromatogramm nur einen Hauptfleck zeigen.

I

Imidazol *R* 1045400

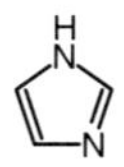

$C_3H_4N_2$ M_r 68,1
CAS Nr. 288-32-4.

Weißes, kristallines Pulver; löslich in Wasser und Ethanol.

Smp: Etwa 90 °C.

Iminobibenzyl *R* 1045500

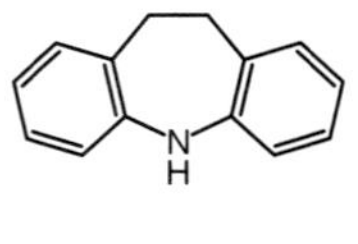

$C_{14}H_{13}N$ M_r 195,3
CAS Nr. 494-19-9.
10,11-Dihydro-5*H*-dibenz[*b*,*f*]azepin.

Schwach gelb gefärbtes, kristallines Pulver; praktisch unlöslich in Wasser, leicht löslich in Aceton.

Smp: Etwa 106 °C.

Indigocarmin *R* 1045600

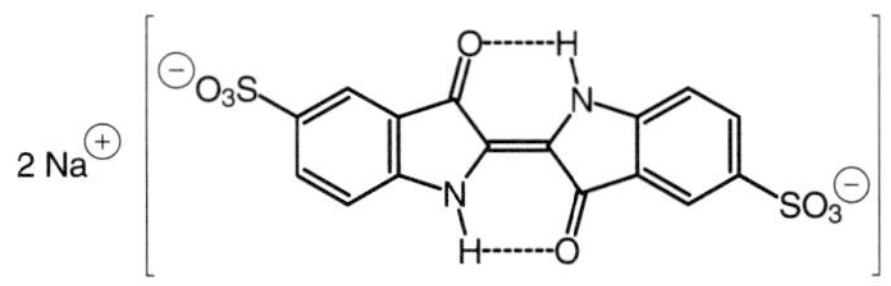

$C_{16}H_8N_2Na_2O_8S_2$ M_r 466,3
CAS Nr. 860-22-0.
C.I. Nr. 73015; Schultz Nr. 1309; E 132.

3,3′-Dioxo-2,2′-biindolinyliden-5,5′-disulfonsäure, Dinatriumsalz.

Die Substanz enthält normalerweise Natriumchlorid.

Blaue Körnchen mit Kupferglanz oder blaues bis blauviolettes Pulver; wenig löslich in Wasser, praktisch unlöslich in Ethanol. Aus wäßriger Lösung fällt die Substanz nach Zusatz von Natriumchlorid aus.

Indigocarmin-Lösung *R* 1045601

Eine Mischung von 10 ml Salzsäure *R* und 990 ml einer Lösung von nitratfreier Schwefelsäure *R* (200 g · l^{-1}) wird mit 0,2 g Indigocarmin *R* versetzt.

Die Lösung muß folgender Prüfung entsprechen: Eine Lösung von 1,0 mg Kaliumnitrat *R* in 10 ml Wasser *R* wird mit 10 ml Indigocarmin-Lösung und schnell mit 20 ml nitratfreier Schwefelsäure *R* versetzt. Die Mischung wird zum Sieden erhitzt. Die blaue Färbung muß innerhalb von 1 min verschwinden.

Indigocarmin-Lösung *R* 1 1045602

4 g Indigocarmin *R* werden in etwa 900 ml Wasser *R* gelöst, das in einigen Anteilen zugesetzt wird. Nach Zusatz von 2 ml Schwefelsäure *R* wird mit Wasser *R* zu 1000 ml verdünnt.

Einstellung: In einem 100-ml-Weithalserlenmeyerkolben werden 10,0 ml Nitrat-Lösung (100 ppm NO_3) *R*, 10 ml Wasser *R*, 0,05 ml Indigocarmin-Lösung *R* 1 und vorsichtig, auf einmal, 30 ml Schwefelsäure *R* gegeben. Die Lösung wird sofort mit der Indigocarmin-Lösung *R* 1 titriert, bis eine bestehenbleibende Blaufärbung erhalten wird.

Die verbrauchte Anzahl Milliliter (*n*) entspricht 1 mg NO_3.

Indometacin *R* 1101500

CAS Nr. 53-86-1.

Muß der Monographie **Indometacin (Indometacinum)** entsprechen.

Iod *R* 1045800

CAS Nr. 7553-56-2.

Muß der Monographie **Iod (Iodum)** entsprechen.

Iod-Chloroform *R* 1045805

Eine Lösung von Iod *R* (5 g · l^{-1}) in Chloroform *R*.

Vor Licht geschützt zu lagern.

Iod-Lösung *R* 1070503

Eine Lösung von 2 g Iod *R* und 4 g Kaliumiodid *R* in 10 ml Wasser *R* wird mit Wasser *R* zu 100 ml verdünnt.

Iod-Lösung *R* 1 1045801

10,0 ml Iod-Lösung (0,05 mol · l^{-1}) werden mit 0,6 g Kaliumiodid *R* versetzt und mit Wasser *R* zu 100,0 ml verdünnt.

Bei Bedarf frisch herzustellen.

Iod-Lösung *R* 2 1045802

10,0 ml Iod-Lösung (0,05 mol · l^{-1}) werden mit 0,6 g Kaliumiodid *R* versetzt und mit Wasser *R* zu 1000,0 ml verdünnt.

Bei Bedarf frisch herzustellen.

Iod-Lösung *R* 3 1045803

2,0 ml Iod-Lösung *R* 1 werden mit Wasser *R* zu 100,0 ml verdünnt.

Bei Bedarf frisch herzustellen.

Iod-Lösung *R* 4 1045806

14 g Iod *R* werden in 100 ml einer Lösung von Kaliumiodid *R* (400 g · l^{-1}) gelöst. Nach Zusatz von 1 ml verdünnter Salzsäure *R* wird die Lösung mit Wasser *R* zu 1000 ml verdünnt.

Vor Licht geschützt zu lagern.

Iod-Lösung, ethanolische *R* 1045804

Eine Lösung von Iod *R* (10 g · l^{-1}) in Ethanol 96 % *R*.

Vor Licht geschützt zu lagern.

2-Iodbenzoesäure *R* 1046100

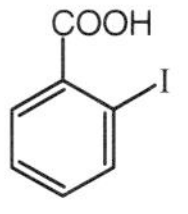

$C_7H_5IO_2$ M_r 248,0

CAS Nr. 88-67-5.

Weißes bis schwach gelbes, kristallines Pulver; schwer löslich in Wasser, löslich in Ethanol.

Smp: Etwa 160 °C.

Dünnschichtchromatographie (2.2.27): Auf eine Schicht von Cellulose zur Chromatographie F_{254} *R* werden 20 µl einer Lösung aufgetragen, die durch Lösen von 40 mg Substanz in 4 ml Natriumhydroxid-Lösung (0,1 mol · l^{-1}) und Verdünnen mit Wasser *R* zu 10 ml erhalten wird. Die Chromatographie erfolgt mit der oberen Phase einer Mischung von 20 Volumteilen Wasser *R*, 40 Volumteilen Essigsäure 98 % *R* und 40 Volumteilen Toluol *R* über eine Laufstrecke von 12 cm. Nach dem Trocknen an der Luft wird im ultravioletten Licht bei 254 nm ausgewertet. Das Chromatogramm darf nur einen Hauptfleck zeigen.

Iodessigsäure *R* 1107000

ICH_2—COOH

$C_2H_3IO_2$ M_r 185,9

CAS Nr. 64-69-7.

Farblose bis weiße Kristalle; löslich in Wasser und Ethanol.

Smp: 82 bis 83 °C.

Iodethan *R* 1099100

C_2H_5I M_r 155,9

CAS Nr. 75-03-6.

Farblose bis schwach gelbliche Flüssigkeit, die sich an der Luft und im Licht braun färbt; mischbar mit Ethanol und den meisten organischen Lösungsmitteln.

d_{20}^{20}: Etwa 1,95.

n_D^{20}: Etwa 1,513.

Sdp: Etwa 72 °C.

Dicht verschlossen zu lagern.

2-Iodhippursäure *R* 1046200

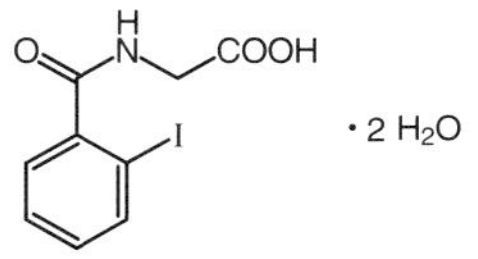

$C_9H_8INO_3 \cdot 2\,H_2O$ M_r 341,1

CAS Nr. 147-58-0.

N-(2-Iodbenzoyl)aminoessigsäure, Dihydrat.

Weißes bis fast weißes, kristallines Pulver; wenig löslich in Wasser.

Smp: Etwa 170 °C.

Wasser (2.5.12): 9 bis 13 Prozent, mit 1,000 g Substanz nach der Karl-Fischer-Methode bestimmt.

Dünnschichtchromatographie (2.2.27): Auf eine Schicht von Cellulose zur Chromatographie F_{254} *R* werden 20 µl einer Lösung aufgetragen, die durch Lösen von 40 mg Substanz in 4 ml Natriumhydroxid-Lösung (0,1 mol · l^{-1}) und Verdünnen mit Wasser *R* zu 10 ml erhalten wird. Die Chromatographie erfolgt mit der oberen Phase einer Mischung von 20 Volumteilen Wasser *R*, 40 Volumteilen Essigsäure 98 % *R* und 40 Volumteilen Toluol *R* über eine Laufstrecke von 12 cm. Nach dem Trocknen an der Luft wird im ultravioletten Licht bei 254 nm ausgewertet. Das Chromatogramm darf nur einen Hauptfleck zeigen.

Iodmonobromid *R* 1045900

IBr M_r 206,8
CAS Nr. 7789-33-5.

Blauschwarze bis braunschwarze Kristalle; leicht löslich in Wasser, Ethanol, Ether und Essigsäure 99 %.

Smp: Etwa 40 °C.

Sdp: Etwa 116 °C.

Vor Licht geschützt und kühl zu lagern.

Iodmonobromid-Lösung *R* 1045901

20 g Iodmonobromid *R* werden in Essigsäure 98 % *R* zu 1000 ml gelöst.
Vor Licht geschützt zu lagern.

Iod(V)-oxid, gekörntes *R* 1046000

I_2O_5 M_r 333,8
CAS Nr. 12029-98-0.
Diiodpentoxid.
Mindestens 99,5 Prozent I_2O_5.

Weißes, kristallines Pulver oder weiße bis grauweiße Körnchen, hygroskopisch; sehr leicht löslich in Wasser unter Bildung von HIO_3.

Hitzestabilität: 2 g zuvor 1 h lang bei 200 °C getrocknete Substanz werden in 50 ml Wasser *R* gelöst. Die Lösung muß farblos sein.

Gehaltsbestimmung: 0,100 g Substanz werden in 50 ml Wasser *R* gelöst. Die Lösung wird mit 3 g Kaliumiodid *R* und 10 ml verdünnter Salzsäure *R* versetzt. Das ausgeschiedene Iod wird unter Zusatz von 1 ml Stärke-Lösung *R* mit Natriumthiosulfat-Lösung (0,1 mol · l^{-1}) titriert.
1 ml Natriumthiosulfat-Lösung (0,1 mol · l^{-1}) entspricht 2,782 mg I_2O_5.
Dicht verschlossen, vor Licht geschützt zu lagern.

Iodplatin-Reagenz *R* 1046300

3 ml einer Lösung von Hexachloroplatin(IV)-säure *R* (100 g · l^{-1}) werden mit 97 ml Wasser *R* und 100 ml einer Lösung von Kaliumiodid *R* (60 g · l^{-1}) versetzt.
Vor Licht geschützt zu lagern.

Ioduracil *R* 1046500

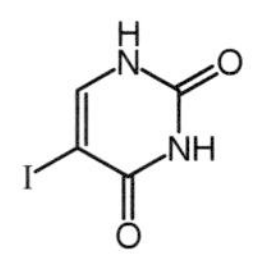

$C_4H_3IN_2O_2$ M_r 238,0
CAS Nr. 696-07-1.
5-Ioduracil; 5-Iod-(1*H*,3*H*)-pyrimidin-2,4-dion.

Smp: Etwa 276 °C, unter Zersetzung.

Dünnschichtchromatographie: Wird die Substanz unter den Bedingungen, wie unter **Idoxuridin (Idoxuridinum)** angegeben, geprüft, zeigt das Chromatogramm von 5 µl einer Lösung der Substanz (0,25 g · l^{-1}) nur einen Hauptfleck.

Iodwasserstoffsäure *R* 1098900

HI M_r 127,9
CAS Nr. 10034-85-2.

Das Reagenz wird durch Destillation von Iodwasserstoffsäure über rotem Phosphor hergestellt, wobei während der Destillation ein Strom von Kohlendioxid *R* oder Stickstoff *R* durch die Apparatur geleitet wird. Die farblose bis fast farblose Mischung mit konstantem Siedepunkt, die bei einer Temperatur zwischen 126 und 127 °C destilliert, wird als Reagenz verwendet (55 bis 58 Prozent HI).
Das Reagenz wird in kleinen, braunen Flaschen mit Glasstopfen, in die zuvor Kohlendioxid *R* oder Stickstoff *R* eingeleitet wurde, gegeben. Die Flasche ist mit Paraffin abgedichtet und wird vor Licht geschützt aufbewahrt.

Ionenaustauscher zur Chromatographie *R* 1131000

Austauscherharz mit Sulfonsäure-Gruppen, die an ein Gerüst aus Polystyrol, das mit Divinylbenzol quervernetzt ist, fixiert sind.

Ionenaustauscher zur Umkehrphasen-Chromatographie *R* 1131100

Neutrales, makroporöses Austauscherharz mit einer hochspezifischen, nicht polaren Oberfläche, bestehend aus einem Gerüst aus Polystyrol, das mit Divinylbenzol quervernetzt ist.

Isatin *R* 1046800

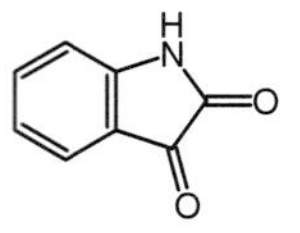

$C_8H_5NO_2$ M_r 147,1
CAS Nr. 91-56-5.
2,3-Indolindion.

Kleine, gelblichrote Kristalle; schwer löslich in Wasser, löslich in heißem Wasser, Ethanol und Ether; die Substanz löst sich in Alkalihydroxid-Lösungen unter Violettfärbung, die beim Stehen in Gelb übergeht.

Smp: Etwa 200 °C, unter teilweiser Sublimierung.

Sulfatasche (2.4.14): Höchstens 0,2 Prozent.

Isatin-Reagenz *R* 1046801

6 mg Eisen(III)-sulfat *R* werden in 8 ml Wasser *R* gelöst. 50 ml Schwefelsäure *R* werden vorsichtig zugesetzt. Nach Zusatz von 6 mg Isatin *R* wird bis zur Lösung gerührt.

Das Reagenz darf hellgelb, aber nicht orange oder rot gefärbt sein.

Isoamylalkohol *R* 1046900

$C_5H_{12}O$ M_r 88,1
CAS Nr. 123-51-3.
Gemisch isomerer Pentanole.

Farblose Flüssigkeit; schwer löslich in Wasser, mischbar mit Ethanol und Ether.

Sdp: Etwa 130 °C.

Isoandrosteron *R* 1107100

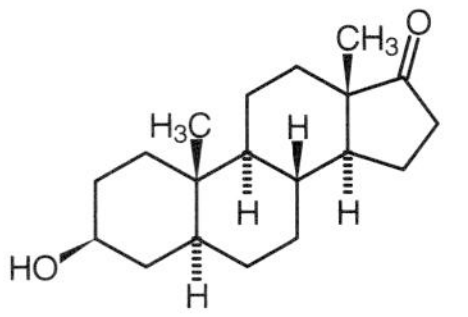

$C_{19}H_{30}O_2$ M_r 290,4
CAS Nr. 481-29-8.
3β-Hydroxy-5α-androstan-17-on; Syn. Epiandrosteron.

Weißes Pulver; praktisch unlöslich in Wasser, löslich in organischen Lösungsmitteln.

Smp: 172 bis 174 °C.

$[\alpha]_D^{20}$: +88°, an einer Lösung der Substanz (20 g · l^{-1}) in Methanol *R* bestimmt.

ΔA (2.2.41): 14,24 · 10^3, an einer Lösung der Substanz (1,25 g · l^{-1}) bei 304 nm bestimmt.

Isobutylmethylketon *R* 1054300

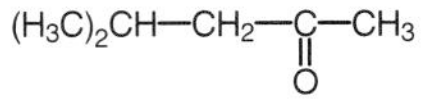

$C_6H_{12}O$ M_r 100,2
CAS Nr. 108-10-1.
4-Methyl-2-pentanon.

Klare, farblose Flüssigkeit; schwer löslich in Wasser, mischbar mit den meisten organischen Lösungsmitteln.

d_{20}^{20}: Etwa 0,80.

Sdp: Etwa 115 °C.

Destillationsbereich (2.2.11): 100 ml Substanz werden destilliert. Der Temperaturunterschied darf bei der Destillation im Volumenbereich von 1 bis 95 ml höchstens 4,0 °C betragen.

Verdampfungsrückstand: Höchstens 0,01 Prozent. Die Substanz wird im Wasserbad eingedampft und der Rückstand bei 100 bis 105 °C getrocknet.

Isobutylmethylketon *R* 1 1054301

50 ml frisch destilliertes Isobutylmethylketon *R* werden 1 min lang mit 0,5 ml Salzsäure *R* 1 geschüttelt, die Salzsäure wird abgetrennt und verworfen.

Bei Bedarf frisch herzustellen.

Isodrin *R* 1128700

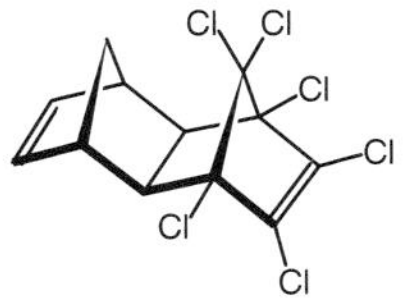

$C_{12}H_8Cl_6$ M_r 364,9
CAS Nr. 465-73-6.
1,2,3,4,10,10-Hexachlor-1,4,4a,5,8,8a-hexahydro-*endo,endo*-1,4:5,8-dimethanonaphthalin.

Praktisch unlöslich in Wasser, löslich in gebräuchlichen organischen Lösungsmitteln, wie Aceton.

Eine geeignete, zertifizierte Referenzlösung kann verwendet werden.

Isomenthol *R* 1047000

$C_{10}H_{20}O$ M_r 156,3
CAS Nr. 23283-97-8.

Farblose Kristalle; praktisch unlöslich in Wasser, sehr leicht löslich in Ethanol und Ether.

(+)-Isomenthol: (1*R*,3*S*,4*R*)-3-*p*-Menthanol.

$[\alpha]_D^{20}$: Etwa +24°, an einer Lösung der Substanz (100 g · l^{-1}) in Ethanol 96 % *R* bestimmt.

Smp: Etwa 80 °C.

Sdp: Etwa 218 °C.

(±)-Isomenthol: (1*R*,3*S*,4*R* und 1*S*,3*R*,4*S*)-3-*p*-Menthanol.

Smp: Etwa 53 °C.

Sdp: Etwa 218 °C.

(+)-Isomenthon *R* 1047100

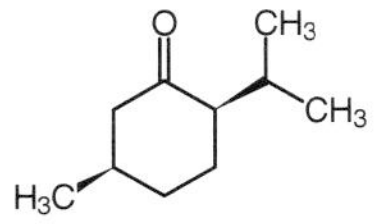

$C_{10}H_{18}O$ M_r 154,2
(2*R*,5*R*)-2-Isopropyl-5-methylcyclohexanon.
Enthält wechselnde Mengen Menthon.

Farblose Flüssigkeit; sehr leicht löslich in Wasser, löslich in Ethanol und Ether.

d_{20}^{20}: Etwa 0,904.

n_D^{20}: Etwa 1,453.

$[\alpha]_D^{20}$: Etwa +93,2°.

Wird die Substanz in der Gaschromatographie verwendet, muß sie zusätzlich folgender Anforderung entsprechen:

Gehaltsbestimmung: Die Bestimmung erfolgt mit Hilfe der Gaschromatographie (2.2.28) wie in der Monographie **Pfefferminzöl (Menthae piperitae aetheroleum)** beschrieben.

Untersuchungslösung: Die Substanz.

Die Fläche des Hauptpeaks muß mindestens 80,0 Prozent der Summe aller Peakflächen betragen.

Isopropylamin *R* 1119800

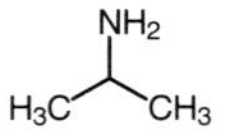

C_3H_9N M_r 59,1
CAS Nr. 75-31-0.
Propan-2-amin.

Farblose, sehr flüchtige, entflammbare Flüssigkeit.

n_D^{20}: Etwa 1,374.

Sdp: 32 bis 34 °C.

Isopropylmyristat *R* 1047200

CAS Nr. 110-27-0.

Muß der Monographie **Isopropylmyristat (Isopropylis myristas)** entsprechen.

4-Isopropylphenol *R* 1047300

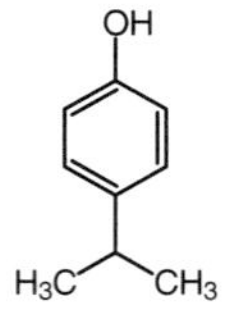

$C_9H_{12}O$ M_r 136,2
CAS Nr. 99-89-8.
Mindestens 98 Prozent $C_9H_{12}O$.

Smp: 59 bis 61 °C.

Sdp: Etwa 212 °C.

J

Johannisbrotkernmehl *R* 1104500

Das Schleimendosperm der Samen von *Ceratonia siliquia* L. Taub.

Weißes Pulver, enthält 70 bis 80 Prozent wasserlösliches Gummi, das vorwiegend aus Galactomannan besteht.

K

Kaffeesäure *R* 1014300

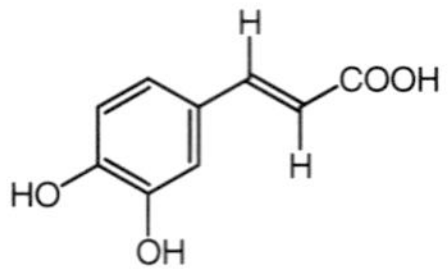

$C_9H_8O_4$ M_r 180,2
CAS Nr. 331-39-5.
(*E*)-3-(3,4-Dihydroxyphenyl)propensäure.

Kristalle oder Plättchen, weiß bis fast weiß; leicht löslich in heißem Wasser und Ethanol, wenig löslich in kaltem Wasser.

Smp: Etwa 225 °C, unter Zersetzung.

Eine frisch hergestellte und auf einen *p*H-Wert von 7,6 eingestellte Lösung der Substanz hat Absorptionsmaxima (2.2.25) bei 293 und 329 nm.

Kaliumantimonoxidtartrat *R* 1007600

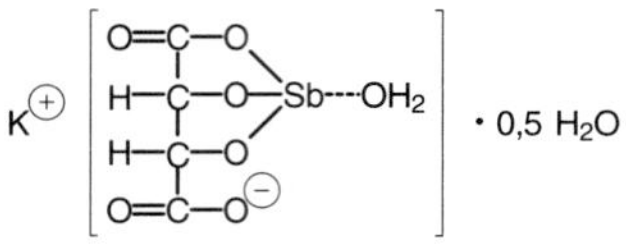

$C_4H_4KO_7Sb \cdot 0,5\ H_2O$ M_r 333,9
Kaliumtartratoantimonat(III), Sesquihydrat; Syn. Brechweinstein.

Farblose, durchscheinende Kristalle oder weißes, körniges Pulver; löslich in Wasser und Glycerol, leicht löslich in siedendem Wasser, praktisch unlöslich in Ethanol. Die wäßrige Lösung der Substanz reagiert schwach sauer.

Kaliumbromat *R* 1068700

$KBrO_3$ M_r 167,0
CAS Nr. 7758-01-2.

Weiße Kristalle oder körniges Pulver; löslich in Wasser, schwer löslich in Ethanol.

Kaliumbromid *R* 1068800

CAS Nr. 7758-02-3.

Muß der Monographie **Kaliumbromid (Kalii bromidum)** entsprechen.

Kaliumbromid für die IR-Spektroskopie (2.2.24) muß folgender zusätzlicher Prüfung entsprechen: Ein 2 mm dicker Preßling, mit der zuvor 1 h lang bei 250 °C getrockneten Substanz hergestellt, hat eine nahezu gerade Basislinie im Bereich von 4000 bis 620 cm^{-1}. Er darf keine Maxima mit Absorptionen größer als 0,02 oberhalb dieser Basislinie zeigen, ausgenommen die Maxima bei 3440 und 1630 cm^{-1} (Wasser).

Kaliumcarbonat *R* 1068900

K_2CO_3 M_r 138,2
CAS Nr. 584-08-7.

Weißes, körniges, hygroskopisches Pulver; sehr leicht löslich in Wasser, praktisch unlöslich in wasserfreiem Ethanol.

Dicht verschlossen zu lagern.

Kaliumchlorat *R* 1069000

$KClO_3$ M_r 122,6
CAS Nr. 3811-04-9.

Kristalle, Körnchen oder Pulver, weiß; löslich in Wasser.

Kaliumchlorid *R* 1069100

CAS Nr. 7447-40-7.

Muß der Monographie **Kaliumchlorid (Kalii chloridum)** entsprechen.

Kaliumchlorid für die IR-Spektroskopie (2.2.24) muß folgender zusätzlicher Prüfung entsprechen: Ein 2 mm dicker Preßling, mit der zuvor 1 h lang bei 250 °C getrockneten Substanz hergestellt, hat eine nahezu gerade flache Basislinie im Bereich von 4000 bis 620 cm^{-1}. Er darf keine Maxima mit Absorptionen größer als 0,02 oberhalb dieser Basislinie zeigen, ausgenommen die Maxima bei 3440 und 1630 cm^{-1} (Wasser).

Kaliumchlorid-Lösung (0,1 mol · l^{-1}) *R* 1069101

Kaliumchlorid *R* entsprechend 7,46 g KCl in 1000,0 ml.

Kaliumchromat *R* 1069200

K_2CrO_4 M_r 194,2
CAS Nr. 7789-00-6.

Gelbe Kristalle; leicht löslich in Wasser.

Kaliumchromat-Lösung *R* 1069201

Eine Lösung von Kaliumchromat *R* (50 g · l^{-1}).

Kaliumcitrat *R* 1069300

CAS Nr. 6100-05-6.

Muß der Monographie **Kaliumcitrat (Kalii citras)** entsprechen.

Kaliumcyanid *R* 1069400

KCN M_r 65,1
CAS Nr. 151-50-8.

Weißes, kristallines Pulver, weiße Masse oder weiße Körnchen; leicht löslich in Wasser, schwer löslich in Ethanol.

Kaliumcyanid-Lösung *R* 1069401

Eine Lösung von Kaliumcyanid *R* (100 g · l^{-1}).

Kaliumcyanid-Lösung, bleifreie *R*

Eine Lösung von 10 g Kaliumcyanid *R* in 90 ml Wasser *R* wird mit 2 ml einer 1 zu 5 verdünnten Wasserstoffperoxid-Lösung 30 % *R* versetzt. Nach 24 h langem Stehenlassen wird die Lösung mit Wasser *R* zu 100 ml verdünnt und filtriert.

Die Lösung muß folgender Prüfung entsprechen:

10 ml Lösung werden mit 10 ml Wasser *R* und 10 ml Schwefelwasserstoff-Lösung *R* versetzt. Auch nach Zusatz von 5 ml verdünnter Salzsäure *R* darf keine Färbung entstehen.

Kaliumdichromat *R* 1069500

$K_2Cr_2O_7$ M_r 294,2
CAS Nr. 7778-50-9.

Orangerote Kristalle; löslich in Wasser, praktisch unlöslich in Ethanol.

Kaliumdichromat, das für die Kontrolle der Absorption (2.2.25) verwendet wird, muß mindestens 99,9 Prozent $K_2Cr_2O_7$ enthalten, berechnet auf die bei 130 °C getrocknete Substanz.

Gehaltsbestimmung: 1,000 g Substanz wird in Wasser *R* zu 250,0 ml gelöst. 50,0 ml der Lösung werden in einem 500-ml-Kolben mit einer frisch hergestellten Lösung von 4 g Kaliumiodid *R*, 2 g Natriumhydrogencarbonat *R* und 6 ml Salzsäure *R* in 100 ml Wasser *R* versetzt. Der Kolben wird verschlossen und 5 min lang unter Lichtschutz stehengelassen. Das ausgeschiedene Iod wird mit Natriumthiosulfat-Lösung (0,1 mol · l^{-1}) unter Zusatz von 1 ml iodfreier Stärke-Lösung *R* titriert.

1 ml Natriumthiosulfat-Lösung (0,1 mol · l^{-1}) entspricht 4,903 mg $K_2Cr_2O_7$.

Kaliumdichromat-Lösung *R* 1069501

Eine Lösung von Kaliumdichromat *R* (106 g · l^{-1}).

Kaliumdichromat-Lösung *R* 1 1069502

Eine Lösung von Kaliumdichromat *R* (5 g · l^{-1}).

Kaliumdichromat-Salpetersäure-Reagenz *R* 1059100

0,7 g Kaliumdichromat *R* werden in Salpetersäure *R* zu 100 ml gelöst.

Reagenzien

Kaliumdihydrogenphosphat *R* 1069600

CAS Nr. 7778-77-0.

Muß der Monographie **Kaliumdihydrogenphosphat (Kalii dihydrogenophosphas)** entsprechen.

Kaliumdihydrogenphosphat-Lösung ($0,2 mol \cdot l^{-1}$) *R* 1069601

Kaliumdihydrogenphosphat *R* entsprechend 27,22 g KH_2PO_4 in 1000,0 ml.

Kaliumhexacyanoferrat(II) *R* 1069800

$K_4[Fe(CN)_6] \cdot 3 H_2O$ M_r 422,4
CAS Nr. 14459-95-1.
Kaliumhexacyanoferrat(II), Trihydrat.

Gelbe, durchscheinende Kristalle; leicht löslich in Wasser, praktisch unlöslich in Ethanol.

Kaliumhexacyanoferrat(II)-Lösung *R* 1069801

Eine Lösung von Kaliumhexacyanoferrat(II) *R* ($53 g \cdot l^{-1}$).

Kaliumhexacyanoferrat(III) *R* 1069700

$K_3[Fe(CN)_6]$ M_r 329,3
CAS Nr. 13746-66-2.

Rote Kristalle; leicht löslich in Wasser.

Kaliumhexacyanoferrat(III)-Lösung *R* 1069701

5 g Kaliumhexacyanoferrat(III) *R* werden mit wenig Wasser *R* abgespült und zu 100 ml gelöst.

Bei Bedarf frisch herzustellen.

Kaliumhexahydroxoantimonat(V) *R* 1071300

$K[Sb(OH)_6]$ M_r 262,9
CAS Nr. 12208-13-8.

Weiße Kristalle oder weißes, kristallines Pulver; wenig löslich in Wasser.

Kaliumhexahydroxoantimonat(V)-Lösung *R* 1071301

2 g Kaliumhexahydroxoantimonat(V) *R* werden in 95 ml heißem Wasser *R* gelöst. Anschließend wird schnell abgekühlt und eine Lösung von 2,5 g Kaliumhydroxid *R* in 50 ml Wasser *R* und 1 ml verdünnte Natriumhydroxid-Lösung *R* hinzugefügt. Nach 24 h wird filtriert und das Filtrat mit Wasser *R* zu 150 ml verdünnt.

Kaliumhydrogencarbonat *R* 1069900

$KHCO_3$ M_r 100,1
CAS Nr. 298-14-6.

Farblose, durchscheinende Kristalle; leicht löslich in Wasser, praktisch unlöslich in Ethanol.

Kaliumhydrogencarbonat-Lösung, methanolische, gesättigte *R* 1069901

0,1 g Kaliumhydrogencarbonat *R* werden unter Erwärmen im Wasserbad in 0,4 ml Wasser *R* gelöst. Nach Zusatz von 25 ml Methanol *R* wird unter Umrühren bis zur erfolgten Lösung auf dem Wasserbad stehengelassen.

Bei Bedarf frisch herzustellen.

Kaliumhydrogenphthalat *R* 1070000

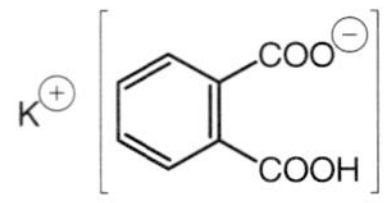

$C_8H_5KO_4$ M_r 204,2
CAS Nr. 877-24-7.

Weiße Kristalle; löslich in Wasser, schwer löslich in Ethanol.

Kaliumhydrogenphthalat-Lösung ($0,2 mol \cdot l^{-1}$) *R* 1070001

Kaliumhydrogenphthalat *R* entsprechend 40,84 g $C_8H_5KO_4$ in 1000,0 ml.

Kaliumhydrogensulfat *R* 1070100

$KHSO_4$ M_r 136,2
CAS Nr. 7646-93-7.

Farblose, durchscheinende, hygroskopische Kristalle; leicht löslich in Wasser mit stark saurer Reaktion.

Dicht verschlossen zu lagern.

Kaliumhydrogentartrat *R* 1070200

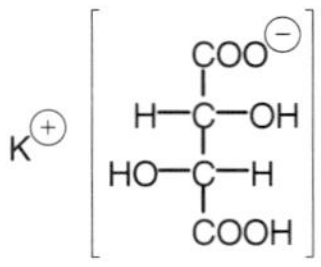

$C_4H_5KO_6$ M_r 188,2
CAS Nr. 868-14-4.
Kalium-(2*R*,3*R*)-hydrogentartrat.

Farblose bis schwach opake Kristalle oder weißes, kristallines Pulver; schwer löslich in Wasser, löslich in siedendem Wasser, praktisch unlöslich in Ethanol.

Kaliumhydroxid *R* 1070300

CAS Nr. 1310-58-3.

Muß der Monographie **Kaliumhydroxid (Kalii hydroxidum)** entsprechen.

Kaliumhydroxid-Lösung, ethanolische *R* 1070303

3 g Kaliumhydroxid *R* werden in 5 ml Wasser *R* gelöst. Die Lösung wird mit aldehydfreiem Ethanol 96 % *R* zu 100 ml verdünnt und die klare Lösung dekantiert. Die Lösung soll fast farblos sein.

Kaliumhydroxid-Lösung, ethanolische *R* 1 1070304

6,6 g Kaliumhydroxid *R* werden in 30 ml Wasser *R* gelöst und mit Ethanol 96 % *R* zu 1000 ml verdünnt.

Kaliumhydroxid-Lösung (2 mol · l^{-1}), ethanolische *R* 1070301

12 g Kaliumhydroxid *R* werden in 10 ml Wasser *R* gelöst und mit Ethanol 96 % *R* zu 100 ml verdünnt.

Kaliumhydroxid-Lösung (0,5 mol · l^{-1}) in Ethanol 10 % *R* 1070302

28 g Kaliumhydroxid *R* werden in 100 ml Ethanol 96 % *R* gelöst und mit Wasser *R* zu 1000 ml verdünnt.

Kaliumiodat *R* 1070400

KIO_3 M_r 214,0
CAS Nr. 7758-05-6.

Weißes, kristallines Pulver; löslich in Wasser.

Kaliumiodid *R* 1070500

CAS Nr. 7681-11-0.

Muß der Monographie **Kaliumiodid (Kalii iodidum)** entsprechen.

Kaliumiodid-Lösung *R* 1070502

Eine Lösung von Kaliumiodid *R* (166 g · l^{-1}).

Kaliumiodid-Lösung, gesättigte *R* 1070504

Gesättigte Lösung von Kaliumiodid *R* in kohlendioxidfreiem Wasser *R*. Die Lösung muß gesättigt bleiben (nicht gelöste Kristalle).

Eignungsprüfung: 0,5 ml Lösung werden mit 30 ml einer Mischung von 2 Volumteilen Chloroform *R* und 3 Volumteilen Essigsäure *R* und 0,1 ml Stärke-Lösung *R* versetzt. Höchstens 0,05 ml Natriumthiosulfat-Lösung (0,1 mol · l^{-1}) dürfen bis zum Verschwinden einer eventuell auftretenden Blaufärbung verbraucht werden.

Vor Licht geschützt zu lagern.

Kaliumiodid-Stärke-Lösung *R* 1070501

0,75 g Kaliumiodid *R* werden in 100 ml Wasser *R* gelöst. Die Lösung wird zum Sieden erhitzt und unter Rühren mit einer Suspension von 0,5 g löslicher Stärke *R* in 35 ml Wasser *R* versetzt. Die Mischung wird 2 min lang zum Sieden erhitzt und erkalten gelassen.

Empfindlichkeitsprüfung: 15 ml der Kaliumiodid-Stärke-Lösung werden mit 0,05 ml Essigsäure 98 % *R* und 0,3 ml Iod-Lösung *R* 2 versetzt. Die Lösung muß blau gefärbt sein.

Kaliummonohydrogenphosphat *R* 1033000

K_2HPO_4 M_r 174,2
CAS Nr. 7758-11-4.

Weißes, kristallines, hygroskopisches Pulver; sehr leicht löslich in Wasser, schwer löslich in Ethanol.

Dicht verschlossen zu lagern.

Kaliumnatriumtartrat *R* 1083500

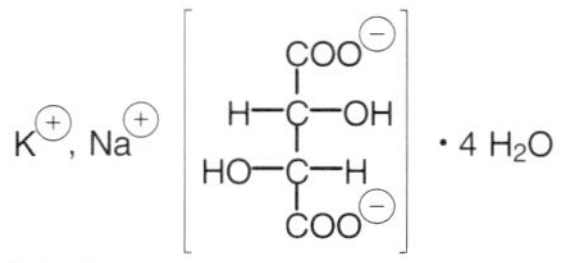

$C_4H_4KNaO_6 \cdot 4H_2O$ M_r 282,2
CAS Nr. 6381-59-5.
Kaliumnatrium-(2*R*,3*R*)-tartrat, Tetrahydrat.

Farblose, prismatische Kristalle; sehr leicht löslich in Wasser.

Kaliumnitrat *R* 1070700

KNO_3 M_r 101,1
CAS Nr. 7757-79-1.

Farblose Kristalle; sehr leicht löslich in Wasser.

Kaliumperiodat *R* 1070800

KIO_4 M_r 230,0
CAS Nr. 7790-21-8.

Weißes, kristallines Pulver oder farblose Kristalle; löslich in Wasser.

Reagenzien

Kaliumpermanganat *R* 1070900

CAS Nr. 7722-64-7.

Muß der Monographie **Kaliumpermanganat (Kalii permanganas)** entsprechen.

Kaliumpermanganat-Lösung *R* 1070902

Eine Lösung von Kaliumpermanganat *R* ($30\ g \cdot l^{-1}$).

Kaliumpermanganat-Phosphorsäure *R* 1070901

3 g Kaliumpermanganat *R* werden in einer Mischung von 15 ml Phosphorsäure 85 % *R* und 70 ml Wasser *R* gelöst. Die Lösung wird mit Wasser *R* zu 100 ml verdünnt.

Kaliumperrhenat *R* 1071000

$KReO_4$ M_r 289,3
CAS Nr. 10466-65-6.

Weißes, kristallines Pulver; löslich in Wasser, schwer löslich in Ethanol, Methanol und Propylenglycol.

Kaliumpersulfat *R* 1071100

$K_2S_2O_8$ M_r 270,3
CAS Nr. 7727-21-1.

Weißes, kristallines Pulver oder farblose Kristalle; wenig löslich in Wasser, praktisch unlöslich in Ethanol. Wäßrige Lösungen zersetzen sich bei Raumtemperatur und schneller beim Erwärmen.

Kühl zu lagern.

Kaliumplumbit-Lösung *R* 1071200

1,7 g Blei(II)-acetat *R*, 3,4 g Kaliumcitrat *R* und 50 g Kaliumhydroxid *R* werden in Wasser *R* zu 100 ml gelöst.

Kaliumsulfat *R* 1033100

K_2SO_4 M_r 174,3
CAS Nr. 7778-80-5.

Farblose Kristalle; löslich in Wasser.

Kaliumtartrat *R* 1071400

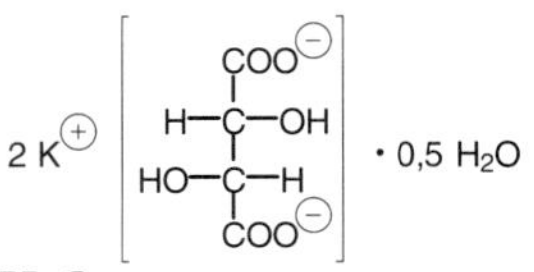

$C_4H_4K_2O_6 \cdot 0{,}5\ H_2O$ M_r 235,3
CAS Nr. 921-53-9.
Kalium-(2*R*,3*R*)-tartrat, Hemihydrat.

Weißes, körniges Pulver oder weiße Kristalle; sehr leicht löslich in Wasser, sehr schwer löslich in Ethanol.

Kaliumtetraoxalat *R* 1071700

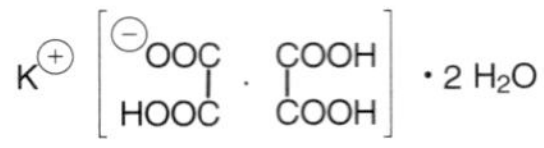

$C_4H_3KO_8 \cdot 2H_2O$ M_r 254,2
CAS Nr. 6100-20-5.
Kaliumhydrogenoxalat-oxalsäure, Dihydrat.

Weißes, kristallines Pulver; wenig löslich in Wasser, löslich in siedendem Wasser, schwer löslich in Ethanol.

Kaliumthiocyanat *R* 1071800

KSCN M_r 97,2
CAS Nr. 333-20-0.

Farblose, zerfließende Kristalle; sehr leicht löslich in Wasser und Ethanol.

Kaliumthiocyanat-Lösung *R* 1071801

Eine Lösung von Kaliumthiocyanat *R* ($97\ g \cdot l^{-1}$).

Kaolin, leichtes *R* 1047400

CAS Nr. 1332-58-7.

Natürliches, gereinigtes, wasserhaltiges Aluminiumsilikat, das ein geeignetes Dispergierungsmittel enthält.

Leichtes, weißes, fettig anzufühlendes Pulver, frei von körnigen Bestandteilen; praktisch unlöslich in Wasser und Mineralsäuren.

Grobe Teilchen: Höchstens 0,5 Prozent. 5,0 g Substanz werden in einem etwa 160 mm langen Meßzylinder mit Schliffstopfen von 35 mm Durchmesser mit 60 ml einer Lösung von Natriumdiphosphat *R* ($10\ g \cdot l^{-1}$) kräftig geschüttelt. Nach 5 min langem Stehenlassen werden 50 ml der Flüssigkeit mit Hilfe einer Pipette so entnommen, daß sie 5 cm unter den Flüssigkeitsspiegel eintaucht. Die im Meßzylinder verbliebene Flüssigkeit wird mit 50 ml Wasser *R* versetzt. Nach Umschütteln und 5 min langem Stehenlassen werden erneut 50 ml Flüssigkeit wie oben beschrieben entnommen. Dieser Vorgang wird so lange wiederholt, bis insgesamt 400 ml Flüssigkeit entnommen sind. Die im Meßzylinder verbleibende Suspension wird in eine Abdampfschale gegeben, im Wasserbad zur Trockne eingedampft und der Rückstand bei 100 bis 105 °C bis zur Massekonstanz getrocknet. Der Rückstand darf höchstens 25 mg betragen.

Feine Teilchen: 5,0 g Substanz werden durch 2 min langes kräftiges Schütteln in 250 ml Wasser *R* verteilt. Die Suspension wird sofort in einen Glaszylinder von 50 mm Durchmesser gegossen; mit Hilfe einer Pipette werden 20 ml in eine Abdampfschale gegeben, die Flüssigkeit im

Wasserbad zur Trockne eingedampft und der Rückstand bei 100 bis 105 °C bis zur Massekonstanz getrocknet.

Die im Glaszylinder verbliebene Suspension wird 4 h lang bei 20 °C stehengelassen. Mit Hilfe einer Pipette, die genau 5 cm unter den Flüssigkeitsspiegel eintaucht, werden weitere 20 ml Flüssigkeit entnommen, wobei das Sediment nicht aufgewirbelt werden darf. Die Flüssigkeit wird in einer Abdampfschale im Wasserbad zur Trockne eingedampft und der Rückstand bei 100 bis 105 °C bis zur Massekonstanz getrocknet. Die Masse des zweiten Rückstands muß mindestens 70 Prozent der des ersten Rückstands betragen.

Karl-Fischer-Lösung *R* 1046400

Iod-Schwefligsäure-Reagenz.

Die Apparatur, die während der Herstellung der Lösung gut verschlossen und vor Feuchtigkeit geschützt zu halten ist, besteht aus einem 3000- bis 4000-ml-Rundkolben mit Einlaßstutzen für einen Rührer, ein Thermometer und ein Trocknungsrohr.

700 ml wasserfreies Pyridin *R* werden mit 700 ml Ethylenglycolmonomethylether *R* gemischt und unter stetem Rühren mit 220 g feinpulverisiertem Iod *R* versetzt, das zuvor über Phosphor(V)-oxid *R* getrocknet wurde. Das Rühren wird so lange fortgesetzt, bis alles Iod gelöst ist (etwa 30 min). Die Lösung wird auf –10 °C abgekühlt und schnell unter Rühren mit 190 g flüssigem Schwefeldioxid *R* versetzt. Dabei darf die Temperatur 30 °C nicht überschreiten. Die Lösung wird abgekühlt.

Einstellung: Etwa 20 ml wasserfreies Methanol *R* werden in einem Titrationsgefäß bis zum Äquivalenzpunkt mit der Karl-Fischer-Lösung (2.5.12) titriert. Hierauf wird in geeigneter Weise eine entsprechende Menge Wasser *R*, genau gewogen, hinzugefügt und erneut titriert. Der Wirkungswert wird in Milligramm Wasser je Milliliter Lösung berechnet.

1 ml Karl-Fischer-Lösung muß mindestens 3,5 mg Wasser entsprechen.

Der Wirkungswert ist unmittelbar vor Gebrauch zu ermitteln.

Gearbeitet werden muß unter Feuchtigkeitsausschluß.

In einem trockenen Behältnis zu lagern.

Katholytlösung zur isoelektrischen Fokussierung *p*H 3 bis 5 *R* 1113100

8,9 g β-Alanin *R* werden in Wasser *R* zu 1000 ml gelöst.

Kationenaustauscher *R* 1016700

Austauscherharz in protonierter Form in Form von Kügelchen. Die Teilchengröße wird bei den entsprechenden Prüfungen angegeben.

Der Austauscher enthält Sulfonsäure-Gruppen, die an ein Polystyrolgerüst fixiert sind, das mit 8 Prozent Divinylbenzol quervernetzt ist.

Kationenaustauscher *R* 1 1121900

Austauscherharz in protonierter Form in Form von Kügelchen. Die Teilchengröße wird in Klammern nach dem Namen des Reagenzes bei den entsprechenden Prüfungen angegeben. Der Austauscher enthält Sulfonsäure-Gruppen, die an ein Polystyrolgerüst fixiert sind, das mit 4 Prozent Divinylbenzol quervernetzt ist.

Kationenaustauscher, schwach saurer *R* 1096000

Schwach saures Polymethacrylharz mit Carboxyl-Gruppen in protonierter Form, in Form von Kügelchen. Die Teilchengröße liegt zwischen 75 und 160 µm.

pH-Bereich der Anwendung: 5 bis 14.

Maximale Arbeitstemperatur: 120 °C.

Kationenaustauscher, stark saurer *R* 1085400

Austauscherharz in protonierter Form mit Sulfonsäuregruppen, die an ein Gerüst aus Polystyrol, das mit 8 Prozent Divinylbenzol quervernetzt ist, fixiert sind, in Form von Kügelchen. Die Teilchengröße beträgt, falls nichts anderes vorgeschrieben ist, 0,3 bis 1,2 mm.

Austauschkapazität: 4,5 bis 5 mmol je Gramm bei einem Wassergehalt von 50 bis 60 Prozent.

Herstellung der Säule: Falls in der Monographie nichts anderes vorgeschrieben ist, wird in eine Säule von 400 mm Länge und 20 mm innerem Durchmesser mit Glasfritte am unteren Ende und mit einer Füllhöhe von etwa 200 mm eine Anschlämmung der Substanz in Wasser *R* gegeben, wobei darauf zu achten ist, daß keine Luftblasen eingeschlossen sind. Während der Verwendung muß die Oberfläche des Harzes immer mit Flüssigkeit bedeckt sein.

Liegt das Austauscherharz in protonierter Form vor, wird so lange mit Wasser *R* gewaschen, bis 50 ml Eluat nach Zusatz von 0,1 ml Methylorange-Lösung *R* höchstens 0,05 ml Natriumhydroxid-Lösung (0,1 mol · l^{-1}) bis zur Neutralisation verbrauchen. Liegt das Austauscherharz in der Na^+-Form vor oder muß es regeneriert werden, werden 100 ml einer Mischung von gleichen Volumteilen Salzsäure *R* 1 und Wasser *R* langsam durch die Säule laufen gelassen; diese wird anschließend mit Wasser *R* wie oben angegeben gewaschen.

Kationenaustauscher, Calciumsalz, stark saurer *R* 1104600

Austauscherharz als Calciumsalz mit Sulfonsäure-Gruppen, die an ein Gerüst aus Polymer, das aus Polystyrol, quervernetzt mit 8 Prozent Divinylbenzol, besteht, fixiert sind. Die Teilchengröße wird in Klammern nach dem Namen des Reagenzes bei den entsprechenden Prüfungen angegeben.

Reagenzien

Kieselgel G *R* 1076300

CAS Nr. 112926-00-8.

Enthält etwa 13 Prozent Gips (Calciumsulfat-Hemihydrat, $CaSO_4 \cdot 0,5\ H_2O$; M_r 145,1).

Feines, weißes, homogenes Pulver. Die mittlere Korngröße beträgt etwa 15 µm.

Gipsgehalt: 0,25 g Substanz werden 30 min lang in einem Erlenmeyerkolben mit Schliffstopfen nach Zusatz von 3 ml verdünnter Salzsäure *R* und 100 ml Wasser *R* kräftig geschüttelt. Anschließend wird durch einen Glassintertiegel filtriert und der Rückstand gewaschen. In den vereinigten Filtraten wird das Calcium nach „Komplexometrische Titrationen" (2.5.11) bestimmt.

1 ml Natriumedetat-Lösung ($0,1\ mol \cdot l^{-1}$) entspricht 14,51 mg $CaSO_4 \cdot 0,5\ H_2O$.

pH-Wert (2.2.3): 1 g Substanz wird 5 min lang mit 10 ml kohlendioxidfreiem Wasser *R* geschüttelt. Der *p*H-Wert der Suspension beträgt etwa 7.

Kieselgel GF$_{254}$ *R* 1076400

CAS Nr. 112926-00-8.

Enthält etwa 13 Prozent Gips (Calciumsulfat-Hemihydrat, $CaSO_4 \cdot 0,5\ H_2O$; M_r 145,1) und etwa 1,5 Prozent eines Fluoreszenzindikators mit intensivster Anregung der Fluoreszenz bei 254 nm.

Feines, weißes, homogenes Pulver. Die mittlere Korngröße beträgt etwa 15 µm.

Gipsgehalt: Prüfung siehe „Kieselgel G *R*".

pH-Wert: Prüfung siehe „Kieselgel G *R*".

Fluoreszenzprüfung: 1 bis 10 µl einer Lösung von Benzoesäure *R* ($1\ g \cdot l^{-1}$) in einer Mischung von 1 Volumteil wasserfreier Ameisensäure *R* und 9 Volumteilen 2-Propanol *R* werden auf 10 Startpunkte in steigenden Mengen auf eine Schicht von Kieselgel GF$_{254}$ aufgetragen. Die Chromatographie (2.2.27) erfolgt mit einer Mischung von 10 Volumteilen wasserfreier Ameisensäure *R* und 90 Volumteilen 2-Propanol *R* über eine Laufstrecke von 10 cm. Nach Verdampfen des Fließmittels wird das Chromatogramm im UV-Licht bei 254 nm ausgewertet. Die Benzoesäure erscheint als dunkle Flecke auf fluoreszierendem Untergrund in dem oberen Drittel des Chromatogramms. Dabei muß die Benzoesäure ab 2 µg erkennbar sein.

Kieselgel H *R* 1076500

CAS Nr. 112926-00-8.

Feines, weißes, homogenes Pulver. Die mittlere Korngröße beträgt etwa 15 µm.

pH-Wert: Prüfung siehe „Kieselgel G *R*".

Kieselgel H, silanisiertes *R* 1076600

Feines, weißes, homogenes Pulver, das nach dem Anschütteln mit Wasser wegen seiner hydrophoben Eigenschaften an der Oberfläche schwimmt.

Herstellung der Dünnschichtplatten: siehe „silanisiertes Kieselgel HF$_{254}$ *R*".

Trennvermögen: Prüfung siehe „silanisiertes Kieselgel HF$_{254}$ *R*".

Kieselgel HF$_{254}$ *R* 1076700

Enthält etwa 1,5 Prozent eines Fluoreszenzindikators mit intensivster Anregung der Fluoreszenz bei 254 nm.

Feines, weißes, homogenes Pulver. Die mittlere Korngröße beträgt etwa 15 µm.

pH-Wert: Prüfung siehe „Kieselgel G *R*".

Fluoreszenzprüfung: Prüfung siehe „Kieselgel GF$_{254}$ *R*".

Kieselgel HF$_{254}$, silanisiertes *R* 1076800

Feines, weißes, homogenes Pulver, das etwa 1,5 Prozent eines Fluoreszenzindikators mit intensivster Anregung der Fluoreszenz bei 254 nm enthält und das nach dem Anschütteln mit Wasser wegen seiner hydrophoben Eigenschaften an der Oberfläche schwimmt.

Herstellung der Dünnschichtplatten: 30 g Substanz werden 2 min lang mit 60 ml einer Mischung von 1 Volumteil Methanol *R* und 2 Volumteilen Wasser *R* kräftig geschüttelt. Die sorgfältig gereinigten Platten werden mit einem Streichgerät mit einer 0,25 mm dicken Schicht versehen und an der Luft trocknen gelassen, danach 30 min lang im Trockenschrank bei 100 bis 105 °C getrocknet.

Trennvermögen: Je 0,1 g Methyllaurat *R*, Methylmyristat *R*, Methylpalmitat *R* und Methylstearat *R* werden 1 h lang in einem 250-ml-Rundkolben mit 40 ml ethanolischer Kaliumhydroxid-Lösung *R* im Wasserbad zum Rückfluß erhitzt. Nach dem Abkühlen wird die Lösung mit Hilfe von 100 ml Wasser *R* in einen Scheidetrichter überführt, mit verdünnter Salzsäure *R* angesäuert (*p*H-Wert 2 bis 3) und 3mal mit je 10 ml Chloroform *R* geschüttelt. Die vereinigten Chloroformauszüge werden über wasserfreiem Natriumsulfat *R* getrocknet und nach dem Filtrieren auf dem Wasserbad zur Trockne eingedampft. Der Rückstand wird in 50 ml Chloroform *R* gelöst.

Auf die Platte werden 3 Startpunkte mit je 10 µl der Chloroformlösung aufgetragen. Die Chromatographie (2.2.27) erfolgt mit einer Mischung von 10 Volumteilen Essigsäure 98 % *R*, 25 Volumteilen Wasser *R* und 65 Volumteilen Dioxan *R* über eine Laufstrecke von 14 cm. Die Platte wird 30 min lang bei 120 °C getrocknet, nach dem Erkaltenlassen mit einer Lösung von Molybdatophosphorsäure *R* ($35\ g \cdot l^{-1}$) in 2-Propanol *R* besprüht und bei 150 °C so lange erhitzt, bis Flecke sichtbar sind. Die Platte wird so lange mit Ammoniakgas behandelt, bis ein weißer Untergrund erhalten ist. Das Chromatogramm muß 4 ausgebildete und gut getrennte Flecke zeigen.

Kieselgel OD zur chiralen Trennung *R* 1110300

Sehr feines Kieselgel zur Chromatographie (5 µm), mit folgendem Derivat belegt:

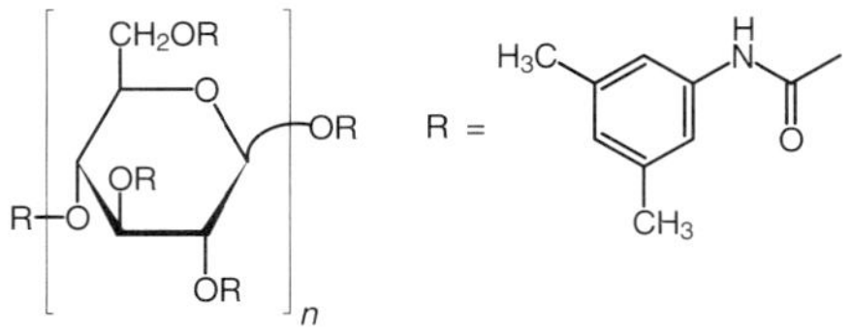

Kieselgel-Anionenaustauscher *R* 1077800

Sehr feines Kieselgel (3 bis 10 µm), dessen Oberfläche durch Einführen von quartären Ammoniumgruppen chemisch verändert ist. Die Teilchengröße wird in Klammern nach dem Namen des Reagenzes bei den entsprechenden Prüfungen angegeben.

Feines, weißes, homogenes Pulver; praktisch unlöslich in Wasser und Ethanol.

pH-Bereich der Anwendung: 2 bis 8.

Kieselgel zur Ausschlußchromatographie *R* 1077900

Sehr feines Kieselgel (10 µm) mit hydrophiler Oberfläche. Die mittlere Porengröße beträgt etwa 30 nm.

Die Substanz, die bei wäßrigen Lösungen mit einem *p*H-Wert zwischen 2 und 8 und bei organischen Lösungsmitteln verwendet werden kann, dient zur Trennung von Proteinen mit einer relativen Molekülmasse von 1000 bis 300000.

Kieselgel zur Chromatographie *R* 1076900

Sehr feines Kieselgel (3 bis 10 µm). Die Teilchengröße wird in Klammern nach dem Namen des Reagenzes bei den entsprechenden Prüfungen angegeben.

Feines, weißes, homogenes Pulver; praktisch unlöslich in Wasser und Ethanol.

Kieselgel zur Chromatographie, aminopropylmethylsilyliertes *R* 1102400

Sehr feines Kieselgel (3 bis 10 µm), dessen Oberfläche durch Einführen von Aminopropylsilyl-Gruppen und Methylsilyl-Gruppen chemisch verändert ist. Die Teilchengröße wird in Klammern nach dem Namen des Reagenzes bei den entsprechenden Prüfungen angegeben.

Feines, weißes, homogenes Pulver; praktisch unlöslich in Wasser und Ethanol.

Kieselgel zur Chromatographie, aminopropylsilyliertes *R* 1077000

Sehr feines Kieselgel (3 bis 10 µm), dessen Oberfläche durch Einführen von Aminopropylsilyl-Gruppen chemisch verändert ist. Die Teilchengröße wird in Klammern nach dem Namen des Reagenzes bei den entsprechenden Prüfungen angegeben.

Feines, weißes, homogenes Pulver; praktisch unlöslich in Wasser und Ethanol.

Kieselgel zur Chromatographie, Amylosederivat *R* 1109800

Sehr feines Kieselgel (10 µm), dessen Oberfläche durch Einführen von Amylose-Gruppen chemisch verändert ist. Die Teilchengröße wird in Klammern nach dem Namen des Reagenzes bei den entsprechenden Prüfungen angegeben.

Feines, weißes, homogenes Pulver; praktisch unlöslich in Wasser und Ethanol.

Kieselgel zur Chromatographie, butylsilyliertes *R* 1076200

Sehr feines Kieselgel (3 bis 10 µm), dessen Oberfläche durch Einführen von Butylsilyl-Gruppen chemisch verändert ist. Die Teilchengröße wird in Klammern nach dem Namen des Reagenzes bei den entsprechenden Prüfungen angegeben.

Feines, weißes, homogenes Pulver; praktisch unlöslich in Wasser und Ethanol.

Sphäroidales Kieselgel: 30 nm.

Porenvolumen: 0,6 $cm^3 \cdot g^{-1}$.

Spezifische Oberfläche: 80 $m^2 \cdot g^{-1}$.

Kieselgel zur Chromatographie, cyanopropylsilyliertes *R* 1077300

Sehr feines Kieselgel, dessen Oberfläche durch Einführen von Cyanopropylsilyl-Gruppen chemisch verändert ist. Die Teilchengröße wird in Klammern nach dem Namen des Reagenzes bei den entsprechenden Prüfungen angegeben.

Feines, weißes, homogenes Pulver; praktisch unlöslich in Wasser, Ethanol und Ether.

Kieselgel zur Chromatographie, cyanopropylsilyliertes *R* 1 1077400

Sehr feines Kieselgel, das aus porösen kugelförmigen Partikeln mit chemisch gebundenen Nitril-Gruppen besteht. Die Teilchengröße wird in Klammern nach dem Namen des Reagenzes bei den entsprechenden Prüfungen angegeben.

Feines, weißes, homogenes Pulver; praktisch unlöslich in Wasser, Ethanol und Ether.

Reagenzien

Kieselgel zur Chromatographie, cyanopropylsilyliertes *R* 2 1119500

Hochreines Kieselgel, dessen Oberfläche durch Einführen von Cyanopropylsilyl-Gruppen chemisch verändert ist. Die Substanz enthält höchstens 20 ppm Metalle. Die Teilchengröße wird in Klammern nach dem Namen des Reagenzes bei den entsprechenden Prüfungen angegeben.

Feines, weißes, homogenes Pulver; praktisch unlöslich in Wasser und Ethanol.

Kieselgel zur Chromatographie, dihydroxypropylsilyliertes *R* 1110000

Kugelförmige Siliciumdioxid-Partikel, an die Dihydroxypropylsilyl-Gruppen gebunden sind.

Porengröße: 10 nm.

Kieselgel zur Chromatographie, dimethyloctadecylsilyliertes *R* 1115100

Sehr feines Kieselgel (3 bis 10 µm), dessen Oberfläche durch Einführen von Dimethyloctadecylsilyl-Gruppen chemisch verändert ist. Die Teilchengröße wird in Klammern nach dem Namen des Reagenzes bei den entsprechenden Prüfungen angegeben.

Feines, weißes, homogenes Pulver von unregelmäßiger Teilchengröße; praktisch unlöslich in Wasser und Ethanol.

Spezifische Oberfläche: 300 $m^2 \cdot g^{-1}$.

Kieselgel zur Chromatographie, hexylsilyliertes *R* 1077100

Sehr feines Kieselgel (3 bis 10 µm), dessen Oberfläche durch Einführen von Hexylsilyl-Gruppen chemisch verändert ist. Die Teilchengröße wird in Klammern nach dem Namen des Reagenzes bei den entsprechenden Prüfungen angegeben.

Feines, weißes, homogenes Pulver; praktisch unlöslich in Wasser und Ethanol.

Kieselgel zur Chromatographie, hydrophiles *R* 1077200

Sehr feines Kieselgel (3 bis 10 µm), dessen Oberfläche verändert wurde, um hydrophile Eigenschaften zu erhalten. Die Teilchengröße wird in Klammern nach dem Namen des Reagenzes bei den entsprechenden Prüfungen angegeben.

Feines, weißes, homogenes Pulver; praktisch unlöslich in Wasser und Ethanol.

Kieselgel zur Chromatographie, octadecanoylaminopropylsilyliertes *R* 1115200

Sehr feines Kieselgel (3 bis 10 µm), dessen Oberfläche durch Einführen von Aminopropylsilyl-Gruppen, die mit Octadecanoyl-Gruppen acyliert sind, chemisch verändert ist. Die Teilchengröße wird in Klammern nach dem Namen des Reagenzes bei den entsprechenden Prüfungen angegeben.

Feines, weißes, homogenes Pulver; praktisch unlöslich in Wasser und Ethanol.

Kieselgel zur Chromatographie, octadecylsilyliertes *R* 1077500

Sehr feines Kieselgel (3 bis 10 µm), dessen Oberfläche durch Einführen von Octadecylsilyl-Gruppen chemisch verändert ist. Die Teilchengröße wird in Klammern nach dem Namen des Reagenzes bei den entsprechenden Prüfungen angegeben.

Feines, weißes, homogenes Pulver; praktisch unlöslich in Wasser und Ethanol.

Kieselgel zur Chromatographie, octadecylsilyliertes *R* 1 1110100

Hochreines, sehr feines Kieselgel (Porengröße 10 nm), dessen Oberfläche durch Einführen von C_{18}-Gruppen chemisch verändert ist (19 Prozent Kohlenstoff). Die Substanz enthält höchstens 20 ppm Metalle.

Kieselgel zur Chromatographie, octadecylsilyliertes *R* 2 1115300

Hochreines, sehr feines Kieselgel (Porengröße 15 nm), dessen Oberfläche durch Einführen von Octadecylsilyl-Gruppen (20 Prozent Kohlenstoff) chemisch verändert ist. Die Substanz ist für die Analyse von polycyclischen, aromatischen Kohlenwasserstoffen optimiert. Die Teilchengröße wird in Klammern nach dem Namen des Reagenzes bei den entsprechenden Prüfungen angegeben.

Feines, weißes, homogenes Pulver; praktisch unlöslich in Wasser und Ethanol.

Kieselgel zur Chromatographie, octadecylsilyliertes, desaktiviertes *R* 1077600

Sehr feines Kieselgel (3 bis 10 µm), dessen Oberfläche durch Einführen von Octadecylsilyl-Gruppen chemisch verändert ist. Die Substanz ist für die Trennung von basischen Substanzen desaktiviert. Die Teilchengröße wird in Klammern nach dem Namen des Reagenzes bei den entsprechenden Prüfungen angegeben.

Feines, weißes, homogenes Pulver; praktisch unlöslich in Wasser und Ethanol.

Kieselgel zur Chromatographie, octadecylsilyliertes, nachsilanisiertes *R* 1115400

Sehr feines Kieselgel (3 bis 10 µm), dessen Oberfläche durch Einführen von Octadecylsilyl-Gruppen chemisch verändert ist. Um mögliche Interaktionen mit basischen Verbindungen zu verhindern, ist der größte Teil der verbleibenden Silanol-Gruppen an der Oberfläche sorgfältig nachsilanisiert. Die Teilchengröße wird in Klammern nach dem Namen des Reagenzes bei den entsprechenden Prüfungen angegeben.

Feines, weißes, homogenes Pulver; praktisch unlöslich in Wasser und Ethanol.

Kieselgel zur Chromatographie, octadecylsilyliertes, nachsilanisiertes, desaktiviertes *R* 1108600

Sehr feines Kieselgel (3 bis 10 µm) mit einer Porengröße von 10 nm und einem Kohlenstoffgehalt von 16 Prozent, das durch Waschen und Hydrolysieren zum größten Teil von Siloxan-Brücken an der Oberfläche befreit wurde und dessen Oberfläche durch Einführen von Octadecylsilyl-Gruppen chemisch verändert ist. Um mögliche Interaktionen mit basischen Verbindungen zu verhindern, ist der größte Teil der verbleibenden Silanol-Gruppen an der Oberfläche nachsilanisiert. Die Teilchengröße wird in Klammern nach dem Namen des Reagenzes bei den entsprechenden Prüfungen angegeben.

Feines, weißes, homogenes Pulver; praktisch unlöslich in Wasser und Ethanol.

Kieselgel zur Chromatographie, octylsilyliertes *R* 1077700

Sehr feines Kieselgel (3 bis 10 µm), dessen Oberfläche durch Einführen von Octylsilyl-Gruppen chemisch verändert ist. Die Teilchengröße wird in Klammern nach dem Namen des Reagenzes bei den entsprechenden Prüfungen angegeben.

Feines, weißes, homogenes Pulver; praktisch unlöslich in Wasser und Ethanol.

Kieselgel zur Chromatographie, octylsilyliertes *R* 1 1077701

Sehr feines Kieselgel (3 bis 10 µm), dessen Oberfläche durch Einführen von Octylsilyl-Gruppen und Methylsilyl-Gruppen chemisch verändert ist. Die Teilchengröße wird in Klammern nach dem Namen des Reagenzes bei den entsprechenden Prüfungen angegeben.

Feines, weißes, homogenes Pulver; praktisch unlöslich in Wasser und Ethanol.

Kieselgel zur Chromatographie, octylsilyliertes *R* 2 1077702

Hochreines, sehr feines Kieselgel (Porengröße 10 nm), dessen Oberfläche durch Einführen von Octylsilyl-Gruppen chemisch verändert ist (19 Prozent Kohlenstoff). Die Substanz enthält höchstens 20 ppm Metalle.

Kieselgel zur Chromatographie, octylsilyliertes, desaktiviertes *R* 1131600

Sehr feines Kieselgel (3 bis 10 µm), dessen Oberfläche durch Einführen von Octylsilyl-Gruppen chemisch verändert ist. Die Substanz ist für die Trennung von basischen Substanzen desaktiviert. Die Teilchengröße wird in Klammern nach dem Namen des Reagenzes bei den entsprechenden Prüfungen angegeben.

Feines, weißes, homogenes Pulver; praktisch unlöslich in Wasser und Ethanol.

Kieselgel zur Chromatographie, octylsilyliertes, nachsilanisiertes *R* 1119600

Sehr feines Kieselgel (3 bis 10 µm), dessen Oberfläche durch Einführen von Octylsilyl-Gruppen chemisch verändert ist. Um mögliche Wechselwirkungen mit basischen Verbindungen zu verhindern, ist der größte Teil der verbleibenden Silanol-Gruppen an der Oberfläche sorgfältig nachsilanisiert. Die Teilchengröße wird in Klammern nach dem Namen des Reagenzes bei den entsprechenden Prüfungen angegeben.

Feines, weißes, homogenes Pulver; praktisch unlöslich in Wasser und Ethanol.

Kieselgel zur Chromatographie, phenylsilyliertes *R* 1110200

Sehr feines Kieselgel (5 bis 10 µm), dessen Oberfläche durch Einführen von Phenylsilyl-Gruppen chemisch verändert ist.

Kieselgel zur Chromatographie, phenylsilyliertes *R* 1 1075700

Sehr feines Kieselgel (5 µm), dessen Oberfläche durch Einführen von Phenylsilyl-Gruppen chemisch verändert ist. Die Teilchengröße wird in Klammern nach dem Namen des Reagenzes bei den entsprechenden Prüfungen angegeben.

Feines, weißes, homogenes Pulver; praktisch unlöslich in Wasser, Ethanol und Dichlormethan.

Sphäroidales Kieselgel: 8 nm.

Spezifische Oberfläche: 180 $m^2 \cdot g^{-1}$.

Kohlenstoffgehalt: 5,5 Prozent.

Kieselgel zur Chromatographie, trimethylsilyliertes *R* 1115500

Sehr feines Kieselgel (3 bis 10 µm), dessen Oberfläche durch Einführen von Trimethylsilyl-Gruppen chemisch verändert ist. Die Teilchengröße wird in Klammern nach dem Namen des Reagenzes bei den entsprechenden Prüfungen angegeben.

Feines, weißes, homogenes Pulver; praktisch unlöslich in Wasser und Ethanol.

Kieselgur *R* 1025900

CAS Nr. 91053-39-3.

Weißes bis fast weißes, feinkörniges Pulver, das aus den Kieselpanzern fossiler Diatomeen oder aus deren Bruchstücken besteht; praktisch unlöslich in Wasser, Ethanol und Ether. Die Substanz kann mit Hilfe des Mikroskops (500fache Vergrößerung) identifiziert werden.

Kieselgur G *R* 1047600

Mit Salzsäure gereinigtes und geglühtes Kieselgur, das etwa 15 Prozent Gips (Calciumsulfat, Hemihydrat, $CaSO_4 \cdot 0{,}5\ H_2O$; M_r 145,1) enthält.

Feines, grauweißes Pulver, dessen grauer Farbton sich beim Aufschlämmen mit Wasser verstärkt. Die mittlere Korngröße beträgt 10 bis 40 µm.

Gipsgehalt: Prüfung siehe „Kieselgel G *R*".

pH-Wert (2.2.3): 1 g Substanz wird 5 min lang mit 10 ml kohlendioxidfreiem Wasser *R* geschüttelt. Der *p*H-Wert der Suspension muß zwischen 7 und 8 liegen.

Trennvermögen: Die Kieselgur-G-Schicht wird mit einer Lösung von Natriumacetat *R* ($2{,}7\ g \cdot l^{-1}$) hergestellt. Auf die Platte werden je 5 µl einer Lösung, die je $0{,}1\ g \cdot l^{-1}$ Lactose, Saccharose, Glucose und Fructose in Pyridin *R* enthält, aufgetragen. Die Chromatographie (2.2.27) erfolgt mit einer Mischung von 12 Volumteilen Wasser *R*, 23 Volumteilen 2-Propanol *R* und 65 Volumteilen Ethylacetat *R* über eine Laufstrecke von 14 cm. Die Laufzeit beträgt etwa 40 min. Nach erfolgter Chromatographie wird die Platte getrocknet, mit etwa 10 ml Anisaldehyd-Reagenz *R* besprüht und 5 bis 10 min lang bei 100 bis 105 °C erhitzt. Auf dem Chromatogramm müssen 4 scharf begrenzte, keine Schwanzbildung zeigende Flecke sichtbar sein, die deutlich voneinander getrennt sind.

Kieselgur-Filtrierhilfsmittel *R* 1047500

Weißes bis gelblichweißes, leichtes Pulver; praktisch unlöslich in Wasser, verdünnten Säuren und organischen Lösungsmitteln.

Filtrationsgeschwindigkeit: Ein Chromatographierohr von 0,25 m Länge und 10 mm innerem Durchmesser wird verwendet, dessen unteres Ende mit einer Glassinterplatte (100) verschlossen ist. Im Abstand von 0,10 und 0,20 m von der Platte befinden sich zwei Markierungen. In das Rohr wird so viel Substanz gebracht, bis die erste Markierung erreicht ist. Dann wird mit Wasser *R* bis zur zweiten Markierung aufgefüllt. Sobald der erste Tropfen aus dem Rohr fließt, wird wieder mit Wasser *R* bis zur zweiten Markierung aufgefüllt und die Zeit ermittelt, die zum Ausfließen der ersten 5 ml Eluat erforderlich ist. Die Durchflußrate muß mindestens 1 ml je Minute betragen.

Aussehen des Eluats: Das unter „Filtrationsgeschwindigkeit" erhaltene Eluat muß farblos sein (2.2.2, Methode I).

Sauer oder alkalisch reagierende Substanzen: 1,00 g Substanz wird mit 10 ml Wasser *R* kräftig geschüttelt, 5 min lang stehengelassen und die Suspension filtriert. Das Filter wird vorher mit heißem Wasser *R* bis zur neutralen Reaktion des Filtrats gewaschen. 2,0 ml Filtrat müssen nach Zusatz von 0,05 ml Methylrot-Lösung *R* gelb gefärbt sein. 2,0 ml Filtrat dürfen sich nach Zusatz von 0,05 ml Phenolphthalein-Lösung *R* 1 höchstens sehr schwach rosa färben.

Wasserlösliche Substanzen: 10,0 g Substanz werden in ein Chromatographierohr von 0,25 m Länge und 10 mm innerem Durchmesser gebracht und mit Wasser *R* eluiert. Die ersten 20 ml Eluat werden zur Trockne eingedampft. Der Rückstand darf nach dem Trocknen bei 100 bis 105 °C höchstens 10 mg betragen.

Eisen (2.4.9): 0,50 g Substanz werden mit 10 ml einer Mischung gleicher Volumteile Salzsäure *R* 1 und Wasser *R* kräftig geschüttelt. Nach 5 min langem Stehenlassen wird filtriert. 1,0 ml Filtrat muß der Grenzprüfung auf Eisen entsprechen (200 ppm).

Glühverlust: Höchstens 0,5 Prozent. Die Substanz darf sich während des Erhitzens bis zur Rotglut (600 °C) nicht braun oder schwarz verfärben.

Kieselgur zur Gaschromatographie *R* 1026000

Weißes bis fast weißes, feinkörniges Pulver, das aus den Kieselpanzern fossiler Diatomeen oder aus deren Bruchstücken besteht; praktisch unlöslich in Wasser, Ethanol und Ether. Die Substanz kann mit Hilfe des Mikroskops (500fache Vergrößerung) identifiziert werden; sie wird durch Behandeln mit Salzsäure *R* und anschließendem Waschen mit Wasser *R* gereinigt.

Teilchengröße: Höchstens 5 Prozent der Substanz dürfen auf einem Sieb Nr. 180 verbleiben. Höchstens 10 Prozent der Substanz dürfen durch ein Sieb Nr. 125 gehen.

Kieselgur zur Gaschromatographie *R* 1 1026100

Weißes bis fast weißes, feinkörniges Pulver, das aus den Kieselpanzern fossiler Diatomeen oder aus deren Bruchstücken besteht; praktisch unlöslich in Wasser, Ethanol und Ether. Die Substanz kann mit Hilfe des Mikroskops (500fache Vergrößerung) identifiziert werden; sie wird durch Behandeln mit Salzsäure *R* und anschließendem Waschen mit Wasser *R* gereinigt.

Teilchengröße: Höchstens 5 Prozent der Substanz dürfen auf einem Sieb Nr. 250 verbleiben. Höchstens 10 Prozent der Substanz dürfen durch ein Sieb Nr. 180 gehen.

Kieselgur zur Gaschromatographie *R* 2 1026200

Weißes bis fast weißes, feinkörniges Pulver, das aus den Kieselpanzern fossiler Diatomeen oder aus deren Bruchstücken besteht; die spezifische Oberfläche beträgt etwa $0{,}5\ m^2 \cdot g^{-1}$; praktisch unlöslich in Wasser, Ethanol und Ether. Die Substanz kann mit Hilfe des Mikroskops (500fache Vergrößerung) identifiziert werden; sie wird durch Behandeln mit Salzsäure *R* und anschließendem Waschen mit Wasser *R* gereinigt.

Teilchengröße: Höchstens 5 Prozent der Substanz dürfen auf einem Sieb Nr. 180 verbleiben. Höchstens 10 Prozent der Substanz dürfen durch ein Sieb Nr. 125 gehen.

Kieselgur zur Gaschromatographie, silanisiertes *R* 1026300

Kieselgur zur Gaschromatographie *R*, das mit Dimethyldichlorsilan oder mit einer anderen geeigneten Silanisierungssubstanz silanisiert wurde.

Kieselgur zur Gaschromatographie, silanisiertes *R* 1 1026400

Hergestellt aus zermahlenem, rosafarbenem Schamottestein und mit Dimethyldichlorsilan oder mit einer anderen geeigneten Silanisierungssubstanz silanisiert. Die Substanz wird durch Behandeln mit Salzsäure *R* und anschließendem Waschen mit Wasser *R* gereinigt.

Koagulationsfaktor-V-Lösung *R* 1021400

Die Lösung kann nach folgender Methode oder nach jeder anderen Methode hergestellt werden, die den Faktor VIII abtrennt.

Die Lösung wird aus frischem, oxalsäurehaltigem Plasma vom Rind durch fraktionierte Fällung bei 4 °C mit einer bei 4 °C bereiteten, gesättigten Lösung von Ammoniumsulfat *R* hergestellt. Die Fraktion, die zwischen 38 und 50 Prozent Sättigung ausfällt, wird abgetrennt. Sie enthält Faktor V ohne signifikante Verunreinigung mit Faktor VIII. Das Ammoniumsulfat wird durch Dialyse dieser Fraktion entfernt und die Lösung mit einer Lösung von Natriumchlorid ($9 g \cdot l^{-1}$) so verdünnt, bis eine Lösung erhalten ist, die zwischen 10 und 20 Prozent der Menge an Faktor V enthält, die normalerweise in frischem Plasma vom Menschen enthalten ist.

Faktor-V-Gehalt: Zwei Verdünnungen der Koagulationsfaktor-V-Lösung in Imidazol-Pufferlösung *p*H 7,3 *R* werden hergestellt, wobei die eine 1 Volumteil in 10 Volumteilen Pufferlösung, die andere 1 Volumteil in 20 Volumteilen Pufferlösung enthält. Jede Verdünnung wird wie folgt geprüft: 0,1 ml Faktor-V-freies Plasmasubstrat *R*, 0,1 ml der zu untersuchenden Verdünnung, 0,1 ml Thromboplastin-Reagenz *R* und 0,1 ml einer Lösung von Calciumchlorid *R* ($3,5 g \cdot l^{-1}$) werden gemischt. Die Koagulationszeiten werden bestimmt, d. h. die Zeitspanne zwischen dem Zusatz der Calciumchlorid-Lösung und dem ersten Anzeichen einer Fibrinbildung, die entweder visuell oder mit Hilfe einer geeigneten Apparatur beobachtet werden kann.

In gleicher Weise wird die Koagulationszeit (in einem Doppelversuch) von 4 Verdünnungen von Plasma vom Menschen in Imidazol-Pufferlösung *p*H 7,3 *R* bestimmt. Die Verdünnungen enthalten jeweils 1 Volumteil Plasma in 10 Volumteilen Pufferlösung (entsprechend 100 Prozent Faktor V), 1 Volumteil Plasma in 50 Volumteilen Pufferlösung (entsprechend 20 Prozent Faktor V), 1 Volumteil Plasma in 100 Volumteilen Pufferlösung (entsprechend 10 Prozent Faktor V) und 1 Volumteil Plasma in 1000 Volumteilen Pufferlösung (entsprechend 1 Prozent Faktor V). Die Mittelwerte der Koagulationszeiten für jede Plasmaverdünnung werden auf logarithmisches Papier aufgetragen gegen den entsprechenden Prozentgehalt an Faktor V. Der Prozentgehalt der 2 Verdünnungen der Koagulationsfaktor-V-Lösung wird durch Interpolation ermittelt. Der Mittelwert der beiden Ergebnisse ergibt den Prozentgehalt an Faktor V in der zu prüfenden Lösung.

Tiefgefroren, bei einer –20 °C nicht überschreitenden Temperatur zu lagern.

Kohlendioxid *R* 1015600

CAS Nr. 124-38-9.

Muß der Monographie **Kohlendioxid (Carbonei dioxidum)** entsprechen.

Kohlendioxid *R* 1 1015700

CO_2 M_r 44,01

Mindestens 99,995 Prozent (*V*/*V*) CO_2.

Kohlenmonoxid: Höchstens 5 ppm.

Sauerstoff: Höchstens 25 ppm.

Kohlenmonoxid *R* 1016000

CO M_r 28,01

CAS Nr. 630-08-0.

Mindestens 99,97 Prozent (*V*/*V*) CO.

Kohlenwasserstoffe zur Gaschromatographie *R* 1049400

Sich fettig anfühlende Masse, löslich in Benzol und Toluol.

Kongorot *R* 1022000

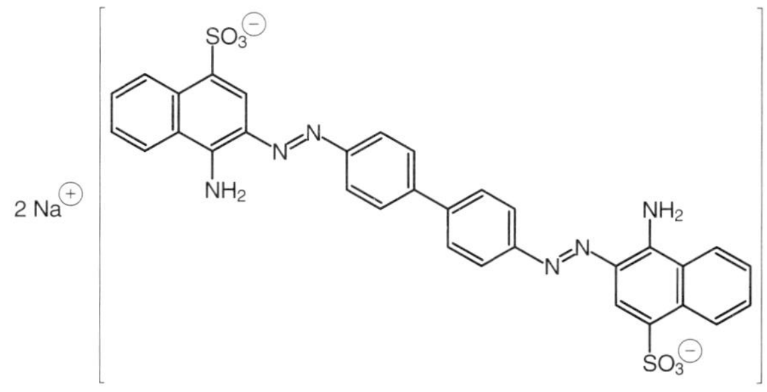

$C_{32}H_{22}N_6Na_2O_6S_2$ M_r 697

CAS Nr. 573-58-0.

C.I. Nr. 22120; Schultz Nr. 360.

3,3′-(4,4′-Biphenyldiylbisazo)bis(4-amino-1-naphthalinsulfonsäure), Dinatriumsalz.

Braunrotes Pulver; löslich in Wasser.

Kongorot-Fibrin *R* 1038400

Fibrin wird gewaschen, in kleine Stücke geschnitten und über Nacht in eine Lösung von Kongorot *R* (20 g · l^{-1}) in Ethanol 90 % *R* eingelegt. Nach dem Abfiltrieren wird das Fibrin mit Wasser *R* gewaschen und unter Ether *R* gelagert.

Kongorot-Lösung *R* 1022001

0,1 g Kongorot *R* werden in einer Mischung von 20 ml Ethanol 96 % *R* und Wasser *R* gelöst. Die Lösung wird mit Wasser *R* zu 100 ml verdünnt.

Empfindlichkeitsprüfung: Eine Mischung von 0,2 ml der Kongorot-Lösung, 100 ml kohlendioxidfreiem Wasser *R* und 0,3 ml Salzsäure (0,1 mol · l^{-1}) muß blau gefärbt sein. Bis zum Farbumschlag nach Rosa dürfen höchstens 0,3 ml Natriumhydroxid-Lösung (0,1 mol · l^{-1}) verbraucht werden.

Umschlagsbereich: *p*H-Wert 3,0 (blau) und 5,0 (rosa).

Kongorot-Papier *R* 1022002

Filterpapierstreifen werden einige Minuten lang in Kongorot-Lösung *R* getaucht und anschließend trocknen gelassen.

Kristallviolett *R* 1022900

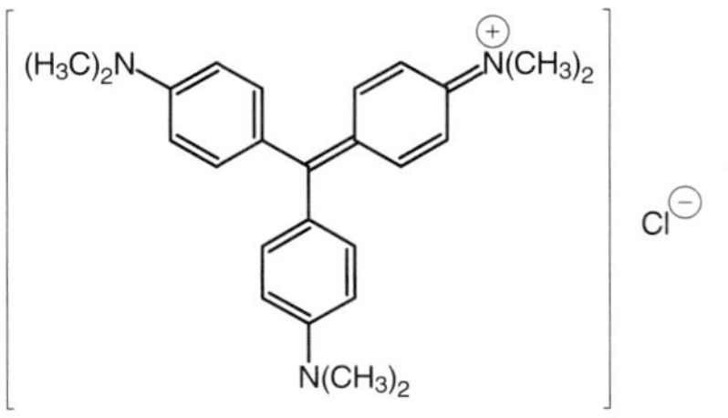

$C_{25}H_{30}ClN_3$ M_r 408,0
CAS Nr. 548-62-9.

C.I. Nr. 42555; Schultz Nr. 78.

Tris(4-dimethylaminophenyl)methyliumchlorid;
Syn. Methylrosaniliniumchlorid (INN).

Kristalle oder Pulver, tiefgrün; löslich in Wasser und Ethanol.

Kristallviolett-Lösung *R* 1022901

0,5 g Kristallviolett *R* werden in wasserfreier Essigsäure *R* zu 100 ml gelöst.

Empfindlichkeitsprüfung: Eine Mischung von 50 ml wasserfreier Essigsäure *R* und 0,1 ml der Kristallviolett-Lösung muß violett sein. Bis zum Farbumschlag nach Blaugrün dürfen höchstens 0,1 ml Perchlorsäure (0,1 mol · l^{-1}) verbraucht werden.

Kupfer *R* 1022100

Cu A_r 63,55
CAS Nr. 7440-50-8.

Gereinigte Folien, Späne, Drähte oder Pulver des reinen Metalls mit der Reinheit von Elektrolysekupfer.

Kupfer(II)-acetat *R* 1022200

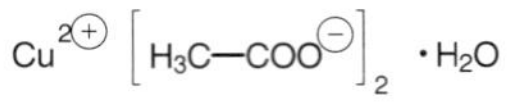

$C_4H_6CuO_4 \cdot H_2O$ M_r 199,7
CAS Nr. 142-71-2.

Pulver oder Kristalle, blaugrün; leicht löslich in siedendem Wasser, löslich in Wasser und Ethanol, schwer löslich in Ether und Glycerol 85 %.

Kupfer(II)-chlorid *R* 1023000

$CuCl_2 \cdot 2\,H_2O$ M_r 170,5
CAS Nr. 10125-13-0.

Pulver oder Kristalle, grünlichblau, zerfließend in feuchter Luft, verwitternd in trockener Luft; leicht löslich in Wasser, Ethanol und Methanol, wenig löslich in Aceton, schwer löslich in Ether.

Dicht verschlossen zu lagern.

Kupfer(II)-citrat-Lösung *R* 1023100

25 g Kupfer(II)-sulfat *R*, 50 g Citronensäure *R* und 144 g wasserfreies Natriumcarbonat *R* werden in Wasser *R* zu 1000 ml gelöst.

Kupfer(II)-citrat-Lösung *R* 1 1023200

25 g Kupfer(II)-sulfat *R*, 50 g Citronensäure *R* und 144 g wasserfreies Natriumcarbonat *R* werden in Wasser *R* zu 1000 ml gelöst. Die Lösung wird so eingestellt, daß sie folgenden Prüfungen entspricht:

a) 25,0 ml der Lösung werden mit 3 g Kaliumiodid *R* und vorsichtig mit 25 ml einer 25prozentigen Lösung (*m/m*) von Schwefelsäure *R* versetzt. Die Lösung wird mit Natriumthiosulfat-Lösung (0,1 mol · l^{-1}) titriert, wobei gegen Ende der Titration 0,5 ml Stärke-Lösung *R* zugesetzt werden.

24,5 bis 25,5 ml Natriumthiosulfat-Lösung (0,1 mol · l^{-1}) dürfen bei dieser Titration verbraucht werden.

b) 10,0 ml der Lösung werden mit Wasser *R* zu 100,0 ml verdünnt und gemischt. 10,0 ml dieser Lösung werden nach Zusatz von 25,0 ml Salzsäure (0,1 mol · l^{-1}) 1 h lang im Wasserbad erhitzt. Nach dem Abkühlen wird mit Wasser *R* auf das ursprüngliche Volumen verdünnt und nach Zusatz von 0,1 ml Phenolphthalein-Lösung *R* 1 mit Natriumhydroxid-Lösung (0,1 mol · l^{-1}) titriert.

5,7 bis 6,3 ml Natriumhydroxid-Lösung (0,1 mol · l^{-1}) dürfen bei dieser Titration verbraucht werden.

c) 10,0 ml der Lösung werden mit Wasser *R* zu 100,0 ml verdünnt und gemischt. 10,0 ml dieser Lösung werden nach Zusatz von 0,1 ml Phenolphthalein-Lösung *R* 1 mit Salzsäure (0,1 mol · l^{-1}) titriert.

6,0 bis 7,5 ml Salzsäure (0,1 mol · l^{-1}) dürfen bei dieser Titration verbraucht werden.

Kupferedetat-Lösung *R* 1022300

2 ml einer Lösung von Kupfer(II)-acetat *R* (20 g · l^{-1}) werden mit 2 ml Natriumedetat-Lösung (0,1 mol · l^{-1}) gemischt und mit Wasser *R* zu 50 ml verdünnt.

Kupfer(II)-nitrat *R* 1022400

$Cu(NO_3)_2 \cdot 3\,H_2O$ M_r 241,6

CAS Nr. 10031-43-3.

Tiefblaue, hygroskopische Kristalle; sehr leicht löslich in Wasser, leicht löslich in Ethanol und verdünnter Salpetersäure. Die wäßrige Lösung reagiert stark sauer.

Dicht verschlossen zu lagern.

Kupfer(II)-sulfat *R* 1022500

$CuSO_4 \cdot 5\,H_2O$ M_r 249,7

CAS Nr. 7758-99-8.

Tiefblaue Kristalle oder blaues Pulver, schwach verwitternd; sehr leicht löslich in Wasser, schwer löslich in Ethanol.

Kupfer(II)-sulfat-Lösung *R* 1022501

Eine Lösung von Kupfer(II)-sulfat *R* (125 g · l^{-1}).

Kupfer(II)-tetrammin-Reagenz *R* 1022600

34,5 g Kupfer(II)-sulfat *R* werden in 100 ml Wasser *R* gelöst. Unter Rühren wird tropfenweise so viel konzentrierte Ammoniak-Lösung *R* hinzugefügt, bis sich der entstandene Niederschlag wieder löst. 30 ml konzentrierte Natriumhydroxid-Lösung *R* werden tropfenweise unter ständigem Schütteln hinzugefügt, wobei die Temperatur unterhalb von 20 °C gehalten wird. Der Niederschlag wird durch einen Glassintertiegel (40) filtriert, mit Wasser *R* so lange gewaschen, bis das Filtrat klar ist, und dann in 200 ml konzentrierter Ammoniak-Lösung *R* aufgenommen. Erneut wird über einen Glassintertiegel filtriert; dieser Vorgang wird wiederholt, um den Niederschlag so weit wie möglich zu lösen.

L

Lackmus *R* 1049300

CAS Nr. 1393-92-6.
Schultz Nr. 1386.

Abbauprodukte des indigoblauen Farbstoffs, der aus verschiedenen *Rocella-*, *Lecanora-* oder anderen Flechten-Arten gewonnen wird. Der Farbstoff ist löslich in Wasser und praktisch unlöslich in Ethanol.

Umschlagsbereich: *p*H-Wert 5 (rot) bis 8 (blau).

Lackmuspapier, blaues *R* 1049301

10 Teile grob pulverisiertes Lackmus *R* werden 1 h lang mit 100 Teilen Ethanol 96 % *R* gekocht. Das Ethanol wird abgegossen und der Rückstand mit einer Mischung von 45 Teilen Ethanol 96 % *R* und 55 Teilen Wasser *R* versetzt. Nach 2 Tagen wird die klare Flüssigkeit abgegossen. Filterpapierstreifen werden mit dieser Lösung imprägniert und anschließend getrocknet.

Empfindlichkeitsprüfung: Ein Streifen von 10 mm × 60 mm wird in eine Mischung von 10 ml Salzsäure (0,02 mol · l^{-1}) und 90 ml Wasser *R* gegeben. Unter dauerndem Rühren muß sich das Papier innerhalb 45 s rot färben.

Lackmuspapier, rotes *R* 1049302

Blauer Lackmus-Auszug wird so lange tropfenweise mit verdünnter Salzsäure *R* versetzt, bis eine Rotfärbung eintritt. Filterpapierstreifen werden mit dieser Lösung imprägniert und anschließend getrocknet.

Empfindlichkeitsprüfung: Ein Streifen von 10 mm × 60 mm wird in eine Mischung von 10 ml Natriumhydroxid-Lösung (0,02 mol · l^{-1}) und 90 ml Wasser *R* gegeben. Unter dauerndem Rühren muß sich das Papier innerhalb 45 s blau färben.

Lactobionsäure *R* 1101600

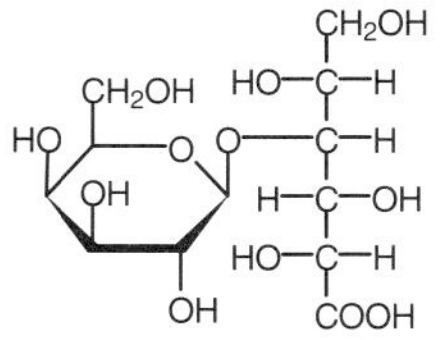

$C_{12}H_{22}O_{12}$ M_r 358,3
CAS Nr. 96-82-2.

Weißes, kristallines Pulver; leicht löslich in Wasser, praktisch unlöslich in Ethanol.

Smp: Etwa 115 °C.

Lactose *R* 1047900

CAS Nr. 5989-81-1.

Muß der Monographie **Lactose-Monohydrat (Lactosum monohydricum)** entsprechen.

Reagenzien

Lanthan(III)-chlorid-Lösung *R* 1114001

58,65 g Lanthan(III)-oxid *R* werden langsam mit 100 ml Salzsäure *R* versetzt. Die Lösung wird zum Sieden erhitzt, erkalten gelassen und mit Wasser *R* zu 1000,0 ml verdünnt.

Lanthannitrat *R* 1048000

$La(NO_3)_3 \cdot 6\ H_2O$ M_r 433,0
CAS Nr. 10277-43-7.

Farblose, zerfließende Kristalle; leicht löslich in Wasser.
Dicht verschlossen zu lagern.

Lanthannitrat-Lösung *R* 1048001

Eine Lösung von Lanthannitrat *R* ($50\ g \cdot l^{-1}$).

Lanthan(III)-oxid *R* 1114000

La_2O_3 M_r 325,8
CAS Nr. 1312-81-8.

Fast weißes, amorphes Pulver; praktisch unlöslich in Wasser. Die Substanz löst sich in verdünnten Mineralsäuren und absorbiert Kohlendioxid aus der Luft.

Calcium: Höchstens 5 ppm.

Laurylalkohol *R* 1119900

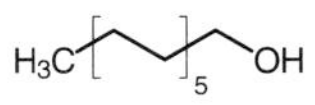

$C_{12}H_{26}O$ M_r 186,30
CAS Nr. 112-53-8.
Dodecan-1-ol.

d_{20}^{20}: Etwa 0,820.

Smp: 24 bis 27 °C.

Lavandulol *R* 1114100

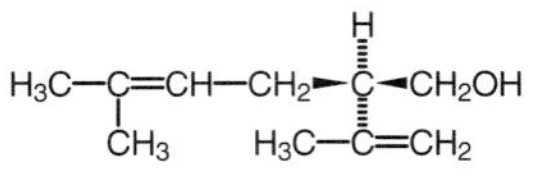

$C_{10}H_{18}O$ M_r 154,2
CAS Nr. 498-16-8.
(*R*)-5-Methyl-2-(1-methylethenyl)hex-4-en-1-ol.

Ölige Flüssigkeit mit charakteristischem Geruch.

d_{20}^{20}: Etwa 0,875.

n_D^{20}: Etwa 1,407.

$[\alpha]_D^{20}$: Etwa –10,2°.

Sdp_{13}: Etwa 94 °C.

Wird die Substanz in der Gaschromatographie verwendet, muß sie zusätzlich folgender Anforderung entsprechen:

Gehaltsbestimmung: Die Bestimmung erfolgt mit Hilfe der Gaschromatographie (2.2.28) wie in der Monographie **Lavendelöl (Lavandulae aetheroleum)** beschrieben.

Untersuchungslösung: Die Substanz.

Die Fläche des Hauptpeaks muß mindestens 98,0 Prozent der Summe aller Peakflächen betragen.

Lavandulylacetat *R* 1114200

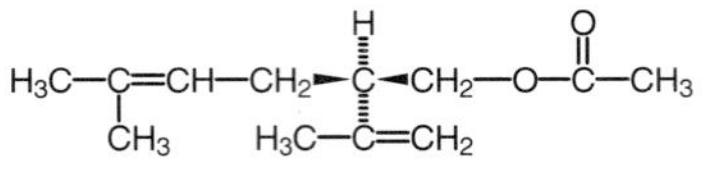

$C_{12}H_{20}O_2$ M_r 196,3
CAS Nr. 50373-59-6.
(*R*)-2-Isopropenyl-5-methylhex-4-en-1-ylacetat.

Farblose Flüssigkeit mit charakteristischem Geruch.

d_{20}^{20}: Etwa 0,911.

n_D^{20}: Etwa 1,454.

Sdp_{13}: 106 bis 107 °C.

Wird die Substanz in der Gaschromatographie verwendet, muß sie zusätzlich folgender Anforderung entsprechen:

Gehaltsbestimmung: Die Bestimmung erfolgt mit Hilfe der Gaschromatographie (2.2.28) wie in der Monographie **Lavendelöl (Lavandulae aetheroleum)** beschrieben.

Untersuchungslösung: Die Substanz.

Die Fläche des Hauptpeaks muß mindestens 93,0 Prozent der Summe aller Peakflächen betragen.

Leucin *R* 1048500

CAS Nr. 61-90-5.

Muß der Monographie **Leucin (Leucinum)** entsprechen.

Levomenol *R* 1128800

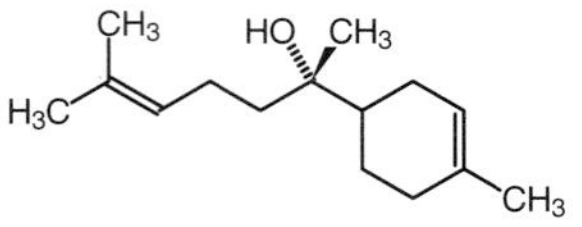

$C_{15}H_{26}O$ M_r 222,4
CAS Nr. 23089-26-1.
(–)-(2*S*)-6-Methyl-2-[(1*S*)-4-methylcyclohex-3-enyl]=
hept-5-en-2-ol;
(–)-α-Bisabolol.

Farblose, viskose Flüssigkeit mit schwachem, charakteristischem Geruch; praktisch unlöslich in Wasser, leicht löslich in Ethanol, Methanol, Toluol, fetten und ätherischen Ölen.

d_{20}^{20}: 0,925 bis 0,935.

n_D^{20}: 1,493 bis 1,500.

$[\alpha]_D^{20}$: –54,5 bis –58,0, an einer Lösung von Levomenol (50 mg · ml^{-1}) in Ethanol 96 % *R* bestimmt.

Limonen *R* 1048600

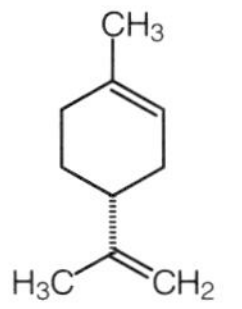

$C_{10}H_{16}$ M_r 136,2
CAS Nr. 5989-27-5.
(*R*)-4-Isopropenyl-1-methylcyclohex-1-en.

Farblose Flüssigkeit; praktisch unlöslich in Wasser, löslich in Ethanol.

d_{20}^{20}: Etwa 0,84.

n_D^{20}: 1,471 bis 1,474.

$[\alpha]_D^{20}$: +96 bis +106°.

Sdp: 175 bis 177 °C.

Wird die Substanz in der Gaschromatographie verwendet, muß sie zusätzlich folgender Anforderung entsprechen:

Gehaltsbestimmung: Die Bestimmung erfolgt mit Hilfe der Gaschromatographie (2.2.28) wie in der Monographie **Pfefferminzöl (Menthae piperitae aetheroleum)** beschrieben.

Untersuchungslösung: Die Substanz.

Die Fläche des Hauptpeaks muß mindestens 99,0 Prozent der Summe aller Peakflächen betragen.

Linalool *R* 1048700

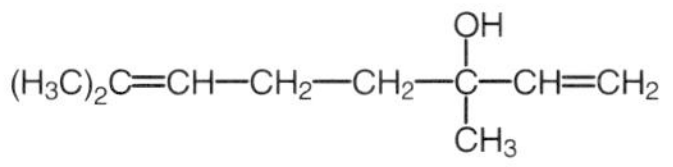

$C_{10}H_{18}O$ M_r 154,2
CAS Nr. 78-70-6.
(*R,S*)-3,7-Dimethyl-1,6-octadien-3-ol.

Mischung von zwei Stereoisomeren (Licareol und Coriandrol).

Flüssigkeit; praktisch unlöslich in Wasser, mischbar mit Ether.

d_{20}^{20}: Etwa 0,860.

n_D^{20}: Etwa 1,462.

Sdp: Etwa 200 °C.

Wird die Substanz in der Gaschromatographie verwendet, muß sie zusätzlich folgender Anforderung entsprechen:

Gehaltsbestimmung: Die Bestimmung erfolgt mit Hilfe der Gaschromatographie (2.2.28) wie in der Monographie **Anisöl (Anisi aetheroleum)** beschrieben.

Untersuchungslösung: Die Substanz.

Die Fläche des Hauptpeaks muß mindestens 98,0 Prozent der Summe aller Peakflächen betragen.

Linalylacetat *R* 1107200

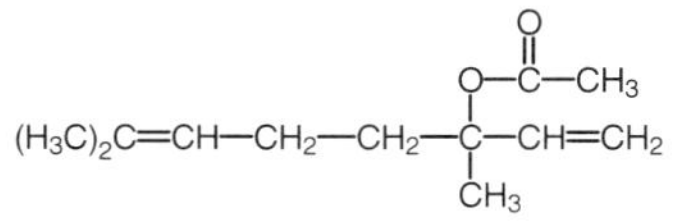

$C_{12}H_{20}O_2$ M_r 196,3
CAS Nr. 115-95-7.
(*RS*)-1,5-Dimethyl-1-vinylhex-4-enylacetat.

Farblose bis schwach gelbe Flüssigkeit; mit einem starken Geruch nach Bergamotte und Lavendel.

d_{25}^{25}: 0,895 bis 0,912.

n_D^{20}: 0,1448 bis 1,451.

Sdp: Etwa 215 °C.

Wird die Substanz in der Gaschromatographie verwendet, muß sie zusätzlich folgender Anforderung entsprechen:

Gehaltsbestimmung: Die Bestimmung erfolgt mit Hilfe der Gaschromatographie (2.2.28) wie in der Monographie **Bitterorangenblütenöl (Aurantii amari floris aetheroleum)** beschrieben.

Untersuchungslösung: Die Substanz.

Die Fläche des Hauptpeaks muß mindestens 95,0 Prozent der Summe aller Peakflächen betragen.

Lindan *R* 1128900

$C_6H_6Cl_6$ M_r 290,8
CAS Nr. 58-89-9.
γ-Hexachlorcyclohexan.

Muß der Monographie **Lindan (Lindanum)** entsprechen.

Für die Monographie **Wollwachs (Adeps lanae)** kann eine geeignete, zertifizierte Referenzlösung (10 ng/µl in Cyclohexan) verwendet werden.

Lithium *R* 1048800

Li A_r 6,94
CAS Nr. 7439-93-2.

Weiches Metall, dessen frisch geschnittene Oberfläche ein silbergraues Aussehen hat. An der Luft wird es schnell glanzlos. Mit Wasser reagiert es heftig unter Wasserstoffentwicklung und Bildung einer Lösung von Lithiumhydroxid; löslich in Methanol unter Wasserstoffentwicklung und Bildung einer Lösung von Lithiummethanolat; praktisch unlöslich in Ether und Petroläther.

Unter Petroläther oder flüssigem Paraffin zu lagern.

Lithiumcarbonat *R* 1048900

Li_2CO_3 M_r 73,9

CAS Nr. 554-13-2.

Weißes, leichtes Pulver; wenig löslich in Wasser, sehr schwer löslich in Ethanol. Eine bei 20 °C gesättigte Lösung enthält etwa 13 g · l^{-1} Li_2CO_3.

Lithiumchlorid *R* 1049000

LiCl M_r 42,39

CAS Nr. 7447-41-8.

Kristallines Pulver, Körnchen oder kubische Kristalle, zerfließlich; leicht löslich in Wasser, löslich in Aceton und Ethanol. Wäßrige Lösungen sind neutral oder schwach alkalisch.

Lithiumhydroxid *R* 1049100

LiOH · H_2O M_r 41,96

CAS Nr. 1310-66-3.

Weißes, körniges Pulver; stark alkalische Reaktion, absorbiert leicht Wasser und Kohlendioxid; löslich in Wasser, wenig löslich in Ethanol.

Dicht verschlossen zu lagern.

Lithiummetaborat *R* 1120000

$LiBO_2$ M_r 49,75

CAS Nr. 13453-69-5.

Lithiumsulfat *R* 1049200

$Li_2SO_4 \cdot H_2O$ M_r 128,0

CAS Nr. 10102-25-7.

Farblose Kristalle; leicht löslich in Wasser, praktisch unlöslich in Ethanol.

Lösung zur DC-Eignungsprüfung *R* 1116600

Von je 1,0 ml der folgenden Lösungen wird eine Mischung hergestellt und mit Aceton *R* zu 10,0 ml verdünnt: einer Lösung von Sudanrot G *R* (0,5 g · l^{-1}) in Toluol *R*, einer frisch hergestellten Lösung von Methylorange *R* (0,5 g · l^{-1}) in wasserfreiem Ethanol *R*, einer Lösung von Bromcresolgrün *R* (0,5 g · l^{-1}) in Aceton *R* und einer Lösung von Methylrot *R* (0,25 g · l^{-1}) in Aceton *R*.

M

Macrogol 200 *R* 1099200

CAS Nr. 25322-68-3.
Syn. Polyethylenglycol 200.

Klare, farblose bis fast farblose, viskose Flüssigkeit; sehr leicht löslich in Aceton und Ethanol, praktisch unlöslich in Ether und fetten Ölen.

d_{20}^{20}: Etwa 1,127.

n_D^{20}: Etwa 1,450.

Macrogol 200 *R* 1 1099201

500 ml Macrogol 200 *R* werden in einen 1000-ml-Rundkolben gegeben. Flüchtige Bestandteile werden 6 h lang bei einer Temperatur von 60 °C und einem Druck zwischen 1,5 und 2,5 kPa im Rotationsverdampfer entfernt.

Macrogol 300 *R* 1067100

CAS Nr. 25322-68-3.
Polyethylenglycol 300.

Muß der Monographie **Macrogole (Macrogola)** entsprechen.

Macrogol 400 *R* 1067200

CAS Nr. 25322-68-3.
Polyethylenglycol 400.

Muß der Monographie **Macrogole (Macrogola)** entsprechen.

Macrogol 1000 *R* 1067300

CAS Nr. 25322-68-3.
Polyethylenglycol 1000.

Muß der Monographie **Macrogole (Macrogola)** entsprechen.

Macrogol 1500 *R* 1067400

CAS Nr. 25322-68-3.
Polyethylenglycol 1500.

Muß der Monographie **Macrogole (Macrogola)** entsprechen.

Macrogol 20000 *R* 1067600

Polyethylenglycol 20000.

Muß der Monographie **Macrogole (Macrogola)** entsprechen.

Macrogol-20 000-nitroterephthalat *R* 1067601

Macrogol-20 000-(2-nitroterephthalat);
Syn. Polyethylenglycol-20 000-nitroterephthalat.

Macrogol 20 000 *R*, das durch Behandlung mit 2-Nitroterephthalsäure modifiziert ist.

Harte, weiße bis fast weiße, wachsartige Masse; löslich in Aceton.

Macrogol-23-laurylether *R* 1129000

Muß der Monographie **Macrogollaurylether (Macrogoli aetherum laurilicum)** entsprechen. Der Nominalwert für die Menge Ethylenoxid, die mit Laurylalkohol reagiert hat, beträgt 23.

Macrogoladipat *R* 1067700

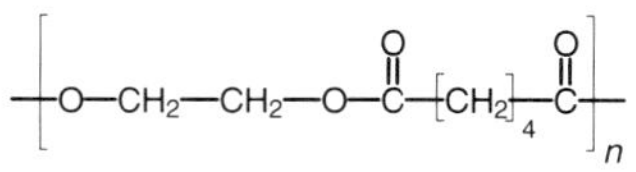

$(C_8H_{12}O_4)_n$ M_r $(172,2)_n$
Poly(oxyethylenoxyadipoyl).

Weiße Masse von wachsartigem Aussehen; praktisch unlöslich in Wasser, löslich in Chloroform.

Smp: Etwa 43 °C.

Macrogolsuccinat *R* 1067800

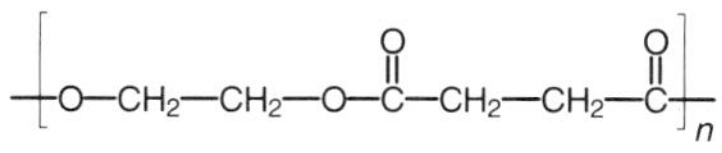

$(C_6H_8O_4)_n$ M_r $(144,1)_n$
Poly(oxyethylenoxysuccinyl).

Weißes, kristallines Pulver; praktisch unlöslich in Wasser, löslich in Chloroform.

Smp: Etwa 102 °C.

Magensaft, künstlicher *R* 1039900

2,0 g Natriumchlorid *R* und 3,2 g Pepsin *R* werden in Wasser *R* gelöst. Die Lösung wird mit 80 ml Salzsäure ($1 \text{ mol} \cdot l^{-1}$) versetzt und mit Wasser *R* zu 1000 ml verdünnt.

Magnesium *R* 1049500

Mg A_r 24,30
CAS Nr. 7439-95-4.

Silberweißes Band, Späne, Draht oder graues Pulver.

Magnesiumacetat *R* 1049600

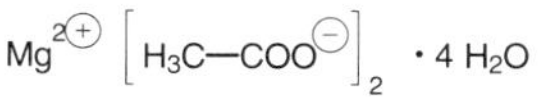

$C_4H_6MgO_4 \cdot 4\,H_2O$ M_r 214,5
CAS Nr. 16674-78-5.

Farblose, zerfließende Kristalle; leicht löslich in Wasser und Ethanol.

Dicht verschlossen zu lagern.

Magnesiumchlorid *R* 1049700

CAS Nr. 7791-18-6.

Muß der Monographie **Magnesiumchlorid-Hexahydrat (Magnesii chloridum hexahydricum)** entsprechen.

Magnesiumnitrat *R* 1049800

$Mg(NO_3)_2 \cdot 6\,H_2O$ M_r 256,4
CAS Nr. 13446-18-9.
Magnesiumnitrat-Hexahydrat.

Farblose, durchscheinende, zerfließende Kristalle; sehr leicht löslich in Wasser, leicht löslich in Ethanol.

Dicht verschlossen zu lagern.

Magnesiumnitrat-Lösung *R* 1049801

17,3 g Magnesiumnitrat *R* werden unter Erwärmen in 5 ml Wasser *R* gelöst. Die Lösung wird mit 80 ml Ethanol 96% *R* versetzt und nach dem Abkühlen mit Ethanol 96 % *R* zu 100,0 ml verdünnt.

Magnesiumoxid *R* 1049900

CAS Nr. 1309-48-4.

Muß der Monographie **Leichtes Magnesiumoxid (Magnesii oxidum leve)** entsprechen.

Magnesiumoxid *R* 1 1049901

Magnesiumoxid *R*, das folgenden zusätzlichen Prüfungen entspricht:

Arsen (2.4.2): 0,5 g Substanz werden in einer Mischung von 5 ml Wasser *R* und 5 ml Salzsäure *R* 1 gelöst. Die Lösung muß der Grenzprüfung A auf Arsen entsprechen (2 ppm).

Eisen (2.4.9): 0,2 g Substanz werden in 6 ml verdünnter Salzsäure *R* gelöst. Die mit Wasser *R* zu 10 ml verdünnte Lösung muß der Grenzprüfung auf Eisen entsprechen (50 ppm).

Schwermetalle (2.4.8): 1,0 g Substanz wird in einer Mischung von 3 ml Wasser *R* und 7 ml Salzsäure *R* 1 gelöst. Nach Zusatz von 0,05 ml Phenolphthalein-Lösung *R* wird mit konzentrierter Ammoniak-Lösung *R* bis zur auftretenden Rosafärbung versetzt. Der Überschuß an Ammoniak wird mit Hilfe von Essigsäure 98 % *R* neutralisiert. Nach Zusatz von 0,5 ml im Überschuß wird mit Wasser *R* zu 20 ml verdünnt und die Lösung, falls erforderlich, filtriert. 12 ml der Lösung müssen der Grenzprüfung A auf Schwermetalle entsprechen (10 ppm). Zur Herstellung der Referenzlösung wird eine Mischung von 5 ml Blei-Lösung (1 ppm Pb) *R* und 5 ml Wasser *R* verwendet.

Magnesiumoxid, schweres *R* 1050000

CAS Nr. 1309-48-4.

Muß der Monographie **Schweres Magnesiumoxid (Magnesii oxidum ponderosum)** entsprechen.

Magnesiumsilicat zur Pestizid-Rückstandsanalyse *R* 1129100

CAS Nr. 1343-88-0.
Magnesiumsilicat zur Chromatographie (Porenweite 60–100).

Magnesiumsulfat *R* 1050200

CAS Nr. 10034-99-8.

Muß der Monographie **Magnesiumsulfat (Magnesii sulfas)** entsprechen.

Maisöl *R* 1050400

Muß der Monographie **Raffiniertes Maisöl (Maydis oleum raffinatum)** entsprechen.

Malachitgrün *R* 1050500

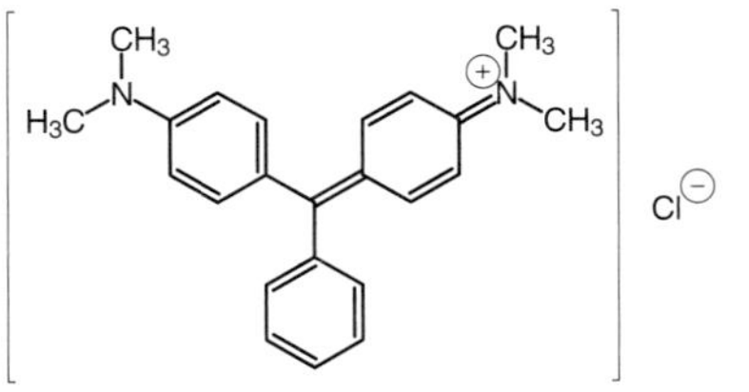

$C_{23}H_{25}ClN_2$ M_r 364,9
CAS Nr. 123333-61-9.
C.I. Nr. 42000; Schultz Nr. 754.
Bis(4-dimethylaminophenyl)phenylmethyliumchlorid.

Grüne Kristalle mit metallischem Glanz; sehr leicht löslich in Wasser mit bläulichgrüner Farbe; löslich in Ethanol und Methanol.

Eine Lösung der Substanz (0,01 g · l⁻¹) in Ethanol 96 % *R* zeigt ein Absorptionsmaximum (2.2.25) bei 617 nm.

Malachitgrün-Lösung *R* 1050501

Eine Lösung von Malachitgrün *R* (5 g · l^{-1}) in wasserfreier Essigsäure *R*.

Malathion *R* 1129200

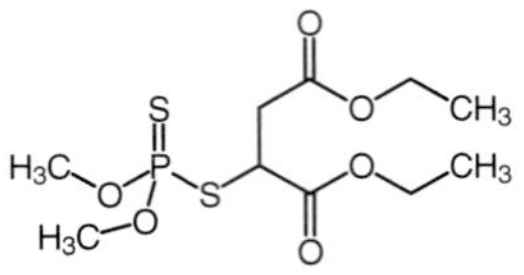

$C_{10}H_{19}O_6PS_2$ M_r 330,3
CAS Nr. 121-75-5.

Sdp: Etwa 156 °C.

Eine geeignete, zertifizierte Referenzlösung (10 ng/μl in Isooctan) kann verwendet werden.

Maleinsäure *R* 1050600

CAS Nr. 110-16-7.

Muß der Monographie **Maleinsäure (Acidum maleicum)** entsprechen.

Maleinsäureanhydrid *R* 1050700

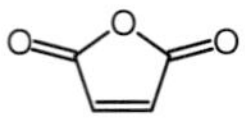

$C_4H_2O_3$ M_r 98,1
CAS Nr. 108-31-6.
2,5-Furandion.

Weiße Kristalle; löslich in Wasser unter Bildung von Maleinsäure, sehr leicht löslich in Aceton und Ethylacetat, leicht löslich in Toluol, löslich in Ethanol unter Esterbildung, sehr schwer löslich in Petroläther.

Smp: Etwa 52 °C.

Der in Toluol unlösliche Rückstand darf höchstens 5 Prozent betragen (Maleinsäure).

Maleinsäureanhydrid-Lösung *R* 1050701

Eine Lösung von Maleinsäureanhydrid *R* (50 g · l^{-1}) in Toluol *R*.

1 Monat lang haltbar; wird die Lösung trübe, ist sie zu filtrieren.

Mangan-Silber-Papier *R* 1078200

Streifen von langsam filtrierendem Filterpapier werden einige Minuten lang in eine Lösung eingetaucht, die Mangan(II)-sulfat *R* (8,5 g · l^{-1}) und Silbernitrat *R* (8,5 g · l^{-1}) enthält. Die Streifen werden über Phosphor(V)-oxid *R* getrocknet und vor sauren und alkalischen Dämpfen geschützt gelagert.

Mangan(II)-sulfat *R* 1050900

$MnSO_4 \cdot H_2O$ M_r 169,0
CAS Nr. 10034-96-5.

Schwach rosa gefärbte Kristalle oder kristallines Pulver; leicht löslich in Wasser, praktisch unlöslich in Ethanol.

Glühverlust: 10,0 bis 12,0 Prozent, mit 1,000 g Substanz durch Glühen bei 500 °C bestimmt.

Mannitol *R* 1051000

CAS Nr. 69-65-8.

Muß der Monographie **Mannitol (Mannitolum)** entsprechen.

Mannose *R* 1051100

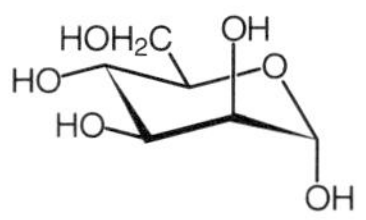

$C_6H_{12}O_6$ M_r 180,2
CAS Nr. 3458-28-4.
D-(+)-Mannose; α-D-Mannopyranose.

Weißes, kristallines Pulver oder kleine, weiße Kristalle; sehr leicht löslich in Wasser, schwer löslich in wasserfreiem Ethanol.

$[\alpha]_D^{20}$: +13,7 bis +14,7°, an einer Lösung der Substanz ($200 g \cdot l^{-1}$) in Wasser *R* bestimmt, das etwa 0,05 Prozent Ammoniak (NH_3) enthält.

Smp: Etwa 132 °C, unter Zersetzung.

Mayers Reagenz *R* 1071500

Kaliumquecksilberiodid-Lösung.

1,35 g Quecksilber(II)-chlorid *R* werden in 50 ml Wasser *R* gelöst. Die Lösung wird mit 5 g Kaliumiodid *R* versetzt und mit Wasser *R* zu 100 ml verdünnt.

Meclozindihydrochlorid *R* 1051200

CAS Nr. 1104-22-9.

Muß der Monographie **Meclozindihydrochlorid (Meclozini hydrochloridum)** entsprechen.

Melamin *R* 1051300

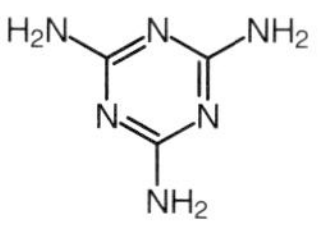

$C_3H_6N_6$ M_r 126,1
CAS Nr. 108-78-1.
1,3,5-Triazin-2,4,6-triyltris(azan).

Weißes, amorphes Pulver; sehr schwer löslich in Wasser und Ethanol.

Menadion *R* 1051400

CAS Nr. 58-27-5.

Muß der Monographie **Menadion (Menadionum)** entsprechen.

Menthofuran *R* 1051500

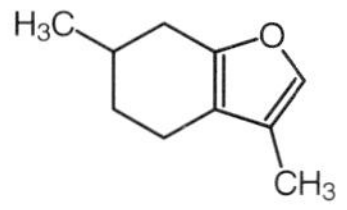

$C_{10}H_{14}O$ M_r 150,2
CAS Nr. 17957-94-7.
3,6-Dimethyl-4,5,6,7-tetrahydro-1-benzofuran.

Schwach bläuliche Flüssigkeit; sehr schwer löslich in Wasser, löslich in Ethanol.

d_{20}^{20}: Etwa 0,965.

n_D^{20}: Etwa 1,480.

$[\alpha]_D^{20}$: Etwa +93°.

Sdp: 196 °C.

Wird die Substanz in der Gaschromatographie verwendet, muß sie zusätzlich folgender Anforderung entsprechen:

Gehaltsbestimmung: Die Bestimmung erfolgt mit Hilfe der Gaschromatographie (2.2.28) wie in der Monographie **Pfefferminzöl (Menthae piperitae aetheroleum)** beschrieben.

Untersuchungslösung: Die Substanz.

Die Fläche des Hauptpeaks muß mindestens 97,0 Prozent der Summe aller Peakflächen betragen.

Menthol *R* 1051600

CAS Nr. 2216-51-5.

Muß der Monographie **Menthol (Levomentholum)** oder **Racemisches Menthol (Mentholum racemicum)** entsprechen.

Wird die Substanz in der Gaschromatographie verwendet, muß sie zusätzlich folgender Anforderung entsprechen:

Gehaltsbestimmung: Die Bestimmung erfolgt mit Hilfe der Gaschromatographie (2.2.28) wie in der Monographie **Racemisches Menthol** beschrieben.

Untersuchungslösung: Die Substanz.

Die Fläche des Hauptpeaks muß mindestens 98,0 Prozent der Summe aller Peakflächen betragen. Lösungsmittelpeaks werden nicht berücksichtigt.

Menthon *R* 1051700

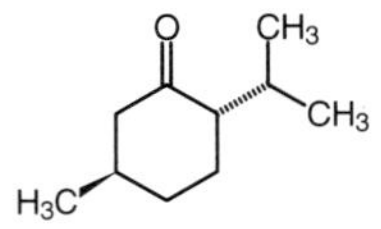

$C_{10}H_{18}O$ M_r 154,2
CAS Nr. 14073-97-3.
(2*S*,5*R*)-2-Isopropyl-5-methylcyclohexanon.

Die Substanz enthält unterschiedliche Mengen Isomenthon.

Farblose Flüssigkeit; sehr schwer löslich in Wasser, sehr leicht löslich in Ethanol und Ether.

d_{20}^{20}: Etwa 0,897.

n_D^{20}: Etwa 1,450.

Wird die Substanz in der Gaschromatographie verwendet, muß sie zusätzlich folgender Anforderung entsprechen:

Gehaltsbestimmung: Die Bestimmung erfolgt mit Hilfe der Gaschromatographie (2.2.28) wie in der Monographie **Pfefferminzöl (Menthae piperitae aetheroleum)** beschrieben.

Untersuchungslösung: Die Substanz.

Die Fläche des Hauptpeaks muß mindestens 90,0 Prozent der Summe aller Peakflächen betragen.

Menthylacetat *R* 1051800

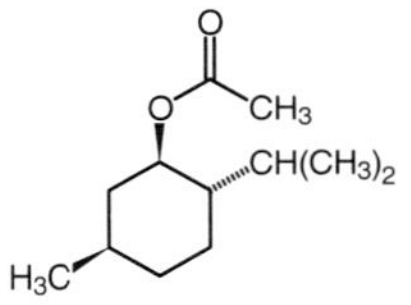

$C_{12}H_{22}O_2$ M_r 198,3
CAS Nr. 16409-45-3.
(1*RS*,2*SR*,5*RS*)-2-Isopropyl-5-methylcyclohexylacetat; (±)-3-*p*-Menthylacetat.

Farblose Flüssigkeit; schwer löslich in Wasser, mischbar mit Ethanol und Ether.

d_{20}^{20}: Etwa 0,92.

n_D^{20}: Etwa 1,447.

Sdp: Etwa 225 °C.

Wird die Substanz in der Gaschromatographie verwendet, muß sie zusätzlich folgender Anforderung entsprechen:

Gehaltsbestimmung: Die Bestimmung erfolgt mit Hilfe der Gaschromatographie (2.2.28) wie in der Monographie **Pfefferminzöl (Menthae piperitae aetheroleum)** beschrieben.

Untersuchungslösung: Die Substanz.

Die Fläche des Hauptpeaks muß mindestens 98,0 Prozent der Summe aller Peakflächen betragen.

2-Mercaptoethanol *R* 1099300

$HS—CH_2—CH_2OH$

C_2H_6OS M_r 78,1
CAS Nr. 60-24-2.
Syn. 2-Sulfanylethanol.

Flüssigkeit; mischbar mit Wasser.

d_{20}^{20}: Etwa 1,116.

Sdp: Etwa 157 °C.

Mercaptopurin *R* 1051900

CAS Nr. 6112-76-1.

Muß der Monographie **Mercaptopurin (Mercaptopurinum)** entsprechen.

Mesityloxid *R* 1120100

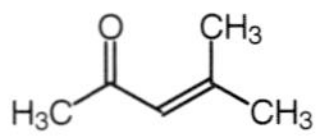

$C_6H_{10}O$ M_r 98,1
CAS Nr. 141-79-7.
4-Methylpent-3-en-2-on.

Farblose, ölige Flüssigkeit; löslich in 30 Teilen Wasser, mischbar mit den meisten organischen Lösungsmitteln.

d_{20}^{20}: Etwa 0,858.

Sdp: 129 bis 130 °C.

Metanilgelb *R* 1052900

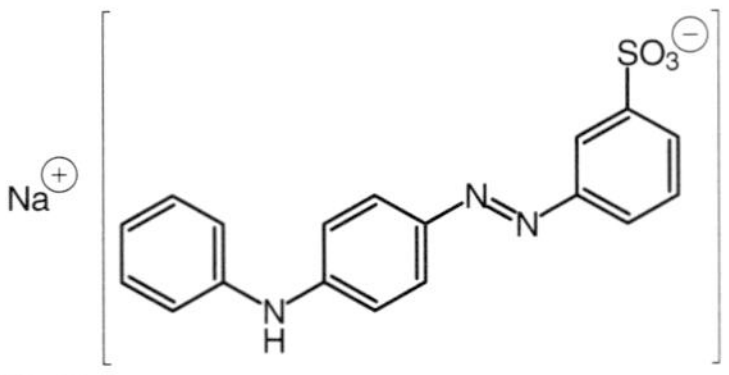

$C_{18}H_{14}N_3NaO_3S$ M_r 375,4
CAS Nr. 587-98-4.
C.I. Nr. 13065; Schultz Nr. 169.
3-(4-Anilinophenylazo)benzolsulfonsäure, Natriumsalz.

Bräunlichgelbes Pulver; löslich in Wasser und Ethanol, sehr schwer löslich in Ether.

Metanilgelb-Lösung *R* 1052901

Eine Lösung von Metanilgelb *R* ($1\ g \cdot l^{-1}$) in Methanol *R*.

Empfindlichkeitsprüfung: 50 ml wasserfreie Essigsäure *R* werden mit 0,1 ml der Metanilgelb-Lösung versetzt. Nach Zusatz von 0,05 ml Perchlorsäure ($0,1\ mol \cdot l^{-1}$) muß die rötliche Färbung nach Violett umschlagen.

Umschlagsbereich: *p*H-Wert 1,2 (rot) bis 2,3 (gelborange).

Methacrylsäure *R* 1101800

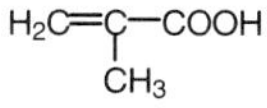

$C_4H_6O_2$ M_r 86,1
CAS Nr. 79-41-4.
2-Methylpropensäure.

Farblose Flüssigkeit.

n_D^{20}: Etwa 1,431.

Smp: Etwa 16 °C.

Sdp: Etwa 160 °C.

Methanol *R* 1053200

CH_4O M_r 32,04
CAS Nr. 67-56-1.

Klare, farblose, entflammbare Flüssigkeit; mischbar mit Wasser und Ethanol.

d_{20}^{20}: 0,791 bis 0,793.

Sdp: 64 bis 65 °C.

Methanol *R* 1 1053201

Muß Methanol *R* mit folgender zusätzlicher Anforderung entsprechen:

Die Transmission (2.2.25) der Substanz, gegen Wasser *R* gemessen, muß mindestens betragen:
- 20 Prozent bei 210 nm
- 50 Prozent bei 220 nm
- 75 Prozent bei 230 nm
- 95 Prozent bei 250 nm
- 98 Prozent bei 260 nm und größeren Wellenlängen.

Methanol *R* 2 1053202

Wird die Substanz in der Flüssigchromatographie verwendet, muß sie folgenden zusätzlichen Anforderungen entsprechen:

Mindestens 99,8 Prozent CH_4O (M_r 32,04).

Absorption (2.2.25): Höchstens 0,17 bei 225 nm, mit Wasser *R* als Kompensationsflüssigkeit bestimmt.

Methanol, aldehydfreies *R* 1053300

Enthält höchstens 0,001 Prozent Aldehyde und Ketone.

Herstellung: Eine Lösung von 25 g Iod *R* in 1 l Methanol *R* wird unter dauerndem Rühren in 400 ml Natriumhydroxid-Lösung (1 mol · l^{-1}) eingegossen. Nach Zusatz von 150 ml Wasser *R* wird 16 h lang stehengelassen. Nach dem Filtrieren wird so lange zum Rückfluß erhitzt, bis der Geruch nach Iodoform verschwunden ist. Die Lösung wird der fraktionierten Destillation unterworfen.

Methanol, wasserfreies *R* 1053400

1000 ml Methanol *R* werden mit 5 g Magnesium *R* versetzt. Falls erforderlich wird die Reaktion durch Zusatz von 0,1 ml Quecksilber(II)-chlorid-Lösung *R* eingeleitet. Nach Abklingen der Gasentwicklung wird die Flüssigkeit destilliert und das Destillat, vor Feuchtigkeit geschützt, in einem trockenen Gefäß aufgefangen.

Wasser (2.5.12): Höchstens 0,3 g · l^{-1}, nach der Karl-Fischer-Methode bestimmt.

(D_4)Methanol *R* 1025200

CD_3OD

CD_4O M_r 36,1
CAS Nr. 811-98-3.
($^2H_4$)Methanol.

Klare, farblose Flüssigkeit; mischbar mit Wasser, Dichlormethan und Ethanol.

Deuterierungsgrad: Mindestens 99,8 Prozent.

d_{20}^{20}: Etwa 0,888.

n_D^{20}: Etwa 1,326.

Sdp: 65,4 °C.

Methansulfonsäure *R* 1053100

$H_3C—SO_3H$

CH_4O_3S M_r 96,1
CAS Nr. 75-75-2.

Klare, farblose Flüssigkeit; bei etwa 20 °C erstarrend; mischbar mit Wasser, schwer löslich in Toluol, praktisch unlöslich in Hexan.

d_{20}^{20}: Etwa 1,48.

n_D^{20}: Etwa 1,430.

Methenamin *R* 1042500

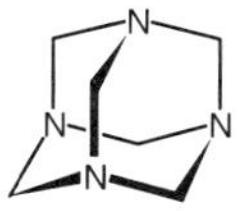

$C_6H_{12}N_4$ M_r 140,2
CAS Nr. 100-97-0.
1,3,5,7-Tetraazaadamantan; Hexamethylentetramin.

Farbloses, kristallines Pulver; sehr leicht löslich in Wasser.

L-Methionin *R* 1053500

CAS Nr. 68-68-3.

Muß der Monographie **Methionin (Methioninum)** entsprechen.

Methionin, racemisches *R* 1129400

CAS Nr. 59-51-8.
DL-Methionin.

Muß der Monographie **Racemisches Methionin (DL-Methioninum)** entsprechen.

(*RS*)-Methotrexat *R* 1120200

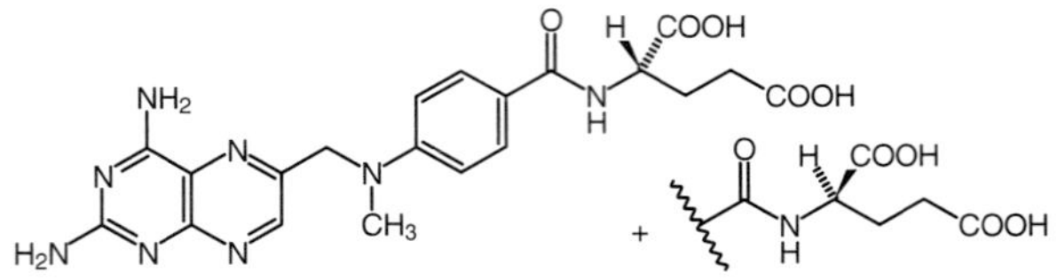

CAS Nr. 60388-53-6.
Mindestens 96,0 Prozent $C_{20}H_{22}N_8O_5$.
(*RS*)-2-[4-[[(2,4-Diaminopteridin-6-yl)methyl]methylamino]benzoylamino]pentandicarbonsäure.

Smp: Etwa 195 °C.

Methoxychlor *R* 1129300

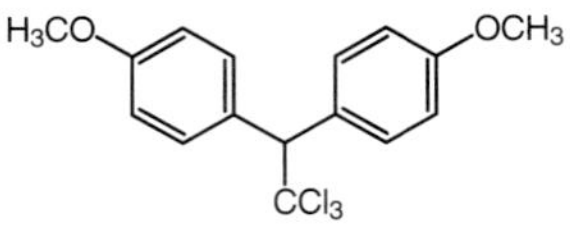

$C_{16}H_{15}Cl_3O_2$ M_r 345,7
CAS Nr. 72-43-5.
1,1-(2,2,2-Trichlorethyliden)bis(4-methoxybenzol);
1,1,1-Trichlor-2,2-bis(4-methoxyphenyl)ethan.

Praktisch unlöslich in Wasser, leicht löslich in den meisten organischen Lösungsmitteln.

Smp: 78 bis 86 °C.

Sdp: Etwa 346 °C.

Eine geeignete, zertifizierte Referenzlösung (10 ng/µl in Isooctan) kann verwendet werden.

Methoxyphenylessigsäure *R* 1053600

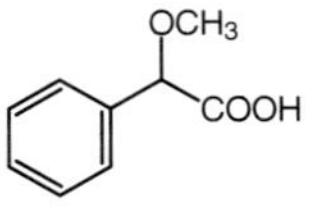

$C_9H_{10}O_3$ M_r 166,2
CAS Nr. 7021-09-2.
(*RS*)-2-Methoxy-2-phenylessigsäure.

Weißes, kristallines Pulver oder weiße bis fast weiße Kristalle; wenig löslich in Wasser, leicht löslich in Ethanol und Ether.

Smp: Etwa 70 °C.

Kühl zu lagern.

Methoxyphenylessigsäure-Reagenz *R* 1053601

2,7 g Methoxyphenylessigsäure *R* werden in 6 ml Tetramethylammoniumhydroxid-Lösung *R* gelöst. Die Lösung wird mit 20 ml wasserfreiem Ethanol *R* versetzt.

In einem Plastikbehältnis zu lagern.

trans*-2-Methoxyzimtaldehyd *R 1129500

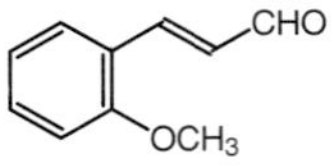

$C_{10}H_{10}O_2$ M_r 162,2
CAS Nr. 60125-24-8.
(*E*)-3-(2-Methoxyphenyl)propenal.

Smp: 44 bis 46 °C.

Wird die Substanz in der Gaschromatographie verwendet, muß sie zusätzlich folgender Anforderung entsprechen:

Gehaltsbestimmung: Die Bestimmung erfolgt mit Hilfe der Gaschromatographie (2.2.28) wie in der Monographie **Cassiaöl (Cinnamomi cassiae aetheroleum)** beschrieben.

Der Gehalt, berechnet mit Hilfe des Verfahrens „Normalisierung", muß mindestens 96,0 Prozent betragen.

Methylacetat *R* 1053700

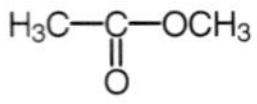

$C_3H_6O_2$ M_r 74,1
CAS Nr. 79-20-9.

Klare, farblose Flüssigkeit; löslich in Wasser, mischbar mit Ethanol.

d_{20}^{20}: Etwa 0,933.

n_D^{20}: Etwa 1,361.

Sdp: Etwa 56 bis 58 °C.

4-(Methylamino)phenolsulfat *R* 1053800

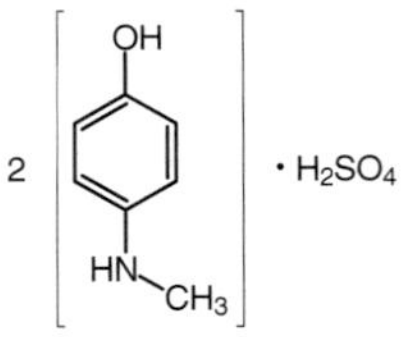

$C_{14}H_{20}N_2O_6S$ M_r 344,4
CAS Nr. 55-55-0.
4-(Methylamino)phenol-sulfat (2:1).

Farblose Kristalle; sehr leicht löslich in Wasser, schwer löslich in Ethanol, praktisch unlöslich in Ether.

Smp: Etwa 260 °C.

Methylanthranilat *R* 1107300

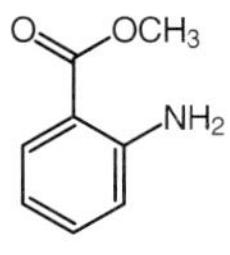

$C_8H_9NO_2$ M_r 151,2
CAS Nr. 134-20-3.
Methyl(2-aminobenzoat).

Farblose Kristalle oder farblose bis gelbliche Flüssigkeit; löslich in Wasser, leicht löslich in Ethanol und in Ether.

Smp: 24 bis 25 °C.
Sdp: 134 bis 136 °C.

Wird die Substanz in der Gaschromatographie verwendet, muß sie zusätzlich folgender Anforderung entsprechen:

Gehaltsbestimmung: Die Bestimmung erfolgt mit Hilfe der Gaschromatographie (2.2.28) wie in der Monographie **Bitterorangenblütenöl (Aurantii amari floris aetheroleum)** beschrieben.

Untersuchungslösung: Die Substanz.

Die Fläche des Hauptpeaks muß mindestens 95,0 Prozent der Summe aller Peakflächen betragen.

Methylarachidat *R* 1053900

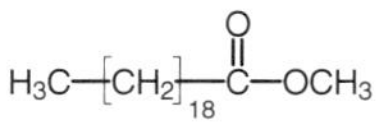

$C_{21}H_{42}O_2$ M_r 326,6
CAS Nr. 1120-28-1.
Methyleicosanoat.
Mindestens 98,0 Prozent $C_{21}H_{42}O_2$, mit Hilfe der Gaschromatographie (2.4.22) bestimmt.

Weiße bis gelbliche, kristalline Masse; löslich in Ethanol und Petroläther.

Smp: Etwa 46 °C.

Methylbehenat *R* 1107500

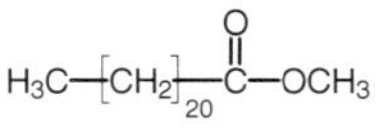

$C_{23}H_{46}O_2$ M_r 354,6
CAS Nr. 929-77-1.
Methyldocosanoat.

Smp: 54 bis 55 °C.

Methylbenzothiazolonhydrazonhydrochlorid *R* 1055300

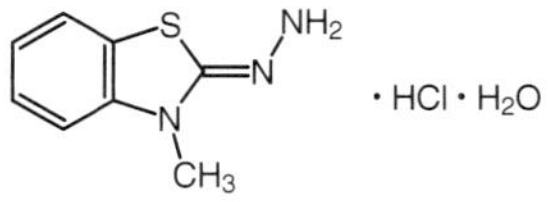

$C_8H_{10}ClN_3S \cdot H_2O$ M_r 233,7
CAS Nr. 149022-15-1.

3-Methyl-2(3*H*)-benzothiazolon-hydrazon-hydrochlorid, Monohydrat.

Fast weißes bis gelbliches, kristallines Pulver.

Smp: Etwa 270 °C.

Eignungsprüfung auf Aldehyde: 2 ml aldehydfreies Methanol *R* werden mit 60 µl einer Lösung von Propionaldehyd *R* (1 g · l^{-1}) in aldehydfreiem Methanol *R* und 5 ml einer Lösung der Substanz (4 g · l^{-1}) versetzt. Nach dem Mischen wird 30 min lang stehengelassen. Eine Blindlösung ohne Zusatz von Propionaldehyd-Lösung wird hergestellt. Die Untersuchungslösung und die Blindlösung werden mit je 25,0 ml einer Lösung von Eisen(III)-chlorid *R* (2 g · l^{-1}) versetzt, mit Aceton *R* zu 100,0 ml verdünnt und gemischt. Die Absorption (2.2.25) der Untersuchungslösung, bei 660 nm gegen die Blindlösung gemessen, muß mindestens 0,62 betragen.

2-Methylbutan *R* 1099500

$H_3C—CH_2—CH(CH_3)_2$

C_5H_{12} M_r 72,2
CAS Nr. 78-78-4.
Isopentan.
Mindestens 99,5 Prozent C_5H_{12}.

Farblose Flüssigkeit, sehr leicht entflammbar.

d_{20}^{20}: Etwa 0,621.

n_D^{20}: Etwa 1,354.

Sdp: Etwa 29 °C.

Wasser (2.5.12): Höchstens 0,02 Prozent.

Verdampfungsrückstand: Höchstens 0,0003 Prozent.

Die Transmission (2.2.25) der Substanz, gegen Wasser *R* gemessen, muß mindestens betragen:

50 Prozent bei 210 nm
85 Prozent bei 220 nm
98 Prozent bei 240 nm und größeren Wellenlängen.

2-Methylbut-2-en *R* 1055400

$H_3C—CH{=}C(CH_3)_2$

C_5H_{10} M_r 70,1
CAS Nr. 513-35-9.

Sehr leicht entflammbare Flüssigkeit; praktisch unlöslich in Wasser, mischbar mit Ethanol und Ether.

Sdp: 37,5 bis 38,5 °C.

Methylcaprat *R* 1054000

Siehe Methyldecanoat *R*.

Methylcaproat *R* 1120300

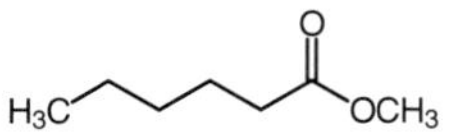

$C_7H_{14}O_2$ M_r 130,2
CAS Nr. 106-70-7.
Methylhexanoat.

d_{20}^{20}: Etwa 0,885.

n_D^{20}: Etwa 1,405.

Sdp: 150 bis 151 °C.

Methylcaprylat *R* 1120400

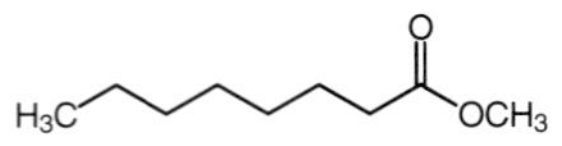

$C_9H_{18}O_2$ M_r 158,2
CAS Nr. 111-11-5.
Methyloctanoat.

d_{20}^{20}: Etwa 0,876.

n_D^{20}: Etwa 1,417.

Sdp: 193 bis 194 °C.

Methylcellulose 450 *R* 1055500

CAS Nr. 9004-67-5.

Muß der Monographie **Methylcellulose (Methylcellulosum)** entsprechen. Die Viskosität beträgt 450 mPa · s.

Methylcinnamat *R* 1099400

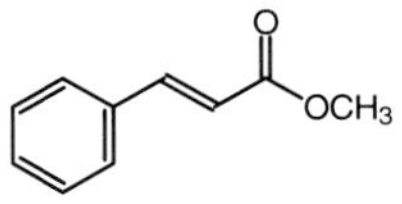

$C_{10}H_{10}O_2$ M_r 162,2
CAS Nr. 103-26-4.
Methyl[(*E*)-3-phenylpropenoat].

Farblose Kristalle; praktisch unlöslich in Wasser, leicht löslich in Ethanol und Ether.

n_D^{20}: Etwa 1,56.

Smp: 34 bis 36 °C.

Sdp: Etwa 260 °C.

Methyldecanoat *R* 1054000

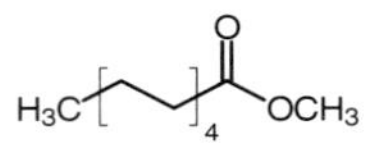

$C_{11}H_{22}O_2$ M_r 186,3
CAS Nr. 110-42-9.
Methyl-*n*-decanoat; Syn. Methylcaprat.
Mindestens 99,0 Prozent $C_{11}H_{22}O_2$.

Klare, farblose bis gelbe Flüssigkeit; löslich in Petroläther.

d_{20}^{20}: 0,871 bis 0,876.

n_D^{20}: 1,425 bis 1,426.

Fremde Substanzen: Die Prüfung erfolgt mit Hilfe der Gaschromatographie (2.2.28), wobei gleiche Volumteile der folgenden Lösungen injiziert werden: (1) eine Lösung der Substanz (20 mg · l^{-1}) in Schwefelkohlenstoff *R*, (2) eine Lösung der Substanz (2 g · l^{-1}) in Schwefelkohlenstoff *R* und (3) Schwefelkohlenstoff *R*. Die Prüfung erfolgt wie in der Monographie **Wollwachs (Adeps lanae)**, Prüfung auf Butylhydroxytoluol, angegeben. Die Gesamtfläche der Peaks, mit Ausnahme der Lösungsmittelpeaks und des Hauptpeaks, im Chromatogramm der Lösung (2) muß kleiner sein als die Fläche des Hauptpeaks im Chromatogramm der Lösung (1).

3-*O*-Methyldopaminhydrochlorid *R* 1055600

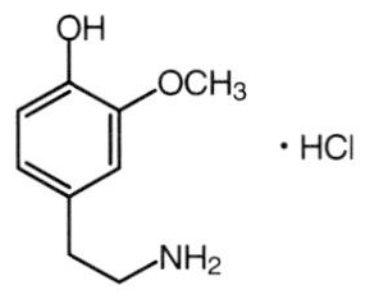

$C_9H_{14}ClNO_2$ M_r 203,7
CAS Nr. 1477-68-5.

4-(2-Aminoethyl)-2-methoxyphenol-hydrochlorid.

Smp: 213 bis 215 °C.

Dünnschichtchromatographie: Wird die Substanz unter den Bedingungen, wie unter **Dopaminhydrochlorid (Dopamini hydrochloridum)** angegeben, geprüft, zeigt das Chromatogramm von 10 µl einer Lösung der Substanz (75 mg · l^{-1}) in Methanol *R* nur einen Fleck.

4-*O*-Methyldopaminhydrochlorid *R* 1055700

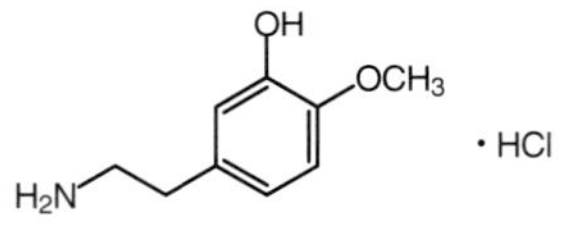

$C_9H_{14}ClNO_2$ M_r 203,7
CAS Nr. 645-33-0.

5-(2-Aminoethyl)-2-methoxyphenol-hydrochlorid.

Smp: 207 bis 208 °C.

Dünnschichtchromatographie: Wird die Substanz unter den Bedingungen, wie unter **Dopaminhydrochlorid (Dopamini hydrochloridum)** angegeben, geprüft, zeigt das Chromatogramm von 10 µl einer Lösung der Substanz (75 mg · l^{-1}) in Methanol *R* nur einen Fleck.

Methyleicosenoat *R* 1120500

Siehe Methylgadoleinoat *R*.

Methylenbisacrylamid *R* 1056000

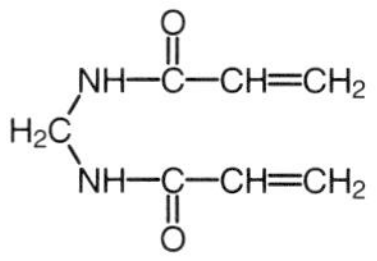

$C_7H_{10}N_2O_2$ M_r 154,2
CAS Nr. 110-26-9.
N,N'-Methylendipropenamid.

Feines, weißes bis fast weißes Pulver; schwer löslich in Wasser, löslich in Ethanol.

Die Substanz schmilzt unter Zersetzung oberhalb 300 °C.

Methylenblau *R* 1055800

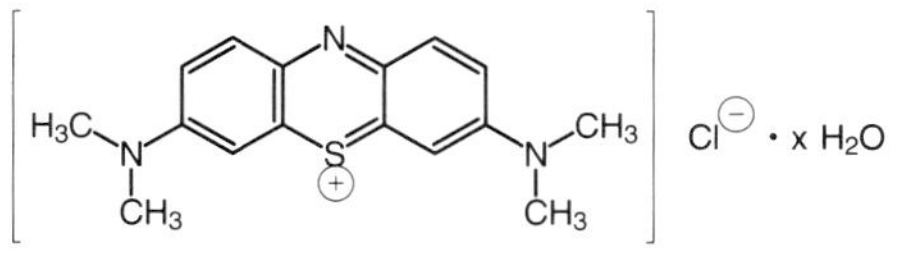

$C_{16}H_{18}ClN_3S \cdot x\ H_2O$ M_r 319,9
für die wasserfreie Substanz.
CAS Nr. 7220-79-3.
C.I. Nr. 52015; Schultz Nr. 1038.
3,7-Bis(dimethylamino)phenothiazinyliumchlorid, Hydrat; Syn. Methylthioniniumchlorid (INN).

Die Substanz kommt in verschiedenen Hydratformen vor und kann bis zu 22 Prozent Wasser enthalten.

Dunkelgrünes bis bronzefarbiges, kristallines Pulver; leicht löslich in Wasser, löslich in Ethanol.

Methylgadoleinoat *R* 1120500

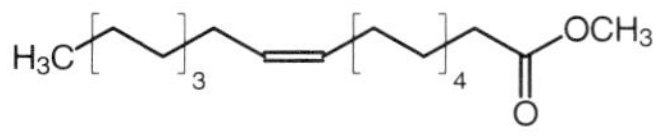

$C_{21}H_{40}O_2$ M_r 324,6
CAS Nr. 2390-09-2.
Methyl-11*Z*-eicos-11-enoat; Syn. Methyleicosenoat.

Methylgrün *R* 1054200

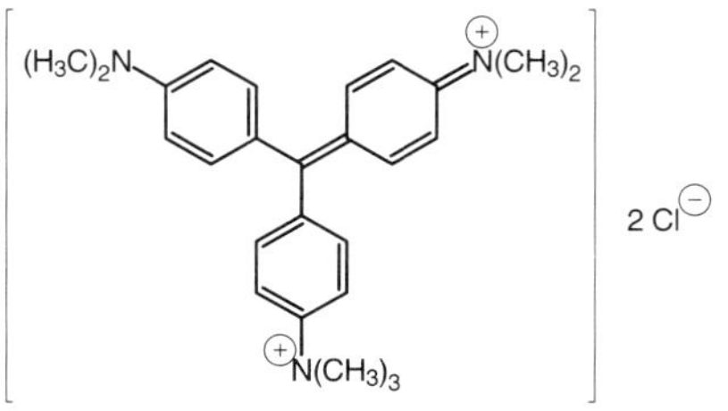

$C_{26}H_{33}Cl_2N_3$ M_r 458,5
CAS Nr. 7114-03-6;
C.I. Nr. 42585; Schultz Nr. 788.
α,α-Bis(4-dimethylaminophenyl)-4-(trimethylammonio)benzyliumdichlorid.

Grünes Pulver; löslich in Wasser, löslich in Schwefelsäure mit gelber Farbe, die beim Verdünnen mit Wasser nach Grün umschlägt.

Methylgrün-Papier *R* 1054201

Dünne Streifen eines geeigneten Filtrierpapiers werden mit einer Lösung von Methylgrün *R* (40 g · l^{-1}) imprägniert und an der Luft trocknen gelassen. Die Streifen werden 1 h lang mit einer Lösung imprägniert, die 140 g · l^{-1} Kaliumiodid *R* und 200 g · l^{-1} Quecksilber(II)-iodid *R* enthält. Die Streifen werden mit destilliertem Wasser *R* so lange abgewaschen, bis das Waschwasser fast farblos ist, und an der Luft trocknen gelassen.

Vor Licht geschützt zu lagern und innerhalb von 48 h zu verwenden.

Methyl-4-hydroxybenzoat *R* 1055000

CAS Nr. 99-76-3.

Die Substanz muß der Monographie **Methyl-4-hydroxybenzoat (Methylis parahydroxybenzoas)** entsprechen.

Methyllaurat *R* 1054400

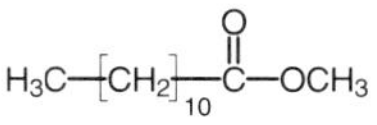

$C_{13}H_{26}O_2$ M_r 214,4
CAS Nr. 111-82-0.
Methyldodecanoat.

Mindestens 98,0 Prozent $C_{13}H_{26}O_2$, mit Hilfe der Gaschromatographie (2.4.22) bestimmt.

Farblose bis gelblich gefärbte Flüssigkeit; löslich in Ethanol und Petroläther.

d_{20}^{20}: Etwa 0,87.

n_D^{20}: Etwa 1,431.

Smp: Etwa 5 °C.

Methyllignocerat *R* 1120600

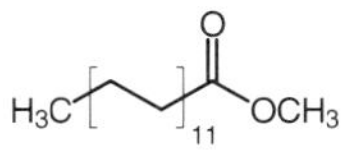

$C_{25}H_{50}O_2$ M_r 382,7
CAS Nr. 2442-49-1.
Methyltetracosanoat.

Plättchen.

Smp: Etwa 58 °C.

Methyllinoleat *R* 1120700

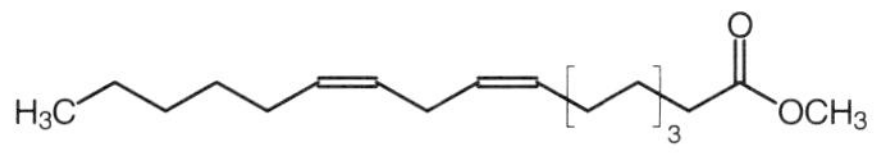

$C_{19}H_{34}O_2$ M_r 294,5
CAS Nr. 112-63-0.
Methyl(9*Z*,12*Z*)-octadeca-9,12-dienoat.

d_{20}^{20}: Etwa 0,888.

n_D^{20}: Etwa 1,466.

Sdp: 207 bis 208 °C.

Methyllinolenat *R* 1120800

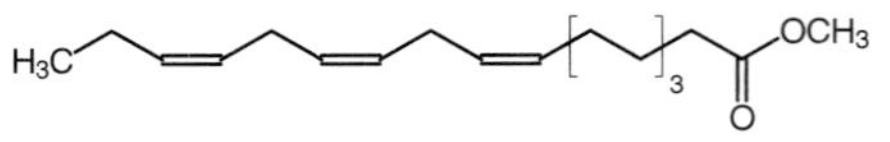

$C_{19}H_{32}O_2$ M_r 292,5
CAS Nr. 301-00-8.
Methyl(9*Z*,12*Z*,15*Z*)-octadeca-9,12,15-trienoat.

d_{20}^{20}: Etwa 0,901.

n_D^{20}: Etwa 1,471.

Sdp: Etwa 207 °C.

Methylmargarat *R* 1120900

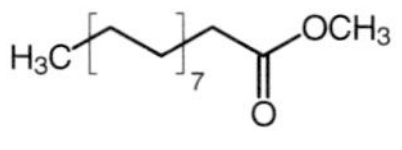

$C_{18}H_{36}O_2$ M_r 284,5
CAS Nr. 1731-92-6.
Methylheptadecanoat.

Smp: 32 bis 34 °C.

Methylmethacrylat *R* 1054500

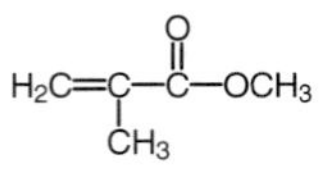

$C_5H_8O_2$ M_r 100,1
CAS Nr. 80-62-6.
Methyl-2-methylpropenoat.

Farblose Flüssigkeit.

n_D^{20}: Etwa 1,414.

Smp: Etwa –48 °C.

Sdp: Etwa 100 °C.

Enthält einen geeigneten Stabilisator.

Methylmyristat *R* 1054600

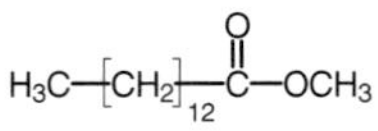

$C_{15}H_{30}O_2$ M_r 242,4
CAS Nr. 124-10-7.
Methyltetradecanoat.
Mindestens 98,0 Prozent $C_{15}H_{30}O_2$, mit Hilfe der Gaschromatographie (2.4.22) bestimmt.

Farblose bis schwach gelbliche Flüssigkeit; löslich in Ethanol und Petroläther.

d_{20}^{20}: Etwa 0,87.

n_D^{20}: Etwa 1,437.

Smp: Etwa 20 °C.

2-Methyl-5-nitroimidazol *R* 1056100

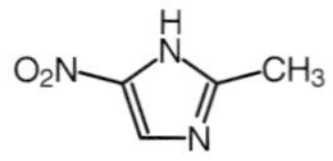

$C_4H_5N_3O_2$ M_r 127,1
CAS Nr. 88054-22-2.

Weißes bis leichtgelbes Pulver.

Smp: 252 bis 254 °C.

Methyloleat *R* 1054700

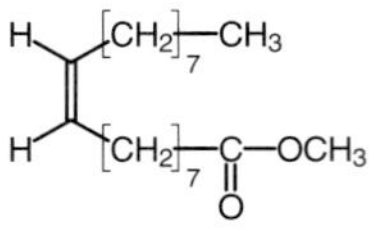

$C_{19}H_{36}O_2$ M_r 296,4
CAS Nr. 112-62-9.
(*Z*)-Methyl-9-octadecenoat.
Mindestens 98,0 Prozent $C_{19}H_{36}O_2$, mit Hilfe der Gaschromatographie (2.4.22) bestimmt.

Farblose bis schwach gelbliche Flüssigkeit; löslich in Ethanol und Petroläther.

d_{20}^{20}: Etwa 0,88.

n_D^{20}: Etwa 1,452.

Methylorange *R* 1054800

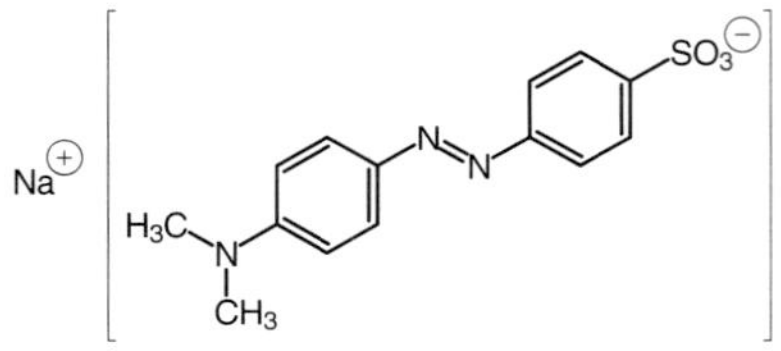

$C_{14}H_{14}N_3NaO_3S$ M_r 327,3
CAS Nr. 547-58-0;
C.I. Nr. 13025; Schultz Nr. 176.
4-(4-Dimethylaminophenylazo)benzolsulfonsäure, Natriumsalz.

Orangegelbes, kristallines Pulver; schwer löslich in Wasser, praktisch unlöslich in Ethanol.

Methylorange-Lösung *R* 1054802

0,1 g Methylorange *R* werden in 80 ml Wasser *R* gelöst. Die Lösung wird mit Ethanol 96 % *R* zu 100 ml verdünnt.

Empfindlichkeitsprüfung: Eine Mischung von 0,1 ml der Methylorange-Lösung und 100 ml kohlendioxidfreiem Wasser *R* muß gelb gefärbt sein. Bis zum Farbumschlag nach Rot dürfen höchstens 0,1 ml Salzsäure (1 mol · l^{-1}) verbraucht werden.

Umschlagsbereich: *p*H-Wert 3,0 (rot) bis 4,4 (gelb).

Methylorange-Mischindikator-Lösung *R* 1054801

20 mg Methylorange *R* und 0,1 g Bromcresolgrün *R* werden in 1 ml Natriumhydroxid-Lösung (0,2 mol · l^{-1}) gelöst. Die Lösung wird mit Wasser *R* zu 100 ml verdünnt.

Umschlagsbereich: *p*H-Wert 3,0 (orange) bis 4,4 (olivgrün).

Methylpalmitat *R* 1054900

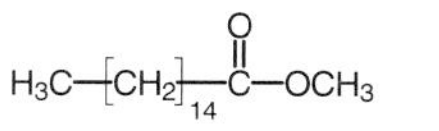

$C_{17}H_{34}O_2$ M_r 270,5
CAS Nr. 112-39-0.
Methylhexadecanoat.
Mindestens 98,0 Prozent $C_{17}H_{34}O_2$, mit Hilfe der Gaschromatographie (2.4.22) bestimmt.

Weiße bis gelbliche, kristalline Masse; löslich in Ethanol und Petroläther.

Smp: Etwa 30 °C.

Methylpalmitoleat *R* 1121000

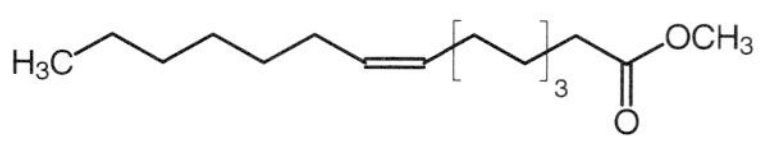

$C_{17}H_{32}O_2$ M_r 268,4
CAS Nr. 1120-25-8.
Methyl(9*Z*)-hexadec-9-enoat.

d_{20}^{20}: Etwa 0,876.

n_D^{20}: Etwa 1,451.

4-Methylpentan-2-ol *R* 1114300

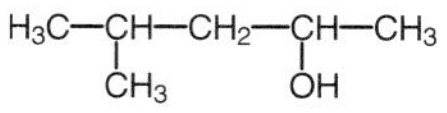

$C_6H_{14}O$ M_r 102,2
CAS Nr. 108-11-2.

Klare, farblose, flüchtige Flüssigkeit.

d_4^{20}: Etwa 0,802.

n_D^{20}: Etwa 1,411.

Sdp: Etwa 130 °C.

Methylphenyloxazolylbenzol *R* 1056200

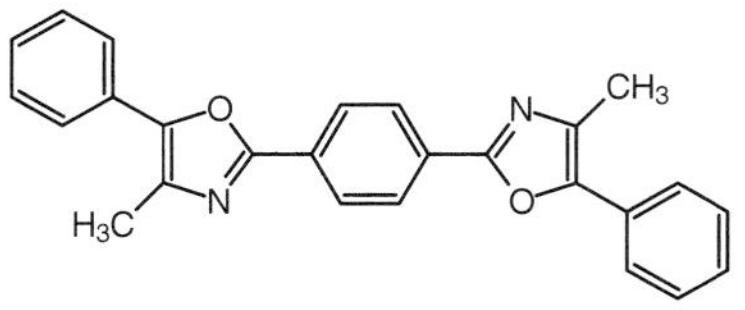

$C_{26}H_{20}N_2O_2$ M_r 392,5
CAS Nr. 3073-87-8.
2,2′-*p*-Phenylenbis(4-methyl-5-phenyloxazol).

Feines, grünlichgelbes Pulver mit blauer Fluoreszenz oder kleine Kristalle; löslich in Ethanol, wenig löslich in Xylol.

Smp: Etwa 233 °C.

Methylphenyloxazolylbenzol, das in der Szintillationsmessung verwendet wird, muß eine dafür geeignete Qualität haben.

1-Methyl-4-phenyl-1,2,3,6-tetrahydropyridin *R*

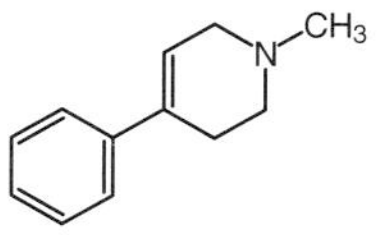

$C_{12}H_{15}N$ M_r 173,3
CAS Nr. 28289-54-5.
MPTP.
Weißes bis fast weißes, kristallines Pulver; schwer löslich in Wasser.

Smp: Etwa 41 °C.

Methylpiperazin *R* 1056300

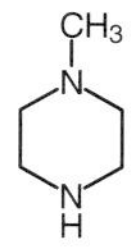

$C_5H_{12}N_2$ M_r 100,2
CAS Nr. 74879-18-8.
1-Methylpiperazin.

Farblose Flüssigkeit; mischbar mit Wasser und Ethanol.

d_{20}^{20}: Etwa 0,90.

n_D^{20}: Etwa 1,466.

Sdp: Etwa 138 °C.

4-(4-Methylpiperidino)pyridin *R* 1114400

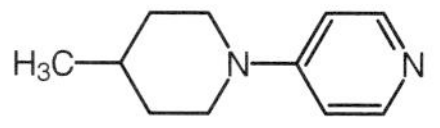

$C_{11}H_{16}N_2$ M_r 176,3
CAS Nr. 80965-30-6.

Klare Flüssigkeit.

n_D^{20}: Etwa 1,565.

2-Methyl-1-propanol *R* 1056400

$(H_3C)_2CH{-}CH_2OH$

$C_4H_{10}O$ M_r 74,1
CAS Nr. 78-83-1.
Isobutylalkohol.

Farblose Flüssigkeit; löslich in Wasser, mischbar mit Ethanol und Ether.

d_{20}^{20}: Etwa 0,80.

n_D^{15}: 1,397 bis 1,399.

Sdp: Etwa 107 °C.

Destillationsbereich (2.2.11): Mindestens 96 Prozent müssen zwischen 107 und 109 °C destillieren.

Methylrot *R* 1055100

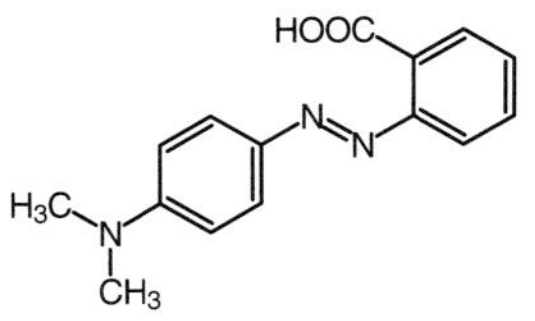

$C_{15}H_{15}N_3O_2$ M_r 269,3
CAS Nr. 493-52-7.
C.I. Nr. 13020; Schultz Nr. 250.
2-(4-Dimethylaminophenylazo)benzoesäure.

Dunkelrotes Pulver oder violette Kristalle; praktisch unlöslich in Wasser, löslich in Ethanol.

Methylrot-Lösung *R* 1055102

50 mg Methylrot *R* werden in einer Mischung von 1,86 ml Natriumhydroxid-Lösung (0,1 mol · l^{-1}) und 50 ml Ethanol 96 % *R* gelöst. Die Lösung wird mit Wasser *R* zu 100 ml verdünnt.

Empfindlichkeitsprüfung: Eine Mischung von 0,1 ml der Methylrot-Lösung, 100 ml kohlendioxidfreiem Wasser *R* und 0,05 ml Salzsäure (0,02 mol · l^{-1}) muß rot gefärbt sein. Bis zum Farbumschlag nach Gelb dürfen höchstens 0,1 ml Natriumhydroxid-Lösung (0,02 mol · l^{-1}) verbraucht werden.

Umschlagsbereich: *p*H-Wert 4,4 (rot) bis 6,0 (gelb).

Methylrot-Mischindikator-Lösung *R* 1055101

0,1 g Methylrot *R* und 50 mg Methylenblau *R* werden in 100 ml Ethanol 96 % *R* gelöst.

Umschlagsbereich: *p*H-Wert 5,2 (rotviolett) bis 5,6 (grün).

Methylstearat *R* 1055200

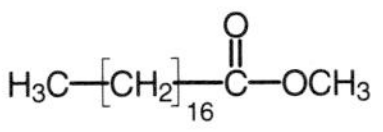

$C_{19}H_{38}O_2$ M_r 298,5
CAS Nr. 112-61-8.
Methyloctadecanoat.
Mindestens 98,0 Prozent $C_{19}H_{38}O_2$, mit Hilfe der Gaschromatographie (2.4.22) bestimmt.

Weiße bis gelbliche, kristalline Masse; löslich in Ethanol und Petroläther.

Smp: Etwa 38 °C.

Methyltricosanoat *R* 1111500

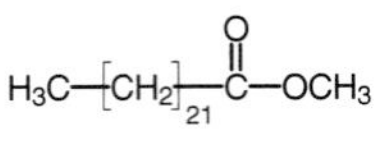

$C_{24}H_{48}O_2$ M_r 368,6
CAS Nr. 2433-97-8.
Tricosansäuremethylester.
Mindestens 99,0 Prozent $C_{24}H_{48}O_2$.

Weiße Kristalle; praktisch unlöslich in Wasser, löslich in Hexan.

Smp: 55 bis 56 °C.

Methyltridecanoat *R* 1121100

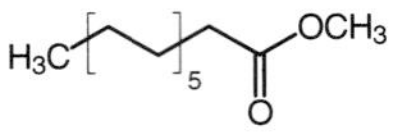

$C_{14}H_{28}O_2$ M_r 228,4
CAS Nr. 1731-88-0.

Farblose bis schwach gelbe Flüssigkeit; löslich in Ethanol und Petroläther.

d_{20}^{20}: Etwa 0,86.

n_D^{20}: Etwa 1,441.

Smp: Etwa 6 °C.

N*-Methyltrimethylsilyltrifluoracetamid *R 1129600

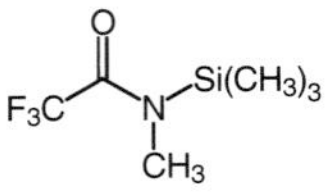

$C_6H_{12}F_3NOSi$ M_r 199,3
CAS Nr. 24589-78-4.
2,2,2-Trifluor-*N*-methyl-*N*-(trimethylsilyl)acetamid.

n_D^{20}: Etwa 1,380.

Sdp: 130 bis 132 °C.

Milchsäure *R* 1047800

CAS Nr. 50-21-5.

Muß der Monographie **Milchsäure (Acidum lacticum)** entsprechen.

Milchsäure-Reagenz *R* 1047801

Lösung A: Zu 60 ml Milchsäure *R* werden 45 ml einer zuvor filtrierten, ohne Erhitzen mit Sudanrot G *R* gesättigten Milchsäure *R* gegeben; da die Sättigung der Milchsäure ohne Erhitzen nur langsam erfolgt, ist stets ein Überschuß an Farbstoff erforderlich.

Lösung B: 10 ml einer gesättigten Lösung von Anilin *R* werden hergestellt und filtriert.

Lösung C: 75 mg Kaliumiodid *R* werden in Wasser zu 70 ml gelöst. Der Lösung werden 10 ml Ethanol 96% *R* und 0,1 g Iod *R* unter Schütteln zugesetzt.

Die Lösungen A und B werden gemischt; Lösung C wird zugesetzt.

Millons Reagenz *R* 1052801

Quecksilbernitrat-Lösung.

3 ml Quecksilber *R* werden in 27 ml rauchender Salpetersäure *R* gelöst.

Die Lösung wird vorsichtig und unter Kühlung mit dem gleichen Volumen Wasser *R* verdünnt.

Vor Licht geschützt zu lagern. Höchstens 2 Monate lang haltbar.

Molekularsieb *R* 1056600

Kugelförmige Partikel, bestehend aus Natriumaluminiumsilicat, mit einem Durchmesser von 2 mm und einer Porengröße von 0,4 nm.

Molekularsieb zur Chromatographie *R* 1129700

Molekularsieb, bestehend aus Natriumaluminiumsilicat. Die Porengröße wird in Klammern nach dem Namen des Reagenzes bei den entsprechenden Prüfungen angegeben. Falls erforderlich wird die Teilchengröße ebenfalls angegeben.

Molybdänschwefelsäure *R* 2 1086400

Etwa 50 mg Ammoniummolybdat *R* werden in 10 ml Schwefelsäure *R* gelöst.

Molybdänschwefelsäure *R* 3 1086500

Unter Erhitzen werden 2,5 g Ammoniummolybdat *R* in 20 ml Wasser *R* gelöst. Getrennt werden 28 ml Schwefelsäure *R* mit 50 ml Wasser *R* gemischt. Die Mischung wird abgekühlt. Beide Lösungen werden gemischt und mit Wasser *R* zu 100 ml verdünnt.

In einem Plastikbehältnis zu lagern.

Molybdatophosphorsäure *R* 1064900

$12\ MoO_3 \cdot H_3PO_4 \cdot x\ H_2O$
CAS Nr. 51429-74-4.

Feine, orangegelbe Kristalle; leicht löslich in Wasser, löslich in Ethanol und Ether.

Molybdatophosphorsäure-Lösung *R* 1064901

4 g Molybdatophosphorsäure *R* werden in Wasser *R* zu 40 ml gelöst. Vorsichtig und unter Kühlung werden 60 ml Schwefelsäure *R* hinzugegeben.

Bei Bedarf frisch herzustellen.

Molybdat-Vanadat-Reagenz *R* 1056700

In einem 150-ml-Becherglas werden 4 g fein gepulvertes Ammoniummolybdat *R* und 0,1 g fein gepulvertes Ammoniumvanadat *R* gemischt. Nach Zusatz von 70 ml Wasser *R* werden die Kristalle mit Hilfe eines Glasstabs zerstoßen. Die innerhalb von einigen Minuten erhaltene klare Lösung wird nach Zusatz von 20 ml Salpetersäure *R* mit Wasser *R* zu 100 ml verdünnt.

Molybdat-Vanadat-Reagenz *R* 2 1060100

Lösung I: 10 g Ammoniummolybdat *R* werden in Wasser *R* gelöst. Nach Zusatz von 1 ml Ammoniak-Lösung *R* wird mit Wasser *R* zu 100 ml verdünnt.

Lösung II: 2,5 g Ammoniumvanadat *R* werden in heißem Wasser *R* gelöst. Nach Zusatz von 14 ml Salpetersäure *R* wird mit Wasser *R* zu 500 ml verdünnt.

96 ml Salpetersäure *R* werden mit 100 ml Lösung I und 100 ml Lösung II gemischt und mit Wasser *R* zu 500 ml verdünnt.

Molybdat-Wolframat-Reagenz *R* 1065000

100 g Natriumwolframat *R* und 25 g Natriummolybdat *R* werden in 700 ml Wasser *R* gelöst. Nach Zusatz von 100 ml Salzsäure *R* und 50 ml Phosphorsäure 85 % *R* wird die Mischung 10 h lang in einer Glasapparatur zum Rückfluß erhitzt. Nach Zusatz von 150 g Lithiumsulfat *R* und 50 ml Wasser *R* werden einige Tropfen Brom *R* hinzugefügt. Die Mischung wird zum Entfernen des Überschusses an Brom gekocht (15 min lang), abgekühlt, mit Wasser *R* zu 1000 ml verdünnt und filtriert. Das Reagenz sollte gelb gefärbt sein. Hat es eine grünliche Färbung, ist es für den Gebrauch ungeeignet; durch Kochen mit einigen Tropfen Brom *R* kann es aber wieder regeneriert werden, dabei muß aber der Überschuß an Brom durch Kochen entfernt werden.

Bei 2 bis 8 °C zu lagern.

Molybdat-Wolframat-Reagenz, verdünntes *R* 1065001

1 Volumteil Molybdat-Wolframat-Reagenz *R* wird mit 2 Volumteilen Wasser *R* verdünnt.

Morphinhydrochlorid *R* 1056900

Muß der Monographie **Morphinhydrochlorid (Morphini hydrochloridum)** entsprechen.

Morpholin *R* 1057000

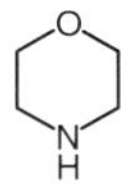

C_4H_9NO M_r 87,1
CAS Nr. 110-91-8.

Farblose, hygroskopische, entflammbare Flüssigkeit; löslich in Wasser und Ethanol.

d_{20}^{20}: Etwa 1,01.

Destillationsbereich (2.2.11): Mindestens 95 Prozent müssen zwischen 126 und 130 °C destillieren.

Dicht verschlossen zu lagern.

Morpholin zur Chromatographie *R* 1057001

Entspricht Morpholin *R* mit folgender zusätzlichen Anforderung:

Mindestens 99,5 Prozent C_4H_9NO.

Myosmin *R* 1121200

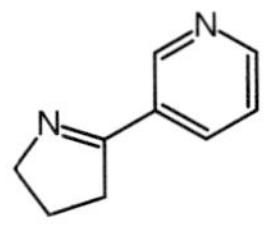

$C_9H_{10}N_2$ M_r 146,2
CAS Nr. 532-12-7.
3-(4,5-Dihydro-3*H*-pyrrol-2-yl)pyridin.

Farblose Kristalle.

Smp: Etwa 45 °C.

β-Myrcen *R* 1114500

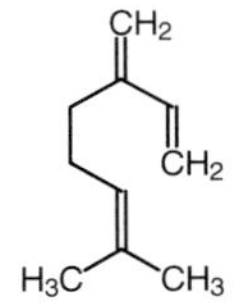

$C_{10}H_{16}$ M_r 136,2
CAS Nr. 123-35-3.
7-Methyl-3-methylenocta-1,6-dien.

Ölige Flüssigkeit mit einem angenehmen Geruch; praktisch unlöslich in Wasser, mischbar mit Ethanol, löslich in Ether und Essigsäure 98 %. Die Substanz löst sich in Alkalihydroxid-Lösungen.

d_4^{20}: Etwa 0,794.

n_D^{20}: Etwa 1,470.

Wird die Substanz in der Gaschromatographie verwendet, muß sie zusätzlich folgender Anforderung entsprechen:

Gehaltsbestimmung: Die Bestimmung erfolgt mit Hilfe der Gaschromatographie (2.2.28) wie in der Monographie **Pfefferminzöl (Menthae piperitae aetheroleum)** beschrieben.

Untersuchungslösung: Die Substanz.

Die Fläche des Hauptpeaks muß mindestens 90,0 Prozent der Summe aller Peakflächen betragen.

Myristicin *R* 1099600

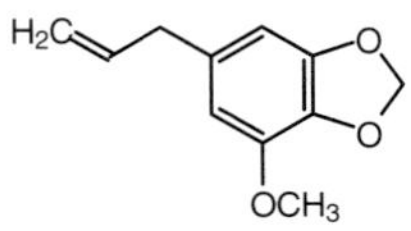

$C_{11}H_{12}O_3$ M_r 192,2
CAS Nr. 607-91-0.
6-Allyl-4-methoxy-1,3-benzodioxol;
5-Allyl-1-methoxy-2,3-methylendioxybenzol;
4-Methoxy-6-(prop-2-enyl)-1,3-benzodioxol.

Ölige, farblose Flüssigkeit; praktisch unlöslich in Wasser, schwer löslich in wasserfreiem Ethanol, löslich in Ether, mischbar mit Toluol und Xylol.

d_{20}^{20}: Etwa 1,144.

n_D^{20}: Etwa 1,540.

Smp: Etwa 173 °C.

Sdp: 276 bis 277 °C.

Dünnschichtchromatographie: Die Substanz wird wie unter **Sternanis (Anisi stellati fructus)** angegeben geprüft. Das Chromatogramm zeigt nur einen Hauptfleck.

Wird die Substanz in der Gaschromatographie verwendet, muß sie zusätzlich folgender Anforderung entsprechen:

Gehaltsbestimmung: Die Bestimmung erfolgt mit Hilfe der Gaschromatographie (2.2.28) wie in der Monographie **Muskatöl (Myristicae fragrantis aetheroleum)** beschrieben.

Der Gehalt, berechnet mit Hilfe des Verfahrens „Normalisierung", muß mindestens 95,0 Prozent betragen.

Kühl und vor Licht geschützt zu lagern.

Myristylalkohol *R* 1121300

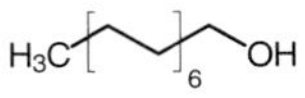

$C_{14}H_{30}O$ M_r 214,4
CAS Nr. 112-72-1.
1-Tetradecanol.

d_{20}^{20}: Etwa 0,823.

Smp: 38 bis 40 °C.

N

Naphthalin *R* 1057100

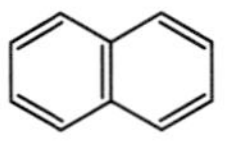

$C_{10}H_8$ M_r 128,2
CAS Nr. 91-20-3.

Weiße Kristalle; praktisch unlöslich in Wasser, leicht löslich in Ether, löslich in Ethanol.

Smp: Etwa 80 °C.

Naphthalin, das in der Szintillationsmessung verwendet wird, muß eine dafür geeignete Qualität haben.

Naphtharson *R* 1121400

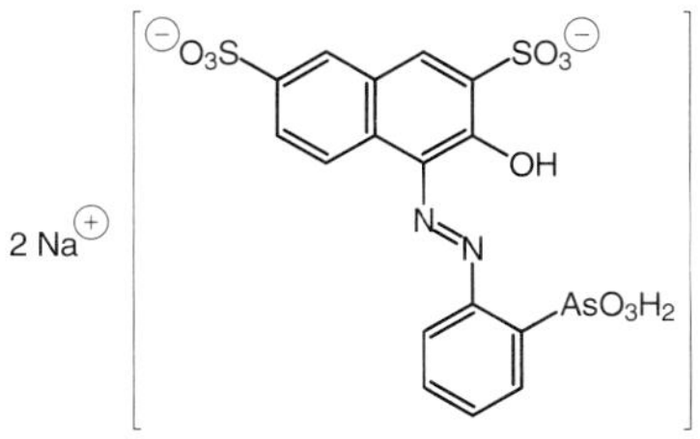

$C_{16}H_{11}AsN_2Na_2O_{10}S_2$ *M*r 576,3

CAS Nr. 132-33-2.

Thorin; 4-[(2-Arsonophenyl)azo]-3-hydroxynaphthalin-2,7-disulfonsäure, Dinatriumsalz.

Rotes Pulver; löslich in Wasser.

Naphtharson-Lösung *R* 1121401

Eine Lösung von Naphtharson *R* (0,58 g · l^{-1}).

Empfindlichkeitsprüfung: Zu 50 ml Ethanol 96 % *R* werden 20 ml Wasser *R*, 1 ml Schwefelsäure (0,05 mol · l^{-1}) und 1 ml Naphtharson-Lösung gegeben. Die Lösung wird mit Bariumperchlorat-Lösung (0,025 mol · l^{-1}) bis zum Farbumschlag von Orangegelb nach Orangerosa titriert.

Vor Licht geschützt aufbewahrt, ist die Lösung innerhalb 1 Woche zu verwenden.

1-Naphthol *R* 1057300

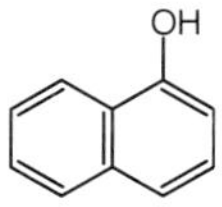

$C_{10}H_8O$ *M*r 144,2

CAS Nr. 90-15-3.

Syn. α-Naphthol.

Weißes, kristallines Pulver oder farblose bis weiße Kristalle, färbt sich am Licht dunkel; schwer löslich in Wasser, leicht löslich in Ethanol und Ether.

Smp: Etwa 95 °C.

Vor Licht geschützt zu lagern.

1-Naphthol-Lösung *R* 1057301

0,10 g 1-Naphthol *R* werden in 3 ml einer Lösung von Natriumhydroxid *R* (150 g · l^{-1}) gelöst. Die Lösung wird mit Wasser *R* zu 100 ml verdünnt.

Bei Bedarf frisch herzustellen.

2-Naphthol *R* 1057400

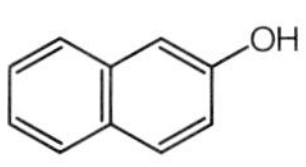

$C_{10}H_8O$ *M*r 144,2

CAS Nr. 135-19-3.

Syn. β-Naphthol.

Weiße bis schwach rosa gefärbte Kristalle oder Plättchen; sehr schwer löslich in Wasser, sehr leicht löslich in Ethanol.

Smp: Etwa 122 °C.

Vor Licht geschützt zu lagern.

2-Naphthol-Lösung *R* 1057401

5 g frisch umkristallisiertes 2-Naphthol *R* werden in 40 ml verdünnter Natriumhydroxid-Lösung *R* gelöst. Die Lösung wird mit Wasser *R* zu 100 ml verdünnt.

Bei Bedarf frisch herzustellen.

2-Naphthol-Lösung *R* 1 1057402

3,0 mg 2-Naphthol *R* werden in 50 ml Schwefelsäure *R* gelöst. Die Lösung wird mit Schwefelsäure *R* zu 100,0 ml verdünnt.

Bei Bedarf frisch herzustellen.

Naphtholbenzein *R* 1057600

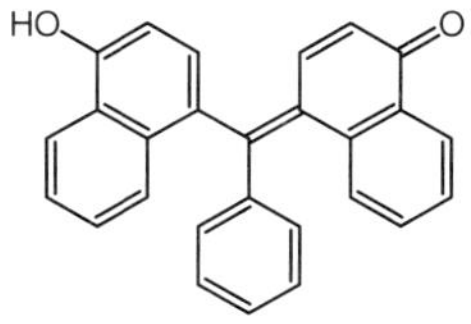

$C_{27}H_{18}O_2$ *M*r 374,5

CAS Nr. 6948-88-5.

(*E*/*Z*)-4-[(4-Hydroxy-1-naphthyl)phenylmethylen]=naphthalin-1(4*H*)-on.

Rotbraunes Pulver oder braunschwarze, glänzende Kristalle; praktisch unlöslich in Wasser, löslich in Essigsäure 99 % und Ethanol.

Naphtholbenzein-Lösung *R* 1057601

Eine Lösung von Naphtholbenzein *R* (2 g · l^{-1}) in wasserfreier Essigsäure *R*.

Empfindlichkeitsprüfung: 50 ml Essigsäure 98 % *R* werden mit 0,25 ml der Naphtholbenzein-Lösung versetzt. Die Lösung muß gelbbraun gefärbt sein. Bis zum Farbumschlag nach Grün dürfen höchstens 0,05 ml Perchlorsäure (0,1 mol · l^{-1}) verbraucht werden.

1-Naphthylamin *R* 1057700

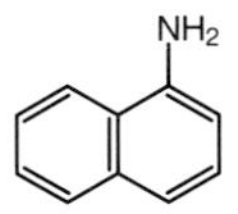

$C_{10}H_9N$ M_r 143,2
CAS Nr. 134-32-7.
Syn. α-Naphthylamin.

Weißes, kristallines Pulver, färbt sich an Licht und Luft rötlich; schwer löslich in Wasser, leicht löslich in Ethanol und Ether.

Smp: Etwa 51 °C.

Vor Licht geschützt zu lagern.

Naphthylethylendiamindihydrochlorid *R* 1057800

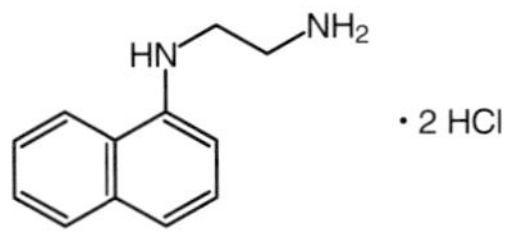

$C_{12}H_{16}Cl_2N_2$ M_r 259,2
CAS Nr. 1465-25-4.
N-(1-Naphthyl)ethylendiamin-dihydrochlorid.

Weißes bis gelblichweißes Pulver; löslich in Wasser, schwer löslich in Ethanol.

Die Substanz kann Kristallmethanol enthalten.

Natrium *R* 1078500

Na A_r 22,99
CAS Nr. 7440-23-5.

Metall, dessen frisch geschnittene Oberfläche glänzendes, silbergraues Aussehen hat. An der Luft wird die Oberfläche schnell glanzlos, oxidiert vollständig zu Natriumhydroxid und geht in Natriumcarbonat über. Mit Wasser reagiert es heftig unter Wasserstoffentwicklung und Bildung einer Lösung von Natriumhydroxid; löslich in wasserfreiem Methanol unter Wasserstoffentwicklung und Bildung einer Lösung von Natriummethanolat; praktisch unlöslich in Ether und Petroläther.

Dicht verschlossen, unter Petroläther oder flüssigem Paraffin zu lagern.

Natriumacetat *R* 1078600

CAS Nr. 6131-90-4.

Muß der Monographie **Natriumacetat (Natrii acetas)** entsprechen.

Natriumacetat, wasserfreies *R* 1078700

$C_2H_3NaO_2$ M_r 82,0
CAS Nr. 127-09-3.

Kristalle oder Körnchen, farblos; sehr leicht löslich in Wasser, wenig löslich in Ethanol.

Trocknungsverlust (2.2.32): Höchstens 2,0 Prozent, durch Trocknen im Trockenschrank bei 100 bis 105 °C bis zur konstanten Masse bestimmt.

Natriumarsenit-Lösung *R* 1008301

0,50 g Arsen(III)-oxid *R* werden in 5 ml verdünnter Natriumhydroxid-Lösung *R* gelöst. Nach Zusatz von 2,0 g Natriumhydrogencarbonat *R* wird mit Wasser *R* zu 100,0 ml verdünnt.

Natriumascorbat-Lösung *R* 1078800

CAS Nr. 134-03-2.

3,5 g Ascorbinsäure *R* werden in 20 ml Natriumhydroxid-Lösung (1 mol · l^{-1}) gelöst.

Bei Bedarf frisch herzustellen.

Natriumazid *R* 1078900

NaN_3 M_r 65,0
CAS Nr. 26628-22-8.

Weißes, kristallines Pulver oder Kristalle; leicht löslich in Wasser, schwer löslich in Ethanol, praktisch unlöslich in Ether.

Natriumbismutat *R* 1079000

$NaBiO_3$ M_r 280,0
CAS Nr. 12232-99-4.
Mindestens 85,0 Prozent $NaBiO_3$.

Gelbes bis gelblichbraunes Pulver, sich langsam in feuchter Atmosphäre oder bei höherer Temperatur zersetzend; praktisch unlöslich in kaltem Wasser.

Gehaltsbestimmung: 0,200 g Substanz werden in 10 ml einer Lösung von Kaliumiodid *R* (200 g · l^{-1}) suspendiert. Nach Zusatz von 20 ml verdünnter Schwefelsäure *R* und 1 ml Stärke-Lösung *R* wird mit Natriumthiosulfat-Lösung (0,1 mol · l^{-1}) bis zur Orangefärbung titriert.

1 ml Natriumthiosulfat-Lösung (0,1 mol · l^{-1}) entspricht 14,00 mg $NaBiO_3$.

Natriumbutansulfonat *R* 1115600

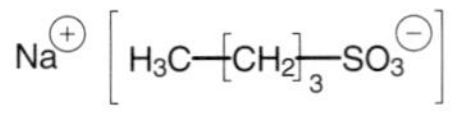

$C_4H_9NaO_3S$ M_r 160,2
CAS Nr. 2386-54-1.
Butan-1-sulfonsäure, Natriumsalz.

Weißes, kristallines Pulver; löslich in Wasser.

Smp: Oberhalb von 300 °C.

Natriumcarbonat *R* 1079200

CAS Nr. 5968-11-6.

Muß der Monographie **Natriumcarbonat-Decahydrat (Natrii carbonas decahydricus)** entsprechen.

Natriumcarbonat, wasserfreies *R* 1079300

Na_2CO_3 M_r 106,0
CAS Nr. 497-19-8.

Weißes, hygroskopisches Pulver; leicht löslich in Wasser. Wird die Substanz auf etwa 300 °C erhitzt, darf der Masseverlust höchstens 1 Prozent betragen.
Dicht verschlossen zu lagern.

Natriumcarbonat-Lösung *R* 1079301

Eine Lösung von wasserfreiem Natriumcarbonat *R* (106 g · l^{-1}).

Natriumcarbonat-Lösung *R* 1 1079302

Eine Lösung von wasserfreiem Natriumcarbonat *R* (20 g · l^{-1}) in Natriumhydroxid-Lösung (0,1 mol · l^{-1}).

Natriumcarbonat-Lösung *R* 2

Eine Lösung von wasserfreiem Natriumcarbonat *R* (40 g · l^{-1}) in Natriumhydroxid-Lösung (0,2 mol · l^{-1}).

Natriumcarbonat-Monohydrat *R* 1131700

CAS Nr. 5968-11-6.

Muß der Monographie **Natriumcarbonat-Monohydrat (Natrii carbonas monohydricus)** entsprechen.

Natriumcetylstearylsulfat *R* 1079400

Muß der Monographie **Natriumcetylstearylsulfat (Natrii cetylo- et stearylosulfas)** entsprechen.

Natriumchlorid *R* 1079500

CAS Nr. 7647-14-5.

Muß der Monographie **Natriumchlorid (Natrii chloridum)** entsprechen.

Natriumchlorid-Lösung *R* 1079502

Eine 20prozentige Lösung (*m*/*m*) von Natriumchlorid *R*.

Natriumchlorid-Lösung, gesättigte *R* 1079503

1 Teil Natriumchlorid *R* wird mit 2 Teilen Wasser *R* gemischt und unter gelegentlichem Schütteln stehengelassen. Vor Gebrauch wird dekantiert und die Lösung falls erforderlich filtriert.

Natriumcitrat *R* 1079600

CAS Nr. 6132-04-3.

Muß der Monographie **Natriumcitrat (Natrii citras)** entsprechen.

Natriumdecansulfonat *R* 1079800

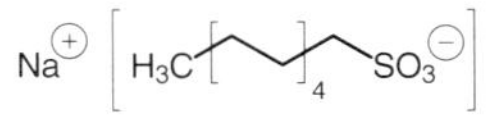

$C_{10}H_{22}NaO_3S$ M_r 245,3
CAS Nr. 13419-61-9.
Decan-1-sulfonsäure, Natriumsalz.

Kristallines Pulver oder Schuppen, weiß bis fast weiß; leicht löslich in Wasser, löslich in Methanol.

Natriumdesoxycholat *R* 1131800

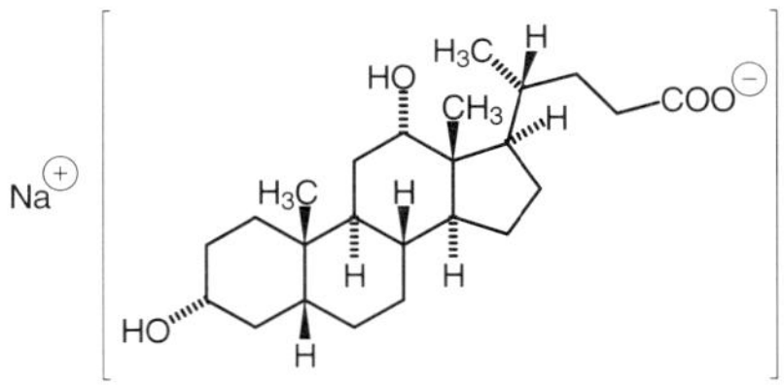

$C_{24}H_{39}NaO_4$ M_r 414,6
CAS Nr. 302-95-4.
Natrium-3α,12α-dihydroxy-5β-cholan-24-oat.

Natriumdiethyldithiocarbamat *R* 1080000

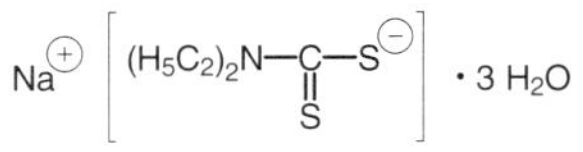

$C_5H_{10}NNaS_2 \cdot 3\ H_2O$ M_r 225,3
CAS Nr. 20624-25-3.

Weiße bis farblose Kristalle; leicht löslich in Wasser, löslich in Ethanol. Die wäßrige Lösung ist farblos.

Natriumdihydrogenphosphat *R* 1080100

CAS Nr. 13472-35-0.

Muß der Monographie **Natriumdihydrogenphosphat-Dihydrat (Natrii dihydrogenphosphas dihydricus)** entsprechen.

Natriumdihydrogenphosphat, wasserfreies *R* 1080200

NaH_2PO_4 M_r 120,0
CAS Nr. 7558-80-7.

Weißes, hygroskopisches Pulver.
Dicht verschlossen zu lagern.

Natriumdihydrogenphosphat-Monohydrat *R* 1080300

$NaH_2PO_4 \cdot H_2O$ M_r 138,0
CAS Nr. 10049-21-5.

Weiße, leicht zerfließende Kristalle oder Körnchen; sehr leicht löslich in Wasser, praktisch unlöslich in Ethanol.
Dicht verschlossen zu lagern.

Natriumdiphosphat *R* 1083600

$Na_4P_2O_7 \cdot 10\ H_2O$ M_r 446,1
CAS Nr. 13472-36-1.
Natriumdiphosphat, Decahydrat.

Farblose, schwach verwitternde Kristalle; leicht löslich in Wasser.

Natriumdisulfit *R* 1082000

CAS Nr. 7681-57-4.

Muß der Monographie **Natriummetabisulfit (Natrii metabisulfis)** entsprechen.

Natriumdithionit *R* 1080400

$Na_2S_2O_4$ M_r 174,1
CAS Nr. 7775-14-6.

Weißes bis grauweißes, kristallines Pulver; an der Luft oxydierend; sehr leicht löslich in Wasser, schwer löslich in Ethanol.
Dicht verschlossen zu lagern.

Natriumdodecylsulfat *R* 1080500

CAS Nr. 151-21-3.

Muß der Monographie **Natriumdodecylsulfat (Natrii laurilsulfas)** entsprechen, mit Ausnahme des Gehalts, der mindestens 99,0 Prozent betragen sollte.

Natriumedetat *R* 1080600

CAS Nr. 6381-92-6.

Muß der Monographie **Natriumedetat (Natrii edetas)** entsprechen.

Natriumfluorid *R* 1080800

CAS Nr. 7681-49-4.

Muß der Monographie **Natriumfluorid (Natrii fluoridum)** entsprechen.

Natriumformiat *R* 1122200

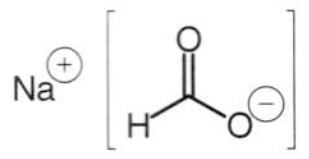

$CHNaO_2$ M_r 68,0
CAS Nr. 141-53-7.
Natriummethanoat.

Kristallines Pulver oder zerfließliches Granulat, weiß; löslich in Wasser und Glycerol, schwer löslich in Ethanol.

Smp: Etwa 253 °C.

Natriumglucuronat *R* 1080900

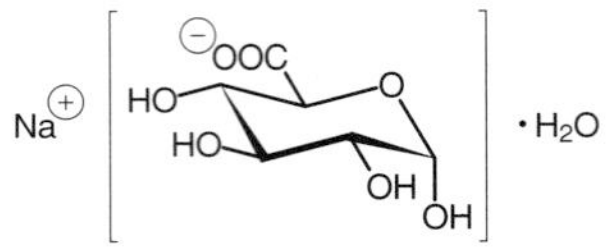

$C_6H_9NaO_7 \cdot H_2O$ M_r 234,1
D-Glucuronsäure, Natriumsalz, Monohydrat.

$[\alpha]_D^{20}$: Etwa +21,5°, an einer Lösung der Substanz ($20\ g \cdot l^{-1}$) bestimmt.

Natriumheptansulfonat *R* 1081000

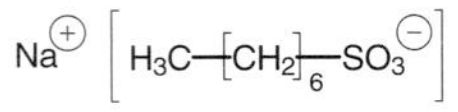

$C_7H_{15}NaO_3S$ M_r 202,3
CAS Nr. 22767-50-6.
Heptan-1-sulfonsäure, Natriumsalz.

Weiße bis fast weiße, kristalline Masse; leicht löslich in Wasser, löslich in Methanol.

Natriumheptansulfonat-Monohydrat *R* 1081100

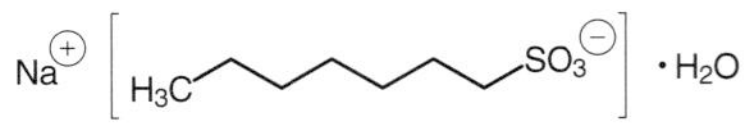

$C_7H_{15}NaO_3S \cdot H_2O$ M_r 220,3
Mindestens 96 Prozent $C_7H_{15}NaO_3S$, berechnet auf die wasserfreie Substanz.

Weißes, kristallines Pulver; löslich in Wasser, sehr schwer löslich in Ethanol, praktisch unlöslich in Ether.

Wasser (2.5.12): Höchstens 8 Prozent, mit 0,300 g Substanz nach der Karl-Fischer-Methode bestimmt.

Gehaltsbestimmung: 0,150 g Substanz, in 50 ml wasserfreier Essigsäure *R* gelöst, werden mit Perchlorsäure

(0,1 mol · l^{-1}) titriert. Der Endpunkt wird mit Hilfe der Potentiometrie (2.2.20) bestimmt.

1 ml Perchlorsäure (0,1 mol · l^{-1}) entspricht 20,22 mg $C_7H_{15}NaO_3S$.

Natriumhexanitrocobaltat(III) *R* 1079700

$Na_3[Co(NO_2)_6]$ M_r 403,9
CAS Nr. 13600-98-1.

Orangegelbes Pulver; leicht löslich in Wasser, schwer löslich in Ethanol.

Natriumhexanitrocobaltat(III)-Lösung *R* 1079701

Eine Lösung von Natriumhexanitrocobaltat(III) *R* (100 g · l^{-1}).

Bei Bedarf frisch herzustellen.

Natriumhexansulfonat *R* 1081200

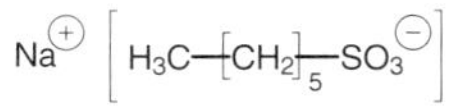

$C_6H_{13}NaO_3S$ M_r 188,2
CAS Nr. 2832-45-3.
Hexan-1-sulfonsäure, Natriumsalz.

Weißes bis fast weißes Pulver; leicht löslich in Wasser.

Natriumhydrogencarbonat *R* 1081300

CAS Nr. 144-55-8.

Muß der Monographie **Natriumhydrogencarbonat (Natrii hydrogenocarbonas)** entsprechen.

Natriumhydrogencarbonat-Lösung *R* 1081301

Eine Lösung von Natriumhydrogencarbonat *R* (42 g · l^{-1}).

Natriumhydrogensulfat *R* 1131900

$NaHSO_4$ M_r 120,1
CAS Nr. 7681-38-1.
Natriumbisulfat.

Leicht löslich in Wasser, sehr leicht löslich in siedendem Wasser. Die Substanz zersetzt sich in Gegenwart von Ethanol in Natriumsulfat und freie Schwefelsäure.

Smp: Etwa 315 °C.

Natriumhydrogensulfit *R* 1115700

$NaHSO_3$ M_r 104,1
CAS Nr. 7631-90-5.

Weißes, kristallines Pulver; leicht löslich in Wasser, wenig löslich in Ethanol. Unter Lufteinfluß gibt die Substanz etwas Schwefeldioxid ab und wird allmählich zum Sulfat oxidiert.

Natriumhydroxid *R* 1081400

CAS Nr. 1310-73-2.

Muß der Monographie **Natriumhydroxid (Natrii hydroxidum)** entsprechen.

Natriumhydroxid-Lösung *R* 1081401

20,0 g Natriumhydroxid *R* werden in Wasser *R* zu 100,0 ml gelöst. Mit Hilfe von Salzsäure (1 mol · l^{-1}) und unter Verwendung von Methylorange-Lösung *R* wird die Konzentration bestimmt und falls erforderlich auf 200 g · l^{-1} eingestellt.

Natriumhydroxid-Lösung, konzentrierte *R* 1081404

42 g Natriumhydroxid *R* werden in Wasser *R* zu 100 ml gelöst.

Natriumhydroxid-Lösung, methanolische *R* 1081403

40 mg Natriumhydroxid *R* werden in 50 ml Wasser *R* gelöst. Nach dem Abkühlen werden 50 ml Methanol *R* zugesetzt.

Natriumhydroxid-Lösung, methanolische *R* 1 1081405

0,200 g Natriumhydroxid *R* werden in 50 ml Wasser *R* gelöst. Nach dem Abkühlen werden 50 ml Methanol *R* zugesetzt.

Natriumhydroxid-Lösung, verdünnte *R* 1081402

8,5 g Natriumhydroxid *R* werden in Wasser *R* zu 100 ml gelöst.

Natriumhypobromit-Lösung *R* 1081500

Unter Kühlung in einer Eis-Wasser-Mischung werden 20 ml konzentrierte Natriumhydroxid-Lösung *R* und 500 ml Wasser *R* gemischt. Nach Zusatz von 5 ml Brom-Lösung *R* wird bis zur Lösung vorsichtig umgerührt.

Bei Bedarf frisch herzustellen.

Natriumhypochlorit-Lösung *R* 1081600

Enthält zwischen 25 und 30 g · l^{-1} aktives Chlor.

Gelbliche Lösung, alkalische Reaktion.

Gehaltsbestimmung: In einen Erlenmeyerkolben werden nacheinander 50 ml Wasser *R*, 1 g Kaliumiodid *R* und 12,5 ml verdünnter Essigsäure *R* gegeben. 10,0 ml der Substanz werden mit Wasser *R* zu 100,0 ml verdünnt. 10,0 ml der Verdünnung werden in den Kolben gegeben. Das ausgeschiedene Iod wird mit Natriumthiosulfat-Lösung (0,1 mol · l^{-1}) unter Zusatz von 1 ml Stärke-Lösung *R* titriert.

1 ml Natriumthiosulfat-Lösung (0,1 mol · l^{-1}) entspricht 3,546 mg aktivem Chlor.

Vor Licht geschützt zu lagern.

Natriumhypophosphit *R* 1081700

$NaH_2PO_2 \cdot H_2O$ M_r 106,0
CAS Nr. 10039-56-2.
Natriumphosphinat.

Farblose Kristalle oder weißes, kristallines Pulver, hygroskopisch; leicht löslich in Wasser, löslich in Ethanol.

Dicht verschlossen zu lagern.

Natriumiodid *R* 1081800

CAS Nr. 7681-82-5.

Muß der Monographie **Natriumiodid (Natrii iodidum)** entsprechen.

Natriumlaurylsulfonat zur Chromatographie *R* 1132000

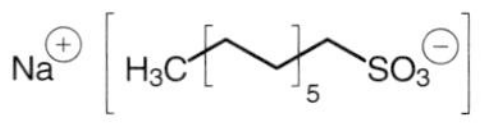

$C_{12}H_{25}NaO_3S$ M_r 272,4
CAS Nr. 2386-53-0.
Dodecan-1-sulfonsäure, Natriumsalz.

Weißes bis fast weißes Pulver oder Kristalle; leicht löslich in Wasser.

Absorption (2.2.25):

$A^{5\%}_{1\,cm}$: Etwa 0,05 bei 210 nm
Etwa 0,03 bei 220 nm
Etwa 0,02 bei 230 nm
Etwa 0,02 bei 500 nm, an einer Lösung der Substanz in Wasser *R* bestimmt.

Natriummethansulfonat *R* 1082100

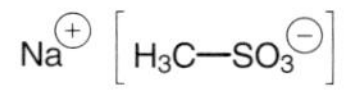

CH_3NaO_3S M_r 118,1
CAS Nr. 2386-57-4.
Methansulfonsäure, Natriumsalz.

Weißes, kristallines, hygroskopisches Pulver.

Dicht verschlossen zu lagern.

Natriummolybdat *R* 1082200

$Na_2MoO_4 \cdot 2\,H_2O$ M_r 242,0
CAS Nr. 10102-40-6.

Weißes, kristallines Pulver oder farblose Kristalle; leicht löslich in Wasser.

Natriummonohydrogenarsenat *R* 1102500

$Na_2HAsO_4 \cdot 7\,H_2O$ M_r 312,0
CAS Nr. 10048-95-0.
Dinatriumarsenat(V)-Heptahydrat; Arsensäure, Dinatriumsalz-Heptahydrat.

Kristalle, in warmer Luft verwitternd; leicht löslich in Wasser, löslich in Glycerol, schwer löslich in Ethanol.

Eine Lösung der Substanz reagiert alkalisch gegen Lackmus *R*.

d^{20}_{20}: Etwa 1,87.

Smp: Etwa 57 °C, beim schnellen Erhitzen.

Natriummonohydrogencitrat *R* 1033200

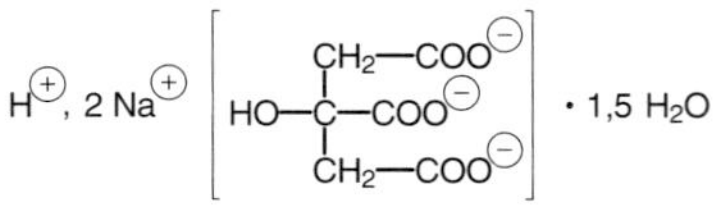

$C_6H_6Na_2O_7 \cdot 1{,}5\,H_2O$ M_r 263,1
CAS Nr. 144-33-2.
Natriummonohydrogencitrat-Sesquihydrat;
Citronensäure, Dinatriumsalz, Sesquihydrat.

Weißes Pulver; löslich in weniger als 2 Teilen Wasser, praktisch unlöslich in Ethanol.

Natriummonohydrogenphosphat *R* 1033300

CAS Nr. 10039-32-4.

Muß der Monographie **Natriummonohydrogenphosphat-Dodecahydrat (Dinatrii phosphas dodecahydricus)** entsprechen.

Natriummonohydrogenphosphat, wasserfreies *R* 1033400

Na_2HPO_4 M_r 142,0
CAS Nr. 7558-79-4.

Natriummonohydrogenphosphat-Dihydrat *R* 1033500

CAS Nr. 10028-24-7.

Muß der Monographie **Natriummonohydrogenphosphat-Dihydrat (Dinatrii phosphas dihydricus)** entsprechen.

Natriummonohydrogenphosphat-Lösung *R* 1033301

Eine Lösung von Natriummonohydrogenphosphat *R* (90 g · l^{-1}).

Natriumnaphthochinonsulfonat *R* 1082300

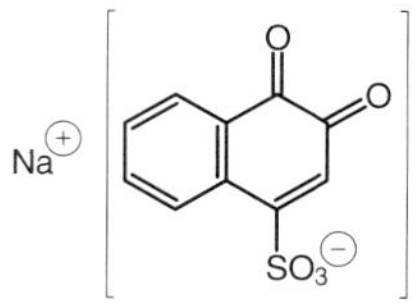

$C_{10}H_5NaO_5S$ — M_r 260,2
CAS Nr. 521-24-4.
1,2-Naphthochinon-4-sulfonsäure, Natriumsalz.

Gelbes bis orangegelbes, kristallines Pulver; leicht löslich in Wasser, praktisch unlöslich in Ethanol.

Natriumnitrat *R* 1082400

$NaNO_3$ — M_r 85,0
CAS Nr.7631-99-4.

Weißes Pulver oder Körnchen oder farblose, durchscheinende Kristalle, zerfließend in feuchter Atmosphäre; leicht löslich in Wasser, schwer löslich in Ethanol.
Dicht verschlossen zu lagern.

Natriumnitrit *R* 1082500

$NaNO_2$ — M_r 69,0
CAS Nr. 7632-00-0.
Mindestens 97,0 Prozent $NaNO_2$.

Weißes, körniges Pulver oder schwach gelblich gefärbtes, kristallines Pulver; leicht löslich in Wasser.

Natriumnitrit-Lösung *R* 1082501

Eine Lösung von Natriumnitrit *R* (100 g · l^{-1}).
Bei Bedarf frisch herzustellen.

Natriumoctansulfonat *R* 1082700

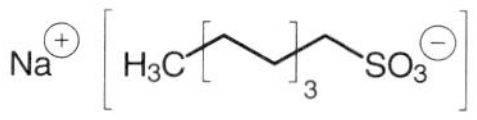

$C_8H_{17}NaO_3S$ — M_r 216,3
CAS Nr. 5324-84-5.
Mindestens 98,0 Prozent $C_8H_{17}NaO_3S$.

Kristallines Pulver oder Schuppen, weiß bis fast weiß; leicht löslich in Wasser, löslich in Methanol.

Absorption (2.2.25): Die Absorption einer Lösung der Substanz (54 g · l^{-1}) darf höchstens 0,10 bei 200 nm und höchstens 0,01 bei 250 nm betragen.

Natriumoctylsulfat *R* 1082800

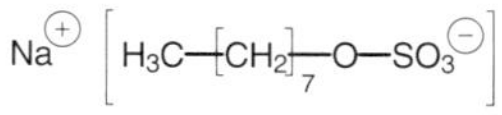

$C_8H_{17}NaO_4S$ — M_r 232,3
CAS Nr. 142-31-4.
Octylhydrogensulfat, Natriumsalz.

Kristallines Pulver oder Schuppen, weiß bis fast weiß; leicht löslich in Wasser, löslich in Methanol.

Natriumoxalat *R* 1082900

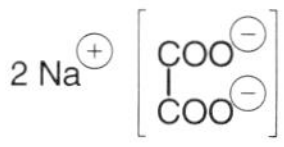

$C_2Na_2O_4$ — M_r 134,0
CAS Nr. 62-76-0.

Weißes, kristallines Pulver; löslich in Wasser, praktisch unlöslich in Ethanol und Ether.

Natriumpentacyanonitrosylferrat *R* 1082600

$Na_2[Fe(CN)_5(NO)] \cdot 2\ H_2O$ — M_r 298,0
CAS Nr. 13755-38-9.
Natriumpentacyanonitrosylferrat, Dihydrat;
Syn. Nitroprussidnatrium.

Rötlichbraunes Pulver oder Kristalle; leicht löslich in Wasser, schwer löslich in Ethanol.

Natriumpentansulfonat *R* 1083000

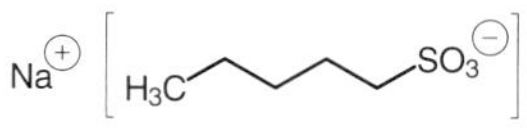

$C_5H_{11}NaO_3S$ — M_r 174,2
CAS Nr. 22767-49-3.
Pentan-1-sulfonsäure, Natriumsalz.

Weiße, kristalline Masse; löslich in Wasser.

Natriumpentansulfonat-Monohydrat *R* 1132100

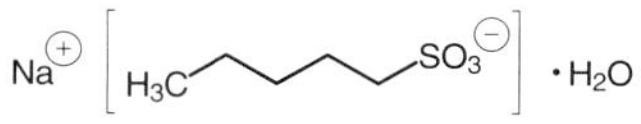

$C_5H_{11}NaO_3S \cdot H_2O$ — M_r 192,2
Pentan-1-sulfonsäure, Natriumsalz, Monohydrat.

Weiße, kristalline Masse; löslich in Wasser.

Natriumperchlorat *R* 1083100

$NaClO_4 \cdot H_2O$ M_r 140,5

CAS Nr. 7791-07-3.

Mindestens 99,0 Prozent $NaClO_4 \cdot H_2O$.

Farblose bis weiße, zerfließende Kristalle; sehr leicht löslich in Wasser.

Gut verschlossen zu lagern.

Natriumperiodat *R* 1083200

$NaIO_4$ M_r 213,9

CAS Nr. 7790-28-5.

Mindestens 99,0 Prozent $NaIO_4$.

Weißes, kristallines Pulver oder weiße Kristalle; löslich in Wasser und Mineralsäuren.

Natriumperiodat-Lösung *R* 1083201

1,07 g Natriumperiodat *R* werden in Wasser *R* gelöst. Nach Zusatz von 5 ml verdünnter Schwefelsäure *R* wird mit Wasser *R* zu 100,0 ml verdünnt.

Bei Bedarf frisch herzustellen.

Natriumphosphat *R* 1094300

$Na_3PO_4 \cdot 12\,H_2O$ M_r 380,1

CAS Nr. 10101-89-0.

Farblose bis weiße Kristalle; leicht löslich in Wasser.

Natriumphosphit-Pentahydrat *R* 1132200

$Na_2HPO_3 \cdot 5\,H_2O$ M_r 216,0

CAS Nr. 13517-23-2.

Dinatriumphosphonat-Pentahydrat.

Weißes, kristallines, hygroskopisches Pulver; leicht löslich in Wasser.

Dicht verschlossen zu lagern.

Natriumpikrat-Lösung, alkalische *R* 1083300

20 ml Pikrinsäure-Lösung *R* und 10 ml einer Lösung von Natriumhydroxid *R* (50 g · l⁻¹) werden gemischt. Die Mischung wird mit Wasser *R* zu 100 ml verdünnt.

Die Lösung ist innerhalb von 2 Tagen zu verwenden.

Natriumrhodizonat *R* 1122300

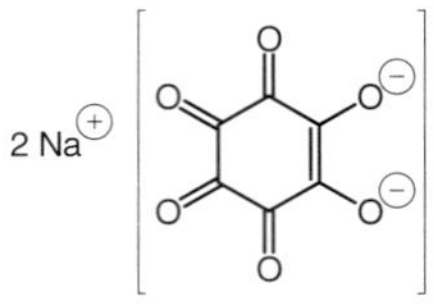

$C_6Na_2O_6$ M_r 214,0
CAS Nr. 523-21-7.
[(3,4,5,6-Tetraoxocyclohex-1-en-1,2-ylen)dioxy]dinatrium.

Violette Kristalle; löslich in Wasser unter Bildung einer orangegelben Lösung. Lösungen der Substanz sind nicht stabil und müssen am Tag der Herstellung verbraucht werden.

Natriumsalicylat *R* 1083700

CAS Nr. 54-21-7.

Muß der Monographie **Natriumsalicylat (Natrii salicylas)** entsprechen.

Natriumsulfat, wasserfreies *R* 1083800

CAS Nr. 7757-82-6.

Wasserfreies Natriumsulfat, das der Monographie **Wasserfreies Natriumsulfat (Natrii sulfas anhydricus)** entspricht, wird bei 600 bis 700 °C geglüht.

Trocknungsverlust (2.2.32): Höchstens 0,5 Prozent, durch Trocknen im Trockenschrank bei 130 °C bestimmt.

Natriumsulfat-Decahydrat *R* 1132300

CAS Nr. 7727-73-3.

Muß der Monographie **Natriumsulfat-Decahydrat (Natrii sulfas decahydricus)** entsprechen.

Natriumsulfid *R* 1083900

$Na_2S \cdot 9\,H_2O$ M_r 240,2
CAS Nr. 1313-84-4.

Farblose, sich schnell gelb färbende, zerfließende Kristalle; sehr leicht löslich in Wasser.
Dicht verschlossen zu lagern.

Natriumsulfid-Lösung *R* 1083901

12 g Natriumsulfid *R* werden unter Erwärmen in 45 ml einer Mischung von 10 Volumteilen Wasser *R* und 29 Volumteilen Glycerol 85 % *R* gelöst. Die Lösung wird nach dem Erkalten mit der gleichen Mischung zu 100 ml verdünnt.
Die Lösung sollte farblos sein.

Natriumsulfit *R* 1084000

CAS Nr. 10102-15-5.

Muß der Monographie **Natriumsulfit-Heptahydrat (Natrii sulfis heptahydricus)** entsprechen.

Natriumsulfit, wasserfreies *R* 1084100

CAS Nr. 7757-83-7.

Muß der Monographie **Wasserfreies Natriumsulfit (Natrii sulfis anhydricus)** entsprechen.

Natriumtartrat *R* 1084200

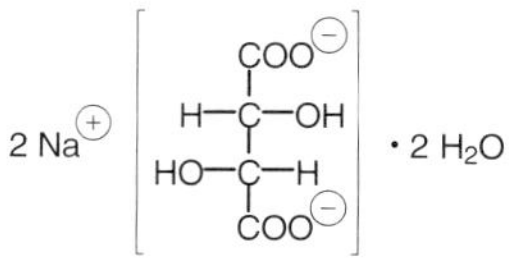

$C_4H_4Na_2O_6 \cdot 2\ H_2O$ M_r 230,1
CAS Nr. 6106-24-7.
(*R*,*R*)-2,3-Dihydroxybutandisäure, Dinatriumsalz, Dihydrat; (*R*,*R*)-Weinsäure, Dinatriumsalz, Dihydrat.

Weiße Kristalle oder Körner; sehr leicht löslich in Wasser, praktisch unlöslich in Ethanol.

Natriumtetraborat *R* 1033600

CAS Nr. 1330-43-4.

Muß der Monographie **Natriumtetraborat (Borax)** entsprechen.

Natriumtetraborat-Lösung *R* 1033601

9,55 g Natriumtetraborat *R* werden in Schwefelsäure *R* gelöst, im Wasserbad erhitzt und mit der gleichen Säure zu 1000 ml verdünnt.

Natriumtetraphenylborat *R* 1084400

$Na[B(C_6H_5)_4]$ M_r 342,2
CAS Nr. 143-66-8.

Weißes bis schwach gelbliches, voluminöses Pulver; leicht löslich in Wasser und Aceton.

Natriumtetraphenylborat-Lösung *R* 1084401

Eine Lösung von Natriumtetraphenylborat *R* ($10\ g \cdot l^{-1}$).

1 Woche lang haltbar; falls erforderlich, vor Gebrauch zu filtrieren.

Natriumthioglycolat *R* 1084500

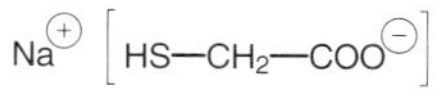

$C_2H_3NaO_2S$ M_r 114,1
CAS Nr. 367-51-1.
Mercaptoessigsäure, Natriumsalz.

Weißes, körniges Pulver oder Kristalle, hygroskopisch; leicht löslich in Wasser und Methanol, schwer löslich in Ethanol.

Dicht verschlossen zu lagern.

Natriumthiosulfat *R* 1084600

CAS Nr. 10102-17-7.

Muß der Monographie **Natriumthiosulfat (Natrii thiosulfas)** entsprechen.

Natriumtrimethylsilyl-(D_4)propionat *R* 1084300

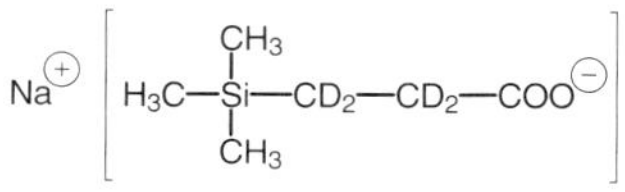

$C_6H_9D_4NaO_2Si$ M_r 172,3
3-(Trimethylsilyl)(D_4)propionsäure, Natriumsalz.

Weißes, kristallines Pulver; leicht löslich in Wasser, wasserfreiem Ethanol und Methanol.

Smp: Etwa 300 °C.

Deuterierungsgrad: Mindestens 99 Prozent.

Wasser und Deuteriumoxid: Höchstens 0,5 Prozent.

Natriumwolframat *R* 1084700

$Na_2WO_4 \cdot 2\ H_2O$ M_r 329,9
CAS Nr. 10213-10-2.

Weißes, kristallines Pulver oder farblose Kristalle; leicht löslich in Wasser, wobei eine klare Lösung entsteht, praktisch unlöslich in Ethanol.

trans*-Nerolidol *R 1107900

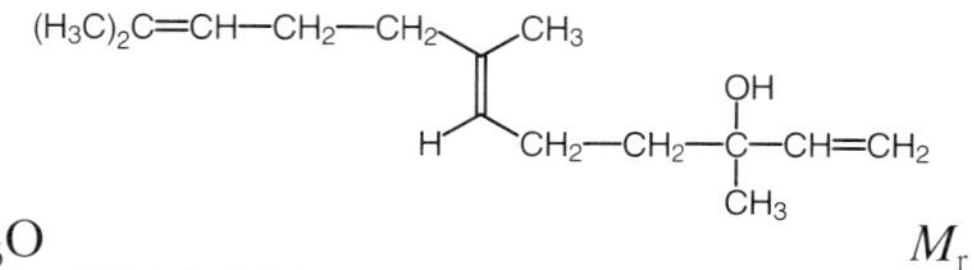

$C_{15}H_{26}O$ M_r 222,4
CAS Nr. 40716-66-3.
3,7,11-Trimethyldodeca-1,6,10-trien-3-ol.

Schwach gelbe Flüssigkeit mit einem schwachen Geruch nach Lilie und Maiglöckchen; praktisch unlöslich in Wasser und Glycerol, mischbar mit Ethanol.

d_{20}^{20}: Etwa 0,876.

n_D^{20}: Etwa 1,479.

Sdp_{12}: 145 bis 146 °C.

Wird die Substanz in der Gaschromatographie verwendet, muß sie zusätzlich folgender Anforderung entsprechen:

Gehaltsbestimmung: Die Bestimmung erfolgt mit Hilfe der Gaschromatographie (2.2.28) wie in der Monographie **Bitterorangenblütenöl (Aurantii amari floris aetheroleum)** beschrieben.

Untersuchungslösung: Die Substanz.

Die Fläche des Hauptpeaks muß mindestens 90,0 Prozent der Summe aller Peakflächen betragen.

Nerylacetat *R* 1108000

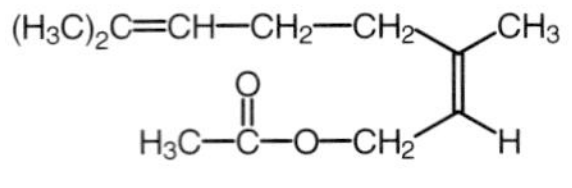

$C_{12}H_{20}O_2$ M_r 196,3
CAS Nr. 141-12-8.
(*Z*)-3,7-Dimethylocta-2,6-dienylacetat.

Farblose, ölige Flüssigkeit.

d_{20}^{20}: Etwa 0,907.

n_D^{20}: Etwa 1,460.

Sdp_{25}: Etwa 134 °C.

Wird die Substanz in der Gaschromatographie verwendet, muß sie zusätzlich folgender Anforderung entsprechen:

Gehaltsbestimmung: Die Bestimmung erfolgt mit Hilfe der Gaschromatographie (2.2.28) wie in der Monographie **Bitterorangenblütenöl (Aurantii amari floris aetheroleum)** beschrieben.

Untersuchungslösung: Die Substanz.

Die Fläche des Hauptpeaks muß mindestens 93,0 Prozent der Summe aller Peakflächen betragen.

Neßlers Reagenz *R* 1071600

Alkalische Kaliumquecksilberiodid-Lösung.

11 g Kaliumiodid *R* und 15 g Quecksilber(II)-iodid *R* werden in Wasser *R* gelöst. Die Lösung wird mit Wasser *R* zu 100 ml verdünnt. Bei Bedarf wird 1 Volumteil dieser Lösung mit 1 Volumteil einer Lösung von Natriumhydroxid *R* (250 g · l^{-1}) gemischt.

Nickel(II)-chlorid *R* 1057900

$NiCl_2$ M_r 129,6
CAS Nr. 7718-54-9.
Wasserfreies Nickel(II)-chlorid.

Gelbes, kristallines Pulver, sehr leicht löslich in Wasser, löslich in Ethanol. Die Substanz sublimiert in Abwesenheit von Luft und absorbiert leicht Ammoniak. Eine wäßrige Lösung der Substanz reagiert sauer.

Nickel(II)-sulfat *R* 1058000

$NiSO_4 \cdot 7\ H_2O$ M_r 280,9
CAS Nr. 10101-98-1.

Grünes, kristallines Pulver oder Kristalle; leicht löslich in Wasser, schwer löslich in Ethanol.

Nicotinamid-Adenin-Dinucleotid *R* 1108100

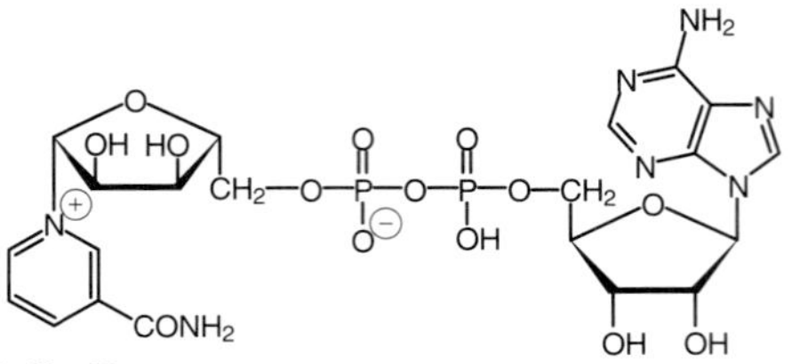

$C_{21}H_{27}N_7O_{14}P_2$ M_r 663
CAS Nr. 53-84-9.
Nadid; NAD^+.

Weißes, sehr hygroskopisches Pulver; leicht löslich in Wasser.

Nicotinamid-Adenin-Dinucleotid-Lösung *R* 1108101

40 mg Nicotinamid-Adenin-Dinucleotid *R* werden in Wasser *R* zu 10 ml gelöst.
Bei Bedarf frisch herzustellen.

Nilblau A *R* 1058200

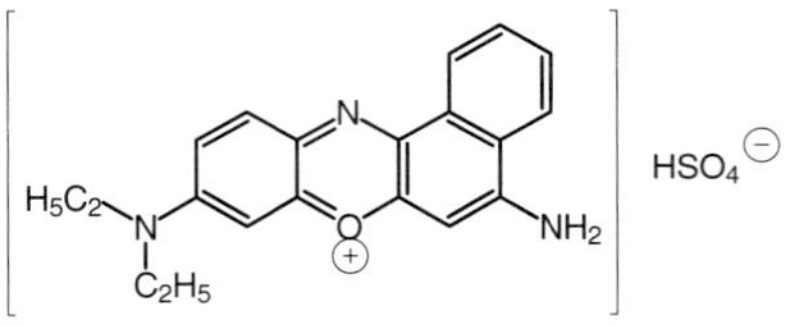

$C_{20}H_{21}N_3O_5S$ M_r 415,5
CAS Nr. 3625-57-8;
C.I. Nr. 51180; Schultz Nr. 1029.
5-Amino-9-(diethylamino)benzo[*a*]phenoxazinylium-hydrogensulfat.

Grünes, bronzeglänzendes, kristallines Pulver; wenig löslich in Essigsäure 99 %, Ethanol und Pyridin.
Eine Lösung der Substanz (5 mg · l^{-1}) in Ethanol 50 % *R* hat ein Absorptionsmaximum (2.2.25) bei 640 nm.

Nilblau-A-Lösung *R* 1058201

Eine Lösung von Nilblau A *R* (10 g · l^{-1}) in wasserfreier Essigsäure *R*.

Empfindlichkeitsprüfung: 50 ml wasserfreie Essigsäure *R* werden mit 0,25 ml der Nilblau-A-Lösung versetzt. Die Lösung muß blau sein. Nach Zusatz von 0,1 ml Perchlorsäure (0,1 mol · l^{-1}) muß die Farbe nach Blaugrün umschlagen.

Umschlagsbereich: *p*H-Wert 9,0 (blau) bis 13,0 (rot).

Ninhydrin *R* 1058300

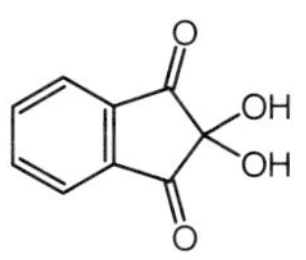

$C_9H_6O_4$ M_r 178,1

CAS Nr. 485-47-2.

2,2-Dihydroxy-1,3-indandion.

Weißes bis sehr schwach gelbes, kristallines Pulver; löslich in Wasser und Ethanol, schwer löslich in Ether.

Vor Licht geschützt zu lagern.

Ninhydrin-Lösung *R* 1058303

Eine Lösung von Ninhydrin *R* ($2 g \cdot l^{-1}$) in einer Mischung von 5 Volumteilen verdünnter Essigsäure *R* und 95 Volumteilen 1-Butanol *R*.

Ninhydrin-Lösung *R* 1 1058304

Eine Lösung von 1,0 g Ninhydrin *R* in 50 ml Ethanol 96 % *R* wird mit 10 ml Essigsäure 98 % *R* versetzt.

Ninhydrin-Lösung *R* 2 1058305

3 g Ninhydrin *R* werden in 100 ml einer Lösung von Natriumdisulfit *R* ($45,5 g \cdot l^{-1}$) gelöst.

Ninhydrin-Lösung *R* 3 1058306

Eine Lösung von Ninhydrin *R* ($4 g \cdot l^{-1}$) in einer Mischung von 5 Volumteilen wasserfreier Essigsäure *R* und 95 Volumteilen 1-Butanol *R*.

Ninhydrin-Reagenz *R* 1058301

0,2 g Ninhydrin *R* werden in 4 ml heißem Wasser *R* gelöst. Nach Zusatz von 5 ml einer Lösung von Zinn(II)-chlorid *R* ($1,6 g \cdot l^{-1}$) wird die Lösung 30 min lang stehengelassen, filtriert und bei 2 bis 8 °C gelagert. Vor Gebrauch werden 2,5 ml der Lösung mit 5 ml Wasser *R* und 45 ml 2-Propanol *R* verdünnt.

Ninhydrin-Reagenz *R* 1 1058302

4 g Ninhydrin *R* werden in 100 ml Ethylenglycolmonomethylether *R* gelöst. Die Lösung wird schwach mit 1 g Kationenaustauscher *R* (300 bis 840 µm) geschüttelt und filtriert (Lösung a). Getrennt werden 0,16 g Zinn(II)-chlorid *R* in 100 ml Pufferlösung *p*H 5,5 *R* gelöst (Lösung b). Vor Gebrauch werden gleiche Volumteile beider Lösungen gemischt.

Nitranilin *R* 1058600

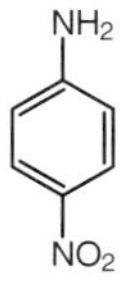

$C_6H_6N_2O_2$ M_r 138,1

CAS Nr. 100-01-6.

4-Nitroanilin.

Kräftiggelbes, kristallines Pulver; sehr schwer löslich in Wasser, wenig löslich in siedendem Wasser, löslich in Ethanol und Ether; bildet mit konzentrierten Mineralsäuren wasserlösliche Salze.

Smp: Etwa 147 °C.

Nitrobenzaldehyd *R* 1058700

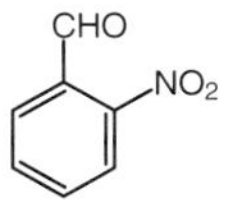

$C_7H_5NO_3$ M_r 151,1

CAS Nr. 552-89-6.

2-Nitrobenzaldehyd.

Gelbe Nadeln, wasserdampfflüchtig; schwer löslich in Wasser, leicht löslich in Ethanol, löslich in Ether.

Smp: Etwa 42 °C.

Nitrobenzaldehyd-Lösung *R* 1058702

0,12 g pulverisierter Nitrobenzaldehyd *R* werden zu 10 ml verdünnter Natriumhydroxid-Lösung *R* gegeben. 10 min lang wird häufig geschüttelt und dann filtriert.

Bei Bedarf frisch herzustellen.

Nitrobenzaldehyd-Papier *R* 1058701

0,2 g Nitrobenzaldehyd *R* werden in 10 ml einer Lösung von Natriumhydroxid *R* ($200 g \cdot l^{-1}$) gelöst. Diese Lösung ist innerhalb 1 h zu verwenden.

Die untere Hälfte eines Filtrierpapierstreifens aus hartem Papier von 100 mm Länge und 8 bis 10 mm Breite wird in die Lösung eingetaucht und der Überschuß an Lösung durch Ausdrücken zwischen 2 Filtrierpapieren entfernt. Das Papier muß innerhalb einiger Minuten nach Herstellung verwendet werden.

Nitrobenzol *R* 1058800

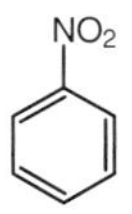

$C_6H_5NO_2$ M_r 123,1

CAS Nr. 98-95-3.

Farblose oder sehr schwach gelblich gefärbte Flüssigkeit; praktisch unlöslich in Wasser, mischbar mit Ethanol und Ether.

Sdp: Etwa 211 °C.

Dinitrobenzol: 0,1 ml Substanz werden mit 5 ml Aceton *R*, 5 ml Wasser *R* und 5 ml konzentrierter Natriumhydroxid-Lösung *R* versetzt. Nach dem Umschütteln und Stehenlassen muß die obere Schicht fast farblos sein.

Nitrobenzoylchlorid *R* 1058900

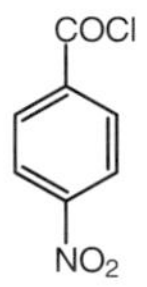

$C_7H_4ClNO_3$ M_r 185,6
CAS Nr. 122-04-3.
4-Nitrobenzoylchlorid.

Kristalle oder kristalline Masse, gelb, zersetzt sich an feuchter Luft; vollständig löslich in Natriumhydroxid-Lösung mit orangegelber Farbe.

Smp: Etwa 72 °C.

Nitrobenzylchlorid *R* 1059000

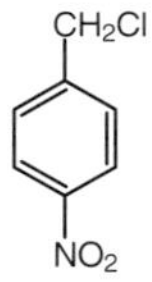

$C_7H_6ClNO_2$ M_r 171,6
CAS Nr. 100-14-1.
4-Nitrobenzylchlorid.

Blaßgelbe Kristalle, tränenreizend; praktisch unlöslich in Wasser, sehr leicht löslich in Ethanol und Ether.

4-(4-Nitrobenzyl)pyridin *R* 1101900

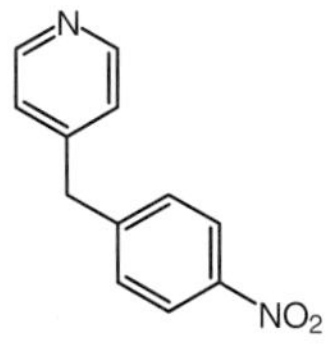

$C_{12}H_{10}N_2O_2$ M_r 214,2
CAS Nr. 1083-48-3.

Gelbes Pulver.

Smp: Etwa 70 °C.

Nitroethan *R* 1059200

$H_3C—CH_2—NO_2$

$C_2H_5NO_2$ M_r 75,1
CAS Nr. 79-24-3.

Klare, farblose, ölige Flüssigkeit.

Sdp: Etwa 114 °C.

Nitrofurantoin *R* 1099700

CAS Nr. 67-20-9.

Muß der Monographie **Nitrofurantoin (Nitrofurantoinum)** entsprechen.

(5-Nitro-2-furyl)methylendiacetat *R* 1099800

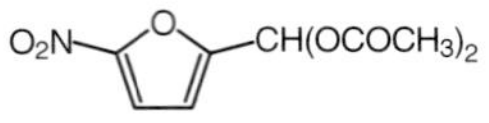

$C_9H_9NO_7$ M_r 243,2
CAS Nr. 92-55-7.
5-Nitrofurfurylidendiacetat.

Gelbe Kristalle.

Smp: Etwa 90 °C.

Nitromethan *R* 1059700

$H_3C—NO_2$

CH_3NO_2 M_r 61,0
CAS Nr. 75-52-5.

Klare, farblose, ölige Flüssigkeit; schwer löslich in Wasser, mischbar mit Ethanol und Ether.

d_{20}^{20}: 1,132 bis 1,134.

n_D^{20}: 1,381 bis 1,383.

Destillationsbereich (2.2.11): Mindestens 95 Prozent müssen zwischen 100 und 103 °C destillieren.

N*-Nitrosodiethanolamin *R 1129800

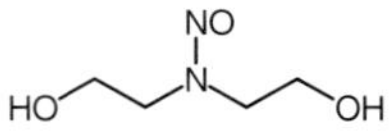

$C_4H_{10}N_2O_3$ M_r 134,1
CAS Nr. 1116-54-7.
2,2′-(Nitrosoimino)diethanol.

Gelbe Flüssigkeit; mischbar mit wasserfreiem Ethanol.

n_D^{20}: Etwa 1,485.

Sdp: Etwa 125 °C.

Nitrosodipropylamin *R* 1099900

$(H_7C_3)_2N—NO$

$C_6H_{14}N_2O$ M_r 130,2
CAS Nr. 621-64-7.
Nitrosodipropylazan; Dipropylnitrosamin.

Flüssigkeit; löslich in wasserfreiem Ethanol, Ether und in starken Säuren.

d_{20}^{20}: Etwa 0,915.

Sdp: Etwa 78 °C.

Geeignete Qualität zur Chemolumineszenz-Bestimmung.

Nitrosodipropylamin-Lösung *R* 1099901

78,62 g wasserfreies Ethanol *R* werden durch das Septum einer Durchstechflasche, die 1 g Nitrosodipropylamin *R* enthält, eingespritzt. Diese Lösung wird 1 zu 100 mit wasserfreiem Ethanol *R* verdünnt. Aliquote von 0,5 ml werden in zugebördelten Probeflaschen aufbewahrt.

Im Dunkeln bei 5 °C zu lagern.

Nitrotetrazolblau *R* 1060000

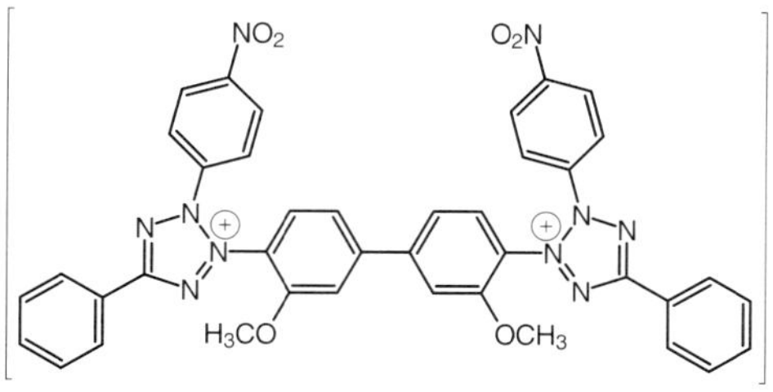

$C_{40}H_{30}Cl_2N_{10}O_6$ M_r 818

CAS Nr. 298-83-9.

3,3′-(3,3′-Dimethoxybiphenyl-4,4′-diyl)bis[2-(4-nitrophenyl)-5-phenyl-2*H*-tetrazoliumchlorid].

Kristalle; löslich in Methanol unter Bildung einer klaren, gelben Lösung.

Smp: Etwa 189 °C, unter Zersetzung.

Nordazepam *R* 1060200

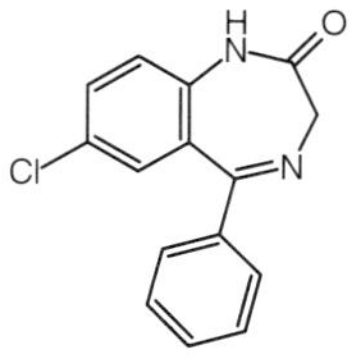

$C_{15}H_{11}ClN_2O$ M_r 270,7

CAS Nr. 340-57-8.

7-Chlor-5-phenyl-1,3-dihydro-2*H*-1,4-benzodiazepin-2-on.

Weißes bis fast weißes, kristallines Pulver; praktisch unlöslich in Wasser, schwer löslich in Ethanol.

Smp: Etwa 216 °C.

DL-Norleucin *R* 1060300

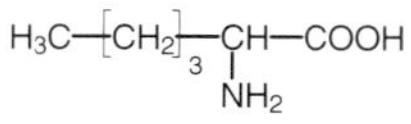

$C_6H_{13}NO_2$ M_r 131,2

CAS Nr. 616-06-8.

(*RS*)-2-Aminohexansäure.

Glänzende Kristalle; wenig löslich in Wasser und Ethanol, löslich in Säuren.

Noscapinhydrochlorid *R* 1060500

CAS Nr. 912-60-7.

Die Substanz muß der Monographie **Noscapinhydrochlorid-Monohydrat (Noscapini hydrochloridum)** entsprechen.

O

Octanol *R* 1060700

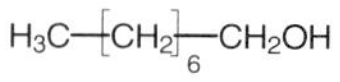

$C_8H_{18}O$ M_r 130,2

CAS Nr. 111-87-5.

Octan-1-ol; Caprylalkohol.

Farblose Flüssigkeit; unlöslich in Wasser und Ether; mischbar mit Ethanol.

d_{20}^{20}: Etwa 0,828.

Sdp: Etwa 195 °C.

3-Octanon *R* 1114600

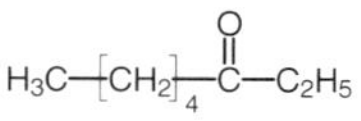

$C_8H_{16}O$ M_r 128,2

CAS Nr. 106-68-3.

Ethylpentylketon; Octan-3-on.

Farblose Flüssigkeit mit charakteristischem Geruch.

d_{20}^{20}: Etwa 0,822.

n_D^{20}: Etwa 1,415.

Sdp: Etwa 167 °C.

Wird die Substanz in der Gaschromatographie verwendet, muß sie zusätzlich folgender Anforderung entsprechen:

Gehaltsbestimmung: Die Bestimmung erfolgt mit Hilfe der Gaschromatographie (2.2.28) wie in der Monographie **Lavendelöl (Lavandulae aetheroleum)** beschrieben.

Untersuchungslösung: Die Substanz.

Die Fläche des Hauptpeaks muß mindestens 98,0 Prozent der Summe aller Peakflächen betragen.

Octoxinol 10 *R* 1060800

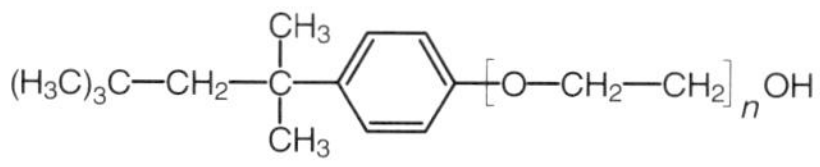

$C_{34}H_{62}O_{11}$ M_r 647

(mittlere Zusammensetzung)

CAS Nr. 9002-93-1.

α-[4-(1,1,3,3-Tetramethylbutyl)phenyl]-ω-hydroxypoly(oxyethylen).

Klare, schwach gelb gefärbte, viskose Flüssigkeit; mischbar mit Wasser, Aceton und Ethanol, löslich in Toluol.

Dicht verschlossen zu lagern.

Oleamid *R* 1060900

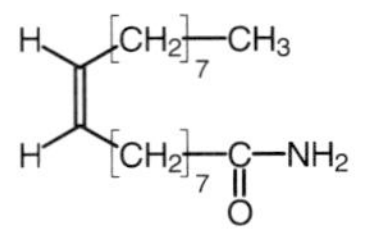

$C_{18}H_{35}NO$ M_r 281,5

(*Z*)-9-Octadecenamid.

Pulver oder Körner, weiß bis gelblich; praktisch unlöslich in Wasser, sehr leicht löslich in Dichlormethan, löslich in Ethanol.

Smp: Etwa 80 °C.

Olivenöl *R* 1061000

CAS Nr. 8001-25-0.

Muß der Monographie **Natives Olivenöl (Olivae oleum virginum)** entsprechen.

Oracetblau B *R* 1118600

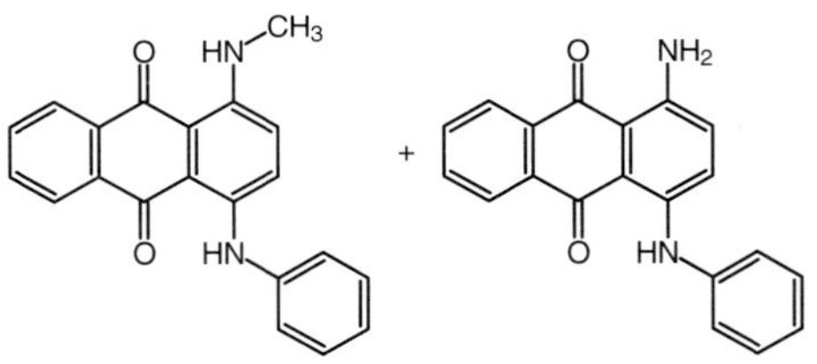

Eine Mischung von 1-Methylamino-4-anilinoanthrachinon ($C_{21}H_{16}N_2O_2$; M_r 328,4) und 1-Amino-4-anilinoanthrachinon ($C_{20}H_{14}N_2O_2$; M_r 314,3).

Dunkelblauviolettes Pulver; praktisch unlöslich in Wasser, leicht löslich in Aceton und wasserfreier Essigsäure.

Oracetblau 2R *R* 1061100

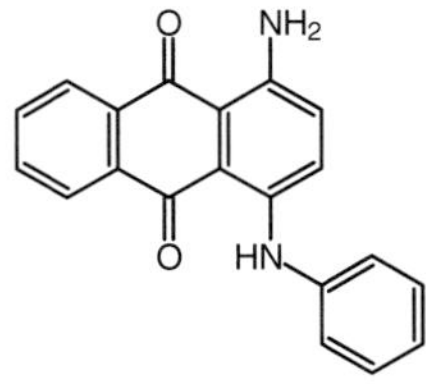

$C_{20}H_{14}N_2O_2$ M_r 314,3

CAS Nr. 4395-65-7.

C.I. Nr. 61110.

1-Amino-4-anilinoanthrachinon.

Smp: Etwa 194 °C.

Orcin *R* 1108700

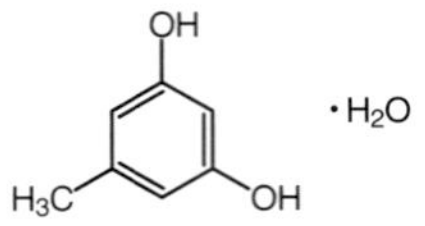

$C_7H_8O_2 \cdot H_2O$ M_r 142,2

CAS Nr. 6153-39-5.

5-Methylbenzol-1,3-diol, Monohydrat.

Beigefarbenes, kristallines Pulver; lichtempfindlich.

Smp: 58 bis 61 °C.

Sdp: Etwa 290 °C.

Osmium(VIII)-oxid *R* 1061200

OsO_4 M_r 254,2

CAS Nr. 20816-12-0.

Syn. Osmiumtetroxid.

Hellgelbe, nadelförmige Kristalle oder gelbe, kristalline Masse, hygroskopisch, lichtempfindlich; löslich in Wasser, Ethanol und Ether.

Dicht verschlossen zu lagern.

Osmium(VIII)-oxid-Lösung *R* 1061201

Eine Lösung (2,5 g · l^{-1}) in Schwefelsäure (0,05 mol · l^{-1}).

Oxalsäure *R* 1061400

$C_2H_2O_4 \cdot 2\,H_2O$ M_r 126,1

CAS Nr. 6153-56-6.

Weiße Kristalle; löslich in Wasser, leicht löslich in Ethanol.

Oxalsäure-Schwefelsäure-Lösung *R* 1061401

Eine Lösung von Oxalsäure *R* (50 g · l^{-1}) in einer erkalteten Mischung von gleichen Volumteilen Schwefelsäure *R* und Wasser *R*.

P

Palladium *R* 1114700

Pd A_r 106,4

CAS Nr. 7440-05-3.

Grauweißes Metall; löslich in Salzsäure.

Palladium(II)-chlorid *R* 1061500

$PdCl_2$ M_r 177,3

CAS Nr. 7647-10-1.

Rote Kristalle.

Smp: 678 bis 680 °C.

Palladium(II)-chlorid-Lösung *R* 1061501

1 g Palladium(II)-chlorid *R* wird in 10 ml warmer Salzsäure *R* gelöst. Die Lösung wird mit einer Mischung gleicher Volumteile verdünnter Salzsäure *R* und Wasser *R* zu 250 ml verdünnt. Diese Lösung wird unmittelbar vor Gebrauch mit 2 Volumteilen Wasser *R* verdünnt.

Palmitinsäure *R* 1061600

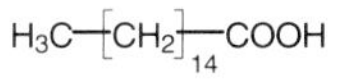

$C_{16}H_{32}O_2$ M_r 256,4
CAS Nr. 57-10-3.
Hexadecansäure.

Weiße, kristalline Schuppen; praktisch unlöslich in Wasser, leicht löslich in heißem Ethanol und Ether.

Smp: Etwa 63 °C.

Dünnschichtchromatographie: Wird die Substanz unter den Bedingungen wie unter **Chloramphenicolpalmitat (Chloramphenicoli palmitas)** angegeben geprüft, darf das Chromatogramm nur einen Hauptfleck zeigen.

Pankreas-Pulver *R* 1061700

Muß der Monographie **Pankreas-Pulver (Pancreatis pulvis)** entsprechen.

Papaverinhydrochlorid *R* 1061800

CAS Nr. 61-25-6.

Muß der Monographie **Papaverinhydrochlorid (Papaverini hydrochloridum)** entsprechen.

Paracetamol *R* 1061900

CAS Nr. 103-90-2.

Muß der Monographie **Paracetamol (Paracetamolum)** entsprechen.

Paracetamol, 4-aminophenolfreies *R* 1061901

Paracetamol *R* wird so oft aus Wasser *R* umkristallisiert und im Vakuum bei 70 °C getrocknet, bis es folgender Prüfung entspricht: 5 g getrocknete Substanz werden in einer Mischung von gleichen Volumteilen Methanol *R* und Wasser *R* zu 100 ml gelöst. Die Lösung wird mit 1 ml einer frisch hergestellten Lösung versetzt, die Natriumpentacyanonitrosylferrat *R* ($10\ g \cdot l^{-1}$) und wasserfreies Natriumcarbonat *R* ($10\ g \cdot l^{-1}$) enthält. Nach dem Mischen wird 30 min lang vor Licht geschützt stehengelassen. Dabei darf keine Blau- oder Grünfärbung entstehen.

Paraffin, flüssiges *R* 1062000

CAS Nr. 8042-47-5.

Muß der Monographie **Dickflüssiges Paraffin (Paraffinum liquidum)** entsprechen.

Pararosaniliniumchlorid *R* 1062200

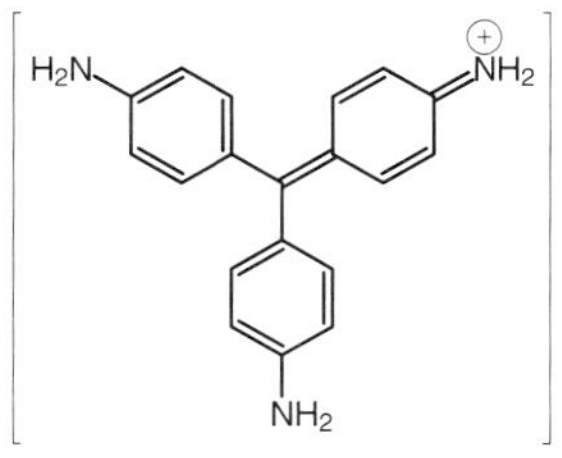

$C_{19}H_{18}ClN_3$ M_r 323,8
CAS Nr. 569-61-9;
C.I. Nr. 42500; Schultz Nr. 779.
Tris(4-aminophenyl)methyliumchlorid.

Bläulichrotes, kristallines Pulver; schwer löslich in Wasser, löslich in wasserfreiem Ethanol, praktisch unlöslich in Ether. Wäßrige und ethanolische Lösungen sind tiefrot gefärbt, Lösungen in Schwefelsäure und Salzsäure sind gelb gefärbt.

Smp: Etwa 270 °C, unter Zersetzung.

Pararosaniliniumchlorid-Reagenz *R* 1062201

0,1 g Pararosaniliniumchlorid *R* werden in einem Erlenmeyerkolben mit Schliffstopfen mit 60 ml Wasser *R* versetzt. Nach Zusatz einer Lösung von 1,0 g wasserfreiem Natriumsulfit *R* oder 2,0 g Natriumsulfit *R* oder 0,75 g Natriumdisulfit *R* in 10 ml Wasser *R* werden langsam und unter Umschütteln 6 ml verdünnter Salzsäure *R* hinzugefügt. Der Kolben wird verschlossen und die Mischung bis zu erfolgter Lösung umgeschüttelt. Die Lösung wird mit Wasser *R* zu 100 ml verdünnt und 12 h lang vor Gebrauch stehengelassen.
Vor Licht geschützt zu lagern.

Parthenolid *R* 1129900

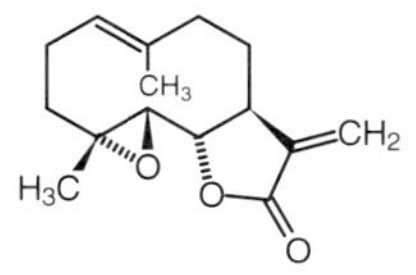

$C_{15}H_{20}O_3$ M_r 248,3
CAS Nr. 20554-84-1.
(4*E*)-(1a*R*,7a*S*,10a*S*,10b*S*)-1a,5-Dimethyl-8-methylen-2,3,6,7,7a,8,10a,10b-octahydrooxireno[9,10]cyclodeca=[1,2-*b*]furan-9(1a*H*)-on;
(*E*)-(5*S*,6*S*)-4,5-Epoxygermacra-1(10),11(13)-dieno-12(6)-lacton.

Weißes, kristallines Pulver; sehr schwer löslich in Wasser, sehr leicht löslich in Dichlormethan, löslich in Methanol.

$[\alpha]_D^{22}$: –71,4°, an einer Lösung von Parthenolid (2,2 g · l^{-1}) in Dichlormethan *R* bestimmt.

Smp: 115 bis 116 °C.

Absorption (2.2.25): Eine Lösung von Parthenolid (10 mg · l^{-1}) in Ethanol 96 % *R* zeigt ein Absorptionsmaximum bei 214 nm.

Gehaltsbestimmung: Die Bestimmung erfolgt mit Hilfe der Flüssigchromatographie (2.2.29) wie in der Monographie **Mutterkraut (Tanaceti partenii herba)** beschrieben, bei der Konzentration der Referenzlösung.

Der Gehalt an Parthenolid, berechnet mit Hilfe des Verfahrens „Normalisierung", muß mindestens 90 Prozent betragen.

Penicillinase-Lösung *R* 1062300

10 g Casein-Hydrolysat, 2,72 g Kaliumdihydrogenphosphat *R* und 5,88 g Natriumcitrat *R* werden in 200 ml Wasser *R* gelöst. Der *p*H-Wert der Lösung wird mit Hilfe einer Lösung von Natriumhydroxid *R* (200 g · l^{-1}) auf einen *p*H-Wert von 7,2 eingestellt und die Lösung mit Wasser *R* zu 1000 ml verdünnt. 0,41 g Magnesiumsulfat *R* werden in 5 ml Wasser *R* gelöst; diese Lösung wird mit 1 ml einer Lösung von Ammoniumeisen(II)-sulfat *R* (1,6 g · l^{-1}) versetzt und mit Wasser *R* zu 10 ml verdünnt. Die beiden Lösungen werden im Autoklaven sterilisiert und nach dem Abkühlen gemischt. Die Mischung wird in nicht allzu dicker Schicht in Erlenmeyerkolben gefüllt und mit *Bacillus cereus* (Nr. 9946 NCTC) beimpft. Die Kolben werden bei 18 bis 37 °C bis zum ersten Zeichen eines Wachstums stehengelassen und 16 h lang bei 35 bis 37 °C gehalten, wobei andauernd geschüttelt wird, um eine maximale Belüftung zu gewährleisten. Nach dem Zentrifugieren wird die überstehende Flüssigkeit durch Membranfiltration keimfrei gemacht.

1,0 ml Penicillinase-Lösung muß bei 30 °C und einem *p*H-Wert von 7 mindestens 0,4 Mikrokatal enthalten (entsprechend einer Hydrolyse von 500 mg Benzylpenicillin zu Benzylpenicillosäure je Stunde), vorausgesetzt, daß die Benzylpenicillin-Konzentration nicht unter die erforderliche Konzentration der enzymatischen Sättigung fällt. Die Michaelis-Konstante für Benzylpenicillin der Penicillinase in der Lösung beträgt etwa 12 µg je Milliliter.

Sterilität (2.6.1): Die Lösung muß der Prüfung entsprechen.

Zwischen 0 und 2 °C zu lagern und innerhalb von 2 bis 3 Tagen zu verwenden. Die gefriergetrocknete Lösung kann in zugeschmolzenen Ampullen mehrere Monate lang gelagert werden.

Pentan *R* 1062500

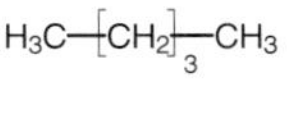

C_5H_{12} M_r 72,2
CAS Nr. 109-66-0.

Klare, farblose, entflammbare Flüssigkeit; sehr schwer löslich in Wasser, mischbar mit Aceton, wasserfreiem Ethanol und Ether.

d_{20}^{20}: Etwa 0,63.

n_D^{20}: Etwa 1,359.

Sdp: Etwa 36 °C.

Wird die Substanz in der Spektroskopie verwendet, muß sie noch folgender Prüfung entsprechen:

Die *Transmission* (2.2.25) der Substanz, gegen Wasser gemessen, muß mindestens betragen:
20 Prozent bei 200 nm
50 Prozent bei 210 nm
85 Prozent bei 220 nm
93 Prozent bei 230 nm
98 Prozent bei 240 nm.

Pentanol *R* 1062600

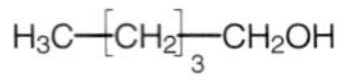

$C_5H_{12}O$ M_r 88,1
CAS Nr. 71-41-0.
1-Pentanol.

Farblose Flüssigkeit; wenig löslich in Wasser, mischbar mit Ethanol und Ether.

n_D^{20}: Etwa 1,410.

Sdp: Etwa 137 °C.

Pepsin *R* 1062800

CAS Nr. 9001-75-6.

Muß der Monographie **Pepsin (Pepsini pulvis)** entsprechen.

Perchlorsäure *R* 1062900

$HClO_4$ M_r 100,5
CAS Nr. 7601-90-3.
Mindestens 70,0 und höchstens 73,0 Prozent (*m/m*) $HClO_4$.

Klare, farblose Flüssigkeit; mischbar mit Wasser.

d_{20}^{20}: Etwa 1,7.

Gehaltsbestimmung: 2,50 g Substanz werden mit 50 ml Wasser *R* versetzt. Nach Zusatz von 0,1 ml Methylrot-Lösung *R* wird mit Natriumhydroxid-Lösung (1 mol · l^{-1}) titriert.

1 ml Natriumhydroxid-Lösung (1 mol · l^{-1}) entspricht 100,5 mg $HClO_4$.

Perchlorsäure-Lösung *R* 1062901

8,5 ml Perchlorsäure *R* werden mit Wasser *R* zu 100 ml verdünnt.

Periodat-Essigsäure-Reagenz *R* 1063000

0,446 g Natriumperiodat *R* werden in 2,5 ml einer 25prozentigen Lösung (*V/V*) von Schwefelsäure *R* gelöst. Die Lösung wird mit Essigsäure 98 % *R* zu 100,0 ml verdünnt.

Periodsäure *R* 1108900

$HIO_4 \cdot 2\,H_2O$ M_r 227,9
CAS Nr. 10450-60-9.

Kristalle; leicht löslich in Wasser, löslich in Ethanol.

Smp: Etwa 122 °C.

Permethrin *R* 1130000

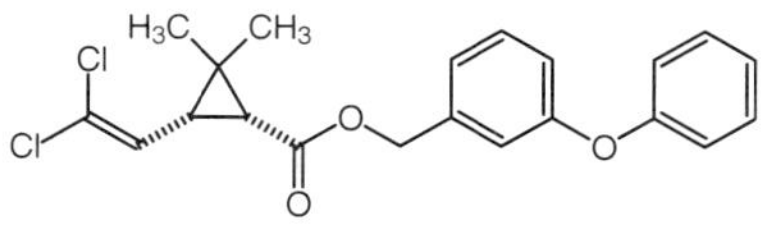

$C_{21}H_{20}Cl_2O_3$ M_r 391,3
CAS Nr. 52645-53-1.

Smp: 34 bis 35 °C.

Eine geeignete, zertifizierte Referenzlösung (10 ng/µl in Cyclohexan) kann verwendet werden.

Perylen *R* 1130100

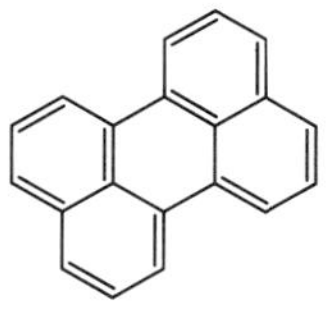

$C_{20}H_{12}$ M_r 252,3
CAS Nr. 198-55-0.
Dibenz[*de,kl*]anthracen.

Orangefarbenes Pulver.

Smp: Etwa 279 °C.

Petroläther *R* 1063100

CAS Nr. 8032-32-4.

Klare, farblose, entflammbare, nicht fluoreszierende Flüssigkeit; praktisch unlöslich in Wasser, mischbar mit Ethanol.

d_{20}^{20}: 0,661 bis 0,664.

Destillationsbereich (2.2.11): 50 bis 70 °C.

Petroläther *R* 1 1063101

Entspricht Petroläther *R* mit den folgenden Änderungen:

d_{20}^{20}: 0,630 bis 0,656.

Destillationsbereich (2.2.11): 40 bis 60 °C.

Die Substanz darf sich bei 0 °C nicht trüben.

Petroläther *R* 2 1063102

Entspricht Petroläther *R* mit den folgenden Änderungen:

d_{20}^{20}: 0,620 bis 0,630.

Destillationsbereich (2.2.11): 30 bis 40 °C.

Die Substanz darf sich bei 0 °C nicht trüben.

Petroläther *R* 3 1063103

Petroläther 40 bis 80 °C.

Entspricht Petroläther *R* mit folgenden Änderungen:

d_{20}^{20}: 0,659 bis 0,671.

Destillationsbereich (2.2.11): 40 bis 80 °C.

α-Phellandren *R* 1130400

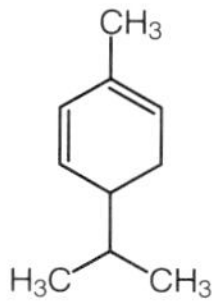

$C_{10}H_{16}$ M_r 136,2
CAS Nr. 4221-98-1.
(*R*)-5-Isopropyl-2-methylcyclohexa-1,3-dien;
(–)-*p*-Mentha-1,5-dien.

d_{20}^{20}: Etwa 0,839.

n_D^{20}: Etwa 1,471.

$[\alpha]_D^{20}$: Etwa –217°.

Sdp: 171 bis 174 °C.

Wird die Substanz in der Gaschromatographie verwendet, muß sie zusätzlich folgender Anforderung entsprechen:

Gehaltsbestimmung: Die Bestimmung erfolgt mit Hilfe der Gaschromatographie (2.2.28) wie in der Monographie **Eucalyptusöl (Eucalypti aetheroleum)** beschrieben.

Untersuchungslösung: Die Substanz.

Die Fläche des Hauptpeaks muß mindestens 98,0 Prozent der Summe aller Peakflächen betragen.

Phenanthren *R* 1063200

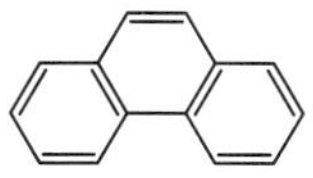

$C_{14}H_{10}$ M_r 178,2
CAS Nr. 85-01-8.

Weiße Kristalle; praktisch unlöslich in Wasser, leicht löslich in Ether, wenig löslich in Ethanol.

Smp: Etwa 100 °C.

Phenanthrolinhydrochlorid *R* 1063300

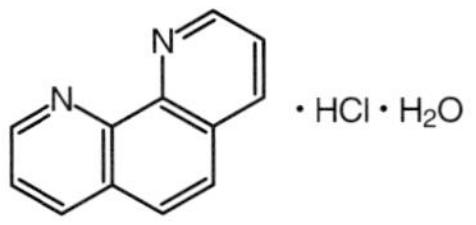

$C_{12}H_9ClN_2 \cdot H_2O$ M_r 234,7
CAS Nr. 3829-86-5.
1,10-Phenanthrolin-hydrochlorid, Monohydrat.

Weißes bis fast weißes, kristallines Pulver; leicht löslich in Wasser, löslich in Ethanol.

Smp: Etwa 215 °C, unter Zersetzung.

Phenazon *R* 1063400

CAS Nr. 60-80-0.

Muß der Monographie **Phenazon (Phenazonum)** entsprechen.

Phenol *R* 1063500

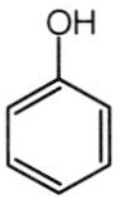

CAS Nr. 108-95-2.

Muß der Monographie **Phenol (Phenolum)** entsprechen.

Phenolphthalein *R* 1063700

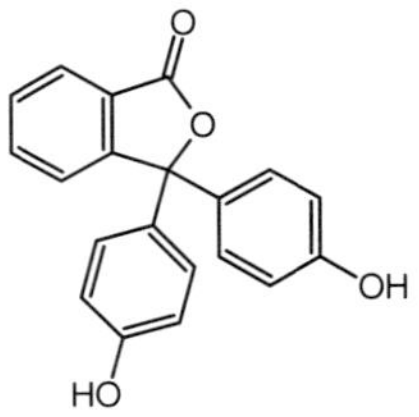

$C_{20}H_{14}O_4$ M_r 318,3
CAS Nr. 77-09-8.
3,3-Bis(4-hydroxyphenyl)phthalid.

Weißes bis gelbliches Pulver; praktisch unlöslich in Wasser, löslich in Ethanol.

Phenolphthalein-Lösung *R* 1063702

0,1 g Phenolphthalein *R* werden in 80 ml Ethanol 96 % *R* gelöst. Die Lösung wird mit Wasser *R* zu 100 ml verdünnt.

Empfindlichkeitsprüfung: Eine Mischung von 0,1 ml der Phenolphthalein-Lösung und 100 ml kohlendioxidfreiem Wasser *R* muß farblos sein. Bis zum Farbumschlag nach Rosa dürfen höchstens 0,2 ml Natriumhydroxid-Lösung (0,02 mol · l^{-1}) verbraucht werden.

Umschlagsbereich: *p*H-Wert 8,2 (farblos) bis 10,0 (rot).

Phenolphthalein-Lösung *R* 1 1063703

Eine Lösung von Phenolphthalein *R* (10 g · l^{-1}) in Ethanol 96 % *R*.

Phenolphthalein-Papier *R* 1063704

Filterpapierstreifen werden einige Minuten lang in Phenolphthalein-Lösung *R* getaucht und anschließend trocknen gelassen.

Phenolrot *R* 1063600

CAS Nr. 143-74-8.

Muß der Monographie **Phenolsulfonphthalein (Phenolsulfonphthaleinum)** entsprechen.

Phenolrot-Lösung *R* 1063601

0,1 g Phenolrot *R* werden in 2,82 ml Natriumhydroxid-Lösung (0,1 mol · l^{-1}) und 20 ml Ethanol 96 % *R* gelöst. Die Lösung wird mit Wasser *R* zu 100 ml verdünnt.

Empfindlichkeitsprüfung: Eine Mischung von 0,1 ml der Phenolrot-Lösung und 100 ml kohlendioxidfreiem Wasser *R* muß gelb gefärbt sein. Bis zum Farbumschlag nach Rotviolett dürfen höchstens 0,1 ml Natriumhydroxid-Lösung (0,02 mol · l^{-1}) verbraucht werden.

Umschlagsbereich: *p*H-Wert 6,8 (gelb) bis 8,4 (rotviolett).

Phenolrot-Lösung *R* 2 1063603

Lösung I: 33 mg Phenolrot *R* werden in 1,5 ml verdünnter Natriumhydroxid-Lösung *R* gelöst. Die Lösung wird mit Wasser *R* zu 100 ml verdünnt.

Lösung II: 25 mg Ammoniumsulfat *R* werden in 235 ml Wasser *R* gelöst. Die Lösung wird mit 105 ml verdünnter Natriumhydroxid-Lösung *R* und 135 ml verdünnter Essigsäure *R* versetzt.

25 ml Lösung I werden der Lösung II zugesetzt. Falls erforderlich wird der *p*H-Wert (2.2.3) der Mischung auf 4,7 eingestellt.

Phenolrot-Lösung *R* 3 1063604

Lösung I: 33 mg Phenolrot *R* werden in 1,5 ml verdünnter Natriumhydroxid-Lösung *R* gelöst. Die Lösung wird mit Wasser *R* zu 50 ml verdünnt.

Lösung II: 50 mg Ammoniumsulfat *R* werden in 235 ml Wasser *R* gelöst. Die Lösung wird mit 105 ml verdünnter Natriumhydroxid-Lösung *R* und 135 ml verdünnter Essigsäure *R* versetzt.

25 ml Lösung I werden der Lösung II zugesetzt. Falls erforderlich wird der *p*H-Wert (2.2.3) der Mischung auf 4,7 eingestellt.

Phenoxybenzaminhydrochlorid *R* 1063900

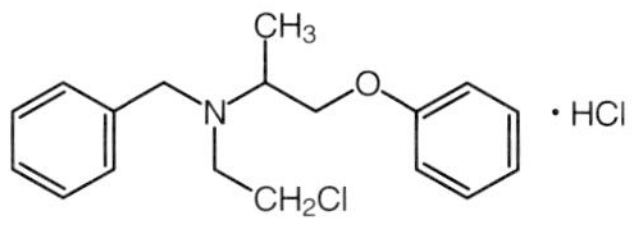

$C_{18}H_{23}Cl_2NO$ M_r 340,3

N-(2-Chlorethyl)-*N*-(1-methyl-2-phenoxyethyl)benzyl=amin-hydrochlorid.

Mindestens 97,0 und höchstens 103,0 Prozent $C_{18}H_{23}Cl_2NO$, berechnet auf die getrocknete Substanz.

Weißes bis fast weißes, kristallines Pulver; wenig löslich in Wasser, leicht löslich in Ethanol.

Smp: Etwa 138 °C.

Trocknungsverlust (2.2.32): Höchstens 0,5 Prozent, durch 24 h langes Trocknen über Phosphor(V)-oxid *R* unterhalb 670 Pa bestimmt.

Gehaltsbestimmung: 0,500 g Substanz werden in 50,0 ml ethanolfreiem Chloroform *R* gelöst. Die Lösung wird 3mal mit je 20 ml Salzsäure (0,01 mol · l^{-1}) ausgeschüttelt. Die sauren Lösungen werden verworfen. Die Chloroformschicht wird durch Watte filtriert. 5,0 ml des Filtrats werden mit ethanolfreiem Chloroform *R* zu 500,0 ml verdünnt. Die Absorption wird im Maximum bei 272 nm in einer geschlossenen Küvette gemessen.

Der Gehalt an $C_{18}H_{23}Cl_2NO$ wird mit Hilfe der spezifischen Absorption berechnet ($A^{1\%}_{1\,cm}$ = 56,3).

Vor Licht geschützt zu lagern.

Phenoxyessigsäure *R* 1063800

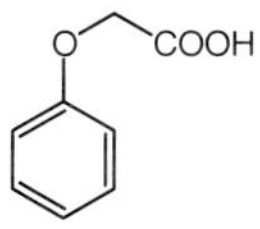

$C_8H_8O_3$ M_r 152,1

CAS Nr. 122-59-8.

Fast weiße Kristalle; wenig löslich in Wasser, leicht löslich in Ethanol, Ether und Essigsäure 98 %.

Smp: Etwa 98 °C.

Dünnschichtchromatographie: Wird die Substanz unter den Bedingungen, wie in der Monographie **Phenoxymethylpenicillin (Phenoxymethylpenicillinum)** angegeben, geprüft, darf das Chromatogramm nur einen Hauptfleck zeigen.

Phenoxyethanol *R* 1064000

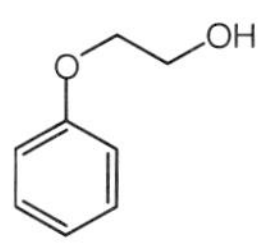

$C_8H_{10}O_2$ M_r 138,2

CAS Nr. 122-99-6.

2-Phenoxyethanol.

Klare, farblose, ölige Flüssigkeit; schwer löslich in Wasser, leicht löslich in Ethanol und Ether.

d^{20}_{20}: Etwa 1,11.

n^{20}_{D}: Etwa 1,537.

Erstarrungstemperatur (2.2.18): Mindestens 12 °C.

Phenylalanin *R* 1064100

CAS Nr. 63-91-2.

Muß der Monographie **Phenylalanin (Phenylalaninum)** entsprechen.

p*-Phenylendiamindihydrochlorid *R 1064200

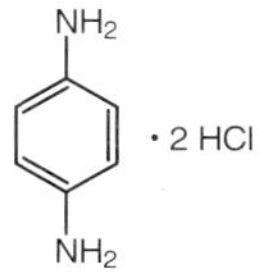

$C_6H_{10}Cl_2N_2$ M_r 181,1

CAS Nr. 615-28-1.

Benzol-1,4-diylbis(azan)-dihydrochlorid.

Weißes, kristallines Pulver oder weiße bis schwach gefärbte Kristalle, an der Luft rötlich werdend; leicht löslich in Wasser, schwer löslich in Ethanol und Ether.

Phenylglycin *R* 1064300

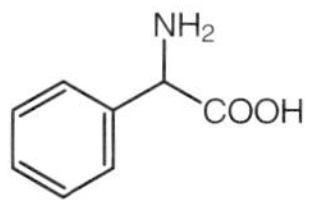

$C_8H_9NO_2$ M_r 151,2

CAS Nr. 2835-06-5.

(*RS*)-2-Amino-2-phenylessigsäure.

Phenylhydrazinhydrochlorid *R* 1064500

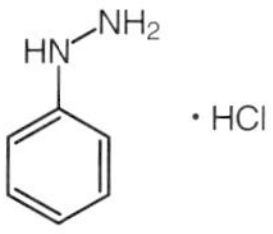

$C_6H_9ClN_2$ M_r 144,6

CAS Nr. 59-88-1.

Weißes bis fast weißes, kristallines Pulver, das sich an der Luft bräunlich färbt; löslich in Wasser und Ethanol.

Smp: Etwa 245 °C, unter Zersetzung.

Vor Licht geschützt zu lagern.

Phenylhydrazinhydrochlorid-Lösung *R* 1064501

0,9 g Phenylhydrazinhydrochlorid *R* werden in 50 ml Wasser *R* gelöst. Die Lösung wird mit Aktivkohle *R* entfärbt und filtriert. Das Filtrat wird nach Zusatz von 30 ml Salzsäure *R* mit Wasser *R* zu 250 ml verdünnt.

Phenylhydrazin-Schwefelsäure *R* 1064502

65 mg Phenylhydrazinhydrochlorid *R*, zuvor aus Ethanol 85 % *R* umkristallisiert, werden in einer Mischung von 80 Volumteilen Wasser *R* und 170 Volumteilen Schwefelsäure *R* gelöst. Die Lösung wird mit der Schwefelsäure-Wasser-Mischung zu 100 ml verdünnt.

Bei Bedarf frisch herzustellen.

Phenylisothiocyanat *R* 1121500

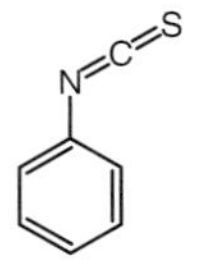

C_7H_5NS M_r 135,2
CAS Nr. 103-72-0.

Flüssigkeit; unlöslich in Wasser, löslich in Ethanol.

d_{20}^{20}: Etwa 1,13.

n_D^{20}: Etwa 1,65.

Smp: Etwa –21 °C.

Sdp: Etwa 221 °C.

Eine zur Proteinsequenzierung geeignete Qualität ist zu verwenden.

1-Phenylpiperazin *R* 1130500

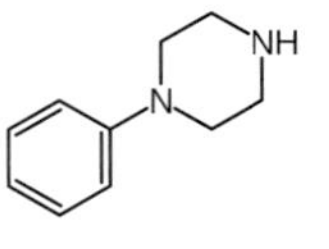

$C_{10}H_{14}N_2$ M_r 162,2
CAS Nr. 92-54-6.

Schwach viskose, gelbe Flüssigkeit; nicht mischbar mit Wasser.

d_4^{20}: Etwa 1,07.

n_D^{20}: Etwa 1,588.

Phloroglucin *R* 1064600

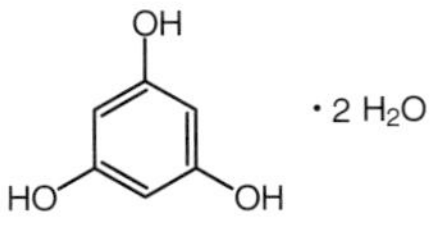

$C_6H_6O_3 \cdot 2\ H_2O$ M_r 162,1
CAS Nr. 6099-90-7.
1,3,5-Benzoltriol, Dihydrat

Weiße bis gelbliche Kristalle; schwer löslich in Wasser, löslich in Ethanol.

Smp: Etwa 223 °C (Sofortschmelzpunkt).

Phloroglucin-Lösung *R* 1064601

1 ml einer Lösung von Phloroglucin *R* (100 g · l^{-1}) in Ethanol 96 % *R* wird mit 9 ml Salzsäure *R* versetzt.

Vor Licht geschützt zu lagern.

Phosalon *R* 1130200

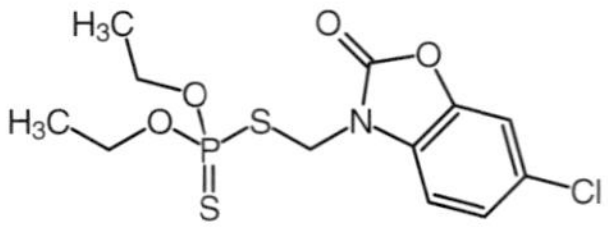

$C_{12}H_{15}ClNO_4PS_2$ M_r 367,8
CAS Nr. 2310-17-0.

Smp: 45 bis 48 °C.

Eine geeignete, zertifizierte Referenzlösung (10 ng/µl in Isooctan) kann verwendet werden.

Phospholipid *R* 1064800

Hirn vom Rind wird gewaschen, von Haut und Blutgefäßen befreit und in einem geeigneten Gerät homogenisiert. Das Volumen (*V*) von 1000 bis 1300 g dieser Substanz wird bestimmt. Sie wird 3mal mit je dem 4fachen Volumen Aceton *R* extrahiert. Nach dem Abfiltrieren im Vakuum wird der Rückstand 18 h lang bei 37 °C getrocknet. Der Rückstand wird 2mal mit je 2 *V* ml einer Mischung von 2 Volumenteilen Petroläther *R* 2 und 3 Volumenteilen Petroläther *R* 1 extrahiert. Jeder Auszug wird durch ein Papierfilter filtriert, das mit dem Lösungsmittelgemisch befeuchtet ist. Die vereinigten Auszüge werden bei 45 °C bei einem 670 Pa nicht überschreitenden Druck zur Trockne eingedampft. Der Rückstand wird in 0,2 *V* ml Ether *R* gelöst und die Lösung bei 4 °C stehengelassen, bis ein Niederschlag entsteht. Nach Zentrifugieren wird die klare, überstehende Flüssigkeit im Vakuum bis auf ein Volumen von 100 ml je Kilogramm ursprünglich eingewogener Substanz eingeengt. Die Lösung wird bei 4 °C stehengelassen (12 bis 24 h), bis ein Niederschlag entsteht. Nach dem Zentrifugieren wird die klare, überstehende Flüssigkeit mit der 5fachen Menge ihres Volumens an Aceton *R* versetzt, erneut zentrifugiert und die überstehende Flüssigkeit verworfen. Der Niederschlag wird getrocknet.

Im Vakuum, im Exsikkator, vor Licht geschützt zu lagern.

Phosphorige Säure *R* 1130600

H_3PO_3 M_r 82,0
CAS Nr. 13598-36-2.
Phosphonsäure.

Weiße, sehr hygroskopische, zerfließliche, kristalline Masse; durch Luftsauerstoff langsam oxidierbar zu H_3PO_4.

Instabile orthorhombische Kristalle; löslich in Wasser, in Ethanol und in einer Mischung von 3 Volumteilen Ether und 1 Volumteil Ethanol.

d_4^{21}: 1,651.

Smp: Etwa 73 °C.

Phosphor(V)-oxid *R* 1032900

P_2O_5 M_r 141,9
CAS Nr. 1314-56-3.

Weißes, amorphes, zerfließendes Pulver. Die Substanz hydratisiert mit Wasser unter Wärmeentwicklung.

Dicht verschlossen zu lagern.

Phosphorsäure 85 % *R* 1065100

CAS Nr. 7664-38-2.

Muß der Monographie **Phosphorsäure 85 % (Acidum phosphoricum concentratum)** entsprechen.

Phosphorsäure 10 % *R* 1065101

Muß der Monographie **Phosphorsäure 10 % (Acidum phosphoricum dilutum)** entsprechen.

Phthalaldehyd *R* 1065300

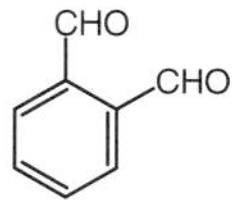

$C_8H_6O_2$ M_r 134,1
CAS Nr. 643-79-8.

Gelbes, kristallines Pulver.

Smp: Etwa 55 °C.

Vor Licht und Luft geschützt zu lagern.

Phthalaldehyd-Reagenz *R* 1065301

2,47 g Borsäure *R* werden in 75 ml Wasser *R* gelöst. Der *p*H-Wert der Lösung wird mit Hilfe einer Lösung von Kaliumhydroxid *R* (450 g · l^{-1}) auf 10,4 eingestellt und die Lösung mit Wasser *R* zu 100 ml verdünnt. 1,0 g Phthalaldehyd *R* wird in 5 ml Methanol *R* gelöst. Die Lösung wird mit 95 ml der Borsäure-Lösung und 2 ml Thioglycolsäure *R* versetzt und mit Hilfe einer Lösung von Kaliumhydroxid *R* (450 g · l^{-1}) auf einen *p*H-Wert von 10,4 eingestellt.

Vor Licht geschützt zu lagern und innerhalb von 3 Tagen zu verwenden.

Phthalazin *R* 1065400

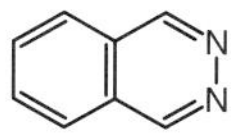

$C_8H_6N_2$ M_r 130,1
CAS Nr. 253-52-1.

Schwach gelb gefärbte Kristalle; leicht löslich in Wasser, löslich in wasserfreiem Ethanol, Ethylacetat und Methanol, wenig löslich in Ether.

Smp: 89 bis 92 °C.

Phthaleinpurpur *R* 1065500

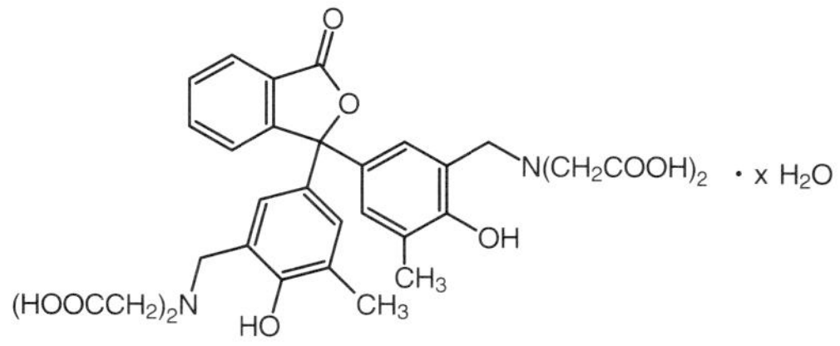

$C_{32}H_{32}N_2O_{12} \cdot x\ H_2O$ M_r 637
für die wasserfreie Substanz
CAS Nr. 2411-89-4.
N,N′-[3,3′-(Phthalidyliden)bis(6-hydroxy-5-methylbenzyl)]bis(iminodiessigsäure), Hydrat.

Gelblichweißes bis bräunliches Pulver; praktisch unlöslich in Wasser, löslich in Ethanol.

Die Substanz ist auch als Natriumsalz erhältlich: gelblichweißes bis rosafarbenes Pulver; löslich in Wasser, praktisch unlöslich in Ethanol.

Empfindlichkeitsprüfung: 10 mg Substanz werden nach Lösen in 1 ml konzentrierter Ammoniak-Lösung *R* mit Wasser *R* zu 100 ml verdünnt. 5 ml der Lösung werden mit 95 ml Wasser *R*, 4 ml konzentrierter Ammoniak-Lösung *R*, 50 ml Ethanol 96 % *R* und 0,1 ml Bariumchlorid-Lösung (0,1 mol · l^{-1}) versetzt. Die Lösung muß blauviolett gefärbt sein. Nach Zusatz von 0,15 ml Natriumedetat-Lösung (0,1 mol · l^{-1}) muß sich die Lösung entfärben.

Phthalsäure *R* 1065600

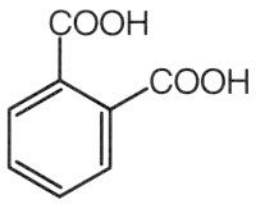

$C_8H_6O_4$ M_r 166,1
CAS Nr. 88-99-3.

Weißes, kristallines Pulver; löslich in heißem Wasser und Ethanol.

Phthalsäureanhydrid *R* 1065700

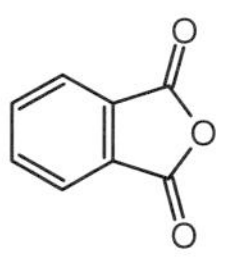

$C_8H_4O_3$ M_r 148,1

CAS Nr. 85-44-9.
1,3-Isobenzofurandion.
Mindestens 99,0 Prozent $C_8H_4O_3$.

Weiße Schuppen.

Smp: 130 bis 132 °C.

Gehalt: 2,000 g Substanz werden in 100 ml Wasser *R* gelöst und 30 min lang zum Rückfluß erhitzt. Nach dem Abkühlen wird mit Natriumhydroxid-Lösung (1 mol · l^{-1}) unter Zusatz von Phenolphthalein-Lösung *R* titriert.

1 ml Natriumhydroxid-Lösung (1 mol · l^{-1}) entspricht 74,05 mg $C_8H_4O_3$.

Phthalsäureanhydrid-Lösung *R* 1065701

42 g Phthalsäureanhydrid *R* werden in 300 ml wasserfreiem Pyridin *R* gelöst und 16 h lang stehengelassen.

Vor Licht geschützt zu lagern und innerhalb einer Woche zu verwenden.

Picein *R* 1130700

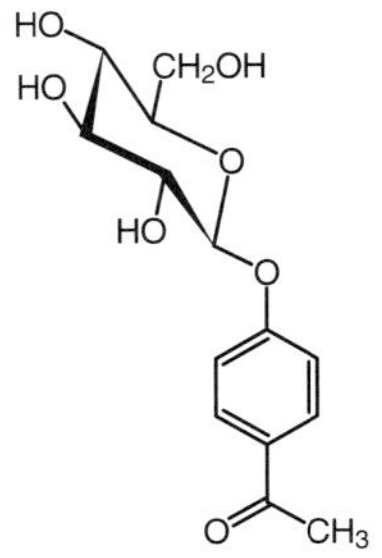

$C_{14}H_{18}O_7$ M_r 298,3
CAS Nr. 530-14-3.
1-[4-(β-D-Glucopyranosyloxy)phenyl]ethanon;
p-(Acetylphenyl)-β-D-glucopyranosid.

Smp: 194 bis 195 °C.

Pikrinsäure *R* 1065800

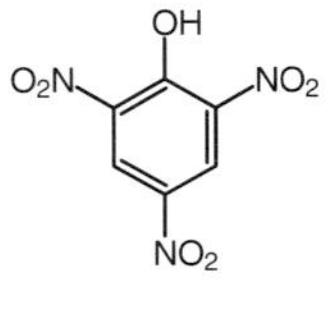

$C_6H_3N_3O_7$ M_r 229,1
CAS Nr. 88-89-1.
2,4,6-Trinitrophenol.

Gelbe Kristalle oder Prismen; löslich in Wasser und Ethanol.

Mit Wasser *R* befeuchtet zu lagern.

Pikrinsäure-Lösung *R* 1065801

Eine Lösung von Pikrinsäure *R* (10 g · l^{-1}).

Pikrinsäure-Lösung *R* 1 1065802

100 ml einer gesättigten Lösung von Pikrinsäure *R* werden mit 0,25 ml konzentrierter Natriumhydroxid-Lösung *R* versetzt.

α-Pinen *R* 1130800

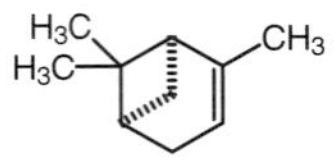

$C_{10}H_{16}$ M_r 136,2
CAS Nr. 7785-70-8.
(1*R*,5*R*)-2,6,6-Trimethylbicyclo[3.1.1]hept-2-en.

Mit Wasser nicht mischbare Flüssigkeit.

d_{20}^{20}: Etwa 0,859.

n_D^{20}: Etwa 1,466.

Sdp: 154 bis 156 °C.

Wird die Substanz in der Gaschromatographie verwendet, muß sie zusätzlich folgender Anforderung entsprechen:

Gehaltsbestimmung: Die Bestimmung erfolgt mit Hilfe der Gaschromatographie (2.2.28) wie in der Monographie **Bitterorangenblütenöl (Aurantii amari floris aetheroleum)** beschrieben.

Die Fläche des Hauptpeaks muß mindestens 99,0 Prozent aller Peakflächen betragen.

β-Pinen *R* 1109000

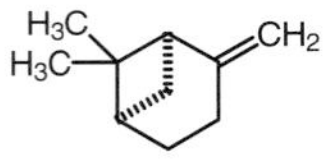

$C_{10}H_{16}$ M_r 136,2
CAS Nr. 19902-08-0.
6,6-Dimethyl-2-methylenbicyclo[3.1.1]heptan.

Farblose, ölige Flüssigkeit mit terpentinähnlichem Geruch; praktisch unlöslich in Wasser, mischbar mit Ethanol und Ether.

d_{20}^{20}: Etwa 0,867.

n_D^{20}: Etwa 1,474.

Sdp: 164 bis 166 °C.

Wird die Substanz in der Gaschromatographie verwendet, muß sie zusätzlich folgender Anforderung entsprechen:

Gehaltsbestimmung: Die Bestimmung erfolgt mit Hilfe der Gaschromatographie (2.2.28) wie in der Monographie **Bitterorangenblütenöl (Aurantii amari floris aetheroleum)** beschrieben.

Untersuchungslösung: Die Substanz.

Die Fläche des Hauptpeaks muß mindestens 99,0 Prozent der Summe aller Peakflächen betragen.

Piperazin-Hexahydrat *R* 1065900

CAS Nr. 142-63-2.

Muß der Monographie **Piperazin-Hexahydrat (Piperazinum hydricum)** entsprechen.

Piperidin *R* 1066000

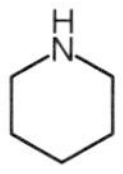

$C_5H_{11}N$ M_r 85,2
CAS Nr. 110-89-4.

Farblose bis schwach gelbliche, alkalisch reagierende Flüssigkeit; mischbar mit Wasser, Chloroform, Ethanol, Ether und Petroläther.

Sdp: Etwa 106 °C.

Pirimiphos-ethyl *R* 1130300

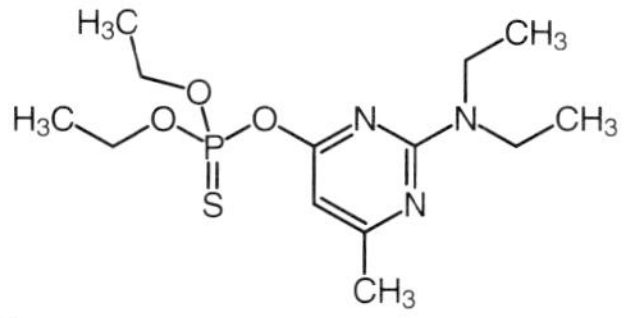

$C_{13}H_{24}N_3O_3PS$ M_r 333,4
CAS Nr. 23505-41-1.

Smp: 15 bis 18 °C.

Eine geeignete, zertifizierte Referenzlösung (10 ng/µl in Cyclohexan) kann verwendet werden.

Plasma, blutplättchenarmes *R* 1066100

45 ml Blut vom Menschen werden mit einer 50-ml-Plastikspritze entnommen, die 5 ml einer sterilen Lösung von Natriumcitrat *R* (38 g · l^{-1}) enthält. Sofort wird 30 min lang bei 4 °C zentrifugiert (1550 *g*). Mit Hilfe einer Plastikspritze werden zwei Drittel des überstehenden Plasmas entnommen, das sofort 30 min lang bei 4 °C zentrifugiert wird (3500 *g*). Zwei Drittel der überstehenden Flüssigkeit werden entnommen und schnell in geeigneten Mengen in Plastikröhrchen bei –40 °C oder tiefer eingefroren.

Bei der Herstellung sind Geräte aus Kunststoff zu verwenden oder Glas, das mit Silicon behandelt ist.

Plasma vom Kaninchen *R* 1020900

Mit Hilfe einer Kunststoffspritze mit Kanüle Nr. 1 wird durch intrakardiale Punktur einem Kaninchen, dem 12 h lang die Nahrung entzogen wurde, Blut entnommen. Die Spritze enthält ein geeignetes Volumen einer Lösung von Natriumcitrat *R* (38 g · l^{-1}), so daß das Verhältnis zwischen Natriumcitrat-Lösung und Blut 1 zu 9 beträgt. Durch 30 min langes Zentrifugieren bei 15 bis 20 °C mit 1500 bis 1800 *g* wird das Plasma abgetrennt. Das Plasma muß innerhalb von 4 h nach Herstellung verwendet werden und ist bei 0 bis 6 °C zu lagern.

Plasmasubstrat *R* 1066200

Das Plasma von Blut vom Menschen oder vom Rind, das in einem Neuntel seines Volumens einer Lösung von Natriumcitrat *R* (38 g · l^{-1}) oder in zwei Siebteln seines Volumens einer Lösung, die Natriummonohydrogencitrat *R* (20 g · l^{-1}) und Glucose *R* (25 g · l^{-1}) enthält, aufgefangen wurde, wird abgetrennt. Im ersten Falle sollte das Plasmasubstrat am Tage der Blutentnahme hergestellt werden, im zweiten Falle kann es bis zu 2 Tage nach der Blutentnahme hergestellt werden.

Bei –20 °C zu lagern.

Plasmasubstrat *R* 1 1066201

Zur Blutentnahme und zur Behandlung des Blutes sind wasserabstoßende Geräte zu verwenden, die entweder aus geeignetem Kunststoff bestehen oder aus Glas, das mit Silicon behandelt ist.

Ein geeignetes Volumen Blut von einer angemessenen Anzahl an Schafen wird gesammelt, wobei das Blut entweder dem lebenden Tier oder dem eben geschlachteten Tier entnommen wird. Ein Volumen von 285 ml Blut (das zu 15 ml Stabilisatorlösung für Blutkonserven gegeben wird) wird als geeignet angesehen; kleinere Volummengen können auch entnommen werden. Unabhängig von der Volummenge sollten mindestens 5 Schafe verwendet werden. Dabei ist eine Nadel zu verwenden, die mit einer geeigneten Kanüle verbunden ist, und die so lang ist, daß sie bis auf den Boden des Behältnisses zur Blutentnahme reicht. Die ersten Milliliter Blut werden verworfen, und nur Blut, das frei ausfließt, wird verwendet. Das Blut wird in einer geeigneten Menge Stabilisatorlösung für Blutkonserven gesammelt, die 8,7 g Natriumcitrat *R* und 4 mg Aprotinin *R* je 100 ml Wasser enthält, wobei das Verhältnis Blut zu Stabilisatorlösung 19 zu 1 beträgt. Während und unmittelbar nach der Blutentnahme wird das Behältnis schwach geschwenkt, um ein gleichmäßiges Mischen des Bluts zu erhalten; eine Schaumbildung darf dabei nicht auftreten. Ist die Blutentnahme beendet, wird das Behältnis verschlossen und auf 10 bis 15 °C abgekühlt. Das so abgekühlte Blut aller Behältnisse wird vereinigt, mit Ausnahme des Bluts, das eine offensichtliche Hämolyse zeigt oder das geronnenes Blut enthält. Das vereinigte Blut wird bei 10 bis 15 °C gelagert.

So bald wie möglich und auf jeden Fall innerhalb von 4 h nach der Blutentnahme wird das vereinigte Blut 30 min lang bei 10 bis 15 °C bei 1000 bis 2000 *g* zentrifugiert. Die überstehende Flüssigkeit wird abgetrennt und 30 min lang bei 5000 *g* zentrifugiert. Ein schnelleres Zentrifugieren zum Klären des Plasmas ist auch möglich, z.B. 30 min lang bei 20000 *g*, doch darf nicht filtriert werden. Die überstehende Flüssigkeit wird abgetrennt und sofort gut durchgemischt. Das Plasmasubstrat wird in kleine, mit Stopfen verschließbare Behältnisse solcher Größe gegeben, daß die Menge für eine Wertbestimmung von Heparin ausreichend ist (z.B. 10 bis 30 ml). Diese Behältnisse werden sofort auf eine Temperatur von weni-

Reagenzien

ger als –70 °C, z. B. durch Eintauchen in flüssigen Stickstoff, abgekühlt und bei einer Temperatur von weniger als –30 °C gelagert.

Das Plasma ist zur Verwendung als Plasmasubstrat bei der Wertbestimmung von Heparin geeignet, wenn es unter den Prüfungsbedingungen eine der verwendeten Nachweismethode angemessene Gerinnungszeit hat und sich eine reproduzierbare, steile lg-Dosis-Wirkungs-Kurve erstellen läßt.

Zum Gebrauch wird ein Teil des Plasmasubstrats in einem Wasserbad bei 37 °C aufgetaut, wobei das Behältnis bis zum vollständigen Auftauen leicht geschwenkt wird. Ein einmal aufgetautes Substrat sollte bei 10 bis 20 °C gehalten und sofort verwendet werden. Falls erforderlich kann das aufgetaute Plasmasubstrat schwach zentrifugiert werden; es sollte aber nicht filtriert werden.

Plasmasubstrat *R* 2 1066202

Das Plasma wird von Blut vom Menschen abgetrennt, das in einem Neuntel seines Volumens einer Lösung von Natriumcitrat *R* (38 g · l^{-1}) aufgefangen wurde und das weniger als 1 Prozent der normalen Menge an Faktor IX enthält.

In kleinen Mengen, in Plastikröhrchen bei –30 °C oder tieferer Temperatur zu lagern.

Plasmasubstrat, Faktor-V-freies *R* 1066300

Vorzugsweise ist ein Plasma von Individuen zu verwenden, die einen ererbten Mangel an Faktor V aufweisen, oder es wird wie folgt hergestellt: Das Plasma wird von Blut vom Menschen abgetrennt, das in einem Zehntel seines Volumens in einer Lösung von Natriumoxalat *R* (13,4 g · l^{-1}) aufgefangen wurde. 24 bis 36 h lang wird bei 37 °C inkubiert. Die Koagulationszeit, wie unter „Koagulationsfaktor-V-Lösung *R*" bestimmt, sollte zwischen 70 und 100 s liegen. Beträgt die Koagulationszeit weniger als 70 s, wird erneut 12 bis 24 h lang inkubiert.

In kleinen Mengen, bei –20 °C oder tieferer Temperatur zu lagern.

Plasminogen vom Menschen *R* 1109100

CAS Nr. 9001-91-6.

Eine im Blut befindliche Substanz, die zu Plasmin aktiviert werden kann, einem Enzym, das Fibrin in Blutgerinnseln lysiert.

Poly[(cyanopropyl)methylphenylmethyl]siloxan *R* 1066500

Enthält 25 Prozent Cyanopropyl-Gruppen, 25 Prozent Phenyl-Gruppen und 50 Prozent Methyl-Gruppen (mittlere relative Molekülmasse: 8000); sehr viskose Flüssigkeit (etwa 9000 mPa · s).

d_{25}^{25}: Etwa 1,10.

n_D^{20}: Etwa 1,502.

Poly[(cyanopropyl)(phenyl)][dimethyl]siloxan *R* 1114800

Stationäre Phase für die Gaschromatographie.

Enthält 6 Prozent (Cyanopropyl)(phenyl)-Gruppen und 94 Prozent Dimethyl-Gruppen.

Poly(cyanopropyl)(phenylmethyl)siloxan *R* 1066600

Enthält 90 Prozent 3-Cyanopropyl-Gruppen und 10 Prozent Phenylmethyl-Gruppen.

Stationäre Phase für die Gaschromatographie.

Poly[cyanopropyl(7)phenyl(7)methyl(86)]siloxan *R* 1109200

Polysiloxan, das 7 Prozent Cyanopropyl-Gruppen, 7 Prozent Phenyl-Gruppen und 86 Prozent Methyl-Gruppen enthält.

Stationäre Phase zur Gaschromatographie.

Poly(cyanopropyl)siloxan *R* 1066700

Enthält 100 Prozent Cyanopropyl-Gruppen.

Poly(*O*-2-diethylaminoethyl)agarose zur Ionenaustauschchromatographie *R* 1002100

CAS Nr. 57407-08-6.

Quervernetzte Agarose, die mit Diethylaminoethyl-Gruppen substituiert ist, in Form von Kügelchen.

Poly(dimethyl)(diphenyl)(divinyl)siloxan *R* 1100000

Syn. Poly[methyl(94)phenyl(5)vinyl(1)]siloxan *R*.

Enthält 94 Prozent Methyl-Gruppen, 5 Prozent Phenyl-Gruppen und 1 Prozent Vinyl-Gruppen. SE 54.

Stationäre Phase für die Gaschromatographie.

Poly(dimethyl)(diphenyl)siloxan *R* 1066900

Syn. Poly[methyl(95)phenyl(5)]siloxan,

Enthält 95 Prozent Methyl-Gruppen und 5 Prozent Phenyl-Gruppen. DB-5, SE 52.

Stationäre Phase für die Gaschromatographie.

Polydimethylsiloxan *R* 1066800

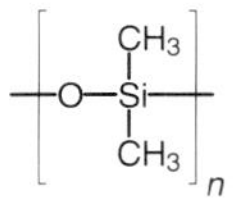

Poly[oxy(dimethylsilandiyl)]; Syn. Dimeticon.

Farbloses, siliciumorganisches Polymer mit der Konsistenz eines halbflüssigen, farblosen Gummis.

Das IR-Spektrum (2.2.24) der Substanz, als Film zwischen Natriumchlorid-Platten aufgenommen, falls erforderlich nach Dispersion in einigen Tropfen Tetrachlorkohlenstoff *R*, darf bei 3053 cm^{-1} keine Absorption zeigen (Vinyl-Gruppen).

Grenzviskositätszahl: Etwa 115 ml je Gramm Substanz, bestimmt nach der folgenden Methode:

Je 1,5 g, 1,0 g und 0,3 g Substanz werden in 100-ml-Meßkolben auf 0,1 mg genau eingewogen. Nach Zusatz von je 40 bis 50 ml Toluol *R* wird bis zur vollständigen Lösung geschüttelt und mit dem gleichen Lösungsmittel zu je 100,0 ml verdünnt. Die Viskosität (2.2.9) jeder Lösung wird bestimmt. Unter gleichen Bedingungen wird die Viskosität von Toluol *R* ermittelt.

Die Konzentration jeder Lösung wird auf die Hälfte reduziert, indem gleiche Volumteile der ursprünglichen Lösung und Toluol *R* gemischt werden.

Die Viskosität der verdünnten Lösungen wird bestimmt. Hierbei bedeuten:

c = Konzentration der Substanz in Gramm je 100 ml
t_1 = Ausflußzeit der zu untersuchenden Lösung
t_2 = Ausflußzeit von Toluol
η_1 = Viskosität der zu untersuchenden Lösung in Millipascal je Sekunde
η_2 = Viskosität von Toluol in Millipascal je Sekunde
d_1 = Relative Dichte der zu untersuchenden Lösung
d_2 = Relative Dichte von Toluol.

Als Dichte werden die folgenden Werte verwendet:

Konzentration in Gramm/100 ml	Relative Dichte (d_1)
0 – 0,5	1,000
0,5 – 1,25	1,001
1,25 – 2,20	1,002
2,20 – 2,75	1,003
2,75 – 3,20	1,004
3,20 – 3,75	1,005
3,75 – 4,50	1,006

Die spezifische Viskosität errechnet sich aus der Formel:

$$\eta_{\text{sp.}} = \frac{\eta_1 - \eta_2}{\eta_2} = \frac{t_1 d_1}{t_2 d_2} - 1$$

Die Viskositätszahl errechnet sich aus der Formel:

$$\eta_{\text{red.}} = \frac{\eta_{\text{sp.}}}{c}$$

Die Grenzviskositätszahl (η) wird durch Extrapolieren der vorhergehenden Gleichung $c = 0$ erhalten. Hierzu wird die Kurve

$$\frac{\eta_{\text{sp.}}}{c} \text{ oder } \lg \frac{\eta_{\text{sp.}}}{c}$$

als Funktion von c gezeichnet. Die Extrapolation $c = 0$ ergibt η.

Die Grenzviskositätszahl wird in Milliliter je Gramm Substanz ausgedrückt. Hierzu muß der erhaltene Wert mit 100 multipliziert werden.

Trocknungsverlust (2.2.32): Höchstens 2,0 Prozent, mit 1,000 g Substanz durch 15 min langes Trocknen im Vakuum bei 350 °C bestimmt. Höchstens 0,8 Prozent, mit 2,000 g Substanz durch 2 h langes Trocknen bei 200 °C bestimmt.

Polyetherhydroxidgel zur Chromatographie *R* 1067000

Gel mit einer kleinen Teilchengröße, das eine hydrophile Oberfläche mit Hydroxyl-Gruppen besitzt. Das Gel hat eine Ausschlußgrenze für Dextrane mit einer relativen Molekülmasse zwischen $2 \cdot 10^5$ und $2{,}5 \cdot 10^6$.

Poly[methyl(50)phenyl(50)]siloxan *R* 1067900

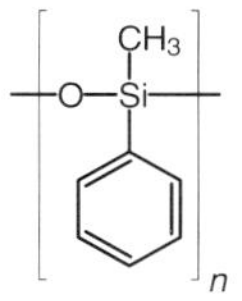

Poly[oxy(methylphenylsilandiyl)].

Enthält 50 Prozent Phenyl-Gruppen und 50 Prozent Methyl-Gruppen (mittlere relative Molekülmasse: 4000); sehr viskose Flüssigkeit (etwa 1300 mPa · s).

Stationäre Phase für die Gaschromatographie.

d_{25}^{25}: Etwa 1,09.

n_D^{20}: Etwa 1,540.

Poly[methyl(95)phenyl(5)]siloxan *R* 1068000

Siehe Poly(dimethyl)(diphenyl)siloxan *R*.

Poly[methyl(94)phenyl(5)vinyl(1)]siloxan *R* 1068100

Siehe Poly(dimethyl)(diphenyl)(divinyl)siloxan *R*.

Polyphosphorsäure *R* 1053000

$(HPO_3)_n$
CAS Nr. 37267-86-0.

Stücke oder Stäbchen mit einem gewissen Anteil an Natriumpolyphosphat, glasartig und hygroskopisch; sehr leicht löslich in Wasser.

Nitrat: 1,0 g Substanz wird mit 10 ml Wasser *R* zum Sieden erhitzt. Die Lösung wird abgekühlt, mit 1 ml Indigocarmin-Lösung *R* und 10 ml nitratfreier Schwefelsäure *R* versetzt und erneut zum Sieden erhitzt. Eine schwache Blaufärbung muß bestehenbleiben.

Reduzierende Substanzen: Höchstens 0,01 Prozent, berechnet als H_3PO_3. 35,0 g Substanz werden in 50 ml Wasser *R* gelöst. Die Lösung wird nach Zusatz von 5 ml einer Lösung von Schwefelsäure *R* (200 g · l^{-1}), 50 mg Kaliumbromid *R* und 5,0 ml Kaliumbromat-Lösung (0,02 mol · l^{-1}) 30 min lang im Wasserbad erhitzt. Nach dem Abkühlen werden 0,5 g Kaliumiodid *R* hinzugesetzt. Unter Zusatz von 1 ml Stärke-Lösung *R* wird das ausgeschiedene Iod mit Natriumthiosulfat-Lösung (0,01 mol · l^{-1}) titriert.

Ein Blindversuch wird durchgeführt.

1 ml Kaliumbromat-Lösung (0,02 mol · l^{-1}) entspricht 4,10 mg H_3PO_3.

Dicht verschlossen zu lagern.

Polysorbat 20 *R* 1068300

CAS Nr. 9005-64-5.

Muß der Monographie **Polysorbat 20 (Polysorbatum 20)** entsprechen.

Polysorbat 80 *R* 1068400

CAS Nr. 9005-65-6.

Muß der Monographie **Polysorbat 80 (Polysorbatum 80)** entsprechen.

Polystyrol 900–1000 *R* 1112000

CAS Nr. 9003-53-6.

Organische Referenzsubstanz zur Kalibrierung in der Gaschromatographie.

M_w: Etwa 950.

M_w/M_n: Etwa 1,10.

Povidon *R* 1068500

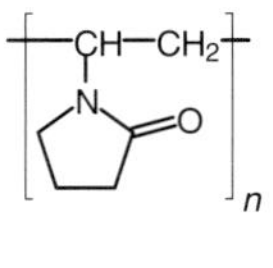

CAS Nr. 9003-39-8.

Muß der Monographie **Povidon (Povidonum)** entsprechen.

Procainhydrochlorid *R* 1109400

Muß der Monographie **Procainhydrochlorid (Procaini hydrochloridum)** entsprechen.

D-Prolyl-L-phenylalanyl-L-arginin(4-nitroanilid)-dihydrochlorid *R* 1072800

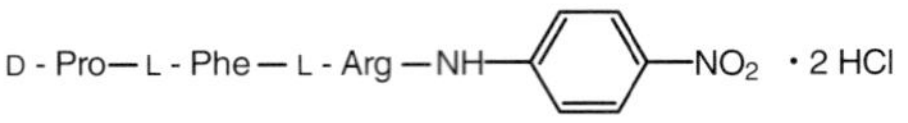

$C_{26}H_{36}Cl_2N_8O_5$ M_r 612

D-Prolyl-L-phenylalanyl-L-arginin(4-nitroanilid)-dihydrochlorid.

1-Propanol *R* 1072000

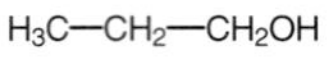

C_3H_8O M_r 60,1

CAS Nr. 71-23-8.

Klare, farblose Flüssigkeit; mischbar mit Wasser und Ethanol.

d_{20}^{20}: 0,802 bis 0,806.

Sdp: etwa 97,2 °C.

Destillationsbereich (2.2.11): Mindestens 95 Prozent müssen zwischen 96 und 99 °C destillieren.

2-Propanol *R* 1072100

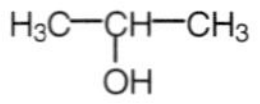

C_3H_8O M_r 60,1

CAS Nr. 67-63-0.

Isopropylalkohol.

Klare, farblose, entflammbare Flüssigkeit; mischbar mit Wasser und Ethanol.

d_{20}^{20}: Etwa 0,785.

Sdp: 81 bis 83 °C.

2-Propanol *R* 1 1072101

2-Propanol *R*, das folgenden zusätzlichen Prüfungen entspricht:

n_D^{20}: Etwa 1,378.

Wasser (2.5.12): Höchstens 0,05 Prozent, mit 10 g Substanz nach der Karl-Fischer-Methode bestimmt.

Die *Transmission* (2.2.25) der Substanz, gegen Wasser *R* gemessen, muß mindestens betragen:

25 Prozent bei 210 nm
55 Prozent bei 220 nm
75 Prozent bei 230 nm
95 Prozent bei 250 nm
98 Prozent bei 260 nm.

Propetamphos *R* 1130900

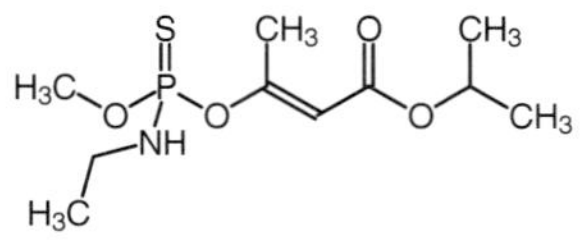

$C_{10}H_{20}NO_4PS$ M_r 281,3

CAS Nr. 31218-83-4.

Eine geeignete, zertifizierte Referenzlösung (10 ng/µl in Cyclohexan) kann verwendet werden.

Propionaldehyd *R* 1072300

$H_3C—CH_2—CHO$

C_3H_6O M_r 58,1
CAS Nr. 123-38-6.
Propanal.

Flüssigkeit; leicht löslich in Wasser, mischbar mit Ethanol und Ether.

d_{20}^{20}: Etwa 0,81.

n_D^{20}: Etwa 1,365.

Smp: Etwa –81 °C.

Sdp: Etwa 49 °C.

Propionsäure *R* 1072400

$H_3C—CH_2—COOH$

$C_3H_6O_2$ M_r 74,1
CAS Nr. 79-09-4.

Ölige Flüssigkeit; löslich in Ethanol und Ether, mischbar mit Wasser.

d_{20}^{20}: Etwa 0,993.

n_D^{20}: Etwa 1,387.

Smp: Etwa –21 °C.

Sdp: Etwa 141 °C.

Propionsäureanhydrid *R* 1072500

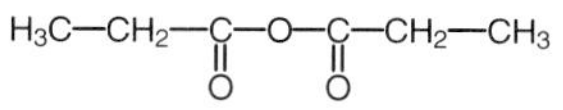

$C_6H_{10}O_3$ M_r 130,1
CAS Nr. 123-62-6.

Klare, farblose Flüssigkeit; löslich in Ethanol und Ether.

d_{20}^{20}: Etwa 1,01.

Sdp: Etwa 167 °C.

Propionsäureanhydrid-Reagenz *R* 1072501

1 g 4-Toluolsulfonsäure *R* wird in 30 ml Essigsäure 98 % *R* gelöst und die Lösung mit 5 ml Propionsäureanhydrid *R* versetzt.

Das Reagenz ist erst nach 15 min zu verwenden und darf nur 24 h lang gelagert werden.

Propylacetat *R* 1072600

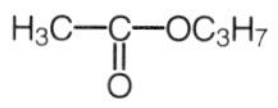

$C_5H_{10}O_2$ M_r 102,1
CAS Nr. 109-60-4.

d_{20}^{20}: Etwa 0,888.

Smp: Etwa –95 °C.

Sdp: Etwa 102 °C.

Propylenglycol *R* 1072900

CAS Nr. 57-55-6.

Muß der Monographie **Propylenglycol (Propylenglycolum)** entsprechen.

Propylenoxid *R* 1121800

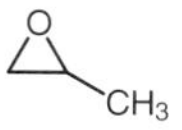

C_3H_6O M_r 58,1
CAS Nr. 75-56-9.

Farblose Flüssigkeit; mischbar mit Ethanol.

Propyl-4-hydroxybenzoat *R* 1072700

CAS Nr. 94-13-3.

Muß der Monographie **Propyl-4-hydroxybenzoat (Propylis parahydroxybenzoas)** entsprechen.

Protaminsulfat *R* 1073000

CAS Nr. 53597-25-4 (*Salmonidae*),
9007–31-2 (*Clupeidae*).

Muß der Monographie **Protaminsulfat (Protamini sulfas)** entsprechen.

Pulegon *R* 1073100

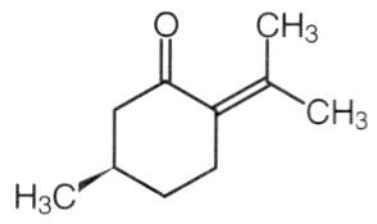

$C_{10}H_{16}O$ M_r 152,2
CAS Nr. 89-82-7.
(*R*)-2-Isopropyliden-5-methylcyclohexanon.

Ölige, farblose Flüssigkeit; praktisch unlöslich in Wasser, mischbar mit Ethanol und Ether.

d_{15}^{20}: Etwa 0,936.

n_D^{20}: 1,485 bis 1,489.

$[\alpha]_D^{20}$: +19,5 bis +22,5°.

Sdp: 222 bis 224 °C.

Wird die Substanz in der Gaschromatographie verwendet, muß sie zusätzlich folgender Anforderung entsprechen:

Gehaltsbestimmung: Die Bestimmung erfolgt mit Hilfe der Gaschromatographie (2.2.28) wie in der Monographie **Pfefferminzöl (Menthae piperitae aetheroleum)** beschrieben.

Untersuchungslösung: Die Substanz.

Die Fläche des Hauptpeaks muß mindestens 98,0 Prozent der Summe aller Peakflächen betragen.

Pyridin *R* 1073200

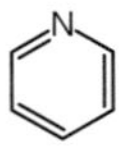

C_5H_5N M_r 79,1
CAS Nr. 110-86-1.

Klare, farblose, hygroskopische Flüssigkeit; mischbar mit Wasser und Ethanol.

Sdp: Etwa 115 °C.

Dicht verschlossen zu lagern.

Pyridin, wasserfreies *R* 1073300

Enthält höchstens 0,01 Prozent (*m/m*) Wasser, nach der Karl-Fischer-Methode (2.5.12) bestimmt.

Pyridin *R* wird über wasserfreiem Natriumcarbonat *R* getrocknet, abfiltriert und destilliert.

2-Pyridylamin *R* 1073400

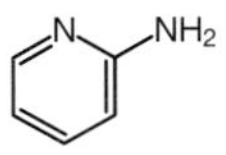

$C_5H_6N_2$ M_r 94,1
CAS Nr. 504-29-0.
2-Pyridylazan.

Große Kristalle; löslich in Wasser, Ethanol und Ether.

Smp: Etwa 58 °C.

Sdp: Etwa 210 °C.

Pyridylazonaphthol *R* 1073500

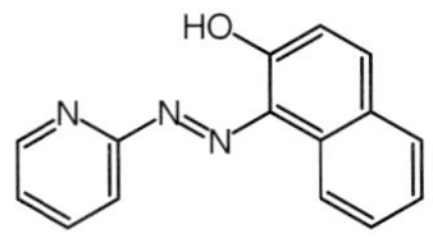

$C_{15}H_{11}N_3O$ M_r 249,3
CAS Nr. 85-85-8.
1-(2-Pyridylazo)-2-naphthol.

Ziegelrotes Pulver; praktisch unlöslich in Wasser, löslich in Ethanol, Methanol und heißen, verdünnten Alkalihydroxid-Lösungen.

Smp: Etwa 138 °C.

Pyridylazonaphthol-Lösung *R* 1073501

Eine Lösung von Pyridylazonaphthol *R* (1 g · l^{-1}) in wasserfreiem Ethanol *R*.

Empfindlichkeitsprüfung: 50 ml Wasser *R* werden mit 10 ml Acetat-Pufferlösung *p*H 4,4 *R*, 0,10 ml Natriumedetat-Lösung (0,02 mol · l^{-1}) und 0,25 ml der Pyridylazonaphthol-Lösung versetzt. Nach Zusatz von 0,15 ml einer Lösung von Kupfer(II)-sulfat *R* (5 g · l^{-1}) muß die Farbe der Lösung von Hellgelb nach Violett umschlagen.

4-(2-Pyridylazo)resorcin-Mononatriumsalz *R* 1131500

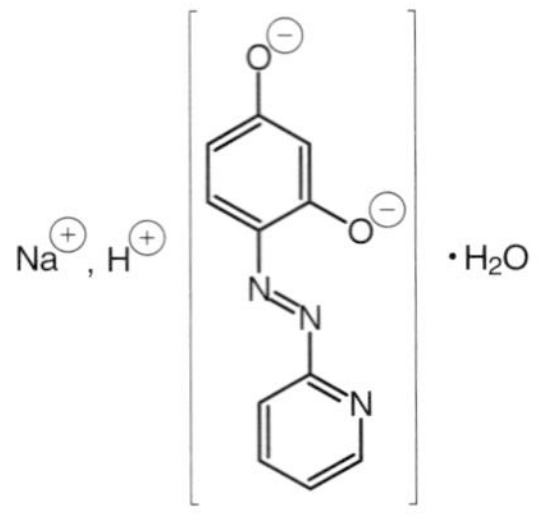

$C_{11}H_8N_3NaO_2 \cdot H_2O$ M_r 255,2
CAS Nr. 16593-81-0.
4-(2-Pyridyldiazenyl)benzol-1,3-diol, Mononatriumsalz.

Orangefarbenes, kristallines Pulver.

Pyrogallol *R* 1073700

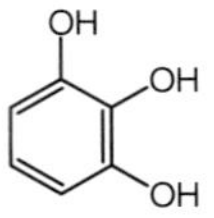

$C_6H_6O_3$ M_r 126,1
CAS Nr. 87-66-1.
1,2,3-Benzoltriol.

Weiße Kristalle, die an Licht und Luft bräunlich werden; sehr leicht löslich in Wasser, Ethanol und Ether, schwer löslich in Schwefelkohlenstoff. Wäßrige Lösungen und, noch schneller, alkalische Lösungen färben sich an der Luft durch Absorption von Sauerstoff braun.

Smp: Etwa 131 °C.

Vor Licht geschützt zu lagern.

Pyrogallol-Lösung, alkalische *R* 1073701

0,5 g Pyrogallol *R* werden in 2 ml kohlendioxidfreiem Wasser *R* gelöst. Getrennt werden 12 g Kaliumhydroxid *R* in 8 ml kohlendioxidfreiem Wasser *R* gelöst. Beide Lösungen werden vor Gebrauch gemischt.

Q

Quecksilber *R* 1052800

Hg A_r 200,6
CAS Nr. 7439-97-6.

Silberweiße Flüssigkeit, die sich beim Verreiben auf Papier in kleine Kügelchen zerteilt und keine metallische Spur zurückläßt.

d_{20}^{20}: Etwa 13,5.

Sdp: Etwa 357 °C.

Quecksilber(II)-acetat *R* 1052000

$Hg^{2\oplus} \left[H_3C{-}COO^{\ominus}\right]_2$

$C_4H_6HgO_4$ M_r 318,7

CAS Nr. 1600-27-7.

Weiße Kristalle; leicht löslich in Wasser, löslich in Ethanol.

Quecksilber(II)-acetat-Lösung *R* 1052001

3,19 g Quecksilber(II)-acetat *R* werden in wasserfreier Essigsäure *R* zu 100 ml gelöst. Falls erforderlich, wird die Lösung mit Hilfe von Perchlorsäure (0,1 mol · l^{-1}) unter Verwendung von 0,05 ml Kristallviolett-Lösung *R* neutralisiert.

Quecksilber(II)-bromid *R* 1052100

$HgBr_2$ M_r 360,4

CAS Nr. 7789-47-1.

Kristallines Pulver oder weiße bis gelblichweiße Kristalle; schwer löslich in Wasser, löslich in Ethanol.

Quecksilber(II)-bromid-Papier *R* 1052101

In eine rechteckige Schale wird eine Lösung von Quecksilber(II)-bromid *R* (50 g · l^{-1}) in wasserfreiem Ethanol *R* gefüllt und in die Lösung weißes, doppelt gefaltetes Filtrierpapier (15 mm × 200 mm), das 80 g · m^{-2} wiegt (Filtrationsgeschwindigkeit: Filtrationszeit in s für 100 ml Wasser von 20 °C bei einer Filtrieroberfläche von 10 cm^2 und einem konstanten Druck von 6,7 kPa) eingelegt. Der Überschuß an Lösung wird abtropfen gelassen und das Papier über einen nichtmetallischen Faden gehängt und unter Lichtschutz getrocknet. Die Faltkante wird in einer Breite von 1 cm abgeschnitten und in gleicher Weise der äußere Rand. Das verbleibende Papier wird in Stücke (15 mm × 15 mm) oder Rundfilter (15 mm Durchmesser) geschnitten.

In einem Glasstopfenbehältnis, das mit schwarzem Papier umhüllt ist, zu lagern.

Quecksilber(II)-chlorid *R* 1052200

CAS Nr. 7487-94-7.

Muß der Monographie **Quecksilber(II)-chlorid (Hydrargyri dichloridum)** entsprechen.

Quecksilber(II)-chlorid-Lösung *R* 1052201

Eine Lösung von Quecksilber(II)-chlorid *R* (54 g · l^{-1}).

Quecksilber(II)-iodid *R* 1052300

HgI_2 M_r 454,4

CAS Nr. 7774-29-0.

Schweres, scharlachrotes, kristallines Pulver; schwer löslich in Wasser, wenig löslich in Aceton, Ethanol und Ether, löslich in einem Überschuß von Kaliumiodid-Lösung *R*.

Vor Licht geschützt zu lagern.

Quecksilber(II)-nitrat *R* 1052400

$Hg(NO_3)_2 \cdot H_2O$ M_r 342,6

CAS Nr. 7782-86-7.

Farblose bis schwach gefärbte, hygroskopische Kristalle; löslich in Wasser in Gegenwart einer geringen Menge Salpetersäure.

Dicht verschlossen, vor Licht geschützt zu lagern.

Quecksilber(II)-oxid *R* 1052500

HgO M_r 216,6

CAS Nr. 21908-53-2.

Gelbes Quecksilberoxid.

Gelbes bis orangegelbes Pulver; praktisch unlöslich in Wasser und Ethanol.

Vor Licht geschützt zu lagern.

Quecksilber(II)-sulfat-Lösung *R* 1052600

1 g Quecksilber(II)-oxid *R* wird in einer Mischung von 20 ml Wasser *R* und 4 ml Schwefelsäure *R* gelöst.

Quecksilber(II)-thiocyanat *R* 1052700

$Hg(SCN)_2$ M_r 316,7

CAS Nr. 592-85-8.

Syn. Quecksilber(II)-rhodanid.

Weißes, kristallines Pulver; sehr schwer löslich in Wasser, schwer löslich in Ethanol und Ether, löslich in Natriumchlorid-Lösungen.

Quecksilber(II)-thiocyanat-Lösung *R* 1052701

0,3 g Quecksilber(II)-thiocyanat *R* werden in wasserfreiem Ethanol *R* zu 100 ml gelöst.

Etwa 1 Woche lang haltbar.

R

Raney-Nickel *R* 1058100

Mindestens 48 und höchstens 52 Prozent Aluminium (Al; A_r 26,98) und mindestens 48 und höchstens 52 Prozent Nickel (Ni; A_r 58,70).

Die Substanz ist praktisch unlöslich in Wasser, löslich in Mineralsäuren.

Vor Gebrauch zu pulverisieren (180).

Raney-Nickel, halogenfreies *R* 1118100

Enthält 48 bis 52 Prozent Aluminium (Al; A_r 26,98) und 48 bis 52 Prozent Nickel (Ni; A_r 58,71).

Feines, graues Pulver; praktisch unlöslich in Wasser, löslich in Mineralsäuren unter Bildung von Salzen.

Chlorid: 2,00 g Substanz werden in 40 ml Salpetersäure *R* gelöst. Die Lösung wird bis fast zur Trockne eingedampft und der Rückstand in Wasser *R* zu 20,0 ml gelöst (Prüflösung). 10 ml Prüflösung werden mit 1,0 ml Silbernitrat-Lösung (0,1 mol · l^{-1}) versetzt. Nach 15 min wird filtriert und das Filtrat mit 0,25 ml einer Natriumchlorid-Lösung, die 40 µg Chlorid je Milliliter enthält, versetzt. Nach 5 min muß die Lösung stärker opaleszieren als eine Mischung von 10 ml Prüflösung und 1,0 ml Silbernitrat-Lösung (0,1 mol · l^{-1}) (10 ppm).

Rapsöl *R* 1074600

Muß der Monographie **Raffiniertes Rapsöl (Rapae oleum raffinatum)** entsprechen.

Reduktionsgemisch *R* 1074700

Die Substanzen werden in der angegebenen Reihenfolge zu einer homogenen Mischung verrieben: 20 mg Kaliumbromid *R*, 0,5 g Hydrazinsulfat *R* und 5 g Natriumchlorid *R*.

Reineckesalz *R* 1006300

$NH_4[Cr(NH_3)_2(SCN)_4] \cdot H_2O$ M_r 354,4

CAS Nr. 13573-16-5.

Ammoniumdiammintetrakis(thiocyanato)chromat(III), Monohydrat.

Rote Kristalle oder rotes Pulver; wenig löslich in kaltem Wasser, löslich in heißem Wasser und Ethanol.

Reineckesalz-Lösung *R* 1006301

Eine Lösung von Reineckesalz *R* (10 g · l^{-1}).

Bei Bedarf frisch herzustellen.

Resorcin *R* 1074800

CAS Nr. 108-46-3.

Muß der Monographie **Resorcin (Resorcinolum)** entsprechen.

Resorcin-Reagenz *R* 1074801

80 ml Salzsäure *R* 1 werden mit 10 ml einer Lösung von Resorcin *R* (20 g · l^{-1}) und 0,25 ml einer Lösung von Kupfer(II)-sulfat *R* (25 g · l^{-1}) versetzt. Die Mischung wird mit Wasser *R* zu 100,0 ml verdünnt.

Das Reagenz ist mindestens 4 h vor Gebrauch herzustellen, bei 2 bis 8 °C zu lagern und innerhalb einer Woche zu verwenden.

Rhamnose *R* 1074900

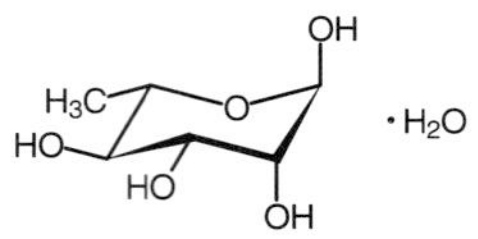

$C_6H_{12}O_5 \cdot H_2O$ M_r 182,2

CAS Nr. 6155-35-7.

L-(+)-Rhamnose; α-L-Rhamnopyranose, Monohydrat.

Weißes, kristallines Pulver; leicht löslich in Wasser.

$[\alpha]_D^{20}$: +7,8° bis +8,3°, an einer Lösung der Substanz (50 g · l^{-1}) in Wasser *R* bestimmt, das etwa 0,05 Prozent Ammoniak (NH_3) enthält.

Rhaponticin *R* 1075000

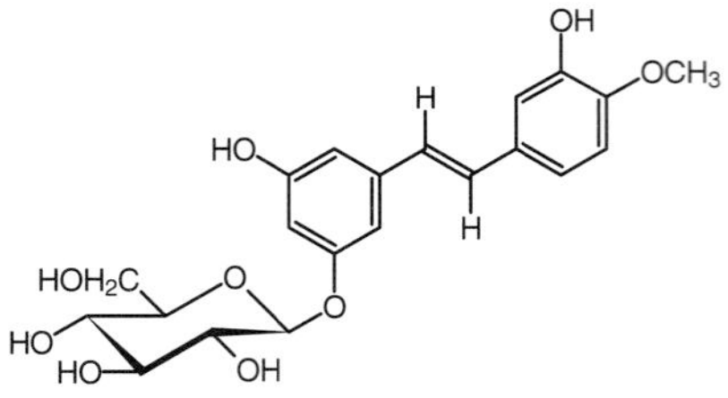

$C_{21}H_{24}O_9$ M_r 420,4

CAS Nr. 155-58-8.

(*E*)-5′-β-D-Glucopyranosyloxy-4-methoxy-3,3′-stilben= diol.

Gelblichgraues, kristallines Pulver; löslich in Ethanol und Methanol.

Dünnschichtchromatographie: Wird die Substanz unter den Bedingungen und in der Konzentration, wie in der Monographie **Rhabarberwurzel (Rhei radix)** angegeben, geprüft, darf das Chromatogramm nur einen Hauptfleck zeigen.

Rhodamin B *R* 1075100

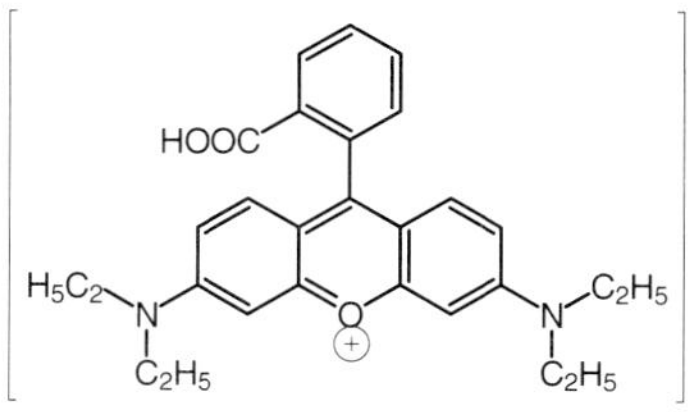

$C_{28}H_{31}ClN_2O_3$ M_r 479,0
CAS Nr. 81-88-9;
C.I. Nr. 45170; Schultz Nr. 864.
9-(2-Carboxyphenyl)-3,6-bis(diethylamino)-xanthenyliumchlorid.

Grüne Kristalle oder rotviolettes Pulver; sehr leicht löslich in Wasser und Ethanol.

Ribose *R* 1109600

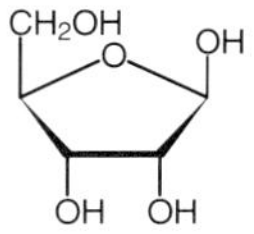

$C_5H_{10}O_5$ M_r 150,1
CAS Nr. 50-69-1.
D-Ribose.

Löslich in Wasser, schwer löslich in Ethanol.

Smp: 88 bis 92 °C.

Ricinolsäure *R* 1100100

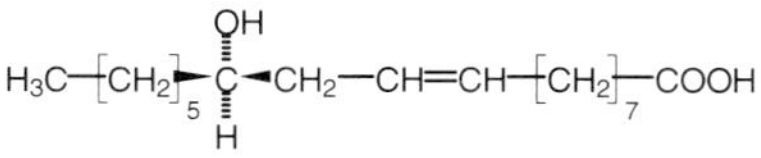

$C_{18}H_{34}O_3$ M_r 298,5
CAS Nr. 141-22-0.
(*Z-R*)-12-Hydroxyoctadec-9-ensäure.

Gelbe bis gelblichbraune, viskose Flüssigkeit; Mischung von Fettsäuren, die durch Hydrolyse von Ricinusöl erhalten wird; praktisch unlöslich im Wasser, sehr leicht löslich in wasserfreiem Ethanol, löslich in Ether.

d_{20}^{20}: Etwa 0,942.

n_D^{20}: Etwa 1,472.

Sdp: Etwa 285 °C, unter Zersetzung.

Rinderalbumin *R* 1002300

CAS Nr. 9048-46-8.

Rinderserumalbumin, das etwa 96 Prozent enthält.

Weißes bis hellgelblichbraunes Pulver.

Wasser (2.5.12): Höchstens 3,0 Prozent, mit 0,800 g Substanz nach der Karl-Fischer-Methode bestimmt.

Rinderalbumin *R* 1

Rinderalbumin *R*, das in der Wertbestimmung von Tetracosactid verwendet wird, muß frei sein von Pyrogenen, frei von proteolytischer Aktivität – mit Hilfe einer geeigneten Methode bestimmt, z.B. unter Verwendung eines chromogenen Substrats – und frei sein von corticosteroider Aktivität, bestimmt durch Fluoreszenzmessung, wie in der Wertbestimmung von **Tetracosactid (Tetracosactidum)** beschrieben.

Rinderhirn, getrocknetes *R* 1061300

Frisches, von Gefäßen und anhängendem Gewebe befreites Rinderhirn wird in kleine Stücke geschnitten und zur Entwässerung in Aceton *R* eingelegt. 30 g Substanz werden zur weiteren Entwässerung im Mörser mehrmals mit je 75 ml Aceton *R* zerstoßen, bis nach Filtration ein trockenes Pulver erhalten wird. Anschließend wird 2 h lang bei 37 °C oder bis zum Verschwinden des Geruchs nach Aceton getrocknet.

Rinderthrombin *R* 1090200

CAS Nr. 9002-04-4.

Zubereitung des Enzyms, gewonnen aus Plasma vom Rind, das Fibrinogen in Fibrin umwandelt.

Gelbweißes Pulver.

Unter 0 °C zu lagern.

Rizinusöl, polyethoxyliertes *R* 1068200

Hellgelbe Flüssigkeit. Die Flüssigkeit wird über 26 °C klar.

Ruß zur Gaschromatographie, graphitierter *R* 1015900

Kohlenstoffketten größer als C_9, mit einer Korngröße zwischen 400 und 850 µm.

Dichte: 0,72.

Oberfläche: 10 $m^2 \cdot g^{-1}$.

Die Temperatur der Säule sollte nicht höher als 400 °C gewählt werden.

Rutheniumrot *R* 1075200

$Cl_6H_{42}N_{14}O_2Ru_3 \cdot 4\ H_2O$ M_r 858
CAS Nr. 11103-72-3.
Tetradecaammindioxotriruthenium(6+)-chlorid, Tetrahydrat.

Rotbraunes Pulver; löslich in Wasser.

Reagenzien

Rutheniumrot-Lösung *R* 1075201

Lösung von 80 mg Rutheniumrot *R* in 100 ml Blei(II)-acetat-Lösung *R*.

Rutosid *R* 1075300

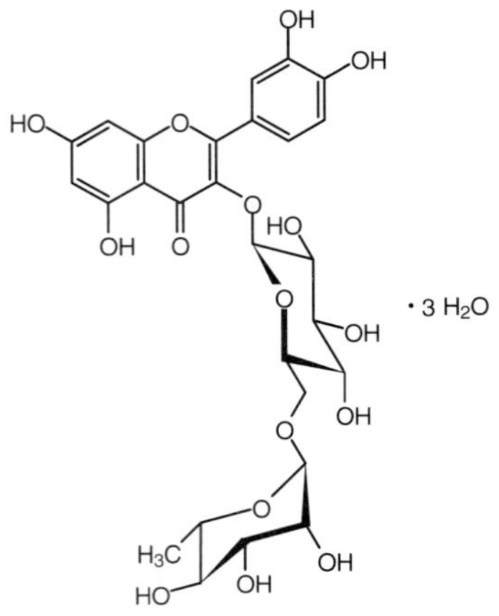

$C_{27}H_{30}O_{16} \cdot 3\,H_2O$ M_r 665
CAS Nr. 153-18-4.
2-(3,4-Dihydroxyphenyl)-5,7-dihydroxy-3-(6-*O*-α-L-rhamnopyranosyl-β-D-glucopyranosyloxy)-4-chromenon, Trihydrat; Syn. Rutin.

Gelbes, kristallines Pulver, unter Lichteinfluß dunkler werdend; sehr schwer löslich in Wasser, löslich in etwa 400 Teilen siedendem Wasser, schwer löslich in Ethanol, praktisch unlöslich in Ether, löslich in Alkalihydroxid-Lösungen und Ammoniak-Lösungen.

Smp: Etwa 210 °C, unter Zersetzung.

Die Lösung der Substanz in Ethanol 96 % *R* hat Absorptionsmaxima (2.2.25) bei 259 und 362 nm.

Vor Licht geschützt zu lagern.

S

Sabinen *R* 1109700

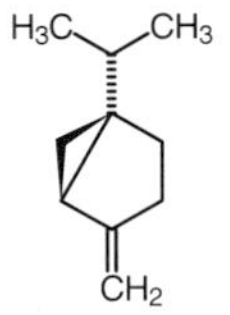

$C_{10}H_{16}$ M_r 136,2
CAS Nr. 2009-00-9.
4-Methylen-1-isopropylbicyclo[3.1.0]hexan; Syn. Thuj-4(10)-en.

Farblose, ölige Flüsigkeit.

d_{25}^{25}: Etwa 0,843.

n_D^{20}: Etwa 1,468.

Sdp: 163 bis 165 °C.

Wird die Substanz in der Gaschromatographie verwendet, muß sie zusätzlich folgender Anforderung entsprechen:

Gehaltsbestimmung: Die Bestimmung erfolgt mit Hilfe der Gaschromatographie (2.2.28) wie in der Monographie **Bitterorangenblütenöl (Aurantii amari floris aetheroleum)** beschrieben.

Untersuchungslösung: Die Substanz.

Die Fläche des Hauptpeaks muß mindestens 99,0 Prozent der Summe aller Peakflächen betragen.

Saccharose *R* 1085700

CAS Nr. 57-50-1.

Muß der Monographie **Saccharose (Saccharum)** entsprechen.

Saccharose, die zur Kontrolle des Polarimeters verwendet wird, ist trocken zu lagern, z. B. in einer zugeschmolzenen Ampulle.

Säureblau 83 *R* 1012200

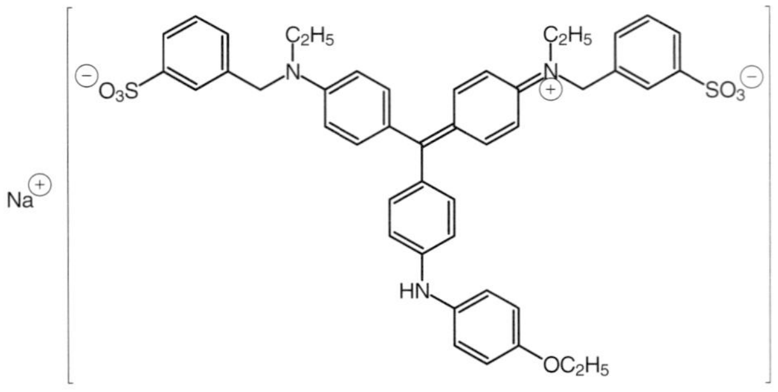

$C_{45}H_{44}N_3NaO_7S_2$ M_r 826

CAS Nr. 6104-59-2.

C.I. Nr. 42660.

3-{[4-([4-(4-Ethoxyanilino)phenyl]{4-[ethyl(3-sulfobenzyl)amino]phenyl}methylen)cyclohexa-2,5-dienyliden](ethyl)ammoniomethyl}benzolsulfonat, Natriumsalz.

Braunes Pulver, praktisch unlöslich in kaltem Wasser, schwer löslich in siedendem Wasser und wasserfreiem Ethanol, löslich in Schwefelsäure, Essigsäure 99 % und verdünnten Alkalihydroxid-Lösungen.

Säureblau 90 *R* 1001300

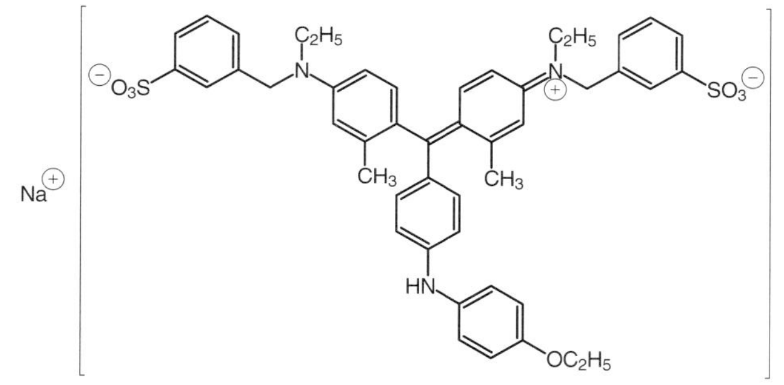

$C_{47}H_{48}N_3NaO_7S_2$ M_r 854

CAS Nr. 6104-58-1;

C.I. Nr. 42655.

α-⟨4-{[4-(4-Ethoxyanilino)phenyl][4-(*N*-ethyl-3-sulfobenzylamino)-*o*-tolyl]methylio}-*N*-ethyl-*m*-tolylamino⟩-*m*-toluolsulfonat, Natriumsalz.

Dunkelbraunes Pulver mit violettem Schein und einigen Teilchen, die einen metallischen Glanz haben; löslich in Wasser und wasserfreiem Ethanol.

$A_{1\,cm}^{1\,\%}$: größer als 500, bei 577 nm an einer Lösung der Substanz (10 mg · l^{-1}) in Pufferlösung *p*H 7,0 bestimmt und berechnet auf die getrocknete Substanz.

Trocknungsverlust (2.2.32): Höchstens 5,0 Prozent, mit 0,500 g Substanz durch Trocknen im Trockenschrank bei 100 bis 105 °C bestimmt.

Säureblau 92 *R* 1001400

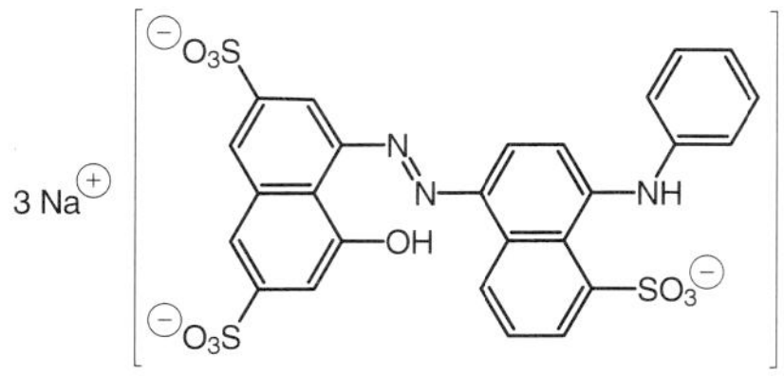

$C_{26}H_{16}N_3Na_3O_{10}S_3$ M_r 696

CAS Nr. 3861-73-2;

C.I. Nr. 13390.

Anazolen-Natrium.

8′-Anilino-4,5′-diazendiyl-5-hydroxydinaphthalin-1′,2,7′-trisulfonsäure, Trinatriumsalz.

Dunkelblaue Kristalle, löslich in Wasser, Aceton und Ethylenglycolmonoethylether, schwer löslich in Ethanol.

Säureblau-92-Lösung *R* 1001401

0,5 g Säureblau 92 *R* werden in einer Mischung von 10 ml Essigsäure 98 % *R*, 45 ml Ethanol 96 % *R* und 45 ml Wasser *R* gelöst.

Safrol *R* 1131200

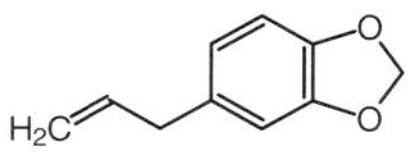

$C_{10}H_{10}O_2$ M_r 162,2
CAS Nr. 94-59-7.
5-(Prop-2-enyl)-1,3-benzodioxol;
4-Allyl-1,2-(methylendioxy)benzol.

Farblose bis schwach gelbe, ölige Flüssigkeit, nach Sassafras riechend; unlöslich in Wasser, sehr leicht löslich in Ethanol, mischbar mit Hexan.

d_{20}^{20}: 1,095 bis 1,096.

n_D^{20}: 1,537 bis 1,538.

Sdp: 232 bis 234 °C.

Erstarrungstemperatur: Etwa 11 °C.

Wird die Substanz in der Gaschromatographie verwendet, muß sie zusätzlich folgender Anforderung entsprechen:

Gehaltsbestimmung: Die Bestimmung erfolgt mit Hilfe der Gaschromatographie (2.2.28) wie in der Monographie **Zimtöl (Cinnamomi zeylanicii corticis aetheroleum)** beschrieben.

Der Gehalt, berechnet mit Hilfe des Verfahrens „Normalisierung", muß mindestens 96,0 Prozent betragen.

Salicin *R* 1131300

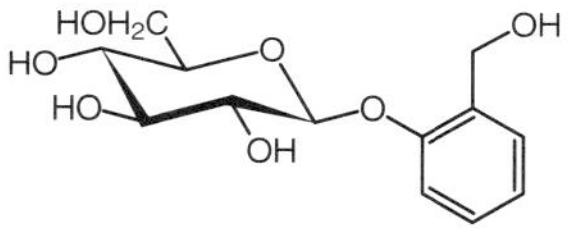

$C_{13}H_{18}O_7$ M_r 286,3
CAS Nr. 138-52-3.
2-(Hydroxymethyl)phenyl-β-D-glucopyranosid;
Salicosid.

$[\alpha]_D^{20}$: −62,5 ± 2°.

Smp: 199 bis 201 °C.

Gehaltsbestimmung: Die Bestimmung erfolgt mit Hilfe der Flüssigchromatographie (2.2.29) unter den in der Monographie **Weidenrinde (Salicis cortex)** angegebenen Bedingungen bei der Konzentration der Referenzlösung.

Der Gehalt, berechnet mit Hilfe des Verfahrens „Normalisierung", muß mindestens 99,0 Prozent betragen.

Salicylaldazin *R* 1075500

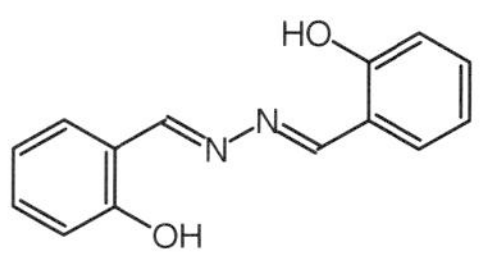

$C_{14}H_{12}N_2O_2$ M_r 240,3
2,2′-(Azinodimethyl)diphenol.

Herstellung: 0,30 g Hydrazinsulfat *R* werden in 5 ml Wasser *R* gelöst. Nach Zusatz von 1 ml Essigsäure 98 % *R* und 2 ml einer frisch hergestellten 20prozentigen

Lösung (*V/V*) von Salicylaldehyd *R* in 2-Propanol *R* wird gemischt und so lange stehengelassen, bis ein gelber Niederschlag entstanden ist. Die Mischung wird 2mal mit je 15 ml Dichlormethan *R* ausgeschüttelt. Die organischen Phasen werden vereinigt und über wasserfreiem Natriumsulfat *R* getrocknet. Die Lösung wird dekantiert oder filtriert und zur Trockne eingedampft. Der Rückstand wird aus einer Mischung von 40 Volumteilen Methanol *R* und 60 Volumteilen Toluol *R* unter Kühlen umkristallisiert. Die Kristalle werden im Vakuum getrocknet.

Smp: Etwa 213 °C.

Dünnschichtchromatographie: Wird die Substanz unter den Bedingungen, wie unter **Povidon (Povidonum)**, Prüfung auf „Hydrazin" angegeben, geprüft, zeigt das Chromatogramm nur einen Hauptfleck.

Salicylaldehyd *R* 1075400

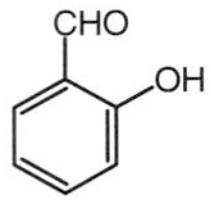

$C_7H_6O_2$ M_r 122,1
CAS Nr. 90-02-8.
2-Hydroxybenzaldehyd.

Klare, farblose, ölige Flüssigkeit.

d_{20}^{20}: Etwa 1,167.

n_D^{20}: Etwa 1,574.

Smp: Etwa –7 °C.

Sdp: Etwa 196 °C.

Salicylsäure *R* 1075600

CAS Nr. 69-72-7.

Muß der Monographie **Salicylsäure (Acidum salicylicum)** entsprechen.

Salpetersäure *R* 1058400

HNO_3 M_r 63,0
CAS Nr. 7697-37-2.
Mindestens 63,0 und höchstens 70,0 Prozent (*m/m*) HNO_3.

Klare, farblose bis fast farblose Flüssigkeit; mischbar mit Wasser.

d_{20}^{20}: 1,384 bis 1,416.

Eine Lösung der Substanz (10 g · l^{-1}) ist stark sauer und gibt die Identitätsreaktion auf Nitrat (2.3.1).

Aussehen der Lösung: Die Substanz muß klar (2.2.1) und darf nicht stärker gefärbt sein als die Farbvergleichslösung G_6 (2.2.2, Methode II).

Arsen (2.4.2): 50 g Substanz werden nach Zusatz von 0,5 ml Schwefelsäure *R* bis zum Auftreten weißer Dämpfe eingeengt. Der Rückstand wird mit 1 ml einer Lösung von Hydroxylaminhydrochlorid *R* (100 g · l^{-1}) versetzt und mit Wasser *R* zu 2 ml verdünnt. Die Lösung muß der Grenzprüfung A auf Arsen entsprechen (0,02 ppm). Zur Herstellung der Referenzlösung wird 1 ml Arsen-Lösung (1 ppm As) *R* verwendet.

Eisen (2.4.9): Der bei der Bestimmung der Sulfatasche erhaltene Rückstand wird in 1 ml verdünnter Salzsäure *R* gelöst und die Lösung mit Wasser *R* zu 50 ml verdünnt. 5 ml der Lösung, mit Wasser *R* zu 10 ml verdünnt, müssen der Grenzprüfung auf Eisen entsprechen (1 ppm).

Schwermetalle (2.4.8): 10 ml der bei der Grenzprüfung auf Eisen erhaltenen Lösung werden mit Wasser *R* zu 20 ml verdünnt. 12 ml der Lösung müssen der Grenzprüfung A auf Schwermetalle entsprechen (2 ppm). Zur Herstellung der Referenzlösung wird die Blei-Lösung (2 ppm Pb) *R* verwendet.

Chlorid (2.4.4): 5 g Substanz werden mit 10 ml Wasser *R* und 0,3 ml Silbernitrat-Lösung *R* 2 versetzt. Eine Opaleszenz darf nicht stärker sein als die einer Mischung von 13 ml Wasser *R*, 0,5 ml Salpetersäure *R*, 0,5 ml Chlorid-Lösung (5 ppm Cl) *R* und 0,3 ml Silbernitrat-Lösung *R* 2. Beide Lösungen werden 2 min lang im Dunkeln aufbewahrt und dann verglichen (0,5 ppm).

Sulfat (2.4.13): 10 g Substanz werden nach Zusatz von 0,2 g Natriumcarbonat *R* zur Trockne eingedampft. Der Rückstand wird in 15 ml destilliertemWasser *R* aufgenommen. Die Lösung muß der Grenzprüfung auf Sulfat entsprechen (2 ppm). Zur Herstellung der Referenzlösung wird eine Mischung von 2 ml Sulfat-Lösung (10 ppm SO_4) *R* und 13 ml destilliertem Wasser *R* verwendet.

Sulfatasche: Höchstens 0,001 Prozent; 100 g Substanz werden vorsichtig zur Trockne eingedampft. Der Rückstand wird mit einigen Tropfen Schwefelsäure *R* versetzt und bis zur Rotglut erhitzt.

Gehaltsbestimmung: 1,50 g Substanz werden mit 50 ml Wasser *R* versetzt. Nach Zusatz von Methylrot-Lösung *R* wird mit Natriumhydroxid-Lösung (1 mol · l^{-1}) titriert.

1 ml Natriumhydroxid-Lösung (1 mol · l^{-1}) entspricht 63,0 mg HNO_3.

Vor Licht geschützt zu lagern.

Salpetersäure, bleifreie *R* 1058403

Salpetersäure *R*, die folgender zusätzlicher Prüfung entsprechen muß: 100 g Substanz werden mit 0,1 g wasserfreiem Natriumcarbonat *R* versetzt und zur Trockne eingedampft. Der Rückstand wird unter schwachem Erwärmen in Wasser *R* zu 50,0 ml gelöst. Der Bleigehalt wird mit Hilfe der Atomabsorptionsspektroskopie (2.2.23, Methode II) bestimmt, wobei die Absorption bei 283,3 oder 217,0 nm gemessen wird unter Verwendung einer Hohlkathodenlampe und einer Luft-Acetylen-Flamme.

Die Substanz darf höchstens 0,1 ppm Blei (Pb) enthalten.

Salpetersäure, blei- und cadmiumfreie *R* 1058401

Salpetersäure *R*, die zusätzlich folgenden Prüfungen entsprechen muß:

Untersuchungslösung: 100 g Substanz werden mit 0,1 g wasserfreiem Natriumcarbonat *R* versetzt und zur Trockne eingedampft. Der Rückstand wird unter schwachem Erwärmen in Wasser *R* gelöst. Mit Wasser *R* wird zu 50,0 ml verdünnt.

Cadmium: Höchstens 0,1 ppm, mit Hilfe der Atomabsorptionsspektroskopie (2.2.23, Methode II) bestimmt. Die Absorption wird bei 228,8 nm gemessen unter Verwendung einer Hohlkathodenlampe und einer Flamme aus Luft-Acetylen oder Luft-Propan.

Blei: Höchstens 0,1 ppm, mit Hilfe der Atomabsorptionsspektroskopie (2.2.23, Methode II) bestimmt. Die Absorption wird bei 283,3 nm oder 217,0 nm gemessen unter Verwendung einer Hohlkathodenlampe und einer Luft-Acetylen-Flamme.

Salpetersäure, rauchende *R* 1058500

CAS Nr. 52583-42-3.

Klare, schwach gelbliche, an der Luft rauchende Flüssigkeit.

d_{20}^{20}: Etwa 1,5.

Salpetersäure, verdünnte *R* 1058402

Eine Lösung von Salpetersäure *R* (etwa 125 g · l^{-1}) (M_r 63,0).

20 g Salpetersäure *R* werden mit Wasser *R* zu 100 ml verdünnt.

Salzsäure *R* 1043500

CAS Nr. 7647-01-0.

Muß der Monographie **Salzsäure 36 % (Acidum hydrochloricum concentratum)** entsprechen.

Salzsäure *R* 1 1043501

Enthält 250 g · l^{-1} HCl.

Herstellung: 70 g Salzsäure *R* werden mit Wasser *R* zu 100 ml verdünnt.

Salzsäure, bleifreie *R* 1043508

Salzsäure *R*, die zusätzlich folgender Prüfung entsprechen muß.

Blei: Höchstens 20 ppm Pb, mit Hilfe der Atomemissionsspektroskopie (2.2.22, Methode I).

Untersuchungslösung: 200 g Substanz werden in einem Quarztiegel fast bis zur Trockne eingedampft. Der Rückstand wird in 5 ml Salpetersäure, hergestellt aus Salpetersäure *R* durch Destillation unterhalb des Siedepunkts, aufgenommen. Die Lösung wird zur Trockne eingedampft. Der Rückstand wird in 5 ml Salpetersäure, hergestellt aus Salpetersäure *R* durch Destillation unterhalb des Siedepunkts, aufgenommen.

Referenzlösung: Die Referenzlösungen werden aus der Blei-Lösung (0,1 ppm Pb) *R* durch Verdünnen mit Salpetersäure, hergestellt aus Salpetersäure *R* durch Destillation unterhalb des Siedepunkts, hergestellt.

Die Emissionsintensität wird bei 220,35 nm gemessen.

Salzsäure, bromhaltige *R* 1043507

1 ml Brom-Lösung *R* und 100 ml Salzsäure *R* werden gemischt.

Salzsäure, ethanolische *R* 1043506

5,0 ml Salzsäure (1 mol · l^{-1}) werden mit Ethanol 96 % *R* zu 500 ml verdünnt.

Salzsäure, methanolische *R* 1053202

CAS Nr. 134-20-3.

1,0 ml Salzsäure *R* wird mit Methanol *R* zu 100,0 ml verdünnt.

Salzsäure, verdünnte *R* 1043503

Enthält 73 g · l^{-1} HCl.

Herstellung: 20,0 g Salzsäure *R* werden mit Wasser *R* zu 100 ml verdünnt.

Salzsäure, verdünnte *R* 1 1043504

Enthält 0,37 g · l^{-1} HCl.

1,0 ml verdünnte Salzsäure *R* wird mit Wasser *R* zu 200,0 ml verdünnt.

Salzsäure, verdünnte *R* 2 1043505

30 ml Salzsäure (1 mol · l^{-1}) werden mit Wasser *R* zu 1000 ml verdünnt. Der *p*H-Wert wird auf 1,6 ± 0,1 eingestellt.

Sand *R* 1075800

Weiße bis graue Körner aus Kieselerde mit einer Teilchengröße von 150 bis 300 µm.

Reagenzien

Santonin *R* 1122000

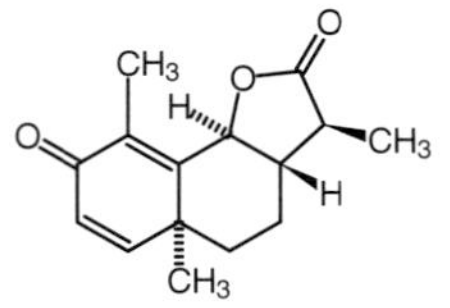

$C_{15}H_{18}O_3$ M_r 246,3
CAS Nr. 481-06-1.
(–)-α-Santonin; 3,5a,9-Trimethyl-3a,5,5a,9b-tetrahydro-3*H*,4*H*-naphtho[1,2]furan-2,8-dion.

Farblose, glänzende Kristalle, die sich am Licht gelb färben; sehr schwer löslich in Wasser, leicht löslich in heißem, wasserfreiem Ethanol, wenig löslich in wasserfreiem Ethanol.

Smp: 174 bis 176 °C.

$[\alpha]_D^{18}$: –173° (in wasserfreiem Ethanol).

Dünnschichtchromatographie (2.2.27): Wird die Substanz wie unter „Prüfung auf Identität, C" der Monographie **Arnikablüten (Arnicae flos)** angegeben, geprüft, zeigt das mit 10 µl Lösung aufgenommene Chromatogramm eine fluoreszenzmindernde Zone bei einem R_f-Wert von etwa 0,5. Mit Anisaldehyd-Reagenz *R* besprüht und während 5 bis 10 min langem Erhitzen bei 105 °C ausgewertet, erscheint die fluoreszenzmindernde Zone bei Betrachten im Tageslicht zunächst als gelbe Zone, die sich rasch violettrot färbt.

Sauerstoff *R* 1108800

O_2 M_r 32,00

Mindestens 99,99 Prozent (*V*/*V*) O_2.

Stickstoff und Argon: Höchstens 100 ppm.

Kohlendioxid: Höchstens 10 ppm.

Kohlenmonoxid: Höchstens 5 ppm.

Schiffs Reagenz *R* 1039401

Fuchsin-Schwefligsäure-Reagenz.

0,1 g Fuchsin *R* werden in 60 ml Wasser *R* gelöst. Nach Zusatz einer Lösung von 1 g wasserfreiem Natriumsulfit *R* oder 2 g Natriumsulfit *R* in 10 ml Wasser *R* werden 2 ml Salzsäure *R* langsam unter stetigem Umschütteln hinzugesetzt. Die Lösung wird, mit Wasser *R* zu 100 ml verdünnt, mindestens 12 h lang vor Licht geschützt stehengelassen, mit Aktivkohle *R* entfärbt und filtriert.

Wird die Lösung trübe, ist sie vor Gebrauch zu filtrieren. Färbt sich die Lösung bei der Lagerung violett, wird sie erneut durch Aktivkohle *R* entfärbt.

Empfindlichkeitsprüfung: 1,0 ml Reagenz wird mit 1,0 ml Wasser *R* und 0,1 ml aldehydfreiem Ethanol *R* versetzt. Nach Zusatz von 0,2 ml einer Lösung von Formaldehyd (0,1 g · l^{-1} CH_2O; M_r 30,02) enthält, muß sich die Mischung innerhalb von 5 min schwach rosa färben.

Vor Licht geschützt zu lagern.

Schiffs Reagenz *R* 1 1039402

1 g Fuchsin *R* wird mit 100 ml Wasser *R* versetzt. Die Mischung wird auf 50 °C erhitzt und unter gelegentlichem Umschütteln abkühlen gelassen. Nach 48 h wird erneut umgeschüttelt und filtriert. 4 ml Filtrat werden mit 6 ml Salzsäure *R* versetzt, gemischt und mit Wasser *R* zu 100 ml verdünnt.

Die Lösung muß vor Gebrauch mindestens 1 h lang stehengelassen werden.

Schwefel *R* 1110800

Muß der Monographie **Schwefel zum äußerlichen Gebrauch (Sulfur ad usum externum)** entsprechen.

Schwefeldioxid *R* 1086700

SO_2 M_r 64,1
CAS Nr. 7446-09-5.

Farbloses Gas, das sich zu einer farblosen Flüssigkeit verdichten läßt.

Schwefeldioxid *R* 1 1110900

SO_2 M_r 64,1

Mindestens 99,9 Prozent (*V*/*V*) SO_2.

Schwefelkohlenstoff *R* 1015800

CS_2 M_r 76,1
CAS Nr. 75-15-0.

Farblose bis gelbliche, entflammbare Flüssigkeit; praktisch unlöslich in Wasser, mischbar mit wasserfreiem Ethanol und Ether.

d_{20}^{20}: Etwa 1,26.

Sdp: 46 bis 47 °C.

Schwefelsäure *R* 1086800

H_2SO_4 M_r 98,1
CAS Nr. 7664-93-9.
Mindestens 95,0 und höchstens 97,0 Prozent (*m*/*m*) H_2SO_4.

Farblose, ätzende Flüssigkeit von öliger Konsistenz, sehr hygroskopisch; mischbar mit Wasser und Ethanol unter starker Wärmeentwicklung.

d_{20}^{20}: 1,834 bis 1,837.

Eine Lösung der Substanz (10 g · l^{-1}) ist stark sauer und gibt die Identitätsreaktionen auf Sulfat (2.3.1).

Aussehen der Lösung: Die Substanz muß klar (2.2.1) und farblos (2.2.2, Methode II) sein.

Oxidierbare Substanzen: 20 g Substanz werden vorsichtig unter Kühlung in 40 ml Wasser *R* gegossen und mit 0,5 ml Kaliumpermanganat-Lösung (0,002 mol · l^{-1}) versetzt. Die Violettfärbung muß mindestens 5 min lang bestehenbleiben.

Ammonium: 2,5 g Substanz werden mit Wasser *R* zu 20 ml verdünnt. Nach dem Abkühlen wird die Lösung tropfenweise mit 10 ml einer Lösung von Natriumhydroxid *R* (200 g · l^{-1}) und 1 ml Neßlers Reagenz *R* versetzt. Die Lösung darf nicht stärker gefärbt sein als eine Mischung von 5 ml Ammonium-Lösung (1 ppm NH_4) *R*, 15 ml Wasser *R*, 10 ml einer Lösung von Natriumhydroxid *R* (200 g · l^{-1}) und 1 ml Neßlers Reagenz *R* (2 ppm).

Arsen (2.4.2): 50 g Substanz werden nach Zusatz von 3 ml Salpetersäure *R* vorsichtig auf etwa 10 ml eingedampft. Nach dem Abkühlen wird mit 20 ml Wasser *R* versetzt und die Lösung auf 5 ml eingeengt. Die Lösung muß der Grenzprüfung A auf Arsen entsprechen (0,02 ppm). Zur Herstellung der Referenzlösung wird 1,0 ml Arsen-Lösung (1 ppm As) *R* verwendet.

Eisen (2.4.9): Der unter der Prüfung „Glührückstand" erhaltene Rückstand wird unter leichtem Erwärmen in 1 ml verdünnter Salzsäure *R* gelöst und die Lösung mit Wasser *R* zu 50,0 ml verdünnt. 5 ml der Lösung, mit Wasser *R* zu 10 ml verdünnt, müssen der Grenzprüfung auf Eisen entsprechen (1 ppm).

Schwermetalle (2.4.8): 10 ml der unter Grenzprüfung auf Eisen erhaltenen Lösung werden mit Wasser *R* zu 20 ml verdünnt. 12 ml der Lösung müssen der Grenzprüfung A auf Schwermetalle entsprechen (2 ppm). Zur Herstellung der Referenzlösung wird die Blei-Lösung (2 ppm Pb) *R* verwendet.

Chlorid: 10 g Substanz werden unter starker Kühlung in 10 ml Wasser *R* eingetragen. Die Mischung wird mit Wasser *R* zu 20 ml verdünnt. Nach dem Abkühlen wird die Lösung mit 0,5 ml Silbernitrat-Lösung *R* 2 versetzt und im Dunkeln aufbewahrt. Nach 2 min darf die Untersuchungslösung nicht stärker getrübt sein als eine Referenzlösung, die gleichzeitig aus 1 ml Chlorid-Lösung (5 ppm Cl) *R*, 19 ml Wasser *R* und 0,5 ml Silbernitrat-Lösung *R* 2 hergestellt wird (0,5 ppm).

Nitrat: 50 g oder 27,2 ml Substanz werden unter Kühlung in 15 ml Wasser *R* eingetragen. Die Lösung wird mit 0,2 ml einer frisch hergestellten Lösung von Brucin *R* (50 g · l^{-1}) in Essigsäure 98 % *R* versetzt. Nach 5 min darf die Untersuchungslösung nicht stärker rot gefärbt sein als eine Referenzlösung, die gleichzeitig aus 12,5 ml Wasser *R*, 50 g nitratfreier Schwefelsäure *R*, 2,5 ml Nitrat-Lösung (10 ppm NO_3) *R* und 0,2 ml einer Lösung von Brucin *R* (50 g · l^{-1}) in Essigsäure 98 % *R* hergestellt wird (0,5 ppm).

Glührückstand: Höchstens 0,001 Prozent; 100 g Substanz werden vorsichtig in einem Tiegel eingedampft. Der Rückstand wird bis zur Rotglut erhitzt.

Gehaltsbestimmung: Ein Erlenmeyerkolben mit Glasstopfen, der 30 ml Wasser *R* enthält, wird genau gewogen. 0,8 ml Substanz werden eingefüllt; nach dem Abkühlen wird erneut genau gewogen. Nach Zusatz von 0,1 ml Methylrot-Lösung *R* wird mit Natriumhydroxid-Lösung (1 mol · l^{-1}) titriert.

1 ml Natriumhydroxid-Lösung (1 mol · l^{-1}) entspricht 49,04 mg H_2SO_4.

Die Substanz ist in einem mit Schliffstopfen verschlossenen Gefäß aus Glas oder einem anderen Material, das gegen Schwefelsäure inert ist, zu lagern.

Schwefelsäure, ethanolische *R* 1086803

Unter Kühlung werden vorsichtig 20 ml Schwefelsäure *R* in 60 ml Ethanol 96 % *R* gegeben. Nach dem Erkalten wird mit Ethanol 96 % *R* zu 100 ml verdünnt.

Bei Bedarf frisch herzustellen.

Schwefelsäure, nitratfreie *R* 1086806

Schwefelsäure *R*, die zusätzlich folgender Prüfung entsprechen muß:

Nitrat: 5 ml Wasser *R* werden vorsichtig mit 45 ml der Säure versetzt. Nach dem Abkühlen auf 40 °C werden 8 mg Diphenylbenzidin *R* zugefügt. Die Lösung darf nur schwach rosa oder sehr schwach hellblau gefärbt sein.

Schwefelsäure, verdünnte *R* 1086804

Enthält 98 g · l^{-1} H_2SO_4.

Herstellung: 60 ml Wasser *R* werden mit 5,5 ml Schwefelsäure *R* versetzt. Nach dem Abkühlen wird mit Wasser *R* zu 100 ml verdünnt.

Gehaltsbestimmung: In einen Erlenmeyerkolben mit Schliffstopfen, der 30 ml Wasser *R* enthält, werden 10,0 ml Substanz eingefüllt. Nach Zusatz von 0,1 ml Methylrot-Lösung *R* wird mit Natriumhydroxid-Lösung (1 mol · l^{-1}) titriert.

1 ml Natriumhydroxid-Lösung (1 mol · l^{-1}) entspricht 49,04 mg H_2SO_4.

Schwefelsäure (2,5 mol · l^{-1}), ethanolische *R* 1086801

Unter Kühlung werden 14 ml Schwefelsäure *R* vorsichtig zu 60 ml wasserfreiem Ethanol *R* gegeben. Nach dem Erkalten wird mit wasserfreiem Ethanol *R* zu 100 ml verdünnt.

Bei Bedarf frisch herzustellen.

Schwefelsäure (0,25 mol · l^{-1}), ethanolische *R* 1086802

10 ml ethanolische Schwefelsäure (2,5 mol · l^{-1}) *R* werden mit wasserfreiem Ethanol *R* zu 100 ml verdünnt.

Bei Bedarf frisch herzustellen.

Schwefelwasserstoff *R* 1044000

H_2S M_r 34,08
CAS Nr. 7783-06-4.

Gas; schwer löslich in Wasser.

Schwefelwasserstoff *R* 1 1106600

H_2S M_r 34,08

Mindestens 99,7 Prozent (*V*/*V*) H_2S.

Schwefelwasserstoff-Lösung *R*

Eine frisch hergestellte Lösung von Schwefelwasserstoff *R* in Wasser *R*. Die gesättigte Lösung enthält bei 20 °C etwa 0,4 bis 0,5 Prozent H_2S.

Scopolaminhydrobromid *R* 1044800

CAS Nr. 6533-68-2.

Muß der Monographie **Scopolaminhydrobromid (Scopolamini hydrobromidum, Hyoscini hydrobromidum)** entsprechen.

SDS-PAGE-Lösung, gepufferte *R* 1114900

151,4 g Trometamol *R*, 721,0 g Glycin *R* und 50,0 g Natriumdodecylsulfat *R* werden in Wasser *R* zu 5000 ml gelöst.

Vor Gebrauch wird die Lösung 1 zu 10 mit Wasser *R* verdünnt und gemischt. Der *p*H-Wert (2.2.3) der verdünnten Lösung wird gemessen und muß zwischen 8,1 und 8,8 liegen.

Selen *R* 1075900

Se A_r 79,0
CAS Nr. 7782-49-2.

Pulver oder Körnchen, braunrot bis schwarz; praktisch unlöslich in Wasser und Ethanol, löslich in Salpetersäure.

Selenige Säure *R* 1100200

H_2SeO_3 M_r 129,0
CAS Nr. 7783-00-8.

Zerfließende Kristalle; leicht löslich in Wasser.

Dicht verschlossen zu lagern.

Serin *R* 1076000

CAS Nr. 56-45-1.

Muß der Monographie **Serin (Serinum)** entsprechen.

Serumgonadotropin *R* 1041200

Muß der Monographie **Pferdeserum-Gonadotropin für Tiere (Gonadotropinum sericum equinum ad usum veterinarium)** entsprechen.

Sialinsäure *R* 1001100

Siehe *N*-Acetylneuraminsäure *R*.

Silberdiethyldithiocarbamat *R* 1110400

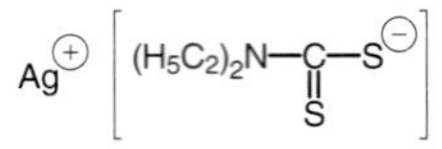

$C_5H_{10}AgNS_2$ M_r 256,1
CAS Nr. 1470-61-7.

Hellgelbes bis graugelbes Pulver; praktisch unlöslich in Wasser, löslich in Pyridin.

Die Substanz kann wie folgt hergestellt werden: 1,7 g Silbernitrat *R* werden in 100 ml Wasser *R* gelöst. Getrennt werden 2,3 g Natriumdiethyldithiocarbamat *R* in 100 ml Wasser *R* gelöst. Die beiden Lösungen werden auf 10 °C abgekühlt und unter Rühren gemischt. Der gelbe Niederschlag wird auf einem Glassintertiegel gesammelt, mit 200 ml kaltem Wasser *R* gewaschen und 2 bis 3 h lang im Vakuum getrocknet.

Die Substanz kann verwendet werden, solange sie sich nicht verfärbt hat und kein starker Geruch auftritt.

Silbernitrat *R* 1078300

CAS Nr. 7761-88-8.

Muß der Monographie **Silbernitrat (Argenti nitras)** entsprechen.

Silbernitrat-Lösung *R* 1 1078301

Eine Lösung von Silbernitrat *R* (42,5 g · l^{-1}).

Vor Licht geschützt zu lagern.

Silbernitrat-Lösung *R* 2 1078302

Eine Lösung von Silbernitrat *R* (17 g · l^{-1}).

Vor Licht geschützt zu lagern.

Silbernitrat-Lösung, ammoniakalische *R* 1078303

2,5 g Silbernitrat *R* werden in 80 ml Wasser *R* gelöst. Die Lösung wird tropfenweise unter Schütteln mit verdünnter Ammoniak-Lösung *R* 1 versetzt, bis sich der Niederschlag wieder gelöst hat, und anschließend mit Wasser *R* zu 100 ml verdünnt.

Bei Bedarf frisch herzustellen.

Silbernitrat-Pyridin *R* 1078304

Eine Lösung von Silbernitrat *R* (85 g · l^{-1}) in Pyridin *R*.
Vor Licht geschützt zu lagern.

Silbernitrat-Reagenz *R* 1078305

Einer Mischung von 3 ml konzentrierter Ammoniak-Lösung *R* und 40 ml Natriumhydroxid-Lösung (1 mol · l^{-1}) werden tropfenweise und unter Schütteln 8 ml einer Lösung von Silbernitrat *R* (200 g · l^{-1}) zugesetzt. Die Mischung wird mit Wasser *R* zu 200 ml verdünnt.

Silberoxid *R* 1078400

Ag_2O A_r 231,7
CAS Nr. 20667-12-3.

Bräunlichschwarzes Pulver; praktisch unlöslich in Wasser und Ethanol, leicht löslich in verdünnter Salpetersäure und Ammoniak-Lösung.
Vor Licht geschützt zu lagern.

Silicagel *R* 1076100

CAS Nr. 112926-00-8.

Teilweise entwässerte, polymerisierte, amorphe Kieselsäure, die bei 20 °C etwa 30 Prozent ihrer Masse an Wasser aufnimmt. Die Substanz enthält Cobalt(II)-chlorid als Indikator; praktisch unlöslich in Wasser, teilweise löslich in Natriumhydroxid-Lösungen.

Sinensetin *R* 1110500

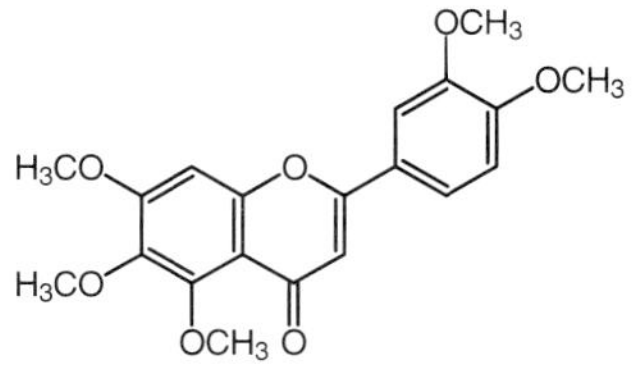

$C_{20}H_{20}O_7$ M_r 372
CAS Nr. 2306-27-6.
3′,4′,5,6,7-Pentamethoxyflavon; 2-(3,4-Dimethyloxyphenyl)-5,6,7-trimethoxy-4*H*-chromen-4-on.

Sonnenblumenöl *R* 1086900

Muß der Monographie **Raffiniertes Sonnenblumenöl (Helianthi annui oleum raffinatum)** entsprechen.

Sorbitol *R* 1084800

CAS Nr. 50-70-4.

Muß der Monographie **Sorbitol (Sorbitolum)** entsprechen.

Squalan *R* 1084900

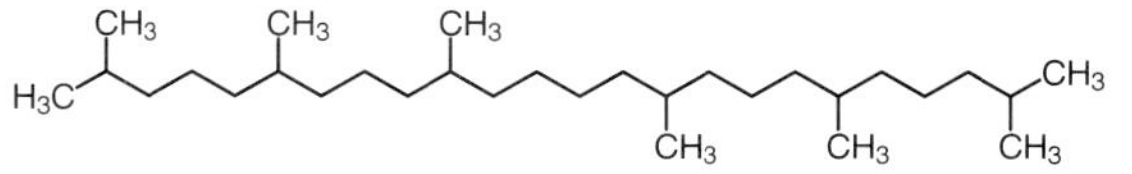

$C_{30}H_{62}$ M_r 422,8
CAS Nr. 111-01-3.
2,6,10,15,19,23-Hexamethyltetracosan.

Farblose, ölige Flüssigkeit; leicht löslich in Ether und fetten Ölen, schwer löslich in Aceton, Essigsäure 98 %, Ethanol und Methanol.

d_{20}^{20}: 0,811 bis 0,813.

n_D^{20}: 1,451 bis 1,453.

Stärke, lösliche *R* 1085100

CAS Nr. 9005-84-9.

Weißes Pulver.
Eine Lösung der Substanz (20 g · l^{-1}) in heißem Wasser *R* ist höchstens schwach opaleszierend und bleibt nach dem Abkühlen flüssig.

Stärke-Lösung *R* 1085103

1,0 g lösliche Stärke *R* wird mit 5 ml Wasser *R* angerieben und die Mischung unter Umrühren in 100 ml siedendes Wasser *R* gegeben, das 10 mg Quecksilber(II)-iodid *R* enthält.

Empfindlichkeitsprüfung: Eine Mischung von 1 ml der Stärke-Lösung, 20 ml Wasser *R*, etwa 50 mg Kaliumiodid *R* und 0,05 ml Iod-Lösung *R* 1 muß blau gefärbt sein.
Die Prüfung ist vor jedem Gebrauch durchzuführen.

Stärke-Lösung, iodidfreie *R* 1085104

Die Lösung wird wie Stärke-Lösung *R*, aber ohne Zusatz von Quecksilber(II)-iodid hergestellt.
Bei Bedarf frisch herzustellen.

Stärke-Papier, iodathaltiges *R* 1085101

Kaliumiodat-Stärke-Papier.

Filtrierpapierstreifen werden in 100 ml iodidfreie Stärke-Lösung *R*, die 0,1 g Kaliumiodat *R* enthält, eingetaucht und anschließend vor Licht geschützt getrocknet.

Stärke-Papier, iodidhaltiges *R* 1085106

Kaliumiodid-Stärke-Papier.

Filterpapierstreifen werden in 100 ml Stärke-Lösung *R*, die 0,5 g Kaliumiodid *R* enthält, getaucht, anschließend abtropfen und vor Licht geschützt trocknen gelassen.

Reagenzien

Empfindlichkeitsprüfung: 0,05 ml Natriumnitrit-Lösung (0,1 mol · l^{-1}) werden mit 4 ml Salzsäure *R* gemischt. Die Mischung wird mit Wasser *R* zu 100 ml verdünnt. Wird ein Tropfen der Lösung auf iodidhaltiges Stärke-Papier gegeben, muß ein blauer Fleck erscheinen.

Staphylococcus-aureus-Stamm-V8-Protease *R* 1115800

Typ XVII-B.
CAS Nr. 66676-43-5.

Extrazelluläres, proteolytisches Enzym aus Mikroorganismen. Gefriergetrocknetes Pulver, das 500 bis 1000 Einheiten je Milligramm Festsubstanz enthält.

Stearinsäure *R* 1085200

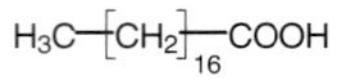

$C_{18}H_{36}O_2$ M_r 284,5
CAS Nr. 57-11-4.
Octadecansäure.

Weißes Pulver oder weiße Flocken, sich fettig anfühlend; praktisch unlöslich in Wasser, löslich in heißem Ethanol und Ether.

Smp: Etwa 70 °C.

Stickstoff *R* 1059300

N_2 M_r 28,01
CAS Nr. 7727-37-9.

Stickstoff, gewaschen und getrocknet.

Stickstoff *R* 1 1059400

Mindestens 99,999 Prozent (*V/V*) N_2.

Kohlenmonoxid: Höchstens 5 ppm.

Sauerstoff: Höchstens 5 ppm.

Stickstoff, sauerstofffreier *R* 1059600

Stickstoff *R* wird durch die alkalische Pyrogallol-Lösung *R* geleitet.

Stickstoff zur Chromatographie *R* 1059500

Mindestens 99,95 Prozent (*V/V*) N_2.

Stickstoffmonoxid *R* 1108300

NO M_r 30,01

Mindestens 98,0 Prozent (*V/V*) NO.

Streptomycinsulfat *R* 1085300

CAS Nr. 3810-74-0.

Muß der Monographie **Streptomycinsulfat (Streptomycini sulfas)** entsprechen.

Strontiumcarbonat *R* 1122700

$SrCO_3$ M_r 147,6
CAS Nr. 1633-05-2.
Mindestens 99,5 Prozent $SrCO_3$.

Weißes, kristallines Pulver.

Styrol-Divinylbenzol-Copolymer *R* 1085500

Poly(styrol, divinylbenzol).

Poröse, harte Kügelchen aus quervernetztem Polymer. Im Handel sind verschiedene Arten mit unterschiedlicher Größe der Kügelchen erhältlich. Die Teilchengröße der Kügelchen wird in Klammern nach dem Namen des Reagenzes bei den entsprechenden Prüfungen angegeben.

Sudanorange *R* 1110700

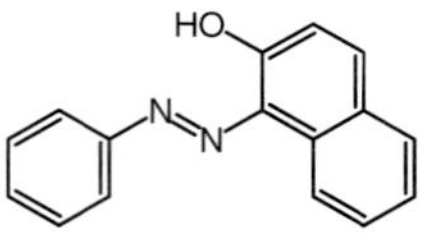

$C_{16}H_{12}N_2O$ M_r 248,3
CAS Nr. 842-07-9.
C.I. Nr. 12055.
1-(Phenylazo)naphth-2-ol; Syn. Sudan I.

Orangerotes Pulver; praktisch unlöslich in Wasser, löslich in Dichlormethan.

Smp: Etwa 131 °C.

Sudanrot G *R* 1085800

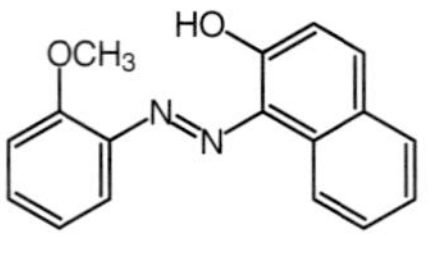

$C_{17}H_{14}N_2O_2$ M_r 278,3
C.I. Nr. 12150; Schultz Nr. 149.
1-(2-Methoxyphenylazo)-2-naphthol.

Rötlichbraunes Pulver; praktisch unlöslich in Wasser.

Dünnschichtchromatographie (2.2.27): Auf eine Schicht von Kieselgel G *R* werden 10 µl einer Lösung der Substanz (0,1 g · l^{-1}) in Dichlormethan *R* aufgetragen. Die Chromatographie erfolgt über eine Laufstrecke von 10 cm mit dem gleichen Lösungsmittel. Das Chromatogramm darf nur einen Hauptfleck zeigen.

Sulfaminsäure *R* 1085900

$H_2N{-}SO_3H$

H_3NO_3S M_r 97,1

CAS Nr. 5329-14-6.

Sulfamidsäure, Amidoschwefelsäure;
Syn. Amidosulfonsäure.

Weißes, kristallines Pulver oder weiße Kristalle; leicht löslich in Wasser, wenig löslich in Aceton, Ethanol und Methanol, praktisch unlöslich in Ether.

Smp: Etwa 205 °C, unter Zersetzung.

Sulfanblau *R* 1086000

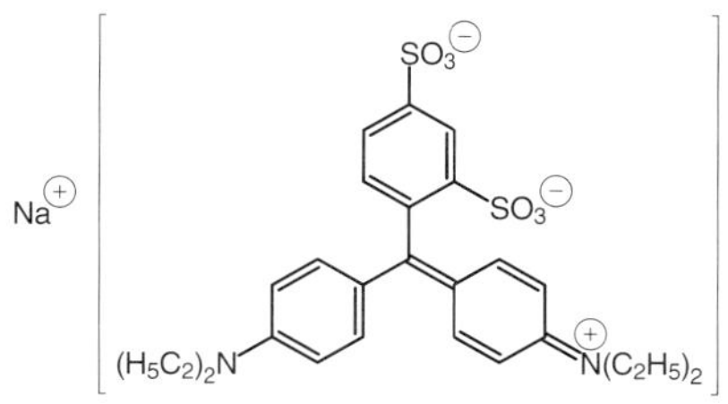

$C_{27}H_{31}N_2NaO_6S_2$ M_r 566,6

CAS Nr. 129-17-9.

C.I. Nr. 42045; Schultz Nr. 769.

4-[Bis(4-diethylaminophenyl)methylio]-3-sulfonato=
benzolsulfonsäure, Natriumsalz.

Violettes bis purpurnes Pulver; löslich in Wasser. Verdünnte Lösungen der Substanz sind blau gefärbt und werden auf Zusatz einer konzentrierten Salzsäure gelb.

Sulfanilamid *R* 1086100

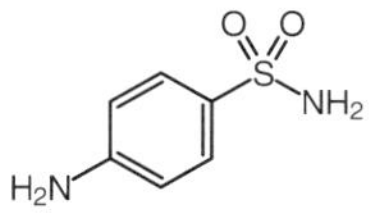

$C_6H_8N_2O_2S$ M_r 172,2

CAS Nr. 63-74-1.

4-Aminobenzolsulfonamid.

Weißes Pulver; schwer löslich in Wasser, leicht löslich in siedendem Wasser, Aceton, verdünnten Säuren und Alkalihydroxid-Lösungen, wenig löslich in Ethanol, praktisch unlöslich in Ether und Petroläther.

Smp: Etwa 165 °C.

Sulfanilsäure *R* 1086200

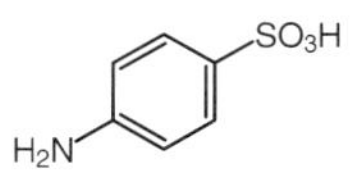

$C_6H_7NO_3S$ M_r 173,2

CAS Nr. 121-57-3.

4-Aminobenzolsulfonsäure.

Farblose Kristalle; wenig löslich in Wasser, praktisch unlöslich in Ethanol.

Sulfanilsäure-Lösung, diazotierte *R*

0,9 g Sulfanilsäure *R* werden unter Erwärmen in 9 ml Salzsäure *R* gelöst und mit Wasser *R* zu 100 ml verdünnt. 10 ml Lösung werden in einer Eis-Wasser-Mischung abgekühlt und mit 10 ml einer eiskalten Lösung von Natriumnitrit *R* (45 g · l^{-1}) versetzt. Nach 15 min langem Stehenlassen bei 0 °C (bei dieser Temperatur ist die Lösung 3 Tage haltbar) werden unmittelbar vor Gebrauch 20 ml einer Lösung von Natriumcarbonat *R* (100 g · l^{-1}) zugesetzt.

Sulfathiazol *R* 1086300

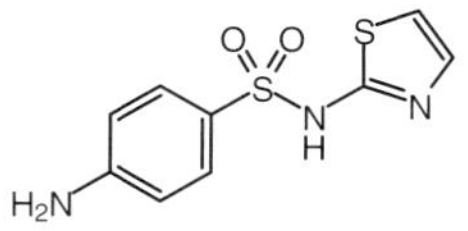

$C_9H_9N_3O_2S_2$ M_r 255,3

CAS Nr. 72-14-0.

N[1]-(2-Thiazolyl)sulfanilamid.

Kristalle oder Pulver, weiß bis gelblichweiß; sehr schwer löslich in Wasser, schwer löslich in Ethanol, löslich in Aceton, verdünnten Mineralsäuren, Alkalihydroxid- und Alkalicarbonat-Lösungen.

Smp: Etwa 200 °C.

Sulfosalicylsäure *R* 1086600

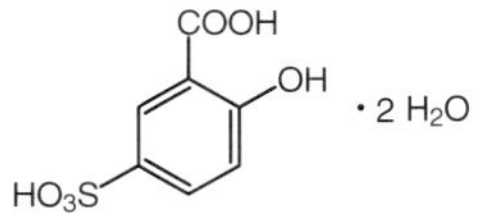

$C_7H_6O_6S \cdot 2\,H_2O$ M_r 254,2

CAS Nr. 5965-83-3.

2-Hydroxy-5-sulfobenzoesäure, Dihydrat.

Weißes, kristallines Pulver oder weiße Kristalle; sehr leicht löslich in Wasser und Ethanol, löslich in Ether.

Smp: Etwa 109 °C.

T

Tagatose *R* 1111000

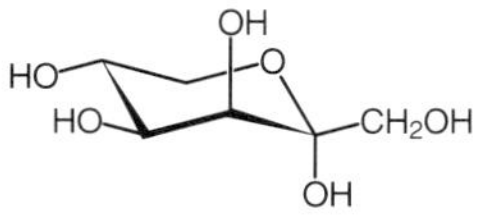

$C_6H_{12}O_6$ M_r 180,16

CAS Nr. 87-81-0.

D-*lyxo*-Hexulose; D-Tagatose.

Weißes Pulver.

$[\alpha]_D^{20}$: –2,3°, an einer Lösung der Substanz (21,9 g · l^{-1}) in Wasser *R* bestimmt.

Smp: 134 bis 135 °C.

Talkum *R* 1087000

CAS Nr. 14807-96-6.

Muß der Monographie **Talkum (Talcum)** entsprechen.

Tannin *R* 1087100

CAS Nr. 1401-55-4.

Glitzernde Schuppen oder amorphes Pulver, gelblich bis hellbraun; sehr leicht löslich in Wasser, leicht löslich in Ethanol, löslich in Aceton, praktisch unlöslich in Ether.

Vor Licht geschützt zu lagern.

Tecnazen *R* 1132400

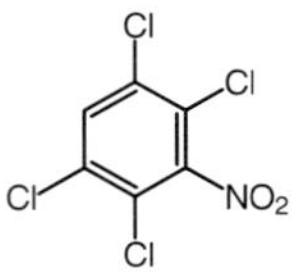

$C_6HCl_4NO_2$ M_r 260,9
CAS Nr. 117-18-0.

Smp: 99 bis 100 °C.

Sdp: Etwa 304 °C.

Eine geeignete, zertifizierte Referenzlösung (10 ng/µl in Cyclohexan) kann verwendet werden.

γ-Terpinen *R* 1115900

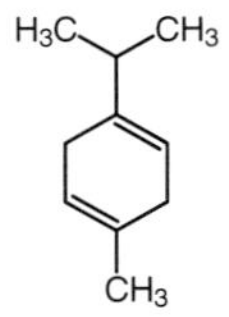

$C_{10}H_{16}$ M_r 136,2
CAS Nr. 99-85-4.
1-Isopropyl-4-methylcyclohexa-1,4-dien.

Ölige Flüssigkeit.

d_4^{15}: Etwa 0,850.

n_D^{20}: 1,474 bis 1,475.

Sdp: 183 bis 186 °C.

Wird die Substanz in der Gaschromatographie verwendet, muß sie zusätzlich folgender Anforderung entsprechen:

Gehaltsbestimmung: Die Bestimmung erfolgt mit Hilfe der Gaschromatographie (2.2.28) wie in der Monographie **Pfefferminzöl (Menthae piperitae aetheroleum)** beschrieben.

Untersuchungslösung: Die Substanz.

Die Fläche des Hauptpeaks muß mindestens 93,0 Prozent der Summe aller Peakflächen betragen.

Terpinen-4-ol *R* 1116000

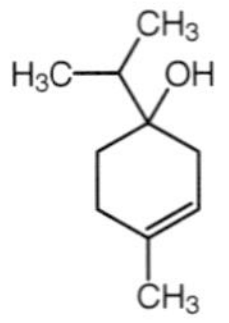

$C_{10}H_{18}O$ M_r 154,2
CAS Nr. 562-74-3.
4-Methyl-1-(1-methylethyl)cyclohex-3-en-1-ol;
1-Isopropyl-4-methylcyclohex-3-enol;
p-Menth-1-en-4-ol.

Farblose, ölige Flüssigkeit.

d_{20}^{20}: Etwa 0,934.

n_D^{20}: Etwa 1,477.

Sdp: 209 bis 212 °C.

Wird die Substanz in der Gaschromatographie verwendet, muß sie zusätzlich folgender Anforderung entsprechen:

Gehaltsbestimmung: Die Bestimmung erfolgt mit Hilfe der Gaschromatographie (2.2.28) wie in der Monographie **Lavendelöl (Lavandulae aetheroleum)** beschrieben.

Untersuchungslösung: Die Substanz.

Die Fläche des Hauptpeaks muß mindestens 98,0 Prozent der Summe aller Peakflächen betragen.

α-Terpineol *R* 1087300

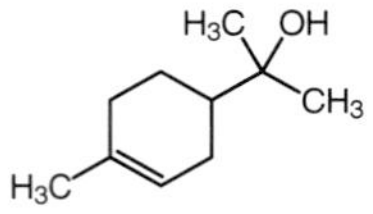

$C_{10}H_{18}O$ M_r 154,2
CAS Nr. 98-55-5.
2-(4-Methyl-3-cyclohexenyl)-2-propanol.
Die Substanz kann 1 bis 3 Prozent β-Terpineol enthalten.

Farblose Kristalle; praktisch unlöslich in Wasser, löslich in Ethanol und Ether.

d_{20}^{20}: Etwa 0,935.

$[\alpha]_D^{20}$: Etwa 92,5°.

n_D^{20}: Etwa 1,483.

Smp: Etwa 35 °C.

Wird die Substanz in der Gaschromatographie verwendet, muß sie zusätzlich folgender Anforderung entsprechen:

Gehaltsbestimmung: Die Bestimmung erfolgt mit Hilfe der Gaschromatographie (2.2.28) wie in der Monographie **Anisöl (Anisi aetheroleum)** beschrieben.

Untersuchungslösung: Eine Lösung der Substanz ($100\ g \cdot l^{-1}$) in Hexan *R*.

Die Fläche des Hauptpeaks muß mindestens 97,0 Prozent der Summe aller Peakflächen, mit Ausnahme der Fläche des Lösungsmittelpeaks, betragen.

Testosteron *R* 1116100

CAS Nr. 58-22-0.

Muß der Monographie **Testosteron (Testosteronum)** entsprechen.

Testosteronpropionat *R* 1087400

CAS Nr. 57-85-2.

Muß der Monographie **Testosteronpropionat (Testosteroni propionas)** entsprechen.

Tetrabutylammoniumbromid *R* 1087500

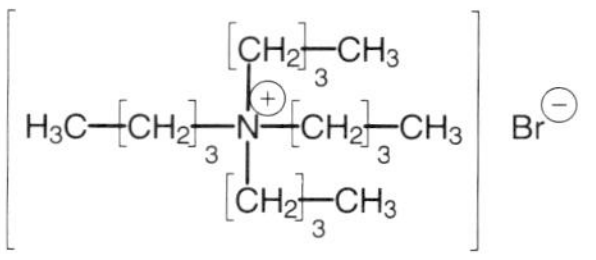

$C_{16}H_{36}BrN$ M_r 322,4
CAS Nr. 1643-19-2.

Weiße bis fast weiße Kristalle.

Smp: 102 bis 104 °C.

Tetrabutylammoniumdihydrogenphosphat *R* 1087600

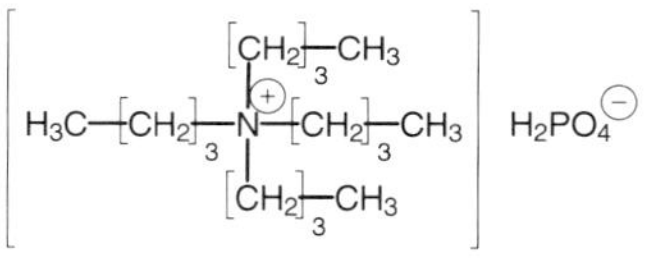

$C_{16}H_{38}NO_4P$ M_r 339,5
CAS Nr. 5574-97-0.

Weißes, hygroskopisches Pulver.

pH-Wert (2.2.3): Der *p*H-Wert einer Lösung der Substanz (170 g · l^{-1}) muß bei etwa 7,5 liegen.

Absorption (2.2.25): Etwa 0,10, bei 210 nm an einer Lösung der Substanz (170 g · l^{-1}) bestimmt.
Dicht verschlossen zu lagern.

Tetrabutylammoniumhydrogensulfat *R* 1087700

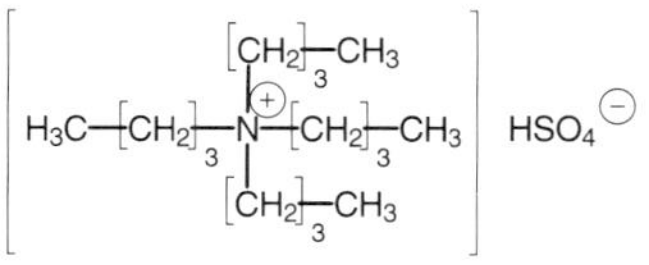

$C_{16}H_{37}NO_4S$ M_r 339,5
CAS Nr. 32503-27-8.

Farblose Kristalle oder weißes, kristallines Pulver; leicht löslich in Wasser und Methanol.

Smp: 169 bis 173 °C.

Absorption (2.2.25): Die Absorption einer Lösung der Substanz (50 g · l^{-1}), zwischen 240 und 300 nm gemessen, darf höchstens 0,05 betragen.

Tetrabutylammoniumhydroxid *R* 1087800

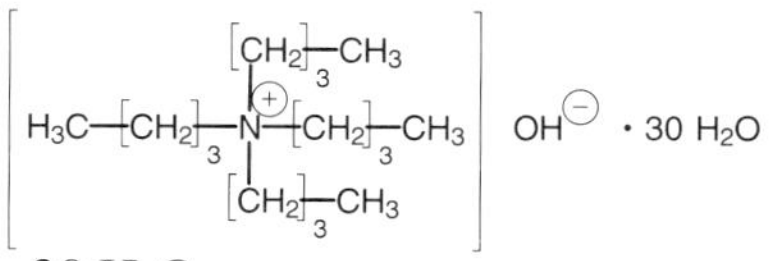

$C_{16}H_{37}NO \cdot 30\,H_2O$ M_r 800
CAS Nr. 2052-49-5.
Mindestens 98,0 Prozent $C_{16}H_{37}NO \cdot 30\,H_2O$.

Weiße bis fast weiße Kristalle; löslich in Wasser.

Gehaltsbestimmung: 1,000 g Substanz, in 100 ml Wasser *R* gelöst, wird sofort mit Salzsäure (0,1 mol · l^{-1}) titriert. Der Endpunkt wird mit Hilfe der Potentiometrie (2.2.20) bestimmt. Ein Blindversuch wird durchgeführt.
1 ml Salzsäure (0,1 mol · l^{-1}) entspricht 80,0 mg $C_{16}H_{37}NO \cdot 30\,H_2O$.

Tetrabutylammoniumhydroxid-Lösung *R* 1087802

Eine Lösung von Tetrabutylammoniumhydroxid *R* (400 g · l^{-1}).

Tetrabutylammoniumhydroxid-Lösung *R* 1 1087801

Eine Lösung von Tetrabutylammoniumhydroxid *R* (104 g · l^{-1}).

Tetrabutylammoniumiodid *R* 1087900

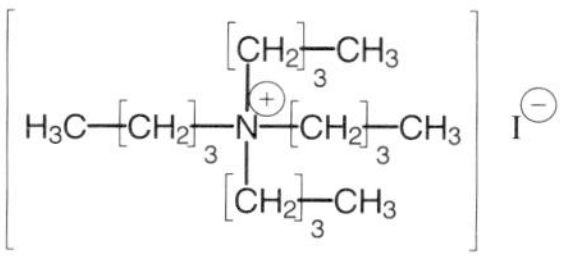

$C_{16}H_{36}IN$ M_r 369,4
CAS Nr. 311-28-4.
Mindestens 98,0 Prozent $C_{16}H_{36}IN$.

Kristallines Pulver oder weiße bis schwach gefärbte Kristalle; löslich in Ethanol.

Sulfatasche (2.4.14): Höchstens 0,02 Prozent.

Gehaltsbestimmung: 1,200 g Substanz werden in 30 ml Wasser *R* gelöst. Nach Zusatz von 50,0 ml Silbernitrat-Lösung (0,1 mol · l^{-1}) und 5 ml verdünnter Salpetersäure *R* wird der Überschuß an Silbernitrat mit Ammoniumthiocyanat-Lösung (0,1 mol · l^{-1}) unter Zusatz von 2 ml Ammoniumeisen(III)-sulfat-Lösung *R* 2 titriert.
1 ml Silbernitrat-Lösung (0,1 mol · l^{-1}) entspricht 36,94 mg $C_{16}H_{36}IN$.

Tetrachlorethan *R* 1088000

$Cl_2HC{-}CHCl_2$

$C_2H_2Cl_4$ M_r 167,9
CAS Nr. 79-34-5.
1,1,2,2-Tetrachlorethan.

Klare, farblose Flüssigkeit; schwer löslich in Wasser, mischbar mit Ethanol und Ether.

d_{20}^{20}: Etwa 1,59.

n_{D}^{20}: Etwa 1,495.

Destillationsbereich (2.2.11): Mindestens 95 Prozent müssen zwischen 145 und 147 °C destillieren.

Tetrachlorkohlenstoff *R* 1016100

CCl_4 M_r 153,8
CAS Nr. 56-23-5.
Tetrachlormethan.

Klare, farblose Flüssigkeit; praktisch unlöslich in Wasser, mischbar mit Ethanol.

d_{20}^{20}: 1,595 bis 1,598.

Sdp: 76 bis 77 °C.

Tetrachlorvinphos *R* 1132500

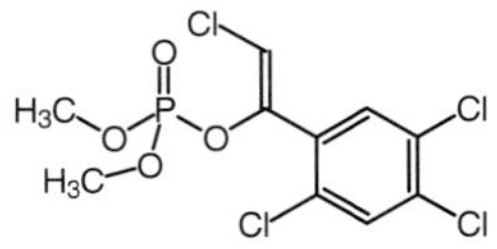

$C_{10}H_9Cl_4O_4P$ M_r 366,0
CAS Nr. 22248-79-9.

Smp: Etwa 95 °C.

Eine geeignete, zertifizierte Referenzlösung (10 ng/µl in Isooctan) kann verwendet werden.

Tetradecan *R* 1088200

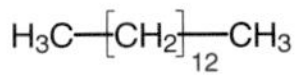

$C_{14}H_{30}$ M_r 198,4
CAS Nr. 629-59-4.
Die Substanz enthält mindestens 99,5 Prozent $C_{14}H_{30}$.

Farblose Flüssigkeit.

d_{20}^{20}: Etwa 0,76.

n_{D}^{20}: Etwa 1,429.

Smp: Etwa –5 °C.

Sdp: Etwa 252 °C.

Tetraethylammoniumhydrogensulfat *R* 1116200

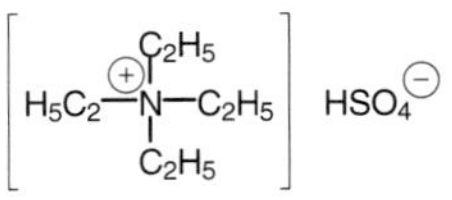

$C_8H_{21}NO_4S$ M_r 227,3
CAS Nr. 16873-13-5.

Hygroskopisches Pulver.

Smp: Etwa 245 °C.

Tetraethylammoniumhydroxid-Lösung *R* 1100300

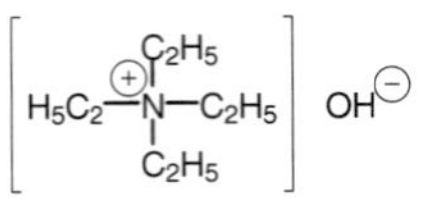

$C_8H_{21}NO$ M_r 147,3
CAS Nr. 77-98-5.
Eine Lösung von Tetrabutylammoniumhydroxid *R* (200 g · l^{-1}).

Farblose, stark alkalische Flüssigkeit.

d_{20}^{20}: Etwa 1,01.

n_{D}^{20}: Etwa 1,372.

HPLC-Qualität.

Tetraethylenpentamin *R* 1102000

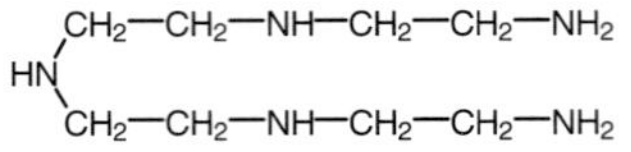

$C_8H_{23}N_5$ M_r 189,3
CAS Nr. 112-57-2.
3,6,9-Triazaundecan-1,11-diylbis(azan).

Farblose Flüssigkeit; löslich in Aceton.

n_{D}^{20}: Etwa 1,506.

Vor Wärme und Feuchtigkeit geschützt zu lagern.

Tetraheptylammoniumbromid *R* 1088400

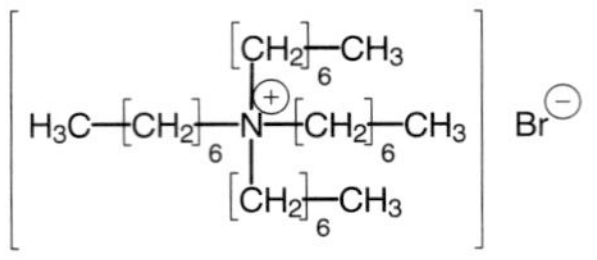

$C_{28}H_{60}BrN$ M_r 490,7
CAS Nr. 4368-51-8.

Weißes bis schwach gefärbtes, kristallines Pulver oder Kristalle.

Smp: 89 bis 91 °C.

Tetrahexylammoniumhydrogensulfat *R* 1116300

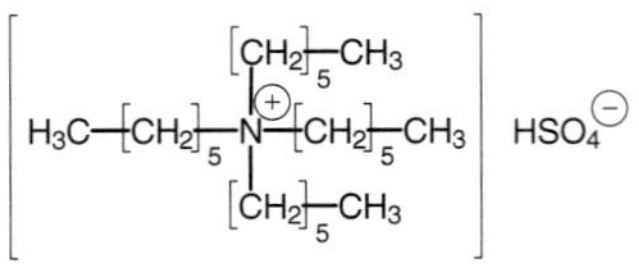

$C_{24}H_{53}NO_4S$ M_r 451,8
CAS Nr. 32503-34-7.
N,N,N-Trihexylhexan-1-aminiumhydrogensulfat.

Weiße Kristalle.

Smp: 100 bis 102 °C.

Tetrahydrofuran *R* 1088500

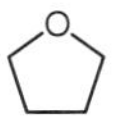

C_4H_8O M_r 72,1
CAS Nr. 109-99-9.

Klare, farblose, entflammbare Flüssigkeit; mischbar mit Wasser, Ethanol und Ether.

d_{20}^{20}: Etwa 0,89.

Tetrahydrofuran, das nicht der Prüfung auf Peroxide entspricht, darf nicht destilliert werden.

Peroxide: In einen Schliffstopfenzylinder von 12 ml Fassungsvermögen und etwa 1,5 cm Durchmesser werden 8 ml Kaliumiodid-Stärke-Lösung *R* eingefüllt. Mit der Substanz wird bis zum Rande aufgefüllt, kräftig geschüttelt und 30 min lang vor Licht geschützt stehengelassen. Dabei darf keine Färbung auftreten.

Wird die Substanz in der Spektroskopie verwendet, muß sie folgender zusätzlicher Anforderung entsprechen:

Die *Transmission* (2.2.25) der Substanz, gegen Wasser *R* gemessen, muß mindestens betragen:
20 Prozent bei 255 nm
80 Prozent bei 270 nm
98 Prozent bei 310 nm.

Tetrakis(decyl)ammoniumbromid *R* 1088300

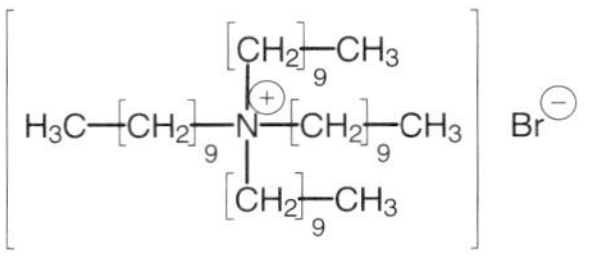

$C_{40}H_{84}BrN$ M_r 659,0
CAS Nr. 14937-42-9.

Weißes bis schwach gefärbtes, kristallines Pulver oder Kristalle.

Smp: 88 bis 89 °C.

Tetramethylammoniumchlorid *R* 1100400

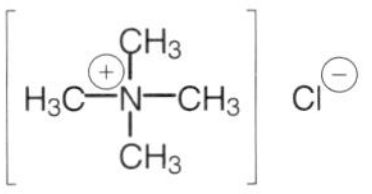

$C_4H_{12}ClN$ M_r 109,6
CAS Nr. 75-57-0.

Farblose Kristalle; löslich in Wasser und Ethanol.

Smp: Etwa 300 °C, unter Zersetzung.

Tetramethylammoniumhydrogensulfat *R* 1116400

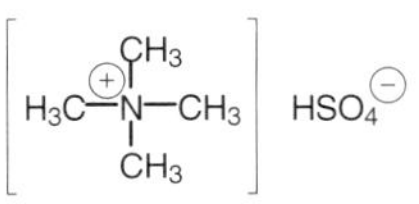

$C_4H_{13}NO_4S$ M_r 171,2
CAS Nr. 80526-82-5.

Hygroskopisches Pulver.

Smp: Etwa 295 °C.

Tetramethylammoniumhydroxid *R* 1122800

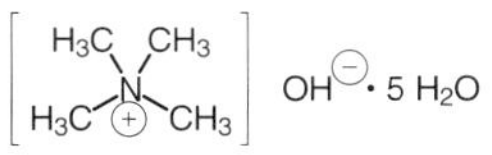

$C_4H_{13}NO \cdot 5\,H_2O$ M_r 181,2
CAS Nr. 10424-65-4.
Tetramethylammoniumhydroxid, Pentahydrat.

HPLC-Qualität.

Tetramethylammoniumhydroxid-Lösung *R* 1088600

CAS Nr. 75-59-2.
Mindestens 10,0 Prozent (*m/m*) $C_4H_{13}NO$ (M_r 91,2).

Klare, farblose bis sehr schwach gelb gefärbte Flüssigkeit; mischbar mit Wasser und Ethanol.

Gehaltsbestimmung: 1,000 g Substanz wird mit 50 ml Wasser *R* versetzt. Nach Zusatz von 0,1 ml Methylrot-Lösung *R* wird mit Schwefelsäure (0,05 mol · l^{-1}) titriert.
1 ml Schwefelsäure (0,05 mol · l^{-1}) entspricht 9,12 mg $C_4H_{13}NO$.

Reagenzien

Tetramethylammoniumhydroxid-Lösung, verdünnte *R* 1088601

10 ml Tetramethylammoniumhydroxid-Lösung *R* werden mit aldehydfreiem Ethanol 96 % *R* zu 100 ml verdünnt.
Bei Bedarf frisch herzustellen.

Tetramethylbenzidin *R* 1132600

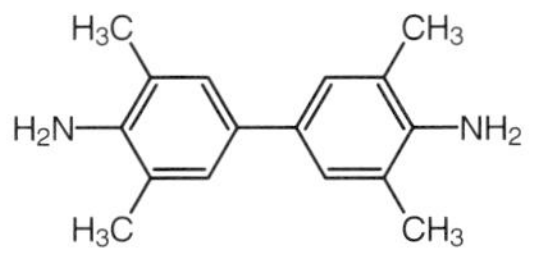

$C_{16}H_{20}N_2$ M_r 240,3
CAS Nr. 54827-17-7.
3,3′,5,5′-Tetramethylbiphenyl-4,4′-diamin.

Pulver; praktisch unlöslich in Wasser, sehr leicht löslich in Methanol.

Smp: Etwa 169 °C.

Tetramethyldiaminodiphenylmethan *R* 1088700

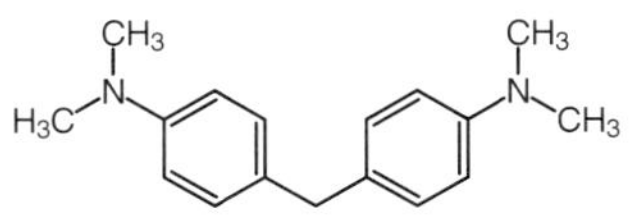

$C_{17}H_{22}N_2$ M_r 254,4
CAS Nr. 101-61-1.

4,4′-Methylenbis(*N*,*N*-dimethylanilin).

Weiße bis blauweiße Kristalle oder Plättchen, praktisch unlöslich in Wasser, schwer löslich in Ethanol, löslich in Mineralsäuren, leicht löslich in Ether.

Smp: Etwa 90 °C.

Tetramethyldiaminodiphenylmethan-Reagenz *R* 1088701

Lösung A: 2,5 g Tetramethyldiaminodiphenylmethan *R* werden in 10 ml Essigsäure 98 % *R* und 50 ml Wasser *R* gelöst.

Lösung B: 5 g Kaliumiodid *R* werden in 100 ml Wasser *R* gelöst.

Lösung C: 0,30 g Ninhydrin *R* werden in 10 ml Essigsäure 98 % *R* gelöst. Die Lösung wird mit 90 ml Wasser *R* versetzt.

Die Lösungen A, B und 1,5 ml Lösung C werden gemischt.

Tetramethylethylendiamin *R* 1088800

$(H_3C)_2N{-}CH_2{-}CH_2{-}N(CH_3)_2$

$C_6H_{16}N_2$ M_r 116,2

CAS Nr. 110-18-9.

N,*N*,*N*′,*N*′-Tetramethylethylendiamin.

Farblose Flüssigkeit; mischbar mit Wasser, Ethanol und Ether.

d_{20}^{20}: Etwa 0,78.

n_D^{20}: Etwa 1,418.

Sdp: Etwa 121 °C.

Tetramethylsilan *R* 1088900

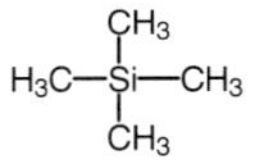

$C_4H_{12}Si$ M_r 88,2

CAS Nr. 75-76-3.

Klare, farblose Flüssigkeit; sehr schwer löslich in Wasser, löslich in Aceton und Ethanol.

d_{20}^{20}: Etwa 0,64.

n_D^{20}: Etwa 1,358.

Sdp: Etwa 26 °C.

Wird die Substanz in der Kernresonanzspektroskopie verwendet, muß sie noch der folgenden Anforderung entsprechen:

Im Spektrum einer etwa 10prozentigen Lösung (*V/V*) der Substanz in (D) Chloroform *R* darf die Intensität eines Fremdsignals nicht größer sein als die Intensität der C-13-Satellitensignale, die im Abstand von 59,1 Hz beiderseits des Tetramethylsignals auftreten. Ausgenommen sind davon die Signale der Rotationsseitenbanden und des Chloroforms.

Tetrazolblau *R* 1089000

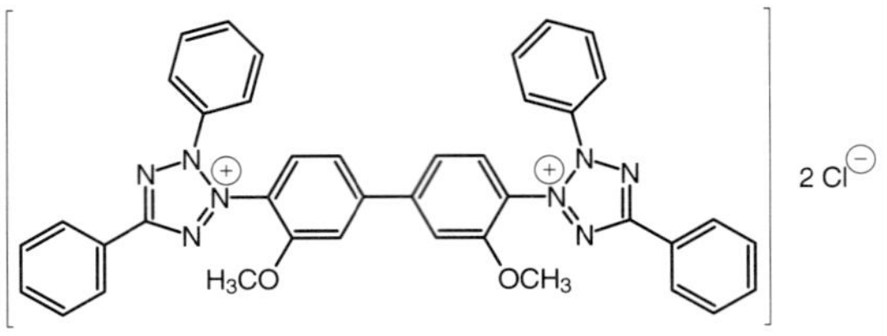

$C_{40}H_{32}Cl_2N_8O_2$ M_r 728

CAS Nr. 1871-22-3.

3,3′-(3,3′-Dimethoxy-4,4′-biphenyldiyl)bis(2,5-diphenyltetrazolium)chlorid.

Gelbe Kristalle; schwer löslich in Wasser, leicht löslich in Ethanol und Methanol, praktisch unlöslich in Aceton und Ether.

Smp: Etwa 245 °C, unter Zersetzung.

Thallium(I)-sulfat *R* 1089100

Tl_2SO_4 M_r 504,8

CAS Nr. 7446-18-6.

Weiße, rhomboide Prismen; schwer löslich in Wasser, praktisch unlöslich in Ethanol.

Thebain *R* 1089200

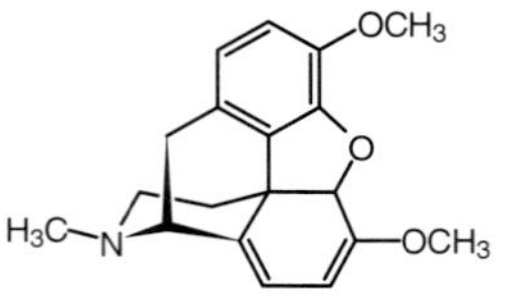

$C_{19}H_{21}NO_3$ M_r 311,4

CAS Nr. 115-37-7.

4,5α-Epoxy-3,6-dimethoxy-17-methyl-6,8-morphinadien.

Weißes bis gelbliches, kristallines Pulver; sehr schwer löslich in Wasser, löslich in heißem Ethanol und Toluol, schwer löslich in Ether.

Smp: Etwa 193 °C.

Dünnschichtchromatographie (2.2.27): Die Chromatographie erfolgt nach der unter „Prüfung auf Identität, B" in der Monographie **Opium (Opium crudum)** angegebenen Vorschrift.

Zur Herstellung der Untersuchungslösung werden 10 mg Substanz in 20 ml Chloroform *R* gelöst. Zur Chromatographie werden 20 µl bandförmig (20 mm × 3 mm) aufgetragen. Das Chromatogramm muß nach Detektion eine orangerot bis rot gefärbte Hauptzone mit einem R_f-Wert von etwa 0,5 zeigen.

Theobromin *R*

CAS Nr. 83-67-0.

Muß der Monographie **Theobromin (Theobrominum)** entsprechen.

Theophyllin *R* 1089300

CAS Nr. 58-55-9.

Muß der Monographie **Theophyllin (Theophyllinum)** entsprechen.

Thiamazol *R* 1089400

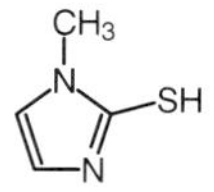

$C_4H_6N_2S$ M_r 114,2
CAS Nr. 60-56-0.
Methimazol; 1-Methyl-1*H*-imidazol-2-thiol.

Weißes bis fast weißes, kristallines Pulver; leicht löslich in Wasser, löslich in Dichlormethan und Ethanol, wenig löslich in Ether.

Smp: Etwa 145 °C.

(2-Thienyl)essigsäure *R* 1089500

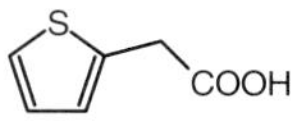

$C_6H_6O_2S$ M_r 142,1
CAS Nr. 1918-77-0.

Braunes Pulver.

Smp: Etwa 65 °C.

Thioacetamid *R* 1089600

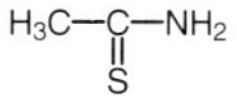

C_2H_5NS M_r 75,1
CAS Nr. 62-55-5.

Farblose Kristalle oder kristallines Pulver; leicht löslich in Wasser und Ethanol.

Smp: Etwa 113 °C.

Thioacetamid-Lösung *R* 1089602

Eine Lösung von Thioacetamid *R* (40 g · l⁻¹).

Thioacetamid-Reagenz *R* 1089601

0,2 ml Thioacetamid-Lösung *R* werden mit 1 ml einer Mischung von 5 ml Wasser *R*, 15 ml Natriumhydroxid-Lösung (1 mol · l^{-1}) und 20 ml Glycerol 85 % *R* versetzt. Die Mischung wird 20 s lang im Wasserbad erhitzt.

Bei Bedarf frisch herzustellen.

Thiobarbitursäure *R* 1111200

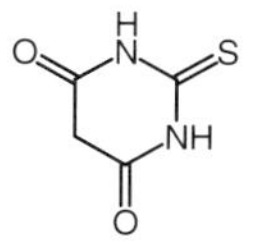

$C_4H_4N_2O_2S$ M_r 144,2
CAS Nr. 504-17-6.
4,6-Dihydroxy-2-sulfanylpyrimidin;
Syn. 2-Thioxo-2,5-dihydropyrimidin-4,6(1*H*,3*H*)-dion.

Thiodiethylenglycol *R* 1122900

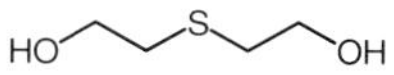

$C_4H_{10}O_2S$ M_r 122,2
CAS Nr. 111-48-8.
Di(2-hydroxyethyl)sulfid.
Mindestens 99,0 Prozent $C_4H_{10}O_2S$.

Farblose bis gelbe, viskose Flüssigkeit.

d_{20}^{20}: Etwa 1,18.

Thioglycolsäure *R* 1089700

$HS{-}CH_2{-}COOH$

$C_2H_4O_2S$ M_r 92,1
CAS Nr. 68-11-1.
Mercaptoessigsäure.

Farblose Flüssigkeit; mischbar mit Wasser, löslich in Ethanol.

Thioharnstoff *R* 1089900

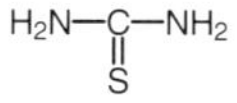

CH_4N_2S M_r 76,1
CAS Nr. 62-56-6.

Weißes, kristallines Pulver oder weiße Kristalle; löslich in Wasser und Ethanol.

Smp: Etwa 178 °C.

Thiomersal *R* 1089800

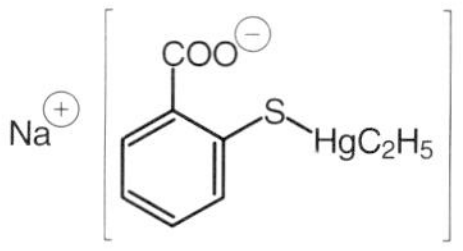

$C_9H_9HgNaO_2S$ M_r 404,8
CAS Nr. 54-64-8.
2-(Ethylmercuriothio)benzoesäure, Natriumsalz.

Leichtes, gelblichweißes, kristallines Pulver; sehr leicht löslich in Wasser und leicht löslich in Ethanol, praktisch unlöslich in Ether.

Threonin *R* 1090000

CAS Nr. 72-19-5.

Muß der Monographie **Threonin (Threoninum)** entsprechen.

Thrombin vom Menschen *R* 1090100

Getrocknetes Thrombin vom Menschen. Zubereitung eines Enzyms, das Fibrinogen vom Menschen in Fibrin umwandelt; es wird aus Plasma vom Menschen gewonnen durch Fällung mit geeigneten Salzen und organischen Lösungsmitteln unter Kontrolle des *p*H-Werts, der Ionenkonzentration und der Temperatur.

Gelblichweißes Pulver; leicht löslich in einer Natriumchlorid-Lösung ($9\ g \cdot l^{-1}$) unter Bildung einer trüben, schwach gelben Lösung.

In zugeschmolzenen, sterilen Behältnissen unter Stickstoff, vor Licht geschützt und unterhalb 25 °C zu lagern.

Thrombin-vom-Menschen-Lösung *R* 1090101

Thrombin vom Menschen *R* wird entsprechend den Angaben des Herstellers gelöst und mit natriumchloridhaltiger Trometamol-Pufferlösung *p*H 7,4 *R* auf einen Gehalt von 5 I.E. je Milliliter verdünnt.

Thromboplastin-Reagenz *R* 1090300

1,5 g getrocknetes Rinderhirn *R* werden 10 bis 15 min lang mit 60 ml Wasser *R* von 50 °C extrahiert. Nach 2 min langem Zentrifugieren bei 1500 U/min wird die überstehende Flüssigkeit dekantiert. Der Extrakt, der $3\ g \cdot l^{-1}$ *o*-Cresol *R* als Bakterizid enthalten darf, behält seine Aktivität mehrere Tage lang, wenn er im Kühlschrank gelagert wird.

Thujon *R* 1116500

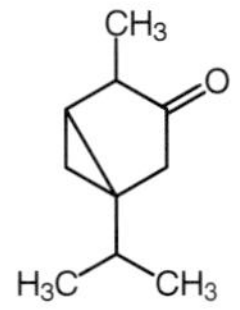

$C_{10}H_{16}O$ M_r 152,2

CAS Nr. 546-80-5.

4-Methyl-1-(1-methylethyl)bicyclo[3.1.0]hexan-3-on.

Farblose bis fast farblose Flüssigkeit; praktisch unlöslich in Wasser, löslich in Ethanol und in vielen anderen organischen Lösungsmitteln.

d_{20}^{20}: Etwa 0,925.

n_D^{20}: Etwa 1,455.

$[\alpha]_D^{20}$: Etwa –15°.

Sdp: Etwa 200 °C.

Thymin *R* 1090400

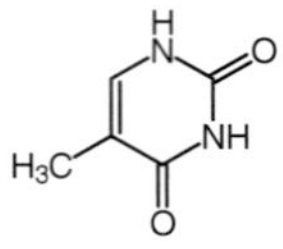

$C_5H_6N_2O_2$ M_r 126,1

CAS Nr. 65-71-4.

5-Methylpyrimidin-2,4(1*H*,3*H*)-dion.

Kurze Nadeln oder Plättchen; schwer löslich in kaltem Wasser, löslich in heißem Wasser. Die Substanz löst sich in verdünnten Alkalihydroxid-Lösungen.

Thymol *R* 1090500

CAS Nr. 89-83-8.

Muß der Monographie **Thymol (Thymolum)** entsprechen.

Wird die Substanz in der Gaschromatographie verwendet, muß sie zusätzlich folgender Anforderung entsprechen:

Gehaltsbestimmung: Die Bestimmung erfolgt mit Hilfe der Gaschromatographie (2.2.28) wie in der Monographie **Pfefferminzöl (Menthae piperitae aetheroleum)** beschrieben.

Untersuchungslösung: 0,1 g Substanz werden in etwa 10 ml Aceton *R* gelöst.

Die Fläche des Hauptpeaks muß mindestens 95,0 Prozent der Summe aller Peakflächen betragen (der Lösungsmittel-Peak wird nicht berücksichtigt).

Thymolblau *R* 1090600

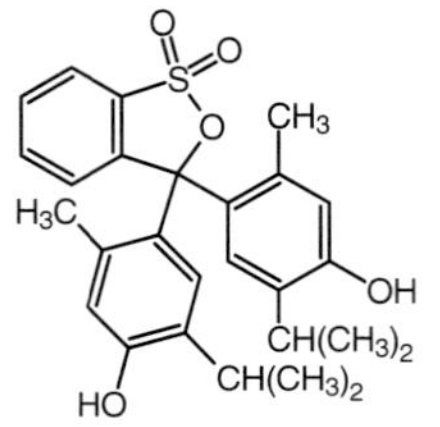

$C_{27}H_{30}O_5S$ M_r 466,6

CAS Nr. 76-61-9.

4,4′-(3*H*-2,1-Benzoxathiol-3-yliden)bis(2-isopropyl-5-methylphenol)-*S*,*S*-dioxid.

Grünblaues bis grünbraunes, kristallines Pulver; schwer löslich in Wasser, löslich in Ethanol und verdünnten Alkalihydroxid-Lösungen.

Thymolblau-Lösung *R* 1090601

0,1 g Thymolblau *R* werden in einer Mischung von 2,15 ml Natriumhydroxid-Lösung (0,1 mol · l^{-1}) und 20 ml Ethanol 96 % *R* gelöst. Die Lösung wird mit Wasser *R* zu 100 ml verdünnt.

Empfindlichkeitsprüfung: Eine Mischung von 0,1 ml der Thymolblau-Lösung, 100 ml kohlendioxidfreiem Wasser *R* und 0,2 ml Natriumhydroxid-Lösung (0,02 mol · l^{-1}) muß blau gefärbt sein. Bis zum Farbumschlag nach Gelb dürfen höchstens 0,15 ml Salzsäure (0,02 mol · l^{-1}) verbraucht werden.

Umschlagsbereich: *p*H-Wert 1,2 (rot) bis 2,8 (gelb); *p*H-Wert 8,0 (olivgrün) bis 9,6 (blau).

Thymolphthalein *R* 1090700

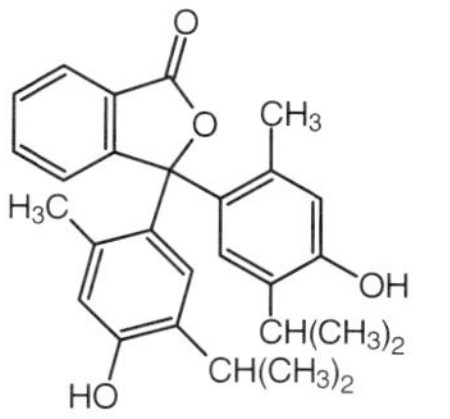

$C_{28}H_{30}O_4$ M_r 430,5
CAS Nr. 125-20-2.
3,3-Bis(4-hydroxy-5-isopropyl-2-methylphenyl)=phthalid.

Weißes bis gelblichweißes Pulver; praktisch unlöslich in Wasser, löslich in Ethanol und verdünnten Alkalihydroxid-Lösungen.

Thymolphthalein-Lösung *R* 1090701

Eine Lösung von Thymolphthalein *R* (1 g · l^{-1}) in Ethanol 96 % *R*.

Empfindlichkeitsprüfung: Eine Mischung von 0,2 ml Thymolphthalein-Lösung und 100 ml kohlendioxidfreiem Wasser *R* muß farblos sein. Bis zum Farbumschlag nach Blau dürfen höchstens 0,05 ml Natriumhydroxid-Lösung (0,1 mol · l^{-1}) verbraucht werden.

Umschlagsbereich: *p*H-Wert 9,3 (farblos) bis 10,5 (blau).

Titan *R* 1091000

Ti A_r 47,88
CAS Nr. 7440-32-6.
Mindestens 99 Prozent Ti.

Metallpulver, feiner Draht (höchstens 0,5 mm Durchmesser) oder poröses Metall.

Smp: 1668 °C.

Dichte: Etwa 4,507 g · cm^{-3}.

Titan(III)-chlorid *R* 1091200

$TiCl_3$ M_r 154,3
CAS Nr. 7705-07-9.

Rötlichviolette, zerfließende Kristalle; löslich in Wasser und Ethanol, praktisch unlöslich in Ether.

Smp: Etwa 440 °C.

Dicht verschlossen zu lagern.

Titan(III)-chlorid-Lösung *R* 1091201

Eine Lösung von Titan(III)-chlorid *R* (150 g · l^{-1}) in Salzsäure (100 g · l^{-1} HCl).

d_{20}^{20}: Etwa 1,19.

Titan(III)-chlorid-Schwefelsäure-Reagenz *R* 1091202

Sorgfältig werden 20 ml Titan(III)-chlorid-Lösung *R* mit 13 ml Schwefelsäure *R* gemischt. Wasserstoffperoxid-Lösung 30 % *R* wird hinzugegeben, bis eine gelbe Farbe erhalten ist. Die Lösung wird bis zum Entstehen weißer Dämpfe erhitzt, erkalten gelassen und mit Wasser *R* verdünnt. Einengen und Zusatz von Wasser *R* werden so lange wiederholt, bis eine farblose Lösung erhalten ist, die mit Wasser *R* zu 100 ml verdünnt wird.

Titangelb *R* 1090900

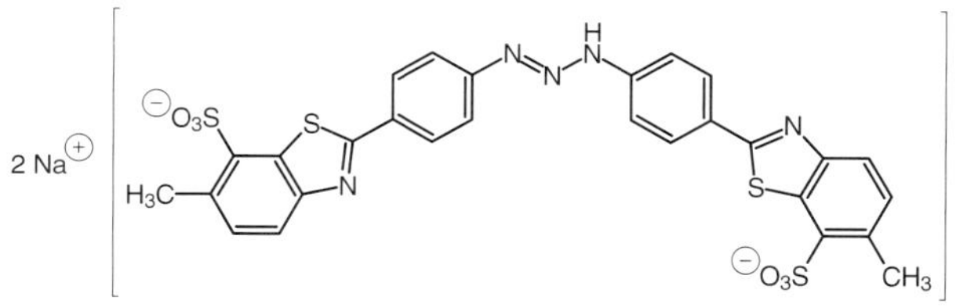

$C_{28}H_{19}N_5Na_2O_6S_4$ M_r 696
CAS Nr. 1829-00-1;
C.I. Nr. 19540; Schultz Nr. 280.
2,2′-(Diazoaminodi-*p*-phenylen)bis(6-methyl-7-benzo=thiazolsulfonsäure), Dinatriumsalz.

Gelblichbraunes Pulver; leicht löslich in Wasser und Ethanol.

Titangelb-Lösung *R* 1090902

Eine Lösung von Titangelb *R* (0,5 g · l^{-1}).

Empfindlichkeitsprüfung: 0,1 ml der Titangelb-Lösung werden mit 10 ml Wasser *R*, 0,2 ml Magnesium-Lösung (10 ppm Mg) *R* und 1,0 ml Natriumhydroxid-Lösung (1 mol · l^{-1}) gemischt. Die Mischung muß deutlich rosa gefärbt sein, verglichen gegen eine gleichzeitig und unter gleichen Bedingungen hergestellte Blindprobe ohne Magnesium-Lösung.

Titangelb-Papier *R* 1090901

Filterpapierstreifen werden einige Minuten lang in Titangelb-Lösung *R* eingetaucht und anschließend bei Raumtemperatur trocknen gelassen.

o*-Tolidin *R 1123000

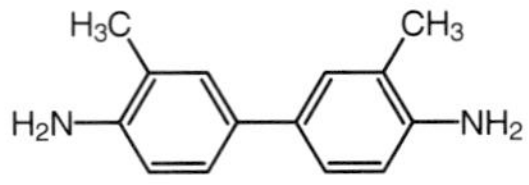

$C_{14}H_{16}N_2$ *M*r 212,3

CAS Nr. 119-93-7.

3,3′-Dimethylbenzidin.

Mindestens 97,0 Prozent $C_{14}H_{16}N_2$.

Hellbraunes, kristallines Pulver.

Smp: Etwa 130 °C.

o*-Tolidin-Lösung *R 1123001

0,16 g *o*-Tolidin *R* werden in 30,0 ml Essigsäure 98 % *R* gelöst. Nach Zusatz von 1,0 g Kaliumiodid *R* wird die Lösung mit Wasser *R* zu 500,0 ml verdünnt.

Tollwut-Antiserum, fluoresceinkonjugiertes *R* 1038700

Immunglobulin-Fraktion mit einem hohen Gehalt an Tollwut-Antikörpern, hergestellt aus dem Serum geeigneter Tiere, die mit inaktiviertem Tollwut-Virus immunisiert wurden. Das Immunglobulin ist mit Fluoresceinisothiocyanat konjugiert.

o*-Toluidin *R 1091700

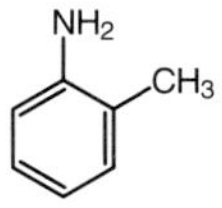

C_7H_9N *M*r 107,2

CAS Nr. 95-53-4.

2-Methylanilin.

Schwach gelblich gefärbte Flüssigkeit, die sich unter Luft- und Lichteinfluß rötlichbraun färbt; schwer löslich in Wasser, löslich in Ethanol und verdünnten Säuren.

d_{20}^{20}: Etwa 1,01.

n_D^{20}: Etwa 1,569.

Sdp: Etwa 200 °C.

Dicht verschlossen, vor Licht geschützt zu lagern.

p*-Toluidin *R 1091800

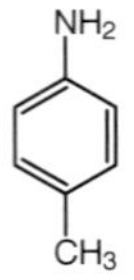

C_7H_9N *M*r 107,2

CAS Nr. 106-49-0.

4-Methylanilin.

Glänzende Plättchen oder Flocken; schwer löslich in Wasser, leicht löslich in Aceton und Ethanol, löslich in Ether.

Smp: Etwa 44 °C.

Toluidinblau *R* 1091900

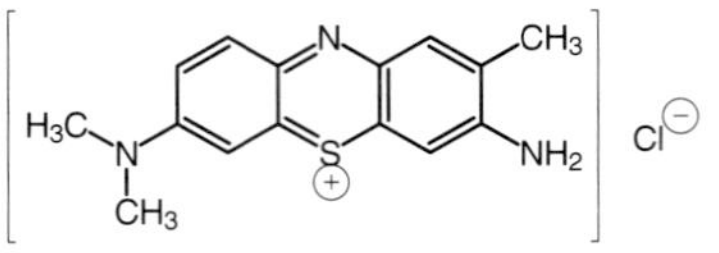

$C_{15}H_{16}ClN_3S$ *M*r 305,8

CAS Nr. 92-31-9;

C.I. Nr. 52040; Schultz Nr. 1041.

3-Amino-7-dimethylamino-2-methyl-5-phenothiazin= yliumchlorid.

Dunkelgrünes Pulver; löslich in Wasser, schwer löslich in Ethanol.

o*-Toluidinhydrochlorid *R 1117300

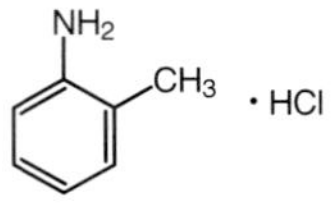

$C_7H_{10}ClN$ *M*r 143,6

CAS Nr. 636-21-5.

2-Methylanilin-hydrochlorid;

2-Methylbenzolamin-hydrochlorid.

Mindestens 98,0 Prozent $C_7H_{10}ClN$.

Smp: 215 bis 217 °C.

Toluol *R* 1091300

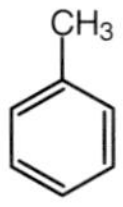

C_7H_8 *M*r 92,1

CAS Nr. 108-88-3.

Klare, farblose, entflammbare Flüssigkeit; sehr schwer löslich in Wasser, mischbar mit Ethanol.

d_{20}^{20}: 0,865 bis 0,870.

Sdp: Etwa 110 °C.

Toluol, schwefelfreies *R* 1091301

Toluol *R*, das folgenden zusätzlichen Prüfungen entspricht:

Schwefelverbindungen: 10 ml Substanz werden 15 min lang mit 1 ml wasserfreiem Ethanol *R* und 3 ml Kaliumplumbit-Lösung *R* zum Rückfluß erhitzt. Nach 5 min langem Stehenlassen darf die wäßrige Schicht nicht dunkel gefärbt sein.

Thiophenanaloge: 2 ml Substanz werden 5 min lang mit 5 ml Isatin-Reagenz *R* geschüttelt. Nach 15 min langem Stehenlassen darf die untere Schicht nicht blau gefärbt sein.

2-Toluolsulfonamid *R* 1091400

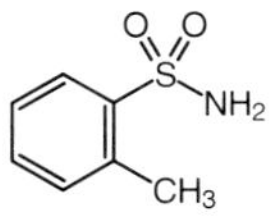

$C_7H_9NO_2S$ M_r 171,2
CAS Nr. 88-19-7.
2-Methylbenzolsulfonamid.

Weißes, kristallines Pulver; schwer löslich in Wasser und Ether, löslich in Ethanol und Alkalihydroxid-Lösungen.

Smp: Etwa 156 °C.

4-Toluolsulfonamid *R* 1091500

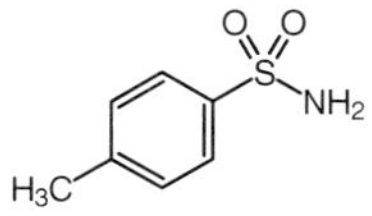

$C_7H_9NO_2S$ M_r 171,2
CAS Nr. 70-55-3.
4-Methylbenzolsulfonamid.

Weißes, kristallines Pulver; schwer löslich in Wasser und Ether, löslich in Ethanol und Alkalihydroxid-Lösungen.

Smp: Etwa 136 °C.

Dünnschichtchromatographie: Wird die Substanz unter den Bedingungen und in der Konzentration, wie in der Monographie **Tolbutamid (Tolbutamidum)** angegeben, geprüft, darf das Chromatogramm nur einen Hauptfleck zeigen.

4-Toluolsulfonsäure *R* 1091600

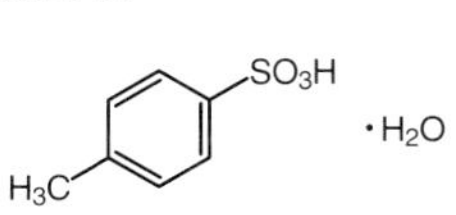

$C_7H_8O_3S \cdot H_2O$ M_r 190,2
CAS Nr. 6192-52-5.
4-Methylbenzolsulfonsäure, Monohydrat.
Mindestens 87,0 Prozent $C_7H_8O_3S$.

Kristalle oder weißes, kristallines Pulver; leicht löslich in Wasser, löslich in Ethanol und Ether.

Tosylargininmethylesterhydrochlorid *R* 1092000

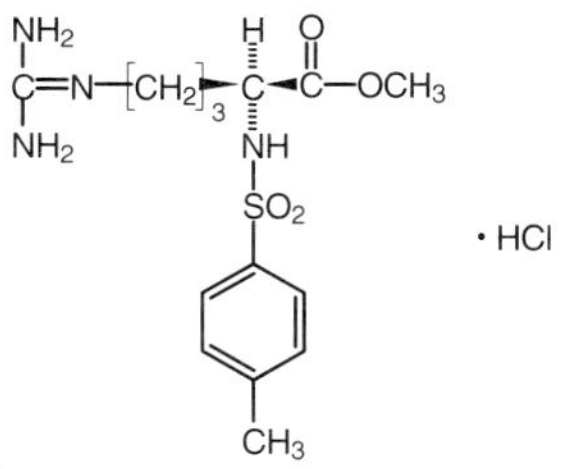

$C_{14}H_{23}ClN_4O_4S$ M_r 378,9
CAS Nr. 1784-03-8.
Methyl[(*S*)-2-tosylamino-5-guanidinovalerat]-hydrochlorid.

$[\alpha]_D^{20}$: –12 bis –16°, an einer Lösung der Substanz (40 g · l^{-1}) bestimmt.

Smp: Etwa 145 °C.

Tosylargininmethylesterhydrochlorid-Lösung *R* 1092001

98,5 mg Tosylargininmethylesterhydrochlorid *R* werden mit 5 ml Trometamol-Pufferlösung *p*H 8,1 *R* so lange geschüttelt, bis eine Lösung erhalten ist. Nach Zusatz von 2,5 ml Methylrot-Mischindikator-Lösung *R* wird mit Wasser *R* zu 25,0 ml verdünnt.

Tosyllysinchlormethanhydrochlorid *R* 1092100

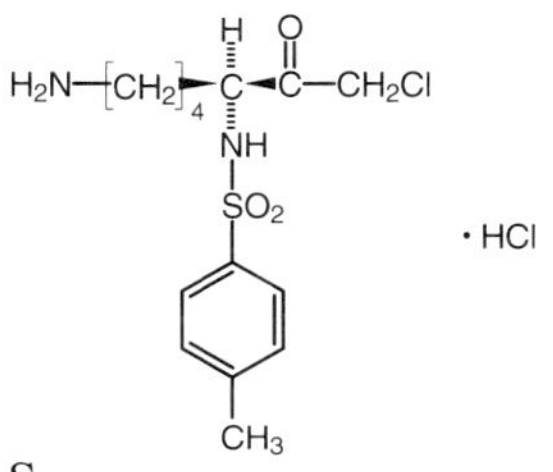

$C_{14}H_{22}Cl_2N_2O_3S$ M_r 369,3
CAS Nr. 4238-41-9.
N-[(*S*)-5-Amino-1-(chloracetyl)pentyl]-*p*-toluolsulfonamid-hydrochlorid.

$[\alpha]_D^{20}$: –7 bis –9°, an einer Lösung der Substanz (20 g · l^{-1}) bestimmt.

Smp: Etwa 155 °C, unter Zersetzung.

$A_{1\,cm}^{1\%}$: 310 bis 340, bei 230 nm in Wasser *R* bestimmt.

Tosylphenylalanylchlormethan *R* 1092200

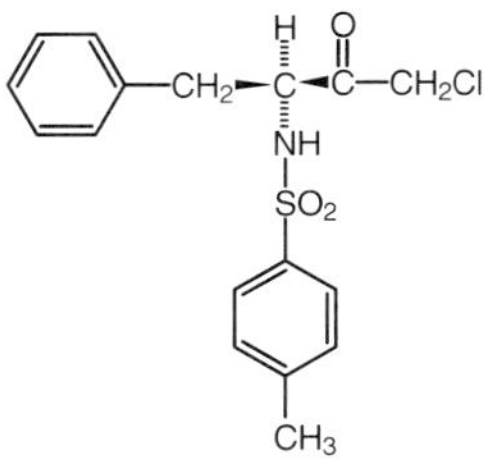

$C_{17}H_{18}ClNO_3S$ M_r 351,9
CAS Nr. 402-71-1.
N-[α-(2-Chloracetyl)phenethyl]-4-toluolsulfonamid.

$[\alpha]_D^{20}$: –85 bis –89°, an einer Lösung der Substanz (10 g · l^{-1}) in Ethanol 96 % *R* bestimmt.

Smp: Etwa 105 °C.

$A_{1\,cm}^{1\%}$: 290 bis 320, bei 228,5 nm in Ethanol 96 % *R* bestimmt.

Toxaphen *R* 1132800

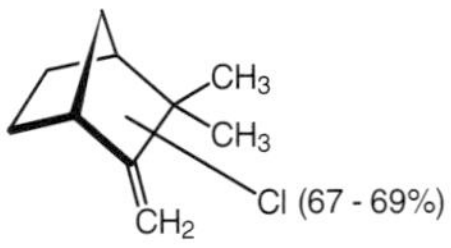

CAS Nr. 8001-35-2.
Syn. Camphechlor.
Gemisch von Polychlorderivaten.

Smp: 65 bis 90 °C.

Eine geeignete, zertifizierte Referenzlösung (10 ng/µl in Isooctan) kann verwendet werden.

Tragant *R* 1092300

CAS Nr. 9000-65-1.

Muß der Monographie **Tragant (Tragacantha)** entsprechen.

Triacetin *R* 1092400

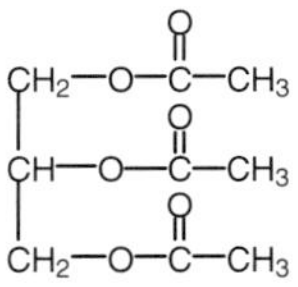

$C_9H_{14}O_6$ M_r 218,2
CAS Nr. 102-76-1.
Glyceroltriacetat.

Farblose bis gelbliche, fast klare Flüssigkeit; löslich in Wasser, mischbar mit Ethanol und Ether.

d_{20}^{20}: Etwa 1,16.

n_D^{20}: Etwa 1,43.

Sdp: Etwa 260 °C.

Triamcinolon *R* 1111300

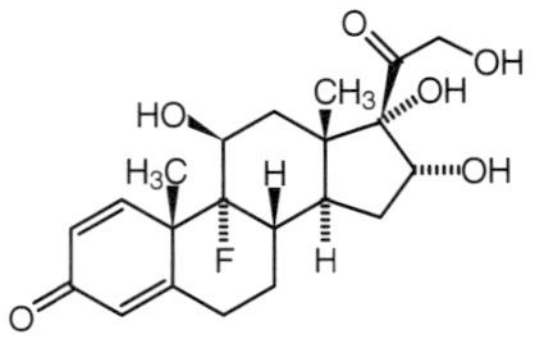

$C_{21}H_{27}FO_6$ M_r 394,4
CAS Nr. 124-94-7.
9-Fluor-11β,16α,17,21-tetrahydroxypregna-1,4-dien-3,20-dion.

Kristallines Pulver.

Smp: 262 bis 263 °C.

Triamcinolonacetonid *R* 1133100

CAS Nr. 76-25-5.

Muß der Monographie **Triamcinolonacetonid (Triamcinoloni acetonidum)** entsprechen.

Trichloressigsäure *R* 1092500

$Cl_3C—COOH$

$C_2HCl_3O_2$ M_r 163,4
CAS Nr. 76-03-9.

Farblose Kristalle oder kristalline Masse, sehr zerfließend; sehr leicht löslich in Wasser und Ethanol.

Dicht verschlossen zu lagern.

Trichloressigsäure-Lösung *R* 1092501

40,0 g Trichloressigsäure *R* werden in Wasser *R* zu 1000,0 ml gelöst. Mit Hilfe von Natriumhydroxid-Lösung (0,1 mol · l^{-1}) wird die Konzentration bestimmt und, falls erforderlich, auf 40 ± 1 g · l^{-1} eingestellt.

Trichlorethan *R* 1092600

$H_3C—CCl_3$

$C_2H_3Cl_3$ M_r 133,4
CAS Nr. 71-55-6.
Methylchloroform; 1,1,1-Trichlorethan.

Nichtentzündliche Flüssigkeit; praktisch unlöslich in Wasser, löslich in Aceton, Ether und Methanol.

d_{20}^{20}: Etwa 1,34.

n_D^{20}: Etwa 1,438.

Sdp: Etwa 74 °C.

Trichloroethylen *R* 1102100

$ClHC=CCl_2$

C_2HCl_3 M_r 131,4
CAS Nr. 79-01-6.
Trichlorethen.

Farblose Flüssigkeit; praktisch unlöslich in Wasser, mischbar mit Ethanol und Ether.

d_{20}^{20}: Etwa 1,46.

n_D^{20}: Etwa 1,477.

Trichlortrifluorethan *R* 1092700

$F_2ClC—CCl_2F$

$C_2Cl_3F_3$ M_r 187,4
CAS Nr. 76-13-1.
1,1,2-Trichlortrifluorethan.

Farblose, flüchtige Flüssigkeit; praktisch unlöslich in Wasser, mischbar mit Aceton und Ether.

d_{20}^{20}: Etwa 1,58.

Destillationsbereich (2.2.11): Mindestens 98 Prozent müssen zwischen 47 und 48 °C destillieren.

Tricosan *R* 1092800

$H_3C-[CH_2]_{21}-CH_3$

$C_{23}H_{48}$ M_r 324,6
CAS Nr. 638-67-5.

Weiße Kristalle; praktisch unlöslich in Wasser, löslich in Ether und Hexan.

n_D^{20}: Etwa 1,447.

Smp: Etwa 48 °C.

Triethanolamin *R* 1092900

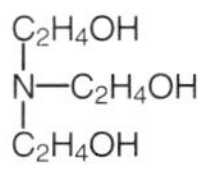

$C_6H_{15}NO_3$ M_r 149,2
CAS Nr. 102-71-6.
2,2′,2″-Nitrilotriethanol.

Farblose, viskose, sehr hygroskopische Flüssigkeit, unter Luft- und Lichteinfluß dunkler werdend; mischbar mit Wasser, Aceton, Ethanol, Glycerol 85 % und Methanol.

d_{20}^{20}: Etwa 1,13.

Dicht verschlossen, vor Licht geschützt zu lagern.

Triethylamin *R* 1093000

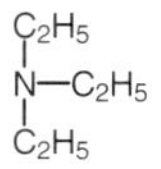

$C_6H_{15}N$ M_r 101,2
CAS Nr. 121-44-8.
Triethylazan.

Farblose Flüssigkeit; schwer löslich in Wasser bei einer Temperatur unter 18,7 °C; mischbar mit Ethanol und Ether.

d_{20}^{20}: Etwa 0,727.

n_D^{20}: Etwa 1,401.

Sdp: Etwa 90 °C.

Triethylendiamin *R* 1093100

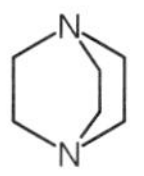

$C_6H_{12}N_2$ M_r 112,2
1,4-Diazabicyclo[2.2.2]octan.

Sehr hygroskopische Kristalle, bereits bei Raumtemperatur leicht sublimierend; leicht löslich in Wasser, Aceton und wasserfreiem Ethanol.

Smp: Etwa 158 °C.

Sdp: Etwa 174 °C.

Dicht verschlossen zu lagern.

Triethylphosphonoformiat *R* 1132900

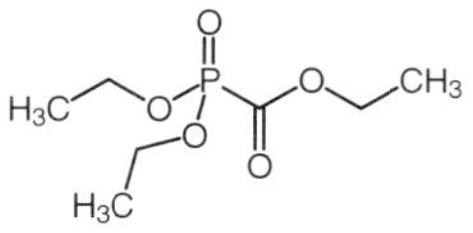

$C_7H_{15}O_5P$ M_r 210,2
CAS Nr. 1474-78-8.
Ethyl(diethoxyphosphoryl)formiat;
Ethyl(diethoxyphosphorylmethanoat).

Farblose Flüssigkeit.

$Sdp_{12\,mm}$: Etwa 135 °C.

Trifluoressigsäure *R* 1093200

$F_3C-COOH$

$C_2HF_3O_2$ M_r 114,0
CAS Nr. 76-05-1.
Mindestens 99 Prozent $C_2HF_3O_2$.
Die Substanz muß zur Proteinsequenzierung geeignet sein.

Flüssigkeit, mischbar mit Aceton, Ethanol und Ether.

d_{20}^{20}: Etwa 1,53.

Sdp: Etwa 72 °C.

Dicht verschlossen zu lagern.

Trifluoressigsäureanhydrid *R* 1093300

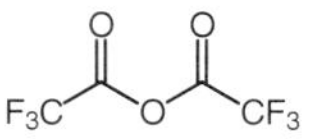

$C_4F_6O_3$ M_r 210,0
CAS Nr. 407-25-0.

Farblose Flüssigkeit.

d_{20}^{20}: Etwa 1,5.

Trigonellinhydrochlorid *R* 1117400

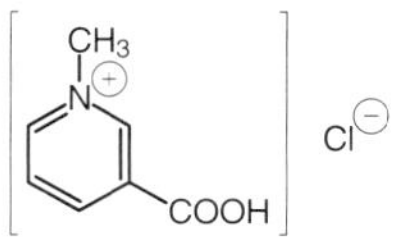

$C_7H_8ClNO_2$ M_r 173,6
CAS Nr. 6138-41-6.
3-Carboxy-1-methylpyridiniumchlorid;
Nicotinsäure-*N*-methylbetain-hydrochlorid.

Kristallines Pulver; sehr leicht löslich in Wasser, löslich in Ethanol, praktisch unlöslich in Ether.

Smp: Etwa 258 °C.

Trimethylpentan *R* 1093400

$(H_3C)_2CH—CH_2—C(CH_3)_3$

C_8H_{18} M_r 114,2
CAS Nr. 540-84-1.
2,2,4-Trimethylpentan.

Farblose, entflammbare Flüssigkeit; praktisch unlöslich in Wasser, löslich in wasserfreiem Ethanol.

d_{20}^{20}: 0,691 bis 0,696.

n_D^{20}: 1,391 bis 1,393.

Destillationsbereich (2.2.11): Mindestens 95 Prozent müssen zwischen 98 und 100 °C destillieren.

Wird die Substanz in der Spektroskopie verwendet, muß sie folgender zusätzlicher Prüfung entsprechen:

Die *Transmission* (2.2.25) der Substanz, gegen Wasser *R* gemessen, muß zwischen 250 und 420 nm mindestens 98 Prozent betragen.

Trimethylpentan *R* 1 1093401

Entspricht Trimethylpentan *R* mit folgender Änderung:

Absorption (2.2.25): Höchstens 0,07 bei 220 bis 360 nm, bestimmt mit Wasser *R* als Kompensationsflüssigkeit.

1-(Trimethylsilyl)imidazol *R* 1100500

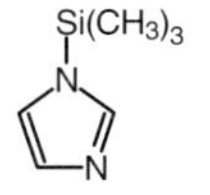

$C_6H_{12}N_2Si$ M_r 140,3
CAS Nr. 18156-74-6.

Farblose, hygroskopische Flüssigkeit.

d_{20}^{20}: Etwa 0,96.

n_D^{20}: Etwa 1,48.

Dicht verschlossen zu lagern.

2,4,6-Trinitrobenzolsulfonsäure *R* 1117500

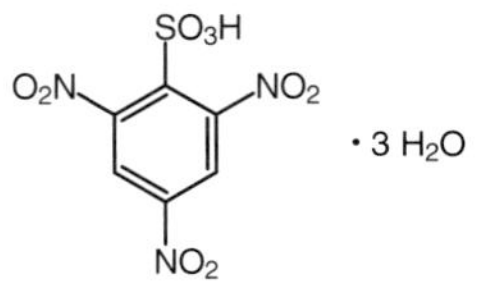

$C_6H_3N_3O_9S \cdot 3\ H_2O$ M_r 347,2
CAS Nr. 2508-19-2.
2,4,6-Trinitrobenzolsulfonsäure, Trihydrat.

Weißes, kristallines Pulver; löslich in Wasser.

Smp: 190 bis 195 °C.

Triphenylmethanol *R* 1093700

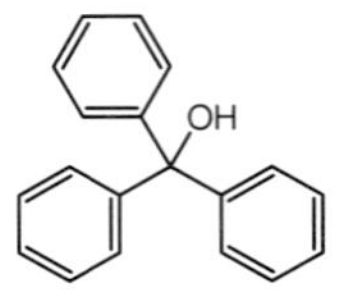

$C_{19}H_{16}O$ M_r 260,3
CAS Nr. 76-84-6.
Triphenylcarbinol.

Farblose Kristalle; praktisch unlöslich in Wasser, leicht löslich in Ethanol.

Triphenyltetrazoliumchlorid *R* 1093800

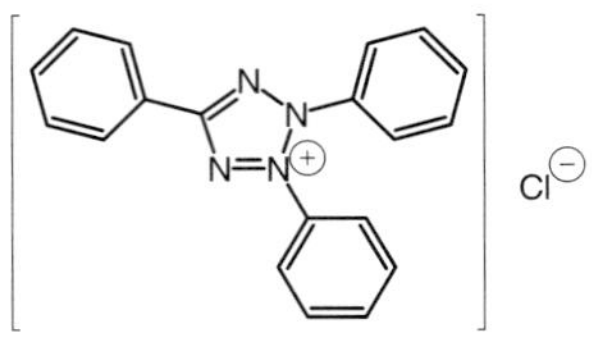

$C_{19}H_{15}ClN_4$ M_r 334,8
CAS Nr. 298-96-4.
2,3,5-Triphenyltetrazoliumchlorid.
Mindestens 98,0 Prozent $C_{19}H_{15}ClN_4$.

Schwach gelbes bis cremefarbenes Pulver; löslich in Wasser, Aceton und Ethanol, praktisch unlöslich in Ether.

Smp: Etwa 240 °C, unter Zersetzung.

Gehaltsbestimmung: 1,000 g Substanz wird in einer Mischung von 5 ml verdünnter Salpetersäure *R* und 45 ml Wasser *R* gelöst. Nach Zusatz von 50,0 ml Silbernitrat-Lösung (0,1 mol · l^{-1}) wird zum Sieden erhitzt. Nach dem Abkühlen werden 3 ml Dibutylphthalat *R* zugefügt. Nach kräftigem Umschütteln und Zusatz von 2 ml Ammoniumeisen(III)-sulfat-Lösung *R* 2 wird mit Ammoniumthiocyanat-Lösung (0,1 mol · l^{-1}) titriert.

1 ml Silbernitrat-Lösung (0,1 mol · l^{-1}) entspricht 33,48 mg $C_{19}H_{15}ClN_4$.

Vor Licht geschützt zu lagern.

Triphenyltetrazoliumchlorid-Lösung *R* 1093801

Eine Lösung von Triphenyltetrazoliumchlorid *R* (5 g · l^{-1}) in aldehydfreiem Ethanol 96 % *R*.

Vor Licht geschützt zu lagern.

Triscyanoethoxypropan *R* 1093900

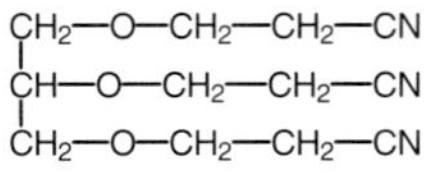

$C_{12}H_{17}N_3O_3$ M_r 251,3
3,3′,3″-(1,2,3-Propantriyltrioxy)trispropionitril).

Viskose, bräunlichgelbe Flüssigkeit; löslich in Methanol.

Die Substanz wird als stationäre Phase in der Gaschromatographie verwendet.

d_{20}^{20}: Etwa 1,11.

Viskosität (2.2.9): Etwa 172 mPa · s.

Trometamol *R* 1094200

CAS Nr. 77-86-1.

Muß der Monographie **Trometamol (Trometamolum)** entsprechen.

Trometamol-Lösung *R* 1094201

Trometamol *R*, entsprechend 24,22 g $C_4H_{11}NO_3$, wird in Wasser *R* zu 1000,0 ml gelöst.

Trometamol-Lösung *R* 1 1094202

60,6 mg Trometamol *R* und 0,234 g Natriumchlorid *R* werden in Wasser *R* zu 100 ml gelöst.

Bei 2 bis 8 °C zu lagern und innerhalb von 3 Tagen zu verwenden.

Trypsin *R* 1094500

CAS Nr. 9002-07-7.

Proteolytisches Enzym, das durch Aktivierung von Trypsinogen gewonnen wird, das aus der Pankreasdrüse vom Rind (*Bos taurus* L.) extrahiert ist.

Weißes, kristallines oder amorphes Pulver; wenig löslich in Wasser.

Trypsin zur Proteinsequenzierung *R* 1094600

CAS Nr. 9002-07-7.

Trypsin sehr hoher Reinheit, das behandelt wurde, um die Chymotrypsin-Aktivität zu entfernen.

Tryptophan *R* 1094700

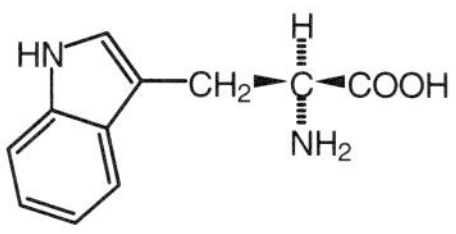

$C_{11}H_{12}N_2O_2$ M_r 204,2
CAS Nr. 73-22-3.
(*S*)-2-Amino-3-(3-indolyl)propionsäure.

Weißes bis gelblichweißes, kristallines Pulver oder farblose Kristalle; schwer löslich in Wasser, sehr schwer löslich in Ethanol, praktisch unlöslich in Ether.

$[\alpha]_D^{20}$: Etwa –30°, an einer Lösung der Substanz ($10 g \cdot l^{-1}$) bestimmt.

Tyramin *R* 1117600

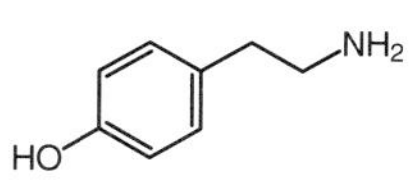

$C_8H_{11}NO$ M_r 137,2
CAS Nr. 51-67-2.
4-(2-Aminoethyl)phenol.

Smp: 164 bis 165 °C.

Tyrosin *R* 1094800

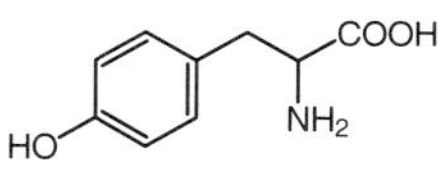

$C_9H_{11}NO_3$ M_r 181,2
CAS Nr. 60-18-4.
2-Amino-3-(4-hydroxyphenyl)propionsäure.

Weißes, kristallines Pulver oder farblose bis weiße Kristalle; schwer löslich in Wasser, praktisch unlöslich in Aceton, wasserfreiem Ethanol und Ether, löslich in verdünnter Salzsäure und Alkalihydroxid-Lösungen.

Dünnschichtchromatographie: Wird die Substanz unter den Bedingungen und in der Konzentration, wie in der Monographie **Levodopa (Levodopum)** angegeben, geprüft, darf das Chromatogramm nur einen Hauptfleck zeigen.

U

Uridin *R* 1095100

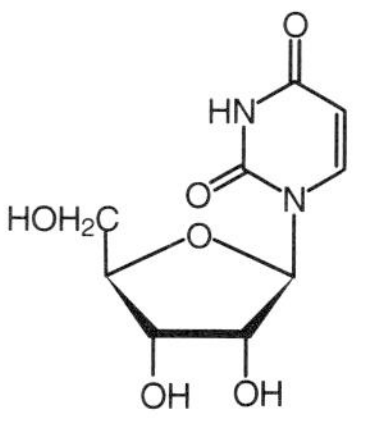

$C_9H_{12}N_2O_6$ M_r 244,2
CAS Nr. 58-96-8.
1-β-D-Ribofuranosyluracil;
1-β-D-Ribofuranosyl-2,4(1*H*,3*H*)-pyrimidindion.

Weißes bis fast weißes, kristallines Pulver; löslich in Wasser.

Smp: Etwa 165 °C.

Reagenzien

V

Valeriansäure *R* 1095200

$C_5H_{10}O_2$ M_r 102,1
CAS Nr. 109-52-4.

Farblose Flüssigkeit; löslich in Wasser, leicht löslich in Ethanol und Ether.

d_{20}^{20}: Etwa 0,94.

n_D^{20}: Etwa 1,409.

Sdp: Etwa 186 °C.

Vanadin-Schwefelsäure *R* 1034001

0,2 g Vanadium(V)-oxid *R* werden in 4 ml Schwefelsäure *R* gelöst. Die Lösung wird vorsichtig in Wasser *R* gegeben und zu 100 ml verdünnt.

Vanadium(V)-oxid *R* 1034000

V_2O_5 M_r 181,9
CAS Nr. 1314-62-1.
Mindestens 98,5 Prozent V_2O_5.

Gelbbraunes bis rostbraunes Pulver; schwer löslich in Wasser, löslich in konzentrierten Mineralsäuren und Alkalihydroxid-Lösungen unter Salzbildung.

Aussehen der Lösung: 1 g Substanz wird 30 min lang mit 10 ml Schwefelsäure *R* erhitzt. Nach dem Abkühlen wird mit der gleichen Säure zu 10 ml verdünnt. Die Lösung muß klar (2.2.1) sein.

Empfindlichkeitsprüfung mit Wasserstoffperoxid: 1,0 ml der unter „Aussehen der Lösung" erhaltenen Lösung wird vorsichtig in Wasser *R* gegeben und zu 50,0 ml verdünnt. 0,5 ml der Lösung werden mit 0,1 ml Wasserstoffperoxid-Lösung (0,1 g · l^{-1} H_2O_2) versetzt. Die Lösung muß sich gegenüber einer Blindprobe von 0,5 ml der oben angegebenen Prüflösung und 0,1 ml Wasser *R* deutlich orange färben. Nach Zusatz von 0,4 ml Wasserstoffperoxid-Lösung (0,1 g · l^{-1} H_2O_2) vertieft sich die Farbe nach Orangegelb.

Glühverlust: Höchstens 1,0 Prozent, mit 1,00 g Substanz bei 700 °C bestimmt.

Gehaltsbestimmung: 0,200 g Substanz werden unter Erwärmen in 20 ml einer 70prozentigen Lösung (*m/m*) von Schwefelsäure *R* gelöst. Nach Zusatz von 100 ml Wasser *R* wird die Lösung mit Kaliumpermanganat-Lösung (0,02 mol · l^{-1}) bis zur Rosafärbung versetzt und der Kaliumpermanganat-Überschuß mit Hilfe einer Lösung von Natriumnitrit *R* (30 g · l^{-1}) entfernt. Nach Zusatz von 5 g Harnstoff *R* und 80 ml einer 70prozentigen Lösung (*m/m*) von Schwefelsäure *R* wird die abgekühlte Lösung nach Zusatz von 0,1 ml Ferroin-Lösung *R* sofort mit Eisen(II)-sulfat-Lösung (0,1 mol · l^{-1}) bis zum Umschlag nach Grünlichrot titriert.

1 ml Eisen(II)-sulfat-Lösung (0,1 mol · l^{-1}) entspricht 9,095 mg V_2O_5.

Vanillin *R* 1095300

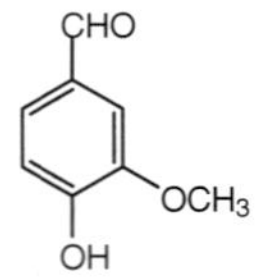

CAS Nr. 121-33-5.

Muß der Monographie **Vanillin (Vanillinum)** entsprechen.

Vanillin-Phosphorsäure-Lösung *R* 1095302

1,0 g Vanillin *R* wird in 25 ml Ethanol 96 % *R* gelöst. 25 ml Wasser *R* und 35 ml Phosphorsäure 85 % *R* werden zugesetzt.

Vanillin-Reagenz *R* 1095301

100 ml einer Lösung von Vanillin *R* (10 g · l^{-1}) in Ethanol 96 % *R* werden sehr vorsichtig und tropfenweise mit 2 ml Schwefelsäure *R* versetzt.

Innerhalb von 48 h zu verwenden.

Vaselin, weißes *R* 1062100

Halbfeste, gebleichte Mischung von Kohlenwasserstoffen, die aus Erdöl gewonnen werden; praktisch unlöslich in Wasser und Ethanol, löslich in Ether und Petroläther *R* 1, wobei die Lösungen manchmal eine schwache Fluoreszenz zeigen.

Vinylacetat *R* 1111800

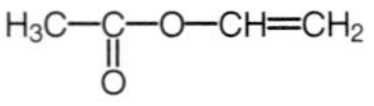

$C_4H_6O_2$ M_r 86,10
CAS Nr. 108-05-4.

d_{20}^{20}: Etwa 0,930.

Sdp: Etwa 72 °C.

Vinylchlorid *R* 1095400

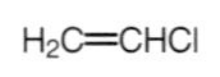

C_2H_3Cl M_r 62,5
CAS Nr. 75-01-4.
Chlorethen.

Farbloses Gas; schwer löslich in organischen Lösungsmitteln.

Nur im Abzug zu verwenden.

Vinylpolymer zur Chromatographie, octadecylsilyliertes *R* 1121600

Kugelförmige Teilchen eines Vinylalkohol-Copolymerisats (5 µm), an das Octadecylsilan gebunden ist.

Kohlenstoffgehalt: 17 Prozent.

2-Vinylpyridin *R* 1102200

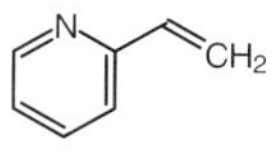

C_7H_7N M_r 105,1

CAS Nr. 100-69-6.

Gelbe Flüssigkeit; mischbar mit Wasser.

d_{20}^{20}: Etwa 0,97.

n_D^{20}: Etwa 1,549.

1-Vinylpyrrolidin-2-on *R* 1111900

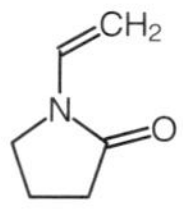

C_6H_9NO M_r 111,1

CAS Nr. 88-12-0.

Mindestens 99,0 Prozent C_6H_9NO.

Klare, farblose Flüssigkeit.

Wasser (2.5.12): Höchstens 0,1 Prozent, mit 2,5 g Substanz nach der Karl-Fischer-Methode bestimmt. Bei der Bestimmung wird eine Mischung von 50 ml wasserfreiem Methanol *R* und 10 ml Butano-4-lacton *R* als Lösungsmittel verwendet.

Gehaltsbestimmung: Die Bestimmung erfolgt mit Hilfe der Gaschromatographie (2.2.28).

Die Chromatographie kann durchgeführt werden mit

- einer Kapillarsäule aus Quarz von 30 m Länge und 0,5 mm innerem Durchmesser, belegt mit Macrogol 20000 *R* (Filmdicke 1,0 µm)
- Helium zur Chromatographie *R* als Trägergas
- einem Flammenionisationsdetektor.

Die Temperatur des Probeneinlasses wird bei 190 °C gehalten. Die Temperatur der Säule wird 1 min lang bei 80 °C gehalten, dann um 10 °C je Minute auf 190 °C erhöht und 15 min lang bei 190 °C gehalten.

0,3 µl Substanz werden eingespritzt. Die Durchflußrate des Trägergases wird so eingestellt, daß die Retentionszeit des 1-Vinylpyrrolidin-2-on-Peaks etwa 17 min beträgt.

Der Prozentgehalt an C_6H_9NO wird mit Hilfe des Verfahrens „Normalisierung" berechnet.

Vitexin *R* 1133300

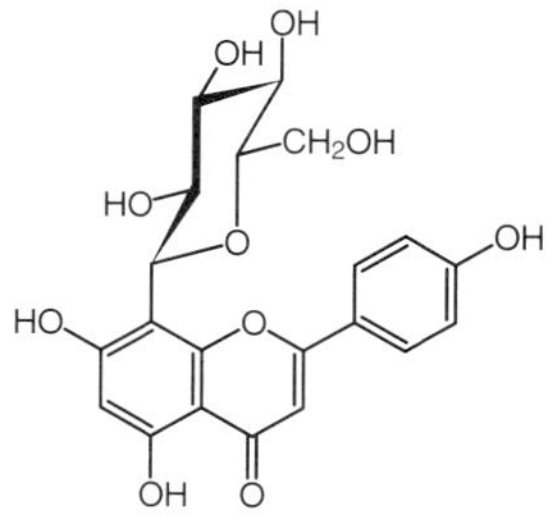

$C_{21}H_{20}O_{10}$ M_r 432,4

CAS Nr. 3681-93-4.

Apigenin-8-*C*-glucosid; 8-β-D-Glucopyranosyl-5,7-dihydroxy-2-(4-hydroxyphenyl)-4*H*-chromen-4-on.

Gelbes Pulver.

Dicht verschlossen, vor Licht geschützt zu lagern.

W

Wasser *R* 1095500

CAS Nr. 7732-18-5.

Muß der Monographie **Gereinigtes Wasser (Aqua purificata)** entsprechen.

Wasser, ammoniumfreies *R* 1095501

100 ml Wasser *R* werden mit 0,1 ml Schwefelsäure *R* versetzt. Die Mischung wird in der Apparatur zur Bestimmung des Destillationsbereichs (2.2.11) destilliert.

Die ersten 10 ml Destillat werden verworfen und die folgenden 50 ml aufgefangen.

Wasser, destilliertes *R* 1095504

Wasser *R*, das durch Destillation erhalten wird.

Wasser für Injektionszwecke *R* 1095505

Muß der Monographie **Wasser für Injektionszwecke (Aqua ad iniectabilia)** entsprechen.

Wasser, kohlendioxidfreies *R* 1095502

Wasser *R* wird einige Minuten lang gekocht und vor Luft geschützt abgekühlt.

Vor Luft geschützt zu lagern.

Wasser, nitratfreies *R* 1095506

100 ml Wasser *R* werden mit einigen Milligramm Kaliumpermanganat *R* und Bariumhydroxid *R* versetzt. Die Mischung wird in der Apparatur zur Bestimmung des De-

stillationsbereichs (2.2.11) destilliert. Die ersten 10 ml Destillat werden verworfen und die folgenden 50 ml aufgefangen.

Wasser, partikelfreies *R* 1095507

Partikelfreies Wasser *R* wird durch Filtration von Wasser *R* durch ein Filter mit der Porenweite 0,22 µm hergestellt.

Wasser zur Chromatographie *R* 1095503

Deionisiertes Wasser *R* mit einem Widerstand von mindestens 0,18 MΩ · m.

(D_2)Wasser *R* 1025300

D_2O M_r 20,03
CAS Nr. 7789-20-0.

Schweres Wasser.

d_{20}^{20}: Etwa 1,11.

n_D^{20}: Etwa 1,328.

Sdp: Etwa 101 °C.

Deuterierungsgrad: Mindestens 99,7 Prozent.

Wasserstoff zur Chromatographie *R* 1043700

H_2 M_r 2,016
CAS Nr. 1333-74-0.
Mindestens 99,95 Prozent (*V/V*) H_2.

Wasserstoffperoxid-Lösung 30 % *R* 1043900

CAS Nr. 7722-84-1.

Muß der Monographie **Wasserstoffperoxid-Lösung 30 % (Hydrogenii peroxidum 30 per centum)** entsprechen.

Wasserstoffperoxid-Lösung 3 % *R* 1043800

CAS Nr. 7722-84-1.

Muß der Monographie **Wasserstoffperoxid-Lösung 3 % (Hydrogenii peroxidum 3 per centum)** entsprechen.

Weinsäure *R* 1087200

CAS Nr. 87-69-4.

Muß der Monographie **Weinsäure (Acidum tartaricum)** entsprechen.

Wolframatokieselsäure *R* 1078000

$SiO_2 \cdot 12\,WO_3 \cdot x\,H_2O$
CAS Nr. 11130-20-4.
Kieselwolframsäure.

Weiße bis gelblichweiße, zerfließende Kristalle; sehr leicht löslich in Wasser und Ethanol.

Dicht verschlossen zu lagern.

Wolframatophosphorsäure-Lösung *R* 1065200

10 g Natriumwolframat *R* werden 3 h lang mit 8 ml Phosphorsäure 85 % *R* und 75 ml Wasser *R* zum Rückfluß erhitzt. Nach dem Erkalten wird mit Wasser *R* zu 100 ml verdünnt.

X

Xanthydrol *R* 1096100

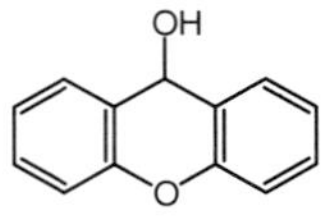

$C_{13}H_{10}O_2$ M_r 198,2
CAS Nr. 90-46-0.
9-Xanthenol.
Mindestens 90,0 Prozent $C_{13}H_{10}O_2$.

Weißes bis schwach gelbes Pulver; sehr schwer löslich in Wasser, löslich in Essigsäure 99 %, Ethanol und Ether.

Smp: Etwa 123 °C.

Kommt auch als methanolische Lösung vor, mit 90 bis 110 g · l^{-1} Xanthydrol.

Gehaltsbestimmung: 0,300 g Substanz werden in einem 250-ml-Kolben in 3 ml Methanol *R* gelöst, oder 3,0 ml der methanolischen Lösung werden verwendet. Die Lösung wird mit 50 ml Essigsäure 98 % *R* und, unter stetem Rühren, tropfenweise mit 25 ml einer Lösung von Harnstoff *R* (20 g · l^{-1}) versetzt. Nach 12 h wird der Niederschlag in einem Glassintertiegel (16) gesammelt, mit 20 ml Ethanol 96 % *R* gewaschen, bei 100 bis 105 °C getrocknet und gewogen.

1 g Niederschlag entspricht 0,9429 g Xanthydrol.

Die methanolische Lösung wird in zugeschmolzenen Ampullen gelagert; sie wird, falls erforderlich, vor Gebrauch filtriert.

Vor Licht geschützt zu lagern.

Xanthydrol *R* 1 1096101

Xanthydrol *R* mit folgender zusätzlicher Anforderung:

Mindestens 98,0 Prozent $C_{13}H_{10}O_2$.

Xanthydrol-Lösung *R* 1096102

0,1 ml einer Lösung von Xanthydrol *R* ($100\ g \cdot l^{-1}$) in Methanol *R* werden mit 100 ml wasserfreier Essigsäure *R* und 1 ml Salzsäure *R* versetzt.

Die Lösung muß vor Gebrauch 24 h lang stehengelassen werden.

Xylenolorange *R* 1096300

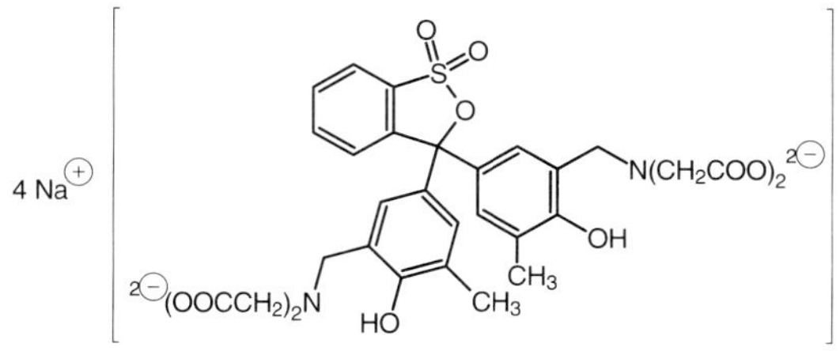

$C_{31}H_{28}N_2Na_4O_{13}S$ M_r 761

CAS Nr. 3618-43-7.

N,N'[3,3'-(3*H*-2,1-Benzoxathiol-3-yliden)-bis(6-hydroxy-5-methylbenzyl)]bis(iminodiessigsäure)-*S,S*-dioxid, Tetranatriumsalz.

Rotbraunes, kristallines Pulver; löslich in Wasser.

Xylenolorange-Verreibung *R* 1096301

1 Teil Xylenolorange *R* wird mit 99 Teilen Kaliumnitrat *R* verrieben.

Empfindlichkeitsprüfung: 50 ml Wasser *R* werden mit 1 ml verdünnter Essigsäure *R*, 50 mg der Xylenolorange-Verreibung und 0,05 ml Blei(II)-nitrat-Lösung *R* versetzt. Die Mischung wird mit so viel Methenamin *R* versetzt, bis die Färbung von Gelb nach Rotviolett umschlägt. Nach Zusatz von 0,1 ml Natriumedetat-Lösung ($0{,}1\ mol \cdot l^{-1}$) muß die Färbung nach Gelb umschlagen.

Xylol *R* 1096200

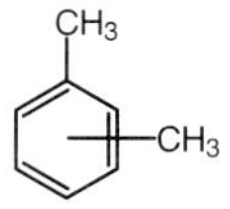

C_8H_{10} M_r 106,2

CAS Nr. 1330-20-7.

Gemisch von Isomeren.

Klare, farblose, entflammbare Flüssigkeit; praktisch unlöslich in Wasser, mischbar mit Ethanol und Ether.

d_{20}^{20}: Etwa 0,867.

n_D^{20}: Etwa 1,497.

Sdp: Etwa 138 °C.

m*-Xylol *R 1117700

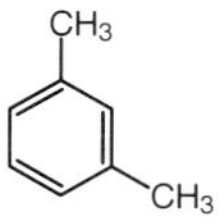

C_8H_{10} M_r 106,2

CAS Nr. 108-38-3.

1,3-Dimethylbenzol.

Klare, farblose, entflammbare Flüssigkeit; praktisch unlöslich in Wasser, mischbar mit Ethanol und Ether.

d_{20}^{20}: Etwa 0,884.

n_D^{20}: Etwa 1,497.

Smp: Etwa −47 °C.

Sdp: Etwa 139 °C.

o*-Xylol *R 1100600

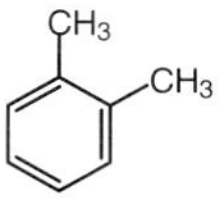

C_8H_{10} M_r 106,2

CAS Nr. 95-47-6.

1,2-Dimethylbenzol.

Klare, farblose, entflammbare Flüssigkeit; praktisch unlöslich in Wasser, mischbar mit Ethanol und Ether.

d_{20}^{20}: Etwa 0,881.

n_D^{20}: Etwa 1,505.

Smp: Etwa −25 °C.

Sdp: Etwa 144 °C.

Xylose *R* 1096400

CAS Nr. 58-86-6.

Muß der Monographie **Xylose (Xylosum)** entsprechen.

Z

Zimtaldehyd *R* 1020700

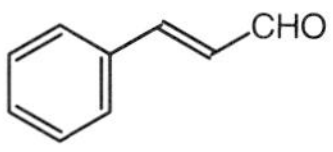

C_9H_8O M_r 132,1

CAS Nr. 104-55-2.

3-Phenylpropenal.

Gelbliche bis grünlichgelbe, ölige Flüssigkeit; schwer löslich in Wasser, sehr leicht löslich in Ethanol und Ether.

d_{20}^{20}: 1,048 bis 1,051.

n_D^{20}: Etwa 1,620.

Vor Licht geschützt und kühl zu lagern.

trans-Zimtaldehyd _R_ 1124600

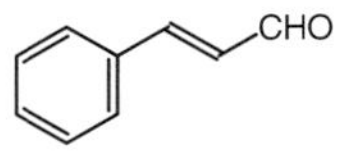

C_9H_8O M_r 132,2
CAS Nr. 14371-10-9.
(_E_)-3-Phenylprop-2-enal.

Wird die Substanz in der Gaschromatographie verwendet, muß sie folgender Anforderung entsprechen:

Gehaltsbestimmung: Die Bestimmung erfolgt mit Hilfe der Gaschromatographie (2.2.28) wie in der Monographie **Cassiaöl (Cinnamomi cassiae aetheroleum)** beschrieben.

Der Gehalt, berechnet mit Hilfe des Verfahrens „Normalisierung", muß mindestens 99,0 Prozent betragen.

Zink _R_ 1096500

Zn A_r 65,4
CAS Nr. 7440-66-6.
Mindestens 99,5 Prozent Zn.

Zylinder, Körner, Plätzchen, Granulat oder Feile, silbrigweiß mit bläulichem Schimmer.

Arsen (2.4.2): 5,0 g Substanz müssen der Grenzprüfung A auf Arsen entsprechen (0,2 ppm). Bei der Prüfung wird die Substanz in der vorgeschriebenen Mischung von 15 ml Salzsäure _R_ und 25 ml Wasser _R_ gelöst.

Zink, aktiviertes _R_ 1096501

Das zu aktivierende Zink (Zylinder oder Plätzchen) wird in einen Erlenmeyerkolben gegeben und mit einer Lösung, die 50 ppm Hexachloroplatin(IV)-säure _R_ enthält, bedeckt. Das Metall wird 10 min lang mit der Lösung in Berührung gelassen, abgespült und sofort getrocknet.

Arsen (2.4.2): 5 g Substanz werden mit 15 ml Salzsäure _R_, 25 ml Wasser _R_, 0,1 ml Zinn(II)-chlorid-Lösung _R_ und 5 ml Kaliumiodid-Lösung _R_ versetzt. Nach den Angaben unter „Grenzprüfung A auf Arsen" wird weiter verfahren. Auf dem Quecksilber(II)-bromid-Papier _R_ darf kein Fleck entstehen.

Aktivität: Die Grenzprüfung auf Arsen wird mit den gleichen Reagenzien, jedoch unter Zusatz einer Lösung, die 1 µg Arsen enthält, wiederholt. Auf dem Quecksilber(II)-bromid-Papier _R_ muß ein deutlich sichtbarer Fleck erscheinen.

Zinkacetat _R_ 1102300

$$Zn^{2\oplus} \left[H_3C{-}COO^{\ominus} \right]_2 \cdot 2\,H_2O$$

$C_4H_6O_4Zn \cdot 2\,H_2O$ M_r 219,5
CAS Nr. 5970-45-6.
Zinkacetat, Dihydrat.

Glänzend weiße, schwach verwitternde Kristalle; leicht löslich in Wasser, löslich in Ethanol.

Die Substanz verliert ihr Kristallwasser bei 100 °C.

d_{20}^{20}: Etwa 1,735.

Smp: Etwa 237 °C.

Zinkacetat-Lösung _R_ 1102301

600 ml Wasser _R_ werden mit 150 ml Essigsäure 98 % _R_ gemischt. 54,9 g Zinkacetat _R_ werden zugesetzt und unter Rühren gelöst. Die Mischung wird unter Rühren mit 150 ml konzentrierter Ammoniak-Lösung _R_ versetzt, auf Raumtemperatur abgekühlt und mit Ammoniak-Lösung _R_ auf einen _p_H-Wert von 6,4 eingestellt. Diese Mischung wird mit Wasser _R_ zu 1 l verdünnt.

Zinkchlorid _R_ 1096600

CAS Nr. 7646-85-7.

Muß der Monographie **Zinkchlorid (Zinci chloridum)** entsprechen.

Zinkchlorid-Ameisensäure _R_ 1096601

20 g Zinkchlorid _R_ werden in 80 g einer Lösung von wasserfreier Ameisensäure _R_ (850 g · l^{-1}) gelöst.

Zinkchlorid-Lösung, iodhaltige _R_ 1096602

20 g Zinkchlorid _R_ und 6,5 g Kaliumiodid _R_ werden in 10,5 ml Wasser _R_ gelöst. Nach Zusatz von 0,5 g Iod _R_ wird 15 min lang geschüttelt und, falls erforderlich, filtriert.

Vor Licht geschützt zu lagern.

Zinkiodid-Stärke-Lösung _R_ 1096502

Zu einer Lösung von 2 g Zinkchlorid _R_ in 10 ml Wasser _R_ werden 0,4 g lösliche Stärke _R_ zugesetzt. Die Mischung wird bis zum Auflösen der Stärke erhitzt. Nach Abkühlen auf Raumtemperatur wird 1,0 ml einer farblosen Lösung, die 0,10 g Zink _R_ (Feile) und 0,2 g Iod _R_ in Wasser _R_ enthält, zugesetzt. Die Lösung wird mit Wasser _R_ zu 100 ml verdünnt und filtriert.

Vor Licht geschützt zu lagern.

Empfindlichkeitsprüfung: 0,05 ml Natriumnitrit-Lösung _R_ werden mit Wasser _R_ zu 50 ml verdünnt. Zu 5 ml Lösung werden 0,1 ml verdünnte Schwefelsäure _R_ und 0,05 ml der Zinkiodid-Stärke-Lösung gegeben und gemischt. Die Lösung muß sich blau färben.

Zinkoxid *R* 1096700

CAS Nr. 1314-13-2.

Muß der Monographie **Zinkoxid (Zinci oxidum)** entsprechen.

Zinkstaub *R* 1096800

CAS Nr. 7440-66-6.
Mindestens 90,0 Prozent Zn. A_r 65,4

Sehr feines, graues Pulver, das in verdünnter Salzsäure *R* löslich ist.

Zinksulfat *R* 1097000

CAS Nr. 7446-20-0.

Muß der Monographie **Zinksulfat (Zinci sulfas)** entsprechen.

Zinn *R* 1090800

Sn A_r 118,7
CAS Nr. 7440-31-5.

Silbrigweiße Körnchen; löslich in Salzsäure unter Wasserstoffentwicklung.

Arsen (2.4.2): 0,1 g Substanz müssen der Grenzprüfung A auf Arsen entsprechen (10 ppm).

Zinn(II)-chlorid *R* 1085000

$SnCl_2 \cdot 2\,H_2O$ M_r 225,6
CAS Nr. 10025-69-1.
Mindestens 97,0 Prozent $SnCl_2 \cdot 2\,H_2O$.

Farblose Kristalle; sehr leicht löslich in Wasser, leicht löslich in Essigsäure 99 %, Ethanol, verdünnter Salzsäure und Salzsäure.

Gehaltsbestimmung: 0,500 g Substanz werden in einem Erlenmeyerkolben mit Schliffstopfen in 15 ml Salzsäure *R* gelöst. Nach Zusatz von 10 ml Wasser *R* und 5 ml Chloroform *R* wird schnell mit Kaliumiodat-Lösung ($0{,}05\,mol \cdot l^{-1}$) titriert, bis die Chloroformschicht farblos ist.

1 ml Kaliumiodat-Lösung ($0{,}05\,mol \cdot l^{-1}$) entspricht 22,56 mg $SnCl_2 \cdot 2\,H_2O$.

Zinn(II)-chlorid-Lösung *R* 1085001

20 g Zinn *R* werden mit 85 ml Salzsäure *R* bis zum Aufhören der Wasserstoffentwicklung erwärmt; anschließend wird erkalten gelassen.

Die Lösung ist über Zinn *R* und vor Luft geschützt zu lagern.

Zinn(II)-chlorid-Lösung *R* 1 1085002

Vor Gebrauch wird 1 Volumteil Zinn(II)-chlorid-Lösung *R* mit 10 Volumteilen verdünnter Salzsäure *R* gemischt.

Zinn(II)-chlorid-Lösung *R* 2 1085003

8 g Zinn(II)-chlorid *R* werden in 100 ml einer 20prozentigen Lösung (*V/V*) von Salzsäure *R* unter Schütteln gelöst. Falls erforderlich wird im Wasserbad bei 50 °C erwärmt. Danach wird 15 min lang ein Strom von Stickstoff *R* durch die Lösung geleitet.

Die Lösung ist unmittelbar vor Gebrauch frisch herzustellen.

Zirconiumchlorid *R* 1097100

CAS Nr. 15461-27-5.

Basisches Salz, das etwa der Formel $ZrOCl_2 \cdot 8\,H_2O$ entspricht.

Enthält mindestens 96,0 Prozent $ZrOCl_2 \cdot 8\,H_2O$.

Weißes bis fast weißes, kristallines Pulver oder Kristalle; leicht löslich in Wasser und Ethanol.

Gehaltsbestimmung: 0,600 g Substanz werden in einer Mischung von 5 ml Salpetersäure *R* und 50 ml Wasser *R* gelöst. Nach Zusatz von 50,0 ml Silbernitrat-Lösung ($0{,}1\,mol \cdot l^{-1}$) und 3 ml Dibutylphthalat *R* wird umgeschüttelt und mit Ammoniumthiocyanat-Lösung ($0{,}1\,mol \cdot l^{-1}$) unter Zusatz von 2 ml Ammoniumeisen(III)-sulfat-Lösung *R* 2 bis zur rötlichgelben Färbung titriert.

1 ml Silbernitrat-Lösung ($0{,}1\,mol \cdot l^{-1}$) entspricht 16,11 mg $ZrOCl_2 \cdot 8\,H_2O$.

Zirconiumnitrat *R* 1097200

CAS Nr. 14985-18-3.

Basisches Salz, das etwa der Formel $ZrO(NO_3)_2 \cdot 2\,H_2O$ entspricht.

Weißes Pulver oder Kristalle, hygroskopisch; löslich in Wasser. Die wäßrige Lösung ist klar oder höchstens schwach getrübt.

Dicht verschlossen zu lagern.

Zirconiumnitrat-Lösung *R* 1097201

Eine Lösung von Zirconiumnitrat *R* ($1\,g \cdot l^{-1}$) in einer Mischung von 40 ml Wasser *R* und 60 ml Salzsäure *R*.

Reagenzien

4.1.2 Referenzlösungen für Grenzprüfungen

Acetaldehyd-Lösung (100 ppm C_2H_4O) *R* 5000100

1,0 g Acetaldehyd *R* wird mit 2-Propanol *R* zu 100,0 ml verdünnt.

Vor Gebrauch werden 5,0 ml der Lösung mit 2-Propanol *R* zu 500,0 ml verdünnt.

Bei Bedarf frisch herzustellen.

Acetaldehyd-Lösung (100 ppm C_2H_4O) *R* 1 5000101

1,0 g Acetaldehyd *R* wird mit Wasser *R* zu 100,0 ml verdünnt.

Vor Gebrauch werden 5,0 ml der Lösung mit Wasser *R* zu 500,0 ml verdünnt.

Bei Bedarf frisch herzustellen.

Aluminium-Lösung (200 ppm Al) *R* 5000200

Aluminiumkaliumsulfat *R*, entsprechend 0,352 g $AlK(SO_4)_2 \cdot 12\ H_2O$, wird in Wasser *R* gelöst. Die Lösung wird mit 10 ml verdünnter Schwefelsäure *R* versetzt und mit Wasser *R* zu 100,0 ml verdünnt.

Aluminium-Lösung (100 ppm Al) *R* 5000203

Aluminiumchlorid *R*, entsprechend 8,947 g $AlCl_3 \cdot 6\ H_2O$, wird in Wasser *R* zu 1000,0 ml gelöst.

Vor Gebrauch wird die Lösung 1 zu 10 verdünnt.

Aluminium-Lösung (10 ppm Al) *R* 5000201

Aluminiumnitrat *R*, entsprechend 1,39 g $Al(NO_3)_3 \cdot 9\ H_2O$, werden in Wasser *R* zu 100,0 ml gelöst.

Vor Gebrauch wird die Lösung 1 zu 100 verdünnt.

Aluminium-Lösung (2 ppm Al) *R* 5000202

Aluminiumkaliumsulfat *R*, entsprechend 0,352 g $AlK(SO_4)_2 \cdot 12\ H_2O$, wird in Wasser *R* gelöst. Die Lösung wird mit 10 ml verdünnter Schwefelsäure *R* versetzt und mit Wasser *R* zu 100,0 ml verdünnt.

Vor Gebrauch wird die Lösung 1 zu 100 verdünnt.

Ammonium-Lösung (100 ppm NH_4) *R* 5000300

Ammoniumchlorid *R*, entsprechend 0,741 g NH_4Cl, wird in Wasser *R* zu 1000,0 ml gelöst.

Vor Gebrauch wird die Lösung 1 zu 2,5 verdünnt.

Ammonium-Lösung (2,5 ppm NH_4) *R* 5000301

Ammoniumchlorid *R*, entsprechend 0,741 g NH_4Cl, wird in Wasser *R* zu 1000,0 ml gelöst.

Vor Gebrauch wird die Lösung 1 zu 100 verdünnt.

Ammonium-Lösung (1 ppm NH_4) *R* 5000302

Die Ammonium-Lösung (2,5 ppm NH_4) *R* wird vor Gebrauch 1 zu 2,5 verdünnt.

Antimon-Lösung (1 ppm Sb) *R* 5000400

Kaliumantimonoxidtartrat *R*, entsprechend 0,274 g $C_4H_4KO_7Sb \cdot 0{,}5\ H_2O$, wird in 20 ml Salzsäure *R* 1 gelöst. Die klare Lösung wird mit Wasser *R* zu 100,0 ml verdünnt. 10,0 ml Lösung werden mit 200 ml Salzsäure *R* 1 versetzt und mit Wasser *R* zu 1000,0 ml verdünnt. 100,0 ml dieser Lösung werden mit 300 ml Salzsäure *R* 1 versetzt und mit Wasser *R* zu 1000,0 ml verdünnt.

Die verdünnten Lösungen werden jeweils vor Gebrauch hergestellt.

Arsen-Lösung (10 ppm As) *R* 5000500

Arsen(III)-oxid *R*, entsprechend 0,330 g As_2O_3, wird in 5 ml verdünnter Natriumhydroxid-Lösung *R* gelöst. Mit Wasser *R* wird zu 250,0 ml verdünnt.

Vor Gebrauch wird die Lösung 1 zu 100 verdünnt.

Arsen-Lösung (1 ppm As) *R* 5000501

Die Arsen-Lösung (10 ppm As) *R* wird vor Gebrauch 1 zu 10 verdünnt.

Arsen-Lösung (0,1 ppm As) *R* 5000502

Die Arsen-Lösung (1 ppm As) *R* wird vor Gebrauch 1 zu 10 verdünnt.

Barium-Lösung (50 ppm Ba) *R* 5000600

Bariumchlorid *R*, entsprechend 0,178 g $BaCl_2 \cdot 2\ H_2O$, wird in destilliertem Wasser *R* zu 100,0 ml gelöst.

Vor Gebrauch wird die Lösung 1 zu 20 mit destilliertem Wasser *R* verdünnt.

Blei-Lösung (0,1 % Pb) *R* 5001700

Blei(II)-nitrat *R*, entsprechend 0,400 g $Pb(NO_3)_2$, wird in Wasser *R* zu 250,0 ml gelöst.

Blei-Lösung (100 ppm Pb) *R* 5001701

Die Blei-Lösung (0,1 % Pb) *R* wird vor Gebrauch 1 zu 10 verdünnt.

Blei-Lösung (10 ppm Pb) *R* 5001702

Die Blei-Lösung (100 ppm Pb) *R* wird vor Gebrauch 1 zu 10 verdünnt.

Blei-Lösung (10 ppm Pb) *R* 1 5001706

Bleinitrat *R*, entsprechend 0,160 g $Pb(NO_3)_2$ wird in 100 ml Wasser *R* gelöst. Die Lösung wird mit 1 ml bleifreier Salpetersäure *R* versetzt und mit Wasser *R* zu 1000,0 ml verdünnt.

Vor Gebrauch wird die Lösung 1 zu 10 verdünnt.

Blei-Lösung (2 ppm Pb) *R* 5001703

Die Blei-Lösung (10 ppm Pb) *R* wird vor Gebrauch 1 zu 5 verdünnt.

Blei-Lösung (1 ppm Pb) *R* 5001704

Die Blei-Lösung (10 ppm Pb) *R* wird vor Gebrauch 1 zu 10 verdünnt.

Blei-Lösung (0,1 ppm Pb) *R* 5001705

Die Blei-Lösung (1 ppm Pb) *R* wird vor Gebrauch 1 zu 10 verdünnt.

Cadmium-Lösung (0,1 % Cd) *R* 5000700

Cadmium *R*, entsprechend 0,100 g Cadmium, wird in der Mindestmenge einer Mischung von gleichen Volumteilen Salzsäure *R* und Wasser *R* gelöst. Die Lösung wird mit einer 1prozentigen Lösung (*V/V*) von Salzsäure *R* zu 100,0 ml verdünnt.

Cadmium-Lösung (10 ppm Cd) *R* 5000701

Die Cadmium-Lösung (0,1 % Cd) *R* wird vor Gebrauch 1 zu 100 mit einer 1prozentigen Lösung von Salzsäure *R* verdünnt.

Calcium-Lösung (400 ppm Ca) *R* 5000800

Calciumcarbonat *R*, entsprechend 1,000 g $CaCO_3$, wird in 23 ml Salzsäure (1 mol · l^{-1}) gelöst. Die Lösung wird mit destilliertem Wasser *R* zu 100,0 ml verdünnt.

Vor Gebrauch wird die Lösung 1 zu 10 mit destilliertem Wasser *R* verdünnt.

Calcium-Lösung (100 ppm Ca) *R* 5000801

Calciumcarbonat *R*, entsprechend 0,624 g $CaCO_3$, wird in 3 ml Essigsäure *R* gelöst. Die Lösung wird mit destilliertem Wasser *R* zu 250,0 ml verdünnt.

Vor Gebrauch wird die Lösung 1 zu 10 mit destilliertem Wasser *R* verdünnt.

Calcium-Lösung (100 ppm Ca) *R* 1 5000804

Wasserfreies Calciumchlorid *R*, entsprechend 2,769 g $CaCl_2$, wird in verdünnter Salzsäure *R* zu 1000,0 ml gelöst.

Vor Gebrauch wird die Lösung 1 zu 10 mit Wasser *R* verdünnt.

Calcium-Lösung (10 ppm Ca) *R* 5000803

Calciumcarbonat *R*, entsprechend 0,624 g $CaCO_3$, wird in 3 ml Essigsäure *R* gelöst. Die Lösung wird mit destilliertem Wasser *R* zu 250,0 ml verdünnt.

Vor Gebrauch wird die Lösung 1 zu 100 mit destilliertem Wasser *R* verdünnt.

Calcium-Lösung (100 ppm Ca), ethanolische *R* 5000802

Calciumcarbonat *R*, entsprechend 2,50 g $CaCO_3$, wird in 12 ml Essigsäure *R* gelöst. Die Lösung wird mit destilliertem Wasser *R* zu 1000,0 ml verdünnt.

Vor Gebrauch wird die Lösung 1 zu 10 mit Ethanol 96 % *R* verdünnt.

Chlorid-Lösung (50 ppm Cl) *R* 5004100

Natriumchlorid *R*, entsprechend 0,824 g NaCl, wird in Wasser *R* zu 1000,0 ml gelöst.

Vor Gebrauch wird die Lösung 1 zu 10 verdünnt.

Chlorid-Lösung (8 ppm Cl) *R* 5000900

Natriumchlorid, entsprechend 1,32 g NaCl, wird in Wasser *R* zu 1000,0 ml gelöst.

Vor Gebrauch wird die Lösung 1 zu 100 verdünnt.

Chlorid-Lösung (5 ppm Cl) *R* 5000901

Natriumchlorid *R*, entsprechend 0,824 g NaCl, wird in Wasser *R* zu 1000,0 ml gelöst.

Vor Gebrauch wird die Lösung 1 zu 100 verdünnt.

Chrom-Lösung (0,1 % Cr) *R* 5001002

Kaliumdichromat *R*, entsprechend 2,83 g $K_2Cr_2O_7$, wird in Wasser *R* zu 1000,0 ml gelöst.

Chrom-Lösung (100 ppm Cr) *R* 5001000

Kaliumdichromat *R*, entsprechend 0,283 g $K_2Cr_2O_7$, wird in Wasser *R* zu 1000,0 ml gelöst.

Chrom-Lösung (0,1 ppm Cr) *R* 5001001

Die Chrom-Lösung (100 ppm Cr) *R* wird vor Gebrauch 1 zu 1000 verdünnt.

Cyanoferrat(II)-Lösung (100 ppm $Fe(CN)_6$) *R* 5001200

Kaliumhexacyanoferrat(II) *R*, entsprechend 0,20 g $K_4[Fe(CN)_6] \cdot 3\,H_2O$, wird in Wasser *R* zu 100,0 ml gelöst.

Vor Gebrauch wird die Lösung 1 zu 10 verdünnt.

Cyanoferrat(III)-Lösung (50 ppm $Fe(CN)_6$) *R* 5001300

Kaliumhexacyanoferrat(III) *R*, entsprechend 0,78 g $K_3[Fe(CN)_6]$, wird in Wasser *R* zu 100,0 ml gelöst.

Vor Gebrauch wird die Lösung 1 zu 100 verdünnt.

Eisen-Lösung (1 g · l^{-1} Fe) *R* 5001605

0,100 g Eisen *R* werden in der eben notwendigen Menge einer Mischung gleicher Volumteile Salzsäure *R* und Wasser *R* gelöst. Die Lösung wird mit Wasser *R* zu 100,0 ml verdünnt.

Eisen-Lösung (250 ppm Fe) *R* 5001606

Eisen(III)-chlorid *R*, entsprechend 4,840 g $FeCl_3 \cdot 6\,H_2O$, wird in einer Lösung von Salzsäure *R* (150 g · l^{-1}) zu 100,0 ml gelöst.

Vor Gebrauch wird die Lösung 1 zu 40 mit Wasser *R* verdünnt.

Eisen-Lösung (20 ppm Fe) *R* 5001600

Ammoniumeisen(III)-sulfat *R*, entsprechend 0,863 g $FeNH_4(SO_4)_2 \cdot 12\,H_2O$, wird nach Zusatz von 25 ml verdünnter Schwefelsäure *R* mit Wasser *R* zu 500,0 ml gelöst.

Vor Gebrauch wird die Lösung 1 zu 10 verdünnt.

Eisen-Lösung (10 ppm Fe) *R* 5001601

Ammoniumeisen(II)-sulfat *R*, entsprechend 7,022 g $Fe(NH_4)_2(SO_4)_2 \cdot 6\,H_2O$, wird in 25 ml verdünnter Schwefelsäure *R* gelöst und mit Wasser *R* zu 1000,0 ml verdünnt.

Vor Gebrauch wird diese Lösung 1 zu 100 verdünnt.

Reagenzien

Eisen-Lösung (8 ppm Fe) *R* 5001602

80 mg Eisen *R* werden in 50 ml Salzsäure (220 g · l^{-1} HCl) gelöst. Die Lösung wird mit Wasser *R* zu 1000,0 ml verdünnt.

Vor Gebrauch wird die Lösung 1 zu 10 verdünnt.

Eisen-Lösung (2 ppm Fe) *R* 5001603

Die Eisen-Lösung (20 ppm Fe) *R* wird vor Gebrauch 1 zu 10 verdünnt.

Eisen-Lösung (1 ppm Fe) *R* 5001604

Die Eisen-Lösung (20 ppm Fe) *R* wird vor Gebrauch 1 zu 20 verdünnt.

Element-Lösung zur Atomspektroskopie (1,000 g · l^{-1}) *R* 5004000

Das Element oder ein Salz des Elements, mit einem Gehalt von mindestens 99,0 Prozent, wird im allgemeinen in saurem Milieu gelöst. Die Menge Element je Liter Lösung muß, während der angegebenen Dauer der Verwendung und solange die Probeflasche nicht geöffnet wurde, größer sein als 0,995 g. Ausgangsmaterial (Element oder Salz) und Eigenschaften des Lösungsmittels oder der Lösungsmittelmischung (Beschaffenheit, Säuregrad usw.) müssen in der Beschriftung angegeben sein.

Fluorid-Lösung (10 ppm F) *R* 5001400

Natriumfluorid *R* wird 12 h lang bei 300 °C getrocknet. 0,442 g getrocknete Substanz werden in Wasser *R* zu 1000,0 ml gelöst (0,2 mg · ml^{-1} F).

Die Lösung ist in Polyethylenbehältnissen zu lagern.

Vor Gebrauch wird die Lösung 1 zu 20 verdünnt.

Fluorid-Lösung (1 ppm F) *R* 5001401

Die Fluorid-Lösung (10 ppm F) *R* wird vor Gebrauch 1 zu 10 verdünnt.

Formaldehyd-Lösung (5 ppm CH_2O) *R* 5001500

Eine 1,0 g CH_2O je Liter enthaltende Lösung, hergestellt aus Formaldehyd-Lösung *R*, wird vor Gebrauch 1 zu 200 mit Wasser *R* verdünnt.

Glyoxal-Lösung (20 ppm $C_2H_2O_2$) *R* 5003700

Glyoxal-Lösung *R* entsprechend 0,200 g $C_2H_2O_2$ wird in einem 100-ml-Meßkolben mit wasserfreiem Ethanol *R* zu 100,0 ml verdünnt.

Vor Gebrauch wird die Lösung 1 zu 100 mit wasserfreiem Ethanol *R* verdünnt.

Iodid-Lösung (10 ppm I) *R* 5003800

Kaliumiodid *R*, entsprechend 0,131 g KI, wird in Wasser *R* zu 100,0 ml gelöst.

Vor Gebrauch wird die Lösung 1 zu 100 verdünnt.

Kalium-Lösung (100 ppm K) *R* 5002400

Kaliumsulfat *R*, entsprechend 0,446 g K_2SO_4, wird in Wasser *R* zu 100,0 ml gelöst.

Vor Gebrauch wird die Lösung 1 zu 20 verdünnt.

Kalium-Lösung (20 ppm K) *R* 5002401

Die Kalium-Lösung (100 ppm K) *R* wird vor Gebrauch 1 zu 5 verdünnt.

Kupfer-Lösung (0,1 % Cu) *R* 5001100

Kupfer(II)-sulfat *R*, entsprechend 0,393 g $CuSO_4 \cdot 5\,H_2O$, wird in Wasser *R* zu 100,0 ml gelöst.

Kupfer-Lösung (10 ppm Cu) *R* 5001101

Die Kupfer-Lösung (0,1 % Cu) *R* wird vor Gebrauch 1 zu 100 verdünnt.

Kupfer-Lösung (0,1 ppm Cu) *R* 5001102

Die Kupfer-Lösung (10 ppm Cu) *R* wird vor Gebrauch 1 zu 100 verdünnt.

Magnesium-Lösung (100 ppm Mg) *R* 5001800

Magnesiumsulfat *R*, entsprechend 1,010 g $MgSO_4 \cdot 7\,H_2O$, wird in Wasser *R* zu 100,0 ml gelöst.

Vor Gebrauch wird die Lösung 1 zu 10 verdünnt.

Magnesium-Lösung (10 ppm Mg) *R* 5001801

Die Magnesium-Lösung (100 ppm Mg) *R* wird vor Gebrauch 1 zu 10 verdünnt.

Magnesium-Lösung (10 ppm Mg) *R* 1 5001802

Magnesiumchlorid *R*, entsprechend 8,365 g $MgCl_2 \cdot 6\,H_2O$, wird in verdünnter Salzsäure *R* zu 1000,0 ml gelöst.

Vor Gebrauch wird die Lösung 1 zu 100 mit Wasser *R* verdünnt.

Natrium-Lösung (200 ppm Na) *R* 5002700

Natriumchlorid *R*, entsprechend 0,509 g NaCl, wird in Wasser *R* zu 100,0 ml gelöst.

Vor Gebrauch wird die Lösung 1 zu 10 verdünnt.

Natrium-Lösung (50 ppm Na) *R* 5002701

Die Natrium-Lösung (200 ppm Na) *R* wird vor Gebrauch 1 zu 4 verdünnt.

Nickel-Lösung (10 ppm Ni) *R* 5002000

Nickel(II)-sulfat *R*, entsprechend 4,78 g $NiSO_4 \cdot 7\,H_2O$, wird in Wasser *R* zu 1000,0 ml gelöst.

Vor Gebrauch wird die Lösung 1 zu 100 verdünnt.

Nickel-Lösung (0,2 ppm Ni) *R* 5002002

Die Nickel-Lösung (10 ppm Ni) *R* wird vor Gebrauch 1 zu 50 verdünnt.

Nickel-Lösung (0,1 ppm Ni) *R* 5002001

Die Nickel-Lösung (10 ppm Ni) *R* wird vor Gebrauch 1 zu 100 verdünnt.

Nitrat-Lösung (100 ppm NO_3) *R* 5002100

Kaliumnitrat *R*, entsprechend 0,815 g KNO_3, wird in Wasser *R* zu 500,0 ml gelöst.

Vor Gebrauch wird die Lösung 1 zu 10 verdünnt.

Nitrat-Lösung (10 ppm NO_3) *R* 5002101

Die Nitrat-Lösung (100 ppm NO_3) *R* wird vor Gebrauch 1 zu 10 verdünnt.

Nitrat-Lösung (2 ppm NO_3) *R* 5002102

Die Nitrat-Lösung (10 ppm NO_3) *R* wird vor Gebrauch 1 zu 5 verdünnt.

Palladium-Lösung (500 ppm Pd) *R* 5003600

50,0 mg Palladium *R* werden in 9 ml Salzsäure *R* gelöst. Die Lösung wird mit Wasser *R* zu 100,0 ml verdünnt.

Palladium-Lösung (20 ppm Pd) *R* 5003602

0,333 g Palladium(II)-chlorid *R* werden in 2 ml warmer Salzsäure *R* gelöst. Die Lösung wird mit einer Mischung gleicher Volumteile verdünnter Salzsäure *R* und Wasser *R* zu 1000,0 ml verdünnt.

Vor Gebrauch wird die Lösung 1 zu 10 mit Wasser *R* verdünnt.

Palladium-Lösung (0,5 ppm Pd) *R* 5003601

Die Palladium-Lösung (500 ppm Pd) *R* wird mit einer Mischung von 0,3 Volumteilen Salpetersäure *R* und 99,7 Volumteilen Wasser *R* verdünnt.

Phosphat-Lösung (200 ppm PO_4) *R* 5004200

Kaliumdihydrogenphosphat *R*, entsprechend 0,286 g KH_2PO_4, wird in Wasser *R* zu 1000,0 ml gelöst.

Phosphat-Lösung (5 ppm PO_4) *R* 5002200

Kaliumdihydrogenphosphat *R*, entsprechend 0,716 g KH_2PO_4, wird in Wasser *R* zu 1000,0 ml gelöst.

Vor Gebrauch wird die Lösung 1 zu 100 verdünnt.

Platin-Lösung (30 ppm Pt) *R* 5002300

80 mg Hexachloroplatin(IV)-säure *R* werden in Salzsäure ($1 mol \cdot l^{-1}$) zu 100,0 ml gelöst.

Vor Gebrauch wird die Lösung mit Salzsäure ($1 mol \cdot l^{-1}$) 1 zu 10 verdünnt.

Quecksilber-Lösung (1000 ppm Hg) *R* 5001900

1,354 g Quecksilber(II)-chlorid *R* werden in 50 ml verdünnter Salpetersäure *R* gelöst und mit Wasser *R* zu 1000,0 ml verdünnt.

Quecksilber-Lösung (10 ppm Hg) *R*

Quecksilber(II)-chlorid *R*, entsprechend 0,338 g $HgCl_2$, wird in in 250,0 ml Wasser *R* gelöst. Vor Gebrauch wird die Lösung 1 zu 100 mit Wasser *R* verdünnt.

Referenzlösung zur Mikrobestimmung von Wasser *R* 5003700

Im Handel erhältliche Referenzlösung zur coulometrischen Titration von Wasser, die einen zertifizierten Gehalt an Wasser in einem geeigneten Lösungsmittel enthält.

Selen-Lösung (100 ppm Se) *R* 5002500

0,100 g Selen *R* werden in 2 ml Salpetersäure *R* gelöst. Die Lösung wird zur Trockne eingedampft. Der Rückstand wird in 2 ml Wasser *R* aufgenommen und erneut zur Trockne eingedampft. Der Vorgang wird noch zweimal wiederholt. Danach wird der Rückstand in 50 ml verdünnter Salpetersäure *R* gelöst und mit der gleichen Säure zu 1000,0 ml verdünnt.

Selen-Lösung (1 ppm Se) *R* 5002501

Selenige Säure *R*, entsprechend 6,54 mg H_2SeO_3, wird in Wasser *R* zu 100,0 ml gelöst.

Vor Gebrauch wird die Lösung 1 zu 40 verdünnt.

Silber-Lösung (5 ppm Ag) *R* 5002600

Silbernitrat *R*, entsprechend 0,790 g $AgNO_3$, wird in Wasser *R* zu 1000,0 ml gelöst.

Vor Gebrauch wird die Lösung 1 zu 100 verdünnt.

Strontium-Lösung (1,0 % Sr) *R* 5003900

Strontiumcarbonat *R*, entsprechend 1,6849 g $SrCO_3$, wird mit Wasser *R* bedeckt. Vorsichtig wird Salzsäure *R* hinzugefügt, bis die Substanz gelöst ist und keine weitere Gasentwicklung auftritt. Anschließend wird mit Wasser *R* zu 100,0 ml verdünnt.

Sulfat-Lösung (100 ppm SO_4) *R* 5002802

Kaliumsulfat *R*, entsprechend 0,181 g K_2SO_4, wird in destilliertem Wasser *R* zu 100,0 ml gelöst.

Vor Gebrauch wird die Lösung 1 zu 10 mit destilliertem Wasser *R* verdünnt.

Sulfat-Lösung (10 ppm SO_4) *R* 5002800

Kaliumsulfat *R*, entsprechend 0,181 g K_2SO_4, wird in destilliertem Wasser *R* zu 100,0 ml gelöst.

Vor Gebrauch wird die Lösung 1 zu 100 mit destilliertem Wasser *R* verdünnt.

Sulfat-Lösung (10 ppm SO_4) *R 1* 5002801

Kaliumsulfat *R*, entsprechend 0,181 g K_2SO_4, wird in Ethanol 30 % *R* zu 100,0 ml gelöst.

Vor Gebrauch wird die Lösung 1 zu 100 mit Ethanol 30 % *R* verdünnt.

Sulfit-Lösung (1,5 ppm SO_2) *R* 5002900

Natriumdisulfit *R*, entsprechend 0,152 g $Na_2S_2O_5$, wird in Wasser *R* zu 100,0 ml gelöst. 5,0 ml Lösung werden mit Wasser *R* zu 100,0 ml verdünnt. 3,0 ml dieser Lösung werden mit 4,0 ml Natriumhydroxid-Lösung ($0,1 mol \cdot l^{-1}$) versetzt und mit Wasser *R* zu 100,0 ml verdünnt.

Bei Bedarf frisch herzustellen.

Thallium-Lösung (10 ppm Tl) *R* 5003000

Thallium(I)-sulfat *R*, entsprechend 0,1235 g Tl_2SO_4, wird in einer Lösung von Natriumchlorid *R* ($9 g \cdot l^{-1}$) zu 1000,0 ml gelöst. 10,0 ml der Lösung werden mit einer

Lösung von Natriumchlorid *R* (9 g · l^{-1}) zu 100,0 ml verdünnt.

Titan-Lösung (100 ppm Ti) *R* 5003200

100,0 mg Titan *R* werden in 100 ml Salzsäure *R*, falls erforderlich unter Erhitzen, gelöst und mit Wasser *R* zu 150 ml verdünnt. Die Lösung wird abgekühlt und mit Wasser *R* zu 1000 ml verdünnt.

Vanadin-Lösung (1 g · l^{-1} V) *R* 5003300

Ammoniumvanadat *R*, entsprechend 0,230 g NH_4VO_3, wird in Wasser *R* zu 100,0 ml gelöst.

Zink-Lösung (5 mg · ml^{-1} Zn) *R* 5003400

Zinkoxid *R*, entsprechend 3,15 g ZnO, wird in 15 ml Salzsäure *R* gelöst. Die Lösung wird mit Wasser *R* zu 500,0 ml verdünnt.

Zink-Lösung (100 ppm Zn) *R* 5003401

Zinksulfat *R*, entsprechend 0,440 g $ZnSO_4 \cdot 7\,H_2O$, wird nach Zusatz von 1 ml Essigsäure *R* mit Wasser *R* zu 100,0 ml gelöst.

Vor Gebrauch wird die Lösung 1 zu 10 verdünnt.

Zink-Lösung (10 ppm Zn) *R* 5003402

Die Zink-Lösung (100 ppm Zn) *R* wird vor Gebrauch 1 zu 10 verdünnt.

Zink-Lösung (5 ppm Zn) *R* 5003403

Die Zink-Lösung (100 ppm Zn) *R* wird vor Gebrauch 1 zu 20 verdünnt.

Zinn-Lösung (5 ppm Sn) *R* 5003100

Zinn *R*, entsprechend 0,500 g Sn, wird in einer Mischung von 5 ml Wasser *R* und 25 ml Salzsäure *R* gelöst. Mit Wasser *R* wird zu 1000,0 ml verdünnt. Vor Gebrauch wird diese Lösung 1 zu 100 mit einer 2,5prozentigen Lösung (*V/V*) von Salzsäure *R* verdünnt.

Zinn-Lösung (0,1 ppm Sn) *R* 5003101

Die Zinn-Lösung (5 ppm Sn) *R* wird vor Gebrauch 1 zu 50 verdünnt.

Zirconium-Lösung (1 g · l^{-1} Zr) *R* 5003500

Zirconiumnitrat *R*, entsprechend 0,293 g $ZrO(NO_3)_2 \cdot 2\,H_2O$, wird in einer Mischung von 2 Volumteilen Salzsäure *R* und 8 Volumteilen Wasser *R* zu 100,0 ml gelöst.

4.1.3 Pufferlösungen

Aceton-Lösung, gepufferte *R* 4000100

8,15 g Natriumacetat *R* und 42 g Natriumchlorid *R* werden in Wasser *R* gelöst. Die Lösung wird mit 68 ml Salzsäure (1 mol · l^{-1}) und 150 ml Aceton *R* versetzt und mit Wasser *R* zu 500 ml verdünnt.

Pufferlösung zur Einstellung der Gesamtionenstärke *R* 4007700

58,5 g Natriumchlorid *R*, 57,0 ml Essigsäure 98 % *R*, 61,5 g Natriumacetat *R* und 5,0 g 1,2-Cyclohexandinitrilotetraessigsäure *R* werden in Wasser *R* zu 500,0 ml gelöst. Der *p*H-Wert (2.2.3) wird mit einer Lösung von Natriumhydroxid *R* (335 g · l^{-1}) auf 5,0 bis 5,5 eingestellt und die Lösung mit destilliertem Wasser *R* zu 1000,0 ml verdünnt.

Pufferlösung zur Einstellung der Gesamtionenstärke *R* 1 4008800

Lösung a: 210 g Citronensäure *R* werden in 400 ml destilliertem Wasser *R* gelöst. Die Lösung wird mit konzentrierter Ammoniak-Lösung *R* auf einen *p*H-Wert (2.2.3) von 7,0 eingestellt und mit destilliertem Wasser *R* zu 1000,0 ml verdünnt.

Lösung b: 132 g Ammoniummonohydrogenphosphat *R* werden in destilliertem Wasser *R* zu 1000,0 ml gelöst.

Lösung c: Eine Suspension von 292 g (Ethylendinitrilo)tetraessigsäure *R* in etwa 500 ml destilliertem Wasser *R* wird mit etwa 200 ml konzentrierter Ammoniak-Lösung *R* versetzt. Die Lösung wird mit konzentrierter Ammoniak-Lösung *R* auf einen *p*H-Wert von 6 bis 7 eingestellt und mit destilliertem Wasser *R* zu 1000,0 ml verdünnt.

Gleiche Volumteile der Lösungen a, b, c werden gemischt und mit konzentrierter Ammoniak-Lösung *R* auf einen *p*H-Wert von 7,5 eingestellt.

SDS-PAGE-Proben-Pufferlösung, konzentrierte *R* 1115000

1,89 g Trometamol *R*, 5,0 g Natriumdodecylsulfat *R* und 50 mg Bromphenolblau *R* werden in Wasser *R* gelöst. Nach Zusatz von 25,0 ml Glycerol *R* wird mit Wasser *R* zu 100 ml verdünnt. Der *p*H-Wert (2.2.3) wird mit Salzsäure *R* auf 6,8 eingestellt. Die Lösung wird mit Wasser *R* zu 125 ml verdünnt.

SDS-PAGE-Proben-Pufferlösung für reduzierende Bedingungen, konzentrierte *R* 1122100

3,78 g Trometamol *R*, 10,0 g Natriumdodecylsulfat *R* und 0,100 g Bromphenolblau *R* werden in Wasser *R* gelöst. Nach Zusatz von 50,0 ml Glycerol *R* wird mit Wasser *R* zu 200 ml verdünnt. Der Lösung werden 25,0 ml 2-Mercaptoethanol *R* hinzugefügt. Der *p*H-Wert (2.2.3) wird mit Salzsäure *R* auf 6,8 eingestellt. Die Lösung wird mit Wasser *R* zu 250,0 ml verdünnt.

Alternativ kann anstelle von 2-Mercaptoethanol als reduzierende Substanz Dithiothreitol verwendet werden. In diesem Fall ist die Pufferlösung wie folgt herzustellen: 3,78 g Trometamol *R*, 10,0 g Natriumdodecylsulfat *R* und 0,100 g Bromphenolblau *R* werden in Wasser *R* gelöst. Nach Zusatz von 50,0 ml Glycerol *R* wird mit Wasser *R* zu 200 ml verdünnt. Der *p*H-Wert (2.2.3) der Lösung wird mit Salzsäure *R* auf 6,8 eingestellt und die Lösung mit Wasser *R* zu 250,0 ml verdünnt. Unmittelbar vor Gebrauch wird Dithiothreitol *R* hinzugegeben, bis eine Endkonzentration von 100 mMol erreicht ist.

Pufferlösung *p*H 2,0 *R* 4000200

6,57 g Kaliumchlorid *R* werden in Wasser *R* gelöst. Nach Zusatz von 119,0 ml Salzsäure (0,1 mol · l^{-1}) wird mit Wasser *R* zu 1000,0 ml verdünnt.

Phosphat-Pufferlösung *p*H 2,0 *R* 4007900

8,95 g Natriummonohydrogenphosphat *R* und 3,40 g Kaliumdihydrogenphosphat *R* werden in Wasser *R* zu 1000,0 ml gelöst. Der *p*H-Wert (2.2.3) wird mit Phosphorsäure 85 % *R* eingestellt.

Sulfat-Pufferlösung *p*H 2,0 *R* 4008900

Lösung I: 132,1 g Ammoniumsulfat *R* werden in Wasser *R* zu 500,0 ml gelöst.

Lösung II: Unter ständigem Rühren und Kühlen werden 14 ml Schwefelsäure *R* vorsichtig zu 400 ml Wasser *R* gegeben. Nach dem Erkaltenlassen wird mit Wasser *R* zu 500,0 ml verdünnt.

Gleiche Volumteile der Lösungen I und II werden gemischt. Falls erforderlich wird der *p*H-Wert (2.2.3) eingestellt.

Pufferlösung *p*H 2,2 *R* 4010500

6,7 ml Phosphorsäure 85 % *R* werden mit 50,0 ml einer 4prozentigen Lösung von verdünnter Natriumhydroxid-Lösung *R* gemischt. Die Mischung wird mit Wasser *R* zu 1000,0 ml verdünnt.

Pufferlösung *p*H 2,5 *R* 4000300

100 g Kaliumdihydrogenphosphat *R* werden in 800 ml Wasser *R* gelöst. Mit Salzsäure *R* wird der *p*H-Wert (2.2.3) auf 2,5 eingestellt und die Lösung mit Wasser *R* zu 1000,0 ml verdünnt.

Pufferlösung *p*H 2,5 *R* 1 4000400

4,9 g Phosphorsäure 10 % *R* werden mit 250 ml Wasser *R* versetzt. Die Lösung wird mit verdünnter Natriumhydroxid-Lösung *R* auf den *p*H-Wert (2.2.3) von 2,5 eingestellt und mit Wasser *R* zu 500,0 ml verdünnt.

Pufferlösung *p*H 3,0 *R* 4008000

21,0 g Citronensäure *R* werden in 200 ml Natriumhydroxid-Lösung (1 mol · l^{-1}) gelöst und zu 1000 ml mit Wasser *R* verdünnt. 40,3 ml Lösung werden mit Salzsäure (0,1 mol · l^{-1}) zu 100,0 verdünnt.

Phosphat-Pufferlösung *p*H 3,0 *R* 4000500

0,7 ml Phosphorsäure 85 % *R* werden mit 100 ml Wasser *R* gemischt. Die Mischung wird mit Wasser *R* zu 900 ml verdünnt und mit konzentrierter Natriumhydroxid-Lösung *R* der *p*H-Wert (2.2.3) auf 3,0 eingestellt. Die Lösung wird mit Wasser *R* zu 1000 ml verdünnt.

Phosphat-Pufferlösung *p*H 3,0 *R* 1 4010000

3,40 g Kaliumdihydrogenphosphat *R* werden in 900 ml Wasser *R* gelöst. Der *p*H-Wert (2.2.3) der Lösung wird mit Phosphorsäure 85 % *R* auf 3,0 eingestellt und die Lösung mit Wasser *R* zu 1000,0 ml verdünnt.

Phosphat-Pufferlösung *p*H 3,2 *R* 4008100

900 ml einer Lösung von Natriumdihydrogenphosphat *R* (4 g · l^{-1}) werden mit 100 ml einer Lösung von Phosphorsäure *R* (2,5 g · l^{-1}) versetzt. Falls erforderlich wird der *p*H-Wert (2.2.3) eingestellt.

Phosphat-Pufferlösung *p*H 3,2 *R* 1 4008500

Eine Lösung von Natriummonohydrogenphosphat *R* (35,8 g · l^{-1}) wird mit Phosphorsäure 10 % *R* auf einen *p*H-Wert (2.2.3) von 3,2 eingestellt. 100,0 ml der Lösung werden mit Wasser *R* zu 2000,0 ml verdünnt.

Pufferlösung *p*H 3,5 *R* 4000600

25,0 g Ammoniumacetat *R* werden in 25 ml Wasser *R* gelöst. Nach Zusatz von 38,0 ml Salzsäure *R* 1 wird der *p*H-Wert (2.2.3) bestimmt und, falls erforderlich, mit verdünnter Salzsäure *R* oder verdünnter Ammoniak-Lösung *R* 1 eingestellt. Die Lösung wird mit Wasser *R* zu 100,0 ml verdünnt.

Phosphat-Pufferlösung *p*H 3,5 *R* 4000700

68,0 g Kaliumdihydrogenphosphat *R* werden in Wasser *R* zu 1000,0 ml gelöst. Der *p*H-Wert (2.2.3) wird mit Phosphorsäure 85 % *R* eingestellt.

Pufferlösung *p*H 3,6 *R* 4000800

250,0 ml Kaliumhydrogenphthalat-Lösung (0,2 mol · l^{-1}) *R* werden mit 11,94 ml Salzsäure (0,2 mol · l^{-1}) versetzt und mit Wasser *R* zu 1000,0 ml verdünnt.

Pufferlösung *p*H 3,7 *R* 4000900

15,0 ml Essigsäure *R* werden mit 60 ml Ethanol 96 % *R* und 20 ml Wasser *R* versetzt. Ammoniak-Lösung *R* wird bis zum *p*H-Wert (2.2.3) von 3,7 hinzugefügt und die Lösung mit Wasser *R* zu 100,0 ml verdünnt.

Kupfersulfat-Pufferlösung *p*H 4,0 *R* 4001000

0,25 g Kupfer(II)-sulfat *R* und 4,5 g Ammoniumacetat *R* werden in verdünnter Essigsäure *R* zu 100,0 ml gelöst.

Acetat-Pufferlösung *p*H 4,4 *R* 4001100

136 g Natriumacetat *R* und 77 g Ammoniumacetat *R* werden in Wasser *R* zu 1000,0 ml gelöst. Die Lösung wird mit 250,0 ml Essigsäure 98 % *R* gemischt.

Phthalat-Pufferlösung *p*H 4,4 *R* 4001200

2,042 g Kaliumhydrogenphthalat *R* werden in 50 ml Wasser *R* gelöst. Nach Zusatz von 7,5 ml Natriumhydroxid-Lösung (0,2 mol · l^{-1}) wird mit Wasser *R* zu 200,0 ml verdünnt.

Natriumacetat-Pufferlösung *p*H 4,5 *R* 4010100

63 g wasserfreies Natriumacetat *R* werden in Wasser *R* gelöst. Nach Zusatz von 90 ml Essigsäure *R* wird der *p*H-Wert (2.2.3) auf 4,5 eingestellt und die Lösung mit Wasser *R* zu 1000 ml verdünnt.

Reagenzien

Phosphat-Pufferlösung *p*H 4,5 (0,05 mol · l⁻¹) *R* 4009000

6,80 g Kaliumdihydrogenphosphat *R* werden in 1000,0 ml Wasser *R* gelöst. Der *p*H-Wert (2.2.3) der Lösung beträgt 4,5.

Acetat-Pufferlösung *p*H 4,6 *R* 4001400

5,4 g Natriumacetat *R* werden in 50 ml Wasser *R* gelöst. Die Lösung wird mit 2,4 g Essigsäure 98 % *R* versetzt und mit Wasser *R* zu 100,0 ml verdünnt. Der *p*H-Wert (2.2.3) wird, falls erforderlich, eingestellt.

Succinat-Pufferlösung *p*H 4,6 *R* 4001500

11,8 g Bernsteinsäure *R* werden in einer Mischung von 600 ml Wasser *R* und 82 ml Natriumhydroxid-Lösung (1 mol · l^{-1}) gelöst. Die Lösung wird mit Wasser *R* zu 1000,0 ml verdünnt.

Acetat-Pufferlösung *p*H 4,7 *R* 4001600

136,1 g Natriumacetat *R* werden in 500 ml Wasser *R* gelöst. 250 ml der Lösung werden mit 250 ml verdünnter Essigsäure *R* gemischt und zweimal mit einer frisch hergestellten und filtrierten Lösung von Dithizon *R* (0,1 g · l^{-1}) in Chloroform *R* geschüttelt. Mit Tetrachlorkohlenstoff *R* wird geschüttelt, bis die organische Phase farblos ist. Die wäßrige Phase wird zur Entfernung von Spuren von Tetrachlorkohlenstoff filtriert.

Acetat-Pufferlösung *p*H 5,0 *R* 4009100

120 ml einer Lösung von Essigsäure 98 % *R* (6 g · l^{-1}) werden mit 100 ml Kaliumhydroxid-Lösung (0,1 mol · l^{-1}) und etwa 250 ml Wasser *R* versetzt. Die Lösung wird gemischt. Der *p*H-Wert (2.2.3) wird mit einer Lösung von Essigsäure *R* (6 g · l^{-1}) oder Natriumhydroxid-Lösung (0,1 mol · l^{-1}) auf 5,0 eingestellt und die Lösung mit Wasser *R* zu 1000,0 ml verdünnt.

Pufferlösung *p*H 5,2 *R* 4001700

1,02 g Kaliumhydrogenphthalat *R* werden in 30,0 ml Natriumhydroxid-Lösung (0,1 mol · l^{-1}) gelöst; die Lösung wird mit Wasser *R* zu 100,0 ml verdünnt.

Pufferlösung *p*H 5,5 *R* 4001800

54,4 g Natriumacetat *R* werden in 50 ml Wasser *R* gelöst, falls erforderlich unter Erwärmen auf 35 °C. Nach dem Abkühlen werden langsam 10 ml wasserfreie Essigsäure *R* zugesetzt. Nach Umschütteln wird mit Wasser *R* zu 100,0 ml verdünnt.

Acetat-Natriumedetat-Pufferlösung *p*H 5,5 *R* 4001900

250 g Ammoniumacetat *R* und 15 g Natriumedetat *R* werden in 400 ml Wasser *R* gelöst. Die Lösung wird mit 125 ml Essigsäure 98 % *R* versetzt.

Phosphat-Pufferlösung *p*H 5,5 *R* 4002000

Lösung I: 13,61 g Kaliumdihydrogenphosphat *R* werden in Wasser *R* zu 1000,0 ml gelöst.

Lösung II: 35,81 g Natriummonohydrogenphosphat *R* werden in Wasser *R* zu 1000,0 ml gelöst.

96,4 ml der Lösung I werden mit 3,6 ml der Lösung II gemischt.

Phosphat-Citrat-Pufferlösung *p*H 5,5 *R* 4008700

56,85 ml einer Lösung von wasserfreiem Natriummonohydrogenphosphat *R* (28,4 g · l^{-1}) werden mit 43,15 ml einer Lösung von Citronensäure *R* (21 g · l^{-1}) gemischt.

Phosphat-Pufferlösung *p*H 5,8 *R* 4002100

1,19 g Natriummonohydrogenphosphat-Dihydrat *R* und 8,25 g Kaliumdihydrogenphosphat *R* werden in Wasser *R* zu 1000,0 ml gelöst.

Acetat-Pufferlösung *p*H 6,0 *R* 4002200

100 g Ammoniumacetat *R* werden in 300 ml Wasser *R* gelöst. Nach Zusatz von 4,1 ml Essigsäure 98 % *R* wird der *p*H-Wert (2.2.3), falls erforderlich, mit Ammoniak-Lösung *R* oder Essigsäure *R* eingestellt. Die Lösung wird mit Wasser *R* zu 500,0 ml verdünnt.

Diethylammoniumphosphat-Pufferlösung *p*H 6,0 *R* 4002300

68 ml Phosphorsäure 85 % *R* werden mit Wasser *R* zu 500 ml verdünnt. 25 ml Lösung werden mit 450 ml Wasser *R* und 6 ml Diethylamin *R* versetzt. Falls erforderlich wird der *p*H-Wert (2.2.3) mit Diethylamin *R* oder Phosphorsäure 85 % *R* auf 6 ± 0,05 eingestellt und die Lösung mit Wasser *R* zu 500,0 ml verdünnt.

Phosphat-Pufferlösung *p*H 6,0 *R* 4002400

63,2 ml einer Lösung von Natriummonohydrogenphosphat *R* (71,5 g · l^{-1}) und 36,8 ml einer Lösung von Citronensäure *R* (21 g · l^{-1}) werden gemischt.

Phosphat-Pufferlösung *p*H 6,0 *R* 1 4002500

6,8 g Natriumdihydrogenphosphat *R* werden in Wasser *R* zu 1000,0 ml gelöst. Der *p*H-Wert (2.2.3) wird mit konzentrierter Natriumhydroxid-Lösung *R* eingestellt.

Phosphat-Pufferlösung *p*H 6,0 *R* 2 4002600

250,0 ml Kaliumdihydrogenphosphat-Lösung (0,2 mol · l^{-1}) *R* und 28,5 ml Natriumhydroxid-Lösung (0,2 mol · l^{-1}) werden mit Wasser *R* zu 1000,0 ml verdünnt.

Phosphat-Pufferlösung *p*H 6,4 *R* 4002700

1,79 g Natriummonohydrogenphosphat *R*, 1,36 g Kaliumdihydrogenphosphat *R* und 7,02 g Natriumchlorid *R* werden in Wasser *R* zu 1000,0 ml gelöst.

Phosphat-Pufferlösung *p*H 6,4 *R* 1 4002800

2,5 g Natriummonohydrogenphosphat *R*, 2,5 g Natriumdihydrogenphosphat *R* und 8,2 g Natriumchlorid *R* werden in 950 ml Wasser *R* gelöst. Falls erforderlich wird der *p*H-Wert (2.2.3) auf 6,4 mit Natriumhydroxid-Lösung (1 mol · l^{-1}) oder Salzsäure (1 mol · l^{-1}) eingestellt. Mit Wasser *R* wird zu 1000,0 ml verdünnt.

Phosphat-Pufferlösung *p*H 6,4, gelatinehaltige *R* 1043300

100 ml Phosphat-Pufferlösung *p*H 6,4 *R* 1 werden mit 100 ml Wasser *R* gemischt. In der Lösung werden 0,140 g hydrolysierte Gelatine *R* bei 37 °C gelöst.

Die Lösung ist innerhalb von 2 h zu verwenden.

Die Pufferlösung dient zum Auflösen von Hyaluronidase.

Phthalat-Pufferlösung *p*H 6,4 (0,5 mol · l⁻¹) *R* 4009200

100 g Kaliumhydrogenphthalat *R* werden in Wasser *R* zu 1000,0 ml gelöst. Falls erforderlich wird der *p*H-Wert (2.2.3) mit konzentrierter Natriumhydroxid-Lösung *R* eingestellt.

Pufferlösung *p*H 6,5 *R* 4002900

60,5 g Natriummonohydrogenphosphat *R* und 46 g Kaliumdihydrogenphosphat *R* werden in Wasser *R* gelöst. Nach Zusatz von 100 ml Natriumedetat-Lösung (0,02 mol · l^{-1}) und 20 mg Quecksilber(II)-chlorid *R* wird die Lösung mit Wasser *R* zu 1000,0 ml verdünnt.

Imidazol-Pufferlösung *p*H 6,5 *R* 4003000

6,81 g Imidazol *R* und 1,23 g Magnesiumsulfat *R* werden in 752 ml Salzsäure (0,1 mol · l^{-1}) gelöst. Falls erforderlich wird der *p*H-Wert (2.2.3) der Lösung eingestellt. Die Lösung wird mit Wasser *R* zu 1000,0 ml verdünnt.

Pufferlösung *p*H 6,6 *R* 4003100

250,0 ml Kaliumdihydrogenphosphat-Lösung (0,2 mol · l^{-1}) *R* und 89,0 ml Natriumhydroxid-Lösung (0,2 mol · l^{-1}) werden mit Wasser *R* zu 1000,0 ml verdünnt.

Phosphat-Pufferlösung *p*H 6,8 *R* 4003300

77,3 ml einer Lösung von Natriummonohydrogenphosphat *R* (71,5 g · l^{-1}) und 22,7 ml einer Lösung von Citronensäure *R* (21 g · l^{-1}) werden gemischt.

Phosphat-Pufferlösung *p*H 6,8 *R* 1 4003400

51,0 ml einer Lösung von Kaliumdihydrogenphosphat *R* (27,2 g · l^{-1}) werden mit 49,0 ml einer Lösung von Natriummonohydrogenphosphat *R* (71,6 g · l^{-1}) versetzt. Falls erforderlich wird der *p*H-Wert (2.2.3) eingestellt.

Bei 2 bis 8 °C zu lagern.

Phosphat-Pufferlösung *p*H 6,8, natriumchloridhaltige *R* 4003200

1,0 g Kaliumdihydrogenphosphat *R*, 2,0 g Kaliummonohydrogenphosphat *R* und 8,5 g Natriumchlorid *R* werden in 900 ml Wasser *R* gelöst. Falls erforderlich wird der *p*H-Wert (2.2.3) eingestellt und die Lösung mit Wasser *R* zu 1000,0 ml verdünnt.

Trometamol-Pufferlösung *p*H 6,8 (1 mol · l⁻¹) *R* 4009300

60,6 g Trometamol *R* werden in 400 ml Wasser *R* gelöst. Der *p*H-Wert (2.2.3) wird mit Salzsäure *R* eingestellt und die Lösung mit Wasser *R* zu 500,0 ml verdünnt.

Pufferlösung *p*H 7,0 *R* 4003500

1000 ml einer Lösung, die Natriummonohydrogenphosphat *R* (18 g · l^{-1}) und Natriumchlorid *R* (23 g · l^{-1}) enthält, werden mit so viel einer Lösung versetzt, die Natriumdihydrogenphosphat *R* (7,8 g · l^{-1}) und Natriumchlorid *R* (23 g · l^{-1}) enthält, bis ein *p*H-Wert (2.2.3) von 7,0 erhalten ist (etwa 280 ml). In dieser Lösung wird so viel Natriumazid *R* gelöst, bis eine Konzentration von 0,2 g · l^{-1} erhalten ist.

Maleat-Pufferlösung *p*H 7,0 *R* 4003600

10,0 g Natriumchlorid *R*, 6,06 g Trometamol *R* und 4,90 g Maleinsäureanhydrid *R* werden in 900 ml Wasser *R* gelöst. Mit Hilfe einer Lösung von Natriumhydroxid *R* (170 g · l^{-1}) wird der *p*H-Wert (2.2.3) der Lösung auf 7,0 eingestellt und die Lösung mit Wasser *R* zu 1000,0 ml verdünnt.

Bei 2 bis 8 °C zu lagern und innerhalb von 3 Tagen zu verwenden.

Phosphat-Pufferlösung *p*H 7,0 *R* 4003700

82,4 ml einer Lösung Natriummonohydrogenphosphat *R* (71,5 g · l^{-1}) und 17,6 ml einer Lösung von Citronensäure *R* (21 g · l^{-1}) werden gemischt.

Phosphat-Pufferlösung *p*H 7,0 *R* 1 4003900

250,0 ml Kaliumdihydrogenphosphat-Lösung (0,2 mol · l^{-1}) *R* und 148,2 ml einer Lösung von Natriumhydroxid *R* (8 g · l^{-1}) werden gemischt. Falls erforderlich wird der *p*H-Wert (2.2.3) eingestellt und die Lösung zu 1000,0 ml verdünnt.

Phosphat-Pufferlösung *p*H 7,0 *R* 2 4004000

50,0 ml einer Lösung von Kaliumdihydrogenphosphat *R* (136 g · l^{-1}) und 29,5 ml Natriumhydroxid-Lösung (1 mol · l^{-1}) werden mit Wasser *R* zu 100,0 ml verdünnt. Der *p*H-Wert (2.2.3) wird auf 7,0 ± 0,1 eingestellt.

Phosphat-Pufferlösung *p*H 7,0 *R* 3 4008600

5 g Kaliumdihydrogenphosphat *R* und 11 g Kaliummonohydrogenphosphat *R* werden in 900 ml Wasser *R* gelöst. Der *p*H-Wert (2.2.3) der Lösung wird mit Phosphorsäure 10 % *R* oder verdünnter Natriumhydroxid-Lösung *R* auf 7,0 eingestellt. Die Lösung wird mit Wasser *R* zu 1000 ml verdünnt und gemischt.

Phosphat-Pufferlösung *p*H 7,0 *R* 4 4010200

28,4 g wasserfreies Natriummonohydrogenphosphat *R* und 18,2 g Kaliumdihydrogenphosphat *R* werden in Wasser *R* zu 500 ml gelöst.

Phosphat-Pufferlösung *p*H 7,0 (0,1 mol · l⁻¹) *R* 4008200

1,361 g Kaliumdihydrogenphosphat *R* werden in Wasser *R* zu 100,0 ml gelöst. Der *p*H-Wert (2.2.3) wird mit einer Lösung von Natriummonohydrogenphosphat *R* (35 g · l^{-1}) auf 7,0 eingestellt.

Reagenzien

Phosphat-Pufferlösung *p*H 7,0 (0,067 mol · l^{-1}) *R* 4003800

Lösung I: 0,908 g Kaliumdihydrogenphosphat *R* werden in Wasser *R* zu 100,0 ml gelöst.

Lösung II: 2,38 g Natriummonohydrogenphosphat *R* werden in Wasser *R* zu 100,0 ml gelöst.

38,9 ml der Lösung I werden mit 61,1 ml der Lösung II gemischt. Falls erforderlich wird der *p*H-Wert (2.2.3) eingestellt.

Phosphat-Pufferlösung *p*H 7,0 (0,063 mol · l^{-1}) *R* 4009500

5,18 g wasserfreies Natriummonohydrogenphosphat *R* und 3,65 g Natriumdihydrogenphosphat-Monohydrat *R* werden in 950 ml Wasser *R* gelöst. Der *p*H-Wert (2.2.3) wird mit Phosphorsäure 85 % *R* eingestellt und die Lösung mit Wasser *R* zu 1000,0 ml verdünnt.

Phosphat-Pufferlösung *p*H 7,0 (0,03 mol · l^{-1}) *R* 4010300

5,2 g Kaliummonohydrogenphosphat *R* werden in 900 ml Wasser zur Chromatographie *R* gelöst. Der *p*H-Wert der Lösung wird mit Phosphorsäure 85 % *R* auf 7,0 ± 0,1 eingestellt und die Lösung mit Wasser zur Chromatographie *R* zu 1000 ml verdünnt.

Phosphat-Pufferlösung *p*H 7,0 (0,025 mol · l^{-1}) *R* 4009400

1 Volumteil Phosphat-Pufferlösung *p*H 7,0 (0,063 mol · l^{-1}) wird mit 1,5 Volumteilen Wasser *R* gemischt.

Pufferlösung *p*H 7,2 *R* 4004100

250,0 ml Kaliumdihydrogenphosphat-Lösung (0,2 mol · l^{-1}) *R* und 175,0 ml Natriumhydroxid-Lösung (0,2 mol · l^{-1}) werden mit Wasser *R* zu 1000,0 ml verdünnt. Falls erforderlich wird der *p*H-Wert (2.2.3) eingestellt.

Phosphat-Pufferlösung *p*H 7,2 *R* 4004200

87,0 ml einer Lösung von Natriummonohydrogenphosphat *R* (71,5 g · l^{-1}) und 13,0 ml einer Lösung von Citronensäure *R* (21 g · l^{-1}) werden gemischt.

Phosphat-Pufferlösung *p*H 7,2, albuminhaltige *R* 4004400

10,75 g Natriummonohydrogenphosphat *R*, 7,6 g Natriumchlorid *R* und 10 g Rinderalbumin *R* werden in Wasser *R* zu 1000,0 ml gelöst. Vor Gebrauch wird der *p*H-Wert (2.2.3) der Lösung mit verdünnter Natriumhydroxid-Lösung *R* oder Phosphorsäure 10 % *R* eingestellt.

Phosphat-Pufferlösung *p*H 7,2, albuminhaltige *R* 1 4009600

10,75 g Natriummonohydrogenphosphat *R* 7,6 g Natriumchlorid *R* und 1 g Rinderalbumin *R* werden in Wasser *R* zu 1000,0 ml gelöst. Vor Gebrauch wird der *p*H-Wert (2.2.3) der Lösung mit verdünnter Natriumhydroxid-Lösung *R* oder Phosphorsäure 10 % *R* eingestellt.

Pufferlösung *p*H 7,2, physiologische *R* 4004300

8,0 g Natriumchlorid *R*, 0,2 g Kaliumchlorid *R*, 0,1 g wasserfreies Calciumchlorid *R*, 0,1 g Magnesiumchlorid *R*, 3,18 g Natriummonohydrogenphosphat *R* und 0,2 g Kaliumdihydrogenphosphat *R* werden in Wasser *R* zu 1000,0 ml gelöst.

Imidazol-Pufferlösung *p*H 7,3 *R* 4004500

3,4 g Imidazol *R* und 5,8 g Natriumchlorid *R* werden in Wasser *R* gelöst. Nach Zusatz von 18,6 ml Salzsäure (1 mol · l^{-1}) wird mit Wasser *R* zu 1000,0 ml verdünnt. Falls erforderlich wird der *p*H-Wert (2.2.3) eingestellt.

Barbital-Pufferlösung *p*H 7,4 *R* 4004700

50 ml einer Lösung, die 19,44 g Natriumacetat *R* und 29,46 g Barbital-Natrium *R* je Liter enthält, werden mit 50,5 ml Salzsäure (0,1 mol · l^{-1}) versetzt. Nach Zusatz von 20 ml einer Lösung von Natriumchlorid *R* (85 g · l^{-1}) wird mit Wasser *R* zu 250 ml verdünnt.

Phosphat-Pufferlösung *p*H 7,4 *R* 4004800

250,0 ml Kaliumdihydrogenphosphat-Lösung (0,2 mol · l^{-1}) *R* werden mit 393,4 ml Natriumhydroxid-Lösung (0,1 mol · l^{-1}) gemischt.

Phosphat-Pufferlösung *p*H 7,4, natriumchloridhaltige *R* 4005000

2,38 g Natriummonohydrogenphosphat *R*, 0,19 g Kaliumdihydrogenphosphat *R* und 8,0 g Natriumchlorid *R* werden in Wasser *R* zu 1000,0 ml gelöst. Falls erforderlich wird der *p*H-Wert (2.2.3) eingestellt.

Phosphat-Pufferlösung *p*H 7,4, natriumchloridhaltige *R* 1 4004600

0,6 g Kaliumdihydrogenphosphat *R*, 6,4 g Natriummonohydrogenphosphat *R* und 5,85 g Natriumchlorid *R* werden in Wasser *R* zu 1000,0 ml gelöst. Falls erforderlich wird der *p*H-Wert (2.2.3) eingestellt.

Trometamol-Pufferlösung *p*H 7,4, natriumchloridhaltige *R* 4004900

6,08 g Trometamol *R* und 8,77 g Natriumchlorid *R* werden in 500 ml Wasser *R* gelöst. 10,0 g Rinderalbumin *R* werden zugesetzt. Die Lösung wird mit Salzsäure *R* auf den *p*H-Wert (2.2.3) von 7,4 eingestellt und mit destilliertem Wasser *R* zu 1000,0 ml verdünnt.

Borat-Pufferlösung *p*H 7,5 *R* 4005200

2,5 g Natriumchlorid *R*, 2,85 g Natriumtetraborat *R* und 10,5 g Borsäure *R* werden in Wasser *R* zu 1000,0 ml gelöst. Falls erforderlich wird der *p*H-Wert (2.2.3) eingestellt.

Bei 2 bis 8 °C zu lagern.

HEPES-Pufferlösung *p*H 7,5 *R* 4009700

2,38 g HEPES *R* werden in etwa 90 ml Wasser *R* gelöst. Der *p*H-Wert (2.2.3) wird mit Natriumhydroxid-Lösung *R* auf 7,5 eingestellt und die Lösung mit Wasser *R* zu 100 ml verdünnt.

Phosphat-Pufferlösung *p*H 7,5 (0,33 mol · l^{-1}) *R* 4005300

Lösung I: 119,31 g Natriummonohydrogenphosphat *R* werden in Wasser *R* zu 1000,0 ml gelöst.

Lösung II: 45,36 g Kaliumdihydrogenphosphat *R* werden in Wasser *R* zu 1000,0 ml gelöst.

85 ml der Lösung I werden mit 15 ml der Lösung II gemischt. Falls erforderlich wird der *p*H-Wert (2.2.3) eingestellt.

Phosphat-Pufferlösung *p*H 7,5 (0,2 mol · l^{-1}) *R* 4005400

27,22 g Kaliumdihydrogenphosphat *R* werden in 930 ml Wasser *R* gelöst. Die Lösung wird mit Hilfe einer Lösung von Kaliumhydroxid *R* (300 g · l^{-1}) auf einen *p*H-Wert (2.2.3) von 7,5 eingestellt und mit Wasser *R* zu 1000,0 ml verdünnt.

Trometamol-Pufferlösung *p*H 7,5 *R* 4005500

7,27 g Trometamol *R* und 5,27 g Natriumchlorid *R* werden in Wasser *R* gelöst. Falls erforderlich wird der *p*H-Wert (2.2.3) eingestellt. Die Lösung wird mit Wasser *R* zu 1000,0 ml verdünnt.

Trometamol-Pufferlösung *p*H 7,5 *R* 1 4005600

6,057 g Trometamol *R* werden in Wasser *R* gelöst. Falls erforderlich wird der *p*H-Wert (2.2.3) mit Salzsäure *R* eingestellt und die Lösung mit Wasser *R* zu 1000,0 ml verdünnt.

Trometamol-Pufferlösung *p*H 7,5 (0,05 mol · l^{-1}) *R* 4005600

6,057 g Trometamol *R* werden in Wasser *R* gelöst. Der *p*H-Wert (2.2.3) wird mit Salzsäure *R* eingestellt und die Lösung mit Wasser *R* zu 1000,0 ml verdünnt.

Natriumcitrat-Pufferlösung *p*H 7,8 (Natriumcitrat (0,034 mol · l^{-1}), Natriumchlorid (0,101 mol · l^{-1})) *R* 4009800

10,0 g Natriumcitrat *R* und 5,90 g Natriumchlorid *R* werden in 900 ml Wasser *R* gelöst. Der *p*H-Wert (2.2.3) wird mit Salzsäure *R* eingestellt und die Lösung mit Wasser *R* zu 1000 ml verdünnt.

Pufferlösung *p*H 8,0 *R* 4005900

50,0 ml Kaliumdihydrogenphosphat-Lösung (0,2 mol · l^{-1}) *R* und 46,8 ml Natriumhydroxid-Lösung (0,2 mol · l^{-1}) werden gemischt. Die Lösung wird mit Wasser *R* zu 200,0 ml verdünnt.

Pufferlösung *p*H 8,0 *R* 1 4010400

20 g Kaliummonohydrogenphosphat *R* werden in 900 ml Wasser *R* gelöst. Der *p*H-Wert (2.2.3) der Lösung wird mit Phosphorsäure 85 % *R* eingestellt und die Lösung mit Wasser *R* zu 1000 ml verdünnt.

Borat-Pufferlösung *p*H 8,0 (0,0015 mol · l^{-1}) *R* 4006000

0,572 g Natriumtetraborat *R* und 2,94 g Calciumchlorid *R* werden in 800 ml Wasser *R* gelöst. Der *p*H-Wert (2.2.3) wird mit Salzsäure (1 mol · l^{-1}) eingestellt und die Lösung mit Wasser *R* zu 1000,0 ml verdünnt.

Phosphat-Pufferlösung *p*H 8,0 (1 mol · l^{-1}) *R* 4007800

136,1 g Kaliumdihydrogenphosphat *R* werden in Wasser *R* gelöst. Der *p*H-Wert (2.2.3) wird mit Natriumhydroxid-Lösung (1 mol · l^{-1}) eingestellt und die Lösung mit Wasser *R* zu 1000,0 ml verdünnt.

Phosphat-Pufferlösung *p*H 8,0 (0,1 mol · l^{-1}) *R* 4008400

0,523 g Kaliumdihydrogenphosphat *R* und 16,73 g Kaliummonohydrogenphosphat *R* werden in Wasser *R* zu 1000,0 ml gelöst.

Phosphat-Pufferlösung *p*H 8,0 (0,02 mol · l^{-1}) *R* 4006100

50,0 ml Kaliumdihydrogenphosphat-Lösung (0,2 mol · l^{-1}) *R* und 46,8 ml Natriumhydroxid-Lösung (0,2 mol · l^{-1}) werden gemischt. Die Lösung wird mit Wasser *R* zu 500,0 ml verdünnt.

Trometamol-Pufferlösung *p*H 8,1 *R* 4006200

0,294 g Calciumchlorid *R* werden in 40 ml Trometamol-Lösung *R* gelöst. Der *p*H-Wert (2.2.3) wird mit Salzsäure (1 mol · l^{-1}) eingestellt und die Lösung mit Wasser *R* zu 100,0 ml verdünnt.

Trometamol-Aminoessigsäure-Pufferlösung *p*H 8,3 *R* 4006300

6,0 g Trometamol *R* und 28,8 g Glycin *R* werden in Wasser *R* zu 1000,0 ml gelöst. Vor Gebrauch wird 1 Volumteil der Lösung mit 10 Volumteilen Wasser *R* verdünnt.

Barbital-Pufferlösung *p*H 8,4 *R* 4006400

8,25 g Barbital-Natrium *R* werden zu 1000,0 ml in Wasser *R* gelöst.

Trometamol-Natriumedetat-Pufferlösung *p*H 8,4 *R* 4006600

5,12 g Natriumchlorid *R*, 3,03 g Trometamol *R* und 1,40 g Natriumedetat *R* werden in 250 ml destilliertem Wasser *R* gelöst. Die Lösung wird mit Salzsäure *R* auf den *p*H-Wert (2.2.3) von 8,4 eingestellt und mit destilliertem Wasser *R* zu 500,0 ml verdünnt.

Trometamol-Natriumedetat-BSA-Pufferlösung *p*H 8,4, albuminhaltige *R* 4006500

6,1 g Trometamol *R*, 2,8 g Natriumedetat *R*, 10,2 g Natriumchlorid *R* und 10 g Rinderalbumin *R* werden in Wasser *R* gelöst. Der *p*H-Wert (2.2.3) der Lösung wird mit Salzsäure (1 mol · l^{-1}) auf 8,4 eingestellt und die Lösung mit Wasser *R* zu 1000,0 ml verdünnt.

Trometamol-Acetat-Pufferlösung *p*H 8,5 *R* 4006700

0,294 g Calciumchlorid *R* und 12,11 g Trometamol *R* werden in Wasser *R* gelöst. Der *p*H-Wert (2.2.3) wird mit Essigsäure *R* eingestellt und die Lösung mit Wasser *R* zu 1000,0 ml verdünnt.

Barbital-Pufferlösung *p*H 8,6 *R* 1 4006900

1,38 g Barbital *R*, 8,76 g Barbital-Natrium *R* und 0,38 g Calciumlactat *R* werden in Wasser *R* zu 1000,0 ml gelöst.

Trometamol-Pufferlösung *p*H 8,8 (1,5 mol · l^{-1}) *R* 4009900

90,8 g Trometamol *R* werden in 400 ml Wasser *R* gelöst. Der *p*H-Wert (2.2.3) wird mit Salzsäure *R* eingestellt und die Lösung mit Wasser *R* zu 500,0 ml verdünnt.

Pufferlösung *p*H 9,0 *R* 4007000

Lösung I: 6,18 g Borsäure *R* werden in Kaliumchlorid-Lösung (0,1 mol · l^{-1}) *R* zu 1000,0 ml gelöst.

Lösung II: Natriumhydroxid-Lösung (0,1 mol · l^{-1}).

1000,0 ml Lösung I werden mit 420,0 ml Lösung II gemischt.

Pufferlösung *p*H 9,0 *R* 1 4007100

6,20 g Borsäure *R* werden in 500 ml Wasser *R* gelöst. Der *p*H-Wert (2.2.3) der Lösung wird mit Natriumhydroxid-Lösung (1 mol · l^{-1}) eingestellt (etwa 41,5 ml) und die Lösung mit Wasser *R* zu 1000,0 ml verdünnt.

Phosphat-Pufferlösung *p*H 9,0 *R* 4008300

1,74 g Kaliumdihydrogenphosphat *R* werden in 80 ml Wasser *R* gelöst. Der *p*H-Wert (2.2.3) der Lösung wird mit Kaliumhydroxid-Lösung (1 mol · l^{-1}) eingestellt und die Lösung mit Wasser *R* zu 100,0 ml verdünnt.

Ammoniumchlorid-Pufferlösung *p*H 9,5 *R* 4007200

33,5 g Ammoniumchlorid *R* werden in 150 ml Wasser *R* gelöst. Die Lösung wird mit 42,0 ml konzentrierter Ammoniak-Lösung *R* versetzt und mit Wasser *R* zu 250,0 ml verdünnt.

In Behältnissen aus Polyethylen zu lagern.

Ammoniumchlorid-Pufferlösung *p*H 10,0 *R* 4007300

5,4 g Ammoniumchlorid *R* werden in 20 ml Wasser *R* gelöst. Nach Zusatz von 35,0 ml Ammoniak-Lösung *R* wird mit Wasser *R* zu 100,0 ml verdünnt.

Diethanolamin-Pufferlösung *p*H 10,0 *R* 4007500

96,4 g Diethanolamin *R* werden in Wasser *R* zu 400 ml gelöst. Nach Zusatz von 0,5 ml einer Lösung von Magnesiumchlorid *R* (186 g · l^{-1}) wird der *p*H-Wert (2.2.3) mit Salzsäure (1 mol · l^{-1}) eingestellt und die Lösung mit Wasser *R* zu 500,0 ml verdünnt.

Pufferlösung *p*H 10,9 *R* 4007600

6,75 g Ammoniumchlorid *R* werden in Ammoniak-Lösung *R* zu 100,0 ml gelöst.

4.2 Volumetrie

4.2.1 Urtitersubstanzen für Maßlösungen

Die Urtitersubstanzen für Maßlösungen sind mit den Buchstaben *RV* gekennzeichnet und werden wie folgt hergestellt:

Arsen(III)-oxid *RV* 2000100

As_2O_3 M_r 197,8
CAS Nr. 1327-53-3.

Arsen(III)-oxid *R* wird in einer geeigneten Apparatur sublimiert.

Über Blaugel zu lagern.

Benzoesäure *RV* 2000200

$C_7H_6O_2$ M_r 122,1
CAS Nr. 65-85-0.

Benzoesäure *R* wird in einer geeigneten Apparatur sublimiert.

Kaliumbromat *RV* 2000300

$KBrO_3$ M_r 167,0
CAS Nr. 7758-01-2.

Kaliumbromat *R* wird aus siedendem Wasser *R* umkristallisiert. Die Kristalle werden gesammelt und bei 180 °C bis zur Massekonstanz getrocknet.

Kaliumhydrogenphthalat *RV* 2000400

$C_8H_5KO_4$ M_r 204,2
CAS Nr. 877-24-7.

Kaliumhydrogenphthalat *R* wird aus siedendem Wasser *R* umkristallisiert. Die bei einer Temperatur über 35 °C abgeschiedenen Kristalle werden gesammelt und bei 110 °C bis zur Massekonstanz getrocknet.

Natriumcarbonat *RV* 2000500

Na_2CO_3 M_r 106,0
CAS Nr. 497-19-8.

Eine gesättigte Lösung von Natriumcarbonat *R* wird bei Raumtemperatur filtriert. Unter Kühlen und Umrühren wird langsam in das Filtrat Kohlendioxid *R* eingeleitet. Nach 2 h wird der Niederschlag auf einem Glassintertiegel gesammelt und mit kohlendioxidgesättigtem Eiswasser gewaschen.

Nach Trocknen bei 100 bis 105 °C wird unter gelegentlichem Umrühren bei 270 bis 300 °C bis zur Massekonstanz erhitzt.

Natriumchlorid *RV* 2000600

NaCl M_r 58,44
CAS Nr. 7647-14-5.

1 Volumteil einer gesättigten Lösung von Natriumchlorid *R* wird mit 2 Volumteilen Salzsäure *R* versetzt. Die ausgefallenen Kristalle werden gesammelt und mit Salzsäure *R* 1 gewaschen. Die Salzsäure wird durch Erwärmen auf dem Wasserbad entfernt. Die Kristalle werden bei 300 °C bis zur Massekonstanz getrocknet.

Sulfanilsäure *RV* 2000700

$C_6H_7NO_3S$ M_r 173,2
CAS Nr. 121-57-3.

Sulfanilsäure *R* wird aus siedendem Wasser *R* umkristallisiert. Nach dem Abfiltrieren wird bei 100 bis 105 °C bis zur Massekonstanz getrocknet.

Zink *RV* 2000800

Zn A_r 65,4
CAS Nr. 7440-66-6.

Muß mindestens 99,9 Prozent Zn enthalten.

Reagenzien

4.2.2 Maßlösungen

Maßlösungen werden nach den üblichen chemischen Analysenmethoden hergestellt. Die verwendeten Geräte müssen der geforderten Genauigkeit entsprechen.

Die Konzentration von Maßlösungen ist in $mol \cdot l^{-1}$ angegeben.

Maßlösungen dürfen höchstens um ±10 Prozent von der vorgeschriebenen Stärke abweichen. Die molare Konzentration von Maßlösungen wird mit einer Genauigkeit von 0,2 Prozent bestimmt.

Wasser, das in der Volumetrie verwendet wird, ist Wasser *R*, das der Monographie **Gereinigtes Wasser (Aqua purificata)** entspricht.

Maßlösungen können nach den nachfolgend beschriebenen Methoden hergestellt und eingestellt werden. Maßlösungen, die bei Gehaltsbestimmungen mit elektrochemischer Endpunktbestimmung (z.B. Amperometrie, Potentiometrie) gebraucht werden, müssen mit derselben Endpunktbestimmung eingestellt werden. Die Zusammensetzung der Lösung, in der eine Maßlösung eingestellt wird, sollte der entsprechen, in der sie angewendet wird.

Lösungen, deren Konzentration geringer als die der hier beschriebenen ist, werden durch Verdünnen mit kohlendioxidfreiem Wasser *R* erhalten. Der Faktor der so erhaltenen Lösung ist gleich dem Faktor der Lösung, aus der die verdünnte Lösung hergestellt ist. Lösungen, deren Konzentration geringer als 0,1 $mol \cdot l^{-1}$ ist, werden mit kohlendioxidfreiem Wasser *R* bei Bedarf frisch hergestellt.

Ammoniumcer(IV)-nitrat-Lösung (0,1 mol · l^{-1}) 3000100

56 ml Schwefelsäure *R* und 54,82 g Ammoniumcer(IV)-nitrat *R* werden 2 min lang geschüttelt und anschließend 5mal mit je 100 ml Wasser *R*, jeweils unter Schütteln, versetzt. Die klare Lösung wird mit Wasser *R* zu 1000,0 ml verdünnt, 10 Tage lang stehengelassen und eingestellt.

Vor Licht geschützt zu lagern.

Einstellung: 80,0 mg Arsen(III)-oxid *RV* werden unter Erwärmen in 15 ml Natriumhydroxid-Lösung (0,2 mol · l^{-1}) gelöst. Die klare Lösung wird mit 50 ml verdünnter Schwefelsäure *R*, 0,15 ml einer Lösung von Osmium(VIII)-oxid *R* (2,5 g · l^{-1}) in verdünnter Schwefelsäure *R* und 0,1 ml Ferroin-Lösung *R* versetzt. Die Lösung wird mit der Ammoniumcer(IV)-nitrat-Lösung bis zum Verschwinden der Rotfärbung titriert. Gegen Ende der Titration ist langsam zu titrieren.

1 ml Ammoniumcer(IV)-nitrat-Lösung (0,1 mol · l^{-1}) entspricht 4,946 mg As_2O_3.

Vor Licht geschützt zu lagern.

Ammoniumcer(IV)-nitrat-Lösung (0,01 mol · l^{-1}) 3000200

100,0 ml Ammoniumcer(IV)-nitrat-Lösung (0,1 mol · l^{-1}) werden unter Kühlen mit 30 ml Schwefelsäure *R* versetzt und mit Wasser *R* zu 1000,0 ml verdünnt.

Ammoniumcer(IV)-sulfat-Lösung (0,1 mol · l^{-1}) 3000300

65,0 g Ammoniumcer(IV)-sulfat *R* werden in einer Mischung von 500 ml Wasser *R* und 30 ml Schwefelsäure *R* gelöst. Nach dem Abkühlen wird mit Wasser *R* zu 1000,0 ml verdünnt.

Einstellung: 80,0 mg Arsen(III)-oxid *RV* werden unter Erwärmen in 15 ml Natriumhydroxid-Lösung (0,2 mol · l^{-1}) gelöst. Die klare Lösung wird mit 50 ml verdünnter Schwefelsäure *R*, 0,15 ml einer Lösung von Osmium(VIII)-oxid *R* (2,5 g · l^{-1}) in verdünnter Schwefelsäure *R* und 0,1 ml Ferroin-Lösung *R* versetzt. Die Lösung wird mit der Ammoniumcer(IV)-sulfat-Lösung bis zum Verschwinden der Rotfärbung titriert. Gegen Ende der Titration ist langsam zu titrieren.

1 ml Ammoniumcer(IV)-sulfat-Lösung (0,1 mol · l^{-1}) entspricht 4,946 mg As_2O_3.

Ammoniumcer(IV)-sulfat-Lösung (0,01 mol · l^{-1}) 3000400

100,0 ml Ammoniumcer(IV)-sulfat-Lösung (0,1 mol · l^{-1}) werden unter Kühlen mit 30 ml Schwefelsäure *R* versetzt und mit Wasser *R* zu 1000,0 ml verdünnt.

Ammoniumeisen(III)-sulfat-Lösung (0,1 mol · l^{-1}) 3001300

50,0 g Ammoniumeisen(III)-sulfat *R* werden in einer Mischung von 6 ml Schwefelsäure *R* und 300 ml Wasser *R* gelöst. Die Lösung wird mit Wasser *R* zu 1000,0 ml verdünnt.

Einstellung: 25,0 ml Ammoniumeisen(III)-sulfat-Lösung werden mit 3 ml Salzsäure *R* und 2 g Kaliumiodid *R* versetzt. Nach 10 min langem Stehenlassen wird unter Zusatz von 1 ml Stärke-Lösung *R* mit Natriumthiosulfat-Lösung (0,1 mol · l^{-1}) titriert.

1 ml Natriumthiosulfat-Lösung (0,1 mol · l^{-1}) entspricht 48,22 mg $FeNH_4(SO_4)_2 \cdot 12\ H_2O$.

Ammoniumthiocyanat-Lösung (0,1 mol · l^{-1}) 3000500

7,612 g Ammoniumthiocyanat *R* werden in Wasser *R* zu 1000,0 ml gelöst.

Einstellung: 20,0 ml Silbernitrat-Lösung (0,1 mol · l^{-1}) werden mit 25 ml Wasser *R* und 2 ml verdünnter Salpetersäure *R* versetzt und nach Zusatz von 2 ml Ammoniumeisen(III)-sulfat-Lösung *R* 2 mit der Ammoniumthiocyanat-Lösung bis zur rötlichgelben Färbung titriert.

Bariumchlorid-Lösung (0,1 mol · l^{-1}) 3000600

24,4 g Bariumchlorid *R* werden in Wasser *R* zu 1000,0 ml gelöst.

Einstellung: 10,0 ml der Bariumchlorid-Lösung werden mit 60 ml Wasser *R*, 3 ml konzentrierter Ammoniak-Lösung *R* und 0,5 bis 1 mg Phthaleinpurpur *R* versetzt. Die Lösung wird mit Natriumedetat-Lösung (0,1 mol · l^{-1}) titriert. Sobald die Lösung sich zu entfärben beginnt, werden 50 ml Ethanol 96 % *R* zugefügt. Die Titration wird bis zum Verschwinden der blauvioletten Färbung fortgesetzt.

Bariumperchlorat-Lösung (0,05 mol · l^{-1}) 3000700

15,8 g Bariumhydroxid *R* werden in einer Mischung von 75 ml Wasser *R* und 7,5 ml Perchlorsäure *R* gelöst. Die Lösung wird durch Zusatz von Perchlorsäure *R* auf einen *p*H-Wert von 3 eingestellt und, falls erforderlich, filtriert. Nach Zusatz von 150 ml Ethanol 96 % *R* wird mit Wasser *R* zu 250 ml und anschließend mit Puffer-Lösung *p*H 3,7 *R* zu 1000,0 ml verdünnt.

Einstellung: 5,0 ml Schwefelsäure (0,05 mol · l^{-1}) werden mit 5 ml Wasser *R*, 50 ml Puffer-Lösung *p*H 3,7 *R* und 0,5 ml Alizarin-S-Lösung *R* versetzt. Die Lösung wird mit der Bariumperchlorat-Lösung bis zur orangeroten Färbung titriert.

Der Faktor ist unmittelbar vor Gebrauch zu bestimmen.

Bariumperchlorat-Lösung (0,025 mol · l^{-1}) 3009600

500,0 ml Bariumperchlorat-Lösung (0,05 mol · l^{-1}) werden mit Pufferlösung *p*H 3,7 *R* zu 1000,0 ml verdünnt.

Benzethoniumchlorid-Lösung (0,004 mol · l^{-1}) 3000900

1,792 g Benzethoniumchlorid *R*, zuvor bei 100 bis 105 °C bis zur Massekonstanz getrocknet, werden in Wasser *R* zu 1000,0 ml gelöst.

Einstellung: Die Molarität der Lösung wird auf der Basis des Gehaltes an $C_{27}H_{42}ClNO_2$ in der getrockneten Substanz berechnet. Die Gehaltsbestimmung wird wie folgt durchgeführt: 0,350 g der getrockneten Substanz werden in 30 ml wasserfreier Essigsäure *R* gelöst. Nach Zusatz von 6 ml Quecksilber(II)-acetat-Lösung *R* wird die Titration mit Perchlorsäure (0,1 mol · l^{-1}) unter Verwendung von 0,05 ml Kristallviolett-Lösung *R* durchgeführt. Ein Blindversuch wird durchgeführt.

1 ml Perchlorsäure (0,1 mol · l^{-1}) entspricht 44,81 mg $C_{27}H_{42}ClNO_2$.

Blei(II)-nitrat-Lösung (0,1 mol · l^{-1}) 3003100

33 g Blei(II)-nitrat *R* werden in Wasser *R* zu 1000,0 ml gelöst.

Einstellung: 20,0 ml der Blei(II)-nitrat-Lösung werden mit 300 ml Wasser *R* versetzt. Die Bestimmung erfolgt wie unter „Komplexometrische Titrationen" (2.5.11) angegeben.

Bromid-Bromat-Lösung (0,0167 mol · l^{-1}) 3001000

2,7835 g Kaliumbromat *RV* und 13 g Kaliumbromid *R* werden in Wasser *R* zu 1000,0 ml gelöst.

Cer(IV)-sulfat-Lösung (0,1 mol · l^{-1}) 3001100

40,4 g Cer(IV)-sulfat *R* werden in einer Mischung von 500 ml Wasser *R* und 50 ml Schwefelsäure *R* gelöst. Nach dem Erkaltenlassen wird mit Wasser *R* zu 1000,0 ml verdünnt.
Einstellung: 25,0 ml der Cer(IV)-sulfat-Lösung werden nach Zusatz von 150 ml Wasser *R*, 2,0 g Kaliumiodid *R* und 1 ml Stärke-Lösung *R* sofort mit Natriumthiosulfat-Lösung (0,1 mol · l^{-1}) titriert.

Eisen(II)-sulfat-Lösung (0,1 mol · l^{-1}) 3001400

27,80 g Eisen(II)-sulfat *R* werden in 500 ml verdünnter Schwefelsäure *R* gelöst. Die Lösung wird mit Wasser *R* zu 1000,0 ml verdünnt.

Einstellung: 25,0 ml der Eisen(II)-sulfat-Lösung werden mit 3 ml Phosphorsäure 85 % *R* versetzt und sofort mit Kaliumpermanganat-Lösung (0,02 mol · l^{-1}) titriert.

Der Faktor ist unmittelbar vor Gebrauch zu bestimmen.

Essigsäure (0,1 mol · l^{-1}) 3008900

6,0 g Essigsäure 98 % *R* werden mit Wasser *R* zu 1000,0 ml verdünnt.

Einstellung: 25,0 ml Essigsäure werden nach Zusatz von 0,5 ml Phenolphthalein-Lösung *R* mit Natriumhydroxid-Lösung (0,1 mol · l^{-1}) titriert.

Iod-Lösung (0,5 mol · l^{-1}) 3009400

127 g Iod *R* und 200 g Kaliumiodid *R* werden in Wasser *R* zu 1000,0 ml gelöst.

Einstellung: 400,0 mg Arsen(III)-oxid *RV* werden in einer Mischung von 10 ml verdünnter Natriumhydroxid-Lösung *R* und 10 ml Wasser *R* gelöst. Anschließend werden 10 ml verdünnter Salzsäure *R* und 3 g Natriumhydrogencarbonat *R* zugesetzt. Die Lösung wird mit der Iod-Lösung unter Zusatz von 1 ml Stärke-Lösung *R* titriert.

1 ml Iod-Lösung (0,5 mol · l^{-1}) entspricht 49,46 mg As_2O_3.

Vor Licht geschützt zu lagern.

Iod-Lösung (0,05 mol · l^{-1}) 3002700

12,7 g Iod *R* und 20 g Kaliumiodid *R* werden in Wasser *R* zu 1000,0 ml gelöst.

Einstellung: 80 mg Arsen(III)-oxid *RV* werden in einer Mischung von 10 ml verdünnter Natriumhydroxid-Lösung *R* und 10 ml Wasser *R* gelöst. Anschließend werden 10 ml verdünnter Salzsäure *R* und 3 g Natriumhydrogencarbonat *R* hinzugefügt. Die Lösung wird mit der Iod-Lösung unter Zusatz von 1 ml Stärke-Lösung *R* titriert.

1 ml Iod-Lösung (0,05 mol · l^{-1}) entspricht 4,946 mg As_2O_3.

Vor Licht geschützt zu lagern.

Iod-Lösung (0,01 mol · l^{-1}) 3002900

20,0 ml Iod-Lösung (0,05 mol · l^{-1}) werden mit 0,3 g Kaliumiodid *R* versetzt und mit Wasser *R* zu 100,0 ml verdünnt.

Kaliumbromat-Lösung (0,0333 mol · l^{-1}) 3004200

5,5670 g Kaliumbromat *RV* werden in Wasser *R* zu 1000,0 ml gelöst.

Kaliumbromat-Lösung (0,02 mol · l^{-1}) 3004300

3,340 g Kaliumbromat *RV* werden in Wasser *R* zu 1000,0 ml gelöst.

Kaliumdichromat-Lösung (0,0167 mol · l^{-1}) 3004600

4,90 g Kaliumdichromat *R* werden in Wasser *R* zu 1000,0 ml gelöst.

Einstellung: 20,0 ml der Kaliumdichromat-Lösung werden mit 1 g Kaliumiodid *R* und 7 ml verdünnter Salzsäure *R* versetzt. Nach Verdünnen mit 250 ml Wasser *R* wird unter Zusatz von 3 ml Stärke-Lösung *R* mit Natriumthiosulfat-Lösung (0,1 mol · l^{-1}) bis zum Farbumschlag von Blau nach Hellgrün titriert.

Kaliumhydrogenphthalat-Lösung (0,1 mol · l^{-1}) 3004700

In einem Meßkolben, der etwa 800 ml wasserfreie Essigsäure *R* enthält, werden 20,42 g Kaliumhydrogenphthalat *RV* gelöst. Vor Feuchtigkeit geschützt wird im Wasserbad bis zur vollständigen Lösung erhitzt. Anschließend wird auf 20 °C abgekühlt und mit wasserfreier Essigsäure *R* zu 1000,0 ml verdünnt.

Kaliumhydroxid-Lösung (1 mol · l^{-1}) 3009100

60 g Kaliumhydroxid *R* werden in kohlendioxidfreiem Wasser zu 1000,0 ml gelöst.

Einstellung: 20,0 ml der Kaliumhydroxid-Lösung werden nach Zusatz von 0,5 ml Phenolphthalein-Lösung *R* mit Salzsäure (1 mol · l^{-1}) titriert.

Kaliumhydroxid-Lösung (0,1 mol · l^{-1}) 3004800

6 g Kaliumhydroxid *R* werden in kohlendioxidfreiem Wasser *R* zu 1000,0 ml gelöst.

Einstellung: 20,0 ml der Kaliumhydroxid-Lösung werden nach Zusatz von 0,5 ml Phenolphthalein-Lösung *R* mit Salzsäure (0,1 mol · l^{-1}) titriert.

Kaliumhydroxid-Lösung (0,5 mol · l^{-1}), ethanolische 3005000

3 g Kaliumhydroxid *R* werden in 5 ml Wasser *R* gelöst. Die Lösung wird mit aldehydfreiem Ethanol 96 % *R* zu 100,0 ml verdünnt.

Einstellung: 20,0 ml der ethanolischen Kaliumhydroxid-Lösung werden nach Zusatz von 0,5 ml Phenolphthalein-Lösung *R* mit Salzsäure (0,5 mol · l^{-1}) titriert.

Kaliumhydroxid-Lösung (0,1 mol · l^{-1}), ethanolische 3005100

20,0 ml ethanolische Kaliumhydroxid-Lösung (0,5 mol · l^{-1}) werden mit aldehydfreiem Ethanol 96 % *R* zu 100,0 ml verdünnt.

Kaliumhydroxid-Lösung (0,01 mol · l^{-1}), ethanolische 3009000

2,0 ml ethanolische Kaliumhydroxid-Lösung (0,5 mol · l^{-1}) werden mit aldehydfreiem Ethanol 96 % *R* zu 100,0 ml verdünnt.

Kaliumhydroxid-Lösung (0,5 mol · l^{-1}) in Ethanol 60 % 3004900

3 g Kaliumhydroxid *R* werden in aldehydfreiem Ethanol 60 % *R* zu 100,0 ml gelöst.

Einstellung: 20,0 ml der ethanolischen Kaliumhydroxid-Lösung werden nach Zusatz von 0,5 ml Phenolphthalein-Lösung *R* mit Salzsäure (0,5 mol · l^{-1}) titriert.

Kaliumiodat-Lösung (0,05 mol · l^{-1}) 3005200

10,70 g Kaliumiodat *R* werden in Wasser *R* zu 1000,0 ml gelöst.

Einstellung: 25,0 ml der Kaliumiodat-Lösung werden mit Wasser *R* zu 100,0 ml verdünnt. 20,0 ml der Lösung werden mit 2 g Kaliumiodid *R* und 10 ml verdünnter Schwefelsäure *R* versetzt. Die Mischung wird mit Natriumthiosulfat-Lösung (0,1 mol · l^{-1}) titriert. Gegen Ende der Titration wird 1 ml Stärke-Lösung *R* hinzugefügt.

Kaliumiodid-Lösung (0,001 mol · l^{-1}) 3009000

10,0 ml Kaliumiodid-Lösung *R* (166 g · l^{-1}) werden mit Wasser *R* zu 100,0 ml gelöst. 5 ml der Lösung werden mit Wasser *R* zu 500,0 ml verdünnt.

Kaliumpermanganat-Lösung (0,02 mol · l^{-1}) 3005300

3,2 g Kaliumpermanganat *R* werden in Wasser *R* zu 1000,0 ml gelöst. Die Lösung wird 1 h lang auf dem Wasserbad erwärmt und nach dem Abkühlen durch einen Glassintertiegel filtriert.

Einstellung: 20,0 ml der Kaliumpermanganat-Lösung werden mit 2 g Kaliumiodid *R* und 10 ml verdünnter Schwefelsäure *R* versetzt. Die Mischung wird mit Natriumthiosulfat-Lösung (0,1 mol · l^{-1}) titriert. Gegen Ende der Titration wird 1 ml Stärke-Lösung *R* hinzugefügt. Der Faktor ist unmittelbar vor Gebrauch zu bestimmen.

Vor Licht geschützt zu lagern.

Kupfer(II)-Ethylendiaminhydroxid-Lösung (1 mol · l^{-1}) 3008700

Das molare Verhältnis zwischen Ethylendiamin und Kupfer beträgt 2,00 ± 0,04.

Die Lösung ist im Handel erhältlich.

Kupfer(II)-sulfat-Lösung (0,02 mol · l^{-1}) 3001200

5,0 g Kupfer(II)-sulfat *R* werden in Wasser *R* zu 1000,0 ml gelöst.

Einstellung: 20,0 ml der Kupfer(II)-sulfat-Lösung werden mit 2 g Natriumacetat *R* und 0,1 ml Pyridylazonaphthol-Lösung *R* versetzt. Die Lösung wird mit Natriumedetat-Lösung (0,02 mol · l^{-1}) bis zum Farbumschlag von Blauviolett nach Smaragdgrün titriert. Gegen Ende der Titration ist langsam zu titrieren.

Lithiummethanolat-Lösung (0,1 mol · l^{-1}) 3003300

0,694 g Lithium *R* werden in 150 ml wasserfreiem Methanol *R* gelöst. Die Lösung wird mit Toluol *R* zu 1000,0 ml verdünnt.

Einstellung: 10 ml Dimethylformamid *R* werden unter Zusatz von 0,05 ml einer Lösung von Thymolblau *R* (3 g · l^{-1}) in Methanol *R* mit der Lithiummethanolat-Lösung bis zur reinen Blaufärbung titriert. 0,200 g Benzoesäure *RV* werden sofort dieser Lösung zugesetzt. Bis zur Lösung der Substanz wird umgeschüttelt und mit der Lithiummethanolat-Lösung bis zur erneuten reinen Blaufärbung titriert. Während der Titration ist die Lösung vor Kohlendioxid der Luft zu schützen. Der Faktor der Lithiummethanolat-Lösung wird aus dem Titrationsvolumen der zweiten Titration errechnet. Der Faktor ist unmittelbar vor Gebrauch zu bestimmen.

1 ml Lithiummethanolat-Lösung (0,1 mol · l^{-1}) entspricht 12,21 mg $C_7H_6O_2$.

Magnesiumchlorid-Lösung (0,1 mol · l^{-1}) 3003400

20,33 g Magnesiumchlorid *R* werden in Wasser *R* zu 1000,0 ml gelöst.

Einstellung: Die Bestimmung erfolgt wie unter „Komplexometrische Titrationen“ (2.5.11) angegeben.

Natriumarsenit-Lösung (0,1 mol · l^{-1}) 3005800

Eine 4,946 g As_2O_3 entsprechende Menge Arsen(III)-oxid *RV* wird in einer Mischung von 20 ml konzentrierter Natriumhydroxid-Lösung *R* und 20 ml Wasser *R* gelöst und mit Wasser *R* zu 400 ml verdünnt. Mit verdünnter Salzsäure *R* wird gegen Lackmuspapier *R* neutralisiert. Der Lösung werden 2 g Natriumhydrogencarbonat *R* hinzugefügt, und mit Wasser *R* wird zu 500,0 ml verdünnt.

Natriumedetat-Lösung (0,1 mol · l^{-1}) 3005900

37,5 g Natriumedetat *R* werden in 500 ml Wasser *R* gelöst; nach Zusatz von 100 ml Natriumhydroxid-Lösung (1 mol · l^{-1}) wird mit Wasser *R* zu 1000,0 ml verdünnt.

Einstellung: 0,120 g Zink *RV* werden in 4 ml Salzsäure *R* 1 unter Zusatz von 0,1 ml Bromwasser *R* gelöst. Die Lösung wird zur Entfernung des Bromüberschusses zum

Sieden erhitzt und bis zur schwach sauren oder neutralen Reaktion mit verdünnter Natriumhydroxid-Lösung *R* versetzt. Die Bestimmung erfolgt wie unter „Komplexometrische Titrationen" (2.5.11) angegeben.

1 ml Natriumedetat-Lösung (0,1 mol · l^{-1}) entspricht 6,54 mg Zn.

In Polyethylengefäßen zu lagern.

Natriumedetat-Lösung (0,02 mol · l^{-1}) 3006000

7,444 g Natriumedetat *R* werden in Wasser *R* zu 1000,0 ml gelöst.

Einstellung: 0,100 g Zink *RV* werden in 4 ml Salzsäure *R* 1 unter Zusatz von 0,1 ml Bromwasser *R* gelöst. Die Lösung wird bis zur Entfernung des Bromüberschusses zum Sieden erhitzt und mit Wasser *R* zu 100,0 ml verdünnt. 25,0 ml der Lösung werden in einem 500-ml-Erlenmeyerkolben mit Wasser *R* zu 200 ml verdünnt. Die Lösung wird mit etwa 50 mg Xylenolorange-Verreibung *R* und so viel Methenamin *R* versetzt, bis die Lösung violettrosa gefärbt ist. Nach Zusatz von weiteren 2 g Methenamin *R* wird mit der Natriumedetat-Lösung bis zum Farbumschlag von Violettrosa nach Gelb titriert.

1 ml Natriumedetat-Lösung (0,02 mol · l^{-1}) entspricht 1,308 mg Zn.

Natriumhydroxid-Lösung (1 mol · l^{-1}) 3006300

42 g Natriumhydroxid *R* werden in kohlendioxidfreiem Wasser *R* zu 1000,0 ml gelöst.

Einstellung: 20,0 ml der Natriumhydroxid-Lösung werden unter Verwendung des bei der entsprechenden Titration angegebenen Indikators mit Salzsäure (1 mol · l^{-1}) titriert.

Wird eine carbonatfreie Natriumhydroxid-Lösung vorgeschrieben, ist diese wie folgt herzustellen:

Natriumhydroxid *R* ist in soviel Wasser *R* zu lösen, daß eine Konzentration von 400 bis 600 g · l^{-1} erhalten wird. Nach dem Absetzenlassen wird die klare, überstehende Flüssigkeit abgegossen, wobei der Zutritt von Kohlendioxid zu vermeiden ist. Diese Lösung wird mit kohlendioxidfreiem Wasser *R* auf die erforderliche Normalität verdünnt. Die Lösung muß der folgenden Prüfung entsprechen:

20,0 ml Salzsäure derselben molaren Konzentration werden unter Zusatz von 0,5 ml Phenolphthalein-Lösung *R* mit der Natriumhydroxid-Lösung titriert. Ist der Umschlagspunkt erreicht, wird die eben benötigte Menge Salzsäure bis zur Entfärbung hinzugegeben und die Lösung durch Erhitzen auf 20 ml eingeengt. Während des Siedens wird gerade so viel Säure hinzugegeben, daß die rosa gefärbte Lösung entfärbt wird; beim weiteren Kochen darf die Rosafärbung nicht wieder auftreten. 0,1 ml Salzsäure dürfen höchstens verbraucht werden.

Natriumhydroxid-Lösung (0,1 mol · l^{-1}) 3006600

100,0 ml Natriumhydroxid-Lösung (1 mol · l^{-1}) werden mit kohlendioxidfreiem Wasser *R* zu 1000,0 ml verdünnt.

Einstellung: Die Einstellung erfolgt wie unter „Natriumhydroxid-Lösung (1 mol · l^{-1})" unter Verwendung von Salzsäure (0,1 mol · l^{-1}).

Natriumhydroxid-Lösung (0,1 mol · l^{-1}), ethanolische 3007000

250 ml wasserfreies Ethanol *R* werden mit 3,3 g konzentrierter Natriumhydroxid-Lösung *R* versetzt.

Einstellung: 0,200 g Benzoesäure *RV* werden in einer Mischung von 10 ml Ethanol 96 % *R* und 2 ml Wasser *R* gelöst. Die Lösung wird unter Zusatz von 0,2 ml Thymolphthalein-Lösung *R* mit der ethanolischen Natriumhydroxid-Lösung titriert. Der Faktor ist unmittelbar vor Gebrauch zu bestimmen.

1 ml ethanolische Natriumhydroxid-Lösung (0,1 mol · l^{-1}) entspricht 12,21 mg $C_7H_6O_2$.

Natriummethanolat-Lösung (0,1 mol · l^{-1}) 3007100

In einer Eis-Wasser-Mischung werden 175 ml wasserfreies Methanol *R* gekühlt und in kleinen Anteilen mit etwa 2,5 g frisch geschnittenem Natrium *R* versetzt. Nach dem Auflösen des Metalls wird mit Toluol *R* zu 1000,0 ml verdünnt.

Einstellung: 10 ml Dimethylformamid *R* werden unter Zusatz von 0,05 ml einer Lösung von Thymolblau *R* (3 g · l^{-1}) in Methanol *R* mit der Natriummethanolat-Lösung bis zur reinen Blaufärbung titriert. 0,200 g Benzoesäure *RV* werden sofort dieser Lösung zugesetzt. Bis zum Lösen der Substanz wird umgeschüttelt und mit der Natriummethanolat-Lösung bis zur erneuten reinen Blaufärbung titriert. Während der Titration ist die Lösung vor Kohlendioxid der Luft zu schützen. Der Faktor der Natriummethanolat-Lösung wird aus dem Titrationsvolumen der zweiten Titration errechnet. Der Faktor ist unmittelbar vor Gebrauch zu bestimmen.

1 ml Natriummethanolat-Lösung (0,1 mol · l^{-1}) entspricht 12,21 mg $C_7H_6O_2$.

Natriumnitrit-Lösung (0,1 mol · l^{-1}) 3007200

7,5 g Natriumnitrit *R* werden in Wasser *R* zu 1000,0 ml gelöst.

Einstellung: 0,300 g Sulfanilsäure *RV* werden in 50 ml verdünnter Salzsäure *R* gelöst. Unter Verwendung der Natriumnitrit-Lösung wird die Bestimmung nach „Stickstoff in primären aromatischen Aminen" (2.5.8) mit elektrometrischer Endpunktsanzeige durchgeführt. Der Faktor ist unmittelbar vor Gebrauch zu bestimmen.

1 ml Natriumnitrit-Lösung (0,1 mol · l^{-1}) entspricht 17,32 mg $C_6H_7NO_3S$.

Natriumperiodat-Lösung (0,1 mol · l^{-1}) 3009500

21,4 g Natriumperiodat *R* werden in etwa 500 ml Wasser *R* gelöst. Die Lösung wird mit Wasser *R* zu 1000,0 ml verdünnt.

Einstellung: 20,0 ml Natriumperiodat-Lösung werden in einen Kolben mit Schliffstopfen mit 5 ml Perchlorsäure *R* versetzt. Der Kolben wird verschlossen und geschüttelt. Die Lösung wird mit einer gesättigten Lösung von Natriumhydrogencarbonat *R* auf einen *p*H-Wert (2.2.3) von 6,4 eingestellt. Nach Zusatz von 10 ml Kaliumiodid-Lösung *R* wird der Kolben verschlossen, geschüttelt und 2 min lang stehengelassen. Die Mischung wird mit Natriumarsenit-Lösung (0,025 mol · l^{-1}) titriert, bis die Gelbfärbung fast verschwunden ist. Nach Zusatz

Reagenzien

von 2 ml Stärke-Lösung *R* wird langsam bis zur vollständigen Entfärbung titriert.

Natriumthiosulfat-Lösung (0,1 mol · l^{-1}) 3007300

25 g Natriumthiosulfat *R* und 0,2 g Natriumcarbonat *R* werden in kohlendioxidfreiem Wasser *R* zu 1000,0 ml gelöst.

Einstellung: 10,0 ml Kaliumbromat-Lösung (0,033 mol · l^{-1}) werden mit 40 ml Wasser *R*, 10 ml Kaliumiodid-Lösung *R* sowie 5 ml Salzsäure *R* 1 versetzt und mit der Natriumthiosulfat-Lösung titriert. Gegen Ende der Titration wird 1 ml Stärke-Lösung *R* hinzugefügt.

Perchlorsäure (0,1 mol · l^{-1}) 3003900

8,5 ml Perchlorsäure *R* werden in einem Meßkolben mit etwa 900 ml Essigsäure 98 % *R* gemischt. Nach Zusatz von 30 ml Acetanhydrid *R* wird mit Essigsäure 98 % *R* zu 1000,0 ml verdünnt und gemischt. Nach 24 h wird der Wassergehalt der Lösung nach der Karl-Fischer-Methode (2.5.12) ohne Verwendung von Methanol bestimmt.

Falls erforderlich wird der Wassergehalt auf 0,1 bis 0,2 Prozent eingestellt, entweder durch Zusatz von Acetanhydrid *R* oder von Wasser *R*.

Die Lösung darf erst 24 h nach Herstellung eingestellt werden.

Einstellung: 0,350 g Kaliumhydrogenphthalat *RV* werden in 50 ml wasserfreier Essigsäure *R*, falls erforderlich unter Erwärmen, gelöst. Die Lösung wird nach dem Abkühlen unter Luftausschluß mit der Perchlorsäure-Lösung unter Zusatz von 0,05 ml Kristallviolett-Lösung *R* titriert.

Die Temperatur der Perchlorsäure bei der Einstellung ist zu vermerken. Wenn die Temperatur, bei der die Gehaltsbestimmung durchgeführt wird, und die Temperatur, bei der die Perchlorsäure eingestellt wurde, voneinander abweichen, errechnet sich das korrigierte Volumen der Perchlorsäure wie folgt:

$$V_c = V[1 + (t_1 - t_2)\ 0{,}0011]$$

t_1 = Temperatur bei der Einstellung der Lösung
t_2 = Temperatur bei der Bestimmung
V_c = korrigiertes Volumen
V = Titrationsvolumen.

1 ml Perchlorsäure (0,1 mol · l^{-1}) entspricht 20,42 mg $C_8H_5KO_4$.

Perchlorsäure (0,05 mol · l^{-1}) 3004000

50,0 ml Perchlorsäure (0,1 mol · l^{-1}) werden mit wasserfreier Essigsäure *R* zu 100,0 ml verdünnt.

Quecksilber(II)-nitrat-Lösung (0,02 mol · l^{-1}) 3003500

6,85 g Quecksilber(II)-nitrat *R* werden in 20 ml Salpetersäure (1 mol · l^{-1}) gelöst. Die Lösung wird mit Wasser *R* zu 1000,0 ml verdünnt.

Einstellung: 15,0 mg Natriumchlorid *RV* werden in 50 ml Wasser *R* gelöst. Diese Lösung wird mit der Quecksilber(II)-nitrat-Lösung titriert. Der Endpunkt wird mit Hilfe der Potentiometrie (2.2.20) bestimmt, wobei eine Quecksilber(I)-sulfat-Elektrode als Bezugselektrode und eine Platin- oder Quecksilber-Elektrode als Meßelektrode verwendet werden.

1 ml Quecksilber(II)-nitrat-Lösung (0,02 mol · l^{-1}) entspricht 2,338 mg NaCl.

Salpetersäure (1 mol · l^{-1}) 3003600

96,6 g Salpetersäure *R* werden mit Wasser *R* zu 1000,0 ml verdünnt.

Einstellung: 2,000 g Natriumcarbonat *RV* werden in 50 ml Wasser *R* gelöst. Nach Zusatz von 0,1 ml Methylorange-Lösung *R* wird mit der Salpetersäure bis zur beginnenden Farbänderung nach Rötlichgelb titriert, 2 min lang zum Sieden erhitzt und nach dem Abkühlen die wieder gelb gefärbte Lösung bis zum erneuten Farbumschlag nach Rötlichgelb titriert.

1 ml Salpetersäure (1 mol · l^{-1}) entspricht 53,00 mg Na_2CO_3.

Salzsäure (6 mol · l^{-1}) 3001500

618,0 g Salzsäure *R* werden mit Wasser *R* zu 1000,0 ml verdünnt.

Salzsäure (3 mol · l^{-1}) 3001600

309,0 g Salzsäure *R* werden mit Wasser *R* zu 1000,0 ml verdünnt.

Salzsäure (2 mol · l^{-1}) 3001700

206,0 g Salzsäure *R* werden mit Wasser *R* zu 1000,0 ml verdünnt.

Salzsäure (1 mol · l^{-1}) 3001800

103,0 g Salzsäure *R* werden mit Wasser *R* zu 1000,0 ml verdünnt.

Einstellung: 1,000 g Natriumcarbonat *RV* wird in 50 ml Wasser *R* gelöst. Nach Zusatz von 0,1 ml Methylorange-Lösung *R* wird mit der Salzsäure bis zur beginnenden Farbänderung nach Rötlichgelb titriert, 2 min lang zum Sieden erhitzt und nach dem Abkühlen die wieder gelb gefärbte Lösung bis zum Farbumschlag nach Rötlichgelb titriert.

1 ml Salzsäure (1 mol · l^{-1}) entspricht 53,00 mg Na_2CO_3.

Salzsäure (0,1 mol · l^{-1}) 3002100

100,0 ml Salzsäure (1 mol · l^{-1}) werden mit Wasser *R* zu 1000,0 ml verdünnt.

Einstellung: Die Einstellung erfolgt wie unter „Salzsäure (1 mol · l^{-1})“, unter Verwendung von 0,100 g Natriumcarbonat *RV*, gelöst in 20 ml Wasser *R*.

1 ml Salzsäure (0,1 mol · l^{-1}) entspricht 5,30 mg Na_2CO_3.

Salzsäure (0,1 mol · l^{-1}), ethanolische 3008800

9,0 ml Salzsäure *R* werden mit aldehydfreiem Ethanol 96 % *R* zu 1000,0 ml verdünnt.

Schwefelsäure (0,5 mol · l^{-1}) 3007800

28 ml Schwefelsäure *R* werden in Wasser *R* gelöst und mit Wasser *R* zu 1000,0 ml verdünnt.

Einstellung: 1,000 g Natriumcarbonat *RV* wird in 50 ml Wasser *R* gelöst. Nach Zusatz von 0,1 ml Methylorange-Lösung *R* wird mit der Schwefelsäure bis zur beginnenden Farbänderung nach Rötlichgelb titriert, 2 min lang zum Sieden erhitzt und nach dem Abkühlen die wieder gelb gefärbte Lösung bis zum Farbumschlag nach Rötlichgelb titriert.

1 ml Schwefelsäure (0,5 mol · l^{-1}) entspricht 53,00 mg Na_2CO_3.

Schwefelsäure (0,05 mol · l^{-1}) 3008000

100,0 ml Schwefelsäure (0,5 mol · l^{-1}) werden mit Wasser *R* zu 1000,0 ml verdünnt.

Einstellung: Die Einstellung erfolgt wie unter „Schwefelsäure (0,5 mol · l^{-1})", unter Verwendung von 0,100 g Natriumcarbonat *RV*, gelöst in 20 ml Wasser *R*.

1 ml Schwefelsäure (0,05 mol · l^{-1}) entspricht 5,30 mg Na_2CO_3.

Silbernitrat-Lösung (0,1 mol · l^{-1}) 3005600

17,0 g Silbernitrat *R* werden in Wasser *R* zu 1000,0 ml gelöst.

Einstellung: 0,100 g Natriumchlorid *RV* werden in 30 ml Wasser *R* gelöst. Die Lösung wird mit der Silbernitrat-Lösung titriert. Der Endpunkt wird mit Hilfe der Potentiometrie (2.2.20) bestimmt.

1 ml Silbernitrat-Lösung (0,1 mol · l^{-1}) entspricht 5,844 mg NaCl.

Vor Licht geschützt zu lagern.

Silbernitrat-Lösung (0,001 mol · l^{-1}) 3009100

5,0 ml Silbernitrat-Lösung (0,1 mol · l^{-1}) werden mit Wasser *R* zu 500,0 ml verdünnt.

Tetrabutylammoniumhydroxid-Lösung (0,1 mol · l^{-1}) 3008300

40 g Tetrabutylammoniumiodid *R* werden in 90 ml wasserfreiem Methanol *R* gelöst. Nach Zusatz von 20 g fein pulverisiertem Silberoxid *R* wird 1 h lang kräftig geschüttelt. Einige Milliliter der Mischung werden zentrifugiert; die Identitätsprüfung auf Iodid wird mit der überstehenden Flüssigkeit durchgeführt. Fällt die Reaktion positiv aus, werden weitere 2 g Silberoxid *R* der Mischung zugesetzt und diese 30 min lang geschüttelt. Dieser Vorgang wird so lange wiederholt, bis die überstehende Flüssigkeit keine Reaktion auf Iodid mehr gibt. Die Mischung wird über einen engporigen Glassintertiegel filtriert und das Gefäß und Filter 3mal mit je 50 ml Toluol *R* gespült. Die Waschflüssigkeiten werden mit dem Filtrat vereinigt und mit Toluol *R* zu 1000,0 ml verdünnt. In die Lösung wird 5 min lang kohlendioxidfreier Stickstoff eingeleitet.

Einstellung: 10 ml Dimethylformamid *R* werden unter Zusatz von 0,05 ml einer Lösung von Thymolblau *R* (3 g · l^{-1}) in Methanol *R* mit der Tetrabutylammoniumhydroxid-Lösung bis zur reinen Blaufärbung titriert. 0,200 g Benzoesäure *RV* werden sofort dieser Lösung zugesetzt. Bis zum Lösen der Substanz wird umgeschüttelt und mit der Tetrabutylammoniumhydroxid-Lösung bis zur erneuten reinen Blaufärbung titriert. Während der Titration ist die Lösung vor Kohlendioxid der Luft zu schützen. Der Faktor der Lösung wird aus dem Titrationsvolumen der zweiten Titration errechnet. Der Faktor ist unmittelbar vor Gebrauch zu bestimmen.

1 ml Tetrabutylammoniumhydroxid-Lösung (0,1 mol · l^{-1}) entspricht 12,21 mg $C_7H_6O_2$.

Tetrabutylammoniumhydroxid-Lösung (0,1 mol · l^{-1}) in 2-Propanol 3008400

Die Herstellung der Lösung und ihre Einstellung erfolgt wie für Tetrabutylammoniumhydroxid-Lösung (0,1 mol · l^{-1}) angegeben; anstelle von Toluol *R* wird 2-Propanol *R* als Lösungsmittel verwendet.

Zinkchlorid-Lösung (0,05 mol · l^{-1}) 3008500

6,82 g Zinkchlorid *R* werden, unter geeigneten Vorsichtsmaßnahmen gewogen, in Wasser *R* gelöst. Falls erforderlich wird die Lösung tropfenweise mit verdünnter Salzsäure *R* bis zum Verschwinden der Trübung versetzt. Die Lösung wird mit Wasser *R* zu 1000,0 ml verdünnt.

Einstellung: 20,0 ml der Zinkchlorid-Lösung werden mit 5 ml verdünnter Essigsäure *R* versetzt. Die Bestimmung erfolgt wie unter „Komplexometrische Titrationen" (2.5.11) angegeben.

Zinksulfat-Lösung (0,1 mol · l^{-1}) 3008600

29 g Zinksulfat *R* werden in Wasser *R* zu 1000,0 ml gelöst.

Einstellung: 20,0 ml der Zinksulfat-Lösung werden mit 5 ml verdünnter Essigsäure *R* versetzt. Die Bestimmung erfolgt wie unter „Komplexometrische Titrationen" (2.5.11) angegeben.

4.3 Chemische Referenzsubstanzen (CRS), Biologische Referenzsubstanzen (BRS), Referenzspektren

Die Referenzsubstanzen und -spektren können beim *Technischen Sekretariat, Europäische Arzneibuch-Kommission, Europarat, Postfach 907, F-67029 Strasbourg CEDEX 1* bezogen werden.

Acebutololhydrochlorid *CRS*
Aceclofenac *CRS*
Acenocumarol *CRS*
Acesulfam-Kalium *CRS*
Acesulfam-Kalium-Verunreinigung B *CRS*
Acetazolamid *CRS*
Acetylcholinchlorid *CRS*
N-Acetyl-cys[1]-calcitonin *CRS*
Acetylcystein *CRS*
Acetylcystein-Verunreinigung C *CRS*
Acetylcystein-Verunreinigung D *CRS*
Acetylsalicylsäure *CRS*
N-Acetyltryptophan *CRS*
N-Acetyltyrosin *CRS*
Aciclovir *CRS*
Aciclovir-Verunreinigung A *CRS*
Acitretin *CRS*
Adenin *CRS*
Adenosin *CRS*
Alanin *CRS*
Albendazol *CRS*
Albuminlösung vom Menschen zur Eignungsprüfung *BRS*
Albuminlösung vom Menschen zur Elektrophorese *BRS*
Alcuroniumchlorid *CRS*
Alfacalcidol *CRS*
Alfacalcidol-Referenzspektrum der Ph. Eur.
Alfadex *CRS*
Alfentanilhydrochlorid-Referenzspektrum der Ph. Eur.
Alfuzosinhydrochlorid *CRS*
Alfuzosin-Verunreinigung A *CRS*
Allantoin *CRS*
Allopurinol *CRS*
Allopurinol-Verunreinigung A *CRS*
Allopurinol-Verunreinigung B *CRS*
Allopurinol-Verunreinigung C *CRS*
Allopurinol-Verunreinigung D *CRS*
Allopurinol-Verunreinigung E *CRS*
N-Allylstrychninbromid *CRS*
Alprazolam *CRS*
Alprenololbenzoat *CRS*
Alprenololhydrochlorid
Alprostadil *CRS*
Alteplase *CRS*
Amantadinhydrochlorid *CRS*
Ambroxolhydrochlorid *CRS*
Amfetaminsulfat-Referenzspektrum der Ph. Eur.
Amidotrizoesäure-Dihydrat *CRS*
Amikacin *CRS*
Amikacin-Verunreinigung A *CRS*
Amikacinsulfat *CRS*
Amiloridhydrochlorid *CRS*
Amiloridhydrochlorid-Verunreinigung A *CRS*
Aminocapronsäure *CRS*
7-Aminodesacetoxycefalosporansäure *CRS*
Aminoglutethimid *CRS*
Aminoglutethimid-Verunreinigung A *CRS*
Aminoglutethimid-Verunreinigung D *CRS*
5-Aminopyrazol-4-carboxamidhydrogensulfat *CRS*
5-Amino-2,4,6-triiod-*N*-methylisophthalamidsäure *CRS* (Iotalaminsäure-Verunreinigung A *CRS*)
Amiodaronhydrochlorid *CRS*
Amisulprid *CRS*
Amisulprid-Verunreinigung A *CRS*
Amisulprid-Verunreinigung B *CRS*
Amitriptylinhydrochlorid-Referenzspektrum der Ph. Eur.
Amlodipinbesilat *CRS*
Amlodipin-Verunreinigung C *CRS*
Amlodipin-Verunreinigung D *CRS*
Amobarbital *CRS*
Amobarbital-Natrium *CRS*
Amoxicillin-Natrium *CRS*
Amoxicillin-Trihydrat *CRS*
Amphotericin B *CRS*
Ampicillin, wasserfreies *CRS*
Ampicillin-Natrium *CRS*
Ampicillin-Trihydrat *CRS*
Anhydrotetracyclinhydrochlorid *CRS*
4-*epi*-Anhydrotetracyclinhydrochlorid *CRS*
Antazolinhydrochlorid *CRS*
α-Apooxytetracyclin *CRS*
β-Apooxytetracyclin *CRS*
Aprotinin-Lösung *BRS*
L-Arabinitol *CRS*
Arginin *CRS*
Argininhydrochlorid *CRS*
Ascorbinsäure *CRS*
Aspartam *CRS*
Aspartam-Verunreinigung A *CRS*
Aspartinsäure *CRS*
Astemizol *CRS*
Atenolol *CRS*
Atenolol zur Eignungsprüfung *CRS*
Atropinsulfat *CRS*
Azathioprin *CRS*

Bacampicillinhydrochlorid *CRS*
Bacitracin-Zink *CRS*
Baclofen *CRS*
Baclofen-Verunreinigung A *CRS*
Bambuterolhydrochlorid *CRS*
Barbital *CRS*
Beclometasondipropionat *CRS*
Beclometason-17-propionat *CRS*
Beclometason-21-propionat *CRS*
Bendroflumethiazid *CRS*
Benperidol *CRS*

Benserazidhydrochlorid *CRS*
Benserazid-Verunreinigung A *CRS*
Benzaron *CRS*
Benzbromaron-Referenzspektrum der Ph. Eur.
Benzethoniumchlorid *CRS*
Benzocain *CRS*
S-Benzoylmercaptoacetyltriglycin *CRS*
Benzoylperoxid-Referenzspektrum der Ph. Eur.
Benzylbenzoat-Referenzspektrum der Ph. Eur.
Benzylpenicillin-Benzathin *CRS*
Benzylpenicillin-Kalium *CRS*
Benzylpenicillin-Natrium *CRS*
Benzylpenicillin-Procain *CRS*
Betadex *CRS*
Betahistindimesilat *CRS*
Betamethason *CRS*
Betamethasonacetat *CRS*
Betamethasondihydrogenphosphat-Dinatrium *CRS*
Betamethasondipropionat *CRS*
Betamethason-17-valerat *CRS*
Betamethason-21-valerat *CRS*
Betanidinsulfat *CRS*
Betaxololhydrochlorid *CRS*
Betaxolol-Verunreinigung A *CRS*
Bezafibrat *CRS*
Bifonazol *CRS*
Biotin *CRS*
Biperidenhydrochlorid *CRS*
Biperiden-Verunreinigung A *CRS*
4-[(*RS*)-(Biphenyl-4-yl)phenylmethyl]-4*H*-imidazol=trifluoracetat *CRS*
1,3-Bis(2-acetyl-3-hydroxyphenoxy)-2-propanol *CRS*
Bisacodyl *CRS*
2,2′-Bis(octadecyloxy)-5,5′-spirobi[1,3,2-dioxaphos=phinan] *CRS*
(Kunststoffadditiv 14 *CRS*)
Bleomycinsulfat *CRS*
Blutgerinnungsfaktor-VIII-Konzentrat vom Menschen *BRS*
Bromazepam *CRS*
Bromhexinhydrochlorid *CRS*
Bromocriptinmesilat *CRS*
Bromocriptin-Verunreinigung A *CRS*
Bromocriptin-Verunreinigung B *CRS*
Bromperidol *CRS*
Bromperidoldecanoat *CRS*
Brompheniraminhydrogenmaleat *CRS*
Brucella melitensis, Stamm Rev. 1 *BRS*
Budesonid *CRS*
Bufexamac *CRS*
Buflomedilhydrochlorid *CRS*
Buflomedil-Verunreinigung B *CRS*
Bumetamid *CRS*
Bupivacainhydrochlorid *CRS*
Buprenorphin-Referenzspektrum der Ph. Eur.
Buprenorphinhydrochlorid-Referenzspektrum der Ph. Eur.
Buserelin *CRS*
D-His-Buserelin *CRS*
Buserelin-Referenzspektrum der Ph. Eur.
Busulfan *CRS*
Butobarbital *CRS*
Butylhydroxyanisol *CRS*
Butyl-4-hydroxybenzoat *CRS*
Butylhydroxytoluol *CRS*
(Kunststoffadditiv 07 *CRS*)
2-(4-Butylphenyl)propansäure *CRS*
Butylscopolaminiumbromid *CRS*

Calcifediol *CRS*
Calcifediol-Referenzspektrum der Ph. Eur.
Calcitonin vom Lachs *CRS*
Calcitriol *CRS*
Calcitriol-Referenzspektrum der Ph. Eur.
Calciumascorbat-Referenzspektrum der Ph. Eur.
Calciumfolinat *CRS*
Calciumglucoheptonat *CRS*
Calciumgluconat *CRS*
Calciumlävulinat-Dihydrat *CRS*
Calciumoxalat-Monohydrat *CRS*
Calciumpanthothenat *CRS*
Campher, racemischer *CRS*
Canrenon *CRS*
Caprylsäure *CRS*
Captopril *CRS*
Carbamazepin *CRS*
Carbamazepin-Verunreinigung A *CRS*
Carbasalat-Calcium-Referenzspektrum der Ph. Eur.
Carbenicillin-Dinatrium *CRS*
Carbidopa *CRS*
Carbimazol *CRS*
Carbocistein *CRS*
Carboplatin-Referenzspektrum der Ph. Eur.
Carmustin-Referenzspektrum der Ph. Eur.
Carmustin-Verunreinigung A *CRS*
Casein *BRS*
Cefaclor *CRS*
Δ^3-Cefaclor *CRS*
Cefadroxil *CRS*
Cefaelindihydrochlorid *CRS*
Cefalexin *CRS*
Cefaloridin (α-Form) *CRS*
Cefaloridin (δ-Form) *CRS*
Cefalotin-Natrium *CRS*
Cefamandolnafat *CRS*
Cefatrizin-Propylenglycol *CRS*
Cefatrizin-Verunreinigung A *CRS*
Cefazolin *CRS*
Cefixim *CRS*
Cefoperazon-Dihydrat *CRS*
Cefoperazon-Natrium-Referenzspektrum der Ph. Eur.
Cefotaxim-Natrium *CRS*
Cefoxitin-Natrium *CRS*
Cefradin *CRS*
Ceftazidim *CRS*
Ceftazidim-Verunreinigung A *CRS*
Ceftriaxon-Natrium *CRS* (*früher* Ceftriaxon-Dinatrium *CRS*)
Ceftriaxon-Verunreinigung A *CRS*
Cefuroximaxetil *CRS*
Cefuroxim-Natrium *CRS*
Celluloseacetat-Referenzspektrum der Ph. Eur.
Celluloseacetatbutyrat-Referenzspektrum der Ph. Eur.
Celluloseacetatphthalat-Referenzspektrum der Ph. Eur.
Cetirizin-Verunreinigung A *CRS*
Cetirizindihydrocholorid *CRS*
Cetylalkohol *CRS*
Cetylpyridiniumchlorid *CRS*
Cetylstearylisononanoat-Referenzspektrum der Ph. Eur.

Reagenzien

Chenodeoxycholsäure *CRS*
Chinidinsulfat *CRS*
Chininsulfat *CRS*
Chlorambucil *CRS*
Chloramphenicol *CRS*
Chloramphenicolbis(hydrogensuccinat)-Dinatrium *CRS*
Chloramphenicoldipalmitat *CRS*
Chloramphenicolhydrogensuccinat-Natrium *CRS*
Chloramphenicolpalmitat, isomeres *CRS*
Chlorcyclizinhydrochlorid *CRS*
2-Chlor-2-desoxy-D-glucose *CRS*
Chlordiazepoxid *CRS*
Chlordiazepoxidhydrochlorid *CRS*
Chlorhexidin *CRS*
Chlorhexidin zur Eignungsprüfung *CRS*
Chlorhexidindiacetat *CRS*
Chlorhexidindihydrochlorid *CRS*
Chlormethylnitroimidazol *CRS*
Chloroquinsulfat *CRS*
Chlorothiazid *CRS*
Chlorphenaminhydrogenmaleat *CRS*
Chlorpheniraminmaleat *CRS*
(2-Chlorphenyl)diphenylmethanol *CRS*
1-(4-Chlorphenyl)-1-phenylethanol *CRS* (Clemastinfumarat-Verunreinigung C)
Chlorpromazinhydrochlorid *CRS*
Chlorpropamid *CRS*
Chlorpropamid-Verunreinigung B *CRS*
Chlorprothixenhydrochlorid *CRS* (enthält 2,7 % (*m/m*) *E*-Isomer)
2-(4-Chlor-3-sulfamoylbenzoyl)benzoesäure *CRS*
Chlortalidon *CRS*
Chlortalidon-Verunreinigung B *CRS*
Chlortetracyclinhydrochlorid *CRS*
4-*epi*-Chlortetracyclinhydrochlorid *CRS*
Cholesterol *CRS*
Cholsäure *CRS*
Chymotrypsin *BRS*
Ciclopirox *CRS*
Ciclopirox-Olamin *CRS*
Ciclopirox-Verunreinigung A *CRS*
Ciclopirox-Verunreinigung B *CRS*
Ciclosporin *CRS*
Cilastatin-Natrium *CRS*
Cilazapril *CRS*
Cilazapril-Verunreinigung A *CRS*
Cilazapril-Verunreinigung D *CRS*
Cimetidin *CRS*
Cimetidinhydrochlorid *CRS*
Cinchocainhydrochlorid *CRS*
Cinnarizin *CRS*
Ciprofloxacin *CRS*
Ciprofloxacinhydrochlorid *CRS*
Ciprofloxacin-Verunreinigung A *CRS*
Ciprofloxacin-Verunreinigung B *CRS*
Ciprofloxacin-Verunreinigung C *CRS*
Ciprofloxacin-Verunreinigung D *CRS*
Cisaprid-Monohydrat *CRS*
Cisapridtartrat *CRS*
Cisplatin *CRS*
Citronensäure, wasserfreie *CRS*
Citronensäure-Monohydrat *CRS*
Clebopridmalat *CRS*
Clemastinfumarat *CRS*
Clemastinfumarat-Verunreinigung C *CRS* (1-(4-Chlorphenyl)-1-phenylethanol *CRS*)
Clenbuterolhydrochlorid *CRS*
Clenbuterol-Verunreinigung B *CRS*
Clindamycinhydrochlorid *CRS*
Clindamycinphosphat *CRS*
Clobetasonbutyrat *CRS*
Clofibrat *CRS*
Clomifencitrat *CRS*
Clomifencitrat zur Eignungsprüfung *CRS*
Clomipraminhydrochlorid *CRS*
Clonazepam *CRS*
Clonazepam-Verunreinigung A *CRS*
Clonazepam-Verunreinigung B *CRS*
Clonidinhydrochlorid *CRS*
Clotrimazol *CRS*
Cloxacillin-Natrium *CRS*
Clozapin *CRS*
Cocoylcaprylocaprat *CRS*
Codeinhydrochlorid-Dihydrat-Referenzspektrum der Ph. Eur.
Codein-Referenzspektrum der Ph. Eur.
Codergocrinmesilat *CRS*
Coffein *CRS*
Colchicin *CRS*
Colecalciferol *CRS*
Colecalciferol zur Eignungsprüfung *CRS*
Colistimethat-Natrium *CRS*
Colistinsulfat *CRS*
Copovidon-Referenzspektrum der Ph. Eur.
Corticotropin *CRS*
Cortisonacetat *CRS*
Crospovidon-Referenzspektrum der Ph. Eur.
Crotamiton *CRS*
Crotamiton-Verunreinigung A *CRS*
Cyanocobalamin *CRS*
Cyclizinhydrochlorid *CRS*
Cyclobarbital-Calcium *CRS*
Cyclobenzaprinhydrochlorid *CRS*
Cyclohexa-1,4-dienylglycin *CRS*
Cyclopentolathydrochlorid *CRS*
Cyclophosphamid *CRS*
Cyclosporin U *CRS*
Cyproheptadinhydrochlorid *CRS*
Cyproteronacetat *CRS*
Cysteinhydrochlorid-Monohydrat *CRS*
Cystin *CRS*
Cytarabin *CRS*

Dacuroniumbromid *CRS*
Dapson *CRS*
Daunorubicin-Aglykon *CRS*
Daunorubicinhydrochlorid *CRS*
Daunorubicinolhydrochlorid *CRS*
Deferoxaminmesilat *CRS*
7-Dehydrocholesterol *CRS*
Dehydrohexetidin *CRS*
Demeclocyclinhydrochlorid *CRS*
4-*epi*-Demeclocyclinhydrochlorid *CRS*
Demethylmetrifonat *CRS*
N-Demethylroxithromycin *CRS*
Deptropincitrat *CRS*
Dequaliniumchlorid *CRS*
Dequaliniumchlorid-Referenzspektrum der Ph. Eur.
Dequaliniumchlorid zur Eignungsprüfung *CRS*

Desacetylvinblastin *CRS*
Desipraminhydrochlorid *CRS*
Deslanosid *CRS*
N-Desmethylerythromycin A *CRS*
Desmopressin *CRS*
Desoxominoxidil *CRS*
Desoxycortonacetat *CRS*
Detomidinhydrochlorid *CRS*
Detomidin-Verunreinigung B *CRS*
Dexamethason *CRS*
Dexamethasonacetat *CRS*
Dexamethasondihydrogenphosphat-Dinatrium *CRS*
Dexamethasonpivalat *CRS*
Dexchlorpheniraminhydrogenmaleat *CRS*
Dexpanthenol *CRS*
Dextran *CRS*
Dextran 1 *CRS*
Dextran V_0 *CRS*
Dextran 40 zur Eignungsprüfung *CRS*
Dextran 60/70 zur Eignungsprüfung *CRS*
Dextran 4 zur Kalibrierung *CRS*
Dextran 10 zur Kalibrierung *CRS*
Dextran 40 zur Kalibrierung *CRS*
Dextran 70 zur Kalibrierung *CRS*
Dextran 250 zur Kalibrierung *CRS*
Dextromethorphanhydrobromid *CRS*
Dextropropoxyphenhydrochlorid-Referenzspektrum der Ph. Eur.
N,N′-Diacylethylendiamine *CRS* (Kunststoffadditiv 03 *CRS*)
Diazepam *CRS*
Diazoxid *CRS*
Dibenzocyclohepten *CRS*
Dibenzosuberon *CRS*
Dibutylphthalat *CRS*
Dichlormethan *CRS*
Diclofenac-Kalium *CRS*
Diclofenac-Natrium *CRS*
Diclofenac-Verunreinigung A *CRS*
Dicloxacillin-Natrium *CRS*
Dicycloverinhydrochlorid *CRS*
Didodecyl(3,3′-thiodipropionat) *CRS* (Kunststoffadditiv 16 *CRS*)
Dienestrol *CRS*
Diethanolaminfusidat *CRS*
Diethylcarbamazindihydrogencitrat *CRS*
Diethylenglycolmonoethylether *CRS*
Di(2-ethylhexyl)phthalat *CRS* (Kunststoffadditiv 01 *CRS*)
Diethylphthalat *CRS*
Diethylstilbestrol *CRS*
Diethylstilbestroldimethylether *CRS*
Diethylstilbestrolmonomethylether *CRS*
Diflunisal *CRS*
Digitoxin *CRS*
Digoxin *CRS*
Dihydralazinsulfat, wasserhaltiges, Referenzspektrum der Ph. Eur.
Dihydralazin-Verunreinigung A *CRS*
17α-Dihydroequilin *CRS*
Dihydroergocristinmesilat *CRS*
Dihydroergotaminmesilat *CRS*
Dihydroergotamintartrat *CRS*
Dihydrostreptomycinsulfat *CRS*
Di(isooctyl)-2,2′-[(dioctylstannylen)bis(thio)]diacetat, etwa 27 Prozent Tri(isooctyl)-2,2′2″-[(monooctyl=stannylidin)tris(thio)]triacetat enthaltend *CRS* (Kunststoffadditiv 23 *CRS*)
Dikaliumclorazepat *CRS*
Dikaliumclorazepat-Referenzspektrum der Ph. Eur.
Diltiazemhydrochlorid *CRS*
Diltiazem-Verunreinigung A *CRS*
Dimenhydrinat *CRS*
(2,6-Dimethylphenoxy)aceton *CRS*
Dimethylsulfoxid *CRS*
Dimeticon *CRS*
Dimetindenmaleat *CRS*
Dinoprost-Trometamol *CRS*
Dinoproston *CRS*
Dinoproston-Verunreinigung C *CRS*
Dioctadecyldisulfid *CRS* (Kunststoffadditiv 15 *CRS*)
Dioctadecyl(3,3′-thiodipropionat) *CRS* (Kunststoffadditiv 17 *CRS*)
Diphenhydraminhydrochlorid *CRS*
Diphenoxylathydrochlorid-Referenzspektrum der Ph. Eur.
Diphtherie-Adsorbat-Impfstoff *BRS*
Diprophyllin *CRS*
1,3-Dipropylharnstoff *CRS*
Dipyridamol *CRS*
Dirithromycin *CRS*
Disopyramid *CRS*
Disopyramidphosphat *CRS*
Distickstoffmonoxid-Referenzspektrum der Ph. Eur.
Disulfiram *CRS*
Dithranol *CRS*
Dithranol-Verunreinigung C *CRS*
Dithranol-Verunreinigung D *CRS*
Dobutaminhydrochlorid *CRS*
Docosahexaensäureethylester *CRS*
Docusat-Natrium-Referenzspektrum der Ph. Eur.
Domperidon *CRS*
Domperidonmaleat *CRS*
Dopaminhydrochlorid *CRS*
Dosulepinhydrochlorid *CRS*
Dosulepin-Verunreinigung A *CRS*
Doxapramhydrochlorid *CRS*
Doxepinhydrochlorid-Referenzspektrum der Ph. Eur.
Doxepin-Verunreinigung A *CRS*
Doxepin-Verunreinigung B *CRS*
Doxorubicin-Aglykon *CRS*
Doxorubicinhydrochlorid *CRS*
Doxycyclinhyclat *CRS*
6-*epi*-Doxycyclinhydrochlorid *CRS*
Droperidol *CRS*

Econazolnitrat *CRS*
Eicosapentaensäureethylester *CRS*
Eisen(II)-gluconat *CRS*
Emetindihydrochlorid *CRS*
Enalaprilmaleat *CRS*
Enalapril zur Eignungsprüfung *CRS*
Endotoxin *BRS*
Enoxaparin-Natrium *CRS*
Enoxolon *CRS*
Enterokinase *BRS*
Ephedrinhydrochlorid *CRS*
Ephedrinhydrochlorid, racemisches *CRS*

Reagenzien

Epilactose *CRS*
Epinephrinhydrogentartrat *CRS*
Epirubicinhydrochlorid *CRS*
trans-Epoxyphytomenadion *CRS*
Equilin *CRS*
Ergocalciferol *CRS*
Ergometrinhydrogenmaleat *CRS*
Ergosterol *CRS*
Ergotamintartrat *CRS*
Erucamid CRS
(Kunststoffadditiv 21 *CRS*)
Erythromycin *CRS*
Erythromycin A *CRS*
Erythromycin B *CRS*
Erythromycin C *CRS*
Erythromycinestolat *CRS*
Erythromycinethylsuccinat *CRS*
Erythromycinstearat *CRS*
Erythropoetin *BRS*
Erythropoetin-Hydrolysat-Referenzchromatogramm der Ph. Eur.
Erythropoetin-Isoformen-Referenzelektropherogramm der Ph. Eur.
Estradiol *CRS*
Estradiol-Hemihydrat *CRS*
Estradiolbenzoat *CRS*
Estriol *CRS*
Estriol-Verunreinigung A *CRS*
Estron *CRS*
Etacrynsäure *CRS*
Etamsylat *CRS*
Ethambutoldihydrochlorid *CRS*
Ethanol, wasserfreies, Referenzspektrum der Ph. Eur.
Ethinylestradiol *CRS*
Ethionamid *CRS*
Ethisteron *CRS*
Ethosuximid *CRS*
Ethylacetat-Referenzspektrum der Ph. Eur.
Ethylcellulose-Referenzspektrum der Ph. Eur.
Ethylenbis[3,3-bis[3-(1,1-dimethylethyl)-4-hydroxy=phenyl]butanoat] *CRS*
(Kunststoffadditiv 08 *CRS*)
1-*N*-Ethylgaraminsulfat *CRS*
Ethyl-4-hydroxybenzoat *CRS*
1,1′-Ethylidenbis(tryptophan) *CRS*
Ethylmorphinhydrochlorid-Referenzspektrum der Ph. Eur.
Ethylnicotinamid *CRS*
Etifenin *CRS*
Etilefrinhydrochlorid *CRS*
Etilefrin-Verunreinigungen A *CRS*
Etodolac *CRS*
Etodolac-Verunreinigung H *CRS*
Etofenamat *CRS*
Etofenamat-Verunreinigung G *CRS*
Etofenamat zur Eignungsprüfung *CRS*
Etofyllin *CRS*
Etomidat *CRS*
Etomidat-Verunreinigung B *CRS*
Etoposid *CRS*
Eugenol *CRS*

Famotidin *CRS*
Famotidin-Verunreinigung A *CRS*
Famotidin-Verunreinigung B *CRS*
Felodipin *CRS*
Fenbendazol *CRS*
Fenbendazol-Verunreinigung A *CRS*
Fenbendazol-Verunreinigung B *CRS*
Fenbufen *CRS*
Fenofibrat *CRS*
Fenofibrat-Verunreinigung A *CRS*
Fenofibrat-Verunreinigung B *CRS*
Fenofibrat-Verunreinigung G *CRS*
Fenoterolhydrobromid *CRS*
Fentanyl-Referenzspektrum der Ph. Eur.
Fentanylcitrat-Referenzspektrum der Ph. Eur.
Fenticonazolnitrat *CRS*
Fenticonazolnitrat-Verunreinigung D *CRS*
Flecainidacetat *CRS*
Flecainid-Verunreinigung A *CRS*
Flecainid-Verunreinigung B *CRS*
Flucloxacillin-Natrium *CRS*
Flucytosin *CRS*
Fludrocortisonacetat *CRS*
Flumazenil-Referenzspektrum der Ph. Eur.
Flumequin *CRS*
Flumequin-Verunreinigung B *CRS*
Flumetasonpivalat *CRS*
Flunarizinhydrochlorid *CRS*
Flunitrazepam *CRS*
Fluocinolonacetonid *CRS*
Fluocortolonpivalat *CRS*
Fluorchinolinsäure *CRS*
Fluorescein-Natrium-Referenzspektrum der Ph. Eur.
Fluorochinolonsäure *CRS*
Fluorouracil *CRS*
Fluoxetinhydrochlorid *CRS*
Fluoxetinhydrochlorid-Verunreinigung A *CRS*
Fluoxetinhydrochlorid-Verunreinigung B *CRS*
Fluoxetinhydrochlorid-Verunreinigung C *CRS*
Fluphenazindecanoat *CRS*
Fluphenazindihydrochlorid *CRS*
Fluphenazinenantat *CRS*
Flurazepamhydrochlorid *CRS*
Flurbiprofen *CRS*
Flurbiprofen-Verunreinigung A *CRS*
Flutamid *CRS*
Flutamid-Verunreinigung C *CRS*
Flutrimazol *CRS*
Flutrimazol-Verunreinigung B *CRS*
Folsäure *CRS*
Formoterolfumarat-Dihydrat *CRS*
Formylfolsäure *CRS*
Foscarnet-Natrium-Hexahydrat *CRS*
Foscarnet-Verunreinigung B *CRS*
Fosfomycin-Calcium-Referenzspektrum der Ph. Eur.
Fosfomycin-Natrium-Referenzspektrum der Ph. Eur.
Fosfomycin-Trometamol *CRS*
Fosfomycin-Trometamol-Verunreinigung A *CRS*
Framycetinsulfat *CRS*
Fructose *CRS*
Fumarsäure *CRS*
Furosemid *CRS*
Furosemid-Verunreinigung A *CRS*
Fusidinsäure-Referenzspektrum der Ph. Eur.

Galactitol *CRS*
Galactose *CRS*
Gallamintriethiodid *CRS*

Gammacyclodextrin *CRS*
Gentamicinsulfat *CRS*
Gitoxin *CRS*
Glibenclamid *CRS*
Glibenclamid-Verunreinigung A *CRS*
Gliclazid *CRS*
Gliclazid-Verunreinigung B *CRS*
Gliclazid-Verunreinigung F *CRS*
Glipizid *CRS*
Glipizid-Verunreinigung A *CRS*
Glucagon *BRS*
Glucose *CRS*
Glutaminsäure *CRS*
Glutethimid *CRS*
Glycerol-85 %-Referenzspektrum der Ph. Eur.
Glyceroldibehenat *CRS*
Glyceroldistearat *CRS*
Glycerolmonolinoleat *CRS*
Glycerolmonooleat *CRS*
Glycerolmonostearat 40-55 *CRS*
Glyceroltriacetat-Referenzspektrum der Ph. Eur.
Glyceroltrinitrat-Lösung *CRS*
Glyceroltrinitrat-Referenzspektrum der Ph. Eur.
Glycin *CRS*
Glycyrrhizinsäure *CRS*
Gonadorelin *CRS*
Gramicidin *CRS*
Griseofulvin *CRS*
Guaifenesin *CRS*

Haloperidol *CRS*
Haloperidoldecanoat *CRS*
Halothan-Referenzspektrum der Ph. Eur.
Harnstoff *CRS*
Hartparaffin-Referenzspektrum der Ph. Eur.
Hautpulver *CRS*
Heparin-Natrium *BRS*
Heparine zur ^{13}C-Spektroskopie, niedermolekulare *CRS*
Heparine zur Kalibrierung, niedermolekulare *CRS*
Heparin zur Wertbestimmung, niedermolekulares *BRS*
Hepatitis-C-Virus *BRS*
Heptadecanol *CRS*
α-Hexachlorcyclohexan *CRS*
Hexamidindiisetionat *CRS*
2,2′,2″,6,6′,6″-Hexa-*tert*-butyl-4,4′,4″-[(2,4,6-trimethyl-1,3,5-benzol-triyl)trismethylen]triphenol *CRS* (Kunststoffadditiv 10 *CRS*)
Hexetidin *CRS*
Hexobarbital *CRS*
Hexylresorcin *CRS*
Histamindihydrochlorid *CRS*
Histaminphosphat *CRS*
Histidin *CRS*
Histidinhydrochlorid-Monohydrat *CRS*
Homatropinhydrobromid *CRS*
Homatropinmethylbromid *CRS*
Hyaluronidase *BRS*
Hydralazinhydrochlorid *CRS*
Hydrochlorothiazid *CRS*
Hydrocortison *CRS*
Hydrocortisonacetat *CRS*
Hydrocortisonhydrogensuccinat *CRS*
Hydroxocobalamin *CRS*
Hydroxyethylsalicylat *CRS*
4-Hydroxyphenoxymethylpenicillin *CRS*
D-α-(4-Hydroxyphenyl)glycin *CRS*
Hydroxyzindihydrochlorid *CRS*
Hyoscyaminsulfat *CRS*
Hypromellosephthalat-Referenzspektrum der Ph. Eur.

Ibuprofen *CRS*
Idoxuridin *CRS*
Ifosfamid *CRS*
Ifosfamid-Referenzspektrum der Ph. Eur.
Ifosfamid-Verunreinigung A *CRS*
Ifosfamid-Verunreinigung B *CRS*
Ifosfamid-Verunreinigung E *CRS*
Ifosfamid-Verunreinigung F *CRS*
Imidazol *CRS*
Imipenem *CRS*
Imipraminhydrochlorid *CRS*
Immunglobulin vom Menschen *BRS*
Immunglobulin vom Menschen zur Elektrophorese *BRS*
Indapamid *CRS*
Indapamid-Verunreinigung B *CRS*
Indometacin *CRS*
Infektiöse-Geflügelbursitis-Impfstoff *BRS*
Infektiöse-Geflügelbursitis-Serum *BRS*
Insulin human *CRS*
Insulin-human-Hydrolysat-Referenzchromatogramm der Ph. Eur.
Interferon alfa-2 *CRS*
Interferon-alfa-2-Hydrolysat-Referenzchromatogramm der Ph. Eur.
Interferon gamma-1b *CRS*
Interferon-gamma-1b-Hydrolysat-Referenzchromatogramm der Ph. Eur.
Interferon-gamma-1b-Lösung zur Eignungsprüfung *CRS*
Iobenguansulfat *CRS*
Iohexol *CRS*
Iohexol-Verunreinigung A *CRS*
Iohexol-Verunreinigung J *CRS*
Iopamidol *CRS*
Iopamidol-Verunreinigung A *CRS*
Iopamidol-Verunreinigung B *CRS*
Iopansäure *CRS*
Iotalaminsäure *CRS*
Iotalaminsäure-Verunreinigung A *CRS* (5-Amino-2,4,6-triiod-*N*-methylisophthalamidsäure *CRS*)
Ipratropiumbromid *CRS*
(8*s*)-Ipratropiumbromid *CRS*
Isoconazol *CRS*
Isoconazolnitrat *CRS*
Isoemetindihydrobromid *CRS*
Isoleucin *CRS*
Isomalt *CRS*
Isomaltooligosaccharid *CRS*
Isoniazid *CRS*
Isopilocarpinnitrat *CRS*
Isoprenalinhydrochlorid *CRS*
Isoprenalinsulfat *CRS*
Isopromethazinhydrochlorid *CRS*
Isopropylhexadecanoat *CRS*
Isopropyltetradecanoat *CRS*
Isosorbid-2-nitrat *CRS*
Isosorbiddinitrat *CRS*
Isosorbidmononitrat *CRS*
Isotretinoin *CRS*

Isoxsuprinhydrochlorid *CRS*
Itraconazol *CRS*
Ivermectin *CRS*

Kaliumclavam-2-carboxylat *CRS*
Kaliumclavulanat-Referenzspektrum der Ph. Eur.
Kaliumsorbat *CRS*
Kanamycin-B-sulfat *CRS*
Kanamycinmonosulfat *CRS*
Ketaminhydrochlorid-Referenzspektrum der Ph. Eur.
Ketamin-Verunreinigung A *CRS*
Ketoconazol *CRS*
3-Ketofusidinsäure *CRS*
Ketoprofen *CRS*
Ketoprofen-Verunreinigung A *CRS*
Ketoprofen-Verunreinigung B *CRS*
Kunststoffadditiv 01 *CRS*
(Di(2-ethylhexyl)phthalat *CRS*)
Kunststoffadditiv 02 *CRS*
(Zinkoctanoat *CRS*)
Kunststoffadditiv 03 *CRS*
(*N,N'*-Diacylethylendiamin *CRS*)
Kunststoffadditiv 04 *CRS*
(Sojaöl, epoxidiertes *CRS*)
Kunststoffadditiv 05 *CRS*
(Leinöl, epoxidiertes *CRS*)
Kunststoffadditiv 06 *CRS*
(Ultramarinblau *CRS*)
Kunststoffadditiv 07 *CRS*
(Butylhydroxytoluol *CRS*)
Kunststoffadditiv 08 *CRS*
(Ethylenbis[3,3-bis[3-(1,1-dimethylethyl)-4-hydroxyphenyl]butanoat] *CRS*)
Kunststoffadditiv 09 *CRS*
(Pentaerythrityltetrakis[3-(3,5-di-*tert*-butyl-4-hydroxyphenyl)propionat] *CRS*)
Kunststoffadditiv 10 *CRS*
(2,2',2'',6,6',6''-Hexa-*tert*-butyl-4,4',4''-[(2,4,6-trimethyl-1,3,5-benzoltriyl)trismethylen]triphenol *CRS*)
Kunststoffadditiv 11 *CRS*
(Octadecyl[3-(3,5-di-*tert*-butyl-4-hydroxyphenyl)propionat] *CRS*)
Kunststoffadditiv 12 *CRS*
(Tris(2,4-di-*tert*-butylphenyl)phosphit *CRS*)
Kunststoffadditiv 13 *CRS*
(1,3,5-Tris(3,5-di-*tert*-butyl-4-hydroxybenzyl)-*s*-triazin-2,4,6(1*H*,3*H*,5*H*)trion *CRS*)
Kunststoffadditiv 14 *CRS*
(2,2'-Bis(octadecyloxy)-5,5'-spirobi[1,3,2-dioxaphosphinan] *CRS*)
Kunststoffadditiv 15 *CRS*
(Dioctadecyldisulfid *CRS*)
Kunststoffadditiv 16 *CRS*
(Didodecyl(3,3'-thiodipropionat) *CRS*)
Kunststoffadditiv 17 *CRS*
(Dioctadecyl(3,3'-thiodipropionat) *CRS*)
Kunststoffadditiv 18 *CRS*
Kunststoffadditiv 19 *CRS*
(Stearinsäure *CRS*)
Kunststoffadditiv 20 *CRS*
(Oleamid *CRS*)
Kunststoffadditiv 21 *CRS*
(Erucamid *CRS*)
Kunststoffadditiv 22 *CRS*
Kunststoffadditiv 23 *CRS*
(Di(isooctyl)-2,2'-[(dioctylstannylen)bis(thio)]diacetat, etwa 27 Prozent Tri(isooctyl)-2,2'2''-[(monooctylstannylidin)tris(thio)]triacetat enthaltend *CRS*)

Labetalolhydrochlorid *CRS*
Lactitol-Monohydrat *CRS*
Lactose *CRS*
Lactose, wasserfreie *CRS*
Lactulitol *CRS*
Lactulose *CRS*
Lanatosid C *CRS*
Laurylalkohol *CRS*
Lebertran-Referenzspektrum der Ph. Eur.
Leinöl, epoxidiertes *CRS*
(Kunststoffadditiv 05 *CRS*)
Leucin *CRS*
Leuprorelin *CRS*
Leuprorelin-Referenzspektrum der Ph. Eur.
Levamisolhydrochlorid *CRS*
Levocabastinhydrochlorid *CRS*
Levocabastin-Verunreinigung D *CRS*
Levocarnitin *CRS*
Levocarnitin-Verunreinigung A *CRS*
Levodopa *CRS*
Levodropropizin *CRS*
Levodropropizin-Verunreinigung A *CRS*
Levomepromazinhydrochlorid *CRS*
Levomepromazinmaleat *CRS*
Levonorgestrel *CRS*
Levothyroxin *CRS*
Levothyroxin-Natrium *CRS*
Lidocain *CRS*
Lidocainhydrochlorid *CRS*
Lincomycinhydrochlorid *CRS*
Lindan *CRS*
Liothyronin-Natrium *CRS*
Lisinopril-Dihydrat *CRS*
Lisinopril-Dihydrat zur Eignungsprüfung *CRS*
Lithiumclavulanat *CRS*
Lithocholsäure *CRS*
Lösung von Lösungsmitteln der Klasse 1 *CRS*
Lomustin *CRS*
Loperamidhydrochlorid *CRS*
Lorazepam *CRS*
Lovastatin *CRS*
Lynestrenol *CRS*
Lysinhydrochlorid *CRS*

Magnesiumaspartat-Dihydrat *CRS*
Malathion *CRS*
Malathion-Verunreinigung A *CRS*
Malathion-Verunreinigung B *CRS*
Maleinsäure *CRS*
Maltitol *CRS*
Mannitol *CRS*
Maprotilin-Verunreinigung D *CRS*
Maprotilinhydrochlorid *CRS*
Mebendazol *CRS*
Meclozindihydrochlorid *CRS*
Medronsäure *CRS*
Medroxyprogesteronacetat *CRS*
Medroxyprogesteronacetat zur Eignungsprüfung *CRS*
Mefenaminsäure *CRS*
Mefloquinhydrochlorid *CRS*

Megestrolacetat *CRS*
Menadion *CRS*
Menthol *CRS*
Mepivacainhydrochlorid *CRS*
Mepivacain-Verunreinigung B *CRS*
Meprobamat *CRS*
Mepyraminhydrogenmaleat *CRS*
Mestranol *CRS*
Metacyclinhydrochlorid *CRS*
Metamizol-Natrium *CRS*
Metamizol-Verunreinigung A *CRS*
Metforminhydrochlorid *CRS*
Methacrylsäure-Ethylacrylat-Copolymer(1:1)-Referenzspektrum der Ph. Eur.
Methacrylsäure-Ethylacrylat-Copolymer(1:1)-Dispersion-30%-Referenzspektrum der Ph. Eur.
Methacrylsäure-Methylmethacrylat-Copolymer(1:1)-Referenzspektrum der Ph. Eur.
Methacrylsäure-Methylmethacrylat-Copolymer(1:2)-Referenzspektrum der Ph. Eur.
Methadonhydrochlorid-Referenzspektrum der Ph. Eur.
Methaqualon-Referenzspektrum der Ph. Eur.
Methenamin-Referenzspektrum der Ph. Eur.
Methionin *CRS*
Methionin, racemisches *CRS*
Methotrexat *CRS*
Methotrexat-Verunreinigung C *CRS*
Methoxymethyldopa *CRS*
Methylatropiniumbromid *CRS*
Methylatropiniumnitrat *CRS*
Methylcarbidopa *CRS*
Methylchlorphenoxymethylpropionat *CRS*
Methyl(3,5-diamino-6-chlor-2-pyrazincarboxylat) *CRS*
Methyldopa *CRS*
2-(1-Methylethyl)pentansäure *CRS*
Methyl-4-hydroxybenzoat *CRS*
Methyl-12-hydroxystearat *CRS*
Methylnaphthalin *CRS*
Methylnitrosoindolin *CRS*
Methylphenobarbital *CRS*
Methylprednisolon *CRS*
Methylprednisolonacetat *CRS*
Methylprednisolonhydrogensuccinat *CRS*
Methylprednisolonhydrogensuccinat zur Eignungsprüfung *CRS*
Methylricinolat *CRS*
Methyltestosteron *CRS*
Methylthioniniumchlorid *CRS*
Methylthioninium-Verunreinigung A *CRS*
Metixenhydrochlorid *CRS*
Metoclopramid *CRS*
Metoclopramid-Verunreinigung A *CRS*
Metoclopramid-Verunreinigung E *CRS*
Metoclopramidhydrochlorid *CRS*
Metoprololsuccinat *CRS*
Metoprololtartrat *CRS*
Metoprolol-Verunreinigung D *CRS*
Metrifonat *CRS*
Metronidazol *CRS*
Metronidazolbenzoat *CRS*
Mexiletinhydrochlorid *CRS*
Mianserinhydrochlorid *CRS*
Miconazol *CRS*
Miconazolnitrat *CRS*
Midazolam *CRS*
Minocyclinhydrochlorid *CRS*
Minoxidil *CRS*
Mitoxantronhydrochlorid *CRS*
Mitoxantronhydrochlorid-Referenzspektrum der Ph. Eur.
Mitoxantron-Verunreinigung A *CRS*
Mometasonfuroat *CRS*
Monoammoniumglycyrrhizinat *CRS*
Morantelhydrogentartrat *CRS*
Morantelhydrogentartrat-Verunreinigung F *CRS*
Morphinsulfat-Referenzspektrum der Ph. Eur.
Mupirocin-Calcium-Referenzspektrum der Ph. Eur.
Mupirocin-Lithium *CRS*
Mupirocin-Referenzspektrum der Ph. Eur.

Nabumeton *CRS*
Nabumeton-Verunreinigung D *CRS*
Nabumeton-Verunreinigung F *CRS*
Nadroparin-Calcium *CRS*
Nalidixinsäure *CRS*
Naloxonhydrochlorid-Dihydrat *CRS*
Naloxon-Verunreinigung A *CRS*
Naphazolinhydrochlorid *CRS*
Naphazolinnitrat *CRS*
Naphthylacetylethylendiamin *CRS*
Naproxen *CRS*
Natriumalendronat *CRS*
Natriumamidotrizoat *CRS*
Natriumcalciumedetat *CRS*
Natriumcetylstearylsulfat *CRS*
Natriumcromoglicat *CRS*
Natriumcyclamat *CRS*
Natriumedetat *CRS*
Natriumhyaluronat *BRS*
Natriumhyaluronat-Referenzspektrum der Ph. Eur.
Natriumpicosulfat *CRS*
Natriumsalicylat *CRS*
Natriumstearylfumarat *CRS*
Natriumstearylmaleat *CRS*
Natriumtaurocholat *CRS*
Natriumthienylacetamidopenicillanat *CRS*
Natriumvalproat *CRS*
Neamin *CRS*
Neohesperidindihydrochalcon *CRS*
Neohesperidindihydrochalcon-Verunreinigung B *CRS*
Neomycinsulfat *CRS*
Neomycinsulfat zur mikrobiologischen Wertbestimmung *CRS*
Neostigminbromid *CRS*
Neostigminmetilsulfat *CRS*
Netilmicinsulfat *CRS*
Nicethamid *CRS*
Niclosamid, wasserfreies *CRS*
Nicotinamid *CRS*
Nicotinditartrat *CRS*
Nicotin-Referenzspektrum der Ph. Eur.
Nicotinsäure *CRS*
Nifedipin *CRS*
Nifedipin-Verunreinigung A *CRS*
Nifedipin-Verunreinigung B *CRS*
Nimesulid *CRS*
Nimesulid-Verunreinigung C *CRS*
Nimesulid-Verunreinigung D *CRS*
Nimodipin *CRS*
Nimodipin-Verunreinigung A *CRS*
Nitrazepam *CRS*

Reagenzien

Nitrazepam-Verunreinigung A *CRS*
Nitrendipin *CRS*
Nitrendipin-Verunreinigung C *CRS*
Nitrofural *CRS*
Nitrosotriaminopyrimidin *CRS*
Nizatidin *CRS*
Nizatidin-Verunreinigung F *CRS*
Nomegestrolacetat *CRS*
Nomegestrolacetat-Verunreinigung A *CRS*
Nonoxinol 9 *CRS*
Norcyclobenzaprin *CRS*
Nordazepam *CRS*
Norepinephrinhydrogentartrat *CRS*
Norethisteron *CRS*
Norethisteronacetat *CRS*
Norfloxacin *CRS*
Norfloxacin-Verunreinigung A *CRS*
Norgestrel *CRS*
Norpseudoephedrinhydrochlorid *CRS*
Nortriptylinhydrochlorid *CRS*
Nortriptylinhydrochlorid-Referenzspektrum der Ph. Eur.
Noscapin *CRS*
Nystatin *CRS*

Octadecyl[3-(3,5-di-*tert*-butyl-4-hydroxyphenyl)pro= pionat] *CRS*
(Kunststoffadditiv 11 *CRS*)
Octoxinol 10 *CRS*
Octyldodecanol *CRS*
Öl für Viskosimeter *CRS*
Ofloxacin *CRS*
Ofloxacin-Verunreinigung A *CRS*
Ofloxacin-Verunreinigung E *CRS*
Oleamid *CRS*
(Kunststoffadditiv 20 *CRS*)
Oleylalkohol *CRS*
Olsalazin-Natrium *CRS*
Olsalazin-Natrium zur Eignungsprüfung *CRS*
Omeprazol *CRS*
Omeprazol-Verunreinigung D *CRS*
Orciprenalinsulfat *CRS*
Ouabain *CRS*
Oxazepam *CRS*
Oxfendazol für Tiere *CRS*
Oxolinsäure *CRS*
Oxolinsäure-Verunreinigung A *CRS*
Oxolinsäure-Verunreinigung B *CRS*
Oxprenololhydrochlorid *CRS*
Oxybendazol *CRS*
Oxybuprocainhydrochlorid *CRS*
Oxybutyninhydrochlorid *CRS*
Oxybutyninhydrochlorid-Verunreinigung A *CRS*
Oxymetazolinhydrochlorid *CRS*
Oxyphenbutazon *CRS*
Oxytetracyclin *CRS*
4-*epi*-Oxytetracyclin *CRS*
Oxytetracyclinhydrochlorid *CRS*
Oxytocin *CRS*
Oxytocin/Desmopressin-Mischung zur Eignungsprüfung *CRS*
Oxytocin-Lösung zur Eignungsprüfung *CRS*

Palmitinsäure *CRS*
Palmitoylascorbinsäure-Referenzspektrum der Ph. Eur.
Pancuroniumbromid *CRS*
Pankreas-Pulver (Amylase, Lipase) *BRS*
Pankreas-Pulver (Protease) *BRS*
Papaverinhydrochlorid *CRS*
Paracetamol *CRS*
Partikel, sphärische *CRS*
Pefloxacinmesilat-Dihydrat *CRS*
Pefloxacin-Verunreinigung B *CRS*
Pefloxacin-Verunreinigung C *CRS*
Penbutololsulfat *CRS*
Penbutolol-Verunreinigung A *CRS*
Penicillamin *CRS*
Penicillamindisulfid *CRS*
Pentaerythrityltetrakis[3-(3,5-di-*tert*-butyl-4-hydroxy= phenyl)propionat] *CRS*
(Kunststoffadditiv 09 *CRS*)
Pentaerythrityltetranitrat-Verreibung *CRS*
Pentamidindiisetionat *CRS*
Pentazocin-(Form A)-Referenzspektrum der Ph. Eur.
Pentazocinhydrochlorid-Referenzspektrum der Ph. Eur.
Pentobarbital *CRS*
Pentoxifyllin *CRS*
Pepsin *BRS*
Pergolidmesilat *CRS*
Perphenazin *CRS*
Pethidinhydrochlorid-Referenzspektrum der Ph. Eur.
Pethidin-Verunreinigung A *CRS*
Phenazon *CRS*
Pheniraminhydrogenmaleat *CRS*
Phenobarbital *CRS*
Phenoxyethanol *CRS*
Phenoxymethylpenicillin *CRS*
Phenoxymethylpenicillin-Kalium *CRS*
Phentolaminmesilat-Referenzspektrum der Ph. Eur.
Phenylalanin *CRS*
Phenylbutazon *CRS*
Phenylephrin *CRS*
Phenylephrinhydrochlorid *CRS*
Phenylessigsäure *CRS*
Phenylmercuriborat-Referenzspektrum der Ph. Eur.
Phenylpropanolaminhydrochlorid *CRS*
Phenytoin *CRS*
Phenytoin-Natrium *CRS*
Pholcodin-Referenzspektrum der Ph. Eur.
Phthalylsulfathiazol *CRS*
Physostigminsalicylat *CRS*
Physostigminsulfat *CRS*
Phytomenadion *CRS*
Picotamid-Monohydrat *CRS*
Picotamid-Verunreinigung A *CRS*
Pilocarpinhydrochlorid *CRS*
Pilocarpinnitrat *CRS*
Pimozid *CRS*
Pindolol *CRS*
Piperacillin *CRS*
Piperazin-Hexahydrat *CRS*
Piperazinadipat *CRS*
Piperazincitrat *CRS*
(Piperidin-2-yl)methanamin *CRS*
Piretanid *CRS*
Piretanid-Verunreinigung A *CRS*
Piroxicam *CRS*
Piroxicam zur Eignungsprüfung *CRS*
Pivampicillin *CRS*
Pivmecillinamhydrochlorid *CRS*
Pivmecillinamhydrochlorid-Verunreinigung C *CRS*

Poliomyelitis-Impfstoff (inaktiviert) *BRS*
Poloxamer 124 *CRS*
Polyacrylat-Referenzspektrum der Ph. Eur.
Polyethylen hoher Dichte *CRS*
Polyethylen niederer Dichte *CRS*
Polymyxin-B-sulfat *CRS*
Polypropylen *CRS*
Polysorbat-80-Referenzspektrum der Ph. Eur.
Polyvinylchlorid *CRS*
Povidon *CRS*
Povidon-Iod-Referenzspektrum der Ph. Eur.
Prazepam *CRS*
Praziquantel *CRS*
Praziquantel-Verunreinigung *CRS*
Prazosinhydrochlorid *CRS*
Prednicarbat *CRS*
Prednicarbat-Verunreinigung F *CRS*
Prednisolon *CRS*
Prednisolonacetat *CRS*
Prednisolondihydrogenphosphat-Dinatrium *CRS*
Prednisolonhexanoat *CRS*
Prednisolonpivalat *CRS*
Prednison *CRS*
Pregnenolonisobutyrat *CRS*
Prilocain *CRS*
Prilocain-Verunreinigung E *CRS*
Prilocainhydrochlorid *CRS*
Primaquinbisdihydrogenphosphat *CRS*
Primidon *CRS*
Probenecid *CRS*
Procainamidhydrochlorid *CRS*
Procainhydrochlorid *CRS*
Prochlorperazinhydrogenmaleat *CRS*
Progesteron *CRS*
Prolin *CRS*
Promazinhydrochlorid *CRS*
Promethazinhydrochlorid *CRS*
Propacetamolhydrochlorid-Referenzspektrum der Ph. Eur.
Propofol *CRS*
Propofol-Verunreinigung J *CRS*
Propofol zur Eignungsprüfung *CRS*
Propranololhydrochlorid *CRS*
Propranololhydrochlorid zur Eignungsprüfung *CRS*
Propylgallat *CRS*
Propyl-4-hydroxybenzoat *CRS*
Propylthiouracil *CRS*
Propyphenazon *CRS*
Protirelin *CRS*
D-His-Protirelin *CRS*
Proxyphyllin *CRS*
Pseudoephedrinhydrochlorid *CRS*
Purpureaglykosid A *CRS*
Purpureaglykosid B *CRS*
Pyrazinamid *CRS*
Pyridostigminbromid *CRS*
Pyridostigmin-Verunreinigung A *CRS*
Pyridoxinhydrochlorid *CRS*
Pyrimethamin *CRS*

Ramipril *CRS*
Ramipril-Verunreinigung A *CRS*
Ramipril-Verunreinigung B *CRS*
Ramipril-Verunreinigung C *CRS*
Ramipril-Verunreinigung D *CRS*
Ranitidinhydrochlorid *CRS*
Ranitidin-Verunreinigung A *CRS*
Ranitidin-Verunreinigung B *CRS*
Referenzpulver bei der Bestimmung der spezifischen Oberfläche
Reserpin *CRS*
Retinolacetat *CRS*
Retinolester *CRS*
Reviparin-Natrium *CRS*
Riboflavin *CRS*
Riboflavinphosphat-Natrium *CRS*
Rifampicin *CRS*
Rifampicinchinon *CRS*
Rifamycin B *CRS*
Rifamycin S *CRS*
Rifamycin-Natrium *CRS*
Rinder-Insulin *CRS*
Rinder-Insulin-Hydrolysat-Referenzchromatogramm der Ph. Eur.
Risperidon *CRS*
Roxithromycin *CRS*

Saccharin *CRS*
Saccharin-Natrium *CRS*
Saccharose *CRS*
Salbutamol *CRS*
Salbutamolsulfat *CRS*
Salicylsäure *CRS*
Schweine-Insulin *CRS*
Schweine-Insulin-Hydrolysat-Referenzchromatogramm der Ph. Eur.
Scopolaminhydrobromid *CRS*
Secobarbital-Natrium *CRS*
Selegilinhydrochlorid *CRS*
(*RS*)-Selegilinhydrochlorid *CRS*
Sennaextrakt *CRS*
Serin *CRS*
Sertaconazolnitrat *CRS*
Silicon-Elastomer *CRS*
Siliconöl *CRS*
Simvastatin *CRS*
Sisomicinsulfat *CRS*
Sojaöl, epoxidiertes *CRS* (Kunststoffadditiv 04 *CRS*)
Somatostatin *CRS*
Somatropin *CRS*
Somatropin-Hydrolysat-Referenzchromatogramm der Ph. Eur.
Sorbinsäure *CRS*
Sorbitol *CRS*
Spectinomycinhydrochlorid *CRS*
Spiramycin *CRS*
Spironolacton *CRS*
Stärke *BRS*
Stanozolol *CRS*
Stanozolol-Verunreinigung A *CRS*
Stearinsäure *CRS* (Kunststoffadditiv 19 *CRS*)
Stearylalkohol *CRS*
Stickstoffmonoxid-Referenzspektrum der Ph. Eur.
Streptomycinsulfat *CRS*
Succinylsulfathiazol *CRS*
Sufentanilcitrat-Referenzspektrum der Ph. Eur.
Sufentanil-Referenzspektrum der Ph. Eur.
Sulfacetamid-Natrium *CRS*

Sulfadiazin *CRS*
Sulfadimidin *CRS*
Sulfadoxin *CRS*
Sulfafurazol *CRS*
Sulfaguanidin *CRS*
Sulfamerazin *CRS*
Sulfamethizol *CRS*
Sulfamethoxazol *CRS*
Sulfamethoxypyridazin *CRS*
Sulfanilamid *CRS*
Sulfapyridin *CRS*
Sulfasalazin *CRS*
Sulfasalazin-Derivat zur Bestimmung des Auflösungsvermögens *CRS*
Sulfathiazol *CRS*
Sulfinpyrazon *CRS*
Sulfinpyrazon-Verunreinigung A *CRS*
Sulfinpyrazon-Verunreinigung B *CRS*
Sulfisomidin *CRS*
Sulindac *CRS*
(enthält 0,5 % (*m*/*m*) *E*-Isomer)
Sulpirid *CRS*
Sulpirid-Verunreinigung A *CRS*
Sulpirid-Verunreinigung B *CRS*
Sumatriptansuccinat *CRS*
Sumatriptan-Verunreinigung A *CRS*
Sumatriptan-Verunreinigung C *CRS*
Sumatriptan-Verunreinigungsmischung *CRS*
Sumatriptan zur Eignungsprüfung *CRS*
Suxamethoniumchlorid *CRS*
Suxibuzon *CRS*
Suxibuzon-Verunreinigung B *CRS*
Suxibuzon-Verunreinigung C *CRS*

Talampicillinhydrochlorid *CRS*
Tamoxifencitrat *CRS*
Tamoxifencitrat zur Eignungsprüfung *CRS*
Temazepam *CRS*
Tenoxicam *CRS*
Terbutalinsulfat *CRS*
Terbutalin-Verunreinigung C *CRS*
Terconazol *CRS*
Terfenadin *CRS*
Terfenadin-Verunreinigung A *CRS*
Testosteron *CRS*
Testosteron-Verunreinigung A *CRS*
Testosteronacetat *CRS*
Testosteroncaproat *CRS*
Testosterondecanoat *CRS*
Testosteronenantat *CRS*
Testosteronisocaproat *CRS*
Testosteronpropionat *CRS*
Tetanus-Adsorbat-Impfstoff *BRS*
Tetanus-Immunglobulin vom Menschen *BRS*
1,3,4,6-Tetra-*O*-acetyl-2-*O*-trifluormethansulfonyl-β-D-mannopyranose-Referenzspektrum der Ph. Eur.
Tetracainhydrochlorid *CRS*
Tetracosactid *CRS*
Tetracyclinhydrochlorid *CRS*
4-*epi*-Tetracyclinhydrochlorid *CRS*
Theobromin *CRS*
Theophyllin *CRS*
Thiaminchloridhydrochlorid *CRS*
Thiaminnitrat *CRS*
Thiamphenicol *CRS*
Thiopental *CRS*
Thioridazinhydrochlorid *CRS*
Thioxanthen *CRS*
Thioxanthon *CRS*
Threonin *CRS*
Thymol *CRS*
Tiabendazol *CRS*
Tiapridhydrochlorid *CRS*
Tiaprid-*N*-oxid *CRS*
Tiaprofensäure *CRS*
Tiaprofensäure-Verunreinigung C *CRS*
Ticarcillin-Natrium *CRS*
Ticarcillin-Verunreinigung A *CRS*
Ticlopidinhydrochlorid *CRS*
Ticlopidin-Verunreinigung A *CRS*
Ticlopidin-Verunreinigung B *CRS*
Ticlopidin-Verunreinigung F *CRS*
Timololhydrogenmaleat *CRS*
(*R*)-Timololhydrogenmaleat *CRS*
Tinidazol *CRS*
Tinidazol-Verunreinigung B *CRS*
Tobramycin *CRS*
α-Tocopherol *CRS*
α-Tocopherolacetat *CRS*
RRR-α-Tocopherolhydrogensuccinat *CRS*
Tolbutamid *CRS*
Tollwut-Impfstoff (inaktiviert) für Tiere *BRS*
Tolnaftat *CRS*
Toluol *CRS*
Tranexamsäure *CRS*
Tranexamsäure-Verunreinigung A *CRS*
Tranexamsäure-Verunreinigung C *CRS*
Trapidil *CRS*
Trapidil-Verunreinigung A *CRS*
Trapidil-Verunreinigung B *CRS*
Tretinoin *CRS*
3,4,6-Tri-*O*-acetyl-D-glucal-Referenzspektrum der Ph. Eur.
Triamcinolon *CRS*
Triamcinolonacetonid *CRS*
Triamcinolonhexacetonid *CRS*
Triazolam *CRS*
Tricaprin *CRS*
Tricaproin *CRS*
Tricaprylin *CRS*
Trichlortrifluorethan *CRS*
Triethylcitrat-Referenzspektrum der Ph. Eur.
Trifluoperazindihydrochlorid *CRS*
Triflusal *CRS*
Triflusal-Verunreinigung A *CRS*
Triflusal-Verunreinigung B *CRS*
Trilaurin *CRS*
Trimethadion *CRS*
Trimethoprim *CRS*
Trimethoprim-Verunreinigung B *CRS*
Trimethoprim-Verunreinigung E *CRS*
Trimethylguanidinsulfat *CRS*
Trimethylpentan *CRS*
Trimethyltetradecylammoniumbromid *CRS*
Trimipraminhydrogenmaleat *CRS*
Trimyristin *CRS*
1,3,5-Tris(3,5-di-*tert*-butyl-4-hydroxybenzyl)-s-triazin-2,4,6(1*H*,3*H*,5*H*)trion *CRS*
(Kunststoffadditiv 13 *CRS*)

Tris(2,4-di-*tert*-butylphenyl)phosphit *CRS*
(Kunststoffadditiv 12 *CRS*)
Tristearin *CRS*
Trolamin *CRS*
Trometamol *CRS*
Tropicamid *CRS*
Tropin *CRS*
Trypsin *BRS*
Tryptophan *CRS*
Tuberkulin, Bovines *BRS*
Tubocurarinchlorid *CRS*
Tylosin *CRS*
Tylosin D *CRS*
Tylosintartrat-Referenzspektrum der Ph. Eur.
Tyrosin *CRS*
Tyrothricin *CRS*

Ubidecarenon *CRS*
Ubidecarenon-Verunreinigung D *CRS*
Ubidecarenon zur Eignungsprüfung *CRS*
Ultramarinblau *CRS*
(Kunststoffadditiv 06 *CRS*)
Uracilarabinosid *CRS*
Ursodeoxycholsäure *CRS*

Valin *CRS*
Valproinsäure *CRS*
Vancomycinhydrochlorid *CRS*
Vanillin *CRS*
Vaselin, gelbes, Referenzspektrum der Ph. Eur.
Verapamilhydrochlorid *CRS*
Verapamil-Verunreinigung I *CRS*
Verapamil-Verunreinigung M *CRS*
Verbandwatte aus Baumwolle, Referenzmuster (RM) der Ph. Eur. für
Vinblastinsulfat *CRS*
Vinblastinsulfat-Referenzspektrum der Ph. Eur.
Vincristinsulfat *CRS*
Vincristinsulfat-Referenzspektrum der Ph. Eur.
Vindesinsulfat *CRS*
Vindesinsulfat-Referenzspektrum der Ph. Eur.

Warfarin-Natrium *CRS*
Wollwachs, hydriertes *CRS*
Wollwachs, hydriertes, Butylhydroxytoluol-freies *CRS*

Xylazinhydrochlorid *CRS*
Xylitol *CRS*
Xylometazolinhydrochlorid *CRS*
Xylometazolin-Verunreinigung A *CRS*
Xylose *CRS*

Zidovudin *CRS*
Zidovudin-Verunreinigung A *CRS*
Zidovudin-Verunreinigung B *CRS*
Zinkacexamat *CRS*
Zinkacexamat-Verunreinigung A *CRS*
Zinkoctanoat *CRS*
(Kunststoffadditiv 02 *CRS*)
Zolpidemtartrat *CRS*
Zolpidem-Verunreinigung A *CRS*
Zopiclon *CRS*
Zopiclonoxid *CRS*

5 Allgemeine Texte

5.1.3 Prüfung auf ausreichende Konservierung

Falls eine pharmazeutische Zubereitung nicht selbst schon ausreichend antimikrobielle Eigenschaften besitzt, können insbesondere zu wäßrigen Zubereitungen Konservierungsmittel zugesetzt werden. Diese Maßnahme hat den Zweck, eine Vermehrung von Mikroorganismen zu verhindern oder die Auswirkung einer mikrobiellen Kontamination einzuschränken, die unter den normalen Bedingungen der Lagerung sowie des Gebrauchs insbesondere von Mehrdosenbehältnissen auftreten könnten. Durch sie soll eine Gefährdung des Patienten vermieden werden, die sich aus einer Infektion oder einer Veränderung der Zubereitung ergeben könnte. Die Zugabe von Konservierungsmitteln darf nicht als Ersatz für eine Herstellung entsprechend guter pharmazeutischer Praxis dienen.

Die Wirksamkeit von Konservierungsmitteln kann durch den Wirkstoff der Zubereitung, durch die Art der Formulierung der Zubereitung oder auch durch die benutzten Behältnisse und Verschlüsse vergrößert oder verringert werden. Um sicherzustellen, daß die antimikrobielle Wirksamkeit der Zubereitung nicht durch die Lagerung beeinträchtigt wird, soll die Wirksamkeit im Endbehältnis über einen Zeitraum geprüft werden, der der Haltbarkeitsdauer der Zubereitung entspricht. Die Untersuchungen können an Proben vorgenommen werden, die den Endbehältnissen unmittelbar vor der Prüfung entnommen wurden.

Während der Entwicklung einer Zubereitung muß nachgewiesen werden, daß die antimikrobielle Wirkung der Zubereitung als solche bzw. mit dem erforderlichen Zusatz eines geeigneten Konservierungsmittels oder geeigneter Konservierungsmittel einen ausreichenden Schutz vor Beeinträchtigungen gewährt, die sich aus einer mikrobiellen Kontamination oder einer Vermehrung von Mikroorganismen während der Lagerung und des Gebrauchs der Zubereitung ergeben können.

Die Wirksamkeit der Konservierung kann mit der nachstehenden Prüfung nachgewiesen werden. Die Prüfung ist nicht für die Routinekontrolle gedacht.

Durchführung der Prüfung

Die Prüfung besteht aus der Kontamination der Zubereitung, wenn möglich in ihrem Endbehältnis, mit einem vorgeschriebenen Inokulum geeigneter Mikroorganismen, der Lagerung der beimpften Zubereitung bei einer bestimmten Temperatur, der Entnahme von Proben aus dem Behältnis in bestimmten Zeitabständen und der Bestimmung der Anzahl der Mikroorganismen in den so entnommenen Proben.

Die konservierenden Eigenschaften der Zubereitung sind ausreichend, wenn sich unter den Bedingungen der Prüfung eine eindeutige Verminderung oder gegebenenfalls keine Vermehrung der Keimzahl in den beimpften Zubereitungen nach den vorgeschriebenen Zeiten bei den vorgeschriebenen Temperaturen ergibt. Die Kriterien für die Annahme, ausgedrückt als Verminderung der Keimzahl innerhalb einer bestimmten Zeit, unterscheiden sich nach der Art der Zubereitung und dem Ausmaß der beabsichtigten Konservierung (siehe Tab. 5.1.3-1 bis 5.1.3-3).

Testorganismen

Pseudomonas aeruginosa ATCC 9027; NCIMB 8626; CIP 82.118
Staphylococcus aureus ATCC 6538; NCTC 10788; NCIMB 9518; CIP 4.83
Candida albicans ATCC 10231; NCPF 3179; IP 48.72
Aspergillus niger ATCC 16404; IMI 149007; IP 1431.83.

Die Stämme werden jeweils einzeln verwendet, wobei die vorgesehenen Mikroorganismen gegebenenfalls durch andere Stämme oder Arten ergänzt werden, die mögliche Kontaminationskeime der Zubereitung sein können. Beispielsweise wird *Escherichia coli* (ATCC 8739; NCIMB 8545; CIP 53.126) für alle oralen Zubereitungen und *Zygosaccharomyces rouxii* (NCYC 381; IP 2021.92) für alle oralen Zubereitungen, die einen hohen Zuckergehalt besitzen, empfohlen.

Herstellung des Inokulums

Zur Herstellung des Inokulums wird bei Bakterien die Oberfläche von Agar-Medium B (2.6.13), bei Pilzen die Oberfläche von Agar-Medium C ohne Antibiotika-Zusatz (2.6.13) mit einer frischen Anzucht der Stammkultur der entsprechenden Mikroorganismen beimpft. Die Bakterienkulturen werden 18 bis 24 h lang bei 30 bis 35 °C, die Kultur von *C. albicans* 48 h lang bei 20 bis 25 °C und die Kultur von *A. niger* 1 Woche lang oder bis zur ausreichenden Sporulation bei 20 bis 25 °C bebrütet. Es kann erforderlich sein, nach der Wiederbelebung der Keime Subkulturen anzulegen, ehe sich die Keime im optimalen Zustand befinden, doch sollte die Anzahl der Subkulturen auf ein Minimum beschränkt bleiben.

Um die Bakterien- und *C.-albicans*-Kulturen zu ernten, werden die auf der Oberfläche gewachsenen Keime mit einer sterilen Lösung, die Natriumchlorid *R* ($9\ g \cdot l^{-1}$) und Pepton ($1\ g \cdot l^{-1}$) enthält, in ein geeignetes Gefäß abgeschwemmt. Der Keimgehalt der Suspension wird durch Zugabe der gleichen Lösung auf etwa 10^8 Mikroorganismen je Milliliter eingestellt. Die Kultur von *A. niger* wird mit einer sterilen Lösung, die Natriumchlorid *R* ($9\ g \cdot l^{-1}$) und Polysorbat 80 *R* ($0,5\ g \cdot l^{-1}$) enthält, abgeschwemmt und mit der gleichen Lösung auf eine Sporenkonzentration von etwa 10^8 je Milliliter eingestellt.

Unmittelbar danach wird von jeder der Suspensionen eine Probe genommen und deren Konzentration an koloniebildenden Einheiten (KBE) je Milliliter mit Hilfe

Allg. Texte

der Methode der Membranfiltration oder Zählung auf Agarplatten (2.6.12) bestimmt. Dieser Wert dient zur Ermittlung der Größe des Inokulums und des für die Prüfung zu verwendenden Bezugswerts. Die Suspensionen sollten unverzüglich verwendet werden.

Methode

Zur Bestimmung der Anzahl der koloniebildenden Einheiten in der beimpften Zubereitung werden für die betreffenden Mikroorganismen die gleichen Agar-Nährmedien benutzt wie bei der Herstellung der Inokula.

Eine entsprechende Anzahl von Behältnissen, die die zu prüfende Zubereitung enthalten, wird mit einer Suspension der angegebenen Testorganismen jeweils so beimpft, daß eine Keimdichte von 10^5 bis 10^6 Mikroorganismen je Milliliter oder Gramm der Zubereitung entsteht. Das zur Beimpfung verwendete Volumen darf 1 Prozent des Volumens der Zubereitung nicht überschreiten. Um eine homogene Verteilung zu erhalten, wird sorgfältig gemischt.

Die beimpfte Zubereitung wird unter Lichtschutz bei 20 bis 25 °C gelagert. Zu Beginn der Prüfung und nach Intervallen entsprechend der Art der Zubereitung wird eine dem Zweck entsprechende Probe aus der beimpften Zubereitung, üblicherweise 1 Milliliter oder 1 Gramm, entnommen und die Anzahl der koloniebildenden Einheiten mit Hilfe der Agarplatten- oder Membranfiltrationsmethode (2.6.12) bestimmt. Dabei muß sichergestellt werden, daß jegliche verbleibende antimikrobielle Wirkung der Zubereitung durch Verdünnung, Filtration oder durch spezifische Inaktivierung ausgeschaltet wird. Falls mit Verdünnungen gearbeitet wird, muß die verminderte Empfindlichkeit beim Nachweis kleiner Zahlen lebensfähiger Mikroorganismen berücksichtigt werden. Bei der Verwendung eines spezifischen Inaktivators muß durch geeignete Kontrollen bestätigt werden, daß das System das Wachstum der Testorganismen erlaubt.

Durch Validierung muß nachgewiesen sein, daß das Verfahren geeignet ist, die erforderliche Minderung der Keimzahl festzustellen.

Beurteilung der antimikrobiellen Wirksamkeit

Tab. 5.1.3-1 bis 5.1.3-3 enthalten die Kriterien zur Beurteilung der antimikrobiellen Wirksamkeit; als Maß dient die Verminderung der Anzahl lebensfähiger Mikroorganismen, bezogen auf den Keimgehalt des Inokulums.

Tab. 5.1.3-1: Parenteralia und Ophthalmika

Keimzahlminderung						
	Kriterium	6 h	24 h	7 d	14 d	28 d
Bakterien	A	10^{-2}	10^{-3}	–	–	vermehrungsfähige Keime nicht nachweisbar
	B	–	10^{-1}	10^{-3}	–	keine Zunahme der Keimzahl
Pilze	A	–	–	10^{-2}	–	keine Zunahme der Keimzahl
	B	–	–	–	10^{-1}	keine Zunahme der Keimzahl

Tab. 5.1.3-2: Zubereitungen zur topischen Anwendung

Keimzahlminderung					
	Kriterium	2 d	7 d	14 d	28 d
Bakterien	A	10^{-2}	10^{-3}	–	keine Zunahme der Keimzahl
	B	–	–	10^{-3}	keine Zunahme der Keimzahl
Pilze	A	–	–	10^{-2}	keine Zunahme der Keimzahl
	B	–	–	10^{-1}	keine Zunahme der Keimzahl

Das Kriterium A stellt die empfohlene Wirksamkeit dar. In begründeten Fällen, in denen das Kriterium A nicht erfüllt werden kann, zum Beispiel bei einem erhöhten Risiko von Nebenwirkungen, muß das Kriterium B erfüllt werden.

Tab. 5.1.3-3: Zubereitungen zur oralen Anwendung

Keimzahlminderung		
	14 d	28 d
Bakterien	10^{-3}	keine Zunahme der Keimzahl
Pilze	10^{-1}	keine Zunahme der Keimzahl

Die angegebenen Kriterien stellen die empfohlene Wirksamkeit dar.

5.1.4 Mikrobiologische Qualität pharmazeutischer Zubereitungen

Der folgende Text dient zur Information und als Empfehlung. Er ist nicht verpflichtender Teil des Arzneibuchs.

Bei der Herstellung, Verpackung, Lagerung und dem Inverkehrbringen von pharmazeutischen Zubereitungen müssen geeignete Maßnahmen zur Gewährleistung ihrer mikrobiologischen Qualität getroffen werden. Pharmazeutische Zubereitungen sollen den folgenden Anforderungen entsprechen.

Kategorie 1

Zubereitungen, die gemäß der Monographie steril sein müssen, und andere Zubereitungen, die als steril gekennzeichnet sind.

Prüfung auf Sterilität (2.6.1): Die Zubereitung muß der Prüfung entsprechen.

Kategorie 2

Zubereitungen zur kutanen Anwendung und zur Anwendung im Respirationstrakt, mit Ausnahme von Zubereitungen, die steril sein müssen, sowie Transdermale Pflaster.

Keimzahl (2.6.12): Höchstens 10^2 koloniebildende aerobe Bakterien und Pilze je Gramm, je Milliliter oder je Pflaster (einschließlich Schutzfolie und Trägerschicht).

Spezifizierte Mikroorganismen (2.6.13): Höchstens 10^1 Enterobakterien und bestimmte andere gramnegative Bakterien je Gramm oder Milliliter.

Für Transdermale Pflaster: Abwesenheit von Enterobakterien und bestimmten anderen gramnegativen Bakterien je Pflaster, einschließlich Schutzfolie und Trägerschicht.

Pseudomonas aeruginosa: Darf nicht vorhanden sein (bestimmt mit 1 g, 1 ml oder 1 Pflaster einschließlich Schutzfolie und Trägerschicht).

Staphylococcus aureus: Darf nicht vorhanden sein (bestimmt mit 1 g, 1 ml oder 1 Pflaster einschließlich Schutzfolie und Trägerschicht).

Kategorie 3

A. *Zubereitungen zur oralen und zur rektalen Anwendung.*

Keimzahl (2.6.12): Höchstens 10^3 koloniebildende aerobe Bakterien und höchstens 10^2 Pilze je Gramm oder Milliliter.

Escherichia coli (2.6.13) darf nicht vorhanden sein (bestimmt mit 1 g oder 1 ml).

B. *Zubereitungen zur oralen Anwendung, die Ausgangsstoffe natürlicher (tierischer, pflanzlicher oder mineralischer) Herkunft enthalten, für die eine antimikrobielle Vorbehandlung nicht möglich ist und für die die zuständige Behörde eine Keimzahl der Ausgangsstoffe von mehr als 10^3 vermehrungsfähigen Einheiten je Gramm oder je Milliliter zuläßt. Die unter Kategorie 4 beschriebenen pflanzlichen Arzneimittel sind ausgenommen.*

Keimzahl (2.6.12): Höchstens 10^4 koloniebildende aerobe Bakterien und höchstens 10^2 Pilze je Gramm oder Milliliter.

Spezifizierte Mikroorganismen (2.6.13): Höchstens 10^2 Enterobakterien und bestimmte andere gramnegative Bakterien je Gramm oder Milliliter.

Salmonellen dürfen nicht vorhanden sein (bestimmt mit 10 g oder 10 ml).

Escherichia coli und *Staphylococcus aureus* dürfen nicht vorhanden sein (bestimmt mit 1 g oder 1 ml).

Kategorie 4

Pflanzliche Arzneimittel, die lediglich aus einer pflanzlichen Droge oder aus mehreren pflanzlichen Drogen (als Ganzdroge, zerkleinert oder pulverisiert) bestehen.

A. *Pflanzliche Arzneimittel, denen vor der Anwendung siedendes Wasser zugesetzt wird.*

Keimzahl (2.6.12): Höchstens 10^7 koloniebildende aerobe Bakterien und höchstens 10^5 Pilze je Gramm oder Milliliter.

Spezifizierte Mikroorganismen (2.6.13, unter Verwendung geeigneter Verdünnungen geprüft): Höchstens 10^2 *Escherichia coli* je Gramm oder Milliliter.

B. *Pflanzliche Arzneimittel, denen vor der Anwendung kein siedendes Wasser zugesetzt wird.*

Keimzahl (2.6.12): Höchstens 10^5 koloniebildende aerobe Bakterien und höchstens 10^4 Pilze je Gramm oder Milliliter.

Spezifizierte Mikroorganismen (2.6.13): Höchstens 10^3 Enterobakterien und bestimmte andere gramnegative Bakterien je Gramm oder Milliliter.

Escherichia coli darf nicht vorhanden sein (bestimmt mit 1 g oder 1 ml).

Salmonellen dürfen nicht vorhanden sein (bestimmt mit 10 g oder 10 ml).

5.1.5 Anwendung des F_0-Konzepts auf die Dampfsterilisation von wäßrigen Zubereitungen

Der folgende Text dient zur Information und als Anleitung. Er ist nicht verpflichtender Teil des Arzneibuchs.

Der F_0-Wert eines Sterilisationsverfahrens mit gesättigtem gespanntem Wasserdampf ist die Letalität bezogen auf Mikroorganismen, die einen *Z*-Wert von 10 besitzen, bei einer Temperatur von 121 °C, der die Zubereitung in ihrem Endbehältnis durch das Verfahren ausgesetzt ist.

Der F_0-Gesamt-Wert eines Verfahrens berücksichtigt die Anheiz- und die Abkühlphasen des Zyklus. Der Wert kann durch Integration der Letalitätsraten unter Berücksichtigung der Zeit von getrennten Temperaturintervallen berechnet werden.

Falls eine Dampfsterilisation aufgrund des F_0-Konzepts angewendet wird, muß sichergestellt werden, daß ein angemessener Sterilitätssicherheitswert fortlaufend erzielt wird. Zusätzlich zur Validierung des Verfahrens kann eine kontinuierliche strenge mikrobiologische Überwachung während der Routineproduktion erforderlich sein. Damit soll gezeigt werden, daß die mikrobiologischen Parameter innerhalb der festgelegten Toleranzen liegen, um einen SAL-Wert (Sterility Assurance Level; 5.1.1) von 10^{-6} oder kleiner zu erhalten.

Im Zusammenhang mit einer Dampfsterilisation setzt der *Z*-Wert die Hitzeresistenz eines Mikroorganismus mit der Temperaturänderung in Beziehung. Der *Z*-Wert ist die Temperaturänderung, die notwendig ist, um den *D*-Wert um den Faktor 10 zu ändern.

Der *D*-Wert (oder dezimaler Reduktionswert) ist der Wert eines Sterilisationsparameters (Dauer oder absorbierte Dosis). Dieser Wert ist erforderlich, um die Anzahl der vermehrungsfähigen Einheiten bezogen auf den Ausgangswert auf 10 Prozent zu reduzieren. Der Wert ist nur unter genau festgelegten experimentellen Bedingungen von Bedeutung.

Die folgenden mathematischen Beziehungen gelten:

$$F_0 = D_{121} (\log N_0 - \log N) = D_{121} \log IF$$

D_{121} = *D*-Wert von Referenzsporen (5.1.2) bei 121 °C
N_0 = Ausgangszahl der vermehrungsfähigen Einheiten
N = Endzahl der vermehrungsfähigen Einheiten
IF = Inaktivierungsfaktor;

$$Z = \frac{T_2 - T_1}{\log D_1 - \log D_2}$$

Allg. Texte

D_1 = D-Wert der Mikroorganismen bei der Temperatur T_1

D_2 = D-Wert der Mikroorganismen bei der Temperatur T_2;

$$IF = \frac{N_0}{N} = 10^{t/D}$$

t = Zeit der Exposition

D = D-Wert der Mikroorganismen unter den Expositionsbedingungen.

5.2.3 Zellkulturen für die Herstellung von Impfstoffen für Menschen

Dieses allgemeine Kapitel beschreibt die zur Herstellung von Impfstoffen für Menschen verwendeten diploiden Zellinien und kontinuierlichen Zellinien. Spezielle Angaben zu Impfstoffen, die durch DNA-Rekombinationstechnik hergestellt wurden, befinden sich in der Monographie **DNA-rekombinationstechnisch hergestellte Produkte (Producta ab ADN recombinante)**. Tab. 5.2.3-1 zeigt die in verschiedenen Stufen (Saatzellgut, Masterzellbank, Arbeitszellbank, Zellen auf oder über den in der Herstellung verwendeten maximalen Generationszyklen) durchzuführenden Prüfungen. Nachfolgend sind allgemeine Bedingungen für die Verwendung von Zellinien und Anwendung von Prüfmethoden aufgeführt.

Werden primäre Zellen oder Zellen, die aus einer geringen Anzahl von Passagen ohne die Bildung einer Zellbank hervorgegangen sind, für die Impfstoffherstellung verwendet, gelten die Anforderungen der einzelnen Impfstoff-Monographien.

Diploide Zellinien: Eine diploide Zellinie hat eine hohe, aber begrenzte Fähigkeit zur In-vitro-Zellvermehrung.

Kontinuierliche Zellinien: Eine kontinuierliche Zellinie hat die Fähigkeit zur unendlichen In-vitro-Vermehrung. Die Zellen zeigen oft Unterschiede im Karyotyp im Vergleich zu den Ausgangszellen. Sie werden sowohl von gesundem Gewebe als auch von Tumorgewebe erhalten.

Falls nicht anders vorgeschrieben, ist der Reinigungsprozeß von in kontinuierlichen Zellinien hergestellten injizierbaren Impfstoffen validiert, um zu belegen, daß die

Tab. 5.2.3-1: Prüfung der Zellinien

Prüfung	Saatzellgut	Masterzellbank (MZB)	Arbeitszellbank (AZB)	für die Herstellung verwendete Zellen auf oder über den maximalen Generationszyklen
1. Identifikation und Reinheit				
Morphologie	+	+	+	+
Relevante Auswahl der folgenden Prüfungen: biochemisch (wie Isoenzyme), immunologisch (wie Histokompatibilität), zytogenetische Marker, Nukleinsäure-Fingerprinting	+	+	+	+
Karyotyp (diploide Zellinien)	+	+	+(1)	+(1)
Lebenserwartung (diploide Zellinien)	–	+	+	–
2. Fremde Agenzien				
Bakterien und Pilze	–	+	+	–
Mykoplasmen	–	+	+	–
Prüfung in Zellkulturen	–	–	+	–
Co-Kultur	–	–	+(2)	+(2)
Prüfungen in Tieren und Eiern	–	–	+(2)	+(2)
Spezifische Prüfungen auf mögliche Verunreinigungen, abhängig von der Herkunft der Zellen (siehe unter „Infektiöse fremde Agenzien“)	–	–	+(2)	+(2)
Retroviren	–	+(3)	–	+(3)
3. Tumorigenität				
Tumorigenität	–	–	–	+(4)

(1) Der diploide Charakter für jede Arbeitszellbank wird durch die Verwendung von Zellen auf oder über den für die Herstellung maximalen Generationszyklen gebildet.

(2) Prüfungen für jede Arbeitszellbank werden unter Verwendung von Zellen auf oder über den für die Herstellung maximalen Generationszyklen durchgeführt.

(3) Prüfungen für die Masterzellbank werden unter Verwendung von Zellen auf oder über den für die Herstellung maximalen Generationszyklen durchgeführt.

(4) Die MRC-5-, die WI-38- und die FRhL-2-Zellinien sind als nicht-tumorigen erkannt worden und müssen nicht auf Tumorigenität geprüft werden. Prüfungen an Zellinien, von denen vermutet wird oder von denen bekannt ist, daß sie tumorigen sind, werden nicht durchgeführt.

Wirtszell-DNA so weit entfernt wird, daß in einer Einzeldosis für den Menschen eine höchstens 10 ng entsprechende Menge Wirtszell-DNA enthalten ist.

Zellbanksystem: Die Herstellung von Impfstoffen in diploiden und kontinuierlichen Zellinien beruht auf einem Zellbanksystem. Das In-vitro-Alter der Zellen wird von der Masterzellbank abgeleitet. Jede Arbeitszellbank wird aus einem Behältnis oder mehreren Behältnissen der Masterzellbank hergestellt. Verwendung, Identität und Bestand der Behältnisse werden sorgfältig protokolliert.

Medien und Substanzen tierischen oder menschlichen Ursprungs: Die Zusammensetzung der für die Isolierung und alle nachfolgenden Kulturen verwendeten Medien wird sorgfältig protokolliert. Substanzen tierischen oder menschlichen Ursprungs müssen frei von fremden Agenzien sein.

Falls Albumin vom Menschen verwendet wird, muß dieses der Monographie **Albuminlösung vom Menschen (Albumini humani solutio)** entsprechen.

Das für die Präparation und Herstellung von Zellkulturen verwendete Rinderserum wird mit geeigneten Methoden geprüft und muß nachweislich steril und frei von Mykoplasmen und Rinderviren sein, insbesondere frei von Rinder-Diarrhö-Virus.

Für die Präparation von Zellkulturen verwendetes Trypsin wird mit geeigneten Methoden geprüft und muß nachweislich steril und frei von Mykoplasmen und Viren sein, insbesondere frei von Pestiviren und Parvoviren.

Saatzellgut: Wenn verfügbar, enthalten die Daten, die verwendet werden, um das Saatgut als geeignet einzuschätzen, Informationen über Herkunft, Entwicklung und Charakterisierung.

Herkunft: Für Zellinien vom Menschen werden die folgenden Informationen über den Spender aufgezeichnet: ethnische und geographische Herkunft, Alter, Geschlecht, allgemeiner physiologischer Zustand, verwendete Gewebe oder Organe, Ergebnisse aller durchgeführten Prüfungen auf Pathogene.

Für Zellinien tierischen Ursprungs werden die folgenden Informationen über die Herkunft der Zellen aufgezeichnet: Art, Stamm, Zuchtbedingungen, geographische Herkunft, Alter, Geschlecht, allgemeiner physiologischer Zustand, verwendete Gewebe oder Organe, Ergebnisse aller durchgeführten Prüfungen auf Pathogene.

Zellen neuraler Herkunft wie Neuroblastom- oder P12-Zellen können Substanzen enthalten, die Erreger der spongiformen Enzephalopathien anreichern; solche Zellen dürfen nicht für die Herstellung von Impfstoffen verwendet werden.

Entwicklung: Die folgenden Informationen werden aufgezeichnet: die zur Isolierung des Saatzellguts verwendete Methode, Kulturmethoden und alle anderen verwendeten Verfahren zur Etablierung der Masterzellbank, insbesondere alle, die für die Zellen das Risiko des Kontakts mit fremden Agenzien beinhalten.

Sind Informationen über die in der Vergangenheit zur Kultivierung von Zellen verwendeten Bestandteile von Nährmedien nicht verfügbar, wie über die Herkunft von Substanzen, die von Tieren stammen, können in begründeten und zugelassenen Fällen bereits mit solchen Nährmedien etablierte Zellbänke für die Herstellung von Impfstoffen verwendet werden.

Charakterisierung: Die Zellen werden wie folgt charakterisiert:

1. Identität der Zellen (wie Isoenzyme, Serologie, Nukleinsäure-Fingerprinting)
2. Wachstumscharakteristika der Zellen und ihre morphologischen Eigenschaften (Licht- und Elektronenmikroskopie)
3. für diploide Zellinien die Karyotypen
4. für diploide Zellinien die Lebenserwartung in vitro, angegeben in Generationszyklen.

Stabilität des Zellsubstrats: Eine angemessene Lebensfähigkeit der Zellinie unter den vorgegebenen Lagerungsbedingungen muß nachgewiesen werden. Für ein bestimmtes Produkt, das in der Zellinie hergestellt werden soll, muß nachgewiesen werden, daß eine einheitliche Herstellung mit Zellen durchgeführt werden kann, deren Passageniveau am Anfang und am Ende der vorgegebenen Verwendungsdauer liegt.

Infektiöse fremde Agenzien: Zellinien, die zur Herstellung von Impfstoffen verwendet werden, müssen frei von infektiösen fremden Agenzien sein. Prüfungen auf fremde Agenzien werden wie in Tab. 5.2.3-1 angegeben durchgeführt.

Abhängig von der Herkunft und Entwicklung der Zellinie können Prüfungen auf mögliche spezifische Verunreinigungen notwendig sein, insbesondere auf solche, von denen bekannt ist, daß sie latent die Herkunftsspezies infizieren, wie Simianes-Virus 40 in Rhesusaffen. Für Zellinien von Nagetieren werden Spezies-spezifische Viren über eine Antikörper-Produktion in Mäusen, Ratten und Hamstern nachgewiesen.

Zellinien werden, wie nachstehend beschrieben, auf die Anwesenheit von Retroviren geprüft. Zellinien, in denen vermehrungsfähige Retroviren nachweisbar sind, dürfen für die Herstellung von Impfstoffen nicht verwendet werden.

Tumorigenität: Für die Zubereitung von Lebend-Impfstoffen muß die Zellinie in allen für die Herstellung von Impfstoffen verwendeten Generationszyklen frei von Tumorigenität sein. Wenn eine tumorigene Zellinie für die Herstellung von anderen Impfstoffarten verwendet wird, muß, falls nicht anders vorgeschrieben, der Reinigungsprozeß validiert sein, um zu belegen, daß die Wirtszell-DNA so weit entfernt wird, daß in einer Einzeldosis für den Menschen eine höchstens 10 ng entsprechende Menge Wirtszell-DNA enthalten ist und daß das Wirtszell-Protein auf ein annehmbares Niveau reduziert ist.

Eine für ihr tumorigenes Potential bekannte Zellinie wird nicht weiter auf Tumorigenität geprüft. Eine Zelllinie von unbekanntem tumorigenem Potential ist entweder als tumorigen anzusehen, oder eine In-vitro-Prüfung auf Tumorigenität wird wie nachfolgend beschrieben durchgeführt. Wenn die Ergebnisse der In-vitro-Prüfung negativ oder nicht eindeutig positiv sind, muß wie nachfolgend beschrieben eine In-vivo-Prüfung durchgeführt werden. Die Prüfung wird mit Zellen auf oder über dem für die Herstellung maximalen Niveau der Generationszyklen durchgeführt.

Die diploiden MRC-5-, WI-38- und die FRhL-2-Zelllinien werden als nicht tumorigen angesehen, so daß eine diesbezügliche Prüfung nicht erforderlich ist.

Chromosomale Charakterisierung: Diploide Zellinien müssen nachweislich diploid sein. Eine umfangreichere

Allg. Texte

Charakterisierung einer diploiden Zellinie durch eine Karyotyp-Analyse ist erforderlich, wenn die Entfernung von intakten Zellen während des Verfahrens nach der Ernte nicht validiert wurde. Proben von 4 gleichmäßig über die Lebensdauer der Zellinie verteilten Generationszyklen werden geprüft. Mindestens 200 Zellen in Metaphase werden auf die genaue Anzahl an Chromosomen und die Häufigkeit von Hyperploidie, Hypoploidie, Polyploidie, Brüchen und strukturellen Anomalien geprüft.

Die MRC-5-, die WI-38- und die FRhL-2-Zellinie sind als diploid erkannt worden und ausreichend charakterisiert. Eine weitergehende Charakterisierung ist nicht notwendig, wenn sie nicht genetisch modifiziert wurden.

Prüfmethoden für Zellkulturen

Identität: Die Nukleinsäure-Fingerprinting-Analyse und eine relevante Auswahl der nachfolgend genannten Prüfungen werden zur Feststellung der Identität der Zellen verwendet:

(1) biochemische Merkmale (Isoenzym-Analyse)
(2) immunologische Merkmale (Histokompatibilitäts-Antigene)
(3) zytogenetische Marker.

Kontaminierende Zellen: Die Abwesenheit von kontaminierenden Zellen wird ebenfalls durch die unter „Identität" durchgeführte Nukleinsäure-Fingerprinting-Analyse nachgewiesen.

Bakterien und Pilze: Die Masterzellbank und jede Arbeitszellbank müssen der „Prüfung auf Sterilität" (2.6.1) entsprechen. Die Prüfung erfolgt für jedes Nährmedium mit 10 ml Überstand der Zellkulturen. Die Prüfung wird an 1 Prozent der Behältnisse, jedoch mit mindestens 2 Behältnissen durchgeführt.

Mykoplasmen (2.6.7): Die Masterzellbank und jede Arbeitszellbank müssen der Prüfung entsprechen. Die Prüfung erfolgt durch die Kulturmethode und den Nachweis mit Fluoreszenzfarbstoff in Zellkulturen unter Verwendung eines Behältnisses oder mehrerer Behältnisse.

Fremde Agenzien in Zellkulturen: Die Zellen müssen der Prüfung auf hämadsorbierende Viren und den Prüfungen auf fremde Agenzien in Zellkulturen, wie in der Methode 2.6.16 unter „Herstellungszellkultur: Kontrollzellen" angegeben, entsprechen. Wenn die Zellen von Affen stammen, werden sie auch in Kaninchennieren-Zellkulturen inokuliert, um Herpesvirus B (Cercopithecus-Herpesvirus-1) nachzuweisen.

Co-Kultur: Intakte und zerstörte Zellen werden getrennt mit anderen Zellsystemen einschließlich Zellen vom Menschen und Zellen vom Affen co-kultiviert. Untersuchungen zur Erkennung von möglichen morphologischen Veränderungen werden durchgeführt. Die Zellkulturflüssigkeiten werden untersucht, um hämagglutinierende Viren zu erkennen. Die Zellen entsprechen der Prüfung, wenn kein Hinweis auf fremde Agenzien gefunden wird.

Retroviren: Retroviren werden nachgewiesen mit

(1) Prüfungen auf Infektiosität
(2) Transmissionselektronenmikroskopie
(3) Wenn bei den Prüfungen (1) und (2) negative Ergebnisse erzielt werden, wird eine Reverse-Transkriptase-Bestimmung (in Gegenwart von Magnesium und Mangan) an den Rückständen durchgeführt, die mittels Hochgeschwindigkeitszentrifugation erhalten wurden.

Prüfungen an Tieren: Jeder der folgenden Tiergruppen werden 10^7 lebensfähige Zellen, die gleichmäßig unter den Tieren jeder Gruppe aufgeteilt werden, intramuskulär (oder bei saugenden Mäusen subkutan) injiziert:

(1) zwei Würfe von mindestens 10 saugenden Mäusen im Alter von höchstens 24 Stunden
(2) 10 erwachsene Tiere.

Jeder der 10 erwachsenen Mäuse werden außerdem 10^6 lebensfähige Zellen intrazerebral injiziert, um mögliches lymphozytäres Choriomeningitis-Virus nachzuweisen.

Die Tiere werden mindestens 4 Wochen lang beobachtet. Bei Tieren, die krank werden oder eine Anomalie aufweisen, muß der Ursache der Erkrankung nachgegangen werden. Die Zellen entsprechen der Prüfung, wenn keine Anzeichen von fremden Agenzien festgestellt werden. Die Prüfung ist ungültig, wenn weniger als 80 Prozent der Tiere in jeder Gruppe gesund bleiben und bis zum Ende des Beobachtungszeitraums überleben.

Für Zellen aus Nagetieren, wie Ovarialzellen vom Chinesischen Hamster (CHO, Chinese Hamster Ovary Cells) oder Nierenzellen vom Babyhamster (BHK-Zellen, Baby Hamster Kidney Cells), werden an Tieren, die Injektionen mit diesen Zellen erhalten haben, Prüfungen auf Antikörper gegen mögliche virale Verunreinigungen der in Frage kommenden Spezies durchgeführt.

Prüfungen an Eiern: Mindestens 10^6 lebensfähige Zellen werden in die Allantoishöhle von je 10 Bruteiern von Hühnern aus SPF-Herden (5.2.2), die 9 bis 11 Tage alt sind, und in den Dottersack von 10 Bruteiern von Hühnern aus SPF-Herden, die 5 bis 6 Tage alt sind, eingeimpft. Die Bruteier werden mindestens 5 Tage lang bebrütet. Die Allantoisflüssigkeit wird unter Verwendung von Erythrozyten von Säugetieren und aviären Erythrozyten auf die Gegenwart von Hämagglutininen geprüft. Die Prüfung wird bei 5 ± 3 °C und bei 20 bis 25 °C durchgeführt, die Ergebnisse werden nach 30 und 60 min abgelesen. Die Zellen entsprechen der Prüfung, wenn kein Anzeichen fremder Agenzien nachweisbar ist. Die Prüfung ist ungültig, wenn weniger als 80 Prozent der Embryonen gesund bleiben und bis zum Ende des Beobachtungszeitraums überleben.

Prüfungen auf Tumorigenität in vitro: Die folgenden Prüfsysteme können angewendet werden:

(1) Kolonienbildung in Soft-Agar-Gel
(2) Auftreten von invasivem Zellwachstum nach Inokulation in Organkulturen
(3) Untersuchen der Transformationsaktivität, zum Beispiel mit dem 3T3-Bestimmungssystem für aktive Onkogene.

Prüfungen auf Tumorigenität in vivo: Die Prüfung besteht darin, einen Vergleich zwischen der kontinuierlichen Zellinie und einer geeigneten Positivkontrolle (wie HeLa- oder Hep2-Zellen) herzustellen.

Folgende Tiersysteme haben sich als geeignet erwiesen:

(1) athymische Mäuse (Nu/Nu-Genotyp)
(2) neugeborene Mäuse, Ratten oder Hamster, die mit antithymozytischem Serum oder Globulin behandelt wurden
(3) thymektomierte und bestrahlte Mäuse, die mit Knochenmark von gesunden Mäusen rekonstituiert (T^-, B^+) wurden.

Bei jedem ausgewählten Tiersystem werden die Zelllinie und die Referenzzellen Tieren einzelner Gruppen von jeweils 10 Tieren injiziert. In beiden Fällen werden jedem Tier 10^7 Zellen, suspendiert in einem Volumen von 0,2 ml, entweder intramuskulär oder subkutan injiziert. Neugeborene Tiere werden mit 0,1 ml antithymozytischem Serum oder Globulin an den Tagen 0, 2, 7 und 14 nach der Geburt behandelt. Ein Serum oder Globulin ist wirksam, wenn es den Immunmechanismus von Tieren im Wachstum so weit unterdrückt, daß bei einer erneuten Inokulation mit 10^7 positiven Referenzzellen regelmäßig Tumoren und Metastasen auftreten. Schwer erkrankte Tiere, die ein offensichtlich progressives Tumorwachstum aufweisen, werden vor Prüfungsende getötet, um unnötiges Leiden zu vermeiden.

Am Ende der Beobachtungszeit werden alle Tiere (einschließlich die der Kontrollgruppe(n)) getötet und auf makroskopische und mikroskopische Anzeichen von Proliferation inokulierter Zellen an der Injektionsstelle und in anderen Organen (wie Lymphknoten, Lunge, Nieren und Leber) geprüft.

In allen Prüfsystemen werden die Tiere in regelmäßigen Abständen beobachtet und auf Knötchenbildung an der Injektionsstelle abgetastet. Jedes sich bildende Knötchen wird in zwei, im rechten Winkel zueinander stehenden Richtungen gemessen. Die Messungen werden regelmäßig aufgezeichnet, um ein möglicherweise progressives Wachstum der Knötchen zu bestimmen. Tiere mit Knötchen, die sich während der Beobachtungszeit zurückbilden, werden getötet, bevor die Knötchen nicht mehr getastet werden können, und histologisch untersucht. Tiere mit progressiv wachsenden Knötchen werden 1 bis 2 Wochen lang beobachtet. Die eine Hälfte der Tiere ohne Knötchen wird 3 Wochen lang und die andere Hälfte 12 Wochen lang beobachtet, bevor sie getötet und histologisch untersucht werden. Eine Autopsie wird an jedem Tier durchgeführt und beinhaltet die Prüfung auf makroskopische Hinweise auf Tumorwachstum an der Injektionsstelle und in anderen Organen, wie Lymphknoten, Lunge, Gehirn, Milz, Nieren und Leber. Alle tumorverdächtigen Läsionen und die Injektionsstelle werden histologisch untersucht. Außerdem werden alle erkennbaren regionalen Lymphknoten und die Lungen aller Tiere histologisch untersucht, da bei manchen Zellinien Metastasen ohne einen Hinweis auf lokales Tumorwachstum auftreten können.

Die Prüfung ist ungültig, wenn weniger als 9 von 10 Tieren, denen positive Referenzzellen injiziert wurden, ein progressives Tumorwachstum zeigen.

5.2.4 Zellkulturen für die Herstellung von Impfstoffen für Tiere

Zellkulturen für die Herstellung von Impfstoffen für Tiere müssen den nachstehend beschriebenen Anforderungen entsprechen. Unter Umständen müssen auch Zellkulturen, die für die Prüfung von Impfstoffen für Tiere verwendet werden, einigen oder allen Anforderungen entsprechen.

Die meisten Säugetierviren können in Zellinien vermehrt werden. In diesen Fällen ist die Verwendung von primären Zellen nicht zulässig.

Dauerhaft infizierte Zellen, die für die Herstellung von Impfstoffen für Tiere verwendet werden, müssen den nachstehenden Anforderungen entsprechen. Die Zellen dürfen nachweislich nur mit dem angegebenen Agenz infiziert sein.

Zellinien

Zellinien werden in der Regel nach dem Saatzellgutsystem gehandhabt. Jedem Mastersaatzellgut wird zur Identifizierung ein spezifischer Code zugeteilt. Das Mastersaatzellgut wird bei –70 °C oder darunter in etwa gleich großen Portionen gelagert. Impfstoffe werden normalerweise nicht aus Zellen gewonnen, die mehr als 20 Passagen vom Mastersaatzellgut entfernt sind. Bei der Verwendung von Suspensionskulturen gilt eine Zunahme der Zellzahl, die etwa drei Populationsverdopplungen entspricht, als Äquivalent einer Passage. Wenn Zellen über dieses Passageniveau hinaus für die Herstellung verwendet werden sollen, muß durch Validierung oder weitere Prüfungen nachgewiesen werden, daß die Herstellungszellkulturen hinsichtlich ihrer biologischen Eigenschaften und Reinheit im wesentlichen dem Mastersaatzellgut entsprechen und daß die Verwendung solcher Zellen keine nachteilige Wirkung auf die Impfstoffherstellung hat.

Art und Häufigkeit der Passagen der Zellinie müssen bekannt und im einzelnen protokolliert sein (zum Beispiel Herkunft, Anzahl der Passagen und die für die Vermehrung verwendeten Nährmedien, Lagerbedingungen).

Die Lagerungsmethode und die Verwendung der Zellen, einschließlich genauer Beschreibung, wie dafür gesorgt wird, daß bei der Herstellung die höchst zulässige Anzahl der Passagen nicht überschritten wird, werden protokolliert. Eine ausreichende Menge des Mastersaatzellguts und jedes Arbeitssaatzellguts wird zu Analysezwecken aufbewahrt.

Die nachstehend beschriebenen Prüfungen erfolgen (wie in Tab. 5.2.4-1 vorgeschrieben) auf einer Kultur des Mastersaatzellguts und des Arbeitssaatzellguts oder auf der Zellkultur des höchsten Passageniveaus, das für die Herstellung verwendet und von einer homogenen, nachweislich repräsentativen Probe abgeleitet ist.

Tab. 5.2.4-1: Stadien der Zellkultur, in denen Prüfungen erfolgen

	Mastersaatzellgut	Arbeitssaatzellgut	Höchstes Passageniveau
Allgemeine Mikroskopie	+	+	+
Bakterien und Pilze	+	+	–
Mykoplasmen	+	+	–
Viren	+	+	–
Identifizierung der Spezies	+	–	+
Karyotyp	+	–	+
Tumorigenität	+	–	–

Allg. Texte

Merkmale der Zellkulturen: Das Aussehen der Zellrasen vor und nach dem histologischen Färben wird beschrieben. Angaben zu Wachstumsgeschwindigkeit und -rate werden wenn möglich numerisch aufgezeichnet. Auftreten oder Ausbleiben von Kontaktinhibition, vielkernigen Zellen und anderen Zellanomalien wird ebenfalls aufgezeichnet.

Karyotyp: Bei mindestens 50 Zellen des Mastersaatzellguts in der Mitose und auf einem Passageniveau, das mindestens so hoch ist wie das Passageniveau für die Herstellung, wird eine Chromosomenbestimmung durchgeführt. Jeder Chromosomenmarker, der im Mastersaatzellgut vorhanden ist, muß auch in den Zellen mit dem hohen Passageniveau gefunden werden, und der Modalwert der Chromosomen in diesen Zellen darf höchstens 15 Prozent höher sein als bei den Zellen des Mastersaatzellguts. Die Karyotypen müssen identisch sein. Wenn der Modalwert den angegebenen Wert überschreitet, wenn in dem Arbeitszellgut auf dem höchsten für die Herstellung verwendeten Niveau keine Chromosomenmarker gefunden werden oder wenn die Karyotypen unterschiedlich sind, darf die Zellinie nicht für die Herstellung verwendet werden.

Identifizierung der Spezies: Mit einer validierten Methode muß nachgewiesen werden, daß das Mastersaatzellgut und die Zellen des Arbeitssaatzellguts auf dem höchsten Passageniveau, das für die Herstellung verwendet wird, von der vom Hersteller angegebenen Ausgangsspezies stammen. Wird eine Immunfluoreszenzprüfung an dem der Ausgangsspezies der Zellen entsprechenden Serum durchgeführt und nachgewiesen, daß alle geprüften Zellen fluoreszieren, erübrigen sich weitere Prüfungen mit Reagenzien, die eine Verunreinigung mit Zellen anderer Arten nachweisen.

Bakterien und Pilze: Die Zellen müssen der „Prüfung auf Sterilität" (2.6.1) entsprechen. Die zu prüfende Zellprobe muß mindestens die Anzahl Zellen enthalten, die ein Zellrasen mit einer Fläche von 70 cm² enthält, oder bei Suspensionszellkulturen eine etwa entsprechende Anzahl Zellen. Die Zellen werden vor der Durchführung der Prüfung mindestens 15 Tage lang ohne Zusatz von Antibiotika in Kultur gehalten.

Mykoplasmen (2.6.7): Die Zellen müssen der Prüfung entsprechen. Die Zellen werden vor Durchführung der Prüfung mindestens 15 Tage lang ohne Zusatz von Antibiotika in Kultur gehalten.

Abwesenheit verunreinigender Viren: Die Zellen dürfen nicht mit Viren verunreinigt sein. Ausreichend empfindliche Prüfungen, darunter die nachstehenden Prüfungen, müssen durchgeführt werden.

Die zu prüfenden Zellrasen müssen eine Fläche von mindestens 70 cm² haben. Sie müssen mit gleichem Nährmedium und gleichen Zusätzen sowie unter denselben Bedingungen zubereitet und gezüchtet werden wie die für die Gewinnung des Impfstoffs verwendeten Zellen.

Die Zellrasen werden insgesamt mindestens 28 Tage lang in Kultur gehalten. In Abständen von 7 Tagen werden Subkulturen angelegt. Überleben die Zellen nicht so lange, müssen Subkulturen am spätestmöglichen Tag angelegt werden. Für die letzte Subkultur muß eine ausreichende Anzahl Zellen zur Durchführung der nachstehend angegebenen Prüfungen in geeigneten Behältnissen gezüchtet werden.

Die Zellrasen werden während des Bebrütungszeitraums regelmäßig mittels Immunfluoreszenz und anderer geeigneter Prüfungen, wie nachstehend angegeben, auf zytopathische Wirkung und am Ende des Beobachtungszeitraums auf zytopathische Wirkung, hämadsorbierende Viren und spezifische Viren untersucht.

Zytopathische Viren: Zwei Zellrasen von mindestens jeweils 6 cm² werden mit einem geeigneten zytologischen Färbemittel gefärbt. Die gesamte Fläche jedes gefärbten Zellrasens wird auf Einschlußkörperchen, anomale Zahlen von Riesenzellen oder andere Läsionen untersucht, die auf eine Zellanomalie hinweisen, die möglicherweise auf eine Verunreinigung zurückzuführen ist.

Hämadsorbierende Viren: Zellrasen mit einer Gesamtfläche von mindestens 70 cm² werden mehrmals mit einer geeigneten Pufferlösung gewaschen. Eine ausreichende Menge einer Suspension geeigneter roter Blutzellen wird zugesetzt, um die Oberfläche der Zellkultur gleichmäßig zu bedecken. Nach unterschiedlichen Bebrütungszeiten werden die Zellen auf Hämadsorption untersucht.

Spezifizierte Viren: Die Abwesenheit von verunreinigenden Organismen, die für die Ausgangsspezies der Zelllinie und für die Empfängerspezies typisch sind, wird in geeigneten Prüfungen kontrolliert. Zur Durchführung der Prüfungen auf die spezifischen Agenzien werden ausreichend viele Zellen auf geeigneten Unterlagen gezüchtet. Für jede Prüfung werden geeignete positive Proben gezogen. Die Zellen werden geeigneten Prüfungen unterzogen, zum Beispiel unter Verwendung von Fluoresceinkonjugierten Antikörpern oder ähnlichen Reagenzien.

Prüfung an anderen Zellkulturen: Zellrasen mit einer Gesamtfläche von mindestens 140 cm² werden benötigt. Die Zellen werden mindestens dreimal eingefroren und aufgetaut und zur Beseitigung von Zelltrümmern zentrifugiert. Gleiche Teilmengen werden zu beliebiger Zeit in bis zu 70 Prozent konfluente Zellrasen der folgenden Typen inokuliert

- primäre Zellen der Ausgangsspezies
- Zellen, die für die Viren empfänglich sind, welche für die Tierart, für die der Impfstoff bestimmt ist, pathogen sind
- Zellen, die für Pesti-Viren empfänglich sind.

Die beimpften Zellen werden mindestens 7 Tage lang in Kultur gehalten. Anschließend werden, wie vorstehend beschrieben, Extrakte aus Zellen hergestellt, die eingefroren, aufgetaut und zentrifugiert wurden. Mit den Extrakten wird eine ausreichende Menge frischer Kulturen derselben Zelltypen beimpft, um die nachstehend beschriebenen Prüfungen durchführen zu können. Die Zellen werden mindestens weitere 7 Tage lang bebrütet. Die Kulturen werden regelmäßig auf zytopathische Veränderungen untersucht, die auf vermehrungsfähige Organismen hinweisen.

Nach diesen 14 Tagen werden die beimpften Zellen wie folgt untersucht auf

- Abwesenheit von zytopathischen und hämadsorbierenden Organismen unter Verwendung der in den ent-

sprechenden Abschnitten vorstehend angegebenen Methoden
- Abwesenheit von Pesti-Viren und anderen spezifischen verunreinigenden Organismen, mit Hilfe der Immunfluoreszenz oder anderer validierter Methoden, wie vorstehend unter „Spezifizierte Viren" angegeben.

Tumorigenität: Das potentielle Risiko einer Zellinie für die Empfängerspezies muß beurteilt werden; falls erforderlich müssen Prüfungen durchgeführt werden.

Primäre Zellen

Für die meisten Impfstoffe für Säugetiere sollen primäre Zellen für die Impfstoffherstellung nicht eingesetzt werden, weil Zellinien verwendet werden können. Gibt es keine Alternative zum Einsatz primärer Zellen, werden Zellen von Tieren einer SPF-Herde verwendet, wobei umfassende Schutzmaßnahmen gegen das Einschleppen von Krankheiten getroffen werden (zum Beispiel Schleusen, Filter auf Lufteinlässe, geeignete Quarantänemaßnahmen für die Tiere). Hühnerherden müssen den nachstehend unter „SPF-Hühnerherden für die Herstellung und Qualitätskontrolle von Impfstoffen" (5.2.2) beschriebenen Anforderungen entsprechen. Bei allen anderen Tierarten muß die Herde nachweislich von spezifizierten pathogenen Organismen frei sein. Alle Zuchttiere in der Herde, die als Quelle primärer Zellen für die Impfstoffherstellung vorgesehen sind, werden einem geeigneten Überwachungsverfahren unterzogen, das regelmäßige serologische Untersuchungen mindestens zweimal jährlich vorsieht und zwei ergänzende serologische Untersuchungen, die bei 15 Prozent der Zuchttiere der Herde zwischen den beiden oben erwähnten Kontrollen durchgeführt werden.

Besonders bei Säugetierzellen muß, wenn möglich, ein Saatgutsystem verwendet werden, das beispielsweise ein Mastersaatzellgut mit höchstens 5 Passagen enthält, wobei das Arbeitssaatzellgut höchstens 5 Passagen von der ersten Zubereitung der Zellsuspensionen aus tierischem Gewebe entfernt sein darf.

Tab. 5.2.4-2: Stadien primärer Zellkulturen, in denen Prüfungen erfolgen

	Mastersaatzellgut	Arbeitssaatzellgut	Höchstes Passageniveau
Allgemeine Mikroskopie	+	+	+
Bakterien und Pilze	+	+	–
Mykoplasmen	+	+	–
Viren	+	+	–
Identifizierung der Spezies	+	–	–

Jedes Mastersaatzellgut, Arbeitssaatzellgut und die Zellen mit der höchsten Passagezahl der primären Zellen werden entsprechend Tab. 5.2.4-2 und mit dem nachstehend beschriebenen Verfahren überprüft. Die überprüfte Probe muß sich auf alle für die Herstellung der Fertigzubereitung verwendeten Quellen der Zellen beziehen. Keine aus Zellen gewonnene Impfstoffcharge darf freigegeben werden, wenn eine der durchgeführten Untersuchungen keine zufriedenstellenden Ergebnisse aufweist.

Merkmale der Zellkulturen: Das Aussehen der Zellrasen vor und nach dem histologischen Färben wird beschrieben. Angaben zu Wachstumsgeschwindigkeit und -rate werden wenn möglich numerisch aufgezeichnet. Auftreten oder Ausbleiben von Kontaktinhibition, vielkernigen Zellen und anderen Zellanomalien wird ebenfalls verzeichnet.

Identifizierung der Spezies: Mit einer validierten Prüfung wird nachgewiesen, daß das Mastersaatzellgut von der angegebenen Ausgangsspezies stammt.

Wird eine Immunfluoreszenzprüfung an dem der Ausgangsspezies der Zellen entsprechenden Serum durchgeführt und nachgewiesen, daß alle geprüften Zellen fluoreszieren, erübrigen sich weitere Prüfungen mit Reagenzien, die eine Verunreinigung mit Zellen anderer Arten nachweisen.

Bakterien und Pilze: Die Zellen müssen der „Prüfung auf Sterilität" (2.6.1) entsprechen. Die zu prüfende Zellprobe muß mindestens die Anzahl Zellen enthalten, die ein Zellrasen mit einer Fläche von 70 cm^2 enthält, oder bei Suspensionszellkulturen eine etwa entsprechende Anzahl Zellen. Die Zellen werden vor der Durchführung der Prüfung mindestens 15 Tage lang ohne Zusatz von Antibiotika in Kultur gehalten.

Mykoplasmen (2.6.7): Die Zellen müssen der Prüfung entsprechen. Die Zellen werden vor der Durchführung der Prüfung mindestens 15 Tage lang ohne Zusatz von Antibiotika in Kultur gehalten.

Abwesenheit verunreinigender Viren: Die Zellen dürfen nicht mit Viren verunreinigt sein. Ausreichend empfindliche Prüfungen, darunter die nachstehenden Prüfungen, müssen durchgeführt werden.

Die zu prüfenden Zellrasen müssen eine Fläche von mindestens 70 cm^2 haben. Sie müssen mit gleichem Nährmedium und gleichen Zusätzen sowie unter denselben Bedingungen zubereitet und gezüchtet werden wie die für die Gewinnung des Impfstoffs verwendeten Zellen.

Die Zellrasen werden insgesamt mindestens 28 Tage lang in Kultur gehalten oder über die längstmögliche Zeit, wenn eine Kultur über 28 Tage nicht möglich ist. In Abständen von 7 Tagen werden Subkulturen angelegt. Überleben die Zellen nicht so lange, müssen Subkulturen am spätestmöglichen Tag angelegt werden. Für die letzte Subkultur muß eine ausreichende Anzahl Zellen zur Durchführung der unten angegebenen Prüfungen in geeigneten Behältnissen gezüchtet werden.

Die Zellrasen werden während des Bebrütungszeitraums regelmäßig mittels Immunfluoreszenz und anderer geeigneter Prüfungen, wie nachstehend angegeben, auf zytopathische Wirkung und am Ende des Beobachtungszeitraums auf zytopathische Wirkung, hämadsorbierende Viren und spezifizierte Viren untersucht.

Zytopathische Viren: Zwei Zellrasen von jeweils mindestens 6 cm^2 werden mit einem geeigneten zytologischen Färbemittel gefärbt. Die gesamte Fläche der beiden gefärbten Zellrasen wird auf Einschlußkörperchen, eine anomale Anzahl von Riesenzellen oder andere Läsionen untersucht, die auf eine Zellanomalie hinweisen, die möglicherweise auf verunreinigende Organismen zurückzuführen ist.

Allg. Texte

Hämadsorbierende Viren: Zellrasen mit einer Gesamtfläche von mindestens 70 cm^2 werden mehrmals mit einer geeigneten Pufferlösung gewaschen. Eine ausreichende Menge einer Suspension geeigneter roter Blutzellen wird zugesetzt, um die Oberfläche der Zellkultur gleichmäßig zu bedecken. Nach unterschiedlichen Bebrütungszeiten werden die Zellen auf Hämadsorption untersucht.

Spezifizierte Viren: Abwesenheit von verunreinigenden Organismen, die für die Ausgangsspezies der Zellinie und für die Empfängerspezies typisch sind, wird in geeigneten Prüfungen kontrolliert. Zur Durchführung der Prüfungen auf die spezifizierten Agenzien werden ausreichend viele Zellen auf geeigneten Unterlagen gezüchtet. Für jede Prüfung werden geeignete positive Proben aufbewahrt. Die Zellen werden geeigneten Prüfungen unterzogen, zum Beispiel unter Verwendung von Fluorescein-konjugierten Antikörpern oder ähnlichen Reagenzien.

Prüfung an anderen Zellkulturen: Zellrasen mit einer Gesamtfläche von mindestens 140 cm^2 werden benötigt. Die Zellen werden mindestens dreimal eingefroren und aufgetaut und dann zur Beseitigung von Zelltrümmern zentrifugiert. Gleiche Teilmengen werden zu beliebiger Zeit in bis zu 70 Prozent konfluente Zellrasen der folgenden Typen inokuliert

- primäre Zellen der Ausgangsspezies
- Zellen, die für die Viren empfänglich sind, welche für die Tierart, für die der Impfstoff bestimmt ist, pathogen sind
- Zellen, die für Pesti-Viren empfänglich sind.

Die beimpften Zellen werden mindestens 7 Tage lang in Kultur gehalten. Anschließend werden, wie oben beschrieben, Extrakte aus Zellen hergestellt, die eingefroren, aufgetaut und zentrifugiert wurden. Mit diesen wird eine ausreichende Menge frischer Kulturen derselben Zelltypen beimpft, um die nachstehend beschriebenen Prüfungen durchführen zu können. Die Zellen werden mindestens weitere 7 Tage lang bebrütet. Die Kulturen werden regelmäßig auf zytopathische Veränderungen untersucht, die auf vermehrungsfähige Organismen hinweisen.

Nach diesen 14 Tagen werden die beimpften Zellen wie folgt untersucht auf

- Abwesenheit von zytopathischen und hämadsorbierenden Organismen unter Verwendung der in den entsprechenden Abschnitten vorstehend angegebenen Methoden
- Abwesenheit von Pesti-Viren und anderen spezifischen verunreinigenden Organismen mit Hilfe der Immunfluoreszenz oder anderer validierter Methoden, wie vorstehend unter „Spezifizierte Viren" angegeben.

5.2.8 Minimierung des Risikos der Übertragung von Erregern der spongiformen Enzephalopathie tierischen Ursprungs durch Arzneimittel

Dieser Text entspricht der Eilresolution AP-CSP (00) 9.

1. Einleitung

Übertragbare spongiforme Enzephalopathien (transmissible spongiform encephalopathies, TSE) schließen die tierischen Krankheiten Scrapie (Traber-Krankheit) bei Schafen und Ziegen, chronische Auszehrung (chronic wasting disease, CWD) bei Schwarzwedelhirschen und Elchen, bovine spongiforme Enzephalopathie (BSE) bei Rindern ebenso wie die Kuru- und die Creutzfeldt-Jakob-Krankheit (Creutzfeldt-Jakob-Disease, CJD) beim Menschen ein. Die Erreger, die diese Krankheiten verursachen, vermehren sich in den infizierten Individuen gewöhnlich unauffällig ohne Infektionsmerkmale, die durch verfügbare diagnostische In-vivo-Tests nachweisbar sind. Nach Inkubationszeiten bis zu mehreren Jahren rufen die Erreger die Krankheiten hervor, die dann schließlich zum Tod führen. Bisher ist keine Therapie bekannt.

Die Diagnose beruht auf klinischen Anzeichen einschließlich einer histopathologischen Bestätigung der charakteristischen Gehirnläsionen nach Autopsie oder dem Nachweis fibrillärer Proteine im Gehirn, die für die spongiformen Enzephalopathien spezifisch sind. Der Nachweis der Infektiosität durch Inokulation des vermutlich befallenen Gewebes in geeignete Empfängertiere oder Labortiere kann ebenfalls zur Bestätigung verwendet werden, jedoch beträgt die Inkubationszeit Monate oder Jahre. Iatrogene Übertragungen von spongiformen Enzephalopathien sind berichtet worden. Bei Schafen wurde Scrapie unbeabsichtigt durch einen Louping-Ill (Spring- oder Drehkrankheit der Schafe)-Impfstoff übertragen, der aus gepoolten, formaldehydbehandelten Schafhirnen und -milzen hergestellt worden war, welche unbeabsichtigterweise Material von mit Scrapie infizierten Schafen enthielten. Beim Menschen sind Fälle von CJD-Übertragungen im Zusammenhang mit wiederholter parenteraler Verabreichung von Wachstumshormon und Gonadotropin aus Hypophysen von Verstorbenen berichtet worden. CJD-Übertragungen sind auch der Verwendung kontaminierter Instrumente bei Gehirnoperationen und der Transplantation menschlicher Hirnhaut (Dura mater) und Kornea zugeschrieben worden.

Informationen über die Eigenschaften der Erreger sind begrenzt. Sie sind extrem resistent gegenüber den meisten chemischen und physikalischen Verfahren, die zur Inaktivierung konventioneller Viren eingesetzt werden. Sie rufen keine nachweisbare Immunantwort hervor und können unter bestimmten Bedingungen natürliche Barrieren, die sonst die speziesübergreifende Verbreitung einer Infektion einschränken, durchbrechen. Das hängt gewöhnlich von dem Stamm der Erreger, ihrer Dosis, der Applikationsart und der Größe der Speziesbarriere ab. Studien an Labortieren haben gezeigt, daß die intrazerebrale Inokulation die wirksamste Art der Übertragung ist.

Menschen werden seit mehr als 200 Jahren auf natürliche Weise mit dem Scrapie-Erreger der Schafe exponiert, aber trotz ausgedehnter epidemiologischer Studien wurde kein Anzeichen einer Übertragung von Scrapie auf Menschen gefunden. Die bovine spongiforme Enzephalopathie (BSE) wurde 1986 zum ersten Mal in Großbritannien beobachtet. Eine große Anzahl von Rindern beziehungsweise Herden ist seither betroffen gewesen. Unumstritten ist, daß es sich bei BSE um eine durch Tierfutter ausgelöste Infektion handelt. Andere Länder hatten einige BSE-Fälle, entweder bei importierten Tieren aus Großbritannien oder bei im Lande geborenen Tieren. Im Hinblick darauf, daß sich die biologischen Eigenschaften des BSE-Erregers von denen des Scrapie-Erregers unterscheiden, ist denkbar, daß auch die Speziesbarrieren unterschiedlich sein können. Schlüssige Beweise zeigen, daß die neue Variante von CJD (vCJD) durch denselben Erreger verursacht wird, der BSE bei Rindern auslöst.

Das Auftreten einer neuen Variante von CJD beim Menschen hat zusätzlich Besorgnis erregt, daß der BSE-Erreger auf Menschen übertragen werden kann. Deshalb ist auch in Zukunft angemessene Vorsicht geboten, wenn biologische Materialien von Spezies, die von diesen Krankheiten betroffen sind, besonders der bovinen Spezies, zur Herstellung von Arzneimitteln eingesetzt werden. Eine Ausnahme stellen dabei durch experimentelle Belastung hervorgerufene Infektionen dar.

Deshalb sind die nachstehenden Empfehlungen zu befolgen, um das Kontaminationsrisiko zu minimieren. Ungeachtet dieses Allgemeinen Textes muß hervorgehoben werden, daß die potentiellen Risiken, welche mit der Applikation eines bestimmten Arzneimittels verbunden sind, im Einzelfall unter Berücksichtigung der spezifischen Umstände und des gegenwärtigen Erkenntnisstands zu erwägen sind.

2. Geltungsbereich des Allgemeinen Textes

Dieser Allgemeine Text betrachtet die Auswirkungen von TSE auf Arzneimittel und Maßnahmen zur Minimierung des Übertragungsrisikos bei ihrer Verwendung. Deshalb betrifft er Materialien tierischen Ursprungs – insbesondere von Wiederkäuern –, die zur Herstellung von

- Wirkstoffen
- Hilfsstoffen
- Roh- oder Ausgangsmaterialien und Reagenzien, die bei der Herstellung eingesetzt werden (zum Beispiel Rinderserumalbumin, Enzyme, Nährmedien einschließlich solcher zur Herstellung von Arbeitszellbänken oder neuen Master-Zellbänken),

verwendet werden.

Dieser Allgemeine Text betrifft ebenso Materialien, die in direkten Kontakt mit den bei der Herstellung verwendeten Geräten und Anlagen kommen (und daher ein Kontaminationspotential besitzen), zum Beispiel Testmedien, die zur Validierung der Anlagen und Geräte eingesetzt werden.

Dieser Allgemeine Text bezieht sich auf Material von allen Wiederkäuern. Die vorgeschlagenen Maßnahmen betreffen hauptsächlich bovines Material. Sie müssen gegebenenfalls angepaßt werden, wenn die Maßnahmen Material von Schafen, Ziegen oder anderen Spezies betreffen, bei denen bekanntermaßen TSE auftreten kann, ausgenommen, sie werden für experimentelle Belastungen verwendet.

Nach dem gegenwärtigen wissenschaftlichen Erkenntnisstand und ungeachtet der geographischen Herkunft stellt Milch wahrscheinlich kein Risiko für eine TSE-Kontamination dar. Deshalb fallen Milch und Produkte, die sich ausschließlich von Milch ableiten, nicht unter diesen Allgemeinen Text, vorausgesetzt, die Milch wird von gesunden Tieren unter den gleichen Bedingungen gewonnen wie Milch, die als Nahrungsmittel für den Menschen dient. Milchprodukte von Wiederkäuern, die unter Verwendung anderer Wiederkäuermaterialien (zum Beispiel mit Pankreasenzym behandeltes Casein) hergestellt werden, fallen jedoch wegen der Verwendung dieser anderen Wiederkäuermaterialien unter diesen Allgemeinen Text.

Von Wiederkäuerwolle und -haaren gewonnene Produkte, wie Lanolin, Wollwachsalkohole und Aminosäuren, fallen ebenfalls nicht unter diesen Allgemeinen Text, vorausgesetzt, die Wolle und die Haare werden von lebenden Tieren gewonnen. Von Wiederkäuerwolle und -haaren gewonnene Produkte, die unter Verwendung anderer Wiederkäuermaterialien (zum Beispiel Pankreasenzym) hergestellt werden, fallen jedoch wegen der Verwendung dieser anderen Wiederkäuermaterialien unter diesen Allgemeinen Text.

Dieser Allgemeine Text ist in Verbindung mit den verschiedenen Beschlüssen der EU-Kommission zu lesen, die nacheinander seit 1991 implementiert wurden.

3. Herstellung (einschließlich Gewinnung von Ausgangsmaterialien)

Wenn Arzneimittelhersteller die Wahl zwischen Material von Wiederkäuern und Nicht-Wiederkäuern haben, ist die Verwendung des Materials von Nicht-Wiederkäuern vorzuziehen. Der Ersatz von Ausgangsmaterialien von Wiederkäuern durch Material anderer Spezies, bei denen ebenfalls bekanntermaßen TSE auftreten kann oder die experimentell auf oralem Weg infiziert werden können, ist in der Regel nicht akzeptabel.

Einzelheiten zum Ursprung des Materials (einschließlich der geographischen Herkunft der Tiere) und zu den anderen Maßnahmen, die zur Minimierung des Übertragungsrisikos von TSE-Erregern ergriffen wurden, müssen angegeben sein. Der Arzneimittelhersteller muß den Lieferanten dieser Materialien überprüfen, um sicherzustellen, daß sie in Übereinstimmung mit diesem Allgemeinen Text und geeigneten Qualitätskontrollsystemen gewonnen und gehandhabt werden.

Das Risiko der Übertragung von infektiösen Erregern kann durch die Kontrolle einer Reihe von Parametern stark reduziert werden. Diese Parameter schließen ein:

- die Herkunft der Tiere
- die Art des tierischen Gewebes, das bei der Herstellung verwendet wird
- das oder die Herstellungsverfahren.

Allg. Texte

Keiner dieser Parameter allein kann die Sicherheit eines Produkts gewährleisten; daher sind die drei vorgenannten Parameter als sich gegenseitig ergänzend zu betrachten, um das Kontaminationsrisiko zu minimieren.

3.1 Materialien tierischen Ursprungs

Die sorgfältige Auswahl von Ausgangsmaterialien ist das wichtigste Kriterium für die Sicherheit von Arzneimitteln.

3.1.1 Die geeignetste Quelle für Materialien ist die aus Ländern, die keine BSE-Fälle gemeldet haben und in denen

- eine Meldepflicht und
- die Verpflichtung zu klinischer sowie labordiagnostischer Verifizierung von Verdachtsfällen

besteht.

Eine amtliche Zertifizierung der Herkunft muß vorhanden sein. Zusätzlich muß sichergestellt sein, daß das Risiko einer BSE-Infektion nicht durch folgende Faktoren erhöht wird:

- Einfuhr von Rindern aus Ländern mit hohem BSE-Vorkommen
- Einfuhr von Nachkommen befallener weiblicher Tiere
- in Wiederkäuerfutter die Verwendung von Fleisch- und Knochenmehl, das Wiederkäuerprotein aus Ländern mit hohem oder niedrigem BSE-Vorkommen oder einem unbekannten Status enthält.

3.1.2 Materialien können auch aus Ländern mit einer niedrigen Anzahl an einheimischen Fällen bezogen werden, wenn zusätzlich zu den in Abschnitt 3.1.1 genannten Faktoren

- die Kadaver aller infizierten Tiere vernichtet werden
- keine Nachkommen befallener weiblicher Tiere verwendet werden
- die Verfütterung von Säugetierprotein an Wiederkäuer verboten ist.

Die als Ausgangsquelle verwendeten Tiere müssen nach Verhängung des Verfütterungsverbots geboren sein. Wenn das Geburtsdatum der Tiere unbekannt ist, müssen bei der Entscheidung über die Verwendung dieser Tiere unter dem Gesichtspunkt der Sicherheit sowohl das Implementierungsdatum des Verfütterungsverbots als auch die Inkubationszeit von TSE berücksichtigt werden.

Herden, in denen BSE-Fälle aufgetreten sind, dürfen nicht als Ausgangsquelle verwendet werden.

3.1.3 Ausgangsmaterialien aus Ländern mit hohem BSE-Vorkommen dürfen nicht verwendet werden.

Arzneimittelhersteller müssen entsprechend dieser Maßnahmen ihre Strategie bei der Wahl der Ausgangsquelle bezüglich der Kategorie der Materialien, der Menge an Ausgangsmaterial und der vorgesehenen Verwendung des Fertigarzneimittels am Menschen rechtfertigen. Die Verwendung von Ausgangsmaterialien aus gut überwachten Herden innerhalb der Zulieferländer kann für einen zusätzlichen Sicherheitsspielraum sorgen.

3.2 Von Tieren gewonnene Körperbestandteile, Körperflüssigkeiten und Sekrete als Ausgangsmaterialien

Bei einem TSE-infizierten Tier besitzen die verschiedenen Organe und Sekrete unterschiedlich hohe Infektiositätstiter. Auf der Basis der Daten zu natürlich aufgetretenen Scrapie-Erkrankungen sind die Organe, Gewebe und Körperflüssigkeiten in vier Hauptgruppen mit unterschiedlichem Risikopotential eingeteilt worden, wie in Tab. 5.2.8-1 angegeben. Obgleich zwischenzeitlich bekannt ist, daß die Verteilung der Infektiosität in an BSE erkrankten Rindern begrenzter zu sein scheint, muß die in der Tabelle vorgenommene Klassifizierung von Geweben und Körperflüssigkeiten bei der Auswahl von Ausgangsmaterialien weiterhin berücksichtigt werden. Die Einteilung in Risikoklassen in der Tabelle hat nur hinweisenden Charakter, und die Beachtung folgender Punkte ist wichtig:

- Die Klassifizierung der Gewebe in Tab. 5.2.8-1 beruht auf einer Titration von Infektiosität, die intrazerebral in Mäuse eingebracht wurde. In Modelluntersuchungen mit an Labortiere angepaßten Stämmen können höhere Titer erreicht werden und leicht abweichende Klassifizierungen der Gewebe auftreten.

Tab. 5.2.8-1: Relative Scrapie-Infektiositätstiter in Geweben und Körperflüssigkeiten von natürlich infizierten Schafen und Ziegen mit Scrapie-Symptomatik[1)]

Kategorie I Hohe Infektiosität	Gehirn, Rückenmark, (Auge)
Kategorie II Mittlere Infektiosität	Ileum, Lymphknoten, proximaler Dickdarm, Milz, Tonsillen, (Dura mater, Hirnepiphyse, Plazenta), Zerebrospinalflüssigkeit, Hypophyse, Nebenniere
Kategorie III Niedrige Infektiosität	distaler Dickdarm, Nasenschleimhaut, periphere Nerven, Knochenmark, Leber, Lunge, Pankreas, Thymusdrüse
Kategorie IV Keine nachweisbare Infektiosität[2)]	Blutgerinnsel, Kot, Herz, Niere, Milchdrüse, Milch, Eierstöcke, Speichel, Speicheldrüse, Samenbläschen, Serum, Skelettmuskeln, Hoden, Schilddrüse, Uterus, fetales Gewebe, (Galle, Knochen[3)], Knorpelgewebe, Bindegewebe, Haare, Haut, Urin)

- Unter bestimmten Bedingungen kann eine Kreuzkontamination zwischen Geweben unterschiedlicher Infektiositätskategorien auftreten. Dabei wird das potentielle Risiko von der Art der Gewebeentnahme ab-

[1)] Mit den in Klammern aufgeführten Geweben wurden bei den Originalstudien keine Titrationen durchgeführt, ihre relative Infektiosität zeigt sich jedoch in anderen Daten zu spongiformen Enzephalopathien. Nicht aufgeführte Materialien können in Analogie zu solchen, die auf der Grundlage ihrer Natur erwähnt sind, klassifiziert werden.

[2)] In Bioassays, die eine Inokulation von bis zu 5 mg Gewebe in Nagetierhirn einschlossen, wurde keine Infektiosität übertragen.

[3)] Bezüglich Schädel und Wirbelsäule siehe auch Punkt 3.2, soweit er sich auf Kreuzkontamination bezieht.

hängen, besonders bei Kontakt von Material einer niedrigen Risikogruppe mit dem einer hohen Risikogruppe. Demzufolge kann das Risiko für eine Kreuzkontamination einiger Gewebe höher sein, wenn infizierte Tiere nach Anwendung hirnverletzender Betäubungsverfahren geschlachtet oder Gehirn und/oder Rückenmark zersägt werden. Das Risiko einer Kreuzkontamination wird geringer sein, wenn Körperflüssigkeiten unter minimaler Schädigung von Gewebe gesammelt und zelluläre Bestandteile entfernt werden und wenn fetales Blut ohne Kontamination durch mütterliche oder andere fetale Gewebe einschließlich Plazenta, Fruchtwasser und Allantoisflüssigkeit gesammelt wird.

- Das durch Kreuzkontamination verursachte Risiko wird von mehreren, sich ergänzenden Faktoren abhängen, einschließlich:
  - der Vorsichtsmaßnahmen, die zur Vermeidung einer Kontamination während der Sammlung von Geweben getroffen wurden (siehe vorstehend)
  - des Ausmaßes der Kontamination (Menge an verunreinigendem Gewebe)
  - der Menge des verwendeten Materials
  - des Prozesses, dem das Material während des Herstellungsverfahrens unterzogen wird.

Die Arzneimittelhersteller müssen eine Risikoeinschätzung vorlegen.

3.3 Prozeßvalidierung

Wegen der dokumentierten Resistenz der TSE-Erreger gegenüber den meisten Inaktivierungsverfahren ist die Auswahl des Ausgangsmaterials das wichtigste Kriterium, um eine ausreichende Sicherheit des Produkts zu erreichen.

Validierungsstudien von Verfahren zur Entfernung/Inaktivierung sind schwierig zu interpretieren, da es erforderlich ist, die Art des zur gezielten Kontamination verwendeten Materials zu berücksichtigen und abzuschätzen, inwieweit es der natürlichen Situation nahekommt. Ebenso sind das Studien-Design (einschließlich der maßstabsgerechten Verkleinerung der Verfahren) und die Nachweismethode für den Erreger (In-vitro- oder In-vivo-Assay) nach dem Hinzufügen infektiösen Materials und nach der Behandlung zu berücksichtigen. Weitere Forschung ist erforderlich, um einschätzen zu können, welches die geeignetste Methodologie der Validierungsstudien ist. Deshalb werden zur Zeit Validierungsstudien nicht generell verlangt. Wenn jedoch der Anspruch geltend gemacht wird, daß das Herstellungsverfahren zur Entfernung oder Inaktivierung von TSE-Erregern beiträgt, ist dies durch geeignete Validierungsstudien zu belegen. Validierungsstudien sind prozeßspezifisch.

Neben der begrenzten Aussagekraft der bisherigen TSE-Validierungsstudien und deren Interpretation liegt das Haupthindernis darin, Schritte, die TSE-Erreger während der Herstellung biologischer Arzneimittel wirksam entfernen oder inaktivieren, zu identifizieren. Die Hersteller werden dazu aufgefordert, ihre Untersuchungen über Entfernungs- und Inaktivierungsmethoden zur Identifizierung solcher Schritte/Verfahren fortzusetzen, die dazu beitragen können, die Entfernung oder Inaktivierung von TSE-Erregern sicherzustellen.

In jedem Fall ist ein Herstellungsverfahren wo immer möglich so anzulegen, daß es verfügbare Informationen über Methoden beachtet, von denen angenommen wird, daß sie TSE-Erreger inaktivieren oder entfernen.

Bestimmte Herstellungsverfahren können beträchtlich zur Reduzierung des Risikos einer TSE-Kontamination beitragen, zum Beispiel solche, die bei der Herstellung von Talg und seinen Derivaten eingesetzt werden (siehe nachstehend).

3.4 Alter der Tiere

Da die TSE-Infektiosität während der Inkubationszeit von mehreren Jahren ansteigt, kann die Verwendung von Jungtieren als Ausgangsquelle sinnvoll sein.

3.5 Spezifische Produkte

- Talg als Ausgangsmaterial zur Herstellung von Talgderivaten muß nach einer Methode gewonnen werden, die wenigstens so zuverlässig und wirkungsvoll ist wie die, auf die in internationalen Vorschriften verwiesen wird. Talgderivate wie Glycerol und Fettsäuren, die durch wirkungsvolle Verfahren aus Talg hergestellt werden, sind Gegenstand eingehender Bewertungen gewesen und werden als Produkte angesehen, die wahrscheinlich kein Infektionsrisiko darstellen. Beispiele für wirkungsvolle Verfahren sind:
  - Umesterung oder Hydrolyse bei mindestens 200 °C, mindestens 20 min lang unter Druck (Glycerol-, Fettsäure- und Fettsäureester-Herstellung)
  - Verseifung mit Natriumhydroxid-Lösung ($12 \mathrm{mol \cdot l^{-1}}$) (Glycerol- und Seifen-Herstellung)
    - Chargenherstellung: bei mindestens 95 °C, mindestens 3 h lang
    - kontinuierliches Verfahren: bei mindestens 140 °C und einem Druck von 2 bar (200 kPa), mindestens 8 min lang, oder ein gleichwertiges Verfahren.

Gelatine

- Bei Gelatine, die aus Rinderknochen[1)] hergestellt wird, tragen folgende Parameter jeweils zur Sicherheit des Produkts bei:
  - die geographische Herkunft der als Ausgangsquelle verwendeten Tiere
  - Schädel und Rückenmark müssen vom Ausgangsmaterial[2)] entfernt werden
  - empfohlen wird außerdem, Wirbelknochen von der Verwendung auszuschließen, insbesondere in Ab-

[1)] Als Ausgangsmaterial werden Knochen vor der Entfettung betrachtet.

[2)] Die künftige geographische Verteilung von BSE/TSE kann nicht vorausgesagt werden. Eine Änderung in der geographischen Verteilung von BSE/TSE könnte im schlimmsten Fall den Rückruf aller Pharmazeutika, die Gelatine enthalten, zur Folge haben. Bedingt durch die große Zahl an Arzneimitteln, die Gelatine als Hilfsstoff enthalten, und die lange Lebensdauer von Gelatine von ihrer Herstellung bis zum Verfallsdatum der Pharmazeutika, könnte ein Rückruf dramatische Folgen hinsichtlich der Versorgung mit unbedingt notwendigen Arzneimitteln haben. Deshalb sollten Schädel und Rückenmark von den als Ausgangsmaterial zur Gelatineherstellung eingesetzten Rinderknochen entfernt werden, unabhängig von der geographischen Herkunft der als Ausgangsquelle verwendeten Tiere.

Allg. Texte

hängigkeit von der geographischen Herkunft der Tiere
- die zur Zeit bevorzugte Herstellungsmethode ist das alkalische Verfahren
- Systeme wie die ISO-9000-Zertifizierung und HACCP (hazard analysis and critical control point) zur Überwachung des Herstellungsprozesses und der Chargenbeschreibung (zum Beispiel Definition einer Charge, Trennung von Chargen, Reinigungsmaßnahmen zwischen den einzelnen Chargen) müssen vorhanden sein
- Verfahren, die die Möglichkeit zur Rückverfolgung und zur Überprüfung der Lieferanten von Ausgangsmaterialien sicherstellen, müssen vorhanden sein

- Für Gelatine aus Rinderhaut:
  - Kreuzkontamination mit möglicherweise infektiösem Material muß vermieden werden.

Die Arzneimittelhersteller müssen eine Risikoeinschätzung vorlegen.

4. Abschließende Bemerkungen

Die Einschätzung des mit TSE verbundenen Risikos erfordert eine sorgfältige Berücksichtigung aller erwähnten Parameter, und die bevorzugte Maßnahme muß die Vermeidung der Verwendung von Material für die von der pharmazeutischen Industrie hergestellten Produkte sein, das von Tieren stammt, die bekanntermaßen für TSE-Erkrankungen anfällig sind (außer wenn sie für experimentelle Belastungen verwendet werden). Die Annehmbarkeit eines einzelnen Arzneimittels, das diese Materialien enthält oder als Ergebnis der Herstellung enthalten könnte, wird durch eine Reihe von Faktoren beeinflußt, wie:
- die gesicherte und aufgezeichnete Herkunft der Tiere
- die Art des bei der Herstellung verwendeten tierischen Gewebes
- das oder die Herstellungsverfahren
- die Art der Applikation
- die Menge des im Arzneimittel eingesetzten Gewebes
- die höchste therapeutische Dosis (Tagesdosis und Dauer der Behandlung)
- die vorgesehene Verwendung des Produkts.

Hersteller von Arzneimitteln tierischen Ursprungs sind für die Wahl angemessener Maßnahmen und deren Begründung verantwortlich. Dabei muß der wissenschaftlich-technologische Kenntnisstand berücksichtigt werden.

Unbeschadet dieses Allgemeinen Textes muß darauf hingewiesen werden, daß das mit jedem einzelnen Arzneimittel verbundene potentielle Risiko individuell im Hinblick auf die spezifischen Verhältnisse und den aktuellen Kenntnisstand abzuwägen sein wird.

Diese Leitlinien sind auch zur Bewertung individueller Produkte auf Basis einer Risiko/Nutzen-Bewertung zu verwenden.

5.3 Statistische Auswertung der Ergebnisse biologischer Wertbestimmungen und Reinheitsprüfungen

Dieser Text wurde in der deutschsprachigen Ausgabe der Ph. Eur. – Nachtrag 2000 schon in dieser Fassung veröffentlicht.

Inhaltsverzeichnis

Allg. Texte

1 Einleitung

Dieses Kapitel dient der Anleitung zur Versuchsplanung biologischer Wertbestimmungen und der statistischen Auswertung ihrer Ergebnisse, wie sie im Europäischen Arzneibuch vorgegeben werden. Es ist zum Gebrauch für diejenigen gedacht, deren hauptsächlicher Ausbildungs- und Verantwortungsbereich nicht die Statistik ist, die aber Verantwortung für die Auswertung oder Interpretation der Ergebnisse dieser Versuche haben, oftmals ohne Hilfe und Rat eines Statistikers. Die hier beschriebenen Berechnungsmethoden sind nicht verbindlich für die biologischen Wertbestimmungen, die ihrerseits einen verbindlichen Teil des Europäischen Arzneibuchs darstellen. Alternative Methoden können benutzt werden, vorausgesetzt, sie sind zumindest ebenso zuverlässig wie die hier beschriebenen. Eine Vielzahl von Rechnerprogrammen steht zur Verfügung und kann nützlich sein, je nach den dem Auswertenden zur Verfügung stehenden Einrichtungen und seinen Fähigkeiten.

Fachlicher Rat sollte in solchen Fällen eingeholt werden, in denen:

- eine umfassende Behandlung des Versuchsplans und der Auswertungen zur Erforschung und Entwicklung neuer Produkte erforderlich ist;
- Auswertungen notwendig sind für nichtlineare Dosis-Wirkungs-Kurven über große Bereiche, wie sie z. B. bei Immunassays angetroffen werden;
- die in diesem Kapitel auferlegten Einschränkungen für den Versuchsplan nicht erfüllt werden können, z. B. falls besondere experimentelle Bedingungen einen angepaßten Versuchsplan verlangen oder falls die Verwendung einer gleichbleibenden Anzahl äquidistanter Dosisstufen ungeeignet erscheint.

1.1 Allgemeine Versuchsplanung und Präzision

Biologische Methoden werden für die Wertbestimmung von bestimmten Substanzen oder Zubereitungen beschrieben, deren Wirkung nicht ausreichend durch chemische oder physikalische Analysen bestimmt werden kann. Das prinzipielle Verfahren, das soweit wie möglich bei diesen biologischen Wertbestimmungen angewandt wird, ist der Vergleich mit einer Standardsubstanz. Dabei wird bestimmt, welche Menge der Prüfsubstanz die gleiche biologische Wirkung hat wie eine vorgegebene Menge (die Einheit) des Standards. Wesentliche Voraussetzung bei diesen Verfahren der biologischen Wertbestimmung ist, daß die Versuche sowohl für den Standard als auch für die zu prüfende Substanz zur gleichen Zeit und unter gleichen Bedingungen durchgeführt werden.

Für bestimmte Wertbestimmungen (z. B. Bestimmung des Virusgehalts) wird die Wirkung der zu prüfenden Probe nicht relativ zu einem Standard ausgedrückt. Diese Versuchsart wird in Abschnitt 4.5 behandelt.

Jede aus einer biologischen Wertbestimmung erhaltene Schätzung der Wirkung unterliegt einem zufallsbedingten Fehler aufgrund der den biologischen Reaktionen innewohnenden Variabilität. Daher sollen, wenn möglich, Fehlerrechnungen aus den Ergebnissen einer jeden Wertbestimmung durchgeführt werden, selbst dann, wenn die offizielle Versuchsmethode angewandt wird. Verfahren für die Versuchsplanung von Wertbestimmungen und die zugehörige Fehlerrechnung werden deshalb nachfolgend beschrieben. Bevor eine statistische Methode übernommen wird, ist in jedem Fall ein vorläufiger Test mit einer angemessenen Zahl von Wertbestimmungen durchzuführen, um die Anwendbarkeit dieser Methode sicherzustellen.

Das Vertrauensintervall des Wirkungsverhältnisses gibt einen Hinweis auf die Präzision, mit der das Wirkungsverhältnis in der Wertbestimmung ermittelt wurde. Es wird unter Berücksichtigung des Versuchsplans und der Stichprobengröße berechnet. In biologischen Wertbestimmungen wird gewöhnlich das 95-Prozent-Vertrauensintervall gewählt. Mit statistischen Methoden werden diese Grenzen berechnet, um die Aussage abzusichern, daß diese Grenzen mit 95prozentiger Wahrscheinlichkeit das wahre Wirkungsverhältnis einschließen. Ob diese Präzision für das Europäische Arzneibuch annehmbar ist, hängt von den Anforderungen ab, die in der Monographie zur jeweiligen Substanz gestellt werden.

Die Ausdrücke „Mittelwert“ und „Standardabweichung“ werden hier so benutzt, wie sie in den meisten aktuellen Büchern zur Biometrie definiert sind.

Die Ausdrücke „angegebene Wirkung“ oder „deklarierte Wirkung“, „zugeordnete Wirkung“, „vermutete Wirkung“, „Wirkungsverhältnis“ und „Schätzwert der Wirkung“ werden in diesem Kapitel wie folgt verwendet:

- „angegebene Wirkung“ oder „deklarierte Wirkung“ bedeutet für ein galenisch formuliertes Produkt einen von der Wirkung des Bulkmaterials abgeleiteten Nennwert und für das Bulkmaterial die Wirkung, die der Hersteller geschätzt hat;
- „zugeordnete Wirkung“: die Wirkung einer Standardsubstanz;
- „vermutete Wirkung“: die vorläufig zugeordnete Wirkung des zu prüfenden Präparats als Grundlage für die Berechnung seiner Dosen, die gleich wirksam wie die eingesetzten Dosen der Standardsubstanz sein sollten;
- „Wirkungsverhältnis“ einer unbekannten Zubereitung: das Verhältnis der gleich wirksamen Dosen der Standardsubstanz zu denen der unbekannten Prüfsubstanz unter den Versuchsbedingungen der Wertbestimmung;
- „Schätzwert der Wirkung“: die Wirkung, errechnet aus den Daten der Wertbestimmung;

Abschnitt 9 (Verzeichnis der Symbole) führt die meistbenutzten Symbole in diesem Kapitel auf. Wenn im Text Symbole verwendet werden, die nicht verzeichnet sind oder in einem anderen Sinne benutzt werden, so werden sie im betreffenden Textabschnitt erklärt.

2 Zufälligkeit und Unabhängigkeit einzelner Behandlungen

Die Zuordnung der verschiedenen Behandlungen zu den verschiedenen experimentellen Einheiten (Tiere, Reaktionsgefäße usw.) sollte streng nach dem Zufallsprinzip erfolgen. Dieser Grundsatz gilt auch für alle anderen experimentellen Bedingungen, es sei denn, sie sind ausdrücklich im Versuchsplan anders vorgesehen. Beispiele sind die Anordnung (Positionen) der Käfige im Laboratorium und die Reihenfolge der Verabreichungen. Insbesondere sollte eine Gruppe von Tieren, die die gleiche Dosis einer Substanz erhalten, nicht zusammen behandelt werden (zur gleichen Zeit und in der gleichen Position). Es sei denn, es gibt überzeugende Gründe dafür, daß die betreffende Variationsursache (z. B. unterschiedliche Zeiten oder unterschiedliche Positionen) vernachlässigbar ist. Zufällige Zuordnungen können über die eingebauten Zufallsfunktionen von Rechnern erhalten werden. Der Auswertende muß prüfen, ob bei jedem neuen Start der Zufallsfunktion eine andere Reihe von Zahlen erzeugt wird.

Die Substanzen, die jeder experimentellen Einheit zugeordnet werden, sollen untereinander so unabhängig wie möglich sein. Innerhalb jeder experimentellen Gruppe sind die jeder Behandlung zugeordneten Verdünnungen nicht wie üblich Teilmengen der gleichen Dosis, sondern sollen einzeln hergestellt werden. Ohne diese Vorsichtsmaßnahme wird die der Substanz eigene Variabilität sich nicht vollständig in der Varianz des experimentellen Fehlers darstellen. Das Ergebnis wird eine Unterschätzung des Restfehlers sein, und hieraus folgt:

1. eine ungerechtfertigte Zunahme der Teststärke bei der Varianzanalyse (vgl. 3.2.3 und 3.2.4);
2. eine Unterschätzung der wahren Vertrauensgrenzen bei der Wertbestimmung, die, wie in 3.2.5 gezeigt, aus dem Schätzwert von s^2, dem Quadrat des mittleren Restfehlers, berechnet werden.

3 Von quantitativen Werten abhängige Wertbestimmungen

3.1 Statistische Modelle

3.1.1 Allgemeine Grundsätze

Die im Europäischen Arzneibuch beschriebenen Wertbestimmungen werden als „Verdünnungswertbestimmungen" aufgefaßt, d. h., für die unbekannte zu prüfende Zubereitung wird angenommen, daß sie das gleiche Wirkprinzip enthält wie die Standardsubstanz, aber in einem anderen Verhältnis zwischen aktiven und inaktiven Bestandteilen. In einem solchen Fall kann die unbekannte Substanz theoretisch aus dem Standard durch Verdünnung mit inaktiven Bestandteilen hergestellt werden. Um zu prüfen, ob eine spezielle Wertbestimmung als Verdünnungswertbestimmung angesehen werden darf, müssen die Dosis-Wirkungs-Beziehungen jeweils des Standards und der unbekannten Substanz miteinander verglichen werden. Falls sich diese Dosis-Wirkungs-Beziehungen voneinander wesentlich unterscheiden, ist das theoretische Modell der Verdünnungswertbestimmung nicht gültig. Erhebliche Unterschiede in den Dosis-Wirkungs-Beziehungen zwischen der Standard- und der unbekannten Substanz deuten darauf hin, daß eine der Substanzen zusätzlich zum aktiven Wirkprinzip noch andere aktive Komponenten enthalten könnte, welche die gemessene Wirkung beeinflussen.

Um den Effekt des Verdünnens im theoretischen Modell sichtbar zu machen, ist es hilfreich, die Dosis-Wirkungs-Beziehung auf eine lineare Funktion im größtmöglichen Dosisbereich zu transformieren. Für die im Arzneibuch vorgeschriebenen biologischen Wertbestimmungen sind zwei statistische Modelle von Interesse: das Parallelenmodell (Modell der parallelen Geraden) und das Steigungsverhältnismodell (Geraden mit ungleichen Steigungen).

Folgende Bedingungen müssen bei der Anwendung der Modelle erfüllt sein:

1. die verschiedenen Behandlungsarten sind zufällig den experimentellen Einheiten zugeteilt worden;
2. die Meßwerte jeder Behandlungsart sind normal-verteilt;
3. die Standardabweichungen der Meßwerte innerhalb jeder Behandlungsgruppe sowohl bei der Standardsubstanz als auch bei den unbekannten Substanzen unterscheiden sich nicht signifikant voneinander.

Bei der Methodenentwicklung einer Wertbestimmung muß der Auswertende anhand der Daten vieler Wertbestimmungen festlegen, daß die theoretischen Bedingungen erfüllt sind.

- Bedingung 1 kann durch Anwendung der Hinweise in Abschnitt 2 erfüllt werden.
- Bedingung 2 stellt eine in der Praxis meist erfüllte Annahme dar. Kleine Abweichungen davon werden im allgemeinen keine Mängel in der Auswertung mit sich bringen, solange mehrere Wiederholungen je Behandlung vorgenommen werden. Im Zweifelsfall kann ein Normalverteilungstest (z. B. Shapiro-Wilk-Test[1)]) durchgeführt werden.
- Bedingung 3 kann mit einem Test auf Homogenität der Varianzen (z. B. durch den Bartlett[2)]- oder den Cochran[3)]-Test) geprüft werden. In dieser Hinsicht kann auch das Prüfen graphischer Darstellungen der Daten sehr aufschlußreich sein (siehe Beispiele im Abschnitt 5).

Falls die Bedingungen 2 und/oder 3 nicht zutreffen, kann eine Transformation der Wirkungsmeßwerte zur besseren Erfüllung dieser Bedingungen führen. Beispiele sind $\ln y$, $\sqrt{y}$, y^2.

- Die logarithmische Transformation der Meßwerte y zu $\ln y$ kann hilfreich sein, falls die Homogenität der Varianzen nicht zufriedenstellend ist. Sie kann auch die Normalitätsvoraussetzung verbessern, falls die Verteilung nach rechts verschoben ist.
- Die Transformation y zu $\sqrt{y}$ ist nützlich, falls die Meßwerte einer Poisson-Verteilung folgen, z. B. wenn sie durch Abzählen erhalten wurden.
- Die quadratische Transformation y zu y^2 kann z. B. nützlich sein, falls es wahrscheinlicher ist, daß die Dosis eher zur Fläche eines Hemmhofes als zu dessen Durchmesser proportional ist.

Es gibt eine andere Art von Wertbestimmung, bei der nicht die Wirkung an jeder einzelnen experimentellen Einheit gemessen wird, sondern nur der auf jede Behandlung reagierende Anteil der Einheiten gezählt wird. Diese Art wird in Abschnitt 4 abgehandelt.

3.1.2 Routineversuche

Wenn eine Wertbestimmung routinemäßig durchgeführt wird, ist es selten möglich, systematisch auf die Voraussetzungen 1 bis 3 zu prüfen, denn die begrenzte Anzahl der Meßwerte je Versuch beeinflußt wahrscheinlich die Sensitivität der statistischen Tests. Glücklicherweise haben die Statistiker gezeigt, daß in symmetrischen, ausge-

[1)] Wilk, M. B. and Shapiro, S. S. „The joint assessment of normality of several independent samples" in *Technometrics* **10**, 1968, p. 825–839.

[2)] Bartlett, M. S. „Properties of sufficiency and statistical tests" in *Proc. Roy. Soc. London*, Series A **160**, 1937, p. 280–282.

[3)] Cochran, W. G. „Testing a linear relation among variances" in *Biometrics* **7**, 1951, p. 17–32.

Allg. Texte

wogenen Wertbestimmungen kleine Abweichungen von der Homogenität der Varianz und der Normalverteilung die Versuchsresultate nicht ernsthaft beeinflussen. Die Anwendbarkeit des statistischen Modells muß nur dann hinterfragt werden, falls eine Reihe von Wertbestimmungen Zweifel an der Erfüllung der Bedingungen aufkommen lassen. Dann kann es notwendig sein, eine neue Reihe von Pilotversuchen durchzuführen, wie in Abschnitt 3.1.1 besprochen.

Zwei andere notwendige Bedingungen hängen vom benutzten statistischen Modell ab:

Beim Parallelenmodell:

4A) Die Beziehung zwischen dem Logarithmus der Dosis und der Wirkung kann über den Bereich der eingesetzten Dosen durch eine Gerade dargestellt werden.

5A) Die Gerade einer unbekannten Substanz in der Wertbestimmung ist parallel zu der des Standards.

Beim Steigungsverhältnismodell:

4B) Die Beziehung zwischen Dosis und Wirkung kann für jede Substanz in der Wertbestimmung über den Bereich der eingesetzten Dosen als eine Gerade dargestellt werden.

5B) Die Gerade einer unbekannten Substanz in der Wertbestimmung schneidet die y-Achse (Dosis null) im gleichen Punkt wie die Gerade des Standards (d. h., die Wirkungsfunktionen aller Substanzen in der Wertbestimmung müssen den gleichen Achsenabschnitt haben wie die Wirkungsfunktion des Standards).

Die Bedingungen 4A und 4B können in Wertbestimmungen nur geprüft werden, falls mindestens 3 Verdünnungen für jede Substanz eingesetzt werden. Das Ausführen einer Wertbestimmung, bei der 1 oder 2 Verdünnungen je Substanz auftreten, mag gerechtfertigt sein, falls die Erfahrung gezeigt hat, daß die Bedingungen der Linearität und Parallelität oder die Gleichheit des Achsenabschnitts in der Regel erfüllt sind.

Nach Erhalt der Meßwerte bei einer Wertbestimmung und vor Berechnung des relativen Wirkungsverhältnisses einer jeden Prüfsubstanz wird eine Varianzanalyse ausgeführt, um zu prüfen, ob die Bedingungen 4A und 5A (oder 4B und 5B) erfüllt sind. Dazu wird die Gesamtsumme der Quadrate in eine bestimmte Anzahl Quadratsummen entsprechend jeder zu erfüllenden Bedingung aufgespalten. Die verbleibende Quadratsumme stellt den experimentellen Restfehler dar, an welchem die Ab- oder Anwesenheit wichtiger Variationsursachen durch eine Reihe von F-Quotienten verglichen werden können.

Wenn die Validierung der Wertbestimmung einmal erstellt ist, kann die relative Wirkung jeder Prüfsubstanz im Verhältnis zum Standard berechnet und als Wirkungsverhältnis ausgedrückt oder in eine für die Prüfsubstanz geeignete Einheit, z. B. eine Internationale Einheit, umgewandelt werden. Vertrauensgrenzen können auch aus jedem Datensatz einer Wertbestimmung geschätzt werden.

Wertbestimmungen nach dem Parallelenmodell werden in Abschnitt 3.2 und solche nach dem Steigungsverhältnismodell in Abschnitt 3.3 behandelt.

Falls eine der 5 Bedingungen (1, 2, 3, 4A, 5A oder 1, 2, 3, 4B, 5B) nicht erfüllt ist, sind die hier beschriebenen Berechnungsmethoden nicht anwendbar, und die Methode der Wertbestimmung sollte erneut untersucht werden.

Der Auswertende sollte keine andere Transformation wählen, es sei denn, es hätte sich gezeigt, daß die Nichterfüllung der Voraussetzungen nicht zufällig ist, sondern von einer systematischen Veränderung der experimentellen Bedingungen herrührt. In diesem Fall sollte das Testen, wie in 3.1.1 beschrieben, wiederholt werden, bevor für die Routineversuche eine neue Transformation eingeführt wird.

Eine übergroße Anzahl ungültiger Versuche aufgrund der Nichtparallelität oder Nichtlinearität bei einem Routineversuch, der ähnliche Substanzen vergleicht, deutet auf einen die Wiederholungen betreffenden mangelhaften Versuchsplan hin. Der Mangel rührt im allgemeinen vom unvollständigen Erkennen aller den Versuch beeinflussenden Variabilitätsursachen her, die zu einer Unterschätzung des Restfehlers und daher zu zu großen F-Quotienten führen.

Es ist nicht immer machbar, allen möglichen Variationsursachen in einer einzigen Wertbestimmung Rechnung zu tragen (z. B. die Tag-zu-Tag-Variation). In einem solchen Fall können die Vertrauensintervalle aus Wiederholungsbestimmungen mit der gleichen Stichprobe nicht ausreichend überlappen, und Vorsicht ist bei der Interpretation der einzelnen Vertrauensbereiche geboten. Um eine zuverlässigere Schätzung des Vertrauensbereichs zu erhalten, kann es notwendig werden, mehrere unabhängige Wertbestimmungen durchzuführen und diese zu einem einzigen Wirkungsverhältnis und Vertrauensbereich zusammenzufassen (siehe Abschnitt 6).

Für die Qualitätskontrolle von Routineversuchen wird die Aufzeichnung der Schätzungen der Regressionssteigung und des Restfehlers in Kontrollkarten empfohlen.

- Ein außergewöhnlich hoher Restfehler kann auf ein technisches Problem hinweisen. Das sollte untersucht werden, und falls es sich herausstellen sollte, daß während des Ablaufs der Wertbestimmung etwas fehlerhaft war, sollte die Wertbestimmung wiederholt werden. Ein ungewöhnlich hoher Restfehler kann auch das Vorhandensein einer gelegentlich außerhalb liegenden oder abweichenden Beobachtung anzeigen. Ein Wirkungsmeßwert, der wegen Verfahrensfehlern im Verlauf der Wertbestimmung zweifelhaft ist, wird zurückgewiesen. Falls ein abweichender Wert entdeckt wird, nachdem die Wirkungswerte aufgezeichnet wurden, der sich aber dann auf Unregelmäßigkeiten bei der Durchführung der Wertbestimmung zurückverfolgen läßt, kann dessen Beseitigung gerechtfertigt sein. Die willkürliche Ablehnung oder Beibehaltung eines offensichtlich abweichenden Werts kann ein schwerwiegender Anlaß zur Verzerrung sein. Im allgemeinen wird davon abgeraten, Beobachtungswerte allein wegen eines positiven Ausreißertests zu entfernen.
- Ein ungewöhnlich kleiner Restfehler mag hin und wieder vorkommen und läßt die F-Quotienten die kritischen Werte übersteigen. In solchen Fällen kann es gerechtfertigt sein, den aus dem Einzelversuch geschätzten Restfehler durch einen gemittelten Restfehler zu ersetzen, der sich auf die in den Kontrollkarten aufgezeichneten älteren Daten stützt.

3.1.3 Berechnungen und Einschränkungen

Nach den allgemeinen Grundsätzen einer guten Versuchsplanung werden dem Versuchsplan üblicherweise die drei folgenden Einschränkungen auferlegt. Sie bringen Vorteile sowohl für ein einfaches Rechnen als auch für die Präzision.

a) Jede Substanz in der Wertbestimmung muß mit der gleichen Anzahl von Verdünnungen geprüft werden.
b) Im Parallelenmodell muß das Verhältnis benachbarter Dosen für alle Behandlungen in der Wertbestimmung konstant sein; im Steigungsverhältnismodell muß der Abstand benachbarter Dosen für alle Behandlungen in der Wertbestimmung konstant sein.
c) In jeder Behandlung müssen gleich viele experimentelle Einheiten sein.

Falls ein Versuchsplan mit diesen drei Einschränkungen benutzt wird, sind die Berechnungen einfach. Die Formeln werden in den Abschnitten 3.2 und 3.3 angeführt. Es wird empfohlen, für diesen Zweck speziell entwickelte Software zu benutzen. Es gibt mehrere Programme, die alle in den Monographien beschriebenen Versuchspläne leicht behandeln können. Auch wenn nicht alle Programme die gleichen Formeln und Algorithmen benutzen, so sollten sie aber alle zu den gleichen Ergebnissen führen.

Versuchspläne, welche die oben angeführten Einschränkungen nicht einhalten, kann es geben, und sie können auch richtig sein, aber die notwendigen Formeln sind zu komplex, als daß sie in diesem Text beschrieben werden könnten. Eine kurze Beschreibung der Berechnungsmethoden wird in Abschnitt 7.1 gegeben. Diese Methoden können auch für die eingeschränkten Versuchspläne benutzt werden und sind dann mit den einfachen Formeln gleichwertig.

Die in diesem Text für eingeschränkte Versuchspläne gegebenen Formeln können z. B. benutzt werden, um ad hoc Programme in einem Tabellenblatt zu schreiben. Die Beispiele des Abschnitts 5 können benutzt werden, um die Statistik zu klären und um zu prüfen, ob ein solches Programm richtige Ergebnisse erbringt.

3.2 Das Parallelenmodell

3.2.1 Einleitung

Das Parallelenmodell ist in Abb. 3.2.1-I dargestellt. Auf der waagerechten Achse wird der Logarithmus der Dosis, mit wachsenden Konzentrationen von links nach rechts, aufgetragen. Auf der senkrechten Achse wird die Wirkung aufgetragen. Die einzelnen Wirkungen für jede Behandlung werden durch schwarze Punkte dargestellt. Die zwei Geraden stellen die berechnete ln(Dosis)-Wirkungs-Beziehung für die Standard- und die Prüfsubstanz dar.

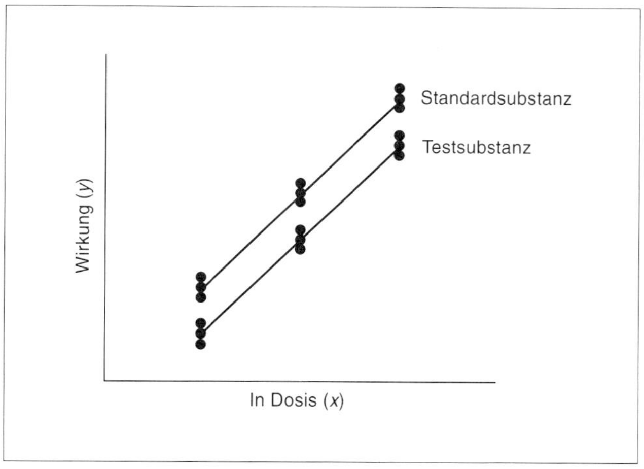

Abb. 3.2.1-I: Das Parallelenmodell für eine 3+3-Wertbestimmung

Anmerkung: Der natürliche Logarithmus (ln oder $\log_e$) wird in diesem Text durchgehend benutzt. Wann immer der Ausdruck „Antilogarithmus" benutzt wird, ist die Größe e^x gemeint. Jedoch kann ebensogut der dekadische Logarithmus (log oder $\log_{10}$) verwendet werden. In diesem Fall ist der zugehörige Antilogarithmus 10^x.

Für eine gute Wertbestimmung muß die vermutete Wirkung der Prüfsubstanz nahe bei der wahren Wirkung liegen. Auf der Grundlage der vermuteten und der zugeordneten Wirkung werden (wenn möglich) gleich wirksame Dosen hergestellt, d. h., entsprechende Dosen von Standard und Prüfsubstanz sollen die gleiche Wirkung hervorbringen. Falls keine Informationen über die vermutete Wirkung verfügbar sind, werden Pilotversuche über einen weiten Dosisbereich durchgeführt, um den Bereich der linearen Kurve zu bestimmen.

Je näher die vermutete Wirkung der Prüfsubstanz beim wahren Wert liegt, desto näher liegen die zwei Geraden beisammen, denn sie sollten gleiche Wirkungen bei gleichen Dosen ergeben. Der waagrechte Abstand zwischen den Geraden stellt die „wahre" Wirkung der Prüfsubstanz dar, relativ zu ihrer vermuteten Wirksamkeit. Je größer der Abstand zwischen den Geraden, um so weiter ist die vermutete Wirkung der Prüfsubstanz vom wahren Wert entfernt. Falls die Gerade der Prüfsubstanz rechts von der des Standards liegt, war die vermutete Wirkung überschätzt worden, und die Berechnungen werden einen niedrigeren Schätzwert der Wirkung ergeben als die vermutete Wirkung. Umgekehrt, falls die Gerade der Prüfsubstanz links von der des Standards liegt, war die vermutete Wirkung unterschätzt worden, und die Berechnungen werden einen höheren Schätzwert der Wirkung ergeben als die vermutete Wirkung.

3.2.2 Versuchsplanung

Folgende Erwägungen sind nützlich, um die Präzision der Versuchsplanung zu verbessern:

1. Das Verhältnis zwischen Steigung und Restfehler sollte so groß wie möglich sein.
2. Der Dosisbereich sollte so groß wie möglich sein.
3. Die Geraden sollten so nahe wie möglich beieinander sein, d. h., die vermutete Wirkung sollte eine gute Abschätzung der wahren Wirkung sein.

Die Zuordnung der experimentellen Einheiten (Tiere, Reaktionsgefäße usw.) zu den verschiedenen Behandlungen kann auf verschiedene Arten erfolgen.

3.2.2.1 Vollständig randomisierter Versuchsplan

Falls die Gesamtheit der experimentellen Einheiten ziemlich homogen erscheint, ohne Hinweise darauf, daß innerhalb erkennbarer Untergruppen die Variabilität der Wirkung kleiner sein wird, sollte die Zuordnung der Einheiten auf die verschiedenen Behandlungen zufällig erfolgen.

Falls experimentelle Einheiten in Untergruppen wie Versuchsorte oder Versuchstage weniger schwankende Werte enthalten können als die Gesamtheit, kann die Genauigkeit der Wertbestimmung durch Einführung einer oder mehrerer Einschränkungen in den Versuchsplan erhöht werden. Eine diesen Einschränkungen entsprechende sorgfältige Verteilung der Einheiten gestattet es, unwichtige Variationsursachen auszuschalten.

3.2.2.2 Randomisierter Blockplan

Dieser Versuchsplan ermöglicht eine erkennbare Variationsursache auszuschalten, wie die Empfindlichkeitsunterschiede zwischen den Würfen von Tieren oder zwischen Petrischalen in einem mikrobiologischen Diffusionstest. Der Plan verlangt, daß jede Behandlung gleich oft in jedem Block (Wurf oder Petrischale) angewendet wird, was nur zulässig ist, falls der Block groß genug ist, alle Behandlungen unterzubringen. Das wird in Abschnitt 5.1.3 ausgeführt. Es ist auch möglich, einen randomisierten Prüfplan mit Wiederholungen zu benutzen. Hier werden die Behandlungen zufällig innerhalb eines jeden Blocks zugeordnet. In Abschnitt 8.5 wird ein Rechenverfahren zur Erzeugung von Zufallspermutationen dargestellt.

3.2.2.3 Lateinisches Quadrat

Dieser Plan wird verwendet, wenn die erhaltenen Wirkungswerte von 2 verschiedenen Variationsursachen beeinflußt werden, von denen jede *k* verschiedene Ausprägungsmerkmale annehmen kann. Beispiel: In einem Plattenversuch mit einem Antibiotikum werden die Behandlungen in einer $k \times k$-Matrix auf einer großen Platte angeordnet, wobei jede Behandlung genau einmal in jeder Zeile und in jeder Spalte vorkommen darf. Dieser Prüfplan wird dann eingesetzt, wenn die Anzahl der Zeilen, die Anzahl der Spalten und die Anzahl der Behandlungen gleich sind. Die Meßwerte werden in einer quadratischen Anordnung, „lateinisches Quadrat" genannt, erfaßt. Die Variation aufgrund von Wirkungsunterschieden in den *k* Zeilen und den *k* Spalten kann abgespalten und somit der Fehler verkleinert werden. In Abschnitt 5.1.2 wird ein Beispiel eines lateinischen Quadrats gegeben. Ein Algorithmus zur Erzeugung lateinischer Quadrate wird in Abschnitt 8.6 gegeben.

3.2.2.4 Cross-over-Plan (Überkreuzversuch)

Dieser Plan ist nützlich, wenn der Versuch in Blöcke unterteilt werden kann, jedoch können nur zwei Behandlungen je Block durchgeführt werden. So kann z. B. ein Block eine Versuchseinheit sein, die bei zwei Gelegenheiten behandelt werden kann. Mit diesem Versuchsplan soll die Präzision erhöht werden, indem der Einfluß der Unterschiede zwischen den Versuchseinheiten beseitigt wird, während der Einfluß einer möglichen Differenz zwischen allgemeinen Wirkungsstufen bei den beiden Behandlungsabschnitten ausgeglichen wird. Falls zwei Dosen eines Standards und einer unbekannten Substanz geprüft werden, so nennt man das einen „Zweifach-Cross-over-Test".

Der Versuch läuft in 2 Abschnitten ab, die durch einen angemessenen Zeitraum voneinander getrennt sind. Die Versuchseinheiten werden auf vier Gruppen aufgeteilt, und jede Gruppe erhält eine der vier Behandlungen im ersten Abschnitt der Prüfung. Versuchseinheiten, die im ersten Abschnitt eine Behandlung erhielten, erhalten im zweiten die andere Behandlung. Einheiten, welche in einem Abschnitt niedere Dosen erhielten, bekommen hohe Dosen im darauffolgenden Abschnitt und umgekehrt. Die Anordnung der Dosierungen wird in Tab. 3.2.2-I gezeigt. Ein Beispiel ist in Abschnitt 5.1.5 zu finden.

Tab. 3.2.2-I: Anordnung der Dosen im Cross-over-Plan

Gruppe der Versuchseinheiten	Zeitabschnitt I	Zeitabschnitt II
1	S_1	T_2
2	S_2	T_1
3	T_1	S_2
4	T_2	S_1

3.2.3 Varianzanalyse

In diesem Abschnitt finden sich die notwendigen Formeln, um die Varianzanalyse auszuführen. Sie sind verständlicher mit den ausgearbeiteten Beispielen in Abschnitt 5.1. Es sei auch auf das Verzeichnis der Symbole in Abschnitt 9 verwiesen.

Die Formeln sind für symmetrische Wertbestimmungen geeignet, bei denen eine oder mehrere zu prüfende Zubereitungen (*T*, *U* usw.) mit einer Standardzubereitung (*S*) verglichen werden. Es sei betont, daß die Formeln nur benutzt werden können, falls die Dosen gleich weit auseinanderliegen, die gleiche Anzahl der Behandlungen je Zubereitung angewendet und jede Behandlung gleich oft

Tab. 3.2.3-I: Formeln für das Parallelenmodell mit *d* Dosen für jede Substanz

	Standard (*S*)	1. Prüfsubstanz (*T*)	2. Prüfsubstanz (*U* usw.)
Mittlere Wirkung bei niedrigster Dosis	S_1	T_1	U_1
Mittlere Wirkung bei zweiter Dosis	S_2	T_2	U_2
…	…	…	…
Mittlere Wirkung bei höchster Dosis	S_d	T_d	U_d
Gesamtsumme je Substanz	$P_S = S_1 + S_2 + \ldots + S_d$	$P_T = T_1 + T_2 + \ldots + T_d$	$P_U = \ldots$ usw.
Linearer Kontrast	$L_S = 1S_1 + 2S_2 + \ldots + dS_d + -\frac{1}{2}(d+1)P_S$	$L_T = 1T_1 + 2T_2 + \ldots + dT_d + -\frac{1}{2}(d+1)P_T$	$L_U = \ldots$ usw.

durchgeführt wird. Für jede andere Situation dürfen diese Formeln nicht angewendet werden.

Abgesehen von einigen Anpassungen für den Fehlerterm ist die Auswertung der Daten aus Versuchen nach dem vollständig randomisierten Plan, dem randomisierten Blockplan und dem lateinischen Quadrat im Grunde die gleiche. Die Formeln für den Cross-over-Plan passen nicht ganz in dieses Schema und sind in Beispiel 5.1.5 eingearbeitet.

Nachdem die Punkte des Abschnitts 3.1 berücksichtigt und die Wirkungswerte, falls notwendig, transformiert wurden, werden die Werte über jede Behandlung und jede Zubereitung gemittelt, wie in Tab. 3.2.3-I gezeigt.

Dann werden die linearen Kontraste, die sich auf die Steigungen der ln(Dosis)-Wirkungs-Geraden beziehen, gebildet. Drei zusätzliche für die Varianzanalyse notwendige Formeln werden in Tab. 3.2.3-II gezeigt.

Die durch die unterschiedlichen Behandlungen verursachte gesamte Variation der Wirkungswerte wird nun aufgespalten, wie in Tab. 3.2.3-III gezeigt, wobei die Summen der Abweichungsquadrate von den Werten aus Tab. 3.2.3-I und 3.2.3-II abgeleitet werden. Die durch die Nichtlinearität verursachte Summe der Abweichungsquadrate kann nur berechnet werden, wenn wenigstens drei Dosen je Zubereitung im Versuchsplan vorgesehen sind.

Der Restfehler der Wertbestimmung wird als Differenz aus der Gesamtvariation der Wirkungswerte und der im Versuchsplan berücksichtigten Variationen gebildet (Tab. 3.2.3-IV). In dieser Tabelle bedeutet $\bar{y}$ den Mittelwert aus allen Werten im Versuch. Für ein lateinisches Quadrat muß die Anzahl n der replizierten Wirkungswerte je Behandlungsart gleich der Anzahl dh der Zeilen, der Spalten oder der Behandlungen sein.

Die Varianzanalyse wird nun wie folgt beendet: Jede Summe der Abweichungsquadrate wird durch die zugehörige Anzahl Freiheitsgrade geteilt, um das jeweilige mittlere Quadrat zu ergeben. Das mittlere Quadrat einer jeden zu testenden Variablen wird durch den Restfehler (s^2) geteilt, und die Signifikanz dieser Werte (als F-Quotienten bezeichnet) werden anhand der Tab. 8.1 oder mit einer geeigneten Subroutine eines Computerprogramms beurteilt.

3.2.4 Prüfungen auf Gültigkeit

Die Ergebnisse der Wertbestimmung können als „statistisch valide" angesehen werden, falls die Varianzanalyse folgende Bedingungen erfüllt:

1. Der Ausdruck für die lineare Regression ist signifikant, d. h., die berechnete Wahrscheinlichkeit ist kleiner als 0,05. Wenn diese Bedingung nicht erfüllt ist, können keine 95-Prozent-Vertrauensgrenzen berechnet werden.

Tab. 3.2.3-II: Zusätzliche Formeln für die Berechnung der Varianzanalyse

$H_P = \frac{n}{d}$	$H_L = \frac{12n}{d^3 - d}$	$K = \frac{n(P_S + P_T + \ldots)^2}{hd}$

Tab. 3.2.3-III: Berechnungsformeln für die Summe der Abweichungsquadrate und die Freiheitsgrade

Variationsursache	Freiheitsgrade (f)	Summe der Abweichungsquadrate
Substanzen	$h-1$	$SS_{sub} = H_P(P_S^2 + P_T^2 + \ldots) - K$
Lineare Regression	1	$SS_{reg} = \frac{1}{h} H_L(L_S + L_T + \ldots)^2$
Nichtparallelität	$h-1$	$SS_{par} = H_L(L_S^2 + L_T^2 + \ldots) - SS_{reg}$
Nichtlinearität*)	$h(d-2)$	$SS_{lin} = SS_{beh} - SS_{sub} - SS_{reg} - SS_{par}$
Behandlungen	$hd-1$	$SS_{beh} = n(S_1^2 + \ldots + S_d^2 + T_1^2 + \ldots + T_d^2 + \ldots) - K$

*) nicht berechnet für 2-Dosis-Versuche

Tab. 3.2.3-IV: Abschätzung des Restfehlers

Variationsursache		Freiheitsgrade	Summe der Abweichungsquadrate
Blöcke (Zeilen)*)		$n-1$	$SS_{block} = hd(R_1^2 + \ldots + R_n^2) - K$
Spalten**)		$n-1$	$SS_{spa} = hd(C_1^2 + \ldots + C_n^2) - K$
Restfehler***)	vollst. randomisiert	$hd(n-1)$	$SS_{rest} = SS_{ges} - SS_{beh}$
	randomisierter Block	$(hd-1)(n-1)$	$SS_{rest} = SS_{ges} - SS_{beh} - SS_{block}$
	lateinisches Quadrat	$(hd-2)(n-1)$	$SS_{rest} = SS_{ges} - SS_{beh} - SS_{block} - SS_{spa}$
Gesamt		$nhd-1$	$SS_{ges} = \sum(y - \bar{y})^2$

*) Nicht berechnet für vollständig randomisierte Versuchspläne
**) Nur für lateinische Quadrate berechnet
***) Abhängig von der Art des Versuchsplans

2. Der Ausdruck für die Nichtparallelität ist nicht signifikant, d. h., die berechnete Wahrscheinlichkeit ist größer oder gleich 0,05, und das bedeutet, daß die Bedingung 5A des Abschnitts 3.1 erfüllt ist.
3. Der Ausdruck für die Nichtlinearität ist nicht signifikant, d. h., die berechnete Wahrscheinlichkeit ist größer oder gleich 0,05, und das bedeutet, daß die Bedingung 4A des Abschnitts 3.1 erfüllt ist.

Wenn es in einer mehrfachen Wertbestimmung zu einer signifikanten Abweichung von der Parallelität kommt, so kann dies von einer zu untersuchenden Substanz in der Prüfung herrühren, deren log(Dosis)-Wirkungs-Gerade eine andere Steigung als die der übrigen Substanzen hat. Anstatt die ganze Prüfung für ungültig zu erklären, kann man die zu dieser Substanz gehörenden Daten entfernen und die Auswertung von Anfang an noch einmal durchführen.

Ist jedoch die statistische Gültigkeit nachgewiesen, so können Wirksamkeitsverhältnisse und Vertrauensgrenzen, nach den im nächsten Abschnitt beschriebenen Methoden, berechnet werden.

3.2.5 Abschätzung der Wirkung und der Vertrauensgrenzen

Ist I der Logarithmus des Verhältnisses zweier benachbarter Dosierungen einer Substanz, dann erhält man die gemeinsame Steigung b für Prüfungen mit d Dosierungen je Substanz aus

$$b = \frac{H_L(L_S + L_T + \ldots)}{Inh} \quad (3.2.5\text{-}1)$$

Der Logarithmus des Wirkungsverhältnisses einer Prüfsubstanz, z. B. T, ist

$$M'_T = \frac{P_T - P_S}{db} \quad (3.2.5\text{-}2)$$

Die berechnete Wirkung ist eine Abschätzung der „wahren Wirkung" jeder zu prüfenden Substanz. Die zugehörigen Vertrauensgrenzen ergeben sich aus den Antilogarithmen von

$$CM'_T \pm \sqrt{(C-1)(CM'^2_T + 2V)} \quad (3.2.5\text{-}3)$$

wobei $C = \dfrac{SS_{reg}}{SS_{reg} - s^2t^2}$ und $V = \dfrac{SS_{reg}}{b^2dn}$ ist.

Der Wert von t kann aus Tab. 8.2 mit $p = 0{,}05$ und mit der gleichen Zahl der Freiheitsgrade wie derjenigen des Restfehlers entnommen werden. Die geschätzte Wirkung (R_T) und die zugehörigen Vertrauensgrenzen errechnen sich, indem man aus den erhaltenen Werten den Antilogarithmus bildet und dann mit A_T multipliziert. Falls die Wirkungen der Stammlösungen, geschätzt auf der Basis der zugeordneten Wirkung der Standardsubstanz und der vermuteten Wirkung der Prüfsubstanz, nicht genau gleich sind, ist ein Korrekturfaktor notwendig (siehe Beispiele 5.1.2 und 5.1.3).

3.2.6 Fehlende Werte

Bei einem ausgewogenen Versuchsplan können durch ein zufälliges Ereignis, das nichts mit der Art der Behandlung zu tun hat, ein Wert oder mehrere ausfallen, z. B. weil ein Tier stirbt. Wenn angenommen werden darf, daß das Ereignis nicht in Verbindung mit der Zusammensetzung der verabreichten Substanz steht, können die genauen Berechnungen dennoch ausgeführt werden, aber die Formeln werden zwangsläufig komplizierter und können nur im Rahmen der verallgemeinerten linearen Modelle angegeben werden (siehe Abschnitt 7.1). Jedoch gibt es eine die Einfachheit des ausgewogenen Versuchsplans erhaltende angenäherte Methode, bei welcher der fehlende Wert durch einen berechneten ersetzt wird. Um den Verlust an Information auszugleichen, wird von der Zahl der Freiheitsgrade für die Gesamtsumme der Abweichungsquadrate und für den Restfehler die Zahl fehlender Werte abgezogen und eine der weiter unten angegebenen Formeln für die fehlenden Werte benutzt. Es sollte jedoch nie vergessen werden, daß dies nur eine Näherungsmethode ist und die genaue Methode vorzuziehen ist.

Wenn mehr als eine Beobachtung fehlt, können dieselben Formeln benutzt werden. Folgende Methode ist anzuwenden: Für alle fehlenden Werte bis auf einen wird eine grobe Abschätzung vorgenommen. Für diesen einen Wert wird die geeignete Formel unter Einbeziehung aller Werte, auch der groben Abschätzungen, benutzt. Dieser berechnete Wert wird eingetragen. Nun wird fortgefahren, indem für den ersten der groben Schätzwerte dieser in gleicher Weise neu berechnet und ersetzt wird. Nachdem alle fehlenden Werte so berechnet wurden, wird der gesamte Zyklus von Beginn an wiederholt. Hierbei bezieht jede Berechnung den zuletzt geschätzten oder berechneten Wert für jede Beobachtung ein, auf welche die Formel angewendet wird. Das wird fortgesetzt, bis zwei aufeinanderfolgende Zyklen die gleichen Werte ergeben. Das Verfahren konvergiert im allgemeinen schnell.

Falls die Anzahl ersetzter Werte klein in bezug auf die Gesamtanzahl der Beobachtungen im ganzen Experiment ist (kleiner als 5 Prozent), kann die Näherung durch Ersetzen der Werte und Verminderung der Anzahl der Freiheitsgrade um die Anzahl fehlender und wie beschrieben ersetzter Werte als zufriedenstellend angesehen werden. Die Auswertung sollte jedoch mit großer Vorsicht interpretiert werden, besonders wenn sich fehlende Werte in einer Behandlung oder in einem Block häufen. Ein Biometriker sollte um Rat gefragt werden, wenn ungewöhnliche Aspekte auftreten. Das Ersetzen fehlender Werte in einem Versuchsplan ohne Wiederholung ist besonders problematisch.

Vollständig randomisierter Plan

Der fehlende Wert in einem vollständig randomisierten Versuchsplan kann durch den arithmetischen Mittelwert der anderen Wirkungswerte der gleichen Behandlung ersetzt werden.

Randomisierter Blockplan

Der fehlende Wert y' wird mit Hilfe der Gleichung

$$y' = \frac{nB' + kT' - G'}{(n-1)(k-1)} \quad (3.2.6\text{-}1)$$

erhalten. Hierbei ist B' die Summe der Wirkungswerte in dem Block, in dem der Wert fehlt, T' ist die zugehörige Gesamtsumme aller Werte der Behandlung, und G' ist die Summe aller im Versuch gemessenen Wirkungswerte.

Lateinisches Quadrat

Der fehlende Wert y' wird mit Hilfe der Gleichung

$$y' = \frac{k(B' + C' + T') - 2G'}{(k-1)(k-2)} \quad (3.2.6\text{-}2)$$

erhalten. Hierbei sind B' und C' jeweils die Summe der Wirkungswerte der Zeile bzw. Spalte, in der der Wert fehlt. In diesem Fall gilt $k = n$.

Cross-over-Plan (Überkreuzversuch)

Falls durch ein zufälliges Ereignis der Verlust von Werten in einem Überkreuzversuch eintritt, sollte ein Statistikbuch zu Rate gezogen werden (z. B. D. J. Finney, siehe Abschnitt 10), denn die anzuwendenden Formeln hängen von den speziellen Kombinationen der Behandlungen ab.

3.3 Das Steigungsverhältnismodell

3.3.1 Einleitung

Dieses Modell ist z. B. für einige mikrobiologische Wertbestimmungen geeignet, in denen die unabhängige Variable die Konzentration eines essentiellen Wachstumsfaktors unterhalb der optimalen Konzentration des Mediums ist. Das Steigungsverhältnismodell ist in Abb. 3.3.1-I dargestellt.

Auf der waagerechten Achse werden die Dosen mit steigender Konzentration von links nach rechts aufgetragen. Auf der senkrechten Achse wird die Wirkung aufgetragen. Die einzelnen Wirkungswerte jeder Behandlung werden durch schwarze Punkte angezeigt. Die beiden Geraden stellen die berechnete Dosis-Wirkungs-Beziehung für die Standard- und die Prüfsubstanz dar, unter der Annahme, daß sie sich bei der Nulldosis schneiden. Im Unterschied zum Parallelenmodell werden die Dosen nicht logarithmisch transformiert.

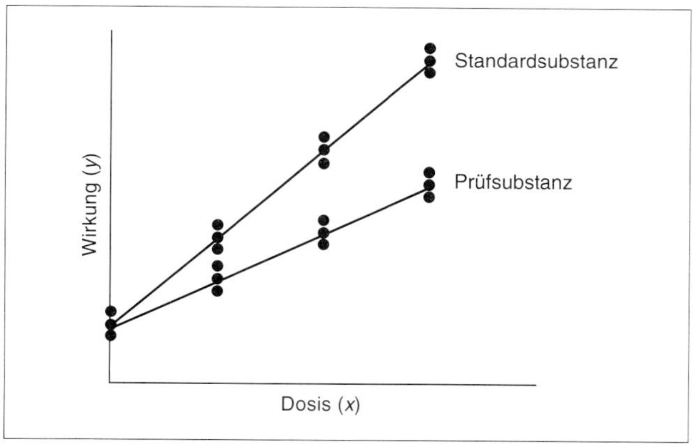

Abb. 3.3.1-I: Das Steigungsverhältnismodell für einen 2 × 3 + 1-Versuchsplan

Genau wie im Fall des Parallelenmodells ist es wichtig, daß die vermutete Wirkung nahe bei der wahren Wirkung liegt und daß gleich wirksame Verdünnungen (falls möglich) der Standard- und der Prüfsubstanz zubereitet werden. Je näher die vermutete Wirkung der Prüfsubstanz bei der wahren Wirkung liegt, um so enger liegen die Geraden beieinander. Das Verhältnis der Steigungen stellt die „wahre" Wirkung der Prüfsubstanz dar, relativ zu ihrer vermuteten Wirkung. Falls die Steigung der Geraden für die Prüfsubstanz größer ist als für die Standardsubstanz, so wurde die vermutete Wirkung unterschätzt, und die Berechnung wird einen höheren Schätzwert der Wirkung als die vermutete Wirkung ergeben. Umgekehrt: Falls die Steigung bei der Prüfsubstanz kleiner als bei der Standardsubstanz ist, wurde die vermutete Wirkung überschätzt, und die Berechnung wird einen niedrigeren Schätzwert der Wirkung als die vermutete Wirkung ergeben.

Bei der Festlegung des Versuchsplans sollten die Wirkungswerte auf die Einhaltung der Bedingungen 1, 2 und 3 des Abschnitts 3.1 geprüft werden. Die üblicherweise durchzuführende Varianzanalyse wird in Abschnitt 3.3.3 beschrieben, so daß dann die Erfüllung der Bedingungen 4B und 5B des Abschnitts 3.1 geprüft werden können.

3.3.2 Versuchsplanung

Die Anwendung der nachfolgend beschriebenen statistischen Auswertung erlegt der Wertbestimmung folgende Einschränkungen auf:

a) Der Standard und die Prüfsubstanzen müssen mit der gleichen Anzahl äquidistanter Dosisstufen geprüft werden.
b) Eine zusätzliche Gruppe experimenteller Einheiten, die nicht behandelt wird, kann geprüft werden (Blindwerte).
c) Für jede Behandlung muß die gleiche Anzahl experimenteller Einheiten eingesetzt werden.

Wie bereits in Abschnitt 3.1.3 gesagt, kann es Prüfpläne, die diese Einschränkungen nicht erfüllen, geben, und sie können auch richtig sein. Aber dann sind die einfachen hier gezeigten statistischen Auswertungen nicht mehr anwendbar, und es sollte entweder fachlicher Rat eingeholt oder geeignete Software benutzt werden.

Normalerweise wird ein Versuchsplan mit zwei Dosen je Behandlung und einem Blindwert (der „Gemeinsame-Null-($2h$+1)-Plan") angewendet, da er die höchste Präzision ergibt und gleichzeitig die Überprüfung der Gültigkeit im Rahmen der oben erwähnten Einschränkungen gestattet. Jedoch kann nicht immer eine lineare Beziehung bis zur Dosis null angenommen werden. Deshalb kann ein Plan ohne Blindwerte unter leichtem Verlust an Präzision benutzt werden. In diesem Fall ist ein Plan mit 3 Dosen je Behandlung (der „Gemeinsame-Null-($3h$)-Plan") gegenüber zwei Dosen je Behandlung vorzuziehen. Die Dosen werden wie folgt ausgewählt:

1. Die Standardsubstanz wird in hoher Dosis gegeben, die knapp unterhalb der Höchstdosis liegt, was noch eine mittlere Wirkung im linearen Teil der Dosis-Wirkungs-Geraden hervorruft.
2. Die anderen Dosen werden äquidistant zwischen der höchsten Dosis und der Dosis null verteilt.
3. Die Prüfsubstanzen werden in entsprechenden Dosen auf Basis der vermuteten Wirkung des Produkts festgelegt.

So wie im Abschnitt 3.2.2 beschrieben, kann ein vollständig randomisierter Plan, ein randomisierter Blockplan oder ein lateinisches Quadrat benutzt werden. Genau wie bei den auf der Grundlage des Parallelenmodells beschriebenen Prüfungen muß die Summe der Abweichungsquadrate angepaßt werden, falls einer dieser Versuchspläne anwendet wird. Die Auswertung eines Versuchs mit einer oder mehreren Prüfsubstanzen gegen einen Standard wird weiter unten beschrieben.

Allg. Texte

3.3.3 Varianzanalyse

3.3.3.1 Der (hd+1)-Plan

Die Wirkungswerte werden, wie in Abschnitt 3.1 beschrieben, auf Gültigkeit geprüft und falls notwendig transformiert. Sodann werden die Wirkungswerte je Behandlung und je Substanz gemittelt, wie in Tab. 3.3.3.1-I gezeigt. Zusätzlich wird der gemittelte Wirkungswert des Blindwerts (B) berechnet.

Die Summen der Abweichungsquadrate in der Varianzanalyse werden berechnet, wie in den Tab. 3.3.3.1-I bis 3.3.3.1-III gezeigt.

Die Summe der Abweichungsquadrate aufgrund der Nichtlinearität kann nur berechnet werden, wenn mindestens drei Dosen je Substanz in der Prüfung enthalten sind. Von der Gesamtvariation der Wirkungswerte werden die im Versuchsplan berücksichtigten Variationsursachen abgezogen, um den Restfehler zu ergeben (Tab. 3.3.3.1-IV).

Die Varianzanalyse wird nun wie folgt beendet: Jede Summe der Abweichungsquadrate wird durch die zugehörige Anzahl der Freiheitsgrade geteilt, um die mittleren Abweichungsquadrate zu erhalten. Das mittlere Abweichungsquadrat einer jeden zu testenden Variablen wird durch den Restfehler (s^2) geteilt, und die Signifikanz dieser Werte (der *F*-Quotienten) wird anhand der Tab. 8.1 oder mit einer geeigneten Subroutine eines Computerprogramms beurteilt.

3.3.3.2 Der (hd)-Plan

Die Formeln sind grundsätzlich die gleichen wie für den (*hd*+1)-Plan, bis auf geringe Unterschiede.

Tab. 3.3.3.1-I: Formeln für das Steigungsverhältnismodell mit *d* Dosen für jede Substanz und einer Leerdosierung

	Standard (*S*)	**1. Prüfsubstanz (*T*)**	**2. Prüfsubstanz (*U* usw.)**
Mittlere Wirkung niedrigste Dosis	S_1	T_1	U_1
Mittlere Wirkung 2. Dosis	S_2	T_2	U_2
…	…	…	…
Mittlere Wirkung höchste Dosis	S_d	T_d	U_d
Gesamtsumme je Substanz	$P_S = S_1 + S_2 + \ldots + S_d$	$P_T = T_1 + T_2 + \ldots + T_d$	$P_U = \ldots$
Lineares Produkt	$L_S = 1S_1 + 2S_2 + \ldots + dS_d$	$L_T = 1T_1 + 2T_2 + \ldots + dT_d$	$L_U = \ldots$
Achsenabschnitt	$a_S = (4d+2)P_S - 6L_S$	$a_T = (4d+2)P_T - 6L_T$	$a_U = \ldots$
Steigung	$b_S = 2L_S - (d+1)P_S$	$b_T = 2L_T - (d+1)P_T$	$b_U = \ldots$
Behandlungswert	$G_S = S_1^2 + \ldots + S_d^2$	$G_T = T_1^2 + \ldots + T_d^2$	$G_U = \ldots$
Nichtlinearität*)	$J_S = G_S - \frac{P_S^2}{d} - \frac{3b_S^2}{d^3 - d}$	$J_T = G_T - \frac{P_T^2}{d} - \frac{3b_T^2}{d^3 - d}$	$J_U = \ldots$

*) nicht berechnet für 2-Dosen-Versuche

Tab. 3.3.3.1-II: Zusätzliche Formeln für die Berechnung der Varianzanalyse

$H_B = \frac{nhd^2 - nhd}{hd^2 - hd + 4d + 2}$	$H_I = \frac{n}{4d^3 - 2d^2 - 2d}$	$a = \frac{a_S + a_T + \ldots}{h(d^2 - d)}$	$K = \frac{n(B + P_S + P_T + \ldots)^2}{hd + 1}$

Tab. 3.3.3.1-III: Formeln für die Summe der Abweichungsquadrate und die Freiheitsgrade

Variationsursache	**Freiheitsgrade (*f*)**	**Summe der Abweichungsquadrate**
Regression	h	$SS_{reg} = SS_{beh} - SS_{leer} - SS_{schn} - SS_{lin}$
Blindwerte	1	$SS_{leer} = H_B(B - a)^2$
Schnittpunkt	$h - 1$	$SS_{schn} = H_I\left[(a_S^2 + a_T^2 + \ldots) - h(d^2 - d)^2 a^2\right]$
Nichtlinearität*)	$h(d-2)$	$SS_{lin} = n(J_S + J_T + \ldots)$
Behandlungen	hd	$SS_{beh} = n(B^2 + G_S + G_T + \ldots) - K$

*) nicht berechnet für 2-Dosen-Versuche

Tab. 3.3.3.1-IV: Abschätzung des Restfehlers

Variationsursache		Freiheitsgrade	Summe der Abweichungsquadrate
Blöcke (Zeilen)[*]		$n-1$	$SS_{block} = hd(R_1^2 + \ldots + R_n^2) - K$
Spalten[**]		$n-1$	$SS_{spa} = hd(C_1^2 + \ldots + C_n^2) - K$
Restfehler[***]	vollst. randomisiert	$(hd+1)(n-1)$	$SS_{rest} = SS_{ges} - SS_{beh}$
	randomisierter Block	$hd(n-1)$	$SS_{rest} = SS_{ges} - SS_{beh} - SS_{block}$
	lateinisches Quadrat	$(hd-1)(n-1)$	$SS_{rest} = SS_{ges} - SS_{beh} - SS_{block} - SS_{spa}$
Gesamt		$nhd+n-1$	$SS_{ges} = \sum(y-\bar{y})^2$

[*] Nicht berechnet für vollständig randomisierte Versuchspläne
[**] Nur für lateinische Quadrate berechnet
[***] Abhängig von der Art des Versuchsplans

Diese Unterschiede sind folgende:

- B wird aus allen Formeln entfernt.
- $K = \dfrac{n(P_S + P_T + \ldots)^2}{hd}$
- SS_{leer} wird aus der Varianzanalyse herausgenommen.
- Die Zahl der Freiheitsgrade für die Behandlungen wird $hd-1$.
- Die Zahl der Freiheitsgrade des Restfehlers und die der Gesamtvarianz wird, wie für das Parallelenmodell beschrieben, berechnet (siehe Tab. 3.2.3-IV).

Die Gültigkeit der Wertbestimmung, des Wirksamkeitsverhältnisses und der Vertrauensgrenzen wird, wie in den Abschnitten 3.3.4 und 3.3.5 beschrieben, überprüft.

3.3.4 Prüfungen auf Gültigkeit

Die Ergebnisse der Wertbestimmung können als „statistisch valide" angesehen werden, falls die Varianzanalyse folgende Bedingungen erfüllt:

1) Die Streuung aufgrund der Blindwerte in den $(hd+1)$-Plänen ist nicht signifikant, d. h., die berechnete Wahrscheinlichkeit ist nicht kleiner als 0,05. Das weist darauf hin, daß die Wirkungen der Blindwerte sich nicht signifikant vom gemeinsamen Achsenabschnitt unterscheiden und die lineare Beziehung bis hinunter zur Dosis null gültig ist.
2) Die Streuung bezüglich des Achsenabschnitts ist nicht signifikant, d. h., die berechnete Wahrscheinlichkeit ist nicht kleiner als 0,05. Das weist auf die Erfüllung der Bedingung 5B im Abschnitt 3.1 hin.
3) In Versuchen, die mindestens drei Dosen je Behandlung enthalten, darf die Streuung aufgrund der Nichtlinearität nicht signifikant sein, d. h., die berechnete Wahrscheinlichkeit ist nicht kleiner als 0,05. Das weist auf die Erfüllung der Bedingung 4B im Abschnitt 3.1 hin.

Eine signifikante Streuung aufgrund der Blindwerte deutet auf die Ungültigkeit der Annahme einer linearen Beziehung nahe der Dosis null hin. Wenn diese Situation für die Versuchsart eher systematisch als zufällig zu sein scheint, so ist der (hd)-Plan geeigneter. Dann sollten die Wirkungswerte der Blindwerte weggelassen werden.

Wenn diese Prüfungen die Gültigkeit der Wertbestimmung bestätigen, wird das Wirkungsverhältnis mit seinen Vertrauensgrenzen wie in Abschnitt 3.3.5 berechnet.

3.3.5 Abschätzung der Wirkung und der Vertrauensgrenzen

3.3.5.1 Der $(hd+1)$-Plan

Der gemeinsame Achsenabschnitt a' für die Substanzen kann aus

$$a' = \frac{(2d+1)B + (2d-3)ha}{h(2d-3) + 2d + 1} \qquad (3.3.5.1\text{-}1)$$

berechnet werden.

Die Steigung für die Standardsubstanz – und ähnlich für jede der anderen Substanzen – errechnet sich aus

$$b'_S = \frac{6L_S - 3d(d+1)a'}{2d^3 + 3d^2 + d} \qquad (3.3.5.1\text{-}2)$$

Das Wirkungsverhältnis jeder Prüfzubereitung kann nun aus

$$R'_T = \frac{b'_T}{b'_S} \qquad (3.3.5.1\text{-}3)$$

berechnet werden, das mit A_T, der vermuteten Wirkung der Prüfsubstanz, zu vervielfachen ist, um das geschätzte Wirkungsverhältnis R_T zu ermitteln. Falls der Abstand zweier benachbarter Dosen für die Standard- und die Prüfsubstanz nicht gleich ist, muß das Wirkungsverhältnis mit I_S/I_T multipliziert werden. Zu beachten ist, daß im Unterschied zum Parallelenmodell keine Antilogarithmen berechnet werden.

Das Vertrauensintervall für R'_T wird aus

$$CR'_T - K' \pm \sqrt{(C-1)(CR'^2_T + 1) + K'(K' - 2CR'_T)} \qquad (3.3.5.1\text{-}4)$$

berechnet, mit

$$C = \frac{b'^2_S}{b'^2_S - s^2t^2V_1} \quad \text{und} \quad K' = (C-1)V_2$$

V_1 und V_2 sind abhängig von der Varianz und der Kovarianz des Zählers und des Nenners von R'_T. Sie werden erhalten aus

$$V_1 = \frac{6}{n(2d+1)}\left(\frac{1}{d(d+1)} + \frac{3}{2(2d+1) + hd(d-1)}\right) \qquad (3.3.5.1\text{-}5)$$

Allg. Texte

$$V_2 = \frac{3d(d+1)}{(3d+1)(d+2)+hd(d-1)} \qquad (3.3.5.1\text{-}6)$$

Die Vertrauensgrenzen werden mit A_T multipliziert und falls erforderlich mit I_S/I_T.

3.3.5.2 Der (hd)-Plan

Die Formeln sind die gleichen wie für den $(hd+1)$-Plan, mit folgenden Änderungen:

$$a' = a \qquad (3.3.5.2\text{-}1)$$

$$V_1 = \frac{6}{nd(2d+1)}\left(\frac{1}{d+1}+\frac{3}{h(d-1)}\right) \qquad (3.3.5.2\text{-}2)$$

$$V_2 = \frac{3(d+1)}{3(d+1)+h(d-1)} \qquad (3.3.5.2\text{-}3)$$

4 Wertbestimmungen auf der Basis von Alternativwirkungen

4.1 Einleitung

Bei einigen Prüfungen ist es nicht möglich oder äußerst arbeitsaufwendig, die Wirkung auf jede experimentelle Einheit quantitativ zu messen. Statt dessen wird in jeder Einheit die Wirkung, wie z. B. Tod oder hypoglykämische Symptome, nur als vorhanden oder nicht vorhanden beobachtet. Das Ergebnis hängt dann von der Anzahl der Einheiten ab, die eine positive Wirkung zeigen. Solche Prüfungen werden „quantale" oder „Alles-oder-nichts"-Prüfungen genannt.

Die Lage ist der in Abschnitt 3.1 für quantitative Wertbestimmungen beschriebenen recht ähnlich. Anstatt jedoch n verschiedene Wirkungen je Behandlung zu erhalten, wird nur ein Wert aufgezeichnet, nämlich von jeder Behandlungsgruppe der Anteil der Einheiten, die eine Wirkung zeigen. Werden diese Anteile gegen den Logarithmus der Dosis aufgetragen, so zeigt die entstandene Kurve eher einen sigmoiden (S-förmigen) als einen linearen Verlauf. Um die Dosis-Wirkungs-Kurve abzuschätzen, wird eine mathematische Funktion benutzt, die den sigmoiden Verlauf nachbildet. Meistens wird hierzu die kumulative Normalverteilung benutzt. Diese Funktion hat einige theoretische Vorzüge und ist deshalb vielleicht die beste Wahl, falls die Wirkung die Reaktionstoleranz der Einheiten widerspiegelt. Falls es wahrscheinlicher ist, daß die Wirkung von einem Wachstumsprozeß abhängt, ist die logistische Verteilung vorzuziehen, obwohl der Unterschied im Ergebnis zwischen den beiden Modellen gewöhnlich sehr klein ist.

Die plausibelsten Abschätzungen für die Steigung und die Lage der Kurve können nur über ein iteratives Verfahren gefunden werden. Es gibt viele Verfahren, die zum gleichen Ergebnis führen, aber sie unterscheiden sich in ihrer Effizienz wegen der unterschiedlichen Geschwindigkeit der Konvergenz. Eine der schnellsten Methoden ist die direkte Optimierung der Maximum-Likelihood-Funktion (siehe Abschnitt 7.1), die leicht mit einem Computerprogramm, das für diesen Zweck eine Prozedur enthält, ausgeführt werden kann. Leider liefern die meisten Prozeduren keine Abschätzung des Vertrauensintervalls, und das Verfahren, dieses zu erhalten, kann hier nicht beschrieben werden, da es zu komplex ist. Das weiter unten beschriebene Verfahren ist nicht das schnellste, es wurde aber wegen seiner größeren Einfachheit gegenüber anderen gewählt. Es kann für Wertbestimmungen, bei denen eine oder mehrere Prüfsubstanzen gegen einen Standard zu vergleichen sind, benutzt werden. Die folgenden Bedingungen müssen erfüllt sein:

1. Die Beziehung zwischen dem Logarithmus der Dosis und der Wirkung kann durch die kumulative Normalverteilung dargestellt werden.
2. Die Kurven für die Standard- und die Prüfsubstanz sind parallel, d. h., sie sind gleich geformt und können sich nur durch ihre waagerechte Position voneinander unterscheiden.
3. Theoretisch bleiben äußerst schwache Dosen unwirksam, während äußerst hohe Dosen immer Wirkung hervorbringen.

4.2 Das Probit-Verfahren

Die sigmoide Kurve kann durch Ersetzen jeder Wirkung (d. h. des Anteils der Gruppe mit positiver Wirkung) durch den entsprechenden Wert der kumulativen Standardnormalverteilung linearisiert werden. Diese Größe, oft als „Normit" bezeichnet, nimmt theoretisch Werte zwischen $-\infty$ und $+\infty$ an. Früher wurde der Wert 5 auf das Normit addiert, um „Probits" zu erzeugen. Das erleichterte die Handrechnungen, da negative Werte vermieden wurden. Mit der Verbreitung von Computern ist es nicht mehr notwendig, die 5 zu den Normits zu addieren. Der Ausdruck „Normit-Methode" wäre deshalb für die unten beschriebene Methode besser geeignet. Da jedoch der Ausdruck „Probit-Analyse" so weit verbreitet ist, wird dieser aus historischen Gründen in diesem Text beibehalten.

Wenn die Dosis-Wirkungs-Beziehung einmal linearisiert ist, sollte die Auswertung des Parallelenmodells, wie in Abschnitt 3.2 beschrieben, angewendet werden können. Leider ist aber die Gültigkeitsbedingung der Homogenität der Varianzen für jede Dosis nicht erfüllt. Die Varianz ist beim Normit null am kleinsten und nimmt für negative und positive Normit-Werte zu. Deshalb müssen Wirkungen im mittleren Teil der Kurve stärker gewichtet werden als die an den weiter außen liegenden Teilen der Kurve. Sowohl diese Methode als auch die Varianzanalyse, die Abschätzung des Wirkungsverhältnisses und des Vertrauensbereiches werden weiter unten beschrieben.

4.2.1 Tabellarische Darstellung der Ergebnisse

Die Daten werden in die entsprechend numerierten Spalten der Tab. 4.2.1-I eingetragen:

(1) Dosis der Standard- oder der Prüfsubstanz.
(2) Anzahl n der Einheiten in dieser Behandlungsgruppe.
(3) Anzahl r der in dieser Behandlungsgruppe Wirkung zeigenden Einheiten.
(4) Logarithmus x der Dosis.
(5) Der Anteil $p = r/n$ der Wirkung zeigenden Einheiten je Gruppe.

Der erste Durchgang startet hier.

(6) Die Spalte Y wird bei der ersten Iteration mit Nullen belegt.
(7) Der zugehörige Wert $\Phi = \Phi(Y)$ der kumulativen Standardnormalverteilung (siehe auch Tab. 8.4).

Die Spalten (8) bis (10) werden mit den folgenden Formeln berechnet:

(8) $$Z = \frac{e^{-Y^2/2}}{\sqrt{2\pi}} \qquad (4.2.1\text{-}1)$$

(9) $$y = Y + \frac{p - \Phi}{Z} \qquad (4.2.1\text{-}2)$$

(10) $$w = \frac{nZ^2}{\Phi - \Phi^2} \qquad (4.2.1\text{-}3)$$

Die Spalten (11) bis (15) sind leicht aus den Spalten (4), (9) und (10) zu jeweils wx, wy, wx^2, wy^2 und wxy zu errechnen, und die Summe Σ jeder der Spalten (10) bis (15) wird getrennt für jede Substanz berechnet.

Die in Tab. 4.2.1-I errechneten Summen werden in die Spalten (1) bis (6) der Tab. 4.2.1-II übertragen, und die 6 weiteren Spalten (7) bis (12) werden wie folgt berechnet:

(7) $$S_{xx} = \sum wx^2 - \frac{\left(\sum wx\right)^2}{\sum w} \qquad (4.2.1\text{-}4)$$

(8) $$S_{xy} = \sum wxy - \frac{\left(\sum wx\right)\left(\sum wy\right)}{\sum w} \qquad (4.2.1\text{-}5)$$

(9) $$S_{yy} = \sum wy^2 - \frac{\left(\sum wy\right)^2}{\sum w} \qquad (4.2.1\text{-}6)$$

(10) $$\bar{x} = \frac{\sum wx}{\sum w} \qquad (4.2.1\text{-}7)$$

(11) $$\bar{y} = \frac{\sum wy}{\sum w} \qquad (4.2.1\text{-}8)$$

Die gemeinsame Steigung b wird aus

$$b = \frac{\sum S_{xy}}{\sum S_{xx}} \qquad (4.2.1\text{-}9)$$

erhalten. Der Achsenabschnitt a für den Standard und ähnlich für die Prüfsubstanz wird aus

$$a = \bar{y} - b\bar{x} \qquad (4.2.1\text{-}10)$$

berechnet; Spalte (12). Spalte (6) der ersten Arbeitstabelle kann nun durch $Y = a + bx$ ersetzt werden. Der Durchgang wird so lange wiederholt, bis die Differenz zwischen zwei Durchgängen klein geworden ist (z. B. bis die größte Differenz von Y zwischen zwei aufeinanderfolgenden Durchgängen kleiner als 10^{-8} ist).

4.2.2 Prüfungen auf Gültigkeit

Bevor man die Wirkungsverhältnisse und Vertrauensbereiche berechnet, muß die Gültigkeit der Wertbestimmung geprüft werden. Wenn mindestens drei Dosen für jede Substanz vorhanden sind, können die Abweichungen von der Linearität wie folgt gemessen werden: Eine dreizehnte Spalte wird zur Tab. 4.2.1-II hinzugefügt und ausgefüllt mit den Werten von

$$S_{yy} - \frac{S_{xy}^2}{S_{xx}} \qquad (4.2.2\text{-}1)$$

Die Spaltensumme ist ein Maß für die Abweichungen von der Linearität und ist annähernd χ^2-verteilt mit $N - 2h$ Freiheitsgraden. Die Signifikanz dieses Werts wird mittels der Tab. 8.3 oder einer geeigneten Subroutine eines Computerprogramms beurteilt. Falls der Wert auf dem 0,05-Wahrscheinlichkeitsniveau signifikant ist, muß die Wertbestimmung vermutlich verworfen werden (siehe Abschnitt 4.2.4).

Falls obiger Test keine signifikante Abweichung von der linearen Regression anzeigt, werden die Abweichungen von der Parallelität auf dem 0,05-Signifikanzniveau getestet:

Tab. 4.2.1-I: Erste Arbeitstabelle

	(1) Dosis	(2) n	(3) r	(4) x	(5) p	(6) Y	(7) Φ	(8) Z	(9) y	(10) w	(11) wx	(12) wy	(13) wx^2	(14) wy^2	(15) wxy
S	⋮	⋮	⋮	⋮	⋮	⋮	⋮	⋮	⋮	⋮ Σ =	⋮ Σ =	⋮ Σ =	⋮ Σ =	⋮ Σ =	⋮ Σ =
T	⋮	⋮	⋮	⋮	⋮	⋮	⋮	⋮	⋮	⋮ Σ =	⋮ Σ =	⋮ Σ =	⋮ Σ =	⋮ Σ =	⋮ Σ =
usw.															

Tab. 4.2.1-II: Zweite Arbeitstabelle

	(1) $\sum w$	(2) $\sum wx$	(3) $\sum wy$	(4) $\sum wx^2$	(5) $\sum wy^2$	(6) $\sum wxy$	(7) S_{xx}	(8) S_{xy}	(9) S_{yy}	(10) $\bar{x}$	(11) $\bar{y}$	(12) a
S	.	.	.	.	.	.	.	.	.	.	.	.
T	.	.	.	.	.	.	.	.	.	.	.	.
usw.	.	.	.	.	.	.	.	.	.	.	.	.
							Σ =	Σ =				

$$\chi^2 = \sum\frac{S_{xy}^2}{S_{xx}} - \frac{\left(\sum S_{xy}\right)^2}{\sum S_{xx}} \qquad (4.2.2\text{-}2)$$

mit $h - 1$ Freiheitsgraden.

4.2.3 Abschätzung der Wirkung und der Vertrauensgrenzen

Wenn keine signifikante Abweichung von der Parallelität und von der Linearität angezeigt wird, wird ln(Wirkungsverhältnis) M'_T berechnet aus:

$$M'_T = \frac{a_T - a_S}{b} \qquad (4.2.3\text{-}1)$$

Dann wird hieraus der Antilogarithmus gebildet. Es sei $t = 1{,}96$ und $s = 1$. Die Vertrauensgrenzen sind die Antilogarithmen aus den Werten:

$$CM'_T - (C-1)(\bar{x}_S - \bar{x}_T)$$

$$\pm\sqrt{(C-1)\left(V\sum S_{xx} + C(M'_T - \bar{x}_S + \bar{x}_T)^2\right)} \qquad (4.2.3\text{-}2)$$

wobei

$$C = \frac{b^2\sum S_{xx}}{b^2\sum S_{xx} - s^2t^2}$$

und

$$V = \frac{1}{\sum\limits_S w} + \frac{1}{\sum\limits_T w}$$

ist.

4.2.4 Ungültige Versuche

Falls der Test auf Abweichungen von der Linearität, wie in Abschnitt 4.2.2 beschrieben, signifikant ist, sollte die Wertbestimmung üblicherweise verworfen werden. Wenn es Gründe gibt, die Wertbestimmung beizubehalten, sind die Formeln leicht zu verändern: t wird zum t-Wert ($p = 0{,}05$) mit der gleichen Zahl von Freiheitsgraden wie beim Test auf Linearität, und s^2 wird zum χ^2-Wert, geteilt durch die gleiche Anzahl Freiheitsgrade (also ein Wert normalerweise größer als 1).

Der Test auf Parallelität wird auch leicht abgeändert. Der χ^2-Wert für die Nichtparallelität wird durch die zugehörige Zahl der Freiheitsgrade geteilt. Der sich ergebende Wert wird durch den oben berechneten Wert s^2 geteilt, was einen F-Quotienten mit $h - 1$ und $N - 2h$ Freiheitsgraden ergibt, der auf dem 0,05-Signifikanzniveau beurteilt wird.

4.3 Das Logit-Verfahren

Wie bereits in Abschnitt 4.1 angedeutet, kann das Logit-Verfahren mitunter geeigneter sein als das Probit-Verfahren. Der Name des Verfahrens ist von der Logit-Funktion abgeleitet, welche die Umkehrfunktion der logistischen Verteilung ist. Das Verfahren ist ähnlich dem beschriebenen Probit-Verfahren, mit folgenden Änderungen in den Formeln für Φ und Z:

$$\Phi = \frac{1}{1 + e^{-Y}} \qquad (4.3\text{-}1)$$

$$Z = \frac{e^{-Y}}{(1 + e^{-Y})^2} \qquad (4.3\text{-}2)$$

4.4 Andere Kurvenformen

Das Probit- und das Logit-Verfahren werden beinahe immer der Auswertung von Alternativwirkungen im Rahmen des Europäischen Arzneibuchs gerecht. Wenn jedoch dargelegt werden kann, daß die ln(Dosis)-Wirkungs-Kurve eine andere Form als die beiden oben beschriebenen Kurven hat, kann eine andere Kurve Φ angenommen werden. Z ist dabei die erste Ableitung von Φ.

Zum Beispiel: Wenn gezeigt werden kann, daß die Kurve nicht symmetrisch ist, kann die Gompertz-Verteilung geeignet sein (Gompit-Verfahren). In diesem Fall gilt

$$\Phi = 1 - e^{-e^{Y}} \quad \text{und} \quad Z = e^{Y - e^{Y}}$$

4.5 Die mittlere effektive Dosis

Bei einigen Arten von Wertbestimmungen sollte die mittlere effektive Dosis bestimmt werden, d. h. die Dosis, die in 50 Prozent der experimentellen Einheiten eine Wirkung hervorruft. Das Probit-Verfahren kann eingesetzt werden, um diese mittlere effektive Dosis (ED_{50}) zu bestimmen. Da aber nicht die Notwendigkeit besteht, diese Dosis relativ zu einem Standard auszudrücken, sind die anzuwendenden Formeln geringfügig verschieden.

Anmerkung: Eine Standardsubstanz kann zur Gültigkeitsprüfung der Wertbestimmung gelegentlich einbezogen werden. Gewöhnlich wird die Wertbestimmung als gültig betrachtet, falls die errechnete ED_{50} des Standards nahe genug am Wert der zugeordneten ED_{50} liegt. Die Bedeutung von „nahe genug“ in diesem Zusammenhang wird durch die Erfordernisse in der Monographie festgelegt.

Die Tabellierung der Wirkungen auf die Prüfsubstanzen und optional auf einen Standard wird wie in Abschnitt 4.2.1 beschrieben durchgeführt. Der Test auf Linearität erfolgt wie in Abschnitt 4.2.2 erläutert. Ein Test auf Parallelität ist für diese Versuchsart nicht notwendig. Man erhält die ED_{50} der zu prüfenden Substanz T sowie der anderen Prüfsubstanzen wie in Abschnitt 4.2.3 beschrieben, mit folgenden Änderungen in den Formeln 4.2.3-1 und 4.2.3-2:

$$M'_T = \frac{-a_T}{b} \qquad (4.5\text{-}1)$$

und

$$CM'_T - (C-1)\bar{x}_T \pm \sqrt{(C-1)(V\sum S_{xx} - C(M'_T - \bar{x}_T)^2)} \qquad (4.5\text{-}2)$$

wobei $V = \frac{1}{\sum\limits_T w}$ und C unverändert bleiben.

5 Beispiele

In diesem Abschnitt werden Beispiele beschrieben, welche die Anwendung der Formeln zeigen. Die Beispiele wurden hauptsächlich ausgesucht, um die Methode der statistischen Berechnung zu zeigen. Sie erheben nicht den Anspruch, das geeignetste Verfahren einer Wertbestimmung darzustellen, falls andere Verfahren in der jeweiligen Monographie zugelassen sind. Um ihren Wert zur Überprüfung von Computerprogrammen zu erhöhen, werden mehr Dezimalstellen angegeben, als normalerweise notwendig wären. Es soll gleichfalls vermerkt werden, daß es andere, jedoch gleichwertige Berechnungsverfahren gibt. Diese Verfahren sollten zu genau den gleichen Endergebnissen führen wie die in den Beispielen benutzten Methoden.

5.1 Das Parallelenmodell

5.1.1 Mehrfache Wertbestimmung zu 2 Dosen, vollständig randomisiert

Wertbestimmung von Corticotropin in Ratten bei subkutaner Injektion

Die Standardsubstanz wird zu 0,25 und 1,0 Einheiten je 100 g Körpermasse verabreicht. Zwei zu prüfende Substanzen haben eine angenommene Wirkung von 1 Einheit je Milligramm und werden in gleichen Mengen wie der Standard verabreicht. Die einzelnen Wirkungswerte und Mittelwerte je Behandlung sind in Tab. 5.1.1-I gezeigt. Die graphische Darstellung gibt keinen Anlaß, an der Varianzhomogenität und der Normalverteilung der Daten zu zweifeln, jedoch sind Probleme bei der Parallelität bei der Substanz *U* zu erwarten.

Die Formeln in Tabellen 3.2.3-I und 3.2.3-II ergeben:

$$P_S = 580{,}4 \qquad L_S = -41{,}8$$

$$P_T = 567{,}9 \qquad L_T = -39{,}95$$

$$P_U = 532{,}2 \qquad L_U = -16{,}1$$

$$H_P = \frac{10}{2} = 5 \qquad H_L = \frac{120}{6} = 20$$

Tab. 5.1.1-I: Wirkungsgröße *y* – Menge der Ascorbinsäure (mg) je 100 g Nebenniere

	Standard *S*		Substanz *T*		Substanz *U*	
	S_1	S_2	T_1	T_2	U_1	U_2
	300	289	310	230	250	236
	310	221	290	210	268	213
	330	267	360	280	273	283
	290	236	341	261	240	269
	364	250	321	241	307	251
	328	231	370	290	270	294
	390	229	303	223	317	223
	360	269	334	254	312	250
	342	233	295	216	320	216
	306	259	315	235	265	265
Mittelwert	332,0	248,4	323,9	244,0	282,2	250,0

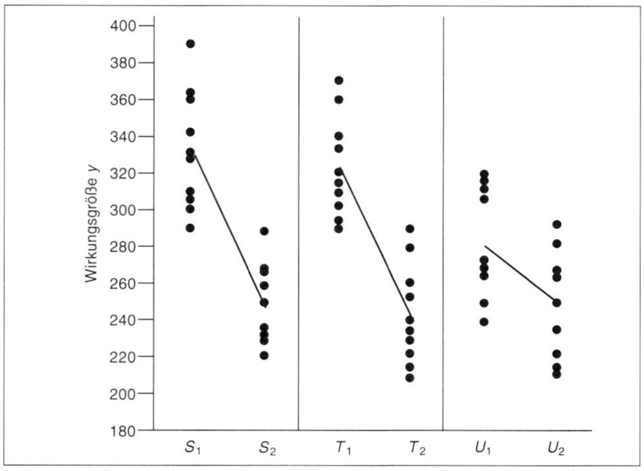

Abbildung 5.1.1-I

Die Varianzanalyse kann mit den Formeln der Tab. 3.2.3-III und 3.2.3-IV vervollständigt werden. Dies wird in Tab. 5.1.1-II gezeigt. Die Analyse bestätigt eine hochsignifikante lineare Regression. Jedoch ist auch die Abweichung von der Parallelität signifikant ($p = 0{,}0075$), was anhand der graphischen Darstellung zu erwarten war, in der die Gerade der Substanz *U* nicht parallel zu der des Standards ist. Diese Substanz wird deshalb zurückgewiesen, und die Auswertung wird nur mit der Substanz *T* und dem Standard wiederholt.

Die Auswertung ohne Substanz *U* erfüllt die Erfordernisse sowohl hinsichtlich der linearen Regression als auch der Parallelität, und somit kann das Wirkungsverhältnis berechnet werden. Die Formeln aus Abschnitt 3.2.5 ergeben folgendes:
Für die gemeinsame Steigung gilt

$$b = \frac{20(-41{,}8 - 39{,}95)}{\ln 4 \times 10 \times 2} = -58{,}970$$

Für ln(Wirkungsverhältnis) ergibt sich

$$M'_T = \frac{567{,}9 - 580{,}4}{2 \times (-58{,}970)} = 0{,}1060$$

$$C = \frac{66\,830{,}6}{66\,830{,}6 - 738{,}54 \times 2{,}028^2} = 1{,}0476$$

$$V = \frac{66\,830{,}6}{(-58{,}970)^2 \times 2 \times 10} = 0{,}9609$$

und für ln(Vertrauensgrenzen) ergibt sich

$$1{,}0476 \times 0{,}1060 \pm \sqrt{0{,}0476 \times (1{,}0476 \times 0{,}1060^2 + 2 \times 0{,}9609)}$$
$$= 0{,}1110 \pm 0{,}3034$$

Allg. Texte

Tab. 5.1.1-II: Varianzanalyse

Variationsursache	Freiheitsgrade	Summe der Quadrate	Mittleres Quadrat	*F*-Quotient	Wahrscheinlichkeit
Substanzen	2	6 256,6	3 128,3		
Regression	1	63 830,8	63 830,8	83,38	0,000
Nichtparallelität	2	8 218,2	4 109,1	5,37	0,007
Behandlungen	5	78 305,7			
Restfehler	54	41 340,9	765,57		
Gesamt	59	119 646,6			

Tab. 5.1.1-III: Varianzanalyse ohne Testsubstanz *U*

Variationsursache	Freiheitsgrade	Summe der Quadrate	Mittleres Quadrat	*F*-Quotient	Wahrscheinlichkeit
Substanzen	1	390,6	390,6		
Regression	1	66 830,6	66 830,6	90,5	0,000
Nichtparallelität	1	34,2	34,2	0,05	0,831
Behandlungen	3	67 255,5			
Restfehler	36	26 587,3	738,54		
Gesamt	39	93 842,8			

Wenn man die Antilogarithmen bildet, erhält man ein Wirkungsverhältnis von 1,11 mit dem 95-Prozent-Vertrauensbereich von 0,82 bis 1,51.

Werden diese Ergebnisse mit der vermuteten Wirkung der Substanz *T* multipliziert, so ergibt das eine Wirkung von 1,11 Einheiten je Milligramm mit dem 95-Prozent-Vertrauensbereich von 0,82 bis 1,51 Einheiten je Milligramm.

5.1.2 Lateinisches Quadrat zu 3 Dosen

Antibiotika-Agardiffusionstest mit rechteckiger Platte

Der Standard hat eine zugeordnete Wirkung von 4855 I.E./mg. Die Prüfsubstanz hat eine vermutete Wirkung von 5600 I.E./mg. Für die Stammlösungen werden für den Standard 25,2 mg in 24,5 ml Lösungsmittel und für die Prüfsubstanz 21,4 mg in 23,95 ml Lösungsmittel gelöst. Beide Stammlösungen werden zunächst auf 1/20 verdünnt und dann weiter im Verhältnis 1,5 verdünnt, um die endgültigen Lösungen zu ergeben.

Ein lateinisches Quadrat wird nach der in Abschnitt 8.6 beschriebenen Methode hergestellt (siehe Tab. 5.1.2.-I). Die Wirkungen dieses Routineversuchs sind in Tab. 5.1.2-II dargestellt (Hemmhöfe in mm × 10) und die Behandlungsmittelwerte in Tab. 5.1.2-III. Die graphische Darstellung der Daten (siehe Abb. 5.1.2-I) läßt an der Annahme der Normalverteilung der Daten und der Homogenität der Varianzen nicht zweifeln.

Tab. 5.1.2-I: Verteilung der Behandlungen auf der Platte

	1	2	3	4	5	6
1	S_1	T_1	T_2	S_3	S_2	T_3
2	T_1	T_3	S_1	S_2	T_2	S_3
3	T_2	S_3	S_2	S_1	T_3	T_1
4	S_3	S_2	T_3	T_1	S_1	T_2
5	S_2	T_2	S_3	T_3	T_1	S_1
6	T_3	S_1	T_1	T_2	S_3	S_2

Die Behandlungsmittelwerte werden in Tab. 5.1.2-I gezeigt. Die graphische Darstellung der Daten (siehe Abb. 5.1.2-I) gibt keinen Anlaß, an der Normalität und Varianzgleichheit der Daten zu zweifeln.

Tab. 5.1.2-II: Werte der gemessenen Hemmhöfe in mm × 10

	1	2	3	4	5	6	Zeilenmittelwert
1	161	160	178	187	171	194	$175{,}2 = R_1$
2	151	192	150	172	170	192	$171{,}2 = R_2$
3	162	195	174	161	193	151	$172{,}7 = R_3$
4	194	184	199	160	163	171	$178{,}5 = R_4$
5	176	181	201	202	154	151	$177{,}5 = R_5$
6	193	166	161	186	198	182	$181{,}0 = R_6$
Spaltenmittelwert	$172{,}8 = C_1$	$179{,}7 = C_2$	$177{,}2 = C_3$	$178{,}0 = C_4$	$174{,}8 = C_5$	$173{,}5 = C_6$	

Tab. 5.1.2-III: Mittelwerte und Standardabweichungen

	Standard *S*			Substanz *T*		
	S_1	S_2	S_3	T_1	T_2	T_3
Mittelwert	158,67	176,50	194,50	156,17	174,67	195,50

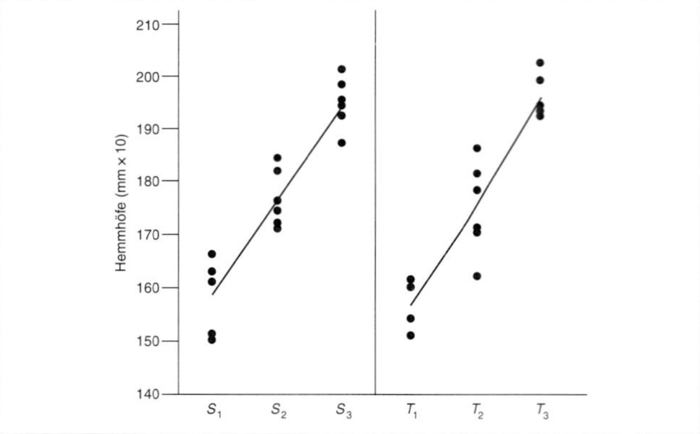

Abbildung 5.1.2-I

Die Formeln in den Tabellen 3.2.3-I und 3.2.3-II ergeben:

$$P_S = 529{,}667 \qquad L_S = 35{,}833$$

$$P_T = 526{,}333 \qquad L_T = 39{,}333$$

$$H_P = \frac{6}{3} = 2 \qquad H_L = \frac{72}{24} = 3$$

Die Varianzanalyse kann nun mit den Formeln in den Tab. 3.2.3-III und 3.2.3-IV beendet werden. Das Ergebnis ist in Tab. 5.1.2-IV gezeigt.

Die Analyse zeigt signifikante Unterschiede zwischen den Zeilen. Dies weist auf die erhöhte Präzision durch Anwenden eines lateinischen Quadrats gegenüber einem vollständig randomisierten Prüfplan hin. Eine hochsignifikante Regression und eine nicht signifikante Abweichung der einzelnen Regressionsgeraden von der Parallelität und der Linearität bestätigen, daß die Wertbestimmung für die Berechnung des Wirkungsverhältnisses geeignet ist.

Die Formeln in Abschnitt 3.2.5 ergeben folgendes: Für die gemeinsame Steigung gilt

$$b = \frac{3(35{,}833 + 39{,}333)}{\ln(1,5) \times 6 \times 2} = 46{,}346$$

Für ln(Wirkungsverhältnis) ergibt sich

$$M'_T = \frac{526{,}333 - 529{,}667}{3 \times 46{,}346} = -0{,}023974$$

$$C = \frac{8475{,}0417}{8475{,}0417 - 20{,}7667 \times 2{,}086^2} = 1{,}0108$$

$$V = \frac{8475{,}0417}{46{,}346^2 \times 3 \times 6} = 0{,}2192$$

und für ln(Vertrauensgrenzen) ergibt sich

$$1{,}0108 \times (-0{,}0240)$$

$$\pm\sqrt{0{,}0108 \times (1{,}0108 \times (-0{,}0240)^2 + 2 \times 0,2192)}$$

$$= -0{,}02423 \pm 0{,}06878$$

Das Wirkungsverhältnis wird über die Antilogarithmen gebildet und ergibt 0,9763 mit den 95-Prozent-Vertrauensgrenzen 0,9112 und 1,0456.

Ein Korrekturfaktor von

$$\frac{4855 \times 25{,}2/24{,}5}{5600 \times 21{,}4/23{,}95} = 0{,}99799$$

ist erforderlich, da die Verdünnungen auf der Basis der vermuteten Wirkung nicht genau äquipotent waren. Mit dem Korrekturfaktor und der vermuteten Wirkung von 5600 I.E./mg ergibt sich eine Wirkung von 5456 I.E./mg mit den 95-Prozent-Vertrauensgrenzen 5092 und 5843 I.E./mg.

5.1.3 Versuch zu 4 Dosen in randomisierten Blöcken

Diese Wertbestimmung wird so geplant, daß die Wirkung in Internationalen Einheiten je Ampulle zugeordnet werden kann. Die Standardsubstanz hat eine zugeordnete Wirkung von 670 I.E./mg. Die Prüfsubstanz hat eine vermutete Wirkung von 20 000 I.E. je Ampulle. Aufgrund dieser Information werden die Stammlösungen wie folgt zubereitet: 16,7 mg des Standards werden in 25 ml Lösungsmittel und der Inhalt einer Ampulle Prüfsubstanz in 40 ml Lösungsmittel gelöst. Die endgültigen Lösungen werden so hergestellt, daß man zuerst auf 1/40 verdünnt und dann weiter ein Verdünnungsverhältnis von 1,5 anwendet. Die Röhrchen werden in einer randomisierten Blockanordnung (siehe Abschnitt 8.5) in das Wasserbad gestellt. Die Wirkungen sind in Tab. 5.1.3-I aufgeführt.

Die Prüfung der Abb. 5.1.3-I läßt an der Annahme der Normalverteilung der Daten und der Homogenität der Varianzen keinen Zweifel aufkommen. Die Standardabweichung von S_3 ist etwas hoch, bildet aber keinen Grund zur Besorgnis.

Allg. Texte

Tab. 5.1.2-IV: Varianzanalyse

Variationsursache	Freiheitsgrade	Summe der Quadrate	Mittleres Quadrat	*F*-Quotient	Wahrscheinlichkeit
Substanzen	1	11,1111	11,1111		
Regression	1	8 475,0417	8 475,0417	408,1	0,000
Nichtparallelität	1	18,3750	18,3750	0,885	0,358
Nichtlinearität	2	5,4722	2,7361	0,132	0,877
Behandlungen	5	8 510			
Zeilen	5	412	82,40	3,968	0,012
Spalten	5	218,6667	43,73	2,106	0,107
Restfehler	20	415,3333	20,7667		
Gesamt	35	9 556			

Tab. 5.1.3-I: Absorption der Suspensionen (× 1000)

	Standard *S*				Substanz *T*				
Block	S_1	S_2	S_3	S_4	T_1	T_2	T_3	T_4	Mittelwert
1	252	207	168	113	242	206	146	115	181,1
2	249	201	187	107	236	197	153	102	179,0
3	247	193	162	111	246	197	148	104	176,0
4	250	207	155	108	231	191	159	106	175,9
5	235	207	140	98	232	186	146	95	167,4
Mittelwert	246,6	203,0	162,4	107,4	237,4	195,4	150,4	104,4	

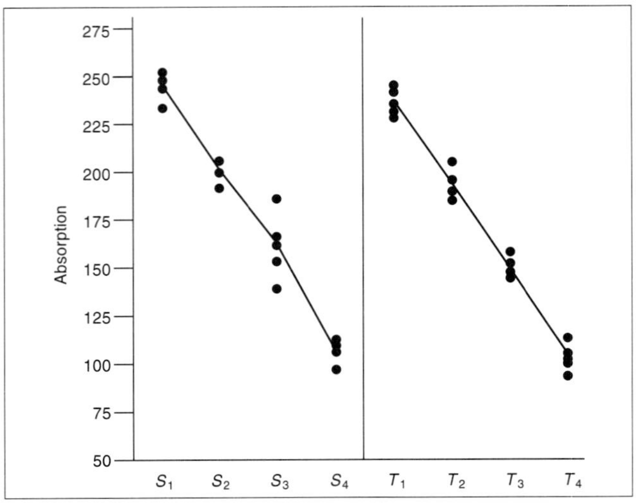

Abbildung 5.1.3-I

Die Formeln in den Tab. 3.2.3-I und 3.2.3-II ergeben:

$$P_S = 719{,}4 \qquad L_S = -229{,}1$$

$$P_T = 687{,}6 \qquad L_T = -222$$

$$H_P = \frac{5}{4} = 1{,}25 \qquad H_L = \frac{60}{60} = 1$$

Die Varianzanalyse wird mit den Formeln in den Tab. 3.2.3-III und 3.2.3-IV berechnet. Tab. 5.1.3-II zeigt das Ergebnis.

Eine signifikante Differenz wurde zwischen den Blökken gefunden. Dies kennzeichnet die durch einen randomisierten Blockplan erreichte höhere Präzision. Eine hochsignifikante Regression und keine signifikante Abweichung von der Parallelität und der Linearität bestätigen, daß der Versuch zur Berechnung des Wirksamkeitsverhältnisses geeignet ist.

Für die gemeinsame Steigung gilt

$$b = \frac{1 \times (-229{,}1 - 222)}{\ln(1,5) \times 5 \times 2} = -111{,}255$$

Für ln(Wirkungsverhältnis) ergibt sich

$$M'_T = \frac{687{,}6 - 719{,}4}{4 \times (-111{,}255)} = -0{,}071457$$

$$C = \frac{101\,745{,}6}{101\,745{,}6 - 53{,}916 \times 2{,}048^2} = 1{,}00223$$

$$V = \frac{101\,745{,}6}{(-111{,}255)^2 \times 4 \times 5} = 0{,}4110$$

und für ln(Vertrauensgrenzen) ergibt sich

$$1{,}00223 \times 0{,}0715$$

$$\pm\sqrt{0{,}002\,23 \times (1{,}002\,23 \times 0{,}0715^2 + 2 \times 0{,}4110)}$$

$$= 0{,}07162 \pm 0{,}04293$$

Durch Bilden des Antilogarithmus resultiert das Wirkungsverhältnis 1,0741 mit den 95-Prozent-Vertrauensgrenzen 1,0291 und 1,1214. Ein Korrekturfaktor von

$$\frac{670 \times 16{,}7/25}{20\,000 \times 1/40} = 0{,}89512$$

ist erforderlich, da die Verdünnungen aufgrund der vermuteten Wirkung nicht genau äquipotent waren. Mit diesem Korrekturfaktor und der vermuteten Wirkung von 20 000 I.E./Ampulle ergibt sich eine Wirkung von 19 228 I.E./Ampulle mit dem 95-Prozent-Vertrauensbereich von 18 423 bis 20 075 I.E./Ampulle.

5.1.4 Mehrfache Wertbestimmung zu 5 Dosen, vollständig randomisiert

Eine In-vitro-Wertbestimmung von 3 Hepatitis-Impfstoffen im Vergleich mit einem Standard

Drei unabhängige Serien zu je fünf um das Zweifache zunehmende Verdünnungsstufen werden von jedem Impfstoff hergestellt. Nach einigen zusätzlichen Vorbereitungsschritten innerhalb des Wertbestimmungsablaufs wurden die Absorptionen gemessen, die in Tab. 5.1.4-I gezeigt sind.

Tab. 5.1.4-I: Optische Dichten

Verdünnung	Standard *S*			Substanz *T*		
1 : 16 000	0,043	0,045	0,051	0,097	0,097	0,094
1 : 8 000	0,093	0,099	0,082	0,167	0,157	0,178
1 : 4 000	0,159	0,154	0,166	0,327	0,355	0,345
1 : 2 000	0,283	0,295	0,362	0,501	0,665	0,576
1 : 1 000	0,514	0,531	0,545	1,140	1,386	1,051

Tab. 5.1.3-II: Varianzanalyse

Variationsursache	Freiheitsgrade	Summe der Quadrate	Mittleres Quadrat	*F*-Quotient	Wahrscheinlichkeit
Substanzen	1	632,025	632,025		
Regression	1	101 745,6	101 745,6	1 887,1	0,000
Nichtparallelität	1	25,205	25,205	0,467	0,500
Nichtlinearität	4	259,14	64,785	1,202	0,332
Behandlungen	7	102 662			
Blöcke	4	876,75	219,188	4,065	0,010
Restfehler	28	1 509,65	53,916		
Gesamt	39	105 048,4			

Tab. 5.1.4-I (Fortsetzung)

Verdünnung	Substanz U			Substanz V		
1 : 16 000	0,086	0,071	0,073	0,082	0,082	0,086
1 : 8 000	0,127	0,146	0,133	0,145	0,144	0,173
1 : 4 000	0,277	0,268	0,269	0,318	0,306	0,316
1 : 2 000	0,586	0,489	0,546	0,552	0,551	0,624
1 : 1 000	0,957	0,866	0,045	1,037	1,039	1,068

Es ist bekannt, daß der Logarithmus der optischen Dichte eine lineare Beziehung zum Logarithmus der Dosis hat. In Tab. 5.1.4-II sind die Mittelwerte der ln-transformierten optischen Dichten aufgeführt. Keine Besonderheiten sind bei der graphischen Darstellung der Daten erkennbar.

Tab. 5.1.4-II: Mittelwerte der logarithmisch (ln) transformierten Absorptionen

S_1	−3,075	T_1	−2,344	U_1	−2,572	V_1	−2,485
S_2	−2,396	T_2	−1,789	U_2	−2,002	V_2	−1,874
S_3	−1,835	T_3	−1,073	U_3	−1,305	V_3	−1,161
S_4	−1,166	T_4	−0,550	U_4	−0,618	V_4	−0,554
S_5	−0,635	T_5	0,169	U_5	−0,048	V_5	0,047

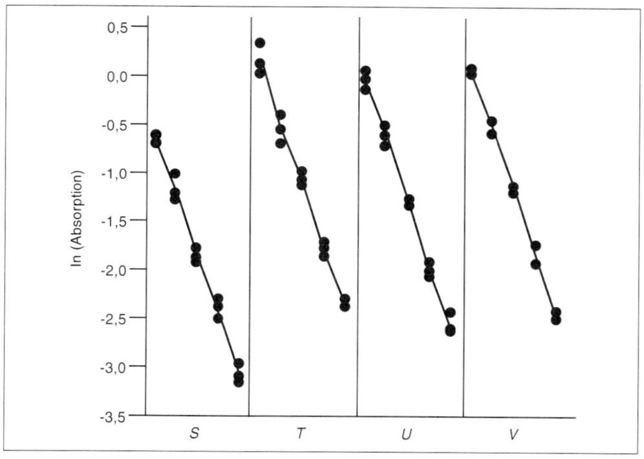

Abbildung 5.1.4-I

Die Formeln in Tab. 3.2.3-I und 3.2.3-II ergeben:

$P_S = -9{,}108 \qquad L_S = 6{,}109$

$P_T = -5{,}586 \qquad L_T = 6{,}264$

$P_U = -6{,}544 \qquad L_U = 6{,}431$

$P_V = -6{,}027 \qquad L_V = 6{,}384$

$H_P = \frac{3}{5} = 0{,}6 \qquad H_L = \frac{36}{120} = 0{,}3$

Die Varianzanalyse wird mit Hilfe der Formeln in den Tab. 3.2.3-III und 3.2.3-IV berechnet. Die Tab. 5.1.4-III zeigt das Ergebnis.

Eine hochsignifikante Regression und eine nicht signifikante Abweichung von der Parallelität und der Linearität bestätigen, daß die Wirkungsverhältnisse sicher berechnet werden können. Die Formeln in Abschnitt 3.2.5 ergeben folgendes:

Die gemeinsame Steigung beträgt

$$b = \frac{0{,}3 \times (6{,}109 + 6{,}264 + 6{,}431 + 6{,}384)}{\ln 2 \times 3 \times 4} = 0{,}90848$$

Für ln(Wirkungsverhältnis) der Substanz T ergibt sich

$$M'_T = \frac{-5{,}586 - (-9{,}108)}{5 \times 0{,}90848} = 0{,}7752$$

$$C = \frac{47{,}58}{47{,}58 - 0{,}0067 \times 2{,}021^2} = 1{,}00057$$

$$V = \frac{47{,}58}{0{,}9085^2 \times 5 \times 3} = 3{,}8436$$

und für die ln(Vertrauensgrenzen) bei Substanz T ergibt sich

$$1{,}00057 \times 0{,}7752$$

$$\pm\sqrt{0{,}00057 \times (1{,}00057 \times 0{,}7752^2 + 2 \times 3{,}8436)}$$

$$= 0{,}7756 \pm 0{,}0689$$

Durch Bilden des Antilogarithmus ergibt sich das Wirkungsverhältnis zu 2,171 mit einem 95-Prozent-Vertrauensbereich von 2,027 bis 2,327. Da alle Substanzen eine Wirkung (vermutet oder zugeordnet) von 20 µg Protein/ml haben, wird für die Prüfsubstanz T eine Wirkung von 43,4 µg Protein/ml ermittelt, mit dem 95-Prozent-Vertrauensbereich von 40,5 bis 46,5 µg Protein/ml.

Das gleiche Verfahren wird auf die anderen Prüfsubstanzen angewendet, um die Wirkungsverhältnisse und die zugehörigen Vertrauensbereiche abzuschätzen. Die erhaltenen Ergebnisse sind in Tab. 5.1.4-IV aufgeführt.

Allg. Texte

Tab. 5.1.4-III: Varianzanalyse

Variationsursache	Freiheitsgrade	Summe der Quadrate	Mittleres Quadrat	F-Quotient	Wahrscheinlichkeit
Substanzen	3	4,475	1,492		
Regression	1	47,58	47,58	7 126	0,000
Nichtparallelität	3	0,0187	0,006	0,933	0,434
Nichtlinearität	12	0,0742	0,006	0,926	0,531
Behandlungen	19	52,152			
Restfehler	40	0,267	0,0067		
Gesamt	59	52,42			

Tab. 5.1.4-IV: Endgültige Schätzwerte der Wirkungen und der 95-Prozent-Vertrauensgrenzen der Testimpfstoffe (in µg Protein/ml)

	Untere Grenze	Schätzwert	Obere Grenze
Impfstoff T	40,5	43,4	46,5
Impfstoff U	32,9	35,2	37,6
Impfstoff V	36,8	39,4	42,2

5.1.5 Zweifacher Überkreuzversuch

Wertbestimmung von Insulin durch subkutane Injektion bei Kaninchen

Die Standardsubstanz wurde in 1 und 2 Einheiten je Milliliter verabreicht. Gleichwertige Dosen der unbekannten Substanz wurden aufgrund der vermuteten Wirkung von 40 Einheiten je Milliliter angewendet. Die Kaninchen erhielten subkutan 0,5 ml der entsprechenden Lösungen, gemäß dem Plan nach Tab. 5.1.5-I. Die Tab. 5.1.5-II stellt die erzielten Wirkungen dar. Die große Streuung zeigt die Schwankungen zwischen den Kaninchen und die Notwendigkeit, einen Überkreuz-Versuchsplan anzuwenden.

Tab. 5.1.5-I: Reihenfolge der Behandlungen

	Kaninchengruppe			
	1	2	3	4
Tag 1	S_1	S_2	T_1	T_2
Tag 2	T_2	T_1	S_2	S_1

Tab. 5.1.5-II: Wirkung *y*: Summe der Blutglucosewerte (mg/100 ml) nach 1 Stunde und 2 1/2 Stunden

	Gruppe 1		Gruppe 2		Gruppe 3		Gruppe 4	
	S_1	T_2	S_2	T_1	T_1	S_2	T_2	S_1
	112	104	65	72	105	91	118	144
	126	112	116	160	83	67	119	149
	62	58	73	72	125	67	42	51
	86	63	47	93	56	45	64	107
	52	53	88	113	92	84	93	117
	110	113	63	71	101	56	73	128
	116	91	50	65	66	55	39	87
	101	68	55	100	91	68	31	71
Mittelwert	95,6	82,8	69,6	93,3	89,9	66,6	72,4	106,8

Die Varianzanalyse ist für diesen Versuch schwieriger als für die anderen beschriebenen Versuchspläne, weil in der Summe der Abweichungsquadrate der Anteil für die Parallelität nicht unabhängig von dem Anteil aufgrund der Kaninchenunterschiede ist. Um die Parallelität der Regressionsgeraden zu prüfen, muß ein zweiter Fehlerausdruck berechnet werden, den man erhält, indem man vom Anteil der Unterschiede zwischen den Kaninchen den Anteil der Parallelität und zwei Wechselwirkungsanteile abzieht.

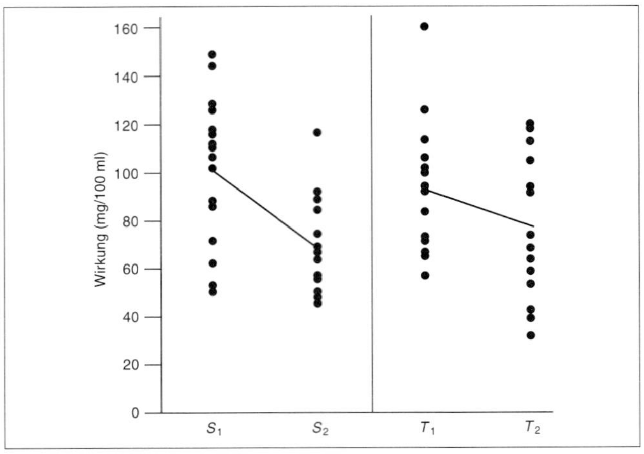

Abbildung 5.1.5-I

Drei Wechselwirkungsanteile sind in der Varianzanalyse wegen der Wiederholung innerhalb jeder Gruppe vorhanden:

Tage × Substanzen,
Tage × Regression,
Tage × Parallelität.

Diese Ausdrücke zeigen die Tendenz der Anteile (Substanzen, Regression und Parallelität), sich von Tag zu Tag zu ändern. Die zugehörigen F-Quotienten liefern in dieser Hinsicht Prüfungen auf die Gültigkeit der Wertbestimmung. Falls die erhaltenen F-Werte signifikant hoch sind, ist Vorsicht bei der Deutung der Versuchsergebnisse geboten, und falls möglich sollte die Wertbestimmung wiederholt werden.

Beim Durchführen der Varianzanalyse werden die Formeln aus den Tab. 3.2.3-I bis 3.2.3-III getrennt für beide Tage und für die zusammengenommenen Daten angewendet. Die Formeln in den Tab. 3.2.3-I und 3.2.3-II ergeben:

Tag 1:	$P_S = 165{,}25$	$L_S = -13$
	$P_T = 162{,}25$	$L_T = -8{,}75$
	$H_P = \frac{8}{2} = 4$	$H_L = \frac{96}{6} = 16$
Tag 2:	$P_S = 137{,}38$	$L_S = -20{,}06$
	$P_T = 176{,}00$	$L_T = -5{,}25$
	$H_P = \frac{8}{2} = 4$	$H_L = \frac{96}{6} = 16$
Zusammengefaßt:	$P_S = 169{,}31$	$L_S = -16{,}53$
	$P_T = 169{,}13$	$L_T = -7{,}00$
	$H_P = \frac{16}{2} = 8$	$H_L = \frac{192}{6} = 32$

Mit den Formeln in Tab. 3.2.3-III ergibt dies:

Tag 1:	Tag 2:	Zusammengefaßt:
$SS_{sub} = 18{,}000$	$SS_{sub} = 13{,}781$	$SS_{sub} = 0{,}141$
$SS_{reg} = 3784{,}5$	$SS_{reg} = 5125{,}8$	$SS_{reg} = 8859{,}5$
$SS_{par} = 144{,}5$	$SS_{par} = 1755{,}3$	$SS_{par} = 1453{,}5$

Die Wechselwirkungsterme werden gebildet:
Tag 1 + Tag 2 – Zusammengefaßt.

$$SS_{tage \times sub} = 31{,}64$$

$$SS_{tage \times reg} = 50{,}77$$

$$SS_{tage \times par} = 446{,}27$$

Darüber hinaus berechnet sich die Summe der Abweichungsquadrate für die Tag-zu-Tag-Schwankung zu:

$$SS_{tage} = \frac{1}{2} N(D_1^2 + D_2^2) - K = 478{,}52$$

und die Summe der Abweichungsquadrate aufgrund der Blockbildung (die Schwankungen zwischen den Kaninchen) zu

$$SS_{block} = 2\sum B_i^2 - K = 39\,794{,}7$$

wobei B_i die mittlere Wirkung je Kaninchen ist.

Die Varianzanalyse kann nun, wie in Tab. 5.1.5.-III gezeigt, vervollständigt werden.

Diese Analyse bestätigt, daß die Bedingungen der Gültigkeit erfüllt sind: eine hoch signifikante Regression, keine signifikante Abweichung von der Parallelität und keiner der drei Wechselwirkungsanteile ist signifikant.

Die Formeln des Abschnitts 3.2.5 ergeben folgendes:

Die gemeinsame Steigung ist

$$b = \frac{32 \times (-16{,}53 - 7)}{\ln 2 \times 16 \times 2} = -33{,}95$$

Für ln(Wirkungsverhältnis) ergibt sich

$$M'_T = \frac{169{,}13 - 169{,}31}{2 \times (-33{,}95)} = 0{,}00276$$

$$C = \frac{8859{,}5}{8859{,}5 - 137{,}3 \times 2{,}048^2} = 1{,}0695$$

$$V = \frac{8859{,}5}{(-33{,}95)^2 \times 2 \times 16} = 0{,}2402$$

und für ln(Vertrauensgrenzen) ergibt sich

$$1{,}0695 \times 0{,}00276$$

$$\pm\sqrt{0{,}0695 \times (1{,}0695 \times 0{,}00276^2 + 2 \times 0{,}2402)}$$

$$= 0{,}00295 \pm 0{,}18279$$

Durch Bilden des Antilogarithmus folgt das Wirkungsverhältnis 1,003 mit den 95-Prozent-Vertrauensgrenzen 0,835 und 1,204. Diese Werte werden mit $A_T = 40$ vervielfacht, was eine Wirkung von 40,1 Einheiten je Milliliter ergibt, mit dem 95-Prozent-Vertrauensbereich von 33,4 bis 48,2 Einheiten je Milliliter.

5.2 Das Steigungsverhältnismodell

5.2.1 Ein vollständig randomisierter (0,0,3)-Versuch

Wertbestimmung des Faktors VIII

Ein Institut führt eine chromogene Wertbestimmung zur Faktor-VIII-Aktivität in konzentrierten Lösungen aus. Dieses Institut hat noch keine Erfahrung mit diesem Versuchstyp, aber es versucht ihn einsatzfähig zu machen. Je drei äquivalente Lösungen des Standards und der Prüfsubstanz werden vorbereitet. Zusätzlich wird ein Blindwert vorbereitet, obwohl keine lineare Dosis-Wirkungs-Beziehung bis zu niederen Dosen erwartet wird. Jede Lösung wird mit 8 Wiederholungen geprüft, mehr als bei einem Routineversuch.

Die graphische Darstellung zeigt klar, daß die Dosis-Wirkungs-Beziehung bei niederen Dosen wirklich nicht linear ist.

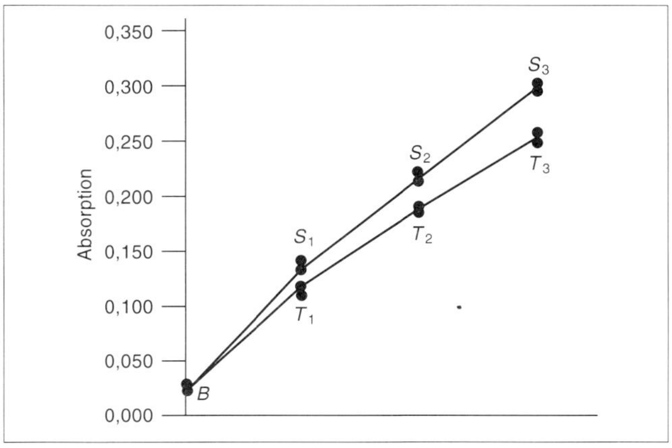

Abbildung 5.2.1-I

Die Meßwerte der Blindwerte werden deshalb nicht in den Berechnungen benutzt (weitere Wertbestimmungen sind selbstverständlich notwendig, um diese Entscheidung zu rechtfertigen).

Tab. 5.1.5-III: Varianzanalyse

Variationsursache	Freiheitsgrade	Summe der Quadrate	Mittleres Quadrat	*F*-Quotient	Wahrscheinlichkeit
Nichtparallelität	1	1 453,5	1 453,5	1,064	0,311
Tage × Zubereitungen	1	31,6	31,6	0,023	0,880
Tage × Regression	1	50,8	50,8	0,037	0,849
Restfehler zwischen den Kaninchen	28	38 258,8	1 366,4		
Kaninchen	31	39 794,7	1 283,7		
Zubereitungen	1	0,14	0,14	0,001	0,975
Regression	1	8 859,5	8 859,5	64,532	0,000
Tage	1	478,5	478,5	3,485	0,072
Tage × Nichtparallelität	1	446,3	446,3	3,251	0,082
Restfehler innerhalb der Kaninchen	28	3 844,1	137,3		
Gesamt	63	53 423,2			

Tab. 5.2.1-I: Absorptionen

	Blindwerte	Standard *S* (in I.E./ml)			Substanz *T* (in I.E./ml)		
Konzentrationen	*L*	S_1 0,01	S_2 0,02	S_3 0,03	T_1 0,01	T_2 0,02	T_3 0,03
	0,022	0,133	0,215	0,299	0,120	0,188	0,254
	0,024	0,133	0,215	0,299	0,119	0,188	0,253
	0,024	0,131	0,216	0,299	0,118	0,190	0,255
	0,026	0,136	0,218	0,297	0,120	0,190	0,258
	0,023	0,137	0,220	0,297	0,120	0,190	0,257
	0,022	0,136	0,220	0,305	0,121	0,191	0,257
	0,022	0,138	0,219	0,299	0,121	0,191	0,255
	0,023	0,137	0,218	0,302	0,121	0,190	0,254
Mittelwert	0,0235	0,1351	0,2176	0,2996	0,1200	0,1898	0,2554

Die Formeln in den Tab. 3.3.3.1-I und 3.3.3.1-II ergeben:

$$P_S = 0{,}6524 \qquad P_T = 0{,}5651$$
$$L_S = 1{,}4693 \qquad L_T = 1{,}2656$$
$$a_S = 0{,}318 \qquad a_T = 0{,}318$$
$$b_S = 0{,}329 \qquad b_T = 0{,}217$$
$$G_S = 0{,}1554 \qquad G_T = 1156$$
$$J_S = 4{,}17 \cdot 10^{-8} \qquad J_T = 2{,}84 \cdot 10^{-6}$$

und

$$H_1 = 0{,}09524 \qquad a' = 0{,}05298 \qquad K = 1{,}9764$$

Die Varianzanalyse wird mit den Formeln in den Tab. 3.3.3.1-III und 3.3.3.1-IV durchgeführt.

Eine hochsignifikante Regression und keine signifikanten Abweichungen von der Linearität und beim Achsenabschnitt zeigen an, daß die Wirkung berechnet werden kann.

Steigung des Standards

$$b'_S = \frac{6 \times 1{,}469 - 36 \times 0{,}0530}{84} = 0{,}082$$

Steigung der Prüfsubstanz

$$b'_T = \frac{6 \times 1{,}266 - 36 \times 0{,}0530}{84} = 0{,}0677$$

Mit der Formel 3.3.5.1-3 ergibt sich

$$R = \frac{0{,}0677}{0{,}0822} = 0{,}823$$

$$C = \frac{0{,}0822^2}{0{,}0822^2 - 3{,}86 \cdot 10^{-6} \times 2{,}018^2 \times 0{,}0357}$$

$$= 1{,}000083$$

$$K' = 0{,}000083 \times 0{,}75 = 0{,}000062$$

Die 95-Prozent-Vertrauensgrenzen sind

$$0{,}823 \pm \sqrt{0{,}000083 \times 1{,}678 + 0{,}000062 \times (-1{,}646)}$$

$$= 0{,}823 \pm 0{,}006$$

Das Wirkungsverhältnis wird somit zu 0,823 mit dem 95-Prozent-Vertrauensbereich von 0,817 bis 0,829 abgeschätzt.

5.2.2 *Ein vollständig randomisierter (0,4,4,4)-Versuch*

Eine In-vitro-Wertbestimmung von Grippe-Impfstoffen

Der Hämagglutinin-Antigen-(HA-)Gehalt zweier Grippe-Impfstoffe wird durch einfache radiale Immunodiffusion bestimmt. Beide haben eine angegebene Wirkung von 15 µg HA je Dosis, die einem Gehalt von 30 µg HA/ml gleichwertig ist. Der Standard hat einen zugeordneten Gehalt von 39 µg HA/ml.

Standard- und Testimpfstoffe werden in vier Konzentrationen in zweifacher Wiederholung verabreicht, die aufgrund des zugeordneten und des angegebenen Gehalts zubereitet werden. Wenn das Gleichgewicht zwischen äußerem und innerem Reaktionspartner erreicht ist, wird die Fläche der ringförmigen Ausfällungszone gemessen. Die Ergebnisse sind in Tab. 5.2.2-I dargestellt.

Tab. 5.2.1-II: Varianzanalyse

Variationsursache	Freiheitsgrade	Summe der Quadrate	Mittleres Quadrat	*F*-Quotient	Wahrscheinlichkeit
Regression	2	0,1917	0,0958	24 850	0,000
Schnittpunkt	1	$3 \cdot 10^{-9}$	$3 \cdot 10^{-9}$	$7 \cdot 10^{-4}$	0,978
Nichtlinearität	2	$2 \cdot 10^{-5}$	$1 \cdot 10^{-5}$	2,984	0,061
Behandlungen	5	0,1917			
Restfehler	42	$1{,}62 \cdot 10^{-4}$	$3{,}86 \cdot 10^{-6}$		
Gesamt	47	0,1919			

Tab. 5.2.2-I: Fläche der Ausfällungszone (mm²)

Konzentration (µg/ml)	Standard *S*		Substanz *T*		Substanz *U*	
	I	II	I	II	I	II
7,5	18,0	18,0	15,1	16,8	15,4	15,7
15,0	22,8	24,5	23,1	24,2	20,2	18,6
22,5	30,4	30,4	28,9	27,4	24,2	23,1
30,0	35,7	36,6	34,4	37,8	27,4	27,0

Die graphische Darstellung der Daten zeigt keine ungewöhnlichen Merkmale.

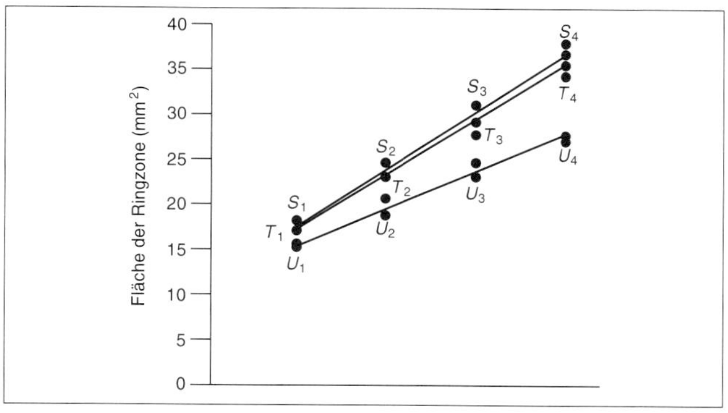

Abbildung 5.2.2-I

Die Formeln in den Tab. 3.3.3.1-I und 3.3.3.1-II ergeben:

$P_S = 108{,}2$	$P_T = 103{,}85$	$P_U = 85{,}8$
$L_S = 301{,}1$	$L_T = 292{,}1$	$L_U = 234{,}1$
$a_S = 141{,}0$	$a_T = 116{,}7$	$a_U = 139{,}8$
$b_S = 61{,}2$	$b_T = 64{,}95$	$b_U = 39{,}2$
$G_S = 3114{,}3$	$G_T = 2909{,}4$	$G_U = 1917{,}3$
$J_S = 0{,}223$	$J_T = 2{,}227$	$J_U = 0{,}083$

und

$H_I = 0{,}0093$ $a' = 11{,}04$ $K = 14\,785{,}8$

Die Varianzanalyse wird mit den Formeln in den Tab. 3.3.3.1-III und 3.3.3.1-IV berechnet. Die Ergebnisse sind in Tab. 5.2.2-II gezeigt.

Eine hochsignifikante Regression und keine signifikante Abweichung von der Linearität und beim Achsenabschnitt zeigen an, daß das Wirkungsverhältnis berechnet werden kann.

Steigung des Standards

$$b'_S = \frac{6 \times 301{,}1 - 60 \times 11{,}04}{180} = 6{,}356$$

Steigung von *T*

$$b'_T = \frac{6 \times 292{,}1 - 60 \times 11{,}04}{180} = 6{,}056$$

Steigung von *U*

$$b'_U = \frac{6 \times 234{,}1 - 60 \times 11{,}04}{180} = 4{,}123$$

Dies führt zu einem Wirkungsverhältnis von 6,056/6,356 = 0,953 für Impfstoff *T* und von 4,123/6,356 = 0,649 für Impfstoff *U*.

$$C = \frac{6{,}356^2}{6{,}356^2 - 1{,}068 \times 2{,}179^2 \times 0{,}0444} = 1{,}0056$$

$$K' = 0{,}0056 \times 0{,}625 = 0{,}0035$$

Die Vertrauensgrenzen werden mit Formel 3.3.5.1-4 ermittelt.

Für Impfstoff *T* ist

$$0{,}955 \pm \sqrt{0{,}0056 \times 1{,}913 + 0{,}0035 \times (-1{,}913)}$$
$$= 0{,}955 \pm 0{,}063$$

und für Impfstoff *U* ist

$$0{,}649 \pm \sqrt{0{,}0056 \times 1{,}423 + 0{,}0035 \times (-1{,}301)}$$
$$= 0{,}649 \pm 0{,}058$$

Werden die Wirkungsverhältnisse und Vertrauensgrenzen mit dem vermuteten Gehalt von 30 µg/ml vervielfacht, so ergibt sich der HA-Gehalt je Milliliter. Die Ergebnisse zeigt Tab. 5.2.2-III.

Tab. 5.2.2-III: Schätzwerte des HA-Gehalts (µg/ml)

	Untere Grenze	Schätzwert	Obere Grenze
Impfstoff *T*	13,4	14,3	15,3
Impfstoff *U*	8,9	9,7	10,6

5.3 Alternativwirkungen

5.3.1 Probit-Auswertung einer Prüfsubstanz gegen einen Standard

In-vivo-Wertbestimmung eines Diphtherie-Impfstoffs

Ein Diphtherie-Impfstoff (vermutete Wirkung 140 I.E./Ampulle) wird gegen einen Standard (zugeordnete Wirkung 132 I.E./Ampulle) verglichen. Aufgrund dieser Wirkungen werden gleich wirksame Dosen vorbereitet

Tab. 5.2.2-II: Varianzanalyse

Variationsursache	Freiheitsgrade	Summe der Quadrate	Mittleres Quadrat	*F*-Quotient	Wahrscheinlichkeit
Regression	3	1 087,7	362,6	339,5	0,000
Schnittpunkt	2	3,474	1,737	1,626	0,237
Nichtlinearität	6	5,066	0,844	0,791	0,594
Behandlungen	11	1 096,2			
Restfehler	12	12,815	1,068		
Gesamt	23	1 109,0			

und randomisiert Gruppen von Meerschweinchen verabreicht. Nach einer vorgegebenen Zeit werden die Tiere mit Diphtherie-Toxinen belastet, und die Zahl der überlebenden Tiere wird registriert, wie in Tab. 5.3.1-I gezeigt.

Diese Beobachtungen werden in die erste Arbeitstabelle eingetragen, deren nachfolgende Spalten, wie in Abschnitt 4.2.1 beschrieben, berechnet werden. Tab. 5.3.1-II zeigt den ersten Durchlauf dieses Verfahrens.

Tab. 5.3.1-I: Rohdaten der Wertbestimmung eines Diphtherie-Impfstoffs an Meerschweinchen

Standard (*S*) zugeordnete Wirksamkeit 132 I.E./Ampulle			Versuchssubstanz (*T*) angenommene Wirksamkeit 140 I.E./Ampulle		
Dosis (I.E./ml)	**belastet**	**überlebend**	**Dosis (I.E./ml)**	**belastet**	**überlebend**
1,0	12	0	1,0	11	0
1,6	12	3	1,6	12	4
2,5	12	6	2,5	11	8
4,0	11	10	4,0	11	10

Die Summen der letzten sechs Spalten werden je Substanz berechnet und in die zweite Arbeitstabelle übertragen (siehe Tab. 5.3.1-III). Die Ergebnisse in den anderen Spalten werden mit den Formeln 4.2.1-4 bis 4.2.1-10 ermittelt. Die gemeinsame Steigung b ergibt sich zu 1,655.

Die Werte von Y in der ersten Arbeitstabelle werden nun ersetzt durch $a + bx$,und ein zweiter Durchlauf wird ausgeführt (siehe Tab. 5.3.1-IV).

Die Durchläufe werden so lange wiederholt, bis die Differenz zwischen zwei aufeinanderfolgenden Durchläufen klein geworden ist. Die zweite Arbeitstabelle sollte dann wie Tab. 5.3.1-V aussehen.

Die Linearität wird, wie in Abschnitt 4.2.2 beschrieben, getestet. Der χ^2-Wert mit 4 Freiheitsgraden ist $0{,}851 + 1{,}070 = 1{,}921$, was einem nicht signifikanten p-Wert von 0,750 entspricht.

Da es keine signifikanten Abweichungen von der Linearität gibt, kann der Test auf Parallelität, wie im gleichen Abschnitt beschrieben, durchgeführt werden. Der χ^2-Wert mit 1 Freiheitsgrad ist

$$(16{,}71 + 17{,}27) - \frac{14{,}15^2}{5{,}89} = 0{,}001,$$

was einen nicht signifikanten p-Wert von 0,974 darstellt.

Tab. 5.3.1-II: Erste Arbeitstabelle im ersten Berechnungsdurchlauf

Subst.	Dosis	n	r	x	p	Y	Φ	Z	y	w	wx	wy	wx^2	wy^2	wxy
S	1,0	12	0	0,000	0,000	0	0,5	0,399	−1,253	7,64	0,00	−9,57	0,00	12,00	0,00
	1,6	12	3	0,470	0,250	0	0,5	0,399	−0,627	7,64	3,59	−4,79	1,69	3,00	−2,25
	2,5	12	6	0,916	0,500	0	0,5	0,399	0,000	7,64	7,00	0,00	6,41	0,00	0,00
	4,0	11	10	1,386	0,909	0	0,5	0,399	1,025	7,00	9,71	7,18	13,46	7,36	−9,95
T	1,0	11	0	0,000	0,000	0	0,5	0,399	−1,253	7,00	0,00	−8,78	0,00	11,00	0,00
	1,6	12	4	0,470	0,333	0	0,5	0,399	−0,418	7,64	3,59	−3,19	1,69	1,33	−1,50
	2,5	11	8	0,916	0,727	0	0,5	0,399	0,570	7,00	6,42	3,99	5,88	2,27	3,66
	4,0	11	10	1,386	0,909	0	0,5	0,399	1,025	7,00	9,71	7,18	13,46	7,36	9,95

Tab. 5.3.1-III: Zweite Arbeitstabelle im ersten Berechnungsdurchlauf

Subst.	$\sum w$	$\sum wx$	$\sum wy$	$\sum wx^2$	$\sum wy^2$	$\sum wxy$	S_{xx}	S_{xy}	S_{yy}	$\bar{x}$	$\bar{y}$	a
S	29,92	20,30	−7,18	21,56	22,36	7,70	7,79	12,58	20,64	0,68	−0,24	−1,36
T	28,65	19,72	−0,80	21,03	21,97	12,11	7,46	12,66	21,95	0,69	−0,03	−1,17

Tab. 5.3.1-IV: Erste Arbeitstabelle im zweiten Berechnungsdurchlauf

Subst.	Dosis	n	r	x	p	Y	Φ	Z	y	w	wx	wy	wx^2	wy^2	wxy
S	1,0	12	0	0,000	0,000	−1,36	0,086	0,158	−1,911	3,77	0,00	−7,21	0,00	13,79	0,00
	1,6	12	3	0,470	0,250	−0,58	0,279	0,336	−0,672	6,74	3,17	−4,53	1,49	3,04	−2,13
	2,5	12	6	0,916	0,500	0,15	0,561	0,394	−0,001	7,57	6,94	−0,01	6,36	0,00	−0,01
	4,0	11	10	1,386	0,909	0,93	0,824	0,258	1,260	5,07	7,03	6,39	9,75	8,05	8,86
T	1,0	11	0	0,000	0,000	−1,17	0,122	0,202	−1,769	4,20	0,00	−7,43	0,00	13,14	0,00
	1,6	12	4	0,470	0,333	−0,39	0,349	0,370	−0,430	7,23	3,40	−3,11	1,60	1,34	−1,46
	2,5	11	8	0,916	0,727	0,35	0,637	0,375	0,591	6,70	6,14	3,96	5,62	2,34	3,63
	4,0	11	10	1,386	0,909	1,13	0,870	0,211	1,311	4,35	6,03	5,70	8,36	7,48	7,90

Tab. 5.3.1-V: Zweite Arbeitstabelle nach genügend vielen Durchläufen

Subst.	$\sum w$	$\sum wx$	$\sum wy$	$\sum wx^2$	$\sum wy^2$	$\sum wxy$	S_{xx}	S_{xy}	S_{yy}	$\bar{x}$	$\bar{y}$	a
S	18,37	14,80	−2,14	14,85	17,81	5,28	2,93	7,00	17,56	0,81	−0,12	−2,05
T	17,96	12,64	−0,55	11,86	18,35	6,76	2,96	7,15	18,34	0,70	−0,03	−1,72

Der ln (Wirkungsverhältnis) kann nun nach Abschnitt 4.2.3 abgeschätzt werden.

$$M'_T = \frac{-1{,}721 - (-2{,}050)}{2{,}401} = 0{,}137$$

Ferner ist:

$$C = \frac{2{,}401^2 \times 5{,}893}{2{,}401^2 \times 5{,}893 - 1^2 \times 1{,}960^2} = 1{,}127$$

$$V = \frac{1}{18{,}37} + \frac{1}{17{,}96} = 0{,}110$$

und ln (Vertrauensgrenzen) ist:

$$0{,}155 - 0{,}013 \pm \sqrt{0{,}127(0{,}649 + 1{,}127 \times 0{,}036^2)}$$

$$= 0{,}142 \pm 0{,}288$$

Die Wirkung und die Vertrauensgrenzen werden nun durch Bilden der Antilogarithmen und deren Multiplikation mit der vermuteten Wirkung von 140 I.E./Ampulle berechnet. Das ergibt einen Schätzwert von 160,6 I.E./Ampulle mit einem 95-Prozent-Vertrauensbereich von 121,0 bis 215,2 I.E./Ampulle.

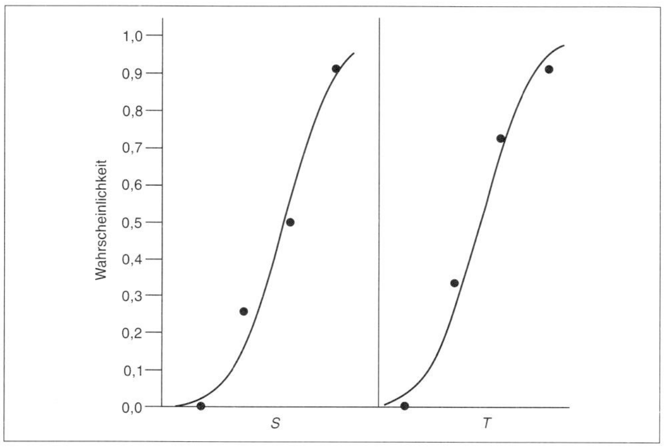

Abbildung 5.3.1-I

5.3.2 Logit- und andere Auswertungen einer Prüfsubstanz gegen einen Standard

Die unten angegebenen Ergebnisse werden erhalten, wenn die Logit-Methode und andere „klassische" Verfahren dieser Art auf die Daten des Abschnitts 5.3.1 angewendet werden. Dies sollte in diesem Fall eher als erklärende Übung angesehen werden denn als Alternative zur Probit-Methode. Eine andere Kurvenform sollte nur dann angewandt werden, falls experimentelle Daten oder theoretische Überlegungen dies rechtfertigen.

Tab. 5.3.2-I: Ergebnisse bei Verwendung anderer Funktionen

	Logit	**Gompit**	**Winkel*)**
Φ	$\frac{1}{1 + e^{-Y}}$	$1 - e^{-e^{Y}}$	$\frac{1}{2}\sin Y + \frac{1}{2}$
Z	$\frac{e^{-Y}}{(1 + e^{-Y})^2}$	$e^{Y - e^{Y}}$	$\frac{1}{2}\cos Y$
Steigung b	4,101	2,590	1,717
χ^2 linear	2,15	3,56	1,50
χ^2 parallel	0,0066	0,168	0,0010
Wirksamkeit	162,9	158,3	155,8
untere Grenze	121,1	118,7	122,6
obere Grenze	221,1	213,3	200,7

*) Wenn $Y < -\frac{1}{2}\pi$, dann $\Phi = 0$ und $Z = 0$.
Wenn $Y > \frac{1}{2}\pi$, dann $\Phi = 1$ und $Z = 0$.

5.3.3 Die ED_{50}-Bestimmung einer Substanz mit der Probit-Auswertung

In-vitro-Wertbestimmung eines oralen Poliomyelitis-Impfstoffs

Bei einer ED_{50}-Bestimmung eines oralen Poliomyelitis-Impfstoffs in 10 verschiedenen Verdünnungen mit 8 Wiederholungen mit 50 µl auf einer ELISA-Platte wurden die Ergebnisse, wie in Tab. 5.3.3-I gezeigt, erhalten.

Die Beobachtungen werden in die erste Arbeitstabelle übertragen, und die nachfolgenden Spalten werden, wie in Abschnitt 4.2.1 beschrieben, berechnet. Die Tab. 5.3.3-II zeigt den ersten Durchlauf dieses Rechenverfahrens. Die Summen der letzten sechs Spalten werden berechnet und in die zweite Arbeitstabelle (siehe Tab. 5.3.3-III) übertragen. Die Ergebnisse in den anderen Spalten werden mit den Formeln 4.2.1-4 bis 4.2.1-10 berechnet. Dies ergibt eine gemeinsame Steigung b von $-0{,}295$.

Die Werte von Y in der ersten Arbeitstabelle werden nun durch $a + bx$ ersetzt, und ein zweiter Durchlauf wird durchgeführt. Die Durchläufe werden so lange wiederholt, bis der Unterschied zwischen zwei aufeinanderfolgenden Durchläufen klein geworden ist. Die zweite Ar-

Tab. 5.3.3-II: Erste Arbeitstabelle im ersten Durchlauf

Impfst.	Dosis	n	r	x	p	Y	Φ	Z	y	w	wx	wy	wx^2	wy^2	wxy
T	$10^{-3,5}$	8	0	– 8,06	0,000	0,00	0,5	0,399	–1,253	5,09	–41,04	–6,38	330,8	8,00	51,4
	$10^{-4,0}$	8	0	– 9,21	0,000	0,00	0,5	0,399	–1,253	5,09	–46,91	–6,38	432,0	8,00	58,5
	$10^{-4,5}$	8	1	–10,36	0,125	0,00	0,5	0,399	–0,940	5,09	–52,77	–4,79	546,8	4,50	49,6
	$10^{-5,0}$	8	2	–11,51	0,250	0,00	0,5	0,399	–0,627	5,09	–58,63	–3,19	675,1	2,00	36,7
	$10^{-5,5}$	8	6	–12,66	0,750	0,00	0,5	0,399	0,627	5,09	–64,50	3,19	816,8	2,00	–40,4
	$10^{-6,0}$	8	7	–13,82	0,875	0,00	0,5	0,399	0,940	5,09	–70,36	4,79	972,1	4,50	–66,1
	$10^{-6,5}$	8	7	–14,97	0,875	0,00	0,5	0,399	0,940	5,09	–76,23	4,79	1 140,8	4,50	–71,7
	$10^{-7,0}$	8	8	–16,12	1,000	0,00	0,5	0,399	1,253	5,09	–82,09	6,38	1 323,1	8,00	–102,9
	$10^{-7,5}$	8	8	–17,27	1,000	0,00	0,5	0,399	1,253	5,09	–87,95	6,38	1 518,9	8,00	–110,2
	$10^{-8,0}$	8	8	–18,42	1,000	0,00	0,5	0,399	1,253	5,09	–93,82	6,38	1 728,2	8,00	–117,6

beitstabelle sollte dann, wie in Tab. 5.3.3-IV gezeigt, aussehen.

Tab. 5.3.3-I: Verdünnungen (10^x µl des unverdünnten Impfstoffs)

−3,5	−4,0	−4,5	−5,0	−5,5	−6,0	−6,5	−7,0	−7,5	−8,0
+	+	+	+	−	−	−	−	−	−
+	+	+	+	−	−	−	−	−	−
+	+	−	−	−	−	−	−	−	−
+	+	+	+	−	−	−	−	−	−
+	+	+	−	−	−	−	−	−	−
+	+	+	+	+	−	−	−	−	−
+	+	+	+	+	−	+	−	−	−
+	+	+	+	−	+	−	−	−	−

Auf Linearität wird, wie in Abschnitt 4.2.2 beschrieben, getestet. Der χ^2-Wert mit 8 Freiheitsgraden ist 2,711, dem ein nicht signifikanter p-Wert von 0,951 entspricht.

Das Wirkungsverhältnis kann nun, wie in Abschnitt 4.5 beschrieben, abgeschätzt werden.

Für ln(Wirkungsverhältnis) ergibt sich

$$M'_T = \frac{-(-7{,}931)}{-0{,}646} = -12{,}273$$

$$C = \frac{(-0{,}646)^2 \times 55{,}883}{(-0{,}646)^2 \times 55{,}883 - 1^2 \times 1{,}960^2} = 1{,}197$$

$$V = \frac{1}{19{,}39} = 0{,}052$$

Somit wird ln(Vertrauensgrenzen)

$$-14{,}692 - (-2{,}420) \pm \sqrt{0{,}197 \times (2{,}882 + 1{,}197 \times 0{,}009^2)}$$

$$= -12{,}272 \pm 0{,}754$$

Diese Abschätzung ist noch in Form von ln(Verdünnungen) dargestellt. Um Abschätzungen, ausgedrückt in $\ln(ED_{50})$/ml, zu erhalten, werden die Werte dann auf $-M'_T + \ln(1000/50)$ transformiert.

Da es üblich ist, die Wirkung dieses Impfstoffs in $\log_{10}(ED_{50})$/ml auszudrücken, müssen die Ergebnisse durch ln(10) geteilt werden. Somit wird die Wirkung zu 6,63 $\log_{10}(ED_{50})$/ml mit dem 95-Prozent-Vertrauensbereich von 6,30 bis 6,96 $\log_{10}(ED_{50})$/ml abgeschätzt.

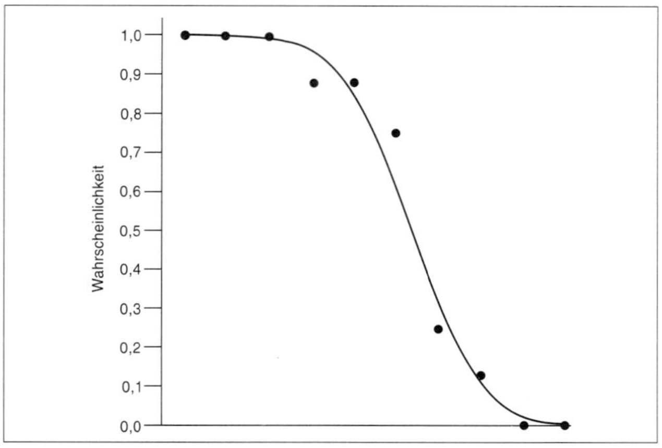

Abbildung 5.3.3-I

6 Zusammenfassung von Versuchsergebnissen

6.1 Einleitung

Oft werden Wiederholungen unabhängiger Wertbestimmungen und die Zusammenfassung ihrer Ergebnisse notwendig, um die Anforderungen des Europäischen Arzneibuchs zu erfüllen. Es stellt sich dann die Frage, ob es angemessen ist, die Ergebnisse zusammenzufassen, und falls ja, in welcher Weise.

Zwei Versuche können dann als unabhängig voneinander gelten, wenn die Ausführung des einen nicht die Wahrscheinlichkeit der möglichen Ergebnisse des anderen beeinflußt. Das bedeutet, daß die Zufallsfehler aller das Ergebnis beeinflussenden wichtigen Größen (z. B. Verdünnungen des Standards und der Prüfsubstanzen, die Empfindlichkeit des biologischen Indikators) der einen Wertbestimmung unabhängig von den entsprechenden Zufallsfehlern der anderen sein müssen. Versuche an aufeinanderfolgenden Tagen, welche die zum gleichen Zeitpunkt zubereiteten und aufbewahrten Verdünnungen des Standards benutzen, sind daher nicht mehr unabhängig voneinander.

Es gibt mehrere Verfahren, Ergebnisse aus unabhängigen Wertbestimmungen zusammenzufassen, wobei das theoretisch beste am schwierigsten anzuwenden ist. Drei einfache Näherungsverfahren werden weiter unten beschrieben; andere können angewendet werden, falls die notwendigen Bedingungen erfüllt sind.

Bevor Wirkungen, die mit dem Parallelen- oder dem Probit-Modell berechnet wurden, zusammengefaßt werden können, müssen sie logarithmiert werden. Die mit dem Steigungsverhältnismodell berechneten Wirkungen werden unverändert benutzt. Da die beiden erstgenannten Modelle häufiger eingesetzt werden als das Steigungsver-

Tab. 5.3.3-III: Zweite Arbeitstabelle im ersten Durchlauf

Impfst.	$\sum w$	$\sum wx$	$\sum wy$	$\sum wx^2$	$\sum wy^2$	$\sum wxy$	S_{xx}	S_{xy}	S_{yy}	$\bar{x}$	$\bar{y}$	a
T	50,93	−674,3	11,17	9 484,6	57,50	−312,32	556,92	−164,43	55,05	−13,24	0,219	−3,690

Tab. 5.3.3-IV: Zweite Arbeitstabelle nach genügend vielen Durchläufen

Impfst.	$\sum w$	$\sum wx$	$\sum wy$	$\sum wx^2$	$\sum wy^2$	$\sum wxy$	S_{xx}	S_{xy}	S_{yy}	$\bar{x}$	$\bar{y}$	a
T	19,39	−238,2	0,11	2 981,1	26,05	−37,45	55,88	−36,11	26,05	−12,28	0,006	−7,931

hältnismodell, bezeichnet M den Ausdruck ln(Wirkung) und wird so in den Formeln dieses Abschnitts benutzt. Statt M kann R (Steigungsverhältnis) als Wirkung aus den Wertbestimmungen des Steigungsverhältnismodells in die gleichen Formeln eingesetzt werden. Vor der Zusammenfassung müssen alle Abschätzungen der Wirkung gemäß der den Prüfsubstanzen zugeordneten Wirkung berichtigt werden.

6.2 Gewichtete Zusammenfassung von Versuchsergebnissen

Dieses Verfahren kann benutzt werden, vorausgesetzt, die folgenden Bedingungen sind erfüllt:

1. Die Abschätzungen der Wirkung ergeben sich aus unabhängigen Wertbestimmungen.
2. Für jede Wertbestimmung ist C nahe bei 1 (d. h. kleiner als 1,1).
3. Die Zahl der Freiheitsgrade der einzelnen Restfehler ist nicht kleiner als 6, aber vorzugsweise größer als 15.
4. Die einzelnen Wirkungsabschätzungen bilden eine homogene Gruppe (siehe Abschnitt 6.2.2).

Falls diese Bedingungen nicht erfüllt sind, kann dieses Verfahren nicht angewendet werden. Dann kann die Methode, wie in Abschnitt 6.3 beschrieben, angewendet werden, um die beste Abschätzung der mittleren Wirkung zu erhalten. Diese kann in zukünftigen Wertbestimmungen als vermutete Wirkung eingesetzt werden.

6.2.1 Berechnung von Gewichtskoeffizienten

Es wird angenommen, daß die ausgewerteten Ergebnisse der n' Wertbestimmungen ebenso viele M-Werte mit zugehörigen Vertrauensbereichen ergeben. Für jeden Versuch wird der logarithmische Vertrauensbereich L erhalten, indem man die untere von der oberen Grenze abzieht. Für jeden Wert von M wird ein Gewichtsfaktor W aus Gleichung (6.2.1-1) berechnet, wobei t den gleichen Wert hat wie derjenige, der bei der Berechnung der Vertrauensgrenzen benutzt wurde.

$$W = \frac{4t^2}{L^2} \qquad (6.2.1\text{-}1)$$

6.2.2 Homogenität der Schätzwerte von Wirkungen

Die Abweichung jedes Werts von M vom gewichteten Mittel wird quadriert, dann mit dem zugehörigen Gewicht vervielfacht und über alle Versuche summiert. Dies ergibt eine statistische Variable, die annähernd χ^2-verteilt ist (siehe Tab. 8.3) und mit der auf die Homogenität einer Gruppe von Abschätzungen des Logarithmus der Wirkung geprüft werden kann:

$$\chi^2 = \sum_{n'} W(M - \overline{M})^2 \quad \text{mit} \quad \overline{M} = \frac{\sum WM}{\sum W} \qquad (6.2.2\text{-}1)$$

Wenn der so berechnete Wert χ^2 kleiner als der tabellierte Wert mit $(n' - 1)$ Freiheitsgraden ist, sind die Wirkungen homogen, und die in Abschnitt 6.2.3 erhaltene mittlere Wirkung mit den zugehörigen Grenzen ist aussagekräftig.

Wenn der errechnete χ^2-Wert größer als der tabellierte Wert ist, sind die Wirkungen heterogen. Das bedeutet, daß die Schwankung zwischen einzelnen Abschätzungen von M größer ist, als sie sich durch die Abschätzung der Vertrauensgrenzen vorhersagen ließe, d. h., es besteht eine signifikante Schwankung zwischen den Wertbestimmungen. Unter diesen Umständen ist die Bedingung 4 nicht erfüllt, und die Gleichungen in Abschnitt 6.2.3 sind nicht mehr anwendbar. Statt dessen können die Formeln in Abschnitt 6.2.4 angewendet werden.

6.2.3 Berechnung des gewichteten Mittelwerts und der Vertrauensgrenzen

Das Produkt WM für jeden Versuch wird gebildet, und es wird über alle Versuche summiert, sodann geteilt durch die Summe der Gewichte über alle Versuche. Dies ergibt den Logarithmus der gewichteten mittleren Wirkung.

$$\overline{M} = \frac{\sum WM}{\sum W} \qquad (6.2.3\text{-}1)$$

Der Standardfehler von ln(mittlere Wirkung) wird als Quadratwurzel aus dem reziproken Gesamtgewicht errechnet:

$$s_{\overline{M}} = \sqrt{\frac{1}{\sum W}} \qquad (6.2.3\text{-}2)$$

Angenäherte Vertrauensgrenzen ergeben sich aus den Antilogarithmen der Werte

$$\overline{M} \pm t s_{\overline{M}} \qquad (6.2.3\text{-}3)$$

Hierbei ist die Zahl der Freiheitsgrade von t gleich der Summe aus der Zahl der Freiheitsgrade für die mittleren Fehlerquadrate der einzelnen Versuche.

6.2.4 Gewichteter Mittelwert und Vertrauensgrenzen, basierend auf den Variationen zwischen den und innerhalb der Versuche

Wenn Ergebnisse mehrerer wiederholter Versuche zusammengefaßt werden, kann der χ^2-Wert signifikant sein. Dann betrachtet man die beobachtete Variation als aus zwei Anteilen bestehend:

- Variation innerhalb des Versuchs (Intra-Versuchs-Variation)

$$s_M^2 = 1/W$$

- Variation zwischen den Versuchen (Inter-Versuchs-Variation)

$$s_{\overline{M}}^2 = \frac{\sum (M - \overline{M})^2}{n'(n'-1)}$$

wobei $\overline{M}$ der ungewichtete Mittelwert ist. Die erste variiert von Versuch zu Versuch, während die zweite für alle Werte von M gemeinsam gilt.

Für jedes M wird ein Gewichtskoeffizient

$$W' = \frac{1}{s_M^2 + s_{\overline{M}}^2}$$

berechnet, der W in Abschnitt 6.2.3 ersetzt, wobei für t ungefähr der Wert 2 einzusetzen ist.

6.3 Ungewichtete Zusammenfassung von Versuchsergebnissen

Um die n' Schätzwerte von M aus n' Versuchen auf die einfachste Weise zusammenzufassen, wird der Mittelwert $\overline{M}$ bestimmt, und eine Abschätzung seiner Standardabweichung wird mit folgender Formel erhalten:

Allg. Texte

$$s_{\overline{M}}^2 = \frac{\sum(M-\overline{M})^2}{n'(n'-1)} \qquad (6.3\text{-}1)$$

Die Grenzen sind

$$\overline{M} \pm ts_{\overline{M}} \qquad (6.3\text{-}2)$$

wobei t hier $(n'-1)$ Freiheitsgrade hat. Die Anzahl n' der Abschätzungen von M ist normalerweise klein, und deshalb ist der Wert von t ziemlich groß.

6.4 Beispiel einer gewichteten mittleren Wirkung mit Vertrauensgrenzen

In Tab. 6.4-I werden 6 unabhängige Wirkungsabschätzungen der gleichen Substanz gezeigt, zusammen mit ihren 95-Prozent-Vertrauensgrenzen und der Zahl der Freiheitsgrade ihrer Fehlervarianzen. Die Bedingungen 1, 2 und 3 des Abschnitts 6.2 sind erfüllt. Die Werte von ln(Wirkung) und die Gewichte werden wie in Abschnitt 6.2 beschrieben berechnet. Die Homogenität der Wirkungsabschätzungen wird mit der Formel 6.2.2-1 beurteilt. Das ergibt ein χ^2 von 4,42 mit 5 Freiheitsgraden, was nicht signifikant ist ($p = 0{,}49$). Somit sind alle Bedingungen erfüllt.

Eine gewichtete mittlere Wirkung wird mit Formel 6.2.3-1 berechnet; dies ergibt den Wert 9,8085.

Aus Formel 6.2.3-2 errechnet sich die Standardabweichung zu 0,00673, und die angenäherten 95-Prozent-Vertrauensgrenzen sind 9,7951 und 9,821; sie werden mit Formel 6.2.3-3 berechnet, wobei t hier 120 Freiheitsgrade hat.

Wenn die Antilogarithmen gebildet werden, ergibt sich eine Wirkung von 18 187 I.E./Ampulle mit dem 95-Prozent-Vertrauensbereich von 17 946 bis 18 431 I.E./Ampulle.

7 Über dieses Kapitel hinaus

Es ist nicht möglich, in einem Arzneibuch eine umfassende Abhandlung statistischer Verfahren zu geben. Jedoch sollten die in diesem Kapitel beschriebenen Verfahren für die meisten Versuche des Arzneibuchs ausreichen. Dieser Abschnitt versucht, einen abstrakteren Überblick über andere oder allgemeinere Methoden zu geben. Der interessierte Leser wird ermuntert, die vorhandene Literatur auf diesem Gebiet zu erkunden. Die Anwendung spezialisierter statistischer Methoden sollte in jedem Fall qualifiziertem Personal überlassen bleiben.

7.1 Generalisierte lineare Modelle

Die in diesem Kapitel vorgestellten Methoden können allgemein mit linearen Modellen (oder generalisierten linearen Modellen einschließlich der Logit- und Probit-Methoden) beschrieben werden. Das Prinzip besteht in der Definition einer linearen Strukturmatrix X (oder Design-Matrix), in der jede Zeile eine Beobachtung darstellt und jede Spalte einen linearen Effekt (Substanz, Block, Spalte, Dosis). So würde z. B. das lateinische Quadrat im Beispiel 5.1.2 eine Matrix aus 36 Zeilen und 13 Spalten beinhalten: eine Spalte für jede der Substanzen, eine Spalte für die Dosen, fünf Spalten für die Blöcke, ausgenommen den ersten, und fünf Spalten für die Zeilen, ausgenommen die erste. Alle Spalten, ausgenommen diejenige für die Dosen, enthalten den Wert 1 oder 0, je nachdem, ob der Effekt für die Beobachtung zutrifft oder nicht. Ein Vektor Y enthält die (transformierten) Beobachtungen. Die Effekte werden mit der Formel $(X'X)^{-1}X'Y$ abgeschätzt, aus der die Wirkungsabschätzung m leicht als ein Verhältnis der betrachteten Effekte hergeleitet werden kann. Vertrauensintervalle werden aus Fiellers Theorem berechnet:

$$m_L, m_U = \left[m - \frac{gv_{12}}{v_{22}} \pm \frac{ts}{b}\sqrt{v_{11} - 2mv_{12} + m^2v_{22} - g\left(v_{11} - \frac{v_{12}^2}{v_{22}}\right)}\right](1-g)$$

wobei

$$g = \frac{t^2s^2v_{22}}{b^2}$$

und v_{11}, v_{22}, v_{12} stellen die Varianz-Multiplikatoren des Zählers bzw. des Nenners sowie den Kovarianz-Multiplikator dar. Sie werden direkt aus $(X'X)^{-1}$ erhalten oder indirekt unter Berücksichtigung, daß

$$\mathrm{Var}(a_1 - a_2) = \mathrm{Var}(a_1) + \mathrm{Var}(a_2) - 2\,\mathrm{Cov}(a_1, a_2)$$

und

$$\mathrm{Cov}(a_1 - a_2, \mathrm{b}) = \mathrm{Cov}(a_1, b) - \mathrm{Cov}(a_2, b)$$

ist. Eine vollständige Varianzanalyse, bei der nach allen Einflußgrößen zerlegt wird, ist etwas verwickelter, da X mit mehr Spalten neu definiert werden muß, um die Voraussetzungen der Parallelität und der Linearität zu lokkern. Danach kann dann die lineare Hypothese getestet werden. Für Wertbestimmungen mit Alternativwirkungen werden die linearen Effekte (Achsenabschnitte a_s, a_r usw. und die gemeinsame Steigung b) bestimmt durch Maximieren der Summe über die Behandlungen von

$$n \ln \Phi(a_i + bx) + (n-r)\ln[1 - \Phi(a_i + bx)]$$

Tab. 6.4-I: Wirksamkeitsschätzwerte und Vertrauensintervalle von 6 unabhängigen Wertbestimmungen

Wirksamkeits-schätzwert (I.E./Ampulle)	Untere Grenze (I.E./Ampulle)	Obere Grenze (I.E./Ampulle)	Freiheitsgrade	ln (Wirkung) *M*	Gewicht *W*
18 367	17 755	19 002	20	9,8183	3 777,7
18 003	17 415	18 610	20	9,7983	3 951,5
18 064	17 319	18 838	20	9,8017	2 462,5
17 832	17 253	18 429	20	9,7887	4 003,0
18 635	17 959	19 339	20	9,8328	3 175,6
18 269	17 722	18 834	20	9,8130	4 699,5

wobei x die Größe ln(Dosis) ist, Φ steht für die Kurvenform der Verteilung und $i \in \{S,T, \ldots\}$.

7.2 Heterogenität der Varianz

Die Heterogenität der Varianz kann nicht immer über eine einfache Transformation der Wirkungswerte beseitigt werden. Ein möglicher Weg, das Problem zu bewältigen, ist die Durchführung einer gewichteten linearen Regression. Um eine unverzerrte Abschätzung zu erhalten, wird das Gewicht der Beobachtungen proportional zum Kehrwert der Fehlervarianzen gewählt. Da die wahre Fehlervarianz nicht immer bekannt ist, kann sich ein iteratives, neu gewichtetes, lineares Verfahren anschließen. Jedoch bringt die Berechnung des Vertrauensbereichs neue Probleme mit sich.

7.3 Ausreißerwerte und robuste Verfahren

Das in diesem Kapitel beschriebene Verfahren der kleinsten Abweichungsquadrate hat den Nachteil, sehr empfindlich auf Ausreißer zu reagieren. Ein unzweifelhafter Ausreißer kann die Berechnung gänzlich verfälschen. Diesem Problem wird oft durch Entfernen des Ausreißerwerts aus dem Datensatz abgeholfen. Diese Vorgehensweise kann zur willkürlichen Zurückweisung von Daten führen und ist nicht immer ohne Gefahren. Es ist nicht einfach, eine allgemeine Richtlinie anzugeben, wie zu entscheiden ist, ob eine einzelne Beobachtung ein Ausreißer ist oder nicht, und deshalb wurden viele robuste Verfahren entwickelt. Das sind Methoden, die weniger empfindlich bei Ausreißern sind, da sie Beobachtungen, die weiter weg vom vorhergesagten Wert sind, mit weniger Gewicht versehen. Gewöhnlich ergeben sich neue Probleme bei der Berechnung der Vertrauensbereiche oder bei der Definition einer zufriedenstellenden Funktion, die minimiert werden soll.

7.4 Korrelierte Fehler

Es ist nicht immer machbar oder, vom Gesichtspunkt der Durchführbarkeit her gesehen, gar nicht wünschenswert, unbedingt zu randomisieren. Deshalb zeigen aufeinanderfolgende Dosierungen einer Verdünnungsserie oft korrelierte Fehler, die zu viel zu kleinen Vertrauensbereichen führen. Einige diesen Autokorrelationseffekt berücksichtigende Methoden wurden entwickelt.

8 Tabellen und Verfahren zur Werteerzeugung

Die Tabellen in diesem Abschnitt zeigen die kritischen Werte für die am häufigsten vorkommenden Anzahlen der Freiheitsgrade. Falls ein kritischer Wert nicht angeführt ist, sollte auf ausführlichere Tabellen Bezug genommen werden. Viele Computerprogramme beinhalten statistische Funktionen, und ihre Benutzung wird anstelle der Tabellen in diesem Abschnitt empfohlen. Andererseits kann das unter jeder Tabelle angegebene erzeugende Verfahren benutzt werden, um die Wahrscheinlichkeit gemäß der betreffenden Statistik bei gegebener Anzahl der Freiheitsgrade zu berechnen.

8.1 Die *F*-Verteilung

FG1 → FG2 ↓	1	2	3	4	5	6	8	10	12	15	20	∞
10	4,965	4,103	3,708	3,478	3,326	3,217	3,072	2,978	2,913	2,845	2,774	2,538
	10,044	7,559	6,552	5,994	5,636	5,386	5,057	4,849	4,706	4,558	4,405	3,909
12	4,747	3,885	3,490	3,259	3,106	2,996	2,849	2,753	2,687	2,617	2,544	2,296
	9,330	6,927	5,953	5,412	5,064	4,821	4,499	4,296	4,155	4,010	3,858	3,361
15	4,543	3,682	3,287	3,056	2,901	2,790	2,641	2,544	2,475	2,403	2,328	2,066
	8,683	6,359	5,417	4,893	4,556	4,318	4,004	3,805	3,666	3,522	3,372	2,868
20	4,351	3,493	3,098	2,866	2,711	2,599	2,447	2,348	2,278	2,203	2,124	1,843
	8,096	5,849	4,938	4,431	4,103	3,871	3,564	3,368	3,231	3,088	2,938	2,421
25	4,242	3,385	2,991	2,759	2,603	2,490	2,337	2,236	2,165	2,089	2,007	1,711
	7,770	5,568	4,675	4,177	3,855	3,627	3,324	3,129	2,993	2,850	2,699	2,169
30	4,171	3,316	2,922	2,690	2,534	2,421	2,266	2,165	2,092	2,015	1,932	1,622
	7,562	5,390	4,510	4,018	3,699	3,473	3,173	2,979	2,843	2,700	2,549	2,006
50	4,034	3,183	2,790	2,557	2,400	2,286	2,130	2,026	1,952	1,871	1,784	1,438
	7,171	5,057	4,199	3,720	3,408	3,186	2,890	2,698	2,563	2,419	2,265	1,683
∞	3,841	2,996	2,605	2,372	2,214	2,099	1,938	1,831	1,752	1,666	1,571	1,000
	6,635	4,605	3,782	3,319	3,017	2,802	2,511	2,321	2,185	2,039	1,878	1,000

Falls ein beobachteter Wert größer als ein tabellierter Wert ist, wird er als signifikant (obere Zeilen, $p = 0{,}05$) oder hochsignifikant (untere Zeilen, $p = 0{,}01$) erachtet. FG1 ist die Zahl der Freiheitsgrade des Zählers, und FG2 ist die Zahl der Freiheitsgrade des Nenners.

Wenn FG1 gerade ist	**Wenn FG1 ungerade und FG2 gerade ist**	**Wenn FG1 und FG2 ungerade sind**

x=fg1/(fg1+fg2/F)
s=1: t=1
for i=2 to (fg1-2) step 2
    t=t*x*(fg2+i-2)/i
    s=s+t
next i
p=s*(1-x)^(fg2/2)
	x=fg2/(fg2+fg1*F)
	s=1: t=1
	for i=2 to (fg2-2) step 2
	    t=t*x*(fg1+i-2)/i
	    s=s+t
	next
	p=1-s*(1-x)^(fg1/2)
		x=atn(sqr(fg1*F/fg2))
		cs=cos(x): sn=sin(x): x=x/2
		s=0: t=sn*cs/2: v=0: w=1
		for i=2 to (fg2-1) step 2
		    s=s+t: t=t*i/(i+1)*cs*cs
		next i
		for i=1 to (fg1-2) step 2
		    v=v+w: w=w* (fg2+i)/(i+2)*sn*sn
		next i
		p=1+(t*fg2*v-x-s)/pi*4

Erzeugendes Verfahren: Ist *F* der *F*-Quotient, sind FG1 und FG2 wie oben beschrieben, und ist $\pi = 3{,}14159265358979$, dann erzeugt die obige Programmsequenz den zugehörigen *p*-Wert.

8.2 Die *t*-Verteilung

FG	$p = 0{,}05$	$p = 0{,}01$
1	12,706	63,656
2	4,303	9,925
3	3,182	5,841
4	2,776	4,604
5	2,571	4,032
6	2,447	3,707
7	2,365	3,499
8	2,306	3,355
9	2,262	3,250
10	2,228	3,169
12	2,179	3,055
14	2,145	2,977
16	2,120	2,921
18	2,101	2,878
20	2,086	2,845

FG	$p = 0{,}05$	$p = 0{,}01$
22	2,074	2,819
24	2,064	2,797
26	2,056	2,779
28	2,048	2,763
30	2,042	2,750
35	2,030	2,724
40	2,021	2,704
45	2,014	2,690
50	2,009	2,678
60	2,000	2,660
70	1,994	2,648
80	1,990	2,639
90	1,987	2,632
100	1,984	2,626
∞	1,960	2,576

Falls ein beobachteter Wert größer als der tabellierte Wert ist, wird er als signifikant ($p = 0{,}05$) oder hochsignifikant ($p = 0{,}01$) erachtet.

Erzeugende Verfahren: Der *p*-Wert eines vorgegebenen *t*-Werts mit FG Freiheitsgraden kann mit den in Abschnitt 8.1 angegebenen Verfahren ermittelt werden, wobei $F = t^2$, FG1 = 1 und FG2 = FG ist.

Der *t*-Wert ($p = 0{,}05$) zu einer vorgegebenen Anzahl Freiheitsgrade FG kann mit dem folgenden Verfahren, das bis auf 6 Dezimalstellen genau ist, ermittelt werden:

```
t=1,959964 +
  2,37228/fg+
  2,82202/fg^2+
  2,56449/fg^3+
  1,51956/fg^4+
  1,02579/fg^5+
  0,44210/fg^7
```

8.3 Die χ^2-Verteilung

FG	$p = 0{,}05$	$p = 0{,}01$
1	3,841	6,635
2	5,991	9,210
3	7,815	11,345
4	9,488	13,277
5	11,070	15,086
6	12,592	16,812
7	14,067	18,475
8	15,507	20,090
9	16,919	21,666
10	18,307	23,209

FG	$p = 0{,}05$	$p = 0{,}01$
11	19,675	24,725
12	21,026	26,217
13	22,362	27,688
14	23,685	29,141
15	24,996	30,578
16	26,296	32,000
20	31,410	37,566
25	37,652	44,314
30	43,773	50,892
40	55,758	63,691

Falls ein beobachteter Wert größer als der tabellierte Wert ist, wird er als signifikant ($p = 0{,}05$) oder hochsignifikant ($p = 0{,}01$) erachtet.

Erzeugendes Verfahren: Sind *X*2 der χ^2-Wert und FG wie oben beschrieben, dann wird die folgende Prozedur den *p*-Wert erzeugen:

Wenn FG gerade ist	**Wenn FG ungerade ist**

s=0: t=exp(-x2/2)
for i=2 to fg step 2
    s=s+t
    t=t*x2/i
next i
p=1-s
	x=sqr(x2): s=0
	t=x*exp(-x2/2)/sqr(pi/2)
	for i=3 to fg step 2
	    s=s+t: t=t*x2/i
	next i
	p=1-s-2*phi(x)

In diesem Verfahren ist `phi` die kumulative Standardnormalverteilung Φ (siehe Abschnitt 8.4).

8.4 Die Φ-Verteilung

x	Φ
0,00	0,500
0,05	0,520
0,10	0,540
0,15	0,560
0,20	0,579
0,25	0,599
0,30	0,618
0,35	0,637
0,40	0,655
0,45	0,674
0,50	0,691
0,55	0,709
0,60	0,726
0,65	0,742

x	Φ
1,00	0,841
1,05	0,853
1,10	0,864
1,15	0,875
1,20	0,885
1,25	0,894
1,30	0,903
1,35	0,911
1,40	0,919
1,45	0,926
1,50	0,933
1,55	0,939
1,60	0,945
1,65	0,951

x	Φ
2,00	0,977
2,05	0,980
2,10	0,982
2,15	0,984
2,20	0,986
2,25	0,988
2,30	0,989
2,35	0,991
2,40	0,992
2,45	0,993
2,50	0,994
2,55	0,995
2,60	0,995
2,65	0,996

x	Φ
0,70	0,758
0,75	0,773
0,80	0,788
0,85	0,802
0,90	0,816
0,95	0,829

x	Φ
1,70	0,955
1,75	0,960
1,80	0,964
1,85	0,968
1,90	0,971
1,95	0,974

x	Φ
2,70	0,997
2,75	0,997
2,80	0,997
2,85	0,998
2,90	0,998
2,95	0,998

Der Φ-Wert für negative x wird der Tabelle entnommen, und zwar als $1 - \Phi(-x)$.

Erzeugendes Verfahren: x sei der x-Wert. Die folgende Prozedur wird den zugehörigen Φ-Wert erzeugen für $0 \leq x \leq 8{,}15$. Falls x größer als 8,15 ist, darf der Φ-Wert auf 1 gesetzt werden. Falls x negativ ist, kann die obige Formel verwendet werden. Diese Prozedur setzt voraus, daß der Rechner 15 Dezimalstellen darstellen kann. Falls mehr oder weniger Ziffern dargestellt werden können, müssen an der Prozedur einige einfache Änderungen vorgenommen werden.

```
s=0: t=x: i=1
repeat
   s=s+t: i=i+2: t=t*x*x/i
until t<1E-16
phi=0.5+s*exp(-
x*x/2)/sqr(2*pi)
```

8.5 Zufallspermutationen

Zufallspermutationen werden in randomisierten Blockplänen benötigt. Der nachfolgende Algorithmus zeigt, wie man mit einem in einem Rechner vorhandenen Zufallsgenerator zufällige Permutationen von N Behandlungen erzeugt.

1. Man schreibe die N möglichen Behandlungen in eine Zeile.
2. Man wähle zufällig eine ganze Zahl r mit $1 \leq r \leq N$ aus.
3. Man vertausche die r-te mit der N-ten Behandlung in der Zeile.
4. Man setze $N = N - 1$ und wiederhole die Schritte 2 bis 4, bis $N = 1$ wird.

An einem Beispiel mit 6 Behandlungen wird der Algorithmus vorgeführt.

1. $N = 6$

S_1	S_2	S_3	T_1	T_2	T_3

2. $r = 2$ → ←

3.

S_1	T_3	S_3	T_1	T_2	S_2

4. $N = 5$

2. $r = 4$ → ←

3.

S_1	T_3	S_3	T_2	T_1	S_2

4. $N = 4$

2. $r = 4$ ↓

3.

S_1	T_3	S_3	T_2	T_1	S_2

4. $N = 3$

2. $r = 1$ → ←

3.

S_3	T_3	S_1	T_2	T_1	S_2

4. $N = 2$

2. $r = 1$ → ←

3.

T_3	S_3	S_1	T_2	T_1	S_2

4. $N = 1$

8.6 Lateinisches Quadrat

Das folgende Beispiel zeigt, wie man drei unabhängige Permutationen benutzt, um ein lateinisches Quadrat zu erzeugen.

1. Man erzeuge eine zufällige Permutation der N möglichen Behandlungen (siehe Abschnitt 8.5):

T_3	S_3	S_1	T_2	T_1	S_2

2. Ein einfaches lateinisches Quadrat wird durch „Rotation" dieser Permutation nach rechts, wie im folgenden durchgeführt, erzeugt. Man schreibe die im Schritt 1 gefundene Permutation in die erste Zeile. Die zweite Zeile besteht aus der gleichen Permutation, doch werden alle Behandlungen nach rechts verschoben. Die am weitesten rechts liegende Behandlung kommt auf den ganz links liegenden, nun freien Platz. Dies wird für alle Zeilen wiederholt, bis alle Behandlungen einmal in jeder Spalte vorhanden sind:

T_3	S_3	S_1	T_2	T_1	S_2
S_2	T_3	S_3	S_1	T_2	T_1
T_1	S_2	T_3	S_3	S_1	T_2
T_2	T_1	S_2	T_3	S_3	S_1
S_1	T_2	T_1	S_2	T_3	S_3
S_3	S_1	T_2	T_1	S_2	T_3

3. Man erzeuge zwei unabhängige Zufallspermutationen der Zahlen 1 bis N:
eine für die Zeilen

2	3	6	1	4	5

und eine für die Spalten

3	4	6	2	5	1

4. Das randomisierte lateinische Quadrat wird nun durch Neuanordnung der Zeilen und Spalten des einfachen lateinischen Quadrats gemäß den zwei Permutationen für die Zeilen und die Spalten ermittelt:

	3	4	6	2	5	1
2	T_3	S_3	S_1	T_2	T_1	S_2
3	S_2	T_3	S_3	S_1	T_2	T_1
6	T_1	S_2	T_3	S_3	S_1	T_2
1	T_2	T_1	S_2	T_3	S_3	S_1
4	S_1	T_2	T_1	S_2	T_3	S_3
5	S_3	S_1	T_2	T_1	S_2	T_3

↓

	1	2	3	4	5	6
1	S_1	T_3	T_2	T_1	S_3	S_2
2	S_2	T_2	T_3	S_3	T_1	S_1
3	T_1	S_1	S_2	T_3	T_2	S_3
4	S_3	S_2	S_1	T_2	T_3	T_1
5	T_3	T_1	S_3	S_1	S_2	T_2
6	T_2	S_3	T_1	S_2	S_1	T_3

9 Verzeichnis der Symbole

Symbol	**Definition**
a	Achsenabschnitt der linearen Regression der Wirkung als Funktion der Dosis oder ihres natürlichen Logarithmus
b	Steigung der linearen Regression der Wirkung als Funktion der Dosis oder ihres natürlichen Logarithmus
d	Anzahl der Dosisstufen für jede Substanz (die Blindwerte im Steigungsverhältnismodell ausgeschlossen)
e	Basis des natürlichen Logarithmus (2,718 281 828 459 05…)
g	in Fiellers Theorem benutzte statistische Größe: $g = \frac{C-1}{C}$
h	Anzahl der Substanzen in einer Wertbestimmung einschließlich der Standardsubstanz
m	Wirkungsabschätzung, erhalten aus dem Verhältnis von Effekten in allgemein linearen Modellen
n	Anzahl der Wiederholungen für jede Behandlung
p	Wahrscheinlichkeit einer statistischen Variablen, größer als der beobachtete Wert zu sein. Stellt auch das Verhältnis r/n in der Probit-Analyse dar.
r	Anzahl der Einheiten je Behandlungsgruppe, die eine Wirkung zeigen, in Versuchen mit Alternativwirkungen (quantalen Wirkungen)
s	Abschätzung der Standardabweichung $(=\sqrt{s^2})$
s^2	Abschätzung der Restvarianz, gegeben als mittleres Fehlerquadrat in der Varianzanalyse
t	t-Variable von Student (Tab. 8.2)
v_{11}, v_{12}, v_{22}	Faktoren der (Ko-)Varianz für Zähler und Nenner des Verhältnisses m in Fiellers Theorem
w	Gewichtskoeffizient
x	ln(Dosis)
y	einzelne Wirkung oder transformierte Wirkung
A	vermutete Wirkungen der Prüfsubstanzen für das Zubereiten der Dosen
B	mittlere Wirkung der Leerdosen im Steigungsverhältnismodell
C	statistische Größe, benutzt bei der Berechnung von Vertrauensbereichen: $C = \frac{1}{1-g}$
$C_1, \ldots, C_n$	mittlere Wirkung für jede Spalte eines lateinischen Quadrats
D_1, D_2	mittlere Wirkung zum Zeitpunkt 1 oder 2 im zweifachen Überkreuzversuch
F	Quotient zweier unabhängiger Abschätzungen einer Varianz. Dieser folgt einer F-Verteilung (Tab. 8.1).
$G_S, G_T, \ldots$	Behandlungswerte bei der Varianzanalyse im Steigungsverhältnismodell
H_P, H_L	in der Varianzanalyse des Parallelenmodells benutzte Multiplikatoren
H_B, H_I	in der Varianzanalyse des Steigungsverhältnismodells benutzte Multiplikatoren
I	im Parallelenmodell der natürliche Logarithmus des Verhältnisses zweier benachbarter Dosierungen; im Steigungsverhältnismodell der Abstand zweier benachbarter Dosierungen
$J_S, J_T, \ldots$	in der Varianzanalyse des Steigungsverhältnismodells benutzte Linearitätswerte
K	Korrekturterm, angewendet bei der Berechnung von Summen der Abweichungsquadrate in der Varianzanalyse
L	Länge des Vertrauensintervalls der logarithmierten Werte
$L_S, L_T, \ldots$	lineare Kontraste des Standards und der Prüfsubstanzen
M'	ln(Wirkungsverhältnis) einer gegebenen Prüfsubstanz
N	Gesamtzahl aller Behandlungen in der Wertbestimmung $(= dh)$
$P_S, P_T, \ldots$	Summe des Standards und der Prüfsubstanzen
R	geschätzte Wirkung einer Prüfsubstanz
R'	Wirkungsverhältnis einer Prüfsubstanz
$R_1, \ldots, R_n$	mittlere Wirkung in jeder Zeile 1 bis n eines lateinischen Quadrats oder in jedem Block in einem randomisierten Blockplan
S	Standardsubstanz
$S_1, \ldots, S_d$	mittlere Wirkung der niedrigsten Dosis 1 bis zur höchsten Dosis d der Standardsubstanz S
SS	Summe der Abweichungsquadrate für eine gegebene Variationsursache

T, U, V, …	Prüfsubstanzen
$T_1, \dots T_d$	mittlere Wirkung der niedrigsten Dosis 1 bis zur höchsten Dosis *d* der Prüfsubstanz *T*
V	Variationskoeffizient für die Berechnung der Vertrauensgrenzen
W	Gewichtsfaktor bei der Zusammenfassung von Versuchsergebnissen
X	die in allgemein linearen Modellen benutzte lineare Strukturmatrix oder Design-Matrix
Y, Y	Vektor, der die (transformierten) Wirkungen in allgemein linearen Modellen darstellt
Z	die erste Ableitung von Φ
π	3,141 592 653 589 793 238 …
Φ	kumulative Standardnormalverteilung (Tab. 8.4)
χ^2	Chi-Quadrat-Variable (Tab. 8.3)

10 Literatur

Dieser Abschnitt führt empfohlene Literatur zum weiteren Studium auf.

Finney, D. J. *Probit Analysis*, 3rd edition 1971, Cambridge University Press, Cambridge.

Nelder, J. A., Wedderburn, R. W. M. „Generalized linear models“ in *Journal of the Royal Statistical Society*, Series A, **135**, 1972, p. 370–384.

Finney, D. J. *Statistical Method in Biological Assay*, 3rd edition 1978, Griffin, London.

Sokal, R. R., Rohlf, F. R. *Biometry: Principles and Practice of Statistics in Biological Research*, 2nd edition 1981, W. H. Freeman & Co., New York.

Peace, K. E. *Biopharmaceutical Statistics für Drug Development*, 1988, Marcel Dekker Inc., New York/Basel.

Bowerman, B. L., O'Connell, R. T. *Linear Statistical Models – An Applied Approach*, 2nd edition 1990, PWS-KENT Publishing Company, Boston.

5.4 Lösungsmittel-Rückstände

Grenzwerte für Lösungsmittel-Rückstände in Wirkstoffen, Hilfsstoffen und Arzneimitteln

Die „International Conference on Harmonisation of Technical Requirements for Registration of Pharmaceuticals for Human Use" (ICH) hat die Leitlinie über Verunreinigungen mit Lösungsmittel-Rückständen angenommen, die Grenzwerte für den Gehalt an Lösungsmitteln, die nach der Herstellung in Wirkstoffen, Hilfsstoffen und Arzneimitteln zurückbleiben können, vorschreibt. Diese Leitlinie, deren Text nachstehend wiedergegeben wird, berücksichtigt nicht die auf dem Markt befindlichen Produkte. Das Arzneibuch wendet jedoch die gleichen Prinzipien dieser Leitlinie auf bereits verfügbare Wirkstoffe, Hilfsstoffe und Arzneimittel an, unabhängig davon, ob sie Gegenstand einer Monographie des Arzneibuchs sind oder nicht. Alle Substanzen und Produkte sind auf den Gehalt an Lösungsmitteln, die in der Substanz oder dem Produkt zurückbleiben können, zu prüfen.

Falls in begründeten und zugelassenen Fällen ein Lösungsmittel der Klasse 1 verwendet wurde, muß dessen Gehalt in der „Prüfung auf Reinheit" der entsprechenden Monographie begrenzt werden.

Normalerweise enthalten die Monographien des Arzneibuchs keine Grenzprüfungen für Lösungsmittel der Klasse 2, da die verwendeten Lösungsmittel von einem Hersteller zum anderen unterschiedlich sein können. Daher ist die zuständige Behörde über die im Herstellungsprozeß verwendeten Lösungsmittel zu informieren. Diese Information ist ebenfalls im Antrag zur Erlangung des Zertifikats zur Anwendbarkeit der Monographie des Arzneibuchs (Konformitätsbescheinigung) anzugeben und wird in dem Zertifikat erwähnt.

Wenn Lösungsmittel der Klasse 3 im Herstellungsprozeß verwendet werden, kann die Prüfung „Trocknungsverlust" durchgeführt werden, die in der entsprechenden Monographie beschrieben wird. Falls der Gehalt an einem Lösungsmittel der Klasse 3 oberhalb von 0,5 Prozent liegt und begründet und zugelassen ist, ist eine spezifische Bestimmung dieses Lösungsmittels erforderlich. In diesem Fall ist der Grenzwert in der entsprechenden Monographie anzugeben, da sich die Definition auf die wasser- und lösungsmittelfreie Substanz bezieht. In allen Fällen ist die zuständige Behörde über die verwendeten Lösungsmittel zu informieren. Wie für die Lösungsmittel der Klasse 2 ist diese Information in der Konformitätsbescheinigung enthalten.

Wenn Lösungsmittel der Klasse 1 oder der Klasse 2 (oder der Klasse 3, falls sie einen Gehalt von 0,5 Prozent überschreiten) verwendet werden, ist nach Möglichkeit die in der Allgemeinen Methode 2.4.24 beschriebene Verfahrensweise anzuwenden. Andernfalls ist eine geeignete, validierte Methode anzuwenden.

Verunreinigungen: Leitlinie für Lösungsmittel-Rückstände (CPMP/ICH/283/95)

1. Einleitung

Zweck dieser Leitlinie ist die Empfehlung annehmbarer Mengen an Lösungsmittel-Rückständen in pharmazeutischen Produkten zur Sicherheit der Patienten. Die Leitlinie empfiehlt die Verwendung der am wenigsten toxischen Lösungsmittel und gibt für einige Lösungsmittel-Rückstände Grenzwerte an, die sich als toxikologisch annehmbar erwiesen haben.

Lösungsmittel-Rückstände in pharmazeutischen Produkten werden hier als flüchtige organische Chemikalien definiert, die bei der Herstellung von Wirkstoffen oder Hilfsstoffen sowie bei der Zubereitung von Arzneimitteln verwendet oder gebildet werden. Lösungsmittel können bei den gängigen Herstellungsprozessen nicht vollständig entfernt werden. Eine passende Lösungsmittelauswahl für die Synthese von Wirkstoffen kann die Ausbeute verbessern oder Eigenschaften wie Kristallform, Reinheit und Löslichkeit bestimmen. Daher kann das Lösungsmittel manchmal eine entscheidende Größe im

Syntheseprozeß sein. Diese Leitlinie betrifft weder Lösungsmittel, die bewußt als Hilfsstoffe eingesetzt werden, noch Solvate. Der Gehalt an Lösungsmitteln in solchen Produkten muß jedoch bewertet und begründet sein.

Da die Lösungsmittel-Rückstände keinerlei therapeutischen Nutzen haben, sollten sie alle in dem Maße entfernt werden, daß die Anforderungen der Produktspezifikation, die GMP-Regeln oder andere Qualitätsanforderungen erfüllt werden. Arzneimittel dürfen keinen höheren Gehalt an Lösungsmittel-Rückständen enthalten, als durch Unschädlichkeitsdaten vertreten werden kann. Lösungsmittel, deren Toxizität bekanntermaßen inakzeptabel ist (Klasse 1, Tab. 5.4-1), müssen bei der Herstellung von Wirkstoffen, Hilfsstoffen oder Arzneimitteln vermieden werden, außer ihre Verwendung wird in einer Nutzen-Risiko-Studie ausreichend begründet. Die Verwendung von Lösungsmitteln, die weniger toxisch sind (Klasse 2, Tab. 5.4-2), muß so begrenzt werden, daß die Patienten vor möglichen unerwünschten Wirkungen geschützt werden. Wann immer es möglich ist, sollen idealerweise die am wenigsten toxischen Lösungsmittel der Klasse 3 (Tab. 5.4-3) verwendet werden. Eine vollständige Liste aller in dieser Leitlinie aufgeführten Lösungsmittel befindet sich im Anhang 1.

Die Listen sind nicht erschöpfend. Andere Lösungsmittel können angewendet und den Listen später hinzugefügt werden. Die für Lösungsmittel der Klassen 1 und 2 empfohlenen Grenzwerte oder die Klassifizierung von Lösungsmitteln können verändert werden, wenn neue Unschädlichkeitsdaten zur Verfügung stehen. Unterstützende Unschädlichkeitsdaten im Zulassungsantrag für ein neues Arzneimittel, das ein neues Lösungsmittel enthält, können sich an dieser Leitlinie, an der *Guideline ICH-Q3A* (Verunreinigungen in neuen Wirkstoffen) oder an der *Guideline ICH-Q3B* (Verunreinigungen in neuen Arzneimitteln) oder an allen drei Texten orientieren.

2. Geltungsbereich dieser Leitlinie

Lösungsmittel-Rückstände in Wirkstoffen, Hilfsstoffen und in Arzneimitteln liegen im Geltungsbereich dieser Leitlinie. Daher muß eine Prüfung auf Lösungsmittel-Rückstände durchgeführt werden, wenn bekannt ist, daß der Herstellungs- oder Reinigungsprozeß zu Rückständen solcher Lösungsmittel führt. Es ist lediglich notwendig, auf solche Lösungsmittel zu prüfen, die während der Herstellung oder Reinigung von Wirkstoffen, Hilfsstoffen oder Arzneimitteln benutzt werden oder dabei entstehen. Obwohl der Hersteller es vorziehen wird, das Arzneimittel zu prüfen, kann auch ein kumulatives Verfahren angewendet werden, um den Gehalt an Lösungsmittel-Rückständen im Arzneimittel aus dem Gehalt aller zur Herstellung des Arzneimittels verwendeten Bestandteile zu ermitteln. Wenn diese Berechnung einen Gehalt ergibt, der gleich oder kleiner ist als der in dieser Leitlinie empfohlene, ist eine Prüfung des Arzneimittels auf Lösungsmittel-Rückstände nicht erforderlich. Wenn jedoch der berechnete Gehalt über dem empfohlenen liegt, muß das Arzneimittel geprüft werden, um festzustellen, ob der Herstellungsprozeß zu einer Verminderung des betreffenden Lösungsmittelgehalts auf annehmbare Werte geführt hat. Das Arzneimittel muß ebenfalls geprüft werden, wenn während seiner Herstellung ein Lösungsmittel verwendet wird.

Diese Leitlinie bezieht sich weder auf potentielle neue Wirkstoffe, Hilfsstoffe oder Arzneimittel, die während der klinischen Erprobung verwendet werden, noch auf bereits auf dem Markt befindliche Arzneimittel.

Diese Leitlinie gilt für alle Darreichungsformen und Applikationsarten. Höhere Gehalte an Lösungsmittel-Rückständen können in bestimmten Fällen, wie bei einer Applikation über eine kürzere Zeit (höchstens 30 Tage) oder bei einer kutanen Applikation, gestattet werden. Eine Begründung für diese Gehalte muß von Fall zu Fall gegeben werden.

Für zusätzliche Informationen in bezug auf Lösungsmittel-Rückstände siehe Anhang 2.

3. Allgemeine Prinzipien

3.1 Klassifizierung der Lösungsmittel-Rückstände nach der Risikobeurteilung

Die Bezeichnung „tolerierbare tägliche Aufnahme" („tolerable daily intake", TDI) wird vom „International Programme on Chemical Safety" (IPCS) verwendet, um Belastungsgrenzen für toxische Chemikalien zu beschreiben, während „akzeptierbare tägliche Aufnahme" („acceptable daily intake", ADI) von der Weltgesundheitsorganisation (WHO) sowie anderen nationalen und internationalen Gesundheitsbehörden und Instituten verwendet wird. Die neue Bezeichnung „zulässige tägliche Belastung" („permitted daily exposure", PDE) wurde in der vorliegenden Leitlinie als eine aus pharmazeutischer Sicht annehmbare Aufnahme von Lösungsmittel-Rückständen definiert, um eine Verwechslung unterschiedlicher ADI-Werte derselben Substanz zu vermeiden.

Die in dieser Leitlinie eingestuften Lösungsmittel sind unter Angabe einer gebräuchlichen Bezeichnung und der Strukturformel als Liste im Anhang 1 aufgeführt. Sie wurden hinsichtlich eines möglichen Risikos für die Gesundheit des Menschen bewertet und in eine der folgenden 3 Klassen eingeteilt:

Lösungsmittel der Klasse 1: Lösungsmittel, die zu vermeiden sind.

Bekannte Kanzerogene für den Menschen, Substanzen mit begründetem Verdacht auf Kanzerogenität für den Menschen und umweltgefährdende Stoffe.

Lösungsmittel der Klasse 2: Lösungsmittel, die zu begrenzen sind.

Nicht genotoxische Kanzerogene für Tiere oder Agenzien, die möglicherweise andere irreversible toxische Wirkungen wie Neurotoxizität oder Teratogenität verursachen.

Lösungsmittel, die im Verdacht stehen, andere signifikante, aber reversible toxische Wirkungen hervorzurufen.

Lösungsmittel der Klasse 3: Lösungsmittel mit geringem toxischen Potential.

Lösungsmittel mit geringem toxischen Potential gegenüber dem Menschen; gesundheitlich begründete Belastungsgrenzen sind nicht erforderlich. Lösungsmittel der Klasse 3 haben PDE-Werte von mindestens 50 mg je Tag.

3.2 Methoden zur Festlegung der Belastungsgrenzwerte

Die zur Festlegung der zulässigen täglichen Belastung mit Lösungsmittel-Rückständen verwendete Methode wird im Anhang 3 dargestellt. Zusammenfassungen von Toxizitätsdaten, die zur Festlegung von Grenzwerten verwendet wurden, sind in *Pharmeuropa*, Vol. 9, Nr. 1, Supplement, April 1997, veröffentlicht.

3.3 Möglichkeiten zur Beschreibung der Grenzwerte für Lösungsmittel der Klasse 2

2 Möglichkeiten für die Festlegung der Grenzwerte für Lösungsmittel der Klasse 2 stehen zur Verfügung:

Möglichkeit 1: Die in Tab. 5.4-2 enthaltenen Konzentrations-Grenzwerte in ppm können verwendet werden. Sie werden mit Hilfe der Gleichung (1) berechnet, unter der Annahme, daß die täglich verabreichte Dosis 10 g beträgt.

$$\text{Konzentration (ppm)} = \frac{1000 \cdot \text{PDE}}{\text{Dosis}} \qquad (1)$$

In diesem Fall werden der PDE-Wert in Milligramm je Tag und die Dosis in Gramm je Tag angegeben.

Diese Grenzwerte werden als zulässig für alle Wirkstoffe, Hilfsstoffe oder Arzneimittel angesehen. Daher kann diese Möglichkeit angewendet werden, wenn die tägliche Dosis nicht bekannt oder festgelegt ist. Wenn alle Hilfsstoffe und Wirkstoffe einer Zubereitung die unter der Möglichkeit 1 genannten Grenzwerte einhalten, können diese Bestandteile in jedem Verhältnis verwendet werden. Eine weitere Berechnung ist nicht notwendig, vorausgesetzt, daß die tägliche Dosis 10 g nicht überschreitet. Produkte, die in einer höheren Dosis als 10 Gramm je Tag verabreicht werden, sind nach der Möglichkeit 2 zu betrachten.

Möglichkeit 2: Nicht erforderlich ist, für jeden Bestandteil des Arzneimittels festzustellen, ob er mit den unter der Möglichkeit 1 angegebenen Grenzwerten übereinstimmt. Die in Tab. 5.4-2 angegebenen PDE-Werte in Milligramm je Tag können mit der bekannten maximalen täglichen Dosis und der Gleichung (1) angewendet werden, um die in einem Arzneimittel erlaubte Konzentration an Lösungsmittel-Rückständen zu bestimmen. Solche Grenzwerte werden als zulässig angesehen, vorausgesetzt, daß nachgewiesen werden konnte, daß der Gehalt an Lösungsmittel-Rückständen auf einen praktisch erreichbaren Minimalwert verringert werden konnte. Diese Grenzwerte müssen realistisch sein in bezug auf die analytische Genauigkeit, die Möglichkeiten des Herstellungsverfahrens und die annehmbaren Änderungen des Herstellungsverfahrens. Die Grenzwerte müssen ferner dem gegenwärtigen Herstellungsstandard entsprechen.

Die Möglichkeit 2 kann durch Addieren der Mengen an Lösungsmittel-Rückständen, die in jedem Bestandteil des Arzneimittels vorhanden sind, angewendet werden. Die Summe der Lösungsmittelmengen je Tag muß kleiner sein als die durch den PDE-Wert angegebene Größe.

Als Beispiel wird die Anwendung der Möglichkeiten 1 und 2 für Acetonitril in einem Arzneimittel betrachtet. Die zulässige tägliche Belastung mit Acetonitril beträgt 4,1 Milligramm. Nach Möglichkeit 1 beträgt damit der Grenzwert 410 ppm. Die maximal verabreichte tägliche Menge des Arzneimittels beträgt 5,0 g, und das Arzneimittel enthält 2 Hilfsstoffe. Die Zusammensetzung des Arzneimittels und der berechnete maximale Gehalt an restlichem Acetonitril werden in der folgenden Tabelle angegeben.

Bestandteil	Menge in der Zubereitung	Acetonitril-gehalt	tägliche Belastung
Wirkstoff	0,3 g	800 ppm	0,24 mg
Hilfsstoff 1	0,9 g	400 ppm	0,36 mg
Hilfsstoff 2	3,8 g	800 ppm	3,04 mg
Arzneimittel	5,0 g	728 ppm	3,64 mg

Der Hilfsstoff 1 entspricht dem Grenzwert nach Möglichkeit 1, jedoch der Wirkstoff, der Hilfsstoff 2 und das Arzneimittel entsprechen diesem nicht. Trotzdem entspricht das Arzneimittel dem Grenzwert nach Möglichkeit 2 von 4,1 Milligramm je Tag und somit den Empfehlungen dieser Leitlinie.

Ein anderes Beispiel mit Acetonitril als Lösungsmittel-Rückstand wird betrachtet. Die maximal verabreichte tägliche Menge des Arzneimittels beträgt 5,0 g; das Arzneimittel enthält 2 Hilfsstoffe. Die Zusammensetzung des Arzneimittels und der ermittelte maximale Gehalt an restlichem Acetonitril werden in der folgenden Tabelle angegeben.

Bestandteil	Menge in der Zubereitung	Acetonitril-gehalt	tägliche Belastung
Wirkstoff	0,3 g	800 ppm	0,24 mg
Hilfsstoff 1	0,9 g	2000 ppm	1,80 mg
Hilfsstoff 2	3,8 g	800 ppm	3,04 mg
Arzneimittel	5,0 g	1016 ppm	5,08 mg

Gemäß dieser Aufstellung entspricht in diesem Beispiel das Arzneimittel weder dem Grenzwert nach Möglichkeit 1 noch dem nach Möglichkeit 2. Der Hersteller muß das Arzneimittel prüfen, um festzustellen, ob der Herstellungsprozeß zu einer Verringerung des Acetonitrilgehalts geführt hat. Wenn der Acetonitrilgehalt während der Herstellung nicht auf den zulässigen Grenzwert verringert wurde, muß der Hersteller des Arzneimittels andere Verfahrensschritte anwenden, um die Menge an Acetonitril im Arzneimittel zu vermindern. Wenn alle diese Verfahrensschritte nicht zu einer Verminderung des Gehalts an Lösungsmittel-Rückständen führen, kann der Hersteller in Ausnahmefällen einen zusammenfassenden Bericht über die Maßnahmen zur Verminderung des Lösungsmittelgehalts auf die in der Leitlinie angegebenen Werte und eine Nutzen-Risiko-Analyse vorlegen, um eine Genehmigung für die Anwendung des Arzneimittels trotz des höheren Gehalts an Lösungsmittel-Rückständen zu erhalten.

3.4 Analysenverfahren

Lösungsmittel-Rückstände werden üblicherweise mit Hilfe chromatographischer Verfahren, wie der Gaschromatographie, bestimmt. Nach Möglichkeit müssen die harmonisierten Verfahren, die in Arzneibüchern beschrieben sind, zur Bestimmung des Gehalts an Lösungsmittel-Rückständen benutzt werden. Andernfalls können die Hersteller das am besten geeignete, validierte Analysenverfahren für besondere Anwendungen frei wählen. Falls nur Lösungsmittel der Klasse 3 enthalten sind, kann eine nichtspezifische Methode, wie die Prüfung „Trocknungsverlust", angewendet werden.

Eine Validierung der Verfahren zur Bestimmung von Lösungsmittel-Rückständen sollte mit den ICH-Leitlinien „Text on Validation of Analytical Procedures" und „Extension of the ICH Text on Validation of Analytical Procedures" übereinstimmen.

3.5 Angabe der Grenzwerte für Lösungsmittel-Rückstände

Die Hersteller von pharmazeutischen Produkten benötigen bestimmte Informationen über den Gehalt an Lösungsmittel-Rückständen in Wirkstoffen oder Hilfsstoffen, um die Kriterien dieser Leitlinie zu erfüllen. Die folgenden Angaben sind Beispiele für Informationen, die vom Hilfs- oder Wirkstofflieferanten an den pharmazeutischen Unternehmer gegeben werden können. Der Lieferant kann unter den nachfolgenden Beispielen ein passendes auswählen:

- Nur Lösungsmittel der Klasse 3 können vorhanden sein. Der Trocknungsverlust beträgt höchstens 0,5 Prozent.
- Nur die Lösungsmittel X, Y, ... der Klasse 2 können vorhanden sein. Die Konzentrationen aller Lösungsmittel liegen unterhalb der nach Möglichkeit 1 beschriebenen Grenzwerte.
  (Hierbei sind vom Lieferanten die Namen der Lösungsmittel der Klasse 2 für X, Y, ... anzugeben.)
- Nur die Lösungsmittel X, Y, ... der Klasse 2 und Lösungsmittel der Klasse 3 können vorhanden sein. Die Konzentrationen der Lösungsmittel-Rückstände der Klasse 2 liegen unterhalb der nach Möglichkeit 1 beschriebenen Grenzwerte, und der Gehalt an Lösungsmittel-Rückständen der Klasse 3 beträgt höchstens 0,5 Prozent.

Falls Lösungsmittel der Klasse 1 vorhanden sein können, müssen sie identifiziert und quantitativ bestimmt werden. Die Formulierung „können vorhanden sein" bezieht sich sowohl auf Lösungsmittel, die im abschließenden Herstellungsschritt verwendet wurden, als auch auf Lösungsmittel, die bei einem früheren Herstellungsschritt eingesetzt und durch ein validiertes Herstellungsverfahren nicht vollständig beseitigt wurden.

Wenn Lösungsmittel der Klasse 2 oder 3 enthalten sind, deren Konzentrationen größer als die nach Möglichkeit 1 beschriebenen Grenzwerte sind oder deren Gehalt über 0,5 Prozent liegt, müssen sie identifiziert und quantitativ bestimmt werden.

4. Grenzwerte für Lösungsmittel-Rückstände

4.1 Lösungsmittel, die zu vermeiden sind

Lösungsmittel der Klasse 1 dürfen bei der Herstellung von Wirkstoffen, Hilfsstoffen und Arzneimitteln aufgrund ihrer unannehmbaren Toxizität und ihrer umweltschädigenden Wirkung nicht verwendet werden. Wenn ihre Verwendung jedoch unvermeidbar ist, um ein Arzneimittel mit bedeutender therapeutischer Wirkung herzustellen, dann muß ihr Gehalt begrenzt werden, wie in Tab. 5.4-1 angegeben, außer in begründeten Fällen.

1,1,1-Trichlorethan ist in Tab. 5.4-1 enthalten, da es umweltschädigend ist. Der angegebene Grenzwert von 1500 ppm basiert auf einer Bewertung der Unschädlichkeitsdaten.

Tab. 5.4-1: Lösungsmittel der Klasse 1 in pharmazeutischen Produkten (Lösungsmittel, die zu vermeiden sind)

Lösungsmittel	**Grenzkonzentration** (ppm)	**Begründung**
Benzol	2	kanzerogen
Tetrachlorkohlenstoff	4	toxisch und umweltschädigend
1,2-Dichlorethan	5	toxisch
1,1-Dichlorethen	8	toxisch
1,1,1-Trichlorethan	1500	umweltschädigend

4.2 Lösungsmittel, die zu begrenzen sind

Die in Tab. 5.4-2 enthaltenen Lösungsmittel müssen in pharmazeutischen Produkten wegen ihrer Toxizität begrenzt werden. Die PDE-Werte werden mit einer Genauigkeit von 0,1 mg je Tag und die Konzentrationen mit einer Genauigkeit von 10 ppm angegeben. Die angegebenen Werte widerspiegeln nicht die für die Bestimmung erforderliche analytische Präzision. Die Präzision muß als Bestandteil der Methodenvalidierung bestimmt werden.

Tab. 5.4-2: Lösungsmittel der Klasse 2 in pharmazeutischen Produkten

Lösungsmittel	**PDE** (mg je Tag)	**Grenzkonzentration** (ppm)
Acetonitril	4,1	410
Butylmethylketon	0,5	50
Chlorbenzol	3,6	360
Chloroform	0,6	60
Cyclohexan	38,8	3880
1,2-Dichlorethen	18,7	1870
Dichlormethan	6,0	600
1,2-Dimethoxyethan	1,0	100
N,N-Dimethylacetamid	10,9	1090
N,N-Dimethylformamid	8,8	880
1,4-Dioxan	3,8	380
2-Ethoxyethanol	1,6	160
Ethylenglycol	6,2	620
Formamid	2,2	220
Hexan	2,9	290
Methanol	30,0	3000
2-Methoxyethanol	0,5	50
Methylcyclohexan	11,8	1180
N-Methylpyrrolidon	48,4	4840
Nitromethan	0,5	50
Pyridin	2,0	200
Sulfolan	1,6	160
Tetralin	1,0	100
Toluol	8,9	890
1,1,2-Trichlorethen	0,8	80
Xylol[1)]	21,7	2170

[1)] im allgemeinen 60 Prozent *m*-Xylol, 14 Prozent *p*-Xylol, 9 Prozent *o*-Xylol mit 17 Prozent Ethylbenzol.

Allg. Texte

4.3 Lösungsmittel mit geringem toxischen Potential

Lösungsmittel der Klasse 3 (aufgeführt in Tab. 5.4-3) können als geringer toxisch und als risikoarm für die menschliche Gesundheit betrachtet werden. Die Klasse 3 beinhaltet keine Lösungsmittel, die in Mengen, die normalerweise in pharmazeutischen Produkten zugelassen sind, als Gefahr für die menschliche Gesundheit bekannt sind. Jedoch gibt es für viele Lösungsmittel der Klasse 3 keine Langzeitstudien bezüglich Toxizität oder Kanzerogenität. Verfügbare Daten zeigen, daß diese Lösungsmittel sich in Studien zur akuten Toxizität mit hohen Dosen oder in Kurzzeitstudien als gering toxisch erweisen und in Genotoxizitätsstudien negative Ergebnisse erzielen. In Betracht gezogen wird, daß diese Lösungsmittel-Rückstände in Mengen von höchstens 50 mg je Tag (entsprechend 5000 ppm oder 0,5 Prozent nach Möglichkeit 1) ohne Begründung akzeptiert werden. Größere Mengen können ebenfalls akzeptiert werden, vorausgesetzt sie sind realistisch in bezug auf die Herstellungsmöglichkeiten und auf eine Gute Herstellungspraxis (GMP).

Tab. 5.4-3: Lösungsmittel der Klasse 3, die durch GMP oder andere qualitätsbezogene Forderungen zu begrenzen sind

Aceton	Ethylmethylketon
Ameisensäure	Heptan
Anisol	Isobutylacetat
1-Butanol	Isobutylmethylketon
2-Butanol	Isopropylacetat
Butylacetat	Methylacetat
tert-Butylmethylether	3-Methyl-1-butanol
Cumol	2-Methyl-1-propanol
Dimethylsulfoxid	Pentan
Essigsäure	1-Pentanol
Ethanol	1-Propanol
Ethylacetat	2-Propanol
Ethylether	Propylacetat
Ethylformiat	Tetrahydrofuran

4.4 Lösungsmittel, für die keine verläßlichen toxikologischen Daten verfügbar sind

Die nachfolgend aufgeführten Lösungsmittel (Tab. 5.4-4) sind für die Hersteller von Wirkstoffen, Hilfsstoffen und Arzneimitteln ebenfalls von Interesse. Für diese sind jedoch zur Zeit keine verläßlichen toxikologischen Daten als Grundlage für PDE-Werte verfügbar. Die Hersteller müssen Begründungen für Restgehalte dieser Lösungsmittel in pharmazeutischen Produkten liefern.

Tab. 5.4-4: Lösungsmittel, für die keine verläßlichen toxikologischen Daten verfügbar sind

1,1-Diethoxypropan	Isopropylmethylketon
1,1-Dimethoxymethan	Methyltetrahydrofuran
2,2-Dimethoxypropan	Petroläther
Isooctan	Trichloressigsäure
Isopropylether	Trifluoressigsäure

Glossar

Genotoxische Kanzerogene: Kanzerogene, die Krebserkrankung durch Veränderung von Genen oder Chromosomen hervorrufen.

LOEL: Abkürzung für „Grenzwert mit niedrigster beobachteter Wirkung" (**l**owest-**o**bserved **e**ffect **l**evel).

Grenzwert mit niedrigster beobachteter Wirkung: Die niedrigste Dosis einer Substanz in einer Studie oder in einer Gruppe von Studien, die einen signifikanten Anstieg der Häufigkeit oder Stärke einer biologischen Wirkung bei den mit der Substanz belasteten Menschen oder Tieren hervorruft.

Modifizierender Faktor: Ein Faktor, der durch die fachlich fundierte Begründung eines Toxikologen festgelegt wurde und für die Auswertung biologischer Bestimmungen angewendet wird, um die Werte zuverlässig auf den Menschen übertragen zu können.

Neurotoxizität: Die Fähigkeit einer Substanz, unerwünschte Wirkungen auf das Nervensystem hervorzurufen.

NOEL: Abkürzung für „Grenzwert ohne beobachtete Wirkung" (**n**o-**o**bserved **e**ffect **l**evel).

Grenzwert ohne beobachtete Wirkung: Die höchste Dosis einer Substanz, bei der kein signifikanter Anstieg der Häufigkeit oder Stärke einer biologischen Wirkung bei den mit der Substanz belasteten Menschen oder Tieren auftritt.

PDE: Abkürzung für „zulässige tägliche Belastung" (**p**ermitted **d**aily **e**xposure).

Zulässige tägliche Belastung: Die maximal akzeptierbare Aufnahme von Lösungsmittel-Rückständen in pharmazeutischen Produkten je Tag.

Reversible Toxizität: Das Auftreten von schädlichen Wirkungen, die durch eine Substanz hervorgerufen werden und nach Absetzen der Substanz verschwinden.

Substanzen mit begründetem Verdacht auf Kanzerogenität beim Menschen: Eine Substanz, für die es keine epidemiologischen Hinweise auf eine Kanzerogenese, jedoch positive Genotoxizitätsdaten und deutliche Beweise für Kanzerogenese bei Nagetieren gibt.

Teratogenität: Das Auftreten von strukturellen Mißbildungen in einem sich entwickelnden Fötus, wenn eine Substanz während der Schwangerschaft verabreicht wurde.

Anhang 1: Liste der in dieser Leitlinie enthaltenen Lösungsmittel

Lösungsmittel	andere Bezeichnungen	Struktur	Klasse
Aceton	2-Propanon Propan-2-on	CH_3COCH_3	Klasse 3
Acetonitril		CH_3CN	Klasse 2
Ameisensäure	Methansäure	HCOOH	Klasse 3
Anisol	Methoxybenzol	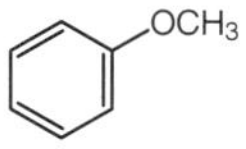	Klasse 3
Benzol		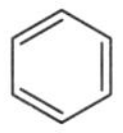	Klasse 1
1-Butanol	*n*-Butylalkohol Butan-1-ol	$CH_3(CH_2)_3OH$	Klasse 3
2-Butanol	*sec*-Butylalkohol Butan-2-ol	$CH_3CH_2CH(OH)CH_3$	Klasse 3
Butylacetat	Essigsäurebutylester	$CH_3COO(CH_2)_3CH_3$	Klasse 3
tert-Butylmethylether	2-Methoxy-2-methylpropan	$(CH_3)_3COCH_3$	Klasse 3
Butylmethylketon	2-Hexanon Hexan-2-on	$CH_3(CH_2)_3COCH_3$	Klasse 2
Chlorbenzol		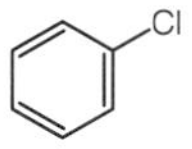	Klasse 2
Chloroform	Trichlormethan	$CHCl_3$	Klasse 2
Cumol	Isopropylbenzol (1-Methylethyl)benzol	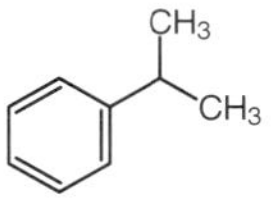	Klasse 3
Cyclohexan	Hexamethylen	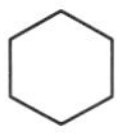	Klasse 2
1,2-Dichlorethan	*sym*-Dichlorethan Ethylendichlorid Ethylenchlorid	CH_2ClCH_2Cl	Klasse 1
1,1-Dichlorethen	1,1-Dichlorethylen Vinylidenchlorid	$H_2C{=}CCl_2$	Klasse 1
1,2-Dichlorethen	1,2-Dichlorethylen Acetylendichlorid	$ClHC{=}CHCl$	Klasse 2
Dichlormethan	Methylenchlorid	CH_2Cl_2	Klasse 2
1,2-Dimethoxyethan	Ethylenglycoldimethylether Monoglyme Dimethylcellosolve	$H_3COCH_2CH_2OCH_3$	Klasse 2
N,N-Dimethylacetamid	DMA	$CH_3CON(CH_3)_2$	Klasse 2
N,N-Dimethylformamid	DMF	$HCON(CH_3)_2$	Klasse 2
Dimethylsulfoxid	Methylsulfinylmethan Methylsulfoxid DMSO	$(CH_3)_2SO$	Klasse 3
1,4-Dioxan	*p*-Dioxan [1,4]Dioxan	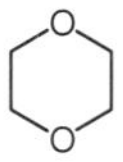	Klasse 2
Essigsäure	Ethansäure	CH_3COOH	Klasse 3
Ethanol	Ethylalkohol	CH_3CH_2OH	Klasse 3
2-Ethoxyethanol	Cellosolve	$CH_3CH_2OCH_2CH_2OH$	Klasse 2
Ethylacetat	Essigsäureethylester	$CH_3COOCH_2CH_3$	Klasse 3
Ethylenglycol	1,2-Dihydroxyethan 1,2-Ethandiol	$HOCH_2CH_2OH$	Klasse 2
Ethylether	Diethylether Ethoxyethan 1,1′-Oxybisethan	$CH_3CH_2OCH_2CH_3$	Klasse 3
Ethylformiat	Ameisensäureethylester	$HCOOCH_2CH_3$	Klasse 3

Lösungsmittel	andere Bezeichnungen	Struktur	Klasse
Ethylmethylketon	2-Butanon Butan-2-on MEK	$CH_3CH_2COCH_3$	Klasse 3
Formamid	Methanamid	$HCONH_2$	Klasse 2
Heptan	*n*-Heptan	$CH_3(CH_2)_5CH_3$	Klasse 3
Hexan	*n*-Hexan	$CH_3(CH_2)_4CH_3$	Klasse 2
Isobutylacetat	Essigsäureisobutylester	$CH_3COOCH_2CH(CH_3)_2$	Klasse 3
Isobutylmethylketon	4-Methylpentan-2-on 4-Methyl-2-pentanon Methylisobutylketon (MIBK)	$CH_3COCH_2CH(CH_3)_2$	Klasse 3
Isopropylacetat	Essigsäureisopropylester	$CH_3COOCH(CH_3)_2$	Klasse 3
Methanol	Methylalkohol	CH_3OH	Klasse 2
2-Methoxyethanol	Methylcellosolve	$CH_3OCH_2CH_2OH$	Klasse 2
Methylacetat	Essigsäuremethylester	CH_3COOCH_3	Klasse 3
3-Methyl-1-butanol	Isoamylalkohol Isopentylalkohol 3-Methylbutan-1-ol	$(CH_3)_2CHCH_2CH_2OH$	Klasse 3
Methylcyclohexan	Cyclohexylmethan	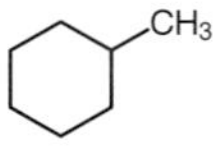	Klasse 2
2-Methyl-1-propanol	Isobutylalkohol 2-Methylpropan-1-ol	$(CH_3)_2CHCH_2OH$	Klasse 3
N-Methylpyrrolidon	1-Methylpyrrolidin-2-on 1-Methyl-2-pyrrolidinon	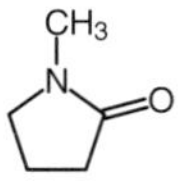	Klasse 2
Nitromethan		CH_3NO_2	Klasse 2
Pentan	*n*-Pentan	$CH_3(CH_2)_3CH_3$	Klasse 3
1-Pentanol	Amylalkohol Pentan-1-ol Pentylalkohol	$CH_3(CH_2)_3CH_2OH$	Klasse 3
1-Propanol	Propan-1-ol Propylalkohol	$CH_3CH_2CH_2OH$	Klasse 3
2-Propanol	Propan-2-ol Isopropylalkohol	$(CH_3)_2CHOH$	Klasse 3
Propylacetat	Essigsäurepropylester	$CH_3COOCH_2CH_2CH_3$	Klasse 3
Pyridin		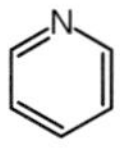	Klasse 2
Sulfonan	Tetrahydrothiophen-1,1-dioxid	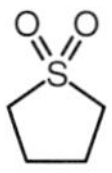	Klasse 2
Tetrachlorkohlenstoff	Tetrachlormethan	CCl_4	Klasse 1
Tetrahydrofuran	Tetramethylenoxid Oxacyclopentan	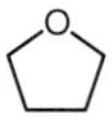	Klasse 3
Tetralin	1,2,3,4-Tetrahydronaphthalin	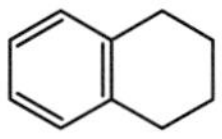	Klasse 2
Toluol	Methylbenzol	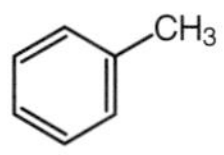	Klasse 2
1,1,1-Trichlorethan	Methylchloroform	CH_3CCl_3	Klasse 1
1,1,2-Trichlorethen	Trichlorethen	$HClC{=}CCl_2$	Klasse 2
Xylol[1]	Dimethylbenzol	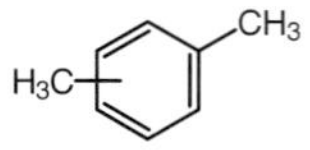	Klasse 2

[1] im allgemeinen 60 Prozent *m*-Xylol, 14 Prozent *p*-Xylol, 9 Prozent *o*-Xylol mit 17 Prozent Ethylbenzol.

Anhang 2: Zusätzliche Informationen

A2.1 Umweltvereinbarungen zu flüchtigen organischen Lösungsmitteln

Verschiedene häufig zur Herstellung von pharmazeutischen Produkten verwendete Lösungsmittel werden als toxische Chemikalien in Monographien der „Environmental Health Criteria" (EHC) und im „Integrated Risk Information System" (IRIS) aufgeführt. Das Anliegen solcher Vereinigungen, wie das „International Programme on Chemical Safety" (IPCS), die „United States Environmental Protection Agency" (USEPA) und die „United States Food and Drug Administration" (USFDA), schließt die Bestimmung von annehmbaren Belastungsgrenzwerten ein. Ziele sind der Schutz der Gesundheit der Bevölkerung und die Bewahrung der Umwelt vor möglichen schädlichen Einflüssen von Chemikalien, die durch lang andauernde Umweltbelastungen hervorgerufen werden. Die Methoden, die zur Bestimmung von maximal sicheren Belastungsgrenzen angewendet werden, basieren im allgemeinen auf Langzeitstudien. Wenn Daten aus Langzeitstudien nicht verfügbar sind, können Daten aus kürzeren Studien unter Veränderung der Parameter, wie die Verwendung von größeren Sicherheitsfaktoren, verwendet werden. Der nachstehend beschriebene Ansatz bezieht sich hauptsächlich auf lang andauernde oder lebenslange Belastung der Bevölkerung durch Schadstoffe in ihrer Umwelt, das heißt in der umgebenden Luft, den Nahrungsmitteln, dem Trinkwasser und anderen Medien.

A2.2 Lösungsmittel-Rückstände in pharmazeutischen Produkten

Die Belastungsgrenzwerte in dieser Leitlinie werden unter Einbeziehung von Methoden und Toxizitätsdaten, die in EHC- und IRIS-Monographien beschrieben sind, festgelegt. Bei der Festlegung der Belastungsgrenzwerte sind jedoch einige besondere Überlegungen zu Rückständen von Lösungsmitteln, die bei der Synthese und Herstellung von pharmazeutischen Produkten verwendet werden, zu berücksichtigen. Diese sind:

1. Patienten (nicht die gesamte Bevölkerung) verwenden pharmazeutische Produkte zur Behandlung ihrer Krankheit oder prophylaktisch zur Vermeidung von Infektionen oder Krankheiten.
2. Die Annahme einer lebenslangen Belastung des Patienten ist für die meisten pharmazeutischen Produkte nicht notwendig, kann jedoch als Arbeitshypothese dienlich sein, um das Gesundheitsrisiko zu verringern.
3. Durch die pharmazeutische Herstellung bedingte Lösungsmittel-Rückstände sind unvermeidbar und daher häufig Bestandteil von Arzneimitteln.
4. Mit Ausnahme von ganz besonderen Fällen sollten Lösungsmittel-Rückstände die empfohlenen Grenzwerte nicht überschreiten.
5. Daten aus toxikologischen Studien, die zur Festlegung vertretbarer Grenzwerte für Lösungsmittel-Rückstände dienen, müssen unter Anwendung besonderer Protokolle erarbeitet werden, wie sie beispielsweise durch die OECD und im „Red Book" der FDA beschrieben werden.

Anhang 3: Methoden zur Festlegung von Belastungsgrenzwerten

Die Gaylor-Kodell-Methode zur Risikobewertung (Gaylor, D.W. und Kodell R.L. „Linear Interpolation algorithm for low dose assessment of toxic substance", *J. Environ. Pathology*, 4, 305, 1980) ist für kanzerogene Lösungsmittel der Klasse 1 geeignet. Nur in Fällen, in denen zuverlässige Kanzerogenitätsdaten verfügbar sind, dürfen Extrapolationen mit Hilfe mathematischer Modelle angewendet werden, um Belastungsgrenzwerte festzulegen. Belastungsgrenzwerte für Lösungsmittel der Klasse 1 können mit Hilfe des NOEL-Werts unter Anwendung eines hohen Sicherheitsfaktors (das bedeutet 10 000 oder 100 000) bestimmt werden. Nachweis und Bestimmung dieser Lösungsmittel sollten mit einer Analysentechnik erfolgen, die dem neuesten Stand entspricht.

Die vertretbaren Belastungsgrenzwerte für Lösungsmittel der Klasse 2 in dieser Leitlinie wurden durch Ermittlung der PDE-Werte nach dem Verfahren zur Festlegung von Belastungsgrenzwerten in pharmazeutischen Produkten (*Pharmacopoeial Forum*, Nov.–Dez. 1989) und nach der durch die IPCS angenommenen Methode zur Ermittlung gesundheitlicher Risiken für den Menschen durch Chemikalien (*Environmental Health Criteria* 170, WHO, Geneva, 1994) festgelegt. Diese Methoden sind der von der USEPA (IRIS) und der USFDA (Red Book) sowie den von anderen Organisationen benutzten Methoden ähnlich. Die Methode wird nachstehend aufgeführt, um ein besseres Verständnis für die Herkunft der PDE-Werte zu vermitteln. Die Notwendigkeit, diese Berechnungen zur Benutzung der im Abschnitt 4 dieses Allgemeinen Textes aufgeführten PDE-Werte durchzuführen, besteht nicht.

Der PDE-Wert wird aus dem Grenzwert ohne beobachtete Wirkung (NOEL) oder aus dem Grenzwert mit niedrigster beobachteter Wirkung (LOEL), welche in den wichtigsten Tierstudien ermittelt wurden, wie folgt berechnet:

$$\mathrm{PDE} = \frac{\mathrm{NOEL} \cdot \text{Faktor für die Körpermasse}}{\mathrm{F1} \cdot \mathrm{F2} \cdot \mathrm{F3} \cdot \mathrm{F4} \cdot \mathrm{F5}} \qquad (1)$$

Der PDE-Wert wird bevorzugt vom NOEL-Wert abgeleitet. Falls kein NOEL-Wert erhalten wird, kann der LOEL-Wert verwendet werden. Die hier zur Übertragung der Daten auf den Menschen vorgeschlagenen Modifizierungsfaktoren sind derselben Art wie die „uncertainty factors", die in den EHC (*Environmental Health Criteria* 170, WHO, Geneva, 1994) verwendet werden, und wie die „modifying factors" oder „safety factors" im *Pharmacopoeial Forum*. Ungeachtet der Applikationsart wird bei allen Berechnungen eine 100prozentige systemische Belastung angenommen.

Folgende Modifizierungsfaktoren werden verwendet:

F1 – Faktor, der für die Extrapolation zwischen den Spezies zu berücksichtigen ist

- F1 = 2: für die Extrapolation von Hunden auf Menschen
- F1 = 2,5: für die Extrapolation von Kaninchen auf Menschen

Allg. Texte

F1 = 3: für die Extrapolation von Affen auf Menschen

F1 = 5: für die Extrapolation von Ratten auf Menschen

F1 = 10: für die Extrapolation von anderen Tieren auf Menschen

F1 = 12: für die Extrapolation von Mäusen auf Menschen.

F1 berücksichtigt die vergleichbaren Verhältnisse von Oberfläche zu Körpermasse für die betreffenden Spezies und den Menschen. Die Oberfläche wird berechnet nach

$$S = k \cdot M^{0,67} \qquad (2)$$

wobei M die Körpermasse ist und die Konstante k auf den Wert 10 festgelegt wurde. Die in der Gleichung (2) verwendeten Werte für die Körpermasse werden in Tab. 5.4 A3-1 angegeben.

F2 – Faktor von 10, der individuellen Unterschieden Rechnung trägt. Der Faktor von 10 ist generell für alle organischen Lösungsmittel angegeben und wird durchgehend in dieser Leitlinie verwendet.

F3 – Veränderlicher Faktor für Toxizitätsstudien mit kurzzeitigen Belastungen.

F3 = 1: für Studien, die mindestens die Hälfte der Lebenszeit andauern (1 Jahr für Nagetiere oder Kaninchen; 7 Jahre für Katzen, Hunde und Affen)

F3 = 1: für Fortpflanzungsstudien, die die gesamte Zeit der Organgenese umfassen

F3 = 2: für eine 6-Monats-Studie bei Nagetieren oder eine 3,5-Jahres-Studie bei Nicht-Nagern

F3 = 5: für eine 3-Monats-Studie bei Nagetieren oder eine 2-Jahres-Studie bei Nicht-Nagern

F3 = 10: für Studien vor kürzerer Dauer.

In jedem Fall wird der größere Faktor für Studienzeiträume verwendet, die zwischen den vorgenannten Zeitangaben liegen, zum Beispiel der Faktor 2 für eine 9-Monats-Studie bei Nagetieren.

F4 – Faktor, der in Fällen starker Toxizität angewendet werden kann, zum Beispiel bei nicht genotoxischer Kanzerogenität, Neurotoxizität oder Teratogenität. In Studien zur Reproduktions-Toxizität werden folgende Faktoren verwendet:

F4 = 1: für eine Toxizität für Fötus und Mutter

F4 = 5: für eine Toxizität ausschließlich für den Fötus

F4 = 5: für einen teratogenen Effekt mit Toxizität für die Mutter

F4 = 10: für einen teratogenen Effekt ohne Toxizität für die Mutter.

F5 – Variabler Faktor, der angewendet werden kann, wenn der NOEL-Wert nicht festgelegt wurde.

Wenn lediglich ein LOEL-Wert zur Verfügung steht, kann in Abhängigkeit von der Stärke der Toxizität ein Faktor bis zu 10 angewendet werden.

Der Faktor für die Körpermasse geht von einer willkürlichen Körpermasse eines erwachsenen Menschen, unabhängig vom Geschlecht, von 50 kg aus. Diese relativ geringe Masse liefert einen zusätzlichen Sicherheitsfaktor im Vergleich zu der häufig bei dieser Berechnungsart angewendeten Standardmasse von 60 oder 70 kg. Die Anhäufung der Sicherheitsfaktoren in der Ermittlung des PDE-Werts erlaubt die Berücksichtigung von erwachsenen Patienten mit einer Körpermasse unter 50 kg. Ist ein Lösungsmittel in einer Zubereitung enthalten, die spezifisch zur pädiatrischen Anwendung vorgesehen ist, so ist eine Anpassung an eine geringere Körpermasse angebracht.

Als ein Beispiel der Anwendung dieser Gleichung wird eine Toxizitätsstudie von Acetonitril bei Mäusen betrachtet, die in *Pharmeuropa*, Vol. 9, Nr. 1, Supplement, April 1997, Seite S24 (englischer Text) zusammengefaßt ist.

Als NOEL-Wert wurden 50,7 mg · kg^{-1} · Tag^{-1} berechnet. Der PDE-Wert für Acetonitril wird in dieser Studie wie folgt berechnet:

$$PDE = \frac{50{,}7\ mg \cdot kg^{-1} \cdot Tag^{-1} \cdot 50\ kg}{12 \cdot 10 \cdot 5 \cdot 1 \cdot 1} = 4{,}22\ mg \cdot Tag^{-1}$$

In diesem Beispiel sind

F1 = 12 zur Berücksichtigung der Extrapolation von Mäusen auf Menschen

F2 = 10 zur Berücksichtigung von Unterschieden zwischen einzelnen Menschen

F3 = 5, da die Dauer der Studie nur 13 Wochen betrug

F4 = 1, da es sich um keine starke Toxizität handelt

F5 = 1, da der NOEL-Wert bestimmt wurde.

Tab. 5.4 A3-1: Werte, die in Berechnungen dieses Allgemeinen Textes verwendet werden

Körpermasse von Ratten	330 g
Körpermasse von trächtigen Ratten	425 g
Körpermasse von Mäusen	28 g
Körpermasse von trächtigen Mäusen	30 g
Körpermasse von Meerschweinchen	500 g
Körpermasse von Rhesusaffen	2,5 kg
Körpermasse von Kaninchen (trächtig oder nicht trächtig)	4 kg
Körpermasse von Hunden der Rasse „Beagle“	11,5 kg
Atmungsvolumen von Ratten	290 l je Tag
Atmungsvolumen von Mäusen	43 l je Tag
Atmungsvolumen von Kaninchen	1 440 l je Tag
Atmungsvolumen von Meerschweinchen	430 l je Tag
Atmungsvolumen des Menschen	28 800 l je Tag
Atmungsvolumen von Hunden	9 000 l je Tag
Atmungsvolumen von Affen	1 150 l je Tag
Wasserbedarf von Mäusen	5 ml je Tag
Wasserbedarf von Ratten	30 ml je Tag
Futterbedarf von Ratten	30 g je Tag

Die Gleichung $P \cdot V = n \cdot R \cdot T$ für ideale Gase wird verwendet, um die Konzentrationen von Gasen, die in Inhalationsstudien verwendet werden, von ppm in mg · l^{-1} oder mg · m^{-3} umzurechnen. Als Beispiel wird eine Studie zur Reproduktions-Toxizität von Ratten bei Inhalation von Tetrachlorkohlenstoff (relative Molekülmasse 153,84) betrachtet, die in *Pharmeuropa*, Vol. 9, Nr. 1, Supplement, April 1997, Seite S9 (englischer Text) zusammengefaßt ist.

$$\frac{n}{V} = \frac{P}{R \cdot T} = \frac{300 \cdot 10^{-6} \text{atm} \cdot 153840 \text{ mg} \cdot \text{mol}^{-1}}{0{,}082 \text{ l} \cdot \text{atm} \cdot \text{K}^{-1} \cdot \text{mol}^{-1} \cdot 298 \text{ K}}$$

$$= \frac{46{,}15 \text{ mg}}{24{,}451} = 1{,}89 \text{ mg} \cdot \text{l}^{-1}$$

Die Beziehung 1000 l = 1 m^3 wird zur Umrechnung in $mg \cdot m^{-3}$ verwendet.

Allg. Texte

5.5 Ethanoltabelle

Als Grundlage für die Erarbeitung der folgenden Tabelle dient die allgemeine Formel zur Alkoholometrie, auf die sich der Rat der Europäischen Gemeinschaften geeinigt hat. Diese Formel wurde in der Richtlinie des Rates vom 27. Juli 1976 zur Angleichung der Rechtsvorschriften der Mitgliedstaaten über Alkoholtafeln (76/766/EWG) [ABl. Nr. L 262 vom 27. 9. 1976, S. 149] veröffentlicht.

Ethanolgehalt % (*V/V*)	**Ethanolgehalt** % (*m/m*)	**Dichte** ϱ_{20} (kg · m^{-3})
0,0	0,0	998,20
0,1	0,08	998,05
0,2	0,16	997,90
0,3	0,24	997,75
0,4	0,32	997,59
0,5	0,40	997,44
0,6	0,47	997,29
0,7	0,55	997,14
0,8	0,63	996,99
0,9	0,71	996,85
1,0	0,79	996,70
1,1	0,87	996,55
1,2	0,95	996,40
1,3	1,03	996,25
1,4	1,11	996,11
1,5	1,19	995,96
1,6	1,27	995,81
1,7	1,35	995,67
1,8	1,43	995,52
1,9	1,51	995,38
2,0	1,59	995,23
2,1	1,67	995,09
2,2	1,75	994,94
2,3	1,82	994,80
2,4	1,90	994,66
2,5	1,98	994,51
2,6	2,06	994,37
2,7	2,14	994,23
2,8	2,22	994,09
2,9	2,30	993,95
3,0	2,38	993,81
3,1	2,46	993,66
3,2	2,54	993,52
3,3	2,62	993,38
3,4	2,70	993,24
3,5	2,78	993,11
3,6	2,86	992,97
3,7	2,94	992,83
3,8	3,02	992,69
3,9	3,10	992,55
4,0	3,18	992,41
4,1	3,26	992,28
4,2	3,34	992,14
4,3	3,42	992,00
4,4	3,50	991,87
4,5	3,58	991,73
4,6	3,66	991,59
4,7	3,74	991,46
4,8	3,82	991,32
4,9	3,90	991,19
5,0	3,98	991,06
5,1	4,06	990,92
5,2	4,14	990,79
5,3	4,22	990,65
5,4	4,30	990,52
5,5	4,38	990,39
5,6	4,46	990,26
5,7	4,54	990,12
5,8	4,62	989,99
5,9	4,70	989,86
6,0	4,78	989,73
6,1	4,86	989,60
6,2	4,95	989,47
6,3	5,03	989,34
6,4	5,11	989,21
6,5	5,19	989,08
6,6	5,27	988,95
6,7	5,35	988,82
6,8	5,43	988,69
6,9	5,51	988,56
7,0	5,59	988,43
7,1	5,67	988,30
7,2	5,75	988,18
7,3	5,83	988,05
7,4	5,91	987,92
7,5	5,99	987,79
7,6	6,07	987,67
7,7	6,15	987,54
7,8	6,23	987,42
7,9	6,32	987,29
8,0	6,40	987,16
8,1	6,48	987,04
8,2	6,56	986,91
8,3	6,64	986,79
8,4	6,72	986,66
8,5	6,80	986,54
8,6	6,88	986,42
8,7	6,96	986,29
8,8	7,04	986,17
8,9	7,12	986,05
9,0	7,20	985,92
9,1	7,29	985,80
9,2	7,37	985,68
9,3	7,45	985,56
9,4	7,53	985,44
9,5	7,61	985,31
9,6	7,69	985,19
9,7	7,77	985,07
9,8	7,85	984,95
9,9	7,93	984,83

Ethanolgehalt % (*V*/*V*)	Ethanolgehalt % (*m*/*m*)	Dichte ϱ_{20} (kg · m^{-3})
10,0	8,01	984,71
10,1	8,10	984,59
10,2	8,18	984,47
10,3	8,26	984,35
10,4	8,34	984,23
10,5	8,42	984,11
10,6	8,50	983,99
10,7	8,58	983,88
10,8	8,66	983,76
10,9	8,75	983,64
11,0	8,83	983,52
11,1	8,91	983,40
11,2	8,99	983,29
11,3	9,07	983,17
11,4	9,15	983,05
11,5	9,23	982,94
11,6	9,32	982,82
11,7	9,40	982,70
11,8	9,48	982,59
11,9	9,56	982,47
12,0	9,64	982,35
12,1	9,72	982,24
12,2	9,80	982,12
12,3	9,89	982,01
12,4	9,97	981,89
12,5	10,05	981,78
12,6	10,13	981,67
12,7	10,21	981,55
12,8	10,29	981,44
12,9	10,37	981,32
13,0	10,46	981,21
13,1	10,54	981,10
13,2	10,62	980,98
13,3	10,70	980,87
13,4	10,78	980,76
13,5	10,87	980,64
13,6	10,95	980,53
13,7	11,03	980,42
13,8	11,11	980,31
13,9	11,19	980,19
14,0	11,27	980,08
14,1	11,36	979,97
14,2	11,44	979,86
14,3	11,52	979,75
14,4	11,60	979,64
14,5	11,68	979,52
14,6	11,77	979,41
14,7	11,85	979,30
14,8	11,93	979,19
14,9	12,01	979,08
15,0	12,09	978,97
15,1	12,17	978,86
15,2	12,26	978,75
15,3	12,34	978,64
15,4	12,42	978,53
15,5	12,50	978,42
15,6	12,59	978,31
15,7	12,67	978,20
15,8	12,75	978,09
15,9	12,83	977,98

Ethanolgehalt % (*V*/*V*)	Ethanolgehalt % (*m*/*m*)	Dichte ϱ_{20} (kg · m^{-3})
16,0	12,91	977,87
16,1	13,00	977,76
16,2	13,08	977,65
16,3	13,16	977,55
16,4	13,24	977,44
16,5	13,32	977,33
16,6	13,41	977,22
16,7	13,49	977,11
16,8	13,57	977,00
16,9	13,65	976,89
17,0	13,74	976,79
17,1	13,82	976,68
17,2	13,90	976,57
17,3	13,98	976,46
17,4	14,07	976,35
17,5	14,15	976,25
17,6	14,23	976,14
17,7	14,31	976,03
17,8	14,40	975,92
17,9	14,48	975,81
18,0	14,56	975,71
18,1	14,64	975,60
18,2	14,73	975,49
18,3	14,81	975,38
18,4	14,89	975,28
18,5	14,97	975,17
18,6	15,06	975,06
18,7	15,14	974,95
18,8	15,22	974,85
18,9	15,30	974,74
19,0	15,39	974,63
19,1	15,47	974,52
19,2	15,55	974,42
19,3	15,63	974,31
19,4	15,72	974,20
19,5	15,80	974,09
19,6	15,88	973,99
19,7	15,97	973,88
19,8	16,05	973,77
19,9	16,13	973,66
20,0	16,21	973,56
20,1	16,30	973,45
20,2	16,38	973,34
20,3	16,46	973,24
20,4	16,55	973,13
20,5	16,63	973,02
20,6	16,71	972,91
20,7	16,79	972,80
20,8	16,88	972,70
20,9	16,96	972,59
21,0	17,04	972,48
21,1	17,13	972,37
21,2	17,21	972,27
21,3	17,29	972,16
21,4	17,38	972,05
21,5	17,46	971,94
21,6	17,54	971,83
21,7	17,62	971,73
21,8	17,71	971,62
21,9	17,79	971,51

Ethanolgehalt % (*V*/*V*)	**Ethanolgehalt** % (*m*/*m*)	**Dichte** ϱ_{20} (kg · m^{-3})
22,0	17,87	971,40
22,1	17,96	971,29
22,2	18,04	971,18
22,3	18,12	971,08
22,4	18,21	970,97
22,5	18,29	970,86
22,6	18,37	970,75
22,7	18,46	970,64
22,8	18,54	970,53
22,9	18,62	970,42
23,0	18,71	970,31
23,1	18,79	970,20
23,2	18,87	970,09
23,3	18,96	969,98
23,4	19,04	969,87
23,5	19,13	969,76
23,6	19,21	969,65
23,7	19,29	969,54
23,8	19,38	969,43
23,9	19,46	969,32
24,0	19,54	969,21
24,1	19,63	969,10
24,2	19,71	968,99
24,3	19,79	968,88
24,4	19,88	968,77
24,5	19,96	968,66
24,6	20,05	968,55
24,7	20,13	968,43
24,8	20,21	968,32
24,9	20,30	968,21
25,0	20,38	968,10
25,1	20,47	967,99
25,2	20,55	967,87
25,3	20,63	967,76
25,4	20,72	967,65
25,5	20,80	967,53
25,6	20,88	967,42
25,7	20,97	967,31
25,8	21,05	967,19
25,9	21,14	967,08
26,0	21,22	966,97
26,1	21,31	966,85
26,2	21,39	966,74
26,3	21,47	966,62
26,4	21,56	966,51
26,5	21,64	966,39
26,6	21,73	966,28
26,7	21,81	966,16
26,8	21,90	966,05
26,9	21,98	965,93
27,0	22,06	965,81
27,1	22,15	965,70
27,2	22,23	965,58
27,3	22,32	965,46
27,4	22,40	965,35
27,5	22,49	965,23
27,6	22,57	965,11
27,7	22,65	964,99
27,8	22,74	964,88
27,9	22,82	964,76

Ethanolgehalt % (*V*/*V*)	**Ethanolgehalt** % (*m*/*m*)	**Dichte** ϱ_{20} (kg · m^{-3})
28,0	22,91	964,64
28,1	22,99	964,52
28,2	23,08	964,40
28,3	23,16	964,28
28,4	23,25	964,16
28,5	23,33	964,04
28,6	23,42	963,92
28,7	23,50	963,80
28,8	23,59	963,68
28,9	23,67	963,56
29,0	23,76	963,44
29,1	23,84	963,32
29,2	23,93	963,20
29,3	24,01	963,07
29,4	24,10	962,95
29,5	24,18	962,83
29,6	24,27	962,71
29,7	24,35	962,58
29,8	24,44	962,46
29,9	24,52	962,33
30,0	24,61	962,21
30,1	24,69	962,09
30,2	24,78	961,96
30,3	24,86	961,84
30,4	24,95	961,71
30,5	25,03	961,59
30,6	25,12	961,46
30,7	25,20	961,33
30,8	25,29	961,21
30,9	25,38	961,08
31,0	25,46	960,95
31,1	25,55	960,82
31,2	25,63	960,70
31,3	25,72	960,57
31,4	25,80	960,44
31,5	25,89	960,31
31,6	25,97	960,18
31,7	26,06	960,05
31,8	26,15	959,92
31,9	26,23	959,79
32,0	26,32	959,66
32,1	26,40	959,53
32,2	26,49	959,40
32,3	26,57	959,27
32,4	26,66	959,14
32,5	26,75	959,01
32,6	26,83	958,87
32,7	26,92	958,74
32,8	27,00	958,61
32,9	27,09	958,47
33,0	27,18	958,34
33,1	27,26	958,20
33,2	27,35	958,07
33,3	27,44	957,94
33,4	27,52	957,80
33,5	27,61	957,66
33,6	27,69	957,53
33,7	27,78	957,39
33,8	27,87	957,26
33,9	27,95	957,12

Ethanolgehalt % (*V/V*)	Ethanolgehalt % (*m/m*)	Dichte ϱ_{20} (kg · m⁻³)
34,0	28,04	956,98
34,1	28,13	956,84
34,2	28,21	956,70
34,3	28,30	956,57
34,4	28,39	956,43
34,5	28,47	956,29
34,6	28,56	956,15
34,7	28,65	956,01
34,8	28,73	955,87
34,9	28,82	955,73
35,0	28,91	955,59
35,1	28,99	955,45
35,2	29,08	955,30
35,3	29,17	955,16
35,4	29,26	955,02
35,5	29,34	954,88
35,6	29,43	954,73
35,7	29,52	954,59
35,8	29,60	954,44
35,9	29,69	954,30
36,0	29,78	954,15
36,1	29,87	954,01
36,2	29,95	953,86
36,3	30,04	953,72
36,4	30,13	953,57
36,5	30,21	953,42
36,6	30,30	953,28
36,7	30,39	953,13
36,8	30,48	952,98
36,9	30,56	952,83
37,0	30,65	952,69
37,1	30,74	952,54
37,2	30,83	952,39
37,3	30,92	952,24
37,4	31,00	952,09
37,5	31,09	951,94
37,6	31,18	951,79
37,7	31,27	951,63
37,8	31,35	951,48
37,9	31,44	951,33
38,0	31,53	951,18
38,1	31,62	951,02
38,2	31,71	950,87
38,3	31,79	950,72
38,4	31,88	950,56
38,5	31,97	950,41
38,6	32,06	950,25
38,7	32,15	950,10
38,8	32,24	949,94
38,9	32,32	949,79
39,0	32,41	949,63
39,1	32,50	949,47
39,2	32,59	949,32
39,3	32,68	949,16
39,4	32,77	949,00
39,5	32,86	948,84
39,6	32,94	948,68
39,7	33,03	948,52
39,8	33,12	948,37
39,9	33,21	948,21

Ethanolgehalt % (*V/V*)	Ethanolgehalt % (*m/m*)	Dichte ϱ_{20} (kg · m⁻³)
40,0	33,30	948,05
40,1	33,39	947,88
40,2	33,48	947,72
40,3	33,57	947,56
40,4	33,66	947,40
40,5	33,74	947,24
40,6	33,83	947,08
40,7	33,92	946,91
40,8	34,01	946,75
40,9	34,10	946,58
41,0	34,19	946,42
41,1	34,28	946,26
41,2	34,37	946,09
41,3	34,46	945,93
41,4	34,55	945,76
41,5	34,64	945,59
41,6	34,73	945,43
41,7	34,82	945,26
41,8	34,91	945,09
41,9	35,00	944,93
42,0	35,09	944,76
42,1	35,18	944,59
42,2	35,27	944,42
42,3	35,36	944,25
42,4	35,45	944,08
42,5	35,54	943,91
42,6	35,63	943,74
42,7	35,72	943,57
42,8	35,81	943,40
42,9	35,90	943,23
43,0	35,99	943,06
43,1	36,08	942,88
43,2	36,17	942,71
43,3	36,26	942,54
43,4	36,35	942,37
43,5	36,44	942,19
43,6	36,53	942,02
43,7	36,62	941,84
43,8	36,71	941,67
43,9	36,80	941,49
44,0	36,89	941,32
44,1	36,98	941,14
44,2	37,07	940,97
44,3	37,16	940,79
44,4	37,25	940,61
44,5	37,35	940,43
44,6	37,44	940,26
44,7	37,53	940,08
44,8	37,62	939,90
44,9	37,71	939,72
45,0	37,80	939,54
45,1	37,89	939,36
45,2	37,98	939,18
45,3	38,08	939,00
45,4	38,17	938,82
45,5	38,26	938,64
45,6	38,35	938,46
45,7	38,44	938,28
45,8	38,53	938,10
45,9	38,62	937,91

Ethanolgehalt % (*V*/*V*)	**Ethanolgehalt** % (*m*/*m*)	**Dichte** ϱ_{20} (kg · m^{-3})
46,0	38,72	937,73
46,1	38,81	937,55
46,2	38,90	937,36
46,3	38,99	937,18
46,4	39,08	937,00
46,5	39,18	936,81
46,6	39,27	936,63
46,7	39,36	936,44
46,8	39,45	936,26
46,9	39,54	936,07
47,0	39,64	935,88
47,1	39,73	935,70
47,2	39,82	935,51
47,3	39,91	935,32
47,4	40,00	935,14
47,5	40,10	934,95
47,6	40,19	934,76
47,7	40,28	934,57
47,8	40,37	934,38
47,9	40,47	934,19
48,0	40,56	934,00
48,1	40,65	933,81
48,2	40,75	933,62
48,3	40,84	933,43
48,4	40,93	933,24
48,5	41,02	933,05
48,6	41,12	932,86
48,7	41,21	932,67
48,8	41,30	932,47
48,9	41,40	932,28
49,0	41,49	932,09
49,1	41,58	931,90
49,2	41,68	931,70
49,3	41,77	931,51
49,4	41,86	931,31
49,5	41,96	931,12
49,6	42,05	930,92
49,7	42,14	930,73
49,8	42,24	930,53
49,9	42,33	930,34
50,0	42,43	930,14
50,1	42,52	929,95
50,2	42,61	929,75
50,3	42,71	929,55
50,4	42,80	929,35
50,5	42,90	929,16
50,6	42,99	928,96
50,7	43,08	928,76
50,8	43,18	928,56
50,9	43,27	928,36
51,0	43,37	928,16
51,1	43,46	927,96
51,2	43,56	927,77
51,3	43,65	927,57
51,4	43,74	927,36
51,5	43,84	927,16
51,6	43,93	926,96
51,7	44,03	926,76
51,8	44,12	926,56
51,9	44,22	926,36
52,0	44,31	926,16
52,1	44,41	925,95
52,2	44,50	925,75
52,3	44,60	925,55
52,4	44,69	925,35
52,5	44,79	925,14
52,6	44,88	924,94
52,7	44,98	924,73
52,8	45,07	924,53
52,9	45,17	924,32
53,0	45,26	924,12
53,1	45,36	923,91
53,2	45,46	923,71
53,3	45,55	923,50
53,4	45,65	923,30
53,5	45,74	923,09
53,6	45,84	922,88
53,7	45,93	922,68
53,8	46,03	922,47
53,9	46,13	922,26
54,0	46,22	922,06
54,1	46,32	921,85
54,2	46,41	921,64
54,3	46,51	921,43
54,4	46,61	921,22
54,5	46,70	921,01
54,6	46,80	920,80
54,7	46,90	920,59
54,8	46,99	920,38
54,9	47,09	920,17
55,0	47,18	919,96
55,1	47,28	919,75
55,2	47,38	919,54
55,3	47,47	919,33
55,4	47,57	919,12
55,5	47,67	918,91
55,6	47,77	918,69
55,7	47,86	918,48
55,8	47,96	918,27
55,9	48,06	918,06
56,0	48,15	917,84
56,1	48,25	917,63
56,2	48,35	917,42
56,3	48,45	917,20
56,4	48,54	916,99
56,5	48,64	916,77
56,6	48,74	916,56
56,7	48,84	916,35
56,8	48,93	916,13
56,9	49,03	915,91
57,0	49,13	915,70
57,1	49,23	915,48
57,2	49,32	915,27
57,3	49,42	915,05
57,4	49,52	914,83
57,5	49,62	914,62
57,6	49,72	914,40
57,7	49,81	914,18
57,8	49,91	913,97
57,9	50,01	913,75

Ethanolgehalt % (*V/V*)	Ethanolgehalt % (*m/m*)	Dichte ϱ_{20} (kg · m⁻³)
58,0	50,11	913,53
58,1	50,21	913,31
58,2	50,31	913,09
58,3	50,40	912,87
58,4	50,50	912,65
58,5	50,60	912,43
58,6	50,70	912,22
58,7	50,80	912,00
58,8	50,90	911,78
58,9	51,00	911,55
59,0	51,10	911,33
59,1	51,19	911,11
59,2	51,29	910,89
59,3	51,39	910,67
59,4	51,49	910,45
59,5	51,59	910,23
59,6	51,69	910,01
59,7	51,79	909,78
59,8	51,89	909,56
59,9	51,99	909,34
60,0	52,09	909,11
60,1	52,19	908,89
60,2	52,29	908,67
60,3	52,39	908,44
60,4	52,49	908,22
60,5	52,59	908,00
60,6	52,69	907,77
60,7	52,79	907,55
60,8	52,89	907,32
60,9	52,99	907,10
61,0	53,09	906,87
61,1	53,19	906,64
61,2	53,29	906,42
61,3	53,39	906,19
61,4	53,49	905,97
61,5	53,59	905,74
61,6	53,69	905,51
61,7	53,79	905,29
61,8	53,89	905,06
61,9	53,99	904,83
62,0	54,09	904,60
62,1	54,19	904,37
62,2	54,30	904,15
62,3	54,40	903,92
62,4	54,50	903,69
62,5	54,60	903,46
62,6	54,70	903,23
62,7	54,80	903,00
62,8	54,90	902,77
62,9	55,00	902,54
63,0	55,11	902,31
63,1	55,21	902,08
63,2	55,31	901,85
63,3	55,41	901,62
63,4	55,51	901,39
63,5	55,61	901,15
63,6	55,72	900,92
63,7	55,82	900,69
63,8	55,92	900,46
63,9	56,02	900,23

Ethanolgehalt % (*V/V*)	Ethanolgehalt % (*m/m*)	Dichte ϱ_{20} (kg · m⁻³)
64,0	56,12	899,99
64,1	56,23	899,76
64,2	56,33	899,53
64,3	56,43	899,29
64,4	56,53	899,06
64,5	56,64	898,83
64,6	56,74	898,59
64,7	56,84	898,36
64,8	56,94	898,12
64,9	57,05	897,89
65,0	57,15	897,65
65,1	57,25	897,42
65,2	57,36	897,18
65,3	57,46	896,94
65,4	57,56	896,71
65,5	57,67	896,47
65,6	57,77	896,23
65,7	57,87	896,00
65,8	57,98	895,76
65,9	58,08	895,52
66,0	58,18	895,28
66,1	58,29	895,05
66,2	58,39	894,81
66,3	58,49	894,57
66,4	58,60	894,33
66,5	58,70	894,09
66,6	58,81	893,85
66,7	58,91	893,61
66,8	59,01	893,37
66,9	59,12	893,13
67,0	59,22	892,89
67,1	59,33	892,65
67,2	59,43	892,41
67,3	59,54	892,17
67,4	59,64	891,93
67,5	59,74	891,69
67,6	59,85	891,45
67,7	59,95	891,20
67,8	60,06	890,96
67,9	60,16	890,72
68,0	60,27	890,48
68,1	60,37	890,23
68,2	60,48	889,99
68,3	60,58	889,75
68,4	60,69	889,50
68,5	60,80	889,26
68,6	60,90	889,01
68,7	61,01	888,77
68,8	61,11	888,52
68,9	61,22	888,28
69,0	61,32	888,03
69,1	61,43	887,79
69,2	61,54	887,54
69,3	61,64	887,29
69,4	61,75	887,05
69,5	61,85	886,80
69,6	61,96	886,55
69,7	62,07	886,31
69,8	62,17	886,06
69,9	62,28	885,81

Ethanolgehalt % (*V/V*)	**Ethanolgehalt** % (*m/m*)	**Dichte** ϱ_{20} **(kg · m^{-3})**
70,0	62,39	885,56
70,1	62,49	885,31
70,2	62,60	885,06
70,3	62,71	884,82
70,4	62,81	884,57
70,5	62,92	884,32
70,6	63,03	884,07
70,7	63,13	883,82
70,8	63,24	883,57
70,9	63,35	883,32
71,0	63,46	883,06
71,1	63,56	882,81
71,2	63,67	882,56
71,3	63,78	882,31
71,4	63,89	882,06
71,5	63,99	881,81
71,6	64,10	881,55
71,7	64,21	881,30
71,8	64,32	881,05
71,9	64,43	880,79
72,0	64,53	880,54
72,1	64,64	880,29
72,2	64,75	880,03
72,3	64,86	879,78
72,4	64,97	879,52
72,5	65,08	879,27
72,6	65,19	879,01
72,7	65,29	878,75
72,8	65,40	878,50
72,9	65,51	878,24
73,0	65,62	877,99
73,1	65,73	877,73
73,2	65,84	877,47
73,3	65,95	877,21
73,4	66,06	876,96
73,5	66,17	876,70
73,6	66,28	876,44
73,7	66,39	876,18
73,8	66,50	875,92
73,9	66,61	875,66
74,0	66,72	875,40
74,1	66,83	875,14
74,2	66,94	874,88
74,3	67,05	874,62
74,4	67,16	874,36
74,5	67,27	874,10
74,6	67,38	873,84
74,7	67,49	873,58
74,8	67,60	873,32
74,9	67,71	873,06
75,0	67,82	872,79
75,1	67,93	872,53
75,2	68,04	872,27
75,3	68,15	872,00
75,4	68,26	871,74
75,5	68,38	871,48
75,6	68,49	871,21
75,7	68,60	870,95
75,8	68,71	870,68
75,9	68,82	870,42
76,0	68,93	870,15
76,1	69,04	869,89
76,2	69,16	869,62
76,3	69,27	869,35
76,4	69,38	869,09
76,5	69,49	868,82
76,6	69,61	868,55
76,7	69,72	868,28
76,8	69,83	868,02
76,9	69,94	867,75
77,0	70,06	867,48
77,1	70,17	867,21
77,2	70,28	866,94
77,3	70,39	866,67
77,4	70,51	866,40
77,5	70,62	866,13
77,6	70,73	865,86
77,7	70,85	865,59
77,8	70,96	865,32
77,9	71,07	865,05
78,0	71,19	864,78
78,1	71,30	864,50
78,2	71,41	864,23
78,3	71,53	863,96
78,4	71,64	863,69
78,5	71,76	863,41
78,6	71,87	863,14
78,7	71,98	862,86
78,8	72,10	862,59
78,9	72,21	862,31
79,0	72,33	862,04
79,1	72,44	861,76
79,2	72,56	861,49
79,3	72,67	861,21
79,4	72,79	860,94
79,5	72,90	860,66
79,6	73,02	860,38
79,7	73,13	860,10
79,8	73,25	859,83
79,9	73,36	859,55
80,0	73,48	859,27
80,1	73,60	858,99
80,2	73,71	858,71
80,3	73,83	858,43
80,4	73,94	858,15
80,5	74,06	857,87
80,6	74,18	857,59
80,7	74,29	857,31
80,8	74,41	857,03
80,9	74,53	856,75
81,0	74,64	856,46
81,1	74,76	856,18
81,2	74,88	855,90
81,3	74,99	855,62
81,4	75,11	855,33
81,5	75,23	855,05
81,6	75,34	854,76
81,7	75,46	854,48
81,8	75,58	854,19
81,9	75,70	853,91

Ethanolgehalt % (*V*/*V*)	**Ethanolgehalt** % (*m*/*m*)	**Dichte** ϱ_{20} (kg · m^{-3})
82,0	75,82	853,62
82,1	75,93	853,34
82,2	76,05	853,05
82,3	76,17	852,76
82,4	76,29	852,48
82,5	76,41	852,19
82,6	76,52	851,90
82,7	76,64	851,61
82,8	76,76	851,32
82,9	76,88	851,03
83,0	77,00	850,74
83,1	77,12	850,45
83,2	77,24	850,16
83,3	77,36	849,87
83,4	77,48	849,58
83,5	77,60	849,29
83,6	77,72	848,99
83,7	77,84	848,70
83,8	77,96	848,41
83,9	78,08	848,11
84,0	78,20	847,82
84,1	78,32	847,53
84,2	78,44	847,23
84,3	78,56	846,93
84,4	78,68	846,64
84,5	78,80	846,34
84,6	78,92	846,05
84,7	79,04	845,75
84,8	79,16	845,45
84,9	79,28	845,15
85,0	79,40	844,85
85,1	79,53	844,55
85,2	79,65	844,25
85,3	79,77	843,95
85,4	79,89	843,65
85,5	80,01	843,35
85,6	80,14	843,05
85,7	80,26	842,75
85,8	80,38	842,44
85,9	80,50	842,14
86,0	80,63	841,84
86,1	80,75	841,53
86,2	80,87	841,23
86,3	81,00	840,92
86,4	81,12	840,62
86,5	81,24	840,31
86,6	81,37	840,00
86,7	81,49	839,70
86,8	81,61	839,39
86,9	81,74	839,08
87,0	81,86	838,77
87,1	81,99	838,46
87,2	82,11	838,15
87,3	82,24	837,84
87,4	82,36	837,52
87,5	82,49	837,21
87,6	82,61	836,90
87,7	82,74	836,59
87,8	82,86	836,27
87,9	82,99	835,96

Ethanolgehalt % (*V*/*V*)	**Ethanolgehalt** % (*m*/*m*)	**Dichte** ϱ_{20} (kg · m^{-3})
88,0	83,11	835,64
88,1	83,24	835,32
88,2	83,37	835,01
88,3	83,49	834,69
88,4	83,62	834,37
88,5	83,74	834,05
88,6	83,87	833,73
88,7	84,00	833,41
88,8	84,13	833,09
88,9	84,25	832,77
89,0	84,38	832,45
89,1	84,51	832,12
89,2	84,64	831,80
89,3	84,76	831,48
89,4	84,89	831,15
89,5	85,02	830,82
89,6	85,15	830,50
89,7	85,28	830,17
89,8	85,41	829,84
89,9	85,54	829,51
90,0	85,66	829,18
90,1	85,79	828,85
90,2	85,92	828,52
90,3	86,05	828,19
90,4	86,18	827,85
90,5	86,31	827,52
90,6	86,44	827,18
90,7	86,57	826,85
90,8	86,71	826,51
90,9	86,84	826,17
91,0	86,97	825,83
91,1	87,10	825,49
91,2	87,23	825,15
91,3	87,36	824,81
91,4	87,49	824,47
91,5	87,63	824,13
91,6	87,76	823,78
91,7	87,89	823,44
91,8	88,02	823,09
91,9	88,16	822,74
92,0	88,29	822,39
92,1	88,42	822,04
92,2	88,56	821,69
92,3	88,69	821,34
92,4	88,83	820,99
92,5	88,96	820,63
92,6	89,10	820,28
92,7	89,23	819,92
92,8	89,37	819,57
92,9	89,50	819,21
93,0	89,64	818,85
93,1	89,77	818,49
93,2	89,91	818,12
93,3	90,05	817,76
93,4	90,18	817,40
93,5	90,32	817,03
93,6	90,46	816,66
93,7	90,59	816,30
93,8	90,73	815,93
93,9	90,87	815,55

Ethanolgehalt % (*V/V*)	**Ethanolgehalt** % (*m/m*)	**Dichte** ϱ_{20} **(kg · m⁻³)**
94,0	91,01	815,18
94,1	91,15	814,81
94,2	91,29	814,43
94,3	91,43	814,06
94,4	91,56	813,68
94,5	91,70	813,30
94,6	91,84	812,92
94,7	91,98	812,54
94,8	92,13	812,15
94,9	92,27	811,77
95,0	92,41	811,38
95,1	92,55	810,99
95,2	92,69	810,60
95,3	92,83	810,21
95,4	92,98	809,82
95,5	93,12	809,42
95,6	93,26	809,02
95,7	93,41	808,63
95,8	93,55	808,23
95,9	93,69	807,82
96,0	93,84	807,42
96,1	93,98	807,01
96,2	94,13	806,61
96,3	94,27	806,20
96,4	94,42	805,78
96,5	94,57	805,37
96,6	94,71	804,96
96,7	94,86	804,54
96,8	95,01	804,12
96,9	95,16	803,70

Ethanolgehalt % (*V/V*)	**Ethanolgehalt** % (*m/m*)	**Dichte** ϱ_{20} **(kg · m⁻³)**
97,0	95,31	803,27
97,1	95,45	802,85
97,2	95,60	802,42
97,3	95,75	801,99
97,4	95,90	801,55
97,5	96,05	801,12
97,6	96,21	800,68
97,7	96,36	800,24
97,8	96,51	799,80
97,9	96,66	799,35
98,0	96,81	798,90
98,1	96,97	798,45
98,2	97,12	798,00
98,3	97,28	797,54
98,4	97,43	797,08
98,5	97,59	796,62
98,6	97,74	796,15
98,7	97,90	795,68
98,8	98,06	795,21
98,9	98,22	794,73
99,0	98,38	794,25
99,1	98,53	793,77
99,2	98,69	793,28
99,3	98,86	792,79
99,4	99,02	792,30
99,5	99,18	791,80
99,6	99,34	791,29
99,7	99,50	790,79
99,8	99,67	790,28
99,9	99,83	789,76
100,0	100,0	789,24

5.6 Bestimmung der Aktivität von Interferonen

Der folgende Text dient zur Information und als Anleitung. Er ist nicht verpflichtender Teil des Arzneibuchs.

1. Einleitung

Die Monographien über Interferone (human) beschreiben im allgemeinen eine Bestimmung der biologischen Aktivität, die auf der Hemmung eines von einem Virus verursachten zytopathogenen Effekts in Zellkultur durch Interferone beruht. Die Monographien geben meistens keine weiterführenden Spezifikationen zu Virus, Zellinie und Durchführung der Bestimmung an, weil sie aus Gründen der Flexibilität für mehrere Typen von Interferon anwendbar sein müssen.

Der vorliegende Text soll dem Analytiker allgemeine Angaben zur Durchführung, Optimierung und Validierung derartiger Bestimmungsmethoden liefern, nachdem er eine geeignete Zellinie in Kombination mit einem zytopathogenen Virus ausgewählt hat. Der Text beschreibt im einzelnen, am Beispiel einer geeigneten Methode, ein Analysenverfahren, mit dem die antivirale Aktivität spezifisch bestimmt werden kann. Der Text liefert Angaben zu anderen Kombinationen von Virus und Zellinie sowie die Anpassung und Validierung des Verfahrens für solche Kombinationen.

2. Bestimmung der antiviralen Aktivität (Verminderung der zytopathogenen Wirkung)

Die Bestimmung der antiviralen Aktivität von Interferonen (human) beruht auf der Messung des durch Interferon verminderten oder unterdrückten zytopathogenen Effekts, der durch infektiöses Virus hervorgerufen wird. Die Aktivität von Interferon, Zellen vor dem zytopathogenen Effekt eines Virus zu schützen, wird im Vergleich mit einer geeigneten, in Internationalen Einheiten eingestellten Standardzubereitung ermittelt.

3. Bestimmung der Aktivität von Interferon unter Verwendung von Hep2c-Zellen und infektiösem Enzephalomyokarditis-Virus

Die nachfolgend als Beispiel beschriebene Methode zur Bestimmung der Aktivität beruht auf der Verminderung eines zytopathogenen Effekts. Verwendet werden Hep2c-Zellen vom Menschen, die mit infektiösem Enzephalomyokarditis-(EMC-)Virus infiziert werden, um die Aktivität verschiedener Zubereitungen mit Interferon (human) zu bestimmen. Diese Methode wurde in Ringversuchen von der Weltgesundheitsorganisation (WHO) verwendet, um Internationale Standards für Interferon alpha, beta und gamma (human) zu etablieren. Die Empfindlichkeit, die Eignung und die Reproduzierbarkeit bei der Bestimmung der Aktivität der vorstehend genannten unterschiedlichen Typen Interferon (human) ist wiederholt gezeigt worden. Für Kulturen von Säugetierzellen werden alle Schritte nach den bewährten, standardisierten Verfahren für derartige Zellkulturen ausgeführt. Die Volumen der zu verwendenden Reagenzien sind für Zellkulturen in 75-cm^2-Kulturflaschen angegeben; andere Gefäße (Flaschen oder Schalen) können verwendet werden, wobei die Volumen entsprechend angepaßt werden müssen.

3.1 Kultur und Herstellung von Hep2c-Zellen

Hep2c-Zellen werden in Zellkulturmedium A gezüchtet. Dieses Kulturmedium wird auch für Passagen verwendet.

Die Zellen werden gemäß standardisierten Verfahrensschritten tiefgefroren aufbewahrt. Die Zellen dürfen in Kultur höchstens 30 Passagen durchlaufen. Danach müssen neue Kulturen aus gefrorenen Zellen angezüchtet werden. Zu Beginn der Bestimmung der Aktivität, sobald die Zellen im Zellrasen 90 Prozent Konfluenz zeigen, werden die Zellen mit Trypsin behandelt und wie nachstehend beschrieben geerntet:

- Das Kulturmedium wird aus den Zellkulturflaschen abgegossen.
- Jeder Zellkulturflasche werden 5 ml einer Trypsin-Lösung von 37 °C zugesetzt (eine konzentrierte Stammlösung, die Trypsin *R* (4 mg · ml^{-1}) und Natriumedetat *R* (4 mg · ml^{-1}) enthält, wird unmittelbar vor Gebrauch mit natriumchloridhaltiger Phosphat-Pufferlösung im Verhältnis 1 zu 50 verdünnt). Die Flasche wird verschlossen und geschwenkt, um den Zellrasen zu waschen. Der Überschuß an Trypsin-Lösung wird verworfen.
- Die Zellkulturflaschen werden 5 bis 10 min lang bei 37 °C inkubiert. Mit bloßem Auge oder mit Hilfe eines Mikroskops wird geprüft, ob sich die Zellen von der Oberfläche der Flasche abgelöst haben. Unter dem Mikroskop erscheinen die Zellen einzeln oder agglutiniert (im Zellverband) frei schwebend. Die Flaschen werden kräftig geschüttelt, damit sich alle Zellen von der Wand ablösen. Anschließend werden etwa 5 ml Zellkulturmedium A zugesetzt und kräftig geschüttelt, um eine Suspension von Einzelzellen zu erhalten.
- Um Zellsuspensionen für die Bestimmung der Aktivität zu gewinnen, werden die Zellen und das Nährmedium durch wiederholtes Ansaugen und Ablassen mit Hilfe einer Pipette vorsichtig suspendiert, damit Aggregate in einzelne Zellen zerfallen. Die Zellen werden gezählt. Eine Konzentration von $6 \cdot 10^5$ Zellen je Milliliter wird eingestellt.

3.2 Vermehrung des EMC-Virus

Das EMC-Virus wird in L-929-Zellen der Maus vermehrt, um eine Virus-Stammsuspension zu gewinnen. Die Kulturen der L-929-Zellen werden, wie für die Hep2c-Zellen beschrieben, mit Trypsin behandelt und für Passagen gewonnen. *(Hinweis: Ist das Zellwachstum ungenügend, kann es sich als notwendig erweisen, das neo-*

Allg. Texte

natale Kälberserum durch fetales Kälberserum zu ersetzen.)

Mehrere Flaschen mit Kulturen von L-929-Zellen, die Konfluenz zeigen, werden verwendet. Das Zellkulturmedium wird aus den Flaschen abgegossen. Die Suspension wird mit Zellkulturmedium B so verdünnt, daß die Viruskonzentration etwa $2{,}5 \cdot 10^8$ PBE je Milliliter beträgt. Jeder Flasche werden 2 ml einer Suspension von EMC-Virus zugesetzt. Wenn die Zellkulturflaschen $4 \cdot 10^7$ bis $6 \cdot 10^7$ L-929-Zellen enthalten, beträgt das Verhältnis etwa 10 PBE je Zelle. Vorsichtig wird die Virussuspension auf dem Zellrasen unter Umschwenken der Zellkulturflasche verteilt. Die Flaschen werden etwa 1 h lang im Inkubator stehengelassen, wobei der *p*H-Wert des Kulturmediums zwischen 7,4 und 7,8 gehalten wird.

Nach Adsorption des EMC-Virus werden jeder Zellkulturflasche etwa 40 ml Zellkulturmedium B zugesetzt. Die Flaschen werden 30 h lang bei 37 °C inkubiert. Der *p*H-Wert des Nährmediums wird zwischen 7,4 und 7,8 gehalten, um eine maximale Virusausbeute zu erzielen. Der Zellkulturüberstand wird entnommen und bei etwa 40 °C aufbewahrt.

Die Zellkulturflaschen werden bei –20 °C gehalten, so daß der Zellrasen gefriert. Anschließend werden bei Raumtemperatur etwa 5 ml Zellkulturmedium zugesetzt. Die Flaschen werden geschüttelt, bis die Zellmembranen reißen. Der Inhalt jeder Flasche wird in das Gefäß mit dem Zellkulturüberstand und diese Mischung ihrerseits in 50-ml-Zentrifugenröhrchen aus Kunststoff überführt. Die Zentrifugenröhrchen werden etwa 10 min lang bei etwa 500 *g* zentrifugiert, um die Zelltrümmer abzutrennen. Der klare Überstand wird in Glasröhrchen mit Schraubverschlüssen in Volumenanteilen von 20, 10, 5, 1, 0,5 oder 0,2 ml je nach Bedarf verteilt und bei –70 °C aufbewahrt. Größere Volumen können aufgetaut, in kleinere Mengen abgeteilt und falls erforderlich wieder eingefroren werden. Zu beachten ist, daß die Stammsuspension von EMC-Virus den anfänglichen Titer nur behält, falls sie ohne Unterbrechung bei etwa –70 °C aufbewahrt wird. Wiederholtes Einfrieren und Auftauen oder Aufbewahren bei höheren Temperaturen als –20 °C haben eine progressive Verminderung des Titers zur Folge.

3.3 Methode zur Bestimmung der Aktivität

3.3.1 Bestimmung des Dosis-Wirkungs-Bereichs

Herstellung der Interferon-Lösungen

Der geeignete Interferon-Standard (zum Beispiel ein WHO-Standard eines spezifischen Sub-Typs von Interferon) wird mit Zellkulturmedium A verdünnt, um eine Verdünnungsreihe mit dem Faktor 10 im Dosis-Bereich von 1000 bis 0,001 I.E. je Milliliter herzustellen. In jede Vertiefung einer Mikrotiterplatte mit 96 Vertiefungen werden 100 µl Zellkulturmedium A eingefüllt. In alle Vertiefungen, mit Ausnahme derjenigen, die als Virus-Kontrollen dienen, werden etwa 100 µl einer der Verdünnungen der Standardzubereitung zugesetzt. Der Inhalt wird mit einer 100-µl-Mehrkanal-Pipette sorgfältig gemischt.

Verteilen der Zellsuspension

Eine Suspension, die etwa $6 \cdot 10^5$ Hep2c-Zellen je Milliliter Zellkulturmedium A enthält, wird in eine sterile Petrischale aus Kunststoff gegossen und anschließend mit einer 100-µl-Mehrkanal-Pipette in die Vertiefungen der Mikrotiterplatte eingefüllt.

Die Mikrotiterplatten werden im Brutschrank etwa 24 h lang bei 37 °C in einer Atmosphäre mit 5 Prozent CO_2 inkubiert.

Infizieren mit Virus

Auf dieser Stufe wird unter einem Umkehr-Mikroskop überprüft, ob die Hep2c-Zellen im Zellrasen Konfluenz zeigen, weitgehend gleichmäßig verteilt und gesund sind sowie die richtige Morphologie aufweisen.

Danach wird der größte Teil der Zellkulturflüssigkeit in den Vertiefungen der Mikrotiterplatte wie folgt entfernt: Die Platte wird mit den Öffnungen der Vertiefungen nach unten geschüttelt und mit Fließpapier verbleibende Zellkulturflüssigkeit abgesaugt (in der Folge wird die Zellkulturflüssigkeit immer auf diese Weise entfernt). Die Stammsuspension von EMC-Virus wird mit frischem Zellkulturmedium A so verdünnt, daß der Titer an infektiösem Material etwa $3 \cdot 10^7$ PBE je Milliliter beträgt. *(Hinweis: Für jede Platte werden etwa 20 ml verdünnte Virussuspension benötigt. Zusätzlich werden 5 bis 10 Prozent des Volumens an Virussuspension bereitgestellt.)* Die verdünnte Virussuspension wird in eine sterile Petrischale von 9 cm Durchmesser gegossen und mit einer 200-µl-Mehrkanalpipette in alle Vertiefungen der Mikrotiterplatte einschließlich derjenigen, die als Virus-Kontrollen dienen, gegeben. Ausgenommen sind diejenigen Vertiefungen, die mit 200 µl Zellkulturmedium A ohne Virus versetzt werden (Zell-Kontrollen).

Die Mikrotiterplatten werden im Brutschrank etwa 24 h lang bei 37 °C in einer Atmosphäre mit 5 Prozent CO_2 inkubiert.

Färbung

Die Mikrotiterplatten werden unter dem Mikroskop geprüft, um den durch EMC-Virus bedingten zytopathogenen Effekt in den Kontrollansätzen (Virus-Kontrollen) zu bestätigen. Die Zeitspanne, bis der maximale zytopathogene Effekt auftritt, kann von einer Bestimmung der Aktivität zur andern variieren, weil die Reaktion der Hep2c-Zellen bei Inokulation mit Virus während einer vorgegebenen Zeit in kontinuierlicher Zellkultur variiert.

Der größte Teil des Zellkulturmediums in den Vertiefungen der Mikrotiterplatte wird zur Dekontamination in eine geeignete Lösung gegossen (zum Beispiel Natriumhypochlorit-Lösung). In die Vertiefungen wird natriumchloridhaltige Phosphat-Pufferlösung *p*H 7,4 *R* gegeben, die anschließend in die Dekontaminationslösung gegossen wird. In jede Vertiefung der Mikrotiterplatte werden 150 µl Färbelösung eingefüllt. Die Mikrotiterplatte wird etwa 30 min lang zum Färben der Zellen bei Raumtemperatur stehengelassen. Danach wird die Färbelösung in die Dekontaminationslösung gegossen. Etwa 150 µl Fixierlösung werden in die Vertiefungen der Mikrotiterplatte gegeben, 10 min lang bei Raumtemperatur einwirken gelassen und in die Dekontaminationslösung entleert. Um die Zellrasen zu waschen, werden die Platten in ein Kunststoffgefäß mit fließendem Wasser eingetaucht. Das Wasser wird abgegossen. Die Platten werden an der Plattenoberfläche mit saugfähigem Fließpapier und anschließend bei 20 bis 37 °C bis zur vollständigen Entfernung der Feuchtigkeit getrocknet.

In jede Vertiefung der Mikrotiterplatte werden 150 µl Natriumhydroxid-Lösung ($0{,}1 \text{ mol} \cdot l^{-1}$) gegeben. Der

Farbstoff wird ausgewaschen. Dabei werden die Platten schwach geschüttelt oder durch Klopfen gegen den Handrücken bewegt. Wenn die Färbung in den Vertiefungen der Mikrotiterplatte gleichmäßig ist, kann die Messung mit Hilfe der Spektroskopie erfolgen.

Die Absorption wird zwischen 610 und 620 nm mit Hilfe eines Meßgeräts für Mikrotiterplatten gegen etwa 150 µl Natriumhydroxid-Lösung (0,1 mol · l^{-1}) als Kompensationsflüssigkeit in einer Vertiefung oder in einer Reihe von Vertiefungen der Mikrotiterplatte gemessen.

Die Konzentrationen des Interferon-Standards, die der maximalen und minimalen Hemmung des zytopathogenen Effekts entsprechen, werden ermittelt. Diese Konzentrationen definieren den Meßbereich bei der Bestimmung der Aktivität.

3.3.2 Bestimmung der Aktivität

Die Bestimmung der Aktivität wird wie vorstehend beschrieben durchgeführt unter Verwendung

- einer Reihe von Verdünnungen der Substanz im Verhältnis 1:2 in Zellkulturmedium A als Untersuchungslösungen, deren Konzentrationen über den Meßbereich für die Bestimmung verteilt sind
- einer Reihe von Verdünnungen des geeigneten Standards (zum Beispiel WHO-Standard eines spezifischen Sub-Typs von Interferon) in Zellkulturmedium A im Verhältnis 1:2 als Standardlösungen, deren Konzentrationen über den Meßbereich für die Bestimmung verteilt sind.

3.3.3 Auswertung der Ergebnisse

Die Ergebnisse der Bestimmung der antiviralen Aktivität folgen im allgemeinen einer sigmoiden Dosis-Wirkungs-Kurve, wenn die Konzentration von Interferon als Logarithmus des reziproken Werts der Verdünnung gegen die Absorption aufgetragen wird.

Für die Untersuchungslösungen und die Referenzlösungen wird die Konzentration von Interferon als Logarithmus des reziproken Werts der Verdünnung gegen die Absorption aufgetragen. Die Auswertung erfolgt ausschließlich im linearen Bereich. Der Gehalt an Interferon wird durch Vergleich der mit der Untersuchungslösung und den Standardlösungen erhaltenen Meßwerte berechnet, wobei die übliche statistische Auswertung des Parallelenmodells zugrunde gelegt wird.

4. Validierung anderer Verfahren

4.1 Auswahl von Zellinie und Virus

Andere Kombinationen von Zellinie und Virus werden zur Bestimmung der antiviralen Aktivität von Interferonen eingesetzt, zum Beispiel das EMC-Virus mit Lungenepitheliomzellen A549, das Semliki-Forest-Virus (SF-Virus) oder das Sindbis-Virus mit Fibroblasten vom Menschen, das Virus der vesikulären Stomatitis mit diploiden Fibroblasten vom Menschen, mit einer Amnionzellinie WISH vom Menschen oder mit einer Nierenzellinie vom Rind (Madin-Darby). Die gewählte Kombination von Zellinie und Virus ist im allgemeinen diejenige, bei der die Aktivität der zu bestimmenden Interferon-Zubereitung mit der größten Empfindlichkeit nachgewiesen werden kann und die Aktivitäten der zu bestimmenden Zubereitung und dem Interferon-Standard parallel verlaufen.

4.2 Wahl der Vitalfärbetechnik

Mit der zuvor beschriebenen Färbetechnik wird die übriggebliebene Anzahl der lebensfähigen Zellen gemessen. Andere Färbetechniken werden ebenfalls angewendet, insbesondere die Färbung mit Methylviolett oder Kristallviolett, oder die Methode der Umwandlung von Thiazolylblau (MTT). In jedem Fall ist das Kriterium für die Wahl der Methode die lineare Beziehung zwischen Färbung und Anzahl lebensfähiger Zellen sowie eine ausreichende Empfindlichkeit.

4.3 Statistische Validierung

Wie für alle Bestimmungen der Aktivität nach dem Parallelenmodell muß die Bestimmung der antiviralen Aktivität den üblichen statistischen Anforderungen an die Linearität, die Parallelität und die Varianz entsprechen.

4.4 Validierung des Prüfplans

Wie für alle Bestimmungen der Aktivität in Mikrotiterplatten muß der verwendete Prüfplan validiert sein. Insbesondere ist es wichtig, mögliche Fehler, die durch eine nicht zufällige Verteilung der Lösungen in die Vertiefungen der Mikrotiterplatte oder den Randeffekt der Platte bedingt sind, zu erkennen und auszuschalten, indem der Plan für die Bestimmung der Aktivität randomisiert oder die Vertiefungen am Rand der Mikrotiterplatte nicht benutzt werden.

Reagenzien und Zellkulturmedien

Zellkulturmedium A (mit 10 Prozent neonatalem Kälberserum)

Kulturmedium RPMI 1640, falls erforderlich mit Antibiotika-Zusatz (Penicillin 10 000 I.E. je Milliliter; Streptomycin 10 ng · ml^{-1})	450 ml
L-Glutamin, 200 mmol · l^{-1}, steril	5 ml
Neonatales Kälberserum	50 ml

Zellkulturmedium B (mit 2 Prozent fetalem Kälberserum)

Kulturmedium RPMI 1640, falls erforderlich mit Antibiotika-Zusatz (Penicillin 10 000 I.E. je Milliliter; Streptomycin 10 ng · ml^{-1})	490 ml
L-Glutamin, 200 mmol · l^{-1}, steril	5 ml
Fetales Kälberserum	10 ml

Färbelösung

Naphthalinschwarz	0,5 g
Essigsäure 99 %	90 ml
Natriumacetat, wasserfreies	8,2 g
Wasser	zu 1000 ml

Fixierlösung

Formaldehyd-Lösung 40 %	100 ml
Essigsäure 99 %	90 ml
Natriumacetat, wasserfreies	8,2 g
Wasser	zu 1000 ml

Allg. Texte

5.7 Tabelle mit physikalischen Eigenschaften der im Arzneibuch erwähnten Radionuklide

Die nachstehende Tabelle ergänzt die allgemeine Monographie **Radioaktive Arzneimittel (Radiopharmaceutica)**.

Die Werte entstammen der Datenbank des National Nuclear Data Center (NNDC) des Brookhaven National Laboratory, Upton, N.Y., USA. Der direkte Zugang ist möglich via Internet unter der Adresse: http://www.nndc.bnl.gov/nndc/nudat/radform.html

Wenn eine andere Datenquelle verwendet wurde (neuere Daten), wird ausdrücklich darauf hingewiesen.

Weitere Datenquellen:

* DAMRI (Département des Applications et de la Métrologie des Rayonnements Ionisants, CEA Gif-sur-Yvette, France)

** PTB (Physikalisch-Technische Bundesanstalt, Braunschweig, Deutschland)

*** NPL (National Physical Laboratory, Teddington, Middlesex, UK).

Die Unsicherheit der Halbwertszeiten ist in Klammern angegeben. Grundsätzlich entsprechen die Ziffern in Klammern der Standard-Unsicherheit der entsprechenden letzten Ziffern des angegebenen numerischen Werts („Guide to the Expression of Uncertainty in measurement", International Organisation for Standardisation (ISO), 1993, ISBN 92-67-10188-9 oder „Guide pour l'expression de l'incertitude de mesure", organisation internationale de normalisation (ISO), 1995, ISBN 92-67-20188-3).

Die folgenden Abkürzungen werden verwendet:

e_A = Auger-Elektronen
e_C = Konversionselektronen
β^- = Elektronen
β^+ = Positronen
γ = Gammastrahlung
X = Röntgenstrahlung

Radionuklid	Halbwertszeit	Elektronenstrahlung			Photonenstrahlung		
		Art	Energie (MeV)	Emissionswahrscheinlichkeit (je 100 Zerfälle)	Art	Energie (MeV)	Emissionswahrscheinlichkeit (je 100 Zerfälle)
(^{3}H) Tritium	*12,33 (6) Jahre	*β^-	*0,006$^{(I)}$ (max.: 0,019)	*100			
(^{11}C) Kohlenstoff-11	20,385 (20) min	β^+	0,386$^{(I)}$ (max.: 0,960)	99,8	γ	0,511	199,5$^{(II)}$
(^{13}N) Stickstoff-13	9,965 (4) min	β^+	0,492$^{(I)}$ (max.: 1,198)	99,8	γ	0,511	199,6$^{(II)}$
(^{15}O) Sauerstoff-15	122,24 (16) s	β^+	0,735$^{(I)}$ (max.: 1,732)	99,9	γ	0,511	199,8$^{(II)}$
(^{18}F) Fluor-18	109,77 (5) min	β^+	0,250$^{(I)}$ (max.: 0,633)	96,7	γ	0,511	193,5$^{(II)}$
(^{32}P) Phosphor-32	14,26 (4) d	β^-	0,695$^{(I)}$ (max.: 1,71)	100			
(^{33}P) Phosphor-33	25,34 (12) d	β^-	0,076$^{(I)}$ (max.: 0,249)	100			
(^{35}S) Schwefel-35	87,51 (12) d	β^-	0,049$^{(I)}$ (max.: 0,167)	100			
(^{51}Cr) Chrom-51	27,7025 (24) d	e_A	0,004	67	X	0,005	22,3
					γ	0,320	9,9

(I) Mittlere Energie des Betaspektrums.
(II) Maximale Emissionswahrscheinlichkeit entsprechend einem totalen Zerfall in der Quelle je 100 Zerfälle.

Radionuklid	Halbwertszeit	Elektronenstrahlung			Photonenstrahlung		
		Art	Energie (MeV)	Emissionswahrscheinlichkeit (je 100 Zerfälle)	Art	Energie (MeV)	Emissionswahrscheinlichkeit (je 100 Zerfälle)
(^{56}Co) Cobalt-56	77,27 (3) d	e_A	0,006	47	X	0,006–0,007	25
		β^+	0,179 (I)	0,9	γ	0,511	38,0 (II)
			0,631 (I)	18,1		0,847	100,0
						1,038	14,1
						1,175	2,2
						1,238	66,1
						1,360	4,3
						1,771	15,5
						2,015	3,0
						2,035	7,8
						2,598	17,0
						3,202	3,1
						3,253	7,6
(^{57}Co) Cobalt-57	271,79 (9) d	$e_A + e_C$	0,006–0,007	177,4	X	0,006–0,007	57
		e_C	0,014	7,4	γ	0,014	9,2
			0,115	1,8		0,122	85,6
			0,129	1,3		0,136	10,7
						0,692	0,15
(^{58}Co) Cobalt-58	70,86 (7) d	e_A	0,006	49,4	X	0,006–0,007	26,3
		β^+	0,201 (I)	14,9	γ	0,511	29,9 (II)
						0,811	99,4
						0,864	0,7
						1,675	0,5
(^{60}Co) Cobalt-60	5,2714 (5) Jahre	β^-	0,096 (I)	99,9	γ	1,173	100,0
			(max.: 0,318)			1,333	100,0
(^{66}Ga) Gallium-66	9,49 (7) h	e_A	0,008	21	X	0,009–0,010	19,1
		β^+	0,157 (I)	1	γ	0,511	112 (II)
			0,331 (I)	0,7		0,834	5,9
			0,397 (I)	3,8		1,039	37
			0,782 (I)	0,3		1,333	1,2
			1,90 (I)	50		1,919	2,1
						2,190	5,6
						2,423	1,9
						2,752	23,4
						3,229	1,5
						3,381	1,5
						3,792	1,1
						4,086	1,3
						4,295	4,1
						4,807	1,8
(^{67}Ga) Gallium-67	3,2612 (6) d	e_A	0,008	62	X	0,008–0,010	57
		e_C	0,082–0,084	30,4	γ	0,091–0,093	42,4
			0,090–0,092	3,6		0,185	21,2
			0,175	0,3		0,209	2,4
						0,300	16,8
						0,394	4,7
						0,888	0,15
(^{68}Ge) Germanium-68 im Gleichgewicht mit (^{68}Ga) Gallium-68	270,82 (27) d	e_A	0,008	42,4	X	0,009–0,010	44,1
		β^+	0,353 (I)	1,2	γ	0,511	178,3
	(^{68}Ga: 67,629 (24) min)		0,836 (I)	88,0		1,077	3,0

(I) Mittlere Energie des Betaspektrums.
(II) Maximale Emissionswahrscheinlichkeit entsprechend einem totalen Zerfall in der Quelle je 100 Zerfälle.

Radionuklid	**Halbwertszeit**	**Elektronenstrahlung**			**Photonenstrahlung**		
		Art	**Energie (MeV)**	**Emissions-wahrschein-lichkeit (je 100 Zerfälle)**	**Art**	**Energie (MeV)**	**Emissions-wahrschein-lichkeit (je 100 Zerfälle)**
(^{68}Ga) Gallium-68	67,629 (24) min	e_A β^+	0,008 0,353(I) 0,836(I)	5,1 1,2 88,0	X γ	0,009–0,010 0,511 1,077	4,7 178,3 3,0
(^{81m}Kr) Krypton-81m	13,10 (3) s	e_C	0,176 0,189	26,4 4,6	X γ	0,012–0,014 0,190	17,0 67,6
(^{81}Rb) Rubidium-81 im Gleichgewicht mit (^{81m}Kr) Krypton-81m	4,576 (5) h (^{81m}Kr: 13,10 (3) s)	e_A e_C β^+	0,011 0,176 0,188 0,253(I) 0,447(I)	31,3 25,0 4,3 1,8 25,0	X γ	0,013–0,014 0,190 0,446 0,457 0,510 0,511 0,538	57,2 64 23,2 3,0 5,3 54,2 2,2
(^{89}Sr) Strontium-89 im Gleichgewicht mit (^{89m}Y) Yttrium-89m	50,53 (7) d (^{89m}Y: 16,06 (4) s)	β^-	0,583(I) (max.: 1,492)	99,99	γ	0,909	0,01
(^{90}Sr) Strontium-90 im Gleichgewicht mit (^{90}Y) Yttrium-90	28,74 (4) Jahre (^{90}Y: 64,10 (8) h)	β^-	0,196(I) (max.: 0,546)	100			
(^{90}Y) Yttrium-90	64,10 (8) h	β^-	0,934(I) (max.: 2,280)	100			
(^{99}Mo) Molybdän-99 im Gleichgewicht mit (^{99m}Tc) Technetium-99m	65,94 (1) h (^{99m}Tc: 6,01 (1) h)	β^-	0,133(I) 0,290(I) 0,443(I)	16,4 1,1 82,4	X γ	0,018–0,021 0,041 0,141 0,181 0,366 0,740 0,778	3,6 1,1 4,5 6 1,2 12,1 4,3
(^{99m}Tc) Technetium-99m	6,01 (1) h	e_C e_A e_C	0,002 0,015 0,120 0,137–0,140	74 2,1 9,4 1,3	X γ	0,018–0,021 0,141	7,3 89,1
(^{99}Tc) Technetium-99	2,11 · 10^5 Jahre	β^-	0,085(I) (max.: 0,294)	100			
(^{103}Ru) Ruthenium-103 im Gleichgewicht mit (^{103m}Rh) Rhodium-103m	39,26 (2) d (^{103m}Rh: 56,114 (20) min)	$e_A + e_C$ e_C β^-	0,017 0,030–0,039 0,031(I) 0,064(I)	12 88,3 6,6 92,2	X γ	0,020–0,023 0,497 0,610	9,0 91 5,8

(I) Mittlere Energie des Betaspektrums.
(II) Maximale Emissionswahrscheinlichkeit entsprechend einem totalen Zerfall in der Quelle je 100 Zerfälle.

Radionuklid	**Halbwertszeit**	**Elektronenstrahlung**			**Photonenstrahlung**		
		Art	**Energie (MeV)**	**Emissionswahrscheinlichkeit (je 100 Zerfälle)**	**Art**	**Energie (MeV)**	**Emissionswahrscheinlichkeit (je 100 Zerfälle)**
(^{110}In) Indium-110	4,9 (1) h	e_A	0,019	13,4	X	0,023–0,026	70,5
					γ	0,642	25,9
						0,658	98,3
						0,885	92,9
						0,938	68,4
						0,997	10,5
(^{110m}In) Indium-110m	69,1 (5) min	e_A	0,019	5,3	X	0,023–0,026	27,8
		β^+	1,015[I]	61	γ	0,511	123,4[II]
						0,658	97,8
						2,129	2,1
(^{111}In) Indium-111	2,8047 (5) d	e_A	0,019	15,6	X	0,003	6,9
						0,023–0,026	82,3
		e_C	0,145	7,8			
			0,167–0,171	1,3	γ	0,171	90,2
			0,219	4,9		0,245	94,0
			0,241–0,245	1,0			
(^{114m}In) Indium-114m	49,51 (1) d	e_C	0,162	40	X	0,023–0,027	36,3
im Gleichgewicht mit			0,186–0,190	40			
(^{114}In) Indium-114		*β^-	0,777[I]	95	γ	0,190	15,6
			(max.: 1,985)			0,558	3,2
	$(^{114}In$: 71,9 (1) s)					0,725	3,2
(^{121m}Te) Tellur-121m	154,0 (7) d	e_A	0,003	88,0	X	0,026–0,031	50,5
im Gleichgewicht mit			0,022–0,023	7,4			
(^{121}Te) Tellur-121					γ	0,212	81,4
		e_C	0,050	33,2		1,102	2,5
			0,077	40,0			
	$(^{121}Te$: 19,16 (5) d)		0,180	6,1			
(^{121}Te) Tellur-121	**19,16 (5) d	e_A	0,022	11,6	X	0,026–0,030	75,6
					γ	0,470	1,4
						0,508	17,7
						0,573	80,3
(^{123}I) Iod-123	13,27 (8) h	e_A	0,023	12,3	X	0,004	9,3
						0,027–0,031	86,6
		e_C	0,127	13,6			
			0,154	1,8	γ	0,159	83,3
			0,158	0,4		0,346	0,1
						0,440	0,4
						0,505	0,3
						0,529	1,4
						0,538	0,4
(^{125}I) Iod-125	59,402 (14) d	$e_A + e_C$	0,004	80	X	0,004	15,5
			0,023–0,035	33		0,027	114
						0,031	26
					γ	0,035	6,7

(I) Mittlere Energie des Betaspektrums.
(II) Maximale Emissionswahrscheinlichkeit entsprechend einem totalen Zerfall in der Quelle je 100 Zerfälle.

Allg. Texte

Radionuklid	**Halbwertszeit**	**Elektronenstrahlung**			**Photonenstrahlung**		
		Art	**Energie (MeV)**	**Emissionswahrscheinlichkeit (je 100 Zerfälle)**	**Art**	**Energie (MeV)**	**Emissionswahrscheinlichkeit (je 100 Zerfälle)**
(^{126}I) Iod-126	13,11 (5) d	e_A	0,023	6	X	0,027–0,031	42,2
		e_C	0,354	0,5	γ	0,388	34
			0,634	0,1		0,491	2,9
						0,511	2,3[II]
		β^-	0,109[I]	3,6		0,666	33
			0,290[I]	32,1		0,754	4,2
			0,459[I]	8,0		0,880	0,8
						1,420	0,3
		β^+	0,530[I]	1			
(^{131}I) Iod-131	8,02070 (11) d	e_C	0,46	3,5	X	0,029–0,030	3,9
			0,330	1,6			
					γ	0,080	2,6
		β^-	0,069[I]	2,1		0,284	6,1
			0,097[I]	7,3		0,365	81,7
			0,192[I]	89,9		0,637	7,2
						0,723	1,8
(^{131m}Xe) Xenon-131m	11,84 (7) d	e_A	0,025	6,8	X	0,004	8,3
						0,030	44,0
		e_C	0,129	61		0,034	10,2
			0,159	28,5			
			0,163	8,3	γ	0,164	2,0
(^{133}I) Iod-133 (zerfällt zu radioaktivem Xenon-133)	20,8 (1) h	β^-	0,140[I]	3,8	γ	0,530	87
			0,162[I]	3,2		0,875	4,5
			0,299[I]	4,2		1,298	2,4
			0,441[I]	83			
(^{133}Xe) Xenon-133	5,243 (1) d	e_A	0,026	5,8	X	0,004	6,3
						0,031	40,3
						0,035	9,4
		e_C	0,045	55,1			
			0,075–0,080	9,9			
					γ	0,080	38,3
		β^-	0,101[I]	99,0			
(^{133m}Xe) Xenon-133m (zerfällt zu radioaktivem Xenon-133)	2,19 (1) d	e_A	0,025	7	X	0,004	7,8
						0,030	45,9
		e_C	0,199	64,0		0,034	10,6
			0,228	20,7			
			0,232	4,6	γ	0,233	10,0
(^{135}I) Iod-135 (zerfällt zu radioaktivem Xenon-135)	6,57 (2) h	β^-	0,140[I]	7,4	γ	*0,527	13,8
			0,237[I]	8		0,547	7,2
			0,307[I]	8,8		0,837	6,7
			0,352[I]	21,9		1,039	8,0
			0,399[I]	8		1,132	22,7
			0,444[I]	7,5		1,260	28,9
			0,529[I]	23,8		1,458	8,7
						1,678	9,6
						1,791	7,8

(I) Mittlere Energie des Betaspektrums.
(II) Maximale Emissionswahrscheinlichkeit entsprechend einem totalen Zerfall in der Quelle je 100 Zerfälle.

Radionuklid	Halbwertszeit	Elektronenstrahlung			Photonenstrahlung		
		Art	Energie (MeV)	Emissions-wahrschein-lichkeit (je 100 Zerfälle)	Art	Energie (MeV)	Emissions-wahrschein-lichkeit (je 100 Zerfälle)
(^{135}Xe) Xenon-135	9,14 (2) h	e_C	0,214	5,5	X	0,031–0,035	5,0
		β^-	0,171	3,1	γ	0,250	90,2
			0,308	96,0		0,608	2,9
(^{137}Cs) Caesium-137	30,04 (3) Jahre	e_A	0,026	0,8	X	0,005	1
im Gleichgewicht mit						0,032–0,036	7
(^{137m}Ba) Barium-137m		e_C	0,624	8,0			
			0,656	1,4	γ	0,662	85,1
		β^-	0,174[I]	94,4			
	(^{137m}Ba: 2,552 (1) min)		0,416[I]	5,6			
(^{200}Tl) Thallium-200	26,1 (1) h	e_C	0,285	3,4	X	0,010	32,0
			0,353	1,4		0,069–0,071	63,3
						0,08	17,5
		β^+	0,495[I]	0,3			
					γ	0,368	87,2
						0,579	13,8
						0,828	10,8
						1,206	29,9
						1,226	3,4
						1,274	3,3
						1,363	3,4
						1,515	4,0
(^{201}Pb) Blei-201	9,33 (3) h	e_A	0,055	3	X	0,070–0,073	69
(zerfällt zu radioaktivem						0,083	19
Thallium-201)		e_C	0,246	8,5			
			0,276	2	γ	0,331	79
			0,316	2,3		0,361	9,9
						0,406	2,0
						0,585	3,6
						0,692	4,3
						0,767	3,2
						0,826	2,4
						0,908	5,7
						0,946	7,9
						1,099	1,8
						1,277	1,6
(^{201}Tl) Thallium-201	72,912 (17) h	e_C	0,016–0,017	17,7	X	0,010	46,0
			0,027–0,029	4,1		0,069–0,071	73,7
			0,052	7,2		0,080	20,4
			0,084	15,4			
			0,153	2,6	γ	0,135	2,6
						0,167	10,0
(^{202}Tl) Thallium-202	12,23 (2) d	e_A	0,054	2,8	X	0,010	31,0
						0,069–0,071	61,6
		e_C	0,357	2,4		0,080	17,1
					γ	0,440	91,4

(I) Mittlere Energie des Betaspektrums.
(II) Maximale Emissionswahrscheinlichkeit entsprechend einem totalen Zerfall in der Quelle je 100 Zerfälle.

Radionuklid	**Halbwertszeit**	**Elektronenstrahlung**			**Photonenstrahlung**		
		Art	**Energie (MeV)**	**Emissions-wahrschein-lichkeit (je 100 Zerfälle)**	**Art**	**Energie (MeV)**	**Emissions-wahrschein-lichkeit (je 100 Zerfälle)**
(^{203}Pb) Blei-203	51,873 (9) h	e_A	0,055	3,0	X	0,010 0,071–0,073	37,0 69,6
		e_C	0,194	13,3		0,083	19,4
					γ	0,279 0,401	80,8 3,4

(I) Mittlere Energie des Betaspektrums.
(II) Maximale Emissionswahrscheinlichkeit entsprechend einem totalen Zerfall in der Quelle je 100 Zerfälle.

A

1998, 1281

Aceclofenac

Aceclofenacum

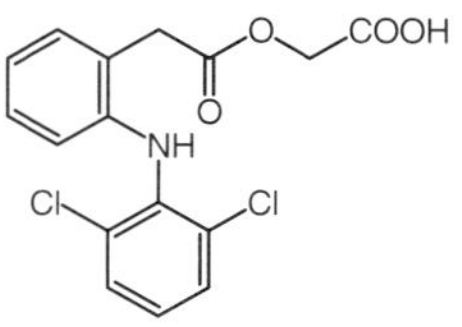

$C_{16}H_{13}Cl_2NO_4$ M_r 354,2

Definition

Aceclofenac enthält mindestens 99,0 und höchstens 101,0 Prozent 2-[[2-[2-[(2,6-Dichlorphenyl])amino]phenyl]acetyl]oxy]essigsäure, berechnet auf die getrocknete Substanz.

Eigenschaften

Weißes bis fast weißes, kristallines Pulver; praktisch unlöslich in Wasser, leicht löslich in Aceton und Dimethylformamid, löslich in Ethanol und Methanol.

Prüfung auf Identität

1: B.

2: A, C.

A. 50,0 mg Substanz werden in Methanol *R* zu 100,0 ml gelöst. 2,0 ml Lösung werden mit Methanol *R* zu 50,0 ml verdünnt. Diese Lösung, zwischen 220 und 370 nm gemessen, zeigt ein Absorptionsmaximum (2.2.25) bei 275 nm. Die spezifische Absorption, im Maximum gemessen, liegt zwischen 320 und 350.

B. Die Prüfung erfolgt mit Hilfe der IR-Spektroskopie (2.2.24) durch Vergleich des Spektrums der Substanz mit dem von Aceclofenac *CRS*.

C. Etwa 10 mg Substanz werden in 10 ml Ethanol 96 % *R* gelöst. 1 ml Lösung wird mit 0,2 ml einer frisch hergestellten Mischung gleicher Volumteile einer Lösung von Kaliumhexacyanoferrat(III) *R* ($6\ g \cdot l^{-1}$) und einer Lösung von Eisen(III)-chlorid *R* ($9\ g \cdot l^{-1}$) versetzt. Nach 5 min langem Stehenlassen unter Lichtschutz werden 3 ml einer Lösung von Salzsäure *R* ($10{,}0\ g \cdot l^{-1}$) zugesetzt. Wird 15 min lang unter Lichtschutz stehengelassen, entwickelt sich eine blaue Färbung, und ein Niederschlag entsteht.

Prüfung auf Reinheit

Verwandte Substanzen: Die Prüfung erfolgt mit Hilfe der Flüssigchromatographie (2.2.29).

Untersuchungslösung: 0,10 g Substanz werden in der mobilen Phase zu 50,0 ml gelöst.

Referenzlösung a: Eine 5,0 mg Diclofenac entsprechende Menge Diclofenac-Natrium *CRS* wird in der mobilen Phase zu 50,0 ml gelöst.

Referenzlösung b: 2,0 ml Referenzlösung a werden mit der mobilen Phase zu 50,0 ml verdünnt.

Referenzlösung c: 5,0 ml Referenzlösung a werden mit 0,25 ml Untersuchungslösung versetzt und mit der mobilen Phase zu 50,0 ml verdünnt.

Die Chromatographie kann durchgeführt werden mit

- einer Säule aus rostfreiem Stahl von 0,15 m Länge und 4,0 mm innerem Durchmesser, gepackt mit butylsilyliertem Kieselgel zur Chromatographie *R* (5 µm)
- einer Mischung als mobile Phase bei einer Durchflußrate von 1 ml je Minute von 225 Volumteilen Acetonitril *R*, 225 Volumteilen Tetrahydrofuran *R* und 550 Volumteilen einer Lösung von Essigsäure 98 % *R* ($1{,}2\ g \cdot l^{-1}$), deren *p*H-Wert mit einer Lösung von Natriumhydroxid *R* ($40\ g \cdot l^{-1}$) auf 3,5 eingestellt wurde
- einem Spektrometer als Detektor bei einer Wellenlänge von 275 nm.

10 µl Referenzlösung c werden eingespritzt. Werden die Chromatogramme unter den vorgeschriebenen Bedingungen aufgezeichnet, betragen die Retentionszeiten für Aceclofenac etwa 4 min und für Diclofenac etwa 7 min. Die Empfindlichkeit des Systems wird so eingestellt, daß die Höhe der beiden Hauptpeaks im Chromatogramm der Referenzlösung c mindestens 50 Prozent des maximalen Ausschlags beträgt. Die Prüfung darf nur ausgewertet werden, wenn die Auflösung zwischen den Peaks von Aceclofenac und Diclofenac mindestens 8,0 beträgt.

Je 10 µl Untersuchungslösung und Referenzlösung b werden eingespritzt. Die Chromatographie erfolgt über eine Dauer, die der 10fachen Retentionszeit des Hauptpeaks entspricht. Im Chromatogramm der Untersuchungslösung darf keine Peakfläche, mit Ausnahme der des Hauptpeaks, größer sein als die Fläche des Hauptpeaks im Chromatogramm der Referenzlösung b (0,2 Prozent); die Summe aller Peakflächen, mit Ausnahme der des Hauptpeaks, darf nicht größer sein als das 2,5fache der Fläche des Hauptpeaks im Chromatogramm der Referenzlösung b (0,5 Prozent). Peaks, deren Fläche kleiner ist als das 0,2fache der Fläche des Hauptpeaks im Chromatogramm der Referenzlösung b, werden nicht berücksichtigt.

Schwermetalle (2.4.8): 2,0 g Substanz werden in einem Quarztiegel mit 2 ml Schwefelsäure *R* befeuchtet. Die Temperatur wird bis zum Glühen gesteigert. Das Glühen wird so lange fortgesetzt, bis ein weißer bis schwach grauer Rückstand erhalten wird, wobei eine Temperatur von 800 °C nicht überschritten wird. Nach dem Erkaltenlassen werden 3 ml Salzsäure *R* und 1 ml Salpetersäure *R* zugesetzt. Die Mischung wird erhitzt und langsam zur Trockne eingedampft. Nach dem Erkaltenlassen werden 1 ml einer Lösung von Salzsäure *R* ($100 g \cdot l^{-1}$) und 10,0 ml destilliertes Wasser *R* zugesetzt. Die Mischung wird mit einer Lösung von Ammoniak-Lösung *R* ($1,0 g \cdot l^{-1}$) unter Zusatz von 0,1 ml Phenolphthalein-Lösung *R* neutralisiert. Nach Zusatz von 2,0 ml einer Lösung von wasserfreier Essigsäure *R* ($60 g \cdot l^{-1}$) wird die Mischung mit destilliertem Wasser *R* zu 20 ml verdünnt. 12 ml dieser Lösung müssen der Grenzprüfung A auf Schwermetalle entsprechen (10 ppm). Zur Herstellung der Referenzlösung wird die Blei-Lösung (1 ppm Pb) *R* verwendet.

Trocknungsverlust (2.2.32): Höchstens 0,5 Prozent, mit 1,000 g Substanz durch Trocknen im Trockenschrank bei 100 bis 105 °C bestimmt.

Sulfatasche (2.4.14): Höchstens 0,1 Prozent, mit 1,0 g Substanz bestimmt.

Gehaltsbestimmung

0,300 g Substanz, in 40 ml Methanol *R* gelöst, werden mit Natriumhydroxid-Lösung ($0,1 mol \cdot l^{-1}$) titriert. Der Endpunkt wird mit Hilfe der Potentiometrie (2.2.20) bestimmt.

1 ml Natriumhydroxid-Lösung ($0,1 mol \cdot l^{-1}$) entspricht 35,42 mg $C_{16}H_{13}Cl_2NO_4$.

Lagerung

Gut verschlossen, vor Licht geschützt.

Verunreinigungen

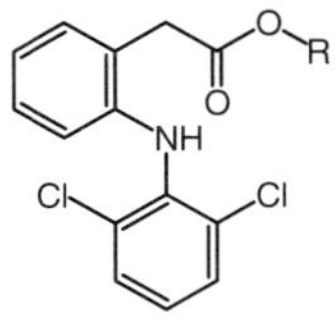

A. R = H:
2-[2-[(2,6-Dichlorphenyl)amino]phenyl]essigsäure
(Diclofenac)

B. R = CH_3:
Methyl-2-[2-[(2,6-dichlorphenyl)amino]phenyl]=
acetat
(Diclofenac-Methylester)

C. R = C_2H_5:
Ethyl-2-[2-[(2,6-dichlorphenyl)amino]phenyl]acetat
(Diclofenac-Ethylester)

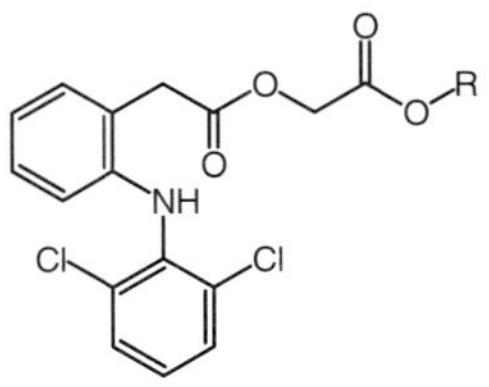

D. R = CH_3:
2-[[2-[2-[(2,6-Dichlorphenyl)amino]phenyl]acetyl]=
oxy]methylacetat
(Aceclofenac-Methylester)

E. R = C_2H_5:
2-[[2-[2-[(2,6-Dichlorphenyl)amino]phenyl]acetyl]=
oxy]ethylacetat
(Aceclofenac-Ethylester)

F. R = $CH_2–C_6H_5$:
2-[[2-[2-[(2,6-Dichlorphenyl)amino]phenyl]acetyl]=
oxy]benzylacetat
(Aceclofenac-Benzylester).

1998, 1282

Acesulfam-Kalium

Acesulfamum kalicum

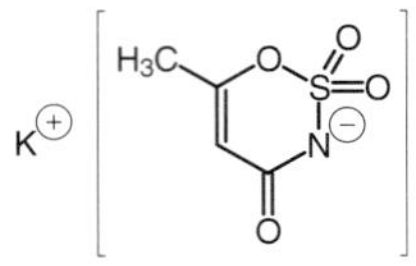

$C_4H_4KNO_4S$ M_r 201,2

Definition

Acesulfam-Kalium enthält mindestens 99,0 und höchstens 101,0 Prozent 6-Methyl-1,2,3-oxathiazin-4(3*H*)-on-2,2-dioxid, Kaliumsalz, berechnet auf die getrocknete Substanz.

Eigenschaften

Weißes, kristallines Pulver oder farblose Kristalle; löslich in Wasser, sehr schwer löslich in Aceton und Ethanol.

Prüfung auf Identität

1: A, C.
2: B, C.

A. Die Prüfung erfolgt mit Hilfe der IR-Spektroskopie (2.2.24) durch Vergleich des Spektrums der Substanz mit dem von Acesulfam-Kalium *CRS*. Die Prüfung erfolgt mit Hilfe von Preßlingen.

B. Die Prüfung erfolgt mit Hilfe der Dünnschichtchromatographie (2.2.27) unter Verwendung einer Schicht von Cellulose *R*.

Untersuchungslösung: 5 mg Substanz werden in Wasser *R* zu 5 ml gelöst.

Referenzlösung a: 5 mg Acesulfam-Kalium *CRS* werden in Wasser *R* zu 5 ml gelöst.

Referenzlösung b: 5 mg Acesulfam-Kalium *CRS* und 5 mg Saccharin-Natrium *R* werden in Wasser *R* zu 5 ml gelöst.

Auf die Platte werden je 5 µl jeder Lösung bandförmig aufgetragen. Die Chromatographie erfolgt 2mal mit einer Mischung von 10 Volumteilen konzentrierter Ammoniak-Lösung *R*, 60 Volumteilen Ethylacetat *R* und 60 Volumteilen Aceton *R* über eine Laufstrecke von 15 cm. Die Platte wird im Warmluftstrom getrocknet und im ultravioletten Licht bei 254 nm ausgewertet. Die Hauptzone im Chromatogramm der Untersuchungslösung entspricht in bezug auf Lage und Größe der Hauptzone im Chromatogramm der Referenzlösung a. Die Prüfung darf nur ausgewertet werden, wenn das Chromatogramm der Referenzlösung b deutlich voneinander getrennt 2 Zonen zeigt.

C. 0,5 ml Prüflösung (siehe „Prüfung auf Reinheit") geben die Identitätsreaktion b auf Kalium (2.3.1).

Prüfung auf Reinheit

Prüflösung: 10,0 g Substanz werden in kohlendioxidfreiem Wasser *R* zu 50 ml gelöst.

Aussehen der Lösung: Die Prüflösung muß klar (2.2.1) und farblos (2.2.2, Methode II) sein.

Sauer oder alkalisch reagierende Substanzen: 20 ml Prüflösung werden mit 0,1 ml Bromthymolblau-Lösung *R* 1 versetzt. Bis zum Farbumschlag dürfen höchstens 0,2 ml Salzsäure (0,01 mol · l^{-1}) oder Natriumhydroxid-Lösung (0,01 mol · l^{-1}) verbraucht werden.

Acetylacetamid: Die Prüfung erfolgt mit Hilfe der Dünnschichtchromatographie (2.2.27) unter Verwendung einer Schicht eines geeigneten Kieselgels.

Untersuchungslösung: 0,80 g Substanz werden in Wasser *R* zu 10 ml gelöst.

Referenzlösung a: 50 mg Acetylacetamid *R* werden in Wasser *R* zu 25 ml gelöst. 5 ml Lösung werden mit 45 ml Wasser *R* versetzt und mit Methanol *R* zu 100 ml verdünnt.

Referenzlösung b: 10 ml Referenzlösung a werden mit 1 ml Untersuchungslösung versetzt und mit Methanol *R* zu 20 ml verdünnt.

Auf die Platte werden 5 µl jeder Lösung aufgetragen. Die Chromatographie erfolgt mit einer Mischung von 2 Volumteilen Wasser *R*, 15 Volumteilen Ethanol 96 % *R* und 74 Volumteilen Ethylacetat *R* über eine Laufstrecke von 15 cm. Die Platte wird an der Luft trocknen gelassen, bis die Lösungsmitteldämpfe vollständig verschwunden sind, mit Vanillin-Phosphorsäure-Lösung *R* besprüht und etwa 10 min lang bei 120 °C erhitzt. Die Platte wird im Tageslicht ausgewertet. Im Chromatogramm der Untersuchungslösung darf ein dem Acetylacetamid entsprechender Fleck nicht stärker gefärbt sein als der Fleck im Chromatogramm der Referenzlösung a (0,125 Prozent). Die Prüfung darf nur ausgewertet werden, wenn das Chromatogramm der Referenzlösung a einen deutlich sichtbaren Fleck und das Chromatogramm der Referenzlösung b deutlich voneinander getrennt 2 Flecke zeigt.

Verunreinigung B, verwandte Substanzen: Die Prüfung erfolgt mit Hilfe der Flüssigchromatographie (2.2.29).

Untersuchungslösung: 0,100 g Substanz werden in Wasser *R* zu 10,0 ml gelöst.

Referenzlösung a: 20,0 mg Acesulfam-Kalium-Verunreinigung B *CRS* werden in Wasser *R* zu 500,0 ml gelöst. 0,5 ml Lösung werden mit Wasser *R* zu 100,0 ml verdünnt.

Referenzlösung b: 10,0 mg Acesulfam-Kalium-Verunreinigung B *CRS* und 10,0 mg Acesulfam-Kalium *CRS* werden in Wasser *R* zu 500,0 ml gelöst. 5,0 ml Lösung werden mit Wasser *R* zu 100,0 ml verdünnt.

Die Chromatographie kann durchgeführt werden mit

- einer Säule aus rostfreiem Stahl von 0,25 m Länge und 4,6 mm innerem Durchmesser, gepackt mit octadecylsilyliertem Kieselgel zur Chromatographie *R* (3 µm)
- einer Mischung von 40 Volumteilen Acetonitril *R* und 60 Volumteilen einer Lösung von Tetrabutylammoniumhydrogensulfat *R* (3,3 g · l^{-1}) als mobile Phase bei einer Durchflußrate von 1 ml je Minute
- einem Spektrometer als Detektor bei einer Wellenlänge von 234 nm.

20 µl Referenzlösung b werden eingespritzt. Die Empfindlichkeit des Systems wird so eingestellt, daß die Höhe der 2 Hauptpeaks mindestens 50 Prozent des maximalen Ausschlags beträgt. Die Prüfung darf nur ausgewertet werden, wenn die Auflösung zwischen dem Peak von Acesulfam-Kalium und dem der Verunreinigung B mindestens 3,0 beträgt.

Je 20 µl Untersuchungslösung und Referenzlösung a werden eingespritzt. Die Chromatographie der Untersuchungslösung wird über eine Dauer durchgeführt, die mindestens der 3fachen Retentionszeit des Hauptpeaks entspricht. Die Fläche keines Peaks außer der des Hauptpeaks darf größer sein als die Fläche des Hauptpeaks im Chromatogramm der Referenzlösung a (20 ppm).

Fluorid: Höchstens 3 ppm F. Die Prüfung erfolgt mit Hilfe der Bestimmung der Ionenkonzentration unter Verwendung ionenselektiver Elektroden (2.2.36, Methode I), wobei als Indikatorelektrode eine selektive Elektrode für Fluoridionen und als Referenzelektrode eine Silber/Silberchlorid-Elektrode verwendet wird.

Untersuchungslösung: 3,000 g Substanz werden in destilliertem Wasser *R* gelöst. Die Lösung wird mit 15,0 ml Pufferlösung zur Einstellung der Gesamtionenstärke *R* 1 versetzt und mit destilliertem Wasser *R* zu 50,0 ml verdünnt.

Referenzlösungen: 0,5 ml, 1,0 ml, 1,5 ml und 3,0 ml Fluorid-Lösung (10 ppm F) *R* werden mit 15,0 ml Pufferlösung zur Einstellung der Gesamtionenstärke *R* 1 versetzt und mit destilliertem Wasser *R* zu 50,0 ml verdünnt.

Die Messung wird an jeder Lösung durchgeführt.

Schwermetalle (2.4.8): 12 ml Prüflösung müssen der Grenzprüfung A auf Schwermetalle entsprechen (5 ppm). Zur Herstellung der Referenzlösung wird die Blei-Lösung (1 ppm Pb) *R* verwendet.

Trocknungsverlust (2.2.32): Höchstens 1,0 Prozent, mit 1,000 g Substanz durch 3 h langes Trocknen im Trockenschrank bei 100 bis 105 °C bestimmt.

Gehaltsbestimmung

0,150 g Substanz, in 50 ml wasserfreier Essigsäure *R* gelöst, werden mit Perchlorsäure (0,1 mol · l^{-1}) titriert. Der Endpunkt wird mit Hilfe der Potentiometrie (2.2.20) bestimmt.

1 ml Perchlorsäure (0,1 mol · l^{-1}) entspricht 20,12 mg $C_4H_4KNO_4S$.

Lagerung

Gut verschlossen.

Verunreinigungen

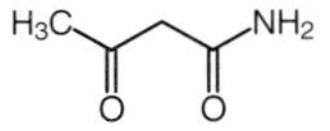

A. 3-Oxobutanamid (Acetylacetamid)

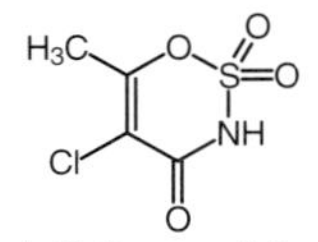

B. 5-Chlor-6-methyl-1,2,3-oxathiazin-4(3*H*)-on-2,2-dioxid.

1999, 872

Aceton

Acetonum

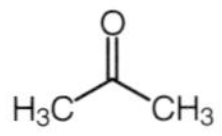

C_3H_6O M_r 58,08

Definition

Aceton ist Propan-2-on.

Eigenschaften

Klare, farblose, flüchtige Flüssigkeit; mischbar mit Wasser, Ethanol und Ether. Die Dämpfe sind entflammbar.

Prüfung auf Identität

A. Wird 1 ml Substanz mit 3 ml verdünnter Natriumhydroxid-Lösung *R* und 0,3 ml einer Lösung von Natriumpentacyanonitrosylferrat *R* (25 g · l^{-1}) versetzt, entsteht eine intensive Rotfärbung, die durch Zusatz von 3,5 ml Essigsäure *R* nach Violett umschlägt.

B. 10 ml einer 0,1prozentigen Lösung (*V/V*) der Substanz in Ethanol 50 % *R* werden mit 1 ml einer Lösung von Nitrobenzaldehyd *R* (10 g · l^{-1}) in Ethanol 50 % *R* und 0,5 ml konzentrierter Natriumhydroxid-Lösung *R* versetzt. Die Lösung wird etwa 2 min lang stehengelassen. Nach Ansäuern mit Essigsäure *R* entsteht eine grünblaue Färbung.

Prüfung auf Reinheit

Aussehen der Lösung: 10 ml Substanz werden mit 10 ml Wasser *R* versetzt. Die Lösung muß klar (2.2.1) und farblos (2.2.2, Methode II) sein.

Sauer oder alkalisch reagierende Substanzen: 5 ml Substanz werden mit 5 ml kohlendioxidfreiem Wasser *R*, 0,15 ml Phenolphthalein-Lösung *R* und 0,5 ml Natriumhydroxid-Lösung (0,01 mol · l^{-1}) versetzt. Die Lösung ist rosa gefärbt. Nach Zusatz von 0,7 ml Salzsäure (0,01 mol · l^{-1}) und 0,05 ml Methylrot-Lösung *R* muß sich die Lösung rot oder orange färben.

Relative Dichte (2.2.5): 0,790 bis 0,793.

Verwandte Substanzen: Die Prüfung erfolgt mit Hilfe der Gaschromatographie (2.2.28).

Untersuchungslösung: Die Substanz.

Referenzlösung: 0,5 ml Methanol *R* werden mit 0,5 ml 2-Propanol *R* versetzt und mit der Untersuchungslösung zu 100,0 ml verdünnt. 1,0 ml Lösung wird mit der Untersuchungslösung zu 10,0 ml verdünnt.

Die Chromatographie kann durchgeführt werden mit

- einer Kapillarsäule aus Quarzglas von 50 m Länge und 0,3 mm innerem Durchmesser, belegt mit Macrogol 20 000 *R* (Filmdicke 0,5 µm)
- Helium zur Chromatographie *R* als Trägergas mit einem Splitverhältnis von etwa 1:50 und einer linearen Durchflußgeschwindigkeit von 21 cm je Sekunde
- einem Flammenionisationsdetektor.

Die Temperatur der Säule wird bis zum Einspritzen bei 45 °C gehalten und dann um 5 °C je Minute auf 100 °C erhöht. Die Temperatur des Probeneinlasses wird bei 150 °C, die des Detektors bei 250 °C gehalten.

Je 1 µl Untersuchungslösung und Referenzlösung wird eingespritzt. Wenn die Chromatographie unter den vorgeschriebenen Bedingungen durchgeführt wird, werden die Substanzen in folgender Reihenfolge eluiert: Aceton, Methanol, 2-Propanol.

Die Chromatographie wird über eine Dauer, die der 3fachen Retentionszeit des Acetons mit etwa 5,3 min entspricht, durchgeführt. Die Prüfung darf nur ausgewertet werden, wenn im Chromatogramm der Referenzlösung die Auflösung zwischen den Peaks von Methanol und 2-Propanol mindestens 1,0 beträgt.

Im Chromatogramm der Untersuchungslösung darf die Fläche der dem Methanol und 2-Propanol entsprechenden Peaks nicht größer sein als die Differenz zwischen den Flächen der entsprechenden Peaks in den Chromatogrammen der Referenzlösung und Untersuchungslösung (0,05 Prozent (*V/V*) für jede Verunreinigung). Im Chromatogramm der Untersuchungslösung darf die Fläche keines Nebenpeaks, mit Ausnahme der dem Methanol und 2-Propanol entsprechenden Peaks, größer sein als die Differenz zwischen der Fläche des dem Methanol entsprechenden Peaks im Chromatogramm der Referenzlösung und der Fläche des entsprechenden Peaks im Chromatogramm der Untersuchungslösung (0,05 Prozent (*V/V*) für jede zusätzliche Verunreinigung).

Wasserunlösliche Substanzen: 1 ml Substanz wird mit 19 ml Wasser *R* versetzt. Die Lösung muß klar (2.2.1) sein.

Reduzierende Substanzen: 30 ml Substanz werden mit 0,1 ml Kaliumpermanganat-Lösung (0,02 mol · l^{-1}) versetzt. Nach 2 h langem Stehenlassen im Dunkeln darf die Mischung nicht vollständig entfärbt sein.

Verdampfungsrückstand: Höchstens 50 ppm. 20,0 g Substanz werden auf dem Wasserbad zur Trockne eingedampft. Der bei 100 bis 105 °C getrocknete Rückstand darf höchstens 1 mg betragen.

Wasser (2.5.12): Höchstens 3 g · l^{-1}, mit 10,0 ml Substanz nach der Karl-Fischer-Methode bestimmt. Als Lösungsmittel werden 20 ml wasserfreies Pyridin *R* verwendet.

Lagerung

Vor Licht geschützt.

Verunreinigungen

A. Methanol
B. 2-Propanol.

2001, 1485

Acetylcholinchlorid

Acetylcholini chloridum

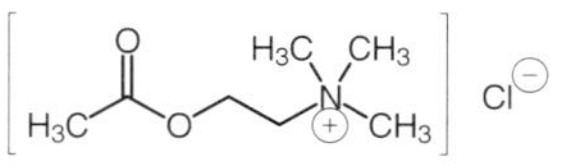

$C_7H_{16}ClNO_2$ M_r 181,7

Definition

2-(Acetyloxy)-*N,N,N*-trimethylethanaminiumchlorid

Gehalt: 98,5 bis 101,5 Prozent (getrocknete Substanz)

Eigenschaften

Aussehen: weißes, kristallines Pulver oder farblose Kristalle, sehr hygroskopisch

Löslichkeit: sehr leicht löslich in Wasser, leicht löslich in Ethanol, schwer löslich in Dichlormethan

Prüfung auf Identität

1: B, E
2: A, C, D, E

A. Schmelztemperatur (2.2.14): 149 bis 152 °C

Die Substanz wird in ein Schmelzpunktröhrchen gebracht. Nach 3 h langem Trocknen im Trockenschrank bei 100 bis 105 °C wird das Röhrchen zugeschmolzen und der Schmelzpunkt bestimmt.

B. IR-Spektroskopie (2.2.24)

Vergleich: Acetylcholinchlorid *CRS*

C. Die bei der Prüfung „Verwandte Substanzen" (siehe „Prüfung auf Reinheit") erhaltenen Chromatogramme werden ausgewertet.

Ergebnis: Die Hauptzone im Chromatogramm der Untersuchungslösung b entspricht in bezug auf Lage, Farbe und Größe der Hauptzone im Chromatogramm der Referenzlösung b.

D. Zu 15 mg Substanz werden 10 ml verdünnte Natriumhydroxid-Lösung *R* und 2 ml Kaliumpermanganat-Lösung (0,02 mol · l^{-1}) zugesetzt. Die beim Erhitzen entstehenden Dämpfe färben rotes Lackmuspapier *R* blau.

E. 0,5 ml Prüflösung (siehe „Prüfung auf Reinheit") geben die Identitätsreaktion a auf Chlorid (2.3.1).

Prüfung auf Reinheit

Prüflösung: 5,0 g Substanz werden in kohlendioxidfreiem Wasser *R* zu 50 ml gelöst.

Aussehen der Lösung: Die Prüflösung muß klar (2.2.1) und darf nicht stärker gefärbt sein als die Farbvergleichslösung G_6 oder BG_6 (2.2.2, Methode II).

Sauer reagierende Substanzen: 1 ml Prüflösung wird mit kohlendioxidfreiem Wasser *R* zu 10 ml verdünnt. Nach Zusatz von 0,05 ml Phenolphthalein-Lösung *R* dürfen höchstens 0,4 ml Natriumhydroxid-Lösung (0,01 mol · l^{-1}) bis zum Umschlag nach Rosa verbraucht werden.

Verwandte Substanzen: Dünnschichtchromatographie (2.2.27)

Die Lösungen sind unmittelbar vor Gebrauch herzustellen.

Untersuchungslösung a: 0,20 g Substanz werden in Methanol *R* zu 2,0 ml gelöst.

Untersuchungslösung b: 1 ml Untersuchungslösung a wird mit Methanol *R* zu 10 ml verdünnt.

Referenzlösung a: 1 ml Untersuchungslösung a wird mit Methanol *R* zu 100 ml verdünnt.

Referenzlösung b: 20,0 mg Acetylcholinchlorid *CRS* werden in Methanol *R* zu 2,0 ml gelöst.

Referenzlösung c: 20 mg Cholinchlorid *R* werden in Methanol *R* gelöst. Die Lösung wird nach Zusatz von 0,4 ml Untersuchungslösung a mit Methanol *R* zu 2,0 ml verdünnt.

Platte: DC-Platte mit Kieselgel *R*

Fließmittel: 20 Volumteile einer Lösung von Ammoniumnitrat *R* (40 g · l^{-1}), 20 Volumteile Methanol *R* und 60 Volumteile Acetonitril *R* werden gemischt.

Auftragen: 5 µl bandförmig (10 mm × 2 mm)

Laufstrecke: 2/3 der Platte

Detektion: Besprühen mit Dragendorffs Reagenz *R* 3

Eignungsprüfung: Die Prüfung darf nur ausgewertet werden, wenn das Chromatogramm der Referenzlösung c deutlich voneinander getrennt 2 Zonen zeigt.

Grenzwerte

– Jede Verunreinigung: Im Chromatogramm der Untersuchungslösung a darf keine Zone, mit Ausnahme der Hauptzone, größer oder stärker gefärbt sein als die Hauptzone im Chromatogramm der Referenzlösung a (1 Prozent).

Trimethylamin: 0,1 g Substanz werden in 10 ml Natriumcarbonat-Lösung *R* gelöst. Die Lösung wird zum Sieden erhitzt, dabei dürfen keine Dämpfe auftreten, die rotes Lackmuspapier *R* blau färben.

Schwermetalle (2.4.8): höchstens 10 ppm
12 ml Prüflösung müssen der Grenzprüfung A auf Schwermetalle entsprechen. Zur Herstellung der Referenzlösung wird die Blei-Lösung (1 ppm Pb) *R* verwendet.

Trocknungsverlust (2.2.32): höchstens 1,0 Prozent, mit 1,000 g Substanz durch 3 h langes Trocknen im Trockenschrank bei 100 bis 105 °C bestimmt

Sulfatasche (2.4.14): höchstens 0,1 Prozent, mit dem Rückstand aus der Prüfung „Trocknungsverlust" bestimmt

Gehaltsbestimmung

0,200 g Substanz werden in 20 ml kohlendioxidfreiem Wasser *R* gelöst. Die Lösung wird unter Zusatz von 0,15 ml Phenolphthalein-Lösung *R* mit Natriumhydroxid-Lösung (0,01 mol · l^{-1}) neutralisiert. Nach Zusatz von 20,0 ml Natriumhydroxid-Lösung (0,1 mol · l^{-1}) wird 30 min lang stehengelassen und anschließend mit Salzsäure (0,1 mol · l^{-1}) titriert.

1 ml Natriumhydroxid-Lösung (0,1 mol · l^{-1}) entspricht 18,17 mg $C_7H_{16}ClNO_2$.

Lagerung

In Ampullen, vor Licht geschützt

Verunreinigungen

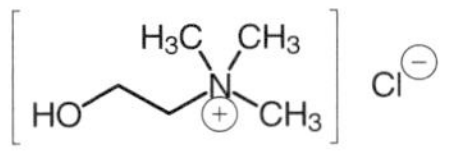

A. 2-Hydroxy-*N,N,N*-trimethylethanaminiumchlorid (Cholinchlorid)

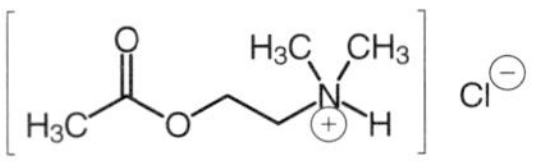

B. 2-(Acetyloxy)-*N,N*-dimethylethanaminiumchlorid

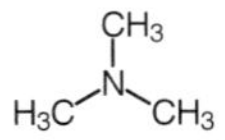

C. *N,N*-Dimethylmethanamin.

2000, 309

Acetylsalicylsäure

Acidum acetylsalicylicum

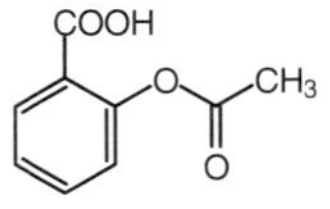

$C_9H_8O_4$ M_r 180,2

Definition

Acetylsalicylsäure enthält mindestens 99,5 und höchstens 101,0 Prozent 2-(Acetyloxy)benzoesäure, berechnet auf die getrocknete Substanz.

Eigenschaften

Weißes, kristallines Pulver oder farblose Kristalle; schwer löslich in Wasser, leicht löslich in Ethanol, löslich in Ether.

Die Substanz schmilzt bei etwa 143 °C (Sofortschmelzpunkt).

Prüfung auf Identität

1: A, B.
2: B, C, D.

A. Die Prüfung erfolgt mit Hilfe der IR-Spektroskopie (2.2.24) durch Vergleich des Spektrums der Substanz mit dem von Acetylsalicylsäure *CRS*.

B. 0,2 g Substanz werden 3 min lang mit 4 ml verdünnter Natriumhydroxid-Lösung *R* zum Sieden erhitzt. Wird nach dem Abkühlen mit 5 ml verdünnter Schwefelsäure *R* versetzt, entsteht ein kristalliner Niederschlag, der nach Abfiltrieren, Auswaschen und Trocknen bei 100 bis 105 °C eine Schmelztemperatur (2.2.14) von 156 bis 161 °C hat.

C. 0,1 g Substanz werden in einem Reagenzglas mit 0,5 g Calciumhydroxid *R* gemischt und erhitzt. Die sich entwickelnden Dämpfe färben ein mit 0,05 ml Nitrobenzaldehyd-Lösung *R* imprägniertes Stück Filterpapier grünlichblau oder grünlichgelb. Beim Befeuchten des Papiers mit verdünnter Salzsäure *R* schlägt die Farbe des Flecks nach Blau um.

D. Etwa 20 mg des bei der „Prüfung auf Identität, B" erhaltenen Niederschlags werden unter Erhitzen in 10 ml Wasser *R* gelöst. Nach dem Abkühlen gibt die Lösung die Identitätsreaktion a auf Salicylat (2.3.1).

Prüfung auf Reinheit

Aussehen der Lösung: Eine Lösung von 1,0 g Substanz in 9 ml Ethanol 96 % *R* muß klar (2.2.1) und farblos (2.2.2, Methode II) sein.

Verwandte Substanzen: Die Prüfung erfolgt mit Hilfe der Flüssigchromatographie (2.2.29).

Die Lösungen sind unmittelbar vor Gebrauch herzustellen.

Untersuchungslösung: 0,10 g Substanz werden in Acetonitril zur Chromatographie *R* zu 10,0 ml gelöst.

Referenzlösung a: 50,0 mg Salicylsäure *R* werden in der mobilen Phase zu 50,0 ml gelöst. 1,0 ml Lösung wird mit der mobilen Phase zu 100,0 ml verdünnt.

Referenzlösung b: 10,0 mg Salicylsäure *R* werden in der mobilen Phase zu 10,0 ml gelöst. 1,0 ml Lösung wird mit 0,2 ml Untersuchungslösung versetzt und mit der mobilen Phase zu 100,0 ml verdünnt.

Die Chromatographie kann durchgeführt werden mit

- einer Säule aus rostfreiem Stahl von 0,25 m Länge und 4,6 mm innerem Durchmesser, gepackt mit octadecylsilyliertem Kieselgel zur Chromatographie *R* (5 µm)
- einer Mischung von 2 Volumteilen Phosphorsäure 85 % *R*, 400 Volumteilen Acetonitril zur Chromatographie *R* und 600 Volumteilen Wasser *R* als mobile Phase bei einer Durchflußrate von 1 ml je Minute
- einem Spektrometer als Detektor bei einer Wellenlänge von 237 nm.

10 µl jeder Lösung werden eingespritzt. Die Chromatographie der Untersuchungslösung erfolgt über eine Dauer, die der 7fachen Retentionszeit der Acetylsalicylsäure entspricht. Die Prüfung darf nur ausgewertet werden, wenn im Chromatogramm der Referenzlösung b die Auflösung zwischen den 2 Hauptpeaks mindestens 6,0 beträgt.

Im Chromatogramm der Untersuchungslösung darf keine Peakfläche, mit Ausnahme der des Hauptpeaks, größer sein als die Fläche des Hauptpeaks im Chromatogramm der Referenzlösung a (0,1 Prozent), und die Summe aller Peakflächen, mit Ausnahme der des Hauptpeaks, darf nicht größer sein als das 2,5fache der Fläche des Hauptpeaks im Chromatogramm der Referenzlösung a (0,25 Prozent). Peaks, deren Fläche kleiner ist als das 0,25fache der Fläche des Hauptpeaks im Chromatogramm der Referenzlösung a, werden nicht berücksichtigt.

Schwermetalle (2.4.8): 1,0 g Substanz wird in 12 ml Aceton *R* gelöst. Die Lösung wird mit Wasser *R* zu 20 ml verdünnt. 12 ml Lösung müssen der Grenzprüfung B auf Schwermetalle entsprechen (20 ppm). Zur Herstellung der Referenzlösung wird eine Blei-Lösung (1 ppm Pb) verwendet, die durch Verdünnen der Blei-Lösung (100 ppm Pb) *R* mit einer Mischung von 6 Volumteilen Wasser *R* und 9 Volumteilen Aceton *R* erhalten wird.

Trocknungsverlust (2.2.32): Höchstens 0,5 Prozent, mit 1,000 g Substanz durch Trocknen im Vakuum bestimmt.

Sulfatasche (2.4.14): Höchstens 0,1 Prozent, mit 1,0 g Substanz bestimmt.

Gehaltsbestimmung

1,000 g Substanz wird in einem Erlenmeyerkolben mit Schliffstopfen in 10 ml Ethanol 96 % *R* gelöst. Nach Zusatz von 50,0 ml Natriumhydroxid-Lösung (0,5 mol · l^{-1}) wird der Kolben verschlossen und 1 h lang stehengelassen. Nach Zusatz von 0,2 ml Phenolphthalein-Lösung *R* wird mit Salzsäure (0,5 mol · l^{-1}) titriert. Ein Blindversuch wird durchgeführt.

1 ml Natriumhydroxid-Lösung (0,5 mol · l^{-1}) entspricht 45,04 mg $C_9H_8O_4$.

Lagerung

Dicht verschlossen.

Verunreinigungen

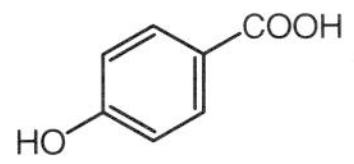

A. 4-Hydroxybenzoesäure

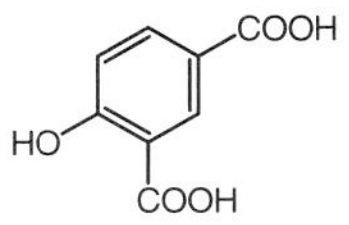

B. 4-Hydroxybenzol-1,3-dicarbonsäure (4-Hydroxyisophthalsäure)

C. 2-Hydroxybenzoesäure (Salicylsäure)

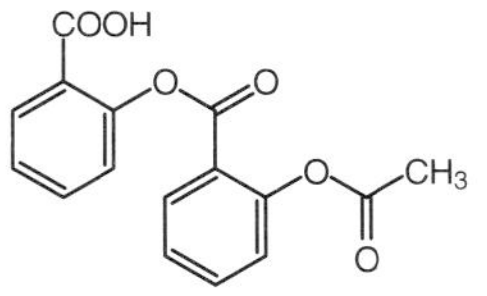

D. 2-[[2-(Acetyloxy)benzoyl]oxy]benzoesäure (Acetylsalicylsalicylsäure)

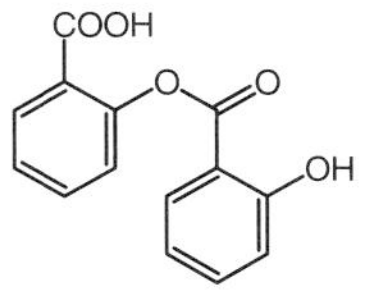

E. 2-[(2-Hydroxybenzoyl)oxy]benzoesäure (Salicylsalicylsäure)

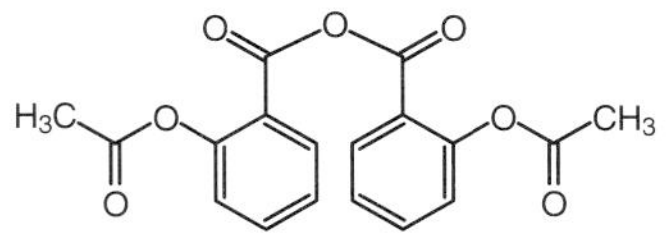

F. 2-(Acetyloxy)benzoesäureanhydrid (Acetylsalicylsäureanhydrid).

2001, 1383

N-Acetyltryptophan

N-Acetyltryptophanum

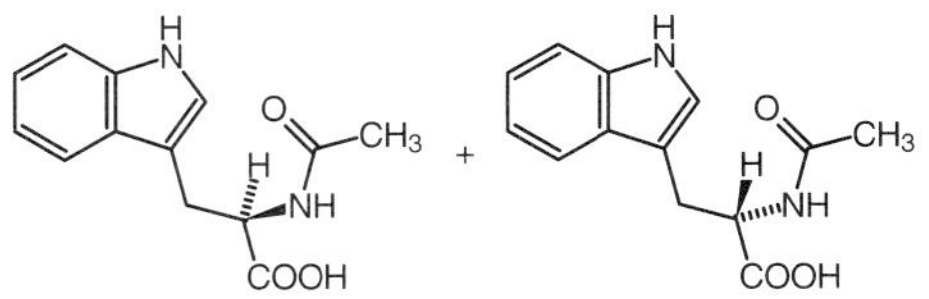

$C_{13}H_{14}N_2O_3$ M_r 246,3

Definition

N-Acetyltryptophan enthält mindestens 99,0 und höchstens 101,0 Prozent (*RS*)-2-Acetylamino-3-(1*H*-indol-3-yl)propansäure, berechnet auf die getrocknete Substanz.

Herstellung

Wird die Substanz durch ein Verfahren hergestellt, das Fermentationsschritte beinhaltet, muß sie zusätzlich den Anforderungen der Monographie **Fermentationsprodukte (Producta ab fermentatione)** entsprechen.

Tryptophan zur Herstellung von *N*-Acetyltryptophan muß der Prüfung „1,1′-Ethylidenbis(tryptophan), andere verwandte Substanzen“ der Monographie **Tryptophan (Tryptophanum)** entsprechen.

Eigenschaften

Weißes bis fast weißes, kristallines Pulver oder farblose Kristalle; schwer löslich in Wasser, sehr leicht löslich in Ethanol. Die Substanz löst sich in verdünnten Alkalihydroxid-Lösungen.

Die Substanz schmilzt bei etwa 205 °C.

Prüfung auf Identität

1: A, B.
2: A, C, D, E.

A. Die Substanz entspricht der Prüfung „Optische Drehung“ (siehe „Prüfung auf Reinheit“).

B. Die Prüfung erfolgt mit Hilfe der IR-Spektroskopie (2.2.24) durch Vergleich des Spektrums der Substanz mit dem von *N*-Acetyltryptophan *CRS*.

C. Die Prüfung erfolgt mit Hilfe der Dünnschichtchromatographie (2.2.27) unter Verwendung einer DC-Platte mit Kieselgel F_{254} *R*.

Untersuchungslösung: 50 mg Substanz werden in 0,2 ml konzentrierter Ammoniak-Lösung *R* gelöst. Die Lösung wird mit Wasser *R* zu 10 ml verdünnt.

Referenzlösung a: 50 mg *N*-Acetyltryptophan *CRS* werden in 0,2 ml konzentrierter Ammoniak-Lösung *R* gelöst. Die Lösung wird mit Wasser *R* zu 10 ml verdünnt.

Referenzlösung b: 10 mg Tryptophan *R* werden in der Untersuchungslösung zu 2 ml gelöst.

Auf die Platte werden 2 µl jeder Lösung aufgetragen. Die Chromatographie erfolgt mit einer Mischung von 25 Volumteilen Essigsäure 98 % *R*, 25 Volumteilen Wasser *R* und 50 Volumteilen 1-Butanol *R* über eine Laufstrecke von 10 cm. Die Platte wird 15 min lang im Trockenschrank bei 100 bis 105 °C getrocknet und anschließend im ultravioletten Licht bei 254 nm ausgewertet. Der Hauptfleck im Chromatogramm der Untersuchungslösung entspricht in bezug auf Lage und Größe dem Hauptfleck im Chromatogramm der Referenzlösung a. Die Prüfung darf nur ausgewertet werden, wenn das Chromatogramm der Referenzlösung b deutlich voneinander getrennt 2 Flecke zeigt.

D. Etwa 2 mg Substanz werden in 2 ml Wasser *R* gelöst. Wird die Lösung nach Zusatz von 2 ml Dimethylaminobenzaldehyd-Lösung *R* 6 im Wasserbad erhitzt, entsteht eine blaue bis grünlichblaue Färbung.

E. Die Substanz gibt die Identitätsreaktion auf Acetyl (2.3.1). Die Reaktion wird wie für schwer hydrolysierbare Acetylderivate beschrieben durchgeführt.

Prüfung auf Reinheit

Aussehen der Lösung: 1,0 g Substanz wird in einer Lösung von Natriumhydroxid *R* (40 g · l^{-1}) zu 100 ml gelöst. Die Lösung muß klar (2.2.1) und darf nicht stärker gefärbt sein als die Farbvergleichslösung G_7 oder GG_7 (2.2.2, Methode II).

Optische Drehung (2.2.7): 2,50 g Substanz werden in einer Lösung von Natriumhydroxid *R* (40 g · l^{-1}) zu 25,0 ml gelöst. Der Drehungswinkel muß zwischen −0,1 und +0,1° liegen.

Verwandte Substanzen: Die Prüfung erfolgt mit Hilfe der Flüssigchromatographie (2.2.29).

Pufferlösung pH 2,3: 3,90 g Natriumdihydrogenphosphat *R* werden in 1000 ml Wasser *R* gelöst. Nach Zusatz von etwa 700 ml einer Lösung von Phosphorsäure 85 % *R* (2,9 g · l^{-1}) wird der *p*H-Wert der Lösung mit der gleichen Phosphorsäure-Lösung auf 2,3 eingestellt.

Die Lösungen müssen unmittelbar vor Gebrauch hergestellt werden.

Untersuchungslösung: 0,10 g Substanz werden in einer Mischung von 50 Volumteilen Acetonitril *R* und 50 Volumteilen Wasser *R* zu 20,0 ml gelöst.

Referenzlösung a: 1,0 ml Untersuchungslösung wird mit einer Mischung von 10 Volumteilen Acetonitril *R* und 90 Volumteilen Wasser *R* zu 100,0 ml verdünnt.

Referenzlösung b: 1,0 mg 1,1′-Ethylidenbis(tryptophan) *CRS* wird in einer Mischung von 10 Volumteilen Acetonitril *R* und 90 Volumteilen Wasser *R* zu 100,0 ml gelöst.

Referenzlösung c: 4,0 ml Referenzlösung a werden nach Zusatz von 20,0 ml Referenzlösung b mit einer Mischung von 10 Volumteilen Acetonitril *R* und 90 Volumteilen Wasser *R* zu 100,0 ml verdünnt.

Die Chromatographie kann durchgeführt werden mit

- einer Säule aus rostfreiem Stahl von 0,25 m Länge und 4,6 mm innerem Durchmesser, gepackt mit octadecylsilyliertem Kieselgel zur Chromatographie *R* (5 µm)
- einer Mischung der mobilen Phasen A und B bei einer Durchflußrate von 0,7 ml je Minute unter Einsatz der Gradientenelution
  Mobile Phase A: eine Mischung von 115 Volumteilen Acetonitril *R* und 885 Volumteilen Pufferlösung *p*H 2,3
  Mobile Phase B: eine Mischung von 350 Volumteilen Acetonitril *R* und 650 Volumteilen Pufferlösung *p*H 2,3

Zeit (min)	Mobile Phase A (% *V/V*)	Mobile Phase B (% *V/V*)	Erläuterungen
	100	0	Äquilibrierung
0 – 10	100	0	isokratisch
10 – 45	100 → 0	0 → 100	linearer Gradient
45 – 65	0	100	isokratisch
65 – 66	0 → 100	100 → 0	linearer Gradient
66 – 80	100	0	Re-Äquilibrierung

- einem Spektrometer als Detektor bei einer Wellenlänge von 220 nm.

Die Temperatur der Säule wird bei 40 °C gehalten.

Werden die Chromatogramme unter den vorgeschriebenen Bedingungen aufgezeichnet, betragen die Retentionszeiten für *N*-Acetyltryptophan etwa 29 min und für 1,1′-Ethylidenbis(tryptophan) etwa 34 min. Die Empfindlichkeit des Systems wird so eingestellt, daß die Höhe des *N*-Acetyltryptophan-Peaks im Chromatogramm der Referenzlösung a mindestens 50 Prozent des maximalen Ausschlags beträgt.

20 µl Referenzlösung c werden eingespritzt. Die Prüfung darf nur ausgewertet werden, wenn die Auflösung zwischen den Peaks von *N*-Acetyltryptophan und 1,1′-Ethylidenbis(tryptophan) mindestens 8,0 beträgt. Falls erforderlich wird das Zeitprogramm der Gradientenelution verändert. Eine Verlängerung der Elutionsdauer mit der mobilen Phase A ergibt längere Retentionszeiten und eine bessere Auflösung.

Je 20 µl Untersuchungslösung und Referenzlösung a werden eingespritzt. Die Chromatographie der Untersuchungslösung erfolgt über eine Dauer, die der 1,8fachen Retentionszeit von *N*-Acetyltryptophan entspricht. Im Chromatogramm der Untersuchungslösung darf keine Peakfläche, mit Ausnahme der des Hauptpeaks, größer sein als das 0,25fache der Fläche des Hauptpeaks im Chromatogramm der Referenzlösung a (0,25 Prozent), und die Summe dieser Peakflächen darf nicht größer sein als das 0,5fache der Fläche des Hauptpeaks im Chromatogramm der Referenzlösung a (0,5 Prozent). Lösungsmittelpeaks und Peaks, deren Fläche kleiner ist als das 0,01fache der Fläche des *N*-Acetyltryptophan-Peaks im Chromatogramm der Referenzlösung a, werden nicht berücksichtigt.

Ammonium (2.4.1): 0,10 g Substanz müssen der Grenzprüfung B auf Ammonium entsprechen (200 ppm). Zur Herstellung der Referenzmischung werden 0,2 ml Ammonium-Lösung (100 ppm NH_4) *R* verwendet.

Eisen (2.4.9): 1,0 g Substanz wird in 50 ml Salzsäure *R* 1 unter Erwärmen auf 50 °C gelöst. Nach dem Erkalten wird die Lösung in einem Scheidetrichter 3mal je 3 min lang mit je 10 ml Isobutylmethylketon *R* 1 ausgeschüttelt. Die vereinigten organischen Phasen werden 3 min lang mit 10 ml Wasser *R* ausgeschüttelt. Die wäßrige Phase muß der Grenzprüfung auf Eisen entsprechen (10 ppm).

Schwermetalle (2.4.8): 2,0 g Substanz müssen der Grenzprüfung C auf Schwermetalle entsprechen (10 ppm). Zur Herstellung der Referenzlösung werden 2 ml Blei-Lösung (10 ppm Pb) *R* verwendet.

Trocknungsverlust (2.2.32): Höchstens 0,5 Prozent, mit 1,000 g Substanz durch Trocknen im Trockenschrank bei 100 bis 105 °C bestimmt.

Sulfatasche (2.4.14): Höchstens 0,1 Prozent, mit 1,0 g Substanz bestimmt.

Gehaltsbestimmung

0,200 g Substanz, in 5 ml Methanol *R* gelöst und mit 50 ml wasserfreiem Ethanol *R* versetzt, werden mit Natriumhydroxid-Lösung (0,1 mol · l^{-1}) titriert. Der Endpunkt wird mit Hilfe der Potentiometrie (2.2.20) bestimmt.

1 ml Natriumhydroxid-Lösung (0,1 mol · l^{-1}) entspricht 24,63 mg $C_{13}H_{14}N_2O_3$.

Lagerung

Vor Licht geschützt.

Verunreinigungen

A. Tryptophan

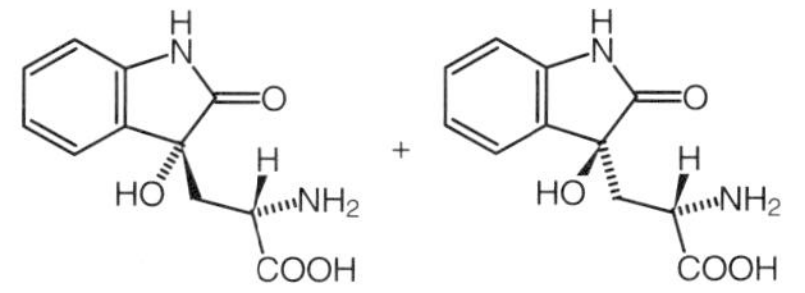

B. (*S*)-2-Amino-3-[(3*RS*)-3-hydroxy-2-oxo-2,3-dihydro-1*H*-indol-3-yl]propansäure

(Dioxyindolylalanin)

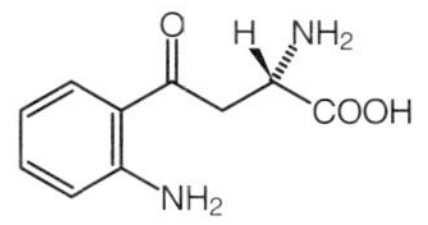

C. (*S*)-2-Amino-4-(2-aminophenyl)-4-oxobutansäure

(Kynurenin)

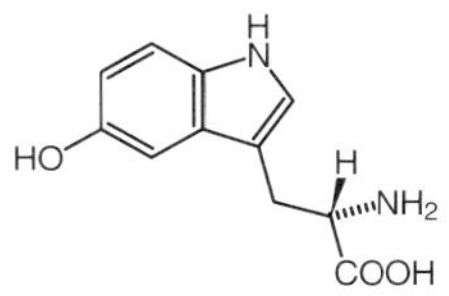

D. (*S*)-2-Amino-3-(5-hydroxy-1*H*-indol-3-yl)propansäure

(5-Hydroxytryptophan)

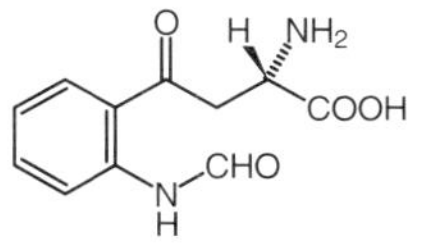

E. (*S*)-2-Amino-4-[2-(formylamino)phenyl]-4-oxobutansäure

(*N*-Formylkynurenin)

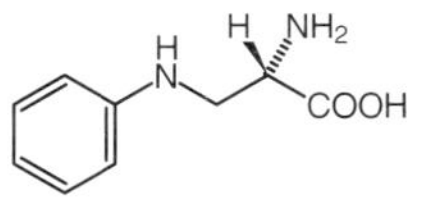

F. (*S*)-2-Amino-3-(phenylamino)propansäure

(3-Phenylaminoalanin)

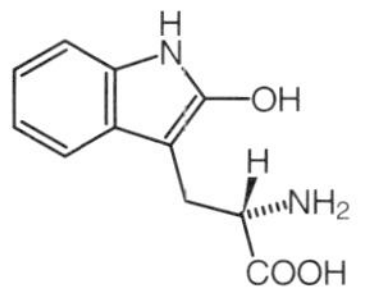

G. (*S*)-2-Amino-3-(2-hydroxy-1*H*-indol-3-yl)propansäure

(2-Hydroxytryptophan)

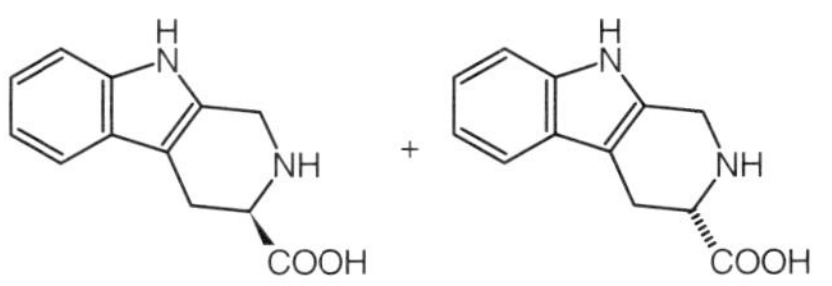

H. (3*RS*)-1,2,3,4-Tetrahydro-9*H*-β-carbolin-3-carbonsäure

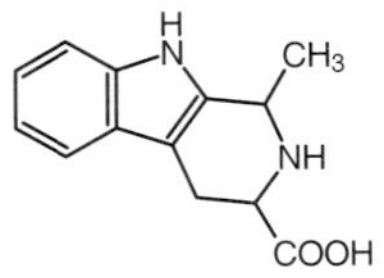

I. 1-Methyl-1,2,3,4-tetrahydro-9*H*-β-carbolin-3-carbonsäure

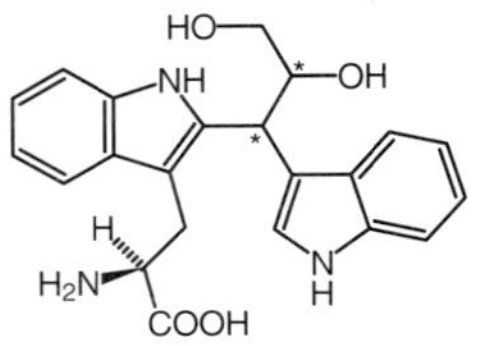

J. (*S*)-2-Amino-3-[2-[2,3-dihydroxy-1-(1*H*-indol-3-yl)propyl]-1*H*-indol-3-yl]propansäure

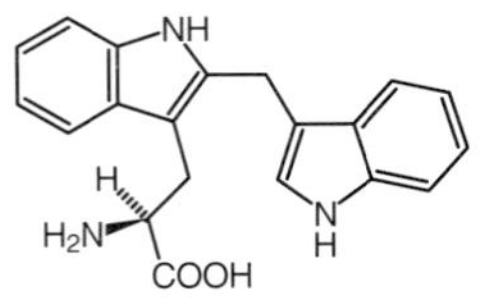

K. (*S*)-2-Amino-3-[2-(1*H*-indol-3-ylmethyl)-1*H*-indol-3-yl]propansäure

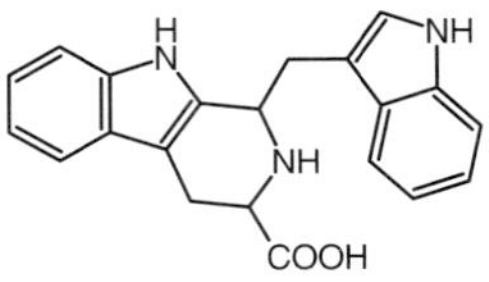

L. 1-(1*H*-Indol-3-ylmethyl)-1,2,3,4-tetrahydro-9*H*-β-carbolin-3-carbonsäure.

Dieser Text wurde in der deutschsprachigen Ausgabe der Ph. Eur. – Nachtrag 2000 schon in dieser Fassung veröffentlicht.

2001, 1384

N-Acetyltyrosin

N-Acetyltyrosinum

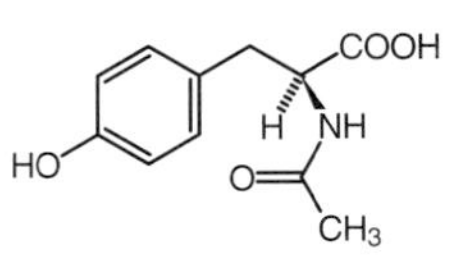

$C_{11}H_{13}NO_4$ M_r 223,2

Definition

N-Acetyltyrosin enthält mindestens 98,5 und höchstens 101,0 Prozent (2*S*)-2-(Acetylamino)-3-(4-hydroxyphenyl)propansäure, berechnet auf die getrocknete Substanz.

Eigenschaften

Weißes, kristallines Pulver oder farblose Kristalle; leicht löslich in Wasser, praktisch unlöslich in Cyclohexan.

Prüfung auf Identität

1: A, B.
2: A, C, D.

A. Die Substanz entspricht der Prüfung „Spezifische Drehung" (siehe „Prüfung auf Reinheit").

B. Die Prüfung erfolgt mit Hilfe der IR-Spektroskopie (2.2.24) durch Vergleich des Spektrums der Substanz mit dem von *N*-Acetyltyrosin *CRS*. Die Prüfung erfolgt mit Hilfe von Preßlingen.

C. Die bei der Prüfung „Verwandte Substanzen" (siehe „Prüfung auf Reinheit") erhaltenen Chromatogramme werden im ultravioletten Licht bei 254 nm ausgewertet. Der Hauptfleck im Chromatogramm der Untersuchungslösung b entspricht in bezug auf Lage und Größe dem Hauptfleck im Chromatogramm der Referenzlösung a.

D. Die Prüflösung (siehe „Prüfung auf Reinheit") reagiert stark sauer (2.2.4).

Prüfung auf Reinheit

Prüflösung: 2,50 g Substanz werden in Wasser *R* zu 100,0 ml gelöst.

Aussehen der Lösung: Die Prüflösung muß klar (2.2.1) und farblos (2.2.2, Methode II) sein.

Spezifische Drehung (2.2.7): 10,0 ml Prüflösung werden mit Wasser *R* zu 25,0 ml verdünnt. Die spezifische Drehung muß zwischen +46 und +49° liegen, berechnet auf die getrocknete Substanz.

Verwandte Substanzen: Die Prüfung erfolgt mit Hilfe der Dünnschichtchromatographie (2.2.27) unter Verwendung einer DC-Platte mit Kieselgel F_{254} *R*.

Untersuchungslösung a: 0,80 g Substanz werden in 6 ml einer Mischung gleicher Volumteile Essigsäure 98 % *R* und Wasser *R* gelöst. Die Lösung wird mit wasserfreiem Ethanol *R* zu 10 ml verdünnt.

Untersuchungslösung b: 1 ml Untersuchungslösung a wird mit wasserfreiem Ethanol *R* zu 10 ml verdünnt.

Referenzlösung a: 80 mg *N*-Acetyltyrosin *CRS* werden in einer Mischung von 3 Volumteilen Wasser *R*, 3 Volumteilen Essigsäure 98 % *R* und 94 Volumteilen wasserfreiem Ethanol *R* zu 10 ml gelöst.

Referenzlösung b: 0,5 ml Untersuchungslösung b werden mit wasserfreiem Ethanol *R* zu 10 ml verdünnt.

Referenzlösung c: 40 mg Tyrosin *CRS* werden in 20 ml einer Mischung gleicher Volumteile Wasser *R* und Essigsäure 98 % *R* gelöst. Die Lösung wird mit wasserfreiem Ethanol *R* zu 50 ml verdünnt.

Auf die Platte werden 5 µl jeder Lösung aufgetragen. Die Chromatographie erfolgt mit einer Mischung von 10 Volumteilen Wasser *R*, 15 Volumteilen Essigsäure 98 % *R* und 75 Volumteilen Ethylacetat *R* über eine Laufstrecke von 10 cm. Die Platte wird an der Luft trocknen gelassen und anschließend im ultravioletten Licht bei 254 nm ausgewertet. Kein im Chromatogramm der Untersuchungslösung a auftretender Nebenfleck darf größer oder intensiver sein als der Hauptfleck im Chromatogramm der Referenzlösung b (0,5 Prozent). Die Platte wird mit Ninhydrin-Lösung *R* besprüht, 10 min lang bei 100 bis 105 °C erhitzt und anschließend im Tageslicht ausgewertet. Im Chromatogramm der Untersuchungslösung a darf ein dem Tyrosin entsprechender Fleck nicht größer oder stärker gefärbt sein als der Fleck im Chromatogramm der Referenzlösung c (1 Prozent).

Chlorid (2.4.4): 10 ml Prüflösung, mit Wasser *R* zu 15 ml verdünnt, müssen der Grenzprüfung auf Chlorid entsprechen (200 ppm).

Sulfat (2.4.13): 1,0 g Substanz wird in destilliertem Wasser *R* zu 20 ml gelöst. Die Lösung muß der Grenzprüfung auf Sulfat entsprechen (200 ppm).

Ammonium: Mit 2 Uhrgläsern von 60 mm Durchmesser wird durch Aufeinanderlegen ein Hohlraum gebildet. An die Innenwand des oberen Uhrglases wird mit einigen Tropfen Wasser *R* ein Stück rotes Lackmuspapier *R* von 5 mm × 5 mm geklebt. Auf das untere Uhrglas werden 50 mg fein pulverisierte Substanz gebracht und in 0,5 ml Wasser *R* gelöst. Nach Zusatz von 0,30 g schwerem Magnesiumoxid *R* wird kurz mit einem Glasstab verrieben und das obere Uhrglas sofort auf das untere Uhrglas gelegt. Die Mischung wird 15 min lang bei 40 °C erwärmt. Das Lackmuspapier über der Untersuchungsmischung darf sich nicht intensiver blau färben als das Lackmuspapier über einer Referenzmischung, die gleichzeitig und unter gleichen Bedingungen unter Verwendung von 0,1 ml Ammonium-Lösung (100 ppm NH_4) *R*, 0,5 ml Wasser *R* und 0,30 g schwerem Magnesiumoxid *R* hergestellt wird (200 ppm).

Eisen (2.4.9): In einem Scheidetrichter werden 0,5 g Substanz in 10 ml verdünnter Salzsäure *R* gelöst. Die Lösung wird 3mal je 3 min lang mit je 10 ml Isobutylmethylketon *R* 1 ausgeschüttelt. Die vereinigten organischen Phasen werden 3 min lang mit 10 ml Wasser *R* ausgeschüttelt. Die wäßrige Phase muß der Grenzprüfung auf Eisen entsprechen (20 ppm).

Schwermetalle (2.4.8): 2,0 g Substanz werden in Wasser *R* zu 20 ml gelöst. 12 ml Lösung müssen der Grenzprüfung A auf Schwermetalle entsprechen (10 ppm). Zur Herstellung der Referenzlösung wird die Blei-Lösung (1 ppm Pb) *R* verwendet.

Trocknungsverlust (2.2.32): Höchstens 0,5 Prozent, mit 1,000 g Substanz durch Trocknen im Trockenschrank bei 100 bis 105 °C bestimmt.

Sulfatasche (2.4.14): Höchstens 0,1 Prozent, mit 1,0 g Substanz bestimmt.

Sterilität (2.6.1): *N*-Acetyltyrosin zur Herstellung von Parenteralia, das dabei keinem weiteren geeigneten Sterilisationsverfahren unterworfen wird, muß der Prüfung entsprechen.

Pyrogene (2.6.8): *N*-Acetyltyrosin zur Herstellung von Parenteralia, das dabei keinem weiteren geeigneten Verfahren zur Beseitigung von Pyrogenen unterworfen wird, muß der Prüfung entsprechen. Je Kilogramm Körpermasse eines Kaninchens wird 1,0 ml einer frisch hergestellten Lösung injiziert, die 10,0 mg Substanz und 9,0 mg pyrogenfreies Natriumchlorid *R* je Milliliter enthält und mit Wasser für Injektionszwecke *R* hergestellt worden ist.

Gehaltsbestimmung

0,180 g Substanz, in 50 ml kohlendioxidfreiem Wasser *R* gelöst, werden mit Natriumhydroxid-Lösung (0,1 mol · l^{-1}) titriert. Der Endpunkt wird mit Hilfe der Potentiometrie (2.2.20) bestimmt.

1 ml Natriumhydroxid-Lösung (0,1 mol · l^{-1}) entspricht 22,32 mg $C_{11}H_{13}NO_4$.

Lagerung

Gut verschlossen, vor Licht geschützt. Falls die Substanz steril ist, in einem Behältnis mit Sicherheitsverschluß.

Beschriftung

Die Beschriftung gibt insbesondere, falls zutreffend, an
- daß die Substanz steril ist
- daß die Substanz pyrogenfrei ist.

Verunreinigungen

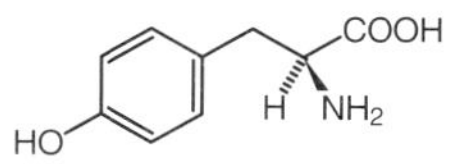

A. (*S*)-2-Amino-3-(4-hydroxyphenyl)propansäure (Tyrosin)

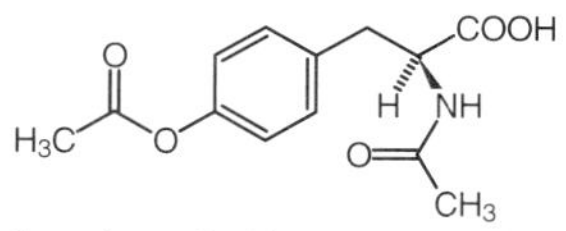

B. (2*S*)-2-Acetylamino-3-(4-acetoxyphenyl)propan= säure (Diacetyltyrosin).

2000, 968

Aciclovir

Aciclovirum

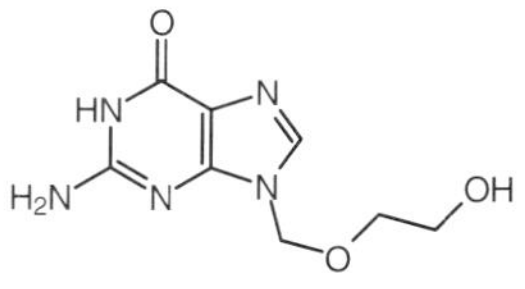

$C_8H_{11}N_5O_3$ M_r 225,2

Definition

Aciclovir enthält mindestens 98,5 und höchstens 101,0 Prozent 2-Amino-9-[(2-hydroxyethoxy)methyl]-1,9-dihydro-6*H*-purin-6-on, berechnet auf die wasserfreie Substanz.

Eigenschaften

Weißes bis fast weißes, kristallines Pulver; schwer löslich in Wasser, leicht löslich in Dimethylsulfoxid, sehr schwer löslich in Ethanol. Die Substanz löst sich in verdünnten Mineralsäuren und verdünnten Alkalihydroxid-Lösungen.

Prüfung auf Identität

Die Prüfung erfolgt mit Hilfe der IR-Spektroskopie (2.2.24) durch Vergleich des Spektrums der Substanz mit dem von Aciclovir *CRS*.

Prüfung auf Reinheit

Aussehen der Lösung: 0,25 g Substanz werden in Natriumhydroxid-Lösung (0,1 mol · l^{-1}) zu 25 ml gelöst. Die Lösung muß klar (2.2.1) und darf nicht stärker gefärbt sein als die Farbvergleichslösung G_7 (2.2.2, Methode II).

Verwandte Substanzen:
A. Die Prüfung erfolgt mit Hilfe der Dünnschichtchromatographie (2.2.27) unter Verwendung einer Schicht von Kieselgel GF_{254} *R*.

Die Lösungen sind unmittelbar vor Gebrauch herzustellen.

Untersuchungslösung: 0,1 g Substanz werden in Dimethylsulfoxid *R* zu 10 ml gelöst.

Referenzlösung: 10 mg Aciclovir-Verunreinigung A *CRS* werden in Dimethylsulfoxid *R* zu 20 ml gelöst. 1 ml Lösung wird mit Dimethylsulfoxid *R* zu 10 ml verdünnt.

Auf die Platte werden 10 µl jeder Lösung aufgetragen, wobei die Flecke in einem Warmluftstrom getrocknet werden, damit sie kompakt bleiben. Die Platte wird erkalten gelassen. Die Chromatographie erfolgt mit einer Mischung von 2 Volumteilen konzentrierter Ammoniak-Lösung *R*, 20 Volumteilen Methanol *R* und 80 Volumteilen Dichlormethan *R* über eine Laufstrecke von 10 cm. Die Platte wird an der Luft trocknen gelassen und im ultravioletten Licht bei 254 nm ausgewertet. Im Chromatogramm der Untersuchungslösung darf kein Fleck mit einem größeren R_f-Wert als dem des Hauptflecks größer oder intensiver sein als der Fleck im Chromatogramm der Referenzlösung (0,5 Prozent).

B. Die Prüfung erfolgt mit Hilfe der Flüssigchromatographie (2.2.29).

Untersuchungslösung: 50,0 mg Substanz werden in 10 ml einer Mischung von 20 Volumteilen Essigsäure 98 % *R* und 80 Volumteilen Wasser *R* gelöst. Die Lösung wird mit der mobilen Phase zu 100,0 ml verdünnt.

Referenzlösung a: 1,0 ml Untersuchungslösung wird mit der mobilen Phase zu 200,0 ml verdünnt.

Referenzlösung b: 20 mg Aciclovir *CRS* und 20 mg Aciclovir-Verunreinigung A *CRS* werden in einer Mischung von 20 Volumteilen Essigsäure 98 % *R* und 80 Volumteilen Wasser *R* zu 100,0 ml gelöst. 1,0 ml Lösung wird mit der mobilen Phase zu 10,0 ml verdünnt.

Referenzlösung c: 7 mg Guanin *R* werden in Natriumhydroxid-Lösung (0,1 mol · l^{-1}) zu 100,0 ml gelöst. 1,0 ml Lösung wird mit der mobilen Phase zu 20,0 ml verdünnt.

Die Chromatographie kann durchgeführt werden mit
- einer Säule aus rostfreiem Stahl von 0,10 m Länge und 4,6 mm innerem Durchmesser, gepackt mit octadecylsilyliertem Kieselgel zur Chromatographie *R* (3 µm)
- folgender mobilen Phase bei einer Durchflußrate von 2 ml je Minute: 6,0 g Natriumdihydrogenphosphat *R* und 1,0 g Natriumdecansulfonat *R* werden in 900 ml Wasser *R* gelöst; die Lösung wird mit Phosphorsäure 85 % *R* auf einen *p*H-Wert von 3 ± 0,1 eingestellt, mit 40 ml Acetonitril *R* versetzt und mit Wasser *R* zu 1 Liter verdünnt
- einem Spektrometer als Detektor bei einer Wellenlänge von 254 nm
- einer Probenschleife.

20 µl jeder Lösung werden eingespritzt. Die Chromatographie erfolgt über eine Dauer, die der 7fachen Retentionszeit von Aciclovir entspricht. Die Prüfung darf nur ausgewertet werden, wenn im Chromatogramm der Referenzlösung b die Anzahl der theoretischen Böden, für den Peak der Aciclovir-Verunreinigung A berechnet, mindestens 1500 und das Masseverteilungsverhältnis mindestens 7 beträgt (V_0 wird bezogen auf Dimethylsulfoxid *R* berechnet). Im Chromatogramm der Untersuchungslösung darf die Fläche eines dem Guanin entsprechenden Peaks nicht größer sein als die Fläche des Hauptpeaks im Chromatogramm der Referenzlösung c (0,7 Prozent); keine Peakfläche, mit Ausnahme der des Hauptpeaks und der des Guanin-Peaks, darf größer sein als die Fläche des Peaks im Chromatogramm der Referenzlösung a (0,5 Prozent), und die Summe aller Peakflächen, mit Ausnahme der des Hauptpeaks und der des Guanin-Peaks, darf nicht größer sein als das 2fache der Fläche des Peaks im Chromatogramm der Referenzlösung a (1 Prozent). Peaks, deren Fläche kleiner ist als das 0,05fache der Fläche des Hauptpeaks im Chromatogramm der Referenzlösung a, werden nicht berücksichtigt.

Wasser (2.5.12): Höchstens 6,0 Prozent, mit 0,500 g Substanz nach der Karl-Fischer-Methode bestimmt.

Sulfatasche (2.4.14): Höchstens 0,1 Prozent, mit 1,0 g Substanz bestimmt.

Gehaltsbestimmung

0,150 g Substanz, in 60 ml wasserfreier Essigsäure *R* gelöst, werden mit Perchlorsäure (0,1 mol · l^{-1}) titriert. Der Endpunkt wird mit Hilfe der Potentiometrie (2.2.20) bestimmt. Ein Blindversuch wird durchgeführt.

1 ml Perchlorsäure (0,1 mol · l^{-1}) entspricht 22,52 mg $C_8H_{11}N_5O_3$.

Lagerung

Gut verschlossen.

Verunreinigungen

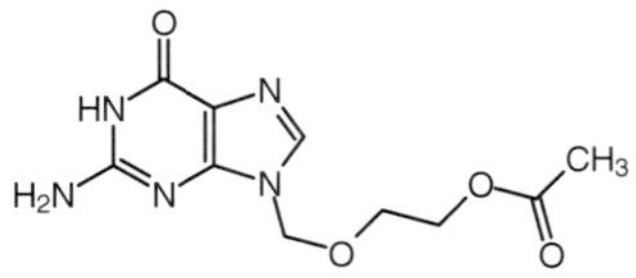

A. 2-[(2-Amino-6-oxo-1,6-dihydro-9*H*-purin-9-yl)methoxy]ethylacetat

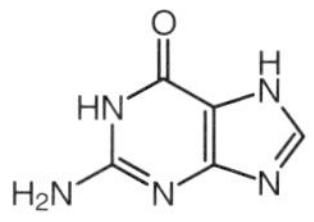

B. 2-Amino-1,7-dihydro-6*H*-purin-6-on (Guanin)

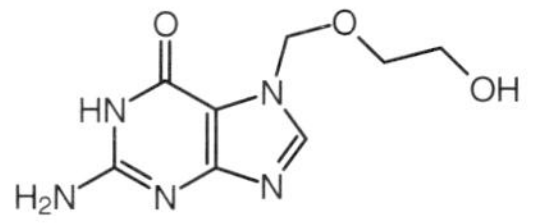

C. 2-Amino-7-[(2-hydroxyethoxy)methyl]-1,7-dihydro-6*H*-purin-6-on

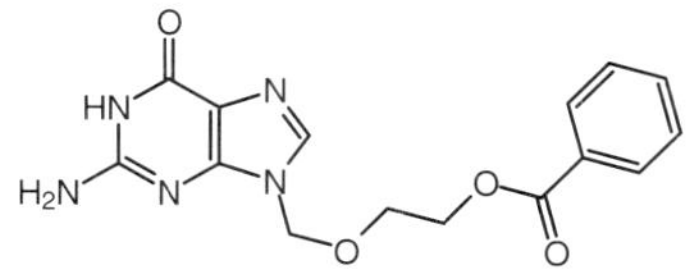

D. 2-[(2-Amino-6-oxo-1,6-dihydro-9*H*-purin-9-yl)=methoxy]ethylbenzoat

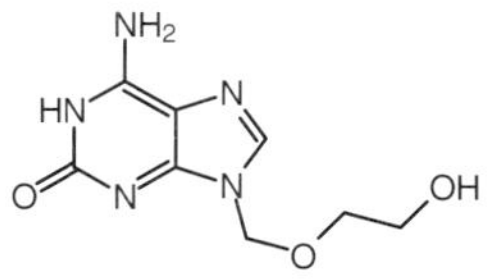

E. 6-Amino-9-[(2-hydroxyethoxy)methyl]-1,9-dihydro-2*H*-purin-2-on

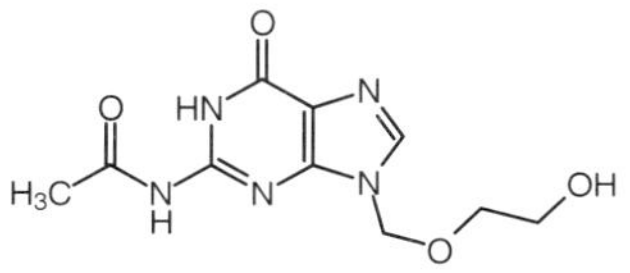

F. *N*-[9-[(2-Hydroxyethoxy)methyl]-6-oxo-6,9-dihy=dro-1*H*-purin-2-yl]acetamid

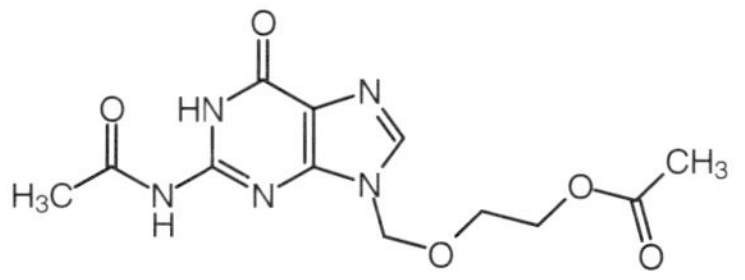

G. 2-[[2-(Acetylamino)-6-oxo-1,6-dihydro-9*H*-purin-9-yl]methoxy]ethylacetat

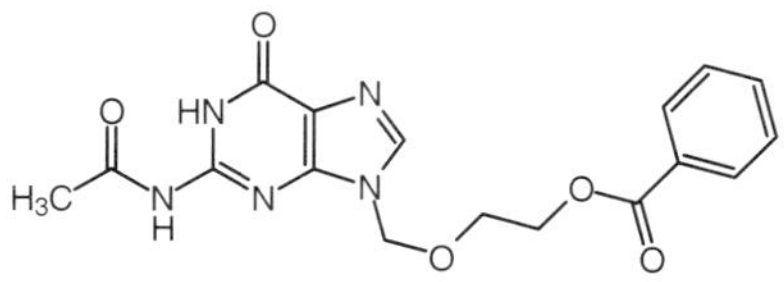

H. 2-[[2-(Acetylamino)-6-oxo-1,6-dihydro-9*H*-purin-9-yl]methoxy]ethylbenzoat.

2001, 1385

Acitretin

Acitretinum

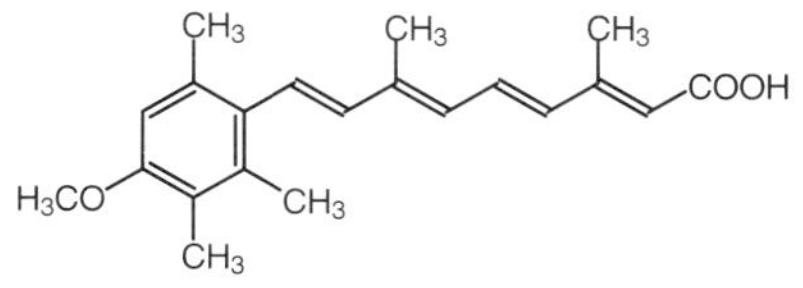

$C_{21}H_{26}O_3$ M_r 326,4

Definition

Acitretin enthält mindestens 98,0 und höchstens 102,0 Prozent (2*E*,4*E*,6*E*,8*E*)-9-(4-Methoxy-2,3,6-tri=methylphenyl)-3,7-dimethylnona-2,4,6,8-tetraensäure, berechnet auf die getrocknete Substanz.

Eigenschaften

Gelbes bis grünlichgelbes, kristallines Pulver; praktisch unlöslich in Wasser, sehr schwer löslich in Cyclohexan, schwer löslich in Aceton und Ethanol, wenig löslich in Tetrahydrofuran. Die Substanz ist gegen Luft, Wärme und Licht empfindlich, insbesondere in Lösung.

Die Prüfungen auf Identität und Reinheit sowie die Gehaltsbestimmung müssen so schnell wie möglich und unter Ausschluß direkter Lichteinwirkung durchgeführt werden. Die Lösungen müssen frisch hergestellt werden.

Prüfung auf Identität

1: B.
2: A, C.

A. 15,0 mg Substanz werden in 10 ml Tetrahydrofuran *R* gelöst. Die Lösung wird sofort mit Tetrahydrofuran *R* zu 100,0 ml verdünnt. 2,5 ml Lösung werden mit Tetrahydrofuran *R* zu 100,0 ml verdünnt. Diese Lösung, zwischen 300 und 400 nm gemessen, zeigt ein Absorptionsmaximum (2.2.25) bei 358 nm. Die spezifische Absorption, im Maximum gemessen, liegt zwischen 1350 und 1475.

B. Die Prüfung erfolgt mit Hilfe der IR-Spektroskopie (2.2.24) durch Vergleich des Spektrums der Substanz mit dem von Acitretin *CRS*. Die Prüfung erfolgt mit Hilfe von Preßlingen.

C. Die bei der „Gehaltsbestimmung" erhaltenen Chromatogramme werden ausgewertet. Der Hauptpeak im Chromatogramm der Untersuchungslösung entspricht in bezug auf seine Retentionszeit dem Hauptpeak im Chromatogramm der Referenzlösung a.

Prüfung auf Reinheit

Verwandte Substanzen: Die Prüfung erfolgt mit Hilfe der Flüssigchromatographie (2.2.29) wie unter „Gehaltsbestimmung" beschrieben.

10 µl Untersuchungslösung und je 10 µl Referenzlösung b und c werden eingespritzt. Die Empfindlichkeit

des Systems wird so eingestellt, daß die Höhe des Hauptpeaks im Chromatogramm der Referenzlösung b mindestens 40 Prozent des maximalen Ausschlags beträgt. Die Prüfung darf nur ausgewertet werden, wenn im Chromatogramm der Referenzlösung b die Auflösung zwischen den Peaks von Acitretin und Tretinoin mindestens 2,0 beträgt. Falls erforderlich wird die Konzentration an wasserfreiem Ethanol *R* geändert. Die Chromatographie der Untersuchungslösung erfolgt über eine Dauer, die der 2,5fachen Retentionszeit des Hauptpeaks entspricht.

Im Chromatogramm der Untersuchungslösung darf keine Peakfläche, mit Ausnahme der des Hauptpeaks, größer sein als die Fläche des Acitretin-Peaks im Chromatogramm der Referenzlösung c (0,3 Prozent). Im Chromatogramm der Untersuchungslösung darf die Summe aller Peakflächen, mit Ausnahme der des Hauptpeaks, nicht größer sein als die Fläche des Acitretin-Peaks im Chromatogramm der Referenzlösung b (1,0 Prozent). Peaks, deren Fläche kleiner ist als das 0,1fache der Fläche des Hauptpeaks im Chromatogramm der Referenzlösung c, werden nicht berücksichtigt.

Schwermetalle (2.4.8): 2,0 g Substanz müssen der Grenzprüfung C auf Schwermetalle entsprechen (20 ppm). Zur Herstellung der Referenzlösung werden 2 ml Blei-Lösung (10 ppm Pb) *R* verwendet.

Palladium: Höchstens 10 ppm Pd. Der Gehalt an Palladium wird mit Hilfe der Atomabsorptionsspektroskopie (2.2.23, Methode I) bestimmt.

Untersuchungslösung: 2,0 g Substanz werden in einer Quarzschale mit 3 ml Magnesiumnitrat-Lösung *R* versetzt. In einem Muffelofen wird bei einer Aufheizrate von 40 °C je Minute auf 350 °C erhitzt und der Inhalt verascht. Anschließend wird 8 h lang bei etwa 450 °C und danach 1 h lang bei 550 °C geglüht. Der Rückstand wird unter Erwärmen in einer Mischung von 0,75 ml Salzsäure *R* und 0,25 ml Salpetersäure *R* gelöst. Nach dem Abkühlen wird die Lösung in einen Meßkolben mit Wasser *R* überführt und mit Wasser *R* zu 50,0 ml verdünnt.

Referenzlösung: 0,163 g schweres Magnesiumoxid *R* werden in einer Mischung von 0,5 ml Salpetersäure *R*, 1,5 ml Salzsäure *R* und 50 ml Wasser *R* gelöst. Nach Zusatz von 2,0 ml Palladium-Lösung (20 ppm Pd) *R* wird die Lösung mit Wasser *R* zu 100,0 ml verdünnt.

Die Absorption wird bei 247,6 nm unter Verwendung einer Palladium-Hohlkathodenlampe als Strahlungsquelle und einer Luft-Acetylen-Flamme gemessen.

Trocknungsverlust (2.2.32): Höchstens 0,5 Prozent, mit 1,000 g Substanz durch 4 h langes Trocknen im Vakuumtrockenschrank bei 100 °C bestimmt.

Sulfatasche (2.4.14): Höchstens 0,1 Prozent, mit 1,0 g Substanz bestimmt.

Gehaltsbestimmung

Die Bestimmung muß unter Ausschluß direkter Lichteinwirkung durchgeführt werden. Die Lösungen sind jeweils frisch herzustellen, wobei Meßkolben aus Braunglas zu verwenden sind.

Die Bestimmung erfolgt mit Hilfe der Flüssigchromatographie (2.2.29).

Untersuchungslösung: 25,0 mg Substanz werden in 5 ml Tetrahydrofuran *R* gelöst. Die Lösung wird sofort mit wasserfreiem Ethanol *R* zu 100,0 ml verdünnt.

Referenzlösung a: 25,0 mg Acitretin *CRS* werden in 5 ml Tetrahydrofuran *R* gelöst. Die Lösung wird sofort mit wasserfreiem Ethanol *R* zu 100,0 ml verdünnt.

Referenzlösung b: 1,0 mg Tretinoin *CRS* wird in wasserfreiem Ethanol *R* zu 20,0 ml gelöst. 5,0 ml Lösung werden mit 1,0 ml Referenzlösung a gemischt und mit wasserfreiem Ethanol *R* zu 100,0 ml verdünnt.

Referenzlösung c: 2,5 ml Referenzlösung a werden mit wasserfreiem Ethanol *R* zu 50,0 ml verdünnt. 3,0 ml dieser Lösung werden mit wasserfreiem Ethanol *R* zu 50,0 ml verdünnt.

Die Chromatographie kann durchgeführt werden mit

- einer Säule aus rostfreiem Stahl von 0,25 m Länge und 4 mm innerem Durchmesser, gepackt mit octadecylsilyliertem Kieselgel zur Chromatographie *R* (5 µm), Mikropartikel, mit einem Kohlenstoffgehalt von 20 Prozent, spezifische Oberfläche 200 $m^2 \cdot g^{-1}$, Porengröße 15 nm
- 0,3 Prozent (*V/V*) Essigsäure 98 % *R* in einer Mischung von 8 Volumteilen Wasser *R* und 92 Volumteilen wasserfreiem Ethanol *R* als mobile Phase bei einer Durchflußrate von 0,6 ml je Minute
- einem Spektrometer als Detektor bei einer Wellenlänge von 360 nm
- einem Probengeber, der bei einer Temperatur von 4 °C gehalten wird.

Die Temperatur der Säule wird bei 25 °C gehalten.

Werden die Chromatogramme unter den vorgeschriebenen Bedingungen aufgezeichnet, beträgt die Retentionszeit für die Verunreinigung A etwa 4,8 min, für Tretinoin etwa 5,2 min, für Acitretin etwa 6,2 min und für die Verunreinigung B etwa 10,2 min.

10 µl Referenzlösung a werden 6mal eingespritzt. Die Bestimmung darf nur ausgewertet werden, wenn die relative Standardabweichung der Peakfläche von Acitretin höchstens 1,0 Prozent beträgt. Falls erforderlich werden die Integrationsparameter angepaßt.

Die Untersuchungslösung und die Referenzlösung a werden abwechselnd eingespritzt.

Lagerung

Dicht verschlossen, vor Licht geschützt, zwischen 2 und 8 °C.

Der Inhalt eines geöffneten Behältnisses ist so schnell wie möglich zu verwenden. Der nicht sofort verwendete Anteil muß unter Inertgas gelagert werden.

Verunreinigungen

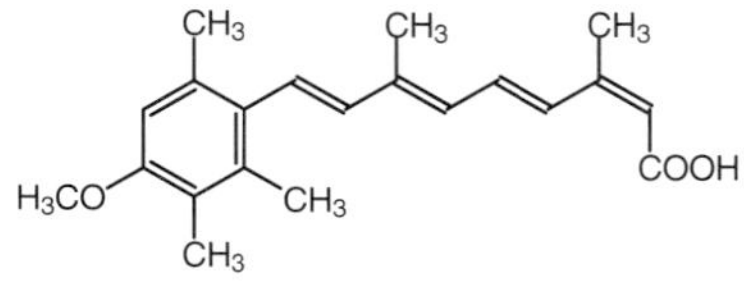

A. (2*Z*,4*E*,6*E*,8*E*)-9-(4-Methoxy-2,3,6-trimethylphenyl)-3,7-dimethylnona-2,4,6,8-tetraensäure

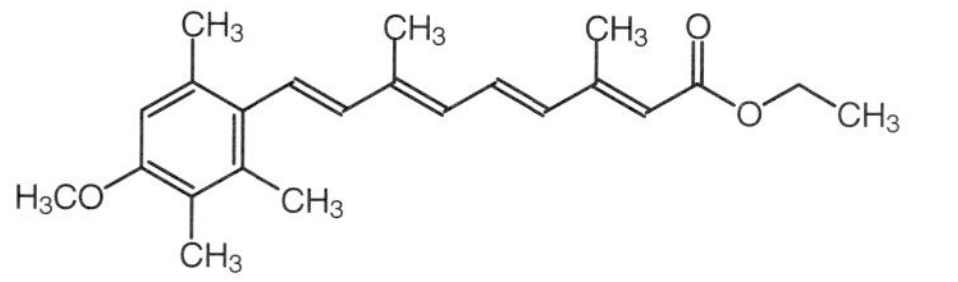

B. Ethyl(2*E*,4*E*,6*E*,8*E*)-9-(4-methoxy-2,3,6-trimethyl=phenyl)-3,7-dimethylnona-2,4,6,8-tetraenoat.

2001, 1486

Adenosin

Adenosinum

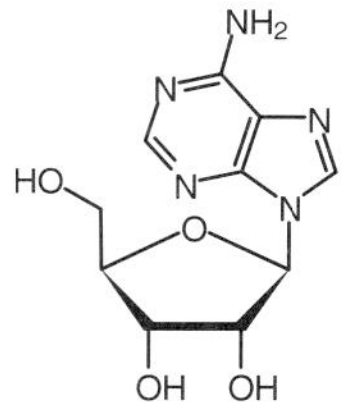

$C_{10}H_{13}N_5O_4$ M_r 267,2

Definition

Adenosin enthält mindestens 99,0 und höchstens 101,0 Prozent 9-β-D-Ribofuranosyl-9*H*-purin-6-amin, berechnet auf die getrocknete Substanz.

Eigenschaften

Weißes, kristallines Pulver; schwer löslich in Wasser, löslich in heißem Wasser, praktisch unlöslich in Dichlormethan und Ethanol. Die Substanz löst sich in verdünnten Mineralsäuren.

Die Substanz schmilzt bei etwa 234 °C.

Prüfung auf Identität

Die Prüfung erfolgt mit Hilfe der IR-Spektroskopie (2.2.24) durch Vergleich des Spektrums der Substanz mit dem von Adenosin *CRS*.

Prüfung auf Reinheit

Prüflösung: 5,0 g Substanz werden in 100 ml destilliertem Wasser *R* suspendiert, danach wird zum Sieden erhitzt. Nach dem Erkalten wird mit Hilfe von Vakuum filtriert. Das Filtrat wird mit destilliertem Wasser *R* zu 100 ml verdünnt.

Aussehen der Lösung: Die Prüflösung muß farblos (2.2.2, Methode II) sein.

Sauer oder alkalisch reagierende Substanzen: 10 ml Prüflösung werden mit 0,1 ml Bromcresolpurpur-Lösung *R* und 0,1 ml Salzsäure (0,01 mol · l^{-1}) versetzt. Die Lösung muß gelb gefärbt sein. Nach Zusatz von 0,4 ml Natriumhydroxid-Lösung (0,01 mol · l^{-1}) muß die Lösung violettblau gefärbt sein.

Spezifische Drehung (2.2.7): 1,25 g Substanz werden in Salzsäure (1 mol · l^{-1}) zu 50,0 ml gelöst. Die spezifische Drehung, innerhalb von 10 min bestimmt, muß zwischen –45 und –49° liegen, berechnet auf die getrocknete Substanz.

Verwandte Substanzen: Die Prüfung erfolgt mit Hilfe der Dünnschichtchromatographie (2.2.27) unter Verwendung einer DC-Platte mit Kieselgel F_{254} *R*.

Untersuchungslösung: 0,20 g Substanz werden unter Erwärmen mit verdünnter Essigsäure *R* gelöst. Die Lösung wird mit verdünnter Essigsäure *R* zu 5 ml verdünnt.

Referenzlösung a: 1 ml Untersuchungslösung wird mit Wasser *R* zu 100 ml verdünnt.

Referenzlösung b: 10 mg Adenosin *CRS* und 10 mg Adenin *CRS* werden, falls erforderlich unter Erwärmen, in verdünnter Essigsäure *R* gelöst. Die Lösung wird mit verdünnter Essigsäure *R* zu 10 ml verdünnt.

Auf die Platte werden 5 µl jeder Lösung aufgetragen. Die Chromatographie erfolgt mit einer Mischung von 10 Volumteilen Wasser *R*, 30 Volumteilen konzentrierter Ammoniak-Lösung *R* und 60 Volumteilen 1-Propanol *R* über eine Laufstrecke von 12 cm. Die Platte wird im Warmluftstrom getrocknet und anschließend im ultravioletten Licht bei 254 nm ausgewertet. Kein im Chromatogramm der Untersuchungslösung auftretender Nebenfleck darf größer oder intensiver sein als der Fleck im Chromatogramm der Referenzlösung a (1 Prozent). Die Platte wird mit einer Lösung von Kaliumpermanganat *R* (5 g · l^{-1}) in Natriumhydroxid-Lösung (1 mol · l^{-1}) besprüht. Die Platte wird im Warmluftstrom getrocknet und im Tageslicht ausgewertet. Kein im Chromatogramm der Untersuchungslösung auftretender Nebenfleck darf größer oder stärker gefärbt sein als der Fleck im Chromatogramm der Referenzlösung a (1 Prozent). Die Prüfung darf nur ausgewertet werden, wenn das Chromatogramm der Referenzlösung b deutlich voneinander getrennt 2 Flecke zeigt.

Chlorid (2.4.4): 10 ml Prüflösung, mit Wasser *R* zu 15 ml verdünnt, müssen der Grenzprüfung auf Chlorid entsprechen (100 ppm).

Sulfat (2.4.13): 15 ml Prüflösung müssen der Grenzprüfung auf Sulfat entsprechen (200 ppm).

Ammonium (2.4.1): 0,5 g Substanz müssen der Grenzprüfung B auf Ammonium entsprechen (10 ppm). Zur Herstellung der Referenzlösung werden 5 ml Ammonium-Lösung (1 ppm NH_4) *R* verwendet.

Trocknungsverlust (2.2.32): Höchstens 0,5 Prozent, mit 1,000 g Substanz durch Trocknen im Trockenschrank bei 100 bis 105 °C bestimmt.

Sulfatasche (2.4.14): Höchstens 0,1 Prozent, mit 1,0 g Substanz bestimmt.

Gehaltsbestimmung

0,200 g Substanz werden in einer Mischung von 20 ml Acetanhydrid *R* und 30 ml wasserfreier Essigsäure *R*, falls erforderlich unter Erwärmen, gelöst und mit Perchlorsäure (0,1 mol · l^{-1}) titriert. Der Endpunkt wird mit Hilfe der Potentiometrie (2.2.20) bestimmt.

1 ml Perchlorsäure (0,1 mol · l^{-1}) entspricht 26,72 mg $C_{10}H_{13}N_5O_4$.

Lagerung

Gut verschlossen.

Verunreinigungen

A. 1*H*-Purin-6-amin
(Adenin)

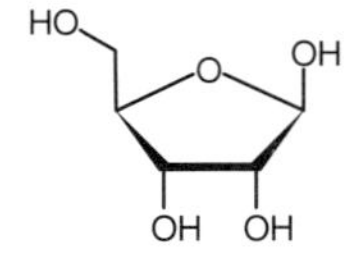

B. D-Ribose

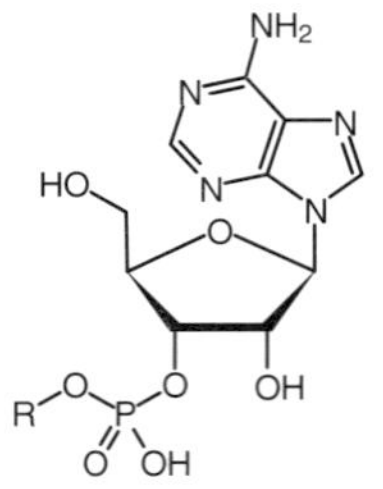

C. R = H:
Adenosin-3′-(dihydrogenphosphat)

D. R = PO_3H_2:
Adenosin-3′-(trihydrogendiphosphat)

E. R = PO_2H–O–PO_3H_2:
Adenosin-3′-(tetrahydrogentriphosphat).

1999, 1298

Adenovirose-Impfstoff (inaktiviert) für Hunde

Vaccinum adenovirosis caninae inactivatum

Definition

Adenovirose-Impfstoff (inaktiviert) für Hunde ist eine Suspension aus einem geeigneten Stamm oder mehreren geeigneten Stämmen des Adenovirus 1 des Hundes (kontagiöses Hepatitis-Virus des Hundes) und/oder des Adenovirus 2 des Hundes. Die Viren werden mit Hilfe einer geeigneten Methode inaktiviert, die sicherstellt, daß die Immunogenität erhalten bleibt.

Herstellung

Entsprechend **Impfstoffe für Tiere (Vaccina ad usum veterinarium)**.

Die Prüfung auf Inaktivierung wird mit einer mindestens 10 Dosen des Impfstoffs entsprechenden Menge an Virus durchgeführt. 2 Passagen werden in Zellkulturen des gleichen Typs wie für die Herstellung des Impfstoffs verwendet durchgeführt. Wird eine andere Zellkultur verwendet, muß sie mindestens die gleiche Sensitivität aufweisen. Vermehrungsfähiges Virus darf nicht nachgewiesen werden.

Der Impfstoff kann ein Adjuvans enthalten.

Auswahl der Impfstoffzusammensetzung

Für den Impfstoff müssen Unschädlichkeit (5.2.6) und Immunogenität (5.2.7) belegt sein. Zum Nachweis der Unschädlichkeit und der Immunogenität des Impfstoffs können folgende Prüfungen durchgeführt werden.

Unschädlichkeit: Die Prüfung wird mit jeder der empfohlenen Arten der Anwendung an Tieren des für die Impfung empfohlenen Mindestalters durchgeführt. Eine Charge der höchsten üblicherweise erzielten Wirksamkeit wird verwendet.

Für jede Prüfung werden mindestens 10 Hunde verwendet, die keine Antikörper gegen das Adenovirus 1 oder 2 des Hundes besitzen. Jedem der Hunde wird eine doppelte Impfstoffdosis verabreicht. Falls das Impfschema eine zweite Dosis vorschreibt, wird diese nach dem angegebenen Zeitintervall verabreicht. Nach der letzten Impfung werden die Hunde 14 Tage lang beobachtet. Die Hunde müssen bei guter Gesundheit bleiben, anomale lokale oder systemische Reaktionen dürfen nicht auftreten.

Falls der Impfstoff zur Anwendung bei trächtigen Hündinnen vorgesehen ist, werden die Hündinnen gemäß des Impfschemas zum angegebenen Zeitpunkt oder zu verschiedenen Zeitpunkten der Trächtigkeit immunisiert. Der Beobachtungszeitraum wird bis auf einen Tag nach dem Werfen ausgedehnt. Die Hündinnen müssen bei guter Gesundheit bleiben, anomale lokale oder systemische Reaktionen dürfen nicht auftreten. Unerwünschte Wirkungen auf die Trächtigkeit und die Neugeborenen dürfen nicht auftreten.

Immunogenität: Falls der Impfstoff für den Schutz vor Hepatitis vorgesehen ist, ist die „Bestimmung der Wirksamkeit" zum Nachweis der Immunogenität geeignet. Falls der Impfstoff für den Schutz vor respiratorischen Symptomen vorgesehen ist, ist eine zusätzliche Prüfung zum Nachweis der Immunogenität für diese Indikation erforderlich.

Prüfungen an jeder Charge

Bestimmung der Wirksamkeit einer Charge: Die unter „Bestimmung der Wirksamkeit" beschriebene Prüfung erfolgt nicht bei der routinemäßigen Bestimmung von Impfstoffchargen. Entsprechend der Entscheidung oder nach Zustimmung durch die zuständige Behörde wird die Bestimmung für den Impfstoff ein oder mehrmals durchgeführt. Wenn die Bestimmung nicht durchgeführt wird, muß eine geeignete, validierte alternative Methode angewendet werden, wobei sich die Akzeptanzkriterien nach einer Impfstoffcharge richten, die nach der unter „Bestimmung der Wirksamkeit" beschriebenen Methode zufriedenstellende Ergebnisse erzielte.

Prüfung auf Identität

Der Impfstoff ruft in empfänglichen Tieren die Bildung spezifischer Antikörper gegen den Typ oder die Typen des Adenovirus des Hundes hervor, die in der Beschriftung angegeben sind.

Prüfung auf Reinheit

Unschädlichkeit: 2 Hunden des in der Beschriftung für die Impfung angegebenen Mindestalters, die keine neutralisierenden Antikörper gegen Adenoviren haben, wird die doppelte angegebene Impfstoffdosis in einer der in der Beschriftung angegebenen Arten der Anwendung injiziert. Die Hunde werden 14 Tage lang beobachtet; sie müssen bei guter Gesundheit bleiben, anomale lokale oder systemische Reaktionen dürfen nicht auftreten.

Inaktivierung: Zur Prüfung auf restliches infektiöses Adenovirus des Hundes werden 10 Impfstoffdosen in eine sensitive Zellkultur inokuliert. Nach 6 bis 8 Tagen wird eine Passage angelegt. Die Kulturen werden 14 Tage lang bebrütet. Vermehrungsfähiges Virus darf nicht nachgewiesen werden. Falls der Impfstoff ein Adjuvans enthält, wird es mit einem Verfahren von der flüssigen Phase abgetrennt, das weder Virus inaktiviert noch anderweitig den Nachweis von vermehrungsfähigem Virus behindert.

Sterilität: Der Impfstoff muß der Prüfung „Sterilität" der Monographie **Impfstoffe für Tiere** entsprechen.

Bestimmung der Wirksamkeit

Für die Bestimmung werden 7 Hunde im für die Impfung empfohlenen Mindestalter verwendet, die keine Antikörper gegen das Adenovirus 1 oder 2 des Hundes besitzen. 5 Tiere werden nach einer der in der Beschriftung angegebenen Arten der Anwendung und dem Impfschema geimpft. Die beiden anderen Tiere dienen als Kontrolle. 21 Tage später wird jedem der 7 Tiere eine Menge eines virulenten Adenovirus-Stamms des Hundes intravenös injiziert, die ausreicht, einen empfänglichen Hund zu töten oder typische Krankheitssymptome hervorzurufen. Die Tiere werden weitere 21 Tage lang beobachtet. Hunde, die typische Anzeichen einer schweren Infektion mit Adenovirus des Hundes zeigen, werden schmerzlos getötet, um unnötiges Leiden zu vermeiden. Die Bestimmung ist nicht gültig und muß wiederholt werden, wenn mindestens 1 der beiden Kontrolltiere nicht an der Infektion stirbt oder keine typischen Symptome einer schweren Infektion mit Adenovirus des Hundes aufweist. Der Impfstoff entspricht der Bestimmung, wenn die geimpften Tiere bei guter Gesundheit bleiben.

Lagerung

Entsprechend **Impfstoffe für Tiere**.

Beschriftung

Entsprechend **Impfstoffe für Tiere**.

Die Beschriftung gibt insbesondere den Typ oder die Typen des Adenovirus des Hundes an, die im Impfstoff enthalten sind.

1999, 1360

Aktinobazillose-Impfstoff (inaktiviert) für Schweine

Vaccinum actinobacillosis inactivatum ad suem

Definition

Aktinobazillose-Impfstoff (inaktiviert) für Schweine ist eine flüssige Zubereitung, die einen Bestandteil oder mehrere der folgenden Bestandteile enthält: inaktiviertes *Actinobacillus pleuropneumoniae* eines geeigneten Stamms oder geeigneter Stämme; Toxine, Proteine oder Polysaccharide aus geeigneten Stämmen von *A. pleuropneumoniae*, wobei das Herstellungsverfahren sicherstellt, daß die Zubereitung unschädlich ist; Fraktionen eines Toxins oder mehrerer Toxine eines geeigneten Stamms oder geeigneter Stämme von *A. pleuropneumoniae*, wobei das Herstellungsverfahren sicherstellt, daß die Zubereitung unschädlich ist.

Herstellung

Entsprechend **Impfstoffe für Tiere (Vaccina ad usum veterinarium).** Das Saatgutmaterial wird, für jeden Stamm einzeln, in einem geeigneten Medium vermehrt. Während der Herstellung werden verschiedene Parameter, wie die Wachstumsrate, der Proteingehalt und die Menge der relevanten Antigene, mit geeigneten Methoden überwacht. Die Werte liegen innerhalb der für das betreffende Produkt festgelegten Grenzen. Reinheit und Identität werden an der Ernte mit geeigneten Methoden nachgewiesen. Nach der Vermehrung werden die Bakterien-Suspensionen einzeln gesammelt und mit einem geeigneten Verfahren inaktiviert. Sie können entgiftet, gereinigt und konzentriert werden. Der Impfstoff kann ein Adjuvans enthalten.

Auswahl der Impfstoffzusammensetzung

Bei der Auswahl des Impfstoffstamms werden epidemiologische Daten zugrunde gelegt. Für den Impfstoff müssen Unschädlichkeit (5.2.6) und Immunogenität (5.2.7) für Schweine belegt sein. Zum Nachweis der Unschädlichkeit und der Immunogenität des Impfstoffs können folgende Prüfungen durchgeführt werden.

Unschädlichkeit:

A. Die Prüfung wird an allen Tierkategorien, für die der Impfstoff vorgesehen ist, und nach allen vorgesehenen Anwendungsarten durchgeführt. Die Tiere dürfen keine Antikörper gegen *A. pleuropneumoniae* oder gegen Toxine, die im Impfstoff vorhanden sind, besitzen. Mindestens 10 Tieren wird in einer der vorgesehenen Arten der Anwendung jeweils die doppelte Impfstoffdosis injiziert. Nach dem in der Gebrauchsinformation angegebenen Zeitabstand wird jedem der Tiere eine Dosis des Impfstoffs injiziert. Die Tiere werden nach der letzten Impfung 14 Tage lang beobachtet. Die Rektaltemperatur der Tiere wird am Tag vor der Impfung, zum Zeitpunkt der Impfung, 2, 4 und 6 h nach der Impfung und dann an den beiden nachfolgenden Tagen gemessen. Anomale lokale oder systemische Reaktionen dürfen nicht auftreten. Der Mittelwert des Temperaturanstiegs darf höchstens 1,5 °C betragen, und bei keinem Tier darf ein Temperaturanstieg von mehr als 2 °C auftreten. Ist der Impfstoff für die Anwendung bei trächtigen Sauen vorgesehen, ist die Beobachtungszeit für diese Tierkategorie bis zum Abferkeln zu verlängern; alle Auswirkungen auf die Trächtigkeit und die Neugeborenen sind festzuhalten.

B. Die in der Prüfung „Immunogenität" verwendeten Tiere werden auch zur Bewertung der Unschädlichkeit verwendet. Die Rektaltemperatur der Tiere wird am Tag vor der Impfung, zum Zeitpunkt der Impfung, 2, 4 und 6 h nach der Impfung und dann an den beiden nachfolgenden Tagen gemessen. Anomale lokale oder systemische Reaktionen dürfen nicht auftreten. Der Mittelwert des Temperaturanstiegs darf höchstens 1,5 °C betragen, und bei keinem Tier darf ein Temperaturanstieg von mehr als 2 °C auftreten. Die Injektionsstelle wird nach der Impfung auf lokale Reaktionen untersucht; nach dem Schlachten wird eine mikroskopische Untersuchung durchgeführt. Anomale lokale oder systemische Reaktionen dürfen nicht auftreten.

C. Die für Feldversuche verwendeten Tiere werden auch zur Bewertung der Unschädlichkeit verwendet. Eine Prüfung erfolgt an jeder Tierkategorie, für die der Impfstoff vorgesehen ist. Mindestens 3 Gruppen von jeweils mindestens 20 Tieren sowie entsprechende Gruppen von mindestens 10 Kontrolltieren werden verwendet. Die Injektionsstelle wird nach der Impfung auf lokale Reaktionen untersucht. Die Rektaltemperatur der Tiere wird am Tag vor der Impfung, zum Zeitpunkt der Impfung, falls später in den Prüfungen A oder B Temperaturerhöhungen aufgetreten waren, auch zu diesem Zeitpunkt und dann an den beiden nachfolgenden Tagen gemessen. Anomale lokale oder systemische Reaktionen dürfen nicht auftreten. Der Mittelwert des Temperaturanstiegs darf höchstens 1,5 °C betragen, und bei keinem Tier darf ein Temperaturanstieg von mehr als 2 °C auftreten.

Immunogenität: Die Immunogenität kann wie unter „Bestimmung der Wirksamkeit" beschrieben bestimmt werden.

Prüfungen an jeder Charge

Bestimmung der Wirksamkeit einer Charge: Die unter „Bestimmung der Wirksamkeit" beschriebene Bestimmung erfolgt nicht bei der routinemäßigen Prüfung von Impfstoffchargen. Entsprechend der Entscheidung oder nach Zustimmung durch die zuständige Behörde wird die Bestimmung für den Impfstoff ein- oder mehrmals durchgeführt. Wenn die Bestimmung nicht durchgeführt wird, muß eine geeignete, validierte, alternative Methode angewendet werden, wobei sich die Akzeptanzkriterien nach einer Impfstoffcharge richten, die nach der unter „Bestimmung der Wirksamkeit" beschriebenen Methode zufriedenstellende Ergebnisse erzielte. Die nachfolgend beschriebene Prüfung kann angewendet werden, falls eine zufriedenstellende Korrelation mit der unter „Bestimmung der Wirksamkeit" beschriebenen Methode sichergestellt wurde.

Jeder Maus einer Gruppe von 5 seronegativen Tieren mit einer Körpermasse von je 18 bis 20 g wird jeweils eine geeignete Impfstoffdosis verabreicht. Falls das in der Beschriftung angegebene Impfschema eine Auffrischimpfung verlangt, kann dieses empfohlene Impfschema angewendet werden, wenn nachgewiesen wurde, daß eine ausreichende Sensitivität der Prüfung gewährleistet ist. Vor der Impfung und zu einem festgelegten Zeitpunkt im Zeitraum von 14 bis 21 Tagen nach der letzten Impfung wird den Tieren Blut für Serumproben abgenommen. Für jedes Serum wird individuell der Titer an spezifischen Antikörpern gegen jede der in der Beschriftung angegebenen Antigen-Komponenten bestimmt. Eine geeignete Methode ist der Enzym-gekoppelte Immunadsorptions-Test (ELISA). Der Impfstoff entspricht der Bestimmung, wenn die Antikörperspiegel nicht signifikant niedriger sind als die, die mit einer Charge erzielt wurden, die zufriedenstellende Ergebnisse in der „Bestimmung der Wirksamkeit" erbracht hatte.

Prüfung auf Bakterien-Endotoxine der Charge: Eine Prüfung auf Bakterien-Endotoxine (2.6.14) wird am fertigen Impfstoff als Bulk durchgeführt. Falls die Beschaffenheit des Adjuvans eine zufriedenstellende Prüfung nicht zuläßt, kann die Prüfung am Bulk-Antigen oder an der Mischung der Bulk-Antigene unmittelbar vor Hinzufügen des Adjuvans durchgeführt werden. Der Impfstoff darf höchstens 10^6 I.E. Bakterien-Endotoxine je Dosis enthalten, außer ein höherer Gehalt hat sich als unschädlich erwiesen.

Prüfung auf Identität

Der Impfstoff ruft in gesunden, seronegativen Tieren die Bildung spezifischer Antikörper gegen die Antigenkomponenten von *A. pleuropneumoniae* hervor, die in der Beschriftung angegeben sind.

Prüfung auf Reinheit

Unschädlichkeit: 2 Schweinen des in der Beschriftung für die Impfung angegebenen Mindestalters, die keine Antikörper gegen die Serotypen von *A. pleuropneumoniae* oder gegen die im Impfstoff vorhandenen Toxine haben, wird die doppelte angegebene Dosis nach der in der Beschriftung angegebenen Art der Anwendung injiziert. Die Tiere werden 14 Tage lang beobachtet. Die Rektaltemperatur der Tiere wird am Tag vor der Impfung, zum Zeitpunkt der Impfung, 2, 4 und 8 h nach der Impfung und dann an den beiden nachfolgenden Tagen gemessen. Anomale lokale oder systemische Reaktionen dürfen nicht auftreten; ein vorübergehender Temperaturanstieg darf höchstens 2 °C betragen.

Sterilität: Der Impfstoff muß der Prüfung „Sterilität" der Monographie **Impfstoffe für Tiere** entsprechen.

Bestimmung der Wirksamkeit

Der für die Belastungsinfektion in der „Bestimmung der Wirksamkeit" verwendete Stamm ist so zu wählen, daß eine Belastung mit jedem Ap-Toxin[1] der in der Beschrif-

[1] Die Nomenklatur der Toxine von *A. pleuropneumoniae* ist von Frey et al. im *Journal of General Microbiology,* **139**, 1723–1728 (1993) beschrieben.

tung angegebenen Serotypen sichergestellt ist; gegebenenfalls muß mehr als eine Bestimmung unter Verwendung unterschiedlicher Stämme für die Belastungsinfektionen durchgeführt werden.

Mindestens 7 Schweine des in der Beschriftung für die Impfung angegebenen Mindestalters, die keine Antikörper gegen *A. pleuropneumoniae* oder gegen Ap-Toxine haben, werden nach dem in der Beschriftung angegebenen Immunisierungsschema geimpft. Mindestens 7 ungeimpfte Schweine des gleichen Alters werden als Kontrolle gehalten. Die Belastungsinfektion aller Schweine wird 3 Wochen nach der letzten Impfung intranasal, intratracheal oder mit einem Aerosol mit *A. pleuropneumoniae* eines Stamms, der eine geeignete Menge eines Serotyps aufweist, durchgeführt. Die Tiere werden 7 Tage lang beobachtet. Um unnötiges Leiden der Tiere zu vermeiden, werden schwerkranke Kontrolltiere getötet und als an der Erkrankung gestorben bewertet. Am Ende der Beobachtungsperiode werden alle überlebenden Tiere getötet. Alle Tiere werden obduziert. Lungen, tracheobronchiale Lymphknoten und die Tonsillen werden auf das Vorhandensein von *A. pleuropneumoniae* untersucht. Bei der Obduktion werden die Lungenschädigungen erfaßt. Jeder der 7 Lungenlappen wird einer in 5 Stufen eingeteilten Bewertungstabelle[1)] der maximalen Läsionen zugeordnet. Für jeden Lungenlappen wird der Bereich, der Pneumonie oder Pleuritis zeigt, bewertet und als Wert von 0 bis 5 erfaßt. Dies ergibt die Bewertungspunkte je Lungenlappen. Die maximal möglichen Gesamtbewertungspunkte je Lunge betragen somit 35. Für die geimpfte Gruppe und die Kontrollgruppe werden getrennt die Gesamtbewertungspunkte berechnet. Die maximal möglichen Bewertungspunkte betragen 245, wenn 7 Schweine je Gruppe verwendet wurden.

Der Impfstoff entspricht der Bestimmung, wenn die geimpften Tiere im Vergleich zur Kontrollgruppe eine niedrigere Inzidenz zeigen von

- Mortalität
- typischen klinischen Symptomen (Dyspnoe, Husten, Erbrechen)
- typischen Lungenschäden
- Anwesenheit von *A. pleuropneumoniae* in den Lungen, den tracheobronchialen Lymphknoten und den Tonsillen.

Falls möglich ist die Inzidenz statistisch zu analysieren und muß für die geimpften Tiere signifikant niedriger sein.

Lagerung

Entsprechend **Impfstoffe für Tiere**.

Beschriftung

Entsprechend **Impfstoffe für Tiere**.

Die Beschriftung gibt insbesondere an

- die im Impfstoff enthaltenen Antigene
- die Serotypen von *A. pleuropneumoniae*, gegen die der Impfstoff schützt.

[1)] Das System der Lungenbewertung wird detailliert von P.C.T. Hannan, B.S. Bhogal, J.P. Fish in *Research in Veterinary Science*, **33**, 76–88 (1982) beschrieben.

2000, 752

Alanin

Alaninum

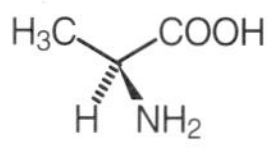

$C_3H_7NO_2$ M_r 89,1

Definition

Alanin enthält mindestens 98,5 und höchstens 101,0 Prozent (*S*)-2-Aminopropansäure, berechnet auf die getrocknete Substanz.

Herstellung

Wird die Substanz durch ein Verfahren hergestellt, das Fermentationsschritte beinhaltet, muß sie zusätzlich den Anforderungen der Monographie **Fermentationsprodukte (Producta ab fermentatione)** entsprechen.

Eigenschaften

Weißes bis fast weißes, kristallines Pulver oder farblose Kristalle; leicht löslich in Wasser, sehr schwer löslich in Ethanol, praktisch unlöslich in Ether.

Prüfung auf Identität

1: A, B.
2: A, C, D.

A. Die Substanz entspricht der Prüfung „Spezifische Drehung" (siehe „Prüfung auf Reinheit").

B. Die Prüfung erfolgt mit Hilfe der IR-Spektroskopie (2.2.24) durch Vergleich des Spektrums der Substanz mit dem von Alanin *CRS*. Die Prüfung erfolgt mit Hilfe von Preßlingen.

C. Die bei der Prüfung „Mit Ninhydrin nachweisbare Substanzen" (siehe „Prüfung auf Reinheit") erhaltenen Chromatogramme werden ausgewertet. Der Hauptfleck im Chromatogramm der Untersuchungslösung b entspricht in bezug auf Lage, Farbe und Größe dem Hauptfleck im Chromatogramm der Referenzlösung a.

D. 0,5 g Substanz werden in einer Mischung von 1 ml Wasser *R*, 0,5 ml einer Lösung von Natriumnitrit *R* ($100\ g \cdot l^{-1}$) und 0,25 ml Salzsäure *R* 1 gelöst. Die Lösung wird geschüttelt, wobei ein Gas entweicht. Nach Zusatz von 2 ml verdünnter Natriumhydroxid-Lösung *R* und anschließend 0,25 ml Iod-Lösung *R* bildet sich nach etwa 30 min ein gelber Niederschlag mit charakteristischem Geruch.

Prüfung auf Reinheit

Prüflösung: 2,5 g Substanz werden in destilliertem Wasser *R* zu 50 ml gelöst.

Aussehen der Lösung: 10 ml Prüflösung werden mit Wasser *R* zu 20 ml verdünnt. Die Lösung muß klar (2.2.1) und darf nicht stärker gefärbt sein als die Farbvergleichslösung BG_6 (2.2.2, Methode II).

Spezifische Drehung (2.2.7): 2,50 g Substanz werden in Salzsäure *R* 1 zu 25,0 ml gelöst. Die spezifische Drehung muß zwischen +13,5 und +15,5° liegen, berechnet auf die getrocknete Substanz.

Mit Ninhydrin nachweisbare Substanzen: Die Prüfung erfolgt mit Hilfe der Dünnschichtchromatographie (2.2.27) unter Verwendung einer DC-Platte mit Kieselgel *R*.

Untersuchungslösung a: 0,10 g Substanz werden in Wasser *R* zu 10 ml gelöst.

Untersuchungslösung b: 1 ml Untersuchungslösung a wird mit Wasser *R* zu 50 ml verdünnt.

Referenzlösung a: 10 mg Alanin *CRS* werden in Wasser *R* zu 50 ml gelöst.

Referenzlösung b: 5 ml Untersuchungslösung b werden mit Wasser *R* zu 20 ml verdünnt.

Referenzlösung c: 10 mg Alanin *CRS* und 10 mg Glycin *CRS* werden in Wasser *R* zu 25 ml gelöst.

Auf die Platte werden 5 µl jeder Lösung aufgetragen. Die Platte wird an der Luft trocknen gelassen. Die Chromatographie erfolgt mit einer Mischung von 20 Volumteilen Essigsäure 98 % *R*, 20 Volumteilen Wasser *R* und 60 Volumteilen 1-Butanol *R* über eine Laufstrecke von 15 cm. Die Platte wird an der Luft trocknen gelassen, mit Ninhydrin-Lösung *R* besprüht und 15 min lang bei 100 bis 105 °C erhitzt. Kein im Chromatogramm der Untersuchungslösung a auftretender Nebenfleck darf größer oder stärker gefärbt sein als der Fleck im Chromatogramm der Referenzlösung b (0,5 Prozent). Die Prüfung darf nur ausgewertet werden, wenn das Chromatogramm der Referenzlösung c deutlich voneinander getrennt 2 Flecke zeigt.

Chlorid (2.4.4): 5 ml Prüflösung, mit Wasser *R* zu 15 ml verdünnt, müssen der Grenzprüfung auf Chlorid entsprechen (200 ppm).

Sulfat (2.4.13): 10 ml Prüflösung, mit destilliertem Wasser *R* zu 15 ml verdünnt, müssen der Grenzprüfung auf Sulfat entsprechen (300 ppm).

Ammonium: Mit 2 Uhrgläsern von 60 mm Durchmesser wird durch Aufeinanderlegen ein Hohlraum gebildet. An die Innenwand des oberen Uhrglases wird mit einigen Tropfen Wasser *R* ein Stück rotes Lackmuspapier *R* von 5 mm × 5 mm geklebt. Auf das untere Uhrglas werden 50 mg fein pulverisierte Substanz gebracht und in 0,5 ml Wasser *R* gelöst. Nach Zusatz von 0,30 g schwerem Magnesiumoxid *R* wird kurz mit einem Glasstab verrieben und das obere Uhrglas sofort auf das untere Uhrglas gelegt. In gleicher Weise wird gleichzeitig eine Referenzmischung aus 0,1 ml Ammonium-Lösung (100 ppm NH_4) *R*, 0,5 ml Wasser *R* und 0,30 g schwerem Magnesiumoxid *R* angesetzt. Untersuchungs- und Referenzmischung werden 15 min lang bei 40 °C erwärmt. Das Lackmuspapier über der Untersuchungsmischung darf sich nicht intensiver blau färben als das Lackmuspapier über der Referenzmischung (200 ppm).

Eisen (2.4.9): In einem Scheidetrichter wird 1,0 g Substanz in 10 ml verdünnter Salzsäure *R* gelöst. Die Lösung wird 3mal je 3 min lang mit je 10 ml Isobutylmethylketon *R* 1 ausgeschüttelt. Die vereinigten organischen Phasen werden 3 min lang mit 10 ml Wasser *R* ausgeschüttelt. Die wäßrige Phase muß der Grenzprüfung auf Eisen entsprechen (10 ppm).

Schwermetalle (2.4.8): 2,0 g Substanz werden in Wasser *R* zu 20 ml gelöst. 12 ml Lösung müssen der Grenzprüfung A auf Schwermetalle entsprechen (10 ppm). Zur Herstellung der Referenzlösung wird die Blei-Lösung (1 ppm Pb) *R* verwendet.

Trocknungsverlust (2.2.32): Höchstens 0,5 Prozent, mit 1,000 g Substanz durch Trocknen im Trockenschrank bei 100 bis 105 °C bestimmt.

Sulfatasche (2.4.14): Höchstens 0,1 Prozent, mit 1,0 g Substanz bestimmt.

Gehaltsbestimmung

80,0 mg Substanz, in 3 ml wasserfreier Ameisensäure *R* gelöst, werden nach Zusatz von 30 ml wasserfreier Essigsäure *R* und 0,1 ml Naphtholbenzein-Lösung *R* mit Perchlorsäure (0,1 mol · l^{-1}) bis zum Farbumschlag von Braungelb nach Grün titriert.

1 ml Perchlorsäure (0,1 mol · l^{-1}) entspricht 8,91 mg $C_3H_7NO_2$.

Lagerung

Gut verschlossen, vor Licht geschützt.

2000, 1386

Albendazol

Albendazolum

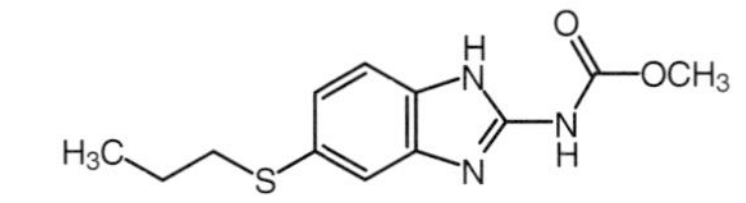

$C_{12}H_{15}N_3O_2S$ M_r 265,3

Definition

Albendazol enthält mindestens 98,0 und höchstens 102,0 Prozent Methyl[5-(propylsulfanyl)-1*H*-benzimidazol-2-yl]carbamat, berechnet auf die getrocknete Substanz.

Eigenschaften

Weißes bis schwach gelbliches Pulver; praktisch unlöslich in Wasser, leicht löslich in wasserfreier Ameisensäure, sehr schwer löslich in Dichlormethan, praktisch unlöslich in Ethanol.

Prüfung auf Identität

Die Prüfung erfolgt mit Hilfe der IR-Spektroskopie (2.2.24) durch Vergleich des Spektrums der Substanz mit dem von Albendazol *CRS*. Die Prüfung erfolgt mit Hilfe von Preßlingen.

Prüfung auf Reinheit

Aussehen der Lösung: 0,10 g Substanz werden in einer Mischung von 1 Volumteil wasserfreier Ameisensäure *R* und 9 Volumteilen Dichlormethan *R* zu 10 ml gelöst. Die Lösung muß klar (2.2.1) und darf nicht stärker gefärbt sein als die Farbvergleichslösung BG_6 (2.2.2, Methode II).

Verwandte Substanzen: Die Prüfung erfolgt mit Hilfe der Flüssigchromatographie (2.2.29).

Untersuchungslösung: 25,0 mg Substanz werden in 5 ml Methanol *R*, das 1 Prozent (*V/V*) Schwefelsäure *R* enthält, gelöst. Die Lösung wird mit der mobilen Phase zu 50,0 ml verdünnt.

Referenzlösung a: 10,0 mg Substanz werden in 10 ml Methanol *R*, das 1 Prozent (*V/V*) Schwefelsäure *R* enthält, gelöst. Die Lösung wird mit der mobilen Phase zu 100,0 ml verdünnt. 0,5 ml dieser Lösung werden mit der mobilen Phase zu 20,0 ml verdünnt.

Referenzlösung b: 50,0 mg Substanz und 50 mg Oxybendazol *CRS* werden in 5 ml Methanol *R*, das 1 Prozent (*V/V*) Schwefelsäure *R* enthält, gelöst. Die Lösung wird mit der mobilen Phase zu 100,0 ml verdünnt.

Die Chromatographie kann durchgeführt werden mit
- einer Säule aus rostfreiem Stahl von 0,30 m Länge und 3,9 mm innerem Durchmesser, gepackt mit octadecylsilyliertem Kieselgel zur Chromatographie *R* (4 µm)
- einer Mischung von 300 Volumteilen einer Lösung von Ammoniumdihydrogenphosphat *R* (1,67 g · l^{-1}) und 700 Volumteilen Methanol *R* als mobile Phase bei einer Durchflußrate von 0,7 ml je Minute
- einem Spektrometer als Detektor bei einer Wellenlänge von 254 nm.

20 µl Referenzlösung a werden eingespritzt. Die Empfindlichkeit des Systems wird so eingestellt, daß die Höhe des Hauptpeaks im Chromatogramm mindestens 50 Prozent des maximalen Ausschlags beträgt.

20 µl Referenzlösung b werden eingespritzt. Die Prüfung darf nur ausgewertet werden, wenn die Auflösung zwischen den Peaks von Albendazol und Oxybendazol mindestens 3,0 beträgt.

20 µl Untersuchungslösung werden eingespritzt. Die Chromatographie erfolgt über eine Dauer, die der 1,5fachen Retentionszeit von Albendazol entspricht. Werden die Chromatogramme unter den vorgeschriebenen Bedingungen aufgezeichnet, betragen die relativen Retentionen für die Verunreinigung A etwa 0,80, für die Verunreinigungen B und C etwa 0,43, für die Verunreinigung D etwa 0,40, für die Verunreinigung E etwa 0,47 und für die Verunreinigung F etwa 0,57.

Im Chromatogramm der Untersuchungslösung darf keine Peakfläche, mit Ausnahme der des Hauptpeaks, größer sein als das 1,5fache der Fläche des Hauptpeaks im Chromatogramm der Referenzlösung a (0,75 Prozent). Die Summe aller Peakflächen, mit Ausnahme der des Hauptpeaks, darf nicht größer sein als das 3fache der Fläche des Hauptpeaks im Chromatogramm der Referenzlösung a (1,5 Prozent). Peaks, deren Fläche kleiner ist als das 0,1fache der Fläche des Hauptpeaks im Chromatogramm der Referenzlösung a, werden nicht berücksichtigt.

Trocknungsverlust (2.2.32): Höchstens 0,5 Prozent, mit 1,000 g Substanz durch 4 h langes Trocknen im Trockenschrank bei 100 bis 105 °C bestimmt.

Sulfatasche (2.4.14): Höchstens 0,2 Prozent, mit 1,0 g Substanz bestimmt.

Gehaltsbestimmung

Um eine Überhitzung zu vermeiden, muß während der Titration sorgfältig gemischt und unmittelbar nach Erreichen des Endpunkts die Titration abgebrochen werden.

0,250 g Substanz, in 3 ml wasserfreier Ameisensäure *R* gelöst und mit 40 ml wasserfreier Essigsäure *R* versetzt, werden mit Perchlorsäure (0,1 mol · l^{-1}) titriert. Der Endpunkt wird mit Hilfe der Potentiometrie (2.2.20) bestimmt.

1 ml Perchlorsäure (0,1 mol · l^{-1}) entspricht 26,53 mg $C_{12}H_{15}N_3O_2S$.

Lagerung

Vor Licht geschützt.

Verunreinigungen

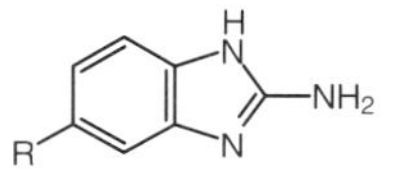

A. R = $S–CH_2–CH_2–CH_3$:
5-(Propylsulfanyl)-1*H*-benzimidazol-2-amin

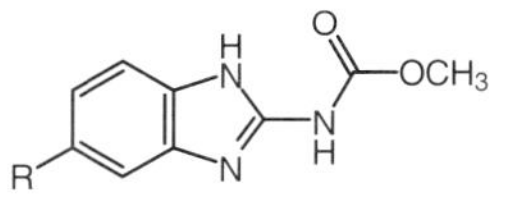

B. R = $SO–CH_2–CH_2–CH_3$:
Methyl[5-(propylsulfinyl)-1*H*-benzimidazol-2-yl]carbamat

C. R = $SO_2–CH_2–CH_2–CH_3$:
Methyl[5-(propylsulfonyl)-1*H*-benzimidazol-2-yl]carbamat

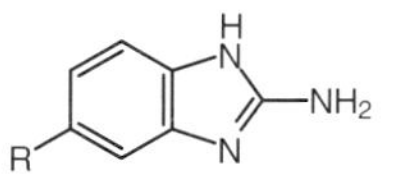

D. R = $SO_2–CH_2–CH_2–CH_3$:
5-(Propylsulfonyl)-1*H*-benzimidazol-2-amin

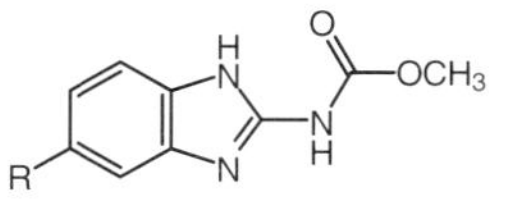

E. R = H:
Methyl(1*H*-benzimidazol-2-yl)carbamat

F. R = $S–CH_3$:
Methyl[5-(methylsulfanyl)-1*H*-benzimidazol-2-yl]carbamat.

2001, 1285

Alcuroniumchlorid

Alcuronii chloridum

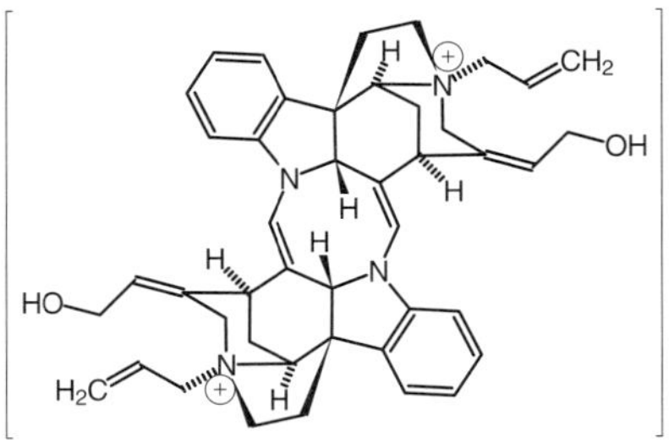

$C_{44}H_{50}Cl_2N_4O_2$ M_r 738

Definition

Alcuroniumchlorid enthält mindestens 98,0 und höchstens 102,0 Prozent (23*E*,26*E*)-(1*R*,3a*S*,10*S*,11a*S*,12*R*,14a*S*,19a*S*,20b*S*,21*S*,22a*S*)-23,26-Bis(2-hydroxyethyliden-1,12-diprop-2-enyl-2,3,11,11a,13,14,22,22a-octahydro-10*H*,21*H*-1,21:10,12-diethano-19a*H*,20b*H*-[1,5]diazocino[1,2,3-*lm*:5,6,7-*l′m′*]dipyrrolo[2,3-*d*:2′,3′-*d′*]dicarbazolium-dichlorid (4,4′-Didemethyl-4,4′-diprop-2-enyltoxiferin-I-dichlorid), berechnet auf die wasserfreie und 2-Propanol-freie Substanz.

Eigenschaften

Weißes bis schwach grauweißes, kristallines Pulver; leicht löslich in Wasser und Methanol, löslich in Ethanol, praktisch unlöslich in Cyclohexan.

Die Prüfungen auf Identität, Reinheit und die Gehaltsbestimmung müssen so rasch wie möglich und unter Ausschluß direkter Lichteinwirkung durchgeführt werden.

Prüfung auf Identität

1: A, C.
2: B, C.

A. Die Prüfung erfolgt mit Hilfe der IR-Spektroskopie (2.2.24) durch Vergleich des Spektrums der Substanz mit dem von Alcuroniumchlorid *CRS*.

B. Die Prüfung erfolgt mit Hilfe der Dünnschichtchromatographie (2.2.27) unter Verwendung einer DC-Platte mit Kieselgel *R*.

Untersuchungslösung: 10 mg Substanz werden in Methanol *R* zu 10 ml gelöst.

Referenzlösung: 10 mg Alcuroniumchlorid *CRS* werden in Methanol *R* zu 10 ml gelöst.

Auf die Platte werden 10 µl jeder Lösung aufgetragen. Die Chromatographie erfolgt mit einer Mischung von 15 Volumteilen einer Lösung von Natriumchlorid *R* (58,4 g · l^{-1}), 35 Volumteilen verdünnter Ammoniak-Lösung *R* 2 und 50 Volumteilen Methanol *R* über eine Laufstrecke von 15 cm. Die Platte wird 10 min lang an der Luft trocknen gelassen und anschließend mit Ammoniumcer(IV)-nitrat-Lösung (0,1 mol · l^{-1}) besprüht. Der Hauptfleck im Chromatogramm der Untersuchungslösung entspricht in bezug auf Lage, Farbe und Größe dem Hauptfleck im Chromatogramm der Referenzlösung.

C. Die Substanz gibt die Identitätsreaktion a auf Chlorid (2.3.1).

Prüfung auf Reinheit

Prüflösung: 0,250 g Substanz werden in kohlendioxidfreiem Wasser *R* zu 25,0 ml gelöst.

Aussehen der Lösung: Die Prüflösung muß klar (2.2.1) und darf nicht stärker gefärbt sein als die Farbvergleichslösung G_6, BG_6 oder B_6 (2.2.2, Methode I).

Sauer oder alkalisch reagierende Substanzen: 10 ml Prüflösung werden mit 0,1 ml Methylrot-Lösung *R* und 0,2 ml Salzsäure (0,01 mol · l^{-1}) versetzt. Die Lösung muß rot gefärbt sein. Nach Zusatz von 0,4 ml Natriumhydroxid-Lösung (0,01 mol · l^{-1}) muß die Lösung gelb gefärbt sein.

Spezifische Drehung (2.2.7): –430 bis –451°, an der Prüflösung bestimmt und berechnet auf die wasserfreie und 2-Propanol-freie Substanz.

2-Propanol (2.4.24, System A): Höchstens 1,0 Prozent.

Verwandte Substanzen: Die Prüfung erfolgt mit Hilfe der Flüssigchromatographie (2.2.29).

Lösungsmittelmischung: 100 ml Methanol *R*, 200 ml Acetonitril *R* und 200 ml einer Lösung von Kaliumdihydrogenphosphat *R* (6,82 g · l^{-1}) werden gemischt. In der Mischung werden 1,09 g Natriumlaurylsulfonat zur Chromatographie *R* gelöst. Anschließend wird die Lösung mit einer Lösung von Natriumhydroxid *R* (100 g · l^{-1}) auf einen scheinbaren *p*H-Wert von 8,0 eingestellt.

Untersuchungslösung: 0,20 g Substanz werden in der Lösungsmittelmischung zu 100,0 ml gelöst.

Referenzlösung a: 0,5 ml Untersuchungslösung werden mit der Lösungsmittelmischung zu 100,0 ml verdünnt.

Referenzlösung b: 4,0 ml Referenzlösung a werden mit der Lösungsmittelmischung zu 10,0 ml verdünnt.

Referenzlösung c: 1,0 ml Referenzlösung a wird mit der Lösungsmittelmischung zu 10,0 ml verdünnt.

Referenzlösung d: 5,0 ml Untersuchungslösung werden mit 5,0 mg *N*-Allylstrychninbromid *CRS* versetzt und in der Lösungsmittelmischung zu 100,0 ml gelöst.

Die Chromatographie kann durchgeführt werden mit
- einer Säule aus rostfreiem Stahl von 0,25 m Länge und 4 mm innerem Durchmesser, gepackt mit octylsilyliertem Kieselgel zur Chromatographie *R* (5 µm)
- folgender Mischung als mobile Phase bei einer Durchflußrate von 1,2 ml je Minute: 200 ml Methanol *R*, 400 ml Acetonitril *R* und 400 ml einer Lösung von Kaliumdihydrogenphosphat *R* (6,82 g · l^{-1}) werden gemischt; in der Mischung werden 2,18 g Natriumlaurylsulfonat zur Chromatographie *R* gelöst; anschließend wird die Lösung mit einer Lösung von

Phosphorsäure 85 % *R* (100 g · l^{-1}) auf einen scheinbaren *p*H-Wert von 5,4 eingestellt
– einem Spektrometer als Detektor bei einer Wellenlänge von 254 nm.

10 µl Referenzlösung b werden eingespritzt. Die Empfindlichkeit des Systems wird so eingestellt, daß die Höhe des Alcuronium-Peaks mindestens 10 Prozent des maximalen Ausschlags beträgt.

10 µl Referenzlösung d werden eingespritzt. Die Prüfung darf nur ausgewertet werden, wenn die Auflösung zwischen dem *N*-Allylstrychnin-Peak und dem Alcuronium-Peak mindestens 4,0 beträgt.

Je 10 µl Untersuchungslösung, Referenzlösung a und Referenzlösung c werden eingespritzt. Die Chromatographie der Untersuchungslösung erfolgt über eine Dauer, die der 2fachen Retentionszeit des Alcuronium-Peaks entspricht. Im Chromatogramm der Untersuchungslösung darf keine Peakfläche, mit Ausnahme der des Hauptpeaks, größer sein als die Fläche des Hauptpeaks im Chromatogramm der Referenzlösung a (0,5 Prozent), und nur eine einzige dieser Peakflächen darf größer sein als die Fläche des Hauptpeaks im Chromatogramm der Referenzlösung b (0,2 Prozent). Im Chromatogramm der Untersuchungslösung darf die Summe aller Peakflächen, mit Ausnahme der des Hauptpeaks, nicht größer sein als das 2fache der Fläche des Hauptpeaks im Chromatogramm der Referenzlösung a (1 Prozent). Peaks, deren Fläche kleiner ist als die Fläche des Hauptpeaks im Chromatogramm der Referenzlösung c, werden nicht berücksichtigt (0,05 Prozent).

Wasser (2.5.12): Höchstens 5,0 Prozent, mit 0,500 g Substanz nach der Karl-Fischer-Methode bestimmt.

Sulfatasche (2.4.14): Höchstens 0,1 Prozent, mit 1,0 g Substanz bestimmt.

Gehaltsbestimmung

0,300 g Substanz, unter 1 min langem Rühren in 70 ml Acetanhydrid *R* gelöst, werden mit Perchlorsäure (0,1 mol · l^{-1}) unter Zusatz von 0,1 ml Kristallviolett-Lösung *R* bis zum Farbumschlag von Violettblau nach Grünlichblau titriert.

1 ml Perchlorsäure (0,1 mol · l^{-1}) entspricht 36,9 mg $C_{44}H_{50}Cl_2N_4O_2$.

Lagerung

Dicht verschlossen, unter Stickstoff, vor Licht geschützt, zwischen 2 und 8 °C.

Verunreinigungen

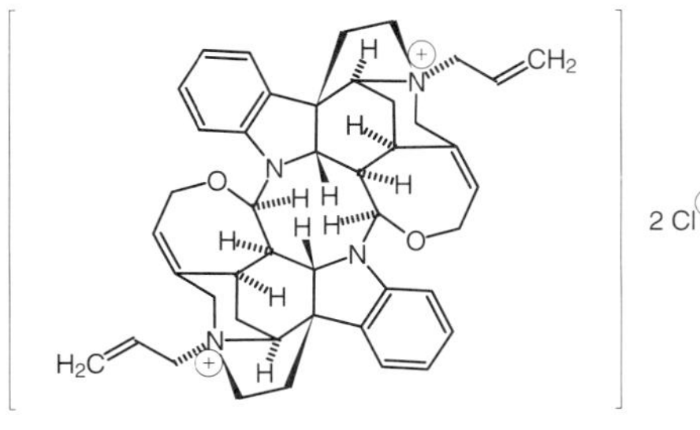

A. (1*R*,3a*S*,9*R*,9a*R*,10*R*,11a*S*,12*R*,14a*S*,19a*S*,20*R*,20a*R*,20b*S*,21*R*,22a*S*)-1,12-Diprop-2-enyl-2,3,9a,11,11a,13,14,19a,20a,20b,22,22a-dodecahydro-10*H*,21*H*-1,23:12,27-dimethano-9,10:20,21-bis(epoxyprop[2]eno)-9*H*,20*H*-[1,5]diazocino[1,2,3-*lm*:5,6,7-*l'm'*]dipyrrolo[2,3-*d*:2',3'-*d'*]dicarbazolium-dichlorid
(4,4'-Diallylcaracurin-V-dichlorid)

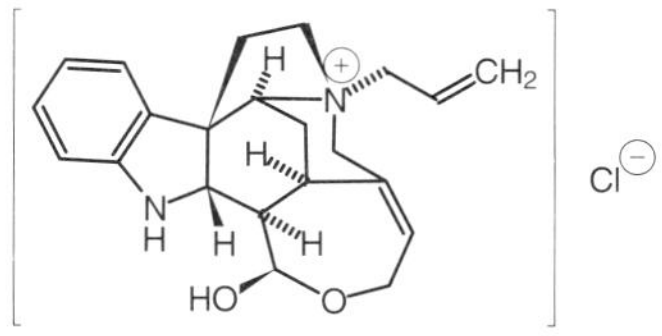

B. (4b*S*,7*R*,7a*S*,8a*R*,13*R*,13a*R*,13b*S*)-13-Hydroxy-7-prop-2-enyl-5,6,7a,8,8a,11,13,13a,13b,14-decahydro-7,9-methano-7*H*-oxepino[3,4-*a*]pyrrolo[2,3-*d*]carbazolium-chlorid
((4*R*,17*R*)-4-Allyl-17,18-epoxy-17-hydroxy-19,20-didehydrocuranium-chlorid)
((17*S*)-4-Allyl-19,20-didehydro-17,18-epoxycuran-17-ol-chlorid).

Dieser Text wurde in der deutschsprachigen Ausgabe der Ph. Eur. – Nachtrag 2000 schon in dieser Fassung veröffentlicht.

2001, 1286

Alfacalcidol

Alfacalcidolum

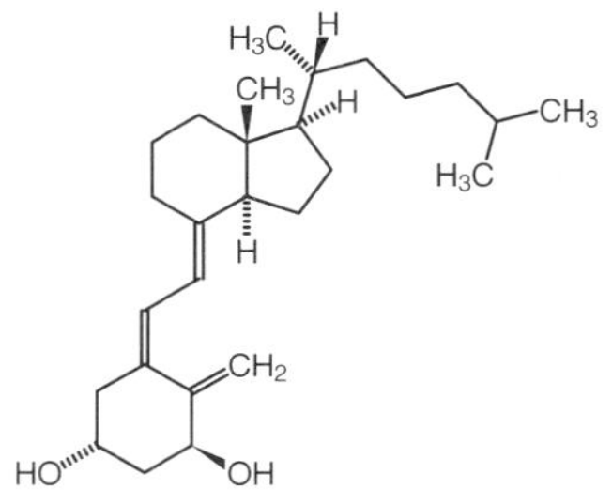

$C_{27}H_{44}O_2$ M_r 400,6

Definition

Alfacalcidol enthält mindestens 97,0 und höchstens 102,0 Prozent (5*Z*,7*E*)-9,10-Secocholesta-5,7,10(19)-trien-1α,3β-diol.

Eigenschaften

Weiße bis fast weiße Kristalle; praktisch unlöslich in Wasser, leicht löslich in Ethanol, löslich in fetten Ölen.

Die Substanz ist empfindlich gegen Luft, Wärme und Licht.

In Lösung tritt eine reversible Isomerisierung zu Prä-Alfacalcidol in Abhängigkeit von Temperatur und Zeit ein. Alfacalcidol und Prä-Alfacalcidol sind biologisch aktiv.

Prüfung auf Identität

A. Die Prüfung erfolgt mit Hilfe der IR-Spektroskopie (2.2.24) durch Vergleich des Spektrums der Substanz mit dem Alfacalcidol-Referenzspektrum der Ph. Eur. Der Preßling wird mit 2 mg Substanz und 150 mg Kaliumbromid *R* hergestellt.

B. Die bei der „Gehaltsbestimmung" erhaltenen Chromatogramme werden ausgewertet. Der Hauptpeak im Chromatogramm der Untersuchungslösung entspricht in bezug auf Retentionszeit und Größe dem Hauptpeak im Chromatogramm der Referenzlösung a.

Prüfung auf Reinheit

Verwandte Substanzen: Die Prüfung erfolgt mit Hilfe der Flüssigchromatographie (2.2.29) wie bei der „Gehaltsbestimmung" beschrieben. Das bei der „Gehaltsbestimmung" erhaltene Chromatogramm der Untersuchungslösung wird ausgewertet. Unter Verwendung des Verfahrens „Normalisierung" wird der Prozentgehalt an verwandten Substanzen, ausgenommen Prä-Alfacalcidol, die innerhalb der 2fachen Retentionszeit des Alfacalcidols eluiert werden, berechnet. Der Gehalt jeder einzelnen verwandten Substanz darf höchstens 0,5 Prozent und die Summe aller verwandten Substanzen höchstens 1,0 Prozent betragen. Peaks, die kleiner sind als 0,1 Prozent, werden nicht berücksichtigt.

Gehaltsbestimmung

Die Bestimmung muß so schnell wie möglich durchgeführt werden, wobei der Einfluß von UV-haltigem Licht und von Luft zu vermeiden ist.

Die Bestimmung erfolgt mit Hilfe der Flüssigchromatographie (2.2.29).

Untersuchungslösung: 1,0 mg Substanz wird ohne Erwärmen in 10,0 ml mobiler Phase gelöst.

Referenzlösung a: 1,0 mg Alfacalcidol *CRS* wird ohne Erwärmen in 10,0 ml mobiler Phase gelöst.

Referenzlösung b: Die Referenzlösung a wird mit der mobilen Phase 1:100 verdünnt.

Referenzlösung c: 2 ml Referenzlösung a werden 2 h lang im Wasserbad von 80 °C zum Rückfluß erhitzt und anschließend abgekühlt.

Die Chromatographie kann durchgeführt werden mit

- einer Säule von 0,25 m Länge und 4,0 mm innerem Durchmesser, gepackt mit octadecylsilyliertem Kieselgel zur Chromatographie *R* 2 (5 µm),
- einer Mischung von 1 Volumteil Ammoniak-Lösung *R*, 200 Volumteilen Wasser *R* und 800 Volumteilen Acetonitril *R* als mobile Phase bei einer Durchflußrate von 2,0 ml je Minute
- einem Spektrometer als Detektor bei einer Wellenlänge von 265 nm
- einer Probenschleife.

Je 100 µl Referenzlösung c werden 6mal eingespritzt. Werden die Chromatogramme unter den vorgeschriebenen Bedingungen aufgezeichnet, beträgt die relative Retention für Prä-Alfacalcidol, bezogen auf Alfacalcidol, etwa 1,3. Die Bestimmung darf nur ausgewertet werden, wenn die relative Standardabweichung der Fläche des Alfacalcidol-Peaks höchstens 1 Prozent und die Auflösung zwischen den Peaks von Prä-Alfacalcidol und Alfacalcidol mindestens 4,0 beträgt. Falls erforderlich wird die Zusammensetzung der mobilen Phase so geändert, daß die geforderte Auflösung erhalten wird.

Je 100 µl Referenzlösung a und Referenzlösung b werden eingespritzt und die Chromatogramme aufgezeichnet.

100 µl Untersuchungslösung werden eingespritzt. Das Chromatogramm wird unter den gleichen Bedingungen über eine Dauer, die der 2fachen Retentionszeit des Hauptpeaks entspricht, aufgezeichnet.

Lagerung

Dicht verschlossen, unter Stickstoff, vor Licht geschützt, zwischen 2 und 8 °C.

Der Inhalt eines geöffneten Behältnisses muß sofort verbraucht werden.

Verunreinigungen

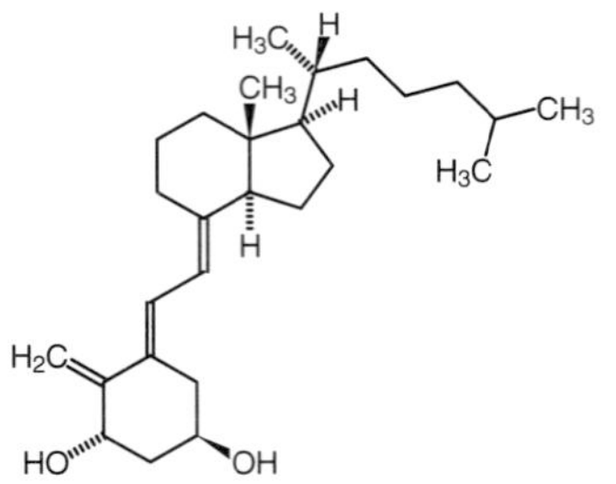

A. (5*E*,7*E*)-9,10-Secocholesta-5,7,10(19)-trien-1α,3β-diol
(Trans-Alfacalcidol)

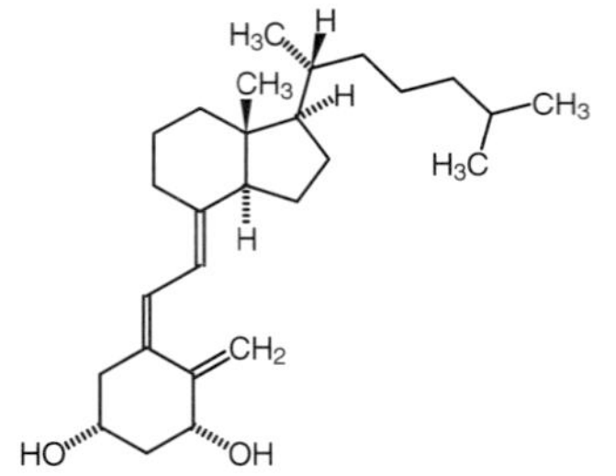

B. (5*Z*,7*E*)-9,10-Secocholesta-5,7,10(19)-trien-1β,3β-diol
(1β-Calcidol)

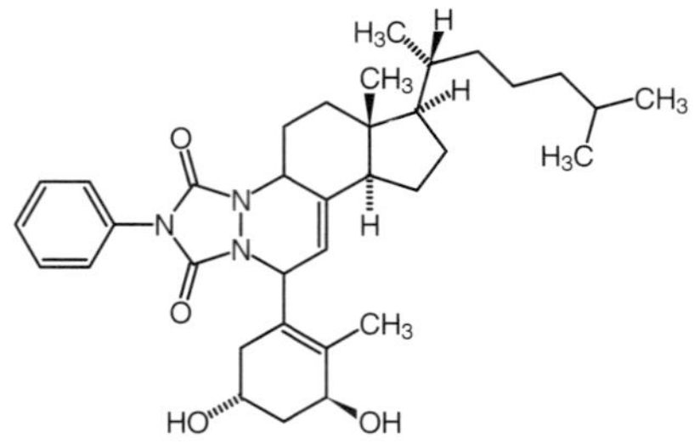

C. Triazolin-Addukt mit Prä-Alfacalcidol.

2001, 1487

Alfadex

Alfadexum

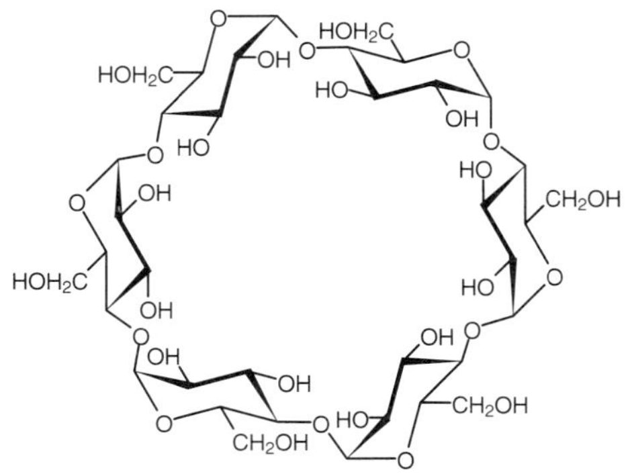

$[C_6H_{10}O_5]_6$ M_r 973

Definition

Alfadex (Alphacyclodextrin) enthält mindestens 98,0 und höchstens 101,0 Prozent Cyclomaltohexaose, berechnet auf die getrocknete Substanz.

Eigenschaften

Weißes bis fast weißes, amorphes oder kristallines Pulver; leicht löslich in Wasser und Propylenglycol, praktisch unlöslich in Dichlormethan und wasserfreiem Ethanol.

Prüfung auf Identität

A. Die Substanz entspricht der Prüfung „Spezifische Drehung" (siehe „Prüfung auf Reinheit").

B. Die bei der „Gehaltsbestimmung" erhaltenen Chromatogramme werden ausgewertet. Der Hauptpeak im Chromatogramm der Untersuchungslösung b entspricht in bezug auf Retentionszeit und ungefähre Größe dem Hauptpeak im Chromatogramm der Referenzlösung c.

C. 0,2 g Substanz werden in 2 ml Iod-Lösung *R* 4 unter Erhitzen im Wasserbad gelöst. Nach dem Erkalten auf Raumtemperatur bildet sich ein gelblichbrauner Niederschlag.

Prüfung auf Reinheit

Prüflösung: 1,000 g Substanz wird in kohlendioxidfreiem Wasser *R* zu 100,0 ml gelöst.

Aussehen der Lösung: Die Prüflösung muß klar (2.2.1) sein.

***p*H-Wert** (2.2.3): Der *p*H-Wert einer Mischung von 30 ml Prüflösung und 1 ml einer Lösung von Kaliumchlorid *R* (223,6 g · l^{-1}) muß zwischen 5,0 und 8,0 liegen.

Spezifische Drehung (2.2.7): Die spezifische Drehung, an der Prüflösung bestimmt, muß zwischen +147 und +152° liegen, berechnet auf die getrocknete Substanz.

Reduzierende Zucker:
Untersuchungslösung: 1 ml Prüflösung wird mit 1 ml Fehlingscher Lösung *R* 4 versetzt. Die Mischung wird 10 min lang im Wasserbad erhitzt, anschließend auf Raumtemperatur abgekühlt, mit 10 ml Ammoniummolybdat-Reagenz *R* 1 versetzt und 15 min lang stehengelassen.

Referenzlösung: Gleichzeitig und unter den gleichen Bedingungen wie für die Untersuchungslösung wird eine Referenzlösung mit 1 ml einer Lösung von Glucose *R* (20 mg · l^{-1}) hergestellt.

Die Absorption (2.2.25) der Untersuchungslösung und der Referenzlösung wird jeweils im Maximum bei 740 nm gegen Wasser *R* als Kompensationsflüssigkeit gemessen. Die Absorption der Untersuchungslösung darf nicht größer sein als die Absorption der Referenzlösung (0,2 Prozent).

Lichtabsorbierende Verunreinigungen: Die Absorption (2.2.25) der Prüflösung wird zwischen 230 und 750 nm gemessen. Zwischen 230 und 350 nm darf die Absorption höchstens 0,10 und zwischen 350 und 750 nm höchstens 0,05 betragen.

Verwandte Substanzen: Die Prüfung erfolgt mit Hilfe der Flüssigchromatographie (2.2.29) wie unter „Gehaltsbestimmung" beschrieben. Untersuchungslösung a und Referenzlösung b werden eingespritzt. Im Chromatogramm der Untersuchungslösung a darf die Fläche eines Betadex-Peaks oder die Fläche eines Gammacyclodextrin-Peaks nicht größer als das 0,5fache der entsprechenden Peakflächen im Chromatogramm der Referenzlösung b sein (0,25 Prozent). Die Summe aller Peakflächen, mit Ausnahme der des Hauptpeaks und der des Betadex- sowie des Gammacyclodextrin-Peaks, darf nicht größer sein als das 0,5fache der Fläche des Alfadex-Peaks im Chromatogramm der Referenzlösung b (0,5 Prozent).

Lösungsmittel-Rückstände: Höchstens 10 ppm Trichloroethylen und höchstens 10 ppm Toluol. Die Prüfung erfolgt mit Hilfe der Gaschromatographie (2.2.28 Dampfraumanalyse, Methode b) unter Verwendung von Dichlorethan *R* als Interner Standard.

Untersuchungslösung: In 4 gleichen 20-ml-Probeflaschen werden 0,500 g Substanz in Wasser *R* gelöst. Nach Zusatz von 0,10 g Calciumchlorid *R* und 30 µl α-Amylase-Lösung *R* in jede Probeflasche werden in 3 der Probeflaschen getrennt je 1 ml der Referenzlösungen a bis c gegeben. Die Mischungen werden mit Wasser *R* zu 10 ml verdünnt.

Referenzlösung a: 3 µl Trichloroethylen *R*, 3 µl Toluol *R* und 10 µl Dichlorethan *R* werden mit Wasser *R* zu 1000 ml verdünnt.

Referenzlösung b: 10 µl Trichloroethylen *R*, 10 µl Toluol *R* und 10 µl Dichlorethan *R* werden mit Wasser *R* zu 1000 ml verdünnt.

Referenzlösung c: 15 µl Trichloroethylen *R*, 15 µl Toluol *R* und 10 µl Dichlorethan *R* werden mit Wasser *R* zu 1000 ml verdünnt.

Die Chromatographie kann durchgeführt werden mit
- einer Kapillarsäule aus Quarzglas von 25 m Länge und 0,32 mm innerem Durchmesser, belegt mit Macrogol 20 000 *R* (Filmdicke 1 µm)
- Helium zur Chromatographie *R* als Trägergas
- einem Flammenionisationsdetektor.

Die Temperatur der Säule wird bei 50 °C, die des Probeneinlasses bei 140 °C und die des Detektors bei 280 °C gehalten. Die Probeflaschen werden 2 h lang bei 45 °C gehalten.

200 µl der Gasphase jeder Probeflasche werden eingespritzt. Die Prüfung wird mindestens 3mal wiederholt. Die Retentionszeit von Toluol beträgt etwa 10 min. Die Prüfung darf nur ausgewertet werden, wenn die Auflösung zwischen den Peaks von Trichloroethylen und Toluol sowie die zwischen den Peaks von Toluol und Dichlorethan mindestens 1,1 beträgt und die relativen Standardabweichungen der Flächenverhältnisse zwischen dem Trichloroethylen-Peak beziehungsweise dem Toluol-Peak und dem Dichlorethan-Peak höchstens 5 Prozent betragen.

Der Gehalt an Trichloroethylen und an Toluol wird unter Berücksichtigung der relativen Dichten (1,46 beziehungsweise 0,87) berechnet.

Schwermetalle (2.4.8): 2,0 g Substanz müssen der Grenzprüfung C auf Schwermetalle entsprechen (10 ppm). Zur Herstellung der Referenzlösung werden 2 ml Blei-Lösung (10 ppm Pb) *R* verwendet.

Trocknungsverlust (2.2.32): Höchstens 10,0 Prozent, mit 1,000 g Substanz durch 2 h langes Trocknen im Trockenschrank bei 120 °C bestimmt.

Sulfatasche (2.4.14): Höchstens 0,1 Prozent, mit 1,0 g Substanz bestimmt.

Gehaltsbestimmung

Die Bestimmung erfolgt mit Hilfe der Flüssigchromatographie (2.2.29).

Untersuchungslösung a: 0,25 g Substanz werden unter Erwärmen in Wasser *R* gelöst. Nach dem Abkühlen wird die Lösung mit Wasser *R* zu 25,0 ml verdünnt.

Untersuchungslösung b: 5,0 ml Untersuchungslösung a werden mit Wasser *R* zu 50,0 ml verdünnt.

Referenzlösung a: 25,0 mg Betadex *CRS*, 25,0 mg Gammacyclodextrin *CRS* und 50,0 mg Alfadex *CRS* werden in Wasser *R* zu 50,0 ml gelöst.

Referenzlösung b: 5,0 ml Referenzlösung a werden mit Wasser *R* zu 50,0 ml verdünnt.

Referenzlösung c: 25,0 mg Alfadex *CRS* werden in Wasser *R* zu 25,0 ml gelöst.

Die Chromatographie kann durchgeführt werden mit
- einer Säule aus rostfreiem Stahl von 0,25 m Länge und 4,6 mm innerem Durchmesser, gepackt mit octadecylsilyliertem Kieselgel zur Chromatographie *R* (10 µm)
- einer Mischung von 10 Volumteilen Methanol *R* und 90 Volumteilen Wasser *R* als mobile Phase bei einer Durchflußrate von 1,5 ml je Minute
- einem Differential-Refraktometer als Detektor
- einer 50-µl-Probenschleife.

Die Säule wird mit der mobilen Phase bei einer Durchflußrate von 1,5 ml je Minute etwa 3 h lang äquilibriert. Die Referenzlösung a wird 5mal eingespritzt. Die Chromatographie erfolgt über eine Dauer, die der 3,5fachen Retentionszeit von Alfadex entspricht. Die Empfindlichkeit des Systems wird so eingestellt, daß die Höhe des Gammacyclodextrin-Peaks im Chromatogramm 55 bis 75 Prozent des maximalen Ausschlags beträgt. Die Retentionszeit von Alfadex beträgt etwa 4,5 min, die relative Retention von Gammacyclodextrin etwa 0,7 und die relative Retention von Betadex etwa 2,2. Die Bestimmung darf nur ausgewertet werden, wenn die Auflösung zwischen den Peaks von Gammacyclodextrin und Alfadex mindestens 1,5 und die relative Standardabweichung der Fläche des Alfadex-Peaks höchstens 2,0 Prozent betragen. Falls erforderlich wird die Methanol-Konzentration in der mobilen Phase geändert, um die geforderte Auflösung zu erhalten.

Untersuchungslösung b und Referenzlösung c werden abwechselnd eingespritzt.

Der Prozentgehalt an $[C_6H_{10}O_5]_6$ wird aus der Fläche des Hauptpeaks in den Chromatogrammen der Untersuchungslösung b und der Referenzlösung c sowie dem angegebenen Gehalt für Alfadex *CRS* berechnet.

Lagerung

Dicht verschlossen.

Verunreinigungen

A. Betadex

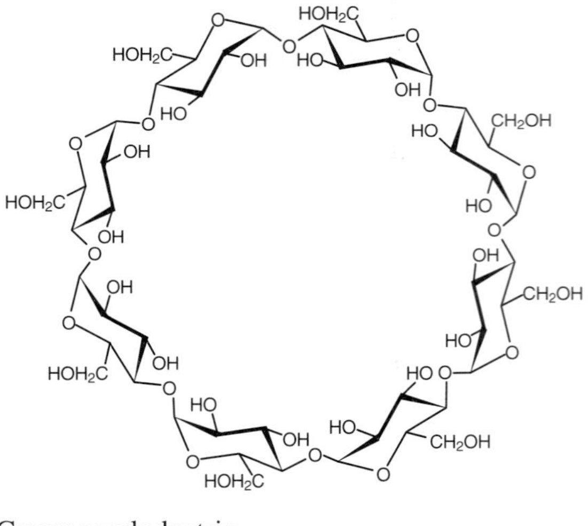

B. Gammacyclodextrin.

1999, 1287

Alfuzosinhydrochlorid

Alfuzosini hydrochloridum

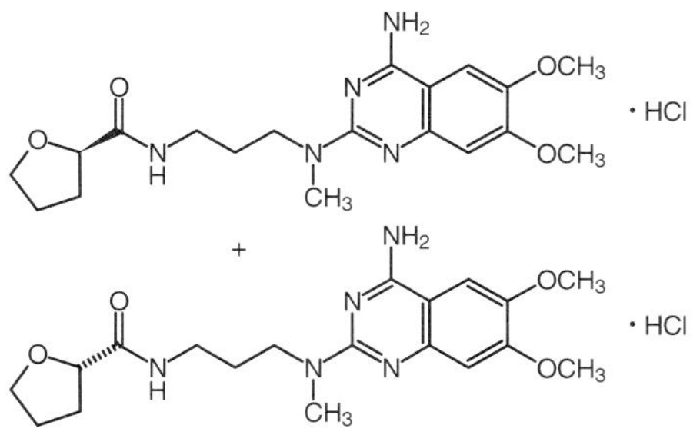

$C_{19}H_{28}ClN_5O_4$ *M*r 425,9

Definition

Alfuzosinhydrochlorid enthält mindestens 98,5 und höchstens 101,0 Prozent (*RS*)-*N*-[3-[(4-Amino-6,7-dimethoxychinazolin-2-yl)(methyl)amino]propyl]tetrahydrofuran-2-carboxamid-hydrochlorid, berechnet auf die wasserfreie Substanz.

Eigenschaften

Weißes bis fast weißes, kristallines, schwach hygroskopisches Pulver; leicht löslich in Wasser, wenig löslich in Ethanol, praktisch unlöslich in Dichlormethan.

Prüfung auf Identität

A. Die Prüfung erfolgt mit Hilfe der IR-Spektroskopie (2.2.24) durch Vergleich des Spektrums der Substanz mit dem von Alfuzosinhydrochlorid *CRS*. Die Prüfung erfolgt mit Hilfe von Preßlingen.

B. 1 ml Prüflösung (siehe „Prüfung auf Reinheit"), mit 1 ml Wasser *R* verdünnt, gibt die Identitätsreaktion a auf Chlorid (2.3.1).

Prüfung auf Reinheit

Prüflösung: 0,500 g Substanz werden in kohlendioxidfreiem Wasser *R* zu 25,0 ml gelöst.

***p*H-Wert** (2.2.3): Der *p*H-Wert der frisch hergestellten Prüflösung muß zwischen 4,0 und 6,0 liegen.

Optische Drehung (2.2.7): Der Drehungswinkel, an der Prüflösung bestimmt, muß zwischen −0,10 und +0,10° liegen.

Verwandte Substanzen: Die Prüfung erfolgt mit Hilfe der Flüssigchromatographie (2.2.29).

Untersuchungslösung: 20,0 mg Substanz werden in der mobilen Phase zu 100,0 ml gelöst.

Referenzlösung a: 1,0 ml Untersuchungslösung wird mit der mobilen Phase zu 50,0 ml verdünnt. 5,0 ml dieser Lösung werden mit der mobilen Phase zu 20,0 ml verdünnt.

Referenzlösung b: 5 mg Alfuzosin-Verunreinigung A *CRS* werden in der mobilen Phase zu 25 ml gelöst. 1 ml Lösung wird mit 1 ml Untersuchungslösung gemischt und mit der mobilen Phase zu 100 ml verdünnt.

Die Chromatographie kann durchgeführt werden mit

- einer Säule aus rostfreiem Stahl von 0,15 m Länge und 4,6 mm innerem Durchmesser, gepackt mit octadecylsilyliertem Kieselgel zur Chromatographie *R* (5 µm) in Form von Mikropartikeln, mit 18,5 Prozent Kohlenstoff belegt, mit einer spezifischen Oberfläche von 320 $m^2 \cdot g^{-1}$, einer Porengröße von 15 nm und nachsilanisiert mit Hexamethyldisilan
- folgender Mischung als mobile Phase bei einer Durchflußrate von 1,5 ml je Minute: 1 Volumteil Tetrahydrofuran *R*, 20 Volumteile Acetonitril *R* und 80 Volumteile einer Lösung von Natriumperchlorat, die wie folgt hergestellt wird: 5,0 ml Perchlorsäure *R* werden in 900 ml Wasser *R* gelöst; der *p*H-Wert der Lösung wird mit verdünnter Natriumhydroxid-Lösung *R* auf 3,5 eingestellt und die Lösung mit Wasser *R* zu 1000 ml verdünnt
- einem Spektrometer als Detektor bei einer Wellenlänge von 254 nm.

20 µl Referenzlösung b werden eingespritzt. Die Empfindlichkeit des Systems wird so eingestellt, daß die Höhe der beiden Peaks im Chromatogramm mindestens 50 Prozent des maximalen Ausschlags beträgt. Die Prüfung darf nur ausgewertet werden, wenn die Auflösung zwischen den Peaks von Alfuzosin und Alfuzosin-Verunreinigung A mindestens 3,0 beträgt.

Je 20 µl Untersuchungslösung und Referenzlösung a werden eingespritzt. Im Chromatogramm der Untersuchungslösung darf keine Peakfläche, mit Ausnahme der des Hauptpeaks, größer sein als das 0,6fache der Fläche des Hauptpeaks im Chromatogramm der Referenzlösung a (0,3 Prozent). Im Chromatogramm der Untersuchungslösung darf die Summe aller Peakflächen, mit Ausnahme der des Hauptpeaks, nicht größer sein als die Fläche des Hauptpeaks im Chromatogramm der Referenzlösung a (0,5 Prozent). Peaks, deren Fläche kleiner ist als das 0,025fache der Fläche des Hauptpeaks im Chromatogramm der Referenzlösung a, werden nicht berücksichtigt.

Wasser (2.5.12): Höchstens 2,0 Prozent, mit 0,500 g Substanz nach der Karl-Fischer-Methode bestimmt.

Sulfatasche (2.4.14): Höchstens 0,1 Prozent, mit 1,0 g Substanz bestimmt.

Gehaltsbestimmung

0,300 g Substanz, in einer Mischung von 40 ml wasserfreier Essigsäure *R* und 40 ml Acetanhydrid *R* gelöst, werden mit Perchlorsäure ($0,1 mol \cdot l^{-1}$) titriert. Der Endpunkt wird mit Hilfe der Potentiometrie (2.2.20) bestimmt.

1 ml Perchlorsäure ($0,1 mol \cdot l^{-1}$) entspricht 42,59 mg $C_{19}H_{28}ClN_5O_4$.

Lagerung

Dicht verschlossen, vor Licht geschützt.

Verunreinigungen

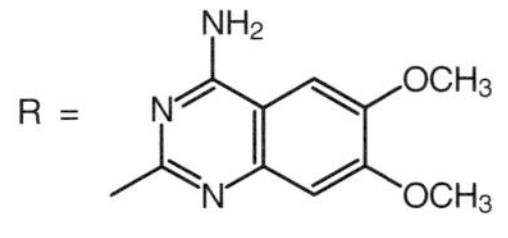

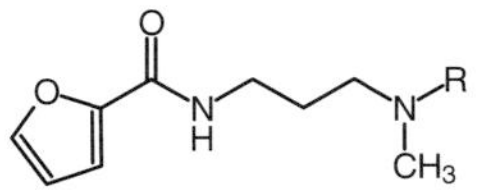

A. *N*-[3-[(4-Amino-6,7-dimethoxychinazolin-2-yl)=(methyl)amino]propyl]furan-2-carboxamid

B. R = Cl:
2-Chlor-6,7-dimethoxychinazolin-4-amin

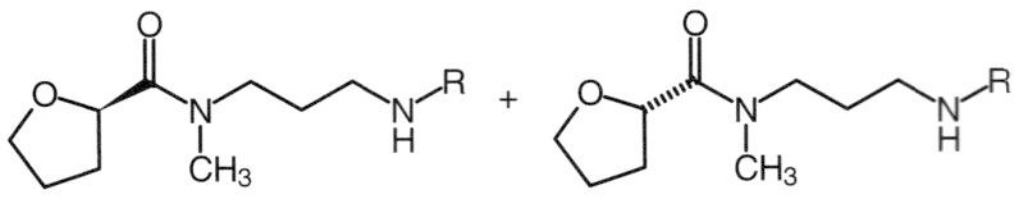

C. (*RS*)-*N*-[3-[(4-Amino-6,7-dimethoxychinazolin-2-yl)amino]propyl]-*N*-methyltetrahydrofuran-2-carb=oxamid

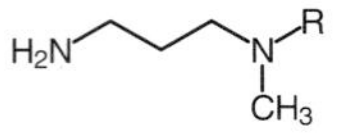

D. *N*-(4-Amino-6,7-dimethoxychinazolin-2-yl)-*N*-methylpropan-1,3-diamin

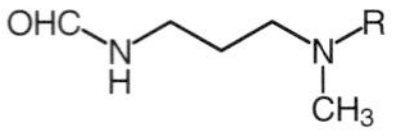

E. *N*-[3-[(4-Amino-6,7-dimethoxychinazolin-2-yl)=(methyl)amino]propyl]formamid.

1999, 591

Alginsäure

Acidum alginicum

Definition

Alginsäure ist ein Gemisch von Polyuronsäuren $[(C_6H_8O_6)_n]$ aus wechselnden Anteilen β-(1→4)-D-Mannuronsäure und α-(1→4)-L-Guluronsäure. Die Substanz wird hauptsächlich aus Algen der Familie der *Phaeophyceae* gewonnen. Ein kleiner Anteil der Carboxyl-Gruppen kann neutralisiert sein. Die Substanz enthält mindestens 19,0 und höchstens 25,0 Prozent Carboxyl-Gruppen (—COOH), berechnet auf die getrocknete Substanz.

Eigenschaften

Weißes bis blaß gelblichbraunes, kristallines oder amorphes Pulver; sehr schwer bis praktisch unlöslich in Ethanol, praktisch unlöslich in organischen Lösungsmitteln. Die Substanz quillt in Wasser, ohne sich zu lösen; sie löst sich in Alkalihydroxid-Lösungen.

Prüfung auf Identität

A. 0,2 g Substanz werden mit 20 ml Wasser *R* und 0,5 ml Natriumcarbonat-Lösung *R* versetzt. Anschließend wird geschüttelt und filtriert. Werden 5 ml Filtrat mit 1 ml Calciumchlorid-Lösung *R* versetzt, entsteht eine voluminöse, gallertartige Masse.

B. Werden 5 ml des unter „Prüfung auf Identität, A“ erhaltenen Filtrats mit 0,5 ml einer Lösung von Magnesiumsulfat *R* (123 g · l^{-1}) versetzt, entsteht kein voluminöser, gallertartiger Niederschlag.

C. 5 mg Substanz werden mit 5 ml Wasser *R*, 1 ml einer frisch hergestellten Lösung von Dihydroxynaphthalin *R* (10 g · l^{-1}) in Ethanol 96 % *R* und 5 ml Salzsäure *R* versetzt. Die Mischung wird 3 min lang zum Sieden erhitzt, anschließend abgekühlt, mit 5 ml Wasser *R* versetzt und mit 15 ml Diisopropylether *R* geschüttelt. Ein Blindversuch wird durchgeführt. Die mit der Substanz erhaltene obere Phase ist intensiver bläulichrot gefärbt als die der Blindlösung.

Prüfung auf Reinheit

Chlorid: Höchstens 1,0 Prozent. 2,50 g Substanz werden mit 50 ml verdünnter Salpetersäure *R* versetzt. Die Mischung wird 1 h lang geschüttelt, mit verdünnter Salpetersäure *R* zu 100,0 ml verdünnt und anschließend filtriert. 50,0 ml Filtrat werden mit 10,0 ml Silbernitrat-Lösung (0,1 mol · l^{-1}) und 5 ml Toluol *R* versetzt. Mit Ammoniumthiocyanat-Lösung (0,1 mol · l^{-1}) wird unter Zusatz von 2 ml Ammoniumeisen(III)-sulfat-Lösung *R* 2 titriert; in der Nähe des Umschlagpunkts wird kräftig geschüttelt.

1 ml Silbernitrat-Lösung (0,1 mol · l^{-1}) entspricht 3,545 mg Cl.

Schwermetalle (2.4.8): 1,0 g Substanz muß der Grenzprüfung F auf Schwermetalle entsprechen (20 ppm). Zur Herstellung der Referenzlösung werden 2 ml Blei-Lösung (10 ppm Pb) *R* verwendet.

Trocknungsverlust (2.2.32): Höchstens 15,0 Prozent, mit 0,1000 g Substanz durch 4 h langes Trocknen im Trockenschrank bei 100 bis 105 °C bestimmt.

Sulfatasche (2.4.14): Höchstens 8,0 Prozent, mit 0,100 g Substanz bestimmt, berechnet auf die getrocknete Substanz.

Mikrobielle Verunreinigung:

Keimzahl (2.6.12): Höchstens 10^2 koloniebildende, aerobe Einheiten je Gramm Substanz, durch Auszählen auf Agarplatten bestimmt.

Spezifizierte Mikroorganismen (2.6.13): *Escherichia coli* und Salmonellen dürfen nicht vorhanden sein.

Gehaltsbestimmung

0,2500 g Substanz werden nach Zusatz von 25 ml Wasser *R*, 25,0 ml Natriumhydroxid-Lösung (0,1 mol · l^{-1})

und 0,2 ml Phenolphthalein-Lösung *R* mit Salzsäure (0,1 mol · l^{-1}) titriert.

1 ml Natriumhydroxid-Lösung (0,1 mol · l^{-1}) entspricht 4,502 mg Carboxyl-Gruppen (—COOH).

2001, 1288

Allantoin

Allantoinum

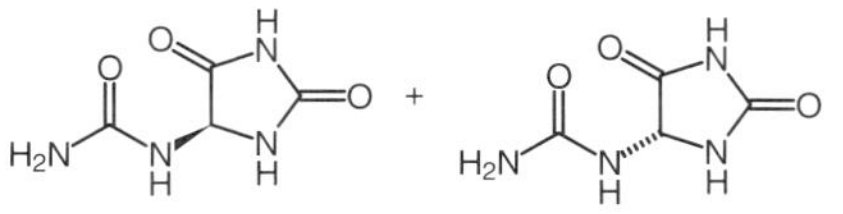

$C_4H_6N_4O_3$ M_r 158,1

Definition

Allantoin enthält mindestens 98,5 und höchstens 101,0 Prozent (*RS*)-(2,5-Dioxoimidazolidin-4-yl)harnstoff.

Eigenschaften

Weißes, kristallines Pulver; schwer löslich in Wasser, sehr schwer löslich in Ethanol.

Die Substanz schmilzt bei 225 °C unter Zersetzung.

Prüfung auf Identität

1: A.
2: B, C, D.

A. Die Prüfung erfolgt mit Hilfe der IR-Spektroskopie (2.2.24) durch Vergleich des Spektrums der Substanz mit dem von Allantoin *CRS*.

B. Die bei der Prüfung „Verwandte Substanzen" (siehe „Prüfung auf Reinheit") erhaltenen Chromatogramme werden ausgewertet. Der Hauptfleck im Chromatogramm der Untersuchungslösung b entspricht in bezug auf Lage, Farbe und Größe dem Hauptfleck im Chromatogramm der Referenzlösung a.

C. 20 mg Substanz werden in einer Mischung von 1 ml verdünnter Natriumhydroxid-Lösung *R* und 1 ml Wasser *R* zum Sieden erhitzt. Nach dem Erkaltenlassen wird 1 ml verdünnte Salzsäure *R* zugesetzt. 0,1 ml Lösung werden mit 0,1 ml einer Lösung von Kaliumbromid *R* (100 g · l^{-1}), 0,1 ml einer Lösung von Resorcin *R* (20 g · l^{-1}) und 3 ml Schwefelsäure *R* versetzt. Beim 5 bis 10 min langen Erhitzen im Wasserbad entwickelt sich eine tiefblaue Farbe, die nach dem Abkühlen und Eingießen in etwa 10 ml Wasser *R* rot wird.

D. Etwa 0,5 g Substanz werden erhitzt. Das sich entwickelnde Ammoniakgas färbt rotes Lackmuspapier *R* blau.

Prüfung auf Reinheit

Prüflösung: 0,5 g Substanz werden, falls erforderlich unter Erhitzen, in kohlendioxidfreiem Wasser *R* zu 100 ml gelöst.

Sauer oder alkalisch reagierende Substanzen: 5 ml Prüflösung werden mit 5 ml kohlendioxidfreiem Wasser *R*, 0,1 ml Methylrot-Lösung *R* und 0,2 ml Natriumhydroxid-Lösung (0,01 mol · l^{-1}) versetzt. Die Lösung ist gelb. Nach Zusatz von 0,4 ml Salzsäure (0,01 mol · l^{-1}) färbt sich die Lösung rot.

Optische Drehung (2.2.7): Der Drehungswinkel muß zwischen −0,10 und +0,10° liegen, an der Prüflösung bestimmt.

Reduzierende Substanzen: 1,0 g Substanz wird 2 min lang mit 10 ml Wasser *R* geschüttelt und abfiltriert. Das Filtrat wird mit 1,5 ml Kaliumpermanganat-Lösung (0,02 mol · l^{-1}) versetzt. Die Lösung muß mindestens 10 min lang violett bleiben.

Verwandte Substanzen: Die Prüfung erfolgt mit Hilfe der Dünnschichtchromatographie (2.2.27) unter Verwendung einer Schicht geeigneter Cellulose zur Chromatographie *R*.

Untersuchungslösung a: 0,10 g Substanz werden in 5,0 ml Wasser *R* unter Erhitzen gelöst. Die Lösung wird erkalten gelassen und mit Methanol *R* zu 10 ml verdünnt.

Die Lösung ist unmittelbar nach der Zubereitung zu verwenden.

Untersuchungslösung b: 1 ml Untersuchungslösung a wird mit einer Mischung von 1 Volumteil Methanol *R* und 1 Volumteil Wasser *R* zu 10 ml verdünnt.

Referenzlösung a: 10 mg Allantoin *CRS* werden in einer Mischung von 1 Volumteil Methanol *R* und 1 Volumteil Wasser *R* zu 10 ml gelöst.

Referenzlösung b: 10 mg Harnstoff *R* werden in 10 ml Wasser *R* gelöst. 1 ml Lösung wird mit Methanol *R* zu 10 ml verdünnt.

Referenzlösung c: 1 ml Referenzlösung a und 1 ml Referenzlösung b werden gemischt.

Auf die Platte werden 10 µl Untersuchungslösung a und je 5 µl Untersuchungslösung b, Referenzlösung a, b und c aufgetragen. Die Chromatographie erfolgt mit einer Mischung von 15 Volumteilen Essigsäure 98 % *R*, 25 Volumteilen Wasser *R* und 60 Volumteilen 1-Butanol *R* über eine Laufstrecke von 10 cm. Die Platte wird an der Luft trocknen gelassen, mit einer Lösung von Dimethylaminobenzaldehyd *R* (5 g · l^{-1}) in einer Mischung von 1 Volumteil Salzsäure *R* und 3 Volumteilen Methanol *R* besprüht, im Warmluftstrom getrocknet und nach 30 min im Tageslicht ausgewertet. Kein im Chromatogramm der Untersuchungslösung a auftretender Nebenfleck darf größer oder stärker gefärbt sein als der Fleck im Chromatogramm der Referenzlösung b (0,5 Prozent). Die Prüfung darf nur ausgewertet werden, wenn das Chromatogramm der Referenzlösung c deutlich voneinander getrennt 2 Hauptflecke zeigt.

Trocknungsverlust (2.2.32): Höchstens 0,1 Prozent, mit 1,000 g Substanz durch Trocknen im Trockenschrank bei 100 bis 105 °C bestimmt.

Sulfatasche (2.4.14): Höchstens 0,1 Prozent, mit 1,0 g Substanz bestimmt.

Gehaltsbestimmung

0,1200 g Substanz, in 40 ml Wasser *R* gelöst, werden mit Natriumhydroxid-Lösung (0,1 mol · l^{-1}) titriert. Der Endpunkt wird mit Hilfe der Potentiometrie (2.2.20) bestimmt.

1 ml Natriumhydroxid-Lösung (0,1 mol · l^{-1}) entspricht 15,81 mg $C_4H_6N_4O_3$.

Verunreinigungen

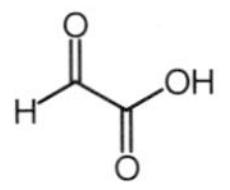

A. Glyoxylsäure
B. Harnstoff.

2000, 576

Allopurinol

Allopurinolum

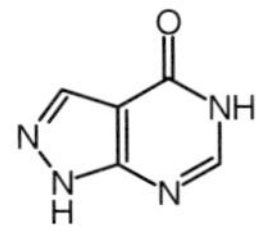

$C_5H_4N_4O$ M_r 136,1

Definition

Allopurinol enthält mindestens 98,0 und höchstens 102,0 Prozent 1,5-Dihydro-4*H*-pyrazolo[3,4-*d*]pyrimidin-4-on, berechnet auf die getrocknete Substanz.

Eigenschaften

Weißes bis fast weißes Pulver; sehr schwer löslich in Wasser und Ethanol. Die Substanz löst sich in verdünnten Alkalihydroxid-Lösungen.

Prüfung auf Identität

1: B.
2: A, C, D.

A. 10 mg Substanz werden in 1 ml Natriumhydroxid-Lösung (0,1 mol · l^{-1}) gelöst. Die Lösung wird mit Salzsäure (0,1 mol · l^{-1}) zu 100,0 ml verdünnt. 10,0 ml Lösung werden mit Salzsäure (0,1 mol · l^{-1}) zu 100,0 ml verdünnt. Diese Lösung, zwischen 220 und 350 nm gemessen, zeigt ein Absorptionsmaximum (2.2.25) bei 250 nm und ein Absorptionsminimum bei 231 nm. Das Verhältnis der Absorption im Minimum bei 231 nm zu der im Maximum bei 250 nm liegt zwischen 0,52 und 0,62.

B. Die Prüfung erfolgt mit Hilfe der IR-Spektroskopie (2.2.24) durch Vergleich des Spektrums der Substanz mit dem von Allopurinol *CRS*. Die Prüfung erfolgt mit Hilfe von Preßlingen.

C. 0,3 g Substanz werden in 2,5 ml verdünnter Natriumhydroxid-Lösung *R* gelöst. Die Lösung wird mit 50 ml Wasser *R* und anschließend langsam und unter Schütteln mit 5 ml Silbernitrat-Lösung *R* 1 versetzt, wobei ein weißer Niederschlag entsteht, der sich auf Zusatz von 5 ml Ammoniak-Lösung *R* nicht löst.

D. Die Prüfung erfolgt mit Hilfe der Dünnschichtchromatographie (2.2.27) unter Verwendung einer DC-Platte mit Kieselgel F_{254} *R*.

Untersuchungslösung: 20 mg Substanz werden in konzentrierter Ammoniak-Lösung *R* zu 10 ml gelöst.

Referenzlösung: 20 mg Allopurinol *CRS* werden in konzentrierter Ammoniak-Lösung *R* zu 10 ml gelöst.

Auf die Platte werden 10 µl jeder Lösung aufgetragen. Die Chromatographie erfolgt mit einer Mischung von 40 Volumteilen wasserfreiem Ethanol *R* und 60 Volumteilen Dichlormethan *R* über eine Laufstrecke von 15 cm. Die Platte wird an der Luft trocknen gelassen und im ultravioletten Licht bei 254 nm ausgewertet. Der Hauptfleck im Chromatogramm der Untersuchungslösung entspricht in bezug auf Lage und Größe dem Hauptfleck im Chromatogramm der Referenzlösung.

Prüfung auf Reinheit

Aussehen der Lösung: 1,0 g Substanz wird in 20 ml verdünnter Natriumhydroxid-Lösung *R* gelöst. Die Lösung muß klar (2.2.1) und darf nicht stärker gefärbt sein als die Farbvergleichslösung G_6 oder GG_6 (2.2.2, Methode II).

Verwandte Substanzen: Die Prüfung erfolgt mit Hilfe der Flüssigchromatographie (2.2.29) wie unter „Gehaltsbestimmung" beschrieben.

20 µl Referenzlösung b werden eingespritzt. Wird das Chromatogramm unter den vorgeschriebenen Bedingungen aufgezeichnet, betragen die Retentionszeiten für die Verunreinigung A etwa 4,2 min, für die Verunreinigung B und C etwa 6,1 min, für Allopurinol etwa 7,7 min, für die Verunreinigung D etwa 26,1 min und für die Verunreinigung E etwa 27,8 min. Die Prüfung darf nur ausgewertet werden, wenn die Auflösung zwischen den Peaks von Verunreinigung A und Allopurinol mindestens 3,0 beträgt.

Je 20 µl Untersuchungslösung a und Referenzlösung a werden eingespritzt. Die Chromatographie der Untersuchungslösung a erfolgt über eine Dauer, die der 5fachen Retentionszeit von Allopurinol entspricht. Im Chromatogramm der Untersuchungslösung a darf eine der Verunreinigung A entsprechende Peakfläche nicht größer sein als die Fläche des entsprechenden Peaks im Chromatogramm der Referenzlösung b (0,2 Prozent), eine der Verunreinigung B und C entsprechende Fläche eines nicht getrennten Doppelpeaks darf nicht größer sein als die Fläche des entsprechenden Doppelpeaks im Chromatogramm der Referenzlösung b (0,2 Prozent), eine der Verunreinigung D oder Verunreinigung E entsprechende Peakfläche darf nicht größer sein als die Fläche der entsprechenden Peaks im Chromatogramm der Referenzlösung b (0,1 Prozent). Keine Peakfläche, mit Ausnahme der des Hauptpeaks und der den Verunreinigungen A, B, C, D und E entsprechenden Peaks, darf größer sein als die Fläche des Allopurinol-Peaks im Chromatogramm der Referenzlösung a (0,1 Prozent), und die Summe der Flächen dieser unbekannten Peaks darf nicht größer sein als das 3fache der Fläche des Allopurinol-Peaks im Chromatogramm der Referenzlösung a (0,3 Prozent). Peaks, deren Fläche kleiner ist als das 0,2fache der Fläche des Allopurinol-Peaks im Chromatogramm der Referenzlösung a, werden nicht berücksichtigt.

Schwermetalle (2.4.8): 1,0 g Substanz muß der Grenzprüfung C auf Schwermetalle entsprechen (20 ppm). Zur Herstellung der Referenzlösung werden 2 ml Blei-Lösung (10 ppm Pb) *R* verwendet.

Trocknungsverlust (2.2.32): Höchstens 0,5 Prozent, mit 1,000 g Substanz durch Trocknen im Trockenschrank bei 100 bis 105 °C bestimmt.

Sulfatasche (2.4.14): Höchstens 0,1 Prozent, mit 1,0 g Substanz bestimmt.

Gehaltsbestimmung

Die Bestimmung erfolgt mit Hilfe der Flüssigchromatographie (2.2.29).

Die Lösungen werden unmittelbar vor Gebrauch hergestellt.

Lösungsmittelmischung: 2 Volumteile mobile Phase B und 8 Volumteile mobile Phase A werden gemischt.

Untersuchungslösung a: 50,0 mg Substanz werden in 5,0 ml Natriumhydroxid-Lösung (0,1 mol · l^{-1}) gelöst. Die Lösung wird sofort mit der Lösungsmittelmischung zu 100,0 ml verdünnt.

Untersuchungslösung b: 20,0 mg Substanz werden in 5,0 ml Natriumhydroxid-Lösung (0,1 mol · l^{-1}) gelöst. Die Lösung wird sofort mit der Lösungsmittelmischung zu 250,0 ml verdünnt.

Referenzlösung a: 2,0 ml Untersuchungslösung a werden mit der Lösungsmittelmischung zu 100,0 ml verdünnt. 5,0 ml dieser Lösung werden mit der Lösungsmittelmischung zu 100,0 ml verdünnt.

Referenzlösung b: 10,0 mg Allopurinol-Verunreinigung A *CRS*, 5,0 mg Allopurinol-Verunreinigung B *CRS*, 5,0 mg Allopurinol-Verunreinigung C *CRS*, 5,0 mg Allopurinol-Verunreinigung D *CRS* und 5,0 mg Allopurinol-Verunreinigung E *CRS* werden in 5,0 ml Natriumhydroxid-Lösung (0,1 mol · l^{-1}) gelöst. Nach Zusatz von 20,0 ml Untersuchungslösung a wird sofort mit der Lösungsmittelmischung zu 100,0 ml verdünnt. 1,0 ml dieser Lösung wird mit der Lösungsmittelmischung zu 100,0 ml verdünnt.

Referenzlösung c: 20,0 mg Allopurinol *CRS* werden in 5,0 ml Natriumhydroxid-Lösung (0,1 mol · l^{-1}) gelöst. Die Lösung wird sofort mit der Lösungsmittelmischung zu 250,0 ml verdünnt.

Die Chromatographie kann durchgeführt werden mit

- einer Säule aus rostfreiem Stahl von 0,25 m Länge und 4,6 mm innerem Durchmesser, gepackt mit octadecylsilyliertem Kieselgel zur Chromatographie *R* (5 µm)
- einer Mischung der mobilen Phasen A und B bei einer Durchflußrate von 1,0 ml je Minute
  Mobile Phase A: Eine Lösung von Kaliumdihydrogenphosphat *R* (1,25 g · l^{-1})
  Mobile Phase B: Methanol *R*

Zeit (min)	Mobile Phase A (% *V/V*)	Mobile Phase B (% *V/V*)	Erläuterungen
0 – 30	90 → 70	10 → 30	linearer Gradient

- einem Spektrometer als Detektor bei einer Wellenlänge von 230 nm.

20 µl Referenzlösung c werden eingespritzt. Die Empfindlichkeit des Systems wird so eingestellt, daß die Höhe des Hauptpeaks im Chromatogramm mindestens 50 Prozent des maximalen Ausschlags beträgt.

20 µl Untersuchungslösung b werden eingespritzt. Der Prozentgehalt an Allopurinol wird unter Verwendung des Chromatogramms der Referenzlösung c berechnet.

Verunreinigungen

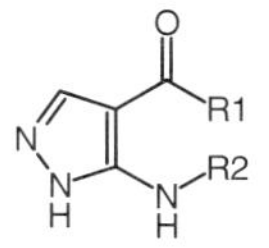

A. R1 = NH_2, R2 = H:
5-Amino-1*H*-pyrazol-4-carboxamid

B. R1 = NH_2, R2 = CHO:
5-(Formylamino)-1*H*-pyrazol-4-carboxamid

D. R1 = $-O-CH_2-CH_3$, R2 = H:
Ethyl-5-amino-1*H*-pyrazol-4-carboxylat

E. R1 = $-O-CH_2-CH_3$, R2 = CHO:
Ethyl-5-(formylamino)-1*H*-pyrazol-4-carboxylat

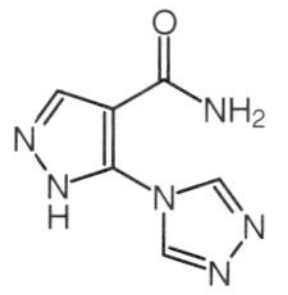

C. *N*-(4*H*-1,2,4-Triazol-4-yl)-1*H*-pyrazol-4-carboxamid.

1999, 1065

Alprazolam
Alprazolamum

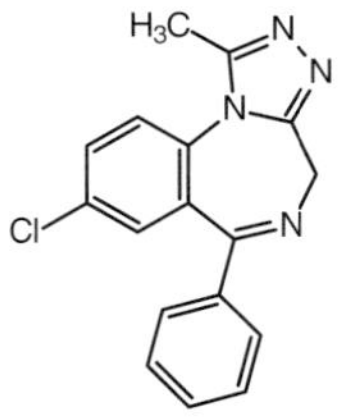

$C_{17}H_{13}ClN_4$ M_r 308,8

Definition

Alprazolam enthält mindestens 99,0 und höchstens 101,0 Prozent 8-Chlor-1-methyl-6-phenyl-4*H*-[1,2,4]triazolo=[4,3-*a*][1,4]benzodiazepin, berechnet auf die getrocknete Substanz.

Eigenschaften

Weißes, kristallines Pulver; praktisch unlöslich in Wasser, leicht löslich in Dichlormethan, wenig löslich in Aceton und Ethanol.

Die Substanz zeigt Polymorphie.

Prüfung auf Identität

1: B.
2: A, C.

A. Die Substanz wird im eben notwendigen Volumen Ethylacetat *R* gelöst. Die Lösung wird im Wasserbad zur Trockne eingedampft. 5,0 mg Substanz werden mit 5,0 mg Alprazolam *CRS* sorgfältig vermischt. Die Schmelztemperatur (2.2.14) der Mischung weicht von der Schmelztemperatur der Substanz um höchstens 2 °C ab.

B. Die Prüfung erfolgt mit Hilfe der IR-Spektroskopie (2.2.24) durch Vergleich des Spektrums der Substanz mit dem von Alprazolam *CRS*. Wenn die Spektren unterschiedlich sind, werden Substanz und Referenzsubstanz im eben notwendigen Volumen Ethylacetat *R* gelöst. Nach dem Eindampfen zur Trockne im Wasserbad werden mit den Rückständen erneut Spektren aufgenommen. Die Prüfung erfolgt mit Hilfe von Preßlingen.

C. Die Prüfung erfolgt mit Hilfe der Dünnschichtchromatographie (2.2.27) unter Verwendung einer Schicht von Kieselgel GF_{254} *R*.

Untersuchungslösung: 10 mg Substanz werden in Methanol *R* zu 10 ml gelöst.

Referenzlösung a: 10 mg Alprazolam *CRS* werden in Methanol *R* zu 10 ml gelöst.

Referenzlösung b: 10 mg Alprazolam *CRS* und 10 mg Midazolam *CRS* werden in Methanol *R* zu 10 ml gelöst.

Auf die Platte werden 5 µl jeder Lösung aufgetragen. Die Chromatographie erfolgt mit einer Mischung von 2 Volumteilen Essigsäure 98 % *R*, 15 Volumteilen Wasser *R*, 20 Volumteilen Methanol *R* und 80 Volumteilen Ethylacetat *R* über eine Laufstrecke von 12 cm. Die Platte wird an der Luft trocknen gelassen und im ultravioletten Licht bei 254 nm ausgewertet. Der Hauptfleck im Chromatogramm der Untersuchungslösung entspricht in bezug auf Lage und Größe dem Hauptfleck im Chromatogramm der Referenzlösung a. Die Prüfung darf nur ausgewertet werden, wenn das Chromatogramm der Referenzlösung b deutlich voneinander getrennt 2 Flecke zeigt.

Prüfung auf Reinheit

Verwandte Substanzen: Die Prüfung erfolgt mit Hilfe der Flüssigchromatographie (2.2.29).

Untersuchungslösung: 0,100 g Substanz werden in Dimethylformamid *R* zu 10,0 ml gelöst.

Referenzlösung a: 2 mg Alprazolam *CRS* und 2 mg Triazolam *CRS* werden in Dimethylformamid *R* zu 100,0 ml gelöst.

Referenzlösung b: 5,0 ml Untersuchungslösung werden mit Dimethylformamid *R* zu 100,0 ml verdünnt. 0,5 ml dieser Lösung werden mit Dimethylformamid *R* zu 10,0 ml verdünnt.

Die Chromatographie kann durchgeführt werden mit

- einer Säule aus rostfreiem Stahl von 0,25 m Länge und 4,6 mm innerem Durchmesser, gepackt mit phenylsilyliertem Kieselgel zur Chromatographie *R* 1 (5 µm)
- einer Mischung der mobilen Phasen A und B unter Einsatz der Gradienten-Elution bei einer Durchflußrate von 2 ml je Minute und einer Temperatur von 40 °C:
  Mobile Phase A: eine Mischung von 44 Volumteilen Pufferlösung und 56 Volumteilen Methanol *R*
  Mobile Phase B: eine Mischung von 5 Volumteilen Pufferlösung und 95 Volumteilen Methanol *R*
  Pufferlösung: 7,7 g Ammoniumacetat *R* werden in 1000 ml Wasser *R* gelöst. Die Lösung wird mit Essigsäure 98 % *R* auf einen *p*H-Wert von 4,2 eingestellt.

Zeit (min)	Mobile Phase A (% *V/V*)	Mobile Phase B (% *V/V*)	Erläuterungen
0	98	2	isokratisch
15	98	2	Beginn linearer Gradient
35	1	99	Beginn isokratisch
40	1	99	Ende des Chromatogramms und Wechsel zur beginnenden Äquilibrierung
41	98	2	Beginn der Äquilibrierung
50 = 0	98	2	Ende der Äquilibrierung

– einem Spektrometer als Detektor bei einer Wellenlänge von 254 nm.

Die Säule wird mindestens 30 min lang mit der anfänglichen Zusammensetzung des Eluenten äquilibriert. Für die folgenden Chromatogramme werden die Bedingungen angewendet, die zwischen der 40. und der 50. Minute angegeben sind. Die Empfindlichkeit des Systems wird so eingestellt, daß die Höhe des Hauptpeaks im Chromatogramm der Referenzlösung b mindestens 50 Prozent des maximalen Ausschlags beträgt.

10 µl Referenzlösung a werden eingespritzt. Werden die Chromatogramme unter den vorgeschriebenen Bedingungen aufgezeichnet, beträgt die Retentionszeit für Triazolam etwa 9 min und für Alprazolam etwa 10 min. Die Prüfung darf nur ausgewertet werden, wenn die Auflösung zwischen den Peaks von Alprazolam und Triazolam mindestens 1,5 beträgt.

Je 10 µl Dimethylformamid *R* (Blindprobe), Untersuchungslösung und Referenzlösung b werden eingespritzt. Im Chromatogramm der Untersuchungslösung darf die Summe der Flächen aller Peaks, mit Ausnahme der des Hauptpeaks, nicht größer sein als die Fläche des Hauptpeaks im Chromatogramm der Referenzlösung b (0,25 Prozent). Peaks der Blindprobe und Peaks, deren Fläche kleiner ist als das 0,2fache der Fläche des Hauptpeaks im Chromatogramm der Referenzlösung b, werden nicht berücksichtigt.

Trocknungsverlust (2.2.32): Höchstens 0,5 Prozent, mit 1,000 g Substanz durch Trocknen im Trockenschrank bei 100 bis 105 °C bestimmt.

Sulfatasche (2.4.14): Höchstens 0,1 Prozent, mit 1,0 g Substanz bestimmt.

Gehaltsbestimmung

0,140 g Substanz, in 50 ml einer Mischung von 3 Volumteilen wasserfreier Essigsäure *R* und 2 Volumteilen Acetanhydrid *R* gelöst, werden mit Perchlorsäure (0,1 mol · l^{-1}) titriert. Der Endpunkt wird mit Hilfe der Potentiometrie (2.2.20) bestimmt. Bis zum zweiten Wendepunkt wird titriert.

1 ml Perchlorsäure (0,1 mol · l^{-1}) entspricht 15,44 mg $C_{17}H_{13}ClN_4$.

Lagerung

Gut verschlossen, vor Licht geschützt.

Verunreinigungen

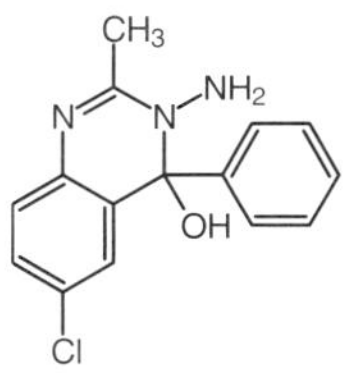

A. 3-Amino-6-chlor-2-methyl-4-phenyl-3,4-dihydrochinazolin-4-ol

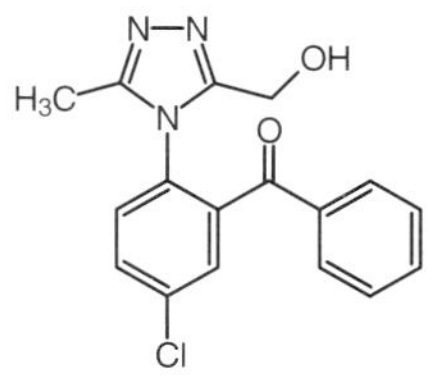

B. 5-Chlor-2-(3-hydroxymethyl-5-methyl-4*H*-[1,2,4]triazol-4-yl)benzophenon

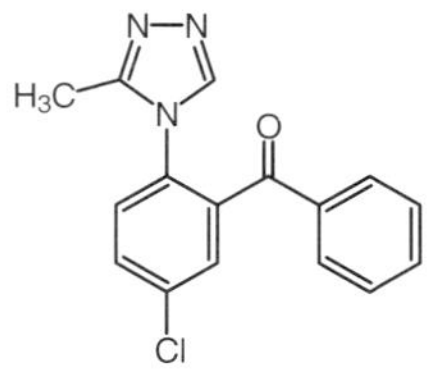

C. 5-Chlor-2-(5-methyl-4*H*-[1,2,4]triazol-4-yl)benzophenon

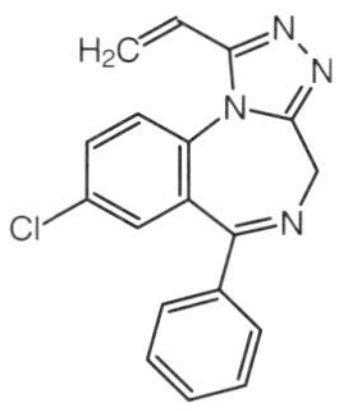

D. 8-Chlor-6-phenyl-1-vinyl-4*H*-[1,2,4]triazolo[4,3-*a*][1,4]benzodiazepin

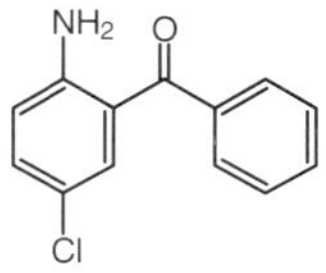

E. 2-Amino-5-chlorbenzophenon

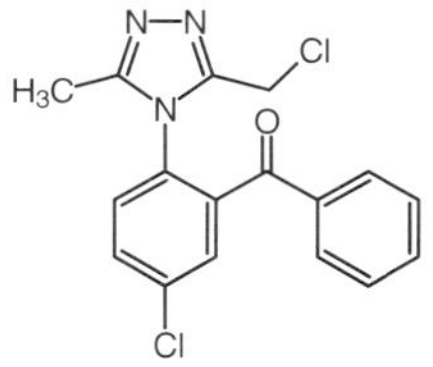

F. 5-Chlor-2-(3-chlormethyl-5-methyl-4*H*-[1,2,4]triazol-4-yl)benzophenon

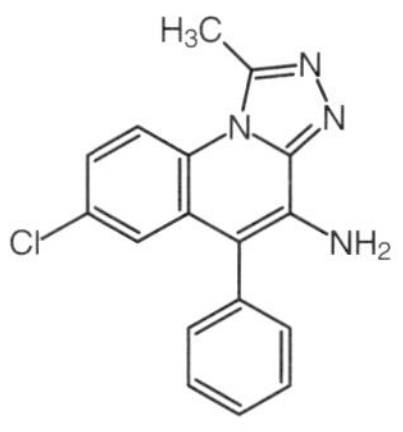

G. 4-Amino-7-chlor-1-methyl-5-phenyl-4*H*-[1,2,4]triazolo[4,3-*a*]chinolin

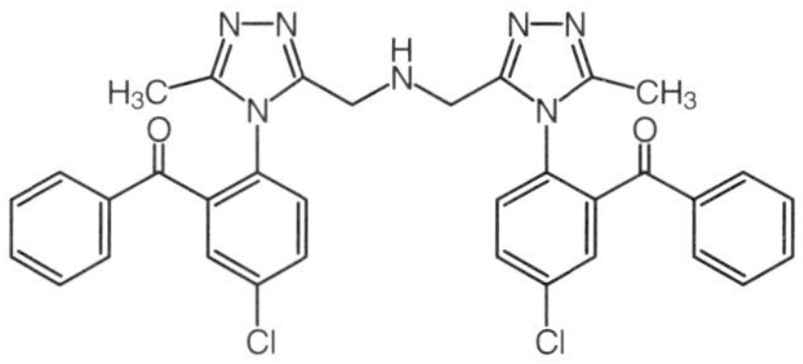

H. Bis[[4-(2-benzoyl-4-chlorphenyl)-5-methyl-4*H*-[1,2,4]triazol-3-yl]methyl]amin

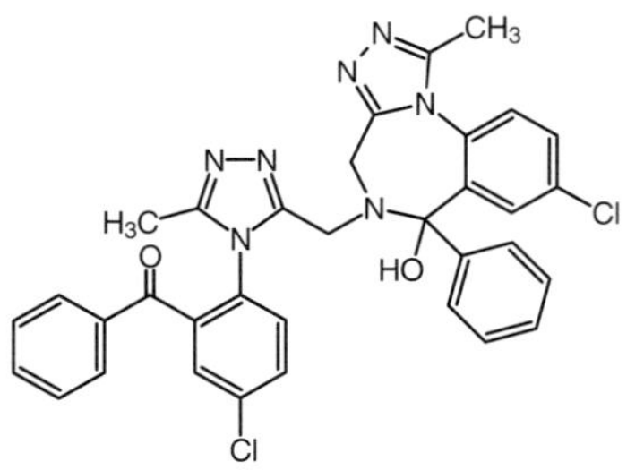

I. 5[[4-(2-Benzoyl-4-chlorphenyl)-5-methyl-4*H*-[1,2,4]triazol-3-yl]methyl]-8-chlor-1-methyl-6-phenyl-5,6-dihydro-4*H*-[1,2,4]triazolo[4,3-*a*][1,4]benzodiazepin-6-ol

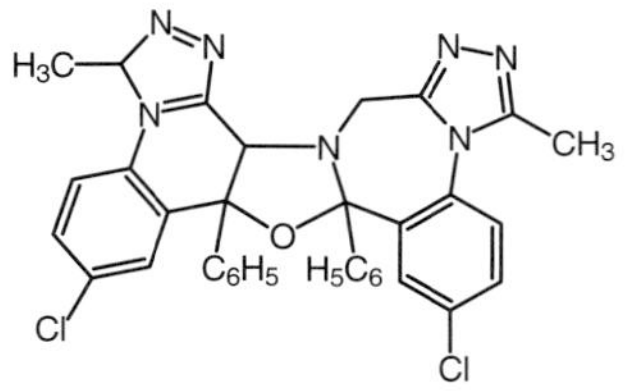

J. Dimer eines kondensierten tertiären Amins.

Dieser Text enthält für die englisch- und/oder französischsprachige 4. Ausgabe 2002 vorgesehene Berichtigungen.

2001, 1488

Alprostadil

Alprostadilum

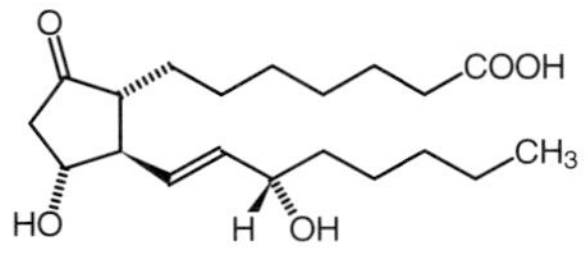

$C_{20}H_{34}O_5$ M_r 354,5

Definition

7-[(1*R*,2*R*,3*R*)-3-Hydroxy-2-[(1*E*,3*S*)-3-hydroxyoct-1-enyl]-5-oxocyclopentyl]heptansäure

Gehalt: 95,0 bis 102,5 Prozent (wasserfreie Substanz)

Eigenschaften

Aussehen: weißes bis schwach gelbliches, kristallines Pulver

Löslichkeit: praktisch unlöslich in Wasser, leicht löslich in Ethanol, löslich in Aceton, schwer löslich in Ethylacetat

Prüfung auf Identität

A. Spezifische Drehung (2.2.7): –60 bis –70° (wasserfreie Substanz)

Unmittelbar vor Gebrauch werden 50 mg Substanz in Ethanol 96 % *R* zu 10,0 ml gelöst.

B. IR-Spektroskopie (2.2.24)

Probenvorbereitung: Preßling

Vergleich: Alprostadil *CRS*

C. Die unter „Gehaltsbestimmung" erhaltenen Chromatogramme werden ausgewertet.

Ergebnis: Der Hauptpeak im Chromatogramm der Untersuchungslösung entspricht in bezug auf Retentionszeit und Fläche dem Hauptpeak im Chromatogramm der Referenzlösung.

Prüfung auf Reinheit

Verwandte Substanzen: Flüssigchromatographie (2.2.29)

Die Lösungen müssen vor Licht geschützt hergestellt werden.

Untersuchungslösung: 10,0 mg Substanz werden in einer Mischung gleicher Volumteile Acetonitril *R* 1 und Wasser *R* zu 10,0 ml gelöst.

Referenzlösung a: 100 µl Untersuchungslösung werden mit einer Mischung gleicher Volumteile Acetonitril *R* 1 und Wasser *R* zu 20,0 ml verdünnt.

Referenzlösung b: 1,0 mg Dinoproston-Verunreinigung C *CRS* (Alprostadil-Verunreinigung H) und 1,0 mg Alprostadil *CRS* werden in einer Mischung gleicher Volumteile Acetonitril *R* 1 und Wasser *R* zu 20,0 ml gelöst.

Referenzlösung c: Zur Herstellung der Zersetzungsprodukte (Verunreinigungen A und B) in situ wird 1 mg Substanz in 100 µl Natriumhydroxid-Lösung (1 mol · l^{-1}) gelöst (die Lösung wird bräunlichrot). Nach 3 min langem Stehenlassen werden 100 µl Phosphorsäure (1 mol · l^{-1}) zugesetzt (gelblichweiße, opaleszierende Lösung). Diese Lösung wird mit einer Mischung gleicher Volumteile Acetonitril *R* 1 und Wasser *R* zu 5,0 ml verdünnt.

System A

Säule

- Größe: l = 0,25 m, ∅ = 4,0 mm
- Stationäre Phase: desaktiviertes, octylsilyliertes Kieselgel zur Chromatographie *R* (4 µm), Porengröße 6 nm
- Temperatur: 35 °C

Mobile Phase: eine Mischung der mobilen Phasen A und B unter Einsatz der Gradientenelution

- Mobile Phase A: 3,9 g Natriumdihydrogenphosphat *R* werden in Wasser *R* zu 1000,0 ml gelöst. Der *p*H-Wert wird mit einer Lösung von Phosphorsäure 85 % *R* (2,9 g · l^{-1}) auf 2,5 eingestellt (etwa 600 ml sind erforderlich). 740 ml dieser Pufferlösung werden mit 260 ml Acetonitril *R* 1 versetzt.
- Mobile Phase B: 3,9 g Natriumdihydrogenphosphat *R* werden in Wasser *R* zu 1000,0 ml gelöst. Der *p*H-Wert wird mit einer Lösung von Phosphorsäure 85 % *R* (2,9 g · l^{-1}) auf 2,5 eingestellt (etwa 600 ml sind erfor-

derlich). 200 ml dieser Pufferlösung werden mit 800 ml Acetonitril *R* 1 versetzt.

Zeit (min)	Mobile Phase A (% *V/V*)	Mobile Phase B (% *V/V*)
0 – 75	100	0
75 – 76	100 → 0	0 → 100
76 – 86	0	100
86 – 87	0 → 100	100 → 0
87 – 102	100	0

Durchflußrate: 1 ml/min

Detektion: Spektrometer bei 200 nm

Einspritzen: 20-µl-Probenschleife

Eignungsprüfung

- Retentionszeit: Alprostadil: etwa 63 min
- Auflösung: mindestens 1,5 zwischen den Peaks der Verunreinigung H und Alprostadil im Chromatogramm der Referenzlösung b

System B

Die gleichen Bedingungen wie für System A mit der folgenden mobilen Phase und folgendem Elutions-Programm:

- Mobile Phase A: 3,9 g Natriumdihydrogenphosphat *R* werden in Wasser *R* zu 1000,0 ml gelöst. Der *p*H-Wert wird mit einer Lösung von Phosphorsäure 85 % *R* (2,9 g · l^{-1}) auf 2,5 eingestellt (etwa 600 ml sind erforderlich). 600 ml dieser Pufferlösung werden mit 400 ml Acetonitril *R* 1 versetzt.
- Mobile Phase B: Die unter System A beschriebene mobile Phase B wird verwendet.

Zeit (min)	Mobile Phase A (% *V/V*)	Mobile Phase B (% *V/V*)
0 – 50	100	0
50 – 51	100 → 0	0 → 100
51 – 61	0	100
61 – 62	0 → 100	100 → 0
62 – 72	100	0

Eignungsprüfung

- Relative Retention (bezogen auf Alprostadil, t_R etwa 7 min):
  Verunreinigung A: etwa 2,4
  Verunreinigung B: etwa 2,6
- Auflösung: mindestens 1,5 zwischen den Peaks der Verunreinigungen A und B im Chromatogramm der Referenzlösung c

Die Prüfung wird mit System A und B durchgeführt.

Grenzwerte

- Korrekturfaktoren: Die Flächen der Peaks werden mit Hilfe der Korrekturfaktoren der Tab. 1488-1 korrigiert.
- Verunreinigung A (korrigierte Fläche): nicht größer als das 3fache der Fläche des Hauptpeaks im Chromatogramm der Referenzlösung a (1,5 Prozent)
- Verunreinigung B (korrigierte Fläche): nicht größer als die Fläche des Hauptpeaks im Chromatogramm der Referenzlösung a (0,5 Prozent)
- Jede weitere Verunreinigung (korrigierte Fläche): nicht größer als das 1,8fache der Fläche des Hauptpeaks im Chromatogramm der Referenzlösung a (0,9 Prozent), und höchstens eine dieser Peakflächen darf größer sein als die Fläche des Hauptpeaks im Chromatogramm der Referenzlösung a (0,5 Prozent). Verunreinigungen mit einer kleineren relativen Retention als 1,2 werden mit System A, Verunreinigungen mit einer größeren relativen Retention als 1,2 mit System B ausgewertet.
- Summe aller Verunreinigungen (korrigierte Flächen): nicht größer als das 3fache der Fläche des Hauptpeaks im Chromatogramm der Referenzlösung a (1,5 Prozent)
- Ohne Berücksichtigung bleiben: Peaks, deren Fläche kleiner ist als das 0,1fache der Fläche des Hauptpeaks im Chromatogramm der Referenzlösung a (0,05 Prozent)

Tabelle 1488-1

Verunreinigung	Relative Retention (System A)	Relative Retention (System B)	Korrekturfaktor
Verunreinigung G	0,80	–	0,7
Verunreinigung F	0,88	–	0,8
Verunreinigung D	0,90	–	1,0
Verunreinigung H	0,96	–	0,7
Verunreinigung E	1,10	–	0,7
Verunreinigung C	–	1,36	1,9
Verunreinigung K	–	1,85	0,06
Verunreinigung A	–	2,32	0,7
Verunreinigung B	–	2,45	1,5
Verunreinigung I	–	4,00	1,0
Verunreinigung J	–	5,89	1,0

Wasser (2.5.32): höchstens 0,5 Prozent, mit 50 mg Substanz bestimmt

Gehaltsbestimmung

Flüssigchromatographie (2.2.29) wie unter „Verwandte Substanzen, System A" (siehe „Prüfung auf Reinheit")

Die Lösungen müssen vor Licht geschützt hergestellt werden.

Untersuchungslösung: 10,0 mg Substanz werden in einer Mischung gleicher Volumteile Acetonitril *R* 1 und Wasser *R* zu 25,0 ml gelöst. 3,0 ml Lösung werden mit einer Mischung gleicher Volumteile Acetonitril *R* 1 und Wasser *R* zu 20,0 ml verdünnt.

Referenzlösung: 10,0 mg Alprostadil *CRS* werden in einer Mischung gleicher Volumteile Acetonitril *R* 1 und Wasser *R* zu 25,0 ml gelöst. 3,0 ml Lösung werden mit einer Mischung gleicher Volumteile Acetonitril *R* 1 und Wasser *R* zu 20,0 ml verdünnt.

Einspritzen: 20 µl

Der Prozentgehalt an $C_{20}H_{34}O_5$ wird berechnet.

Lagerung

Zwischen 2 und 8 °C

Verunreinigungen

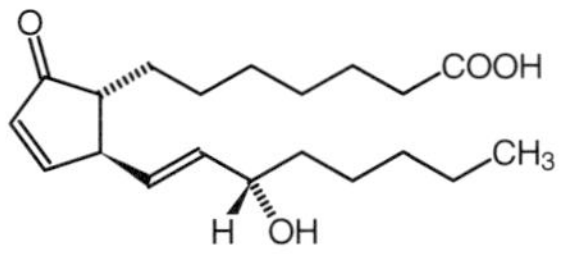

A. 7-[(1*R*,2*S*)-2-[(1*E*,3*S*)-3-Hydroxyoct-1-enyl]-5-oxo=cyclopent-3-enyl]heptansäure (Prostaglandin A_1)

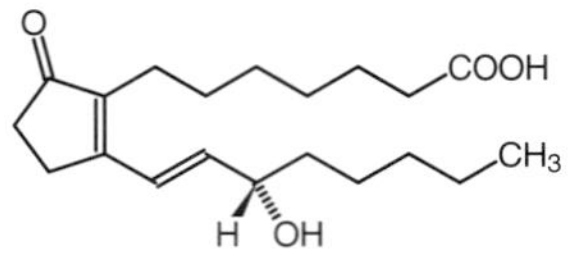

B. 7-[2-[(1*E*,3*S*)-3-Hydroxyoct-1-enyl]-5-oxocyclo=pent-1-enyl]heptansäure (Prostaglandin B_1)

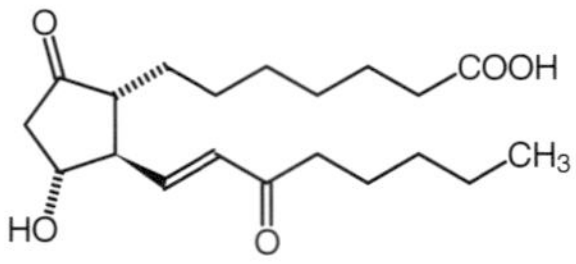

C. 7-[(1*R*,2*R*,3*R*)-3-Hydroxy-2-[(1*E*)-3-oxo-oct-1-enyl]-5-oxocyclopentyl]heptansäure (15-Oxoprostaglandin E_1)

Das folgende Chromatogramm dient zur Information.

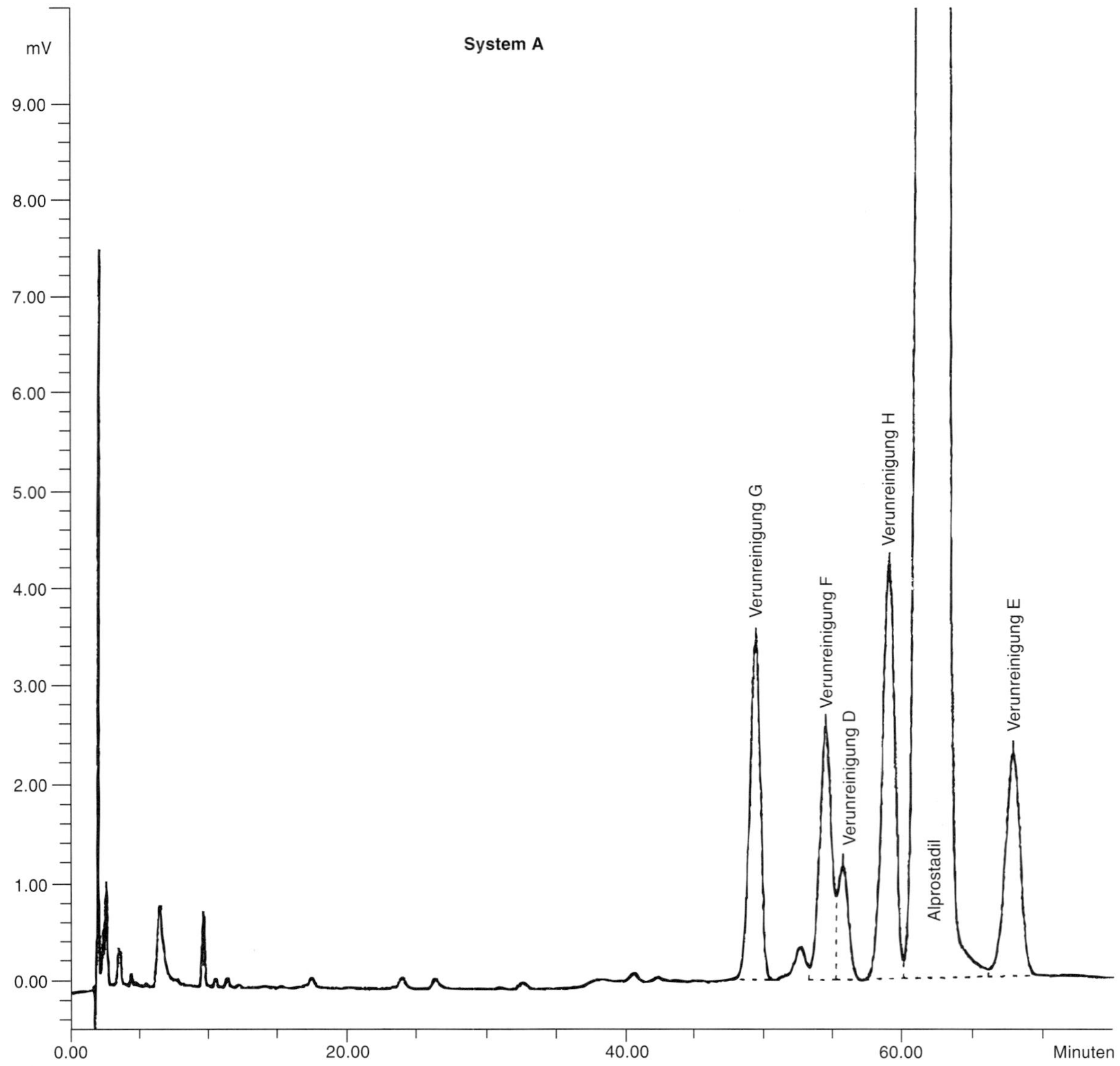

Abb. 1488-1: Chromatogramm für die Prüfung „Verwandte Substanzen" (System A)

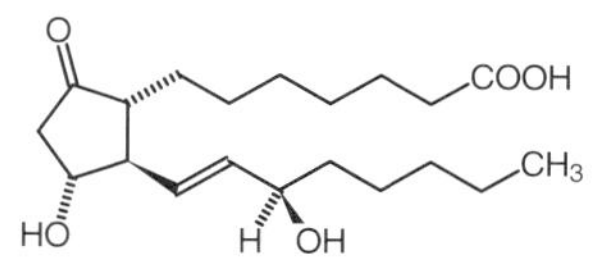

D. 7-[(1*R*,2*R*,3*R*)-3-Hydroxy-2-[(1*E*,3*R*)-3-hydroxyoct-1-enyl]-5-oxocyclopentyl]heptansäure (15-Epiprostaglandin E_1)

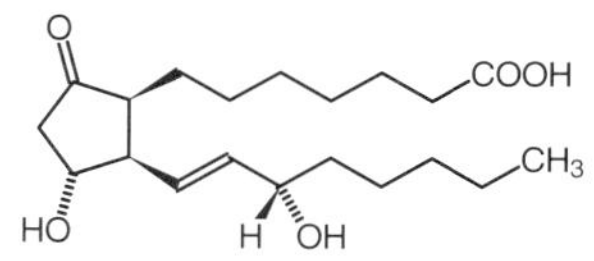

F. 7-[(1*S*,2*R*,3*R*)-3-Hydroxy-2-[(1*E*,3*S*)-3-hydroxyoct-1-enyl]-5-oxocyclopentyl]heptansäure (8-Epiprostaglandin E_1)

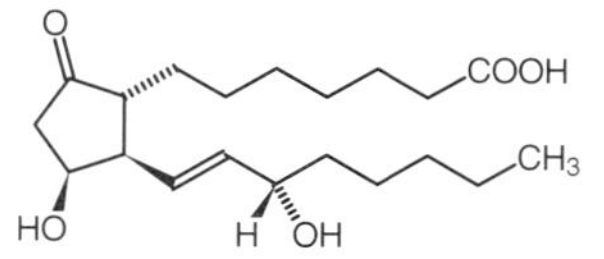

E. 7-[(1*R*,2*R*,3*S*)-3-Hydroxy-2-[(1*E*,3*S*)-3-hydroxyoct-1-enyl]-5-oxocyclopentyl]heptansäure (11-Epiprostaglandin E_1)

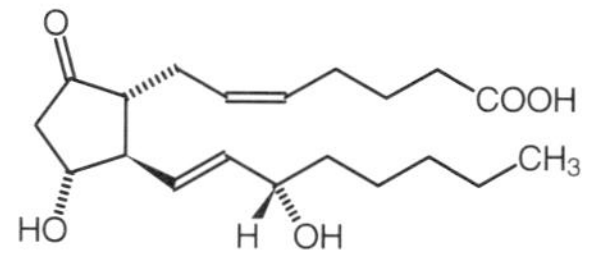

G. (5*Z*)-7-[(1*R*,2*R*,3*R*)-3-Hydroxy-2-[(1*E*,3*S*)-3-hydroxyoct-1-enyl]-5-oxocyclopentyl]hept-5-ensäure (Dinoproston)

Das folgende Chromatogramm dient zur Information.

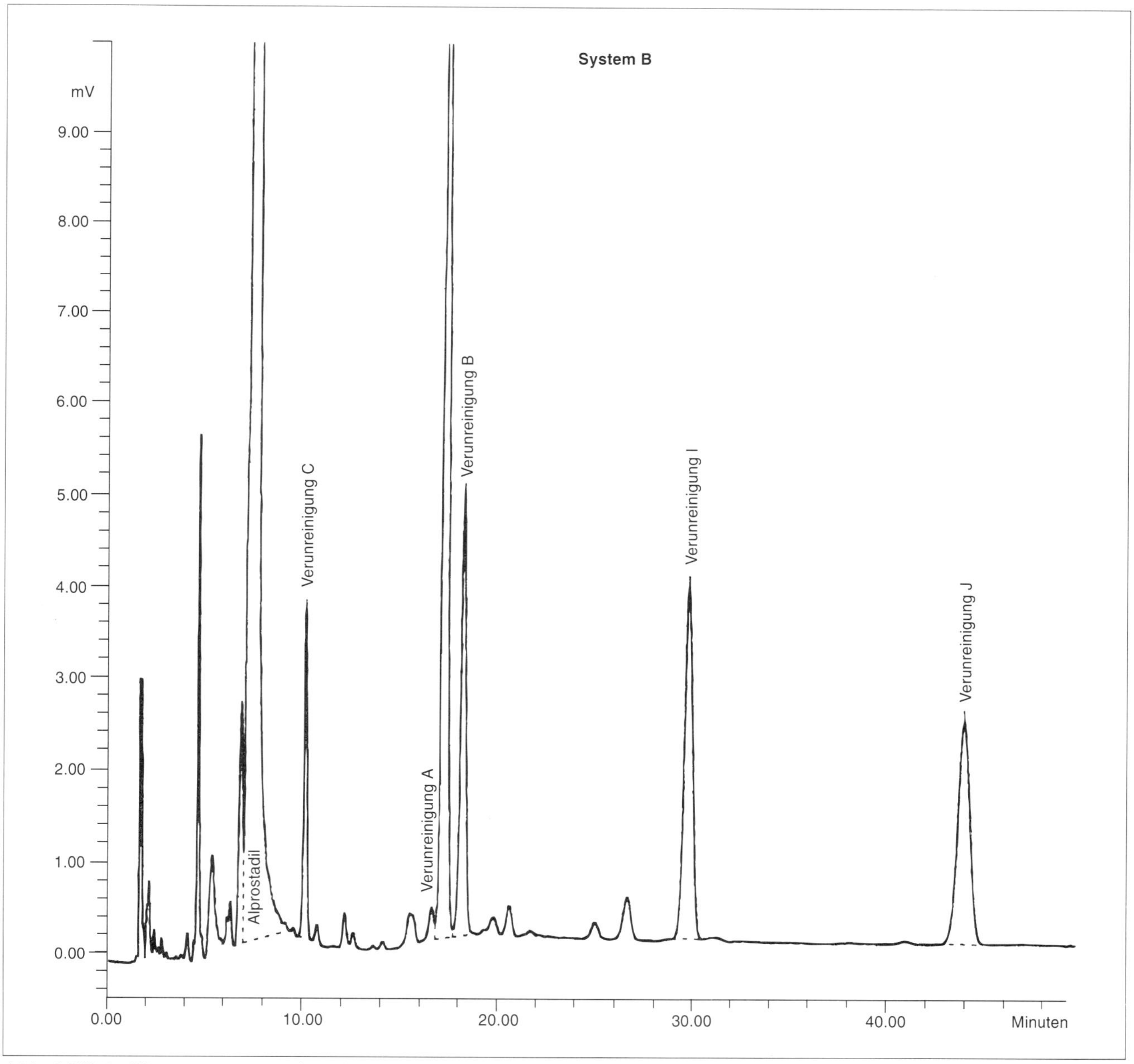

Abb. 1488-2: Chromatogramm für die Prüfung „Verwandte Substanzen" (System B)

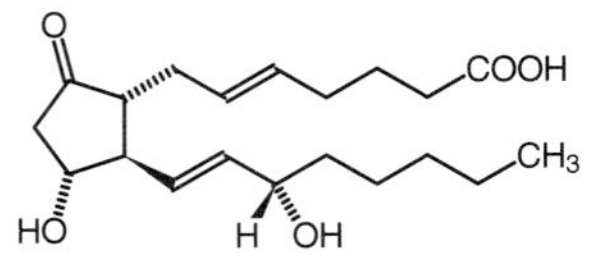

H. (5*E*)-7-[(1*R*,2*R*,3*R*)-3-Hydroxy-2-[(1*E*,3*S*)-3-hydroxyoct-1-enyl]-5-oxocyclopentyl]hept-5-ensäure ((5*E*)-Prostaglandin E_2)

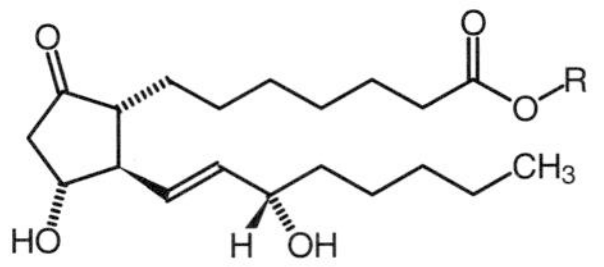

I. R = CH_2–CH_3:
Ethyl-7-[(1*R*,2*R*,3*R*)-3-hydroxy-2-[(1*E*,3*S*)-3-hydroxyoct-1-enyl]-5-oxocyclopentyl]heptanoat (Prostaglandin E_1-ethylester)

J. R = $CH(CH_3)_2$:
1-Methylethyl-7-[(1*R*,2*R*,3*R*)-3-hydroxy-2-[(1*E*,3*S*)-3-hydroxyoct-1-enyl]-5-oxocyclopentyl]heptanoat (Prostaglandin E_1-isopropylester)

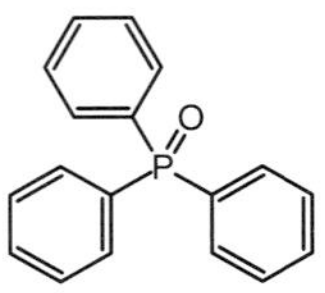

K. Triphenylphosphinoxid.

2000, 1170

Alteplase zur Injektion

Alteplasum ad iniectabile

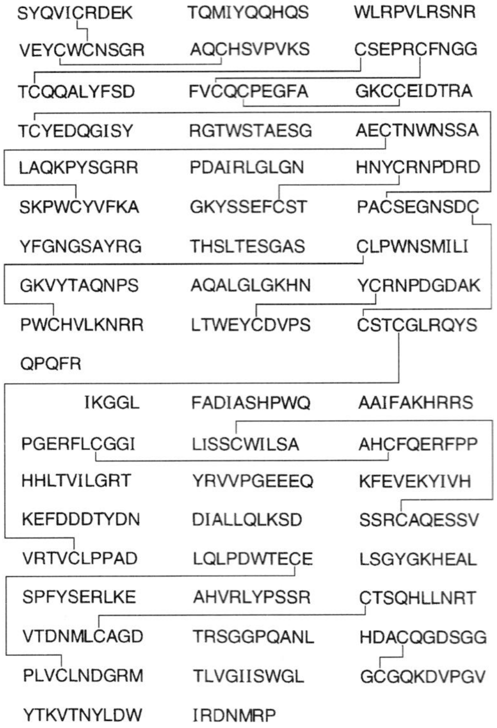

Definition

Alteplase zur Injektion ist eine sterile, gefriergetrocknete Zubereitung von Alteplase, einem Gewebeplasminogenaktivator. Alteplase zur Injektion wird durch DNA-Rekombinationstechnik hergestellt. Die Wirksamkeit beträgt mindestens 500 000 I.E. je Milligramm Protein.

Der Gewebeplasminogenaktivator bindet sich an Fibringerinnsel und aktiviert Plasminogen zu Plasmin, welches dann Fibringerinnsel oder Blutkoagulate auflöst.

Alteplase besteht aus einer Kette von 527 Aminosäuren (AA). Die relative Molekülmasse beträgt 59 050, wobei die Glykosyl-Gruppen, die in den Positionen 117, 184 und 448 der Aminosäuren angelagert sind, nicht berücksichtigt sind. Die gesamte relative Molekülmasse beträgt etwa 65 000. Plasmin spaltet das Alteplasemolekül zwischen den Aminosäuren 275 und 276 in zwei Ketten (A-Kette und B-Kette), welche über eine Disulfidbrücke zwischen Cys 264 und Cys 395 verbunden sind. In vitro besitzen die einkettige und die zweikettige Form vergleichbare fibrinolytische Aktivität.

Herstellung

Alteplase wird mit Hilfe der DNA-Rekombinationstechnik in Zellkulturen ohne Serumzusatz hergestellt. Die Zubereitung entspricht den Anforderungen der Monographie **DNA-rekombinationstechnisch hergestellte Produkte (Producta ab ADN recombinante)**.

Das Reinigungsverfahren muß sicherstellen, daß mögliche Verunreinigungen, wie Antibiotika, DNA und Proteinbestandteile, sowohl der Wirtszelle als auch des verwendeten Mediums, sowie mögliche Verunreinigungen durch Virus beseitigt werden.

Wird Alteplase als Bulk gelagert, so muß die Stabilität unter den vorgesehenen Lagerungsbedingungen durch den Nachweis der Wirksamkeit erbracht werden.

Herstellung, Reinigung und Homogenität der Zubereitung müssen routinemäßig als In-Prozeß-Kontrolle mit folgenden Untersuchungsmethoden geprüft werden:

Proteingehalt: Der Proteingehalt der Lösung von Alteplase zur Injektion wird durch Messen der Absorption (2.2.25) bei 280 und 320 nm bestimmt. Die für die Zubereitung vorgesehene Pufferlösung wird als Kompensationsflüssigkeit verwendet. Falls erforderlich werden die Alteplase-Proben mit der Pufferlösung der Zubereitung verdünnt. Der Proteingehalt der Zubereitung wird aus der Absorptionsdifferenz zwischen Pufferlösung der Zubereitung und der Probe berechnet. Um die Alteplasekonzentration zu erhalten, wird die Absorptionsdifferenz (A_{280}–A_{320}) durch 1,9, dem spezifischen Absorptionskoeffizienten von Alteplase, dividiert.

Wirksamkeit: Die Wirksamkeit der Zubereitung wird, wie unter „Bestimmung der Wirksamkeit" beschrieben, durch den In-vitro-Gerinnsel-Lysis-Test bestimmt. Die Wirksamkeit der Alteplase-Zubereitung als Bulk muß etwa 580 000 I.E. je Milligramm Alteplase betragen.

N-terminale Sequenzanalyse: Mit Hilfe der aminoterminalen Sequenzanalyse werden die N-terminale Aminosäuresequenz der Alteplase und halbquantitativ auch die Positionen zusätzlicher Spaltstellen im Alteplase-Molekül bestimmt (beispielsweise in Position AA 275-276 oder AA 27-28). Die N-terminale Aminosäuresequenz der Zubereitung muß derjenigen des humanen Gewebeplasminogenaktivators entsprechen.

Isoelektrische Fokussierung: Die Einheitlichkeit innerhalb der Mikroheterogenität bei Glykosilierung des Alteplasemoleküls wird durch isoelektrische Fokussierung (IEF) nachgewiesen. Die mit dieser Methode erhaltenen Gel-Banden zeigen im *p*H-Bereich von 6,5 bis 8,5 ein sehr komplexes Bandenmuster mit 10 Haupt- und mehreren Nebenbanden. Unter denaturierenden Bedingungen wird eine deutliche Trennung der unterschiedlich geladenen Varianten der Alteplase erzielt. Die breite Ladungsverteilung in der isoelektrischen Fokussierung ist durch zahlreiche Molekülvarianten bedingt, die sich in der Glykosilierungsfeinstruktur biantenärer und triantenärer Zuckerreste vom Komplex-Typ mit unterschiedlichen Sialinsäure-Substitutionsmustern unterscheiden. Das Bandenprofil der isoelektrischen Fokussierung der Alteplase der Zubereitung muß dem des Alteplase-Standards entsprechen.

Einkettige Alteplase: Die in serumfreien Kulturen von Chinesische-Hamster-Ovarialzellen (CHO-Zellen) hergestellte Alteplase liegt hauptsächlich als einsträngiges Molekül vor. Durch Gelfiltration unter reduzierenden Bedingungen kann die einkettige von der zweikettigen Form abgetrennt werden (siehe „Prüfung auf Reinheit, Gehalt an einkettiger Alteplase"). Im Alteplase-Bulk muß der Anteil an einkettiger Alteplase über 60 Prozent betragen.

Tryptische Peptidkartierung: Mit Hilfe der tryptischen Peptidkartierung wird die Primärstruktur der Alteplase ermittelt (siehe „Prüfung auf Identität, B"). Trypsin spaltet das zuvor reduzierte und carboxymethylierte Alteplasemolekül in ungefähr 50 Peptide, die mit Hilfe der Umkehrphasen-Flüssigchromatographie getrennt werden. Das Chromatogramm ist spezifisch („Fingerabdruck"). Die Übereinstimmung des Profils der tryptischen Peptidkartierung einer Alteplase-Probe mit dem einer gut charakterisierten Referenzzubereitung gilt als indirekter Nachweis ihrer identischen Aminosäuresequenzen, da die Empfindlichkeit der Methode den Austausch selbst einer einzigen Aminosäure in einzelnen Peptiden erkennen läßt. Mit Hilfe der tryptischen Peptidkartierung können zusätzlich komplexe Chromatogramm-Peaks der Glykopeptide isoliert und in einer zweiten Dimension aufgetrennt werden. Die Auftrennung erfolgt entweder mit Hilfe der Umkehrphasen-Flüssigchromatographie unter modifizierten Bedingungen oder mit Hilfe der Kapillarelektrophorese. Diese zweidimensionale Auftrennung der verschiedenen Glykopeptide belegt die chargenweise Konsistenz der Mikroheterogenität der Glykosilierung.

Das Chromatogramm der tryptischen Peptidkartierung einer Alteplase-Zubereitung und das der Alteplase-Referenzubereitung müssen einander entsprechen.

Monomere: Der Gehalt an Monomeren in einer Alteplase-Zubereitung wird durch Gelfiltration unter nicht reduzierenden Bedingungen, wie unter „Prüfung auf Reinheit, Monomergehalt" beschrieben, bestimmt. Der Anteil an Monomeren in der Alteplase als Bulk muß mindestens 95 Prozent betragen.

Alteplase Typ I und Typ II: Die CHO-Zellen bilden 2 verschiedene Alteplase-Glykosilierungs-Varianten: Alteplase Typ I ist mit Polymannose in der Sequenzposition Asn 117 und in den Positionen Asn 184 und Asn 448 mit Zuckerresten vom Komplex-Typ glykosiliert; Alteplase Typ II ist nur in den Positionen Asn 117 und Asn 448 glykosiliert.

Das Mengenverhältnis zwischen beiden Alteplase-Varianten ist konstant, und der Gehalt liegt bei 45 bis 65 Prozent für Typ I und 35 bis 55 Prozent für Typ II. Der Gehalt an Alteplase Typ I und Typ II kann mit Hilfe der SDS-PAGE (Polyacrylamidgelelektrophorese in Gegenwart von Natriumdodecylsulfat) bestimmt werden, deren Gel densitometrisch gescannt wird. Plasmingespaltene Proben der Alteplase werden reduziert, carboxymethyliert und dann auf das Gel aufgetragen. Die chromatographische Auftrennung zeigt 3 Banden: Alteplase-Typ-I-A-Kette (AA 1-275), Alteplase-Typ-II-A-Kette (AA 1-275) und Alteplase-B-Kette (AA 276-527). Das Mengenverhältnis der Alteplase Typ I zu Typ II wird durch eine Eichkurve bestimmt, die scanner-densitometrisch mit einer definierten Mischung von gereinigtem Alteplase-Typ-I- und Alteplase-Typ-II-Referenzmaterial erstellt wurde.

SDS-PAGE: Mit Hilfe der SDS-PAGE (Färbung der Proteine durch Silber) werden die Reinheit von Alteplase als Bulk und die Integrität des Alteplasemoleküls nachgewiesen. Für Proben von Alteplase als Bulk dürfen beim Beladen der SDS-PAGE mit 2,5 µg Alteplase-Protein je Spur und einer Nachweisgrenze von 5 ng Protein je Bande (Rinderserum-Albumin) keine anderen Banden als in der Referenzzubereitung und keine Abbauprodukte auftreten.

Bakterien-Endotoxine (2.6.14): Höchstens 1 I.E. Bakterien-Endotoxine je Milligramm Alteplase.

Sialinsäure: Prüflösung und Alteplase-Referenzlösung werden in Pufferlösung (Natriumchlorid *R* ($8{,}9\ g \cdot l^{-1}$), Natriumacetat *R* ($4{,}1\ g \cdot l^{-1}$)) bei *p*H 5,5 dialysiert. Die Permeabilitätsgrenze der Dialysemembran soll für globuläre Proteine bei der relativen Molekülmasse von 10 000 liegen. Nach der Dialyse wird der Proteingehalt des Dialysats bestimmt: Zu 1 ml des Proteindialysats werden 5 µl einer 19,98prozentigen Lösung (*m/m*) von Calciumchlorid *R* gegeben. Dann werden je Milligramm Protein 10 Milli-Einheiten Neuraminidase zugesetzt und etwa 17 h lang bei 37 °C inkubiert.

Aus einer Stammlösung von *N*-Acetylneuraminsäure *R* ($50\ mg \cdot ml^{-1}$) werden Verdünnungen im Konzentrationsbereich zwischen 1,56 und $25{,}0\ mg \cdot ml^{-1}$ hergestellt. Zur Durchführung der Doppelbestimmungen werden in je 2 Reagenzgläser 0,2 ml der Proben, der Protein-Referenzlösung und der Verdünnungen von *N*-Acetylneuraminsäure *R* pipettiert. Nach Zusatz von 0,25 ml Periodatreagenz (Natriumperiodat *R* ($5{,}4\ g \cdot l^{-1}$) in einer 1,25prozentigen Lösung (*V/V*) von Schwefelsäure *R*) wird gemischt und 30 min lang bei 37 °C inkubiert. Anschließend werden 0,2 ml Arsenit-Reagenz (Natriumarsenit *R* ($20\ g \cdot l^{-1}$) in einer 1,55prozentigen Lösung (*V/V*) von Salzsäure *R*) zugesetzt und gemischt. Nachdem die zunächst gelblichbraun gefärbte Lösung wieder entfärbt ist, werden 2,0 ml einer Lösung von Thiobarbitursäure *R* ($28{,}9\ g \cdot l^{-1}$) zugesetzt und gemischt. Die verschlossenen Reagenzgläser werden 7,5 min lang in siedendem Wasser erhitzt und 5 min lang in einer Eis-Wasser-Mischung abgekühlt. Nach Zusatz von 2,0 ml einer Mischung aus 1-Butanol *R* und Salzsäure *R* (95:5) wird gemischt. Die Reagenzgläser werden 3 min lang bei 3000 Umdrehungen je Minute zentrifugiert. Innerhalb von 30 min wird die Absorption der Butanol-Salzsäure-Phase bei 552 nm gegen die Butanol-Salzsäure-Mischung als Kompensationsflüssigkeit gemessen. Die Daten der *N*-Acetylneuraminsäure-Lösungen werden einer linearen Regressionsanalyse unterzogen.

Der molare Gehalt an *N*-Acetylneuraminsäure der Proben und der Alteplase-Referenzlösung werden mit der so erstellten Eichkurve berechnet. Der Sialinsäuregehalt der Proben muß im Bereich zwischen 70 und 130 Prozent des Werts der Alteplase-Referenzlösung liegen. Ein Mol Alteplase enthält etwa 3 Mol Sialinsäure.

Neutrale Zucker: Alteplase-Untersuchungslösungen und -Referenzlösung werden mit einer Pufferlösung, die Arginin *R* ($34{,}8\ g \cdot l^{-1}$) und Polysorbat 80 *R* ($0{,}1\ g \cdot l^{-1}$) enthält und mit Phosphorsäure 85 % *R* auf einen *p*H-Wert von 7,4 eingestellt ist, so verdünnt, daß 50 µg Protein je Milliliter verdünnter Lösung vorliegen. Zur Erstellung einer Eichkurve wird mit der gleichen Pufferlösung eine Mannose-Verdünnungsreihe mit 20, 30, 40, 50 und $60\ \mu g \cdot ml^{-1}$ Mannose hergestellt. Im Doppelansatz werden jeweils 2 ml jeder Verdünnung pipettiert. In jedes Reagenzglas werden dann 50 µl Phenol *R* und danach 5 ml Schwefelsäure *R* gegeben. Die Mischungen werden 30 min lang bei Raumtemperatur stehengelassen. Dann wird bei 492 nm die Absorption gemessen. Die Konzentration der neutralen Zucker wird mit Hilfe der Mannose-Eichkurve bestimmt. Der Gehalt an neutralen Zuckern wird in Mol neutrale Zucker je Mol Alteplase ausgedrückt. Der Verdünnungsfaktor der Alteplase-Proben und der Alteplase-Referenzsubstanz ist zu berücksichtigen, wobei eine relative Molekülmasse von 180,2 für Mannose und von 59 050 für den Alteplase-Protein-Anteil angenommen wird. Der Gehalt an neutralem Zucker der Alteplase-Proben muß im Vergleich zur Alteplase-Referenzsubstanz zwischen 70 und 130 Prozent liegen. Dies entspricht etwa 12 Mol neutralem Zucker je Mol Alteplase.

Eigenschaften

Weißes bis gelbliches Pulver oder eine feste, leicht brüchige Masse.

Die Zubereitung wird, wie in der Beschriftung angegeben, unmittelbar vor der „Prüfung auf Identität", der „Prüfung auf Reinheit" (ausgenommen den Prüfungen „Löslichkeit" und „Wasser") und der „Bestimmung der Wirksamkeit" rekonstituiert.

Prüfung auf Identität

A. Die „Bestimmung der Wirksamkeit" der Zubereitung dient gleichzeitig auch als Prüfung auf Identität.

B. Tryptische Peptidkartierung: Die Prüfung erfolgt mit Hilfe der Flüssigchromatographie (2.2.29).

Untersuchungslösung: Die Zubereitung wird in Wasser *R* so gelöst, daß die entstehende Lösung etwa 1 mg Alteplase je Milliliter enthält. Ungefähr 2,5 ml Lösung werden mindestens 12 h lang in eine Lösung dialysiert, die Harnstoff *R* ($480\ g \cdot l^{-1}$), Trometamol *R* ($44\ g \cdot l^{-1}$) und Natriumedetat *R* ($1{,}5\ g \cdot l^{-1}$) enthält und auf einen *p*H-Wert von 8,6 eingestellt ist. Die Permeabilitätsgrenze für globuläre Proteine soll für die Dialysemembran bei einer relativen Molekülmasse von 10 000 liegen. Das Volumen der Lösung wird bestimmt und die Lösung in ein Reagenzglas pipettiert, dem je Milliliter Lösung 10 µl einer Lösung von Dithiothreitol *R* ($156\ g \cdot l^{-1}$) zugesetzt werden. Nach 4 h langem Stehenlassen wird die Mischung in einer Eis-Wasser-Mischung abgekühlt. Je Milliliter Mischung werden 25 µl einer frisch zubereiteten Lösung von Iodessigsäure *R* ($190\ g \cdot l^{-1}$) zugesetzt. Die Mischung wird 30 min lang im Dunkeln stehengelassen. Die Reaktion wird durch Zusatz von 50 µl der Dithiothreitol-Lösung je Milliliter Ansatzlösung gestoppt. Anschließend wird 24 h lang gegen eine Lösung von Ammoniumhydrogencarbonat *R* ($8\ g \cdot l^{-1}$) dialysiert. Dieser Dialyselösung wird 1 Teil Trypsin zur Proteinsequenzierung *R* je 100 Teile Protein zugesetzt. Nach 6 bis 8 h wird erneut eine gleiche Menge Trypsin zugesetzt. Die Lösung wird insgesamt 24 h lang stehengelassen.

Referenzlösung: In gleicher Weise wie die Untersuchungslösung wird eine Referenzlösung unter Verwendung von Alteplase *CRS* anstelle der Zubereitung hergestellt.

Die Chromatographie kann durchgeführt werden mit

- einer Säule von 0,1 m Länge und 4,6 mm innerem Durchmesser, gepackt mit octadecylsilyliertem Kieselgel zur Chromatographie *R* (5 bis 10 µm)

  Mobile Phase A: eine filtrierte, gasfreie Lösung von Natriumdihydrogenphosphat *R* (8 g · l^{-1}), die mit Phosphorsäure 85 % *R* auf einen *p*H-Wert von 2,85 eingestellt wurde

  Mobile Phase B: eine 75prozentige Lösung (*V/V*) von Acetonitril *R* in der mobilen Phase A
- einem Spektrometer als Detektor bei einer Wellenlänge von 210 nm.

Das System wird mit der mobilen Phase A bei einer Durchflußrate von 1 ml je Minute äquilibriert. Nach Einspritzen der Lösung wird der Anteil der mobilen Phase B mit einer Rate von 0,44 Prozent je Minute erhöht, bis das Mischungsverhältnis von mobiler Phase A zu mobiler Phase B bei 60 : 40 liegt. Dann wird der Anteil der mobilen Phase B um 1,33 Prozent je Minute erhöht, bis das Verhältnis von mobiler Phase A zu mobiler Phase B einen Wert von 20 : 80 erreicht hat. Mit dem so eingestellten Mischungsverhältnis der beiden mobilen Phasen wird die Elution 10 min lang fortgeführt. Das Chromatogramm der Referenzlösung wird aufgezeichnet. Die Prüfung darf nur ausgewertet werden, wenn die Auflösung zwischen den Peaks 6 (Peptide 268–275) und 7 (Peptide 1–7) mindestens 1,5 beträgt und $b_{0,5a}$ sowie $b_{0,5b}$ höchstens 0,4 min betragen.

Etwa 100 µl Untersuchungslösung werden eingespritzt. Das Chromatogramm wird aufgezeichnet. Die Identität wird durch Vergleich mit dem Chromatogramm der Referenzlösung festgestellt. Weder dürfen signifikante Peaks oder Schultern fehlen, noch zusätzliche Peaks beobachtet werden. Signifikante Peaks sind solche, bei denen die Fläche unter dem Peak mindestens 5 Prozent der Fläche unter Peak 19 (Peptide 278–296) beträgt. Ein typisches Chromatogramm zur Zuordnung der beschriebenen Peaks ist in Abb. 1170-1 dargestellt.

Prüfung auf Reinheit

Aussehen der Lösung: Die rekonstituierte Zubereitung muß klar (2.2.1) und darf nicht stärker gefärbt sein als die Farbvergleichslösung G_7 (2.2.2, Methode II).

***p*H-Wert** (2.2.3): Zwischen 7,1 und 7,5, an der rekonstituierten Zubereitung bestimmt.

Löslichkeit: Die Zubereitung muß sich bei 20 bis 25 °C innerhalb von 2 min vollständig in dem in der Beschriftung angegebenen Volumen an Lösungsmittel lösen.

Proteingehalt: Eine Lösung der Zubereitung mit einer genau bekannten Konzentration im Bereich von 1 g · l^{-1} wird hergestellt. Ein genau definiertes Volumen der Lösung wird mit einer Lösung von Arginin *R* (34,8 g · l^{-1}), die mit Phosphorsäure 85 % *R* auf einen *p*H-Wert von 7,3 eingestellt wurde, so verdünnt, daß die Absorption im Maximum bei etwa 280 nm zwischen 0,5 und 1,0 liegt (Untersuchungslösung). Die Absorption (2.2.25) wird bei etwa 280 und bei 320 nm gemessen, die Argininlösung wird als Kompensationsflüssigkeit verwendet. Der Proteingehalt der Untersuchungslösung berechnet sich nach der Formel:

$$\frac{V \cdot (A_{280} - A_{320})}{1,9}$$

In der Gleichung entspricht *V* dem Volumen der Argininlösung, die zur Herstellung der Untersuchungslösung verwendet wurde, A_{280} und A_{320} sind die bei etwa 280 und bei 320 nm gemessenen Absorptionswerte der Lösung.

Gehalt an einkettiger Alteplase: Der Gehalt der Zubereitung an einkettiger Alteplase wird mit Hilfe der Flüssigchromatographie (2.2.29) bestimmt.

Untersuchungslösung: Die Zubereitung wird in Wasser *R* so gelöst, daß die Lösung etwa 1 mg Alteplase je Milliliter enthält. In ein Reagenzglas werden etwa 1 ml Lösung gegeben, 3 ml einer Lösung von Dithiothreitol *R* (3 g · l^{-1}) in mobiler Phase zugesetzt und im verschlossenen Gefäß 3 bis 5 min lang bei etwa 80 °C erhitzt.

Dieses typische Chromatogramm dient zur Information und als Anleitung zum Analysenverfahren. Es ist nicht Bestandteil der Anforderungen dieser Monographie.

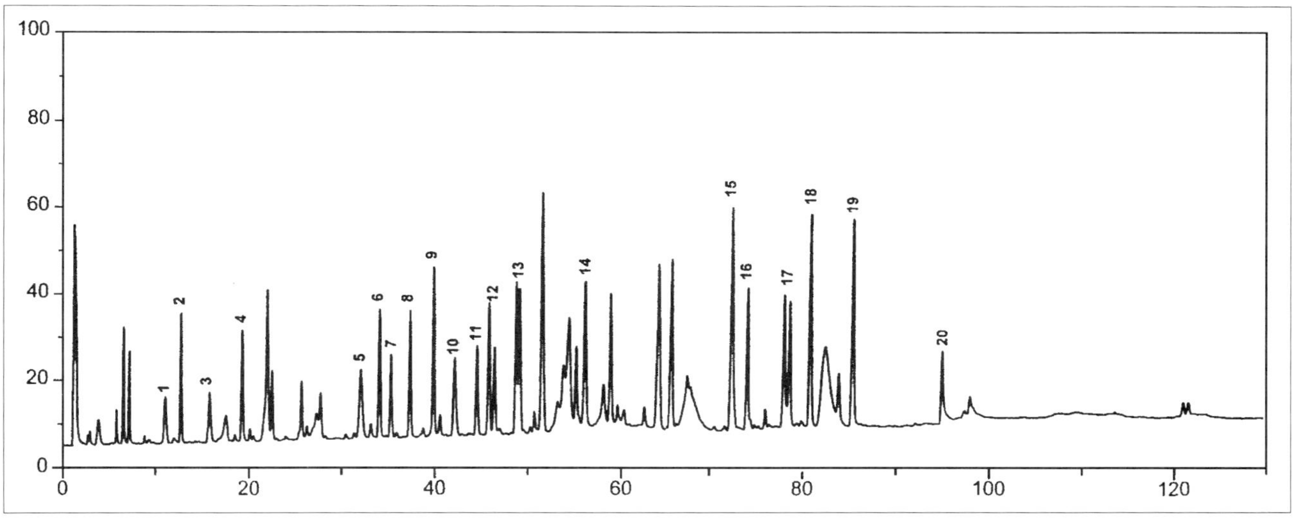

Abb. 1170-1: Typisches Chromatogramm der Alteplase nach tryptischer Peptidkartierung

Die Chromatographie kann durchgeführt werden mit
- einer Säule von 0,6 m Länge und 7,5 mm innerem Durchmesser, gepackt mit einem für die Ausschlußchromatographie geeigneten, hydrophilen Kieselgel mit sphärischen Partikeln von 10 bis 13 µm Durchmesser
- folgender mobilen Phase bei einer Durchflußrate von 0,5 ml je Minute: eine Lösung von Natriumdihydrogenphosphat *R* (30 g · l^{-1}) und Natriumdodecylsulfat *R* (1 g · l^{-1}), die mit verdünnter Natriumhydroxid-Lösung *R* auf einen *p*H-Wert von 6,8 eingestellt wurde
- einem Spektrometer als Detektor bei einer Wellenlänge von 214 nm.

Etwa 50 µl Untersuchungslösung werden eingespritzt. Das Chromatogramm muß 2 Hauptpeaks zeigen, die der ein- und der zweikettigen Alteplase entsprechen. Der relative Gehalt an einkettiger Alteplase wird aus den Peakflächen berechnet.

Die Prüfung darf nur ausgewertet werden, wenn die Anzahl der theoretischen Böden, berechnet aus dem Peak der einkettigen Alteplase, mindestens 1000 beträgt.

Der Gehalt an einkettiger Alteplase muß mindestens 60 Prozent der im Chromatogramm erscheinenden Gesamtmenge aller verwandten Substanzen der Alteplase betragen.

Monomergehalt: Die Prüfung erfolgt mit Hilfe der Flüssigchromatographie (2.2.29).

Untersuchungslösung: Die Zubereitung wird so rekonstituiert, daß etwa 1 mg Alteplase je Milliliter Lösung vorliegt.

Die Chromatographie kann durchgeführt werden mit
- einer Säule von 0,6 m Länge und von 7,5 mm innerem Durchmesser, gepackt mit einem für die Ausschlußchromatographie geeigneten, hydrophilen Kieselgel mit sphärischen Partikeln von 10 bis 13 µm Durchmesser
- folgender mobilen Phase bei einer Durchflußrate von 0,5 ml je Minute: eine Lösung von Natriumdihydrogenphosphat *R* (30 g · l^{-1}) und Natriumdodecylsulfat *R* (1 g · l^{-1}), die mit verdünnter Natriumhydroxid-Lösung *R* auf einen *p*H-Wert von 6,8 eingestellt wurde
- einem Spektrometer als Detektor bei einer Wellenlänge von 214 nm.

Die Untersuchungslösung wird eingespritzt und das Chromatogramm aufgezeichnet. Die Prüfung darf nur ausgewertet werden, wenn die Anzahl der theoretischen Böden, berechnet aus dem Peak des Alteplase-Monomeren, mindestens 1000 beträgt.

Alle Peakflächen werden gemessen. Die Peakflächen entsprechen Alteplase-Spezies unterschiedlicher relativer Molekülmassen. Der relative Gehalt an Monomer der Zubereitung wird aus den Werten dieser Peakflächen berechnet. Der Monomer-Gehalt der Alteplase muß mindestens 95 Prozent betragen.

Wasser (2.5.12): Höchstens 4,0 Prozent, nach der Karl-Fischer-Methode bestimmt.

Bakterien-Endotoxine (2.6.14): Höchstens 1 I.E. Bakterien-Endotoxine je Milligramm Protein.

Sterilität (2.6.1): Die Zubereitung muß der Prüfung entsprechen.

Bestimmung der Wirksamkeit

Die Wirksamkeit der Zubereitung wird durch die Fähigkeit der Alteplase, Plasminogen zu Plasmin zu aktivieren, bestimmt und verglichen mit der einer Standardzubereitung, die in Internationalen Einheiten eingestellt ist. Dabei wird die Plasminbildung über die Lysezeit eines Fibringerinnsels unter genau vorgeschriebenen Bedingungen bestimmt.

Die Internationale Einheit entspricht einer festgelegten Menge des Internationalen Standards für Alteplase. Der Wert in Internationalen Einheiten des Internationalen Standards wird von der Weltgesundheitsorganisation festgelegt.

Pufferlösung zur Auflösung: Eine Lösung von Natriumdihydrogenphosphat-Monohydrat *R* (1,38 g · l^{-1}), wasserfreiem Natriummonohydrogenphosphat *R* (7,10 g · l^{-1}), Natriumazid *R* (0,20 g · l^{-1}) und Polysorbat 80 *R* (0,10 g · l^{-1}).

Lösung von Thrombin vom Menschen: Eine Lösung von Thrombin vom Menschen, die 33 I.E. Thrombin vom Menschen *R* je Milliliter Pufferlösung zur Auflösung enthält.

Lösung von Fibrinogen vom Menschen: 2 g Fibrinogen *R* je Liter Pufferlösung zur Auflösung.

Lösung von Plasminogen vom Menschen: 1 g Plasminogen vom Menschen *R* je Liter Pufferlösung zur Auflösung.

Untersuchungslösungen: Aus einer Verdünnung der Zubereitung (1 g · l^{-1}) wird mit der Pufferlösung zur Auflösung eine Verdünnungsreihe hergestellt, zum Beispiel 1:5000, 1:10 000, 1:20 000.

Referenzlösungen: Aus einer Lösung von Alteplase *CRS* einer genau bekannten Konzentration in der Größenordnung von 1 g · l^{-1} mit 580 000 I.E. Alteplase je Milliliter und Wasser *R* werden 5 Verdünnungen mit definierten Konzentrationen zwischen 9,0 und 145 I.E. je Milliliter hergestellt.

Je 0,5 ml der Lösung von Thrombin vom Menschen wird in eine Reihe beschrifteter Reagenzgläser aus Glas pipettiert. Jede der Verdünnungen der Untersuchungslösung und der Referenzlösung wird jeweils einem der Reagenzgläser zugeordnet und dieses mit je 0,5 ml der jeweiligen Lösung versetzt. In einer zweiten Ansatzreihe werden jeweils 20 µl der Lösung von Plasminogen vom Menschen und 1 ml der Lösung von Fibrinogen vom Menschen in beschriftete Reagenzgläser gegeben, gemischt und auf Eis gelagert. Je 200 µl der Mischung von Referenzlösung und Thrombinlösung, beginnend mit der niedrigsten Konzentration in Internationalen Einheiten, werden dann mit der Mischung von Plasminogen und Fibrinogen versetzt. Der genaue Zeitpunkt der Zugabe wird notiert. Mit einem Vortex-Rührer wird dann während der folgenden 15 s mehrfach durchgemischt und dann im Umwälzwasserbad bei 37 °C inkubiert. Innerhalb von 30 s bildet sich in jedem Ansatz ein trübes Gerinnsel. Danach entwickeln sich Gasbläschen im Gerinnsel. Die Lysezeit wird festgehalten, das heißt der Zeitraum zwischen der Zugabe der Alteplase-Lösung und dem Aufsteigen des letzten Gasbläschens. Mit der Methode der kleinsten Quadrate wird die Gleichung der Dosis-Wirkungs-Kurve ermittelt, wobei die Logarithmen der Konzentrationen der Referenzlösungen in bezug auf die Logarithmen der Lysezeit der Gerinnsel nach folgender Gleichung berechnet werden:

$$\log t = a + b\,(\log U_S).$$

Darin ist t die Lysezeit, U_S die Wirksamkeit der Referenzlösung (ausgedrückt in Internationalen Einheiten je Milliliter), b die Steigung und a der Schnittpunkt der Kurve mit der y-Achse. Die Prüfung darf nur ausgewertet werden, wenn der Korrelationskoeffizient zwischen –0,9900 und –1,0000 liegt.

Aus der Dosis-Wirkungs-Kurve und der Lysezeit der Gerinnsel der Untersuchungslösung wird der Logarithmus der Aktivität U_A nach folgender Gleichung berechnet:

$$\log U_A = \frac{[(\log t) - a]}{b}.$$

Die Wirksamkeit der Alteplase in Internationalen Einheiten je Milliliter wird nach folgender Formel berechnet:

$$D \cdot U_A.$$

D ist Verdünnungsfaktor der Untersuchungslösung.

Die spezifische Wirksamkeit der Zubereitung wird nach folgender Formel berechnet:

$$\frac{U_A}{P}.$$

P ist der Proteingehalt der Untersuchungslösung, der in der Prüfung „Proteingehalt" ermittelt wurde.

Die ermittelte Wirksamkeit der Zubereitung muß mindestens 90 und darf höchstens 110 Prozent der angegebenen Wirksamkeit betragen.

Lagerung

In einem farblosen Glasbehältnis, im Vakuum oder unter Inertgas, vor Licht geschützt, bei 2 bis 30 °C.

Beschriftung

Die Beschriftung gibt insbesondere an
- die Anzahl der Internationalen Einheiten je Behältnis
- den Proteingehalt je Behältnis.

1999, 152

Alttuberkulin zur Anwendung am Menschen

Tuberculinum pristinum ad usum humanum

Definition

Alttuberkulin zur Anwendung am Menschen ist ein hitzekonzentriertes Filtrat, das die löslichen Produkte des Wachstums und der Lyse eines Stammes oder mehrerer Stämme von *Mycobacterium bovis* und/oder *Mycobacterium tuberculosis* enthält, das bei Tieren, die zuvor gegen die Mikroorganismen derselben Spezies sensibilisiert wurden, eine allergische Hautreaktion vom verzögerten Typ hervorruft. Alttuberkulin zur Anwendung am Menschen ist in konzentrierter Form eine transparente, viskose, gelbe bis braune Flüssigkeit.

Herstellung

Allgemeine Beschaffenheit

Die Herstellung des Alttuberkulins zur Anwendung am Menschen beruht auf einem Saatgutsystem. Das Herstellungsverfahren muß nachweislich konstant Alttuberkulin zur Anwendung am Menschen von ausreichender Wirksamkeit und Unschädlichkeit beim Menschen ergeben. Eine Charge, deren Wirksamkeit wie unter „Bestimmung der Wirksamkeit" beschrieben in Internationalen Einheiten eingestellt ist, dient als Standardzubereitung. Die klinische Wirksamkeit der Standardzubereitung muß beim Menschen ausreichend belegt sein. Die Internationale Einheit ist die Wirksamkeit einer festgelegten Menge des Internationalen Standards. Der Wert in Internationalen Einheiten des Internationalen Standards wird von der Weltgesundheitsorganisation festgelegt.

Saatgut

Für die Identifizierung des verwendeten Mykobakterien-Stammes oder der verwendeten Mykobakterien-Stämme müssen Unterlagen vorliegen, die Informationen über die Herkunft und nachfolgende Manipulationen enthalten. Das Arbeitssaatgut, das zur Inokulation der Medien zur Herstellung der konzentrierten Ernte dient, darf höchstens 4 Subkulturen vom Mastersaatgut entfernt sein.

Nur ein Saatgut, das den nachfolgenden Prüfungen entspricht, darf für die Vermehrung verwendet werden.

Identität: Die Spezies der für Mastersaatgut und Arbeitssaatgut verwendeten Mykobakterien müssen identifiziert werden.

Verunreinigende Mikroorganismen: Das Arbeitssaatgut muß, mit Ausnahme der Anwesenheit von Mykobakterien, der Prüfung „Sterilität" (2.6.1) entsprechen. Die Prüfung wird mit 10 ml für jedes Nährmedium durchgeführt.

Vermehrung und Ernte

Die Bakterien werden in einem flüssigen Medium gezüchtet, das eine Glycerol-Bouillon oder ein synthetisches Medium sein kann. Das Wachstum muß für den Stamm typisch sein. Die Kulturen werden durch ein geeignetes Verfahren, wie Autoklavieren oder durch mindestens 1 h langes Erhitzen im strömenden Dampf bei 100 °C, inaktiviert. Die Kulturflüssigkeit, aus der die Mikroorganismen zuvor durch Filtration abgetrennt werden können, wird durch Eindampfen üblicherweise auf ein Zehntel ihres ursprünglichen Volumens konzentriert. Sie ist frei von vermehrungsfähigen Mykobakterien. Die konzentrierte Ernte muß der Prüfung auf Mykobakterien (2.6.2) entsprechen, bevor ein Konservierungsmittel oder andere Substanzen, die den Test stören könnten, hinzugefügt werden. Phenol (5 g · l^{-1}) oder ein anderes geeignetes Konservierungsmittel, das keine falsch-positiven Reaktionen verursacht, darf zugesetzt werden.

Nur eine konzentrierte Ernte, die den nachfolgenden Prüfungen entspricht, darf für die Herstellung des fertigen Tuberkulins als Bulk verwendet werden.

***p*H-Wert:** Der *p*H-Wert der konzentrierten Ernte liegt zwischen 6,5 und 8.

Glycerol: Falls zutreffend wird der Glycerolgehalt der konzentrierten Ernte bestimmt. Er muß innerhalb der für die bestimmte Zubereitung zulässigen Grenzen liegen.

Konservierungsmittel: Falls vorhanden, wird der Gehalt des Konservierungsmittels mit einer geeigneten chemischen oder physikalisch-chemischen Methode bestimmt. Der Gehalt muß mindestens 85 und darf höchstens 115 Prozent des vorgesehenen Gehalts betragen. Wenn Phenol bei der Herstellung verwendet wurde, darf die Konzentration höchstens 5 g · l^{-1} betragen (2.5.15).

Sensibilisierung: Die konzentrierte Ernte wird wie unter „Prüfung auf Reinheit" beschrieben geprüft.

Sterilität (2.6.1): Die konzentrierte Ernte muß der Prüfung entsprechen. Die Prüfung wird mit 10 ml für jedes Nährmedium durchgeführt.

Bestimmung der Wirksamkeit: Die konzentrierte Ernte wird wie unter „Bestimmung der Wirksamkeit" beschrieben geprüft.

Fertiges Tuberkulin als Bulk

Die konzentrierte Ernte wird aseptisch verdünnt.

Nur ein fertiges Tuberkulin als Bulk, das der nachfolgenden Prüfung entspricht, darf für die Herstellung der Fertigzubereitung verwendet werden.

Sterilität (2.6.1): Das fertige Tuberkulin als Bulk muß der Prüfung entsprechen. Die Prüfung wird mit 10 ml für jedes Nährmedium durchgeführt.

Fertigzubereitung

Das fertige Tuberkulin als Bulk wird aseptisch in sterile Behältnisse mit Sicherheitsverschluß abgefüllt, um eine Verunreinigung zu vermeiden.

Nur eine Fertigzubereitung, die allen nachfolgenden Prüfungen unter „Prüfung auf Identität", „Prüfung auf Reinheit" und „Bestimmung der Wirksamkeit" entspricht, darf für den Gebrauch freigegeben werden.

Wenn die nachfolgenden Prüfungen auf der genannten Stufe durchgeführt wurden, können sie an der Fertigzubereitung entfallen:

Vermehrungsfähige Mykobakterien	konzentrierte Ernte
Sensibilisierung	konzentrierte Ernte
Toxizität	konzentrierte Ernte oder fertiges Tuberkulin als Bulk
Konservierungsmittel	fertiges Tuberkulin als Bulk

Prüfung auf Identität

Gesunden weißen oder hellfarbigen Meerschweinchen, die spezifisch sensibilisiert (zum Beispiel wie unter „Bestimmung der Wirksamkeit" beschrieben) sind, werden steigende Dosen der Zubereitung intradermal verabreicht. Dadurch wird an der Injektionsstelle eine Reaktion hervorgerufen, die zu einer Rötung oder bis zu einer Nekrose führen kann. Bei nicht sensibilisierten Meerschweinchen rufen vergleichbare Injektionen keine Reaktion hervor. Die Bestimmung der Wirksamkeit kann auch zur Prüfung auf Identität dienen.

Prüfung auf Reinheit

Alttuberkulin zur Anwendung am Menschen in konzentrierter Form (≥ 100 000 I.E. · ml^{-1}) entspricht jeder der nachstehend beschriebenen Prüfungen; das verdünnte Produkt entspricht den Prüfungen „Konservierungsmittel" und „Sterilität".

Toxizität: 2 gesunden Meerschweinchen von je 250 bis 350 g Körpermasse, die zuvor keinerlei Behandlung erhalten haben, die die Prüfung stören könnte, wird jeweils eine Menge der Zubereitung, die 50 000 I.E. entspricht, subkutan injiziert. Die Tiere werden 7 Tage lang beobachtet. Schädliche Wirkungen dürfen sich nicht zeigen.

Sensibilisierung: Etwa 500 I.E. der Zubereitung in einem Volumen von 0,1 ml werden 3 Meerschweinchen, die zuvor keinerlei Behandlung erhalten haben, die die Prüfung stören könnte, 3mal in Abständen von 5 Tagen intradermal injiziert. 2 bis 3 Wochen nach der dritten Injektion wird denselben Tieren und einer Gruppe von Meerschweinchen gleicher Körpermasse, aber ohne vorhergehende Tuberkulin-Injektion, dieselbe Dosis intradermal injiziert. Nach 48 bis 72 h dürfen die Reaktionen bei beiden Gruppen nicht wesentlich unterschiedlich sein.

Konservierungsmittel: Falls vorhanden, wird der Gehalt des Konservierungsmittels mit einer geeigneten chemischen oder physikalisch-chemischen Methode bestimmt. Der Gehalt muß mindestens den minimal wirksamen Gehalt und darf höchstens 115 Prozent des in der Beschriftung angegebenen Gehalts betragen. Wenn Phenol bei der Herstellung verwendet wurde, darf die Konzentration höchstens 5 g · l^{-1} betragen (2.5.15).

Mykobakterien (2.6.2): Die Zubereitung muß der „Prüfung auf Mykobakterien" entsprechen.

Sterilität (2.6.1): Die Zubereitung muß der Prüfung entsprechen.

Bestimmung der Wirksamkeit

Die Bestimmung der Wirksamkeit der Zubereitung erfolgt bei sensibilisierten Meerschweinchen als Vergleich der Reaktionen auf intradermale Injektion steigender Dosen der Zubereitung mit den Reaktionen auf intradermale Injektion bekannter Konzentrationen einer Referenzzubereitung.

Eine Suspension, die eine ausreichende Menge (0,1 bis 0,4 mg je Milliliter) hitzeinaktivierter, getrockneter Mykobakterien eines Stammes derselben Spezies, wie er zur Herstellung der Zubereitung verwendet wurde, enthält, wird in Mineralöl mit oder ohne Emulgator zubereitet. Damit werden mindestens 6 hellfarbige Meerschweinchen von mindestens je 300 g Körpermasse durch intramuskuläre oder intradermale Injektion eines Gesamtvolumens von etwa 0,5 ml Suspension, falls nötig auf verschiedene Injektionsstellen verteilt, sensibilisiert. Nach der Sensibilisierung wird die Prüfung während eines für die Sensibilisierung optimalen Zeitraums (etwa 4 bis 8 Wochen) durchgeführt. Die Flanken der Tiere werden enthaart, um mindestens 3 Injektionen an jeder Seite und höchstens insgesamt 12 Injektionsstellen je Tier zu ermöglichen. Mindestens jeweils 3 unterschiedliche Dosen der Referenzzubereitung und der Zubereitung werden angewendet, wobei die höchste Dosis etwa 10mal stärker als die niedrigste ist. Die Dosen werden so gewählt, daß die nach ihrer Injektion entstehenden Läsionen einen Durchmesser von mindestens 8 und höchstens 25 mm haben. Bei jeder Prüfung wird die Anordnung der an jeder Stelle injizierten Verdünnungen nach dem Schema eines lateinischen Quadrats gewählt. Die Dosen werden in einem konstanten Volumen von 0,1 oder 0,2 ml intradermal injiziert. Nach 24 bis 48 h werden die Durchmesser der Läsionen abgelesen. Das Prüfungsergebnis wird mit Hilfe der üblichen statistischen Methoden unter der Annahme errechnet, daß die Durchmesser der Läsionen dem Logarithmus der Konzentration der Zubereitung direkt proportional sind.

Die so ermittelte Wirksamkeit muß mindestens 80 und darf höchstens 125 Prozent der angegebenen Wirksamkeit betragen. Die Vertrauensgrenzen ($P = 0{,}95$) müssen mindestens 64 und dürfen höchstens 156 Prozent der angegebenen Wirksamkeit betragen.

Lagerung

Vor Licht geschützt.

Beschriftung

Die Beschriftung gibt insbesondere an

- die Anzahl der Internationalen Einheiten je Milliliter
- die Mykobakterien-Spezies, die zur Herstellung der Zubereitung verwendet wurden
- Name und Menge des Konservierungsmittels oder anderer Substanzen, die der Zubereitung zugesetzt wurden
- die Dauer der Verwendbarkeit
- falls zutreffend, daß Alttuberkulin zur Anwendung am Menschen nicht unverdünnt angewendet werden darf und daß Verdünnungen zur Anwendung höchstens 100 I.E. je Dosis enthalten dürfen.

2001, 1388

Aluminium-Magnesium-Silicat

Aluminii magnesii silicas

Definition

Aluminium-Magnesium-Silicat ist ein Gemisch von Partikeln kolloidaler Größe von Montmorillonit und Saponit, frei von Klümpchen und nicht quellungsfähigem Mineral. Der Gehalt an Aluminium und Magnesium beträgt mindestens 95,0 und höchstens 105,0 Prozent der in der Beschriftung angegebenen Werte.

Eigenschaften

Feines Pulver, Körner oder Schuppen, fast weiß; praktisch unlöslich in Wasser und organischen Lösungsmitteln.

Die Substanz quillt in Wasser und bildet eine kolloidale Dispersion.

Prüfung auf Identität

A. 1 g Substanz wird mit 2 g wasserfreiem Natriumcarbonat *R* geschmolzen. Der Rückstand wird mit Wasser *R* erhitzt und abfiltriert. Das Filtrat wird mit Salzsäure *R* angesäuert und im Wasserbad zur Trockne eingedampft. 0,25 g dieses Rückstands geben die Identitätsreaktion auf Silicat (2.3.1).

B. Der unter „Prüfung auf Identität, A" erhaltene Rückstand wird in einer Mischung von 5 ml verdünnter Salzsäure *R* und 10 ml Wasser *R* gelöst. Nach dem Filtrieren und Zusetzen von Ammoniumchlorid-Pufferlösung *p*H 10,0 *R* bildet sich ein weißer, gelatinöser Niederschlag. Die Mischung wird zentrifugiert, wobei die überstehende Flüssigkeit für „Prüfung auf Identität, C" verwendet wird. Der Niederschlag, in verdünnter Salzsäure *R* gelöst, gibt die Identitätsreaktion auf Aluminium (2.3.1).

C. Die nach dem Zentrifugieren unter „Prüfung auf Identität, B" erhaltene überstehende Flüssigkeit gibt die Identitätsreaktion auf Magnesium (2.3.1).

Prüfung auf Reinheit

***p*H-Wert** (2.2.3): 5,0 g Substanz werden in 100 ml kohlendioxidfreiem Wasser *R* dispergiert. Der *p*H-Wert der Dispersion muß zwischen 9,0 und 10,0 liegen.

Arsen (2.4.2): In ein 250-ml-Becherglas mit 100 ml verdünnter Salzsäure *R* werden 16,6 g Substanz gegeben. Nach dem Mischen wird das Becherglas mit einem Uhrglas bedeckt. 15 min lang wird bei gelegentlichem Schütteln vorsichtig zum Sieden erhitzt. Nach dem Absetzenlassen wird die überstehende Flüssigkeit durch ein Schnellfilter in einen 250-ml-Meßkolben filtriert, wobei das Sediment möglichst vollständig im Becherglas zurückbleiben sollte. Der Rückstand im Becherglas wird mit 25 ml heißer verdünnter Salzsäure *R* versetzt. Nach Schütteln, Erhitzen zum Sieden und Absetzenlassen wird die überstehende Flüssigkeit in den Meßkolben filtriert. Der Vorgang wird 4mal mit je 25 ml heißer verdünnter Salzsäure *R* und Filtrieren der überstehenden Flüssigkeit in den Meßkolben wiederholt. Beim letzten Extrahieren wird der unlösliche Rückstand möglichst vollständig auf das Filter gebracht. Die vereinigten Filtrate werden auf Raumtemperatur erkalten gelassen und mit verdünnter Salzsäure *R* zu 250,0 ml verdünnt. 5,0 ml Lösung, mit verdünnter Salzsäure *R* zu 25,0 ml verdünnt, müssen der Grenzprüfung A auf Arsen entsprechen (3 ppm).

Blei: Höchstens 15 ppm Pb. Der Gehalt an Blei wird mit Hilfe der Atomabsorptionsspektroskopie (2.2.23, Methode I) bestimmt.

Untersuchungslösung: In ein 250-ml-Becherglas mit 100 ml verdünnter Salzsäure *R* werden 10,0 g Substanz gegeben. Nach dem Mischen wird das Becherglas mit einem Uhrglas bedeckt. 15 min lang wird zum Sieden erhitzt. Nach dem Erkalten auf Raumtemperatur und Absetzenlassen wird die überstehende Flüssigkeit durch ein Schnellfilter in ein 400-ml-Becherglas filtriert. Nach Zusatz von 25 ml heißem Wasser *R* zum unlöslichen Rückstand im 250-ml-Becherglas wird geschüttelt und nach dem Absetzenlassen die überstehende Flüssigkeit in das 400-ml-Becherglas filtriert. Der Vorgang wird 2mal mit 25 ml Wasser *R* wiederholt, wobei jedesmal die überstehende Flüssigkeit in das 400-ml-Becherglas filtriert wird. Das Filter wird mit 25 ml heißem Wasser *R* gewaschen. Filtrat und Waschflüssigkeit werden im 400-ml-Becherglas gesammelt und durch Erhitzen auf etwa 20 ml eingeengt. Falls sich ein Niederschlag bildet, wird nach Zusatz von etwa 0,1 ml Salpetersäure *R* zum Sieden erhitzt und anschließend auf Raumtemperatur erkalten gelassen. Die konzentrierten Extrakte werden durch ein Schnellfilter in einen 50-ml-Meßkolben filtriert. Der restliche Inhalt des 400-ml-Becherglases wird mit Wasser *R* durch das Filter in den Meßkolben gespült. Mit Wasser *R* wird zu 50,0 ml verdünnt.

Referenzlösungen: Die Referenzlösungen werden aus der Blei-Lösung (10 ppm Pb) *R*, falls erforderlich durch Verdünnen mit Wasser *R*, hergestellt.

Die Absorption wird bei 217 nm unter Verwendung einer Blei-Hohlkathodenlampe als Strahlungsquelle und einer oxidierenden Luft-Acetylen-Flamme gemessen.

Trocknungsverlust (2.2.32): Höchstens 8,0 Prozent, mit 1,000 g Substanz durch Trocknen im Trockenschrank bei 100 bis 105 °C bestimmt.

Mikrobielle Verunreinigung:

Keimzahl (2.6.12): Höchstens 10^3 koloniebildende, aerobe Einheiten je Gramm Substanz, durch Auszählen auf Agarplatten bestimmt.

Spezifizierte Mikroorganismen (2.6.13): *Escherichia coli* darf nicht vorhanden sein.

Gehaltsbestimmung

Aluminium: Der Gehalt an Aluminium wird mit Hilfe der Atomabsorptionsspektroskopie (2.2.23, Methode I) bestimmt.

Untersuchungslösung: 0,200 g Substanz werden in einem Platintiegel mit 1,0 g Lithiummetaborat *R* gemischt. Zunächst wird langsam erhitzt, dann 15 min lang bei 1000 bis 1200 °C geglüht. Nach dem Erkalten wird der Tiegel in ein 100-ml-Becherglas mit 25 ml verdünnter Salpetersäure *R* gebracht. 50 ml verdünnte Salpetersäure *R* werden zugesetzt, um den Tiegel zu füllen und untertauchen zu lassen. Ein mit Polytetrafluorethylen (Teflon) überzogener Magnetrührer wird eingesetzt. Bis zur vollständigen Lösung wird vorsichtig gerührt. Der Inhalt wird in ein 250-ml-Becherglas überführt. Der Tiegel wird entfernt, die Lösung erhitzt und durch ein Schnellfilter in einen 250-ml-Meßkolben filtriert. Filter und Becherglas werden mit Wasser *R* gewaschen. Mit Wasser *R* wird zu 250,0 ml verdünnt (Lösung A). 20,0 ml Lösung A werden entnommen, mit 20 ml einer Lösung von Natriumchlorid *R* ($10 g \cdot l^{-1}$) versetzt und mit Wasser *R* zu 100,0 ml verdünnt.

Referenzlösungen: 1,000 g Aluminium *R* wird in einer Mischung von 10 ml Salzsäure *R* und 10 ml Wasser *R* durch Erwärmen gelöst. Nach dem Erkalten wird mit Wasser *R* zu 1000,0 ml verdünnt (1 mg Aluminium je Milliliter). In 3 identische Meßkolben, die je 0,20 g Natriumchlorid *R* enthalten, werden 2,0 ml, 5,0 ml und 10,0 ml Lösung gegeben. Mit Wasser *R* wird zu je 100,0 ml verdünnt.

Die Absorption wird bei 309 nm unter Verwendung einer Aluminium-Hohlkathodenlampe als Strahlungsquelle und einer oxidierenden Acetylen-Stickstoffmonoxid-Flamme gemessen.

Magnesium: Der Gehalt an Magnesium wird mit Hilfe der Atomabsorptionsspektroskopie (2.2.23, Methode I) bestimmt.

Untersuchungslösung: 25,0 ml Lösung A aus der Gehaltsbestimmung von Aluminium werden mit Wasser *R* zu 50,0 ml verdünnt. 5,0 ml dieser Lösung werden mit 20,0 ml Lanthan(III)-chlorid-Lösung *R* versetzt und mit Wasser *R* zu 100,0 ml verdünnt.

Referenzlösungen: 1,000 g Magnesium *R* wird in ein 250-ml-Becherglas mit 20 ml Wasser *R* gebracht. 20 ml Salzsäure *R* werden vorsichtig zugesetzt. Falls erforderlich wird bis zur Lösung erwärmt. Die Lösung wird in einen Meßkolben gegeben und mit Wasser *R* zu 1000,0 ml verdünnt (1 mg Magnesium je Milliliter). 5,0 ml dieser Lösung werden mit Wasser *R* zu 250,0 ml verdünnt. In 4 identische Meßkolben werden 5,0 ml, 10,0 ml, 15,0 ml und 20,0 ml Lösung gegeben. Nach Zusatz von je 20,0 ml Lanthannitrat-Lösung *R* wird mit Wasser *R* zu je 100,0 ml verdünnt.

Die Absorption wird bei 285 nm unter Verwendung einer Magnesium-Hohlkathodenlampe als Strahlungsquelle und einer reduzierenden Luft-Acetylen-Flamme gemessen.

Lagerung

Gut verschlossen.

Beschriftung

Die Beschriftung gibt insbesondere den Gehalt an Aluminium und Magnesium an.

2000, 311

Wasserhaltiges Aluminiumoxid Algeldrat

Aluminii oxidum hydricum

Definition

Wasserhaltiges Aluminiumoxid enthält mindestens 47,0 und höchstens 60,0 Prozent Al_2O_3 (M_r 102,0).

Eigenschaften

Weißes, amorphes Pulver; praktisch unlöslich in Wasser. Die Substanz löst sich in verdünnten Mineralsäuren und in Alkalihydroxid-Lösungen.

Prüfung auf Identität

Die Prüflösung (siehe „Prüfung auf Reinheit") gibt die Identitätsreaktion auf Aluminium (2.3.1).

Prüfung auf Reinheit

Prüflösung: 2,5 g Substanz werden unter Erhitzen im Wasserbad in 15 ml Salzsäure *R* gelöst. Die Lösung wird mit destilliertem Wasser *R* zu 100 ml verdünnt.

Aussehen der Lösung: Die Prüflösung darf nicht stärker opaleszieren als die Referenzsuspension II (2.2.1) und nicht stärker gefärbt sein als die Farbvergleichslösung GG_6 (2.2.2, Methode II).

Alkalisch reagierende Substanzen: 1,0 g Substanz wird 1 min lang mit 20 ml kohlendioxidfreiem Wasser *R* geschüttelt und anschließend abfiltriert. Werden 10 ml Filtrat mit 0,1 ml Phenolphthalein-Lösung *R* versetzt, muß eine auftretende Rosafärbung nach Zusatz von 0,3 ml Salzsäure (0,1 mol · l^{-1}) verschwunden sein.

Säurebindungsvermögen: *Die Prüfung wird bei 37 °C durchgeführt.*

0,5 g Substanz werden in 100 ml Wasser *R* dispergiert. Die Mischung wird erwärmt. Nach Zusatz von 100,0 ml vorher erwärmter Salzsäure (0,1 mol · l^{-1}) wird die Suspension ohne Unterbrechung gerührt. Der *p*H-Wert (2.2.3) der Suspension, nach 10, 15 und 20 min gemessen, darf nicht kleiner als 1,8, 2,3 und 3,0 und nie größer als 4,5 sein. Nach Zusatz von 10,0 ml vorher erwärmter Salzsäure (0,5 mol · l^{-1}) wird 1 h lang ohne Unterbrechung gerührt und anschließend mit Natriumhydroxid-Lösung (0,1 mol · l^{-1}) bis zu einem *p*H-Wert von 3,5 titriert. Höchstens 35,0 ml Natriumhydroxid-Lösung (0,1 mol · l^{-1}) dürfen verbraucht werden.

Chlorid (2.4.4): 0,1 g Substanz werden unter Erwärmen in 10 ml verdünnter Salpetersäure *R* gelöst. Die Lösung wird mit Wasser *R* zu 100 ml verdünnt. 5 ml Lösung, mit Wasser *R* zu 15 ml verdünnt, müssen der Grenzprüfung auf Chlorid entsprechen (1 Prozent).

Sulfat (2.4.13): 4 ml Prüflösung werden mit destilliertem Wasser *R* zu 100 ml verdünnt. 15 ml dieser Lösung müssen der Grenzprüfung auf Sulfat entsprechen (1 Prozent).

Arsen (2.4.2): 10 ml Prüflösung müssen der Grenzprüfung A auf Arsen entsprechen (4 ppm).

Schwermetalle (2.4.8): 20 ml Prüflösung werden mit konzentrierter Ammoniak-Lösung *R* unter Verwendung von Metanilgelb-Lösung *R* als externem Indikator neutralisiert. Falls erforderlich wird die Lösung filtriert und das Filtrat mit Wasser *R* zu 30 ml verdünnt. 12 ml Lösung müssen der Grenzprüfung A auf Schwermetalle entsprechen (60 ppm). Zur Herstellung der Referenzlösung wird die Blei-Lösung (1 ppm Pb) *R* verwendet.

Mikrobielle Verunreinigung:
Keimzahl (2.6.12): Höchstens 10^3 koloniebildende, aerobe Einheiten je Gramm Substanz, durch Auszählen auf Agarplatten bestimmt.

Spezifizierte Mikroorganismen (2.6.13): Enterobakterien und bestimmte andere gramnegative Bakterien sowie *Escherichia coli* dürfen nicht vorhanden sein.

Gehaltsbestimmung

0,800 g Substanz werden in 10 ml Salzsäure *R* 1 unter Erhitzen im Wasserbad gelöst. Nach dem Abkühlen wird die Lösung mit Wasser *R* zu 50,0 ml verdünnt. 10,0 ml Lösung werden mit verdünnter Ammoniak-Lösung *R* 1 bis zum Beginn einer Niederschlagsbildung versetzt. Zur Auflösung des Niederschlags wird mit der eben notwendigen Menge verdünnter Salzsäure *R* versetzt und mit Wasser *R* zu 20 ml verdünnt. Das Aluminium wird nach „Komplexometrische Titrationen" (2.5.11) bestimmt.

1 ml Natriumedetat-Lösung (0,1 mol · l^{-1}) entspricht 5,098 mg Al_2O_3.

Lagerung

Dicht verschlossen, unterhalb von 30 °C.

2000, 165

Aluminiumsulfat

Aluminii sulfas

Definition

Aluminiumsulfat enthält mindestens 51,0 und höchstens 59,0 Prozent $Al_2(SO_4)_3$ (M_r 342,1) und eine wechselnde Menge Kristallwasser.

Eigenschaften

Farblose, glänzende Kristalle oder kristalline Masse; löslich in kaltem Wasser, leicht löslich in heißem Wasser, praktisch unlöslich in Ethanol.

Prüfung auf Identität

A. Die Prüflösung (siehe „Prüfung auf Reinheit") gibt die Identitätsreaktion a auf Sulfat (2.3.1).

B. Die Prüflösung (siehe „Prüfung auf Reinheit") gibt die Identitätsreaktion auf Aluminium (2.3.1).

Prüfung auf Reinheit

Prüflösung: 2,5 g Substanz werden in Wasser *R* zu 50 ml gelöst.

Aussehen der Lösung: Die Prüflösung darf nicht stärker opaleszieren als die Referenzsuspension III (2.2.1) und muß farblos (2.2.2, Methode II) sein.

***p*H-Wert** (2.2.3): 0,5 g Substanz werden in kohlendioxidfreiem Wasser *R* zu 25 ml gelöst. Der *p*H-Wert der Lösung muß zwischen 2,5 und 4,0 liegen.

Alkali-, Erdalkalimetalle: 20 ml Prüflösung werden nach Zusatz von 100 ml Wasser *R* erhitzt und mit 0,1 ml Methylrot-Lösung *R* sowie verdünnter Ammoniak-Lösung *R* 1 bis zum Farbumschlag nach Gelb versetzt. Die Lösung wird mit Wasser *R* zu 150 ml verdünnt, zum Sieden erhitzt und filtriert. 75 ml Filtrat werden im Wasserbad zur Trockne eingedampft und geglüht. Der Rückstand darf höchstens 2 mg betragen (0,4 Prozent).

Ammonium (2.4.1): 0,4 ml Prüflösung, mit Wasser *R* zu 14 ml verdünnt, müssen der Grenzprüfung auf Ammonium, Methode A, entsprechen (500 ppm).

Eisen (2.4.9): 2 ml Prüflösung, mit Wasser *R* zu 10 ml verdünnt, müssen der Grenzprüfung auf Eisen entsprechen (100 ppm). Zur Prüfung werden 0,3 ml Thioglycolsäure *R* verwendet.

Schwermetalle (2.4.8): 8 ml Prüflösung werden mit Wasser *R* zu 20 ml verdünnt. 12 ml dieser Lösung müssen der Grenzprüfung A auf Schwermetalle entsprechen (50 ppm). Zur Herstellung der Referenzlösung wird die Blei-Lösung (1 ppm Pb) *R* verwendet.

Gehaltsbestimmung

0,500 g Substanz werden in 20 ml Wasser *R* gelöst. Das Aluminium wird nach „Komplexometrische Titrationen" (2.5.11) bestimmt.

1 ml Natriumedetat-Lösung (0,1 mol · l^{-1}) entspricht 17,11 mg $Al_2(SO_4)_3$.

Lagerung

Dicht verschlossen.

2001, 1489

Ambroxolhydrochlorid

Ambroxoli hydrochloridum

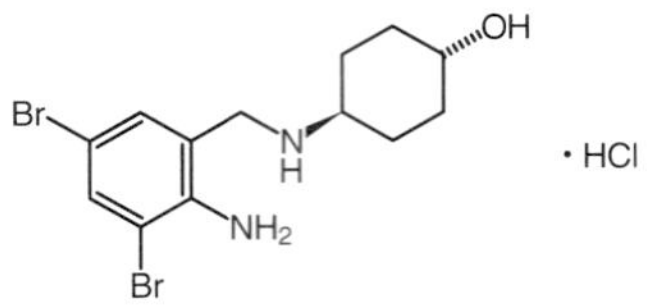

$C_{13}H_{19}Br_2ClN_2O$ M_r 414,6

Definition

trans-4-[(2-Amino-3,5-dibrombenzyl)amino]cyclohexanol-hydrochlorid

Gehalt: 99,0 bis 101,0 Prozent (getrocknete Substanz)

Eigenschaften

Aussehen: weißes bis gelbliches, kristallines Pulver

Löslichkeit: wenig löslich in Wasser, löslich in Methanol, praktisch unlöslich in Dichlormethan

Prüfung auf Identität

1: B, D.
2: A, C, D.

A. 20,0 mg Substanz werden in Schwefelsäure (0,05 mol · l^{-1}) zu 100,0 ml gelöst. 2,0 ml Lösung werden mit Schwefelsäure (0,05 mol · l^{-1}) zu 10,0 ml verdünnt. Diese Lösung, zwischen 200 und 350 nm gemessen, zeigt Absorptionsmaxima (2.2.25) bei 245 und 310 nm. Das Verhältnis der Absorption im Maximum bei 245 nm zu der bei 310 nm liegt zwischen 3,2 und 3,4.

B. IR-Spektroskopie (2.2.24)

Vergleich: Ambroxolhydrochlorid *CRS*

C. Dünnschichtchromatographie (2.2.27)

Untersuchungslösung: 50 mg Substanz werden in Methanol *R* zu 5 ml gelöst.

Referenzlösung: 50 mg Ambroxolhydrochlorid *CRS* werden in Methanol *R* zu 5 ml gelöst.

Platte: DC-Platte mit Kieselgel F_{254} *R*

Fließmittel: konzentrierte Ammoniak-Lösung *R*, 1-Propanol *R*, Ethylacetat *R*, Hexan *R* (1:10:20:70 *V/V/V/V*)

Auftragen: 10 µl

Laufstrecke: 2/3 der Platte

Trocknen: an der Luft

Detektion: im ultravioletten Licht bei 254 nm

Ergebnis: Der Hauptfleck im Chromatogramm der Untersuchungslösung entspricht in bezug auf Lage und Größe dem Hauptfleck im Chromatogramm der Referenzlösung.

D. 25 mg Substanz werden in 2,5 ml Wasser *R* gelöst. Die Lösung wird mit 1,0 ml verdünnter Ammoniak-Lösung *R* 1 gemischt. Nach 5 min langem Stehenlassen wird die Mischung filtriert. Das Filtrat, mit verdünnter Salpetersäure *R* angesäuert, gibt die Identitätsreaktion a auf Chlorid (2.3.1).

Prüfung auf Reinheit

Prüflösung: 0,75 g Substanz werden in Methanol *R* zu 15 ml gelöst.

Aussehen der Lösung: Die Prüflösung muß klar (2.2.1) und darf nicht stärker gefärbt sein als die Farbvergleichslösung G_6 (2.2.2, Methode II).

***p*H-Wert** (2.2.3): 4,5 bis 6,0

0,2 g Substanz werden in kohlendioxidfreiem Wasser *R* zu 20 ml gelöst.

Verwandte Substanzen: Flüssigchromatographie (2.2.29)

Die Lösungen müssen unmittelbar vor Gebrauch hergestellt werden.

Untersuchungslösung: 50,0 mg Substanz werden in Wasser *R* zu 50,0 ml gelöst.

Referenzlösung a: 5,0 ml Untersuchungslösung werden mit Wasser *R* zu 250,0 ml verdünnt. 1,0 ml dieser Lösung wird mit mobiler Phase zu 20,0 ml verdünnt.

Referenzlösung b: 5 mg Substanz werden in 0,2 ml Methanol *R* gelöst und mit 0,04 ml einer Mischung von 1 Volumteil Formaldehyd-Lösung *R* und 99 Volumteilen Wasser *R* versetzt. Nach 5 min langem Erhitzen bei 60 °C wird unter einem Strom von Stickstoff zur Trockne eingedampft. Der Rückstand wird in 5 ml Wasser *R* gelöst und die Lösung mit mobiler Phase zu 20 ml verdünnt.

Säule

- Größe: l = 0,25 m, ∅ = 4,0 mm
- Stationäre Phase: octadecylsilyliertes Kieselgel zur Chromatographie *R* (5 µm)

Mobile Phase: eine Mischung von 1 Volumteil Acetonitril *R* und 1 Volumteil folgender Lösung: 1,32 g Ammoniummonohydrogenphosphat *R* werden in 900 ml Wasser *R* gelöst. Die Lösung, mit Phosphorsäure 85 % *R* auf einen *p*H-Wert von 7,0 eingestellt, wird mit Wasser *R* zu 1000 ml verdünnt.

Durchflußrate: 1 ml/min

Detektion: Spektrometer bei 248 nm

Einspritzen: 20 µl

Empfindlichkeit: Referenzlösung a

Chromatographiedauer: 3fache Retentionszeit des Hauptpeaks im Chromatogramm der Untersuchungslösung

Eignungsprüfung

- Auflösung: mindestens 4,0 zwischen den Peaks von Verunreinigung B und Ambroxol im Chromatogramm der Referenzlösung b

Grenzwerte

- Jede Verunreinigung: nicht größer als die Fläche des Hauptpeaks im Chromatogramm der Referenzlösung a (0,1 Prozent)
- Summe aller Verunreinigungen: nicht größer als das 3fache der Fläche des Hauptpeaks im Chromatogramm der Referenzlösung a (0,3 Prozent)
- Ohne Berücksichtigung bleiben: Peaks, deren Fläche kleiner ist als das 0,1fache der Fläche des Hauptpeaks im Chromatogramm der Referenzlösung a

Schwermetalle (2.4.8): höchstens 20 ppm

1,0 g Substanz muß der Grenzprüfung C auf Schwermetalle entsprechen. Zur Herstellung der Referenzlösung werden 2 ml Blei-Lösung (10 ppm Pb) *R* verwendet.

Trocknungsverlust (2.2.32): höchstens 0,5 Prozent, mit 1,000 g Substanz durch Trocknen im Trockenschrank bei 100 bis 105 °C bestimmt

Sulfatasche (2.4.14): höchstens 0,1 Prozent, mit 1,0 g Substanz bestimmt

Gehaltsbestimmung

0,300 g Substanz, in 70 ml Ethanol 96 % *R* gelöst, werden nach Zusatz von 5 ml Salzsäure (0,01 mol · l^{-1}) mit Natriumhydroxid-Lösung (0,1 mol · l^{-1}) titriert. Das zwischen den beiden mit Hilfe der Potentiometrie (2.2.20) ermittelten Wendepunkten zugesetzte Volumen wird abgelesen.

1 ml Natriumhydroxid-Lösung (0,1 mol · l^{-1}) entspricht 41,46 mg $C_{13}H_{19}Br_2ClN_2O$.

Lagerung

Vor Licht geschützt

Verunreinigungen

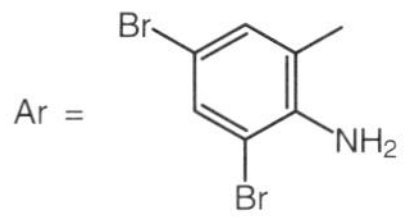

A. Ar–CH_2OH: (2-Amino-3,5-dibromphenyl)methanol

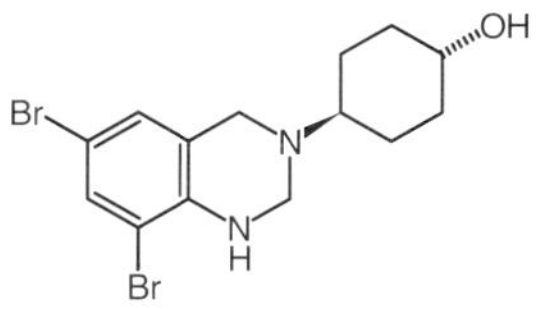

B. *trans*-4-(6,8-Dibrom-1,4-dihydrochinazolin-3(2*H*)-yl)cyclohexanol

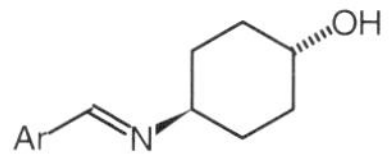

C. *trans*-4-[[(*E*)-2-Amino-3,5-dibrombenzyliden]= amino]cyclohexanol

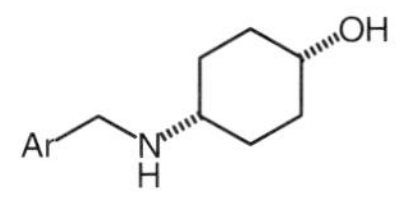

D. *cis*-4-[(2-Amino-3,5-dibrombenzyl]amino]cyclo=hexanol
E. Ar–CH=O:
2-Amino-3,5-dibrombenzaldehyd.

1999, 873

Amidotrizoesäure-Dihydrat

Acidum amidotrizoicum dihydricum

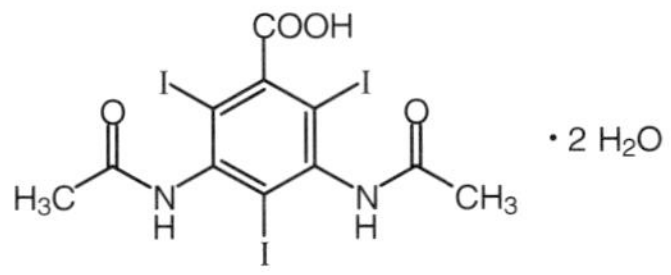

$C_{11}H_9I_3N_2O_4 \cdot 2\ H_2O$ M_r 650

Definition

Amidotrizoesäure-Dihydrat enthält mindestens 98,5 und höchstens 101,0 Prozent 3,5-Di(acetylamino)-2,4,6-tri=iodbenzoesäure, berechnet auf die getrocknete Substanz.

Eigenschaften

Weißes bis fast weißes, kristallines Pulver; sehr schwer löslich in Wasser und Ethanol, praktisch unlöslich in Ether. Die Substanz löst sich in verdünnten Alkalihydroxid-Lösungen.

Prüfung auf Identität

1: A.
2: B, C.

A. Die Prüfung erfolgt mit Hilfe der IR-Spektroskopie (2.2.24) durch Vergleich des Spektrums der Substanz mit dem von Amidotrizoesäure-Dihydrat *CRS*.

B. Die bei der Prüfung „Verwandte Substanzen" (siehe „Prüfung auf Reinheit") erhaltenen Chromatogramme werden ausgewertet. Der Hauptfleck im Chromatogramm der Untersuchungslösung b entspricht in bezug auf Lage und Größe dem Hauptfleck im Chromatogramm der Referenzlösung b.

C. Werden 50 mg Substanz in einer kleinen Porzellanschale auf offener Flamme vorsichtig erhitzt, entweichen violette Gase.

Prüfung auf Reinheit

Aussehen der Lösung: 1,0 g Substanz wird in verdünnter Natriumhydroxid-Lösung *R* zu 20 ml gelöst. Die Lösung muß klar (2.2.1) und farblos (2.2.2, Methode II) sein.

Verwandte Substanzen: Die Prüfung erfolgt mit Hilfe der Dünnschichtchromatographie (2.2.27) unter Verwendung einer Schicht von Kieselgel GF_{254} *R*.

Untersuchungslösung a: 0,50 g Substanz werden in einer 3prozentigen Lösung (*V/V*) von Ammoniak-Lösung *R* in Methanol *R* zu 10 ml gelöst.

Untersuchungslösung b: 1 ml Untersuchungslösung a wird mit einer 3prozentigen Lösung (*V/V*) von Ammoniak-Lösung *R* in Methanol *R* zu 10 ml verdünnt.

Referenzlösung a: 1 ml Untersuchungslösung b wird mit einer 3prozentigen Lösung (*V/V*) von Ammoniak-Lösung *R* in Methanol *R* zu 50 ml verdünnt.

Referenzlösung b: 50 mg Amidotrizoesäure-Dihydrat *CRS* werden in einer 3prozentigen Lösung (*V/V*) von Ammoniak-Lösung *R* in Methanol *R* zu 10 ml gelöst.

Auf die Platte werden 2 µl jeder Lösung aufgetragen. Die Chromatographie erfolgt mit einer Mischung von 20 Volumteilen wasserfreier Ameisensäure *R*, 25 Volumteilen Ethylmethylketon *R* und 60 Volumteilen Toluol *R* über eine Laufstrecke von 15 cm. Die Platte wird trocknen gelassen, bis die Lösungsmittel verdunstet sind, und im ultravioletten Licht bei 254 nm ausgewertet. Kein im Chromatogramm der Untersuchungslösung a auftretender Nebenfleck darf größer oder intensiver sein als der Fleck im Chromatogramm der Referenzlösung a (0,2 Prozent).

Halogenide: 0,55 g Substanz werden in einer Mischung von 4 ml verdünnter Natriumhydroxid-Lösung *R* und 15 ml Wasser *R* gelöst. Nach Zusatz von 6 ml verdünnter Salpetersäure *R* wird filtriert. 15 ml Filtrat müssen der Grenzprüfung auf Chlorid (2.4.4) entsprechen (150 ppm als Chlorid).

Freie aromatische Amine: *Die Lösungen und Reagenzien sind unter Lichtschutz in einer Eis-Wasser-Mischung aufzubewahren.*

In einem 50-ml-Meßkolben werden 0,50 g Substanz mit 15 ml Wasser *R* versetzt. Nach Umschütteln wird 1 ml verdünnte Natriumhydroxid-Lösung *R* zugesetzt. Nach dem Abkühlen in einer Eis-Wasser-Mischung werden 5 ml einer frisch hergestellten Lösung von Natriumnitrit *R* ($5\ g \cdot l^{-1}$) und 12 ml verdünnte Salzsäure *R* zugesetzt, und die Mischung wird vorsichtig umgeschüttelt. Vom Zusatz der Salzsäure an gerechnet wird genau 2 min lang stehengelassen und mit 10 ml einer Lösung von Ammoniumsulfamat *R* ($20\ g \cdot l^{-1}$) versetzt. Unter häufigem Umschütteln wird 5 min lang stehengelassen und mit 0,15 ml einer Lösung von 1-Naphthol *R* ($100\ g \cdot l^{-1}$) in Ethanol 96 % *R* versetzt. Nach Umschütteln und 5 min langem Stehenlassen werden 3,5 ml Pufferlösung *p*H 10,9 *R* zugesetzt. Nach dem Mischen wird mit Wasser *R* zu 50,0 ml verdünnt. Nach spätestens 20 min wird die Absorption (2.2.25) bei 485 nm gegen eine gleichzeitig und unter gleichen Bedingungen hergestellte Lösung ohne Zusatz der Substanz als Kompensationsflüssigkeit gemessen. Die Absorption darf höchstens 0,30 betragen.

Schwermetalle (2.4.8): 2,0 g Substanz werden in 4 ml verdünnter Natriumhydroxid-Lösung *R* gelöst. Die Lösung wird mit Wasser *R* zu 20 ml verdünnt. 12 ml Lösung müssen der Grenzprüfung A auf Schwermetalle entsprechen (20 ppm). Zur Herstellung der Referenzlösung wird die Blei-Lösung (2 ppm Pb) *R* verwendet.

Trocknungsverlust (2.2.32): 4,5 bis 7,0 Prozent, mit 0,500 g Substanz durch Trocknen im Trockenschrank bei 100 bis 105 °C bestimmt.

Sulfatasche (2.4.14): Höchstens 0,1 Prozent, mit 1,0 g Substanz bestimmt.

Gehaltsbestimmung

In einem 250-ml-Rundkolben werden 0,150 g Substanz mit 5 ml konzentrierter Natriumhydroxid-Lösung *R*, 20 ml Wasser *R*, 1 g Zinkstaub *R* und einigen Glasperlen versetzt. 30 min lang wird zum Rückfluß erhitzt. Nach dem Erkalten wird der Kühler mit 20 ml Wasser *R* gespült, wobei die Spülflüssigkeit im Kolben gesammelt wird. Der Kolbeninhalt wird durch einen Glassintertiegel filtriert und das Filter wiederholt mit Wasser *R* gewaschen. Filtrat und Waschflüssigkeit werden vereinigt, mit 40 ml verdünnter Schwefelsäure *R* versetzt und sofort mit Silbernitrat-Lösung (0,1 mol · l^{-1}) titriert. Der Endpunkt wird mit Hilfe der Potentiometrie (2.2.20) unter Verwendung eines geeigneten Elektrodensystems, zum Beispiel eines Silber-Quecksilber(I)-sulfat-Systems, bestimmt.

1 ml Silbernitrat-Lösung (0,1 mol · l^{-1}) entspricht 20,47 mg $C_{11}H_9I_3N_2O_4$.

Lagerung

Gut verschlossen, vor Licht geschützt.

Verunreinigungen

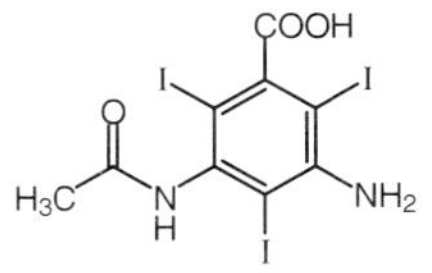

A. 5-Acetylamino-3-amino-2,4,6-triiodbenzoesäure.

1999, 1289

Amikacin

Amikacinum

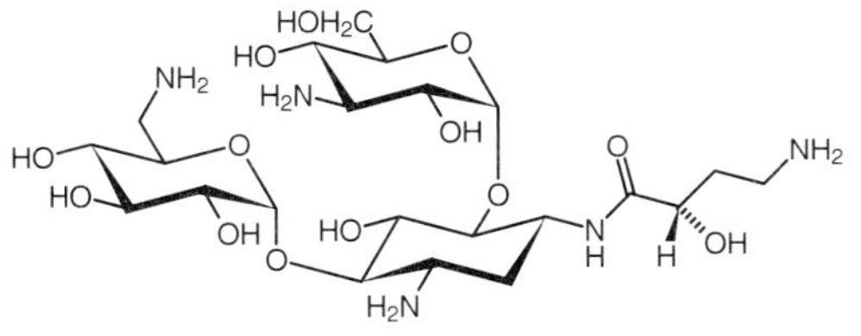

$C_{22}H_{43}N_5O_{13}$ M_r 585,6

Definition

Amikacin ist 6-*O*-(3-Amino-3-desoxy-α-D-glucopyranosyl)-4-*O*-(6-amino-6-desoxy-α-D-glucopyranosyl)-N^1-[(2*S*)-4-amino-2-hydroxybutanoyl]-2-desoxy-D-streptamin, eine antimikrobiell wirkende Substanz, die aus Kanamycin A hergestellt wird. Die Substanz enthält mindestens 96,5 und höchstens 102,5 Prozent $C_{22}H_{43}N_5O_{13}$, berechnet auf die wasserfreie Substanz.

Eigenschaften

Weißes bis fast weißes Pulver; wenig löslich in Wasser, schwer löslich in Methanol, praktisch unlöslich in Aceton und Ethanol.

Prüfung auf Identität

A. Die Prüfung erfolgt mit Hilfe der IR-Spektroskopie (2.2.24) durch Vergleich des Spektrums der Substanz mit dem von Amikacin *CRS*.

B. Die Prüfung erfolgt mit Hilfe der Dünnschichtchromatographie (2.2.27) unter Verwendung einer DC-Platte mit Kieselgel *R*.

Untersuchungslösung: 25 mg Substanz werden in Wasser *R* zu 10 ml gelöst.

Referenzlösung a: 25 mg Amikacin *CRS* werden in Wasser *R* zu 10 ml gelöst.

Referenzlösung b: 5 mg Kanamycinmonosulfat *CRS* werden in 1 ml Untersuchungslösung gelöst. Die Lösung wird mit Wasser *R* zu 10 ml verdünnt.

Auf die Platte werden 5 µl jeder Lösung aufgetragen. Die Chromatographie erfolgt mit der unteren Phase einer Mischung von gleichen Volumteilen konzentrierter Ammoniak-Lösung *R*, Dichlormethan *R* und Methanol *R* über eine Laufstrecke von 15 cm. Die Platte wird an der Luft trocknen gelassen, mit Ninhydrin-Lösung *R* 1 besprüht und 5 min lang bei 110 °C erhitzt. Der Hauptfleck im Chromatogramm der Untersuchungslösung entspricht in bezug auf Lage, Farbe und Größe dem Hauptfleck im Chromatogramm der Referenzlösung a. Die Prüfung darf nur ausgewertet werden, wenn das Chromatogramm der Referenzlösung b deutlich voneinander getrennt 2 Flecke zeigt.

Prüfung auf Reinheit

***p*H-Wert** (2.2.3): 0,1 g Substanz werden in kohlendioxidfreiem Wasser *R* zu 10 ml gelöst. Der *p*H-Wert der Lösung muß zwischen 9,5 und 11,5 liegen.

Spezifische Drehung (2.2.7): 0,50 g Substanz werden in Wasser *R* zu 25,0 ml gelöst. Die spezifische Drehung muß zwischen +97 und +105° liegen, berechnet auf die wasserfreie Substanz.

Verwandte Substanzen: Die Prüfung erfolgt mit Hilfe der Flüssigchromatographie (2.2.29) wie unter „Gehaltsbestimmung" beschrieben.

20 µl Referenzlösung a werden eingespritzt. Die Empfindlichkeit des Systems wird so eingestellt, daß die Höhe des Hauptpeaks im Chromatogramm mindestens 50 Prozent des maximalen Ausschlags beträgt.

A Monographien

20 µl Referenzlösung c werden eingespritzt. Die Prüfung darf nur ausgewertet werden, wenn die Auflösung zwischen den Peaks von Amikacin und Verunreinigung A im erhaltenen Chromatogramm mindestens 3,5 beträgt.

20 µl Untersuchungslösung a werden eingespritzt. Die Chromatographie erfolgt über eine Dauer, die der 4fachen Retentionszeit des Amikacins entspricht. Im Chromatogramm der Untersuchungslösung a darf eine der Verunreinigung A entsprechende Peakfläche nicht größer sein als die Fläche des Hauptpeaks im Chromatogramm der Referenzlösung a (1 Prozent). Im Chromatogramm der Untersuchungslösung a darf keine Peakfläche, mit Ausnahme der des Hauptpeaks und des Peaks der Verunreinigung A, größer sein als das 0,5fache der Fläche des Hauptpeaks im Chromatogramm der Referenzlösung a (0,5 Prozent), und die Summe dieser Peakflächen darf nicht größer sein als das 1,5fache der Fläche des Hauptpeaks im Chromatogramm der Referenzlösung a (1,5 Prozent). Der Blindprobe entsprechende Peaks und Peaks, deren Fläche kleiner ist als das 0,1fache der Fläche des Hauptpeaks im Chromatogramm der Referenzlösung a, werden nicht berücksichtigt.

Wasser (2.5.12): Höchstens 8,5 Prozent, mit 0,200 g Substanz nach der Karl-Fischer-Methode bestimmt.

Sulfatasche (2.4.14): Höchstens 0,5 Prozent, mit 1,0 g Substanz bestimmt.

Gehaltsbestimmung

Die Bestimmung erfolgt mit Hilfe der Flüssigchromatographie (2.2.29).

Untersuchungslösung a: 0,100 g Substanz werden in Wasser *R* zu 10,0 ml gelöst. 0,2 ml Lösung werden in einer Probeflasche mit Schliffstopfen zu 2,0 ml einer Lösung von 2,4,6-Trinitrobenzolsulfonsäure *R* (10 g · l^{-1}) gegeben. Anschließend werden 3,0 ml Pyridin *R* zugesetzt. Die Probeflasche wird dicht verschlossen, 30 s lang kräftig geschüttelt und 45 min lang im Wasserbad von 75 °C erhitzt. Danach wird 2 min lang in kaltem Wasser abgekühlt. Nach Zusatz von 2 ml Essigsäure 98 % *R* wird 30 s lang kräftig geschüttelt.

Untersuchungslösung b: 50,0 mg Substanz werden in Wasser *R* zu 50,0 ml gelöst. Die Lösung wird anschließend so wie für Untersuchungslösung a vorgeschrieben hergestellt.

Referenzlösung a: 10,0 mg Amikacin-Verunreinigung A *CRS* werden in Wasser *R* zu 100,0 ml gelöst. Die Lösung

Dieses typische Chromatogramm dient zur Information und als Anleitung zum Analysenverfahren. Es ist nicht Bestandteil der Anforderungen dieser Monographie.

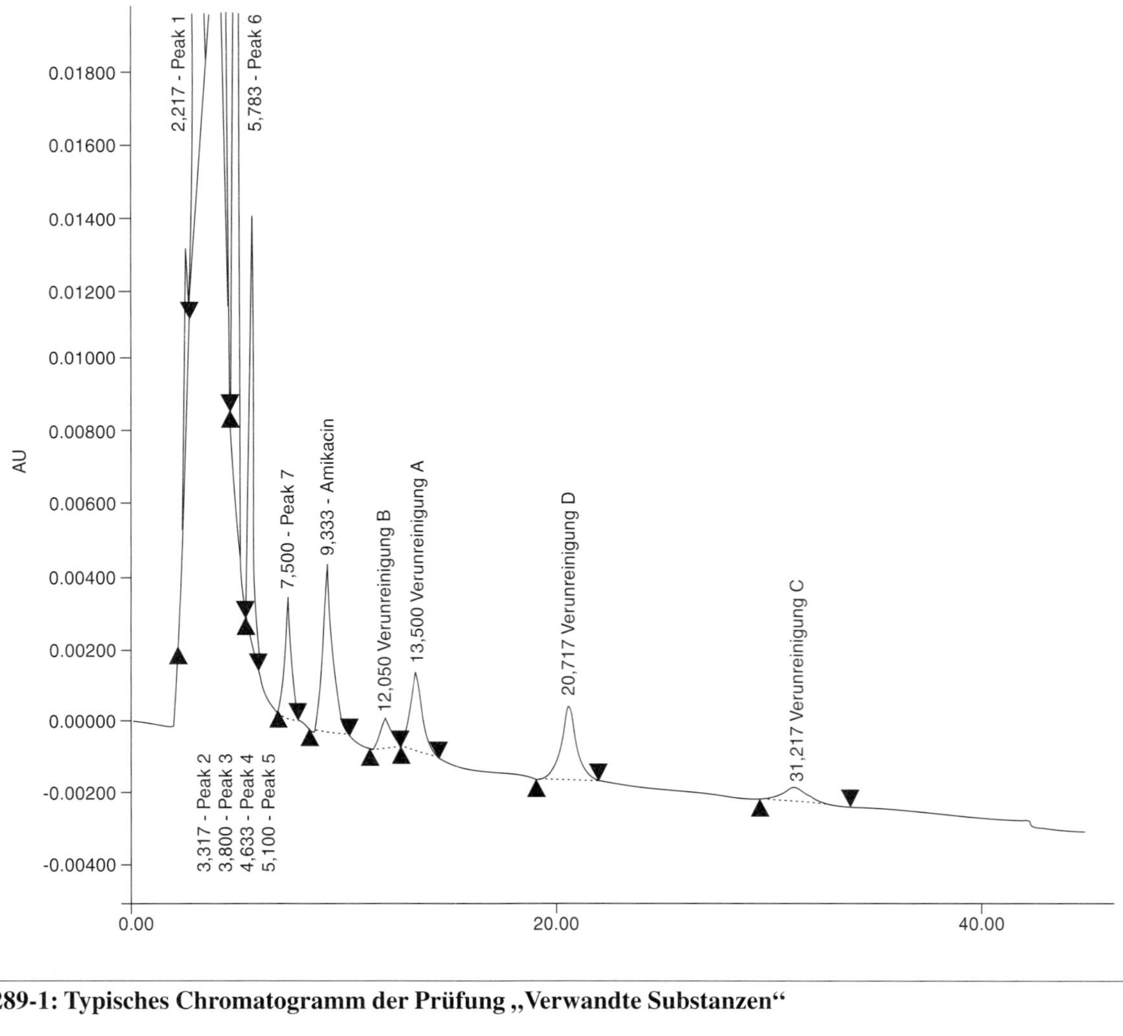

Abb. 1289-1: Typisches Chromatogramm der Prüfung „Verwandte Substanzen“

wird anschließend so wie für Untersuchungslösung a vorgeschrieben hergestellt.

Referenzlösung b: 50,0 mg Amikacin *CRS* werden in Wasser *R* zu 50,0 ml gelöst. Die Lösung wird anschließend so wie für Untersuchungslösung a vorgeschrieben hergestellt.

Referenzlösung c: 5 mg Amikacin *CRS* und 5 mg Amikacin-Verunreinigung A *CRS* werden in Wasser *R* zu 50 ml gelöst. Die Lösung wird anschließend so wie für Untersuchungslösung a vorgeschrieben hergestellt.

Blindlösung: Die Lösung wird wie für Untersuchungslösung a vorgeschrieben hergestellt unter Verwendung von 0,2 ml Wasser *R*.

Die Chromatographie kann durchgeführt werden mit

- einer Säule aus rostfreiem Stahl von 0,25 m Länge und 4,6 mm innerem Durchmesser, gepackt mit octadecylsilyliertem Kieselgel zur Chromatographie *R* (5 µm)
- folgender mobilen Phase bei einer Durchflußrate von 1 ml je Minute: eine Mischung von 30 Volumteilen einer Lösung von Kaliumdihydrogenphosphat *R* ($2{,}7\ g \cdot l^{-1}$), die mit einer Lösung von Kaliumhydroxid *R* ($22\ g \cdot l^{-1}$) auf einen *p*H-Wert von 6,5 eingestellt wird, und 70 Volumteilen Methanol *R*
- einem Spektrometer als Detektor bei einer Wellenlänge von 340 nm.

Die Temperatur der Säule wird bei 30 °C gehalten und die der zu untersuchenden Lösungen bei 10 °C.

20 µl Referenzlösung b werden eingespritzt. Die Empfindlichkeit des Systems wird so eingestellt, daß die Höhe des Hauptpeaks im Chromatogramm mindestens 50 Prozent des maximalen Ausschlags beträgt.

Die Referenzlösung b wird 6mal eingespritzt. Die Bestimmung darf nur ausgewertet werden, wenn die relative Standardabweichung der Peakfläche von Amikacin höchstens 2,0 Prozent beträgt.

Untersuchungslösung b und Referenzlösung b werden abwechselnd eingespritzt.

Verunreinigungen

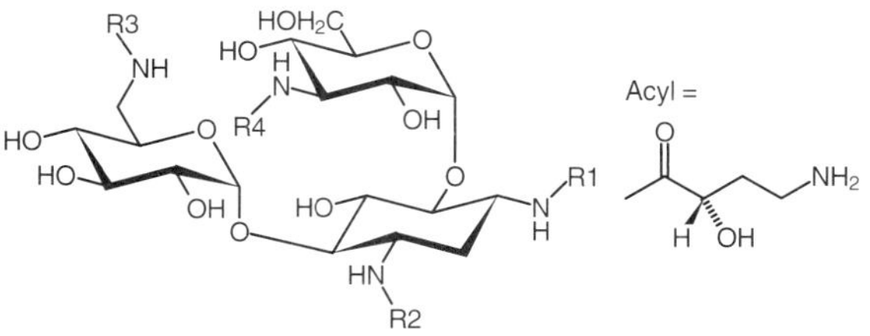

A. R1 = R3 = R4 = H, R2 = Acyl:
4-*O*-(3-Amino-3-desoxy-α-D-glucopyranosyl)-6-*O*-(6-amino-6-desoxy-α-D-glucopyranosyl)-*N*[1]-[(2*S*)-4-amino-2-hydroxybutanoyl]-2-desoxy-L-streptamin

B. R1 = R2 = Acyl, R3 = R4 = H:
4-*O*-(3-Amino-3-desoxy-α-D-glucopyranosyl)-6-*O*-(6-amino-6-desoxy-α-D-glucopyranosyl)-*N*[1],*N*[3]-bis[(2*S*)-4-amino-2-hydroxybutanoyl]-2-desoxy-L-streptamin

C. R1 = R2 = R3 = H, R4 = Acyl:
4-*O*-(6-Amino-6-desoxy-α-D-glucopyranosyl)-6-*O*-[3-[[(2*S*)-4-amino-2-hydroxybutanoyl]amino]-3-desoxy-α-D-glucopyranosyl]-2-desoxy-D-streptamin

D. R1 = R2 = R3 = R4 = H:
4-*O*-(3-Amino-3-desoxy-α-D-glucopyranosyl)-6-*O*-(6-amino-6-desoxy-α-D-glucopyranosyl)-2-desoxy-L-streptamin
(Kanamycin).

1999, 1290

Amikacinsulfat

Amikacini sulfas

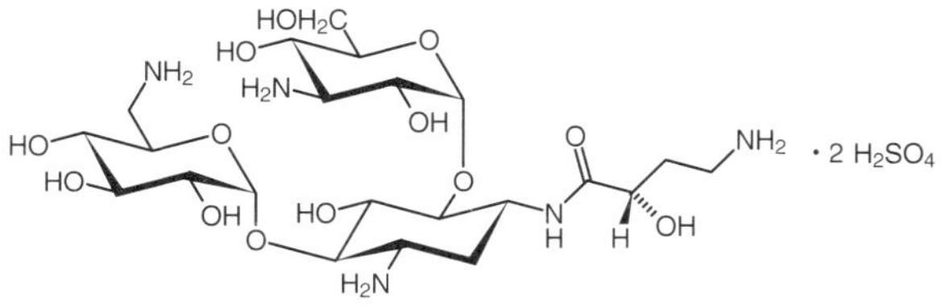

$C_{22}H_{47}N_5O_{21}S_2$ M_r 782

Definition

Amikacinsulfat ist 6-*O*-(3-Amino-3-desoxy-α-D-glucopyranosyl)-4-*O*-(6-amino-6-desoxy-α-D-glucopyranosyl)-*N*[1]-[(2*S*)-4-amino-2-hydroxybutanoyl]-2-desoxy-D-streptamin-sulfat, eine antimikrobiell wirkende Substanz, die aus Kanamycin A hergestellt wird. Die Substanz enthält mindestens 72,3 und höchstens 76,8 Prozent $C_{22}H_{43}N_5O_{13}$, berechnet auf die getrocknete Substanz.

Eigenschaften

Weißes bis fast weißes Pulver; leicht löslich in Wasser, praktisch unlöslich in Aceton und Ethanol.

Prüfung auf Identität

A. Die Prüfung erfolgt mit Hilfe der IR-Spektroskopie (2.2.24) durch Vergleich des Spektrums der Substanz mit dem von Amikacinsulfat *CRS*.

B. Die Prüfung erfolgt mit Hilfe der Dünnschichtchromatographie (2.2.27) unter Verwendung einer DC-Platte mit Kieselgel *R*.

Untersuchungslösung: 25 mg Substanz werden in Wasser *R* zu 10 ml gelöst.

Referenzlösung a: 25 mg Amikacinsulfat *CRS* werden in Wasser *R* zu 10 ml gelöst.

Referenzlösung b: 5 mg Kanamycinmonosulfat *CRS* werden in 1 ml Untersuchungslösung gelöst. Die Lösung wird mit Wasser *R* zu 10 ml verdünnt.

Auf die Platte werden 5 µl jeder Lösung aufgetragen. Die Chromatographie erfolgt mit der unteren Phase einer Mischung von gleichen Volumteilen konzentrierter Ammoniak-Lösung *R*, Dichlormethan *R* und Methanol *R* über eine Laufstrecke von 15 cm. Die Platte wird an der Luft trocknen gelassen, mit Ninhydrin-Lösung *R* 1 besprüht und 5 min lang bei 110 °C erhitzt. Der Hauptfleck im Chromatogramm der Untersuchungslösung entspricht in bezug auf Lage, Farbe und Größe dem Hauptfleck im Chromatogramm der Referenzlösung a. Die Prüfung darf nur ausgewertet werden, wenn das Chromatogramm der Referenzlösung b deutlich voneinander getrennt 2 Flecke zeigt.

C. Die Substanz gibt die Identitätsreaktion a auf Sulfat (2.3.1).

Prüfung auf Reinheit

***p*H-Wert** (2.2.3): 0,1 g Substanz werden in kohlendioxidfreiem Wasser *R* zu 10 ml gelöst. Der *p*H-Wert der Lösung muß zwischen 2,0 und 4,0 liegen.

Spezifische Drehung (2.2.7): 0,50 g Substanz werden in Wasser *R* zu 25,0 ml gelöst. Die spezifische Drehung muß zwischen +76 und +84° liegen, berechnet auf die getrocknete Substanz.

Verwandte Substanzen: Die Prüfung erfolgt mit Hilfe der Flüssigchromatographie (2.2.29) wie unter „Gehaltsbestimmung" beschrieben.

20 µl Referenzlösung a werden eingespritzt. Die Empfindlichkeit des Systems wird so eingestellt, daß die Höhe des Hauptpeaks im Chromatogramm mindestens 50 Prozent des maximalen Ausschlags beträgt.

20 µl Referenzlösung c werden eingespritzt. Die Prüfung darf nur ausgewertet werden, wenn die Auflösung zwischen den Peaks von Amikacin und Verunreinigung A im erhaltenen Chromatogramm mindestens 3,5 beträgt.

20 µl Untersuchungslösung a werden eingespritzt. Die Chromatographie erfolgt über eine Dauer, die der 4fachen Retentionszeit des Amikacins entspricht. Im Chromatogramm der Untersuchungslösung a darf eine der Verunreinigung A entsprechende Peakfläche nicht größer sein als die Fläche des Hauptpeaks im Chromatogramm der Referenzlösung a (1 Prozent). Im Chromatogramm der Untersuchungslösung a darf keine Peakfläche, mit Ausnahme der des Hauptpeaks und des Peaks der Verunreinigung A, größer sein als das 0,5fache der Fläche des Hauptpeaks im Chromatogramm der Referenzlösung a (0,5 Prozent), und die Summe dieser Peakflächen darf nicht größer sein als das 1,5fache der Fläche des Hauptpeaks im Chromatogramm der Referenzlösung a (1,5 Prozent). Peaks der Blindprobe und Peaks, deren Fläche kleiner ist als das 0,1fache der Fläche des Haupt-

Dieses typische Chromatogramm dient zur Information und als Anleitung zum Analysenverfahren. Es ist nicht Bestandteil der Anforderungen dieser Monographie.

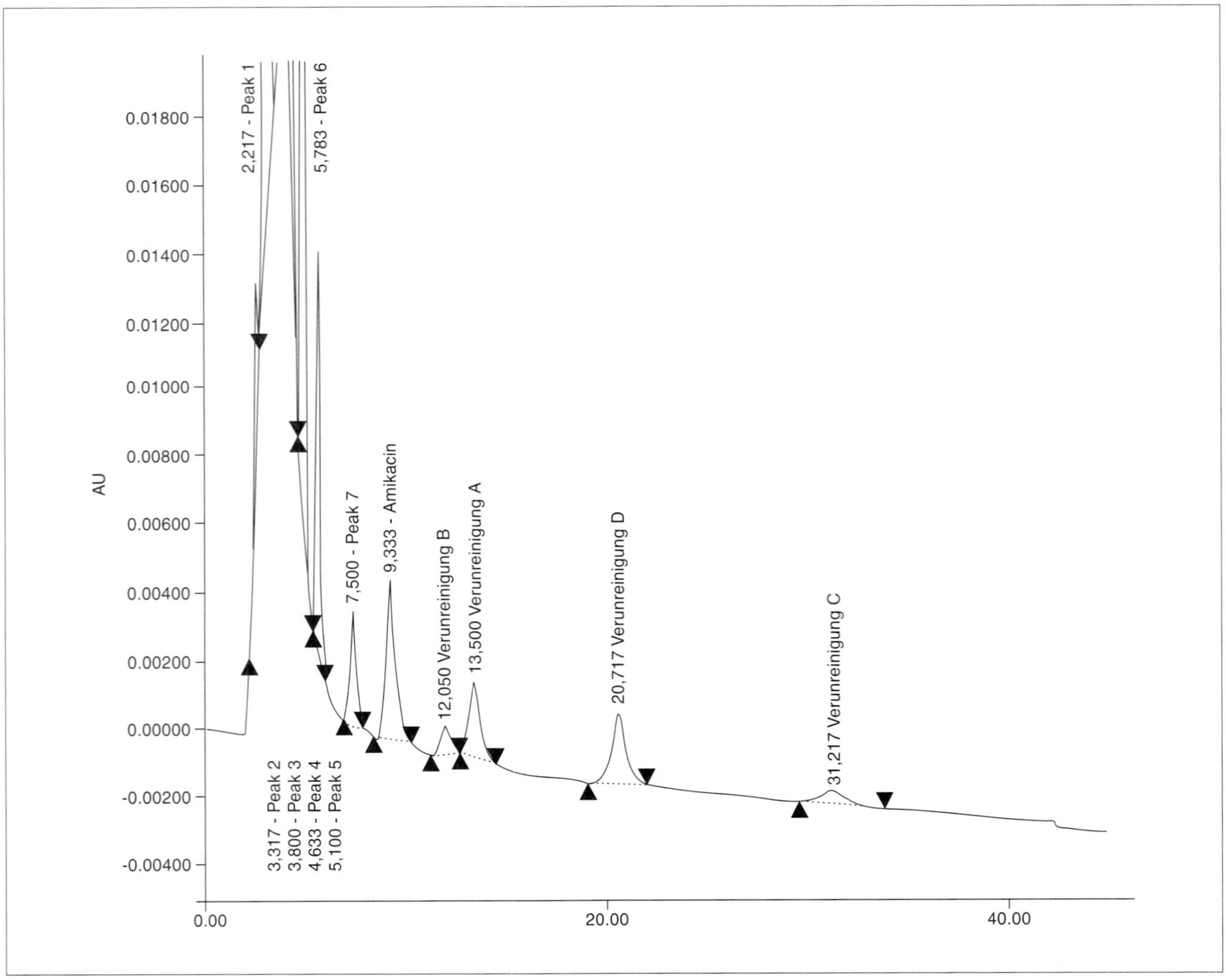

Abb. 1290-1: Typisches Chromatogramm der Prüfung „Verwandte Substanzen"

peaks im Chromatogramm der Referenzlösung a, werden nicht berücksichtigt.

Sulfat: 23,3 bis 25,8 Prozent Sulfat (SO_4), berechnet auf die getrocknete Substanz. 0,250 g Substanz werden in 100 ml Wasser *R* gelöst. Die Lösung wird mit konzentrierter Ammoniak-Lösung *R* auf einen *p*H-Wert von 11 eingestellt. Nach Zusatz von 10,0 ml Bariumchlorid-Lösung (0,1 mol · l^{-1}) und etwa 0,5 mg Phthaleinpurpur *R* wird mit Natriumedetat-Lösung (0,1 mol · l^{-1}) titriert. Beim beginnenden Farbumschlag des Indikators werden 50 ml Ethanol 96 % *R* zugesetzt, und die Titration wird bis zum Verschwinden der blauvioletten Färbung fortgesetzt.

1 ml Bariumchlorid-Lösung (0,1 mol · l^{-1}) entspricht 9,606 mg Sulfat (SO_4).

Trocknungsverlust (2.2.32): Höchstens 13,0 Prozent, mit 0,500 g Substanz durch 3 h langes Trocknen im Vakuumtrockenschrank bei 100 bis 105 °C und höchstens 0,7 kPa bestimmt.

Sterilität (2.6.1): Amikacinsulfat zur Herstellung von Parenteralia, das dabei keinem weiteren geeigneten Sterilisationsverfahren unterworfen wird, muß der Prüfung entsprechen.

Pyrogene (2.6.8): Amikacinsulfat zur Herstellung von Parenteralia, das dabei keinem weiteren geeigneten Verfahren zur Beseitigung von Pyrogenen unterworfen wird, muß der Prüfung entsprechen. Je Kilogramm Körpermasse eines Kaninchens werden 5 ml Lösung, die 25 mg Substanz in Wasser für Injektionszwecke *R* enthalten, injiziert.

Gehaltsbestimmung

Die Bestimmung erfolgt mit Hilfe der Flüssigchromatographie (2.2.29).

Untersuchungslösung a: 0,100 g Substanz werden in Wasser *R* zu 10,0 ml gelöst. 0,2 ml Lösung werden in einer Probeflasche mit Schliffstopfen zu 2,0 ml einer Lösung von 2,4,6-Trinitrobenzolsulfonsäure *R* (10 g · l^{-1}) gegeben. Anschließend werden 3,0 ml Pyridin *R* zugesetzt. Die Probeflasche wird dicht verschlossen, 30 s lang kräftig geschüttelt und 45 min lang im Wasserbad von 75 °C erhitzt. Danach wird 2 min lang in kaltem Wasser abgekühlt. Nach Zusatz von 2 ml Essigsäure 98 % *R* wird 30 s lang kräftig geschüttelt.

Untersuchungslösung b: 50,0 mg Substanz werden in Wasser *R* zu 50,0 ml gelöst. Die Lösung wird anschließend so wie für Untersuchungslösung a vorgeschrieben hergestellt.

Referenzlösung a: 10,0 mg Amikacin-Verunreinigung A *CRS* werden in Wasser *R* zu 100,0 ml gelöst. Die Lösung wird anschließend so wie für Untersuchungslösung a vorgeschrieben hergestellt.

Referenzlösung b: 50,0 mg Amikacinsulfat *CRS* werden in Wasser *R* zu 50,0 ml gelöst. Die Lösung wird anschließend so wie für Untersuchungslösung a vorgeschrieben hergestellt.

Referenzlösung c: 5 mg Amikacinsulfat *CRS* und 5 mg Amikacin-Verunreinigung A *CRS* werden in Wasser *R* zu 50 ml gelöst. Die Lösung wird anschließend so wie für Untersuchungslösung a vorgeschrieben hergestellt.

Blindlösung: Die Lösung wird wie für Untersuchungslösung a vorgeschrieben hergestellt unter Verwendung von 0,2 ml Wasser *R*.

Die Chromatographie kann durchgeführt werden mit

- einer Säule aus rostfreiem Stahl von 0,25 m Länge und 4,6 mm innerem Durchmesser, gepackt mit octadecylsilyliertem Kieselgel zur Chromatographie *R* (5 µm)
- folgender mobilen Phase bei einer Durchflußrate von 1 ml je Minute: einer Mischung von 30 Volumteilen einer Lösung von Kaliumdihydrogenphosphat *R* (2,7 g · l^{-1}), die mit einer Lösung von Kaliumhydroxid *R* (22 g · l^{-1}) auf einen *p*H-Wert von 6,5 eingestellt wird, und 70 Volumteilen Methanol *R*
- einem Spektrometer als Detektor bei einer Wellenlänge von 340 nm.

Die Temperatur der Säule wird bei 30 °C gehalten und die der zu untersuchenden Lösungen bei 10 °C.

20 µl Referenzlösung b werden eingespritzt. Die Empfindlichkeit des Systems wird so eingestellt, daß die Höhe des Hauptpeaks im Chromatogramm mindestens 50 Prozent des maximalen Ausschlags beträgt.

Die Referenzlösung b wird 6mal eingespritzt. Die Bestimmung darf nur ausgewertet werden, wenn die relative Standardabweichung der Peakfläche von Amikacin höchstens 2,0 Prozent beträgt.

Untersuchungslösung b und Referenzlösung b werden abwechselnd eingespritzt.

Lagerung

Falls die Substanz steril ist, dicht verschlossen im Behältnis mit Sicherheitsverschluß.

Beschriftung

Die Beschriftung gibt insbesondere, falls zutreffend, an

- daß die Substanz steril ist
- daß die Substanz pyrogenfrei ist.

Verunreinigungen

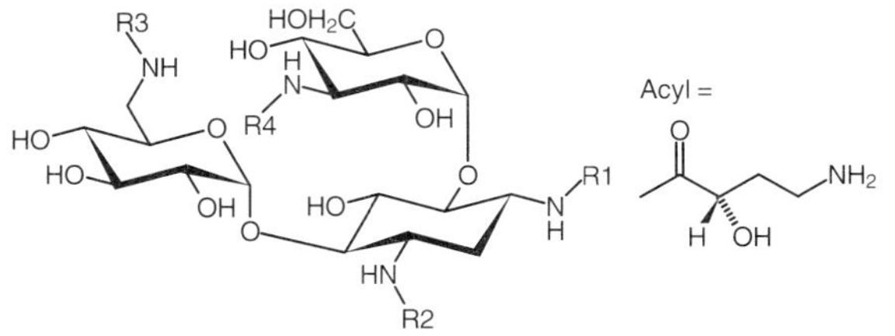

A. R1 = R3 = R4 = H, R2 = Acyl:
4-*O*-(3-Amino-3-desoxy-α-D-glucopyranosyl)-6-*O*-(6-amino-6-desoxy-α-D-glucopyranosyl)-*N*[1]-[(2*S*)-4-amino-2-hydroxybutanoyl]-2-desoxy-L-streptamin

B. R1 = R2 = Acyl, R3 = R4 = H:
4-*O*-(3-Amino-3-desoxy-α-D-glucopyranosyl)-6-*O*-(6-amino-6-desoxy-α-D-glucopyranosyl)-*N*[1],*N*[3]-bis[(2*S*)-4-amino-2-hydroxybutanoyl]-2-desoxy-L-streptamin

C. R1 = R2 = R3 = H, R4 = Acyl:
4-*O*-(6-Amino-6-desoxy-α-D-glucopyranosyl)-6-*O*-[3-[[(2*S*)-4-amino-2-hydroxybutanoyl]amino]-3-desoxy-α-D-glucopyranosyl]-2-desoxy-D-streptamin

D. R1 = R2 = R3 = R4 = H:
4-*O*-(3-Amino-3-desoxy-α-D-glucopyranosyl)-6-*O*-(6-amino-6-desoxy-α-D-glucopyranosyl)-2-desoxy-L-streptamin
(Kanamycin).

2001, 651

Amiloridhydrochlorid

Amiloridi hydrochloridum

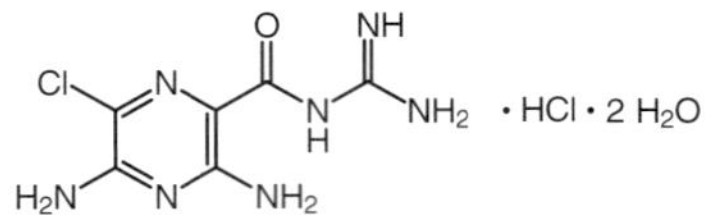

$C_6H_9Cl_2N_7O \cdot 2\ H_2O$ M_r 302,1

Definition

Amiloridhydrochlorid enthält mindestens 98,0 und höchstens 101,0 Prozent *N*-Amidino-3,5-diamino-6-chlorpyrazin-2-carboxamid-hydrochlorid, berechnet auf die wasserfreie Substanz.

Eigenschaften

Blaßgelbes bis grünlichgelbes Pulver; schwer löslich in Wasser und wasserfreiem Ethanol.

Prüfung auf Identität

1: A, D.
2: B, C, D.

A. Die Prüfung erfolgt mit Hilfe der IR-Spektroskopie (2.2.24) durch Vergleich des Spektrums der Substanz mit dem von Amiloridhydrochlorid *CRS*.

B. Die Prüfung erfolgt mit Hilfe der Dünnschichtchromatographie (2.2.27) unter Verwendung einer Schicht eines geeigneten Kieselgels.

Untersuchungslösung: 40 mg Substanz werden in Methanol *R* zu 10 ml gelöst.

Referenzlösung: 40 mg Amiloridhydrochlorid *CRS* werden in Methanol *R* zu 10 ml gelöst.

Auf die Platte werden 5 µl jeder Lösung aufgetragen. Die Chromatographie erfolgt mit einer frisch hergestellten Mischung von je 6 Volumteilen verdünnter Ammoniak-Lösung *R* 1 und Wasser *R* sowie 88 Volumteilen Dioxan *R* über eine Laufstrecke von 12 cm. Die Platte wird an der Luft trocknen gelassen und im ultravioletten Licht bei 365 nm ausgewertet. Der Hauptfleck im Chromatogramm der Untersuchungslösung entspricht in bezug auf Lage, Fluoreszenz und Größe dem Hauptfleck im Chromatogramm der Referenzlösung.

C. Etwa 10 mg Substanz werden in 10 ml Wasser *R* gelöst. Werden 10 ml einer Lösung von Cetrimid *R* (200 g · l^{-1}), 0,25 ml verdünnter Natriumhydroxid-Lösung *R* und 1 ml Bromwasser *R* zugesetzt, entsteht eine grünlichgelbe Färbung. Nach Zusatz von 2 ml verdünnter Salzsäure *R* wird die Lösung dunkelgelb, wobei eine blaue Fluoreszenz im ultravioletten Licht bei 365 nm auftritt.

D. Die Substanz gibt die Identitätsreaktion b auf Chlorid (2.3.1).

Prüfung auf Reinheit

Freie Säure: 1,0 g Substanz wird in einer Mischung von 50 ml Methanol *R* und 50 ml Wasser *R* gelöst. Die Lösung wird mit Natriumhydroxid-Lösung (0,1 mol · l^{-1}) titriert, wobei der Endpunkt mit Hilfe der Potentiometrie (2.2.20) bestimmt wird. Bis zum Endpunkt dürfen höchstens 0,3 ml Natriumhydroxid-Lösung (0,1 mol · l^{-1}) verbraucht werden.

Verwandte Substanzen: Die Prüfung erfolgt mit Hilfe der Flüssigchromatographie (2.2.29).

Untersuchungslösung: 20,0 mg Substanz werden in einer Mischung von 1 Volumteil Acetonitril *R* und 3 Volumteilen Wasser *R* zu 10,0 ml gelöst.

Referenzlösung a: 1,0 ml Untersuchungslösung wird mit einer Mischung von 1 Volumteil Acetonitril *R* und 3 Volumteilen Wasser *R* zu 100,0 ml verdünnt.

Referenzlösung b: 1,0 ml Referenzlösung a wird mit einer Mischung von 1 Volumteil Acetonitril *R* und 3 Volumteilen Wasser *R* zu 10,0 ml verdünnt.

Referenzlösung c: 20,0 mg Amiloridhydrochlorid-Verunreinigung A *CRS* werden in einer Mischung von 1 Volumteil Acetonitril *R* und 3 Volumteilen Wasser *R* zu 20,0 ml gelöst. 1,0 ml Lösung wird mit einer Mischung von 1 Volumteil Acetonitril *R* und 3 Volumteilen Wasser *R* zu 100,0 ml verdünnt.

Die Chromatographie kann durchgeführt werden mit
- einer Säule aus rostfreiem Stahl von 0,25 m Länge und 4,6 mm innerem Durchmesser, gepackt mit octadecylsilyliertem Kieselgel zur Chromatographie *R* (5 µm)
- einer mobilen Phase bei einer Durchflußrate von 1 ml je Minute aus einer Mischung von 5 Volumteilen Tetramethylammoniumhydroxid-Lösung *R*, 250 Volumteilen Acetonitril *R* und 745 Volumteilen Wasser *R*, die mit einer Mischung von 1 Volumteil Phosphorsäure 85 % *R* und 9 Volumteilen Wasser *R* auf einen *p*H-Wert von 7,0 eingestellt wird
- einem Spektrometer als Detektor bei einer Wellenlänge von 254 nm.

20 µl Referenzlösung c werden eingespritzt. Die Konzentration von Acetonitril in der mobilen Phase wird so eingestellt, daß die Retentionszeit von Amiloridhydrochlorid-Verunreinigung A *CRS* zwischen 5 und 6 min liegt (eine Erhöhung der Konzentration an Acetonitril verringert die Retentionszeit).

20 µl Referenzlösung a werden eingespritzt. Die Konzentration an Tetramethylammoniumhydroxid und Phosphorsäure unter Einhaltung des *p*H-Werts von 7,0 wird so eingestellt, daß die Retentionszeit von Amilorid zwi-

schen 9 und 12 min liegt (eine Erhöhung der Konzentration verringert die Retentionszeit von Amilorid).

20 µl Referenzlösung b werden eingespritzt. Die Prüfung darf nur ausgewertet werden, wenn das Signal-Rausch-Verhältnis des Amilorid-Peaks mindestens 5,0 beträgt.

Je 20 µl Untersuchungslösung und Referenzlösung c werden eingespritzt. Die Chromatographie wird über eine Dauer, die der 5fachen Retentionszeit von Amilorid entspricht, durchgeführt. Im Chromatogramm der Untersuchungslösung darf die Summe der Peakflächen, mit Ausnahme der des Amilorid-Peaks, nicht größer sein als die Fläche des Peaks der Verunreinigung A im Chromatogramm der Referenzlösung c (0,5 Prozent). Peaks, deren Fläche kleiner ist als das 0,1fache der Fläche des Peaks der Verunreinigung A im Chromatogramm der Referenzlösung c, werden nicht berücksichtigt.

Wasser (2.5.12): 11,0 bis 13,0 Prozent, mit 0,200 g Substanz nach der Karl-Fischer-Methode bestimmt.

Sulfatasche (2.4.14): Höchstens 0,1 Prozent, mit 1,0 g Substanz bestimmt.

Gehaltsbestimmung

0,200 g Substanz, in einer Mischung von 5,0 ml Salzsäure (0,01 mol · l^{-1}) und 50 ml Ethanol 96 % *R* gelöst, werden mit Natriumhydroxid-Lösung (0,1 mol · l^{-1}) titriert. Das zwischen den beiden mit Hilfe der Potentiometrie (2.2.20) bestimmten Wendepunkten zugesetzte Volumen wird abgelesen.

1 ml Natriumhydroxid-Lösung (0,1 mol · l^{-1}) entspricht 26,61 mg $C_6H_9Cl_2N_7O$.

Lagerung

Gut verschlossen, vor Licht geschützt.

Verunreinigungen

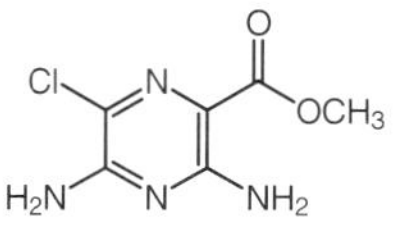

A. Methyl-3,5-diamino-6-chlorpyrazin-2-carboxylat.

2000, 1291

Aminoglutethimid

Aminoglutethimidum

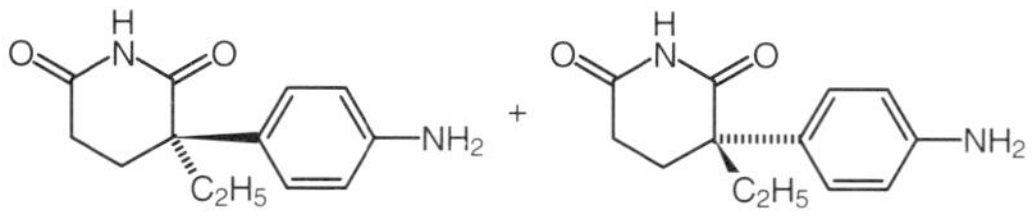

$C_{13}H_{16}N_2O_2$ M_r 232,3

Definition

Aminoglutethimid enthält mindestens 98,0 und höchstens 101,5 Prozent (3*RS*)-3-(4-Aminophenyl)-3-ethylpiperidin-2,6-dion, berechnet auf die getrocknete Substanz.

Eigenschaften

Weißes bis schwach gelbes, kristallines Pulver; praktisch unlöslich in Wasser, leicht löslich in Aceton, löslich in Methanol.

Prüfung auf Identität

1: B.
2: A, C.

A. Schmelztemperatur (2.2.14): 150 bis 154 °C.

B. Die Prüfung erfolgt mit Hilfe der IR-Spektroskopie (2.2.24) durch Vergleich des Spektrums der Substanz mit dem von Aminoglutethimid *CRS*. Die Prüfung erfolgt mit Hilfe von Preßlingen.

C. Die Prüfung erfolgt mit Hilfe der Dünnschichtchromatographie (2.2.27) unter Verwendung einer Schicht eines geeigneten Kieselgels, das einen Fluoreszenzindikator mit intensivster Anregung der Fluoreszenz bei 254 nm enthält.

Untersuchungslösung: 25 mg Substanz werden in Aceton *R* zu 5 ml gelöst.

Referenzlösung a: 25 mg Aminoglutethimid *CRS* werden in Aceton *R* zu 5 ml gelöst.

Referenzlösung b: 25 mg Aminoglutethimid *CRS* und 25 mg Glutethimid *CRS* werden in Aceton *R* zu 5 ml gelöst.

Auf die Platte werden 5 µl jeder Lösung aufgetragen. Die Chromatographie erfolgt mit einer Mischung von 0,5 Volumteilen Essigsäure 98 % *R*, 15 Volumteilen Methanol *R* und 85 Volumteilen Ethylacetat *R* über eine Laufstrecke von 15 cm. Die Platte wird an der Luft trocknen gelassen und anschließend im ultravioletten Licht bei 254 nm ausgewertet. Der Hauptfleck im Chromatogramm der Untersuchungslösung entspricht in bezug auf Lage und Größe dem Hauptfleck im Chromatogramm der Referenzlösung a. Die Prüfung darf nur ausgewertet werden, wenn das Chromatogramm der Referenzlösung b deutlich voneinander getrennt 2 Flecke zeigt.

Prüfung auf Reinheit

Prüflösung: 1,0 g Substanz wird in Methanol *R* zu 20,0 ml gelöst.

Aussehen der Lösung: Die Prüflösung muß klar (2.2.1) und darf nicht stärker gefärbt sein als die Farbvergleichslösung G_7 (2.2.2, Methode II).

Optische Drehung (2.2.7): Der Drehungswinkel, an der Prüflösung bestimmt, muß zwischen –0,10 und +0,10° liegen.

A

Monographien

3-Aminoglutethimid und andere verwandte Substanzen: Die Prüfung erfolgt mit Hilfe der Flüssigchromatographie (2.2.29).

Untersuchungslösung: 0,10 g Substanz werden in einer Mischung gleicher Volumteile Methanol *R* und Acetat-Pufferlösung *p*H 5,0 *R* zu 50,0 ml gelöst.

Referenzlösung a: 5,0 mg Aminoglutethimid-Verunreinigung A *CRS* werden in einer Mischung gleicher Volumteile Methanol *R* und Acetat-Pufferlösung *p*H 5,0 *R* zu 25,0 ml gelöst.

Referenzlösung b: 1,0 ml Referenzlösung a wird mit einer Mischung gleicher Volumteile Methanol *R* und Acetat-Pufferlösung *p*H 5,0 *R* zu 10,0 ml verdünnt.

Referenzlösung c: 1,0 ml Untersuchungslösung wird mit einer Mischung gleicher Volumteile Methanol *R* und Acetat-Pufferlösung *p*H 5,0 *R* zu 100,0 ml verdünnt.

Referenzlösung d: 1,0 ml Untersuchungslösung wird mit der Referenzlösung a zu 10,0 ml verdünnt.

Die Chromatographie kann durchgeführt werden mit

- einer Säule aus rostfreiem Stahl von 0,15 m Länge und 3,9 mm innerem Durchmesser, gepackt mit octadecylsilyliertem Kieselgel zur Chromatographie *R* (4 µm)
- einer Mischung von 27 Volumteilen Methanol *R* und 73 Volumteilen Acetat-Pufferlösung *p*H 5,0 *R* als mobile Phase bei einer Durchflußrate von 1,3 ml je Minute
- einem Spektrometer als Detektor bei einer Wellenlänge von 240 nm.

Die Temperatur der Säule wird bei 40 °C gehalten.

10 µl Referenzlösung d werden eingespritzt. Werden die Chromatogramme unter den vorgeschriebenen Bedingungen aufgezeichnet, betragen die Retentionszeiten für Aminoglutethimid etwa 9 min und für Aminoglutethimid-Verunreinigung A etwa 12 min. Die Empfindlichkeit des Systems wird so eingestellt, daß die Höhe des Hauptpeaks im Chromatogramm mindestens 60 Prozent des maximalen Ausschlags beträgt. Die Prüfung darf nur ausgewertet werden, wenn die Auflösung zwischen den Peaks von Aminoglutethimid und Aminoglutethimid-Verunreinigung A mindestens 2,0 beträgt.

Je 10 µl Untersuchungslösung, Referenzlösung b und Referenzlösung c werden eingespritzt. Die Chromatographie der Untersuchungslösung erfolgt über eine Dauer, die der 4fachen Retentionszeit des Hauptpeaks entspricht.

Im Chromatogramm der Untersuchungslösung darf eine der Verunreinigung A entsprechende Peakfläche nicht größer sein als das 2fache der Fläche des Hauptpeaks im Chromatogramm der Referenzlösung b (2 Prozent). Die Summe aller Peakflächen, mit Ausnahme der des Hauptpeaks und der der Verunreinigung A, darf nicht größer sein als die Fläche des Hauptpeaks im Chromatogramm der Referenzlösung c (1 Prozent); die Summe der Gehalte aller Verunreinigungen darf nicht größer sein als 2,0 Prozent. Peaks, deren Fläche kleiner ist als das 0,05fache der Fläche des Hauptpeaks im Chromatogramm der Referenzlösung c, werden nicht berücksichtigt.

Azo-Glutethimid: Höchstens 300 ppm. Die Prüfung erfolgt mit Hilfe der Flüssigchromatographie (2.2.29).

Die Prüfung erfolgt unter Lichtschutz. Substanz und Referenzsubstanz werden durch Umschütteln ohne Anwendung von Ultraschall oder Erwärmen gelöst.

Untersuchungslösung: 0,100 g Substanz werden in Dimethylsulfoxid *R* zu100,0 ml gelöst.

Referenzlösung: 3,0 mg Aminoglutethimid-Verunreinigung D *CRS* werden in Dimethylsulfoxid *R* zu100,0 ml gelöst. 1,0 ml Lösung wird mit Dimethylsulfoxid *R* zu 100,0 ml verdünnt.

Die Chromatographie kann durchgeführt werden mit

- einer Säule aus rostfreiem Stahl von 0,12 m Länge und 4 mm innerem Durchmesser, gepackt mit octadecylsilyliertem Kieselgel zur Chromatographie *R* (5 µm)
- folgender Mischung als mobile Phase bei einer Durchflußrate von 1,0 ml je Minute: 0,285 g Natriumedetat *R* werden in Wasser *R* gelöst, die Lösung wird mit 7,5 ml verdünnter Essigsäure *R* und 50 ml Kaliumhydroxid-Lösung (0,1 mol · l^{-1}) versetzt und anschließend mit Wasser *R* zu 1000 ml verdünnt; der *p*H-Wert der Lösung wird mit Essigsäure 98 % *R* auf 5,0 eingestellt; 350 ml dieser Lösung werden mit 650 ml Methanol *R* gemischt
- einem Spektrometer als Detektor bei einer Wellenlänge von 328 nm.

Je 10 µl jeder Lösung werden eingespritzt. Die Prüfung darf nur ausgewertet werden, wenn im Chromatogramm der Untersuchungslösung die Anzahl der theoretischen Böden, berechnet für den Hauptpeak, mindestens 3300 beträgt, das Massenverteilungsverhältnis für den Hauptpeak zwischen 2,0 und 5,0 und der Symmetriefaktor des Hauptpeaks weniger als 1,2 beträgt.

Im Chromatogramm der Untersuchungslösung darf die Peakfläche der Verunreinigung D nicht größer sein als die Fläche des Hauptpeaks im Chromatogramm der Referenzlösung.

Sulfat (2.4.13): 6 ml Prüflösung, mit destilliertem Wasser *R* zu 15 ml verdünnt, müssen der Grenzprüfung auf Sulfat entsprechen (500 ppm).

Schwermetalle (2.4.8): 2,0 g Substanz werden in 15 ml Aceton *R* gelöst. Die Lösung wird mit Wasser *R* zu 20 ml verdünnt. 12 ml dieser Lösung müssen der Grenzprüfung B auf Schwermetalle entsprechen (10 ppm). Zur Herstellung der Referenzlösung wird eine Blei-Lösung (1 ppm Pb) verwendet, die durch Verdünnen der Blei-Lösung (100 ppm Pb) *R* mit einer Mischung von 15 ml Aceton *R* und 5 ml Wasser *R* hergestellt wurde.

Trocknungsverlust (2.2.32): Höchstens 0,5 Prozent, mit 1,000 g Substanz durch Trocknen im Trockenschrank bei 100 bis 105 °C bestimmt.

Sulfatasche (2.4.14): Höchstens 0,1 Prozent, mit 1,0 g Substanz bestimmt.

Gehaltsbestimmung

0,180 g Substanz, in 50 ml wasserfreier Essigsäure *R* gelöst, werden mit Perchlorsäure (0,1 mol · l^{-1}) titriert. Der Endpunkt wird mit Hilfe der Potentiometrie (2.2.20) bestimmt.

1 ml Perchlorsäure (0,1 mol · l^{-1}) entspricht 23,23 mg $C_{13}H_{16}N_2O_2$.

Verunreinigungen

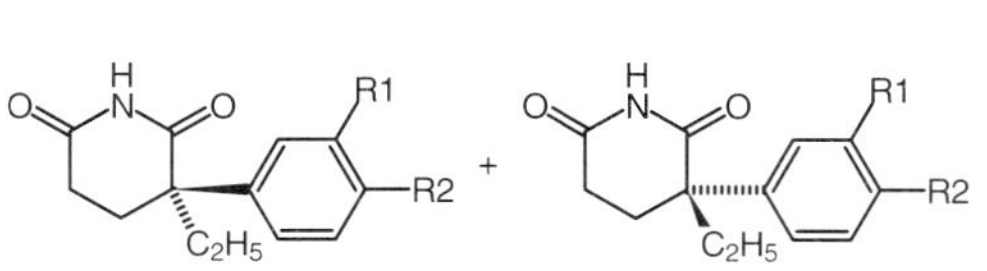

A. R1 = NH_2, R2 = H:
(3*RS*)-3-(3-Aminophenyl)-3-ethylpiperidin-2,6-dion
(3-Aminoglutethimid)

B. R1 = NO_2, R2 = H:
(3*RS*)-3-Ethyl-3-(3-nitrophenyl)piperidin-2,6-dion

C. R1 = H, R2 = NO_2:
(3*RS*)-3-Ethyl-3-(4-nitrophenyl)piperidin-2,6-dion

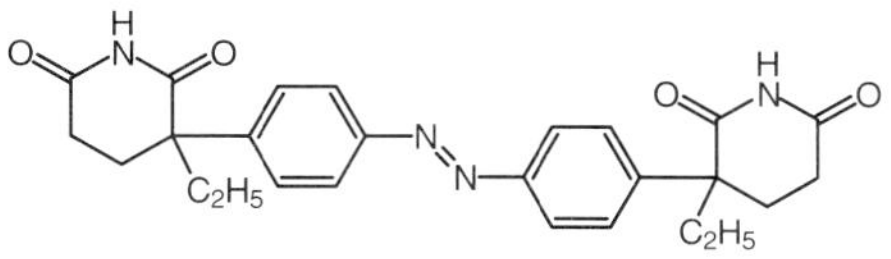

D. 3,3′-[Diazendiyldi(4,1-phenylen)]bis(3-ethylpiperi=din-2,6-dion)
(Azo-Glutethimid).

2001, 1490

Amisulprid

Amisulpridum

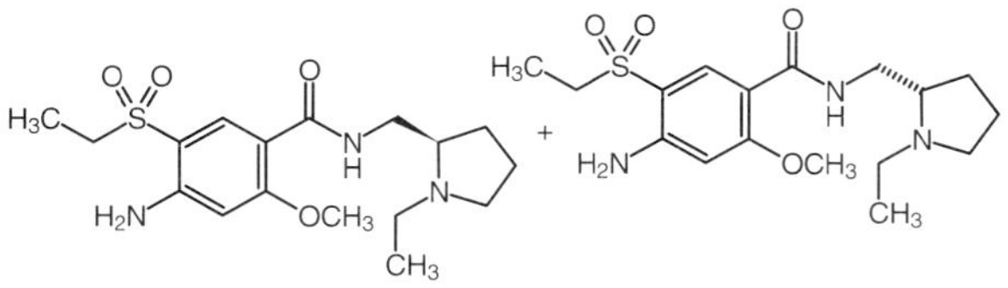

$C_{17}H_{27}N_3O_4S$ M_r 369,5

Definition

4-Amino-*N*-[[(2*RS*)-1-ethylpyrrolidin-2-yl]methyl]-5-(ethylsulfonyl)-2-methoxybenzamid

Gehalt: 99,0 bis 101,0 Prozent (getrocknete Substanz)

Eigenschaften

Aussehen: weißes bis fast weißes, kristallines Pulver

Löslichkeit: praktisch unlöslich in Wasser, leicht löslich in Dichlormethan, wenig löslich in wasserfreiem Ethanol

Schmelztemperatur: etwa 126 °C

Prüfung auf Identität

IR-Spektroskopie (2.2.24)

Vergleich: Amisulprid *CRS*

Prüfung auf Reinheit

Aussehen der Lösung: Die Lösung darf nicht stärker opaleszieren als die Referenzsuspension II (2.2.1) und nicht stärker gefärbt sein als die Farbvergleichslösung G_6 (2.2.2, Methode II).

1,0 g Substanz wird in 3 ml einer Mischung von 1 Volumteil Essigsäure *R* und 4 Volumteilen Wasser *R* gelöst. Die Lösung wird mit Wasser *R* zu 20 ml verdünnt.

Optische Drehung (2.2.7): –0,10 bis +0,10°
5,0 g Substanz werden in Dimethylformamid *R* zu 50,0 ml gelöst.

Verunreinigung A: Dünnschichtchromatographie (2.2.27)

Untersuchungslösung: 0,20 g Substanz werden in Methanol *R* zu 10 ml gelöst.

Referenzlösung a: 20 mg Amisulprid-Verunreinigung A *CRS* werden in Methanol *R* zu 100 ml gelöst. 2 ml Lösung werden mit Methanol *R* zu 20 ml verdünnt.

Referenzlösung b: 1 ml Untersuchungslösung wird mit Methanol *R* zu 10 ml verdünnt. 1 ml dieser Lösung wird mit der Referenzlösung a zu 10 ml verdünnt.

Platte: DC-Platte mit Kieselgel G *R*

Fließmittel: die obere Phase, die durch Schütteln einer Mischung aus einer 50prozentigen Lösung (*V/V*) von konzentrierter Ammoniak-Lösung *R*, wasserfreiem Ethanol *R* und Diisopropylether *R* (10:25:65 *V/V/V*) erhalten wird

Auftragen: 10 µl

Laufstrecke: 12 cm

Trocknen: an der Luft

Detektion: Die Platte wird mit Ninhydrin-Lösung *R* besprüht und anschließend 15 min lang bei 100 bis 105 °C erhitzt.

Eignungsprüfung: Die Prüfung darf nur ausgewertet werden, wenn das Chromatogramm der Referenzlösung b deutlich voneinander getrennt 2 Flecke zeigt.

Grenzwerte

– Verunreinigung A: Ein der Verunreinigung A entsprechender Fleck im Chromatogramm der Untersuchungslösung darf nicht größer oder stärker gefärbt sein als der Fleck im Chromatogramm der Referenzlösung a (0,1 Prozent).

Verwandte Substanzen: Flüssigchromatographie (2.2.29)

Untersuchungslösung: 0,10 g Substanz werden in 30 ml Methanol *R* gelöst. Die Lösung wird mit der mobilen Phase B zu 100,0 ml verdünnt.

Referenzlösung a: 5,0 ml Untersuchungslösung werden mit einer Mischung von 30 Volumteilen mobiler Phase A und 70 Volumteilen mobiler Phase B zu 100,0 ml verdünnt. 1,0 ml dieser Lösung wird mit einer Mischung von 30 Volumteilen mobiler Phase A und 70 Volumteilen mobiler Phase B zu 25,0 ml verdünnt.

Referenzlösung b: 5 mg Amisulprid-Verunreinigung B *CRS* werden in 5 ml Untersuchungslösung gelöst. Die

Lösung wird mit einer Mischung von 30 Volumteilen mobiler Phase A und 70 Volumteilen mobiler Phase B zu 50 ml verdünnt. 1 ml dieser Lösung wird mit einer Mischung von 30 Volumteilen mobiler Phase A und 70 Volumteilen mobiler Phase B zu 10 ml verdünnt.

Säule

- Größe: l = 0,25 m, ∅ = 4,6 mm
- Stationäre Phase: octylsilyliertes Kieselgel zur Chromatographie *R* (5 µm) mit 16 Prozent Kohlenstoff-Anteil, einer spezifischen Oberfläche von 330 m^2/g und einer Porengröße von 7,5 nm

Mobile Phase: eine Mischung der mobilen Phasen A und B unter Einsatz der Gradientenelution

- Mobile Phase A: Methanol *R*
- Mobile Phase B: eine Lösung von Natriumoctansulfonat *R* (0,7 g · l^{-1}) in einer 0,25prozentigen Lösung (*V/V*) von verdünnter Schwefelsäure *R*

Zeit (min)	Mobile Phase A (% *V/V*)	Mobile Phase B (% *V/V*)
0 – 18	30 → 36	70 → 64
18 – 35	36 → 52	64 → 48
35 – 45	52	48
45 – 46	52 → 30	48 → 70
46 – 56	30	70

Durchflußrate: 1,5 ml/min

Detektion: Spektrometer bei 225 nm

Einspritzen: 10-µl-Probenschleife; Untersuchungslösung und Referenzlösungen a und b

Eignungsprüfung

- Auflösung: mindestens 2,0 zwischen den Peaks von Amisulprid und der Verunreinigung B im Chromatogramm der Referenzlösung b

Grenzwerte

- Jede Verunreinigung: nicht größer als das 0,5fache der Fläche des Hauptpeaks im Chromatogramm der Referenzlösung a (0,1 Prozent)
- Summe aller Verunreinigungen: nicht größer als das 1,5fache der Fläche des Hauptpeaks im Chromatogramm der Referenzlösung a (0,3 Prozent)
- Ohne Berücksichtigung bleiben: Peaks, deren Fläche kleiner ist als das 0,1fache der Fläche des Hauptpeaks im Chromatogramm der Referenzlösung a (0,02 Prozent)

Chlorid (2.4.4): höchstens 220 ppm
0,5 g Substanz werden 10 min lang mit 30 ml Wasser *R* geschüttelt und anschließend abfiltriert. 15 ml Filtrat müssen der Grenzprüfung auf Chlorid entsprechen.

Schwermetalle (2.4.8): höchstens 10 ppm
4,0 g Substanz werden unter Erwärmen in 5 ml verdünnter Essigsäure *R* gelöst. Nach dem Erkalten wird die Lösung mit Wasser *R* zu 20 ml verdünnt. 12 ml Lösung müssen der Grenzprüfung A auf Schwermetalle entsprechen. Zur Herstellung der Referenzlösung wird die Blei-Lösung (2 ppm Pb) *R* verwendet.

Trocknungsverlust (2.2.32): höchstens 0,5 Prozent, mit 1,000 g Substanz durch 3 h langes Trocknen im Trockenschrank bei 100 bis 105 °C bestimmt

Sulfatasche (2.4.14): höchstens 0,1 Prozent, mit 1,0 g Substanz bestimmt

Gehaltsbestimmung

0,300 g Substanz, unter Schütteln in einer Mischung von 5 ml Acetanhydrid *R* und 50 ml wasserfreier Essigsäure *R* gelöst, werden mit Perchlorsäure (0,1 mol · l^{-1}) titriert. Der Endpunkt wird mit Hilfe der Potentiometrie (2.2.20) bestimmt.

1 ml Perchlorsäure (0,1 mol · l^{-1}) entspricht 36,95 mg $C_{17}H_{27}N_3O_4S$.

Verunreinigungen

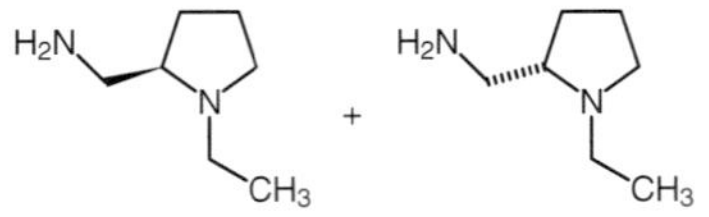

A. [(2*RS*)-1-Ethylpyrrolidin-2-yl]methanamin

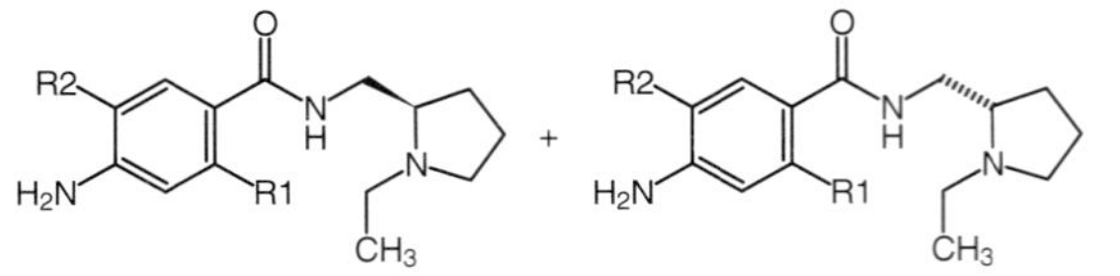

B. R1 = OH, R2 = SO_2–CH_2–CH_3:
4-Amino-*N*-[[(2*RS*)-1-ethylpyrrolidin-2-yl]methyl]-5-(ethylsulfonyl)-2-hydroxybenzamid

C. R1 = OCH_3, R2 = I:
4-Amino-*N*-[[(2*RS*)-1-ethylpyrrolidin-2-yl]methyl]-5-iodo-2-methoxybenzamid

D. R1 = OCH_3, R2 = SO_2–CH_3:
4-Amino-*N*-[[(2*RS*)-1-ethylpyrrolidin-2-yl]methyl]-2-methoxy-5-(methylsulfonyl)benzamid

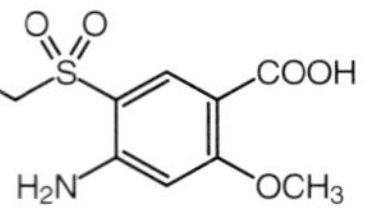

E. 4-Amino-5-(ethylsulfonyl)-2-methoxybenzoesäure.

2000, 464

Amitriptylinhydrochlorid

Amitriptylini hydrochloridum

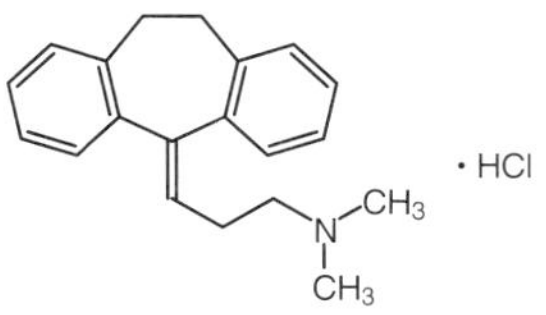

$C_{20}H_{24}ClN$ M_r 313,9

Definition

Amitriptylinhydrochlorid enthält mindestens 99,0 und höchstens 101,0 Prozent 3-(10,11-Dihydro-5*H*-dibenzo[*a*,*d*]cyclohepten-5-yliden)-*N*,*N*-dimethylpropylaminhydrochlorid, berechnet auf die getrocknete Substanz.

Eigenschaften

Weißes bis fast weißes Pulver oder farblose Kristalle; leicht löslich in Wasser, Dichlormethan und Ethanol.

Prüfung auf Identität

1: C, E.
2: A, B, D, E.

A. Schmelztemperatur (2.2.14): 195 bis 199 °C.

B. 25,0 mg Substanz werden in Methanol *R* zu 100,0 ml gelöst. 5,0 ml Lösung werden mit Methanol *R* zu 100,0 ml verdünnt. Diese Lösung, zwischen 230 und 350 nm gemessen, zeigt ein Absorptionsmaximum (2.2.25) bei 239 nm. Die spezifische Absorption im Maximum liegt zwischen 435 und 475.

C. Die Prüfung erfolgt mit Hilfe der IR-Spektroskopie (2.2.24) durch Vergleich des Spektrums der Substanz mit dem Amitriptylinhydrochlorid-Referenzspektrum der Ph. Eur.

D. 0,1 g Substanz werden in 10 ml verdünnter Schwefelsäure *R* gelöst. Die Lösung wird mit 2 ml einer gesättigten Lösung von Kaliumpermanganat *R* versetzt. Die violette Färbung der Lösung verschwindet rasch. Anschließend wird so lange im Wasserbad erhitzt, bis der braune Niederschlag fast vollständig gelöst ist. Nach dem Abkühlen wird zur Entfernung der weißen Trübung mit 15 ml Ether *R* ausgeschüttelt und die Etherphase verworfen. Die wäßrige Phase wird mit 5 ml konzentrierter Ammoniak-Lösung *R* versetzt und 2 min lang geschüttelt. Nach Zusatz von 3 ml Dichlormethan *R* und erneutem Schütteln färbt sich die untere Phase violettrot.

E. 50 mg Substanz geben die Identitätsreaktion b auf Chlorid (2.3.1).

Prüfung auf Reinheit

Aussehen der Lösung: 1,25 g Substanz werden in Wasser *R* zu 25 ml gelöst. Die Lösung muß klar (2.2.1) und darf nicht stärker gefärbt sein als die Farbvergleichslösung B_7 (2.2.2, Methode II).

Sauer oder alkalisch reagierende Substanzen: 0,20 g Substanz werden in kohlendioxidfreiem Wasser *R* zu 10 ml gelöst. Nach Zusatz von 0,1 ml Methylrot-Lösung *R* und 0,2 ml Natriumhydroxid-Lösung (0,01 mol · l^{-1}) muß die Lösung gelb und nach Zusatz von 0,4 ml Salzsäure (0,01 mol · l^{-1}) rot gefärbt sein.

Verwandte Substanzen: Die Prüfung erfolgt mit Hilfe der Dünnschichtchromatographie (2.2.27) unter Verwendung einer DC-Platte mit Kieselgel *R*.

Die Herstellung der Lösungen muß unter Ausschluß direkter Lichteinwirkung, die Chromatographie unter Lichtschutz erfolgen.

Untersuchungslösung: 0,20 g Substanz werden in Ethanol 96 % *R* zu 10 ml gelöst.

Referenzlösung a: 10 mg Dibenzosuberon *CRS* werden in Ethanol 96 % *R* zu 10 ml gelöst. 1 ml Lösung wird mit Ethanol 96 % *R* zu 100 ml verdünnt.

Referenzlösung b: 10 mg Cyclobenzaprinhydrochlorid *CRS* werden in Ethanol 96 % *R* zu 10 ml gelöst. 2 ml Lösung werden mit Ethanol 96 % *R* zu 50 ml verdünnt.

Auf die Platte werden 5 µl jeder Lösung aufgetragen. Die Chromatographie erfolgt ohne Kammersättigung mit einer Mischung von 3 Volumteilen Diethylamin *R*, 15 Volumteilen Ethylacetat *R* und 85 Volumteilen Cyclohexan *R* über eine Laufstrecke von 14 cm. Die Platte wird an der Luft trocknen gelassen und mit einer frisch hergestellten Mischung von 4 Volumteilen Formaldehyd-Lösung *R* und 96 Volumteilen Schwefelsäure *R* besprüht. Anschließend wird 10 min lang bei 100 bis 105 °C erhitzt und im ultravioletten Licht bei 365 nm ausgewertet. Im Chromatogramm der Untersuchungslösung darf ein dem Dibenzosuberon und ein dem Cyclobenzaprinhydrochlorid entsprechender Fleck nicht größer oder intensiver sein als die entsprechenden Flecke in den Chromatogrammen der Referenzlösungen a (0,05 Prozent) und b (0,2 Prozent). Kein im Chromatogramm der Untersuchungslösung auftretender Nebenfleck mit Ausnahme der dem Dibenzosuberon und dem Cyclobenzaprinhydrochlorid entsprechenden Flecke darf größer oder intensiver sein als der Fleck im Chromatogramm der Referenzlösung b (0,2 Prozent).

Schwermetalle (2.4.8): 1,0 g Substanz muß der Grenzprüfung F auf Schwermetalle entsprechen (20 ppm). Zur Herstellung der Referenzlösung werden 2 ml Blei-Lösung (10 ppm Pb) *R* verwendet.

Trocknungsverlust (2.2.32): Höchstens 0,5 Prozent, mit 1,000 g Substanz durch 2 h langes Trocknen im Trockenschrank bei 100 bis 105 °C bestimmt.

Sulfatasche (2.4.14): Höchstens 0,1 Prozent, mit 1,0 g Substanz bestimmt.

Gehaltsbestimmung

0,250 g Substanz, in 30 ml Ethanol 96 % *R* gelöst, werden mit Natriumhydroxid-Lösung (0,1 mol · l^{-1}) titriert. Der Endpunkt wird mit Hilfe der Potentiometrie (2.2.20) bestimmt.

1 ml Natriumhydroxid-Lösung (0,1 mol · l^{-1}) entspricht 31,39 mg $C_{20}H_{24}ClN$.

A

Monographien

Lagerung

Vor Licht geschützt.

Verunreinigungen

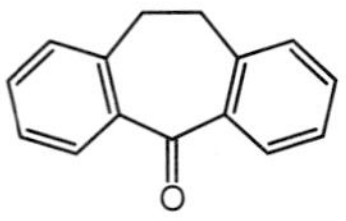

A. Dibenzosuberon

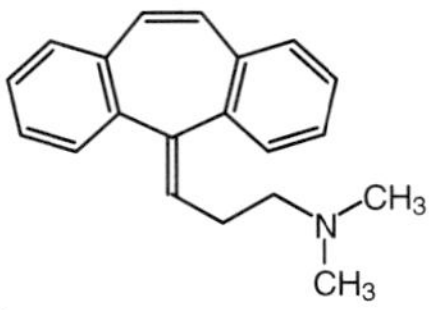

B. Cyclobenzaprin

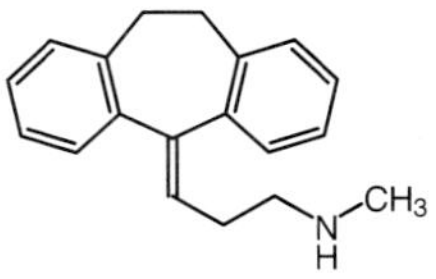

C. 3-(10,11-Dihydro-5*H*-dibenzo[*a,d*]cyclohepten-5-yliden)-*N*-methylpropylamin

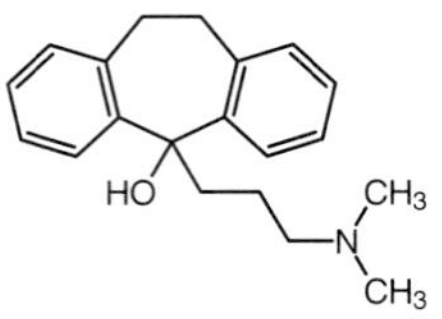

D. 5-[3-(Dimethylamino)propyl]-10,11-dihydro-5*H*-dibenzo[*a,d*]cyclohepten-5-ol

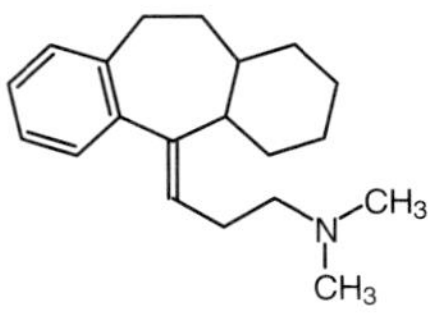

E. 1,2,3,4,4a,10,11,11a-Octahydro-3-(5*H*-dibenzo[*a,d*]cyclohepten-5-yliden)-*N,N*-dimethylpropylamin

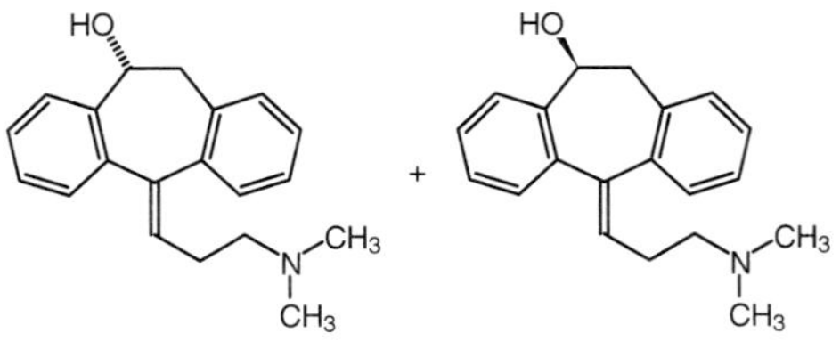

F. (*RS*)-5-[3-(Dimethylamino)propyliden]-10,11-dihydro-5*H*-dibenzo[*a,d*]cyclohepten-10-ol.

2001, 1491

Amlodipinbesilat

Amlodipini besilas

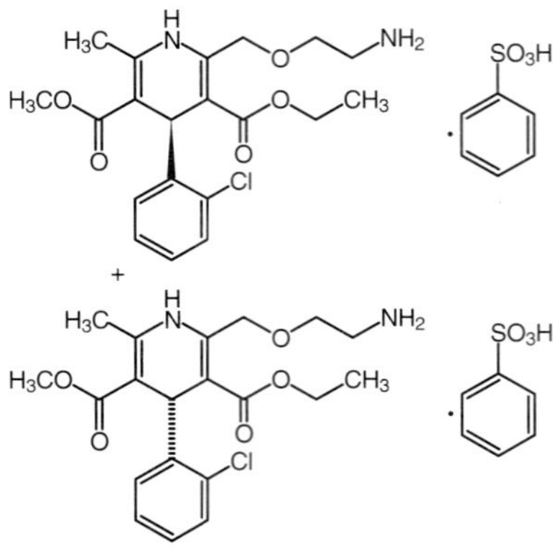

$C_{26}H_{31}ClN_2O_8S$ M_r 567,1

Definition

Amlodipinbesilat enthält mindestens 97,0 und höchstens 102,0 Prozent 3-Ethyl-5-methyl-(4*RS*)-2-[(2-aminoethoxy)methyl]-4-(2-chlorphenyl)-6-methyl-1,4-dihydropyridin-3,5-dicarboxylat-benzolsulfonat, berechnet auf die wasserfreie Substanz.

Eigenschaften

Weißes bis fast weißes Pulver; schwer löslich in Wasser, leicht löslich in Methanol, wenig löslich in wasserfreiem Ethanol, schwer löslich in 2-Propanol.

Prüfung auf Identität

1: A.

2: B, C.

A. Die Prüfung erfolgt mit Hilfe der IR-Spektroskopie (2.2.24) durch Vergleich des Spektrums der Substanz mit dem von Amlodipinbesilat *CRS*. Die Prüfung erfolgt mit Hilfe von Pasten.

B. Die bei der Prüfung „Verwandte Substanzen, A" (siehe „Prüfung auf Reinheit") erhaltenen Chromatogramme werden im ultravioletten Licht bei 366 nm ausgewertet. Der Hauptfleck im Chromatogramm der Untersuchungslösung b entspricht in bezug auf Lage, Farbe und Größe dem Hauptfleck im Chromatogramm der Referenzlösung a.

C. 5,0 mg Substanz werden in einer 1prozentigen Lösung (*V/V*) von Salzsäure (0,1 mol · l^{-1}) in Methanol *R* zu 100,0 ml gelöst. Die Lösung, zwischen 300 und 400 nm gemessen, zeigt ein Absorptionsmaximum (2.2.25) bei 360 nm. Die spezifische Absorption, im Maximum gemessen, liegt zwischen 113 und 121.

Prüfung auf Reinheit

Optische Drehung (2.2.7): 0,250 g Substanz werden in Methanol *R* zu 25,0 ml gelöst. Der Drehungswinkel muß zwischen −0,10 und +0,10° liegen.

Verwandte Substanzen:

A. Die Prüfung erfolgt mit Hilfe der Dünnschichtchromatographie (2.2.27) unter Verwendung einer DC-Platte mit Kieselgel F_{254} *R*.

Untersuchungslösung a: 0,140 g Substanz werden in Methanol *R* zu 2,0 ml gelöst.

Untersuchungslösung b: 1,0 ml Untersuchungslösung a wird mit Methanol *R* zu 10,0 ml verdünnt.

Referenzlösung a: 7,0 mg Amlodipinbesilat *CRS* werden in 1,0 ml Methanol *R* gelöst.

Referenzlösung b: 3,0 ml Untersuchungslösung b werden mit Methanol *R* zu 100,0 ml verdünnt.

Referenzlösung c: 1,0 ml Untersuchungslösung b wird mit Methanol *R* zu 100,0 ml verdünnt.

Referenzlösung d: 1,0 mg Amlodipin-Verunreinigung C *CRS* wird in 5 ml Referenzlösung b gelöst. Die Lösung wird mit Methanol *R* zu 10,0 ml verdünnt.

Auf die Platte werden 10 µl jeder Lösung aufgetragen. Die Chromatographie erfolgt mit der oberen Phase einer Mischung von 25 Volumteilen Essigsäure 98 % *R*, 25 Volumteilen Wasser *R* und 50 Volumteilen Isobutylmethylketon *R* über eine Laufstrecke von 15 cm. Die Platte wird 15 min lang bei 80 °C getrocknet und anschließend im ultravioletten Licht bei 254 und 366 nm ausgewertet. Kein im Chromatogramm der Untersuchungslösung a auftretender Nebenfleck darf größer oder intensiver sein als der Fleck im Chromatogramm der Referenzlösung b (0,3 Prozent), und höchstens 2 Nebenflecke dürfen intensiver sein als der Fleck im Chromatogramm der Referenzlösung c (0,1 Prozent). Die Prüfung darf nur ausgewertet werden, wenn das Chromatogramm der Referenzlösung d deutlich voneinander getrennt 2 Flecke zeigt.

B. Die Prüfung erfolgt mit Hilfe der Flüssigchromatographie (2.2.29) wie unter „Gehaltsbestimmung" beschrieben. Die Untersuchungslösungen a und b sowie die Referenzlösungen c, d und e werden eingespritzt. Die Chromatographie der Untersuchungslösung a erfolgt über eine Dauer, die der 3fachen Retentionszeit des Amlodipinbesilat-Peaks entspricht. Im Chromatogramm der Untersuchungslösung a darf die Fläche eines der Verunreinigung D entsprechenden Peaks nicht größer sein als die Fläche des Hauptpeaks im Chromatogramm der Referenzlösung c (0,3 Prozent). Die Summe aller Peakflächen, mit Ausnahme der des Hauptpeaks und der der Verunreinigung D, darf nicht größer sein als die Fläche des Hauptpeaks im Chromatogramm der Referenzlösung d (0,3 Prozent). Peaks, deren Fläche kleiner ist als das 0,1fache der Fläche des Hauptpeaks im Chromatogramm der Referenzlösung d, werden nicht berücksichtigt (0,03 Prozent).

Wasser (2.5.12): Höchstens 0,5 Prozent, mit 3,000 g Substanz nach der Karl-Fischer-Methode bestimmt.

Sulfatasche (2.4.14): Höchstens 0,2 Prozent, mit 1,0 g Substanz bestimmt.

Gehaltsbestimmung

Die Bestimmung erfolgt mit Hilfe der Flüssigchromatographie (2.2.29).

Untersuchungslösung a: 50,0 mg Substanz werden in der mobilen Phase zu 50,0 ml gelöst.

Untersuchungslösung b: 5,0 ml Untersuchungslösung a werden mit der mobilen Phase zu 100,0 ml verdünnt.

Referenzlösung a: 50,0 mg Amlodipinbesilat *CRS* werden in der mobilen Phase zu 50,0 ml gelöst. 5,0 ml Lösung werden mit der mobilen Phase zu 100,0 ml verdünnt.

Referenzlösung b: 1,0 mg Amlodipin-Verunreinigung D *CRS* wird in der mobilen Phase zu 10,0 ml gelöst.

Referenzlösung c: 3,0 ml Referenzlösung b werden mit der mobilen Phase zu 100,0 ml verdünnt.

Referenzlösung d: 3,0 ml Untersuchungslösung a werden mit der mobilen Phase zu 100,0 ml verdünnt. 5,0 ml dieser Lösung werden mit der mobilen Phase zu 50,0 ml verdünnt.

Referenzlösung e: 5 ml Referenzlösung b und 0,5 ml Untersuchungslösung a werden mit der mobilen Phase zu 50 ml verdünnt.

Die Chromatographie kann durchgeführt werden mit

- einer Säule aus rostfreiem Stahl von 0,15 m Länge und 3,9 mm innerem Durchmesser, gepackt mit octadecylsilyliertem Kieselgel zur Chromatographie *R* (5 µm)
- folgender Mischung als mobile Phase bei einer Durchflußrate von 1,0 ml je Minute: 15 Volumteile Acetonitril *R*, 35 Volumteile Methanol *R* und 50 Volumteile einer Lösung, die wie folgt hergestellt wird: 7,0 ml Triethylamin *R* werden in 1 Liter Wasser *R* gelöst; der *p*H-Wert der Lösung wird mit Phosphorsäure 85 % *R* auf 3,0 ± 0,1 eingestellt.
- einem Spektrometer als Detektor bei einer Wellenlänge von 237 nm.

Je 10 µl Untersuchungslösung b, Referenzlösung a und Referenzlösung e werden eingespritzt. Die Empfindlichkeit des Systems wird so eingestellt, daß die Höhe der Peaks in den Chromatogrammen etwa 80 Prozent des maximalen Ausschlags beträgt. Die Bestimmung darf nur ausgewertet werden, wenn im Chromatogramm der Referenzlösung e die Auflösung zwischen den Peaks von Amlodipin und der Verunreinigung D mindestens 4,5 beträgt. Der Gehalt an Amlodipinbesilat wird aus den Peakflächen und dem angegebenen Gehalt an $C_{26}H_{31}ClN_2O_8S$ für Amlodipinbesilat *CRS* berechnet.

Lagerung

Dicht verschlossen, vor Licht geschützt.

Verunreinigungen

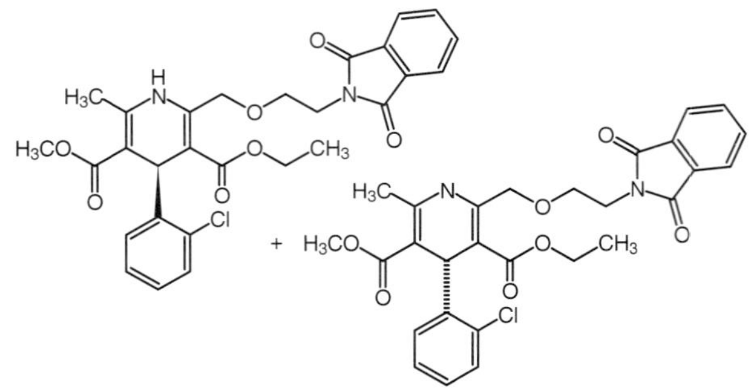

A. 3-Ethyl-5-methyl-(4*RS*)-4-(2-chlorphenyl)-2-[[2-(1,3-dioxo-1,3-dihydro-2*H*-isoindol-2-yl)ethoxy]=methyl]-6-methyl-1,4-dihydropyridin-3,5-dicarb=oxylat

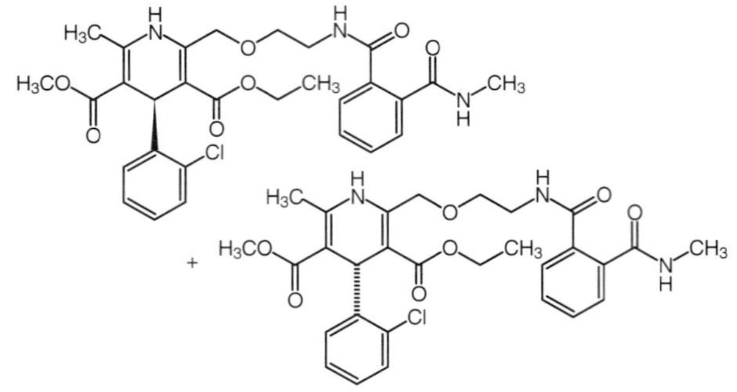

B. 5-Ethyl-3-methyl-(4*RS*)-4-(2-chlorphenyl)-2-methyl-6-[[2-[[2-(methylcarbamoyl)benzoyl]amino]ethoxy]=methyl]-1,4-dihydropyridin-3,5-dicarboxylat

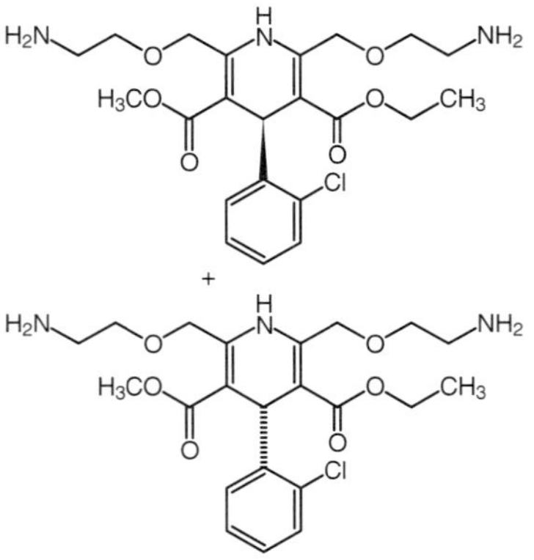

C. Ethylmethyl-(4*RS*)-2,6-bis[(2-aminoethoxy)methyl]-4-(2-chlorphenyl)-1,4-dihydropyridin-3,5-dicarb=oxylat

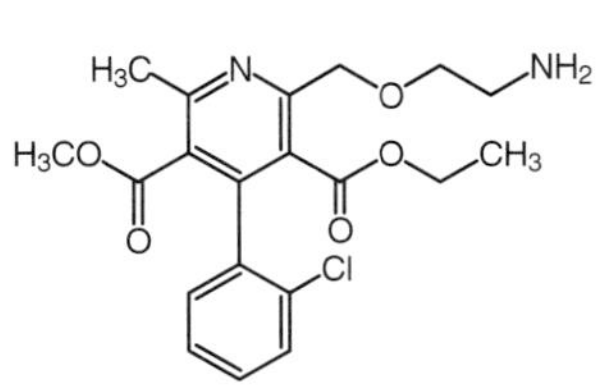

D. 3-Ethyl-5-methyl-2-[(2-aminoethoxy)methyl]-4-(2-chlorphenyl)-6-methylpyridin-3,5-dicarboxylat.

2001, 1492

[^{13}N]Ammoniak-Injektionslösung

Ammoniae[^{13}N] solutio iniectabilis

Definition

[^{13}N]Ammoniak-Injektionslösung ist eine sterile Lösung von [^{13}N]Ammoniak für diagnostische Zwecke. Die Injektionslösung enthält mindestens 90,0 und höchstens 110,0 Prozent der deklarierten Stickstoff-13 Radioaktivität zu dem in der Beschriftung angegebenen Zeitpunkt. Mindestens 99 Prozent der Gesamtradioaktivität entsprechen Stickstoff-13 in Form von [^{13}N]Ammoniak. Mindestens 99,0 Prozent der Gesamtradioaktivität entsprechen Stickstoff-13.

Herstellung

Herstellung des Radionuklids

Stickstoff-13 ist ein radioaktives Isotop von Stickstoff und kann durch verschiedene nukleare Reaktionen wie Protonenbestrahlung von Kohlenstoff-13 oder Sauerstoff-16, oder Deuteronenbestrahlung von Kohlenstoff-12 erzeugt werden.

Radiochemische Synthese

[^{13}N]Ammoniak kann durch Protonenbestrahlung von Wasser gewonnen werden, wobei das dabei entstandene [^{13}N]Nitrat/Nitrit-Gemisch anschließend mit einem Reduktionsmittel reduziert wird. Das gebildete [^{13}N]Ammoniak wird vom Reaktionsgemisch abdestilliert und in einer schwach sauren Lösung aufgefangen.

Andere Methoden beschreiben die Herstellung von [^{13}N]Ammoniak „in-target“ durch Protonenbestrahlung von Wasser, das eine kleine Menge Ethanol oder Essigsäure enthält, oder durch Protonenbestrahlung einer Aufschlämmung von [^{13}C]Kohlenstoff-Pulver in Wasser. Verunreinigungen durch Radionuklide und radiochemische Verunreinigungen können mit Hilfe von Anionen- und Kationenaustauscher-Säulen entfernt werden.

Die verwendeten Herstellungssysteme und ihre Leistung müssen den Anforderungen der Monographie **Radioaktive Arzneimittel (Radiopharmaceutica)** entsprechen.

Vorläufersubstanzen

Das Target-Material muß den Anforderungen der Monographie **Radioaktive Arzneimittel** entsprechen.

Eigenschaften

Klare, farblose Lösung.

Stickstoff-13 hat eine Halbwertszeit von 9,96 min und emittiert Positronen mit einer maximalen Energie von 1,198 MeV, gefolgt von Vernichtungsgammastrahlung von 0,511 MeV.

Prüfung auf Identität

A. Das Spektrum der Gammastrahlen der Injektionslösung wird, wie in der Monographie **Radioaktive Arzneimittel** beschrieben, mit einem geeigneten Gerät gemessen. Die Gammaphotonen haben eine Energie von 0,511 MeV und in Abhängigkeit von der Meßgeometrie kann ein Summenpeak von 1,022 MeV beobachtet werden.

B. Die Injektionslösung muß der Prüfung „Radionukleare Reinheit, a" (siehe „Prüfung auf Reinheit") entsprechen.

C. Die bei der Prüfung „Radiochemische Reinheit" (siehe „Prüfung auf Reinheit") erhaltenen Chromatogramme werden ausgewertet. Der Hauptpeak im Chromatogramm der Untersuchungslösung entspricht in bezug auf die Retentionszeit dem Hauptpeak im Chromatogramm der Referenzlösung.

Prüfung auf Reinheit

***p*H-Wert** (2.2.3): Der *p*H-Wert der Injektionslösung muß zwischen 5,5 und 8,5 liegen.

Chemische Reinheit:
Aluminium: In einem Reagenzglas von 12 mm innerem Durchmesser werden 1 ml Acetat-Pufferlösung *p*H 4,6 *R* und 2 ml einer Verdünnung der Injektionslösung in Wasser *R* (1:20) gemischt. Nach Zusatz von 0,05 ml einer Lösung von Chromazurol S *R* ($10\ g \cdot l^{-1}$) und 3 min langem Stehenlassen darf die Lösung nicht stärker gefärbt sein als eine Referenzlösung, die gleichzeitig und unter gleichen Bedingungen mit 2 ml einer Verdünnung von Aluminium-Lösung (2 ppm Al) *R* (1:20) hergestellt wurde (2 ppm).

Die Injektionslösung darf vor Abschluß der Prüfung angewendet werden.

Radionukleare Reinheit:
a) Halbwertszeit: Die Halbwertszeit, die wie in der Monographie **Radioaktive Arzneimittel** beschrieben gemessen wird, muß zwischen 9 und 11 min liegen.

b) Gammastrahlen emittierende Verunreinigungen: Eine Probe der Injektionslösung wird 2 h lang zerfallen gelassen. Anschließend wird das Gamma-Spektrum des zerfallenen Materials auf radionukleare Verunreinigungen geprüft, die nach Möglichkeit identifiziert werden und deren Gehalt bestimmt wird. Die Summe der Gammaradioaktivität dieser Verunreinigungen darf höchstens 1,0 Prozent der Gesamtradioaktivität betragen.

Die Injektionslösung darf vor Abschluß der Prüfungen a und b angewendet werden.

Radiochemische Reinheit: Die Prüfung erfolgt mit Hilfe der Flüssigchromatographie (2.2.29).

Untersuchungslösung: Die Injektionslösung.

Referenzlösung: 1,0 ml verdünnte Ammoniak-Lösung *R* 2 wird mit Wasser *R* zu 10,0 ml verdünnt.

Die Chromatographie kann durchgeführt werden mit
- einer Säule von 0,04 m Länge und 4,0 mm innerem Durchmesser, gepackt mit Kationenaustauscher *R* (10 µm)
- Salpetersäure ($0{,}002\ mol \cdot l^{-1}$) als mobile Phase bei einer Durchflußrate von 2 ml je Minute
- einem geeigneten Detektor zur Messung der Radioaktivität
- einem Leitfähigkeitsdetektor
- einer Probenschleife.

Die Säule wird bei einer konstanten Temperatur zwischen 20 und 30 °C gehalten. Untersuchungslösung und Referenzlösung werden getrennt eingespritzt. Der Hauptpeak im Chromatogramm der Untersuchungslösung, das mit Hilfe des Detektors zur Messung der Radioaktivität erhalten wurde, entspricht in bezug auf seine Retentionszeit dem Hauptpeak im Chromatogramm der Referenzlösung, das mit Hilfe des Leitfähigkeitsdetektors erhalten wurde. Mindestens 99 Prozent der Gesamtradioaktivität entsprechen Stickstoff-13 in Form von Ammoniak.

Die Injektionslösung darf vor Abschluß der Prüfung angewendet werden.

Sterilität: Die Injektionslösung muß der Prüfung „Sterilität" der Monographie **Radioaktive Arzneimittel** entsprechen. Die Injektionslösung darf vor Abschluß der Prüfung angewendet werden.

Bakterien-Endotoxine (2.6.14): Höchstens 175/*V* I.E. Bakterien-Endotoxine je Milliliter Injektionslösung, wobei *V* die empfohlene Maximaldosis ausgedrückt in Millilitern ist. Die Injektionslösung darf vor Abschluß der Prüfung angewendet werden.

Radioaktivität

Die Radioaktivität wird, wie in der Monographie **Radioaktive Arzneimittel** beschrieben, mit einem geeigneten Gerät durch Vergleich mit einer Fluor-18-Referenzlösung oder durch Messung mit einem Gerät, das mit Hilfe einer solchen Lösung eingestellt wurde, bestimmt. Fluor-18-Referenzlösungen können von nationalen, autorisierten Laboratorien bezogen werden.

Lagerung

Entsprechend **Radioaktive Arzneimittel**.

Beschriftung

Entsprechend **Radioaktive Arzneimittel**.

Verunreinigungen

A. $[^{13}N]O_2^-$
B. $[^{13}N]O_3^-$
C. $[^{18}F^-]$
D. $H_2[^{15}O]$.

2000, 1389

Ammoniumbromid

Ammonii bromidum

NH_4Br M_r 97,9

Definition

Ammoniumbromid enthält mindestens 98,5 und höchstens 100,5 Prozent NH_4Br, berechnet auf die getrocknete Substanz.

Eigenschaften

Weißes bis fast weißes, kristallines Pulver oder farblose Kristalle, hygroskopisch; leicht löslich in Wasser, wenig löslich in Ethanol.

Die Substanz färbt sich an Licht und Luft gelb.

Prüfung auf Identität

A. Die Substanz gibt die Identitätsreaktion a auf Bromid (2.3.1).

B. 10 ml Prüflösung (siehe „Prüfung auf Reinheit") geben die Identitätsreaktion auf Ammoniumsalze (2.3.1).

Prüfung auf Reinheit

Prüflösung: 10,0 g Substanz werden in kohlendioxidfreiem Wasser *R*, das aus destilliertem Wasser *R* hergestellt wurde, zu 100 ml gelöst.

Aussehen der Lösung: Die Prüflösung muß klar (2.2.1) und farblos (2.2.2, Methode II) sein.

Sauer oder alkalisch reagierende Substanzen: 10 ml Prüflösung werden mit 0,05 ml Methylrot-Lösung *R* versetzt. Bis zum Farbumschlag dürfen höchstens 0,5 ml Salzsäure (0,01 mol · l^{-1}) oder Natriumhydroxid-Lösung (0,01 mol · l^{-1}) verbraucht werden.

Bromat: 5 ml Prüflösung werden mit 5 ml Wasser *R*, 1 ml verdünnter Schwefelsäure *R* und 1 ml Dichlormethan *R* kräftig geschüttelt. Die untere Phase muß farblos (2.2.2, Methode I) bleiben.

Chlorid: Höchstens 0,6 Prozent. 1,000 g Substanz wird in einem Erlenmeyerkolben in 20 ml verdünnter Salpetersäure *R* gelöst. Nach Zusatz von 5 ml Wasserstoffperoxid-Lösung 30 % *R* wird die Lösung im Wasserbad bis zur vollständigen Entfärbung erhitzt. Die Kolbenwände werden mit wenig Wasser *R* gewaschen. Nach 15 min langem Erhitzen im Wasserbad wird erkalten gelassen und mit Wasser *R* zu 50 ml verdünnt. Nach Zusatz von 5,0 ml Silbernitrat-Lösung (0,1 mol · l^{-1}) und 1 ml Dibutylphthalat *R* wird geschüttelt und mit Ammoniumthiocyanat-Lösung (0,1 mol · l^{-1}) unter Zusatz von 5 ml Ammoniumeisen(III)-sulfat-Lösung *R* 2 titriert.

1 ml Silbernitrat-Lösung (0,1 mol · l^{-1}) entspricht 3,545 mg Cl.

Iodid: 5 ml Prüflösung werden mit 0,15 ml Eisen(III)-chlorid-Lösung *R* 1 und 2 ml Dichlormethan *R* geschüttelt. Nach Phasentrennung muß die untere Phase farblos (2.2.2, Methode I) bleiben.

Sulfat (2.4.13): 15 ml Prüflösung müssen der Grenzprüfung auf Sulfat entsprechen (100 ppm).

Calcium (2.4.3): 10 ml Prüflösung, mit destilliertem Wasser *R* zu 15 ml verdünnt, müssen der Grenzprüfung auf Calcium entsprechen (100 ppm).

Eisen (2.4.9): 5 ml Prüflösung, mit Wasser *R* zu 10 ml verdünnt, müssen der Grenzprüfung auf Eisen entsprechen (20 ppm).

Schwermetalle (2.4.8): 12 ml Prüflösung müssen der Grenzprüfung A auf Schwermetalle entsprechen (10 ppm). Zur Herstellung der Referenzlösung wird die Blei-Lösung (1 ppm Pb) *R* verwendet.

Trocknungsverlust (2.2.32): Höchstens 1,0 Prozent, mit 1,000 g Substanz durch Trocknen im Trockenschrank bei 100 bis 105 °C bestimmt.

Sulfatasche (2.4.14): Höchstens 0,1 Prozent, mit 1,0 g Substanz bestimmt.

Gehaltsbestimmung

1,500 g Substanz werden in Wasser *R* zu 100,0 ml gelöst. 10,0 ml Lösung werden mit 50 ml Wasser *R*, 5 ml verdünnter Salpetersäure *R*, 25,0 ml Silbernitrat-Lösung (0,1 mol · l^{-1}) und 2 ml Dibutylphthalat *R* geschüttelt. Mit Ammoniumthiocyanat-Lösung (0,1 mol · l^{-1}) wird unter Zusatz von 2 ml Ammoniumeisen(III)-sulfat-Lösung *R* 2 titriert. In der Nähe des Umschlagspunkts wird kräftig geschüttelt.

1 ml Silbernitrat-Lösung (0,1 mol · l^{-1}) entspricht 9,794 mg NH_4Br.

Der Prozentgehalt an NH_4Br wird nach folgender Formel berechnet

$$a - 2{,}763\, b$$

a = Prozentgehalt an NH_4Br und NH_4Cl, bei der Gehaltsbestimmung ermittelt und als NH_4Br berechnet

b = Prozentgehalt an Cl, bei der Prüfung „Chlorid" ermittelt.

Lagerung

Gut verschlossen, vor Licht geschützt.

2000, 1390

Ammoniumhydrogencarbonat

Ammonii hydrogenocarbonas

NH_4HCO_3 M_r 79,1

Definition

Ammoniumhydrogencarbonat enthält mindestens 98,0 und höchstens 101,0 Prozent NH_4HCO_3.

Eigenschaften

Feines, weißes, kristallines Pulver oder weiße Kristalle, schwach hygroskopisch; leicht löslich in Wasser, praktisch unlöslich in Ethanol.

Die Substanz verflüchtigt sich rasch bei 60 °C. Die Verflüchtigung beginnt langsam bei Raumtemperatur, wenn die Substanz leicht feucht ist. Die Substanz befindet sich in einem Gleichgewichtszustand mit Ammoniumcarbamat.

Prüfung auf Identität

A. Die Substanz gibt die Identitätsreaktion auf Carbonat und Hydrogencarbonat (2.3.1).

B. 50 mg Substanz werden in 2 ml Wasser *R* gelöst. Die Lösung gibt die Identitätsreaktion auf Ammoniumsalze (2.3.1).

Prüfung auf Reinheit

Prüflösung: 14,0 g Substanz werden in 100 ml destilliertem Wasser *R* gelöst. Die Lösung wird zum Sieden erhitzt, um das Ammoniak zu vertreiben, erkalten gelassen und mit destilliertem Wasser *R* zu 100,0 ml verdünnt.

Chlorid (2.4.4): 5 ml Prüflösung, mit Wasser *R* zu 15 ml verdünnt, müssen der Grenzprüfung auf Chlorid entsprechen (70 ppm).

Sulfat (2.4.13): 15 ml Prüflösung müssen der Grenzprüfung auf Sulfat entsprechen (70 ppm).

Eisen (2.4.9): 1,8 ml Prüflösung, mit Wasser *R* zu 10 ml verdünnt, müssen der Grenzprüfung auf Eisen entsprechen (40 ppm).

Schwermetalle (2.4.8): 2,5 g Substanz werden vorsichtig in 25 ml Salzsäure (1 mol · l^{-1}) gelöst. 12 ml Lösung müssen der Grenzprüfung A auf Schwermetalle entsprechen (10 ppm). Zur Herstellung der Referenzlösung wird die Blei-Lösung (1 ppm Pb) *R* verwendet.

Gehaltsbestimmung

1,0 g Substanz wird vorsichtig in 20,0 ml Schwefelsäure (0,5 mol · l^{-1}) gelöst. Die Lösung wird mit Wasser *R* zu 50 ml verdünnt, zum Sieden erhitzt und abgekühlt. Der Säureüberschuß wird mit Natriumhydroxid-Lösung (1 mol · l^{-1}) unter Zusatz von 0,1 ml Methylrot-Lösung *R* titriert.

1 ml Schwefelsäure (0,5 mol · l^{-1}) entspricht 79,1 mg NH_4HCO_3.

Lagerung

Dicht verschlossen.

Dieser Text enthält für die englisch- und/oder französischsprachige 4. Ausgabe 2002 vorgesehene Berichtigungen.

2001, 577

Amoxicillin-Natrium

Amoxicillinum natricum

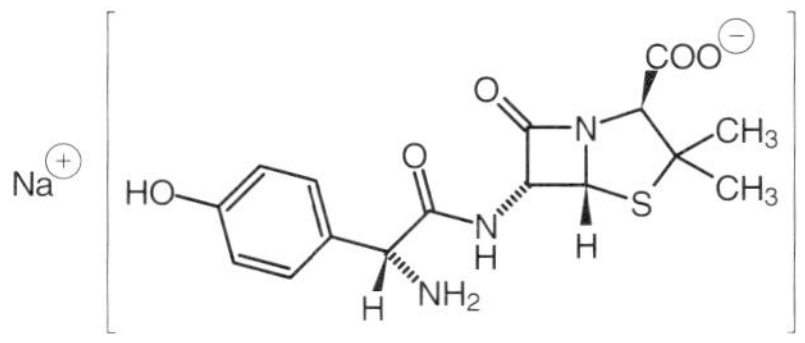

$C_{16}H_{18}N_3NaO_5S$ M_r 387,4

Definition

Amoxicillin-Natrium enthält mindestens 89,0 und höchstens 100,5 Prozent (2*S*,5*R*,6*R*)-6-[[(2*R*)-2-Amino-2-(4-hydroxyphenyl)acetyl]amino]-3,3-dimethyl-7-oxo-4-thia-1-azabicyclo[3.2.0]heptan-2-carbonsäure, Natriumsalz, berechnet auf die wasserfreie Substanz.

Herstellung

Wird die Substanz nach einem Verfahren hergestellt, bei dem Rückstände von 2-Ethylhexansäure in der Substanz verbleiben könnten, muß sie der folgenden Prüfung entsprechen:

2-Ethylhexansäure (2.4.28): Höchstens 0,8 Prozent (*m/m*).

Wird die Substanz nach einem Verfahren hergestellt, bei dem Rückstände von *N,N*-Dimethylanilin in der Substanz verbleiben könnten und/oder bei dem die Ausgangs- oder die Zwischenprodukte Rückstände von *N,N*-Dimethylanilin enthalten könnten, muß sie der folgenden Prüfung entsprechen:

***N,N*-Dimethylanilin** (2.4.26, Methode B): Höchstens 20 ppm.

Eigenschaften

Weißes bis fast weißes, sehr hygroskopisches Pulver; sehr leicht löslich in Wasser, wenig löslich in wasserfreiem Ethanol, sehr schwer löslich in Aceton.

Prüfung auf Identität

1: A, D.
2: B, C, D.

A. 0,250 g Substanz werden in 5 ml Wasser *R* gelöst. Nach Zusatz von 0,5 ml verdünnter Essigsäure *R* wird gerührt und 10 min lang in einer Eis-Wasser-Mischung gekühlt. Die Kristalle werden abfiltriert, mit 2 bis 3 ml einer Mischung von 1 Volumteil Wasser *R* und 9 Volumteilen Aceton *R* gewaschen und 30 min lang im Trockenschrank bei 60 °C getrocknet. Die Prüfung erfolgt mit Hilfe der IR-Spektroskopie

(2.2.24) durch Vergleich des Spektrums der Substanz mit dem von Amoxicillin-Trihydrat *CRS*.

B. Die Prüfung erfolgt mit Hilfe der Dünnschichtchromatographie (2.2.27) unter Verwendung einer DC-Platte mit silanisiertem Kieselgel *R*.

Untersuchungslösung: 25 mg Substanz werden in 10 ml Natriumhydrogencarbonat-Lösung *R* gelöst.

Referenzlösung a: 25 mg Amoxicillin-Trihydrat *CRS* werden in 10 ml Natriumhydrogencarbonat-Lösung *R* gelöst.

Referenzlösung b: 25 mg Amoxicillin-Trihydrat *CRS* und 25 mg Ampicillin-Trihydrat *CRS* werden in 10 ml Natriumhydrogencarbonat-Lösung *R* gelöst.

Auf die Platte wird 1 µl jeder Lösung aufgetragen. Die Chromatographie erfolgt mit einer Mischung von 10 Volumteilen Aceton *R* und 90 Volumteilen einer Lösung von Ammoniumacetat *R* (154 g · l^{-1}), deren *p*H-Wert zuvor mit Essigsäure 98 % *R* auf 5,0 eingestellt wurde, über eine Laufstrecke von 15 cm. Die Platte wird an der Luft trocknen gelassen und anschließend Iodgas ausgesetzt, bis Flecke erscheinen. Die Auswertung erfolgt im Tageslicht. Der Hauptfleck im Chromatogramm der Untersuchungslösung entspricht in bezug auf Lage, Farbe und Größe dem Hauptfleck im Chromatogramm der Referenzlösung a. Die Prüfung darf nur ausgewertet werden, wenn das Chromatogramm der Referenzlösung b deutlich voneinander getrennt 2 Flecke zeigt.

C. Etwa 2 mg Substanz werden in einem Reagenzglas von etwa 150 mm Länge und 15 mm Durchmesser mit 0,05 ml Wasser *R* befeuchtet. Nach Zusatz von 2 ml Formaldehyd-Schwefelsäure *R* wird der Inhalt des Reagenzglases durch Schwenken gemischt. Die Lösung ist praktisch farblos. Wird das Reagenzglas 1 min lang in ein Wasserbad gestellt, entsteht eine intensive Gelbfärbung.

D. Die Substanz gibt die Identitätsreaktion a auf Natrium (2.3.1).

Prüfung auf Reinheit

Aussehen der Lösung: 1,0 g Substanz wird in Wasser *R* zu 10,0 ml gelöst. Unmittelbar nach dem Lösen darf die Lösung nicht stärker opaleszieren als die Referenzsuspension II (2.2.1). Die Lösung kann zunächst, aber vorübergehend, rosa gefärbt sein. Die Absorption (2.2.25) der Lösung, nach 5 min bei 430 nm gemessen, darf höchstens 0,20 betragen.

***p*H-Wert** (2.2.3): 2,0 g Substanz werden in kohlendioxidfreiem Wasser *R* zu 20 ml gelöst. Der *p*H-Wert der Lösung muß zwischen 8,0 und 10,0 liegen.

Spezifische Drehung (2.2.7): 62,5 mg Substanz werden in einer Lösung von Kaliumhydrogenphthalat *R* (4 g · l^{-1}) zu 25,0 ml gelöst. Die spezifische Drehung muß zwischen +240 und +290° liegen, berechnet auf die wasserfreie Substanz.

Verwandte Substanzen: Die Prüfung erfolgt mit Hilfe der Flüssigchromatographie (2.2.29) wie unter „Gehaltsbestimmung“ beschrieben.

50 µl Referenzlösung d werden eingespritzt, und unter isokratischen Bedingungen wird bis zum Auftreten des Amoxicillin-Peaks eluiert. 50 µl Untersuchungslösung b werden eingespritzt. Die Elution wird unter isokratischen Bedingungen begonnen. Unmittelbar nach dem Auftreten des Amoxicillin-Peaks wird wie nachfolgend beschrieben auf lineare Gradientenelution übergegangen. Wenn die mobile Phase so eingestellt worden ist, daß ihre Zusammensetzung die geforderte Auflösung gewährleistet, beginnt die Zeitmessung beim Gradienten mit Null.

Zeit (min)	Mobile Phase A (% *V/V*)	Mobile Phase B (% *V/V*)	Erläuterungen
0 – 25	92 → 0	8 → 100	linearer Gradient
25 – 40	0	100	isokratisch
40 – 55	92	8	Re-Äquilibrierung

Als Blindprobe wird mobile Phase A eingespritzt und die Gradientenelution auf gleiche Weise durchgeführt.

Die Referenzlösung e wird eingespritzt. Die 3 Hauptpeaks, die nach dem Amoxicillin-Peak eluiert werden, entsprechen dem Amoxicillindiketopiperazin, dem Amoxicillin-Dimer (Verunreinigung J; $n = 1$) und dem Amoxicillin-Trimer (Verunreinigung J; $n = 2$). Bezogen auf den Hauptpeak betragen ihre jeweiligen relativen Retentionen etwa 3,4, etwa 4,1 und etwa 4,5.

Im Chromatogramm der Untersuchungslösung b darf eine dem Amoxicillin-Dimer entsprechende Peakfläche nicht größer sein als das 3fache der Fläche des Hauptpeaks im Chromatogramm der Referenzlösung d (3 Prozent). Keine Peakfläche, mit Ausnahme der des Hauptpeaks und des Amoxicillin-Dimer-Peaks, darf größer sein als das 2fache der Fläche des Hauptpeaks im Chromatogramm der Referenzlösung d (2 Prozent). Die Summe aller Peakflächen, mit Ausnahme der des Hauptpeaks, darf nicht größer sein als das 9fache der Fläche des Hauptpeaks im Chromatogramm der Referenzlösung d (9 Prozent). Peaks, deren Fläche kleiner ist als das 0,1fache der Fläche des Hauptpeaks im Chromatogramm der Referenzlösung d, werden nicht berücksichtigt.

Schwermetalle (2.4.8): 1,0 g Substanz muß der Grenzprüfung C auf Schwermetalle entsprechen (20 ppm). Zur Herstellung der Referenzlösung werden 2 ml Blei-Lösung (10 ppm Pb) *R* verwendet.

Wasser (2.5.12): Höchstens 3,0 Prozent, mit 0,400 g Substanz nach der Karl-Fischer-Methode bestimmt.

Sterilität (2.6.1): Amoxicillin-Natrium zur Herstellung von Parenteralia, das dabei keinem weiteren geeigneten Sterilisationsverfahren unterworfen wird, muß der Prüfung entsprechen.

Bakterien-Endotoxine (2.6.14, Methode C): Amoxicillin-Natrium zur Herstellung von Parenteralia, das dabei keinem weiteren geeigneten Verfahren zur Beseitigung von Bakterien-Endotoxinen unterworfen wird, darf höchstens 0,25 I.E. Bakterien-Endotoxine je Milligramm Amoxicillin enthalten.

Gehaltsbestimmung

Die Bestimmung erfolgt mit Hilfe der Flüssigchromatographie (2.2.29).

Untersuchungslösung a: 30,0 mg Substanz werden in der mobilen Phase A zu 50,0 ml gelöst.

Untersuchungslösung b: Die Lösung wird unmittelbar vor Gebrauch hergestellt.

30,0 mg Substanz werden in der mobilen Phase A zu 20,0 ml gelöst.

Referenzlösung a: 30,0 mg Amoxicillin-Trihydrat *CRS* werden in der mobilen Phase A zu 50,0 ml gelöst.

Referenzlösung b: 4,0 mg Cefadroxil *CRS* werden in der mobilen Phase A zu 50 ml gelöst. 5,0 ml Lösung werden mit 5,0 ml Referenzlösung a versetzt und mit der mobilen Phase A zu 100 ml verdünnt.

Referenzlösung c: 1,0 ml Referenzlösung a wird mit der mobilen Phase A zu 20,0 ml verdünnt. 1,0 ml Lösung wird mit der mobilen Phase A zu 50,0 ml verdünnt.

Referenzlösung d: 2,0 ml Referenzlösung a werden mit der mobilen Phase A zu 20,0 ml verdünnt. 5,0 ml Lösung werden mit der mobilen Phase A zu 20,0 ml verdünnt.

Referenzlösung e: 0,20 g Amoxicillin-Trihydrat *R* werden mit 1,0 ml Wasser *R* versetzt. Unter Schütteln wird der Mischung tropfenweise verdünnte Natriumhydroxid-Lösung *R* zugesetzt, bis eine Lösung erhalten wird. Der *p*H-Wert der Lösung beträgt etwa 8,5. Die Lösung wird 4 h lang bei Raumtemperatur stehengelassen. 0,5 ml dieser Lösung werden mit der mobilen Phase A zu 50,0 ml verdünnt.

Die Chromatographie kann durchgeführt werden mit

- einer Säule von 0,25 m Länge und 4,6 mm innerem Durchmesser, gepackt mit octadecylsilyliertem Kieselgel zur Chromatographie *R* (5 µm)
- einer Mischung der mobilen Phasen A und B bei einer Durchflußrate von 1,0 ml je Minute:
  Mobile Phase A: 1 Volumteil Acetonitril *R* und 99 Volumteile einer 25prozentigen Lösung (*V/V*) von Kaliumdihydrogenphosphat-Lösung (0,2 mol · l^{-1}) *R*, die mit verdünnter Natriumhydroxid-Lösung *R* auf einen *p*H-Wert von 5,0 eingestellt wurde, werden gemischt
  Mobile Phase B: 20 Volumteile Acetonitril *R* und 80 Volumteile einer 25prozentigen Lösung (*V/V*) von Kaliumdihydrogenphosphat-Lösung (0,2 mol · l^{-1}) *R*, die mit verdünnter Natriumhydroxid-Lösung *R* auf einen *p*H-Wert von 5,0 eingestellt wurde, werden gemischt
- einem Spektrometer als Detektor bei einer Wellenlänge von 254 nm.

Die Säule wird mit einer Mischung von 92 Volumteilen mobiler Phase A und 8 Volumteilen mobiler Phase B äquilibriert.

50 µl Referenzlösung b werden eingespritzt. Die Bestimmung darf nur ausgewertet werden, wenn die Auflösung zwischen dem Amoxicillin- und dem Cefadroxil-Peak mindestens 2,0 beträgt. Falls erforderlich wird das Verhältnis von Phase A zu Phase B in der mobilen Phase geändert. Das Massenverteilungsverhältnis liegt für den ersten Peak (Amoxicillin) zwischen 1,3 und 2,5.

Referenzlösung c wird eingespritzt. Das System wird so eingestellt, daß ein Peak mit einem Signal-Rausch-Verhältnis von mindestens 3 erhalten wird.

Referenzlösung a wird 6mal eingespritzt. Die Bestimmung darf nur ausgewertet werden, wenn die relative Standardabweichung der Fläche des Hauptpeaks höchstens 1,0 Prozent beträgt.

Untersuchungslösung a und Referenzlösung a werden abwechselnd eingespritzt.

Der Prozentgehalt an Amoxicillin-Natrium wird durch Multiplikation des Prozentgehalts an Amoxicillin mit 1,060 berechnet.

Lagerung

Dicht verschlossen. Falls die Substanz steril ist, im Behältnis mit Sicherheitsverschluß.

Beschriftung

Die Beschriftung gibt insbesondere, falls zutreffend, an

- daß die Substanz steril ist
- daß die Substanz frei von Bakterien-Endotoxinen ist.

Verunreinigungen

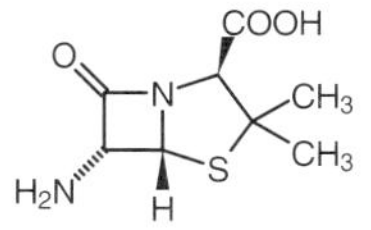

A. (2*S*,5*R*,6*R*)-6-Amino-3,3-dimethyl-7-oxo-4-thia-1-azabicyclo[3.2.0]heptan-2-carbonsäure (6-Aminopenicillansäure)

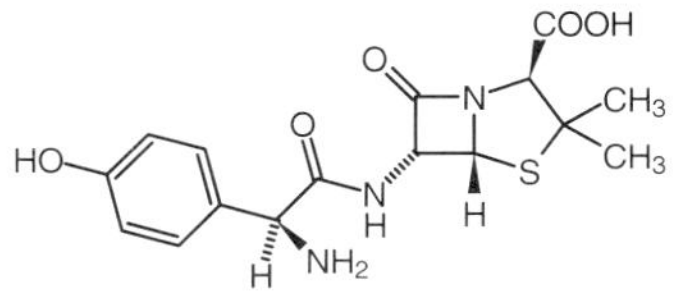

B. (2*S*,5*R*,6*R*)-6-[[(2*S*)-2-Amino-2-(4-hydroxyphenyl)acetyl]amino]-3,3-dimethyl-7-oxo-4-thia-1-azabicyclo[3.2.0]heptan-2-carbonsäure (L-Amoxicillin)

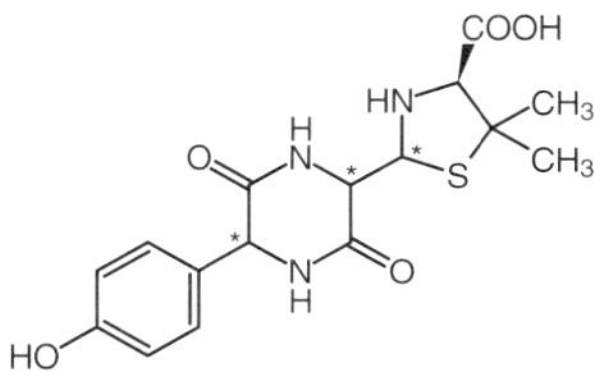

C. (4*S*)-2-[5-(4-Hydroxyphenyl)-3,6-dioxopiperazin-2-yl]-5,5-dimethylthiazolidin-4-carbonsäure (Amoxicillindiketopiperazine)

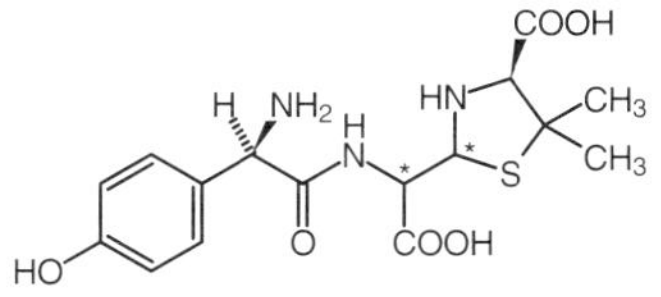

D. (4*S*)-2-[[[(2*R*)-2-Amino-2-(4-hydroxyphenyl)acetyl]amino]carboxymethyl]-5,5-dimethylthiazolidin-4-carbonsäure (Penicillosäuren des Amoxicillins)

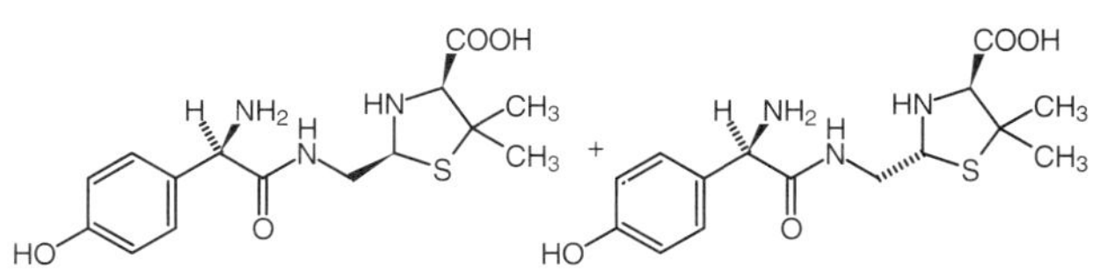

E. (2*RS*,4*S*)-2-[[[(2*R*)-2-Amino-2-(4-hydroxyphenyl)acetyl]amino]methyl]-5,5-dimethylthiazolidin-4-carbonsäure (Penillosäuren des Amoxicillins)

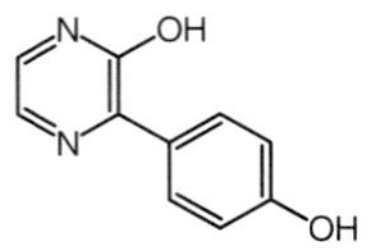

F. 3-(4-Hydroxyphenyl)pyrazin-2-ol

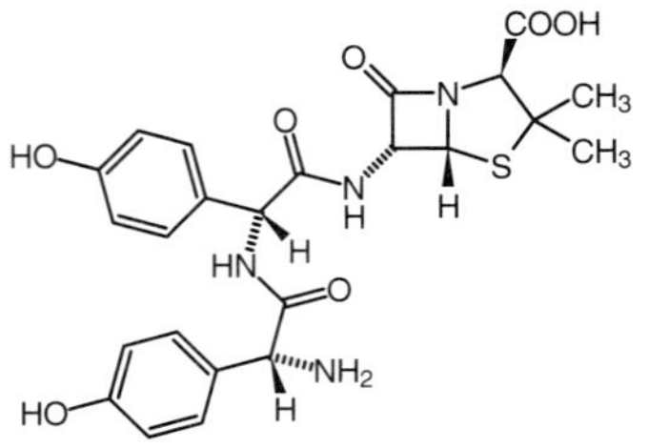

G. (2*S*,5*R*,6*R*)-6-[[(2*R*)-2-[[(2*R*)-2-Amino-2-(4-hydroxyphenyl)acetyl]amino]-2-(4-hydroxyphenyl)acetyl]amino]-3,3-dimethyl-7-oxo-4-thia-1-azabicyclo[3.2.0]heptan-2-carbonsäure (L-(4-Hydroxyphenyl)glycylamoxicillin)

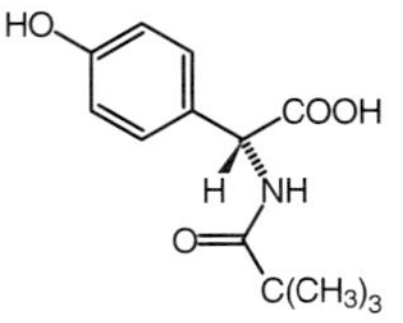

H. (2*R*)-2-[(2,2-Dimethylpropanoyl)amino]-2-(4-hydroxyphenyl)essigsäure

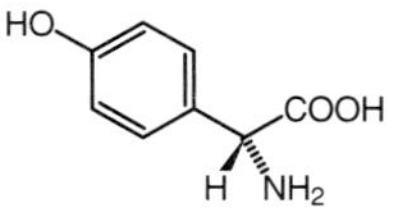

I. (2*R*)-2-Amino-2-(4-hydroxyphenyl)essigsäure

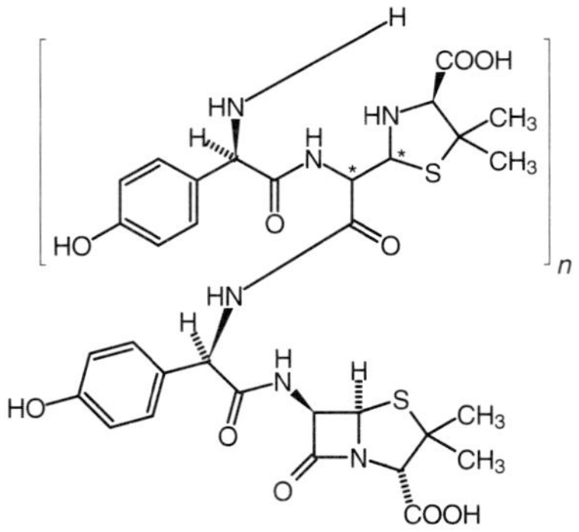

J. Cooligomere von Amoxicillin und Penicillosäuren des Amoxicillins

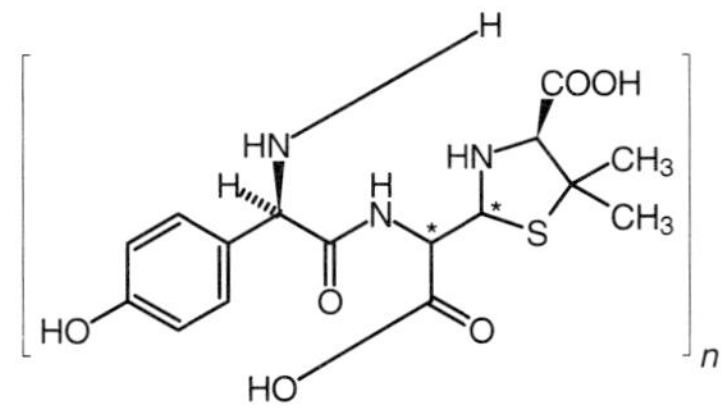

K. Oligomere von Penicillosäuren des Amoxicillins.

1998, 260

Amoxicillin-Trihydrat

Amoxicillinum trihydricum

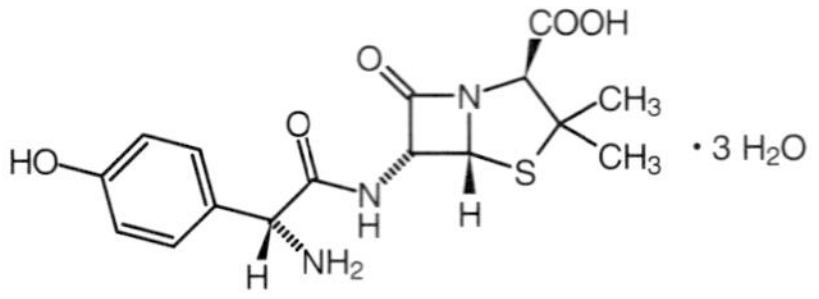

$C_{16}H_{19}N_3O_5S \cdot 3\ H_2O$ M_r 419,4

Definition

Amoxicillin-Trihydrat enthält mindestens 95,0 und höchstens 100,5 Prozent (2*S*,5*R*,6*R*)-6-[[(2*R*)-2-Amino-2-(4-hydroxyphenyl)acetyl]amino]-3,3-dimethyl-7-oxo-4-thia-1-azabicyclo[3.2.0]heptan-2-carbonsäure, berechnet auf die wasserfreie Substanz.

Eigenschaften

Weißes bis fast weißes, kristallines Pulver; schwer löslich in Wasser und Ethanol, praktisch unlöslich in Ether und fetten Ölen. Die Substanz ist löslich in verdünnten Säuren und verdünnten Alkalihydroxid-Lösungen.

Prüfung auf Identität

1: A.
2: B, C.

A. Die Prüfung erfolgt mit Hilfe der IR-Spektroskopie (2.2.24) durch Vergleich des Spektrums der Substanz mit dem von Amoxicillin-Trihydrat *CRS*.

B. Die Prüfung erfolgt mit Hilfe der Dünnschichtchromatographie (2.2.27) unter Verwendung einer Schicht von silanisiertem Kieselgel H *R*.

Untersuchungslösung: 25 mg Substanz werden in 10 ml Natriumhydrogencarbonat-Lösung *R* gelöst.

Referenzlösung a: 25 mg Amoxicillin-Trihydrat *CRS* werden in 10 ml Natriumhydrogencarbonat-Lösung *R* gelöst.

Referenzlösung b: 25 mg Amoxicillin-Trihydrat *CRS* und 25 mg Ampicillin-Trihydrat *CRS* werden in 10 ml Natriumhydrogencarbonat-Lösung *R* gelöst.

Auf die Platte wird 1 µl jeder Lösung aufgetragen. Die Chromatographie erfolgt mit einer Mischung von 10 Volumteilen Aceton *R* und 90 Volumteilen einer Lösung von Ammoniumacetat *R* ($154\ g \cdot l^{-1}$), deren *p*H-Wert zuvor mit Essigsäure 98 % *R* auf 5,0 eingestellt wurde, über eine Laufstrecke von 15 cm. Die Platte wird an der Luft trocknen gelassen und anschließend Iodgas ausgesetzt, bis Flecke erscheinen. Die Auswertung erfolgt im Tageslicht. Der Hauptfleck im Chromatogramm der Untersuchungslösung entspricht in bezug auf Lage, Farbe und Größe dem Hauptfleck im Chromatogramm der Referenzlösung a. Die Prüfung darf nur ausgewertet werden, wenn das Chromatogramm der Referenzlösung b deutlich voneinander getrennt 2 Flecke zeigt.

C. Etwa 2 mg Substanz werden in einem Reagenzglas von etwa 150 mm Länge und 15 mm Durchmesser mit 0,05 ml Wasser *R* befeuchtet. Nach Zusatz von 2 ml Formaldehyd-Schwefelsäure *R* wird der Inhalt des Reagenzglases durch Schütteln gemischt. Die Lösung ist praktisch farblos. Wird das Reagenzglas 1 min lang in ein Wasserbad gestellt, entsteht eine intensive Gelbfärbung.

Prüfung auf Reinheit

Prüflösung: 0,100 g Substanz werden mit Hilfe eines Ultraschallbades oder durch Erwärmen in kohlendioxidfreiem Wasser *R* zu 50,0 ml gelöst.

Aussehen der Lösung: 1,0 g Substanz wird in 10 ml Salzsäure (0,5 mol · l^{-1}) und 1,0 g Substanz in 10 ml verdünnter Ammoniak-Lösung *R* 2 gelöst. Unmittelbar nach dem Lösen dürfen die Lösungen nicht stärker opaleszieren als die Referenzsuspension II (2.2.1).

***p*H-Wert** (2.2.3): Der *p*H-Wert der Prüflösung muß zwischen 3,5 und 5,5 liegen.

Spezifische Drehung (2.2.7): Die spezifische Drehung muß zwischen +290 und +315° liegen, bestimmt an der Prüflösung und berechnet auf die wasserfreie Substanz.

Verwandte Substanzen: Die Prüfung erfolgt mit Hilfe der Flüssigchromatographie (2.2.29) wie unter „Gehaltsbestimmung" beschrieben. Falls erforderlich werden das Verhältnis von Phase A zu Phase B in der mobilen Phase und die Empfindlichkeit des Systems angepaßt.

Die Referenzlösung d wird eingespritzt. Die frisch hergestellte Untersuchungslösung b wird eingespritzt und die isokratische Elution mit der gewählten mobilen Phase durchgeführt. Unmittelbar nach der Elution des Amoxicillin-Peaks wird 25 min lang eine lineare Gradientenelution gestartet, um ein Mischungsverhältnis der mobilen Phase A und B von 0 Volumteilen mobile Phase A und 100 Volumteilen mobile Phase B zu erreichen. Die Chromatographie wird anschließend 15 min lang mit der mobilen Phase B durchgeführt. Anschließend wird die Säule 15 min lang mit dem ursprünglich gewählten Mischungsverhältnis der mobilen Phase äquilibriert. Um eine Blindprobe zu erhalten, wird mobile Phase A eingespritzt und die Gradientenelution auf gleiche Weise durchgeführt.

Im Chromatogramm der Untersuchungslösung b darf keine Peakfläche, mit Ausnahme der des Hauptpeaks sowie der von Peaks, die bei der Blindprobe beobachtet wurden, größer sein als die Fläche des Hauptpeaks im Chromatogramm der Referenzlösung d (1 Prozent).

Dimethylanilin: Höchstens 20 ppm. Die Prüfung erfolgt mit Hilfe der Gaschromatographie (2.2.28) unter Verwendung von Naphthalin *R* als Interner Standard.

Interner-Standard-Lösung: 50,0 mg Naphthalin *R* werden in Cyclohexan *R* zu 50,0 ml gelöst. 5,0 ml Lösung werden mit Cyclohexan *R* zu 100,0 ml verdünnt.

Untersuchungslösung: 1,00 g Substanz wird in einem Reagenzglas mit Schliffstopfen mit 5 ml Natriumhydroxid-Lösung (1 mol · l^{-1}) und 1,0 ml Interner-Standard-Lösung versetzt. Das Reagenzglas wird verschlossen und 1 min lang kräftig geschüttelt. Falls erforderlich wird zentrifugiert. Die obere Phase wird verwendet.

Referenzlösung: 50,0 mg *N,N*-Dimethylanilin *R* werden in einem Meßkolben mit 2 ml Salzsäure *R* und 20 ml Wasser *R* versetzt. Die Mischung wird bis zur Auflösung der Substanz geschüttelt und mit Wasser *R* zu 50,0 ml verdünnt. 5,0 ml Lösung werden mit Wasser *R* zu 250,0 ml verdünnt. 1,0 ml dieser Lösung wird in einem Reagenzglas mit Schliffstopfen mit 5 ml Natriumhydroxid-Lösung (1 mol · l^{-1}) und 1,0 ml Interner-Standard-Lösung versetzt. Das Reagenzglas wird verschlossen und 1 min lang kräftig geschüttelt. Falls erforderlich wird zentrifugiert. Die obere Phase wird verwendet.

Die Chromatographie kann durchgeführt werden mit
- einer Säule aus Glas von 2 m Länge und 2 mm innerem Durchmesser, gepackt mit silanisiertem Kieselgur zur Gaschromatographie *R*, imprägniert mit 3 Prozent (*m/m*) Poly[methyl(50)phenyl(50)]siloxan *R*
- Stickstoff zur Chromatographie *R* als Trägergas bei einer Durchflußrate von 30 ml je Minute
- einem Flammenionisationsdetektor.

Die Temperatur der Säule wird bei 120 °C, die des Probeneinlasses und des Detektors bei 150 °C gehalten.

Je 1 µl Untersuchungslösung und Referenzlösung wird eingespritzt.

Wasser (2.5.12): 11,5 bis 14,5 Prozent, mit 0,100 g Substanz nach der Karl-Fischer-Methode bestimmt.

Sulfatasche (2.4.14): Höchstens 1,0 Prozent, mit 1,0 g Substanz bestimmt.

Gehaltsbestimmung

Die Bestimmung erfolgt mit Hilfe der Flüssigchromatographie (2.2.29).

Untersuchungslösung a: 30,0 mg Substanz werden in der mobilen Phase A zu 50,0 ml gelöst.

Untersuchungslösung b: 30,0 mg Substanz werden in der mobilen Phase A zu 20,0 ml gelöst.

Referenzlösung a: 30,0 mg Amoxicillin-Trihydrat *CRS* werden in der mobilen Phase A zu 50,0 ml gelöst.

Referenzlösung b: 4,0 mg Cefadroxil *CRS* werden in der mobilen Phase A zu 50 ml gelöst. 5,0 ml Lösung werden mit 5,0 ml Referenzlösung a versetzt und mit der mobilen Phase A zu 100 ml verdünnt.

Referenzlösung c: 1,0 ml Referenzlösung a wird mit der mobilen Phase A zu 20,0 ml verdünnt. 1,0 ml Lösung wird mit der mobilen Phase A zu 50,0 ml verdünnt.

Referenzlösung d: 2,0 ml Referenzlösung a werden mit der mobilen Phase A zu 20,0 ml verdünnt. 5,0 ml Lösung werden mit der mobilen Phase A zu 20,0 ml verdünnt.

Die Chromatographie kann durchgeführt werden mit
- einer Säule aus rostfreiem Stahl von 0,25 m Länge und 4,6 mm innerem Durchmesser, gepackt mit octadecylsilyliertem Kieselgel zur Chromatographie *R* (5 µm)
- einer mobilen Phase bei einer Durchflußrate von 1,0 ml je Minute:
  Mobile Phase A: eine Mischung von 1 Volumteil Acetonitril *R* und 99 Volumteilen Pufferlösung *p*H 5,0

Mobile Phase B: eine Mischung von 20 Volumteilen Acetonitril *R* und 80 Volumteilen Pufferlösung *p*H 5,0
Die Pufferlösung wird wie folgt hergestellt: 250 ml Kaliumdihydrogenphosphat-Lösung (0,2 mol · l^{-1}) *R* werden mit verdünnter Natriumhydroxid-Lösung *R* auf einen *p*H-Wert von 5,0 eingestellt und mit Wasser *R* zu 1000,0 ml verdünnt.

- einem Spektrometer als Detektor bei einer Wellenlänge von 254 nm
- einer 50-µl-Probenschleife.

Die Säule wird mit einer Mischung von 92 Volumteilen mobiler Phase A und 8 Volumteilen mobiler Phase B äquilibriert. Die *R*eferenzlösung b wird eingespritzt. Die Bestimmung darf nur ausgewertet werden, wenn die Auflösung zwischen den beiden Hauptpeaks mindestens 2,0 beträgt. Falls erforderlich wird das Verhältnis von Phase A zu Phase B in der mobilen Phase geändert. Das Massenverteilungsverhältnis liegt für den ersten Peak (Amoxicillin) zwischen 1,3 und 2,5. Die Referenzlösung c wird eingespritzt. Das System wird so eingestellt, daß ein Peak mit einem Signal-Rausch-Verhältnis von mindestens 3 erhalten wird.

Die Referenzlösung a wird 6mal eingespritzt. Die Bestimmung darf nur ausgewertet werden, wenn die relative Standardabweichung der Fläche des Hauptpeaks höchstens 1,0 Prozent beträgt.

Untersuchungslösung a und Referenzlösung a werden abwechselnd eingespritzt.

Lagerung

Dicht verschlossen.

Verunreinigungen

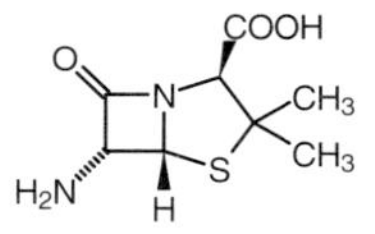

A. (2*S*,5*R*,6*R*)-6-Amino-3,3-dimethyl-7-oxo-4-thia-1-azabicyclo[3.2.0]heptan-2-carbonsäure
(6-Aminopenicillansäure)

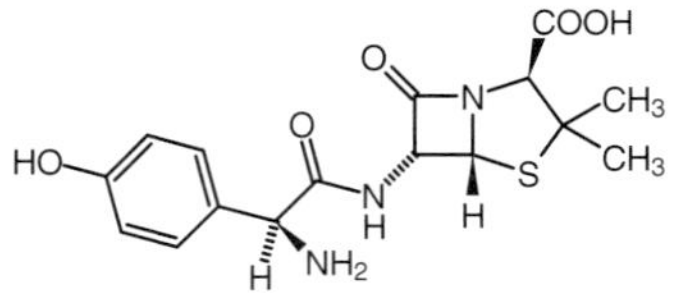

B. (2*S*,5*R*,6*R*)-6-[[(2*S*)-2-Amino-2-(4-hydroxyphenyl)acetyl]amino]-3,3-dimethyl-7-oxo-4-thia-1-azabicyclo[3.2.0]heptan-2-carbonsäure
(L-Amoxicillin)

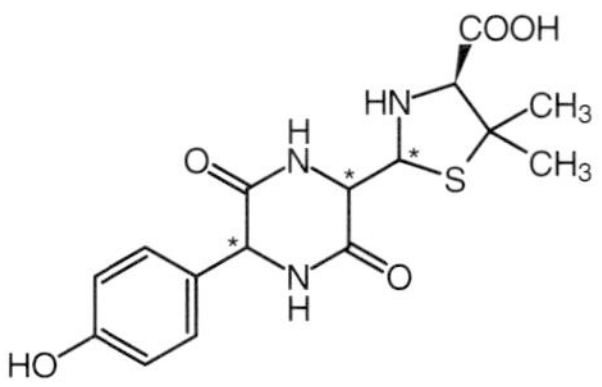

C. (4*S*)-2-[5-(4-Hydroxyphenyl)-3,6-dioxopiperazin-2-yl]-5,5-dimethylthiazolidin-4-carbonsäure
(Amoxicillindiketopiperazine)

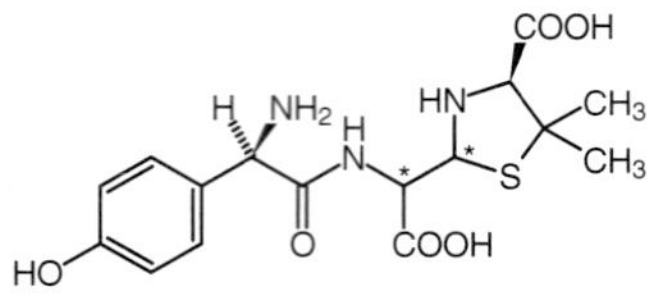

D. (4*S*)-2-[[[(2*R*)-2-Amino-2-(4-hydroxyphenyl)acetyl]amino]carboxymethyl]-5,5-dimethylthiazolidin-4-carbonsäure
(Penicillosäuren des Amoxicillins)

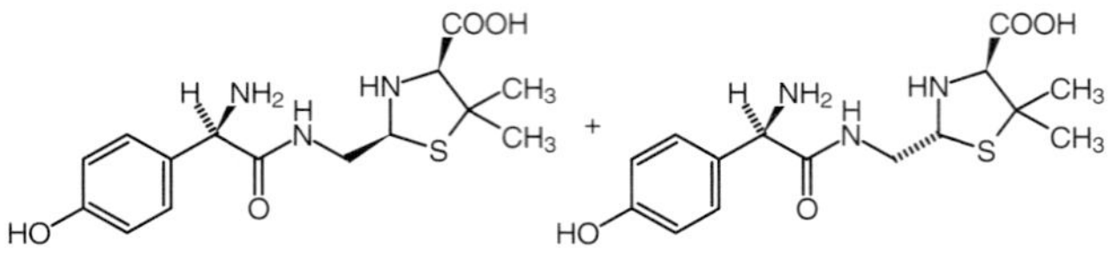

E. (2*RS*,4*S*)-2-[[[(2*R*)-2-Amino-2-(4-hydroxyphenyl)acetyl]amino]methyl]-5,5-dimethylthiazolidin-4-carbonsäure
(Penillosäuren des Amoxicillins)

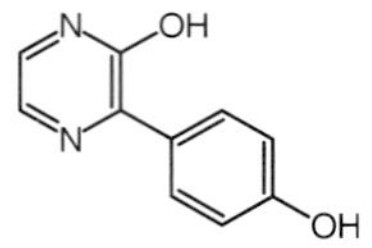

F. 3-(4-Hydroxyphenyl)pyrazin-2-ol

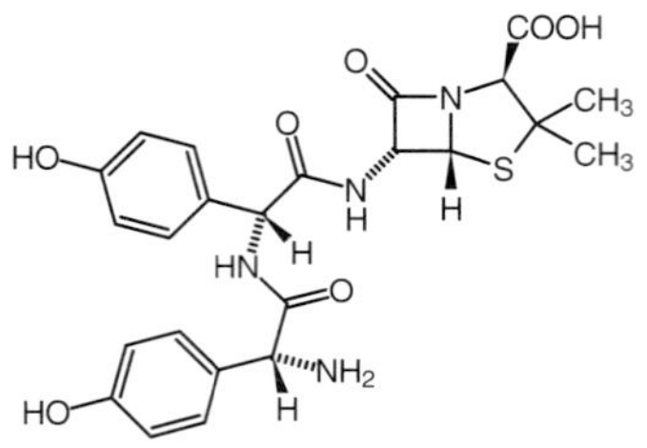

G. (2*S*,5*R*,6*R*)-6-[[(2*R*)-2-[[(2*R*)-2-Amino-2-(4-hydroxyphenyl)acetyl]amino]-2-(4-hydroxyphenyl)acetyl]amino]-3,3-dimethyl-7-oxo-4-thia-1-azabicyclo[3.2.0]heptan-2-carbonsäure
(L-(4-Hydroxyphenyl)glycylamoxicillin)

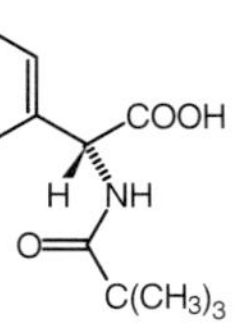

H. (2*R*)-2-[(2,2-Dimethylpropanoyl)amino]-2-(4-hydroxyphenyl)essigsäure

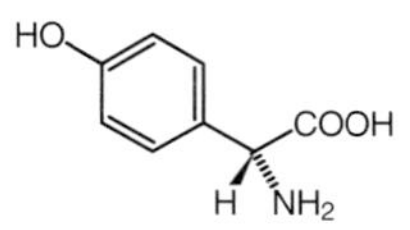

I. (2*R*)-2-Amino-2-(4-hydroxyphenyl)essigsäure

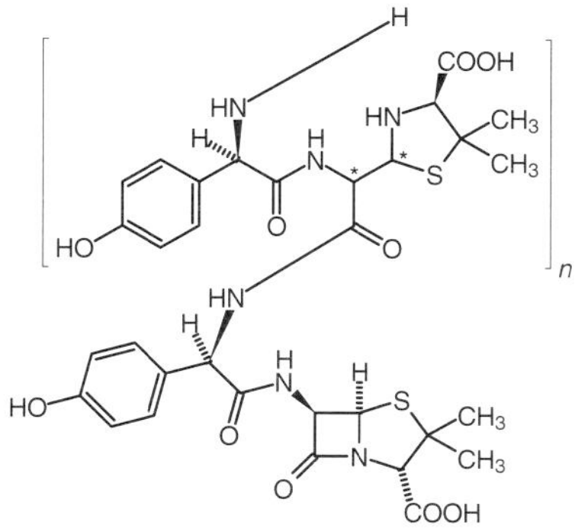

J. Cooligomere von Amoxicillin und Penicillosäuren des Amoxicillins

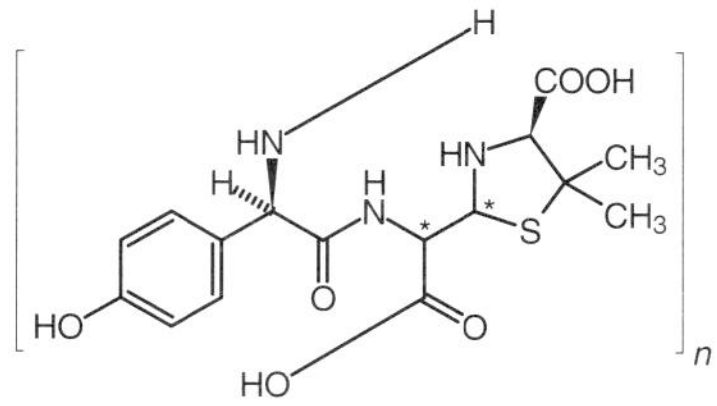

K. Oligomere von Penicillosäuren des Amoxicillins.

1999, 1292

Amphotericin B

Amphotericinum B

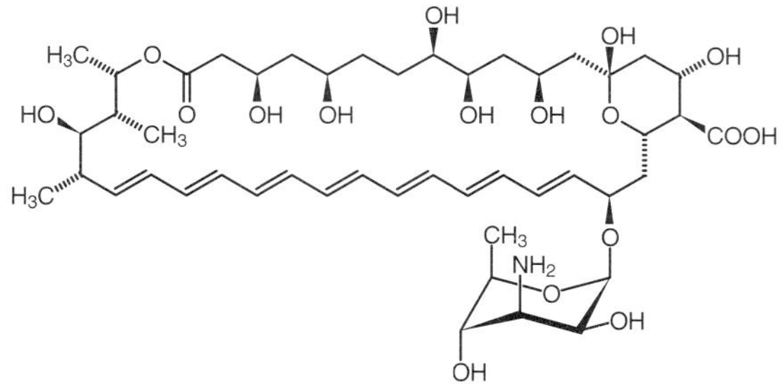

$C_{47}H_{73}NO_{17}$ M_r 924

Definition

Amphotericin B ist eine Mischung von antimykotisch wirkenden Polyenen, die aus bestimmten Stämmen von *Streptomyces nodosus* gewonnen oder durch andere Verfahren hergestellt werden. Die Substanz besteht hauptsächlich aus (19*E*,21*E*,23*E*,25*E*,27*E*,29*E*,31*E*)-(1*R*,3*S*,5*R*,6*R*,9*R*,11*R*,15*S*,16*R*,17*R*,18*S*,33*R*,35*S*,36*R*,37*S*)-33-[(3-Amino-3,6-didesoxy-β-D-mannopyranosyl)oxy]-1,3,5,6,9,11,17,37-octahydroxy-15,16,18-trimethyl-13-oxo-14,39-dioxabicyclo[33.3.1]nonatriaconta-19,21,23,25,27,29,31-heptaen-36-carbonsäure (Amphotericin B). Die Wirksamkeit beträgt mindestens 750 I.E. je Milligramm Substanz, berechnet auf die getrocknete Substanz.

Eigenschaften

Gelbes bis orangefarbenes Pulver; praktisch unlöslich in Wasser, löslich in Dimethylsulfoxid und Propylenglycol, schwer löslich in Dimethylformamid, sehr schwer löslich in Methanol, praktisch unlöslich in Ethanol.

Die Substanz ist in verdünnten Lösungen lichtempfindlich und wird bei niedrigen *p*H-Werten inaktiviert.

Prüfung auf Identität

A. 25 mg Substanz werden in 5 ml Dimethylsulfoxid *R* gelöst. Die Lösung wird mit Methanol *R* zu 50 ml verdünnt. 2 ml Lösung werden mit Methanol *R* zu 200 ml verdünnt. Diese Lösung, zwischen 300 und 450 nm gemessen, zeigt Absorptionsmaxima (2.2.25) bei 362, 381 und 405 nm. Das Verhältnis der Absorption bei 362 nm zu der bei 381 nm liegt zwischen 0,57 und 0,61. Das Verhältnis der Absorption bei 381 nm zu der bei 405 nm liegt zwischen 0,87 und 0,93.

B. Die Prüfung erfolgt mit Hilfe der IR-Spektroskopie (2.2.24) durch Vergleich des Spektrums der Substanz mit dem von Amphotericin B *CRS*. Falls die Spektren unterschiedlich sind, wird die Substanz 1 h lang bei 60 °C unterhalb von 0,7 kPa getrocknet und erneut ein Spektrum aufgenommen.

C. 1 ml einer Lösung der Substanz ($0{,}5\ g \cdot l^{-1}$) in Dimethylsulfoxid *R* wird mit 5 ml Phosphorsäure 85 % *R* vorsichtig unterschichtet. Dabei bilden sich 2 Schichten, an deren Berührungsfläche sofort ein blauer Ring entsteht. Nach dem Mischen entsteht eine intensive blaue Färbung. Nach Zusatz von 15 ml Wasser *R* und Mischen ist die Lösung schwach gelb gefärbt.

Prüfung auf Reinheit

Gehalt an Tetraenen: Höchstens 10,0 Prozent. Falls die Substanz zur Herstellung von Parenteralia verwendet wird, höchstens 5,0 Prozent. Die Prüfung erfolgt nach folgender Methode:

Untersuchungslösung: 50,0 mg Substanz werden in 5 ml Dimethylsulfoxid *R* gelöst. Die Lösung wird mit Methanol *R* zu 50,0 ml verdünnt. 4,0 ml Lösung werden mit Methanol *R* zu 50,0 ml verdünnt.

Referenzlösung a: 50,0 mg Amphotericin B *CRS* werden in 5 ml Dimethylsulfoxid *R* gelöst. Die Lösung wird mit Methanol *R* zu 50,0 ml verdünnt. 4,0 ml Lösung werden mit Methanol *R* zu 50,0 ml verdünnt.

Referenzlösung b: 25,0 mg Nystatin *CRS* werden in 25 ml Dimethylsulfoxid *R* gelöst. Die Lösung wird mit Methanol *R* zu 250,0 ml verdünnt. 4,0 ml Lösung werden mit Methanol *R* zu 50,0 ml verdünnt.

Die Absorptionen (2.2.25) der Untersuchungslösung und der Referenzlösungen a und b werden im Maximum bei 282 und 304 nm unter Verwendung einer 0,8prozentigen Lösung (*V/V*) von Dimethylsulfoxid *R* in Methanol *R* als Kompensationsflüssigkeit gemessen. Die spezifischen Absorptionen der Substanz, von Nystatin *CRS* und Amphotericin B *CRS* werden bei beiden Wellenlängen, bezogen auf die getrocknete Substanz, berechnet.

Der Prozentgehalt an Tetraenen wird nach folgender Formel berechnet:

$$F + \frac{100\,(B_1S_2 - B_2S_1)}{(N_2B_1 - N_1B_2)}$$

S_1 und S_2 = spezifische Absorptionen der Substanz bei 282 beziehungsweise 304 nm

N_1 und N_2 = spezifische Absorptionen von Nystatin *CRS* bei 282 beziehungsweise 304 nm

B_1 und B_2 = spezifische Absorptionen von Amphotericin B *CRS* bei 282 beziehungsweise 304 nm

F = angegebener Gehalt an Tetraenen in Amphotericin B *CRS*.

Trocknungsverlust (2.2.32): Höchstens 5,0 Prozent, mit 1,000 g Substanz durch Trocknen im Vakuumtrockenschrank bei 60 °C unterhalb von 0,7 kPa bestimmt.

Sulfatasche (2.4.14): Höchstens 3,0 Prozent. Falls die Substanz zur Herstellung von Parenteralia verwendet wird, höchstens 0,5 Prozent. Die Bestimmung erfolgt mit 1,0 g Substanz.

Sterilität (2.6.1): Amphotericin B zur Herstellung von Parenteralia, das dabei keinem weiteren geeigneten Sterilisationsverfahren unterworfen wird, muß der Prüfung entsprechen.

Bakterien-Endotoxine (2.6.14): Amphotericin B zur Herstellung von Parenteralia, das dabei keinem weiteren geeigneten Verfahren zur Beseitigung von Bakterien-Endotoxinen unterworfen wird, darf höchstens 1,0 I.E. Bakterien-Endotoxine je Milligramm Substanz enthalten.

Wertbestimmung

60 mg Substanz werden mit Dimethylformamid *R* verrieben und mit dem gleichen Lösungsmittel unter Schütteln zu 100 ml verdünnt. 10 ml Lösung werden mit Dimethylformamid *R* zu 100 ml verdünnt. Die Ausführung erfolgt nach „Mikrobiologische Wertbestimmung von Antibiotika" (2.7.2).

Lagerung

Gut verschlossen, vor Licht geschützt, zwischen 2 und 8 °C. Falls die Substanz steril ist, im Behältnis mit Sicherheitsverschluß.

Beschriftung

Die Beschriftung gibt insbesondere, falls zutreffend, an

- daß die Substanz steril ist
- daß die Substanz frei von Bakterien-Endotoxinen ist
- daß die Substanz zur Herstellung von Parenteralia bestimmt ist.

Verunreinigungen

A. Amphotericin A (Tetraen).

Dieser Text enthält zusätzlich für die englisch- und/oder französischsprachige 4. Ausgabe 2002 vorgesehene Berichtigungen.

2001, 578

Ampicillin-Natrium

Ampicillinum natricum

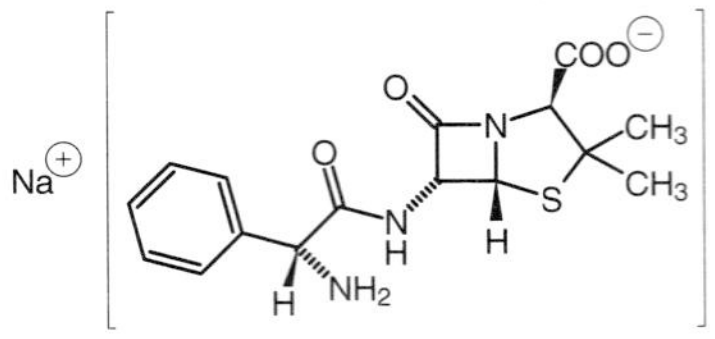

$C_{16}H_{18}N_3NaO_4S$ M_r 371,4

Definition

Ampicillin-Natrium enthält mindestens 91,0 und höchstens 100,5 Prozent (2*S*,5*R*,6*R*)-6-[[(2*R*)-2-Amino-2-phenylacetyl]amino]-3,3-dimethyl-7-oxo-4-thia-1-azabicyclo[3.2.0]heptan-2-carbonsäure, Natriumsalz, berechnet auf die wasserfreie Substanz.

Herstellung

Wird die Substanz nach einem Verfahren hergestellt, bei dem Rückstände von 2-Ethylhexansäure in der Substanz verbleiben könnten, muß sie der folgenden Prüfung entsprechen:

2-Ethylhexansäure (2.4.28): Höchstens 0,8 Prozent (*m/m*).

Eigenschaften

Weißes, hygroskopisches Pulver; leicht löslich in Wasser, wenig löslich in Aceton, praktisch unlöslich in Ether, fetten Ölen und flüssigem Paraffin.

Prüfung auf Identität

1: A, D.
2: B, C, D.

A. 0,250 g Substanz werden in 5 ml Wasser *R* gelöst. Nach Zusatz von 0,5 ml verdünnter Essigsäure *R* wird geschüttelt und 10 min lang in einer Eis-Wasser-Mischung stehengelassen. Die Kristalle werden unter Absaugen durch einen kleinen Glassintertiegel (40) abfiltriert, mit 2 bis 3 ml einer Mischung von 1 Volumteil Wasser *R* und 9 Volumteilen Aceton *R* gewaschen und anschließend 30 min lang im Trockenschrank bei 60 °C getrocknet. Die Prüfung erfolgt mit Hilfe der IR-Spektroskopie (2.2.24) durch Vergleich des Spektrums der Substanzkristalle mit dem von Ampicillin-Trihydrat *CRS*.

B. Die Prüfung erfolgt mit Hilfe der Dünnschichtchromatographie (2.2.27) unter Verwendung einer Schicht von silanisiertem Kieselgel H *R*.

Untersuchungslösung: 25 mg Substanz werden in 10 ml Natriumhydrogencarbonat-Lösung *R* gelöst.

Referenzlösung a: 25 mg Ampicillin-Trihydrat *CRS* werden in 10 ml Natriumhydrogencarbonat-Lösung *R* gelöst.

Referenzlösung b: 25 mg Amoxicillin-Trihydrat *CRS* und 25 mg Ampicillin-Trihydrat *CRS* werden in 10 ml Natriumhydrogencarbonat-Lösung *R* gelöst.

Auf die Platte wird 1 µl jeder Lösung aufgetragen. Die Chromatographie erfolgt mit einer Mischung von 10 Volumteilen Aceton *R* und 90 Volumteilen einer Lösung von Ammoniumacetat *R* (154 g · l^{-1}), deren *p*H-Wert zuvor mit Essigsäure 98 % *R* auf 5,0 eingestellt wurde, über eine Laufstrecke von 15 cm. Die Platte wird an der Luft trocknen gelassen und anschließend Iodgas ausgesetzt, bis Flecke erscheinen. Die Auswertung erfolgt im Tageslicht. Der Hauptfleck im Chromatogramm der Untersuchungslösung entspricht in bezug auf Lage, Farbe und Größe dem Hauptfleck im Chromatogramm der Referenzlösung a. Die Prüfung darf nur ausgewertet werden, wenn das Chromatogramm der Referenzlösung b deutlich voneinander getrennt 2 Flecke zeigt.

C. Etwa 2 mg Substanz werden in einem Reagenzglas von etwa 150 mm Länge und 15 mm Durchmesser mit 0,05 ml Wasser *R* befeuchtet. Nach Zusatz von 2 ml Formaldehyd-Schwefelsäure *R* wird der Inhalt des Reagenzglases durch Schwenken gemischt. Die Lösung ist praktisch farblos. Wird das Reagenzglas 1 min lang in ein Wasserbad gestellt, entsteht eine dunkle Gelbfärbung.

D. Die Substanz gibt die Identitätsreaktion a auf Natrium (2.3.1).

Prüfung auf Reinheit

Aussehen der Lösung: 1,0 g Substanz wird in einem Erlenmeyerkolben unter Rühren langsam mit 10 ml Salzsäure (1 mol · l^{-1}) versetzt. Getrennt davon wird 1,0 g Substanz in Wasser *R* zu 10,0 ml gelöst. Unmittelbar nach dem Lösen dürfen die Lösungen nicht stärker opaleszieren als die Referenzsuspension II (2.2.1). Die Absorption (2.2.25) der wäßrigen Lösung, bei 430 nm gemessen, darf höchstens 0,15 betragen.

***p*H-Wert** (2.2.3): 2,0 g Substanz werden in kohlendioxidfreiem Wasser *R* zu 20 ml gelöst. Der *p*H-Wert der Lösung, nach 10 min gemessen, muß zwischen 8,0 und 10,0 liegen.

Spezifische Drehung (2.2.7): 62,5 mg Substanz werden in einer Lösung von Kaliumhydrogenphthalat *R* (4 g · l^{-1}) zu 25,0 ml gelöst. Die spezifische Drehung muß zwischen +258 und +287° liegen, berechnet auf die wasserfreie Substanz.

Verwandte Substanzen: Die Prüfung erfolgt mit Hilfe der Flüssigchromatographie (2.2.29) wie unter „Gehaltsbestimmung" beschrieben.

50 µl Referenzlösung d werden eingespritzt und unter isokratischen Bedingungen bis zum Auftreten des Ampicillin-Peaks eluiert.

50 µl Untersuchungslösung b werden eingespritzt und die Elution unter isokratischen Bedingungen begonnen. Unmittelbar nach dem Auftreten des Ampicillin-Peaks wird wie nachfolgend beschrieben auf lineare Gradientenelution übergegangen. Wenn die mobile Phase so eingestellt worden ist, daß ihre Zusammensetzung die geforderte Auflösung gewährleistet, beginnt die Zeitmessung beim Gradienten mit Null.

Zeit (min)	Mobile Phase A (% *V/V*)	Mobile Phase B (% *V/V*)	Erläuterungen
0 – 30	85→0	15→100	linearer Gradient
30 – 45	0	100	isokratisch
45 – 60	85	15	Re-Äquilibrierung

Als Blindprobe wird mobile Phase A eingespritzt und die Gradientenelution auf gleiche Weise durchgeführt.

Die Referenzlösung e wird eingespritzt und unter denselben Bedingungen eluiert. Das Chromatogramm der Referenzlösung e zeigt einen Ampicillin-Peak und einen Dimer-Peak mit einer relativen Retention von 2,8 bezogen auf den Ampicillin-Peak.

Im Chromatogramm der Untersuchungslösung b darf eine dem Ampicillin-Dimer entsprechende Peakfläche nicht größer sein als das 4,5fache der Fläche des Hauptpeaks im Chromatogramm der Referenzlösung d (4,5 Prozent). Im Chromatogramm der Untersuchungslösung b darf keine Peakfläche, mit Ausnahme der des Hauptpeaks und einer des dem Ampicillin-Dimer entsprechenden Peaks, größer sein als das 2fache der Fläche des Hauptpeaks im Chromatogramm der Referenzlösung d (2 Prozent). Peaks der Blindprobe werden nicht berücksichtigt.

Dimethylanilin: Höchstens 20 ppm. Die Prüfung erfolgt mit Hilfe der Gaschromatographie (2.2.28) unter Verwendung von Naphthalin *R* als Interner Standard.

Interner-Standard-Lösung: 50,0 mg Naphthalin *R* werden in Cyclohexan *R* zu 50,0 ml gelöst. 5,0 ml Lösung werden mit Cyclohexan *R* zu 100,0 ml verdünnt.

Untersuchungslösung: 1,00 g Substanz wird in einem Reagenzglas mit Schliffstopfen mit 5 ml Natriumhydroxid-Lösung (1 mol · l^{-1}) und 1,0 ml Interner-Standard-Lösung versetzt. Das Reagenzglas wird verschlossen und 1 min lang kräftig geschüttelt. Falls erforderlich wird zentrifugiert. Die obere Phase wird verwendet.

Referenzlösung: 50,0 mg *N,N*-Dimethylanilin *R* werden mit 2 ml Salzsäure *R* und 20 ml Wasser *R* versetzt. Bis zur Lösung wird geschüttelt und mit Wasser *R* zu 50,0 ml verdünnt. 5,0 ml Lösung werden mit Wasser *R* zu 250,0 ml verdünnt. 1,0 ml dieser Lösung wird in einem Reagenzglas mit Schliffstopfen mit 5 ml Natriumhydroxid-Lösung (1 mol · l^{-1}) und 1,0 ml Interner-Standard-Lösung versetzt. Das Reagenzglas wird verschlossen und 1 min lang kräftig geschüttelt. Falls erforderlich wird zentrifugiert. Die obere Phase wird verwendet.

Die Chromatographie kann durchgeführt werden mit

- einer Säule aus Glas von 2 m Länge und 2 mm innerem Durchmesser, gepackt mit silanisiertem Kieselgur zur Gaschromatographie *R*, imprägniert mit 3 Prozent (*m/m*) Poly[methyl(50)phenyl(50)]siloxan *R*
- Stickstoff zur Chromatographie *R* als Trägergas bei einer Durchflußrate von 30 ml je Minute
- einem Flammenionisationsdetektor.

Die Temperatur der Säule wird bei 120 °C, die des Probeneinlasses und des Detektors bei 150 °C gehalten.

Je 1 µl Untersuchungslösung und Referenzlösung wird eingespritzt.

Dichlormethan: Höchstens 0,2 Prozent (*m/m*). Die Prüfung erfolgt mit Hilfe der Gaschromatographie (2.2.28) unter Verwendung von Dichlorethan *R* als Interner Standard.

Interner-Standard-Lösung: 1,0 ml Dichlorethan *R* wird in Wasser *R* zu 500,0 ml gelöst.

Untersuchungslösung a: 1,0 g Substanz wird in Wasser *R* zu 10,0 ml gelöst.

Untersuchungslösung b: 1,0 g Substanz wird in Wasser *R* gelöst, mit 1,0 ml Interner-Standard-Lösung versetzt und mit Wasser *R* zu 10,0 ml verdünnt.

Referenzlösung: 1,0 ml Dichlormethan *R* wird in Wasser *R* zu 500,0 ml gelöst. 1,0 ml der Lösung wird mit 1,0 ml Interner-Standard-Lösung versetzt und mit Wasser *R* zu 10,0 ml verdünnt.

Die Chromatographie kann durchgeführt werden mit
- einer Säule aus Glas von 1,5 m Länge und 4 mm innerem Durchmesser, gepackt mit Kieselgur zur Gaschromatographie *R*, imprägniert mit 10 Prozent (*m/m*) Macrogol 1000 *R*
- Stickstoff zur Chromatographie *R* als Trägergas bei einer Durchflußrate von 40 ml je Minute
- einem Flammenionisationsdetektor.

Die Temperatur der Säule wird bei 60 °C, die des Probeneinlasses bei 100 °C und die des Detektors bei 150 °C gehalten.

Der Gehalt an Dichlormethan wird unter Zugrundelegung einer Dichte von 1,325 g · ml^{-1} bei 20 °C errechnet.

Schwermetalle (2.4.8): 1,0 g Substanz muß der Grenzprüfung C auf Schwermetalle entsprechen (20 ppm). Zur Herstellung der Referenzlösung werden 2 ml Blei-Lösung (10 ppm Pb) *R* verwendet.

Wasser (2.5.12): Höchstens 2,0 Prozent, mit 0,300 g Substanz nach der Karl-Fischer-Methode bestimmt.

Sterilität (2.6.1): Ampicillin-Natrium zur Herstellung von Parenteralia, das dabei keinem weiteren geeigneten Sterilisationsverfahren unterworfen wird, muß der Prüfung entsprechen.

Bakterien-Endotoxine (2.6.14): Ampicillin-Natrium zur Herstellung von Parenteralia, das dabei keinem weiteren geeigneten Verfahren zur Beseitigung von Bakterien-Endotoxinen unterworfen wird, darf höchstens 0,15 I.E. Bakterien-Endotoxine je Milligramm Substanz enthalten.

Gehaltsbestimmung

Die Bestimmung erfolgt mit Hilfe der Flüssigchromatographie (2.2.29).

Untersuchungslösung a: 31,0 mg Substanz werden in der mobilen Phase A zu 50,0 ml gelöst.

Untersuchungslösung b: Die Lösung wird unmittelbar vor Gebrauch hergestellt. 31,0 mg Substanz werden in der mobilen Phase A zu 10,0 ml gelöst.

Referenzlösung a: 27,0 mg wasserfreies Ampicillin *CRS* werden in der mobilen Phase A zu 50,0 ml gelöst.

Referenzlösung b: 2,0 mg Cefradin *CRS* werden in der mobilen Phase A zu 50 ml gelöst. 5,0 ml Lösung werden mit 5,0 ml Referenzlösung a versetzt.

Referenzlösung c: 1,0 ml Referenzlösung a wird mit der mobilen Phase A zu 20,0 ml verdünnt. 1,0 ml Lösung wird mit der mobilen Phase A zu 25,0 ml verdünnt.

Referenzlösung d: 1,0 ml Referenzlösung a wird mit der mobilen Phase A zu 20,0 ml verdünnt.

Referenzlösung e: 0,20 g Substanz werden mit 1,0 ml Wasser *R* versetzt. Die Lösung wird 1 h lang bei 60 °C erhitzt. 0,5 ml Lösung werden mit der mobilen Phase A zu 50,0 ml verdünnt.

Die Chromatographie kann durchgeführt werden mit
- einer Säule von 0,25 m Länge und 4,6 mm innerem Durchmesser, gepackt mit octadecylsilyliertem Kieselgel zur Chromatographie *R* (5 µm)
- einer mobilen Phase bei einer Durchflußrate von 1,0 ml je Minute:
  Mobile Phase A: eine Mischung von 0,5 ml verdünnter Essigsäure *R*, 50 ml Kaliumdihydrogenphosphat-Lösung (0,2 mol · l^{-1}) *R* und 50 ml Acetonitril *R* wird mit Wasser *R* zu 1000 ml verdünnt
  Mobile Phase B: eine Mischung von 0,5 ml verdünnter Essigsäure *R*, 50 ml Kaliumdihydrogenphosphat-Lösung (0,2 mol · l^{-1}) *R* und 400 ml Acetonitril *R* wird mit Wasser *R* zu 1000 ml verdünnt
- einem Spektrometer als Detektor bei einer Wellenlänge von 254 nm.

Die Säule wird mit einer Mischung von 85 Volumteilen mobiler Phase A und 15 Volumteilen mobiler Phase B äquilibriert.

50 µl Referenzlösung b werden eingespritzt.

Die Bestimmung darf nur ausgewertet werden, wenn die Auflösung zwischen den beiden Hauptpeaks mindestens 3,0 beträgt. Falls erforderlich wird das Verhältnis von Phase A zu Phase B in der mobilen Phase geändert. Das Massenverteilungsverhältnis liegt für den ersten Peak (Ampicillin) zwischen 2,0 und 2,5.

50 µl Referenzlösung c werden eingespritzt. Das System wird so eingestellt, daß ein Peak mit einem Signal-Rausch-Verhältnis von mindestens 3 erhalten wird.

Die Referenzlösung a wird 6mal eingespritzt. Die Bestimmung darf nur ausgewertet werden, wenn die relative Standardabweichung der Fläche des Hauptpeaks höchstens 1,0 Prozent beträgt.

Untersuchungslösung a und Referenzlösung a werden abwechselnd eingespritzt.

Der Prozentgehalt an Ampicillin-Natrium wird durch Multiplikation des Prozentgehalts an Ampicillin mit 1,063 berechnet.

Lagerung

Dicht verschlossen. Falls die Substanz steril ist, im Behältnis mit Sicherheitsverschluß.

Beschriftung

Die Beschriftung gibt insbesondere, falls zutreffend, an
- daß die Substanz steril ist
- daß die Substanz frei von Bakterien-Endotoxinen ist.

Verunreinigungen

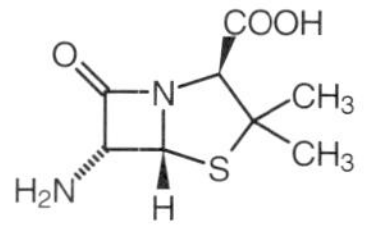

A. (2*S*,5*R*,6*R*)-6-Amino-3,3-dimethyl-7-oxo-4-thia-1-azabicyclo[3.2.0]heptan-2-carbonsäure (6-Aminopenicillansäure)

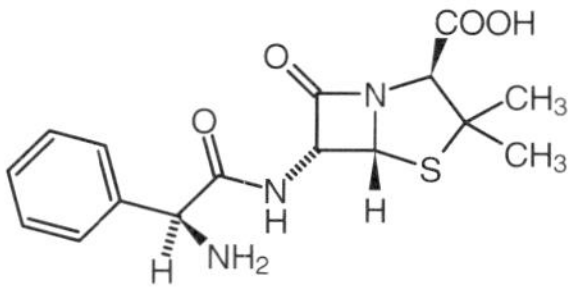

B. (2*S*,5*R*,6*R*)-6-[[(2*S*)-2-Amino-2-phenylacetyl]amino]-3,3-dimethyl-7-oxo-4-thia-1-azabicyclo[3.2.0]heptan-2-carbonsäure (L-Ampicillin)

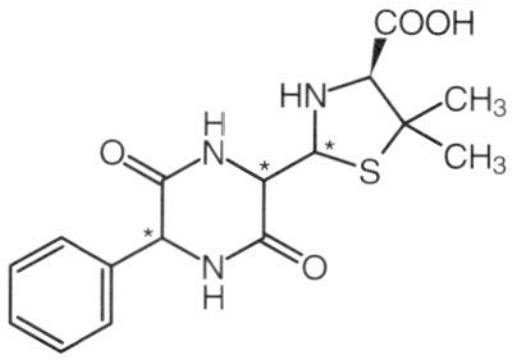

C. (4*S*)-5,5-Dimethyl-2-(3,6-dioxo-5-phenylpiperazin-2-yl)thiazolidin-4-carbonsäure (Ampicillindiketopiperazine)

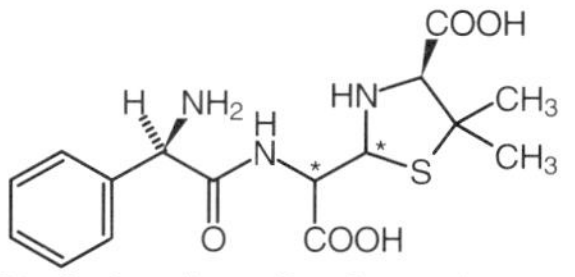

D. (4*S*)-2-[[[(2*R*)-2-Amino-2-phenylacetyl]amino]carboxymethyl]-5,5-dimethylthiazolidin-4-carbonsäure (Penicillosäuren des Ampicillins)

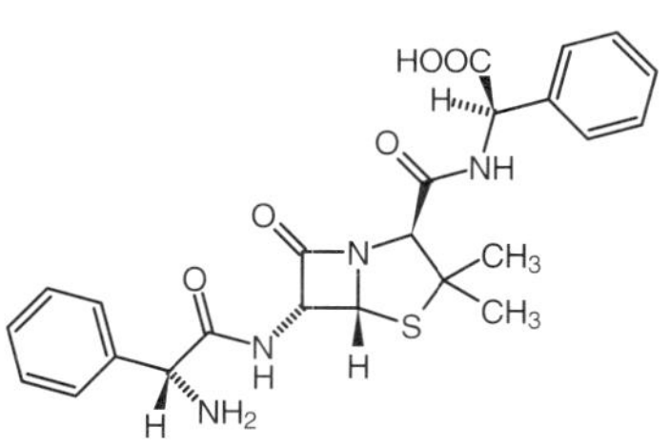

E. (*R*)-2-[[[(2*S*,5*R*,6*R*)-6-[[(2*R*)-2-Amino-2-phenylacetyl]amino]-3,3-dimethyl-7-oxo-4-thia-1-azabicyclo[3.2.0]hept-2-yl]carbonyl]amino]-2-phenylessigsäure (Ampicillinyl-D-phenylglycin)

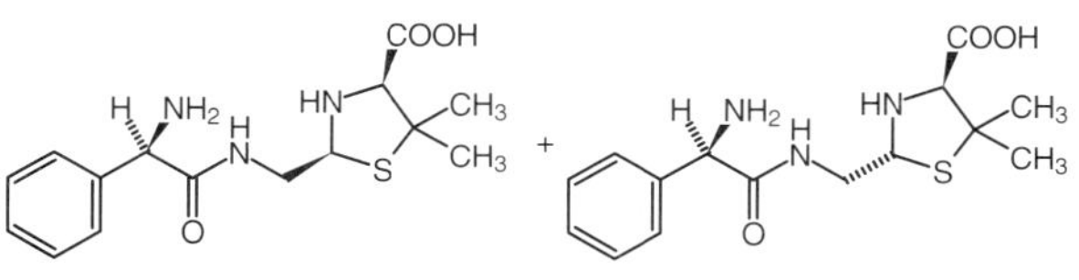

F. (2*RS*,4*S*)-2-[[[(2*R*)-2-Amino-2-phenylacetyl]amino]methyl]-5,5-dimethylthiazolidin-4-carbonsäure (Penillosäuren des Ampicillins)

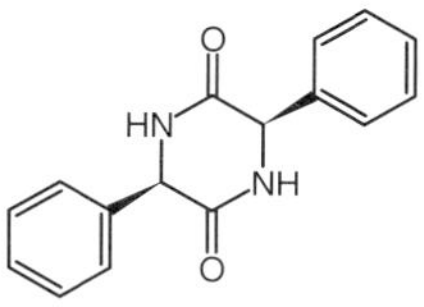

G. (3*R*,6*R*)-3,6-Diphenylpiperazin-2,5-dion

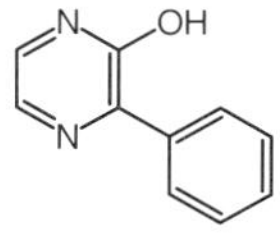

H. 3-Phenylpyrazin-2-ol

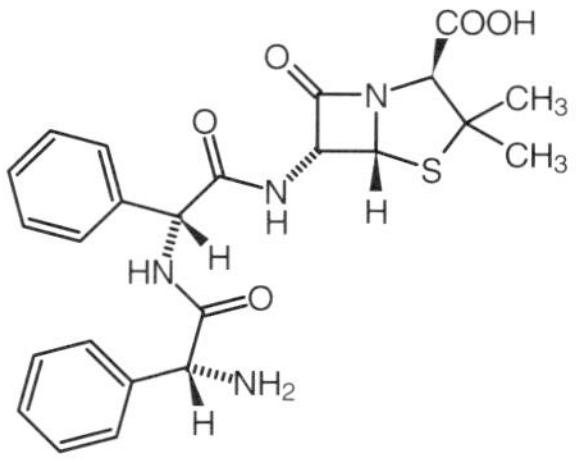

I. (2*S*,5*R*,6*R*)-6-[[(2*R*)-2-[[(2*R*)-2-Amino-2-phenylacetyl]amino]-2-phenylacetyl]amino]-3,3-dimethyl-7-oxo-4-thia-1-azabicyclo[3.2.0]heptan-2-carbonsäure (D-Phenylglycylampicillin)

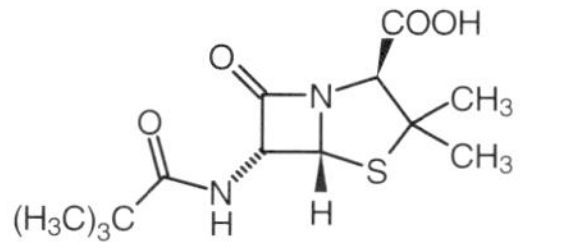

J. (2*S*,5*R*,6*R*)-6-[(2,2-Dimethylpropanoyl)amino]-3,3-dimethyl-7-oxo-4-thia-1-azabicyclo[3.2.0]heptan-2-carbonsäure

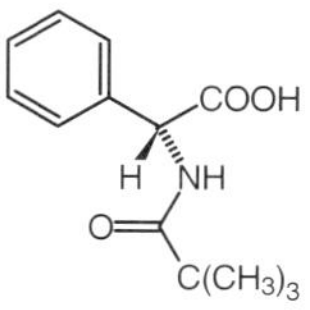

K. (2*R*)-2-[(2,2-Dimethylpropanoyl)amino]-2-phenylessigsäure

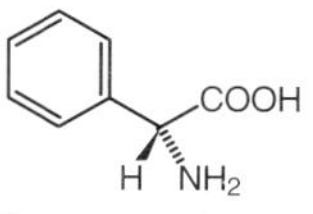

L. (2*R*)-2-Amino-2-phenylessigsäure (D-Phenylglycin)

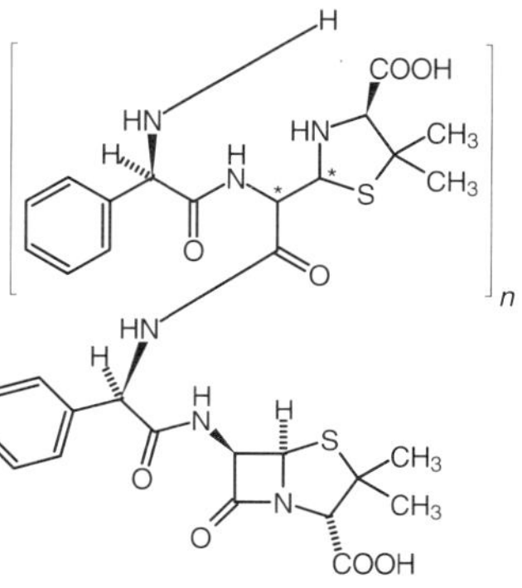

M. Cooligomere von Ampicillin und Penicillosäuren des Ampicillins

A

Monographien

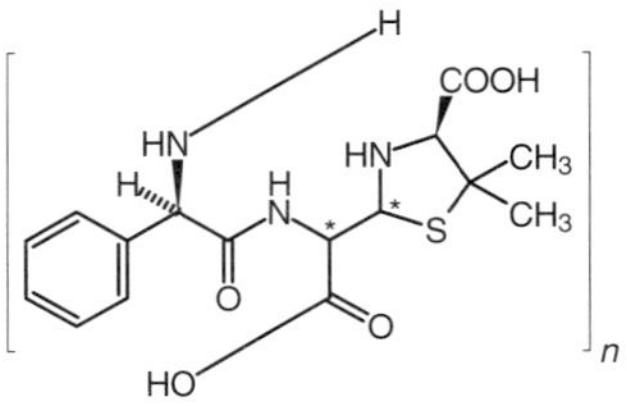

N. Oligomere von Penicillosäuren des Ampicillins.

2000, 804

Anisöl

Anisi aetheroleum

Definition

Anisöl ist das aus den reifen, trockenen Früchten von *Pimpinella anisum* L. oder *Illicium verum* Hook. fil. durch Wasserdampfdestillation gewonnene ätherische Öl.

Eigenschaften

Klare, farblose bis blaßgelbe, in der Kälte erstarrende Flüssigkeit; praktisch unlöslich in Wasser, mischbar mit Dichlormethan, Ethanol, Ether und Petroläther.

Prüfung auf Identität

1: B.
2: A.

A. Die Prüfung erfolgt mit Hilfe der Dünnschichtchromatographie (2.2.27) unter Verwendung einer Schicht von Kieselgel GF_{254} *R*.

Untersuchungslösung: 1 g Öl wird in Toluol *R* zu 10 ml gelöst.

Referenzlösung a: 80 µl Anethol *R* werden in Toluol *R* zu 1 ml gelöst.

Referenzlösung b: 3 µl Anisaldehyd *R* werden in Toluol *R* zu 1 ml gelöst.

Referenzlösung c: 1 µl Linalool *R* wird in Toluol *R* zu 1 ml gelöst.

Auf die Platte werden 5 µl jeder Lösung aufgetragen. Die Chromatographie erfolgt mit einer Mischung von 7 Volumteilen Ethylacetat *R* und 93 Volumteilen Toluol *R* über eine Laufstrecke von 15 cm. Die Platte wird an der Luft trocknen gelassen und im ultravioletten Licht bei 254 nm ausgewertet. Das Chromatogramm der Untersuchungslösung zeigt einen Fleck, der in bezug auf Lage und Intensität dem Fleck im Chromatogramm der Referenzlösung b entspricht. Das Chromatogramm der Untersuchungslösung zeigt ferner im oberen Drittel einen dem Anethol entsprechenden Fleck. Die Platte wird mit Vanillin-Reagenz *R* besprüht, 10 min lang bei 100 bis 105 °C erhitzt und innerhalb 10 min im Tageslicht ausgewertet. Das Chromatogramm der Untersuchungslösung zeigt einen blauen Fleck, der in bezug auf Lage und Farbe dem Fleck im Chromatogramm der Referenzlösung c entspricht, sowie einen orangerosa Fleck, der in bezug auf Lage und Farbe dem Fleck im Chromatogramm der Referenzlösung a entspricht. Nahe der Lösungsmittelfront ist ferner ein violetter Fleck sichtbar (Monoterpen-Kohlenwasserstoffe). Das Öl von *P. anisum* kann zusätzlich einen braunen Fleck unmittelbar über dem des Anisaldehyds aufweisen.

B. Die bei der Prüfung „Chromatographisches Profil" (siehe „Prüfung auf Reinheit") erhaltenen Chromatogramme werden ausgewertet. Die 6 Peaks im Chromatogramm der Untersuchungslösung entsprechen in bezug auf Retentionszeit den 6 Peaks im Chromatogramm der Referenzlösung.

Prüfung auf Reinheit

Relative Dichte (2.2.5): 0,978 bis 0,994.

Brechungsindex (2.2.6): 1,552 bis 1,561.

Erstarrungstemperatur (2.2.18): 15 bis 19 °C.

Säurezahl (2.5.1): Höchstens 1,0, mit 5,0 g Öl bestimmt, gelöst in 50 ml des vorgeschriebenen Lösungsmittelgemisches.

Fette Öle, verharzte ätherische Öle (2.8.7): Das Öl muß der Prüfung entsprechen.

Chromatographisches Profil: Die Prüfung erfolgt mit Hilfe der Gaschromatographie (2.2.28).

Untersuchungslösung: Das Öl.

Referenzlösung: Folgende Mischung wird hergestellt, indem die angegebenen Mengen mit einer Genauigkeit von 20 Prozent eingewogen werden. 1 g Hexan *R* wird mit 20 mg Linalool *R*, 20 mg Estragol *R*, 20 mg α-Terpineol *R*, 10 mg cis-Anethol *R*, 60 mg Anethol *R* und 30 mg Anisaldehyd *R* versetzt.

Die Chromatographie kann durchgeführt werden mit

- einer Säule aus Glas von 30 bis 60 m Länge und etwa 0,30 mm innerem Durchmesser, beschichtet mit Macrogol 20 000 *R*
- Helium zur Chromatographie *R* als Trägergas
- einem Flammenionisationsdetektor.

Die Temperatur der Säule wird 4 min lang bei 60 °C gehalten, dann mit einer Rate von 2 °C je Minute auf 210 °C erhöht und 15 min lang bei dieser Temperatur gehalten. Die Temperatur des Probeneinlasses wird bei 180 bis 200 °C, die des Detektors bei 220 bis 250 °C gehalten.

Etwa 0,2 µl Referenzlösung werden eingespritzt. Wird das Chromatogramm unter den vorgeschriebenen Bedingungen aufgezeichnet, werden die Substanzen in der gleichen Reihenfolge, wie bei der Herstellung der Referenzlösung angegeben, eluiert. Die Retentionszeiten werden aufgezeichnet.

Die Prüfung darf nur ausgewertet werden, wenn
- die Anzahl der theoretischen Böden mindestens 30 000 beträgt, berechnet mit Hilfe des Estragol-Peaks bei 120 °C
- die Auflösung zwischen den Peaks von Estragol und α-Terpineol mindestens 1,3 beträgt, berechnet bei 130 °C.

Etwa 0,2 µl Untersuchungslösung werden eingespritzt. Mit Hilfe der im Chromatogramm der Referenzlösung erhaltenen Retentionszeiten werden im Chromatogramm der Untersuchungslösung die 6 Bestandteile der Referenzlösung lokalisiert, wobei der Lösungsmittelpeak nicht berücksichtigt wird.

Im Chromatogramm der Untersuchungslösung wird der Prozentgehalt der 6 Bestandteile mit Hilfe des Verfahrens „Normalisierung", unter Verwendung des Chromatogramms der Untersuchungslösung, berechnet.

Die Anteile müssen innerhalb folgender Grenzwerte liegen:

Linalool:	0,1 bis 1,5 Prozent
Estragol:	0,5 bis 6,0 Prozent
α-Terpineol:	0,1 bis 1,5 Prozent
cis-Anethol:	höchstens 0,5 Prozent
trans-Anethol:	84 bis 93 Prozent
Anisaldehyd:	0,1 bis 3,5 Prozent

Diese typischen Chromatogramme dienen zur Information und als Anleitung zum Analysenverfahren. Sie sind nicht Bestandteil der Anforderungen dieser Monographie.

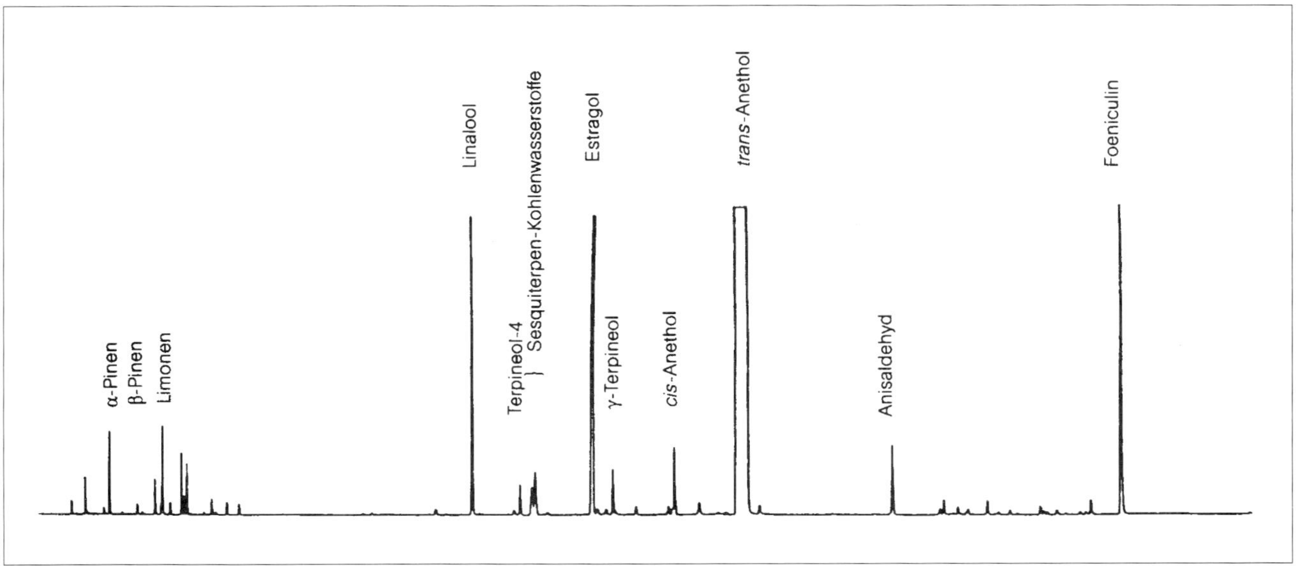

Abb. 804-1: Typisches Chromatogramm des ätherischen Öls von *Illicium verum*

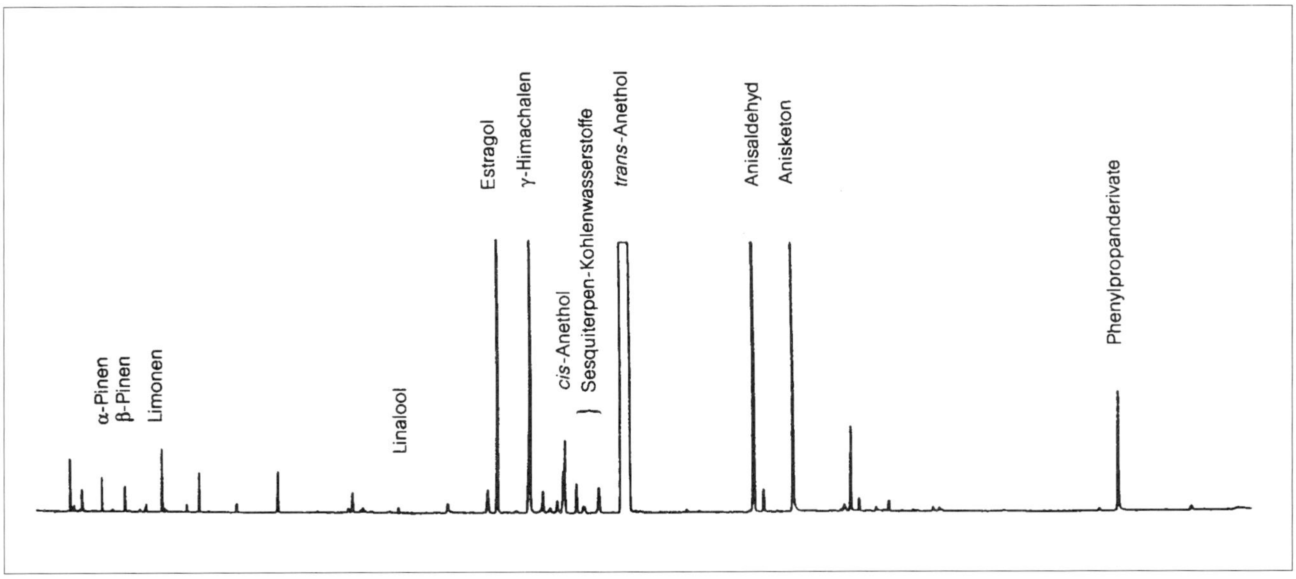

Abb. 804-2: Typisches Chromatogramm des ätherischen Öls von *Pimpinella anisum*

Lagerung

Vor Licht und Wärme geschützt, in dicht verschlossenen, dem Verbrauch angemessenen, möglichst vollständig gefüllten Behältnissen.

Beschriftung

Die Beschriftung gibt insbesondere an, ob das ätherische Öl aus *P. anisum* oder *I. verum* gewonnen wurde.

2001, 557

Anti-D-Immunglobulin vom Menschen

Immunoglobulinum humanum anti-D

Definition

Anti-D-Immunglobulin vom Menschen ist eine flüssige oder gefriergetrocknete Zubereitung, die Immunglobuline, vorwiegend Immunglobulin G, enthält. Die Zubereitung ist für die intramuskuläre Injektion bestimmt. Sie wird aus Plasma von D-Antigen-negativen Spendern gewonnen, die mit D-Antigen immunisiert wurden. Sie enthält spezifische Antikörper gegen das D-Antigen von Erythrozyten. Auch geringe Mengen anderer Blutgruppen-Antikörper können enthalten sein. **Immunglobulin vom Menschen (Immunoglobulinum humanum normale)** kann zugesetzt sein.

Anti-D-Immunglobulin vom Menschen entspricht der Monographie **Immunglobulin vom Menschen** mit Ausnahme der Mindestanzahl von Spendern und des Mindestgehalts an Gesamtprotein.

Herstellung

Stabilität: Für flüssige Zubereitungen wird eine beschleunigte Prüfung auf Wärmebeständigkeit an jeder Charge des Endprodukts durchgeführt, indem sie 4 Wochen lang bei 37 °C erwärmt wird. Nach dem Erwärmen darf der Verlust an Anti-D-Wirksamkeit höchstens 20 Prozent des Ausgangswerts betragen.

Bestimmung der Wirksamkeit

Die „Bestimmung der Wirksamkeit von Anti-D-Immunglobulin vom Menschen“ (2.7.13) wird durchgeführt. Die ermittelte Wirksamkeit muß mindestens so groß sein wie die in der Beschriftung angegebene Wirksamkeit. Die Vertrauensgrenzen (P = 0,95) der ermittelten Wirksamkeit müssen mindestens 80 und dürfen höchstens 120 Prozent betragen.

Lagerung

Entsprechend **Immunglobulin vom Menschen**.

Beschriftung

Entsprechend **Immunglobulin vom Menschen**.

Die Beschriftung gibt insbesondere die Anzahl der Internationalen Einheiten je Behältnis an.

2001, 1527

Anti-D-Immunglobulin vom Menschen zur intravenösen Anwendung

Immunoglobulinum humanum anti-D ad usum intravenosum

Definition

Anti-D-Immunglobulin vom Menschen zur intravenösen Anwendung ist eine flüssige oder gefriergetrocknete Zubereitung, die Immunglobuline, vorwiegend Immunglobulin G, enthält. Sie wird aus Plasma von D-Antigen-negativen Spendern gewonnen, die mit D-Antigen immunisiert wurden. Sie enthält spezifische Antikörper gegen das D-Antigen von Erythrozyten. Auch geringe Mengen anderer Blutgruppen-Antikörper können enthalten sein. **Immunglobulin vom Menschen zur intravenösen Anwendung (Immunglobulinum humanum normale ad usum intravenosum)** kann zugesetzt sein.

Anti-D-Immunglobulin vom Menschen zur intravenösen Anwendung entspricht der Monographie **Immunglobulin vom Menschen zur intravenösen Anwendung** mit Ausnahme der Mindestanzahl von Spendern, des Mindestgehalts an Gesamtprotein und des Osmolalitätsgrenzwerts. Für Produkte, die mit Hilfe einer Methode hergestellt wurden, die Immunglobuline eliminiert, die nicht die Merkmale von Anti-D besitzen, gilt: sofern genehmigt, kann die Prüfung auf Antikörper gegen Hepatitis-B-Oberflächenantigen entfallen. Eine geeignete Prüfung auf Fc-Funktion wird durchgeführt anstelle der unter Kapitel 2.7.9 beschriebenen Prüfung, die nicht bei einem solchen Produkt anwendbar ist.

Herstellung

Stabilität: Für flüssige Zubereitungen wird eine beschleunigte Prüfung auf Wärmebeständigkeit an jeder Charge des Endprodukts durchgeführt, indem sie 4 Wochen lang bei 37 °C erwärmt wird. Nach dem Erwärmen darf der Verlust an Anti-D-Wirksamkeit höchstens 20 Prozent des Ausgangswerts betragen.

Bestimmung der Wirksamkeit

Die „Bestimmung der Wirksamkeit von Anti-D-Immunglobulin vom Menschen" (2.7.13) wird durchgeführt. Die ermittelte Wirksamkeit muß mindestens so groß sein wie die in der Beschriftung angegebene Wirksamkeit. Die Vertrauensgrenzen ($P = 0{,}95$) der ermittelten Wirksamkeit müssen mindestens 80 und dürfen höchstens 120 Prozent betragen.

Lagerung

Entsprechend **Immunglobulin vom Menschen zur intravenösen Anwendung**.

Beschriftung

Entsprechend **Immunglobulin vom Menschen zur intravenösen Anwendung**.

Die Beschriftung gibt insbesondere die Anzahl der Internationalen Einheiten je Behältnis an.

Dieser Text wurde in der deutschsprachigen Ausgabe der Ph. Eur. – Nachtrag 2000 schon in dieser Fassung veröffentlicht.

2001, 580

Aprotinin

Aprotininum

Definition

Aprotinin ist ein lineares Polypeptid aus 58 Aminosäuren, das stöchiometrisch die Aktivität einiger proteolytisch wirksamer Enzyme wie Chymotrypsin, Kallikrein, Plasmin und Trypsin hemmt. Die Substanz enthält mindestens 3,0 Ph. Eur. E. Aprotinin-Aktivität je Milligramm, berechnet auf die getrocknete Substanz.

Herstellung

Falls zutreffend muß die Substanz der Monographie **Produkte mit dem Risiko der Übertragung von Erregern der spongiformen Enzephalopathie tierischen Ursprungs (Producta cum possibili transmissione vectorium enkephalopathiarum spongiformium animalium)** entsprechen.

Die Tiere, von denen die Substanz gewonnen wird, müssen den lebensmittelrechtlichen, von der zuständigen Behörde überwachten Gesundheitsanforderungen an Tiere, die für den menschlichen Verzehr bestimmt sind, entsprechen.

Für das Herstellungsverfahren muß nachgewiesen worden sein, in welchem Maß es Viren oder andere infektiöse Agenzien eliminiert oder inaktiviert.

Das Herstellungsverfahren wird einer Validierung unterzogen und muß gewährleisten, daß, falls die Substanz geprüft wird, sie folgenden Prüfungen entspricht:

Anomale Toxizität (2.6.9): Je Maus wird eine 2 Ph. Eur. E. entsprechende Menge Substanz, die in Wasser für Injektionszwecke *R* zu 0,5 ml gelöst ist, injiziert.

Histamin (2.6.10): Höchstens 0,2 µg Histaminbase je 3 Ph. Eur. E. Aprotinin.

Eigenschaften

Fast weißes, hygroskopisches Pulver; löslich in Wasser und in isotonen Lösungen, praktisch unlöslich in organischen Lösungsmitteln.

Prüfung auf Identität

A. Die Prüfung erfolgt mit Hilfe der Dünnschichtchromatographie (2.2.27) unter Verwendung einer DC-Platte mit Kieselgel G *R*.

Untersuchungslösung: Die Prüflösung (siehe „Prüfung auf Reinheit") wird verwendet.

Referenzlösung: Die Aprotinin-Lösung *BRS* wird verwendet.

Auf die Platte werden 10 µl jeder Lösung aufgetragen. Die Chromatographie erfolgt über eine Laufstrecke von 12 cm mit einer Mischung von 80 Volumteilen Wasser *R* und 100 Volumteilen Essigsäure 98 % *R*. Die Mischung enthält 0,10 g Natriumacetat *R* je Milliliter. Die Platte wird an der Luft trocknen gelassen und mit einer Lösung von 0,1 g Ninhydrin *R* in einer Mischung von 6 ml einer Lösung von Kupfer(II)-chlorid *R* ($10\ g \cdot l^{-1}$), 21 ml Essigsäure 98 % *R* und 70 ml wasserfreiem Ethanol *R* besprüht. Anschließend wird die Platte bei 60 °C getrocknet. Der Hauptfleck im Chromatogramm der Untersuchungslösung entspricht in bezug auf Lage, Farbe und Größe dem Hauptfleck im Chromatogramm der Referenzlösung.

B. Die Fähigkeit der Substanz, die Aktivität von Trypsin zu hemmen, wird nach folgender Methode geprüft:

Untersuchungslösung: 1 ml Prüflösung wird mit Pufferlösung *p*H 7,2 *R* zu 50 ml verdünnt.

Trypsin-Lösung: 10 mg Trypsin *BRS* werden in Salzsäure ($0{,}002\ mol \cdot l^{-1}$) zu 100 ml gelöst.

Casein-Lösung: 0,2 g Casein *R* werden in Pufferlösung *p*H 7,2 *R* zu 100 ml gelöst.

Fällungslösung: 1 Volumteil Essigsäure 98 % *R* wird mit 49 Volumteilen Wasser *R* und 50 Volumteilen wasserfreiem Ethanol *R* gemischt.

1 ml Untersuchungslösung wird mit 1 ml Trypsin-Lösung gemischt und 10 min lang stehengelassen; anschließend wird 1 ml Casein-Lösung zugesetzt und 30 min lang bei 35 °C inkubiert. Nach dem Abkühlen in einer Eis-Wasser-Mischung werden 0,5 ml Fällungslösung zugesetzt. Der Ansatz wird geschüttelt. Nach 15 min langem Stehenlassen bei Raumtemperatur ist die Lösung trüb. Wird die Prüfung mit Pufferlösung *p*H 7,2 *R* anstelle der Untersuchungslösung wiederholt, tritt keine Trübung auf.

Prüfung auf Reinheit

Prüflösung: Eine Lösung der Substanz, die 15 Ph. Eur. E. Aprotinin je Milliliter enthält, wird unter Berücksichtigung der in der Beschriftung angegebenen Aktivität hergestellt.

Aussehen der Lösung: Die Prüflösung muß klar (2.2.1) sein.

Absorption (2.2.25): Eine Lösung der Substanz, die 3,0 Ph. Eur. E. Aprotinin je Milliliter enthält, wird hergestellt. Die Lösung zeigt ein Absorptionsmaximum bei 277 nm. Die Absorption im Maximum darf höchstens 0,80 betragen.

Proteine mit einer höheren relativen Molekülmasse: Die Prüfung erfolgt mit Hilfe der Ausschlußchromatographie (2.2.30) unter Verwendung von quervernetztem Dextran zur Chromatographie *R* 2. Zum Quellen des Gels sowie als Elutionsmittel dient eine Lösung von wasserfreier Essigsäure *R* (180 g · l^{-1}).

Eine Säule von 0,8 bis 1,0 m Länge und 25 mm innerem Durchmesser wird mit dem Gel so gefüllt, daß keine Luftblasen eingeschlossen sind. Auf die Säule wird eine 300 Ph. Eur. E. Aprotinin entsprechende Menge Substanz, gelöst in 1 ml einer Lösung von wasserfreier Essigsäure *R* (180 g · l^{-1}), aufgegeben und die Elution begonnen. Das Eluat wird in Fraktionen zu jeweils 2 ml gesammelt. Die Absorption (2.2.25) jeder Fraktion wird im Absorptionsmaximum bei 277 nm gemessen. Die erhaltenen Meßwerte werden graphisch dargestellt. Das Chromatogramm darf vor der Elution von Aprotinin kein Absorptionsmaximum zeigen.

Trocknungsverlust (2.2.32): Höchstens 6,0 Prozent, mit 0,100 g Substanz durch Trocknen im Vakuum bestimmt.

Sterilität (2.6.1): Aprotinin zur Herstellung von Parenteralia, das dabei keinem weiteren geeigneten Sterilisationsverfahren unterworfen wird, muß der Prüfung entsprechen.

Pyrogene (2.6.8): Aprotinin zur Herstellung von Parenteralia, das dabei keinem weiteren geeigneten Verfahren zur Beseitigung von Pyrogenen unterworfen wird, muß folgender Prüfung entsprechen:

Je Kilogramm Körpermasse eines Kaninchens wird 1 ml einer Lösung, die 15 Ph. Eur. E. Aprotinin je Milliliter enthält, injiziert.

Wertbestimmung

Die Aktivität der Substanz wird durch die Messung der hemmenden Wirkung auf eine Lösung von Trypsin bekannter Aktivität bestimmt. Die hemmende Aktivität des Aprotinins wird aus der Differenz zwischen Anfangsaktivität und Restaktivität von Trypsin berechnet.

Die hemmende Aktivität des Aprotinins wird in Ph. Eur. Einheiten ausgedrückt. 1 Ph. Eur. E. Aprotinin hemmt 50 Prozent der enzymatischen Aktivität von 2 Mikrokatal Trypsin.

Ein Reaktionsgefäß mit einem Fassungsvermögen von etwa 30 ml wird verwendet, das ausgestattet ist mit

- einer Vorrichtung, mit der eine Temperatur von 25,0 ± 0,1 °C eingehalten werden kann
- einer Rührvorrichtung, zum Beispiel einem Magnetrührer
- einem Deckel mit fünf Öffnungen zum Anbringen der Elektroden, der Bürettenspitze, eines Einleitrohrs für Stickstoff sowie für den Zusatz der Reagenzien.

Eine automatische oder manuell zu bedienende Titrierapparatur kann verwendet werden. Im letzteren Fall muß die Bürette eine Einteilung in 0,05 ml aufweisen und das *p*H-Meter mit einer gedehnten Skala und Glas-Kalomel-Elektroden versehen sein.

Untersuchungslösung: Eine Lösung der Substanz in Borat-Pufferlösung *p*H 8,0 (0,0015 mol · l^{-1}) *R*, die 1,67 Ph. Eur. E. Aprotinin je Milliliter enthält, entsprechend etwa 0,6 mg Substanz je Milliliter (*m* mg).

Trypsin-Lösung: Eine Lösung von Trypsin *BRS* in Salzsäure (0,001 mol · l^{-1}), die etwa 0,8 Mikrokatal je Milliliter enthält, entsprechend etwa 1 mg Trypsin je Milliliter, wird frisch hergestellt und in einer Eis-Wasser-Mischung aufbewahrt.

Trypsin-Aprotinin-Lösung: 4,0 ml Trypsin-Lösung werden mit 1,0 ml Untersuchungslösung versetzt. Diese Lösung wird sofort mit Borat-Pufferlösung *p*H 8,0 (0,0015 mol · l^{-1}) *R* zu 40,0 ml verdünnt, 10 min lang bei Raumtemperatur stehengelassen und dann in einer Eis-Wasser-Mischung aufbewahrt. Die Lösung ist innerhalb von 6 h nach Herstellung zu verwenden.

Verdünnte Trypsin-Lösung: 0,5 ml Trypsin-Lösung werden mit Borat-Pufferlösung *p*H 8,0 (0,0015 mol · l^{-1}) *R* zu 10,0 ml verdünnt, 10 min lang bei Raumtemperatur stehengelassen und in einer Eis-Wasser-Mischung aufbewahrt.

In das Reaktionsgefäß wird Stickstoff eingeleitet. Unter ständigem Rühren werden 9,0 ml einer Borat-Pufferlösung *p*H 8,0 (0,0015 mol · l^{-1}) *R* und 1,0 ml einer frisch hergestellten Lösung von Benzoylargininethylesterhydrochlorid *R* (6,9 g · l^{-1}) eingebracht. Mit Natriumhydroxid-Lösung (0,1 mol · l^{-1}) wird auf einen *p*H-Wert von 8,0 eingestellt. Wenn die Temperatur 25,0 ± 0,1 °C erreicht hat, wird 1,0 ml Trypsin-Aprotinin-Lösung zugesetzt und mit einer Stoppuhr die Zeitmessung begonnen. Durch Zusatz von Natriumhydroxid-Lösung (0,1 mol · l^{-1}) wird der *p*H-Wert auf 8,0 gehalten, wobei jeweils nach 30 s das zugegebene Volumen notiert wird. Die Reaktion wird 6 min lang durchgeführt. Die Anzahl Milliliter Natriumhydroxid-Lösung (0,1 mol · l^{-1}), die je Sekunde verbraucht wird, wird errechnet (n_1 ml). In gleicher Weise wird eine Titration mit 1,0 ml verdünnter Trypsin-Lösung durchgeführt. Die Anzahl Milliliter Natriumhydroxid-Lösung (0,1 mol · l^{-1}), die je Sekunde verbraucht wird, wird errechnet (n_2 ml).

Die Aprotinin-Aktivität in Ph. Eur. Einheiten je Milligramm wird nach folgender Formel berechnet:

$$\frac{4000\,(2n_2 - n_1)}{m}$$

Die ermittelte Aktivität muß mindestens 90 und darf höchstens 110 Prozent der in der Beschriftung angegebenen Aktivität betragen.

Lagerung

Dicht verschlossen, vor Licht geschützt, im Behältnis mit Sicherheitsverschluß.

Beschriftung

Die Beschriftung gibt insbesondere an
- Anzahl Ph. Eur. Einheiten Aprotinin je Milligramm
- falls zutreffend, daß die Substanz steril ist
- falls zutreffend, daß die Substanz pyrogenfrei ist.

Dieser Text wurde in der deutschsprachigen Ausgabe der Ph. Eur. – Nachtrag 2000 schon in dieser Fassung veröffentlicht.

2001, 579

Konzentrierte Aprotinin-Lösung

Aprotinini solutio concentrata

Definition

Konzentrierte Aprotinin-Lösung ist eine Lösung von Aprotinin, einem linearen Polypeptid aus 58 Aminosäuren, das stöchiometrisch die Aktivität einiger proteolytisch wirksamer Enzyme wie Chymotrypsin, Kallikrein, Plasmin und Trypsin hemmt. Die Lösung enthält mindestens 15,0 Ph. Eur. E. Aprotinin-Aktivität je Milliliter.

Herstellung

Falls zutreffend muß die Substanz der Monographie **Produkte mit dem Risiko der Übertragung von Erregern der spongiformen Enzephalopathie tierischen Ursprungs (Producta cum possibili transmissione vectorium enkephalopathiarum spongiformium animalium**) entsprechen.

Die Tiere, von denen die Substanz gewonnen wird, müssen den lebensmittelrechtlichen, von der zuständigen Behörde überwachten Gesundheitsanforderungen an Tiere, die für den menschlichen Verzehr bestimmt sind, entsprechen.

Für des Herstellungsverfahren muß nachgewiesen worden sein, in welchem Maß es Viren oder andere infektiöse Agenzien eliminiert oder inaktiviert.

Das Herstellungsverfahren wird einer Validierung unterzogen und muß gewährleisten, daß, falls die Substanz geprüft wird, sie folgenden Prüfungen entspricht:

Anomale Toxizität (2.6.9): Je Maus wird eine 2 Ph. Eur. E. enthaltende Menge Lösung, die mit Wasser für Injektionszwecke *R* zu 0,5 ml verdünnt ist, injiziert.

Histamin (2.6.10): Höchstens 0,2 µg Histaminbase je 3 Ph. Eur. E. Aprotinin.

Eigenschaften

Klare, farblose Lösung.

Prüfung auf Identität

A. Die Prüfung erfolgt mit Hilfe der Dünnschichtchromatographie (2.2.27) unter Verwendung einer DC-Platte mit Kieselgel G *R*.

Untersuchungslösung: Die Prüflösung (siehe „Prüfung auf Reinheit") wird verwendet.

Referenzlösung: Die Aprotinin-Lösung *BRS* wird verwendet.

Auf die Platte werden 10 µl jeder Lösung aufgetragen. Die Chromatographie erfolgt über eine Laufstrecke von 12 cm mit einer Mischung von 80 Volumteilen Wasser *R* und 100 Volumteilen Essigsäure 98 % *R*. Die Mischung enthält 0,10 g Natriumacetat *R* je Milliliter. Die Platte wird an der Luft trocknen gelassen und mit einer Lösung von 0,1 g Ninhydrin *R* in einer Mischung von 6 ml einer Lösung von Kupfer(II)-chlorid *R* ($10 g \cdot l^{-1}$), 21 ml Essigsäure 98 % *R* und 70 ml wasserfreiem Ethanol *R* besprüht. Anschließend wird die Platte bei 60 °C getrocknet. Der Hauptfleck im Chromatogramm der Untersuchungslösung entspricht in bezug auf Lage, Farbe und Größe dem Hauptfleck im Chromatogramm der Referenzlösung.

B. Die Fähigkeit der Lösung, die Aktivität von Trypsin zu hemmen, wird nach folgender Methode geprüft:

Untersuchungslösung: 1 ml Prüflösung wird mit Pufferlösung *p*H 7,2 *R* zu 50 ml verdünnt.

Trypsin-Lösung: 10 mg Trypsin *BRS* werden in Salzsäure ($0{,}002 mol \cdot l^{-1}$) zu 100 ml gelöst.

Casein-Lösung: 0,2 g Casein *R* werden in Pufferlösung *p*H 7,2 *R* zu 100 ml gelöst.

Fällungslösung: 1 Volumteil Essigsäure 98 % *R* wird mit 49 Volumteilen Wasser *R* und 50 Volumteilen wasserfreiem Ethanol *R* gemischt.

1 ml Untersuchungslösung wird mit 1 ml Trypsin-Lösung gemischt und 10 min lang stehengelassen; anschließend wird 1 ml Casein-Lösung zugesetzt und 30 min lang bei 35 °C inkubiert. Nach dem Abkühlen in einer Eis-Wasser-Mischung werden 0,5 ml Fällungslösung zugesetzt. Der Ansatz wird geschüttelt. Nach 15 min langem Stehenlassen bei Raumtemperatur ist die Lösung trüb. Wird die Prüfung mit Pufferlösung *p*H 7,2 *R* anstelle der Untersuchungslösung wiederholt, tritt keine Trübung auf.

Prüfung auf Reinheit

Prüflösung: Eine Lösung, die 15 Ph. Eur. E. Aprotinin je Milliliter enthält. Falls erforderlich wird die Lösung, unter Berücksichtigung der in der Beschriftung angegebenen Aktivität, verdünnt.

Aussehen der Lösung: Die Prüflösung muß klar sein (2.2.1).

Absorption (2.2.25): Eine Verdünnung der Lösung, die 3,0 Ph. Eur. E. Aprotinin je Milliliter enthält, wird hergestellt. Die Lösung zeigt ein Absorptionsmaximum bei 277 nm. Die Absorption im Maximum darf höchstens 0,80 betragen.

Proteine mit einer höheren relativen Molekülmasse: Die Lösung wird bei –30 °C und einem Druck von 2,7 Pa gefriergetrocknet. Gefriertrocknung und eine anschließende Trocknung bei 15 bis 25 °C dauern insgesamt 6 bis 12 h. Die Prüfung erfolgt mit Hilfe der Ausschlußchromatographie (2.2.30) unter Verwendung von quervernetztem Dextran zur Chromatographie *R* 2. Zum Quellen des Gels sowie als Elutionsmittel dient eine Lösung von wasserfreier Essigsäure *R* ($180\ g \cdot l^{-1}$).

Eine Säule von 0,8 bis 1,0 m Länge und 25 mm innerem Durchmesser wird mit dem Gel so gefüllt, daß keine Luftblasen eingeschlossen sind. Auf die Säule wird eine 300 Ph. Eur. E. Aprotinin entsprechende Menge des Lyophilisats, gelöst in 1 ml einer Lösung von wasserfreier Essigsäure *R* ($180\ g \cdot l^{-1}$), aufgegeben und die Elution begonnen. Das Eluat wird in Fraktionen zu jeweils 2 ml gesammelt. Die Absorption (2.2.25) jeder Fraktion wird im Absorptionsmaximum bei 277 nm gemessen. Die erhaltenen Meßwerte werden graphisch dargestellt. Das Chromatogramm darf vor der Elution von Aprotinin kein Absorptionsmaximum zeigen.

Spezifische Aktivität des Trockenrückstands: Mindestens 3,0 Ph. Eur. E. Aprotinin-Aktivität je Milligramm Trockenrückstand. 25,0 ml der Lösung werden im Wasserbad zur Trockne eingedampft. Der Rückstand wird 15 h lang bei 110 °C getrocknet und anschließend gewogen. Aus der Masse des Rückstands und der, wie unter „Wertbestimmung" beschrieben, bestimmten Aktivität wird die Aktivität je Milligramm Trockenrückstand in Ph. Eur. Einheiten Aprotinin berechnet.

Sterilität (2.6.1): Konzentrierte Aprotinin-Lösung zur Herstellung von Parenteralia, die dabei keinem weiteren geeigneten Sterilisationsverfahren unterworfen wird, muß der Prüfung entsprechen.

Pyrogene (2.6.8): Konzentrierte Aprotinin-Lösung zur Herstellung von Parenteralia, die dabei keinem weiteren geeigneten Verfahren zur Beseitigung von Pyrogenen unterworfen wird, muß der Prüfung entsprechen:

Je Kilogramm Körpermasse eines Kaninchens wird 1 ml einer Verdünnung der Lösung, die 15 Ph. Eur. E. Aprotinin je Milliliter enthält, injiziert.

Wertbestimmung

Die Aprotinin-Aktivität wird durch die Messung der hemmenden Wirkung auf eine Lösung von Trypsin bekannter Aktivität bestimmt. Die hemmende Aktivität des Aprotinins wird aus der Differenz zwischen Anfangsaktivität und Restaktivität von Trypsin berechnet.

Die hemmende Aktivität des Aprotinins wird in Ph. Eur. Einheiten ausgedrückt. 1 Ph. Eur. E. Aprotinin hemmt 50 Prozent der enzymatischen Aktivität von 2 Mikrokatal Trypsin.

Ein Reaktionsgefäß mit einem Fassungsvermögen von etwa 30 ml wird verwendet, das ausgestattet ist mit

- einer Vorrichtung, mit der eine Tenperatur von 25,0 ± 0,1 °C eingehalten werden kann
- einer Rührvorrichtung, zum Beispiel einem Magnetrührer
- einem Deckel mit fünf Öffnungen zum Anbringen der Elektroden, der Bürettenspitze, eines Einleitrohrs für Stickstoff sowie für den Zusatz der Reagenzien.

Eine automatische oder manuell zu bedienende Titrierapparatur kann verwendet werden. Im letzteren Fall muß die Bürette eine Einteilung in 0,05 ml aufweisen und das *p*H-Meter mit einer gedehnten Skala und Glas-Kalomel-Elektroden versehen sein.

Untersuchungslösung: Eine geeignete Verdünnung (*D*) der Lösung in Borat-Pufferlösung *p*H 8,0 ($0{,}0015\ mol \cdot l^{-1}$) *R*, die 1,67 Ph. Eur. E. Aprotinin je Milliliter enthält, wird unter Berücksichtigung der angegebenen Aktivität hergestellt.

Trypsin-Lösung: Eine Lösung von Trypsin *BRS* in Salzsäure ($0{,}001\ mol \cdot l^{-1}$), die etwa 0,8 Mikrokatal je Milliliter enthält, entsprechend etwa 1 mg Trypsin je Milliliter, wird frisch hergestellt und in einer Eis-Wasser-Mischung aufbewahrt.

Trypsin-Aprotinin-Lösung: 4,0 ml Trypsin-Lösung werden mit 1,0 ml Untersuchungslösung versetzt. Diese Lösung wird sofort mit Borat-Pufferlösung *p*H 8,0 ($0{,}0015\ mol \cdot l^{-1}$) *R* zu 40,0 ml verdünnt, 10 min lang bei Raumtemperatur stehengelassen und dann in einer Eis-Wasser-Mischung aufbewahrt. Die Lösung ist innerhalb von 6 h nach Herstellung zu verwenden.

Verdünnte Trypsin-Lösung: 0,5 ml Trypsin-Lösung werden mit Borat-Pufferlösung *p*H 8,0 ($0{,}0015\ mol \cdot l^{-1}$) *R* zu 10,0 ml verdünnt, 10 min lang bei Raumtemperatur stehengelassen und in einer Eis-Wasser-Mischung aufbewahrt.

In das Reaktionsgefäß wird Stickstoff eingeleitet. Unter ständigem Rühren werden 9,0 ml einer Borat-Pufferlösung *p*H 8,0 ($0{,}0015\ mol \cdot l^{-1}$) *R* und 1,0 ml einer frisch hergestellten Lösung von Benzoylargininethylesterhydrochlorid *R* ($6{,}9\ g \cdot l^{-1}$) eingebracht. Mit Natriumhydroxid-Lösung ($0{,}1\ mol \cdot l^{-1}$) wird auf einen *p*H-Wert von 8,0 eingestellt. Wenn die Temperatur 25,0 ± 0,1 °C erreicht hat, wird 1,0 ml Trypsin-Aprotinin-Lösung zugesetzt und mit einer Stoppuhr die Zeitmessung begonnen. Durch Zusatz von Natriumhydroxid-Lösung ($0{,}1\ mol \cdot l^{-1}$) wird der *p*H-Wert auf 8,0 gehalten, wobei jeweils nach 30 s das zugegebene Volumen notiert wird. Die Reaktion wird 6 min lang durchgeführt. Die Anzahl Milliliter Natriumhydroxid-Lösung ($0{,}1\ mol \cdot l^{-1}$), die je Sekunde verbraucht wird, wird errechnet (n_1 ml). In gleicher Weise wird eine Titration mit 1,0 ml verdünnter Trypsin-Lösung durchgeführt. Die Anzahl Milliliter Natriumhydroxid-Lösung ($0{,}1\ mol \cdot l^{-1}$), die je Sekunde verbraucht wird, wird errechnet (n_2 ml).

Die Aprotinin-Aktivität in Ph. Eur. Einheiten je Milliliter wird nach folgender Formel berechnet

$$4000\,(2n_2 - n_1) \cdot D$$

D = Verdünnungsfaktor, um aus der konzentrierten Lösung die Untersuchungslösung mit 1,67 Ph. Eur. E. Aprotinin je Milliliter zu erhalten.

Die ermittelte Aktivität muß mindestens 90 und darf höchstens 110 Prozent der in der Beschriftung angegebenen Aktivität betragen.

Lagerung

Dicht verschlossen, vor Licht geschützt, im Behältnis mit Sicherheitsverschluß.

Beschriftung

Die Beschriftung gibt insbesondere an

- Anzahl Ph. Eur. Einheiten Aprotinin je Milliliter
- falls zutreffend, daß die Lösung steril ist
- falls zutreffend, daß die Lösung pyrogenfrei ist.

2000, 806

Arginin

Argininum

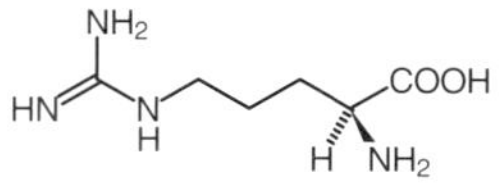

$C_6H_{14}N_4O_2$ M_r 174,2

Definition

Arginin enthält mindestens 98,5 und höchstens 101,0 Prozent (*S*)-2-Amino-5-guanidinopentansäure, berechnet auf die getrocknete Substanz.

Herstellung

Wird die Substanz durch ein Verfahren hergestellt, das Fermentationsschritte beinhaltet, muß sie zusätzlich den Anforderungen der Monographie **Fermentationsprodukte (Producta ab fermentatione)** entsprechen.

Eigenschaften

Weißes bis fast weißes, kristallines Pulver oder farblose Kristalle; leicht löslich in Wasser, sehr schwer löslich in Ethanol, praktisch unlöslich in Ether.

Prüfung auf Identität

1: A, C.
2: A, B, D, E.

A. Die Substanz entspricht der Prüfung „Spezifische Drehung" (siehe „Prüfung auf Reinheit").

B. Die Prüflösung (siehe „Prüfung auf Reinheit") reagiert stark alkalisch (2.2.4).

C. Die Prüfung erfolgt mit Hilfe der IR-Spektroskopie (2.2.24) durch Vergleich des Spektrums der Substanz mit dem von Arginin *CRS*. Die Prüfung erfolgt mit Hilfe von Preßlingen.

D. Die bei der Prüfung „Mit Ninhydrin nachweisbare Substanzen" (siehe „Prüfung auf Reinheit") erhaltenen Chromatogramme werden ausgewertet. Der Hauptfleck im Chromatogramm der Untersuchungslösung b entspricht in bezug auf Lage, Farbe und Größe dem Hauptfleck im Chromatogramm der Referenzlösung a.

E. Werden etwa 25 mg Substanz, in 2 ml Wasser *R* gelöst, mit 1 ml 1-Naphthol-Lösung *R* sowie 2 ml einer Mischung gleicher Volumteile konzentrierter Natriumhypochlorit-Lösung *R* und Wasser *R* versetzt, entsteht eine rote Färbung.

Prüfung auf Reinheit

Prüflösung: 2,5 g Substanz werden in destilliertem Wasser *R* zu 50 ml gelöst.

Aussehen der Lösung: Die Prüflösung muß klar (2.2.1) und darf nicht stärker gefärbt sein als die Farbvergleichslösung BG_6 (2.2.2, Methode II).

Spezifische Drehung (2.2.7): 2,00 g Substanz werden in Salzsäure *R* 1 zu 25,0 ml gelöst. Die spezifische Drehung muß zwischen +25,5 und +28,5° liegen, berechnet auf die getrocknete Substanz.

Mit Ninhydrin nachweisbare Substanzen: Die Prüfung erfolgt mit Hilfe der Dünnschichtchromatographie (2.2.27) unter Verwendung einer DC-Platte mit Kieselgel *R*.

Untersuchungslösung a: 0,10 g Substanz werden in verdünnter Salzsäure *R* zu 10 ml gelöst.

Untersuchungslösung b: 1 ml Untersuchungslösung a wird mit Wasser *R* zu 50 ml verdünnt.

Referenzlösung a: 10 mg Arginin *CRS* werden in Salzsäure (0,1 mol · l^{-1}) zu 50 ml gelöst.

Referenzlösung b: 5 ml Untersuchungslösung b werden mit Wasser *R* zu 20 ml verdünnt.

Referenzlösung c: 10 mg Arginin *CRS* und 10 mg Lysinhydrochlorid *CRS* werden in Salzsäure (0,1 mol · l^{-1}) zu 25 ml gelöst.

Auf die Platte werden 5 µl jeder Lösung aufgetragen. Die Platte wird an der Luft trocknen gelassen. Die Chromatographie erfolgt mit einer Mischung von 30 Volumteilen konzentrierter Ammoniak-Lösung *R* und 70 Volumteilen 2-Propanol *R* über eine Laufstrecke von 15 cm. Die Platte wird bei 100 bis 105 °C bis zum vollständigen Verschwinden des Ammoniaks erhitzt. Die Platte wird mit Ninhydrin-Lösung *R* besprüht und 15 min lang bei 100 bis 105 °C erhitzt. Kein im Chromatogramm der Untersuchungslösung a auftretender Nebenfleck darf größer oder stärker gefärbt sein als der Fleck im Chromatogramm der Referenzlösung b (0,5 Prozent). Die Prüfung darf nur ausgewertet werden, wenn das Chromatogramm der Referenzlösung c deutlich voneinander getrennt 2 Flecke zeigt.

Chlorid (2.4.4): 5 ml Prüflösung werden mit 0,5 ml verdünnter Salpetersäure *R* versetzt und mit Wasser *R* zu 15 ml verdünnt. Die Lösung muß der Grenzprüfung auf Chlorid entsprechen (200 ppm).

Sulfat (2.4.13): 10 ml Prüflösung werden mit 1,7 ml verdünnter Salzsäure *R* versetzt und mit destilliertem Wasser *R* zu 15 ml verdünnt. Die Lösung muß der Grenzprüfung auf Sulfat entsprechen (300 ppm).

Ammonium: Mit 2 Uhrgläsern von 60 mm Durchmesser wird durch Aufeinanderlegen ein Hohlraum gebildet. An die Innenwand des oberen Uhrglases wird mit einigen Tropfen Wasser *R* ein Stück rotes Lackmuspapier *R* von 5 mm × 5 mm geklebt. Auf das untere Uhrglas werden 50 mg fein pulverisierte Substanz gebracht und in 0,5 ml

Wasser *R* gelöst. Nach Zusatz von 0,30 g schwerem Magnesiumoxid *R* wird kurz mit einem Glasstab verrieben und das obere Uhrglas sofort auf das untere Uhrglas gelegt. In gleicher Weise wird gleichzeitig eine Referenzmischung aus 0,1 ml Ammonium-Lösung (100 ppm NH_4) *R*, 0,5 ml Wasser *R* und 0,30 g schwerem Magnesiumoxid *R* angesetzt. Untersuchungs- und Referenzmischung werden 15 min lang bei 40 °C erwärmt. Das Lackmuspapier über der Untersuchungsmischung darf sich nicht intensiver blau färben als das Lackmuspapier über der Referenzmischung (200 ppm).

Eisen (2.4.9): In einem Scheidetrichter wird 1,0 g Substanz in 10 ml verdünnter Salzsäure *R* gelöst. Die Lösung wird 3mal je 3 min lang mit je 10 ml Isobutylmethylketon *R* 1 ausgeschüttelt. Die vereinigten organischen Phasen werden 3 min lang mit 10 ml Wasser *R* ausgeschüttelt. Die wäßrige Phase muß der Grenzprüfung auf Eisen entsprechen (10 ppm).

Schwermetalle (2.4.8): 2,0 g Substanz werden in Wasser *R* zu 20 ml gelöst. 12 ml Lösung müssen der Grenzprüfung A auf Schwermetalle entsprechen (10 ppm). Zur Herstellung der Referenzlösung wird die Blei-Lösung (1 ppm Pb) *R* verwendet.

Trocknungsverlust (2.2.32): Höchstens 0,5 Prozent, mit 1,000 g Substanz durch Trocknen im Trockenschrank bei 100 bis 105 °C bestimmt.

Sulfatasche (2.4.14): Höchstens 0,1 Prozent, mit 1,0 g Substanz bestimmt.

Gehaltsbestimmung

0,150 g Substanz, in 50 ml Wasser *R* gelöst, werden nach Zusatz von 0,2 ml Methylrot-Mischindikator-Lösung *R* mit Salzsäure (0,1 mol · l^{-1}) bis zum Farbumschlag von Grün nach Rotviolett titriert.

1 ml Salzsäure (0,1 mol · l^{-1}) entspricht 17,42 mg $C_6H_{14}N_4O_2$.

Lagerung

Gut verschlossen, vor Licht geschützt.

2000, 805

Argininhydrochlorid

Arginini hydrochloridum

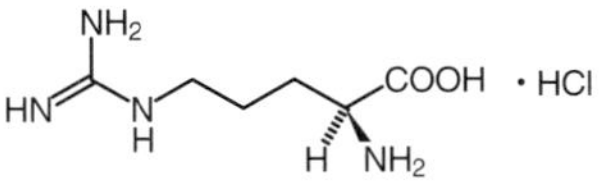

$C_6H_{15}ClN_4O_2$ M_r 210,7

Definition

Argininhydrochlorid enthält mindestens 98,5 und höchstens 101,0 Prozent (*S*)-2-Amino-5-guanidinopentansäure-hydrochlorid, berechnet auf die getrocknete Substanz.

Herstellung

Wird die Substanz durch ein Verfahren hergestellt, das Fermentationsschritte beinhaltet, muß sie zusätzlich den Anforderungen der Monographie **Fermentationsprodukte (Producta ab fermentatione)** entsprechen.

Eigenschaften

Weißes bis fast weißes, kristallines Pulver oder farblose Kristalle; leicht löslich in Wasser, sehr schwer löslich in Ethanol, praktisch unlöslich in Ether.

Prüfung auf Identität

1: A, B, E.
2: A, C, D, E.

A. Die Substanz entspricht der Prüfung „Spezifische Drehung" (siehe „Prüfung auf Reinheit").

B. Die Prüfung erfolgt mit Hilfe der IR-Spektroskopie (2.2.24) durch Vergleich des Spektrums der Substanz mit dem von Argininhydrochlorid *CRS*. Die Prüfung erfolgt mit Hilfe von Preßlingen.

C. Die bei der Prüfung „Mit Ninhydrin nachweisbare Substanzen" (siehe „Prüfung auf Reinheit") erhaltenen Chromatogramme werden ausgewertet. Der Hauptfleck im Chromatogramm der Untersuchungslösung b entspricht in bezug auf Lage, Farbe und Größe dem Hauptfleck im Chromatogramm der Referenzlösung a.

D. Werden etwa 25 mg Substanz, in 2 ml Wasser *R* gelöst, mit 1 ml 1-Naphthol-Lösung *R* sowie 2 ml einer Mischung gleicher Volumteile konzentrierter Natriumhypochlorit-Lösung *R* und Wasser *R* versetzt, entsteht eine rote Färbung.

E. Etwa 20 mg Substanz geben die Identitätsreaktion a auf Chlorid (2.3.1).

Prüfung auf Reinheit

Prüflösung: 2,5 g Substanz werden in destilliertem Wasser *R* zu 50 ml gelöst.

Aussehen der Lösung: Die Prüflösung muß klar (2.2.1) und darf nicht stärker gefärbt sein als die Farbvergleichslösung BG_6 (2.2.2, Methode II).

Spezifische Drehung (2.2.7): 2,00 g Substanz werden in Salzsäure *R* 1 zu 25,0 ml gelöst. Die spezifische Drehung muß zwischen +21,0 und +23,5° liegen, berechnet auf die getrocknete Substanz.

Mit Ninhydrin nachweisbare Substanzen: Die Prüfung erfolgt mit Hilfe der Dünnschichtchromatographie (2.2.27) unter Verwendung einer DC-Platte mit Kieselgel *R*.

Untersuchungslösung a: 0,10 g Substanz werden in Wasser *R* zu 10 ml gelöst.

Untersuchungslösung b: 1 ml Untersuchungslösung a wird mit Wasser *R* zu 50 ml verdünnt.

Referenzlösung a: 10 mg Argininhydrochlorid *CRS* werden in Wasser *R* zu 50 ml gelöst.

Referenzlösung b: 5 ml Untersuchungslösung b werden mit Wasser *R* zu 20 ml verdünnt.

Referenzlösung c: 10 mg Argininhydrochlorid *CRS* und 10 mg Lysinhydrochlorid *CRS* werden in Wasser *R* zu 25 ml gelöst.

Auf die Platte werden 5 µl jeder Lösung aufgetragen. Die Platte wird an der Luft trocknen gelassen. Die Chromatographie erfolgt mit einer Mischung von 30 Volumteilen konzentrierter Ammoniak-Lösung *R* und 70 Volumteilen 2-Propanol *R* über eine Laufstrecke von 15 cm. Die Platte wird bei 100 bis 105 °C bis zum vollständigen Verschwinden des Ammoniaks erhitzt. Die Platte wird mit Ninhydrin-Lösung *R* besprüht und 15 min lang bei 100 bis 105 °C erhitzt. Kein im Chromatogramm der Untersuchungslösung a auftretender Nebenfleck darf größer oder stärker gefärbt sein als der Fleck im Chromatogramm der Referenzlösung b (0,5 Prozent). Die Prüfung darf nur ausgewertet werden, wenn das Chromatogramm der Referenzlösung c deutlich voneinander getrennt 2 Flecke zeigt.

Sulfat (2.4.13): 10 ml Prüflösung, mit destilliertem Wasser *R* zu 15 ml verdünnt, müssen der Grenzprüfung auf Sulfat entsprechen (300 ppm).

Ammonium: Mit 2 Uhrgläsern von 60 mm Durchmesser wird durch Aufeinanderlegen ein Hohlraum gebildet. An die Innenwand des oberen Uhrglases wird mit einigen Tropfen Wasser *R* ein Stück rotes Lackmuspapier *R* von 5 mm × 5 mm geklebt. Auf das untere Uhrglas werden 50 mg fein pulverisierte Substanz gebracht und in 0,5 ml Wasser *R* gelöst. Nach Zusatz von 0,30 g schwerem Magnesiumoxid *R* wird kurz mit einem Glasstab verrieben und das obere Uhrglas sofort auf das untere Uhrglas gelegt. In gleicher Weise wird gleichzeitig eine Referenzmischung aus 0,1 ml Ammonium-Lösung (100 ppm NH_4) *R*, 0,5 ml Wasser *R* und 0,30 g schwerem Magnesiumoxid *R* angesetzt. Untersuchungs- und Referenzmischung werden 15 min lang bei 40 °C erwärmt. Das Lackmuspapier über der Untersuchungsmischung darf sich nicht intensiver blau färben als das Lackmuspapier über der Referenzmischung (200 ppm).

Eisen (2.4.9): In einem Scheidetrichter wird 1,0 g Substanz in 10 ml verdünnter Salzsäure *R* gelöst. Die Lösung wird 3mal je 3 min lang mit je 10 ml Isobutylmethylketon *R* 1 ausgeschüttelt. Die vereinigten organischen Phasen werden 3 min lang mit 10 ml Wasser *R* ausgeschüttelt. Die wäßrige Phase muß der Grenzprüfung auf Eisen entsprechen (10 ppm).

Schwermetalle (2.4.8): 2,0 g Substanz werden in Wasser *R* zu 20 ml gelöst. 12 ml Lösung müssen der Grenzprüfung A auf Schwermetalle entsprechen (10 ppm). Zur Herstellung der Referenzlösung wird die Blei-Lösung (1 ppm Pb) *R* verwendet.

Trocknungsverlust (2.2.32): Höchstens 0,5 Prozent, mit 1,000 g Substanz durch Trocknen im Trockenschrank bei 100 bis 105 °C bestimmt.

Sulfatasche (2.4.14): Höchstens 0,1 Prozent, mit 1,0 g Substanz bestimmt.

Gehaltsbestimmung

0,180 g Substanz, in 3 ml wasserfreier Ameisensäure *R* gelöst, werden nach Zusatz von 30 ml wasserfreier Essigsäure *R* und 0,1 ml Naphtholbenzein-Lösung *R* mit Perchlorsäure (0,1 mol · l^{-1}) bis zum Farbumschlag von Braungelb nach Grün titriert.

1 ml Perchlorsäure (0,1 mol · l^{-1}) entspricht 21,07 mg $C_6H_{15}ClN_4O_2$.

Lagerung

Gut verschlossen, vor Licht geschützt.

Dieser Text wurde in der deutschsprachigen Ausgabe der Ph. Eur. – Nachtrag 2000 schon in dieser Fassung veröffentlicht.

2001, 1391

Arnikablüten

Arnicae flos

Definition

Arnikablüten bestehen aus den ganzen oder teilweise zerfallenen, getrockneten Blütenständen von *Arnica montana* L. Sie enthalten mindestens 0,40 Prozent (*m/m*) Sesquiterpenlactone, berechnet als Helenalintiglat und bezogen auf die getrocknete Droge.

Eigenschaften

Arnikablüten haben einen aromatischen Geruch.

Der Blütenstand hat im ausgebreiteten Zustand einen Durchmesser von etwa 20 mm und ist etwa 15 mm tief. Der Blütenstiel ist 2 bis 3 cm lang. Der Hüllkelch besteht aus 18 bis 24 länglich-lanzettlichen, in einer Reihe oder in zwei Reihen angeordneten Hochblättern mit scharfen Spitzen. Unter der Lupe zeigen die grünen, 8 bis 10 mm langen Hochblätter an der Außenseite gelblichgrüne Haare. Der gewölbte Blütenstandsboden mit etwa 6 mm Durchmesser ist feingrubig und mit Haaren besetzt. Die etwa 20 randständigen Zungenblüten sind 20 bis 30 mm, die zahlreicheren, auf der Scheibe sitzenden Röhrenblüten etwa 15 mm lang. Der 4 bis 8 mm lange Fruchtknoten trägt an der Spitze einen Pappus mit 4 bis 8 mm langen, borstigen, grauweißen Haaren. Einige braune Achänen, mit oder ohne Pappus, können vorhanden sein.

Die Droge weist die unter „Prüfung auf Identität, A und B" beschriebenen makroskopischen und mikroskopischen Merkmale auf.

Prüfung auf Identität

A. Der Hüllkelch besteht aus länglich-eiförmigen Hochblättern mit scharfen Spitzen; der Rand ist behaart. Die Zungenblüten besitzen einen reduzierten Kelch, der von feinen, glänzenden, grauweißen Borsten, die kleine, rauhe Haare tragen, gekrönt ist. Die orangegelbe Blumenkrone zeigt 7 bis 10 parallel verlaufende Nerven und endet mit 3 kleinen Lappen. Die Staubblätter, mit freien Antheren, sind unvollständig entwickelt. Der schmale, braune Fruchtknoten trägt ein Stigma, das sich in 2 nach auswärts gebogene Äste verzweigt. Die Röhrenblüten sind aktinomorph, Fruchtknoten und Kelch sind denen der Zungenblüten ähnlich. Die kurze Blumenkrone hat 5 zurückgebogene, dreieckige Lappen. Die 5 fertilen Staubblätter sind an den Antheren miteinander verwachsen.

B. Der Blütenstand wird in seine verschiedenen Teile zerlegt und pulverisiert (355). Die Prüfung erfolgt unter dem Mikroskop, wobei Chloralhydrat-Lösung *R* verwendet wird. Das Pulver zeigt folgende Merkmale: Auf der Epidermis der Hüllkelchblätter befinden sich Spaltöffnungen sowie Haare, die auf der Außenseite (von der Achse abgewandt) reichlicher vorkommen. Verschiedene Haartypen sind feststellbar: einreihige, vielzellige Deckhaare, 50 bis 500 µm lang, besonders zahlreich am Rand der Hochblätter; Drüsenhaare mit ein- oder zweireihigem, vielzelligem Stiel und vielzelligem Drüsenköpfchen, etwa 300 µm lang, überwiegend auf der äußeren Oberfläche der Hochblätter; Drüsenhaare, etwa 80 µm lang, mit einreihigem, vielzelligem Stiel und vielzelligem Drüsenköpfchen, zahlreich auf der inneren Oberfläche der Hochblätter. Die Epidermis der Blumenkrone der Zungenblüten besteht aus buchtigen oder länglichen Zellen, einigen wenigen Spaltöffnungen und verschiedenartigen Haaren. Dazu zählen Deckhaare mit sehr spitzen Enden, deren Länge mehr als 500 µm betragen kann und die aus 1 bis 3 Basalzellen mit verdickten Wänden und 2 bis 4 apikalen, dünnwandigen Zellen bestehen; Drüsenhaare mit zweireihigem, vielzelligem Köpfchen sowie Drüsenhaare mit vielzelligem Stiel und vielzelligem Köpfchen. Die Zungenblüten enden mit rundlichen, papillösen Zellen. Die Epidermis des Fruchtknotens ist behaart: Drüsenhaare mit kurzem Stiel und vielzelligem Köpfchen; Zwillingshaare, im allgemeinen aus 2 seitlich verwachsenen Zellen, gewöhnlich mit getüpfelter Zwischenwand sowie mit einem spitzen und manchmal zweiteiligen Ende. Die Epidermis des Kelchs besteht aus länglichen Zellen und trägt kurze einzellige, gegen das obere Ende der Borsten gerichtete Deckhaare. Die Pollenkörner, mit einem Durchmesser von etwa 30 µm, sind rund, besitzen eine stachelige Exine und 3 Keimporen.

C. Die bei der Prüfung „*Calendula officinalis* L. – *Heterotheca inuloides*" (siehe „Prüfung auf Reinheit") erhaltenen Chromatogramme werden ausgewertet. Das Chromatogramm der Untersuchungslösung zeigt in der Mitte eine blau fluoreszierende Zone, die der Chlorogensäure-Zone im Chromatogramm der Referenzlösung entspricht; über dieser Zone zeigt es drei gelblichbraun bis orangegelb fluoreszierende Zonen und über denen noch eine grünlichgelb fluoreszierende Zone, die dem Astragalin entspricht. Die unter der Astragalin-Zone liegende Zone entspricht dem Isoquercitrin, die unmittelbar darunter liegende Zone dem Luteolin-7-glucosid. Das Chromatogramm zeigt auch eine grünlichblau fluoreszierende Zone unterhalb der Zone, die der Kaffeesäure im Chromatogramm der Referenzlösung entspricht.

Prüfung auf Reinheit

Fremde Bestandteile (2.8.2): Höchstens 5,0 Prozent.

***Calendula officinalis* L. – *Heterotheca inuloides*:** Die Prüfung erfolgt mit Hilfe der Dünnschichtchromatographie (2.2.27) unter Verwendung einer DC-Platte mit Kieselgel *R*.

Untersuchungslösung: 2,00 g pulverisierte Droge (710) werden 5 min lang mit 10 ml Methanol *R* im Wasserbad von 60 °C unter Schütteln erhitzt. Nach dem Abkühlen wird filtriert.

Referenzlösung: 2,0 mg Kaffeesäure *R*, 2,0 mg Chlorogensäure *R* und 5,0 mg Rutosid *R* werden in Methanol *R* zu 30 ml gelöst.

Auf die Platte werden 15 µl jeder Lösung bandförmig aufgetragen. Die Chromatographie erfolgt mit einer Mischung von 10 Volumteilen wasserfreier Ameisensäure *R*, 10 Volumteilen Wasser *R*, 30 Volumteilen Ethylmethylketon *R* und 50 Volumteilen Ethylacetat *R* über eine Laufstrecke von 15 cm. Die Platte wird einige Minuten lang an der Luft trocknen gelassen, mit einer Lösung von Diphenylboryloxyethylamin *R* ($10 g \cdot l^{-1}$) in Methanol *R* und anschließend mit einer Lösung von Macrogol 400 *R* ($50 g \cdot l^{-1}$) in Methanol *R* besprüht. 5 min lang wird bei 100 bis 105 °C erhitzt. Die Platte wird an der Luft trocknen gelassen und im ultravioletten Licht bei 365 nm ausgewertet. Das Chromatogramm der Referenzlösung zeigt im unteren Teil eine orangegelb fluoreszierende Zone (Rutosid), im mittleren Teil die fluoreszierende Zone der Chlorogensäure und im oberen Teil eine hellblau fluoreszierende Zone (Kaffeesäure). Das Chromatogramm der Untersuchungslösung darf weder eine orangegelb fluoreszierende, dem Rutosid im Chromatogramm der Referenzlösung entsprechende, noch eine unterhalb dieser liegende Zone zeigen.

Trocknungsverlust (2.2.32): Höchstens 10,0 Prozent, mit 1,000 g pulverisierter Droge (355) durch 2 h langes Trocknen im Trockenschrank bei 100 bis 105 °C bestimmt.

Asche (2.4.16): Höchstens 10,0 Prozent.

Gehaltsbestimmung

Die Bestimmung erfolgt mit Hilfe der Flüssigchromatographie (2.2.29) unter Verwendung von Santonin *R* als Interner Standard.

Interner-Standard-Lösung: Unmittelbar vor der Verwendung werden 10 mg Santonin *R*, genau gewogen, in 10,0 ml Methanol *R* gelöst.

Untersuchungslösung: In einem 250-ml-Rundkolben wird 1,00 g pulverisierte Droge (355) mit 50 ml einer Mischung gleicher Volumteile Methanol *R* und Wasser *R* unter häufigem Schütteln 30 min lang im Wasserbad von 50 bis 60 °C unter Rückflußkühlung erhitzt. Nach dem Erkalten wird durch ein Papierfilter filtriert. Das Papierfilter wird in Stücke geschnitten und zum Rückstand im Rundkolben gegeben. Nach erneutem Zusatz von 50 ml einer Mischung gleicher Volumteile Methanol *R* und Wasser *R* wird wieder 30 min lang unter häufigem Schütteln im Wasserbad von 50 bis 60 °C unter Rückflußkühlung erhitzt. Der Vorgang wird 2mal wiederholt. Die vereinigten Filtrate werden mit 3,00 ml Interner-Standard-Lösung versetzt und unter vermindertem Druck auf 18 ml eingeengt. Der Rundkolben wird mit etwas Wasser *R* ausgespült. Mit der Waschflüssigkeit wird zu 20,0 ml verdünnt. Die Lösung wird auf eine Chromatographiesäule von etwa 0,15 m Länge und etwa 30 mm innerem Durchmesser, gepackt mit 15 g Kieselgur zur Chromatographie *R*, gebracht und 20 min lang stehengelassen. Mit 200 ml einer Mischung gleicher Volumteile Ethylacetat *R* und Dichlormethan *R* wird eluiert. Das Eluat wird in einem 250-ml-Rundkolben zur Trockne eingedampft, der Rückstand in 10,0 ml Methanol *R* gelöst und mit 10,0 ml Wasser *R* versetzt. Nach Zusatz von 7,0 g neutralem Aluminiumoxid *R* wird die Mischung 120 s lang geschüttelt, dann zentrifugiert (10 min lang bei 5000 *g*) und durch ein Papierfilter filtriert. 10,0 ml Filtrat werden zur Trockne eingedampft. Der Rückstand wird in 3,0 ml einer Mischung gleicher Volumteile Methanol *R* und Wasser *R* gelöst und die Lösung filtriert.

Die Chromatographie kann durchgeführt werden mit

- einer Säule aus rostfreiem Stahl von 0,12 m Länge und 4 mm innerem Durchmesser, gepackt mit octadecylsilyliertem Kieselgel zur Chromatographie *R* (4 µm)
- einer Mischung der mobilen Phasen A und B bei einer Durchflußrate von 1,2 ml je Minute:
  Mobile Phase A: Wasser *R*
  Mobile Phase B: Methanol *R*

Zeit (min)	Mobile Phase A (% *V/V*)	Mobile Phase B (% *V/V*)	Erläuterungen
0 – 3	62	38	isokratisch
3 – 20	62 → 55	38 → 45	linearer Gradient
20 – 30	55	45	isokratisch
30 – 55	55 → 45	45 → 55	linearer Gradient
55 – 57	45 → 0	55 → 100	linearer Gradient
57 – 70	0	100	isokratisch
70 – 90	62	38	isokratisch

- einem Spektrometer als Detektor bei einer Wellenlänge von 225 nm
- einer 20-µl-Probenschleife.

Der Prozentgehalt an Sesquiterpenlactonen, berechnet als Helenalintiglat, errechnet sich nach der Formel

$$\frac{F_{LS} \cdot C \cdot V \cdot 1{,}187 \cdot 100}{F_S \cdot m \cdot 1000}$$

F_{LS} = Summe aller Peakflächen, die den Sesquiterpenlactonen entsprechen und nach dem Santonin-Peak im Chromatogramm der Untersuchungslösung erscheinen

F_S = Peakfläche, die dem Santonin im Chromatogramm der Untersuchungslösung entspricht

m = Einwaage der Droge in Gramm

C = Konzentration des Santonins in der Interner-Standard-Lösung, die für die Untersuchungslösung verwendet worden ist (mg · ml^{-1})

V = Volumen der Interner-Standard-Lösung, die für die Untersuchungslösung verwendet worden ist, in Milliliter

1,187 = Peak-Korrelationsfaktor zwischen Helenalintiglat und Santonin.

Lagerung

Gut verschlossen, vor Licht geschützt.

Dieser Text enthält für die englisch- und/oder französischsprachige 4. Ausgabe 2002 vorgesehene Berichtigungen.

2001, 253

Ascorbinsäure

Acidum ascorbicum

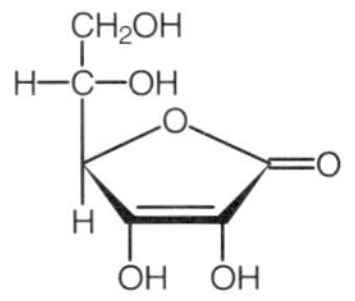

$C_6H_8O_6$ M_r 176,1

Definition

Ascorbinsäure enthält mindestens 99,0 und höchstens 100,5 Prozent (*R*)-5-[(*S*)-1,2-Dihydroxyethyl]-3,4-dihydroxy-5*H*-furan-2-on.

Eigenschaften

Farblose Kristalle oder weißes bis fast weißes, kristallines Pulver, verfärbt sich an der Luft und bei Feuchtigkeit; leicht löslich in Wasser, löslich in Ethanol, praktisch unlöslich in Ether.

Die Substanz schmilzt bei etwa 190 °C unter Zersetzung.

Prüfung auf Identität

1: B, C.
2: A, C, D.

A. 0,10 g Substanz werden in Wasser *R* zu 100,0 ml gelöst. 10 ml Salzsäure (0,1 mol · l^{-1}) werden mit 1,0 ml Lösung versetzt und mit Wasser *R* zu 100,0 ml verdünnt. Die Absorption (2.2.25) dieser Lösung wird sofort im Maximum bei 243 nm bestimmt. Die spezifische Absorption im Maximum liegt zwischen 545 und 585.

B. Die Prüfung erfolgt mit Hilfe der IR-Spektroskopie (2.2.24) durch Vergleich des Spektrums der Substanz mit dem von Ascorbinsäure *CRS*. Die Prüfung erfolgt mit Hilfe von Preßlingen unter Verwendung von 1 mg Substanz.

C. Der *p*H-Wert (2.2.3) der Prüflösung (siehe „Prüfung auf Reinheit") liegt zwischen 2,1 und 2,6.

D. Wird 1 ml Prüflösung mit 0,2 ml verdünnter Salpetersäure *R* und 0,2 ml Silbernitrat-Lösung *R* 2 versetzt, bildet sich ein grauer Niederschlag.

Prüfung auf Reinheit

Prüflösung: 1,0 g Substanz wird in kohlendioxidfreiem Wasser *R* zu 20 ml gelöst.

Aussehen der Lösung: Die Prüflösung muß klar (2.2.1) und darf nicht stärker gefärbt sein als die Farbvergleichslösung BG_7 (2.2.2, Methode II).

Spezifische Drehung (2.2.7): 2,50 g Substanz werden in Wasser *R* zu 25,0 ml gelöst. Die spezifische Drehung muß zwischen +20,5 und +21,5° liegen.

Oxalsäure: 0,25 g Substanz werden in 5 ml Wasser *R* gelöst. Die Lösung wird mit verdünnter Natriumhydroxid-Lösung *R* gegen rotes Lackmuspapier *R* neutralisiert, mit 1 ml verdünnter Essigsäure *R* und 0,5 ml Calciumchlorid-Lösung *R* versetzt (Untersuchungslösung). Als Referenzlösung wird folgende Lösung verwendet: 70 mg Oxalsäure *R* werden in Wasser *R* zu 500 ml gelöst; 5 ml Lösung werden mit 1 ml verdünnter Essigsäure *R* und 0,5 ml Calciumchlorid-Lösung *R* versetzt (Referenzlösung). Die Lösungen werden 1 h lang stehengelassen. Wenn die Untersuchungslösung eine Opaleszenz zeigt, darf diese höchstens so stark sein wie diejenige der Referenzlösung (0,3 Prozent).

Kupfer: Höchstens 5 ppm Cu. Der Kupfergehalt wird mit Hilfe der Atomabsorptionsspektroskopie (2.2.23, Methode I) bestimmt.

Untersuchungslösung: 2,0 g Substanz werden in Salpetersäure (0,1 mol · l^{-1}) zu 25,0 ml gelöst.

Referenzlösungen: Die Referenzlösungen, die 0,2, 0,4 und 0,6 ppm Cu enthalten, werden durch Verdünnen der Kupfer-Lösung (10 ppm Cu) *R* mit Salpetersäure (0,1 mol · l^{-1}) hergestellt.

Die Absorption wird bei 324,8 nm bestimmt, unter Verwendung einer Kupfer-Hohlkathodenlampe als Strahlungsquelle und einer Luft-Acetylen-Flamme.

Der Nullpunkt wird unter Verwendung von Salpetersäure (0,1 mol · l^{-1}) eingestellt.

Eisen: Höchstens 2 ppm Fe. Der Eisengehalt wird mit Hilfe der Atomabsorptionsspektroskopie (2.2.23, Methode I) bestimmt.

Untersuchungslösung: 5,0 g Substanz werden in Salpetersäure (0,1 mol · l^{-1}) zu 25,0 ml gelöst.

Referenzlösungen: Die Referenzlösungen, die 0,2, 0,4 und 0,6 ppm Fe enthalten, werden durch Verdünnen der Eisen-Lösung (20 ppm Fe) *R* mit Salpetersäure (0,1 mol · l^{-1}) hergestellt.

Die Absorption wird bei 248,3 nm bestimmt, unter Verwendung einer Eisen-Hohlkathodenlampe als Strahlungsquelle und einer Luft-Acetylen-Flamme.

Der Nullpunkt wird unter Verwendung von Salpetersäure (0,1 mol · l^{-1}) eingestellt.

Schwermetalle (2.4.8): 2,0 g Substanz werden in Wasser *R* zu 20 ml gelöst. 12 ml Lösung müssen der Grenzprüfung A auf Schwermetalle entsprechen (10 ppm). Zur Herstellung der Referenzlösung wird die Blei-Lösung (1 ppm Pb) *R* verwendet.

Sulfatasche (2.4.14): Höchstens 0,1 Prozent, mit 1,0 g Substanz bestimmt.

Gehaltsbestimmung

0,150 g Substanz, in einer Mischung von 10 ml verdünnter Schwefelsäure *R* und 80 ml kohlendioxidfreiem Wasser *R* gelöst, werden nach Zusatz von 1 ml Stärke-Lösung *R* mit Iod-Lösung (0,05 mol · l^{-1}) bis zur bleibenden Blauviolettfärbung titriert.

1 ml Iod-Lösung (0,05 mol · l^{-1}) entspricht 8,81 mg $C_6H_8O_6$.

Lagerung

Gut verschlossen, vor Licht geschützt, nicht im Metallbehältnis.

2000, 797

Aspartinsäure

Acidum asparticum

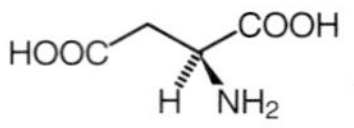

$C_4H_7NO_4$ M_r 133,1

Definition

Aspartinsäure (Asparaginsäure) enthält mindestens 98,5 und höchstens 101,5 Prozent (*S*)-Aminobutandisäure, berechnet auf die getrocknete Substanz.

Herstellung

Wird die Substanz durch ein Verfahren hergestellt, das Fermentationsschritte beinhaltet, muß sie zusätzlich den Anforderungen der Monographie **Fermentationsprodukte (Producta ab fermentatione)** entsprechen.

Eigenschaften

Weißes bis fast weißes, kristallines Pulver oder farblose Kristalle; schwer löslich in Wasser, praktisch unlöslich in Ethanol und Ether. Die Substanz löst sich in verdünnten Mineralsäuren und verdünnten Alkalihydroxid-Lösungen.

Prüfung auf Identität

1: A, C.
2: A, B, D.

A. Die Substanz entspricht der Prüfung „Spezifische Drehung" (siehe „Prüfung auf Reinheit").

B. Eine Suspension von 1 g Substanz in 10 ml Wasser *R* ist stark sauer (2.2.4).

C. Die Prüfung erfolgt mit Hilfe der IR-Spektroskopie (2.2.24) durch Vergleich des Spektrums der Substanz mit dem von Aspartinsäure *CRS*. Die Prüfung erfolgt mit Hilfe von Preßlingen.

D. Die bei der Prüfung „Mit Ninhydrin nachweisbare Substanzen" (siehe „Prüfung auf Reinheit") erhaltenen Chromatogramme werden ausgewertet. Der Hauptfleck im Chromatogramm der Untersuchungslösung b entspricht in bezug auf Lage, Farbe und Größe dem Hauptfleck im Chromatogramm der Referenzlösung a.

Prüfung auf Reinheit

Aussehen der Lösung: 0,5 g Substanz werden in Salzsäure (1 mol · l^{-1}) zu 10 ml gelöst. Die Lösung muß klar (2.2.1) und darf nicht stärker gefärbt sein als die Farbvergleichslösung BG_6 (2.2.2, Methode II).

Spezifische Drehung (2.2.7): 2,000 g Substanz werden in Salzsäure *R* 1 zu 25,0 ml gelöst. Die spezifische Drehung muß zwischen +24,0 und +26,0° liegen, berechnet auf die getrocknete Substanz.

Mit Ninhydrin nachweisbare Substanzen: Die Prüfung erfolgt mit Hilfe der Dünnschichtchromatographie (2.2.27) unter Verwendung einer DC-Platte mit Kieselgel *R*.

Untersuchungslösung a: 0,10 g Substanz werden in 2 ml Ammoniak-Lösung *R* gelöst. Die Lösung wird mit Wasser *R* zu 10 ml verdünnt.

Untersuchungslösung b: 1 ml Untersuchungslösung a wird mit Wasser *R* zu 50 ml verdünnt.

Referenzlösung a: 10 mg Aspartinsäure *CRS* werden in 2 ml verdünnter Ammoniak-Lösung *R* 1 gelöst. Die Lösung wird mit Wasser *R* zu 50 ml verdünnt.

Referenzlösung b: 5 ml Untersuchungslösung b werden mit Wasser *R* zu 20 ml verdünnt.

Referenzlösung c: 10 mg Aspartinsäure *CRS* und 10 mg Glutaminsäure *CRS* werden in 2 ml verdünnter Ammoniak-Lösung *R* 1 gelöst. Die Lösung wird mit Wasser *R* zu 25 ml verdünnt.

Auf die Platte werden 5 µl jeder Lösung aufgetragen. Die Platte wird an der Luft trocknen gelassen. Die Chromatographie erfolgt mit einer Mischung von 20 Volumteilen Essigsäure 98 % *R*, 20 Volumteilen Wasser *R* und 60 Volumteilen 1-Butanol *R* über eine Laufstrecke von 15 cm. Die Platte wird an der Luft trocknen gelassen und mit Ninhydrin-Lösung *R* besprüht. Die Platte wird 15 min lang bei 100 bis 105 °C erhitzt. Kein im Chromatogramm der Untersuchungslösung a auftretender Nebenfleck darf größer oder stärker gefärbt sein als der Fleck im Chromatogramm der Referenzlösung b (0,5 Prozent). Die Prüfung darf nur ausgewertet werden, wenn das Chromatogramm der Referenzlösung c deutlich voneinander getrennt 2 Hauptflecke zeigt.

Chlorid (2.4.4): 0,25 g Substanz werden in 3 ml verdünnter Salpetersäure *R* gelöst. Die mit Wasser *R* zu 15 ml verdünnte Lösung muß ohne weiteren Zusatz von verdünnter Salpetersäure *R* der Grenzprüfung auf Chlorid entsprechen (200 ppm).

Sulfat (2.4.13): 0,5 g Substanz werden in 4 ml Salzsäure *R* gelöst. Die Lösung, mit destilliertem Wasser *R* zu 15 ml verdünnt, muß der Grenzprüfung auf Sulfat entsprechen (300 ppm), wobei die Auswertung nach 30 min erfolgt.

Ammonium: Mit 2 Uhrgläsern von 60 mm Durchmesser wird durch Aufeinanderlegen ein Hohlraum gebildet. An die Innenwand des oberen Uhrglases wird mit einigen Tropfen Wasser *R* ein Stück rotes Lackmuspapier *R* von 5 mm × 5 mm geklebt. Auf das untere Uhrglas werden 50 mg fein pulverisierte Substanz gebracht und in 0,5 ml Wasser *R* suspendiert. Nach Zusatz von 0,30 g schwerem Magnesiumoxid *R* wird kurz mit einem Glasstab verrieben und das obere Uhrglas sofort auf das untere Uhrglas gelegt. In gleicher Weise wird gleichzeitig eine Referenzmischung aus 0,1 ml Ammonium-Lösung (100 ppm NH_4) *R*, 0,5 ml Wasser *R* und 0,30 g schwerem Magnesiumoxid *R* angesetzt. Untersuchungs- und Referenzmischung werden 15 min lang bei 40 °C erwärmt. Das Lackmuspapier über der Untersuchungsmischung darf sich nicht intensiver blau färben als das Lackmuspapier über der Referenzmischung (200 ppm).

Eisen (2.4.9): In einem Scheidetrichter wird 1,0 g Substanz in 10 ml verdünnter Salzsäure *R* gelöst. Die Lösung wird 3mal je 3 min lang mit je 10 ml Isobutylmethylketon *R* 1 ausgeschüttelt. Die vereinigten organischen Phasen werden 3 min lang mit 10 ml Wasser *R* ausgeschüttelt. Die wäßrige Phase muß der Grenzprüfung auf Eisen entsprechen (10 ppm).

Schwermetalle (2.4.8): 2,0 g Substanz müssen der Grenzprüfung D auf Schwermetalle entsprechen (10 ppm). Zur Herstellung der Referenzlösung werden 2 ml Blei-Lösung (10 ppm Pb) *R* verwendet.

Trocknungsverlust (2.2.32): Höchstens 0,5 Prozent, mit 1,000 g Substanz durch Trocknen im Trockenschrank bei 100 bis 105 °C bestimmt.

Sulfatasche (2.4.14): Höchstens 0,1 Prozent, mit 1,0 g Substanz bestimmt.

Gehaltsbestimmung

0,100 g Substanz werden, falls erforderlich unter Erwärmen, in 50 ml kohlendioxidfreiem Wasser *R* gelöst. Nach dem Abkühlen wird mit Natriumhydroxid-Lösung (0,1 mol · l^{-1}) unter Zusatz von 0,1 ml Bromthymolblau-Lösung *R* 1 bis zum Farbumschlag von Gelb nach Blau titriert.

1 ml Natriumhydroxid-Lösung (0,1 mol · l^{-1}) entspricht 13,31 mg $C_4H_7NO_4$.

Lagerung

Gut verschlossen, vor Licht geschützt.

1999, 68

Atropinsulfat

Atropini sulfas

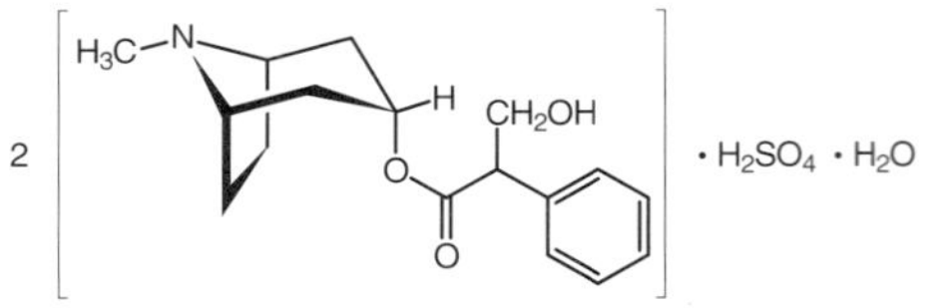

$C_{34}H_{48}N_2O_{10}S \cdot H_2O$ M_r 695

Definition

Atropinsulfat enthält mindestens 99,0 und höchstens 101,0 Prozent Bis[3α(1α*H*,5α*H*)-tropanyl-(*RS*)-tropat]-sulfat, berechnet auf die wasserfreie Substanz.

Eigenschaften

Farblose Kristalle oder weißes, kristallines Pulver, geruchlos; sehr leicht löslich in Wasser, leicht löslich in Ethanol, praktisch unlöslich in Ether.

Die 15 min lang bei 135 °C getrocknete Substanz schmilzt bei etwa 190 °C unter Zersetzung.

Prüfung auf Identität

1: A, B, E.
2: C, D, E, F.

A. Eine wäßrige Lösung der Substanz zeigt praktisch keine optische Drehung (siehe „Prüfung auf Reinheit").

B. Die Prüfung erfolgt mit Hilfe der IR-Spektroskopie (2.2.24) durch Vergleich des Spektrums der Substanz mit dem von Atropinsulfat *CRS*.

C. Etwa 50 mg Substanz werden in 5 ml Wasser *R* gelöst. Die Lösung wird mit 5 ml Pikrinsäure-Lösung *R* versetzt. Der mit Wasser *R* gewaschene und 2 h lang bei 100 bis 105 °C getrocknete Niederschlag schmilzt (2.2.14) zwischen 174 und 179 °C.

D. Etwa 1 mg Substanz wird mit 0,2 ml rauchender Salpetersäure *R* im Wasserbad zur Trockne eingedampft. Der Rückstand wird in 2 ml Aceton *R* gelöst. Nach Zusatz von 0,1 ml einer Lösung von Kaliumhydroxid *R* (30 g · l^{-1}) in Methanol *R* entsteht eine Violettfärbung.

E. Die Substanz gibt die Identitätsreaktionen auf Sulfat (2.3.1).

F. Die Substanz gibt die Identitätsreaktion auf Alkaloide (2.3.1).

Prüfung auf Reinheit

***p*H-Wert** (2.2.3): 0,6 g Substanz werden in kohlendioxidfreiem Wasser *R* zu 30 ml gelöst. Der *p*H-Wert der Lösung muß zwischen 4,5 und 6,2 liegen.

Optische Drehung (2.2.7): 2,50 g Substanz werden in Wasser *R* zu 25,0 ml gelöst. Die optische Drehung, in einer Schichtdicke von 2 dm gemessen, muß zwischen −0,50 und +0,05° liegen.

Fremde Alkaloide und Zersetzungsprodukte: Die Prüfung erfolgt mit Hilfe der Dünnschichtchromatographie (2.2.27) unter Verwendung einer Schicht von Kieselgel G *R*.

Untersuchungslösung: 0,2 g Substanz werden in Methanol *R* zu 10 ml gelöst.

Referenzlösung a: 1 ml Untersuchungslösung wird mit Methanol *R* zu 100 ml verdünnt.

Referenzlösung b: 5 ml Referenzlösung a werden mit Methanol *R* zu 10 ml verdünnt.

Auf die Platte werden 10 µl jeder Lösung aufgetragen. Die Chromatographie erfolgt mit einer Mischung von 3 Volumteilen konzentrierter Ammoniak-Lösung *R*, 7 Volumteilen Wasser *R* und 90 Volumteilen Aceton *R* über eine Laufstrecke von 10 cm. Die Platte wird 15 min lang bei 100 bis 105 °C getrocknet und nach dem Erkalten mit verdünntem Dragendorffs Reagenz *R* besprüht, bis Flekke erscheinen. Kein im Chromatogramm der Untersuchungslösung auftretender Nebenfleck darf stärker gefärbt sein als der Fleck der Referenzlösung a (1,0 Prozent), und höchstens ein Nebenfleck darf stärker gefärbt sein als der mit der Referenzlösung b erhaltene Fleck (0,5 Prozent).

Apoatropin: 0,10 g Substanz werden in Salzsäure (0,01 mol · l^{-1}) zu 100,0 ml gelöst. Die Absorption der Lösung wird bei 245 nm gemessen. Die spezifische Absorption (2.2.25) darf höchstens 4,0 sein, berechnet auf die wasserfreie Substanz (etwa 0,5 Prozent).

Wasser (2.5.12): 2,0 bis 4,0 Prozent, mit 0,50 g Substanz nach der Karl-Fischer-Methode bestimmt.

Sulfatasche (2.4.14): Höchstens 0,1 Prozent, mit 1,0 g Substanz bestimmt.

Gehaltsbestimmung

0,500 g Substanz werden, falls erforderlich unter Erwärmen, in 30 ml wasserfreier Essigsäure *R* gelöst. Die Lösung wird abgekühlt und die Bestimmung mit Perchlorsäure (0,1 mol · l^{-1}) durchgeführt. Der Endpunkt wird mit Hilfe der Potentiometrie (2.2.20) bestimmt.

1 ml Perchlorsäure (0,1 mol · l^{-1}) entspricht 67,68 mg $C_{34}H_{48}N_2O_{10}S$.

Lagerung

Gut verschlossen, vor Licht geschützt.

1998, 744

Aujeszkysche-Krankheit-Impfstoff (inaktiviert) für Schweine

Vaccinum morbi Aujeszkyi ad suem inactivatum

Definition

Aujeszkysche-Krankheit-Impfstoff (inaktiviert) für Schweine besteht aus einer Suspension eines geeigneten Stammes des Aujeszky-Virus, der so inaktiviert ist, daß seine immunogenen Eigenschaften erhalten bleiben, oder aus einer Suspension einer inaktivierten Fraktion dieses Virus mit geeigneten immunogenen Eigenschaften.

Herstellung

Entsprechend **Impfstoffe für Tiere (Vaccina ad usum veterinarium)**. Der Virusstamm wird in geeigneten Zellkulturen (5.2.4) gezüchtet.

Die Virussuspension wird geerntet und inaktiviert. Das Virus kann einer Fragmentierung unterworfen, die Virus-Fragmente können gereinigt und konzentriert werden.

Der Inaktivierungstest wird an der unverarbeiteten Ernte jeder Charge vorgenommen, indem 2 Passagen in Zellkulturen desselben Typs, wie er bei der Herstellung des Impfstoffs verwendet wurde, oder mit Zellen, für die eine mindestens gleich hohe Sensitivität nachgewiesen ist, durchgeführt werden. Die Prüfung wird mit einer mindestens 25 Impfstoffdosen entsprechenden Menge des inaktivierten Virus durchgeführt. Kein lebendes Virus darf nachweisbar sein.

Geeignete Hilfsstoffe und Konservierungsmittel können zugesetzt werden. Der Impfstoff kann gefriergetrocknet sein.

Auswahl der Impfstoffzusammensetzung

Nur Impfstoff, für den Unschädlichkeit (5.2.6) und eine befriedigende Immunogenität (5.2.7) nachgewiesen sind, darf verwendet werden. Die Eignung kann mit Hilfe der nachfolgend beschriebenen Methoden nachgewiesen werden.

Unschädlichkeit:

A. Eine Prüfung wird an allen Tierkategorien durchgeführt, für die der Impfstoff vorgesehen ist (Sauen, Mastschweine). Die verwendeten Tiere dürfen keine Antikörper gegen das Aujeszky-Virus oder gegen eine Fraktion dieses Virus besitzen. Mindestens 10 Tieren werden in der vorgesehenen Art der Anwendung je 2 Impfstoffdosen injiziert. Nach 14 Tagen wird jedem Tier eine weitere Impfstoffdosis injiziert. Die Tiere werden weitere 14 Tage lang beobachtet. Während des gesamten Zeitraumes der Prüfung von 28 Tagen dürfen keine anomalen lokalen oder systemischen Reaktionen auftreten. Ist der Impfstoff für die Anwendung bei trächtigen Sauen vorgesehen, ist der Beobachtungszeitraum bis zum Abferkeln zu verlängern, und jede Auswirkung auf die Trächtigkeit oder den Wurf ist festzuhalten.

B. Die Tiere, an denen die Prüfung auf Immunogenität durchgeführt wird, werden ebenfalls für die Prüfung auf Unschädlichkeit verwendet. Die Temperatur jedes geimpften Tieres wird zum Zeitpunkt der Impfung sowie 6, 24 und 48 h danach rektal gemessen. Kein Tier darf eine Temperaturerhöhung von mehr als 1,5 °C zeigen, und die Anzahl der Tiere, die eine Körpertemperatur von mehr als 41 °C zeigen, darf 10 Prozent der Gruppe nicht überschreiten, noch dürfen andere systemische Reaktionen (beispielsweise Anorexie) feststellbar sein. Bei der Schlachtung wird die Injektionsstelle auf lokale Reaktionen untersucht. Keine anomalen lokalen Reaktionen, die auf den Impfstoff zurückzuführen sind, dürfen aufgetreten sein.

C. Die Tiere, an denen Feldversuche durchgeführt werden, werden auch für die Prüfung auf Unschädlichkeit verwendet. Eine Prüfung wird mit allen Tierkategorien durchgeführt, für die der Impfstoff vorgesehen ist (Sauen, Mastschweine). Mindestens 3 Gruppen mit jeweils mindestens 20 Tieren sowie entsprechende Gruppen mit mindestens 10 Kontrolltieren werden verwendet. Die Temperatur jedes geimpften Tieres wird zum Zeitpunkt der Impfung sowie 6, 24 und 48 h danach rektal gemessen. Kein Tier darf eine Temperaturerhöhung von mehr als 1,5 °C zeigen, und die Anzahl der Tiere, die eine Körpertemperatur von mehr als 41 °C zeigen, darf 25 Prozent der Gruppe nicht überschreiten. Bei der Schlachtung wird die Injektionsstelle auf lokale Reaktionen untersucht. Keine anomalen lokalen Reaktionen, die auf den Impfstoff zurückzuführen sind, dürfen aufgetreten sein.

Immunogenität: Mindestens 10 Mastschweine, die das für die Impfung empfohlene Alter haben und keine Antikörper gegen das Aujeszky-Virus oder gegen eine Fraktion dieses Virus besitzen, werden verwendet. Die Körpermasse keines Schweines darf um mehr als 20 Prozent von der durchschnittlichen Körpermasse der Gruppe abweichen. Jedes Schwein wird entsprechend dem empfohlenen Impfplan und einer vorgesehenen Art der Anwendung des Impfstoffs geimpft. 5 vergleichbare Schweine werden als Kontrolltiere gehalten. Am Ende der Mastperiode (80 bis 90 kg) wird jedes Tier gewogen und dann eine geeignete Menge infektiöses Aujeszky-Virus intranasal verabfolgt. Eine Belastungsinfektion mit mindestens 10^6 $ZKID_{50}$ eines virulenten Stammes, der nicht mehr als 3 Passagen durchlaufen hat, der in mindestens 4 ml eines Lösungsmittels verabreicht wird, hat sich als geeignet erwiesen. Der Titer des Belastungsvirus wird für jedes Tier täglich, vom letzten Tag vor der Infektion bis zu dem Zeitpunkt, an dem kein Virus mehr nachweisbar ist, durch Abstriche in der Nasenhöhle ermittelt. 7 Tage nach der Belastung oder zum Zeitpunkt des Verendens, falls dieses früher eintritt, wird jedes Tier gewogen und der durchschnittliche tägliche Massezuwachs in Prozent berechnet. Der Mittelwert des durchschnittlichen täglichen Massezuwachses wird für die Gruppe der geimpften Tiere und für die der Kontrolltiere berechnet. Der Impfstoff entspricht der Prüfung, wenn alle geimpften Schweine überleben, die Differenz der Mittelwerte des täglichen

Massezuwachses beider Gruppen mindestens 1,5 beträgt und wenn für die geimpfte Gruppe der Mittelwert für den Titer des Belastungsvirus signifikant kleiner und die Dauer der Exkretion signifikant kürzer ist als in der Kontrollgruppe. Die Prüfung darf nur ausgewertet werden, wenn alle Kontrolltiere Anzeichen der Aujeszkyschen Krankheit zeigen und der Mittelwert ihres täglichen Massezuwachses kleiner als −0,5 ist.

Wenn der Impfstoff für die Anwendung an Muttersauen für den passiven Schutz von Ferkeln vorgesehen ist, kann die Eignung des für diesen Zweck vorgesehenen Stammes mit der folgenden Methode nachgewiesen werden: 8 Muttersauen, die keine Antikörper gegen das Aujeszky-Virus oder gegen eine Fraktion dieses Virus besitzen, werden entsprechend dem empfohlenen Impfplan und einer vorgesehenen Art der Anwendung des Impfstoffs geimpft. 4 Muttersauen werden als Kontrolltiere gehalten. Den Ferkeln der Muttersauen wird im Alter von 6 bis 10 Tagen eine geeignete Menge eines virulenten Stamms des Aujeszky-Virus verabfolgt. Die Ferkel werden 21 Tage lang beobachtet. Der Impfstoff entspricht der Prüfung, wenn sich bei den Ferkeln der geimpften Sauen mindestens ein 80prozentiger Schutz gegen Mortalität im Vergleich zu den Ferkeln der Kontrolltiere ergibt. Die Prüfung darf nur ausgewertet werden, wenn im Mittel jeder Wurf aus mindestens 6 Ferkeln besteht.

Prüfung am Endprodukt

Der unter „Bestimmung der Wirksamkeit" beschriebene Test ist nicht für die routinemäßige Chargenkontrolle erforderlich. Er wird für einen bestimmten Impfstoff ein- oder mehrmals durchgeführt. Dies bedarf der Zustimmung der zuständigen Behörde. Wird die beschriebene Prüfung nicht durchgeführt, ist eine geeignete, validierte Alternativprüfung durchzuführen. Annahmekriterium ist der Vergleich mit einer Referenzcharge, die befriedigende Ergebnisse in der „Bestimmung der Wirksamkeit" erbracht hat.

Prüfung auf Identität

Bei Tieren, die keine Antikörper gegen das Aujeszky-Virus oder gegen eine Fraktion dieses Virus besitzen, regt der Impfstoff die Bildung spezifischer Antikörper gegen das Aujeszky-Virus oder gegen die bei der Impfstoffherstellung verwendete Fraktion dieses Virus an.

Prüfung auf Reinheit

Unschädlichkeit: Mindestens 2 Ferkeln, die das in der Beschriftung angegebene Mindestalter für die Impfung haben und keine Antikörper gegen das Aujeszky-Virus oder gegen eine Fraktion dieses Virus besitzen, werden jeweils 2 Impfstoffdosen auf die in der Beschriftung angegebene Weise injiziert. Nach einem Beobachtungszeitraum von 14 Tagen wird jedem Ferkel eine weitere Impfstoffdosis verabreicht. Die Tiere werden weitere 14 Tage lang beobachtet. Während des gesamten Zeitraums der Prüfung von 28 Tagen dürfen keine anomalen lokalen oder systemischen Reaktionen auftreten.

Inaktivierung: Wenn möglich, wird eine geeignete Prüfung auf restliches infektiöses Aujeszky-Virus vorgenommen, indem 2 Passagen in Zellkulturen desselben Typs, wie er bei der Herstellung des Impfstoffs verwendet wurde, oder mit Zellen, für die eine mindestens gleich hohe Sensitivität nachgewiesen ist, durchgeführt werden. Falls dies nicht möglich ist, wird 5 gesunden, nicht immunisierten Kaninchen je eine Impfstoffdosis subkutan injiziert. Die Tiere werden nach der Injektion 14 Tage lang beobachtet. Es dürfen keine anomalen Reaktionen (insbesondere lokale Hautrötung) auftreten. Falls der Impfstoffstamm für Kaninchen nichtpathogen ist, wird die Prüfung an 2 Schafen durchgeführt.

Fremdviren: Prüfungen auf Antikörper werden mit den Schweinen, die für die Prüfung „Unschädlichkeit" verwendet wurden, durchgeführt. Der Impfstoff darf außer der Bildung von Antikörpern gegen das Aujeszky-Virus keine Bildung von Antikörpern gegen andere schweinepathogene Viren oder gegen Viren, die die Diagnose von Infektionskrankheiten des Schweines (einschließlich Viren der Pestivirus-Gruppe) beeinflussen, stimulieren.

Sterilität: Der Impfstoff muß der Prüfung „Sterilität" der Monographie **Impfstoffe für Tiere** entsprechen.

Bestimmung der Wirksamkeit

Mindestens 5 Schweine mit einer Masse von 15 bis 35 kg, die keine Antikörper gegen das Aujeszky-Virus oder gegen eine Fraktion dieses Virus besitzen, werden verwendet. Die Körpermasse keines Schweines darf um mehr als 25 Prozent von der durchschnittlichen Körpermasse abweichen. Jedem Tier wird eine Impfstoffdosis in der empfohlenen Art verabreicht. 5 vergleichbare Schweine werden als Kontrolltiere gehalten. Nach 3 Wochen wird jedes Tier gewogen, und ihm wird eine geeignete Menge eines virulenten Stamms des Aujeszky-Virus intranasal verabreicht. 7 Tage nach der Belastung oder zum Zeitpunkt des Verendens, falls dieses früher eintritt, wird jedes Tier gewogen und der durchschnittliche tägliche Massezuwachs in Prozent berechnet. Der Mittelwert des durchschnittlichen täglichen Massezuwachses wird für die Gruppe der geimpften Tiere und für die der Kontrolltiere berechnet. Der Impfstoff entspricht der Bestimmung, wenn die geimpften Schweine überleben und die Differenz der Mittelwerte des täglichen Massezuwachses beider Gruppen mindestens 1,1 beträgt. Die Bestimmung darf nur ausgewertet werden, wenn alle Kontrolltiere Anzeichen der Aujeszkyschen Krankheit zeigen und der Mittelwert ihres täglichen Massezuwachses kleiner als −0,5 ist.

Lagerung

Entsprechend **Impfstoffe für Tiere**.

Beschriftung

Entsprechend **Impfstoffe für Tiere**.

Die Beschriftung gibt insbesondere an

- ob der Impfstoff pathogen für Kaninchen ist
- ob der Impfstoff komplette Viren oder Untereinheiten enthält.

1998, 745

Aujeszkysche-Krankheit-Lebend-Impfstoff zur parenteralen Anwendung (gefriergetrocknet) für Schweine

Vaccinum morbi Aujeszkyi ad suem vivum cryodesiccatum ad usum parenterale

Definition

Aujeszkysche-Krankheit-Lebend-Impfstoff zur parenteralen Anwendung (gefriergetrocknet) für Schweine ist eine Zubereitung, die einen attenuierten Stamm des Aujeszky-Virus enthält. Der Impfstoff kann mit einem Adjuvans gemischt verabreicht werden.

Herstellung

Entsprechend **Impfstoffe für Tiere (Vaccina ad usum veterinarium)**. Der Virusstamm wird in geeigneten Zellkulturen (5.2.4) oder Bruteiern aus SPF-Beständen (5.2.2) gezüchtet.

Die Virussuspensionen werden geerntet, mit einer geeigneten Stabilisatorlösung versetzt und gefriergetrocknet.

Auswahl des Impfstoffstamms

Für die Herstellung des Impfstoffs darf nur ein Virusstamm verwendet werden, für den befriedigende Eigenschaften im Hinblick auf Unschädlichkeit, Übertragbarkeit (5.2.6) (einschließlich der Übertragung über die Plazenta und durch Sperma), Irreversibilität der Attenuierung und Immunogenität (5.2.7) nachgewiesen sind. Die Eignung des Virusstamms hinsichtlich dieser Merkmale kann mit Hilfe der nachfolgend beschriebenen Methoden nachgewiesen werden. Der Stamm kann genetische Merkmale (Marker) besitzen.

Unschädlichkeit:

A. 10 Ferkeln im Alter von 3 bis 4 Wochen, die keine Antikörper gegen das Aujeszky-Virus oder gegen eine Fraktion dieses Virus besitzen, wird je eine 10 Impfstoffdosen entsprechende Menge Virus in einer der vorgesehenen Arten der Anwendung verabreicht. 10 Ferkel derselben Herkunft und desselben Alters, die keine Antikörper gegen das Aujeszky-Virus oder gegen eine Fraktion dieses Virus besitzen, werden als Kontrolltiere gehalten. Die Tiere werden 21 Tage lang beobachtet und müssen bei guter Gesundheit bleiben. Die Gewichtskurve der geimpften Ferkel darf nicht signifikant von der der Kontrolltiere abweichen.

B. Die Tiere, an denen die Prüfung auf Immunogenität durchgeführt wird, werden ebenfalls für die Prüfung auf Unschädlichkeit verwendet. Die Temperatur jedes geimpften Tieres wird zum Zeitpunkt der Impfung sowie 6, 24 und 48 h danach rektal gemessen. Kein Tier darf eine Temperaturerhöhung von mehr als 1,5 °C zeigen, und die Anzahl der Tiere, die eine Körpertemperatur von mehr als 41 °C zeigen, darf 10 Prozent der Gruppe nicht überschreiten. Andere systemische Reaktionen (beispielsweise Anorexie) dürfen nicht feststellbar sein. Bei der Schlachtung wird die Injektionsstelle auf lokale Reaktionen untersucht. Keine anomalen Reaktionen, die auf den Impfstoff zurückzuführen sind, dürfen aufgetreten sein.

C. Die Tiere, an denen Feldversuche durchgeführt werden, werden auch für die Prüfung auf Unschädlichkeit verwendet. Eine Prüfung wird mit allen Tierkategorien durchgeführt, für die der Impfstoff vorgesehen ist (Sauen, Mastschweine). Mindestens 3 Gruppen mit jeweils mindestens 20 Tieren sowie entsprechende Gruppen mit mindestens 10 Kontrolltieren werden verwendet. Die Temperatur jedes Tieres wird zum Zeitpunkt der Impfung sowie 6, 24 und 48 h danach rektal gemessen. Kein Tier darf eine Temperaturerhöhung von mehr als 1,5 °C zeigen, und die Anzahl der Tiere, die eine Körpertemperatur von mehr als 41 °C zeigen, darf 25 Prozent der Gruppe nicht überschreiten. Bei der Schlachtung wird die Injektionsstelle auf lokale Reaktionen untersucht. Keine anomalen Reaktionen, die auf den Impfstoff zurückzuführen sind, dürfen aufgetreten sein.

D. 10 Ferkeln im Alter von 3 bis 5 Tagen, die keine Antikörper gegen das Aujeszky-Virus oder gegen eine Fraktion dieses Virus besitzen, wird je eine 10 Impfstoffdosen entsprechende Menge Virus intranasal verabreicht. Die Tiere werden 21 Tage lang beobachtet. Keines der Tiere darf sterben oder Anzeichen neurologischer Störungen zeigen, die mit dem Virus in Zusammenhang gebracht werden können.

E. 5 Ferkeln im Alter von 3 bis 5 Tagen wird eine Dosis des Impfvirus, die $10^{4,5}$ $ZKID_{50}$ entspricht, intrazerebral verabreicht. Keines der Tiere darf sterben oder Anzeichen neurologischer Störungen zeigen.

F. 10 Ferkeln im Alter von 3 bis 4 Wochen, die keine Antikörper gegen das Aujeszky-Virus oder gegen eine Fraktion dieses Virus besitzen, werden je 2 mg Prednisolon je Kilogramm Körpermasse täglich, an 5 aufeinanderfolgenden Tagen, verabreicht. Am dritten Tag wird jedem Ferkel eine Menge Virus, die einer Impfstoffdosis entspricht, in einer der vorgesehenen Arten der Anwendung verabreicht. Antimikrobielle Agenzien können verabreicht werden, um das Auftreten unspezifischer Symptome zu vermeiden. Die Tiere werden 21 Tage lang nach der Verabreichung des Virus beobachtet und müssen bei guter Gesundheit bleiben.

G. 15 trächtige Sauen, die keine Antikörper gegen das Aujeszky-Virus oder gegen eine Fraktion dieses Virus besitzen, werden verwendet. Je 5 Sauen wird in der vierten oder fünften Trächtigkeitswoche eine Menge Virus, die 10 Impfstoffdosen entspricht, in einer der vorgesehenen Arten verabreicht. Je 5 weiteren Tieren wird in derselben Weise in der zehnten oder elften Trächtigkeitswoche dieselbe Menge Impfstoff verabreicht. Die verbleibenden 5 trächtigen Sauen werden als Kontrolltiere gehalten. Die Zahl der geworfenen

Ferkel, jegliche Anomalitäten der Ferkel und die Dauer der Trächtigkeit der geimpften Tiere dürfen nicht signifikant von denen der Kontrolltiere abweichen. Für die Ferkel der geimpften Sauen werden die folgenden Prüfungen durchgeführt: eine Prüfung auf Antikörper gegen das Aujeszky-Virus sowie bei allen Ferkeln, die Anomalitäten zeigen, und bei einem Viertel der restlichen gesunden Ferkel eine Prüfung auf Aujeszky-Virus-Antigen in Leber und Lunge. Aus den Ferkeln geimpfter Muttertiere darf weder das Aujeszky-Virus-Antigen isolierbar, noch dürfen Antikörper gegen das Aujeszky-Virus vor der ersten Aufnahme von Kolostralmilch in ihrem Serum nachweisbar sein.

Virusausscheidung: 18 Schweine im Alter von 3 bis 4 Wochen, die keine Antikörper gegen das Aujeszky-Virus oder gegen eine Fraktion dieses Virus besitzen, werden verwendet. 14 der Schweine wird jeweils eine Impfstoffdosis in einer der vorgesehenen Arten der Anwendung und an der vorgesehenen Stelle verabreicht. Die verbleibenden 4 Schweine werden als Kontrolle gehalten. Prüfungen geeigneter Empfindlichkeit auf das Virus werden jeweils einzeln an den nasalen und oralen Sekretionen durchgeführt: nasale und orale Abstriche werden täglich vom letzten Tag vor der Impfung bis 10 Tage nach der Impfung genommen. Der Impfstoff entspricht der Prüfung, wenn das Virus in den Ausscheidungen nicht nachweisbar ist.

Übertragbarkeit: Die Prüfung wird 4mal unabhängig voneinander durchgeführt. Bei jeder Prüfung wird 4 Ferkeln im Alter von 3 bis 4 Wochen, die keine Antikörper gegen das Aujeszky-Virus oder gegen eine Fraktion dieses Virus besitzen, eine Menge Virus, die einer Impfstoffdosis entspricht, in einer der vorgesehenen Arten der Anwendung verabreicht. Einen Tag nach der Verabreichung werden 2 andere Ferkel desselben Alters, die keine Antikörper gegen das Aujeszky-Virus oder gegen eine Fraktion dieses Virus besitzen, mit den geimpften Ferkeln in engen Kontakt gebracht. Nach 5 Wochen werden alle Tiere auf die Anwesenheit von Antikörpern gegen das Aujeszky-Virus untersucht. In keiner Gruppe der Kontaktkontrollen dürfen Antikörper gegen das Aujeszky-Virus nachweisbar sein. Alle geimpften Ferkel müssen Antikörper haben.

Reversion der Virulenz: 2 Ferkeln im Alter von 3 bis 5 Tagen, die keine Antikörper gegen das Aujeszky-Virus oder gegen eine Fraktion dieses Virus besitzen, wird jeweils eine Menge Virus intranasal verabreicht, die einer Impfstoffdosis entspricht. 3 bis 5 Tage später werden von jedem Ferkel Gehirn, Lungen, Tonsillen und lokale Lymphdrüsen entnommen und gepoolt. Je 1 ml der Suspension aus den gepoolten Organen wird 2 anderen Ferkeln desselben Alters und derselben Empfänglichkeit intranasal verabreicht. Dieser Arbeitsgang wird danach mindestens 4mal wiederholt, das letztemal mit mindestens 5 Ferkeln. Die Anwesenheit des Virus wird bei jeder Passage durch direkte oder indirekte Methoden nachgewiesen. Falls das Virus nicht mehr auffindbar ist, wird eine weitere Reihe von Passagen durchgeführt. Die Tiere dürfen nicht sterben oder Anzeichen neurologischer Störungen zeigen, die mit dem Virus in Zusammenhang gebracht werden können. Hinweise auf eine Zunahme der Virulenz im Vergleich mit dem nichtpassagierten Virus dürfen nicht auftreten.

Immunogenität: Mindestens 10 Mastschweine, die das für die Impfung empfohlene Alter haben und keine Antikörper gegen das Aujeszky-Virus oder gegen eine Fraktion dieses Virus besitzen, werden verwendet. Die Körpermasse keines Schweins darf um mehr als 20 Prozent von der durchschnittlichen Körpermasse der Gruppe abweichen. Jedes Schwein wird entsprechend dem empfohlenen Impfplan und einer der vorgesehenen Arten der Anwendung des Impfstoffs geimpft. 5 vergleichbare Schweine werden als Kontrolltiere gehalten. Am Ende der Mastperiode (80 bis 90 kg) wird jedes Tier gewogen und dann eine geeignete Menge infektiöses Aujeszky-Virus intranasal verabfolgt. (Als zufriedenstellend hat sich eine Belastungsinfektion mit einem virulenten Stamm erwiesen, der mindestens 10^6 $ZKID_{50}$ enthält und der nicht mehr als 3 Passagen durchlaufen hat. Die Infektion sollte mit mindestens 4 ml einer Verdünnungsflüssigkeit erfolgen.) Der Titer des Belastungsvirus wird täglich für jedes Tier im Nasenausstrich vom letzten Tag vor der Impfung bis zu dem Zeitpunkt, an dem das Virus nicht mehr nachweisbar ist, bestimmt. 7 Tage nach der Belastung oder zum Zeitpunkt des Verendens, falls dieser früher eintritt, wird jedes Tier gewogen und der durchschnittliche tägliche Massezuwachs in Prozent berechnet. Der Mittelwert des durchschnittlichen täglichen Massezuwachses wird für die Gruppe der geimpften Tiere und für die der Kontrolltiere berechnet. Der Impfstoff entspricht der Prüfung, wenn

- alle geimpften Schweine überleben und die Differenz der Mittelwerte des täglichen Massezuwachses beider Gruppen mindestens 1,5 beträgt und
- das geometrische Mittel der Titer und die Dauer der Ausscheidung des Belastungsvirus in der geimpften Gruppe signifikant niedriger als in der Kontrollgruppe ist.

Die Prüfung darf nur ausgewertet werden, wenn alle Kontrolltiere Anzeichen der Aujeszkyschen Krankheit zeigen und der Mittelwert ihres täglichen Massezuwachses kleiner als –0,5 ist.

Wenn der Impfstoff für die Anwendung an Muttersauen für den passiven Schutz von Ferkeln vorgesehen ist, kann die Eignung des für diesen Zweck vorgesehenen Stamms mit der folgenden Methode nachgewiesen werden: 8 Muttersauen, die keine Antikörper gegen das Aujeszky-Virus oder gegen eine Fraktion dieses Virus besitzen, werden entsprechend dem empfohlenen Impfplan und einer der vorgesehenen Arten der Anwendung des Impfstoffs geimpft. 4 Muttersauen werden als Kontrolltiere gehalten. Den Ferkeln der Muttersauen wird im Alter von 6 bis 10 Tagen eine geeignete Menge eines virulenten Stamms des Aujeszky-Virus verabfolgt. Die Ferkel werden 21 Tage lang beobachtet. Der Impfstoff entspricht der Prüfung, wenn sich bei den Ferkeln der geimpften Sauen mindestens ein 80prozentiger Schutz gegen Mortalität im Vergleich zu den Ferkeln der Kontrolltiere ergibt. Die Prüfung darf nur ausgewertet werden, wenn jeder Wurf aus mindestens 6 Ferkeln besteht.

Bestimmung der Wirksamkeit der Charge

Die unter „Bestimmung der Wirksamkeit“ beschriebene Prüfung erfolgt nicht notwendigerweise bei der routinemäßigen Bestimmung von Impfstoffchargen. Entsprechend der Entscheidung oder nach Zustimmung durch die zuständige Behörde wird die Bestimmung für den Impfstoff ein- oder mehrmals durchgeführt. Wenn die Bestimmung nicht durchgeführt wird, muß eine geeignete, validierte, alternative Methode angewendet werden, wobei sich die Akzeptanzkriterien nach einer Impfstoffcharge richten, die nach der unter „Bestimmung der Wirksamkeit" beschriebenen Methode zufriedenstellende Ergebnisse erzielte.

Prüfung auf Identität

Bei Tieren, die keine Antikörper gegen das Aujeszky-Virus oder gegen eine Fraktion dieses Virus besitzen, regt der Impfstoff die Bildung spezifisch neutralisierender Antikörper an.

Prüfung auf Reinheit

Unschädlichkeit: Mindestens 2 Schweinen des jüngsten für die Impfung empfohlenen Alters, die keine Antikörper gegen das Aujeszky-Virus oder gegen eine Fraktion dieses Virus besitzen, werden jeweils 10 Dosen des Impfstoffs in einem geeigneten Volumen in einer der in der Beschriftung angegebenen Arten der Anwendung verabreicht. Die Tiere werden 14 Tage lang beobachtet. Anomale lokale oder systemische Reaktionen dürfen nicht auftreten.

Fremdviren: Der Impfstoff wird mit einem monospezifischen Antiserum oder mit monoklonalen Antikörpern neutralisiert und in Zellkulturen verimpft, von denen bekannt ist, daß sie gegen schweinepathogene Viren und Pestiviren empfänglich sind. Die Kulturen werden 14 Tage lang kultiviert, und während dieses Zeitraums wird mindestens eine Passage durchgeführt. Zytopathische Effekte dürfen nicht auftreten, die Zellen dürfen keine Anzeichen der Anwesenheit hämadsorbierender Agenzien zeigen.

Eine spezifische Prüfung auf Pestiviren ist durchzuführen.

Mykoplasmen (2.6.7): Der Impfstoff muß der Prüfung entsprechen.

Sterilität: Der Impfstoff muß der Prüfung „Sterilität" der Monographie **Impfstoffe für Tiere** entsprechen.

Virustiter: Der rekonstituierte Impfstoff wird in dem für die Impfstoffherstellung verwendeten System titriert (auf Zellkulturen oder durch Beimpfung der Allantoishöhle von Bruteiern). Eine Impfstoffdosis muß mindestens die Virusmenge enthalten, die in der Beschriftung als Mindesttiter angegeben ist.

Bestimmung der Wirksamkeit

Mindestens 5 Schweine mit einer Masse von 15 bis 35 kg, die keine Antikörper gegen das Aujeszky-Virus oder gegen eine Fraktion dieses Virus besitzen, werden verwendet. Die Körpermasse keines Schweins darf um mehr als 25 Prozent von der durchschnittlichen Körpermasse abweichen. Jedem Tier wird eine Impfstoffdosis in einer der in der Beschriftung angegebenen Arten verabreicht. 5 vergleichbare Schweine werden als Kontrolltiere gehalten. Nach 3 Wochen wird jedes Tier gewogen und ihm eine geeignete Menge eines virulenten Stamms des Aujeszky-Virus intranasal verabfolgt. 7 Tage nach der Belastung oder zum Zeitpunkt des Verendens, falls dieser früher eintritt, wird jedes Tier gewogen und der durchschnittliche tägliche Massezuwachs in Prozent berechnet. Der Mittelwert des durchschnittlichen täglichen Massezuwachses wird für die Gruppe der geimpften Tiere und für die der Kontrolltiere berechnet. Der Impfstoff entspricht der Bestimmung, wenn die geimpften Schweine überleben und die Differenz der Mittelwerte des täglichen Massezuwachses beider Gruppen mindestens 1,6 beträgt. Die Bestimmung darf nur ausgewertet werden, wenn alle Kontrolltiere Anzeichen der Aujeszkyschen Krankheit zeigen und der Mittelwert ihres täglichen Massezuwachses kleiner als –0,5 ist.

Lagerung

Entsprechend **Impfstoffe für Tiere**.

Beschriftung

Entsprechend **Impfstoffe für Tiere**.

Die Beschriftung gibt insbesondere an

- das für die Herstellung des Impfstoffs verwendete Substrat (Zellkulturen oder Eier)
- den Mindestvirustiter.

1998, 1068

Infektiöse-Aviäre-Laryngotracheitis-Lebend-Impfstoff für Hühner

Vaccinum laryngotracheitidis infectivae aviariae vivum ad pullem

Definition

Infektiöse-Aviäre-Laryngotracheitis-Lebend-Impfstoff für Hühner ist eine Zubereitung aus einem geeigneten Stamm des infektiösen aviären Laryngotracheitis-Virus.

Herstellung

Entsprechend **Impfstoffe für Tiere (Vaccina ad usum veterinarium)**. Das Impfstoffvirus wird auf den Chorioallantois-Membranen bebrüteter Hühnereier aus SPF-Beständen (5.2.2) oder auf geeigneten Zellkulturen (5.2.4) gezüchtet. Wenn die Zellkulturen von Geflügel stammen, muß dieses aus SPF-Beständen (5.2.2) sein. Der Impfstoff enthält eine geeignete Stabilisatorlösung und ist gefriergetrocknet.

Auswahl des Impfstoffstamms

Der Impfstoffstamm muß nachweislich hinsichtlich des Freiseins von einer Reversion der Virulenz, des Index der intratrachealen Virulenz, der Unschädlichkeit und Immunogenität für die Tiere, für welche er bestimmt ist, zufriedenstellende Ergebnisse aufweisen.

Die folgenden Prüfungen zur Feststellung der Unschädlichkeit (5.2.6) und der Wirksamkeit (5.2.7) können verwendet werden.

Reversion der Virulenz: Jedem von 5 zwei Wochen alten empfänglichen Küken aus einem SPF-Bestand wird durch Einträufeln von etwa 10 Dosen in das Auge eine Menge des Impfvirus verabreicht, welche das Auffinden einer Höchstmenge von Viren für die nachstehend beschriebenen Passagen erlaubt. 3 bis 5 Tage später werden Suspensionen aus den Schleimhäuten geeigneter Teile der Atemwege aller Küken hergestellt und die Proben vereinigt; 5 weiteren Küken gleichen Alters und derselben Herkunft werden 0,1 ml der vereinigten Schleimhautsuspension in das Auge geträufelt; dieser Arbeitsgang erfolgt 5mal. Bei jeder Passage muß das Virus nachgewiesen werden. Wenn das Virus bei einer der Passagen nicht nachweisbar ist, muß eine zweite Passagereihe durchgeführt werden.

Mit dem nichtpassagierten Virus und dem Virus, das auf dem höchsten Passageniveau aufgefunden wurde, wird der Index der intratrachealen Virulenz bestimmt. Das Impfvirus entspricht der Prüfung, wenn keine Zunahme der Virulenz des Virus mit dem höchsten Passageniveau im Vergleich zu dem nicht passagierten Virus festzustellen ist. Wenn das Impfvirus in keiner der beiden Passagereihen festgestellt wird, entspricht das Impfvirus ebenfalls der Prüfung.

Index der intratrachealen Virulenz: Für jedes zu prüfende Virus werden mindestens 60 zehn Tage alte empfängliche Küken aus einem SPF-Bestand verwendet. Sie werden nach dem Zufallsprinzip in 3 Gruppen eingeteilt, die getrennt behandelt und gehalten werden. Mit einer Virussuspension, die einen Titer von 10^5 EID_{50} oder $ZKID_{50}$ je 0,2 ml hat (oder wenn nach dem höchsten oben beschriebenen Passageniveau dieser Titer nicht erreicht wird, die Suspension mit dem höchstmöglichen Titer), werden 2 Zehner-Verdünnungsreihen angelegt. Die unverdünnte Virussuspension und die beiden Virusverdünnungen werden jeweils verschiedenen Kükengruppen zugeordnet. Jedem Küken werden auf intratrachealem Weg 0,2 ml der seiner Gruppe zugeordneten Virussuspension verabreicht. Die Küken werden 10 Tage lang beobachtet, und die Zahl der verendeten Tiere wird registriert. Der Index der intratrachealen Virulenz entspricht der Gesamtzahl der toten Küken aus den 3 Gruppen. Der Virusstamm entspricht der Prüfung, wenn der Index der intratrachealen Virulenz höchstens 20 beträgt.

Unschädlichkeit: Die Prüfung wird für jeden in der Beschriftung angegebenen Verabreichungsweg und für jede Kükenart im jeweils vorgeschriebenen jüngsten Alter durchgeführt, für die der Impfstoff vorgesehen ist.

Mindestens 20 empfängliche Küken aus einem SPF-Bestand (5.2.2) werden verwendet. Bei Masthühnern kann die Prüfung mit seronegativen Küken aus Nicht-SPF-Beständen durchgeführt werden, wenn sie schon einmal mit Küken einer anderen Kategorie aus SPF-Beständen durchgeführt wurde. Jedem Küken wird eine Menge des Impfvirus verabreicht, die mindestens dem 10fachen Virustiter entspricht, der in einer Impfstoffdosis enthalten ist. Die Küken werden 21 Tage lang beobachtet. Das Impfvirus entspricht der Prüfung, wenn kein Küken anomale Symptome entwickelt oder aus Gründen eingeht, die auf das Impfvirus zurückzuführen sind.

Immunogenität: Mit der unter „Bestimmung der Wirksamkeit" beschriebenen Prüfung kann die Immunogenität nachgewiesen werden. Für die Prüfung werden Küken verwendet, die das für die betreffende Kategorie vorgeschriebene jüngste Alter haben.

Impfstoffcharge

Wenn die Prüfung auf aviäre Leukoseviren und die Prüfungen auf fremde Viren mit Zellkulturen und bebrüteten Hühnereiern mit zufriedenstellenden Ergebnissen an einer repräsentativen Impfstoffcharge durchgeführt wurden, können diese Prüfungen als Routinekontrollen anderer, aus demselben Saatgut zubereiteter Impfstoffchargen mit Einverständnis der zuständigen Behörde entfallen.

Wenn die „Bestimmung der Wirksamkeit" mit zufriedenstellenden Ergebnissen an einer Impfstoffcharge durchgeführt wurde, deren Mindesttiter nicht über dem in der Beschriftung angegebenen Minimum liegt, kann diese Prüfung als Routinekontrolle anderer, aus demselben Saatgut zubereiteter Impfstoffchargen mit Einverständnis der zuständigen Behörde entfallen.

Prüfung auf Identität

Der rekonstituierte und gegebenenfalls verdünnte und mit einem monospezifischen Immunserum gegen Infektiöse-Aviäre-Laryngotracheitis-Virus neutralisierte Impfstoff kann die Chorioallantoismembran befruchteter und bebrüteter Hühnereier aus einem SPF-Bestand oder empfängliche Zellkulturen, die damit beimpft werden, nicht mehr infizieren.

Prüfung auf Reinheit

Unschädlichkeit: Mindestens 10 empfängliche Küken aus einem SPF-Bestand (5.2.2), die das in der Beschriftung festgelegte Mindestalter haben, werden verwendet. Jedem Küken werden 10 Dosen des rekonstituierten Impfstoffs ins Auge geträufelt. Die Küken werden 21 Tage lang beobachtet. Die Prüfung darf nicht ausgewertet und muß wiederholt werden, wenn mehr als 2 Küken innerhalb des Beobachtungszeitraums aus Gründen verenden, die nicht auf den Impfstoff zurückzuführen sind. Der Impfstoff entspricht der Prüfung, wenn keine Küken anomale klinische Krankheitssymptome aufweisen oder aus Gründen verenden, die auf den Impfstoff zurückzuführen sind.

Aviäre Leukoseviren (2.6.4): Der Impfstoff, der gegebenenfalls verdünnt und mit einem monospezifischen Immunserum gegen das Infektiöse-Aviäre-Laryngotracheitis-Virus neutralisiert wird, muß der Prüfung auf aviäre Leukoseviren entsprechen.

Fremdviren unter Verwendung von Zellkulturen (2.6.5): Der Impfstoff, der gegebenenfalls verdünnt und mit einem monospezifischen Immunserum gegen das Infektiöse-Aviäre-Laryngotracheitis-Virus neutralisiert wird, muß der „Prüfung auf Fremdviren unter Verwendung von Zellkulturen" entsprechen.

Fremdviren unter Verwendung von Bruteiern (2.6.3): Der Impfstoff, der gegebenenfalls verdünnt und mit einem monospezifischen Immunserum gegen das Infektiöse-Aviäre-Laryngotracheitis-Virus neutralisiert wird, muß der „Prüfung auf Fremdviren unter Verwendung von Bruteiern" entsprechen.

Fremde Agenzien unter Verwendung von Küken (2.6.6): Der Impfstoff muß der „Prüfung auf fremde Agenzien unter Verwendung von Küken" entsprechen. Der Impfstoff muß auch einer Fluoreszenz-Antikörper-Prüfung oder einer Prüfung mittels Immunadsorption mit konjugiertem Enzym (ELISA) auf Aviäre-Retikuloendotheliose-Virus und Prüfung mittels einer Immunadsorption mit konjugiertem Enzym (ELISA) auf Truthahn-Rhinotracheitis-Virus entsprechen, die an den Sera geimpfter Küken durchgeführt werden.

Verunreinigung durch Bakterien und Pilze: Eine quantitative Prüfung zum Nachweis der Verunreinigungen wird durchgeführt. Der Impfstoff enthält nicht mehr als einen saprophytären Mikroorganismus je Dosis und ist frei von pathogenen Mikroorganismen. Impfstoffe zur parenteralen Anwendung und deren Lösungsmittel müssen der Prüfung „Sterilität", wie in der Monographie **Impfstoffe für Tiere** beschrieben, entsprechen.

Mykoplasmen (2.6.7): Der Impfstoff muß der Prüfung entsprechen.

Virustiter: Der rekonstituierte Impfstoff wird durch Beimpfen der Chorioallantoismembran befruchteter, 9 bis 11 Tage alter Hühnereier oder auf geeigneten Zellkulturen titriert. Eine Impfstoffdosis muß mindestens die Virusmenge enthalten, die in der Beschriftung als Mindesttiter angegeben ist.

Bestimmung der Wirksamkeit

Mindestens 30 empfängliche Küken aus demselben SPF-Bestand werden verwendet. Jedem von mindestens 20 Küken wird eine Dosis verabreicht. Mindestens 10 Küken werden als Kontrollgruppe gehalten. Nach mindestens 21 Tagen werden alle Küken intratracheal mit einer ausreichenden Menge des virulenten Infektiöse-Aviäre-Laryngotracheitis-Virus belastet. Die Küken werden nach der Belastung 7 Tage lang beobachtet. Die Zahl der verendeten Tiere wird registriert. Nach dem Ende des Beobachtungszeitraums wird eine Post-mortem-Untersuchung auf makroskopische Läsionen durchgeführt: schleimige, blutige und pseudomembranöse Entzündung von Trachea und Orbitalsinus. Die Bestimmung darf nicht ausgewertet und muß wiederholt werden, wenn weniger als 90 Prozent der Kontrolltiere sterben oder signifikante makroskopische Läsionen von Trachea und Orbitalsinus aufweisen. Der Impfstoff entspricht der Bestimmung, wenn mindestens 90 Prozent der geimpften Küken überleben und keine signifikanten makroskopischen Läsionen von Trachea und Orbitalsinus aufweisen.

Lagerung

Entsprechend **Impfstoffe für Tiere**.

Beschriftung

Entsprechend **Impfstoffe für Tiere**.

2000, 1392

Aviäres-Paramyxovirus-3-Impfstoff (inaktiviert)

Vaccinum paramyxoviris 3 aviarii inactivatum

Definition

Aviäres-Paramyxovirus-3-Impfstoff (inaktiviert) besteht aus einer Emulsion oder Suspension eines geeigneten Stamms des Aviären-Paramyxovirus-3, das so inaktiviert wurde, daß die immunisierende Aktivität erhalten bleibt. Der Impfstoff dient bei Truthühnern dem Schutz vor Verlusten in der Legeleistung und -qualität.

Herstellung

Entsprechend **Impfstoffe für Tiere (Vaccina ad usum veterinarium)**. Das Virus wird in Bruteiern von Hühnern aus gesundheitlich überwachten Beständen oder in geeigneten Zellkulturen (5.2.4) vermehrt.

Die Prüfung auf Inaktivierung wird in Bruteiern oder geeigneten Zellkulturen durchgeführt, und die Menge des verwendeten inaktivierten Virus muß mindestens 10 Impfstoffdosen entsprechen. Lebendes Virus darf nicht nachweisbar sein.

Der Impfstoff kann ein Adjuvans enthalten.

Auswahl des Impfstoffstamms

Für den Impfstoff muß nachgewiesen sein, daß er Unschädlichkeit (5.2.6) und eine befriedigende Immunogenität (5.2.7) für jede Kategorie von Truthühnern besitzt, für die er vorgesehen ist. Die folgende Bestimmung kann zum Nachweis der Immunogenität des Impfstoffs verwendet werden.

Immunogenität: Die „Bestimmung der Wirksamkeit" ist zum Nachweis der Immunogenität geeignet.

Prüfungen an jeder Charge

Bestimmung der Wirksamkeit einer Charge: Eine geeignete, validierte Bestimmung wird durchgeführt, für die eine befriedigende Korrelation zu der „Bestimmung der Wirksamkeit" gezeigt wurde, wobei die Akzeptanzkriterien in bezug auf eine Charge festgesetzt wurden, die zu zufriedenstellenden Ergebnissen in der „Bestimmung der Wirksamkeit" geführt hat.

Prüfung auf Identität

In Tiere injiziert, die frei sind von Antikörpern gegen das Aviäre-Paramyxovirus-3, stimuliert der Impfstoff die Bildung von solchen Antikörpern.

Prüfung auf Reinheit

Unschädlichkeit: 10 Truthühnern im Alter von 14 bis 28 Tagen, die frei von Antikörpern gegen das Aviäre-Paramyxovirus-3 sind, wird die doppelte Impfstoffdosis auf eine der empfohlenen Applikationsarten injiziert. Die Vögel werden 21 Tage lang beobachtet. Anomale lokale oder systemische Reaktionen dürfen nicht auftreten.

Inaktivierung: In die Allantoishöhle von zehn 9 bis 11 Tage alten Bruteiern von Hühnern aus SPF-Herden (SPF-Eier, 5.2.2) werden je zwei Fünftel einer Impfstoffdosis injiziert und die Eier bebrütet. 6 Tage lang wird beobachtet und die Allantoisflüssigkeit aus den Eiern mit lebenden und mit toten Embryonen getrennt gesammelt, mit Ausnahme der Embryonen, die innerhalb von 24 h nach der Injektion sterben. Letztere werden auf Anwesenheit von Aviärem-Paramyxovirus-3 untersucht. Wenn dabei das Aviäre-Paramyxovirus-3 gefunden wird, entspricht der Impfstoff nicht der Prüfung.

In die Allantoishöhle von zehn 9 bis 11 Tage alten SPF-Eiern werden je 0,2 ml der von den lebenden Embryonen gesammelten Allantoisflüssigkeit und in 10 entsprechende Eier je 0,2 ml der von den toten Embryonen gesammelten Allantoisflüssigkeit injiziert und die Eier 5 bis 6 Tage lang bebrütet. Die Allantoisflüssigkeit jedes Eies wird unter Verwendung von Hühner-Erythrozyten auf das Vorhandensein von Hämagglutininen geprüft.

Der Impfstoff entspricht der Prüfung, wenn kein Hinweis auf hämagglutinierende Aktivität auftritt und wenn in beiden Stadien höchstens 20 Prozent der Embryonen sterben. Wenn mehr als 20 Prozent der Embryonen in einem Stadium der Prüfung sterben, muß dieses Stadium wiederholt werden. Dabei darf kein Hinweis auf hämagglutinierende Aktivität auftreten, und höchstens 20 Prozent der Embryonen dürfen in diesem Stadium sterben.

Bei der Prüfung dürfen Antibiotika verwendet werden, um eine Infektion durch Bakterien zu verhindern.

Fremde Agenzien: Zehn 14 bis 28 Tage alten Küken aus einer SPF-Herde (5.2.2) wird die doppelte Impfstoffdosis auf eine der empfohlenen Applikationsarten injiziert. Nach 3 Wochen wird jedem Küken eine Impfstoffdosis auf die gleiche Applikationsart injiziert. Nach 2 Wochen werden Serumproben von jedem Küken entnommen und mit den unter „SPF-Hühnerherden für die Herstellung und Qualitätskontrolle von Impfstoffen“ (5.2.2) vorgeschriebenen Methoden auf Antikörper gegen folgende Erreger untersucht: Aviäre-Enzephalomyelitis-Virus, Aviäre-infektiöse-Bronchitis-Virus, Aviäre-Leukose-Virus, Egg-Drop-Syndrom-Virus, Aviäre-infektiöse-Bursitis-Virus, Aviäre-infektiöse-Laryngotracheitis-Virus, Influenza-A-Virus, Mareksche-Krankheit-Virus. Der Impfstoff darf die Bildung von Antikörpern gegen diese Erreger nicht stimulieren.

Sterilität: Der Impfstoff muß der in der Monographie **Impfstoffe für Tiere** vorgeschriebenen Prüfung entsprechen.

Bestimmung der Wirksamkeit

2 Gruppen von mindestens 20 Truthühnern gleichen Alters und gleicher Herkunft, die frei von Antikörpern gegen Aviäres-Paramyxovirus-3 sind, werden verwendet. Eine Gruppe wird entsprechend der empfohlenen Art der Anwendung geimpft. Die andere Gruppe wird als Kontrolle gehalten. Die Bestimmung ist nur gültig, wenn im Serum zum Zeitpunkt der ersten Impfung bei den geimpften und bei den Kontrolltieren sowie bei den Kontrolltieren auch zum Zeitpunkt der Belastungsinfektion keine Antikörper gegen Aviäres-Paramyxovirus-3 nachgewiesen werden. Zum Zeitpunkt der höchsten Eiproduktion werden beide Gruppen okulo-nasal mit einer ausreichenden Menge eines virulenten Stamms des Aviären-Paramyxovirus-3 belastet. Für mindestens 6 Wochen nach der Belastungsinfektion wird die Zahl der Eier bestimmt, die von jeder der Gruppen je Woche gelegt wird, wobei zwischen normalen und anomalen Eiern unterschieden wird. Der Impfstoff entspricht der Bestimmung, wenn Eiproduktion und -qualität in der geimpften Gruppe signifikant besser sind als in der Kontrollgruppe.

Lagerung

Entsprechend **Impfstoffe für Tiere**.

Beschriftung

Entsprechend **Impfstoffe für Tiere**.

B

1999, 808

Bacampicillinhydrochlorid

Bacampicillini hydrochloridum

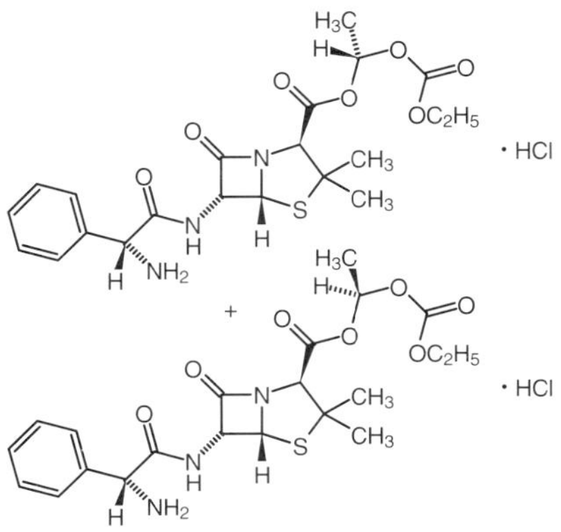

$C_{21}H_{28}ClN_3O_7S$ M_r 502,0

Definition

Bacampicillinhydrochlorid enthält mindestens 95,0 und höchstens 102,0 Prozent (1*RS*)-1-[(Ethoxycarbonyl)oxy]ethyl(2*S*,5*R*,6*R*)-6-[[(2*R*)-2-amino-2-phenylacetyl]amino]-3,3-dimethyl-7-oxo-4-thia-1-azabicyclo[3.2.0]heptan-2-carboxylat-hydrochlorid, berechnet auf die wasser- und lösungsmittelfreie Substanz.

Herstellung

Wird die Substanz nach einem Verfahren hergestellt, bei dem Rückstände von Dimethylanilin verbleiben können, und/oder werden Ausgangsmaterialien oder Zwischenprodukte verwendet, die Rückstände von Dimethylanilin enthalten können, muß sie der folgenden Prüfung entsprechen:

***N,N*-Dimethylanilin** (2.4.26, Methode A): Höchstens 20 ppm.

Eigenschaften

Pulver oder Körner, weiß bis fast weiß, hygroskopisch; löslich in Wasser, leicht löslich in Ethanol, löslich in Dichlormethan.

Prüfung auf Identität

1: A, D.
2: B, C, D.

A. Die Prüfung erfolgt mit Hilfe der IR-Spektroskopie (2.2.24) durch Vergleich des Spektrums der Substanz mit dem von Bacampicillinhydrochlorid *CRS*.

B. Die Prüfung erfolgt mit Hilfe der Dünnschichtchromatographie (2.2.27) unter Verwendung einer DC-Platte mit silanisiertem Kieselgel *R*.

Untersuchungslösung: 10 mg Substanz werden in 2 ml Methanol *R* gelöst.

Referenzlösung a: 10 mg Bacampicillinhydrochlorid *CRS* werden in 2 ml Methanol *R* gelöst.

Referenzlösung b: 10 mg Bacampicillinhydrochlorid *CRS*, 10 mg Talampicillinhydrochlorid *CRS* und 10 mg Pivampicillin *CRS* werden in 2 ml Methanol *R* gelöst.

Auf die Platte wird 1 µl jeder Lösung aufgetragen. Die Chromatographie erfolgt mit einer Mischung von 10 Volumteilen einer Lösung von Natriumacetat *R* (272 g · l^{-1}), deren *p*H-Wert zuvor mit Essigsäure 98 % *R* auf 5,0 eingestellt wurde, 40 Volumteilen Wasser *R* und 50 Volumteilen Ethanol 96 % *R* über eine Laufstrecke von 15 cm. Die Platte wird im Warmluftstrom getrocknet, mit Ninhydrin-Lösung *R* 1 besprüht und 10 min lang bei 60 °C erhitzt. Der Hauptfleck im Chromatogramm der Untersuchungslösung entspricht in bezug auf Lage, Farbe und Größe dem Hauptfleck im Chromatogramm der Referenzlösung a. Die Prüfung darf nur ausgewertet werden, wenn das Chromatogramm der Referenzlösung b deutlich voneinander getrennt 3 Flecke zeigt.

C. Etwa 2 mg Substanz werden in einem Reagenzglas von etwa 150 mm Länge und 15 mm Durchmesser mit 0,05 ml Wasser *R* befeuchtet. Nach Zusatz von 2 ml Formaldehyd-Schwefelsäure *R* wird der Inhalt des Reagenzglases durch Schütteln gemischt. Die Lösung ist praktisch farblos. Wird das Reagenzglas 1 min lang in ein Wasserbad gestellt, entsteht eine tiefe Gelbfärbung.

D. Etwa 25 mg Substanz werden in 2 ml Wasser *R* gelöst. Nach Zusatz von 2 ml verdünnter Natriumhydroxid-Lösung *R* wird geschüttelt. Werden nach einigen Minuten 3 ml verdünnte Salpetersäure *R* und 0,5 ml Silbernitrat-Lösung *R* 1 zugesetzt, bildet sich ein weißer Niederschlag, der sich in 0,5 ml konzentrierter Ammoniak-Lösung *R* auflöst.

Prüfung auf Reinheit

Aussehen der Lösung: 0,200 g Substanz werden in 20 ml Wasser *R* gelöst. Die Lösung darf nicht stärker opaleszieren als die Referenzsuspension II (2.2.1). 0,500 g Substanz werden in 10 ml Wasser *R* gelöst. Die Absorption (2.2.25) der Lösung, bei 430 nm gemessen, darf höchstens 0,10 betragen.

***p*H-Wert** (2.2.3): 1,0 g Substanz wird in kohlendioxidfreiem Wasser *R* zu 50 ml gelöst. Der *p*H-Wert der Lösung muß zwischen 3,0 und 4,5 liegen.

Spezifische Drehung (2.2.7): 0,250 g Substanz werden in Wasser *R* zu 25,0 ml gelöst. Die spezifische Drehung muß zwischen +175 und +195° liegen, berechnet auf die wasser- und lösungsmittelfreie Substanz.

Butylacetat, Ethylacetat: Höchstens 2,0 Prozent (*m/m*) Butylacetat, höchstens 4,0 Prozent (*m/m*) Ethylacetat und zusammen höchstens 5,0 Prozent (*m/m*). Die Prüfung erfolgt mit Hilfe der Gaschromatographie (2.2.28, Dampfraumanalyse, Methode b).

Stammlösung: 50,0 mg Substanz werden in Wasser *R* zu 10,0 ml gelöst.

Die Chromatographie kann unter Anwendung der „Identifizierung und Bestimmung von Lösungsmittel-Rückständen" (2.4.24, System A) und unter den folgenden Dampfraumanalysen-Bedingungen durchgeführt werden:

- Äquilibrierungstemperatur: 60 °C
- Äquilibrierungszeit: 20 min.

Verwandte Substanzen: Die Prüfung erfolgt mit Hilfe der Flüssigchromatographie (2.2.29) wie unter „Gehaltsbestimmung" beschrieben.

20 µl Referenzlösung b werden eingespritzt. Die Empfindlichkeit des Systems wird so eingestellt, daß die Höhe des Hauptpeaks im Chromatogramm mindestens 50 Prozent des maximalen Ausschlags beträgt.

20 µl Referenzlösung d werden eingespritzt. Die Prüfung darf nur ausgewertet werden, wenn der dem Ampicillin entsprechende Peak von den Lösungsmittel-Peaks abgetrennt ist.

20 µl Untersuchungslösung werden eingespritzt. Die Chromatographie erfolgt über eine Dauer, die der 3,5fachen Retentionszeit des Hauptpeaks entspricht. Im Chromatogramm der Untersuchungslösung darf keine Peakfläche, mit Ausnahme der des Hauptpeaks, größer sein als das 1,5fache der Fläche des Hauptpeaks im Chromatogramm der Referenzlösung b (1,5 Prozent). Die Summe aller Peakflächen, mit Ausnahme der Fläche des Hauptpeaks, darf nicht größer sein als das 3fache der Fläche des Hauptpeaks im Chromatogramm der Referenzlösung b (3 Prozent). Peaks, deren Fläche kleiner ist als das 0,1fache der Fläche des Hauptpeaks im Chromatogramm der Referenzlösung b, werden nicht berücksichtigt.

Wasser (2.5.12): Höchstens 0,8 Prozent, mit 0,300 g Substanz nach der Karl-Fischer-Methode bestimmt.

Sulfatasche (2.4.14): Höchstens 1,5 Prozent, mit 1,0 g Substanz bestimmt.

Gehaltsbestimmung

Die Bestimmung erfolgt mit Hilfe der Flüssigchromatographie (2.2.29).

Die Untersuchungslösung und die Referenzlösungen a, b und d sind unmittelbar vor der Verwendung herzustellen.

Phosphat-Pufferlösung A: 1,4 g Natriumdihydrogenphosphat-Monohydrat *R* werden in Wasser *R* zu 800 ml gelöst. Die Lösung wird mit Phosphorsäure 10 % *R* auf einen *p*H-Wert von 3,0 eingestellt und mit Wasser *R* zu 1000,0 ml verdünnt.

Phosphat-Pufferlösung B: 2,75 g Natriumdihydrogenphosphat-Monohydrat *R* und 2,3 g Natriummonohydrogenphosphat-Dihydrat *R* werden in Wasser *R* zu 1800 ml gelöst. Die Lösung wird, falls erforderlich, mit Phosphorsäure 10 % *R* oder verdünnter Natriumhydroxid-Lösung *R* auf einen *p*H-Wert von 6,8 eingestellt und mit Wasser *R* zu 2000,0 ml verdünnt.

Untersuchungslösung: 30,0 mg Substanz werden in Phosphat-Pufferlösung A zu 100,0 ml gelöst.

Referenzlösung a: 30,0 mg Bacampicillinhydrochlorid *CRS* werden in Phosphat-Pufferlösung A zu 100,0 ml gelöst.

Referenzlösung b: 1,0 ml Referenzlösung a wird mit Phosphat-Pufferlösung A zu 100,0 ml verdünnt.

Referenzlösung c: 30 mg Substanz werden in Phosphat-Pufferlösung B zu 100 ml gelöst. Die Lösung wird etwa 30 min lang bei 80 °C erhitzt.

Referenzlösung d: 20 mg Ampicillin-Trihydrat *CRS* werden in Phosphat-Pufferlösung A zu 250 ml gelöst. 5 ml Lösung werden mit Phosphat-Pufferlösung A zu 100 ml verdünnt.

Die Chromatographie kann durchgeführt werden mit

- einer Säule von 0,05 m Länge und 3,9 mm innerem Durchmesser, gepackt mit octadecylsilyliertem Kieselgel zur Chromatographie *R* (5 µm)
- folgender mobilen Phase bei einer Durchflußrate von 1,0 ml je Minute: eine Mischung von 30 Volumteilen Acetonitril *R* und 70 Volumteilen einer 0,06prozentigen Lösung (*m/m*) von Tetrahexylammoniumhydrogensulfat *R* in Phosphat-Pufferlösung B
- einem Spektrometer als Detektor bei einer Wellenlänge von 220 nm.

20 µl Referenzlösung a werden eingespritzt. Die Empfindlichkeit des Systems wird so eingestellt, daß die Höhe des Hauptpeaks im Chromatogramm mindestens 50 Prozent des maximalen Ausschlags beträgt.

20 µl Referenzlösung c werden eingespritzt. Die Bestimmung darf nur ausgewertet werden, wenn im Chromatogramm die relative Retention, bezogen auf Bacampicillin, eines unmittelbar nach dem Bacampicillin eluierten Zersetzungsprodukts zwischen 1,12 und 1,38 liegt. Falls erforderlich wird der Anteil von Tetrahexylammoniumhydrogensulfat in der mobilen Phase geändert.

Die Referenzlösung a wird 6mal eingespritzt. Die Bestimmung darf nur ausgewertet werden, wenn die relative Standardabweichung der Peakfläche von Bacampicillin höchstens 1,0 Prozent beträgt.

Die Untersuchungslösung und die Referenzlösung a werden abwechselnd eingespritzt. Der Prozentgehalt an Bacampicillinhydrochlorid wird berechnet.

Lagerung

Dicht verschlossen.

Verunreinigungen

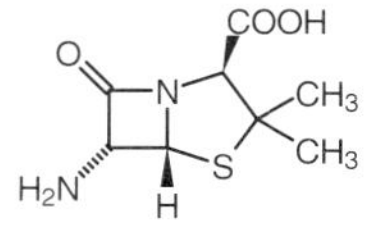

A. (2*S*,5*R*,6*R*)-6-Amino-3,3-dimethyl-7-oxo-4-thia-1-azabicyclo[3.2.0]heptan-2-carbonsäure (6-Aminopenicillansäure)

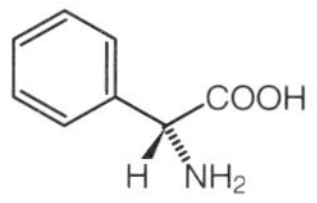

B. (2*R*)-2-Amino-2-phenylessigsäure (D-Phenylglycin)

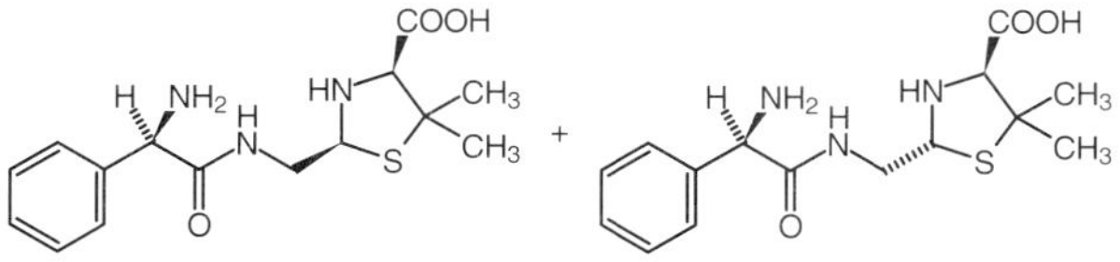

C. (2*RS*,4*S*)-2-[[[(2*R*)-2-Amino-2-phenylacetyl]amino]methyl]-5,5-dimethylthiazolidin-4-carbonsäure (Penillosäuren des Ampicillins)

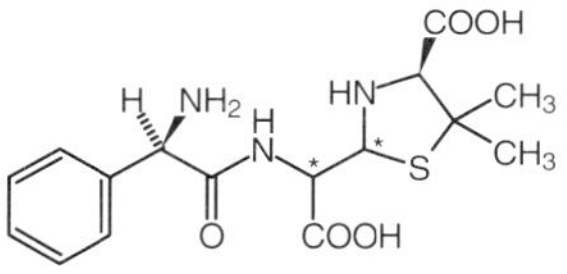

D. (4*S*)-2-[[[(2*R*)-2-Amino-2-phenylacetyl]amino]carboxymethyl]-5,5-dimethylthiazolidin-4-carbonsäure (Penicillosäuren des Ampicillins)

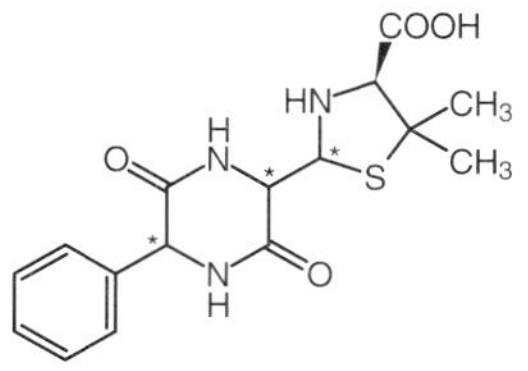

E. (4*S*)-2-(3,6-Dioxo-5-phenylpiperazin-2-yl)-5,5-dimethylthiazolidin-4-carbonsäure (Diketopiperazine des Ampicillins)

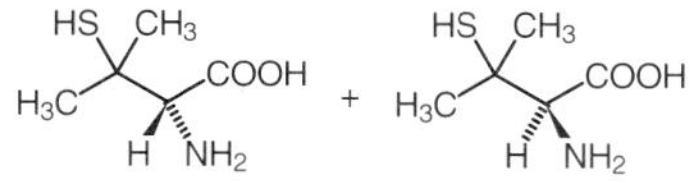

F. (2*RS*)-2-Amino-3-methyl-3-sulfanylbutansäure (DL-Penicillamin)

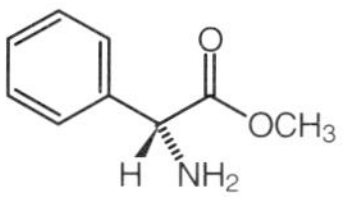

G. Methyl-(2*R*)-2-amino-2-phenylacetat (Methyl-D-phenylglycinat)

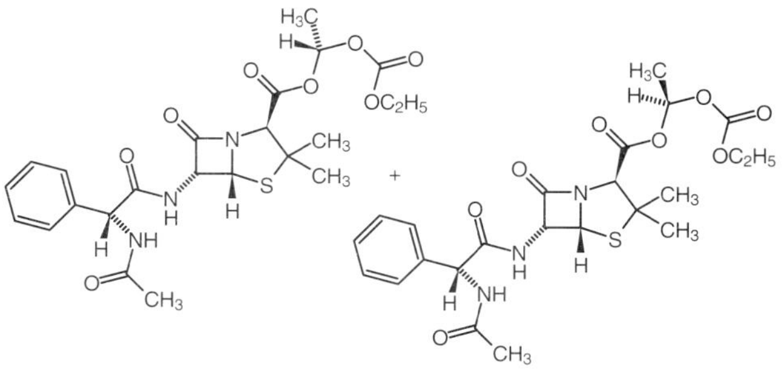

H. (1*RS*)-1-[(Ethoxycarbonyl)oxy]ethyl-(2*S*,5*R*,6*R*)-6-[[(2*R*)-2-(acetylamino)-2-phenylacetyl]amino]-3,3-dimethyl-7-oxo-4-thia-1-azabicyclo[3.2.0]heptan-2-carboxylat (*N*-Acetylbacampicillin)

I. Ampicillin.

1998, 1054

Bärentraubenblätter
Uvae ursi folium

Definition

Bärentraubenblätter bestehen aus den getrockneten ganzen oder geschnittenen Blättern von *Arctostaphylos uva-ursi* (L.) Spreng. Die Droge enthält mindestens 8,0 Prozent Hydrochinon-Derivate, berechnet als wasserfreies Arbutin ($C_{12}H_{16}O_7$, M_r 272,3) und bezogen auf die getrocknete Droge.

Eigenschaften

Die Droge weist die unter „Prüfung auf Identität, A und B" beschriebenen makroskopischen und mikroskopischen Merkmale auf.

Prüfung auf Identität

A. Das Blatt ist auf der Oberseite glänzend und dunkelgrün, auf der Unterseite heller, gewöhnlich 7 bis 30 mm lang und 5 bis 12 mm breit. Das unversehrte Blatt zeigt durchgehend einen etwas zurückgebogenen, glatten Blattrand und verschmälert sich gegen den Blattgrund zu einem kurzen Blattstiel. Am Blattende ist es abgerundet oder stumpf zugespitzt. Die Blattspreite ist dick und ledrig. Die beidseitig gut sichtbare Nervatur ist gefiedert und netzartig. Der glänzenden Blattoberseite verleiht die eingesenkte Nervatur ein körniges Aussehen. Junge Blätter können am Rand bewimpert sein. Alte Blätter sind brüchig.

B. Die Droge wird pulverisiert (355). Das Pulver ist grün bis grünlichgrau oder gelblichgrün. Die Prüfung erfolgt unter dem Mikroskop, wobei Chloralhydrat-Lösung *R* verwendet wird. Das Pulver zeigt folgende Merkmale: Epidermisfragmente, die in der Aufsicht polygonale Zellen mit einer dicken, glatten Kutikula und geraden, dicken, unregelmäßig getüpfelten Zellwänden zeigen; nur auf der Blattunterseite Spaltöffnungen vom anomocytischen Typ (2.8.3), umgeben von 5 bis 11 Nebenzellen, sowie Haarbasen; Teile des Palisadenparenchyms, bestehend aus 3 bis 4 Lagen von Zellen ungleicher Länge, und des Schwammparenchyms; Gruppen verholzter Fasern mit Reihen von Zellen, die Calciumoxalatprismen enthalten, und gelegentlich konisch geformte, einzellige Haare.

C. Die Prüfung erfolgt mit Hilfe der Dünnschichtchromatographie (2.2.27) unter Verwendung einer Schicht von Kieselgel G *R*.

Untersuchungslösung: 0,5 g pulverisierte Droge (355) werden 10 min lang mit 5 ml einer Mischung von gleichen Volumteilen Methanol *R* und Wasser *R* im Wasserbad zum Rückfluß erhitzt. Danach wird heiß filtriert und unter Nachwaschen des Filters und des Kolbens mit der Methanol-Wasser-Mischung zu 5 ml aufgefüllt.

Referenzlösung: Je 25 mg Arbutin *R*, Gallussäure *R* und Hydrochinon *R* werden in Methanol *R* zu 10,0 ml gelöst.

Auf die Platte werden 20 µl Untersuchungslösung und 10 µl Referenzlösung bandförmig aufgetragen. Die Chromatographie erfolgt mit einer Mischung von 6 Volumteilen wasserfreier Ameisensäure *R*, 6 Volumteilen Wasser *R* und 88 Volumteilen Ethylacetat *R* über eine Laufstrecke von 15 cm. Die Platte wird bei 105 bis 110 °C so lange erhitzt, bis der Geruch nach Ameisensäure nicht mehr wahrnehmbar ist. Die Platte wird erst mit einer Lösung von Dichlorchinonchlorimid *R* ($10 g \cdot l^{-1}$) in Methanol *R* und dann mit einer Lösung von wasserfreiem Natriumcarbonat *R* ($20 g \cdot l^{-1}$) besprüht. Das Chromatogramm der Untersuchungslösung zeigt im unteren Drittel eine hellblaue Zone, die in bezug auf Lage und Farbe einer der Zonen im Chromatogramm der Referenzlösung entspricht (Arbutin). Im oberen Drittel zeigt es 2 Zonen, die in bezug auf Lage und Farbe den beiden anderen Zonen im Chromatogramm der Referenzlösung entsprechen. Eine davon ist bräunlich (Gallussäure), die andere blau (Hydrochinon) gefärbt. Im Chromatogramm der Untersuchungslösung können zusätzlich noch 2 oder 3 blaue und einige braune bis bräunlichgraue Zonen auftreten.

Prüfung auf Reinheit

Fremde Bestandteile (2.8.2): Höchstens 8 Prozent, davon höchstens 5 Prozent Stengelanteile und höchstens 3 Prozent sonstige fremde Bestandteile.

Blätter anderer Farbe: Höchstens 10 Prozent, wie bei „Fremde Bestandteile“ (2.8.2) bestimmt.

Trocknungsverlust (2.2.32): Höchstens 10,0 Prozent, mit 1,000 g pulverisierter Droge (355) durch 2 h langes Trocknen im Trockenschrank bei 100 bis 105 °C bestimmt.

Asche (2.4.16): Höchstens 5,0 Prozent.

Gehaltsbestimmung

0,400 g pulverisierte Droge (250) werden in einem 250-ml-Kolben mit Schliff mit 50 ml Wasser *R* versetzt und 30 min lang zum Rückfluß erhitzt. Nach dem Erkaltenlassen wird die Mischung mit Wasser *R* zu 250,0 ml verdünnt. Nach dem Absetzen der Teilchen werden 5,0 ml Lösung in einem Scheidetrichter mit 45 ml Wasser *R*, 1,0 ml einer Lösung von Aminopyrazolon *R* ($20 g \cdot l^{-1}$), 0,5 ml verdünnter Ammoniak-Lösung *R* 2 und 1,0 ml einer Lösung von Kaliumhexacyanoferrat(III) *R* ($80 g \cdot l^{-1}$) versetzt. Nach jedem Reagenzzusatz wird gründlich gemischt. Nach 5 min langem Stehenlassen wird mit 25 ml Dichlormethan *R* ausgeschüttelt. Die Dichlormethanphase wird durch einen mit Dichlormethan *R* befeuchteten Wattebausch in einen 100-ml-Meßkolben filtriert. Die wäßrige Phase wird noch 3mal mit je 25 ml Dichlormethan *R* ausgeschüttelt und die Dichlormethanauszüge mit Dichlormethan *R* zu 100,0 ml verdünnt. Die Absorption (2.2.25) der Lösung wird bei 455 nm gegen Wasser *R* als Kompensationsflüssigkeit gemessen.

Der Prozentgehalt an Hydrochinon-Derivaten, berechnet als wasserfreies Arbutin, wird mit Hilfe der spezifischen Absorption ($A^{1\%}_{1cm} = 648$) nach folgender Formel errechnet

$$\frac{A \cdot 7{,}716}{m}$$

A = Absorption bei 455 nm
m = Einwaage der Droge in Gramm.

Lagerung

Gut verschlossen, vor Licht geschützt.

2001, 453

Baldrianwurzel

Valerianae radix

Definition

Baldrianwurzel besteht aus den getrockneten, ganzen oder geschnittenen, unterirdischen Teilen von *Valeriana officinalis* L. *s. l.* Die Droge umfaßt den Wurzelstock, die Wurzeln sowie die Ausläufer. Die ganze Droge enthält mindestens $5 ml \cdot kg^{-1}$, die geschnittene Droge mindestens $3 ml \cdot kg^{-1}$ ätherisches Öl. Die Droge enthält mindestens 0,17 Prozent Sesquiterpensäuren, berechnet als Valerensäure ($C_{15}H_{22}O_2$; M_r 234). Alle Angaben sind auf die getrocknete Droge bezogen.

Eigenschaften

Die Droge hat einen charakteristischen Geruch.

Die Droge weist die unter „Prüfung auf Identität, A und B“ beschriebenen makroskopischen und mikroskopischen Merkmale auf.

Prüfung auf Identität

A. Der kegelförmige bis zylindrische, gelblichgraue bis hellgraubraune Wurzelstock ist bis 50 mm lang und 30 mm im Durchmesser. Gegen die Basis verjüngt er sich oder erscheint zusammengedrückt. Er besitzt zahlreiche Wurzeln, die ihn meist vollständig verdekken. Der Wurzelstock weist am oberen Ende gewöhnlich eine schalenförmige Narbe von den oberirdischen Teilen auf. Stengelreste sind selten vorhanden. Der Längsschnitt zeigt ein Mark mit Lücken und Querwänden. Die zahlreichen, nahezu zylindrischen Wurzeln sind 1 bis 3 mm im Durchmesser, manchmal mehr als 100 mm lang und von der gleichen Färbung wie der Wurzelstock. Die fadenförmigen Seitenwurzeln sind brüchig und nicht sehr zahlreich. Der Bruch ist kurz. Die Ausläufer zeigen verdickte Knoten, getrennt durch längsgestreifte Internodien von 20 bis 50 mm Länge, mit faserigem Bruch.

B. Die Droge wird pulverisiert (355). Das Pulver ist blaß gelblichgrau bis blaß graubraun. Die Prüfung erfolgt unter dem Mikroskop, wobei Chloralhydrat-Lösung *R* verwendet wird. Das Pulver zeigt folgende Merkmale: Zellen, die ein hellbraunes Harz oder Tröpfchen von ätherischem Öl enthalten; einzelne, rechteckige Steinzellen mit getüpfelten, 5 bis 15 µm dicken Wänden; netzartig verdickte Holzgefäße; selten Fragmente des Korks und der Epidermis, einige mit Wurzelhaaren. Wird zur Prüfung unter dem Mikroskop eine 50prozentige Lösung (*V/V*) von Glycerol *R* verwendet, zeigt das Pulver zahlreiche Parenchymfragmente mit Zellen, die einfache oder zusammengesetzte Stärkekörner enthalten; die einfachen Stärkekörner sind rund oder länglich, 5 bis 15 µm im Durchmesser und zeigen manchmal ein spalt- oder sternförmiges Hilum. Die aus 2 bis 6 Einzelkörnern zusammengesetzten Stärkekörner sind bis zu 20 µm im Durchmesser.

C. Die Prüfung erfolgt mit Hilfe der Dünnschichtchromatographie (2.2.27) unter Verwendung einer DC-Platte mit Kieselgel *R*.

Untersuchungslösung: 1,0 g pulverisierte Droge (355) wird in einem 25-ml-Kolben 15 min lang mit 6,0 ml Methanol *R* geschüttelt und abfiltriert. Kolben und Filter werden mit einer kleinen Menge Methanol *R* gewaschen, um 5 ml Filtrat zu erhalten. Das Filtrat wird auf etwa 2 ml eingeengt und mit 3 ml einer Lösung von Kaliumhydroxid *R* ($100\ g \cdot l^{-1}$) versetzt. 2mal wird mit je 5 ml Dichlormethan *R* geschüttelt. Nach der Phasentrennung wird die untere Phase (Dichlormethan) verworfen. Die wäßrige Phase wird 10 min lang im Wasserbad von 40 °C gehalten. Nach dem Abkühlen wird verdünnte Salzsäure *R* bis zur sauren Reaktion zugegeben. Erneut wird 2mal mit je 5 ml Dichlormethan *R* geschüttelt. Die vereinigten unteren Phasen (Dichlormethan) werden über wasserfreies Natriumsulfat *R* filtriert. Das Filtrat wird zur Trockne eingedampft und der Rückstand in 1,0 ml Dichlormethan *R* gelöst.

Referenzlösung: 5 mg Fluorescein *R* und 5 mg Sudanrot G *R* werden in 20,0 ml Methanol *R* gelöst.

Auf die Platte werden 20 µl jeder Lösung bandförmig aufgetragen. Die Chromatographie erfolgt mit einer Mischung von 0,5 Volumteilen Essigsäure 98 % *R*, 35 Volumteilen Ethylacetat *R* und 65 Volumteilen Hexan *R* über eine Laufstrecke von 10 cm. Die Platte wird an der Luft trocknen gelassen und im Tageslicht ausgewertet. Das Chromatogramm der Referenzlösung zeigt im mittleren Abschnitt eine dem Sudanrot G entsprechende rote Zone und im unteren Abschnitt eine dem Fluorescein entsprechende grünlichgelbe Zone. Die Platte wird mit Anisaldehyd-Reagenz *R* besprüht. Die Auswertung erfolgt im Tageslicht, während die Platte 5 bis 10 min lang bei 100 bis 105 °C erhitzt wird. Das Chromatogramm der Untersuchungslösung zeigt eine der Hydroxyvalerensäure entsprechende violettblaue Zone bei einer Höhe, die etwa der des Fluoresceins im Chromatogramm der Referenzlösung entspricht, sowie eine violette, der Valerensäure entsprechende Zone bei einer Höhe, die etwa der von Sudanrot G im Chromatogramm der Referenzlösung entspricht. Das Chromatogramm der Untersuchungslösung zeigt ferner in der oberen Hälfte weitere, meist schwächere, rosa bis violett gefärbte Zonen.

Prüfung auf Reinheit

Fremde Bestandteile (2.8.2): Höchstens 5 Prozent Stengelanteile und höchstens 2 Prozent andere fremde Bestandteile.

Trocknungsverlust (2.2.32): Höchstens 12,0 Prozent, mit 1,000 g pulverisierter und gründlich gemischter Droge (355) durch 2 h langes Trocknen im Trockenschrank bei 100 bis 105 °C bestimmt.

Asche (2.4.16): Höchstens 12,0 Prozent.

Salzsäureunlösliche Asche (2.8.1): Höchstens 5,0 Prozent.

Gehaltsbestimmung

Ätherisches Öl: Die Bestimmung erfolgt nach „Gehaltsbestimmung des ätherischen Öls in Drogen“ (2.8.12) unter Verwendung von 40,0 g frisch pulverisierter Droge (500), einem 2000-ml-Rundkolben, 500 ml Wasser *R* als Destillationsflüssigkeit und 0,50 ml Xylol *R* als Vorlage. 4 h lang wird mit einer Geschwindigkeit von 3 bis 4 ml je Minute destilliert.

Sesquiterpensäuren: Die Bestimmung erfolgt mit Hilfe der Flüssigchromatographie (2.2.29).

Untersuchungslösung: 1,50 g pulverisierte Droge (710) werden in einem 100-ml-Rundkolben mit Schliff mit 20 ml wasserfreiem Methanol *R* gemischt. Die Mischung wird 30 min lang auf dem Wasserbad unter Rückflußkühlung erhitzt. Nach dem Erkalten wird abfiltriert. Das Filter mit dem Rückstand wird in den verwendeten 100-ml-Rundkolben gegeben, mit 20 ml wasserfreiem Methanol *R* versetzt und die Mischung 15 min lang auf dem

Wasserbad unter Rückflußkühlung erhitzt. Nach dem Erkalten wird abfiltriert, die Filtrate werden vereinigt und mit wasserfreiem Methanol *R*, das auch zum Spülen von Rundkolben und Filter verwendet wird, zu 50,0 ml verdünnt.

Referenzlösung: Die Lösung wird unmittelbar vor Gebrauch hergestellt und vor hellem Licht geschützt.

30 mg Dantron *R* werden in wasserfreiem Methanol *R* zu 100,0 ml gelöst. 5,0 ml Lösung werden mit wasserfreiem Methanol *R* zu 50,0 ml verdünnt.

Die Chromatographie kann durchgeführt werden mit
- einer Säule aus rostfreiem Stahl von 0,25 m Länge und 4 mm innerem Durchmesser, gepackt mit octadecylsilyliertem Kieselgel zur Chromatographie *R* (5 µm)
- folgender Mischung der mobilen Phasen A und B bei einer Durchflußrate von 1,5 ml je Minute:
  Mobile Phase A: eine Mischung von 20 Volumteilen Acetonitril *R* und 80 Volumteilen einer Lösung von Phosphorsäure 85 % *R* (5 g · l^{-1})
  Mobile Phase B: eine Mischung von 80 Volumteilen Acetonitril *R* und 20 Volumteilen einer Lösung von Phosphorsäure 85 % *R* (5 g · l^{-1})

Zeit (min)	Mobile Phase A (% *V/V*)	Mobile Phase B (% *V/V*)	Erläuterungen
0 – 5	55	45	isokratisch
5 – 18	55 → 20	45 → 80	linearer Gradient
18 – 20	20	80	isokratisch
20 – 22	20 → 55	80 → 45	linearer Gradient

- einem Spektrometer als Detektor bei einer Wellenlänge von 220 nm
- einer 20-µl-Probenschleife.

Untersuchungslösung und Referenzlösung werden eingespritzt. Werden die Chromatogramme unter den vorgeschriebenen Bedingungen aufgezeichnet, betragen die relativen Retentionen, bezogen auf Dantron, für Acetoxyvalerensäure etwa 0,7 und für Valerensäure etwa 1,2.

Der Prozentgehalt an Acetoxyvalerensäure errechnet sich nach der Formel

$$\frac{A_2 \cdot m_1 \cdot 11{,}51}{A_1 \cdot m_2}$$

Der Prozentgehalt an Valerensäure errechnet sich nach der Formel

$$\frac{A_3 \cdot m_1 \cdot 8{,}09}{A_1 \cdot m_2}$$

Der Prozentgehalt der Summe beider Sesquiterpensäuren errechnet sich nach der Formel

$$\frac{\left[\frac{A_2 \cdot 11{,}51}{A_1} + \frac{A_3 \cdot 8{,}09}{A_1}\right] \cdot m_1}{m_2}$$

A_1 = Peakfläche des Dantrons im Chromatogramm der Referenzlösung
A_2 = Peakfläche der Acetoxyvalerensäure im Chromatogramm der Untersuchungslösung
A_3 = Peakfläche der Valerensäure im Chromatogramm der Untersuchungslösung
m_1 = Einwaage des Dantrons zur Herstellung der Referenzlösung in Gramm
m_2 = Einwaage der Droge in Gramm.

Lagerung

Gut verschlossen, vor Licht geschützt.

1999, 1293

Bambuterolhydrochlorid

Bambuteroli hydrochloridum

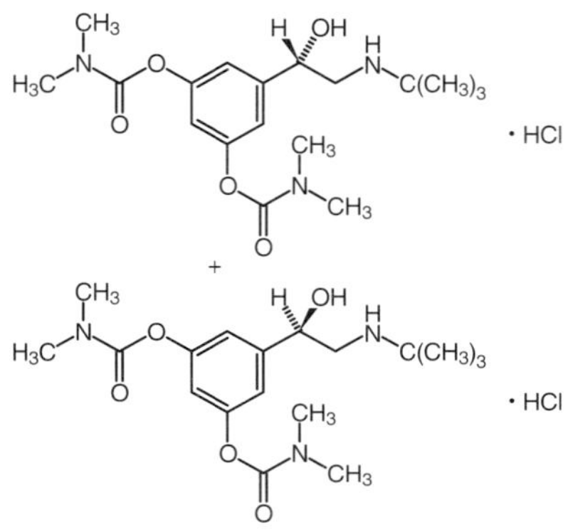

$C_{18}H_{30}ClN_3O_5$ M_r 403,9

Definition

Bambuterolhydrochlorid enthält mindestens 98,5 und höchstens 101,5 Prozent 5-[(1*RS*)-2-[(1,1-Dimethylethyl)amino]-1-hydroxyethyl]-1,3-phenylenbis(dimethylcarbamat)-hydrochlorid, berechnet auf die wasserfreie Substanz.

Eigenschaften

Weißes bis fast weißes, kristallines Pulver; leicht löslich in Wasser, löslich in Ethanol.

Die Substanz zeigt Polymorphie.

Prüfung auf Identität

A. Die Prüfung erfolgt mit Hilfe der IR-Spektroskopie (2.2.24) durch Vergleich des Spektrums der Substanz mit dem von Bambuterolhydrochlorid *CRS*. Die Prüfung erfolgt mit Hilfe von Preßlingen. Wenn die Spektren bei der Prüfung unterschiedlich sind, werden Substanz und Referenzsubstanz getrennt in einer Mischung von 1 Volumteil Wasser *R* und 6 Volumteilen Aceton *R* gelöst. Die Lösungen werden in einer Eis-Wasser-Mischung abgekühlt, bis sich ein Niederschlag bildet. Die Niederschläge werden im Vakuum bei 50 °C bis zur Massekonstanz getrocknet. Mit den getrockneten Niederschlägen werden erneut Spektren aufgenommen.

B. Die Substanz gibt die Identitätsreaktion a auf Chlorid (2.3.1).

Prüfung auf Reinheit

Prüflösung: 4,0 g Substanz werden in kohlendioxidfreiem Wasser *R* zu 20,0 ml gelöst.

Sauer oder alkalisch reagierende Substanzen: Werden 10 ml Prüflösung mit 0,2 ml Methylrot-Lösung *R* und 0,2 ml Salzsäure (0,01 mol · l^{-1}) versetzt, muß die Lösung rot gefärbt sein. Nach Zusatz von 0,4 ml Natriumhydroxid-Lösung (0,01 mol · l^{-1}) muß die Lösung gelb gefärbt sein.

Optische Drehung (2.2.7): 1 ml Prüflösung wird mit kohlendioxidfreiem Wasser *R* zu 10 ml verdünnt. Der Drehungswinkel muß zwischen −0,10 und +0,10° liegen.

Verwandte Substanzen: Die Prüfung erfolgt mit Hilfe der Flüssigchromatographie (2.2.29).

Untersuchungslösung: 5,0 mg Substanz werden in der mobilen Phase zu 10,0 ml gelöst.

Referenzlösung a: 1,0 mg Formoterolfumarat-Dihydrat *CRS* wird in der mobilen Phase zu 10,0 ml gelöst. 0,8 ml Lösung werden mit 0,4 ml Untersuchungslösung gemischt und mit der mobilen Phase zu 100,0 ml verdünnt.

Referenzlösung b: 1,0 ml Untersuchungslösung wird mit der mobilen Phase zu 50,0 ml verdünnt. 2,0 ml dieser Lösung werden mit der mobilen Phase zu 20,0 ml verdünnt.

Die Chromatographie kann durchgeführt werden mit
- einer Säule aus rostfreiem Stahl von 0,15 m Länge und 4,6 mm innerem Durchmesser, gepackt mit desaktiviertem, octadecylsilyliertem Kieselgel zur Chromatographie *R* (5 µm)
- folgender mobilen Phase bei einer Durchflußrate von 1,5 ml je Minute: 1,3 g Natriumoctansulfonat *R* werden in 430 ml einer Mischung von 25 Volumteilen Acetonitril *R* 1 und 75 Volumteilen Methanol *R* gelöst; die Lösung wird mit 570 ml Phosphat-Pufferlösung *p*H 3,0 (0,050 mol · l^{-1}) gemischt, die wie folgt hergestellt wird: 6,90 g Natriumdihydrogenphosphat-Monohydrat *R* werden in Wasser *R* zu 1000 ml gelöst; der *p*H-Wert der Lösung wird mit einer Lösung von Phosphorsäure 10 % *R* (50 g · l^{-1}) auf 3,0 eingestellt
- einem Spektrometer als Detektor bei einer Wellenlänge von 214 nm.

Die Empfindlichkeit des Systems wird so eingestellt, daß die Höhe des Hauptpeaks im Chromatogramm mit 20 µl Referenzlösung b etwa 50 Prozent des maximalen Ausschlags beträgt.

20 µl Referenzlösung a werden eingespritzt. Werden die Chromatogramme unter den vorgeschriebenen Bedingungen aufgezeichnet, beträgt die Retentionszeit für Formoterol etwa 7 min und für Bambuterol etwa 9 min. Die Prüfung darf nur ausgewertet werden, wenn die Auflösung zwischen den Peaks von Bambuterol und Formoterol mindestens 5,0 beträgt. Die Chromatographie der Untersuchungslösung erfolgt über eine Dauer, die der 1,5fachen Retentionszeit von Bambuterol entspricht. Falls erforderlich wird die Zusammensetzung der mobilen Phase verändert. Um die Retentionszeit zu erhöhen, wird die Konzentration an Phosphat-Puffer erhöht.

Je 20 µl mobile Phase, Untersuchungslösung und Referenzlösung b werden eingespritzt. Im Chromatogramm der Untersuchungslösung darf keine Peakfläche, mit Ausnahme der des Hauptpeaks, größer sein als der Hauptpeak im Chromatogramm der Referenzlösung b (0,2 Prozent), und die Summe aller Peakflächen, mit Ausnahme der des Hauptpeaks, darf nicht größer sein als das 3fache der Fläche des Hauptpeaks im Chromatogramm der Referenzlösung b (0,6 Prozent). Peaks der mobilen Phase und Peaks, deren Fläche kleiner ist als das 0,25fache der Fläche des Hauptpeaks im Chromatogramm der Referenzlösung b, werden nicht berücksichtigt.

Wasser (2.5.12): Höchstens 0,5 Prozent, mit 0,500 g Substanz nach der Karl-Fischer-Methode bestimmt.

Sulfatasche (2.4.14): Höchstens 0,1 Prozent, mit 1,0 g Substanz bestimmt.

Gehaltsbestimmung

0,320 g Substanz, in 50 ml Ethanol 96 % *R* gelöst und mit 5 ml Salzsäure (0,01 mol · l^{-1}) versetzt, werden mit Natriumhydroxid-Lösung (0,1 mol · l^{-1}) titriert. Das zwischen den beiden mit Hilfe der Potentiometrie (2.2.20) bestimmten Wendepunkten zugesetzte Volumen wird abgelesen.

1 ml Natriumhydroxid-Lösung (0,1 mol · l^{-1}) entspricht 40,39 mg $C_{18}H_{30}ClN_3O_5$.

Lagerung

Gut verschlossen.

Verunreinigungen

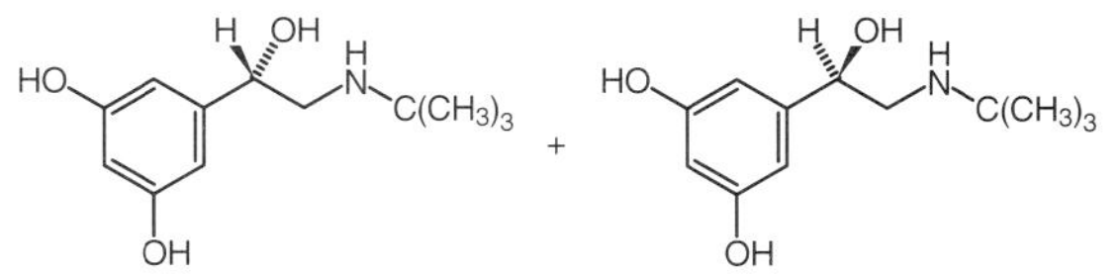

A. (1*RS*)-1-(3,5-Dihydroxyphenyl)-2-[(1,1-dimethyl=ethyl)amino]ethanol (Terbutalin)

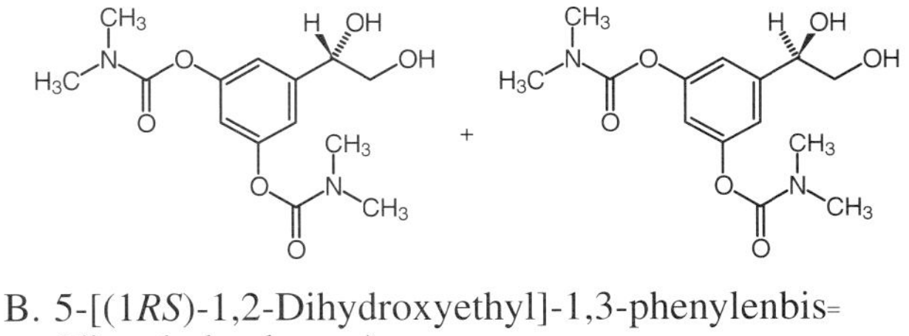

B. 5-[(1*RS*)-1,2-Dihydroxyethyl]-1,3-phenylenbis=(dimethylcarbamat)

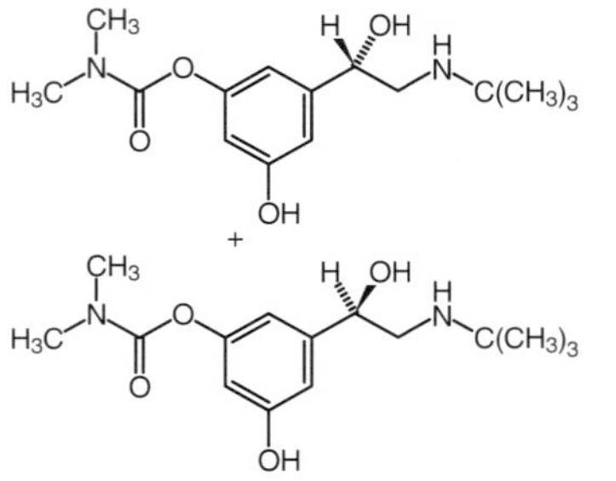

C. 3-[(1*RS*)-2-[(1,1-Dimethylethyl)amino]-1-hydroxy=ethyl]-5-hydroxyphenyldimethylcarbamat

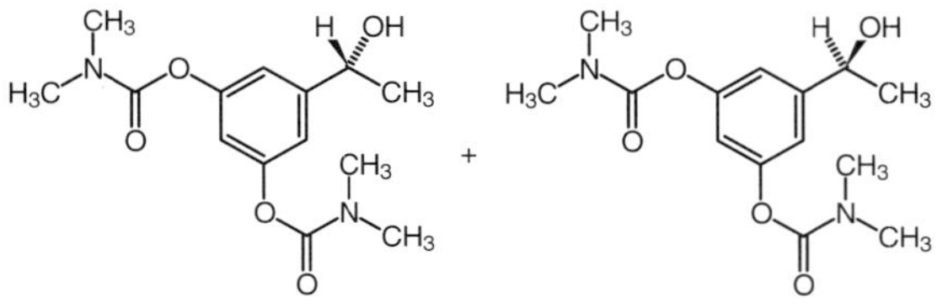

D. 5-[(1*RS*)-1-Hydroxyethyl]-1,3-phenylenbis(dime=thylcarbamat)

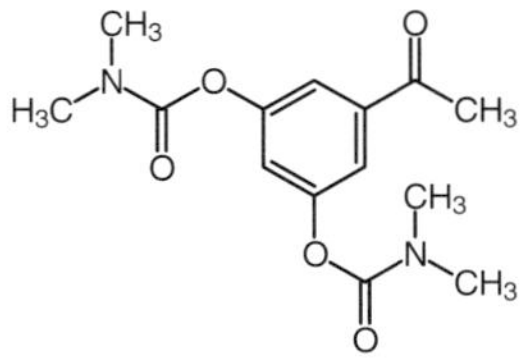

E. 5-Acetyl-1,3-phenylenbis(dimethylcarbamat)

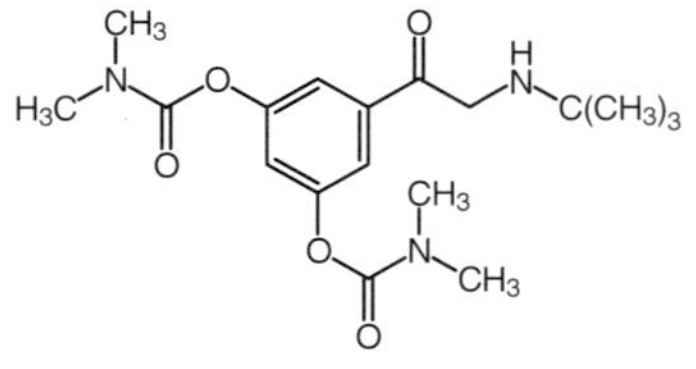

F. 5-[[(1,1-Dimethylethyl)amino]acetyl]-1,3-phenylen=bis(dimethylcarbamat).

2000, 10

Bariumsulfat

Barii sulfas

$BaSO_4$ M_r 233,4

Eigenschaften

Feines, schweres, weißes Pulver, frei von körnigen Teilchen; praktisch unlöslich in Wasser und organischen Lösungsmitteln. Die Substanz ist sehr schwer löslich in Säuren und Alkalihydroxid-Lösungen.

Prüfung auf Identität

A. 0,2 g Substanz werden 5 min lang mit 5 ml einer Lösung von Natriumcarbonat *R* (500 g · l^{-1}) zum Sieden erhitzt. Nach Zusatz von 10 ml Wasser *R* wird filtriert. Ein Teil des Filtrats wird mit verdünnter Salzsäure *R* angesäuert. Die Lösung gibt die Identitätsreaktionen auf Sulfat (2.3.1).

B. Der unter „Prüfung auf Identität, A" erhaltene Rückstand wird 3mal mit wenig Wasser *R* gewaschen und mit 5 ml verdünnter Salzsäure *R* übergossen; anschließend wird filtriert. Das Filtrat gibt mit 0,3 ml verdünnter Schwefelsäure *R* einen weißen, in verdünnter Natriumhydroxid-Lösung *R* unlöslichen Niederschlag.

Prüfung auf Reinheit

Prüflösung: 20,0 g Substanz werden 5 min lang mit einer Mischung von 40 ml destilliertem Wasser *R* und 60 ml verdünnter Essigsäure *R* zum Sieden erhitzt. Anschließend wird filtriert und das erkaltete Filtrat mit destilliertem Wasser *R* zu 100 ml verdünnt.

Sauer oder alkalisch reagierende Substanzen: 5,0 g Substanz werden 5 min lang mit 20 ml kohlendioxidfreiem Wasser *R* im Wasserbad erhitzt; anschließend wird filtriert. 10 ml Filtrat werden mit 0,05 ml Bromthymolblau-Lösung *R* 1 versetzt. Bis zum Farbumschlag dürfen höchstens 0,5 ml Salzsäure (0,01 mol · l^{-1}) oder Natriumhydroxid-Lösung (0,01 mol · l^{-1}) verbraucht werden.

Säurelösliche Substanzen: 25 ml Prüflösung werden im Wasserbad zur Trockne eingedampft und bei 100 bis 105 °C bis zur Massekonstanz getrocknet. Der Rückstand darf höchstens 15 mg betragen (0,3 Prozent).

Oxidierbare Schwefelverbindungen: 1,0 g Substanz wird 30 s lang mit 5 ml Wasser *R* geschüttelt; anschließend wird abfiltriert. Das Filtrat wird mit 0,1 ml Stärke-Lösung *R* versetzt. 0,1 g Kaliumiodid *R* werden in dieser Mischung gelöst. Dann werden 1,0 ml einer frisch hergestellten Lösung von Kaliumiodat *R* (3,6 mg · l^{-1}) und 1 ml Salzsäure (1 mol · l^{-1}) zugesetzt. Nach kräftigem Umschütteln muß die Lösung stärker gefärbt sein als eine gleichzeitig unter gleichen Bedingungen hergestellte Referenzlösung ohne Zusatz von Kaliumiodat.

Lösliche Bariumsalze: 10 ml Prüflösung werden mit 1 ml verdünnter Schwefelsäure *R* versetzt. Nach 1 h darf die Opaleszenz der Lösung nicht stärker sein als diejenige einer Mischung von 10 ml Prüflösung und 1 ml destilliertem Wasser *R*.

Phosphat: 1,0 g Substanz wird mit einer Mischung von 3 ml verdünnter Salpetersäure *R* und 7 ml Wasser *R* versetzt und 5 min lang im Wasserbad erhitzt. Anschließend wird abfiltriert und das Filtrat mit Wasser *R* zu 10 ml verdünnt. 5 ml Molybdat-Vanadat-Reagenz *R* werden zugesetzt. Zur Herstellung der Referenzlösung werden 10 ml Phosphat-Lösung (5 ppm PO_4) *R* verwendet. Nach 5 min darf die Untersuchungslösung nicht stärker gelb gefärbt sein als die gleichzeitig unter gleichen Bedingungen hergestellte Referenzlösung (50 ppm).

Arsen (2.4.2): 0,5 g Substanz werden in einem Kjeldahl-Kolben mit einer Mischung von 2 ml Salpetersäure *R* und 30 ml Wasser *R* geschüttelt. Anschließend wird ein kleiner Trichter auf den Kolben gesetzt und der schräggestellte Kolben 2 h lang im Wasserbad erhitzt. Nach dem Erkalten wird zum Ausgangsvolumen mit Wasser *R* ergänzt, filtriert und der Rückstand 3mal mit je 5 ml Wasser *R* gewaschen. Die Waschflüssigkeiten werden jeweils dekantiert. Filtrat und Waschflüssigkeiten werden vereinigt. Nach Zusatz von 1 ml Schwefelsäure *R* wird im Wasserbad zur Trockne eingedampft und so lange erhitzt, bis weiße Dämpfe entstehen. Der Rückstand wird in 10 ml verdünnter Schwefelsäure *R* gelöst. Nach Zusatz von 10 ml Wasser *R* muß die Lösung der Grenzprüfung A auf Arsen entsprechen (2 ppm).

Schwermetalle (2.4.8): 10 ml Prüflösung werden mit Wasser *R* zu 20 ml verdünnt. 12 ml dieser Lösung müssen der Grenzprüfung A auf Schwermetalle entsprechen (10 ppm). Zur Herstellung der Referenzlösung wird die Blei-Lösung (1 ppm Pb) *R* verwendet.

Glühverlust: Höchstens 2,0 Prozent, mit 1,0 g Substanz durch Glühen bei 600 °C bestimmt.

Sedimentation: 5,0 g Substanz werden in einem graduierten 50-ml-Mischzylinder mit Glasstopfen, dessen Graduierung sich vom Boden beginnend über 140 mm erstreckt, mit Wasser *R* zu 50 ml versetzt. Die Mischung wird 5 min lang geschüttelt und anschließend 15 min lang stehengelassen. Die Substanz darf nicht vollständig unter den Teilstrich 15 ml herabsinken.

2000, 1305

Hydriertes Baumwollsamenöl

Gossypii oleum hydrogenatum

Definition

Hydriertes Baumwollsamenöl ist ein durch Reinigen und Hydrieren erhaltenes Öl, das aus dem Samen von Kulturpflanzen unterschiedlicher Varietäten von *Gossypium hirsutum* L. oder anderer Arten von *Gossypium* gewonnen wird. Das Öl besteht hauptsächlich aus Triglyceriden der Palmitin- und Stearinsäure.

Eigenschaften

Weiße Masse oder weißes Pulver, schmilzt beim Erhitzen zu einer klaren, hellgelben Flüssigkeit; praktisch unlöslich in Wasser, leicht löslich in Dichlormethan und Toluol, sehr schwer löslich in Ethanol.

Prüfung auf Identität

A. Die Substanz entspricht der Prüfung „Schmelztemperatur" (siehe „Prüfung auf Reinheit").

B. Die Substanz entspricht der Prüfung „Fremde fette Öle" (siehe „Prüfung auf Reinheit").

Prüfung auf Reinheit

Schmelztemperatur (2.2.14): 57 bis 70 °C.

Säurezahl (2.5.1): Höchstens 0,5, mit 10,0 g Substanz bestimmt. Die Substanz wird in 50 ml einer heißen Mischung gleicher Volumteile Ethanol 96 % *R* und Toluol *R*, die zuvor mit Kaliumhydroxid-Lösung (0,1 mol · l^{-1}) unter Verwendung von 0,5 ml Phenolphthalein-Lösung *R* 1 neutralisiert wurde, gelöst. Die Titration wird sofort durchgeführt, solange die Lösung noch heiß ist.

Peroxidzahl (2.5.5): Höchstens 5,0.

Unverseifbare Anteile (2.5.7): Höchstens 1,0 Prozent, mit 5,0 g Substanz bestimmt.

Alkalisch reagierende Substanzen: 2,0 g Substanz werden unter Erwärmen in einer Mischung von 1,5 ml Ethanol 96% *R* und 3 ml Toluol *R* gelöst. Nach Zusatz von 0,05 ml einer Lösung von Bromphenolblau *R* (0,4 g · l^{-1}) in Ethanol 96% *R* dürfen bis zum Farbumschlag nach Gelb höchstens 0,4 ml Salzsäure (0,01 mol · l^{-1}) verbraucht werden.

Fremde fette Öle: Die Prüfung erfolgt mit Hilfe der „Prüfung fetter Öle auf fremde Öle durch Gaschromatographie" (2.4.22).

Die Chromatographie kann durchgeführt werden mit
- einer Kapillarsäule aus Quarzglas von 25 m Länge und 0,25 mm innerem Durchmesser, belegt mit Poly(cyanopropyl)siloxan *R* (Filmdicke 0,2 µm)
- Helium zur Chromatographie *R* als Trägergas bei einer Durchflußrate von 0,65 ml je Minute
- einem Flammenionisationsdetektor
- einem Splitverhältnis von 1:100.

Die Temperatur der Säule wird 35 min lang bei 180 °C, die des Probeneinlasses und des Detektors bei 250 °C gehalten.

Die Fettsäurenfraktion des Öls muß folgende Zusammensetzung haben:
- gesättigte Fettsäuren mit einer Kettenlänge kleiner als C_{14}: höchstens 0,2 Prozent
- Myristinsäure: höchstens 1,0 Prozent
- Palmitinsäure: 19,0 bis 26,0 Prozent
- Stearinsäure: 68,0 bis 80,0 Prozent
- Ölsäure und Isomere ($C_{18:1}$ äquivalente Kettenlänge auf Poly(cyanopropyl)siloxan 18,5 bis 18,8): höchstens 4,0 Prozent
- Linolsäure und Isomere ($C_{18:2}$ äquivalente Kettenlänge auf Poly(cyanopropyl)siloxan 19,4 bis 19,8): höchstens 1,0 Prozent
- Arachinsäure: höchstens 1,0 Prozent
- Behensäure: höchstens 1,0 Prozent
- Lignocerinsäure: höchstens 0,5 Prozent.

Nickel: Höchstens 1 ppm Ni. Der Gehalt an Nickel wird mit Hilfe der Atomabsorptionsspektroskopie (2.2.23, Methode II) bestimmt.

Untersuchungslösung: In einen zuvor nach Glühen gewogenen Platin- oder Quarztiegel werden 5,0 g Substanz gegeben. Nach vorsichtigem Erhitzen wird ein Docht aus einem eingerollten, aschefreien Filterpapier in die Substanz gesteckt. Der Docht wird angezündet. Sobald die Substanz selbst brennt, wird nicht mehr erhitzt. Nach Ende der Verbrennung wird in einem Muffelofen bei etwa 600 °C geglüht. Die Veraschung wird fortgesetzt, bis die Asche weiß ist. Nach dem Abkühlen wird der Rückstand 2mal mit je 2 ml verdünnter Salzsäure *R* aufgenommen und in einen 25-ml-Meßkolben gebracht. Nach Zusatz von 0,3 ml Salpetersäure *R* wird mit destilliertem Wasser *R* zu 25,0 ml verdünnt.

Referenzlösungen: 3 Referenzlösungen werden hergestellt durch Zusatz von 1,0 ml, 2,0 ml sowie 4,0 ml Nickel-Lösung (0,2 ppm Ni) *R* zu 2,0 ml Untersuchungslösung und Verdünnen mit destilliertem Wasser *R* zu 10,0 ml.

Die Absorption wird bei 232 nm unter Verwendung einer Nickel-Hohlkathodenlampe als Strahlungsquelle, einem Graphitofen als Atomisierungseinrichtung und Argon *R* als Trägergas bestimmt.

Lagerung

Vor Licht geschützt.

1999, 1294

Eingestellter Belladonnablättertrockenextrakt

Belladonnae folii extractum siccum normatum

Definition

Eingestellter Belladonnablättertrockenextrakt wird aus **Belladonnablättern (Belladonnae folium)** hergestellt und enthält mindestens 0,95 und höchstens 1,05 Prozent Alkaloide, berechnet als Hyoscyamin ($C_{17}H_{23}NO_3$, M_r 289,4) und bezogen auf den getrockneten Extrakt.

Herstellung

Der Extrakt wird aus der Droge und Ethanol 70 % nach einem geeigneten, mit den Angaben der Monographie **Extrakte (Extracta)** übereinstimmenden Verfahren hergestellt.

Eigenschaften

Braunes bis grünliches, hygroskopisches Pulver.

Prüfung auf Identität

A. Die Prüfung erfolgt mit Hilfe der Dünnschichtchromatographie (2.2.27) unter Verwendung einer Schicht eines geeigneten Kieselgels.

Untersuchungslösung: 1 g Extrakt wird 2 min lang mit 5,0 ml Methanol *R* geschüttelt und die Mischung filtriert.

Referenzlösung: 1,0 mg Chlorogensäure *R* und 2,5 mg Rutosid *R* werden in 10 ml Methanol *R* gelöst.

Auf die Platte werden 20 µl jeder Lösung bandförmig aufgetragen. Die Chromatographie erfolgt mit einer Mischung von 10 Volumteilen wasserfreier Ameisensäure *R*, 10 Volumteilen Wasser *R*, 30 Volumteilen Ethylmethylketon *R* und 50 Volumteilen Ethylacetat *R* über eine Laufstrecke von 15 cm. Die Platte wird bei 100 bis 105 °C getrocknet und noch warm mit einer Lösung von Diphenylboryloxyethylamin *R* ($10 g \cdot l^{-1}$) in Methanol *R* und anschließend mit einer Lösung von Macrogol 400 *R* ($50 g \cdot l^{-1}$) in Methanol *R* besprüht. Die Platte wird 30 min lang an der Luft trocknen gelassen und im ultravioletten Licht bei 365 nm ausgewertet. Die Chromatogramme der Referenz- und Untersuchungslösung zeigen im mittleren Bereich die hellblau fluoreszierende Zone der Chlorogensäure und im unteren Bereich die gelbbraun fluoreszierende Rutosid-Zone. Im Chromatogramm der Untersuchungslösung finden sich ferner wenig oberhalb der Startlinie eine gelblichbraun fluoreszierende und direkt darüber eine gelb fluoreszierende Zone. Zwischen den Zonen des Rutosids und der Chlorogensäure tritt eine gelbe oder gelblichbraun fluoreszierende Zone auf. Weitere Zonen können vorhanden sein.

B. Die Chromatogramme der Prüfung „Atropin" (siehe „Prüfung auf Reinheit") werden ausgewertet. Die Hauptzonen im Chromatogramm der Untersuchungslösung entsprechen in bezug auf Lage und Farbe den Hauptzonen im Chromatogramm der Referenzlösung.

Prüfung auf Reinheit

Atropin: Die Prüfung erfolgt mit Hilfe der Dünnschichtchromatographie (2.2.27) unter Verwendung einer Schicht eines geeigneten Kieselgels.

Untersuchungslösung: 0,20 g Extrakt werden 2 min lang mit 10,0 ml Schwefelsäure ($0,05 mol \cdot l^{-1}$) geschüttelt. Anschließend wird die Mischung filtriert. Nach Zusatz von 1,0 ml konzentrierter Ammoniak-Lösung *R* wird 2mal mit je 10 ml peroxidfreiem Ether *R* ausgeschüttelt. Die beiden Phasen werden falls erforderlich durch Zentrifugieren getrennt. Die vereinigten Etherauszüge werden über etwa 2 g wasserfreiem Natriumsulfat *R* getrocknet, filtriert und auf dem Wasserbad zur Trockne eingedampft. Der Rückstand wird in 0,5 ml Methanol *R* aufgenommen.

Referenzlösung: 50 mg Hyoscyaminsulfat *R* werden in 9 ml Methanol *R* gelöst. 15 mg Scopolaminhydrobromid *R* werden in 10 ml Methanol *R* gelöst. 1,8 ml Scopolaminhydrobromidlösung werden mit 8 ml Hyoscyaminsulfatlösung gemischt.

Auf die Platte werden 20 µl jeder Lösung bandförmig aufgetragen. Die Chromatographie erfolgt mit einer Mischung von 3 Volumteilen konzentrierter Ammoniak-Lösung *R*, 7 Volumteilen Wasser *R* und 90 Volumteilen Aceton *R* über eine Laufstrecke von 10 cm. Die Platte wird 15 min lang bei 100 bis 105 °C getrocknet, anschließend erkalten gelassen und mit Dragendorffs Reagenz *R* 2 besprüht, bis orange oder braune Zonen gegen einen gelben Untergrund auftreten. Die Zonen im Chromatogramm der Untersuchungslösung müssen in bezug auf Lage (Hyoscyamin im unteren Drittel, Scopolamin im oberen Drittel) und Farbe den Zonen im Chromatogramm der Referenzlösung ähnlich sein. Weitere schwache Zonen können im Chromatogramm der Untersuchungslösung vorhanden sein. Anschließend wird die Platte mit Natriumnitrit-Lösung *R* bis zur Transparenz der Schicht besprüht und nach 15 min ausgewertet. Die Farbe der Hyoscyamin-Zone in den Chromatogrammen der Untersuchungs- und Referenzlösung muß sich von Orange oder Braun nach Rötlichbraun ändern, darf sich aber nicht nach Graublau (Atropin) ändern.

Trocknungsverlust: Höchstens 5,0 Prozent. Die Prüfung erfolgt wie für Trockenextrakte in der Monographie **Extrakte** beschrieben.

Mikrobielle Verunreinigung:
Keimzahl (2.6.12): Höchstens 10^4 koloniebildende, aerobe Einheiten je Gramm Substanz, durch Auszählen auf Agarplatten bestimmt, davon höchstens 10^2 Pilze.

Spezifizierte Mikroorganismen (2.6.13): *Escherichia coli* und Salmonellen dürfen nicht vorhanden sein.

Gehaltsbestimmung

Bei jedem Extraktionsschritt ist sicherzustellen, daß die Alkaloide vollständig extrahiert worden sind. Erfolgt die Extraktion aus der wäßrigen in die organische Phase, werden dazu wenige Milliliter der zuletzt erhaltenen organischen Phase zur Trockne eingedampft, der Rückstand wird in Schwefelsäure (0,25 mol · l^{-1}) gelöst und mit Dragendorffs Reagenz *R* auf Abwesenheit von Alkaloiden geprüft. Erfolgt die Extraktion aus der organischen in die saure wäßrige Phase, wird die Abwesenheit von Alkaloiden in einigen Millilitern der zuletzt erhaltenen sauren wäßrigen Phase mit Hilfe von Dragendorffs Reagenz *R* nachgewiesen.

3,00 g Extrakt werden in einer Mischung von 5 ml Ammoniak-Lösung *R* und 15 ml Wasser *R* verteilt und mindestens 3mal mit je 40 ml einer Mischung von 1 Volumteil Dichlormethan *R* und 3 Volumteilen peroxidfreiem Ether *R* ausgeschüttelt, jedenfalls aber so oft, bis die Alkaloide vollständig extrahiert worden sind. Die vereinigten organischen Phasen werden durch Abdestillieren auf dem Wasserbad auf etwa 50 ml eingeengt, in einen Scheidetrichter gebracht, wobei mit peroxidfreiem Ether *R* nachgespült wird. Um die Dichte der organischen Phase so weit zu verringern, daß sie kleiner wird als die von Wasser, wird der organischen Phase peroxidfreier Ether *R* zugesetzt, bis ihr Volumen mindestens das 2,1fache der wäßrigen Phase beträgt. Um die Alkaloide vollständig daraus zu extrahieren, wird die organische Phase mindestens 3mal mit je 20 ml Schwefelsäure (0,25 mol · l^{-1}) geschüttelt. Falls erforderlich werden die Phasen durch Zentrifugieren getrennt. Die sauren wäßrigen Phasen werden in einem zweiten Scheidetrichter vereinigt, mit Ammoniak-Lösung *R* alkalisch gemacht und mindestens 3mal mit je 30 ml Dichlormethan *R* bis zur vollständigen Extraktion der Alkaloide geschüttelt. Die organischen Phasen werden vereinigt, mit 4 g wasserfreiem Natriumsulfat *R* versetzt und 30 min lang unter gelegentlichem Schütteln stehengelassen. Die Dichlormethan-Lösung wird dekantiert, das Natriumsulfat 3mal mit je 10 ml Dichlormethan *R* gewaschen, die organischen Phasen vereinigt und auf dem Wasserbad zur Trockne eingedampft. Der Rückstand wird 15 min lang im Trockenschrank bei 100 bis 105 °C erhitzt, danach in einigen Millilitern Dichlormethan *R* gelöst und auf dem Wasserbad wieder zur Trockne eingedampft. Nach erneutem 15 min langem Erhitzen im Trockenschrank bei 100 bis 105 °C wird der Rückstand in einigen Millilitern Dichlormethan *R* gelöst. Anschließend werden 20,0 ml Schwefelsäure (0,01 mol · l^{-1}) zugesetzt. Das Dichlormethan wird auf dem Wasserbad durch Verdampfen beseitigt und die überschüssige Säure durch Titration mit Natriumhydroxid-Lösung (0,02mol · l^{-1}) unter Verwendung von Methylrot-Mischindikator-Lösung *R* bestimmt.

Die Berechnung des Prozentgehaltes an Alkaloiden, berechnet als Hyoscyamin, erfolgt nach folgender Formel:

$$\frac{57{,}88 \cdot (20 - n)}{100 \cdot m}$$

n = verbrauchte Milliliter Natriumhydroxid-Lösung (0,02 mol · l^{-1})
m = Einwaage des Extrakts in Gramm.

Lagerung

Dicht verschlossen, vor Licht geschützt.

Beschriftung

Entsprechend den Angaben für Trockenextrakte in der Monographie **Extrakte**.

2000, 1172

Benperidol
Benperidolum

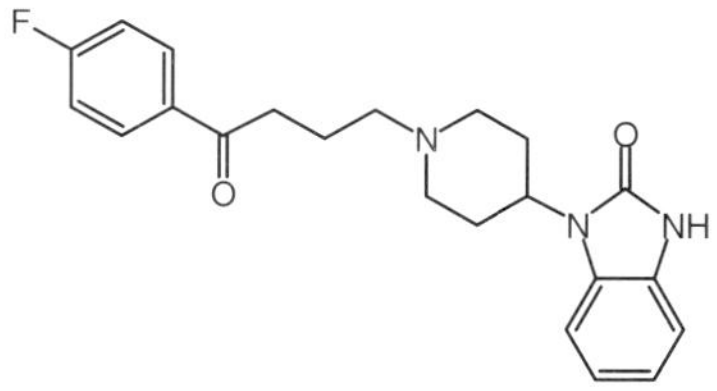

$C_{22}H_{24}FN_3O_2$ M_r 381,4

Definition

Benperidol enthält mindestens 99,0 und höchstens 101,0 Prozent 1-[1-[4-(4-Fluorphenyl)-4-oxobutyl]piperidin-4-yl]-1,3-dihydro-2*H*-benzimidazol-2-on, berechnet auf die getrocknete Substanz.

Eigenschaften

Weißes bis fast weißes Pulver; praktisch unlöslich in Wasser, leicht löslich in Dimethylformamid, löslich in Dichlormethan, schwer löslich in Ethanol.

Die Substanz zeigt Polymorphie.

Prüfung auf Identität

1: A.
2: B, C, D.

B

Monographien

A. Die Prüfung erfolgt mit Hilfe der IR-Spektroskopie (2.2.24) durch Vergleich des Spektrums der Substanz mit dem von Benperidol *CRS*. Die Prüfung erfolgt mit Hilfe von Preßlingen. Wenn die Spektren bei der Prüfung in fester Form unterschiedlich sind, werden Substanz und Referenzsubstanz getrennt im eben notwendigen Volumen Isobutylmethylketon *R* gelöst. Nach dem Eindampfen zur Trockne werden mit den Rückständen erneut Spektren aufgenommen.

B. Die Prüfung erfolgt mit Hilfe der Dünnschichtchromatographie (2.2.27) unter Verwendung einer Schicht eines geeigneten Kieselgels, das einen Fluoreszenzindikator mit intensivster Anregung der Fluoreszenz bei 254 nm enthält.

Untersuchungslösung: 30 mg Substanz werden in einer Mischung von 1 Volumteil Aceton *R* und 9 Volumteilen Methanol *R* zu 10 ml gelöst.

Referenzlösung a: 30 mg Benperidol *CRS* werden in einer Mischung von 1 Volumteil Aceton *R* und 9 Volumteilen Methanol *R* zu 10 ml gelöst.

Referenzlösung b: 30 mg Benperidol *CRS* und 30 mg Droperidol *CRS* werden in einer Mischung von 1 Volumteil Aceton *R* und 9 Volumteilen Methanol *R* zu 10 ml gelöst.

Auf die Platte werden 10 µl jeder Lösung aufgetragen. Die Chromatographie erfolgt mit einer Mischung von 1 Volumteil Aceton *R* und 9 Volumteilen Methanol *R* über eine Laufstrecke von 15 cm. Die Platte wird an der Luft trocknen gelassen und im ultravioletten Licht bei 254 nm ausgewertet. Der Hauptfleck im Chromatogramm der Untersuchungslösung entspricht in bezug auf Lage und Größe dem Hauptfleck im Chromatogramm der Referenzlösung a. Die Prüfung darf nur ausgewertet werden, wenn das Chromatogramm der Referenzlösung b deutlich voneinander getrennt 2 Flecke zeigt.

C. Etwa 10 mg Substanz werden in 5 ml wasserfreiem Ethanol *R* gelöst. Nach Zusatz von 0,5 ml Dinitrobenzol-Lösung *R* und 0,5 ml ethanolischer Kaliumhydroxid-Lösung (2 mol · l^{-1}) *R* entsteht eine Violettfärbung, die nach 20 min braunrot wird.

D. Etwa 5 mg Substanz werden mit 45 mg schwerem Magnesiumoxid *R* gemischt und in einem Tiegel geglüht, bis der Rückstand fast weiß ist (im allgemeinen in weniger als 5 min). Nach dem Erkalten werden 1 ml Wasser *R*, 0,05 ml Phenolphthalein-Lösung *R* 1 und etwa 1 ml verdünnte Salzsäure *R* zugesetzt, damit die Lösung farblos wird. Nach dem Filtrieren wird eine frisch hergestellte Mischung von 0,1 ml Alizarin-S-Lösung *R* und 0,1 ml Zirconiumnitrat-Lösung *R* mit 1,0 ml Filtrat versetzt. Nach dem Mischen wird 5 min lang stehengelassen. Die Färbung der Lösung wird mit der einer in gleicher Weise hergestellten Blindlösung verglichen. Die zu untersuchende Lösung ist gelb, die Blindlösung rot gefärbt.

Prüfung auf Reinheit

Verwandte Substanzen: Die Prüfung erfolgt mit Hilfe der Flüssigchromatographie (2.2.29).

Die Lösungen sind unmittelbar vor Gebrauch herzustellen.

Untersuchungslösung: 0,10 g Substanz werden in Dimethylformamid *R* zu 10,0 ml gelöst.

Referenzlösung a: 2,5 mg Benperidol *CRS* und 2,5 mg Droperidol *CRS* werden in Dimethylformamid *R* zu 100,0 ml gelöst.

Referenzlösung b: 1,0 ml Untersuchungslösung wird mit Dimethylformamid *R* zu 100,0 ml verdünnt. 5,0 ml dieser Lösung werden mit Dimethylformamid *R* zu 20,0 ml verdünnt.

Die Chromatographie kann durchgeführt werden mit

- einer Säule aus rostfreiem Stahl von 0,1 m Länge und 4,6 mm innerem Durchmesser, gepackt mit desaktiviertem, octadecylsilyliertem Kieselgel zur Chromatographie *R* (3 µm)
- als mobile Phase bei einer Durchflußrate von 1,5 ml je Minute:
  Mobile Phase A: Eine Lösung von Tetrabutylammoniumhydrogensulfat *R* (10 g · l^{-1})
  Mobile Phase B: Acetonitril *R*

Zeit (min)	Mobile Phase A (% *V/V*)	Mobile Phase B (% *V/V*)	Erläuterungen
0 – 15	100 → 60	0 → 40	linearer Gradient
15 – 20	60	40	isokratische Elution
20 – 25	100	0	zurück zur Anfangszusammensetzung
25 = 0	100	0	Wiederbeginn des Gradienten

- einem Spektrometer als Detektor bei einer Wellenlänge von 275 nm.

Die Säule wird mindestens 30 min lang mit Acetonitril *R* äquilibriert, danach wird mindestens 5 min lang zur Anfangszusammensetzung zurückgekehrt.

Die Empfindlichkeit des Systems wird so eingestellt, daß die Höhe des Hauptpeaks im Chromatogramm mit 10 µl Referenzlösung b mindestens 50 Prozent des maximalen Ausschlags beträgt.

10 µl Referenzlösung a werden eingespritzt. Werden die Chromatogramme unter den vorgeschriebenen Bedingungen aufgezeichnet, beträgt die Retentionszeit für Benperidol etwa 6,5 min und die für Droperidol etwa 7 min. Die Prüfung darf nur ausgewertet werden, wenn die Auflösung zwischen den Peaks von Benperidol und Droperidol mindestens 2,0 beträgt. Falls erforderlich wird die Acetonitrilkonzentration in der mobilen Phase verändert oder die Programmierung des linearen Gradienten angepaßt.

10 µl Dimethylformamid *R* als Blindlösung sowie je 10 µl Untersuchungslösung und Referenzlösung b werden eingespritzt. Im Chromatogramm der Untersuchungslösung darf keine Peakfläche, mit Ausnahme der des Hauptpeaks, größer sein als die Fläche des Hauptpeaks im Chromatogramm der Referenzlösung b (0,25 Prozent), und die Summe ihrer Flächen darf nicht größer sein als das 2fache der Fläche des Hauptpeaks im Chromatogramm der Referenzlösung b (0,5 Prozent). Der Lösungsmittelpeak und Peaks, deren Fläche kleiner ist als das 0,2fache der Fläche des Hauptpeaks im Chro-

matogramm der Referenzlösung b, werden nicht berücksichtigt.

Trocknungsverlust (2.2.32): Höchstens 0,5 Prozent, mit 1,000 g Substanz durch Trocknen im Trockenschrank bei 100 bis 105 °C bestimmt.

Sulfatasche (2.4.14): Höchstens 0,1 Prozent, mit 1,0 g Substanz im Platintiegel bestimmt.

Gehaltsbestimmung

0,300 g Substanz, in 50 ml einer Mischung von 1 Volumteil wasserfreier Essigsäure *R* und 7 Volumteilen Ethylmethylketon *R* gelöst, werden mit Perchlorsäure (0,1 mol · l^{-1}) unter Zusatz von 0,2 ml Naphtholbenzein-Lösung *R* titriert.

1 ml Perchlorsäure (0,1 mol · l^{-1}) entspricht 38,14 mg $C_{22}H_{24}FN_3O_2$.

Lagerung

Gut verschlossen, vor Licht geschützt.

Verunreinigungen

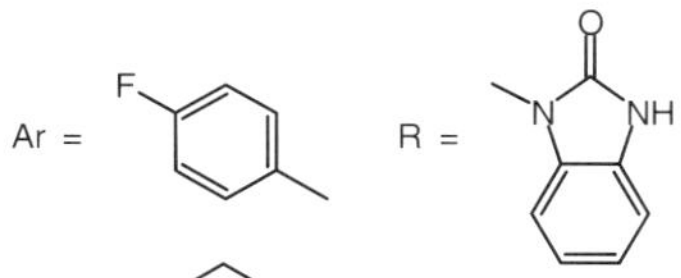

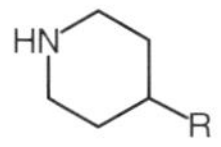

A. 1-(Piperidin-4-yl)-1,3-dihydro-2*H*-benzimidazol-2-on

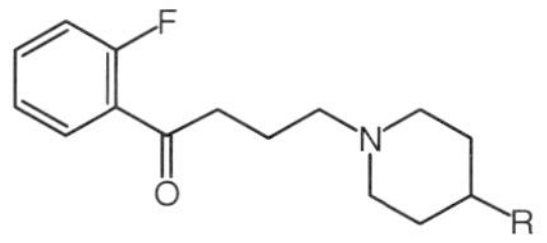

B. 1-[1-[4-(2-Fluorphenyl)-4-oxobutyl]piperidin-4-yl]-1,3-dihydro-2*H*-benzimidazol-2-on

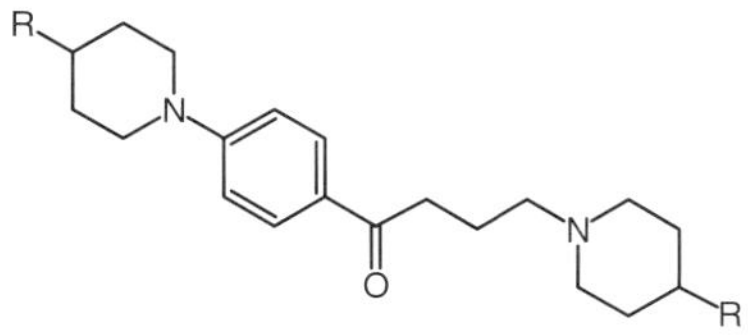

C. 1-[1-[4-Oxo-4-[4-[4-(2-oxo-2,3-dihydro-1*H*-benzimidazol-1-yl)piperidin-1-yl]phenyl]butyl]piperidin-4-yl]-1,3-dihydro-2*H*-benzimidazol-2-on

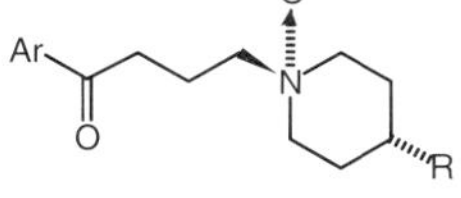

D. *cis*-1-[1-[4-(4-Fluorphenyl)-4-oxobutyl]piperidin-4-yl-1-oxid]-1,3-dihydro-2*H*-benzimidazol-2-on

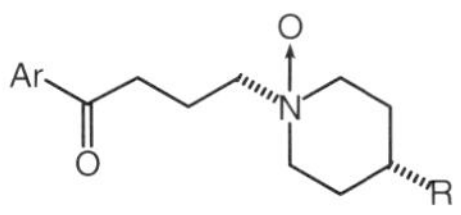

E. *trans*-1-[1-[4-(4-Fluorphenyl)-4-oxobutyl]piperidin-4-yl-1-oxid]-1,3-dihydro-2*H*-benzimidazol-2-on.

2000, 1173

Benserazidhydrochlorid

Benserazidi hydrochloridum

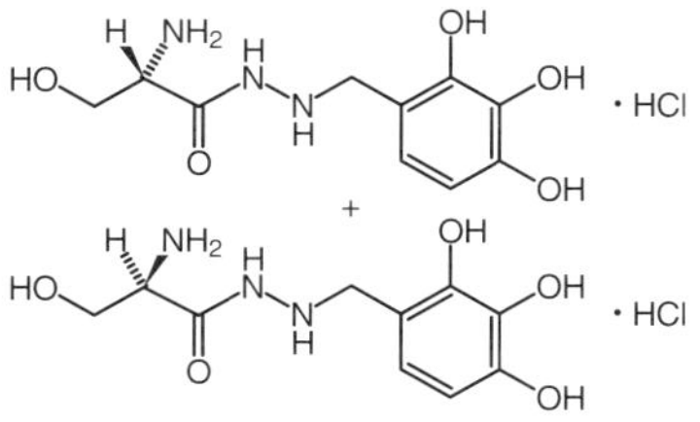

$C_{10}H_{16}ClN_3O_5$ M_r 293,7

Definition

Benserazidhydrochlorid enthält mindestens 98,5 und höchstens 101,0 Prozent (*RS*)-2-Amino-3-hydroxy-2′-(2,3,4-trihydroxybenzyl)propanohydrazid-hydrochlorid, berechnet auf die wasserfreie Substanz.

Eigenschaften

Weißes bis gelblichweißes oder orangeweißes, kristallines Pulver; leicht löslich in Wasser, sehr schwer löslich in wasserfreiem Ethanol, praktisch unlöslich in Aceton.

Die Substanz zeigt Polymorphie.

Prüfung auf Identität

A. Die Prüfung erfolgt mit Hilfe der IR-Spektroskopie (2.2.24) durch Vergleich des Spektrums der Substanz mit dem von Benserazidhydrochlorid *CRS*. Die Prüfung erfolgt mit Hilfe von Preßlingen. Wenn die Spektren unterschiedlich sind, werden Substanz und Referenzsubstanz getrennt in heißem Methanol *R* gelöst. Nach Eindampfen der Lösungen zur Trockne werden mit den Rückständen erneut Spektren aufgenommen.

B. Die Prüflösung (siehe „Prüfung auf Reinheit") gibt die Identitätsreaktion b auf Chlorid (2.3.1).

Prüfung auf Reinheit

Prüflösung: 1,0 g Substanz wird in kohlendioxidfreiem Wasser *R* zu 100 ml gelöst.

Aussehen der Lösung: Die Prüflösung muß klar (2.2.1) und darf nicht stärker gefärbt sein als die Farbvergleichslösung BG_6 (2.2.2, Methode II).

***p*H-Wert** (2.2.3): Der *p*H-Wert der Prüflösung muß zwischen 4,0 und 5,0 liegen.

Optische Drehung (2.2.7): Der Drehungswinkel, an der Prüflösung bestimmt, muß zwischen −0,05 und +0,05° liegen.

Verwandte Substanzen: Die Prüfung erfolgt mit Hilfe der Flüssigchromatographie (2.2.29).

Die Lösungen werden unter Verwendung der auf 4 °C abgekühlten mobilen Phase hergestellt und sofort eingespritzt.

B

Monographien

Untersuchungslösung: 0,10 g Substanz werden in der mobilen Phase zu 100,0 ml gelöst.

Referenzlösung: 5,0 mg Benserazid-Verunreinigung A *CRS* und 5,0 mg Benserazidhydrochlorid *CRS* werden in der mobilen Phase zu 50,0 ml gelöst. 5,0 ml Lösung werden mit der mobilen Phase zu 100,0 ml verdünnt.

Die Chromatographie kann durchgeführt werden mit

- einer Säule aus rostfreiem Stahl von 0,125 m Länge und 4 mm innerem Durchmesser, gepackt mit octylsilyliertem Kieselgel zur Chromatographie *R* (5 µm)
- einer Mischung als mobile Phase bei einer Durchflußrate von 1,2 ml je Minute, die wie folgt hergestellt wird: 4,76 g Kaliumdihydrogenphosphat *R* werden in 800 ml Wasser *R* gelöst; nach Zusatz von 200 ml Acetonitril *R* und 1,22 g Natriumdecansulfonat *R* wird der *p*H-Wert mit Phosphorsäure 85 % *R* auf 3,5 eingestellt
- einem Spektrometer als Detektor bei einer Wellenlänge von 220 nm.

20 µl Referenzlösung werden eingespritzt. Die Prüfung darf nur ausgewertet werden, wenn die Auflösung zwischen den Peaks der Verunreinigung A (erster Peak) und des Benserazids (zweiter Peak) mindestens 2,0 beträgt.

20 µl Untersuchungslösung werden eingespritzt. Die Chromatographie erfolgt über eine Dauer, die der 9fachen Retentionszeit von Benserazid entspricht. Die Peakfläche der Verunreinigung A im Chromatogramm der Untersuchungslösung darf nicht größer sein als die entsprechende Peakfläche im Chromatogramm der Referenzlösung (0,5 Prozent); keine Peakfläche, mit Ausnahme der des Hauptpeaks und der der Verunreinigung A, darf größer sein als die Fläche des Benserazid-Peaks im Chromatogramm der Referenzlösung (0,5 Prozent). Im Chromatogramm der Untersuchungslösung darf die Summe aller Peakflächen, mit Ausnahme der des Hauptpeaks und der der Verunreinigung A, nicht größer sein als das 2fache der Fläche des Benserazid-Peaks im Chromatogramm der Referenzlösung (1 Prozent). Peaks, deren Fläche kleiner ist als das 0,1fache der Fläche des Benserazid-Peaks im Chromatogramm der Referenzlösung, werden nicht berücksichtigt.

Schwermetalle (2.4.8): 1,0 g Substanz muß der Grenzprüfung C auf Schwermetalle entsprechen (20 ppm). Zur Herstellung der Referenzlösung werden 2 ml Blei-Lösung (10 ppm Pb) *R* verwendet.

Wasser (2.5.12): Höchstens 1,0 Prozent, mit 0,500 g Substanz nach der Karl-Fischer-Methode bestimmt.

Sulfatasche (2.4.14): Höchstens 0,1 Prozent, mit 1,0 g Substanz bestimmt.

Gehaltsbestimmung

Um Überhitzung während der Titration zu vermeiden, wird während des Titrierens gründlich durchgemischt und die Titration unmittelbar nach Erreichen des Endpunkts beendet.

0,250 g Substanz, in 5 ml wasserfreier Ameisensäure *R* gelöst und mit 70 ml wasserfreier Essigsäure *R* versetzt, werden sofort mit Perchlorsäure (0,1 mol · l^{-1}) titriert. Der Endpunkt wird mit Hilfe der Potentiometrie (2.2.20) bestimmt.

1 ml Perchlorsäure (0,1 mol · l^{-1}) entspricht 29,37 mg $C_{10}H_{16}ClN_3O_5$.

Lagerung

Gut verschlossen, vor Licht geschützt.

Verunreinigungen

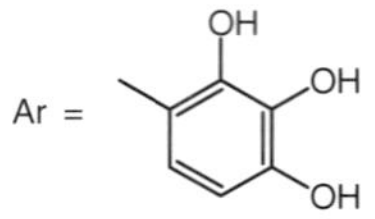

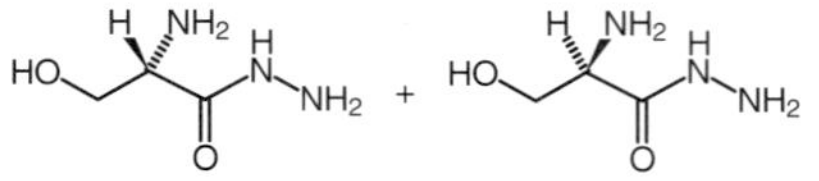

A. (*RS*)-2-Amino-3-hydroxypropanohydrazid

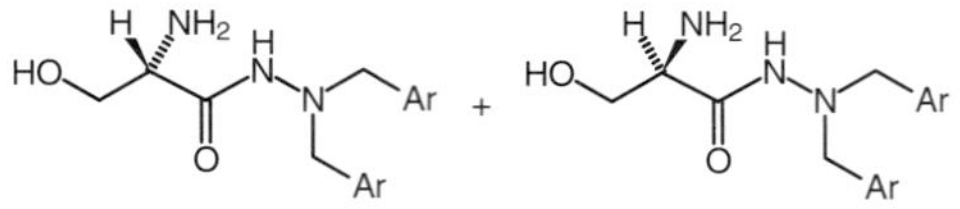

B. (*RS*)-2-Amino-3-hydroxy-2′,2′-bis(2,3,4-tri=hydroxybenzyl)propanohydrazid

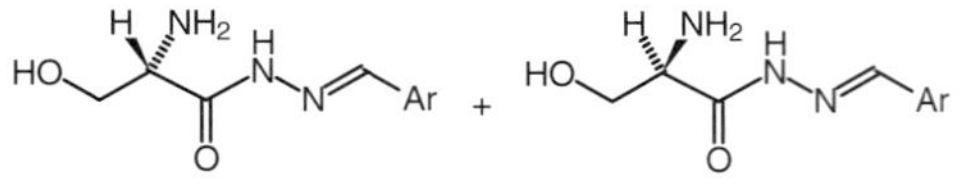

C. (*RS*)-2-Amino-3-hydroxy-2′-(2,3,4-trihydroxybenz=yliden)propanohydrazid.

1999, 372

Benzalkoniumchlorid

Benzalkonii chloridum

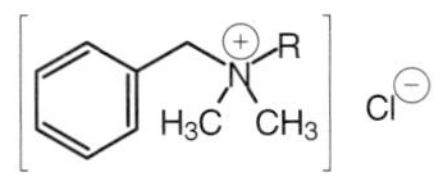

R = C_8H_{17} bis $C_{18}H_{37}$

Definition

Benzalkoniumchlorid ist ein Gemisch von Alkylbenzyldimethylammoniumchloriden, deren Alkylteil aus C_8- bis C_{18}-Ketten besteht, und enthält mindestens 95,0 und höchstens 104,0 Prozent Alkylbenzyldimethylammoniumchloride, berechnet als $C_{22}H_{40}ClN$ (M_r 354,0) und bezogen auf die wasserfreie Substanz.

Eigenschaften

Weißes bis gelblichweißes Pulver oder gelatineartige, gelblichweiße Stücke, hygroskopisch, seifig anzufühlen; sehr leicht löslich in Wasser und Ethanol. Beim Erhitzen bildet sich eine klare Masse, die schmilzt.

Eine wäßrige Lösung gibt beim Schütteln einen starken Schaum.

Prüfung auf Identität

A. 80 mg Substanz werden in Wasser *R* zu 100 ml gelöst. Die Lösung, zwischen 220 und 350 nm gemessen, zeigt Absorptionsmaxima (2.2.25) bei 257, 263 und 269 nm sowie eine Schulter bei etwa 250 nm.

B. Werden 2 ml Prüflösung (siehe „Prüfung auf Reinheit") mit 0,1 ml Essigsäure 98 % *R* und tropfenweise mit 1 ml Natriumtetraphenylborat-Lösung *R* versetzt, bildet sich ein weißer Niederschlag. Nach Abfiltrieren wird der Niederschlag in einer Mischung von 1 ml Aceton *R* und 5 ml Ethanol 96 % *R* durch Erhitzen auf höchstens 70 °C gelöst. Die heiße Lösung wird tropfenweise mit Wasser *R* bis zum Erscheinen einer schwachen Opaleszenz versetzt. Bis zur Klarheit wird vorsichtig erwärmt und erkalten gelassen, wobei sich weiße Kristalle bilden, die nach Abfiltrieren 3mal mit je 10 ml Wasser *R* gewaschen werden. Sie werden im Vakuum über Phosphor(V)-oxid *R* oder Silicagel *R* bei höchstens 50 °C getrocknet. Die Schmelztemperatur (2.2.14) der Kristalle liegt zwischen 127 und 133 °C.

C. 5 ml verdünnte Natriumhydroxid-Lösung *R* werden mit 0,1 ml Bromphenolblau-Lösung *R* 1 und 5 ml Chloroform *R* geschüttelt. Die Chloroformphase ist farblos. Nach Zusatz von 0,1 ml Prüflösung (siehe „Prüfung auf Reinheit") und Schütteln färbt sich die Chloroformphase blau.

D. Werden 2 ml Prüflösung mit 1 ml verdünnter Salpetersäure *R* versetzt, bildet sich ein weißer Niederschlag, der sich nach Zusatz von 5 ml Ethanol 96 % *R* löst. Die Lösung gibt die Identitätsreaktion a auf Chlorid (2.3.1).

Prüfung auf Reinheit

Prüflösung: 1,0 g Substanz wird in kohlendioxidfreiem Wasser *R* zu 100 ml gelöst.

Aussehen der Lösung: Die Prüflösung muß klar (2.2.1) und darf nicht stärker gefärbt sein als die Farbvergleichslösung G_6 (2.2.2, Methode II).

Sauer oder alkalisch reagierende Substanzen: 50 ml Prüflösung werden mit 0,1 ml Bromcresolpurpur-Lösung *R* versetzt. Bis zum Farbumschlag dürfen höchstens 0,1 ml Salzsäure (0,1 mol · l^{-1}) oder Natriumhydroxid-Lösung (0,1 mol · l^{-1}) verbraucht werden.

Amine, Aminsalze: Unter Erwärmen werden 5,0 g Substanz in 20 ml einer Mischung von 3 Volumteilen Salzsäure (1 mol · l^{-1}) und 97 Volumteilen Methanol *R* gelöst. Nach Zusatz von 100 ml 2-Propanol *R* wird langsam ein Strom von Stickstoff *R* in die Lösung eingeleitet. Die Lösung wird nach und nach mit 12,0 ml Tetrabutylammoniumhydroxid-Lösung (0,1 mol · l^{-1}) versetzt und die mit Hilfe der Potentiometrie (2.2.20) ermittelte Titrationskurve aufgezeichnet. Wenn die Kurve 2 Wendepunkte zeigt, darf das Volumen der zugesetzten Maßlösung zwischen dem ersten und zweiten Wendepunkt höchstens 5,0 ml betragen. Wenn die Titrationskurve keinen Wendepunkt zeigt, entspricht die Substanz nicht der Prüfung. Wenn die Titrationskurve einen Wendepunkt zeigt, wird die Prüfung nach Zusatz von 3,0 ml einer Lösung von Dimethyldecylamin *R* (25,0 g · l^{-1}) in 2-Propanol *R* vor der Titration wiederholt. Wenn die Titrationskurve nach Zusatz von 12,0 ml Tetrabutylammoniumhydroxid-Lösung (0,1 mol · l^{-1}) erneut nur einen einzigen Wendepunkt zeigt, entspricht die Substanz nicht der Prüfung.

Wasser (2.5.12): Höchstens 10 Prozent, mit 0,300 g Substanz nach der Karl-Fischer-Methode bestimmt.

Sulfatasche (2.4.14): Höchstens 0,1 Prozent, mit 1,0 g Substanz bestimmt.

Gehaltsbestimmung

2,00 g Substanz werden in Wasser *R* zu 100,0 ml gelöst. 25,0 ml Lösung werden in einem Scheidetrichter mit 25 ml Chloroform *R*, 10 ml Natriumhydroxid-Lösung (0,1 mol · l^{-1}) und 10,0 ml einer frisch hergestellten Lösung von Kaliumiodid *R* (50 g · l^{-1}) versetzt. Nach kräftigem Schütteln wird stehengelassen und die Chloroformphase verworfen. 3mal wird mit je 10 ml Chloroform *R* ausgeschüttelt. Die Chloroformphasen werden verworfen. Die wäßrige Phase wird mit 40 ml Salzsäure *R* versetzt. Nach dem Erkalten wird mit Kaliumiodat-Lösung (0,05 mol · l^{-1}) bis fast zum Verschwinden der Dunkelbraunfärbung titriert. Nach Zusatz von 2 ml Chloroform *R* wird unter kräftigem Schütteln weitertitriert, bis sich die Färbung der Chloroformphase nicht mehr ändert. Ein Blindversuch mit einer Mischung von 10,0 ml der frisch hergestellten Lösung von Kaliumiodid *R* (50 g · l^{-1}), 20 ml Wasser *R* und 40 ml Salzsäure *R* wird durchgeführt.

1 ml Kaliumiodat-Lösung (0,05 mol · l^{-1}) entspricht 35,40 mg $C_{22}H_{40}ClN$.

1999, 371

Benzalkoniumchlorid-Lösung

Benzalkonii chloridi solutio

Definition

Benzalkoniumchlorid-Lösung ist die wäßrige Lösung eines Gemisches von Alkylbenzyldimethylammoniumchloriden, deren Alkylteil aus C_8- bis C_{18}-Ketten besteht. Benzalkoniumchlorid-Lösung enthält mindestens 475 g · l^{-1} und höchstens 525 g · l^{-1} Alkylbenzyldimethylammoniumchloride, berechnet als $C_{22}H_{40}ClN$ (M_r 354,0). Sie kann Ethanol enthalten.

Eigenschaften

Klare, farblose bis schwach gelbliche Flüssigkeit; mischbar mit Wasser und Ethanol.

Die Substanz gibt beim Schütteln einen starken Schaum.

Prüfung auf Identität

A. 0,3 ml Substanz werden mit Wasser *R* zu 100 ml verdünnt. Die Lösung, zwischen 220 und 350 nm gemessen, zeigt Absorptionsmaxima (2.2.25) bei 257, 263 und 269 nm sowie eine Schulter bei etwa 250 nm.

B. 0,05 ml Substanz werden mit 2 ml Wasser *R* und mit 0,1 ml Essigsäure 98 % *R* verdünnt. Wird die Mischung tropfenweise mit 1 ml Natriumtetraphenylborat-Lösung *R* versetzt, bildet sich ein weißer Niederschlag. Nach Abfiltrieren wird der Niederschlag in einer Mischung von 1 ml Aceton *R* und 5 ml Ethanol 96 % *R* durch Erhitzen auf höchstens 70 °C gelöst. Die heiße Lösung wird tropfenweise mit Wasser *R* bis zum Erscheinen einer schwachen Opaleszenz versetzt. Bis zur Klarheit wird vorsichtig erwärmt und erkalten gelassen, wobei sich weiße Kristalle bilden, die nach Abfiltrieren 3mal mit je 10 ml Wasser *R* gewaschen werden. Sie werden im Vakuum über Phosphor(V)-oxid *R* oder Silicagel *R* bei höchstens 50 °C getrocknet. Die Schmelztemperatur (2.2.14) der Kristalle liegt zwischen 127 und 133 °C.

C. 5 ml verdünnte Natriumhydroxid-Lösung *R* werden mit 0,1 ml Bromphenolblau-Lösung *R* 1 und 5 ml Chloroform *R* geschüttelt. Die Chloroformphase ist farblos. Nach Zusatz von 0,05 ml Substanz und Schütteln färbt sich die Chloroformphase blau.

D. Werden 0,05 ml Substanz mit 1 ml verdünnter Salpetersäure *R* versetzt, bildet sich ein weißer Niederschlag, der sich nach Zusatz von 5 ml Ethanol 96 % *R* löst. Die Lösung gibt die Identitätsreaktion a auf Chlorid (2.3.1).

Prüfung auf Reinheit

Prüflösung: 2,0 g Substanz werden mit kohlendioxidfreiem Wasser *R* zu 100 ml verdünnt.

Aussehen der Lösung: Die Prüflösung muß klar (2.2.1) und darf nicht stärker gefärbt sein als die Farbvergleichslösung G_6 (2.2.2, Methode II).

Sauer oder alkalisch reagierende Substanzen: 50 ml Prüflösung werden mit 0,1 ml Bromcresolpurpur-Lösung *R* versetzt. Bis zum Farbumschlag dürfen höchstens 0,1 ml Salzsäure (0,1 mol · l^{-1}) oder Natriumhydroxid-Lösung (0,1 mol · l^{-1}) verbraucht werden.

Amine, Aminsalze: Unter Erwärmen werden 10,0 g Substanz mit 20 ml einer Mischung von 3 Volumteilen Salzsäure (1 mol · l^{-1}) und 97 Volumteilen Methanol *R* gemischt. Nach Zusatz von 100 ml 2-Propanol *R* wird langsam ein Strom von Stickstoff *R* in die Lösung eingeleitet. Die Lösung wird nach und nach mit 12,0 ml Tetrabutylammoniumhydroxid-Lösung (0,1 mol · l^{-1}) versetzt und die mit Hilfe der Potentiometrie (2.2.20) ermittelte Titrationskurve aufgezeichnet. Wenn die Kurve 2 Wendepunkte zeigt, darf das Volumen der zugesetzten Maßlösung zwischen dem ersten und zweiten Wendepunkt höchstens 5,0 ml betragen. Wenn die Titrationskurve keinen Wendepunkt zeigt, entspricht die Substanz nicht der Prüfung. Wenn die Titrationskurve einen Wendepunkt zeigt, wird die Prüfung nach Zusatz von 3,0 ml einer Lösung von Dimethyldecylamin *R* (25,0 g · l^{-1}) in 2-Propanol *R* vor der Titration wiederholt. Wenn die Titrationskurve nach Zusatz von 12,0 ml Tetrabutylammoniumhydroxid-Lösung (0,1 mol · l^{-1}) erneut nur einen einzigen Wendepunkt zeigt, entspricht die Substanz nicht der Prüfung.

Sulfatasche (2.4.14): Höchstens 0,1 Prozent, mit 1,0 g Substanz bestimmt.

Gehaltsbestimmung

Die relative Dichte (2.2.5) der Substanz wird bestimmt. 4,00 g Substanz werden mit Wasser *R* zu 100,0 ml verdünnt. 25,0 ml Lösung werden in einem Scheidetrichter mit 25 ml Chloroform *R*, 10 ml Natriumhydroxid-Lösung (0,1 mol · l^{-1}) und 10,0 ml einer frisch hergestellten Lösung von Kaliumiodid *R* (50 g · l^{-1}) versetzt. Nach kräftigem Schütteln wird stehengelassen und die Chloroformphase verworfen. 3mal wird mit je 10 ml Chloroform *R* ausgeschüttelt. Die Chloroformphasen werden verworfen. Die wäßrige Phase wird mit 40 ml Salzsäure *R* versetzt. Nach dem Erkalten wird mit Kaliumiodat-Lösung (0,05 mol · l^{-1}) bis fast zum Verschwinden der Dunkelbraunfärbung titriert. Nach Zusatz von 2 ml Chloroform *R* wird unter kräftigem Schütteln weitertitriert, bis sich die Färbung der Chloroformphase nicht mehr ändert. Ein Blindversuch mit einer Mischung von 10,0 ml der frisch hergestellten Lösung von Kaliumiodid *R* (50 g · l^{-1}), 20 ml Wasser *R* und 40 ml Salzsäure *R* wird durchgeführt.

1 ml Kaliumiodat-Lösung (0,05 mol · l^{-1}) entspricht 35,40 mg $C_{22}H_{40}ClN$.

Beschriftung

Die Beschriftung gibt insbesondere den eventuellen Gehalt an Ethanol an.

2000, 1393

Benzbromaron

Benzbromaronum

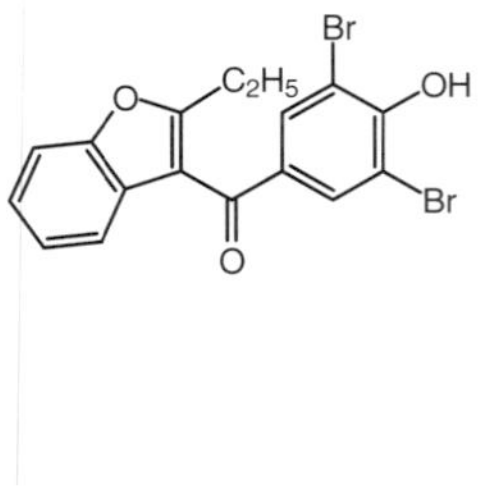

$C_{17}H_{12}Br_2O_3$ M_r 424,1

Definition

Benzbromaron enthält mindestens 98,0 und höchstens 101,0 Prozent (3,5-Dibrom-4-hydroxyphenyl)(2-ethylbenzofuran-3-yl)methanon, berechnet auf die getrocknete Substanz.

Eigenschaften

Weißes bis fast weißes, kristallines Pulver; praktisch unlöslich in Wasser, leicht löslich in Aceton und Dichlormethan, wenig löslich in Ethanol.

Die Substanz schmilzt bei etwa 152 °C.

Prüfung auf Identität

A. Die Prüfung erfolgt mit Hilfe der IR-Spektroskopie (2.2.24) durch Vergleich des Spektrums der Substanz mit dem Benzbromaron-Referenzspektrum der Ph. Eur.

B. Mit Hilfe eines vorher ausgeglühten Kupferdrahts wird eine kleine Menge Substanz in die nicht leuchtende Flamme gebracht. Die Flamme färbt sich grün.

Prüfung auf Reinheit

Aussehen der Lösung: 1,25 g Substanz werden in Dimethylformamid *R* zu 25 ml gelöst. Die Lösung muß klar (2.2.1) und darf nicht stärker gefärbt sein als die Farbvergleichslösung G_5 (2.2.2, Methode II).

Sauer oder alkalisch reagierende Substanzen: 0,5 g Substanz werden 1 min lang mit 10 ml kohlendioxidfreiem Wasser *R* geschüttelt; anschließend wird abfiltriert. 2,0 ml Filtrat müssen nach Zusatz von 0,1 ml Methylrot-Lösung *R* und 0,1 ml Salzsäure (0,01 mol · l^{-1}) rot gefärbt sein. Nach Zusatz von 0,3 ml Natriumhydroxid-Lösung (0,01 mol · l^{-1}) muß die Lösung gelb gefärbt sein.

Verwandte Substanzen: Die Prüfung erfolgt mit Hilfe der Flüssigchromatographie (2.2.29).

Untersuchungslösung: 0,125 g Substanz werden in 30 ml Methanol *R* gelöst. Die Lösung wird mit der mobilen Phase zu 50,0 ml verdünnt.

Referenzlösung a: 1,0 ml Untersuchungslösung wird mit der mobilen Phase zu 100 ml verdünnt. 1 ml dieser Lösung wird mit der mobilen Phase zu 10 ml verdünnt.

Referenzlösung b: 10 mg Benzaron *CRS* werden in der mobilen Phase zu 20 ml gelöst.

Referenzlösung c: 5 ml Referenzlösung b werden mit 1 ml Untersuchungslösung versetzt und mit der mobilen Phase zu 100 ml verdünnt.

Die Chromatographie kann durchgeführt werden mit
- einer Säule aus rostfreiem Stahl von 0,25 m Länge und 4,6 mm innerem Durchmesser, gepackt mit octadecylsilyliertem Kieselgel zur Chromatographie *R* (5 µm)
- einer Mischung von 5 Volumteilen Essigsäure 98 % *R*, 25 Volumteilen Acetonitril *R*, 300 Volumteilen Wasser *R* und 990 Volumteilen Methanol *R* als mobile Phase bei einer Durchflußrate von 1,5 ml je Minute
- einem Spektrometer als Detektor bei einer Wellenlänge von 231 nm.

20 µl Referenzlösung c werden eingespritzt. Die Empfindlichkeit des Systems wird so eingestellt, daß die Höhe der Hauptpeaks im Chromatogramm mindestens 50 Prozent des maximalen Ausschlags beträgt. Die Prüfung darf nur ausgewertet werden, wenn die Auflösung zwischen dem ersten Peak (Benzaron) und dem zweiten Peak (Benzbromaron) mindestens 10,0 beträgt.

Je 20 µl Untersuchungslösung und Referenzlösung a werden eingespritzt. Die Chromatographie der Untersuchungslösung erfolgt über eine Dauer, die der 2,5fachen Retentionszeit von Benzbromaron entspricht. Im Chromatogramm der Untersuchungslösung auftretende Peaks, mit Ausnahme des Hauptpeaks, können der Verunreinigung A beziehungsweise der Verunreinigung B entsprechen. Werden die Chromatogramme unter den vorgeschriebenen Bedingungen aufgezeichnet, betragen die relativen Retentionen für die Verunreinigung A etwa 0,6 und für die Verunreinigung B etwa 2.

Im Chromatogramm der Untersuchungslösung darf eine der Verunreinigung A entsprechende Peakfläche nicht größer sein als das 4fache der Fläche des Hauptpeaks im Chromatogramm der Referenzlösung a (0,4 Prozent); eine der Verunreinigung B entsprechende Peakfläche darf nicht größer sein als das 10fache der Fläche des Hauptpeaks im Chromatogramm der Referenzlösung a (1 Prozent). Im Chromatogramm der Untersuchungslösung darf keine Peakfläche, mit Ausnahme der des Hauptpeaks und der der Verunreinigungen A und B, größer sein als die Fläche des Hauptpeaks im Chromatogramm der Referenzlösung a (0,1 Prozent); die Summe dieser Peakflächen darf nicht größer sein als das 2fache der Fläche des Hauptpeaks im Chromatogramm der Referenzlösung a (0,2 Prozent). Peaks, deren Fläche kleiner ist als das 0,2fache der Fläche des Hauptpeaks im Chromatogramm der Referenzlösung a, werden nicht berücksichtigt.

Halogenide, berechnet als Chlorid (2.4.4): 1,25 g Substanz werden mit einer Mischung von 5 ml verdünnter Salpetersäure *R* und 15 ml Wasser *R* geschüttelt. Nach dem Filtrieren wird das Filtrat unter Nachwaschen des Filters mit Wasser *R* zu 25 ml verdünnt. 2,5 ml dieser Lösung, mit Wasser *R* zu 15 ml verdünnt, müssen der Grenzprüfung auf Chlorid entsprechen (400 ppm).

Eisen (2.4.9): Der unter „Sulfatasche“ erhaltene Rückstand wird in 2 ml Salzsäure *R* aufgenommen und anschließend im Wasserbad zur Trockne eingedampft. Nach Zusatz von 0,05 ml Salzsäure *R* und 10 ml Wasser *R* wird 1 min lang zum Sieden erhitzt. Nach dem Erkalten wird mit Wasser *R* unter Nachwaschen des Tiegels zu 25 ml verdünnt. 2 ml Lösung, mit Wasser *R* zu 10 ml verdünnt, müssen der Grenzprüfung auf Eisen entsprechen (125 ppm).

Schwermetalle (2.4.8): 0,5 g Substanz müssen der Grenzprüfung C auf Schwermetalle entsprechen (20 ppm). Zur Herstellung der Referenzlösung wird 1 ml Blei-Lösung (10 ppm Pb) *R* verwendet.

Trocknungsverlust (2.2.32): Höchstens 0,5 Prozent, mit 1,000 g Substanz durch 4 h langes Trocknen im Vakuumtrockenschrank bei 50 °C bestimmt.

Sulfatasche (2.4.14): Höchstens 0,1 Prozent, mit 1,0 g Substanz bestimmt.

Gehaltsbestimmung

0,300 g Substanz, unter Rühren in 60 ml Methanol *R* gelöst, werden nach Zusatz von 10 ml Wasser *R* mit Natriumhydroxid-Lösung (0,1 mol · l^{-1}) titriert. Der Endpunkt wird mit Hilfe der Potentiometrie (2.2.20) bestimmt.

1 ml Natriumhydroxid-Lösung (0,1 mol · l^{-1}) entspricht 42,41 mg $C_{17}H_{12}Br_2O_3$.

Lagerung

Vor Licht geschützt.

Verunreinigungen

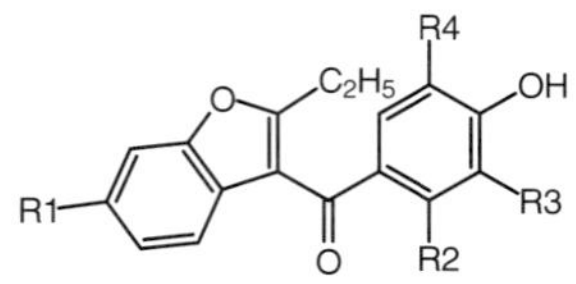

A. R1 = R2 = R4 = H, R3 = Br:
(3-Brom-4-hydroxyphenyl)(2-ethylbenzofuran-3-yl)methanon

B. R1 = R3 = R4 = Br, R2 = H:
(6-Brom-2-ethylbenzofuran-3-yl)(3,5-dibrom-4-hydroxyphenyl)methanon

C. R1 = R2 = R3 = R4 = H:
(2-Ethylbenzofuran-3-yl)(4-hydroxyphenyl)methanon
(Benzaron).

2001, 373

Benzylpenicillin-Benzathin

Benzylpenicillinum benzathinum

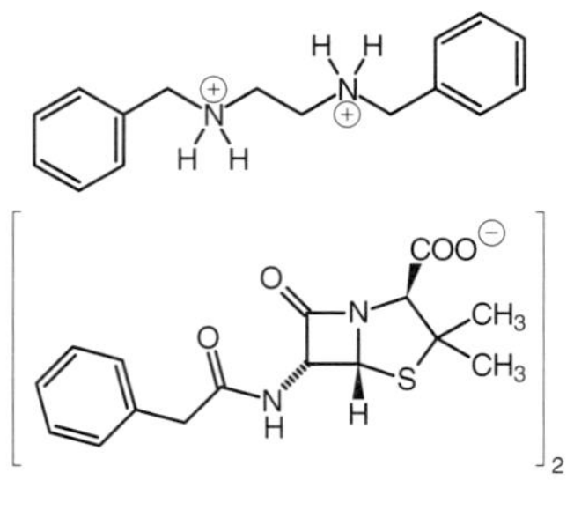

$C_{48}H_{56}N_6O_8S_2$ M_r 909

Definition

Benzylpenicillin-Benzathin ist (2*S*,5*R*,6*R*)-3,3-Dimethyl-7-oxo-6-[(phenylacetyl)amino]-4-thia-1-azabicyclo[3.2.0]heptan-2-carbonsäure, *N*,*N'*-Dibenzylethylendiamin-Salz (2:1). Die Substanz enthält mindestens 96,0 und höchstens 102,0 Prozent Benzylpenicillin-Benzathin und mindestens 24,0 und höchstens 27,0 Prozent *N*,*N'*-Dibenzylethylendiamin (Benzathin $C_{16}H_{20}N_2$; M_r 240,3), beides berechnet auf die wasserfreie Substanz. Die Substanz enthält wechselnde Mengen Wasser. Dispergier- oder Suspendiermittel können zugesetzt sein.

Herstellung

Benzylpenicillin-Benzathin muß den Anforderungen der Monographie **Fermentationsprodukte (Producta ab fermentatione)** entsprechen.

Eigenschaften

Weißes Pulver; sehr schwer löslich in Wasser, leicht löslich in Dimethylformamid und Formamid, schwer löslich in Ethanol.

Prüfung auf Identität

1: A.
2: B, C, D.

A. Die Prüfung erfolgt mit Hilfe der IR-Spektroskopie (2.2.24) durch Vergleich des Spektrums der Substanz mit dem von Benzylpenicillin-Benzathin *CRS.*

B. Die Prüfung erfolgt mit Hilfe der Dünnschichtchromatographie (2.2.27) unter Verwendung einer DC-Platte mit silanisiertem Kieselgel *R.*

Untersuchungslösung: 25 mg Substanz werden in 5 ml Methanol *R* gelöst.

Referenzlösung: 25 mg Benzylpenicillin-Benzathin *CRS* werden in 5 ml Methanol *R* gelöst.

Auf die Platte wird 1 µl jeder Lösung aufgetragen. Die Chromatographie erfolgt mit einer Mischung von 30 Volumteilen Aceton *R* und 70 Volumteilen einer Lösung von Ammoniumacetat *R* (154 g · l^{-1}), deren *p*H-Wert zuvor mit Ammoniak-Lösung *R* auf 7,0 eingestellt wurde, über eine Laufstrecke von 15 cm. Die Platte wird an der Luft trocknen gelassen und anschließend Iodgas ausgesetzt, bis Flecke erscheinen. Die Auswertung erfolgt im Tageslicht. Die 2 Hauptflecke im Chromatogramm der Untersuchungslösung entsprechen in bezug auf Lage, Farbe und Größe den 2 Hauptflecken im Chromatogramm der Referenzlösung. Die Prüfung darf nur ausgewertet werden, wenn das Chromatogramm der Referenzlösung deutlich voneinander getrennt 2 Flecke zeigt.

C. Etwa 2 mg Substanz werden in einem Reagenzglas von etwa 150 mm Länge und 15 mm Durchmesser mit 0,05 ml Wasser *R* befeuchtet. Nach Zusatz von 2 ml Formaldehyd-Schwefelsäure *R* wird der Inhalt des Reagenzglases durch Schwenken gemischt. Die Lösung ist praktisch farblos. Wird das Reagenzglas 1 min lang in ein Wasserbad gestellt, entsteht eine rötlichbraune Färbung.

D. 0,1 g Substanz werden 2 min lang mit 2 ml Natriumhydroxid-Lösung (1 mol · l^{-1}) geschüttelt. Die Mischung wird 2mal mit je 3 ml Ether *R* ausgeschüttelt. Die vereinigten Etherphasen werden zur Trockne eingedampft. Der Rückstand wird in 1 ml Ethanol 50 % *R* gelöst, die Lösung mit 5 ml Pikrinsäure-Lösung *R* versetzt, 5 min lang bei 90 °C erhitzt und erkalten gelassen. Die Kristalle werden abfiltriert und aus Ethanol 25 % *R*, das Pikrinsäure *R* (10 g · l^{-1}) enthält, umkristallisiert. Die Kristalle schmelzen (2.2.14) bei etwa 214 °C.

Prüfung auf Reinheit

Sauer oder alkalisch reagierende Substanzen: 0,50 g Substanz werden 5 min lang mit 100 ml kohlendioxidfreiem Wasser *R* geschüttelt. Die Mischung wird durch einen Glassintertiegel filtriert. Werden 20 ml Filtrat mit 0,1 ml Bromthymolblau-Lösung *R* 1 versetzt, muß die Lösung grün oder gelb gefärbt sein. Bis zum Farbumschlag nach Blau dürfen höchstens 0,2 ml Natriumhydroxid-Lösung (0,02 mol · l^{-1}) verbraucht werden.

Verwandte Substanzen: Flüssigchromatographie (2.2.29)

Die Lösungen sind unmittelbar vor Gebrauch herzustellen. Das Lösen der Substanzen erfolgt unter Verwendung eines Ultraschallbads (etwa 2 min lang), bei der Herstellung der Lösungen ist unnötiges Erwärmen zu vermeiden.

Untersuchungslösung: 70,0 mg Substanz werden in 25 ml Methanol *R* gelöst. Die Lösung wird mit einer Lösung, die Kaliumdihydrogenphosphat *R* (6,8 g · l^{-1}) und Natriummonohydrogenphosphat *R* (1,02 g · l^{-1}) enthält, zu 50,0 ml verdünnt.

Referenzlösung a: 70,0 mg Benzylpenicillin-Benzathin *CRS* werden in 25 ml Methanol *R* gelöst. Die Lösung wird mit einer Lösung, die Kaliumdihydrogenphosphat *R* (6,8 g · l^{-1}) und Natriummonohydrogenphosphat *R* (1,02 g · l^{-1}) enthält, zu 50,0 ml verdünnt.

Referenzlösung b: 1,0 ml Referenzlösung a wird mit der mobilen Phase A zu 100,0 ml verdünnt.

Säule

- Größe: l = 0,25 m, ∅ = 4,0 mm
- Stationäre Phase: nachsilanisiertes, octadecylsilyliertes Kieselgel zur Chromatographie *R* (5 µm)
- Temperatur: 40 °C

Mobile Phase

- Mobile Phase A: 10 Volumteile einer Lösung von Kaliumdihydrogenphosphat *R* (34 g · l^{-1}), mit Phosphorsäure 85 % *R* auf einen *p*H-Wert von 3,5 eingestellt, 30 Volumteile Methanol *R* und 60 Volumteile Wasser *R* werden gemischt.
- Mobile Phase B: 10 Volumteile einer Lösung von Kaliumdihydrogenphosphat *R* (34 g · l^{-1}), mit Phosphorsäure 85 % *R* auf einen *p*H-Wert von 3,5 eingestellt, 30 Volumteile Wasser *R* und 60 Volumteile Methanol *R* werden gemischt.

Zeit (min)	Mobile Phase A (% *V/V*)	Mobile Phase B (% *V/V*)
0 – 10	75	25
10 – 20	75 → 0	25 → 100
20 – 55	0	100
55 – 70	75	25

Durchflußrate: 1 ml/min

Detektion: Spektrometer bei 220 nm

Einspritzen: 20 µl; Untersuchungslösung und Referenzlösungen

Eignungsprüfung: Referenzlösung a

- Relative Retentionen (bezogen auf Benzylpenicillin): Benzathin: 0,3–0,4
  Verunreinigung C: etwa 2,4

Falls erforderlich wird die Konzentration von Methanol in der mobilen Phase geändert.

Grenzwerte

- Verunreinigung C: nicht größer als das 2fache der Summe der Flächen der 2 Hauptpeaks im Chromatogramm der Referenzlösung b (2 Prozent)
- Jede weitere Verunreinigung: nicht größer als die Summe der Flächen der 2 Hauptpeaks im Chromatogramm der Referenzlösung b (1 Prozent)
- Ohne Berücksichtigung bleiben: Peaks, deren Fläche kleiner ist als das 0,05fache der Summe der Flächen der 2 Hauptpeaks im Chromatogramm der Referenzlösung b (0,05 Prozent)

Wasser (2.5.12): 5,0 bis 8,0 Prozent, mit 0,300 g Substanz nach der Karl-Fischer-Methode bestimmt

Sterilität (2.6.1): Benzylpenicillin-Benzathin zur Herstellung von Parenteralia, das dabei keinem weiteren geeigneten Sterilisationsverfahren unterworfen wird, muß der Prüfung entsprechen.

Bakterien-Endotoxine (2.6.14, Methode E): 20 mg Substanz werden in 20 ml einer 1 zu 100 verdünnten Natriumhydroxid-Lösung (0,1 mol · l^{-1}) suspendiert. Die Mischung wird kräftig geschüttelt und anschließend zentrifugiert. Wenn die Substanz zur Herstellung von Parenteralia bestimmt ist und dabei keinem weiteren geeigneten Verfahren zur Beseitigung von Bakterien-Endotoxinen unterworfen wird, darf die überstehende Flüssigkeit höchstens 0,13 I.E. Bakterien-Endotoxine je Milliliter enthalten.

Gehaltsbestimmung

Flüssigchromatographie (2.2.29) wie unter „Verwandte Substanzen" (siehe „Prüfung auf Reinheit") beschrieben.

Mobile Phase: Phosphat-Pufferlösung *p*H 3,5 *R*, Methanol *R* und Wasser *R* (10:35:55 *V/V/V*)

Einspritzen: 20 µl; Untersuchungslösung und Referenzlösung a

Der Prozentgehalt an Benzathin und Benzylpenicillin-Benzathin wird berechnet. Der Prozentgehalt an Benzylpenicillin-Benzathin wird durch Multiplikation des Prozentgehalts an Benzylpenicillin mit 1,36 berechnet.

Lagerung

Dicht verschlossen. Falls die Substanz steril ist, im Behältnis mit Sicherheitsverschluß.

Beschriftung

Die Beschriftung gibt insbesondere, falls zutreffend, an

- Namen und Menge der zugesetzten Dispergier- oder Suspendiermittel
- daß die Substanz steril ist
- daß die Substanz frei von Bakterien-Endotoxinen ist.

Verunreinigungen

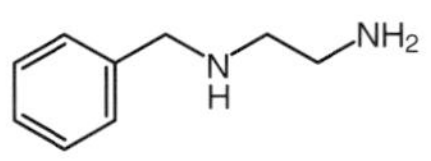

A. Monobenzylethylendiamin

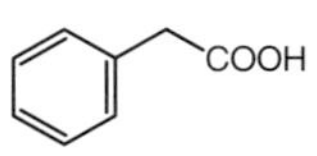

B. Phenylessigsäure

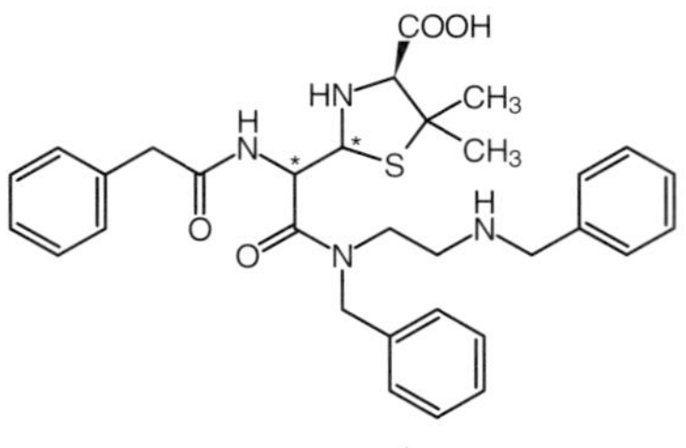

C. Benzathinbenzylpenicillosäure

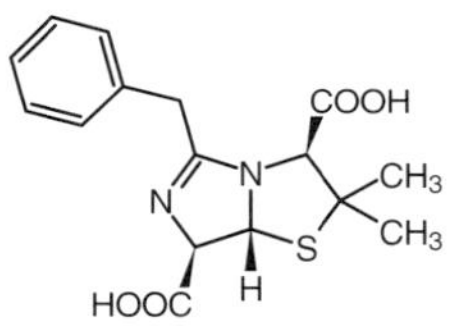

D. (3*S*,7*R*,7a*R*)-5-Benzyl-2,2-dimethyl-2,3,7,7a-tetrahydroimidazo[5,1-*b*]thiazol-3,7-dicarbonsäure (Penillsäure des Benzylpenicillins)

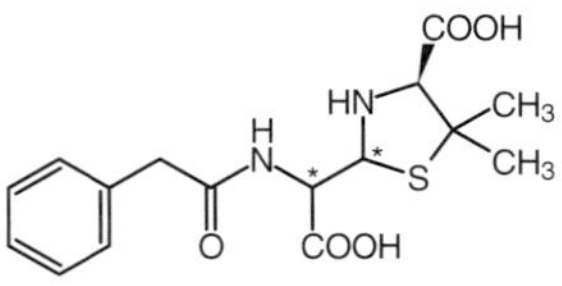

E. (4*S*)-2-[Carboxy[(phenylacetyl)amino]methyl]-5,5-dimethylthiazolidin-4-carbonsäure (Penicillosäuren des Benzylpenicillins)

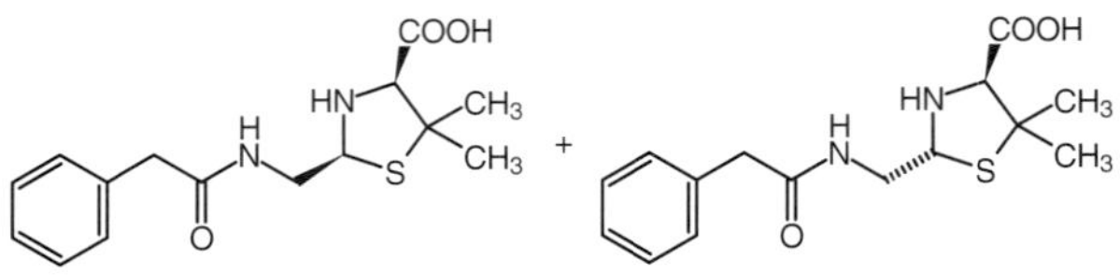

F. (2*RS*,4*S*)-2-[[(Phenylacetyl)amino]methyl]-5,5-dimethylthiazolidin-4-carbonsäure (Penillosäuren des Benzylpenicillins).

2001, 113

Benzylpenicillin-Kalium

Benzylpenicillinum kalicum

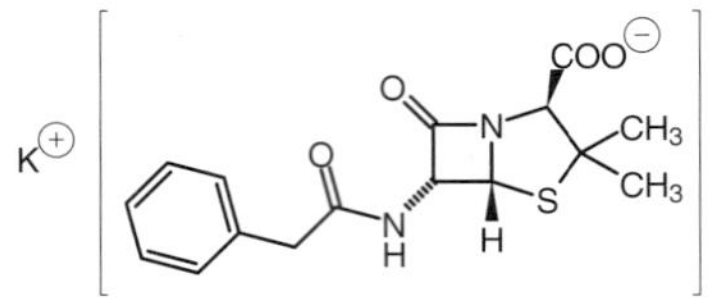

$C_{16}H_{17}KN_2O_4S$ M_r 372,5

Definition

Benzylpenicillin-Kalium ist (2*S*,5*R*,6*R*)-3,3-Dimethyl-7-oxo-6-[(phenylacetyl)amino]-4-thia-1-azabicyclo[3.2.0]heptan-2-carbonsäure, Kaliumsalz, das aus bestimmten Stämmen von *Penicillium notatum* oder verwandten Organismen gewonnen oder durch andere Verfahren hergestellt wird. Die Substanz enthält mindestens 96,0 und höchstens 102,0 Prozent Benzylpenicillin-Kalium, berechnet auf die getrocknete Substanz.

Herstellung

Benzylpenicillin-Kalium muß den Anforderungen der Monographie **Fermentationsprodukte (Producta ab fermentatione)** entsprechen.

Eigenschaften

Weißes bis fast weißes, kristallines Pulver; sehr leicht löslich in Wasser, praktisch unlöslich in fetten Ölen und flüssigem Paraffin.

Prüfung auf Identität

1: A, D.
2: B, C, D.

A. Die Prüfung erfolgt mit Hilfe der IR-Spektroskopie (2.2.24) durch Vergleich des Spektrums der Substanz mit dem von Benzylpenicillin-Kalium *CRS*.

B. Die Prüfung erfolgt mit Hilfe der Dünnschichtchromatographie (2.2.27) unter Verwendung einer DC-Platte mit silanisiertem Kieselgel *R*.

Untersuchungslösung: 25 mg Substanz werden in 5 ml Wasser *R* gelöst.

Referenzlösung a: 25 mg Benzylpenicillin-Kalium *CRS* werden in 5 ml Wasser *R* gelöst.

Referenzlösung b: 25 mg Benzylpenicillin-Kalium *CRS* und 25 mg Phenoxymethylpenicillin-Kalium *CRS* werden in 5 ml Wasser *R* gelöst.

Auf die Platte wird 1 µl jeder Lösung aufgetragen. Die Chromatographie erfolgt mit einer Mischung von 30 Volumteilen Aceton *R* und 70 Volumteilen einer Lösung von Ammoniumacetat *R* (154 g · l^{-1}), deren *p*H-Wert zuvor mit Essigsäure 98 % *R* auf 5,0 eingestellt wurde, über eine Laufstrecke von 15 cm.

Die Platte wird an der Luft trocknen gelassen und anschließend Iodgas ausgesetzt, bis Flecke erscheinen. Die Auswertung erfolgt im Tageslicht. Der Hauptfleck im Chromatogramm der Untersuchungslösung entspricht in bezug auf Lage, Farbe und Größe dem Hauptfleck im Chromatogramm der Referenzlösung a. Die Prüfung darf nur ausgewertet werden, wenn das Chromatogramm der Referenzlösung b deutlich voneinander getrennt 2 Flecke zeigt.

C. Etwa 2 mg Substanz werden in einem Reagenzglas von etwa 150 mm Länge und 15 mm Durchmesser mit 0,05 ml Wasser *R* befeuchtet. Nach Zusatz von 2 ml Formaldehyd-Schwefelsäure *R* wird der Inhalt des Reagenzglases durch Schwenken gemischt. Die Lösung ist praktisch farblos. Wird das Reagenzglas 1 min lang in ein Wasserbad gestellt, entsteht eine rötlichbraune Färbung.

D. Die Substanz gibt die Identitätsreaktion a auf Kalium (2.3.1).

Prüfung auf Reinheit

***p*H-Wert** (2.2.3): 2,0 g Substanz werden in kohlendioxidfreiem Wasser *R* zu 20 ml gelöst. Der *p*H-Wert der Lösung muß zwischen 5,5 und 7,5 liegen.

Spezifische Drehung (2.2.7): 0,500 g Substanz werden in kohlendioxidfreiem Wasser *R* zu 25,0 ml gelöst. Die spezifische Drehung muß zwischen +270 und +300° liegen, berechnet auf die getrocknete Substanz.

Absorption (2.2.25): 94,0 mg Substanz werden in Wasser *R* zu 50,0 ml gelöst. Die Absorption der Lösung wird bei 325 nm, 280 nm und im Maximum bei 264 nm gemessen. Falls erforderlich wird die Lösung für die Messung bei 264 nm verdünnt. Die Absorption bei 325 nm und 280 nm darf jeweils höchstens 0,10 betragen. Die Absorption im Maximum bei 264 nm muß zwischen 0,80 und 0,88 liegen, berechnet auf die unverdünnte Lösung (1,88 g · l^{-1}). Das Auflösungsvermögen des Geräts (2.2.25) wird geprüft. Das Verhältnis der Absorptionen muß mindestens 1,7 betragen.

Verwandte Substanzen: Die Prüfung erfolgt mit Hilfe der Flüssigchromatographie (2.2.29) wie unter „Gehaltsbestimmung" beschrieben.

20 µl Referenzlösung d werden eingespritzt. Die isokratische Elution wird mit der gewählten mobilen Phase durchgeführt.

20 µl Untersuchungslösung b werden eingespritzt. Die Elution wird unter isokratischen Bedingungen begonnen. Unmittelbar nach dem Auftreten des Benzylpenicillin-Peaks wird wie nachfolgend beschrieben auf lineare Gradientenelution übergegangen.

Zeit (min)	Mobile Phase A (% *V/V*)	Mobile Phase B (% *V/V*)	Erläuterungen
0 – 20	70 → 0	30 → 100	linearer Gradient
20 – 35	0	100	isokratisch
35 – 50	70	30	Re-Äquilibrierung

Als Blindprobe wird Wasser *R* eingespritzt und die Gradientenelution auf gleiche Weise durchgeführt. Im Chromatogramm der Untersuchungslösung b darf keine Peakfläche, mit Ausnahme der des Hauptpeaks, größer sein als die Fläche des Hauptpeaks im Chromatogramm der Referenzlösung d (1 Prozent).

Trocknungsverlust (2.2.32): Höchstens 1,0 Prozent, mit 1,000 g Substanz durch Trocknen im Trockenschrank bei 100 bis 105 °C bestimmt.

Sterilität (2.6.1): Benzylpenicillin-Kalium zur Herstellung von Parenteralia, das dabei keinem weiteren geeigneten Sterilisationsverfahren unterworfen wird, muß der Prüfung entsprechen.

Bakterien-Endotoxine (2.6.14, Methode E): Benzylpenicillin-Kalium zur Herstellung von Parenteralia, das dabei keinem weiteren geeigneten Verfahren zur Beseitigung von Bakterien-Endotoxinen unterworfen wird, darf höchstens 0,16 I.E. Bakterien-Endotoxine je Milligramm enthalten.

Gehaltsbestimmung

Die Bestimmung erfolgt mit Hilfe der Flüssigchromatographie (2.2.29).

Untersuchungslösung a: 50,0 mg Substanz werden in Wasser *R* zu 50,0 ml gelöst.

Untersuchungslösung b: Die Lösung wird unmittelbar vor Gebrauch hergestellt.

80,0 mg Substanz werden in Wasser *R* zu 20,0 ml gelöst.

Referenzlösung a: 50,0 mg Benzylpenicillin-Natrium *CRS* werden in Wasser *R* zu 50,0 ml gelöst.

Referenzlösung b: 10 mg Benzylpenicillin-Natrium *CRS* und 10 mg Phenylessigsäure *CRS* werden in Wasser *R* zu 50 ml gelöst.

Referenzlösung c: 1,0 ml Referenzlösung a wird mit Wasser *R* zu 20,0 ml verdünnt. 1,0 ml dieser Lösung wird mit Wasser *R* zu 50,0 ml verdünnt.

Referenzlösung d: 4,0 ml Referenzlösung a werden mit Wasser *R* zu 100,0 ml verdünnt.

Die Chromatographie kann durchgeführt werden mit

- einer Säule von 0,25 m Länge und 4,6 mm innerem Durchmesser, gepackt mit octadecylsilyliertem Kieselgel zur Chromatographie *R* (5 µm)
- einer mobilen Phase bei einer Durchflußrate von 1,0 ml je Minute:
  Mobile Phase A: eine Mischung von 10 Volumteilen einer Lösung von Kaliumdihydrogenphosphat *R* (68 g · l^{-1}), deren *p*H-Wert zuvor mit einer Lösung von Phosphorsäure 10 % *R* (500 g · l^{-1}) auf 3,5 eingestellt wurde, 30 Volumteilen Methanol *R* und 60 Volumteilen Wasser *R*
  Mobile Phase B: eine Mischung von 10 Volumteilen einer Lösung von Kaliumdihydrogenphosphat *R* (68 g · l^{-1}), deren *p*H-Wert zuvor mit einer Lösung von Phosphorsäure 10 % *R* (500 g · l^{-1}) auf 3,5 eingestellt wurde, 40 Volumteilen Wasser *R* und 50 Volumteilen Methanol *R*
- einem Spektrometer als Detektor bei einer Wellenlänge von 225 nm.

B

Monographien

Die Säule wird mit einer Mischung von 70 Volumteilen mobiler Phase A und 30 Volumteilen mobiler Phase B äquilibriert.

20 µl Referenzlösung b werden eingespritzt. Die Bestimmung darf nur ausgewertet werden, wenn die Auflösung zwischen den beiden Hauptpeaks mindestens 6,0 beträgt. Falls erforderlich wird das Verhältnis von Phase A zu Phase B in der mobilen Phase geändert. Das Massenverteilungsverhältnis muß für den zweiten Peak (Benzylpenicillin) zwischen 4,0 und 6,0 liegen.

20 µl Referenzlösung c werden eingespritzt. Das System wird so eingestellt, daß ein Peak mit einem Signal-Rausch-Verhältnis von mindestens 3 erhalten wird.

Die Referenzlösung a wird 6mal eingespritzt. Die Bestimmung darf nur ausgewertet werden, wenn die relative Standardabweichung der Fläche des Hauptpeaks höchstens 1,0 Prozent beträgt.

Untersuchungslösung a und Referenzlösung a werden abwechselnd eingespritzt. Der Prozentgehalt an Benzylpenicillin-Kalium wird durch Multiplikation des Prozentgehalts an Benzylpenicillin-Natrium mit 1,045 berechnet.

Lagerung

Dicht verschlossen. Falls die Substanz steril ist, im Behältnis mit Sicherheitsverschluß.

Beschriftung

Die Beschriftung gibt insbesondere, falls zutreffend, an

- daß die Substanz steril ist
- daß die Substanz frei von Bakterien-Endotoxinen ist.

Verunreinigungen

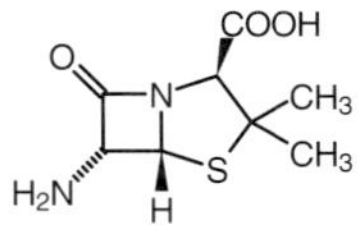

A. (2*S*,5*R*,6*R*)-6-Amino-3,3-dimethyl-7-oxo-4-thia-1-azabicyclo[3.2.0]heptan-2-carbonsäure (6-Aminopenicillansäure)

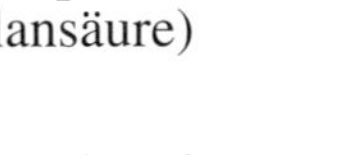

B. Phenylessigsäure

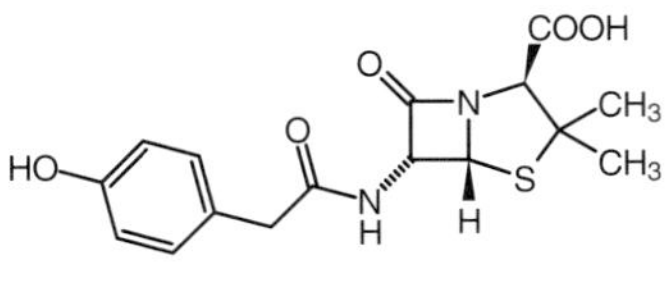

C. (2*S*,5*R*,6*R*)-6-[[(4-Hydroxyphenyl)acetyl]amino]-3,3-dimethyl-7-oxo-4-thia-1-azabicyclo[3.2.0]heptan-2-carbonsäure

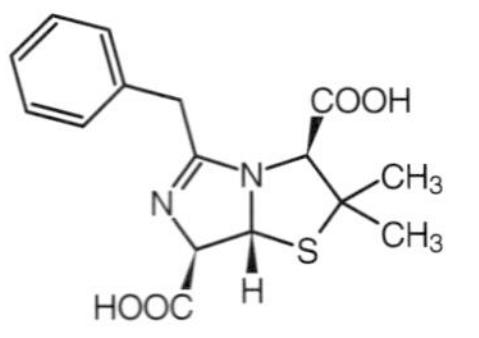

D. (3*S*,7*R*,7a*R*)-5-Benzyl-2,2-dimethyl-2,3,7,7a-tetrahydroimidazo[5,1-*b*]thiazol-3,7-dicarbonsäure (Penillsäure des Benzylpenicillins)

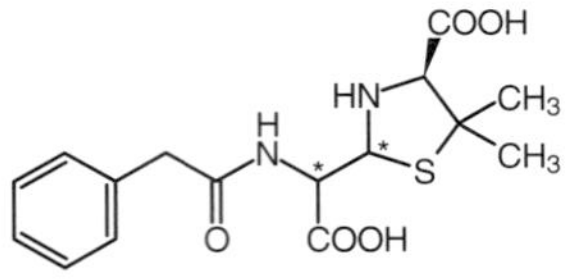

E. (4*S*)-2-[Carboxy[(phenylacetyl)amino]methyl]-5,5-dimethylthiazolidin-4-carbonsäure (Penicillosäuren des Benzylpenicillins)

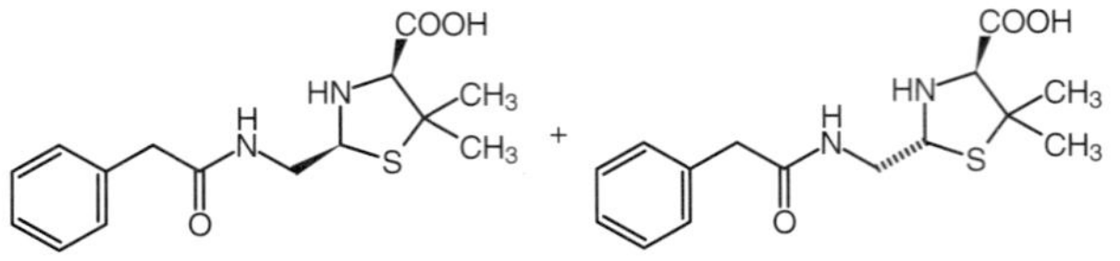

F. (2*RS*,4*S*)-2-[[(Phenylacetyl)amino]methyl]-5,5-dimethylthiazolidin-4-carbonsäure (Penillosäuren des Benzylpenicillins).

2001, 114

Benzylpenicillin-Natrium

Benzylpenicillinum natricum

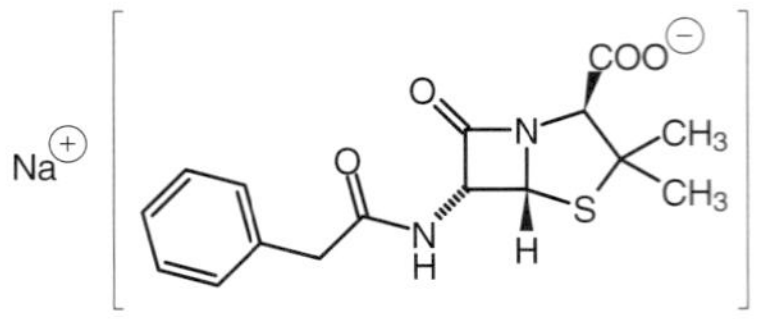

$C_{16}H_{17}N_2NaO_4S$ M_r 356,4

Definition

Benzylpenicillin-Natrium ist (2*S*,5*R*,6*R*)-3,3-Dimethyl-7-oxo-6-[(phenylacetyl)amino]-4-thia-1-azabicyclo[3.2.0]heptan-2-carbonsäure, Natriumsalz, das aus bestimmten Stämmen von *Penicillium notatum* oder verwandten Organismen gewonnen oder durch andere Verfahren hergestellt wird. Die Substanz enthält mindestens 96,0 und höchstens 102,0 Prozent Benzylpenicillin-Natrium, berechnet auf die getrocknete Substanz.

Herstellung

Benzylpenicillin-Natrium muß den Anforderungen der Monographie **Fermentationsprodukte (Producta ab fermentatione)** entsprechen.

Wird die Substanz nach einem Verfahren hergestellt, bei dem Rückstände von 2-Ethylhexansäure verbleiben könnten, muß sie der folgenden Prüfung entsprechen:

2-Ethylhexansäure (2.4.28): Höchstens 0,5 Prozent (*m/m*).

Eigenschaften

Weißes bis fast weißes, kristallines Pulver; sehr leicht löslich in Wasser, praktisch unlöslich in fetten Ölen und flüssigem Paraffin.

Prüfung auf Identität

1: A, D.
2: B, C, D.

A. Die Prüfung erfolgt mit Hilfe der IR-Spektroskopie (2.2.24) durch Vergleich des Spektrums der Substanz mit dem von Benzylpenicillin-Natrium *CRS*.

B. Die Prüfung erfolgt mit Hilfe der Dünnschichtchromatographie (2.2.27) unter Verwendung einer DC-Platte mit silanisiertem Kieselgel *R*.

Untersuchungslösung: 25 mg Substanz werden in 5 ml Wasser *R* gelöst.

Referenzlösung a: 25 mg Benzylpenicillin-Natrium *CRS* werden in 5 ml Wasser *R* gelöst.

Referenzlösung b: 25 mg Benzylpenicillin-Natrium *CRS* und 25 mg Phenoxymethylpenicillin-Kalium *CRS* werden in 5 ml Wasser *R* gelöst.

Auf die Platte wird 1 µl jeder Lösung aufgetragen. Die Chromatographie erfolgt mit einer Mischung von 30 Volumteilen Aceton *R* und 70 Volumteilen einer Lösung von Ammoniumacetat *R* (154 g · l^{-1}), deren *p*H-Wert zuvor mit Essigsäure 98 % *R* auf 5,0 eingestellt wurde, über eine Laufstrecke von 15 cm. Die Platte wird an der Luft trocknen gelassen und anschließend Iodgas ausgesetzt, bis Flecke erscheinen. Die Auswertung erfolgt im Tageslicht. Der Hauptfleck im Chromatogramm der Untersuchungslösung entspricht in bezug auf Lage, Farbe und Größe dem Hauptfleck im Chromatogramm der Referenzlösung a. Die Prüfung darf nur ausgewertet werden, wenn das Chromatogramm der Referenzlösung b deutlich voneinander getrennt 2 Flecke zeigt.

C. Etwa 2 mg Substanz werden in einem Reagenzglas von etwa 150 mm Länge und 15 mm Durchmesser mit 0,05 ml Wasser *R* befeuchtet. Nach Zusatz von 2 ml Formaldehyd-Schwefelsäure *R* wird der Inhalt des Reagenzglases durch Schwenken gemischt. Die Lösung ist praktisch farblos. Wird das Reagenzglas 1 min lang in ein Wasserbad gestellt, entsteht eine rötlichbraune Färbung.

D. Die Substanz gibt die Identitätsreaktion a auf Natrium (2.3.1).

Prüfung auf Reinheit

***p*H-Wert** (2.2.3): 2,0 g Substanz werden in kohlendioxidfreiem Wasser *R* zu 20 ml gelöst. Der *p*H-Wert der Lösung muß zwischen 5,5 und 7,5 liegen.

Spezifische Drehung (2.2.7): 0,500 g Substanz werden in kohlendioxidfreiem Wasser *R* zu 25,0 ml gelöst. Die spezifische Drehung muß zwischen +285 und +310° liegen, berechnet auf die getrocknete Substanz.

Absorption (2.2.25): 90,0 mg Substanz werden in Wasser *R* zu 50,0 ml gelöst. Die Absorption der Lösung wird bei 325 nm, 280 nm und im Maximum bei 264 nm gemessen. Falls erforderlich wird die Lösung für die Messung bei 264 nm verdünnt. Die Absorption bei 325 nm und 280 nm darf jeweils höchstens 0,10 betragen. Die Absorption im Maximum bei 264 nm muß zwischen 0,80 und 0,88 liegen, berechnet auf die unverdünnte Lösung (1,80 g · l^{-1}). Das Auflösungsvermögen des Geräts (2.2.25) wird geprüft. Das Verhältnis der Absorptionen muß mindestens 1,7 betragen.

Verwandte Substanzen: Die Prüfung erfolgt mit Hilfe der Flüssigchromatographie (2.2.29) wie unter „Gehaltsbestimmung" beschrieben.

20 µl Referenzlösung d werden eingespritzt. Die isokratische Elution wird mit der gewählten mobilen Phase durchgeführt.

20 µl Untersuchungslösung b werden eingespritzt. Die Elution wird unter isokratischen Bedingungen begonnen. Unmittelbar nach dem Auftreten des Benzylpenicillin-Peaks wird wie nachfolgend beschrieben auf lineare Gradientenelution übergegangen.

Zeit (min)	Mobile Phase A (% *V/V*)	Mobile Phase B (% *V/V*)	Erläuterungen
0 – 20	70 → 0	30 → 100	linearer Gradient
20 – 35	0	100	isokratisch
35 – 50	70	30	Re-Äquilibrierung

Als Blindprobe wird Wasser *R* eingespritzt und die Gradientenelution auf gleiche Weise durchgeführt. Im Chromatogramm der Untersuchungslösung b darf keine Peakfläche, mit Ausnahme der des Hauptpeaks, größer sein als die Fläche des Hauptpeaks im Chromatogramm der Referenzlösung d (1 Prozent).

Trocknungsverlust (2.2.32): Höchstens 1,0 Prozent, mit 1,000 g Substanz durch Trocknen im Trockenschrank bei 100 bis 105 °C bestimmt.

Sterilität (2.6.1): Benzylpenicillin-Natrium zur Herstellung von Parenteralia, das dabei keinem weiteren geeigneten Sterilisationsverfahren unterworfen wird, muß der Prüfung entsprechen.

Bakterien-Endotoxine (2.6.14, Methode E): Benzylpenicillin-Natrium zur Herstellung von Parenteralia, das dabei keinem weiteren geeigneten Verfahren zur Beseitigung von Bakterien-Endotoxinen unterworfen wird, darf höchstens 0,16 I.E. Bakterien-Endotoxine je Milligramm enthalten.

Gehaltsbestimmung

Die Bestimmung erfolgt mit Hilfe der Flüssigchromatographie (2.2.29).

Untersuchungslösung a: 50,0 mg Substanz werden in Wasser *R* zu 50,0 ml gelöst.

Untersuchungslösung b: Die Lösung wird unmittelbar vor Gebrauch hergestellt.

80,0 mg Substanz werden in Wasser *R* zu 20,0 ml gelöst.

Referenzlösung a: 50,0 mg Benzylpenicillin-Natrium *CRS* werden in Wasser *R* zu 50,0 ml gelöst.

Referenzlösung b: 10 mg Benzylpenicillin-Natrium *CRS* und 10 mg Phenylessigsäure *CRS* werden in Wasser *R* zu 50 ml gelöst.

Referenzlösung c: 1,0 ml Referenzlösung a wird mit Wasser *R* zu 20,0 ml verdünnt. 1,0 ml dieser Lösung wird mit Wasser *R* zu 50,0 ml verdünnt.

Referenzlösung d: 4,0 ml Referenzlösung a werden mit Wasser *R* zu 100,0 ml verdünnt.

Die Chromatographie kann durchgeführt werden mit
- einer Säule von 0,25 m Länge und 4,6 mm innerem Durchmesser, gepackt mit octadecylsilyliertem Kieselgel zur Chromatographie *R* (5 µm)
- einer mobilen Phase bei einer Durchflußrate von 1,0 ml je Minute:

  Mobile Phase A: eine Mischung von 10 Volumteilen einer Lösung von Kaliumdihydrogenphosphat *R* (68 g · l^{-1}), deren *p*H-Wert zuvor mit einer Lösung von Phosphorsäure 10 % *R* (500 g · l^{-1}) auf 3,5 eingestellt wurde, 30 Volumteilen Methanol *R* und 60 Volumteilen Wasser *R*

  Mobile Phase B: eine Mischung von 10 Volumteilen einer Lösung von Kaliumdihydrogenphosphat *R* (68 g · l^{-1}), deren *p*H-Wert zuvor mit einer Lösung von Phosphorsäure 10 % *R* (500 g · l^{-1}) auf 3,5 eingestellt wurde, 40 Volumteilen Wasser *R* und 50 Volumteilen Methanol *R*
- einem Spektrometer als Detektor bei einer Wellenlänge von 225 nm.

Die Säule wird mit einer Mischung von 70 Volumteilen mobiler Phase A und 30 Volumteilen mobiler Phase B äquilibriert.

20 µl Referenzlösung b werden eingespritzt. Die Bestimmung darf nur ausgewertet werden, wenn die Auflösung zwischen den beiden Hauptpeaks mindestens 6,0 beträgt. Falls erforderlich wird das Verhältnis von Phase A zu Phase B in der mobilen Phase geändert. Das Massenverteilungsverhältnis muß für den zweiten Peak (Benzylpenicillin) zwischen 4,0 und 6,0 liegen.

20 µl Referenzlösung c werden eingespritzt. Das System wird so eingestellt, daß ein Peak mit einem Signal-Rausch-Verhältnis von mindestens 3 erhalten wird.

Die Referenzlösung a wird 6mal eingespritzt. Die Bestimmung darf nur ausgewertet werden, wenn die relative Standardabweichung der Fläche des Hauptpeaks höchstens 1,0 Prozent beträgt.

Untersuchungslösung a und Referenzlösung a werden abwechselnd eingespritzt.

Lagerung

Dicht verschlossen. Falls die Substanz steril ist, im Behältnis mit Sicherheitsverschluß.

Beschriftung

Die Beschriftung gibt insbesondere, falls zutreffend, an
- daß die Substanz steril ist
- daß die Substanz frei von Bakterien-Endotoxinen ist.

Verunreinigungen

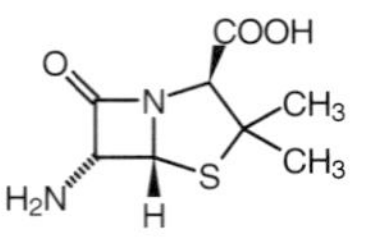

A. (2*S*,5*R*,6*R*)-6-Amino-3,3-dimethyl-7-oxo-4-thia-1-azabicyclo[3.2.0]heptan-2-carbonsäure (6-Aminopenicillansäure)

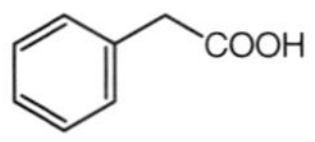

B. Phenylessigsäure

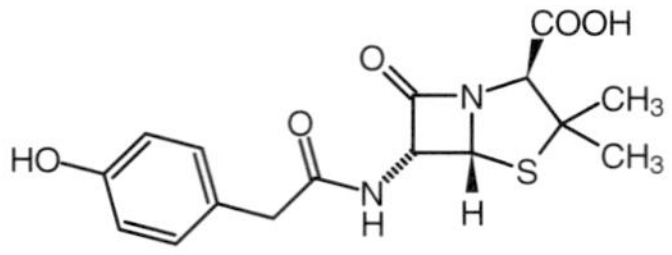

C. (2*S*,5*R*,6*R*)-6-[[(4-Hydroxyphenyl)acetyl]amino]-3,3-dimethyl-7-oxo-4-thia-1-azabicyclo[3.2.0]heptan-2-carbonsäure

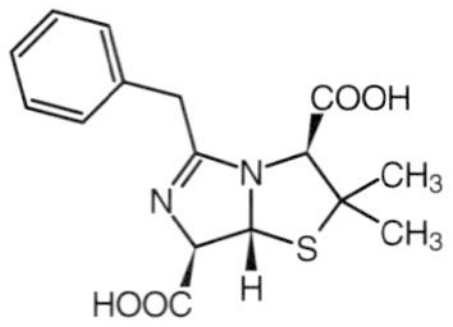

D. (3*S*,7*R*,7a*R*)-5-Benzyl-2,2-dimethyl-2,3,7,7a-tetrahydroimidazo[5,1-*b*]thiazol-3,7-dicarbonsäure (Penillsäure des Benzylpenicillins)

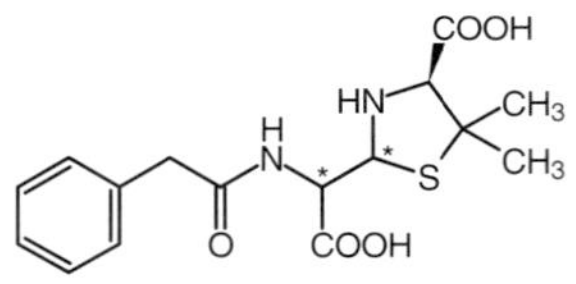

E. (4*S*)-2-[Carboxy[(phenylacetyl)amino]methyl]-5,5-dimethylthiazolidin-4-carbonsäure (Penicillosäuren des Benzylpenicillins)

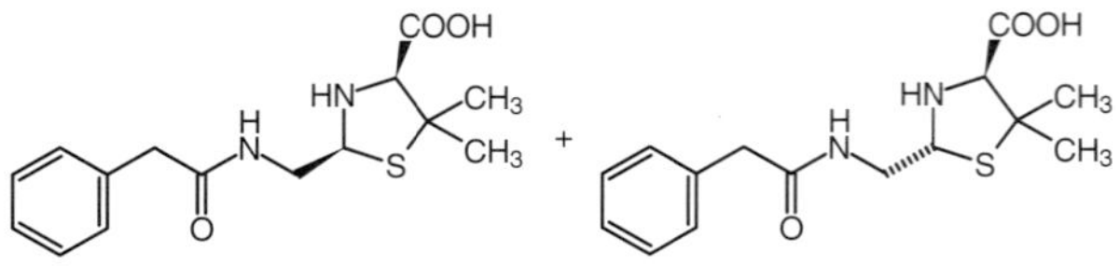

F. (2*RS*,4*S*)-2-[[(Phenylacetyl)amino]methyl]-5,5-dimethylthiazolidin-4-carbonsäure (Penillosäuren des Benzylpenicillins).

2001, 115

Benzylpenicillin-Procain

Benzylpenicillinum procainum

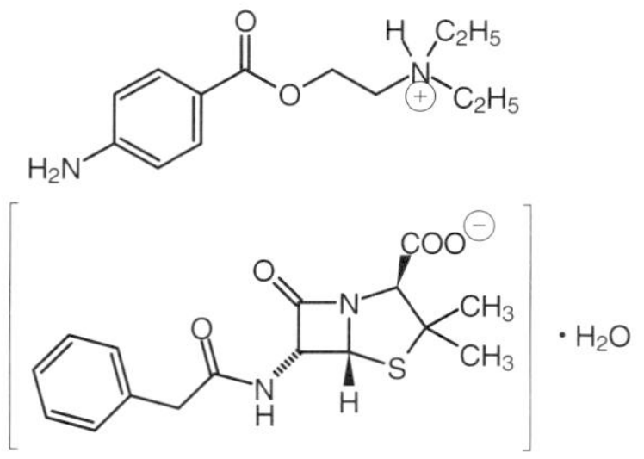

$C_{29}H_{38}N_4O_6S \cdot H_2O$ M_r 588,7

Definition

Benzylpenicillin-Procain ist das Monohydrat des Salzes der (2*S*,5*R*,6*R*)-3,3-Dimethyl-7-oxo-6-[(phenylacetyl)=amino]-4-thia-1-azabicyclo[3.2.0]heptan-2-carbonsäure mit (2-Diethylaminoethyl)-4-aminobenzoat. Die Substanz enthält mindestens 96,0 und höchstens 102,0 Prozent Benzylpenicillin-Procain und mindestens 39,0 und höchstens 42,0 Prozent Procain ($C_{13}H_{20}N_2O_2$; M_r 236,3), beide berechnet auf die wasserfreie Substanz. Dispergier- oder Suspendiermittel (zum Beispiel Lecithin und Polysorbat 80) können zugesetzt sein.

Herstellung

Benzylpenicillin-Procain muß den Anforderungen der Monographie **Fermentationsprodukte (Producta ab fermentatione)** entsprechen.

Eigenschaften

Weißes, kristallines Pulver; schwer löslich in Wasser, wenig löslich in Ethanol.

Prüfung auf Identität

1: A.
2: B, C, D.

A. Die Prüfung erfolgt mit Hilfe der IR-Spektroskopie (2.2.24) durch Vergleich des Spektrums der Substanz mit dem von Benzylpenicillin-Procain *CRS*.

B. Die Prüfung erfolgt mit Hilfe der Dünnschichtchromatographie (2.2.27) unter Verwendung einer DC-Platte mit silanisiertem Kieselgel *R*.

Untersuchungslösung: 25 mg Substanz werden in 5 ml Aceton *R* gelöst.

Referenzlösung: 25 mg Benzylpenicillin-Procain *CRS* werden in 5 ml Aceton *R* gelöst.

Auf die Platte wird 1 µl jeder Lösung aufgetragen. Die Chromatographie erfolgt mit einer Mischung von 30 Volumteilen Aceton *R* und 70 Volumteilen einer Lösung von Ammoniumacetat *R* (154 g · l^{-1}), deren *p*H-Wert zuvor mit Ammoniak-Lösung *R* auf 7,0 eingestellt wurde, über eine Laufstrecke von 15 cm. Die Platte wird an der Luft trocknen gelassen und anschließend Iodgas ausgesetzt, bis Flecke erscheinen. Die Auswertung erfolgt im Tageslicht. Die 2 Hauptflecke im Chromatogramm der Untersuchungslösung entsprechen in bezug auf Lage, Farbe und Größe den 2 Hauptflecken im Chromatogramm der Referenzlösung. Die Prüfung darf nur ausgewertet werden, wenn das Chromatogramm der Referenzlösung deutlich voneinander getrennt 2 Flecke zeigt.

C. Etwa 2 mg Substanz werden in einem Reagenzglas von etwa 150 mm Länge und 15 mm Durchmesser mit 0,05 ml Wasser *R* befeuchtet. Nach Zusatz von 2 ml Formaldehyd-Schwefelsäure *R* wird der Inhalt des Reagenzglases durch Schwenken gemischt. Die Lösung ist praktisch farblos. Wird das Reagenzglas 1 min lang in ein Wasserbad gestellt, entsteht eine rötlichbraune Färbung.

D. 0,1 g Substanz werden in 2 ml verdünnter Salzsäure *R* gelöst. Die Lösung, die trüb sein kann, gibt die Identitätsreaktion auf primäre aromatische Amine (2.3.1).

Prüfung auf Reinheit

***p*H-Wert** (2.2.3): 50 mg Substanz werden in kohlendioxidfreiem Wasser *R* unter Schütteln zu 15 ml gelöst. Der *p*H-Wert der Lösung muß zwischen 5,0 und 7,5 liegen.

Spezifische Drehung (2.2.7): 0,250 g Substanz werden in einer Mischung von 2 Volumteilen Wasser *R* und 3 Volumteilen Aceton *R* zu 25,0 ml gelöst. Die spezifische Drehung muß zwischen +165 und +180° liegen, berechnet auf die wasserfreie Substanz.

Verwandte Substanzen: Die Prüfung erfolgt mit Hilfe der Flüssigchromatographie (2.2.29) wie unter „Gehaltsbestimmung" beschrieben.

10 µl Referenzlösung c werden eingespritzt. Die Empfindlichkeit des Systems wird so eingestellt, daß die Höhe des Benzylpenicillin-Peaks mindestens 50 Prozent des maximalen Ausschlags beträgt.

10 µl Untersuchungslösung a werden eingespritzt. Die Chromatographie erfolgt über eine Dauer, die der 1,5fachen Retentionszeit des Benzylpenicillin-Peaks entspricht. Im Chromatogramm der Untersuchungslösung a darf eine der 4-Aminobenzoesäure entsprechende Peakfläche nicht größer sein als die Fläche des entsprechenden Peaks im Chromatogramm der Referenzlösung c (0,024 Prozent). Keine Peakfläche, mit Ausnahme der der 2 Hauptpeaks und des 4-Aminobenzoesäure-Peaks, darf größer sein als die Fläche des Benzylpenicillin-Peaks im Chromatogramm der Referenzlösung c (1 Prozent).

Wasser (2.5.12): 2,8 bis 4,2 Prozent, mit 0,500 g Substanz nach der Karl-Fischer-Methode bestimmt.

Sterilität (2.6.1): Benzylpenicillin-Procain zur Herstellung von Parenteralia, das dabei keinem weiteren geeigneten Sterilisationsverfahren unterworfen wird, muß der Prüfung entsprechen.

Bakterien-Endotoxine (2.6.14, Methode E): Benzylpenicillin-Procain zur Herstellung von Parenteralia, das dabei keinem weiteren geeigneten Verfahren zur Beseitigung von Bakterien-Endotoxinen unterworfen wird, darf höchstens 0,10 I.E. Bakterien-Endotoxine je Milligramm enthalten.

Gehaltsbestimmung

Die Bestimmung erfolgt mit Hilfe der Flüssigchromatographie (2.2.29).

Die Lösungen sind unmittelbar vor Gebrauch herzustellen.

Untersuchungslösung a: 70,0 mg Substanz werden in der mobilen Phase zu 50,0 ml gelöst.

Untersuchungslösung b: 70,0 mg Substanz werden in der mobilen Phase zu 100,0 ml gelöst.

Referenzlösung a: 70,0 mg Benzylpenicillin-Procain *CRS* werden in der mobilen Phase zu 100,0 ml gelöst.

Referenzlösung b: 4 mg 4-Aminobenzoesäure *R* werden in der Referenzlösung a zu 25 ml gelöst.

Referenzlösung c: 16,8 mg 4-Aminobenzoesäure *R* werden in Wasser *R* zu 50,0 ml gelöst. 1,0 ml Lösung wird mit Wasser *R* zu 10,0 ml verdünnt. 1,0 ml dieser Lösung wird mit 1,0 ml Untersuchungslösung a versetzt und mit der mobilen Phase zu 100,0 ml verdünnt.

Die Chromatographie kann durchgeführt werden mit
- einer Säule aus rostfreiem Stahl von 0,25 m Länge und 4,6 mm innerem Durchmesser, gepackt mit octadecylsilyliertem Kieselgel zur Chromatographie *R* (5 µm)
- folgender mobilen Phase bei einer Durchflußrate von 1,75 ml je Minute: 250 ml Acetonitril *R*, 250 ml Wasser *R* und 500 ml einer Lösung, die Kaliumdihydrogenphosphat *R* ($14 g \cdot l^{-1}$) und Tetrabutylammoniumhydroxid-Lösung *R* ($6,5 g \cdot l^{-1}$) enthält und mit Kaliumhydroxid-Lösung ($1 mol \cdot l^{-1}$) auf einen *p*H-Wert von 7,0 eingestellt wurde, werden gemischt; falls erforderlich wird die Mischung mit Phosphorsäure 10 % *R* auf einen *p*H-Wert von 7,2 eingestellt
- einem Spektrometer als Detektor bei einer Wellenlänge von 225 nm.

10 µl Referenzlösung b werden eingespritzt. Wird das Chromatogramm unter den vorgeschriebenen Bedingungen aufgezeichnet, erfolgt die Elution der Substanzen in folgender Reihenfolge: 4-Aminobenzoesäure, Procain und Benzylpenicillin. Die Empfindlichkeit des Systems wird so eingestellt, daß die Höhe des 4-Aminobenzoesäure-Peaks mindestens 50 Prozent des maximalen Ausschlags beträgt. Die Bestimmung darf nur ausgewertet werden, wenn im Chromatogramm die Auflösung zwischen dem ersten (4-Aminobenzoesäure) und dem zweiten Peak (Procain) mindestens 2,0 beträgt. Falls erforderlich wird der Anteil von Acetonitril in der mobilen Phase geändert.

Die Referenzlösung a wird 6mal eingespritzt. Die Bestimmung darf nur ausgewertet werden, wenn die relative Standardabweichung der beiden Peakflächen jeweils höchstens 1,0 Prozent beträgt.

Untersuchungslösung b und Referenzlösung a werden abwechselnd eingespritzt.

Der Prozentgehalt an Procain und Benzylpenicillin-Procain wird berechnet. Der Prozentgehalt an Benzylpenicillin-Procain wird durch Multiplikation des Prozentgehalts an Benzylpenicillin mit 1,67 berechnet.

Lagerung

Dicht verschlossen. Falls die Substanz steril ist, im Behältnis mit Sicherheitsverschluß.

Beschriftung

Die Beschriftung gibt insbesondere, falls zutreffend, an
- Namen und Menge der zugesetzten Dispergier- oder Suspendiermittel
- daß die Substanz steril ist
- daß die Substanz frei von Bakterien-Endotoxinen ist.

Verunreinigungen

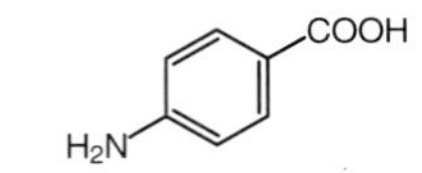

A. 4-Aminobenzoesäure

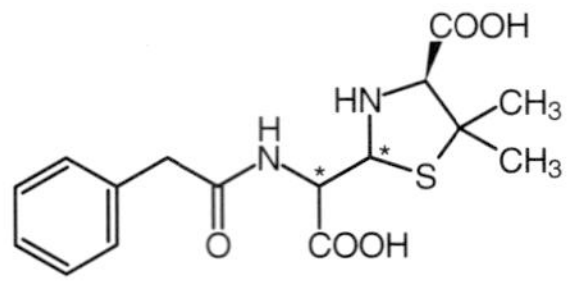

B. (4*S*)-2-[Carboxy[(phenylacetyl)amino]methyl]-5,5-dimethylthiazolidin-4-carbonsäure (Penicillosäuren des Benzylpenicillins)

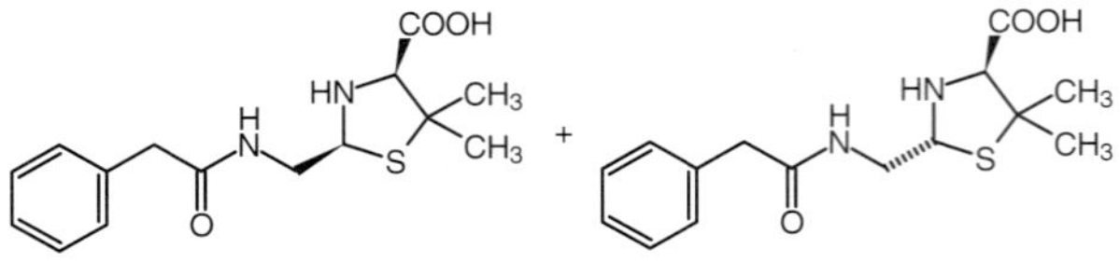

C. (2*RS*,4*S*)-2-[[(Phenylacetyl)amino]methyl]-5,5-dimethylthiazolidin-4-carbonsäure (Penillosäuren des Benzylpenicillins).

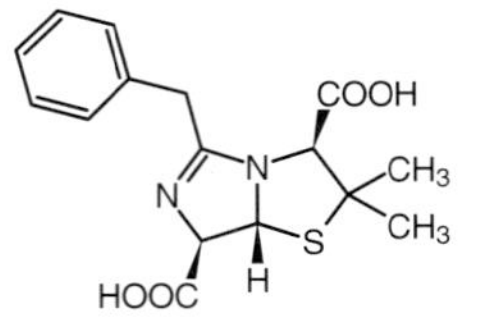

D. (3*S*,7*R*,7a*R*)-5-Benzyl-2,2-dimethyl-2,3,7,7a-tetrahydroimidazo[5,1-*b*]thiazo]-3,7-dicarbonsäure (Penillsäure des Benzylpenicillins)

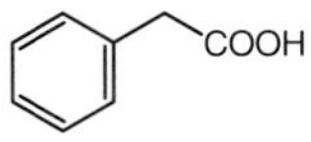

E. Phenylessigsäure.

2001, 1070

Betadex

Betadexum

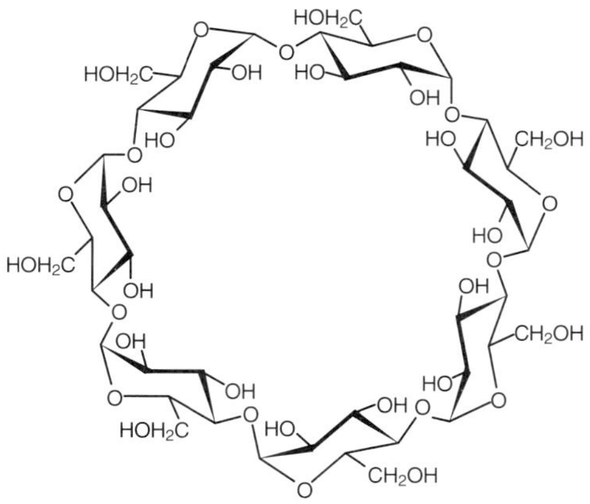

$[C_6H_{10}O_5]_7$ M_r 1135

Definition

Betadex (Betacyclodextrin) enthält mindestens 98,0 und höchstens 101,0 Prozent Cyclo-α-(1→4)-D-heptagluco=pyranosid, berechnet auf die getrocknete Substanz.

Eigenschaften

Weißes bis fast weißes, amorphes oder kristallines Pulver; wenig löslich in Wasser, leicht löslich in Propylenglykol, praktisch unlöslich in Dichlormethan und wasserfreiem Ethanol.

Prüfung auf Identität

A. Die Substanz entspricht der Prüfung „Spezifische Drehung" (siehe „Prüfung auf Reinheit").

B. Die bei der „Gehaltsbestimmung" erhaltenen Chromatogramme werden ausgewertet. Die Retentionszeit und die Fläche des Hauptpeaks im Chromatogramm der Untersuchungslösung b entsprechen ungefähr der Retentionszeit und der Fläche des Hauptpeaks im Chromatogramm der Referenzlösung c.

C. 0,2 g Substanz werden in 2 ml Iod-Lösung *R* 4 unter Erhitzen im Wasserbad gelöst. Nach dem Erkalten auf Raumtemperatur bildet sich ein gelblichbrauner Niederschlag.

Prüfung auf Reinheit

Prüflösung: 1,000 g Substanz wird unter Erwärmen in kohlendioxidfreiem Wasser *R* gelöst. Nach dem Erkalten wird die Lösung mit kohlendioxidfreiem Wasser *R* zu 100,0 ml verdünnt.

Aussehen der Lösung: Die Prüflösung muß klar (2.2.1) sein.

Spezifische Drehung (2.2.7): Die spezifische Drehung, an der Prüflösung bestimmt, muß zwischen +160 und +164° liegen, berechnet auf die getrocknete Substanz.

***p*H-Wert** (2.2.3): 10 ml Prüflösung werden mit 0,1 ml einer gesättigten Lösung von Kaliumchlorid *R* versetzt. Der *p*H-Wert der Lösung muß zwischen 5,0 und 8,0 liegen.

Reduzierende Zucker:

Untersuchungslösung: 1 ml Prüflösung wird mit 1 ml Fehlingscher Lösung *R* 4 versetzt. Die Mischung wird 10 min lang im Wasserbad erhitzt, anschließend auf Raumtemperatur abgekühlt, mit 10 ml Ammoniummolybdat-Reagenz *R* 1 versetzt und 15 min lang stehengelassen.

Referenzlösung: Gleichzeitig und unter den gleichen Bedingungen wie für die Untersuchungslösung, wird eine Referenzlösung mit 1 ml einer Lösung von Glucose *R* (20 mg · l^{-1}) hergestellt.

Die Absorption (2.2.25) der Untersuchungslösung und der Referenzlösung wird jeweils im Maximum bei 740 nm gegen Wasser *R* als Kompensationsflüssigkeit gemessen. Die Absorption der Untersuchungslösung darf nicht größer sein als die Absorption der Referenzlösung (0,2 Prozent).

Lichtabsorbierende Verunreinigungen: Die Absorption (2.2.25) der Prüflösung wird zwischen 230 und 750 nm gemessen. Zwischen 230 und 350 nm darf die Absorption höchstens 0,10 und zwischen 350 und 750 nm höchstens 0,05 betragen.

Verwandte Substanzen: Die Prüfung erfolgt mit Hilfe der Flüssigchromatographie (2.2.29) wie unter „Gehaltsbestimmung" beschrieben. Untersuchungslösung a und Referenzlösung b werden eingespritzt. Im Chromatogramm der Untersuchungslösung a darf die Fläche eines Gammacyclodextrin-Peaks oder die Fläche eines Alfadex-Peaks nicht größer als das 0,5fache der entsprechenden Peakflächen im Chromatogramm der Referenzlösung b sein (0,25 Prozent). Die Summe aller Peakflächen, mit Ausnahme der des Hauptpeaks und der des Alfadex- sowie des Gammacyclodextrin-Peaks, darf nicht größer sein als das 0,5fache der Fläche des Betadex-Peaks im Chromatogramm der Referenzlösung b (0,5 Prozent).

Lösungsmittel-Rückstände: Höchstens 10 ppm Trichloroethylen und höchstens 10 ppm Toluol. Die Prüfung erfolgt mit Hilfe der Gaschromatographie (2.2.28 Dampfraumanalyse, Methode b) unter Verwendung von Dichlorethan *R* als Interner Standard.

Untersuchungslösung: In 4 gleichen 20-ml-Probeflaschen werden 0,500 g Substanz in Wasser *R* gelöst. Nach Zusatz von 0,10 g Calciumchlorid *R* und 30 µl α-Amylase-Lösung *R* in jede Probeflasche werden in 3 der Probeflaschen getrennt je 1 ml der Referenzlösungen a bis c gegeben. Die Mischungen werden mit Wasser *R* zu 10 ml verdünnt.

Referenzlösung a: 5 µl Trichloroethylen *R*, 5 µl Toluol *R* und 10 µl Dichlorethan *R* werden mit Wasser *R* zu 1000 ml verdünnt.

Referenzlösung b: 10 µl Trichloroethylen *R*, 10 µl Toluol *R* und 10 µl Dichlorethan *R* werden mit Wasser *R* zu 1000 ml verdünnt.

B

Monographien

Referenzlösung c: 15 µl Trichloroethylen *R*, 15 µl Toluol *R* und 10 µl Dichlorethan *R* werden mit Wasser *R* zu 1000 ml verdünnt.

Die Chromatographie kann durchgeführt werden mit

- einer Kapillarsäule aus Quarzglas von 25 m Länge und 0,32 mm innerem Durchmesser, belegt mit Macrogol 20 000 *R* (Filmdicke 1 µm)
- Helium zur Chromatographie *R* als Trägergas
- einem Flammenionisationsdetektor.

Die Temperatur der Säule wird bei 50 °C, die des Probeneinlasses bei 140 °C und die des Detektors bei 280 °C gehalten. Die Probeflaschen werden 2 h lang bei 45 °C gehalten.

200 µl der Gasphase jeder Probeflasche werden eingespritzt. Die Prüfung wird mindestens 3mal wiederholt. Die Retentionszeit von Toluol beträgt etwa 10 min. Die Prüfung darf nur ausgewertet werden, wenn die Auflösung zwischen den Peaks von Trichloroethylen und Toluol sowie die zwischen den Peaks von Toluol und Dichlorethan mindestens 1,1 beträgt und die relativen Standardabweichungen der Flächenverhältnisse zwischen dem Trichloroethylen-Peak beziehungsweise dem Toluol-Peak und dem Dichlorethan-Peak höchstens 5 Prozent betragen.

Der Gehalt an Trichloroethylen und an Toluol wird unter Berücksichtigung der relativen Dichten (1,46 beziehungsweise 0,87) berechnet.

Schwermetalle (2.4.8): 1,0 g Substanz muß der Grenzprüfung C auf Schwermetalle entsprechen (10 ppm). Zur Herstellung der Referenzlösung wird 1 ml Blei-Lösung (10 ppm Pb) *R* verwendet.

Trocknungsverlust (2.2.32): Höchstens 16,0 Prozent, mit 1,000 g Substanz durch 2 h langes Trocknen im Trokkenschrank bei 120 °C bestimmt.

Sulfatasche (2.4.14): Höchstens 0,1 Prozent, mit 1,0 g Substanz bestimmt.

Gehaltsbestimmung

Die Bestimmung erfolgt mit Hilfe der Flüssigchromatographie (2.2.29).

Untersuchungslösung a: 0,25 g Substanz werden unter Erwärmen in Wasser *R* gelöst. Nach dem Abkühlen wird die Lösung mit Wasser *R* zu 25,0 ml verdünnt.

Untersuchungslösung b: 5,0 ml Untersuchungslösung a werden mit Wasser *R* zu 50,0 ml verdünnt.

Referenzlösung a: 25,0 mg Alfadex *CRS*, 25,0 mg Gammacyclodextrin *CRS* und 50,0 mg Betadex *CRS* werden in Wasser *R* zu 50,0 ml gelöst.

Referenzlösung b: 5,0 ml Referenzlösung a werden mit Wasser *R* zu 50,0 ml verdünnt.

Referenzlösung c: 25,0 mg Betadex *CRS* werden in Wasser *R* zu 25,0 ml gelöst.

Die Chromatographie kann durchgeführt werden mit

- einer Säule aus rostfreiem Stahl von 0,25 m Länge und 4,6 mm innerem Durchmesser, gepackt mit octadecylsilyliertem Kieselgel zur Chromatographie *R* (10 µm)
- einer Mischung von 10 Volumteilen Methanol *R* und 90 Volumteilen Wasser *R* als mobile Phase bei einer Durchflußrate von 1,5 ml je Minute
- einem Differential-Refraktometer als Detektor
- einer 50-µl-Probenschleife.

Die Säule wird mit der mobilen Phase bei einer Durchflußrate von 1,5 ml je Minute etwa 3 h lang äquilibriert. Anschließend wird jede Lösung eingespritzt. Die Chromatographie erfolgt über eine Dauer, die der 1,5fachen Retentionszeit von Betadex entspricht. Die Empfindlichkeit des Systems wird so eingestellt, daß die Höhe für den Gammacyclodextrin-Peak im Chromatogramm der Referenzlösung a 55 bis 75 Prozent des maximalen Ausschlags beträgt. Die Retentionszeit von Betadex beträgt etwa 10 min, die relative Retention des Gammacyclodextrins etwa 0,3 und die relative Retention des Alfadex etwa 0,45. Die Bestimmung darf nur ausgewertet werden, wenn die Auflösung zwischen den Peaks von Gammacyclodextrin und Alfadex mindestens 1,5 beträgt und die relative Standardabweichung der Fläche des Betadex-Peaks höchstens 2,0 Prozent beträgt. Falls erforderlich wird die Methanol-Konzentration in der mobilen Phase verändert, um die geforderte Auflösung zu erhalten.

Der Prozentgehalt an $[C_6H_{10}O_5]_7$ wird mit Hilfe der Fläche des Hauptpeaks in den Chromatogrammen der Untersuchungslösung b und der Referenzlösung c sowie mit Hilfe des angegebenen Gehalts von Betadex *CRS* berechnet.

Lagerung

Dicht verschlossen.

Verunreinigungen

A. Alfadex

B. Gammacyclodextrin.

1998, 975

Betamethasonacetat

Betamethasoni acetas

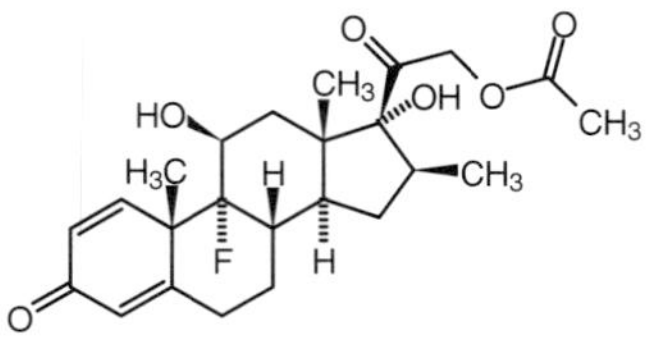

$C_{24}H_{31}FO_6$ M_r 434,5

Definition

Betamethasonacetat enthält mindestens 97,0 und höchstens 103,0 Prozent 9-Fluor-11β,17,21-trihydroxy-16β-methylpregna-1,4-dien-3,20-dion-21-acetat, berechnet auf die wasserfreie Substanz.

Eigenschaften

Weißes bis fast weißes, kristallines Pulver; praktisch unlöslich in Wasser, leicht löslich in Aceton, löslich in Dichlormethan und Ethanol.

Die Substanz zeigt Polymorphie.

Prüfung auf Identität

1: B, C.
2: A, C, D, E, F.

A. 10,0 mg Substanz werden in wasserfreiem Ethanol *R* zu 100,0 ml gelöst. 2,0 ml Lösung werden in einem Reagenzglas mit Schliffstopfen mit 10,0 ml Phenylhydrazin-Schwefelsäure *R* gemischt und 20 min lang im Wasserbad von 60 °C erhitzt. Die sofort abgekühlte Lösung zeigt ein Absorptionsmaximum (2.2.25) bei 419 nm mit einer Absorption von höchstens 0,10.

B. Die Prüfung erfolgt mit Hilfe der IR-Spektroskopie (2.2.24) durch Vergleich des Spektrums der Substanz mit dem von Betamethasonacetat *CRS*. Wenn die Spektren bei der Prüfung in fester Form unterschiedlich sind, werden Substanz und Referenzsubstanz getrennt in der eben notwendigen Menge Methanol *R* gelöst. Nach Eindampfen der Lösungen auf dem Wasserbad werden mit den Rückständen erneut Spektren aufgenommen.

C. Die Prüfung erfolgt mit Hilfe der Dünnschichtchromatographie (2.2.27) unter Verwendung einer Schicht eines geeigneten Kieselgels, das einen Fluoreszenzindikator mit intensivster Anregung der Fluoreszenz bei 254 nm enthält.

Untersuchungslösung: 10 mg Substanz werden in einer Mischung von 1 Volumteil Methanol *R* und 9 Volumteilen Dichlormethan *R* zu 10 ml gelöst.

Referenzlösung a: 20 mg Betamethasonacetat *CRS* werden in einer Mischung von 1 Volumteil Methanol *R* und 9 Volumteilen Dichlormethan *R* zu 20 ml gelöst.

Referenzlösung b: 10 mg Prednisolonacetat *CRS* werden in der Referenzlösung a zu 10 ml gelöst.

Auf die Platte werden 5 µl jeder Lösung aufgetragen. Die Chromatographie erfolgt mit einer Mischung von 1,2 Volumteilen Wasser *R* und 8 Volumteilen Methanol *R*, die einer Mischung von 15 Volumteilen Ether *R* und 77 Volumteilen Dichlormethan *R* zugesetzt wird, über eine Laufstrecke von 15 cm. Die Platte wird an der Luft trocknen gelassen und im ultravioletten Licht bei 254 nm ausgewertet. Der Hauptfleck im Chromatogramm der Untersuchungslösung entspricht in bezug auf Lage und Größe dem Hauptfleck im Chromatogramm der Referenzlösung a. Die Platte wird mit ethanolischer Schwefelsäure *R* besprüht, 10 min lang oder bis zum Erscheinen von Flecken bei 120 °C erhitzt und erkalten gelassen. Die Auswertung erfolgt im Tageslicht und im ultravioletten Licht bei 365 nm. Der Hauptfleck im Chromatogramm der Untersuchungslösung entspricht in bezug auf Lage, Farbe im Tageslicht, Fluoreszenz im ultravioletten Licht bei 365 nm und Größe dem Hauptfleck im Chromatogramm der Referenzlösung a. Die Prüfung darf nur ausgewertet werden, wenn das Chromatogramm der Referenzlösung b deutlich voneinander getrennt 2 Flecke zeigt.

D. Etwa 2 mg Substanz werden unter Schütteln in 2 ml Schwefelsäure *R* gelöst. Innerhalb von 5 min entwikkelt sich eine intensive, rotbraune Färbung. Die Lösung wird zu 10 ml Wasser *R* gegeben. Nach dem Mischen verblaßt die Färbung, und die Lösung bleibt klar.

E. Etwa 5 mg Substanz werden in einem Tiegel mit 45 mg schwerem Magnesiumoxid *R* gemischt. Die Mischung wird so lange geglüht, bis der Rückstand fast weiß ist (normalerweise weniger als 5 min lang). Nach dem Erkalten werden 1 ml Wasser *R*, 0,05 ml Phenolphthalein-Lösung *R* 1 und etwa 1 ml verdünnte Salzsäure *R* zugesetzt, damit die Lösung farblos ist. Die Mischung wird filtriert. Eine frisch hergestellte Mischung von 0,1 ml Alizarin-S-Lösung *R* und 0,1 ml Zirconiumnitrat-Lösung *R* wird mit 1,0 ml Filtrat versetzt. Nach dem Mischen wird 5 min lang stehengelassen und die Färbung mit der einer unter gleichen Bedingungen hergestellten Blindlösung verglichen. Die Lösung ist gelb, die Blindlösung rot gefärbt.

F. Etwa 10 mg Substanz geben die Identitätsreaktion auf Acetyl (2.3.1).

Prüfung auf Reinheit

Spezifische Drehung (2.2.7): 0,250 g Substanz werden in Dioxan *R* zu 25,0 ml gelöst. Die spezifische Drehung muß zwischen +120 und +128° liegen, berechnet auf die wasserfreie Substanz.

Verwandte Substanzen: Die Prüfung erfolgt mit Hilfe der Flüssigchromatographie (2.2.29).

Untersuchungslösung: 25,0 mg Substanz werden in 4 ml Acetonitril *R* gelöst. Die Lösung wird mit Acetonitril *R* zu 10,0 ml verdünnt.

Referenzlösung a: 2 mg Betamethasonacetat *CRS* und 2 mg Dexamethasonacetat *CRS* werden in der mobilen Phase zu 100,0 ml gelöst.

Referenzlösung b: 1,0 ml Untersuchungslösung wird mit der mobilen Phase zu 100,0 ml verdünnt.

Die Chromatographie kann durchgeführt werden mit

- einer Säule aus rostfreiem Stahl von 0,25 m Länge und 4,6 mm innerem Durchmesser, gepackt mit octadecylsilyliertem Kieselgel zur Chromatographie *R* (5 µm)
- folgender mobilen Phase bei einer Durchflußrate von 1 ml je Minute: In einem 1000-ml-Meßkolben werden 380 ml Acetonitril *R* mit 550 ml Wasser *R* gemischt; die Mischung wird zum Äquilibrieren stehengelassen, mit Wasser *R* zu 1000 ml verdünnt und erneut gemischt
- einem Spektrometer als Detektor bei einer Wellenlänge von 254 nm.

Die Säule wird etwa 30 min lang mit der mobilen Phase bei einer Durchflußrate von 1 ml je Minute äquilibriert.

Die Empfindlichkeit des Systems wird so eingestellt, daß die Höhe des Hauptpeaks im Chromatogramm mit

20 µl Referenzlösung b mindestens 50 Prozent des maximalen Ausschlags beträgt.

20 µl Referenzlösung a werden eingespritzt. Werden die Chromatogramme unter den vorgeschriebenen Bedingungen aufgezeichnet, betragen die Retentionszeiten für Betamethasonacetat etwa 19 min und für Dexamethasonacetat etwa 22 min. Die Prüfung darf nur ausgewertet werden, wenn die Auflösung zwischen den Peaks von Betamethasonacetat und Dexamethasonacetat mindestens 3,3 beträgt. Falls erforderlich wird die Konzentration von Acetonitril in der mobilen Phase geringfügig geändert.

Je 20 µl Untersuchungslösung und Referenzlösung b werden eingespritzt. Die Chromatographie erfolgt über eine Dauer, die der 2,5fachen Retentionszeit des Hauptpeaks im Chromatogramm der Untersuchungslösung entspricht. Im Chromatogramm der Untersuchungslösung darf keine Peakfläche, mit Ausnahme der des Hauptpeaks, größer sein als das 0,5fache der Fläche des Hauptpeaks im Chromatogramm der Referenzlösung b (0,5 Prozent). Im Chromatogramm der Untersuchungslösung darf die Summe aller Peakflächen, mit Ausnahme der des Hauptpeaks, nicht größer sein als das 1,25fache der Fläche des Hauptpeaks im Chromatogramm der Referenzlösung b (1,25 Prozent). Peaks, deren Fläche kleiner ist als das 0,05fache der Fläche des Hauptpeaks im Chromatogramm der Referenzlösung b, werden nicht berücksichtigt.

Wasser (2.5.12): Höchstens 4,0 Prozent, mit 0,100 g Substanz nach der Karl-Fischer-Methode bestimmt.

Gehaltsbestimmung

0,100 g Substanz werden in Ethanol 96 % *R* zu 100,0 ml gelöst. 2,0 ml Lösung werden mit Ethanol 96 % *R* zu 100,0 ml verdünnt. Die Absorption (2.2.25) wird im Maximum bei 240 nm gemessen.

Mit Hilfe der spezifischen Absorption wird der Gehalt an $C_{24}H_{31}FO_6$ errechnet ($A^{1\,\%}_{1\,cm}$ = 350).

Lagerung

Gut verschlossen, vor Licht geschützt.

Verunreinigungen

A. Betamethason

B. Dexamethasonacetat

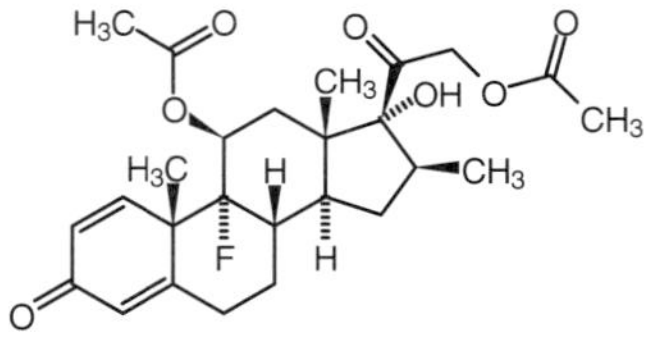

C. Betamethason-11,21-diacetat

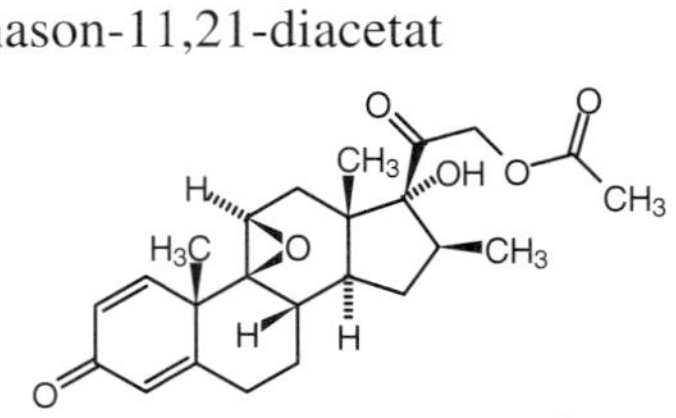

D. 9,11β-Epoxy-17,21-dihydroxy-16β-methyl-9β-pregna-1,4-dien-3,20-dion-21-acetat.

Dieser Text wurde in der deutschsprachigen Ausgabe der Ph. Eur. – Nachtrag 2000 schon in dieser Fassung veröffentlicht.

2001, 810

Betamethasondihydrogen-phosphat-Dinatrium

Betamethasoni natrii phosphas

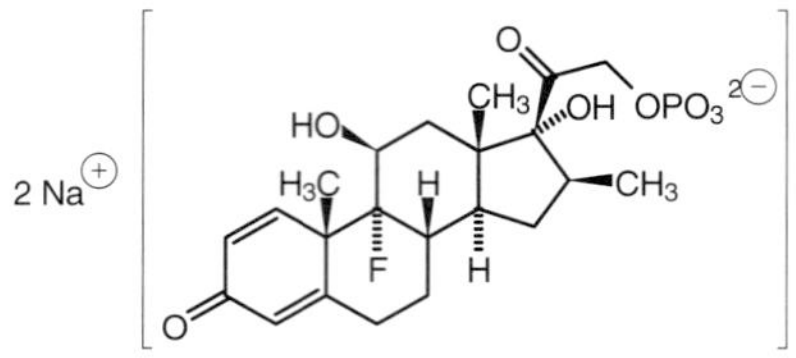

$C_{22}H_{28}FNa_2O_8P$ M_r 516,4

Definition

Betamethasondihydrogenphosphat-Dinatrium enthält mindestens 96,0 und höchstens 103,0 Prozent 9-Fluor-11β,17,21-trihydroxy-16β-methylpregna-1,4-dien-3,20-dion-21-dihydrogenphosphat, Dinatriumsalz, berechnet auf die wasserfreie Substanz.

Eigenschaften

Weißes bis fast weißes, sehr hygroskopisches Pulver; leicht löslich in Wasser, schwer löslich in Ethanol, praktisch unlöslich in Dichlormethan und Ether.

Prüfung auf Identität

1: B, C.

2: A, C, D, E, F.

A. 10,0 mg Substanz werden in 5 ml Wasser *R* gelöst. Die Lösung wird mit wasserfreiem Ethanol *R* zu 100,0 ml verdünnt. 2,0 ml Lösung werden in einem Reagenzglas mit Schliffstopfen mit 10,0 ml Phenylhydrazin-Schwefelsäure *R* gemischt und 20 min lang im Wasserbad von 60 °C erhitzt. Die sofort abgekühlte Lösung zeigt ein Absorptionsmaximum (2.2.25) bei 450 nm mit einer Absorption von höchstens 0,10.

B. Die Prüfung erfolgt mit Hilfe der IR-Spektroskopie (2.2.24) durch Vergleich des Spektrums der Substanz mit dem von Betamethasondihydrogenphosphat-Dinatrium *CRS*. Wenn die Spektren bei der Prüfung in fester Form unterschiedlich sind, werden Substanz und Referenzsubstanz getrennt in der eben notwendigen Menge Ethanol 96 % *R* gelöst. Nach Eindampfen der Lösungen auf dem Wasserbad werden mit den Rückständen erneut Spektren aufgenommen.

C. Die Prüfung erfolgt mit Hilfe der Dünnschichtchromatographie (2.2.27) unter Verwendung einer Schicht eines geeigneten Kieselgels, das einen Fluoreszenzindikator mit intensivster Anregung der Fluoreszenz bei 254 nm enthält.

Untersuchungslösung: 10 mg Substanz werden in Methanol *R* zu 10 ml gelöst.

Referenzlösung a: 10 mg Betamethasondihydrogenphosphat-Dinatrium *CRS* werden in Methanol *R* zu 10 ml gelöst.

Referenzlösung b: 10 mg Prednisolondihydrogenphosphat-Dinatrium *CRS* werden in Methanol *R* zu 10 ml gelöst. 5 ml Lösung werden mit der Referenzlösung a zu 10 ml verdünnt.

Auf die Platte werden 5 µl jeder Lösung aufgetragen. Die Chromatographie erfolgt mit einer Mischung von 20 Volumteilen Essigsäure 98 % *R*, 20 Volumteilen Wasser *R* und 60 Volumteilen 1-Butanol *R* über eine Laufstrecke von 15 cm. Die Platte wird an der Luft trocknen gelassen und im ultravioletten Licht bei 254 nm ausgewertet. Der Hauptfleck im Chromatogramm der Untersuchungslösung entspricht in bezug auf Lage und Größe dem Hauptfleck im Chromatogramm der Referenzlösung a. Die Platte wird mit ethanolischer Schwefelsäure *R* besprüht, 10 min lang oder bis zum Erscheinen von Flecken bei 120 °C erhitzt und erkalten gelassen. Die Auswertung erfolgt im Tageslicht und im ultravioletten Licht bei 365 nm. Der Hauptfleck im Chromatogramm der Untersuchungslösung entspricht in bezug auf Lage, Farbe im Tageslicht, Fluoreszenz im ultravioletten Licht bei 365 nm und Größe dem Hauptfleck im Chromatogramm der Referenzlösung a. Die Prüfung darf nur ausgewertet werden, wenn das Chromatogramm der Referenzlösung b 2 Flecke zeigt, die möglicherweise nicht vollständig voneinander getrennt sind.

D. Etwa 2 mg Substanz werden unter Schütteln in 2 ml Schwefelsäure *R* gelöst. Innerhalb von 5 min entwickelt sich eine intensive, rotbraune Färbung. Die Lösung wird zu 10 ml Wasser *R* gegeben. Nach dem Mischen verblaßt die Färbung, und die Lösung bleibt klar.

E. Etwa 5 mg Substanz werden in einem Tiegel mit 45 mg schwerem Magnesiumoxid *R* gemischt. Die Mischung wird so lange geglüht, bis der Rückstand fast weiß ist (normalerweise weniger als 5 min). Nach dem Erkalten werden 1 ml Wasser *R*, 0,05 ml Phenolphthalein-Lösung *R* 1 und etwa 1 ml verdünnte Salzsäure *R* zugesetzt, damit die Lösung farblos ist. Die Mischung wird filtriert und 1,0 ml Filtrat mit einer frisch hergestellten Mischung von 0,1 ml Alizarin-S-Lösung *R* und 0,1 ml Zirconiumnitrat-Lösung *R* versetzt. Nach dem Mischen wird 5 min lang stehengelassen und die Färbung mit der einer unter gleichen Bedingungen hergestellten Blindlösung verglichen. Die Lösung ist gelb, die Blindlösung rot gefärbt.

F. Etwa 40 mg Substanz werden mit 2 ml Schwefelsäure *R* bis zum Erscheinen weißer Dämpfe vorsichtig erhitzt. Dann wird tropfenweise mit Salpetersäure *R* versetzt und so lange weiter erhitzt, bis die Lösung fast farblos ist. Nach dem Abkühlen wird mit 2 ml Wasser *R* versetzt, erneut bis zum Erscheinen weißer Dämpfe erhitzt und abgekühlt. Nach Zusatz von 10 ml Wasser *R* wird mit verdünnter Ammoniak-Lösung *R* 1 gegen rotes Lackmuspapier *R* neutralisiert. Die Lösung gibt die Identitätsreaktion a auf Natrium (2.3.1) und die Identitätsreaktion b auf Phosphat (2.3.1).

Prüfung auf Reinheit

Prüflösung: 1,0 g Substanz wird in kohlendioxidfreiem Wasser *R* zu 20 ml gelöst.

Aussehen der Lösung: Die Prüflösung muß klar (2.2.1) und darf nicht stärker gefärbt sein als die Farbvergleichslösung B_7 (2.2.2, Methode II).

***p*H-Wert** (2.2.3): 1 ml Prüflösung wird mit kohlendioxidfreiem Wasser *R* zu 5 ml verdünnt. Der *p*H-Wert dieser Lösung muß zwischen 7,5 und 9,0 liegen.

Spezifische Drehung (2.2.7): 0,250 g Substanz werden in Wasser *R* zu 25,0 ml gelöst. Die spezifische Drehung muß zwischen +98 und +104° liegen, berechnet auf die wasserfreie Substanz.

Verwandte Substanzen: Die Prüfung erfolgt mit Hilfe der Flüssigchromatographie (2.2.29).

Untersuchungslösung: 62,5 mg Substanz werden in der mobilen Phase zu 25,0 ml gelöst.

Referenzlösung a: 25 mg Betamethasondihydrogenphosphat-Dinatrium *CRS* und 25 mg Dexamethasondihydrogenphosphat-Dinatrium *CRS* werden in der mobilen Phase zu 25,0 ml gelöst. 1,0 ml Lösung wird mit der mobilen Phase zu 25,0 ml verdünnt.

Referenzlösung b: 1,0 ml Untersuchungslösung wird mit der mobilen Phase zu 50,0 ml verdünnt.

Die Chromatographie kann durchgeführt werden mit
- einer Säule aus rostfreiem Stahl von 0,25 m Länge und 4,6 mm innerem Durchmesser, gepackt mit octadecylsilyliertem Kieselgel zur Chromatographie *R* (5 µm)
- folgender Mischung als mobile Phase bei einer Durchflußrate von 1 ml je Minute: In einem 250-ml-Erlenmeyerkolben werden 1,360 g Kaliumdihydrogenphosphat *R* und 0,600 g Hexylamin *R* gemischt, die Mischung wird 10 min lang stehengelassen und in 185 ml Wasser *R* gelöst; nach Zusatz von 65 ml Acetonitril *R* wird gemischt und filtriert (0,45 µm)
- einem Spektrometer als Detektor bei einer Wellenlänge von 254 nm.

Die Säule wird mit der mobilen Phase bei einer Durchflußrate von 1 ml je Minute etwa 45 min lang äquilibriert.

Die Empfindlichkeit des Systems wird so eingestellt, daß die Höhe des Hauptpeaks im Chromatogramm der Referenzlösung b 70 bis 90 Prozent des maximalen Ausschlags beträgt.

20 µl Referenzlösung a werden eingespritzt. Werden die Chromatogramme unter den vorgeschriebenen Bedingungen aufgezeichnet, so betragen die Retentionszeiten für Betamethasondihydrogenphosphat-Dinatrium etwa 14 min und für Dexamethasondihydrogenphosphat-Dinatrium etwa 15,5 min. Die Prüfung darf nur ausgewertet werden, wenn die Auflösung zwischen den Peaks von Betamethasondihydrogenphosphat-Dinatrium und Dexamethasondihydrogenphosphat-Dinatrium mindestens 2,0 beträgt. Falls erforderlich wird die Konzentration von Acetonitril oder von Wasser in der mobilen Phase erhöht.

Je 20 µl Untersuchungslösung und Referenzlösung b werden eingespritzt. Die Chromatographie erfolgt über eine Dauer, die der 2fachen Retentionszeit des Hauptpeaks entspricht. Im Chromatogramm der Untersuchungslösung darf keine Peakfläche, mit Ausnahme der des Hauptpeaks, größer sein als die Fläche des Hauptpeaks im Chromatogramm der Referenzlösung b (2 Prozent), und höchstens eine dieser Peakflächen darf größer sein als das 0,5fache der Fläche des Hauptpeaks im Chromatogramm der Referenzlösung b (1 Prozent). Im Chromatogramm der Untersuchungslösung darf die Summe aller Peakflächen, mit Ausnahme der des Hauptpeaks, nicht größer sein als das 1,5fache der Fläche des Hauptpeaks im Chromatogramm der Referenzlösung b (3 Prozent). Peaks, deren Fläche kleiner ist als das 0,025fache der Fläche des Hauptpeaks im Chromatogramm der Referenzlösung b, werden nicht berücksichtigt.

Anorganisches Phosphat: 50 mg Substanz werden in Wasser *R* zu 100 ml gelöst. 10 ml Lösung werden mit 5 ml Molybdat-Vanadat-Reagenz *R* gemischt und 5 min lang stehengelassen. Die Lösung darf nicht stärker gelb gefärbt sein als eine gleichzeitig unter gleichen Bedingungen mit 10 ml Phosphat-Lösung (5 ppm PO_4) *R* hergestellte Referenzlösung (1 Prozent).

Wasser (2.5.12): Höchstens 8,0 Prozent, mit 0,200 g Substanz nach der Karl-Fischer-Methode bestimmt.

Gehaltsbestimmung

0,100 g Substanz werden in Wasser *R* zu 100,0 ml gelöst. 5,0 ml Lösung werden mit Wasser *R* zu 250,0 ml verdünnt. Die Absorption (2.2.25) wird im Maximum bei 241 nm gemessen.

Der Gehalt an $C_{22}H_{28}FNa_2O_8P$ wird mit Hilfe der spezifischen Absorption errechnet ($A^{1\,\%}_{1\,cm}$ = 297).

Lagerung

Dicht verschlossen, vor Licht geschützt.

1999, 809

Betamethasondipropionat

Betamethasoni dipropionas

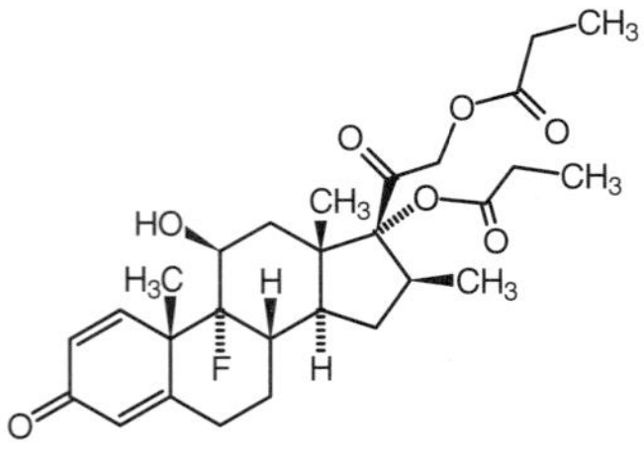

$C_{28}H_{37}FO_7$ M_r 504,6

Definition

Betamethasondipropionat enthält mindestens 97,0 und höchstens 103,0 Prozent 9-Fluor-11β,17,21-trihydroxy-16β-methylpregna-1,4-dien-3,20-dion-17,21-dipropionat, berechnet auf die getrocknete Substanz.

Eigenschaften

Weißes bis fast weißes, kristallines Pulver; praktisch unlöslich in Wasser, leicht löslich in Aceton und Dichlormethan, wenig löslich in Ethanol.

Prüfung auf Identität

1: B, C.
2: A, D, E, F.

A. 10,0 mg Substanz werden in wasserfreiem Ethanol *R* zu 100,0 ml gelöst. 2,0 ml Lösung werden in einem Reagenzglas aus Glas mit Schliffstopfen mit 10,0 ml Phenylhydrazin-Schwefelsäure *R* gemischt und 20 min lang im Wasserbad von 60 °C erhitzt. Die sofort abgekühlte Lösung zeigt ein Absorptionsmaximum (2.2.25) bei 419 nm mit einer Absorption von höchstens 0,10.

B. Die Prüfung erfolgt mit Hilfe der IR-Spektroskopie (2.2.24) durch Vergleich des Spektrums der Substanz mit dem von Betamethasondipropionat *CRS*.

C. Die Prüfung erfolgt mit Hilfe der Dünnschichtchromatographie (2.2.27) unter Verwendung einer Schicht eines geeigneten Kieselgels, das einen Fluoreszenzindikator mit intensivster Anregung der Fluoreszenz bei 254 nm enthält.

Untersuchungslösung: 10 mg Substanz werden in einer Mischung von 1 Volumteil Methanol *R* und 9 Volumteilen Dichlormethan *R* zu 10 ml gelöst.

Referenzlösung a: 10 mg Betamethasondipropionat *CRS* werden in einer Mischung von 1 Volumteil Methanol *R* und 9 Volumteilen Dichlormethan *R* zu 10 ml gelöst.

Referenzlösung b: 10 mg Desoxycortonacetat *CRS* werden in einer Mischung von 1 Volumteil Methanol *R* und 9 Volumteilen Dichlormethan *R* zu 10 ml gelöst. 5 ml Lösung werden mit der Referenzlösung a zu 10 ml verdünnt.

Auf die Platte werden 5 µl jeder Lösung aufgetragen. Die Chromatographie erfolgt mit einer Mischung von 1,2 Volumteilen Wasser *R* und 8 Volumteilen Methanol *R*, die einer Mischung von 15 Volumteilen Ether *R* und 77 Volumteilen Dichlormethan *R* zugesetzt wird, über eine Laufstrecke von 15 cm. Die Platte wird an der Luft trocknen gelassen und im ultravioletten Licht bei 254 nm ausgewertet. Der Hauptfleck im Chromatogramm der Untersuchungslösung entspricht in bezug auf Lage und Größe dem Hauptfleck im Chromatogramm der Referenzlösung a. Die Platte wird mit ethanolischer Schwefelsäure *R* besprüht, 10 min lang oder bis zum Erscheinen der Flecke bei 120 °C erhitzt und erkalten gelassen. Die Auswertung erfolgt im Tageslicht und im ultravioletten Licht bei 365 nm. Der Hauptfleck im Chromatogramm der Untersuchungslösung entspricht in bezug auf Lage, Farbe im Tageslicht, Fluoreszenz im ultravioletten Licht bei 365 nm und Größe dem Hauptfleck im Chromatogramm der Referenzlösung a. Die Prüfung darf nur ausgewertet werden, wenn das Chromatogramm der Referenzlösung b deutlich voneinander getrennt 2 Flecke zeigt.

D. Die Prüfung erfolgt mit Hilfe der Dünnschichtchromatographie (2.2.27) unter Verwendung einer Schicht eines geeigneten Kieselgels, das einen Fluoreszenzindikator mit intensivster Anregung der Fluoreszenz bei 254 nm enthält.

Untersuchungslösung a: 25 mg Substanz werden unter Erwärmen in Methanol *R* zu 5 ml gelöst (Stammlösung A). 2 ml Stammlösung A werden mit Dichlormethan *R* zu 10 ml verdünnt.

Untersuchungslösung b: 2 ml Stammlösung A werden in ein Reagenzglas aus Glas von 15 ml Inhalt mit einem Schliffstopfen oder einem Stopfen aus Polytetrafluorethylen gegeben. Nach Zusatz von 10 ml gesättigter methanolischer Kaliumhydrogencarbonat-Lösung *R* wird sofort 5 min lang ein kräftiger Strom von Stickstoff *R* durch die Lösung geleitet. Das Reagenzglas wird verschlossen, 2 h lang unter Lichtschutz im Wasserbad von 45 °C erwärmt und anschließend erkalten gelassen.

Referenzlösung a: 25 mg Betamethasondipropionat *CRS* werden unter Erwärmen in Methanol *R* zu 5 ml gelöst (Stammlösung B). 2 ml Stammlösung B werden mit Dichlormethan *R* zu 10 ml verdünnt.

Referenzlösung b: 2 ml Stammlösung B werden in ein Reagenzglas aus Glas von 15 ml Inhalt mit einem Schliffstopfen oder einem Stopfen aus Polytetrafluorethylen gegeben. Nach Zusatz von 10 ml gesättigter methanolischer Kaliumhydrogencarbonat-Lösung *R* wird sofort 5 min lang ein kräftiger Strom von Stickstoff *R* durch die Lösung geleitet. Das Reagenzglas wird verschlossen, 2 h lang unter Lichtschutz im Wasserbad von 45 °C erwärmt und anschließend erkalten gelassen.

Auf die Platte werden 5 µl jeder Lösung aufgetragen. Die Chromatographie erfolgt mit einer Mischung von 1,2 Volumteilen Wasser *R* und 8 Volumteilen Methanol *R*, die einer Mischung von 15 Volumteilen Ether *R* und 77 Volumteilen Dichlormethan *R* zugesetzt wird, über eine Laufstrecke von 15 cm. Die Platte wird an der Luft trocknen gelassen und im ultravioletten Licht bei 254 nm ausgewertet. Die Hauptflecke in den Chromatogrammen der Untersuchungslösungen entsprechen in bezug auf Lage und Größe den Hauptflecken in den Chromatogrammen der entsprechenden Referenzlösungen. Die Platte wird mit ethanolischer Schwefelsäure *R* besprüht, 10 min lang oder bis zum Erscheinen von Flecken bei 120 °C erhitzt und erkalten gelassen. Die Auswertung erfolgt im Tageslicht und im ultravioletten Licht bei 365 nm. Die Hauptflecke in den Chromatogrammen der Untersuchungslösungen entsprechen in bezug auf Lage, Farbe im Tageslicht, Fluoreszenz im ultravioletten Licht bei 365 nm und Größe den Hauptflecken in den Chromatogrammen der entsprechenden Referenzlösungen. Die Hauptflecke in den Chromatogrammen der Untersuchungslösung b und der Referenzlösung b haben einen deutlich kleineren R_f-Wert als die Hauptflecke in den Chromatogrammen der Untersuchungslösung a und der Referenzlösung a.

E. Etwa 2 mg Substanz werden unter Schütteln in 2 ml Schwefelsäure *R* gelöst. Innerhalb von 5 min entwickelt sich eine intensive, rotbraune Färbung. Die Lösung wird zu 10 ml Wasser *R* gegeben. Nach dem Mischen verblaßt die Färbung, und die Lösung bleibt klar.

F. Etwa 5 mg Substanz werden in einem Tiegel mit 45 mg schwerem Magnesiumoxid *R* gemischt. Die Mischung wird so lange geglüht, bis der Rückstand fast weiß ist (normalerweise weniger als 5 min). Nach dem Erkalten werden 1 ml Wasser *R*, 0,05 ml Phenolphthalein-Lösung *R* 1 und etwa 1 ml verdünnte Salzsäure *R* zugesetzt, damit die Lösung farblos ist. Die Mischung wird filtriert und 1,0 ml Filtrat mit einer frisch hergestellten Mischung von 0,1 ml Alizarin-S-Lösung *R* und 0,1 ml Zirconiumnitrat-Lösung *R* versetzt. Nach dem Mischen wird 5 min lang stehengelassen und die Färbung mit der einer unter gleichen Bedingungen hergestellten Blindlösung verglichen. Die Lösung ist gelb, die Blindlösung rot gefärbt.

B

Monographien

Prüfung auf Reinheit

Spezifische Drehung (2.2.7): 0,250 g Substanz werden in Dioxan *R* zu 25,0 ml gelöst. Die spezifische Drehung muß zwischen +63 und +70° liegen, berechnet auf die getrocknete Substanz.

Verwandte Substanzen: Die Prüfung erfolgt mit Hilfe der Flüssigchromatographie (2.2.29).

Untersuchungslösung: 62,5 mg Substanz werden in der mobilen Phase zu 25,0 ml gelöst.

Referenzlösung a: 2,5 mg Betamethasondipropionat *CRS* und 2,5 mg Beclomethasondipropionat *CRS* werden in der mobilen Phase zu 50,0 ml gelöst.

Referenzlösung b: 1,0 ml Untersuchungslösung wird mit der mobilen Phase zu 50,0 ml verdünnt.

Die Chromatographie kann durchgeführt werden mit

- einer Säule aus rostfreiem Stahl von 0,25 m Länge und 4,6 mm innerem Durchmesser, gepackt mit octadecylsilyliertem Kieselgel zur Chromatographie *R* (5 µm)
- folgender Mischung als mobile Phase bei einer Durchflußrate von 1 ml je Minute: 350 ml Wasser *R* werden mit 600 ml Acetonitril *R* sorgfältig gemischt; die Mischung wird zum Äquilibrieren stehengelassen, mit Wasser *R* zu 1000 ml verdünnt und erneut gemischt
- einem Spektrometer als Detektor bei einer Wellenlänge von 254 nm.

Die Säule wird mit der mobilen Phase bei einer Durchflußrate von 1 ml je Minute etwa 45 min lang äquilibriert.

Die Empfindlichkeit des Systems wird so eingestellt, daß die Höhe des Hauptpeaks im Chromatogramm der Referenzlösung b 70 bis 90 Prozent des maximalen Ausschlags beträgt.

20 µl Referenzlösung a werden eingespritzt. Werden die Chromatogramme unter den vorgeschriebenen Bedingungen aufgezeichnet, betragen die Retentionszeiten

etwa 9 min für Betamethasondipropionat und etwa 10,7 min für Beclomethasondipropionat. Die Prüfung darf nur ausgewertet werden, wenn die Auflösung zwischen den Peaks von Betamethasondipropionat und Beclomethasondipropionat mindestens 2,5 beträgt. Falls erforderlich wird die Konzentration von Acetonitril in der mobilen Phase geändert.

Je 20 µl Untersuchungslösung und Referenzlösung b werden eingespritzt. Die Chromatographie erfolgt über eine Dauer, die der 2,5fachen Retentionszeit des Hauptpeaks entspricht. Im Chromatogramm der Untersuchungslösung darf keine Peakfläche, mit Ausnahme der des Hauptpeaks, größer sein als das 0,75fache der Fläche des Hauptpeaks im Chromatogramm der Referenzlösung b (1,5 Prozent), und höchstens eine dieser Peakflächen darf größer sein als das 0,5fache der Fläche des Hauptpeaks im Chromatogramm der Referenzlösung b (1 Prozent). Im Chromatogramm der Untersuchungslösung darf die Summe aller Peakflächen, mit Ausnahme der des Hauptpeaks, nicht größer sein als das 1,25fache der Fläche des Hauptpeaks im Chromatogramm der Referenzlösung b (2,5 Prozent). Peaks, deren Fläche kleiner ist als das 0,025fache der Fläche des Hauptpeaks im Chromatogramm der Referenzlösung b, werden nicht berücksichtigt.

Trocknungsverlust (2.2.32): Höchstens 1,0 Prozent, mit 0,500 g Substanz durch Trocknen im Trockenschrank bei 100 bis 105 °C bestimmt.

Gehaltsbestimmung

50,0 mg Substanz werden in Ethanol 96 % *R* zu 100,0 ml gelöst. 2,0 ml Lösung werden mit Ethanol 96 % *R* zu 50,0 ml verdünnt. Die Absorption (2.2.25) wird im Maximum bei 240 nm gemessen.

Der Gehalt an $C_{28}H_{37}FO_7$ wird mit Hilfe der spezifischen Absorption errechnet ($A^{1\%}_{1cm} = 305$).

Lagerung

Gut verschlossen, vor Licht geschützt.

2001, 1394

Bezafibrat

Bezafibratum

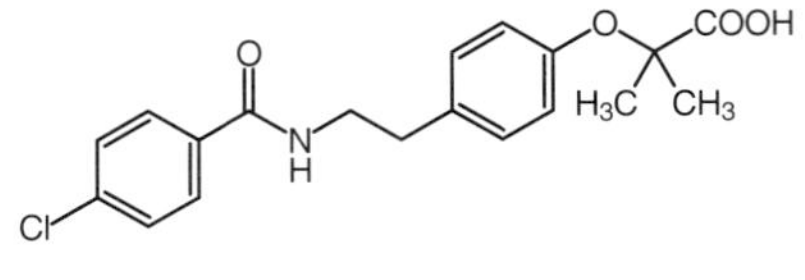

$C_{19}H_{20}ClNO_4$ M_r 361,8

Definition

Bezafibrat enthält mindestens 98,0 und höchstens 102,0 Prozent 2-[4-[2-[(4-Chlorbenzoyl)amino]ethyl]phenoxy]-2-methylpropansäure, berechnet auf die getrocknete Substanz.

Eigenschaften

Weißes bis fast weißes, kristallines Pulver; praktisch unlöslich in Wasser, leicht löslich in Dimethylformamid, wenig löslich in Aceton und Ethanol. Die Substanz löst sich in verdünnten Alkalihydroxid-Lösungen.

Die Substanz zeigt Polymorphie.

Prüfung auf Identität

1: A, B.
2: A, C.

A. Schmelztemperatur (2.2.14): 181 bis 185 °C.

B. Die Prüfung erfolgt mit Hilfe der IR-Spektroskopie (2.2.24) durch Vergleich des Spektrums der Substanz mit dem von Bezafibrat *CRS*. Die Prüfung erfolgt mit Hilfe von Preßlingen. Wenn die Spektren unterschiedlich sind, werden Substanz und Referenzsubstanz getrennt in Methanol *R* gelöst. Nach Eindampfen der Lösungen zur Trockne und 1 h langem Trocknen der Rückstände im Vakuum bei 80 °C werden mit diesen erneut Spektren aufgenommen.

C. Die Prüfung erfolgt mit Hilfe der Dünnschichtchromatographie (2.2.27) unter Verwendung einer DC-Platte mit Kieselgel F_{254} *R*.

Untersuchungslösung: 10 mg Substanz werden in Methanol *R* zu 5 ml gelöst.

Referenzlösung: 10 mg Bezafibrat *CRS* werden in Methanol *R* zu 5 ml gelöst.

Auf die Platte werden 5 µl jeder Lösung aufgetragen. Die Chromatographie erfolgt mit einer Mischung von 2,7 Volumteilen Essigsäure 98 % *R*, 30 Volumteilen Ethylmethylketon *R* und 60 Volumteilen Xylol *R* über eine Laufstrecke von 10 cm. Die Platte wird mindestens 15 min lang bei 120 °C getrocknet und anschließend im ultravioletten Licht bei 254 nm ausgewertet. Der Hauptfleck im Chromatogramm der Untersuchungslösung entspricht in bezug auf Lage und Größe dem Hauptfleck im Chromatogramm der Referenzlösung.

Prüfung auf Reinheit

Prüflösung: 1,0 g Substanz wird in Dimethylformamid *R* zu 20 ml gelöst.

Aussehen der Lösung: Die Prüflösung muß klar (2.2.1) und darf nicht stärker gefärbt sein als die Farbvergleichslösung BG_5 (2.2.2, Methode II).

Verwandte Substanzen: Die Prüfung erfolgt mit Hilfe der Flüssigchromatographie (2.2.29).

Untersuchungslösung: 50,0 mg Substanz werden in der mobilen Phase zu 100,0 ml gelöst.

Referenzlösung a: 10,0 ml Untersuchungslösung werden mit der mobilen Phase zu 100,0 ml verdünnt. 5,0 ml dieser Lösung werden mit der mobilen Phase zu 100,0 ml verdünnt.

Referenzlösung b: 5,0 ml Referenzlösung a werden mit der mobilen Phase zu 50,0 ml verdünnt.

Referenzlösung c: 1 ml Untersuchungslösung wird mit 1 ml Salzsäure (0,1 mol · l^{-1}) versetzt. Anschließend wird die Mischung auf einer Heizplatte zur Trockne eingedampft. Der Rückstand wird in 20 ml mobiler Phase gelöst.

Die Chromatographie kann durchgeführt werden mit

- einer Säule aus rostfreiem Stahl von 0,125 m Länge und 4 mm innerem Durchmesser, gepackt mit octadecylsilyliertem Kieselgel zur Chromatographie *R* (5 µm)
- einer Mischung von 40 Volumteilen einer Lösung von Kaliumdihydrogenphosphat *R* (2,72 g · l^{-1}), die mit Phosphorsäure 85 % *R* auf einen *p*H-Wert von 2,3 eingestellt wurde, und 60 Volumteilen Methanol *R* als mobile Phase bei einer Durchflußrate von 1 ml je Minute
- einem Spektrometer als Detektor bei einer Wellenlänge von 228 nm.

20 µl Untersuchungslösung und je 20 µl Referenzlösung a, b und c werden eingespritzt. Werden die Chromatogramme unter den vorgeschriebenen Bedingungen aufgezeichnet, betragen die Retentionszeiten für Verunreinigung A etwa 3 min, für Verunreinigung B etwa 3,5 min, für Bezafibrat etwa 6,0 min, für Verunreinigung C etwa 9 min, für Verunreinigung D etwa 14 min und für Verunreinigung E etwa 37 min. Die Chromatographie erfolgt über eine Dauer, die erforderlich ist, um eine mögliche Verunreinigung mit einem Bezafibrat-Ester zu detektieren. Je nach Syntheseverfahren kann dies die Verunreinigung C, D oder E sein.

Die Prüfung darf nur ausgewertet werden, wenn im Chromatogramm der Referenzlösung c die Auflösung zwischen den beiden Hauptpeaks mindestens 5,0 beträgt und das Signal-Rausch-Verhältnis des Hauptpeaks im Chromatogramm der Referenzlösung b mindestens 5 beträgt.

Im Chromatogramm der Untersuchungslösung darf keine Peakfläche, mit Ausnahme der des Hauptpeaks, größer sein als die Fläche des Hauptpeaks im Chromatogramm der Referenzlösung a (0,5 Prozent). Im Chromatogramm der Untersuchungslösung darf die Summe aller Peakflächen, mit Ausnahme der des Hauptpeaks, nicht größer sein als das 1,5fache der Fläche des Hauptpeaks im Chromatogramm der Referenzlösung a (0,75 Prozent). Peaks, deren Fläche kleiner ist als das 0,1fache der Fläche des Hauptpeaks im Chromatogramm der Referenzlösung a, werden nicht berücksichtigt.

Chlorid (2.4.4): 10 ml Prüflösung werden mit Wasser *R* zu 50 ml verdünnt. Die Suspension wird durch ein feuchtes, zuvor chloridfrei gewaschenes Filter filtriert. 15 ml Filtrat müssen der Grenzprüfung auf Chlorid entsprechen (300 ppm). Zur Herstellung der Referenzlösung werden 9 ml Chlorid-Lösung (5 ppm Cl) *R* und 6 ml Wasser *R* verwendet.

Schwermetalle (2.4.8): 2,0 g Substanz müssen der Grenzprüfung C auf Schwermetalle entsprechen (10 ppm). Zur Herstellung der Referenzlösung werden 2 ml Blei-Lösung (10 ppm Pb) *R* verwendet.

Trocknungsverlust (2.2.32): Höchstens 0,5 Prozent, mit 1,000 g Substanz durch Trocknen im Trockenschrank bei 100 bis 105 °C bestimmt.

Sulfatasche (2.4.14): Höchstens 0,1 Prozent, mit 1,0 g Substanz bestimmt.

Gehaltsbestimmung

0,300 g Substanz, in 50 ml einer Mischung von 25 Volumteilen Wasser *R* und 75 Volumteilen Ethanol 96 % *R* gelöst, werden nach Zusatz von 0,1 ml Phenolphthalein-Lösung *R* mit Natriumhydroxid-Lösung (0,1 mol · l^{-1}) bis zum Umschlag nach Rosa titriert. Ein Blindversuch wird durchgeführt.

1 ml Natriumhydroxid-Lösung (0,1 mol · l^{-1}) entspricht 36,18 mg $C_{19}H_{20}ClNO_4$.

Verunreinigungen

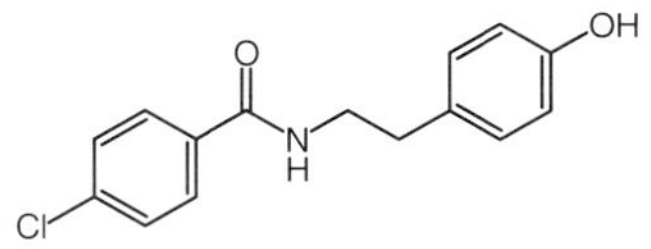

A. 4-Chlor-*N*-[2-(4-hydroxyphenyl)ethyl]benzamid (Chlorbenzoyltyramin)

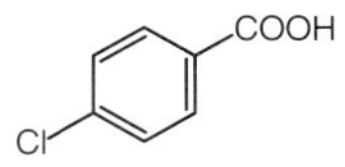

B. 4-Chlorbenzoesäure

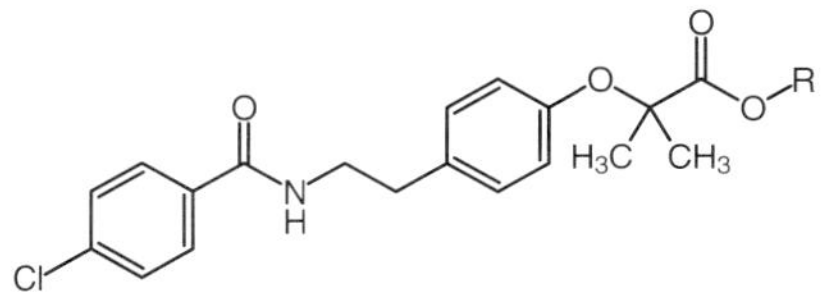

C. R = CH_3: Methyl-2-[4-[2-[(4-chlorbenzoyl)amino]ethyl]phenoxy]-2-methylpropanoat

D. R = $CH_2–CH_3$: Ethyl-2-[4-[2-[(4-chlorbenzoyl)amino]ethyl]phenoxy]-2-methylpropanoat

E. R = $CH_2–CH_2–CH_2–CH_3$: Butyl-2-[4-[2-[(4-chlorbenzoyl)amino]ethyl]phenoxy]-2-methylpropanoat.

2000, 1395

Bifonazol

Bifonazolum

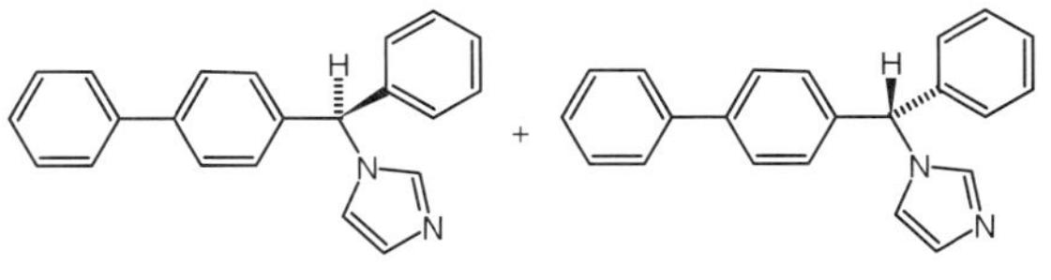

$C_{22}H_{18}N_2$ M_r 310,4

Definition

Bifonazol enthält mindestens 98,0 und höchstens 100,5 Prozent 1-[(*RS*)-(Biphenyl-4-yl)phenylmethyl]-1*H*-imidazol, berechnet auf die getrocknete Substanz.

Eigenschaften

Weißes bis fast weißes, kristallines Pulver; praktisch unlöslich in Wasser, löslich in wasserfreiem Ethanol.

Die Substanz zeigt Polymorphie.

Prüfung auf Identität

Die Prüfung erfolgt mit Hilfe der IR-Spektroskopie (2.2.24) durch Vergleich des Spektrums der Substanz mit dem von Bifonazol *CRS*. Wenn die Spektren bei der Prüfung in fester Form unterschiedlich sind, werden Substanz und Referenzsubstanz getrennt in der eben notwendigen Menge 2-Propanol *R* gelöst. Nach Eindampfen der Lösungen zur Trockne werden mit den Rückständen erneut Spektren aufgenommen.

Prüfung auf Reinheit

Optische Drehung (2.2.7): 0,20 g Substanz werden in 20,0 ml Methanol *R* gelöst. Der Drehungswinkel muß zwischen −0,10 und +0,10° liegen.

Verwandte Substanzen: Die Prüfung erfolgt mit Hilfe der Flüssigchromatographie (2.2.29).

Pufferlösung pH 3,2: 2,0 ml Phosphorsäure 85 % *R* werden mit Wasser *R* zu 1000,0 ml verdünnt. Der *p*H-Wert der Lösung wird mit Triethylamin *R* auf 3,2 eingestellt (2.2.3).

Untersuchungslösung: 50,0 mg Substanz werden in 25 ml Acetonitril *R* gelöst. Die Lösung wird mit der Pufferlösung *p*H 3,2 zu 50,0 ml verdünnt.

Referenzlösung a: 0,25 ml Untersuchungslösung werden mit der Pufferlösung *p*H 3,2 zu 50,0 ml verdünnt.

Referenzlösung b: 25,0 mg Imidazol *R* (Verunreinigung C) werden in Acetonitril *R* zu 25,0 ml gelöst. 0,25 ml Lösung werden mit der Pufferlösung *p*H 3,2 zu 100,0 ml verdünnt.

Referenzlösung c: 34,2 mg 4-[(*RS*)-(Biphenyl-4-yl)phenylmethyl]-4*H*-imidazoltrifluoracetat *CRS* (entsprechend 25,0 mg Base der Verunreinigung B) werden in Acetonitril *R* zu 25,0 ml gelöst.

Referenzlösung d: 0,25 ml Referenzlösung c werden mit der Pufferlösung *p*H 3,2 zu 50,0 ml verdünnt.

Referenzlösung e: Je 0,25 ml Untersuchungslösung und Referenzlösung c werden gemischt. Die Mischung wird mit der Pufferlösung *p*H 3,2 zu 50,0 ml verdünnt.

Die Chromatographie kann durchgeführt werden mit

- einer Säule aus rostfreiem Stahl von 0,125 m Länge und 4,6 mm innerem Durchmesser, gepackt mit octadecylsilyliertem Kieselgel zur Chromatographie *R* (5 µm)
- einer Mischung der mobilen Phasen A und B bei einer Durchflußrate von 1 ml je Minute unter Einsatz der Gradientenelution

Mobile Phase A: eine Mischung von 20 Volumteilen Acetonitril *R* und 80 Volumteilen Pufferlösung *p*H 3,2

Mobile Phase B: eine Mischung von 20 Volumteilen Pufferlösung *p*H 3,2 und 80 Volumteilen Acetonitril *R*

Zeit (min)	Mobile Phase A (% *V/V*)	Mobile Phase B (% *V/V*)	Erläuterungen
0 – 8	60	40	isokratisch
8 – 12	60 → 10	40 → 90	linearer Gradient
12 – 30	10	90	isokratisch
30 – 32	10 → 60	90 → 40	zurück zur Anfangszusammensetzung
32 – 40	60	40	Äquilibrierung
40 = 0	60	40	Wiederbeginn isokratisch

- einem Spektrometer als Detektor bei einer Wellenlänge von 210 nm.

Die Temperatur der Säule wird bei 40 °C gehalten.

Die Empfindlichkeit des Systems wird so eingestellt, daß die Höhe des Bifonazol-Peaks im Chromatogramm mit 50 µl Referenzlösung e mindestens 50 Prozent des maximalen Ausschlags beträgt.

50 µl Referenzlösung e werden eingespritzt. Wird das Chromatogramm unter den vorgeschriebenen Bedingungen aufgezeichnet, betragen die Retentionszeiten für Verunreinigung B etwa 4 min und für Bifonazol etwa 4,5 min. Die Prüfung darf nur ausgewertet werden, wenn im Chromatogramm die Auflösung zwischen den Peaks von Verunreinigung B und Bifonazol mindestens 2,5 beträgt.

Je 50 µl Untersuchungslösung und Referenzlösung a, b und d werden eingespritzt. Im Chromatogramm der Untersuchungslösung darf eine der Verunreinigung C entsprechende Peakfläche nicht größer sein als der entsprechende Peak im Chromatogramm der Referenzlösung b (0,25 Prozent); eine der Verunreinigung B entsprechende Peakfläche darf nicht größer sein als das 3fache der Fläche des entsprechenden Peaks im Chromatogramm der Referenzlösung d (1,5 Prozent); keine Peakfläche, mit Ausnahme der des Hauptpeaks und der der Verunreinigungen B und C, darf größer sein als die Fläche des Peaks im Chromatogramm der Referenzlösung a (0,5 Prozent). Im Chromatogramm der Untersuchungslösung darf die Summe aller Peakflächen, mit Ausnahme der des Hauptpeaks, nicht größer sein als das 4fache der Fläche des Hauptpeaks im Chromatogramm der Referenzlösung a (2 Prozent). Peaks, deren Fläche kleiner ist als das 0,1fache der Fläche des Hauptpeaks im Chromatogramm der Referenzlösung a, werden nicht berücksichtigt.

Trocknungsverlust (2.2.32): Höchstens 0,5 Prozent, mit 1,000 g Substanz durch Trocknen im Trockenschrank bei 100 bis 105 °C bestimmt.

Sulfatasche (2.4.14): Höchstens 0,1 Prozent, mit 1,0 g Substanz bestimmt.

Gehaltsbestimmung

0,250 g Substanz, in 80 ml wasserfreier Essigsäure *R* gelöst, werden mit Perchlorsäure (0,1 mol · l^{-1}) titriert. Der

Endpunkt wird mit Hilfe der Potentiometrie (2.2.20) bestimmt.

1 ml Perchlorsäure (0,1 mol · l^{-1}) entspricht 31,04 mg $C_{22}H_{18}N_2$.

Verunreinigungen

Qualifizierte Verunreinigungen

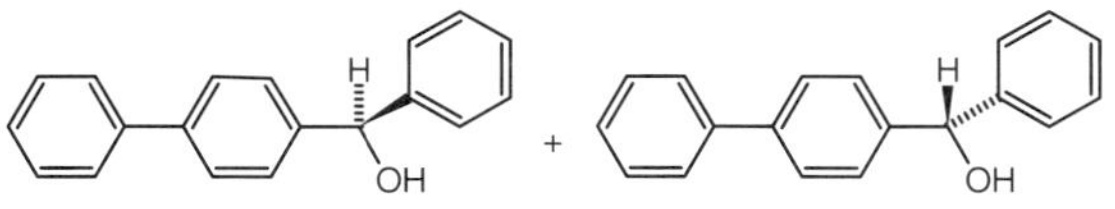

A. (*RS*)-(Biphenyl-4-yl)phenylmethanol

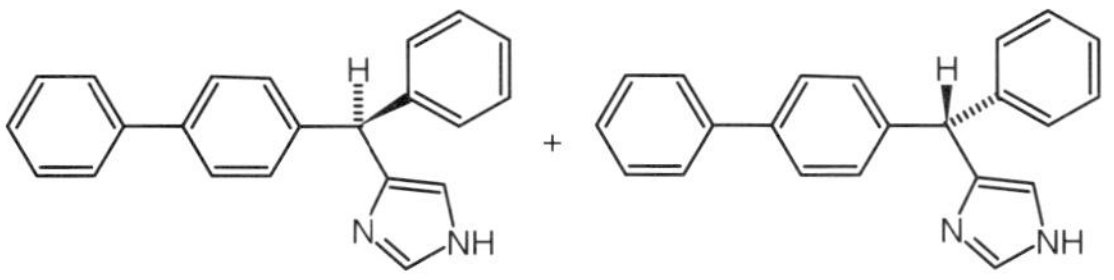

B. 4-[(*RS*)-(Biphenyl-4-yl)phenylmethyl]-1*H*-imidazol

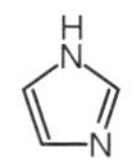

C. 1*H*-Imidazol

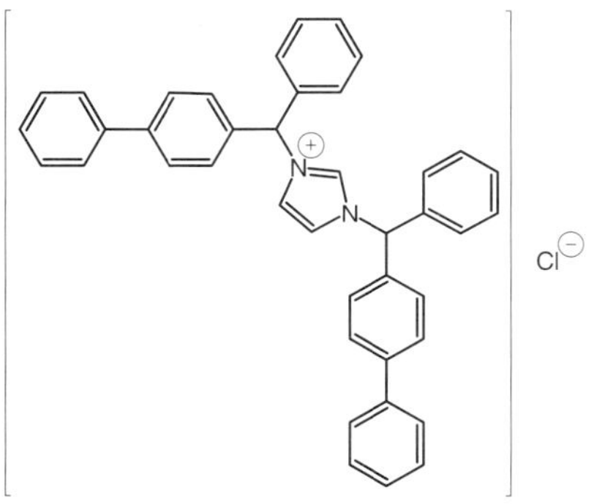

D. 1,3-Bis[(biphenyl-4-yl)phenylmethyl]-1*H*-imidazoliumchlorid.

2001, 1073

Biotin

Biotinum

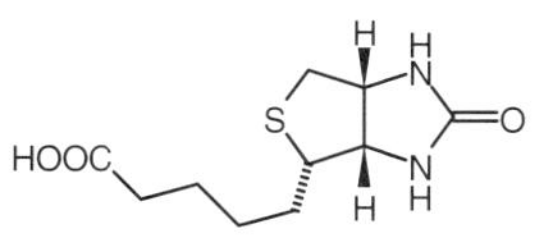

$C_{10}H_{16}N_2O_3S$ M_r 244,3

Definition

Biotin enthält mindestens 98,5 und höchstens 101,0 Prozent 5-[(3a*S*,4*S*,6a*R*)-2-Oxohexahydrothieno[3,4-*d*]imidazol-4-yl]pentansäure, berechnet auf die getrocknete Substanz.

Eigenschaften

Weißes, kristallines Pulver oder farblose Kristalle; sehr schwer löslich in Wasser und Ethanol, praktisch unlöslich in Aceton. Die Substanz löst sich in verdünnten Alkalihydroxid-Lösungen.

Prüfung auf Identität

1: A.
2: B, C.

A. Die Prüfung erfolgt mit Hilfe der IR-Spektroskopie (2.2.24) durch Vergleich des Spektrums der Substanz mit dem von Biotin *CRS*.

B. Die bei der Prüfung „Verwandte Substanzen“ (siehe „Prüfung auf Reinheit“) erhaltenen Chromatogramme werden ausgewertet. Der Hauptfleck im Chromatogramm der Untersuchungslösung b entspricht in bezug auf Lage und Größe dem Hauptfleck im Chromatogramm der Referenzlösung a.

C. Etwa 10 mg Substanz werden unter Erwärmen in 20 ml Wasser *R* gelöst. Die Lösung wird erkalten gelassen. Nach Zusatz von 0,1 ml Bromwasser *R* wird dieses entfärbt.

Prüfung auf Reinheit

Prüflösung: 0,250 g Substanz werden in einer Lösung von Natriumhydroxid *R* (4 g · l^{-1}) zu 25,0 ml gelöst.

Aussehen der Lösung: Die Prüflösung muß klar (2.2.1) und farblos (2.2.2, Methode II) sein.

Spezifische Drehung (2.2.7): Die spezifische Drehung, an der Prüflösung bestimmt, muß zwischen +89 und +93° liegen, berechnet auf die getrocknete Substanz.

Verwandte Substanzen: Die Prüfung erfolgt mit Hilfe der Dünnschichtchromatographie (2.2.27) unter Verwendung einer Schicht eines geeigneten Kieselgels (5 µm).

Die Lösungen werden unmittelbar vor Gebrauch hergestellt und unter Ausschluß direkter Lichteinwirkung aufbewahrt.

Untersuchungslösung a: 50 mg Substanz werden in Essigsäure 98 % *R* zu 10 ml gelöst.

Untersuchungslösung b: 1 ml Untersuchungslösung a wird mit Essigsäure 98 % *R* zu 10 ml verdünnt.

Referenzlösung a: 5 mg Biotin *CRS* werden in Essigsäure 98 % *R* zu 10 ml gelöst.

Referenzlösung b: 1 ml Untersuchungslösung b wird mit Essigsäure 98 % *R* zu 20 ml verdünnt.

Referenzlösung c: 1 ml Untersuchungslösung b wird mit Essigsäure 98 % *R* zu 40 ml verdünnt.

Auf die Platte werden 10 µl jeder Lösung aufgetragen. Die Chromatographie erfolgt mit einer Mischung von 5 Volumteilen Methanol *R*, 25 Volumteilen Essigsäure 98 % *R* und 75 Volumteilen Toluol *R* über eine Laufstrecke von 15 cm. Die Platte wird im Warmluftstrom getrocknet und erkalten gelassen. Anschließend wird die Platte mit Dimethylaminozimtaldehyd-Lösung *R* besprüht und sofort im Tageslicht ausgewertet. Kein im Chromatogramm der Untersuchungslösung a auftretender Nebenfleck darf größer oder stärker gefärbt sein als der Fleck im

Chromatogramm der Referenzlösung b (0,5 Prozent), und höchstens ein Nebenfleck darf größer oder stärker gefärbt sein als der Fleck im Chromatogramm der Referenzlösung c (0,25 Prozent).

Schwermetalle (2.4.8): 1,0 g Substanz muß der Grenzprüfung C auf Schwermetalle entsprechen (10 ppm). Zur Herstellung der Referenzlösung wird 1 ml Blei-Lösung (10 ppm Pb) *R* verwendet.

Trocknungsverlust (2.2.32): Höchstens 1,0 Prozent, mit 1,000 g Substanz durch Trocknen im Trockenschrank bei 100 bis 105 °C bestimmt.

Sulfatasche (2.4.14): Höchstens 0,1 Prozent, mit 1,0 g Substanz bestimmt.

Gehaltsbestimmung

0,200 g Substanz werden in 5 ml Dimethylformamid *R* suspendiert. Die Mischung wird so lange erhitzt, bis sich die Substanz vollständig gelöst hat. Nach Zusatz von 50 ml wasserfreiem Ethanol *R* wird mit Tetrabutylammoniumhydroxid-Lösung (0,1 mol·l^{-1}) titriert. Der Endpunkt wird mit Hilfe der Potentiometrie (2.2.20) bestimmt.

1 ml Tetrabutylammoniumhydroxid-Lösung (0,1 mol·l^{-1}) entspricht 24,43 mg $C_{10}H_{16}N_2O_3S$.

Lagerung

Gut verschlossen, vor Licht geschützt.

Verunreinigungen

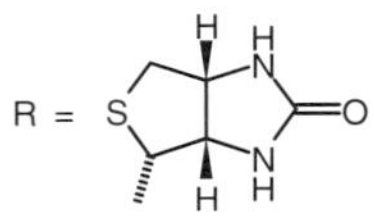

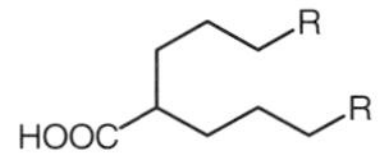

A. Di[3-[(3a*S*,4*S*,6a*R*)-2-oxohexahydrothieno[3,4-*d*]imidazol-4-yl]propyl]essigsäure

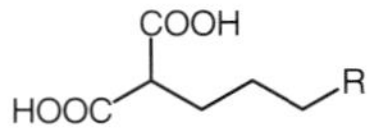

B. 4-[(3a*S*,4*S*,6a*R*)-2-Oxohexahydrothieno[3,4-*d*]imidazol-4-yl]butan-1,1-dicarbonsäure

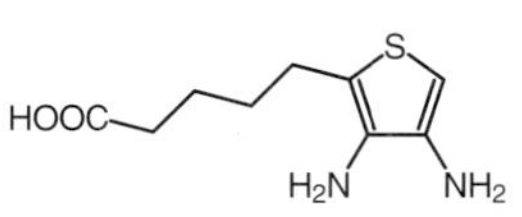

C. 5-(3,4-Diamino-2-thienyl)pentansäure

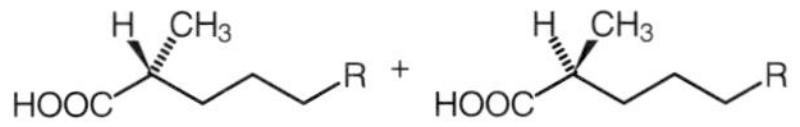

D. 2-Methyl-5-[(3a*S*,4*S*,6a*R*)-2-oxohexahydrothieno[3,4-*d*]imidazol-4-yl]pentansäure

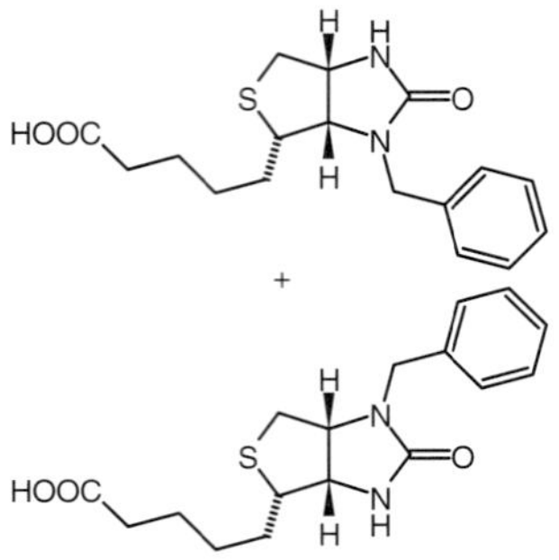

E. 5-[(3a*S*,4*S*,6a*R*)-3-Benzyl-2-oxohexahydrothieno[3,4-*d*]imidazol-4-yl]pentansäure und 5-[(3a*S*,4*S*,6a*R*)-1-Benzyl-2-oxohexahydrothieno[3,4-*d*]imidazol-4-yl]pentansäure.

1998, 1174

Birkenblätter

Betulae folium

Definition

Birkenblätter bestehen aus den ganzen oder geschnittenen, getrockneten Laubblättern von *Betula pendula* Roth, von *Betula pubescens* Ehrh., von beiden Arten oder auch von Hybriden beider Arten. Die Droge enthält mindestens 1,5 Prozent Flavonoide, berechnet als Hyperosid ($C_{21}H_{20}O_{12}$; M_r 464,4) und bezogen auf die getrocknete Droge.

Eigenschaften

Die Droge weist die unter „Prüfung auf Identität, A und B" beschriebenen makroskopischen und mikroskopischen Merkmale auf.

Prüfung auf Identität

A. Die Blätter beider Arten sind auf der Oberseite dunkelgrün, auf der Unterseite graugrün und viel heller. Sie besitzen eine auffallende, enge Netznervatur. Die Blattnerven sind hellbraun bis fast weiß.

Die Blätter von *Betula pendula* sind kahl und beidseitig dicht drüsig punktiert, 3 bis 7 cm lang und 2 bis 5 cm breit. Der Blattstiel ist lang, die doppelt gesägte Blattspreite dreieckig bis rautenförmig und am Blattgrund breit kegelförmig oder abgestumpft. Die Seitenwinkel sind wenig oder gar nicht abgerundet, die Blattspitze ist lang und zugespitzt.

Die Blätter von *Betula pubescens* zeigen nur wenige Drüsenhaare und sind beidseitig schwach behaart. Die Blattunterseite zeigt kleine, gelblichgraue Haarbüschel in den Aderwinkeln. Die Blätter sind etwas kleiner, oval bis rautenförmig und abgerundeter. Auch sind sie rauher und regelmäßiger gesägt. Die Blattspitze ist weder lang noch zugespitzt.

B. Die Droge wird pulverisiert (355). Das Pulver ist grünlichgrau. Die Prüfung erfolgt unter dem Mikroskop, wobei Chloralhydrat-Lösung *R* verwendet wird. Das Pulver zeigt zahlreiche Blattfragmente mit geradwandigen Epidermiszellen sowie Zellen der unteren Epidermis, umgeben von Spaltöffnungen vom anomocytischen Typ (2.8.3) und auf der oberen und unteren Epidermis 100 bis 120 µm große, schuppige Drüsen. Die Mesophyllfragmente enthalten Calciumoxalatkristalle. Fragmente radialer Gefäßbündel und Sklerenchymfasern werden von Kristallzellreihen begleitet. Ist *Betula pubescens* anwesend, finden sich auch dickwandige, einzellige Deckhaare von etwa 80 bis 600 µm, meist von 100 bis 200 µm Länge.

C. Die Prüfung erfolgt mit Hilfe der Dünnschichtchromatographie (2.2.27) unter Verwendung einer Schicht eines geeigneten Kieselgels.

Untersuchungslösung: 1 g pulverisierte Droge (355) wird 5 min lang mit 10 ml Methanol *R* in einem Wasserbad von 60 °C erhitzt. Nach dem Abkühlen wird die Mischung filtriert.

Referenzlösung: 1 mg Chlorogensäure *R*, 1 mg Kaffeesäure *R*, 2,5 mg Hyperosid *R* und 2,5 mg Rutosid *R* werden in 10 ml Methanol *R* gelöst.

Auf die Platte werden 10 µl jeder Lösung bandförmig aufgetragen. Die Chromatographie erfolgt mit einer Mischung von 10 Volumteilen wasserfreier Ameisensäure *R*, 10 Volumteilen Wasser *R*, 30 Volumteilen Ethylmethylketon *R* und 50 Volumteilen Ethylacetat *R* über eine Laufstrecke von 10 cm. Die Platte wird im Warmluftstrom getrocknet, mit einer Lösung von Diphenylboryloxyethylamin *R* ($10\ g \cdot l^{-1}$) in Methanol *R* und anschließend mit einer Lösung von Macrogol 400 *R* ($50\ g \cdot l^{-1}$) in Methanol *R* besprüht. Die Platte wird 30 min lang an der Luft trocknen gelassen und im ultravioletten Licht bei 365 nm ausgewertet. Das Chromatogramm der Referenzlösung zeigt in der unteren Hälfte 3 Zonen. In aufsteigender Reihenfolge der R_f-Werte finden sich eine gelblichbraun fluoreszierende Zone (Rutosid), eine hellblau fluoreszierende Zone (Chlorogensäure) und eine gelblichbraun fluoreszierende Zone (Hyperosid). Eine hellblau fluoreszierende Zone (Kaffeesäure) ist auch im oberen Drittel des Chromatogramms sichtbar.

Das Chromatogramm der Untersuchungslösung zeigt 3 Zonen, die in bezug auf Lage und Fluoreszenz dem Rutosid, der Chlorogensäure und dem Hyperosid im Chromatogramm der Referenzlösung entsprechen. Die Rutosidzone ist sehr schwach, die Hyperosidzone hingegen intensiv. Das Chromatogramm zeigt außerdem weitere schwach gelblich-braun fluoreszierende Zonen zwischen den Zonen der Kaffeesäure und der Chlorogensäure im Chromatogramm der Referenzlösung. Nahe der Lösungsmittelfront ist eine rot fluoreszierende, dem Chlorophyll entsprechende Zone sichtbar. Im Chromatogramm der Untersuchungslösung findet sich zwischen dieser Zone und dem Bereich des R_f-Werts der Zone der Kaffeesäure im Chromatogramm der Referenzlösung eine bräunlichgelbe Zone (Quercetin).

Prüfung auf Reinheit

Fremde Bestandteile (2.8.2): Höchstens 3 Prozent Teile weiblicher Kätzchen und höchstens 3 Prozent sonstiger fremder Bestandteile.

Trocknungsverlust (2.2.32): Höchstens 10,0 Prozent, mit 1,000 g pulverisierter Droge (355) durch 2 h langes Trocknen im Trockenschrank bei 100 bis 105 °C bestimmt.

Asche (2.4.16): Höchstens 5,0 Prozent.

Gehaltsbestimmung

Stammlösung: 0,200 g pulverisierte Droge (355) werden in einem 100-ml-Rundkolben mit 1 ml einer Lösung von Methenamin *R* ($5\ g \cdot l^{-1}$), 20 ml Aceton *R* und 2 ml Salzsäure *R* 1 versetzt und 30 min lang zum Rückfluß erhitzt. Die Flüssigkeit wird durch einen Wattebausch in einen 100-ml-Meßkolben filtriert. Wattebausch und Drogenrückstand werden im Rundkolben 2mal 10 min lang mit je 20 ml Aceton *R* zum Rückfluß erhitzt. Nach dem Erkalten der Flüssigkeit auf Raumtemperatur wird durch einen Wattebausch, dann durch ein Papierfilter in den Meßkolben filtriert. Unter Waschen von Rundkolben und Filter wird mit Aceton *R* zu 100,0 ml verdünnt. 20,0 ml Lösung werden in einem Scheidetrichter mit 20 ml Wasser *R* versetzt, einmal mit 15 ml und 3mal mit je 10 ml Ethylacetat *R* ausgeschüttelt. Die in einem Scheidetrichter vereinigten Ethylacetat-Auszüge werden 2mal mit je 50 ml Wasser *R* gewaschen, über 10 g wasserfreiem Natriumsulfat *R* in einen Meßkolben filtriert und mit Ethylacetat *R* zu 50,0 ml verdünnt.

Untersuchungslösung: 10,0 ml Stammlösung werden mit 1 ml Aluminiumchlorid-Reagenz *R* versetzt und mit einer 5prozentigen Lösung (*V/V*) von Essigsäure 98 % *R* in Methanol *R* zu 25,0 ml verdünnt.

Kompensationsflüssigkeit: 10,0 ml Stammlösung werden mit einer 5prozentigen Lösung (*V/V*) von Essigsäure 98 % *R* in Methanol *R* zu 25,0 ml verdünnt.

Nach 30 min wird die Absorption (2.2.25) der Untersuchungslösung bei 425 nm gegen die Kompensationsflüssigkeit gemessen.

Der Prozentgehalt an Flavonoiden, berechnet als Hyperosid, errechnet sich nach der Formel

$$\frac{A \cdot 1{,}25}{m},$$

wobei eine spezifische Absorption des Hyperosids $A_{1\,cm}^{1\%} = 500$ zugrunde gelegt wird.

A = gemessene Absorption bei 425 nm
m = Einwaage der Droge in Gramm.

Lagerung

Gut verschlossen, vor Licht geschützt.

B

Monographien

2001, 1493

Basisches Bismutgallat

Bismuthi subgallas

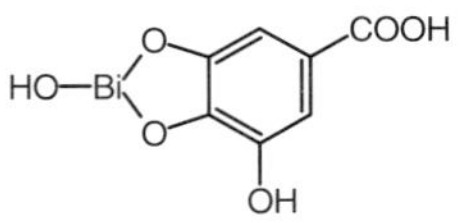

$C_7H_5BiO_6$ M_r 394,1

Definition

Basisches Bismutgallat enthält mindestens 48,0 und höchstens 51,0 Prozent Bismut (A_r 209,0), berechnet auf die getrocknete Substanz.

Eigenschaften

Gelbes Pulver; praktisch unlöslich in Wasser und Ethanol. Die Substanz löst sich unter Zersetzung in Mineralsäuren und in Lösungen von Alkalihydroxiden unter Bildung einer rötlichbraunen Flüssigkeit.

Prüfung auf Identität

A. Eine Mischung von 0,1 g Substanz mit 5 ml Wasser *R* und 0,1 ml Phosphorsäure 85 % *R* wird zum Sieden erhitzt und 2 min lang im Sieden gehalten. Nach dem Abkühlen und Filtrieren wird das Filtrat mit 1,5 ml Eisen(III)-chlorid-Lösung *R* 1 versetzt, wobei eine schwarzblaue Färbung entsteht.

B. Die Substanz gibt die Identitätsreaktion b auf Bismut (2.3.1).

Prüfung auf Reinheit

Prüflösung: 1,00 g Substanz wird unter Zusatz von 2,0 ml bleifreier Salpetersäure *R* in einen 20-ml-Meßkolben gegeben. Die Säureeinwirkung erfolgt zunächst ohne Erhitzen; falls erforderlich wird gegen Ende der Reaktion erhitzt, um die Substanz vollständig zu lösen. Nach Zusatz von 10 ml Wasser *R* wird geschüttelt und 4,5 ml bleifreie Ammoniak-Lösung *R* in kleinen Anteilen zugesetzt. Nach Schütteln und Erkalten wird die Mischung mit Wasser *R* zu 20,0 ml verdünnt, erneut geschüttelt und zum Absetzen der festen Bestandteile stehengelassen. Die klare, überstehende Flüssigkeit ist die Prüflösung.

Sauer reagierende Substanzen: 1,0 g Substanz wird 1 min lang mit 20 ml Wasser *R* geschüttelt und abfiltriert. Das Filtrat wird mit 0,1 ml Methylrot-Lösung *R* versetzt. Bis zum Farbumschlag nach Gelb dürfen höchstens 0,15 ml Natriumhydroxid-Lösung (0,1 mol · l^{-1}) verbraucht werden (0,25 Prozent).

Chlorid (2.4.4): 0,5 g Substanz werden nach Zusatz von 10 ml verdünnter Salpetersäure *R* im Wasserbad 5 min lang erhitzt. Die Mischung wird filtriert. 5 ml Filtrat werden mit Wasser *R* zu 15 ml verdünnt. Die Lösung muß der Grenzprüfung auf Chlorid entsprechen (200 ppm).

Nitrat: 1,0 g Substanz wird mit 25 ml Wasser *R* versetzt, dann werden 25 ml einer Mischung von 2 Volumteilen Schwefelsäure *R* und 9 Volumteilen Wasser *R* zugesetzt, etwa 1 min lang unter Rühren auf etwa 50 °C erhitzt und filtriert. 10 ml Filtrat werden vorsichtig mit 30 ml Schwefelsäure *R* versetzt. Die Lösung darf nicht stärker bräunlichgelb gefärbt sein als 10 ml einer gleichzeitig wie folgt hergestellten Referenzlösung: Zu 0,4 g Gallussäure *R* werden 20 ml Nitrat-Lösung (100 ppm NO_3) *R* und 30 ml einer Mischung von 2 Volumteilen Schwefelsäure *R* und 9 Volumteilen Wasser *R* gegeben und dann filtriert (0,2 Prozent).

Blei: Höchstens 20 ppm Pb. Der Gehalt an Blei wird mit Hilfe der Atomabsorptionsspektroskopie (2.2.23, Methode II) bestimmt.

Untersuchungslösung: die Prüflösung.

Referenzlösungen: Die Referenzlösungen werden aus der Blei-Lösung (10 ppm Pb) *R* durch Verdünnen mit einer 37prozentigen Lösung (*V/V*) von bleifreier Salpetersäure *R* hergestellt.

Die Absorption wird bei 283,3 nm unter Verwendung einer Blei-Hohlkathodenlampe als Strahlungsquelle und einer Luft-Acetylen-Flamme bestimmt. Je nach Gerät kann auch bei 217,0 nm gemessen werden.

Kupfer: Höchstens 50 ppm Cu. Der Gehalt an Kupfer wird mit Hilfe der Atomabsorptionsspektroskopie (2.2.23, Methode I) bestimmt.

Untersuchungslösung: die Prüflösung.

Referenzlösungen: Die Referenzlösungen werden aus der Kupfer-Lösung (10 ppm Cu) *R* durch Verdünnen mit einer 37prozentigen Lösung (*V/V*) von bleifreier Salpetersäure *R* hergestellt.

Die Absorption wird bei 324,7 nm unter Verwendung einer Kupfer-Hohlkathodenlampe als Strahlungsquelle und einer Luft-Acetylen-Flamme bestimmt.

Silber: Höchstens 25 ppm Ag. Der Gehalt an Silber wird mit Hilfe der Atomabsorptionsspektroskopie (2.2.23, Methode I) bestimmt.

Untersuchungslösung: die Prüflösung.

Referenzlösungen: Die Referenzlösungen werden aus der Silber-Lösung (5 ppm Ag) *R* durch Verdünnen mit einer 37prozentigen Lösung (*V/V*) von bleifreier Salpetersäure *R* hergestellt.

Die Absorption wird bei 328,1 nm unter Verwendung einer Silber-Hohlkathodenlampe als Strahlungsquelle und einer Luft-Acetylen-Flamme bestimmt.

Mit Ammoniak nicht fällbare Substanzen: In einem Porzellan- oder Quarztiegel werden 2,0 g Substanz unter stetiger Temperaturerhöhung geglüht. Der Glührückstand wird nach dem Erkalten mit 2 ml Salpetersäure *R* angefeuchtet, im Wasserbad zur Trockne eingedampft, dann erneut vorsichtig erhitzt und geglüht. Nach dem Erkalten wird der Rückstand in 5 ml Salpetersäure *R* gelöst und mit Wasser *R* zu 20 ml verdünnt. 10 ml dieser Lösung werden bis zur alkalischen Reaktion mit konzentrierter Ammoniak-Lösung *R* versetzt und filtriert. Der Rückstand wird mit Wasser *R* gewaschen. Filtrat und Waschflüssigkeiten werden vereinigt und im Wasserbad zur Trockne eingedampft. Der Rückstand wird mit 0,3 ml verdünnter Schwefelsäure *R* versetzt und geglüht. Der Rückstand darf höchstens 10 mg betragen (1,0 Prozent).

Trocknungsverlust (2.2.32): Höchstens 7,0 Prozent, mit 1,000 g Substanz durch 3 h langes Trocknen im Trockenschrank bei 100 bis 105 °C bestimmt.

Gehaltsbestimmung

0,300 g Substanz werden mit 10 ml einer Mischung gleicher Volumteile Salpetersäure *R* und Wasser *R* versetzt. Die Mischung wird zum Sieden erhitzt und 2 min lang im Sieden gehalten. Nach Zusatz von 0,1 g Kaliumchlorat *R* wird die Mischung zum Sieden erhitzt und 1 min lang im Sieden gehalten. Nach Zusatz von 10 ml Wasser *R* wird erhitzt, bis die Lösung farblos ist. Die noch heiße Lösung wird mit 200 ml Wasser *R* und 50 mg Xylenolorange-Verreibung *R* versetzt und mit Natriumedetat-Lösung (0,1 mol · l^{-1}) bis zum Umschlag nach Gelb titriert.

1 ml Natriumedetat-Lösung (0,1 mol · l^{-1}) entspricht 20,90 mg Bi.

Lagerung

Vor Licht geschützt.

2001, 1494

Schweres, basisches Bismutnitrat

Bismuthi subnitras ponderosum

$4[BiNO_3(OH)_2], BiO(OH)$ M_r 1462

Definition

Schweres, basisches Bismutnitrat enthält mindestens 71,0 und höchstens 74,0 Prozent Bismut (A_r 209,0), berechnet auf die getrocknete Substanz.

Eigenschaften

Weißes Pulver; praktisch unlöslich in Wasser und Ethanol. Die Substanz löst sich unter Zersetzung in Mineralsäuren.

Prüfung auf Identität

A. 1 ml Prüflösung I (siehe „Prüfung auf Reinheit“) wird mit Wasser *R* zu 5 ml verdünnt und mit 0,3 ml Kaliumiodid-Lösung *R* versetzt. Ein schwarzer Niederschlag entsteht, der sich bei Zusatz von weiteren 2 ml Kaliumiodid-Lösung *R* zu einer orangefarbenen Flüssigkeit auflöst.

B. Die Substanz gibt die Identitätsreaktion b auf Bismut (2.3.1).

C. Die Substanz gibt die Identitätsreaktion auf Nitrat (2.3.1).

D. Der *p*H-Wert (2.2.3) der Prüflösung II (siehe „Prüfung auf Reinheit“) ist nicht größer als 2,0.

Prüfung auf Reinheit

Prüflösung I: 5,0 g Substanz werden unter Erwärmen mit 10 ml Wasser *R* geschüttelt. Nach Zusatz von 20 ml Salpetersäure *R* wird bis zur Lösung erwärmt, abgekühlt und mit Wasser *R* zu 100 ml verdünnt.

Prüflösung II: 1,00 g Substanz wird unter Zusatz von 2,0 ml bleifreier Salpetersäure *R* in einen 20-ml-Meßkolben gegeben. Die Säureeinwirkung erfolgt zunächst ohne Erhitzen; falls erforderlich wird gegen Ende der Reaktion erhitzt, um die Substanz vollständig zu lösen. Nach Zusatz von 10 ml Wasser *R* wird geschüttelt und 4,5 ml bleifreie Ammoniak-Lösung *R* in kleinen Anteilen zugesetzt. Nach Schütteln und Erkalten wird die Mischung mit Wasser *R* zu 20,0 ml verdünnt, erneut geschüttelt und zum Absetzen der festen Bestandteile stehengelassen. Die klare, überstehende Flüssigkeit ist die Prüflösung II.

Sauer reagierende Substanzen: 1,0 g Substanz wird in 15 ml Wasser *R* suspendiert und mehrmals geschüttelt. Nach 5 min langem Stehenlassen wird abfiltriert. 10 ml Filtrat werden mit 0,5 ml Phenolphthalein-Lösung *R* 1 versetzt. Bis zum Umschlag nach Rosa dürfen höchstens 0,5 ml Natriumhydroxid-Lösung (0,1 mol · l^{-1}) verbraucht werden.

Chlorid (2.4.4): 5,0 ml Prüflösung I werden mit 3 ml Salpetersäure *R* versetzt und mit Wasser *R* zu 15 ml verdünnt. Die Lösung muß der Grenzprüfung auf Chlorid entsprechen (200 ppm).

Blei: Höchstens 20 ppm Pb. Der Gehalt an Blei wird mit Hilfe der Atomabsorptionsspektroskopie (2.2.23, Methode II) bestimmt.

Untersuchungslösung: die Prüflösung II.

Referenzlösungen: Die Referenzlösungen werden aus der Blei-Lösung (10 ppm Pb) *R* durch Verdünnen mit einer 37prozentigen Lösung (*V/V*) von bleifreier Salpetersäure *R* hergestellt.

Die Absorption wird bei 283,3 nm unter Verwendung einer Blei-Hohlkathodenlampe als Strahlungsquelle und einer Luft-Acetylen-Flamme bestimmt. Je nach Gerät kann auch bei 217,0 nm gemessen werden.

Kupfer: Höchstens 50 ppm Cu. Der Gehalt an Kupfer wird mit Hilfe der Atomabsorptionsspektroskopie (2.2.23, Methode I) bestimmt.

Untersuchungslösung: die Prüflösung II.

Referenzlösungen: Die Referenzlösungen werden aus der Kupfer-Lösung (10 ppm Cu) *R* durch Verdünnen mit einer 37prozentigen Lösung (*V/V*) von bleifreier Salpetersäure *R* hergestellt.

Die Absorption wird bei 324,7 nm unter Verwendung einer Kupfer-Hohlkathodenlampe als Strahlungsquelle und einer Luft-Acetylen-Flamme bestimmt.

Silber: Höchstens 25 ppm Ag. Der Gehalt an Silber wird mit Hilfe der Atomabsorptionsspektroskopie (2.2.23, Methode I) bestimmt.

Untersuchungslösung: die Prüflösung II.

Referenzlösungen: Die Referenzlösungen werden aus der Silber-Lösung (5 ppm Ag) *R* durch Verdünnen mit einer 37prozentigen Lösung (*V/V*) von bleifreier Salpetersäure *R* hergestellt.

Die Absorption wird bei 328,1 nm unter Verwendung einer Silber-Hohlkathodenlampe als Strahlungsquelle und einer Luft-Acetylen-Flamme bestimmt.

Mit Ammoniak nicht fällbare Substanzen: 20 ml Prüflösung I werden bis zur alkalischen Reaktion mit konzentrierter Ammoniak-Lösung *R* versetzt und filtriert. Der Rückstand wird mit Wasser *R* gewaschen. Filtrat und Waschflüssigkeiten werden vereinigt und im Wasserbad zur Trockne eingedampft. Der Rückstand wird mit 0,3 ml verdünnter Schwefelsäure *R* versetzt und geglüht. Der Rückstand darf höchstens 10 mg betragen (1,0 Prozent).

Trocknungsverlust (2.2.32): Höchstens 3,0 Prozent, mit 1,000 g Substanz durch Trocknen im Trockenschrank bei 100 bis 105 °C bestimmt.

Gehaltsbestimmung

0,250 g Substanz werden in 10 ml einer Mischung von 2 Volumteilen Perchlorsäure *R* und 5 Volumteilen Wasser *R* unter Erhitzen gelöst. Die noch heiße Lösung wird mit 200 ml Wasser *R* und 50 mg Xylenolorange-Verreibung *R* versetzt und mit Natriumedetat-Lösung (0,1 mol · l^{-1}) bis zum Umschlag nach Gelb titriert.

1 ml Natriumedetat-Lösung (0,1 mol · l^{-1}) entspricht 20,90 mg Bi.

2001, 1495

Basisches Bismutsalicylat

Bismuthi subsalicylas

$C_7H_5BiO_4$ M_r 362,1

Definition

Basisches Bismutsalicylat enthält mindestens 57,0 und höchstens 60,0 Prozent Bismut (A_r 209,0), berechnet auf die getrocknete Substanz.

Eigenschaften

Weißes Pulver; praktisch unlöslich in Wasser und Ethanol. Die Substanz löst sich in Mineralsäuren unter Zersetzung.

Prüfung auf Identität

A. 0,5 g Substanz werden mit 10 ml Salzsäure *R* 1 versetzt. Die Mischung wird 5 min lang im siedenden Wasserbad erhitzt und nach dem Abkühlen filtriert. Das Filtrat wird für die „Prüfung auf Identität, B" verwendet. Der Rückstand wird erst mit verdünnter Salzsäure *R*, dann mit Wasser *R* gewaschen und in 0,5 bis 1 ml verdünnter Natriumhydroxid-Lösung *R* gelöst. Die nach Zusatz von 15 ml Wasser *R* mit verdünnter Salzsäure *R* neutralisierte Lösung gibt die Identitätsreaktion a auf Salicylat (2.3.1).

B. Das bei der „Prüfung auf Identität, A" erhaltene Filtrat gibt die Identitätsreaktion b auf Bismut (2.3.1).

Prüfung auf Reinheit

Prüflösung: 1,00 g Substanz wird unter Zusatz von 2,0 ml bleifreier Salpetersäure *R* in einen 20-ml-Meßkolben gegeben. Die Säureeinwirkung erfolgt zunächst ohne Erhitzen; falls erforderlich wird gegen Ende der Reaktion erhitzt, um die Substanz vollständig zu lösen. Nach Zusatz von 10 ml Wasser *R* wird geschüttelt und 4,5 ml bleifreie Ammoniak-Lösung *R* in kleinen Anteilen zugesetzt. Nach Schütteln und Erkalten wird mit Wasser *R* zu 20,0 ml verdünnt, erneut geschüttelt und zum Absetzen der festen Bestandteile stehengelassen. Die klare, überstehende Flüssigkeit ist die Prüflösung.

Sauer reagierende Substanzen: 2,0 g Substanz werden 1 min lang mit 30 ml Ether *R* geschüttelt und abfiltriert. Das Filtrat wird mit 30 ml Ethanol 96 % *R* und 0,1 ml Thymolblau-Lösung *R* versetzt. Bis zum Farbumschlag nach Blau dürfen höchstens 0,35 ml Natriumhydroxid-Lösung (0,1 mol · l^{-1}) verbraucht werden (0,25 Prozent).

Chlorid (2.4.4): 0,250 g Substanz werden in einer Mischung von 2 ml Salpetersäure *R*, 5 ml Wasser *R* und 8 ml Methanol *R* gelöst. Die Lösung muß der Grenzprüfung auf Chlorid entsprechen (200 ppm).

Nitrat: 0,1 g Substanz werden mit 10 ml Wasser *R* und vorsichtig unter Rühren mit 20 ml Schwefelsäure *R* versetzt. Die Lösung darf nicht stärker gelb gefärbt sein als eine gleichzeitig hergestellte Referenzlösung aus 0,1 g Salicylsäure *R*, 6 ml Wasser *R*, 4 ml Nitrat-Lösung (100 ppm NO_3) *R* und 20 ml Schwefelsäure *R* (0,4 Prozent).

Lösliches Bismut: Höchstens 40 ppm Bi. Der Gehalt an Bismut wird mit Hilfe der Atomabsorptionsspektroskopie (2.2.23, Methode I) bestimmt.

Untersuchungslösung: 5,0 g Substanz werden in 100 ml Wasser *R* suspendiert und 2 h lang bei einer Temperatur zwischen 20 und 23 °C umgerührt. Die Suspension wird langsam durch ein Papierfilter und dann durch ein Cellulose-Membranfilter (0,1 µm Porengröße) filtriert. 10,0 ml des klaren Filtrats werden mit 0,1 ml Salpetersäure *R* versetzt.

Referenzlösungen: Die Referenzlösungen werden aus der Bismut-Lösung (100 ppm Bi) *R* durch Verdünnen mit einer Mischung gleicher Volumteile verdünnter Salpetersäure *R* und Wasser *R* hergestellt.

Die Absorption wird bei 223,06 nm unter Verwendung einer Bismut-Hohlkathodenlampe als Strahlungsquelle und einer Luft-Acetylen-Flamme bestimmt.

Blei: Höchstens 20 ppm Pb. Der Gehalt an Blei wird mit Hilfe der Atomabsorptionsspektroskopie (2.2.23, Methode II) bestimmt.

Untersuchungslösung: die Prüflösung.

Referenzlösungen: Die Referenzlösungen werden aus der Blei-Lösung (10 ppm Pb) *R* durch Verdünnen mit einer 37prozentigen Lösung (*V/V*) von bleifreier Salpetersäure *R* hergestellt.

Die Absorption wird bei 283,3 nm unter Verwendung einer Blei-Hohlkathodenlampe als Strahlungsquelle und einer Luft-Acetylen-Flamme bestimmt. Je nach Gerät kann auch bei 217,0 nm gemessen werden.

Kupfer: Höchstens 50 ppm Cu. Der Gehalt an Kupfer wird mit Hilfe der Atomabsorptionsspektroskopie (2.2.23, Methode I) bestimmt.

Untersuchungslösung: die Prüflösung.

Referenzlösungen: Die Referenzlösungen werden aus der Kupfer-Lösung (10 ppm Cu) *R* durch Verdünnen mit einer 37prozentigen Lösung (*V/V*) von bleifreier Salpetersäure *R* hergestellt.

Die Absorption wird bei 324,7 nm unter Verwendung einer Kupfer-Hohlkathodenlampe als Strahlungsquelle und einer Luft-Acetylen-Flamme bestimmt.

Silber: Höchstens 25 ppm Ag. Der Gehalt an Silber wird mit Hilfe der Atomabsorptionsspektroskopie (2.2.23, Methode I) bestimmt.

Untersuchungslösung: die Prüflösung.

Referenzlösungen: Die Referenzlösungen werden aus der Silber-Lösung (5 ppm Ag) *R* durch Verdünnen mit einer 37prozentigen Lösung (*V/V*) von bleifreier Salpetersäure *R* hergestellt.

Die Absorption wird bei 328,1 nm unter Verwendung einer Silber-Hohlkathodenlampe als Strahlungsquelle und einer Luft-Acetylen-Flamme bestimmt.

Trocknungsverlust (2.2.32): Höchstens 1,0 Prozent, mit 1,000 g Substanz durch Trocknen im Trockenschrank bei 100 bis 105 °C bestimmt.

Gehaltsbestimmung

0,300 g Substanz werden unter Erhitzen in 10 ml einer Mischung von 2 Volumteilen Perchlorsäure *R* und 5 Volumteilen Wasser *R* gelöst. Die noch heiße Lösung wird mit 200 ml Wasser *R* und 50 mg Xylenolorange-Verreibung *R* versetzt und mit Natriumedetat-Lösung (0,1 mol · l^{-1}) bis zum Umschlag nach Gelb titriert.

1 ml Natriumedetat-Lösung (0,1 mol · l^{-1}) entspricht 20,90 mg Bi.

Lagerung

Vor Licht geschützt.

2001, 1175

Bitterorangenblütenöl

Aurantii amari floris aetheroleum

B

Monographien

Definition

Bitterorangenblütenöl wird durch Wasserdampfdestillation aus den frischen Blüten von *Citrus aurantium* L. subsp. *aurantium* (*C. aurantium* L. subsp. *amara* Engl.) erhalten.

Eigenschaften

Klare, schwach gelb bis dunkelgelb gefärbte Flüssigkeit von charakteristischem, an Bitterorangenblüten erinnerndem Geruch; mischbar mit Ethanol, Ether, fetten Ölen, flüssigem Paraffin und Petroläther.

Prüfung auf Identität

1: B.
2: A.

A. Die bei der Prüfung „Bergapten" (siehe „Prüfung auf Reinheit") erhaltenen Chromatogramme werden im ultravioletten Licht bei 365 nm ausgewertet. Vor dem Besprühen mit dem Reagenz zeigt das Chromatogramm der Untersuchungslösung eine Zone, die in bezug auf Lage und Fluoreszenz der Zone des Methylanthranilats im Chromatogramm der Referenzlösung entspricht. Weitere Zonen können vorhanden sein. Das Chromatogramm wird nach dem Besprühen im ultravioletten Licht bei 365 nm ausgewertet. Das Chromatogramm der Referenzlösung zeigt in der oberen Hälfte eine bräunlichorange fluoreszierende, dem Linalylacetat entsprechende Zone, in der unteren Hälfte eine bräunlichorange fluoreszierende, dem Linalool entsprechende, und unmittelbar darunter eine grünlichgelb fluoreszierende, dem Bergapten entsprechende Zone. Das Chromatogramm der Untersuchungslösung zeigt 2 Zonen, die in bezug auf Lage und Fluoreszenz den Zonen von Linalylacetat und Linalool im Chromatogramm der Referenzlösung entsprechen. Weitere Zonen können vorhanden sein.

B. Die bei der Prüfung „Chromatographisches Profil" (siehe „Prüfung auf Reinheit") erhaltenen Chromatogramme werden ausgewertet. Die Retentionszeiten der Hauptpeaks im Chromatogramm der Untersuchungslösung entsprechen annähernd denen der Hauptpeaks im Chromatogramm der Referenzlösung.

Prüfung auf Reinheit

Relative Dichte (2.2.5): 0,866 bis 0,880.

Brechungsindex (2.2.6): 1,468 bis 1,474.

Optische Drehung (2.2.7): +1,5 bis +11,5°.

Säurezahl (2.5.1): Höchstens 2,0.

Bergapten: Die Prüfung erfolgt mit Hilfe der Dünnschichtchromatographie (2.2.27) unter Verwendung einer Schicht eines geeigneten Kieselgels.

Untersuchungslösung: 0,1 g Öl werden in Ethanol 96 % *R* zu 5,0 ml gelöst.

Referenzlösung: 5 µl Methylanthranilat *R*, 10 µl Linalool *R*, 20 µl Linalylacetat *R* und 10 mg Bergapten *R* werden in Ethanol 96 % *R* zu 10,0 ml gelöst.

Auf die Platte werden 10 µl jeder Lösung bandförmig aufgetragen. Die Chromatographie erfolgt mit einer Mischung von 15 Volumteilen Ethylacetat *R* und 85 Volumteilen Toluol *R* über eine Laufstrecke von 15 cm. Die Platte wird an der Luft trocknen gelassen und im ultravioletten Licht bei 365 nm ausgewertet. Das Chromatogramm der Referenzlösung zeigt in der Mitte eine blau fluoreszierende Zone (Methylanthranilat) und darunter eine grünlichgelb fluoreszierende Zone (Bergapten). Die Platte wird mit Anisaldehyd-Reagenz *R* besprüht und 10 min lang bei 100 bis 105 °C erhitzt. Die Auswertung erfolgt im ultravioletten Licht bei 365 nm. Das Chromatogramm der Untersuchungslösung darf keine dem Bergapten (wesentlicher Bestandteil des Bitterorangenschalenöls) im Chromatogramm der Referenzlösung entsprechende Zone zeigen.

Chromatographisches Profil: Die Prüfung erfolgt mit Hilfe der Gaschromatographie (2.2.28).

Untersuchungslösung: das Öl.

Referenzlösung: 20 µl β-Pinen *R*, 5 µl Sabinen *R*, 40 µl Limonen *R*, 40 µl Linalool *R*, 20 µl Linalylacetat *R*, 5 µl α-Terpineol *R*, 5 µl Nerylacetat *R*, 5 µl Geranylacetat *R*, 5 µl *trans*-Nerolidol *R* und 5 µl Methylanthranilat *R* werden in 1 ml Hexan *R* gelöst.

Die Chromatographie kann durchgeführt werden mit

- einer Kapillarsäule aus Quarzglas von 25 bis 60 m Länge und etwa 0,25 mm innerem Durchmesser, belegt mit Macrogol 20 000 *R* als stationäre Phase
- Helium zur Chromatographie *R* als Trägergas bei einer Durchflußrate von 1,5 ml je Minute
- einem Flammenionisationsdetektor
- einem Splitverhältnis von 1:100.

Die Temperatur der Säule wird 4 min lang bei 75 °C gehalten, dann je Minute um 4 °C auf 230 °C erhöht und 20 min lang bei 230 °C gehalten. Die Temperatur des Probeneinlasses und des Detektors wird bei 270 °C gehalten.

Etwa 0,1 µl Referenzlösung werden eingespritzt. Wird das Chromatogramm unter den vorgeschriebenen Bedingungen aufgezeichnet, erscheinen die Komponenten in der bei der Zusammensetzung der Referenzlösung angegebenen Reihenfolge. Die Retentionszeiten dieser Substanzen werden festgehalten.

Die Prüfung darf nur ausgewertet werden, wenn die Zahl der theoretischen Böden, errechnet aus dem Limonen-Peak bei 110 °C, mindestens 30 000 und die Auflösung zwischen den Peaks von β-Pinen und Sabinen mindestens 1,5 beträgt.

Etwa 0,2 µl Öl werden eingespritzt. Mit Hilfe der im Chromatogramm der Referenzlösung ermittelten Retentionszeiten werden die Bestandteile der Referenzlösung im Chromatogramm der Untersuchungslösung lokalisiert (der Hexan-Peak wird nicht berücksichtigt).

Dieses typische Chromatogramm dient zur Information und als Anleitung zum Analysenverfahren. Es ist nicht Bestandteil der Anforderungen dieser Monographie.

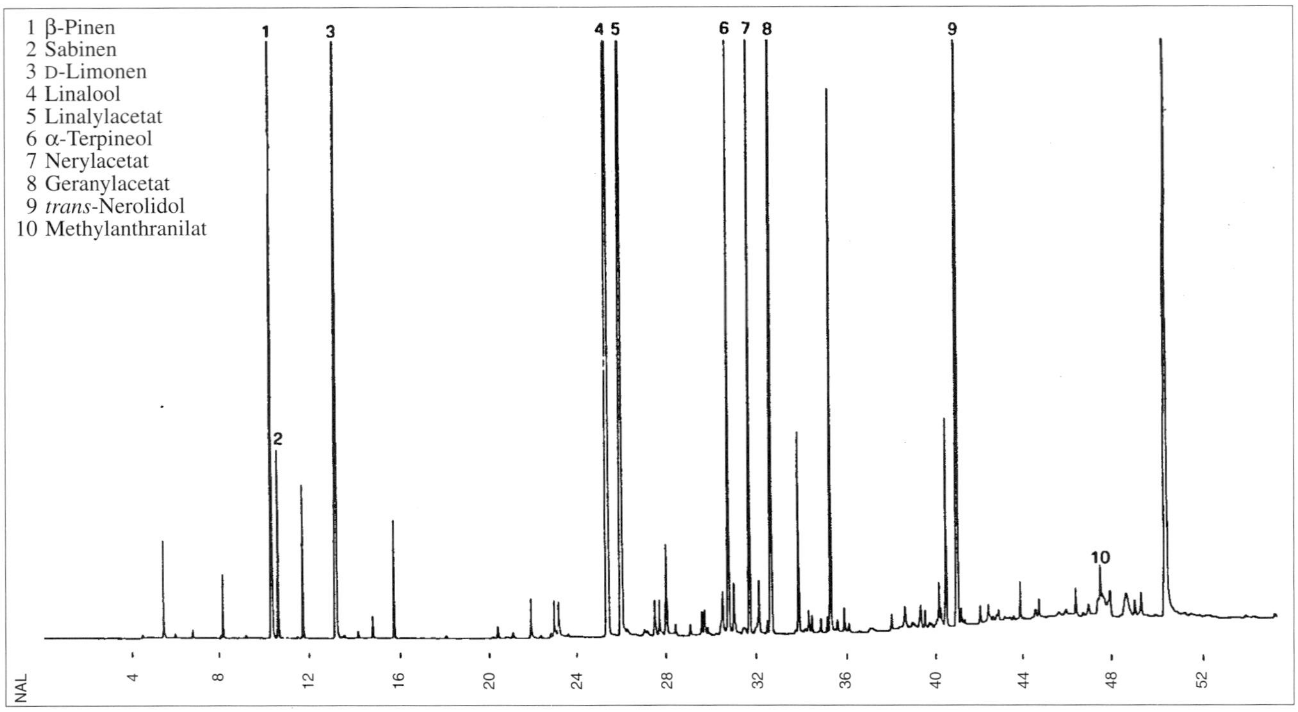

Abb. 1175-1: Typisches Chromatogramm des Bitterorangenblütenöls

Der Prozentgehalt an einzelnen Bestandteilen wird mit Hilfe des Verfahrens „Normalisierung“ ermittelt.

Die Prozentgehalte müssen innerhalb folgender Bereiche liegen:

β-Pinen	7,0 bis 17,0 Prozent
Limonen	9,0 bis 18,0 Prozent
Linalool	18,0 bis 42,0 Prozent
Linalylacetat	3,0 bis 16,0 Prozent
α-Terpineol	2,0 bis 7,0 Prozent
Nerylacetat	1,0 bis 3,0 Prozent
Geranylacetat	1,5 bis 4,0 Prozent
trans-Nerolidol	1,0 bis 9,0 Prozent
Methylanthranilat	0,1 bis 1,0 Prozent

Lagerung

In dicht verschlossenen, dem Verbrauch angemessenen, möglichst vollständig gefüllten Behältnissen, vor Licht und Wärme geschützt.

1998, 1224

Blutgerinnungsfaktor VII vom Menschen (gefriergetrocknet)

Factor VII coagulationis humanus cryodesiccatus

Definition

Blutgerinnungsfaktor VII vom Menschen (gefriergetrocknet) ist eine Fraktion von Plasmaproteinen. Sie enthält das einkettige Glycoprotein Faktor VII und kann auch kleine Mengen der aktivierten Form, dem zweikettigen Derivat Faktor VIIa, sowie der Faktoren II, IX, X, Protein C und Protein S enthalten. Blutgerinnungsfaktor VII vom Menschen wird aus Plasma vom Menschen hergestellt, das der Monographie **Plasma vom Menschen zur Fraktionierung (Plasma humanum ad separationem)** entspricht.

Die Wirksamkeit der nach den Angaben in der Beschriftung rekonstituierten Zubereitung beträgt mindestens 15 I.E. Blutgerinnungsfaktor VII je Milliliter.

Herstellung

Das Herstellungsverfahren muß die Aktivierung anderer Gerinnungsfaktoren so gering wie möglich halten, um Gerinnungsstörungen soweit wie möglich zu begrenzen. Das Herstellungsverfahren umfaßt einen Schritt oder mehrere Schritte, die bekannte Infektionserreger nachweislich entfernen oder inaktivieren. Falls virusinaktivierende Substanzen während der Herstellung verwendet werden, muß das darauffolgende Reinigungsverfahren in bezug auf seine Fähigkeit, diese Substanzen auf eine geeignete Konzentration zu reduzieren, validiert werden. Rückstände müssen auf eine Konzentration reduziert werden, die die Sicherheit der Zubereitung für den Patienten gewährleistet.

Die spezifische Aktivität vor der Zugabe eines Proteinstabilisators beträgt mindestens 2 I.E. Blutgerinnungsfaktor VII je Milligramm Gesamtprotein.

Die den Blutgerinnungsfaktor VII enthaltende Fraktion wird in einer geeigneten Flüssigkeit gelöst. Heparin, Antithrombin und Hilfsstoffe, wie zum Beispiel ein Stabilisator, können zugesetzt werden. Ein Konservierungsmittel darf nicht zugesetzt werden. Die Lösung wird über ein bakterienzurückhaltendes Filter in sterile Endbehältnisse abgefüllt und sofort eingefroren. Anschließend wird sie gefriergetrocknet. Die Behältnisse werden unter Vakuum oder Inertbegasung verschlossen.

Prüfung auf Eignung des Herstellungsverfahrens

Die Eignung des Herstellungsverfahrens bezüglich der Aktivität der Faktoren II, IX und X, angegeben in Internationalen Einheiten und bezogen auf die Aktivität des Faktors VII, muß nachgewiesen werden.

Die Eignung des Herstellungsverfahrens bezüglich der Aktivität des Faktors VIIa muß nachgewiesen werden. Die Faktor-VIIa-Aktivität kann beispielsweise unter Verwendung eines rekombinanten, löslichen Gewebefaktors bestimmt werden, der den Faktor VII nicht aktiviert, aber als Cofaktor spezifisch für Faktor VIIa dient. Eine Mischung des rekombinanten, löslichen Gewebefaktors mit Phospholipid-Reagenz wird mit einer Verdünnung der zu prüfenden Zubereitung mit Faktor-VII-Mangelplasma inkubiert. Nach Zusatz von Calciumchlorid wird die Gerinnungszeit bestimmt. Die Gerinnungszeit steht in umgekehrtem Verhältnis zur Faktor-VIIa-Aktivität der Zubereitung.

Eigenschaften

Pulver oder brüchige Masse, die weiß, schwach gelblich, grün oder blau gefärbt sein kann.

Die gefriergetrocknete Zubereitung wird, wie in der Beschriftung angegeben, unmittelbar vor der „Prüfung auf Identität“, der „Prüfung auf Reinheit“ und der „Bestimmung der Wirksamkeit“ gelöst, mit Ausnahme der Prüfungen „Löslichkeit“ und „Wasser“.

Prüfung auf Identität

A. Unter Verwendung einer geeigneten Reihe artspezifischer Antisera wird das Präzipitationsverhalten der Zubereitung geprüft. Die Prüfung soll unter Verwendung von spezifischen Antisera durchgeführt werden, die gegen Plasmaproteine aller Arten von Haustieren gerichtet sind, welche für die Herstellung von Substanzen biologischen Ursprungs im Herkunftsland verwendet werden. Die Zubereitung enthält Proteine vom Menschen und gibt negative Reaktionen mit Antisera gegen Plasmaproteine anderer Arten.

B. Die „Bestimmung der Wirksamkeit“ trägt zur Identifizierung der Zubereitung bei.

Prüfung auf Reinheit

***p*H-Wert** (2.2.3): Der *p*H-Wert der Zubereitung muß zwischen 6,5 und 7,5 liegen.

B

Monographien

Löslichkeit: Einem Behältnis mit der Zubereitung wird das in der Beschriftung angegebene Volumen des Lösungsmittels bei der empfohlenen Temperatur zugesetzt. Unter leichtem Umschwenken muß sich die Zubereitung innerhalb von 10 min vollständig lösen. Die Lösung muß klar oder schwach opaleszent und kann gefärbt sein.

Osmolalität (2.2.35): Mindestens 240 mosmol · kg^{-1}.

Gesamtprotein: Falls erforderlich wird ein genau gemessenes Volumen der Zubereitung mit einer Lösung von Natriumchlorid *R* (9 g · l^{-1}) so verdünnt, daß die Lösung etwa 15 mg Protein in 2 ml enthält. In einem Zentrifugenglas mit rundem Boden werden 2,0 ml dieser Lösung mit 2 ml einer Lösung von Natriummolybdat *R* (75 g · l^{-1}) und 2 ml einer Mischung von 1 Volumteil nitratfreier Schwefelsäure *R* und 30 Volumteilen Wasser *R* versetzt. Nach Umschütteln und 5 min langem Zentrifugieren wird die überstehende Flüssigkeit dekantiert. Das Zentrifugenglas wird umgedreht auf Filterpapier abtropfen gelassen. Im Rückstand wird der Stickstoff mit Hilfe der Kjeldahl-Bestimmung (2.5.9) ermittelt und die Proteinmenge durch Multiplikation mit 6,25 berechnet.

Aktivierte Gerinnungsfaktoren: Wenn die Zubereitung Heparin enthält, wird dessen Menge entsprechend der Prüfung „Heparin" bestimmt und durch Zusatz von Protaminsulfat *R* neutralisiert (10 µg Protaminsulfat neutralisieren 1 I.E. Heparin). Die Zubereitung wird 1:10 und 1:100 unter Verwendung von Trometamol-Pufferlösung *p*H 7,5 *R* verdünnt. Eine Reihe von Röhrchen aus Polystyrol wird in ein Wasserbad von 37 °C gestellt. In jedes Röhrchen werden 0,1 ml blutplättchenarmes Plasma *R* und 0,1 ml einer geeigneten Verdünnung von Cephalin-Reagenz *R* oder Blutplättchen-Ersatz *R* gegeben. Die Röhrchen bleiben 60 s lang stehen. Jedem Röhrchen werden entweder 0,1 ml einer der Verdünnungen oder 0,1 ml der Pufferlösungen (Kontrolle) zugesetzt. Unmittelbar danach werden jedem Röhrchen 0,1 ml einer vorher auf 37 °C erwärmten Lösung von Calciumchlorid *R* (3,7 g · l^{-1}) zugesetzt. Innerhalb von 30 min nach Herstellung der Ausgangsverdünnung wird diejenige Zeit gemessen, die zwischen Zusatz der Calciumchlorid-Lösung und Bildung eines Gerinnsels vergeht. Für jede Verdünnung muß die Gerinnungszeit mindestens 150 s betragen. Die Prüfung darf nur ausgewertet werden, wenn die Gerinnungszeit für die Kontrolle zwischen 200 und 350 s liegt.

Heparin: Falls bei der Herstellung der Zubereitung Heparin zugesetzt wurde, wird die „Bestimmung von Heparin in Blutgerinnungsfaktoren" (2.7.12) durchgeführt. Die Zubereitung darf keinen höheren Gehalt an Heparin aufweisen als in der Beschriftung angegeben und höchstens 0,5 I.E. Heparin je I.E. Blutgerinnungsfaktor VII.

Thrombin: Wenn die Zubereitung Heparin enthält, wird dessen Menge entsprechend der Prüfung „Heparin" bestimmt und durch Zusatz von Protaminsulfat *R* neutralisiert (10 µg Protaminsulfat neutralisieren 1 I.E. Heparin). In jedem von 2 Röhrchen werden gleiche Volumteile der Zubereitung und einer Lösung von Fibrinogen *R* (3 g · l^{-1}) gemischt. Eines der Röhrchen wird 6 h lang bei 37 °C und das andere 24 h lang bei Raumtemperatur gehalten. In einem dritten Röhrchen wird ein Teil Fibrinogen-Lösung mit einem Teil einer Lösung von Thrombin vom Menschen *R*, die 1 I.E. je Milliliter enthält, gemischt und in ein Wasserbad von 37 °C gestellt. In den Röhrchen mit der Zubereitung kommt es nicht zur Gerinnung. Im Röhrchen mit Thrombin tritt die Gerinnung innerhalb von 30 s ein.

Wasser (2.5.12): Höchstens 3,0 Prozent. Einem Behältnis mit der Zubereitung wird ein geeignetes Volumen wasserfreies Methanol *R* zugegeben, umgeschüttelt und anschließend stehengelassen. Die Bestimmung erfolgt mit einem bekannten Volumen der überstehenden Lösung.

Sterilität (2.6.1): Die Zubereitung muß der Prüfung entsprechen.

Pyrogene (2.6.8): Die Zubereitung muß der Prüfung entsprechen. Je Kilogramm Körpermasse eines Kaninchens wird ein Volumen, das mindestens 30 I.E. Blutgerinnungsfaktor VII enthält, injiziert.

Bestimmung der Wirksamkeit

Die „Wertbestimmung von Blutgerinnungsfaktor VII" (2.7.10) wird durchgeführt.

Der ermittelte Wert muß mindestens 80 und darf höchstens 120 Prozent des angegebenen Werts betragen. Die Vertrauensgrenzen ($P = 0{,}95$) des ermittelten Werts müssen mindestens 80 und dürfen höchstens 120 Prozent betragen.

Lagerung

Vor Licht geschützt.

Beschriftung

Die Beschriftung gibt insbesondere an

- Anzahl der Internationalen Einheiten an Blutgerinnungsfaktor VII je Behältnis
- Proteinmenge je Behältnis
- falls zutreffend, Name und Menge einer jeden zugesetzten Substanz einschließlich des Heparins
- Name und Menge des Lösungsmittels, das für die Rekonstitution der Zubereitung verwendet werden muß
- Lagerungsbedingungen
- Verfallsdatum
- daß im Falle der Anwendung von Arzneimitteln aus menschlichem Blut oder Plasma eine Übertragung von Infektionserregern nicht vollständig ausgeschlossen werden kann.

1998, 275

Blutgerinnungsfaktor VIII vom Menschen (gefriergetrocknet)

Factor VIII coagulationis humanus cryodesiccatus

Definition

Blutgerinnungsfaktor VIII vom Menschen (gefriergetrocknet) ist eine Fraktion von Plasmaproteinen. Sie enthält den Blutgerinnungsfaktor VIII, ein Glycoprotein, und je nach Herstellungsmethode unterschiedliche Mengen an von-Willebrand-Faktor. Blutgerinnungsfaktor VIII vom Menschen wird aus Plasma vom Menschen hergestellt, das der Monographie **Plasma vom Menschen zur Fraktionierung (Plasma humanum ad separationem)** entspricht.

Die Wirksamkeit der nach den Angaben in der Beschriftung gelösten Zubereitung beträgt mindestens 20 I.E. Blutgerinnungsfaktor VIII:C je Milliliter.

Herstellung

Das Herstellungsverfahren umfaßt einen Schritt oder mehrere Schritte, die bekannte Infektionserreger nachweislich entfernen oder inaktivieren. Falls virusinaktivierende Substanzen während der Herstellung verwendet werden, muß das darauffolgende Reinigungsverfahren in bezug auf seine Fähigkeit, diese Substanzen auf eine geeignete Konzentration zu reduzieren, validiert werden. Rückstände müssen auf eine Konzentration reduziert werden, die die Sicherheit der Zubereitung für den Patienten gewährleistet.

Die spezifische Aktivität vor der Zugabe eines Proteinstabilisators beträgt mindestens 1 I.E. Blutgerinnungsfaktor VIII:C je Milligramm Gesamtprotein.

Die den Blutgerinnungsfaktor VIII enthaltende Fraktion wird in einer geeigneten Flüssigkeit gelöst. Hilfsstoffe, wie zum Beispiel ein Stabilisator, können zugesetzt werden. Ein Konservierungsmittel darf nicht zugesetzt werden. Die Lösung wird über ein bakterienzurückhaltendes Filter in sterile Endbehältnisse abgefüllt und sofort eingefroren. Anschließend wird sie gefriergetrocknet. Die Behältnisse werden unter Vakuum oder Inertbegasung verschlossen.

Validierung von Prüfungen von Produkten mit deklarierter von-Willebrand-Faktor-Aktivität: In Zubereitungen, die zur Behandlung des von-Willebrand-Jürgens-Syndroms vorgesehen sind, muß nachgewiesen werden, daß das Herstellungsverfahren in bezug auf den von-Willebrand-Faktor ein Produkt mit stets reproduzierbarer Zusammensetzung ergibt. Die Zusammensetzung kann auf verschiedene Weise bestimmt werden. Zum Beispiel können die Anzahl und die Mengenverhältnisse der verschiedenen Multimere bestimmt werden. Die Bestimmung kann mit Hilfe der Agarose-Gelelektrophorese (etwa 1 Prozent Agarose) unter Verwendung von Natriumdodecylsulfat (SDS) erfolgen, mit oder ohne Western blot auf Nitrocellulose. Als Referenz wird Normalplasma vom Menschen verwendet. Die Detektion des Multimeren-Profils kann mit Hilfe der Immunenzym-Technik und die quantitative Bestimmung densitometrisch oder mit Hilfe anderer geeigneter Methoden erfolgen.

Von-Willebrand-Faktor-Aktivität: In Zubereitungen, die zur Behandlung des von-Willebrand-Jürgens-Syndroms vorgesehen sind, wird die von-Willebrand-Faktor-Aktivität mit Hilfe einer geeigneten Methode bestimmt. Als Vergleich dient eine Zubereitung gleicher Art wie die zu prüfende Zubereitung, die zuvor mit Hilfe des Internationalen Standards zur Bestimmung des von-Willebrand-Faktors in Plasma eingestellt wurde. Geeignete Methoden ermöglichen die Bestimmung der Ristocetin-Cofaktor-Aktivität und der Kollagenbindungs-Aktivität.

Nachstehend wird als Beispiel eine Methode beschrieben, die zur Bestimmung der Ristocetin-Cofaktor-Aktivität geeignet ist.

Ristocetin-Cofaktor-Aktivität: Geeignete Verdünnungen der Zubereitung und der Referenzzubereitung werden mit Hilfe einer Lösung hergestellt, die Natriumchlorid *R* ($9 g \cdot l^{-1}$) und Albumin vom Menschen ($50 g \cdot l^{-1}$) enthält. Jede der Verdünnungen wird mit einem geeigneten Volumen eines von-Willebrand-Reagenzes, das stabilisierte Blutplättchen vom Menschen und Ristocetin A enthält, versetzt, durch 1 min langes vorsichtiges Kreisen auf einer Glasplatte gemischt und anschließend 1 min lang stehengelassen. Die Auswertung erfolgt gegen einen dunklen Untergrund bei seitlich einfallendem Licht. Die letzte Verdünnung, die noch eine deutlich sichtbare Gerinnung zeigt, entspricht dem Ristocetin-Cofaktor-Titer der Zubereitung. Als Negativkontrolle wird die Lösung verwendet, die zur Herstellung der Verdünnungen verwendet wurde.

Der ermittelte Wert muß mindestens 60 und darf höchstens 140 Prozent der für diese Zubereitung festgelegten Wirksamkeit betragen.

Eigenschaften

Pulver oder brüchige Masse, weiß bis schwach gelblich.

Die gefriergetrocknete Zubereitung wird, wie in der Beschriftung angegeben, unmittelbar vor der „Prüfung auf Identität“, der „Prüfung auf Reinheit“ und der „Bestimmung der Wirksamkeit“ gelöst, mit Ausnahme der Prüfungen „Löslichkeit“ und „Wasser“.

Prüfung auf Identität

A. Unter Verwendung einer geeigneten Reihe artspezifischer Antisera wird das Präzipitationsverhalten der Zubereitung geprüft. Die Prüfung soll unter Verwendung von spezifischen Antisera durchgeführt werden, die gegen Plasmaproteine aller Arten von Haustieren gerichtet sind, welche für die Herstellung von Substanzen biologischen Ursprungs im Herkunftsland verwendet werden. Die Zubereitung enthält Proteine vom Menschen und gibt negative Reaktionen mit Antisera gegen Plasmaproteine anderer Arten.

B. Die Bestimmung der Aktivitäten des Blutgerinnungsfaktors VIII:C und, falls zutreffend, des von-Willebrand-Faktors tragen zur Identifizierung der Zubereitung bei.

Prüfung auf Reinheit

***p*H-Wert** (2.2.3): Der *p*H-Wert der Zubereitung muß zwischen 6,5 und 7,5 liegen.

Löslichkeit: Einem Behältnis mit der Zubereitung wird das in der Beschriftung angegebene Volumen des Lösungsmittels bei der empfohlenen Temperatur zugesetzt. Unter leichtem Umschwenken muß sich die Zubereitung innerhalb von 10 min vollständig lösen. Die Lösung muß farblos oder schwach gelblich, klar oder schwach opaleszent sein.

Osmolalität (2.2.35): Mindestens 240 mosmol · kg^{-1}.

Gesamtprotein: Falls erforderlich wird ein genau gemessenes Volumen der gelösten Zubereitung mit einer Lösung von Natriumchlorid *R* (9 g · l^{-1}) so verdünnt, daß die Lösung etwa 15 mg Protein in 2 ml enthält. In einem Zentrifugenglas mit rundem Boden werden 2,0 ml dieser Lösung mit 2 ml einer Lösung von Natriummolybdat *R* (75 g · l^{-1}) und 2 ml einer Mischung von 1 Volumteil nitratfreier Schwefelsäure *R* und 30 Volumteilen Wasser *R* versetzt. Nach Umschütteln und 5 min langem Zentrifugieren wird die überstehende Flüssigkeit dekantiert. Das Zentrifugenglas wird umgedreht auf Filterpapier abtropfen gelassen. Im Rückstand wird der Stickstoff mit Hilfe der Kjeldahl-Bestimmung (2.5.9) ermittelt und die Proteinmenge durch Multiplikation mit 6,25 berechnet.

Für bestimmte Zubereitungen, insbesondere solche, die keinen Proteinstabilisator wie Albumin enthalten, ist die beschriebene Methode nicht geeignet, so daß eine andere validierte Methode zur Proteinbestimmung angewendet werden muß.

Anti-A- und Anti-B-Hämagglutinine: Die gelöste Zubereitung wird mit einer Lösung von Natriumchlorid *R* (9 g · l^{-1}) so verdünnt, daß sie 3 I.E. Blutgerinnungsfaktor VIII:C je Milliliter enthält. Die Prüfung auf die Anti-A- und Anti-B-Hämagglutinine erfolgt durch die indirekte Methode (2.6.20). Die Verdünnungen 1 : 64 weisen keine Agglutination auf.

Hepatitis-B-Oberflächenantigen: Die gelöste Zubereitung wird mit einer Methode geeigneter Empfindlichkeit wie dem Enzymimmunassay (2.7.1) geprüft. Hepatitis-B-Oberflächenantigen darf nicht nachgewiesen werden.

Wasser (2.5.12): Höchstens 3,0 Prozent. Einem Behältnis mit der Zubereitung wird ein geeignetes Volumen wasserfreies Methanol *R* zugegeben, umgeschüttelt und anschließend stehengelassen. Die Bestimmung erfolgt mit einem bekannten Volumen der überstehenden Lösung.

Sterilität (2.6.1): Die Zubereitung muß der Prüfung entsprechen.

Pyrogene (2.6.8): Die Zubereitung muß der Prüfung entsprechen. Je Kilogramm Körpermasse eines Kaninchens wird ein Volumen, das mindestens 30 I.E. Blutgerinnungsfaktor VIII:C enthält, injiziert.

Bestimmung der Wirksamkeit

Die „Wertbestimmung von Blutgerinnungsfaktor VIII" (2.7.4) wird durchgeführt.

Der ermittelte Wert muß mindestens 80 und darf höchstens 120 Prozent des angegebenen Werts betragen. Die Vertrauensgrenzen ($P = 0{,}95$) des ermittelten Werts müssen mindestens 80 und dürfen höchstens 120 Prozent betragen.

Lagerung

Vor Licht geschützt.

Beschriftung

Die Beschriftung gibt insbesondere an

- Anzahl der Internationalen Einheiten an Blutgerinnungsfaktor VIII:C und, falls zutreffend, von-Willebrand-Faktor je Behältnis
- Proteinmenge je Behältnis
- Name und Menge einer jeden zugesetzten Substanz
- Name und Menge des Lösungsmittels, das für die Rekonstitution der Zubereitung verwendet werden muß
- Lagerungsbedingungen
- Verfallsdatum
- daß im Falle der Anwendung von Arzneimitteln aus menschlichem Blut oder Plasma eine Übertragung von Infektionserregern nicht vollständig ausgeschlossen werden kann.

1998, 1223

Blutgerinnungsfaktor IX vom Menschen (gefriergetrocknet)

Factor IX coagulationis humanus cryodesiccatus

Definition

Blutgerinnungsfaktor IX vom Menschen (gefriergetrocknet) ist eine Fraktion von Plasmaproteinen. Sie enthält den Blutgerinnungsfaktor IX. Die Herstellungsmethode muß die Abtrennung von Faktor IX von anderen Prothrombin-Komplex-Faktoren (Faktor II, VII und X) ermöglichen. Blutgerinnungsfaktor IX vom Menschen wird aus Plasma vom Menschen hergestellt, das der Monographie **Plasma vom Menschen zur Fraktionierung (Plasma humanum ad separationem)** entspricht.

Die Wirksamkeit der nach den Angaben in der Beschriftung gelösten Zubereitung beträgt mindestens 20 I.E. Blutgerinnungsfaktor IX je Milliliter.

Herstellung

Das Herstellungsverfahren muß, soweit wie möglich, die volle Wirksamkeit des Blutgerinnungsfaktors IX gewährleisten, um die Aktivierung anderer Gerinnungsfaktoren so gering wie möglich zu halten (um Gerinnungsstörungen soweit wie möglich zu begrenzen). Das Herstellungsverfahren umfaßt einen Schritt oder mehrere Schritte, die bekannte Infektionserreger nachweislich entfernen oder inaktivieren. Falls virusinaktivierende Substanzen während der Herstellung verwendet werden, muß das darauffolgende Reinigungsverfahren in bezug auf seine Fähigkeit, diese Substanzen auf eine geeignete Konzentration zu reduzieren, validiert werden. Alle Rückstände müssen auf eine Konzentration reduziert werden, die die Sicherheit der Zubereitung für den Patienten gewährleistet.

Die spezifische Aktivität vor der Zugabe eines Proteinstabilisators beträgt mindestens 50 I.E. Blutgerinnungsfaktor IX je Milligramm Gesamtprotein.

Die den Blutgerinnungsfaktor IX enthaltende Fraktion wird in einer geeigneten Flüssigkeit gelöst. Heparin, Antithrombin und andere Hilfsstoffe, wie zum Beispiel ein Stabilisator, können zugesetzt werden. Ein Konservierungsmittel darf nicht zugesetzt werden. Die Lösung wird über ein bakterienzurückhaltendes Filter in sterile Endbehältnisse abgefüllt und sofort eingefroren. Anschließend wird sie gefriergetrocknet. Die Behältnisse werden unter Vakuum oder Inertbegasung verschlossen.

Prüfung auf Eignung des Herstellungsverfahrens

Die Prüfung auf Eignung des Herstellungsverfahrens erfolgt mit Hilfe geeigneter Analysenmethoden, die während der Prozeßentwicklung festgelegt wurden; sie umfassen üblicherweise

- Wertbestimmung von Blutgerinnungsfaktor IX
- Bestimmung der aktivierten Gerinnungsfaktoren
- Bestimmung der Faktoren II, VII und X, deren Aktivität insgesamt nicht größer als 5 Prozent des Blutgerinnungsfaktors IX sein darf.

Eigenschaften

Pulver oder brüchige Masse, weiß bis schwach gelblich.

Die gefriergetrocknete Zubereitung wird, wie in der Beschriftung angegeben, unmittelbar vor der „Prüfung auf Identität", der „Prüfung auf Reinheit" und der „Bestimmung der Wirksamkeit" gelöst, mit Ausnahme der Prüfungen „Löslichkeit" und „Wasser".

Prüfung auf Identität

A. Unter Verwendung einer geeigneten Reihe artspezifischer Antisera wird das Präzipitationsverhalten der Zubereitung geprüft. Die Prüfung soll unter Verwendung von spezifischen Antisera durchgeführt werden, die gegen Plasmaproteine aller Arten von Haustieren gerichtet sind, welche für die Herstellung von Substanzen biologischen Ursprungs im Herkunftsland verwendet werden. Die Zubereitung enthält Proteine vom Menschen und gibt negative Reaktionen mit Antisera gegen Plasmaproteine anderer Arten.

B. Die „Bestimmung der Wirksamkeit" trägt zur Identifizierung der Zubereitung bei.

Prüfung auf Reinheit

***p*H-Wert** (2.2.3): Der *p*H-Wert der Zubereitung muß zwischen 6,5 und 7,5 liegen.

Löslichkeit: Einem Behältnis mit der Zubereitung wird das in der Beschriftung angegebene Volumen des Lösungsmittels bei der empfohlenen Temperatur zugesetzt. Unter leichtem Umschwenken muß sich die Zubereitung innerhalb von 10 min vollständig lösen. Die Lösung muß farblos und klar oder schwach opaleszent sein.

Osmolalität (2.2.35): Mindestens 240 mosmol · kg^{-1}.

Gesamtprotein: Falls erforderlich wird ein genau gemessenes Volumen der Zubereitung mit einer Lösung von Natriumchlorid *R* (9 g · l^{-1}) so verdünnt, daß die Lösung etwa 15 mg Protein in 2 ml enthält. In einem Zentrifugenglas mit rundem Boden werden 2,0 ml dieser Lösung mit 2 ml einer Lösung von Natriummolybdat *R* (75 g · l^{-1}) und 2 ml einer Mischung von 1 Volumteil nitratfreier Schwefelsäure *R* und 30 Volumteilen Wasser *R* versetzt. Nach Umschütteln und 5 min langem Zentrifugieren wird die überstehende Flüssigkeit dekantiert. Das Zentrifugenglas wird umgedreht auf Filterpapier abtropfen gelassen. Im Rückstand wird der Stickstoff mit Hilfe der Kjeldahl-Bestimmung (2.5.9) ermittelt und die Proteinmenge durch Multiplikation mit 6,25 berechnet.

Für bestimmte Zubereitungen, insbesondere solche, die keinen Proteinstabilisator wie Albumin enthalten, ist die beschriebene Methode nicht geeignet, so daß eine andere validierte Methode zur Proteinbestimmung angewendet werden muß.

Aktivierte Gerinnungsfaktoren: Wenn die Zubereitung Heparin enthält, wird dessen Menge entsprechend der Prüfung „Heparin" bestimmt und durch Zusatz von Protaminsulfat *R* neutralisiert (10 µg Protaminsulfat neutralisiert 1 I.E. Heparin). Falls erforderlich wird die Zubereitung so verdünnt, daß sie 20 I.E. Blutgerinnungsfaktor IX je Milliliter enthält. Die Zubereitung wird 1:10 und 1:100 unter Verwendung von Trometamol-Pufferlösung *p*H 7,5 *R* verdünnt. Eine Reihe von Röhrchen aus Polystyrol wird in ein Wasserbad von 37 °C gestellt. In jedes Röhrchen werden 0,1 ml blutplättchenarmes Plasma *R* und 0,1 ml einer geeigneten Verdünnung von Cephalin-Reagenz *R* oder Blutplättchen-Ersatz *R* gegeben. Die Röhrchen bleiben 60 s lang stehen. Jedem Röhrchen werden entweder 0,1 ml einer der Verdünnungen oder 0,1 ml der Pufferlösungen (Kontrolle) zugesetzt. Unmittelbar danach werden jedem Röhrchen 0,1 ml einer vorher auf 37 °C erwärmten Lösung von Calciumchlorid *R* (3,7 g · l^{-1}) zugesetzt. Innerhalb von 30 min nach Herstellung der Ausgangsverdünnung wird diejenige Zeit gemessen, die zwischen Zusatz der Calciumchlorid-Lösung und Bildung eines Gerinnsels vergeht. Für jede Verdünnung muß die Gerinnungszeit mindestens 150 s betragen. Die Prüfung darf nur ausgewertet werden, wenn die Gerinnungszeit für die Kontrolle zwischen 200 und 350 s liegt.

Heparin: Falls bei der Herstellung der Zubereitung Heparin zugesetzt wurde, wird die „Bestimmung von Heparin in Blutgerinnungsfaktoren" (2.7.12) durchgeführt. Die Zubereitung darf keinen höheren Gehalt an Heparin aufweisen als in der Beschriftung angegeben und höchstens 0,5 I.E. Heparin je I.E. Blutgerinnungsfaktor IX.

Wasser (2.5.12): Höchstens 3,0 Prozent. Einem Behältnis mit der Zubereitung wird ein geeignetes Volumen wasserfreies Methanol *R* zugegeben, umgeschüttelt und anschließend stehengelassen. Die Bestimmung erfolgt mit einem bekannten Volumen der überstehenden Lösung.

Sterilität (2.6.1): Die Zubereitung muß der Prüfung entsprechen.

Pyrogene (2.6.8): Die Zubereitung muß der Prüfung entsprechen. Je Kilogramm Körpermasse eines Kaninchens wird ein Volumen, das mindestens 30 I.E. Blutgerinnungsfaktor IX enthält, injiziert.

Bestimmung der Wirksamkeit

Die „Wertbestimmung von Blutgerinnungsfaktor IX" (2.7.11) wird durchgeführt.

Der ermittelte Wert muß mindestens 80 und darf höchstens 125 Prozent des angegebenen Werts betragen. Die Vertrauensgrenzen ($P = 0{,}95$) des ermittelten Werts müssen mindestens 80 und dürfen höchstens 125 Prozent betragen.

Lagerung

Vor Licht geschützt.

Beschriftung

Die Beschriftung gibt insbesondere an

- Anzahl der Internationalen Einheiten an Blutgerinnungsfaktor IX je Behältnis
- Proteinmenge je Behältnis
- falls zutreffend, Name und Menge einer jeden zugesetzten Substanz einschließlich des Heparins
- Name und Menge des Lösungsmittels, das für die Rekonstitution der Zubereitung verwendet werden muß
- Lagerungsbedingungen
- Verfallsdatum
- daß im Falle der Anwendung von Arzneimitteln aus menschlichem Blut oder Plasma eine Übertragung von Infektionserregern nicht vollständig ausgeschlossen werden kann.

2001, 1537

Blutweiderichkraut

Lythri herba

Definition

Blutweiderichkraut besteht aus den ganzen oder geschnittenen, getrockneten, blühenden Zweigspitzen von *Lythrum salicaria* L. Die Droge enthält mindestens 5,0 Prozent Gerbstoffe, berechnet als Pyrogallol ($C_6H_6O_3$; M_r 126,1) und bezogen auf die getrocknete Droge.

Eigenschaften

Die Droge weist die unter „Prüfung auf Identität, A und B" beschriebenen makroskopischen und mikroskopischen Merkmale auf.

Prüfung auf Identität

A. Die steifen, vierkantigen, gegen die Spitze hin sich verzweigenden Stengel sind bräunlichgrün, längsgefurcht und behaart. Die gekreuzt gegenständigen, selten in Wirteln zu dritt vorkommenden Blätter alternieren manchmal im Bereich der Blütenstände, die eine lange, endständige Ähre bilden. Die sitzenden, lanzettlichen, am Grund herzförmigen Blätter sind 5 bis 15 cm lang, 1 bis 2,5 cm breit und an der Unterseite behaart; die Sekundärnervatur verläuft bogenförmig und anastomosiert in der Nähe des Blattrands. Die Blüten besitzen einen behaarten, röhrenförmigen, beständigen, 4 bis 8 mm langen Achsenbecher, bestehend aus 6 miteinander verwachsenen Kelchblättern mit 6 kleinen, dreieckigen Zähnen, welche mit 6 großen, spitzen Zähnen, die mindestens halb so lang sind wie die Röhre, alternieren; die getrenntblätterige Blütenkrone besteht aus 6 violettrosafarbenen Blütenblättern, die sich jeweils nach der Spitze hin mit welligem Umriß verbreitern und am Grund verschmälert sind. Das Androeceum besteht aus 2 Wirteln von je 6 Staubblättern, der eine mit kurzen, nur knapp hervorkommenden Staubfäden, der andere mit langen, weit über die Blütenkrone hinausragenden Staubfäden. Die Frucht, falls gebildet, ist eine kleine, im Achsenbecher eingeschlossene Kapsel.

B. Die Droge wird pulverisiert (355). Das Pulver ist grünlichgelb. Die Prüfung erfolgt unter dem Mikroskop, wobei Chloralhydrat-Lösung *R* verwendet wird. Das Pulver zeigt ein- oder zweizellige, einreihige, dickwandige, fein getüpfelte Deckhaare der unteren Epidermis von Stengel und Blatt; zahlreiche einreihige ein- oder zweizellige, dünnwandige, fein getüpfelte Deckhaare des Kelchs; durchsichtige, violettrosafarbene Fragmente der Blütenblätter; zahlreiche Calciumoxalatdrusen; Pollenkörner mit 3 Austrittsporen und einer dünnen, schwach körnigen Exine; Fragmente der oberen Epidermis mit großen polygonalen Zellen und buchtigen Wänden; Fragmente der unteren Epidermis mit kleineren polygonalen Zellen sowie Spaltöffnungen vom anomocytischen Typ (2.8.3).

C. Die Prüfung erfolgt mit Hilfe der Dünnschichtchromatographie (2.2.27) unter Verwendung einer DC-Platte mit Kieselgel *R*.

Untersuchungslösung: 1,0 g pulverisierte Droge (355) wird mit 10 ml Methanol *R* versetzt. Die Mischung wird 5 min lang im Wasserbad von 65 °C erhitzt, wobei häufig geschüttelt wird. Nach dem Abkühlen wird filtriert und das Filtrat mit Methanol *R* zu 10 ml verdünnt.

Referenzlösung: 0,5 mg Chlorogensäure *R*, 1 mg Hyperosid *R*, 1 mg Rutosid *R* und 1 mg Vitexin *R* werden in 10 ml Methanol *R* gelöst.

Auf die Platte werden 10 µl jeder Lösung bandförmig aufgetragen. Die Chromatographie erfolgt mit einer Mischung von 7,5 Volumteilen wasserfreier

Essigsäure *R*, 7,5 Volumteilen wasserfreier Ameisensäure *R*, 18 Volumteilen Wasser *R* und 67 Volumteilen Ethylacetat *R* über eine Laufstrecke von 15 cm. Die Platte wird bei 100 bis 105 °C getrocknet und die noch warme Platte mit einer Lösung von Diphenylboryloxyethylamin *R* (10 g · l^{-1}) in Methanol *R* und unmittelbar danach mit einer Lösung von Macrogol 400 *R* (50 g · l^{-1}) in Methanol *R* besprüht. Nach 30 min langem Trocknen an der Luft wird die Platte im ultravioletten Licht bei 365 nm ausgewertet. Das Chromatogramm der Referenzlösung zeigt im unteren Drittel eine gelblichbraun fluoreszierende Zone (Rutosid), im mittleren Drittel eine hellblau fluoreszierende Zone (Chlorogensäure), darüber eine gelblichbraun fluoreszierende Zone (Hyperosid) und eine grün fluoreszierende Zone (Vitexin). Das Chromatogramm der Untersuchungslösung zeigt eine leuchtendgrün fluoreszierende Zone etwas oberhalb der Rutosid-Zone im Chromatogramm der Referenzlösung, eine gelb fluoreszierende Zone in ähnlicher Lage wie die Zone der Chlorogensäure im Chromatogramm der Referenzlösung, eine gelb fluoreszierende Zone in ähnlicher Lage wie die Hyperosid-Zone im Chromatogramm der Referenzlösung und eine leuchtendgrün fluoreszierende Zone, die der Vitexin-Zone im Chromatogramm der Referenzlösung entspricht.

Prüfung auf Reinheit

Fremde Bestandteile (2.8.2): Die Droge muß der Prüfung entsprechen.

Trocknungsverlust (2.2.32): Höchstens 12,0 Prozent, mit 1,000 g pulverisierter Droge (355) durch Trocknen im Trockenschrank bei 100 bis 105 °C bestimmt.

Asche (2.4.16): Höchstens 7,0 Prozent.

Gehaltsbestimmung

Die Bestimmung wird nach „Bestimmung des Gerbstoffgehalts pflanzlicher Drogen" (2.8.14) mit 0,750 g pulverisierter Droge (180) durchgeführt.

Lagerung

Vor Licht geschützt.

1999, 1323

Bockshornsamen

Trigonella foenugraeci semen

Definition

Bockshornsamen bestehen aus den getrockneten, reifen Samen von *Trigonella foenum-graecum* L.

Eigenschaften

Die Droge hat einen kräftigen, charakteristischen, aromatischen Geruch.

Die Droge weist die unter „Prüfung auf Identität, A und B" beschriebenen makroskopischen und mikroskopischen Merkmale auf.

Prüfung auf Identität

A. Der Samen ist hart, flach, braun bis rötlichbraun und mehr oder weniger rhomboid mit abgerundeten Rändern. Er ist 3 bis 5 mm lang, 2 bis 3 mm breit und 1,5 bis 2 mm dick. Die größte Fläche weist eine Furche auf, die den Samen in 2 ungleiche Teile teilt. Der kleinere Teil enthält die Keimwurzel, der größere die Keimblätter.

B. Die Droge wird pulverisiert (355). Das Pulver ist gelblichbraun. Die Prüfung erfolgt unter dem Mikroskop, wobei Chloralhydrat-Lösung *R* verwendet wird. Das Pulver zeigt folgende Merkmale: Bruchstücke der Samenschale mit Epidermiszellen, die, wie an Schnittstellen sichtbar, eine dicke Kutikula aufweisen und von flaschenförmiger Gestalt sind, sowie mit darunterliegendem, großzelligem Hypoderm, dessen Zellen am oberen Ende schmäler, in der Mitte zusammengezogen sind und an den radialen Wänden Verdickungsleisten aufweisen; gelblichbraune Epidermisfragmente in der Aufsicht, bestehend aus kleinen, polygonalen Zellen mit verdickten, getüpfelten Wänden, häufig mit anhängenden Zellen des Hypoderms von rundlichem Umriß und mit verdickten, dichtperligen Wänden; Bruchstücke des Hypoderms von unten gesehen, zusammengesetzt aus polygonalen Zellen, deren leistenähnliche Verdickungen sich bis zu den oberen und unteren Wänden erstrecken; Parenchym der Samenschale, bestehend aus länglichen, rechteckigen Zellen mit schwach verdickten, perligen Wänden; Bruchstücke des Endosperms mit unregelmäßig verdickten, manchmal länglichen, schleimführenden Zellen.

C. Die Prüfung erfolgt mit Hilfe der Dünnschichtchromatographie (2.2.27) unter Verwendung einer DC-Platte mit Kieselgel F_{254} *R*.

Untersuchungslösung: 1,0 g pulverisierte Droge (710) wird in einem 25-ml-Erlenmeyerkolben mit 5,0 ml Methanol *R* versetzt und 5 min lang im Wasserbad von 65 °C erhitzt. Nach dem Abkühlen wird filtriert.

Referenzlösung: 3,0 mg Trigonellinhydrochlorid *R* werden in 1,0 ml Methanol *R* gelöst.

Auf die Platte werden 20 µl Untersuchungslösung und 10 µl Referenzlösung bandförmig aufgetragen. Die Chromatographie erfolgt mit einer Mischung von 30 Volumteilen Wasser *R* und 70 Volumteilen Methanol *R* über eine Laufstrecke von 10 cm. Die Platte wird an der Luft trocknen gelassen und im ultravioletten Licht bei 254 nm ausgewertet. Das Chromatogramm der Untersuchungslösung zeigt in der unteren Hälfte eine fluoreszenzmindernde Zone, die in bezug auf Lage und Fluoreszenz etwa der Zone im Chromatogramm der Referenzlösung entspricht. Mit Dragendorffs Reagenz *R* 2 besprüht, zeigt das Chromatogramm der Untersuchungslösung eine intensive, orangerote Zone, die in bezug auf Lage und Farbe etwa der Zone im Chromatogramm der Referenzlösung entspricht. Das Chromatogramm zeigt auch in der oberen Hälfte eine breite, hell bräunlichgelbe Zone (Triglyceride).

Prüfung auf Reinheit

Fremde Bestandteile (2.8.2): Die Droge muß der Prüfung entsprechen.

Quellungszahl (2.8.4): Mindestens 6, mit der pulverisierten Droge (710) bestimmt.

Trocknungsverlust (2.2.32): Höchstens 12,0 Prozent, mit 1,000 g pulverisierter Droge durch 2 h langes Trocknen im Trockenschrank bei 100 bis 105 °C bestimmt.

Asche (2.4.16): Höchstens 5,0 Prozent.

Lagerung

Gut verschlossen, vor Licht geschützt.

2001, 1396

Boldoblätter

Boldi folium

Definition

Boldoblätter bestehen aus den ganzen oder zerkleinerten, getrockneten Blättern von *Peumus boldus* Molina. Die ganze Droge enthält mindestens 20,0 ml · kg^{-1} und höchstens 40,0 ml · kg^{-1}, die zerkleinerte Droge mindestens 15,0 ml · kg^{-1} ätherisches Öl. Die Droge enthält mindestens 0,1 Prozent Gesamtalkaloide, berechnet als Boldin ($C_{19}H_{21}NO_4$; M_r 327,4) und bezogen auf die wasserfreie Droge.

Eigenschaften

Die Droge hat besonders beim Zerreiben einen aromatischen Geruch.

Sie weist die unter „Prüfung auf Identität, A und B" beschriebenen makroskopischen und mikroskopischen Merkmale auf.

Prüfung auf Identität

A. Die eiförmigen bis elliptischen Blätter sind gewöhnlich 5 cm lang und besitzen einen kurzen Blattstiel; das Blattende ist stumpf oder am Rand leicht abgestoßen, die Blattbasis symmetrisch und abgerundet; das Blatt ist ganzrandig, der Rand leicht gewellt, verdickt und mehr oder weniger nach unten eingerollt. Die Blattspreite ist graugrün, dick, lederig und spröde. Die Blattoberseite ist rauh und zeigt zahlreiche hervortretende, kleine Höckerchen und eine eingesenkte Nervatur. Die feinbehaarte Blattunterseite zeigt weniger deutlich sichtbare Höckerchen und eine hervortretende, gefiederte Nervatur.

B. Die Droge wird pulverisiert (355). Das Pulver ist graugrün. Die Prüfung erfolgt unter dem Mikroskop, wobei Chloralhydrat-Lösung *R* verwendet wird. Das Pulver zeigt Bruchstücke der oberen Epidermis und des darunter liegenden Hypoderms mit geraden oder schwach welligen, verdickten, perlschnurartigen Wänden sowie Fragmente der unteren Epidermis mit zahlreichen, von 4 bis 7 Nebenzellen umgebenen Spaltöffnungen; einzeln, gabelförmig zu zweit oder in sternförmigen Büscheln auftretende einzellige Deckhaare mit mehr oder weniger verdickten und verholzten Wänden; Fragmente der Blattspreite mit zweireihigem Palisadenparenchym; Trümmer des schwammigen Mesophylls mit zahlreichen großen, runden Ölzellen; Fragmente des Parenchyms mit feinen, nadelförmigen Kristallen; dickwandige Fasern und verholzte, getüpfelte Parenchymzellen zusammen mit vaskulärem Gewebe aus der Nervatur.

C. Die Prüfung erfolgt mit Hilfe der Dünnschichtchromatographie (2.2.27) unter Verwendung einer DC-Platte mit Kieselgel *R*.

Untersuchungslösung: 0,5 g pulverisierte Droge (355) werden 10 min lang mit einer Mischung von 1 ml verdünnter Salzsäure *R* und 20 ml Wasser *R* im Wasserbad unter Rückflußkühlung erhitzt. Nach dem Abkühlen wird filtriert, das Filtrat mit 2 ml verdünnter Ammoniak-Lösung *R* 1 versetzt und 2mal mit je 20 ml Ether *R* unter Vermeiden von Emulsionsbildung ausgeschüttelt. Die organischen Phasen werden vereinigt, das Lösungsmittel wird auf dem Wasserbad abgedampft und der Rückstand in 1,0 ml Methanol *R* gelöst.

Referenzlösung: 2 mg Boldin *R* werden in 5 ml Methanol *R* gelöst.

Auf die Platte werden 20 µl Untersuchungslösung und 10 µl Referenzlösung bandförmig aufgetragen. Die Chromatographie erfolgt mit einer Mischung von 10 Volumteilen Diethylamin *R*, 10 Volumteilen Methanol *R* und 80 Volumteilen Toluol *R* über eine Laufstrecke von 15 cm. Die Platte wird an der Luft trocknen gelassen und anschließend mit Dragendorffs Reagenz *R* 2 besprüht. Nach 5 min langem Trocknenlassen an der Luft wird die Platte mit Natriumnitrit-Lösung *R* besprüht und im Tageslicht ausgewertet. Die Chromatogramme zeigen im unteren Drittel die braune bis rotbraune Boldin-Zone. Das Chromatogramm der Untersuchungslösung zeigt unterhalb und oberhalb der Boldin-Zone mehrere bräunliche Zonen.

Prüfung auf Reinheit

Fremde Bestandteile (2.8.2): Höchstens 4 Prozent Zweige und höchstens 2 Prozent andere fremde Bestandteile.

Wasser (2.2.13): Höchstens 100 ml · kg^{-1}, mit 20,0 g pulverisierter Droge (355) durch Destillation bestimmt.

Asche (2.4.16): Höchstens 13,0 Prozent.

Gehaltsbestimmung

Ätherisches Öl: Die Bestimmung erfolgt nach „Gehaltsbestimmung des ätherischen Öls in Drogen“ (2.8.12) unter Verwendung von 10,0 g frisch zerquetschter Droge, einem 1000-ml-Rundkolben und 300 ml Wasser *R* als Destillationsflüssigkeit. 3 h lang wird mit einer Destillationsrate von 2 bis 3 ml je Minute destilliert.

Alkaloide: Die Bestimmung erfolgt mit Hilfe der Flüssigchromatographie (2.2.29).

Untersuchungslösung: Zu 1,000 g (m_1) pulverisierter Droge (355) werden 50 ml verdünnte Salzsäure *R* gegeben. Die Mischung wird 30 min lang im Wasserbad von 80 °C geschüttelt. Anschließend wird filtriert, der Rückstand mit 50 ml verdünnter Salzsäure *R* versetzt und nochmals 30 min lang im Wasserbad von 80 °C geschüttelt. Nach dem Filtrieren wird der Vorgang mit dem Rückstand wiederholt und filtriert. Die abgekühlten Filtrate werden vereinigt und mit 100 ml einer Mischung gleicher Volumteile von Ethylacetat *R* und Hexan *R* ausgeschüttelt. Die wäßrige Phase wird mit verdünnter Ammoniak-Lösung *R* 1 auf einen *p*H-Wert von 9,5 eingestellt. Nacheinander wird mit 100 ml, 50 ml und 50 ml Dichlormethan *R* ausgeschüttelt, die unteren Phasen werden vereinigt und unter vermindertem Druck zur Trockne eingedampft. Der Rückstand wird in der mobilen Phase gelöst und anschließend in einem Meßkolben mit der mobilen Phase zu 10,0 ml verdünnt.

Referenzlösung: 12 mg (m_2) Boldin *R* werden in einem Meßkolben in der mobilen Phase zu 100,0 ml gelöst. 1,0 ml Lösung wird mit der mobilen Phase zu 10,0 ml verdünnt.

Die Chromatographie kann durchgeführt werden mit

- einer Säule aus rostfreiem Stahl von 0,25 m Länge und 4,6 mm innerem Durchmesser, gepackt mit octadecylsilyliertem Kieselgel zur Chromatographie *R* (5 µm)
- einer Mischung von 16 Volumteilen Lösung A und 84 Volumteilen Lösung B als mobile Phase bei einer Durchflußrate von 1,5 ml je Minute

  Lösung A: 99,8 ml Acetonitril *R* und 0,2 ml Diethylamin *R* werden gemischt

  Lösung B: 99,8 ml Wasser *R* und 0,2 ml Diethylamin *R* werden gemischt und mit Ameisensäure *R* auf einen *p*H-Wert von 3 eingestellt
- einem Spektrometer als Detektor bei einer Wellenlänge von 304 nm.

20 µl jeder Lösung werden eingespritzt. Werden die Chromatogramme unter den vorgeschriebenen Bedingungen aufgezeichnet, betragen die relativen Retentionen bezogen auf Boldin für Isoboldin etwa 0,9, Isocorydin-*N*-oxid etwa 1,8, Laurotetanin etwa 2,2, Isocorydin etwa 2,8 und *N*-Methyllaurotetanin etwa 3,2. Zusätzliche Peaks können vorhanden sein.

Der Prozentgehalt an Alkaloiden wird als Boldin nach folgender Formel berechnet

$$\frac{\Sigma(A_1 \cdot m_2)}{A_2 \cdot m_1}$$

m_1 = Einwaage der Droge in Gramm
m_2 = Einwaage von Boldin *R* in Gramm
ΣA_1 = Summe der Peakflächen der 6 im Chromatogramm der Untersuchungslösung identifizierten Alkaloide
A_2 = Peakfläche des Boldins im Chromatogramm der Referenzlösung.

Lagerung

Gut verschlossen, vor Licht geschützt.

2001, 596

Bromocriptinmesilat
Bromocriptini mesilas

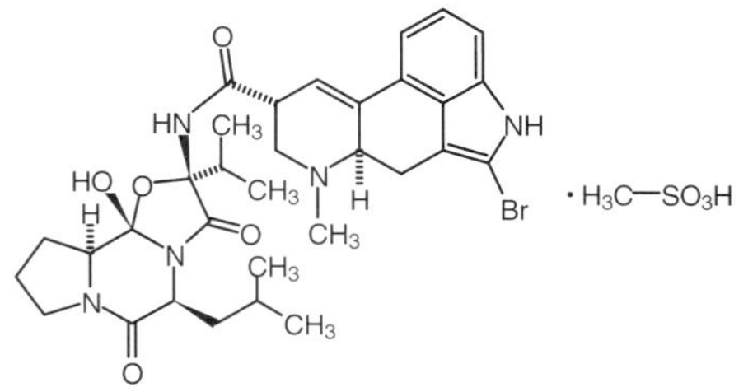

$C_{33}H_{44}BrN_5O_8S$ M_r 751

Definition

Bromocriptinmesilat enthält mindestens 98,0 und höchstens 101,0 Prozent (6a*R*,9*R*)-5-Brom-*N*-[(2*R*,5*S*,10a*S*,10b*S*)-10b-hydroxy-2-(1-methylethyl)-5-(2-methylpropyl)-3,6-dioxooctahydro-8*H*-oxazolo[3,2-*a*]pyrrolo[2,1-*c*]pyrazin-2-yl]-7-methyl-4,6,6a,7,8,9-hexahydroindolo[4,3-*fg*]chinolin-9-carboxamid-monomethansulfonat, berechnet auf die getrocknete Substanz.

Eigenschaften

Weißes bis schwach gefärbtes, feines, kristallines Pulver, sehr lichtempfindlich; praktisch unlöslich in Wasser, leicht löslich in Methanol, löslich in Ethanol, wenig löslich in Dichlormethan.

Die Prüfungen auf Identität und Reinheit sowie die Gehaltsbestimmung müssen so schnell wie möglich und unter Lichtschutz durchgeführt werden.

Prüfung auf Identität

1: B.
2: A, C, D, E.

A. 10,0 mg Substanz werden in 10 ml Methanol *R* gelöst. Die Lösung wird mit Salzsäure (0,01 mol · l^{-1}) zu 200,0 ml verdünnt. Diese Lösung, zwischen 250 und

380 nm gemessen, zeigt ein Absorptionsmaximum (2.2.25) bei 305 nm und ein Absorptionsminimum bei 270 nm. Die spezifische Absorption, im Maximum gemessen, liegt zwischen 120 und 135, berechnet auf die getrocknete Substanz.

B. Die Prüfung erfolgt mit Hilfe der IR-Spektroskopie (2.2.24) durch Vergleich des Spektrums der Substanz mit dem von Bromocriptinmesilat *CRS*.

C. Die Prüfung erfolgt mit Hilfe der Dünnschichtchromatographie (2.2.27) unter Verwendung einer DC-Platte mit Kieselgel G *R*.

Die Lösungen werden unmittelbar vor Gebrauch hergestellt.

Untersuchungslösung: 10 mg Substanz werden in einer Mischung von 3 Volumteilen Ethanol 96 % *R*, 3 Volumteilen Methanol *R* und 4 Volumteilen Dichlormethan *R* zu 10 ml gelöst.

Referenzlösung: 10 mg Bromocriptinmesilat *CRS* werden in einer Mischung von 3 Volumteilen Ethanol 96 % *R*, 3 Volumteilen Methanol *R* und 4 Volumteilen Dichlormethan *R* zu 10 ml gelöst.

Auf die Platte werden 10 µl jeder Lösung aufgetragen. Die Chromatographie erfolgt sofort und ohne Kammersättigung mit einer Mischung von 0,1 Volumteilen konzentrierter Ammoniak-Lösung *R*, 1,5 Volumteilen Wasser *R*, 3 Volumteilen 2-Propanol *R*, 88 Volumteilen Dichlormethan *R* und 100 Volumteilen Ether *R* über eine Laufstrecke von 15 cm. Die Platte wird 2 min lang im Kaltluftstrom getrocknet. Anschließend wird mit Ammoniummolybdat-Lösung *R* 3 besprüht und bei 100 °C getrocknet, bis Flecke erscheinen (etwa 10 min lang). Der Hauptfleck im Chromatogramm der Untersuchungslösung entspricht in bezug auf Lage, Farbe und Größe dem Hauptfleck im Chromatogramm der Referenzlösung.

D. 0,1 g Substanz werden mit 5 ml verdünnter Salzsäure *R* versetzt, etwa 5 min lang geschüttelt und anschließend abfiltriert. Das Filtrat muß nach Zusatz von 1 ml Bariumchlorid-Lösung *R* 1 klar bleiben.

Weitere 0,1 g Substanz werden mit 0,5 g wasserfreiem Natriumcarbonat *R* versetzt, gemischt und anschließend so lange geglüht, bis ein weißer Rückstand erhalten wird. Nach dem Erkalten wird der Rückstand in 7 ml Wasser *R* gelöst (Lösung A). Die Lösung A gibt die Identitätsreaktion a auf Sulfat (2.3.1).

E. Die bei der „Prüfung auf Identität, D" erhaltene Lösung A gibt die Identitätsreaktion a auf Bromid (2.3.1).

Prüfung auf Reinheit

Aussehen der Lösung: 0,25 g Substanz werden in Methanol *R* zu 25 ml gelöst. Die Lösung muß klar (2.2.1) und darf nicht stärker gefärbt sein als die Farbvergleichslösung B_5, BG_5 oder G_5 (2.2.2, Methode II).

***p*H-Wert** (2.2.3): 0,2 g Substanz werden in einer Mischung von 2 Volumteilen Methanol *R* und 8 Volumteilen kohlendioxidfreiem Wasser *R* zu 20 ml gelöst. Der *p*H-Wert der Lösung muß zwischen 3,1 und 3,8 liegen.

Spezifische Drehung (2.2.7): 0,100 g Substanz werden in einer Mischung von gleichen Volumteilen Methanol *R* und Dichlormethan *R* zu 10,0 ml gelöst. Die spezifische Drehung muß zwischen +95 und +105° liegen, berechnet auf die getrocknete Substanz.

Verwandte Substanzen: Die Prüfung erfolgt mit Hilfe der Flüssigchromatographie (2.2.29).

Untersuchungslösung: 0,500 g Substanz werden in 5,0 ml Methanol *R* gelöst. Die Lösung wird mit Pufferlösung *p*H 2,0 *R* zu 10,0 ml verdünnt.

Referenzlösung a: 1,0 ml Untersuchungslösung wird mit einer Mischung gleicher Volumteile Pufferlösung *p*H 2,0 *R* und Methanol *R* zu 100,0 ml verdünnt.

Referenzlösung b: 1,0 ml Referenzlösung a wird mit einer Mischung gleicher Volumteile Pufferlösung *p*H 2,0 *R* und Methanol *R* zu 10,0 ml verdünnt.

Referenzlösung c: 5,0 mg Bromocriptin-Verunreinigung A *CRS* werden in einer Mischung gleicher Volumteile Pufferlösung *p*H 2,0 *R* und Methanol *R* zu 5,0 ml gelöst.

Referenzlösung d: 5,0 mg Bromocriptin-Verunreinigung B *CRS* werden in einer Mischung gleicher Volumteile Pufferlösung *p*H 2,0 *R* und Methanol *R* zu 5,0 ml gelöst.

Referenzlösung e: 0,5 ml Referenzlösung c und 0,5 ml Referenzlösung d werden gemischt. Diese Lösung wird mit einer Mischung gleicher Volumteile Pufferlösung *p*H 2,0 *R* und Methanol *R* zu 10,0 ml verdünnt.

Referenzlösung f: 1,0 ml Referenzlösung c wird mit einer Mischung gleicher Volumteile Pufferlösung *p*H 2,0 *R* und Methanol *R* zu 100,0 ml verdünnt.

Die Chromatographie kann durchgeführt werden mit

- einer Säule aus rostfreiem Stahl von 0,12 m Länge und 4 mm innerem Durchmesser, gepackt mit octadecylsilyliertem Kieselgel zur Chromatographie *R* (5 µm),
- einer Mischung der mobilen Phasen A und B unter Einsatz der Gradientenelution bei einer Durchflußrate von 2 ml je Minute:

  Mobile Phase A: Eine Lösung von Ammoniumcarbonat *R* (0,791 g · l^{-1})

  Mobile Phase B: Acetonitril *R*

Zeit (min)	Mobile Phase A (% *V/V*)	Mobile Phase B (% *V/V*)	Erläuterungen
0 – 30	90 → 40	10 → 60	linearer Gradient
30 – 45	40	60	isokratisch

- einem Spektrometer als Detektor bei einer Wellenlänge von 300 nm.

20 µl Referenzlösung e werden eingespritzt. Die Empfindlichkeit des Systems wird so eingestellt, daß die Höhe der beiden Peaks im Chromatogramm etwa 20 Prozent des maximalen Ausschlags beträgt. Die Prüfung darf nur ausgewertet werden, wenn die Auflösung zwischen den

Peaks der Verunreinigungen A und B mindestens 1,1 beträgt.

Je 20 µl der anderen Lösungen werden eingespritzt. Im Chromatogramm der Untersuchungslösung darf eine der Verunreinigung A entsprechende Peakfläche nicht größer sein als die Fläche des Hauptpeaks im Chromatogramm der Referenzlösung f (0,02 Prozent), und eine der Verunreinigung C entsprechende Peakfläche mit einer relativen Retention von etwa 1,2 darf nicht größer sein als das 4fache der Fläche des Hauptpeaks im Chromatogramm der Referenzlösung b (0,4 Prozent); keine Peakfläche, mit Ausnahme der des Hauptpeaks und der der Verunreinigung C, darf größer sein als das 2fache der Fläche des Hauptpeaks im Chromatogramm der Referenzlösung b (0,2 Prozent), und höchstens eine dieser Peakflächen darf größer sein als die Fläche des Hauptpeaks im Chromatogramm der Referenzlösung b (0,1 Prozent); die Summe aller Peakflächen, mit Ausnahme der des Hauptpeaks, darf nicht größer sein als das 1,5fache der Fläche des Hauptpeaks im Chromatogramm der Referenzlösung a (1,5 Prozent). Peaks, deren Fläche kleiner ist als das 0,5fache der Fläche des Hauptpeaks im Chromatogramm der Referenzlösung b, mit Ausnahme des der Verunreinigung A entsprechenden Peaks, werden nicht berücksichtigt (0,05 Prozent).

Trocknungsverlust (2.2.32): Höchstens 3,0 Prozent, mit 0,500 g Substanz durch 5 h langes Trocknen im Vakuumtrockenschrank bei 80 °C bestimmt.

Gehaltsbestimmung

0,500 g Substanz, in 80 ml einer Mischung von 10 Volumteilen wasserfreier Essigsäure *R* und 70 Volumteilen Acetanhydrid *R* gelöst, werden mit Perchlorsäure (0,1 mol · l^{-1}) titriert. Der Endpunkt wird mit Hilfe der Potentiometrie (2.2.20) bestimmt.

1 ml Perchlorsäure (0,1 mol · l^{-1}) entspricht 75,1 mg $C_{33}H_{44}BrN_5O_8S$.

Lagerung

Dicht verschlossen, vor Licht geschützt, unterhalb von –15 °C.

Verunreinigungen

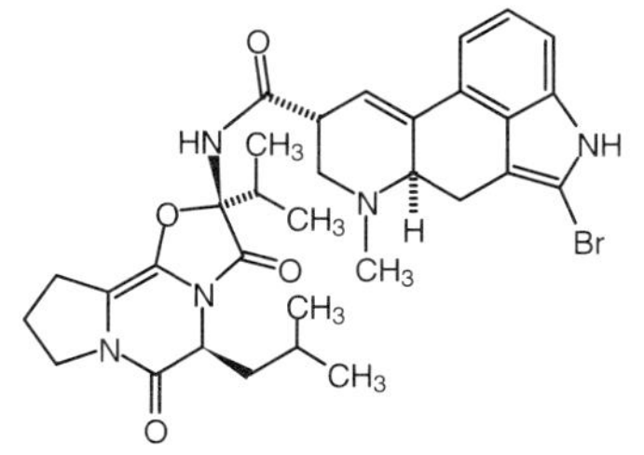

A. (6a*R*,9*R*)-5-Brom-*N*-[(2*R*,5*S*)-2-(1-methylethyl)-5-(2-methylpropyl)-3,6-dioxo-2,3,5,6,9,10-hexahydro-8*H*-oxazolo[3,2-*a*]pyrrolo[2,1-*c*]pyrazin-2-yl]-7-methyl-4,6,6a,7,8,9-hexahydroindolo[4,3-*fg*]chinolin-9-carboxamid
(2-Bromdehydro-α-ergocriptin)

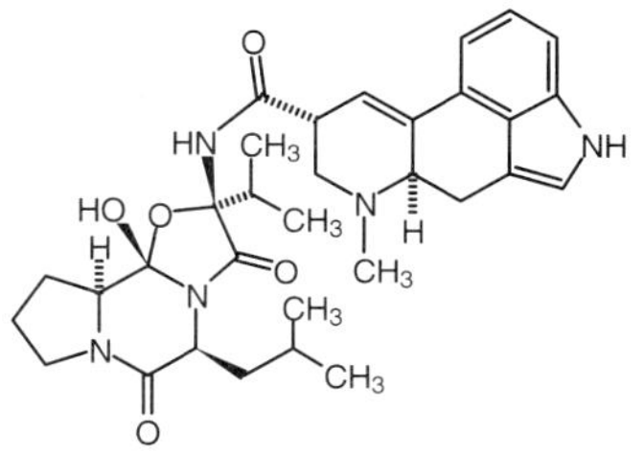

B. (6a*R*,9*R*)-*N*-[(2*R*,5*S*,10a*S*,10b*S*)-10b-Hydroxy-2-(1-methylethyl)-5-(2-methylpropyl)-3,6-dioxo-octahydro-8*H*-oxazolo[3,2-*a*]pyrrolo[2,1-*c*]pyrazin-2-yl]-7-methyl-4,6,6a,7,8,9-hexahydroindolo[4,3-*fg*]chinolin-9-carboxamid
(α-Ergocriptin)

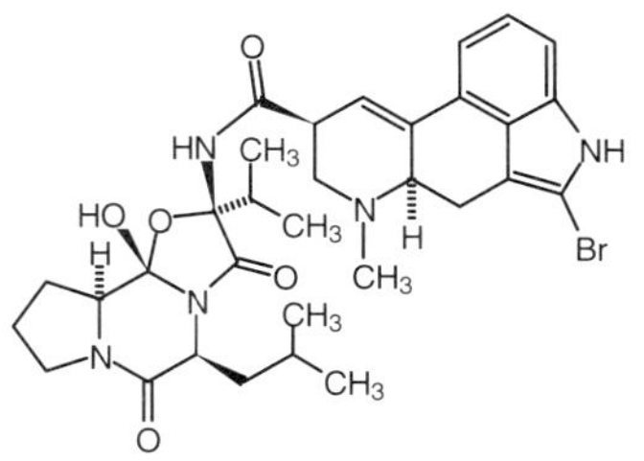

C. (6a*R*,9*S*)-5-Brom-*N*-[(2*R*,5*S*,10a*S*,10b*S*)-10b-hydroxy-2-(1-methylethyl)-5-(2-methylpropyl)-3,6-dioxo-octahydro-8*H*-oxazolo[3,2-*a*]pyrrolo[2,1-*c*]pyrazin-2-yl]-7-methyl-4,6,6a,7,8,9-hexahydroindolo[4,3-*fg*]chinolin-9-carboxamid
((9*S*)-2-Brom-α-ergocriptin)

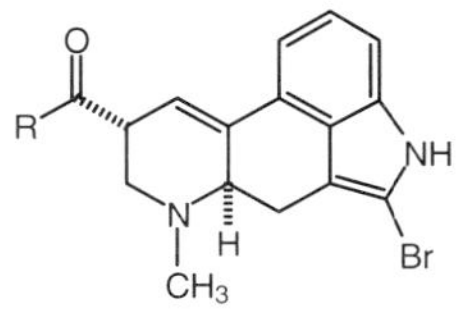

D. R = OH:
(6a*R*,9*R*)-5-Brom-7-methyl-4,6,6a,7,8,9-hexahydroindolo[4,3-*fg*]chinolin-9-carbonsäure

E. R = NH_2:
(6a*R*,9*R*)-5-Brom-7-methyl-4,6,6a,7,8,9-hexahydroindolo[4,3-*fg*]chinolin-9-carboxamid

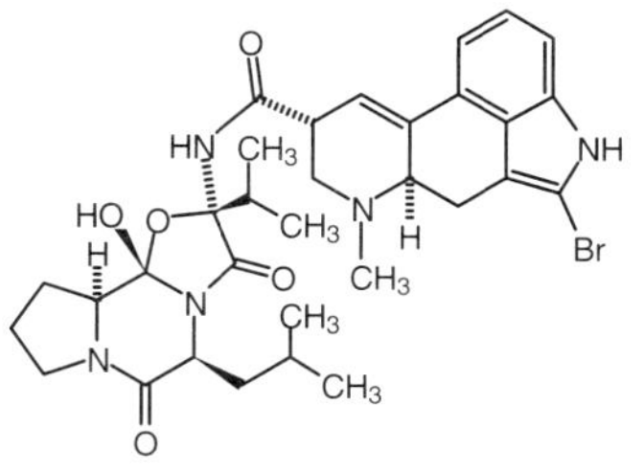

F. (6a*R*,9*R*)-5-Brom-*N*-[(2*S*,5*S*,10a*S*,10b*S*)-10b-hydroxy-2-(1-methylethyl)-5-(2-methylpropyl)-3,6-dioxo-octahydro-8*H*-oxazolo[3,2-*a*]pyrrolo[2,1-*c*]pyrazin-2-yl]-7-methyl-4,6,6a,7,8,9-hexahydroindolo[4,3-*fg*]chinolin-9-carboxamid
((2′*S*)-2-Brom-α-ergocriptin)

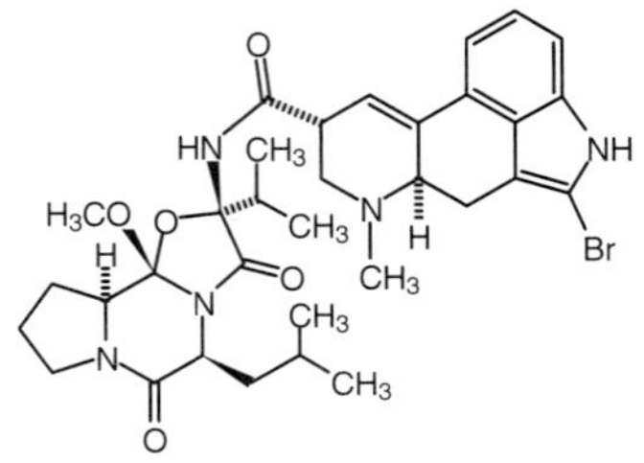

G. (6a*R*,9*R*)-5-Brom-*N*-[(2*R*,5*S*,10a*S*,10b*S*)-10b-methoxy-2-(1-methylethyl)-5-(2-methylpropyl)-3,6-dioxo-octahydro-8*H*-oxazolo[3,2-*a*]pyrrolo[2,1-*c*]pyrazin-2-yl]-7-methyl-4,6,6a,7,8,9-hexahydroindolo[4,3-*fg*]chinolin-9-carboxamid (2-Brom-10′b-*O*-methyl-α-ergocriptin).

Untersuchungslösung: 10 mg Substanz werden in Methanol *R* zu 10 ml gelöst.

Referenzlösung a: 10 mg Bromperidol *CRS* werden in Methanol *R* zu 10 ml gelöst.

Referenzlösung b: 10 mg Bromperidol *CRS* und 10 mg Haloperidol *CRS* werden in Methanol *R* zu 10 ml gelöst.

Auf die Platte wird 1 μl jeder Lösung aufgetragen. Die Chromatographie erfolgt in einer ungesättigten Kammer mit einer Mischung von 10 Volumteilen Tetrahydrofuran *R*, 45 Volumteilen Methanol *R* und 45 Volumteilen einer Lösung von Natriumchlorid *R* (58 g · l^{-1}) über eine Laufstrecke von 15 cm. Die Platte wird an der Luft trocknen gelassen und im ultravioletten Licht bei 254 nm ausgewertet. Der Hauptfleck im Chromatogramm der Untersuchungslösung entspricht in bezug auf Lage und Größe dem Hauptfleck im Chromatogramm der Referenzlösung a. Die Prüfung darf nur ausgewertet werden, wenn das Chromatogramm der Referenzlösung b 2 Flecke zeigt, die möglicherweise nicht vollständig voneinander getrennt sind.

D. Etwa 10 mg Substanz werden in 5 ml wasserfreiem Ethanol *R* gelöst. Werden 0,5 ml Dinitrobenzol-Lösung *R* und 0,5 ml ethanolische Kaliumhydroxid-Lösung (2 mol · l^{-1}) *R* zugesetzt, entsteht eine Violettfärbung, die nach 20 min braunrot wird.

E. 0,1 g Substanz werden in einem Porzellantiegel mit 0,5 g wasserfreiem Natriumcarbonat *R* versetzt. Über freier Flamme wird 10 min lang erhitzt. Nach dem Erkalten wird der Rückstand mit 5 ml verdünnter Salpetersäure *R* aufgenommen und filtriert. 1 ml Filtrat wird mit 1 ml Wasser *R* versetzt. Die Lösung gibt die Identitätsreaktion a auf Bromid (2.3.1).

2000, 1178

Bromperidol

Bromperidolum

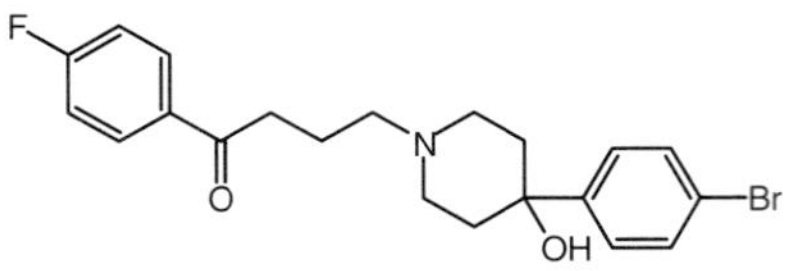

$C_{21}H_{23}BrFNO_2$ M_r 420,3

Definition

Bromperidol enthält mindestens 99,0 und höchstens 101,0 Prozent 4-[4-(4-Bromphenyl)-4-hydroxypiperidin-1-yl]-1-(4-fluorphenyl)butan-1-on, berechnet auf die getrocknete Substanz.

Eigenschaften

Weißes bis fast weißes Pulver; praktisch unlöslich in Wasser, wenig löslich in Dichlormethan und Methanol, schwer löslich in Ethanol.

Prüfung auf Identität

1: B, E.
2: A, C, D, E.

A. Schmelztemperatur (2.2.14): 156 bis 159 °C.

B. Die Prüfung erfolgt mit Hilfe der IR-Spektroskopie (2.2.24) durch Vergleich des Spektrums der Substanz mit dem von Bromperidol *CRS*. Die Prüfung erfolgt mit Hilfe von Preßlingen.

C. Die Prüfung erfolgt mit Hilfe der Dünnschichtchromatographie (2.2.27) unter Verwendung einer Schicht eines geeigneten, octadecylsilylierten Kieselgels.

Prüfung auf Reinheit

Aussehen der Lösung: 0,2 g Substanz werden in 20 ml einer 1prozentigen Lösung (*V/V*) von Milchsäure *R* gelöst. Die Lösung muß klar (2.2.1) und darf nicht stärker gefärbt sein als die Farbvergleichslösung G_7 (2.2.2, Methode II).

Verwandte Substanzen: Die Prüfung erfolgt mit Hilfe der Flüssigchromatographie (2.2.29).

Untersuchungslösung: 0,100 g Substanz werden in Methanol *R* zu 10,0 ml gelöst.

Referenzlösung a: 2,5 mg Bromperidol *CRS* und 5,0 mg Haloperidol *CRS* werden in Methanol *R* zu 50,0 ml gelöst.

Referenzlösung b: 5,0 ml Untersuchungslösung werden mit Methanol *R* zu 100,0 ml verdünnt. 1,0 ml dieser Lösung wird mit Methanol *R* zu 10,0 ml verdünnt.

Die Chromatographie kann durchgeführt werden mit

– einer Säule aus rostfreiem Stahl von 0,1 m Länge und 4,0 mm innerem Durchmesser, gepackt mit desaktiviertem, octadecylsilyliertem Kieselgel zur Chromatographie *R* (3 μm)

– als mobile Phase bei einer Durchflußrate von 1,5 ml je Minute:
Mobile Phase A: Eine Lösung von Tetrabutylammoniumhydrogensulfat *R* (17 g · l⁻¹)
Mobile Phase B: Acetonitril *R*

Zeit (min)	Mobile Phase A (% *V/V*)	Mobile Phase B (% *V/V*)	Erläuterungen
0 – 15	90 → 50	10 → 50	linearer Gradient
15 – 20	50	50	isokratische Elution
20 – 25	90	10	zurück zur Anfangszusammensetzung
25 = 0	90	10	Wiederbeginn des Gradienten

– einem Spektrometer als Detektor bei einer Wellenlänge von 230 nm.

Die Säule wird mindestens 30 min lang mit Acetonitril *R*, danach mindestens 5 min lang mit der Anfangszusammensetzung äquilibriert.

Die Empfindlichkeit des Systems wird so eingestellt, daß die Höhe des Hauptpeaks im Chromatogramm mit 10 µl Referenzlösung b mindestens 50 Prozent des maximalen Ausschlags beträgt.

10 µl Referenzlösung a werden eingespritzt. Wird das Chromatogramm unter den vorgeschriebenen Bedingungen aufgezeichnet, beträgt die Retentionszeit für Haloperidol etwa 5,5 min und die für Bromperidol etwa 6 min. Die Prüfung darf nur ausgewertet werden, wenn die Auflösung zwischen den Peaks von Haloperidol und Bromperidol mindestens 3,0 beträgt. Falls erforderlich wird die Acetonitril-Konzentration in der mobilen Phase verändert oder die Programmierung des linearen Gradienten angepaßt.

Je 10 µl Methanol *R* als Blindlösung, Untersuchungslösung und Referenzlösung b werden eingespritzt. Im Chromatogramm der Untersuchungslösung darf keine Peakfläche, mit Ausnahme der des Hauptpeaks, größer sein als die Fläche des Hauptpeaks im Chromatogramm der Referenzlösung b (0,5 Prozent), und die Summe ihrer Flächen darf nicht größer sein als das 2fache der Fläche des Hauptpeaks im Chromatogramm der Referenzlösung b (1 Prozent). Peaks der Blindlösung und Peaks, deren Fläche kleiner ist als das 0,1fache der Fläche des Hauptpeaks im Chromatogramm der Referenzlösung b, werden nicht berücksichtigt.

Trocknungsverlust (2.2.32): Höchstens 0,5 Prozent, mit 1,000 g Substanz durch Trocknen im Trockenschrank bei 100 bis 105 °C bestimmt.

Sulfatasche (2.4.14): Höchstens 0,1 Prozent, mit 1,0 g Substanz im Platintiegel bestimmt.

Gehaltsbestimmung

0,300 g Substanz, in 50 ml einer Mischung von 1 Volumteil wasserfreier Essigsäure *R* und 7 Volumteilen Ethylmethylketon *R* gelöst, werden mit Perchlorsäure (0,1 mol · l⁻¹) unter Zusatz von 0,2 ml Naphtholbenzein-Lösung *R* titriert.

1 ml Perchlorsäure (0,1 mol · l⁻¹) entspricht 42,03 mg $C_{21}H_{23}BrFNO_2$.

Lagerung

Gut verschlossen, vor Licht geschützt.

Verunreinigungen

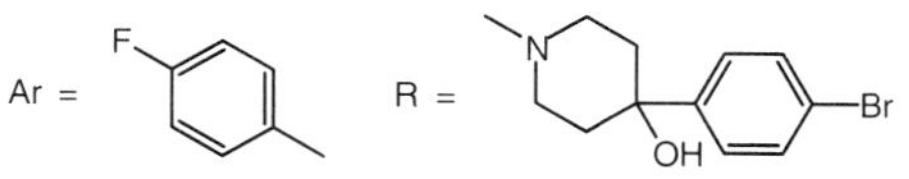

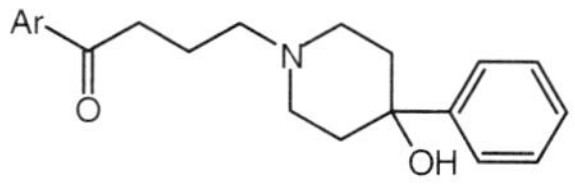

A. 1-(4-Fluorphenyl)-4-(4-hydroxy-4-phenylpiperidin-1-yl)butan-1-on

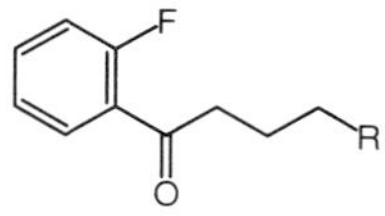

B. 4-[4-(4-Bromphenyl)-4-hydroxypiperidin-1-yl]-1-(2-fluorphenyl)butan-1-on

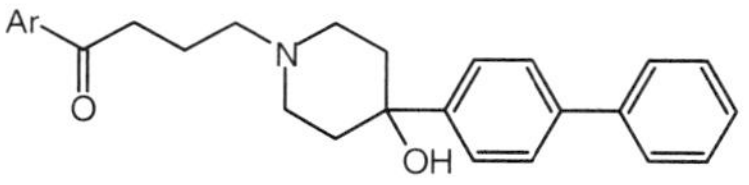

C. 4-[4-(Biphenyl-4-yl)-4-hydroxypiperidin-1-yl]-1-(4-fluorphenyl)butan-1-on

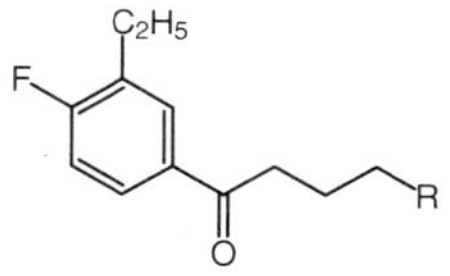

D. 4-[4-(4-Bromphenyl)-4-hydroxypiperidin-1-yl]-1-(3-ethyl-4-fluorphenyl)butan-1-on

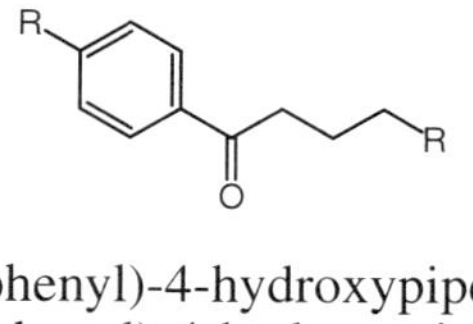

E. 4-[4-(4-Bromphenyl)-4-hydroxypiperidin-1-yl]-1-[4-[4-(4-bromphenyl)-4-hydroxypiperidin-1-yl]phenyl]butan-1-on

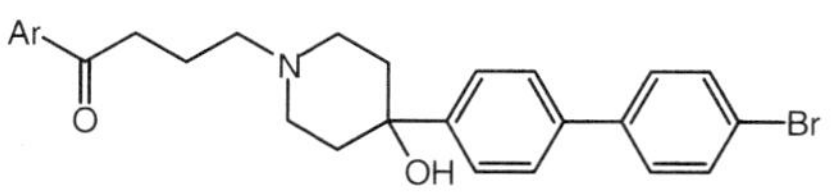

F. 4-[4-(4′-Brombiphenyl-4-yl)-4-hydroxypiperidin-1-yl]-1-(4-fluorphenyl)butan-1-on.

2000, 1397

Bromperidoldecanoat

Bromperidoli decanoas

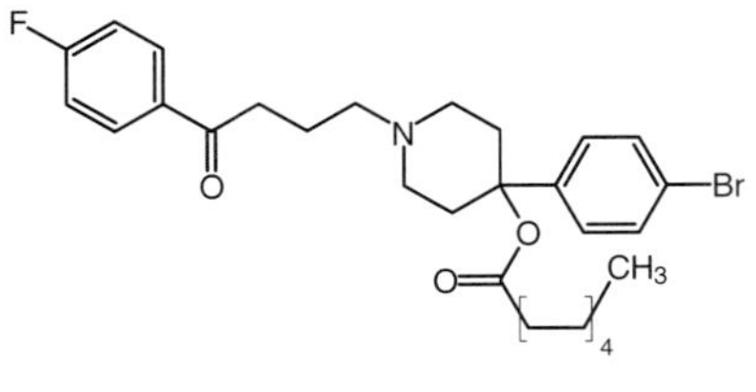

$C_{31}H_{41}BrFNO_3$ M_r 574,6

Definition

Bromperidoldecanoat enthält mindestens 98,5 und höchstens 101,0 Prozent 4-(4-Bromphenyl)-1-[4-(4-fluorphenyl)-4-oxobutyl]piperidin-4-yl-decanoat, berechnet auf die getrocknete Substanz.

Eigenschaften

Weißes bis fast weißes Pulver; praktisch unlöslich in Wasser, sehr leicht löslich in Dichlormethan, löslich in Ethanol.

Die Substanz schmilzt bei etwa 60 °C.

Prüfung auf Identität

A. Die Prüfung erfolgt mit Hilfe der IR-Spektroskopie (2.2.24) durch Vergleich des Spektrums der Substanz mit dem von Bromperidoldecanoat *CRS*. Die Prüfung erfolgt unter Verwendung einer Verreibung mit flüssigem Paraffin *R*.

B. 0,1 g Substanz werden in einem Porzellantiegel mit 0,5 g wasserfreiem Natriumcarbonat *R* versetzt und anschließend 10 min lang über offener Flamme erhitzt. Nach dem Erkalten wird der Rückstand mit 5 ml verdünnter Salpetersäure *R* aufgenommen und die Mischung filtriert. 1 ml Filtrat, mit 1 ml Wasser *R* versetzt, gibt die Identitätsreaktion a auf Bromid (2.3.1).

Prüfung auf Reinheit

Aussehen der Lösung: 2,0 g Substanz werden in Dichlormethan *R* zu 20 ml gelöst. Die Lösung muß klar (2.2.1) und darf nicht stärker gefärbt sein als die Farbvergleichslösung B_5 (2.2.2, Methode II).

Verwandte Substanzen: Die Prüfung erfolgt mit Hilfe der Flüssigchromatographie (2.2.29).

Die Lösungen müssen unmittelbar vor Gebrauch und unter Lichtschutz hergestellt werden.

Untersuchungslösung: 0,100 g Substanz werden in Methanol *R* zu 10,0 ml gelöst.

Referenzlösung a: 2,5 mg Bromperidoldecanoat *CRS* und 2,5 mg Haloperidoldecanoat *CRS* werden in Methanol *R* zu 50,0 ml gelöst.

Referenzlösung b: 5,0 ml Untersuchungslösung werden mit Methanol *R* zu 100,0 ml verdünnt. 1,0 ml dieser Lösung wird mit Methanol *R* zu 10,0 ml verdünnt.

Die Chromatographie kann durchgeführt werden mit

- einer Säule aus rostfreiem Stahl von 0,1 m Länge und 4,0 mm innerem Durchmesser, gepackt mit desaktiviertem, octadecylsilyliertem Kieselgel zur Chromatographie *R* (3 µm)
- einer Mischung der mobilen Phasen A und B bei einer Durchflußrate von 1,5 ml je Minute unter Einsatz der Gradientenelution

Mobile Phase A: eine Lösung von Tetrabutylammoniumhydrogensulfat *R* (27 g · l^{-1})

Mobile Phase B: Acetonitril *R*

Zeit (min)	Mobile Phase A (% *V/V*)	Mobile Phase B (% *V/V*)	Erläuterungen
0 – 30	80 → 40	20 → 60	linearer Gradient
30 – 35	40	60	isokratisch
35 – 40	40 → 80	60 → 20	zurück zur Anfangszusammensetzung
40 = 0	80	20	Neubeginn des Gradienten

- einem Spektrometer als Detektor bei einer Wellenlänge von 230 nm.

Die Säule wird zunächst mindestens 30 min lang mit Acetonitril *R* und anschließend mindestens 5 min lang mit der Anfangszusammensetzung der mobilen Phasen äquilibriert.

Die Empfindlichkeit des Systems wird so eingestellt, daß die Höhe des Hauptpeaks im Chromatogramm mit 10 µl Referenzlösung b mindestens 50 Prozent des maximalen Ausschlags beträgt.

10 µl Referenzlösung a werden eingespritzt. Werden die Chromatogramme unter den vorgeschriebenen Bedingungen aufgezeichnet, betragen die Retentionszeiten für Haloperidoldecanoat etwa 24 min und für Bromperidoldecanoat etwa 24,5 min. Die Prüfung darf nur ausgewertet werden, wenn die Auflösung zwischen den Peaks von Haloperidoldecanoat und Bromperidoldecanoat mindestens 1,5 beträgt. Falls erforderlich wird der Gradient oder das Zeitprogramm für den Gradienten geändert.

10 µl Methanol *R* als Blindlösung und je 10 µl Untersuchungslösung und Referenzlösung b werden eingespritzt. Im Chromatogramm der Untersuchungslösung darf keine Peakfläche, mit Ausnahme der des Hauptpeaks, größer sein als die Fläche des Hauptpeaks im Chromatogramm der Referenzlösung b (0,5 Prozent). Im Chromatogramm der Untersuchungslösung darf die Summe aller Peakflächen, mit Ausnahme der des Hauptpeaks, nicht größer sein als das 3fache der Fläche des Hauptpeaks im Chromatogramm der Referenzlösung b (1,5 Prozent). Peaks der Blindlösung und Peaks, deren Fläche kleiner ist als das 0,1fache der Fläche des Hauptpeaks im Chromatogramm der Referenzlösung b, werden nicht berücksichtigt.

Trocknungsverlust (2.2.32): Höchstens 0,5 Prozent, mit 1,000 g Substanz durch Trocknen im Vakuum bei 30 °C bestimmt.

Sulfatasche (2.4.14): Höchstens 0,1 Prozent, mit 1,0 g Substanz in einem Platintiegel bestimmt.

Gehaltsbestimmung

0,450 g Substanz, in 50 ml einer Mischung von 1 Volumteil Essigsäure 98 % *R* und 7 Volumteilen Ethylmethylketon *R* gelöst, werden unter Zusatz von 0,2 ml Naphtholbenzein-Lösung *R* mit Perchlorsäure (0,1 mol · l^{-1}) titriert.

1 ml Perchlorsäure (0,1 mol · l^{-1}) entspricht 57,46 mg $C_{31}H_{41}BrFNO_3$.

Lagerung

Gut verschlossen, vor Licht geschützt, unterhalb 25 °C.

Verunreinigungen

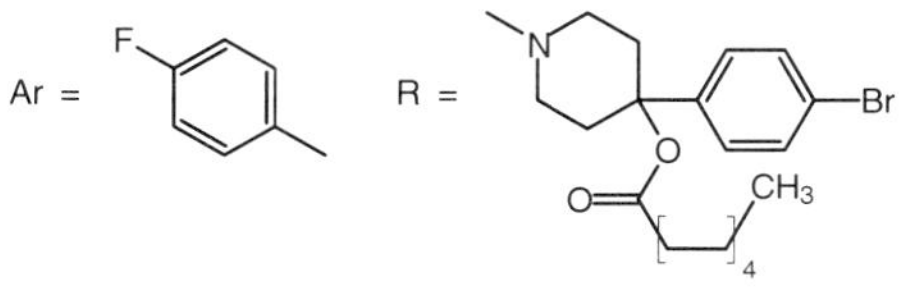

Qualifizierte Verunreinigungen

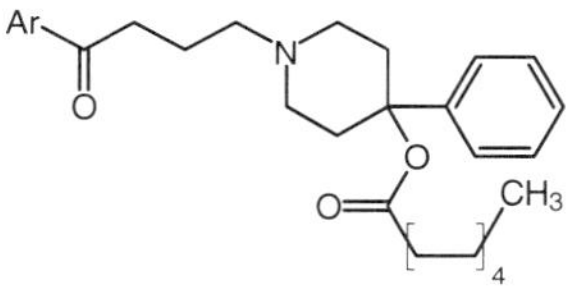

A. 1-[4-(4-Fluorphenyl)-4-oxobutyl]-4-phenylpiperidin-4-yl-decanoat

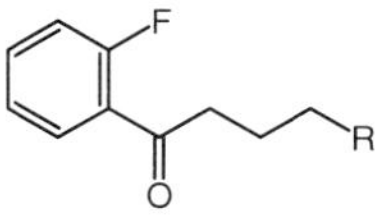

B. 4-(4-Bromphenyl)-1-[4-(2-fluorphenyl)-4-oxobutyl]piperidin-4-yl-decanoat

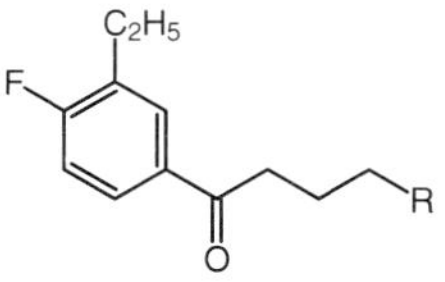

C. 4-(4-Bromphenyl)-1-[4-(3-ethyl-4-fluorphenyl)-4-oxobutyl]piperidin-4-yl-decanoat

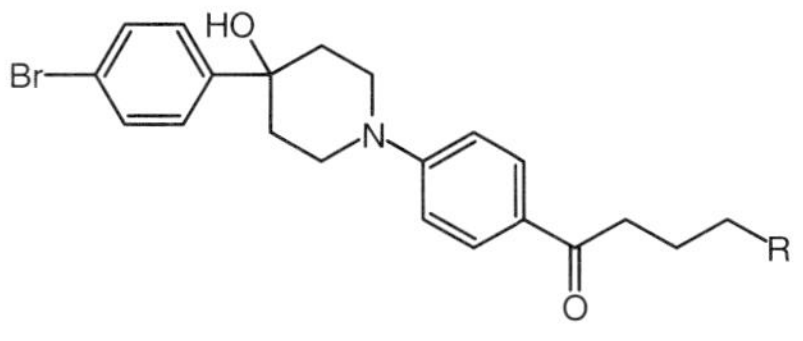

D. 4-(4-Bromphenyl)-1-[4-[4-[4-(4-bromphenyl)-4-hydroxypiperidin-1-yl]phenyl]-4-oxobutyl]piperidin-4-yl-decanoat

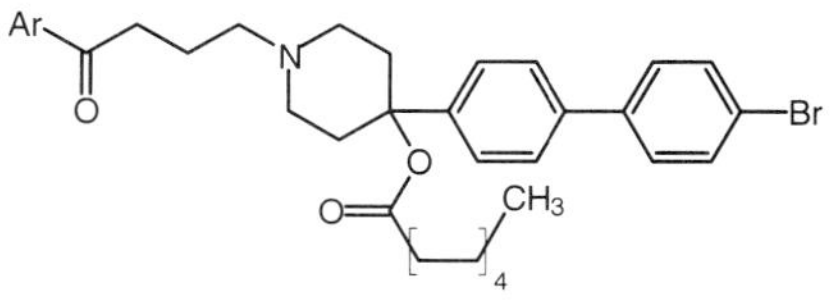

E. 4-(4′-Brombiphenyl-4-yl)-1-[4-(4-fluorphenyl)-4-oxobutyl]piperidin-4-yl-decanoat

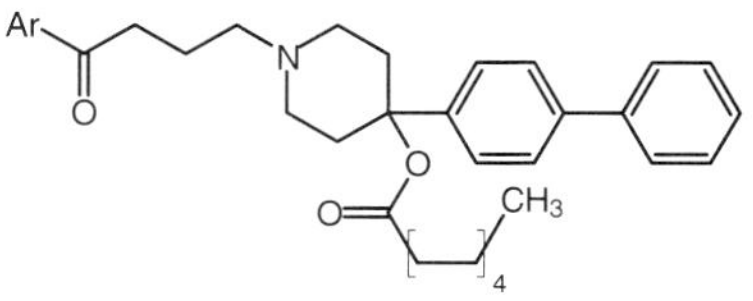

F. 4-(Biphenyl-4-yl)-1-[4-(4-fluorphenyl)-4-oxobutyl]piperidin-4-yl-decanoat

G. 4-[4-(4-Bromphenyl)-4-hydroxypiperidin-1-yl]-1-(4-fluorphenyl)butan-1-on

(Bromperidol)

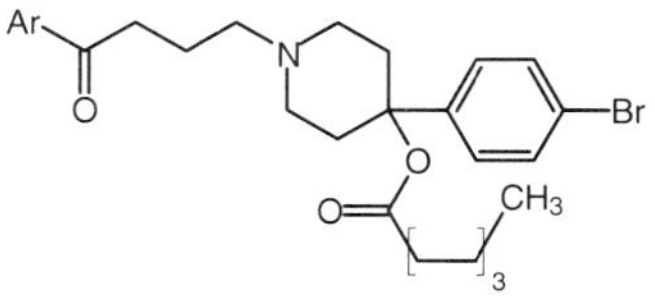

H. 4-(4-Bromphenyl)-1-[4-(4-fluorphenyl)-4-oxobutyl]piperidin-4-yl-octanoat

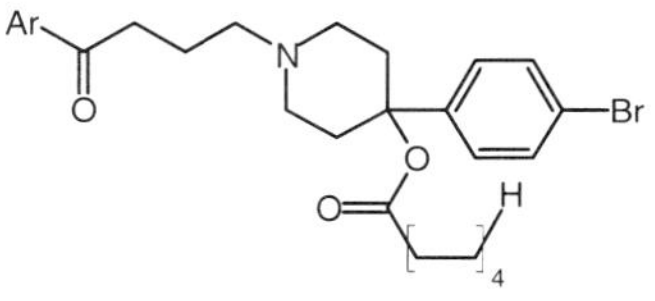

I. 4-(4-Bromphenyl)-1-[4-(4-fluorphenyl)-4-oxobutyl]piperidin-4-yl-nonanoat

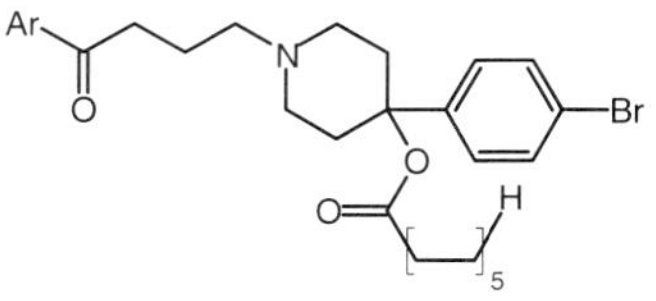

J. 4-(4-Bromphenyl)-1-[4-(4-fluorphenyl)-4-oxobutyl]piperidin-4-yl-undecanoat

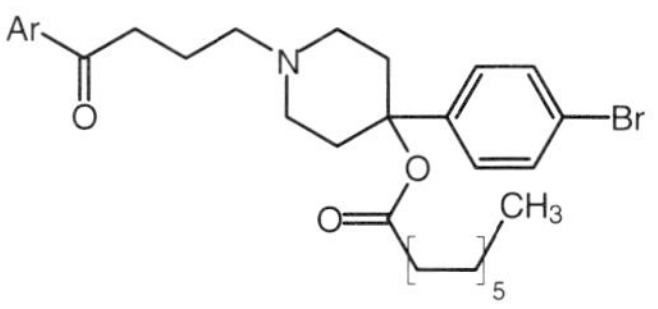

K. 4-(4-Bromphenyl)-1-[4-(4-fluorphenyl)-4-oxobutyl]piperidin-4-yl-dodecanoat.

Andere bestimmbare Verunreinigungen

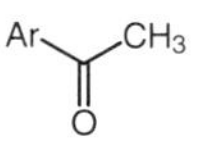

L. 1-(4-Fluorphenyl)ethanon.

B

Monographien

1998, 977

Brompheniraminhydrogenmaleat
Brompheniramini maleas

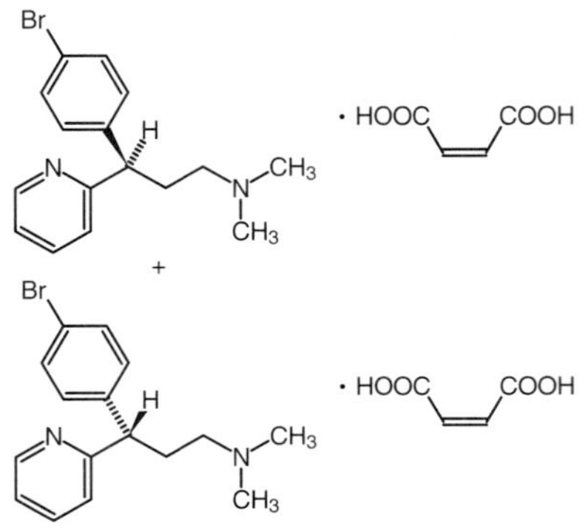

$C_{20}H_{23}BrN_2O_4$ M_r 435,3

Definition

Brompheniraminhydrogenmaleat enthält mindestens 98,0 und höchstens 101,0 Prozent (*RS*)-[3-(4-Bromphenyl)-3-(pyridin-2-yl)propyl]dimethylamin-hydrogen-(*Z*)-butendioat, berechnet auf die getrocknete Substanz.

Eigenschaften

Weißes bis fast weißes, kristallines Pulver; löslich in Wasser, leicht löslich in Dichlormethan, Ethanol und Methanol.

Prüfung auf Identität

1: A, B, C, D, E.
2: A, B, E, F.

A. Schmelztemperatur (2.2.14): 130 bis 135 °C.

B. 65 mg Substanz werden in Salzsäure (0,1 mol · l^{-1}) zu 100,0 ml gelöst. 5,0 ml Lösung werden mit Salzsäure (0,1 mol · l^{-1}) zu 100,0 ml verdünnt. Diese Lösung, zwischen 220 und 320 nm gemessen, zeigt ein Absorptionsmaximum (2.2.25) bei 265 nm. Die spezifische Absorption, im Maximum gemessen, liegt zwischen 190 und 210.

C. Die Prüfung erfolgt mit Hilfe der IR-Spektroskopie (2.2.24) durch Vergleich des Spektrums der Substanz mit dem von Brompheniraminhydrogenmaleat *CRS*. Die Prüfung erfolgt mit Hilfe von Preßlingen unter Verwendung von Kaliumbromid *R*.

D. Die bei der Prüfung „Verwandte Substanzen" (siehe „Prüfung auf Reinheit") erhaltenen Chromatogramme werden ausgewertet. Der Hauptpeak im Chromatogramm der Untersuchungslösung entspricht in bezug auf Retentionszeit und Fläche ungefähr dem Hauptpeak im Chromatogramm der Referenzlösung a. Die beiden Hauptpeaks im Chromatogramm der Referenzlösung c entsprechen in bezug auf die Retentionszeit den Peaks in den Chromatogrammen der Referenzlösungen a und b.

E. Die Prüfung erfolgt mit Hilfe der Dünnschichtchromatographie (2.2.27) unter Verwendung einer Schicht eines geeigneten Kieselgels, das einen Fluoreszenzindikator mit intensivster Anregung der Fluoreszenz bei 254 nm enthält.

Untersuchungslösung: 0,10 g Substanz werden in Methanol *R* zu 5,0 ml gelöst.

Referenzlösung: 56 mg Maleinsäure *R* werden in Methanol *R* zu 10 ml gelöst.

Auf die Platte werden 5 µl jeder Lösung aufgetragen. Die Chromatographie erfolgt mit einer Mischung von 3 Volumteilen Wasser *R*, 7 Volumteilen wasserfreier Ameisensäure *R*, 20 Volumteilen Methanol *R* und 70 Volumteilen Diisopropylether *R* über eine Laufstrecke von 12 cm. Die Platte wird einige Minuten lang im Luftstrom getrocknet und anschließend im ultravioletten Licht bei 254 nm ausgewertet. Das Chromatogramm der Untersuchungslösung zeigt deutlich voneinander getrennt 2 Flecke. Der obere der beiden Flecke entspricht in bezug auf Lage und Größe dem Fleck im Chromatogramm der Referenzlösung.

F. 0,15 g Substanz werden 10 min lang in einem Porzellantiegel mit 0,5 g wasserfreiem Natriumcarbonat *R* über offener Flamme erhitzt und erkalten gelassen. Der Rückstand wird in 10 ml verdünnter Salpetersäure *R* aufgenommen und die Mischung filtriert. 1 ml Filtrat, mit 1 ml Wasser *R* verdünnt, gibt die Identitätsreaktion a auf Bromid (2.3.1).

Prüfung auf Reinheit

Aussehen der Lösung: 2,0 g Substanz werden in Methanol *R* zu 20 ml gelöst. Die Lösung muß klar (2.2.1) und darf nicht stärker gefärbt sein als die Farbvergleichslösung BG_6 (2.2.2, Methode II).

***p*H-Wert** (2.2.3): 0,20 g Substanz werden in 20 ml kohlendioxidfreiem Wasser *R* gelöst. Der *p*H-Wert der Lösung muß zwischen 4,0 und 5,0 liegen.

Optische Drehung (2.2.7): 2,5 g Substanz werden in Wasser *R* zu 25,0 ml gelöst. Der Drehungswinkel, in einer Schichtdicke von 2 dm gemessen, muß zwischen −0,2 und +0,2° liegen.

Verwandte Substanzen: Die Prüfung erfolgt mit Hilfe der Gaschromatographie (2.2.28).

Untersuchungslösung: 0,10 g Substanz werden in Dichlormethan *R* zu 10 ml gelöst.

Referenzlösung a: 10 mg Brompheniraminhydrogenmaleat *CRS* werden in Dichlormethan *R* zu 1 ml gelöst.

Referenzlösung b: 5 mg Chlorphenaminhydrogenmaleat *CRS* werden in Dichlormethan *R* zu 1 ml gelöst.

Referenzlösung c: 0,5 ml Untersuchungslösung und 0,5 ml Referenzlösung b werden gemischt.

Die Chromatographie kann durchgeführt werden mit
– einer Säule aus Glas von 2,3 m Länge und 2 mm innerem Durchmesser, gepackt mit säure- und basegewa-

schenem, silanisiertem Kieselgur zur Gaschromatographie *R* (135 bis 175 µm), imprägniert mit 3 Prozent (*m/m*) Poly[methyl(50)phenyl(50)]siloxan *R*
- Stickstoff zur Chromatographie *R* als Trägergas bei einer Durchflußrate von 20 ml je Minute
- einem Flammenionisationsdetektor.

Die Temperatur der Säule wird bei 205 °C, die des Probeneinlasses und des Detektors bei 250 °C gehalten.

1 µl jeder Lösung wird eingespritzt.

Die Prüfung darf nur ausgewertet werden, wenn im Chromatogramm der Referenzlösung c die Auflösung zwischen den Peaks von Brompheniramin und Chlorphenamin mindestens 1,5 beträgt. Nach dem Einspritzen der Untersuchungslösung wird die Chromatographie über eine Dauer durchgeführt, die der 2,5fachen Retentionszeit des Hauptpeaks entspricht.

Im Chromatogramm der Untersuchungslösung darf die Summe aller Peakflächen, mit Ausnahme der Fläche des Hauptpeaks, nicht größer sein als 1 Prozent der Fläche des Hauptpeaks, und keine Peakfläche, mit Ausnahme der des Hauptpeaks, darf größer sein als 0,4 Prozent der Fläche des Hauptpeaks. Peaks, deren Fläche kleiner ist als 0,1 Prozent der Fläche des Brompheniramin-Peaks im Chromatogramm der Untersuchungslösung, werden nicht berücksichtigt.

Schwermetalle (2.4.8): 1,0 g Substanz muß der Grenzprüfung C auf Schwermetalle entsprechen (20 ppm). Zur Herstellung der Referenzlösung werden 2 ml Blei-Lösung (10 ppm Pb) *R* verwendet.

Trocknungsverlust (2.2.32): Höchstens 0,5 Prozent, mit 1,000 g Substanz durch 3 h langes Trocknen im Trockenschrank bei 100 bis 105 °C bestimmt.

Sulfatasche (2.4.14): Höchstens 0,1 Prozent, mit 1,0 g Substanz bestimmt.

Gehaltsbestimmung

0,260 g Substanz, in 50 ml wasserfreier Essigsäure *R* gelöst, werden mit Perchlorsäure (0,1 mol · l^{-1}) titriert. Der Endpunkt wird mit Hilfe der Potentiometrie (2.2.20) bestimmt.

1 ml Perchlorsäure (0,1 mol · l^{-1}) entspricht 21,77 mg $C_{20}H_{23}BrN_2O_4$.

Lagerung

Gut verschlossen, vor Licht geschützt.

Verunreinigungen

A. Chlorphenamin

B. Dexchlorpheniramin

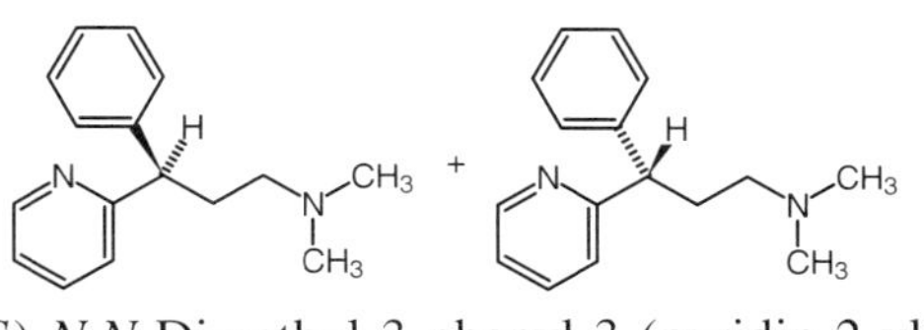

C. (3*RS*)-*N*,*N*-Dimethyl-3-phenyl-3-(pyridin-2-yl)propan-1-amin (Pheniramin).

2000, 959

Infektiöse-Bronchitis-Impfstoff für Geflügel (inaktiviert)

Vaccinum bronchitidis infectivae aviariae inactivatum

Definition

Infektiöse-Bronchitis-Impfstoff für Geflügel (inaktiviert) ist eine Emulsion oder Suspension eines oder mehrerer Serotypen des infektiösen Geflügelbronchitis-Virus, das so inaktiviert ist, daß seine immunogene Aktivität erhalten bleibt. Die Monographie beschreibt Impfstoff zum Schutz gegen verringerte Eierproduktion oder Eierqualität. Für Impfstoff zum Schutz gegen Symptome von Erkrankungen der Atemwege ist zusätzlich zur „Bestimmung der Wirksamkeit" ein weiterer Nachweis der Wirksamkeit erforderlich.

Herstellung

Entsprechend **Impfstoffe für Tiere (Vaccina ad usum veterinarium).** Das Virus wird in Bruteiern aus SPF-Beständen (5.2.2) oder in geeigneten Zellkulturen (5.2.4) vermehrt.

Eine Anreicherung zur Prüfung auf restliches infektiöses Geflügelbronchitis-Lebend-Virus wird für jede Antigencharge unmittelbar nach Inaktivierung und für den fertigen Impfstoff als Bulk durchgeführt oder, falls der Impfstoff ein Adjuvans enthält, für das Antigen als Bulk oder die Mischung von Antigenen als Bulk unmittelbar vor Zusatz des Adjuvans. Die Prüfung erfolgt in Bruteiern aus SPF-Beständen oder in geeigneten Zellkulturen. Die Menge des verwendeten inaktivierten Virus muß mindestens 10 Impfstoffdosen entsprechen. Lebend-Virus darf nicht nachweisbar sein.

Der Impfstoff kann geeignete Adjuvantien enthalten.

Auswahl der Impfstoffzusammensetzung

Die Herstellungsmethode muß nachweislich konstant Infektiöse-Bronchitis-Impfstoff von angemessener Immunogenität und Unschädlichkeit für jede Kükenart ergeben. Die folgende Bestimmung kann verwendet werden, um die Wirksamkeit des Impfstoffes (5.2.7) zu zeigen.

Immunogenität: Die unter „Prüfung auf Wirksamkeit" beschriebene Prüfung ist für den Nachweis der Immunogenität geeignet.

Prüfung auf Wirksamkeit der Charge

Die unter „Prüfung auf Wirksamkeit" beschriebene Bestimmung erfolgt nicht in der routinemäßigen Prüfung von Impfstoffchargen. Die Bestimmung wird für den

Impfstoff einmal oder mehrmals durchgeführt, wie dies mit der zuständigen Behörde vereinbart ist. Wenn die Bestimmung nicht durchgeführt werden kann, muß eine alternative validierte Methode, wie unter „Prüfung auf Wirksamkeit der Charge" beschrieben, angewendet werden. Die folgende Prüfung kann verwendet werden, wenn sich eine zufriedenstellende Korrelation mit der „Bestimmung der Wirksamkeit" statistisch nachweisen läßt.

10 Küken aus einem SFB-Bestand im Alter zwischen 2 Wochen und dem für die Impfung angegebenen Mindestalter wird je 1 Impfstoffdosis intramuskulär verabreicht. 5 Küken derselben Brut werden als nicht geimpfte Kontrolltiere gehalten. Serumproben werden von jedem Küken unmittelbar vor der Impfung und nach einem definierten Zeitraum genommen, der bei der Prüfung der Referenzzubereitung festgelegt wurde. Der Antikörpertiter wird für jedes Serum und jeden Serotyp im Impfstoff mit Hilfe einer geeigneten serologischen Methode, zum Beispiel mit Hilfe der Serumneutralisation, bestimmt. Die Antikörperspiegel dürfen nicht signifikant niedriger sein als die einer Charge, die bei der „Prüfung auf Wirksamkeit" (Referenzzubereitung) zufriedenstellende Ergebnisse gezeigt hat. Die Prüfung darf nur ausgewertet werden, wenn die von den nicht geimpften Kontrolltieren und von den Küken unmittelbar vor der Impfung genommenen Sera frei von nachweisbaren spezifischen Antikörpern sind.

Prüfung auf Identität

Bei empfänglichen Tieren stimuliert der Impfstoff die Bildung spezifischer, durch Virusneutralisation nachweisbarer Antikörper gegen jeden der Virusserotypen im Impfstoff.

Prüfung auf Reinheit

Unschädlichkeit: Eine doppelte Impfstoffdosis wird auf eine empfohlene Applikationsart zehn 14 bis 28 Tage alten Küken aus einem SPF-Bestand injiziert. Die Küken werden 21 Tage lang beobachtet. Anomale lokale oder systemische Reaktionen dürfen nicht auftreten.

Inaktivierung:

A. Für einen Impfstoff, der aus an Embryonen adaptierten Virusstämmen hergestellt wurde, werden zwei Fünftel einer Impfstoffdosis in die Allantoishöhle von zehn 9 bis 11 Tagen alten Bruteiern, die frei von spezifizierten pathogenen Erregern (SPF-Bruteier) sind, injiziert und bebrütet. Die Eier werden 5 bis 6 Tage lang beobachtet. Die Allantoisflüssigkeiten aus den Eiern, die lebende Embryonen enthalten, und aus den Eiern, die tote Embryonen enthalten, werden getrennt vereinigt. Eier, deren Embryonen innerhalb von 24 h nach der Injektion sterben, werden nicht verwendet. Alle Embryonen, die später als 24 h nach der Injektion sterben, und die, welche 5 bis 6 Tage überleben, werden auf Anomalien untersucht. Todesfälle oder Anomalien, die mit dem Impfstoff zusammenhängen, dürfen nicht auftreten.

   In die Allantoishöhle von zehn 9 bis 11 Tage alten SPF-Bruteiern werden jeweils 0,2 ml der vereinigten Allantoisflüssigkeiten der Eier mit lebenden Embryonen und in die Allantoishöhle von zehn weiteren 9 bis 11 Tage alten SPF-Bruteiern jeweils 0,2 ml der vereinigten Allantoisflüssigkeiten der Eier mit toten Embryonen injiziert. Die Eier werden 5 bis 6 Tage lang bebrütet. Alle Embryonen, die später als 24 h nach der Injektion sterben, und die, welche 5 bis 6 Tage überleben, werden auf Anomalien untersucht. Todesfälle oder Anomalien, die mit dem Impfstoff zusammenhängen, dürfen nicht auftreten.

   Falls über 20 Prozent der Embryonen in einem der zwei Stadien sterben, muß die Prüfung des entsprechenden Stadiums wiederholt werden. Der Impfstoff entspricht der Prüfung, wenn kein Todesfall oder keine Anomalie, die mit dem Impfstoff zusammenhängt, auftritt.

B. Für einen Impfstoff, der mit zellkulturadaptierten Virusstämmen hergestellt wurde, werden 10 Impfstoffdosen in geeignete Zellkulturen überimpft. Wenn der Impfstoff ein öliges Adjuvans enthält, wird dieses durch geeignete Verfahren entfernt. Die beimpften Zellkulturen werden 7 Tage lang bei 38 ± 1 °C bebrütet. Eine Passage auf einem weiteren Satz Zellkulturen wird durchgeführt und erneut 7 Tage lang bei 38 ± 1 °C bebrütet. Keine der Kulturen darf Anzeichen einer Infektion aufweisen.

Fremde Agenzien: Die Küken, die bei der Prüfung „Unschädlichkeit" eingesetzt wurden, werden verwendet. 21 Tage nach der Injektion der doppelten Impfstoffdosis wird eine Dosis auf dieselbe Art jedem der Küken injiziert. Nach 2 Wochen werden Serumproben von jedem Küken genommen und nach den für SPF-Kükenbestände zur Produktions- und Qualitätskontrolle von Impfstoffen vorgeschriebenen Methoden [entsprechend **Impfstoffe für Tiere**] auf Antikörper gegen die folgenden Agenzien geprüft: aviäres Enzephalomyelitis-Virus, aviäre Leukose-Viren, aviäres hämagglutinierendes Adenovirus, infektiöses aviäres Bursitis-Virus, infektiöses aviäres Laryngotracheitis-Virus, Influenza-A-Virus, Mareksche-Krankheit-Virus, Newcastle-Krankheit-Virus. Der Impfstoff darf die Bildung von Antikörpern gegen diese Agenzien nicht stimulieren.

Sterilität: Der Impfstoff muß der Prüfung „Sterilität" der Monographie **Impfstoffe für Tiere** entsprechen.

Bestimmung der Wirksamkeit

Eine Bestimmung der Wirksamkeit wird für jeden Serotyp des Impfstoffs durchgeführt. Vier Gruppen von mindestens 30 Küken aus einem SPF-Bestand werden verwendet und wie folgt behandelt:

Gruppe A: Nicht geimpfte Kontrolltiere.

Gruppe B: Geimpft mit Infektiöse-Bronchitis-Impfstoff für Geflügel (inaktiviert).

Gruppe C: Geimpft mit Infektiöse-Bronchitis-Lebend-Impfstoff für Geflügel und Infektiöse-Bronchitis-Impfstoff für Geflügel (inaktiviert) nach dem empfohlenen Plan.

Gruppe D: Geimpft mit Infektiöse-Bronchitis-Lebend-Impfstoff für Geflügel.

Die Eierproduktion und -qualität aller Tiere vom Beginn der Legeperiode bis mindestens 4 Wochen nach der Belastung wird überwacht. Zum Höhepunkt der Legezeit werden alle Gruppen mit einer Menge virulentem infektiösem Geflügelbronchitis-Virus belastet, die ausreicht, um einen Rückgang der Eierproduktion oder -qualität über 3 aufeinanderfolgende Wochen während der 4 Wochen nach der Belastung hervorzurufen. Der Impfstoff entspricht der Bestimmung, wenn die Eierproduktion oder -qualität in Gruppe C signifikant besser ist als in Gruppe D und in Gruppe B signifikant besser als in Gruppe A. Die Bestimmung darf nur ausgewertet werden, wenn in Gruppe A ein Rückgang der Eierproduktion im Vergleich zur normalen Leistung vor der Belastung von mindestens 35 Prozent eintritt, vorausgesetzt die Belastung erfolgte mit einem Stamm vom Massachusetts-Typ. Wenn es notwendig ist, eine Belastung mit einem Stamm eines anderen Serotyps durchzuführen, für den nachweislich dokumentiert ist, daß der Stamm keinen 35prozentigen Rückgang der Eierproduktion hervorruft, so muß ein der Dokumentation entsprechender Rückgang der Eierproduktion eintreten, jedoch mindestens um 15 Prozent.

Lagerung

Entsprechend **Impfstoffe für Tiere**.

Beschriftung

Entsprechend **Impfstoffe für Tiere**.

Die Beschriftung gibt insbesondere an

- Art und Alter der Küken, für die der Impfstoff vorgesehen ist
- Stämme und Serotypen des in der Impfstoffherstellung verwendeten Virus und die Serotypen, gegen die der Impfstoff schützen soll
- ob der Stamm im Impfstoff embryonen- oder zellkulturadaptiert ist.

1998, 1179

Bufexamac

Bufexamacum

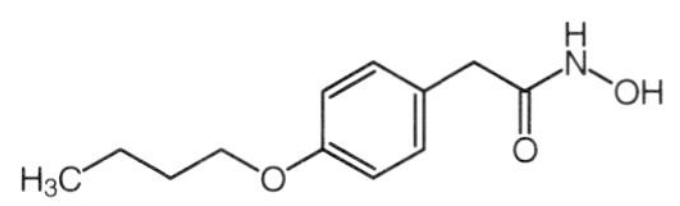

$C_{12}H_{17}NO_3$ M_r 223,3

Definition

Bufexamac enthält mindestens 98,5 und höchstens 101,5 Prozent 2-(4-Butoxyphenyl)-*N*-hydroxyacetamid, berechnet auf die getrocknete Substanz.

Eigenschaften

Weißes bis fast weißes, kristallines Pulver; praktisch unlöslich in Wasser, löslich in Dimethylformamid, schwer löslich in Ethylacetat und Methanol.

Prüfung auf Identität

1: B.
2: A, C.

A. 20 mg Substanz werden in Methanol *R* zu 20 ml gelöst. 1 ml Lösung wird mit Methanol *R* zu 50 ml verdünnt. Diese Lösung, zwischen 210 und 360 nm gemessen, zeigt Absorptionsmaxima (2.2.25) bei 228, 277 und 284 nm.

B. Die Prüfung erfolgt mit Hilfe der IR-Spektroskopie (2.2.24) durch Vergleich des Spektrums der Substanz mit dem von Bufexamac *CRS*. Die Prüfung erfolgt mit Hilfe von Preßlingen.

C. Die Prüfung erfolgt mit Hilfe der Dünnschichtchromatographie (2.2.27) unter Verwendung einer Schicht eines geeigneten Kieselgels, das einen Fluoreszenzindikator mit intensivster Anregung der Fluoreszenz bei 254 nm enthält.

Untersuchungslösung: 10 mg Substanz werden in Methanol *R* zu 5 ml gelöst.

Referenzlösung a: 20 mg Bufexamac *CRS* werden in Methanol *R* zu 10 ml gelöst.

Referenzlösung b: 10 mg Salicylsäure *R* werden in der Referenzlösung a zu 5 ml gelöst.

Auf die Platte werden 10 µl jeder Lösung aufgetragen. Die Chromatographie erfolgt mit einer Mischung von 4 Volumteilen Essigsäure 98 % *R*, 20 Volumteilen Dioxan *R* und 90 Volumteilen Toluol *R* über eine Laufstrecke von 15 cm. Die Platte wird im Warmluftstrom getrocknet und anschließend im ultravioletten Licht bei 254 nm ausgewertet. Der Hauptfleck im Chromatogramm der Untersuchungslösung entspricht in bezug auf Lage und Größe dem Hauptfleck im Chromatogramm der Referenzlösung a. Die Prüfung darf nur ausgewertet werden, wenn das Chromatogramm der Referenzlösung b deutlich voneinander getrennt 2 Flecke zeigt.

Prüfung auf Reinheit

Verwandte Substanzen: Die Prüfung erfolgt mit Hilfe der Flüssigchromatographie (2.2.29).

Untersuchungslösung: 50,0 mg Substanz werden in der mobilen Phase zu 20,0 ml gelöst.

Referenzlösung a: 5,0 ml Untersuchungslösung werden mit der mobilen Phase zu 25,0 ml verdünnt. 1,0 ml dieser Lösung wird mit der mobilen Phase zu 100,0 ml verdünnt.

Referenzlösung b: 5 mg Bufexamac *CRS* und 5 mg Salicylsäure *R* werden in der mobilen Phase zu 10 ml gelöst. 1 ml Lösung wird mit der mobilen Phase zu 10 ml verdünnt.

Die Chromatographie kann durchgeführt werden mit

- einer Säule aus rostfreiem Stahl von 0,25 m Länge und 4,6 mm innerem Durchmesser, gepackt mit octadecylsilyliertem Kieselgel zur Chromatographie *R* (5 µm) mit einer spezifischen Oberfläche von 350 $m^2 \cdot g^{-1}$ und einer Porengröße von 10 nm.
- einer Mischung von 30 Volumteilen einer Lösung von Kaliummonohydrogenphosphat *R* (1,4 $g \cdot l^{-1}$) und

70 Volumteilen Methanol *R*, die mit Phosphorsäure 10 % *R* auf einen *p*H-Wert von 3,6 eingestellt wurde, als mobile Phase bei einer Durchflußrate von 1 ml je Minute
- einem Spektrometer als Detektor bei einer Wellenlänge von 275 nm.

Je 20 µl Referenzlösung a und Referenzlösung b werden eingespritzt. Die Empfindlichkeit des Systems wird so eingestellt, daß die Höhe des Hauptpeaks im Chromatogramm der Referenzlösung a mindestens 50 Prozent des maximalen Ausschlags beträgt. Die Prüfung darf nur ausgewertet werden, wenn im Chromatogramm der Referenzlösung b die Auflösung zwischen den Peaks von Salicylsäure und Bufexamac mindestens 2,0 beträgt.

20 µl Untersuchungslösung werden eingespritzt. Die Chromatographie erfolgt über eine Dauer, die der 4fachen Retentionszeit des Bufexamac-Peaks entspricht. Im Chromatogramm der Untersuchungslösung darf keine Peakfläche, mit Ausnahme der des Hauptpeaks, größer sein als die Fläche des Hauptpeaks im Chromatogramm der Referenzlösung a (0,2 Prozent). Im Chromatogramm der Untersuchungslösung darf die Summe aller Peakflächen, mit Ausnahme der des Hauptpeaks, nicht größer sein als das 2,5fache der Fläche des Hauptpeaks im Chromatogramm der Referenzlösung a (0,5 Prozent). Der Lösungsmittelpeak und Peaks, deren Fläche kleiner ist als das 0,05fache der Fläche des Hauptpeaks im Chromatogramm der Referenzlösung a, werden nicht berücksichtigt.

Trocknungsverlust (2.2.32): Höchstens 0,5 Prozent, mit 1,000 g Substanz durch 3 h langes Trocknen im Vakuumtrockenschrank bei 80 °C bestimmt.

Sulfatasche (2.4.14): Höchstens 0,1 Prozent, mit 1,0 g Substanz bestimmt.

Gehaltsbestimmung

0,200 g Substanz, in 50 ml Dimethylformamid *R* gelöst, werden mit Lithiummethanolat-Lösung (0,1 mol · l^{-1}) titriert. Der Endpunkt wird mit Hilfe der Potentiometrie (2.2.20) bestimmt.

1 ml Lithiummethanolat-Lösung (0,1 mol · l^{-1}) entspricht 22,33 mg $C_{12}H_{17}NO_3$.

Lagerung

Gut verschlossen, vor Licht geschützt.

Verunreinigungen

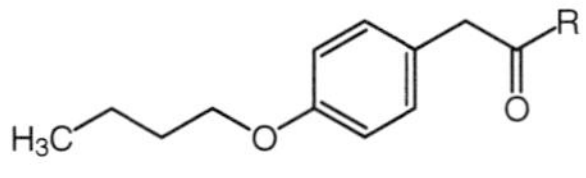

A. R = OH:
2-(4-Butoxyphenyl)essigsäure

B. R = OCH_3:
Methyl-2-(4-butoxyphenyl)acetat

C. R = OC_4H_9:
Butyl-2-(4-butoxyphenyl)acetat

D. R = NH_2:
2-(4-Butoxyphenyl)acetamid.

2001, 1398

Buflomedilhydrochlorid

Buflomedili hydrochloridum

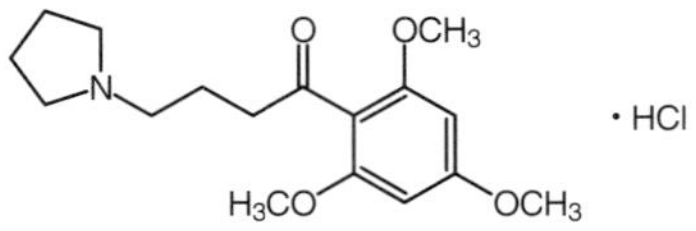

$C_{17}H_{26}ClNO_4$ M_r 343,9

Definition

Buflomedilhydrochlorid enthält mindestens 98,5 und höchstens 101,5 Prozent 4-(Pyrrolidin-1-yl)-1-(2,4,6-trimethoxyphenyl)butan-1-on-hydrochlorid, berechnet auf die getrocknete Substanz.

Eigenschaften

Weißes bis fast weißes, mikrokristallines Pulver; leicht löslich in Wasser, löslich in Ethanol, sehr schwer löslich in Aceton.

Die Substanz schmilzt bei etwa 195 °C unter Zersetzung.

Prüfung auf Identität

1: B, D.
2: A, C, D.

A. 25,0 mg Substanz werden in Ethanol 96 % *R* zu 50 ml gelöst. 1,0 ml Lösung wird mit Ethanol 96 % *R* zu 25,0 ml verdünnt. Diese Lösung, zwischen 220 und 350 nm gemessen, zeigt ein Absorptionsmaximum (2.2.25) bei 275 nm. Die spezifische Absorption, im Maximum gemessen, liegt zwischen 143 und 149.

B. Die Prüfung erfolgt mit Hilfe der IR-Spektroskopie (2.2.24) durch Vergleich des Spektrums der Substanz mit dem von Buflomedilhydrochlorid *CRS*. Die Prüfung erfolgt mit Hilfe von Preßlingen.

C. Die Prüfung erfolgt mit Hilfe der Dünnschichtchromatographie (2.2.27) unter Verwendung einer DC-Platte mit Kieselgel F_{254} *R*.

Untersuchungslösung: 40 mg Substanz werden in Methanol *R* zu 2 ml gelöst.

Referenzlösung: 40 mg Buflomedilhydrochlorid *CRS* werden in Methanol *R* zu 2 ml gelöst.

Auf die Platte werden 10 µl jeder Lösung aufgetragen. Die Chromatographie erfolgt mit einer Mischung von 5 Volumteilen Triethylamin *R*, 50 Volumteilen 2-Propanol *R* und 50 Volumteilen Toluol *R* über eine Laufstrecke von 15 cm. Die Platte wird an der Luft trocknen gelassen und anschließend im ultravioletten Licht bei 254 nm ausgewertet. Der Hauptfleck im Chromatogramm der Untersuchungslösung entspricht in bezug auf Lage und Größe dem Hauptfleck im Chromatogramm der Referenzlösung.

D. Die Substanz gibt die Identitätsreaktion a auf Chlorid (2.3.1).

Prüfung auf Reinheit

Prüflösung: 2,5 g Substanz werden in kohlendioxidfreiem Wasser *R* zu 50 ml gelöst.

Aussehen der Lösung: Die Prüflösung muß klar (2.2.1) und darf nicht stärker gefärbt sein als die Farbvergleichslösung B_6 (2.2.2, Methode II).

***p*H-Wert** (2.2.3): Der *p*H-Wert der Prüflösung muß zwischen 4,5 und 6,5 liegen.

Verwandte Substanzen: Die Prüfung erfolgt mit Hilfe der Flüssigchromatographie (2.2.29).

Untersuchungslösung: 0,10 g Substanz werden in der mobilen Phase zu 10,0 ml gelöst.

Referenzlösung a: 0,5 ml Untersuchungslösung werden mit der mobilen Phase zu 100,0 ml verdünnt. 5,0 ml dieser Lösung werden mit der mobilen Phase zu 10,0 ml verdünnt.

Referenzlösung b: 2 mg Buflomedil-Verunreinigung B *CRS* werden in der mobilen Phase gelöst. Die Lösung wird mit 0,5 ml Untersuchungslösung versetzt und mit der mobilen Phase zu 100 ml verdünnt.

Die Chromatographie kann durchgeführt werden mit
- einer Säule aus rostfreiem Stahl von 0,25 m Länge und 4,6 mm innerem Durchmesser, gepackt mit nachsilanisiertem, octadecylsilyliertem Kieselgel zur Chromatographie *R* (5 µm)
- einer Mischung von 45 Volumteilen Acetonitril *R* und 55 Volumteilen einer Lösung von Kaliumdihydrogenphosphat *R* (9,25 g · l^{-1}), die zuvor mit Phosphorsäure 85 % *R* auf einen *p*H-Wert von 2,5 eingestellt wurde, als mobile Phase bei einer Durchflußrate von 1 ml je Minute
- einem Spektrometer als Detektor bei einer Wellenlänge von 210 nm.

Die Temperatur der Säule wird bei 40 °C gehalten.

10 µl Referenzlösung b werden eingespritzt. Die Empfindlichkeit des Systems wird so eingestellt, daß die Höhe der Hauptpeaks im Chromatogramm mindestens 50 Prozent des maximalen Ausschlags beträgt. Die Prüfung darf nur ausgewertet werden, wenn die Auflösung zwischen den Peaks von Buflomedil und Verunreinigung B mindestens 5,0 beträgt.

Je 10 µl Untersuchungslösung und Referenzlösung a werden eingespritzt. Die Chromatographie der Untersuchungslösung erfolgt über eine Dauer, die der 2fachen Retentionszeit von Buflomedil (etwa 5 min) entspricht.

Im Chromatogramm der Untersuchungslösung darf keine Peakfläche, mit Ausnahme der des Hauptpeaks, größer sein als die Fläche des Hauptpeaks im Chromatogramm der Referenzlösung a (0,25 Prozent). Im Chromatogramm der Untersuchungslösung darf die Summe aller Peakflächen, mit Ausnahme der des Hauptpeaks, nicht größer sein als das 2fache der Fläche des Hauptpeaks im Chromatogramm der Referenzlösung a (0,5 Prozent). Peaks, deren Fläche kleiner ist als das 0,2fache der Fläche des Hauptpeaks im Chromatogramm der Referenzlösung a, werden nicht berücksichtigt.

Schwermetalle (2.4.8): 2,0 g Substanz müssen der Grenzprüfung C auf Schwermetalle entsprechen (10 ppm). Zur Herstellung der Referenzlösung werden 2 ml Blei-Lösung (10 ppm Pb) *R* verwendet.

Trocknungsverlust (2.2.32): Höchstens 0,5 Prozent, mit 1,000 g Substanz durch 2 h langes Trocknen im Trockenschrank bei 100 bis 105 °C bestimmt.

Sulfatasche (2.4.14): Höchstens 0,1 Prozent, mit 1,0 g Substanz bestimmt.

Gehaltsbestimmung

0,300 g Substanz, in 15 ml wasserfreier Essigsäure *R* gelöst, werden nach Zusatz von 35 ml Acetanhydrid *R* mit Perchlorsäure (0,1 mol · l^{-1}) titriert. Der Endpunkt wird mit Hilfe der Potentiometrie (2.2.20) bestimmt.

1 ml Perchlorsäure (0,1 mol · l^{-1}) entspricht 34,39 mg $C_{17}H_{26}ClNO_4$.

Verunreinigungen

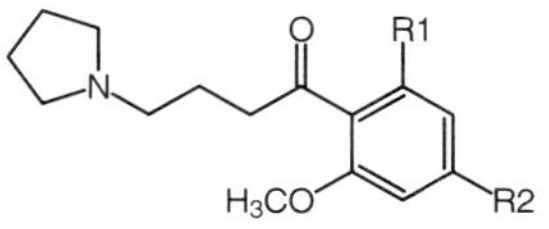

A. R1 = OH, R2 = OCH_3:
4-(Pyrrolidin-1-yl)-1-(2-hydroxy-4,6-dimethoxyphenyl)butan-1-on

B. R1 = OCH_3, R2 = OH:
4-(Pyrrolidin-1-yl)-1-(4-hydroxy-2,6-dimethoxyphenyl)butan-1-on

C. R1 = OH, R2 = OH:
4-(Pyrrolidin-1-yl)-1-(2,4-dihydroxy-6-methoxyphenyl)butan-1-on.

1998, 1180

Buprenorphin

Buprenorphinum

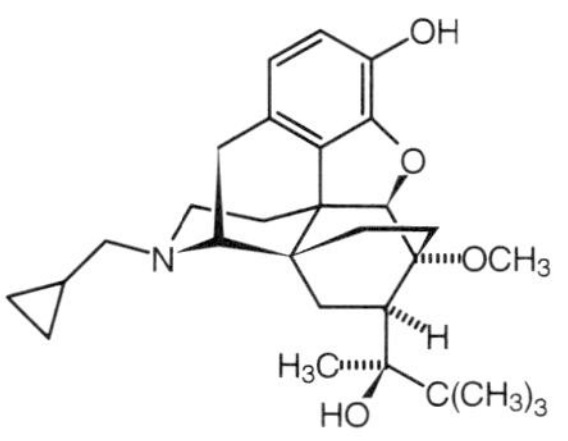

$C_{29}H_{41}NO_4$ M_r 467,6

Definition

Buprenorphin enthält mindestens 98,5 und höchstens 101,0 Prozent (2*S*)-2-[17-(Cyclopropylmethyl)-4,5α-epoxy-3-hydroxy-6-methoxy-6α,14-ethano-14α-morphinan-7α-yl]-3,3-dimethylbutan-2-ol, berechnet auf die getrocknete Substanz.

Eigenschaften

Weißes bis fast weißes Pulver; sehr schwer löslich in Wasser, leicht löslich in Aceton, löslich in Methanol, schwer löslich in Cyclohexan. Die Substanz löst sich in verdünnten Säuren.

Die Substanz schmilzt bei etwa 217 °C.

Prüfung auf Identität

Die Prüfung erfolgt mit Hilfe der IR-Spektroskopie (2.2.24) durch Vergleich des Spektrums der Substanz mit dem Buprenorphin-Referenzspektrum der Ph. Eur.

Prüfung auf Reinheit

Prüflösung: 0,250 g Substanz werden in wasserfreiem Ethanol *R* zu 25,0 ml gelöst.

Aussehen der Lösung: Die Prüflösung muß klar (2.2.1) und farblos (2.2.2, Methode II) sein.

Spezifische Drehung (2.2.7): Die spezifische Drehung, an der Prüflösung gemessen, muß zwischen –103 und –107° liegen, berechnet auf die getrocknete Substanz.

Verwandte Substanzen: Die Prüfung erfolgt mit Hilfe der Flüssigchromatographie (2.2.29).

Untersuchungslösung: 25,0 mg Substanz werden in der mobilen Phase zu 10,0 ml gelöst.

Referenzlösung a: 5 mg Substanz werden in 2,0 ml Methanol *R* gelöst. Die Lösung wird mit 0,25 ml Salzsäure (2 mol · l^{-1}) versetzt.

Referenzlösung b: 0,5 ml Untersuchungslösung werden mit der mobilen Phase zu 200,0 ml verdünnt.

Referenzlösung c: 0,65 ml Untersuchungslösung werden mit der mobilen Phase zu 100,0 ml verdünnt.

Referenzlösung d: 4,0 ml Referenzlösung b werden mit der mobilen Phase zu 10,0 ml verdünnt.

Die Chromatographie kann durchgeführt werden mit

- einer Säule aus rostfreiem Stahl von 0,25 m Länge und 4,6 mm innerem Durchmesser, gepackt mit octadecylsilyliertem Kieselgel zur Chromatographie *R* (5 µm)
- einer Mischung von 10 Volumteilen einer Lösung von Ammoniumacetat *R* (10 g · l^{-1}) und 60 Volumteilen Methanol *R* als mobile Phase bei einer Durchflußrate von etwa 1 ml je Minute
- einem Spektrometer als Detektor bei einer Wellenlänge von 288 nm.

Die Temperatur der Säule wird bei 40 °C gehalten.

20 µl Referenzlösung a werden eingespritzt. Die Durchflußrate wird so eingestellt, daß die Retentionszeit des Buprenorphin-Peaks etwa 15 min beträgt. Die Prüfung darf nur ausgewertet werden, wenn das Chromatogramm der Referenzlösung a zwei Peaks zeigt und der erste Peak im Vergleich zum zweiten (Buprenorphin) eine relative Retention von 0,93 aufweist.

20 µl jeder Lösung werden eingespritzt. Das Chromatogramm der Untersuchungslösung wird über eine Dauer, die der 2,5fachen Retentionszeit des Hauptpeaks entspricht, aufgezeichnet. Im Chromatogramm der Untersuchungslösung darf keine Peakfläche, mit Ausnahme der des Hauptpeaks, größer sein als die Fläche des Hauptpeaks im Chromatogramm der Referenzlösung b (0,25 Prozent), und die Summe ihrer Flächen darf nicht größer sein als die Fläche des Peaks im Chromatogramm der Referenzlösung c (0,65 Prozent). Peaks, deren Fläche kleiner ist als die des Hauptpeaks im Chromatogramm der Referenzlösung d, werden nicht berücksichtigt.

Trocknungsverlust (2.2.32): Höchstens 1,0 Prozent, mit 1,000 g Substanz durch Trocknen im Trockenschrank bei 100 bis 105 °C bestimmt.

Gehaltsbestimmung

0,400 g Substanz, in 40 ml wasserfreier Essigsäure *R* gelöst, werden mit Perchlorsäure (0,1 mol · l^{-1}) unter Zusatz von 0,1 ml Kristallviolett-Lösung *R* bis zum Farbumschlag von Violettblau nach Grün titriert.

1 ml Perchlorsäure (0,1 mol · l^{-1}) entspricht 46,76 mg $C_{29}H_{41}NO_4$.

Lagerung

Gut verschlossen, vor Licht geschützt.

Verunreinigungen

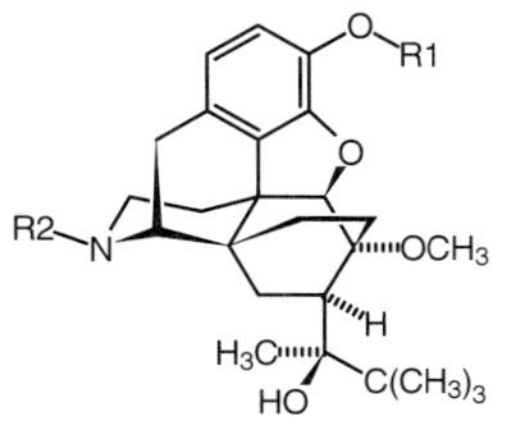

A. R1 = H, R2 = CH_2–CH_2–CH=CH_2:
(2*S*)-2-[17-(But-3-enyl)-4,5α-epoxy-3-hydroxy-6-methoxy-6α,14-ethano-14α-morphinan-7α-yl]-3,3-dimethylbutan-2-ol

B. R1 = H, R2 = H:
(2*S*)-2-(4,5α-Epoxy-3-hydroxy-6-methoxy-6α,14-ethano-14α-morphinan-7α-yl)-3,3-dimethylbutan-2-ol

C. R1 = CH_3, R2 = CN:
4,5α-Epoxy-7α-[(1*S*)-1-hydroxy-1,2,2-trimethylpropyl]-3,6-dimethoxy-6α,14-ethano-14α-morphinan-17-carbonitril.

1998, 1181

Buprenorphinhydrochlorid

Buprenorphini hydrochloridum

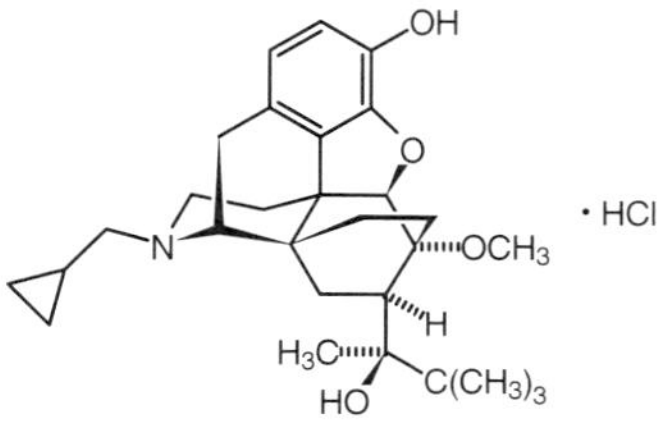

$C_{29}H_{42}ClNO_4$ M_r 504,1

Definition

Buprenorphinhydrochlorid enthält mindestens 98,5 und höchstens 101,0 Prozent (2*S*)-2-[17-(Cyclopropylmethyl)-4,5α-epoxy-3-hydroxy-6-methoxy-6α,14-ethano-14α-morphinan-7α-yl]-3,3-dimethylbutan-2-ol-hydrochlorid, berechnet auf die getrocknete Substanz.

Eigenschaften

Weißes bis fast weißes, kristallines Pulver; wenig löslich in Wasser, leicht löslich in Methanol, löslich in Ethanol, praktisch unlöslich in Cyclohexan.

Prüfung auf Identität

A. Die Prüfung erfolgt mit Hilfe der IR-Spektroskopie (2.2.24) durch Vergleich des Spektrums der Substanz mit dem Buprenorphinhydrochlorid-Referenzspektrum der Ph. Eur.

B. 3 ml Prüflösung (siehe „Prüfung auf Reinheit") geben die Identitätsreaktion a auf Chlorid (2.3.1).

Prüfung auf Reinheit

Prüflösung: 0,250 g Substanz werden in 5,0 ml Methanol *R* gelöst. Die Lösung wird unter Schütteln mit kohlendioxidfreiem Wasser *R* zu 25,0 ml verdünnt.

Aussehen der Lösung: Die Prüflösung muß klar (2.2.1) und farblos (2.2.2, Methode II) sein.

Sauer oder alkalisch reagierende Substanzen: 10,0 ml Prüflösung werden mit 0,05 ml Methylrot-Lösung *R* versetzt. Bis zum Farbumschlag dürfen höchstens 0,2 ml Natriumhydroxid-Lösung (0,02 mol · l^{-1}) oder Salzsäure (0,02 mol · l^{-1}) verbraucht werden.

Spezifische Drehung (2.2.7): 0,100 g Substanz werden in Methanol *R* zu 10,0 ml gelöst. Die spezifische Drehung der Lösung muß zwischen –92 und –98° liegen, berechnet auf die getrocknete Substanz.

Verwandte Substanzen: Die Prüfung erfolgt mit Hilfe der Flüssigchromatographie (2.2.29).

Untersuchungslösung: 25,0 mg Substanz werden in der mobilen Phase zu 10,0 ml gelöst.

Referenzlösung a: 5 mg Substanz werden in 2,0 ml Methanol *R* gelöst. Die Lösung wird mit 0,25 ml Salzsäure (2 mol · l^{-1}) versetzt.

Referenzlösung b: 0,5 ml Untersuchungslösung werden mit der mobilen Phase zu 200,0 ml verdünnt.

Referenzlösung c: 0,65 ml Untersuchungslösung werden mit der mobilen Phase zu 100,0 ml verdünnt.

Referenzlösung d: 4,0 ml Referenzlösung b werden mit der mobilen Phase zu 10,0 ml verdünnt.

Die Chromatographie kann durchgeführt werden mit

- einer Säule aus rostfreiem Stahl von 0,25 m Länge und 4,6 mm innerem Durchmesser, gepackt mit octadecylsilyliertem Kieselgel zur Chromatographie *R* (5 µm)
- einer Mischung von 10 Volumteilen einer Lösung von Ammoniumacetat *R* (10 g · l^{-1}) und 60 Volumteilen Methanol *R* als mobile Phase bei einer Durchflußrate von etwa 1 ml je Minute
- einem Spektrometer als Detektor bei einer Wellenlänge von 288 nm.

Die Temperatur der Säule wird bei 40 °C gehalten.

20 µl Referenzlösung a werden eingespritzt. Die Durchflußrate wird so eingestellt, daß die Retentionszeit des Buprenorphin-Peaks etwa 15 min beträgt. Die Prüfung darf nur ausgewertet werden, wenn das Chromatogramm der Referenzlösung a zwei Peaks zeigt und der erste Peak im Vergleich zum zweiten (Buprenorphin) eine relative Retention von 0,93 aufweist.

20 µl jeder Lösung werden eingespritzt. Das Chromatogramm der Untersuchungslösung wird über eine Dauer, die der 2,5fachen Retentionszeit des Hauptpeaks entspricht, aufgezeichnet. Im Chromatogramm der Untersuchungslösung darf keine Peakfläche, mit Ausnahme der des Hauptpeaks, größer sein als die Fläche des Hauptpeaks im Chromatogramm der Referenzlösung b (0,25 Prozent), und die Summe ihrer Flächen darf nicht größer sein als die Fläche des Peaks im Chromatogramm der Referenzlösung c (0,65 Prozent). Peaks, deren Fläche kleiner ist als die des Hauptpeaks im Chromatogramm der Referenzlösung d, werden nicht berücksichtigt.

Trocknungsverlust (2.2.32): Höchstens 1,0 Prozent, mit 1,000 g Substanz durch Trocknen im Trockenschrank bei 115 bis 120 °C bestimmt.

Gehaltsbestimmung

0,400 g Substanz, in 40 ml wasserfreier Essigsäure *R* gelöst, werden nach Zusatz von 10 ml Acetanhydrid *R* mit Perchlorsäure (0,1 mol · l^{-1}) titriert. Der Endpunkt wird mit Hilfe der Potentiometrie (2.2.20) bestimmt.

1 ml Perchlorsäure (0,1 mol · l^{-1}) entspricht 50,41 mg $C_{29}H_{42}ClNO_4$.

Lagerung

Gut verschlossen, vor Licht geschützt.

Verunreinigungen

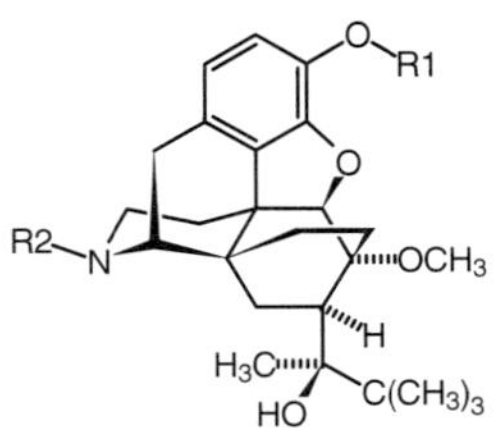

A. R1 = H, R2 = CH_2–CH_2–CH=CH_2:
(2*S*)-2-[17-(But-3-enyl)-4,5α-epoxy-3-hydroxy-6-methoxy-6α,14-ethano-14α-morphinan-7α-yl]-3,3-dimethylbutan-2-ol

B. R1 = H, R2 = H:
(2*S*)-2-(4,5α-Epoxy-3-hydroxy-6-methoxy-6α,14-ethano-14α-morphinan-7α-yl)-3,3-dimethylbutan-2-ol

C. R1 = CH_3, R2 = CN:
4,5α-Epoxy-7α-[(1*S*)-1-hydroxy-1,2,2-trimethylpropyl]-3,6-dimethoxy-6α,14-ethano-14α-morphinan-17-carbonitril.

2001, 1077

Buserelin

Buserelinum

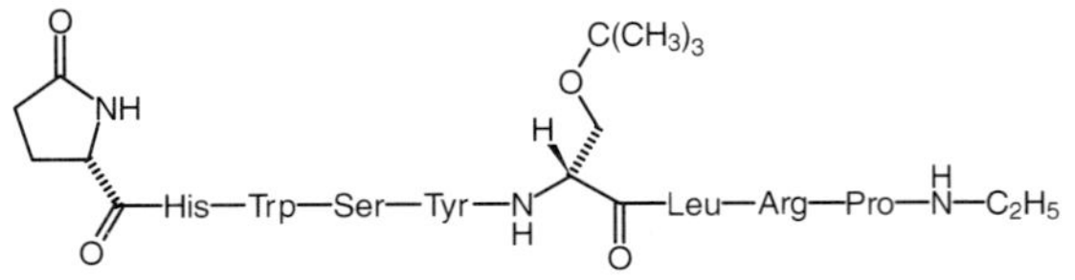

$C_{60}H_{86}N_{16}O_{13}$ M_r 1240

Definition

Buserelin ist ein zum Gonadotropin-Releasing Hormon (GnRH) vom Menschen analoges, synthetisches Nonapeptid und besitzt agonistische Aktivität zu Gonadorelin. Die Substanz wird durch chemische Synthese gewonnen und in der Acetat-Form in Verkehr gebracht. Buserelin enthält mindestens 95,0 und höchstens 102,0 Prozent des Peptids mit der Summenformel $C_{60}H_{86}N_{16}O_{13}$, berechnet auf die wasser- und essigsäurefreie Substanz.

Eigenschaften

Weißes bis schwach gelbliches, hygroskopisches Pulver; wenig löslich in Wasser und verdünnten Säuren.

Prüfung auf Identität

A. Die unter „Gehaltsbestimmung" erhaltenen Chromatogramme werden ausgewertet. Die Retentionszeit des Hauptpeaks im Chromatogramm der Untersuchungslösung entspricht ungefähr der des Hauptpeaks im Chromatogramm der Referenzlösung b.

B. Das ^{1}H-Kernresonanzspektrum (2.2.33) einer Lösung der Substanz (4 mg · ml^{-1}) in einer Mischung von 20 Volumteilen (D_4)Essigsäure *R* und 80 Volumteilen (D_2)Wasser *R* entspricht dem Buserelin-Referenzspektrum der Ph. Eur.

Prüfung auf Reinheit

Aussehen der Lösung: Eine Lösung der Substanz (10 g · l^{-1}) muß klar (2.2.1) und darf nicht stärker gefärbt sein als die Referenzlösung G_7 (2.2.2, Methode II).

Spezifische Drehung (2.2.7): Eine Lösung der Substanz (10 g · l^{-1}) wird hergestellt. Die spezifische Drehung muß zwischen –49 und –58° liegen, berechnet auf die wasser- und essigsäurefreie Substanz.

Absorption (2.2.25): 10,0 mg Substanz werden in 100,0 ml Salzsäure (0,01 mol · l^{-1}) gelöst. Die spezifische Absorption, im Maximum bei 278 nm gemessen, muß zwischen 49 und 56 liegen, berechnet auf die wasser- und essigsäurefreie Substanz.

Aminosäuren: Die Prüfung erfolgt mit Hilfe eines Aminosäureanalysators. Das Gerät wird mit Hilfe einer Mischung eingestellt, die äquimolare Mengen Ammoniak, Glycin und folgender L-Aminosäuren:

Lysin	Threonin
Histidin	Serin
Arginin	Glutaminsäure
Aspartinsäure	Prolin
Alanin	Leucin
Valin	Tyrosin
Methionin	Phenylalanin
Isoleucin	

sowie die halbe äquimolare Menge an L-Cystin enthält. Für die Validierung der Methode wird ein geeigneter Interner Standard, wie DL-Norleucin *R*, verwendet.

Untersuchungslösung: 1,0 mg Substanz wird in eine sorgfältig gereinigte Ampulle aus Hartglas von 100 mm Länge und 6 mm innerem Durchmesser gegeben. Eine geeignete Menge einer 50prozentigen Lösung (*V/V*) von Salzsäure *R* wird zugesetzt. Die Ampulle wird in eine Kältemischung von –5 °C getaucht, evakuiert, bis der Druck unterhalb von 133 Pa liegt, und zugeschmolzen. Nach 16 h langem Erhitzen bei 110 bis 115 °C wird abgekühlt, die Ampulle geöffnet und der Inhalt mit 5mal je 0,2 ml Wasser *R* in einen 10-ml-Kolben überführt. Anschließend wird unter vermindertem Druck über Kaliumhydroxid *R* zur Trockne eingedampft. Der Rückstand wird in Wasser *R* aufgenommen und unter vermindertem Druck über Kaliumhydroxid *R* zur Trockne eingedampft. Dieser Vorgang wird nochmals wiederholt. Der Rückstand wird in einer Pufferlösung, die für den Aminosäureanalysator geeignet ist, aufgenommen und mit der gleichen Pufferlösung zu einem geeigneten Volumen verdünnt. Ein geeignetes Volumen wird in den Aminosäureanalysator eingebracht.

Der Anteil jeder Aminosäure wird in Mol ausgedrückt. Die relativen Verhältnisse der Aminosäuren werden unter der Annahme, daß $^1/_6$ der Summe der Mole von Glutaminsäure, Histidin, Tyrosin, Leucin, Arginin und Prolin gleich 1 ist, berechnet.

Die Werte müssen innerhalb folgender Grenzen liegen: Serin 1,4 bis 2,0; Prolin 0,8 bis 1,2; Glutaminsäure 0,9 bis 1,1; Leucin 0,9 bis 1,1; Tyrosin 0,9 bis 1,1; Histidin 0,9 bis 1,1 und Arginin 0,9 bis 1,1. Mit Ausnahme von Tryptophan dürfen höchstens Spuren von anderen Aminosäuren vorhanden sein.

Verwandte Peptide: Die Prüfung erfolgt mit Hilfe der Flüssigchromatographie (2.2.29) wie unter „Gehaltsbestimmung" beschrieben.

10 µl Referenzlösung c werden eingespritzt. Das Chromatogramm wird über die 2fache Retentionszeit des Hauptpeaks aufgezeichnet. Die Empfindlichkeit des Systems wird so eingestellt, daß die Höhe des Hauptpeaks im Chromatogramm der Referenzlösung c zwischen 50 und 70 Prozent des maximalen Ausschlags beträgt.

10 µl Untersuchungslösung werden eingespritzt. Im Chromatogramm der Untersuchungslösung darf keine Peakfläche, mit Ausnahme der des Hauptpeaks, größer sein als das 3fache der Fläche des Hauptpeaks im Chromatogramm der Referenzlösung c (3 Prozent), und die Summe aller Peakflächen, mit Ausnahme der des Hauptpeaks, darf nicht größer sein als das 5fache der Fläche des Hauptpeaks im Chromatogramm der Referenzlösung c (5 Prozent). Lösungsmittelpeaks und Peaks, deren Fläche kleiner ist als das 0,1fache der Fläche des Hauptpeaks im Chromatogramm der Referenzlösung c, werden nicht berücksichtigt (0,1 Prozent).

Essigsäure (2.5.34): 3,0 bis 7,0 Prozent.

Untersuchungslösung: 20,0 mg Substanz werden in einer Mischung von 5 Volumteilen mobiler Phase B und 95 Volumteilen mobiler Phase A zu 10,0 ml gelöst.

Wasser (2.5.12): Höchstens 4,0 Prozent, mit 80,0 mg Substanz nach der Karl-Fischer-Methode bestimmt.

Sterilität (2.6.1): Buserelin zur Herstellung von Parenteralia, das dabei keinem weiteren geeigneten Sterilisationsverfahren unterworfen wird, muß der Prüfung entsprechen.

Bakterien-Endotoxine (2.6.14): Buserelin zur Herstellung von Parenteralia, das dabei keinem weiteren geeigneten Verfahren zur Beseitigung von Bakterien-Endotoxinen unterworfen wird, darf höchstens 55,5 I.E. Bakterien-Endotoxine je Milligramm Substanz enthalten.

Gehaltsbestimmung

Die Bestimmung erfolgt mit Hilfe der Flüssigchromatographie (2.2.29).

Untersuchungslösung: 5,0 mg Substanz werden in 5,0 ml mobiler Phase gelöst.

Referenzlösung a: Der Inhalt einer Durchstechflasche D-His-Buserelin *CRS* wird in mobiler Phase gelöst. Ein geeignetes Volumen der Lösung wird mit der mobilen Phase so verdünnt, daß eine Konzentration von 1 mg · ml^{-1} erhalten wird. 1,0 ml Untersuchungslösung wird mit 1,0 ml dieser Lösung gemischt.

Referenzlösung b: Der Inhalt einer Durchstechflasche Buserelin *CRS* wird in mobiler Phase gelöst. Ein geeignetes Volumen der Lösung wird mit der mobilen Phase so verdünnt, daß eine Konzentration von 1,0 mg · ml^{-1} erhalten wird.

Referenzlösung c: 1,0 ml Untersuchungslösung wird mit der mobilen Phase zu 100,0 ml verdünnt.

Die Chromatographie kann durchgeführt werden mit
- einer Säule aus rostfreiem Stahl von 0,25 m Länge und 4 mm innerem Durchmesser, gepackt mit octadecylsilyliertem Kieselgel zur Chromatographie *R* (5 µm)
- einer Mischung von 200 ml Acetonitril *R* und 700 ml Phosphorsäure 85% *R* (11,2 g · l^{-1}), deren *p*H-Wert mit Triethylamin *R* auf 2,5 eingestellt wird, bei einer Durchflußrate von 0,8 ml je Minute
- einem Spektrometer als Detektor bei einer Wellenlänge von 220 nm.

10 µl Referenzlösung a werden eingespritzt. Die Bestimmung darf nur ausgewertet werden, wenn die Auflösung zwischen dem D-His-Buserelin-Peak und dem Buserelin-Peak mindestens 1,5 beträgt.

Je 10 µl Untersuchungslösung und Referenzlösung b werden eingespritzt.

Der Gehalt an Buserelin ($C_{60}H_{86}N_{16}O_{13}$) wird aus den Peakflächen in den Chromatogrammen der Untersuchungslösung und der Referenzlösung b sowie dem angegebenen Gehalt an $C_{60}H_{86}N_{16}O_{13}$ für Buserelin *CRS* berechnet.

Lagerung

Dicht verschlossen, vor Licht geschützt, zwischen 2 und 8 °C. Falls die Substanz steril ist, im Behältnis mit Sicherheitsverschluß.

Beschriftung

Die Beschriftung gibt insbesondere an
- die Masse an Peptid in dem Behältnis
- falls zutreffend, daß die Substanz frei von Bakterien-Endotoxinen ist
- falls zutreffend, daß die Substanz steril ist.

B

Monographien

1999, 881

Butyl-4-hydroxybenzoat

Butylis parahydroxybenzoas

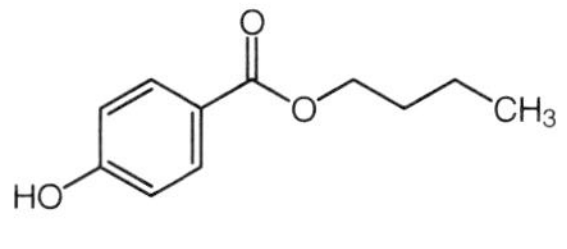

$C_{11}H_{14}O_3$ M_r 194,2

Definition

Butyl-4-hydroxybenzoat enthält mindestens 99,0 und höchstens 100,5 Prozent Butyl(4-hydroxybenzoat).

Eigenschaften

Weißes bis fast weißes, kristallines Pulver oder farblose Kristalle; sehr schwer löslich in Wasser, leicht löslich in Ethanol und Methanol.

Prüfung auf Identität

1: A, B.
2: A, C, D.

A. Schmelztemperatur (2.2.14): 68 bis 71 °C.

B. Die Prüfung erfolgt mit Hilfe der IR-Spektroskopie (2.2.24) durch Vergleich des Spektrums der Substanz mit dem von Butyl-4-hydroxybenzoat *CRS*.

C. Die bei der Prüfung „Verwandte Substanzen" (siehe „Prüfung auf Reinheit") erhaltenen Chromatogramme werden ausgewertet. Der Hauptfleck im Chromatogramm der Untersuchungslösung b entspricht in bezug auf Lage und Größe dem Hauptfleck im Chromatogramm der Referenzlösung b.

D. Etwa 10 mg Substanz werden in einem Reagenzglas mit 1 ml Natriumcarbonat-Lösung *R* versetzt. Die Mischung wird 30 s lang zum Sieden erhitzt und anschließend abgekühlt (Lösung a). Weitere 10 mg Substanz werden in einem gleichen Reagenzglas mit 1 ml Natriumcarbonat-Lösung *R* versetzt; die Substanz löst sich teilweise (Lösung b). Die Lösungen a und b werden gleichzeitig jeweils mit 5 ml Aminopyrazolon-Lösung *R* und 1 ml Kaliumhexacyanoferrat(III)-Lösung *R* versetzt. Nach dem Mischen ist die Lösung b gelb bis orangebraun gefärbt, die Lösung a orange bis rot, wobei die Färbung deutlich intensiver ist als eine eventuell ähnliche Färbung der Lösung b.

Prüfung auf Reinheit

Prüflösung: 1,0 g Substanz wird in Ethanol 96 % *R* zu 10 ml gelöst.

Aussehen der Lösung: Die Prüflösung muß klar (2.2.1) und darf nicht stärker gefärbt sein als die Farbvergleichslösung BG_6 (2.2.2, Methode II).

Sauer reagierende Substanzen: 2 ml Prüflösung werden mit 3 ml Ethanol 96 % *R*, 5 ml kohlendioxidfreiem Wasser *R* und 0,1 ml Bromcresolgrün-Lösung *R* versetzt. Bis zum Farbumschlag nach Blau dürfen höchstens 0,1 ml Natriumhydroxid-Lösung ($0,1\ mol \cdot l^{-1}$) verbraucht werden.

Verwandte Substanzen: Die Prüfung erfolgt mit Hilfe der Dünnschichtchromatographie (2.2.27) unter Verwendung einer Schicht eines geeigneten octadecylsilylierten Kieselgels, das einen Fluoreszenzindikator mit intensivster Anregung der Fluoreszenz bei 254 nm enthält.

Untersuchungslösung a: 0,10 g Substanz werden in Aceton *R* zu 10 ml gelöst.

Untersuchungslösung b: 1 ml Untersuchungslösung a wird mit Aceton *R* zu 10 ml verdünnt.

Referenzlösung a: 0,5 ml Untersuchungslösung a werden mit Aceton *R* zu 100 ml verdünnt.

Referenzlösung b: 10 mg Butyl-4-hydroxybenzoat *CRS* werden in Aceton *R* zu 10 ml gelöst.

Referenzlösung c: 10 mg Propyl-4-hydroxybenzoat *R* werden in 1 ml Untersuchungslösung a gelöst. Die Lösung wird mit Aceton *R* zu 10 ml verdünnt.

Auf die Platte werden 2 µl jeder Lösung aufgetragen. Die Chromatographie erfolgt mit einer Mischung von 1 Volumteil Essigsäure 98 % *R*, 30 Volumteilen Wasser *R* und 70 Volumteilen Methanol *R* über eine Laufstrecke von 15 cm. Die Platte wird an der Luft trocknen gelassen und im ultravioletten Licht bei 254 nm ausgewertet. Kein im Chromatogramm der Untersuchungslösung a auftretender Nebenfleck darf größer oder intensiver sein als der Fleck im Chromatogramm der Referenzlösung a (0,5 Prozent). Die Prüfung darf nur ausgewertet werden, wenn das Chromatogramm der Referenzlösung c deutlich voneinander getrennt 2 Hauptflecke zeigt.

Sulfatasche (2.4.14): Höchstens 0,1 Prozent, mit 1,0 g Substanz bestimmt.

Gehaltsbestimmung

2,000 g Substanz werden in einem Erlenmeyerkolben mit Schliffstopfen mit 40,0 ml Natriumhydroxid-Lösung ($1\ mol \cdot l^{-1}$) versetzt und 1 h lang zum Rückfluß erhitzt. Nach dem Erkalten wird der Kühler mit Wasser *R* gewaschen. Der Überschuß an Natriumhydroxid-Lösung wird mit Schwefelsäure ($0,5\ mol \cdot l^{-1}$) bis zum 2. Wendepunkt titriert. Der Endpunkt wird mit Hilfe der Potentiometrie (2.2.20) bestimmt. Ein Blindversuch wird durchgeführt.

1 ml Natriumhydroxid-Lösung ($1\ mol \cdot l^{-1}$) entspricht 0,1942 g $C_{11}H_{14}O_3$.

Verunreinigungen

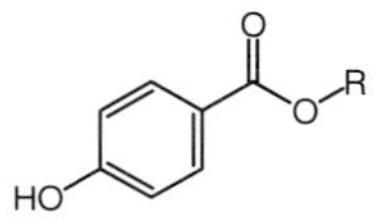

A. R = H:
4-Hydroxybenzoesäure
B. R = CH_3:
Methyl(4-hydroxybenzoat)
C. R = CH_2–CH_3:
Ethyl(4-hydroxybenzoat)
D. R = CH_2–CH_2–CH_3:
Propyl(4-hydroxybenzoat).

C

Dieser Text wurde in der deutschsprachigen Ausgabe der Ph. Eur. – Nachtrag 2000 schon in dieser Fassung veröffentlicht.

2001, 1295

Calcifediol

Calcifediolum

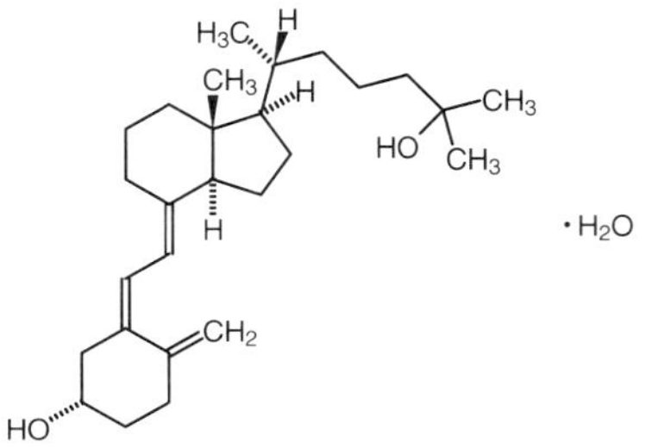

$C_{27}H_{44}O_2 \cdot H_2O$ M_r 418,7

Definition

Calcifediol ist das Monohydrat von (5*Z*,7*E*)-9,10-Seco=cholesta-5,7,10(19)-trien-3β,25-diol und enthält mindestens 97,0 und höchstens 102,0 Prozent $C_{27}H_{44}O_2$, berechnet auf die wasserfreie Substanz.

Eigenschaften

Weiße bis fast weiße Kristalle; praktisch unlöslich in Wasser, leicht löslich in Ethanol, löslich in fetten Ölen.

Die Substanz ist empfindlich gegen Luft, Wärme und Licht.

In Lösung tritt eine reversible Isomerisierung zu Prä-Calcifediol in Abhängigkeit von Temperatur und Zeit ein. Calcifediol und Prä-Calcifediol sind biologisch aktiv.

Prüfung auf Identität

A. Die Prüfung erfolgt mit Hilfe der IR-Spektroskopie (2.2.24) durch Vergleich des Spektrums der Substanz mit dem Calcifediol-Referenzspektrum der Ph. Eur. Der Preßling wird mit 2 mg Substanz und 225 mg Kaliumbromid *R* hergestellt.

B. Die bei der „Gehaltsbestimmung" erhaltenen Chromatogramme werden ausgewertet. Der Hauptpeak im Chromatogramm der Untersuchungslösung entspricht in bezug auf Retentionszeit und ungefähre Größe dem Hauptpeak im Chromatogramm der Referenzlösung a.

Prüfung auf Reinheit

Verwandte Substanzen: Die Prüfung erfolgt mit Hilfe der Flüssigchromatographie (2.2.29) wie unter „Gehaltsbestimmung" beschrieben. Das bei der „Gehaltsbestimmung" erhaltene Chromatogramm der Untersuchungslösung wird ausgewertet. Unter Verwendung des Verfahrens „Normalisierung" wird der Prozentgehalt an verwandten Substanzen, mit Ausnahme von Prä-Calcifediol, die innerhalb der 2fachen Retentionszeit des Calcifediols eluiert werden, berechnet. Der Gehalt an jeder einzelnen verwandten Substanz darf höchstens 0,5 Prozent und die Summe aller verwandten Substanzen höchstens 1,0 Prozent betragen. Peaks, die kleiner sind als 0,1 Prozent, werden nicht berücksichtigt.

Wasser (2.5.32): 3,8 bis 5,0 Prozent, mit 10,0 mg Substanz nach der Mikrobestimmung von Wasser bestimmt.

Gehaltsbestimmung

Die Bestimmung muß so schnell wie möglich durchgeführt werden, wobei der Einfluß von UV-haltigem Licht und von Luft zu vermeiden ist.

Die Bestimmung erfolgt mit Hilfe der Flüssigchromatographie (2.2.29).

Untersuchungslösung: 1,0 mg Substanz wird ohne Erwärmen in 10,0 ml mobiler Phase gelöst.

Referenzlösung a: 1,0 mg Calcifediol *CRS* wird ohne Erwärmen in 10,0 ml mobiler Phase gelöst.

Referenzlösung b: Die Referenzlösung a wird mit der mobilen Phase 1:100 verdünnt.

Referenzlösung c: 2 ml Referenzlösung a werden 2 h lang im Wasserbad von 80 °C zum Rückfluß erhitzt und anschließend abgekühlt.

Die Chromatographie kann durchgeführt werden mit
- einer Säule von 0,15 m Länge und 4,6 mm innerem Durchmesser, gepackt mit octylsilyliertem Kieselgel zur Chromatographie *R* 1 (5 µm)
- einer Mischung von 200 Volumteilen Wasser *R* und 800 Volumteilen Methanol *R* als mobile Phase bei einer Durchflußrate von 1,5 ml je Minute
- einem Spektrometer als Detektor bei einer Wellenlänge von 265 nm
- einer Probenschleife.

Je 50 µl Referenzlösung c werden 6mal eingespritzt. Werden die Chromatogramme unter den vorgeschriebenen Bedingungen aufgezeichnet, beträgt die relative Retention für Prä-Calcifediol etwa 1,3, bezogen auf Calcifediol. Die Bestimmung darf nur ausgewertet werden, wenn die relative Standardabweichung der Fläche des Calcifediol-Peaks höchstens 1 Prozent und die Auflösung zwischen den Peaks von Prä-Calcifediol und Calcifediol mindestens 5,0 beträgt. Falls erforderlich wird die Zusammensetzung der mobilen Phase so geändert, daß die geforderte Auflösung erhalten wird.

Je 50 µl Referenzlösung a und Referenzlösung b werden eingespritzt und die Chromatogramme aufgezeichnet.

50 µl Untersuchungslösung werden eingespritzt. Das Chromatogramm wird unter den gleichen Bedingungen über eine Dauer, die der 2fachen Retentionszeit des Hauptpeaks entspricht, aufgezeichnet.

Lagerung

Dicht verschlossen, vor Licht geschützt, unter Stickstoff, zwischen 2 und 8 °C.

Der Inhalt eines geöffneten Behältnisses muß sofort verbraucht werden.

Verunreinigungen

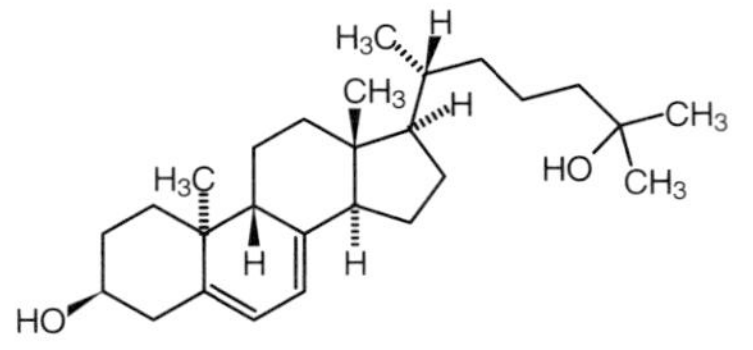

A. 9β,10α-Cholesta-5,7-dien-3β,25-diol

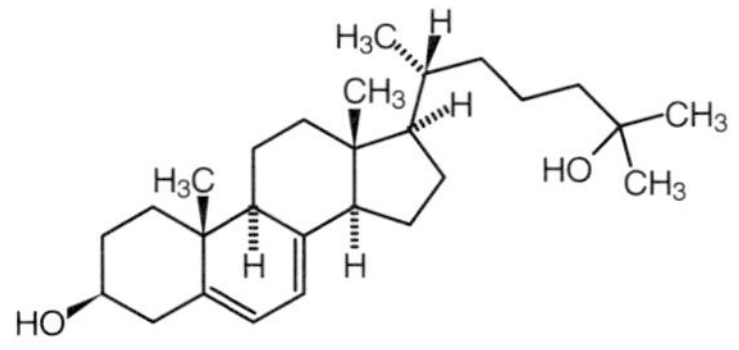

B. Cholesta-5,7-dien-3β,25-diol

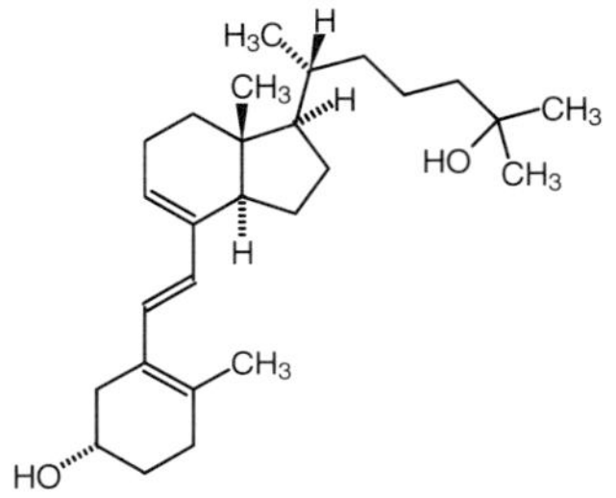

C. (6*E*)-9,10-Secocholesta-5(10),6,8-trien-3β,25-diol

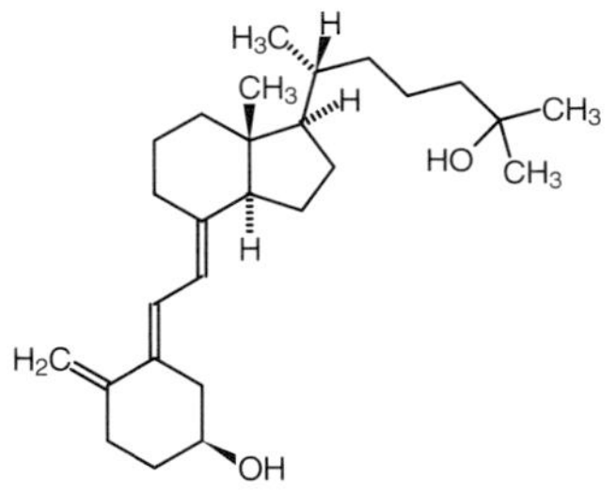

D. (5*E*,7*E*)-9,10-Secocholesta-5,7,10(19)-trien-3β,25-diol.

2001, 471

Calcitonin vom Lachs

Calcitoninum salmonis

Cys—Ser—Asn—Leu—Ser—Thr—Cys—Val—Leu—Gly—Lys—
(10)
Leu—Ser—Gln—Glu—Leu—His—Lys—Leu—Gln—Thr—Tyr—
(20)
Pro—Arg—Thr—Asn—Thr—Gly—Ser—Gly—Thr—Pro—NH_2
(30)

$C_{145}H_{240}N_{44}O_{48}S_2$ M_r 3432

Definition

Calcitonin vom Lachs entspricht in seiner Struktur dem von Salmcalcitonin I und ist ein synthetisches Polypeptid. Die Substanz senkt den Calciumspiegel im Plasma von Säugetieren und vermindert damit die Calciumabgabe aus den Knochen. Calcitonin vom Lachs wird durch chemische Synthese hergestellt und liegt als Acetat vor. Die Substanz enthält mindestens 90,0 und höchstens 105,0 Prozent des Peptids $C_{145}H_{240}N_{44}O_{48}S_2$, berechnet auf die wasser- und essigsäurefreie Substanz. Für die Beschriftung gilt vereinbarungsgemäß: 1 mg Calcitonin vom Lachs ($C_{145}H_{240}N_{44}O_{48}S_2$) entspricht der biologischen Aktivität von 6000 I.E.

Eigenschaften

Weißes bis fast weißes Pulver; leicht löslich in Wasser.

Prüfung auf Identität

A. Die Prüfung erfolgt mit Hilfe der Dünnschichtchromatographie (2.2.27) unter Verwendung einer Schicht von Cellulose zur Chromatographie *R* 1.

Untersuchungslösung: 4 mg Substanz werden in 2 ml einer Mischung von 2 Volumteilen Essigsäure *R* und 98 Volumteilen Wasser *R* gelöst.

Die Lösung ist frisch herzustellen.

Referenzlösung: Der Inhalt einer Ampulle mit Calcitonin vom Lachs *CRS* wird in einer Mischung von 2 Volumteilen Essigsäure *R* und 98 Volumteilen Wasser *R* gelöst, so daß eine Konzentration von 2,0 mg je Milliliter erhalten wird.

Die Lösung ist frisch herzustellen.

Auf die Platte wird 1 µl jeder Lösung aufgetragen. Die Chromatographie erfolgt mit einer Mischung von 6 Volumteilen Essigsäure 98 % *R*, 20 Volumteilen Pyridin *R*, 24 Volumteilen Wasser *R* und 30 Volumteilen 1-Butanol *R* über eine Laufstrecke von 15 cm. Die Platte wird 1 h lang an der Luft trocknen gelassen, dann 10 min lang bei 110 °C erhitzt und noch heiß mit einer mit Wasser *R* frisch verdünnten Natriumhypochlorit-Lösung *R* mit 5 g · l^{-1} aktivem Chlor besprüht. Die Platte wird im Kaltluftstrom getrocknet, bis die mit Natriumhypochlorit-Lösung besprühte Celluloseschicht unterhalb der Startpunkte beim Aufbringen eines Tropfens Kaliumiodid-Stärke-Lösung *R* höchstens eine sehr schwache Blaufärbung zeigt. Ein längeres Stehenlassen der Platte im Kaltluftstrom ist zu vermeiden. Anschließend wird mit der Kaliumiodid-Stärke-Lösung *R* besprüht, bis Flecke deutlich sichtbar sind. Der Hauptfleck im Chromatogramm der Untersuchungslösung entspricht in bezug auf Lage, Farbe und Größe dem Hauptfleck im Chromatogramm der Referenzlösung.

B. Die unter „Gehaltsbestimmung" erhaltenen Chromatogramme werden ausgewertet. Die Retentionszeit des Hauptpeaks im Chromatogramm der Untersuchungslösung entspricht der des Hauptpeaks im Chromatogramm der Referenzlösung.

Prüfung auf Reinheit

Aminosäuren: Die Prüfung erfolgt mit Hilfe eines Aminosäureanalysators. Das Gerät wird mit Hilfe einer Mischung eingestellt, die äquimolare Mengen Ammoniak, Glycin und folgender L-Aminosäuren

Lysin	Histidin	Arginin
Serin	Methionin	Glutaminsäure
Isoleucin	Prolin	Leucin
Aspartinsäure	Alanin	Tyrosin
Threonin	Valin	Phenylalanin

sowie die halbe äquimolare Menge L-Cystin enthält. Zur Validierung der Methode wird ein geeigneter Interner Standard wie DL-Norleucin *R* verwendet.

Untersuchungslösung: 1,0 mg Substanz wird in einer sorgfältig gereinigten Ampulle aus Hartglas von 100 mm Länge und 6 mm innerem Durchmesser mit einem geeigneten Volumen einer 50prozentigen Lösung (*V/V*) von Salzsäure *R* versetzt. Die Ampulle wird in eine Kältemischung von –5 °C eingetaucht, evakuiert, bis der Druck höchstens 133 Pa beträgt, und zugeschmolzen. Nach 16 h langem Erhitzen bei 110 bis 115 °C wird abgekühlt, die Ampulle geöffnet und der Inhalt mit 5mal je 0,2 ml Wasser *R* in einen 10-ml-Kolben überführt. Anschließend wird unter vermindertem Druck über Kaliumhydroxid *R* zur Trockne eingedampft. Der Rückstand wird in Wasser *R* aufgenommen und unter vermindertem Druck über Kaliumhydroxid *R* zur Trockne eingedampft; dieser Vorgang wird einmal wiederholt. Der Rückstand wird in einer für den Aminosäureanalysator geeigneten Pufferlösung aufgenommen und mit dieser Pufferlösung auf ein geeignetes Volumen verdünnt. Ein geeignetes, genau gemessenes Volumen der Untersuchungslösung wird in den Aminosäure-Analysator gebracht.

Der Anteil jeder Aminosäure wird in Mol ausgedrückt. Die relativen Verhältnisse der Aminosäuren werden berechnet in der Annahme, daß ein Zwanzigstel der Summe der Mole von Aspartinsäure, Glutaminsäure, Prolin, Glycin, Valin, Leucin, Histidin, Arginin und Lysin gleich 1 ist. Die Werte müssen innerhalb folgender Grenzen liegen: Aspartinsäure 1,8 bis 2,2; Glutaminsäure 2,7 bis 3,3; Prolin 1,7 bis 2,3; Glycin 2,7 bis 3,3; Valin 0,9 bis 1,1; Leucin 4,5 bis 5,3; Histidin 0,9 bis 1,1; Arginin 0,9 bis 1,1; Lysin 1,8 bis 2,2; Serin 3,2 bis 4,2; Threonin 4,2 bis 5,2; Tyrosin 0,7 bis 1,1; Halb-Cystin 1,4 bis 2,1.

Verwandte Peptide: Die Prüfung erfolgt mit Hilfe der Flüssigchromatographie (2.2.29) wie unter „Gehaltsbestimmung" beschrieben.

20 µl Untersuchungslösung werden eingespritzt. Im Chromatogramm darf die Fläche eines Nebenpeaks nicht größer sein als 3,0 Prozent der Summe der Flächen aller Peaks. Die Summe der Flächen aller Peaks, mit Ausnahme der des Hauptpeaks, darf nicht größer sein als 5,0 Prozent der Summe der Flächen aller Peaks. Lösungsmittelpeaks und Peaks, deren Fläche kleiner ist als 0,1 Prozent der Fläche des Hauptpeaks, werden nicht berücksichtigt.

Essigsäure (2.5.34): 4,0 bis 15,0 Prozent.

Untersuchungslösung: 10,0 mg Substanz werden in einer Mischung von 5 Volumteilen mobiler Phase B und 95 Volumteilen mobiler Phase A zu 10,0 ml gelöst.

Wasser (2.5.32): Höchstens 10,0 Prozent, nach der Mikrobestimmung von Wasser bestimmt.

Essigsäure und Wasser: Höchstens 20 Prozent, durch Addition des bei den vorstehend beschriebenen Prüfungen erhaltenen Prozentgehalts an Essigsäure und Wasser berechnet.

Sterilität (2.6.1): Calcitonin vom Lachs zur Herstellung von Parenteralia, das dabei keinem weiteren geeigneten Sterilisationsverfahren unterworfen wird, muß der Prüfung entsprechen.

Bakterien-Endotoxine (2.6.14): Calcitonin vom Lachs zur Herstellung von Parenteralia, das dabei keinem weiteren geeigneten Verfahren zur Beseitigung von Bakterien-Endotoxinen unterworfen wird, darf höchstens 1000 I.E. Bakterien-Endotoxine je Milligramm Substanz enthalten.

Gehaltsbestimmung

Die Bestimmung erfolgt mit Hilfe der Flüssigchromatographie (2.2.29).

Untersuchungslösung: Eine Lösung der Substanz in der mobilen Phase A, die 1,0 mg Calcitonin vom Lachs je Milliliter enthält.

Referenzlösung: Der Inhalt einer Durchstechflasche mit Calcitonin vom Lachs *CRS* wird in der mobilen Phase A gelöst, so daß eine Konzentration von 1,0 mg je Milliliter erhalten wird.

Lösung zur Bestimmung des Auflösungsvermögens: Der Inhalt einer Durchstechflasche mit *N*-Acetyl-cys^1-calcitonin *CRS* wird in 400 µl der mobilen Phase A gelöst. Die Lösung wird mit 100 µl Untersuchungslösung versetzt.

Die Chromatographie kann durchgeführt werden mit

- einer Säule aus rostfreiem Stahl von 0,25 m Länge und 4,6 mm innerem Durchmesser, gepackt mit octadecylsilyliertem Kieselgel zur Chromatographie *R* (5 µm)
- einer Mischung der mobilen Phasen A und B bei einer Durchflußrate von 1,0 ml je Minute

  Mobile Phase A: 3,26 g Tetramethylammoniumhydroxid *R* werden in 900 ml Wasser *R* gelöst. Der *p*H-Wert der Lösung wird mit Phosphorsäure 85 % *R* auf 2,5 eingestellt; die Lösung wird mit 100 ml Acetonitril zur Chromatographie *R* gemischt, filtriert und entgast.

  Mobile Phase B: 1,45 g Tetramethylammoniumhydroxid *R* werden in 400 ml Wasser *R* gelöst. Der *p*H-

Wert der Lösung wird mit Phosphorsäure 85 % *R* auf 2,5 eingestellt; die Lösung wird mit 600 ml Acetonitril zur Chromatographie *R* gemischt, filtriert und entgast.

Zeit (min)	Mobile Phase A (% *V/V*)	Mobile Phase B (% *V/V*)	Erläuterungen
0 – 30	72 → 48	28 → 52	linearer Gradient
30 – 32	48 → 72	52 → 28	zurück zur Anfangszusammensetzung
32 – 55	72	28	Re-Äquilibrierung

– einem Spektrometer als Detektor bei einer Wellenlänge von 220 nm.

Die Temperatur der Säule wird bei 65 °C gehalten.

Die Säule wird mit einer Mischung von 72 Volumteilen mobiler Phase A und 28 Volumteilen mobiler Phase B äquilibriert.

20 µl Lösung zur Bestimmung des Auflösungsvermögens werden eingespritzt. Wird das Chromatogramm unter den vorgeschriebenen Bedingungen aufgezeichnet, beträgt die relative Retention für *N*-Acetyl-cys^1-calcitonin, bezogen auf den Hauptpeak, etwa 1,15. Die Bestimmung darf nur ausgewertet werden, wenn die Auflösung zwischen den Peaks von Calcitonin und *N*-Acetyl-cys^1-calcitonin mindestens 5,0 beträgt und der Symmetriefaktor für den *N*-Acetyl-cys^1-calcitonin-Peak höchstens 2,5 beträgt. Falls erforderlich wird die Anfangszusammensetzung der mobilen Phasen A und B geändert.

Je 20 µl Untersuchungslösung und Referenzlösung werden eingespritzt.

Der Gehalt an Calcitonin vom Lachs ($C_{145}H_{240}N_{44}O_{48}S_2$) wird aus den Peakflächen in den Chromatogrammen der Untersuchungslösung und der Referenzlösung und dem angegebenen Gehalt an $C_{145}H_{240}N_{44}O_{48}S_2$ für Calcitonin vom Lachs *CRS* berechnet, wobei eine tangentiale Integration der Peakflächen vorgenommen wird.

Lagerung

Gut verschlossen, vor Licht geschützt, zwischen 2 und 8 °C. Falls die Substanz steril ist, in einem Behältnis mit Sicherheitsverschluß.

Beschriftung

Die Beschriftung gibt insbesondere an
- den Gehalt an Calcitonin-Peptid ($C_{145}H_{240}N_{44}O_{48}S_2$)
- falls zutreffend, daß die Substanz steril ist
- falls zutreffend, daß die Substanz frei von Bakterien-Endotoxinen ist.

2001, 883

Calcitriol

Calcitriolum

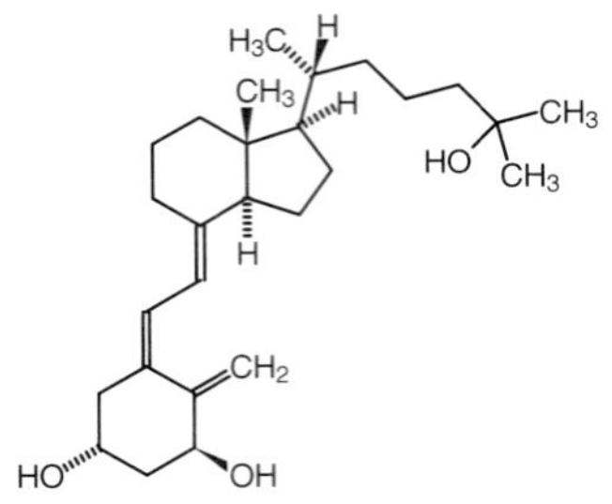

$C_{27}H_{44}O_3$ M_r 416,6

Definition

Calcitriol enthält mindestens 97,0 und höchstens 103,0 Prozent (5*Z*,7*E*)-9,10-Secocholesta-5,7,10(19)-trien-1α,3β,25-triol.

Eigenschaften

Weiße bis fast weiße Kristalle; praktisch unlöslich in Wasser, leicht löslich in Ethanol, löslich in fetten Ölen. Die Substanz ist empfindlich gegen Luft, Wärme und Licht.

In Lösung tritt eine reversible Isomerisierung zu Prä-Calcitriol in Abhängigkeit von Temperatur und Zeit ein. Calcitriol und Prä-Calcitriol sind biologisch aktiv.

Prüfung auf Identität

A. Die Prüfung erfolgt mit Hilfe der IR-Spektroskopie (2.2.24) durch Vergleich des Spektrums der Substanz mit dem Calcitriol-Referenzspektrum der Ph. Eur.

B. Die bei der „Gehaltsbestimmung" erhaltenen Chromatogramme werden ausgewertet. Der Hauptpeak im Chromatogramm der Untersuchungslösung entspricht in bezug auf Retentionszeit und ungefähre Größe dem Hauptpeak im Chromatogramm der Referenzlösung a.

Prüfung auf Reinheit

Verwandte Substanzen: Die Prüfung erfolgt mit Hilfe der Flüssigchromatographie (2.2.29) wie unter „Gehaltsbestimmung" beschrieben. Der Prozentgehalt an verwandten Substanzen, ausgenommen Prä-Calcitriol, die innerhalb der 2fachen Retentionszeit des Calcitriols eluiert werden, wird aus den Peakflächen im Chromatogramm der Untersuchungslösung mit Hilfe des Verfahrens „Normalisierung" berechnet. Der Gehalt jeder einzelnen verwandten Substanz darf höchstens 0,5 Prozent und die Summe aller verwandten Substanzen höchstens 1,0 Prozent betragen. Peaks, deren Fläche kleiner ist als das 0,1fache der Fläche des Peaks im Chromatogramm der Referenzlösung b, werden nicht berücksichtigt (0,1 Prozent).

Gehaltsbestimmung

Die Bestimmung muß so schnell wie möglich durchgeführt werden, wobei der Einfluß von UV-haltigem Licht und von Luft zu vermeiden ist.

Die Bestimmung erfolgt mit Hilfe der Flüssigchromatographie (2.2.29).

Untersuchungslösung: 1,000 mg Substanz wird ohne Erwärmen in 10,0 ml mobiler Phase gelöst.

Referenzlösung a: 1,000 mg Calcitriol *CRS* wird ohne Erwärmen in 10,0 ml mobiler Phase gelöst.

Referenzlösung b: 1,0 ml Referenzlösung a wird mit mobiler Phase zu 100,0 ml verdünnt.

Referenzlösung c: 2 ml Referenzlösung a werden 30 min lang bei 80 °C erhitzt.

Die Chromatographie kann durchgeführt werden mit

- einer Säule von 0,25 m Länge und 4,6 mm innerem Durchmesser, gepackt mit octylsilyliertem Kieselgel zur Chromatographie *R* 1 (5 µm)
- einer Mischung von 450 Volumteilen einer Lösung von Trometamol *R* ($1{,}0\ g \cdot l^{-1}$), deren *p*H-Wert mit Phosphorsäure 85 % *R* auf 7,0 bis 7,5 eingestellt wurde, und 550 Volumteilen Acetonitril *R* als mobile Phase bei einer Durchflußrate von 1,0 ml je Minute
- einem Spektrometer als Detektor bei einer Wellenlänge von 230 nm
- einer Probenschleife.

Die Temperatur der Säule wird bei etwa 40 °C gehalten.

50 µl Referenzlösung a und 6mal je 50 µl Referenzlösung c werden eingespritzt.

Werden die Chromatogramme unter den vorgeschriebenen Bedingungen aufgezeichnet, beträgt die relative Retention für Prä-Calcitriol, bezogen auf Calcitriol, etwa 0,9. Die Bestimmung darf nur ausgewertet werden, wenn die Anzahl der theoretischen Böden, berechnet für den Calcitriol-Peak im Chromatogramm der Referenzlösung a, mindestens 10 000 beträgt, die relative Standardabweichung der Fläche des Calcitriol-Peaks höchstens 1 Prozent und die Auflösung zwischen den Peaks von Calcitriol und Prä-Calcitriol mindestens 3,5 betragen.

Je 50 µl Referenzlösung b und Untersuchungslösung werden eingespritzt.

Die Chromatographie erfolgt über eine Dauer, die der 2fachen Retentionszeit des Calcitriols entspricht.

Der Prozentgehalt an Calcitriol wird berechnet.

Lagerung

Dicht verschlossen, vor Licht geschützt, unter Stickstoff, zwischen 2 und 8 °C.

Der Inhalt eines geöffneten Behältnisses muß sofort verbraucht werden.

Verunreinigungen

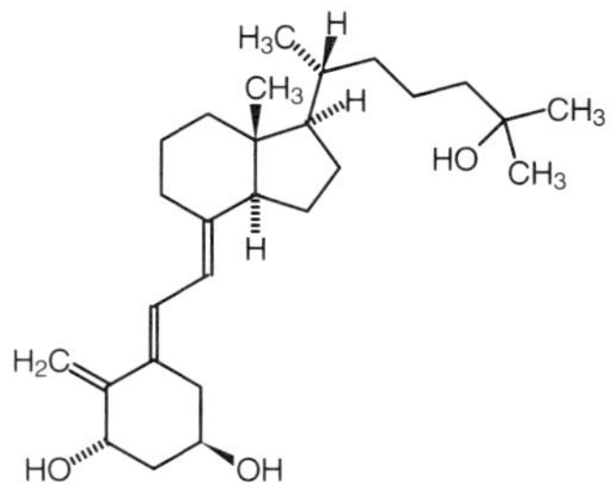

A. (5*E*,7*E*)-9,10-Secocholesta-5,7,10(19)-trien-1α,3β,25-triol
(*trans*-Calcitriol)

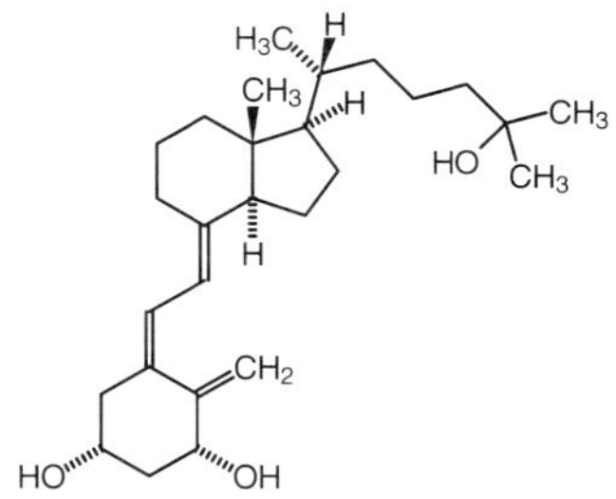

B. (5*Z*,7*E*)-9,10-Secocholesta-5,7,10(19)-trien-1β,3β,25-triol
(1β-Calcitriol)

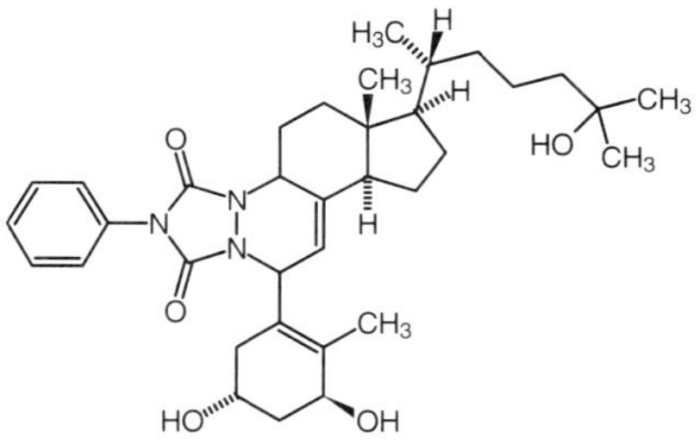

C. (6a*R*,7*R*,9a*R*)-11-[(3*S*,5*R*)-3,5-Dihydroxy-2-methylcyclohex-1-enyl]-7-[(1*R*)-5-hydroxy-1,5-dimethylhexyl]-6a-methyl-2-phenyl-5,6,6a,7,8,9,9a,11-octahydro-1*H*,4a*H*-cyclopenta[*f*][1,2,4]triazolo[1,2-*a*]cinnolin-1,3(2*H*)-dion
(Prä-Calcitriol-Triazolin-Addukt).

1998, 1182

Calciumascorbat

Calcii ascorbas

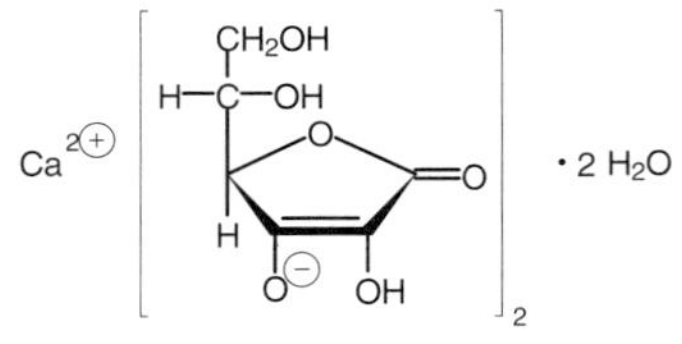

$C_{12}H_{14}CaO_{12} \cdot 2\ H_2O$ M_r 426,3

Definition

Calciumascorbat enthält mindestens 99,0 und höchstens 100,5 Prozent Di[(*R*)-2-[(*S*)-1,2-dihydroxyethyl]-4-hydroxy-5-oxo-2*H*-furan-3-olat], Calciumsalz, Dihydrat.

Eigenschaften

Weißes bis schwach gelbliches, kristallines Pulver; leicht löslich in Wasser, praktisch unlöslich in Ethanol.

Prüfung auf Identität

1: A, B, E.
2: A, C, D, E.

A. Die Substanz entspricht der Prüfung „Spezifische Drehung" (siehe „Prüfung auf Reinheit").

B. Die Prüfung erfolgt mit Hilfe der IR-Spektroskopie (2.2.24) durch Vergleich des Spektrums der Substanz mit dem Calciumascorbat-Referenzspektrum der Ph. Eur.

C. 1 ml Prüflösung (siehe „Prüfung auf Reinheit") wird mit Wasser *R* zu 10 ml verdünnt. Werden 2 ml Lösung mit 0,2 ml einer Lösung von Eisen(II)-sulfat *R* (100 g · l^{-1}) versetzt, entwickelt sich eine intensive Violettfärbung.

D. Wird 1 ml Prüflösung mit 0,2 ml verdünnter Salpetersäure *R* und 0,2 ml Silbernitrat-Lösung *R* 2 versetzt, bildet sich ein grauer Niederschlag.

E. Die Substanz gibt die Identitätsreaktion b auf Calcium (2.3.1).

Prüfung auf Reinheit

Prüflösung: 5,00 g Substanz werden in kohlendioxidfreiem Wasser *R* zu 50,0 ml gelöst.

Aussehen der Lösung: Die Prüflösung muß klar (2.2.1) und darf nicht stärker gefärbt sein als die Farbvergleichslösung G_6 (2.2.2, Methode II). Die Farbe der Lösung muß sofort nach Herstellung der Lösung geprüft werden.

***p*H-Wert** (2.2.3): Der *p*H-Wert der Prüflösung muß zwischen 6,8 und 7,4 liegen.

Spezifische Drehung (2.2.7): +95 bis +97°, an der frisch hergestellten Prüflösung bestimmt und auf die getrocknete Substanz berechnet.

Fluorid: Höchstens 10 ppm F. Die Prüfung erfolgt mit Hilfe der Bestimmung der Ionenkonzentration unter Verwendung ionenselektiver Elektroden (2.2.36, Methode I), wobei als Indikatorelektrode eine selektive Elektrode für Fluoridionen und als Referenzelektrode eine Silber/Silberchlorid-Elektrode verwendet wird.

Untersuchungslösung: In einem 50-ml-Meßkolben wird 1,000 g Substanz in einer Lösung von Salzsäure *R* (10,3 g · l^{-1}) gelöst. Nach Zusatz von 5,0 ml Fluorid-Lösung (1 ppm F) *R* wird die Lösung mit einer Lösung von Salzsäure *R* (10,3 g · l^{-1}) zu 50,0 ml verdünnt. 20,0 ml Lösung werden mit 20,0 ml Pufferlösung zur Einstellung der Gesamtionenstärke *R* und 3 ml einer Lösung von wasserfreiem Natriumacetat *R* (82 g · l^{-1}) versetzt. Nach Einstellen des *p*H-Werts auf 5,2 mit Ammoniak-Lösung *R* wird mit destilliertem Wasser *R* zu 50,0 ml verdünnt.

Referenzlösungen: 0,25 ml, 0,5 ml, 1,0 ml, 2,0 ml und 5,0 ml Fluorid-Lösung (10 ppm F) *R* werden jeweils mit 20,0 ml Pufferlösung zur Einstellung der Gesamtionenstärke *R* versetzt und mit destilliertem Wasser *R* zu 50,0 ml verdünnt.

Die Messung wird an jeder Lösung durchgeführt. Die Fluoridkonzentration wird mit Hilfe der Eichgeraden unter Berücksichtigung der Fluoridzugabe in der Untersuchungslösung berechnet.

Kupfer: Höchstens 5 ppm Cu. Der Gehalt an Kupfer wird mit Hilfe der Atomabsorptionsspektroskopie (2.2.23, Methode I) bestimmt.

Untersuchungslösung: 2,0 g Substanz werden in einer Lösung von Salpetersäure *R* (9,7 g · l^{-1}) zu 25,0 ml gelöst.

Referenzlösungen: Die Referenzlösungen werden aus der Kupfer-Lösung (10 ppm Cu) *R* durch Verdünnen mit einer Lösung von Salpetersäure *R* (9,7 g · l^{-1}) hergestellt.

Die Absorption wird bei 324,8 nm unter Verwendung einer Kupfer-Hohlkathodenlampe als Strahlungsquelle und einer Luft-Acetylen-Flamme bestimmt.

Eisen: Höchstens 2 ppm Fe. Der Gehalt an Eisen wird mit Hilfe der Atomabsorptionsspektroskopie (2.2.23, Methode I) bestimmt.

Untersuchungslösung: 5,0 g Substanz werden in einer Lösung von Salpetersäure *R* (9,7 g · l^{-1}) zu 25,0 ml gelöst.

Referenzlösungen: Die Referenzlösungen werden aus der Eisen-Lösung (10 ppm Fe) *R* durch Verdünnen mit einer Lösung von Salpetersäure *R* (9,7 g · l^{-1}) hergestellt.

Die Absorption wird bei 248,3 nm unter Verwendung einer Eisen-Hohlkathodenlampe als Strahlungsquelle und einer Luft-Acetylen-Flamme bestimmt.

Schwermetalle (2.4.8): 2,0 g Substanz müssen der Grenzprüfung D auf Schwermetalle entsprechen (10 ppm). Zur Herstellung der Referenzlösung werden 2,0 ml Blei-Lösung (10 ppm Pb) *R* verwendet.

Trocknungsverlust (2.2.32): Höchstens 0,1 Prozent, mit 1,000 g Substanz durch 2 h langes Trocknen im Trockenschrank bei 100 bis 105 °C bestimmt.

Gehaltsbestimmung

80,0 mg Substanz, in einer Mischung von 10 ml verdünnter Schwefelsäure *R* und 80 ml kohlendioxidfreiem Wasser *R* gelöst, werden unter Zusatz von 1 ml Stärke-Lösung *R* mit Iod-Lösung (0,05 mol · l^{-1}) bis zur bestehenden Violettblaufärbung titriert.

1 ml Iod-Lösung (0,05 mol · l^{-1}) entspricht 10,66 mg $C_{12}H_{14}CaO_{12} \cdot 2\ H_2O$.

Lagerung

Gut verschlossen, in nichtmetallischem Behältnis, vor Licht geschützt.

1999, 1183

Calciumdobesilat-Monohydrat

Calcii dobesilas monohydricum

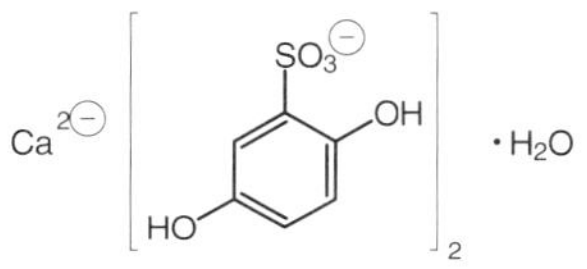

$C_{12}H_{10}CaO_{10}S_2 \cdot H_2O$ M_r 436,4

Definition

Calciumdobesilat-Monohydrat enthält mindestens 99,0 und höchstens 102,0 Prozent Calcium-di(2,5-dihydroxybenzolsulfonat), berechnet auf die wasserfreie Substanz.

Eigenschaften

Weißes bis fast weißes, hygroskopisches Pulver; sehr leicht löslich in Wasser, leicht löslich in wasserfreiem Ethanol, sehr schwer löslich in 2-Propanol, praktisch unlöslich in Dichlormethan.

Prüfung auf Identität

A. 0,100 g Substanz werden in Wasser *R* zu 200,0 ml gelöst. 5,0 ml Lösung werden mit Wasser *R* zu 100,0 ml verdünnt. Diese Lösung, zwischen 210 und 350 nm gemessen, zeigt Absorptionsmaxima (2.2.25) bei 221 und 301 nm. Die spezifische Absorption, im Maximum bei 301 nm gemessen, liegt zwischen 174 und 181.

B. 1 ml Eisen(III)-chlorid-Lösung *R* 2, 1 ml einer frisch hergestellten Lösung von Kaliumhexacyanoferrat(III) *R* (10 g · l^{-1}) und 0,1 ml Salpetersäure *R* werden gemischt. Werden zu dieser Mischung 5 ml frisch hergestellte Prüflösung (siehe „Prüfung auf Reinheit") gegeben, entstehen sofort eine blaue Färbung und ein Niederschlag.

C. 2 ml frisch hergestellte Prüflösung (siehe „Prüfung auf Reinheit") geben die Identitätsreaktion b auf Calcium (2.3.1).

Prüfung auf Reinheit

Prüflösung: 10,0 g Substanz werden in kohlendioxidfreiem Wasser *R* zu 100 ml gelöst.

Aussehen der Lösung: Die frisch hergestellte Prüflösung muß klar (2.2.1) und farblos (2.2.2, Methode II) sein.

***p*H-Wert** (2.2.3): Der *p*H-Wert der Prüflösung muß zwischen 4,5 und 6,0 liegen.

Hydrochinon: Die Prüfung erfolgt mit Hilfe der Dünnschichtchromatographie (2.2.27) unter Verwendung einer Schicht eines geeigneten Kieselgels, das einen Fluoreszenzindikator mit intensivster Anregung bei 254 nm enthält.

Untersuchungslösung: 2,0 g Substanz werden in Wasser *R* zu 10 ml gelöst.

Referenzlösung: 10 mg Hydrochinon *R* werden in Wasser *R* zu 50 ml gelöst.

Auf die Platte werden 10 µl jeder Lösung aufgetragen. Die Platte wird im Kaltluftstrom getrocknet und mit einer Mischung von 20 Volumteilen Dichlormethan *R*, 30 Volumteilen Methylacetat *R* und 50 Volumteilen Ethylacetat *R* über eine Laufstrecke von 15 cm entwikkelt. Die Platte wird im Warmluftstrom getrocknet und im ultravioletten Licht bei 254 nm ausgewertet. Ein im Chromatogramm der Untersuchungslösung auftretender Hydrochinonfleck darf nicht intensiver sein als der Hauptfleck im Chromatogramm der Referenzlösung (0,1 Prozent).

Schwermetalle (2.4.8): 1,0 g Substanz muß der Grenzprüfung C auf Schwermetalle entsprechen (15 ppm). Zur Herstellung der Referenzlösung werden 1,5 ml Blei-Lösung (10 ppm Pb) *R* verwendet.

Eisen (2.4.9): 10 ml Prüflösung müssen der Grenzprüfung auf Eisen (10 ppm) entsprechen.

Wasser (2.5.12): 4,0 bis 6,0 Prozent, mit 0,500 g Substanz nach der Karl-Fischer-Methode bestimmt.

Gehaltsbestimmung

0,200 g Substanz, in einer Mischung von 10 ml Wasser *R* und 40 ml verdünnter Schwefelsäure *R* gelöst, werden mit Cer(IV)-sulfat-Lösung (0,1 mol · l^{-1}) titriert. Der Endpunkt wird mit Hilfe der Potentiometrie (2.2.20) bestimmt.

1 ml Cer(IV)-sulfat-Lösung (0,1 mol · l^{-1}) entspricht 10,45 mg $C_{12}H_{10}CaO_{10}S_2$.

Lagerung

Dicht verschlossen, vor Licht geschützt.

Verunreinigungen

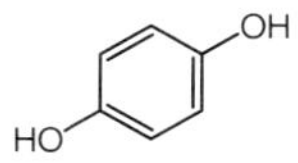

A. Benzol-1,4-diol (Hydrochinon).

2000, 978

Calciumfolinat

Calcii folinas

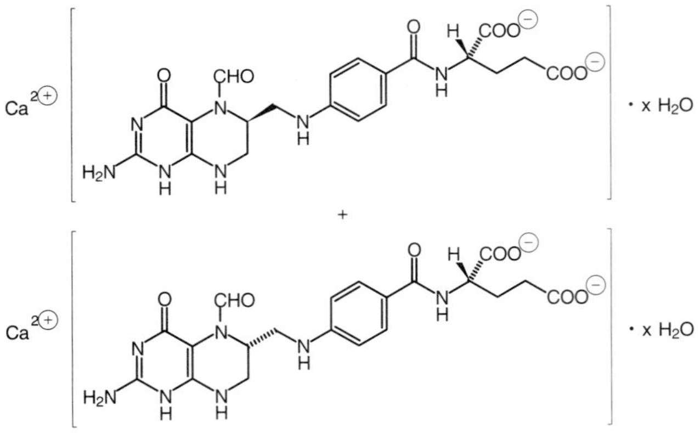

$C_{20}H_{21}CaN_7O_7 \cdot x\,H_2O$ M_r 511,5 (wasserfreie Substanz)

Definition

Calciumfolinat enthält mindestens 97,0 und höchstens 102,0 Prozent (2*S*)-2-[[4-[[[(6*RS*)-2-Amino-5-formyl-4-oxo-1,4,5,6,7,8-hexahydropteridin-6-yl]methyl]amino]=benzoyl]amino]pentandisäure, Calciumsalz und mindestens 7,54 und höchstens 8,14 Prozent Calcium, beide berechnet auf die wasser- und lösungsmittelfreie Substanz.

Eigenschaften

Weißes bis schwach gelbes, amorphes oder kristallines Pulver; wenig löslich in Wasser, praktisch unlöslich in Aceton und Ethanol.

Die amorphe Form kann übersättigte wäßrige Lösungen ergeben.

Prüfung auf Identität

1: A, B, D.

2: A, C, D.

A. Die Substanz entspricht der Prüfung „Spezifische Drehung" (siehe „Prüfung auf Reinheit").

B. Die Prüfung erfolgt mit Hilfe der IR-Spektroskopie (2.2.24) durch Vergleich des Spektrums der Substanz mit dem von Calciumfolinat *CRS*. Die Prüfung erfolgt mit Hilfe von Preßlingen. Wenn die Spektren unterschiedlich sind, werden Substanz und Referenzsubstanz getrennt in der eben notwendigen Menge Wasser *R* gelöst. Die Lösungen werden tropfenweise mit so viel Aceton *R* versetzt, bis eine ausreichende Menge Niederschlag entsteht. Nach 15 min langem Stehenlassen wird zentrifugiert. Die Niederschläge werden 2mal mit einer geringen Menge Aceton *R* gewaschen und getrocknet. Mit den Rückständen werden erneut Spektren aufgenommen.

C. Die Prüfung erfolgt mit Hilfe der Dünnschichtchromatographie (2.2.27) unter Verwendung einer Schicht von Cellulose zur Chromatographie F_{254} *R*.

Untersuchungslösung: 15 mg Substanz werden in einer 3prozentigen Lösung (*V/V*) von Ammoniak-Lösung *R* zu 5 ml gelöst.

Referenzlösung: 15 mg Calciumfolinat *CRS* werden in einer 3prozentigen Lösung (*V/V*) von Ammoniak-Lösung *R* zu 5 ml gelöst.

Auf die Platte werden 5 µl jeder Lösung aufgetragen. Die Chromatographie erfolgt mit der unteren Phase einer Mischung von 1 Volumteil Isoamylalkohol *R* und 10 Volumteilen einer Lösung von Citronensäure *R* (50 $g \cdot l^{-1}$), die zuvor mit Ammoniak-Lösung *R* auf einen *p*H-Wert von 8 eingestellt wurde, über eine Laufstrecke von 15 cm. Die Platte wird an der Luft trocknen gelassen und im ultravioletten Licht bei 254 nm ausgewertet. Der Hauptfleck im Chromatogramm der Untersuchungslösung entspricht in bezug auf Lage und Größe dem Hauptfleck im Chromatogramm der Referenzlösung.

D. Die Substanz gibt die Identitätsreaktion b auf Calcium (2.3.1).

Die Prüfungen auf Reinheit und die Gehaltsbestimmung müssen so schnell wie möglich und unter Ausschluß direkter Lichteinwirkung durchgeführt werden.

Prüfung auf Reinheit

Prüflösung: 1,25 g Substanz werden in kohlendioxidfreiem Wasser *R*, falls erforderlich durch Erwärmen auf 40 °C, zu 50,0 ml gelöst.

Aussehen der Lösung: Die Prüflösung muß klar (2.2.1) sein. Die Absorption (2.2.25) der Prüflösung bei 420 nm wird unter Verwendung von Wasser *R* als Kompensationsflüssigkeit gemessen. Sie darf höchstens 0,60 betragen.

***p*H-Wert** (2.2.3): Der *p*H-Wert der Prüflösung muß zwischen 6,8 und 8,0 liegen.

Spezifische Drehung (2.2.7): Die spezifische Drehung, an der Prüflösung bestimmt, muß zwischen +14,4 und +18,0° liegen, berechnet auf die wasser- und lösungsmittelfreie Substanz.

Aceton, Ethanol, Methanol: Höchstens 0,5 Prozent Aceton, höchstens 3,0 Prozent Ethanol und höchstens 0,5 Prozent Methanol. Die Prüfung erfolgt mit Hilfe der Gaschromatographie (2.2.28, Dampfraumanalyse, Methode b).

Untersuchungslösung: 0,25 g Substanz werden in Wasser *R* zu 10,0 ml gelöst.

Referenzlösung: 0,125 g Aceton *R*, 0,750 g wasserfreies Ethanol *R* und 0,125 g Methanol *R* werden mit Wasser *R* zu 1000,0 ml verdünnt.

Die Chromatographie kann durchgeführt werden mit

– einer Kapillarsäule aus Quarzglas von 10 m Länge und 0,32 mm innerem Durchmesser, belegt mit Styrol-Divinylbenzol-Copolymer *R*

- Stickstoff zur Chromatographie *R* als Trägergas bei einer Durchflußrate von 4 ml je Minute
- einem Flammenionisationsdetektor.

Die Temperatur der Säule wird um 10 °C je Minute von 125 auf 185 °C erhöht und bei 185 °C bis zu einer Gesamtdauer von 15 min gehalten. Die Temperatur des Probeneinlasses und die des Detektors wird bei 250 °C gehalten. Die Proben werden 20 min lang in eine thermostatisierte Kammer von 80 °C gestellt und 30 s lang unter Druck gehalten.

Das Einspritzen wird mindestens 3mal wiederholt.

Verwandte Substanzen: Die bei der „Gehaltsbestimmung" erhaltenen Chromatogramme werden ausgewertet. Im Chromatogramm der Untersuchungslösung darf eine der Formylfolsäure entsprechende Peakfläche nicht größer sein als die Fläche des Hauptpeaks im Chromatogramm der Referenzlösung c (1 Prozent). Keine Peakfläche im Chromatogramm der Untersuchungslösung, mit Ausnahme der des Hauptpeaks und der der Formylfolsäure, darf größer sein als die Fläche des Hauptpeaks im Chromatogramm der Referenzlösung b (1 Prozent). Die Summe aller Peakflächen im Chromatogramm der Untersuchungslösung, mit Ausnahme der des Hauptpeaks, darf nicht größer sein als das 2,5fache der Fläche des Hauptpeaks im Chromatogramm der Referenzlösung b (2,5 Prozent). Peakflächen, die kleiner sind als die Fläche des Hauptpeaks im Chromatogramm der Referenzlösung d, werden nicht berücksichtigt.

Chlorid (2.4.4): 67 mg Substanz werden in 10 ml Wasser *R* gelöst. Die Lösung wird mit 3 ml Essigsäure *R* versetzt. Anschließend wird filtriert und der Niederschlag 5mal mit je 5 ml Wasser *R* gewaschen. Filtrat und Waschflüssigkeit werden vereinigt und mit Wasser *R* zu 100 ml verdünnt. 15 ml dieser Lösung müssen der Grenzprüfung auf Chlorid entsprechen (0,5 Prozent).

Schwermetalle (2.4.8): 1,0 g Substanz muß der Grenzprüfung F auf Schwermetalle entsprechen (50 ppm). Zur Herstellung der Referenzlösung werden 5 ml Blei-Lösung (10 ppm Pb) *R* verwendet.

Platin: Höchstens 20 ppm Pt. Der Gehalt an Platin wird mit Hilfe der Atomabsorptionsspektroskopie (2.2.23, Methode II) bestimmt.

Untersuchungslösung: 1,00 g Substanz wird in Wasser *R* zu 100,0 ml gelöst.

Referenzlösungen: Die Referenzlösungen werden aus der Platin-Lösung (30 ppm Pt) *R*, mit der erforderlichen Menge einer Mischung von 1 Volumteil Salpetersäure *R* und 99 Volumteilen Wasser *R* verdünnt, hergestellt.

Die Absorption wird bei 265,9 nm unter Verwendung einer Platin-Hohlkathodenlampe als Strahlungsquelle bestimmt.

Wasser (2.5.12): Höchstens 17,0 Prozent, mit 0,200 g fein pulverisierter Substanz nach der Karl-Fischer-Methode mit einem geeigneten pyridinfreien Titrationsmittel bestimmt. Vor der Titration wird die Substanz im pyridinfreien Lösungsmittel etwa 6 min lang gerührt.

Sterilität (2.6.1): Calciumfolinat zur Herstellung von Parenteralia, das dabei keinem weiteren geeigneten Sterilisationsverfahren unterworfen wird, muß der Prüfung entsprechen.

Bakterien-Endotoxine (2.6.14): Calciumfolinat zur Herstellung von Parenteralia, das dabei keinem weiteren geeigneten Verfahren zur Beseitigung von Bakterien-Endotoxinen unterworfen wird, darf höchstens 0,5 I.E. Bakterien-Endotoxine je Milligramm Substanz enthalten.

Gehaltsbestimmung

Calcium: 0,400 g Substanz werden in 150 ml Wasser *R* gelöst. Die Lösung wird mit Wasser *R* zu 300 ml verdünnt. Calcium wird nach „Komplexometrische Titrationen" (2.5.11) bestimmt.

1 ml Natriumedetat-Lösung (0,1 mol · l^{-1}) entspricht 4,008 mg Ca.

Calciumfolinat: Die Bestimmung erfolgt mit Hilfe der Flüssigchromatographie (2.2.29).

Untersuchungslösung: 10,0 mg Substanz werden in Wasser *R* zu 10,0 ml gelöst.

Referenzlösung a: 10,0 mg Calciumfolinat *CRS* werden in Wasser *R* zu 10,0 ml gelöst.

Referenzlösung b: 1,0 ml Referenzlösung a wird mit Wasser *R* zu 100,0 ml verdünnt.

Referenzlösung c: 10,0 mg Formylfolsäure *CRS* werden in der mobilen Phase zu 100,0 ml gelöst. 1,0 ml Lösung wird mit Wasser *R* zu 10,0 ml verdünnt.

Referenzlösung d: 1,0 ml Referenzlösung b wird mit Wasser *R* zu 10,0 ml verdünnt.

Referenzlösung e: 5,0 ml Referenzlösung c werden mit Referenzlösung b zu 10,0 ml verdünnt.

Die Chromatographie kann durchgeführt werden mit
- einer Säule aus rostfreiem Stahl von 0,25 m Länge und 4 mm innerem Durchmesser, gepackt mit octadecylsilyliertem Kieselgel zur Chromatographie *R* (5 µm)
- folgender mobilen Phase bei einer Durchflußrate von 1 ml je Minute: 220 ml Methanol *R* werden mit 780 ml einer Lösung gemischt, die 2,0 ml Tetrabutylammoniumhydroxid-Lösung *R* und 2,2 g Natriummonohydrogenphosphat *R* enthält und zuvor mit Phosphorsäure 85 % *R* auf einen *p*H-Wert von 7,8 eingestellt wurde
- einem Spektrometer als Detektor bei einer Wellenlänge von 280 nm.

Die Temperatur der Säule wird bei 40 °C gehalten.

10 µl jeder Lösung werden eingespritzt. Die Chromatographie erfolgt über eine Dauer, die der 2,5fachen Retentionszeit des Hauptpeaks im Chromatogramm der Untersuchungslösung entspricht. Die Bestimmung darf nur ausgewertet werden, wenn im Chromatogramm der Referenzlösung e die Auflösung zwischen den Peaks von Calciumfolinat und Formylfolsäure mindestens 2,2 und die relative Standardabweichung der Fläche des Hauptpeaks bei 6 aufeinanderfolgenden Einspritzungen der Referenzlösung a höchstens 2,0 Prozent beträgt.

Der Prozentgehalt an $C_{20}H_{21}CaN_7O_7$ wird aus den Peakflächen und dem angegebenen Gehalt von Calciumfolinat *CRS* berechnet.

Lagerung

Dicht verschlossen, vor Licht geschützt. Falls die Substanz steril ist, im Behältnis mit Sicherheitsverschluß.

Beschriftung

Die Beschriftung gibt insbesondere, falls zutreffend, an

- daß die Substanz steril ist
- daß die Substanz frei von Bakterien-Endotoxinen ist.

Verunreinigungen

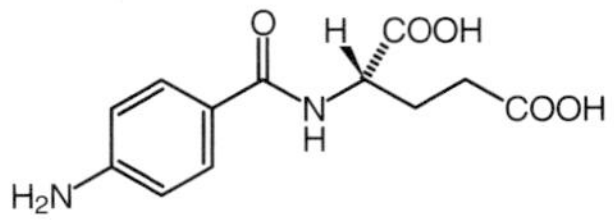

A. (2*S*)-2-[(4-Aminobenzoyl)amino]pentandisäure

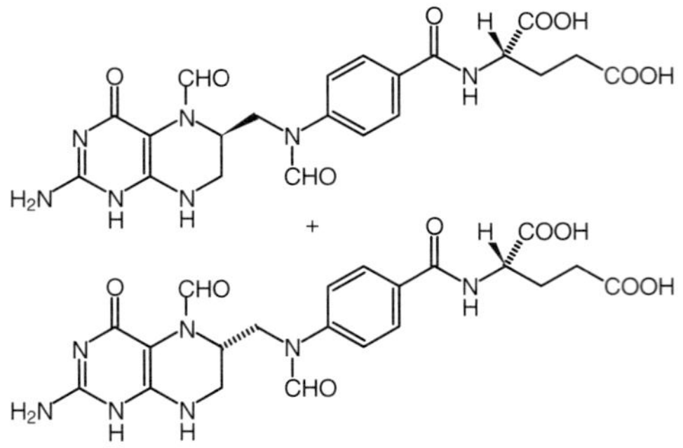

B. (2*S*)-2-[[4-[[[(6*RS*)-2-Amino-5-formyl-4-oxo-1,4,5,6,7,8-hexahydropteridin-6-yl]methyl]formylamino]benzoyl]amino]pentandisäure
(5,10-Diformyltetrahydrofolsäure)

C. Folsäure

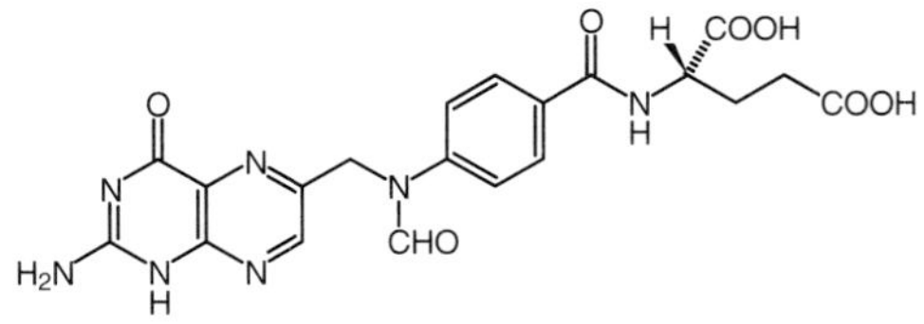

D. (2*S*)-2-[[4-[[(2-Amino-4-oxo-1,4-dihydropteridin-6-yl)methyl]formylamino]benzoyl]amino]pentandisäure
(10-Formylfolsäure)

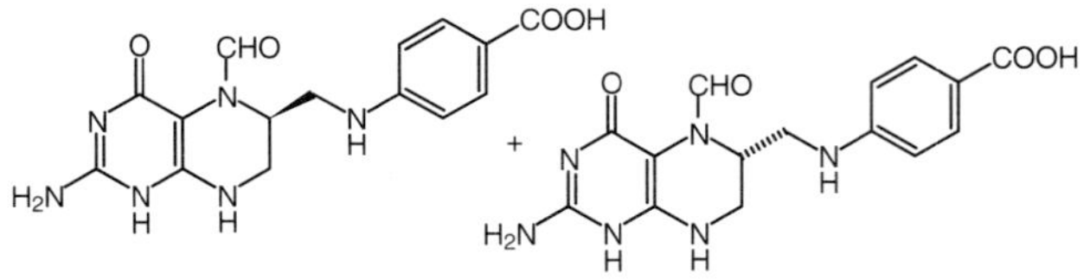

E. 4-[[[(6*RS*)-2-Amino-5-formyl-4-oxo-1,4,5,6,7,8-hexahydropteridin-6-yl]methyl]amino]benzoesäure
(5-Formyltetrahydropteroinsäure)

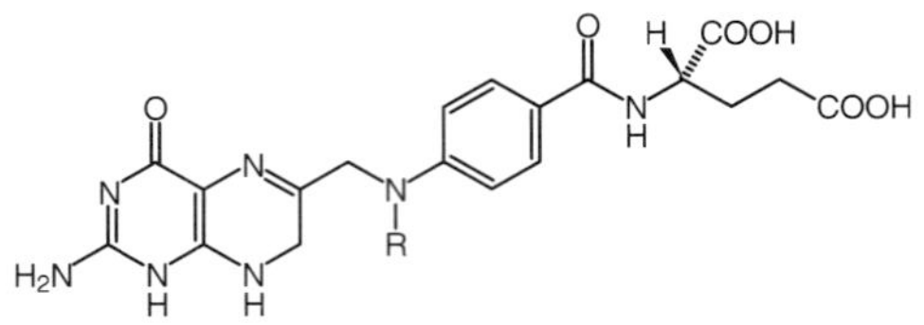

F. R = CHO:
(2*S*)-2-[[4-[[(2-Amino-4-oxo-1,4,7,8-tetrahydropteridin-6-yl)methyl]formylamino]benzoyl]amino]pentandisäure
(10-Formyldihydrofolsäure)

G. R = H:
(2*S*)-2-[[4-[[(2-Amino-4-oxo-1,4,7,8-tetrahydropteridin-6-yl)methyl]amino]benzoyl]amino]pentandisäure
(Dihydrofolsäure).

2001, 1399

Calciumglucoheptonat

Calcii glucoheptonas

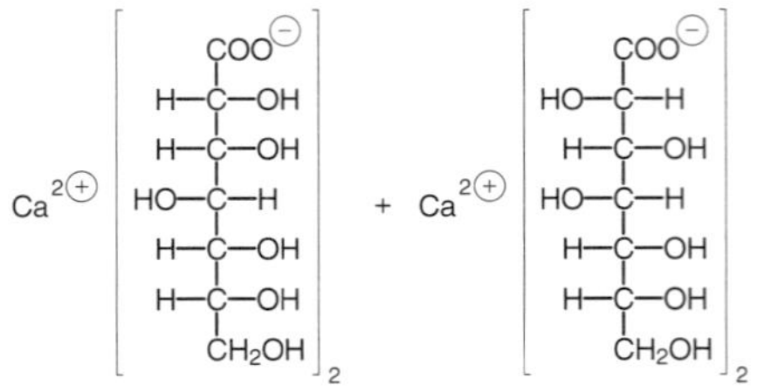

$C_{14}H_{26}CaO_{16}$ M_r 490,4

Definition

Calciumglucoheptonat besteht aus einem Gemisch unterschiedlicher Anteile der Calciumsalze von Di-D-*glycero*-D-*gulo*-heptonsäure und Di-D-*glycero*-D-*ido*-heptonsäure. Die Substanz enthält mindestens 98,0 und höchstens 102,0 Prozent 2,3,4,5,6,7-Hexahydroxyheptansäure, Calciumsalz, berechnet auf die getrocknete Substanz.

Eigenschaften

Weißes bis sehr schwach gelbes, amorphes, hygroskopisches Pulver; sehr leicht löslich in Wasser, praktisch unlöslich in Aceton und Ethanol.

Prüfung auf Identität

A. Die Prüfung erfolgt mit Hilfe der Dünnschichtchromatographie (2.2.27) unter Verwendung einer Schicht von Cellulose zur Chromatographie *R* 1.

Untersuchungslösung: 20 mg Substanz werden in 1 ml Wasser *R* gelöst.

Referenzlösung a: 20 mg Calciumglucoheptonat *CRS* werden in 1 ml Wasser *R* gelöst.

Referenzlösung b: 10 mg Calciumgluconat *CRS* werden in 0,5 ml Untersuchungslösung gelöst. Die Lösung wird mit Wasser *R* zu 1 ml verdünnt.

Auf die Platte werden 10 µl jeder Lösung bandförmig (20 mm × 2 mm) aufgetragen. Die Chromatographie erfolgt in einer 10 min lang gesättigten Kammer mit einer frisch hergestellten Mischung von 20 Volumteilen wasserfreier Ameisensäure *R*, 20 Volumteilen Wasser *R*, 30 Volumteilen Aceton *R* und 30 Volumteilen 1-Butanol *R* über eine Laufstrecke von 12 cm. Die Platte wird an der Luft trocknen gelassen und mit Kaliumpermanganat-Lösung (0,02 mol · l^{-1}) besprüht. Die Hauptzone im Chromatogramm der Untersuchungslösung entspricht in bezug auf Lage und Größe der Hauptzone im Chromatogramm der Referenzlösung a. Die Prüfung darf nur ausgewertet werden, wenn das Chromatogramm der Referenzlösung b deutlich voneinander getrennt 2 Zonen zeigt.

B. 0,2 ml Prüflösung (siehe „Prüfung auf Reinheit") geben die Identitätsreaktion b auf Calcium (2.3.1).

Prüfung auf Reinheit

Prüflösung: 10,0 g Substanz werden in kohlendioxidfreiem Wasser *R*, das aus destilliertem Wasser *R* hergestellt wurde, zu 100 ml gelöst.

Aussehen der Lösung: Die Prüflösung muß klar (2.2.1) und darf nicht stärker gefärbt sein als die Farbvergleichslösung G_6 (2.2.2, Methode II).

***p*H-Wert** (2.2.3): Der *p*H-Wert der Prüflösung muß zwischen 6,0 und 8,0 liegen.

Reduzierende Zucker: 1,0 g Substanz wird in 5 ml Wasser *R* unter Erwärmen gelöst. Nach dem Abkühlen werden 20 ml Kupfer(II)-citrat-Lösung *R* und einige Glasperlen zugesetzt. Die Lösung wird so erhitzt, daß sie nach 4 min zu sieden beginnt. Sie wird 3 min lang im Sieden gehalten. Nach schnellem Abkühlen werden 100 ml einer 2,4prozentigen Lösung (*V/V*) von Essigsäure 98 % *R* und 20,0 ml Iod-Lösung (0,025 mol · l^{-1}) zugesetzt. Unter ständigem Rühren werden 25 ml einer Mischung von 6 Volumteilen Salzsäure *R* und 94 Volumteilen Wasser *R* zugesetzt. Sobald sich der Niederschlag gelöst hat, wird der Iodüberschuß mit Natriumthiosulfat-Lösung (0,05 mol · l^{-1}) titriert, unter Zusatz von 1 ml Stärke-Lösung *R* gegen Ende der Titration. Die Menge an verbrauchter Natriumthiosulfat-Lösung (0,05 mol · l^{-1}) muß mindestens 12,6 ml betragen (1 Prozent, ausgedrückt als Glucose).

Cyanid: 5,0 g Substanz werden in 50 ml Wasser *R* gelöst. Die Lösung wird mit 2,0 g Weinsäure *R* versetzt und in eine Destillationsapparatur (2.2.11) gegeben. Der Destillationsvorstoß muß bis auf 1 cm Entfernung vom Boden eines 50-ml-Reagenzglases, das als Auffanggefäß dient, reichen. In das Reagenzglas werden 10 ml Wasser *R* und 2 ml Natriumhydroxid-Lösung (0,1 mol · l^{-1}) gegeben. Beim Destillieren werden 25 ml Destillat aufgefangen und mit Wasser *R* zu 50 ml verdünnt. 25 ml dieser Lösung werden mit 25 mg Eisen(II)-sulfat *R* versetzt und für kurze Zeit zum Sieden erhitzt. Nach dem Abkühlen auf etwa 70 °C werden 10 ml Salzsäure *R 1* zugesetzt. Nach 30 min wird die Lösung filtriert. Das Filter wird gewaschen, wobei sich auf dem Filter ein gelber Fleck zeigt. Weder ein blauer noch grüner Fleck darf sichtbar sein.

Chlorid (2.4.4): 5 ml Prüflösung, mit 10 ml Wasser *R* verdünnt, müssen der Grenzprüfung auf Chlorid entsprechen (100 ppm).

Sulfat (2.4.13): 15 ml Prüflösung müssen der Grenzprüfung auf Sulfat entsprechen (100 ppm).

Eisen (2.4.9): 2,5 ml Prüflösung, mit Wasser *R* zu 10 ml verdünnt, müssen der Grenzprüfung auf Eisen entsprechen (40 ppm).

Schwermetalle (2.4.8): 2,0 g Substanz werden in 10 ml Puffer-Lösung *p*H 3,5 *R* gelöst. Die Lösung wird mit Wasser *R* zu 20 ml verdünnt. 12 ml dieser Lösung müssen der Grenzprüfung A auf Schwermetalle entsprechen (10 ppm). Zur Herstellung der Referenzlösung wird die Blei-Lösung (1 ppm Pb) *R* verwendet.

Trocknungsverlust (2.2.32): Höchstens 5,0 Prozent, mit 1,000 g Substanz durch 3 h langes Trocknen im Trockenschrank bei 100 bis 105 °C bestimmt.

Sterilität (2.6.1): Calciumglucoheptonat zur Herstellung von Parenteralia, das dabei keinem weiteren geeigneten Sterilisationsverfahren unterworfen wird, muß der Prüfung entsprechen.

Bakterien-Endotoxine (2.6.14): Calciumglucoheptonat zur Herstellung von Parenteralia, das dabei keinem weiteren geeigneten Verfahren zur Beseitigung von Bakterien-Endotoxinen unterworfen wird, darf höchstens 167 I.E. Bakterien-Endotoxine je Gramm Substanz enthalten.

Gehaltsbestimmung

0,800 g Substanz werden in einer Mischung von 150 ml Wasser *R* und 2 ml Salzsäure (3 mol · l^{-1}) gelöst. Unter Rühren werden 12,5 ml Natriumedetat-Lösung (0,1 mol · l^{-1}), 15 ml Natriumhydroxid-Lösung (1 mol · l^{-1}) und 0,3 g Hydroxynaphtholblau *R* zugesetzt. Mit Natriumedetat-Lösung (0,1 mol · l^{-1}) wird bis zum Farbumschlag von Violett nach Reinblau titriert.

1 ml Natriumedetat-Lösung (0,1 mol · l^{-1}) entspricht 49,04 mg $C_{14}H_{26}CaO_{16}$.

Lagerung

Dicht verschlossen. Falls die Substanz steril ist, im Behältnis mit Sicherheitsverschluß.

Beschriftung

Die Beschriftung gibt insbesondere, falls zutreffend, an
- daß die Substanz steril ist
- daß die Substanz frei von Bakterien-Endotoxinen ist.

C

Monographien

1998, 979

Calciumgluconat zur Herstellung von Parenteralia

Calcii gluconas ad iniectabile

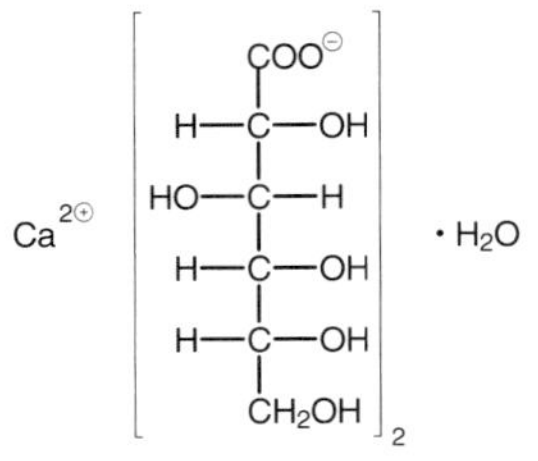

$C_{12}H_{22}CaO_{14} \cdot H_2O$ M_r 448,4

Definition

Calciumgluconat zur Herstellung von Parenteralia enthält mindestens 99,0 und höchstens 101,0 Prozent D-Gluconsäure, Calciumsalz, Monohydrat.

Eigenschaften

Weißes, kristallines oder körniges Pulver; wenig löslich in Wasser, leicht löslich in siedendem Wasser.

Prüfung auf Identität

A. Die Prüfung erfolgt mit Hilfe der Dünnschichtchromatographie (2.2.27) unter Verwendung einer Schicht von Kieselgel G *R*.

Untersuchungslösung: 20 mg Substanz werden in 1 ml Wasser *R*, falls erforderlich unter Erhitzen im Wasserbad von 60 °C, gelöst.

Referenzlösung: 20 mg Calciumgluconat *CRS* werden in 1 ml Wasser *R*, falls erforderlich unter Erhitzen im Wasserbad von 60 °C, gelöst.

Auf die Platte werden 5 µl jeder Lösung aufgetragen. Die Chromatographie erfolgt mit einer Mischung von 10 Volumteilen Ethylacetat *R*, 10 Volumteilen konzentrierter Ammoniak-Lösung *R*, 30 Volumteilen Wasser *R* und 50 Volumteilen Ethanol 96 % *R* über eine Laufstrecke von 10 cm. Die Platte wird 20 min lang bei 100 °C getrocknet und erkalten gelassen. Anschließend wird mit einer Lösung von Kaliumdichromat *R* (50 g · l^{-1}) in einer 40prozentigen Lösung (*m/m*) von Schwefelsäure *R* besprüht. Nach 5 min entspricht der Hauptfleck im Chromatogramm der Untersuchungslösung in bezug auf Lage, Farbe und Größe dem Hauptfleck im Chromatogramm der Referenzlösung.

B. Etwa 20 mg Substanz geben die Identitätsreaktion b auf Calcium (2.3.1).

Prüfung auf Reinheit

Prüflösung: 10,0 g Substanz werden mit 90 ml siedendem destillierten Wasser *R* übergossen. Die Mischung wird unter Schütteln bis zur vollständigen Lösung zum Sieden erhitzt, jedoch höchstens 10 s lang. Mit destilliertem Wasser *R* wird zu 100,0 ml verdünnt.

Aussehen der Lösung: Bei 60 °C darf die Prüflösung nicht stärker gefärbt sein als die Farbvergleichslösung B_7 (2.2.2, Methode II). Nach dem Abkühlen auf 20 °C darf sie nicht stärker opaleszieren als die Referenzsuspension II (2.2.1).

***p*H-Wert** (2.2.3): 1,0 g Substanz wird in 20 ml kohlendioxidfreiem Wasser *R* unter Erhitzen im Wasserbad gelöst. Der *p*H-Wert der Lösung muß zwischen 6,4 und 8,3 liegen.

Organische Substanzen, Borsäure: In einer mit Schwefelsäure *R* gespülten Porzellanschale werden unter Kühlung in einer Eis-Wasser-Mischung 0,5 g Substanz mit 2 ml gekühlter Schwefelsäure *R* gemischt. Weder eine gelbe noch eine braune Färbung darf auftreten. Nach Zusatz von 1 ml Chromotrop-2B-Lösung *R* entwickelt sich eine Violettfärbung, die nicht in Dunkelblau umschlagen darf. Die Färbung wird mit derjenigen einer Mischung von 1 ml Chromotrop-2B-Lösung *R* und 2 ml gekühlter Schwefelsäure *R* verglichen.

Oxalat: Die Prüfung erfolgt mit Hilfe der Flüssigchromatographie (2.2.29).

Untersuchungslösung: 1,00 g Substanz wird in Wasser zur Chromatographie *R* zu 100,0 ml gelöst.

Referenzlösung: 1,00 g Substanz wird in Wasser zur Chromatographie *R* gelöst. 0,5 ml einer Lösung von Natriumoxalat *R* (0,152 g · l^{-1}) in Wasser zur Chromatographie *R* werden zugesetzt. Mit Wasser zur Chromatographie *R* wird zu 100,0 ml verdünnt.

Die Chromatographie kann durchgeführt werden mit

- einer Vorsäule von 30 mm Länge und 4 mm innerem Durchmesser, gepackt mit einem geeigneten stark basischen Anionenaustauscher (30 bis 50 µm)
- 2 Säulen von je 0,25 m Länge und 4 mm innerem Durchmesser, gepackt mit einem geeigneten stark basischen Anionenaustauscher (30 bis 50 µm)
- einer Säule mit einer Membran zur Beseitigung von Anionen, in Reihe verbunden mit der Vorsäule und den Säulen zur Analyse; diese Säulen sind mit einer Membran ausgerüstet, die die mobile Phase im Gegenstrom von der Regenerationslösung trennt bei einer Durchflußrate von 4 ml je Minute
- folgender mobilen Phase bei einer Durchflußrate von 2 ml je Minute: 0,212 g wasserfreies Natriumcarbonat *R* und 63 mg Natriumhydrogencarbonat *R* werden in Wasser zur Chromatographie *R* zu 1000,0 ml gelöst
- einer Lösung von Schwefelsäure *R* (1,23 g · l^{-1}) in Wasser zur Chromatographie *R* als Regenerationslösung
- einem Leitfähigkeitsdetektor
- einer Probenschleife.

Je 50 µl Referenzlösung werden 5mal eingespritzt. Die Prüfung darf nur ausgewertet werden, wenn die relative Standardabweichung der Fläche des Oxalat-Peaks im Chromatogramm der Referenzlösung höchstens 2,0 Prozent beträgt.

Je 50 µl Untersuchungslösung und Referenzlösung werden getrennt 3mal eingespritzt.

Der Gehalt an Oxalat in ppm wird nach folgender Formel errechnet:

$$\frac{S_T \cdot 50}{S_R - S_T}$$

S_T = Peakfläche des Oxalats im Chromatogramm der Untersuchungslösung

S_R = Peakfläche des Oxalats im Chromatogramm der Referenzlösung.

Die Substanz darf höchstens 100 ppm Oxalat enthalten.

Saccharose, reduzierende Zucker: 0,5 g Substanz werden in einer Mischung von 2 ml Salzsäure *R* 1 und 10 ml Wasser *R* gelöst. Die Lösung wird 5 min lang im Sieden gehalten, nach dem Erkaltenlassen mit 10 ml Natriumcarbonat-Lösung *R* versetzt und 10 min lang stehengelassen, mit Wasser *R* zu 25 ml verdünnt und filtriert. 5 ml Filtrat werden mit 2 ml Fehlingscher Lösung *R* versetzt und 1 min lang im Sieden gehalten. Nach 2 min langem Stehenlassen darf sich kein roter Niederschlag gebildet haben.

Chlorid (2.4.4): 10 ml filtrierte Prüflösung werden mit 5 ml Wasser *R* versetzt. Die Lösung muß der Grenzprüfung auf Chlorid entsprechen (50 ppm).

Phosphat (2.4.11): 1 ml Prüflösung wird mit Wasser *R* zu 100 ml verdünnt. Die Lösung muß der Grenzprüfung auf Phosphat entsprechen (100 ppm).

Sulfat (2.4.13): 15 ml filtrierte Prüflösung müssen der Grenzprüfung auf Sulfat entsprechen (50 ppm). Zur Herstellung der Referenzlösung wird eine Mischung von 7,5 ml Sulfat-Lösung (10 ppm SO_4) *R* und 7,5 ml destilliertem Wasser *R* verwendet.

Eisen: Höchstens 5 ppm. Der Gehalt an Eisen wird mit Hilfe der Atomabsorptionsspektroskopie (2.2.23, Methode I) bestimmt.

Untersuchungslösung: 2,0 g Substanz werden in einem 100-ml-Becher aus Polytetrafluorethylen mit 5 ml Salpetersäure *R* zum Sieden erhitzt und bis fast zur Trockne eingedampft. 1 ml Wasserstoffperoxid-Lösung 30 % *R* wird zugegeben und die Mischung erneut bis fast zur Trockne eingedampft. Die Behandlung mit Wasserstoffperoxid wird so oft wiederholt, bis eine klare Lösung erhalten wird. Mit 2 ml Salpetersäure *R* wird die Lösung in einen 25-ml-Meßkolben gespült und mit verdünnter Salzsäure *R* zu 25,0 ml verdünnt. In gleicher Weise wird eine Blindlösung hergestellt, die anstelle der Substanz 0,65 g Calciumchlorid *R* 1 enthält.

Referenzlösungen: Die Referenzlösungen werden aus der Eisen-Lösung (20 ppm Fe) *R* durch Verdünnen mit verdünnter Salzsäure *R* hergestellt.

Die Absorption wird bei 248,3 nm unter Verwendung einer Eisen-Hohlkathodenlampe als Strahlungsquelle und einer Luft-Acetylen-Flamme bestimmt. Die Messung ist mit Deuterium-Untergrundkompensation durchzuführen.

Magnesium, Alkalimetalle: 0,50 g Substanz werden mit einer Mischung von 1,0 ml verdünnter Essigsäure *R* und 10,0 ml Wasser *R* versetzt und bis zur vollständigen Lösung unter Umschwenken kurz zum Sieden erhitzt. Zur siedend heißen Lösung werden 5,0 ml Ammoniumoxalat-Lösung *R* zugegeben. Die Mischung wird mindestens 6 h lang stehengelassen und anschließend durch einen Glassintertiegel (2.1.2) in einen Porzellantiegel filtriert. Das Filtrat wird vorsichtig zur Trockne eingedampft und der Rückstand geglüht. Der Rückstand darf höchstens 2 mg betragen (0,4 Prozent).

Schwermetalle (2.4.8): 12 ml Prüflösung müssen der Grenzprüfung A auf Schwermetalle entsprechen (10 ppm). Zur Herstellung der Referenzlösung wird die Blei-Lösung (1 ppm Pb) *R* verwendet.

Bakterien-Endotoxine (2.6.14): Höchstens 167 I.E. Bakterien-Endotoxine je Gramm Substanz.

Mikrobielle Verunreinigung:

Keimzahl (2.6.12): Höchstens 10^2 koloniebildende aerobe Einheiten je Gramm Substanz, durch Auszählen auf Agarplatten bestimmt.

Spezifizierte Mikroorganismen (2.6.13): *Escherichia coli, Pseudomonas aeruginosa* und *Staphylococcus aureus* dürfen nicht vorhanden sein.

Gehaltsbestimmung

0,350 g Substanz werden in 20 ml heißem Wasser *R* gelöst. Nach dem Erkaltenlassen wird die Lösung mit Wasser *R* zu 300 ml verdünnt. Calcium wird nach „Komplexometrische Titrationen" (2.5.11) unter Zusatz von 50 mg Calconcarbonsäure *R* bestimmt.

1 ml Natriumedetat-Lösung (0,1 mol · l^{-1}) entspricht 44,84 mg $C_{12}H_{22}CaO_{14} \cdot H_2O$.

Lagerung

Gut verschlossen.

2001, 981

Wasserfreies Calciumhydrogenphosphat

Calcii hydrogenophosphas anhydricus

$CaHPO_4$ M_r 136,1

Definition

Wasserfreies Calciumhydrogenphosphat enthält mindestens 98,0 und höchstens 101,0 Prozent $CaHPO_4$, berechnet auf die getrocknete Substanz.

C

Monographien

Eigenschaften

Weißes, kristallines Pulver oder farblose Kristalle; praktisch unlöslich in Wasser und Ethanol. Die Substanz löst sich in verdünnter Salzsäure und verdünnter Salpetersäure.

Prüfung auf Identität

A. Die Substanz entspricht der Prüfung „Calciumdihydrogenphosphat, Calciumphosphat" (siehe „Prüfung auf Reinheit").

B. Die Substanz entspricht der Prüfung „Trocknungsverlust" (siehe „Prüfung auf Reinheit").

C. 0,1 g Substanz werden in einer Mischung von 5 ml verdünnter Salpetersäure *R* und 5 ml Wasser *R* gelöst. Die Lösung gibt die Identitätsreaktion b auf Phosphat (2.3.1).

D. Etwa 5 mg Substanz werden in 5 ml Essigsäure *R* gelöst. Nach Zusatz von 0,5 ml Kaliumhexacyanoferrat(II)-Lösung *R* bleibt die Lösung klar. Etwa 50 mg Ammoniumchlorid *R* werden zugesetzt. Innerhalb von 5 min entsteht ein weißer, kristalliner Niederschlag.

Prüfung auf Reinheit

Prüflösung: 2,5 g Substanz werden in 20 ml verdünnter Salzsäure *R* gelöst. Falls erforderlich wird filtriert. Bis zur Bildung eines Niederschlags wird verdünnte Ammoniak-Lösung *R* 1 zugesetzt. Der Niederschlag wird mit der eben notwendigen Menge verdünnter Salzsäure *R* gelöst. Die Lösung wird mit destilliertem Wasser *R* zu 50 ml verdünnt.

Calciumdihydrogenphosphat, Calciumphosphat: 2,00 g Substanz werden in 30,0 ml Salzsäure (1 mol · l^{-1}) gelöst. Nach Zusatz von 20 ml Wasser *R* und 0,05 ml Bromphenolblau-Lösung *R* wird der Überschuß an Salzsäure mit Natriumhydroxid-Lösung (1 mol · l^{-1}) titriert. Der Verbrauch an Salzsäure (1 mol · l^{-1}) muß zwischen 14,0 und 15,5 ml liegen.

Carbonat: 0,5 g Substanz werden mit 5 ml kohlendioxidfreiem Wasser *R* geschüttelt. Nach Zusatz von 1 ml Salzsäure *R* darf sich kein Gas entwickeln.

Chlorid (2.4.4): 0,5 g Substanz werden in einer Mischung von 1 ml Salpetersäure *R* und 10 ml Wasser *R* gelöst. Die Lösung wird mit Wasser *R* zu 50 ml verdünnt. 15 ml dieser Lösung müssen der Grenzprüfung auf Chlorid entsprechen (330 ppm).

Fluorid (2.4.5): 0,5 g Substanz müssen der Grenzprüfung auf Fluorid entsprechen (100 ppm).

Sulfat (2.4.13): 1 ml Prüflösung wird mit 2 ml verdünnter Salzsäure *R* versetzt und mit destilliertem Wasser *R* zu 25 ml verdünnt. 15 ml Lösung müssen der Grenzprüfung auf Sulfat entsprechen (0,5 Prozent).

Arsen (2.4.2): 2 ml Prüflösung müssen der Grenzprüfung A auf Arsen entsprechen (10 ppm).

Barium: 10 ml filtrierte Prüflösung werden mit 0,5 ml verdünnter Schwefelsäure *R* versetzt und 15 min lang stehengelassen. Wenn die Lösung eine Opaleszenz zeigt, darf sie nicht stärker sein als diejenige einer Mischung von 10 ml Prüflösung und 0,5 ml destilliertem Wasser *R*.

Eisen (2.4.9): 0,5 ml Prüflösung werden mit Wasser *R* zu 10 ml verdünnt. Die Lösung muß der Grenzprüfung auf Eisen entsprechen (400 ppm).

Schwermetalle (2.4.8): 10 ml Prüflösung werden mit Wasser *R* zu 20 ml verdünnt. 12 ml Lösung müssen der Grenzprüfung A auf Schwermetalle entsprechen (40 ppm). Zur Herstellung der Referenzlösung wird die Blei-Lösung (1 ppm Pb) *R* verwendet.

Trocknungsverlust (2.2.32): Höchstens 2,0 Prozent, mit 1,000 g Substanz durch 2 h langes Trocknen im Trockenschrank bei 150 °C bestimmt.

Gehaltsbestimmung

0,250 g Substanz werden in einer Mischung von 1 ml Salzsäure *R* 1 und 5 ml Wasser *R* gelöst. Nach Zusatz von 25,0 ml Natriumedetat-Lösung (0,1 mol · l^{-1}) wird mit Wasser *R* zu 200 ml verdünnt. Nach dem Neutralisieren mit konzentrierter Ammoniak-Lösung *R* werden 10 ml Ammoniumchlorid-Pufferlösung *p*H 10,0 *R* und etwa 50 mg Eriochromschwarz-T-Verreibung *R* zugesetzt. Der Überschuß an Natriumedetat wird mit Zinksulfat-Lösung (0,1 mol · l^{-1}) bis zum Farbumschlag von Blau nach Violett titriert. Ein Blindversuch wird durchgeführt.

1 ml Natriumedetat-Lösung (0,1 mol · l^{-1}) entspricht 13,61 mg $CaHPO_4$.

Lagerung

Gut verschlossen.

2000, 1078

Calciumhydroxid

Calcii hydroxidum

$Ca(OH)_2$ M_r 74,1

Definition

Calciumhydroxid enthält mindestens 95,0 und höchstens 100,5 Prozent $Ca(OH)_2$.

Eigenschaften

Feines, weißes Pulver; praktisch unlöslich in Wasser.

Prüfung auf Identität

A. 0,80 g Substanz werden in einer Reibschale mit 10 ml Wasser *R* und 0,5 ml Phenolphthalein-Lösung *R* gemischt. Die Suspension färbt sich rot. Nach Zusatz von 17,5 ml Salzsäure (1 mol · l^{-1}) entfärbt sich die Lösung, ohne zu schäumen. Die rote Färbung tritt wieder auf, wenn die Mischung 1 min lang verrieben wird. Nach Zusatz von weiteren 6 ml Salzsäure (1 mol · l^{-1}) und Verreiben entfärbt sich die Lösung.

B. Etwa 0,1 g Substanz werden in verdünnter Salzsäure *R* gelöst. Die Lösung wird mit Wasser *R* zu 10 ml verdünnt. 5 ml dieser Lösung geben die Identitätsreaktion b auf Calcium (2.3.1).

Prüfung auf Reinheit

Salzsäureunlösliche Substanzen: 2,0 g Substanz werden in 30 ml Salzsäure *R* gelöst. Die Lösung wird zum Sieden erhitzt und filtriert. Der Rückstand wird mit heißem Wasser *R* gewaschen. Die Masse des Rückstands darf höchstens 10 mg betragen (0,5 Prozent).

Carbonat: Höchstens 5,0 Prozent $CaCO_3$. Die titrierte Lösung aus der „Gehaltsbestimmung" wird mit 5,0 ml Salzsäure (1 mol · l^{-1}) versetzt. Der Säureüberschuß wird mit Natriumhydroxid-Lösung (1 mol · l^{-1}) unter Zusatz von 0,5 ml Methylorange-Lösung *R* titriert.

1 ml Salzsäure (1 mol · l^{-1}) entspricht 50,05 mg $CaCO_3$.

Chlorid (2.4.4): 0,30 g Substanz werden in einer Mischung von 2 ml Salpetersäure *R* und 10 ml Wasser *R* gelöst. Die Lösung wird mit Wasser *R* zu 30 ml verdünnt. 15 ml dieser Lösung müssen der Grenzprüfung auf Chlorid entsprechen (330 ppm).

Sulfat (2.4.13): 0,15 g Substanz werden in einer Mischung von 5 ml verdünnter Salzsäure *R* und 10 ml destilliertem Wasser *R* gelöst. Die Lösung wird mit destilliertem Wasser *R* zu 60 ml verdünnt. 15 ml dieser Lösung müssen der Grenzprüfung auf Sulfat entsprechen (0,4 Prozent).

Arsen (2.4.2): 0,50 g Substanz werden in 5 ml bromhaltiger Salzsäure *R* gelöst. Die Lösung wird mit Wasser *R* zu 50 ml verdünnt. 25 ml dieser Lösung müssen der Grenzprüfung auf Arsen entsprechen (4 ppm).

Alkalimetalle, Magnesium: 1,0 g Substanz wird in einer Mischung von 10 ml Salzsäure *R* und 40 ml Wasser *R* gelöst. Nach dem Erhitzen zum Sieden werden 50 ml einer Lösung von Oxalsäure *R* (63 g · l^{-1}) zugesetzt. Nach dem Neutralisieren mit Ammoniak-Lösung *R* wird mit Wasser *R* zu 200 ml verdünnt. Nach 1 h langem Stehenlassen wird durch ein geeignetes Filter filtriert. 100 ml Filtrat werden mit 0,5 ml Schwefelsäure *R* versetzt. Nach vorsichtigem Eindampfen zur Trockne wird geglüht. Die Masse des Rückstands darf höchstens 20 mg betragen (4,0 Prozent, berechnet als Sulfate).

Schwermetalle (2.4.8): 1,0 g Substanz wird in 10 ml Salzsäure *R* 1 gelöst. Die Lösung wird im Wasserbad zur Trockne eingedampft. Der Rückstand wird in 20 ml Wasser *R* gelöst. Die Lösung wird filtriert. 12 ml Filtrat müssen der Grenzprüfung A auf Schwermetalle entsprechen (20 ppm). Zur Herstellung der Referenzlösung wird die Blei-Lösung (1 ppm Pb) *R* verwendet.

Gehaltsbestimmung

1,500 g Substanz werden in einer Reibschale mit 20 bis 30 ml Wasser *R* und 0,5 ml Phenolphthalein-Lösung *R* versetzt. Mit Salzsäure (1 mol · l^{-1}) wird unter Verreiben mit einem Pistill titriert, bis die rote Färbung verschwindet. Die titrierte Lösung wird für die Prüfung „Carbonat" (siehe „Prüfung auf Reinheit") verwendet.

1 ml Salzsäure (1 mol · l^{-1}) entspricht 37,05 mg $Ca(OH)_2$.

Lagerung

Gut verschlossen.

1999, 1296

Calciumlävulinat-Dihydrat

Calcii laevulinas dihydricum

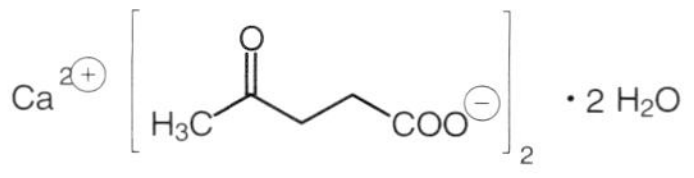

$C_{10}H_{14}CaO_6 \cdot 2\ H_2O$ M_r 306,3

Definition

Calciumlävulinat-Dihydrat enthält mindestens 98,0 und höchstens 101,0 Prozent Calcium-di(4-oxopentanoat), berechnet auf die getrocknete Substanz.

Eigenschaften

Weißes bis fast weißes, kristallines Pulver; leicht löslich in Wasser, sehr schwer löslich in Ethanol, praktisch unlöslich in Dichlormethan.

Prüfung auf Identität

1: A, D, E.
2: B, C, D, E.

A. Die Prüfung erfolgt mit Hilfe der IR-Spektroskopie (2.2.24) durch Vergleich des Spektrums der Substanz mit dem von Calciumlävulinat-Dihydrat *CRS*.

B. Die Prüfung erfolgt mit Hilfe der Dünnschichtchromatographie (2.2.27) unter Verwendung eines geeigneten Kieselgels.

Untersuchungslösung: 60 mg Substanz werden in Wasser *R* zu 1 ml gelöst.

Referenzlösung: 60 mg Calciumlävulinat-Dihydrat *CRS* werden in Wasser *R* zu 1 ml gelöst.

Auf die Platte werden 10 µl jeder Lösung aufgetragen. Die Chromatographie erfolgt mit einer Mischung von 10 Volumteilen konzentrierter Ammoniak-Lösung *R*, 10 Volumteilen Ethylacetat *R*, 30 Volumteilen Wasser *R* und 50 Volumteilen Ethanol 96 % *R* über eine Laufstrecke von 10 cm. Die Platte wird 20 min lang bei 100 bis 105 °C getrocknet, erkalten gelassen und mit einer Lösung von Kaliumpermanganat *R* (30 g · l^{-1}) besprüht. Die Platte wird im Warmluftstrom etwa 5 min lang oder bis zur Gelbfärbung der Flecke getrocknet und im Tageslicht ausgewertet. Der Hauptfleck im Chromatogramm der Untersuchungslösung entspricht in bezug auf Lage, Farbe und Größe dem Hauptfleck im Chromatogramm der Referenzlösung.

C. 1 ml Prüflösung (siehe „Prüfung auf Reinheit") wird mit 20 ml einer Lösung von Dinitrophenylhydrazin *R* (2,5 g · l^{-1}) in verdünnter Salzsäure *R* versetzt. Nach 15 min langem Stehenlassen wird filtriert. Der Niederschlag wird mit Wasser *R* gewaschen und im Trockenschrank bei 100 bis 105 °C getrocknet. Die Schmelztemperatur (2.2.14) liegt zwischen 203 und 210 °C.

D. Die Substanz gibt die Identitätsreaktion b auf Calcium (2.3.1).

E. Die Substanz entspricht der Prüfung „Trocknungsverlust" (siehe „Prüfung auf Reinheit").

Prüfung auf Reinheit

Prüflösung: 10,0 g Substanz werden in kohlendioxidfreiem Wasser *R*, das aus destilliertem Wasser *R* hergestellt wurde, zu 100,0 ml gelöst.

Aussehen der Lösung: Die Prüflösung muß klar (2.2.1) und darf nicht stärker gefärbt sein als die Farbvergleichslösung G_6 (2.2.2, Methode II).

***p*H-Wert** (2.2.3): Der *p*H-Wert der Prüflösung muß zwischen 6,8 und 7,8 liegen.

Oxidierbare Substanzen: 1 ml Prüflösung wird mit 10 ml Wasser *R*, 1 ml verdünnter Schwefelsäure *R* und 0,25 ml einer Lösung von Kaliumpermanganat *R* (3,0 g · l^{-1}) versetzt und gemischt. Nach 5 min muß eine violette Färbung noch sichtbar sein.

Saccharose, reduzierende Zucker: 5 ml Prüflösung werden mit 2 ml Salzsäure *R* 1 versetzt und mit Wasser *R* zu 10 ml verdünnt. Die Lösung wird 5 min lang zum Sieden erhitzt. Nach dem Erkaltenlassen werden 10 ml Natriumcarbonat-Lösung *R* zugesetzt. Nach 5 min langem Stehenlassen wird mit Wasser *R* zu 25 ml verdünnt und filtriert. Werden 5 ml Filtrat mit 2 ml Kupfer(II)-tartrat-Lösung *R* versetzt und 1 min lang zum Sieden erhitzt, darf sich kein roter Niederschlag bilden.

Chlorid (2.4.4): 10 ml Prüflösung, mit Wasser *R* zu 15 ml verdünnt, müssen der Grenzprüfung auf Chlorid entsprechen (50 ppm).

Sulfat (2.4.13): 7,5 ml Prüflösung, mit destilliertem Wasser *R* zu 15 ml verdünnt, müssen der Grenzprüfung auf Sulfat entsprechen (200 ppm).

Magnesium, Alkalimetalle: 10 ml Prüflösung werden mit 80 ml Wasser *R*, 10 ml Ammoniumchlorid-Lösung *R* und 1 ml Ammoniak-Lösung *R* versetzt. Die Lösung wird zum Sieden erhitzt. Die siedende Lösung wird tropfenweise mit 50 ml heißer Ammoniumoxalat-Lösung *R* versetzt. Nach 4 h langem Stehenlassen wird die Lösung mit Wasser *R* zu 200 ml verdünnt und filtriert. 100 ml Filtrat werden mit 0,5 ml Schwefelsäure *R* versetzt und im Wasserbad zur Trockne eingedampft. Der Rückstand wird bei 600 °C bis zur konstanten Masse geglüht. Der Rückstand darf höchstens 5,0 mg betragen (1,0 Prozent).

Schwermetalle (2.4.8): 12 ml Prüflösung müssen der Grenzprüfung A auf Schwermetalle entsprechen (10 ppm). Zur Herstellung der Referenzlösung wird die Blei-Lösung (1 ppm Pb) *R* verwendet.

Trocknungsverlust (2.2.32): 11,0 bis 12,5 Prozent, mit 0,200 g Substanz durch Trocknen im Trockenschrank bei 100 bis 105 °C bestimmt.

Pyrogene (2.6.8): Calciumlävulinat-Dihydrat zur Herstellung von Parenteralia, das dabei keinem weiteren geeigneten Verfahren zur Beseitigung von Pyrogenen unterworfen wird, muß der Prüfung entsprechen. Jedem Kaninchen werden 4 ml einer Lösung der Substanz (50 mg · ml^{-1}) je Kilogramm Körpermasse injiziert.

Gehaltsbestimmung

0,240 g Substanz werden in 50 ml Wasser *R* gelöst. Das Calcium wird nach „Komplexometrische Titrationen" (2.5.11) bestimmt.

1 ml Natriumedetat-Lösung (0,1 mol · l^{-1}) entspricht 27,03 mg $C_{10}H_{14}CaO_6$.

Lagerung

Gut verschlossen, vor Licht geschützt.

Beschriftung

Die Beschriftung gibt insbesondere, falls zutreffend, an, daß die Substanz frei von Pyrogenen ist.

Dieser Text wurde in der deutschsprachigen Ausgabe der Ph. Eur. – Nachtrag 2000 schon in dieser Fassung veröffentlicht.

2001, 882

Calciumstearat

Calcii stearas

Definition

Calciumstearat ist ein Gemisch von Calciumsalzen verschiedener Fettsäuren, hauptsächlich Stearinsäure [$(C_{17}H_{35}COO)_2Ca$; M_r 607] und Palmitinsäure [$(C_{15}H_{31}COO)_2Ca$; M_r 550,9] mit einem geringen Anteil anderer Fettsäuren. Die Substanz enthält mindestens 6,4 und höchstens 7,4 Prozent Ca (A_r 40,08), berechnet auf die getrocknete Substanz. Die Fettsäurenfraktion enthält mindestens 40,0 Prozent Stearinsäure und mindestens 90,0 Prozent als Summe der Stearin- und Palmitinsäure.

Herstellung

Falls zutreffend muß die Substanz der Monographie **Produkte mit dem Risiko der Übertragung von Erregern der spongiformen Enzephalopathie tierischen Ursprungs (Producta cum possibili transmissione vectorium enkephalopathiarum spongiformium animalium)** entsprechen.

Eigenschaften

Weißes bis fast weißes, feines, kristallines Pulver; praktisch unlöslich in Wasser, Ethanol und Ether.

Prüfung auf Identität

1: C, D.
2: A, B, D.

A. Der bei der Herstellung der Prüflösung erhaltene Rückstand (siehe „Prüfung auf Reinheit“) hat eine Erstarrungstemperatur (2.2.18) von mindestens 53 °C.

B. 0,200 g des bei der Herstellung der Prüflösung erhaltenen Rückstands werden in 25 ml der vorgeschriebenen Lösungsmittelmischung gelöst. Die Säurezahl der Fettsäuren (2.5.1) liegt zwischen 195 und 210.

C. Die bei der Bestimmung „Fettsäurenzusammensetzung“ (siehe „Gehaltsbestimmung“) erhaltenen Chromatogramme werden ausgewertet. Die Hauptpeaks im Chromatogramm der Untersuchungslösung entsprechen in bezug auf ihre Retentionszeiten den Hauptpeaks im Chromatogramm der Referenzlösung.

D. 5 ml Prüflösung werden mit konzentrierter Natriumhydroxid-Lösung *R* gegen rotes Lackmuspapier *R* neutralisiert. Die Lösung gibt die Identitätsreaktion b auf Calcium (2.3.1).

Prüfung auf Reinheit

Prüflösung: 5,0 g Substanz werden mit 50 ml peroxidfreiem Ether *R*, 20 ml verdünnter Salpetersäure *R* und 20 ml destilliertem Wasser *R* versetzt. Bis zur Lösung wird die Mischung zum Rückfluß erhitzt. Nach dem Erkalten wird in einem Scheidetrichter die wäßrige Phase abgetrennt. Die Etherphase wird 2mal mit je 5 ml destilliertem Wasser *R* ausgeschüttelt. Die wäßrigen Phasen werden vereinigt, mit 15 ml peroxidfreiem Ether *R* gewaschen und mit destilliertem Wasser *R* zu 50 ml verdünnt (Prüflösung). Die Etherphase wird zur Trockne eingedampft. Der Rückstand wird bei 100 bis 105 °C getrocknet und für die Identitätsprüfungen A und B verwendet.

Sauer oder alkalisch reagierende Substanzen: 1,0 g Substanz wird 1 min lang mit 20 ml kohlendioxidfreiem Wasser *R* unter ständigem Schütteln zum Sieden erhitzt. Nach dem Abkühlen wird die Mischung filtriert. 10 ml Filtrat werden mit 0,05 ml Bromthymolblau-Lösung *R* 1 versetzt. Bis zum Farbumschlag dürfen höchstens 0,5 ml Salzsäure (0,01 mol · l^{-1}) oder Natriumhydroxid-Lösung (0,01 mol · l^{-1}) verbraucht werden.

Chlorid (2.4.4): 0,5 ml Prüflösung, mit Wasser *R* zu 15 ml verdünnt, müssen der Grenzprüfung auf Chlorid entsprechen (0,1 Prozent).

Sulfat (2.4.13): 0,5 ml Prüflösung, mit destilliertem Wasser *R* zu 15 ml verdünnt, müssen der Grenzprüfung auf Sulfat entsprechen (0,3 Prozent).

Blei: Höchstens 10 ppm Pb. Der Gehalt an Blei wird mit Hilfe der Atomabsorptionsspektroskopie (2.2.23, Methode II) bestimmt.

Untersuchungslösung: In einem Aufschlußgefäß aus Polytetrafluorethylen werden 50,0 mg Substanz mit 0,5 ml einer Mischung von 1 Volumteil Salzsäure *R* und 5 Volumteilen blei- und cadmiumfreier Salpetersäure *R* versetzt. Bei 170 °C wird 5 h lang erhitzt. Nach dem Erkalten wird der Rückstand in Wasser *R* zu 5,0 ml gelöst.

Referenzlösungen: Die Referenzlösungen werden aus der Blei-Lösung (10 ppm Pb) *R*, falls erforderlich durch Verdünnen mit Wasser *R*, hergestellt.

Die Absorption wird bei 283,3 nm unter Verwendung einer Blei-Hohlkathodenlampe als Strahlungsquelle und einer Luft-Acetylen-Flamme gemessen. Je nach verwendeter Apparatur kann auch bei 217,0 nm gemessen werden.

Cadmium: Höchstens 3 ppm Cd. Der Gehalt an Cadmium wird mit Hilfe der Atomabsorptionsspektroskopie (2.2.23, Methode II) bestimmt.

Untersuchungslösung: Entsprechend der bei der Prüfung „Blei“ hergestellten Untersuchungslösung.

Referenzlösungen: Die Referenzlösungen werden aus der Cadmium-Lösung (10 ppm Cd) *R*, falls erforderlich durch Verdünnen mit einer 1prozentigen Lösung (*V/V*) von Salzsäure *R*, hergestellt.

Die Absorption wird bei 228,8 nm unter Verwendung einer Cadmium-Hohlkathodenlampe als Strahlungsquelle und einer Luft-Acetylen-Flamme gemessen.

Nickel: Höchstens 5 ppm Ni. Der Gehalt an Nickel wird mit Hilfe der Atomabsorptionsspektroskopie (2.2.23, Methode II) bestimmt.

Untersuchungslösung: Entsprechend der bei der Prüfung „Blei“ hergestellten Untersuchungslösung.

Referenzlösungen: Die Referenzlösungen werden aus der Nickel-Lösung (10 ppm Ni) *R*, falls erforderlich durch Verdünnen mit Wasser *R*, hergestellt.

Die Absorption wird bei 232,0 nm unter Verwendung einer Nickel-Hohlkathodenlampe als Strahlungsquelle und einer Luft-Acetylen-Flamme gemessen.

Trocknungsverlust (2.2.32): Höchstens 6,0 Prozent, mit 1,000 g Substanz durch Trocknen im Trockenschrank bei 100 bis 105 °C bestimmt.

Mikrobielle Verunreinigung:
Keimzahl (2.6.12): Höchstens 10^3 koloniebildende, aerobe Einheiten je Gramm Substanz, durch Auszählen auf Agarplatten bestimmt.

Spezifizierte Mikroorganismen (2.6.13): *Escherichia coli* darf nicht vorhanden sein.

Gehaltsbestimmung

Calcium: In einem 250-ml-Erlenmeyerkolben werden 0,500 g Substanz mit 50 ml einer Mischung gleicher Volumteile 1-Butanol *R* und wasserfreiem Ethanol *R*, 5 ml konzentrierter Ammoniak-Lösung *R*, 3 ml Ammoniumchlorid-Pufferlösung *p*H 10,0 *R*, 30,0 ml Natriumedetat-Lösung (0,1 mol · l^{-1}) und 15 mg Eriochromschwarz-T-Verreibung *R* versetzt. Bis zur vollständigen Lösung wird bei 45 bis 50 °C erwärmt. Nach dem Abkühlen wird mit Zinksulfat-Lösung (0,1 mol · l^{-1}) bis zum Farbumschlag von Blau nach Violett titriert. Ein Blindversuch wird durchgeführt.

1 ml Natriumedetat-Lösung (0,1 mol · l^{-1}) entspricht 4,008 mg Ca.

Fettsäurenzusammensetzung: Die Bestimmung erfolgt mit Hilfe der Gaschromatographie (2.2.28).

Untersuchungslösung: In einem Erlenmeyerkolben mit Rückflußkühler werden 0,10 g Substanz in 5 ml methanolischer Bortrifluorid-Lösung *R* gelöst. Die Lösung wird 10 min lang zum Rückfluß erhitzt. Nach Zusatz von 4 ml Heptan *R* durch den Kühler wird die Mischung erneut 10 min lang zum Rückfluß erhitzt. Nach dem Erkalten werden 20 ml einer gesättigten Lösung von Natriumchlorid *R* zugesetzt. Nach Ausschütteln und Phasentrennung werden etwa 2 ml der organischen Phase entnommen und über 0,2 g wasserfreiem Natriumsulfat *R* getrocknet. 1,0 ml Lösung wird mit Heptan *R* zu 100,0 ml verdünnt.

Referenzlösung: Die Referenzlösung wird in gleicher Weise wie die Untersuchungslösung hergestellt, unter Verwendung von 50,0 mg Palmitinsäure *CRS* und 50,0 mg Stearinsäure *CRS* anstelle der Substanz.

Die Chromatographie kann durchgeführt werden mit
- einer Kapillarsäule aus Quarzglas von 30 m Länge und 0,32 mm innerem Durchmesser, belegt mit Macrogol 20000 *R* (Filmdicke 0,5 µm)
- Helium zur Chromatographie *R* als Trägergas bei einer Durchflußrate von 2,4 ml je Minute
- einem Flammenionisationsdetektor

und folgendem Temperaturprogramm

	Zeit (min)	Temperatur (°C)	Rate (°C · min^{-1})	Erläuterungen
Säule	0 – 2	70	–	isothermisch
	2 – 36	70 → 240	5	linearer Gradient
	36 – 41	240	–	isothermisch
Probeneinlaß		220		
Detektor		260		

1 µl Referenzlösung wird eingespritzt. Wird das Chromatogramm unter den vorgeschriebenen Bedingungen aufgezeichnet, beträgt die relative Retention, bezogen auf Methylstearat, für Methylpalmitat etwa 0,88. Die Bestimmung darf nur ausgewertet werden, wenn im Chromatogramm die Auflösung zwischen den Peaks von Methylstearat und Methylpalmitat mindestens 5,0 beträgt.

1 µl Untersuchungslösung wird eingespritzt. Der Prozentgehalt an Palmitinsäure und Stearinsäure wird aus den Peakflächen im Chromatogramm der Untersuchungslösung nach dem Verfahren „Normalisierung" berechnet. Lösungsmittelpeaks werden nicht berücksichtigt.

Lagerung

Gut verschlossen.

1998, 1102

Calicivirosis-Lebend-Impfstoff (gefriergetrocknet) für Katzen

Vaccinum calicivirosis felinae vivum cryodesiccatum

Definition

Calicivirosis-Lebend-Impfstoff (gefriergetrocknet) für Katzen ist eine Zubereitung eines geeigneten Stamms oder mehrerer geeigneter Stämme des Katzen-Calicivirus.

Herstellung

Entsprechend **Impfstoffe für Tiere (Vaccina ad usum veterinarium)**. Das Virus wird in geeigneten Zellinien (5.2.4) gezüchtet. Die Virussuspension wird geerntet und mit einer geeigneten Stabilisator-Lösung gemischt. Die Mischung wird anschließend gefriergetrocknet.

Auswahl der Impfstoffstämme

Die Herstellungsmethode muß nachweislich konstant Calicivirosis-Impfstoff von angemessener Unschädlichkeit (besonders für trächtige Katzen, falls die Anwendung nicht kontraindiziert ist), Abwesenheit von Reversion der Virulenz und Immunogenität ergeben. Folgende Prüfungen können zum Nachweis der Unschädlichkeit (5.2.6) und Wirksamkeit (5.2.7) eingesetzt werden.

Unschädlichkeit: 10 Katzen im Mindestalter, das für diesen Impfstoff angegeben ist, die keine Antikörper gegen Katzen-Calicivirus aufweisen, wird auf dem empfohlenen Weg eine Impfstoffdosis appliziert, die dem 10fachen des maximalen Titers entspricht, der für eine Charge des Impfstoffs erwartet werden kann. Bleiben die Katzen über die Dauer von 21 Tagen hinweg bei guter Gesundheit und zeigen keine anomalen lokalen oder systemischen Reaktionen, so entspricht der Impfstoffstamm der Prüfung.

Reversion zur Virulenz: 2 Katzen, die keine Antikörper gegen Katzen-Calicivirus aufweisen, wird auf dem empfohlenen Weg eine Impfstoffdosis (zum Beispiel etwa 10 Dosen) appliziert, die ein maximales Wiederauftreten des Virus in den nachstehend beschriebenen Passagen erlaubt. Nach 5 Tagen werden die Katzen getötet, Nasenschleim, Tonsillen und Trachea entnommen, gemischt, in 10 ml gepufferter Salzlösung homogenisiert und dekantiert. Die überstehende Flüssigkeit wird intranasal in 2 weitere Katzen inokuliert. Dieses Vorgehen wird 5mal wiederholt. In jeder Passage muß die Anwesenheit von Virus nachgewiesen werden. Tritt das Virus nicht wieder auf, so wird eine 2. Reihe von Passagen durchgeführt. Die Katzen, die die letzte Passage erhalten haben, werden 21 Tage lang beobachtet und ihre Reaktionen mit denen der Katzen in der Prüfung „Unschädlichkeit" verglichen. Der Impfstoffstamm entspricht der Prüfung, wenn keine Anzeichen einer Erhöhung der Virulenz im Vergleich zum ursprünglichen Virus auftreten.

Immunogenität: Die „Bestimmung der Wirksamkeit" ist zum Nachweis der Immunogenität des Impfstoffs geeignet.

Chargenprüfung

Wenn die „Bestimmung der Wirksamkeit" zufriedenstellende Ergebnisse bei einer repräsentativen Charge des Impfstoffs erbracht hat, kann diese Bestimmung mit Zustimmung der zuständigen Behörde an anderen Impfstoff-Chargen aus demselben Saatgut als Routineuntersuchung entfallen.

Prüfung auf Identität

Wird der rekonstituierte Impfstoff mit einem monospezifischen Antikörper oder mehreren monospezifischen Antikörpern neutralisiert, darf er empfängliche Zellkulturen nach Inokulation nicht mehr infizieren.

Prüfung auf Reinheit

Unschädlichkeit: 2 Katzen im Alter von 8 bis 12 Wochen wird die 10fache Impfstoffdosis auf einem empfohlenen Weg appliziert. Über die Dauer von 14 Tagen hinweg bleiben die Katzen bei guter Gesundheit und zeigen keine anomalen lokalen oder systemischen Reaktionen.

Bakterien, Pilze: Der rekonstituierte Impfstoff muß der Prüfung „Sterilität" (siehe **Impfstoffe für Tiere**) entsprechen.

Mykoplasmen (2.6.7): Der rekonstituierte Impfstoff muß der Prüfung entsprechen.

Fremde Viren: Der Impfstoff wird mit einem monospezifischen Antikörper oder mehreren monospezifischen Antikörpern neutralisiert und in empfängliche Zellen inokuliert. Mindestens eine Passage wird durchgeführt. Die Kulturen werden 14 Tage lang aufbewahrt. Die Kulturen werden auf zytopathogene Wirkungen untersucht, und die Prüfung auf hämadsorbierende Substanzen wird durchgeführt. In den Kulturen dürfen keine Anzeichen einer viralen Kontamination auftreten.

Virustiter: Der rekonstituierte Impfstoff wird bei einer für die Vermehrung des Virus günstigen Temperatur in empfänglichen Zellkulturen titriert. Eine Dosis des Impfstoffs enthält keine geringere Menge Virus als den angegebenen Mindesttiter.

Bestimmung der Wirksamkeit

Die Bestimmung muß für jeden Stamm des Katzen-Calicivirus durchgeführt werden.

Katzen im Alter von 8 bis 12 Wochen, die keine Antikörper gegen Katzen-Calicivirus haben, werden verwendet. 10 Katzen werden auf einem empfohlenen Weg entsprechend dem empfohlenen Plan geimpft. 10 Katzen werden als Kontrolltiere verwendet. 4 Wochen nach der letzten Injektion wird jeder geimpften und jeder Kontrollkatze eine so große Menge eines virulenten Calicivirus-Stamms desselben Typs wie der des Impfstoffstamms intranasal appliziert, daß bei mindestens 8 der Kontrolltiere die typischen Zeichen der Krankheit (Hyperthermie, Zahnfleischulzera, Atemsymptome) auftreten. Nach dieser Belastung werden die Katzen 14 Tage lang beobachtet. Vom 2. bis 14. Tag werden täglich die Nasenspülungen zur Prüfung auf Virusausscheidung gesammelt. Die Körpertemperatur und Krankheitszeichen werden täglich entsprechend der nachstehenden Punktewertung aufgezeichnet. Der Impfstoff entspricht der Bestimmung, wenn die Punktzahl für die geimpften Katzen signifikant niedriger ist als bei den Kontrolltieren.

Symptome	Punktzahl
Tod	10
gestörtes Allgemeinbefinden	2
Körpertemperatur ≥ 39,5 °C	1
Körpertemperatur ≤ 37,5 °C	2
Ulzera (nasal oder oral)	
wenige, kleine	1
viele, große	3
Nasensekret	
wenig	1
reichlich	2
Augenausfluß	1
Gewichtsverlust	2
Virusausscheidung (Gesamtzahl an Tagen)	
≤ 4 Tage	1
5 bis 7 Tage	2
> 7 Tage	3

Lagerung

Entsprechend **Impfstoffe für Tiere**.

Beschriftung

Entsprechend **Impfstoffe für Tiere**.

2000, 1400

D-Campher

D-Camphora

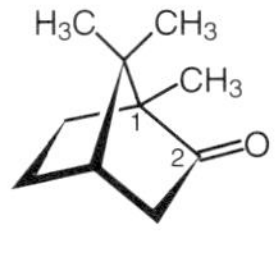

$C_{10}H_{16}O$ M_r 152,2

Definition

D-Campher ist (1*R*,4*R*)-1,7,7-Trimethylbicyclo[2.2.1]heptan-2-on.

C

Monographien

Eigenschaften

Weißes, kristallines Pulver oder krümelige, kristalline Masse, sehr flüchtig, sogar bei Raumtemperatur; schwer löslich in Wasser, sehr leicht löslich in Ethanol und Petroläther, leicht löslich in fetten Ölen, sehr schwer löslich in Glycerol.

Prüfung auf Identität

1: A, C.
2: A, B, D.

A. Die Substanz entspricht der Prüfung „Optische Drehung“ (siehe „Prüfung auf Reinheit“).

B. Schmelztemperatur (2.2.14): 175 bis 179 °C.

C. Die Prüfung erfolgt mit Hilfe der IR-Spektroskopie (2.2.24) durch Vergleich des Spektrums der Substanz mit dem von racemischem Campher *CRS*.

D. 1,0 g Substanz wird in 30 ml Methanol *R* gelöst. Nach Zusatz von 1,0 g Hydroxylaminhydrochlorid *R* und 1,0 g wasserfreiem Natriumacetat *R* wird 2 h lang zum Rückfluß erhitzt. Nach dem Erkalten werden 100 ml Wasser *R* zugesetzt. Die Mischung wird filtriert, der erhaltene Niederschlag mit 10 ml Wasser *R* gewaschen, aus 10 ml einer Mischung von 4 Volumteilen Ethanol 96 % *R* und 6 Volumteilen Wasser *R* umkristallisiert und im Vakuum getrocknet. Die Schmelztemperatur (2.2.14) der Kristalle liegt zwischen 118 und 121 °C.

Prüfung auf Reinheit

Die Wägungen sind schnell durchzuführen.

Prüflösung: 2,50 g Substanz werden in 10 ml Ethanol 96 % *R* gelöst. Die Lösung wird mit Ethanol 96 % *R* zu 25,0 ml verdünnt.

Aussehen der Lösung: Die Prüflösung muß klar (2.2.1) und farblos (2.2.2, Methode II) sein.

Sauer oder alkalisch reagierende Substanzen: 10 ml Prüflösung werden mit 0,1 ml Phenolphthalein-Lösung *R* 1 versetzt. Die Lösung muß farblos sein. Bis zum Umschlag dürfen höchstens 0,2 ml Natriumhydroxid-Lösung (0,1 mol · l^{-1}) verbraucht werden.

Optische Drehung (2.2.7): +40,0 bis +43,0°, an der Prüflösung bestimmt.

Verwandte Substanzen: Die Prüfung erfolgt mit Hilfe der Gaschromatographie (2.2.28).

Untersuchungslösung: 50 mg Substanz werden in Hexan *R* zu 50,0 ml gelöst.

Referenzlösung a: 50 mg Substanz und 50 mg Bornylacetat *R* werden in Hexan *R* zu 50,0 ml gelöst.

Referenzlösung b: 1,0 ml Untersuchungslösung wird mit Hexan *R* zu 200,0 ml verdünnt.

Die Chromatographie kann durchgeführt werden mit
- einer Säule von 2 m Länge und 2 mm innerem Durchmesser, gepackt mit Kieselgur zur Gaschromatographie *R*, imprägniert mit 10 Prozent (*m/m*) Macrogol 20 000 *R*
- Stickstoff zur Chromatographie *R* als Trägergas bei einer Durchflußrate von 30 ml je Minute
- einem Flammenionisationsdetektor.

Die Temperatur der Säule wird bei 130 °C, die des Probeneinlasses und des Detektors bei 200 °C gehalten.

1 µl jeder Lösung wird eingespritzt. Die Empfindlichkeit des Systems wird so eingestellt, daß die Höhe des Hauptpeaks im Chromatogramm der Untersuchungslösung etwa 80 Prozent des maximalen Ausschlags beträgt. Die Chromatographie wird über eine Dauer, die der 3fachen Retentionszeit des Camphers entspricht, durchgeführt.

Die Prüfung darf nur ausgewertet werden, wenn
- im Chromatogramm der Referenzlösung a die Auflösung zwischen den Peaks von Campher und Bornylacetat mindestens 1,5 beträgt
- das Chromatogramm der Referenzlösung b einen Hauptpeak mit einem Signal-Rausch-Verhältnis von mindestens 5 aufweist.

Im Chromatogramm der Untersuchungslösung darf die Summe der Peakflächen, mit Ausnahme der Fläche des Hauptpeaks, nicht größer sein als 4 Prozent der Fläche des Hauptpeaks, und keine dieser Peakflächen darf größer sein als 2 Prozent der Fläche des Hauptpeaks. Peaks, deren Fläche kleiner ist als das 0,1fache der Fläche des Peaks im Chromatogramm der Referenzlösung b, werden nicht berücksichtigt.

Halogenverbindungen: In einem Destillationskolben wird 1,0 g Substanz in 10 ml 2-Propanol *R* gelöst, mit 1,5 ml verdünnter Natriumhydroxid-Lösung *R* und 50 mg Raney-Nickel *R* versetzt und auf dem Wasserbad erhitzt, bis das 2-Propanol *R* verdampft ist. Nach dem Erkalten werden 5 ml Wasser *R* zugesetzt, und die Mischung wird durch ein vorher mit Wasser *R* chloridfrei gewaschenes, feuchtes Filter filtriert. Das Filtrat wird mit Wasser *R* zu 10,0 ml verdünnt. 5,0 ml Lösung werden tropfenweise mit Salpetersäure *R* versetzt, bis sich der auftretende Niederschlag gelöst hat. Die Lösung, mit Wasser *R* zu 15 ml verdünnt, muß der Grenzprüfung auf Chlorid (2.4.4) entsprechen (100 ppm).

Wasser: 1 g Substanz wird in 10 ml Petroläther *R* gelöst. Die Lösung muß klar (2.2.1) sein.

Verdampfungsrückstand: 2,0 g Substanz werden auf dem Wasserbad verdampft. Der Rückstand wird 1 h lang bei 100 bis 105 °C getrocknet. Die Masse des Rückstands darf höchstens 1 mg betragen (0,05 Prozent).

Lagerung

Gut verschlossen.

1998, 655

Racemischer Campher
Camphora racemica

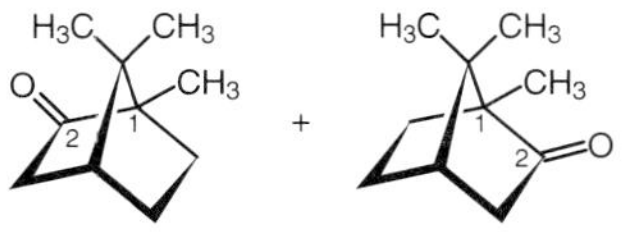

$C_{10}H_{16}O$ M_r 152,2

Definition

Racemischer Campher ist (1*RS*,4*SR*)-1,7,7-Trimethylbicyclo[2.2.1]heptan-2-on.

Eigenschaften

Weißes, kristallines Pulver oder krümelige, kristalline Masse, sehr flüchtig selbst bei Raumtemperatur; schwer löslich in Wasser, sehr leicht löslich in Ethanol, Ether und Petroläther, leicht löslich in fetten Ölen, sehr schwer löslich in Glycerol.

Prüfung auf Identität

1: A, C.
2: A, B, D.

A. Die Substanz entspricht der Prüfung „Optische Drehung" (siehe „Prüfung auf Reinheit").

B. Schmelztemperatur (2.2.14): 172 bis 180 °C.

C. Die Prüfung erfolgt mit Hilfe der IR-Spektroskopie (2.2.24) durch Vergleich des Spektrums der Substanz mit dem von racemischem Campher *CRS*. Die Prüfung erfolgt mit Hilfe von Pasten unter Verwendung von flüssigem Paraffin *R*.

D. 1,0 g Substanz wird in 30 ml Methanol *R* gelöst. Die Lösung wird mit 1,0 g Hydroxylaminhydrochlorid *R* sowie 1,0 g wasserfreiem Natriumacetat *R* versetzt und 2 h lang zum Rückfluß erhitzt. Nach dem Erkaltenlassen werden 100 ml Wasser *R* zugesetzt. Es bildet sich ein Niederschlag. Nach dem Abfiltrieren wird der Niederschlag mit 10 ml Wasser *R* gewaschen, aus 10 ml einer Mischung von 4 Volumteilen Ethanol 96 % *R* und 6 Volumteilen Wasser *R* umkristallisiert und im Vakuum getrocknet. Die Schmelztemperatur (2.2.14) der Kristalle liegt zwischen 118 und 121 °C.

Prüfung auf Reinheit

Die Wägungen sind schnell durchzuführen.

Prüflösung: 2,50 g Substanz werden in Ethanol 96 % *R* zu 25,0 ml gelöst.

Aussehen der Lösung: Die Prüflösung muß klar (2.2.1) und farblos (2.2.2, Methode II) sein.

Sauer oder alkalisch reagierende Substanzen: 1,0 g Substanz wird in 10 ml Ethanol 96 % *R* gelöst. Die Lösung, mit 0,1 ml Phenolphthalein-Lösung *R* 1 versetzt, muß farblos sein. Bis zum Umschlag dürfen höchstens 0,2 ml Natriumhydroxid-Lösung (0,1 mol · l^{-1}) verbraucht werden.

Optische Drehung (2.2.7): +0,15 bis −0,15°, an der Prüflösung bestimmt.

Verwandte Substanzen: Die Prüfung erfolgt mit Hilfe der Gaschromatographie (2.2.28).

Untersuchungslösung: 50 mg Substanz werden in Hexan *R* zu 50,0 ml gelöst.

Referenzlösung a: 50 mg Substanz und 50 mg Bornylacetat *R* werden in Hexan *R* zu 50,0 ml gelöst.

Referenzlösung b: 1,0 ml Untersuchungslösung wird mit Hexan *R* zu 200,0 ml verdünnt.

Die Chromatographie kann durchgeführt werden mit
- einer Säule von 2 m Länge und 2 mm innerem Durchmesser, gepackt mit Kieselgur zur Gaschromatographie *R*, imprägniert mit 10 Prozent (*m*/*m*) Macrogol 20 000 *R*
- Stickstoff zur Chromatographie *R* als Trägergas bei einer Durchflußrate von 30 ml je Minute
- einem Flammenionisationsdetektor.

Die Temperatur der Säule wird bei 130 °C, die des Probeneinlasses und des Detektors bei 200 °C gehalten.

1 µl jeder Lösung wird eingespritzt. Die Empfindlichkeit des Systems wird so eingestellt, daß die Höhe des Hauptpeaks im Chromatogramm der Untersuchungslösung etwa 80 Prozent des maximalen Ausschlags beträgt. Die Chromatographie wird über eine Dauer, die der 3fachen Retentionszeit des Camphers entspricht, durchgeführt.

Die Prüfung darf nur ausgewertet werden, wenn
- im Chromatogramm der Referenzlösung a die Auflösung zwischen den Peaks von Campher und Bornylacetat mindestens 1,5 beträgt
- das Chromatogramm der Referenzlösung b einen Hauptpeak zeigt, dessen Signal-Rausch-Verhältnis mindestens 5 beträgt.

Im Chromatogramm der Untersuchungslösung darf die Summe der Peakflächen, mit Ausnahme der Fläche des Hauptpeaks, nicht größer sein als 4 Prozent der Fläche des Hauptpeaks, und keine dieser Peakflächen darf größer sein als 2 Prozent der Fläche des Hauptpeaks. Peaks, deren Fläche kleiner ist als die Fläche des Peaks im Chromatogramm der Referenzlösung b, werden nicht berücksichtigt.

Halogenverbindungen: In einem Destillationskolben wird 1,0 g Substanz in 10 ml 2-Propanol *R* gelöst. Nach Zusatz von 1,5 ml verdünnter Natriumhydroxid-Lösung *R* und 50 mg Raney-Nickel *R* wird im Wasserbad bis zur Entfernung des 2-Propanols *R* erhitzt und erkalten gelassen. Nach Zusatz von 5 ml Wasser *R* wird gemischt, durch ein vorher mit Wasser *R* chloridfrei gewaschenes, feuchtes Filter filtriert und das Filtrat mit Wasser *R* zu 10,0 ml verdünnt. 5,0 ml Lösung werden tropfenweise mit Salpetersäure *R* versetzt, bis sich der auftretende Niederschlag wieder gelöst hat. Anschließend wird mit Wasser *R* zu 15 ml verdünnt. Die Lösung muß der Grenzprüfung auf Chlorid (2.4.4) (100 ppm) entsprechen.

C

Monographien

Wasser: 1 g Substanz muß sich in 10 ml Petroläther *R* klar (2.2.1) lösen.

Verdampfungsrückstand: 2,0 g Substanz werden auf dem Wasserbad verdampft. Der Rückstand wird 1 h lang bei 100 bis 105 °C getrocknet. Die Masse des Rückstands darf höchstens 1 mg betragen (0,05 Prozent).

Lagerung

Gut verschlossen.

2001, 1401

Caprylsäure

Acidum caprylicum

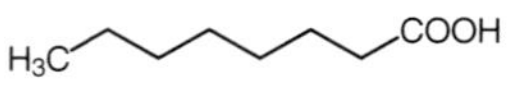

$C_8H_{16}O_2$ M_r 144,2

Definition

Caprylsäure enthält mindestens 99,0 und höchstens 100,5 Prozent Octansäure, berechnet auf die wasserfreie Substanz.

Eigenschaften

Klare, farblose bis leicht gelbliche, ölige Flüssigkeit; sehr schwer löslich in Wasser, sehr leicht löslich in Aceton und Ethanol. Die Substanz löst sich in verdünnten Alkalihydroxid-Lösungen.

Prüfung auf Identität

A. Die Substanz entspricht der Prüfung „Relative Dichte" (siehe „Prüfung auf Reinheit").

B. Die bei der Prüfung „Verwandte Substanzen" (siehe „Prüfung auf Reinheit") erhaltenen Chromatogramme werden ausgewertet. Der Hauptpeak im Chromatogramm der Untersuchungslösung entspricht in bezug auf Retentionszeit und ungefähre Größe dem Hauptpeak im Chromatogramm der Referenzlösung a.

Prüfung auf Reinheit

Aussehen der Substanz: Die Substanz muß klar (2.2.1) und darf nicht stärker gefärbt sein als die Farbvergleichslösung G_5 (2.2.2, Methode II).

Relative Dichte (2.2.5): 0,909 bis 0,912.

Verwandte Substanzen: Die Prüfung erfolgt mit Hilfe der Gaschromatographie (2.2.28).

Untersuchungslösung: 0,10 g Substanz werden in Ethylacetat *R* zu 10,0 ml gelöst.

Referenzlösung a: 0,10 g Caprylsäure *CRS* werden in Ethylacetat *R* zu 10,0 ml gelöst.

Referenzlösung b: 1,0 ml Untersuchungslösung wird mit Ethylacetat *R* zu 100,0 ml verdünnt. 5,0 ml dieser Lösung werden mit Ethylacetat *R* zu 50,0 ml verdünnt.

Die Chromatographie kann durchgeführt werden mit
- einer Kapillarsäule aus Quarzglas von 30 m Länge und 0,25 mm innerem Durchmesser, belegt mit Macrogol-20000-nitroterephthalat *R* (Filmdicke 0,25 µm)
- Helium zur Chromatographie *R* als Trägergas bei einer Durchflußrate von 1,5 ml je Minute
- einem Flammenionisationsdetektor
- einem Splitverhältnis von 1:100

und folgendem Temperaturprogramm

	Zeit (min)	Temperatur (°C)	Rate (°C·min^{-1})	Erläuterungen
Säule	0 – 1	100	–	isothermisch
	1 – 25	100 → 220	5	linearer Gradient
	25 – 35	220	–	isothermisch
Probeneinlaß		250		
Detektor		250		

1 µl Referenzlösung b wird eingespritzt. Die Prüfung darf nur ausgewertet werden, wenn der Hauptpeak im Chromatogramm ein Signal-Rausch-Verhältnis von mindestens 5 aufweist.

Je 1 µl Untersuchungslösung und Referenzlösung a wird eingespritzt. Der Prozentgehalt an verwandten Substanzen wird aus den Peakflächen des Chromatogramms der Untersuchungslösung mit Hilfe des Verfahrens „Normalisierung" berechnet. Peaks, deren Fläche kleiner ist als das 0,5fache der Peakfläche im Chromatogramm der Referenzlösung b, werden nicht berücksichtigt. Der Gehalt an einer verwandten Substanz darf nicht größer als 0,3 Prozent und die Summe der Gehalte nicht größer als 0,5 Prozent sein.

Schwermetalle (2.4.8): 2,0 g Substanz werden in Ethanol 96 % *R* zu 20 ml gelöst. 12 ml Lösung müssen der Grenzprüfung B auf Schwermetalle entsprechen (10 ppm). Zur Herstellung der Referenzlösung werden 1 ml Blei-Lösung (10 ppm Pb) *R* und 9 ml Ethanol 96 % *R* verwendet.

Wasser (2.5.12): Höchstens 0,7 Prozent, mit 1,000 g Substanz nach der Karl-Fischer-Methode bestimmt.

Sulfatasche (2.4.14): Höchstens 0,1 Prozent, mit 1,0 g Substanz bestimmt.

Gehaltsbestimmung

0,125 g Substanz, in 25 ml Ethanol 96 % *R* gelöst, werden mit Natriumhydroxid-Lösung (0,1 mol · l^{-1}) titriert. Der Endpunkt wird mit Hilfe der Potentiometrie (2.2.20) bestimmt.

1 ml Natriumhydroxid-Lösung (0,1 mol · l^{-1}) entspricht 14,42 mg $C_8H_{16}O_2$.

Lagerung

Gut verschlossen.

Verunreinigungen

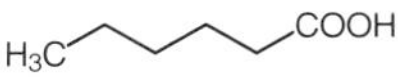

A. Hexansäure

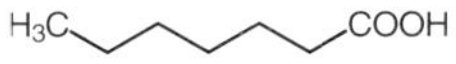

B. Heptansäure

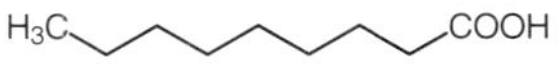

C. Nonansäure

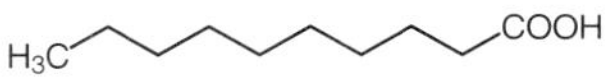

D. Decansäure

E. Valproinsäure

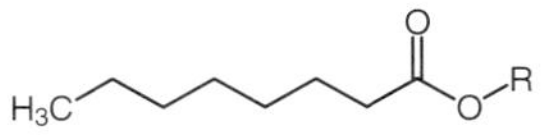

F. R = CH_3:
Methyloctanoat

G. R = C_2H_5:
Ethyloctanoat

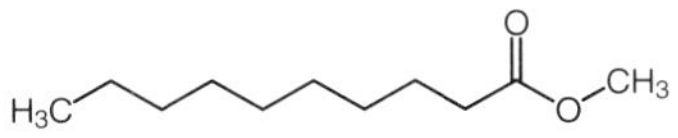

H. Methyldecanoat

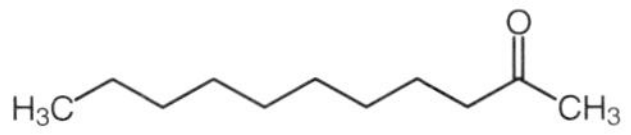

I. Undecan-2-on

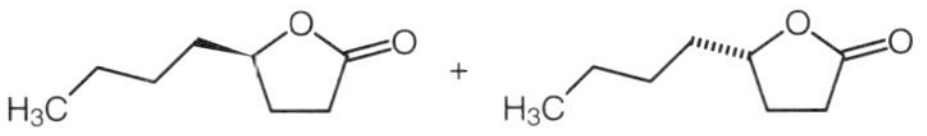

J. 5-Butyltetrahydrofuran-2-on
(γ-Hydroxyoctansäurelacton).

2001, 543

Carbamazepin

Carbamazepinum

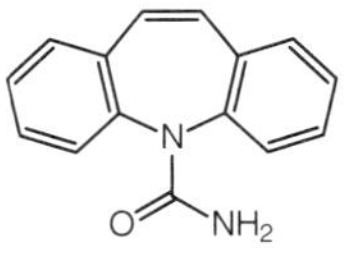

$C_{15}H_{12}N_2O$ M_r 236,3

Definition

5*H*-Dibenzo[*b,f*]azepin-5-carboxamid

Gehalt: 98,0 bis 102,0 Prozent (getrocknete Substanz)

Eigenschaften

Aussehen: weißes bis fast weißes, kristallines Pulver

Löslichkeit: sehr schwer löslich in Wasser, leicht löslich in Dichlormethan, wenig löslich in Aceton und Ethanol

Die Substanz zeigt Polymorphie, die zulässige Kristallform entspricht Carbamazepin *CRS*.

Prüfung auf Identität

A. Schmelztemperatur (2.2.14): 189 bis 193 °C

B. IR-Spektroskopie (2.2.24)

Vergleich: Carbamazepin *CRS*

Probenvorbereitung: Preßlinge, ohne Vorbehandlung

Prüfung auf Reinheit

Sauer oder alkalisch reagierende Substanzen: 1,0 g Substanz wird 15 min lang mit 20 ml kohlendioxidfreiem Wasser *R* geschüttelt. Nach dem Abfiltrieren werden 10 ml Filtrat mit 0,05 ml Phenolphthalein-Lösung *R* 1 und 0,5 ml Natriumhydroxid-Lösung (0,01 mol · l^{-1}) versetzt. Die Lösung muß rot gefärbt sein. Nach Zusatz von 1,0 ml Salzsäure (0,01 mol · l^{-1}) muß die Lösung farblos sein. Nach Zusatz von 0,15 ml Methylrot-Lösung *R* muß die Lösung rot gefärbt sein.

Verwandte Substanzen: Flüssigchromatographie (2.2.29)

Untersuchungslösung a: 0,150 g Substanz werden in Methanol *R* 2 zu 50,0 ml gelöst. Die Lösung wird im Ultraschallbad behandelt. 10,0 ml Lösung werden mit Wasser *R* zu 20,0 ml verdünnt.

Untersuchungslösung b: 10,0 ml Untersuchungslösung a werden mit einer Mischung gleicher Volumteile Methanol *R* 2 und Wasser *R* zu 50,0 ml verdünnt.

Referenzlösung a: 7,5 mg Carbamazepin *CRS*, 7,5 mg Carbamazepin-Verunreinigung A *CRS* und 7,5 mg Iminobibenzyl *R* (Verunreinigung E) werden in Methanol *R* 2 zu 100,0 ml gelöst. 1,0 ml Lösung wird mit einer Mischung gleicher Volumteile Methanol *R* 2 und Wasser *R* zu 50,0 ml verdünnt.

Referenzlösung b: 0,150 g Carbamazepin *CRS* werden in Methanol *R* 2 zu 50,0 ml gelöst. 5,0 ml Lösung werden mit einer Mischung gleicher Volumteile Methanol *R* 2 und Wasser *R* zu 50,0 ml verdünnt.

Säule

- Größe: l = 0,25 m, ∅ = 4,6 mm
- Stationäre Phase: cyanopropylsilyliertes Kieselgel zur Chromatographie *R* 1 (10 µm)

Mobile Phase: Tetrahydrofuran *R*, Methanol *R* 2, Wasser *R* (3:12:85 *V/V/V*). 1000 ml Mischung werden mit 0,2 ml wasserfreier Ameisensäure *R* und 0,5 ml Triethylamin *R* versetzt.

Durchflußrate: 2,0 ml/min

Detektion: Spektrometer bei 230 nm

Einspritzen: 20 µl; Untersuchungslösung a und Referenzlösung a

Chromatographiedauer: 6fache Retentionszeit von Carbamazepin (t_R etwa 10 min)

Relative Retentionen (bezogen auf Carbamazepin):
- Verunreinigung B: etwa 0,7
- Verunreinigung A: etwa 0,9

- Verunreinigung C: etwa 1,6
- Verunreinigung D: etwa 3,5
- Verunreinigung E: etwa 5,1

Eignungsprüfung

- Auflösung: mindestens 1,7 zwischen den Peaks von Carbamazepin und Verunreinigung A im Chromatogramm der Referenzlösung a

Grenzwerte

- Verunreinigung A: nicht größer als die Fläche des entsprechenden Peaks im Chromatogramm der Referenzlösung a (0,1 Prozent)
- Verunreinigung E: nicht größer als die Fläche des entsprechenden Peaks im Chromatogramm der Referenzlösung a (0,1 Prozent)
- Jede weitere Verunreinigung: nicht größer als die Fläche des Carbamazepin-Peaks im Chromatogramm der Referenzlösung a (0,1 Prozent)
- Summe aller Verunreinigungen: nicht größer als das 5fache der Fläche des Carbamazepin-Peaks im Chromatogramm der Referenzlösung a (0,5 Prozent)
- Ohne Berücksichtigung bleiben: Peaks, deren Fläche kleiner ist als das 0,5fache der Fläche des Carbamazepin-Peaks im Chromatogramm der Referenzlösung a (0,05 Prozent)

Chlorid (2.4.4): höchstens 140 ppm

0,715 g Substanz werden in 20 ml Wasser *R* suspendiert. Die Suspension wird 10 min lang zum Sieden erhitzt, abgekühlt, mit Wasser *R* zu 20 ml verdünnt und durch ein Membranfilter (nominale Porengröße: 0,8 µm) filtriert. 10 ml Filtrat werden mit Wasser *R* zu 15 ml verdünnt. Diese Lösung muß der Grenzprüfung auf Chlorid entsprechen.

Schwermetalle (2.4.8): höchstens 20 ppm

1,0 g Substanz muß der Grenzprüfung C auf Schwermetalle entsprechen. Zur Herstellung der Referenzlösung werden 2 ml Blei-Lösung (10 ppm Pb) *R* verwendet.

Trocknungsverlust (2.2.32): höchstens 0,5 Prozent, mit 1,000 g Substanz durch 2 h langes Trocknen im Trockenschrank bei 100 bis 105 °C bestimmt

Sulfatasche (2.4.14): höchstens 0,1 Prozent, mit 1,0 g Substanz bestimmt

Gehaltsbestimmung

Flüssigchromatographie (2.2.29), wie in der Prüfung „Verwandte Substanzen" (siehe „Prüfung auf Reinheit") beschrieben

Einspritzen: Untersuchungslösung b und Referenzlösung b

Eignungsprüfung

- Wiederholpräzision: Referenzlösung b

Der Prozentgehalt (*m/m*) wird berechnet, bezogen auf die getrocknete Substanz.

Lagerung

Dicht verschlossen.

Verunreinigungen

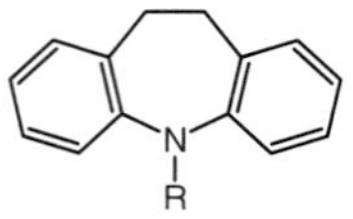

A. R = CO–NH_2:
10,11-Dihydro-5*H*-dibenz[*b,f*]azepin-5-carboxamid
(10,11-Dihydrocarbamazepin)

E. R = H:
10,11-Dihydro-5*H*-dibenz[*b,f*]azepin
(Iminobibenzyl)

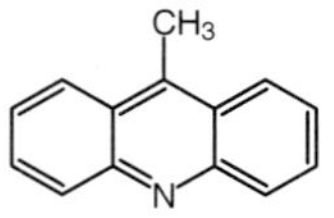

B. 9-Methylacridin

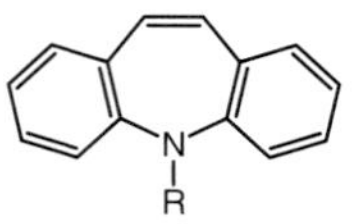

C. R = CO–NH–CO–NH_2:
(5*H*-Dibenz[*b,f*]azepin-5-ylcarbonyl)harnstoff
(*N*-Carbamoylcarbamazepin)

D. R = H:
5*H*-Dibenz[*b,f*]azepin
(Iminostilben).

1998, 1185

Carbasalat-Calcium

Carbasalatum calcicum

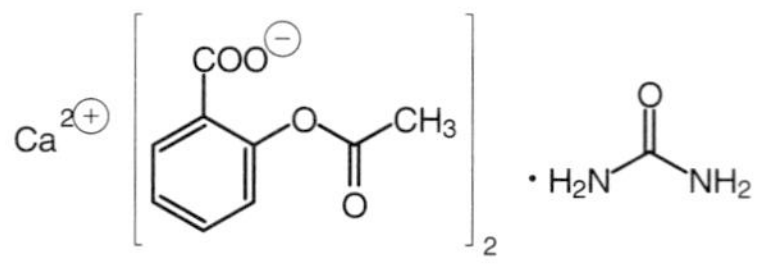

$C_{19}H_{18}CaN_2O_9$ M_r 458,4

Definition

Carbasalat-Calcium enthält mindestens 99,0 und höchstens 101,0 Prozent einer äquimolaren Mischung von Calcium-di[2-(acetyloxy)benzoat] und Harnstoff, berechnet auf die wasserfreie Substanz.

Eigenschaften

Weißes, kristallines Pulver; leicht löslich in Wasser und Dimethylformamid, praktisch unlöslich in Aceton und wasserfreiem Methanol.

Die Substanz ist, soweit wie möglich, unter Ausschluß von Feuchtigkeit zu handhaben. Die Prüfung der Substanz in wäßriger Lösung ist unmittelbar nach Herstellung durchzuführen.

Prüfung auf Identität

1: B, E.

2: A, C, D, E.

A. 0,250 g Substanz werden in Wasser *R* zu 100,0 ml gelöst. 1,0 ml Lösung wird mit 75 ml Wasser *R* und 5 ml verdünnter Salzsäure *R* versetzt, gemischt und mit Wasser *R* zu 100,0 ml verdünnt. Diese Lösung, sofort nach der Herstellung zwischen 220 und 350 nm gemessen, zeigt Absorptionsmaxima (2.2.25) bei 228 und 276 nm. Die spezifischen Absorptionen, in den Maxima gemessen, liegen zwischen 363 und 379 bzw. 49 und 53.

B. Die Prüfung erfolgt mit Hilfe der IR-Spektroskopie (2.2.24) durch Vergleich des Spektrums der Substanz mit dem Carbasalat-Calcium-Referenzspektrum der Ph. Eur.

C. 0,1 g Substanz werden in 10 ml Wasser *R* gelöst. Die Lösung, 2 min lang zum Sieden erhitzt und abgekühlt, gibt die Identitätsreaktion a auf Salicylat (2.3.1).

D. Werden 0,2 g Substanz mit 0,2 g Natriumhydroxid *R* erhitzt, bildet sich eine gelbe bis gelbbraune Färbung, und die Dämpfe bewirken einen Umschlag von rotem Lackmuspapier *R* nach Blau.

E. Die Substanz gibt die Identitätsreaktion a auf Calcium (2.3.1)

Prüfung auf Reinheit

Aussehen der Lösung: 2,5 g Substanz werden in 50 ml Wasser *R* gelöst. Die Lösung darf nicht stärker opaleszieren als die Referenzsuspension II (2.2.1) und muß farblos (2.2.2, Methode II) sein.

Verwandte Substanzen: 0,150 g Substanz werden in einem 100-ml-Meßkolben in 10 ml Tetrabutylammoniumhydroxid-Lösung (0,1 mol · l^{-1}) in 2-Propanol *R* gelöst. Unter gelegentlichem Umschütteln wird 10 min lang stehengelassen. 8,0 ml Salzsäure (0,1 mol · l^{-1}) und 20,0 ml einer Lösung von Natriumtetraborat *R* (19 g · l^{-1}) werden zugesetzt und gemischt. Unter ständigem Schütteln werden 2,0 ml einer Lösung von Aminopyrazolon *R* (10 g · l^{-1}) und 2,0 ml einer Lösung von Kaliumhexacyanoferrat(III) *R* (10 g · l^{-1}) zugesetzt. Nach 2 min langem Stehenlassen wird mit Wasser *R* zu 100,0 ml verdünnt, gemischt und 20 min lang stehengelassen. Die Absorption (2.2.25) der Lösung, im Maximum bei 505 nm unter Verwendung von Wasser *R* als Kompensationsflüssigkeit gemessen, darf höchstens 0,125 betragen (0,1 Prozent, ausgedrückt als Acetylsalicylsalicylsäure).

Salicylsäure: In einem 100-ml-Meßkolben werden 0,200 g Substanz in 80 ml Wasser *R* gelöst. Die Lösung wird mit 10 ml einer Lösung von Eisen(III)-nitrat *R* (10 g · l^{-1}) in einer Lösung von verdünnter Salpetersäure *R* (80 g · l^{-1}) versetzt und mit Wasser *R* zu 100,0 ml verdünnt. Sofort nach der Herstellung wird die Absorption (2.2.25) im Maximum bei 525 nm, unter Verwendung von Wasser *R* als Kompensationsflüssigkeit, gemessen. Die Absorption darf höchstens 0,115 betragen (0,5 Prozent, ausgedrückt als Salicylsäure).

Natrium: Höchstens 0,1 Prozent Na, mit 1,0 g Substanz in 500,0 ml Wasser *R* gelöst und mit Hilfe der Atomemissionsspektrometrie (2.2.22, Methode I) bestimmt.

Schwermetalle (2.4.8): 2,0 g Substanz werden unter Erwärmen in 8 ml Wasser *R* gelöst. Die Lösung wird abgekühlt und mit 12 ml Aceton *R* versetzt. 12 ml dieser Lösung müssen der Grenzprüfung B auf Schwermetalle entsprechen (10 ppm). Zur Herstellung der Referenzlösung werden 10 ml Blei-Lösung (1 ppm Pb) *R* verwendet.

Wasser (2.5.12): Höchstens 0,1 Prozent, mit 1,000 g Substanz, in einer Mischung von 15 ml Dimethylformamid *R* und 15 ml wasserfreiem Methanol *R* gelöst, nach der Karl-Fischer-Methode bestimmt.

Gehaltsbestimmung

In einem Schliffkolben werden 0,400 g Substanz in 25 ml Wasser *R* gelöst. Die Lösung wird mit 25,0 ml Natriumhydroxid-Lösung (0,1 mol · l^{-1}) versetzt. Der Kolben wird verschlossen und 2 h lang stehengelassen. Unter Zusatz von 0,2 ml Phenolphthalein-Lösung *R* wird mit Salzsäure (0,1 mol · l^{-1}) titriert. Ein Blindversuch wird durchgeführt.

1 ml Natriumhydroxid-Lösung (0,1 mol · l^{-1}) entspricht 22,92 mg $C_{19}H_{18}CaN_2O_9$.

Lagerung

Dicht verschlossen.

Verunreinigungen

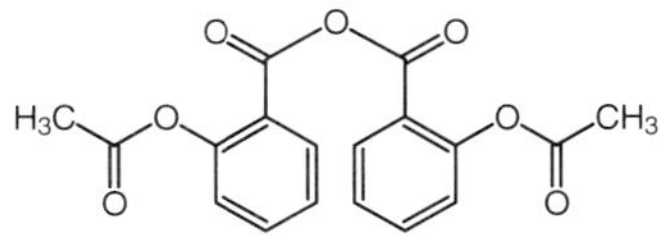

A. 2-(Acetyloxy)benzoesäureanhydrid

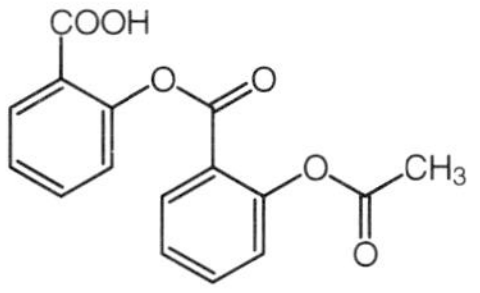

B. 2-[[2-(Acetyloxy)benzoyl]oxy]benzoesäure (Acetylsalicylsalicylsäure)

C. 2-Hydroxybenzoesäure (Salicylsäure).

1999, 812

Carbenicillin-Dinatrium

Carbenicillinum natricum

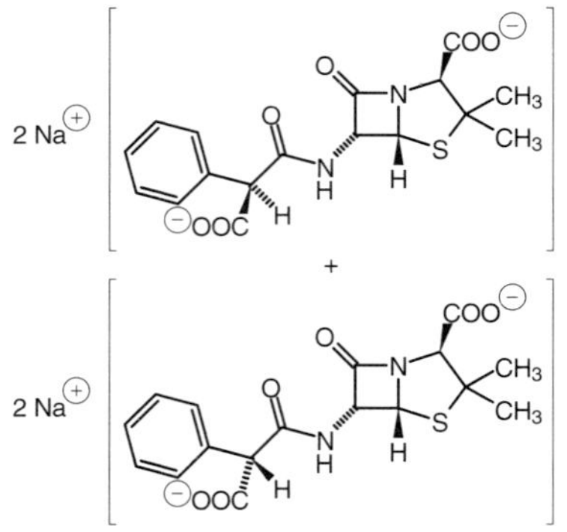

$C_{17}H_{16}N_2Na_2O_6S$ M_r 422,4

Definition

Carbenicillin-Dinatrium enthält mindestens 89,0 und höchstens 101,0 Prozent (2*S*,5*R*,6*R*)-6-[(*RS*)-(2-Carboxylato-2-phenylacetyl)amino]-3,3-dimethyl-7-oxo-4-thia-1-azabicyclo[3.2.0]heptan-2-carbonsäure, Dinatriumsalz, berechnet auf die wasserfreie Substanz.

Herstellung

Wird die Substanz nach einem Verfahren hergestellt, bei dem Rückstände von Dimethylanilin verbleiben können, und/oder werden Ausgangsmaterialien oder Zwischenprodukte verwendet, die Rückstände von Dimethylanilin enthalten können, muß sie der folgenden Prüfung entsprechen:

Dimethylanilin (2.4.26, Methode B): Höchstens 20 ppm. Wird die Substanz nach einem Verfahren hergestellt, bei dem Rückstände von 2-Ethylhexansäure verbleiben können, muß sie der folgenden Prüfung entsprechen:

2-Ethylhexansäure: Höchstens 0,5 Prozent (*m/m*). Die Prüfung erfolgt mit Hilfe der Gaschromatographie (2.2.28) unter Anwendung einer geeigneten und validierten Methode.

Eigenschaften

Weißes bis schwach gelbes, hygroskopisches Pulver; leicht löslich in Wasser, löslich in Ethanol und Methanol.

Prüfung auf Identität

1: A, D.
2: B, C, D.

A. Die Prüfung erfolgt mit Hilfe der IR-Spektroskopie (2.2.24) durch Vergleich des Spektrums der Substanz mit dem von Carbenicillin-Dinatrium *CRS*.

B. Die Prüfung erfolgt mit Hilfe der Dünnschichtchromatographie (2.2.27) unter Verwendung einer DC-Platte mit silanisiertem Kieselgel *R*.

Untersuchungslösung: 25 mg Substanz werden in Methanol *R* zu 5 ml gelöst.

Referenzlösung a: 25 mg Carbenicillin-Dinatrium *CRS* werden in Methanol *R* zu 5 ml gelöst.

Referenzlösung b: 25 mg Carbenicillin-Dinatrium *CRS* und 25 mg Ampicillin-Natrium *CRS* werden in Methanol *R* zu 5 ml gelöst.

Auf die Platte wird 1 µl jeder Lösung aufgetragen. Die Chromatographie erfolgt mit einer Mischung von 10 Volumteilen Aceton *R* und 90 Volumteilen einer Lösung von Ammoniumacetat *R* ($154\ g \cdot l^{-1}$), deren *p*H-Wert mit Essigsäure 98 % *R* auf 5,0 eingestellt wird, über eine Laufstrecke von 12 cm. Die Platte wird im Warmluftstrom getrocknet und anschließend Iodgas ausgesetzt. Der Hauptfleck im Chromatogramm der Untersuchungslösung entspricht in bezug auf Lage, Farbe und Größe dem Hauptfleck im Chromatogramm der Referenzlösung a. Die Prüfung darf nur ausgewertet werden, wenn das Chromatogramm der Referenzlösung b deutlich voneinander getrennt 2 Flecke zeigt.

C. Etwa 2 mg Substanz werden in einem Reagenzglas von etwa 150 mm Länge und 15 mm Durchmesser mit 0,05 ml Wasser *R* befeuchtet. Nach Zusatz von 2 ml Formaldehyd-Schwefelsäure *R* wird der Inhalt des Reagenzglases durch Schütteln gemischt. Die Lösung ist praktisch farblos. Wird das Reagenzglas 1 min lang in ein Wasserbad gestellt, entsteht eine Gelbbraunfärbung.

D. Die Substanz gibt die Identitätsreaktion a auf Natrium (2.3.1).

Prüfung auf Reinheit

Prüflösung: 2,50 g Substanz werden in kohlendioxidfreiem Wasser *R* zu 50 ml gelöst.

Aussehen der Lösung: Die Prüflösung muß klar (2.2.1) und darf nicht stärker gefärbt sein als die Farbvergleichslösung G_5 (2.2.2, Methode II).

***p*H-Wert** (2.2.3): Der *p*H-Wert der Prüflösung muß zwischen 5,5 und 7,5 liegen.

Spezifische Drehung (2.2.7): 0,200 g Substanz werden in Wasser *R* zu 20,0 ml gelöst. Die spezifische Drehung muß zwischen +182 und +196° liegen, berechnet auf die wasserfreie Substanz.

Verwandte Substanzen: Die Prüfung erfolgt mit Hilfe der Flüssigchromatographie (2.2.29) wie unter „Gehaltsbestimmung" beschrieben.

20 µl Untersuchungslösung b werden eingespritzt, und die Elution wird unter isokratischen Bedingungen begonnen. Unmittelbar nach dem Auftreten des Carbenicillin-Peaks wird wie nachfolgend beschrieben auf lineare Gradientenelution übergegangen. Wenn die mobile Phase so eingestellt worden ist, daß ihre Zusammensetzung die ge-

forderte Auflösung gewährleistet, beginnt die Zeitmessung beim Gradienten mit Null.

Zeit (min)	Mobile Phase A (% *V/V*)	Mobile Phase B (% *V/V*)	Erläuterungen
0 – 30	85 → 0	15 → 100	linearer Gradient
30 – 45	0	100	isokratisch
45 – 60	0 → 85	100 → 15	Re-Äquilibrierung

Die Säule wird mit der anfänglich gewählten mobilen Phase 15 min lang äquilibriert.

20 µl Referenzlösung b werden eingespritzt, und die Elution wird nach demselben Programm durchgeführt. Um eine Blindprobe zu erhalten, werden 20 µl Lösungsmittelmischung eingespritzt, wobei die Elution auf gleiche Weise durchgeführt wird. Im Chromatogramm der Untersuchungslösung b darf eine dem Benzylpenicillin-Natrium entsprechende Peakfläche nicht größer sein als das 5fache der Fläche des Hauptpeaks im Chromatogramm der Referenzlösung b (5 Prozent). Keine Peakfläche, mit Ausnahme der des Hauptpeaks und einer dem Benzylpenicillin entsprechenden Fläche, darf größer sein als das 3fache der Fläche des Hauptpeaks im Chromatogramm der Referenzlösung b (3 Prozent). Die Summe aller Peakflächen, mit Ausnahme der Fläche des Hauptpeaks, darf nicht größer sein als das 11fache der Fläche des Hauptpeaks im Chromatogramm der Referenzlösung b (11 Prozent). Peaks der Blindprobe und Peaks, deren Fläche kleiner ist als das 0,1fache der Fläche des Hauptpeaks im Chromatogramm der Referenzlösung b, werden nicht berücksichtigt.

Wasser (2.5.12): Höchstens 5,5 Prozent, mit 0,150 g Substanz nach der Karl-Fischer-Methode bestimmt.

Sterilität (2.6.1): Carbenicillin-Dinatrium zur Herstellung von Parenteralia, das dabei keinem weiteren geeigneten Sterilisationsverfahren unterworfen wird, muß der Prüfung entsprechen.

Bakterien-Endotoxine (2.6.14): Carbenicillin-Dinatrium zur Herstellung von Parenteralia, das dabei keinem weiteren geeigneten Verfahren zur Beseitigung von Bakterien-Endotoxinen unterworfen wird, darf höchstens 0,05 I.E. Bakterien-Endotoxine je Milligramm Substanz enthalten.

Gehaltsbestimmung

Die Bestimmung erfolgt mit Hilfe der Flüssigchromatographie (2.2.29).

Lösungsmittelmischung: 7,8 g Natriumdihydrogenphosphat *R* werden in 900 ml Wasser *R* gelöst. Die mit verdünnter Natriumhydroxid-Lösung *R* auf einen *p*H-Wert von 6,4 eingestellte Lösung wird mit Wasser *R* zu 1000 ml verdünnt.

Untersuchungslösung a: 25,0 mg Substanz werden in der Lösungsmittelmischung zu 50,0 ml gelöst.

Untersuchungslösung b: Die Lösung ist unmittelbar vor Gebrauch herzustellen. 60,0 mg Substanz werden in der Lösungsmittelmischung zu 20,0 ml gelöst.

Referenzlösung a: 25,0 mg Carbenicillin-Dinatrium *CRS* werden in der Lösungsmittelmischung zu 50,0 ml gelöst.

Referenzlösung b: 30,0 mg Benzylpenicillin-Natrium *CRS* werden in der Lösungsmittelmischung zu 20,0 ml gelöst. 1,0 ml Lösung wird mit der Lösungsmittelmischung zu 50,0 ml verdünnt.

Referenzlösung c: 2,0 mg Cefixim *CRS* werden in der Lösungsmittelmischung zu 50,0 ml gelöst. 5,0 ml Lösung werden mit 5,0 ml Referenzlösung a versetzt.

Referenzlösung d: 1,0 ml Referenzlösung a wird mit der Lösungsmittelmischung zu 25,0 ml verdünnt. 1,0 ml dieser Lösung wird mit der Lösungsmittelmischung zu 100,0 ml verdünnt.

Die Chromatographie kann durchgeführt werden mit
- einer Säule von 0,25 m Länge und 4,6 mm innerem Durchmesser, gepackt mit octadecylsilyliertem Kieselgel zur Chromatographie *R* (5 µm)
- folgenden mobilen Phasen bei einer Durchflußrate von 1,0 ml je Minute:
  Mobile Phase A: 980 ml einer Lösung von Natriumdihydrogenphosphat *R* (15,6 g · l^{-1}), deren *p*H-Wert falls erforderlich mit Phosphorsäure 10 % *R* oder verdünnter Natriumhydroxid-Lösung *R* auf 4,3 eingestellt wurde, werden mit 20 ml Acetonitril *R* gemischt
  Mobile Phase B: 600 ml einer Lösung von Natriumdihydrogenphosphat *R* (15,6 g · l^{-1}), deren *p*H-Wert falls erforderlich mit Phosphorsäure 10 % *R* oder verdünnter Natriumhydroxid-Lösung *R* auf 4,3 eingestellt wurde, werden mit 400 ml Acetonitril *R* gemischt
- einem Spektrometer als Detektor bei einer Wellenlänge von 230 nm.

Die Säule wird mit einer Mischung von mobiler Phase A zu mobiler Phase B von 85 zu 15 äquilibriert.

20 µl Referenzlösung c und 20 µl Referenzlösung d werden eingespritzt. Die Bestimmung darf nur ausgewertet werden, wenn im Chromatogramm der Referenzlösung c die Auflösung zwischen den 2 Hauptpeaks mindestens 9,0 beträgt (falls erforderlich wird das Verhältnis von Phase A zu Phase B in der mobilen Phase geändert) und das Massenverteilungsverhältnis für den zweiten Peak (Carbenicillin) zwischen 3,5 und 4,8 liegt. Die Bestimmung darf nur ausgewertet werden, wenn im Chromatogramm der Referenzlösung d der Hauptpeak ein Signal-Rausch-Verhältnis von mindestens 3 besitzt.

Je 20 µl Referenzlösung a werden 6mal eingespritzt. Die Bestimmung darf nur ausgewertet werden, wenn die relative Standardabweichung der Fläche des Hauptpeaks höchstens 1,0 Prozent beträgt.

20 µl Untersuchungslösung a und 20 µl Referenzlösung a werden abwechselnd eingespritzt.

Lagerung

Dicht verschlossen, vor Licht geschützt, zwischen 2 und 8 °C. Falls die Substanz steril ist, im Behältnis mit Sicherheitsverschluß.

Beschriftung

Die Beschriftung gibt, insbesondere, falls zutreffend, an
- daß die Substanz steril ist
- daß die Substanz frei von Bakterien-Endotoxinen ist.

Verunreinigungen

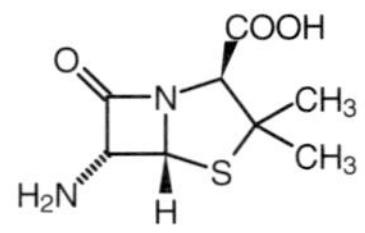

A. (2*S*,5*R*,6*R*)-6-Amino-3,3-dimethyl-7-oxo-4-thia-1-azabicyclo[3.2.0]heptan-2-carbonsäure (6-Aminopenicillansäure)

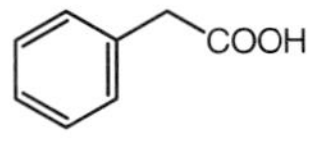

B. Phenylessigsäure

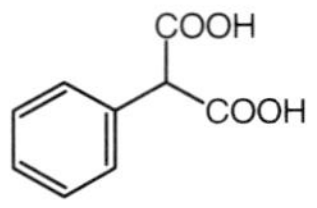

C. 2-Phenylpropandisäure (Phenylmalonsäure)

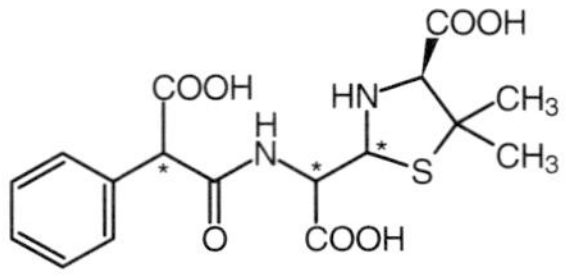

D. (4*S*)-2-[Carboxy[(2-carboxy-2-phenylacetyl)amino]methyl]-5,5-dimethylthiazolidin-4-carbonsäure (Penicillosäuren des Carbenicillins)

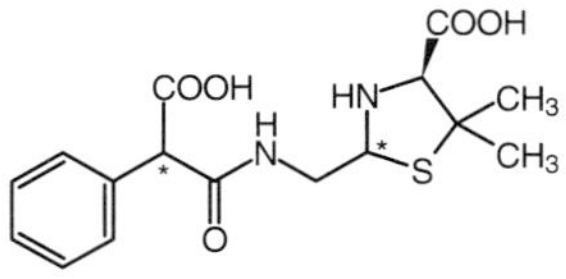

E. (4*S*)-2-[[(2-Carboxy-2-phenylacetyl)amino]methyl]-5,5-dimethylthiazolidin-4-carbonsäure (Penillosäuren des Carbenicillins)

F. (2*S*,5*R*,6*R*)-3,3-Dimethyl-7-oxo-6-[(phenylacetyl)amino]-4-thia-1-azabicyclo[3.2.0]heptan-2-carbonsäure (Benzylpenicillin)

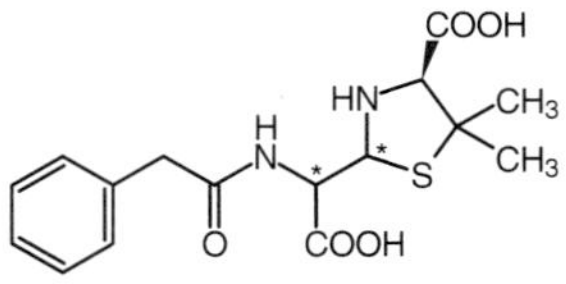

G. (4*S*)-2-[Carboxy[(phenylacetyl)amino]methyl]-5,5-dimethylthiazolidin-4-carbonsäure (Penicillosäuren des Benzylpenicillins)

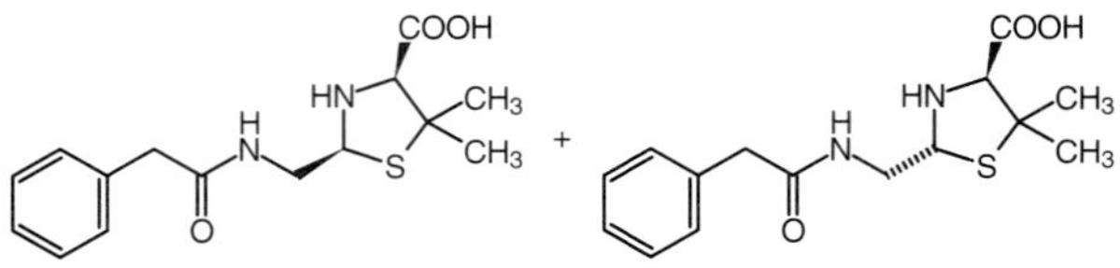

H. (2*RS*,4*S*)-2-[[(Phenylacetyl)amino]methyl]-5,5-dimethylthiazolidin-4-carbonsäure (Penillosäuren des Benzylpenicillins)

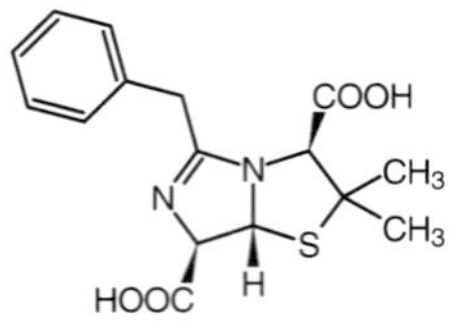

I. (3*S*,7*R*,7a*R*)-5-Benzyl-2,2-dimethyl-2,3,7,7a-tetrahydroimidazo[5,1-*b*]thiazol-3,7-dicarbonsäure (Penillsäure des Benzylpenicillins).

1999, 1299

Carbomere

Carbomera

Definition

Carbomere sind Polymere mit großer relativer Molekülmasse von Acrylsäure, quervernetzt mit Polyalkenethern von Zuckern oder Polyalkoholen. Sie enthalten mindestens 56,0 und höchstens 68,0 Prozent Carboxyl-Gruppen (–COOH), berechnet auf die getrocknete Substanz. Die scheinbare Viskosität muß mindestens 70,0 und darf höchstens 130,0 Prozent des in der Beschriftung angegebenen Werts für Carbomere mit einer nominalen Viskosität von 20 000 mPa · s oder mehr und mindestens 50,0 und höchstens 150,0 Prozent des in der Beschriftung angegebenen Werts für Carbomere mit einer nominalen Viskosität unter 20 000 mPa · s betragen.

Eigenschaften

Weißes, lockeres, hygroskopisches Pulver; die Substanz quillt in Wasser und anderen polaren Lösungsmitteln nach Dispersion und Neutralisation mit Natriumhydroxid-Lösung.

Prüfung auf Identität

1: A, E.
2: B, C, D, E.

A. Die Prüfung erfolgt mit Hilfe der IR-Spektroskopie (2.2.24). Das Spektrum zeigt Hauptbanden bei 2960, 1720, 1455, 1415, 1250, 1175 und 800 cm^{-1}, mit der stärksten Bande bei 1720 cm^{-1}.

B. Wird eine Dispersion der Substanz (10 g · l^{-1}) mit Natriumhydroxid-Lösung (1 mol · l^{-1}) auf einen *p*H-Wert von etwa 7,5 eingestellt, bildet sich ein hochviskoses Gel.

C. Werden 10 ml des unter „Prüfung auf Identität, B“ gebildeten Gels unter ständigem Rühren mit 2 ml einer Lösung von Calciumchlorid *R* (100 g · l^{-1}) versetzt, entsteht sofort ein weißer Niederschlag.

D. Werden 10 ml einer Dispersion der Substanz (10 g · l^{-1}) mit 0,5 ml Thymolblau-Lösung *R* versetzt, entsteht eine orange Färbung.

Werden 10 ml einer Dispersion der Substanz (10 g · l^{-1}) mit 0,5 ml Cresolrot-Lösung *R* versetzt, entsteht eine gelbe Färbung.

E. Die Substanz entspricht der in der Beschriftung angegebenen scheinbaren Viskosität.

Prüfung auf Reinheit

Scheinbare Viskosität: Die Substanz wird 1 h lang im Vakuum bei 80 °C getrocknet. In einem 1000-ml-Becherglas werden 2,50 g der zuvor getrockneten Substanz vorsichtig in 500 ml Wasser *R* gegeben, unter ständigem Rühren bei einer Umdrehungsgeschwindigkeit von 1000 ± 50 Umdrehungen je Minute (UPM). Der Schaft des Rührers wird an einer Seite des Becherglases in einem Winkel von 60° befestigt. Die zuvor getrocknete Substanz wird über einen Zeitraum von 45 bis 90 s zugesetzt, in gleichen Mengen und sicherstellend, daß sich lockere Aggregate des Pulvers verteilen. Das Rühren wird 15 min lang mit 1000 ± 50 UPM fortgesetzt. Der Rührer wird entfernt und das Becherglas mit der Dispersion 30 min lang in ein Wasserbad von 25 ± 0,2 °C gestellt. Der Rührer wird erneut eingesetzt bis zu der Eintauchtiefe, die erforderlich ist, um sicherzustellen, daß keine Luft in die Dispersion gezogen wird. Unter Rühren mit 300 ± 25 UPM wird bis zu einem *p*H-Wert zwischen 7,3 und 7,8 titriert, wobei eine Lösung von Natriumhydroxid *R* (180 g · l^{-1}) der Dispersion unter der Oberfläche zugesetzt wird. Der Endpunkt wird mit Hilfe der Potentiometrie (2.2.20) unter Verwendung einer Glas-/Kalomel-Elektrode bestimmt. Dabei werden insgesamt etwa 6,2 ml der Lösung von Natriumhydroxid *R* (180 g · l^{-1}) verbraucht. Vor der endgültigen *p*H-Wert-Bestimmung sind 2 bis 3 min abzuwarten. Übersteigt der endgültige *p*H-Wert 7,8, ist die Zubereitung zu verwerfen und eine neue unter Verwendung einer geringeren Menge Natriumhydroxid für die Titration herzustellen.

Die neutralisierte Zubereitung wird erneut 1 h lang in ein Wasserbad von 25 °C gestellt. Dann wird ohne Verzögerung die Viskosität bestimmt, um leichte Viskositätsänderungen zu vermeiden, die 75 min nach der Neutralisation auftreten. Die Viskosität wird mit einem Rotationsviskosimeter (2.2.10) bestimmt, dessen Spindel sich mit etwa 20 UPM bewegt. Zur Messung des erwarteten Bereichs der scheinbaren Viskosität wird eine geeignete Spindel ausgewählt. Die scheinbare Viskosität muß zwischen 300 und 115 000 mPa · s liegen.

Freie Acrylsäure: Die Bestimmung erfolgt mit Hilfe der Flüssigchromatographie (2.2.29).

Untersuchungslösung: 0,125 g Substanz werden in einer Lösung von Aluminiumkaliumsulfat *R* (25 g · l^{-1}) suspendiert. Die Suspension wird mit einer Lösung von Aluminiumkaliumsulfat *R* (25 g · l^{-1}) zu 25,0 ml verdünnt und anschließend 20 min lang unter gelegentlichem Schütteln auf 50 °C erwärmt. Dann wird die Suspension ununterbrochen 60 min lang bei Raumtemperatur geschüttelt und anschließend zentrifugiert. Die klare, überstehende Flüssigkeit wird als Untersuchungslösung verwendet.

Referenzlösung: 62,5 mg Acrylsäure *R* werden in einer Lösung von Aluminiumkaliumsulfat *R* (25 g · l^{-1}) zu 100,0 ml gelöst. 1,0 ml Lösung wird mit einer Lösung von Aluminiumkaliumsulfat *R* (25 g · l^{-1}) zu 50,0 ml verdünnt.

Die Chromatographie kann durchgeführt werden mit
- einer Säule von 0,12 m Länge und 4,6 mm innerem Durchmesser, gepackt mit octadecylsilyliertem Kieselgel zur Chromatographie *R* (5 µm),
- den mobilen Phasen A und B bei einer Durchflußrate von 1 ml je Minute, entsprechend dem Gradienten in der nachfolgenden Tabelle
  Mobile Phase A: Eine Lösung von Kaliumdihydrogenphosphat *R* (1,361 g · l^{-1})
  Mobile Phase B: Eine Mischung gleicher Volumteile einer Lösung von Kaliumdihydrogenphosphat *R* (1,361 g · l^{-1}) und Acetonitril zur Chromatographie *R*

Zeit (min)	Mobile Phase A (% *V/V*)	Mobile Phase B (% *V/V*)
0	100	0
8	100	0
9	0	100
20	0	100
21	100	0
30	100	0

- einem Spektrometer als Detektor bei einer Wellenlänge von 205 nm.

Etwa 20 µl jeder Lösung werden eingespritzt. Werden die Chromatogramme unter den vorgeschriebenen Bedingungen aufgezeichnet, beträgt die Retentionszeit für Acrylsäure etwa 6,0 min.

Im Chromatogramm der Untersuchungslösung darf eine der Acrylsäure entsprechende Peakfläche nicht größer sein als die entsprechende Peakfläche im Chromatogramm der Referenzlösung (0,25 Prozent).

Benzol: Die Prüfung erfolgt mit Hilfe der Prüfung „Lösungsmittel-Rückstände" (2.4.24, System A).

Lösungsmittel-Lösung: 0,100 g Benzol *R* werden mit Dimethylsulfoxid *R* zu 100,0 ml verdünnt. 1,0 ml Lösung wird mit Wasser *R* zu100,0 ml verdünnt. 1,0 ml dieser Lösung wird mit Wasser *R* zu 100,0 ml verdünnt.

Untersuchungslösung: 50,0 mg Substanz werden in eine Probeflasche eingewogen und mit 5,0 ml Wasser *R* sowie 1,0 ml Dimethylsulfoxid *R* versetzt.

Referenzlösung: 50,0 mg Substanz werden in eine Probeflasche eingewogen und mit 4,0 ml Wasser *R*, 1,0 ml Dimethylsulfoxid *R* und 1,0 ml Lösungsmittel-Lösung versetzt.

Die Probeflaschen werden mit Gummistopfen, die mit Polytetrafluorethylen überzogen sind, dicht verschlossen und mit einer Aluminiumkappe gesichert. Die Probeflaschen werden geschüttelt, um eine homogene Suspension zu erhalten.

Die folgenden Bedingungen bei der Headspace-Chromatographie können angewendet werden:
- Äquilibrierungstemperatur 80 °C
- Äquilibrierungszeit 60 min
- Überleitungstemperatur 90 °C.

1 ml Gasphase der Referenzlösung wird auf die Säule des Systems A gegeben. Falls erforderlich wird die Empfindlichkeit des Systems so eingestellt, daß die Höhe des

Benzol-Peaks im Chromatogramm mindestens 20 Prozent des maximalen Ausschlags beträgt.

Je 1 ml Gasphase der Untersuchungslösung und der Referenzlösung wird auf die Säule gegeben. In gleicher Weise wird noch 2mal verfahren.

Die mittlere Peakfläche des Benzols in den Chromatogrammen der Untersuchungslösung darf höchstens die Hälfte der mittleren Peakfläche des Benzols in den Chromatogrammen der Referenzlösung betragen.

Die Prüfung darf nur ausgewertet werden, wenn nach 3 paarweise aufeinanderfolgenden Einspritzungen von Untersuchungslösung und Referenzlösung die relative Standardabweichung höchstens 15 Prozent beträgt (2 ppm).

Schwermetalle (2.4.8): 1,0 g Substanz muß der Grenzprüfung C auf Schwermetalle entsprechen (20 ppm). Zur Herstellung der Referenzlösung werden 2 ml Blei-Lösung (10 ppm Pb) *R* verwendet.

Trocknungsverlust (2.2.32): Höchstens 2,0 Prozent, mit 1,000 g Substanz durch 60 min langes Trocknen im Vakuum bei 80 °C bestimmt.

Sulfatasche (2.4.14): Höchstens 4,0 Prozent, mit 1,0 g Substanz bestimmt.

Gehaltsbestimmung

0,120 g Substanz werden langsam und unter starkem Rühren in 400 ml Wasser *R* gestreut, und das Rühren wird 15 min lang fortgesetzt. Nach Herabsetzen der Rührgeschwindigkeit wird mit Natriumhydroxid-Lösung (0,2 mol · l^{-1}) auf einen *p*H-Wert von 10,0 titriert. Der Endpunkt wird mit Hilfe der Potentiometrie (2.2.20) unter Verwendung einer Glas-/Kalomel-Elektrode bestimmt. Nach jedem Zusatz von Natriumhydroxid-Lösung (0,2 mol · l^{-1}) wird etwa 1 min lang gerührt, bevor der *p*H-Wert abgelesen wird.

1 ml Natriumhydroxid-Lösung (0,2 mol · l^{-1}) entspricht 9,0 mg Carboxyl-Gruppen.

Lagerung

Dicht verschlossen.

Beschriftung

Die Beschriftung gibt insbesondere die nominale Viskosität an.

2001, 1566

Carboxymethylstärke-Natrium (Typ C)

Carboxymethylamylum natricum C

Definition

Carboxymethylstärke-Natrium (Typ C) ist das Natriumsalz einer durch physikalische Dehydratation vernetzten, partiell *O*-carboxymethylierten Stärke. Sie enthält mindestens 2,8 und höchstens 5,0 Prozent Natrium (A_r 22,99), berechnet auf die mit Ethanol 80 % (*V/V*) gewaschene und getrocknete Substanz.

Eigenschaften

Weißes bis fast weißes, feines, fließfähiges, sehr hygroskopisches Pulver; löslich in Wasser, praktisch unlöslich in Dichlormethan. Die Substanz gibt mit Wasser ein durchscheinendes gelartiges Produkt.

Mikroskopische Merkmale: Die Substanz zeigt unregelmäßige, ei- oder birnenförmige Körner von 30 bis 100 µm Durchmesser oder rundliche Körner von 10 bis 35 µm Durchmesser und gelegentlich zusammengesetzte 2- bis 4teilige Körner. Die Körner haben einen exzentrischen Spalt; die konzentrische Schichtung ist deutlich erkennbar. Im polarisierten Licht erscheint über dem Spalt ein ausgeprägtes schwarzes Kreuz. Auf der Oberfläche der Körner erscheinen kleine Kristalle. Werden die Körner mit Wasser versetzt, quellen sie beträchtlich.

Prüfung auf Identität

A. Die Substanz entspricht der Prüfung „*p*H-Wert" (siehe „Prüfung auf Reinheit").

B. Eine Mischung von 4,0 g Substanz und 20 ml kohlendioxidfreiem Wasser *R* hat nach Umschütteln und ohne Erwärmen ein gelartiges Aussehen. Nach Zusatz von 100 ml kohlendioxidfreiem Wasser *R* und Umschütteln bleibt das Gel stabil (Unterscheidung von Typ A und B). Das Gel wird für die Prüfungen „Aussehen des Gels" und „*p*H-Wert" aufbewahrt.

C. Werden 5 ml des unter „Prüfung auf Identität, B" erhaltenen Gels mit 0,05 ml Iod-Lösung *R* 1 versetzt, entsteht eine tiefblaue Färbung.

D. Die Prüflösung (siehe „Prüfung auf Reinheit") gibt die Identitätsreaktion a auf Natrium (2.3.1).

Prüfung auf Reinheit

Prüflösung: In einem Quarz- oder Platintiegel werden 2,5 g Substanz mit 2 ml einer Lösung von Schwefelsäure *R* (500 g · l^{-1}) versetzt. Die Mischung wird unter stetiger Temperaturerhöhung zuerst auf dem Wasserbad, dann vorsichtig auf offener Flamme erhitzt und anschließend in einem Muffelofen bei 600 ± 25 °C bis zum Verschwinden aller schwarzen Partikel geglüht. Der Glührückstand wird nach dem Erkalten mit einigen Tropfen Schwefelsäure *R* versetzt und wie zuvor erneut erhitzt und geglüht. Der Glührückstand wird nach dem Erkalten mit einigen Tropfen Ammoniumcarbonat-Lösung *R* versetzt, die Mischung zur Trockne eingedampft und der Rückstand vorsichtig geglüht. Nach dem Erkalten wird der Rückstand in 50 ml Wasser *R* gelöst.

Aussehen des Gels: Das unter „Prüfung auf Identität, B" erhaltene Gel muß farblos (2.2.2, Methode II) sein.

***p*H-Wert** (2.2.3): Der *p*H-Wert des unter „Prüfung auf Identität, B" erhaltenen Gels muß zwischen 5,5 und 7,5 liegen.

Natriumglycolat:
Die Prüfung wird unter Lichtschutz durchgeführt.

Untersuchungslösung: 0,20 g Substanz werden in einem Becherglas mit 5 ml Essigsäure *R* und 5 ml Wasser *R* versetzt. Bis zur Lösung wird etwa 10 min lang gerührt. Nach Zusatz von 50 ml Aceton *R* und 1 g Natriumchlorid *R* wird durch ein großporiges, mit Aceton *R* angefeuchtetes Filter in einen Meßkolben filtriert. Becherglas und Filter werden mit Aceton *R* nachgespült. Das mit der Waschflüssigkeit vereinigte Filtrat wird mit Aceton *R* zu 100,0 ml verdünnt und ohne Schütteln 24 h lang stehengelassen. Die klare, überstehende Flüssigkeit dient als Untersuchungslösung.

Referenzlösung: 0,310 g Glycolsäure *R*, zuvor im Exsikkator über Phosphor(V)-oxid *R* im Vakuum getrocknet, werden in Wasser *R* zu 500,0 ml gelöst. 5,0 ml Lösung werden mit 5 ml Essigsäure *R* versetzt. Nach etwa 30 min langem Stehenlassen wird mit 50 ml Aceton *R* und 1 g Natriumchlorid *R* versetzt und mit Aceton *R* zu 100,0 ml verdünnt.

2,0 ml Untersuchungslösung werden 20 min lang im Wasserbad erhitzt, auf Raumtemperatur abgekühlt und mit 20,0 ml 2,7-Dihydroxynaphthalin-Lösung *R* versetzt. Nach dem Umschütteln wird die Lösung 20 min lang im Wasserbad erhitzt. Die Mischung wird unter fließendem Wasser abgekühlt und quantitativ in einen 25-ml-Meßkolben überführt. Während der Kolben unter fließendem Wasser gekühlt wird, wird mit Schwefelsäure *R* bis zur Marke aufgefüllt. Innerhalb von 10 min wird die Absorption (2.2.25) dieser Lösung bei 540 nm gegen Wasser *R* als Kompensationsflüssigkeit gemessen. Die Absorption der mit der Untersuchungslösung hergestellten Lösung darf nicht größer sein als die Absorption einer Lösung, die gleichzeitig und unter den gleichen Bedingungen mit 2,0 ml Referenzlösung hergestellt wurde (2,0 Prozent).

Natriumchlorid: Höchstens 1 Prozent. 1,00 g Substanz wird 10 min lang mit 20 ml Ethanol 80 % *R* geschüttelt. Die Mischung wird filtriert. Der Vorgang wird 4mal wiederholt. Der Rückstand wird bei 100 °C bis zur Massekonstanz getrocknet und für die Gehaltsbestimmung aufbewahrt. Die Filtrate werden vereinigt und zur Trockne eingedampft. Der Rückstand wird in Wasser *R* zu 25,0 ml gelöst. 10,0 ml Lösung werden nach Zusatz von 30 ml Wasser *R* und 5 ml verdünnter Salpetersäure *R* mit Silbernitrat-Lösung (0,1 mol · l^{-1}) titriert. Der Endpunkt wird mit Hilfe der Potentiometrie (2.2.20) unter Verwendung einer Silberelektrode bestimmt.

1 ml Silbernitrat-Lösung (0,1 mol · l^{-1}) entspricht 5,844 mg NaCl.

Eisen (2.4.9): 10 ml Prüflösung müssen der Grenzprüfung auf Eisen entsprechen (20 ppm).

Schwermetalle (2.4.8): 1,0 g Substanz muß der Grenzprüfung D auf Schwermetalle entsprechen (20 ppm). Zur Herstellung der Referenzlösung werden 2 ml Blei-Lösung (10 ppm Pb) *R* verwendet.

Trocknungsverlust (2.2.32): Höchstens 7,0 Prozent, mit 1,000 g Substanz durch 4 h langes Trocknen im Trockenschrank bei 100 bis 105 °C bestimmt.

Mikrobielle Verunreinigung:
Spezifizierte Mikroorganismen (2.6.13): *Escherichia coli* und Salmonellen dürfen nicht vorhanden sein.

Gehaltsbestimmung

0,500 g des bei der Prüfung „Natriumchlorid" (siehe „Prüfung auf Reinheit") erhaltenen, getrockneten und zerriebenen Rückstands werden mit 80 ml wasserfreier Essigsäure *R* versetzt. Die Mischung wird 2 h lang zum Rückfluß erhitzt. Die Lösung wird auf Raumtemperatur abgekühlt und mit Perchlorsäure (0,1 mol · l^{-1}) titriert. Der Endpunkt wird mit Hilfe der Potentiometrie (2.2.20) bestimmt. Ein Blindversuch wird durchgeführt.

1 ml Perchlorsäure (0,1 mol · l^{-1}) entspricht 2,299 mg Na.

Lagerung

Dicht verschlossen, vor Licht geschützt.

2000, 886

Carmellose-Calcium

Carmellosum calcicum

Definition

Carmellose-Calcium (Carboxymethylcellulose-Calcium) ist das Calciumsalz einer partiell *O*-carboxymethylierten Cellulose. Die Substanz darf höchstens 0,6 Prozent Siliciumdioxid (SiO_2) enthalten.

Eigenschaften

Weißes bis gelblichweißes, nach dem Trocknen hygroskopisches Pulver; praktisch unlöslich in Aceton, Ethanol und Toluol. Die Substanz quillt im Wasser unter Bildung einer Suspension.

Prüfung auf Identität

A. 0,1 g Substanz werden mit 10 ml Wasser *R* kräftig geschüttelt. Die Suspension wird mit 12 ml verdünnter Natriumhydroxid-Lösung *R* versetzt und 10 min lang stehengelassen (Lösung a). 1 ml Lösung a wird mit Wasser *R* zu 5 ml verdünnt. 0,05 ml dieser Lösung werden mit 0,5 ml einer Lösung von Chromotropsäure-Natrium *R* (0,5 g · l^{-1}) in einer 75prozentigen Lösung (*m/m*) von Schwefelsäure *R* versetzt. Nach 10 min langem Erhitzen im Wasserbad ist die Lösung purpurrot gefärbt.

B. Werden 5 ml der unter „Prüfung auf Identität, A" erhaltenen Lösung a mit 10 ml Aceton *R* geschüttelt, entsteht ein weißer, flockiger Niederschlag.

C. Werden 5 ml der unter „Prüfung auf Identität, A" erhaltenen Lösung a mit 1 ml Eisen(III)-chlorid-Lösung *R* 1 geschüttelt, entsteht ein brauner, flockiger Niederschlag.

D. 1 g Substanz wird geglüht. Der Rückstand wird in einer Mischung von 5 ml Essigsäure *R* und 10 ml Wasser *R* gelöst und die Lösung falls erforderlich filtriert. Das Filtrat wird einige Minuten lang im Sieden gehalten, abgekühlt und mit verdünnter Ammoniak-Lösung *R* 1 neutralisiert. Die Lösung gibt die Identitätsreaktion a auf Calcium (2.3.1).

Prüfung auf Reinheit

Prüflösung: 1,0 g Substanz wird mit 50 ml destilliertem Wasser *R* geschüttelt, die Suspension mit 5 ml verdünnter Natriumhydroxid-Lösung *R* versetzt und mit destilliertem Wasser *R* zu 100 ml verdünnt.

Alkalisch reagierende Substanzen: 1,0 g Substanz wird kräftig mit 50 ml kohlendioxidfreiem Wasser *R* geschüttelt. Nach Zusatz von 0,05 ml Phenolphthalein-Lösung *R* darf keine Rotfärbung auftreten.

Siliciumdioxid: Höchstens 0,6 Prozent. Der bei der Prüfung „Sulfatasche" erhaltene Rückstand wird mit einer für die vollständige Befeuchtung des Rückstands ausreichenden Menge Ethanol 96 % *R* versetzt. 6 ml Flußsäure *R* werden in kleinen Teilen zugesetzt. Bei 95 bis 105 °C wird unter Vermeidung von Teilchenverlusten zur Trockne eingedampft. Nach dem Abkühlen wird die Wand des Platintiegels mit 6 ml Flußsäure *R* gewaschen. Nach Zusatz von 0,5 ml Schwefelsäure *R* wird zur Trockne eingedampft, die Temperatur allmählich erhöht und bei 900 °C geglüht. Nach dem Erkalten im Exsikkator wird gewogen. Die Differenz zwischen der Masse des bei der Prüfung „Sulfatasche" erhaltenen Rückstands und der Masse dieses Rückstands entspricht dem Anteil des Siliciumdioxids in der Substanz.

Chlorid (2.4.4): 20 ml Prüflösung werden auf dem Wasserbad mit 10 ml verdünnter Salpetersäure *R* erhitzt, bis ein flockiger Niederschlag entsteht. Nach dem Abkühlen wird zentrifugiert und die überstehende Flüssigkeit gesammelt. Der Rückstand wird 3mal mit je 10 ml Wasser *R* gewaschen und jeweils zentrifugiert. Die überstehende Flüssigkeit und die Waschflüssigkeiten werden vereinigt und mit Wasser *R* zu 100 ml verdünnt. 25 ml Lösung werden mit 6 ml verdünnter Salpetersäure *R* versetzt und mit Wasser *R* zu 50 ml verdünnt. 10 ml dieser Lösung, mit Wasser *R* zu 15 ml verdünnt, müssen der Grenzprüfung auf Chlorid entsprechen (0,5 Prozent).

Sulfat (2.4.13): 20 ml Prüflösung werden auf dem Wasserbad mit 1 ml Salzsäure *R* erhitzt, bis ein flockiger Niederschlag entsteht. Nach dem Abkühlen wird zentrifugiert und die überstehende Flüssigkeit gesammelt. Der Rückstand wird 3mal mit je 10 ml destilliertem Wasser *R* gewaschen und jeweils zentrifugiert. Die überstehende Flüssigkeit und die Waschflüssigkeiten werden vereinigt und mit destilliertem Wasser *R* zu 100 ml verdünnt. 25 ml Lösung werden mit 1 ml verdünnter Salzsäure *R* versetzt und mit destilliertem Wasser *R* zu 50 ml verdünnt. 15 ml dieser Lösung müssen der Grenzprüfung auf Sulfat entsprechen (1 Prozent).

Schwermetalle (2.4.8): 1,0 g Substanz muß der Grenzprüfung D auf Schwermetalle entsprechen (20 ppm). Zur Herstellung der Referenzlösung werden 2 ml Blei-Lösung (10 ppm Pb) *R* verwendet.

Trocknungsverlust (2.2.32): Höchstens 10,0 Prozent, mit 1,000 g Substanz durch 4 h langes Trocknen im Trockenschrank bei 100 bis 105 °C bestimmt.

Sulfatasche (2.4.14): 10,0 bis 20,0 Prozent, mit 1,0 g Substanz in einem Platintiegel bestimmt und berechnet auf die getrocknete Substanz. Die Substanz wird mit einer Mischung gleicher Volumteile Wasser *R* und Schwefelsäure *R* befeuchtet.

Lagerung

Gut verschlossen.

2001, 472

Carmellose-Natrium

Carmellosum natricum

Definition

Carmellose-Natrium (Carboxymethylcellulose-Natrium) ist das Natriumsalz einer partiell *O*-carboxymethylierten Cellulose. Es enthält mindestens 6,5 und höchstens 10,8 Prozent Natrium (Na), berechnet auf die getrocknete Substanz.

Eigenschaften

Weißes bis fast weißes, körniges, nach dem Trocknen hygroskopisches Pulver; praktisch unlöslich in Aceton, wasserfreiem Ethanol, Ether und Toluol. Die Substanz läßt sich in Wasser leicht dispergieren und gibt kolloidale Lösungen.

Prüfung auf Identität

A. Werden 10 ml Prüflösung (siehe „Prüfung auf Reinheit") mit 1 ml Kupfer(II)-sulfat-Lösung *R* versetzt, bildet sich ein blauer, flockiger Niederschlag.

B. Werden 5 ml Prüflösung einige Minuten lang zum Sieden erhitzt, bildet sich kein Niederschlag.

C. Die Lösung, die für die Prüfung „Schwermetalle" (siehe „Prüfung auf Reinheit") verwendet wird, gibt die Identitätsreaktionen auf Natrium (2.3.1).

Prüfung auf Reinheit

Prüflösung: Eine 1,0 g getrockneter Substanz entsprechende Menge wird unter kräftigem Rühren in 90 ml 40 bis 50 °C warmes kohlendioxidfreies Wasser *R* gestreut und dispergiert. Die Mischung wird so lange gerührt, bis eine kolloidale Lösung erhalten wird. Nach dem Abkühlen wird mit kohlendioxidfreiem Wasser *R* zu 100 ml verdünnt.

Aussehen der Lösung: Die Prüflösung darf nicht stärker opaleszieren als die Referenzsuspension III (2.2.1) und nicht stärker gefärbt sein als die Farbvergleichslösung G_6 (2.2.2, Methode II).

***p*H-Wert** (2.2.3): Der *p*H-Wert der Prüflösung muß zwischen 6,0 und 8,0 liegen.

Viskosität: Eine 2,00 g getrockneter Substanz entsprechende Menge wird unter Rühren in 50 ml 90 °C heißem Wasser *R* dispergiert. Um bei Substanzen mit niedriger Viskosität die in der Beschriftung angegebene Konzentration zu erreichen, muß eine entsprechende Menge dispergiert werden. Nach dem Erkalten wird mit Wasser *R* zu 100,0 ml verdünnt und bis zur vollständigen Lösung gerührt. Die Viskosität (2.2.10) wird mit Hilfe des Rotationsviskosimeters bei 20 °C und einem Schergefälle von 10 s^{-1} bestimmt. Wenn es nicht möglich ist, ein Schergefälle von genau 10 s^{-1} zu erhalten, wird ein etwas höheres und ein etwas niedrigeres gewählt und anschließend interpoliert.

Die Viskosität muß mindestens 75 und darf höchstens 140 Prozent des in der Beschriftung angegebenen Werts betragen.

Natriumglycolat: Eine 0,500 g getrockneter Substanz entsprechende Menge wird in einem Becherglas mit 5 ml Essigsäure *R* und 5 ml Wasser *R* versetzt. Bis zur vollständigen Lösung wird etwa 30 min lang gerührt. Nach Zusatz von 80 ml Aceton *R* und 2 g Natriumchlorid *R* wird durch ein mit Aceton *R* angefeuchtetes Schnellfilter in einen Meßkolben filtriert. Becherglas und Filter werden mit Aceton *R* nachgespült, die vereinigten Filtrate werden mit Aceton *R* zu 100,0 ml verdünnt. Nach 24 h langem Stehenlassen ohne Schütteln wird die überstehende, klare Flüssigkeit zur Herstellung der Untersuchungslösung verwendet.

0,310 g Glycolsäure *R*, zuvor im Exsikkator über Phosphor(V)-oxid *R* im Vakuum getrocknet, werden in einem Meßkolben in Wasser *R* zu 1000,0 ml gelöst. 5,0 ml Lösung werden in einem Meßkolben mit 5 ml Essigsäure *R* versetzt und etwa 30 min lang stehengelassen. Nach Zusatz von 80 ml Aceton *R* und 2 g Natriumchlorid *R* wird mit Aceton *R* zu 100,0 ml verdünnt. Diese Lösung dient zur Herstellung der Referenzlösung.

In je einen 25-ml-Meßkolben werden je 2,0 ml einer der beiden Lösungen gegeben. Nach dem Abdampfen des Acetons im Wasserbad wird auf Raumtemperatur abgekühlt und mit je 5,0 ml 2,7-Dihydroxynaphthalin-Lösung *R* versetzt, geschüttelt und nochmals je 15,0 ml 2,7-Dihydroxynaphthalin-Lösung *R* zugesetzt. Die Meßkolben werden mit Aluminiumfolie verschlossen und 20 min lang im Wasserbad erhitzt. Nach dem Abkühlen unter fließendem Wasser wird mit Schwefelsäure *R* zu je 25,0 ml verdünnt. Innerhalb von 10 min werden je 10,0 ml jeder Lösung in Reagenzgläser mit flachem Boden gegeben. Bei vertikaler Durchsicht darf die Untersuchungslösung nicht stärker gefärbt sein als die Referenzlösung (0,4 Prozent).

Chlorid (2.4.4): 2 ml Prüflösung, mit Wasser *R* zu 15 ml verdünnt, müssen der Grenzprüfung auf Chlorid entsprechen (0,25 Prozent).

Schwermetalle (2.4.8): Der Rückstand aus der Prüfung „Sulfatasche" wird mit 1 ml Salzsäure *R* versetzt. Nach dem Abdampfen im Wasserbad wird der Rückstand in 20 ml Wasser *R* aufgenommen. 12 ml Lösung müssen der Grenzprüfung A auf Schwermetalle entsprechen (20 ppm). Zur Herstellung der Referenzlösung wird die Blei-Lösung (1 ppm Pb) *R* verwendet.

Trocknungsverlust (2.2.32): Höchstens 10,0 Prozent, mit 1,000 g Substanz durch Trocknen im Trockenschrank bei 100 bis 105 °C bestimmt.

Sulfatasche (2.4.14): 20,0 bis 33,3 Prozent, wobei diese Grenzwerte einem Natriumgehalt (Na) von 6,5 bis 10,8 Prozent entsprechen, bestimmt mit 1,0 g Substanz in einer Mischung gleicher Volumteile Schwefelsäure *R* und Wasser *R* und berechnet auf die getrocknete Substanz.

Lagerung

Gut verschlossen.

Beschriftung

Die Beschriftung gibt insbesondere an

– die Viskosität einer Lösung der Substanz (20 g · l^{-1}) in Millipascal-Sekunden; bei Substanzen mit niedriger Viskosität gibt die Beschriftung die Konzentration der Untersuchungslösung und die Viskosität in Millipascal-Sekunden an.

1998, 1186

Niedrigsubstituiertes Carmellose-Natrium

Carmellosum natricum, substitutum humile

Definition

Niedrigsubstituiertes Carmellose-Natrium (Natriumcarboxymethylcellulose) ist das Natriumsalz einer teilweise *O*-carboxymethylierten Cellulose. Die Substanz enthält mindestens 2,0 und höchstens 4,5 Prozent Natrium (Na), berechnet auf die getrocknete Substanz.

Eigenschaften

Weißes bis fast weißes Pulver oder kurze Fasern; praktisch unlöslich in Aceton, wasserfreiem Ethanol und

Toluol. Die Substanz quillt in Wasser unter Bildung eines Gels.

Prüfung auf Identität

A. Wird 1 g Substanz mit 100 ml einer Lösung von Natriumhydroxid *R* (100 g · l^{-1}) geschüttelt, bildet sich eine Suspension.

B. 1 g Substanz wird mit 50 ml Wasser *R* geschüttelt. In einem Reagenzglas wird 1 ml der Mischung mit 1 ml Wasser *R* und 0,05 ml einer frisch hergestellten Lösung von 1-Naphthol *R* (40 g · l^{-1}) in Methanol *R* versetzt. Das Reagenzglas wird schräg gehalten und mit 2 ml Schwefelsäure *R* vorsichtig unterschichtet. An der Grenze der beiden Schichten entsteht eine purpurrote Färbung.

C. Die Substanz entspricht der Prüfung „Sulfatasche" (siehe „Prüfung auf Reinheit").

D. Die für die Prüfung „Schwermetalle" (siehe „Prüfung auf Reinheit") aus der Sulfatasche hergestellte Lösung gibt die Identitätsreaktion a auf Natrium (2.3.1).

Prüfung auf Reinheit

***p*H-Wert** (2.2.3): 1 g Substanz wird 5 min lang mit 100 ml kohlendioxidfreiem Wasser *R* geschüttelt. Nach dem Zentrifugieren muß der *p*H-Wert der Suspension zwischen 6,0 und 8,5 liegen.

Natriumchlorid, Natriumglycolat: Höchstens 0,5 Prozent für die Summe der Gehalte an Natriumchlorid und Natriumglycolat, berechnet auf die getrocknete Substanz.

Natriumchlorid:
5,00 g Substanz werden in einem 250-ml-Erlenmeyerkolben mit 50 ml Wasser *R* und 5 ml Wasserstoffperoxid-Lösung 30 % *R* versetzt. Die Mischung wird 20 min lang im Wasserbad erhitzt und gelegentlich gerührt, bis die Substanz vollständig hydratisiert ist. Nach dem Abkühlen wird die Mischung mit 100 ml Wasser *R* und 10 ml Salpetersäure *R* versetzt und mit Silbernitrat-Lösung (0,05 mol · l^{-1}) titriert. Der Endpunkt wird mit Hilfe der Potentiometrie (2.2.20) unter Verwendung einer Silberelektrode als Meßelektrode und einer 2poligen Referenzelektrode, die als externe Elektrolytlösung eine Lösung von Kaliumnitrat *R* (100 g · l^{-1}) und als internen Elektrolyten eine Standardelektrolytlösung enthält, bestimmt.

1 ml Silbernitrat-Lösung (0,05 mol · l^{-1}) entspricht 2,922 mg NaCl.

Natriumglycolat:
Untersuchungslösung: Eine 0,500 g getrockneter Substanz entsprechende Menge wird in einem Becherglas mit 5 ml Essigsäure 98 % *R* und 5 ml Wasser *R* versetzt und gerührt, bis die Substanz vollständig hydratisiert ist (etwa 30 min lang). Nach Zusatz von 80 ml Aceton *R* und 2 g Natriumchlorid *R* wird einige Minuten lang geschüttelt bis zur vollständigen Ausfällung der Carboxymethylcellulose. Anschließend wird durch ein mit Aceton *R* angefeuchtetes Schnellfilter in einen Meßkolben filtriert. Becherglas und Filter werden mit Aceton *R* nachgespült. Das mit der Waschflüssigkeit vereinigte Filtrat wird mit Aceton *R* zu 100,0 ml verdünnt und 24 h lang stehengelassen (ohne Schütteln). Die überstehende, klare Flüssigkeit dient als Untersuchungslösung.

Referenzlösungen: 0,100 g Glycolsäure *R*, zuvor im Vakuum über Phosphor(V)-oxid *R* getrocknet, werden in Wasser *R* zu 100,0 ml gelöst. 0,5 ml, 1,0 ml, 1,5 ml und 2,0 ml Lösung werden in je einen Meßkolben überführt und mit Wasser *R* zu je 5,0 ml verdünnt. Nach Zusatz von 5 ml Essigsäure 98 % *R* werden diese Lösungen mit Aceton *R* zu 100,0 ml verdünnt und gemischt.

2,0 ml Untersuchungslösung und 2,0 ml jeder Referenzlösung werden getrennt in 25-ml-Meßkolben überführt. Die nicht verschlossenen Kolben werden zur Entfernung des Acetons im Wasserbad erhitzt. Nach dem Erkalten werden die Lösungen zuerst mit 5,0 ml 2,7-Dihydroxynaphthalin-Lösung *R* versetzt, gemischt und anschließend mit weiteren 15,0 ml 2,7-Dihydroxynaphthalin-Lösung *R* versetzt und erneut gemischt. Die Meßkolben werden mit Aluminiumfolie verschlossen und im Wasserbad 20 min lang erhitzt. Nach dem Abkühlen wird mit Schwefelsäure *R* bis zur Marke aufgefüllt.

Die Absorption (2.2.25) jeder Lösung wird bei 540 nm gegen 2,0 ml Kompensationsflüssigkeit, die 5 Prozent (*V/V*) Essigsäure 98 % *R* und 5 Prozent (*V/V*) Wasser *R* in Aceton *R* enthält, gemessen. Aus der mit Hilfe der Absorptionen der Referenzlösungen erhaltenen Eichkurve und der Absorption der Untersuchungslösung wird die Masse (*a*) der Glycolsäure in der Substanz in Milligramm bestimmt und der Gehalt an Natriumglycolat nach folgender Formel errechnet:

$$\frac{10 \cdot 1{,}29 \cdot a}{(100 - b)\, m}$$

1,29 = Umrechnungsfaktor von Glycolsäure in Natriumglycolat
b = Trocknungsverlust in Prozent
m = Masse der Substanz in Gramm.

Wasserlösliche Substanzen: Höchstens 70,0 Prozent. 5,00 g Substanz werden mit 400,0 ml Wasser *R* versetzt und im Abstand von jeweils 10 min 3mal 1 min lang geschüttelt. Nach 1 h langem Stehenlassen wird falls erforderlich zentrifugiert. 100,0 ml überstehende Flüssigkeit werden durch ein Schnellfilter im Vakuum filtriert. 75,0 ml Filtrat werden zur Trockne eingedampft. Der Rückstand wird 4 h lang bei 100 bis 105 °C getrocknet.

Schwermetalle (2.4.8): Der unter „Sulfatasche" erhaltene Rückstand wird mit 1 ml Salzsäure *R* versetzt. Die Mischung wird im Wasserbad eingedampft. Der Rückstand wird mit 20 ml Wasser *R* aufgenommen. 12 ml Lösung müssen der Grenzprüfung A auf Schwermetalle entsprechen (20 ppm). Zur Herstellung der Referenzlösung wird die Blei-Lösung (1 ppm Pb) *R* verwendet.

Trocknungsverlust (2.2.32): Höchstens 10,0 Prozent, mit 1,000 g Substanz durch Trocknen im Trockenschrank bei 100 bis 105 °C bestimmt.

Sulfatasche (2.4.14): 6,5 bis 13,5 Prozent, mit 1,0 g Substanz in einer Mischung gleicher Volumteile Wasser *R* und Schwefelsäure *R* bestimmt und auf die getrocknete Substanz berechnet. Diese Grenzwerte entsprechen einem Gehalt an Natrium (Na) zwischen 2,0 und 4,5 Prozent.

Folgende Prüfung kann zur besseren Charakterisierung der Substanz in Hinblick auf die vorgesehene Darreichungsform durchgeführt werden. Die Prüfung ist nicht verbindlich.

Sedimentationsvolumen: In einem graduierten 100-ml-Meßzylinder werden zu 20 ml 2-Propanol *R* unter kräftigem Schütteln 5,0 g Substanz gegeben. Die Mischung wird mit 2-Propanol *R* zu 30 ml und anschließend mit Wasser *R* zu 50 ml verdünnt und erneut kräftig geschüttelt. Innerhalb von 15 min wird das Schütteln 3mal wiederholt. Die Mischung wird 4 h lang stehengelassen und das Volumen der Masse, die sich absetzt, bestimmt (15,0 bis 35,0 ml).

Lagerung

Gut verschlossen.

1998, 1187

Carmustin

Carmustinum

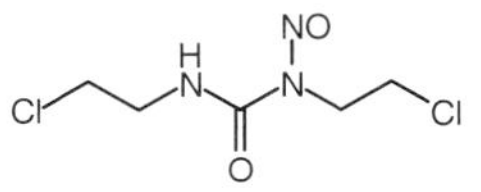

$C_5H_9Cl_2N_3O_2$ M_r 214,1

Definition

Carmustin enthält mindestens 98,0 und höchstens 102,0 Prozent 1,3-Di(2-chlorethyl)-1-nitrosoharnstoff, berechnet auf die wasserfreie Substanz.

Eigenschaften

Gelbliches, körniges Pulver; sehr schwer löslich in Wasser, sehr leicht löslich in Dichlormethan und Ether, leicht löslich in wasserfreiem Ethanol.

Die Substanz schmilzt bei etwa 31 °C unter Zersetzung.

Prüfung auf Identität

Die Prüfung erfolgt mit Hilfe der IR-Spektroskopie (2.2.24) durch Vergleich des Spektrums der Substanz mit dem Carmustin-Referenzspektrum der Ph. Eur. Die Prüfung erfolgt mit Hilfe der geschmolzenen Substanz als Film.

Prüfung auf Reinheit

1,3-Di(2-chlorethyl)harnstoff (Verunreinigung A): Die Prüfung erfolgt mit Hilfe der Dünnschichtchromatographie (2.2.27) unter Verwendung einer Schicht eines geeigneten Kieselgels.

Untersuchungslösung: 0,10 g Substanz werden in Dichlormethan *R* zu 5 ml gelöst.

Referenzlösung a: 2 mg Carmustin-Verunreinigung A *CRS* werden in Dichlormethan *R* zu 10 ml gelöst.

Referenzlösung b: 1 ml Untersuchungslösung wird mit Dichlormethan *R* zu 10 ml verdünnt. 5 ml dieser Lösung werden mit 5 ml Referenzlösung a gemischt.

Auf die Platte werden 2 µl jeder Lösung aufgetragen. Die Chromatographie erfolgt mit einer Mischung von 10 Volumteilen Methanol *R* und 90 Volumteilen Dichlormethan *R* über eine Laufstrecke von 10 cm. Die Platte wird an der Luft trocknen gelassen, mit Diethylamin *R* besprüht und anschließend 10 min lang bei 125 °C erhitzt. Nach dem Erkaltenlassen wird die Platte mit Silbernitrat-Lösung *R* 2 besprüht und anschließend ultraviolettem Licht von 365 nm ausgesetzt, bis braune bis schwarze Flecke erscheinen. Der Fleck der Carmustin-Verunreinigung A im Chromatogramm der Untersuchungslösung darf nicht größer oder intensiver sein als der Fleck im Chromatogramm der Referenzlösung a (1 Prozent). Die Prüfung darf nur ausgewertet werden, wenn das Chromatogramm der Referenzlösung b deutlich voneinander getrennt 2 Flecke zeigt.

Wasser (2.5.12): Höchstens 1,0 Prozent, mit 0,50 g Substanz nach der Karl-Fischer-Methode bestimmt.

Gehaltsbestimmung

0,100 g Substanz werden in 30 ml wasserfreiem Ethanol *R* gelöst. Die Lösung wird mit Wasser *R* zu 100,0 ml verdünnt. 3,0 ml Lösung werden mit Wasser *R* zu 100,0 ml verdünnt. Die Absorption (2.2.25) dieser Lösung wird im Maximum bei 230 nm gemessen.

Der Gehalt an $C_5H_9Cl_2N_3O_2$ wird mit Hilfe der spezifischen Absorption berechnet ($A_{1\,cm}^{1\,\%}$ = 270).

Lagerung

Dicht verschlossen, vor Licht geschützt, zwischen 2 und 8 °C.

Verunreinigungen

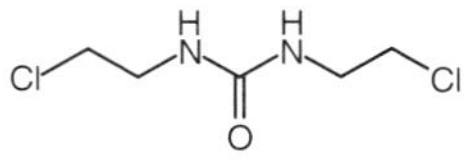

A. 1,3-Di(2-chlorethyl)harnstoff.

C

Monographien

Dieser Text enthält für die englisch- und/oder französischsprachige 4. Ausgabe 2002 vorgesehene Berichtigungen.

2001, 105

Cascararinde

Rhamni purshianae cortex

Definition

Cascararinde besteht aus der getrockneten ganzen oder zerkleinerten Rinde von *Rhamnus purshiana* D.C. (*Frangula purshiana* (D.C.) A. Gray ex J.C. Cooper). Die Droge enthält mindestens 8,0 Prozent Hydroxyanthracen-Glykoside, von denen mindestens 60 Prozent Cascaroside sind, jeweils berechnet als Cascarosid A ($C_{27}H_{32}O_{14}$; M_r 580,5) und bezogen auf die getrocknete Droge.

Eigenschaften

Die Droge weist die unter „Prüfung auf Identität, A und B" beschriebenen makroskopischen und mikroskopischen Merkmale auf.

Prüfung auf Identität

A. Die Droge besteht aus schwach rinnenförmigen oder fast flachen Stücken von 1 bis 5 mm Dicke, die gewöhnlich in Länge und Breite stark variieren. Die äußere Oberfläche ist grau bis dunkelgrau-braun und weist gelegentlich quer verlaufende Lentizellen auf. Die äußere Oberfläche ist meistens mehr oder weniger vollständig bedeckt mit einer Schicht weißlicher Flechten, epiphytischer Moose und beblätterter Lebermoose. Die innere Oberfläche von gelber bis rötlichbrauner oder fast schwarzer Farbe zeigt eine schwache Längsstreifung. Die innere Oberfläche färbt sich beim Aufbringen von Alkalien rot. Der gelbe Bruch ist kurz, körnig und im Inneren etwas faserig.

B. Die Droge wird pulverisiert (355). Das Pulver ist gelblichbraun. Die Prüfung erfolgt unter dem Mikroskop, wobei Chloralhydrat-Lösung *R* verwendet wird. Das Pulver zeigt folgende Merkmale: Bündel teilweise verholzter Bastfasern, die von Calciumoxalatprismen führenden Zellreihen begleitet sind; Gruppen von Steinzellen, die von kristallführenden Zellreihen umgeben sind; Calciumoxalatdrusen; einige Parenchymzellen enthalten einen gelben Farbstoff, der sich beim Aufbringen von Alkalien tiefrot färbt; Korkzellen und häufig Epiphyten; letztere sind ganze Lebermoosblätter oder deren Bruchstücke, mit einer nur eine Zellschicht dicken Lamina ohne Mittelrippe, aus isodiametrischen Zellen bestehend, oder Blätter von Moosen mit einer nur eine Zellschicht dicken Lamina, die aus gestreckten Zellen und einer mehrere Zellen dikken Mittelrippe bestehen.

C. Die bei der Prüfung „Andere *Rhamnus*-Arten, Anthrone" (siehe „Prüfung auf Reinheit") erhaltenen Chromatogramme werden nach dem Besprühen mit einer Lösung von Kaliumhydroxid *R* ($50 g \cdot l^{-1}$) in Ethanol 50 % *R* und Erhitzen ausgewertet. Das Chromatogramm der Untersuchungslösung weist mehrere rötlichbraune Zonen unterschiedlicher Intensität auf. 4 davon sind schwach sichtbar, von denen sich 3 etwa in der Mitte des Chromatogramms befinden und eine im unteren Drittel liegt. Eine stark gefärbte Zone ist im oberen Drittel des Chromatogramms lokalisiert. Das Chromatogramm wird im ultravioletten Licht bei 365 nm ausgewertet. Das Chromatogramm der Untersuchungslösung weist mehrere Zonen gleicher Fluoreszenz ober- und besonders unterhalb der des Aloins im Chromatogramm der Referenzlösung auf (Cascaroside).

D. 0,2 g pulverisierte Droge (180) werden mit 50 ml Wasser *R* im Wasserbad 15 min lang erhitzt. Nach dem Erkaltenlassen wird filtriert. 10 ml Filtrat werden mit 20 ml Salzsäure *R* 1 versetzt und 15 min lang im Wasserbad erhitzt. Nach dem Erkalten wird die Lösung in einen Scheidetrichter überführt und 3mal mit je 20 ml Ether *R* ausgeschüttelt. Die wäßrige Phase (Lösung a) wird aufbewahrt.

(a) Die 3 Etherphasen werden vereinigt und mit 10 ml verdünnter Ammoniak-Lösung *R* 2 ausgeschüttelt. Die wäßrige Phase färbt sich purpurrot.

(b) Die Lösung a wird in einem kleinen Kolben mit 5 g Eisen(III)-chlorid *R* versetzt und im Wasserbad 30 min lang erhitzt. Nach dem Erkalten wird die Lösung in einen Scheidetrichter überführt und mit 15 ml Ether *R* ausgeschüttelt. Die Etherphase wird mit 10 ml Wasser *R* gewaschen. Die wäßrige Phase wird verworfen und die Etherphase mit 5 ml verdünnter Ammoniak-Lösung *R* 2 ausgeschüttelt. Die wäßrige Phase färbt sich rot.

Prüfung auf Reinheit

Andere *Rhamnus*-Arten, Anthrone: Die Prüfung erfolgt mit Hilfe der Dünnschichtchromatographie (2.2.27) unter Verwendung einer Schicht eines geeigneten Kieselgels.

Untersuchungslösung: 0,5 g pulverisierte Droge (180) werden mit 5 ml Ethanol 70 % *R* zum Sieden erhitzt. Nach dem Abkühlen und Zentrifugieren wird die überstehende Flüssigkeit sofort dekantiert. Diese Flüssigkeit muß innerhalb von 30 min verwendet werden.

Referenzlösung: 20 mg Aloin *R* werden in Ethanol 70 % *R* zu 10 ml gelöst.

Auf die Platte werden 10 µl jeder Lösung bandförmig aufgetragen. Die Chromatographie erfolgt mit einer Mischung von 13 Volumteilen Wasser *R*, 17 Volumteilen Methanol *R* und 100 Volumteilen Ethylacetat *R* über eine Laufstrecke von 10 cm. Nach 5 min langem Verdunstenlassen der mobilen Phase wird die Platte mit etwa 10 ml einer Lösung von Kaliumhydroxid *R* ($50 g \cdot l^{-1}$) in Ethanol 50 % *R* besprüht und 15 min lang bei 100 bis 105 °C erhitzt. Nach dem Erhitzen wird das Chromatogramm sofort ausgewertet. Das Chromatogramm der Referenzlösung weist in der Mitte eine rötlichbraune, dem Aloin entsprechende Zone auf. Die Auswertung erfolgt im ultravioletten Licht bei 365 nm. Das Chromatogramm der Referenzlösung zeigt in der Mitte eine intensive, gelblichbraun fluoreszierende, dem Aloin entsprechende Zone. Das Chromatogramm der Untersuchungslösung darf keine orangebraun fluoreszierenden Zonen zwischen der

Zone des Aloins und den Zonen der Cascaroside aufweisen.

Auf eine weitere Platte werden 10 µl Untersuchungslösung bandförmig aufgetragen. Die Chromatographie erfolgt wie oben beschrieben. Nach höchstens 5 min langem Verdunstenlassen der mobilen Phase wird die Platte sofort mit einer Lösung von Nitrotetrazolblau *R* ($5 g \cdot l^{-1}$) in Methanol *R* besprüht. Das Chromatogramm wird sofort ausgewertet. Violette oder graublaue Zonen dürfen nicht auftreten.

Fremde Bestandteile (2.8.2): Höchstens 1 Prozent.

Trocknungsverlust (2.2.32): Höchstens 10,0 Prozent, mit 1,000 g pulverisierter Droge (180) durch 2 h langes Trocknen im Trockenschrank bei 100 bis 105 °C bestimmt.

Asche (2.4.16): Höchstens 7,0 Prozent.

Gehaltsbestimmung

Die Bestimmung soll unter Ausschluß direkter Lichteinwirkung innerhalb eines Tages durchgeführt werden.

1,00 g pulverisierte Droge (180) wird unter Rühren in 100 ml siedendes Wasser *R* gegeben und 5 min lang unter Rühren weiter erhitzt. Nach dem Erkalten wird mit Wasser *R* zu 100,0 ml verdünnt, geschüttelt und filtriert. Die ersten 20 ml des Filtrats werden verworfen. 10,0 ml Filtrat werden in einem Scheidetrichter mit 0,1 ml Salzsäure ($1 mol \cdot l^{-1}$) versetzt und 2mal mit je 20 ml einer Mischung von 1 Volumteil Ether *R* und 3 Volumteilen Hexan *R* ausgeschüttelt. Die vereinigten Ether-Hexan-Phasen werden mit 5 ml Wasser *R* gewaschen. Die organische Phase wird verworfen. Die mit der Waschflüssigkeit vereinigte wäßrige Phase wird 4mal mit je 30 ml Ethylacetat *R* ausgeschüttelt, das frisch mit Wasser *R* gesättigt ist. (Zur Sättigung des Ethylacetats mit Wasser werden 3 min lang 150 ml Ethylacetat *R* mit 15 ml Wasser *R* geschüttelt und zum Trennen der Phasen stehengelassen.) Bei der Phasentrennung ist jeweils so lange zu warten, bis die organische Phase klar ist. Die Ethylacetatphasen werden vereinigt. Die wäßrige Phase wird zur Gehaltsbestimmung der Cascaroside, die organische Phase zur Gehaltsbestimmung der übrigen Hydroxyanthracen-Glykoside verwendet.

Hydroxyanthracen-Glykoside ohne Cascaroside: Die organische Phase wird in einem geeigneten Kolben bis fast zur Trockne eingeengt. Der Rückstand wird in 0,3 bis 0,5 ml Methanol *R* gelöst und die Lösung unter Spülen mit warmem Wasser *R* in einen Meßkolben überführt. Nach dem Erkalten wird mit Wasser *R* zu 50,0 ml verdünnt. 20,0 ml Lösung werden in einen 100-ml-Rundkolben mit Schliff gegeben, der 2 g Eisen(III)-chlorid *R* und 12 ml Salzsäure *R* enthält. Der mit einem Rückflußkühler versehene Kolben wird so in ein Wasserbad gestellt, daß die Wasseroberfläche oberhalb der der Kolbenflüssigkeit steht, und 4 h lang erhitzt. Nach dem Erkalten wird die Lösung in einen Scheidetrichter überführt und der Kolben nacheinander mit 3 bis 4 ml Natriumhydroxid-Lösung ($1 mol \cdot l^{-1}$) sowie 3 bis 4 ml Wasser *R* gewaschen. Die Waschflüssigkeiten werden dem Inhalt des Scheidetrichters zugefügt. Die Lösung wird 3mal mit je 30 ml einer Mischung von 1 Volumteil Ether *R* und 3 Volumteilen Hexan *R* ausgeschüttelt. Die vereinigten Ether-Hexan-Phasen werden 2mal mit je 10 ml Wasser *R* gewaschen. Die Waschflüssigkeiten werden verworfen. Die organische Phase wird mit Ether-Hexan-Mischung zu 100,0 ml verdünnt. 20,0 ml werden im Wasserbad vorsichtig zur Trockne eingedampft, und der Rückstand wird in 10,0 ml einer Lösung von Magnesiumacetat *R* ($5 g \cdot l^{-1}$) in Methanol *R* gelöst. Die Absorption (2.2.25) wird bei 515 nm gegen Methanol *R* als Kompensationsflüssigkeit gemessen.

Der Prozentgehalt an Hydroxyanthracen-Glykosiden, berechnet als Cascarosid A, errechnet sich nach der Formel

$$\frac{A \cdot 6{,}95}{m},$$

wobei eine spezifische Absorption von $A^{1\%}_{1cm}$ = 180 bei 515 nm zugrunde gelegt wird.

A = gemessene Absorption bei 515 nm
m = Einwaage der Droge in Gramm.

Die Absorption der Untersuchungslösung wird bei 440 nm gemessen. Die Gehaltsbestimmung muß wiederholt werden, wenn das Verhältnis der Absorption bei 515 nm zu der bei 440 nm kleiner als 2,4 ist.

Cascaroside: Die für diese Bestimmung vorgesehene wäßrige Phase wird mit Wasser *R* zu 50,0 ml verdünnt. 20,0 ml Lösung werden entsprechend den Angaben für die Gehaltsbestimmung der „Hydroxyanthracen-Glykoside ohne Cascaroside" behandelt.

Der Prozentgehalt an Cascarosiden, berechnet als Cascarosid A, errechnet sich nach der Formel

$$\frac{A \cdot 6{,}95}{m},$$

wobei eine spezifische Absorption von $A^{1\%}_{1cm}$ = 180 bei 515 nm zugrunde gelegt wird.

A = gemessene Absorption bei 515 nm
m = Einwaage der Droge in Gramm.

Die Absorption der Untersuchungslösung wird bei 440 nm gemessen. Die Gehaltsbestimmung muß wiederholt werden, wenn das Verhältnis der Absorption bei 515 nm zu der bei 440 nm kleiner als 2,7 ist.

Lagerung

Gut verschlossen, vor Licht geschützt.

2001, 1496

Cassiaöl

Cinnamomi cassiae aetheroleum

Definition

Cassiaöl wird durch Wasserdampfdestillation aus den Blättern und jungen Zweigen von *Cinnamomum cassia* Blume (*C. aromaticum* Nees) erhalten.

Eigenschaften

Klare, bewegliche, gelbe bis rötlichbraune Flüssigkeit mit charakteristischem, an Zimtaldehyd erinnernden Geruch.

Prüfung auf Identität

1: B.
2: A.

A. Die Prüfung erfolgt mit Hilfe der Dünnschichtchromatographie (2.2.27) unter Verwendung einer DC-Platte mit Kieselgel *R*.

Untersuchungslösung: 0,5 ml Öl werden in Aceton *R* zu 10 ml gelöst.

Referenzlösung: 50 µl *trans*-Zimtaldehyd *R*, 10 µl Eugenol *R* und 50 mg Cumarin *R* werden in Aceton *R* zu 10 ml gelöst.

Auf die Platte werden 10 µl jeder Lösung bandförmig aufgetragen. Die Chromatographie erfolgt mit einer Mischung von 10 Volumteilen Methanol *R* und 90 Volumteilen Toluol *R* über eine Laufstrecke von 15 cm. Die Platte wird an der Luft trocknen gelassen und im ultravioletten Licht bei 365 nm ausgewertet. Die blau fluoreszierende Zone im Chromatogramm der Untersuchungslösung entspricht in bezug auf Lage und Intensität der Zone im Chromatogramm der Referenzlösung (Cumarin). Die Platte wird mit Anisaldehyd-Reagenz *R* besprüht. Die Auswertung erfolgt im Tageslicht, während die Platte 5 bis 10 min lang bei 100 bis 105 °C erhitzt wird. Das Chromatogramm der Referenzlösung zeigt im oberen Teil eine violette Zone (Eugenol) und darüber eine grünlichblaue Zone (*trans*-Zimtaldehyd). Das Chromatogramm der Untersuchungslösung zeigt eine Zone, die in bezug auf Lage und Farbe der Zone des *trans*-Zimtaldehyds im Chromatogramm der Referenzlösung entspricht, und kann eine sehr schwache, dem Eugenol entsprechende Zone zeigen. Weitere, schwach gefärbte Zonen sind vorhanden.

B. Das Chromatogramm der Prüfung „Chromatographisches Profil" (siehe „Prüfung auf Reinheit") wird ausgewertet. Die Hauptpeaks im Chromatogramm der

Das folgende Chromatogramm dient zur Information.

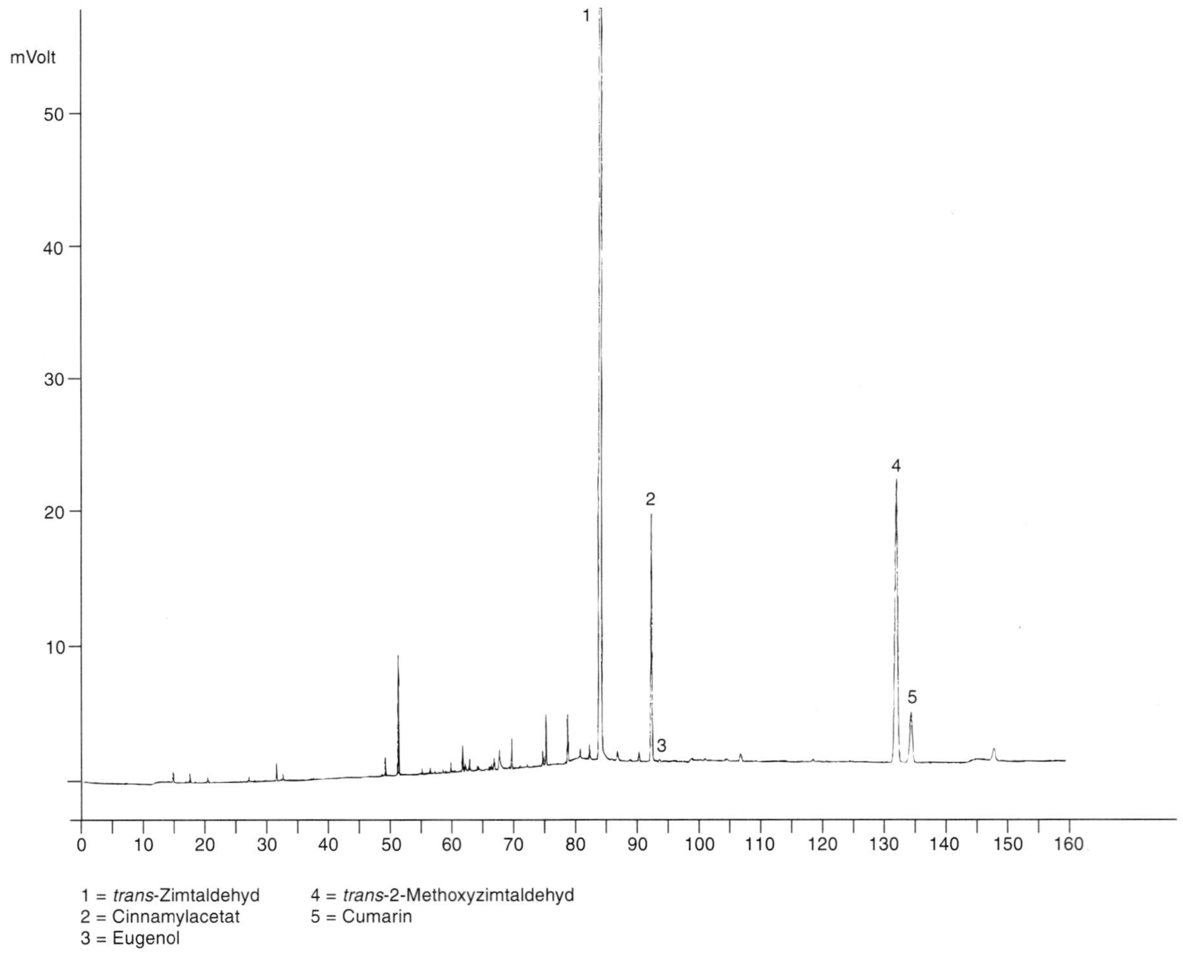

Abhängig von den Arbeitsbedingungen und dem Zustand der Säule kann Cumarin vor oder nach *trans*-2-Methoxyzimtaldehyd eluiert werden.

Abb. 1496-1: Chromatographisches Profil von Cassiaöl

Untersuchungslösung entsprechen in bezug auf ihre Retentionszeiten den Peaks im Chromatogramm der Referenzlösung. Eugenol kann im Chromatogramm der Untersuchungslösung fehlen.

Prüfung auf Reinheit

Relative Dichte (2.2.5): 1,052 bis 1,070.

Brechungsindex (2.2.6): 1,600 bis 1,614.

Optische Drehung (2.2.7): –1 bis +1°.

Chromatographisches Profil: Die Prüfung erfolgt mit Hilfe der Gaschromatographie (2.2.28).

Untersuchungslösung: Das Öl.

Referenzlösung: 100 µl *trans*-Zimtaldehyd *R*, 10 µl Cinnamylacetat *R*, 10 µl Eugenol *R*, 20 mg Cumarin *R* und 10 µl *trans*-2-Methoxyzimtaldehyd *R* werden in 1 ml Aceton *R* gelöst.

Die Chromatographie kann durchgeführt werden mit

- einer Kapillarsäule aus Quarzglas von 60 m Länge und etwa 0,25 mm innerem Durchmesser, belegt mit Macrogol 20 000 *R* als stationäre Phase
- Helium zur Chromatographie *R* als Trägergas bei einer Durchflußrate von 1,5 ml je Minute
- einem Flammenionisationsdetektor
- einem Splitverhältnis von 1:100

und folgendem Temperaturprogramm

	Zeit (min)	Temperatur (°C)	Rate (°C·min^{-1})	Erläuterungen
Säule	0 – 10	60		isothermisch
	10 – 75	60 → 190	2	linearer Gradient
	75 – 160	190		isothermisch
Probeneinlaß		200		
Detektor		240		

0,2 µl Referenzlösung werden eingespritzt. Wird das Chromatogramm unter den vorgeschriebenen Bedingungen aufgezeichnet, werden die Bestandteile in der gleichen Reihenfolge wie bei der Herstellung der Referenzlösung angegeben eluiert. Die Retentionszeiten werden aufgezeichnet.

Die Prüfung darf nur ausgewertet werden, wenn die Auflösung zwischen den Peaks von Cumarin und *trans*-2-Methoxyzimtaldehyd mindestens 1,5 beträgt.

0,2 µl Untersuchungslösung werden eingespritzt. Mit Hilfe der im Chromatogramm der Referenzlösung erhaltenen Retentionszeiten werden im Chromatogramm der Untersuchungslösung die Bestandteile der Referenzlösung lokalisiert. Im Chromatogramm der Untersuchungslösung wird der Prozentgehalt an einzelnen Bestandteilen mit Hilfe des Verfahrens „Normalisierung" berechnet.

Die Prozentgehalte müssen in folgenden Bereichen liegen:

trans-Zimtaldehyd	70 bis 90 Prozent
Cinnamylacetat	1,0 bis 6,0 Prozent
Eugenol	weniger als 0,5 Prozent
Cumarin	1,5 bis 4,0 Prozent
trans-2-Methoxyzimtaldehyd	3,0 bis 15 Prozent.

Lagerung

Vor Licht und Wärme geschützt, in dicht verschlossenen, dem Verbrauch angemessenen, möglichst vollständig gefüllten Behältnissen.

2001, 986

Cefaclor-Monohydrat

Cefaclorum

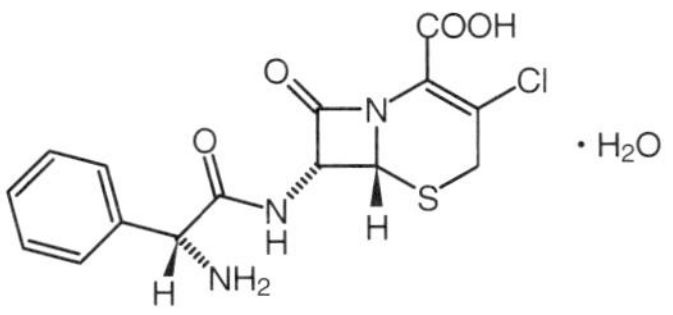

$C_{15}H_{14}ClN_3O_4S \cdot H_2O$ M_r 385,8

Definition

Cefaclor-Monohydrat enthält mindestens 96,0 und höchstens 102,0 Prozent (6*R*,7*R*)-7-[[(2*R*)-2-Amino-2-phenylacetyl]amino]-3-chlor-8-oxo-5-thia-1-azabicyclo[4.2.0]oct-2-en-2-carbonsäure, berechnet auf die wasserfreie Substanz.

Eigenschaften

Weißes bis schwach gelbes Pulver; schwer löslich in Wasser, praktisch unlöslich in Dichlormethan und Methanol.

Prüfung auf Identität

1: A.
2: B, C.

A. Die Prüfung erfolgt mit Hilfe der IR-Spektroskopie (2.2.24) durch Vergleich des Spektrums der Substanz mit dem von Cefaclor-Monohydrat *CRS*.

B. Die Prüfung erfolgt mit Hilfe der Dünnschichtchromatographie (2.2.27) unter Verwendung einer Schicht von silanisiertem Kieselgel HF_{254} *R*.

Untersuchungslösung: 10 mg Substanz werden in 5 ml einer Mischung von gleichen Volumteilen Methanol *R* und Phosphat-Pufferlösung *p*H 7,0 (0,067 mol · l^{-1}) *R* gelöst.

Referenzlösung a: 10 mg Cefaclor *CRS* werden in 5 ml einer Mischung von gleichen Volumteilen Methanol *R* und Phosphat-Pufferlösung *p*H 7,0 (0,067 mol · l^{-1}) *R* gelöst.

Referenzlösung b: 10 mg Cefaclor *CRS* und 10 mg Cefalexin *CRS* werden in 5 ml einer Mischung von gleichen Volumteilen Methanol *R* und Phosphat-Pufferlösung *p*H 7,0 (0,067 mol · l^{-1}) *R* gelöst.

Auf die Platte wird 1 µl jeder Lösung aufgetragen. Die Chromatographie erfolgt mit einer Mischung von

C
Monographien

15 Volumteilen Methanol *R* und 85 Volumteilen einer Lösung von Ammoniumacetat *R* (154 g · l^{-1}), die zuvor mit Essigsäure *R* auf einen *p*H-Wert von 6,2 eingestellt wurde, über eine Laufstrecke von 15 cm. Die Platte wird im Warmluftstrom getrocknet und im ultravioletten Licht bei 254 nm ausgewertet. Der Hauptfleck im Chromatogramm der Untersuchungslösung entspricht in bezug auf Lage und Größe dem Hauptfleck im Chromatogramm der Referenzlösung a. Die Prüfung darf nur ausgewertet werden, wenn das Chromatogramm der Referenzlösung b deutlich voneinander getrennt 2 Flecke zeigt.

C. Etwa 2 mg Substanz werden in einem Reagenzglas von 150 mm Länge und 15 mm innerem Durchmesser mit 0,05 ml Wasser *R* befeuchtet. Nach Zusatz von 2 ml Formaldehyd-Schwefelsäure *R* wird der Inhalt des Reagenzglases durch Schütteln gemischt. Die Lösung ist farblos. Wird das Reagenzglas 1 min lang in ein Wasserbad gestellt, entsteht eine gelblichbraune Färbung.

Prüfung auf Reinheit

***p*H-Wert** (2.2.3): 0,250 g Substanz werden in kohlendioxidfreiem Wasser *R* zu 10 ml suspendiert. Der *p*H-Wert der Suspension muß zwischen 3,0 und 4,5 liegen.

Spezifische Drehung (2.2.7): 0,250 g Substanz werden in einer Lösung von Salzsäure *R* (10 g · l^{-1}) zu 25,0 ml gelöst. Die spezifische Drehung muß zwischen +101 und +111° liegen, berechnet auf die wasserfreie Substanz.

Verwandte Substanzen: Die Prüfung erfolgt mit Hilfe der Flüssigchromatographie (2.2.29).

Untersuchungslösung: 50,0 mg Substanz werden in 10,0 ml einer Lösung von Natriumdihydrogenphosphat *R* (2,7 g · l^{-1}), deren *p*H-Wert mit Phosphorsäure 85 % *R* auf 2,5 eingestellt wurde, gelöst.

Referenzlösung a: 2,5 mg Cefaclor *CRS* und 5,0 mg Δ^3-Cefaclor *CRS* werden in 100,0 ml einer Lösung von Natriumdihydrogenphosphat *R* (2,7 g · l^{-1}), deren *p*H-Wert mit Phosphorsäure 85 % *R* auf 2,5 eingestellt wurde, gelöst.

Referenzlösung b: 1,0 ml Untersuchungslösung wird mit einer Lösung von Natriumdihydrogenphosphat *R* (2,7 g · l^{-1}), deren *p*H-Wert mit Phosphorsäure 85 % *R* auf 2,5 eingestellt wurde, zu 100,0 ml verdünnt.

Die Chromatographie kann durchgeführt werden mit

- einer Säule aus rostfreiem Stahl von 0,25 m Länge und 4,6 mm innerem Durchmesser, gepackt mit nachsilanisiertem, octadecylsilyliertem Kieselgel zur Chromatographie *R* (5 µm)
- einer Mischung der mobilen Phasen A und B unter Einsatz der Gradientenelution bei einer Durchflußrate von 1,0 ml je Minute:
  Mobile Phase A: eine Lösung von Natriumdihydrogenphosphat *R* (7,8 g · l^{-1}) wird mit Phosphorsäure 85 % *R* auf einen *p*H-Wert von 4,0 eingestellt
  Mobile Phase B: 450 ml Acetonitril *R* werden mit 550 ml mobiler Phase A gemischt
- einem Spektrometer als Detektor bei einer Wellenlänge von 220 nm
- einer 20-µl-Probenschleife.

Die Säule wird vor jeder Prüfung mindestens 15 min lang mit einer Mischung von 5 Volumteilen mobiler Phase B und 95 Volumteilen mobiler Phase A äquilibriert. Die Lösungen werden getrennt eingespritzt. Die Chromatographie erfolgt durch Gradientenelution, wobei 30 min lang die Konzentration der mobilen Phase B gleichmäßig und linear um 0,67 Prozent (*V*/*V*) je Minute erhöht wird (25 Prozent (*V*/*V*)). Anschließend wird 15 min lang die Konzentration der mobilen Phase B gleichmäßig und linear um 5 Prozent (*V*/*V*) je Minute erhöht (100 Prozent (*V*/*V*)). Schließlich wird 10 min lang mit mobiler Phase B eluiert. Anschließend wird mit einer Mischung von 5 Volumteilen mobiler Phase B und 95 Volumteilen mobiler Phase A eluiert, um die Säule erneut zu äquilibrieren.

Die Referenzlösung a wird eingespritzt. Die Prüfung darf nur ausgewertet werden, wenn die Auflösung zwischen den Peaks von Cefaclor und Δ^3-Cefaclor mindestens 2 und der Symmetriefaktor des Peaks von Cefaclor höchstens 1,2 beträgt. Falls erforderlich wird die Konzentration an Acetonitril in der mobilen Phase geändert.

Die Untersuchungslösung und die Referenzlösung b werden eingespritzt. Im Chromatogramm der Untersuchungslösung darf keine Peakfläche, mit Ausnahme der des Hauptpeaks und der der mobilen Phase, größer sein als 50 Prozent der Fläche des Hauptpeaks im Chromatogramm der Referenzlösung b (0,5 Prozent), und die Summe aller Peakflächen darf nicht größer sein als das 2fache der Fläche des Hauptpeaks im Chromatogramm der Referenzlösung b (2 Prozent). Peaks, deren Fläche kleiner ist als 10 Prozent der Fläche des Hauptpeaks im Chromatogramm der Referenzlösung b, werden nicht berücksichtigt.

Schwermetalle (2.4.8): 1,0 g Substanz muß der Grenzprüfung C auf Schwermetalle entsprechen (30 ppm). Zur Herstellung der Referenzlösung werden 3 ml Blei-Lösung (10 ppm Pb) *R* verwendet.

Wasser (2.5.12): 3,0 bis 6,5 Prozent, mit 0,200 g Substanz nach der Karl-Fischer-Methode bestimmt.

Gehaltsbestimmung

Die Bestimmung erfolgt mit Hilfe der Flüssigchromatographie (2.2.29).

Untersuchungslösung: 15,0 mg Substanz werden in der mobilen Phase zu 50,0 ml gelöst.

Referenzlösung a: 15,0 mg Cefaclor *CRS* werden in der mobilen Phase zu 50,0 ml gelöst.

Referenzlösung b: 15,0 mg Cefaclor *CRS* und 15,0 mg Δ^3-Cefaclor *CRS* werden in der mobilen Phase zu 50,0 ml gelöst.

Die Chromatographie kann durchgeführt werden mit

- einer Säule aus rostfreiem Stahl von 0,25 m Länge und 4,6 mm innerem Durchmesser, gepackt mit octadecylsilyliertem Kieselgel zur Chromatographie *R* (5 µm)
- folgender mobilen Phase bei einer Durchflußrate von 1,5 ml je Minute: 220 ml Methanol *R* werden einer Mischung von 780 ml Wasser *R*, 10 ml Triethylamin *R* und 1 g Natriumpentansulfonat *R*, deren *p*H-Wert mit Phosphorsäure 85 % *R* auf 2,5 eingestellt wurde, zugesetzt.

- einem Spektrometer als Detektor bei einer Wellenlänge von 265 nm
- einer 20-µl-Probenschleife.

Die Referenzlösung b wird eingespritzt. Die Bestimmung darf nur ausgewertet werden, wenn die Auflösung zwischen den Peaks von Cefaclor und Δ^3-Cefaclor mindestens 2,5 beträgt. Falls erforderlich wird die Konzentration an Methanol in der mobilen Phase geändert. Die Bestimmung darf nur ausgewertet werden, wenn der Symmetriefaktor für den Peak von Cefaclor höchstens 1,5 beträgt.

Die Referenzlösung a wird 6mal eingespritzt. Die Bestimmung darf nur ausgewertet werden, wenn die relative Standardabweichung der Peakfläche von Cefaclor höchstens 1,0 Prozent beträgt.

Die Untersuchungslösung und die Referenzlösung a werden abwechselnd eingespritzt.

Lagerung

Gut verschlossen.

Verunreinigungen

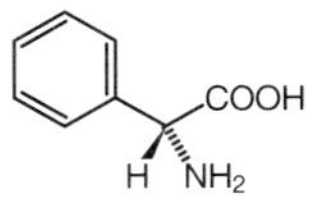

A. (2*R*)-2-Amino-2-phenylessigsäure (2-Phenylglycin)

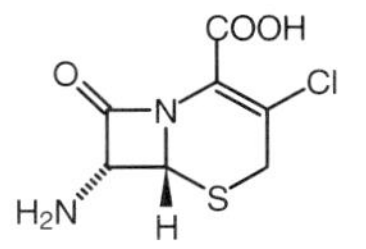

B. (6*R*,7*R*)-7-Amino-3-chlor-8-oxo-5-thia-1-aza=bicyclo[4.2.0]oct-2-en-2-carbonsäure

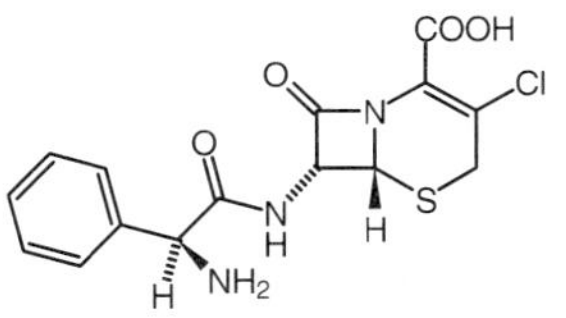

C. (6*R*,7*R*)-7-[[(2*S*)-2-Amino-2-phenylacetyl]amino]-3-chlor-8-oxo-5-thia-1-azabicyclo[4.2.0]oct-2-en-2-carbonsäure

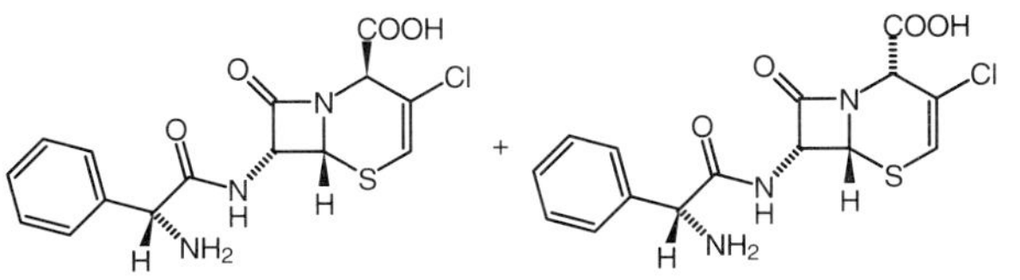

D. (2*R*,6*R*,7*R*)- und (2*S*,6*R*,7*R*)-7-[[(2*R*)-2-Amino-2-phenylacetyl]amino]-3-chlor-8-oxo-5-thia-1-aza=bicyclo[4.2.0]oct-3-en-2-carbonsäure (Δ^3-Cefaclor)

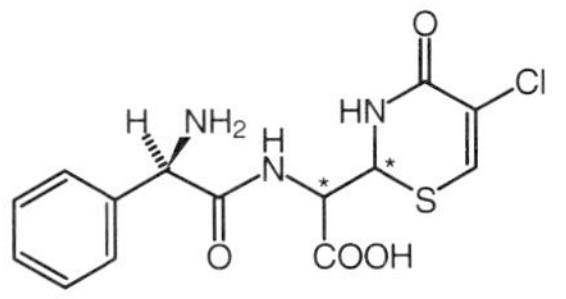

E. 2-[[(2*R*)-2-Amino-2-phenylacetyl]amino]-2-(5-chlor-3,4-dihydro-2*H*-4-oxo-1,3-thiazin-2-yl)essigsäure

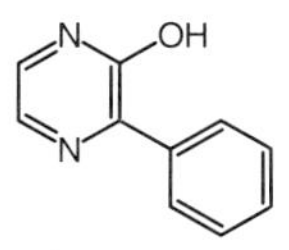

F. 3-Phenylpyrazin-2-ol.

2001, 987

Cefalotin-Natrium

Cefalotinum natricum

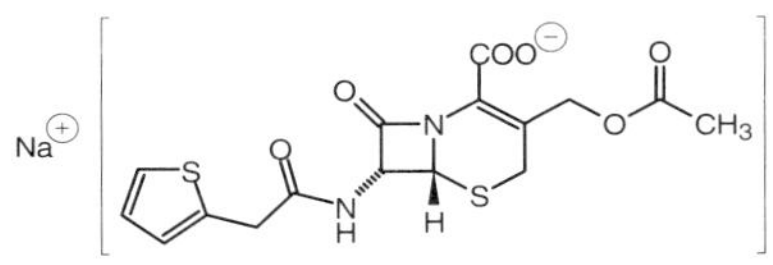

$C_{16}H_{15}N_2NaO_6S_2$ M_r 418,4

Definition

Cefalotin-Natrium enthält mindestens 96,0 und höchstens 101,0 Prozent (6*R*,7*R*)-3-[(Acetyloxy)methyl]-8-oxo-7-[[2-(thiophen-2-yl)acetyl]amino]-5-thia-1-azabi=cyclo[4.2.0]oct-2-en-2-carbonsäure, Natriumsalz, berechnet auf die wasserfreie Substanz.

Herstellung

Wird die Substanz nach einem Verfahren hergestellt, bei dem Rückstände von Dimethylanilin verbleiben können, und/oder werden Ausgangsmaterialien oder Zwischenprodukte verwendet, die Rückstände von Dimethylanilin enthalten können, muß sie der folgenden Prüfung entsprechen:

***N,N*-Dimethylanilin** (2.4.26, Methode B): Höchstens 20 ppm.

Wird die Substanz nach einem Verfahren hergestellt, bei dem Rückstände von 2-Ethylhexansäure in der Substanz verbleiben können, muß sie der folgenden Prüfung entsprechen:

2-Ethylhexansäure (2.4.28): Höchstens 0,5 Prozent (*m/m*).

Eigenschaften

Weißes bis fast weißes Pulver; leicht löslich in Wasser, schwer löslich in wasserfreiem Ethanol.

Prüfung auf Identität

A. Die Prüfung erfolgt mit Hilfe der IR-Spektroskopie (2.2.24) durch Vergleich des Spektrums der Substanz mit dem von Cefalotin-Natrium *CRS*.

B. Die Substanz gibt die Identitätsreaktion a auf Natrium (2.3.1).

Prüfung auf Reinheit

Prüflösung: 2,50 g Substanz werden in kohlendioxidfreiem Wasser *R* zu 25,0 ml gelöst.

Aussehen der Lösung: Die Prüflösung muß klar (2.2.1) sein. Die Absorption (2.2.25) der Prüflösung, bei 450 nm gemessen, darf höchstens 0,20 betragen.

***p*H-Wert** (2.2.3): Der *p*H-Wert der Prüflösung muß zwischen 4,5 und 7,0 liegen.

Spezifische Drehung (2.2.7): 1,25 g Substanz werden in Wasser *R* zu 25,0 ml gelöst. Die spezifische Drehung muß zwischen +124 und +134° liegen, berechnet auf die wasserfreie Substanz.

Verwandte Substanzen: Die Prüfung erfolgt mit Hilfe der Flüssigchromatographie (2.2.29) wie unter „Gehaltsbestimmung" beschrieben.

Untersuchungslösung und Referenzlösung b werden eingespritzt. Die Chromatographie erfolgt über eine Dauer, die mindestens der 4fachen Retentionszeit des Hauptpeaks entspricht. Im Chromatogramm der Untersuchungslösung darf keine Peakfläche, mit Ausnahme der des Hauptpeaks, größer sein als die Fläche des Hauptpeaks im Chromatogramm der Referenzlösung b (1 Prozent), und die Summe dieser Peakflächen darf nicht größer sein als das 3fache der Fläche des Hauptpeaks im Chromatogramm der Referenzlösung b (3 Prozent). Peaks, deren Fläche kleiner ist als das 0,1fache der Fläche des Hauptpeaks im Chromatogramm der Referenzlösung b, werden nicht berücksichtigt (0,1 Prozent).

Wasser (2.5.12): Höchstens 1,5 Prozent, mit 0,500 g Substanz nach der Karl-Fischer-Methode bestimmt.

Sterilität (2.6.1): Cefalotin-Natrium zur Herstellung von Parenteralia, das dabei keinem weiteren geeigneten Sterilisationsverfahren unterworfen wird, muß der Prüfung entsprechen.

Bakterien-Endotoxine (2.6.14): Cefalotin-Natrium zur Herstellung von Parenteralia, das dabei keinem weiteren geeigneten Verfahren zur Beseitigung von Bakterien-Endotoxinen unterworfen wird, darf höchstens 0,13 I.E. Bakterien-Endotoxine je Milligramm Substanz enthalten.

Gehaltsbestimmung

Die Bestimmung erfolgt mit Hilfe der Flüssigchromatographie (2.2.29).

Untersuchungslösung: 25,0 mg Substanz werden in der mobilen Phase zu 25,0 ml gelöst.

Referenzlösung a: 25,0 mg Cefalotin-Natrium *CRS* werden in der mobilen Phase zu 25,0 ml gelöst.

Referenzlösung b: 1,0 ml Referenzlösung a wird mit der mobilen Phase zu 100,0 ml verdünnt.

Referenzlösung c: 5 ml Referenzlösung a werden 10 min lang im Wasserbad von 90 °C erhitzt. Nach dem Abkühlen wird sofort eingespritzt.

Die Chromatographie kann durchgeführt werden mit

- einer Säule aus rostfreiem Stahl von 0,25 m Länge und 4,6 mm innerem Durchmesser, gepackt mit octadecylsilyliertem Kieselgel zur Chromatographie *R* (5 µm)
- folgender mobilen Phase bei einer Durchflußrate von 1,0 ml je Minute: 17 g Natriumacetat *R* werden in 790 ml Wasser *R* gelöst; nach Zusatz von 0,6 ml Essigsäure 98 % *R* wird falls erforderlich der *p*H-Wert mit verdünnter Natriumhydroxid-Lösung *R* oder Essigsäure 98 % *R* auf 5,8 bis 6,0 eingestellt; anschließend wird mit 150 ml Acetonitril *R* und 70 ml wasserfreiem Ethanol *R* versetzt und gemischt
- einem Spektrometer als Detektor bei einer Wellenlänge von 254 nm
- einer 10-µl-Probenschleife.

Die Temperatur der Säule wird bei 40 °C gehalten.

Die Referenzlösung c wird eingespritzt. Die Empfindlichkeit des Systems wird so eingestellt, daß die Höhe der Peaks mindestens die Hälfte des maximalen Ausschlags beträgt. Das Chromatogramm zeigt 2 Hauptpeaks, die dem Cefalotin und dem Desacetoxycefalotin entsprechen. Die Bestimmung darf nur ausgewertet werden, wenn die Auflösung zwischen den 2 Hauptpeaks mindestens 9,0 beträgt. Falls erforderlich wird die Konzentration an Acetonitril in der mobilen Phase geändert. Die Bestimmung darf nur ausgewertet werden, wenn der Symmetriefaktor des Cefalotin-Peaks höchstens 1,8 beträgt.

Die Referenzlösung a wird 6mal eingespritzt. Die Bestimmung darf nur ausgewertet werden, wenn die relative Standardabweichung der Peakfläche von Cefalotin höchstens 1,0 Prozent beträgt.

Untersuchungslösung und Referenzlösung a werden abwechselnd eingespritzt. Der Prozentgehalt an Cefalotin-Natrium wird berechnet.

Lagerung

Dicht verschlossen, vor Licht geschützt. Falls die Substanz steril ist, im Behältnis mit Sicherheitsverschluß.

Beschriftung

Die Beschriftung gibt insbesondere, falls zutreffend, an
- daß die Substanz steril ist
- daß die Substanz frei von Bakterien-Endotoxinen ist.

Verunreinigungen

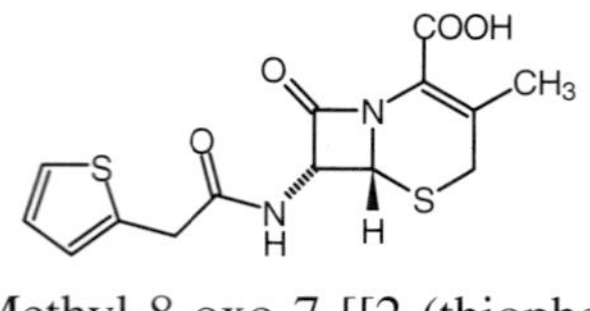

A. (6*R*,7*R*)-3-Methyl-8-oxo-7-[[2-(thiophen-2-yl)acetyl]amino]-5-thia-1-azabicyclo[4.2.0]oct-2-en-2-carbonsäure
(Desacetoxycefalotin).

Dieser Text enthält für die englisch- und/oder französischsprachige 4. Ausgabe 2002 vorgesehene Berichtigungen.

2001, 1402

Cefamandolnafat

Cefamandoli nafas

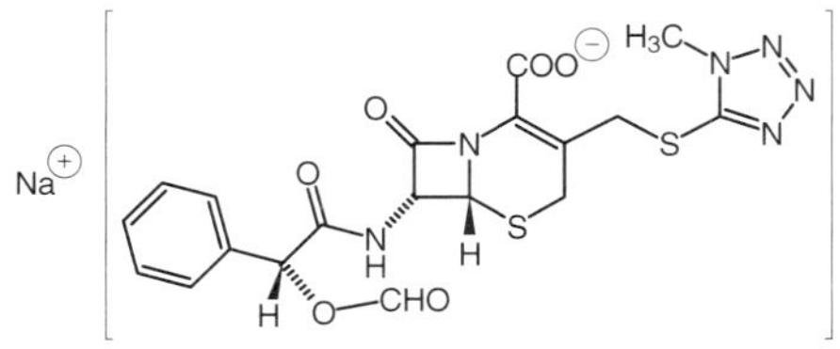

$C_{19}H_{17}N_6NaO_6S_2$ M_r 512,5

Definition

Cefamandolnafat ist (6*R*,7*R*)-7-[[(2*R*)-2-(Formyloxy)-2-phenylacetyl]amino]-3-[[(1-methyl-1*H*-tetrazol-5-yl)sulfanyl]methyl]-8-oxo-5-thia-1-azabicyclo[4.2.0]oct-2-en-2-carbonsäure, Natriumsalz. Die Substanz enthält Natriumcarbonat. Die Substanz enthält mindestens 84,0 und höchstens 93,0 Prozent Cefamandol ($C_{18}H_{18}N_6O_5S_2$), berechnet auf die wasser- und natriumcarbonatfreie Substanz.

Herstellung

Wird die Substanz nach einem Verfahren hergestellt, bei dem Rückstände von 2-Ethylhexansäure in der Substanz verbleiben könnten, muß sie der folgenden Prüfung entsprechen:

2-Ethylhexansäure (2.4.28): Höchstens 0,3 Prozent (*m/m*).

Eigenschaften

Weißes bis fast weißes Pulver; leicht löslich in Wasser, wenig löslich in Methanol.

Prüfung auf Identität

A. Die Prüfung erfolgt mit Hilfe der IR-Spektroskopie (2.2.24) durch Vergleich des Spektrums der Substanz mit dem von Cefamandolnafat *CRS*. Die Prüfung erfolgt mit Hilfe von Preßlingen.

B. Die Substanz gibt die Identitätsreaktion a auf Natrium (2.3.1).

Prüfung auf Reinheit

Prüflösung: 2,5 g Substanz werden in kohlendioxidfreiem Wasser *R* zu 25 ml gelöst.

Aussehen der Lösung: Die Prüflösung muß klar (2.2.1) sein. Die Absorption (2.2.25) der Prüflösung, bei 475 nm gemessen, darf höchstens 0,03 betragen.

***p*H-Wert** (2.2.3): Der *p*H-Wert der Prüflösung, 30 min nach Herstellung der Lösung bestimmt, muß zwischen 6,0 und 8,0 liegen.

Spezifische Drehung (2.2.7): 1,00 g Substanz wird in Acetat-Pufferlösung *p*H 4,7 *R* zu 10,0 ml gelöst. Die spezifische Drehung muß zwischen –25,0 und –33,0° liegen, berechnet auf die wasser- und natriumcarbonatfreie Substanz.

Verwandte Substanzen: Die Prüfung erfolgt mit Hilfe der Flüssigchromatographie (2.2.29).

Die Lösungen sind unmittelbar vor Gebrauch herzustellen.

Lösungsmittelmischung: 18 Volumteile Acetonitril *R* und 75 Volumteile einer 10prozentigen Lösung (*V/V*) von Triethylamin *R*, die zuvor mit Phosphorsäure 85 % *R* auf einen *p*H-Wert von 2,5 eingestellt wurde, werden gemischt.

Untersuchungslösung: 0,100 g Substanz werden in der Lösungsmittelmischung zu 10,0 ml gelöst.

Referenzlösung a: 1 ml Untersuchungslösung wird mit der Lösungsmittelmischung zu 10 ml verdünnt und 30 min lang bei 60 °C erhitzt.

Referenzlösung b: 1,0 ml Untersuchungslösung wird mit der Lösungsmittelmischung zu 100,0 ml verdünnt.

Die Chromatographie kann durchgeführt werden mit

- einer Säule von 0,25 m Länge und 4,6 mm innerem Durchmesser, gepackt mit octadecylsilyliertem Kieselgel zur Chromatographie *R* (5 µm)
- folgender Mischung als mobile Phase bei einer Durchflußrate von 1,5 ml je Minute:
  Triethylaminphosphat-Lösung: 2,0 g Natriumpentansulfonat *R* werden in 350 ml Wasser *R* gelöst. Nach Zusatz von 40 ml Triethylamin *R* wird mit Phosphorsäure 85 % *R* auf einen *p*H-Wert von 2,5 eingestellt und mit Wasser *R* zu 700 ml verdünnt
  Mobile Phase A: 1 Volumteil Triethylaminphosphat-Lösung und 2 Volumteile Wasser *R* werden gemischt
  Mobile Phase B: Gleiche Volumteile Triethylaminphosphat-Lösung, Methanol *R* und Acetonitril *R* werden gemischt

Zeit (min)	Mobile Phase A (% *V/V*)	Mobile Phase B (% *V/V*)	Erläuterungen
0 – 1	100	0	isokratisch
1 – 35	100 → 0	0 → 100	linearer Gradient
35 – 45	0	100	isokratisch
45 – 50	0 → 100	100 → 0	linearer Gradient

- einem Spektrometer als Detektor bei einer Wellenlänge von 254 nm.

20 µl Referenzlösung a werden eingespritzt. Die Empfindlichkeit des Systems wird so eingestellt, daß die Höhe der 2 Hauptpeaks im Chromatogramm mindestens 50 Prozent des maximalen Ausschlags beträgt. Die Prüfung darf nur ausgewertet werden, wenn die Auflösung zwischen den Peaks von Cefamandol und Cefamandolnafat mindestens 5,0 beträgt.

C

Monographien

Je 20 µl Untersuchungslösung und Referenzlösung b werden eingespritzt. Im Chromatogramm der Untersuchungslösung darf keine Peakfläche, mit Ausnahme der des Hauptpeaks und der des Cefamandol-Peaks, größer sein als die Fläche des Hauptpeaks im Chromatogramm der Referenzlösung b (1 Prozent), und die Summe dieser Peakflächen darf nicht größer sein als das 5fache der Fläche des Hauptpeaks im Chromatogramm der Referenzlösung b (5 Prozent). Peaks, deren Fläche kleiner ist als das 0,1fache der Fläche des Hauptpeaks im Chromatogramm der Referenzlösung b, werden nicht berücksichtigt.

Cefamandol: Höchstens 9,5 Prozent, berechnet auf die wasser- und natriumcarbonatfreie Substanz. Die Prüfung erfolgt mit Hilfe der Flüssigchromatographie (2.2.29) wie unter „Gehaltsbestimmung" beschrieben.

Natriumcarbonat: 4,8 bis 6,4 Prozent. 0,500 g Substanz, in 50 ml Wasser *R* gelöst, werden mit Salzsäure (0,1 mol · l^{-1}) titriert. Der Endpunkt wird mit Hilfe der Potentiometrie (2.2.20) bestimmt.

1 ml Salzsäure (0,1 mol · l^{-1}) entspricht 10,6 mg Na_2CO_3.

Schwermetalle (2.4.8): 1,0 g Substanz muß der Grenzprüfung C auf Schwermetalle entsprechen (20 ppm). Zur Herstellung der Referenzlösung werden 2 ml Blei-Lösung (10 ppm Pb) *R* verwendet.

Wasser (2.5.12): Höchstens 2,0 Prozent, mit 0,500 g Substanz nach der Karl-Fischer-Methode bestimmt.

Sterilität (2.6.1): Cefamandolnafat zur Herstellung von Parenteralia, das dabei keinem weiteren geeigneten Sterilisationsverfahren unterworfen wird, muß der Prüfung entsprechen.

Bakterien-Endotoxine (2.6.14): Cefamandolnafat zur Herstellung von Parenteralia, das dabei keinem weiteren geeigneten Verfahren zur Beseitigung von Bakterien-Endotoxinen unterworfen wird, darf höchstens 0,15 I.E. Bakterien-Endotoxine je Milligramm Cefamandol enthalten.

Gehaltsbestimmung

Die Bestimmung erfolgt mit Hilfe der Flüssigchromatographie (2.2.29).

Die Lösungen sind unmittelbar vor Gebrauch herzustellen.

Untersuchungslösung: 50,0 mg Substanz werden in der mobilen Phase zu 100,0 ml gelöst.

Referenzlösung a: 50,0 mg Cefamandolnafat *CRS* werden in der mobilen Phase zu 100,0 ml gelöst.

Referenzlösung b: 1 ml Untersuchungslösung wird mit der mobilen Phase zu 10 ml verdünnt und 30 min lang bei 60 °C erhitzt.

Die Chromatographie kann durchgeführt werden mit
- einer Säule aus rostfreiem Stahl von 0,25 m Länge und 4,6 mm innerem Durchmesser, gepackt mit octadecylsilyliertem Kieselgel zur Chromatographie *R* (5 µm)
- einer Mischung von 25 Volumteilen Acetonitril *R* und 75 Volumteilen einer 10prozentigen Lösung (*V/V*) von Triethylamin *R*, die zuvor mit Phosphorsäure 85 % *R* auf einen *p*H-Wert von 2,5 eingestellt wurde, als mobile Phase bei einer Durchflußrate von 1,0 ml je Minute
- einem Spektrometer als Detektor bei einer Wellenlänge von 254 nm.

20 µl Referenzlösung b werden eingespritzt. Die Empfindlichkeit des Systems wird so eingestellt, daß die Höhe der 2 Peaks im Chromatogramm mindestens 50 Prozent des maximalen Ausschlags beträgt. Die Bestimmung darf nur ausgewertet werden, wenn die Auflösung zwischen den 2 Peaks mindestens 7,0 beträgt. Falls erforderlich wird der Anteil an Acetonitril in der mobilen Phase geändert.

Referenzlösung a wird 6mal eingespritzt. Die Bestimmung darf nur ausgewertet werden, wenn die relative Standardabweichung der Peakfläche von Cefamandolnafat höchstens 1,0 Prozent beträgt.

Untersuchungslösung und Referenzlösung a werden eingespritzt.

Der Prozentgehalt an Cefamandol ($C_{18}H_{18}N_6O_5S_2$) wird aus der Summe der Gehalte an Cefamandolnafat und Cefamandol berechnet.

1 mg Cefamandolnafat entspricht 0,9025 mg Cefamandol.

Lagerung

Dicht verschlossen, vor Licht geschützt. Falls die Substanz steril ist, im Behältnis mit Sicherheitsverschluß.

Beschriftung

Die Beschriftung gibt insbesondere an
- daß die Substanz Natriumcarbonat enthält
- falls zutreffend, daß die Substanz steril ist
- falls zutreffend, daß die Substanz frei von Bakterien-Endotoxinen ist.

Verunreinigungen

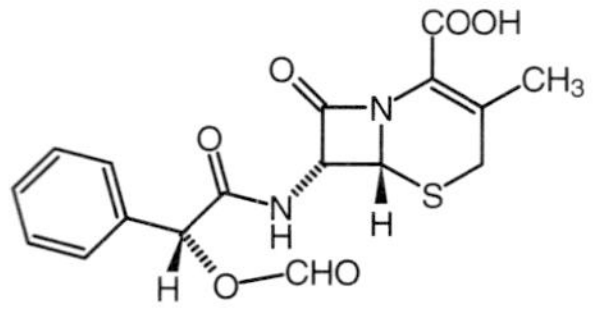

A. (6*R*,7*R*)-7-[[(2*R*)-2-(Formyloxy)-2-phenylacetyl]amino]-3-methyl-8-oxo-5-thia-1-azabicyclo[4.2.0]oct-2-en-2-carbonsäure
(Formylmandeloyl-7-aminodesacetoxycephalosporansäure)

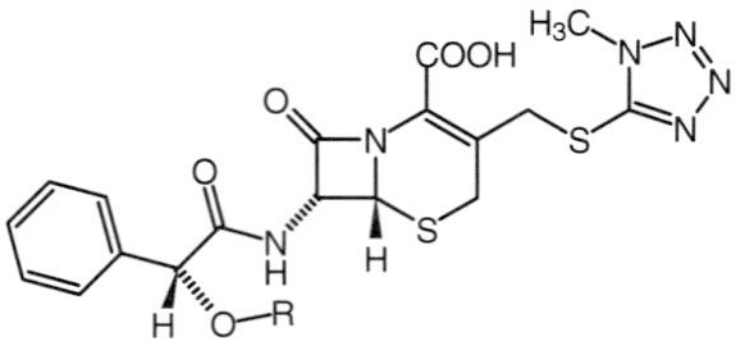

B. R = H:
(6*R*,7*R*)-7-[[(2*R*)-2-Hydroxy-2-phenylacetyl]amino]-3-[[(1-methyl-1*H*-tetrazol-5-yl)sulfanyl]methyl]-8-oxo-5-thia-1-azabicyclo[4.2.0]oct-2-en-2-carbonsäure
(Cefamandol)

C. R = H_3C–CO:
(6*R*,7*R*)-7-[[(2*R*)-2-(Acetyloxy)-2-phenylacetyl]=amino]-3-[[(1-methyl-1*H*-tetrazol-5-yl)sulfanyl]me=thyl]-8-oxo-5-thia-1-azabicyclo[4.2.0]oct-2-en-2-carbonsäure
(*O*-Acetylcefamandol)

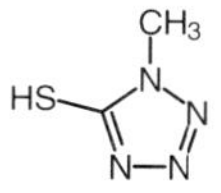

D. 1-Methyl-1*H*-tetrazol-5-thiol

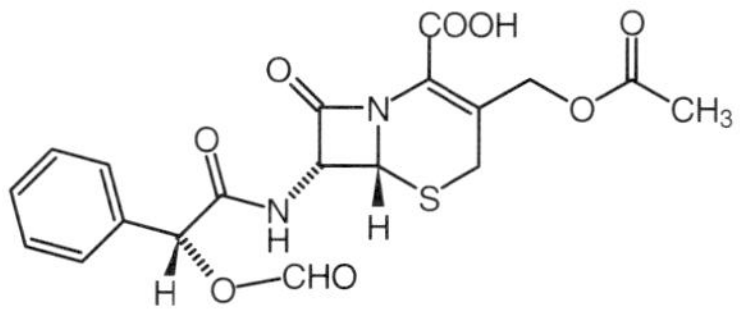

E. (6*R*,7*R*)-7-[[(2*R*)-2-(Formyloxy)-2-phenylacetyl]=amino]-3-[(acetyloxy)methyl]-8-oxo-5-thia-1-azabicyclo[4.2.0]oct-2-en-2-carbonsäure
(Formylmandeloyl-7-ACA).

2001, 1403

Cefatrizin-Propylenglycol

Cefatrizinum propylen glycolum

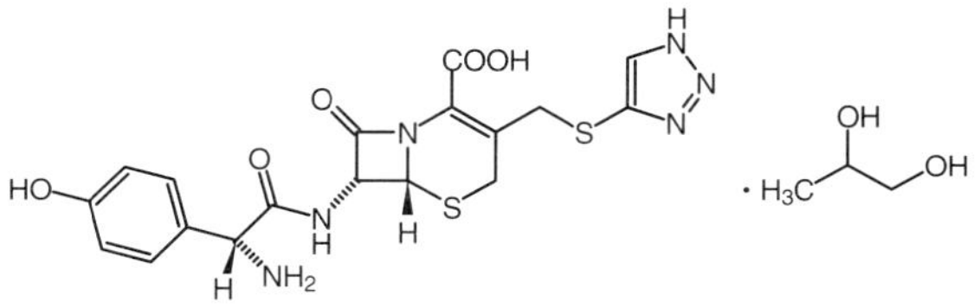

$C_{18}H_{18}N_6O_5S_2 \cdot (C_3H_8O_2)_n$ M_r 462,5 (Base)

Definition

Cefatrizin-Propylenglycol enthält mindestens 95,0 und höchstens 102,0 Prozent (6*R*,7*R*)-7-[[(2*R*)-2-Amino-2-(4-hydroxyphenyl)acetyl]amino]-8-oxo-3-[[(1*H*-1,2,3-triazol-4-yl)sulfanyl]methyl]-5-thia-1-azabicyclo[4.2.0]=oct-2-en-2-carbonsäure, berechnet auf die wasser- und propylenglycolfreie Substanz. Die Substanz besteht aus Cefatrizin und Propan-1,2-diol (molekulares Verhältnis etwa 1:1). Die Substanz enthält mindestens 13,0 und höchstens 18,0 Prozent Propylenglycol.

Eigenschaften

Weißes bis fast weißes Pulver; schwer löslich in Wasser, praktisch unlöslich in Dichlormethan und Ethanol.

Prüfung auf Identität

A. Die Prüfung erfolgt mit Hilfe der IR-Spektroskopie (2.2.24) durch Vergleich des Spektrums der Substanz mit dem von Cefatrizin-Propylenglycol *CRS*.

B. Die bei der Prüfung „Propylenglycol" (siehe „Prüfung auf Reinheit") erhaltenen Chromatogramme werden ausgewertet. Der Hauptpeak im Chromatogramm der Untersuchungslösung entspricht in bezug auf Retentionszeit und ungefähre Größe dem Hauptpeak im Chromatogramm der Referenzlösung b.

Prüfung auf Reinheit

Spezifische Drehung (2.2.7): 0,400 g Substanz werden in Salzsäure (1 mol · l^{-1}) zu 20,0 ml gelöst. Die spezifische Drehung muß zwischen +63 und +69° liegen, berechnet auf die wasser- und propylenglycolfreie Substanz.

Propylenglycol: 13,0 bis 18,0 Prozent. Die Prüfung erfolgt mit Hilfe der Gaschromatographie (2.2.28) unter Verwendung von Dimethylacetamid *R* als Interner Standard.

Interner-Standard-Lösung: 1,0 g Dimethylacetamid *R* wird in einer Mischung von 20 Volumteilen Aceton *R* und 80 Volumteilen Wasser *R* zu 50,0 ml verdünnt.

Untersuchungslösung: 0,40 g Substanz werden in einem Reagenzglas mit Schliffstopfen mit 3,0 ml Interner-Standard-Lösung, 1,0 ml einer Mischung von 20 Volumteilen Aceton *R* und 80 Volumteilen Wasser *R* und 2,0 ml Salzsäure *R* versetzt. Das Reagenzglas wird verschlossen und geschüttelt.

Referenzlösung a: 2,0 g Propylenglycol *R* werden in einer Mischung von 20 Volumteilen Aceton *R* und 80 Volumteilen Wasser *R* zu 100,0 ml verdünnt.

Referenzlösung b: 1,0 ml Referenzlösung a wird in einem Reagenzglas mit Schliffstopfen mit 1,0 ml Interner-Standard-Lösung gemischt.

Die Chromatographie kann durchgeführt werden mit
- einer Säule aus rostfreiem Stahl von 2 m Länge und 2 mm innerem Durchmesser, gepackt mit Ethylvinylbenzol-Divinylbenzol-Copolymer *R* (150 bis 180 µm)
- Stickstoff zur Chromatographie *R* als Trägergas bei einer Durchflußrate von etwa 30 ml je Minute
- einem Flammenionisationsdetektor.

Die Temperatur der Säule wird bei 200 °C, die des Probeneinlasses und des Detektors bei 250 °C gehalten.

Je 1 µl Untersuchungslösung und Referenzlösung b wird eingespritzt.

7-ACA-Triazol und andere verwandte Substanzen: Die Prüfung erfolgt mit Hilfe der Flüssigchromatographie (2.2.29) wie unter „Gehaltsbestimmung" beschrieben.

20 µl Referenzlösung c werden eingespritzt. Die Empfindlichkeit des Systems wird so eingestellt, daß die Höhe des Hauptpeaks im Chromatogramm mindestens 50 Prozent des maximalen Ausschlags beträgt.

20 µl Untersuchungslösung werden eingespritzt. Die Chromatographie erfolgt über eine Dauer, die mindestens der 2fachen Retentionszeit des Hauptpeaks entspricht. Im Chromatogramm der Untersuchungslösung darf die Fläche eines der Verunreinigung A entsprechenden Peaks nicht größer sein als die Fläche des entsprechenden Peaks im Chromatogramm der Referenzlö-

sung d (0,5 Prozent). Keine Peakfläche, mit Ausnahme der des Hauptpeaks und eines der Verunreinigung A entsprechenden Peaks, darf größer sein als die Fläche des Hauptpeaks im Chromatogramm der Referenzlösung c (0,6 Prozent), und die Summe aller dieser Peakflächen darf nicht größer sein als das 3,5fache der Fläche des Hauptpeaks im Chromatogramm der Referenzlösung c (2,1 Prozent). Peaks, deren Fläche kleiner ist als das 0,05fache der Fläche des Hauptpeaks im Chromatogramm der Referenzlösung c, werden nicht berücksichtigt.

Wasser (2.5.12): Höchstens 1,5 Prozent, mit 0,500 g Substanz nach der Karl-Fischer-Methode bestimmt.

Sulfatasche (2.4.14): Höchstens 0,1 Prozent, mit 1,0 g Substanz bestimmt.

Gehaltsbestimmung

Die Bestimmung erfolgt mit Hilfe der Flüssigchromatographie (2.2.29).

Untersuchungslösung: 60,0 mg Substanz werden in der mobilen Phase zu 100,0 ml gelöst.

Referenzlösung a: 60,0 mg Cefatrizin-Propylenglycol *CRS* werden in der mobilen Phase zu 100,0 ml gelöst.

Referenzlösung b: 30,0 mg Cefatrizin-Verunreinigung A *CRS* werden in Pufferlösung *p*H 7,0 *R* zu 100,0 ml gelöst.

Referenzlösung c: 0,6 ml Referenzlösung a werden mit der mobilen Phase zu 100,0 ml verdünnt.

Referenzlösung d: 1,0 ml Referenzlösung b wird mit Pufferlösung *p*H 7,0 *R* zu 100,0 ml verdünnt.

Referenzlösung e: 1,0 ml Referenzlösung a wird mit 1,0 ml Referenzlösung b versetzt und mit der mobilen Phase zu 10,0 ml verdünnt.

Die Chromatographie kann durchgeführt werden mit
- einer Säule aus rostfreiem Stahl von 0,25 m Länge und 4 mm innerem Durchmesser, gepackt mit octadecylsilyliertem Kieselgel zur Chromatographie *R* (5 µm)
- einer Mischung von 5 Volumteilen Acetonitril *R* und 95 Volumteilen einer Lösung von Kaliumdihydrogenphosphat *R* (2,72 g · l^{-1}) in Wasser *R* als mobile Phase bei einer Durchflußrate von 2 ml je Minute
- einem Spektrometer als Detektor bei einer Wellenlänge von 272 nm.

20 µl Referenzlösung a werden eingespritzt. Die Empfindlichkeit des Systems wird so eingestellt, daß die Höhe des Hauptpeaks im Chromatogramm mindestens 50 Prozent des maximalen Ausschlags beträgt. Je 20 µl Referenzlösung a werden 6mal eingespritzt. Die Bestimmung darf nur ausgewertet werden, wenn die relative Standardabweichung höchstens 1,0 Prozent beträgt. Die Referenzlösung e wird eingespritzt. Die Bestimmung darf nur ausgewertet werden, wenn die Auflösung zwischen den Peaks von Cefatrizin und Verunreinigung A mindestens 5,0 beträgt.

20 µl Untersuchungslösung und 20 µl Referenzlösung a werden abwechselnd eingespritzt.

Der Prozentgehalt an Cefatrizin wird mit Hilfe des mit der Referenzlösung a erhaltenen Chromatogramms ermittelt.

Verunreinigungen

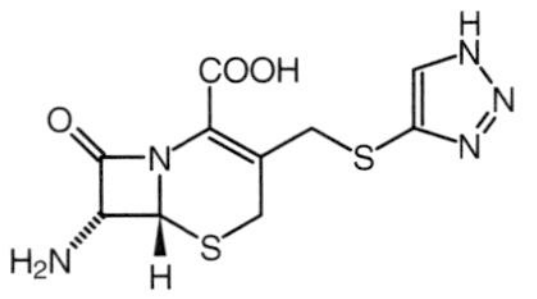

A. 7-Amino-(6*R*,7*R*)-3-[(1*H*-1,2,3-triazol-4-yl)sulfanyl]methyl-8-oxo-5-thia-1-azabicyclo[4.2.0]oct-2-en-2-carbonsäure (7-ACA-Triazol).

2000, 988

Cefazolin-Natrium

Cefazolinum natricum

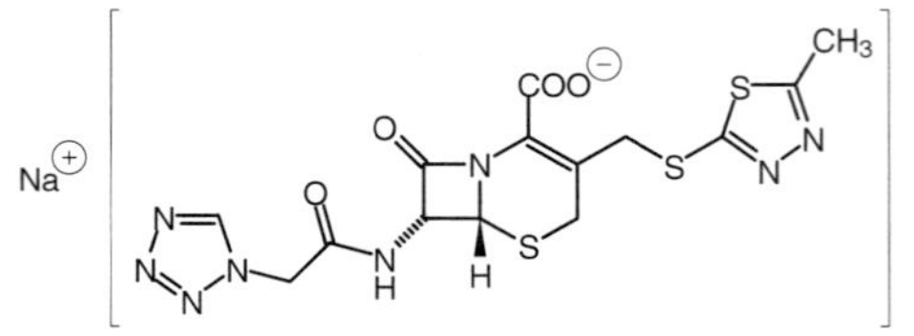

$C_{14}H_{13}N_8NaO_4S_3$ M_r 476,5

Definition

Cefazolin-Natrium enthält mindestens 95,0 und höchstens 101,0 Prozent (6*R*,7*R*)-3-(5-Methyl-1,3,4-thiadiazol-2-ylsulfanylmethyl)-8-oxo-7-[2-(1*H*-tetrazol-1-yl)acetamido]-5-thia-1-azabicyclo[4.2.0]oct-2-en-2-carbonsäure, Natriumsalz, berechnet auf die wasserfreie Substanz.

Eigenschaften

Weißes bis fast weißes, stark hygroskopisches Pulver; leicht löslich in Wasser, sehr schwer löslich in Ethanol, praktisch unlöslich in Ether.

Prüfung auf Identität

A. Die Prüfung erfolgt mit Hilfe der Dünnschichtchromatographie (2.2.27) unter Verwendung einer Schicht von silanisiertem Kieselgel HF_{254} *R*.

Untersuchungslösung: 20 mg Substanz werden in 5 ml einer Mischung von gleichen Volumteilen Methanol *R* und Phosphat-Pufferlösung *p*H 7,0 (0,067 mol · l^{-1}) *R* gelöst.

Referenzlösung a: 20 mg Cefazolin *CRS* werden in 5 ml einer Mischung von gleichen Volumteilen Methanol *R* und Phosphat-Pufferlösung *p*H 7,0 (0,067 mol · l^{-1}) *R* gelöst.

Referenzlösung b: 20 mg Cefazolin *CRS* und 20 mg Cefoxitin-Natrium *CRS* werden in 5 ml einer Mischung von gleichen Volumteilen Methanol *R* und Phosphat-Pufferlösung *p*H 7,0 (0,067 mol · l^{-1}) *R* gelöst.

Auf die Platte wird 1 µl jeder Lösung aufgetragen. Die Chromatographie erfolgt mit einer Mischung von 15 Volumteilen Acetonitril *R* und 85 Volumteilen einer Lösung von Ammoniumacetat *R* (150 g · l^{-1}), die zuvor mit Essigsäure *R* auf einen *p*H-Wert von 6,2 eingestellt wird, über eine Laufstrecke von 15 cm. Die Platte wird im Warmluftstrom getrocknet und im ultravioletten Licht bei 254 nm ausgewertet. Der Hauptfleck im Chromatogramm der Untersuchungslösung entspricht in bezug auf Lage und Größe dem Hauptfleck im Chromatogramm der Referenzlösung a. Die Prüfung darf nur ausgewertet werden, wenn das Chromatogramm der Referenzlösung b deutlich voneinander getrennt 2 Flecke zeigt.

B. Etwa 2 mg Substanz werden in einem Reagenzglas von 150 mm Länge und 15 mm innerem Durchmesser mit 0,05 ml Wasser *R* befeuchtet. Nach Zusatz von 2 ml Formaldehyd-Schwefelsäure *R* wird der Inhalt des Reagenzglases durch Rühren gemischt. Die Lösung ist blaßgelb gefärbt. Wird das Reagenzglas 1 min lang in ein Wasserbad gestellt, entsteht eine Gelbfärbung.

C. Die Substanz gibt die Identitätsreaktion a auf Natrium (2.3.1).

Prüfung auf Reinheit

Prüflösung: 2,50 g Substanz werden in kohlendioxidfreiem Wasser *R* zu 25,0 ml gelöst.

Aussehen der Lösung: Die Prüflösung muß klar (2.2.1) sein. Die Absorption (2.2.25) der Prüflösung, bei 430 nm gemessen, darf höchstens 0,15 betragen.

***p*H-Wert** (2.2.3): Der *p*H-Wert der Prüflösung muß zwischen 4,0 und 6,0 liegen.

Spezifische Drehung (2.2.7): 1,25 g Substanz werden in Wasser *R* zu 25,0 ml gelöst. Die spezifische Drehung muß zwischen –15 und –24° liegen, berechnet auf die wasserfreie Substanz.

Absorption (2.2.25): 0,100 g Substanz werden in Wasser *R* zu 100,0 ml gelöst. 2,0 ml Lösung werden mit Natriumhydrogencarbonat-Lösung *R* zu 100,0 ml verdünnt. Diese Lösung, zwischen 220 und 350 nm gemessen, zeigt ein Absorptionsmaximum bei 272 nm. Die spezifische Absorption, im Maximum gemessen, muß zwischen 260 und 300 liegen, berechnet auf die wasserfreie Substanz.

Verwandte Substanzen: Die Prüfung erfolgt mit Hilfe der Dünnschichtchromatographie (2.2.27) unter Verwendung einer Schicht von Kieselgel GF_{254} *R*.

Untersuchungslösung: 0,25 g Substanz werden in Wasser *R* zu 5 ml gelöst.

Referenzlösung: 1,0 ml Untersuchungslösung wird mit Wasser *R* zu 100 ml verdünnt.

Auf die Platte werden im Stickstoffstrom 5 µl jeder Lösung getrennt aufgetragen. Die Chromatographie erfolgt mit einer Mischung von 10 Volumteilen Wasser *R*, 10 Volumteilen Essigsäure 98 % *R*, 20 Volumteilen Aceton *R* und 50 Volumteilen Ethylacetat *R* über eine Laufstrecke von 15 cm. Die Platte wird an der Luft trocknen gelassen und im ultravioletten Licht bei 254 nm ausgewertet. Anschließend wird die Platte in einer dicht verschlossenen Kammer so lange Iodgas ausgesetzt, bis Flecke erscheinen. Kein im Chromatogramm der Untersuchungslösung auftretender Nebenfleck darf größer oder intensiver sein als der Fleck im Chromatogramm der Referenzlösung (1,0 Prozent).

Dimethylanilin: Höchstens 20 ppm. Die Prüfung erfolgt mit Hilfe der Gaschromatographie (2.2.28) unter Verwendung von Naphthalin *R* als Interner Standard.

Interner-Standard-Lösung: 50,0 mg Naphthalin *R* werden in Cyclohexan *R* zu 50,0 ml gelöst. 5,0 ml Lösung werden mit Cyclohexan *R* zu 100,0 ml verdünnt.

Untersuchungslösung: 1,00 g Substanz wird in einem Reagenzglas mit Schliffstopfen mit 5 ml Natriumhydroxid-Lösung (1 mol · l^{-1}) und 1,0 ml Interner-Standard-Lösung versetzt. Das Reagenzglas wird verschlossen und 1 min lang kräftig geschüttelt. Falls erforderlich wird zentrifugiert. Die obere Phase wird verwendet.

Referenzlösung: 50,0 mg *N,N*-Dimethylanilin *R* werden mit 2 ml Salzsäure *R* und 20 ml Wasser *R* versetzt. Die Mischung wird bis zur Auflösung des *N,N*-Dimethylanilins geschüttelt und mit Wasser *R* zu 50,0 ml verdünnt. 5,0 ml Lösung werden mit Wasser *R* zu 250,0 ml verdünnt. 1,0 ml dieser Lösung wird in einem Reagenzglas mit Schliffstopfen mit 5 ml Natriumhydroxid-Lösung (1 mol · l^{-1}) und 1,0 ml Interner-Standard-Lösung versetzt. Das Reagenzglas wird verschlossen und 1 min lang kräftig geschüttelt. Falls erforderlich wird zentrifugiert. Die obere Phase wird verwendet.

Die Chromatographie kann durchgeführt werden mit

- einer Säule aus Glas von 2 m Länge und 2 mm innerem Durchmesser, gepackt mit silanisiertem Kieselgur zur Gaschromatographie *R*, imprägniert mit 3 Prozent (*m/m*) Poly[methyl(50)phenyl(50)]siloxan *R*
- Stickstoff zur Chromatographie *R* als Trägergas bei einer Durchflußrate von 30 ml je Minute
- einem Flammenionisationsdetektor.

Die Temperatur der Säule wird bei 120 °C, die des Probeneinlasses und des Detektors bei 150 °C gehalten.

Je 1 µl Untersuchungslösung und Referenzlösung wird eingespritzt.

Wasser (2.5.12): Höchstens 6,0 Prozent, mit 0,300 g Substanz nach der Karl-Fischer-Methode bestimmt.

Sterilität (2.6.1): Cefazolin-Natrium zur Herstellung von Parenteralia, das dabei keinem weiteren geeigneten Sterilisationsverfahren unterworfen wird, muß der Prüfung entsprechen.

Bakterien-Endotoxine (2.6.14): Cefazolin-Natrium zur Herstellung von Parenteralia, das dabei keinem weiteren geeigneten Verfahren zur Beseitigung von Bakterien-Endotoxinen unterworfen wird, darf höchstens 0,15 I.E. Bakterien-Endotoxine je Milligramm Substanz enthalten.

Gehaltsbestimmung

Die Bestimmung erfolgt mit Hilfe der Flüssigchromatographie (2.2.29).

Untersuchungslösung: 25,0 mg Substanz werden in der mobilen Phase zu 25,0 ml gelöst.

Referenzlösung a: 25,0 mg Cefazolin *CRS* werden in der mobilen Phase zu 25,0 ml gelöst.

Referenzlösung b: 5,0 mg Cefuroxim-Natrium *CRS* werden in 10,0 ml Referenzlösung a gelöst. Die Lösung wird mit der mobilen Phase zu 100,0 ml verdünnt.

Die Chromatographie kann durchgeführt werden mit
- einer Säule von 0,25 m Länge und 4,6 mm innerem Durchmesser, gepackt mit octadecylsilyliertem Kieselgel zur Chromatographie *R* (5 bis 10 μm)
- folgender mobilen Phase bei einer Durchflußrate von 1,0 ml je Minute: 10 Volumteile Acetonitril *R* und 90 Volumteile einer Lösung, die Natriummonohydrogenphosphat *R* (2,77 g · l^{-1}) und Citronensäure *R* (1,86 g · l^{-1}) enthält, werden gemischt
- einem Spektrometer als Detektor bei einer Wellenlänge von 270 nm
- einer 20-μl-Probenschleife.

Die Referenzlösung b wird eingespritzt. Die Empfindlichkeit des Systems wird so eingestellt, daß die Höhe der Peaks mindestens die Hälfte des maximalen Ausschlags beträgt. Die Bestimmung darf nur ausgewertet werden, wenn die Auflösung zwischen den Peaks von Cefazolin und Cefuroxim mindestens 2,0 beträgt. Falls erforderlich wird die Konzentration an Acetonitril in der mobilen Phase geändert. Die Referenzlösung a wird 6mal eingespritzt. Die Bestimmung darf nur ausgewertet werden, wenn die relative Standardabweichung der Peakfläche von Cefazolin höchstens 1,0 Prozent beträgt.

Die Untersuchungslösung und die Referenzlösung a werden abwechselnd eingespritzt. Der Prozentgehalt an Cefazolin-Natrium wird berechnet.

Lagerung

Dicht verschlossen, vor Licht geschützt, unterhalb von 30 °C. Falls die Substanz steril ist, im Behältnis mit Sicherheitsverschluß.

Beschriftung

Die Beschriftung gibt insbesondere, falls zutreffend, an
- daß die Substanz steril ist
- daß die Substanz frei von Bakterien-Endotoxinen ist.

Verunreinigungen

A. (6*R*,7*R*)-7-Amino-3-[(5-methyl-1,3,4-thiadiazol-2-yl)thiomethyl]-8-oxo-5-thia-1-azabicyclo[4.2.0]oct-2-en-2-carbonsäure

B. (6*R*,7*R*)-3-[(5-Methyl-1,3,4-thiadiazol-2-yl)thiomethyl]-8-oxo-7-trimethylacetamido-5-thia-1-azabicyclo[4.2.0]oct-2-en-2-carbonsäure

C. (6*R*,7*R*)-3-Hydroxymethyl-8-oxo-7-[2-(1*H*-tetrazol-1-yl)acetamido]-5-thia-1-azabicyclo[4.2.0]oct-2-en-2-carbonsäurelacton

D. (6*R*,7*R*)-3-Acetoxymethyl-8-oxo-7-[2-(1*H*-tetrazol-1-yl)acetamido]-5-thia-1-azabicyclo[4.2.0]oct-2-en-2-carbonsäure

E. 5-Methyl-1,3,4-thiadiazol-2-thiol

F. (1*H*-Tetrazol-1-yl)essigsäure

G. (6*R*,7*R*)-3-Methyl-8-oxo-7-[2-(1*H*-tetrazol-1-yl)acetamido]-5-thia-1-azabicyclo[4.2.0]oct-2-en-2-carbonsäure.

1999, 1188

Cefixim

Cefiximum

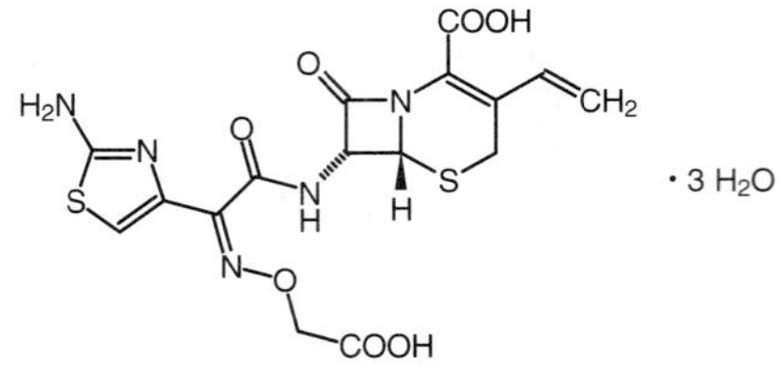

$C_{16}H_{15}N_5O_7S_2 \cdot 3\ H_2O$ M_r 507,5

Definition

Cefixim ist das Trihydrat der (6*R*,7*R*)-7-[[(*Z*)-2-(2-Aminothiazol-4-yl)-2-[(carboxymethoxy)imino]acetyl]amino]-3-ethenyl-8-oxo-5-thia-1-azabicyclo[4.2.0]oct-2-en-2-carbonsäure. Die Substanz enthält mindestens 95,0 und höchstens 101,0 Prozent $C_{16}H_{15}N_5O_7S_2$, berechnet auf die wasser- und ethanolfreie Substanz.

Eigenschaften

Weißes bis fast weißes, schwach hygroskopisches Pulver; schwer löslich in Wasser, leicht löslich in Methanol, wenig löslich in wasserfreiem Ethanol, praktisch unlöslich in Ethylacetat.

Prüfung auf Identität

1: A.
2. B, C.

A. Die Prüfung erfolgt mit Hilfe der IR-Spektroskopie (2.2.24) durch Vergleich des Spektrums der Substanz mit dem von Cefixim *CRS*. Wenn die Spektren unterschiedlich sind, werden Substanz und Referenzsubstanz getrennt in Methanol *R* gelöst. Nach Eindampfen der Lösungen zur Trockne werden mit den Rückständen erneut Spektren aufgenommen.

B. Die Prüfung erfolgt mit Hilfe der Dünnschichtchromatographie (2.2.27) unter Verwendung einer DC-Platte mit silanisiertem Kieselgel F_{254} *R*.

Untersuchungslösung: 20 mg Substanz werden in 5 ml einer Mischung von gleichen Volumteilen Methanol *R* und Phosphat-Pufferlösung *p*H 7,0 (0,067 mol · l^{-1}) *R* gelöst.

Referenzlösung a: 20 mg Cefixim *CRS* werden in 5 ml einer Mischung von gleichen Volumteilen Methanol *R* und Phosphat-Pufferlösung *p*H 7,0 (0,067 mol · l^{-1}) *R* gelöst.

Referenzlösung b: 20 mg Cefixim *CRS* und 20 mg Ceftriaxon-Natrium *CRS* werden in 5 ml einer Mischung von gleichen Volumteilen Methanol *R* und Phosphat-Pufferlösung *p*H 7,0 (0,067 mol · l^{-1}) *R* gelöst.

Auf die Platte wird 1 µl jeder Lösung aufgetragen. Die Chromatographie erfolgt mit einer Mischung von 10 Volumteilen Methylacetat *R* und 90 Volumteilen einer Lösung von Ammoniumacetat *R* (154 g · l^{-1}), deren *p*H-Wert zuvor mit Essigsäure *R* auf 6,2 eingestellt wurde, über eine Laufstrecke von 15 cm. Die Platte wird an der Luft trocknen gelassen und im ultravioletten Licht bei 254 nm ausgewertet. Der Hauptfleck im Chromatogramm der Untersuchungslösung entspricht in bezug auf Lage und Größe dem Hauptfleck im Chromatogramm der Referenzlösung a. Die Prüfung darf nur ausgewertet werden, wenn das Chromatogramm der Referenzlösung b deutlich voneinander getrennt 2 Flecke zeigt.

C. Etwa 2 mg Substanz werden in einem Reagenzglas von 150 mm Länge und 15 mm innerem Durchmesser mit 0,05 ml Wasser *R* befeuchtet. Nach Zusatz von 2 ml Formaldehyd-Schwefelsäure *R* wird der Inhalt des Reagenzglases durch Schütteln gemischt. Die Lösung ist gelb gefärbt. Wird das Reagenzglas 1 min lang in ein Wasserbad gestellt, entsteht eine Orangefärbung.

Prüfung auf Reinheit

***p*H-Wert** (2.2.3): 0,5 g Substanz werden in kohlendioxidfreiem Wasser *R* zu 10 ml suspendiert. Der *p*H-Wert der Suspension muß zwischen 2,6 und 4,1 liegen.

Verwandte Substanzen: Die Prüfung erfolgt mit Hilfe der Flüssigchromatographie (2.2.29) wie unter „Gehaltsbestimmung" beschrieben.

Die Referenzlösung b wird eingespritzt. Die Empfindlichkeit des Systems wird so eingestellt, daß die Höhe des Hauptpeaks im Chromatogramm mindestens 50 Prozent des maximalen Ausschlags beträgt.

Die Untersuchungslösung wird eingespritzt. Die Chromatographie erfolgt über eine Dauer, die der 3fachen Retentionszeit des Hauptpeaks entspricht. Im Chromatogramm der Untersuchungslösung darf keine Peakfläche, mit Ausnahme der des Hauptpeaks, größer sein als das 0,5fache der Fläche des Hauptpeaks im Chromatogramm der Referenzlösung b (0,5 Prozent). Im Chromatogramm der Untersuchungslösung darf die Summe aller Peakflächen, mit Ausnahme der des Hauptpeaks, nicht größer sein als das 3fache der Fläche des Hauptpeaks im Chromatogramm der Referenzlösung b (3 Prozent). Peaks, deren Fläche kleiner ist als das 0,1fache der Fläche des Hauptpeaks im Chromatogramm der Referenzlösung b, werden nicht berücksichtigt.

Ethanol (2.4.24): Höchstens 1,0 Prozent (*m/m*).

Die Prüfung erfolgt mit Hilfe der Gaschromatographie (2.2.28, Dampfraumanalyse, Zusatzmethode).

Stammlösung: 0,250 g Substanz werden in einer Mischung von 1 Volumteil Dimethylacetamid *R* und 4 Volumteilen Wasser *R* zu 25,0 ml gelöst.

Wasser (2.5.12): 9,0 bis 12,0 Prozent, mit 0,200 g Substanz nach der Karl-Fischer-Methode bestimmt.

Sulfatasche (2.4.14): Höchstens 0,2 Prozent, mit 1,0 g Substanz bestimmt.

Gehaltsbestimmung

Die Bestimmung erfolgt mit Hilfe der Flüssigchromatographie (2.2.29).

Untersuchungslösung: 25,0 mg Substanz werden in der mobilen Phase zu 25,0 ml gelöst.

Referenzlösung a: 25,0 mg Cefixim *CRS* werden in der mobilen Phase zu 25,0 ml gelöst.

Referenzlösung b: 1,0 ml Referenzlösung a wird mit der mobilen Phase zu 100,0 ml verdünnt.

Referenzlösung c: 10 mg Cefixim *CRS* werden in 10 ml Wasser *R* gelöst. Die Lösung wird 45 min lang im Wasserbad erhitzt. Nach dem Abkühlen wird sofort eingespritzt.

Die Chromatographie kann durchgeführt werden mit

- einer Säule von 0,125 m Länge und 4 mm innerem Durchmesser, gepackt mit octadecylsilyliertem Kieselgel zur Chromatographie *R* (5 µm)
- folgender mobilen Phase bei einer Durchflußrate von 1,0 ml je Minute: eine Mischung von 250 Volumteilen Acetonitril *R* und 750 Volumteilen einer Tetrabutylammoniumhydroxid-Lösung, die wie folgt hergestellt wird: 8,2 g Tetrabutylammoniumhydroxid *R* werden in Wasser *R* zu 800 ml gelöst, mit Phosphorsäure 10 % *R* auf einen *p*H-Wert von 6,5 eingestellt und mit Wasser *R* zu 1000 ml verdünnt
- einem Spektrometer als Detektor bei einer Wellenlänge von 254 nm
- einer 10-µl-Probenschleife.

Die Temperatur der Säule wird bei 40 °C gehalten.

Die Referenzlösung c wird eingespritzt. Die Empfindlichkeit des Systems wird so eingestellt, daß die Höhen der Hauptpeaks im Chromatogramm mindestens 20 Prozent des maximalen Ausschlags betragen. Die Bestimmung darf nur ausgewertet werden, wenn die Auflösung zwischen den 2 Hauptpeaks (Cefixim und *E*-Isomer) mindestens 2,0 beträgt. Falls erforderlich wird der Anteil von Acetonitril in der mobilen Phase geändert.

Die Referenzlösung a wird 6mal eingespritzt. Die Bestimmung darf nur ausgewertet werden, wenn die relative Standardabweichung der Peakfläche von Cefixim höchstens 1,0 Prozent beträgt.

Die Untersuchungslösung und die Referenzlösung a werden abwechselnd eingespritzt.

Lagerung

Dicht verschlossen, vor Licht geschützt.

Verunreinigungen

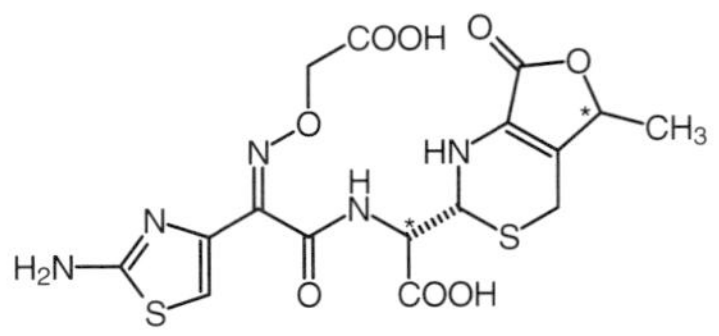

A. 2-[[(*Z*)-2-(2-Aminothiazol-4-yl)-2-[(carboxymeth= oxy)imino]acetyl]amino]-2-[(2*R*)-5-methyl-7-oxo-1,2,5,7-tetrahydro-4*H*-furo[3,4-*d*][1,3]thiazin-2-yl]essigsäure

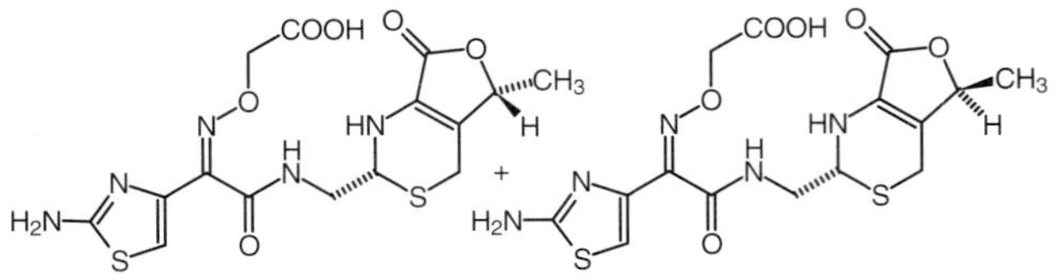

B. 2-[[[(*Z*)-1-(2-Aminothiazol-4-yl)-2-[[[(2*R*,5*RS*)-5-methyl-7-oxo-1,2,5,7-tetrahydro-4*H*-furo[3,4-*d*]= [1,3]thiazin-2-yl]methyl]amino]-2-oxoethyliden]= amino]oxy]essigsäure

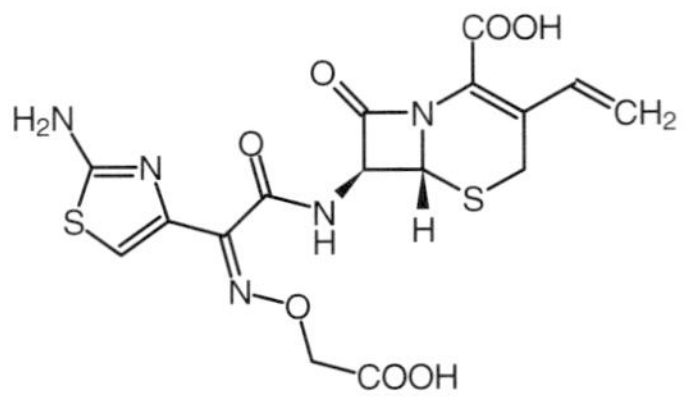

C. (6*R*,7*S*)-7-[[(*Z*)-2-(2-Aminothiazol-4-yl)-2-[(carb= oxymethoxy)imino]acetyl]amino]-3-ethenyl-8-oxo-5-thia-1-azabicyclo[4.2.0]oct-2-en-2-carbonsäure (Cefixim-7-Epimer)

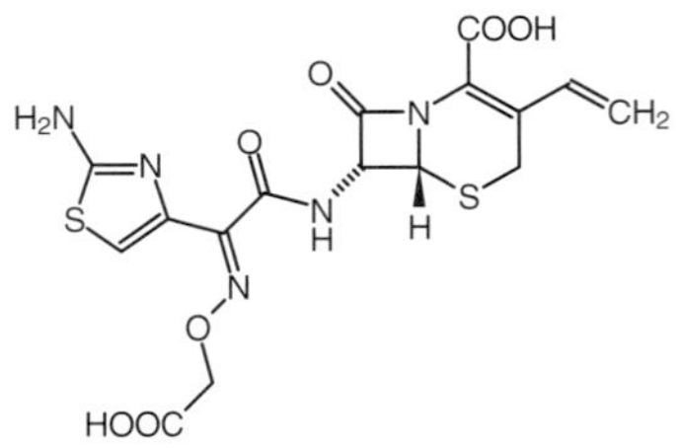

D. (6*R*,7*R*)-7-[[(*E*)-2-(2-Aminothiazol-4-yl)-2-[(carb= oxymethoxy)imino]acetyl]amino]-3-ethenyl-8-oxo-5-thia-1-azabicyclo[4.2.0]oct-2-en-2-carbonsäure (Cefixim-*E*-Isomer)

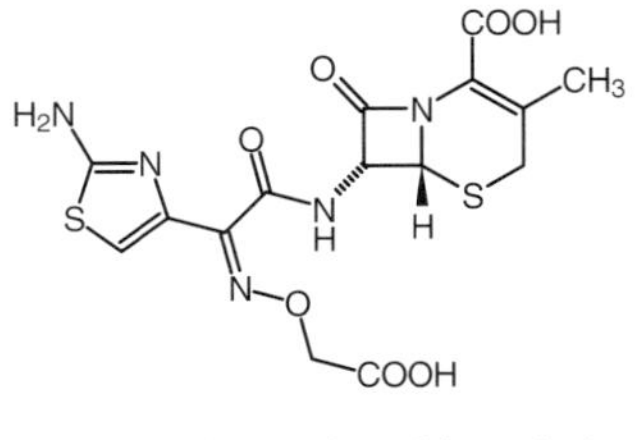

E. (6*R*,7*R*)-7-[[(*Z*)-2-(2-Aminothiazol-4-yl)-2-[(carb= oxymethoxy)imino]acetyl]amino]-3-methyl-8-oxo-5-thia-1-azabicyclo[4.2.0]oct-2-en-2-carbonsäure.

2001, 1404

Cefoperazon-Natrium

Cefoperazonum natricum

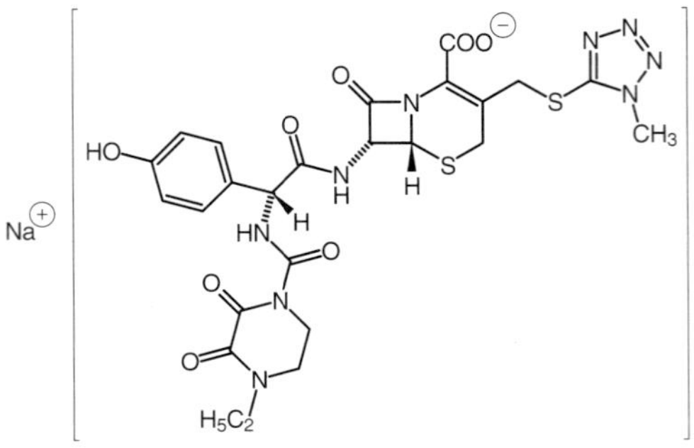

$C_{25}H_{26}N_9NaO_8S_2$ M_r 668

Definition

Cefoperazon-Natrium enthält mindestens 95,0 und höchstens 102,0 Prozent (6*R*,7*R*)-7-[[(2*R*)-2-[[(4-Ethyl-2,3-dioxopiperazin-1-yl)carbonyl]amino]-2-(4-hydroxyphe= nyl)acetyl]amino]-3-[[(1-methyl-1*H*-tetrazol-5-yl)sulfa= nyl]methyl]-8-oxo-5-thia-1-azabicyclo[4.2.0]oct-2-en-2-carbonsäure, Natriumsalz, berechnet auf die wasser- und acetonfreie Substanz.

Eigenschaften

Weißes bis schwach gelbes, hygroskopisches Pulver; leicht löslich in Wasser, löslich in Methanol, schwer löslich in Ethanol.

Die kristalline Substanz zeigt Polymorphie.

Prüfung auf Identität

A. Die Substanz wird in Methanol *R* gelöst. Die Lösung wird zur Trockne eingedampft. Die Prüfung erfolgt mit Hilfe der IR-Spektroskopie (2.2.24) durch Vergleich des Spektrums des Rückstands mit dem Cefoperazon-Natrium-Referenzspektrum der Ph. Eur.

B. Die bei der „Gehaltsbestimmung" erhaltenen Chromatogramme werden ausgewertet. Der Hauptpeak im Chromatogramm der Untersuchungslösung a entspricht in bezug auf Retentionszeit und ungefähre Größe dem Hauptpeak im Chromatogramm der Referenzlösung a.

C. Die Substanz gibt die Identitätsreaktion a auf Natrium (2.3.1).

Prüfung auf Reinheit

Aussehen der Lösung: 2,5 g Substanz werden in Wasser *R* zu 25,0 ml gelöst. Die Lösung muß klar (2.2.1) sein. Die Absorption (2.2.25) der Lösung, bei 430 nm gemessen, darf höchstens 0,15 betragen.

***p*H-Wert** (2.2.3): 2,5 g Substanz werden in kohlendioxidfreiem Wasser *R* zu 10 ml gelöst. Der *p*H-Wert der Lösung muß zwischen 4,5 und 6,5 liegen.

Verwandte Substanzen: Die Prüfung erfolgt mit Hilfe der Flüssigchromatographie (2.2.29) wie unter „Gehaltsbestimmung" beschrieben.

20 µl Referenzlösung b werden eingespritzt. Die Empfindlichkeit des Systems wird so eingestellt, daß die Höhe des Hauptpeaks im Chromatogramm mindestens 50 Prozent des maximalen Ausschlags beträgt.

20 µl Untersuchungslösung b werden eingespritzt. Die Chromatographie erfolgt über eine Dauer, die mindestens der 2,5fachen Retentionszeit des Hauptpeaks entspricht. Im Chromatogramm der Untersuchungslösung b darf keine Peakfläche, mit Ausnahme der des Hauptpeaks, größer sein als das 1,5fache der Fläche des Hauptpeaks im Chromatogramm der Referenzlösung b (1,5 Prozent), und die Summe dieser Peakflächen darf nicht größer sein als das 4,5fache der Fläche des Hauptpeaks im Chromatogramm der Referenzlösung b (4,5 Prozent). Peaks, deren Fläche kleiner ist als das 0,1fache der Fläche des Hauptpeaks im Chromatogramm der Referenzlösung b, werden nicht berücksichtigt.

Aceton: Höchstens 2,0 Prozent. Die Prüfung erfolgt mit Hilfe der Gaschromatographie (2.2.28 Dampfraumanalyse, Methode b).

Stamm-Untersuchungslösung: 0,500 g Substanz werden in Wasser *R* zu 10,0 ml gelöst.

Lösungsmittel-Lösung: 0,350 g Aceton *R* werden in Wasser *R* zu 100,0 ml gelöst. 10,0 ml Lösung werden mit Wasser *R* zu 100,0 ml verdünnt.

4 Proben werden gemäß Tabelle hergestellt:

Probeflaschennummer	Stamm-Untersuchungslösung (ml)	Lösungsmittel-Lösung (ml)	Wasser *R* (ml)
1	1,0	0	4,0
2	1,0	1,0	3,0
3	1,0	2,0	2,0
4	1,0	3,0	1,0

Die Chromatographie erfolgt nach „Identifizierung und Bestimmung von Lösungsmittel-Rückständen" (2.4.24, System B). Für die Proben gilt:

- Äquilibrierungszeit: 15 min
- Überleitungstemperatur: 110 °C.

Die Temperatur der Säule wird 10 min lang bei 40 °C gehalten.

Schwermetalle (2.4.8): 2,0 g Substanz müssen der Grenzprüfung C auf Schwermetalle entsprechen (5 ppm). Zur Herstellung der Referenzlösung wird 1 ml Blei-Lösung (10 ppm Pb) *R* verwendet.

Wasser (2.5.12): Höchstens 5,0 Prozent, mit 0,200 g Substanz nach der Karl-Fischer-Methode bestimmt.

Sterilität (2.6.1): Cefoperazon-Natrium zur Herstellung von Parenteralia, das dabei keinem weiteren geeigneten Sterilisationsverfahren unterworfen wird, muß der Prüfung entsprechen.

Bakterien-Endotoxine (2.6.14): Cefoperazon-Natrium zur Herstellung von Parenteralia, das dabei keinem weiteren geeigneten Verfahren zur Beseitigung von Bakterien-Endotoxinen unterworfen wird, darf höchstens 0,20 I.E. Bakterien-Endotoxine je Milligramm Substanz enthalten.

Gehaltsbestimmung

Die Bestimmung erfolgt mit Hilfe der Flüssigchromatographie (2.2.29).

Die Lösungen werden unmittelbar vor Gebrauch hergestellt.

Untersuchungslösung a: 25,0 mg Substanz werden in der mobilen Phase zu 250,0 ml gelöst.

Untersuchungslösung b: 25,0 mg Substanz werden in der mobilen Phase zu 50,0 ml gelöst.

Referenzlösung a: 25,0 mg Cefoperazon-Dihydrat *CRS* werden in der mobilen Phase zu 250,0 ml gelöst.

Referenzlösung b: 5,0 ml Referenzlösung a werden mit der mobilen Phase zu 100,0 ml verdünnt.

Die Chromatographie kann durchgeführt werden mit

- einer Säule aus rostfreiem Stahl von 0,15 m Länge und 4,6 mm innerem Durchmesser, gepackt mit nachsilanisiertem, octadecylsilyliertem Kieselgel zur Chromatographie *R* (5 µm)
- folgender mobilen Phase bei einer Durchflußrate von 1 ml je Minute: eine Mischung von 884 Volumteilen Wasser *R*, 110 Volumteilen Acetonitril *R*, 3,5 Volumteilen einer Lösung von Essigsäure *R* (60 g · l^{-1}) und 2,5 Volumteilen einer Lösung von Triethylammoniumacetat, die durch Verdünnen von 14 ml Triethylamin *R* und 5,7 ml Essigsäure 98 % *R* mit Wasser *R* zu 100 ml erhalten wird
- einem Spektrometer als Detektor bei einer Wellenlänge von 254 nm.

20 µl Referenzlösung a werden eingespritzt. Wird das Chromatogramm unter den vorgeschriebenen Bedingungen aufgezeichnet, beträgt die Retentionszeit für Cefoperazon etwa 15 min. Die Empfindlichkeit des Systems wird so eingestellt, daß die Höhe des Hauptpeaks im Chromatogramm mindestens 50 Prozent des maximalen Ausschlags beträgt. Die Bestimmung darf nur ausgewertet werden, wenn die Anzahl der theoretischen Böden, berechnet für den Hauptpeak, mindestens 5000 und der Symmetriefaktor höchstens 1,6 beträgt. Falls erforderlich wird der Anteil an Acetonitril *R* in der mobilen Phase geändert. Die Referenzlösung a wird 6mal eingespritzt. Die Bestimmung darf nur ausgewertet werden, wenn die relative Standardabweichung der Peakfläche von Cefoperazon höchstens 1,0 Prozent beträgt.

Die Untersuchungslösung a und die Referenzlösung a werden abwechselnd eingespritzt.

Der Prozentgehalt an Cefoperazon-Natrium wird durch Multiplikation des Prozentgehalts an Cefoperazon mit 1,034 berechnet.

Lagerung

Dicht verschlossen, vor Licht geschützt, zwischen 2 und 8 °C. Falls die Substanz steril ist, im Behältnis mit Sicherheitsverschluß.

Beschriftung

Die Beschriftung gibt insbesondere, falls zutreffend, an

- daß die Substanz steril ist
- daß die Substanz frei von Bakterien-Endotoxinen ist.

Verunreinigungen

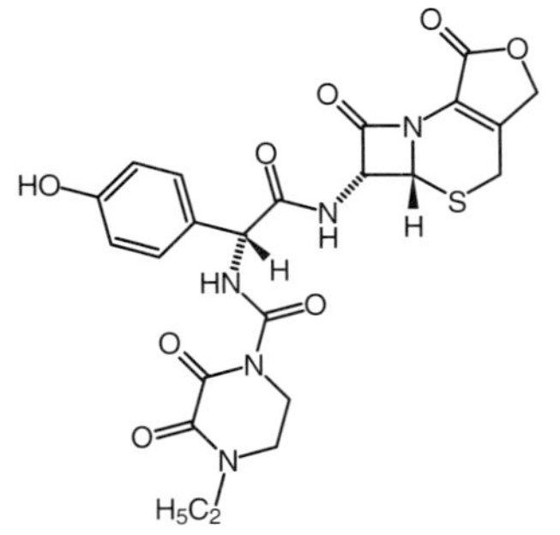

A. (2*R*)-*N*-[(5a*R*,6*R*)-1,7-Dioxo-1,4,6,7-tetrahydro-3*H*,5a*H*-azeto[2,1-*b*]furo[3,4-*d*][1,3]thiazin-6-yl]-2-[[(4-ethyl-2,3-dioxopiperazin-1-yl)carbonyl]amino]-2-(4-hydroxyphenyl)acetamid

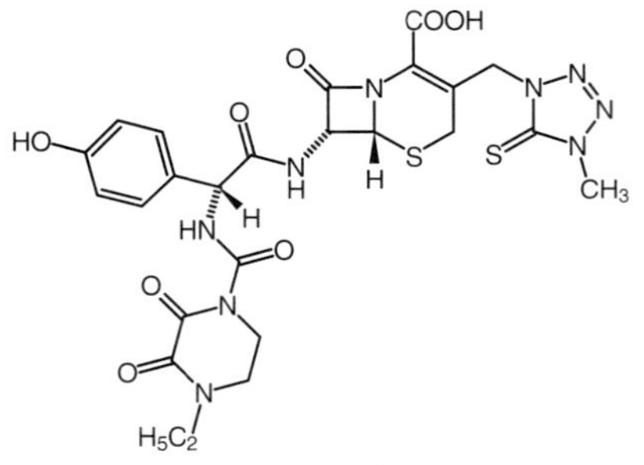

B. (6*R*,7*R*)-7-[[(2*R*)-2-[[(4-Ethyl-2,3-dioxopiperazin-1-yl)carbonyl]amino]-2-(4-hydroxyphenyl)acetyl]amino]-3-[(4-methyl-5-thioxo-4,5-dihydro-1*H*-tetrazol-1-yl)methyl]-8-oxo-5-thia-1-azabicyclo[4.2.0]oct-2-en-2-carbonsäure

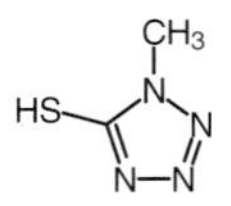

C. 1-Methyl-1*H*-tetrazol-5-thiol

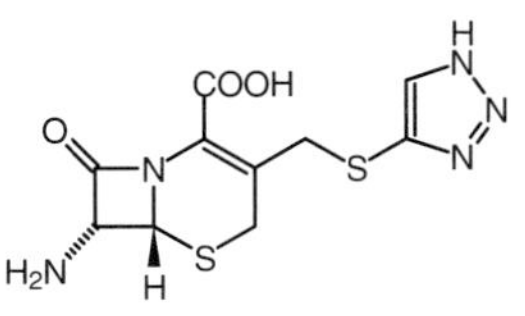

D. (6*R*,7*R*)-3-[(1*H*-1,2,3-Triazol-4-yl)thio]methyl]-8-oxo-7-amino-5-thia-1-azabicyclo[4.2.0]oct-2-en-2-carbonsäure
(7-TACA)

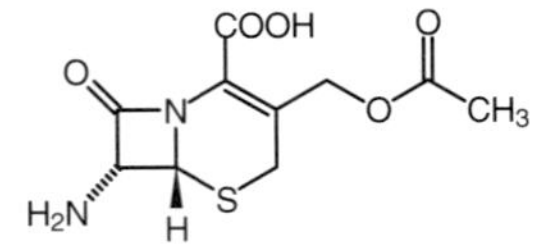

E. 3-Acetoxymethyl-8-oxo-7-amino-5-thia-1-azabicyclo[4.2.0]-oct-2-en-2-carbonsäure
(7-ACA).

1999, 989

Cefotaxim-Natrium

Cefotaximum natricum

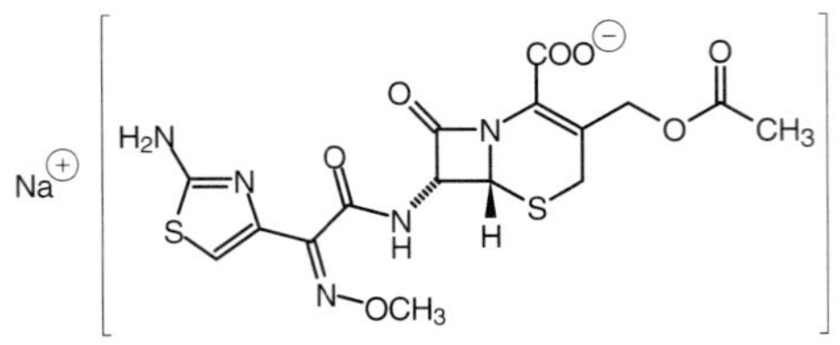

$C_{16}H_{16}N_5NaO_7S_2$ M_r 477,4

Definition

Cefotaxim-Natrium enthält mindestens 96,0 und höchstens 101,0 Prozent (6*R*,7*R*)-3-[(Acetyloxy)methyl]-7-[[(*Z*)-2-(2-aminothiazol-4-yl)-2-(methoxyimino)acetyl]amino]-8-oxo-5-thia-1-azabicyclo[4.2.0]oct-2-en-2-carbonsäure, Natriumsalz, berechnet auf die getrocknete Substanz.

Herstellung

Wird die Substanz nach einem Verfahren hergestellt, bei dem Rückstände von 2-Ethylhexansäure verbleiben könnten, muß sie der folgenden Prüfung entsprechen:

2-Ethylhexansäure: Die Prüfung erfolgt mit Hilfe der Gaschromatographie (2.2.28) unter Anwendung einer geeigneten, validierten Methode. Die Substanz darf höchstens 0,5 Prozent (*m/m*) 2-Ethylhexansäure enthalten.

Eigenschaften

Weißes bis schwach gelbes, hygroskopisches Pulver; sehr leicht löslich in Wasser, wenig löslich in Methanol, praktisch unlöslich in Ether.

Prüfung auf Identität

1: A, D.
2: B, C, D.

A. Die Prüfung erfolgt mit Hilfe der IR-Spektroskopie (2.2.24) durch Vergleich des Spektrums der Substanz mit dem von Cefotaxim-Natrium *CRS*.

B. Die Prüfung erfolgt mit Hilfe der Dünnschichtchromatographie (2.2.27) unter Verwendung einer Schicht von silanisiertem Kieselgel HF_{254} *R*.

Untersuchungslösung: 20 mg Substanz werden in 5,0 ml einer Mischung von gleichen Volumteilen Methanol *R* und Phosphat-Pufferlösung *p*H 7,0 (0,067 mol · l^{-1}) *R* gelöst.

Referenzlösung a: 20 mg Cefotaxim-Natrium *CRS* werden in 5,0 ml einer Mischung von gleichen Volumteilen Methanol *R* und Phosphat-Pufferlösung *p*H 7,0 (0,067 mol · l^{-1}) *R* gelöst.

Referenzlösung b: 20 mg Cefotaxim-Natrium *CRS* und 20 mg Cefoxitin-Natrium *CRS* werden in 5,0 ml einer Mischung von gleichen Volumteilen Methanol *R* und Phosphat-Pufferlösung *p*H 7,0 (0,067 mol · l^{-1}) *R* gelöst.

Auf die Platte wird 1 µl jeder Lösung aufgetragen. Die Chromatographie erfolgt mit einer Mischung von 15 Volumteilen Aceton *R* und 85 Volumteilen einer Lösung von Ammoniumacetat *R* (154 g · l^{-1}), die zuvor mit Essigsäure *R* auf einen *p*H-Wert von 6,2 eingestellt wurde, über eine Laufstrecke von 15 cm. Die Platte wird an der Luft trocknen gelassen und im ultravioletten Licht bei 254 nm ausgewertet. Der Hauptfleck im Chromatogramm der Untersuchungslösung entspricht in bezug auf Lage und Größe dem Hauptfleck im Chromatogramm der Referenzlösung a. Die Prüfung darf nur ausgewertet werden, wenn das Chromatogramm der Referenzlösung b deutlich voneinander getrennt 2 Flecke zeigt.

C. Etwa 2 mg Substanz werden in einem Reagenzglas von etwa 150 mm Länge und 15 mm innerem Durchmesser mit 0,05 ml Wasser *R* befeuchtet. Nach Zusatz von 2 ml Formaldehyd-Schwefelsäure *R* wird der Inhalt des Reagenzglases durch Schütteln gemischt. Die Lösung ist leuchtend gelb gefärbt. Wird das Reagenzglas 1 min lang in ein Wasserbad gestellt, entsteht eine Braunfärbung.

D. Die Substanz gibt die Identitätsreaktion a auf Natrium (2.3.1).

Prüfung auf Reinheit

Prüflösung: 2,5 g Substanz werden in kohlendioxidfreiem Wasser *R* zu 25,0 ml gelöst.

Aussehen der Lösung: Die Prüflösung muß klar (2.2.1) sein. Werden 10 ml Prüflösung mit 1 ml Essigsäure 98 % *R* versetzt und sofort geprüft, muß die Lösung klar sein. Die Absorption (2.2.25) der Prüflösung, bei 430 nm gemessen, darf höchstens 0,20 betragen.

***p*H-Wert** (2.2.3): Der *p*H-Wert der Prüflösung muß zwischen 4,5 und 6,5 liegen.

Spezifische Drehung (2.2.7): 0,100 g Substanz werden in Wasser *R* zu 10,0 ml gelöst. Die spezifische Drehung muß zwischen +58 und +64° liegen, berechnet auf die getrocknete Substanz.

Absorption (2.2.25): 20,0 mg Substanz werden in Wasser *R* zu 100,0 ml gelöst. 10,0 ml Lösung werden mit Wasser *R* zu 100,0 ml verdünnt. Die spezifische Absorption, im Maximum bei 235 nm gemessen, muß zwischen 360 und 390 liegen, berechnet auf die getrocknete Substanz.

Verwandte Substanzen: Die Prüfung erfolgt mit Hilfe der Flüssigchromatographie (2.2.29) wie unter „Gehaltsbestimmung" beschrieben.

Die Untersuchungslösung und die Referenzlösung b werden eingespritzt. Die Chromatographie erfolgt über eine Dauer, die mindestens der 8fachen Retentionszeit des Hauptpeaks entspricht. Im Chromatogramm der Untersuchungslösung darf keine Peakfläche, mit Ausnahme der des Hauptpeaks, größer sein als die Fläche des Hauptpeaks im Chromatogramm der Referenzlösung b (1 Prozent). Die Summe der Flächen aller Nebenpeaks darf nicht größer sein als das 3fache der Fläche des Hauptpeaks im Chromatogramm der Referenzlösung b (3 Prozent).

Dimethylanilin: Höchstens 20 ppm. Die Prüfung erfolgt mit Hilfe der Gaschromatographie (2.2.28) unter Verwendung von Naphthalin *R* als Interner Standard.

Interner-Standard-Lösung: 50,0 mg Naphthalin *R* werden in Cyclohexan *R* zu 50,0 ml gelöst. 5,0 ml Lösung werden mit Cyclohexan *R* zu 100,0 ml verdünnt.

Untersuchungslösung: 1,00 g Substanz wird in einem Reagenzglas mit Schliffstopfen mit 5 ml Natriumhydroxid-Lösung (1 mol · l^{-1}) und 1,0 ml Interner-Standard-Lösung versetzt. Das Reagenzglas wird verschlossen und 1 min lang kräftig geschüttelt. Falls erforderlich wird zentrifugiert. Die obere Phase wird verwendet.

Referenzlösung: 50,0 mg *N,N*-Dimethylanilin *R* werden mit 2 ml Salzsäure *R* und 20 ml Wasser *R* versetzt. Die Mischung wird bis zur Auflösung der Substanz geschüttelt und mit Wasser *R* zu 50,0 ml verdünnt. 5,0 ml Lösung werden mit Wasser *R* zu 250,0 ml verdünnt. 1,0 ml dieser Lösung wird in einem Reagenzglas mit Schliffstopfen mit 5 ml Natriumhydroxid-Lösung (1 mol · l^{-1}) und 1,0 ml Interner-Standard-Lösung versetzt. Das Reagenzglas wird verschlossen und 1 min lang kräftig geschüttelt. Falls erforderlich wird zentrifugiert. Die obere Phase wird verwendet.

Die Chromatographie kann durchgeführt werden mit

- einer Säule aus Glas von 2 m Länge und 2 mm innerem Durchmesser, gepackt mit silanisiertem Kieselgur zur Gaschromatographie *R*, imprägniert mit 3 Prozent (*m/m*) Poly[methyl(50)phenyl(50)]siloxan *R*
- Stickstoff zur Chromatographie *R* als Trägergas bei einer Durchflußrate von 30 ml je Minute
- einem Flammenionisationsdetektor.

Die Temperatur der Säule wird bei 120 °C, die des Probeneinlasses und des Detektors bei 150 °C gehalten.

Je 1 µl Untersuchungslösung und Referenzlösung wird eingespritzt.

Trocknungsverlust (2.2.32): Höchstens 3,0 Prozent, mit 1,000 g Substanz durch Trocknen im Trockenschrank bei 100 bis 105 °C bestimmt.

Sterilität (2.6.1): Cefotaxim-Natrium zur Herstellung von Parenteralia, das dabei keinem weiteren geeigneten Sterilisationsverfahren unterworfen wird, muß der Prüfung entsprechen.

Bakterien-Endotoxine (2.6.14): Cefotaxim-Natrium zur Herstellung von Parenteralia, das dabei keinem weiteren geeigneten Verfahren zur Beseitigung von Bakterien-Endotoxinen unterworfen wird, darf höchstens 0,05 I.E. Bakterien-Endotoxine je Milligramm Substanz enthalten.

Gehaltsbestimmung

Die Bestimmung erfolgt mit Hilfe der Flüssigchromatographie (2.2.29).

Untersuchungslösung: 25,0 mg Substanz werden in der mobilen Phase zu 25,0 ml gelöst.

Referenzlösung a: 25,0 mg Cefotaxim-Natrium *CRS* werden in der mobilen Phase zu 25,0 ml gelöst.

Referenzlösung b: 1,0 ml Referenzlösung a wird mit der mobilen Phase zu 100,0 ml verdünnt.

Referenzlösung c: 4,0 ml Untersuchungslösung werden mit 1,0 ml verdünnter Salzsäure *R* versetzt. Die Lösung wird 2 h lang bei 40 °C erwärmt und anschließend mit 5,0 ml Pufferlösung *p*H 6,6 *R* und 1,0 ml verdünnter Natriumhydroxid-Lösung *R* versetzt.

Die Chromatographie kann durchgeführt werden mit

- einer Säule von 0,25 m Länge und 4,6 mm innerem Durchmesser, gepackt mit octadecylsilyliertem Kieselgel zur Chromatographie *R* (5 µm)
- folgender mobilen Phase bei einer Durchflußrate von 1,0 ml je Minute: 3,5 g Kaliumdihydrogenphosphat *R* und 11,6 g Natriummonohydrogenphosphat *R* werden in 1000 ml Wasser *R* zum *p*H-Wert 7,0 gelöst; die Lösung wird mit 180 ml Methanol *R* versetzt
- einem Spektrometer als Detektor bei einer Wellenlänge von 235 nm
- einer 10-µl-Probenschleife.

Referenzlösung a und Referenzlösung c werden eingespritzt. Die Empfindlichkeit des Systems wird so eingestellt, daß die Höhe der Hauptpeaks im Chromatogramm der Referenzlösung c mindestens 50 Prozent des maximalen Ausschlags beträgt. Die Bestimmung darf nur ausgewertet werden, wenn Cefotaxim als zweiter von den Hauptpeaks eluiert wird und die Auflösung zwischen den 2 Hauptpeaks mindestens 3,5 beträgt. Falls erforderlich wird eine andere stationäre Phase verwendet oder die Konzentration von Methanol in der mobilen Phase geändert. Die Bestimmung darf nur ausgewertet werden, wenn der Symmetriefaktor des Cefotaxim-Peaks höchstens 2,0 beträgt.

Die Referenzlösung a wird 6mal eingespritzt. Die Bestimmung darf nur ausgewertet werden, wenn die relative Standardabweichung der Peakfläche von Cefotaxim höchstens 1,0 Prozent beträgt.

Untersuchungslösung und Referenzlösung a werden abwechselnd eingespritzt.

Lagerung

Dicht verschlossen, vor Licht geschützt, unterhalb von 30 °C. Falls die Substanz steril ist, im Behältnis mit Sicherheitsverschluß.

Beschriftung

Die Beschriftung gibt insbesondere, falls zutreffend, an

- daß die Substanz steril ist
- daß die Substanz frei von Bakterien-Endotoxinen ist.

Verunreinigungen

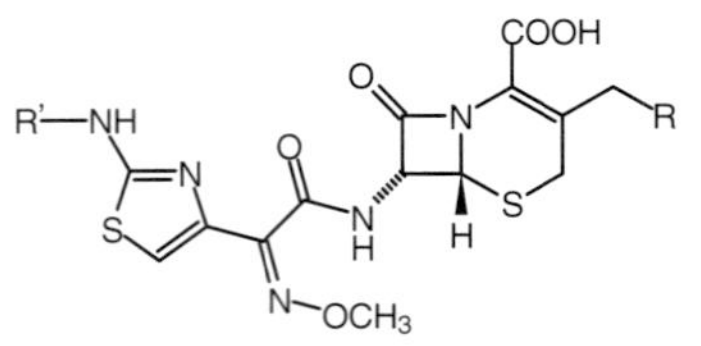

A. R = R′ = H:
(6*R*,7*R*)-7-[[(*Z*)-2-(2-Aminothiazol-4-yl)-2-(methoxyimino)acetyl]amino]-3-methyl-8-oxo-5-thia-1-azabicyclo[4.2.0]oct-2-en-2-carbonsäure
(Desacetoxycefotaxim)

B. R = OH, R′ = H:
(6*R*,7*R*)-7-[[(*Z*)-2-(2-Aminothiazol-4-yl)-2-(methoxyimino)acetyl]amino]-3-hydroxymethyl-8-oxo-5-thia-1-azabicyclo[4.2.0]oct-2-en-2-carbonsäure
(Desacetylcefotaxim)

C. R = O–CO–CH_3, R′ = CHO:
(6*R*,7*R*)-3-[(Acetyloxy)methyl]-7-[[(*Z*)-2-[2-(formylamino)thiazol-4-yl]-2-(methoxyimino)acetyl]amino]-8-oxo-5-thia-1-azabicyclo[4.2.0]oct-2-en-2-carbonsäure
(*N*-Formylcefotaxim)

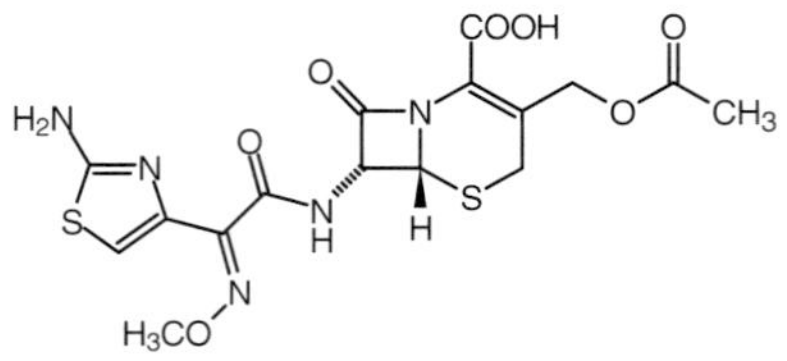

D. (6*R*,7*R*)-3-[(Acetyloxy)methyl]-7-[[(*E*)-2-(2-aminothiazol-4-yl)-2-(methoxyimino)acetyl]amino]-8-oxo-5-thia-1-azabicyclo[4.2.0]oct-2-en-2-carbonsäure
(*E*-Cefotaxim)

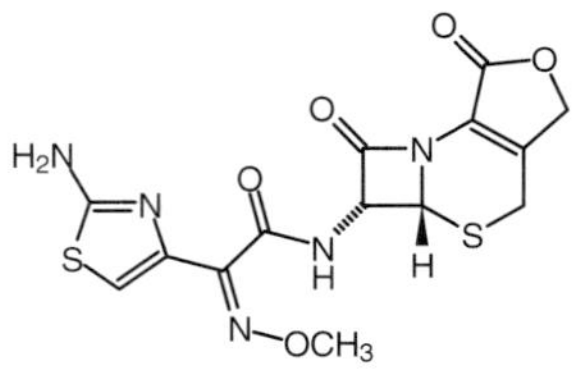

E. (*Z*)-2-(2-Aminothiazol-4-yl)-*N*-[(5a*R*,6*R*)-1,7-dioxo-1,4,6,7-tetrahydro-3*H*,5a*H*-azeto[2,1-*b*]furo[3,4-*d*][1,3]thiazin-6-yl]-2-(methoxyimino)acetamid
(Desacetylcefotaximlacton).

Dieser Text wurde in der deutschsprachigen Ausgabe der Ph. Eur. – Nachtrag 2000 schon in dieser Fassung veröffentlicht.

2001, 990

Cefoxitin-Natrium

Cefoxitinum natricum

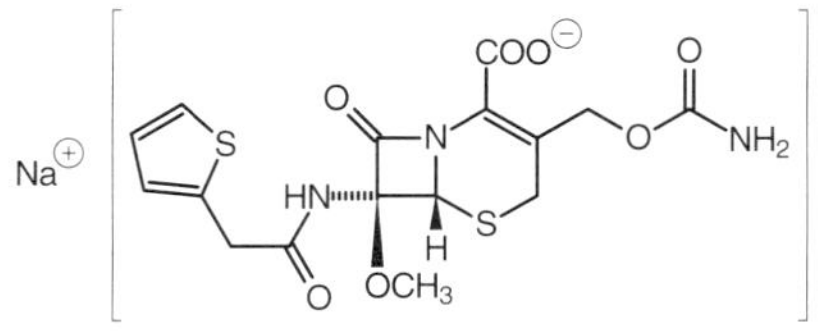

$C_{16}H_{16}N_3NaO_7S_2$ M_r 449,4

Definition

Cefoxitin-Natrium enthält mindestens 97,5 und höchstens 101,0 Prozent (6*R*,7*S*)-3-Carbamoyloxymethyl-7-methoxy-8-oxo-7-[2-(2-thienyl)acetamido]-5-thia-1-azabicyclo[4.2.0]oct-2-en-2-carbonsäure, Natriumsalz, berechnet auf die wasserfreie Substanz.

Eigenschaften

Weißes bis fast weißes, stark hygroskopisches Pulver; sehr leicht löslich in Wasser, wenig löslich in Ethanol, praktisch unlöslich in Ether.

Prüfung auf Identität

1: A, D.
2: B, C, D.

A. Die Prüfung erfolgt mit Hilfe der IR-Spektroskopie (2.2.24) durch Vergleich des Spektrums der Substanz mit dem von Cefoxitin-Natrium *CRS*.

B. Die Prüfung erfolgt mit Hilfe der Dünnschichtchromatographie (2.2.27) unter Verwendung einer Schicht von silanisiertem Kieselgel HF_{254} *R*.

Untersuchungslösung: 20 mg Substanz werden in 5 ml einer Mischung von gleichen Volumteilen Methanol *R* und Phosphat-Pufferlösung *p*H 7,0 (0,067 mol · l^{-1}) *R* gelöst.

Referenzlösung a: 20 mg Cefoxitin-Natrium *CRS* werden in 5 ml einer Mischung von gleichen Volumteilen Methanol *R* und Phosphat-Pufferlösung *p*H 7,0 (0,067 mol · l^{-1}) *R* gelöst.

Referenzlösung b: 20 mg Cefoxitin-Natrium *CRS* und 20 mg Cefazolin *CRS* werden in 5 ml einer Mischung von gleichen Volumteilen Methanol *R* und Phosphat-Pufferlösung *p*H 7,0 (0,067 mol · l^{-1}) *R* gelöst.

Auf die Platte wird 1 µl jeder Lösung aufgetragen. Die Chromatographie erfolgt mit einer Mischung von 10 Volumteilen Tetrahydrofuran *R* und 90 Volumteilen einer Lösung von Ammoniumacetat *R* (154 g · l^{-1}), die zuvor mit Essigsäure *R* auf einen *p*H-Wert von 6,2 eingestellt wird, über eine Laufstrecke von 15 cm. Die Platte wird im Warmluftstrom getrocknet und im ultravioletten Licht bei 254 nm ausgewertet. Der Hauptfleck im Chromatogramm der Untersuchungslösung entspricht in bezug auf Lage und Größe dem Hauptfleck im Chromatogramm der Referenzlösung a. Die Prüfung darf nur ausgewertet werden, wenn das Chromatogramm der Referenzlösung b deutlich voneinander getrennt 2 Flecke zeigt.

C. Etwa 2 mg Substanz werden in einem Reagenzglas von 150 mm Länge und 15 mm innerem Durchmesser mit 0,05 ml Wasser *R* befeuchtet. Nach Zusatz von 2 ml Formaldehyd-Schwefelsäure *R* wird der Inhalt des Reagenzglases durch Rühren gemischt. Die Lösung ist blaßbraun gefärbt. Wird das Reagenzglas 1 min lang in ein Wasserbad gestellt, entsteht eine tiefe, rötlichbraune Färbung.

D. Die Substanz gibt die Identitätsreaktion a auf Natrium (2.3.1).

Prüfung auf Reinheit

Prüflösung: 2,50 g Substanz werden in kohlendioxidfreiem Wasser *R* zu 25 ml gelöst.

Aussehen der Lösung: Die Prüflösung muß klar (2.2.1) und darf nicht stärker gefärbt sein als die Stufe 5 der am besten geeigneten Farbvergleichslösung (2.2.2, Methode II).

***p*H-Wert** (2.2.3): 2 ml Prüflösung werden mit kohlendioxidfreiem Wasser *R* zu 20 ml verdünnt. Der *p*H-Wert dieser Lösung muß zwischen 4,2 und 7,0 liegen.

Spezifische Drehung (2.2.7): 0,250 g Substanz werden in Methanol *R* zu 25,0 ml gelöst. Die spezifische Drehung muß zwischen +206 und +214° liegen, berechnet auf die wasserfreie Substanz.

Absorption (2.2.25): 0,100 g Substanz werden in Wasser *R* zu 100,0 ml gelöst. 2,0 ml Lösung werden mit Natriumhydrogencarbonat-Lösung *R* zu 100,0 ml verdünnt. Diese Lösung, zwischen 220 und 350 nm gemessen, zeigt ein Absorptionsmaximum bei 236 nm und ein breites Absorptionsmaximum bei 262 nm. Die spezifische Absorption, im breiten Maximum gemessen, muß zwischen 190 und 210 liegen, berechnet auf die wasserfreie Substanz.

Verwandte Substanzen: Die Prüfung erfolgt mit Hilfe der Dünnschichtchromatographie (2.2.27) unter Verwendung einer Schicht von Kieselgel GF_{254} *R*.

Untersuchungslösung: 0,25 g Substanz werden in Wasser *R* zu 10 ml gelöst.

Referenzlösung: 0,5 ml Untersuchungslösung werden mit Wasser *R* zu 100 ml verdünnt.

Auf die Platte werden 5 µl jeder Lösung aufgetragen. Die Chromatographie erfolgt mit einer Mischung von 10 Volumteilen Essigsäure 98 % *R*, 10 Volumteilen Wasser *R*, 20 Volumteilen Aceton *R* und 50 Volumteilen Ethylacetat *R* über eine Laufstrecke von 15 cm. Die Platte wird an der Luft trocknen gelassen und im ultravioletten Licht bei 254 nm ausgewertet. Kein Nebenfleck im Chromatogramm der Untersuchungslösung darf größer oder intensiver sein als der Fleck im Chromatogramm der Referenzlösung (0,5 Prozent).

Wasser (2.5.12): Höchstens 1,0 Prozent, mit 0,500 g Substanz nach der Karl-Fischer-Methode bestimmt.

Sterilität (2.6.1): Cefoxitin-Natrium zur Herstellung von Parenteralia, das dabei keinem weiteren geeigneten Sterilisationsverfahren unterworfen wird, muß der Prüfung entsprechen.

Bakterien-Endotoxine (2.6.14): Cefoxitin-Natrium zur Herstellung von Parenteralia, das dabei keinem weiteren geeigneten Verfahren zur Beseitigung von Bakterien-Endotoxinen unterworfen wird, darf höchstens 0,13 I.E. Bakterien-Endotoxine je Milligramm Substanz enthalten.

Gehaltsbestimmung

Die Bestimmung erfolgt mit Hilfe der Flüssigchromatographie (2.2.29).

Untersuchungslösung: 25,0 mg Substanz werden in Wasser *R* zu 25,0 ml gelöst.

Referenzlösung a: 25,0 mg Cefoxitin-Natrium *CRS* werden in Wasser *R* zu 25,0 ml gelöst.

Referenzlösung b: 20,0 mg (2-Thienyl)essigsäure *R* werden in Wasser *R* zu 25,0 ml gelöst.

Referenzlösung c: 1,0 ml Referenzlösung a und 5,0 ml Referenzlösung b werden gemischt.

Die Chromatographie kann durchgeführt werden mit
- einer Säule aus rostfreiem Stahl von 0,25 m Länge und 4,6 mm innerem Durchmesser, gepackt mit octadecylsilyliertem Kieselgel zur Chromatographie *R* (5 bis 10 µm)
- einer Mischung von 1 Volumteil Essigsäure *R*, 19 Volumteilen Acetonitril *R* und 81 Volumteilen Wasser *R* als mobiler Phase bei einer Durchflußrate von 1,0 ml je Minute
- einem Spektrometer als Detektor bei einer Wellenlänge von 254 nm
- einer 20-µl-Probenschleife.

Die Referenzlösung c wird eingespritzt. Die Empfindlichkeit des Systems wird so eingestellt, daß die Höhe der Peaks mindestens die Hälfte des maximalen Ausschlags beträgt. Die Bestimmung darf nur ausgewertet werden, wenn die Auflösung zwischen den 2 Hauptpeaks mindestens 3,5 beträgt. Falls erforderlich wird die Konzentration an Acetonitril in der mobilen Phase geändert. Die Referenzlösung a wird 6mal eingespritzt. Die Bestimmung darf nur ausgewertet werden, wenn die relative Standardabweichung der Peakfläche von Cefoxitin höchstens 1,0 Prozent beträgt.

Die Untersuchungslösung und die Referenzlösung a werden abwechselnd eingespritzt. Der Prozentgehalt an Cefoxitin-Natrium wird berechnet.

Lagerung

Dicht verschlossen, vor Licht geschützt, unterhalb von 30 °C. Falls die Substanz steril ist, im Behältnis mit Sicherheitsverschluß.

Beschriftung

Die Beschriftung gibt insbesondere, falls zutreffend, an
- daß die Substanz steril ist
- daß die Substanz frei von Bakterien-Endotoxinen ist.

Verunreinigungen

A. 3-Carbamoyloxymethyl-7-[5-carbamoyl-5-(tosylamino)pentanamido]-7-methoxy-8-oxo-5-thia-1-azabicyclo[4.2.0]oct-2-en-2-carbonsäure, Bis(dicyclohexylamin)-Salz

B. (6*R*,7*S*)-7-Methoxy-3-methoxycarbonylaminomethylcarbamoyloxymethyl-8-oxo-7-[2-(2-thienyl)acetamido]-5-thia-1-azabicyclo[4.2.0]oct-2-en-2-carbonsäure

C. (6*R*,7*S*)-3-Carbamoyloxymethyl-7-methoxy-8-oxo-7-[2-(2-thienyl)acetamido]-5-thia-1-azabicyclo[4.2.0]oct-3-en-2-carbonsäure

D. (2-Thienyl)essigsäure.

1998, 814

Cefradin
Cefradinum

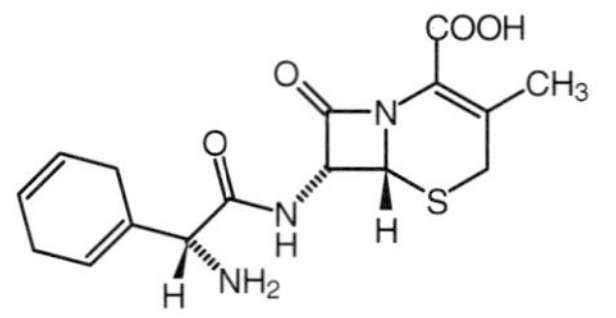

$C_{16}H_{19}N_3O_4S$ M_r 349,4

Definition

Cefradin enthält mindestens 90,0 Prozent (6*R*,7*R*)-7-[(*R*)-2-Amino-2-(cyclohexa-1,4-dienyl)acetamido]-3-methyl-8-oxo-5-thia-1-azabicyclo[4.2.0]oct-2-en-2-carbonsäure, berechnet auf die wasserfreie Substanz. Die Summe der Prozentgehalte an $C_{16}H_{19}N_3O_4S$ und Cefalexin ($C_{16}H_{17}N_3O_4S$; M_r 347,4) beträgt mindestens 95,0 und höchstens 102,0 Prozent, berechnet auf die wasserfreie Substanz.

Eigenschaften

Weißes bis schwach gelbes, hygroskopisches Pulver; wenig löslich in Wasser, praktisch unlöslich in Ethanol und Ether.

Prüfung auf Identität

1: A.
2: B, C.

A. Die Prüfung erfolgt mit Hilfe der IR-Spektroskopie (2.2.24) durch Vergleich des Spektrums der Substanz mit dem von Cefradin *CRS*. Wenn die Spektren bei der Prüfung in fester Form unterschiedlich sind, werden jeweils 30 mg Substanz und Referenzsubstanz getrennt in 10 ml Methanol *R* gelöst, die Lösungen bei 40 °C und einem Druck unterhalb 2 kPa zur Trockne eingedampft und die Spektren mit den Rückständen erneut aufgenommen.

B. Die Prüfung erfolgt mit Hilfe der Dünnschichtchromatographie (2.2.27) unter Verwendung einer Schicht von silanisiertem Kieselgel HF_{254} *R*.

Untersuchungslösung: 20 mg Substanz werden in 5 ml einer Mischung von gleichen Volumteilen Methanol *R* und Phosphat-Pufferlösung *p*H 7,0 ($0{,}067\ mol \cdot l^{-1}$) *R* gelöst.

Referenzlösung a: 20 mg Cefradin *CRS* werden in 5 ml einer Mischung von gleichen Volumteilen Methanol *R* und Phosphat-Pufferlösung *p*H 7,0 ($0{,}067\ mol \cdot l^{-1}$) *R* gelöst.

Referenzlösung b: 20 mg Cefradin *CRS* und 20 mg Cefalexin *CRS* werden in 5 ml einer Mischung von gleichen Volumteilen Methanol *R* und Phosphat-Pufferlösung *p*H 7,0 ($0{,}067\ mol \cdot l^{-1}$) *R* gelöst.

Auf die Platte wird 1 µl jeder Lösung aufgetragen. Die Chromatographie erfolgt mit einer Mischung von 15 Volumteilen Aceton *R* und 85 Volumteilen einer Lösung von Ammoniumacetat *R* ($150\ g \cdot l^{-1}$), deren *p*H-Wert zuvor mit Essigsäure 98 % *R* auf 6,2 eingestellt wurde, über eine Laufstrecke von 15 cm. Die Platte wird an der Luft trocknen gelassen. Die Auswertung erfolgt im ultravioletten Licht bei 254 nm. Der Hauptfleck im Chromatogramm der Untersuchungslösung entspricht in bezug auf Lage und Größe dem Hauptfleck im Chromatogramm der Referenzlösung a. Die Prüfung darf nur ausgewertet werden, wenn das Chromatogramm der Referenzlösung b deutlich voneinander getrennt 2 Flecke zeigt.

C. Etwa 2 mg Substanz werden in einem Reagenzglas von etwa 150 mm Länge und 15 mm innerem Durchmesser mit 0,05 ml Wasser *R* befeuchtet. Nach Zusatz von 2 ml Formaldehyd-Schwefelsäure *R* wird der Inhalt des Reagenzglases durch Schütteln gemischt. Die Lösung ist schwach gelb gefärbt. Wird das Reagenzglas 1 min lang in ein Wasserbad gestellt, entsteht eine intensive Gelbfärbung.

Prüfung auf Reinheit

Prüflösung: 2,50 g Substanz werden in Natriumcarbonat-Lösung *R* zu 25,0 ml gelöst.

Aussehen der Lösung: Die Prüflösung darf nicht stärker opaleszieren als die Referenzsuspension II (2.2.1). Die Prüflösung wird 5 min lang stehengelassen. Die Absorption (2.2.25) der Prüflösung, bei 450 nm gemessen, darf höchstens 0,20 betragen.

***p*H-Wert** (2.2.3): 0,100 g Substanz werden in kohlendioxidfreiem Wasser *R* zu 10 ml gelöst. Der *p*H-Wert der Lösung muß zwischen 3,5 und 6,0 liegen.

Spezifische Drehung (2.2.7): 0,250 g Substanz werden in Acetat-Pufferlösung *p*H 4,6 *R* zu 25,0 ml gelöst. Die spezifische Drehung muß zwischen +80 und +90° liegen, berechnet auf die wasserfreie Substanz.

Absorption (2.2.25): 50,0 mg Substanz werden in Wasser *R* zu 100,0 ml gelöst. Die Absorption der Lösung, bei 330 nm gemessen, darf höchstens 0,05 betragen. 2,0 ml Lösung werden mit Wasser *R* zu 50,0 ml verdünnt. Diese Lösung, zwischen 220 und 300 nm gemessen, zeigt ein Absorptionsmaximum bei 262 nm. Die spezifische Absorption, im Maximum gemessen, muß zwischen 215 und 240 liegen, berechnet auf die wasserfreie Substanz.

Verwandte Substanzen: Die Prüfung erfolgt mit Hilfe der Dünnschichtchromatographie (2.2.27) unter Verwendung einer Schicht von Kieselgel G *R*. Die Platte wird durch Entwicklung mit einer 5prozentigen Lösung (*V/V*) von Tetradecan *R* in Hexan *R* imprägniert. Nach dem Verdunstenlassen des Lösungsmittels wird die Chromatographie in derselben Laufrichtung durchgeführt.

Untersuchungslösung a: 0,25 g Substanz werden in verdünnter Salzsäure *R* zu 10 ml gelöst.

Referenzlösung a: 1,0 ml Untersuchungslösung wird mit verdünnter Salzsäure *R* zu 100 ml verdünnt.

Referenzlösung b: 25 mg 7-Aminodesacetoxycefalosporansäure *CRS* werden in verdünnter Salzsäure *R* zu 10 ml gelöst (Referenzlösung b′). 1 ml Referenzlösung b′ wird mit verdünnter Salzsäure *R* zu 10 ml verdünnt.

Referenzlösung c: 25 mg Cyclohexa-1,4-dienylglycin *CRS* werden in verdünnter Salzsäure *R* zu 10 ml gelöst (Referenzlösung c′). 1 ml Referenzlösung c′ wird mit verdünnter Salzsäure *R* zu 10 ml verdünnt.

Referenzlösung d: 0,25 g Substanz werden in einer Mischung von 1 ml Referenzlösung b′ und 1 ml Referenzlösung c′ gelöst. Die Lösung wird mit verdünnter Salzsäure *R* zu 10 ml verdünnt.

Auf die Platte werden 5 µl jeder Lösung aufgetragen. Die Chromatographie erfolgt mit einer Mischung von 3 Volumteilen Aceton *R*, 80 Volumteilen einer Lösung von Natriummonohydrogenphosphat *R* ($72\ g \cdot l^{-1}$) und 120 Volumteilen einer Lösung von Citronensäure *R* ($21\ g \cdot l^{-1}$) über eine Laufstrecke von 15 cm. Die Platte wird 3 min lang bei 90 °C getrocknet, anschließend im noch heißen Zustand mit einer Lösung von Ninhydrin *R* ($1\ g \cdot l^{-1}$) in der mobilen Phase besprüht, weitere 15 min lang bei 90 °C erhitzt und erkalten gelassen. Ein der 7-Aminodesacetoxycefalosporansäure entsprechender Fleck im Chromatogramm der Untersuchungslösung darf nicht größer oder stärker gefärbt sein als der Hauptfleck im Chromatogramm der Referenzlösung b (1,0 Prozent). Ein dem Cyclohexa-1,4-dienylglycin entsprechender Fleck im Chromatogramm der Untersuchungslösung (die Lage wird durch den Vergleich mit dem Chromatogramm der Referenzlösung d bestimmt) darf nicht größer oder stärker gefärbt sein als der Hauptfleck im Chromatogramm der Referenzlösung c (1,0 Prozent). Kein im Chromatogramm der Untersuchungslösung auftretender Fleck, mit Ausnahme des Hauptflecks, des Flecks der 7-Aminodesacetoxycefalosporansäure und des Flecks des Cyclohexa-1,4-dienylglycins, darf größer oder stärker gefärbt sein als der Hauptfleck im Chromatogramm der Referenzlösung a (1,0 Prozent). Die Prüfung darf nur ausgewertet werden, wenn das Chromatogramm der Referenzlösung d deutlich voneinander getrennt 3 Flecke zeigt.

Cefalexin: Höchstens 5,0 Prozent, berechnet auf die wasserfreie Substanz. Die Prüfung erfolgt mit Hilfe der Flüssigchromatographie (2.2.29) wie unter „Gehaltsbestimmung" beschrieben. Die Untersuchungslösung und die Referenzlösung b werden getrennt eingespritzt.

Dimethylanilin: Höchstens 20 ppm. Die Prüfung erfolgt mit Hilfe der Gaschromatographie (2.2.28) unter Verwendung von Naphthalin *R* als Interner Standard.

Interner-Standard-Lösung: 50,0 mg Naphthalin *R* werden in Cyclohexan *R* zu 50,0 ml gelöst. 5,0 ml Lösung werden mit Cyclohexan *R* zu 100,0 ml verdünnt.

Untersuchungslösung: 1,00 g Substanz wird in einem Reagenzglas mit Schliffstopfen mit 5 ml Natriumhydroxid-Lösung (1 mol · l^{-1}) und 1,0 ml Interner-Standard-Lösung versetzt. Das Reagenzglas wird verschlossen und 1 min lang kräftig geschüttelt. Falls erforderlich wird zentrifugiert. Die obere Phase wird verwendet.

Referenzlösung: 50,0 mg *N,N*-Dimethylanilin *R* werden mit 2 ml Salzsäure *R* und 20 ml Wasser *R* versetzt. Die Mischung wird bis zur Auflösung der Substanz geschüttelt und mit Wasser *R* zu 50,0 ml verdünnt. 5,0 ml Lösung werden mit Wasser *R* zu 250,0 ml verdünnt. 1,0 ml dieser Lösung wird in einem Reagenzglas mit Schliffstopfen mit 5,0 ml Natriumhydroxid-Lösung (1 mol · l^{-1}) und 1,0 ml Interner-Standard-Lösung versetzt. Das Reagenzglas wird verschlossen und 1 min lang kräftig geschüttelt. Falls erforderlich wird zentrifugiert. Die obere Phase wird verwendet.

Die Chromatographie kann durchgeführt werden mit
- einer Säule aus Glas von 2 m Länge und 2 mm innerem Durchmesser, gepackt mit silanisiertem Kieselgur zur Gaschromatographie *R*, imprägniert mit 3 Prozent (*m/m*) Poly[methyl(50)phenyl(50)]siloxan *R*
- Stickstoff zur Chromatographie *R* als Trägergas bei einer Durchflußrate von 30 ml je Minute
- einem Flammenionisationsdetektor.

Die Temperatur der Säule wird bei 120 °C, die des Probeneinlasses und des Detektors bei 150 °C gehalten.

Je 1 µl Untersuchungslösung und Referenzlösung wird eingespritzt.

Wasser (2.5.12): Höchstens 6,0 Prozent, mit 0,300 g Substanz nach der Karl-Fischer-Methode bestimmt.

Sulfatasche (2.4.14): Höchstens 0,2 Prozent, mit 1,0 g Substanz bestimmt.

Gehaltsbestimmung

Die Bestimmung erfolgt mit Hilfe der Flüssigchromatographie (2.2.29).

Untersuchungslösung: 50,0 mg Substanz werden in der mobilen Phase zu 100,0 ml gelöst.

Referenzlösung a: 50,0 mg Cefradin *CRS* werden in der mobilen Phase zu 100,0 ml gelöst.

Referenzlösung b: 10,0 mg Cefradin *CRS* und 10,0 mg Cefalexin *CRS* werden in der mobilen Phase zu 100,0 ml gelöst.

Die Chromatographie kann durchgeführt werden mit
- einer Säule von 0,25 m Länge und 4,6 mm innerem Durchmesser, gepackt mit octadecylsilyliertem Kieselgel zur Chromatographie *R* (5 oder 10 µm)
- einer Mischung von 1 Volumteil verdünnter Essigsäure *R*, 17 Volumteilen einer Lösung von Natriumacetat *R* (36,2 g · l^{-1}), 200 Volumteilen Methanol *R* und 782 Volumteilen Wasser *R* als mobile Phase bei einer Durchflußrate von 1,0 ml je Minute
- einem Spektrometer als Detektor bei einer Wellenlänge von 254 nm
- einer 20-µl-Probenschleife.

Die Referenzlösung b wird eingespritzt. Die Empfindlichkeit des Systems wird so eingestellt, daß die Höhe der Peaks mindestens 50 Prozent des maximalen Ausschlags beträgt. Die Bestimmung darf nur ausgewertet werden, wenn die Auflösung zwischen den Peaks von Cefalexin und Cefradin mindestens 4 beträgt. Falls erforderlich wird der Anteil an Methanol in der mobilen Phase geändert.

Die Referenzlösung a wird 6mal eingespritzt. Die Bestimmung darf nur ausgewertet werden, wenn die relative Standardabweichung der Peakfläche von Cefradin höchstens 1,0 Prozent beträgt.

Die Untersuchungslösung und die Referenzlösung a werden eingespritzt. Die Prozentgehalte von Cefradin und Cefalexin werden berechnet.

Lagerung

Dicht verschlossen, vor Licht geschützt, unterhalb von 30 °C.

2001, 1405

Ceftazidim

Ceftazidimum

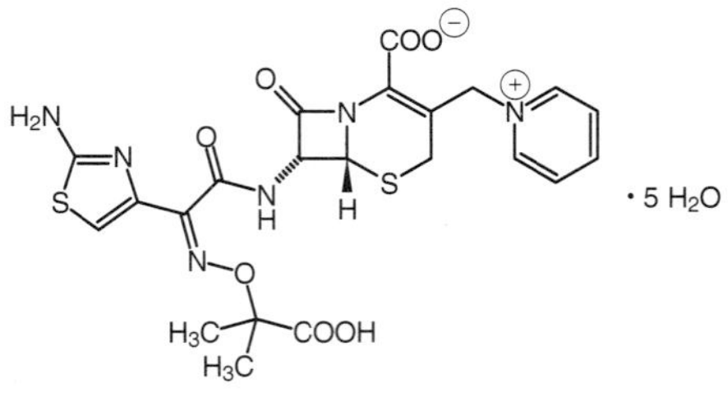

$C_{22}H_{22}N_6O_7S_2 \cdot 5\ H_2O$ — M_r 637

Definition

Ceftazidim ist (6*R*,7*R*)-7-[[(*Z*)-2-(2-Aminothiazol-4-yl)-2-[(1-carboxy-1-methylethoxy)imino]acetyl]amino]-8-oxo-3-[(1-pyridinio)methyl]-5-thia-1-azabicyclo[4.2.0]oct-2-en-2-carboxylat, Pentahydrat. Die Substanz enthält mindestens 95,0 und höchstens 102,0 Prozent $C_{22}H_{22}N_6O_7S_2$, berechnet auf die wasserfreie Substanz.

Eigenschaften

Weißes bis fast weißes, kristallines Pulver; schwer löslich in Wasser und Methanol, praktisch unlöslich in Aceton und Ethanol. Die Substanz löst sich in Säuren und Lösungen von Alkalien.

Prüfung auf Identität

Die Prüfung erfolgt mit Hilfe der IR-Spektroskopie (2.2.24) durch Vergleich des Spektrums der Substanz mit dem von Ceftazidim *CRS*.

Prüfung auf Reinheit

Prüflösung: 0,25 g Substanz werden in kohlendioxidfreiem Wasser *R* zu 50 ml gelöst.

Aussehen der Lösung: Die Prüflösung muß klar (2.2.1) und farblos (2.2.2, Methode II) sein.

***p*H-Wert** (2.2.3): Der *p*H-Wert der Prüflösung muß zwischen 3,0 und 4,0 liegen.

Verwandte Substanzen:

A. Die Prüfung erfolgt mit Hilfe der Dünnschichtchromatographie (2.2.27) unter Verwendung einer DC-Platte mit Kieselgel F_{254} *R*.

Untersuchungslösung: 0,100 g Substanz werden in einer Lösung von Natriummonohydrogenphosphat *R* (36 g · l^{-1}) zu 2,0 ml gelöst.

Referenzlösung: 1 ml Untersuchungslösung wird mit einer Lösung von Natriummonohydrogenphosphat *R* (36 g · l^{-1}) zu 200 ml verdünnt.

Auf die Platte werden 2 µl jeder Lösung aufgetragen. Die Chromatographie erfolgt mit einer Mischung von 6 Volumteilen 1-Butanol *R*, 26 Volumteilen Natriumacetat-Pufferlösung *p*H 4,5 *R*, 32 Volumteilen Butylacetat *R* und 32 Volumteilen Essigsäure 98 % *R* über eine Laufstrecke von 15 cm. Die Platte wird im Warmluftstrom getrocknet und im ultravioletten Licht bei 254 nm ausgewertet. Kein Nebenfleck mit einem größeren R_f-Wert als dem des Hauptflecks im Chromatogramm der Untersuchungslösung darf größer oder intensiver sein als der Fleck im Chromatogramm der Referenzlösung (0,5 Prozent).

B. Die Prüfung erfolgt mit Hilfe der Flüssigchromatographie (2.2.29).

Untersuchungslösung: 0,100 g Substanz werden in der mobilen Phase zu 20,0 ml gelöst. 5,0 ml Lösung werden mit der mobilen Phase zu 20,0 ml verdünnt.

Referenzlösung a: 5,0 mg Ceftazidim-Verunreinigung A *CRS* werden in der mobilen Phase zu 20,0 ml gelöst. 1,0 ml Lösung wird mit der mobilen Phase zu 20,0 ml verdünnt.

Referenzlösung b: 5 mg Ceftazidim-Verunreinigung A *CRS* und 5 mg Ceftazidim *CRS* werden in der mobilen Phase zu 20,0 ml gelöst. 1,0 ml Lösung wird mit der mobilen Phase zu 20,0 ml verdünnt.

Die Chromatographie kann durchgeführt werden mit
- einer Säule aus rostfreiem Stahl von 0,25 m Länge und 4,6 mm innerem Durchmesser, gepackt mit octadecylsilyliertem Kieselgel zur Chromatographie *R* (5 µm)
- einer Mischung von 7 Volumteilen Acetonitril *R* und 93 Volumteilen einer Lösung von Ammoniumdihydrogenphosphat *R* (22,6 g · l^{-1}), die zuvor mit einer 10prozentigen Lösung (*V/V*) von Phosphorsäure 85 % *R* auf einen *p*H-Wert von 3,9 eingestellt wurde, als mobile Phase bei einer Durchflußrate von 1,3 ml je Minute
- einem Spektrometer als Detektor bei einer Wellenlänge von 255 nm.

Die Temperatur der Säule wird bei 35 °C gehalten.

20 µl Referenzlösung b werden eingespritzt. Die Empfindlichkeit des Systems wird so eingestellt, daß die Höhe der 2 Peaks im Chromatogramm mindestens 50 Prozent des maximalen Ausschlags beträgt. Die Prüfung darf nur ausgewertet werden, wenn die Auflösung zwischen den Peaks von Ceftazidim und Verunreinigung A mindestens 5,9 beträgt.

Je 20 µl Untersuchungslösung und Referenzlösung a werden eingespritzt. Die Chromatographie der Untersuchungslösung erfolgt über eine Dauer, die der 3fachen Retentionszeit des Ceftazidim-Peaks entspricht. Im Chromatogramm der Untersuchungslösung darf keine Peakfläche, mit Ausnahme der des Hauptpeaks, größer sein als das 0,5fache der Fläche des Hauptpeaks im Chromatogramm der Referenzlösung a (0,5 Prozent), und die Summe dieser Peakflächen darf nicht größer sein als das 2fache der Fläche des Hauptpeaks im Chromatogramm der Referenzlösung a (2 Prozent). Peaks, deren Fläche kleiner ist als das 0,1fache der Fläche des Hauptpeaks im Chromatogramm der Referenzlösung a, werden nicht berücksichtigt.

Pyridin: Höchstens 500 ppm. Die Prüfung erfolgt mit Hilfe der Flüssigchromatographie (2.2.29).

Die Lösungen sind unmittelbar vor Gebrauch herzustellen.

Untersuchungslösung: 0,500 g Substanz werden in einer 10prozentigen Lösung (*V/V*) von Phosphat-Pufferlösung *p*H 7,0 *R* 4 zu 100,0 ml gelöst.

Referenzlösung: 1,00 g Pyridin *R* wird in Wasser *R* zu 100,0 ml gelöst. 5,0 ml Lösung werden mit Wasser *R* zu 200,0 ml verdünnt. 1,0 ml dieser Lösung wird mit 10 ml Phosphat-Pufferlösung *p*H 7,0 *R* 4 versetzt und mit Wasser *R* zu 100,0 ml verdünnt.

Die Chromatographie kann durchgeführt werden mit
- einer Säule aus rostfreiem Stahl von 0,25 m Länge und 4,6 mm innerem Durchmesser, gepackt mit octadecylsilyliertem Kieselgel zur Chromatographie *R* (5 µm)
- einer Mischung von 10 Volumteilen einer Lösung von Ammoniumdihydrogenphosphat *R* (28,8 g · l^{-1}), die zuvor mit Ammoniak-Lösung *R* auf einen *p*H-Wert von 7,0 eingestellt wurde, 30 Volumteilen Acetonitril *R* und 60 Volumteilen Wasser *R* als mobile Phase bei einer Durchflußrate von 1,6 ml je Minute
- einem Spektrometer als Detektor bei einer Wellenlänge von 255 nm.

Die Temperatur der Säule wird bei 40 °C gehalten.

20 µl Referenzlösung werden eingespritzt. Die Empfindlichkeit des Systems wird so eingestellt, daß die Höhe

des Hauptpeaks im Chromatogramm mindestens 50 Prozent des maximalen Ausschlags beträgt.

Die Referenzlösung wird 6mal eingespritzt. Die Prüfung darf nur ausgewertet werden, wenn die relative Standardabweichung der Fläche des Hauptpeaks höchstens 3,0 Prozent beträgt.

Je 20 µl Untersuchungslösung und Referenzlösung werden abwechselnd eingespritzt.

Wasser (2.5.12): 13,0 bis 15,0 Prozent, mit 0,200 g Substanz nach der Karl-Fischer-Methode bestimmt.

Sterilität (2.6.1): Ceftazidim zur Herstellung von Parenteralia, das dabei keinem weiteren geeigneten Sterilisationsverfahren unterworfen wird, muß der Prüfung entsprechen.

Bakterien-Endotoxine (2.6.14): Ceftazidim zur Herstellung von Parenteralia, das dabei keinem weiteren geeigneten Verfahren zur Beseitigung von Bakterien-Endotoxinen unterworfen wird, darf höchstens 0,10 I.E. Bakterien-Endotoxine je Milligramm Substanz enthalten.

Gehaltsbestimmung

Die Bestimmung erfolgt mit Hilfe der Flüssigchromatographie (2.2.29).

Untersuchungslösung: 25,0 mg Substanz werden in der mobilen Phase zu 25,0 ml gelöst.

Referenzlösung a: 25,0 mg Ceftazidim *CRS* werden in der mobilen Phase zu 25,0 ml gelöst.

Referenzlösung b: 5 mg Ceftazidim-Verunreinigung A *CRS* werden in 5,0 ml Referenzlösung a gelöst.

Die Chromatographie kann durchgeführt werden mit

- einer Säule von 0,15 m Länge und 4,6 mm innerem Durchmesser, gepackt mit hexylsilyliertem Kieselgel zur Chromatographie *R* (5 µm)
- folgender mobilen Phase bei einer Durchflußrate von 2 ml je Minute: 4,26 g Natriummonohydrogenphosphat *R* und 2,73 g Kaliumdihydrogenphosphat *R* werden in 980 ml Wasser *R* gelöst; anschließend werden 20 ml Acetonitril *R* zugesetzt
- einem Spektrometer als Detektor bei einer Wellenlänge von 245 nm.

20 µl Referenzlösung b werden eingespritzt. Die Empfindlichkeit des Systems wird so eingestellt, daß die Höhe der 2 Hauptpeaks im Chromatogramm mindestens 50 Prozent des maximalen Ausschlags beträgt. Die Bestimmung darf nur ausgewertet werden, wenn die Auflösung zwischen den Peaks von Ceftazidim und Verunreinigung A mindestens 1,0 beträgt.

Untersuchungslösung und Referenzlösung a werden abwechselnd eingespritzt.

Der Prozentgehalt an Ceftazidim wird berechnet.

Lagerung

Dicht verschlossen. Falls die Substanz steril ist, im Behältnis mit Sicherheitsverschluß.

Beschriftung

Die Beschriftung gibt insbesondere, falls zutreffend, an

- daß die Substanz steril ist
- daß die Substanz frei von Bakterien-Endotoxinen ist.

Verunreinigungen

Erfassung durch Flüssigchromatographie
(„Prüfung auf Reinheit, Verwandte Substanzen"): A, B, C

Erfassung durch Dünnschichtchromatographie
(„Prüfung auf Reinheit, Verwandte Substanzen"): D, E

Erfassung durch Flüssigchromatographie
(„Prüfung auf Reinheit, Pyridin"): F.

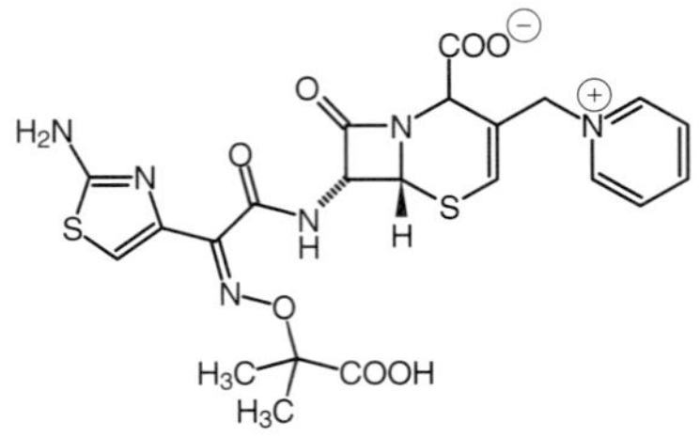

A. (6*R*,7*R*)-7-[[(*Z*)-2-(2-Aminothiazol-4-yl)-2-[(1-carboxy-1-methylethoxy)imino]acetyl]amino]-8-oxo-3-[(1-pyridinio)methyl]-5-thia-1-azabicyclo[4.2.0]oct-3-en-2-carboxylat
(Delta-2-ceftazidim)

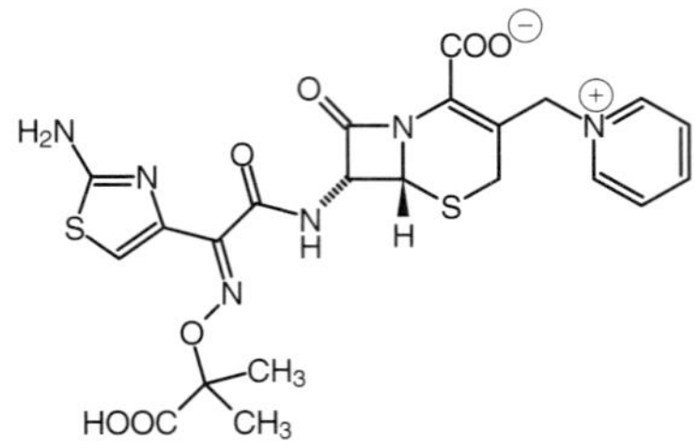

B. (6*R*,7*R*)-7-[[(*E*)-2-(2-Aminothiazol-4-yl)-2-[(1-carboxy-1-methylethoxy)imino]acetyl]amino]-8-oxo-3-[(1-pyridinio)methyl]-5-thia-1-azabicyclo[4.2.0]oct-2-en-2-carboxylat

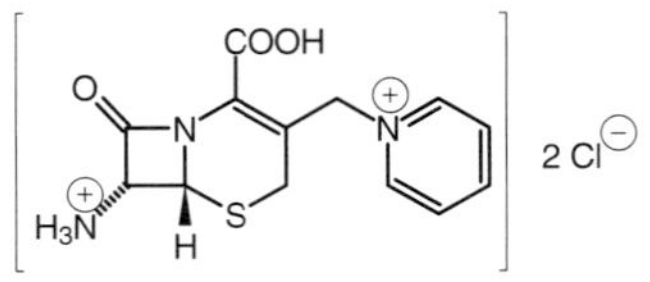

C. (6*R*,7*R*)-2-Carboxy-8-oxo-3-(pyridiniomethyl)-5-thia-1-azabicyclo[4.2.0]oct-2-en-7-aminium-dichlorid

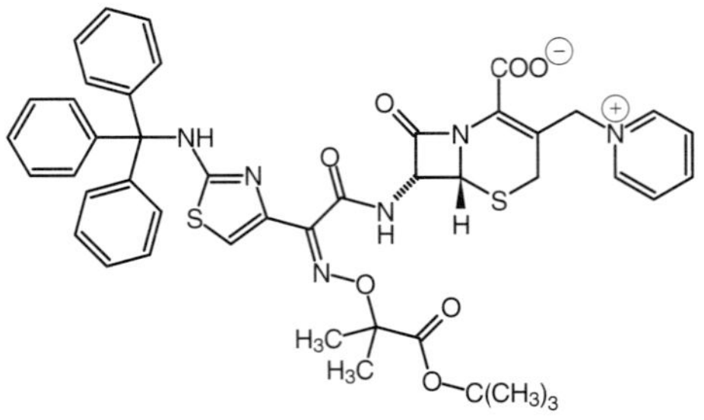

D. (6*R*,7*R*)-7-[[(*Z*)-2-[[2-(1,1-Dimethylethoxy)-1,1-dimethyl-2-oxoethoxy]imino]-2-[2-[(triphenylmethyl)amino]thiazol-4-yl]acetyl]amino]-8-oxo-3-(pyridiniomethyl)-5-thia-1-azabicyclo[4.2.0]oct-2-en-2-carboxylat

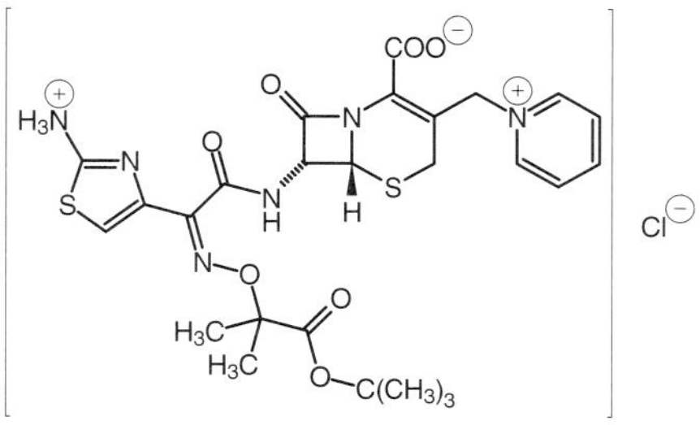

E. (6*R*,7*R*)-7-[[(*Z*)-2-(2-Ammoniothiazol-4-yl)-2-[[2-(1,1-dimethylethoxy)-1,1-dimethyl-2-oxoethoxy]=imino]acetyl]amino]-8-oxo-3-(pyridiniomethyl)-5-thia-1-azabicyclo[4.2.0]oct-2-en-2-carboxylat-chlorid
F. Pyridin.

1998, 991

Ceftriaxon-Dinatrium

Ceftriaxonum natricum

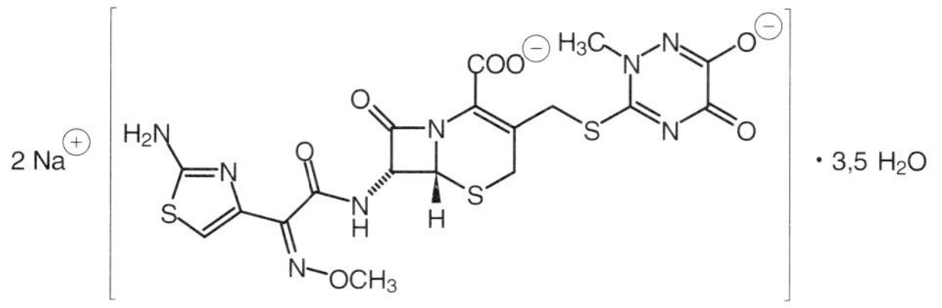

$C_{18}H_{16}N_8Na_2O_7S_3 \cdot 3{,}5\ H_2O$ M_r 662

Definition

Ceftriaxon-Dinatrium enthält mindestens 96,0 und höchstens 102,0 Prozent (6*R*,7*R*)-7-[2-(2-Amino-1,3-thiazol-4-yl)-2-[(*Z*)-methoxyimino]acetamido]-3-(6-hydroxy-2-methyl-5-oxo-2,5-dihydro-1,2,4-triazin-3-ylsulfanyl=methyl)-8-oxo-5-thia-1-azabicyclo[4.2.0]oct-2-en-2-carbonsäure, Dinatriumsalz, berechnet auf die wasserfreie Substanz.

Eigenschaften

Weißes bis gelbliches, kristallines, schwach hygroskopisches Pulver; sehr leicht löslich in Wasser, wenig löslich in Methanol, sehr schwer löslich in Ethanol.

Prüfung auf Identität

1: A, D.
2: B, C, D.

A. Die Prüfung erfolgt mit Hilfe der IR-Spektroskopie (2.2.24) durch Vergleich des Spektrums der Substanz mit dem von Ceftriaxon-Natrium *CRS*.

B. Die Prüfung erfolgt mit Hilfe der Dünnschichtchromatographie (2.2.27) unter Verwendung einer Schicht von silanisiertem Kieselgel HF_{254} *R*.

Untersuchungslösung: 20 mg Substanz werden in 5 ml einer Mischung von gleichen Volumteilen Methanol *R* und Phosphat-Pufferlösung *p*H 7,0 (0,067 mol · l^{-1}) *R* gelöst.

Referenzlösung a: 20 mg Ceftriaxon-Natrium *CRS* werden in 5 ml einer Mischung von gleichen Volumteilen Methanol *R* und Phosphat-Pufferlösung *p*H 7,0 (0,067 mol · l^{-1}) *R* gelöst.

Referenzlösung b: 20 mg Ceftriaxon-Natrium *CRS* und 20 mg Cefradin *CRS* werden in 5 ml einer Mischung von gleichen Volumteilen Methanol *R* und Phosphat-Pufferlösung *p*H 7,0 (0,067 mol · l^{-1}) *R* gelöst.

Auf die Platte wird 1 µl jeder Lösung aufgetragen. Die Chromatographie erfolgt mit einer Mischung von 10 Volumteilen Methylacetat *R* und 90 Volumteilen einer Lösung von Ammoniumacetat *R* (150 g · l^{-1}), die zuvor mit Essigsäure *R* auf einen *p*H-Wert von 6,2 eingestellt wird, über eine Laufstrecke von 15 cm. Die Platte wird im Warmluftstrom getrocknet und im ultravioletten Licht bei 254 nm ausgewertet. Der Hauptfleck im Chromatogramm der Untersuchungslösung entspricht in bezug auf Lage und Größe dem Hauptfleck im Chromatogramm der Referenzlösung a. Die Prüfung darf nur ausgewertet werden, wenn das Chromatogramm der Referenzlösung b deutlich voneinander getrennt 2 Flecke zeigt.

C. Etwa 2 mg Substanz werden in einem Reagenzglas von 150 mm Länge und 15 mm innerem Durchmesser mit 0,05 ml Wasser *R* befeuchtet. Nach Zusatz von 2 ml Formaldehyd-Schwefelsäure *R* wird der Inhalt des Reagenzglases durch Rühren gemischt. Die Lösung ist grünlichgelb gefärbt. Wird das Reagenzglas 1 min lang in ein Wasserbad gestellt, entsteht eine Gelbfärbung.

D. Die Substanz gibt die Identitätsreaktion a auf Natrium (2.3.1).

Prüfung auf Reinheit

Prüflösung: 2,40 g Substanz werden in kohlendioxidfreiem Wasser *R* zu 20,0 ml gelöst.

Aussehen der Lösung: 2 ml Prüflösung werden mit Wasser *R* zu 20 ml verdünnt. Diese Lösung muß klar (2.2.1) und darf nicht stärker gefärbt sein als die Farbvergleichslösung G_5 oder BG_5 (2.2.2, Methode II).

***p*H-Wert** (2.2.3): Der *p*H-Wert der Prüflösung muß zwischen 6,0 und 8,0 liegen.

Spezifische Drehung (2.2.7): 0,250 g Substanz werden in Wasser *R* zu 25,0 ml gelöst. Die spezifische Drehung muß zwischen –155 und –170° liegen, berechnet auf die wasserfreie Substanz.

Verwandte Substanzen: Die Prüfung erfolgt mit Hilfe der Flüssigchromatographie (2.2.29) wie unter „Gehaltsbestimmung“ beschrieben.

Die Untersuchungslösung und die Referenzlösung c werden eingespritzt. Die Chromatographie erfolgt über eine Dauer, die mindestens der doppelten Retentionszeit des Hauptpeaks entspricht. Im Chromatogramm der Untersuchungslösung darf keine Peakfläche, mit Ausnahme der des Hauptpeaks, größer sein als die Fläche des Hauptpeaks im Chromatogramm der Referenzlösung c

(1,0 Prozent). Die Summe der Flächen aller Nebenpeaks darf nicht größer sein als das 4fache der Fläche des Hauptpeaks im Chromatogramm der Referenzlösung c (4,0 Prozent). Peaks, deren Fläche kleiner ist als das 0,1fache der Fläche des Hauptpeaks im Chromatogramm der Referenzlösung c, werden nicht berücksichtigt.

Wasser (2.5.12): 8,0 bis 11,0 Prozent, mit 0,100 g Substanz nach der Karl-Fischer-Methode bestimmt.

Sterilität (2.6.1): Ceftriaxon-Dinatrium zur Herstellung von Parenteralia, das dabei keinem weiteren geeigneten Sterilisationsverfahren unterworfen wird, muß der Prüfung entsprechen.

Bakterien-Endotoxine (2.6.14): Ceftriaxon-Dinatrium zur Herstellung von Parenteralia, das dabei keinem weiteren geeigneten Verfahren zur Beseitigung von Bakterien-Endotoxinen unterworfen wird, darf höchstens 0,20 I.E. Bakterien-Endotoxine je Milligramm Substanz enthalten.

Gehaltsbestimmung

Die Bestimmung erfolgt mit Hilfe der Flüssigchromatographie (2.2.29).

Untersuchungslösung: 30,0 mg Substanz werden in der mobilen Phase zu 100,0 ml gelöst.

Referenzlösung a: 30,0 mg Ceftriaxon-Natrium *CRS* werden in der mobilen Phase zu 100,0 ml gelöst.

Referenzlösung b: 5,0 mg Ceftriaxon-Natrium *CRS* und 5,0 mg Ceftriaxon-Verunreinigung A *CRS* werden in der mobilen Phase zu 100,0 ml gelöst.

Referenzlösung c: 1,0 ml Untersuchungslösung wird mit der mobilen Phase zu 100,0 ml verdünnt.

Die Chromatographie kann durchgeführt werden mit
- einer Säule aus rostfreiem Stahl von 0,25 m Länge und 4,6 mm innerem Durchmesser, gepackt mit octadecylsilyliertem Kieselgel zur Chromatographie *R* (5 µm)
- folgender mobilen Phase bei einer Durchflußrate von 1,5 ml je Minute: 2,0 g Tetrakis(decyl)ammoniumbromid *R* und 2,0 g Tetraheptylammoniumbromid *R* werden gelöst in einer Mischung von 440 ml Wasser *R*, 55 ml Phosphat-Pufferlösung *p*H 7,0 (0,067 mol · l^{-1}) *R*, 5,0 ml Citrat-Pufferlösung *p*H 5,0, die durch Lösen von 20,17 g Citronensäure *R* in 800 ml Wasser *R*, Einstellen des *p*H-Werts mit konzentrierter Natriumhydroxid-Lösung *R* auf 5,0 und Verdünnen mit Wasser *R* zu 1000,0 ml hergestellt wird, und 500 ml Acetonitril *R*
- einem Spektrometer als Detektor bei einer Wellenlänge von 254 nm
- einer 20-µl-Probenschleife.

Die Referenzlösung b wird eingespritzt. Die Empfindlichkeit des Systems wird so eingestellt, daß die Höhe der Peaks mindestens die Hälfte des maximalen Ausschlags beträgt. Die Bestimmung darf nur ausgewertet werden, wenn die Auflösung zwischen den 2 Hauptpeaks mindestens 3,0 beträgt.

Die Referenzlösung a wird 6mal eingespritzt. Die Bestimmung darf nur ausgewertet werden, wenn die relative Standardabweichung der Peakfläche von Ceftriaxon-Dinatrium höchstens 1,0 Prozent beträgt.

Die Untersuchungslösung und die Referenzlösung a werden abwechselnd eingespritzt. Der Prozentgehalt an Ceftriaxon-Dinatrium wird berechnet.

Lagerung

Gut verschlossen, vor Licht geschützt, unterhalb von 30 °C. Falls die Substanz steril ist, im Behältnis mit Sicherheitsverschluß.

Beschriftung

Die Beschriftung gibt insbesondere, falls zutreffend, an
- daß die Substanz steril ist
- daß die Substanz frei von Bakterien-Endotoxinen ist.

Verunreinigungen

A. (6*R*,7*R*)-7-[2-(2-Amino-1,3-thiazol-4-yl)-2-[(*E*)-methoxyimino]acetamido]-3-(6-hydroxy-2-methyl-5-oxo-2,5-dihydro-1,2,4-triazin-3-ylsulfanylmethyl)-8-oxo-5-thia-1-azabicyclo[4.2.0]oct-2-en-2-carbonsäure, Dinatriumsalz (Ceftriaxon-Dinatrium, *E*-Isomer)

B. 2-(2-Amino-1,3-thiazol-4-yl)-*N*-[(5a*R*,6*R*)-1,7-dioxo-1,4,6,7-tetrahydro-3*H*,5a*H*-azeto[2,1-*b*]furo[3,4-*d*][1,3]thiazin-6-yl]-2-[(*Z*)-methoxyimino]acetamid

C. 6-Hydroxy-2-methyl-3-sulfanyl-1,2,4-triazin-5(2*H*)-on

D. *S*-(1,3-Benzothiazol-2-yl)[(2-amino-1,3-thiazol-4-yl)[(*Z*)-methoxyimino]thioacetat]

E. (6*R*,7*R*)-7-Amino-3-(6-hydroxy-2-methyl-5-oxo-2,5-dihydro-1,2,4-triazin-3-ylsulfanylmethyl)-8-oxo-5-thia-1-azabicyclo[4.2.0]oct-2-en-2-carbonsäure.

Dieser Text wurde in der deutschsprachigen Ausgabe der Ph. Eur. – Nachtrag 2000 schon in dieser Fassung veröffentlicht.

2001, 1300

Cefuroximaxetil

Cefuroximum axetili

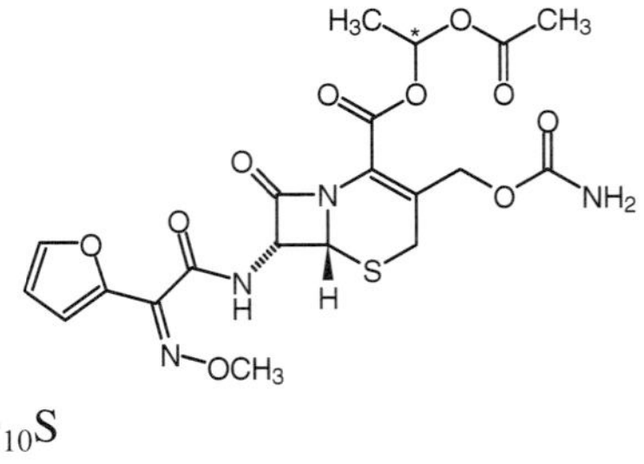

$C_{20}H_{22}N_4O_{10}S$ M_r 510,5

Definition

Cefuroximaxetil enthält mindestens 96,0 und höchstens 102,0 Prozent einer Mischung der zwei Diastereomere von (1*RS*)-1-[(Acetyl)oxy]ethyl-(6*R*,7*R*)-3-[(carbamoyl=

oxy)methyl]-7-[[(Z)-2-(furan-2-yl)-2-(methoxyimino)=acetyl]amino]-8-oxo-5-thia-1-azabicyclo[4.2.0]oct-2-en-2-carboxylat, berechnet auf die wasser- und acetonfreie Substanz.

Eigenschaften

Weißes bis fast weißes, amorphes Pulver; schwer löslich in Wasser, löslich in Aceton, Ethylacetat und Methanol, schwer löslich in Ethanol.

Prüfung auf Identität

A. Die Prüfung erfolgt mit Hilfe der IR-Spektroskopie (2.2.24) durch Vergleich des Spektrums der Substanz mit dem von Cefuroximaxetil *CRS*.

B. Die unter „Gehaltsbestimmung" erhaltenen Chromatogramme werden ausgewertet. Die Hauptpeaks im Chromatogramm der Untersuchungslösung entsprechen in bezug auf Retentionszeit und Größe den Peaks der Diastereomere A und B von Cefuroximaxetil im Chromatogramm der Referenzlösung d.

Prüfung auf Reinheit

Diastereomere-Verhältnis: Die Prüfung erfolgt mit Hilfe der Flüssigchromatographie (2.2.29) wie unter „Gehaltsbestimmung" beschrieben. Im Chromatogramm der Untersuchungslösung muß das Verhältnis der Peakfläche des Cefuroximaxetil-Diastereomers A zur Summe der Peakflächen der Cefuroximaxetil-Diastereomere A und B zwischen 0,48 und 0,55 liegen, wobei das Verfahren „Normalisierung" anzuwenden ist.

Verwandte Substanzen: Die Prüfung erfolgt mit Hilfe der Flüssigchromatographie (2.2.29) wie unter „Gehaltsbestimmung" beschrieben. Der Prozentgehalt an verwandten Substanzen im Chromatogramm der Untersuchungslösung wird aus den Peakflächen nach dem Verfahren „Normalisierung" berechnet. Peaks, deren Fläche kleiner ist als das 0,05fache der Summe der Flächen der beiden Hauptpeaks im Chromatogramm der Referenzlösung a, werden nicht berücksichtigt. Die Summe der Prozentgehalte der beiden *E*-Isomere-Peaks, die durch Vergleich mit dem Chromatogramm der Referenzlösung c lokalisiert werden, darf höchstens 1,0 Prozent betragen. Die Summe der Prozentgehalte der beiden Δ^3-Isomere-Peaks, die durch Vergleich mit dem Chromatogramm der Referenzlösung b lokalisiert werden, darf höchstens 1,5 Prozent betragen. Die Peakfläche jeder weiteren verwandten Substanz darf höchstens 0,5 Prozent betragen. Die Summe aller verwandten Substanzen darf höchstens 3,0 Prozent betragen.

Aceton (2.4.24): Höchstens 1,1 Prozent.

Wasser (2.5.12): Höchstens 1,5 Prozent, mit 0,400 g Substanz nach der Karl-Fischer-Methode bestimmt.

Gehaltsbestimmung

Die Bestimmung erfolgt mit Hilfe der Flüssigchromatographie (2.2.29).

Untersuchungslösung: 10,0 mg Substanz werden in der mobilen Phase zu 50,0 ml gelöst. *Die Lösung ist unmittelbar vor Gebrauch herzustellen.*

Referenzlösung a: 1,0 ml Untersuchungslösung wird mit der mobilen Phase zu 100,0 ml verdünnt.

Referenzlösung b: 5 ml Untersuchungslösung werden 1 h lang bei 60 °C erhitzt, um die Δ^3-Isomere zu erhalten.

Referenzlösung c: 5 ml Untersuchungslösung werden 24 h lang ultraviolettem Licht von 254 nm ausgesetzt, um die *E*-Isomere zu erhalten.

Referenzlösung d: 10,0 mg Cefuroximaxetil *CRS* werden in der mobilen Phase zu 50,0 ml gelöst. *Die Lösung ist unmittelbar vor Gebrauch herzustellen.*

Die Chromatographie kann durchgeführt werden mit

- einer Säule aus rostfreiem Stahl von 0,25 m Länge und 4,6 mm innerem Durchmesser, gepackt mit trimethylsilyliertem Kieselgel zur Chromatographie *R* (5 µm)
- einer Mischung von 38 Volumteilen Methanol *R* und 62 Volumteilen einer Lösung von Ammoniumdihydrogenphosphat *R* (23 g · l^{-1}) als mobile Phase bei einer Durchflußrate von 1,0 ml je Minute
- einem Spektrometer als Detektor bei einer Wellenlänge von 278 nm.

Je 20 µl Referenzlösung a, b, c und d werden eingespritzt. Werden die Chromatogramme unter den vorgeschriebenen Bedingungen aufgezeichnet, betragen die relativen Retentionen bezogen auf Cefuroximaxetil-Diastereomer A (zweiter Peak) etwa 0,9 für Cefuroximaxetil-Diastereomer B, 1,2 für die Cefuroximaxetil-Δ^3-Isomere und 1,7 bis 2,1 für die *E*-Isomere. Die Bestimmung darf nur ausgewertet werden, wenn im Chromatogramm der Referenzlösung d die Auflösung zwischen den Peaks der Cefuroximaxetil-Diastereomere A und B mindestens 1,5 beträgt und im Chromatogramm der Referenzlösung b die Auflösung zwischen den Peaks des Cefuroximaxetil-Diastereomers A und der Cefuroximaxetil-Δ^3-Isomere mindestens 1,5 beträgt.

Die Referenzlösung d wird 6mal eingespritzt. Die Bestimmung darf nur ausgewertet werden, wenn die relative Standardabweichung der Summe der Peakflächen der Cefuroximaxetil-Diastereomere A und B höchstens 2,0 Prozent beträgt.

Der Prozentgehalt an $C_{20}H_{22}N_4O_{10}S$ wird mit Hilfe der Summe der Peakflächen der Cefuroximaxetil-Diastereomere A und B und dem angegebenen Gehalt an $C_{20}H_{22}N_4O_{10}S$ für Cefuroximaxetil *CRS* berechnet.

Lagerung

Dicht verschlossen, vor Licht geschützt.

Verunreinigungen

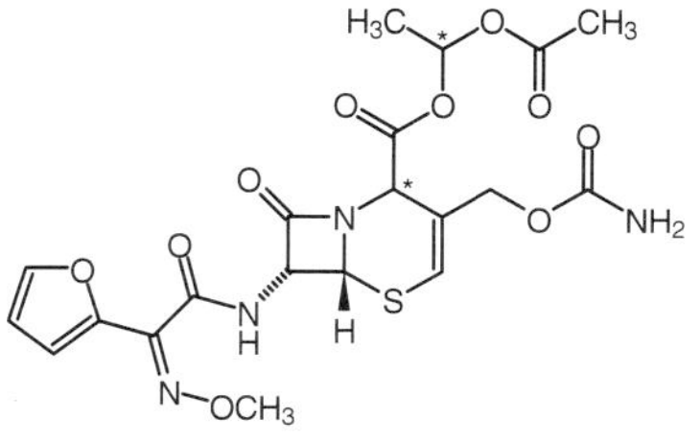

A. (1*RS*)-1-[(Acetyl)oxy]ethyl(2*RS*,6*R*,7*R*)-3-[(carba=moyloxy)methyl]-7-[[(*Z*)-2-(furan-2-yl)-2-(methoxy=

C

Monographien

imino)acetyl]amino]-8-oxo-5-thia-1-azabicyclo=
[4.2.0]oct-3-en-2-carboxylat
(Δ^3-Isomere)

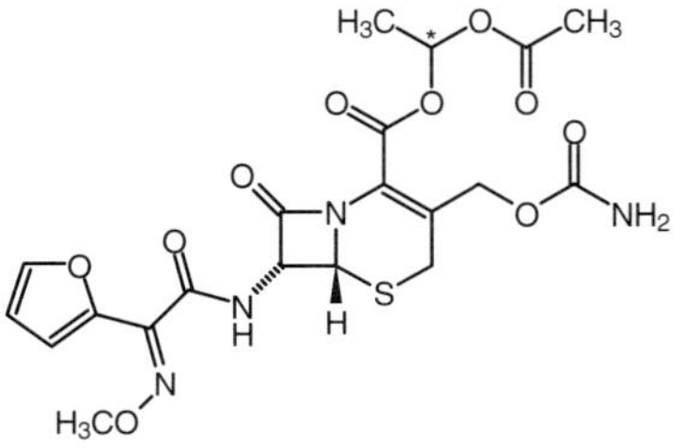

B. (1*RS*)-1-[(Acetyl)oxy]ethyl(6*R*,7*R*)-3-[(carbamoyl=oxy)methyl]-7-[[(*E*)-2-(furan-2-yl)-2-(methoxyimi=no)acetyl]amino]-8-oxo-5-thia-1-azabicyclo[4.2.0]=oct-2-en-2-carboxylat
(*E*-Isomere)

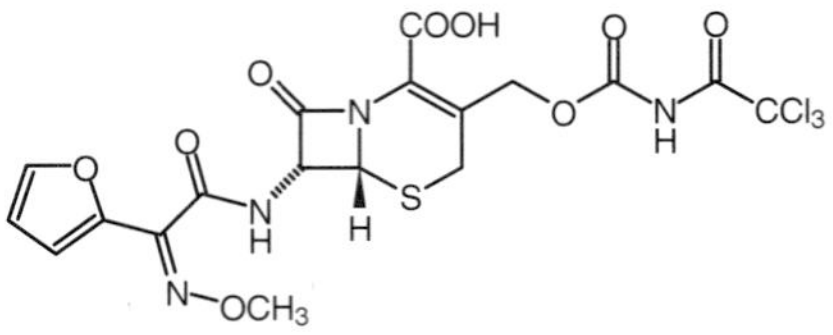

C. (6*R*,7*R*)-7-[[(*Z*)-2-(Furan-2-yl)-2-(methoxyimino)=acetyl]amino]-8-oxo-3-[[[(trichloracetyl)carba=moyl]oxy]methyl]-5-thia-1-azabicyclo[4.2.0]oct-2-en-2-carbonsäure

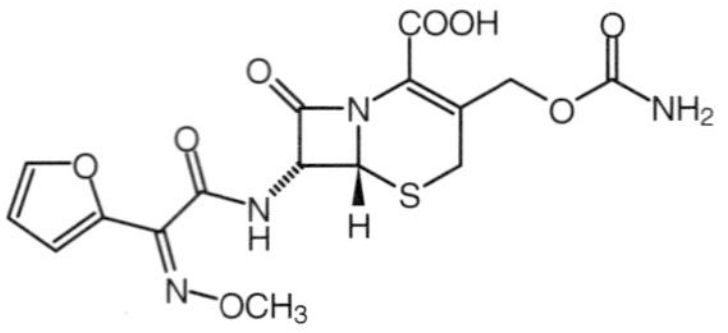

D. (6*R*,7*R*)-3-[(Carbamoyloxy)methyl]-7-[[(*Z*)-2-(furan-2-yl)-2-(methoxyimino)acetyl]amino]-8-oxo-5-thia-1-azabicyclo[4.2.0]oct-2-en-2-carbonsäure (Cefuroxim).

2000, 316

Mikrokristalline Cellulose

Cellulosum microcristallinum

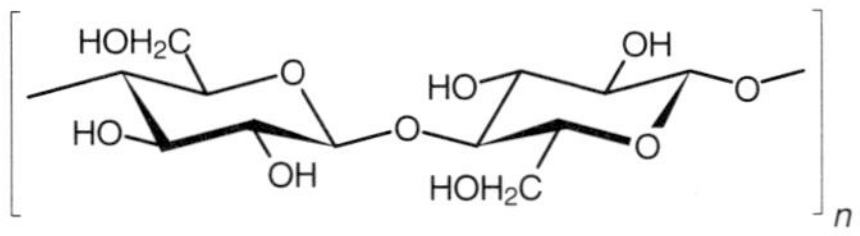

Definition

Mikrokristalline Cellulose ist eine gereinigte, teilweise depolymerisierte Cellulose. Sie wird durch Mineralsäurebehandlung von α-Cellulose hergestellt, die aus einem Brei von Pflanzenfasern gewonnen wurde.

Eigenschaften

Weißes bis fast weißes, feines oder körniges Pulver; praktisch unlöslich in Wasser, Aceton, wasserfreiem Ethanol, Toluol, verdünnten Säuren und einer Natriumhydroxid-Lösung ($50\ g \cdot l^{-1}$).

Prüfung auf Identität

A. Werden etwa 10 mg Substanz auf einem Uhrglas in 2 ml iodhaltiger Zinkchlorid-Lösung *R* dispergiert, färbt sich die Substanz blauviolett.

B. In einem 125-ml-Erlenmeyerkolben werden 1,300 g Substanz mit 25,0 ml Wasser *R* und 25,0 ml Kupfer(II)-diethylendiaminhydroxid-Lösung ($1\ mol \cdot l^{-1}$) versetzt. In die Mischung wird sofort Stickstoff *R* eingeleitet und der Kolben verschlossen. Die Mischung wird geschüttelt, bis sich die Substanz vollständig gelöst hat. 7,0 ml Lösung werden in ein geeignetes Kapillarviskosimeter (2.2.9) gegeben. Mindestens 5 min lang wird die Temperatur der Lösung auf 25 ± 0,1 °C eingestellt. Die Durchflußzeit t_1, die die Lösung braucht, um von einer Markierung zur andern zu fließen, wird in Sekunden gemessen. Die kinematische Viskosität v_1 der Lösung wird berechnet als

$$t_1\ (k_1),$$

wobei k_1 die Konstante des Viskosimeters ist.

Ein geeignetes Volumen Kupfer(II)-diethylendiaminhydroxid-Lösung ($1\ mol \cdot l^{-1}$) wird mit dem gleichen Volumen Wasser *R* verdünnt. Mit einem geeigneten Kapillarviskosimeter wird die Durchflußzeit t_2 dieser Lösung gemessen. Die kinematische Viskosität v_2 des Lösungsmittels wird nach folgender Formel berechnet

$$t_2\ (k_2),$$

wobei k_2 die Konstante des Viskosimeters ist.

Die relative Viskosität η_{rel} der Lösung der Substanz wird nach folgender Formel berechnet

$$\eta_1/\eta_2.$$

Die Grenzviskositätszahl $[\eta]c$ wird durch Extrapolieren mit Hilfe der Tab. 315-1 der Monographie **Cellulosepulver (Cellulosi pulvis)** bestimmt.

Der Polymerisationsgrad P wird nach folgender Formel berechnet:

$$P = \frac{95[\eta]c}{m\ [(100 - b) \cdot 10^{-2}]}$$

m = Einwaage Substanz in Gramm
b = Trocknungsverlust in Prozent (siehe Prüfung „Trocknungsverlust").

Der Polymerisationsgrad beträgt höchstens 350.

Prüfung auf Reinheit

Löslichkeit: 50 mg Substanz müssen sich in 10 ml Kupfer(II)-tetrammin-Reagenz *R* vollständig lösen.

***p*H-Wert** (2.2.3): 5 g Substanz werden 20 min lang mit 40 ml kohlendioxidfreiem Wasser *R* geschüttelt. Die Suspension wird zentrifugiert. Der *p*H-Wert der überstehenden Flüssigkeit muß zwischen 5,0 und 7,5 liegen.

Etherlösliche Substanzen: In einem Glasrohr von etwa 20 mm innerem Durchmesser wird mit 10,0 g Substanz eine Säule hergestellt. Die Säule wird mit 50 ml peroxidfreiem Ether *R* eluiert. Das Eluat wird zur Trockne eingedampft. Der Rückstand darf höchstens 5,0 mg betragen (0,05 Prozent).

Wasserlösliche Substanzen: 5,0 g Substanz werden 10 min lang mit 80 ml Wasser *R* geschüttelt. Anschließend wird mit Hilfe eines Vakuums in eine tarierte Schale filtriert und das Filtrat im Wasserbad zur Trockne eingedampft. Der Rückstand, 1 h lang bei 100 bis 105 °C getrocknet, darf höchstens 12,5 mg betragen (0,25 Prozent).

Stärke: 10 g Substanz werden mit 90 ml Wasser *R* versetzt. Die Mischung wird 5 min lang zum Sieden erhitzt und anschließend heiß filtriert. Wird das Filtrat nach dem Abkühlen mit 0,1 ml Iod-Lösung (0,05 mol · l^{-1}) versetzt, darf keine blaue Färbung auftreten.

Schwermetalle (2.4.8): 2,0 g Substanz müssen der Grenzprüfung C auf Schwermetalle entsprechen (10 ppm). Zur Herstellung der Referenzlösung werden 2 ml Blei-Lösung (10 ppm Pb) *R* verwendet.

Trocknungsverlust (2.2.32): Höchstens 6,0 Prozent, mit 1,000 g Substanz durch 3 h langes Trocknen im Trockenschrank bei 100 bis 105 °C bestimmt.

Sulfatasche (2.4.14): Höchstens 0,1 Prozent, mit 1,0 g Substanz bestimmt.

Mikrobielle Verunreinigung:
Keimzahl (2.6.12): Höchstens 10^3 koloniebildende, aerobe Einheiten sowie 10^2 Schimmelpilze und Hefen je Gramm Substanz, durch Auszählen auf Agarplatten bestimmt.

Spezifizierte Mikroorganismen (2.6.13): *Escherichia coli, Pseudomonas aeruginosa, Staphylococcus aureus* und Salmonellen dürfen nicht vorhanden sein.

2000, 887

Celluloseacetat

Cellulosi acetas

Definition

Celluloseacetat ist eine partiell oder vollständig *O*-acetylierte Cellulose und enthält mindestens 29,0 und höchstens 44,8 Prozent Acetyl-Gruppen (C_2H_3O), berechnet auf die getrocknete Substanz. Der Gehalt an Acetyl-Gruppen beträgt mindestens 90,0 und höchstens 110,0 Prozent des in der Beschriftung angegebenen Gehalts, berechnet auf die getrocknete Substanz.

Eigenschaften

Pulver oder Körner, weiß, gelblichweiß bis grauweiß, hygroskopisch; praktisch unlöslich in Wasser und Ethanol, löslich in Aceton, Ameisensäure und einer Mischung gleicher Volumteile Dichlormethan und Methanol.

Prüfung auf Identität

Die Prüfung erfolgt mit Hilfe der IR-Spektroskopie (2.2.24) durch Vergleich des Spektrums der Substanz mit dem Celluloseacetat-Referenzspektrum der Ph. Eur.

Prüfung auf Reinheit

Freie Säure: Höchstens 0,1 Prozent, berechnet als Essigsäure und bezogen auf die getrocknete Substanz.

In einem 250-ml-Erlenmeyerkolben werden 5,00 g Substanz mit 150 ml kohlendioxidfreiem Wasser *R* versetzt. Der Kolben wird verschlossen, die Suspension schwach geschüttelt, 3 h lang stehengelassen und filtriert. Der Kolben und das Filter werden mit kohlendioxidfreiem Wasser *R* gewaschen. Filtrat und Waschflüssigkeiten werden vereinigt und mit 0,1 ml Phenolphthalein-Lösung *R* 1 versetzt. Mit Natriumhydroxid-Lösung (0,01 mol · l^{-1}) wird bis zur schwachen Rosafärbung titriert.

1 ml Natriumhydroxid-Lösung (0,01 mol · l^{-1}) entspricht 0,6005 mg freier Säure, berechnet als Essigsäure.

Schwermetalle (2.4.8): 2,0 g Substanz müssen der Grenzprüfung D auf Schwermetalle entsprechen (10 ppm). Zur Herstellung der Referenzlösung werden 2 ml Blei-Lösung (10 ppm Pb) *R* verwendet.

Trocknungsverlust (2.2.32): Höchstens 5,0 Prozent, mit 1,000 g Substanz durch 3 h langes Trocknen im Trockenschrank bei 100 bis 105 °C bestimmt.

Asche (2.4.16): Höchstens 0,1 Prozent.

Mikrobielle Verunreinigung:
Keimzahl (2.6.12): Höchstens 10^3 koloniebildende, aerobe Einheiten, davon höchstens 10^2 Pilze je Gramm Substanz, durch Auszählen auf Agarplatten bestimmt.

Spezifizierte Mikroorganismen (2.6.13): *Escherichia coli* und Salmonellen dürfen nicht vorhanden sein.

Gehaltsbestimmung

A. *Celluloseacetat mit einem Gehalt von höchstens 42,0 Prozent Acetyl-Gruppen*

In einem 500-ml-Erlenmeyerkolben werden 2,000 g Substanz mit 100 ml Aceton *R* und anschließend mit 10 ml Wasser *R* versetzt. Der Kolben wird verschlossen und die Substanz mit Hilfe eines Magnetrührers gelöst. Die Lösung wird unter konstantem Rühren mit 30,0 ml Natriumhydroxid-Lösung (1 mol · l^{-1}) versetzt. Der Kolben wird verschlossen. Nach 30 min langem Rühren mit Hilfe eines Magnetrührers werden die Wände des Kolbens mit 100 ml Wasser *R* von 80 °C gespült. Die Lösung wird 2 min lang gerührt, auf Raumtemperatur abgekühlt und nach Zusatz von 0,1 ml Phenolphthalein-Lösung *R* mit Schwefelsäure (0,5 mol · l^{-1}) titriert. Ein Blindversuch wird durchgeführt.

Der Prozentgehalt an Acetyl-Gruppen wird nach folgender Formel berechnet:

C

Monographien

$$\frac{4{,}305(n_2 - n_1)}{(100 - d) \cdot m}$$

d = Trocknungsverlust in Prozent
m = Einwaage der Substanz in Gramm
n_1 = Anzahl verbrauchter Milliliter Schwefelsäure (0,5 mol · l^{-1})
n_2 = Anzahl verbrauchter Milliliter Schwefelsäure (0,5 mol · l^{-1}) im Blindversuch.

B. *Celluloseacetat mit einem Gehalt von mehr als 42,0 Prozent Acetyl-Gruppen*

In einem 500-ml-Erlenmeyerkolben werden 2,000 g Substanz mit 30 ml Dimethylsulfoxid *R* und 100 ml Aceton *R* versetzt. Der Kolben wird verschlossen und die Substanz durch 16 h langes Rühren mit Hilfe eines Magnetrührers gelöst. Die Lösung wird unter konstantem Rühren mit 30,0 ml Natriumhydroxid-Lösung (1 mol · l^{-1}) versetzt. Der Kolben wird verschlossen, die Lösung 6 min lang mit Hilfe eines Magnetrührers gerührt und 60 min lang ohne Rühren stehengelassen. Die Wände des Kolbens werden mit 100 ml Wasser *R* von 80 °C gespült. Die Lösung wird 2 min lang gerührt und auf Raumtemperatur abgekühlt. Nach Zusatz von 0,1 ml Phenolphthalein-Lösung *R* wird mit Salzsäure (0,5 mol · l^{-1}) titriert. 0,5 ml Salzsäure (0,5 mol · l^{-1}) werden im Überschuß zugegeben, die Lösung 5 min lang gerührt und dann 30 min lang stehengelassen. Unter Rühren mit Hilfe eines Magnetrührers wird die Lösung mit Natriumhydroxid-Lösung (0,5 mol · l^{-1}) bis zur andauernden Rosafärbung titriert. Der Verbrauch an Natriumhydroxid in Milliäquivalent wird berechnet, wobei der Mittelwert von 2 Blindversuchen berücksichtigt wird.

Der Prozentgehalt an Acetyl-Gruppen wird nach folgender Formel berechnet:

$$\frac{4{,}305 \cdot n}{(100 - d) \cdot m}$$

d = Trocknungsverlust in Prozent
m = Einwaage der Substanz in Gramm
n = Anzahl verbrauchter Milliäquivalente Natriumhydroxid.

Lagerung

Dicht verschlossen.

Beschriftung

Die Beschriftung gibt insbesondere den Prozentgehalt an Acetyl-Gruppen an.

2000, 1406

Celluloseacetatbutyrat

Cellulosi acetas butyras

Definition

Celluloseacetatbutyrat ist eine partiell oder vollständig *O*-acetylierte und *O*-butyrylierte Cellulose. Sie enthält mindestens 2,0 und höchstens 30,0 Prozent Acetyl-Gruppen (C_2H_3O) und mindestens 16,0 und höchstens 53,0 Prozent Butyryl-Gruppen (C_4H_7O), beide berechnet auf die getrocknete Substanz. Die Gehalte an Acetyl-Gruppen und Butyryl-Gruppen betragen mindestens 90,0 und höchstens 110,0 Prozent der in der Beschriftung angegebenen Gehalte, berechnet auf die getrocknete Substanz.

Eigenschaften

Pulver oder Körner, weiß, gelblichweiß bis grauweiß, schwach hygroskopisch; praktisch unlöslich in Wasser und Ethanol, löslich in Aceton, Ameisensäure und einer Mischung gleicher Volumteile Dichlormethan und Methanol.

Prüfung auf Identität

A. Die Prüfung erfolgt mit Hilfe der IR-Spektroskopie (2.2.24) durch Vergleich des Spektrums der Substanz mit dem Celluloseacetatbutyrat-Referenzspektrum der Ph. Eur. Die Intensitäten der Banden können je nach Substitutionsgrad verschieden sein.

B. Die Substanz entspricht den Gehaltsanforderungen (siehe „Gehaltsbestimmung").

Prüfung auf Reinheit

Sauer reagierende Substanzen: In einem 250-ml-Erlenmeyerkolben werden 5,00 g Substrat mit 150 ml kohlendioxidfreiem Wasser *R* versetzt. Der Kolben wird verschlossen, die Suspension umgeschwenkt, 3 h lang stehengelassen und filtriert. Der Kolben und das Filter werden mit kohlendioxidfreiem Wasser *R* gewaschen. Filtrat und Waschflüssigkeit werden vereinigt und mit 0,1 ml Phenolphthalein-Lösung *R* 1 versetzt. Bis zum Farbumschlag dürfen höchstens 3,0 ml Natriumhydroxid-Lösung (0,01 mol · l^{-1}) verbraucht werden.

Schwermetalle (2.4.8): 1,0 g Substanz muß der Grenzprüfung F auf Schwermetalle entsprechen (20 ppm). Zur Herstellung der Referenzlösung werden 2 ml Blei-Lösung (10 ppm Pb) *R* verwendet.

Trocknungsverlust (2.2.32): Höchstens 2,0 Prozent, mit 1,000 g Substanz durch 3 h langes Trocknen im Trockenschrank bei 100 bis 105 °C bestimmt.

Asche (2.4.16): Höchstens 0,1 Prozent, mit 1,0 g Substanz bestimmt.

Gehaltsbestimmung

Die Bestimmung erfolgt mit Hilfe der Flüssigchromatographie (2.2.29).

Untersuchungslösung: In einem 500-ml-Erlenmeyerkolben wird 1,000 g Substanz mit 100 ml Aceton *R* und anschließend mit 10 ml Wasser *R* versetzt. Der Kolben wird verschlossen und die Substanz mit Hilfe eines Magnetrührers gelöst. Die Lösung wird unter konstantem Rühren mit 30,0 ml Natriumhydroxid-Lösung (1 mol · l^{-1}) versetzt. Der Kolben wird verschlossen. Nach 30 min langem Rühren mit Hilfe eines Magnetrührers werden die Wände des Kolbens mit 100 ml Wasser *R* von 80 °C gespült. Die Lösung wird 2 min lang gerührt. Nach dem Abkühlen wird die Suspension zentrifugiert oder filtriert; der Rückstand wird mit Wasser *R* gewaschen. Filtrat und Waschflüssigkeit werden vereinigt, mit Phosphorsäure 10 % *R* auf einen *p*H-Wert (2.2.3) von 3 eingestellt und mit Wasser *R* zu 500,0 ml verdünnt.

Referenzlösung: 0,200 g Essigsäure 98 % *R* und 0,400 g Buttersäure *R* werden in Wasser *R* gelöst. Die Lösung wird mit Phosphorsäure 10 % *R* auf einen *p*H-Wert (2.2.3) von 3 eingestellt und mit Wasser *R* zu 500,0 ml verdünnt.

Die Chromatographie kann durchgeführt werden mit
- einer Säule von 0,25 m Länge und 4,6 mm innerem Durchmesser, gepackt mit octadecylsilyliertem Kieselgel zur Chromatographie *R* (5 µm)
- folgender mobilen Phase bei einer Durchflußrate von 1,2 ml je Minute: eine Mischung von 5 Volumteilen Methanol *R* und 95 Volumteilen Phosphat-Pufferlösung *p*H 3,0 *R* 1, die nach 30 min durch einen linearen Elutionsgradienten über eine Zeitdauer von 5 min durch eine Mischung von 20 Volumteilen Methanol *R* und 80 Volumteilen Phosphat-Pufferlösung *p*H 3,0 *R* 1 ersetzt wird; die Chromatographie wird 25 min lang fortgeführt, anschließend wird 1 min lang die ursprüngliche mobile Phase verwendet
- einem Spektrometer als Detektor bei einer Wellenlänge von 210 nm.

Je 20 µl Referenzlösung und Untersuchungslösung werden abwechselnd eingespritzt.

Die Prozentgehalte an Essigsäure und Buttersäure werden aus den Peakflächen der Chromatogramme der beiden Lösungen berechnet.

Zur Berechnung der Prozentgehalte an Acetyl-Gruppen (C_2H_3O) und Butyryl-Gruppen (C_4H_7O) wird der Prozentgehalt an Essigsäure mit 0,717 und der an Buttersäure mit 0,807 multipliziert.

Lagerung

Dicht verschlossen.

Beschriftung

Die Beschriftung gibt insbesondere den Prozentgehalt an Acetyl-Gruppen und Butyryl-Gruppen an.

2000, 314

Celluloseacetatphthalat

Cellulosi acetas phthalas

Definition

Celluloseacetatphthalat ist eine teilweise *O*-acetylierte und *O*-phthalylierte Cellulose und enthält mindestens 30,0 und höchstens 36,0 Prozent Phthalyl-Gruppen ($C_8H_5O_3$; M_r der Gruppe 149,1) und mindestens 21,5 und höchstens 26,0 Prozent Acetyl-Gruppen (C_2H_3O; M_r der Gruppe 43,05), beide berechnet auf die wasser- und säurefreie Substanz.

Eigenschaften

Weißes, leicht fließendes Pulver oder farblose Schuppen, hygroskopisch; praktisch unlöslich in Wasser, leicht löslich in Aceton, löslich in Diethylenglykol, praktisch unlöslich in Dichlormethan und wasserfreiem Ethanol. Die Substanz löst sich in verdünnten Alkalihydroxid-Lösungen.

Prüfung auf Identität

A. Die Prüfung erfolgt mit Hilfe der IR-Spektroskopie (2.2.24) durch Vergleich des Spektrums der Substanz mit dem Celluloseacetatphthalat-Referenzspektrum der Ph. Eur.

B. Etwa 0,15 g Substanz werden in 1 ml Aceton *R* gelöst. Wird die Lösung auf eine Glasplatte aufgebracht und trocknen gelassen, bildet sich ein dünner, transparenter, glänzender Film.

Prüfung auf Reinheit

Viskosität (2.2.9): 15 g Substanz, berechnet auf die wasserfreie Substanz, werden in 85 g einer Mischung von 1 Volumteil Wasser *R* und 249 Volumteilen Aceton *R* gelöst. Die Viskosität, bei 25 °C bestimmt, muß zwischen 45 und 90 mPa · s liegen.

Freie Säure: Höchstens 3,0 Prozent (*S*), berechnet als Phthalsäure und bezogen auf die wasserfreie Substanz. 3,0 g Substanz werden 2 h lang mit 100 ml einer Mischung von 35 Volumteilen Wasser *R* und 65 Volumteilen Methanol *R* geschüttelt und anschließend abfiltriert. Der Kolben und das Filter werden 2mal mit je 10 ml einer Mischung von 35 Volumteilen Wasser *R* und 65 Volumteilen Methanol *R* gewaschen. Filtrat und Waschflüssigkeiten werden vereinigt und nach Zusatz von Phenolphthalein-Lösung *R* mit Natriumhydroxid-Lösung (0,1 mol · l^{-1}) bis zur schwachen Rosafärbung titriert. Ein Blindversuch wird durchgeführt.

1 ml Natriumhydroxid-Lösung (0,1 mol · l^{-1}) entspricht 8,3 mg freier Säure, berechnet als Phthalsäure.

Schwermetalle (2.4.8): 2,0 g Substanz müssen der Grenzprüfung C auf Schwermetalle entsprechen (10 ppm). Zur Herstellung der Referenzlösung werden 2 ml Blei-Lösung (10 ppm Pb) *R* verwendet.

Wasser (2.5.12): Höchstens 5,0 Prozent, mit 0,500 g Substanz nach der Karl-Fischer-Methode bestimmt. Die Bestimmung wird unter Verwendung einer Mischung von 2 Volumteilen Dichlormethan *R* und 3 Volumteilen wasserfreiem Ethanol *R* durchgeführt.

Sulfatasche (2.4.14): Höchstens 0,1 Prozent, mit 1,0 g Substanz bestimmt.

Gehaltsbestimmung

Phthalyl-Gruppen: 1,000 g Substanz, in 50 ml einer Mischung von 2 Volumteilen Aceton *R* und 3 Volumteilen Ethanol 96 % *R* gelöst, wird nach Zusatz von 0,1 ml Phenolphthalein-Lösung *R* mit Natriumhydroxid-Lösung (0,1 mol · l⁻¹) bis zur schwachen Rosafärbung titriert. Ein Blindversuch wird durchgeführt.

Der Prozentgehalt an Phthalyl-Gruppen (*P*) wird nach folgender Formel berechnet:

$$\frac{14900n}{(100-a)(100-S)m} - \frac{179{,}5S}{(100-S)}$$

a = Prozentgehalt Wasser
m = Einwaage Substanz in Gramm
n = Anzahl verbrauchter Milliliter Natriumhydroxid-Lösung (0,1 mol · l^{-1})
S = Prozentgehalt „Freie Säure" (siehe „Prüfung auf Reinheit").

Acetyl-Gruppen: 0,100 g Substanz werden mit 25,0 ml Natriumhydroxid-Lösung (0,1 mol · l^{-1}) versetzt und 30 min lang im Wasserbad zum Rückfluß erhitzt. Nach dem Abkühlen wird nach Zusatz von 0,1 ml Phenolphthalein-Lösung *R* mit Salzsäure (0,1 mol · l^{-1}) bis zur Entfärbung der Lösung titriert. Ein Blindversuch wird durchgeführt.

Der Prozentgehalt an Acetyl-Gruppen wird nach folgender Formel berechnet:

$$\left[\frac{4300(n_2-n_1)}{(100-a)(100-S)m} - \frac{51{,}8S}{(100-S)}\right] - 0{,}578P$$

a = Prozentgehalt Wasser
m = Einwaage Substanz in Gramm
n_1 = Anzahl verbrauchter Milliliter Salzsäure (0,1 mol · l^{-1})
n_2 = Anzahl verbrauchter Milliliter Salzsäure (0,1 mol · l^{-1}) im Blindversuch
P = Prozentgehalt Phthalyl-Gruppen
S = Prozentgehalt „Freie Säure" (siehe „Prüfung auf Reinheit").

Lagerung

Dicht verschlossen.

2000, 315

Cellulosepulver

Cellulosi pulvis

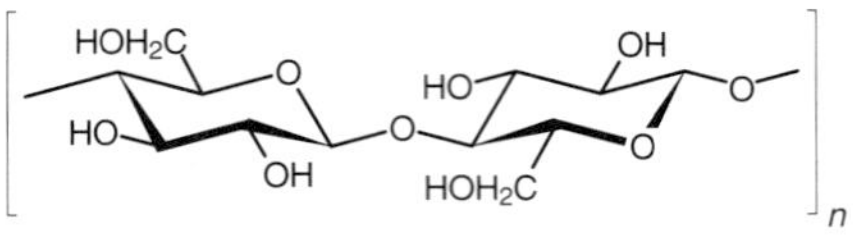

$(C_6H_{10}O_5)_n$

Definition

Cellulosepulver ist eine gereinigte und mechanisch zerkleinerte Cellulose. Sie wird erhalten durch Behandlung von α-Cellulose, die aus einem Brei von Pflanzenfasern gewonnen wurde.

Eigenschaften

Weißes bis fast weißes, feines oder körniges Pulver; praktisch unlöslich in Wasser, Aceton, wasserfreiem Ethanol, Toluol, verdünnten Säuren und den meisten organischen Lösungsmitteln, schwer löslich in einer Natriumhydroxid-Lösung (50 g · l^{-1}).

Prüfung auf Identität

A. Werden etwa 10 mg Substanz auf einem Uhrglas in 2 ml iodhaltiger Zinkchlorid-Lösung *R* dispergiert, färbt sich die Substanz blauviolett.

B. In einem 125-ml-Erlenmeyerkolben werden 0,250 g Substanz mit 25,0 ml Wasser *R* und 25,0 ml Kupfer(II)-diethylendiaminhydroxid-Lösung (1 mol · l^{-1}) versetzt. In die Mischung wird sofort Stickstoff *R* eingeleitet und der Kolben verschlossen. Die Mischung wird geschüttelt, bis sich die Substanz vollständig gelöst hat. 7,0 ml Lösung werden in ein geeignetes Kapillarviskosimeter (2.2.9) gegeben. Mindestens 5 min lang wird die Temperatur der Lösung auf 25 ± 0,1 °C eingestellt. Die Durchflußzeit t_1, die die Lösung braucht, um von einer Markierung zur andern zu fließen, wird in Sekunden gemessen. Die kinematische Viskosität ν_1 der Lösung wird berechnet als

$$t_1\,(k_1),$$

wobei k_1 die Konstante des Viskosimeters ist.

Ein geeignetes Volumen Kupfer(II)-diethylendiaminhydroxid-Lösung (1 mol · l^{-1}) wird mit demselben Volumen Wasser *R* verdünnt. Mit einem geeigneten Kapillarviskosimeter wird die Durchflußzeit t_2 dieser Lösung gemessen. Die kinematische Viskosität ν_2 des Lösungsmittels wird nach folgender Formel berechnet

$$t_2\,(k_2),$$

wobei k_2 die Konstante des Viskosimeters ist.

Die relative Viskosität η_{rel} der Lösung der Substanz wird nach folgender Formel berechnet

$$\eta_1/\eta_2.$$

Tab. 315-1: Grenzviskositätszahlen

Grenzviskositätszahlen $[\eta]c$ in Abhängigkeit von der relativen Viskosität η_{rel}

η_{rel}	0,00	0,01	0,02	0,03	0,04	0,05	0,06	0,07	0,08	0,09
1,1	0,098	0,106	0,115	0,125	0,134	0,143	0,152	0,161	0,170	0,180
1,2	0,189	0,198	0,207	0,216	0,225	0,233	0,242	0,250	0,259	0,268
1,3	0,276	0,285	0,293	0,302	0,310	0,318	0,326	0,334	0,342	0,350
1,4	0,358	0,367	0,375	0,383	0,391	0,399	0,407	0,414	0,422	0,430
1,5	0,437	0,445	0,453	0,460	0,468	0,476	0,484	0,491	0,499	0,507
1,6	0,515	0,522	0,529	0,536	0,544	0,551	0,558	0,566	0,573	0,580
1,7	0,587	0,595	0,602	0,608	0,615	0,622	0,629	0,636	0,642	0,649
1,8	0,656	0,663	0,670	0,677	0,683	0,690	0,697	0,704	0,710	0,717
1,9	0,723	0,730	0,736	0,743	0,749	0,756	0,762	0,769	0,775	0,782
2,0	0,788	0,795	0,802	0,809	0,815	0,821	0,827	0,833	0,840	0,846
2,1	0,852	0,858	0,864	0,870	0,876	0,882	0,888	0,894	0,900	0,906
2,2	0,912	0,918	0,924	0,929	0,935	0,941	0,948	0,953	0,959	0,965
2,3	0,971	0,976	0,983	0,988	0,994	1,000	1,006	1,011	1,017	1,022
2,4	1,028	1,033	1,039	1,044	1,050	1,056	1,061	1,067	1,072	1,078
2,5	1,083	1,089	1,094	1,100	1,105	1,111	1,116	1,121	1,126	1,131
2,6	1,137	1,142	1,147	1,153	1,158	1,163	1,169	1,174	1,179	1,184
2,7	1,190	1,195	1,200	1,205	1,210	1,215	1,220	1,225	1,230	1,235
2,8	1,240	1,245	1,250	1,255	1,260	1,265	1,270	1,275	1,280	1,285
2,9	1,290	1,295	1,300	1,305	1,310	1,314	1,319	1,324	1,329	1,333
3,0	1,338	1,343	1,348	1,352	1,357	1,362	1,367	1,371	1,376	1,381
3,1	1,386	1,390	1,395	1,400	1,405	1,409	1,414	1,418	1,423	1,427
3,2	1,432	1,436	1,441	1,446	1,450	1,455	1,459	1,464	1,468	1,473
3,3	1,477	1,482	1,486	1,491	1,496	1,500	1,504	1,508	1,513	1,517
3,4	1,521	1,525	1,529	1,533	1,537	1,542	1,546	1,550	1,554	1,558
3,5	1,562	1,566	1,570	1,575	1,579	1,583	1,587	1,591	1,595	1,600
3,6	1,604	1,608	1,612	1,617	1,621	1,625	1,629	1,633	1,637	1,642
3,7	1,646	1,650	1,654	1,658	1,662	1,666	1,671	1,675	1,679	1,683
3,8	1,687	1,691	1,695	1,700	1,704	1,708	1,712	1,715	1,719	1,723
3,9	1,727	1,731	1,735	1,739	1,742	1,746	1,750	1,754	1,758	1,762
4,0	1,765	1,769	1,773	1,777	1,781	1,785	1,789	1,792	1,796	1,800
4,1	1,804	1,808	1,811	1,815	1,819	1,822	1,826	1,830	1,833	1,837
4,2	1,841	1,845	1,848	1,852	1,856	1,859	1,863	1,867	1,870	1,874
4,3	1,878	1,882	1,885	1,889	1,893	1,896	1,900	1,904	1,907	1,911
4,4	1,914	1,918	1,921	1,925	1,929	1,932	1,936	1,939	1,943	1,946
4,5	1,950	1,954	1,957	1,961	1,964	1,968	1,971	1,975	1,979	1,982
4,6	1,986	1,989	1,993	1,996	2,000	2,003	2,007	2,010	2,013	2,017
4,7	2,020	2,023	2,027	2,030	2,033	2,037	2,040	2,043	2,047	2,050
4,8	2,053	2,057	2,060	2,063	2,067	2,070	2,073	2,077	2,080	2,083
4,9	2,087	2,090	2,093	2,097	2,100	2,103	2,107	2,110	2,113	2,116
5,0	2,119	2,122	2,125	2,129	2,132	2,135	2,139	2,142	2,145	2,148
5,1	2,151	2,154	2,158	2,160	2,164	2,167	2,170	2,173	2,176	2,180
5,2	2,183	2,186	2,190	2,192	2,195	2,197	2,200	2,203	2,206	2,209
5,3	2,212	2,215	2,218	2,221	2,224	2,227	2,230	2,233	2,236	2,240
5,4	2,243	2,246	2,249	2,252	2,255	2,258	2,261	2,264	2,267	2,270
5,5	2,273	2,276	2,279	2,282	2,285	2,288	2,291	2,294	2,297	2,300
5,6	2,303	2,306	2,309	2,312	2,315	2,318	2,320	2,324	2,326	2,329
5,7	2,332	2,335	2,338	2,341	2,344	2,347	2,350	2,353	2,355	2,358
5,8	2,361	2,364	2,367	2,370	2,373	2,376	2,379	2,382	2,384	2,387
5,9	2,390	2,393	2,396	2,400	2,403	2,405	2,408	2,411	2,414	2,417
6,0	2,419	2,422	2,425	2,428	2,431	2,433	2,436	2,439	2,442	2,444
6,1	2,447	2,450	2,453	2,456	2,458	2,461	2,464	2,467	2,470	2,472
6,2	2,475	2,478	2,481	2,483	2,486	2,489	2,492	2,494	2,497	2,500
6,3	2,503	2,505	2,508	2,511	2,513	2,516	2,518	2,521	2,524	2,526
6,4	2,529	2,532	2,534	2,537	2,540	2,542	2,545	2,547	2,550	2,553
6,5	2,555	2,558	2,561	2,563	2,566	2,568	2,571	2,574	2,576	2,579
6,6	2,581	2,584	2,587	2,590	2,592	2,595	2,597	2,600	2,603	2,605
6,7	2,608	2,610	2,613	2,615	2,618	2,620	2,623	2,625	2,627	2,630
6,8	2,633	2,635	2,637	2,640	2,643	2,645	2,648	2,650	2,653	2,655
6,9	2,658	2,660	2,663	2,665	2,668	2,670	2,673	2,675	2,678	2,680

Tab. 315-1: Grenzviskositätszahlen (Fortsetzung)

η_{rel}	0,00	0,01	0,02	0,03	0,04	0,05	0,06	0,07	0,08	0,09
7,0	2,683	2,685	2,687	2,690	2,693	2,695	2,698	2,700	2,702	2,705
7,1	2,707	2,710	2,712	2,714	2,717	2,719	2,721	2,724	2,726	2,729
7,2	2,731	2,733	2,736	2,738	2,740	2,743	2,745	2,748	2,750	2,752
7,3	2,755	2,757	2,760	2,762	2,764	2,767	2,769	2,771	2,774	2,776
7,4	2,779	2,781	2,783	2,786	2,788	2,790	2,793	2,795	2,798	2,800
7,5	2,802	2,805	2,807	2,809	2,812	2,814	2,816	2,819	2,821	2,823
7,6	2,826	2,828	2,830	2,833	2,835	2,837	2,840	2,842	2,844	2,847
7,7	2,849	2,851	2,854	2,856	2,858	2,860	2,863	2,865	2,868	2,870
7,8	2,873	2,875	2,877	2,879	2,881	2,884	2,887	2,889	2,891	2,893
7,9	2,895	2,898	2,900	2,902	2,905	2,907	2,909	2,911	2,913	2,915
8,0	2,918	2,920	2,922	2,924	2,926	2,928	2,931	2,933	2,935	2,937
8,1	2,939	2,942	2,944	2,946	2,948	2,950	2,952	2,955	2,957	2,959
8,2	2,961	2,963	2,966	2,968	2,970	2,972	2,974	2,976	2,979	2,981
8,3	2,983	2,985	2,987	2,990	2,992	2,994	2,996	2,998	3,000	3,002
8,4	3,004	3,006	3,008	3,010	3,012	3,015	3,017	3,019	3,021	3,023
8,5	3,025	3,027	3,029	3,031	3,033	3,035	3,037	3,040	3,042	3,044
8,6	3,046	3,048	3,050	3,052	3,054	3,056	3,058	3,060	3,062	3,064
8,7	3,067	3,069	3,071	3,073	3,075	3,077	3,079	3,081	3,083	3,085
8,8	3,087	3,089	3,092	3,094	3,096	3,098	3,100	3,102	3,104	3,106
8,9	3,108	3,110	3,112	3,114	3,116	3,118	3,120	3,122	3,124	3,126
9,0	3,128	3,130	3,132	3,134	3,136	3,138	3,140	3,142	3,144	3,146
9,1	3,148	3,150	3,152	3,154	3,156	3,158	3,160	3,162	3,164	3,166
9,2	3,168	3,170	3,172	3,174	3,176	3,178	3,180	3,182	3,184	3,186
9,3	3,188	3,190	3,192	3,194	3,196	3,198	3,200	3,202	3,204	3,206
9,4	3,208	3,210	3,212	3,214	3,215	3,217	3,219	3,221	3,223	3,225
9,5	3,227	3,229	3,231	3,233	3,235	3,237	3,239	3,241	3,242	3,244
9,6	3,246	3,248	3,250	3,252	3,254	3,256	3,258	3,260	3,262	3,264
9,7	3,266	3,268	3,269	3,271	3,273	3,275	3,277	3,279	3,281	3,283
9,8	3,285	3,287	3,289	3,291	3,293	3,295	3,297	3,298	3,300	3,302
9,9	3,304	3,305	3,307	3,309	3,311	3,313	3,316	3,318	3,320	3,321
η_{rel}	0,0	0,1	0,2	0,3	0,4	0,5	0,6	0,7	0,8	0,9
10	3,32	3,34	3,36	3,37	3,39	3,41	3,43	3,45	3,46	3,48
11	3,50	3,52	3,53	3,55	3,56	3,58	3,60	3,61	3,63	3,64
12	3,66	3,68	3,69	3,71	3,72	3,74	3,76	3,77	3,79	3,80
13	3,80	3,83	3,85	3,86	3,88	3,89	3,90	3,92	3,93	3,95
14	3,96	3,97	3,99	4,00	4,02	4,03	4,04	4,06	4,07	4,09
15	4,10	4,11	4,13	4,14	4,15	4,17	4,18	4,19	4,20	4,22
16	4,23	4,24	4,25	4,27	4,28	4,29	4,30	4,31	4,33	4,34
17	4,35	4,36	4,37	4,38	4,39	4,41	4,42	4,43	4,44	4,45
18	4,46	4,47	4,48	4,49	4,50	4,52	4,53	4,54	4,55	4,56
19	4,57	4,58	4,59	4,60	4,61	4,62	4,63	4,64	4,65	4,66

Die Grenzviskositätszahl $[\eta]c$ wird durch Extrapolieren mit Hilfe der Tab. 315-1 bestimmt.

Der Polymerisationsgrad P wird nach folgender Formel berechnet:

$$\frac{95[\eta]c}{m[(100-b)\cdot 10^{-2}]}$$

m = Einwaage Substanz in Gramm
b = Trocknungsverlust in Prozent (siehe Prüfung „Trocknungsverlust").

Der Polymerisationsgrad beträgt mindestens 440.

Prüfung auf Reinheit

Löslichkeit: 50 mg Substanz müssen sich in 10 ml Kupfer(II)-tetrammin-Reagenz *R* vollständig lösen.

***p*H-Wert** (2.2.3): 10 g Substanz werden mit 90 ml kohlendioxidfreiem Wasser *R* versetzt. Die Suspension wird unter gelegentlichem Umschütteln 1 h lang stehengelassen. Der *p*H-Wert der überstehenden Flüssigkeit muß zwischen 5,0 und 7,5 liegen.

Etherlösliche Substanzen: In einem Glasrohr von etwa 20 mm innerem Durchmesser wird mit 10,0 g Substanz eine Säule hergestellt. Die Säule wird mit 50 ml peroxidfreiem Ether *R* eluiert. Das Eluat wird zur Trockne eingedampft. Der Rückstand darf höchstens 15,0 mg betragen (0,15 Prozent).

Wasserlösliche Substanzen: 6,0 g Substanz werden mit 90 ml frisch zum Sieden erhitztem und anschließend abgekühltem Wasser *R* gemischt und unter gelegentlichem Umschütteln 10 min lang stehengelassen. Die Mischung wird filtriert. Die ersten 10 ml Filtrat werden verworfen. Falls erforderlich wird das Filtrat ein zweites Mal durch dasselbe Filter filtriert, damit ein klares Filtrat erhalten wird. Anschließend werden 15,0 ml Filtrat in einer zuvor gewogenen Abdampfschale im Wasserbad zur Trockne eingedampft. Der Rückstand, 1 h lang bei 100 bis 105 °C getrocknet, darf höchstens 15,0 mg betragen (1,5 Prozent).

Stärke: 10 g Substanz werden mit 90 ml Wasser *R* versetzt. Die Mischung wird 5 min lang zum Sieden erhitzt und anschließend heiß filtriert. Wird das Filtrat nach dem Abkühlen mit 0,1 ml Iod-Lösung (0,05 mol · l^{-1}) versetzt, darf keine blaue Färbung auftreten.

Schwermetalle (2.4.8): 2,0 g Substanz müssen der Grenzprüfung C auf Schwermetalle entsprechen (10 ppm). Zur Herstellung der Referenzlösung werden 2 ml Blei-Lösung (10 ppm Pb) *R* verwendet.

Trocknungsverlust (2.2.32): Höchstens 6,5 Prozent, mit 1,000 g Substanz durch 3 h langes Trocknen im Trockenschrank bei 100 bis 105 °C bestimmt.

Sulfatasche (2.4.14): Höchstens 0,3 Prozent, mit 1,0 g Substanz bestimmt.

Mikrobielle Verunreinigung:
Keimzahl (2.6.12): Höchstens 10^3 koloniebildende, aerobe Einheiten sowie höchstens 10^2 Pilze je Gramm Substanz, durch Auszählen auf Agarplatten bestimmt.

Spezifizierte Mikroorganismen (2.6.13): *Escherichia coli, Pseudomonas aeruginosa, Staphylococcus aureus* und Salmonellen dürfen nicht vorhanden sein.

1998, 1084

Cetirizindihydrochlorid

Cetirizini dihydrochloridum

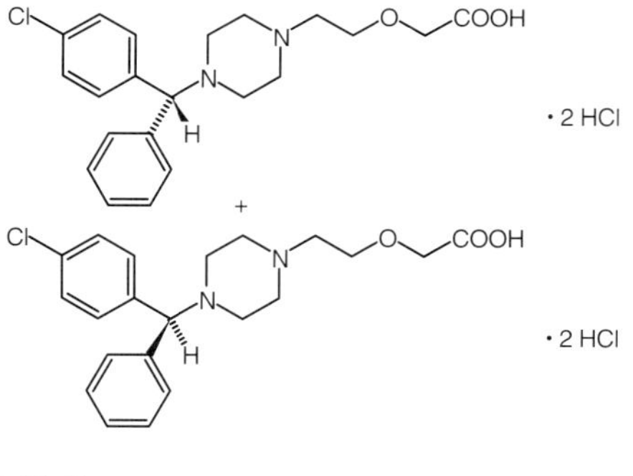

$C_{21}H_{27}Cl_3N_2O_3$ M_r 461,8

Definition

Cetirizindihydrochlorid enthält mindestens 99,0 und höchstens 100,5 Prozent (*RS*)-2-[2-[4-[(4-Chlorphenyl)phenylmethyl]piperazin-1-yl]ethoxy]essigsäure-dihydrochlorid, berechnet auf die getrocknete Substanz.

Eigenschaften

Weißes bis fast weißes Pulver; leicht löslich in Wasser, praktisch unlöslich in Aceton und Dichlormethan.

Prüfung auf Identität

1: B, D.
2: A, C, D.

A. 20,0 mg Substanz werden in Salzsäure (0,1 mol · l^{-1}) zu 100,0 ml gelöst. 10,0 ml Lösung werden mit Salzsäure (0,1 mol · l^{-1}) zu 100,0 ml verdünnt. Diese Lösung, zwischen 210 und 350 nm gemessen, zeigt ein Absorptionsmaximum (2.2.25) bei 231 nm. Die spezifische Absorption, im Maximum gemessen, liegt zwischen 359 und 381.

B. Die Prüfung erfolgt mit Hilfe der IR-Spektroskopie (2.2.24) durch Vergleich des Spektrums der Substanz mit dem von Cetirizindihydrochlorid *CRS*. Die Prüfung erfolgt mit Hilfe von Preßlingen.

C. Die Prüfung erfolgt mit Hilfe der Dünnschichtchromatographie (2.2.27) unter Verwendung einer Schicht von Kieselgel GF_{254} *R*.

Untersuchungslösung: 10 mg Substanz werden in Wasser *R* zu 5 ml gelöst.

Referenzlösung a: 10 mg Cetirizindihydrochlorid *CRS* werden in Wasser *R* zu 5 ml gelöst.

Referenzlösung b: 10 mg Chlorphenaminhydrogenmaleat *CRS* werden in Wasser *R* zu 5 ml gelöst. 1 ml Lösung wird mit 1 ml Referenzlösung a versetzt.

Auf die Platte werden 5 µl jeder Lösung aufgetragen. Die Chromatographie erfolgt mit einer Mischung von 1 Volumteil Ammoniak-Lösung *R*, 10 Volumteilen Methanol *R* und 90 Volumteilen Dichlormethan *R* über eine Laufstrecke von 15 cm. Die Platte wird im Kaltluftstrom getrocknet und im ultravioletten Licht bei 254 nm ausgewertet. Der Hauptfleck im Chromatogramm der Untersuchungslösung entspricht in bezug auf Lage und Größe dem Hauptfleck im Chromatogramm der Referenzlösung a. Die Prüfung darf nur ausgewertet werden, wenn das Chromatogramm der Referenzlösung b deutlich voneinander getrennt 2 Flecke zeigt.

D. Die Substanz gibt die Identitätsreaktion a auf Chlorid (2.3.1).

Prüfung auf Reinheit

Prüflösung: 1,0 g Substanz wird in kohlendioxidfreiem Wasser *R* zu 20 ml gelöst.

Aussehen der Lösung: Die Prüflösung muß klar (2.2.1) und darf nicht stärker gefärbt sein als die Farbvergleichslösung BG_7 (2.2.2, Methode II).

***p*H-Wert** (2.2.3): Der *p*H-Wert der Prüflösung muß zwischen 1,2 und 1,8 liegen.

Verwandte Substanzen: Die Prüfung erfolgt mit Hilfe der Flüssigchromatographie (2.2.29).

Untersuchungslösung: 20,0 mg Substanz werden in der mobilen Phase zu 100,0 ml gelöst.

Referenzlösung a: 5,0 mg Cetirizindihydrochlorid *CRS* und 5,0 mg Cetirizin-Verunreinigung A *CRS* werden in der mobilen Phase zu 25,0 ml gelöst. 1,0 ml Lösung wird mit der mobilen Phase zu 100,0 ml verdünnt.

C

Monographien

Referenzlösung b: 2,0 ml Untersuchungslösung werden mit der mobilen Phase zu 50,0 ml verdünnt. 5,0 ml dieser Lösung werden mit der mobilen Phase zu 100,0 ml verdünnt.

Die Chromatographie kann durchgeführt werden mit

- einer Säule aus rostfreiem Stahl von 0,25 m Länge und 4,6 mm innerem Durchmesser, gepackt mit Kieselgel zur Chromatographie *R* (5 µm)
- einer Mischung von 0,4 Volumteilen verdünnter Schwefelsäure *R*, 6,6 Volumteilen Wasser *R* und 93 Volumteilen Acetonitril *R* als mobile Phase bei einer Durchflußrate von 1 ml je Minute
- einem Spektrometer als Detektor bei einer Wellenlänge von 230 nm.

20 µl Referenzlösung a werden eingespritzt. Die Empfindlichkeit des Systems wird so eingestellt, daß die Höhe der Peaks im Chromatogramm mindestens 50 Prozent des maximalen Ausschlags beträgt. Die Prüfung darf nur ausgewertet werden, wenn die Auflösung zwischen dem ersten Peak (Cetirizin) und dem zweiten Peak (Cetirizin-Verunreinigung A) mindestens 3 und der Symmetriefaktor höchstens 2,0 beträgt.

Je 20 µl Untersuchungslösung und Referenzlösung b werden eingespritzt. Die Chromatographie erfolgt über eine Dauer, die der 3fachen Retentionszeit des Cetirizin-Peaks entspricht. Im Chromatogramm der Untersuchungslösung darf keine Peakfläche, mit Ausnahme der des Hauptpeaks, größer sein als die Peakfläche im Chromatogramm der Referenzlösung b (0,2 Prozent). Die Summe aller Peakflächen, mit Ausnahme der des Hauptpeaks, darf nicht größer sein als das 1,5fache der Fläche des Peaks im Chromatogramm der Referenzlösung b (0,3 Prozent). Peaks, deren Fläche kleiner ist als das 0,1fache der Peakfläche im Chromatogramm der Referenzlösung b, werden nicht berücksichtigt.

Schwermetalle (2.4.8): 2,0 g Substanz werden in Wasser *R* zu 20 ml gelöst. 12 ml Lösung müssen der Grenzprüfung A auf Schwermetalle entsprechen (10 ppm). Zur Herstellung der Referenzlösung wird die Blei-Lösung (1 ppm Pb) *R* verwendet.

Trocknungsverlust (2.2.32): Höchstens 0,5 Prozent, mit 1,000 g Substanz durch Trocknen im Trockenschrank bei 100 bis 105 °C bestimmt.

Sulfatasche (2.4.14): Höchstens 0,2 Prozent, mit 1,0 g Substanz bestimmt.

Gehaltsbestimmung

0,100 g Substanz, in 70 ml einer Mischung von 30 Volumteilen Wasser *R* und 70 Volumteilen Aceton *R* gelöst, werden mit Natriumhydroxid-Lösung (0,1 mol · l^{-1}) bis zum zweiten Wendepunkt titriert. Der Endpunkt wird mit Hilfe der Potentiometrie (2.2.20) bestimmt. Ein Blindversuch wird durchgeführt.

1 ml Natriumhydroxid-Lösung (0,1 mol · l^{-1}) entspricht 15,39 mg $C_{21}H_{27}Cl_3N_2O_3$.

Lagerung

Gut verschlossen, vor Licht geschützt.

Verunreinigungen

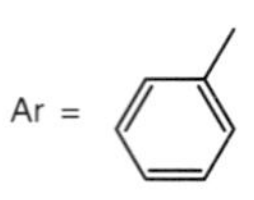

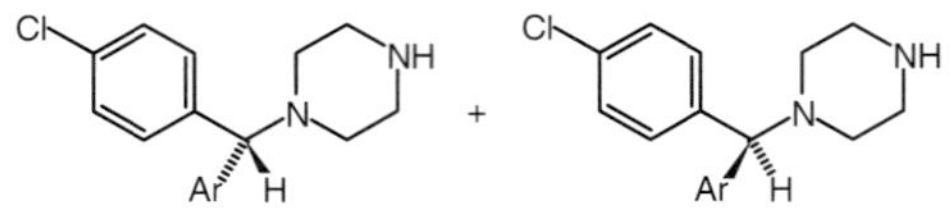

A. (*RS*)-1-[(4-Chlorphenyl)phenylmethyl]piperazin

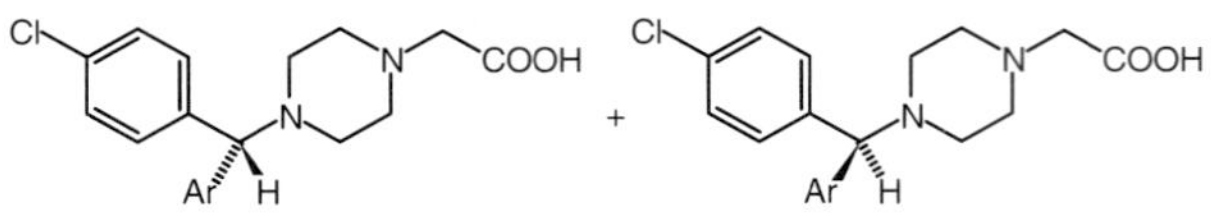

B. (*RS*)-2-[4-[(4-Chlorphenyl)phenylmethyl]piperazin-1-yl]essigsäure

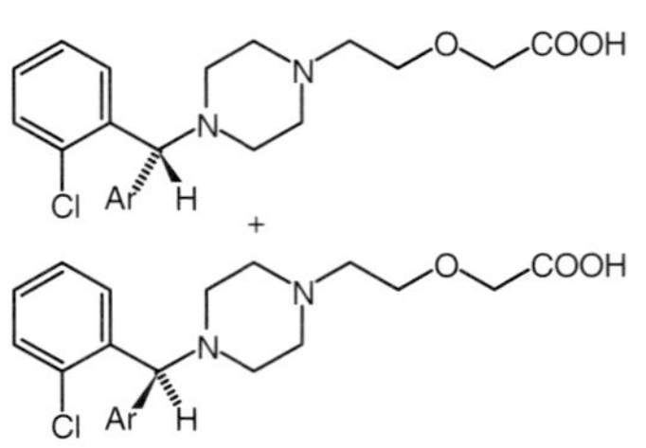

C. (*RS*)-2-[2-[4-[(2-Chlorphenyl)phenylmethyl]piperazin-1-yl]ethoxy]essigsäure

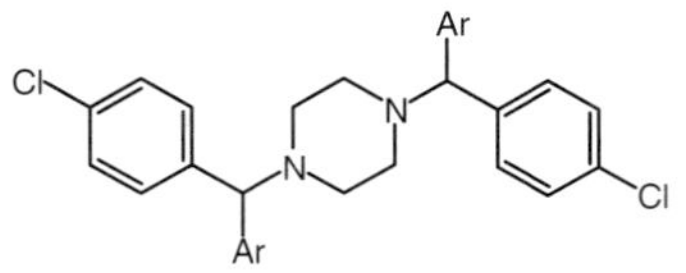

D. Bis[(4-chlorphenyl)phenylmethyl)piperazin

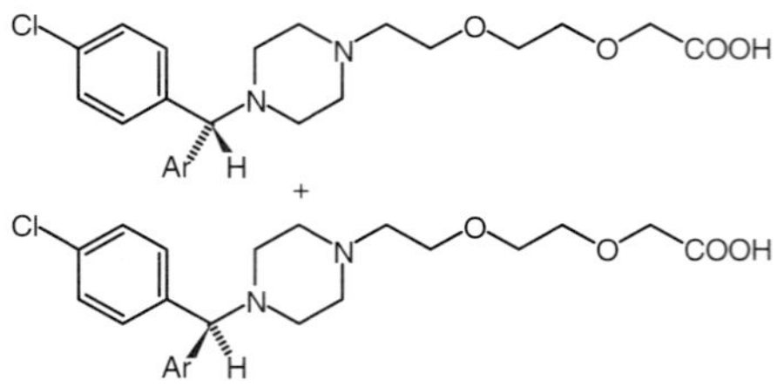

E. (*RS*)-2-[2-[2-[4-[(4-Chlorphenyl)phenylmethyl]piperazin-1-yl]ethoxy]ethoxy]essigsäure (Ethoxycetirizin)

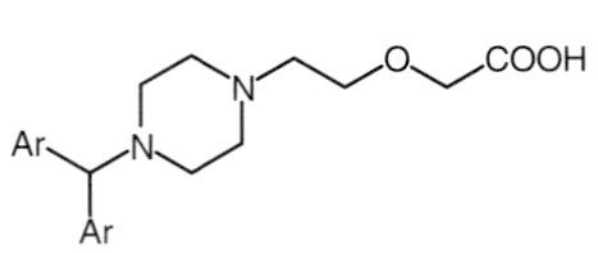

F. (*RS*)-2-[2-[4-(Diphenylmethyl)piperazin-1-yl]ethoxy]essigsäure.

1999, 379

Cetylpyridiniumchlorid
Cetylpyridinii chloridum

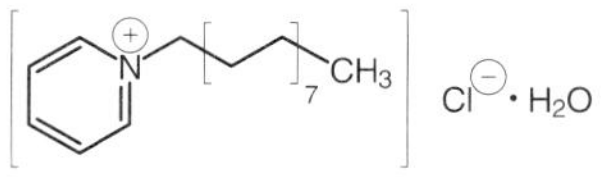

$C_{21}H_{38}ClN \cdot H_2O$ M_r 358,0

Definition

Cetylpyridiniumchlorid enthält mindestens 96,0 und höchstens 101,0 Prozent 1-Hexadecylpyridiniumchlorid, berechnet auf die wasserfreie Substanz.

Eigenschaften

Weißes Pulver, schwach seifig anzufühlen; löslich in Wasser und Ethanol, sehr schwer löslich in Ether. Eine wäßrige Lösung schäumt stark beim Schütteln.

Prüfung auf Identität

1: B, D.
2: A, C, D.

A. 0,10 g Substanz werden in Wasser *R* zu 100,0 ml gelöst. 5,0 ml Lösung werden mit Wasser *R* zu 100,0 ml verdünnt. Diese Lösung, zwischen 240 und 300 nm gemessen, zeigt ein Absorptionsmaximum (2.2.25) bei 259 nm und Schultern bei etwa 254 und etwa 265 nm. Die spezifische Absorption, im Maximum gemessen, liegt zwischen 126 und 134, berechnet auf die wasserfreie Substanz.

B. Die Prüfung erfolgt mit Hilfe der IR-Spektroskopie (2.2.24) durch Vergleich des Spektrums der Substanz mit dem von Cetylpyridiniumchlorid *CRS*. Die Prüfung erfolgt mit der festen Substanz.

C. 5 ml verdünnte Natriumhydroxid-Lösung *R* werden mit 0,1 ml Bromphenolblau-Lösung *R* 1 und 5 ml Chloroform *R* versetzt. Nach dem Umschütteln bleibt die Chloroformschicht farblos. Nach Zusatz von 0,1 ml Prüflösung (siehe „Prüfung auf Reinheit") und Umschütteln färbt sich die Chloroformschicht blau.

D. Die Prüflösung (siehe „Prüfung auf Reinheit") gibt die Identitätsreaktion a auf Chlorid (2.3.1).

Prüfung auf Reinheit

Prüflösung: 1,0 g Substanz wird in kohlendioxidfreiem Wasser *R* zu 100 ml gelöst.

Aussehen der Lösung: Die Prüflösung darf nicht stärker opaleszieren als die Referenzsuspension II (2.2.1) und muß farblos (2.2.2, Methode II) sein.

Sauer reagierende Substanzen: 50 ml Prüflösung werden mit 0,1 ml Phenolphthalein-Lösung *R* versetzt. Bis zum Farbumschlag dürfen höchstens 2,5 ml Natriumhydroxid-Lösung (0,02 mol · l^{-1}) verbraucht werden.

Amine, Aminsalze: 5,0 g Substanz werden unter Erhitzen in 20 ml einer Mischung von 3 Volumteilen Salzsäure (1 mol · l^{-1}) und 97 Volumteilen Methanol *R* gelöst. Nach Zusatz von 100 ml 2-Propanol *R* wird langsam Stickstoff *R* durch die Lösung geleitet. Die Lösung wird nach und nach mit 12,0 ml Tetrabutylammoniumhydroxid-Lösung (0,1 mol · l^{-1}) versetzt und die mit Hilfe der Potentiometrie (2.2.20) ermittelte Titrationskurve aufgezeichnet. Zeigt die Kurve 2 Wendepunkte, darf das zwischen den beiden Wendepunkten zugesetzte Volumen an Maßlösung höchstens 5,0 ml betragen. Zeigt die Kurve keinen Wendepunkt, entspricht die Substanz nicht der Prüfung. Zeigt die Kurve nur einen Wendepunkt, wird die Prüfung wiederholt, wobei die Lösung vor der Titration mit 3,0 ml einer Lösung von Dimethyldecylamin *R* (25,0 g · l^{-1}) in 2-Propanol *R* versetzt wird. Zeigt die Titrationskurve nach Zusatz von 12,0 ml Maßlösung nur einen Wendepunkt, entspricht die Substanz nicht der Prüfung.

Wasser (2.5.12): 4,5 bis 5,5 Prozent, mit 0,300 g Substanz nach der Karl-Fischer-Methode bestimmt.

Sulfatasche (2.4.14): Höchstens 0,2 Prozent, mit 1,0 g Substanz bestimmt.

Gehaltsbestimmung

2,00 g Substanz werden in Wasser *R* zu 100,0 ml gelöst. 25,0 ml Lösung werden in einem Scheidetrichter mit 25 ml Chloroform *R*, 10 ml Natriumhydroxid-Lösung (0,1 mol · l^{-1}) und 10,0 ml einer frisch hergestellten Lösung von Kaliumiodid *R* (50 g · l^{-1}) versetzt. Die Mischung wird kräftig geschüttelt. Nach der Trennung der Phasen wird die Chloroformphase verworfen. Die wäßrige Phase wird 3mal mit je 10 ml Chloroform *R* ausgeschüttelt. Die Chloroformphasen werden verworfen. Die wäßrige Phase wird mit 40 ml Salzsäure *R* versetzt, die Mischung erkalten gelassen und anschließend mit Kaliumiodat-Lösung (0,05 mol · l^{-1}) titriert, bis die dunkelbraune Farbe fast verschwunden ist. Nach Zusatz von 2 ml Chloroform *R* wird die Titration unter kräftigem Schütteln fortgesetzt, bis sich die Farbe der Chloroformphase nicht mehr ändert. Mit einer Mischung von 10,0 ml der frisch hergestellten Lösung von Kaliumiodid *R* (50 g · l^{-1}), 20 ml Wasser *R* und 40 ml Salzsäure *R* wird ein Blindversuch durchgeführt.

1 ml Kaliumiodat-Lösung (0,05 mol · l^{-1}) entspricht 34,0 mg $C_{21}H_{38}ClN$.

C

Monographien

1999, 801

Emulgierender Cetylstearylalkohol (Typ A)

Alcohol cetylicus et stearylicus emulsificans A

Definition

Emulgierender Cetylstearylalkohol (Typ A) ist ein Gemisch, das mindestens 80,0 Prozent Cetylstearylalkohol und mindestens 7,0 Prozent Natriumcetylstearylsulfat enthält, berechnet auf die wasserfreie Substanz. Die Substanz kann einen geeigneten Puffer enthalten.

Eigenschaften

Körner, Schuppen, Tafeln oder wachsartige Masse, weiß bis schwach gelb; löslich in heißem Wasser unter Bildung einer opaleszierenden Lösung, praktisch unlöslich in kaltem Wasser, schwer löslich in Ethanol.

Prüfung auf Identität

1: B, C, D.
2: A, C.

A. Die Prüfung erfolgt mit Hilfe der Dünnschichtchromatographie (2.2.27) unter Verwendung einer DC-Platte mit silanisiertem Kieselgel *R*.

Untersuchungslösung a: 0,1 g Substanz werden in 10 ml Trimethylpentan *R* durch Erhitzen im Wasserbad gelöst. Die Lösung wird mit 2 ml Ethanol 70 % *R* ausgeschüttelt. Nach Trennung der Phasen wird die untere Phase als Untersuchungslösung b verwendet. 1 ml der oberen Phase wird mit Trimethylpentan *R* zu 8 ml verdünnt.

Untersuchungslösung b: Die untere Phase der Untersuchungslösung a wird verwendet.

Referenzlösung a: 40 mg Cetylstearylalkohol *R* werden in 10 ml Trimethylpentan *R* gelöst.

Referenzlösung b: 20 mg Natriumcetylstearylsulfat *R* werden in 10 ml Ethanol 70 % *R* durch Erhitzen im Wasserbad gelöst.

Auf die Platte werden 2 µl jeder Lösung aufgetragen. Die Chromatographie erfolgt mit einer Mischung von 20 Volumteilen Wasser *R*, 40 Volumteilen Aceton *R* und 40 Volumteilen Methanol *R* über eine Laufstrecke von 12 cm. Die Platte wird an der Luft trocknen gelassen und mit einer Lösung von Molybdatophosphorsäure *R* ($50\ g \cdot l^{-1}$) in Ethanol 96 % *R* besprüht. Die Platte wird bei 120 °C erhitzt, bis Flecke erscheinen (etwa 3 h). Die 2 Hauptflecke im Chromatogramm der Untersuchungslösung a entsprechen in bezug auf Lage und Farbe den Hauptflecken im Chromatogramm der Referenzlösung a. 2 der Flecke im Chromatogramm der Untersuchungslösung b entsprechen in bezug auf Lage und Farbe den Hauptflecken im Chromatogramm der Referenzlösung b.

B. Die bei der „Gehaltsbestimmung" erhaltenen Chromatogramme werden ausgewertet. Die 2 Hauptpeaks im Chromatogramm der Untersuchungslösung b entsprechen in bezug auf ihre Retentionszeiten den 2 Hauptpeaks im Chromatogramm der Referenzlösung.

C. Die Substanz färbt die nichtleuchtende Flamme gelb.

D. Etwa 0,3 g Substanz werden auf dem Wasserbad mit 20 ml wasserfreiem Ethanol *R* unter Umschütteln zum Sieden erhitzt. Nach sofortigem Filtrieren wird zur Trockne eingedampft und der Rückstand mit 7 ml Wasser *R* aufgenommen. 1 ml Lösung wird mit 0,1 ml einer Lösung von Methylenblau *R* ($1\ g \cdot l^{-1}$), 2 ml verdünnter Schwefelsäure *R* und 2 ml Dichlormethan *R* versetzt und geschüttelt. Die Dichlormethanphase ist blau gefärbt.

Prüfung auf Reinheit

Säurezahl (2.5.1): Höchstens 2,0.

Iodzahl (2.5.4): Höchstens 3,0, mit 2,00 g Substanz, in 25 ml Dichlormethan *R* gelöst, bestimmt.

Verseifungszahl (2.5.6): Höchstens 2,0, mit 2,00 g Substanz bestimmt.

Wasser (2.5.12): Höchstens 3,0 Prozent, mit 2,50 g Substanz nach der Karl-Fischer-Methode bestimmt.

Gehaltsbestimmung

Cetylstearylalkohol
Die Bestimmung erfolgt mit Hilfe der Gaschromatographie (2.2.28).

Interner-Standard-Lösung: 0,60 g Heptadecanol *CRS* werden in wasserfreiem Ethanol *R* zu 150 ml gelöst.

Untersuchungslösung a: 0,300 g Substanz werden in 50 ml Interner-Standard-Lösung gelöst. Nach Zusatz von 50 ml Wasser *R* wird 4mal mit je 25 ml Pentan *R* ausgeschüttelt, wobei falls erforderlich Natriumchlorid *R* zur Erleichterung der Phasentrennung zugesetzt wird. Die vereinigten organischen Phasen werden 2mal mit je 30 ml Wasser *R* gewaschen, über wasserfreiem Natriumsulfat *R* getrocknet und filtriert.

Untersuchungslösung b: 0,300 g Substanz werden in 50 ml wasserfreiem Ethanol *R* gelöst. Nach Zusatz von 50 ml Wasser *R* wird 4mal mit je 25 ml Pentan *R* ausgeschüttelt, wobei falls erforderlich Natriumchlorid *R* zur Erleichterung der Phasentrennung zugesetzt wird. Die vereinigten organischen Phasen werden 2mal mit je 30 ml Wasser *R* gewaschen, über wasserfreiem Natriumsulfat *R* getrocknet und filtriert.

Referenzlösung: 50 mg Cetylalkohol *CRS* und 50 mg Stearylalkohol *CRS* werden in wasserfreiem Ethanol *R* zu 10 ml gelöst.

Die Chromatographie kann durchgeführt werden mit
– einer Kapillarsäule aus Quarzglas von 25 m Länge und 0,25 mm innerem Durchmesser, belegt mit Polydimethylsiloxan *R*

– Stickstoff zur Chromatographie *R* als Trägergas bei einer Durchflußrate von 1 ml je Minute
– einem Flammenionisationsdetektor
– einem Splitverhältnis von 1:100

unter Verwendung von folgendem Temperaturprogramm:

	Zeit (min)	Temperatur (°C)	Rate (°C · min⁻¹)	Erläuterungen
Säule	0 – 20	150 → 250	5	linearer Gradient
Probeneinlaß		250		
Detektor		250		

Die Substanzen werden in folgender Reihenfolge eluiert: Cetylalkohol, Heptadecanol (Interner Standard) und Stearylalkohol.

Je 1 µl Untersuchungslösung a und b wird eingespritzt. Wenn ein Peak im Chromatogramm der Untersuchungslösung b erscheint, der die gleiche Retentionszeit wie der Peak des Internen Standards im Chromatogramm der Untersuchungslösung a hat, wird das Verhältnis *r* nach folgender Gleichung errechnet:

$$r = \frac{S_{ci}}{S_i}$$

S_{ci} = Peakfläche des Cetylalkohols im Chromatogramm der Untersuchungslösung b

S_i = Peakfläche im Chromatogramm der Untersuchungslösung a, der die gleiche Retentionszeit wie der Peak des Internen Standards hat.

Wenn *r* kleiner als 300 ist, wird die korrigierte Peakfläche $S_{Ha(corr)}$ des Internen Standards im Chromatogramm der Untersuchungslösung a nach folgender Gleichung errechnet:

$$S_{Ha\,(corr)} = S'_{Ha} - \frac{S_i \cdot S_c}{S_{ci}}$$

S'_{Ha} = Peakfläche des Internen Standards im Chromatogramm der Untersuchungslösung a

S_c = Peakfläche des Cetylalkohols im Chromatogramm der Untersuchungslösung a.

Unter gleichen Bedingungen werden gleiche Mengen Referenzlösung und Untersuchungslösung a eingespritzt. Die Peaks im Chromatogramm der Untersuchungslösung a werden durch Vergleich ihrer Retentionszeiten mit denjenigen der Peaks im Chromatogramm der Referenzlösung identifiziert. Die Fläche jedes Peaks wird bestimmt.

Der Prozentgehalt an Cetylalkohol in der Substanz wird nach folgender Formel errechnet:

$$S_A \frac{100 \cdot m_H}{S_{Ha\,(corr)} \cdot m}$$

S_A = Peakfläche des Cetylalkohols im Chromatogramm der Untersuchungslösung a

m_H = Menge des Internen Standards in der Untersuchungslösung a in Milligramm

$S_{Ha\,(corr)}$ = korrigierte Peakfläche des Internen Standards im Chromatogramm der Untersuchungslösung a

m = Menge Substanz in der Untersuchungslösung a in Milligramm.

Der Prozentgehalt an Stearylalkohol in der Substanz wird nach folgender Formel errechnet:

$$S_B \frac{100 \cdot m_H}{S_{Ha\,(corr)} \cdot m}$$

S_B = Peakfläche des Stearylalkohols im Chromatogramm der Untersuchungslösung a.

Der Prozentgehalt an Cetylstearylalkohol entspricht der Summe der Prozentgehalte an Cetylalkohol und Stearylalkohol.

Natriumcetylstearylsulfat

0,300 g Substanz, in 25 ml Dichlormethan *R* dispergiert, werden nach Zusatz von 50 ml Wasser *R* und 10 ml Dimidiumbromid-Sulfanblau-Reagenz *R* mit Benzethoniumchlorid-Lösung (0,004 mol · l⁻¹) im Ultraschallbad unter Erwärmen titriert. Nach jedem Zusatz wird gewartet, bis sich die Phasen getrennt haben. Die Titration wird fortgesetzt bis zum Farbumschlag von Rosa nach Grau in der Dichlormethanphase.

1 ml Benzethoniumchlorid-Lösung (0,004 mol · l⁻¹) entspricht 1,434 mg Natriumcetylstearylsulfat.

Beschriftung

Die Beschriftung gibt, falls zutreffend, Name und Konzentration des zugesetzten Puffers an.

1999, 802

Emulgierender Cetylstearylalkohol (Typ B)

Alcohol cetylicus et stearylicus emulsificans B

Definition

Emulgierender Cetylstearylalkohol (Typ B) ist ein Gemisch, das mindestens 80,0 Prozent Cetylstearylalkohol und mindestens 7,0 Prozent Natriumdodecylsulfat enthält, berechnet auf die wasserfreie Substanz. Die Substanz kann einen geeigneten Puffer enthalten.

Eigenschaften

Körner, Schuppen, Tafeln oder wachsartige Masse, weiß bis schwach gelb; löslich in heißem Wasser unter Bildung einer opaleszierenden Lösung, praktisch unlöslich in kaltem Wasser, schwer löslich in Ethanol.

Prüfung auf Identität

1: B, C, D.
2: A, C.

A. Die Prüfung erfolgt mit Hilfe der Dünnschichtchromatographie (2.2.27) unter Verwendung einer DC-Platte mit silanisiertem Kieselgel *R*.

Untersuchungslösung a: 0,1 g Substanz werden in 10 ml Trimethylpentan *R* durch Erhitzen im Wasserbad gelöst. Die Lösung wird mit 2 ml Ethanol 70 % *R* ausgeschüttelt. Nach Trennung der Phasen wird die untere Phase als Untersuchungslösung b verwendet. 1 ml der oberen Phase wird mit Trimethylpentan *R* zu 8 ml verdünnt.

Untersuchungslösung b: Die untere Phase der Untersuchungslösung a wird verwendet.

Referenzlösung a: 40 mg Cetylstearylalkohol *R* werden in 10 ml Trimethylpentan *R* gelöst.

Referenzlösung b: 20 mg Natriumdodecylsulfat *R* werden in 10 ml Ethanol 70 % *R* durch Erhitzen im Wasserbad gelöst.

Auf die Platte werden 2 µl jeder Lösung aufgetragen. Die Chromatographie erfolgt mit einer Mischung von 20 Volumteilen Wasser *R*, 40 Volumteilen Aceton *R* und 40 Volumteilen Methanol *R* über eine Laufstrecke von 12 cm. Die Platte wird an der Luft trocknen gelassen und mit einer Lösung von Molybdatophosphorsäure *R* ($50 \text{ g} \cdot \text{l}^{-1}$) in Ethanol 96 % *R* besprüht. Die Platte wird bei 120 °C erhitzt, bis Flecke erscheinen (etwa 3 h). Die 2 Hauptflecke im Chromatogramm der Untersuchungslösung a entsprechen in bezug auf Lage und Farbe den Hauptflecken im Chromatogramm der Referenzlösung a. Einer der Flecke im Chromatogramm der Untersuchungslösung b entspricht in bezug auf Lage und Farbe dem Hauptfleck im Chromatogramm der Referenzlösung b.

B. Die bei der „Gehaltsbestimmung" erhaltenen Chromatogramme werden ausgewertet. Die 2 Hauptpeaks im Chromatogramm der Untersuchungslösung b entsprechen in bezug auf ihre Retentionszeiten den 2 Hauptpeaks im Chromatogramm der Referenzlösung.

C. Die Substanz färbt die nichtleuchtende Flamme gelb.

D. 0,3 g Substanz werden auf dem Wasserbad mit 20 ml wasserfreiem Ethanol *R* unter Umschütteln zum Sieden erhitzt. Nach sofortigem Filtrieren wird zur Trockne eingedampft und der Rückstand mit 7 ml Wasser *R* aufgenommen. 1 ml Lösung wird mit 0,1 ml einer Lösung von Methylenblau *R* ($1 \text{ g} \cdot \text{l}^{-1}$), 2 ml verdünnter Schwefelsäure *R* und 2 ml Dichlormethan *R* versetzt und geschüttelt. Die Dichlormethanphase ist blau gefärbt.

Prüfung auf Reinheit

Säurezahl (2.5.1): Höchstens 2,0.

Iodzahl (2.5.4): Höchstens 3,0, mit 2,00 g Substanz, in 25 ml Dichlormethan *R* gelöst, bestimmt.

Verseifungszahl (2.5.6): Höchstens 2,0, mit 2,00 g Substanz bestimmt.

Wasser (2.5.12): Höchstens 3,0 Prozent, mit 2,50 g Substanz nach der Karl-Fischer-Methode bestimmt.

Gehaltsbestimmung

Cetylstearylalkohol

Die Bestimmung erfolgt mit Hilfe der Gaschromatographie (2.2.28).

Interner-Standard-Lösung: 0,60 g Heptadecanol *CRS* werden in wasserfreiem Ethanol *R* zu 150 ml gelöst.

Untersuchungslösung a: 0,300 g Substanz werden in 50 ml Interner-Standard-Lösung gelöst. Nach Zusatz von 50 ml Wasser *R* wird 4mal mit je 25 ml Pentan *R* ausgeschüttelt, wobei falls erforderlich Natriumchlorid *R* zur Erleichterung der Phasentrennung zugesetzt wird. Die vereinigten organischen Phasen werden 2mal mit je 30 ml Wasser *R* gewaschen, über wasserfreiem Natriumsulfat *R* getrocknet und filtriert.

Untersuchungslösung b: 0,300 g Substanz werden in 50 ml wasserfreiem Ethanol *R* gelöst. Nach Zusatz von 50 ml Wasser *R* wird 4mal mit je 25 ml Pentan *R* ausgeschüttelt, wobei falls erforderlich Natriumchlorid *R* zur Erleichterung der Phasentrennung zugesetzt wird. Die vereinigten organischen Phasen werden 2mal mit je 30 ml Wasser *R* gewaschen, über wasserfreiem Natriumsulfat *R* getrocknet und filtriert.

Referenzlösung: 50 mg Cetylalkohol *CRS* und 50 mg Stearylalkohol *CRS* werden in wasserfreiem Ethanol *R* zu 10 ml gelöst.

Die Chromatographie kann durchgeführt werden mit
- einer Kapillarsäule aus Quarzglas von 25 m Länge und 0,25 mm innerem Durchmesser, belegt mit Polydimethylsiloxan *R*
- Stickstoff zur Chromatographie *R* als Trägergas bei einer Durchflußrate von 1 ml je Minute
- einem Flammenionisationsdetektor
- einem Splitverhältnis von 1:100

unter Verwendung von folgendem Temperaturprogramm:

	Zeit (min)	**Temperatur (°C)**	**Rate (°C·min⁻¹)**	**Erläuterungen**
Säule	0 – 20	150 → 250	5	linearer Gradient
Probeneinlaß		250		
Detektor		250		

Die Substanzen werden in folgender Reihenfolge eluiert: Cetylalkohol, Heptadecanol (Interner Standard) und Stearylalkohol.

Je 1 µl Untersuchungslösung a und b wird eingespritzt. Wenn ein Peak im Chromatogramm der Untersuchungslösung b erscheint, der die gleiche Retentionszeit wie der Peak des Internen Standards im Chromatogramm der Untersuchungslösung a hat, wird das Verhältnis r nach folgender Gleichung errechnet:

$$r = \frac{S_{ci}}{S_i}$$

S_{ci} = Peakfläche des Cetylalkohols im Chromatogramm der Untersuchungslösung b

S_i = Peakfläche im Chromatogramm der Untersuchungslösung a, der die gleiche Retentionszeit wie der Peak des Internen Standards hat.

Wenn r kleiner als 300 ist, wird die korrigierte Peakfläche $S_{Ha(corr)}$ des Internen Standards im Chromatogramm der Untersuchungslösung a nach folgender Gleichung errechnet

$$S_{Ha\,(corr)} = S'_{Ha} - \frac{S_i \cdot S_c}{S_{ci}}$$

S'_{Ha} = Peakfläche des Internen Standards im Chromatogramm der Untersuchungslösung a

S_c = Peakfläche des Cetylalkohols im Chromatogramm der Untersuchungslösung a.

Unter gleichen Bedingungen werden gleiche Mengen Referenzlösung und Untersuchungslösung a eingespritzt. Die Peaks im Chromatogramm der Untersuchungslösung a werden durch Vergleich ihrer Retentionszeiten mit denjenigen der Peaks im Chromatogramm der Referenzlösung identifiziert. Die Fläche jedes Peaks wird bestimmt.

Der Prozentgehalt an Cetylalkohol in der Substanz wird nach folgender Formel errechnet

$$S_A \cdot \frac{100 \cdot m_H}{S_{Ha\,(corr)} \cdot m}$$

S_A = Peakfläche des Cetylalkohols im Chromatogramm der Untersuchungslösung a

m_H = Menge des Internen Standards in der Untersuchungslösung a in Milligramm

$S_{Ha\,(corr)}$ = korrigierte Peakfläche des Internen Standards im Chromatogramm der Untersuchungslösung a

m = Menge Substanz in der Untersuchungslösung a in Milligramm.

Der Prozentgehalt an Stearylalkohol in der Substanz wird nach folgender Formel errechnet

$$S_B \cdot \frac{100 \cdot m_H}{S_{Ha\,(corr)} \cdot m}$$

S_B = Peakfläche des Stearylalkohols im Chromatogramm der Untersuchungslösung a.

Der Prozentgehalt an Cetylstearylalkohol entspricht der Summe der Prozentgehalte an Cetylalkohol und Stearylalkohol.

Natriumdodecylsulfat

0,300 g Substanz, in 25 ml Dichlormethan *R* dispergiert, werden nach Zusatz von 50 ml Wasser *R* und 10 ml Dimidiumbromid-Sulfanblau-Reagenz *R* mit Benzethoniumchlorid-Lösung (0,004 mol · l^{-1}) im Ultraschallbad unter Erwärmen titriert. Nach jedem Zusatz wird gewartet, bis sich die Phasen getrennt haben. Die Titration wird fortgesetzt bis zum Farbumschlag von Rosa nach Grau in der Dichlormethanphase.

1 ml Benzethoniumchlorid-Lösung (0,004 mol · l^{-1}) entspricht 1,154 mg Natriumdodecylsulfat.

Beschriftung

Die Beschriftung gibt, falls zutreffend, Name und Konzentration des zugesetzten Puffers an.

1998, 1189

Chenodeoxycholsäure

Acidum chenodeoxycholicum

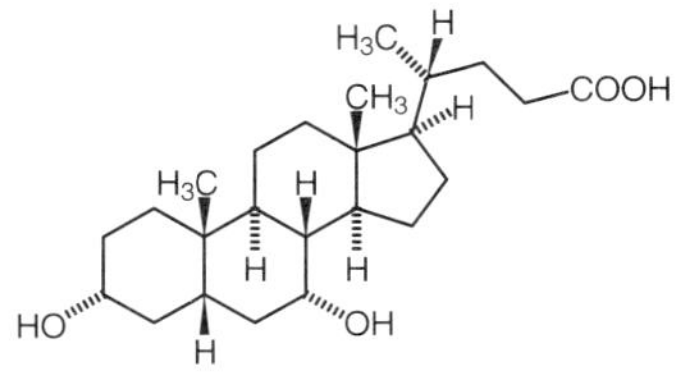

$C_{24}H_{40}O_4$ M_r 392,6

Definition

Chenodeoxycholsäure enthält mindestens 99,0 und höchstens 101,0 Prozent 3α,7α-Dihydroxy-5β-cholan-24-säure, berechnet auf die getrocknete Substanz.

Eigenschaften

Weißes bis fast weißes Pulver; sehr schwer löslich in Wasser, leicht löslich in Ethanol, löslich in Aceton, schwer löslich in Dichlormethan.

Prüfung auf Identität

1: A.
2: B, C.

A. Die Prüfung erfolgt mit Hilfe der IR-Spektroskopie (2.2.24) durch Vergleich des Spektrums der Substanz mit dem von Chenodeoxycholsäure *CRS*. Die Prüfung erfolgt mit Hilfe von Preßlingen unter Verwendung von Kaliumbromid *R*.

B. Die bei der Prüfung „Verwandte Substanzen" (siehe „Prüfung auf Reinheit") erhaltenen Chromatogramme werden ausgewertet. Der Hauptfleck im Chromatogramm der Untersuchungslösung b entspricht in bezug auf Lage, Farbe und Größe dem Hauptfleck im Chromatogramm der Referenzlösung a.

C. Etwa 10 mg Substanz werden in 1 ml Schwefelsäure *R* gelöst. Die Lösung wird mit 0,1 ml Formaldehyd-Lösung *R* versetzt und 5 min lang stehengelassen. Nach Zusatz von 5 ml Wasser *R* bildet sich eine grünlichblau gefärbte Suspension.

Prüfung auf Reinheit

Spezifische Drehung (2.2.7): 0,500 g Substanz werden in Methanol *R* zu 25,0 ml gelöst. Die spezifische Drehung muß zwischen +11,0 und +13,0° liegen, berechnet auf die getrocknete Substanz.

Verwandte Substanzen: Die Prüfung erfolgt mit Hilfe der Dünnschichtchromatographie (2.2.27) unter Verwendung einer Schicht eines geeigneten Kieselgels.

Untersuchungslösung a: 0,40 g Substanz werden in einer Mischung von 1 Volumteil Wasser *R* und 9 Volumteilen Aceton *R* zu 10 ml gelöst.

C

Monographien

Untersuchungslösung b: 1 ml Untersuchungslösung a wird mit einer Mischung von 1 Volumteil Wasser *R* und 9 Volumteilen Aceton *R* zu 10 ml verdünnt.

Referenzlösung a: 40 mg Chenodeoxycholsäure *CRS* werden in einer Mischung von 1 Volumteil Wasser *R* und 9 Volumteilen Aceton *R* zu 10 ml gelöst.

Referenzlösung b: 20 mg Lithocholsäure *CRS* werden in einer Mischung von 1 Volumteil Wasser *R* und 9 Volumteilen Aceton *R* zu 10 ml gelöst. 2 ml Lösung werden mit einer Mischung von 1 Volumteil Wasser *R* und 9 Volumteilen Aceton *R* zu 100 ml verdünnt.

Referenzlösung c: 20 mg Ursodeoxycholsäure *CRS* werden in einer Mischung von 1 Volumteil Wasser *R* und 9 Volumteilen Aceton *R* zu 50 ml gelöst.

Referenzlösung d: 20 mg Cholsäure *CRS* werden in einer Mischung von 1 Volumteil Wasser *R* und 9 Volumteilen Aceton *R* zu 100 ml gelöst.

Referenzlösung e: 0,5 ml Untersuchungslösung a werden mit einer Mischung von 1 Volumteil Wasser *R* und 9 Volumteilen Aceton *R* zu 20 ml verdünnt. 1 ml dieser Lösung wird mit einer Mischung von 1 Volumteil Wasser *R* und 9 Volumteilen Aceton *R* zu 10 ml verdünnt.

Referenzlösung f: 10 mg Chenodeoxycholsäure *CRS* werden in Referenzlösung c zu 25 ml gelöst.

Auf die Platte werden 5 µl jeder Lösung aufgetragen. Die Chromatographie erfolgt ohne Kammersättigung mit einer Mischung von 1 Volumteil Essigsäure 98 % *R*, 30 Volumteilen Aceton *R* und 60 Volumteilen Dichlormethan *R* über eine Laufstrecke von 15 cm. Die Platte wird 10 min lang bei 120 °C getrocknet, sofort mit einer Lösung von Molybdatophosphorsäure *R* (47,6 g · l^{-1}) in einer Mischung von 1 Volumteil Schwefelsäure *R* und 20 Volumteilen Essigsäure 98 % *R* besprüht und anschließend erneut bei 120 °C erhitzt, bis blaue Flecke auf einem helleren Hintergrund erscheinen. Ein der Lithocholsäure entsprechender Fleck im Chromatogramm der Untersuchungslösung a darf nicht größer oder intensiver sein als der Hauptfleck im Chromatogramm der Referenzlösung b (0,1 Prozent). Ein der Ursodeoxycholsäure entsprechender Fleck im Chromatogramm der Untersuchungslösung a darf nicht größer oder intensiver sein als der Hauptfleck im Chromatogramm der Referenzlösung c (1 Prozent). Ein der Cholsäure entsprechender Fleck im Chromatogramm der Untersuchungslösung a darf nicht größer oder intensiver sein als der Hauptfleck im Chromatogramm der Referenzlösung d (0,5 Prozent). Kein Nebenfleck im Chromatogramm der Untersuchungslösung a, mit Ausnahme der der Lithocholsäure, der Ursodeoxycholsäure und der Cholsäure entsprechenden Flecke, darf größer oder intensiver sein als der Hauptfleck im Chromatogramm der Referenzlösung e (0,25 Prozent). Die Prüfung darf nur ausgewertet werden, wenn das Chromatogramm der Referenzlösung f deutlich voneinander getrennt 2 Hauptflecke zeigt.

Schwermetalle (2.4.8): 1,0 g Substanz muß der Grenzprüfung C auf Schwermetalle entsprechen (20 ppm). Zur Herstellung der Referenzlösung werden 2 ml Blei-Lösung (10 ppm Pb) *R* verwendet.

Trocknungsverlust (2.2.32): Höchstens 1,5 Prozent, mit 1,000 g Substanz durch Trocknen im Trockenschrank bei 100 bis 105 °C bestimmt.

Sulfatasche (2.4.14): Höchstens 0,1 Prozent, mit 1,0 g Substanz bestimmt.

Gehaltsbestimmung

0,350 g Substanz, in 50 ml Ethanol 96 % *R*, das zuvor unter Zusatz von 0,2 ml Phenolphthalein-Lösung *R* neutralisiert wurde, gelöst, werden nach Zusatz von 50 ml Wasser *R* mit Natriumhydroxid-Lösung (0,1 mol · l^{-1}) bis zum Farbumschlag nach Rosa titriert.

1 ml Natriumhydroxid-Lösung (0,1 mol · l^{-1}) entspricht 39,26 mg $C_{24}H_{40}O_4$.

Verunreinigungen

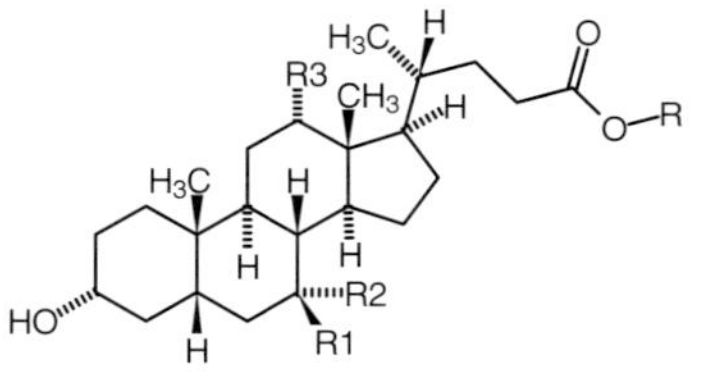

A. R = H, R1 = OH, R2 = H, R3 = H:
3α,7β-Dihydroxy-5β-cholan-24-säure
(Ursodeoxycholsäure)
B. R = H, R1 = H, R2 = OH, R3 = OH:
3α,7α,12α-Trihydroxy-5β-cholan-24-säure
(Cholsäure)
C. R = H, R1 = H, R2 = H, R3 = H:
3α-Hydroxy-5β-cholan-24-säure
(Lithocholsäure)
D. R = H, R1 = OH, R2 = H, R3 = OH:
3α,7β,12α-Trihydroxy-5β-cholan-24-säure
(Ursocholsäure)
E. R = H, R1 = H, R2 = H, R3 = OH:
3α,12α-Dihydroxy-5β-cholan-24-säure
(Desoxycholsäure)
F. R = H, R1, R2 = =O, R3 = H:
3α-Hydroxy-7-oxo-5β-cholan-24-säure
G. R = CH_3, R1 = OH, R2 = H, R3 = H:
Methyl-3α,7β-dihydroxy-5β-cholan-24-oat.

Dieser Text enthält für die englisch- und/oder französischsprachige 4. Ausgabe 2002 vorgesehene Berichtigungen.

2001, 17

Chinidinsulfat

Chinidini sulfas

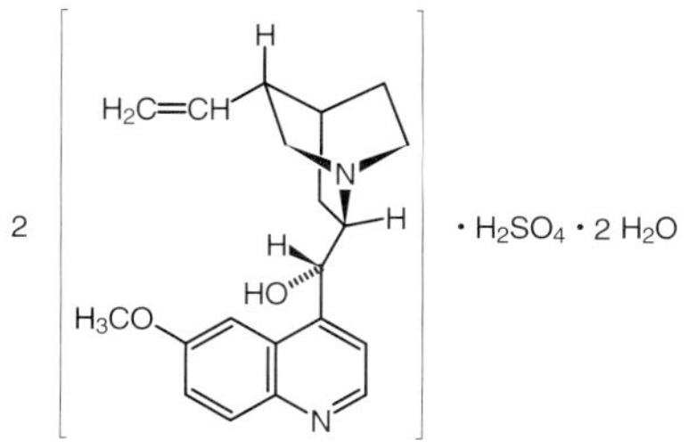

$C_{40}H_{50}N_4O_8S \cdot 2\,H_2O$ M_r 783

Definition

Chinidinsulfat enthält mindestens 99,0 und höchstens 101,0 Prozent Alkaloidmonosulfate, berechnet als Bis[(*S*)-(6-methoxychinolin-4-yl)[(2*R*,4*S*,5*R*)-5-ethenyl-1-azabicyclo[2.2.2]oct-2-yl]methanol]-sulfat und bezogen auf die getrocknete Substanz.

Eigenschaften

Weißes bis fast weißes, kristallines Pulver oder feine, seidenartige, farblose Nadeln; schwer löslich in Wasser, löslich in siedendem Wasser und in Ethanol, praktisch unlöslich in Aceton.

Prüfung auf Identität

A. Die Prüfung erfolgt mit Hilfe der Dünnschichtchromatographie (2.2.27) unter Verwendung einer DC-Platte mit Kieselgel G *R*.

Untersuchungslösung: 0,10 g Substanz werden in Methanol *R* zu 10 ml gelöst.

Referenzlösung: 0,10 g Chinidinsulfat *CRS* werden in Methanol *R* zu 10 ml gelöst.

Auf die Platte werden 5 µl jeder Lösung aufgetragen. Die Chromatographie erfolgt mit einer Mischung von 10 Volumteilen Diethylamin *R*, 24 Volumteilen Ether *R* und 40 Volumteilen Toluol *R* über eine Laufstrecke von 15 cm. Die Platte wird 15 min lang im Luftstrom getrocknet und die Chromatographie wiederholt. Die Platte wird 30 min lang bei 105 °C erhitzt, erkalten gelassen und mit Iodplatin-Reagenz *R* besprüht. Der Hauptfleck im Chromatogramm der Untersuchungslösung entspricht in bezug auf Lage, Farbe und Größe dem Hauptfleck im Chromatogramm der Referenzlösung.

B. Wird eine Lösung von etwa 5 mg Substanz in 5 ml Wasser *R* mit 0,2 ml Bromwasser *R* und 1 ml verdünnter Ammoniak-Lösung *R* 2 versetzt, entsteht eine grüne Färbung.

C. Eine Lösung von 0,1 g Substanz in 3 ml verdünnter Schwefelsäure *R* wird mit Wasser *R* zu 100 ml verdünnt. Die Lösung zeigt im ultravioletten Licht bei 366 nm eine intensive, blaue Fluoreszenz, die nach Zusatz von 1 ml Salzsäure *R* fast vollständig verschwindet.

D. Etwa 50 mg Substanz werden in 5 ml heißem Wasser *R* gelöst. Nach dem Abkühlen wird die Lösung mit 1 ml Silbernitrat-Lösung *R* 1 versetzt und mit einem Glasstab umgerührt. Nach einigen Minuten entsteht ein weißer Niederschlag, der sich auf Zusatz von verdünnter Salpetersäure *R* auflöst.

E. Die Substanz gibt die Identitätsreaktion a auf Sulfat (2.3.1).

F. Die Substanz entspricht der Prüfung „*p*H-Wert" (siehe „Prüfung auf Reinheit").

Prüfung auf Reinheit

Prüflösung: 0,500 g Substanz werden in Salzsäure (0,1 mol · l^{-1}) zu 25,0 ml gelöst.

Aussehen der Lösung: Die Prüflösung muß klar (2.2.1) und darf nicht stärker gefärbt sein als die Farbvergleichslösung GG_6 (2.2.2, Methode II).

***p*H-Wert** (2.2.3): 0,10 g Substanz werden in kohlendioxidfreiem Wasser *R* zu 10 ml gelöst. Der *p*H-Wert der Lösung muß zwischen 6,0 und 6,8 liegen.

Spezifische Drehung (2.2.7): +275 bis +290°, an der Prüflösung bestimmt und berechnet auf die getrocknete Substanz.

Andere China-Alkaloide: Die Prüfung erfolgt mit Hilfe der Flüssigchromatographie (2.2.29).

Untersuchungslösung: 20 mg Substanz werden, falls erforderlich unter Erwärmen, in 5 ml mobiler Phase gelöst. Die Lösung wird mit der mobilen Phase zu 10 ml verdünnt.

Referenzlösung a: 20 mg Chininsulfat *CRS* werden, falls erforderlich unter Erwärmen, in 5 ml mobiler Phase gelöst. Die Lösung wird mit der mobilen Phase zu 10 ml verdünnt.

Referenzlösung b: 20 mg Chinidinsulfat *CRS* werden, falls erforderlich unter Erwärmen, in 5 ml mobiler Phase gelöst. Die Lösung wird mit der mobilen Phase zu 10 ml verdünnt.

Referenzlösung c: Je 1 ml Referenzlösung a und b werden gemischt.

Referenzlösung d: 1,0 ml Referenzlösung a wird mit der mobilen Phase zu 10,0 ml verdünnt. 1,0 ml dieser Lösung wird mit der mobilen Phase zu 50,0 ml verdünnt.

Referenzlösung e: 10 mg Thioharnstoff *R* werden in der mobilen Phase zu 10 ml gelöst.

Die Chromatographie kann durchgeführt werden mit

- einer Säule aus rostfreiem Stahl von 0,15 bis 0,25 m Länge und 4,6 mm innerem Durchmesser, gepackt mit octadecylsilyliertem Kieselgel zur Chromatographie *R* (5 oder 10 µm)
- folgender Mischung als mobile Phase bei einer Durchflußrate von 1,5 ml je Minute: 6,8 g Kalium-

dihydrogenphosphat *R* und 3,0 g Hexylamin *R* werden in 700 ml Wasser *R* gelöst; der *p*H-Wert wird mit Phosphorsäure 10 % *R* auf 2,8 eingestellt; nach Zusatz von 60 ml Acetonitril *R* wird mit Wasser *R* zu 1000 ml verdünnt
- einem Spektrometer als Detektor bei einer Wellenlänge von 250 nm für die Referenzlösung e und 316 nm für die übrigen Lösungen.

Je 10 µl Referenzlösung b und e werden nacheinander eingespritzt. Falls erforderlich wird die Konzentration von Acetonitril in der mobilen Phase so geändert, daß das Massenverteilungsverhältnis des Chinidin-Peaks im Chromatogramm der Referenzlösung b 3,5 bis 4,5 beträgt, wobei $t_{R'}$ aus dem Thioharnstoff-Peak im Chromatogramm der Referenzlösung e berechnet wird.

Je 10 µl Referenzlösung a, b, c und d werden nacheinander eingespritzt. Das Chromatogramm der Referenzlösung a zeigt einen dem Chinin entsprechenden Hauptpeak und einen Dihydrochinin-Peak, dessen relative Retention, bezogen auf Chinin, etwa 1,4 beträgt. Das Chromatogramm der Referenzlösung b zeigt einen dem Chinidin entsprechenden Hauptpeak und einen Dihydrochinidin-Peak, dessen relative Retention, bezogen auf Chinidin, etwa 1,5 beträgt. Das Chromatogramm der Referenzlösung c zeigt 4 dem Chinidin, Chinin, Dihydrochinidin und Dihydrochinin entsprechende Peaks, die durch Vergleich der Retentionszeiten mit denen der entsprechenden Peaks in den Chromatogrammen der Referenzlösungen a und b identifiziert werden.

Die Prüfung darf nur ausgewertet werden, wenn im Chromatogramm der Referenzlösung c die Auflösung zwischen den Peaks von Chinin und Chinidin mindestens 3,0 und diejenige zwischen den Peaks von Dihydrochinidin und Chinin mindestens 2,0 beträgt sowie das Chromatogramm der Referenzlösung d einen Hauptpeak mit einem Signal-Rausch-Verhältnis von mindestens 4 aufweist.

10 µl Untersuchungslösung werden eingespritzt. Die Chromatographie wird über eine Dauer, die der 2,5fachen Retentionszeit des Hauptpeaks entspricht, durchgeführt. Im Chromatogramm der Untersuchungslösung wird der Prozentgehalt an verwandten Substanzen unter Anwendung des Verfahrens „Normalisierung" berechnet, wobei Peaks, deren Fläche kleiner ist als die des Hauptpeaks im Chromatogramm der Referenzlösung d, nicht berücksichtigt werden.

Der Gehalt an Dihydrochinidin darf höchstens 15 Prozent betragen; der Gehalt jeder verwandten Substanz mit einer kleineren Retentionszeit als der des Chinidins darf höchstens 5 Prozent betragen; der Gehalt jeder weiteren verwandten Substanz darf höchstens 2,5 Prozent betragen.

Bor: *Glasgeräte sind wenn immer möglich zu vermeiden.*

Untersuchungslösung: 1,00 g Substanz wird in einer Mischung von 0,5 ml Salzsäure *R* und 4,0 ml Wasser *R* gelöst.

Referenzlösung: 0,572 g Borsäure *R* werden in Wasser *R* zu 1000,0 ml gelöst. 5,0 ml Lösung werden mit Wasser *R* zu 100,0 ml verdünnt. 1,0 ml dieser Lösung wird mit 3,0 ml Wasser *R* und 0,5 ml Salzsäure *R* versetzt.

Blindlösung: 0,5 ml Salzsäure *R* werden zu 4,0 ml Wasser *R* gegeben.

Die Untersuchungslösung, die Referenzlösung und die Blindlösung werden mit je 3,0 ml einer Lösung von 2-Ethylhexandiol *R* (100 g · l^{-1}) in Dichlormethan *R* versetzt und 1 min lang geschüttelt. Die Lösungen werden 6 min lang stehengelassen. 1,0 ml der unteren Phase wird mit 2,0 ml einer Lösung von Curcumin *R* (3,75 g · l^{-1}) in wasserfreier Essigsäure *R* und 0,3 ml Schwefelsäure *R* versetzt und gemischt. Nach 20 min werden 25,0 ml Ethanol 96 % *R* zugesetzt und gemischt. Die Blindlösung ist gelb gefärbt. Eine in der Untersuchungslösung auftretende Rotfärbung darf nicht stärker sein als die der Referenzlösung (5 ppm B).

Trocknungsverlust (2.2.32): 3,0 bis 5,0 Prozent, mit 1,000 g Substanz durch Trocknen im Trockenschrank bei 130 °C bestimmt.

Sulfatasche (2.4.14): Höchstens 0,1 Prozent, mit 1,0 g Substanz bestimmt.

Gehaltsbestimmung

0,200 g Substanz, in 20 ml Acetanhydrid *R* gelöst, werden nach Zusatz von 0,15 ml Naphtholbenzein-Lösung *R* mit Perchlorsäure (0,1 mol · l^{-1}) titriert.

1 ml Perchlorsäure (0,1 mol · l^{-1}) entspricht 24,90 mg $C_{40}H_{50}N_4O_8S$.

Lagerung

Vor Licht geschützt.

Verunreinigungen

A. Chinin

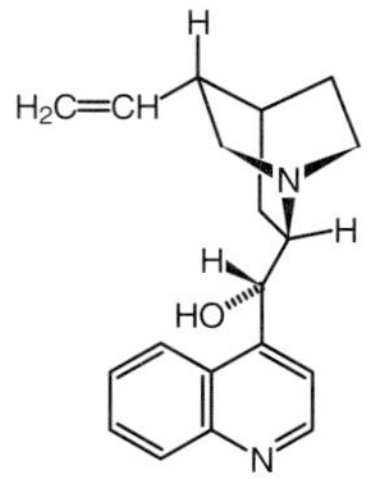

B. (*S*)-(Chinolin-4-yl)[(2*R*,4*S*,5*R*)-5-ethenyl-1-azabicyclo[2.2.2]oct-2-yl]methanol (Cinchonin)

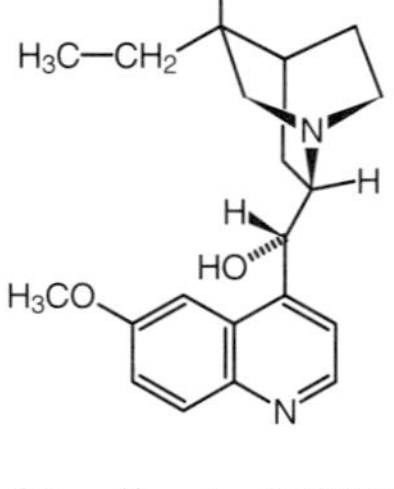

C. (*S*)-(6-Methoxychinolin-4-yl)[(2*R*,4*S*,5*R*)-5-ethyl-1-azabicyclo[2.2.2]oct-2-yl]methanol (Dihydrochinidin).

Dieser Text enthält für die englisch- und/oder französischsprachige 4. Ausgabe 2002 vorgesehene Berichtigungen.

2001, 18

Chininhydrochlorid

Chinini hydrochloridum

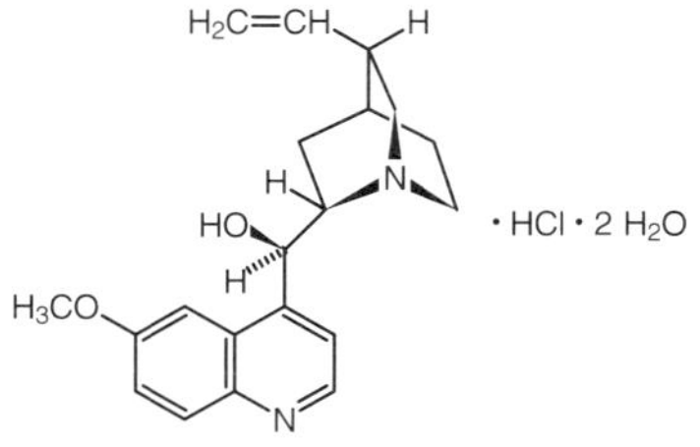

$C_{20}H_{25}ClN_2O_2 \cdot 2\ H_2O$ M_r 396,9

Definition

Chininhydrochlorid enthält mindestens 99,0 und höchstens 101,0 Prozent Alkaloidmonohydrochloride, berechnet als (*R*)-(6-Methoxychinolin-4-yl)[(2*S*,4*S*,5*R*)-5-ethenyl-1-azabicyclo[2.2.2]oct-2-yl]methanol-hydrochlorid und bezogen auf die getrocknete Substanz.

Eigenschaften

Feine, seidenartige, oft in Büscheln zusammengeballte, farblose Nadeln; löslich in Wasser, leicht löslich in Ethanol.

Prüfung auf Identität

A. Die Prüfung erfolgt mit Hilfe der Dünnschichtchromatographie (2.2.27) unter Verwendung einer DC-Platte mit Kieselgel G *R*.

Untersuchungslösung: 0,10 g Substanz werden in Methanol *R* zu 10 ml gelöst.

Referenzlösung: 0,10 g Chininsulfat *CRS* werden in Methanol *R* zu 10 ml gelöst.

Auf die Platte werden 5 µl jeder Lösung aufgetragen. Die Chromatographie erfolgt mit einer Mischung von 10 Volumteilen Diethylamin *R*, 24 Volumteilen Ether *R* und 40 Volumteilen Toluol *R* über eine Laufstrecke von 15 cm. Die Platte wird 15 min lang im Luftstrom getrocknet und die Chromatographie wiederholt. Die Platte wird 30 min lang bei 105 °C erhitzt, erkalten gelassen und mit Iodplatin-Reagenz *R* besprüht. Der Hauptfleck im Chromatogramm der Untersuchungslösung entspricht in bezug auf Lage, Farbe und Größe dem Hauptfleck im Chromatogramm der Referenzlösung.

B. Etwa 10 mg Substanz werden in Wasser *R* zu 10 ml gelöst. Werden 5 ml Lösung mit 0,2 ml Bromwasser *R* und 1 ml verdünnter Ammoniak-Lösung *R* 2 versetzt, entsteht eine grüne Färbung.

C. Eine Lösung von 0,1 g Substanz in 3 ml verdünnter Schwefelsäure *R* wird mit Wasser *R* zu 100 ml verdünnt. Die Lösung zeigt im ultravioletten Licht bei 366 nm eine intensive, blaue Fluoreszenz, die nach Zusatz von 1 ml Salzsäure *R* fast vollständig verschwindet.

D. Die Substanz gibt die Identitätsreaktionen auf Chlorid (2.3.1).

E. Die Substanz entspricht der Prüfung „*p*H-Wert" (siehe „Prüfung auf Reinheit").

Prüfung auf Reinheit

Prüflösung: 1,0 g Substanz wird in kohlendioxidfreiem Wasser *R*, das aus destilliertem Wasser *R* hergestellt wurde, zu 50 ml gelöst.

Aussehen der Lösung: Die Prüflösung muß klar (2.2.1) und darf nicht stärker gefärbt sein als die Farbvergleichslösung G_6 (2.2.2, Methode II).

***p*H-Wert** (2.2.3): 10 ml Prüflösung werden mit kohlendioxidfreiem Wasser *R* zu 20 ml verdünnt. Der *p*H-Wert dieser Lösung muß zwischen 6,0 und 6,8 liegen.

Spezifische Drehung (2.2.7): 0,500 g Substanz werden in Salzsäure (0,1 mol · l^{-1}) zu 25,0 ml gelöst. Die spezifische Drehung muß zwischen –245 und –258° liegen, berechnet auf die getrocknete Substanz.

Andere China-Alkaloide: Die Prüfung erfolgt mit Hilfe der Flüssigchromatographie (2.2.29).

Untersuchungslösung: 20 mg Substanz werden, falls erforderlich unter Erwärmen, in 5 ml mobiler Phase gelöst. Die Lösung wird mit der mobilen Phase zu 10 ml verdünnt.

Referenzlösung a: 20 mg Chininsulfat *CRS* werden, falls erforderlich unter Erwärmen, in 5 ml mobiler Phase gelöst. Die Lösung wird mit der mobilen Phase zu 10 ml verdünnt.

Referenzlösung b: 20 mg Chinidinsulfat *CRS* werden, falls erforderlich unter Erwärmen, in 5 ml mobiler Phase gelöst. Die Lösung wird mit der mobilen Phase zu 10 ml verdünnt.

Referenzlösung c: Je 1 ml Referenzlösung a und b werden gemischt.

Referenzlösung d: 1,0 ml Referenzlösung a wird mit der mobilen Phase zu 10,0 ml verdünnt. 1,0 ml dieser Lösung wird mit der mobilen Phase zu 50,0 ml verdünnt.

Referenzlösung e: 10 mg Thioharnstoff *R* werden in der mobilen Phase zu 10 ml gelöst.

Die Chromatographie kann durchgeführt werden mit

- einer Säule aus rostfreiem Stahl von 0,15 bis 0,25 m Länge und 4,6 mm innerem Durchmesser, gepackt mit octadecylsilyliertem Kieselgel zur Chromatographie *R* (5 oder 10 µm)
- folgender Mischung als mobile Phase bei einer Durchflußrate von 1,5 ml je Minute: 6,8 g Kaliumdihydrogenphosphat *R* und 3,0 g Hexylamin *R* werden in 700 ml Wasser *R* gelöst; der *p*H-Wert wird mit Phosphorsäure 10 % *R* auf 2,8 eingestellt; nach Zusatz von 60 ml Acetonitril *R* wird mit Wasser *R* zu 1000 ml verdünnt

C

Monographien

– einem Spektrometer als Detektor bei einer Wellenlänge von 250 nm für die Referenzlösung e und 316 nm für die übrigen Lösungen.

Je 10 µl Referenzlösung b und e werden nacheinander eingespritzt. Falls erforderlich wird die Konzentration an Acetonitril in der mobilen Phase so geändert, daß das Massenverteilungsverhältnis des Chinidin-Peaks im Chromatogramm der Referenzlösung b 3,5 bis 4,5 beträgt, wobei $t_{R'}$ aus dem Thioharnstoff-Peak im Chromatogramm der Referenzlösung e berechnet wird.

Je 10 µl Referenzlösung a, b, c und d werden nacheinander eingespritzt. Das Chromatogramm der Referenzlösung a zeigt einen dem Chinin entsprechenden Hauptpeak und einen Dihydrochinin-Peak, dessen relative Retention, bezogen auf Chinin, etwa 1,4 beträgt. Das Chromatogramm der Referenzlösung b zeigt einen dem Chinidin entsprechenden Hauptpeak und einen Dihydrochinidin-Peak, dessen relative Retention, bezogen auf Chinidin, etwa 1,5 beträgt. Das Chromatogramm der Referenzlösung c zeigt 4 dem Chinidin, Chinin, Dihydrochinidin und Dihydrochinin entsprechende Peaks, die durch Vergleich der Retentionszeiten mit denen der entsprechenden Peaks in den Chromatogrammen der Referenzlösungen a und b identifiziert werden.

Die Prüfung darf nur ausgewertet werden, wenn im Chromatogramm der Referenzlösung c die Auflösung zwischen den Peaks von Chinin und Chinidin mindestens 3,0 und diejenige zwischen den Peaks von Dihydrochinidin und Chinin mindestens 2,0 beträgt und das Chromatogramm der Referenzlösung d einen Hauptpeak mit einem Signal-Rausch-Verhältnis von mindestens 4 aufweist.

10 µl Untersuchungslösung werden eingespritzt. Die Chromatographie wird über eine Dauer, die der 2,5fachen Retentionszeit des Hauptpeaks entspricht, durchgeführt. Im Chromatogramm der Untersuchungslösung wird der Prozentgehalt an verwandten Substanzen unter Anwendung des Verfahrens „Normalisierung" berechnet, wobei Peaks, deren Fläche kleiner ist als die des Hauptpeaks im Chromatogramm der Referenzlösung d, nicht berücksichtigt werden.

Der Gehalt an Dihydrochinin darf höchstens 10 Prozent betragen; der Gehalt jeder verwandten Substanz mit einer kleineren Retentionszeit als der des Chinins darf höchstens 5 Prozent betragen; der Gehalt jeder weiteren verwandten Substanz darf höchstens 2,5 Prozent betragen.

Sulfat (2.4.13): 15 ml Prüflösung müssen der Grenzprüfung auf Sulfat entsprechen (500 ppm).

Barium: 15 ml Prüflösung werden mit 1 ml verdünnter Schwefelsäure *R* versetzt. Nach mindestens 15 min darf die Lösung nicht stärker opaleszieren als eine Mischung von 15 ml Prüflösung und 1 ml destilliertem Wasser *R*.

Trocknungsverlust (2.2.32): 6,0 bis 10,0 Prozent, mit 1,000 g Substanz durch Trocknen im Trockenschrank bei 100 bis 105 °C bestimmt.

Sulfatasche (2.4.14): Höchstens 0,1 Prozent, mit 1,0 g Substanz bestimmt.

Gehaltsbestimmung

0,250 g Substanz, in 50 ml Ethanol 96 % *R* gelöst und mit 5,0 ml Salzsäure (0,01 mol · l^{-1}) werden mit Natriumhydroxid-Lösung (0,1 mol · l^{-1}) titriert. Der Endpunkt wird mit Hilfe der Potentiometrie (2.2.20) bestimmt. Das zwischen den beiden Wendepunkten zugesetzte Volumen wird abgelesen.

1 ml Natriumhydroxid-Lösung (0,1 mol · l^{-1}) entspricht 36,09 mg $C_{20}H_{25}ClN_2O_2$.

Lagerung

Vor Licht geschützt.

Verunreinigungen

A. Chinidin

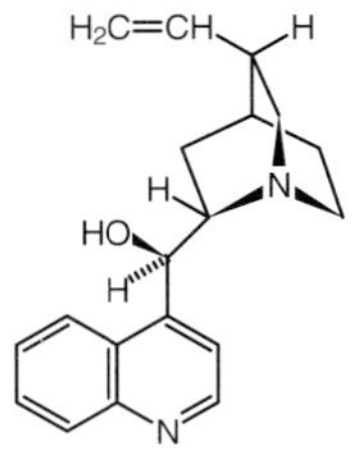

B. (*R*)-(Chinolin-4-yl)[(2*S*,4*S*,5*R*)-5-ethenyl-1-azabicyclo[2.2.2]oct-2-yl]methanol (Cinchonidin)

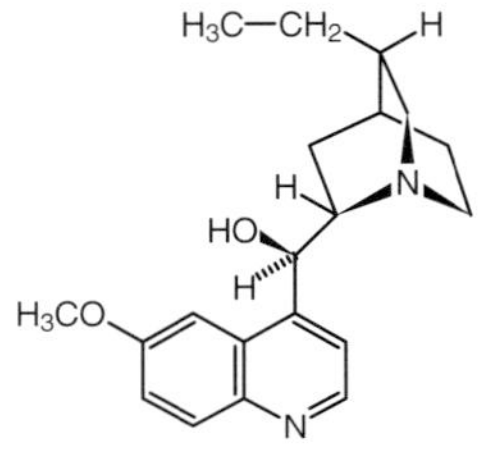

C. (*R*)-(6-Methoxychinolin-4-yl)[(2*S*,4*S*,5*R*)-5-ethyl-1-azabicyclo[2.2.2]oct-2-yl]methanol (Dihydrochinin).

Dieser Text enthält für die englisch- und/oder französischsprachige 4. Ausgabe 2002 vorgesehene Berichtigungen.

2001, 19

Chininsulfat

Chinini sulfas

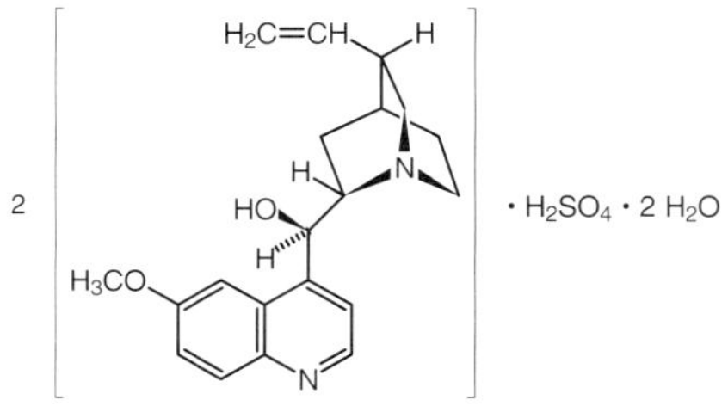

$C_{40}H_{50}N_4O_8S \cdot 2\,H_2O$ M_r 783

Definition

Chininsulfat enthält mindestens 99,0 und höchstens 101,0 Prozent Alkaloidmonosulfate, berechnet als Bis[(*R*)-(6-methoxychinolin-4-yl)-[(2*S*,4*S*,5*R*)-5-ethenyl-1-azabicyclo[2.2.2]oct-2-yl]methanol]-sulfat und bezogen auf die getrocknete Substanz.

Eigenschaften

Weißes bis fast weißes, kristallines Pulver oder feine, farblose Nadeln; schwer löslich in Wasser, wenig löslich in siedendem Wasser und in Ethanol.

Prüfung auf Identität

A. Die Prüfung erfolgt mit Hilfe der Dünnschichtchromatographie (2.2.27) unter Verwendung einer DC-Platte mit Kieselgel G *R*.

Untersuchungslösung: 0,10 g Substanz werden in Methanol *R* zu 10 ml gelöst.

Referenzlösung: 0,10 g Chininsulfat *CRS* werden in Methanol *R* zu 10 ml gelöst.

Auf die Platte werden 5 µl jeder Lösung aufgetragen. Die Chromatographie erfolgt mit einer Mischung von 10 Volumteilen Diethylamin *R*, 24 Volumteilen Ether *R* und 40 Volumteilen Toluol *R* über eine Laufstrecke von 15 cm. Die Platte wird 15 min lang im Luftstrom getrocknet und die Chromatographie wiederholt. Die Platte wird 30 min lang bei 105 °C erhitzt, erkalten gelassen und mit Iodplatin-Reagenz *R* besprüht. Der Hauptfleck im Chromatogramm der Untersuchungslösung entspricht in bezug auf Lage, Farbe und Größe dem Hauptfleck im Chromatogramm der Referenzlösung.

B. Wird eine Lösung von etwa 5 mg Substanz in 5 ml Wasser *R* mit 0,2 ml Bromwasser *R* und 1 ml verdünnter Ammoniak-Lösung *R* 2 versetzt, entsteht eine grüne Färbung.

C. Eine Lösung von 0,1 g Substanz in 3 ml verdünnter Schwefelsäure *R* wird mit Wasser *R* zu 100 ml verdünnt. Die Lösung zeigt im ultravioletten Licht bei 366 nm eine intensive, blaue Fluoreszenz, die nach Zusatz von 1 ml Salzsäure *R* fast vollständig verschwindet.

D. Etwa 45 mg Substanz werden in 5 ml verdünnter Salzsäure *R* gelöst. Die Lösung gibt die Identitätsreaktion a auf Sulfat (2.3.1).

E. Die Substanz entspricht der Prüfung „*p*H-Wert" (siehe „Prüfung auf Reinheit").

Prüfung auf Reinheit

Prüflösung: 0,500 g Substanz werden in Salzsäure (0,1 mol · l^{-1}) zu 25,0 ml gelöst.

Aussehen der Lösung: Die Prüflösung muß klar (2.2.1) und darf nicht stärker gefärbt sein als die Farbvergleichslösung GG_6 (2.2.2, Methode II).

***p*H-Wert** (2.2.3): Der *p*H-Wert einer Suspension der Substanz (10 g · l^{-1}) in Wasser *R* muß zwischen 5,7 und 6,6 liegen.

Spezifische Drehung (2.2.7): –237 bis –245°, an der Prüflösung bestimmt und auf die getrocknete Substanz berechnet.

Andere China-Alkaloide: Die Prüfung erfolgt mit Hilfe der Flüssigchromatographie (2.2.29).

Untersuchungslösung: 20 mg Substanz werden, falls erforderlich unter Erwärmen, in 5 ml mobiler Phase gelöst. Die Lösung wird mit der mobilen Phase zu 10 ml verdünnt.

Referenzlösung a: 20 mg Chininsulfat *CRS* werden, falls erforderlich unter Erwärmen, in 5 ml mobiler Phase gelöst. Die Lösung wird mit der mobilen Phase zu 10 ml verdünnt.

Referenzlösung b: 20 mg Chinidinsulfat *CRS* werden, falls erforderlich unter Erwärmen, in 5 ml mobiler Phase gelöst. Die Lösung wird mit der mobilen Phase zu 10 ml verdünnt.

Referenzlösung c: Je 1 ml Referenzlösung a und b werden gemischt.

Referenzlösung d: 1,0 ml Referenzlösung a wird mit der mobilen Phase zu 10,0 ml verdünnt. 1,0 ml dieser Lösung wird mit der mobilen Phase zu 50,0 ml verdünnt.

Referenzlösung e: 10 mg Thioharnstoff *R* werden in der mobilen Phase zu 10 ml gelöst.

Die Chromatographie kann durchgeführt werden mit
- einer Säule aus rostfreiem Stahl von 0,15 bis 0,25 m Länge und 4,6 mm innerem Durchmesser, gepackt mit octadecylsilyliertem Kieselgel zur Chromatographie *R* (5 oder 10 µm)
- folgender Mischung als mobile Phase bei einer Durchflußrate von 1,5 ml je Minute: 6,8 g Kaliumdihydrogenphosphat *R* und 3,0 g Hexylamin *R* werden in 700 ml Wasser *R* gelöst; der *p*H-Wert wird mit Phosphorsäure 10 % *R* auf 2,8 eingestellt; nach Zusatz von 60 ml Acetonitril *R* wird mit Wasser *R* zu 1000 ml verdünnt

C

Monographien

– einem Spektrometer als Detektor bei einer Wellenlänge von 250 nm für die Referenzlösung e und 316 nm für die übrigen Lösungen.

Je 10 µl Referenzlösung b und e werden nacheinander eingespritzt. Falls erforderlich wird die Konzentration an Acetonitril in der mobilen Phase so geändert, daß für den Chinidin-Peak im Chromatogramm der Referenzlösung b das Massenverteilungsverhältnis 3,5 bis 4,5 beträgt, wobei $t_{R'}$ aus dem Thioharnstoff-Peak im Chromatogramm der Referenzlösung e berechnet wird.

Je 10 µl Referenzlösung a, b, c und d werden nacheinander eingespritzt. Das Chromatogramm der Referenzlösung a zeigt einen dem Chinin entsprechenden Hauptpeak und einen Dihydrochinin-Peak, dessen relative Retention, bezogen auf Chinin, etwa 1,4 beträgt. Das Chromatogramm der Referenzlösung b zeigt einen dem Chinidin entsprechenden Hauptpeak und einen Dihydrochinidin-Peak, dessen relative Retention, bezogen auf Chinidin, etwa 1,5 beträgt. Das Chromatogramm der Referenzlösung c zeigt 4 dem Chinidin, Chinin, Dihydrochinidin und Dihydrochinin entsprechende Peaks, die durch Vergleich der Retentionszeiten mit denen der entsprechenden Peaks in den Chromatogrammen der Referenzlösungen a und b identifiziert werden.

Die Prüfung darf nur ausgewertet werden, wenn im Chromatogramm der Referenzlösung c die Auflösung zwischen den Peaks von Chinin und Chinidin mindestens 3,0 und diejenige zwischen den Peaks von Dihydrochinidin und Chinin mindestens 2,0 beträgt und das Chromatogramm der Referenzlösung d einen Hauptpeak mit einem Signal-Rausch-Verhältnis von mindestens 4 aufweist.

10 µl Untersuchungslösung werden eingespritzt. Die Chromatographie wird über eine Dauer, die der 2,5fachen Retentionszeit des Hauptpeaks entspricht, durchgeführt. Im Chromatogramm der Untersuchungslösung wird der Prozentgehalt an verwandten Substanzen unter Anwendung des Verfahrens „Normalisierung" berechnet, wobei Peaks, deren Fläche kleiner ist als die des Hauptpeaks im Chromatogramm der Referenzlösung d, nicht berücksichtigt werden.

Der Gehalt an Dihydrochinin darf höchstens 10 Prozent betragen; der Gehalt jeder verwandten Substanz mit einer kleineren Retentionszeit als der des Chinins darf höchstens 5 Prozent betragen; der Gehalt jeder weiteren verwandten Substanz darf höchstens 2,5 Prozent betragen.

Trocknungsverlust (2.2.32): 3,0 bis 5,0 Prozent, mit 1,000 g Substanz durch Trocknen im Trockenschrank bei 100 bis 105 °C bestimmt.

Sulfatasche (2.4.14): Höchstens 0,1 Prozent, mit 1,0 g Substanz bestimmt.

Gehaltsbestimmung

0,300 g Substanz, in einer Mischung von 10 ml Chloroform *R* und 20 ml Acetanhydrid *R* gelöst, werden mit Perchlorsäure (0,1 mol · l^{-1}) titriert. Der Endpunkt wird mit Hilfe der Potentiometrie (2.2.20) bestimmt.

1 ml Perchlorsäure (0,1 mol · l^{-1}) entspricht 24,90 mg $C_{40}H_{50}N_4O_8S$.

Lagerung

Vor Licht geschützt.

Verunreinigungen

A. Chinidin

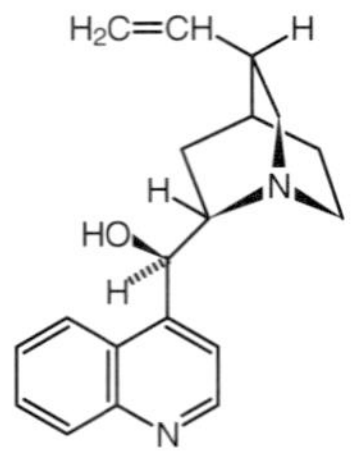

B. (*R*)-(Chinolin-4-yl)[(2*S*,4*S*,5*R*)-5-ethenyl-1-azabicyclo[2.2.2]oct-2-yl]methanol (Cinchonidin)

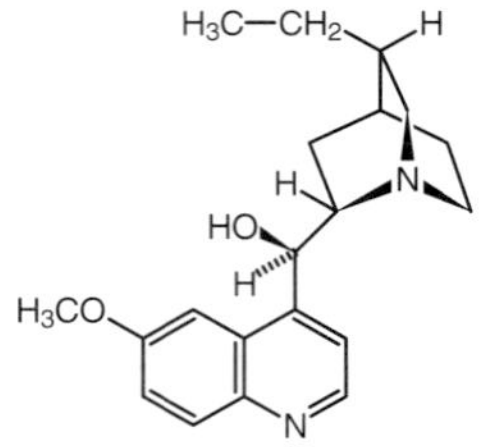

C. (*R*)-(6-Methoxychinolin-4-yl)[(2*S*,4*S*,5*R*)-5-ethyl-1-azabicyclo[2.2.2]oct-2-yl]methanol (Dihydrochinin).

2000, 265

Chloralhydrat

Chlorali hydras

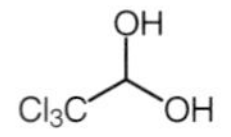

$C_2H_3Cl_3O_2$ M_r 165,4

Definition

Chloralhydrat enthält mindestens 98,5 und höchstens 101,0 Prozent 2,2,2-Trichlorethan-1,1-diol.

Eigenschaften

Farblose, durchsichtige Kristalle; sehr leicht löslich in Wasser, leicht löslich in Ethanol.

Prüfung auf Identität

A. Werden 10 ml Prüflösung (siehe „Prüfung auf Reinheit") mit 2 ml verdünnter Natriumhydroxid-Lösung *R* versetzt, trübt sich die Mischung und riecht beim Erwärmen nach Chloroform.

B. Wird 1 ml Prüflösung mit 2 ml Natriumsulfid-Lösung *R* versetzt, entwickelt sich eine Gelbfärbung, die schnell rötlichbraun wird. Beim Stehenlassen kann sich nach kurzer Zeit ein roter Niederschlag bilden.

Prüfung auf Reinheit

Prüflösung: 3,0 g Substanz werden in kohlendioxidfreiem Wasser *R* zu 30 ml gelöst.

Aussehen der Lösung: Die Prüflösung muß klar (2.2.1) und farblos (2.2.2, Methode II) sein.

***p*H-Wert** (2.2.3): Der *p*H-Wert der Prüflösung muß zwischen 3,5 und 5,5 liegen.

Chloralalkoholat: 1,0 g Substanz wird mit 10 ml verdünnter Natriumhydroxid-Lösung *R* erhitzt. Die überstehende Flüssigkeit wird filtriert und tropfenweise mit Iod-Lösung (0,05 mol · l^{-1}) bis zur Gelbfärbung versetzt. Nach 1 h langem Stehenlassen darf sich kein Niederschlag bilden.

Chlorid (2.4.4): 5 ml Prüflösung, mit Wasser *R* zu 15 ml verdünnt, müssen der Grenzprüfung auf Chlorid entsprechen (100 ppm).

Schwermetalle (2.4.8): 10 ml Prüflösung, mit Wasser *R* zu 20 ml verdünnt, müssen der Grenzprüfung A auf Schwermetalle entsprechen (20 ppm). Zur Herstellung der Referenzlösung wird die Blei-Lösung (1 ppm Pb) *R* verwendet.

Verdampfungsrückstand: 2,000 g Substanz werden im Wasserbad eingedampft. Der Rückstand darf höchstens 2 mg betragen (0,1 Prozent).

Gehaltsbestimmung

4,000 g Substanz werden in 10 ml Wasser *R* gelöst. Nach Zusatz von 40,0 ml Natriumhydroxid-Lösung (1 mol · l^{-1}) wird genau 2 min lang stehengelassen und mit Schwefelsäure (0,5 mol · l^{-1}) unter Zusatz von 0,1 ml Phenolphthalein-Lösung *R* titriert. Die neutralisierte Lösung wird unter Zusatz von 0,2 ml Kaliumchromat-Lösung *R* mit Silbernitrat-Lösung (0,1 mol · l^{-1}) titriert. Die Anzahl der bei der Titration verbrauchten Milliliter Natriumhydroxid-Lösung (1 mol · l^{-1}) wird errechnet, indem zu der Anzahl Milliliter Schwefelsäure (0,5 mol · l^{-1}) bei der ersten Titration $^{2}/_{15}$ des Volumens an verbrauchter Silbernitrat-Lösung (0,1 mol · l^{-1}) bei der zweiten Titration hinzugezählt werden und dieser Wert von der Anzahl der am Anfang zugesetzten Milliliter Natriumhydroxid-Lösung (1 mol · l^{-1}) abgezogen wird.

1 ml Natriumhydroxid-Lösung (1 mol · l^{-1}) entspricht 0,1654 g $C_2H_3Cl_3O_2$.

Lagerung

Dicht verschlossen.

2001, 1086

Chlorcyclizinhydrochlorid

Chlorcyclizini hydrochloridum

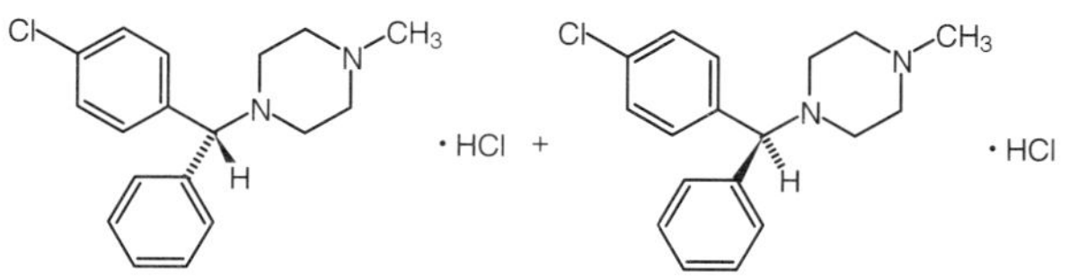

$C_{18}H_{22}Cl_2N_2$ M_r 337,3

Definition

Chlorcyclizinhydrochlorid enthält mindestens 99,0 und höchstens 101,0 Prozent (*RS*)-(1-[(4-Chlorphenyl)phenylmethyl]-4-methylpiperazin-hydrochlorid, berechnet auf die getrocknete Substanz.

Eigenschaften

Weißes, kristallines Pulver; leicht löslich in Wasser, löslich in Ethanol, leicht löslich in Dichlormethan, praktisch unlöslich in Ether.

Prüfung auf Identität

1: B, D.
2: A, C, D.

A. 10,0 mg Substanz werden in einer Lösung von Schwefelsäure *R* (5 g · l^{-1}) zu 100,0 ml gelöst. 10,0 ml Lösung werden mit einer Lösung von Schwefelsäure *R* (5 g · l^{-1}) zu 100,0 ml verdünnt. Diese Lösung, zwischen 215 und 300 nm gemessen, zeigt ein Absorptionsmaximum (2.2.25) bei 231 nm. Die spezifische Absorption, im Maximum gemessen, liegt zwischen 475 und 525, berechnet auf die getrocknete Substanz.

B. Die Prüfung erfolgt mit Hilfe der IR-Spektroskopie (2.2.24) durch Vergleich des Spektrums der Substanz mit dem von Chlorcyclizinhydrochlorid *CRS*. Die Prüfung erfolgt mit Hilfe von Preßlingen.

C. Die bei der Prüfung „Verwandte Substanzen" (siehe „Prüfung auf Reinheit") erhaltenen Chromatogramme werden ausgewertet. Der Hauptfleck im Chromatogramm der Untersuchungslösung b entspricht in bezug auf Lage und Größe dem Hauptfleck im Chromatogramm der Referenzlösung a.

D. Die Substanz gibt die Identitätsreaktion a auf Chlorid (2.3.1).

Prüfung auf Reinheit

Aussehen der Lösung: 0,5 g Substanz werden in Wasser *R* zu 10 ml gelöst. Die Lösung muß klar (2.2.1) und farblos (2.2.2, Methode II) sein.

***p*H-Wert** (2.2.3): 0,10 g Substanz werden in kohlendioxidfreiem Wasser *R* zu 10 ml gelöst. Der *p*H-Wert der Lösung muß zwischen 5,0 und 6,0 liegen.

Verwandte Substanzen: Die Prüfung erfolgt mit Hilfe der Dünnschichtchromatographie (2.2.27) unter Verwendung einer Schicht eines geeigneten Kieselgels.

Untersuchungslösung a: 0,20 g Substanz werden in Methanol *R* zu 10 ml gelöst.

Untersuchungslösung b: 5 ml Untersuchungslösung a werden mit Methanol *R* zu 100 ml verdünnt.

Referenzlösung a: 10 mg Chlorcyclizinhydrochlorid *CRS* werden in Methanol *R* zu 10 ml gelöst.

Referenzlösung b: 5 mg Methylpiperazin *R* werden in Methanol *R* zu 50 ml gelöst.

Referenzlösung c: 1 ml Untersuchungslösung b wird mit Methanol *R* zu 25 ml verdünnt.

Referenzlösung d: 10 mg Hydroxyzindihydrochlorid *CRS* und 10 mg Chlorcyclizinhydrochlorid *CRS* werden in Methanol *R* zu 10 ml gelöst.

Auf die Platte werden 10 µl jeder Lösung aufgetragen. Die Chromatographie erfolgt mit einer Mischung von 2 Volumteilen konzentrierter Ammoniak-Lösung *R*, 13 Volumteilen Methanol *R* und 85 Volumteilen Dichlormethan *R* über eine Laufstrecke von 15 cm. Die Platte wird an der Luft trocknen gelassen und anschließend 10 min lang Iodgas ausgesetzt. Im Chromatogramm der Untersuchungslösung a darf der Methylpiperazin-Fleck nicht intensiver sein als der Fleck im Chromatogramm der Referenzlösung b (0,5 Prozent), und kein Fleck, mit Ausnahme des Hauptflecks und des Methylpiperazin-Flecks, darf intensiver sein als der Fleck im Chromatogramm der Referenzlösung c (0,2 Prozent). Die Prüfung darf nur ausgewertet werden, wenn das Chromatogramm der Referenzlösung d deutlich voneinander getrennt 2 Flecke zeigt.

Trocknungsverlust (2.2.32): Höchstens 1,0 Prozent, mit 1,000 g Substanz durch Trocknen im Trockenschrank bei 130 °C bestimmt.

Sulfatasche (2.4.14): Höchstens 0,1 Prozent, mit 1,0 g Substanz bestimmt.

Gehaltsbestimmung

0,200 g Substanz, in einer Mischung von 1 ml Salzsäure (0,1 mol · l⁻¹) und 50 ml Methanol *R* gelöst, werden mit Natriumhydroxid-Lösung (0,1 mol · l⁻¹) titriert. Der Endpunkt wird mit Hilfe der Potentiometrie (2.2.20) bestimmt. Das zwischen den beiden Wendepunkten zugesetzte Volumen wird abgelesen.

1 ml Natriumhydroxid-Lösung (0,1 mol · l⁻¹) entspricht 33,73 mg $C_{18}H_{22}Cl_2N_2$.

Lagerung

Gut verschlossen, vor Licht geschützt.

Verunreinigungen

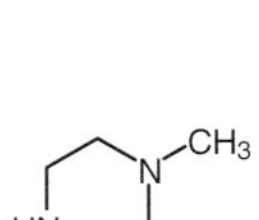

A. *N*-Methylpiperazin.

Dieser Text wurde in der deutschsprachigen Ausgabe der Ph. Eur. – Nachtrag 2000 schon in dieser Fassung veröffentlicht.

2001, 656

Chlordiazepoxid

Chlordiazepoxidum

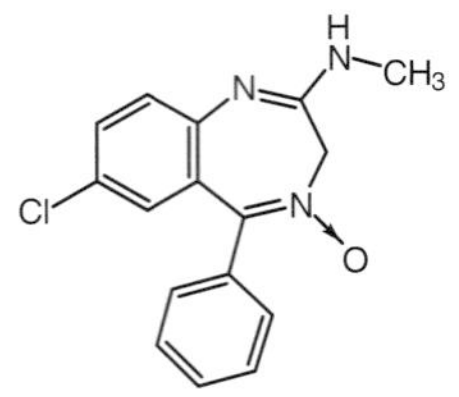

$C_{16}H_{14}ClN_3O$ M_r 299,8

Definition

Chlordiazepoxid enthält mindestens 99,0 und höchstens 101,0 Prozent 7-Chlor-2-methylamino-5-phenyl-3*H*-1,4-benzodiazepin-4-oxid, berechnet auf die getrocknete Substanz.

Eigenschaften

Fast weißes bis hellgelbes, kristallines Pulver; praktisch unlöslich in Wasser, wenig löslich in Ethanol, schwer löslich in Ether.

Prüfung auf Identität

1: C.
2: A, B, D, E.

A. Schmelztemperatur (2.2.14): 240 bis 244 °C.

B. *Die Lösungen werden unter Ausschluß direkter Lichteinwirkung und unmittelbar vor Gebrauch hergestellt.* 10,0 mg Substanz werden in Salzsäure (0,1 mol · l⁻¹) zu 200,0 ml gelöst. 10,0 ml Lösung werden mit Salzsäure (0,1 mol · l⁻¹) zu 100,0 ml verdünnt. Diese Lösung, zwischen 230 und 320 nm gemessen, zeigt Absorptionsmaxima (2.2.25) bei 246 und 308 nm. Die spezifische Absorption, im Maximum bei 246 nm gemessen, liegt zwischen 1120 und 1190, die im Maximum bei 308 nm gemessen, zwischen 316 und 336.

C. Die Prüfung erfolgt mit Hilfe der IR-Spektroskopie (2.2.24) durch Vergleich des Spektrums der Substanz mit dem von Chlordiazepoxid *CRS*. Die Prüfung erfolgt mit Hilfe von Preßlingen.

D. Die bei der Prüfung „Verwandte Substanzen“ (siehe „Prüfung auf Reinheit“) erhaltenen Chromatogramme werden im ultravioletten Licht bei 254 nm ausgewertet. Der Hauptfleck im Chromatogramm der Untersuchungslösung b entspricht in bezug auf Lage und Größe dem Hauptfleck im Chromatogramm der Referenzlösung b.

E. Etwa 20 mg Substanz werden in einer Mischung von 5 ml Salzsäure *R* und 10 ml Wasser *R* gelöst. Die Lösung wird 5 min lang zum Sieden erhitzt und abgekühlt. Die Lösung wird mit 2 ml einer Lösung von Natriumnitrit *R* (1 g · l⁻¹) versetzt und 1 min lang stehengelassen. Nach Zusatz von 1 ml einer Lösung von Sulfaminsäure *R* (5 g · l⁻¹) wird gemischt und 1 min lang stehengelassen. Wird die Lösung mit 1 ml einer Lösung von Naphthylethylendiamindihydrochlorid *R* (1 g · l⁻¹) versetzt, entsteht eine rotviolette Färbung.

Prüfung auf Reinheit

Verwandte Substanzen: Die Prüfung erfolgt mit Hilfe der Dünnschichtchromatographie (2.2.27) unter Verwendung einer Schicht von Kieselgel GF_{254} *R*.

Die Prüfung wird unter Ausschluß direkter Lichteinwirkung durchgeführt. Die Lösungen werden unmittelbar vor Gebrauch hergestellt.

Untersuchungslösung a: 0,10 g Substanz werden in einer Mischung von 8 Volumteilen Toluol *R* und 12 Volumteilen Methanol *R* zu 5 ml gelöst.

Untersuchungslösung b: 1 ml Untersuchungslösung a wird mit einer Mischung von 8 Volumteilen Toluol *R* und 12 Volumteilen Methanol *R* zu 10 ml verdünnt.

Referenzlösung a: 5 mg Aminochlorbenzophenon *R* werden in einer Mischung von 8 Volumteilen Toluol *R* und 12 Volumteilen Methanol *R* zu 100 ml gelöst.

Referenzlösung b: 20 mg Chlordiazepoxid *CRS* werden in einer Mischung von 8 Volumteilen Toluol *R* und 12 Volumteilen Methanol *R* zu 10 ml gelöst.

Referenzlösung c: 0,5 ml Untersuchungslösung a werden mit einer Mischung von 8 Volumteilen Toluol *R* und 12 Volumteilen Methanol *R* zu 100 ml verdünnt.

Auf die Platte werden je 5 µl Referenzlösung a, Referenzlösung b, Referenzlösung c und Untersuchungslösung b aufgetragen. Auf einen fünften Startpunkt werden 5mal je 5 µl Untersuchungslösung a aufgetragen, wobei das Lösungsmittel zwischen jedem Auftragen verdunsten gelassen wird. Die Chromatographie erfolgt mit einer Mischung von 1 Volumteil Wasser *R*, 4 Volumteilen Diethylamin *R*, 10 Volumteilen Ethanol 96 % *R*, 15 Volumteilen Ethylacetat *R* und 70 Volumteilen Toluol *R* über eine Laufstrecke von 15 cm. Die Platte wird an der Luft trocknen gelassen und im ultravioletten Licht bei 254 nm ausgewertet. Kein im Chromatogramm der Untersuchungslösung a auftretender Nebenfleck darf größer oder intensiver sein als der Fleck im Chromatogramm der Referenzlösung c (0,1 Prozent). Die Platte wird mit etwa 10 ml einer frisch hergestellten Lösung von Natriumnitrit *R* (10 g · l⁻¹) in Salzsäure (1 mol · l⁻¹) besprüht, im Kaltluftstrom getrocknet und anschließend mit einer Lösung von Naphthylethylendiamindihydrochlorid *R* (4 g · l⁻¹) in Ethanol 96 % *R* besprüht. Im Chromatogramm der Untersuchungslösung a darf ein dem Aminochlorbenzophenon entsprechender, violett gefärbter Fleck nicht größer oder stärker gefärbt sein als der Fleck im Chromatogramm der Referenzlösung a (0,05 Prozent).

Schwermetalle (2.4.8): 1,0 g Substanz muß der Grenzprüfung C auf Schwermetalle entsprechen (20 ppm). Zur Herstellung der Referenzlösung werden 2 ml Blei-Lösung (10 ppm Pb) *R* verwendet.

Trocknungsverlust (2.2.32): Höchstens 0,5 Prozent, mit 1,000 g Substanz durch Trocknen im Trockenschrank bei 100 bis 105 °C bestimmt.

Sulfatasche (2.4.14): Höchstens 0,1 Prozent, mit 1,0 g Substanz bestimmt.

Gehaltsbestimmung

0,2500 g Substanz, falls erforderlich unter Erwärmen in 80 ml wasserfreier Essigsäure *R* gelöst, werden mit Perchlorsäure (0,1 mol · l⁻¹) titriert. Der Endpunkt wird mit Hilfe der Potentiometrie (2.2.20) bestimmt.

1 ml Perchlorsäure (0,1 mol · l⁻¹) entspricht 29,98 mg $C_{16}H_{14}ClN_3O$.

Lagerung

Gut verschlossen, vor Licht geschützt.

Dieser Text wurde in der deutschsprachigen Ausgabe der Ph. Eur. – Nachtrag 2000 schon in dieser Fassung veröffentlicht.

2001, 474

Chlordiazepoxidhydrochlorid

Chlordiazepoxidi hydrochloridum

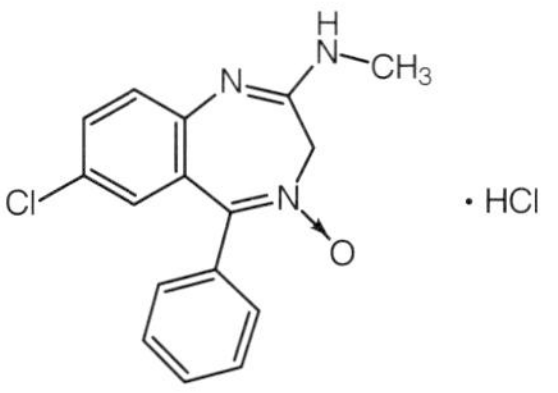

$C_{16}H_{15}Cl_2N_3O$ M_r 336,2

Definition

Chlordiazepoxidhydrochlorid enthält mindestens 99,0 und höchstens 101,0 Prozent 7-Chlor-2-methylamino-5-phenyl-3*H*-1,4-benzodiazepin-4-oxid-hydrochlorid, berechnet auf die getrocknete Substanz.

Eigenschaften

Weißes bis schwach gelbliches, kristallines Pulver; löslich in Wasser, wenig löslich in Ethanol, praktisch unlöslich in Ether.

Die Substanz schmilzt bei etwa 216 °C unter Zersetzung.

Prüfung auf Identität

1: B, E.
2: A, C, D, E.

C

Monographien

A. *Die Lösungen werden unter Ausschluß direkter Lichteinwirkung und unmittelbar vor Gebrauch hergestellt.* 10,0 mg Substanz werden in Salzsäure (0,1 mol · l^{-1}) zu 200,0 ml gelöst. 10,0 ml Lösung werden mit Salzsäure (0,1 mol · l^{-1}) zu 100,0 ml verdünnt. Diese Lösung, zwischen 230 und 320 nm gemessen, zeigt Absorptionsmaxima (2.2.25) bei 246 und 309 nm. Die spezifische Absorption, im Maximum bei 246 nm gemessen, liegt zwischen 996 und 1058, die im Maximum bei 309 nm gemessen, zwischen 280 und 298.

B. Die Prüfung erfolgt mit Hilfe der IR-Spektroskopie (2.2.24) durch Vergleich des Spektrums der Substanz mit dem von Chlordiazepoxidhydrochlorid *CRS*. Die Prüfung erfolgt mit Hilfe von Preßlingen.

C. Die unter „Verwandte Substanzen" (siehe „Prüfung auf Reinheit") erhaltenen Chromatogramme werden im ultravioletten Licht bei 254 nm ausgewertet. Der Hauptfleck im Chromatogramm der Untersuchungslösung b entspricht in bezug auf Lage und Größe dem Hauptfleck im Chromatogramm der Referenzlösung b.

D. Etwa 20 mg Substanz werden in einer Mischung von 5 ml Salzsäure *R* und 10 ml Wasser *R* gelöst. Die Lösung wird 5 min lang zum Sieden erhitzt, nach dem Abkühlen mit 2 ml einer Lösung von Natriumnitrit *R* (1 g · l^{-1}) versetzt und 1 min lang stehengelassen. Nach Zusatz von 1 ml einer Lösung von Sulfaminsäure *R* (5 g · l^{-1}) wird gemischt und 1 min lang stehengelassen. Wird die Lösung mit 1 ml einer Lösung von Naphthylethylendiamindihydrochlorid *R* (1 g · l^{-1}) versetzt, entsteht eine violettrote Färbung.

E. 50 mg Substanz werden in 5 ml Wasser *R* gelöst. Nach Zusatz von 1 ml verdünnter Ammoniak-Lösung *R* 1 wird gemischt, 5 min lang stehengelassen und anschließend filtriert. Das mit verdünnter Salpetersäure *R* angesäuerte Filtrat gibt die Identitätsreaktion a auf Chlorid (2.3.1).

Prüfung auf Reinheit

Prüflösung: 2,5 g Substanz werden in kohlendioxidfreiem Wasser *R* zu 25 ml gelöst.

Aussehen der Lösung: Die Prüflösung muß klar (2.2.1) und darf nicht stärker gefärbt sein als die Farbvergleichslösung GG_6 (2.2.2, Methode II).

Verwandte Substanzen: Die Prüfung erfolgt mit Hilfe der Dünnschichtchromatographie (2.2.27) unter Verwendung einer Schicht von Kieselgel GF_{254} *R*.

Die Prüfung wird unter Ausschluß direkter Lichteinwirkung durchgeführt. Die Lösungen werden unmittelbar vor Gebrauch hergestellt.

Untersuchungslösung a: 0,1 g Substanz werden in einer Mischung von 3 Volumteilen verdünnter Ammoniak-Lösung *R* 1 und 97 Volumteilen Methanol *R* zu 5 ml gelöst.

Untersuchungslösung b: 1 ml Untersuchungslösung a wird mit Methanol *R* zu 10 ml verdünnt.

Referenzlösung a: 10 mg Aminochlorbenzophenon *R* werden in Methanol *R* zu 100 ml gelöst.

Referenzlösung b: 20 mg Chlordiazepoxidhydrochlorid *CRS* werden in einer Mischung von 3 Volumteilen verdünnter Ammoniak-Lösung *R* 1 und 97 Volumteilen Methanol *R* zu 10 ml gelöst.

Referenzlösung c: 0,5 ml Untersuchungslösung a werden mit Methanol *R* zu 100 ml verdünnt.

Auf den ersten Startpunkt werden 5 µl Referenzlösung a, auf den zweiten 5mal je 5 µl Untersuchungslösung a aufgetragen, wobei das Lösungsmittel zwischen jedem Auftragen verdunsten gelassen wird. Auf einen dritten Startpunkt werden 5 µl Referenzlösung c, auf einen vierten 5 µl Untersuchungslösung b und auf einen fünften 5 µl Referenzlösung b aufgetragen. Die Chromatographie erfolgt mit einer Mischung von 1 Volumteil konzentrierter Ammoniak-Lösung *R*, 14 Volumteilen Methanol *R* und 85 Volumteilen Chloroform *R* über eine Laufstrecke von 15 cm. Die Platte wird an der Luft trocknen gelassen und im ultravioletten Licht bei 254 nm ausgewertet. Kein Nebenfleck im Chromatogramm der Untersuchungslösung a darf größer oder intensiver sein als der Fleck im Chromatogramm der Referenzlösung c (0,1 Prozent). Die Platte wird mit etwa 10 ml einer frisch hergestellten Lösung von Natriumnitrit *R* (10 g · l^{-1}) in Salzsäure (1 mol · l^{-1}) besprüht, im Kaltluftstrom getrocknet und anschließend mit einer Lösung von Naphthylethylendiamindihydrochlorid *R* (4 g · l^{-1}) in Ethanol 96 % *R* besprüht. Im Chromatogramm der Untersuchungslösung a darf kein dem Aminochlorbenzophenon entsprechender, violett gefärbter Fleck größer oder stärker gefärbt sein als der Fleck im Chromatogramm der Referenzlösung a (0,1 Prozent).

Schwermetalle (2.4.8): 1,0 g Substanz muß der Grenzprüfung C auf Schwermetalle entsprechen (20 ppm). Zur Herstellung der Referenzlösung werden 2 ml Blei-Lösung (10 ppm Pb) *R* verwendet.

Trocknungsverlust (2.2.32): Höchstens 0,5 Prozent, mit 1,000 g Substanz durch 4 h langes Trocknen im Vakuum bei 60 °C bestimmt.

Sulfatasche (2.4.14): Höchstens 0,1 Prozent, mit 1,0 g Substanz bestimmt.

Gehaltsbestimmung

0,250 g Substanz werden, falls erforderlich unter Erwärmen, in 80 ml wasserfreier Essigsäure *R* gelöst. Nach dem Abkühlen und nach Zusatz von 10 ml Quecksilber(II)-acetat-Lösung *R* wird mit Perchlorsäure (0,1 mol · l^{-1}) titriert. Der Endpunkt wird mit Hilfe der Potentiometrie (2.2.20) bestimmt.

1 ml Perchlorsäure (0,1 mol · l^{-1}) entspricht 33,62 mg $C_{16}H_{15}Cl_2N_3O$.

Lagerung

Gut verschlossen, vor Licht geschützt.

2001, 659

Chlorhexidindihydrochlorid

Chlorhexidini dihydrochloridum

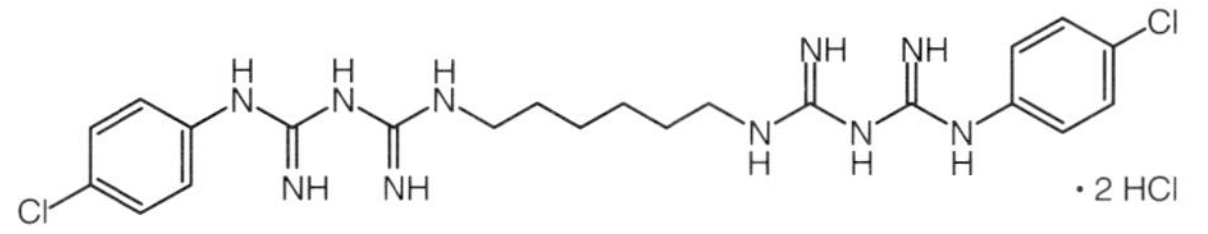

$C_{22}H_{32}Cl_4N_{10}$ M_r 578,4

Definition

Chlorhexidindihydrochlorid enthält mindestens 98,0 und höchstens 101,0 Prozent 1,1′-(Hexamethylenbis[5-(4-chlorphenyl)biguanid]-dihydrochlorid, berechnet auf die getrocknete Substanz.

Eigenschaften

Weißes bis fast weißes, kristallines Pulver; wenig löslich in Wasser und Propylenglycol, sehr schwer löslich in Ethanol.

Prüfung auf Identität

1: A, D.
2: B, C, D.

A. Die Prüfung erfolgt mit Hilfe der IR-Spektroskopie (2.2.24) durch Vergleich des Spektrums der Substanz mit dem von Chlorhexidindihydrochlorid *CRS*.

B. Etwa 5 mg Substanz werden in 5 ml einer warmen Lösung von Cetrimid *R* (10 g · l^{-1}) gelöst. Nach Zusatz von 1 ml konzentrierter Natriumhydroxid-Lösung *R* und 1 ml Bromwasser *R* entsteht eine dunkelrote Färbung.

C. 0,3 g Substanz werden in 10 ml einer Mischung von gleichen Volumteilen Salzsäure *R* und Wasser *R* gelöst. Nach Zusatz von 40 ml Wasser *R* wird falls erforderlich filtriert, in einer Eis-Wasser-Mischung abgekühlt und tropfenweise unter Umschwenken konzentrierte Natriumhydroxid-Lösung *R* zugesetzt, bis die Lösung gegen Titangelb-Papier *R* alkalisch reagiert. 1 ml konzentrierte Natriumhydroxid-Lösung *R* wird im Überschuß zugesetzt und die Mischung filtriert. Der Niederschlag wird mit Wasser *R* gewaschen, bis die Waschflüssigkeit nicht mehr alkalisch reagiert. Der aus Ethanol 70 % *R* umkristallisierte und bei 100 bis 105 °C getrocknete Niederschlag schmilzt (2.2.14) zwischen 132 und 136 °C.

D. Die Substanz gibt die Identitätsreaktion a auf Chlorid (2.3.1).

Prüfung auf Reinheit

Chloranilin: 0,20 g Substanz werden in 25 ml Wasser *R* dispergiert, mit 1 ml Salzsäure *R* versetzt und unter Umschütteln gelöst. Die Lösung wird mit Wasser *R* zu 30 ml verdünnt. Unter Mischen nach jeder Zugabe und in rascher Folge werden der Lösung 2,5 ml verdünnte Salzsäure *R*, 0,35 ml Natriumnitrit-Lösung *R*, 2 ml einer Lösung von Ammoniumsulfamat *R* (50 g · l^{-1}), 5 ml einer Lösung von Naphthylethylendiamindihydrochlorid *R* (1,0 g · l^{-1}) und 1 ml Ethanol 96 % *R* zugesetzt. Die mit Wasser *R* zu 50,0 ml verdünnte Lösung wird 30 min lang stehengelassen. Eine auftretende rotblaue Färbung darf nicht stärker sein als die einer gleichzeitig unter gleichen Bedingungen hergestellten Referenzlösung mit einer Mischung von 10,0 ml einer Lösung von Chloranilin *R* (10 mg · l^{-1}) in verdünnter Salzsäure *R* und 20 ml verdünnter Salzsäure *R* anstelle der Lösung der Substanz (500 ppm).

Verwandte Substanzen: Die Prüfung erfolgt mit Hilfe der Flüssigchromatographie (2.2.29).

Untersuchungslösung: 0,200 g Substanz werden in der mobilen Phase zu 100 ml gelöst.

Referenzlösung a: 15 mg Chlorhexidin zur Eignungsprüfung *CRS* werden in der mobilen Phase zu 10,0 ml gelöst.

Referenzlösung b: 2,5 ml Untersuchungslösung werden mit der mobilen Phase zu 100 ml verdünnt.

Referenzlösung c: 2,0 ml Referenzlösung b werden mit der mobilen Phase zu 10 ml verdünnt. 1,0 ml dieser Lösung wird mit der mobilen Phase zu 10 ml verdünnt.

Die Chromatographie kann durchgeführt werden mit
- einer Säule aus rostfreiem Stahl von 0,2 m Länge und 4 mm innerem Durchmesser, gepackt mit octadecylsilyliertem Kieselgel zur Chromatographie *R* (5 µm)
- folgender mobiler Phase bei einer Durchflußrate von 1,0 ml je Minute: eine Lösung von 2,0 g Natriumoctansulfonat *R* in einer Mischung von 120 ml Essigsäure 98 % *R*, 270 ml Wasser *R* und 730 ml Methanol *R*
- einem Spektrometer als Detektor bei einer Wellenlänge von 254 nm.

Die Säule wird mit der mobilen Phase mindestens 1 h lang äquilibriert. Die Empfindlichkeit des Systems wird so eingestellt, daß die Höhe des Hauptpeaks im Chromatogramm mit 10 µl Referenzlösung b mindestens 50 Prozent des maximalen Ausschlags beträgt.

10 µl Referenzlösung a werden eingespritzt. Die Prüfung darf nur ausgewertet werden, wenn das erhaltene Chromatogramm dem Chromatogrammtyp des Chlorhexidins zur Eignungsprüfung *CRS* entspricht, in dem die Peaks der Verunreinigung A und der Verunreinigung B dem Chlorhexidin-Peak vorangehen. Falls erforderlich wird der Gehalt an Essigsäure in der mobilen Phase angepaßt (eine Erhöhung der Konzentration verkürzt die Retentionszeiten).

Je 10 µl Untersuchungslösung, Referenzlösung b und Referenzlösung c werden eingespritzt. Aufgezeichnet werden die Chromatogramme der Referenzlösungen b und c bis zur Elution des Chlorhexidin-Peaks und das Chromatogramm der Untersuchungslösung für die 6fache Dauer der Retentionszeit des Chlorhexidin-Peaks. Im Chromatogramm der Untersuchungslösung darf die Summe aller Peakflächen, mit Ausnahme der Fläche des Chlorhexidin-Peaks, nicht größer sein als die Fläche des Hauptpeaks im Chromatogramm der Referenzlösung b (2,5 Prozent). Peaks, deren relative Retention, bezogen auf Chlorhexidin, höchstens 0,25 beträgt, und Peaks, deren Fläche kleiner ist als die des Hauptpeaks im Chroma-

C

Monographien

togramm der Referenzlösung c, werden nicht berücksichtigt.

Trocknungsverlust (2.2.32): Höchstens 1,0 Prozent, mit 1,000 g Substanz durch Trocknen im Trockenschrank bei 100 bis 105 °C bestimmt.

Sulfatasche (2.4.14): Höchstens 0,1 Prozent, mit 1,0 g Substanz bestimmt.

Gehaltsbestimmung

0,1000 g Substanz, in 5 ml wasserfreier Ameisensäure *R* gelöst und mit 70 ml Acetanhydrid *R* versetzt, werden mit Perchlorsäure (0,1 mol · l^{-1}) titriert. Der Endpunkt wird mit Hilfe der Potentiometrie (2.2.20) bestimmt.

1 ml Perchlorsäure (0,1 mol · l^{-1}) entspricht 14,46 mg $C_{22}H_{32}Cl_4N_{10}$.

Verunreinigungen

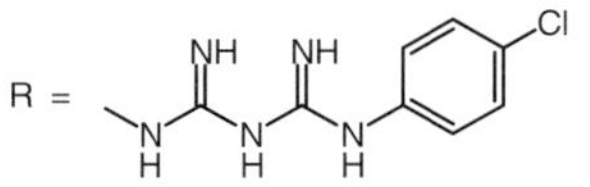

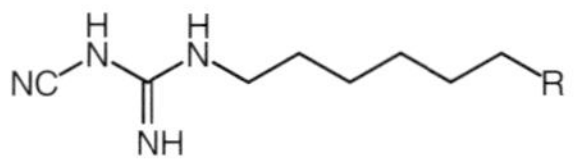

A. 1-(4-Chlorphenyl)-5-[6-(3-cyanguanidino)hexyl]biguanid

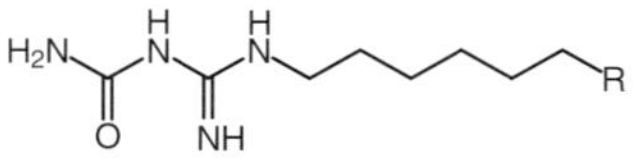

B. 1-[*N*[6-[5-(4-Chlorphenyl)biguanidino]hexyl]amidino]harnstoff

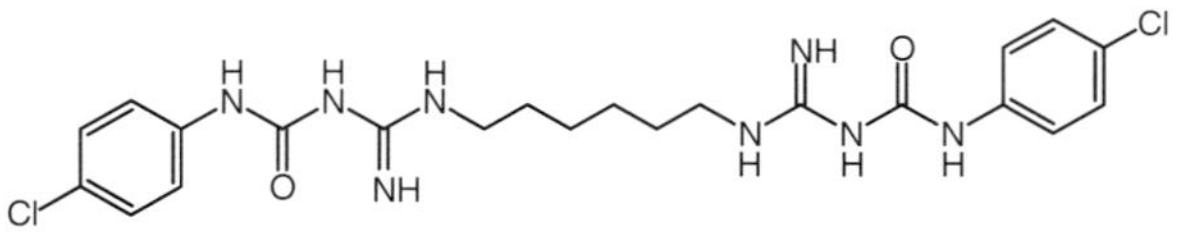

C. *N,N'*-Hexamethylenbis[1-amidino-3-(4-chlorphenyl)harnstoff]

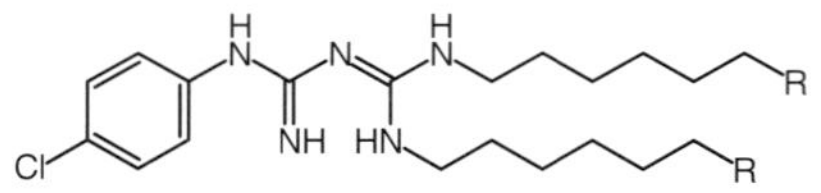

D. 5,5'-Di(4-chlorphenyl)1,1'-[6,6'-[[[(4-chlorphenylamino)(imino)methyl]imino]methylendiamino]dihexamethylen]di(biguanid).

1999, 384

Chlorocresol

Chlorocresolum

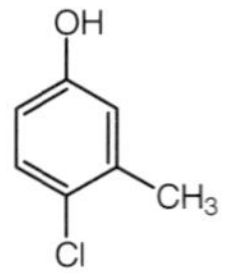

C_7H_7ClO M_r 142,6

Definition

Chlorocresol enthält mindestens 98,0 und höchstens 101,0 Prozent 4-Chlor-3-methylphenol.

Eigenschaften

Weißes bis fast weißes, kristallines Pulver oder weiße und kompakte, kristalline Masse, die in Form von Plätzchen vorliegen kann, oder farblose bis weiße Kristalle; schwer löslich in Wasser, sehr leicht löslich in Ethanol, leicht löslich in Ether und fetten Ölen. Die Substanz löst sich in Alkalihydroxid-Lösungen.

Prüfung auf Identität

A. Schmelztemperatur (2.2.14): 64 bis 67 °C.

B. 0,1 g Substanz werden mit 0,2 ml Benzoylchlorid *R* und 0,5 ml verdünnter Natriumhydroxid-Lösung *R* versetzt. Die Mischung wird so lange kräftig geschüttelt, bis ein weißer, kristalliner Niederschlag entstanden ist. Nach Zusatz von 5 ml Wasser *R* wird abfiltriert. Der Niederschlag, aus 5 ml Methanol *R* umkristallisiert und bei 70 °C getrocknet, schmilzt (2.2.14) zwischen 85 und 88 °C.

C. Werden 5 ml Prüflösung (siehe „Prüfung auf Reinheit") mit 0,1 ml Eisen(III)-chlorid-Lösung *R* 1 versetzt, entsteht eine bläuliche Färbung.

Prüfung auf Reinheit

Prüflösung: 3,0 g fein pulverisierte Substanz werden 2 min lang mit 60 ml kohlendioxidfreiem Wasser *R* geschüttelt; anschließend wird filtriert.

Aussehen der Lösung: 1,25 g Substanz werden in Ethanol 96 % *R* zu 25 ml gelöst. Die Lösung muß klar (2.2.1) und darf nicht stärker gefärbt sein als die Farbvergleichslösung BG_6 (2.2.2, Methode II).

Sauer reagierende Substanzen: 10 ml Prüflösung werden mit 0,1 ml Methylrot-Lösung *R* versetzt. Die Lösung ist orange oder rot gefärbt. Bis zum Farbumschlag nach Reingelb dürfen höchstens 0,2 ml Natriumhydroxid-Lösung (0,01 mol · l^{-1}) verbraucht werden.

Verwandte Substanzen: Die Prüfung erfolgt mit Hilfe der Gaschromatographie (2.2.28).

Untersuchungslösung: 1,0 g Substanz wird in Aceton *R* zu 100 ml gelöst.

Die Chromatographie kann durchgeführt werden mit

- einer Säule aus Glas von 1,80 m Länge und 3 bis 4 mm innerem Durchmesser, gepackt mit silanisiertem Kieselgur zur Gaschromatographie *R*, imprägniert mit 3 bis 5 Prozent (*m/m*) Poly[methyl(50)phenyl(50)]siloxan *R*
- Stickstoff zur Chromatographie *R* als Trägergas bei einer Durchflußrate von 30 ml je Minute
- einem Flammenionisationsdetektor.

Die Temperatur der Säule wird bei 125 °C, die des Probeneinlasses bei 210 °C und die des Detektors bei 230 °C gehalten.

Die Chromatographie wird über den 3fachen Zeitraum (etwa 8 min), der für das Erscheinen des Chlorocresol-Peaks erforderlich ist, durchgeführt. Im Chromatogramm darf die Summe der Flächen der Peaks, mit Ausnahme der des Chlorocresol-Peaks, höchstens 1 Prozent der Gesamtpeakfläche betragen. Der Lösungsmittelpeak wird nicht berücksichtigt.

Nichtflüchtige Substanzen: 2,0 g Substanz werden auf dem Wasserbad eingedampft. Der bei 100 bis 105 °C getrocknete Rückstand darf höchstens 2 mg betragen (0,1 Prozent).

Gehaltsbestimmung

70,0 mg Substanz werden in einem Erlenmeyerkolben mit Schliffstopfen in 30 ml Essigsäure 98 % *R* gelöst. Die Lösung wird mit 25,0 ml Kaliumbromat-Lösung (0,0167 mol · l^{-1}), 20 ml einer Lösung von Kaliumbromid *R* (150 g · l^{-1}) und 10 ml Salzsäure *R* versetzt und 15 min lang unter Lichtschutz stehengelassen. Nach Zusatz von 1 g Kaliumiodid *R* und 100 ml Wasser *R* wird mit Natriumthiosulfat-Lösung (0,1 mol · l^{-1}) unter kräftigem Schütteln titriert, wobei gegen Ende der Titration 1 ml Stärke-Lösung *R* zugesetzt wird. Ein Blindversuch wird durchgeführt.

1 ml Kaliumbromat-Lösung (0,0167 mol · l^{-1}) entspricht 3,565 mg C_7H_7ClO.

Lagerung

Vor Licht geschützt.

1999, 1087

Chlorpropamid

Chlorpropamidum

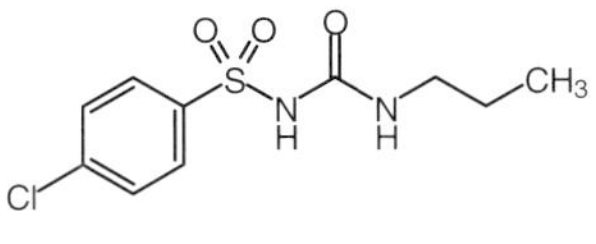

$C_{10}H_{13}ClN_2O_3S$ M_r 276,7

Definition

Chlorpropamid enthält mindestens 99,0 und höchstens 101,0 Prozent 1-[(4-Chlorphenyl)sulfonyl]-3-propylharnstoff, berechnet auf die getrocknete Substanz.

Eigenschaften

Weißes, kristallines Pulver; praktisch unlöslich in Wasser, leicht löslich in Aceton und Dichlormethan, löslich in Ethanol. Die Substanz löst sich in verdünnten Alkalihydroxid-Lösungen.

Die Substanz zeigt Polymorphie.

Prüfung auf Identität

1: C, D.

2: A, B, D.

A. Schmelztemperatur (2.2.14): 126 bis 130 °C.

B. 0,10 g Substanz werden in Methanol *R* zu 50,0 ml gelöst. 5,0 ml Lösung werden mit Salzsäure (0,01 mol · l^{-1}) zu 100,0 ml verdünnt. 10,0 ml dieser Lösung werden mit Salzsäure (0,01 mol · l^{-1}) zu 100,0 ml verdünnt. Diese Lösung, zwischen 220 und 350 nm gemessen, zeigt ein Absorptionsmaximum (2.2.25) bei 232 nm. Die spezifische Absorption, im Maximum gemessen, liegt zwischen 570 und 630.

C. Die Prüfung erfolgt mit Hilfe der IR-Spektroskopie (2.2.24) durch Vergleich des Spektrums der Substanz mit dem von Chlorpropamid *CRS*. Die Prüfung erfolgt mit Hilfe von Preßlingen. Wenn die Spektren unterschiedlich sind, werden Substanz und Referenzsubstanz getrennt in Dichlormethan *R* gelöst. Nach Eindampfen zur Trockne werden mit den Rückständen erneut Spektren aufgenommen.

D. 0,1 g Substanz werden 10 min lang mit 2 g wasserfreiem Natriumcarbonat *R* zur hellen Rotglut erhitzt und erkalten gelassen. Der Rückstand wird in etwa 5 ml Wasser *R* aufgenommen. Die Mischung wird mit Wasser *R* zu 10 ml verdünnt und anschließend filtriert. Das Filtrat gibt die Identitätsreaktion a auf Chlorid (2.3.1).

Prüfung auf Reinheit

Verwandte Substanzen: Die Prüfung erfolgt mit Hilfe der Dünnschichtchromatographie (2.2.27) unter Verwendung einer Schicht eines geeigneten Kieselgels.

Untersuchungslösung: 0,50 g Substanz werden in Aceton *R* zu 10 ml gelöst.

Referenzlösung a: 15 mg 4-Chlorbenzolsulfonamid *R* (Chlorpropamid-Verunreinigung A) werden in Aceton *R* zu 100 ml gelöst.

Referenzlösung b: 15 mg Chlorpropamid-Verunreinigung B *CRS* werden in Aceton *R* zu 100 ml gelöst.

Referenzlösung c: 0,3 ml Untersuchungslösung werden mit Aceton *R* zu 100 ml verdünnt.

Referenzlösung d: 5 ml Referenzlösung c werden mit Aceton *R* zu 15 ml verdünnt.

C

Monographien

Referenzlösung e: 0,10 g Substanz, 5 mg Chlorbenzolsulfonamid *R* und 5 mg Chlorpropamid-Verunreinigung B *CRS* werden in Aceton *R* zu 10 ml gelöst.

Auf die Platte werden 5 µl jeder Lösung aufgetragen. Die Chromatographie erfolgt mit einer Mischung von 11,5 Volumteilen konzentrierter Ammoniak-Lösung *R*, 30 Volumteilen Cyclohexan *R*, 50 Volumteilen Methanol *R* und 100 Volumteilen Dichlormethan *R* über eine Laufstrecke von 15 cm. Die Platte wird im Kaltluftstrom getrocknet und anschließend 10 min lang bei 110 °C erhitzt. Auf den Boden einer Chromatographiekammer wird eine Schale mit einer Mischung von 1 Volumteil Salzsäure *R*, 1 Volumteil Wasser *R* und 2 Volumteilen einer Lösung von Kaliumpermanganat *R* (50 g · l^{-1}) gestellt, die Kammer geschlossen und 15 min lang stehengelassen. Die getrocknete, heiße Platte wird in die Kammer gestellt und die Kammer geschlossen. Die Platte wird 2 min lang Chlorgas ausgesetzt, herausgenommen und so lange in einen Kaltluftstrom gehalten, bis der Überschuß an Chlor entfernt ist und die Kieselgelschicht unterhalb der Startpunkte bei Aufbringen eines Tropfens Kaliumiodid-Stärke-Lösung *R* keine Blaufärbung mehr zeigt. Die Platte wird mit Kaliumiodid-Stärke-Lösung *R* besprüht. Der 4-Chlorbenzolsulfonamid-Fleck im Chromatogramm der Untersuchungslösung darf nicht größer oder stärker gefärbt sein als der Fleck im Chromatogramm der Referenzlösung a (0,3 Prozent). Der 1,3-Dipropylharnstoff-Fleck im Chromatogramm der Untersuchungslösung darf nicht größer oder stärker gefärbt sein als der Fleck im Chromatogramm der Referenzlösung b (0,3 Prozent). Kein im Chromatogramm der Untersuchungslösung auftretender Nebenfleck, mit Ausnahme des 4-Chlorbenzolsulfonamid- und des 1,3-Dipropylharnstoff-Flecks, darf größer oder stärker gefärbt sein als der Fleck im Chromatogramm der Referenzlösung c (0,3 Prozent), und höchstens 2 dieser Nebenflecke dürfen größer oder stärker gefärbt sein als der Fleck im Chromatogramm der Referenzlösung d (0,1 Prozent). Die Prüfung darf nur ausgewertet werden, wenn das Chromatogramm der Referenzlösung e deutlich voneinander getrennt 3 Flecke zeigt, die mit ungefähren R_f-Werten von 0,4 bzw. 0,6 bzw. 0,9 dem Chlorpropamid, der Chlorpropamid-Verunreinigung A und der Chlorpropamid-Verunreinigung B entsprechen.

Schwermetalle (2.4.8): 2,0 g Substanz werden in einer Mischung von 15 Volumteilen Wasser *R* und 85 Volumteilen Aceton *R* zu 20 ml gelöst. 12 ml Lösung müssen der Grenzprüfung B auf Schwermetalle entsprechen (20 ppm). Zur Herstellung der Referenzlösung wird eine Blei-Lösung (2 ppm Pb) verwendet, die durch Verdünnen der Blei-Lösung (100 ppm Pb) *R* mit einer Mischung von 15 Volumteilen Wasser *R* und 85 Volumteilen Aceton *R* erhalten wird.

Trocknungsverlust (2.2.32): Höchstens 0,5 Prozent, mit 1,000 g Substanz durch Trocknen im Trockenschrank bei 100 bis 105 °C bestimmt.

Sulfatasche (2.4.14): Höchstens 0,1 Prozent, mit 1,0 g Substanz bestimmt.

Gehaltsbestimmung

0,250 g Substanz, in 50 ml Ethanol 96 % *R*, das zuvor unter Zusatz von Phenolphthalein-Lösung *R* 1 neutralisiert wurde, gelöst, werden nach Zusatz von 25 ml Wasser *R* mit Natriumhydroxid-Lösung (0,1 mol · l^{-1}) bis zum Umschlag nach Rosa titriert.

1 ml Natriumhydroxid-Lösung (0,1 mol · l^{-1}) entspricht 27,67 mg $C_{10}H_{13}ClN_2O_3S$.

Lagerung

Vor Licht geschützt.

Verunreinigungen

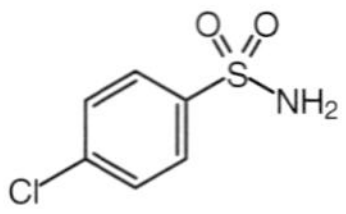

A. 4-Chlorbenzolsulfonamid

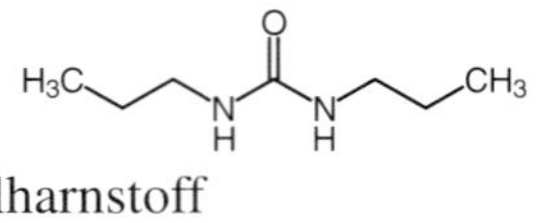

B. 1,3-Dipropylharnstoff

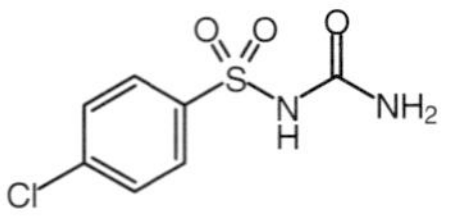

C. (4-Chlorphenylsulfonyl)harnstoff.

2001, 815

Chlorprothixenhydrochlorid

Chlorprothixeni hydrochloridum

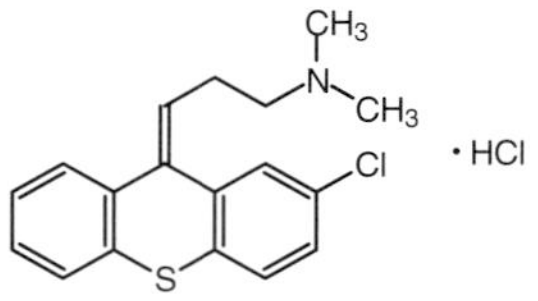

$C_{18}H_{19}Cl_2NS$ M_r 352,3

Definition

Chlorprothixenhydrochlorid ist (*Z*)-3-(2-Chlor-9*H*-thioxanthen-9-yliden)-*N*,*N*-dimethylpropan-1-amin-hydrochlorid und enthält mindestens 99,0 und höchstens 101,0 Prozent $C_{18}H_{19}Cl_2NS$, berechnet auf die getrocknete Substanz.

Eigenschaften

Weißes bis fast weißes, kristallines Pulver; löslich in Wasser und Ethanol, schwer löslich in Dichlormethan.

Die Substanz schmilzt bei etwa 220 °C.

Prüfung auf Identität

1: A, E.

2: B, C, D, E.

A. Die Prüfung erfolgt mit Hilfe der IR-Spektroskopie (2.2.24) durch Vergleich des Spektrums der Substanz mit dem von Chlorprothixenhydrochlorid *CRS*. Die Prüfung erfolgt mit Hilfe von Preßlingen.

B. 0,2 g Substanz werden in einer Mischung von 5 ml Dioxan *R* und 5 ml einer Lösung von Natriumnitrit *R* (1,5 g · l^{-1}) gelöst. Nach Zusatz von 0,8 ml Salpetersäure *R* wird 10 min lang stehengelassen. Die Lösung wird zu 20 ml Wasser *R* gegeben und 1 h lang stehengelassen. Der Niederschlag wird abfiltriert und das Filtrat sofort für die „Prüfung auf Identität, C" verwendet. Der Niederschlag wird unter Erwärmen in etwa 15 ml Ethanol 96 % *R* gelöst. Die Lösung wird zu 10 ml Wasser *R* gegeben. Der Niederschlag wird abfiltriert und 2 h lang bei 100 bis 105 °C getrocknet. Die Schmelztemperatur (2.2.14) liegt zwischen 152 und 154 °C.

C. 1 ml des unter „Prüfung auf Identität, B" erhaltenen Filtrats wird mit 0,2 ml einer Suspension von 50 mg Echtrotsalz B *R* in 1 ml Ethanol 96 % *R* versetzt. Nach Zusatz von 1 ml ethanolischer Kaliumhydroxid-Lösung (0,5 mol · l^{-1}) entsteht eine dunkelrote Färbung. Ein Blindversuch wird durchgeführt.

D. Etwa 20 mg Substanz werden in 2 ml Salpetersäure *R* gelöst. Die Lösung ist rot gefärbt. Nach Zusatz von 5 ml Wasser *R* zeigt die Lösung im ultravioletten Licht bei 365 nm eine grüne Fluoreszenz.

E. Die Substanz gibt die Identitätsreaktion a auf Chlorid (2.3.1).

Prüfung auf Reinheit

Prüflösung: 0,25 g Substanz werden in kohlendioxidfreiem Wasser *R* zu 25 ml gelöst.

Aussehen der Lösung: Die Prüflösung muß klar (2.2.1) und farblos (2.2.2, Methode II) sein.

***p*H-Wert** (2.2.3): Der *p*H-Wert der Prüflösung muß zwischen 4,4 und 5,2 liegen.

Verwandte Substanzen:
Die Prüfung wird unter Ausschluß direkter Lichteinwirkung durchgeführt.

Die Prüfung erfolgt mit Hilfe der Flüssigchromatographie (2.2.29).

Untersuchungslösung: 20,0 mg Substanz werden in der mobilen Phase zu 20,0 ml gelöst.

Referenzlösung a: 20,0 mg Chlorprothixenhydrochlorid *CRS* (mit einem definierten Gehalt an *E*-Isomer) werden in der mobilen Phase zu 20,0 ml gelöst.

Referenzlösung b: 2,0 ml Untersuchungslösung werden mit der mobilen Phase zu 100,0 ml verdünnt. 3,0 ml dieser Lösung werden mit der mobilen Phase zu 20,0 ml verdünnt.

Die Chromatographie kann durchgeführt werden mit
- einer Säule aus rostfreiem Stahl von 0,12 m Länge und 4,0 mm innerem Durchmesser, gepackt mit desaktiviertem, octadecylsilyliertem Kieselgel zur Chromatographie *R* (3 bis 5 µm)
- einer Mischung von 50 Volumteilen Methanol *R*, 400 Volumteilen Acetonitril *R* und 550 Volumteilen destilliertem Wasser *R*, die Kaliumdihydrogenphosphat *R* (6,0 g · l^{-1}), Natriumdodecylsulfat *R* (2,9 g · l^{-1}) und Tetrabutylammoniumbromid *R* (9 g · l^{-1}) enthält, als mobile Phase bei einer Durchflußrate von 1,5 ml je Minute
- einem Spektrometer als Detektor bei einer Wellenlänge von 254 nm.

Die Säule wird etwa 30 min lang mit der mobilen Phase bei einer Durchflußrate von 1,5 ml je Minute äquilibriert.

20 µl Referenzlösung b werden eingespritzt. Die Empfindlichkeit des Systems wird so eingestellt, daß die Höhe des Hauptpeaks im Chromatogramm mindestens 10 Prozent des maximalen Ausschlags beträgt.

20 µl Referenzlösung a werden eingespritzt. Die Prüfung darf nur ausgewertet werden, wenn die relative Retention für das *E*-Isomer, bezogen auf den Hauptpeak, etwa 1,35 und die Retentionszeit des Hauptpeaks etwa 10 min betragen.

20 µl Untersuchungslösung werden eingespritzt. Die Chromatographie erfolgt über eine Dauer, die der 2fachen Retentionszeit von Chlorprothixen entspricht. Der Prozentgehalt an *E*-Isomer wird mit Hilfe der Chromatogramme der Untersuchungslösung und der Referenzlösung a bestimmt, wobei der angegebene Gehalt dieses Isomers in Chlorprothixenhydrochlorid *CRS* berücksichtigt wird. Der Gehalt an *E*-Isomer der Substanz darf höchstens 2,0 Prozent betragen. Im Chromatogramm der Untersuchungslösung darf die Fläche eines Peaks mit einer relativen Retention von etwa 1,55 (Verunreinigung E) nicht größer sein als das 3fache der Fläche des Hauptpeaks im Chromatogramm der Referenzlösung b (0,3 Prozent Verunreinigung E, unter Berücksichtigung eines Responsfaktors von 3). Keine Peakfläche, mit Ausnahme der des Hauptpeaks, des *E*-Isomer-Peaks und eines der Verunreinigung E entsprechenden Peaks, darf größer sein als die Fläche des Hauptpeaks im Chromatogramm der Referenzlösung b (0,3 Prozent). Die Summe aller Peakflächen, mit Ausnahme der des Hauptpeaks, des *E*-Isomer-Peaks und eines der Verunreinigung E entsprechenden Peaks, darf nicht größer sein als das 2,33fache der Fläche des Hauptpeaks im Chromatogramm der Referenzlösung b (0,7 Prozent). Peaks, deren Fläche kleiner ist als das 0,1fache der Fläche des Hauptpeaks im Chromatogramm der Referenzlösung b, werden nicht berücksichtigt.

Schwermetalle (2.4.8): 1,0 g Substanz muß der Grenzprüfung F auf Schwermetalle entsprechen (20 ppm). Zur Herstellung der Referenzlösung werden 2 ml Blei-Lösung (10 ppm Pb) *R* verwendet.

Trocknungsverlust (2.2.32): Höchstens 0,5 Prozent, mit 1,000 g Substanz durch 3 h langes Trocknen im Vakuum bei 60 °C bestimmt.

Sulfatasche (2.4.14): Höchstens 0,1 Prozent, mit 1,0 g Substanz bestimmt.

Gehaltsbestimmung

0,300 g Substanz, in einer Mischung von 5,0 ml Salzsäure (0,01 mol · l^{-1}) und 50 ml Ethanol 96 % *R* gelöst, werden mit Natriumhydroxid-Lösung (0,1 mol · l^{-1}) titriert. Das zwischen den beiden mit Hilfe der Potentiometrie

(2.2.20) bestimmten Wendepunkten zugesetzte Volumen wird abgelesen.

1 ml Natriumhydroxid-Lösung (0,1 mol · l^{-1}) entspricht 35,23 mg $C_{18}H_{19}Cl_2NS$.

Lagerung

Vor Licht geschützt.

Verunreinigungen

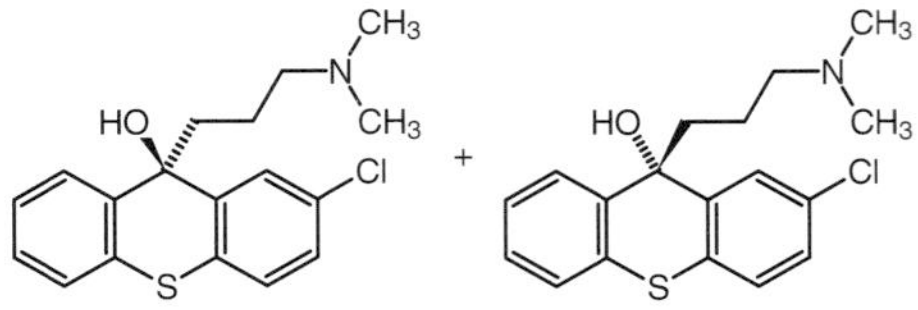

A. (*RS*)-2-Chlor-9-[3-(dimethylamino)propyl]-9*H*-thioxanthen-9-ol

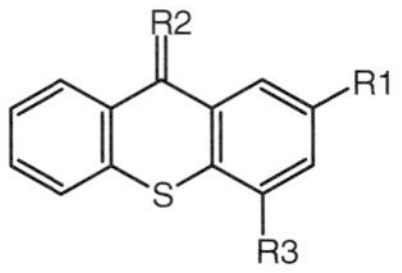

B. R1 = H, R2 = CH–CH_2–CH_2–N$(CH_3)_2$, R3 = H: *N,N*-Dimethyl-3-(9*H*-thioxanthen-9-yliden)propan-1-amin

C. R1 = Cl, R2 = CH–CH_2– CH_2–NH–CH_3, R3 = H: (*Z*)-3-(2-Chlor-9*H*-thioxanthen-9-yliden)-*N*-methylpropan-1-amin

D. R1 = H, R2 = CH–CH_2– CH_2–N$(CH_3)_2$, R3 = Cl: (*Z*)-3-(4-Chlor-9*H*-thioxanthen-9-yliden)-*N,N*-dimethylpropan-1-amin

E. R1 = Cl, R2 = O, R3 = H: 2-Chlor-9*H*-thioxanthen-9-on

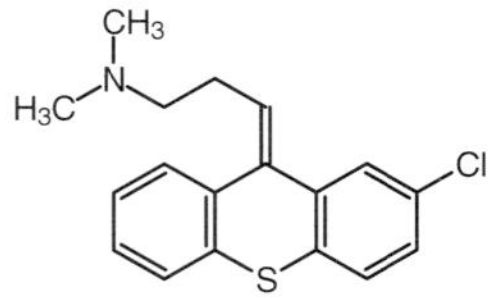

F. (*E*)-3-(2-Chlor-9*H*-thioxanthen-9-yliden)-*N,N*-dimethylpropan-1-amin (*E*-Isomer).

1998, 546

Chlortalidon

Chlortalidonum

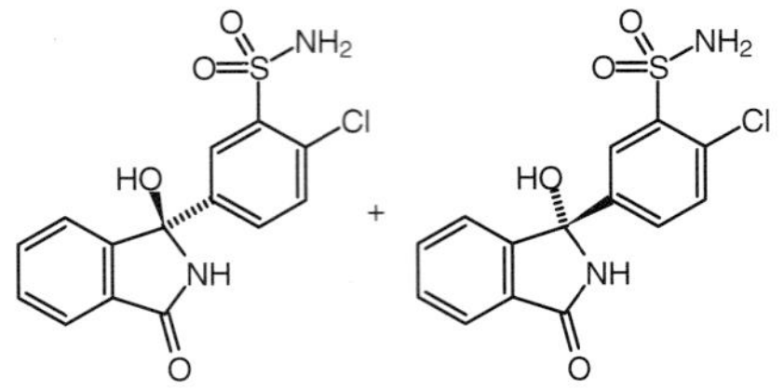

$C_{14}H_{11}ClN_2O_4S$ M_r 338,8

Definition

Chlortalidon enthält mindestens 98,0 und höchstens 102,0 Prozent 2-Chlor-5-[(1*RS*)-1-hydroxy-3-oxo-2,3-dihydro-1*H*-isoindol-1-yl]benzolsulfonamid, berechnet auf die getrocknete Substanz.

Eigenschaften

Weißes bis gelblichweißes Pulver; praktisch unlöslich in Wasser, löslich in Aceton und Methanol, schwer löslich in Ethanol, praktisch unlöslich in Dichlormethan. Die Substanz löst sich in verdünnten Alkalihydroxid-Lösungen.

Die Substanz schmilzt bei etwa 220 °C unter Zersetzung.

Prüfung auf Identität

1: B.
2: A, C, D, E.

A. 50,0 mg Substanz werden in Ethanol 96 % *R* zu 50,0 ml gelöst. 10,0 ml Lösung werden mit Ethanol 96 % *R* zu 100,0 ml verdünnt. Diese Lösung, zwischen 230 und 340 nm gemessen, zeigt Absorptionsmaxima (2.2.25) bei 275 und 284 nm. Das Verhältnis der Absorption im Maximum bei 284 nm zu der im Maximum bei 275 nm liegt zwischen 0,73 und 0,88.

B. Die Prüfung erfolgt mit Hilfe der IR-Spektroskopie (2.2.24) durch Vergleich des Spektrums der Substanz mit dem von Chlortalidon *CRS*. Die Prüfung erfolgt mit Hilfe von Preßlingen unter Verwendung von Kaliumbromid *R*.

C. Die Prüfung erfolgt mit Hilfe der Dünnschichtchromatographie (2.2.27) unter Verwendung einer Schicht von Kieselgel GF_{254} *R*.

Untersuchungslösung: 10 mg Substanz werden in Aceton *R* zu 10 ml gelöst.

Referenzlösung a: 10 mg Chlortalidon *CRS* werden in Aceton *R* zu 10 ml gelöst.

Referenzlösung b: 10 mg Chlortalidon *CRS* und 10 mg Hydrochlorothiazid *CRS* werden in Aceton *R* zu 10 ml gelöst.

Auf die Platte werden 5 µl jeder Lösung aufgetragen. Die Chromatographie erfolgt mit einer Mischung von 1,5 Volumteilen Wasser *R* und 98,5 Volumteilen Ethylacetat *R* über eine Laufstrecke von 10 cm. Die Platte wird an der Luft trocknen gelassen und im ultravioletten Licht bei 254 nm ausgewertet. Der Hauptfleck im Chromatogramm der Untersuchungslösung entspricht in bezug auf Lage und Größe dem Hauptfleck im Chromatogramm der Referenzlösung a. Die Prüfung darf nur ausgewertet werden, wenn das Chromatogramm der Referenzlösung b deutlich voneinander getrennt 2 Flecke zeigt.

D. Werden etwa 10 mg Substanz in 1 ml Schwefelsäure *R* gelöst, entsteht eine intensive Gelbfärbung.

E. Die Substanz entspricht der Prüfung „Optische Drehung“ (siehe „Prüfung auf Reinheit“).

Prüfung auf Reinheit

Aussehen der Lösung: 1,0 g Substanz wird in verdünnter Natriumhydroxid-Lösung *R* zu 10 ml gelöst. Die Lösung muß klar (2.2.1) und darf nicht stärker gefärbt sein als die Stufe 6 der am besten geeigneten Farbvergleichslösung (2.2.2, Methode II).

Optische Drehung (2.2.7): 0,20 g Substanz werden in Methanol *R* zu 20 ml gelöst. Der Drehungswinkel muß zwischen −0,15 und +0,15° liegen.

Sauer reagierende Substanzen: 1,0 g Substanz wird unter Erwärmen in einer Mischung von 25 ml Aceton *R* und 25 ml kohlendioxidfreiem Wasser *R* gelöst. Nach dem Abkühlen wird mit Natriumhydroxid-Lösung (0,1 mol · l^{-1}) titriert. Der Endpunkt wird mit Hilfe der Potentiometrie (2.2.20) bestimmt. Höchstens 0,75 ml Natriumhydroxid-Lösung (0,1 mol · l^{-1}) dürfen verbraucht werden.

Verwandte Substanzen: Die Prüfung erfolgt mit Hilfe der Dünnschichtchromatographie (2.2.27) unter Verwendung einer Schicht eines geeigneten Kieselgels, das einen Fluoreszenzindikator mit intensivster Anregung der Fluoreszenz bei 254 nm enthält.

Untersuchungslösung: 0,2 g Substanz werden in einer Mischung von 1 Volumteil Wasser *R* und 4 Volumteilen Aceton *R* zu 5 ml gelöst.

Referenzlösung a: Je 20 mg Chlortalidon-Verunreinigung B *CRS* und Chlortalidon *CRS* werden in einer Mischung von 1 Volumteil Wasser *R* und 4 Volumteilen Aceton *R* zu 50 ml gelöst.

Referenzlösung b: 1 ml Untersuchungslösung wird mit einer Mischung von 1 Volumteil Wasser *R* und 4 Volumteilen Aceton *R* zu 200 ml verdünnt.

Auf die Platte werden 5 µl jeder Lösung aufgetragen. Die Chromatographie erfolgt mit einer Mischung von 5 Volumteilen Toluol *R*, 10 Volumteilen Xylol *R*, 20 Volumteilen konzentrierter Ammoniak-Lösung *R*, 30 Volumteilen Dioxan *R* und 30 Volumteilen 2-Propanol *R* über eine Laufstrecke von 15 cm. Die Platte wird im Warmluftstrom getrocknet und anschließend im ultravioletten Licht bei 254 nm ausgewertet. Ein der Chlortalidon-Verunreinigung B entsprechender Fleck im Chromatogramm der Untersuchungslösung darf nicht größer oder intensiver sein als der entsprechende Fleck im Chromatogramm der Referenzlösung a (1 Prozent). Ein weiterer Nebenfleck im Chromatogramm der Untersuchungslösung darf nicht größer oder intensiver sein als der Fleck im Chromatogramm der Referenzlösung b (0,5 Prozent). Die Prüfung darf nur ausgewertet werden, wenn das Chromatogramm der Referenzlösung a deutlich voneinander getrennt 2 Flecke zeigt.

Chlorid (2.4.4): 0,3 g Substanz werden fein verrieben und mit 30 ml Wasser *R* versetzt. Nach 5 min langem Schütteln wird filtriert. 15 ml Filtrat müssen der Grenzprüfung auf Chlorid entsprechen (350 ppm). Zur Herstellung der Referenzlösung werden 10 ml Chlorid-Lösung (5 ppm Cl) *R* verwendet.

Trocknungsverlust (2.2.32): Höchstens 0,5 Prozent, mit 1,000 g Substanz durch Trocknen im Trockenschrank bei 100 bis 105 °C bestimmt.

Sulfatasche (2.4.14): Höchstens 0,1 Prozent, mit 1,0 g Substanz bestimmt.

Gehaltsbestimmung

0,200 g Substanz, in 50 ml Aceton *R* gelöst, werden in Stickstoffatmosphäre mit Tetrabutylammoniumhydroxid-Lösung (0,1 mol · l^{-1}) titriert. Der Endpunkt wird mit Hilfe der Potentiometrie (2.2.20) bestimmt. Ein Blindversuch wird durchgeführt.

1 ml Tetrabutylammoniumhydroxid-Lösung (0,1 mol · l^{-1}) entspricht 33,88 mg $C_{14}H_{11}ClN_2O_4S$.

Verunreinigungen

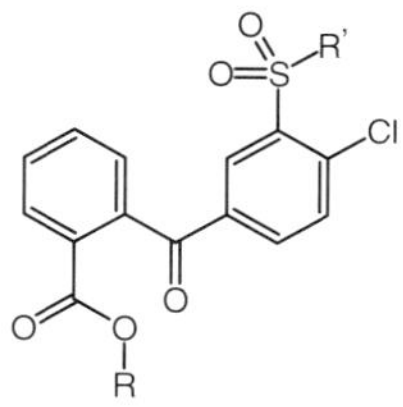

A. R = H, R′ = OH:
2-(4-Chlor-3-sulfobenzoyl)benzoesäure

B. R = H, R′ = NH_2:
2-(4-Chlor-3-sulfamoylbenzoyl)benzoesäure

C. R = CH_2–CH_3, R′ = NH_2:
Ethyl-2-(4-chlor-3-sulfamoylbenzoyl)benzoat

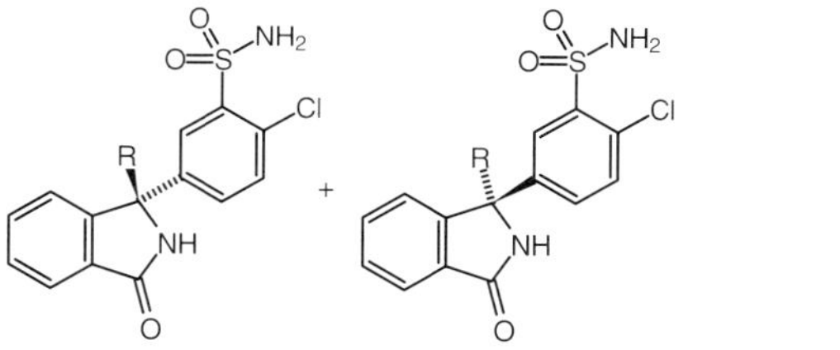

D. R = O–CH_2–CH_3:
2-Chlor-5-[(1*RS*)-1-ethoxy-3-oxo-2,3-dihydro-1*H*-isoindol-1-yl]benzolsulfonamid

E. R = H:
2-Chlor-5-[(1*RS*)-3-oxo-2,3-dihydro-1*H*-isoindol-1-yl]benzolsulfonamid

C

Monographien

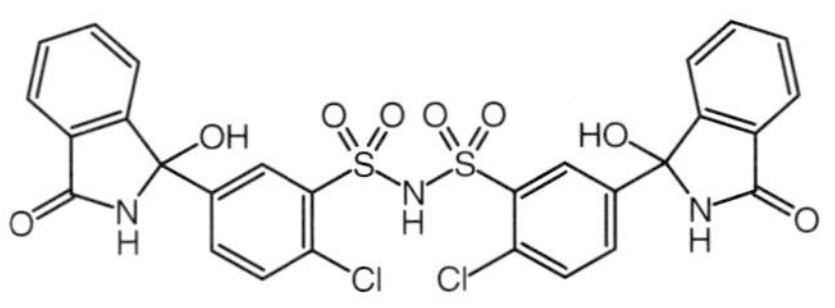

F. Bis[2-chlor-5-(1-hydroxy-3-oxo-2,3-dihydro-1*H*-isoindol-1-yl)benzolsulfonyl]amin.

2001, 173

Chlortetracyclinhydrochlorid

Chlortetracyclini hydrochloridum

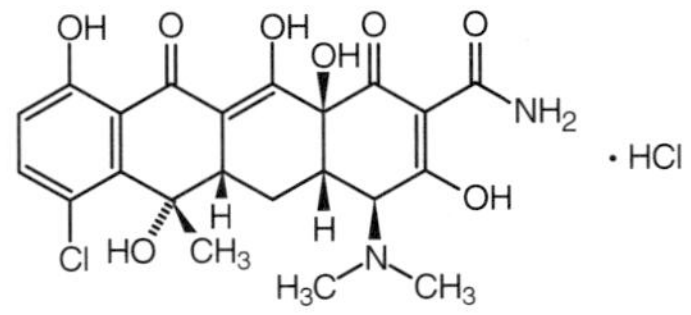

$C_{22}H_{24}Cl_2N_2O_8$ M_r 515,3

Definition

Chlortetracyclinhydrochlorid ist (4*S*,4a*S*,5a*S*,6*S*,12a*S*)-7-Chlor-4-dimethylamino-1,4,4a,5,5a,6,11,12a-octahydro-3,6,10,12,12a-pentahydroxy-6-methyl-1,11-dioxonaphthacen-2-carboxamid-hydrochlorid und wird aus bestimmten Stämmen von *Streptomyces aureofaciens* gewonnen oder nach anderen Verfahren hergestellt. Die Substanz enthält mindestens 89,5 Prozent Chlortetracyclinhydrochlorid, und die Summe von Chlortetracyclinhydrochlorid und Tetracyclinhydrochlorid beträgt mindestens 94,5 und höchstens 100,5 Prozent, berechnet als Chlortetracyclinhydrochlorid, jeweils auf die wasserfreie Substanz bezogen.

Eigenschaften

Gelbes Pulver; schwer löslich in Wasser und Ethanol. Die Substanz löst sich in Alkalihydroxid- und Alkalicarbonat-Lösungen.

Prüfung auf Identität

A. Die Prüfung erfolgt mit Hilfe der Dünnschichtchromatographie (2.2.27) unter Verwendung einer Schicht von Kieselgel H *R*. Eine Lösung von Natriumedetat *R* ($100 \text{ g} \cdot \text{l}^{-1}$) wird mit konzentrierter Natriumhydroxid-Lösung *R* auf einen *p*H-Wert von 8,0 eingestellt. Die Platte wird mit etwa 10 ml der Lösung gleichmäßig besprüht (für eine 100-mm × 200-mm-Platte). Die Platte wird mindestens 1 h lang in waagerechter Lage trocknen gelassen. Vor der Verwendung wird die Platte 1 h lang bei 110 °C erhitzt.

Untersuchungslösung: 5 mg Substanz werden in Methanol *R* zu 10 ml gelöst.

Referenzlösung a: 5 mg Chlortetracyclinhydrochlorid *CRS* werden in Methanol *R* zu 10 ml gelöst.

Referenzlösung b: Je 5 mg Chlortetracyclinhydrochlorid *CRS*, Tetracyclinhydrochlorid *CRS* und Metacyclinhydrochlorid *CRS* werden in Methanol *R* zu 10 ml gelöst.

Auf die Platte wird 1 µl jeder Lösung aufgetragen. Die Chromatographie erfolgt mit einer Mischung von 6 Volumteilen Wasser *R*, 35 Volumteilen Methanol *R* und 59 Volumteilen Dichlormethan *R* über eine Laufstrecke von 15 cm. Die Platte wird im Luftstrom getrocknet und im ultravioletten Licht bei 365 nm ausgewertet. Der Hauptfleck im Chromatogramm der Untersuchungslösung entspricht in bezug auf Lage, Farbe und Größe dem Hauptfleck im Chromatogramm der Referenzlösung a. Die Prüfung darf nur ausgewertet werden, wenn das Chromatogramm der Referenzlösung b deutlich voneinander getrennt 3 Flecke zeigt.

B. Werden etwa 2 mg Substanz mit 5 ml Schwefelsäure *R* versetzt, entsteht eine tiefblaue Färbung, die bläulichgrün wird. Beim Eingießen der Lösung in 2,5 ml Wasser *R* wird die Lösung bräunlich.

C. Die Substanz gibt die Identitätsreaktion a auf Chlorid (2.3.1).

Prüfung auf Reinheit

***p*H-Wert** (2.2.3): 0,1 g Substanz werden in 10 ml kohlendioxidfreiem Wasser *R* unter Erwärmen gelöst. Der *p*H-Wert der Lösung muß zwischen 2,3 und 3,3 liegen.

Spezifische Drehung (2.2.7): 0,125 g Substanz werden in Wasser *R* zu 50,0 ml gelöst. Die spezifische Drehung muß zwischen –235 und –250° liegen, berechnet auf die wasserfreie Substanz.

Absorption (2.2.25): 0,125 g Substanz werden in Wasser *R* zu 25,0 ml gelöst. Die Absorption, bei 460 nm gemessen, darf höchstens 0,40 betragen.

Verwandte Substanzen: Die Prüfung erfolgt mit Hilfe der Flüssigchromatographie (2.2.29) wie unter „Gehaltsbestimmung" beschrieben.

Untersuchungslösung und Referenzlösungen e und f werden eingespritzt. Die Prüfung darf nur ausgewertet werden, wenn der Peak im Chromatogramm der Referenzlösung f zur Auswertung geeignet ist. Im Chromatogramm der Untersuchungslösung darf die Fläche des dem 4-*epi*-Chlortetracyclin entsprechenden Peaks nicht größer sein als die Fläche des dem 4-*epi*-Chlortetracyclin entsprechenden Peaks im Chromatogramm der Referenzlösung e (4,0 Prozent). Die Gesamtfläche aller zwischen dem Lösungsmittelpeak und dem Peak, der dem Chlortetracyclin entspricht, auftretenden Peaks, mit Ausnahme der dem Tetracyclin und dem 4-*epi*-Chlortetracyclin entsprechenden Peaks, darf nicht größer als 25 Prozent der Fläche des dem 4-*epi*-Chlortetracyclin entsprechenden Peaks im Chromatogramm der Referenzlösung e sein (1,0 Prozent). Peaks, deren Fläche kleiner ist als die Fläche des Hauptpeaks im Chromatogramm der Referenzlösung f, werden nicht berücksichtigt.

Tetracyclinhydrochlorid: Höchstens 8,0 Prozent, berechnet auf die wasserfreie Substanz. Die Bestimmung erfolgt mit Hilfe der Flüssigchromatographie (2.2.29) wie unter „Gehaltsbestimmung" beschrieben. Untersuchungslösung und Referenzlösung e werden getrennt eingespritzt.

Schwermetalle (2.4.8): 0,5 g Substanz müssen der Grenzprüfung C auf Schwermetalle entsprechen (50 ppm). Zur Herstellung der Referenzlösung werden 2,5 ml Blei-Lösung (10 ppm Pb) *R* verwendet.

Wasser (2.5.12): Höchstens 2,0 Prozent, mit 0,300 g Substanz nach der Karl-Fischer-Methode bestimmt.

Sulfatasche (2.4.14): Höchstens 0,5 Prozent, mit 1,0 g Substanz bestimmt.

Sterilität (2.6.1): Chlortetracyclinhydrochlorid zur Herstellung von Parenteralia, das dabei keinem weiteren geeigneten Sterilisationsverfahren unterworfen wird, muß der Prüfung entsprechen.

Bakterien-Endotoxine (2.6.14): Chlortetracyclinhydrochlorid zur Herstellung von Parenteralia, das dabei keinem weiteren geeigneten Verfahren zur Beseitigung von Bakterien-Endotoxinen unterworfen wird, darf höchstens 1 I.E. Bakterien-Endotoxine je Milligramm Substanz enthalten.

Gehaltsbestimmung

Die Bestimmung erfolgt mit Hilfe der Flüssigchromatographie (2.2.29).

Untersuchungslösung: 25,0 mg Substanz werden in Salzsäure (0,01 mol · l^{-1}) zu 25,0 ml gelöst.

Referenzlösung a: 25,0 mg Chlortetracyclinhydrochlorid *CRS* werden in Salzsäure (0,01 mol · l^{-1}) zu 25,0 ml gelöst.

Referenzlösung b: 10,0 mg 4-*epi*-Chlortetracyclinhydrochlorid *CRS* werden in Salzsäure (0,01 mol · l^{-1}) zu 25,0 ml gelöst.

Referenzlösung c: 20,0 mg Tetracyclinhydrochlorid *CRS* werden in Salzsäure (0,01 mol · l^{-1}) zu 25,0 ml gelöst.

Referenzlösung d: Eine Mischung von 5,0 ml Referenzlösung a und 10,0 ml Referenzlösung b wird mit Salzsäure (0,01 mol · l^{-1}) zu 25,0 ml verdünnt.

Referenzlösung e: Eine Mischung von 5,0 ml Referenzlösung b und 5,0 ml Referenzlösung c wird mit Salzsäure (0,01 mol · l^{-1}) zu 50,0 ml verdünnt.

Referenzlösung f: 1,0 ml Referenzlösung c wird mit Salzsäure (0,01 mol · l^{-1}) zu 20,0 ml verdünnt. 5,0 ml dieser Lösung werden mit Salzsäure (0,01 mol · l^{-1}) zu 200,0 ml verdünnt.

Die Chromatographie kann durchgeführt werden mit
- einer Säule von 0,25 m Länge und 4,6 mm innerem Durchmesser, gepackt mit octylsilyliertem Kieselgel zur Chromatographie *R* (5 µm oder 10 µm) bei einer Temperatur von 35 °C
- folgender in der angegebenen Reihenfolge hergestellten Mischung als mobile Phase bei einer Durchflußrate von 1 ml je Minute: 500 ml Wasser *R* werden mit 50 ml Perchlorsäure-Lösung *R* versetzt; die Mischung wird geschüttelt und anschließend mit 450 ml Dimethylsulfoxid *R* versetzt
- einem Spektrometer als Detektor bei einer Wellenlänge von 280 nm
- einer 20-µl-Probenschleife
- einem elektronischen Integrator.

Die Referenzlösung d wird eingespritzt. Die Empfindlichkeit des Systems wird so eingestellt, daß die Höhe der Peaks mindestens 50 Prozent des maximalen Ausschlags beträgt. Die Bestimmung darf nur ausgewertet werden, wenn die Auflösung zwischen dem ersten (4-*epi*-Chlortetracyclin) und dem zweiten Peak (Chlortetracyclin) mindestens 2,0 beträgt. Falls erforderlich wird die Konzentration an Dimethylsulfoxid in der mobilen Phase so geändert, daß die geforderte Auflösung erhalten wird. Der Symmetriefaktor des zweiten Peaks darf höchstens 1,3 betragen.

Die Referenzlösung a wird 6mal eingespritzt. Die Bestimmung darf nur ausgewertet werden, wenn die relative Standardabweichung der Peakflächen von Chlortetracyclinhydrochlorid höchstens 1,0 Prozent beträgt. Falls erforderlich werden die Parameter des Integrators angepaßt.

Untersuchungslösung und Referenzlösung a werden abwechselnd eingespritzt. Der Prozentgehalt an Chlortetracyclinhydrochlorid wird berechnet.

Lagerung

Gut verschlossen, vor Licht geschützt. Falls die Substanz steril ist, im Behältnis mit Sicherheitsverschluß.

Beschriftung

Die Beschriftung gibt insbesondere, falls zutreffend, an
- daß die Substanz steril ist
- daß die Substanz frei von Bakterien-Endotoxinen ist.

Verunreinigungen

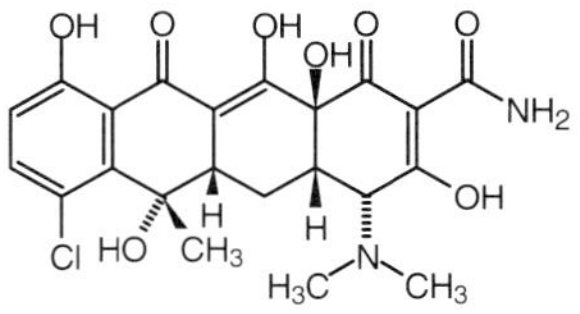

A. 4-*epi*-Chlortetracyclin
B. Tetracyclin.

C

Monographien

2001, 993

Cholesterol

Cholesterolum

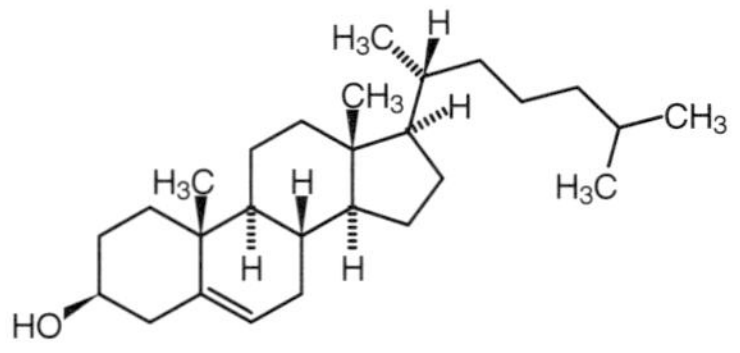

$C_{27}H_{46}O$ M_r 386,7

Definition

Cholesterol enthält mindestens 95,0 Prozent Cholest-5-en-3β-ol und mindestens 97,0 und höchstens 103,0 Prozent Gesamtsterole, berechnet auf die getrocknete Substanz.

Herstellung

Falls zutreffend muß die Substanz der Monographie **Produkte mit dem Risiko der Übertragung von Erregern der spongiformen Enzephalopathie tierischen Ursprungs (Producta cum possibili transmissione vectorium enkephalopathiarum spongiformium animalium)** entsprechen.

Eigenschaften

Weißes bis fast weißes, kristallines Pulver; praktisch unlöslich in Wasser, wenig löslich in Aceton und Ethanol.

Die Substanz ist lichtempfindlich.

Prüfung auf Identität

A. Schmelztemperatur (2.2.14): 147 bis 150 °C.

B. Die Prüfung erfolgt mit Hilfe der Dünnschichtchromatographie (2.2.27) unter Verwendung einer DC-Platte mit Kieselgel G *R*.

Die Lösungen werden unmittelbar vor Gebrauch hergestellt.

Untersuchungslösung: 10 mg Substanz werden in Dichlorethan *R* zu 5 ml gelöst.

Referenzlösung: 10 mg Cholesterol *CRS* werden in Dichlorethan *R* zu 5 ml gelöst.

Auf die Platte werden 20 µl jeder Lösung aufgetragen. Die Chromatographie erfolgt sofort und unter Lichtschutz mit einer Mischung von 33 Volumteilen Ethylacetat *R* und 66 Volumteilen Toluol *R* über eine Laufstrecke von 15 cm. Die Platte wird an der Luft trocknen gelassen und 3mal mit Antimon(III)-chlorid-Lösung *R* besprüht. Die Chromatogramme werden innerhalb von 3 bis 4 min nach dem Besprühen ausgewertet. Der Hauptfleck im Chromatogramm der Untersuchungslösung entspricht in bezug auf Lage, Farbe und Größe dem Hauptfleck im Chromatogramm der Referenzlösung.

C. Etwa 5 mg Substanz werden in 2 ml Dichlormethan *R* gelöst. Die Lösung wird nach Zusatz von 1 ml Acetanhydrid *R* und 0,01 ml Schwefelsäure *R* geschüttelt. Eine Rosafärbung entwickelt sich, die schnell rot, anschließend blau und schließlich brillantgrün wird.

Prüfung auf Reinheit

Löslichkeit in Ethanol: In einem mit einem Stopfen verschlossenen Kolben werden 0,5 g Substanz in 50 ml Ethanol 96 % *R* bei 50 °C gelöst. Die Lösung wird 2 h lang stehengelassen. Ein Niederschlag oder eine Trübung darf nicht entstehen.

Sauer reagierende Substanzen: 1,0 g Substanz wird in 10 ml Ether *R* gelöst. Nach Zusatz von 10,0 ml Natriumhydroxid-Lösung (0,1 mol · l^{-1}) wird die Mischung etwa 1 min lang geschüttelt, zum Abdampfen des Ethers vorsichtig erhitzt und anschließend 5 min lang im Sieden gehalten. Die Mischung wird abgekühlt, mit 10 ml Wasser *R* verdünnt, mit 0,1 ml Phenolphthalein-Lösung *R* versetzt und unter kräftigem Rühren mit Salzsäure (0,1 mol · l^{-1}) titriert, bis die Rosafärbung gerade nicht mehr sichtbar ist. Ein Blindversuch wird durchgeführt. Die Differenz zwischen den beiden verbrauchten Volumen Salzsäure (0,1 mol · l^{-1}) darf höchstens 0,3 ml betragen.

Trocknungsverlust (2.2.32): Höchstens 0,3 Prozent, mit 1,000 g Substanz durch 4 h langes Trocknen im Vakuum bei 60 °C bestimmt.

Sulfatasche (2.4.14): Höchstens 0,1 Prozent, mit 1,0 g Substanz bestimmt.

Gehaltsbestimmung

Die Bestimmung erfolgt mit Hilfe der Gaschromatographie (2.2.28) unter Verwendung von Pregnenolonisobutyrat *CRS* als Interner Standard.

Interner-Standard-Lösung: 0,100 g Pregnenolonisobutyrat *CRS* werden in Heptan *R* zu 100,0 ml gelöst.

Untersuchungslösung: 25,0 mg Substanz werden in Interner-Standard-Lösung zu 25,0 ml gelöst.

Referenzlösung: 25,0 mg Cholesterol *CRS* werden in Interner-Standard-Lösung zu 25,0 ml gelöst.

Die Chromatographie kann durchgeführt werden mit
- einer Kapillarsäule aus Quarzglas von 30 m Länge und 0,53 mm innerem Durchmesser, belegt mit Polydimethylsiloxan *R* (Filmdicke 1,5 µm)
- Helium zur Chromatographie *R* als Trägergas bei einer Durchflußrate von 6 ml je Minute
- einem Flammenionisationsdetektor.

Die Temperatur der Säule wird bei 260 °C, die des Probeneinlasses bei 280 °C und die des Detektors bei 290 °C gehalten.

0,5 µl jeder Lösung werden eingespritzt. Die Bestimmung darf nur ausgewertet werden, wenn die Auflösung zwischen dem Peak von Pregnenolonisobutyrat und dem von Cholest-5-en-3β-ol im Chromatogramm der Referenzlösung mindestens 3,5 beträgt.

Der Prozentgehalt an Cholest-5-en-3β-ol wird mit Hilfe des angegebenen Gehalts an Cholest-5-en-3β-ol für Cholesterol *CRS* berechnet.

Der Prozentgehalt an Gesamtsterolen wird als Summe der Gehalte an Cholest-5-en-3β-ol und anderer Substanzen, deren Peaks eine Retentionszeit von höchstens dem 1,5fachen der Retentionszeit von Cholest-5-en-3β-ol haben, errechnet. Der Peak des Internen Standards und der Peak des Lösungsmittels werden nicht berücksichtigt.

Lagerung

Vor Licht geschützt.

Verunreinigungen

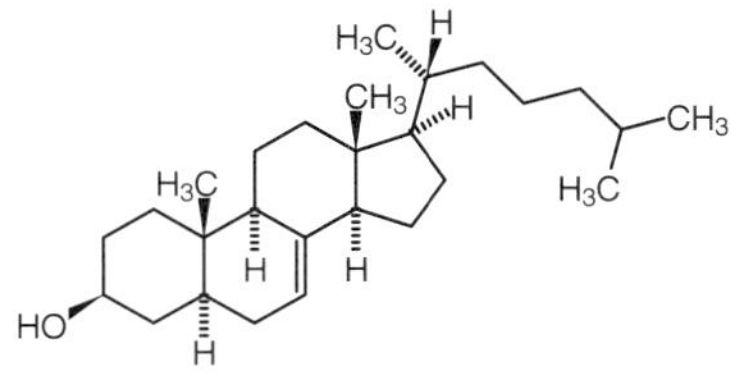

A. Cholest-7-en-3β-ol
(Lathosterol)

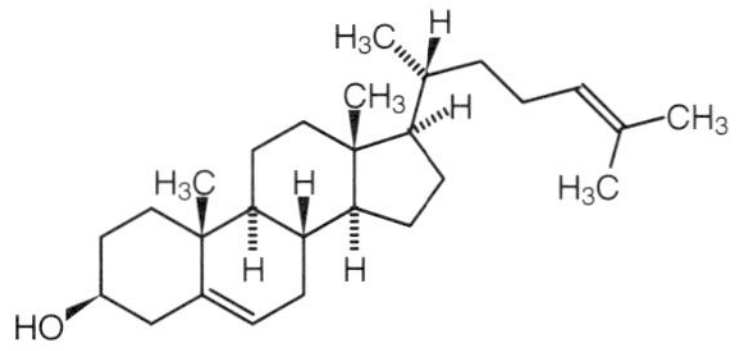

B. Cholesta-5,24-dien-3β-ol
(Desmosterol)

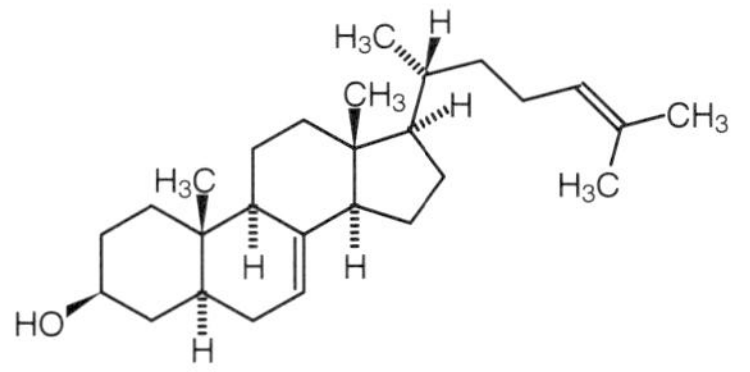

C. Cholesta-7,24-dien-3β-ol.

Dieser Text wurde in der deutschsprachigen Ausgabe der Ph. Eur. – Nachtrag 2000 schon in dieser Fassung veröffentlicht.

2001, 476

Chymotrypsin

Chymotrypsinum

Definition

Chymotrypsin ist ein proteolytisches Enzym, das durch Aktivierung des aus Rinderpankreas (*Bos taurus* L.) extrahierten Chymotrypsinogens gewonnen wird und eine Aktivität von mindestens 5,0 Mikrokatal je Milligramm aufweist. Die maximale Enzymaktivität wird in Lösung bei einem *p*H-Wert von etwa 8 erreicht; bei einem *p*H-Wert von 3 ist die Aktivität reversibel gehemmt; bei diesem *p*H-Wert ist die Substanz am stabilsten.

Herstellung

Falls zutreffend muß die Substanz der Monographie **Produkte mit dem Risiko der Übertragung von Erregern der spongiformen Enzephalopathie tierischen Ursprungs (Producta cum possibili transmissione vectorium enkephalopathiarum spongiformium animalium)** entsprechen.

Die Tiere, von denen die Substanz gewonnen wird, müssen den lebensmittelrechtlichen, von der zuständigen Behörde überwachten Gesundheitsanforderungen an Tiere, die für den menschlichen Verzehr bestimmt sind, entsprechen.

Für das Herstellungsverfahren muß nachgewiesen worden sein, in welchem Maß es Viren oder andere infektiöse Agenzien eliminiert oder inaktiviert.

Das Herstellungsverfahren wird einer Validierung unterzogen und muß gewährleisten, daß, falls die Substanz geprüft wird, sie folgender Prüfung entspricht:

Histamin (2.6.10): Höchstens 1 µg (berechnet als Histaminbase) je 5 Mikrokatal Chymotrypsin-Aktivität. Vor der Prüfung wird die Lösung der Substanz 30 min lang im Wasserbad erhitzt.

Eigenschaften

Weißes, kristallines oder amorphes Pulver; wenig löslich in Wasser. Die amorphe Form ist hygroskopisch.

Prüfung auf Identität

A. 1 ml Prüflösung (siehe „Prüfung auf Reinheit") wird mit Wasser *R* zu 10 ml verdünnt. Werden in einer Vertiefung einer weißen Tüpfelplatte 0,05 ml dieser Lösung mit 0,2 ml Substratlösung gemischt, entsteht eine Purpurfärbung.
Substratlösung für die Prüfung auf Identität: 24,0 mg Acetyltyrosinethylester *R* werden mit 0,2 ml Ethanol 96 % *R* versetzt und bis zur vollständigen Lösung geschüttelt. Nach Zusatz von 2,0 ml Phosphat-Pufferlösung *p*H 7,0 (0,067 mol · l^{-1}) *R* und 1 ml Methylrot-Mischindikator-Lösung *R* wird mit Wasser *R* zu 10,0 ml verdünnt.

B. 0,5 ml Prüflösung werden mit Wasser *R* zu 5 ml verdünnt. Nach Zusatz von 0,10 ml einer Lösung von Tosylphenylalanylchlormethan *R* (20 g · l^{-1}) in Ethanol 96 % *R* wird der *p*H-Wert auf 7,0 eingestellt und die Mischung 2 h lang geschüttelt. Werden in einer Vertiefung einer weißen Tüpfelplatte 0,05 ml dieser Lösung mit 0,2 ml Substratlösung (siehe Prüfung A) gemischt, entsteht innerhalb von 3 min keine Färbung.

Prüfung auf Reinheit

Prüflösung: 0,10 g Substanz werden in kohlendioxidfreiem Wasser *R* zu 10,0 ml gelöst.

Aussehen der Lösung: Die Prüflösung darf nicht stärker opaleszieren als die Referenzsuspension II (2.2.1).

***p*H-Wert** (2.2.3): Der *p*H-Wert der Prüflösung muß zwischen 3,0 und 5,0 liegen.

Absorption (2.2.25): 30,0 mg Substanz werden in Salzsäure (0,001 mol · l^{-1}) zu 100,0 ml gelöst. Die Lösung zeigt ein Absorptionsmaximum bei 281 nm und ein Minimum bei 250 nm. Die spezifische Absorption im Maximum muß zwischen 18,5 und 22,5 liegen, die im Minimum darf höchstens 8 betragen.

Trypsin: In eine Vertiefung einer weißen Tüpfelplatte werden 0,05 ml Trometamol-Pufferlösung *p*H 8,1 *R* und 0,1 ml Prüflösung gegeben. Die Mischung wird mit 0,2 ml Substratlösung versetzt (Untersuchungslösung). Gleichzeitig und unter gleichen Bedingungen wird mit der Substanz, der höchstens 1 Prozent (*m/m*) Trypsin *BRS* zugesetzt wurde, eine Referenzlösung hergestellt. Mit einer Stoppuhr wird die Zeit gemessen. Bei der Untersuchungslösung darf innerhalb von 3 bis 5 min nach Zusatz der Substratlösung keine Färbung auftreten, während sich die Referenzlösung purpurn färben muß.
Substratlösung für die Prüfung auf Trypsin: 98,5 mg Tosylargininmethylesterhydrochlorid *R*, das zur Bestimmung von Trypsin geeignet ist, werden mit 5 ml Trometamol-Pufferlösung *p*H 8,1 *R* versetzt. Die Mischung wird bis zur vollständigen Lösung umgeschüttelt und nach Zusatz von 2,5 ml Methylrot-Mischindikator-Lösung *R* mit Wasser *R* zu 25,0 ml verdünnt.

Trocknungsverlust (2.2.32): Höchstens 5,0 Prozent, mit 0,100 g Substanz durch 2 h langes Trocknen bei 60 °C und höchstens 0,7 kPa bestimmt.

Wertbestimmung

Die Aktivität wird durch den Vergleich der Geschwindigkeit, mit der die Substanz Acetyltyrosinethylester *R* hydrolysiert, mit der Geschwindigkeit, mit der Chymotrypsin *BRS* das gleiche Substrat unter gleichen Bedingungen hydrolysiert, bestimmt.

Apparatur: Verwendet wird ein etwa 30 ml fassendes Reaktionsgefäß, das versehen ist mit

- einer Vorrichtung, mit der eine Temperatur von 25,0 ± 0,1 °C eingehalten werden kann
- einer Rührvorrichtung, zum Beispiel einem Magnetrührer
- einem Deckel mit Öffnungen zum Anbringen der Elektroden, der Bürettenspitze, eines Einleitrohrs für Stickstoff sowie für den Zusatz der Reagenzien.

Eine automatische oder manuell zu bedienende Titrierapparatur kann verwendet werden. Im letzteren Fall muß die Bürette eine Einteilung in 0,005 ml aufweisen und das *p*H-Meter mit einer gedehnten Skala und Glas-Kalomel-Elektroden versehen sein.

Untersuchungslösung: 25,0 mg Substanz werden in Salzsäure (0,001 mol · l^{-1}) zu 250,0 ml gelöst.

Referenzlösung: 25,0 mg Chymotrypsin *BRS* werden in Salzsäure (0,001 mol · l^{-1}) zu 250,0 ml gelöst.

Beide Lösungen werden bei einer Temperatur zwischen 0 und 5 °C gelagert. 1 ml jeder Lösung wird innerhalb von 15 min auf etwa 25 °C erwärmt. Davon werden jeweils 50 µl, entsprechend etwa 25 Nanokatal, für die Titration verwendet, die unter Stickstoffatmosphäre ausgeführt wird. In das Reaktionsgefäß werden unter ständigem Rühren 10,0 ml Calciumchlorid-Lösung (0,01 mol · l^{-1}) *R* und 0,35 ml Acetyltyrosinethylester-Lösung (0,2 mol · l^{-1}) *R* eingebracht. Sobald die Temperatur 25,0 ± 0,1 °C beträgt (nach etwa 5 min), wird der *p*H-Wert mit Natriumhydroxid-Lösung (0,02 mol · l^{-1}) auf genau 8,0 eingestellt. Nach Zusatz von 50 µl Untersuchungslösung, entsprechend etwa 5 µg Substanz, wird mit der Zeitmessung begonnen. Durch Zusatz von Natriumhydroxid-Lösung (0,02 mol · l^{-1}) wird der *p*H-Wert bei 8,0 gehalten. Das zugesetzte Volumen wird jeweils nach 30 s abgelesen. Das zwischen 30 und 210 s verbrauchte Volumen je Sekunde an Natriumhydroxid-Lösung (0,02 mol · l^{-1}) wird berechnet. Die Bestimmung wird in der gleichen Weise mit der Referenzlösung durchgeführt und das je Sekunde verbrauchte Volumen Natriumhydroxid-Lösung (0,02 mol · l^{-1}) berechnet.

Die Aktivität der Substanz wird in Mikrokatal je Milligramm nach folgender Formel berechnet

$$\frac{m' \cdot V}{m \cdot V'} \cdot A$$

- m = Einwaage der Substanz in Milligramm
- m' = Einwaage Chymotrypsin *BRS* in Milligramm
- V = je Sekunde verbrauchtes Volumen an Natriumhydroxid-Lösung (0,02 mol · l^{-1}) bei der Untersuchungslösung
- V' = je Sekunde verbrauchtes Volumen an Natriumhydroxid-Lösung (0,02 mol · l^{-1}) bei der Referenzlösung
- A = Aktivität von Chymotrypsin *BRS* in Mikrokatal je Milligramm.

Lagerung

Dicht verschlossen, vor Licht geschützt, bei 2 bis 8 °C.

Beschriftung

Die Beschriftung gibt insbesondere an

- die Menge an Chymotrypsin und die Gesamtaktivität in Mikrokatal je Behältnis
- für die amorphe Substanz, daß sie hygroskopisch ist.

2000, 1407

Ciclopirox

Ciclopiroxum

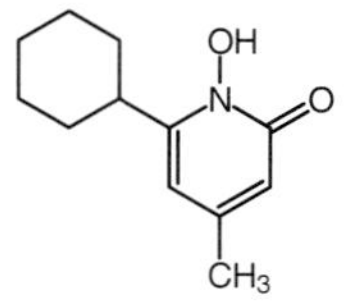

$C_{12}H_{17}NO_2$ M_r 207,3

Definition

Ciclopirox enthält mindestens 98,0 und höchstens 101,0 Prozent 6-Cyclohexyl-1-hydroxy-4-methylpyridin-2=(1*H*)-on, berechnet auf die getrocknete Substanz.

Eigenschaften

Weißes bis gelblichweißes, kristallines Pulver; schwer löslich in Wasser, leicht löslich in Dichlormethan und wasserfreiem Ethanol.

Prüfung auf Identität

1: B.
2: A, C.

A. Schmelztemperatur (2.2.14): 140 bis 145 °C.

B. Die Prüfung erfolgt mit Hilfe der IR-Spektroskopie (2.2.24) durch Vergleich des Spektrums der Substanz mit dem von Ciclopirox *CRS*.

C. Die Prüfung erfolgt mit Hilfe der Dünnschichtchromatographie (2.2.27) unter Verwendung einer DC-Platte mit Kieselgel F_{254} *R*.

Untersuchungslösung: 20 mg Substanz werden in Methanol *R* zu 10 ml gelöst.

Referenzlösung: 20 mg Ciclopirox *CRS* werden in Methanol *R* zu 10 ml gelöst.

Vor Gebrauch wird die Platte mit einer Mischung von 10 Volumteilen konzentrierter Ammoniak-Lösung *R*, 15 Volumteilen Wasser *R* und 75 Volumteilen Ethanol 96 % *R* vorentwickelt, bis die Fließmittelfront das Ende der Platte erreicht hat. Die Platte wird 5 min lang an der Luft trocknen gelassen.

Auf die Platte werden 10 µl jeder Lösung aufgetragen. Die Chromatographie erfolgt mit einer Mischung von 10 Volumteilen konzentrierter Ammoniak-Lösung *R*, 15 Volumteilen Wasser *R* und 75 Volumteilen Ethanol 96 % *R* über eine Laufstrecke von 15 cm. Die Platte wird 10 min lang an der Luft trocknen gelassen und im ultravioletten Licht bei 254 nm ausgewertet. Der Hauptfleck im Chromatogramm der Untersuchungslösung entspricht in bezug auf Lage und Größe dem Hauptfleck im Chromatogramm der Referenzlösung. Die Platte wird mit einer Lösung von Eisen(III)-chlorid *R* ($20 g \cdot l^{-1}$) in wasserfreiem Ethanol *R* besprüht. Der Hauptfleck im Chromatogramm der Untersuchungslösung entspricht in bezug auf Lage, Farbe und Größe dem Hauptfleck im Chromatogramm der Referenzlösung.

Prüfung auf Reinheit

Aussehen der Lösung: 2,0 g Substanz werden in Methanol *R* zu 10 ml gelöst. Die Lösung muß klar (2.2.1) und darf nicht stärker gefärbt sein als die Farbvergleichslösung G_5 (2.2.2, Methode II).

Verwandte Substanzen: Die Prüfung erfolgt mit Hilfe der Flüssigchromatographie (2.2.29).

Die Prüfung ist unter Ausschluß direkter Lichteinwirkung auszuführen. Alle Materialien, die in direkten Kontakt mit der Untersuchungssubstanz kommen, wie Säulenmaterial, Reagenzien, Lösungsmittel und andere, dürfen nur ein Minimum an extrahierbaren Metallionen enthalten.

Lösungsmittelmischung: 1 Volumteil Acetonitril *R* und 9 Volumteile der mobilen Phase werden gemischt.

Untersuchungslösung: 30,0 mg Substanz werden in 15 ml Lösungsmittelmischung, falls erforderlich im Ultraschallbad, gelöst. Die Lösung wird mit der Lösungsmittelmischung zu 20,0 ml verdünnt.

Referenzlösung a: 15,0 mg Ciclopirox-Verunreinigung A *CRS* und 15,0 mg Ciclopirox-Verunreinigung B *CRS* werden in der Lösungsmittelmischung zu 10,0 ml gelöst.

Referenzlösung b: 1,0 ml Referenzlösung a wird mit der Lösungsmittelmischung zu 200,0 ml verdünnt.

Referenzlösung c: 2,0 ml Referenzlösung b werden mit der Lösungsmittelmischung zu 10,0 ml verdünnt.

Referenzlösung d: 5 ml Referenzlösung a werden mit 5 ml Untersuchungslösung gemischt.

Die Chromatographie kann durchgeführt werden mit
- einer Säule aus rostfreiem Stahl von 80 mm Länge und 4 mm innerem Durchmesser, gepackt mit cyanopropylsilyliertem Kieselgel zur Chromatographie *R* 2 (5 µm)
- einer Mischung von 1 Volumteil Acetylaceton *R*, 1 Volumteil Essigsäure 98 % *R*, 500 Volumteilen Acetonitril *R* und 500 Volumteilen Wasser *R* als Waschflüssigkeit
- folgender mobilen Phase bei einer Durchflußrate von 0,7 ml je Minute: eine Mischung von 0,1 ml Essigsäure 98 % *R*, 230 ml Acetonitril *R* und 770 ml einer Lösung von Natriumedetat *R* ($0,96 g \cdot l^{-1}$); wenn die Retentionszeit des Hauptpeaks im Chromatogramm der Untersuchungslösung nicht zwischen 8 und 11 min liegt, muß das Verhältnis von Natriumedetat-Lösung ($0,96 g \cdot l^{-1}$) zu Acetonitril entsprechend geändert werden
- einem Spektrometer als Detektor bei Wellenlängen von 220 und 298 nm.

Bei Verwendung einer neuen Säule muß diese zur Vermeidung störender Metallionen mindestens 15 h lang mit der Waschflüssigkeit und dann mindestens 5 h lang mit der mobilen Phase bei einer Durchflußrate von 0,2 ml je Minute gewaschen werden.

Je 10 µl Lösungsmittelmischung, Untersuchungslösung und Referenzlösungen b, c und d werden eingespritzt. Die Chromatographie der Untersuchungslösung erfolgt über eine Dauer, die der 2,5fachen Retentionszeit des Hauptpeaks entspricht. Die Detektion erfolgt bei 220 und 298 nm.

Die relativen Retentionen sind:
- Verunreinigung A: 0,5
- Verunreinigung C: 0,9
- Ciclopirox: 1
- Verunreinigung B: 1,3.

Die Prüfung darf nur ausgewertet werden, wenn im Chromatogramm der Referenzlösung d die Auflösung zwischen den Peaks von Verunreinigung B und Ciclopirox mindestens 2,0 beträgt, das Chromatogramm der Referenzlösung c bei 298 nm einen der Verunreinigung B entsprechenden Peak mit einem Signal-Rausch-Verhältnis von mindestens 3 zeigt und im Chromatogramm der Untersuchungslösung der Symmetriefaktor des Hauptpeaks zwischen 0,8 und 2,0 liegt.

Im Chromatogramm der Untersuchungslösung darf bei 220 nm die Peakfläche der Verunreinigung A nicht größer sein als die Fläche des entsprechenden Peaks im Chromatogramm der Referenzlösung b, gemessen bei der gleichen Wellenlänge (0,5 Prozent). Im Chromatogramm der Untersuchungslösung darf bei 298 nm keine Peakfläche, mit Ausnahme der des Hauptpeaks, größer sein als die Peakfläche der Verunreinigung B im Chromatogramm der Referenzlösung b, gemessen bei der gleichen Wellenlänge (0,5 Prozent). Im Chromatogramm der Untersuchungslösung darf bei 298 nm die Summe aller Peakflächen, mit Ausnahme der des Hauptpeaks und der des Peaks der Verunreinigung B, nicht größer sein als die Peakfläche der Verunreinigung B im Chromatogramm der Referenzlösung b (0,5 Prozent).

Bei 298 nm werden Lösungsmittelpeaks und Peaks, deren Fläche kleiner ist als das 0,5fache der Peakfläche der Verunreinigung B im Chromatogramm der Referenzlösung c, gemessen bei der gleichen Wellenlänge, nicht berücksichtigt.

Schwermetalle (2.4.8): 2,0 g Substanz müssen der Grenzprüfung C auf Schwermetalle entsprechen (10 ppm). Zur Herstellung der Referenzlösung werden 2 ml Blei-Lösung (10 ppm Pb) *R* verwendet.

Trocknungsverlust (2.2.32): Höchstens 1,5 Prozent, mit 1,000 g Substanz durch Trocknen im Vakuum bei 60 °C über Phosphor(V)-oxid *R* bestimmt.

Sulfatasche (2.4.14): Höchstens 0,1 Prozent, mit 1,0 g Substanz bestimmt.

Gehaltsbestimmung

0,150 g Substanz werden in 20 ml Methanol *R* gelöst, mit 20 ml Wasser *R* versetzt und mit Natriumhydroxid-Lösung (0,1 mol · l^{-1}) titriert. Der Endpunkt wird mit Hilfe der Potentiometrie (2.2.20) bestimmt. Ein Blindversuch wird durchgeführt.

1 ml Natriumhydroxid-Lösung (0,1 mol · l^{-1}) entspricht 20,73 mg $C_{12}H_{17}NO_2$.

Lagerung

Gut verschlossen, vor Licht geschützt.

Verunreinigungen

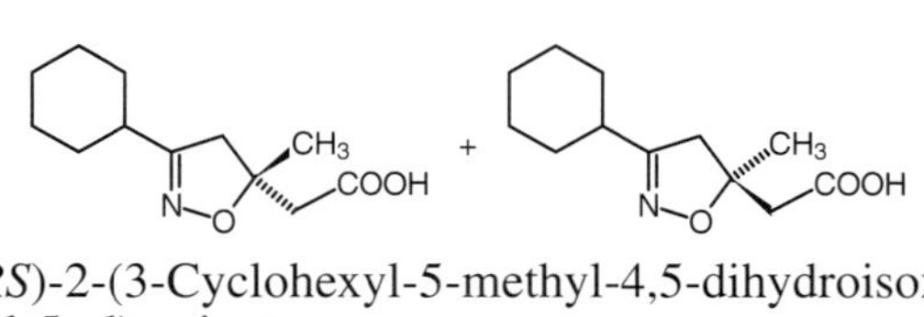

A. (*RS*)-2-(3-Cyclohexyl-5-methyl-4,5-dihydroisoxazol-5-yl)essigsäure

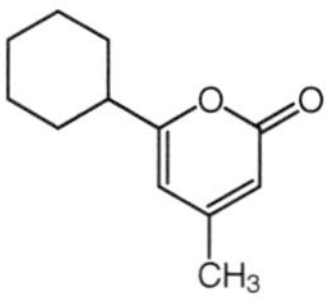

B. 6-Cyclohexyl-4-methyl-2*H*-pyran-2-on

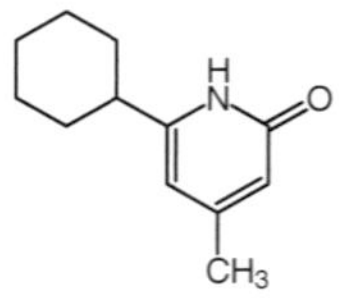

C. 6-Cyclohexyl-4-methylpyridin-2(1*H*)-on.

1999, 1302

Ciclopirox-Olamin

Ciclopiroxum olaminum

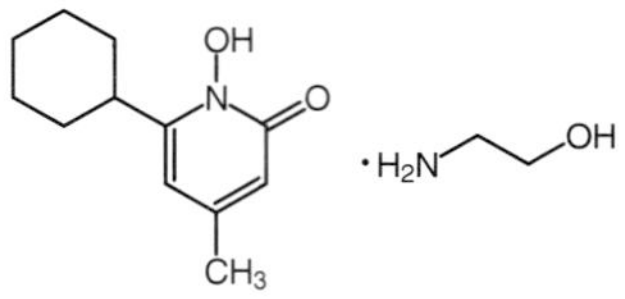

$C_{14}H_{24}N_2O_3$ M_r 268,4

Definition

Ciclopirox-Olamin enthält mindestens 76,0 und höchstens 78,5 Prozent Ciclopirox (6-Cyclohexyl-1-hydroxy-4-methylpyridin-2(1*H*)-on; $C_{12}H_{17}NO_2$; M_r 207,3) und mindestens 22,2 und höchstens 23,3 Prozent 2-Aminoethanol (C_2H_7NO; M_r 61,1), beide berechnet auf die getrocknete Substanz.

Eigenschaften

Weißes bis schwach gelbes, kristallines Pulver; schwer löslich in Wasser, sehr leicht löslich in Dichlormethan und Ethanol, schwer löslich in Ethylacetat, praktisch unlöslich in Cyclohexan.

Die Substanz zeigt Polymorphie.

Prüfung auf Identität

1: A.
2: B.

A. Die Prüfung erfolgt mit Hilfe der IR-Spektroskopie (2.2.24) durch Vergleich des Spektrums der Substanz mit dem von Ciclopirox-Olamin *CRS*. Wenn die Spektren bei der Prüfung in fester Form unterschiedlich sind, werden Substanz und Referenzsubstanz getrennt in der eben notwendigen Menge Ethylacetat *R* gelöst und nach dem Eindampfen auf dem Wasserbad zur Trockne mit den Rückständen erneut Spektren aufgenommen.

B. Die Prüfung erfolgt mit Hilfe der Dünnschichtchromatographie (2.2.27) unter Verwendung einer Schicht eines geeigneten Kieselgels, das einen Fluoreszenzindikator mit intensivster Anregung der Fluoreszenz bei 254 nm enthält.

Untersuchungslösung: 25 mg Substanz werden in Methanol *R* zu 10 ml gelöst.

Referenzlösung: 25 mg Ciclopirox-Olamin *CRS* werden in Methanol *R* zu 10 ml gelöst.

Vor Gebrauch werden 2 Platten mit einer Mischung von 10 Volumteilen konzentrierter Ammoniak-Lösung *R*, 15 Volumteilen Wasser *R* und 75 Volumteilen wasserfreiem Ethanol *R* gewaschen, bis die Lösungsmittelfront das Ende der Platte erreicht hat. Die Platten werden 5 min an der Luft trocknen gelassen.

Auf die Platten werden 10 µl jeder Lösung aufgetragen. Die Chromatographie erfolgt mit einer Mischung von 10 Volumteilen konzentrierter Ammoniak-Lösung *R*, 15 Volumteilen Wasser *R* und 75 Volumteilen wasserfreiem Ethanol *R* über eine Laufstrecke von 15 cm. Die Platten werden 10 min lang an der Luft trocknen gelassen und im ultravioletten Licht bei 254 nm ausgewertet. Der Hauptfleck im Chromatogramm der Untersuchungslösung entspricht in bezug auf Lage und Größe dem Hauptfleck im Chromatogramm der Referenzlösung. Eine der Platten wird mit Eisen(III)-chlorid-Lösung *R* 3 besprüht. Der Hauptfleck im Chromatogramm der Untersuchungslösung entspricht in bezug auf Lage, Farbe und Größe dem Hauptfleck im Chromatogramm der Referenzlösung. Die zweite Platte wird mit Ninhydrin-Lösung *R* besprüht und bei 110 °C erhitzt, bis Flecke sichtbar werden. Der Hauptfleck im Chromatogramm der Untersuchungslösung entspricht in bezug auf Lage, Farbe und Größe dem Hauptfleck im Chromatogramm der Referenzlösung.

Prüfung auf Reinheit

Aussehen der Lösung: 2,0 g Substanz werden in Methanol *R* zu 20 ml gelöst. Die Lösung muß klar (2.2.1) und darf nicht stärker gefärbt sein als die Farbvergleichslösung BG_7 (2.2.2, Methode II).

***p*H-Wert** (2.2.3): 1,0 g Substanz wird in kohlendioxidfreiem Wasser *R* zu 100 ml gelöst. Der *p*H-Wert der Lösung muß zwischen 8,0 und 9,0 liegen.

Verwandte Substanzen: Die Prüfung erfolgt mit Hilfe der Flüssigchromatographie (2.2.29).

Die Prüfung ist unter Ausschluß direkter Lichteinwirkung auszuführen. Alle Materialien, die in direkten Kontakt mit der Untersuchungssubstanz kommen, wie Säulenmaterial, Reagenzien, Lösungsmittel und andere Materialien, dürfen nur ein Minimum an extrahierbaren Metallionen enthalten.

Untersuchungslösung: 40,0 mg Substanz (entsprechend etwa 30 mg Ciclopirox) werden in einer Mischung von 20 µl wasserfreier Essigsäure *R*, 2 ml Acetonitril *R* und 15 ml mobiler Phase, falls erforderlich im Ultraschallbad, gelöst. Die Lösung wird mit mobiler Phase zu 20,0 ml verdünnt.

Referenzlösung a: 15,0 mg Ciclopirox-Verunreinigung A *CRS* und 15,0 mg Ciclopirox-Verunreinigung B *CRS* werden in einer Mischung von 1 ml Acetonitril *R* und 7 ml mobiler Phase gelöst. Die Lösung wird mit mobiler Phase zu 10,0 ml verdünnt.

Referenzlösung b: 1,0 ml Referenzlösung a wird mit einer Mischung von 1 Volumteil Acetonitril *R* und 9 Volumteilen mobiler Phase zu 200,0 ml verdünnt.

Referenzlösung c: 2,0 ml Referenzlösung b werden mit einer Mischung von 1 Volumteil Acetonitril *R* und 9 Volumteilen mobiler Phase zu 10,0 ml verdünnt.

Referenzlösung d: 5 ml Referenzlösung a werden mit 5 ml Untersuchungslösung gemischt.

Die Chromatographie kann durchgeführt werden mit
- einer Säule aus rostfreiem Stahl von 80 mm Länge und 4 mm innerem Durchmesser, gepackt mit cyanopropylsilyliertem Kieselgel zur Chromatographie *R* (5 µm)
- einer Mischung von 1 Volumteil wasserfreier Essigsäure *R*, 1 Volumteil Acetylaceton *R*, 500 Volumteilen Wasser *R* und 500 Volumteilen Acetonitril *R* als Waschflüssigkeit
- folgender mobilen Phase bei einer Durchflußrate von 0,7 ml je Minute: eine Mischung von 0,1 Volumteilen wasserfreier Essigsäure *R*, 230 Volumteilen Acetonitril *R* und 770 Volumteilen einer Lösung von Natriumedetat *R* ($0{,}96\ g \cdot l^{-1}$); wenn die Retentionszeit des Hauptpeaks im Chromatogramm der Untersuchungslösung nicht zwischen 8 und 11 min liegt, muß das Verhältnis von Natriumedetat-Lösung ($0{,}96\ g \cdot l^{-1}$) zu Acetonitril entsprechend geändert werden
- einem Spektrometer als Detektor bei Wellenlängen von 220 und 298 nm.

Bei Verwendung einer neuen Säule muß diese zur Vermeidung störender Metallionen mindestens 15 h lang mit der Waschflüssigkeit und dann mindestens 5 h lang mit der mobilen Phase bei einer Durchflußrate von 0,2 ml je Minute gewaschen werden.

Je 10 µl Untersuchungslösung, Referenzlösung b, c und d werden eingespritzt. Die Chromatographie erfolgt bei 220 nm und 298 nm über eine Dauer, die der 2,5fachen Retentionszeit des Hauptpeaks im Chromatogramm der Untersuchungslösung entspricht.

Die relativen Retentionen sind:
- Verunreinigung A: 0,5
- Verunreinigung C: 0,9
- Ciclopirox: 1
- Verunreinigung B: 1,3.

Die Prüfung darf nur ausgewertet werden, wenn im Chromatogramm der Referenzlösung d die Auflösung zwischen den Peaks von Verunreinigung B und Ciclopirox mindestens 2,0 beträgt, das Chromatogramm der Referenzlösung c bei 298 nm einen der Verunreinigung B entsprechenden Peak mit einem Signal-Rausch-Verhältnis von mindestens 3 zeigt und im Chromatogramm der Untersuchungslösung der Symmetriefaktor des Hauptpeaks zwischen 0,8 und 2,0 liegt.

Im Chromatogramm der Untersuchungslösung darf bei 220 nm die Peakfläche der Verunreinigung A nicht größer sein als die Fläche des entsprechenden Peaks im Chromatogramm der Referenzlösung b, gemessen bei der gleichen Wellenlänge (0,5 Prozent). Im Chromatogramm der Untersuchungslösung darf bei 298 nm keine Peakfläche, mit Ausnahme der des Hauptpeaks, größer sein als die Peakfläche der Verunreinigung B im Chromatogramm der Referenzlösung b, gemessen bei der gleichen Wellenlänge (0,5 Prozent). Im Chromatogramm der Untersuchungslösung darf bei 298 nm die Summe aller Peakflächen, mit Ausnahme der des Hauptpeaks und der des Peaks der Verunreinigung B, nicht größer sein als die

Peakfläche der Verunreinigung B im Chromatogramm der Referenzlösung b (0,5 Prozent).

Bei 298 nm werden Lösungsmittelpeaks und Peaks, deren Fläche kleiner ist als die Fläche der Verunreinigung B im Chromatogramm der Referenzlösung c, gemessen bei der gleichen Wellenlänge, nicht berücksichtigt (0,1 Prozent).

Schwermetalle (2.4.8): 1,0 g Substanz muß der Grenzprüfung C auf Schwermetalle entsprechen (20 ppm). Zur Herstellung der Referenzlösung werden 2 ml Blei-Lösung (10 ppm Pb) *R* verwendet.

Trocknungsverlust (2.2.32): Höchstens 1,5 Prozent, mit 1,000 g Substanz durch Trocknen im Vakuum bei 45 bis 50 °C über wasserfreiem Calciumchlorid *R* bestimmt.

Sulfatasche (2.4.14): Höchstens 0,1 Prozent, mit 1,0 g Substanz bestimmt.

Gehaltsbestimmung

2-Aminoethanol: 0,250 g Substanz, in 25 ml wasserfreier Essigsäure *R* gelöst, werden mit Perchlorsäure (0,1 mol · l^{-1}) titriert. Der Endpunkt wird mit Hilfe der Potentiometrie (2.2.20) bestimmt.

1 ml Perchlorsäure (0,1 mol · l^{-1}) entspricht 6,108 mg C_2H_7NO.

Ciclopirox: 0,200 g Substanz werden in 2 ml Methanol *R* gelöst, mit 38 ml Wasser *R* versetzt, gerührt und sofort mit Natriumhydroxid-Lösung (0,1 mol · l^{-1}) titriert. Der Endpunkt wird mit Hilfe der Potentiometrie (2.2.20) bestimmt. Ein Blindversuch wird durchgeführt.

Zur Titration wird Natriumhydroxid-Lösung (0,1 mol · l^{-1}) verwendet, deren Titer unter den vorstehend beschriebenen Bedingungen mit Hilfe von 0,100 g Benzoesäure *RV* bestimmt wurde.

1 ml Natriumhydroxid-Lösung (0,1 mol · l^{-1}) entspricht 20,73 mg $C_{12}H_{17}NO_2$.

Lagerung

Vor Licht geschützt.

Verunreinigungen

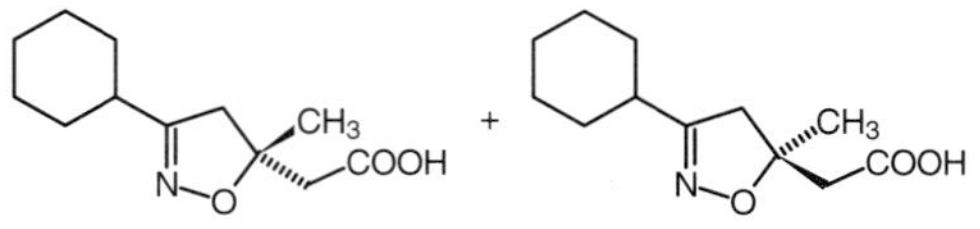

A. (*RS*)-2-(3-Cyclohexyl-5-methyl-4,5-dihydroisoxazol-5-yl)essigsäure

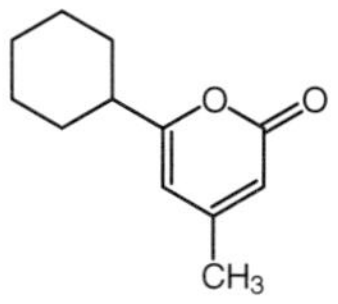

B. 6-Cyclohexyl-4-methyl-2*H*-pyran-2-on

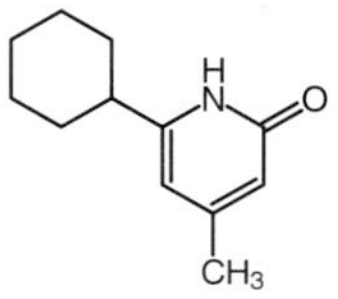

C. 6-Cyclohexyl-4-methylpyridin-2(1*H*)-on.

2000, 1408

Cilastatin-Natrium

Cilastatinum natricum

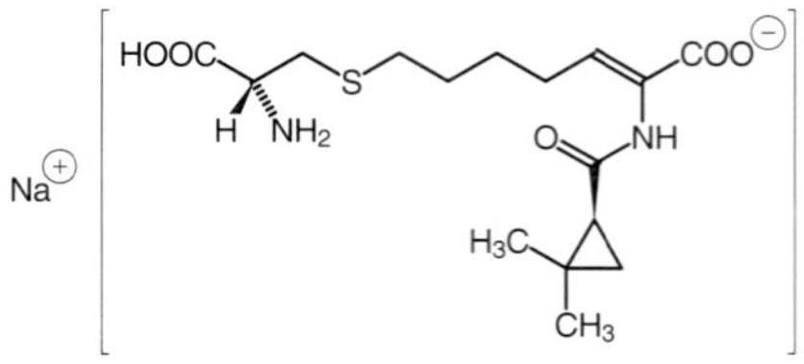

$C_{16}H_{25}N_2NaO_5S$ M_r 380,4

Definition

Cilastatin-Natrium enthält mindestens 98,0 und höchstens 101,5 Prozent (*Z*)-7-[[(*R*)-2-Amino-2-carboxyethyl]sulfanyl]-2-[[[(1*S*)-2,2-dimethylcyclopropyl]carbonyl]amino]hept-2-encarbonsäure, Natriumsalz, berechnet auf die wasser- und lösungsmittelfreie Substanz.

Eigenschaften

Weißes bis hellgelbes, amorphes, hygroskopisches Pulver; sehr leicht löslich in Wasser und Methanol, löslich in Dimethylsulfoxid, schwer löslich in wasserfreiem Ethanol, praktisch unlöslich in Aceton und Dichlormethan.

Prüfung auf Identität

A. Die Substanz entspricht der Prüfung „Spezifische Drehung" (siehe „Prüfung auf Reinheit").

B. Die Prüfung erfolgt mit Hilfe der IR-Spektroskopie (2.2.24) durch Vergleich des Spektrums der Substanz mit dem von Cilastatin-Natrium *CRS*.

C. Die Substanz gibt die Identitätsreaktion a auf Natrium (2.3.1).

Prüfung auf Reinheit

Prüflösung: 1,0 g Substanz wird in kohlendioxidfreiem Wasser *R* zu 100 ml gelöst.

Aussehen der Lösung: Die Prüflösung muß klar (2.2.1) und darf nicht stärker gefärbt sein als die Farbvergleichslösung G_6 (2.2.2, Methode II).

***p*H-Wert** (2.2.3): Der *p*H-Wert der Prüflösung muß zwischen 6,5 und 7,5 liegen.

Spezifische Drehung (2.2.7): 0,250 g Substanz werden in einer Mischung von 1 Volumteil Salzsäure *R* und 120 Volumteilen Methanol *R* zu 25,0 ml gelöst. Die spezifische Drehung muß zwischen +41,5 und +44,5° liegen, berechnet auf die wasser- und lösungsmittelfreie Substanz.

Verwandte Substanzen: Die Prüfung erfolgt mit Hilfe der Flüssigchromatographie (2.2.29).

Untersuchungslösung: 32,0 mg Substanz werden in Wasser *R* zu 20,0 ml gelöst.

Referenzlösung a: 2,0 ml Untersuchungslösung werden mit Wasser *R* zu 100,0 ml verdünnt. 5,0 ml dieser Lösung werden mit Wasser *R* zu 100,0 ml verdünnt.

Referenzlösung b: 5,0 ml Untersuchungslösung werden mit Wasser *R* zu 100,0 ml verdünnt, 2,0 ml dieser Lösung werden mit Wasser *R* zu 20,0 ml verdünnt.

Referenzlösung c: 16 mg Substanz werden in Wasserstoffperoxid-Lösung 3 % *R* zu 10,0 ml gelöst. Nach 30 min langem Stehenlassen wird 1 ml Lösung mit Wasser *R* zu 100 ml verdünnt.

Referenzlösung d: 32 mg Mesityloxid *R* werden in 100 ml Wasser *R* gelöst. 1 ml Lösung wird mit Wasser *R* zu 50 ml verdünnt.

Die Chromatographie kann durchgeführt werden mit
- einer Säule aus rostfreiem Stahl von 0,25 m Länge und 4,6 mm innerem Durchmesser, gepackt mit octadecylsilyliertem Kieselgel zur Chromatographie *R* (5 µm)
- einer Mischung der mobilen Phasen A und B bei einer Durchflußrate von 2,0 ml je Minute:
  Mobile Phase A: 300 Volumteile Acetonitril *R* und 700 Volumteile einer 0,1prozentigen Lösung (*V/V*) von Phosphorsäure 85 % *R* in Wasser *R* werden gemischt
  Mobile Phase B: Eine 0,1prozentige Lösung (*V/V*) von Phosphorsäure 85 % *R* in Wasser *R*

Zeit (min)	Mobile Phase A (% *V/V*)	Mobile Phase B (% *V/V*)
	15	85
0 – 30	15 → 100	85 → 0
30 – 46	100	0
46 – 56	100 → 15	0 → 85

- einem Spektrometer als Detektor bei einer Wellenlänge von 210 nm
- einer 20-µl-Probenschleife.

Die Temperatur der Säule wird bei 50 °C gehalten.

Die Säule wird mit einer Mischung von 15 Prozent (*V/V*) mobiler Phase A und 85 Prozent (*V/V*) mobiler Phase B äquilibriert. Jede Lösung wird eingespritzt. Die Empfindlichkeit des Systems wird so eingestellt, daß die Höhe des Hauptpeaks im Chromatogramm der Referenzlösung b mindestens 15 Prozent des maximalen Ausschlags beträgt.

Die Prüfung darf nur ausgewertet werden, wenn das Chromatogramm der Referenzlösung c drei Hauptpeaks aufweist, wobei die ersten 2 Peaks (Cilastatin-Verunreinigung A) möglicherweise nicht vollständig getrennt sind, das Massenverteilungsverhältnis des dritten Peaks (Cilastatin) mindestens 10 beträgt und der Hauptpeak im Chromatogramm der Referenzlösung a ein Signal-Rausch-Verhältnis von mindestens 5,0 aufweist.

Im Chromatogramm der Untersuchungslösung darf keine Peakfläche, mit Ausnahme der des Hauptpeaks, größer sein als die Fläche des Hauptpeaks im Chromatogramm der Referenzlösung b (0,5 Prozent), und die Summe dieser Peakflächen darf nicht größer sein als das 2fache der Fläche des Hauptpeaks im Chromatogramm der Referenzlösung b (1 Prozent). Lösungsmittelpeaks, Peaks, deren Fläche kleiner ist als die Fläche des Hauptpeaks im Chromatogramm der Referenzlösung a, und ein dem Hauptpeak im Chromatogramm der Referenzlösung d entsprechender Peak werden nicht berücksichtigt.

Mesityloxid, Aceton, Methanol: Höchstens 1,0 Prozent (*m/m*) Aceton, höchstens 0,5 Prozent (*m/m*) Methanol und höchstens 0,4 Prozent (*m/m*) Mesityloxid. Die Prüfung erfolgt mit Hilfe der Gaschromatographie (2.2.28) unter Verwendung von 1-Propanol *R* als Interner Standard.

Interner-Standard-Lösung: 0,5 ml 1-Propanol *R* werden in Wasser *R* zu 1000 ml gelöst.

Untersuchungslösung: 0,200 g Substanz werden in Wasser *R* gelöst. Die Lösung wird mit 2,0 ml Interner-Standard-Lösung versetzt und mit Wasser *R* zu 10,0 ml verdünnt.

Referenzlösung: 2,0 ml Aceton *R*, 0,5 ml Methanol *R* und 0,5 ml Mesityloxid *R* werden in Wasser *R* zu 1000 ml gelöst. 2,0 ml Lösung werden mit 2,0 ml Interner-Standard-Lösung versetzt und mit Wasser *R* zu 10,0 ml verdünnt. Diese Lösung enthält 316 µg Aceton, 79 µg Methanol und 86 µg Mesityloxid je Milliliter.

Die Chromatographie kann durchgeführt werden mit
- einer Kapillarsäule aus Quarzglas von 30 m Länge und 0,53 mm innerem Durchmesser, belegt mit Macrogol 20000 *R* (Filmdicke 1,0 µm)
- Helium zur Chromatographie *R* als Trägergas bei einer Durchflußrate von 9 ml je Minute
- einem Flammenionisationsdetektor

und folgendem Temperaturprogramm

	Zeit (min)	Temperatur (°C)	Rate ($°C \cdot min^{-1}$)	Erläuterungen
Säule	0 – 2,5	50	–	isothermisch
	2,5 – 5	50 → 70	8	linearer Gradient
	5 – 5,5	70	–	isothermisch
Probeneinlaß		160		
Detektor		220		

Je 1 µl Referenzlösung und Untersuchungslösung wird eingespritzt.

Der Prozentgehalt an Aceton, Methanol und Mesityloxid errechnet sich nach folgender Formel:

$$\left(\frac{C}{m}\right) \cdot \left(\frac{R_u}{R_s}\right)$$

C = Konzentration der zu prüfenden Lösungsmittel in der Referenzlösung in Mikrogramm je Milliliter

m = Masse von Cilastatin-Natrium in der Untersuchungslösung in Milligramm

R_u, R_s = Verhältnisse der entsprechenden Lösungsmittelpeakflächen zu der Fläche des 1-Propanol-Peaks in der Untersuchungslösung beziehungsweise Referenzlösung.

C

Monographien

Schwermetalle (2.4.8): 1,0 g Substanz muß der Grenzprüfung C auf Schwermetalle entsprechen (20 ppm). Zur Herstellung der Referenzlösung werden 2,0 ml Blei-Lösung (10 ppm Pb) *R* verwendet.

Wasser (2.5.12): Höchstens 2,0 Prozent, mit 0,50 g Substanz nach der Karl-Fischer-Methode bestimmt.

Sterilität (2.6.1): Cilastatin-Natrium zur Herstellung von Parenteralia, das dabei keinem weiteren geeigneten Sterilisationsverfahren unterworfen wird, muß der Prüfung entsprechen.

Bakterien-Endotoxine (2.6.14): Cilastatin-Natrium zur Herstellung von Parenteralia, das dabei keinem weiteren geeigneten Verfahren zur Beseitigung von Bakterien-Endotoxinen unterworfen wird, darf höchstens 0,17 I.E. Bakterien-Endotoxine je Milligramm Substanz enthalten.

Gehaltsbestimmung

0,300 g Substanz werden in 30 ml Methanol *R* gelöst. Nach Zusatz von 5 ml Wasser *R* wird mit Salzsäure (0,1 mol · l^{-1}) auf einen *p*H-Wert von etwa 3,0 eingestellt und mit Natriumhydroxid-Lösung (0,1 mol · l^{-1}) titriert. Der Endpunkt wird mit Hilfe der Potentiometrie (2.2.20) bestimmt. 3 Wendepunkte sind zu beobachten. Bis zum dritten Wendepunkt wird titriert.

1 ml Natriumhydroxid-Lösung (0,1 mol · l^{-1}) entspricht 19,02 mg $C_{16}H_{25}N_2NaO_5S$.

Lagerung

Dicht verschlossen, unterhalb von 8 °C. Falls die Substanz steril ist, im Behältnis mit Sicherheitsverschluß.

Beschriftung

Die Beschriftung gibt insbesondere, falls zutreffend, an
- daß die Substanz steril ist
- daß die Substanz frei von Bakterien-Endotoxinen ist.

Verunreinigungen

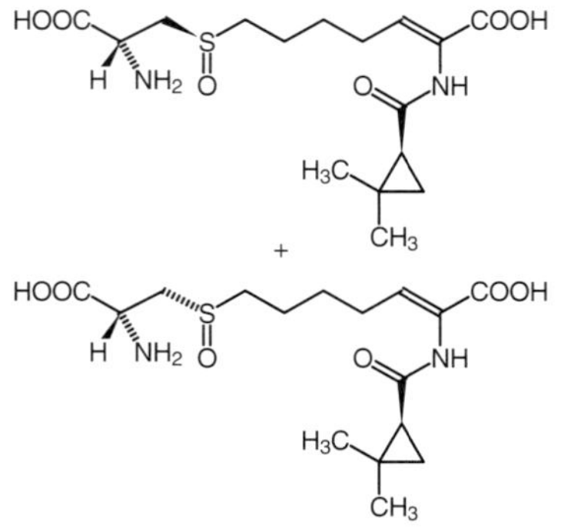

A. (*Z*)-7-[(*RS*)-[(*R*)-2-Amino-2-carboxyethyl]sulfinyl]-2-[[[(1*S*)-2,2-dimethylcyclopropyl]carbonyl]amino]hept-2-encarbonsäure

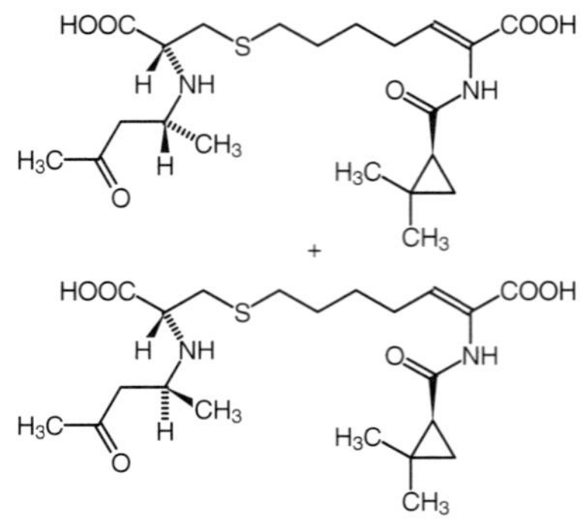

B. (*Z*)-7-[[(*R*)-2-[[(1*RS*)-1-Methyl-3-oxobutyl]amino]-2-carboxyethyl]sulfanyl]-2-[[[(1*S*)-2,2-dimethylcyclopropyl]carbonyl]amino]hept-2-encarbonsäure

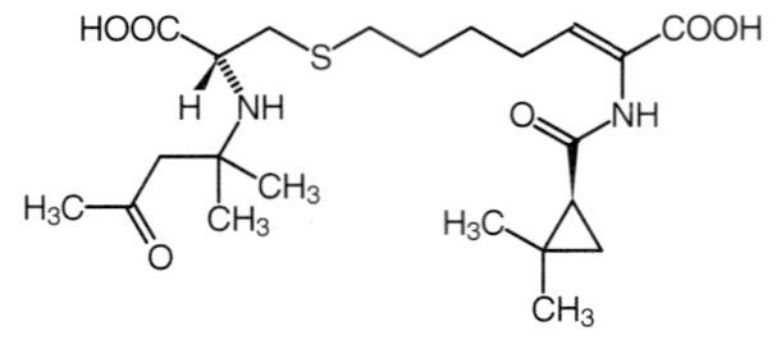

C. (*Z*)-7-[[(*R*)-2-[(1,1-Dimethyl-3-oxobutyl)amino]-2-carboxyethyl]sulfanyl]-2-[[[(1*S*)-2,2-dimethylcyclopropyl]carbonyl]amino]hept-2-encarbonsäure

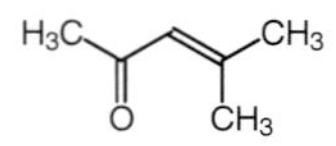

D. 4-Methylpent-3-en-2-on (Mesityloxid).

2001, 1499

Cilazapril

Cilazaprilum

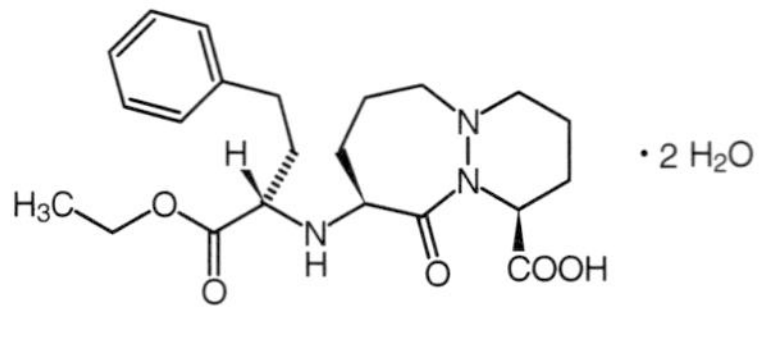

$C_{22}H_{31}N_3O_5 \cdot H_2O$ M_r 435,5

Definition

Cilazapril enthält mindestens 98,5 und höchstens 101,5 Prozent (1*S*,9*S*)-9-[[(*S*)-1-Ethoxycarbonyl-3-phenylpropyl]amino]-10-oxo-octahydro-6*H*-pyridazino[1,2-*a*][1,2]diazepin-1-carbonsäure, berechnet auf die wasserfreie Substanz.

Eigenschaften

Weißes bis fast weißes, kristallines Pulver; schwer löslich in Wasser, leicht löslich in Dichlormethan und Methanol.

Prüfung auf Identität

A. Die Prüfung erfolgt mit Hilfe der IR-Spektroskopie (2.2.24) durch Vergleich des Spektrums der Substanz mit dem von Cilazapril *CRS*.

B. Die Substanz entspricht der Prüfung „Spezifische Drehung" (siehe „Prüfung auf Reinheit").

Prüfung auf Reinheit

Spezifische Drehung (2.2.7): 0,200 g Substanz werden in Phosphat-Pufferlösung *p*H 7,0 (0,067 mol · l^{-1}) *R*, falls erforderlich im Ultraschallbad, zu 50,0 ml gelöst. Die spezifische Drehung muß zwischen −383 und −399° liegen, bei 365 nm bestimmt und berechnet auf die wasserfreie Substanz.

Verunreinigung A: Die Prüfung erfolgt mit Hilfe der Dünnschichtchromatographie (2.2.27) unter Verwendung einer DC-Platte mit Kieselgel *R*.

Untersuchungslösung: 0,20 g Substanz werden in Methanol *R* zu 5,0 ml gelöst.

Referenzlösung a: 2 mg Cilazapril-Verunreinigung A *CRS* werden in Methanol *R* zu 50,0 ml gelöst.

Referenzlösung b: 5 mg Cilazapril-Verunreinigung A *CRS* und 5 mg Substanz werden in Methanol *R* zu 10,0 ml gelöst.

Auf die Platte werden 5 µl jeder Lösung aufgetragen. Die Chromatographie erfolgt mit einer Mischung von 5 Volumteilen Essigsäure 98 % *R*, 5 Volumteilen Wasser *R*, 15 Volumteilen Hexan *R*, 15 Volumteilen Methanol *R* und 60 Volumteilen Ethylacetat *R* über eine Laufstrecke von 10 cm. Die Platte wird 10 min lang im Kaltluftstrom getrocknet und mit einer frisch hergestellten Mischung von 1 Volumteil Dragendorffs Reagenz *R* und 10 Volumteilen verdünnter Essigsäure *R* und anschließend mit Wasserstoffperoxid-Lösung 3 % *R* besprüht. Ein der Verunreinigung A entsprechender Fleck im Chromatogramm der Untersuchungslösung darf nicht größer oder stärker gefärbt sein als der Fleck im Chromatogramm der Referenzlösung a (0,1 Prozent). Die Prüfung darf nur ausgewertet werden, wenn das Chromatogramm der Referenzlösung b deutlich voneinander getrennt 2 Flecke zeigt.

Andere verwandte Substanzen: Die Prüfung erfolgt mit Hilfe der Flüssigchromatographie (2.2.29).

Untersuchungslösung: 25,0 mg Substanz werden in der mobilen Phase zu 50,0 ml gelöst.

Referenzlösung a: 1,0 ml Untersuchungslösung wird mit der mobilen Phase zu 50,0 ml verdünnt. 5,0 ml dieser Lösung werden mit der mobilen Phase zu 20,0 ml verdünnt.

Referenzlösung b: 10,0 mg Cilazapril-Verunreinigung D *CRS* werden in der Untersuchungslösung zu 20,0 ml gelöst.

Die Chromatographie kann durchgeführt werden mit

- einer Säule aus rostfreiem Stahl von 0,25 m Länge und 4,6 mm innerem Durchmesser, gepackt mit octadecylsilyliertem Kieselgel zur Chromatographie *R* (5 µm)
- folgender mobilen Phase bei einer Durchflußrate von 1,0 ml je Minute: 10 Volumteile Triethylamin *R* und 750 Volumteile Wasser *R* werden gemischt, mit Phosphorsäure 85 % *R* auf einen *p*H-Wert von 2,30 eingestellt und mit 200 Volumteilen Tetrahydrofuran *R* versetzt
- einem Spektrometer als Detektor bei einer Wellenlänge von 214 nm.

Je 20 µl Referenzlösung a und Referenzlösung b werden eingespritzt. Die Empfindlichkeit des Systems wird so eingestellt, daß die Höhe des Hauptpeaks im Chromatogramm der Referenzlösung a mindestens 50 Prozent des maximalen Ausschlags beträgt. Die Prüfung darf nur ausgewertet werden, wenn die Auflösung zwischen den Peaks von Cilazapril und Verunreinigung D im Chromatogramm der Referenzlösung b mindestens 2,5 beträgt.

Je 20 µl Untersuchungslösung und Referenzlösung a werden eingespritzt. Die Chromatographie erfolgt über eine Dauer, die der 2fachen Retentionszeit des Hauptpeaks entspricht. Falls die Verunreinigung A vorhanden ist (relative Retention 4 bis 5), muß die Chromatographie fortgesetzt werden, bis Verunreinigung A eluiert ist. Werden die Chromatogramme unter den vorgeschriebenen Bedingungen aufgezeichnet, betragen die relativen Retentionen, bezogen auf Cilazapril, für Verunreinigung B etwa 0,6, für Verunreinigung D etwa 0,9 und für Verunreinigung C etwa 1,6. Im Chromatogramm der Untersuchungslösung darf eine der Verunreinigung D entsprechende Peakfläche nicht größer sein als das 0,4fache der Fläche des Hauptpeaks im Chromatogramm der Referenzlösung a (0,2 Prozent), eine der Verunreinigung B entsprechende Peakfläche darf nicht größer sein als die Fläche des Hauptpeaks im Chromatogramm der Referenzlösung a (0,5 Prozent), eine der Verunreinigung C entsprechende Peakfläche darf nicht größer sein als das 0,2fache der Fläche des Hauptpeaks im Chromatogramm der Referenzlösung a (0,1 Prozent), keine Peakfläche, mit Ausnahme der des Hauptpeaks und der der Verunreinigung B, C und D entsprechenden Peaks, darf größer sein als das 0,2fache der Fläche des Hauptpeaks im Chromatogramm der Referenzlösung a (0,1 Prozent). Die Summe aller Peakflächen, mit Ausnahme der des Hauptpeaks, darf nicht größer sein als das 2fache der Fläche des Hauptpeaks im Chromatogramm der Referenzlösung a (1 Prozent). Peaks, deren Fläche kleiner ist als das 0,1fache der Fläche des Hauptpeaks im Chromatogramm der Referenzlösung a, und ein der Verunreinigung A entsprechender Peak werden nicht berücksichtigt.

Wasser (2.5.12): 3,5 bis 5,0 Prozent, mit 0,300 g Substanz nach der Karl-Fischer-Methode bestimmt.

Sulfatasche (2.4.14): Höchstens 0,1 Prozent, mit 1,0 g Substanz bestimmt.

Gehaltsbestimmung

0,300 g Substanz, in 10 ml wasserfreiem Ethanol *R* gelöst, werden nach Zusatz von 50 ml Wasser *R* mit Natriumhydroxid-Lösung (0,1 mol · l^{-1}) titriert. Der Endpunkt wird mit Hilfe der Potentiometrie (2.2.20) bestimmt. Ein Blindversuch wird durchgeführt.

1 ml Natriumhydroxid-Lösung (0,1 mol · l^{-1}) entspricht 41,75 mg $C_{22}H_{31}N_3O_5$.

Lagerung

Gut verschlossen, vor Licht geschützt.

Verunreinigungen

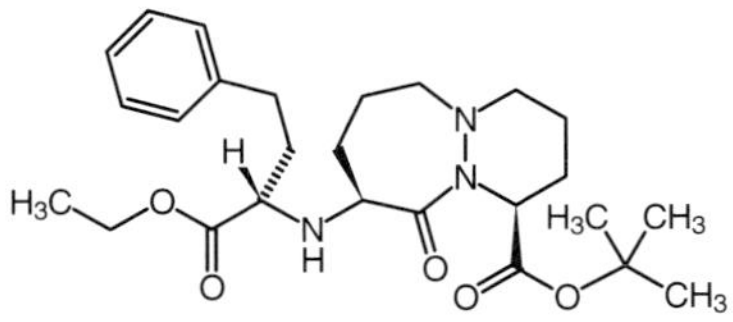

A. 1,1-Dimethylethyl-(1*S*,9*S*)-9-[[(*S*)-1-ethoxycarbonyl-3-phenylpropyl]amino]-10-oxo-octahydro-6*H*-pyridazino[1,2-*a*][1,2]diazepin-1-carboxylat

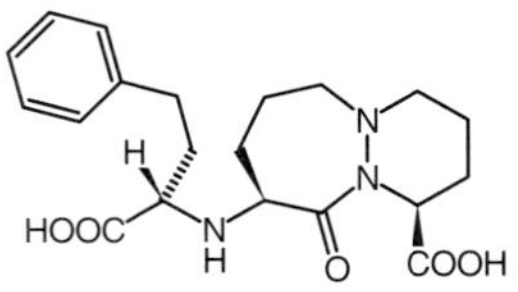

B. (1*S*,9*S*)-9-[[(*S*)-1-Carboxy-3-phenylpropyl]amino]-10-oxo-octahydro-6*H*-pyridazino[1,2-*a*][1,2]diazepin-1-carbonsäure

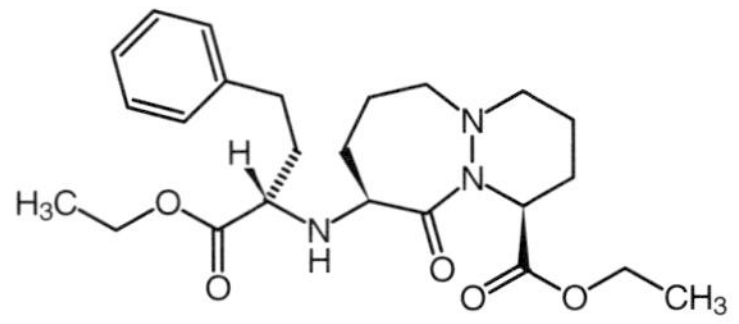

C. Ethyl-(1*S*,9*S*)-9-[[(*S*)-1-ethoxycarbonyl-3-phenylpropyl]amino]-10-oxo-octahydro-6*H*-pyridazino[1,2-*a*][1,2]diazepin-1-carboxylat

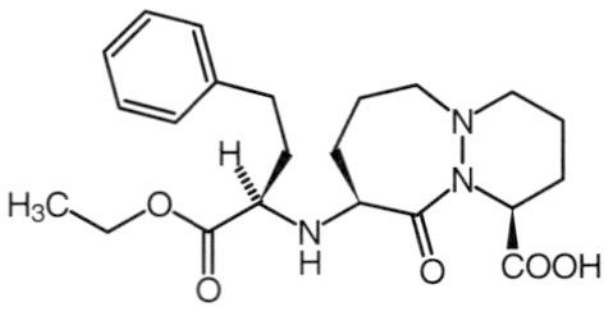

D. (1*S*,9*S*)-9-[[(*R*)-1-Ethoxycarbonyl-3-phenylpropyl]amino]-10-oxo-octahydro-6*H*-pyridazino[1,2-*a*][1,2]diazepin-1-carbonsäure.

2001, 1500

Cimetidinhydrochlorid

Cimetidini hydrochloridum

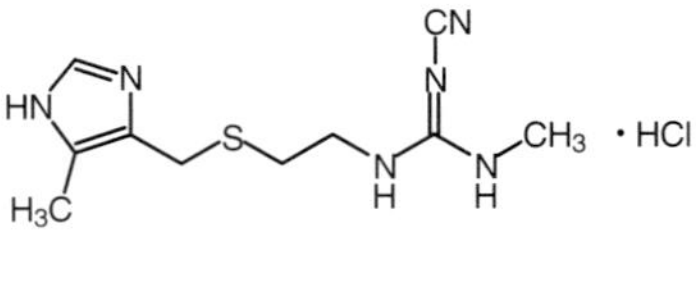

$C_{10}H_{17}ClN_6S$ M_r 288,8

Definition

Cimetidinhydrochlorid enthält mindestens 98,5 und höchstens 101,5 Prozent 2-Cyan-1-methyl-3-[2-[[(5-methyl-1*H*-imidazol-4-yl)methyl]sulfanyl]ethyl]guanidinhydrochlorid, berechnet auf die getrocknete Substanz.

Eigenschaften

Weißes bis fast weißes, kristallines Pulver; leicht löslich in Wasser, wenig löslich in wasserfreiem Ethanol.

Prüfung auf Identität

1: B, E.
2: A, C, D, E.

A. 70 mg Substanz werden in Schwefelsäure (0,2 mol · l^{-1}) zu 100,0 ml gelöst. 2,0 ml Lösung werden mit Schwefelsäure (0,2 mol · l^{-1}) zu100,0 ml verdünnt. Diese Lösung zeigt ein Absorptionsmaximum (2.2.25) bei 218 nm. Die spezifische Absorption, im Maximum gemessen, liegt zwischen 650 und 705.

B. Die Prüfung erfolgt mit Hilfe der IR-Spektroskopie (2.2.24) durch Vergleich des Spektrums der Substanz mit dem von Cimetidinhydrochlorid *CRS*.

C. Die bei der Prüfung „Verwandte Substanzen“ (siehe „Prüfung auf Reinheit“) erhaltenen Chromatogramme werden ausgewertet. Der Hauptfleck im Chromatogramm der Untersuchungslösung b entspricht in bezug auf Lage, Farbe und Größe dem Hauptfleck im Chromatogramm der Referenzlösung d.

D. Etwa 1 mg Substanz wird in einer Mischung von 1 ml wasserfreiem Ethanol *R* und 5 ml einer frisch hergestellten Lösung von Citronensäure *R* (20 g · l^{-1}) in Acetanhydrid *R* gelöst. Wird die Lösung 10 bis 15 min lang im Wasserbad erhitzt, entsteht eine rötlichviolette Färbung.

E. Die Substanz gibt die Identitätsreaktion a auf Chlorid (2.3.1).

Prüfung auf Reinheit

Aussehen der Lösung: 3,0 g Substanz werden in 12 ml Salzsäure (1 mol · l^{-1}) gelöst. Die Lösung wird mit Wasser *R* zu 20 ml verdünnt. Sie muß klar (2.2.1) und darf nicht stärker gefärbt sein als die Farbvergleichslösung G_5 (2.2.2, Methode II).

***p*H-Wert** (2.2.3): 0,100 g Substanz werden in kohlendioxidfreiem Wasser *R* zu 10,0 ml gelöst. Der *p*H-Wert der Lösung muß zwischen 4,0 und 5,0 liegen.

Verwandte Substanzen: Die Prüfung erfolgt mit Hilfe der Dünnschichtchromatographie (2.2.27) unter Verwendung einer DC-Platte mit Kieselgel GF_{254} *R*.

Untersuchungslösung a: 0,50 g Substanz werden in Methanol *R* zu 10 ml gelöst.

Untersuchungslösung b: 1 ml Untersuchungslösung a wird mit Methanol *R* zu 10 ml verdünnt.

Referenzlösung a: 2 ml Untersuchungslösung b werden mit Methanol *R* zu 100 ml verdünnt.

Referenzlösung b: 5 ml Referenzlösung a werden mit Methanol *R* zu 10 ml verdünnt.

Referenzlösung c: 5 ml Referenzlösung b werden mit Methanol *R* zu 10 ml verdünnt.

Referenzlösung d: 10 mg Cimetidinhydrochlorid *CRS* werden in 2 ml Methanol *R* gelöst.

A. Auf die Platte werden 4 µl jeder Lösung aufgetragen. Die Platte wird 15 min lang in eine Chromatographiekammer gestellt, die mit den Dämpfen des Fließmittels, bestehend aus einer Mischung von 15 Volumteilen konzentrierter Ammoniak-Lösung *R*, 20 Volumteilen Methanol *R* und 65 Volumteilen Ethylacetat *R*, gesättigt ist. Die Chromatographie erfolgt unmittelbar danach mit dem gleichen Fließmittel über eine Laufstrecke von 15 cm. Die Platte wird im Kaltluftstrom getrocknet und anschließend Iodgas ausgesetzt, bis Flecke deutlich sichtbar sind. Die Auswertung erfolgt im ultravioletten Licht bei 254 nm. Kein im Chromatogramm der Untersuchungslösung a auftretender Nebenfleck darf größer oder intensiver sein als der Hauptfleck im Chromatogramm der Referenzlösung a (0,2 Prozent), und höchstens 2 Nebenflecke dürfen größer oder intensiver sein als der Hauptfleck im Chromatogramm der Referenzlösung b (0,1 Prozent). Die Prüfung darf nur ausgewertet werden, wenn das Chromatogramm der Referenzlösung c einen deutlich sichtbaren Fleck zeigt.

B. Auf die Platte werden 4 µl jeder Lösung aufgetragen. Die Chromatographie erfolgt mit einer Mischung von 8 Volumteilen konzentrierter Ammoniak-Lösung *R*, 8 Volumteilen Methanol *R* und 84 Volumteilen Ethylacetat *R* über eine Laufstrecke von 15 cm. Die Platte wird im Kaltluftstrom getrocknet und anschließend Iodgas ausgesetzt, bis Flecke deutlich sichtbar sind. Die Auswertung erfolgt im ultravioletten Licht bei 254 nm. Kein im Chromatogramm der Untersuchungslösung a auftretender Nebenfleck darf größer oder intensiver sein als der Hauptfleck im Chromatogramm der Referenzlösung a (0,2 Prozent), und höchstens 2 Nebenflecke dürfen größer oder intensiver sein als der Hauptfleck im Chromatogramm der Referenzlösung b (0,1 Prozent). Die Prüfung darf nur ausgewertet werden, wenn das Chromatogramm der Referenzlösung c einen deutlich sichtbaren Fleck zeigt.

Schwermetalle (2.4.8): 1,0 g Substanz muß der Grenzprüfung C auf Schwermetalle entsprechen (20 ppm). Zur Herstellung der Referenzlösung werden 2 ml Blei-Lösung (10 ppm Pb) *R* verwendet.

Trocknungsverlust (2.2.32): Höchstens 1,0 Prozent, mit 1,000 g Substanz durch Trocknen im Trockenschrank bei 100 bis 105 °C bestimmt.

Sulfatasche (2.4.14): Höchstens 0,2 Prozent, mit 1,0 g Substanz bestimmt.

Gehaltsbestimmung

0,200 g Substanz, in einer Mischung von 5 ml Salzsäure (0,01 mol · l^{-1}) und 50 ml Ethanol 96 % *R* gelöst, werden mit Natriumhydroxid-Lösung (0,1 mol · l^{-1}) titriert. Das zwischen den beiden mit Hilfe der Potentiometrie (2.2.20) bestimmten Wendepunkten zugesetzte Volumen wird abgelesen.

1 ml Natriumhydroxid-Lösung (0,1 mol · l^{-1}) entspricht 28,88 mg $C_{10}H_{17}ClN_6S$.

Lagerung

Dicht verschlossen, vor Licht geschützt.

Verunreinigungen

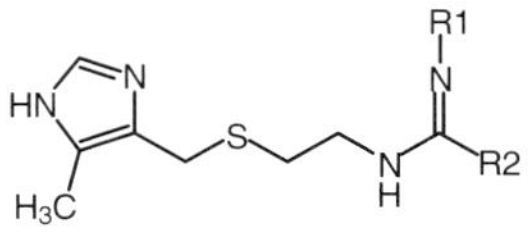

A. R1 = CN, R2 = SCH_3:
3-Cyan-2-methyl-1-[2-[[(5-methyl-1*H*-imidazol-4-yl)methyl]sulfanyl]ethyl]isothioharnstoff

B. R1 = CN, R2 = OCH_3:
3-Cyan-2-methyl-1-[2-[[(5-methyl-1*H*-imidazol-4-yl)methyl]sulfanyl]ethyl]isoharnstoff

C. R1 = $CONH_2$, R2 = $NHCH_3$:
1-[(Methylamino)[[2-[[(5-methyl-1*H*-imidazol-4-yl)methyl]sulfanyl]ethyl]amino]methylen]harnstoff

D. R1 = H, R2 = $NHCH_3$:
1-Methyl-3-[2-[[(5-methyl-1*H*-imidazol-4-yl)=methyl]sulfanyl]ethyl]guanidin

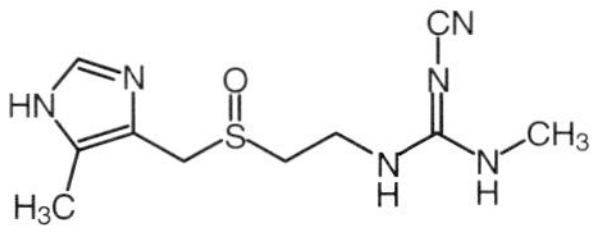

E. 2-Cyan-1-methyl-3-[2-[[(5-methyl-1*H*-imidazol-4-yl)methyl]sulfinyl]ethyl]guanidin

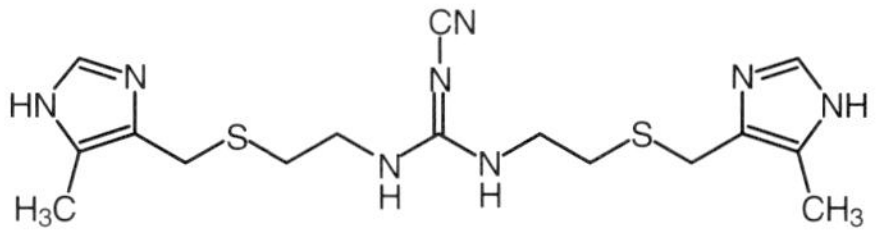

F. 2-Cyan-1,3-bis[2-[[(5-methyl-1*H*-imidazol-4-yl)=methyl]sulfanyl]ethyl]guanidin.

2000, 816

Cinnarizin

Cinnarizinum

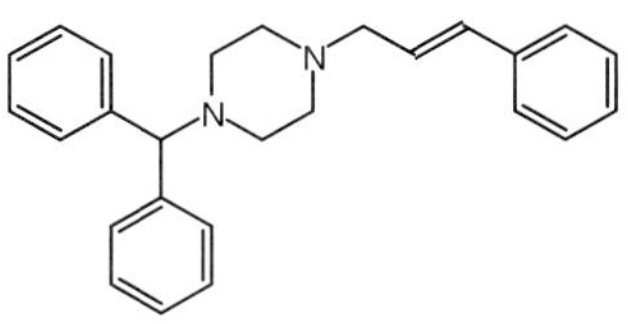

$C_{26}H_{28}N_2$ M_r 368,5

Definition

Cinnarizin enthält mindestens 99,0 und höchstens 101,0 Prozent (*E*)-1-(Diphenylmethyl)-4-(3-phenylprop-2-enyl)piperazin, berechnet auf die getrocknete Substanz.

Eigenschaften

Weißes bis fast weißes Pulver; praktisch unlöslich in Wasser, leicht löslich in Dichlormethan, löslich in Aceton, schwer löslich in Ethanol und Methanol.

Prüfung auf Identität

1: A, B.
2: A, C, D.

A. Schmelztemperatur (2.2.14): 118 bis 122 °C.

B. Die Prüfung erfolgt mit Hilfe der IR-Spektroskopie (2.2.24) durch Vergleich des Spektrums der Substanz mit dem von Cinnarizin *CRS*. Die Prüfung erfolgt mit Hilfe von Preßlingen.

C. Die Prüfung erfolgt mit Hilfe der Dünnschichtchromatographie (2.2.27) unter Verwendung einer Schicht eines geeigneten octadecylsilylierten Kieselgels, das einen Fluoreszenzindikator mit intensivster Anregung der Fluoreszenz bei 254 nm enthält.

Untersuchungslösung: 10 mg Substanz werden in Methanol *R* zu 20 ml gelöst.

Referenzlösung a: 10 mg Cinnarizin *CRS* werden in Methanol *R* zu 20 ml gelöst.

Referenzlösung b: 10 mg Cinnarizin *CRS* und 10 mg Flunarizinhydrochlorid *CRS* werden in Methanol *R* zu 20 ml gelöst.

Auf die Platte werden 5 µl jeder Lösung aufgetragen. Die Chromatographie erfolgt ohne Kammersättigung mit einer Mischung von 20 Volumteilen Natriumchlorid-Lösung (1 mol · l^{-1}), 30 Volumteilen Methanol *R* und 50 Volumteilen Aceton *R* über eine Laufstrecke von 15 cm. Die Platte wird an der Luft trocknen gelassen und im ultravioletten Licht bei 254 nm ausgewertet. Der Hauptfleck im Chromatogramm der Untersuchungslösung entspricht in bezug auf Lage und Größe dem Hauptfleck im Chromatogramm der Referenzlösung a. Die Prüfung darf nur ausgewertet werden, wenn das Chromatogramm der Referenzlösung b deutlich voneinander getrennt 2 Flecke zeigt.

D. 0,2 g wasserfreie Citronensäure *R* werden unter Erhitzen im Wasserbad von 80 °C in 10 ml Acetanhydrid *R* gelöst. Nach 10 min langem Erhitzen bei 80 °C werden etwa 20 mg Substanz zugesetzt. Eine purpurrote Färbung entsteht.

Prüfung auf Reinheit

Aussehen der Lösung: 0,5 g Substanz werden in Dichlormethan *R* zu 20 ml gelöst. Die Lösung muß klar (2.2.1) und darf nicht stärker gefärbt sein als die Farbvergleichslösung BG_7 (2.2.2, Methode II).

Sauer oder alkalisch reagierende Substanzen: 0,5 g Substanz werden in 15 ml Wasser *R* suspendiert. Die Mischung wird 2 min lang zum Sieden erhitzt, abgekühlt und filtriert. Das Filtrat wird mit kohlendioxidfreiem Wasser *R* zu 20 ml verdünnt. 10 ml dieser Lösung werden mit 0,1 ml Phenolphthalein-Lösung *R* und 0,25 ml Natriumhydroxid-Lösung (0,01 mol · l^{-1}) versetzt. Die Lösung muß rosa gefärbt sein. 10 ml Lösung werden mit 0,1 ml Methylrot-Lösung *R* und 0,25 ml Salzsäure (0,01 mol · l^{-1}) versetzt. Die Lösung muß rot gefärbt sein.

Verwandte Substanzen: Die Prüfung erfolgt mit Hilfe der Flüssigchromatographie (2.2.29).

Untersuchungslösung: 25,0 mg Substanz werden in Methanol *R* zu 10,0 ml gelöst.

Referenzlösung a: 12,5 mg Cinnarizin *CRS* und 15,0 mg Flunarizinhydrochlorid *CRS* werden in Methanol *R* zu 100,0 ml gelöst. 1,0 ml Lösung wird mit Methanol *R* zu 20,0 ml verdünnt.

Referenzlösung b: 1,0 ml Untersuchungslösung wird mit Methanol *R* zu 100,0 ml verdünnt. 5,0 ml Lösung werden mit Methanol *R* zu 20,0 ml verdünnt.

Die Chromatographie kann durchgeführt werden mit

- einer Säule aus rostfreiem Stahl von 0,1 m Länge und 4,0 mm innerem Durchmesser, gepackt mit desaktiviertem, octadecylsilyliertem Kieselgel zur Chromatographie *R* (3 µm)
- einer Mischung der mobilen Phasen A und B unter Einsatz der Gradientenelution bei einer Durchflußrate von 1,5 ml je Minute gemäß der Tabelle
  Mobile Phase A: Eine Lösung von Ammoniumacetat *R* (10 g · l^{-1})
  Mobile Phase B: Eine 0,2prozentige Lösung (*V/V*) von Essigsäure 98 % *R* in Acetonitril *R*

Zeit (min)	Mobile Phase A (% *V/V*)	Mobile Phase B (% *V/V*)	Erläuterungen
0 – 20	75→10	25→90	linearer Elutionsgradient
20 – 25	10	90	isokratisch
25 – 30	75	25	zurück zum Anfangsgleichgewicht
30 = 0	75	25	Neubeginn des Gradienten

- einem Spektrometer als Detektor bei einer Wellenlänge von 230 nm.

Die Säule wird mindestens 30 min lang mit der Ausgangsmischung äquilibriert.

Die Empfindlichkeit des Systems wird so eingestellt, daß die Höhe des Hauptpeaks im Chromatogramm mit 10 µl Referenzlösung b mindestens 50 Prozent des maximalen Ausschlags beträgt. Falls erforderlich wird die Konzentration von Essigsäure 98 % in der mobilen Phase B geändert, bis eine horizontale Basislinie erhalten wird.

10 µl Referenzlösung a werden eingespritzt. Wird das Chromatogramm unter den vorgeschriebenen Bedingungen aufgezeichnet, betragen die Retentionszeiten für Cinnarizin etwa 11 min und für Flunarizin etwa 11,5 min. Die Prüfung darf nur ausgewertet werden, wenn die Auflösung zwischen den Peaks von Cinnarizin und Flunarizin mindestens 5,0 beträgt. Falls erforderlich wird das Zeitprogramm der Gradientenelution geändert.

10 µl Methanol *R* als Blindlösung und je 10 µl Untersuchungslösung und Referenzlösung b werden eingespritzt. Im Chromatogramm der Untersuchungslösung darf keine Peakfläche, mit Ausnahme der des Hauptpeaks, größer sein als die Fläche des Hauptpeaks im Chromatogramm der Referenzlösung b (0,25 Prozent). Im Chromatogramm der Untersuchungslösung darf die Summe aller Peakflächen, mit Ausnahme der des Hauptpeaks, nicht größer sein als das 2fache der Fläche des Hauptpeaks im Chromatogramm der Referenzlösung b (0,5 Prozent). Ein Peak der Blindlösung und Peaks, deren Fläche kleiner ist als das 0,2fache der Fläche des Hauptpeaks im Chromatogramm der Referenzlösung b, werden nicht berücksichtigt.

Schwermetalle (2.4.8): 1,0 g Substanz wird in einer Mischung von 15 Volumteilen Wasser *R* und 85 Volumteilen Aceton *R* gelöst und mit so viel verdünnter Salzsäure *R* versetzt, bis die Substanz vollständig gelöst ist. Anschließend wird die Lösung mit einer Mischung von 15 Volumteilen Wasser *R* und 85 Volumteilen Aceton *R* zu 20 ml verdünnt. 12 ml dieser Lösung müssen der Grenzprüfung B auf Schwermetalle entsprechen (20 ppm). Zur Herstellung der Referenzlösung werden 10 ml Blei-Lösung (1 ppm Pb) verwendet, die durch Verdünnen der Blei-Lösung (100 ppm Pb) *R* mit einer Mischung von 15 Volumteilen Wasser *R* und 85 Volumteilen Aceton *R* erhalten werden.

Trocknungsverlust (2.2.32): Höchstens 0,5 Prozent, mit 1,000 g Substanz durch 4 h langes Trocknen im Vakuumtrockenschrank bei 60 °C bestimmt.

Sulfatasche (2.4.14): Höchstens 0,1 Prozent, mit 1,0 g Substanz bestimmt.

Gehaltsbestimmung

0,150 g Substanz, in 50 ml einer Mischung von 1 Volumteil wasserfreier Essigsäure *R* und 7 Volumteilen Ethylmethylketon *R* gelöst, werden nach Zusatz von 0,2 ml Naphtholbenzein-Lösung *R* mit Perchlorsäure (0,1 mol · l^{-1}) titriert.

1 ml Perchlorsäure (0,1 mol · l^{-1}) entspricht 18,43 mg $C_{26}H_{28}N_2$.

Lagerung

Gut verschlossen, vor Licht geschützt.

Verunreinigungen

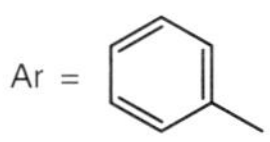

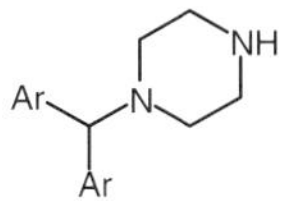

A. 1-(Diphenylmethyl)piperazin

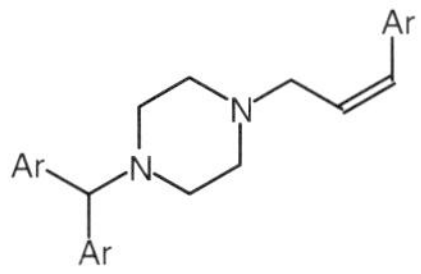

B. (*Z*)-1-(Diphenylmethyl)-4-(3-phenylprop-2-enyl)piperazin

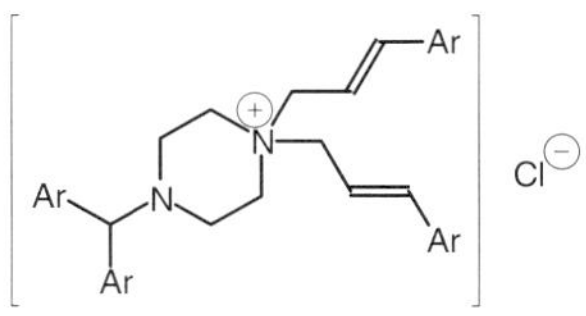

C. (*E*)-1,1-Bis(3-phenylprop-2-enyl)-4-(diphenylmethyl)piperaziniumchlorid

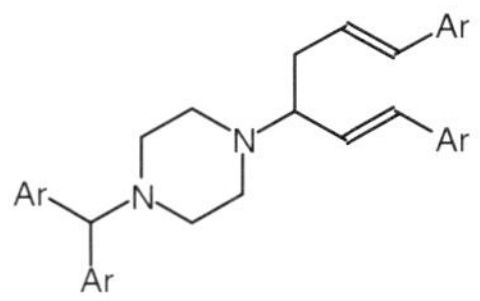

D. (*E*)-1-(Diphenylmethyl)-4-[4-phenyl-1-[(*E*)-2-phenylvinyl]but-3-enyl]piperazin

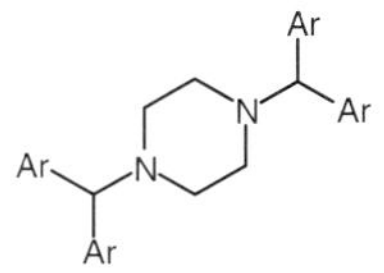

E. 1,4-Bis(diphenylmethyl)piperazin.

Dieser Text enthält für die englisch- und/oder französischsprachige 4. Ausgabe 2002 vorgesehene Berichtigungen.

2001, 995

Cisaprid-Monohydrat

Cisapridum monohydricum

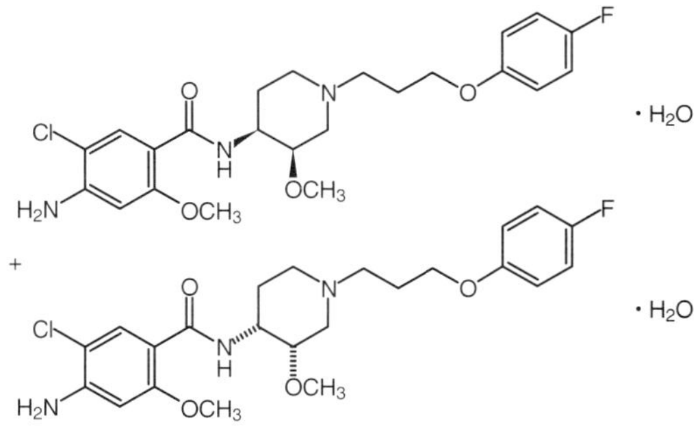

$C_{23}H_{29}ClFN_3O_4 \cdot H_2O$ M_r 484,0

Definition

Cisaprid-Monohydrat enthält mindestens 99,0 und höchstens 101,0 Prozent 4-Amino-5-chlor-*N*-[(3*RS*,4*SR*)-1-[3-(4-fluorphenoxy)propyl]-3-methoxypiperidin-4-yl]-2-methoxybenzamid, berechnet auf die wasserfreie Substanz.

Eigenschaften

Weißes bis fast weißes Pulver; praktisch unlöslich in Wasser, leicht löslich in Dimethylformamid, löslich in Dichlormethan, wenig löslich in Methanol.

Die Substanz zeigt Polymorphie.

Prüfung auf Identität

Die Prüfung erfolgt mit Hilfe der IR-Spektroskopie (2.2.24) durch Vergleich des Spektrums der Substanz mit dem von Cisaprid-Monohydrat *CRS*. Die Prüfung erfolgt mit Hilfe von Preßlingen. Wenn die Spektren unterschiedlich sind, werden Substanz und Referenzsubstanz getrennt in der eben notwendigen Menge Methanol *R* gelöst. Nach Eindampfen zur Trockne im Luftstrom werden mit den Rückständen erneut Spektren aufgenommen.

Prüfung auf Reinheit

Prüflösung: 0,20 g Substanz werden in Dichlormethan *R* zu 20,0 ml gelöst.

Aussehen der Lösung: Die Prüflösung muß klar (2.2.1) und darf nicht stärker gefärbt sein als die Farbvergleichslösung BG_6 (2.2.2, Methode II).

Optische Drehung (2.2.7): Der Drehungswinkel, an der Prüflösung bestimmt, muß zwischen –0,1 und +0,1° liegen.

Verwandte Substanzen: Die Prüfung erfolgt mit Hilfe der Flüssigchromatographie (2.2.29).

Untersuchungslösung: 0,100 g Substanz werden in Methanol *R* zu 10,0 ml gelöst.

Referenzlösung a: 5,0 mg Cisaprid-Monohydrat *CRS* und 40,0 mg Haloperidol *CRS* werden in Methanol *R* zu 100,0 ml gelöst.

Referenzlösung b: 5,0 ml Untersuchungslösung werden mit Methanol *R* zu 100,0 ml verdünnt. 1,0 ml dieser Lösung wird mit Methanol *R* zu 10,0 ml verdünnt.

Die Chromatographie kann durchgeführt werden mit
- einer Säule aus rostfreiem Stahl von 0,1 m Länge und 4,0 mm innerem Durchmesser, gepackt mit desaktiviertem, octadecylsilyliertem Kieselgel zur Chromatographie *R* (3 µm)
- einer Mischung der mobilen Phasen A und B unter Einsatz der Gradientenelution bei einer Durchflußrate von 1,2 ml je Minute
  Mobile Phase A: eine Lösung von Tetrabutylammoniumhydrogensulfat *R* ($20\ g \cdot l^{-1}$)
  Mobile Phase B: Methanol *R*

Zeit (min)	Mobile Phase A (% *V/V*)	Mobile Phase B (% *V/V*)	Erläuterungen
0 – 20	80 → 55	20 → 45	linearer Gradient
20 – 21	55 → 5	45 → 95	Wechsel zum nächsten Schritt
21 – 25	5	95	isokratisch
25 – 26	5 → 80	95 → 20	zurück zur Anfangszusammensetzung
26 – 30	80	20	Re-Äquilibrierung
30 = 0	80	20	Neubeginn des Gradienten

- einem Spektrometer als Detektor bei einer Wellenlänge von 275 nm.

Die Säule wird mindestens 5 min lang mit der mobilen Phase in der Anfangszusammensetzung äquilibriert.

Die Empfindlichkeit des Systems wird so eingestellt, daß die Höhe des Hauptpeaks im Chromatogramm mit 10 µl Referenzlösung b mindestens 50 Prozent des maximalen Ausschlags beträgt.

10 µl Referenzlösung a werden eingespritzt. Wird das Chromatogramm unter den vorgeschriebenen Bedingungen aufgezeichnet, beträgt die Retentionszeit für Cisaprid etwa 15 min und für Haloperidol etwa 16 min. Die Prüfung darf nur ausgewertet werden, wenn die Auflösung zwischen den Peaks von Cisaprid und Haloperidol mindestens 2,5 beträgt. Falls erforderlich wird die Konzentration von Methanol in der mobilen Phase oder das Zeitprogramm der linearen Gradientenelution geändert.

10 µl Methanol *R* als Blindlösung und je 10 µl Untersuchungslösung und Referenzlösung b werden eingespritzt. Im Chromatogramm der Untersuchungslösung darf keine Peakfläche, mit Ausnahme der des Hauptpeaks, größer sein als die Fläche des Hauptpeaks im Chromatogramm der Referenzlösung b (0,5 Prozent). Im Chromatogramm der Untersuchungslösung darf die Summe aller Peakflächen, mit Ausnahme der des Hauptpeaks, nicht größer sein als das 2fache der Fläche des Hauptpeaks im Chromatogramm der Referenzlösung b (1 Prozent). Peaks der Blindlösung und Peaks, deren Fläche kleiner ist als das 0,1fache der Fläche des Hauptpeaks im Chromatogramm der Referenzlösung b, werden nicht berücksichtigt.

Wasser (2.5.12): 3,4 bis 4,0 Prozent, mit 0,500 g Substanz nach der Karl-Fischer-Methode bestimmt.

Sulfatasche (2.4.14): Höchstens 0,1 Prozent, mit 1,0 g Substanz in einem Platintiegel bestimmt.

Gehaltsbestimmung

0,350 g Substanz, in 70 ml einer Mischung von 1 Volumteil wasserfreier Essigsäure *R* und 7 Volumteilen Ethylmethylketon *R* gelöst, werden mit Perchlorsäure ($0,1\ mol \cdot l^{-1}$) titriert. Der Endpunkt wird mit Hilfe der Potentiometrie (2.2.20) bestimmt.

1 ml Perchlorsäure ($0,1\ mol \cdot l^{-1}$) entspricht 46,60 mg $C_{23}H_{29}ClFN_3O_4$.

Lagerung

Gut verschlossen, vor Licht geschützt.

Verunreinigungen

Qualifizierte Verunreinigungen: A, B, C und E.

Andere bestimmbare Verunreinigungen: D.

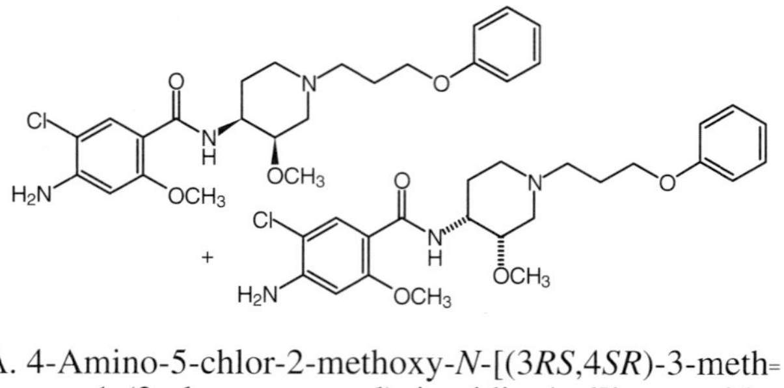

A. 4-Amino-5-chlor-2-methoxy-*N*-[(3*RS*,4*SR*)-3-methoxy-1-(3-phenoxypropyl)piperidin-4-yl]benzamid

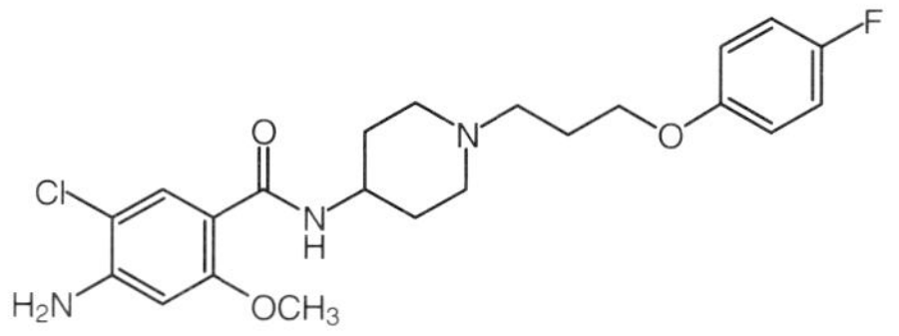

B. 4-Amino-5-chlor-*N*-[1-[3-(4-fluorphenoxy)propyl]piperidin-4-yl]-2-methoxybenzamid

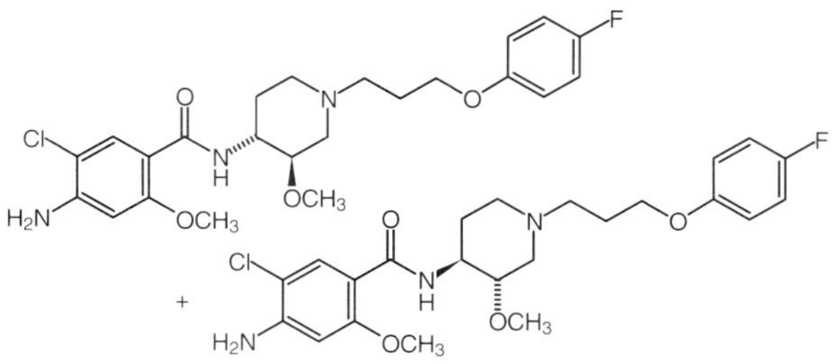

C. 4-Amino-5-chlor-*N*-[(3*RS*,4*RS*)-1-[3-(4-fluorphenoxy)propyl]-3-methoxypiperidin-4-yl]-2-methoxybenzamid

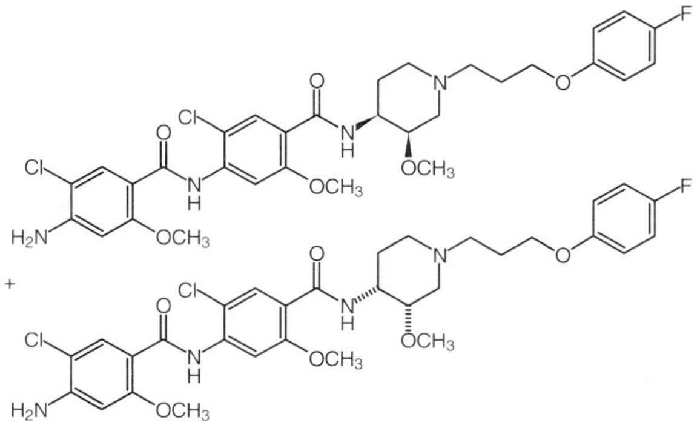

D. 4-[(4-Amino-5-chlor-2-methoxybenzoyl)amino]-5-chlor-*N*-[(3*RS*,4*SR*)-1-[3-(4-fluorphenoxy)propyl]-3-methoxypiperidin-4-yl]-2-methoxybenzamid

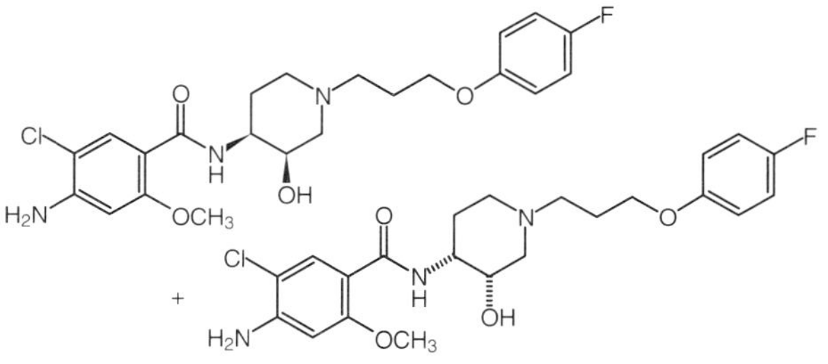

E. 4-Amino-5-chlor-*N*-[(3*RS*,4*SR*)-1-[3-(4-fluorphenoxy)propyl]-3-hydroxypiperidin-4-yl]-2-methoxybenzamid.

Dieser Text enthält für die englisch- und/oder französischsprachige 4. Ausgabe 2002 vorgesehene Berichtigungen.

2001, 1503

Cisapridtartrat

Cisapridi tartras

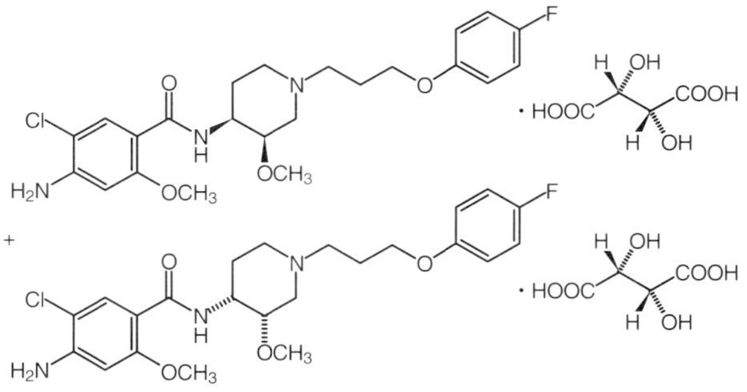

$C_{27}H_{35}ClFN_3O_{10}$ M_r 616,0

Definition

Cisapridtartrat enthält mindestens 99,0 und höchstens 101,0 Prozent 4-Amino-5-chlor-*N*-[(3*RS*,4*SR*)-1-[3-(4-fluorphenoxy)propyl]-3-methoxypiperidin-4-yl]-2-methoxybenzamid-(2*R*,3*R*)-2,3-dihydroxybutandioat, berechnet auf die getrocknete Substanz.

Eigenschaften

Weißes bis fast weißes Pulver; schwer löslich in Wasser, leicht löslich in Dimethylformamid, schwer löslich in Methanol, sehr schwer löslich in Ethanol.

Die Substanz zeigt Polymorphie.

Prüfung auf Identität

A. Die Prüfung erfolgt mit Hilfe der IR-Spektroskopie (2.2.24) durch Vergleich des Spektrums der Substanz mit dem von Cisapridtartrat *CRS*. Die Prüfung erfolgt mit Hilfe von Preßlingen. Wenn die Spektren unterschiedlich sind, werden Substanz und Referenzsubstanz getrennt in der eben notwendigen Menge Ethanol 96 % *R* gelöst. Nach Eindampfen zur Trockne im Luftstrom werden mit den Rückständen erneut Spektren aufgenommen.

B. Die Substanz entspricht der Prüfung „Spezifische Drehung" (siehe „Prüfung auf Reinheit").

Prüfung auf Reinheit

Spezifische Drehung (2.2.7): 0,100 g Substanz werden in Methanol *R* zu 25,0 ml gelöst. Die spezifische Drehung muß zwischen +5,0 und +10,0° liegen, berechnet auf die getrocknete Substanz.

Verwandte Substanzen: Die Prüfung erfolgt mit Hilfe der Flüssigchromatographie (2.2.29).

Untersuchungslösung: 0,100 g Substanz werden in einer Mischung von 10 Volumteilen Wasser *R* und 90 Volumteilen Methanol *R*, falls erforderlich unter Erwärmen, zu 10,0 ml gelöst.

Referenzlösung a: 5,0 mg Cisapridtartrat *CRS* und 30,0 mg Haloperidol *CRS* werden in einer Mischung von 10 Volumteilen Wasser *R* und 90 Volumteilen Methanol *R* zu 100,0 ml gelöst.

Referenzlösung b: 1,0 ml Untersuchungslösung wird mit einer Mischung von 10 Volumteilen Wasser *R* und 90 Volumteilen Methanol *R* zu 100,0 ml verdünnt. 5,0 ml dieser Lösung werden mit der Mischung von 10 Volumteilen Wasser *R* und 90 Volumteilen Methanol *R* zu 20,0 ml verdünnt.

Die Chromatographie kann durchgeführt werden mit
- einer Säule aus rostfreiem Stahl von 0,1 m Länge und 4,0 mm innerem Durchmesser, gepackt mit desaktiviertem, octadecylsilyliertem Kieselgel zur Chromatographie *R* (3 µm)
- einer Mischung der mobilen Phasen A und B unter Einsatz der Gradientenelution bei einer Durchflußrate von 1,2 ml je Minute
  Mobile Phase A: eine Lösung von Tetrabutylammoniumhydrogensulfat *R* (20 g · l^{-1})
  Mobile Phase B: Methanol *R*

Zeit (min)	Mobile Phase A (% *V/V*)	Mobile Phase B (% *V/V*)	Erläuterungen
0 – 20	80 → 55	20 → 45	linearer Gradient
20 – 21	55 → 5	45 → 95	Wechsel zum nächsten Schritt
21 – 25	5	95	isokratisch
25 – 26	5 → 80	95 → 20	zurück zur Anfangszusammensetzung
26 – 30	80	20	Re-Äquilibrierung
30 = 0	80	20	Neubeginn des Gradienten

- einem Spektrometer als Detektor bei einer Wellenlänge von 275 nm.

Die Säule wird mindestens 5 min lang mit der mobilen Phase in der Anfangszusammensetzung äquilibriert.

Die Empfindlichkeit des Systems wird so eingestellt, daß die Höhe des Hauptpeaks im Chromatogramm mit 10 µl Referenzlösung b mindestens 50 Prozent des maximalen Ausschlags beträgt.

10 µl Referenzlösung a werden eingespritzt. Wird das Chromatogramm unter den vorgeschriebenen Bedingungen aufgezeichnet, beträgt die Retentionszeit für Cisaprid etwa 15 min und für Haloperidol etwa 16 min. Die Prüfung darf nur ausgewertet werden, wenn die Auflösung zwischen den Peaks von Cisaprid und Haloperidol mindestens 2,5 beträgt. Falls erforderlich wird die Konzentration von Methanol in der mobilen Phase oder das Zeitprogramm der linearen Gradientenelution geändert.

10 µl einer Mischung von 10 Volumteilen Wasser *R* und 90 Volumteilen Methanol *R* als Blindlösung und je 10 µl Untersuchungslösung und Referenzlösung b werden eingespritzt. Im Chromatogramm der Untersuchungslösung darf keine Peakfläche, mit Ausnahme der des Hauptpeaks, größer sein als die Fläche des Hauptpeaks im Chromatogramm der Referenzlösung b (0,25 Prozent). Im Chromatogramm der Untersuchungslösung darf die Summe aller Peakflächen, mit Ausnahme der des Hauptpeaks, nicht größer sein als das 2fache der Fläche des Hauptpeaks im Chromatogramm der Referenzlösung b (0,5 Prozent). Peaks der Blindlösung und Peaks, deren Fläche kleiner ist als das 0,2fache der Fläche des Hauptpeaks im Chromatogramm der Referenzlösung b, werden nicht berücksichtigt.

Trocknungsverlust (2.2.32): Höchstens 0,5 Prozent, mit 1,000 g Substanz durch Trocknen im Trockenschrank bei 100 bis 105 °C bestimmt.

Sulfatasche (2.4.14): Höchstens 0,1 Prozent, mit 1,0 g Substanz in einem Platintiegel bestimmt.

Gehaltsbestimmung

0,500 g Substanz, in 70 ml wasserfreier Essigsäure *R* gelöst, werden mit Perchlorsäure (0,1 mol · l^{-1}) titriert. Der Endpunkt wird mit Hilfe der Potentiometrie (2.2.20) bestimmt.

1 ml Perchlorsäure (0,1 mol · l^{-1}) entspricht 61,60 mg $C_{27}H_{35}ClFN_3O_{10}$.

Lagerung

Gut verschlossen, vor Licht geschützt.

Verunreinigungen

Qualifizierte Verunreinigungen: A und C.

Andere bestimmbare Verunreinigungen: B, D und E.

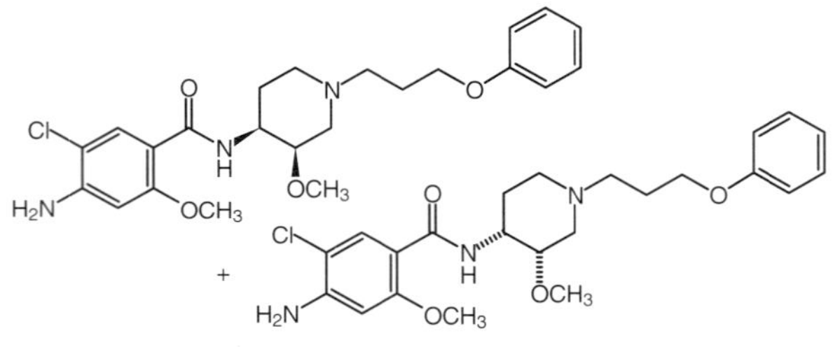

A. 4-Amino-5-chlor-2-methoxy-*N*-[(3*RS*,4*SR*)-3-methoxy-1-(3-phenoxypropyl)piperidin-4-yl]benzamid

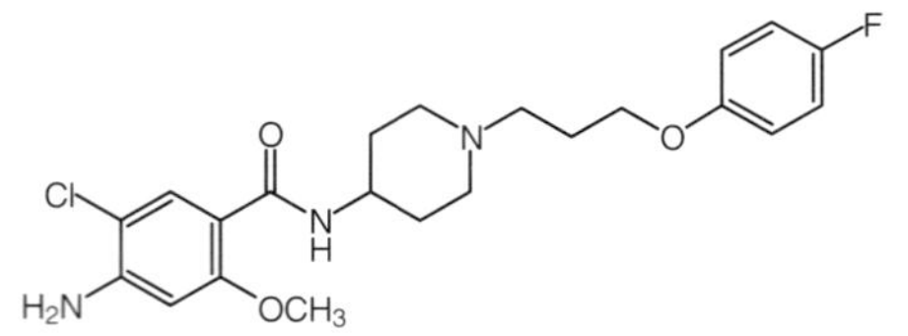

B. 4-Amino-5-chlor-*N*-[1-[3-(4-fluorphenoxy)propyl]piperidin-4-yl]-2-methoxybenzamid

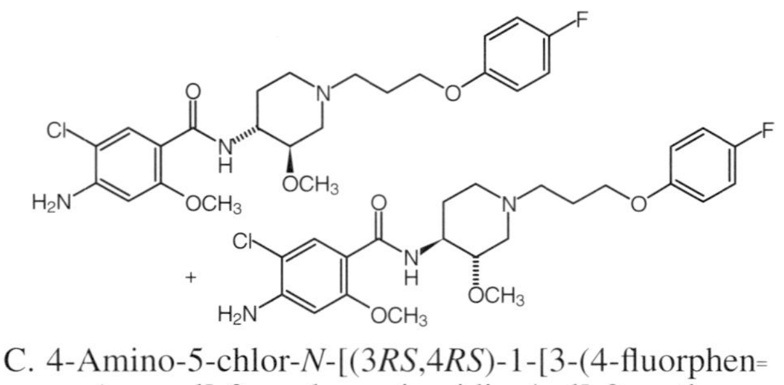

C. 4-Amino-5-chlor-*N*-[(3*RS*,4*RS*)-1-[3-(4-fluorphenoxy)propyl]-3-methoxypiperidin-4-yl]-2-methoxybenzamid

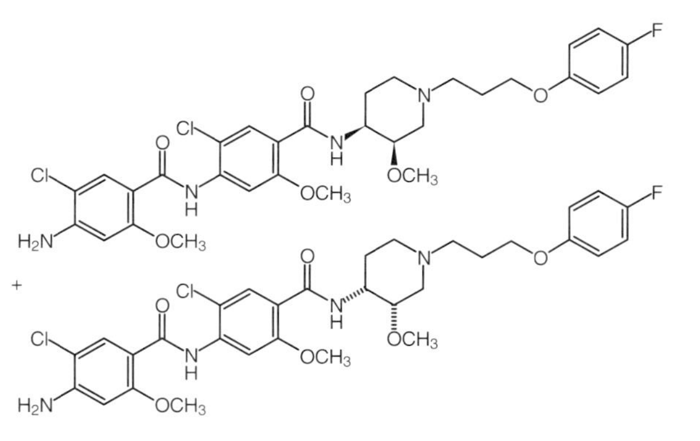

D. 4-[(4-Amino-5-chlor-2-methoxybenzoyl)amino]-5-chlor-*N*-[(3*RS*,4*SR*)-1-[3-(4-fluorphenoxy)propyl]-3-methoxypiperidin-4-yl]-2-methoxybenzamid

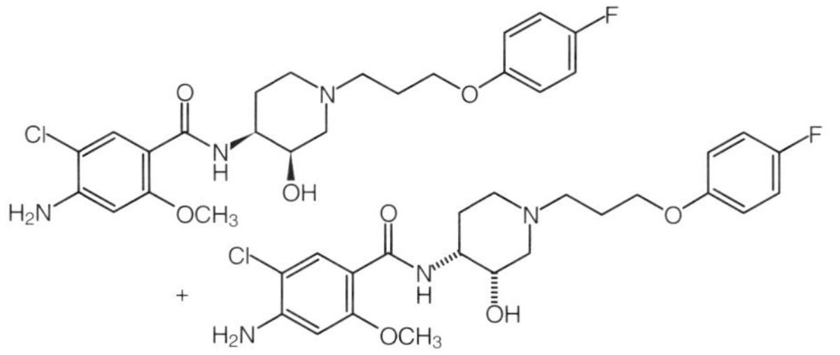

E. 4-Amino-5-chlor-*N*-[(3*RS*,4*SR*)-1-[3-(4-fluorphenoxy)propyl]-3-hydroxypiperidin-4-yl]-2-methoxybenzamid.

1999, 1303

Clebopridmalat

Clebopridi malas

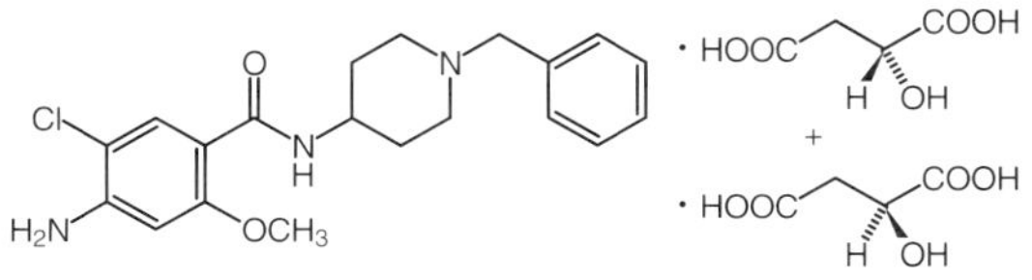

$C_{24}H_{30}ClN_3O_7$ M_r 508,0

Definition

Clebopridmalat enthält mindestens 98,5 und höchstens 101,0 Prozent 4-Amino-*N*-(1-benzylpiperidin-4-yl)-5-chlor-2-methoxybenzamid-(*RS*)-2-hydroxybutandioat, berechnet auf die getrocknete Substanz.

Eigenschaften

Weißes bis fast weißes, kristallines Pulver; wenig löslich in Wasser und Methanol, schwer löslich in wasserfreiem Ethanol, praktisch unlöslich in Dichlormethan.

Die Substanz schmilzt bei etwa 164 °C unter Zersetzung.

Prüfung auf Identität

1: B, C.
2: A, C, D.

A. 20,0 mg Substanz werden in Wasser *R* zu 100,0 ml gelöst. 10,0 ml Lösung werden mit Wasser *R* zu100,0 ml verdünnt. Diese Lösung, zwischen 230 und 350 nm gemessen, zeigt Absorptionsmaxima (2.2.25) bei 270 und 307 nm. Die spezifischen Absorptionen liegen zwischen 252 und 278 beziehungsweise zwischen 204 und 226.

B. Die Prüfung erfolgt mit Hilfe der IR-Spektroskopie (2.2.24) durch Vergleich des Spektrums der Substanz mit dem von Clebopridmalat *CRS*. Die Prüfung erfolgt mit Hilfe von Preßlingen.

C. 20 mg Substanz werden in 1 ml Schwefelsäure *R* gelöst. Die Lösung wird mit 1 ml 2-Naphthol-Lösung *R* 1 versetzt und gemischt. Diese Lösung zeigt im Tageslicht betrachtet eine gelbe Färbung mit blauer Fluoreszenz.

D. Die Prüfung erfolgt mit Hilfe der Dünnschichtchromatographie (2.2.27) unter Verwendung einer Schicht eines geeigneten Kieselgels, das einen Fluoreszenzindikator mit intensivster Anregung der Fluoreszenz bei 254 nm enthält.

Untersuchungslösung: 5 mg Substanz werden in wasserfreiem Ethanol *R* zu 10 ml gelöst.

Referenzlösung a: 5 mg Clebopridmalat *CRS* werden in wasserfreiem Ethanol *R* zu 10 ml gelöst.

Referenzlösung b: 5 mg Clebopridmalat *CRS* und 5 mg Metoclopramidhydrochlorid *CRS* werden in wasserfreiem Ethanol *R* zu 10 ml gelöst.

Auf die Platte werden 5 µl jeder Lösung bandförmig (10 mm × 3 mm) aufgetragen. Die Chromatographie erfolgt mit einer Mischung von 2 Volumteilen konzentrierter Ammoniak-Lösung *R*, 14 Volumteilen Aceton *R*, 14 Volumteilen Methanol *R* und 70 Volumteilen Toluol *R* über eine Laufstrecke von 15 cm. Die Platte wird an der Luft trocknen gelassen und anschließend im ultravioletten Licht bei 254 nm ausgewertet. Die Hauptzone im Chromatogramm der Untersuchungslösung entspricht in bezug auf Lage und Größe der Hauptzone im Chromatogramm der Referenzlösung a. Die Prüfung darf nur ausgewertet werden, wenn das Chromatogramm der Referenzlösung b deutlich voneinander getrennt 2 Zonen zeigt.

Prüfung auf Reinheit

Prüflösung: 1,0 g Substanz wird in kohlendioxidfreiem Wasser *R* zu 100,0 ml gelöst.

Aussehen der Lösung: Die Prüflösung muß unmittelbar nach der Herstellung klar (2.2.1) und farblos (2.2.2, Methode I) sein.

***p*H-Wert** (2.2.3): Der *p*H-Wert der Prüflösung muß zwischen 3,8 und 4,2 liegen.

Verwandte Substanzen: Die Prüfung erfolgt mit Hilfe der Flüssigchromatographie (2.2.29).

Untersuchungslösung: 0,10 g Substanz werden in der mobilen Phase zu 100,0 ml gelöst.

Referenzlösung a: 1,0 ml Untersuchungslösung wird mit der mobilen Phase zu 100,0 ml verdünnt. 1,0 ml dieser Lösung wird mit der mobilen Phase zu 10,0 ml verdünnt.

Referenzlösung b: 10,0 mg Clebopridmalat *CRS* und 10,0 mg Metoclopramidhydrochlorid *CRS* werden in der mobilen Phase zu 100,0 ml gelöst. 1,0 ml Lösung wird mit der mobilen Phase zu 10,0 ml verdünnt.

Die Chromatographie kann durchgeführt werden mit

- einer Säule aus rostfreiem Stahl von 0,12 m Länge und 4,0 mm innerem Durchmesser, gepackt mit octadecylsilyliertem Kieselgel zur Chromatographie *R* (5 µm),
- einer Mischung von 20 Volumteilen Acetonitril *R* und 80 Volumteilen einer Lösung von Natriumheptansulfonat *R* ($1\ g \cdot l^{-1}$), welche zuvor mit Phosphorsäure 85 % *R* auf einen *p*H-Wert von 2,5 eingestellt wurde, als mobile Phase bei einer Durchflußrate von 1 ml je Minute
- einem Spektrometer als Detektor bei einer Wellenlänge von 215 nm.

Die Säule wird 30 min lang mit der mobilen Phase äquilibriert.

20 µl Referenzlösung b werden eingespritzt. Die Empfindlichkeit des Systems wird so eingestellt, daß die Höhe der Peaks im Chromatogramm mindestens 30 Prozent des maximalen Ausschlags beträgt. Die Prüfung darf nur ausgewertet werden, wenn die Retentionszeit des zweiten Peaks (Cleboprid) etwa 15 min und die relative Retention des ersten Peaks etwa 0,45 beträgt.

Je 20 µl Untersuchungslösung und Referenzlösung a werden eingespritzt. Die Chromatographie der Untersuchungslösung erfolgt über eine Dauer, die der 2fachen Retentionszeit des Hauptpeaks entspricht.

Im Chromatogramm der Untersuchungslösung darf keine Peakfläche, mit Ausnahme der des Hauptpeaks und der der 2 Peaks, die in den ersten 2 Minuten eluiert werden, größer sein als die Fläche des Hauptpeaks im Chromatogramm der Referenzlösung a (0,1 Prozent). Die Summe aller Peakflächen, mit Ausnahme der des Hauptpeaks und der der 2 Peaks, die in den ersten 2 Minuten eluiert werden, darf nicht größer sein als das 3fache der Fläche des Hauptpeaks im Chromatogramm der Referenzlösung a (0,3 Prozent). Peaks, deren Fläche kleiner ist als das 0,25fache der Fläche des Hauptpeaks im Chromatogramm der Referenzlösung a, werden nicht berücksichtigt.

Chlorid: *Die Lösungen müssen gleichzeitig hergestellt werden.*

Untersuchungslösung: 0,530 g Substanz werden in 20,0 ml wasserfreier Essigsäure *R* gelöst. Die Lösung wird nach Zusatz von 6 ml verdünnter Salpetersäure *R* mit Wasser *R* zu 50,0 ml verdünnt.

Referenzlösung: 1,5 ml Salzsäure ($0{,}001\ mol \cdot l^{-1}$) werden mit 20,0 ml wasserfreier Essigsäure *R*, anschließend mit 6 ml verdünnter Salpetersäure *R* versetzt und mit Wasser *R* zu 50,0 ml verdünnt.

Die beiden frisch hergestellten Lösungen werden getrennt in Reagenzgläser gegeben. Beide Lösungen werden mit 1 ml Silbernitrat-Lösung *R* 2 versetzt und anschließend 5 min lang vor Licht geschützt stehengelassen. Die Lösungen werden in seitlicher Durchsicht gegen einen schwarzen Hintergrund betrachtet. Die Untersuchungslösung darf nicht stärker opaleszieren als die Referenzlösung (100 ppm).

Sulfat: *Die Lösungen müssen gleichzeitig hergestellt werden.*

Untersuchungslösung: 3,00 g Substanz werden, falls erforderlich unter Erwärmen, in 20,0 ml Essigsäure 98 % *R* gelöst und erkalten gelassen. Die Lösung wird mit Wasser *R* zu 50,0 ml verdünnt.

Referenzlösung: 9 ml Sulfat-Lösung (10 ppm SO_4) *R* 1 werden mit 6 ml Essigsäure 98 % *R* versetzt.

In 2 Reagenzgläser werden je 1,5 ml Sulfat-Lösung (10 ppm SO_4) *R* 1 und anschließend 1 ml einer Lösung von Bariumchlorid *R* ($250\ g \cdot l^{-1}$) gegeben. Nach dem Umschütteln werden die Lösungen 1 min lang stehengelassen. Eines der beiden Reagenzgläser wird mit 15 ml Untersuchungslösung und das andere mit 15 ml Referenzlösung versetzt.

Nach 5 min darf die Mischung mit der Untersuchungslösung nicht stärker opaleszieren als die Mischung mit der Referenzlösung (100 ppm).

Schwermetalle (2.4.8): 1,0 g Substanz muß der Grenzprüfung D auf Schwermetalle entsprechen (20 ppm). Zur Herstellung der Referenzlösung werden 2 ml Blei-Lösung (10 ppm Pb) *R* verwendet.

Trocknungsverlust (2.2.32): Höchstens 0,5 Prozent, mit 1,000 g Substanz durch Trocknen im Trockenschrank bei 100 bis 105 °C bestimmt.

Sulfatasche (2.4.14): Höchstens 0,1 Prozent, mit 1,0 g Substanz bestimmt.

Gehaltsbestimmung

0,400 g Substanz, in 50 ml wasserfreier Essigsäure *R* gelöst, werden mit Perchlorsäure ($0{,}1\ mol \cdot l^{-1}$) titriert. Der Endpunkt wird mit Hilfe der Potentiometrie (2.2.20) bestimmt.

1 ml Perchlorsäure ($0{,}1\ mol \cdot l^{-1}$) entspricht 50,80 mg $C_{24}H_{30}ClN_3O_7$.

Lagerung

Vor Licht geschützt.

Verunreinigungen

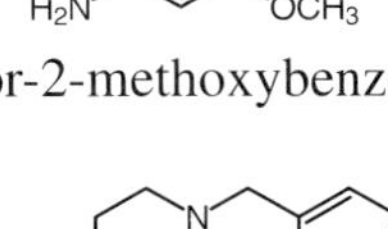

A. 4-Amino-5-chlor-2-methoxybenzoesäure

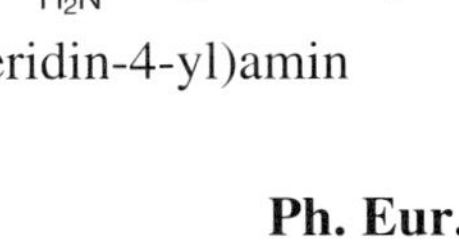

B. (1-Benzylpiperidin-4-yl)amin

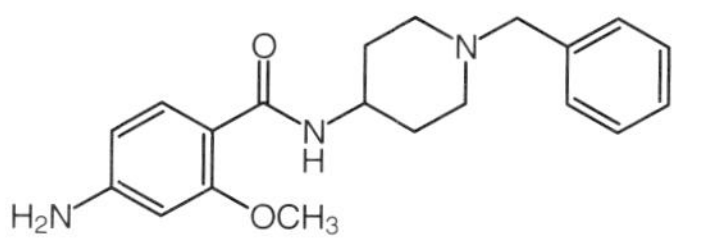

C. 4-Amino-*N*-(1-benzylpiperidin-4-yl)-2-methoxybenzamid.

1998, 1190

Clemastinfumarat

Clemastini fumaras

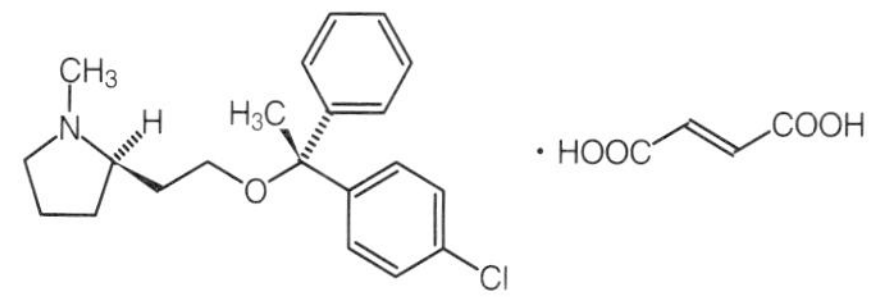

$C_{25}H_{30}ClNO_5$ M_r 460,0

Definition

Clemastinfumarat enthält mindestens 98,5 und höchstens 101,0 Prozent (2*R*)-2-[2-[(*R*)-1-(4-Chlorphenyl)-1-phenylethoxy]ethyl]-1-methylpyrrolidin-(*E*)-butendioat, berechnet auf die getrocknete Substanz.

Eigenschaften

Weißes bis fast weißes, kristallines Pulver; sehr schwer löslich in Wasser, wenig löslich in Ethanol 70 % (*V/V*), schwer löslich in Ethanol 50 % (*V/V*) und Methanol.

Prüfung auf Identität

1: A, B.
2: A, C, D.

A. Die Substanz entspricht der Prüfung „Spezifische Drehung" (siehe „Prüfung auf Reinheit").

B. Die Prüfung erfolgt mit Hilfe der IR-Spektroskopie (2.2.24) durch Vergleich des Spektrums der Substanz mit dem von Clemastinfumarat *CRS*.

C. Die bei der Prüfung „Verwandte Substanzen" (siehe „Prüfung auf Reinheit") erhaltenen Chromatogramme werden ausgewertet. Der Hauptfleck im Chromatogramm der Untersuchungslösung b entspricht in bezug auf Lage, Farbe und Größe dem Hauptfleck im Chromatogramm der Referenzlösung a.

D. Die Prüfung erfolgt mit Hilfe der Dünnschichtchromatographie (2.2.27) unter Verwendung einer Schicht von Kieselgel G *R*.

Untersuchungslösung: 40 mg Substanz werden in Methanol *R* zu 2 ml gelöst.

Referenzlösung: 50 mg Fumarsäure *CRS* werden in Ethanol 96 % *R* zu 10 ml gelöst.

Auf die Platte werden 5 µl jeder Lösung aufgetragen. Die Chromatographie erfolgt mit einer Mischung von 5 Volumteilen Wasser *R*, 25 Volumteilen wasserfreier Ameisensäure *R* und 70 Volumteilen Diisopropylether *R* über eine Laufstrecke von 15 cm. Die Platte wird 30 min lang bei 100 bis 105 °C getrocknet und nach dem Erkalten mit einer Lösung von Kaliumpermanganat *R* ($16 g \cdot l^{-1}$) besprüht. Anschließend wird im Tageslicht ausgewertet. Der Fleck mit dem größten R_f-Wert im Chromatogramm der Untersuchungslösung entspricht in bezug auf Lage, Farbe und Größe dem Fleck im Chromatogramm der Referenzlösung.

Prüfung auf Reinheit

Prüflösung: 0,500 g Substanz werden in Methanol *R* zu 50,0 ml gelöst.

Aussehen der Lösung: Die Prüflösung muß klar (2.2.1) und darf nicht stärker gefärbt sein als die Referenzlösung BG_7 (2.2.2, Methode II).

***p*H-Wert** (2.2.3): 1,0 g Substanz wird in 10 ml kohlendioxidfreiem Wasser *R* suspendiert. Der *p*H-Wert der Suspension muß zwischen 3,2 und 4,2 liegen.

Spezifische Drehung (2.2.7): Die spezifische Drehung muß zwischen +15,0 und +18,0° liegen, an der Prüflösung bestimmt und auf die getrocknete Substanz berechnet.

Verwandte Substanzen: Die Prüfung erfolgt mit Hilfe der Dünnschichtchromatographie (2.2.27) unter Verwendung einer Schicht von Kieselgel G *R*.

Untersuchungslösung a: 0,100 g Substanz werden in Methanol *R* zu 5,0 ml gelöst.

Untersuchungslösung b: 1,0 ml Untersuchungslösung a wird mit Methanol *R* zu 10,0 ml verdünnt.

Referenzlösung a: 20,0 mg Clemastinfumarat *CRS* werden in Methanol *R* zu 10,0 ml gelöst.

Referenzlösung b: 1,5 ml Untersuchungslösung b werden mit Methanol *R* zu 50,0 ml verdünnt.

Referenzlösung c: 0,5 ml Untersuchungslösung b werden mit Methanol *R* zu 50,0 ml verdünnt.

Referenzlösung d: 10,0 mg Diphenhydraminhydrochlorid *CRS* werden in 5,0 ml Referenzlösung a gelöst.

Auf die Platte werden 5 µl jeder Lösung aufgetragen. Die Chromatographie erfolgt mit einer Mischung von 1 Volumteil konzentrierter Ammoniak-Lösung *R*, 20 Volumteilen Methanol *R* und 80 Volumteilen Tetrahydrofuran *R* über eine Laufstrecke von 15 cm. Die Platte wird 5 min lang im Kaltluftstrom getrocknet, dann mit einer frisch hergestellten Mischung von 1 Volumteil Dragendorffs Reagenz *R* und 10 Volumteilen verdünnter Essigsäure *R* und anschließend mit Wasserstoffperoxid-Lösung 3 % *R* besprüht. Die Platte wird sofort mit einer Glasplatte gleicher Größe bedeckt und nach 2 min ausgewertet. Kein im Chromatogramm der Untersuchungslösung a auftretender Nebenfleck darf größer oder stärker gefärbt sein als der Fleck im Chromatogramm der Referenzlösung b (0,3 Prozent), und höchstens 4 der

C
Monographien

Nebenflecke dürfen größer oder stärker gefärbt sein als der Fleck im Chromatogramm der Referenzlösung c (0,1 Prozent). Ein auf dem Startpunkt verbleibender Fleck wird nicht berücksichtigt (Fumarsäure). Die Prüfung darf nur ausgewertet werden, wenn das Chromatogramm der Referenzlösung d deutlich voneinander getrennt 2 Flecke zeigt.

1-(4-Chlorphenyl)-1-phenylethanol: Die Prüfung erfolgt mit Hilfe der Flüssigchromatographie (2.2.29).

Untersuchungslösung: 20 mg Substanz werden in einer Mischung von 25 Volumteilen Acetonitril *R* und 75 Volumteilen einer Lösung von Ammoniumdihydrogenphosphat *R* (10 g · l^{-1}) zu 100 ml gelöst.

Referenzlösung a: 6 mg 1-(4-Chlorphenyl)-1-phenylethanol *CRS* werden in einer Mischung von 25 Volumteilen Acetonitril *R* und 75 Volumteilen einer Lösung von Ammoniumdihydrogenphosphat *R* (10 g · l^{-1}) zu 100 ml gelöst.

Referenzlösung b: 1 ml Referenzlösung a wird mit einer Mischung von 25 Volumteilen Acetonitril *R* und 75 Volumteilen einer Lösung von Ammoniumdihydrogenphosphat *R* (10 g · l^{-1}) zu 100 ml verdünnt.

Referenzlösung c: 10 mg Substanz werden in einer Mischung von 25 Volumteilen Acetonitril *R* und 75 Volumteilen einer Lösung von Ammoniumdihydrogenphosphat *R* (10 g · l^{-1}) zu 100 ml gelöst. 1 ml Lösung wird mit 1 ml Referenzlösung a versetzt und mit einer Mischung von 25 Volumteilen Acetonitril *R* und 75 Volumteilen einer Lösung von Ammoniumdihydrogenphosphat *R* (10 g · l^{-1}) zu 100 ml verdünnt.

Die Chromatographie kann durchgeführt werden mit
- einer Säule aus rostfreiem Stahl von 0,1 m Länge und 4,6 mm innerem Durchmesser, gepackt mit octadecylsilyliertem Kieselgel zur Chromatographie *R* (5 µm)
- einer Mischung von 0,1 Volumteilen Phosphorsäure 85 % *R*, 45 Volumteilen Acetonitril *R* und 55 Volumteilen einer Lösung von Ammoniumdihydrogenphosphat *R* (10 g · l^{-1}) als mobile Phase bei einer Durchflußrate von 1 ml je Minute
- einem Spektrometer als Detektor bei einer Wellenlänge von 220 nm.

100 µl jeder Lösung werden eingespritzt. Die Prüfung darf nur ausgewertet werden, wenn im Chromatogramm der Referenzlösung c die Auflösung zwischen den Peaks von Clemastin und 1-(4-Chlorphenyl)-1-phenylethanol mehr als 2,2 beträgt. Ein dem 1-(4-Chlorphenyl)-1-phenylethanol entsprechender Peak im Chromatogramm der Untersuchungslösung darf nicht größer sein als die Fläche des Peaks im Chromatogramm der Referenzlösung b (0,3 Prozent).

Trocknungsverlust (2.2.32): Höchstens 0,5 Prozent, mit 1,000 g Substanz durch 6 h langes Trocknen im Trockenschrank bei 100 bis 105 °C bestimmt.

Sulfatasche (2.4.14): Höchstens 0,1 Prozent, mit 1,0 g Substanz bestimmt.

Gehaltsbestimmung

0,350 g Substanz, in 60 ml wasserfreier Essigsäure *R* gelöst, werden mit Perchlorsäure (0,1 mol · l^{-1}) titriert. Der Endpunkt wird mit Hilfe der Potentiometrie (2.2.20) bestimmt.

1 ml Perchlorsäure (0,1 mol · l^{-1}) entspricht 46,00 mg $C_{25}H_{30}ClNO_5$.

Verunreinigungen

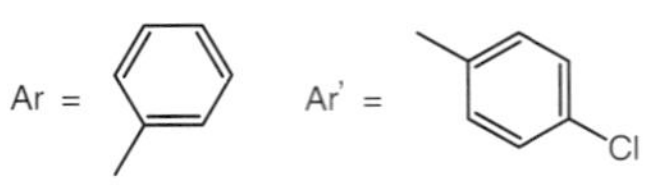

Qualifizierte Verunreinigungen

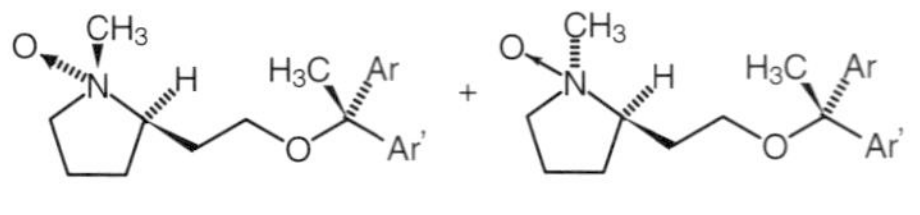

A. (1*RS*,2*R*)-2[2-[(*R*)-1-(4-Chlorphenyl)-1-phenylethoxy]ethyl]-1-methylpyrrolidin-1-oxid

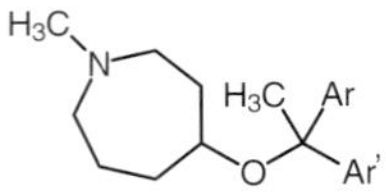

B. 4-[1-(4-Chlorphenyl)-1-phenylethoxy]-1-methylazepan

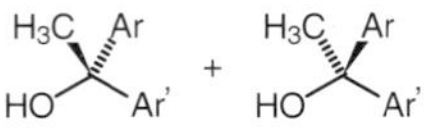

C. (*RS*)-1-(4-Chlorphenyl)-1-phenylethanol.

Andere bestimmbare Verunreinigungen

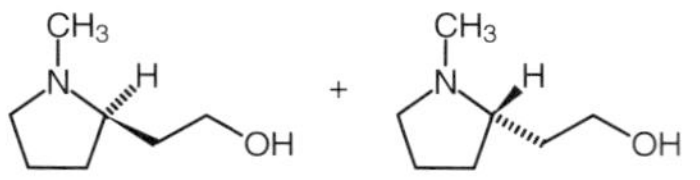

D. 2-[(2*RS*)-1-Methylpyrrolidin-2-yl]ethanol.

2000, 1409

Clenbuterolhydrochlorid

Clenbuteroli hydrochloridum

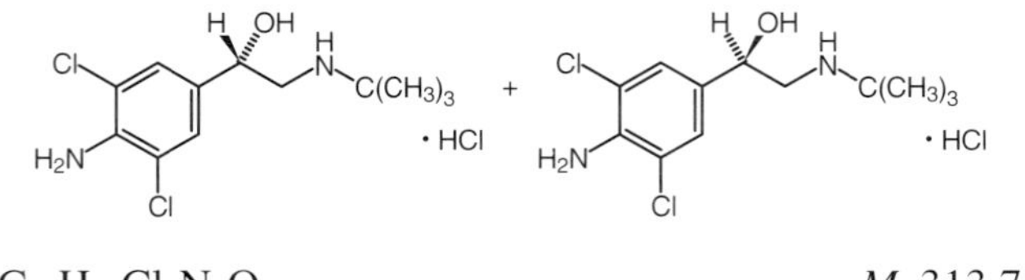

$C_{12}H_{19}Cl_3N_2O$ M_r 313,7

Definition

Clenbuterolhydrochlorid enthält mindestens 99,0 und höchstens 101,0 Prozent (*RS*)-1-(4-Amino-3,5-dichlorphenyl)-2-[(1,1-dimethylethyl)amino]ethanol-hydrochlorid, berechnet auf die wasserfreie Substanz.

Eigenschaften

Weißes bis fast weißes, kristallines Pulver; löslich in Wasser und Ethanol, schwer löslich in Aceton.

Die Substanz schmilzt bei etwa 173 °C unter Zersetzung.

Prüfung auf Identität

1: A, C.
2: B, C.

A. Die Prüfung erfolgt mit Hilfe der IR-Spektroskopie (2.2.24) durch Vergleich des Spektrums der Substanz mit dem von Clenbuterolhydrochlorid *CRS*.

B. Die Prüfung erfolgt mit Hilfe der Dünnschichtchromatographie (2.2.27) unter Verwendung einer DC-Platte mit Kieselgel F_{254} *R*.

Untersuchungslösung: 10 mg Substanz werden in 10 ml Methanol *R* gelöst.

Referenzlösung: 10 mg Clenbuterolhydrochlorid *CRS* werden in 10 ml Methanol *R* gelöst.

Auf die Platte werden 10 µl jeder Lösung aufgetragen. Die Chromatographie erfolgt mit einer Mischung von 0,15 Volumteilen Ammoniak-Lösung *R*, 10 Volumteilen wasserfreiem Ethanol *R* und 15 Volumteilen Toluol *R* über eine Laufstrecke von 10 cm. Die Platte wird an der Luft trocknen gelassen und anschließend mit einer Lösung von Natriumnitrit *R* (10 g · l^{-1}) in Salzsäure (1 mol · l^{-1}) besprüht. Nach 10 min wird die Platte in eine Lösung von Naphthylethylendiamindihydrochlorid *R* (4 g · l^{-1}) in Methanol *R* getaucht und an der Luft trocknen gelassen. Der Hauptfleck im Chromatogramm der Untersuchungslösung entspricht in bezug auf Lage, Farbe und Größe dem Hauptfleck im Chromatogramm der Referenzlösung.

C. Die Substanz gibt die Identitätsreaktion a auf Chlorid (2.3.1).

Prüfung auf Reinheit

Prüflösung: 0,5 g Substanz werden in 10 ml kohlendioxidfreiem Wasser *R* gelöst.

Aussehen der Lösung: Die Prüflösung darf nicht stärker opaleszieren als die Referenzsuspension II (2.2.1) und nicht stärker gefärbt sein als die Farbvergleichslösung G_6 (2.2.2, Methode II).

***p*H-Wert** (2.2.3): Der *p*H-Wert der Prüflösung muß zwischen 5,0 und 7,0 liegen.

Optische Drehung (2.2.7): 0,30 g Substanz werden in Wasser *R* zu 10,0 ml gelöst. Falls erforderlich wird die Lösung filtriert. Der Drehungswinkel muß zwischen –0,10 und +0,10° liegen.

Verwandte Substanzen: Die Prüfung erfolgt mit Hilfe der Flüssigchromatographie (2.2.29).

Untersuchungslösung: 0,100 g Substanz werden in der mobilen Phase dispergiert. Die Suspension wird zu 50,0 ml aufgefüllt.

Referenzlösung a: 0,1 ml Untersuchungslösung werden mit Wasser *R* zu 100,0 ml verdünnt.

Referenzlösung b: 10 mg Clenbuterol-Verunreinigung B *CRS* werden in 20 ml mobiler Phase gelöst. Die Lösung wird mit 5 ml Untersuchungslösung versetzt und mit der mobilen Phase zu 50,0 ml verdünnt.

Die Chromatographie kann durchgeführt werden mit

- einer Säule aus rostfreiem Stahl von 0,125 m Länge und 4 mm innerem Durchmesser, gepackt mit nachsilanisiertem, octadecylsilyliertem Kieselgel zur Chromatographie *R* (5 µm)
- folgender mobilen Phase bei einer Durchflußrate von 0,5 ml je Minute: eine Mischung von 200 Volumteilen Acetonitril *R*, 200 Volumteilen Methanol *R* und 600 Volumteilen einer Lösung von 3,0 g Natriumdecansulfonat *R* und 5,0 g Kaliumdihydrogenphosphat *R* in 900 ml Wasser *R*, deren *p*H-Wert mit Phosphorsäure 10 % *R* auf 3,0 eingestellt und die anschließend mit Wasser *R* zu 1000 ml verdünnt wurde
- einem Spektrometer als Detektor bei einer Wellenlänge von 215 nm.

Die Temperatur der Säule wird bei 40 °C gehalten.

Je 5 µl Referenzlösung a und b werden eingespritzt. Die Empfindlichkeit des Systems wird so eingestellt, daß die Höhe des Hauptpeaks im Chromatogramm der Referenzlösung a mindestens 50 Prozent des maximalen Ausschlags beträgt.

Werden die Chromatogramme unter den vorgeschriebenen Bedingungen aufgezeichnet, beträgt die Retentionszeit für Clenbuterol etwa 11 min. Die Prüfung darf nur ausgewertet werden, wenn im Chromatogramm der Referenzlösung b die Auflösung zwischen den Peaks von Clenbuterol-Verunreinigung B und Clenbuterol mindestens 2,5 beträgt.

5 µl Untersuchungslösung werden eingespritzt. Die Chromatographie erfolgt über eine Dauer, die der 1,5fachen Retentionszeit des Hauptpeaks entspricht. Im Chromatogramm der Untersuchungslösung darf keine Peakfläche, mit Ausnahme der des Hauptpeaks, größer sein als die Fläche des Hauptpeaks im Chromatogramm der Referenzlösung a (0,1 Prozent), und die Summe aller Peakflächen, mit Ausnahme der des Hauptpeaks, darf nicht größer sein als das 2fache der Fläche des Hauptpeaks im Chromatogramm der Referenzlösung a (0,2 Prozent). Peaks, deren Fläche kleiner ist als das 0,1fache der Fläche des Hauptpeaks im Chromatogramm der Referenzlösung a, werden nicht berücksichtigt.

Wasser (2.5.12): Höchstens 1,0 Prozent, mit 0,500 g Substanz nach der Karl-Fischer-Methode bestimmt.

Sulfatasche (2.4.14): Höchstens 0,1 Prozent, mit 1,0 g Substanz bestimmt.

Gehaltsbestimmung

0,250 g Substanz, in 50 ml Ethanol 96 % *R* gelöst und mit 5,0 ml Salzsäure (0,01 mol · l^{-1}) versetzt, werden mit Natriumhydroxid-Lösung (0,1 mol · l^{-1}) titriert. Der Endpunkt wird mit Hilfe der Potentiometrie (2.2.20) bestimmt. Das zwischen den beiden Wendepunkten zugesetzte Volumen wird abgelesen.

1 ml Natriumhydroxid-Lösung (0,1 mol · l^{-1}) entspricht 31,37 mg $C_{12}H_{19}Cl_3N_2O$.

Verunreinigungen

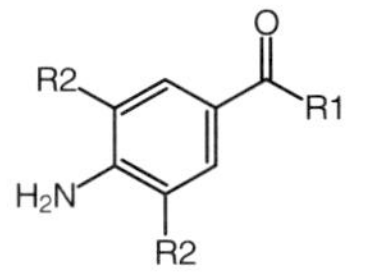

A. $R1 = H$, $R2 = Cl$:
4-Amino-3,5-dichlorbenzaldehyd

B. $R1 = CH_2–NH–C(CH_3)_3$, $R2 = Cl$:
1-(4-Amino-3,5-dichlorphenyl)-2-[(1,1-dimethylethyl)amino]ethanon
(Clenbuterol-Keton)

C. $R1 = CH_3$, $R2 = Cl$:
1-(4-Amino-3,5-dichlorphenyl)ethanon

D. $R1 = CH_3$, $R2 = H$:
1-(4-Aminophenyl)ethanon

E. $R1 = CH_2Br$, $R2 = Cl$:
1-(4-Amino-3,5-dichlorphenyl)-2-bromethanon.

2001, 362

Clostridium-Novyi-(Typ B)-Impfstoff für Tiere

Vaccinum clostridii novyi B ad usum veterinarium

Definition

Clostridium-Novyi-(Typ B)-Impfstoff für Tiere wird aus einer Flüssigkultur eines geeigneten Stamms von *Clostridium novyi* (Typ B) hergestellt.

Herstellung

Entsprechend **Impfstoffe für Tiere (Vaccina ad usum veterinarium)**. Die vollständigen Kulturen oder ihre Filtrate oder eine Mischung aus beiden werden so inaktiviert, daß die Toxizität beseitigt wird und die immunogene Aktivität erhalten bleibt. Toxoide und/oder inaktivierte Kulturen können, falls erforderlich nach einer Konzentrierung, mit einem geeigneten Adjuvans versetzt werden.

Auswahl der Impfstoffzusammensetzung

Für den Impfstoff muß nachgewiesen sein, daß er in bezug auf Unschädlichkeit (5.2.6) und Immunogenität (5.2.7) geeignet ist. Für letztere muß für jede Zielspezies nachgewiesen werden, daß der gemäß empfohlenem Impfschema verabreichte Impfstoff eine Immunantwort hervorruft (wie etwa die Induktion von Antikörpern), die den an das Produkt gestellten Anforderungen entspricht.

Prüfungen an jeder Charge

Resttoxizität: Die Prüfung auf Resttoxizität kann für den Hersteller entfallen, wenn eine Prüfung auf Entgiftung unverzüglich nach dem Entgiftungsprozeß durchgeführt wurde. Im Falle des Risikos einer Reversion muß, entsprechend **Impfstoffe für Tiere**, eine zweite Prüfung so spät wie möglich im Herstellungsgang durchgeführt werden.

Bestimmung der Wirksamkeit einer Charge: Die unter „Bestimmung der Wirksamkeit" beschriebene Bestimmung erfolgt nicht notwendigerweise bei der routinemäßigen Bestimmung von Impfstoffchargen. Entsprechend der Vorgaben oder nach Zustimmung durch die zuständige Behörde wird die Bestimmung für den Impfstoff einmal oder mehrmals durchgeführt. Wenn die Bestimmung nicht durchgeführt wird, muß eine geeignete, validierte, alternative Methode angewendet werden, wobei sich die Akzeptanzkriterien nach einer Impfstoffcharge richten, die nach der unter „Bestimmung der Wirksamkeit" beschriebenen Methode zufriedenstellende Ergebnisse erzielte und die sich in bezug auf die Immunogenität in jeder Zielspezies als zufriedenstellend erwiesen hat. Die nachfolgende Bestimmung kann durchgeführt werden, wenn eine zufriedenstellende Korrelation zu der unter „Bestimmung der Wirksamkeit" beschriebenen Bestimmung nachgewiesen ist.

Kaninchen werden wie unter „Bestimmung der Wirksamkeit" geimpft und die Sera gewonnen. Die Bestimmung des Antikörpertiters gegen Alpha-Toxin von *C. novyi* in den einzelnen Sera erfolgt durch eine geeignete Methode wie einer immunchemischen Methode (2.7.1) oder Neutralisation in Zellkulturen. Dazu wird ein gleichwertiges Standardserum, eingestellt in Internationalen Einheiten *C.-novyi*-Alpha-Antitoxin, verwendet. Der Impfstoff entspricht den Anforderungen, wenn der Antikörpertiter nicht geringer ist als in einer Charge, die nach der unter „Bestimmung der Wirksamkeit" beschriebenen Methode zufriedenstellende Ergebnisse erzielte und sich bezüglich der Immunogenität in der Zielspezies als geeignet erwiesen hat.

Prüfung auf Identität

Nach Injektion in Tiere, deren Serum frei von Novyi-Alpha-Antitoxin ist, ruft der Impfstoff die Bildung dieses Antitoxins hervor.

Prüfung auf Reinheit

Unschädlichkeit: 2 Schafen wird je die doppelte Höchstdosis entsprechend der Beschriftung auf eine der empfohlenen Arten der Anwendung injiziert. Die Tiere werden mindestens 14 Tage lang beobachtet. Anomale lokale oder systemische Reaktionen dürfen nicht auftreten.

Resttoxizität: 5 Mäusen von je 17 bis 22 g Körpermasse werden je 0,5 ml des Impfstoffs subkutan injiziert. Die Tiere werden 7 Tage lang beobachtet. Signifikante lokale oder systemische Reaktionen dürfen nicht auftreten.

Sterilität: Der Impfstoff muß der Prüfung „Sterilität" der Monographie **Impfstoffe für Tiere** entsprechen.

Bestimmung der Wirksamkeit

Mindestens 10 gesunden Kaninchen im Alter von 3 bis 6 Monaten wird als erste Dosis jeweils eine Menge Impfstoff subkutan injiziert, die höchstens der in der Beschriftung angegebenen Mindestdosis entspricht. Nach 21 bis

28 Tagen wird denselben Tieren als zweite Dosis jeweils eine Menge Impfstoff injiziert, die höchstens der in der Beschriftung angegebenen Mindestdosis entspricht. 10 bis 14 Tage nach der zweiten Injektion wird den Kaninchen Blut entnommen, und die Sera werden gepoolt.

Die Wirksamkeit der gepoolten Sera muß mindestens 3,5 I.E. je Milliliter betragen.

Die Internationale Einheit ist die spezifisch neutralisierende Wirksamkeit gegen *C.-novyi*-Alpha-Toxin, die in einer angegebenen Menge des Internationalen Standards enthalten ist; dieser besteht aus getrocknetem Immunserum vom Pferd. Die Wirksamkeit des Internationalen Standards, angegeben in Internationalen Einheiten, wird von der Weltgesundheitsorganisation festgelegt.

Die Wirksamkeit des gepoolten Kaninchenserums wird durch Vergleich derjenigen Menge bestimmt, welche erforderlich ist, Mäuse oder andere geeignete Tiere gegen die toxische Wirkung einer bestimmten Dosis von *C.-novyi*-Alpha-Toxin zu schützen, mit der Menge eines in Internationalen Einheiten eingestellten Standard-Alpha-Antitoxins von *C. novyi*, die den gleichen Schutz ergibt. Für diesen Vergleich wird eine geeignete Zubereitung von *C.-novyi*-Alpha-Toxin als Prüftoxin benötigt. Die Dosis des Prüftoxins wird in bezug auf die Dosis der Standardzubereitung bestimmt; die Wirksamkeit des zu prüfenden Serums wird in bezug auf die Standardzubereitung unter Verwendung des Prüftoxins ermittelt.

Herstellung des Prüftoxins: Das Prüftoxin wird aus einem sterilen Filtrat einer etwa 5 Tage alten Flüssigkultur von *C. novyi* Typ B gewonnen und in geeigneter Weise getrocknet.

Zur Auswahl des Prüftoxins wird für Mäuse die L+/10-Dosis und die LD_{50} bestimmt, wobei die Beobachtungsdauer 72 h beträgt.

Ein geeignetes Alpha-Toxin enthält mindestens eine L+/10-Dosis in 0,05 mg und mindestens 10 LD_{50} in jeder L+/10-Dosis.

Bestimmung der Dosis des Prüftoxins: In einer geeigneten Flüssigkeit wird eine Lösung der Standardzubereitung so hergestellt, daß sie 1 I.E. je Milliliter enthält. In einer geeigneten Flüssigkeit wird eine Lösung des Prüftoxins so hergestellt, daß 1 ml eine genau bekannte Menge wie zum Beispiel 1 mg enthält. Mischungen der Lösung der Standardzubereitung und der Lösung des Prüftoxins werden so hergestellt, daß jede Mischung 1,0 ml der Lösung der Standardzubereitung (1 I.E.) enthält, ein Volumen aus einer Reihe abgestufter Volumen der Lösung des Prüftoxins und so viel einer geeigneten Flüssigkeit, um das Gesamtvolumen auf 2,0 ml zu bringen. Die Mischungen werden 60 min lang bei Raumtemperatur stehengelassen. Jeweils mindestens 2 Mäusen von 17 bis 22 g Körpermasse wird eine Dosis von je 0,2 ml der jeweiligen Mischung intramuskulär oder subkutan injiziert. Die Mäuse werden 72 h lang beobachtet. Wenn alle Mäuse sterben, war die Toxinmenge in 0,2 ml der Mischung größer als die Prüfdosis. Wenn keine Maus stirbt, war die Toxinmenge in 0,2 ml der Mischung kleiner als die Prüfdosis. Frische Mischungen werden so hergestellt, daß 2,0 ml jeder Mischung 1,0 ml der Lösung der Standardzubereitung (1 I.E.) und ein Volumen aus einer Reihe abgestufter Volumen der Lösung des Prüftoxins enthalten, deren Konzentrationen sich um höchstens 20 Prozent unterscheiden und den erwarteten Endpunkt umfassen. Die Mischungen werden 60 min lang bei Raumtemperatur stehengelassen. Jeweils mindestens 2 Mäusen wird eine Dosis von je 0,2 ml der jeweiligen Mischung intramuskulär oder subkutan injiziert. Die Mäuse werden 72 h lang beobachtet. Die Bestimmung wird mindestens einmal wiederholt. Die Ergebnisse der getrennten Prüfungen werden für Mischungen gleicher Zusammensetzung zusammengefaßt, so daß eine Reihe von Gesamtergebnissen anfällt, wobei jedes Gesamtergebnis die Sterblichkeit für eine Mischung der gleichen Zusammensetzung darstellt.

Die Prüfdosis des Toxins ist diejenige Menge in 0,2 ml dieser Mischung, die den Tod der Hälfte aller Mäuse verursacht, denen sie injiziert wurde.

Bestimmung der Wirksamkeit im Kaninchenserum:

Vorprüfung: In einer geeigneten Flüssigkeit wird eine Menge des Prüftoxins so gelöst, daß 1 ml die 10fache Prüfdosis enthält (Lösung des Prüftoxins). Mischungen der Lösung des Prüftoxins und des zu prüfenden Serums werden so hergestellt, daß jede Mischung 1,0 ml der Lösung des Prüftoxins, ein Volumen aus einer Reihe abgestufter Volumen des zu prüfenden Serums und so viel einer geeigneten Flüssigkeit enthält, um das Endvolumen auf 2,0 ml zu bringen. Die Mischungen werden 60 min lang bei Raumtemperatur stehengelassen. Jeweils mindestens 2 Mäusen wird eine Dosis von je 0,2 ml der jeweiligen Mischung intramuskulär oder subkutan injiziert. Die Mäuse werden 72 h lang beobachtet. Wenn keine Maus stirbt, enthalten 0,2 ml der Mischung mehr als 0,1 I.E. Wenn alle Mäuse sterben, enthalten 0,2 ml der Mischung weniger als 0,1 I.E.

Hauptprüfung: Mischungen der Lösung des Prüftoxins und des zu prüfenden Serums werden so hergestellt, daß 2,0 ml jeder Mischung 1,0 ml der Lösung des Prüftoxins und ein Volumen aus einer Reihe abgestufter Volumen des zu prüfenden Serums enthalten, deren Konzentrationen sich um höchstens 20 Prozent voneinander unterscheiden und die den in der Vorprüfung ermittelten, zu erwartenden Endpunkt umfassen. Weitere Mischungen werden so hergestellt, daß 2,0 ml jeder Mischung 1,0 ml der Lösung des Prüftoxins und ein Volumen aus einer Reihe abgestufter Volumen der Lösung der Standardzubereitung enthalten, um die Dosis des Prüftoxins zu bestätigen. Die Mischungen werden 60 min lang bei Raumtemperatur stehengelassen. Mindestens 2 Mäuse für jede Mischung werden für die Prüfung, die wie die Vorprüfung durchgeführt wird, verwendet. Die Prüfmischung, welche 0,1 I.E. in 0,2 ml enthält, ist diejenige Mischung, welche die gleiche oder annähernd die gleiche Anzahl von Mäusen tötet wie die Standardzubereitung mit 0,1 I.E. in 0,2 ml. Die Bestimmung wird mindestens einmal wiederholt und der Durchschnitt aller gültigen Ergebnisse berechnet. Die Bestimmung darf nur ausgewertet werden, wenn der Wert für die Standardzubereitung um höchstens 20 Prozent vom erwarteten Wert abweicht.

Für die Vertrauensgrenzen ($P = 0,95$) gilt:

- 85 und 114 Prozent bei 2 Tieren je Dosis
- 91,5 und 109 Prozent bei 4 Tieren je Dosis
- 93 und 108 Prozent bei 6 Tieren je Dosis.

Lagerung

Entsprechend **Impfstoffe für Tiere**.

Beschriftung

Entsprechend **Impfstoffe für Tiere**.

Die Beschriftung gibt insbesondere an

- ob es sich bei der Zubereitung um ein Toxoid, um einen Impfstoff, hergestellt aus einer kompletten inaktivierten Kultur, oder um eine Kombination von beiden handelt
- daß die Zubereitung vor Gebrauch zu schütteln ist
- für jede Zielspezies der erzeugte Immunisierungseffekt (wie Antikörperproduktion, Schutz gegen Infektion oder Krankheit).

2001, 363

Clostridium-Perfringens-Impfstoff für Tiere

Vaccinum clostridii perfringentis ad usum veterinarium

Definition

Clostridium-Perfringens-Impfstoff für Tiere wird aus einer Flüssigkultur geeigneter Stämme von *Clostridium perfringens* Typ B, *C. perfringens* Typ C oder *C. perfringens* Typ D oder einer Mischung dieser Typen hergestellt.

Herstellung

Entsprechend **Impfstoffe für Tiere (Vaccina ad usum veterinarium)**. Die vollständigen Kulturen oder ihre Filtrate oder eine Mischung aus beiden werden so inaktiviert, daß die Toxizität beseitigt wird und die immunogene Aktivität erhalten bleibt. Toxoide und/oder inaktivierte Kulturen können mit einem geeigneten Adjuvans versetzt werden.

Auswahl der Impfstoffzusammensetzung

Für den Impfstoff muß nachgewiesen sein, daß er in bezug auf Unschädlichkeit (5.2.6) und Immunogenität (5.2.7) geeignet ist. Für letztere muß für jede Zielspezies nachgewiesen werden, daß der gemäß empfohlenem Impfschema verabreichte Impfstoff eine Immunantwort hervorruft (wie etwa die Induktion von Antikörpern), die den an das Produkt gestellten Anforderungen entspricht.

Prüfungen an jeder Charge

Resttoxizität: Die Prüfung auf Resttoxizität kann für den Hersteller entfallen, wenn eine Prüfung auf Entgiftung unverzüglich nach dem Entgiftungsprozeß durchgeführt wurde. Im Falle des Risikos einer Reversion muß, entsprechend **Impfstoffe für Tiere**, eine zweite Prüfung so spät wie möglich im Herstellungsgang durchgeführt werden.

Bestimmung der Wirksamkeit einer Charge: Die unter „Bestimmung der Wirksamkeit" beschriebene Bestimmung erfolgt nicht notwendigerweise bei der routinemäßigen Bestimmung von Impfstoffchargen. Entsprechend der Vorgaben oder nach Zustimmung durch die zuständige Behörde wird die Bestimmung für den Impfstoff einmal oder mehrmals durchgeführt. Wenn die Bestimmung nicht durchgeführt wird, muß eine geeignete, validierte, alternative Methode angewendet werden, wobei sich die Akzeptanzkriterien nach einer Impfstoffcharge richten, die nach der unter „Bestimmung der Wirksamkeit" beschriebenen Methode zufriedenstellende Ergebnisse erzielte und die sich in bezug auf die Immunogenität in jeder Zielspezies als zufriedenstellend erwiesen hat. Die folgende Bestimmung kann durchgeführt werden, wenn eine zufriedenstellende Korrelation zu der unter „Bestimmung der Wirksamkeit" beschriebenen Bestimmung nachgewiesen ist.

Kaninchen werden wie unter „Bestimmung der Wirksamkeit" geimpft und die Sera gewonnen. Die Bestimmung des Antikörpertiters gegen Beta- und/oder Epsilon-Toxine von *C. perfringens* in den einzelnen Sera erfolgt durch eine geeignete Methode wie eine immunchemische Methode (2.7.1) oder Neutralisation in Zellkulturen. Dazu wird ein gleichwertiges Standardserum, eingestellt in Internationalen Einheiten *C.-perfringens*-Beta- und/oder -Epsilon-Antitoxin, verwendet. Der Impfstoff entspricht den Anforderungen, wenn der/die Antikörpertiter nicht geringer ist/sind als in einer Charge, die nach der unter „Bestimmung der Wirksamkeit" beschriebenen Methode zufriedenstellende Ergebnisse erzielte und sich bezüglich der Immunogenität in der Zielspezies als geeignet erwiesen hat.

Prüfung auf Identität

Typ B: Nach Injektion in Tiere, deren Serum frei von Beta- und Epsilon-Antitoxinen ist, ruft der Impfstoff die Bildung dieser Antitoxine hervor.

Typ C: Nach Injektion in Tiere, deren Serum frei von Beta-Antitoxin ist, ruft der Impfstoff die Bildung dieses Antitoxins hervor.

Typ D: Nach Injektion in Tiere, deren Serum frei von Epsilon-Antitoxin ist, ruft der Impfstoff die Bildung dieses Antitoxins hervor.

Prüfung auf Reinheit

Unschädlichkeit: 2 Tieren einer Spezies, für welche der Impfstoff bestimmt ist, wird je die doppelte Höchstdosis entsprechend der Beschriftung auf eine der empfohlenen Arten der Anwendung injiziert. Die Tiere werden 14 Tage lang beobachtet. Anomale lokale oder systemische Reaktionen dürfen nicht auftreten.

Resttoxizität: 5 Mäusen von je 17 bis 22 g Körpermasse werden je 0,5 ml des Impfstoffs subkutan injiziert. Die Tiere werden 7 Tage lang beobachtet. Signifikante lokale oder systemische Reaktionen dürfen nicht auftreten.

Sterilität: Der Impfstoff muß der Prüfung „Sterilität" der Monographie **Impfstoffe für Tiere** entsprechen.

Bestimmung der Wirksamkeit

Mindestens 10 gesunden Kaninchen im Alter von 3 bis 6 Monaten wird als erste Dosis jeweils eine Menge Impfstoff subkutan injiziert, die höchstens der in der Beschriftung angegebenen Mindestdosis entspricht. Nach 21 bis 28 Tagen wird denselben Tieren als zweite Dosis jeweils eine Menge Impfstoff injiziert, die höchstens der in der Beschriftung angegebenen Mindestdosis entspricht. 10 bis 14 Tage nach der zweiten Injektion wird den Kaninchen Blut entnommen, und die Sera werden gepoolt.

Typ B: Die Wirksamkeit der gepoolten Sera muß mindestens 10 I.E. für Beta-Antitoxin und mindestens 5 I.E. für Epsilon-Antitoxin je Milliliter betragen.

Typ C: Die Wirksamkeit der gepoolten Sera muß mindestens 10 I.E. für Beta-Antitoxin je Milliliter betragen.

Typ D: Die Wirksamkeit der gepoolten Sera muß mindestens 5 I.E. für Epsilon-Antitoxin je Milliliter betragen.

Internationaler Standard für C.-perfringens-Beta-Antitoxin:

Die Internationale Einheit ist die spezifisch neutralisierende Wirksamkeit gegen *C.-perfringens*-Beta-Toxin, die in einer angegebenen Menge des Internationalen Standards enthalten ist; dieser besteht aus getrocknetem Immunserum vom Pferd. Die Wirksamkeit des Internationalen Standards, angegeben in Internationalen Einheiten, wird von der Weltgesundheitsorganisation festgelegt.

Internationaler Standard für C.-perfringens-Epsilon-Antitoxin:

Die Internationale Einheit ist die spezifisch neutralisierende Wirksamkeit gegen *C.-perfringens*-Epsilon-Toxin, die in einer angegebenen Menge des Internationalen Standards enthalten ist; dieser besteht aus getrocknetem Immunserum vom Pferd. Die Wirksamkeit des Internationalen Standards, angegeben in Internationalen Einheiten, wird von der Weltgesundheitsorganisation festgelegt.

Die Wirksamkeit des gepoolten Kaninchenserums wird durch Vergleich derjenigen Menge bestimmt, welche erforderlich ist, Mäuse oder andere geeignete Tiere gegen die toxische Wirkung einer bestimmten Dosis *C.-perfringens*-Beta-Toxin oder *C.-perfringens*-Epsilon-Toxin zu schützen, mit der Menge einer Standardzubereitung von *C.-perfringens*-Beta-Antitoxin oder *C.-perfringens*-Epsilon-Antitoxin, die in Internationalen Einheiten eingestellt ist und den gleichen Schutz ergibt. Für diesen Vergleich wird eine geeignete Zubereitung von *C.-perfringens*-Beta- oder -Epsilon-Toxin als Prüftoxin benötigt. Die Dosis des Prüftoxins wird in bezug auf die Dosis der Standardzubereitung bestimmt; die Wirksamkeit des zu prüfenden Serums wird in bezug auf die entsprechende Standardzubereitung unter Verwendung des entsprechenden Prüftoxins ermittelt.

Herstellung des Prüftoxins: Das Prüftoxin wird aus einem sterilen Filtrat einer jungen Flüssigkultur von *C. perfringens* Typ B, Typ C oder Typ D gewonnen und in geeigneter Weise getrocknet. Je nach Fall wird das Beta- oder Epsilon-Toxin verwendet.

Zur Auswahl des Prüftoxins wird für Mäuse die L+-Dosis und die LD_{50} für das Beta-Toxin und die L+/10-Dosis und die LD_{50} für das Epsilon-Toxin bestimmt, wobei die Beobachtungsdauer 72 h beträgt.

Ein geeignetes Beta-Toxin enthält mindestens eine L+-Dosis in 0,2 mg und mindestens 25 LD_{50} in einer L+-Dosis.

Ein geeignetes Epsilon-Toxin enthält mindestens eine L+/10-Dosis in 0,005 mg und mindestens 20 LD_{50} in einer L+/10-Dosis.

Bestimmung der Dosis des Prüftoxins: In einer geeigneten Flüssigkeit wird eine Lösung der Standardzubereitung so hergestellt, daß sie 5 I.E. je Milliliter *C.-perfringens*-Beta-Antitoxin und 0,5 I.E. je Milliliter *C.-perfringens*-Epsilon-Antitoxin enthält.

In einer geeigneten Flüssigkeit wird eine Lösung des Prüftoxins so hergestellt, daß 1 ml eine genau bekannte Menge wie zum Beispiel 10 mg Beta-Toxin und 1 mg Epsilon-Toxin enthält. Mischungen der Lösung der Standardzubereitung und der Lösung des Prüftoxins werden so hergestellt, daß jede Mischung 2,0 ml der Lösung der Standardzubereitung, ein Volumen aus einer Reihe abgestufter Volumen der Lösung des Prüftoxins und so viel einer geeigneten Flüssigkeit enthält, um das Gesamtvolumen auf 5,0 ml zu bringen. Die Mischungen werden 30 min lang bei Raumtemperatur stehengelassen. Jeweils mindestens 2 Mäusen von 17 bis 22 g Körpermasse wird eine Dosis von je 0,5 ml der jeweiligen Mischung intravenös oder intraperitoneal injiziert. Die Mäuse werden 72 h lang beobachtet. Wenn alle Mäuse sterben, war die Toxinmenge in 0,5 ml der Mischung größer als die Prüfdosis. Wenn keine Maus stirbt, war die Toxinmenge in 0,5 ml der Mischung kleiner als die Prüfdosis. Frische Mischungen werden so hergestellt, daß 5,0 ml jeder Mischung 2,0 ml der Lösung der Standardzubereitung und ein Volumen aus einer Reihe abgestufter Volumen der Lösung des Prüftoxins enthalten, deren Konzentrationen sich um höchstens 20 Prozent unterscheiden und den erwarteten Endpunkt umfassen. Die Mischungen werden 30 min lang bei Raumtemperatur stehengelassen. Jeweils mindestens 2 Mäusen wird eine Dosis von je 0,5 ml der jeweiligen Mischung intravenös oder intraperitoneal injiziert. Die Mäuse werden 72 h lang beobachtet. Die Bestimmung wird mindestens einmal wiederholt. Die Ergebnisse der getrennten Prüfungen werden für Mischungen gleicher Zusammensetzung zusammengefaßt, so daß eine Reihe von Gesamtergebnissen anfällt, wobei jedes Gesamtergebnis die Sterblichkeit für eine Mischung gleicher Zusammensetzung darstellt.

Die Prüfdosis des Toxins ist diejenige Menge in 0,5 ml dieser Mischung, die den Tod der Hälfte aller Mäuse verursacht, denen sie injiziert wurde.

Bestimmung der Wirksamkeit im Kaninchenserum:

Vorprüfung: In einer geeigneten Flüssigkeit wird eine Menge des Prüftoxins so gelöst, daß 2,0 ml die 10fache Prüfdosis enthalten (Lösung des Prüftoxins). Mischungen der Lösung des Prüftoxins und des zu prüfenden Serums werden so hergestellt, daß jede Mischung 2,0 ml der Lösung des Prüftoxins, ein Volumen aus einer Reihe abgestufter Volumen des zu prüfenden Serums und so viel einer geeigneten Flüssigkeit enthält, um das Endvolumen auf 5,0 ml zu bringen. Die Mischungen werden 30 min lang bei Raumtemperatur stehengelassen. Jeweils mindestens 2 Mäusen wird eine Dosis von je 0,5 ml der jeweiligen Mischung intravenös oder intraperitoneal inji-

C

Monographien

ziert. Die Mäuse werden 72 h lang beobachtet. Wenn keine Maus stirbt, enthalten 0,5 ml der Mischung mehr als 1 I.E. Beta-Antitoxin oder 0,1 I.E. Epsilon-Antitoxin. Wenn alle Mäuse sterben, enthalten 0,5 ml der Mischung weniger als 1 I.E. Beta-Antitoxin oder 0,1 I.E. Epsilon-Antitoxin.

Hauptprüfung: Mischungen der Lösung des Prüftoxins und des zu prüfenden Serums werden so hergestellt, daß 5,0 ml jeder Mischung 2,0 ml der Lösung des Prüftoxins enthalten sowie ein Volumen aus einer Reihe abgestufter Volumen des zu prüfenden Serums, deren Konzentrationen sich um höchstens 20 Prozent voneinander unterscheiden und die den in der Vorprüfung ermittelten, zu erwartenden Endpunkt umfassen. Weitere Mischungen werden so hergestellt, daß 5,0 ml jeder Mischung 2,0 ml der Lösung des Prüftoxins und ein Volumen aus einer Reihe abgestufter Volumen der Lösung der Standardzubereitung enthalten, um die Dosis des Prüftoxins zu bestätigen. Die Mischungen werden 30 min lang bei Raumtemperatur stehengelassen. Mindestens 2 Mäuse für jede Mischung werden für die Prüfung, die wie die Vorprüfung durchgeführt wird, verwendet.

Beta-Antitoxin: Die Prüfmischung, die 1 I.E. in 0,5 ml enthält, ist diejenige, welche die gleiche oder annähernd gleiche Anzahl von Mäusen tötet wie die Standardzubereitung, die 1 I.E. in 0,5 ml enthält.

Epsilon-Antitoxin: Die Prüfmischung, die 0,1 I.E. in 0,5 ml enthält, ist diejenige, welche die gleiche oder annähernd gleiche Anzahl von Mäusen tötet wie die Standardzubereitung, die 0,1 I.E. in 0,5 ml enthält.

Die Bestimmung wird mindestens einmal wiederholt und der Durchschnitt aller gültigen Ergebnisse berechnet. Die Bestimmung darf nur ausgewertet werden, wenn der Wert für die Standardzubereitung um höchstens 20 Prozent vom erwarteten Wert abweicht.

Für die Vertrauensgrenzen ($P = 0{,}95$) gilt:

- 85 und 114 Prozent bei 2 Tieren je Dosis
- 91,5 und 109 Prozent bei 4 Tieren je Dosis
- 93 und 108 Prozent bei 6 Tieren je Dosis.

Lagerung

Entsprechend **Impfstoffe für Tiere**.

Beschriftung

Entsprechend **Impfstoffe für Tiere**.

Die Beschriftung gibt insbesondere an

- den Typ oder die Typen von *C. perfringens,* mit welchen der Impfstoff hergestellt wurde
- ob es sich bei der Zubereitung um ein Toxoid, um einen Impfstoff, hergestellt aus einer kompletten inaktivierten Kultur, oder um eine Kombination von beiden handelt
- daß die Zubereitung vor Gebrauch zu schütteln ist
- für jede Zielspezies der erzeugte Immunisierungseffekt (wie Antikörperproduktion, Schutz gegen Infektion oder Krankheit).

2001, 364

Clostridium-Septicum-Impfstoff für Tiere

Vaccinum clostridii septici ad usum veterinarium

Definition

Clostridium-Septicum-Impfstoff für Tiere (Pararauschbrand-Impfstoff für Tiere) wird aus einer Flüssigkultur eines geeigneten Stamms von *Clostridium septicum* hergestellt.

Herstellung

Entsprechend **Impfstoffe für Tiere (Vaccina ad usum veterinarium)**. Die vollständigen Kulturen oder ihre Filtrate oder eine Mischung aus beiden werden so inaktiviert, daß die Toxizität beseitigt wird und die immunogene Aktivität erhalten bleibt. Toxoide und/oder inaktivierte Kulturen können mit einem geeigneten Adjuvans versetzt werden.

Auswahl der Impfstoffzusammensetzung

Für den Impfstoff muß nachgewiesen sein, daß er in bezug auf Unschädlichkeit (5.2.6) und Immunogenität (5.2.7) geeignet ist. Für letztere muß für jede Zielspezies nachgewiesen werden, daß der gemäß empfohlenem Impfschema verabreichte Impfstoff eine Immunantwort hervorruft (wie etwa die Induktion von Antikörpern), die den an das Produkt gestellten Anforderungen entspricht.

Prüfungen an jeder Charge

Resttoxizität: Die Prüfung auf Resttoxizität kann für den Hersteller entfallen, wenn eine Prüfung auf Entgiftung unverzüglich nach dem Entgiftungsprozeß durchgeführt wurde. Im Falle des Risikos einer Reversion muß, entsprechend **Impfstoffe für Tiere**, eine zweite Prüfung so spät wie möglich im Herstellungsgang durchgeführt werden.

Bestimmung der Wirksamkeit einer Charge: Die unter „Bestimmung der Wirksamkeit" beschriebene Bestimmung erfolgt nicht notwendigerweise bei der routinemäßigen Bestimmung von Impfstoffchargen. Entsprechend der Vorgaben oder nach Zustimmung durch die zuständige Behörde wird die Bestimmung für den Impfstoff einmal oder mehrmals durchgeführt. Wenn die Bestimmung nicht durchgeführt wird, muß eine geeignete, validierte, alternative Methode angewendet werden, wobei sich die Akzeptanzkriterien nach einer Impfstoffcharge richten, die nach der unter „Bestimmung der Wirksamkeit" beschriebenen Methode zufriedenstellende Ergebnisse erzielte und die sich in bezug auf die Immunogenität in jeder Zielspezies als zufriedenstellend erwiesen hat. Die folgende Bestimmung kann durchgeführt werden, wenn eine zufriedenstellende Korrelation zu der unter „Bestimmung der Wirksamkeit" beschriebenen Bestimmung nachgewiesen ist.

Kaninchen werden wie unter „Bestimmung der Wirksamkeit" geimpft und die Sera gewonnen. Die Bestimmung des Antikörpertiters gegen das Toxin von *C. septicum* in den einzelnen Sera erfolgt durch eine geeignete Methode wie eine immunchemische Methode (2.7.1) oder Neutralisation in Zellkulturen. Dazu wird ein gleichwertiges Standardserum, eingestellt in Internationalen Einheiten *C.-septicum*-Antitoxin, verwendet. Der Impfstoff entspricht den Anforderungen, wenn der Antikörpertiter nicht geringer ist als in einer Charge, die nach der unter „Bestimmung der Wirksamkeit" beschriebenen Methode zufriedenstellende Ergebnisse erzielte und sich bezüglich der Immunogenität in der Zielspezies als geeignet erwiesen hat.

Prüfung auf Identität

Nach Injektion in Tiere, deren Serum frei von *C.-septicum*-Antitoxin ist, ruft der Impfstoff die Bildung dieses Antitoxins hervor.

Prüfung auf Reinheit

Unschädlichkeit: 2 Tieren einer Spezies, für welche der Impfstoff bestimmt ist, wird je die doppelte Höchstdosis entsprechend der Beschriftung auf eine der empfohlenen Arten der Anwendung injiziert. Die Tiere werden 14 Tage lang beobachtet. Anomale lokale oder systemische Reaktionen dürfen nicht auftreten.

Resttoxizität: 5 Mäusen von je 17 bis 22 g Körpermasse werden je 0,5 ml des Impfstoffs subkutan injiziert. Die Tiere werden 7 Tage lang beobachtet. Signifikante lokale oder systemische Reaktionen dürfen nicht auftreten.

Sterilität: Der Impfstoff muß der Prüfung „Sterilität" der Monographie **Impfstoffe für Tiere** entsprechen.

Bestimmung der Wirksamkeit

Mindestens 10 gesunden Kaninchen im Alter von 3 bis 6 Monaten wird als erste Dosis jeweils eine Menge Impfstoff subkutan injiziert, die höchstens der in der Beschriftung angegebenen Mindestdosis entspricht. Nach 21 bis 28 Tagen wird denselben Tieren als zweite Dosis jeweils eine Menge Impfstoff injiziert, die höchstens der in der Beschriftung angegebenen Mindestdosis entspricht. 10 bis 14 Tage nach der zweiten Injektion wird den Kaninchen Blut entnommen, und die Sera werden gepoolt.

Die Wirksamkeit der gepoolten Sera muß mindestens 2,5 I.E. je Milliliter betragen.

Die Internationale Einheit ist die spezifisch neutralisierende Wirksamkeit gegen *C.-septicum*-Toxin, die in einer angegebenen Menge des Internationalen Standards enthalten ist; dieser besteht aus getrocknetem Immunserum vom Pferd. Die Wirksamkeit des Internationalen Standards, angegeben in Internationalen Einheiten, wird von der Weltgesundheitsorganisation festgelegt.

Die Wirksamkeit des gepoolten Kaninchenserums wird durch Vergleich derjenigen Menge bestimmt, welche erforderlich ist, Mäuse oder andere geeignete Tiere gegen die toxische Wirkung einer bestimmten Dosis von *C.-septicum*-Toxin zu schützen, mit der Menge eines in Internationalen Einheiten eingestellten Standard-Antitoxins von *C. septicum*, die den gleichen Schutz ergibt. Für diesen Vergleich wird eine geeignete Zubereitung von *C.-septicum*-Toxin als Prüftoxin benötigt. Die Dosis des Prüftoxins wird in bezug auf die Dosis der Standardzubereitung bestimmt; die Wirksamkeit des zu prüfenden Serums wird in bezug auf die Standardzubereitung unter Verwendung des Prüftoxins ermittelt.

Herstellung des Prüftoxins: Das Prüftoxin wird aus einem sterilen Filtrat einer 1 bis 3 Tage alten Flüssigkultur von *C. septicum* gewonnen und in geeigneter Weise getrocknet.

Zur Auswahl des Prüftoxins wird für Mäuse die L+/5-Dosis und die LD_{50} bestimmt, wobei die Beobachtungsdauer 72 h beträgt.

Ein geeignetes Toxin enthält mindestens eine L+/5-Dosis in 1,0 mg und mindestens 10 LD_{50} in jeder L+/5-Dosis.

Bestimmung der Dosis des Prüftoxins: In einer geeigneten Flüssigkeit wird eine Lösung der Standardzubereitung so hergestellt, daß sie 1,0 I.E. je Milliliter enthält. In einer geeigneten Flüssigkeit wird eine Lösung des Prüftoxins so hergestellt, daß 1 ml eine genau bekannte Menge, wie zum Beispiel 4 mg, enthält. Mischungen der Lösung der Standardzubereitung und der Lösung des Prüftoxins werden so hergestellt, daß jede Mischung 2,0 ml der Lösung der Standardzubereitung (2 I.E.) enthält, ein Volumen aus einer Reihe abgestufter Volumen der Lösung des Prüftoxins und so viel einer geeigneten Flüssigkeit, um das Gesamtvolumen auf 5,0 ml zu bringen. Die Mischungen werden 60 min lang bei Raumtemperatur stehengelassen. Jeweils mindestens 2 Mäusen von 17 bis 22 g Körpermasse wird eine Dosis von je 0,5 ml der jeweiligen Mischung intravenös oder intraperitoneal injiziert. Die Mäuse werden 72 h lang beobachtet. Wenn alle Mäuse sterben, war die Toxinmenge in 0,5 ml der Mischung größer als die Prüfdosis. Wenn keine Maus stirbt, war die Toxinmenge in 0,5 ml der Mischung kleiner als die Prüfdosis. Frische Mischungen werden so hergestellt, daß 5,0 ml jeder Mischung 2,0 ml der Lösung der Standardzubereitung (2 I.E.) und ein Volumen aus einer Reihe abgestufter Volumen der Lösung des Prüftoxins enthalten, deren Konzentrationen sich um höchstens 20 Prozent unterscheiden und den erwarteten Endpunkt umfassen. Die Mischungen werden 60 min lang bei Raumtemperatur stehengelassen. Jeweils mindestens 2 Mäusen wird eine Dosis von je 0,5 ml der jeweiligen Mischung intravenös oder intraperitoneal injiziert. Die Mäuse werden 72 h lang beobachtet. Die Bestimmung wird mindestens einmal wiederholt. Die Ergebnisse der getrennten Prüfungen werden für Mischungen gleicher Zusammensetzung zusammengefaßt, so daß eine Reihe von Gesamtergebnissen anfällt, wobei jedes Gesamtergebnis die Sterblichkeit für eine Mischung gleicher Zusammensetzung darstellt.

Die Prüfdosis des Toxins ist diejenige Menge in 0,5 ml dieser Mischung, die den Tod der Hälfte aller Mäuse verursacht, denen sie injiziert wurden.

Bestimmung der Wirksamkeit im Kaninchenserum:

Vorprüfung: In einer geeigneten Flüssigkeit wird eine Menge des Prüftoxins so gelöst, daß 2,0 ml die zehnfache Prüfdosis enthalten (Lösung des Prüftoxins). Mischungen der Lösung des Prüftoxins und des zu prüfenden Serums werden so hergestellt, daß jede Mischung 2,0 ml

C

Monographien

der Lösung des Prüftoxins, ein Volumen aus einer Reihe abgestufter Volumen des zu prüfenden Serums und so viel einer geeigneten Flüssigkeit enthält, um das Endvolumen auf 5,0 ml zu bringen. Die Mischungen werden 60 min lang bei Raumtemperatur stehengelassen. Jeweils mindestens 2 Mäusen wird eine Dosis von je 0,5 ml der jeweiligen Mischung intravenös oder intraperitoneal injiziert. Die Mäuse werden 72 h lang beobachtet. Wenn keine Maus stirbt, enthalten 0,5 ml der Mischung mehr als 0,2 I.E. Wenn alle Mäuse sterben, enthalten 0,5 ml der Mischung weniger als 0,2 I.E.

Hauptprüfung: Mischungen der Lösung des Prüftoxins und des zu prüfenden Serums werden so hergestellt, daß 5,0 ml jeder Mischung 2,0 ml der Lösung des Prüftoxins und eines aus einer Reihe abgestufter Volumen des zu prüfenden Serums enthalten, deren Konzentrationen sich um höchstens 20 Prozent voneinander unterscheiden und die den in der Vorprüfung ermittelten, zu erwartenden Endpunkt umfassen. Weitere Mischungen werden so hergestellt, daß 5,0 ml jeder Mischung 2,0 ml der Lösung des Prüftoxins und ein Volumen aus einer Reihe abgestufter Volumen der Lösung der Standardzubereitung enthalten, um die Dosis des Prüftoxins zu bestätigen. Die Mischungen werden 60 min lang bei Raumtemperatur stehengelassen. Mindestens 2 Mäuse für jede Mischung werden für die Prüfung, die wie die Vorprüfung durchgeführt wird, verwendet. Die Prüfmischung, die 0,2 I.E. in 0,5 ml enthält, ist diejenige, welche die gleiche oder annähernd die gleiche Anzahl von Mäusen tötet wie die Standardzubereitung mit 0,2 I.E. in 0,5 ml. Die Bestimmung wird mindestens einmal wiederholt und der Durchschnitt aller gültigen Ergebnisse berechnet. Die Bestimmung darf nur ausgewertet werden, wenn der Wert für die Standardzubereitung um höchstens 20 Prozent vom erwarteten Wert abweicht.

Für die Vertrauensgrenzen ($P = 0,95$) gilt:
- 85 und 114 Prozent bei 2 Tieren je Dosis
- 91,5 und 109 Prozent bei 4 Tieren je Dosis
- 93 und 108 Prozent bei 6 Tieren je Dosis.

Lagerung

Entsprechend **Impfstoffe für Tiere**.

Beschriftung

Entsprechend **Impfstoffe für Tiere**.

Die Beschriftung gibt insbesondere an,
- ob es sich bei der Zubereitung um ein Toxoid, um einen Impfstoff, hergestellt aus einer kompletten inaktivierten Kultur, oder um eine Kombination von beiden handelt
- daß die Zubereitung vor Gebrauch zu schütteln ist
- für jede Zielspezies der erzeugte Immunisierungseffekt (wie Antikörperproduktion, Schutz gegen Infektion oder Krankheit).

1998, 661

Cloxacillin-Natrium

Cloxacillinum natricum

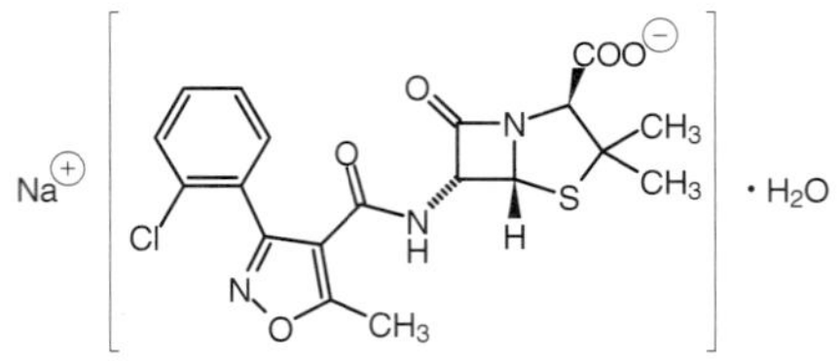

$C_{19}H_{17}ClN_3NaO_5S \cdot H_2O$ M_r 475,9

Definition

Cloxacillin-Natrium enthält mindestens 95,0 und höchstens 101,0 Prozent (2*S*,5*R*,6*R*)-6-[[[3-(2-Chlorphenyl)-5-methylisoxazol-4-yl]carbonyl]amino]-3,3-dimethyl-7-oxo-4-thia-1-azabicyclo[3.2.0]heptan-2-carbonsäure, Natriumsalz, berechnet auf die wasserfreie Substanz.

Herstellung

Wird die Substanz nach einem Verfahren hergestellt, bei dem Rückstände von 2-Ethylhexansäure verbleiben könnten, muß sie der folgenden Prüfung entsprechen:

2-Ethylhexansäure: Die Prüfung erfolgt mit Hilfe der Gaschromatographie (2.2.28) unter Anwendung einer geeigneten, validierten Methode. Die Substanz darf höchstens 0,8 Prozent (*m/m*) 2-Ethylhexansäure enthalten.

Eigenschaften

Weißes bis fast weißes, kristallines, hygroskopisches Pulver; leicht löslich in Wasser und Methanol, löslich in Ethanol.

Prüfung auf Identität

1: A, D.
2: B, C, D.

A. Die Prüfung erfolgt mit Hilfe der IR-Spektroskopie (2.2.24) durch Vergleich des Spektrums der Substanz mit dem von Cloxacillin-Natrium *CRS*. Die Prüfung erfolgt mit Hilfe von Preßlingen.

B. Die Prüfung erfolgt mit Hilfe der Dünnschichtchromatographie (2.2.27) unter Verwendung einer Schicht von silanisiertem Kieselgel H *R*.

Untersuchungslösung: 25 mg Substanz werden in 5 ml Wasser *R* gelöst.

Referenzlösung a: 25 mg Cloxacillin-Natrium *CRS* werden in 5 ml Wasser *R* gelöst.

Referenzlösung b: Je 25 mg Cloxacillin-Natrium *CRS*, Dicloxacillin-Natrium *CRS* und Flucloxacillin-Natrium *CRS* werden in 5 ml Wasser *R* gelöst.

Auf die Platte wird 1 µl jeder Lösung aufgetragen. Die Chromatographie erfolgt mit einer Mischung von

30 Volumteilen Aceton *R* und 70 Volumteilen einer Lösung von Ammoniumacetat *R* (154 g · l^{-1}), deren *p*H-Wert zuvor mit Essigsäure 98 % *R* auf 5,0 eingestellt wurde, über eine Laufstrekke von 15 cm. Die Platte wird an der Luft trocknen gelassen und anschließend Iodgas ausgesetzt, bis Flecke erscheinen. Die Auswertung erfolgt im Tageslicht. Der Hauptfleck im Chromatogramm der Untersuchungslösung entspricht in bezug auf Lage, Farbe und Größe dem Hauptfleck im Chromatogramm der Referenzlösung a. Die Prüfung darf nur ausgewertet werden, wenn das Chromatogramm der Referenzlösung b deutlich voneinander getrennt 3 Flecke zeigt.

C. Etwa 2 mg Substanz werden in einem Reagenzglas von etwa 150 mm Länge und 15 mm innerem Durchmesser mit 0,05 ml Wasser *R* befeuchtet. Nach Zusatz von 2 ml Formaldehyd-Schwefelsäure *R* wird der Inhalt des Reagenzglases durch Schütteln gemischt. Die Lösung ist schwach grünlichgelb gefärbt. Wird das Reagenzglas 1 min lang in ein Wasserbad gestellt, entsteht eine Gelbfärbung.

D. Die Substanz gibt die Identitätsreaktion a auf Natrium (2.3.1).

Prüfung auf Reinheit

Prüflösung: 2,50 g Substanz werden in kohlendioxidfreiem Wasser *R* zu 25,0 ml gelöst.

Aussehen der Lösung: Die Prüflösung muß klar (2.2.1) sein. Die Absorption (2.2.25) der Prüflösung, bei 430 nm gemessen, darf höchstens 0,04 betragen.

***p*H-Wert** (2.2.3): Der *p*H-Wert der Prüflösung muß zwischen 5,0 und 7,0 liegen.

Spezifische Drehung (2.2.7): 0,250 g Substanz werden in Wasser *R* zu 25,0 ml gelöst. Die spezifische Drehung muß zwischen +160 und +169° liegen, berechnet auf die wasserfreie Substanz.

Verwandte Substanzen: Die Prüfung erfolgt mit Hilfe der Flüssigchromatographie (2.2.29) wie unter „Gehaltsbestimmung" beschrieben.

Die Untersuchungslösung a wird eingespritzt. Die Chromatographie erfolgt über eine Dauer, die der 5fachen Retentionszeit des Hauptpeaks entspricht.

Die Referenzlösung b wird eingespritzt. Im Chromatogramm der Untersuchungslösung a darf die Fläche keines Peaks, mit Ausnahme der des Hauptpeaks, größer sein als die Fläche des Hauptpeaks im Chromatogramm der Referenzlösung b (1 Prozent), und die Summe der Flächen aller Peaks, mit Ausnahme der des Hauptpeaks, darf nicht größer sein als das 5fache der Fläche des Hauptpeaks im Chromatogramm der Referenzlösung b (5 Prozent). Peaks, deren Fläche kleiner ist als das 0,05fache der Fläche des Hauptpeaks im Chromatogramm der Referenzlösung b, werden nicht berücksichtigt.

Dimethylanilin: Höchstens 20 ppm. Die Prüfung erfolgt mit Hilfe der Gaschromatographie (2.2.28) unter Verwendung von Naphthalin *R* als Interner Standard.

Interner-Standard-Lösung: 50,0 mg Naphthalin *R* werden in Cyclohexan *R* zu 50,0 ml gelöst. 5,0 ml Lösung werden mit Cyclohexan *R* zu 100,0 ml verdünnt.

Untersuchungslösung: 1,00 g Substanz wird in einem Reagenzglas mit Schliffstopfen mit 5 ml Natriumhydroxid-Lösung (1 mol · l^{-1}) und 1,0 ml Interner-Standard-Lösung versetzt. Das Reagenzglas wird verschlossen und 1 min lang kräftig geschüttelt. Falls erforderlich wird zentrifugiert. Die obere Phase wird verwendet.

Referenzlösung: 50,0 mg *N,N*-Dimethylanilin *R* werden mit 2 ml Salzsäure *R* und 20 ml Wasser *R* versetzt. Bis zur Lösung wird geschüttelt und mit Wasser *R* zu 50,0 ml verdünnt. 5,0 ml Lösung werden mit Wasser *R* zu 250,0 ml verdünnt. 1,0 ml dieser Lösung wird in einem Reagenzglas mit Schliffstopfen mit 5 ml Natriumhydroxid-Lösung (1 mol · l^{-1}) und 1,0 ml Interner-Standard-Lösung versetzt. Das Reagenzglas wird verschlossen und 1 min lang kräftig geschüttelt. Falls erforderlich wird zentrifugiert. Die obere Phase wird verwendet.

Die Chromatographie kann durchgeführt werden mit
- einer Säule aus Glas von 2 m Länge und 2 mm innerem Durchmesser, gepackt mit silanisiertem Kieselgur zur Gaschromatographie *R*, imprägniert mit 3 Prozent (*m/m*) Poly[methyl(50)phenyl(50)]siloxan *R*
- Stickstoff zur Chromatographie *R* als Trägergas bei einer Durchflußrate von 30 ml je Minute
- einem Flammenionisationsdetektor.

Die Temperatur der Säule wird bei 120 °C, die des Probeneinlasses und des Detektors bei 150 °C gehalten.

Je 1 µl Untersuchungslösung und Referenzlösung wird eingespritzt.

Wasser (2.5.12): 3,0 bis 4,5 Prozent, mit 0,300 g Substanz nach der Karl-Fischer-Methode bestimmt.

Sterilität (2.6.1): Cloxacillin-Natrium zur Herstellung von Parenteralia, das dabei keinem weiteren geeigneten Sterilisationsverfahren unterworfen wird, muß der Prüfung entsprechen.

Bakterien-Endotoxine (2.6.14): Cloxacillin-Natrium zur Herstellung von Parenteralia, das dabei keinem weiteren geeigneten Verfahren zur Beseitigung von Bakterien-Endotoxinen unterworfen wird, darf höchstens 0,40 I.E. Bakterien-Endotoxine je Milligramm Substanz enthalten.

Gehaltsbestimmung

Die Bestimmung erfolgt mit Hilfe der Flüssigchromatographie (2.2.29).

Untersuchungslösung a: 50,0 mg Substanz werden in der mobilen Phase zu 50,0 ml gelöst.

Untersuchungslösung b: 5,0 ml Untersuchungslösung a werden mit der mobilen Phase zu 50,0 ml verdünnt.

Referenzlösung a: 50,0 mg Cloxacillin-Natrium *CRS* werden in der mobilen Phase zu 50,0 ml gelöst. 5,0 ml Lösung werden mit der mobilen Phase zu 50,0 ml verdünnt.

Referenzlösung b: 5,0 ml Untersuchungslösung b werden mit der mobilen Phase zu 50,0 ml verdünnt.

Referenzlösung c: 5 mg Flucloxacillin *CRS* und 5 mg Cloxacillin *CRS* werden in der mobilen Phase zu 50,0 ml gelöst.

Die Chromatographie kann durchgeführt werden mit
- einer Säule aus rostfreiem Stahl von 0,25 m Länge und 4 mm innerem Durchmesser, gepackt mit octadecylsilyliertem Kieselgel zur Chromatographie *R* (5 µm)
- einer Mischung von 75 Volumteilen einer Lösung von Kaliumdihydrogenphosphat *R* (2,7 g · l^{-1}), die zuvor mit verdünnter Natriumhydroxid-Lösung *R* auf einen *p*H-Wert von 5,0 eingestellt wurde, und 25 Volumteilen Acetonitril *R* als mobile Phase bei einer Durchflußrate von 1,0 ml je Minute
- einem Spektrometer als Detektor bei einer Wellenlänge von 225 nm
- einer 20-µl-Probenschleife.

Die Referenzlösung c wird eingespritzt. Die Empfindlichkeit des Systems wird so eingestellt, daß die Höhe der Hauptpeaks im Chromatogramm mindestens 50 Prozent des maximalen Ausschlags beträgt. Die Bestimmung darf nur ausgewertet werden, wenn die Auflösung zwischen dem ersten Peak (Cloxacillin) und dem zweiten Peak (Flucloxacillin) mindestens 2,5 beträgt.

Die Referenzlösung a wird 6mal eingespritzt. Die Bestimmung darf nur ausgewertet werden, wenn die relative Standardabweichung für die Peakfläche von Cloxacillin höchstens 1,0 Prozent beträgt.

Die Untersuchungslösung b und die Referenzlösung a werden abwechselnd eingespritzt.

Lagerung

Dicht verschlossen, unterhalb von 25 °C. Falls die Substanz steril ist, in einem Behältnis mit Sicherheitsverschluß.

Beschriftung

Die Beschriftung gibt insbesondere, falls zutreffend, an
- daß die Substanz steril ist
- daß die Substanz frei von Bakterien-Endotoxinen ist.

Verunreinigungen

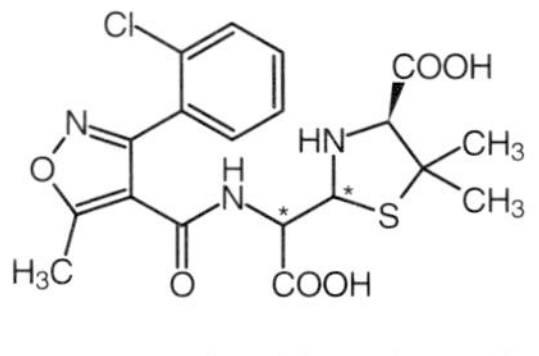

A. (4*S*)-2-[Carboxy[[[3-(2-chlorphenyl)-5-methylisoxazol-4-yl]carbonyl]amino]methyl]-5,5-dimethylthiazolidin-4-carbonsäure
(Penicillosäuren von Cloxacillin)

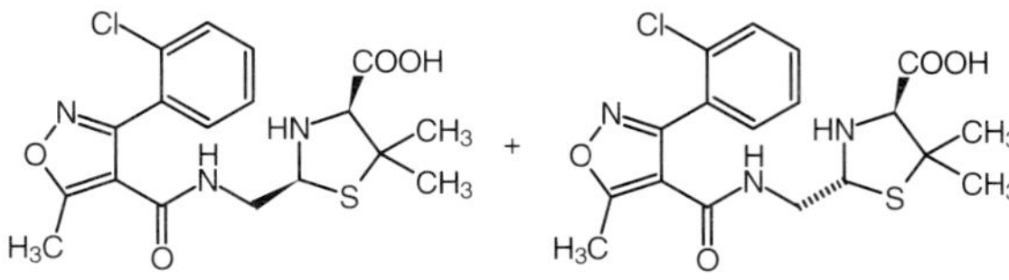

B. (2*RS*,4*S*)-2-[[[[3-(2-Chlorphenyl)-5-methylisoxazol-4-yl]carbonyl]amino]methyl]-5,5-dimethylthiazolidin-4-carbonsäure
(Penillosäuren von Cloxacillin)

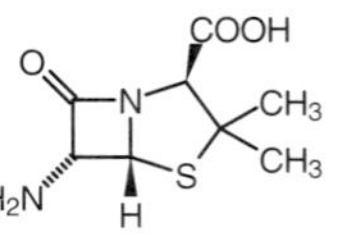

C. (2*S*,5*R*,6*R*)-6-Amino-3,3-dimethyl-7-oxo-4-thia-1-azabicyclo[3.2.0]heptan-2-carbonsäure
(6-Aminopenicillansäure)

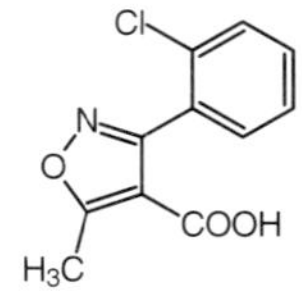

D. 3-(2-Chlorphenyl)-5-methylisoxazol-4-carbonsäure.

2000, 1191

Clozapin
Clozapinum

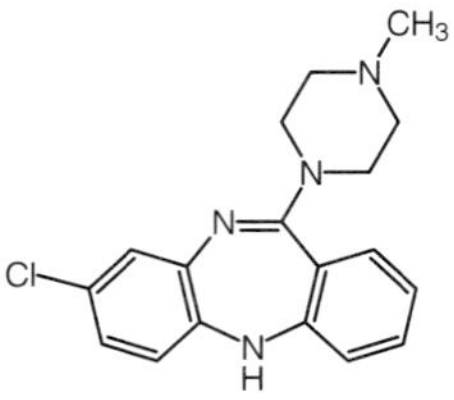

$C_{18}H_{19}ClN_4$ M_r 326,8

Definition

Clozapin enthält mindestens 99,0 und höchstens 101,0 Prozent 8-Chlor-11-(4-methylpiperazin-1-yl)-5*H*-dibenzo[*b*,*e*][1,4]diazepin, berechnet auf die getrocknete Substanz.

Eigenschaften

Gelbes, kristallines Pulver; praktisch unlöslich in Wasser, leicht löslich in Dichlormethan, löslich in Ethanol. Die Substanz löst sich in verdünnter Essigsäure.

Prüfung auf Identität

A. Schmelztemperatur (2.2.14): 182 bis 186 °C.

B. Die Prüfung erfolgt mit Hilfe der IR-Spektroskopie (2.2.24) durch Vergleich des Spektrums der Substanz mit dem von Clozapin *CRS*. Die Prüfung erfolgt mit Hilfe von Preßlingen.

Prüfung auf Reinheit

Verwandte Substanzen: Die Prüfung erfolgt mit Hilfe der Dünnschichtchromatographie (2.2.27) unter Verwendung einer Schicht eines geeigneten Kieselgels, das einen Fluoreszenzindikator mit intensivster Anregung der

Fluoreszenz bei 254 nm enthält. Vor der Verwendung wird die Platte mit einer Mischung von 25 Volumteilen Methanol *R* und 75 Volumteilen Dichlormethan *R* entwickelt und 15 min lang an der Luft trocknen gelassen.

Untersuchungslösung a: 0,20 g Substanz werden in Dichlormethan *R* zu 5 ml gelöst.

Untersuchungslösung b: 1 ml Untersuchungslösung a wird mit Dichlormethan *R* zu 10 ml verdünnt.

Referenzlösung a: 20 mg Clozapin *CRS* werden in Dichlormethan *R* zu 5 ml gelöst.

Referenzlösung b: 1,5 ml Untersuchungslösung b werden mit Dichlormethan *R* zu 50 ml verdünnt.

Referenzlösung c: 1 ml Untersuchungslösung b wird mit Dichlormethan *R* zu 50 ml verdünnt.

Referenzlösung d: 5 ml Referenzlösung c werden mit Dichlormethan *R* zu 10 ml verdünnt.

Referenzlösung e: 10 mg Clozapin *CRS* und 10 mg Oxazepam *CRS* werden in Dichlormethan *R* zu 5 ml gelöst.

Auf die Platte werden 5 µl jeder Lösung aufgetragen. Die Chromatographie erfolgt mit einer Mischung von 25 Volumteilen Methanol *R* und 75 Volumteilen Dichlormethan *R* über eine Laufstrecke von 10 cm. Die Platte wird an der Luft trocknen gelassen und anschließend im ultravioletten Licht bei 254 nm ausgewertet. Kein im Chromatogramm der Untersuchungslösung a auftretender Nebenfleck darf größer oder intensiver sein als der Fleck im Chromatogramm der Referenzlösung b (0,3 Prozent). Höchstens ein Nebenfleck darf größer oder intensiver sein als der Fleck im Chromatogramm der Referenzlösung c (0,2 Prozent), und höchstens 2 Nebenflecke dürfen größer oder intensiver sein als der Fleck im Chromatogramm der Referenzlösung d (0,1 Prozent). Die Prüfung darf nur ausgewertet werden, wenn das Chromatogramm der Referenzlösung e deutlich voneinander getrennt 2 Flecke und das Chromatogramm der Referenzlösung d einen deutlich sichtbaren Fleck zeigen.

Schwermetalle (2.4.8): 1,0 g Substanz muß der Grenzprüfung C auf Schwermetalle entsprechen (20 ppm). Zur Herstellung der Referenzlösung werden 2 ml Blei-Lösung (10 ppm Pb) *R* verwendet.

Trocknungsverlust (2.2.32): Höchstens 0,5 Prozent, mit 1,000 g Substanz durch Trocknen im Trockenschrank bei 100 bis 105 °C bestimmt.

Sulfatasche (2.4.14): Höchstens 0,1 Prozent, mit 1,0 g Substanz bestimmt.

Gehaltsbestimmung

0,100 g Substanz, in 50 ml wasserfreier Essigsäure *R* gelöst, werden mit Perchlorsäure (0,1 mol · l^{-1}) titriert. Die Bestimmung des Endpunkts erfolgt mit Hilfe der Potentiometrie (2.2.20).

1 ml Perchlorsäure (0,1 mol · l^{-1}) entspricht 16,34 mg $C_{18}H_{19}ClN_4$.

Verunreinigungen

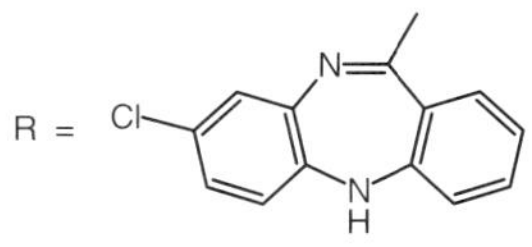

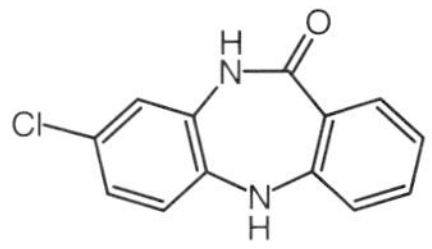

A. 8-Chlor-5,10-dihydro-11*H*-dibenzo[*b,e*][1,4]diazepin-11-on

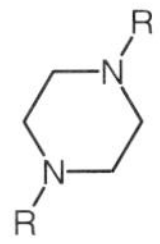

B. 11,11′-(Piperazin-1,4-diyl)bis(8-chlor-5*H*-dibenzo[*b,e*][1,4]diazepin)

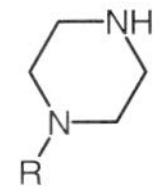

C. 8-Chlor-11-(piperazin-1-yl)-5*H*-dibenzo[*b,e*][1,4]diazepin.

Dieser Text enthält für die englisch- und/oder französischsprachige 4. Ausgabe 2002 vorgesehene Berichtigungen.

2001, 1411

Cocoylcaprylocaprat

Cocoylis caprylocapras

Definition

Cocoylcaprylocaprat ist ein Gemisch von Estern gesättigter C_{12}- bis C_{18}-Alkohole mit Capryl- (Octan-) und Caprinsäure (Decansäure) und wird durch Umsetzung dieser Säuren mit pflanzlichen gesättigten Fettalkoholen erhalten.

Eigenschaften

Schwach gelbliche Flüssigkeit; praktisch unlöslich in Wasser, mischbar mit Ethanol und flüssigem Paraffin.

Die relative Dichte beträgt etwa 0,86, der Brechungsindex etwa 1,445 und die Viskosität etwa 11 mPa · s.

Prüfung auf Identität

A. Erstarrungstemperatur (2.2.18): Höchstens 15 °C.

B. Die Prüfung erfolgt mit Hilfe der IR-Spektroskopie (2.2.24) durch Vergleich des Spektrums der Substanz mit dem von Cocoylcaprylocaprat *CRS*.

C. Die Substanz muß der Prüfung „Zusammensetzung der Fettsäuren und Fettalkohole" (siehe „Prüfung auf Reinheit") entsprechen.

Prüfung auf Reinheit

Aussehen: Die Substanz darf nicht stärker gefärbt sein als die Farbvergleichslösung G_5 (2.2.2, Methode I).

Säurezahl (2.5.1): Höchstens 0,5, mit 5,0 g Substanz bestimmt.

Hydroxylzahl (2.5.3, Methode A): Höchstens 5,0.

Iodzahl (2.5.4): Höchstens 1,0.

Verseifungszahl (2.5.6): 160 bis 173.

Zusammensetzung der Fettsäuren und Fettalkohole: Die Prüfung erfolgt mit Hilfe der „Prüfung fetter Öle auf fremde Öle durch Gaschromatographie" (2.4.22, Methode C), wobei ein mit folgender Referenzlösung erhaltenes Chromatogramm zur Identifizierung der den Fettalkoholen entsprechenden Peaks verwendet wird.

Referenzlösung: Die in Tab. 1411-1 genannten Substanzen werden in der jeweils angegebenen Menge in 10 ml Heptan *R* gelöst.

Tabelle 1411-1

Substanz		**Menge (mg)**
Methylcaproat *R*	(Methylhexanoat)	10
Methylcaprylat *R*	(Methyloctanoat)	90
Methylcaprat *R*	(Methyldecanoat)	50
Methyllaurat *R*	(Methyldodecanoat)	20
Methylmyristat *R*	(Methyltetradecanoat)	10
Methylpalmitat *R*	(Methylhexadecanoat)	10
Methylstearat *R*	(Methyloctadecanoat)	10
Caprinalkohol *R*	(Decanol)	10
Laurylalkohol *R*	(Dodecanol)	100
Myristylalkohol *R*	(Tetradecanol)	40
Cetylalkohol *CRS*	(Hexadecanol)	30
Stearylalkohol *CRS*	(Octadecanol)	20

Die Summe der Peakflächen der nachstehend angegebenen Fettsäuren wird mit 100 Prozent angenommen, desgleichen die Summe der Peakflächen der genannten Fettalkohole.

Die Fettsäurenfraktion der Substanz muß folgende Zusammensetzung haben:

- Capronsäure (Hexansäure): höchstens 2,0 Prozent
- Caprylsäure (Octansäure): 50,0 bis 80,0 Prozent
- Caprinsäure (Decansäure): 20,0 bis 50,0 Prozent
- Laurinsäure (Dodecansäure): höchstens 3,0 Prozent
- Myristinsäure (Tetradecansäure): höchstens 1,0 Prozent.

Die Fettalkoholfraktion der Substanz muß folgende Zusammensetzung haben:

- Caprinalkohol (Decanol): höchstens 3,0 Prozent
- Laurylalkohol (Dodecanol): 48,0 bis 59,0 Prozent
- Myristylalkohol (Tetradecanol): 18,0 bis 25,0 Prozent
- Cetylalkohol (Hexadecanol): 6,0 bis 12,0 Prozent
- Stearylalkohol (Octadecanol): 9,0 bis 16,0 Prozent.

Wasser (2.5.12): Höchstens 0,1 Prozent, mit 5,00 g Substanz nach der Karl-Fischer-Methode bestimmt.

Asche (2.4.16): Höchstens 0,1 Prozent, mit 1,0 g Substanz bestimmt.

2000, 1412

Codeinhydrochlorid-Dihydrat

Codeini hydrochloridum dihydricum

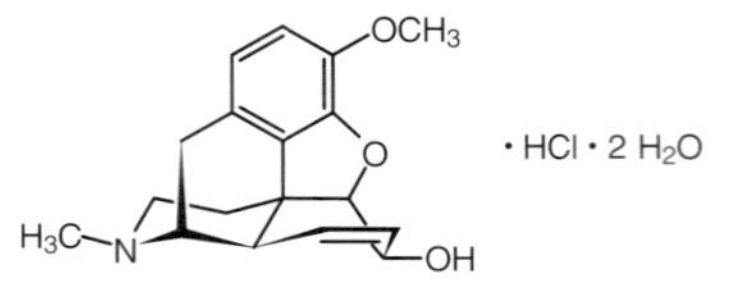

$C_{18}H_{22}ClNO_3 \cdot 2\ H_2O$ M_r 371,9

Definition

Codeinhydrochlorid-Dihydrat enthält mindestens 99,0 und höchstens 101,0 Prozent (5*R*,6*S*)-4,5-Epoxy-3-methoxy-*N*-methylmorphin-7-en-6-ol-hydrochlorid, berechnet auf die wasserfreie Substanz.

Eigenschaften

Weißes, kristallines Pulver oder kleine, farblose Kristalle; löslich in Wasser, schwer löslich in wasserfreiem Ethanol, praktisch unlöslich in Cyclohexan.

Prüfung auf Identität

1: A, D.

2: B, C, D, E.

A. Die Prüfung erfolgt mit Hilfe der IR-Spektroskopie (2.2.24) durch Vergleich des Spektrums der Substanz mit dem Codeinhydrochlorid-Dihydrat-Referenzspektrum der Ph. Eur.

B. 5 ml Prüflösung (siehe „Prüfung auf Reinheit") werden mit 1 ml einer Mischung gleicher Volumteile konzentrierter Natriumhydroxid-Lösung *R* und Wasser *R* versetzt. Falls erforderlich wird die Kristallisation durch Reiben mit einem Glasstab an der Glaswand und unter Kühlen in einer Eis-Wasser-Mischung eingeleitet. Der mit Wasser *R* gewaschene und bei 100 bis 105 °C getrocknete Niederschlag schmilzt (2.2.15) zwischen 155 und 159 °C.

C. Etwa 10 mg Substanz werden mit 1 ml Schwefelsäure *R* und 0,05 ml Eisen(III)-chlorid-Lösung *R* 2 versetzt. Beim Erhitzen im Wasserbad entsteht eine Blaufärbung. Nach Zusatz von 0,05 ml Salpetersäure *R* wird die Lösung rot.

D. Die Prüflösung (siehe „Prüfung auf Reinheit") gibt die Identitätsreaktion a auf Chlorid (2.3.1).

E. Die Substanz gibt die Identitätsreaktion auf Alkaloide (2.3.1).

Prüfung auf Reinheit

Prüflösung: 2,00 g Substanz werden in kohlendioxidfreiem Wasser *R*, das aus destilliertem Wasser *R* hergestellt wurde, zu 50,0 ml gelöst.

Aussehen der Lösung: Die Prüflösung muß klar (2.2.1) und darf nicht stärker gefärbt sein als die Farbvergleichslösung G_6 (2.2.2, Methode II).

Sauer oder alkalisch reagierende Substanzen: 5 ml Prüflösung werden mit 5 ml kohlendioxidfreiem Wasser *R* verdünnt. Wird die Lösung mit 0,05 ml Methylrot-Lösung *R* und 0,2 ml Salzsäure (0,02 mol · l^{-1}) versetzt, muß sie rot sein. Nach Zusatz von 0,4 ml Natriumhydroxid-Lösung (0,02 mol · l^{-1}) muß die Lösung gelb sein.

Spezifische Drehung (2.2.7): 5,0 ml Prüflösung werden mit Wasser *R* zu 10,0 ml verdünnt. Die spezifische Drehung muß zwischen −117 und −121° liegen, berechnet auf die wasserfreie Substanz.

Verwandte Substanzen: Die Prüfung erfolgt mit Hilfe der Dünnschichtchromatographie (2.2.27) unter Verwendung einer DC-Platte mit Kieselgel F_{254} *R*.

Untersuchungslösung: 0,5 g Substanz werden in einer Mischung gleicher Volumteile Methanol *R* und Wasser *R* zu 10 ml gelöst.

Referenzlösung a: 1,5 ml Untersuchungslösung werden mit einer Mischung gleicher Volumteile Methanol *R* und Wasser *R* zu 100 ml verdünnt.

Referenzlösung b: 1 ml Untersuchungslösung wird mit einer Mischung gleicher Volumteile Methanol *R* und Wasser *R* zu 100 ml verdünnt.

Referenzlösung c: 1,5 ml Untersuchungslösung werden mit einer Mischung gleicher Volumteile Methanol *R* und Wasser *R* zu 50 ml verdünnt.

Referenzlösung d: 15 mg Dextromethorphanhydrobromid *CRS* werden in 10 ml Referenzlösung c gelöst.

Auf die Platte werden 10 µl jeder Lösung aufgetragen. Die Chromatographie erfolgt mit einer Mischung von 6 Volumteilen konzentrierter Ammoniak-Lösung *R*, 30 Volumteilen Cyclohexan *R* und 72 Volumteilen wasserfreiem Ethanol *R* über eine Laufstrecke von 15 cm. Die Platte wird an der Luft trocknen gelassen und mit Dragendorffs Reagenz *R* besprüht. Kein im Chromatogramm der Untersuchungslösung auftretender Nebenfleck darf größer oder stärker gefärbt sein als der Fleck im Chromatogramm der Referenzlösung a (1,5 Prozent), und höchstens ein Nebenfleck oberhalb des Hauptflecks darf größer oder stärker gefärbt sein als der Fleck im Chromatogramm der Referenzlösung b (1 Prozent). Die Prüfung darf nur ausgewertet werden, wenn das Chromatogramm der Referenzlösung d deutlich voneinander getrennt 2 Hauptflecke zeigt.

Morphin: 0,10 g Substanz werden in Salzsäure (0,1 mol · l^{-1}) zu 5 ml gelöst. Die Lösung wird mit 2 ml einer Lösung von Natriumnitrit *R* (10 g · l^{-1}) und nach 15 min mit 3 ml verdünnter Ammoniak-Lösung *R* 1 versetzt. Die Lösung darf nicht stärker gefärbt sein als die Farbvergleichslösung B_4 (2.2.2, Methode II) (etwa 0,13 Prozent Morphin).

Sulfat (2.4.13): 5 ml Prüflösung werden mit destilliertem Wasser *R* zu 20 ml verdünnt. 15 ml dieser Lösung müssen der Grenzprüfung auf Sulfat entsprechen (0,1 Prozent).

Wasser (2.5.12): 8,0 bis 10,5 Prozent, mit 0,250 g Substanz nach der Karl-Fischer-Methode bestimmt.

Gehaltsbestimmung

0,300 g Substanz, in einer Mischung von 5 ml Salzsäure (0,01 mol · l^{-1}) und 30 ml Ethanol 96 % *R* gelöst, werden mit Natriumhydroxid-Lösung (0,1 mol · l^{-1}) titriert. Das zwischen den beiden mit Hilfe der Potentiometrie (2.2.20) bestimmten Wendepunkten zugesetzte Volumen wird abgelesen.

1 ml Natriumhydroxid-Lösung (0,1 mol · l^{-1}) entspricht 33,59 mg $C_{18}H_{22}ClNO_3$.

Lagerung

Gut verschlossen, vor Licht geschützt.

Verunreinigungen

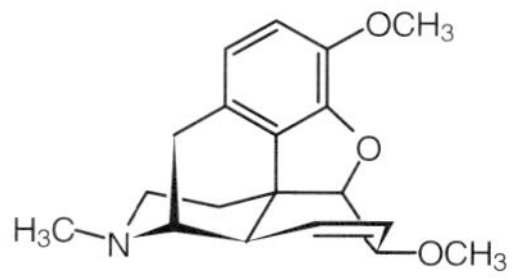

A. (5*R*,6*S*)-4,5-Epoxy-3,6-dimethoxy-*N*-methylmorphin-7-en
(6-*O*-Methylcodein)

B. Morphin.

C

Monographien

2001, 72

Colecalciferol

Cholecalciferolum

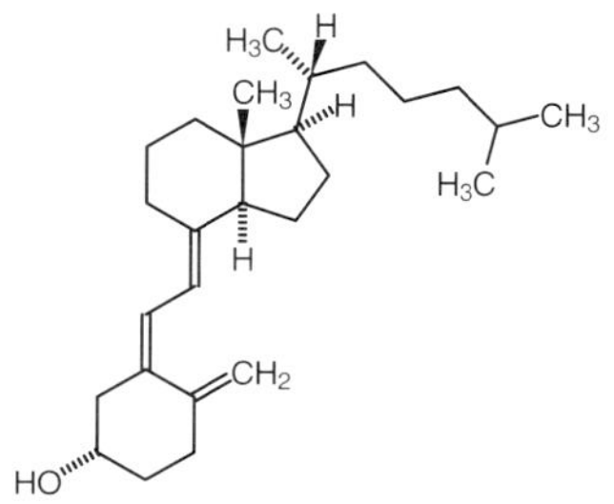

$C_{27}H_{44}O$ M_r 384,6

Definition

Colecalciferol (Vitamin D_3) enthält mindestens 97,0 und höchstens 103,0 Prozent (5*Z*,7*E*)-9,10-Secocholesta-5,7,10(19)-trien-3β-ol.

1 Milligramm Colecalciferol entspricht in seiner antirachitischen Wirksamkeit bei Ratten 40 000 I.E. Vitamin D.

Eigenschaften

Weiße bis fast weiße Kristalle; praktisch unlöslich in Wasser, leicht löslich in Ethanol, löslich in fetten Ölen. Die Substanz ist luft-, wärme- und lichtempfindlich. Lösungen in flüchtigen Lösungsmitteln sind instabil und müssen sofort verwendet werden.

In Lösung tritt eine reversible Isomerisierung zu Prä-Colecalciferol in Abhängigkeit von Temperatur und Zeit ein. Colecalciferol und Prä-Colecalciferol sind biologisch aktiv.

Prüfung auf Identität

Die Prüfung erfolgt mit Hilfe der IR-Spektroskopie (2.2.24) durch Vergleich des Spektrums der Substanz mit dem von Colecalciferol *CRS*. Die Prüfung erfolgt mit Hilfe von Preßlingen.

Prüfung auf Reinheit

Spezifische Drehung (2.2.7): 0,200 g Substanz werden schnell und ohne Erwärmen in aldehydfreiem Ethanol 96 % *R* zu 25,0 ml gelöst. Die spezifische Drehung muß zwischen +105 und +112° liegen, innerhalb von 30 min nach Herstellen der Lösung bestimmt.

Gehaltsbestimmung

Die Bestimmung muß so schnell wie möglich durchgeführt werden, wobei der Einfluß von UV-haltigem Licht und von Luft zu vermeiden ist.

Die Bestimmung erfolgt mit Hilfe der Flüssigchromatographie (2.2.29).

Untersuchungslösung: 10,0 mg Substanz werden ohne Erwärmen in 10,0 ml Toluol *R* gelöst. Die Lösung wird mit der mobilen Phase zu 100,0 ml verdünnt.

Referenzlösung a: 10,0 mg Colecalciferol *CRS* werden ohne Erwärmen in 10,0 ml Toluol *R* gelöst. Die Lösung wird mit der mobilen Phase zu 100,0 ml verdünnt.

Referenzlösung b: 1,0 ml Colecalciferol zur Eignungsprüfung *CRS* wird mit der mobilen Phase zu 5,0 ml verdünnt. Die Lösung wird 45 min lang im Wasserbad von 90 °C zum Rückfluß erhitzt und anschließend abgekühlt.

Die Chromatographie kann durchgeführt werden mit
- einer Säule aus rostfreiem Stahl von 0,25 m Länge und 4,6 mm innerem Durchmesser, gepackt mit einem geeigneten Kieselgel (5 µm)
- einer Mischung von 3 Volumteilen Pentanol *R* und 997 Volumteilen Hexan *R* als mobile Phase bei einer Durchflußrate von 2 ml je Minute
- einem Spektrometer als Detektor bei einer Wellenlänge von 254 nm.

Die Verwendung eines automatischen Probengebers oder einer Probenschleife wird empfohlen. Ein geeignetes Volumen der Referenzlösung b wird eingespritzt. Die Empfindlichkeit des Systems wird so eingestellt, daß die Höhe des Hauptpeaks mindestens 50 Prozent des maximalen Ausschlags beträgt. Die Referenzlösung b wird 6mal eingespritzt. Werden die Chromatogramme unter den vorgeschriebenen Bedingungen aufgezeichnet, betragen die relativen Retentionen bezogen auf Colecalciferol für Prä-Colecalciferol etwa 0,4 und für *trans*-Colecalciferol etwa 0,5. Die relative Standardabweichung des Colecalciferol-Peaks darf nicht größer als 1 Prozent und die Auflösung zwischen den Peaks von Prä-Colecalciferol und *trans*-Colecalciferol darf nicht kleiner als 1,0 sein. Falls erforderlich werden die Zusammensetzung und die Durchflußrate der mobilen Phase so geändert, daß die geforderte Auflösung erhalten wird.

Ein geeignetes Volumen der Referenzlösung a wird eingespritzt. Die Empfindlichkeit des Systems wird so eingestellt, daß die Höhe des Colecalciferol-Peaks mindestens 50 Prozent des maximalen Ausschlags beträgt. Dasselbe Volumen Untersuchungslösung wird eingespritzt und das Chromatogramm in gleicher Weise aufgezeichnet.

Der Prozentgehalt an Colecalciferol errechnet sich nach der Formel

$$\frac{m'}{m} \cdot \frac{S_D}{S'_D} \cdot 100$$

m = Masse der Substanz in der Untersuchungslösung in Milligramm

m' = Masse Colecalciferol *CRS* in der Referenzlösung a in Milligramm

S_D = Peakfläche oder -höhe von Colecalciferol im Chromatogramm der Untersuchungslösung

S'_D = Peakfläche oder -höhe von Colecalciferol im Chromatogramm der Referenzlösung a.

Lagerung

Dicht verschlossen, vor Licht geschützt, unter Stickstoff, zwischen 2 und 8 °C. Der Inhalt eines geöffneten Behältnisses muß sofort verbraucht werden.

Verunreinigungen

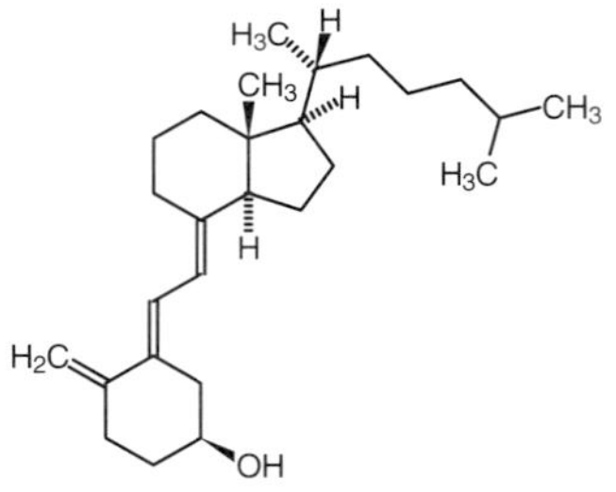

A. (5*E*,7*E*)-9,10-Secocholesta-5,7,10(19)-trien-3β-ol (*trans*-Colecalciferol, *trans*-Vitamin D_3)

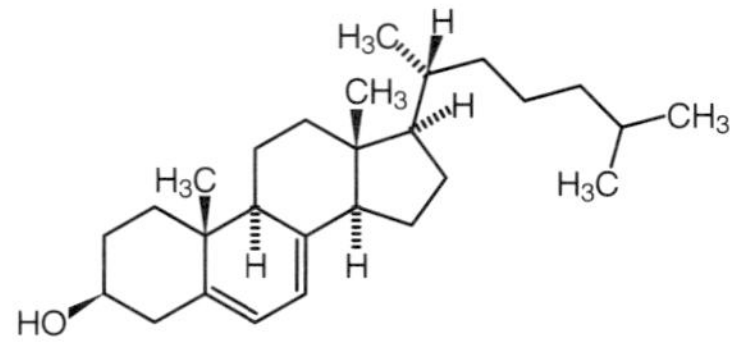

B. Cholesta-5,7-dien-3β-ol (7-Dehydrocholesterol, Provitamin D_3)

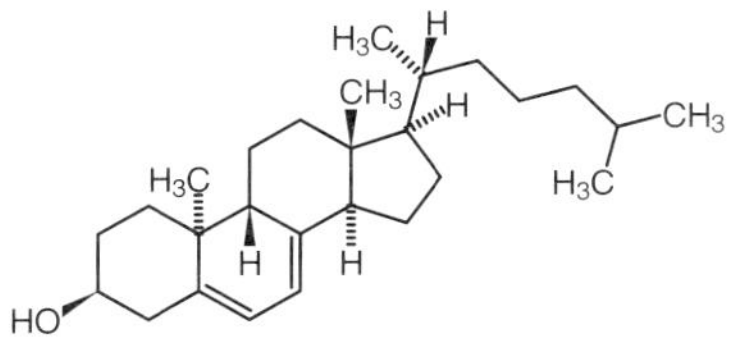

C. (9β,10α)-Cholesta-5,7-dien-3β-ol
(Lumisterol$_3$)

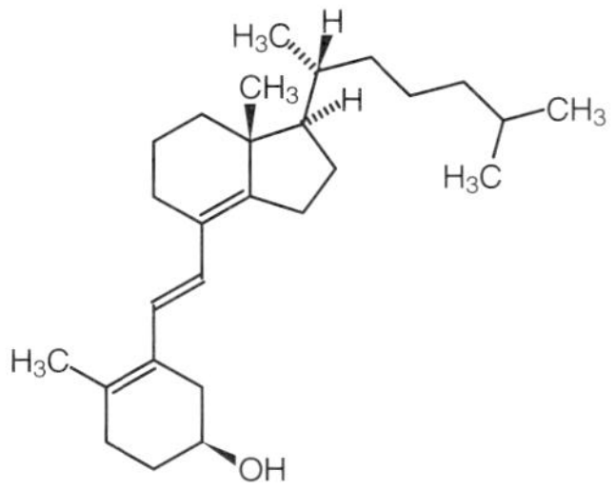

D. (6*E*)-9,10-Secocholesta-5(10),6,8(14)-trien-3β-ol
(Isotachysterol$_3$)

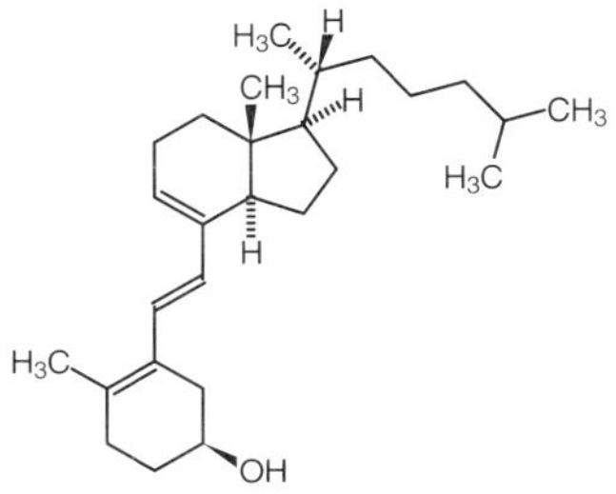

E. (6*E*)-9,10-Secocholesta-5(10),6,8-trien-3β-ol
(Tachysterol$_3$).

2001, 575

Ölige Lösungen von Colecalciferol

Cholecalciferolum densatum oleosum

Definition

Ölige Lösungen von Colecalciferol sind Lösungen von **Colecalciferol (Cholecalciferolum)** in einem geeigneten pflanzlichen Öl, das von der zuständigen Behörde zugelassen wurde.

Der deklarierte Gehalt an Colecalciferol beträgt mindestens 500 000 I.E. je Gramm. Die Lösung enthält mindestens 90,0 und höchstens 110,0 Prozent des angegebenen Gehalts. Geeignete Stabilisatoren, wie Antioxidantien, können zugesetzt sein.

Eigenschaften

Klare, gelbe Flüssigkeit; praktisch unlöslich in Wasser, schwer löslich in wasserfreiem Ethanol, mischbar mit fettlösenden Lösungsmitteln. Je nach Temperatur kann eine teilweise Erstarrung auftreten.

Prüfung auf Identität

1: A, C.
2: A, B.

A. Die Prüfung erfolgt mit Hilfe der Dünnschichtchromatographie (2.2.27) unter Verwendung einer DC-Platte mit Kieselgel G *R*.

Untersuchungslösung: Eine 400 000 I.E. entsprechende Menge Substanz wird in Dichlorethan *R*, das Squalan *R* (10 g · l^{-1}) und Butylhydroxytoluol *R* (0,1 g · l^{-1}) enthält, zu 4 ml gelöst.

Vor Gebrauch frisch herzustellen.

Referenzlösung a: 10 mg Colecalciferol *CRS* werden in Dichlorethan *R*, das Squalan *R* (10 g · l^{-1}) und Butylhydroxytoluol *R* (0,1 g · l^{-1}) enthält, zu 4 ml gelöst.

Vor Gebrauch frisch herzustellen.

Referenzlösung b: 10 mg Ergocalciferol *CRS* werden in Dichlorethan *R*, das Squalan *R* (10 g · l^{-1}) und Butylhydroxytoluol *R* (0,1 g · l^{-1}) enthält, zu 4 ml gelöst.

Vor Gebrauch frisch herzustellen.

Auf die Platte werden 20 μl jeder Lösung aufgetragen. Die Chromatographie erfolgt sofort unter Lichtschutz mit einer Mischung von gleichen Volumteilen Cyclohexan *R* und peroxidfreiem Ether *R*, die Butylhydroxytoluol *R* (0,1 g · l^{-1}) enthält, über eine Laufstrecke von 15 cm. Die Platte wird an der Luft trocknen gelassen und mit Schwefelsäure *R* besprüht. Der Hauptfleck im Chromatogramm der Untersuchungslösung wird jeweils mit dem Hauptfleck in den Chromatogrammen der Referenzlösungen a und b verglichen. Das Chromatogramm der Untersuchungslösung zeigt sofort einen hellgelben Hauptfleck, der schnell nach Orangebraun, dann allmählich nach Grünlichgrau übergeht und 10 min lang bestehenbleibt. Dieser Fleck entspricht in bezug auf Lage, Farbe und Größe dem Fleck im Chromatogramm der Referenzlösung a. Das Chromatogramm der Referenzlösung b zeigt dagegen auf gleicher Höhe sofort einen orangefarbenen Hauptfleck, der allmählich nach Rötlichbraun übergeht und 10 min lang bestehenbleibt.

B. Die Absorption (2.2.25) einer Lösung der Substanz in Cyclohexan *R*, die etwa 400 I.E. je Milliliter enthält, wird zwischen 250 und 300 nm gemessen. Die Lösung zeigt ein Absorptionsmaximum bei 267 nm.

C. Die unter „Gehaltsbestimmung" erhaltenen Chromatogramme werden ausgewertet. Der Hauptpeak im Chromatogramm der Untersuchungslösung entspricht hinsichtlich der Retentionszeit dem Hauptpeak im Chromatogramm der Referenzlösung a.

Prüfung auf Reinheit

Säurezahl (2.5.1): Höchstens 2,0, mit 5,0 g Substanz, gelöst in 25 ml der vorgeschriebenen Lösungsmittelmischung, bestimmt.

Peroxidzahl (2.5.5): Höchstens 20.

Gehaltsbestimmung

Die Bestimmung muß so schnell wie möglich durchgeführt werden, wobei der Einfluß von UV-haltigem Licht und von Luft zu vermeiden ist.

Die Bestimmung erfolgt mit Hilfe der Flüssigchromatographie (2.2.29).

Untersuchungslösung: Eine etwa 400 000 I.E. entsprechende Menge Substanz, mit einer Genauigkeit von 0,1 Prozent gewogen, wird in 10,0 ml Toluol *R* gelöst. Die Lösung wird mit der mobilen Phase zu 100,0 ml verdünnt.

Referenzlösung a: 10,0 mg Colecalciferol *CRS* werden ohne Erwärmen in 10,0 ml Toluol *R* gelöst. Die Lösung wird mit der mobilen Phase zu 100,0 ml verdünnt.

Referenzlösung b: 1,0 ml Colecalciferol zur Eignungsprüfung *CRS* wird mit der mobilen Phase zu 5,0 ml verdünnt. Die Lösung wird 45 min lang im Wasserbad von 90 °C zum Rückfluß erhitzt und anschließend abgekühlt.

Referenzlösung c: 0,10 g Colecalciferol *CRS* werden ohne Erwärmen in Toluol *R* zu 100,0 ml gelöst.

Referenzlösung d: 5,0 ml Referenzlösung c werden mit der mobilen Phase zu 50,0 ml verdünnt. Die Lösung wird in eine Eis-Wasser-Mischung gestellt.

Referenzlösung e: 5,0 ml Referenzlösung c werden in einen Meßkolben gebracht. Nach Zusatz von etwa 10 mg Butylhydroxytoluol *R* wird die Luft mit Hilfe von Stickstoff *R* aus dem Kolben verdrängt. Anschließend wird 45 min lang unter Lichtschutz und unter Stickstoff *R* im Wasserbad von 90 °C zum Rückfluß erhitzt. Nach dem Abkühlen wird mit der mobilen Phase zu 50,0 ml verdünnt.

Die Chromatographie kann durchgeführt werden mit

- einer Säule aus rostfreiem Stahl von 0,25 m Länge und 4,6 mm innerem Durchmesser, gepackt mit einem geeigneten Kieselgel (5 µm)
- einer Mischung von 3 Volumteilen Pentanol *R* und 997 Volumteilen Hexan *R* als mobile Phase bei einer Durchflußrate von 2 ml je Minute
- einem Spektrometer als Detektor bei einer Wellenlänge von 254 nm.

Die Verwendung eines automatischen Probengebers oder einer Probenschleife wird empfohlen. Ein geeignetes Volumen der Referenzlösung b wird eingespritzt. Die Empfindlichkeit des Systems wird so eingestellt, daß die Höhe des Colecalciferol-Peaks mindestens 50 Prozent des maximalen Ausschlags beträgt. Referenzlösung b wird 6mal eingespritzt. Werden die Chromatogramme unter den vorgeschriebenen Bedingungen aufgezeichnet, betragen die relativen Retentionen bezogen auf Colecalciferol für Prä-Colecalciferol etwa 0,4, für *trans*-Colecalciferol etwa 0,5. Die relative Standardabweichung des Colecalciferol-Peaks darf nicht größer als 1 Prozent und die Auflösung zwischen den Peaks von Prä-Colecalciferol und *trans*-Colecalciferol darf nicht kleiner als 1,0 sein. Falls erforderlich werden die Zusammensetzung und die Durchflußrate der mobilen Phase so geändert, daß die geforderte Auflösung erhalten wird.

Ein geeignetes Volumen der Referenzlösung d und der Referenzlösung e wird eingespritzt.

Der Umrechnungsfaktor (f) errechnet sich nach der Gleichung

$$f = \frac{K - L}{M}$$

K = Peakfläche oder -höhe von Colecalciferol im Chromatogramm der Referenzlösung d

L = Peakfläche oder -höhe von Colecalciferol im Chromatogramm der Referenzlösung e

M = Peakfläche oder -höhe von Prä-Colecalciferol im Chromatogramm der Referenzlösung e.

Der Wert für f, 2mal an verschiedenen Tagen bestimmt, kann während der ganzen Bestimmung verwendet werden.

Ein geeignetes Volumen der Referenzlösung a wird eingespritzt. Die Empfindlichkeit des Systems wird so eingestellt, daß die Höhe des Colecalciferol-Peaks mindestens 50 Prozent des maximalen Ausschlags beträgt. Dasselbe Volumen Untersuchungslösung wird eingespritzt und das Chromatogramm in gleicher Weise aufgezeichnet.

Der Gehalt an Colecalciferol in Internationalen Einheiten je Gramm errechnet sich nach der Formel

$$\frac{m'}{V'} \cdot \frac{V}{m} \cdot \frac{S_D + (f \cdot S_p)}{S'_D} \cdot 40\,000 \cdot 1000$$

m = Masse der Substanz in der Untersuchungslösung in Milligramm

m' = Masse Colecalciferol *CRS* in der Referenzlösung a in Milligramm

V = Volumen der Untersuchungslösung (100 ml)

V' = Volumen der Referenzlösung a (100 ml)

S_D = Peakfläche oder -höhe von Colecalciferol im Chromatogramm der Untersuchungslösung

S'_D = Peakfläche oder -höhe von Colecalciferol im Chromatogramm der Referenzlösung a

S_p = Peakfläche oder -höhe von Prä-Colecalciferol im Chromatogramm der Untersuchungslösung

f = Umrechnungsfaktor.

Lagerung

Vor Licht geschützt, dicht verschlossen, in möglichst vollständig gefüllten Behältnissen.

Der Inhalt eines geöffneten Behältnisses muß möglichst schnell verbraucht werden. Die nicht benötigte Menge Substanz muß durch Stickstoffatmosphäre geschützt werden.

Beschriftung

Die Beschriftung gibt insbesondere an

- Anzahl der Internationalen Einheiten je Gramm
- wie die Lösung zu homogenisieren ist, wenn teilweise Kristallisation eintritt
- Name jedes zugesetzten Stabilisators.

Verunreinigungen

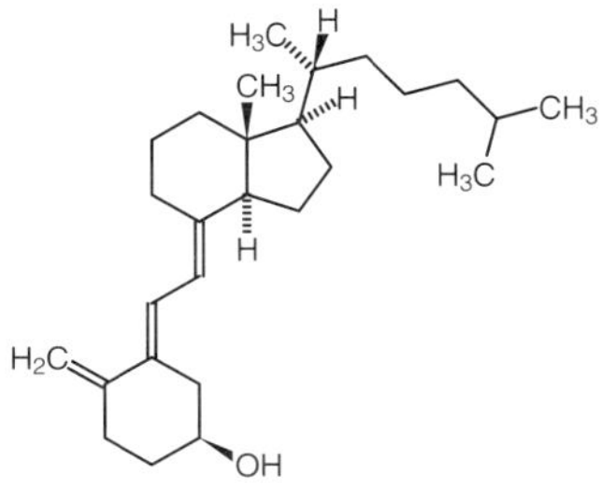

A. (5*E*,7*E*)-9,10-Secocholesta-5,7,10(19)-trien-3β-ol (*trans*-Colecalciferol, *trans*-Vitamin D_3)

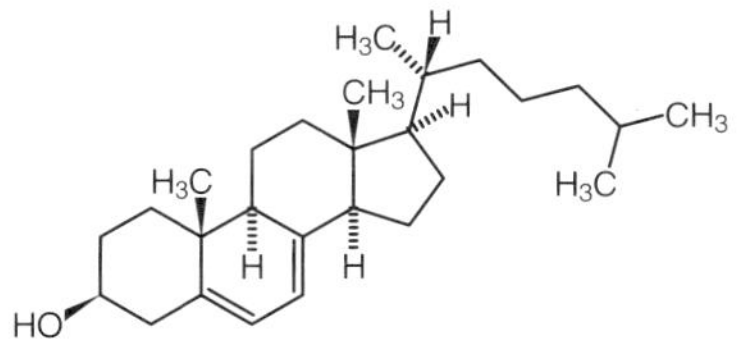

B. Cholesta-5,7-dien-3β-ol (7-Dehydrocholesterol, Provitamin D_3)

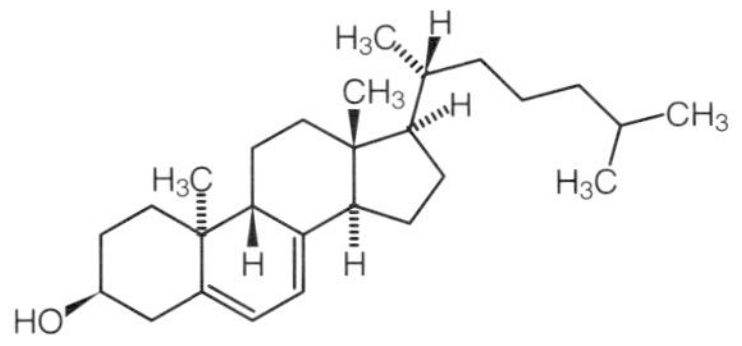

C. (9β,10α)-Cholesta-5,7-dien-3β-ol (Lumisterol$_3$)

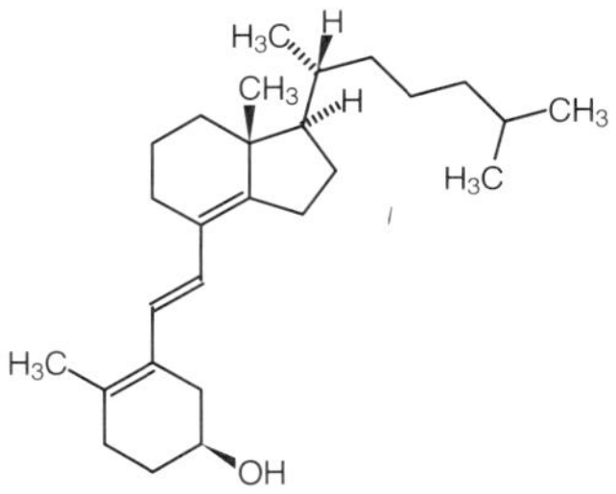

D. (6*E*)-9,10-Secocholesta-5(10),6,8(14)-trien-3β-ol (Isotachysterol$_3$)

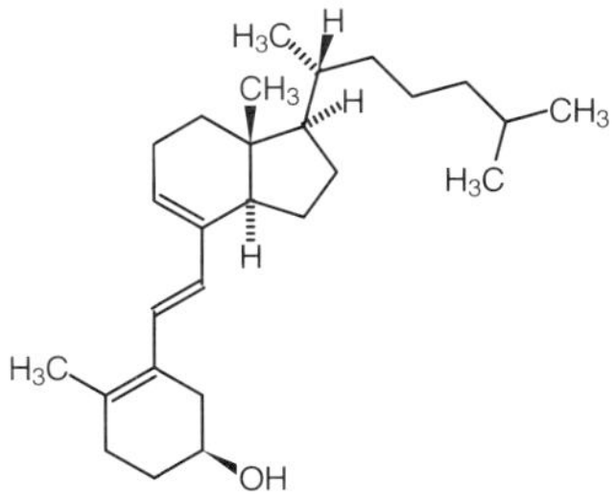

E. (6*E*)-9,10-Secocholesta-5(10),6,8-trien-3β-ol (Tachysterol$_3$).

2001, 598

Wasserdispergierbares Colecalciferol-Konzentrat

Cholecalciferolum in aqua dispergibile

Definition

Wasserdispergierbares Colecalciferol-Konzentrat ist eine Lösung von **Colecalciferol (Cholecalciferolum)** in einem geeigneten pflanzlichen Öl, das von der zuständigen Behörde zugelassen wurde, mit einem Zusatz geeigneter Lösungsvermittler.

Der deklarierte Gehalt an Colecalciferol beträgt mindestens 100 000 I.E. je Gramm. Das Konzentrat enthält mindestens 90,0 und höchstens 115,0 Prozent des angegebenen Gehalts. Geeignete Stabilisatoren, wie Antioxidantien, können zugesetzt sein.

Eigenschaften

Schwach gelbliche Flüssigkeit von unterschiedlicher Opaleszenz und Viskosität. Sehr konzentrierte Lösungen können sich bei tiefen Temperaturen trüben oder bei Raumtemperatur ein Gel bilden.

Prüfung auf Identität

1: A, C, D.
2: A, B, D.

A. Die Prüfung erfolgt mit Hilfe der Dünnschichtchromatographie (2.2.27) unter Verwendung einer DC-Platte mit Kieselgel G *R*.

Untersuchungslösung: In einem geeigneten Kolben werden 10,0 ml der unter „Gehaltsbestimmung" hergestellten Untersuchungslösung im Wasserbad von 40 °C unter vermindertem Druck im Rotationsverdampfer zur Trockne eingedampft. Nach dem Abkühlen unter fließendem Wasser wird mit Stickstoff *R* der Normaldruck wiederhergestellt. Der Rückstand wird sofort in 0,4 ml Dichlorethan *R*, das Squalan *R* ($10 g \cdot l^{-1}$) und Butylhydroxytoluol *R* ($0,1 g \cdot l^{-1}$) enthält, gelöst.

Vor Gebrauch frisch herzustellen.

Referenzlösung a: 10 mg Colecalciferol *CRS* werden in Dichlorethan *R*, das Squalan *R* ($10 g \cdot l^{-1}$) und Butylhydroxytoluol *R* ($0,1 g \cdot l^{-1}$) enthält, zu 4 ml gelöst.

Vor Gebrauch frisch herzustellen.

Referenzlösung b: 10 mg Ergocalciferol *CRS* werden in Dichlorethan *R*, das Squalan *R* ($10 g \cdot l^{-1}$) und Butylhydroxytoluol *R* ($0,1 g \cdot l^{-1}$) enthält, zu 4 ml gelöst.

Vor Gebrauch frisch herzustellen.

Auf die Platte werden 20 µl jeder Lösung aufgetragen. Die Chromatographie erfolgt sofort unter Lichtschutz mit einer Mischung gleicher Volumteile Cyclohexan *R* und peroxidfreiem Ether *R*, die Butylhydroxytoluol *R* (0,1 g · l^{-1}) enthält, über eine Laufstrecke von 15 cm. Die Platte wird an der Luft trocknen gelassen und mit Schwefelsäure *R* besprüht. Der Hauptfleck im Chromatogramm der Untersuchungslösung wird jeweils mit dem Hauptfleck in den Chromatogrammen der Referenzlösungen a und b verglichen. Das Chromatogramm der Untersuchungslösung zeigt sofort einen hellgelben Hauptfleck, der schnell nach Orangebraun, dann allmählich nach Grünlichgrau übergeht und 10 min lang bestehenbleibt. Dieser Fleck entspricht in bezug auf Lage, Farbe und Größe dem Hauptfleck im Chromatogramm der Referenzlösung a. Das Chromatogramm der Referenzlösung b zeigt auf gleicher Höhe sofort einen orangefarbenen Hauptfleck, der allmählich nach Rötlichbraun übergeht und 10 min lang bestehenbleibt.

B. In einem geeigneten Kolben werden 5,0 ml der unter „Gehaltsbestimmung" hergestellten Untersuchungslösung im Wasserbad von 40 °C unter vermindertem Druck im Rotationsverdampfer zur Trockne eingedampft. Nach dem Abkühlen unter fließendem Wasser wird mit Stickstoff *R* der Normaldruck wiederhergestellt. Der Rückstand wird sofort in 50,0 ml Cyclohexan *R* gelöst und die Absorption (2.2.25) zwischen 250 und 300 nm gemessen. Die Lösung zeigt ein Absorptionsmaximum bei 265 nm.

C. Die unter „Gehaltsbestimmung" erhaltenen Chromatogramme werden ausgewertet. Der Hauptpeak im Chromatogramm der Untersuchungslösung entspricht in bezug auf die Retentionszeit dem Hauptpeak im Chromatogramm der Referenzlösung a.

D. 1 g Substanz wird mit 10 ml auf 50 °C erwärmtem Wasser *R* gemischt. Sofort nach dem Abkühlen auf 20 °C entsteht eine homogene, schwach opaleszierende, schwachgelbe Dispersion.

Gehaltsbestimmung

Die Bestimmung muß so schnell wie möglich durchgeführt werden, wobei der Einfluß von UV-haltigem Licht und von Luft zu vermeiden ist.

Die Bestimmung erfolgt mit Hilfe der Flüssigchromatographie (2.2.29).

Untersuchungslösung: In einen Verseifungskolben wird eine etwa 100 000 I.E. entsprechende Menge Substanz mit einer Genauigkeit von 0,1 Prozent eingewogen. Nach Zusatz von 5 ml Wasser *R*, 20 ml wasserfreiem Ethanol *R*, 1 ml Natriumascorbat-Lösung *R* und 3 ml einer frisch hergestellten 50prozentigen Lösung (*m/m*) von Kaliumhydroxid *R* wird 30 min lang im Wasserbad zum Rückfluß erhitzt und anschließend schnell unter fließendem Wasser abgekühlt. Die Flüssigkeit wird 2mal mit je 15 ml Wasser *R*, einmal mit 10 ml Ethanol 96 % *R* und 2mal mit je 50 ml Pentan *R* in einen Scheidetrichter überführt, 30 s lang kräftig geschüttelt und bis zur Trennung in zwei klare Phasen stehengelassen. Die ethanolisch-wäßrige Phase wird in einem zweiten Scheidetrichter mit einer Mischung von 10 ml Ethanol 96 % *R* und 50 ml Pentan *R* geschüttelt. Nach Trennung der Phasen wird die ethanolisch-wäßrige Phase in einen dritten Scheidetrichter überführt und die Pentanphase mit der im ersten Scheidetrichter vereinigt. Der zweite Scheidetrichter wird 2mal mit je 10 ml Pentan *R* gespült, die in den ersten Scheidetrichter überführt werden. Die ethanolisch-wäßrige Phase wird mit 50 ml Pentan *R* geschüttelt. Die Pentanphase wird in den ersten Scheidetrichter überführt. Die vereinigten Pentanextrakte werden 2mal mit je 50 ml einer frisch hergestellten Lösung von Kaliumhydroxid *R* (30 g · l^{-1}) in Ethanol 10 % *R* kräftig geschüttelt und dann mit jeweils 50 ml Wasser *R* bis zur neutralen Reaktion gegen Phenolphthalein gewaschen. Der gewaschene Pentanextrakt wird in einen Kolben mit Schliffstopfen überführt und im Wasserbad von 40 °C unter vermindertem Druck im Rotationsverdampfer zur Trockne eingedampft. Anschließend wird unter fließendem Wasser gekühlt und der Normaldruck mit Stickstoff *R* wiederhergestellt. Der Rückstand wird sofort in 5,0 ml Toluol *R* gelöst und mit 20,0 ml der mobilen Phase versetzt, um eine Lösung zu erhalten, die etwa 4000 I.E. je Milliliter enthält.

Referenzlösung a: 10,0 mg Colecalciferol *CRS* werden ohne Erwärmen in 10,0 ml Toluol *R* gelöst. Die Lösung wird mit der mobilen Phase zu 100,0 ml verdünnt.

Referenzlösung b: 1,0 ml Colecalciferol zur Eignungsprüfung *CRS* wird mit der mobilen Phase zu 5,0 ml verdünnt. Die Lösung wird 45 min lang im Wasserbad von 90 °C zum Rückfluß erhitzt und anschließend abgekühlt.

Referenzlösung c: 0,10 g Colecalciferol *CRS* werden ohne Erwärmen in Toluol *R* zu 100,0 ml gelöst.

Referenzlösung d: 5,0 ml Referenzlösung c werden mit der mobilen Phase zu 50,0 ml verdünnt. Die Lösung wird in eine Eis-Wasser-Mischung gestellt.

Referenzlösung e: 5,0 ml Referenzlösung c werden in einen Meßkolben gebracht. Nach Zusatz von etwa 10 mg Butylhydroxytoluol *R* wird die Luft mit Hilfe von Stickstoff *R* aus dem Kolben verdrängt. Anschließend wird 45 min lang unter Lichtschutz und unter Stickstoff *R* im Wasserbad von 90 °C zum Rückfluß erhitzt. Nach dem Abkühlen wird mit der mobilen Phase zu 50,0 ml verdünnt.

Die Chromatographie kann durchgeführt werden mit

- einer Säule aus rostfreiem Stahl von 0,25 m Länge und 4,6 mm innerem Durchmesser, gepackt mit einem geeigneten Kieselgel (5 µm)
- einer Mischung von 3 Volumteilen Pentanol *R* und 997 Volumteilen Hexan *R* als mobile Phase bei einer Durchflußrate von 2 ml je Minute
- einem Spektrometer als Detektor bei einer Wellenlänge von 254 nm.

Die Verwendung eines automatischen Probengebers oder einer Probenschleife wird empfohlen. Ein geeignetes Volumen der Referenzlösung b wird eingespritzt. Die Empfindlichkeit des Systems wird so eingestellt, daß die Höhe des Colecalciferol-Peaks mindestens 50 Prozent des maximalen Ausschlags beträgt. Referenzlösung b wird 6mal eingespritzt. Werden die Chromatogramme unter den vorgeschriebenen Bedingungen aufgezeichnet, betragen die relativen Retentionen bezogen auf Colecalciferol für Prä-Colecalciferol etwa 0,4 und für *trans*-Colecalciferol etwa 0,5. Die relative Standardabweichung des Colecalciferol-Peaks darf nicht größer sein als 1 Prozent, und die Auflösung zwischen den Peaks von Prä-Colecalciferol und *trans*-Colecalciferol darf nicht kleiner als 1,0 sein. Falls erforderlich werden die Zusammensetzung und die Durchflußrate der mobilen Phase so geändert, daß die geforderte Auflösung erhalten wird.

Ein geeignetes Volumen der Referenzlösung d und der Referenzlösung e wird eingespritzt.

Der Umrechnungsfaktor *f* errechnet sich nach der Gleichung

$$f = \frac{K - L}{M}$$

K = Peakfläche oder -höhe von Colecalciferol im Chromatogramm der Referenzlösung d
L = Peakfläche oder -höhe von Colecalciferol im Chromatogramm der Referenzlösung e
M = Peakfläche oder -höhe von Prä-Colecalciferol im Chromatogramm der Referenzlösung e.

Der Wert für *f*, 2mal an verschiedenen Tagen bestimmt, kann während der ganzen Bestimmung verwendet werden.

Ein geeignetes Volumen der Referenzlösung a wird eingespritzt. Die Empfindlichkeit des Systems wird so eingestellt, daß die Höhe des Colecalciferol-Peaks mehr als 50 Prozent des maximalen Ausschlags beträgt. Dasselbe Volumen Untersuchungslösung wird eingespritzt und das Chromatogramm in gleicher Weise aufgezeichnet.

Der Gehalt an Colecalciferol in Internationalen Einheiten je Gramm errechnet sich nach der Formel

$$\frac{m'}{V'} \cdot \frac{V}{m} \cdot \frac{S_D + (f \cdot S_p)}{S'_D} \cdot 40\,000 \cdot 1000$$

m = Masse der Substanz in der Untersuchungslösung in Milligramm
m' = Masse Colecalciferol *CRS* in der Referenzlösung a in Milligramm
V = Volumen der Untersuchungslösung (25 ml)
V' = Volumen der Referenzlösung a (100 ml)
S_D = Peakfläche oder -höhe von Colecalciferol im Chromatogramm der Untersuchungslösung
S'_D = Peakfläche oder -höhe von Colecalciferol im Chromatogramm der Referenzlösung a
S_p = Peakfläche oder -höhe von Prä-Colecalciferol im Chromatogramm der Untersuchungslösung
f = Umrechnungsfaktor.

Lagerung

Vor Licht geschützt, dicht verschlossen, in möglichst vollständig gefüllten Behältnissen, bei der angegebenen Temperatur.

Der Inhalt eines geöffneten Behältnisses muß möglichst schnell verwendet werden. Nicht verwendete Anteile müssen durch Inertgasatmosphäre geschützt werden.

Beschriftung

Die Beschriftung gibt insbesondere an
- Anzahl der Internationalen Einheiten je Gramm
- Name des oder der hauptsächlichen Lösungsvermittler(s) sowie Name jedes zugesetzten Stabilisators
- die Lagerungstemperatur.

Verunreinigungen

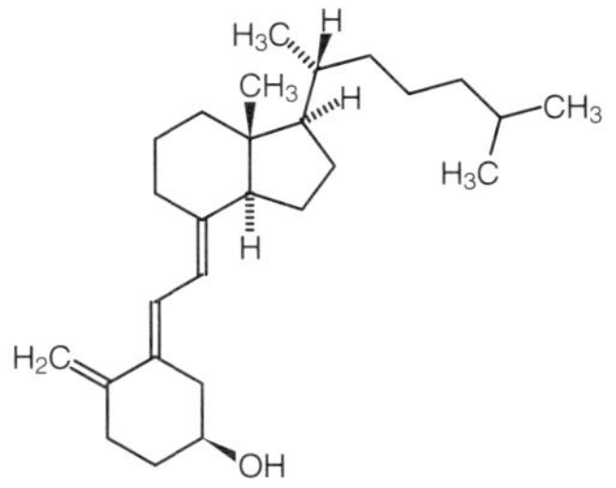

A. (5*E*,7*E*)-9,10-Secocholesta-5,7,10(19)-trien-3β-ol (*trans*-Colecalciferol, *trans*-Vitamin D_3)

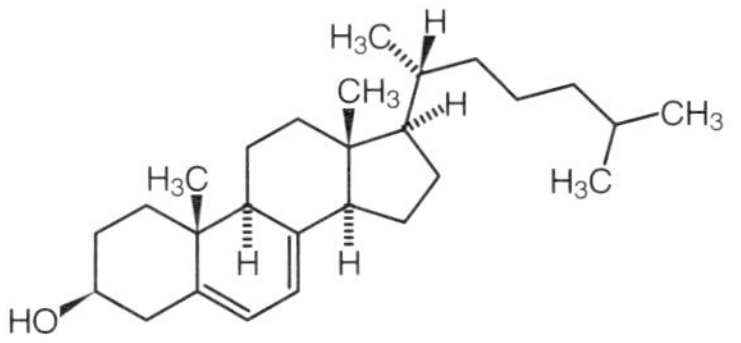

B. Cholesta-5,7-dien-3β-ol (7-Dehydrocholesterol, Provitamin D_3)

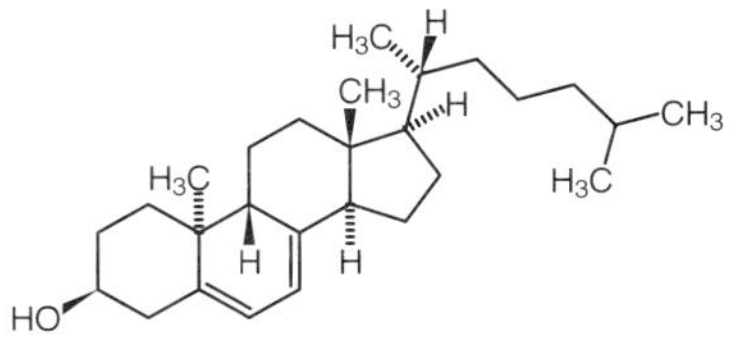

C. (9β,10α)-Cholesta-5,7-dien-3β-ol (Lumisterol$_3$)

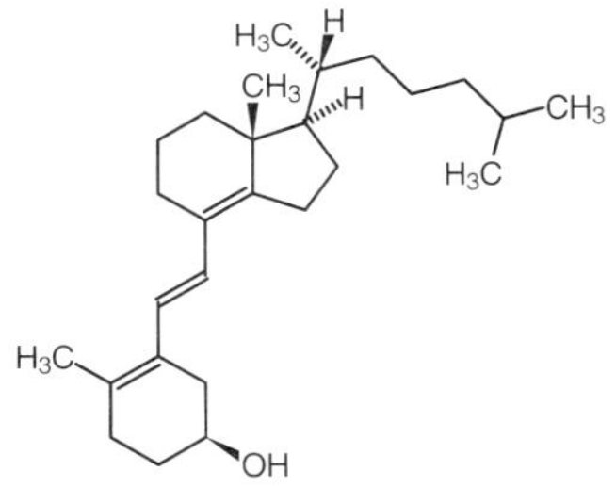

D. (6*E*)-9,10-Secocholesta-5(10),6,8(14)-trien-3β-ol (Isotachysterol$_3$)

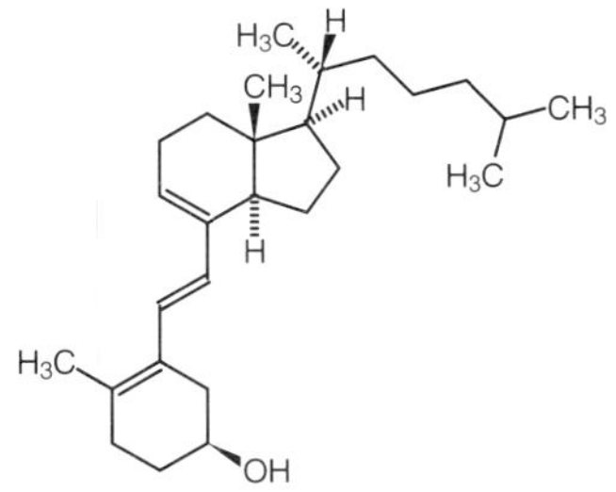

E. (6*E*)-9,10-Secocholesta-5(10),6,8-trien-3β-ol (Tachysterol$_3$).

C

Monographien

2001, 574

Colecalciferol-Trockenkonzentrat

Cholecalciferoli pulvis

Definition

Colecalciferol-Trockenkonzentrat wird durch Dispersion einer öligen Lösung von **Colecalciferol (Cholecalciferolum)** in einer geeigneten Gerüstsubstanz hergestellt, die normalerweise auf einer Kombination von Gelatine und Kohlenhydraten geeigneter Qualität basiert, die von der zuständigen Behörde zugelassen wurde.

Der deklarierte Gehalt an Colecalciferol beträgt mindestens 100 000 I.E. je Gramm. Das Konzentrat enthält mindestens 90,0 und höchstens 110,0 Prozent des angegebenen Gehalts. Geeignete Stabilisatoren, wie Antioxidantien, können zugesetzt sein.

Eigenschaften

Weiße bis gelblichweiße, kleine Teilchen, die je nach Herstellungsart in Wasser praktisch unlöslich sein, in Wasser quellen oder eine Dispersion bilden können.

Prüfung auf Identität

1: A, C.
2: A, B.

A. Die Prüfung erfolgt mit Hilfe der Dünnschichtchromatographie (2.2.27) unter Verwendung einer DC-Platte mit Kieselgel G *R*.

Untersuchungslösung: 10,0 ml der unter „Gehaltsbestimmung" hergestellten Untersuchungslösung werden in einen geeigneten Kolben gegeben und im Wasserbad von 40 °C unter vermindertem Druck im Rotationsverdampfer zur Trockne eingedampft. Anschließend wird unter fließendem Wasser gekühlt und der Normaldruck durch Einleiten von Stickstoff *R* wiederhergestellt. Der Rückstand wird sofort in 0,4 ml Dichlorethan *R* gelöst, das Squalan *R* (10 g · l^{-1}) und Butylhydroxytoluol *R* (0,1 g · l^{-1}) enthält.
Vor Gebrauch frisch herzustellen.

Referenzlösung a: 10 mg Colecalciferol *CRS* werden in Dichlorethan *R*, das Squalan *R* (10 g · l^{-1}) und Butylhydroxytoluol *R* (0,1 g · l^{-1}) enthält, zu 4 ml gelöst.
Vor Gebrauch frisch herzustellen.

Referenzlösung b: 10 mg Ergocalciferol *CRS* werden in Dichlorethan *R*, das Squalan *R* (10 g · l^{-1}) und Butylhydroxytoluol *R* (0,1 g · l^{-1}) enthält, zu 4 ml gelöst.
Vor Gebrauch frisch herzustellen.

Auf die Platte werden 20 µl jeder Lösung aufgetragen. Die Chromatographie erfolgt sofort unter Lichtschutz mit einer Mischung gleicher Volumteile Cyclohexan *R* und peroxidfreiem Ether *R*, die Butylhydroxytoluol *R* (0,1 g · l^{-1}) enthält, über eine Laufstrecke von 15 cm. Die Platte wird an der Luft trocknen gelassen und mit Schwefelsäure *R* besprüht. Der Hauptfleck im Chromatogramm der Untersuchungslösung wird jeweils mit dem Hauptfleck in den Chromatogrammen der Referenzlösungen a und b verglichen. Das Chromatogramm der Untersuchungslösung zeigt sofort einen hellgelben Hauptfleck, der schnell nach Orangebraun, dann allmählich nach Grünlichgrau übergeht und 10 min lang bestehenbleibt. Dieser Fleck entspricht in bezug auf Lage, Farbe und Größe dem Hauptfleck im Chromatogramm der Referenzlösung a. Das Chromatogramm der Referenzlösung b zeigt auf gleicher Höhe sofort einen orangefarbenen Hauptfleck, der allmählich nach Rötlichbraun übergeht und 10 min lang bestehenbleibt.

B. 5,0 ml der unter „Gehaltsbestimmung" hergestellten Untersuchungslösung werden in einen geeigneten Kolben gegeben und im Wasserbad von 40 °C unter vermindertem Druck im Rotationsverdampfer zur Trockne eingedampft. Anschließend wird unter fließendem Wasser gekühlt und der Normaldruck durch Einleiten von Stickstoff *R* wiederhergestellt. Der Rückstand wird sofort in 50,0 ml Cyclohexan *R* gelöst. Die Lösung, zwischen 250 und 300 nm gemessen (2.2.25), zeigt ein Absorptionsmaximum bei 265 nm.

C. Die unter „Gehaltsbestimmung" erhaltenen Chromatogramme werden ausgewertet. Der Hauptpeak im Chromatogramm der Untersuchungslösung entspricht hinsichtlich der Retentionszeit dem Hauptpeak im Chromatogramm der Referenzlösung a.

Gehaltsbestimmung

Die Bestimmung muß so schnell wie möglich durchgeführt werden, wobei der Einfluß von UV-haltigem Licht und von Luft zu vermeiden ist.

Die Bestimmung erfolgt mit Hilfe der Flüssigchromatographie (2.2.29).

Untersuchungslösung: In einen Verseifungskolben wird eine etwa 100 000 I.E. entsprechende Menge Substanz mit einer Genauigkeit von 0,1 Prozent eingewogen. Nach Zusatz von 5 ml Wasser *R*, 20 ml wasserfreiem Ethanol *R*, 1 ml Natriumascorbat-Lösung *R* und 3 ml einer frisch hergestellten 50prozentigen Lösung (*m/m*) von Kaliumhydroxid *R* wird 30 min lang im Wasserbad zum Rückfluß erhitzt und anschließend schnell unter fließendem Wasser abgekühlt. Die Flüssigkeit wird 2mal mit je 15 ml Wasser *R*, einmal mit 10 ml Ethanol 96 % *R* und 2mal mit je 50 ml Pentan *R* in einen Scheidetrichter überführt, 30 s lang kräftig geschüttelt und bis zur Trennung in zwei klare Phasen stehengelassen. Die untere, ethanolisch-wäßrige Phase wird in einem zweiten Scheidetrichter mit einer Mischung von 10 ml Ethanol 96 % *R* und 50 ml Pentan *R* geschüttelt. Nach Trennung der Phasen wird die ethanolisch-wäßrige Phase in einen dritten Scheidetrichter überführt und die Pentanphase mit der im ersten Scheidetrichter vereinigt. Der zweite Scheidetrichter wird 2mal mit je 10 ml Pentan *R* gespült, die in den ersten Scheidetrichter überführt werden. Die ethanolisch-wäßrige Phase wird mit 50 ml Pentan *R* geschüttelt. Die Pentanphase wird in den ersten Scheidetrichter überführt. Die vereinigten Pentanextrakte werden 2mal mit je 50 ml einer frisch hergestellten Lösung von Kaliumhydroxid *R* (30 g · l^{-1}) in Ethanol 10 % *R* kräftig geschüttelt und dann mit jeweils 50 ml Wasser *R* bis zur neutralen Reaktion gegen Phenolphthalein gewaschen. Der Pentanextrakt wird in einen Kolben mit Schliffstopfen überführt und im Wasserbad von 40 °C und vermindertem Druck im Rotationsverdampfer zur Trockne eingedampft. Anschließend wird unter fließendem Wasser gekühlt und der Normaldruck durch Einleiten von Stickstoff *R* wiederhergestellt. Der Rückstand wird sofort in 5,0 ml Toluol *R* gelöst. Darauf werden 20,0 ml der mobilen Phase zugesetzt, um eine Lösung zu erhalten, die etwa 4000 I.E. je Milliliter enthält.

Referenzlösung a: 10,0 mg Colecalciferol *CRS* werden ohne Erwärmen in 10,0 ml Toluol *R* gelöst. Die Lösung wird mit der mobilen Phase zu 100,0 ml verdünnt.

Referenzlösung b: 1,0 ml Colecalciferol zur Eignungsprüfung *CRS* wird mit der mobilen Phase zu 5,0 ml verdünnt. Die Lösung wird 45 min lang im Wasserbad von 90 °C zum Rückfluß erhitzt und anschließend abgekühlt.

Referenzlösung c: 0,10 g Colecalciferol *CRS* werden ohne Erwärmen in Toluol *R* zu 100,0 ml gelöst.

Referenzlösung d: 5,0 ml Referenzlösung c werden mit der mobilen Phase zu 50,0 ml verdünnt. Die Lösung wird in einer Eis-Wasser-Mischung aufbewahrt.

Referenzlösung e: 5,0 ml Referenzlösung c werden in einen Meßkolben gebracht. Nach Zusatz von etwa 10 mg Butylhydroxytoluol *R* wird die Luft mit Hilfe von Stickstoff *R* aus dem Kolben verdrängt. Anschließend wird 45 min lang unter Lichtschutz und unter Stickstoff *R* im Wasserbad von 90 °C zum Rückfluß erhitzt. Nach dem Abkühlen wird mit der mobilen Phase zu 50,0 ml verdünnt.

Die Chromatographie kann durchgeführt werden mit

- einer Säule aus rostfreiem Stahl von 0,25 m Länge und 4,6 mm innerem Durchmesser, gepackt mit einem geeigneten Kieselgel (5 µm)
- einer Mischung von 3 Volumteilen Pentanol *R* und 997 Volumteilen Hexan *R* als mobile Phase bei einer Durchflußrate von 2 ml je Minute
- einem Spektrometer als Detektor bei einer Wellenlänge von 254 nm.

Die Verwendung eines automatischen Probengebers oder einer Probenschleife wird empfohlen. Ein geeignetes Volumen der Referenzlösung b wird eingespritzt. Die Empfindlichkeit des Systems wird so eingestellt, daß die Höhe des Colecalciferol-Peaks mindestens 50 Prozent des maximalen Ausschlags beträgt. Referenzlösung b wird 6mal eingespritzt. Werden die Chromatogramme unter den vorgeschriebenen Bedingungen aufgezeichnet, betragen die relativen Retentionen bezogen auf Colecalciferol für Prä-Colecalciferol etwa 0,4 und für *trans*-Colecalciferol etwa 0,5. Die relative Standardabweichung des Colecalciferol-Peaks darf nicht größer sein als 1 Prozent, und die Auflösung zwischen den Peaks von Prä-Colecalciferol und *trans*-Colecalciferol darf nicht kleiner als 1,0 sein. Falls erforderlich werden die Zusammensetzung und die Durchflußrate der mobilen Phase so geändert, daß die geforderte Auflösung erhalten wird.

Ein geeignetes Volumen der Referenzlösung d und der Referenzlösung e wird eingespritzt.

Der Umrechnungsfaktor (f) errechnet sich nach der Gleichung

$$f = \frac{K - L}{M}$$

K = Peakfläche oder -höhe von Colecalciferol im Chromatogramm der Referenzlösung d
L = Peakfläche oder -höhe von Colecalciferol im Chromatogramm der Referenzlösung e
M = Peakfläche oder -höhe von Prä-Colecalciferol im Chromatogramm der Referenzlösung e.

Der Wert für f wird 2mal an verschiedenen Tagen bestimmt und kann während der ganzen Bestimmung verwendet werden.

Ein geeignetes Volumen der Referenzlösung a wird eingespritzt. Die Empfindlichkeit des Systems wird so eingestellt, daß die Höhe des Colecalciferol-Peaks mindestens 50 Prozent des maximalen Ausschlags beträgt. Das gleiche Volumen Untersuchungslösung wird eingespritzt und das Chromatogramm in gleicher Weise aufgezeichnet.

Der Gehalt an Colecalciferol in Internationalen Einheiten je Gramm errechnet sich nach der Formel

$$\frac{m'}{V'} \cdot \frac{V}{m} \cdot \frac{S_D + (f \cdot S_p)}{S'_D} \cdot 40\,000 \cdot 1000$$

m = Masse der Substanz in der Untersuchungslösung in Milligramm
m' = Masse Colecalciferol *CRS* in der Referenzlösung a in Milligramm
V = Volumen der Untersuchungslösung (25 ml)
V' = Volumen der Referenzlösung a (100 ml)
S_D = Peakfläche oder -höhe von Colecalciferol im Chromatogramm der Untersuchungslösung
S'_D = Peakfläche oder -höhe von Colecalciferol im Chromatogramm der Referenzlösung a
S_p = Peakfläche oder -höhe von Prä-Colecalciferol im Chromatogramm der Untersuchungslösung
f = Umrechnungsfaktor.

Lagerung

Vor Licht geschützt, dicht verschlossen, in möglichst vollständig gefüllten Behältnissen. Der Inhalt eines geöffneten Behältnisses muß so schnell wie möglich verbraucht werden. Die nicht benötigte Menge Substanz muß durch Stickstoffatmosphäre geschützt werden.

Beschriftung

Die Beschriftung gibt insbesondere an

- Anzahl der Internationalen Einheiten je Gramm
- Name jedes zugesetzten Stabilisators.

Verunreinigungen

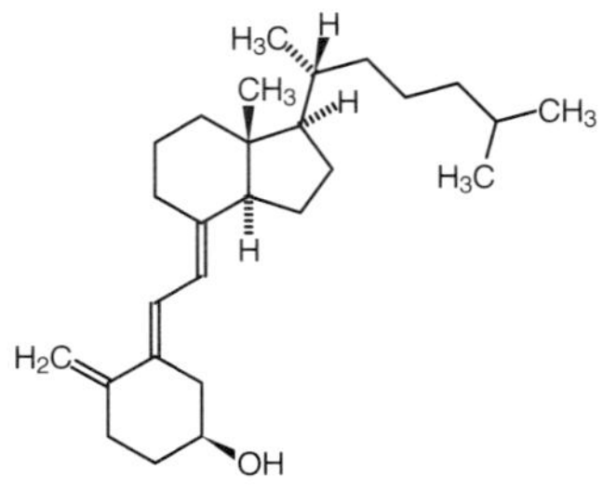

A. (5*E*,7*E*)-9,10-Secocholesta-5-,7,10(19)-trien-3β-ol (*trans*-Colecalciferol, *trans*-Vitamin D_3)

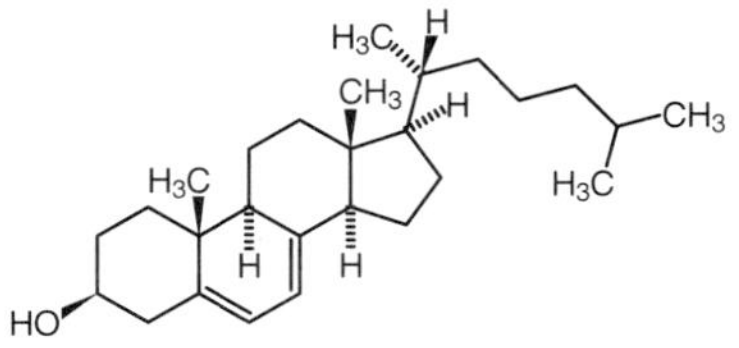

B. Cholesta-5,7-dien-3β-ol (7-Dehydrocholesterol, Provitamin D_3)

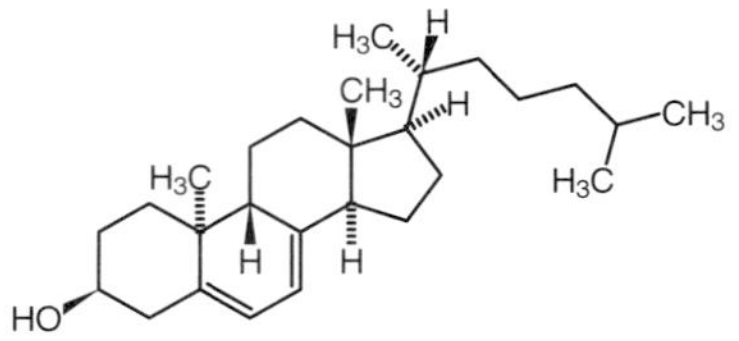

C. (9β,10α)-Cholesta-5,7-dien-3β-ol (Lumisterol$_3$)

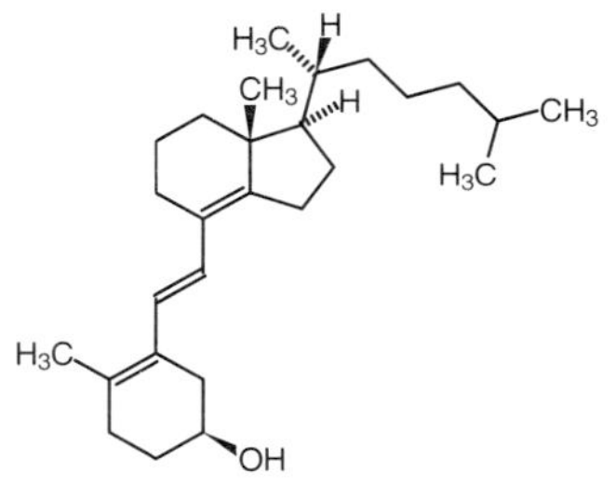

D. (6*E*)-9,10-Secocholesta-5(10),6,8(14)-trien-3β-ol (Isotachysterol$_3$)

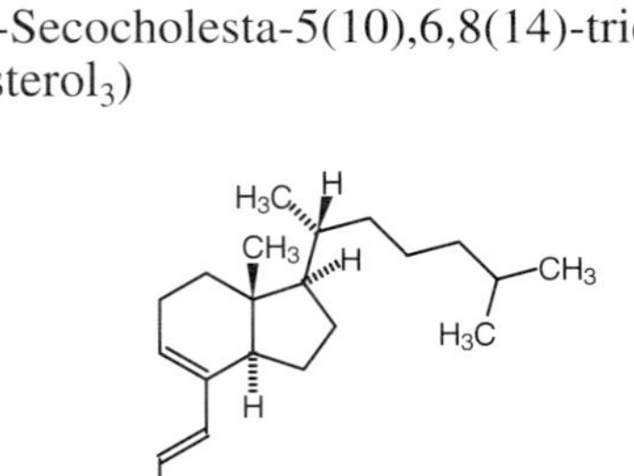

E. (6*E*)-9,10-Secocholesta-5(10),6,8-trien-3β-ol (Tachysterol$_3$).

Dieser Text wurde in der deutschsprachigen Ausgabe der Ph. Eur. – Nachtrag 2000 schon in dieser Fassung veröffentlicht.

2001, 891

Copovidon

Copovidonum

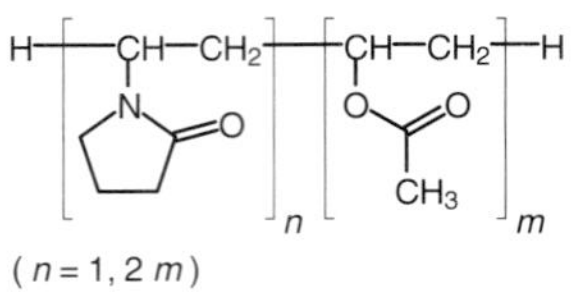

$(C_6H_9NO)_n \cdot (C_4H_6O_2)_m$ $M_r\ (111,1)_n + (86,1)_m$

Definition

Copovidon ist ein Copolymerisat aus 1-Vinylpyrrolidin-2-on und Vinylacetat im Verhältnis 3 zu 2 (*m*/*m*) und enthält mindestens 7,0 und höchstens 8,0 Prozent Stickstoff sowie mindestens 35,3 und höchstens 42,0 Prozent Vinylacetat, beides berechnet auf die getrocknete Substanz. Die Konstante *K* liegt zwischen 90,0 und 110,0 Prozent des in der Beschriftung angegebenen Werts.

Eigenschaften

Pulver oder Blättchen, weiß bis gelblichweiß, hygroskopisch; leicht löslich in Wasser, Dichlormethan und Ethanol, praktisch unlöslich in Ether.

Prüfung auf Identität

1: A.

2: B, C.

A. Die Prüfung erfolgt mit Hilfe der IR-Spektroskopie (2.2.24) durch Vergleich des Spektrums der Substanz mit dem Copovidon-Referenzspektrum der Ph. Eur.

B. Wird 1 ml Prüflösung (siehe „Prüfung auf Reinheit") mit 5 ml Wasser *R* und 0,2 ml Iod-Lösung (0,05 mol · l^{-1}) versetzt, entsteht eine rote Färbung.

C. 0,7 g Hydroxylaminhydrochlorid *R* werden in 10 ml Methanol *R* gelöst. Die Lösung wird mit 20 ml einer Lösung von Natriumhydroxid *R* (40 g · l^{-1}) versetzt und falls erforderlich filtriert. 5 ml Lösung werden mit 0,1 g Substanz 2 min lang zum Sieden erhitzt. 50 µl dieser Lösung werden auf Filterpapier getropft. Nach Auftropfen von 0,1 ml einer Mischung von gleichen Volumteilen Eisen(III)-chlorid-Lösung *R* 1 und Salzsäure *R* entsteht eine violette Färbung.

Prüfung auf Reinheit

Prüflösung: 10 g Substanz werden in Wasser *R* zu 100 ml gelöst. Die Substanz wird dem Wasser *R* in kleinen Portionen unter ständigem Rühren zugesetzt.

Aussehen der Lösung: Die Prüflösung darf nicht stärker opaleszieren als die Referenzsuspension III (2.2.1) und nicht stärker gefärbt sein als die Farbvergleichslösung B_5, R_5 oder BG_5 (2.2.2, Methode II).

Aldehyde: 20,0 g Substanz werden in einem Schliffkolben mit 180 ml Wasser *R* versetzt. 45 min lang wird zum Rückfluß erhitzt. Nach dem Erkaltenlassen wird destilliert. Etwa 60 ml Destillat werden in 20,0 ml einer Lösung von Hydroxylaminhydrochlorid *R* (70 g · l^{-1}) aufgefangen, die zuvor mit Natriumhydroxid-Lösung (1 mol · l^{-1}) auf einen *p*H-Wert von 3,1 eingestellt und in einer Eis-Wasser-Mischung gekühlt wurde. Die Mischung wird mit Natriumhydroxid-Lösung (0,1 mol · l^{-1}) titriert. Höchstens 9,1 ml Natriumhydroxid-Lösung (0,1 mol · l^{-1}) dürfen verbraucht werden, um wieder einen *p*H-Wert von 3,1 zu erhalten (0,2 Prozent, berechnet als Acetaldehyd). Ein Blindversuch wird durchgeführt.

Peroxide: 10 ml Prüflösung werden mit Wasser *R* zu 25 ml verdünnt, mit 2 ml Titan(III)-chlorid-Schwefelsäure-Reagenz *R* versetzt und 30 min lang stehengelassen. Die Absorption (2.2.25) der Lösung wird bei 405 nm gegen eine Mischung von 25 ml einer Lösung der Substanz (40 g · l^{-1}) und 2 ml einer 13prozentigen Lösung (*V/V*) von Schwefelsäure *R* als Kompensationsflüssigkeit gemessen. Die Absorption darf höchstens 0,35 betragen (400 ppm, berechnet als H_2O_2).

Hydrazin: Die Prüfung erfolgt mit Hilfe der Dünnschichtchromatographie (2.2.27) unter Verwendung einer DC-Platte mit silanisiertem Kieselgel *R*.

Die Lösungen sind frisch herzustellen.

Untersuchungslösung: 25 ml Prüflösung werden mit 0,5 ml einer Lösung von Salicylaldehyd *R* (50 g · l^{-1}) in Methanol *R* versetzt, gemischt und 15 min lang im Wasserbad von 60 °C erhitzt. Nach dem Erkaltenlassen wird 2 min lang mit 2,0 ml Xylol *R* ausgeschüttelt und zentrifugiert. Die obere, klare Phase wird verwendet.

Referenzlösung: 9 mg Salicylaldazin *R* werden in Xylol *R* zu 100 ml gelöst. 1 ml Lösung wird mit Xylol *R* zu 10 ml verdünnt.

Auf die Platte werden 10 µl jeder Lösung aufgetragen. Die Chromatographie erfolgt mit einer Mischung von 20 Volumteilen Wasser *R* und 80 Volumteilen Methanol *R* über eine Laufstrecke von 15 cm. Die Platte wird an der Luft trocknen gelassen und im ultravioletten Licht bei 365 nm ausgewertet. Ein im Chromatogramm der Untersuchungslösung auftretender Salicylaldazin-Fleck darf nicht intensiver sein als der Fleck im Chromatogramm der Referenzlösung (1 ppm Hydrazin).

Monomere: 5,0 g Substanz werden in 15 ml Methanol *R* gelöst. Die Lösung wird langsam mit 20,0 ml Iodmonobromid-Lösung *R* versetzt und unter Lichtschutz sowie häufigem Schütteln 30 min lang stehengelassen. Nach Zusatz von 10 ml einer Lösung von Kaliumiodid *R* (100 g · l^{-1}) wird mit Natriumthiosulfat-Lösung (0,1 mol · l^{-1}) bis zur Gelbfärbung titriert. Die Titration wird tropfenweise fortgesetzt, bis sich die Lösung entfärbt. Ein Blindversuch wird durchgeführt. Höchstens 3,6 ml Natriumthiosulfat-Lösung (0,1 mol · l^{-1}) dürfen verbraucht werden (höchstens 0,4 Prozent).

Schwermetalle (2.4.8): 12 ml Prüflösung müssen der Grenzprüfung A auf Schwermetalle entsprechen (20 ppm). Zur Herstellung der Referenzlösung wird die Blei-Lösung (2 ppm Pb) *R* verwendet.

Trocknungsverlust (2.2.32): Höchstens 5,0 Prozent, mit 0,500 g Substanz durch Trocknen im Trockenschrank bei 100 bis 105 °C bestimmt.

Sulfatasche (2.4.14): Höchstens 0,1 Prozent, mit 1,0 g Substanz bestimmt.

Viskosität, ausgedrückt als Konstante *K*: 5,0 ml Prüflösung werden mit Wasser *R* zu 50,0 ml verdünnt. Nach 1 h langem Stehenlassen wird die Viskosität (2.2.9) der Lösung bei 25 ± 0,1 °C mit dem Viskosimeter Nr. 1 bestimmt. Die Ausflußzeit sollte mindestens100 s betragen. Die Konstante *K* wird nach folgender Formel errechnet

$$\frac{1{,}5 \log \eta - 1}{0{,}15 + 0{,}003c} + \frac{\sqrt{300c \log \eta + (c + 1{,}5c \log \eta)^2}}{0{,}15c + 0{,}003c^2}$$

c = Konzentration der Substanz in Gramm je 100 ml, berechnet auf die getrocknete Substanz

η = Viskosität der Lösung, bezogen auf Wasser.

Gehaltsbestimmung

Stickstoff: Mit 30,0 mg Substanz und 1 g einer Mischung von 3 Teilen Kupfer(II)-sulfat *R* und 997 Teilen Kaliumsulfat *R* wird die Kjeldahl-Bestimmung (2.5.9) durchgeführt. Die Lösung wird erhitzt, bis sie klar und blaßgrün ist. Das Erhitzen wird 45 min lang fortgesetzt.

Vinylacetat: Mit 2,00 g Substanz wird die Verseifungszahl (2.5.6) bestimmt. Das Ergebnis wird mit 0,1534 multipliziert, um den Prozentgehalt an Vinylacetat zu erhalten.

Lagerung

Vor Feuchtigkeit geschützt.

Beschriftung

Die Beschriftung gibt insbesondere die Konstante *K* an.

2000, 321

Cortisonacetat

Cortisoni acetas

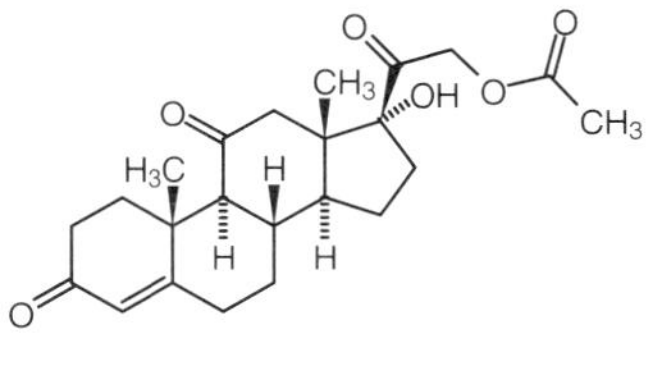

$C_{23}H_{30}O_6$ M_r 402,5

Definition

Cortisonacetat enthält mindestens 97,0 und höchstens 103,0 Prozent 17,21-Dihydroxypregn-4-en-3,11,20-trion-21-acetat, berechnet auf die getrocknete Substanz.

Eigenschaften

Weißes bis fast weißes, kristallines Pulver; praktisch unlöslich in Wasser, leicht löslich in Dichlormethan, löslich in Dioxan, wenig löslich in Aceton, schwer löslich in Ethanol und Methanol.

Die Substanz zeigt Polymorphie.

Prüfung auf Identität

1: A, B.

2: C, D, E.

A. Die Prüfung erfolgt mit Hilfe der IR-Spektroskopie (2.2.24) durch Vergleich des Spektrums der Substanz mit dem von Cortisonacetat *CRS*. Wenn die Spektren bei der Prüfung in fester Form unterschiedlich sind, wird jeweils eine Lösung der Substanz und der Referenzsubstanz (50 g · l^{-1}) in Dichlormethan *R* hergestellt. Dann werden erneut Spektren in einer Küvette von 0,2 mm Schichtdicke aufgenommen.

B. Die Prüfung erfolgt mit Hilfe der Dünnschichtchromatographie (2.2.27) unter Verwendung einer DC-Platte mit Kieselgel F_{254} *R*.

   Untersuchungslösung: 10 mg Substanz werden in einer Mischung von 1 Volumteil Methanol *R* und 9 Volumteilen Dichlormethan *R* zu 10 ml gelöst.

   Referenzlösung a: 20 mg Cortisonacetat *CRS* werden in einer Mischung von 1 Volumteil Methanol *R* und 9 Volumteilen Dichlormethan *R* zu 20 ml gelöst.

   Referenzlösung b: 10 mg Hydrocortisonacetat *R* werden in der Referenzlösung a zu 10 ml gelöst.

   Auf die Platte werden 5 µl jeder Lösung aufgetragen. Die Chromatographie erfolgt mit einer Mischung von 1,2 Volumteilen Wasser *R* und 8 Volumteilen Methanol *R*, die einer Mischung von 15 Volumteilen Ether *R* und 77 Volumteilen Dichlormethan *R* zugesetzt wird, über eine Laufstrecke von 15 cm. Die Platte wird an der Luft trocknen gelassen und im ultravioletten Licht bei 254 nm ausgewertet. Der Hauptfleck im Chromatogramm der Untersuchungslösung entspricht in bezug auf Lage und Größe dem Hauptfleck im Chromatogramm der Referenzlösung a. Die Platte wird mit ethanolischer Schwefelsäure *R* besprüht, 10 min lang oder bis zum Erscheinen von Flecken bei 120 °C erhitzt und erkalten gelassen. Die Auswertung erfolgt im Tageslicht und im ultravioletten Licht bei 365 nm. Der Hauptfleck im Chromatogramm der Untersuchungslösung entspricht in bezug auf Lage, Farbe im Tageslicht, Fluoreszenz im ultravioletten Licht bei 365 nm und Größe dem Hauptfleck im Chromatogramm der Referenzlösung a. Die Prüfung darf nur ausgewertet werden, wenn das Chromatogramm der Referenzlösung b deutlich voneinander getrennt 2 Flecke zeigt.

C. Die Prüfung erfolgt mit Hilfe der Dünnschichtchromatographie (2.2.27) unter Verwendung einer DC-Platte mit Kieselgel F_{254} *R*.

   Untersuchungslösung a: 25 mg Substanz werden unter Erwärmen in Methanol *R* zu 5 ml gelöst (Stammlösung a). 2 ml Stammlösung a werden mit Dichlormethan *R* zu 10 ml verdünnt.

   Untersuchungslösung b: 2 ml Stammlösung a werden in ein Reagenzglas aus Glas von 15 ml Inhalt mit Schliffstopfen oder einem Stopfen aus Polytetrafluorethylen gegeben. Nach Zusatz von 10 ml gesättigter, methanolischer Kaliumhydrogencarbonat-Lösung *R* wird sofort 5 min lang ein kräftiger Strom von Stickstoff *R* durch die Lösung geleitet. Das Reagenzglas wird verschlossen. Die Mischung wird 2,5 h lang unter Lichtschutz im Wasserbad von 45 °C erwärmt und anschließend erkalten gelassen.

   Referenzlösung a: 25 mg Cortisonacetat *CRS* werden unter Erwärmen in Methanol *R* zu 5 ml gelöst (Stammlösung b). 2 ml Stammlösung b werden mit Dichlormethan *R* zu 10 ml verdünnt.

   Referenzlösung b: 2 ml Stammlösung b werden in ein Reagenzglas aus Glas von 15 ml Inhalt mit Schliffstopfen oder einem Stopfen aus Polytetrafluorethylen gegeben. Nach Zusatz von 10 ml gesättigter, methanolischer Kaliumhydrogencarbonat-Lösung *R* wird sofort 5 min lang ein kräftiger Strom von Stickstoff *R* durch die Lösung geleitet. Das Reagenzglas wird verschlossen. Die Mischung wird 2,5 h lang unter Lichtschutz im Wasserbad von 45 °C erwärmt und anschließend erkalten gelassen.

   Auf die Platte werden 5 µl jeder Lösung aufgetragen. Die Chromatographie erfolgt mit einer Mischung von 1,2 Volumteilen Wasser *R* und 8 Volumteilen Methanol *R*, die einer Mischung von 15 Volumteilen Ether *R* und 77 Volumteilen Dichlormethan *R* zugesetzt wird, über eine Laufstrecke von 15 cm. Die Platte wird an der Luft trocknen gelassen und im ultravioletten Licht bei 254 nm ausgewertet. Die Hauptflecke in den Chromatogrammen der Untersuchungslösungen entsprechen in bezug auf Lage und Größe den Hauptflecken in den Chromatogrammen der entsprechenden Referenzlösungen. Die Platte wird mit ethanolischer Schwefelsäure *R* besprüht, 10 min lang oder bis zum Erscheinen von Flecken bei 120 °C erhitzt und erkalten gelassen. Die Auswertung erfolgt im Tageslicht und im ultravioletten Licht bei 365 nm. Die Hauptflecke in den Chromatogrammen der Untersuchungslösungen entsprechen in bezug auf Lage, Farbe im Tageslicht, Fluoreszenz im ultravioletten Licht bei 365 nm und Größe den Hauptflecken in den Chromatogrammen der entsprechenden Referenzlösungen. Die Hauptflecke in den Chromatogrammen der Untersuchungslösung b und der Referenzlösung b haben einen deutlich kleineren R_f-Wert als die Hauptflecke in den Chromatogrammen der Untersuchungslösung a und der Referenzlösung a.

D. Etwa 2 mg Substanz werden unter Schütteln in 2 ml Schwefelsäure *R* gelöst. Innerhalb von 5 min entwickelt sich eine schwache, gelbe Färbung. Die Lösung wird zu 10 ml Wasser *R* gegeben. Nach dem Mischen verblaßt die Färbung, und die Lösung bleibt klar.

E. Etwa 10 mg Substanz geben die Identitätsreaktion auf Acetyl (2.3.1).

Prüfung auf Reinheit

Spezifische Drehung (2.2.7): 0,250 g Substanz werden in Dioxan *R* zu 25,0 ml gelöst. Die spezifische Drehung muß zwischen +211 und +220° liegen, berechnet auf die getrocknete Substanz.

Verwandte Substanzen: Die Prüfung erfolgt mit Hilfe der Flüssigchromatographie (2.2.29).

Untersuchungslösung: 25,0 mg Substanz werden in Acetonitril *R* zu 10,0 ml gelöst.

Referenzlösung a: 2 mg Cortisonacetat *CRS* und 2 mg Hydrocortisonacetat *CRS* werden in Acetonitril *R* zu 100,0 ml gelöst.

Referenzlösung b: 1,0 ml Untersuchungslösung wird mit Acetonitril *R* zu 100,0 ml verdünnt.

Die Chromatographie kann durchgeführt werden mit
- einer Säule aus rostfreiem Stahl von 0,25 m Länge und 4,6 mm innerem Durchmesser, gepackt mit octadecylsilyliertem Kieselgel zur Chromatographie *R* (5 µm)
- folgender mobilen Phase bei einer Durchflußrate von 1 ml je Minute: In einem 1000-ml-Meßkolben werden 400 ml Acetonitril *R* und 550 ml Wasser *R* gemischt; die Mischung wird zum Äquilibrieren stehengelassen, mit Wasser *R* zu 1000 ml verdünnt und erneut gemischt
- einem Spektrometer als Detektor bei einer Wellenlänge von 254 nm.

Die Säule wird mit der mobilen Phase bei einer Durchflußrate von 1 ml je Minute etwa 30 min lang äquilibriert. Die Empfindlichkeit des Systems wird so eingestellt, daß die Höhe des Hauptpeaks im Chromatogramm mit 20 µl Referenzlösung b mindestens 50 Prozent des maximalen Ausschlags beträgt.

20 µl Referenzlösung a werden eingespritzt. Werden die Chromatogramme unter den vorgeschriebenen Bedingungen aufgezeichnet, betragen die Retentionszeiten für Hydrocortisonacetat etwa 10 min und für Cortisonacetat etwa 12 min. Die Prüfung darf nur ausgewertet werden, wenn die Auflösung zwischen den Peaks von Hydrocortisonacetat und Cortisonacetat mindestens 4,2 beträgt. Falls erforderlich wird die Konzentration von Acetonitril in der mobilen Phase geändert.

20 µl Acetonitril als Blindlösung und je 20 µl Untersuchungslösung und Referenzlösung b werden eingespritzt. Die Chromatographie erfolgt über eine Dauer, die der 2fachen Retentionszeit des Hauptpeaks entspricht. Im Chromatogramm der Untersuchungslösung darf keine Peakfläche, mit Ausnahme der des Hauptpeaks, größer sein als das 0,5fache der Fläche des Hauptpeaks im Chromatogramm der Referenzlösung b (0,5 Prozent). Im Chromatogramm der Untersuchungslösung darf die Summe aller Peakflächen, mit Ausnahme der des Hauptpeaks, nicht größer sein als das 1,5fache der Fläche des Hauptpeaks im Chromatogramm der Referenzlösung b (1,5 Prozent). Peaks, deren Fläche kleiner ist als das 0,05fache der Fläche des Hauptpeaks im Chromatogramm der Referenzlösung b, werden nicht berücksichtigt.

Trocknungsverlust (2.2.32): Höchstens 0,5 Prozent, mit 0,500 g Substanz durch Trocknen im Trockenschrank bei 100 bis 105 °C bestimmt.

Gehaltsbestimmung

0,100 g Substanz werden in Ethanol 96 % *R* zu 100,0 ml gelöst. 2,0 ml Lösung werden mit Ethanol 96 % *R* zu 100,0 ml verdünnt. Die Absorption (2.2.25) wird im Maximum bei 237 nm gemessen.

Der Gehalt an $C_{23}H_{30}O_6$ wird mit Hilfe der spezifischen Absorption berechnet ($A_{1\,cm}^{1\%}$ = 395).

Lagerung

Gut verschlossen, vor Licht geschützt.

Verunreinigungen

A. Hydrocortisonacetat.

2001, 985

Croscarmellose-Natrium

Carmellosum natricum conexum

Definition

Croscarmellose-Natrium (vernetzte Natriumcarboxymethylcellulose) ist das Natriumsalz einer partiell *O*-carboxymethylierten, vernetzten Cellulose.

Eigenschaften

Weißes bis grauweißes Pulver; praktisch unlöslich in Aceton, wasserfreiem Ethanol und Toluol.

Prüfung auf Identität

A. 1 g Substanz wird mit 100 ml einer Lösung, die 4 ppm Methylenblau *R* enthält, geschüttelt und stehengelassen. Die Substanz absorbiert das Methylenblau und setzt sich als faserige, blaue Masse ab.

B. 1 g Substanz wird mit 50 ml Wasser *R* geschüttelt. In einem Reagenzglas wird 1 ml der Mischung mit 1 ml Wasser *R* und 0,05 ml einer frisch zubereiteten Lösung von 1-Naphthol *R* (40 g · l^{-1}) in Methanol *R* versetzt. Das Reagenzglas wird schräg gehalten und mit 2 ml Schwefelsäure *R* vorsichtig unterschichtet. An der Grenze der beiden Schichten entsteht eine purpurrote Färbung.

C. Die Substanz gibt die Identitätsreaktion a auf Natrium (2.3.1).

C

Monographien

Prüfung auf Reinheit

***p*H-Wert** (2.2.3): 1 g Substanz wird 5 min lang mit 100 ml kohlendioxidfreiem Wasser *R* geschüttelt. Der *p*H-Wert der Suspension muß zwischen 5,0 und 7,0 liegen.

Substitutionsgrad: In einem 500-ml-Erlenmeyerkolben wird 1,000 g Substanz mit 300 ml einer Lösung von Natriumchlorid *R* ($100\ g \cdot l^{-1}$) und 25,0 ml Natriumhydroxid-Lösung ($0{,}1\ mol \cdot l^{-1}$) versetzt. Der Kolben wird verschlossen und 5 min lang unter gelegentlichem Umschütteln stehengelassen. Die Mischung wird mit 0,05 ml *m*-Cresolpurpur-Lösung *R* und etwa 15 ml Salzsäure ($0{,}1\ mol \cdot l^{-1}$) aus einer Bürette versetzt. Der Kolben wird verschlossen und umgeschüttelt. Ist die Lösung violett gefärbt, wird Salzsäure ($0{,}1\ mol \cdot l^{-1}$) in 1-ml-Anteilen hinzugegeben, bis sie nach Gelb umschlägt, wobei nach jedem Säurezusatz umgeschüttelt wird. Mit Natriumhydroxid-Lösung ($0{,}1\ mol \cdot l^{-1}$) wird bis zum Farbumschlag nach Violett titriert.

Die Anzahl an Milliäquivalenten (*M*) Base, die zur Neutralisation einer 1 g getrockneter Substanz entsprechenden Menge notwendig ist, wird berechnet.

Der Grad der Säure-Carboxymethylsubstitution (*A*) wird nach folgender Formel berechnet:

$$\frac{1150M}{(7102 - 412M - 80C)}$$

C = Sulfatasche in Prozent.

Der Grad der Natrium-Carboxymethylsubstitution (*S*) wird nach folgender Formel berechnet:

$$\frac{(162 + 58A)C}{(7102 - 80C)}$$

Der Substitutionsgrad ist die Summe von $A + S$ und muß zwischen 0,60 und 0,85 liegen, berechnet auf die getrocknete Substanz.

Natriumchlorid, Natriumglycolat: Höchstens 0,5 Prozent für die Summe der Gehalte an Natriumchlorid und Natriumglycolat, berechnet auf die getrocknete Substanz.

Natriumchlorid:
5,00 g Substanz werden in einem 250-ml-Erlenmeyerkolben mit 50 ml Wasser *R* und 5 ml Wasserstoffperoxid-Lösung 30 % *R* versetzt. Die Mischung wird 20 min lang im Wasserbad erhitzt und gelegentlich gerührt, bis die Substanz vollständig hydratisiert ist. Nach dem Abkühlen wird die Mischung mit 100 ml Wasser *R* und 10 ml Salpetersäure *R* versetzt und mit Silbernitrat-Lösung ($0{,}05\ mol \cdot l^{-1}$) titriert. Der Endpunkt wird unter dauerndem Rühren mit Hilfe der Potentiometrie (2.2.20) unter Verwendung einer Silberelektrode als Meßelektrode und einer 2poligen Referenzelektrode, die als externe Elektrolytlösung eine Lösung von Kaliumnitrat *R* ($100\ g \cdot l^{-1}$) und als internen Elektrolyten eine Standardelektrolytlösung enthält, bestimmt.

1 ml Silbernitrat-Lösung ($0{,}05\ mol \cdot l^{-1}$) entspricht 2,922 mg NaCl.

Natriumglycolat:
Untersuchungslösung: Eine 0,500 g getrockneter Substanz entsprechende Menge wird in einem 100-ml-Becherglas mit 5 ml Essigsäure 98 % *R* und 5 ml Wasser *R* versetzt und gerührt, bis die Substanz vollständig hydratisiert ist (etwa 15 min lang). Nach Zusatz von 50 ml Aceton *R* und 1 g Natriumchlorid *R* wird einige Minuten lang gerührt bis zur vollständigen Ausfällung der Carboxymethylcellulose. Anschließend wird durch ein mit Aceton *R* angefeuchtetes Schnellfilter in einen Meßkolben filtriert. Becherglas und Filter werden mit 30 ml Aceton *R* nachgespült. Das mit der Waschflüssigkeit vereinigte Filtrat wird mit Aceton *R* zu 100,0 ml verdünnt und 24 h lang stehengelassen (ohne Schütteln). Die überstehende, klare Flüssigkeit dient als Untersuchungslösung.

Referenzlösungen: 0,100 g Glycolsäure *R*, zuvor im Vakuum über Phosphor(V)-oxid *R* getrocknet, werden in Wasser *R* zu 100,0 ml gelöst. Die Lösung muß innerhalb von 30 Tagen verwendet werden. 1,0 ml, 2,0 ml, 3,0 ml und 4,0 ml Lösung werden je in einen Meßkolben überführt und mit Wasser *R* zu je 5,0 ml verdünnt. Nach Zusatz von 5 ml Essigsäure 98 % *R* werden diese Lösungen mit Aceton *R* zu 100,0 ml verdünnt und gemischt.

2,0 ml Untersuchungslösung und 2,0 ml jeder Referenzlösung werden getrennt in 25-ml-Meßkolben überführt. Die nicht verschlossenen Kolben werden zur Entfernung des Acetons 20 min lang im Wasserbad erhitzt. Nach dem Erkalten werden die Lösungen zuerst mit 5,0 ml 2,7-Dihydroxynaphthalin-Lösung *R* versetzt, gemischt und anschließend mit weiteren 15,0 ml 2,7-Dihydroxynaphthalin-Lösung *R* versetzt und erneut gemischt. Die Meßkolben werden mit Aluminiumfolie verschlossen und im Wasserbad 20 min lang erhitzt. Nach dem Abkühlen wird mit Schwefelsäure *R* bis zur Marke aufgefüllt.

Die Absorption (2.2.25) jeder Lösung wird bei 540 nm gegen 2,0 ml Kompensationsflüssigkeit, die 5 Prozent (*V/V*) Essigsäure 98 % *R* und 5 Prozent (*V/V*) Wasser *R* in Aceton *R* enthält, gemessen. Aus den mit den Referenzlösungen erhaltenen Absorptionen wird eine Eichkurve erstellt. Aus der Eichkurve und der Absorption der Untersuchungslösung wird die Masse (*a*) der Glycolsäure in der Substanz in Milligramm bestimmt und der Gehalt an Natriumglycolat nach folgender Formel errechnet:

$$\frac{10 \cdot 1{,}29 \cdot a}{(100 - b)\, m}$$

1,29 = Umrechnungsfaktor von Glycolsäure in Natriumglycolat
b = Trocknungsverlust in Prozent
m = Masse der Substanz in Gramm.

Wasserlösliche Substanzen: 10,00 g Substanz werden mit 800,0 ml Wasser *R* versetzt und während 30 min nach jeweils 10 min 1 min lang geschüttelt. Nach 1 h langem Stehenlassen wird falls erforderlich zentrifugiert. 200,0 ml überstehende Flüssigkeit werden durch ein Schnellfilter im Vakuum filtriert. 150,0 ml Filtrat werden zur Trockne eingedampft. Der Rückstand wird 4 h lang bei 100 bis 105 °C getrocknet (höchstens 10,0 Prozent).

Schwermetalle (2.4.8): Der unter „Sulfatasche" erhaltene Rückstand wird mit 1 ml Salzsäure *R* versetzt. Die Mischung wird auf dem Wasserbad eingedampft. Der Rückstand wird mit 20 ml Wasser *R* aufgenommen. 12 ml Lösung müssen der Prüfung A auf Schwermetalle entsprechen (10 ppm). Zur Herstellung der Referenzlösung wird die Blei-Lösung (1 ppm Pb) *R* verwendet.

Trocknungsverlust (2.2.32): Höchstens 10,0 Prozent, mit 1,000 g Substanz durch 6 h langes Trocknen im Trockenschrank bei 100 bis 105 °C bestimmt.

Sulfatasche (2.4.14): 14,0 bis 28,0 Prozent, mit 2,000 g Substanz in einer Mischung gleicher Volumteile Wasser *R* und Schwefelsäure *R* bestimmt und auf die getrocknete Substanz berechnet.

Sedimentationsvolumen: In einem graduierten 100-ml-Meßzylinder werden 1,5 g Substanz in Portionen von 0,5 g zu 75 ml Wasser *R* gegeben, wobei nach jedem Zusatz kräftig geschüttelt wird. Die Mischung wird mit Wasser *R* zu 100,0 ml ergänzt und erneut geschüttelt, bis die Substanz homogen verteilt ist. Die Mischung wird 4 h lang stehengelassen. Das Volumen der Masse, die sich absetzt, muß zwischen 10,0 und 30,0 ml liegen.

Mikrobielle Verunreinigung:
Keimzahl (2.6.12): Höchstens 10^3 koloniebildende, aerobe Einheiten und höchstens 10^2 Pilze je Gramm Substanz, durch Auszählen auf Agarplatten bestimmt.

Spezifizierte Mikroorganismen (2.6.13): *Escherichia coli* darf nicht vorhanden sein.

Lagerung

Gut verschlossen.

1998, 1194

Crotamiton

Crotamitonum

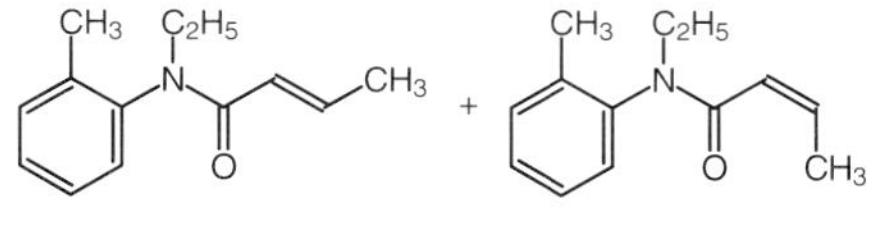

$C_{13}H_{17}NO$ M_r 203,3

Definition

Crotamiton enthält mindestens 96,0 und höchstens 101,0 Prozent *N*-Ethyl-*N*-(2-methylphenyl)but-2-enamid, berechnet als Summe des *E*- und *Z*-Isomers, und höchstens 15,0 Prozent *Z*-Isomer.

Eigenschaften

Farblose bis schwach gelbe, ölige Flüssigkeit; schwer löslich in Wasser, mischbar mit Ethanol. Bei niederen Temperaturen kann die Substanz teilweise oder vollständig fest sein.

Prüfung auf Identität

1: B.
2: A, C, D.

A. 25,0 mg Substanz werden in Cyclohexan *R* zu 100,0 ml gelöst. 1,0 ml Lösung wird mit Cyclohexan *R* zu 10,0 ml verdünnt. Diese Lösung, zwischen 220 und 300 nm gemessen, zeigt ein Absorptionsmaximum (2.2.25) bei 242 nm. Die spezifische Absorption, im Maximum gemessen, liegt zwischen 300 und 330.

B. Die Prüfung erfolgt mit Hilfe der IR-Spektroskopie (2.2.24) durch Vergleich des Spektrums der Substanz mit dem von Crotamiton *CRS*.

C. Die Prüfung erfolgt mit Hilfe der Dünnschichtchromatographie (2.2.27) unter Verwendung einer Schicht eines geeigneten Kieselgels, das einen Fluoreszenzindikator mit intensivster Anregung der Fluoreszenz bei 254 nm enthält.

Untersuchungslösung: 25 mg Substanz werden in wasserfreiem Ethanol *R* zu 10 ml gelöst.

Referenzlösung: 25 mg Crotamiton *CRS* werden in wasserfreiem Ethanol *R* zu 10 ml gelöst.

Auf die Platte werden 5 µl jeder Lösung aufgetragen. Die Chromatographie erfolgt über eine Laufstrecke von 15 cm mit einer Mischung, die wie folgt hergestellt wird: 98 Volumteile Dichlormethan *R* werden mit 2 Volumteilen konzentrierter Ammoniak-Lösung *R* geschüttelt. Die Mischung wird über wasserfreiem Natriumsulfat *R* getrocknet und anschließend filtriert. 97 Volumteile des Filtrats werden mit 3 Volumteilen 2-Propanol *R* gemischt. Die Platte wird an der Luft trocknen gelassen und anschließend im ultravioletten Licht bei 254 nm ausgewertet. Der Hauptfleck im Chromatogramm der Untersuchungslösung entspricht in bezug auf Lage und Größe dem Hauptfleck im Chromatogramm der Referenzlösung.

D. Werden 10 ml einer gesättigten Lösung der Substanz mit einigen Tropfen einer Lösung von Kaliumpermanganat *R* (3 g · l^{-1}) versetzt, entwickelt sich eine braune Färbung, und beim Stehenlassen entsteht ein brauner Niederschlag.

Prüfung auf Reinheit

Relative Dichte (2.2.5): 1,006 bis 1,011.

Brechungsindex (2.2.6): 1,540 bis 1,542.

Freie Amine: 5,00 g Substanz werden in 16 ml Dichlormethan *R* gelöst. Die Lösung wird mit 4,0 ml Essigsäure *R* versetzt. Nach Zusatz von 0,1 ml Metanilgelb-Lösung *R* und 1,0 ml Perchlorsäure (0,02 mol · l^{-1}) ist die Lösung rot gefärbt (500 ppm, berechnet als Ethylaminotoluol).

Chlorid: 5,0 g Substanz werden mit 25 ml Ethanol 96 % *R* und 5 ml einer Lösung von Natriumhydroxid *R* (200 g · l^{-1}) 1 h lang zum Rückfluß erhitzt. Nach dem Abkühlen wird die Mischung mit 5 ml Wasser *R* versetzt und anschließend mit 25 ml Ether *R* geschüttelt. Die untere Phase wird mit Wasser *R* zu 20 ml verdünnt. Die Lösung wird mit 5 ml Salpetersäure *R* versetzt und mit Wasser *R* zu 50 ml verdünnt. Diese Lösung wird mit 1 ml einer frisch hergestellten Lösung von Silbernitrat *R* (50 g · l^{-1}) versetzt. Die Lösung darf nicht stärker opaleszieren als eine Mischung von 1 ml einer frisch hergestellten Lösung von Silbernitrat *R* (50 g · l^{-1}) und einer Lösung, die wie folgt hergestellt wird: 5 ml einer Lösung von Natriumhydroxid *R* (200 g · l⁻¹) werden mit Wasser *R* zu 20 ml verdünnt. Nach Zusatz von 1,5 ml Salzsäure (0,01 mol · l⁻¹) und 5 ml Salpetersäure *R* wird die Lösung mit Wasser *R* zu 50 ml verdünnt (100 ppm).

Verwandte Substanzen: Die Prüfung erfolgt mit Hilfe der Flüssigchromatographie (2.2.29), wie unter „Gehaltsbestimmung" beschrieben.

Je 20 µl Untersuchungslösung a, Referenzlösung b und Referenzlösung c werden eingespritzt. Die Chromatographie erfolgt über eine Dauer, die der 2,5fachen Retentionszeit des Hauptpeaks entspricht. Im Chromatogramm der Untersuchungslösung a darf die Fläche des Peaks der Crotamiton-Verunreinigung A nicht größer sein als die des entsprechenden Peaks im Chromatogramm der Referenzlösung b (3 Prozent). Die Summe aller Peakflächen, mit Ausnahme der des Hauptpeaks, der des *Z*-Isomer-Peaks und der des Peaks der Crotamiton-Verunreinigung A, darf nicht größer sein als die Summe der Flächen des *Z*-Isomer-Peaks und des *E*-Isomer-Peaks im Chromatogramm der Referenzlösung c (1 Prozent). Peaks, deren Fläche kleiner ist als das 0,02fache der Fläche des Hauptpeaks im Chromatogramm der Referenzlösung c, werden nicht berücksichtigt.

Sulfatasche (2.4.14): Höchstens 0,1 Prozent, mit 1,0 g Substanz bestimmt.

Gehaltsbestimmung

Die Bestimmung erfolgt mit Hilfe der Flüssigchromatographie (2.2.29).

Untersuchungslösung a: 50,0 mg Substanz werden in der mobilen Phase zu 100,0 ml gelöst.

Untersuchungslösung b: 1,0 ml Untersuchungslösung a wird mit der mobilen Phase zu 20,0 ml verdünnt.

Referenzlösung a: 50,0 mg Crotamiton *CRS* werden in der mobilen Phase zu 100,0 ml gelöst. 1,0 ml Lösung wird mit der mobilen Phase zu 20,0 ml verdünnt.

Referenzlösung b: 15,0 mg Crotamiton-Verunreinigung A *CRS* werden in der mobilen Phase zu 20,0 ml gelöst. 1,0 ml Lösung wird mit der mobilen Phase zu 50,0 ml verdünnt.

Referenzlösung c: 1,0 ml Untersuchungslösung a wird mit der mobilen Phase zu 100,0 ml verdünnt.

Referenzlösung d: 15 mg Crotamiton-Verunreinigung A *CRS* werden in der mobilen Phase zu 100 ml gelöst. 1 ml Lösung wird mit der Untersuchungslösung a zu 10 ml verdünnt.

Die Chromatographie kann durchgeführt werden mit

- einer Säule aus rostfreiem Stahl von 0,25 m Länge und 4 mm innerem Durchmesser, gepackt mit Kieselgel zur Chromatographie *R* (5 µm)
- einer Mischung von 8 Volumteilen Tetrahydrofuran *R* und 92 Volumteilen Cyclohexan *R* als mobile Phase bei einer Durchflußrate von 1,0 ml je Minute
- einem Spektrometer als Detektor bei einer Wellenlänge von 242 nm.

Je 20 µl Referenzlösung b und Referenzlösung d werden eingespritzt. Werden die Chromatogramme unter den vorgeschriebenen Bedingungen aufgezeichnet, betragen die relativen Retentionen bezogen auf den Hauptpeak (*E*-Isomer) für das *Z*-Isomer etwa 0,5 und für die Crotamiton-Verunreinigung A etwa 0,8. Die Empfindlichkeit des Systems wird so eingestellt, daß die Höhe des Hauptpeaks im Chromatogramm der Referenzlösung b mindestens 70 Prozent des maximalen Ausschlags beträgt. Die Bestimmung darf nur ausgewertet werden, wenn im Chromatogramm der Referenzlösung d die Auflösung zwischen den Peaks der Crotamiton-Verunreinigung A und des *E*-Isomers mindestens 4,5 beträgt.

Untersuchungslösung b und Referenzlösung a werden abwechselnd eingespritzt. Der Prozentgehalt an $C_{13}H_{17}NO$ wird mit Hilfe der Summe der Flächen des *Z*- und *E*-Isomers in den Chromatogrammen berechnet.

Der Gehalt an *Z*-Isomer wird mit Hilfe des Gesamtgehalts an *E*- und *Z*-Isomer im Chromatogramm der Untersuchungslösung b berechnet.

Lagerung

In gut verschlossenem, dem Verbrauch angemessenem, möglichst vollständig gefülltem Behältnis, vor Licht geschützt.

Verunreinigungen

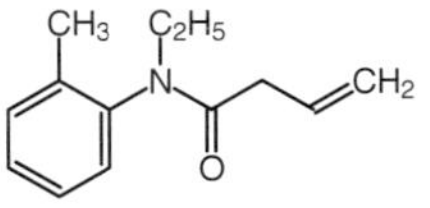

A. *N*-Ethyl-*N*-(2-methylphenyl)but-3-enamid.

1999, 547

Cyanocobalamin

Cyanocobalaminum

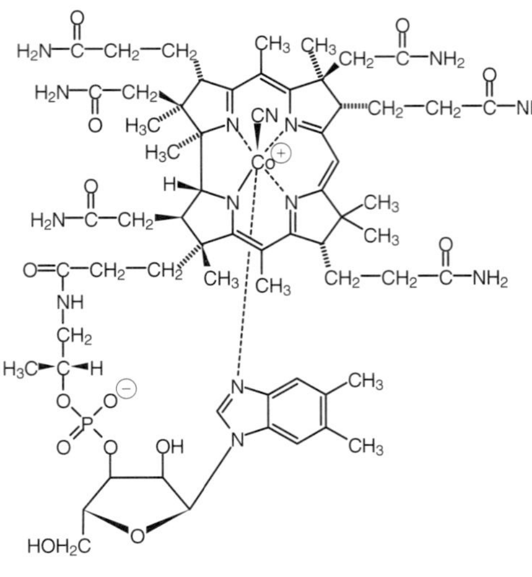

$C_{63}H_{88}CoN_{14}O_{14}P$ M_r 1355

Definition

Cyanocobalamin enthält mindestens 96,0 und höchstens 102,0 Prozent α-(5,6-Dimethylbenzimidazol-1-yl)cyanocobamid, berechnet auf die getrocknete Substanz.

Eigenschaften

Kristallines Pulver oder Kristalle, dunkelrot; wenig löslich in Wasser und Ethanol, praktisch unlöslich in Aceton und Ether. Die wasserfreie Substanz ist sehr hygroskopisch.

Prüfung auf Identität

A. 2,5 mg Substanz werden in Wasser *R* zu 100,0 ml gelöst. Die Lösung, zwischen 260 und 610 nm gemessen, zeigt Absorptionsmaxima (2.2.25) bei 278, 361 und bei 547 bis 559 nm. Das Verhältnis der Absorption im Maximum bei 361 nm zu der im Maximum bei 547 bis 559 nm liegt zwischen 3,15 und 3,45. Das Verhältnis der Absorption im Maximum bei 361 nm zu der im Maximum bei 278 nm liegt zwischen 1,70 und 1,90.

B. *Die Prüfung ist unter Lichtschutz durchzuführen.* Die Prüfung erfolgt mit Hilfe der Dünnschichtchromatographie (2.2.27) unter Verwendung einer Schicht von Kieselgel G *R*.

Untersuchungslösung: 2 mg Substanz werden in 1 ml einer Mischung von gleichen Volumteilen Ethanol 96 % *R* und Wasser *R* gelöst.

Referenzlösung: 2 mg Cyanocobalamin *CRS* werden in 1 ml einer Mischung von gleichen Volumteilen Ethanol 96 % *R* und Wasser *R* gelöst.

Auf die Platte werden 10 µl jeder Lösung aufgetragen. Die Chromatographie erfolgt ohne Kammersättigung mit einer Mischung von 9 Volumteilen verdünnter Ammoniak-Lösung *R* 1, 30 Volumteilen Methanol *R* und 45 Volumteilen Chloroform *R* über eine Laufstrecke von 12 cm. Die Platte wird an der Luft trocknen gelassen und im Tageslicht ausgewertet. Der Hauptfleck im Chromatogramm der Untersuchungslösung entspricht in bezug auf Lage, Farbe und Größe dem Hauptfleck im Chromatogramm der Referenzlösung.

Prüfung auf Reinheit

Verwandte Substanzen: Die Prüfung erfolgt mit Hilfe der Flüssigchromatographie (2.2.29).

Untersuchungslösung: 10,0 mg Substanz werden in der mobilen Phase zu 10,0 ml gelöst. Die Lösung ist innerhalb von 1 h zu verwenden.

Referenzlösung a: 3,0 ml Untersuchungslösung werden mit der mobilen Phase zu 100,0 ml verdünnt. Die Lösung ist innerhalb von1 h zu verwenden.

Referenzlösung b: 5,0 ml Untersuchungslösung werden mit der mobilen Phase zu 50,0 ml verdünnt. 1,0 ml Lösung wird mit der mobilen Phase zu 100,0 ml verdünnt. Die Lösung ist innerhalb von 1 h zu verwenden.

Referenzlösung c: 25 mg Substanz werden, falls erforderlich unter Erwärmen, in 10 ml Wasser *R* gelöst. Nach dem Erkalten werden 5 ml einer Lösung von Chloramin T *R* ($1{,}0\ g \cdot l^{-1}$) und 0,5 ml Salzsäure ($0{,}05\ mol \cdot l^{-1}$) zugesetzt. Die Mischung wird mit Wasser *R* zu 25 ml verdünnt, umgeschüttelt und 5 min lang stehengelassen. 1 ml Lösung wird mit der mobilen Phase zu 10 ml verdünnt und sofort eingespritzt.

Die Chromatographie kann durchgeführt werden mit
- einer Säule aus rostfreiem Stahl von 0,25 m Länge und 4 mm innerem Durchmesser, gepackt mit octylsilyliertem Kieselgel zur Chromatographie *R* (5 µm)
- folgender Mischung als mobile Phase bei einer Durchflußrate von 0,8 ml je Minute: 26,5 Volumteile Methanol *R* und 73,5 Volumteile einer Lösung von Natriummonohydrogenphosphat *R* ($10\ g \cdot l^{-1}$) werden gemischt; die Mischung wird mit Phosphorsäure 85 % *R* auf einen *p*H-Wert von 3,5 eingestellt und ist innerhalb von 2 Tagen zu verwenden
- einem Spektrometer als Detektor bei einer Wellenlänge von 361 nm
- einer Probenschleife.

20 µl jeder Lösung werden eingespritzt. Die Chromatographie wird über eine Dauer, die der 3fachen Retentionszeit von Cyanocobalamin entspricht, durchgeführt. Im Chromatogramm der Untersuchungslösung darf die Summe der Peakflächen, mit Ausnahme der Fläche des Hauptpeaks, nicht größer sein als die Fläche des Hauptpeaks im Chromatogramm der Referenzlösung a (3,0 Prozent). Peaks, deren Fläche kleiner ist als die Fläche des Hauptpeaks im Chromatogramm der Referenzlösung b, werden nicht berücksichtigt. Die Prüfung darf nur ausgewertet werden, wenn das Chromatogramm der Referenzlösung c zwei Hauptpeaks zeigt, wobei die Auflösung zwischen diesen Peaks mindestens 2,5 betragen muß, und wenn das Chromatogramm der Referenzlösung b einen Hauptpeak mit einem Signal-Rausch-Verhältnis von mindestens 5 aufweist.

Trocknungsverlust (2.2.32): Höchstens 12,0 Prozent, mit 20,00 mg Substanz durch 2 h langes Trocknen im Vakuum bei 100 bis 105 °C bestimmt.

Gehaltsbestimmung

25,00 mg Substanz werden in Wasser *R* zu 1000,0 ml gelöst. Die Absorption (2.2.25) der Lösung wird im Maximum bei 361 nm gemessen.

Der Gehalt an $C_{63}H_{88}CoN_{14}O_{14}P$ wird mit Hilfe der spezifischen Absorption berechnet ($A_{1\,cm}^{1\,\%} = 207$).

Lagerung

Dicht verschlossen, vor Licht geschützt.

1999, 710

[^{57}Co]Cyanocobalamin-Kapseln

Cyanocobalamini[^{57}Co] capsulae

Definition

[^{57}Co]Cyanocobalamin-Kapseln enthalten α-(5,6-Dimethylbenzimidazol-1-yl)cyano[^{57}Co]cobamid. Sie können geeignete Hilfsstoffe enthalten. Cobalt-57 ist ein Radioisotop des Cobalts und kann durch Bestrahlung von Nickel mit Protonen erhalten werden. [^{57}Co]Cyanocobalamin kann durch geeignete Mikroorganismen, die auf einem [^{57}Co]Cobalt-Ionen enthaltenden Nährmedium wachsen, hergestellt werden. Mindestens 90 Prozent des Cobalt-57 liegen in Form von Cyanocobalamin vor. Die Kapseln müssen, ausgenommen in begründeten und zugelassenen Fällen, den Anforderungen an Hartkapseln der Monographie **Kapseln (Capsulae,** siehe **Darreichungsformen)** entsprechen.

Eigenschaften

Hartgelatinekapseln.

Cobalt-57 hat eine Halbwertszeit von 271 Tagen und emittiert Gammastrahlen.

Prüfung auf Identität

A. Das Spektrum der Gammastrahlen der Kapseln wird, wie in der Monographie **Radioaktive Arzneimittel (Radiopharmaceutica)** beschrieben, mit einem geeigneten Gerät gemessen. Das Spektrum weicht nicht signifikant von dem einer Cobalt-57-Referenzlösung ab. Cobalt-57- und Cobalt-58-Referenzlösung können von nationalen, autorisierten Laboratorien bezogen werden. Das wichtigste Gammaphoton des Cobalt-57 hat eine Energie von 0,122 MeV.

B. Die bei der Prüfung „Radiochemische Reinheit" (siehe „Prüfung auf Reinheit") erhaltenen Chromatogramme werden ausgewertet. Der Hauptpeak im Chromatogramm der Untersuchungslösung entspricht in bezug auf die Retentionszeit dem Hauptpeak im Chromatogramm der Referenzlösung.

Prüfung auf Reinheit

Radionukleare Reinheit: Das Spektrum der Gammastrahlen wird, wie in der Monographie **Radioaktive Arzneimittel** beschrieben, mit einem geeigneten Gerät gemessen, das mit Hilfe einer Cobalt-57- und Cobalt-58-Referenzlösung eingestellt wurde. Das Spektrum der Untersuchungslösung weicht nicht signifikant von dem einer Cobalt-57-Referenzlösung ab. Die relativen Mengen des vorhandenen Cobalt-57, Cobalt-56 und Cobalt-58 werden bestimmt. Cobalt-56 hat eine Halbwertszeit von 78 Tagen, und seine Anwesenheit zeigt sich durch Gammaphotonen der Energie 0,847 MeV. Cobalt-58 hat eine Halbwertszeit von 70,8 Tagen, und seine Anwesenheit zeigt sich durch Gammaphotonen der Energie 0,811 MeV. Höchstens 0,1 Prozent der Gesamtradioaktivität entsprechen Cobalt-56, Cobalt-58 und anderen radionuklearen Verunreinigungen.

Radiochemische Reinheit: Die Prüfung erfolgt mit Hilfe der Flüssigchromatographie (2.2.29).

Untersuchungslösung: Der Inhalt einer Kapsel wird in 1,0 ml Wasser *R* gelöst. Die Lösung wird 10 min lang stehengelassen und dann 10 min lang bei 2000 Umdrehungen je Minute zentrifugiert. Die überstehende Lösung dient als Untersuchungslösung.

Referenzlösung: 10 mg Cyanocobalamin *CRS* werden in der mobilen Phase zu 100 ml gelöst. 2 ml Lösung werden mit der mobilen Phase zu 100 ml verdünnt. Diese Lösung ist innerhalb von 1 h zu verwenden.

Die Chromatographie kann durchgeführt werden mit
- einer Säule aus rostfreiem Stahl von 0,25 m Länge und 4 mm innerem Durchmesser, gepackt mit octylsilyliertem Kieselgel zur Chromatographie *R* (5 μm)
- einer Mischung von 26,5 Volumteilen Methanol *R* und 73,5 Volumteilen einer Lösung von Natriummonohydrogenphosphat *R* ($10\ g \cdot l^{-1}$) als mobile Phase bei einer Durchflußrate von 1,0 ml je Minute; die Mischung wird mit Phosphorsäure 85 % *R* auf einen *p*H-Wert von 3,5 eingestellt und ist innerhalb von 2 Tagen zu verwenden
- einem Gerät zur Messung der Radioaktivität von Cobalt-57
- einem Spektrometer als Detektor bei einer Wellenlänge von 361 nm
- einer Probenschleife.

100 μl Untersuchungslösung werden eingespritzt. Die Chromatographie erfolgt über eine Dauer, die der 3fachen Retentionszeit von Cyanocobalamin entspricht. Die Peakflächen werden bestimmt, und der Prozentgehalt an Cobalt-57 als Cyanocobalamin wird errechnet.

100 μl Referenzlösung werden eingespritzt. Das Chromatogramm wird 30 min lang aufgezeichnet.

Zerfallszeit: Die Kapseln müssen der Prüfung „Zerfallszeit, Tabletten und Kapseln" (2.9.1) entsprechen, wobei die Prüfung mit einer Kapsel anstatt mit 6 Kapseln durchgeführt wird.

Gleichförmigkeit des Gehalts: Die Radioaktivität von mindestens 10 Kapseln wird in einer geeigneten Zählvorrichtung unter konstanten geometrischen Bedingungen für jede Kapsel einzeln bestimmt. Die durchschnittliche Radioaktivität je Kapsel wird errechnet. Die Radioaktivität keiner Kapsel darf um mehr als 10 Prozent vom Mittelwert abweichen. Die relative Standardabweichung darf höchstens 3,5 Prozent betragen.

Radioaktivität

Die durchschnittliche Radioaktivität, bestimmt unter „Gleichförmigkeit des Gehalts", beträgt mindestens 90,0 und höchstens 110,0 Prozent der deklarierten Cobalt-57-Radioaktivität zum Zeitpunkt, der in der Beschriftung angegeben ist.

Lagerung

Dicht verschlossen, vor Licht geschützt, zwischen 2 und 8 °C, entsprechend **Radioaktive Arzneimittel**.

Beschriftung

Entsprechend **Radioaktive Arzneimittel**.

2001, 1505

[^{58}Co]Cyanocobalamin-Kapseln

Cyanocobalamini[^{58}Co] capsulae

Definition

[^{58}Co]Cyanocobalamin-Kapseln enthalten [^{58}Co]-α-(5,6-Dimethylbenzimidazol-1-yl)cobamidcyanid. Sie können geeignete Hilfsstoffe enthalten. Cobalt-58 ist ein Radioisotop des Cobalts und kann durch Bestrahlung von Nickel mit Neutronen erhalten werden. [^{58}Co]Cyanocobalamin kann durch geeignete Mikroorganismen, die auf einem [^{58}Co]Cobalt-Ionen enthaltenden Nährmedium wachsen, hergestellt werden. Mindestens 84 Prozent des Cobalt-58 liegen in Form von Cyanocobalamin vor. Die Kapseln müssen, ausgenommen in begründeten und zugelassenen Fällen, den Anforderungen an Hartkapseln der Monographie **Kapseln (Capsulae**, siehe **Darreichungsformen)** entsprechen. Die durchschnittliche Radioaktivität beträgt mindestens 90,0 und höchstens 110,0 Prozent der Radioaktivität von Cobalt-58 zu dem in der Beschriftung angegebenen Zeitpunkt.

Eigenschaften

Hartgelatinekapseln.

Cobalt-58 hat eine Halbwertszeit von 70,9 Tagen und emittiert Beta(β^+)- und Gammastrahlen.

Prüfung auf Identität

A. Das Spektrum der Gammastrahlen der Kapseln wird, wie in der Monographie **Radioaktive Arzneimittel (Radiopharmaceutica)** beschrieben, mit einem geeigneten Gerät gemessen. Das Spektrum weicht nicht signifikant von dem einer Cobalt-58-Referenzlösung ab. Cobalt-58-Referenzlösung kann von nationalen, autorisierten Laboratorien bezogen werden. Die wichtigsten Gammaphotonen des Cobalt-58 haben Energien von 0,511 MeV (Vernichtungsstrahlung) und 0,811 MeV.

B. Die bei der Prüfung „Radiochemische Reinheit" (siehe „Prüfung auf Reinheit") erhaltenen Chromatogramme werden ausgewertet. Der Hauptpeak im Chromatogramm der Untersuchungslösung entspricht in bezug auf die Retentionszeit dem Peak im Chromatogramm der Referenzlösung.

Prüfung auf Reinheit

Radionukleare Reinheit: Das Spektrum der Gammastrahlen wird, wie in der Monographie **Radioaktive Arzneimittel** beschrieben, mit einem geeigneten Gerät gemessen, das mit Hilfe einer Cobalt-58-, Cobalt-57- und Cobalt-60-Referenzlösung eingestellt wurde. Das Spektrum weicht nicht signifikant von dem einer Cobalt-58-Referenzlösung ab. Cobalt-58-, Cobalt-57- und Cobalt-60-Referenzlösungen können von nationalen, autorisierten Laboratorien bezogen werden. Die relativen Mengen des vorhandenen Cobalt-58, Cobalt-57 und Cobalt-60 werden bestimmt. Cobalt-57 hat eine Halbwertszeit von 272 Tagen, und seine Anwesenheit zeigt sich durch Gammaphotonen der Energie 0,122 MeV. Cobalt-60 hat eine Halbwertszeit von 5,27 Jahren, und seine Anwesenheit zeigt sich durch Gammaphotonen der Energien 1,173 und 1,333 MeV. Höchstens 1 Prozent der Gesamtradioaktivität darf Cobalt-60 entsprechen. Höchstens 2 Prozent der Gesamtradioaktivität dürfen Cobalt-57, Cobalt-60 und anderen radionuklearen Verunreinigungen entsprechen.

Radiochemische Reinheit: Die Prüfung erfolgt mit Hilfe der Flüssigchromatographie (2.2.29).

Untersuchungslösung: Der Inhalt einer Kapsel wird in 1,0 ml Wasser *R* gelöst. Die Lösung wird 10 min lang stehengelassen und anschließend 10 min lang bei 2000 Umdrehungen je Minute zentrifugiert. Die überstehende Lösung dient als Untersuchungslösung.

Referenzlösung: 10 mg Cyanocobalamin *CRS* werden in der mobilen Phase zu 100 ml gelöst. 2 ml Lösung werden mit der mobilen Phase zu 100 ml verdünnt. Diese Lösung ist innerhalb von 1 h zu verwenden.

Die Chromatographie kann durchgeführt werden mit
- einer Säule aus rostfreiem Stahl von 0,25 m Länge und 4 mm innerem Durchmesser, gepackt mit octylsilyliertem Kieselgel zu Chromatographie *R* (5 µm)
- einer Mischung von 26,5 Volumteilen Methanol *R* und 73,5 Volumteilen einer Lösung von Natriummonohydrogenphosphat *R* (10 g · l^{-1}), die mit Phosphorsäure 85 % *R* auf einen *p*H-Wert von 3,5 eingestellt wurde, als mobile Phase bei einer Durchflußrate von 1,0 ml je Minute; die Mischung ist innerhalb von 2 Tagen zu verwenden
- einem Gerät zur Messung der Radioaktivität von Cobalt-58
- einem Spektrometer als Detektor bei einer Wellenlänge von 361 nm
- einer Probenschleife.

100 µl Untersuchungslösung werden eingespritzt. Die Chromatographie erfolgt über eine Dauer, die der 3fachen Retentionszeit von Cyanocobalamin entspricht. Die Peakflächen werden bestimmt, und der Prozentgehalt an Cobalt-58 als Cyanocobalamin wird berechnet.

100 µl Referenzlösung werden eingespritzt. Das Chromatogramm wird 30 min lang aufgezeichnet.

Zerfallszeit: Die Kapseln müssen der Prüfung „Zerfallszeit von Tabletten und Kapseln" (2.9.1) entsprechen, wo-

C

Monographien

bei die Prüfung mit einer Kapsel anstatt mit 6 Kapseln durchgeführt wird.

Gleichförmigkeit des Gehalts: Die Radioaktivität von mindestens 10 Kapseln wird in einer geeigneten Zählvorrichtung unter konstanten geometrischen Bedingungen für jede Kapsel einzeln bestimmt. Die durchschnittliche Radioaktivität je Kapsel wird berechnet. Die Radioaktivität keiner Kapsel darf um mehr als 10 Prozent vom Mittelwert abweichen. Die relative Standardabweichung muß weniger als 3,5 Prozent betragen.

Radioaktivität

Die durchschnittliche Radioaktivität, bestimmt unter „Gleichförmigkeit des Gehalts", beträgt mindestens 90,0 und höchstens 110,0 Prozent der deklarierten Cobalt-58-Radioaktivität zum Zeitpunkt, der in der Beschriftung angegeben ist.

Lagerung

Dicht verschlossen, vor Licht geschützt, zwischen 2 und 8 °C, entsprechend **Radioaktive Arzneimittel**.

Beschriftung

Entsprechend **Radioaktive Arzneimittel**.

1999, 269

[^{57}Co]Cyanocobalamin-Lösung

Cyanocobalamini[^{57}Co] solutio

Definition

[^{57}Co]Cyanocobalamin-Lösung ist eine Lösung von α-(5,6-Dimethylbenzimidazol-1-yl)cyano[^{57}Co]cobamid und kann einen Stabilisator und ein Konservierungsmittel enthalten. Cobalt-57 ist ein Radioisotop des Cobalts und kann durch Bestrahlung von Nickel mit Protonen geeigneter Energie erhalten werden. [^{57}Co]Cyanocobalamin kann durch geeignete Mikroorganismen, die auf einem [^{57}Co]Cobalt-Ionen enthaltenden Nährmedium wachsen, hergestellt werden. Die Lösung enthält mindestens 90,0 und höchstens 110,0 Prozent der deklarierten Cobalt-57-Radioaktivität zu dem in der Beschriftung angegebenen Zeitpunkt. Mindestens 90 Prozent des Cobalt-57 liegt in Form von Cyanocobalamin vor.

Eigenschaften

Klare, farblose bis schwach rosafarbene Lösung.

Cobalt-57 hat eine Halbwertszeit von 271 Tagen und emittiert Gammastrahlen.

Prüfung auf Identität

A. Das Spektrum der Gammastrahlen der Lösung wird, wie in der Monographie **Radioaktive Arzneimittel (Radiopharmaceutica)** beschrieben, mit einem geeigneten Gerät gemessen. Das Spektrum der Prüflösung weicht nicht signifikant von dem einer Cobalt-57-Referenzlösung ab. Cobalt-57- und Cobalt-58-Referenzlösung können von nationalen, autorisierten Laboratorien bezogen werden. Das wichtigste Gammaphoton des Cobalt-57 hat eine Energie von 0,122 MeV.

B. Die bei der Prüfung „Radiochemische Reinheit" (siehe „Prüfung auf Reinheit") erhaltenen Chromatogramme werden ausgewertet. Der Hauptpeak im Chromatogramm der Untersuchungslösung entspricht in bezug auf die Retentionszeit dem Hauptpeak im Chromatogramm der Referenzlösung.

Prüfung auf Reinheit

***p*H-Wert** (2.2.3): Der *p*H-Wert der Lösung muß zwischen 4,0 und 6,0 liegen.

Radionukleare Reinheit: Das Spektrum der Gammastrahlen wird, wie in der Monographie **Radioaktive Arzneimittel** beschrieben, mit einem geeigneten Gerät gemessen, das mit Hilfe einer Cobalt-57- und Cobalt-58-Referenzlösung eingestellt wurde. Das Spektrum der Lösung weicht nicht signifikant von dem einer Cobalt-57-Referenzlösung ab. Die relativen Mengen des vorhandenen Cobalt-57, Cobalt-56 und Cobalt-58 werden bestimmt. Cobalt-56 hat eine Halbwertszeit von 78 Tagen, und seine Anwesenheit zeigt sich durch Gammaphotonen der Energie 0,847 MeV. Cobalt-58 hat eine Halbwertszeit von 70,8 Tagen, und seine Anwesenheit zeigt sich durch Gammaphotonen der Energie 0,811 MeV. Höchstens 0,1 Prozent der Gesamtradioaktivität entsprechen Cobalt-56, Cobalt-58 und anderen radionuklearen Verunreinigungen.

Radiochemische Reinheit: Die Prüfung erfolgt mit Hilfe der Flüssigchromatographie (2.2.29).

Referenzlösung: 10 mg Cyanocobalamin *CRS* werden in der mobilen Phase zu 100,0 ml gelöst. 2 ml Lösung werden mit der mobilen Phase zu 100 ml verdünnt. Diese Lösung ist innerhalb von 1 h zu verwenden.

Die Chromatographie kann durchgeführt werden mit
- einer Säule aus rostfreiem Stahl von 0,25 m Länge und 4 mm innerem Durchmesser, gepackt mit octylsilyliertem Kieselgel zur Chromatographie *R* (5 µm)
- einer Mischung von 26,5 Volumteilen Methanol *R* und 73,5 Volumteilen einer Lösung von Natriummonohydrogenphosphat *R* ($10\ g \cdot l^{-1}$) als mobile Phase bei einer Durchflußrate von 1,0 ml je Minute; die Mischung wird mit Phosphorsäure 85 % *R* auf einen *p*H-Wert von 3,5 eingestellt und ist innerhalb von 2 Tagen zu verwenden
- einem Gerät zur Messung der Radioaktivität von Cobalt-57
- einem Spektrometer als Detektor bei einer Wellenlänge von 361 nm
- einer Probenschleife.

100 µl Untersuchungslösung werden eingespritzt. Die Chromatographie erfolgt über eine Dauer, die der

3fachen Retentionszeit von Cyanocobalamin entspricht. Die Peakflächen werden bestimmt, und der Prozentgehalt an Cobalt-57 als Cyanocobalamin wird errechnet.

100 µl Referenzlösung werden eingespritzt. Das Chromatogramm wird 30 min lang aufgezeichnet.

Radioaktivität

Die Radioaktivität der Lösung wird, wie in der Monographie **Radioaktive Arzneimittel** beschrieben, mit einem geeigneten Gerät durch Vergleich mit einer Cobalt-57-Referenzlösung bestimmt.

Lagerung

Vor Licht geschützt, zwischen 2 und 8 °C, entsprechend **Radioaktive Arzneimittel**.

Beschriftung

Entsprechend **Radioaktive Arzneimittel**.

1999, 270

[^{58}Co]Cyanocobalamin-Lösung

Cyanocobalamini[^{58}Co] solutio

Definition

[^{58}Co]Cyanocobalamin-Lösung ist eine Lösung von α-(5,6-Dimethylbenzimidazol-1-yl)cyano[^{58}Co]cobamid und kann einen Stabilisator und ein Konservierungsmittel enthalten. Cobalt-58 ist ein Radioisotop des Cobalts und kann durch Neutronenbestrahlung von Nickel erhalten werden. [^{58}Co]Cyanocobalamin kann durch geeignete Mikroorganismen, die auf einem [^{58}Co]Cobalt-Ionen enthaltenden Nährmedium wachsen, hergestellt werden. Die Lösung enthält mindestens 90,0 und höchstens 110,0 Prozent der deklarierten Cobalt-58-Radioaktivität zu dem in der Beschriftung angegebenen Zeitpunkt. Mindestens 90 Prozent des Cobalt-58 liegen in Form von Cyanocobalamin vor.

Eigenschaften

Klare, farblose bis schwach rosafarbene Lösung.

Cobalt-58 hat eine Halbwertszeit von 70,8 Tagen und emittiert Beta(β^+)- und Gammastrahlen.

Prüfung auf Identität

A. Das Spektrum der Gammastrahlen der Lösung wird, wie in der Monographie **Radioaktive Arzneimittel (Radiopharmaceutica)** beschrieben, mit einem geeigneten Gerät gemessen. Das Spektrum der Prüflösung weicht nicht signifikant von dem einer Cobalt-58-Referenzlösung ab. Cobalt-58-, Cobalt-57- und Cobalt-60-Referenzlösung können von nationalen, autorisierten Laboratorien bezogen werden. Die wichtigsten Gammaphotonen des Cobalt-58 haben Energien von 0,511 MeV (Vernichtungsstrahlung) und 0,811 MeV.

B. Die bei der Prüfung „Radiochemische Reinheit" (siehe „Prüfung auf Reinheit") erhaltenen Chromatogramme werden ausgewertet. Der Hauptpeak im Chromatogramm der Lösung entspricht in bezug auf die Retentionszeit dem Hauptpeak im Chromatogramm der Referenzlösung.

Prüfung auf Reinheit

***p*H-Wert** (2.2.3): Der *p*H-Wert der Lösung muß zwischen 4,0 und 6,0 liegen.

Radionukleare Reinheit: Das Spektrum der Gammastrahlen wird, wie in der Monographie **Radioaktive Arzneimittel** beschrieben, mit einem geeigneten Gerät gemessen, das eine ausreichende Auflösung besitzt und mit Hilfe einer Cobalt-58-, Cobalt-57- und Cobalt-60-Referenzlösung eingestellt wurde. Das Spektrum der Lösung weicht nicht signifikant von dem einer Cobalt-58-Referenzlösung ab. Die relativen Mengen des vorhandenen Cobalt-58, Cobalt-57 und Cobalt-60 werden bestimmt. Cobalt-57 hat eine Halbwertszeit von 271 Tagen, und seine Anwesenheit zeigt sich durch Gammaphotonen der Energie 0,122 MeV. Cobalt-60 hat eine Halbwertszeit von 5,27 Jahren, und seine Anwesenheit zeigt sich durch Gammaphotonen der Energien 1,173 und 1,332 MeV. Höchstens 1 Prozent der Gesamtradioaktivität entspricht Cobalt-60. Höchstens 2 Prozent der Gesamtradioaktivität entsprechen Cobalt-57, Cobalt-60 und anderen radionuklearen Verunreinigungen.

Radiochemische Reinheit: Die Prüfung erfolgt mit Hilfe der Flüssigchromatographie (2.2.29).

Referenzlösung: 10 mg Cyanocobalamin *CRS* werden in der mobilen Phase zu 100 ml gelöst. 2 ml Lösung werden mit der mobilen Phase zu 100 ml verdünnt. Diese Lösung ist innerhalb von 1 h zu verwenden.

Die Chromatographie kann durchgeführt werden mit

- einer Säule aus rostfreiem Stahl von 0,25 m Länge und 4 mm innerem Durchmesser, gepackt mit octylsilyliertem Kieselgel zur Chromatographie *R* (5 µm)
- einer Mischung von 26,5 Volumteilen Methanol *R* und 73,5 Volumteilen einer Lösung von Natriummonohydrogenphosphat *R* ($10\ g \cdot l^{-1}$) als mobile Phase bei einer Durchflußrate von 1,0 ml je Minute; die Mischung wird mit Phosphorsäure 85 % *R* auf einen *p*H-Wert von 3,5 eingestellt und ist innerhalb von 2 Tagen zu verwenden
- einem Gerät zur Messung der Radioaktivität von Cobalt-58
- einem Spektrometer als Detektor bei einer Wellenlänge von 361 nm
- einer Probenschleife.

100 µl Lösung werden eingespritzt. Die Chromatographie erfolgt über eine Dauer, die der 3fachen Retentionszeit von Cyanocobalamin entspricht. Die Peakflächen werden bestimmt, und der Prozentgehalt an Cobalt-58 als Cyanocobalamin wird errechnet.

100 µl Referenzlösung werden eingespritzt. Das Chromatogramm wird 30 min lang aufgezeichnet.

Radioaktivität

Die Radioaktivität der Lösung wird, wie in der Monographie **Radioaktive Arzneimittel** beschrieben, mit einem geeigneten Gerät durch Vergleich mit einer Cobalt-58-Referenzlösung oder durch Messung mit einem Gerät, das mit Hilfe einer derartigen Lösung eingestellt wurde, bestimmt.

Lagerung

Vor Licht geschützt, zwischen 2 und 8 °C, entsprechend **Radioaktive Arzneimittel**.

Beschriftung

Entsprechend **Radioaktive Arzneimittel**.

1999, 1092

Cyclizinhydrochlorid

Cyclizini hydrochloridum

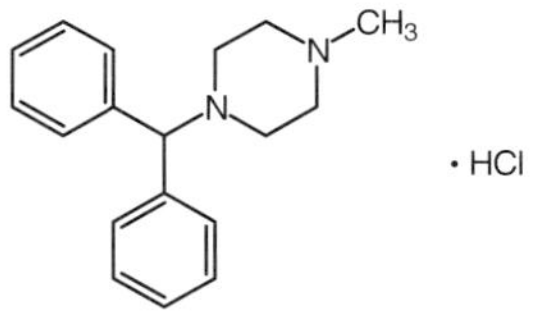

$C_{18}H_{23}ClN_2$ M_r 302,8

Definition

Cyclizinhydrochlorid enthält mindestens 98,5 und höchstens 101,0 Prozent 1-(Diphenylmethyl)-4-methylpiperazin-hydrochlorid, berechnet auf die getrocknete Substanz.

Eigenschaften

Weißes, kristallines Pulver; schwer löslich in Wasser und Ethanol, praktisch unlöslich in Ether.

Prüfung auf Identität

1: B, E.
2: A, C, D, E.

A. 20,0 mg Substanz werden in einer Lösung von Schwefelsäure *R* (5 g · l⁻¹) zu 100,0 ml gelöst (Lösung A). Die Lösung A, zwischen 240 und 350 nm gemessen, zeigt Absorptionsmaxima (2.2.25) bei 258 und 262 nm. Das Verhältnis der Absorption im Maximum bei 262 nm zu der im Maximum bei 258 nm liegt zwischen 1,0 und 1,1. 10,0 ml Lösung A werden mit einer Lösung von Schwefelsäure *R* (5 g · l^{-1}) zu 100,0 ml verdünnt (Lösung B). Die Lösung B, zwischen 210 und 240 nm gemessen, zeigt ein Absorptionsmaximum bei 225 nm. Die spezifische Absorption, im Maximum gemessen, liegt zwischen 370 und 410. Das Auflösungsvermögen des Geräts wird überprüft (2.2.25). Die Prüfung darf nur ausgewertet werden, wenn das Verhältnis der Absorptionen mindestens 1,7 beträgt.

B. Die Prüfung erfolgt mit Hilfe der IR-Spektroskopie (2.2.24) durch Vergleich des Spektrums der Substanz mit dem von Cyclizinhydrochlorid *CRS*. Die Prüfung erfolgt mit Hilfe von Preßlingen unter Verwendung von Kaliumchlorid *R*.

C. Die bei der Prüfung „Verwandte Substanzen" (siehe „Prüfung auf Reinheit") erhaltenen Chromatogramme werden ausgewertet. Der Hauptfleck im Chromatogramm der Untersuchungslösung b entspricht in bezug auf Lage, Farbe und Größe dem Hauptfleck im Chromatogramm der Referenzlösung a.

D. 0,5 g Substanz werden in 10 ml Ethanol 60 % *R*, falls erforderlich unter Erhitzen, gelöst. Nach dem Abkühlen in einer Eis-Wasser-Mischung wird mit 1 ml verdünnter Natriumhydroxid-Lösung *R* und 10 ml Wasser *R* versetzt. Anschließend wird filtriert, der Niederschlag mit Wasser *R* gewaschen und 2 h lang bei 60 °C und höchstens 0,7 kPa getrocknet.
Die Schmelztemperatur (2.2.14) liegt zwischen 105 und 108 °C.

E. Die Substanz gibt die Identitätsreaktion a auf Chlorid (2.3.1).

Prüfung auf Reinheit

***p*H-Wert** (2.2.3): 0,5 g Substanz werden in einer Mischung von 40 Volumteilen Ethanol 96 % *R* und 60 Volumteilen kohlendioxidfreiem Wasser *R* zu 25 ml gelöst. Der *p*H-Wert der Lösung muß zwischen 4,5 und 5,5 liegen.

Verwandte Substanzen: Die Prüfung erfolgt mit Hilfe der Dünnschichtchromatographie (2.2.27) unter Verwendung einer DC-Platte mit Kieselgel *R*.

Die Lösungen werden unmittelbar vor Gebrauch hergestellt.

Untersuchungslösung a: 0,20 g Substanz werden in Methanol *R* zu 10 ml gelöst.

Untersuchungslösung b: 5 ml Untersuchungslösung a werden mit Methanol *R* zu 100 ml verdünnt.

Referenzlösung a: 10 mg Cyclizinhydrochlorid *CRS* werden in Methanol *R* zu 10 ml gelöst.

Referenzlösung b: 5 mg Methylpiperazin *R* werden in Methanol *R* zu 50 ml gelöst.

Referenzlösung c: 1 ml Untersuchungslösung b wird mit Methanol *R* zu 10 ml verdünnt.

Referenzlösung d: 10 mg Cyclizinhydrochlorid *CRS* und 10 mg Hydroxyzindihydrochlorid *CRS* werden in Methanol *R* zu 10 ml gelöst.

Auf die Platte werden 20 µl jeder Lösung aufgetragen. Die Chromatographie erfolgt mit einer Mischung von

2 Volumteilen konzentrierter Ammoniak-Lösung *R*, 13 Volumteilen Methanol *R* und 85 Volumteilen Dichlormethan *R* über eine Laufstrecke von 15 cm. Die Platte wird 30 min lang an der Luft trocknen gelassen und anschließend 10 min lang Iodgas ausgesetzt. Ein im Chromatogramm der Untersuchungslösung a auftretender Methylpiperazin-Fleck darf nicht intensiver sein als der Fleck im Chromatogramm der Referenzlösung b (0,5 Prozent), und kein Nebenfleck, mit Ausnahme des Methylpiperazin-Flecks, darf intensiver sein als der Hauptfleck im Chromatogramm der Referenzlösung c (0,5 Prozent). Die Prüfung darf nur ausgewertet werden, wenn das Chromatogramm der Referenzlösung d deutlich voneinander getrennt 2 Flecke zeigt.

Trocknungsverlust (2.2.32): Höchstens 1,0 Prozent, mit 1,000 g Substanz durch Trocknen im Trockenschrank bei 130 °C bestimmt.

Sulfatasche (2.4.14): Höchstens 0,1 Prozent, mit 1,0 g Substanz bestimmt.

Gehaltsbestimmung

0,200 g Substanz, in 15 ml wasserfreier Ameisensäure *R* gelöst, werden nach Zusatz von 40 ml Acetanhydrid *R* mit Perchlorsäure (0,1 mol · l^{-1}) titriert. Der Endpunkt wird mit Hilfe der Potentiometrie (2.2.20) bestimmt.

1 ml Perchlorsäure (0,1 mol · l^{-1}) entspricht 15,14 mg $C_{18}H_{23}ClN_2$.

Lagerung

Vor Licht geschützt.

Verunreinigungen

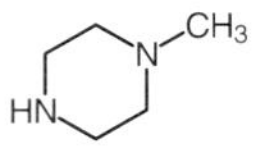

A. 1-Methylpiperazin.

1999, 1094

Cyproteronacetat

Cyproteroni acetas

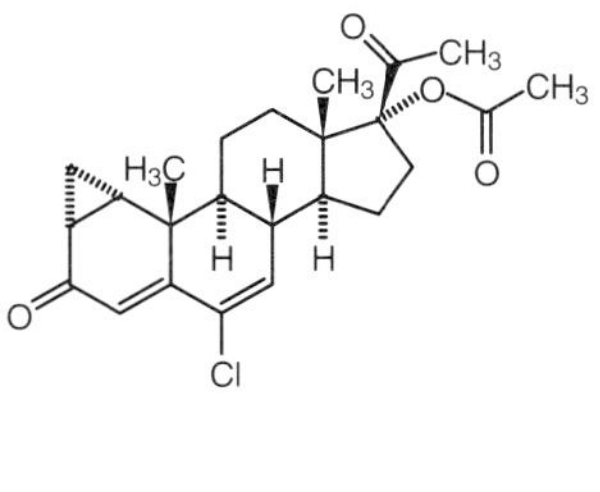

$C_{24}H_{29}ClO_4$ M_r 416,9

Definition

Cyproteronacetat enthält mindestens 97,0 und höchstens 103,0 Prozent 6-Chlor-17-hydroxy-1α,2α-methylen=pregna-4,6-dien-3,20-dion-17-acetat, berechnet auf die getrocknete Substanz.

Eigenschaften

Weißes bis fast weißes, kristallines Pulver; praktisch unlöslich in Wasser, sehr leicht löslich in Dichlormethan, leicht löslich in Aceton, löslich in Methanol, wenig löslich in wasserfreiem Ethanol.

Die Substanz schmilzt bei etwa 210 °C.

Prüfung auf Identität

1: A.
2: B, C, D, E.

A. Die Prüfung erfolgt mit Hilfe der IR-Spektroskopie (2.2.24) durch Vergleich des Spektrums der Substanz mit dem von Cyproteronacetat *CRS*.

B. Die Prüfung erfolgt mit Hilfe der Dünnschichtchromatographie (2.2.27) unter Verwendung einer DC-Platte mit Kieselgel F_{254} *R*.

Untersuchungslösung: 20 mg Substanz werden in Dichlormethan *R* zu 10 ml gelöst.

Referenzlösung: 10 mg Cyproteronacetat *CRS* werden in Dichlormethan *R* zu 5 ml gelöst.

Auf die Platte werden 5 µl jeder Lösung aufgetragen. Die Chromatographie erfolgt mit einer Mischung von 50 Volumteilen Cyclohexan *R* und 50 Volumteilen Ethylacetat *R* über eine Laufstrecke von 15 cm. Die Platte wird an der Luft trocknen gelassen, anschließend wird die Chromatographie wiederholt. Die Platte wird an der Luft trocknen gelassen und im ultravioletten Licht bei 254 nm ausgewertet. Der Hauptfleck im Chromatogramm der Untersuchungslösung entspricht in bezug auf Lage und Größe dem Hauptfleck im Chromatogramm der Referenzlösung.

C. Etwa 1 mg Substanz wird mit 2 ml Schwefelsäure *R* versetzt. Nach 2 min langem Erhitzen im Wasserbad entsteht eine rote Färbung. Die Lösung wird abgekühlt und vorsichtig zu 4 ml Wasser *R* gegeben. Nach dem Umschütteln schlägt die Färbung nach Violett um.

D. Etwa 30 mg Substanz werden mit 0,3 g wasserfreiem Natriumcarbonat *R* etwa 10 min lang über offener Flamme verascht und erkalten gelassen. Der Rückstand wird mit 5 ml verdünnter Salpetersäure *R* aufgenommen und die Mischung filtriert. 1 ml Filtrat, mit 1 ml Wasser *R* verdünnt, gibt die Identitätsreaktion a auf Chlorid (2.3.1).

E. Die Substanz gibt die Identitätsreaktion auf Acetyl (2.3.1).

Prüfung auf Reinheit

Spezifische Drehung (2.2.7): 0,25 g Substanz werden in Aceton *R* zu 25,0 ml gelöst. Die spezifische Drehung muß zwischen +152 und +157° liegen, berechnet auf die getrocknete Substanz.

Verwandte Substanzen: Die Prüfung erfolgt mit Hilfe der Flüssigchromatographie (2.2.29).

Untersuchungslösung: 10,0 mg Substanz werden in Acetonitril *R* zu 10,0 ml gelöst.

Referenzlösung a: 1,0 ml Untersuchungslösung wird mit Acetonitril *R* zu 100,0 ml verdünnt.

Referenzlösung b: 5 mg Medroxyprogesteronacetat *CRS* werden in Acetonitril *R* zu 50,0 ml gelöst. 1,0 ml Lösung wird mit der Referenzlösung a zu 10,0 ml verdünnt.

Die Chromatographie kann durchgeführt werden mit

- einer Säule aus rostfreiem Stahl von 0,125 m Länge und 4,6 mm innerem Durchmesser, gepackt mit octadecylsilyliertem Kieselgel zur Chromatographie *R* (3 µm)
- einer Mischung von 40 Volumteilen Acetonitril *R* und 60 Volumteilen Wasser *R* als mobile Phase bei einer Durchflußrate von 1,5 ml je Minute
- einem Spektrometer als Detektor bei einer Wellenlänge von 254 nm.

Je 20 µl Referenzlösung a und b werden eingespritzt. Die Empfindlichkeit des Systems wird so eingestellt, daß die Höhe des Hauptpeaks im Chromatogramm der Referenzlösung a mindestens 50 Prozent des maximalen Ausschlags beträgt. Die Prüfung darf nur ausgewertet werden, wenn im Chromatogramm der Referenzlösung b die Auflösung zwischen den Peaks von Cyproteronacetat und Medroxyprogesteronacetat mindestens 3,0 beträgt.

20 µl Untersuchungslösung werden eingespritzt. Die Chromatographie erfolgt über eine Dauer, die der 2fachen Retentionszeit von Cyproteronacetat entspricht. Im Chromatogramm der Untersuchungslösung darf die Summe der Flächen aller Peaks, mit Ausnahme der des Hauptpeaks, nicht größer sein als das 0,5fache der Fläche des Hauptpeaks im Chromatogramm der Referenzlösung a (0,5 Prozent). Peaks, deren Fläche kleiner ist als das 0,05fache der Fläche des Hauptpeaks im Chromatogramm der Referenzlösung a, werden nicht berücksichtigt.

Trocknungsverlust (2.2.32): Höchstens 0,5 Prozent, mit 1,000 g Substanz durch Trocknen im Vakuumtrockenschrank bei 80 °C und höchstens 0,7 kPa bestimmt.

Sulfatasche (2.4.14): Höchstens 0,1 Prozent, mit 1,0 g Substanz bestimmt.

Gehaltsbestimmung

50,0 mg Substanz werden in Methanol *R* zu 50,0 ml gelöst. 1,0 ml Lösung wird mit Methanol *R* zu 100,0 ml verdünnt. Die Absorption (2.2.25) wird im Maximum bei 282 nm gemessen.

Der Gehalt an $C_{24}H_{29}ClO_4$ wird mit Hilfe der spezifischen Absorption berechnet ($A_{1\,cm}^{1\%}$ = 414).

Lagerung

Vor Licht geschützt.

Verunreinigungen

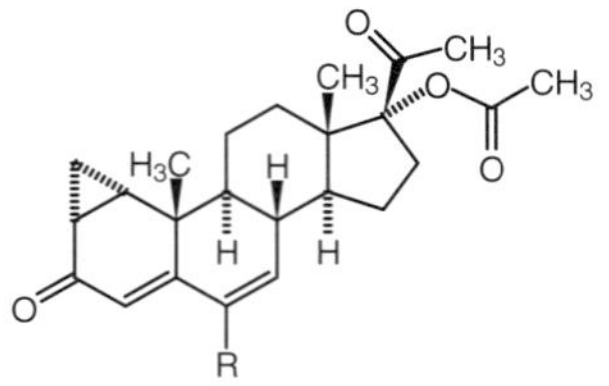

A. R = H:
17-Hydroxy-1α,2α-methylenpregna-4,6-dien-3,20-dion-17-acetat

B. R = OCH_3:
17-Hydroxy-6-methoxy-1α,2α-methylenpregna-4,6-dien-3,20-dion-17-acetat.

2000, 895

Cysteinhydrochlorid-Monohydrat

Cysteini hydrochloridum monohydricum

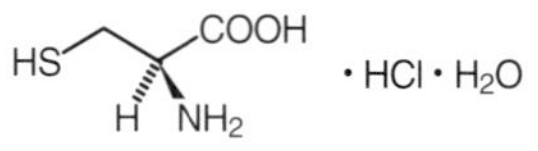

$C_3H_8ClNO_2S \cdot H_2O$ M_r 175,6

Definition

Cysteinhydrochlorid-Monohydrat enthält mindestens 98,5 und höchstens 101,0 Prozent (*R*)-2-Amino-3-mercaptopropansäure-hydrochlorid, berechnet auf die getrocknete Substanz.

Herstellung

Wird die Substanz durch ein Verfahren hergestellt, das Fermentationsschritte beinhaltet, muß sie zusätzlich den Anforderungen der Monographie **Fermentationsprodukte (Producta ab fermentatione)** entsprechen.

Eigenschaften

Weißes, kristallines Pulver oder farblose Kristalle; leicht löslich in Wasser, schwer löslich in Ethanol, praktisch unlöslich in Ether.

Prüfung auf Identität

1: A, B, E.
2: A, C, D, E.

A. Die Substanz entspricht der Prüfung „Spezifische Drehung" (siehe „Prüfung auf Reinheit").

B. Die Prüfung erfolgt mit Hilfe der IR-Spektroskopie (2.2.24) durch Vergleich des Spektrums der Substanz mit dem von Cysteinhydrochlorid-Monohydrat *CRS*. Die Prüfung erfolgt mit Hilfe von Preßlingen.

C. Die bei der Prüfung „Mit Ninhydrin nachweisbare Substanzen" (siehe „Prüfung auf Reinheit") erhaltenen Chromatogramme werden ausgewertet. Der Hauptfleck im Chromatogramm der Untersuchungslösung b entspricht in bezug auf Lage, Farbe und Größe dem Hauptfleck im Chromatogramm der Referenzlösung b.

D. 5 mg Substanz werden in 1 ml verdünnter Natriumhydroxid-Lösung *R* gelöst. Nach Zusatz von 1 ml einer Lösung von Natriumpentacyanonitrosylferrat *R* ($30\ g \cdot l^{-1}$) entsteht eine tiefe, violette Färbung, die in Braunrot und dann in Orange übergeht. Nach Zusatz von 1 ml Salzsäure *R* färbt sich die Lösung grün.

E. Die Substanz gibt die Identitätsreaktion a auf Chlorid (2.3.1).

Prüfung auf Reinheit

Prüflösung: 2,5 g Substanz werden in destilliertem Wasser *R* zu 50 ml gelöst.

Aussehen der Lösung: 10 ml Prüflösung werden mit Wasser *R* zu 20 ml verdünnt. Die Lösung muß klar (2.2.1) und darf nicht stärker gefärbt sein als die Farbvergleichslösung BG_6 (2.2.2, Methode II).

Spezifische Drehung (2.2.7): 2,00 g Substanz werden in Salzsäure *R* 1 zu 25,0 ml gelöst. Die spezifische Drehung muß zwischen +5,5 und +7,0° liegen, berechnet auf die getrocknete Substanz.

Mit Ninhydrin nachweisbare Substanzen: Die Prüfung erfolgt mit Hilfe der Dünnschichtchromatographie (2.2.27) unter Verwendung einer DC-Platte mit Kieselgel *R*.

Untersuchungslösung a: 0,20 g Substanz werden in Wasser *R* zu 10 ml gelöst. 5 ml Lösung werden mit 5 ml einer Lösung von Ethylmaleinimid *R* ($20\ g \cdot l^{-1}$) in Ethanol 96 % *R* versetzt und 5 min lang reagieren gelassen.

Untersuchungslösung b: 1 ml Untersuchungslösung a wird mit Wasser *R* zu 50 ml verdünnt.

Referenzlösung a: 20 mg Cysteinhydrochlorid-Monohydrat *CRS* werden in Wasser *R* zu 10 ml gelöst. Die Lösung wird mit 10 ml einer Lösung von Ethylmaleinimid *R* ($20\ g \cdot l^{-1}$) in Ethanol 96 % *R* versetzt und 5 min lang reagieren gelassen.

Referenzlösung b: 2 ml Referenzlösung a werden mit Wasser *R* zu 10 ml verdünnt.

Referenzlösung c: 5 ml Untersuchungslösung b werden mit Wasser *R* zu 20 ml verdünnt.

Referenzlösung d: 10 mg Tyrosin *CRS* werden in 10 ml Referenzlösung a gelöst. Die Lösung wird mit Wasser *R* zu 25 ml verdünnt.

Auf die Platte werden 5 µl jeder Lösung, ausgenommen der Referenzlösung a, aufgetragen. Die Chromatographie erfolgt mit einer Mischung von 20 Volumteilen Essigsäure 98 % *R*, 20 Volumteilen Wasser *R* und 60 Volumteilen 1-Butanol *R* über eine Laufstrecke von 15 cm. Die Platte wird an der Luft trocknen gelassen und mit Ninhydrin-Lösung *R* besprüht. Die Platte wird 15 min lang bei 100 bis 105 °C erhitzt. Kein im Chromatogramm der Untersuchungslösung a auftretender Nebenfleck darf größer oder stärker gefärbt sein als der Fleck im Chromatogramm der Referenzlösung c (0,5 Prozent). Die Prüfung darf nur ausgewertet werden, wenn das Chromatogramm der Referenzlösung d deutlich voneinander getrennt 2 Hauptflecke zeigt.

Sulfat (2.4.13): 10 ml Prüflösung, mit destilliertem Wasser *R* zu 15 ml verdünnt, müssen der Grenzprüfung auf Sulfat entsprechen (300 ppm).

Ammonium: Mit 2 Uhrgläsern von 60 mm Durchmesser wird durch Aufeinanderlegen ein Hohlraum gebildet. An die Innenwand des oberen Uhrglases wird mit einigen Tropfen Wasser *R* ein Stück rotes Lackmuspapier *R* von 5 mm × 5 mm geklebt. Auf das untere Uhrglas werden 50 mg fein pulverisierte Substanz gebracht und in 0,5 ml Wasser *R* gelöst. Nach Zusatz von 0,30 g schwerem Magnesiumoxid *R* wird kurz mit einem Glasstab verrieben und das obere Uhrglas sofort auf das untere Uhrglas gelegt. In gleicher Weise wird gleichzeitig eine Referenzmischung aus 0,1 ml Ammonium-Lösung (100 ppm NH_4) *R*, 0,5 ml Wasser *R* und 0,30 g schwerem Magnesiumoxid *R* angesetzt. Untersuchungs- und Referenzmischung werden 15 min lang bei 40 °C erwärmt. Das Lackmuspapier über der Untersuchungsmischung darf sich nicht intensiver blau färben als das Lackmuspapier über der Referenzmischung (200 ppm).

Eisen (2.4.9): In einem Scheidetrichter werden 0,50 g Substanz in 10 ml verdünnter Salzsäure *R* gelöst. Die Lösung wird 3mal je 3 min lang mit je 10 ml Isobutylmethylketon *R* 1 ausgeschüttelt. Die vereinigten organischen Phasen werden 3 min lang mit 10 ml Wasser *R* ausgeschüttelt. Die wäßrige Phase muß der Grenzprüfung auf Eisen entsprechen (20 ppm).

Schwermetalle (2.4.8): 2,0 g Substanz werden in Wasser *R* gelöst. Mit konzentrierter Ammoniak-Lösung *R* wird auf einen *p*H-Wert zwischen 3 und 4 eingestellt und mit Wasser *R* zu 20 ml verdünnt. 12 ml Lösung müssen der Grenzprüfung A auf Schwermetalle entsprechen (10 ppm). Zur Herstellung der Referenzlösung wird die Blei-Lösung (1 ppm Pb) *R* verwendet.

Trocknungsverlust (2.2.32): 8,0 bis 12,0 Prozent, mit 1,000 g Substanz durch 24 h langes Trocknen im Vakuum bei höchstens 0,7 kPa.

Sulfatasche (2.4.14): Höchstens 0,1 Prozent, mit 1,0 g Substanz bestimmt.

Gehaltsbestimmung

In einem Erlenmeyerkolben mit Schliffstopfen werden 0,300 g Substanz und 4 g Kaliumiodid *R* in 20 ml Wasser *R* gelöst. Nach dem Abkühlen in einer Eis-Wasser-Mischung wird die Lösung mit 3 ml Salzsäure *R* 1 und 25,0 ml Iod-Lösung ($0,05\ mol \cdot l^{-1}$) versetzt. Der Kolben wird verschlossen 20 min lang im Dunkeln stehengelassen. Mit Natriumthiosulfat-Lösung ($0,1\ mol \cdot l^{-1}$) wird titriert, wobei gegen Ende der Titration 3 ml Stärke-Lösung *R* zugesetzt werden. Ein Blindversuch wird durchgeführt.

C

Monographien

1 ml Iod-Lösung (0,05 mol · l^{-1}) entspricht 15,76 mg $C_3H_8ClNO_2S$.

Lagerung

Gut verschlossen, vor Licht geschützt.

2000, 998

Cystin
Cystinum

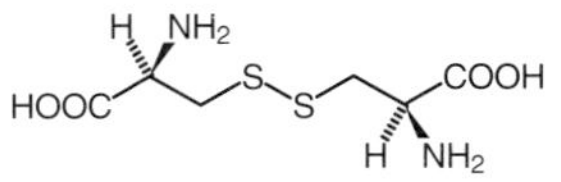

$C_6H_{12}N_2O_4S_2$ M_r 240,3

Definition

Cystin enthält mindestens 98,5 und höchstens 101,0 Prozent (*R,R*)-3,3′-Dithiobis(2-aminopropansäure), berechnet auf die getrocknete Substanz.

Herstellung

Wird die Substanz durch ein Verfahren hergestellt, das Fermentationsschritte beinhaltet, muß sie zusätzlich den Anforderungen der Monographie **Fermentationsprodukte (Producta ab fermentatione)** entsprechen.

Eigenschaften

Weißes, kristallines Pulver; praktisch unlöslich in Wasser und Ethanol. Die Substanz löst sich in verdünnten Alkalihydroxid-Lösungen.

Prüfung auf Identität

1: A, B.
2: A, C, D.

A. Die Substanz entspricht der Prüfung „Spezifische Drehung" (siehe „Prüfung auf Reinheit").

B. Die Prüfung erfolgt mit Hilfe der IR-Spektroskopie (2.2.24) durch Vergleich des Spektrums der Substanz mit dem von Cystin *CRS*. Die Prüfung erfolgt mit Hilfe von Preßlingen.

C. Die bei der Prüfung „Mit Ninhydrin nachweisbare Substanzen" (siehe „Prüfung auf Reinheit") erhaltenen Chromatogramme werden ausgewertet. Der Hauptfleck im Chromatogramm der Untersuchungslösung b entspricht in bezug auf Lage, Farbe und Größe dem Hauptfleck im Chromatogramm der Referenzlösung a.

D. 0,1 g Substanz werden vorsichtig mit 1 ml Wasserstoffperoxid-Lösung 30 % *R* und 0,1 ml Eisen(III)-chlorid-Lösung *R* 1 versetzt. Nach dem Erkaltenlassen und Zusatz von 1 ml verdünnter Salzsäure *R*, 5 ml Wasser *R* und 1 ml Bariumchlorid-Lösung *R* 1 bildet sich innerhalb von 3 min eine Trübung oder ein weißer Niederschlag.

Prüfung auf Reinheit

Aussehen der Lösung: 1,0 g Substanz wird in verdünnter Salzsäure *R* zu 10 ml gelöst. Die Lösung muß klar (2.2.1) und darf nicht stärker gefärbt sein als die Farbvergleichslösung G_7 (2.2.2, Methode II).

Spezifische Drehung (2.2.7): 0,50 g Substanz werden in Salzsäure (1 mol · l^{-1}) zu 25,0 ml gelöst. Die spezifische Drehung muß zwischen –218 und –224° liegen, berechnet auf die getrocknete Substanz.

Mit Ninhydrin nachweisbare Substanzen: Die Prüfung erfolgt mit Hilfe der Dünnschichtchromatographie (2.2.27) unter Verwendung einer DC-Platte mit Kieselgel *R*.

Untersuchungslösung a: 0,10 g Substanz werden in Salzsäure (1 mol · l^{-1}) zu 10 ml gelöst.

Untersuchungslösung b: 1 ml Untersuchungslösung a wird mit Wasser *R* zu 50 ml verdünnt.

Referenzlösung a: 10 mg Cystin *CRS* werden in 1 ml Salzsäure (1 mol · l^{-1}) gelöst. Die Lösung wird mit Wasser *R* zu 50 ml verdünnt.

Referenzlösung b: 2 ml Untersuchungslösung b werden mit Wasser *R* zu 20 ml verdünnt.

Referenzlösung c: 10 mg Cystin *CRS* und 10 mg Argininhydrochlorid *CRS* werden in 1 ml Salzsäure (1 mol · l^{-1}) gelöst. Die Lösung wird mit Wasser *R* zu 25 ml verdünnt.

Auf die Platte werden 5 µl jeder Lösung aufgetragen. Die Chromatographie erfolgt mit einer Mischung von 30 Volumteilen konzentrierter Ammoniak-Lösung *R* und 70 Volumteilen 2-Propanol *R* über eine Laufstrecke von 15 cm. Die Platte wird an der Luft trocknen gelassen, mit Ninhydrin-Lösung *R* besprüht und 15 min lang bei 100 bis 105 °C erhitzt. Kein im Chromatogramm der Untersuchungslösung a auftretender Nebenfleck darf größer oder stärker gefärbt sein als der Fleck im Chromatogramm der Referenzlösung b (0,2 Prozent). Die Prüfung darf nur ausgewertet werden, wenn das Chromatogramm der Referenzlösung c deutlich voneinander getrennt 2 Flecke zeigt.

Chlorid (2.4.4): 0,25 g Substanz werden in 5 ml verdünnter Salpetersäure *R* gelöst. Die Lösung, mit Wasser *R* zu 15 ml verdünnt, muß ohne weiteren Zusatz von Salpetersäure der Grenzprüfung auf Chlorid entsprechen (200 ppm).

Sulfat (2.4.13): 0,5 g Substanz werden in 5 ml verdünnter Salzsäure *R* gelöst. Die Lösung, mit destilliertem Wasser *R* zu 15 ml verdünnt, muß der Grenzprüfung auf Sulfat entsprechen (300 ppm).

Ammonium (2.4.1): 0,10 g Substanz müssen der Grenzprüfung B auf Ammonium entsprechen (200 ppm). Zur Herstellung der Referenzmischung werden 0,2 ml Ammonium-Lösung (100 ppm NH_4) *R* verwendet.

Eisen (2.4.9): In einem Scheidetrichter wird 1,0 g Substanz in 10 ml verdünnter Salzsäure *R* gelöst. Die Lösung wird 3mal je 3 min lang mit je 10 ml Isobutylmethylketon *R* 1 ausgeschüttelt. Die vereinigten organischen Phasen werden 3 min lang mit 10 ml Wasser *R* ausgeschüttelt. Die wäßrige Phase muß der Grenzprüfung auf Eisen entsprechen (10 ppm).

Schwermetalle (2.4.8): 2,0 g Substanz müssen der Grenzprüfung D auf Schwermetalle entsprechen (10 ppm). Zur Herstellung der Referenzlösung werden 2 ml Blei-Lösung (10 ppm Pb) *R* verwendet.

Trocknungsverlust (2.2.32): Höchstens 0,5 Prozent, mit 1,000 g Substanz durch Trocknen im Trockenschrank bei 100 bis 105 °C bestimmt.

Sulfatasche (2.4.14): Höchstens 0,1 Prozent, mit 1,0 g Substanz bestimmt.

Gehaltsbestimmung

In einem Erlenmeyerkolben mit Schliffstopfen werden 0,100 g Substanz in einer Mischung von 2 ml verdünnter Natriumhydroxid-Lösung *R* und 10 ml Wasser *R* gelöst. Nach Zusatz von 10 ml einer Lösung von Kaliumbromid *R* (200 g · l^{-1}), 50,0 ml Kaliumbromat-Lösung (0,0167 mol · l^{-1}) und 15 ml verdünnter Salzsäure *R* wird der Kolben verschlossen und in einer Eis-Wasser-Mischung abgekühlt. Unter Lichtschutz wird 10 min lang stehengelassen. Nach Zusatz von 1,5 g Kaliumiodid *R* wird nach 1 min mit Natriumthiosulfat-Lösung (0,1 mol · l^{-1}) titriert unter Zusatz von 2 ml Stärke-Lösung *R* gegen Ende der Titration. Ein Blindversuch wird durchgeführt.

1 ml Kaliumbromat-Lösung (0,0167 mol · l^{-1}) entspricht 2,403 mg $C_6H_{12}N_2O_4S_2$.

Lagerung

Gut verschlossen, vor Licht geschützt.

D

1999, 1195

Dalteparin-Natrium

Dalteparinum natricum

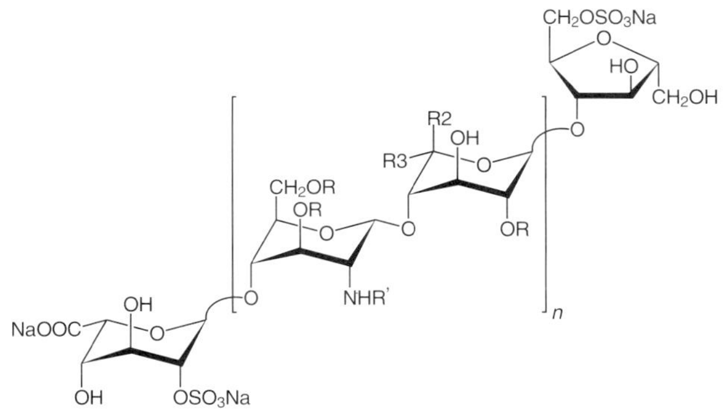

n = 3 bis 20, R = H oder SO_3Na, R' = SO_3Na oder $COCH_3$
R2 = H und R3 = COONa oder R2 = COONa und R3 = H

Definition

Dalteparin-Natrium ist das Natriumsalz eines niedermolekularen Heparins, das durch Depolymerisierung von Heparin aus der Intestinalschleimhaut von Schweinen mit Hilfe von salpetriger Säure gewonnen wird. Der Hauptteil der Komponenten hat eine 2-*O*-Sulfo-α-L-idopyranosuronsäure-Struktur am nicht reduzierenden Ende und eine 6-*O*-Sulfo-2,5-anhydro-D-mannitol-Struktur am reduzierenden Ende ihrer Kette.

Dalteparin-Natrium muß der Monographie ***Niedermolekulare Heparine (Heparina massae molecularis minoris)*** *entsprechen, mit folgenden Änderungen und Ergänzungen:*

Die mittlere relative Molekülmasse liegt im Bereich von 5600 bis 6400, wobei der charakteristische Wert etwa 6000 beträgt. Der Grad der Sulfatierung je Disaccharid-Einheit beträgt 2,0 bis 2,5. Die Aktivität beträgt mindestens 110 und höchstens 210 I.E. Anti-Faktor-Xa-Aktivität je Milligramm, berechnet auf die getrocknete Substanz. Die Anti-Faktor-IIa-Aktivität beträgt mindestens 35 und höchstens 100 I.E. je Milligramm, berechnet auf die getrocknete Substanz. Das Verhältnis der Anti-Faktor-Xa-Aktivität zur Anti-Faktor-IIa-Aktivität liegt zwischen 1,9 und 3,2.

Herstellung

Dalteparin-Natrium wird durch validierte Herstellungs- und Reinigungsverfahren gewonnen, die geeignet sind, die Gegenwart von N–NO-Gruppen möglichst gering zu halten.

Durch ein geeignetes, validiertes Bewertungsverfahren muß nachgewiesen werden, daß eine Kontamination durch N–NO-Gruppen mit Hilfe des Herstellungsverfahrens auf festgelegte Grenzwerte herabgesetzt wird.

Prüfung auf Identität

Die „Prüfung auf Identität, C" der Monographie **Niedermolekulare Heparine** wird durchgeführt, wobei die Substanz folgender Forderung entsprechen muß:

Die mittlere relative Molekülmasse liegt im Bereich von 5600 bis 6400. Der Gehalt an Ketten mit einer relativen Molekülmasse kleiner als 3000 beträgt höchstens 13,0 Prozent (*m/m*), und der Gehalt an Ketten mit einer relativen Molekülmasse über 8000 liegt im Bereich von 15,0 bis 25,0 Prozent (*m/m*).

Prüfung auf Reinheit

Aussehen der Lösung: 1 g Substanz wird in 10 ml Wasser *R* gelöst. Die Lösung muß klar (2.2.1) und darf nicht stärker gefärbt sein als die Stufe 5 der am besten geeigneten Farbvergleichslösung (2.2.2, Methode II).

Nitrit: Höchstens 5 ppm. Die Prüfung erfolgt mit Hilfe der Flüssigchromatographie (2.2.29).

Vor Herstellung der Lösungen müssen alle Meßkolben mindestens 3mal mit Wasser R gespült werden.

Untersuchungslösung: 80,0 mg Substanz werden in Wasser *R* zu 10,0 ml gelöst. Die Lösung wird mindestens 30 min lang stehengelassen.

Referenzlösung a: 60,0 mg Natriumnitrit *R* werden in Wasser *R* zu 1000,0 ml gelöst.

Zur Herstellung der Referenzlösung b ist eine zuvor mit der Referenzlösung a gespülte Pipette zu benutzen.

Referenzlösung b: 1,00 ml Referenzlösung a wird mit Wasser *R* zu 50,0 ml verdünnt.

Vor Herstellung der Referenzlösungen c, d und e sind alle Pipetten mit der Referenzlösung b zu spülen.

Referenzlösung c: 1,00 ml Referenzlösung b wird mit Wasser *R* zu 100,0 ml verdünnt (1 ppm Nitrit).

Referenzlösung d: 3,00 ml Referenzlösung b werden mit Wasser *R* zu 100,0 ml verdünnt (3 ppm Nitrit).

Referenzlösung e: 5,00 ml Referenzlösung b werden mit Wasser *R* zu 100,0 ml verdünnt (5 ppm Nitrit).

Die Chromatographie kann durchgeführt werden mit

- einer Säule von 0,125 m Länge und 4,3 mm innerem Durchmesser, gepackt mit einem stark basischen Anionenaustauscher
- einer Lösung von 13,61 g Natriumacetat *R* in Wasser *R*, die mit Phosphorsäure 85 % *R* auf einen *p*H-Wert von 4,3 eingestellt und mit Wasser *R* zu 1000 ml verdünnt wurde, als mobile Phase bei einer Durchflußrate von 1,0 ml je Minute
- einem geeigneten elektrochemischen Gerät als Detektor mit folgenden Eigenschaften und Einstellungen: einer geeigneten Arbeitselektrode, einem Detektorpotential von +1,00 V gegenüber einer Silber/Silber-

chlorid-Vergleichselektrode und einer Detektorempfindlichkeit von 0,1 µA über die gesamte Skala.

100 µl Referenzlösung d werden eingespritzt. Werden die Chromatogramme unter den vorgeschriebenen Bedingungen aufgezeichnet, beträgt die Retentionszeit für Nitrit etwa 3,3 bis 4,0 min. Die Prüfung darf nur ausgewertet werden, wenn
- die Anzahl der theoretischen Böden, berechnet für den Nitrit-Peak, mindestens 7000 je Meter Säulenlänge beträgt (Dalteparin-Natrium blockiert die Bindungsstellen der stationären Phase, was eine kürzere Retentionszeit und ein geringeres Trennvermögen für das Analysat zur Folge hat; die anfängliche Qualität der Säule kann mit Hilfe einer Lösung von Natriumchlorid *R* (58 g · l^{-1}) bei einer Durchflußrate von 1,0 ml je Minute 1 h lang teilweise wiederhergestellt werden; nach der Regenerierung wird die Säule mit 200 bis 400 ml Wasser *R* gespült)
- der Symmetriefaktor für den Nitrit-Peak höchstens 3 beträgt
- die nach 6 Einspritzungen erhaltene relative Standardabweichung für die Nitrit-Peakfläche höchstens 3,0 Prozent beträgt.

Je 100 µl Referenzlösung c und e werden eingespritzt. Die Prüfung darf nur ausgewertet werden, wenn
- der Korrelationskoeffizient für eine lineare Beziehung zwischen Konzentration und Wirkung bei den Referenzlösungen c, d und e mindestens 0,995 beträgt
- das Signal-Rausch-Verhältnis für die Referenzlösung c mindestens 5 beträgt (falls der Rauschpegel zu hoch ist, wird eine Wiederholungseinstellung der Elektrode empfohlen)
- eine Einspritzung von Wasser *R* als Blindlösung keine falschen Peaks ergibt.

100 µl Untersuchungslösung werden eingespritzt. Der Gehalt an Nitrit wird aus den Peakflächen in den Chromatogrammen der Referenzlösungen c, d und e errechnet.

Bor: Höchstens 1 ppm, mit Hilfe der Atomemissionsspektroskopie mit induktiv gekoppeltem Plasma (ICP) ermittelt.

Das Bor wird durch Messung der Strahlung eines induktiv gekoppelten Plasmas (ICP) bei einer für Bor spezifischen Wellenlänge bestimmt. Die Emissionslinie bei 249,733 nm wird verwendet. Eine geeignete Apparatur wird verwendet, deren Einstellungen nach den Angaben des Herstellers optimiert werden.

Untersuchungslösung: 0,2500 g Substanz werden in etwa 2 ml Wasser zur Chromatographie *R* gelöst. Die Lösung wird mit 100 µl Salpetersäure *R* versetzt und mit Wasser zur Chromatographie *R* zu 10,00 ml verdünnt.

Referenzlösung a: Eine 1prozentige Lösung (*V/V*) von Salpetersäure *R* in Wasser zur Chromatographie *R* wird hergestellt (Blindlösung).

Referenzlösung b: Eine Lösung von Borsäure *R* (11,4 µg · ml^{-1}) in einer 1prozentigen Lösung (*V/V*) von Salpetersäure *R* in Wasser zur Chromatographie *R* wird hergestellt (STD_{cal}).

Referenzlösung c: 0,2500 g borfreies Referenz-Dalteparin-Natrium werden in etwa 2 ml Wasser zur Chromatographie *R* gelöst. Die Lösung wird mit 100 µl Salpetersäure *R* versetzt und mit Wasser zur Chromatographie *R* zu 10,00 ml verdünnt (STD_0).

Referenzlösung d: 0,2500 g borfreies Referenz-Dalteparin-Natrium werden in etwa 2 ml einer 1prozentigen Lösung (*V/V*) von Salpetersäure *R* in Wasser zur Chromatographie *R* gelöst. Die Lösung wird mit 10 µl einer Lösung von Borsäure *R* (5,7 mg · ml^{-1}) versetzt und mit der 1prozentigen Lösung (*V/V*) von Salpetersäure *R* in Wasser zur Chromatographie *R* zu 10,00 ml verdünnt (STD_1). Diese Lösung enthält 1 µg · ml^{-1} Bor.

Der Borgehalt der Substanz wird mit Hilfe folgenden Korrekturfaktors berechnet:

$$f = \frac{[STD_1 - STD_0] \cdot 2}{STD_{cal} - \text{Blindwert}}$$

Trocknungsverlust (2.2.32): Höchstens 5,0 Prozent, mit 1,000 g Substanz durch 3 h langes Trocknen im Vakuumtrockenschrank über Phosphor(V)-oxid *R* bei 60 °C und höchstens 670 Pa bestimmt.

Dieser Text entspricht der Eilresolution AP-CSP (00) 8.

2001, 662

Daunorubicinhydrochlorid

Daunorubicini hydrochloridum

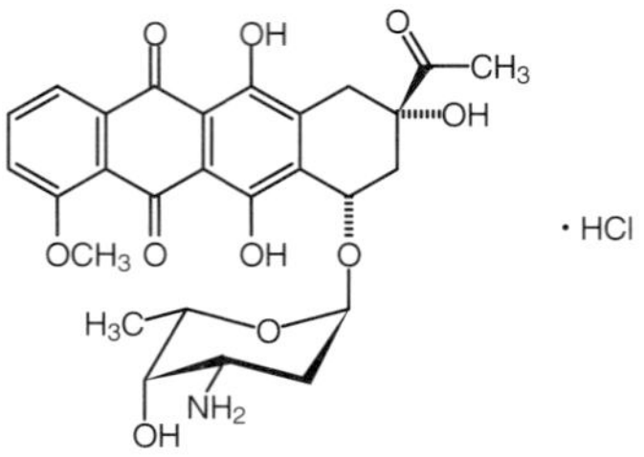

$C_{27}H_{30}ClNO_{10}$ M_r 564,0

Definition

(8*S*,10*S*)-8-Acetyl-10-[(3-amino-2,3,6-tridesoxy-α-L-*lyxo*-hexopyranosyl)oxy]-6,8,11-trihydroxy-1-methoxy-7,8,9,10-tetrahydrotetracen-5,12-dion-hydrochlorid

Die Substanz wird von bestimmten Stämmen von *Streptomyces coeruleorubidus* oder von *Streptomyces peucetius* gewonnen oder durch andere Verfahren hergestellt.

Gehalt: 95,0 bis 102,0 Prozent (wasser- und lösungsmittelfreie Substanz)

Herstellung

Die angewendeten Herstellungsverfahren müssen sicherstellen, daß Histamin vollständig oder so weit wie möglich entfernt wird.

Eigenschaften

Aussehen: orangerotes, kristallines, hygroskopisches Pulver

Löslichkeit: leicht löslich in Wasser und Methanol, schwer löslich in Ethanol, praktisch unlöslich in Aceton

Prüfung auf Identität

A. IR-Spektroskopie (2.2.24)

Vergleich: Daunorubicinhydrochlorid *CRS*

B. Etwa 10 mg Substanz werden in 0,5 ml Salpetersäure *R* gelöst. Die Lösung wird mit 0,5 ml Wasser *R* versetzt, 2 min lang über offener Flamme erhitzt und erkalten gelassen. Nach Zusatz von 0,5 ml Silbernitrat-Lösung *R* 1 bildet sich ein weißer Niederschlag.

Prüfung auf Reinheit

***p*H-Wert** (2.2.3): 4,5 bis 6,5
50 mg Substanz werden in kohlendioxidfreiem Wasser *R* zu 10 ml gelöst.

Verwandte Substanzen: Flüssigchromatographie (2.2.29)

Die Lösungen sind unmittelbar vor Gebrauch herzustellen.

Untersuchungslösung: 50,0 mg Substanz werden in der mobilen Phase zu 50,0 ml gelöst.

Referenzlösung a: 50,0 mg Daunorubicinhydrochlorid *CRS* werden in der mobilen Phase zu 50,0 ml gelöst.

Referenzlösung b: 10 mg Doxorubicinhydrochlorid *CRS* und 10 mg Epirubicinhydrochlorid *CRS* werden in der mobilen Phase zu 100,0 ml gelöst. 1,0 ml Lösung wird mit der mobilen Phase zu 10,0 ml verdünnt.

Referenzlösung c: 5,0 mg Daunorubicinon *CRS* und 5,0 mg Doxorubicinhydrochlorid *CRS* werden in der mobilen Phase zu 100,0 ml gelöst. 1,0 ml Lösung wird mit der mobilen Phase zu 10,0 ml verdünnt.

Referenzlösung d: 1,0 ml Referenzlösung a wird mit der mobilen Phase zu 200,0 ml verdünnt.

Säule

- *Größe:* l = 0,25 m, ∅ = 4,0 mm
- *Stationäre Phase:* nachsilanisiertes, octadecylsilyliertes Kieselgel zur Chromatographie *R* (5 µm)

Mobile Phase: eine Mischung gleicher Volumteile Acetonitril *R* und einer Lösung, die Natriumdodecylsulfat *R* (2,88 g · l^{-1}) und Phosphorsäure 85 % *R* (2,25 g · l^{-1}) enthält

Durchflußrate: 1 ml/min

Detektion: Spektrometer bei 254 nm

Einspritzen: 5 µl; Untersuchungslösung und Referenzlösungen b, c und d

Chromatographiedauer: 2fache Retentionszeit von Daunorubicin

Relative Retention (bezogen auf Daunorubicin, t_R etwa 15 min):

- Verunreinigung A: etwa 0,4
- Verunreinigung D: etwa 0,5
- Epirubicin: etwa 0,6
- Verunreinigung B: etwa 0,7

Eignungsprüfung

- Auflösung: mindestens 2,0 zwischen den Peaks von Verunreinigung D und Epirubicin im Chromatogramm der Referenzlösung b

Grenzwerte

- Verunreinigung A: nicht größer als die Fläche des entsprechenden Peaks im Chromatogramm der Referenzlösung c (0,5 Prozent)
- Verunreinigung B: nicht größer als das 3fache der Fläche des Hauptpeaks im Chromatogramm der Referenzlösung d (1,5 Prozent)
- Verunreinigung D: nicht größer als die Fläche des entsprechenden Peaks im Chromatogramm der Referenzlösung c (0,5 Prozent)
- Jede weitere Verunreinigung: nicht größer als die Fläche des Hauptpeaks im Chromatogramm der Referenzlösung d (0,5 Prozent)
- Summe aller weiteren Verunreinigungen: nicht größer als das 5fache der Fläche des Hauptpeaks im Chromatogramm der Referenzlösung d (2,5 Prozent)
- Ohne Berücksichtigung bleiben: Peaks, deren Fläche kleiner ist als das 0,1fache der Fläche des Hauptpeaks im Chromatogramm der Referenzlösung d (0,05 Prozent)

Butanol (2.4.24, System B): höchstens 1,0 Prozent

Wasser (2.5.12): höchstens 3,0 Prozent, mit 0,100 g Substanz bestimmt

Sterilität (2.6.1): Daunorubicinhydrochlorid zur Herstellung von Parenteralia, das dabei keinem weiteren geeigneten Sterilisationsverfahren unterworfen wird, muß der Prüfung entsprechen.

Bakterien-Endotoxine (2.6.14): weniger als 4,3 I.E./mg für Daunorubicin zur Herstellung von Parenteralia, das dabei keinem weiteren geeigneten Verfahren zur Beseitigung von Bakterien-Endotoxinen unterworfen wird

Gehaltsbestimmung

Flüssigchromatographie (2.2.29), wie unter „Verwandte Substanzen" (siehe „Prüfung auf Reinheit") beschrieben

Einspritzen: Untersuchungslösung und Referenzlösung a

Der Prozentgehalt an $C_{27}H_{30}ClNO_{10}$ wird berechnet.

Lagerung

Dicht verschlossen, vor Licht geschützt. Falls die Substanz steril ist, im Behältnis mit Sicherheitsverschluß.

Beschriftung

Die Beschriftung gibt insbesondere, falls zutreffend, an
- daß die Substanz steril ist
- daß die Substanz frei von Bakterien-Endotoxinen ist.

Verunreinigungen

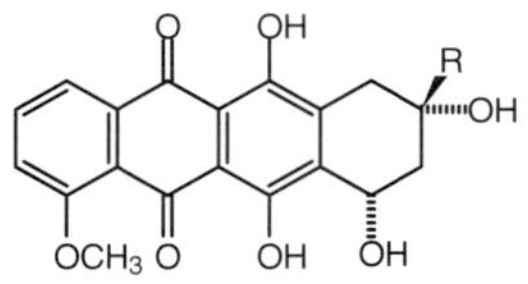

A. R = CO–CH_3:
(8*S*,10*S*)-8-Acetyl-6,8,10,11-tetrahydroxy-1-methoxy-7,8,9,10-tetrahydrotetracen-5,12-dion
(Daunorubicinaglycon, Daunorubicinon)

E. R = CHOH–CH_3:
(8*S*,10*S*)-6,8,10,11-Tetrahydroxy-8-[(1*RS*)-1-hydroxyethyl]-1-methoxy-7,8,9,10-tetrahydrotetracen-5,12-dion
(13-Dihydrodaunorubicinon)

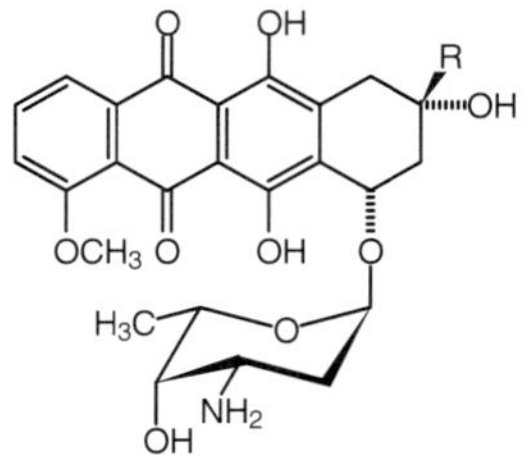

B. R = CHOH–CH_3:
(8*S*,10*S*)-10-[(3-Amino-2,3,6-tridesoxy-α-L-*lyxo*-hexopyranosyl)oxy]-6,8,11-trihydroxy-8-[(1*RS*)-1-hydroxyethyl]-1-methoxy-7,8,9,10-tetrahydrotetracen-5,12-dion
(Daunorubicinol)

C. R = CH_2–CO–CH_3:
(8*S*,10*S*)-10-[(3-Amino-2,3,6-tridesoxy-α-L-*lyxo*-hexopyranosyl)oxy]-6,8,11-trihydroxy-1-methoxy-8-(2-oxopropyl)-7,8,9,10-tetrahydrotetracen-5,12-dion
(Feudomycin B)

D. R = CO–CH_2–OH:
Doxorubicin

F. R = CO–CH_2–CH_3:
(8*S*,10*S*)-10-[(3-Amino-2,3,6-tridesoxy-α-L-*lyxo*-hexopyranosyl)oxy]-6,8,11-trihydroxy-1-methoxy-8-propanoyl-7,8,9,10-tetrahydrotetracen-5,12-dion
(8-Ethyldaunorubicin).

2001, 1307

Decyloleat

Decylis oleas

Definition

Decyloleat ist eine Mischung aus Decylestern von Fettsäuren, hauptsächlich von Ölsäure. Die Substanz kann ein geeignetes Antioxidans enthalten.

Herstellung

Falls zutreffend muß die Substanz der Monographie **Produkte mit dem Risiko der Übertragung von Erregern der spongiformen Enzephalopathie tierischen Ursprungs (Producta cum possibili transmissione vectorium enkephalopathiarum spongiformium animalium)** entsprechen.

Eigenschaften

Klare, schwach gelbliche bis farblose Flüssigkeit; praktisch unlöslich in Wasser, mischbar mit Dichlormethan, Ethanol und Petroläther (Siedebereich 40 bis 60 °C).

Prüfung auf Identität

A. Die Substanz entspricht der Prüfung „Relative Dichte“ (siehe „Prüfung auf Reinheit“).

B. Die Substanz entspricht der Prüfung „Verseifungszahl“ (siehe „Prüfung auf Reinheit“).

C. Die Substanz entspricht der Prüfung „Gehalt an Ölsäure“ (siehe „Prüfung auf Reinheit“).

Prüfung auf Reinheit

Relative Dichte (2.2.5): 0,860 bis 0,870.

Säurezahl (2.5.1): Höchstens 1,0, mit 10,0 g Substanz bestimmt.

Iodzahl (2.5.4): 55 bis 70.

Peroxidzahl (2.5.5): Höchstens 10,0.

Verseifungszahl (2.5.6): 130 bis 140, mit 2,0 g Substanz bestimmt.

Gehalt an Ölsäure: Die „Prüfung fetter Öle auf fremde Öle durch Gaschromatographie“ (2.4.22, Methode A) wird durchgeführt. Die Fettsäurefraktion muß mindestens 60,0 Prozent Ölsäure enthalten.

Wasser (2.5.12): Höchstens 1,0 Prozent, mit 1,00 g Substanz nach der Karl-Fischer-Methode bestimmt.

Asche (2.4.16): Höchstens 0,1 Prozent, mit 2,0 g Substanz bestimmt.

Lagerung

Vor Licht geschützt, in gut verschlossenen, dem Verbrauch angemessenen, möglichst vollständig gefüllten Behältnissen.

Beschriftung

Die Beschriftung gibt insbesondere, falls zutreffend, den Namen und die Konzentration des zugesetzten Antioxidans an.

2000, 176

Demeclocyclinhydrochlorid

Demeclocyclini hydrochloridum

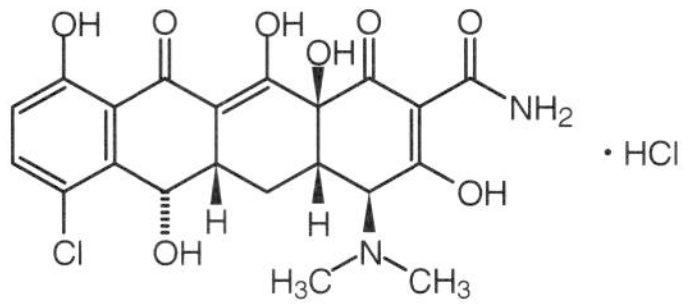

$C_{21}H_{22}Cl_2N_2O_8$ M_r 501,3

Definition

Demeclocyclinhydrochlorid ist (4*S*,4a*S*,5a*S*,6*S*,12a*S*)-7-Chlor-4-dimethylamino-1,4,4a,5,5a,6,11,12a-octahydro-3,6,10,12,12a-pentahydroxy-1,11-dioxonaphthacen-2-carboxamid-hydrochlorid und wird aus bestimmten Stämmen von *Streptomyces aureofaciens* gewonnen oder durch andere Verfahren hergestellt. Die Substanz enthält mindestens 89,5 und höchstens 100,5 Prozent Demeclocyclinhydrochlorid, berechnet auf die wasserfreie Substanz.

Eigenschaften

Gelbes Pulver; löslich bis wenig löslich in Wasser, schwer löslich in Ethanol, sehr schwer löslich in Aceton, praktisch unlöslich in Ether. Die Substanz löst sich in Alkalihydroxid- und Alkalicarbonat-Lösungen.

Prüfung auf Identität

A. Die Prüfung erfolgt mit Hilfe der Dünnschichtchromatographie (2.2.27) unter Verwendung einer DC-Platte mit Kieselgel *R*. Der *p*H-Wert (2.2.3) einer Lösung von Natriumedetat *R* (100 g · l^{-1}) wird mit konzentrierter Natriumhydroxid-Lösung *R* auf 7,0 eingestellt. Die Lösung wird gleichmäßig auf die Platte gesprüht (etwa 10 ml für eine 100-mm × 200-mm-Platte); anschließend wird die Platte in waagrechter Stellung mindestens 1 h lang trocknen gelassen und unmittelbar vor der Verwendung 1 h lang im Trockenschrank bei 110 °C erhitzt.

Untersuchungslösung: 5 mg Substanz werden in Methanol *R* zu 10 ml gelöst.

Referenzlösung a: 5 mg Demeclocyclinhydrochlorid *CRS* werden in Methanol *R* zu 10 ml gelöst.

Referenzlösung b: 5 mg Demeclocyclinhydrochlorid *CRS*, 5 mg Oxytetracyclinhydrochlorid *CRS* und 5 mg Metacyclinhydrochlorid *CRS* werden in Methanol *R* zu 10 ml gelöst.

Auf die Platte wird 1 µl jeder Lösung aufgetragen. Die Chromatographie erfolgt mit einer Mischung von 6 Volumteilen Wasser *R*, 35 Volumteilen Methanol *R* und 59 Volumteilen Dichlormethan *R* über eine Laufstrecke von 15 cm. Die Platte wird im Luftstrom getrocknet und im ultravioletten Licht bei 365 nm ausgewertet. Der Hauptfleck im Chromatogramm der Untersuchungslösung entspricht in bezug auf Lage, Farbe und Größe dem Hauptfleck im Chromatogramm der Referenzlösung a. Die Prüfung darf nur ausgewertet werden, wenn das Chromatogramm der Referenzlösung b deutlich voneinander getrennt 3 Flecke zeigt.

B. Werden etwa 2 mg Substanz mit 5 ml Schwefelsäure *R* versetzt, entsteht eine Violettfärbung. Beim Eingießen der Lösung in 2,5 ml Wasser *R* wird die Lösung gelb.

C. Die Substanz gibt die Identitätsreaktion a auf Chlorid (2.3.1).

Prüfung auf Reinheit

***p*H-Wert** (2.2.3): 0,1 g Substanz werden in kohlendioxidfreiem Wasser *R* zu 10 ml gelöst. Der *p*H-Wert der Lösung muß zwischen 2,0 und 3,0 liegen.

Spezifische Drehung (2.2.7): 0,250 g Substanz werden in Salzsäure (0,1 mol · l^{-1}) zu 25,0 ml gelöst. Die spezifische Drehung muß zwischen –248 und –263° liegen, berechnet auf die wasserfreie Substanz.

Absorption (2.2.25): 10,0 mg Substanz werden in Salzsäure (0,01 mol · l^{-1}) zu 100,0 ml gelöst. 10,0 ml Lösung werden mit 12 ml verdünnter Natriumhydroxid-Lösung *R* versetzt und mit Wasser *R* zu 100,0 ml verdünnt. Die spezifische Absorption, im Maximum bei 385 nm gemessen, muß zwischen 340 und 370 liegen, berechnet auf die wasserfreie Substanz.

Verwandte Substanzen: Die Prüfung erfolgt mit Hilfe der Flüssigchromatographie (2.2.29) wie unter „Gehaltsbestimmung" beschrieben.

Untersuchungslösung und Referenzlösung d werden eingespritzt. Im Chromatogramm der Untersuchungslösung darf keine Peakfläche, mit Ausnahme der Fläche des Hauptpeaks, größer sein als die Fläche des Hauptpeaks im Chromatogramm der Referenzlösung d (5 Prozent). Höchstens eine dieser Peakflächen darf größer sein als das 0,8fache der Fläche des Hauptpeaks im Chromatogramm der Referenzlösung d (4 Prozent), und die Summe dieser Peakflächen darf nicht größer sein als das 2fache der Fläche des Hauptpeaks im Chromatogramm der Referenzlösung d (10 Prozent).

Schwermetalle (2.4.8): 0,5 g Substanz müssen der Grenzprüfung C auf Schwermetalle entsprechen (50 ppm). Zur Herstellung der Referenzlösung werden 2,5 ml Blei-Lösung (10 ppm Pb) *R* verwendet.

D

Monographien

Wasser (2.5.12): Höchstens 3,0 Prozent, mit 1,000 g Substanz nach der Karl-Fischer-Methode bestimmt.

Sulfatasche (2.4.14): Höchstens 0,5 Prozent, mit 1,0 g Substanz bestimmt.

Gehaltsbestimmung

Die Bestimmung erfolgt mit Hilfe der Flüssigchromatographie (2.2.29).

Untersuchungslösung: 25,0 mg Substanz werden in Salzsäure (0,01 mol · l^{-1}) zu 25,0 ml gelöst.

Referenzlösung a: 25,0 mg Demeclocyclinhydrochlorid *CRS* werden in Salzsäure (0,01 mol · l^{-1}) zu 25,0 ml gelöst.

Referenzlösung b: 5,0 mg 4-*epi*-Demeclocyclinhydrochlorid *CRS* werden in Salzsäure (0,01 mol · l^{-1}) zu 25,0 ml gelöst.

Referenzlösung c: 1,0 ml Referenzlösung a und 5,0 ml Referenzlösung b werden gemischt und mit Salzsäure (0,01 mol · l^{-1}) zu 25,0 ml verdünnt.

Referenzlösung d: 5,0 ml Referenzlösung a werden mit Salzsäure (0,01 mol · l^{-1}) zu 100,0 ml verdünnt.

Die Chromatographie kann durchgeführt werden mit

- einer Säule von 0,25 m Länge und 4,6 mm innerem Durchmesser, gepackt mit Styrol-Divinylbenzol-Copolymer *R* (8 bis 10 µm)
- folgender Mischung als mobile Phase bei einer Durchflußrate von 1 ml je Minute: 80,0 g *tert.* Butanol *R* werden mit Hilfe von 200 ml Wasser *R* in einen 1000-ml-Meßkolben überführt; 100 ml einer Lösung von Kaliummonohydrogenphosphat *R* (35 g · l^{-1}), die mit Phosphorsäure 10 % *R* auf einen *p*H-Wert von 9,0 eingestellt wurde, und 150 ml einer Lösung von Tetrabutylammoniumhydrogensulfat *R* (10 g · l^{-1}), die mit verdünnter Natriumhydroxid-Lösung *R* auf einen *p*H-Wert von 9,0 eingestellt wurde, und 10 ml einer Lösung von Natriumedetat *R* (40 g · l^{-1}), die mit verdünnter Natriumhydroxid-Lösung *R* auf einen *p*H-Wert von 9,0 eingestellt wurde, werden zugesetzt; nach dem Mischen wird mit Wasser *R* zu 1000 ml verdünnt
- einem Spektrometer als Detektor bei einer Wellenlänge von 254 nm
- einer 20-µl-Probenschleife
- einem elektronischen Integrator.

Die Temperatur der Säule wird bei 60 °C gehalten.

Die Referenzlösung c wird eingespritzt. Die Empfindlichkeit des Systems wird so eingestellt, daß die Höhe der Peaks mindestens 50 Prozent des maximalen Ausschlags beträgt. Die Bestimmung darf nur ausgewertet werden, wenn die Auflösung zwischen dem ersten Peak (4-*epi*-Demeclocyclin) und dem zweiten Peak (Demeclocyclin) mindestens 2,8 beträgt. Falls erforderlich wird der Anteil an *tert.* Butanol in der mobilen Phase geändert oder deren *p*H-Wert vermindert. Die Bestimmung darf nur ausgewertet werden, wenn der Symmetriefaktor des zweiten Peaks höchstens 1,25 beträgt.

Die Referenzlösung a wird 6mal eingespritzt. Die Bestimmung darf nur ausgewertet werden, wenn die relative Standardabweichung der Peakfläche von Demeclocyclin höchstens 1,0 Prozent beträgt. Falls erforderlich sind die Integratorparameter zu ändern.

Untersuchungslösung und Referenzlösung a werden abwechselnd eingespritzt.

Der Prozentgehalt an Demeclocyclinhydrochlorid wird berechnet.

Lagerung

Gut verschlossen, vor Licht geschützt.

Verunreinigungen

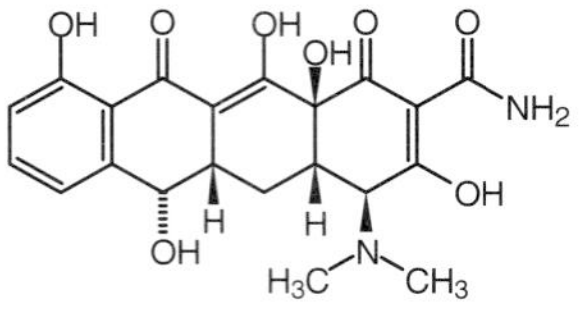

A. Demethyltetracyclin

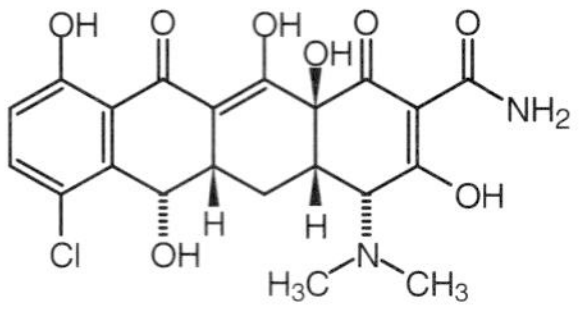

B. 4-*epi*-Demeclocyclin.

1999, 1308

Deptropincitrat

Deptropini citras

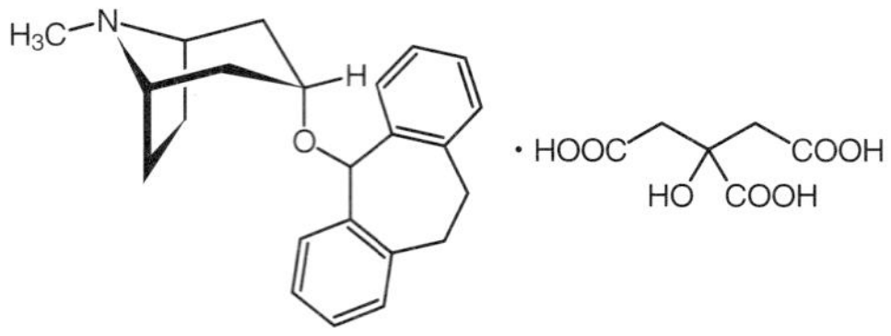

$C_{29}H_{35}NO_8$ M_r 525,6

Definition

Deptropincitrat enthält mindestens 98,0 und höchstens 101,0 Prozent (1*R*,3*r*,5*S*)-3-(10,11-Dihydro-5*H*-dibenzo[*a,d*][7]annulen-5-yloxy)-8-methyl-8-azabicyclo[3.2.1]octan-dihydrogencitrat, berechnet auf die getrocknete Substanz.

Eigenschaften

Weißes bis fast weißes, mikrokristallines Pulver; sehr schwer löslich in Wasser und wasserfreiem Ethanol, praktisch unlöslich in Dichlormethan und Ether.

Die Substanz schmilzt bei etwa 170 °C unter Zersetzung.

Prüfung auf Identität

1: A.
2: B, C, D, E.

A. Die Prüfung erfolgt mit Hilfe der IR-Spektroskopie (2.2.24) durch Vergleich des Spektrums der Substanz mit dem von Deptropincitrat *CRS*.

B. Die bei der Prüfung „Verwandte Substanzen“ (siehe „Prüfung auf Reinheit“) erhaltenen Chromatogramme werden ausgewertet. Der Hauptfleck im Chromatogramm der Untersuchungslösung b entspricht in bezug auf Lage, Farbe und Größe dem Hauptfleck im Chromatogramm der Referenzlösung b.

C. Wird etwa 1 mg Substanz mit 0,5 ml Schwefelsäure *R* versetzt, entwickelt sich eine beständige rotorange Färbung.

D. Etwa 1 mg Substanz wird in 0,25 ml Perchlorsäure *R* gelöst. Die Lösung wird so lange erwärmt, bis sie trüb wird. Nach Zusatz von 5 ml Essigsäure 98 % *R* entsteht eine rosa Färbung mit intensiver, grüner Fluoreszenz.

E. Werden etwa 5 mg Substanz mit 1 ml Acetanhydrid *R* und anschließend mit 5 ml Pyridin *R* versetzt, entwickelt sich eine violette Färbung.

Prüfung auf Reinheit

***p*H-Wert** (2.2.3): 0,25 g Substanz werden in kohlendioxidfreiem Wasser *R* suspendiert. Die Suspension wird mit kohlendioxidfreiem Wasser *R* zu 25 ml verdünnt und anschließend filtriert. Der *p*H-Wert der Lösung muß zwischen 3,7 und 4,5 liegen.

Verwandte Substanzen: Die Prüfung erfolgt mit Hilfe der Dünnschichtchromatographie (2.2.27) unter Verwendung einer Schicht eines geeigneten Kieselgels, das einen Fluoreszenzindikator mit intensivster Anregung der Fluoreszenz bei 254 nm enthält.

Untersuchungslösung a: 0,10 g Substanz werden in Methanol *R* zu 10 ml gelöst.

Untersuchungslösung b: 1 ml Untersuchungslösung a wird mit Methanol *R* zu 10 ml verdünnt.

Referenzlösung a: 1,0 ml Untersuchungslösung a wird mit Methanol *R* zu 100,0 ml verdünnt.

Referenzlösung b: 20 mg Deptropincitrat *CRS* werden in Methanol *R* zu 2 ml gelöst. 1 ml Lösung wird mit Methanol *R* zu 10 ml verdünnt.

Referenzlösung c: 5 mg Tropin *CRS* werden in Methanol *R* zu 100,0 ml gelöst.

Referenzlösung d: 10 mg Deptropincitrat *CRS* und 10 mg Tropin *CRS* werden in Methanol *R* zu 25 ml gelöst.

Auf die Platte werden 40 µl jeder Lösung aufgetragen. Die Chromatographie erfolgt mit einer Mischung von 8 Volumteilen konzentrierter Ammoniak-Lösung *R* und 92 Volumteilen Butanol *R* über eine Laufstrecke von 10 cm. Die Platte wird so lange bei 100 bis 105 °C getrocknet, bis das Ammoniak vollständig verdampft ist, und anschließend im ultravioletten Licht bei 254 nm ausgewertet. Kein im Chromatogramm der Untersuchungslösung a auftretender Nebenfleck darf größer oder intensiver sein als der Fleck im Chromatogramm der Referenzlösung a (1 Prozent). Anschließend wird die Platte mit Dragendorffs Reagenz *R* und danach mit einer Lösung von Natriumnitrit *R* ($10\ g \cdot l^{-1}$) besprüht. Die Platte wird Iodgas ausgesetzt und anschließend im Tageslicht und im ultravioletten Licht bei 254 nm ausgewertet. Ein im Chromatogramm der Untersuchungslösung a auftretender Tropin-Fleck darf nicht größer oder intensiver sein als der Fleck im Chromatogramm der Referenzlösung c (0,5 Prozent). Ein weiterer Nebenfleck darf nicht größer oder intensiver sein als der Fleck im Chromatogramm der Referenzlösung a (1 Prozent). Die Prüfung darf nur ausgewertet werden, wenn das Chromatogramm der Referenzlösung d deutlich voneinander getrennt 2 Flecke zeigt.

Schwermetalle (2.4.8): 1,0 g Substanz muß der Grenzprüfung C auf Schwermetalle entsprechen (20 ppm). Zur Herstellung der Referenzlösung werden 2 ml Blei-Lösung (10 ppm Pb) *R* verwendet.

Trocknungsverlust (2.2.32): Höchstens 2,0 Prozent, mit 1,000 g Substanz durch 4 h langes Trocknen im Trockenschrank bei 100 bis 105 °C bestimmt.

Sulfatasche (2.4.14): Höchstens 0,1 Prozent, mit 1,0 g Substanz bestimmt.

Gehaltsbestimmung

0,400 g Substanz, in 50 ml wasserfreier Essigsäure *R* gelöst, werden mit Perchlorsäure ($0,1\ mol \cdot l^{-1}$) titriert. Der Endpunkt wird mit Hilfe der Potentiometrie (2.2.20) bestimmt.

1 ml Perchlorsäure ($0,1\ mol \cdot l^{-1}$) entspricht 52,56 mg $C_{29}H_{35}NO_8$.

Lagerung

Vor Licht geschützt.

Verunreinigungen

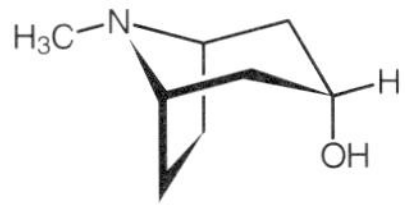

A. (1*R*,3*r*,5*S*)-8-Methyl-8-azabicyclo[3.2.1]octan-3-ol (Tropin)

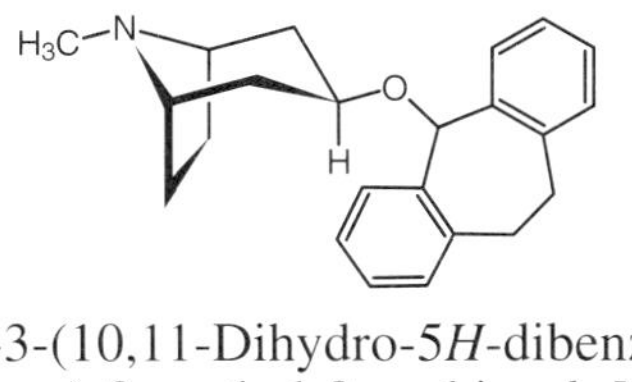

B. (1*R*,3*s*,5*S*)-3-(10,11-Dihydro-5*H*-dibenzo[*a*,*d*][7]annulen-5-yloxy)-8-methyl-8-azabicyclo[3.2.1]octan (Pseudodeptropin)

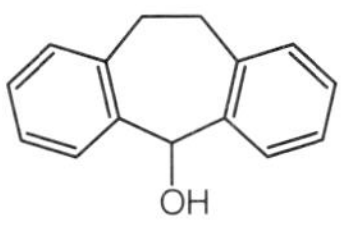

C. 10,11-Dihydro-5*H*-dibenzo[*a*,*d*][7]annulen-5-ol (Dibenzocycloheptadienol)

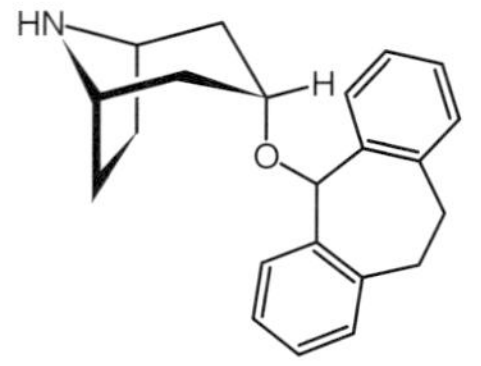

D. (1*R*,3*r*,5*S*)-3-(10,11-Dihydro-5*H*-dibenzo[*a,d*][7]annulen-5-yloxy)-8-azabicyclo[3.2.1]octan (Demethyldeptropin).

2000, 1413

Dequaliniumchlorid

Dequalinii chloridum

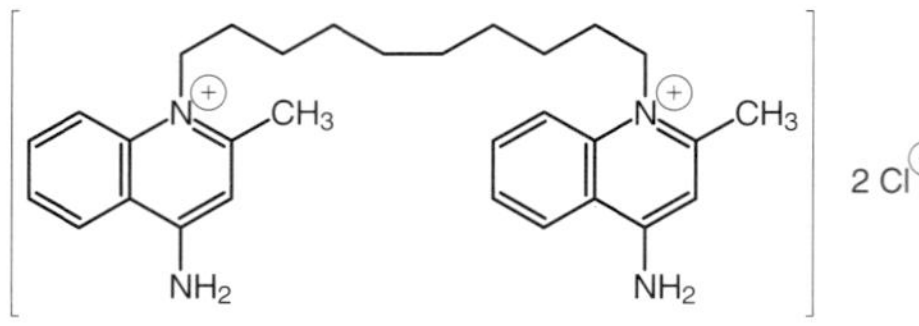

$C_{30}H_{40}Cl_2N_4$ M_r 527,6

Definition

Dequaliniumchlorid enthält mindestens 95,0 und höchstens 101,0 Prozent 1,1′-(Decan-1,10-diyl)bis(4-amino-2-methylchinolinium)-dichlorid, berechnet auf die getrocknete Substanz.

Eigenschaften

Weißes bis gelblichweißes, hygroskopisches Pulver; schwer löslich in Wasser und Ethanol.

Prüfung auf Identität

1: B, E.
2: A, C, D, E.

A. Etwa 10 mg Substanz werden in Wasser *R* zu 100 ml gelöst. 10 ml Lösung werden mit Wasser *R* zu 100 ml verdünnt. Diese Lösung, zwischen 230 und 350 nm gemessen, zeigt Absorptionsmaxima (2.2.25) bei 240 und 326 nm sowie eine Schulter bei 336 nm. Das Verhältnis der Absorption bei 240 nm zu der bei 326 nm liegt zwischen 1,56 und 1,80. Das Verhältnis der Absorption bei 326 nm zu der bei 336 nm liegt zwischen 1,12 und 1,30.

B. Die Prüfung erfolgt mit Hilfe der IR-Spektroskopie (2.2.24) durch Vergleich des Spektrums der Substanz mit dem Dequaliniumchlorid-Referenzspektrum der Ph. Eur.

C. Werden 5 ml Prüflösung (siehe „Prüfung auf Reinheit“) mit 5 ml Kaliumhexacyanoferrat(III)-Lösung *R* versetzt, entsteht ein gelber Niederschlag.

D. Werden 10 ml Prüflösung mit 1 ml verdünnter Salpetersäure *R* versetzt, entsteht ein weißer Niederschlag. Die Lösung wird filtriert. Das Filtrat wird für die „Prüfung auf Identität, E“ verwendet.

E. Das Filtrat der „Prüfung auf Identität, D“ gibt die Identitätsreaktion a auf Chlorid (2.3.1).

Prüfung auf Reinheit

Prüflösung: 0,2 g Substanz werden in 90 ml kohlendioxidfreiem Wasser *R*, falls erforderlich unter Erwärmen, gelöst. Die Lösung wird mit kohlendioxidfreiem Wasser *R* zu 100 ml verdünnt.

Aussehen der Lösung: Die Prüflösung muß klar (2.2.1) und farblos (2.2.2, Methode II) sein.

Sauer oder alkalisch reagierende Substanzen: 5 ml Prüflösung werden mit 0,1 ml Bromthymolblau-Lösung *R* 1 versetzt. Bis zum Farbumschlag dürfen höchstens 0,2 ml Salzsäure (0,01 mol · l^{-1}) oder Natriumhydroxid-Lösung (0,01 mol · l^{-1}) verbraucht werden.

Verwandte Substanzen: Die Prüfung erfolgt mit Hilfe der Flüssigchromatographie (2.2.29).

Untersuchungslösung: 10,0 mg Substanz werden in der mobilen Phase zu 10,0 ml gelöst.

Referenzlösung a: 10,0 mg Dequaliniumchlorid zur Eignungsprüfung *CRS* werden in der mobilen Phase zu 10,0 ml gelöst.

Referenzlösung b: 10,0 mg Dequaliniumchlorid *CRS* werden in der mobilen Phase zu 10,0 ml gelöst. 1,0 ml Lösung wird mit der mobilen Phase zu 50,0 ml verdünnt.

Die Chromatographie kann durchgeführt werden mit
- einer Säule aus rostfreiem Stahl von 0,25 m Länge und 4,6 mm innerem Durchmesser, gepackt mit nachsilanisiertem, octadecylsilyliertem Kieselgel zur Chromatographie *R*
- folgender Mischung als mobile Phase bei einer Durchflußrate von 1,5 ml je Minute: 2 g Natriumhexansulfonat *R* werden in 300 ml Wasser *R* gelöst; der *p*H-Wert der Lösung wird mit Essigsäure *R* auf 4,0 eingestellt; anschließend wird die Lösung mit 700 ml Methanol *R* versetzt
- einem Spektrometer als Detektor bei einer Wellenlänge von 240 nm.

Die Empfindlichkeit des Systems wird so eingestellt, daß die Höhe des der Verunreinigung B entsprechenden Peaks im Chromatogramm mit 10 µl Referenzlösung a mindestens 25 Prozent des maximalen Ausschlags beträgt. Von der Basislinie ausgehend werden die Höhe (*A*) des Peaks der Verunreinigung B und die Höhe (*B*) des niedrigsten Punktes der Kurve zwischen diesem und dem Dequaliniumchlorid-Peak gemessen. Die Prüfung darf nur ausgewertet werden, wenn die Höhe (*A*) größer ist als das 2fache der Höhe (*B*). Falls erforderlich wird die Konzentration von Methanol in der mobilen Phase geändert.

Je 10 µl Untersuchungslösung und Referenzlösung b werden eingespritzt. Die Chromatographie der Untersuchungslösung erfolgt über eine Dauer, die der 5fachen Retentionszeit des Dequaliniumchlorid-Peaks entspricht. Im Chromatogramm der Untersuchungslösung darf die Fläche eines der Verunreinigung A entsprechenden Peaks nicht größer sein als das 0,5fache der Fläche des Hauptpeaks im Chromatogramm der Referenzlösung b (1 Prozent). Im Chromatogramm der Untersuchungslösung darf die Summe aller Peakflächen, mit Ausnahme der des Hauptpeaks, nicht größer sein als das 5fache der Fläche des Hauptpeaks im Chromatogramm der Referenzlösung b (10 Prozent). Peaks, deren Fläche kleiner ist als das 0,025fache der Fläche des Hauptpeaks im Chromatogramm der Referenzlösung b, werden nicht berücksichtigt.

Verhalten gegen Schwefelsäure: 20 mg Substanz werden in 2 ml Schwefelsäure *R* gelöst. Nach 5 min darf die Lösung nicht stärker gefärbt sein als die Farbvergleichslösung BG_4 (2.2.2, Methode I).

Trocknungsverlust (2.2.32): Höchstens 7,0 Prozent, mit 1,000 g Substanz durch Trocknen im Vakuumtrockenschrank bei 100 bis 105 °C und höchstens 0,7 kPa bestimmt.

Sulfatasche (2.4.14): Höchstens 0,1 Prozent, mit 1,0 g Substanz bestimmt.

Gehaltsbestimmung

Um Überhitzung im Reaktionsmedium zu vermeiden, wird während des Titrierens gründlich gemischt und die Titration unmittelbar nach Erreichen des Endpunkts beendet.

0,200 g Substanz, in 5 ml wasserfreier Ameisensäure *R* gelöst, werden nach Zusatz von 50 ml Acetanhydrid *R* mit Perchlorsäure ($0,1\ mol \cdot l^{-1}$) titriert. Der Endpunkt wird mit Hilfe der Potentiometrie (2.2.20) bestimmt.

1 ml Perchlorsäure ($0,1\ mol \cdot l^{-1}$) entspricht 26,38 mg $C_{30}H_{40}Cl_2N_4$.

Lagerung

Dicht verschlossen.

Verunreinigungen

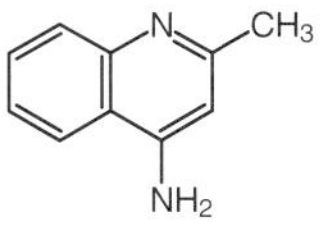

A. 2-Methylchinolin-4-amin

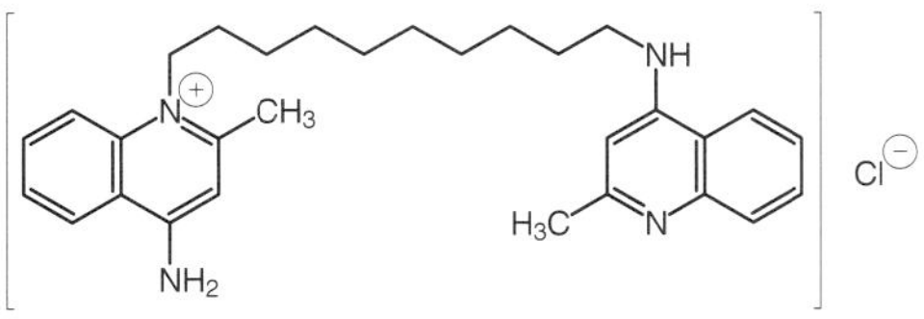

B. 4-Amino-1-[10-[(2-methylchinolin-4-yl)amino]decyl]-2-methylchinoliniumchlorid

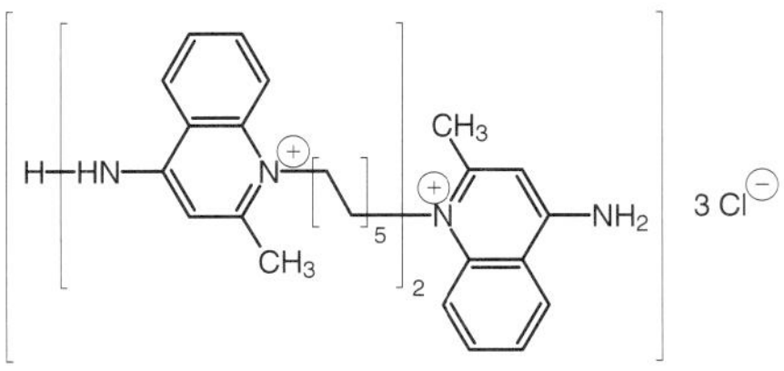

C. 1-[10-(4-Amino-2-methylchinolinio)decyl]-4-[[10-(4-amino-2-methylchinolinio)decyl]amino]-2-methylchinoliniumtrichlorid.

2000, 481

Desipraminhydrochlorid

Desipramini hydrochloridum

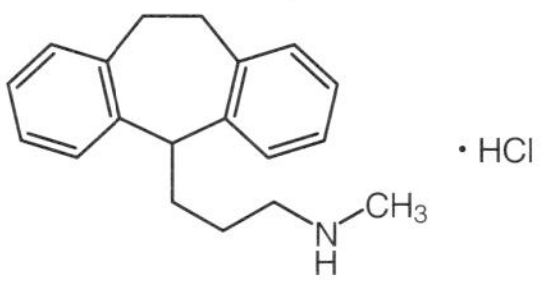

$C_{18}H_{23}ClN_2$ M_r 302,8

Definition

Desipraminhydrochlorid enthält mindestens 99,0 und höchstens 101,0 Prozent 10,11-Dihydro-5-(3-methylaminopropyl)-5*H*-dibenz[*b,f*]azepin-hydrochlorid, berechnet auf die getrocknete Substanz.

Eigenschaften

Weißes bis fast weißes, kristallines Pulver; löslich in Wasser und Ethanol.

Die Substanz schmilzt bei etwa 214 °C.

Prüfung auf Identität

1: B, E.

2: A, C, D, E.

A. 40,0 mg Substanz werden in Salzsäure ($0,01\ mol \cdot l^{-1}$) zu 100,0 ml gelöst. 5,0 ml Lösung werden mit Salzsäure ($0,01\ mol \cdot l^{-1}$) zu 100,0 ml verdünnt. Die Lösung, zwischen 230 und 350 nm gemessen, zeigt ein Absorptionsmaximum (2.2.25) bei 251 nm und eine Schulter bei 270 nm. Die spezifische Absorption im Maximum liegt zwischen 255 und 285.

B. Die Prüfung erfolgt mit Hilfe der IR-Spektroskopie (2.2.24) durch Vergleich des Spektrums der Substanz mit dem von Desipraminhydrochlorid *CRS*.

C. Die bei der Prüfung auf „Verwandte Substanzen" (siehe „Prüfung auf Reinheit") erhaltenen Chromatogramme werden ausgewertet. Der Hauptfleck im Chromatogramm der Untersuchungslösung b entspricht in bezug auf Lage, Farbe und Größe dem Hauptfleck im Chromatogramm der Referenzlösung a.

D. Etwa 50 mg Substanz werden in 3 ml Wasser *R* gelöst. Wird die Lösung mit 0,05 ml einer Lösung von Chinhydron *R* ($25\ g \cdot l^{-1}$) in Methanol *R* versetzt, entsteht innerhalb von etwa 15 min eine intensive Rosafärbung.

E. 0,5 ml Prüflösung (siehe „Prüfung auf Reinheit") werden mit 1,5 ml Wasser *R* versetzt. Die Lösung gibt die Identitätsreaktion a auf Chlorid (2.3.1).

Prüfung auf Reinheit

Prüflösung: 1,25 g Substanz werden in kohlendioxidfreiem Wasser *R*, falls erforderlich unter Erwärmen auf höchstens 30 °C, zu 25 ml gelöst.

Aussehen der Lösung: Die Prüflösung, sofort nach der Herstellung geprüft, darf nicht stärker gefärbt sein als die Farbvergleichslösung BG_6 (2.2.2, Methode II).

Sauer oder alkalisch reagierende Substanzen: 10 ml Prüflösung werden mit 0,1 ml Methylrot-Lösung *R* und 0,3 ml Natriumhydroxid-Lösung (0,01 mol · l^{-1}) versetzt. Die Lösung ist gelb gefärbt. Bis zum Farbumschlag nach Rot dürfen höchstens 0,5 ml Salzsäure (0,01 mol · l^{-1}) verbraucht werden.

Verwandte Substanzen: Die Prüfung erfolgt mit Hilfe der Dünnschichtchromatographie (2.2.27) unter Verwendung einer DC-Platte mit Kieselgel *R*.

Die Prüfung muß unter Ausschluß direkter Lichteinwirkung durchgeführt werden.

Untersuchungslösung a: 0,10 g Substanz werden in einer Mischung von gleichen Volumteilen Dichlormethan *R* und wasserfreiem Ethanol *R* zu 10 ml gelöst. *Die Lösung ist unmittelbar vor Gebrauch herzustellen.*

Untersuchungslösung b: 1 ml Untersuchungslösung a wird mit einer Mischung gleicher Volumteile Dichlormethan *R* und wasserfreiem Ethanol *R* zu 10 ml verdünnt.

Referenzlösung a: 25 mg Desipraminhydrochlorid *CRS* werden in einer Mischung gleicher Volumteile Dichlormethan *R* und wasserfreiem Ethanol *R* zu 25 ml gelöst. *Die Lösung ist unmittelbar vor Gebrauch herzustellen.*

Referenzlösung b: 1 ml Referenzlösung a wird mit einer Mischung gleicher Volumteile Dichlormethan *R* und wasserfreiem Ethanol *R* zu 50 ml verdünnt.

Auf die Platte werden 5 µl jeder Lösung aufgetragen. Die Chromatographie erfolgt mit einer Mischung von 1 Volumteil Wasser *R*, 10 Volumteilen wasserfreier Essigsäure *R* und 10 Volumteilen Toluol *R* über eine Laufstrecke von 7 cm. Die Platte wird 10 min lang im Luftstrom getrocknet, anschließend mit einer Lösung von Kaliumdichromat *R* (5 g · l^{-1}) in einer Mischung von 4 Volumteilen Wasser *R* und 1 Volumteil Schwefelsäure *R* besprüht und sofort ausgewertet. Kein im Chromatogramm der Untersuchungslösung a auftretender Nebenfleck darf größer oder stärker gefärbt sein als der Fleck im Chromatogramm der Referenzlösung b (0,2 Prozent).

Schwermetalle (2.4.8): 2,0 g Substanz müssen der Grenzprüfung C auf Schwermetalle entsprechen (20 ppm). Zur Herstellung der Referenzlösung werden 4 ml Blei-Lösung (10 ppm Pb) *R* verwendet.

Trocknungsverlust (2.2.32): Höchstens 0,5 Prozent, mit 1,000 g Substanz durch Trocknen im Trockenschrank bei 100 bis 105 °C bestimmt.

Sulfatasche (2.4.14): Höchstens 0,1 Prozent, mit 1,0 g Substanz bestimmt.

Gehaltsbestimmung

0,2500 g Substanz, in einer Mischung von 5 ml Salzsäure (0,01 mol · l^{-1}) und 50 ml Ethanol 96 % *R* gelöst, werden mit Natriumhydroxid-Lösung (0,1 mol · l^{-1}) titriert. Das zwischen den beiden mit Hilfe der Potentiometrie (2.2.20) bestimmten Wendepunkten zugesetzte Volumen wird abgelesen.

1 ml Natriumhydroxid-Lösung (0,1 mol · l^{-1}) entspricht 30,28 mg $C_{18}H_{23}ClN_2$.

Lagerung

Vor Licht geschützt.

2001, 712

Desmopressin

Desmopressinum

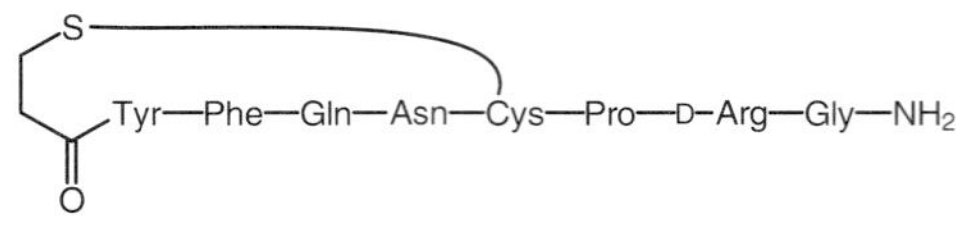

$C_{46}H_{64}N_{14}O_{12}S_2$ M_r 1069

Definition

Desmopressin ist ein synthetisches cyclisches Nonapeptid mit antidiuretischer Wirkung, das mindestens 95,0 und höchstens 105,0 Prozent des Peptids $C_{46}H_{64}N_{14}O_{12}S_2$, berechnet auf die wasser- und essigsäurefreie Substanz, enthält. Die Substanz liegt als Acetat vor.

Eigenschaften

Weißes, lockeres Pulver; löslich in Wasser, Essigsäure 99 % und Ethanol.

Prüfung auf Identität

Die bei der „Gehaltsbestimmung“ erhaltenen Chromatogramme werden ausgewertet. Der Hauptpeak im Chromatogramm der Untersuchungslösung entspricht in bezug auf Retentionszeit und Größe annähernd dem Hauptpeak im Chromatogramm der Referenzlösung.

Prüfung auf Reinheit

Spezifische Drehung (2.2.7): 10,0 mg Substanz werden in einer 1prozentigen Lösung (*V/V*) von Essigsäure 98 % *R* zu 5,0 ml gelöst. Die spezifische Drehung muß zwischen –72 und –82° liegen, berechnet auf die wasser- und essigsäurefreie Substanz.

Aminosäuren: Die Prüfung erfolgt mit Hilfe eines Aminosäureanalysators. Das Gerät wird mit Hilfe einer

Mischung eingestellt, die äquimolare Mengen Ammoniak, Glycin und folgender L-Aminosäuren

Lysin	Alanin
Histidin	Valin
Arginin	Methionin
Aspartinsäure	Isoleucin
Threonin	Leucin
Serin	Tyrosin
Glutaminsäure	Phenylalanin
Prolin	

sowie die halbe äquimolare Menge an L-Cystin enthält.

Zur Validierung der Methode wird ein geeigneter Interner Standard, wie DL-Norleucin *R*, eingesetzt.

Untersuchungslösung: 1,0 mg Substanz wird in eine sorgfältig gereinigte Ampulle aus Hartglas von 100 mm Länge und 6 mm innerem Durchmesser gegeben. Eine geeignete Menge einer 50prozentigen Lösung (*V/V*) von Salzsäure *R* wird zugegeben. Die Ampulle wird in eine Kältemischung von –5 °C getaucht, evakuiert, bis der Druck unterhalb von 133 Pa liegt, und zugeschmolzen. Nach 16 h langem Erhitzen bei 110 bis 115 °C wird abgekühlt, die Ampulle geöffnet und der Inhalt mit 5mal je 0,2 ml Wasser *R* in einen 10-ml-Kolben überführt. Anschließend wird unter vermindertem Druck über Kaliumhydroxid *R* zur Trockne eingedampft. Der Rückstand wird in Wasser *R* gelöst und unter vermindertem Druck über Kaliumhydroxid *R* zur Trockne eingedampft. Dieser Vorgang wird nochmals wiederholt. Der Rückstand wird in einer für den verwendeten Aminosäureanalysator geeigneten Pufferlösung aufgenommen und mit der gleichen Pufferlösung auf ein geeignetes Volumen verdünnt. Ein geeignetes Volumen wird in den Aminosäureanalysator eingebracht.

Der Anteil jeder Aminosäure wird in Mol ausgedrückt. Die relativen Verhältnisse der Aminosäuren werden unter der Annahme, daß ein Sechstel der Summe der Mole von Aspartinsäure, Glutaminsäure, Prolin, Glycin, Arginin und Phenylalanin gleich 1 ist, berechnet. Die Werte müssen innerhalb folgender Grenzen liegen: Aspartinsäure 0,95 bis 1,05; Glutaminsäure 0,95 bis 1,05; Prolin 0,95 bis 1,05; Glycin 0,95 bis 1,05; Arginin 0,95 bis 1,05; Phenylalanin 0,95 bis 1,05; Tyrosin 0,70 bis 1,05; Halb-Cystin 0,30 bis 1,05. Lysin, Isoleucin und Leucin dürfen nicht, andere Aminosäuren höchstens in Spuren vorhanden sein.

Verwandte Peptide: Die Prüfung erfolgt mit Hilfe der Flüssigchromatographie (2.2.29) nach der unter „Gehaltsbestimmung" beschriebenen Methode und den in der nachstehenden Tabelle aufgeführten Elutionsbedingungen bei einer Durchflußrate von 1,5 ml je Minute:

Zeit (min)	Mobile Phase A (% *V/V*)	Mobile Phase B (% *V/V*)	Erläuterungen
0 – 4	76	24	isokratisch
4 – 18	76 → 58	24 → 42	linearer Gradient
18 – 35	58 → 48	42 → 52	linearer Gradient
35 – 40	48 → 76	52 → 24	zurück zur Anfangszusammensetzung
40 – 50	76	24	Re-Äquilibrierung

50 µl Lösung zur Bestimmung des Auflösungsvermögens werden eingespritzt und der Desmopressin- und Oxytocin-Peak (der erste beziehungsweise zweite Peak) identifiziert. Falls erforderlich wird die Konzentration an Acetonitril in der mobilen Phase so verändert, daß für den Desmopressin-Peak eine Retentionszeit von etwa 16 min erhalten wird. Die Prüfung darf nur ausgewertet werden, wenn die Auflösung zwischen den Peaks von Desmopressin und Oxytocin mindestens 1,5 beträgt.

50 µl Untersuchungslösung werden eingespritzt. Keine Peakfläche, mit Ausnahme der des Hauptpeaks, darf größer sein als 0,5 Prozent der Gesamtfläche aller Peaks. Die Summe aller Peakflächen, mit Ausnahme der des Hauptpeaks, darf nicht größer sein als 1,5 Prozent der Gesamtfläche aller Peaks. Lösungsmittelpeaks und Peaks, deren Fläche kleiner ist als 0,05 Prozent der Fläche des Hauptpeaks, werden nicht berücksichtigt.

Essigsäure (2.5.34): 3,0 bis 8,0 Prozent.

Untersuchungslösung: 20,0 mg Substanz werden in einer Mischung von 5 Volumteilen mobiler Phase B und 95 Volumteilen mobiler Phase A zu 10,0 ml gelöst.

Wasser (2.5.32): Höchstens 6,0 Prozent, nach der Mikrobestimmung von Wasser bestimmt.

Sterilität (2.6.1): Desmopressin zur Herstellung von Parenteralia, das dabei keinem weiteren geeigneten Sterilisationsverfahren unterworfen wird, muß der Prüfung entsprechen.

Bakterien-Endotoxine (2.6.14): Desmopressin zur Herstellung von Parenteralia, das dabei keinem weiteren geeigneten Verfahren zur Beseitigung von Bakterien-Endotoxinen unterworfen wird, darf höchstens 500 I.E. Bakterien-Endotoxine je Milligramm Substanz enthalten.

Gehaltsbestimmung

Die Bestimmung erfolgt mit Hilfe der Flüssigchromatographie (2.2.29).

Untersuchungslösung: 1,0 mg Substanz wird in 2,0 ml Wasser *R* gelöst.

Referenzlösung: Der Inhalt einer Durchstechflasche Desmopressin *CRS* wird in Wasser *R* zu einer Konzentration von 0,5 mg · ml^{-1} gelöst.

Lösung zur Bestimmung des Auflösungsvermögens: Der Inhalt einer Durchstechflasche Oxytocin/Desmopressin-Mischung zur Eignungsprüfung *CRS* wird in 500 µl Wasser *R* gelöst.

Die Chromatographie kann durchgeführt werden mit

- einer Säule aus rostfreiem Stahl von 0,12 m Länge und 4,0 mm innerem Durchmesser, gepackt mit octadecylsilyliertem Kieselgel zur Chromatographie *R* (5 µm)
- einer Mischung von 60 Volumteilen mobiler Phase A und 40 Volumteilen mobiler Phase B als mobile Phase bei einer Durchflußrate von 2,0 ml je Minute:
  Mobile Phase A: Phosphat-Pufferlösung *p*H 7,0 (0,067 mol · l^{-1}) *R*, filtriert und entgast
  Mobile Phase B: gleiche Volumteile von mobiler Phase A und Acetonitril zur Chromatographie *R* werden gemischt, filtriert und entgast
- einem Spektrometer als Detektor bei einer Wellenlänge von 220 nm.

D

Monographien

50 µl Lösung zur Bestimmung des Auflösungsvermögens werden eingespritzt und der Desmopressin- und Oxytocin-Peak (der erste beziehungsweise zweite Peak) identifiziert. Falls erforderlich wird die Konzentration an Acetonitril in der mobilen Phase so verändert, daß für den Desmopressin-Peak eine Retentionszeit von etwa 5 min erhalten wird. Die Bestimmung darf nur ausgewertet werden, wenn die Auflösung zwischen den Peaks von Desmopressin und Oxytocin mindestens 1,5 beträgt.

Je 50 µl Untersuchungs- und Referenzlösung werden eingespritzt.

Der Gehalt an $C_{46}H_{64}N_{14}O_{12}S_2$ wird aus den Peakflächen in den mit der Untersuchungslösung und der Referenzlösung erhaltenen Chromatogrammen und dem angegebenen Gehalt an $C_{46}H_{64}N_{14}O_{12}S_2$ für Desmopressin *CRS* berechnet.

Lagerung

Dicht verschlossen, vor Licht geschützt, zwischen 2 und 8 °C. Falls die Substanz steril ist, im Behältnis mit Sicherheitsverschluß.

Beschriftung

Die Beschriftung gibt insbesondere an
- die Peptidmenge je Behältnis
- falls zutreffend, daß die Substanz steril ist
- falls zutreffend, daß die Substanz frei von Bakterien-Endotoxinen ist.

Dieser Text enthält für die englisch- und/oder französischsprachige 4. Ausgabe 2002 vorgesehene Berichtigungen.

2001, 1414

Detomidinhydrochlorid für Tiere

Detomidini hydrochloridum ad usum veterinarium

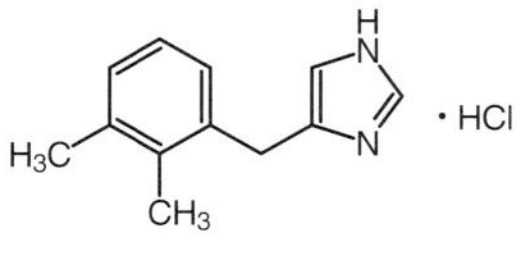

$C_{12}H_{15}ClN_2$ M_r 222,7

Definition

Detomidinhydrochlorid für Tiere enthält mindestens 98,5 und höchstens 101,5 Prozent 4-(2,3-Dimethylbenzyl)-1*H*-imidazol-hydrochlorid, berechnet auf die getrocknete Substanz.

Eigenschaften

Weißes bis fast weißes, hygroskopisches, kristallines Pulver; löslich in Wasser, leicht löslich in Ethanol, sehr schwer löslich in Dichlormethan, praktisch unlöslich in Aceton.

Die Substanz schmilzt bei etwa 160 °C.

Prüfung auf Identität

A. Die Prüfung erfolgt mit Hilfe der IR-Spektroskopie (2.2.24) durch Vergleich des Spektrums der Substanz mit dem von Detomidinhydrochlorid *CRS*. Die Prüfung erfolgt mit Hilfe von Preßlingen. Wenn die erhaltenen Spektren unterschiedlich sind, werden Substanz und Referenzsubstanz im Trockenschrank bei 100 bis 105 °C getrocknet und erneut Spektren aufgenommen.

B. Die Substanz gibt die Identitätsreaktion a auf Chlorid (2.3.1).

Prüfung auf Reinheit

Aussehen der Lösung: 0,25 g Substanz werden in Wasser *R* zu 25 ml gelöst. Die Lösung muß klar (2.2.1) und farblos (2.2.2, Methode II) sein.

Verwandte Substanzen: Die Prüfung erfolgt mit Hilfe der Flüssigchromatographie (2.2.29).

Untersuchungslösung: 25,0 mg Substanz werden in 20 ml mobiler Phase gelöst. Die Lösung wird mit der mobilen Phase zu 50,0 ml verdünnt.

Referenzlösung a: 0,20 ml Untersuchungslösung werden mit der mobilen Phase zu 100,0 ml verdünnt.

Referenzlösung b: 1 mg Detomidin-Verunreinigung B *CRS* wird in der mobilen Phase zu 100 ml gelöst. 1 ml Lösung wird mit Referenzlösung a zu 10 ml verdünnt.

Die Chromatographie kann durchgeführt werden mit
- einer Säule aus rostfreiem Stahl von 0,15 m Länge und 4,6 mm innerem Durchmesser, gepackt mit octylsilyliertem Kieselgel zur Chromatographie *R* (5 µm)
- einer Mischung von 35 Volumteilen Acetonitril *R* und 65 Volumteilen einer Lösung von Ammoniumphosphat *R* (2,64 g · l^{-1}) als mobile Phase bei einer Durchflußrate von 1 ml je Minute
- einem Spektrometer als Detektor bei einer Wellenlänge von 220 nm.

Werden die Chromatogramme unter den vorgeschriebenen Bedingungen aufgezeichnet, beträgt die Retentionszeit für Detomidin etwa 7 min und die relative Retention bezogen auf Detomidin für Verunreinigung A etwa 0,4, für Verunreinigung B etwa 2,0 und für Verunreinigung C etwa 3,0.

20 µl Referenzlösung a werden eingespritzt. Die Empfindlichkeit des Systems wird so eingestellt, daß die Höhe des Hauptpeaks im Chromatogramm mindestens 50 Prozent des maximalen Ausschlags beträgt.

20 µl Referenzlösung b werden eingespritzt. Die Prüfung darf nur ausgewertet werden, wenn die Auflösung zwischen den Peaks von Detomidin und Verunreinigung B mindestens 5 beträgt.

20 µl Untersuchungslösung werden eingespritzt. Die Chromatographie erfolgt über eine Dauer, die der

4fachen Retentionszeit des Hauptpeaks entspricht. Die Flächen der der Verunreinigung C und ihrem Diastereomer entsprechenden Peaks, die mit einer relativen Retention von etwa 3 eluiert werden, werden mit einem Korrekturfaktor von 2,7 multipliziert. Die Summe dieser Peakflächen darf nicht größer sein als das 2,5fache der Fläche des Hauptpeaks im Chromatogramm der Referenzlösung a (0,5 Prozent). Keine Peakfläche, mit Ausnahme der des Hauptpeaks und der der Verunreinigung C, darf größer sein als die Fläche des Hauptpeaks im Chromatogramm der Referenzlösung a (0,2 Prozent). Im Chromatogramm der Untersuchungslösung darf die Summe aller Peakflächen, mit Ausnahme der des Hauptpeaks, nicht größer sein als das 5fache der Fläche des Hauptpeaks im Chromatogramm der Referenzlösung a (1 Prozent). Peaks, deren Fläche kleiner ist als das 0,25fache der Fläche des Hauptpeaks im Chromatogramm der Referenzlösung a, werden nicht berücksichtigt.

Trocknungsverlust (2.2.32): Höchstens 0,5 Prozent, mit 1,000 g Substanz durch Trocknen im Trockenschrank bei 100 bis 105 °C bestimmt.

Sulfatasche (2.4.14): Höchstens 0,1 Prozent, mit 1,0 g Substanz bestimmt.

Gehaltsbestimmung

0,170 g Substanz, in 50 ml Ethanol 96 % *R* gelöst, werden nach Zusatz von 5,0 ml Salzsäure (0,01 mol · l^{-1}) mit Natriumhydroxid-Lösung (0,1 mol · l^{-1}) titriert. Das zwischen den beiden mit Hilfe der Potentiometrie (2.2.20) bestimmten Wendepunkten zugesetzte Volumen wird abgelesen.

1 ml Natriumhydroxid-Lösung (0,1 mol · l^{-1}) entspricht 22,27 mg $C_{12}H_{15}ClN_2$.

Lagerung

Dicht verschlossen.

Verunreinigungen

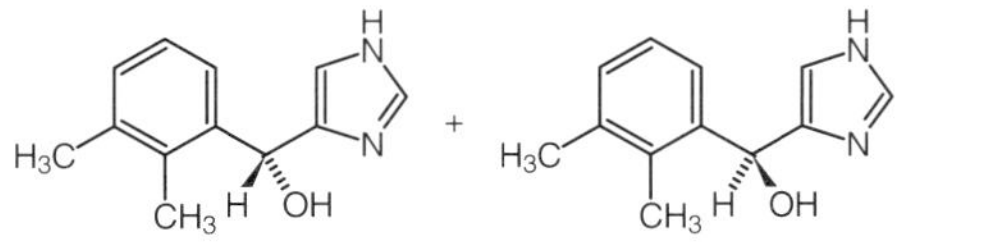

A. (*RS*)-(2,3-Dimethylphenyl)(1*H*-imidazol-4-yl)methanol

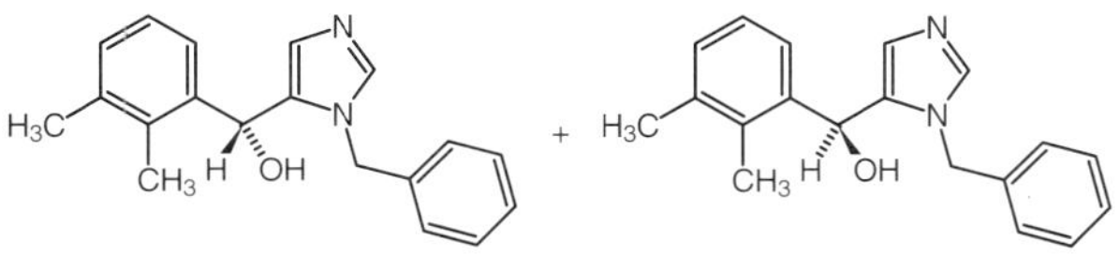

B. (*RS*)-(1-Benzyl-1*H*-imidazol-5-yl)(2,3-dimethylphenyl)methanol

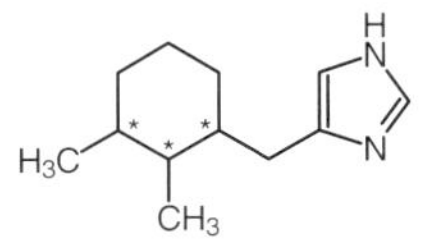

C. 4-[(2,3-Dimethylcyclohexyl)methyl]-1*H*-imidazol.

1998, 388

Dexamethason

Dexamethasonum

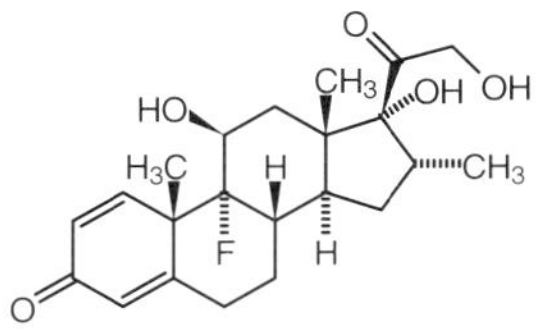

$C_{22}H_{29}FO_5$ M_r 392,5

Definition

Dexamethason enthält mindestens 97,0 und höchstens 103,0 Prozent 9-Fluor-11β,17,21-trihydroxy-16α-methylpregna-1,4-dien-3,20-dion, berechnet auf die getrocknete Substanz.

Eigenschaften

Weißes bis fast weißes, kristallines Pulver; praktisch unlöslich in Wasser, wenig löslich in wasserfreiem Ethanol, schwer löslich in Dichlormethan.

Die Substanz schmilzt bei etwa 255 °C unter Zersetzung.

Prüfung auf Identität

1: B, C.
2: A, C, D, E.

A. 10,0 mg Substanz werden in wasserfreiem Ethanol *R* zu 100,0 ml gelöst. In einem Reagenzglas mit Schliffstopfen werden 2,0 ml Lösung mit 10,0 ml Phenylhydrazin-Schwefelsäure *R* versetzt. Die Mischung wird 20 min lang im Wasserbad von 60 °C erhitzt und sofort abgekühlt. Die Absorption (2.2.25), im Maximum bei 419 nm gemessen, beträgt mindestens 0,4.

B. Die Prüfung erfolgt mit Hilfe der IR-Spektroskopie (2.2.24) durch Vergleich des Spektrums der Substanz mit dem von Dexamethason *CRS*.

C. Die Prüfung erfolgt mit Hilfe der Dünnschichtchromatographie (2.2.27) unter Verwendung einer Schicht eines geeigneten Kieselgels, das einen Fluoreszenzindikator mit intensivster Anregung der Fluoreszenz bei 254 nm enthält.

Untersuchungslösung: 10 mg Substanz werden in einer Mischung von 1 Volumteil Methanol *R* und 9 Volumteilen Dichlormethan *R* zu 10 ml gelöst.

Referenzlösung a: 20 mg Dexamethason *CRS* werden in einer Mischung von 1 Volumteil Methanol *R* und 9 Volumteilen Dichlormethan *R* zu 20 ml gelöst.

Referenzlösung b: 10 mg Betamethason *CRS* werden in der Referenzlösung a zu 10 ml gelöst.

Auf die Platte werden 5 µl jeder Lösung aufgetragen. Die Chromatographie erfolgt mit einer Mischung von 5 Volumteilen 1-Butanol *R*, das mit Wasser *R* gesättigt ist, 10 Volumteilen Toluol *R* und 85 Volumteilen Ether *R* über eine Laufstrecke von 15 cm. Die Platte wird an der Luft trocknen gelassen und im ultravioletten Licht bei 254 nm ausgewertet. Der Hauptfleck im Chromatogramm der Untersuchungslösung entspricht in bezug auf Lage und Größe dem Hauptfleck im Chromatogramm der Referenzlösung a. Die Platte wird mit ethanolischer Schwefelsäure *R* besprüht, 10 min lang oder bis zum Erscheinen von Flekken bei 120 °C erhitzt und erkalten gelassen. Die Auswertung erfolgt im Tageslicht und im ultravioletten Licht bei 365 nm. Der Hauptfleck im Chromatogramm der Untersuchungslösung entspricht in bezug auf Lage, Farbe im Tageslicht, Fluoreszenz im ultravioletten Licht bei 365 nm und Größe dem Hauptfleck im Chromatogramm der Referenzlösung a. Die Prüfung darf nur ausgewertet werden, wenn das Chromatogramm der Referenzlösung b zwei Flecke zeigt, die möglicherweise nicht vollständig voneinander getrennt sind.

D. Etwa 2 mg Substanz werden unter Schütteln in 2 ml Schwefelsäure *R* gelöst. Innerhalb von 5 min entwikkelt sich eine schwache, rotbraune Färbung. Wird die Lösung zu 10 ml Wasser *R* gegeben und gemischt, verschwindet die Färbung.

E. Etwa 5 mg Substanz werden in einem Tiegel mit 45 mg schwerem Magnesiumoxid *R* gemischt. Die Mischung wird so lange geglüht, bis der Rückstand fast weiß ist (normalerweise weniger als 5 min lang). Nach dem Erkalten werden 1 ml Wasser *R*, 0,05 ml Phenolphthalein-Lösung *R* 1 und etwa 1 ml verdünnte Salzsäure *R* zugesetzt, so daß die Lösung farblos ist. Die Mischung wird filtriert. Eine frisch hergestellte Mischung von 0,1 ml Alizarin-S-Lösung *R* und 0,1 ml Zirconiumnitrat-Lösung *R* wird mit 1,0 ml Filtrat versetzt. Nach dem Mischen wird 5 min lang stehengelassen und die Färbung mit der einer unter gleichen Bedingungen hergestellten Blindlösung verglichen. Die Lösung ist gelb, die Blindlösung rot gefärbt.

Prüfung auf Reinheit

Spezifische Drehung (2.2.7): 0,250 g Substanz werden in Dioxan *R* zu 25,0 ml gelöst. Die spezifische Drehung muß zwischen +75 und +80° liegen, berechnet auf die getrocknete Substanz.

Verwandte Substanzen: Die Prüfung erfolgt mit Hilfe der Flüssigchromatographie (2.2.29).

Untersuchungslösung: 25,0 mg Substanz werden in einer 50prozentigen Lösung (*V/V*) von Acetonitril *R* in Methanol *R* zu 10,0 ml gelöst.

Referenzlösung a: 2 mg Dexamethason *CRS* und 2 mg Methylprednisolon *CRS* werden in der mobilen Phase A zu 100,0 ml gelöst.

Referenzlösung b: 1,0 ml Untersuchungslösung wird mit der mobilen Phase A zu 100,0 ml verdünnt.

Die Chromatographie kann durchgeführt werden mit

- einer Säule aus rostfreiem Stahl von 0,25 m Länge und 4,6 mm innerem Durchmesser, gepackt mit octadecylsilyliertem Kieselgel zur Chromatographie *R* (5 µm)
- einer Mischung der mobilen Phasen A und B unter Einsatz der Gradientenelution bei einer Durchflußrate von 2,5 ml je Minute gemäß der Tabelle

  Mobile Phase A: In einem 1000-ml-Meßkolben werden 250 ml Acetonitril *R* und 700 ml Wasser *R* gemischt; die mobile Phase wird zum Äquilibrieren stehengelassen, mit Wasser *R* zu 1000 ml verdünnt und erneut gemischt

  Mobile Phase B: Acetonitril *R*

Zeit (min)	Mobile Phase A (% *V/V*)	Mobile Phase B (% *V/V*)	Erläuterungen
0	100	0	isokratisch
15	100 → 0	0 → 100	linearer Elutionsgradient
40	0	100	Ende des Chromatogramms, zurück zu 100 % A
41	100	0	zurück zum Anfangsgleichgewicht mit A
46 = 0	100	0	Anfangsgleichgewicht, Beginn des nächsten Chromatogramms

- einem Spektrometer als Detektor bei einer Wellenlänge von 254 nm.

Die Temperatur der Säule wird bei 45 °C gehalten.

Die Säule wird mindestens 30 min lang mit der mobilen Phase B und anschließend 5 min lang mit der mobilen Phase A bei einer Durchflußrate von 2,5 ml je Minute äquilibriert. Für die nachfolgenden Chromatogramme wird die Säule wie in der Tabelle zwischen 40 und 46 min angegeben äquilibriert.

Die Empfindlichkeit des Systems wird so eingestellt, daß die Höhe des Hauptpeaks im Chromatogramm mit 20 µl Referenzlösung b mindestens 50 Prozent des maximalen Ausschlags beträgt.

20 µl Referenzlösung a werden eingespritzt. Werden die Chromatogramme unter den vorgeschriebenen Bedingungen aufgezeichnet, betragen die Retentionszeiten für Methylprednisolon etwa 11,5 min und für Dexamethason etwa 13 min. Die Prüfung darf nur ausgewertet werden, wenn die Auflösung zwischen den Peaks von Methylprednisolon und Dexamethason mindestens 2,8 beträgt. Falls erforderlich wird die Konzentration von Acetonitril in der mobilen Phase A geändert.

20 µl einer 50prozentigen Lösung (*V/V*) von Acetonitril *R* in Methanol *R* als Blindlösung und je 20 µl Untersuchungslösung und Referenzlösung b werden getrennt eingespritzt. Die Chromatographie erfolgt über eine Dauer, die der 2fachen Retentionszeit des Hauptpeaks im Chromatogramm der Untersuchungslösung entspricht. Im Chromatogramm der Untersuchungslösung darf keine Peakfläche, mit Ausnahme der des Hauptpeaks, größer sein als das 0,5fache der Fläche des Hauptpeaks im Chromatogramm der Referenzlösung b (0,5 Prozent). Im Chromatogramm der Untersuchungslösung darf die Summe aller Peakflächen, mit Ausnahme der des Hauptpeaks, nicht größer sein als die Fläche des

Hauptpeaks im Chromatogramm der Referenzlösung b (1 Prozent). Peaks der Blindlösung und Peaks, deren Fläche kleiner ist als das 0,05fache der Fläche des Hauptpeaks im Chromatogramm der Referenzlösung b, werden nicht berücksichtigt.

Trocknungsverlust (2.2.32): Höchstens 0,5 Prozent, mit 0,500 g Substanz durch Trocknen im Trockenschrank bei 100 bis 105 °C bestimmt.

Gehaltsbestimmung

0,100 g Substanz werden in Ethanol 96 % *R* zu 100,0 ml gelöst. 2,0 ml Lösung werden mit Ethanol 96 % *R* zu 100,0 ml verdünnt. Die Absorption (2.2.25) wird im Maximum bei 238,5 nm gemessen.

Der Gehalt an $C_{22}H_{29}FO_5$ wird mit Hilfe der spezifischen Absorption berechnet ($A^{1\%}_{1\,\mathrm{cm}}$ = 394).

Lagerung

Gut verschlossen, vor Licht geschützt.

2001, 549

Dexamethasondihydrogenphosphat-Dinatrium

Dexamethasoni natrii phosphas

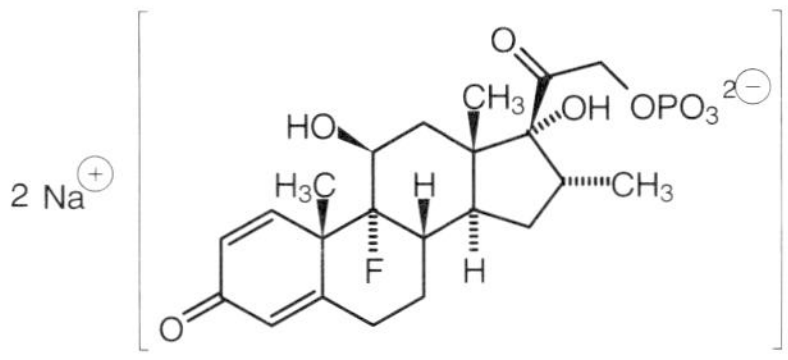

$C_{22}H_{28}FNa_2O_8P$ M_r 516,4

Definition

Dexamethasondihydrogenphosphat-Dinatrium enthält mindestens 97,0 und höchstens 103,0 Prozent 9-Fluor-11β,17,21-trihydroxy-16α-methylpregna-1,4-dien-3,20-dion-21-yldihydrogenphosphat, Dinatriumsalz, berechnet auf die wasser- und ethanolfreie Substanz.

Eigenschaften

Weißes bis fast weißes, sehr hygroskopisches Pulver; leicht löslich in Wasser, schwer löslich in Ethanol, praktisch unlöslich in Dichlormethan und Ether.

Die Substanz zeigt Polymorphie.

Prüfung auf Identität

1: B, C.
2: A, C, D, E, F.

A. 10,0 mg Substanz werden in 5 ml Wasser *R* gelöst. Die Lösung wird mit wasserfreiem Ethanol *R* zu 100,0 ml verdünnt. 2,0 ml Lösung werden in einem Reagenzglas mit Schliffstopfen mit 10,0 ml Phenylhydrazin-Schwefelsäure *R* gemischt. Die Mischung wird 20 min lang im Wasserbad von 60 °C erhitzt und sofort abgekühlt. Die Absorption (2.2.25), im Maximum bei 419 nm gemessen, beträgt mindestens 0,20.

B. Die Prüfung erfolgt mit Hilfe der IR-Spektroskopie (2.2.24) durch Vergleich des Spektrums der Substanz mit dem von Dexamethasondihydrogenphosphat-Dinatrium *CRS*. Wenn die Spektren bei der Prüfung in fester Form unterschiedlich sind, werden Substanz und Referenzsubstanz getrennt in der eben notwendigen Menge Ethanol 96 % *R* gelöst. Nach Eindampfen der Lösungen auf dem Wasserbad werden mit den Rückständen erneut Spektren aufgenommen.

C. Die Prüfung erfolgt mit Hilfe der Dünnschichtchromatographie (2.2.27) unter Verwendung einer Schicht eines geeigneten Kieselgels, das einen Fluoreszenzindikator mit intensivster Anregung der Fluoreszenz bei 254 nm enthält.

Untersuchungslösung: 10 mg Substanz werden in Methanol *R* zu 10 ml gelöst.

Referenzlösung a: 20 mg Dexamethasondihydrogenphosphat-Dinatrium *CRS* werden in Methanol *R* zu 20 ml gelöst.

Referenzlösung b: 10 mg Prednisolondihydrogenphosphat-Dinatrium *CRS* werden in der Referenzlösung a zu 10 ml gelöst.

Auf die Platte werden 5 µl jeder Lösung aufgetragen. Die Chromatographie erfolgt mit einer Mischung von 20 Volumteilen Essigsäure 98 % *R*, 20 Volumteilen Wasser *R* und 60 Volumteilen 1-Butanol *R* über eine Laufstrecke von 15 cm. Die Platte wird an der Luft trocknen gelassen und im ultravioletten Licht bei 254 nm ausgewertet. Der Hauptfleck im Chromatogramm der Untersuchungslösung entspricht in bezug auf Lage und Größe dem Hauptfleck im Chromatogramm der Referenzlösung a. Die Platte wird mit ethanolischer Schwefelsäure *R* besprüht, 10 min lang oder bis zum Erscheinen von Flecken bei 120 °C erhitzt und erkalten gelassen. Die Auswertung erfolgt im Tageslicht und im ultravioletten Licht bei 365 nm. Der Hauptfleck im Chromatogramm der Untersuchungslösung entspricht in bezug auf Lage, Farbe im Tageslicht, Fluoreszenz im ultravioletten Licht bei 365 nm und Größe dem Hauptfleck im Chromatogramm der Referenzlösung a. Die Prüfung darf nur ausgewertet werden, wenn das Chromatogramm der Referenzlösung b zwei Flecke zeigt, die möglicherweise nicht vollständig voneinander getrennt sind.

D. Etwa 2 mg Substanz werden unter Schütteln in 2 ml Schwefelsäure *R* gelöst. Innerhalb von 5 min entwikkelt sich eine schwache, gelblichbraune Färbung. Die Lösung wird zu 10 ml Wasser *R* gegeben. Nach dem Mischen verblaßt die Färbung, und die Lösung bleibt klar.

E. Etwa 5 mg Substanz werden in einem Tiegel mit 45 mg schwerem Magnesiumoxid *R* gemischt. Die Mischung wird so lange geglüht, bis der Rückstand fast weiß ist (normalerweise weniger als 5 min lang). Nach dem Erkalten werden 1 ml Wasser *R*, 0,05 ml Phenolphthalein-Lösung *R* 1 und etwa 1 ml verdünnte Salzsäure *R* zugesetzt, so daß die Lösung farblos ist. Die Mischung wird filtriert. Eine frisch hergestellte Mischung von 0,1 ml Alizarin-S-Lösung *R* und 0,1 ml Zirconiumnitrat-Lösung *R* wird mit 1,0 ml Filtrat versetzt. Nach dem Mischen wird 5 min lang stehengelassen und die Färbung mit der einer unter gleichen Bedingungen hergestellten Blindlösung verglichen. Die Lösung ist gelb, die Blindlösung rot gefärbt.

F. 40 mg Substanz werden mit 2 ml Schwefelsäure *R* bis zum Erscheinen weißer Dämpfe vorsichtig erhitzt. Dann wird tropfenweise mit Salpetersäure *R* versetzt und so lange weiter erhitzt, bis die Lösung fast farblos ist. Nach dem Abkühlen wird mit 2 ml Wasser *R* versetzt, erneut bis zum Erscheinen weißer Dämpfe erhitzt und abgekühlt. Nach Zusatz von 10 ml Wasser *R* wird mit verdünnter Ammoniak-Lösung *R* 1 gegen rotes Lackmuspapier *R* neutralisiert. Die Lösung gibt die Identitätsreaktion a auf Natrium (2.3.1) und die Identitätsreaktion b auf Phosphat (2.3.1).

Prüfung auf Reinheit

Prüflösung: 1,0 g Substanz wird in kohlendioxidfreiem Wasser *R* zu 20 ml gelöst.

Aussehen der Lösung: Die Prüflösung muß klar (2.2.1) und darf nicht stärker gefärbt sein als die Farbvergleichslösung B_7 (2.2.2, Methode II).

***p*H-Wert** (2.2.3): 1 ml Prüflösung wird mit kohlendioxidfreiem Wasser *R* zu 5 ml verdünnt. Der *p*H-Wert dieser Lösung muß zwischen 7,5 und 9,5 liegen.

Spezifische Drehung (2.2.7): 0,250 g Substanz werden in Wasser *R* zu 25,0 ml gelöst. Die spezifische Drehung muß zwischen +75 und +83° liegen, berechnet auf die wasser- und ethanolfreie Substanz.

Verwandte Substanzen: Die Prüfung erfolgt mit Hilfe der Flüssigchromatographie (2.2.29).

Untersuchungslösung: 25,0 mg Substanz werden in der mobilen Phase zu 10,0 ml gelöst.

Referenzlösung a: 2 mg Dexamethasondihydrogenphosphat-Dinatrium *CRS* und 2 mg Betamethasondihydrogenphosphat-Dinatrium *CRS* werden in der mobilen Phase zu 100,0 ml gelöst.

Referenzlösung b: 1,0 ml Untersuchungslösung wird mit der mobilen Phase zu 100,0 ml verdünnt.

Die Chromatographie kann durchgeführt werden mit
- einer Säule aus rostfreiem Stahl von 0,25 m Länge und 4,6 mm innerem Durchmesser, gepackt mit octadecylsilyliertem Kieselgel zur Chromatographie *R* (5 µm)
- folgender mobilen Phase bei einer Durchflußrate von 1 ml je Minute: In einem 250-ml-Erlenmeyerkolben werden 1,360 g Kaliumdihydrogenphosphat *R* und 0,600 g Hexylamin *R* gemischt und 10 min lang stehengelassen; die Mischung wird in 182,5 ml Wasser *R* gelöst, die Lösung mit 67,5 ml Acetonitril *R* versetzt, gemischt und filtriert (0,45 µm)
- einem Spektrometer als Detektor bei einer Wellenlänge von 254 nm.

Die Säule wird mit der mobilen Phase bei einer Durchflußrate von 1 ml je Minute etwa 45 min lang äquilibriert. Die Empfindlichkeit des Systems wird so eingestellt, daß die Höhe des Hauptpeaks im Chromatogramm mit 20 µl Referenzlösung b mindestens 50 Prozent des maximalen Ausschlags beträgt.

20 µl Referenzlösung a werden eingespritzt. Werden die Chromatogramme unter den vorgeschriebenen Bedingungen aufgezeichnet, betragen die Retentionszeiten für Betamethasondihydrogenphosphat-Dinatrium etwa 12,5 min und für Dexamethasondihydrogenphosphat-Dinatrium etwa 14 min. Die Prüfung darf nur ausgewertet werden, wenn die Auflösung zwischen den Peaks von Betamethasondihydrogenphosphat-Dinatrium und Dexamethasondihydrogenphosphat-Dinatrium mindestens 2,2 beträgt. Falls erforderlich wird die Konzentration von Acetonitril in der mobilen Phase geringfügig geändert oder die Konzentration von Wasser erhöht.

Je 20 µl Untersuchungslösung und Referenzlösung b werden eingespritzt. Die Chromatographie erfolgt über eine Dauer, die der 2fachen Retentionszeit des Hauptpeaks entspricht. Im Chromatogramm der Untersuchungslösung darf keine Peakfläche, mit Ausnahme der des Hauptpeaks, größer sein als das 0,5fache der Fläche des Hauptpeaks im Chromatogramm der Referenzlösung b (0,5 Prozent). Im Chromatogramm der Untersuchungslösung darf die Summe aller Peakflächen, mit Ausnahme der des Hauptpeaks, nicht größer sein als die Fläche des Hauptpeaks im Chromatogramm der Referenzlösung b (1 Prozent). Peaks, deren Fläche kleiner ist als das 0,05fache der Fläche des Hauptpeaks im Chromatogramm der Referenzlösung b, werden nicht berücksichtigt.

Anorganische Phosphate: 50 mg Substanz werden in Wasser *R* zu 100 ml gelöst. 10 ml Lösung werden mit 5 ml Molybdat-Vanadat-Reagenz *R* gemischt. Zur Herstellung der Referenzlösung werden 10 ml Phosphat-Lösung (5 ppm PO_4) *R* verwendet. Die Lösungen werden 5 min lang stehengelassen. Die Lösung der Substanz darf nicht stärker gelb gefärbt sein als die zur gleichen Zeit und unter gleichen Bedingungen hergestellte Referenzlösung (1 Prozent).

Ethanol: Höchstens 3,0 Prozent (*m/m*). Die Prüfung erfolgt mit Hilfe der Gaschromatographie (2.2.28) unter Verwendung von 1-Propanol *R* als Interner Standard.

Interner-Standard-Lösung: 1,0 ml 1-Propanol *R* wird mit Wasser *R* zu 100,0 ml verdünnt.

Untersuchungslösung: 0,50 g Substanz werden in 5,0 ml Interner-Standard-Lösung gelöst. Die Lösung wird mit Wasser *R* zu 10,0 ml verdünnt.

Referenzlösung: 1,0 g wasserfreies Ethanol *R* wird mit Wasser *R* zu 100,0 ml verdünnt. 2,0 ml Lösung werden mit 5,0 ml Interner-Standard-Lösung gemischt und mit Wasser *R* zu 10,0 ml verdünnt.

Die Chromatographie kann durchgeführt werden mit
- einer Säule von 1 m Länge und 3,2 mm innerem Durchmesser, gepackt mit Ethylvinylbenzol-Divinylbenzol-Copolymer *R* 1 (150 bis 180 µm)
- Stickstoff zur Chromatographie *R* als Trägergas bei einer Durchflußrate von 30 ml je Minute
- einem Flammenionisationsdetektor.

Die Temperatur der Säule wird bei 150 °C, die des Probeneinlasses bei 250 °C und die des Detektors bei 280 °C gehalten.

2 µl jeder Lösung werden eingespritzt.

Ethanol, Wasser: Höchstens 13,0 Prozent (*m/m*). Der Wassergehalt wird mit 0,200 g Substanz nach der Karl-Fischer-Methode (2.5.12) bestimmt. Die Prozentgehalte von Wasser und des bei der Prüfung „Ethanol" bestimmten Ethanols werden zusammengezählt.

Gehaltsbestimmung

0,100 g Substanz werden in Wasser *R* zu 100,0 ml gelöst. 10,0 ml Lösung werden mit Wasser *R* zu 500,0 ml verdünnt. Die Absorption (2.2.25) wird im Maximum bei 241,5 nm gemessen.

Der Gehalt an $C_{22}H_{28}FNa_2O_8P$ wird mit Hilfe der spezifischen Absorption berechnet ($A^{1\%}_{1\,cm} = 303$).

Lagerung

Dicht verschlossen, vor Licht geschützt.

Verunreinigungen

A. Dexamethason

B. Betamethasondihydrogenphosphat-Dinatrium.

1999, 1196

Dexchlorpheniraminhydrogenmaleat

Dexchlorpheniramini maleas

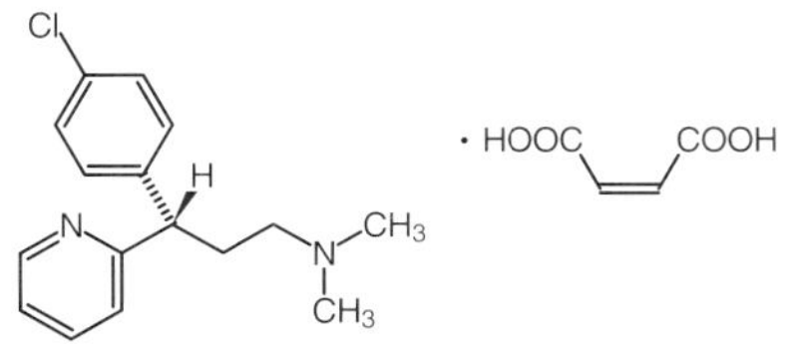

$C_{20}H_{23}ClN_2O_4$ M_r 390,9

Definition

Dexchlorpheniraminhydrogenmaleat enthält mindestens 98,0 und höchstens 100,5 Prozent (3*S*)-3-(4-Chlorphenyl)-3-(pyridin-2-yl)-*N*,*N*-dimethylpropan-1-amin-(*Z*)-butendioat, berechnet auf die getrocknete Substanz.

Eigenschaften

Weißes, kristallines Pulver; sehr leicht löslich in Wasser, leicht löslich in Dichlormethan, Ethanol und Methanol.

Prüfung auf Identität

1: A, C, E.

2: A, B, D, E.

A. Die Substanz entspricht der Prüfung „Spezifische Drehung" (siehe „Prüfung auf Reinheit").

B. Schmelztemperatur (2.2.14): 110 bis 115 °C.

C. Die Prüfung erfolgt mit Hilfe der IR-Spektroskopie (2.2.24) durch Vergleich des Spektrums der Substanz mit dem von Dexchlorpheniraminhydrogenmaleat *CRS*. Die Prüfung erfolgt mit Hilfe von Preßlingen unter Verwendung von Kaliumbromid *R*.

D. Die Prüfung erfolgt mit Hilfe der Dünnschichtchromatographie (2.2.27) unter Verwendung einer DC-Platte mit Kieselgel F_{254} *R*.

Untersuchungslösung: 0,10 g Substanz werden in Methanol *R* zu 5,0 ml gelöst.

Referenzlösung: 56 mg Maleinsäure *R* werden in Methanol *R* zu 10 ml gelöst.

Auf die Platte werden 5 µl jeder Lösung aufgetragen. Die Chromatographie erfolgt mit einer Mischung von 3 Volumteilen Wasser *R*, 7 Volumteilen wasserfreier Ameisensäure *R*, 20 Volumteilen Methanol *R* und 70 Volumteilen Diisopropylether *R* über eine Laufstrecke von 12 cm. Die Platte wird einige Minuten lang im Kaltluftstrom getrocknet und anschließend im ultravioletten Licht bei 254 nm ausgewertet. Das Chromatogramm der Untersuchungslösung zeigt deutlich voneinander getrennt 2 Flecke. Der obere der beiden Flecke entspricht in bezug auf Lage und Größe dem Fleck im Chromatogramm der Referenzlösung.

E. 0,15 g Substanz werden in einem Porzellantiegel 10 min lang mit 0,5 g wasserfreiem Natriumcarbonat *R* über offener Flamme erhitzt und erkalten gelassen. Der Rückstand wird mit 10 ml verdünnter Salpetersäure *R* aufgenommen und die Mischung filtriert. 1 ml Filtrat, mit 1 ml Wasser *R* verdünnt, gibt die Identitätsreaktion a auf Chlorid (2.3.1).

Prüfung auf Reinheit

Prüflösung: 2,0 g Substanz werden in Wasser *R* zu 20,0 ml gelöst.

Aussehen der Lösung: Die Prüflösung muß klar (2.2.1) und darf nicht stärker gefärbt sein als die Farbvergleichslösung BG_6 (2.2.2, Methode II).

***p*H-Wert** (2.2.3): 0,20 g Substanz werden in 20 ml Wasser *R* gelöst. Der *p*H-Wert der Lösung muß zwischen 4,5 und 5,5 liegen.

Spezifische Drehung (2.2.7): Die spezifische Drehung muß zwischen +22 und +23° liegen, an der Prüflösung bestimmt und auf die getrocknete Substanz berechnet.

Verwandte Substanzen: Die Prüfung erfolgt mit Hilfe der Gaschromatographie (2.2.28).

Untersuchungslösung: 10,0 mg Substanz werden in 1,0 ml Dichlormethan *R* gelöst.

Referenzlösung: 5,0 mg Brompheniraminhydrogenmaleat *CRS* werden in 0,5 ml Dichlormethan *R* gelöst. Die Lösung wird mit 0,5 ml Untersuchungslösung versetzt. 0,5 ml Lösung werden mit Dichlormethan *R* zu 50,0 ml verdünnt.

Die Chromatographie kann durchgeführt werden mit

- einer Säule aus Glas von 2,3 m Länge und 2 mm innerem Durchmesser, gepackt mit säure- und basegewaschenem, silanisiertem Kieselgur zur Gaschromatographie *R* (135–175 µm), imprägniert mit 3 Prozent (*m/m*) einer Mischung von 50 Prozent Polydimethylsiloxan und 50 Prozent Polydiphenylsiloxan
- Stickstoff zur Chromatographie *R* als Trägergas bei einer Durchflußrate von 20 ml je Minute
- einem Flammenionisationsdetektor.

Die Temperatur der Säule wird bei 205 °C, die des Probeneinlasses und des Detektors bei 250 °C gehalten.

1 µl Referenzlösung wird eingespritzt. Die Prüfung darf nur ausgewertet werden, wenn im Chromatogramm der Referenzlösung die Auflösung zwischen den Peaks von Dexchlorpheniramin und Brompheniramin mindestens 1,5 beträgt.

1 µl Untersuchungslösung wird eingespritzt. Die Chromatographie erfolgt über eine Dauer, die mindestens der 2,5fachen Retentionszeit des Hauptpeaks entspricht. Im Chromatogramm der Untersuchungslösung darf keine Peakfläche, mit Ausnahme der des Hauptpeaks, größer sein als das 0,8fache der Fläche des Dexchlorpheniramin-Peaks im Chromatogramm der Referenzlösung (0,4 Prozent). Im Chromatogramm der Untersuchungslösung darf die Summe aller Peakflächen, mit Ausnahme der des Hauptpeaks, nicht größer sein als das 2fache der Fläche des Dexchlorpheniramin-Peaks im Chromatogramm der Referenzlösung (1 Prozent).

Enantiomere: Die Prüfung erfolgt mit Hilfe der Flüssigchromatographie (2.2.29).

Untersuchungslösung: 10,0 mg Substanz werden in 3 ml Wasser *R* gelöst. Die Lösung wird bis zur alkalischen Reaktion mit einigen Tropfen konzentrierter Ammoniak-Lösung *R* versetzt und anschließend mit 5 ml Dichlormethan *R* geschüttelt. Die Phasen werden getrennt, und die untere Phase (Dichlormethanphase) wird auf dem Wasserbad bis auf einen öligen Rückstand eingedampft. Der ölige Rückstand wird in 2-Propanol *R* zu 10,0 ml gelöst.

Referenzlösung a: 10,0 mg Dexchlorpheniraminhydrogenmaleat *CRS* werden in 3 ml Wasser *R* gelöst. Die Lösung wird bis zur alkalischen Reaktion mit einigen Tropfen konzentrierter Ammoniak-Lösung *R* versetzt und anschließend mit 5 ml Dichlormethan *R* geschüttelt. Die Phasen werden getrennt, und die untere Phase (Dichlormethanphase) wird auf dem Wasserbad bis auf einen öligen Rückstand eingedampft. Der ölige Rückstand wird in 2-Propanol *R* zu 10,0 ml gelöst.

Referenzlösung b: 10,0 mg Chlorphenaminhydrogenmaleat *CRS* werden in 3 ml Wasser *R* gelöst. Die Lösung wird bis zur alkalischen Reaktion mit einigen Tropfen konzentrierter Ammoniak-Lösung *R* versetzt und anschließend mit 5 ml Dichlormethan *R* geschüttelt. Die Phasen werden getrennt, und die untere Phase (Dichlormethanphase) wird auf dem Wasserbad bis auf einen öligen Rückstand eingedampft. Der ölige Rückstand wird in 2-Propanol *R* zu 10,0 ml gelöst.

Referenzlösung c: 1,0 ml Untersuchungslösung wird mit 2-Propanol *R* zu 50 ml verdünnt.

Die Chromatographie kann durchgeführt werden mit

- einer Säule aus rostfreiem Stahl von 0,25 m Länge und 4,6 mm innerem Durchmesser, gepackt mit Kieselgel zur Chromatographie, Amylosederivat *R*
- einer Mischung von 3 Volumteilen Diethylamin *R*, 20 Volumteilen 2-Propanol *R* und 980 Volumteilen Hexan *R* als mobile Phase bei einer Durchflußrate von 1 ml je Minute
- einem Spektrometer als Detektor bei einer Wellenlänge von 254 nm.

Werden die Chromatogramme unter diesen Bedingungen aufgezeichnet, erscheint der Peak des *S*-Isomers als erstes.

10 µl jeder Lösung werden eingespritzt. Die Prüfung darf nur ausgewertet werden, wenn im Chromatogramm der Referenzlösung b die Auflösung zwischen dem Peak des (*R*)-Enantiomers und des (*S*)-Enantiomers mindestens 1,5 beträgt. Die Retentionszeiten der Hauptpeaks in den Chromatogrammen der Untersuchungslösung und der Referenzlösung a sind identisch [(*S*)-Enantiomer].

Im Chromatogramm der Untersuchungslösung darf die Fläche des Peaks des (*R*)-Enantiomers nicht größer sein als die Fläche des Hauptpeaks im Chromatogramm der Referenzlösung c (2 Prozent). Keine Peakfläche, mit Ausnahme der des Hauptpeaks und der des (*R*)-Enantiomers, darf größer sein als das 0,25fache der Fläche des Hauptpeaks im Chromatogramm der Referenzlösung c (0,5 Prozent).

Schwermetalle (2.4.8): 1,0 g Substanz muß der Grenzprüfung C auf Schwermetalle entsprechen (20 ppm). Zur Herstellung der Referenzlösung werden 2 ml Blei-Lösung (10 ppm Pb) *R* verwendet.

Trocknungsverlust (2.2.32): Höchstens 0,5 Prozent, mit 1,000 g Substanz durch 4 h langes Trocknen im Trockenschrank bei 65 °C bestimmt.

Sulfatasche (2.4.14): Höchstens 0,1 Prozent, mit 1,0 g Substanz bestimmt.

Gehaltsbestimmung

0,150 g Substanz, in 25 ml wasserfreier Essigsäure *R* gelöst, werden mit Perchlorsäure ($0,1 \text{ mol} \cdot l^{-1}$) titriert. Der Endpunkt wird mit Hilfe der Potentiometrie (2.2.20) bestimmt.

1 ml Perchlorsäure ($0,1 \text{ mol} \cdot l^{-1}$) entspricht 19,54 mg $C_{20}H_{23}ClN_2O_4$.

Lagerung

Vor Licht geschützt.

Verunreinigungen

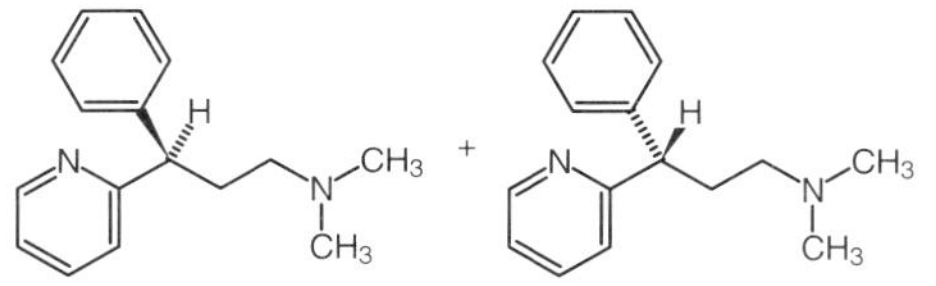

A. (*3RS*)-3-Phenyl-3-(pyridin-2-yl)-*N*,*N*-dimethylpropan-1-amin
(Pheniramin)

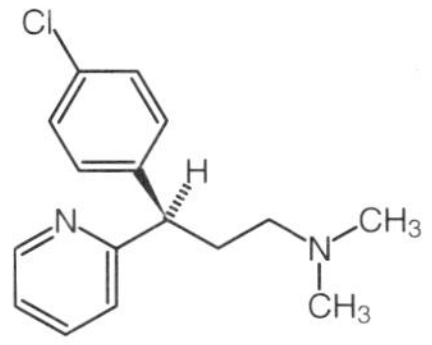

B. (*3R*)-3-(4-Chlorphenyl)-3-(pyridin-2-yl)-*N*,*N*-dimethylpropan-1-amin.

2001, 1506

Dextran 1 zur Herstellung von Parenteralia

Dextranum 1 ad iniectabile

Definition

Dextran 1 zur Herstellung von Parenteralia ist eine Fraktion von Dextranen mit niederer relativer Molekülmasse, bestehend aus einer Mischung von Isomaltooligosacchariden. Die Substanz wird durch Hydrolyse und Fraktionierung von Dextranen erhalten. Die Dextrane werden durch Fermentation von Saccharose unter Verwendung des *Leuconostoc-mesenteroides*-Stamms NRRL B-512 = CIP 78.59 oder von Unterstämmen davon (zum Beispiel *L. mesenteroides* B-512F = NCTC 10817) gewonnen. Die Substanz wird unter Bedingungen hergestellt, die das Risiko einer mikrobiellen Kontamination auf ein Mindestmaß einschränken.

Die mittlere relative Molekülmasse beträgt etwa 1000.

Eigenschaften

Weißes bis fast weißes, hygroskopisches Pulver; sehr leicht löslich in Wasser, sehr schwer löslich in Ethanol.

Prüfung auf Identität

A. 3,000 g Substanz werden in Wasser *R* unter Erhitzen im Wasserbad gelöst. Die Lösung wird mit Wasser *R* zu 100,0 ml verdünnt. Die spezifische Drehung (2.2.7) liegt zwischen +148 und +164°, berechnet auf die getrocknete Substanz. Ein aliquoter Teil der Lösung wird zuerst im Wasserbad eingedampft und dann im Vakuum bei 70 °C zur Massekonstanz getrocknet. Der Gehalt an Dextran wird berechnet, unter Berücksichtigung des Natriumchloridgehalts.

B. Die Prüfung erfolgt mit Hilfe der IR-Spektroskopie (2.2.24) durch Vergleich des Spektrums der Substanz mit dem von Dextran 1 *CRS*. Die Preßlinge werden wie folgt hergestellt: In einem Achatmörser werden 1 bis 2 mg Substanz 1 bis 2 min lang unter Zusatz von einem oder mehreren Tropfen Wasser *R* verrieben, nach Zusatz von 300 mg Kaliumbromid *R* und Vermischen zu einem Brei (keine Verreibung) wird 15 min lang im Vakuum bei 40 °C getrocknet. Der Rückstand wird zerstoßen (falls er nicht trocken ist, wird er weitere 15 min lang getrocknet) und ein Preßling hergestellt. Das IR-Spektrum wird mit einem im Referenzstrahl befindlichen Preßling, ausschließlich aus Kaliumbromid *R*, aufgenommen.

C. Die Substanz entspricht der Prüfung „Molekülmassenverteilung" (siehe „Prüfung auf Reinheit").

Prüfung auf Reinheit

Prüflösung: 7,5 g Substanz werden in kohlendioxidfreiem Wasser *R* unter Erhitzen im Wasserbad gelöst. Die Lösung wird mit kohlendioxidfreiem Wasser *R* zu 50 ml verdünnt.

Absorption (2.2.25): Höchstens 0,12, an der Prüflösung bei 375 nm gemessen.

Sauer oder alkalisch reagierende Substanzen: 10 ml Prüflösung werden mit 0,1 ml Phenolphthalein-Lösung *R* versetzt. Die Lösung muß farblos sein. 0,2 ml Natriumhydroxid-Lösung (0,01 mol · l^{-1}) werden zugesetzt. Die Lösung muß rosa gefärbt sein. Nach Zusatz von 0,4 ml Salzsäure (0,01 mol · l^{-1}) muß die Lösung farblos sein. Nach Zusatz von 0,1 ml Methylrot-Lösung *R* muß die Lösung rot bis orange gefärbt sein.

Stickstoffhaltige Substanzen: Der Stickstoff wird mit Hilfe der Kjeldahl-Bestimmung (2.5.9) unter Verwendung von 0,200 g Substanz und unter 2 h langem Erhitzen bestimmt. Das Destillat wird in einer Mischung von 0,5 ml Bromcresolgrün-Lösung *R*, 0,5 ml Methylrot-Lösung *R* und 20 ml Wasser *R* aufgefangen. Die Lösung wird mit Salzsäure (0,01 mol · l^{-1}) titriert. Bis zum Farbumschlag dürfen höchstens 0,15 ml Salzsäure (0,01 mol · l^{-1}) verbraucht werden (110 ppm N_2).

Natriumchlorid: Höchstens 1,5 Prozent. 3 bis 5 g Substanz (genau gewogen) werden in 100 ml Wasser *R* gelöst. Nach Zusatz von 0,3 ml Kaliumchromat-Lösung *R* wird mit Silbernitrat-Lösung (0,1 mol · l^{-1}) bis zum Farbumschlag von Gelblichweiß nach Rötlichbraun titriert.

1 ml Silbernitrat-Lösung (0,1 mol · l^{-1}) entspricht 5,844 mg NaCl.

Molekülmassenverteilung: Die mittlere Molekülmasse (M_w) muß zwischen 850 und 1150 liegen. Die Fraktion mit weniger als 3 Glucose-Einheiten muß weniger als 15 Prozent, die Fraktion mit mehr als 9 Glucose-Einheiten muß weniger als 20 Prozent betragen.

Die Prüfung erfolgt mit Hilfe der Ausschlußchromatographie (2.2.30).

Untersuchungslösung: 6,0 bis 6,5 mg Substanz werden in 1,0 ml mobiler Phase gelöst.

Referenzlösung a: 6,0 bis 6,5 mg Dextran 1 *CRS* werden in 1,0 ml mobiler Phase gelöst.

Referenzlösung b: Der Inhalt einer Ampulle Isomaltooligosaccharid *CRS* wird in 1 ml mobiler Phase gelöst. Die Lösung wird gemischt. Die eingesetzte Menge entspricht etwa 45 µg Isomaltotriose (3 Glucose-Einheiten), etwa 45 µg Isomaltononaose (9 Glucose-Einheiten) und etwa 60 µg Natriumchlorid in 100 µl.

Die Chromatographie kann durchgeführt werden mit
- 2 Fertigsäulen von jeweils 30 cm Länge und 10 mm innerem Durchmesser, in Serie geschaltet, vorgepackt mit Dextran, welches kovalent auf hoch quervernetzter Agarose in Form poröser Kügelchen gebunden ist und eine Auftrennung von Oligosacchariden im Molekülmassenbereich von 180 bis 3000 ermöglicht; die Temperatur der Säulen wird zwischen 20 und 25 °C gehalten
- einer Lösung von Natriumchlorid *R* (2,92 g · l^{-1}) als mobile Phase bei einer im Bereich von ± 1 Prozent konstant gehaltenen Durchflußrate von 0,07 bis 0,08 ml je Minute
- einem Differential-Refraktometer als Detektor.

100 µl Referenzlösung b werden eingespritzt. Das Chromatogramm wird zur Bestimmung der Retentionszeiten von Isomaltotriose, Isomaltononaose und Natriumchlorid aufgezeichnet.

Je 100 µl Untersuchungslösung und Referenzlösung a werden eingespritzt und die Chromatogramme aufgezeichnet. Die Peakflächen werden ausgewertet. Ein dem Natriumchlorid entsprechender Peak wird nicht berücksichtigt.

Die mittlere relative Molekülmasse (M_w) und die Anteile an den Fraktionen mit weniger als 3 und mehr als 9 Glucose-Einheiten werden in Dextran 1 *CRS* und der Substanz berechnet. Die Prüfung darf nur ausgewertet werden, wenn die Werte von Dextran 1 *CRS* innerhalb der in der Beschriftung angegebenen Grenzen liegen.

$$M_w = \Sigma w_i \cdot m_i$$

M_w = mittlere Molekülmasse von Dextran
m_i = Molekülmasse von Oligosaccharid i
w_i = Masseanteil von Oligosaccharid i

Für die Berechnung werden folgende Werte für die Molekülmassen verwendet:

Glucose	180
Isomaltose	342
Isomaltotriose	504
Isomaltotetraose	666
Isomaltopentaose	828
Isomaltohexaose	990
Isomaltoheptaose	1152
Isomaltooctaose	1314
Isomaltononaose	1476
Isomaltodecaose	1638
Isomaltoundecaose	1800
Isomaltododecaose	1962
Isomaltotridecaose	2124
Isomaltotetradecaose	2286
Isomaltopentadecaose	2448
Isomaltohexadecaose	2610
Isomaltoheptadecaose	2772
Isomaltooctadecaose	2934
Isomaltononadecaose	3096

Schwermetalle (2.4.8): 20 ml Prüflösung werden mit Wasser *R* zu 30 ml verdünnt. 12 ml dieser Lösung müssen der Grenzprüfung A auf Schwermetalle entsprechen (10 ppm). Zur Herstellung der Referenzlösung wird die Blei-Lösung (1 ppm Pb) *R* verwendet.

Trocknungsverlust (2.2.32): Höchstens 5,0 Prozent, mit 5,000 g Substanz durch 5 h langes Trocknen im Trockenschrank bei 100 bis 105 °C bestimmt.

Bakterien-Endotoxine (2.6.14): Höchstens 25 I.E. Bakterien-Endotoxine je Gramm Substanz.

Mikrobielle Verunreinigung:

Keimzahl (2.6.12): Höchstens 10^2 koloniebildende, aerobe Einheiten je Gramm Substanz, durch Auszählen auf Agarplatten bestimmt.

Spezifizierte Mikroorganismen (2.6.13): *Escherichia coli* darf nicht vorhanden sein.

2001, 1507

Dextrin

Dextrinum

Definition

Dextrin ist Mais- oder Kartoffelstärke, die durch Erhitzen mit oder ohne Zusatz von Säuren, alkalischen Lösungen oder anderen den *p*H-Wert beeinflussenden Agenzien teilweise hydrolysiert und modifiziert ist.

Eigenschaften

Weißes bis fast weißes, freifließendes Pulver; sehr leicht löslich in siedendem Wasser, wobei sich eine schleimige Lösung bildet, langsam löslich in kaltem Wasser, praktisch unlöslich in Ethanol.

Prüfung auf Identität

A. 1 g Substanz wird in 50 ml Wasser *R* dispergiert. Die Mischung wird 1 min lang zum Sieden erhitzt und abgekühlt. Wird 1 ml Lösung mit 0,05 ml Iod-Lösung *R* 1 versetzt, entsteht eine tiefblaue Färbung, die beim Erhitzen verschwindet.

B. 5 ml der unter „Prüfung auf Identität, A" erhaltenen schleimigen Lösung werden zentrifugiert. Zur oberen Phase werden 2 ml Natriumhydroxid-Lösung (2 mol · l^{-1}) und tropfenweise unter Schütteln 0,5 ml Kupfer(II)-sulfat-Lösung *R* zugesetzt. Beim Erhitzen zum Sieden entsteht ein roter Niederschlag.

C. Die Substanz ist sehr leicht löslich in siedendem Wasser *R*, wobei sich eine schleimige Lösung bildet.

Prüfung auf Reinheit

***p*H-Wert** (2.2.3): 5,0 g Substanz werden in 100 ml kohlendioxidfreiem Wasser *R* dispergiert. Der *p*H-Wert muß zwischen 2,0 und 8,0 liegen.

Chlorid: 2,5 g Substanz werden in 50 ml siedendem Wasser *R* gelöst. Die Lösung wird mit Wasser *R* zu 100 ml verdünnt und filtriert. 1 ml Filtrat wird mit Wasser *R* zu 15 ml verdünnt. Nach Zusatz von 1 ml Salpetersäure (2 mol · l^{-1}) wird die Mischung auf einmal in 1 ml Silbernitrat-Lösung *R* gegossen und 5 min lang unter Lichtschutz stehengelassen. Die Lösung wird gegen einen schwarzen Hintergrund in horizontaler Durchsicht geprüft. Eine auftretende Opaleszenz darf nicht intensiver sein als die einer auf die gleiche Weise behandelten Mischung von 10 ml Chlorid-Lösung (5 ppm Cl) *R* und 5 ml Wasser *R* (0,2 Prozent).

Reduzierende Zucker: Eine 2,0 g getrockneter Substanz entsprechende Menge wird mit 100 ml Wasser *R* versetzt, nach 30 min langem Schütteln wird mit Wasser *R* zu 200,0 ml verdünnt und filtriert. 10,0 ml Fehlingsche Lösung *R* werden mit 20,0 ml Filtrat versetzt. Nach dem Mischen wird die Lösung auf einer Heizplatte so erhitzt, daß sie nach 3 min zu sieden beginnt und 2 min lang im Sieden gehalten wird. Nach schnellem Abkühlen werden 5 ml einer Lösung von Kaliumiodid *R* (300 g · l^{-1}) und 10 ml Schwefelsäure (1 mol · l^{-1}) zugesetzt, gemischt und sofort mit Natriumthiosulfat-Lösung (0,1 mol · l^{-1}) titriert, wobei gegen Ende der Titration Stärke-Lösung *R* als Indikator zugesetzt wird. Der Vorgang wird wie oben beschrieben beginnend mit „10,0 ml Fehlingsche Lösung *R* …“ wiederholt, wobei anstatt des Filtrats 20,0 ml einer exakt hergestellten Lösung von Glucose *R* (1 g · l^{-1}) verwendet werden. Eine Blindtitration wird durchgeführt. (V_B–V_U) darf nicht größer sein als (V_B–V_S), wobei V_B, V_U und V_S die Anzahl Milliliter verbrauchter Natriumthiosulfat-Lösung (0,1 mol · l^{-1}), die bei der Titration der Blindlösung, der Substanz beziehungsweise der Glucose verbraucht wurden, darstellen (10 Prozent, berechnet als Glucose $C_6H_{12}O_6$).

Schwermetalle (2.4.8): 1,0 g Substanz muß der Grenzprüfung C auf Schwermetalle entsprechen (20 ppm). Zur Herstellung der Referenzlösung werden 2 ml Blei-Lösung (10 ppm Pb) *R* verwendet.

Trocknungsverlust (2.2.32): Höchstens 13,0 Prozent, mit 1,000 g Substanz durch 90 min langes Trocknen im Trockenschrank bei 130 bis 135 °C bestimmt.

Sulfatasche (2.4.14): Höchstens 0,5 Prozent, mit 1,0 g Substanz bestimmt.

2001, 713

Dextropropoxyphenhydrochlorid

Dextropropoxypheni hydrochloridum

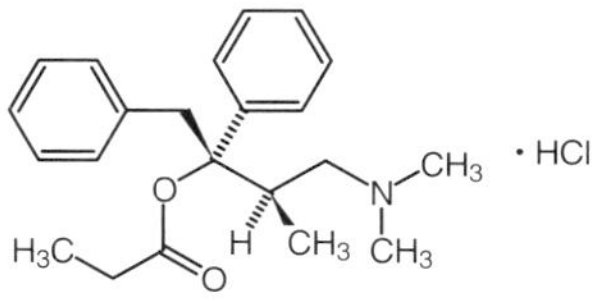

$C_{22}H_{30}ClNO_2$ M_r 375,9

Definition

Dextropropoxyphenhydrochlorid enthält mindestens 98,5 und höchstens 101,0 Prozent (1*S*,2*R*)-(1-Benzyl-3-dimethylamino-2-methyl-1-phenylpropyl)propionat-hydrochlorid, berechnet auf die getrocknete Substanz.

Eigenschaften

Weißes bis fast weißes, kristallines Pulver; sehr leicht löslich in Wasser, leicht löslich in Ethanol.

Die Substanz schmilzt bei etwa 165 °C.

Prüfung auf Identität

1: A, C, D.
2: A, B, D.

A. Die Substanz entspricht der Prüfung „Spezifische Drehung“ (siehe „Prüfung auf Reinheit“).

B. 50,0 mg Substanz werden in Salzsäure (0,01 mol · l^{-1}) zu 100,0 ml gelöst. Die Lösung, zwischen 220 und 360 nm gemessen, zeigt Absorptionsmaxima (2.2.25) bei 252, 257 und 263 nm sowie Schultern bei 240 und 246 nm. Das Verhältnis der Absorption im Maximum bei 257 nm zu der im Maximum bei 252 nm liegt zwischen 1,22 und 1,28. Das Verhältnis der Absorption im Maximum bei 257 nm zu der im Maximum bei 263 nm liegt zwischen 1,29 und 1,35. Die Prüfung darf nur ausgewertet werden, wenn das Verhältnis der Absorptionen bei der Bestimmung des Auflösungsvermögens (2.2.25) mindestens 1,5 beträgt.

C. Die Prüfung erfolgt mit Hilfe der IR-Spektroskopie (2.2.24) durch Vergleich des Spektrums der Substanz mit dem Dextropropoxyphenhydrochlorid-Referenzspektrum der Ph. Eur.

D. Die Prüflösung (siehe „Prüfung auf Reinheit“) gibt die Identitätsreaktion a auf Chlorid (2.3.1).

Prüfung auf Reinheit

Prüflösung: 1,5 g Substanz werden in kohlendioxidfreiem Wasser *R* zu 30 ml gelöst.

D

Monographien

Aussehen der Lösung: Die Prüflösung muß klar (2.2.1) und farblos (2.2.2, Methode II) sein.

***p*H-Wert** (2.2.3): Der *p*H-Wert der Prüflösung muß zwischen 4,5 und 6,5 liegen.

Spezifische Drehung (2.2.7): 0,100 g Substanz werden in Wasser *R* zu 10,0 ml gelöst. Die spezifische Drehung muß zwischen +52 und +57° liegen.

Verwandte Substanzen: Die Prüfung erfolgt mit Hilfe der Flüssigchromatographie (2.2.29).

Untersuchungslösung: 50 mg Substanz werden in der mobilen Phase zu 10,0 ml gelöst.

Referenzlösung a: 0,50 ml Untersuchungslösung werden mit der mobilen Phase zu 100,0 ml verdünnt.

Referenzlösung b: 50 mg Substanz werden in 2,5 ml ethanolischer Kaliumhydroxid-Lösung (2 mol · l^{-1}) *R* gelöst. Nach Zusatz von 2,5 ml Wasser *R* wird 30 min lang zum Rückfluß erhitzt. Nach Zusatz von 2,5 ml verdünnter Salzsäure *R* wird mit der mobilen Phase zu 50 ml verdünnt.

Die Chromatographie kann durchgeführt werden mit
- einer Säule von 0,125 m Länge und 4,6 mm innerem Durchmesser, gepackt mit Kieselgel zur Chromatographie *R* (5 µm)
- einer Vorsäule zwischen Pumpe und Probeneinlaß, gepackt mit geeignetem Kieselgel und äquilibriert mit der mobilen Phase
- einer Mischung von 50 Volumteilen Phosphat-Pufferlösung *p*H 7,5 (0,2 mol · l^{-1}) *R*, 84 Volumteilen Tetrahydrofuran *R*, 350 Volumteilen Methanol *R* und 516 Volumteilen Wasser *R*, das 0,9 g · l^{-1} Cetrimoniumbromid *R* enthält, als mobile Phase bei einer Durchflußrate von 1,0 ml je Minute
- einem Spektrometer als Detektor bei einer Wellenlänge von 220 nm
- einer Probenschleife.

Das Gleichgewicht des Chromatographiesystems wird mit der mobilen Phase 16 h lang eingestellt (die mobile Phase kann nach 6 h langer Elution wiederverwendet werden).

20 µl jeder Lösung werden eingespritzt. Die Chromatographie wird über eine Dauer, die der 2fachen Retentionszeit des Hauptpeaks entspricht, durchgeführt. Die Prüfung darf nur ausgewertet werden, wenn
- das Chromatogramm der Referenzlösung a einen Peak zeigt, dessen Signal-Rausch-Verhältnis mindestens 5 beträgt
- das Chromatogramm der Referenzlösung b 2 Peaks zeigt und die Auflösung zwischen diesen Peaks mindestens 2,0 beträgt.

Im Chromatogramm der Untersuchungslösung darf die Fläche keines Peaks, mit Ausnahme der des Hauptpeaks, größer sein als die Fläche des Hauptpeaks im Chromatogramm der Referenzlösung a (0,5 Prozent).

Schwermetalle (2.4.8): 12 ml Prüflösung müssen der Grenzprüfung A auf Schwermetalle entsprechen (20 ppm). Zur Herstellung der Referenzlösung wird die Blei-Lösung (1 ppm Pb) *R* verwendet.

Trocknungsverlust (2.2.32): Höchstens 1,0 Prozent, mit 1,000 g Substanz durch Trocknen im Trockenschrank bei 100 bis 105 °C bestimmt.

Sulfatasche (2.4.14): Höchstens 0,1 Prozent, mit 1,0 g Substanz bestimmt.

Gehaltsbestimmung

0,270 g Substanz, in 60 ml Acetanhydrid *R* gelöst, werden mit Perchlorsäure (0,1 mol · l^{-1}) unter Zusatz von 0,1 ml einer Lösung von Malachitgrün *R* (5 g · l^{-1}) in Acetanhydrid *R* titriert.

1 ml Perchlorsäure (0,1 mol · l^{-1}) entspricht 37,59 mg $C_{22}H_{30}ClNO_2$.

Lagerung

Gut verschlossen, vor Licht geschützt.

2001, 932

Dichlormethan

Methyleni chloridum

CH_2Cl_2 M_r 84,9

Definition

Dichlormethan darf höchstens 2,0 Prozent (*V/V*) wasserfreies Ethanol und höchstens 0,03 Prozent (*V/V*) 2-Methylbut-2-en als Stabilisator enthalten.

Eigenschaften

Klare, farblose, flüchtige Flüssigkeit; wenig löslich in Wasser, mischbar mit Ethanol und Ether.

Prüfung auf Identität

1: B, C.
2: A, D, E.

A. Die Substanz entspricht der Prüfung „Relative Dichte“ (siehe „Prüfung auf Reinheit“).

B. Die Substanz entspricht der Prüfung „Brechungsindex“ (siehe „Prüfung auf Reinheit“).

C. Die bei der Prüfung „Ethanol, 2-Methylbut-2-en, andere verwandte Substanzen“ (siehe „Prüfung auf Reinheit“) erhaltenen Chromatogramme werden ausgewertet. Der Hauptpeak im Chromatogramm der Untersuchungslösung b entspricht in bezug auf Retentionszeit und ungefähre Größe dem Hauptpeak im Chromatogramm der Referenzlösung a.

D. 2 ml Substanz werden 30 min lang mit 2 g Kaliumhydroxid *R* und 20 ml Ethanol 96 % *R* zum Rückfluß erhitzt. Nach dem Erkalten werden 15 ml verdünnter Schwefelsäure *R* zugesetzt. Die Mischung wird filtriert. Wird 1 ml Filtrat mit 1 ml einer Lösung von Chromotropsäure-Natrium *R* (15 g · l^{-1}), 2 ml Wasser *R* und 8 ml Schwefelsäure *R* versetzt, entsteht eine violette Färbung.

E. 2 ml des bei der „Prüfung auf Identität, D" erhaltenen Filtrats geben die Identitätsreaktion a auf Chlorid (2.3.1).

Prüfung auf Reinheit

Aussehen der Substanz: Die Substanz muß klar (2.2.1) und farblos (2.2.2, Methode II) sein.

Sauer reagierende Substanzen: 50 ml Methanol *R*, die zuvor unter Zusatz von 0,1 ml Bromthymolblau-Lösung *R* 1 neutralisiert wurden, werden mit 50 g Substanz versetzt. Bis zum Farbumschlag nach Blau dürfen höchstens 0,15 ml Natriumhydroxid-Lösung (0,1 mol · l^{-1}) verbraucht werden.

Relative Dichte (2.2.5): 1,320 bis 1,332.

Brechungsindex (2.2.6): 1,423 bis 1,425.

Ethanol, 2-Methylbut-2-en, andere verwandte Substanzen: Die Prüfung erfolgt mit Hilfe der Gaschromatographie (2.2.28).

Untersuchungslösung a: Die Substanz.

Untersuchungslösung b: 0,5 ml Untersuchungslösung a werden mit Wasser *R* zu 100,0 ml verdünnt.

Referenzlösung a: 0,5 ml Dichlormethan *CRS* werden mit Wasser *R* zu 100,0 ml verdünnt.

Referenzlösung b: 2,0 ml Untersuchungslösung b werden mit Wasser *R* zu 10,0 ml verdünnt.

Referenzlösung c: 20,0 ml wasserfreies Ethanol *R* werden mit 0,3 ml 2-Methylbut-2-en *R* versetzt und mit Untersuchungslösung a zu 100,0 ml verdünnt. 1,0 ml Lösung wird mit Untersuchungslösung a zu 10,0 ml verdünnt.

Referenzlösung d: 0,1 ml Methanol *R* und 0,1 ml Dichlormethan *CRS* werden mit Wasser *R* zu 100,0 ml verdünnt.

Die Chromatographie kann durchgeführt werden mit

- einer Säule aus Glas von 2 m Länge und 2 mm innerem Durchmesser, gepackt mit Ethylvinylbenzol-Divinylbenzol-Copolymer *R* (136 bis 173 µm)
- Stickstoff zur Chromatographie *R* als Trägergas bei einer Durchflußrate von 30 ml je Minute
- einem Flammenionisationsdetektor.

Die Temperatur der Säule wird bis zur Einspritzung bei 90 °C gehalten, danach um 4 °C je Minute auf 190 °C erhöht und 15 min lang bei 190 °C gehalten. Die Temperatur des Probeneinlasses und die des Detektors wird bei 240 °C gehalten.

1 µl Referenzlösung d wird eingespritzt. Die Empfindlichkeit des Systems wird so eingestellt, daß die Höhe des Methanol-Peaks mindestens 25 Prozent des maximalen Ausschlags beträgt. Die Prüfung darf nur ausgewertet werden, wenn im Chromatogramm der Referenzlösung d die Auflösung zwischen dem Methanol- und dem Dichlormethan-Peak mindestens 3,0 beträgt.

2 µl Referenzlösung c werden 2mal eingespritzt. Wenn die Peakflächen eine größere Differenz als 1,0 Prozent aufweisen, wird die Wiederholbarkeit durch 4malige Einspritzung der Referenzlösung c überprüft. Die Prüfung darf nur ausgewertet werden, wenn die relative Standardabweichung der Peakfläche höchstens 5,0 Prozent beträgt.

Je 2 µl Untersuchungslösung a, Referenzlösung b und Referenzlösung c werden eingespritzt. Im Chromatogramm der Untersuchungslösung a dürfen die Peakflächen von Ethanol beziehungsweise 2-Methylbut-2-en nicht größer sein als die jeweilige Differenz der Peakflächen von Ethanol beziehungsweise 2-Methylbut-2-en im Chromatogramm der Referenzlösung c und der Peakflächen von Ethanol beziehungsweise 2-Methylbut-2-en im Chromatogramm der Untersuchungslösung a (2,0 beziehungsweise 0,03 Prozent).

Im Chromatogramm der Untersuchungslösung a darf die Summe der Peakflächen, mit Ausnahme der des Hauptpeaks, des Ethanols und des 2-Methylbut-2-ens, nicht größer sein als die Fläche des Hauptpeaks im Chromatogramm der Referenzlösung b (0,1 Prozent).

Freies Chlor: In einem Reagenzglas mit Schliffstopfen werden 30 s lang 5 ml Substanz und 5 ml einer Lösung von Kaliumiodid *R* (100 g · l^{-1}) mit 0,2 g löslicher Stärke *R* geschüttelt. Nach 5 min langem Stehenlassen darf keine Blaufärbung entstanden sein.

Schwermetalle (2.4.8): 25,0 g Substanz werden auf dem Wasserbad zur Trockne eingedampft. Nach dem Erkalten wird 1 ml Salzsäure *R* zugesetzt und erneut zur Trockne eingedampft. Der Rückstand wird in 1 ml Essigsäure *R* gelöst. 12 ml der mit Wasser *R* zu 25 ml verdünnten Lösung müssen der Grenzprüfung A auf Schwermetalle entsprechen (1 ppm). Zur Herstellung der Referenzlösung wird die Blei-Lösung (1 ppm Pb) *R* verwendet.

Wasser (2.5.12): Höchstens 0,05 Prozent (*m/m*), mit 10,00 g Substanz nach der Karl-Fischer-Methode bestimmt.

Verdampfungsrückstand: 50,0 g Substanz werden auf dem Wasserbad zur Trockne eingedampft. Die Masse des 30 min lang bei 100 bis 105 °C getrockneten Rückstands darf höchstens 1 mg betragen (20 ppm).

Lagerung

Dicht verschlossen, vor Licht geschützt.

Beschriftung

Die Beschriftung gibt insbesondere Name und Konzentration des Stabilisators oder der Stabilisatoren an.

Verunreinigungen

A. Tetrachlorkohlenstoff

B. Chloroform

C. Ethanol

D. Methanol

E. 2-Methylbut-2-en.

Dieser Text enthält für die englisch- und/oder französischsprachige 4. Ausgabe 2002 vorgesehene Berichtigungen.

2001, 1508

Diclofenac-Kalium

Diclofenacum kalicum

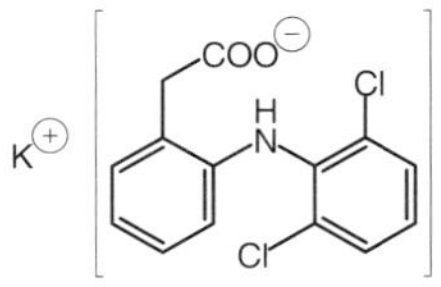

$C_{14}H_{10}Cl_2KNO_2$ M_r 334,2

Definition

Diclofenac-Kalium enthält mindestens 99,0 und höchstens 101,0 Prozent [2-[(2,6-Dichlorphenyl)amino]phenyl]essigsäure, Kaliumsalz, berechnet auf die getrocknete Substanz.

Eigenschaften

Weißes bis schwach gelbliches, kristallines, schwach hygroskopisches Pulver; wenig löslich in Wasser, leicht löslich in Methanol, löslich in Ethanol, schwer löslich in Aceton.

Prüfung auf Identität

1: A, D.
2: B, C, D.

A. Die Prüfung erfolgt mit Hilfe der IR-Spektroskopie (2.2.24) durch Vergleich des Spektrums der Substanz mit dem von Diclofenac-Kalium *CRS*. Die Prüfung erfolgt mit Hilfe von Preßlingen.

B. Die Prüfung erfolgt mit Hilfe der Dünnschichtchromatographie (2.2.27) unter Verwendung einer DC-Platte mit Kieselgel GF_{254} *R*.

Untersuchungslösung: 25 mg Substanz werden in Methanol *R* zu 5 ml gelöst.

Referenzlösung a: 25 mg Diclofenac-Kalium *CRS* werden in Methanol *R* zu 5 ml gelöst.

Referenzlösung b: 10 mg Indometacin *R* werden in der Referenzlösung a zu 2 ml gelöst.

Auf die Platte werden 5 µl jeder Lösung aufgetragen. Die Chromatographie erfolgt mit einer Mischung von 10 Volumteilen konzentrierter Ammoniak-Lösung *R*, 10 Volumteilen Methanol *R* und 80 Volumteilen Ethylacetat *R* über eine Laufstrecke von 10 cm. Die Platte wird an der Luft trocknen gelassen und im ultravioletten Licht bei 254 nm ausgewertet. Der Hauptfleck im Chromatogramm der Untersuchungslösung entspricht in bezug auf Lage und Größe dem Hauptfleck im Chromatogramm der Referenzlösung a. Die Prüfung darf nur ausgewertet werden, wenn das Chromatogramm der Referenzlösung b deutlich voneinander getrennt 2 Flecke zeigt.

C. Etwa 10 mg Substanz werden in 10 ml Ethanol 96 % *R* gelöst. 1 ml Lösung wird mit 0,2 ml einer frisch hergestellten Mischung gleicher Volumteile einer Lösung von Kaliumhexacyanoferrat(III) *R* ($6 g \cdot l^{-1}$) und einer Lösung von Eisen(III)-chlorid *R* ($9 g \cdot l^{-1}$) versetzt. Nach 5 min langem Stehenlassen unter Lichtschutz werden 3 ml einer Lösung von Salzsäure *R* ($10 g \cdot l^{-1}$) zugesetzt. Während 15 min langem Stehenlassen unter Lichtschutz entwickelt sich eine blaue Färbung und bildet sich ein Niederschlag.

D. 0,5 g Substanz werden in 10 ml Wasser *R* suspendiert. Unter Rühren wird die Mischung mit Wasser *R* versetzt, bis die Substanz gelöst ist. Nach Zusatz von 2 ml Salzsäure *R* 1 wird 1 h lang gerührt und anschließend unter Vakuum filtriert. Die Lösung, mit Natriumhydroxid-Lösung *R* neutralisiert, gibt die Identitätsreaktion b auf Kalium (2.3.1).

Prüfung auf Reinheit

Aussehen der Lösung: 1,25 g Substanz werden in Methanol *R* zu 25,0 ml gelöst. Die Lösung muß klar (2.2.1) sein. Die Absorption (2.2.25) der Lösung, bei 440 nm gemessen, darf höchstens 0,05 betragen.

Verwandte Substanzen: Die Prüfung erfolgt mit Hilfe der Flüssigchromatographie (2.2.29).

Untersuchungslösung: 50,0 mg Substanz werden in Methanol *R* zu 50,0 ml gelöst.

Referenzlösung a: 2,0 ml Untersuchungslösung werden mit Methanol *R* zu 100,0 ml verdünnt. 1,0 ml dieser Lösung wird mit Methanol *R* zu 10,0 ml verdünnt.

Referenzlösung b: 1,0 mg Diclofenac-Verunreinigung A *CRS* wird in Methanol *R* gelöst. Die Lösung wird mit 1,0 ml Untersuchungslösung versetzt und mit Methanol *R* zu 200,0 ml verdünnt.

Die Chromatographie kann durchgeführt werden mit

- einer Säule aus rostfreiem Stahl von 0,25 m Länge und 4,6 mm innerem Durchmesser, gepackt mit nachsilanisiertem, octylsilyliertem Kieselgel zur Chromatographie *R* (5 µm)
- folgender mobilen Phase bei einer Durchflußrate von 1 ml je Minute: 34 Volumteile einer Mischung aus einer Lösung, die Phosphorsäure 85 % *R* ($0,5 g \cdot l^{-1}$) und Natriumdihydrogenphosphat *R* ($0,8 g \cdot l^{-1}$) enthält und mit Phosphorsäure 85 % *R* auf einen *p*H-Wert von 2,5 eingestellt wurde, und 66 Volumteile Methanol *R* werden gemischt
- einem Spektrometer als Detektor bei einer Wellenlänge von 254 nm.

20 µl Referenzlösung b werden eingespritzt. Werden die Chromatogramme unter den vorgeschriebenen Bedingungen aufgezeichnet, beträgt die Retentionszeit für Diclofenac etwa 25 min und für die Verunreinigung A etwa 12 min. Die Empfindlichkeit des Systems wird so eingestellt, daß die Höhe der Peaks im Chromatogramm mindestens 50 Prozent des maximalen Ausschlags beträgt. Die Prüfung darf nur ausgewertet werden, wenn im Chromatogramm die Auflösung zwischen den Peaks von

Diclofenac und der Verunreinigung A mindestens 6,5 beträgt.

Je 20 µl Untersuchungslösung und Referenzlösung a werden eingespritzt. Die Chromatographie erfolgt über eine Dauer, die der 1,5fachen Retentionszeit des Hauptpeaks im Chromatogramm der Untersuchungslösung entspricht. Im Chromatogramm der Untersuchungslösung darf keine Peakfläche, mit Ausnahme der des Hauptpeaks, größer sein als die Fläche des Hauptpeaks im Chromatogramm der Referenzlösung a (0,2 Prozent); die Summe dieser Peakflächen darf nicht größer sein als das 2,5fache der Fläche des Hauptpeaks im Chromatogramm der Referenzlösung a (0,5 Prozent). Peaks, deren Fläche kleiner ist als das 0,25fache der Fläche des Hauptpeaks im Chromatogramm der Referenzlösung a, werden nicht berücksichtigt.

Schwermetalle (2.4.8): 2,0 g Substanz müssen der Grenzprüfung C auf Schwermetalle entsprechen (10 ppm). Zur Herstellung der Referenzlösung werden 2 ml Blei-Lösung (10 ppm Pb) *R* verwendet.

Trocknungsverlust (2.2.32): Höchstens 0,5 Prozent, mit 1,000 g Substanz durch 3 h langes Trocknen im Trockenschrank bei 100 bis 105 °C bestimmt.

Gehaltsbestimmung

0,250 g Substanz, in 30 ml wasserfreier Essigsäure *R* gelöst, werden mit Perchlorsäure (0,1 mol · l^{-1}) titriert. Der Endpunkt wird mit Hilfe der Potentiometrie (2.2.20) bestimmt.

1 ml Perchlorsäure (0,1 mol · l^{-1}) entspricht 33,42 mg $C_{14}H_{10}Cl_2KNO_2$.

Lagerung

Dicht verschlossen, vor Licht geschützt.

Verunreinigungen

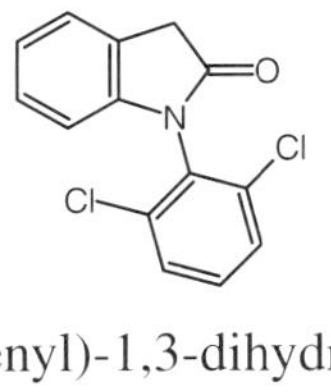

A. 1-(2,6-Dichlorphenyl)-1,3-dihydro-2*H*-indol-2-on

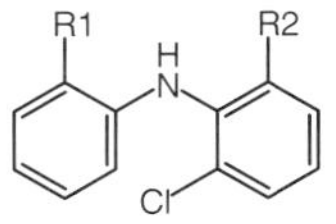

B. R1 = CHO, R2 = Cl:
2-[(2,6-Dichlorphenyl)amino]benzaldehyd

C. R1 = CH_2OH, R2 = Cl:
[2-[(2,6-Dichlorphenyl)amino]phenyl]methanol

D. R1 = CH_2–CO_2H, R2 = Br:
2-[2-[(2-Brom-6-chlorphenyl)amino]phenyl]essigsäure

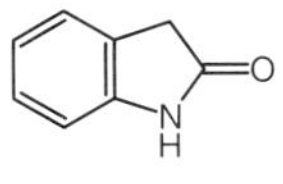

E. 1,3-Dihydro-2*H*-indol-2-on.

1998, 663

Dicloxacillin-Natrium

Dicloxacillinum natricum

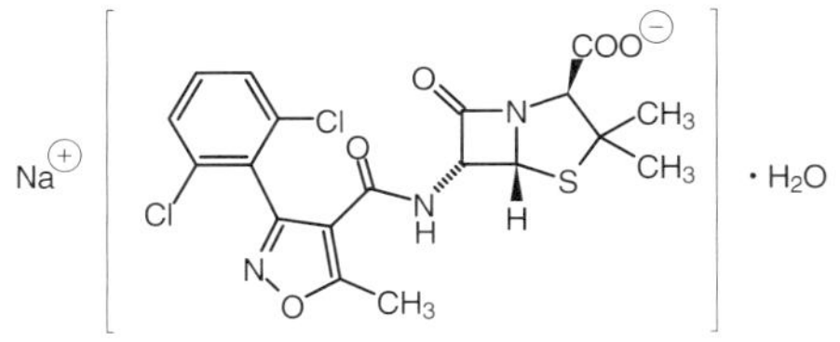

$C_{19}H_{16}Cl_2N_3NaO_5S \cdot H_2O$ M_r 510,3

Definition

Dicloxacillin-Natrium enthält mindestens 95,0 und höchstens 101,0 Prozent (2*S*,5*R*,6*R*)-6-[[[3-(2,6-Dichlorphenyl)-5-methylisoxazol-4-yl]carbonyl]amino]-3,3-dimethyl-7-oxo-4-thia-1-azabicyclo[3.2.0]heptan-2-carbonsäure, Natriumsalz, berechnet auf die wasserfreie Substanz.

Herstellung

Wird die Substanz nach einem Verfahren hergestellt, bei dem Rückstände von 2-Ethylhexansäure verbleiben könnten, muß sie der folgenden Prüfung entsprechen:

2-Ethylhexansäure: Die Prüfung erfolgt mit Hilfe der Gaschromatographie (2.2.28) unter Anwendung einer geeigneten, validierten Methode. Die Substanz darf höchstens 0,8 Prozent (*m/m*) 2-Ethylhexansäure enthalten.

Eigenschaften

Weißes bis fast weißes, kristallines, hygroskopisches Pulver; leicht löslich in Wasser, löslich in Ethanol und Methanol.

Prüfung auf Identität

1: A, D.
2: B, C, D.

A. Die Prüfung erfolgt mit Hilfe der IR-Spektroskopie (2.2.24) durch Vergleich des Spektrums der Substanz mit dem von Dicloxacillin-Natrium *CRS*. Die Prüfung erfolgt mit Hilfe von Preßlingen.

B. Die Prüfung erfolgt mit Hilfe der Dünnschichtchromatographie (2.2.27) unter Verwendung einer Schicht von silanisiertem Kieselgel H *R*.

Untersuchungslösung: 25 mg Substanz werden in 5 ml Wasser *R* gelöst.

Referenzlösung a: 25 mg Dicloxacillin-Natrium *CRS* werden in 5 ml Wasser *R* gelöst.

Referenzlösung b: Je 25 mg Cloxacillin-Natrium *CRS*, Dicloxacillin-Natrium *CRS* und Flucloxacillin-Natrium *CRS* werden in 5 ml Wasser *R* gelöst.

Auf die Platte wird 1 µl jeder Lösung aufgetragen. Die Chromatographie erfolgt mit einer Mischung von 30 Volumteilen Aceton *R* und 70 Volumteilen einer Lösung von Ammoniumacetat *R* (154 g · l^{-1}), deren *p*H-Wert zuvor mit Essigsäure 98 % *R* auf 5,0 eingestellt wurde, über eine Laufstrecke von 15 cm. Die Platte wird an der Luft trocknen gelassen und anschließend Iodgas ausgesetzt, bis Flecke erscheinen. Die Auswertung erfolgt im Tageslicht. Der Hauptfleck im Chromatogramm der Untersuchungslösung entspricht in bezug auf Lage, Farbe und Größe dem Hauptfleck im Chromatogramm der Referenzlösung a. Die Prüfung darf nur ausgewertet werden, wenn das Chromatogramm der Referenzlösung b deutlich voneinander getrennt 3 Flecke zeigt.

C. Etwa 2 mg Substanz werden in einem Reagenzglas von etwa 150 mm Länge und 15 mm Durchmesser mit 0,05 ml Wasser *R* befeuchtet. Nach Zusatz von 2 ml Formaldehyd-Schwefelsäure *R* wird der Inhalt des Reagenzglases durch Schütteln gemischt. Die Lösung ist schwach grünlichgelb gefärbt. Wird das Reagenzglas 1 min lang in ein Wasserbad gestellt, entsteht eine Gelbfärbung.

D. Die Substanz gibt die Identitätsreaktion a auf Natrium (2.3.1).

Prüfung auf Reinheit

Prüflösung: 2,50 g Substanz werden in kohlendioxidfreiem Wasser *R* zu 25,0 ml gelöst.

Aussehen der Lösung: Die Prüflösung muß klar (2.2.1) sein. Die Absorption (2.2.25) der Prüflösung, bei 430 nm gemessen, darf höchstens 0,04 betragen.

***p*H-Wert** (2.2.3): Der *p*H-Wert der Prüflösung muß zwischen 5,0 und 7,0 liegen.

Spezifische Drehung (2.2.7): 0,250 g Substanz werden in Wasser *R* zu 25,0 ml gelöst. Die spezifische Drehung muß zwischen +128 und +143° liegen, berechnet auf die wasserfreie Substanz.

Verwandte Substanzen: Die Prüfung erfolgt mit Hilfe der Flüssigchromatographie (2.2.29) wie unter „Gehaltsbestimmung" beschrieben.

Die Referenzlösung b wird eingespritzt. Die Empfindlichkeit des Systems wird so eingestellt, daß die Höhe des Hauptpeaks im Chromatogramm mindestens 50 Prozent des maximalen Ausschlags beträgt.

Die Untersuchungslösung a wird eingespritzt. Die Chromatographie erfolgt über eine Dauer, die der 5fachen Rententionszeit des Hauptpeaks entspricht. Im Chromatogramm der Untersuchungslösung a darf keine Peakfläche, mit Ausnahme der des Hauptpeaks, größer sein als die Fläche des Hauptpeaks im Chromatogramm der Referenzlösung b (1 Prozent). Die Summe der Flächen aller Nebenpeaks darf nicht größer sein als das 5fache der Fläche des Hauptpeaks im Chromatogramm der Referenzlösung b (5 Prozent). Peaks, deren Fläche kleiner ist als das 0,05fache der Fläche des Hauptpeaks im Chromatogramm der Referenzlösung b, werden nicht berücksichtigt.

Dimethylanilin: Höchstens 20 ppm. Die Prüfung erfolgt mit Hilfe der Gaschromatographie (2.2.28) unter Verwendung von Naphthalin *R* als Interner Standard.

Interner-Standard-Lösung: 50,0 mg Naphthalin *R* werden in Cyclohexan *R* zu 50,0 ml gelöst. 5,0 ml Lösung werden mit Cyclohexan *R* zu 100,0 ml verdünnt.

Untersuchungslösung: 1,00 g Substanz wird in einem Reagenzglas mit Schliffstopfen mit 5 ml Natriumhydroxid-Lösung (1 mol · l^{-1}) und 1,0 ml Interner-Standard-Lösung versetzt. Das Reagenzglas wird verschlossen und 1 min lang kräftig geschüttelt. Falls erforderlich wird zentrifugiert. Die obere Phase wird verwendet.

Referenzlösung: 50,0 mg *N,N*-Dimethylanilin *R* werden mit 2 ml Salzsäure *R* und 20 ml Wasser *R* versetzt. Bis zur Lösung wird geschüttelt, danach mit Wasser *R* zu 50,0 ml verdünnt. 5,0 ml Lösung werden mit Wasser *R* zu 250,0 ml verdünnt. 1,0 ml dieser Lösung wird in einem Reagenzglas mit Schliffstopfen mit 5 ml Natriumhydroxid-Lösung (1 mol · l^{-1}) und 1,0 ml Interner-Standard-Lösung versetzt. Das Reagenzglas wird verschlossen und 1 min lang kräftig geschüttelt. Falls erforderlich wird zentrifugiert. Die obere Phase wird verwendet.

Die Chromatographie kann durchgeführt werden mit

- einer Säule aus Glas von 2 m Länge und 2 mm innerem Durchmesser, gepackt mit silanisiertem Kieselgur zur Gaschromatographie *R*, imprägniert mit 3 Prozent (*m/m*) Poly[methyl(50)phenyl(50)]siloxan *R*
- Stickstoff zur Chromatographie *R* als Trägergas bei einer Durchflußrate von 30 ml je Minute
- einem Flammenionisationsdetektor.

Die Temperatur der Säule wird bei 120 °C, die des Probeneinlasses und des Detektors bei 150 °C gehalten.

Je 1 µl Untersuchungslösung und Referenzlösung wird getrennt eingespritzt.

Wasser (2.5.12): 3,0 bis 4,5 Prozent, mit 0,300 g Substanz nach der Karl-Fischer-Methode bestimmt.

Sterilität (2.6.1): Dicloxacillin-Natrium zur Herstellung von Parenteralia, das dabei keinem weiteren geeigneten Sterilisationsverfahren unterworfen wird, muß der Prüfung entsprechen.

Pyrogene (2.6.8): Dicloxacillin-Natrium zur Herstellung von Parenteralia, das dabei keinem weiteren geeigneten Verfahren zur Beseitigung von Pyrogenen unterworfen wird, muß der Prüfung entsprechen. Je Kilogramm Körpermasse eines Kaninchens wird 1 ml einer Lösung, die 20 mg Substanz je Milliliter in Wasser für Injektionszwecke *R* enthält, injiziert.

Gehaltsbestimmung

Die Bestimmung erfolgt mit Hilfe der Flüssigchromatographie (2.2.29).

Untersuchungslösung a: 50,0 mg Substanz werden in der mobilen Phase zu 50,0 ml gelöst.

Untersuchungslösung b: 5,0 ml Untersuchungslösung a werden mit der mobilen Phase zu 50,0 ml verdünnt.

Referenzlösung a: 50,0 mg Dicloxacillin-Natrium *CRS* werden in der mobilen Phase zu 50,0 ml gelöst. 5,0 ml Lösung werden mit der mobilen Phase zu 50,0 ml verdünnt.

Referenzlösung b: 5,0 ml Untersuchungslösung b werden mit der mobilen Phase zu 50,0 ml verdünnt.

Referenzlösung c: 5 mg Flucloxacillin-Natrium *CRS* und 5 mg Dicloxacillin-Natrium *CRS* werden in der mobilen Phase zu 50,0 ml gelöst.

Die Chromatographie kann durchgeführt werden mit

- einer Säule aus rostfreiem Stahl von 0,25 m Länge und 4 mm innerem Durchmesser, gepackt mit octadecylsilyliertem Kieselgel zur Chromatographie *R* (5 µm)
- folgender mobilen Phase bei einer Durchflußrate von 1,0 ml je Minute: 75 Volumteile einer Lösung von Kaliumdihydrogenphosphat *R* (2,7 g · l^{-1}), die mit verdünnter Natriumhydroxid-Lösung *R* auf einen *p*H-Wert von 5,0 eingestellt wurde, und 25 Volumteile Acetonitril *R* werden gemischt
- einem Spektrometer als Detektor bei einer Wellenlänge von 225 nm
- einer 20-µl-Probenschleife.

Die Referenzlösung c wird eingespritzt. Werden die Chromatogramme unter den vorgeschriebenen Bedingungen aufgezeichnet, beträgt die Retentionszeit von Dicloxacillin etwa 10 min. Die Empfindlichkeit des Systems wird so eingestellt, daß die Höhe der Hauptpeaks mindestens 50 Prozent des maximalen Ausschlags beträgt. Die Bestimmung darf nur ausgewertet werden, wenn die Auflösung zwischen dem ersten Peak (Flucloxacillin) und dem zweiten Peak (Dicloxacillin) mindestens 2,5 beträgt.

Die Referenzlösung a wird 6mal eingespritzt. Die Bestimmung darf nur ausgewertet werden, wenn die relative Standardabweichung der Peakfläche von Dicloxacillin höchstens 1,0 Prozent beträgt.

Untersuchungslösung b und Referenzlösung a werden abwechselnd eingespritzt.

Lagerung

Dicht verschlossen, unterhalb von 25 °C. Falls die Substanz steril ist, im Behältnis mit Sicherheitsverschluß.

Beschriftung

Die Beschriftung gibt insbesondere, falls zutreffend, an

- daß die Substanz steril ist
- daß die Substanz pyrogenfrei ist.

Verunreinigungen

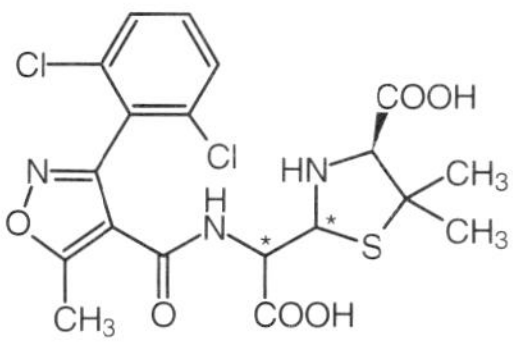

A. (4*S*)-2-[Carboxy[[[3-(2,6-dichlorphenyl)-5-methylisoxazol-4-yl]carbonyl]amino]methyl]-5,5-dimethylthiazolidin-4-carbonsäure
(Penicillosäuren des Dicloxacillins)

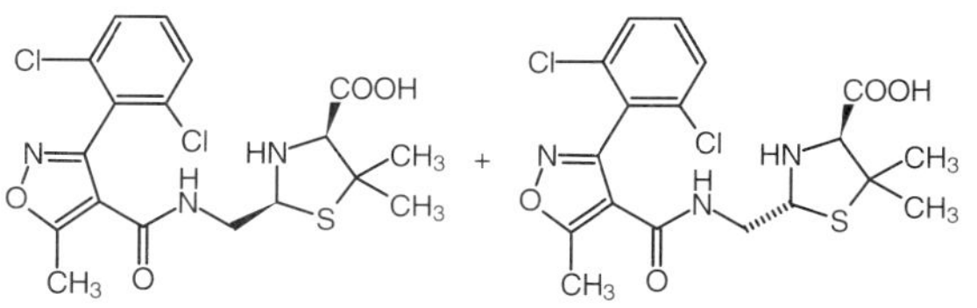

B. (2*RS*,4*S*)-2-[[[[3-(2,6-Dichlorphenyl)-5-methylisoxazol-4-yl]carbonyl]amino]methyl]-5,5-dimethylthiazolidin-4-carbonsäure
(Penillosäuren des Dicloxacillins)

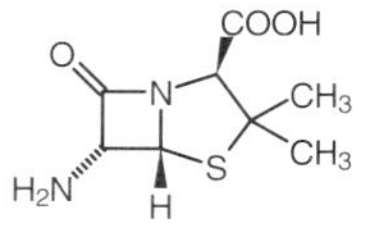

C. (2*S*,5*R*,6*R*)-6-Amino-3,3-dimethyl-7-oxo-4-thia-1-azabicyclo[3.2.0]heptan-2-carbonsäure
(6-Aminopenicillansäure)

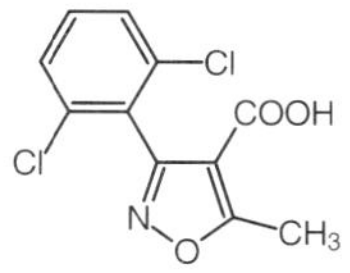

D. 3-(2,6-Dichlorphenyl)-5-methylisoxazol-4-carbonsäure.

1998, 1197

Dicycloverinhydrochlorid

Dicycloverini hydrochloridum

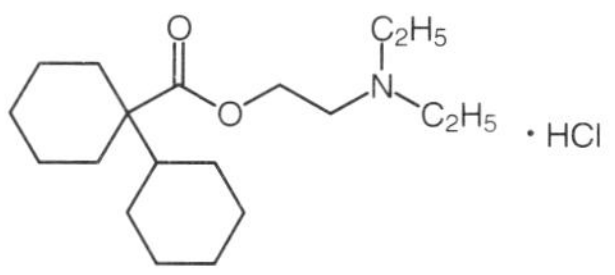

$C_{19}H_{36}ClNO_2$ M_r 346,0

Definition

Dicycloverinhydrochlorid enthält mindestens 99,0 und höchstens 101,0 Prozent 2-[(Diethylamino)ethyl]bicyclohexyl-1-carboxylat-hydrochlorid, berechnet auf die getrocknete Substanz.

Eigenschaften

Weißes bis fast weißes, kristallines Pulver; löslich in Wasser, leicht löslich in Dichlormethan und Ethanol.

Die Substanz zeigt Polymorphie.

Prüfung auf Identität

1: A, D.
2: B, C, D.

A. Die Prüfung erfolgt mit Hilfe der IR-Spektroskopie (2.2.24) durch Vergleich des Spektrums der Substanz mit dem von Dicycloverinhydrochlorid *CRS*. Die Prüfung erfolgt mit Hilfe von Preßlingen unter Verwendung von Kaliumchlorid *R*. Wenn die Spektren bei der Prüfung unterschiedlich sind, werden Substanz und Referenzsubstanz getrennt in Aceton *R* gelöst. Nach Eindampfen der Lösungen zur Trockne werden mit den Rückständen erneut Spektren aufgenommen.

B. Die bei der Prüfung „Verwandte Substanzen" (siehe „Prüfung auf Reinheit") erhaltenen Chromatogramme werden ausgewertet. Der Hauptfleck im Chromatogramm der Untersuchungslösung b entspricht in bezug auf Lage, Farbe und Größe dem Hauptfleck im Chromatogramm der Referenzlösung b.

C. 3 ml einer Lösung von Natriumdodecylsulfat *R* (1,0 g · l^{-1}) werden mit 5 ml Dichlormethan *R* und anschließend mit 0,05 ml einer Lösung von Methylenblau *R* (2,5 g · l^{-1}) versetzt und vorsichtig gemischt. Nach dem Stehenlassen ist die untere Phase blau gefärbt. Nach Zusatz von 2 ml einer Lösung der Substanz (20 g · l^{-1}) wird erneut vorsichtig gemischt und stehengelassen. Die obere Phase ist blau gefärbt und die untere Phase ist farblos.

D. Die Substanz gibt die Identitätsreaktion a auf Chlorid (2.3.1).

Prüfung auf Reinheit

***p*H-Wert** (2.2.3): 0,5 g Substanz werden in Wasser *R* zu 50 ml gelöst. Der *p*H-Wert der Lösung muß zwischen 5,0 und 5,5 liegen.

Verwandte Substanzen: Die Prüfung erfolgt mit Hilfe der Dünnschichtchromatographie (2.2.27) unter Verwendung einer Schicht eines geeigneten Kieselgels.

Untersuchungslösung a: 0,25 g Substanz werden in Methanol *R* zu 5 ml gelöst.

Untersuchungslösung b: 1 ml Untersuchungslösung a wird mit Methanol *R* zu 50 ml verdünnt.

Referenzlösung a: 1 ml Untersuchungslösung b wird mit Methanol *R* zu 10 ml verdünnt.

Referenzlösung b: 10 mg Dicycloverinhydrochlorid *CRS* werden in Methanol *R* zu 10 ml gelöst.

Referenzlösung c: 5 mg Tropicamid *CRS* werden in der Referenzlösung b zu 5 ml gelöst.

Auf die Platte werden 10 µl jeder Lösung aufgetragen. Die Chromatographie erfolgt mit einer Mischung von 5 Volumteilen konzentrierter Ammoniak-Lösung *R*, 10 Volumteilen Ethylacetat *R*, 10 Volumteilen Wasser *R* und 75 Volumteilen 1-Propanol *R* über eine Laufstrecke von 15 cm. Die Platte wird im Warmluftstrom getrocknet und anschließend mit verdünntem Dragendorffs Reagenz *R* besprüht. Kein im Chromatogramm der Untersuchungslösung a auftretender Nebenfleck darf größer oder stärker gefärbt sein als der Hauptfleck im Chromatogramm der Referenzlösung a (0,2 Prozent). Die Prüfung darf nur ausgewertet werden, wenn das Chromatogramm der Referenzlösung c deutlich voneinander getrennt 2 Flecke zeigt.

Trocknungsverlust (2.2.32): Höchstens 1,0 Prozent, mit 1,000 g Substanz durch Trocknen im Trockenschrank bei 100 bis 105 °C bestimmt.

Sulfatasche (2.4.14): Höchstens 0,1 Prozent, mit 1,0 g Substanz bestimmt.

Gehaltsbestimmung

0,300 g Substanz, in einer Mischung von 5,0 ml Salzsäure (0,01 mol · l^{-1}) und 50 ml Ethanol 96 % *R* gelöst, werden mit Natriumhydroxid-Lösung (0,1 mol · l^{-1}) titriert. Der Endpunkt wird mit Hilfe der Potentiometrie (2.2.20) bestimmt. Das zwischen den beiden Wendepunkten zugesetzte Volumen wird abgelesen.

1 ml Natriumhydroxid-Lösung (0,1 mol · l^{-1}) entspricht 34,60 mg $C_{19}H_{36}ClNO_2$.

Lagerung

Gut verschlossen.

Verunreinigungen

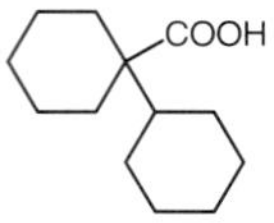

A. Bicyclohexyl-1-carbonsäure.

1998, 1198

Diethylenglycolmonoethylether

Diethylenglycoli monoethylicum aetherum

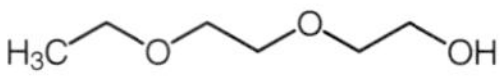

$C_6H_{14}O_3$ M_r 134,2

Definition

Diethylenglycolmonoethylether enthält mindestens 99,0 und höchstens 101,0 Prozent 2-(2-Ethoxyethoxy)ethanol. Die Substanz wird durch Kondensation von Ethylenoxid mit Ethanol und nachfolgender Destillation hergestellt.

Eigenschaften

Klare, farblose, hygroskopische Flüssigkeit; mischbar mit Wasser, Aceton und Ethanol, mischbar in bestimmten Verhältnissen mit pflanzlichen Ölen, nicht mischbar mit Mineralölen.

Die relative Dichte beträgt etwa 0,991.

Prüfung auf Identität

A. Brechungsindex (2.2.6): 1,426 bis 1,428.

B. Die Prüfung erfolgt mit Hilfe der IR-Spektroskopie (2.2.24) durch Vergleich des Spektrums der Substanz mit dem von Diethylenglycolmonoethylether *CRS*. Die Prüfung erfolgt zwischen 2 Preßlingen von Kaliumbromid *R*.

C. Die bei der „Gehaltsbestimmung" erhaltenen Chromatogramme werden ausgewertet. Der Hauptpeak im Chromatogramm der Untersuchungslösung entspricht in bezug auf Retentionszeit und Größe ungefähr dem Hauptpeak im Chromatogramm der Referenzlösung.

Prüfung auf Reinheit

Säurezahl (2.5.1): Höchstens 0,1. 30,0 ml Substanz werden in 30 ml Ethanol 96 % *R* gelöst, das zuvor mit Kaliumhydroxid-Lösung (0,1 mol · l^{-1}) gegen Phenolphthalein-Lösung *R* neutralisiert wurde. Die Lösung wird mit ethanolischer Kaliumhydroxid-Lösung (0,01 mol · l^{-1}) titriert.

Peroxidzahl (2.5.5): Höchstens 8,0, mit 2,00 g Substanz bestimmt.

Ethylenglycolmonoethylether, Ethylenglycol, Diethylenglycol: Höchstens 0,20 Prozent Ethylenglycolmonoethylether und höchstens insgesamt 0,50 Prozent Ethylenglycol und Diethylenglycol. Die Prüfung erfolgt mit Hilfe der bei der „Gehaltsbestimmung" beschriebenen Gaschromatographie (2.2.28).

0,1 µl Referenzlösung a werden eingespritzt. Werden die Chromatogramme unter den vorgeschriebenen Bedingungen aufgezeichnet, betragen die Retentionszeiten für Ethylenglycolmonoethylether etwa 1 min, für Ethylenglycol etwa 7 min und für Diethylenglycol etwa 14 min.

0,1 µl Untersuchungslösung werden eingespritzt. Der Prozentgehalt an Ethylenglycolmonoethylether, Ethylenglycol und Diethylenglycol wird unter Anwendung des Verfahrens „Normalisierung" berechnet.

Ethylenoxid-Rückstände (2.4.25): Höchstens 1 ppm.

Wasser (2.5.12): Höchstens 0,1 Prozent, mit 10,0 g Substanz nach der Karl-Fischer-Methode bestimmt.

Gehaltsbestimmung

Die Bestimmung erfolgt mit Hilfe der Gaschromatographie (2.2.28).

Untersuchungslösung: Die Substanz.

Referenzlösung a: Je 0,10 g Diethylenglycol *R*, Ethylenglycol *R* und Ethylenglycolmonoethylether *R* werden in Methanol *R* zu 100,0 ml gelöst.

Referenzlösung b: Diethylenglycolmonoethylether *CRS*.

Die Chromatographie kann durchgeführt werden mit
- einer Kapillarsäule aus Quarzglas von 15 m Länge und 0,53 mm innerem Durchmesser, belegt mit einer Schicht von Macrogol-20 000-nitroterephthalat *R* (Filmdicke 0,5 µm)
- Stickstoff zur Chromatographie *R* als Trägergas bei einer Durchflußrate von 2 ml je Minute
- einem Flammenionisationsdetektor.

Die Temperatur der Säule wird um 5 °C je Minute von 60 °C auf 200 °C erhöht, die des Probeneinlasses bei 240 °C und die des Detektors bei 250 °C gehalten.

0,1 µl Untersuchungslösung werden eingespritzt. Der Prozentgehalt an $C_6H_{14}O_3$ aus den Peakflächen im erhaltenen Chromatogramm wird unter Anwendung des Verfahrens „Normalisierung" berechnet.

Lagerung

Dicht verschlossen, unter Inertgas, unterhalb von 35 °C.

Beschriftung

Die Beschriftung gibt insbesondere an, daß die Substanz unter Inertgas zu lagern ist.

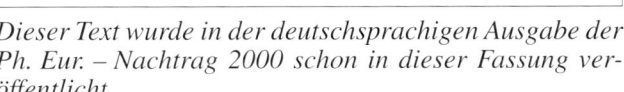

Dieser Text wurde in der deutschsprachigen Ausgabe der Ph. Eur. – Nachtrag 2000 schon in dieser Fassung veröffentlicht.

2001, 1415

Diethylenglycolmonopalmitostearat

Diethylenglycoli monopalmitostearas

Definition

Diethylenglycolmonopalmitostearat ist ein Gemisch von Mono- und Diestern des Diethylenglycols mit Stearin- und Palmitinsäure. Die Substanz enthält mindestens 45,0 Prozent Monoester, durch Kondensation von Diethylenglycol mit Stearinsäure 50 pflanzlichen oder tierischen Ursprungs hergestellt.

Herstellung

Falls zutreffend muß die Substanz der Monographie **Produkte mit dem Risiko der Übertragung von Erregern der spongiformen Enzephalopathie tierischen Ursprungs (Producta cum possibili transmissione vectorium enkephalopathiarum spongiformium animalium)** entsprechen.

Eigenschaften

Weiße bis fast weiße, wachsartige, feste Substanz; praktisch unlöslich in Wasser, löslich in Aceton und in heißem Ethanol.

Prüfung auf Identität

A. Die Substanz entspricht der Prüfung „Schmelztemperatur" (siehe „Prüfung auf Reinheit").

B. Die Substanz entspricht der Prüfung „Fettsäurenzusammensetzung“ (siehe „Prüfung auf Reinheit“).

C. Die Substanz entspricht der „Gehaltsbestimmung“ (Gehalt an Monoestern).

Prüfung auf Reinheit

Schmelztemperatur (2.2.15): 43 bis 50 °C.

Säurezahl (2.5.1): Höchstens 4,0, mit 10,0 g Substanz bestimmt.

Iodzahl (2.5.4): Höchstens 3,0.

Verseifungszahl (2.5.6): 150 bis 170, mit 2,0 g Substanz bestimmt.

Fettsäurenzusammensetzung: Die Prüfung erfolgt mit Hilfe der „Prüfung fetter Öle auf fremde Öle durch Gaschromatographie“ (2.4.22, Methode A). Die Fettsäurenfraktion muß folgende Zusammensetzung haben:
- Stearinsäure: 40,0 bis 60,0 Prozent
- Summe der Gehalte an Palmitin- und Stearinsäure: mindestens 90,0 Prozent.

Freies Diethylenglycol: Höchstens 8,0 Prozent, wie unter „Gehaltsbestimmung“ bestimmt.

Asche (2.4.16): Höchstens 0,1 Prozent, mit 1,0 g Substanz bestimmt.

Gehaltsbestimmung

Der Gehalt an freiem Diethylenglycol und an Monoestern wird mit Hilfe der Ausschlußchromatographie (2.2.30) bestimmt.

Untersuchungslösung: Etwa 0,2 g Substanz (*m*) werden, auf 0,1 mg genau, in eine 15-ml-Probeflasche eingewogen. Nach Zusatz von 5,0 ml Tetrahydrofuran *R* wird bis zur Lösung geschüttelt und falls erforderlich erwärmt. Die Probeflasche wird erneut gewogen. Die Gesamtmasse (*M*) des Lösungsmittels und der Substanz wird berechnet.

Referenzlösungen: In vier 15-ml-Probeflaschen werden etwa 2,5 mg, 5,0 mg, 10,0 mg und 20,0 mg Diethylenglycol *R* auf 0,1 mg genau eingewogen. Nach Zusatz von je 5,0 ml Tetrahydrofuran *R* wird bis zur Lösung geschüttelt. Die Probeflaschen werden erneut gewogen. Die Konzentration an Diethylenglycol in Milligramm je Gramm wird für jede Referenzlösung berechnet.

Die Chromatographie kann durchgeführt werden mit
- einer Gelpermeationssäule von 0,6 m Länge und 7 mm innerem Durchmesser, gepackt mit Styrol-Divinylbenzol-Copolymer *R* (Teilchengröße 5 µm, Porengröße 10 nm)
- Tetrahydrofuran *R* als mobile Phase bei einer Durchflußrate von 1 ml je Minute
- einem Differential-Refraktometer als Detektor.

40 µl jeder Lösung werden eingespritzt. Werden die Chromatogramme unter den vorgeschriebenen Bedingungen aufgezeichnet, betragen die relativen Retentionen bezogen auf Diethylenglycol für die Monoester etwa 0,84 und für die Diester etwa 0,78. Die Konzentration (*C*) an Diethylenglycol der Untersuchungslösung in Milligramm je Gramm wird aus der Eichkurve, die mit den Referenzlösungen erstellt wurde, ermittelt.

Der Prozentgehalt an freiem Diethylenglycol in der Substanz wird nach folgender Formel berechnet

$$\frac{C \cdot M}{m \cdot 10}$$

Aus den Peakflächen der Monoester (*A*) und der Diester (*B*) wird der Prozentgehalt an Monoestern nach folgender Formel berechnet

$$\frac{A}{A + B} \cdot (100 - D)$$

D = Prozentgehalt an freiem Diethylenglycol und freien Fettsäuren.

Der Prozentgehalt an freien Fettsäuren wird nach folgender Formel berechnet

$$\frac{SZ \cdot 270}{561{,}1}$$

SZ = Säurezahl.

Lagerung

Vor Licht geschützt.

2001, 78

Digitoxin

Digitoxinum

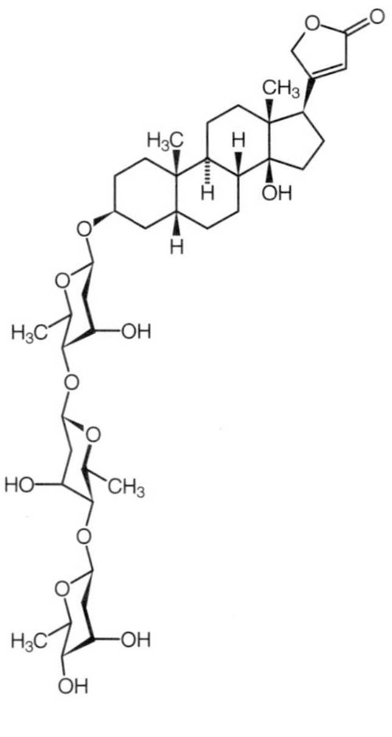

$C_{41}H_{64}O_{13}$ M_r 765

Definition

Digitoxin enthält mindestens 95,0 und höchstens 103,0 Prozent 3β-[(*O*-2,6-Didesoxy-β-D-*ribo*-hexopyranosyl-(1→4)-*O*-2,6-didesoxy-β-D-*ribo*-hexopyranosyl-(1→4)-2,6-didesoxy-β-D-*ribo*-hexopyranosyl)oxy]-14-hydroxy-5β,14β-card-20(22)-enolid, berechnet auf die getrocknete Substanz.

Eigenschaften

Weißes bis fast weißes Pulver; praktisch unlöslich in Wasser, leicht löslich in einer Mischung von gleichen Volumteilen Dichlormethan und Methanol, schwer löslich in Ethanol und Methanol.

Prüfung auf Identität

1: A.
2: B, C, D.

A. Die Prüfung erfolgt mit Hilfe der IR-Spektroskopie (2.2.24) durch Vergleich des Spektrums der Substanz mit dem von Digitoxin *CRS*.

B. Die bei der Prüfung „Verwandte Substanzen" (siehe „Prüfung auf Reinheit") erhaltenen Chromatogramme werden ausgewertet. Der Hauptfleck im Chromatogramm der Untersuchungslösung entspricht in bezug auf Lage, Farbe und Größe dem Hauptfleck im Chromatogramm der Referenzlösung a.

C. Etwa 0,5 mg Substanz werden in 0,2 ml Ethanol 60 % *R* suspendiert. Nach Zusatz von 0,1 ml Dinitrobenzoesäure-Lösung *R* und 0,1 ml verdünnter Natriumhydroxid-Lösung *R* entsteht eine violette Färbung.

D. Etwa 0,5 mg Substanz werden unter Erwärmen in 1 ml Essigsäure 98 % *R* gelöst. Die erkaltete Lösung wird mit 0,05 ml Eisen(III)-chlorid-Lösung *R* 1 versetzt und die Mischung vorsichtig mit 1 ml Schwefelsäure *R*, ohne die beiden Flüssigkeiten zu mischen, unterschichtet. An der Berührungsfläche der beiden Schichten entsteht ein brauner Ring. Beim Stehenlassen tritt eine grüne, später blaue Färbung in der oberen Schicht auf.

Prüfung auf Reinheit

Aussehen der Lösung: 50 mg Substanz werden in einer Mischung von gleichen Volumteilen Dichlormethan *R* und Methanol *R* zu 10 ml gelöst. Die Lösung muß klar (2.2.1) und farblos (2.2.2, Methode I) sein.

Spezifische Drehung (2.2.7): 0,25 g Substanz werden in Chloroform *R* zu 10,0 ml gelöst. Die spezifische Drehung muß zwischen +16,0 und +18,5° liegen.

Verwandte Substanzen: Die Prüfung erfolgt mit Hilfe der Dünnschichtchromatographie (2.2.27) unter Verwendung einer DC-Platte mit Kieselgel G *R*.

Untersuchungslösung: 20 mg Substanz werden in einer Mischung gleicher Volumteile Dichlormethan *R* und Methanol *R* zu 2 ml gelöst.

Referenzlösung a: 20 mg Digitoxin *CRS* werden in einer Mischung gleicher Volumteile Dichlormethan *R* und Methanol *R* zu 2 ml gelöst.

Referenzlösung b: 0,5 ml Referenzlösung a werden mit einer Mischung gleicher Volumteile Dichlormethan *R* und Methanol *R* zu 50 ml verdünnt.

Referenzlösung c: 10 mg Gitoxin *CRS* werden unter Umrühren in einer Mischung gleicher Volumteile Dichlormethan *R* und Methanol *R* zu 50 ml gelöst.

Referenzlösung d: 1 ml Referenzlösung b wird mit einer Mischung gleicher Volumteile Dichlormethan *R* und Methanol *R* zu 2 ml verdünnt.

Referenzlösung e: 1 ml Referenzlösung a wird mit 1 ml Referenzlösung c gemischt.

Auf die Platte werden 5 µl jeder Lösung aufgetragen. Die Chromatographie erfolgt sofort mit einer Mischung von 15 Volumteilen Methanol *R*, 40 Volumteilen Cyclohexan *R* und 90 Volumteilen Dichlormethan *R* über eine Laufstrecke von 15 cm. Die Platte wird 5 min lang im Kaltluftstrom getrocknet und erneut in der gleichen Laufrichtung chromatographiert. Die Platte wird erneut 5 min lang im Kaltluftstrom getrocknet, mit einer Mischung von 1 Volumteil Schwefelsäure *R* und 9 Volumteilen Ethanol 96 % *R* besprüht und 15 min lang bei 130 °C erhitzt. Die Auswertung erfolgt im Tageslicht.

Gitoxin: Ein dem Gitoxin entsprechender Fleck im Chromatogramm der Untersuchungslösung darf nicht stärker gefärbt sein als der mit Referenzlösung c erhaltene Fleck (2,0 Prozent).

Andere Glykoside: Im Chromatogramm der Untersuchungslösung auftretende Nebenflecke, mit Ausnahme des Gitoxin-Flecks, dürfen nicht stärker gefärbt sein als der mit Referenzlösung b erhaltene Fleck (1,0 Prozent).

Die Prüfung darf nur ausgewertet werden, wenn das Chromatogramm der Referenzlösung e deutlich voneinander getrennte Flecke von Digitoxin, Gitoxin und anderen Glykosiden zeigt und wenn der mit Referenzlösung d erhaltene Fleck deutlich sichtbar ist.

Trocknungsverlust (2.2.32): Höchstens 1,5 Prozent, mit 0,500 g Substanz durch 2 h langes Trocknen im Trockenschrank bei 100 bis 105 °C bestimmt.

Sulfatasche (2.4.14): Höchstens 0,1 Prozent, mit dem bei der Prüfung „Trocknungsverlust" erhaltenen Rückstand bestimmt.

Gehaltsbestimmung

40,0 mg Substanz werden in Ethanol 96 % *R* zu 50,0 ml gelöst. 5,0 ml Lösung werden mit Ethanol 96 % *R* zu 100,0 ml verdünnt. Unter gleichen Bedingungen wird eine Referenzlösung mit 40,0 mg Digitoxin *CRS* hergestellt. Je 5,0 ml beider Lösungen werden mit 3,0 ml alkalischer Natriumpikrat-Lösung *R* versetzt und 30 min lang vor direkter Lichteinwirkung geschützt aufbewahrt. Die Absorption (2.2.25) der beiden Lösungen wird im Maximum bei 495 nm gegen eine gleichzeitig hergestellte Kompensationsflüssigkeit gemessen, die aus einer Mischung von 5,0 ml Ethanol 96 % *R* und 3,0 ml alkalischer Natriumpikrat-Lösung *R* besteht.

Der Gehalt an $C_{41}H_{64}O_{13}$ wird mit Hilfe der gemessenen Absorptionen und der Konzentrationen der Lösungen berechnet.

Lagerung

Gut verschlossen, vor Licht geschützt.

1999, 1310

Wasserhaltiges Dihydralazinsulfat

Dihydralazini sulfas hydricus

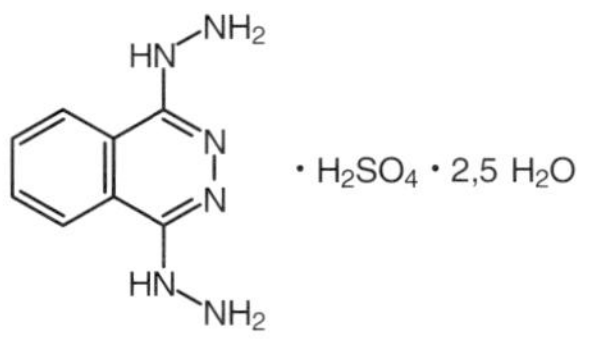

$C_8H_{12}N_6O_4S \cdot 2{,}5\ H_2O$ M_r 333,3

Definition

Wasserhaltiges Dihydralazinsulfat enthält mindestens 98,0 und höchstens 102,0 Prozent (Phthalazin-1,4-diyl)dihydrazin-sulfat, berechnet auf die getrocknete Substanz.

Eigenschaften

Weißes bis schwach gelbes, kristallines Pulver; schwer löslich in Wasser, praktisch unlöslich in wasserfreiem Ethanol. Die Substanz löst sich in verdünnten Mineralsäuren.

Prüfung auf Identität

A. Die Prüfung erfolgt mit Hilfe der IR-Spektroskopie (2.2.24) durch Vergleich des Spektrums der Substanz mit dem Referenzspektrum der Ph. Eur. von wasserhaltigem Dihydralazinsulfat.

B. Etwa 50 mg Substanz werden in 5 ml verdünnter Salzsäure *R* gelöst. Die Lösung gibt die Identitätsreaktion a auf Sulfat (2.3.1).

Prüfung auf Reinheit

Aussehen der Lösung: 0,20 g Substanz werden in verdünnter Salpetersäure *R* zu 10 ml gelöst. Die Lösung muß klar (2.2.1) und darf nicht stärker gefärbt sein als die Farbvergleichslösung BG_6 (2.2.2, Methode II).

Verwandte Substanzen: Die Prüfung erfolgt mit Hilfe der Flüssigchromatographie (2.2.29).

Die Lösungen sind unmittelbar vor Gebrauch herzustellen.

Untersuchungslösung: 50,0 mg Substanz werden in einer Lösung von Essigsäure 98 % *R* (6 g · l^{-1}) zu 50,0 ml gelöst.

Referenzlösung a: 1,0 ml Untersuchungslösung wird mit der mobilen Phase, die Natriumedetat *R* (0,5 g · l^{-1}) enthält, zu 100,0 ml verdünnt. 1,0 ml dieser Lösung wird mit der mobilen Phase, die Natriumedetat *R* (0,5 g · l^{-1}) enthält, zu 10,0 ml verdünnt.

Referenzlösung b: 10,0 mg Dihydralazin-Verunreinigung A *CRS* werden in der mobilen Phase, die Natriumedetat *R* (0,5 g · l^{-1}) enthält, zu 50,0 ml gelöst. 2,0 ml Lösung werden mit der mobilen Phase, die Natriumedetat *R* (0,5 g · l^{-1}) enthält, zu 20,0 ml verdünnt.

Referenzlösung c: 2 ml Untersuchungslösung werden mit der mobilen Phase, die Natriumedetat *R* (0,5 g · l^{-1}) enthält, zu 10 ml verdünnt. 1 ml dieser Lösung wird mit der Referenzlösung b zu 10 ml verdünnt.

Die Chromatographie kann durchgeführt werden mit
- einer Säule aus rostfreiem Stahl von 0,25 m Länge und 4,6 mm innerem Durchmesser, gepackt mit cyanopropylsilyliertem Kieselgel zur Chromatographie *R* (5 bis 10 µm)
- einer Mischung als mobile Phase bei einer Durchflußrate von 1,5 ml je Minute, die wie folgt hergestellt wird: Zu 22 Volumteilen Acetonitril *R* werden 78 Volumteile einer Lösung zugesetzt, die 1,44 g Natriumdodecylsulfat *R* und 0,75 g Tetrabutylammoniumbromid *R* je Liter enthält und mit Schwefelsäure (0,05 mol · l^{-1}) auf einen *p*H-Wert von 3,0 eingestellt ist
- einem Spektrometer als Detektor bei einer Wellenlänge von 230 nm.

20 µl Referenzlösung c werden eingespritzt. Die Empfindlichkeit des Systems wird so eingestellt, daß die Höhe der 2 Hauptpeaks im Chromatogramm mindestens 50 Prozent des maximalen Ausschlags beträgt. Wird das Chromatogramm unter den vorgeschriebenen Bedingungen aufgezeichnet, beträgt die relative Retention, bezogen auf Dihydralazin, für Dihydralazin-Verunreinigung A etwa 0,8. Die Prüfung darf nur ausgewertet werden, wenn die Auflösung zwischen den Peaks von Dihydralazin-Verunreinigung A und Dihydralazin mindestens 2,0 beträgt.

20 µl Untersuchungslösung werden eingespritzt. Die Chromatographie erfolgt über eine Dauer, die der 2fachen Retentionszeit von Dihydralazin entspricht.

Je 20 µl Referenzlösung a und Referenzlösung b werden eingespritzt. Im Chromatogramm der Untersuchungslösung darf eine der Dihydralazin-Verunreinigung A entsprechende Peakfläche nicht größer sein als die entsprechende Peakfläche im Chromatogramm der Referenzlösung b (2 Prozent), und keine Peakfläche, mit Ausnahme der des Hauptpeaks und der der Dihydralazin-Verunreinigung A, darf größer sein als die des Hauptpeaks im Chromatogramm der Referenzlösung a (0,1 Prozent). Im Chromatogramm der Untersuchungslösung darf die Summe aller Peakflächen, mit Ausnahme der des Hauptpeaks und der der Dihydralazin-Verunreinigung A, nicht größer sein als das 5fache der Fläche des Hauptpeaks im Chromatogramm der Referenzlösung a (0,5 Prozent). Peaks, deren Fläche kleiner ist als das 0,1fache der Fläche des Hauptpeaks im Chromatogramm der Referenzlösung a, werden nicht berücksichtigt.

Hydrazin: Die Prüfung erfolgt mit Hilfe der Flüssigchromatographie (2.2.29).

Die Lösungen sind unmittelbar vor Gebrauch herzustellen.

Untersuchungslösung: 40,0 mg Hydrazinsulfat *R* werden in Wasser *R* zu 100,0 ml gelöst. 1,0 ml Lösung wird mit

Wasser *R* zu 25,0 ml verdünnt. 0,50 ml dieser Lösung werden mit 0,200 g Substanz versetzt und in 6 ml verdünnter Salzsäure *R* gelöst. Die Lösung wird mit Wasser *R* zu 10,0 ml verdünnt. 0,50 ml dieser Lösung werden sofort in einem Zentrifugenglas mit Schliffstopfen mit 2,0 ml einer Lösung von Benzaldehyd *R* (60 g · l^{-1}) in einer Mischung gleicher Volumteile Methanol *R* und Wasser *R* versetzt. Die Mischung wird 90 s lang geschüttelt. Nach Zusatz von 1,0 ml Wasser *R* und 5,0 ml Heptan *R* wird 1 min lang geschüttelt und anschließend zentrifugiert. Die obere Phase wird verwendet.

Referenzlösung: 40,0 mg Hydrazinsulfat *R* werden in Wasser *R* zu 100,0 ml gelöst. 1,0 ml Lösung wird mit Wasser *R* zu 25,0 ml verdünnt. 0,50 ml dieser Lösung werden mit 6 ml verdünnter Salzsäure *R* versetzt und mit Wasser *R* zu 10,0 ml verdünnt. 0,50 ml dieser Lösung werden in einem Zentrifugenglas mit Schliffstopfen mit 2,0 ml einer Lösung von Benzaldehyd *R* (60 g · l^{-1}) in einer Mischung gleicher Volumteile Methanol *R* und Wasser *R* versetzt. Die Mischung wird 90 s lang geschüttelt. Nach Zusatz von 1,0 ml Wasser *R* und 5,0 ml Heptan *R* wird 1 min lang geschüttelt und anschließend zentrifugiert. Die obere Phase wird verwendet.

Blindlösung: Die Lösung wird in gleicher Weise hergestellt wie die Referenzlösung. Anstelle der 0,50 ml Hydrazinsulfat-Lösung werden 0,50 ml Wasser *R* verwendet.

Die Chromatographie kann durchgeführt werden mit

- einer Säule aus rostfreiem Stahl von 0,25 m Länge und 4,6 mm innerem Durchmesser, gepackt mit octadecylsilyliertem Kieselgel zur Chromatographie *R* (5 µm)
- einer Mischung von 30 Volumteilen einer Lösung von Natriumedetat *R* (0,3 g · l^{-1}) und 70 Volumteilen Acetonitril *R* als mobile Phase bei einer Durchflußrate von 1 ml je Minute
- einem Spektrometer als Detektor bei einer Wellenlänge von 305 nm.

Je 20 µl Untersuchungslösung, Referenzlösung und Blindlösung werden eingespritzt. Die Chromatogramme der Referenzlösung und der Blindlösung werden verglichen. Der Peak des Benzaldehydazins (Benzalazins) entspricht dem von Hydrazin mit einer relativen Retention bezogen auf den Hauptpeak (Benzaldehyd) von etwa 1,8.

Im Chromatogramm der Untersuchungslösung darf die dem Benzaldehydazin entsprechende Peakfläche nicht größer sein als das 2fache der Fläche des entsprechenden Peaks im Chromatogramm der Referenzlösung (10 ppm Hydrazin).

Eisen (2.4.9): Der unter „Sulfatasche" erhaltene Rückstand wird mit 0,2 ml Schwefelsäure *R* versetzt. Die Mischung wird so lange vorsichtig erhitzt, bis die Säure fast vollständig entfernt ist, und anschließend erkalten gelassen. Der Rückstand wird unter Erhitzen in 5,5 ml Salzsäure *R* 1 gelöst. Die noch heiße Lösung wird durch ein Filter filtriert, das zuvor 3mal mit verdünnter Salzsäure *R* gewaschen wurde. Der Tiegel und das Filter werden mit 5 ml Wasser *R* gewaschen. Filtrat und Waschflüssigkeit werden vereinigt. Die Lösung wird mit etwa 3,5 ml konzentrierter Natriumhydroxid-Lösung *R* neutralisiert. Der *p*H-Wert der Lösung wird mit Essigsäure *R* auf 3 bis 4 eingestellt und die Lösung mit Wasser *R* zu 20 ml verdünnt. Diese Lösung muß der Grenzprüfung auf Eisen entsprechen (20 ppm). Zur Herstellung der Referenzlösung werden 5 ml Eisen-Lösung (2 ppm Fe) *R* und 5 ml Wasser *R* verwendet.

Trocknungsverlust (2.2.32): 13,0 bis 15,0 Prozent, mit 1,000 g Substanz durch 5 h langes Trocknen im Trockenschrank bei 50 °C und höchstens 0,7 kPa bestimmt.

Sulfatasche (2.4.14): Höchstens 0,1 Prozent, mit 1,0 g Substanz bestimmt.

Gehaltsbestimmung

60,0 mg Substanz, in 25 ml Wasser *R* gelöst, werden nach Zusatz von 35 ml Salzsäure *R* langsam mit Kaliumiodat-Lösung (0,05 mol · l^{-1}) titriert. Der Endpunkt wird mit Hilfe der Potentiometrie (2.2.20) unter Verwendung einer Kalomel-Bezugselektrode und einer Platin-Meßelektrode bestimmt.

1 ml Kaliumiodat-Lösung (0,05 mol · l^{-1}) entspricht 7,208 mg $C_8H_{12}N_6O_4S$.

Verunreinigungen

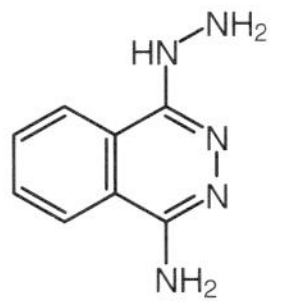

A. 4-Hydrazinophthalazin-1-amin

$H_2N{-}NH_2$

B. Hydrazin

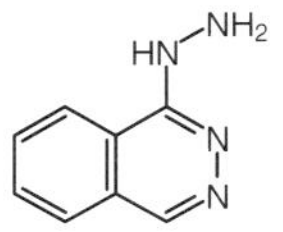

C. (Phthalazin-1-yl)hydrazin (Hydralazin).

2001, 1416

Dihydroergocristinmesilat

Dihydroergocristini mesilas

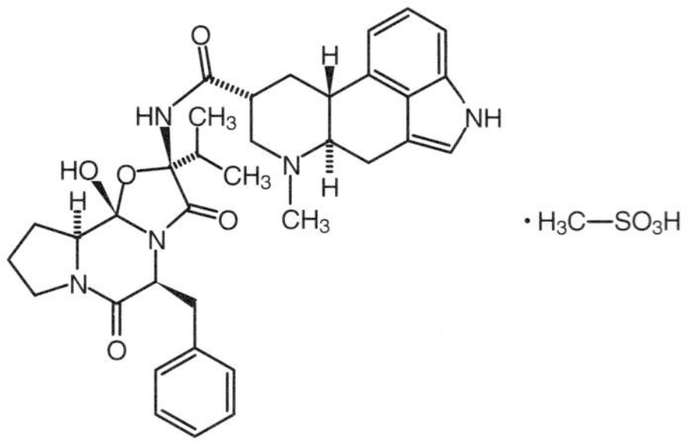

$C_{36}H_{45}N_5O_8S$ M_r 708

Definition

Dihydroergocristinmesilat enthält mindestens 98,0 und höchstens 102,0 Prozent (6a*R*,9*R*,10a*R*)-*N*-[(2*R*,5*S*,10a*S*,10b*S*)-5-Benzyl-10b-hydroxy-2-(1-methylethyl)-3,6-dioxooctahydro-8*H*-oxazolo[3,2-*a*]pyrrolo[2,1-*c*]pyrazin-2-yl]-7-methyl-4,6,6a,7,8,9,10,10a-octahydroindolo[4,3-*fg*]chinolin-9-carboxamid-methansulfonat, berechnet auf die getrocknete Substanz.

Eigenschaften

Weißes bis fast weißes, feines, kristallines Pulver; schwer löslich in Wasser, löslich in Methanol.

Prüfung auf Identität

A. Die Prüfung erfolgt mit Hilfe der IR-Spektroskopie (2.2.24) durch Vergleich des Spektrums der Substanz mit dem von Dihydroergocristinmesilat *CRS*. Die Prüfung erfolgt mit Hilfe von Preßlingen.

B. Die Prüfung erfolgt mit Hilfe der Dünnschichtchromatographie (2.2.27) unter Verwendung einer DC-Platte mit Kieselgel F_{254} *R*.

Untersuchungslösung: 0,10 g Substanz werden in einer Mischung von 1 Volumteil Methanol *R* und 9 Volumteilen Dichlormethan *R* zu 5 ml gelöst.

Referenzlösung: 0,10 g Dihydroergocristinmesilat *CRS* werden in einer Mischung von 1 Volumteil Methanol *R* und 9 Volumteilen Dichlormethan *R* zu 5 ml gelöst.

Auf die Platte werden sofort 5 µl jeder Lösung aufgetragen. Die Chromatographie erfolgt unter Lichtschutz mit einer Mischung von 2 Volumteilen konzentrierter Ammoniak-Lösung *R*, 15 Volumteilen Dimethylformamid *R* und 85 Volumteilen Ether *R* über eine Laufstrecke von 15 cm. Die Platte wird 5 min lang im Kaltluftstrom getrocknet, anschließend mit Dimethylaminobenzaldehyd-Lösung *R* 7 besprüht und 2 min lang im Heißluftstrom getrocknet. Der Hauptfleck im Chromatogramm der Untersuchungslösung entspricht in bezug auf Lage, Farbe und Größe dem Hauptfleck im Chromatogramm der Referenzlösung.

C. Die Prüfung erfolgt mit Hilfe der Dünnschichtchromatographie (2.2.27) unter Verwendung einer DC-Platte mit Kieselgel F_{254} *R*.

Untersuchungslösung: 0,20 g Substanz werden in einer Mischung von 1 Volumteil Methanol *R* und 9 Volumteilen Dichlormethan *R* zu 5 ml gelöst.

Referenzlösung: 0,20 g Methansulfonsäure *R* werden in einer Mischung von 1 Volumteil Methanol *R* und 9 Volumteilen Dichlormethan *R* zu 5 ml gelöst.

Auf die Platte werden sofort 10 µl jeder Lösung aufgetragen. Die Chromatographie erfolgt unter Lichtschutz mit einer Mischung von 5 Volumteilen Wasser *R*, 10 Volumteilen konzentrierter Ammoniak-Lösung *R*, 20 Volumteilen 1-Butanol *R* und 65 Volumteilen Aceton *R* über eine Laufstrecke von 10 cm. Die Platte wird höchstens 1 min lang im Kaltluftstrom getrocknet, anschließend mit einer Lösung von Bromcresolpurpur *R* ($1\ g \cdot l^{-1}$) in Methanol *R*, deren Farbe mit Hilfe eines Tropfens verdünnter Ammoniak-Lösung *R* 1 auf violettrot eingestellt wurde, besprüht und im Heißluftstrom bei 100 °C getrocknet. Der Hauptfleck im Chromatogramm der Untersuchungslösung entspricht in bezug auf Lage, Farbe und Größe dem Hauptfleck im Chromatogramm der Referenzlösung.

Prüfung auf Reinheit

Aussehen der Lösung: 0,50 g Substanz werden in Methanol *R* zu 25,0 ml gelöst. Die Lösung muß klar (2.2.1) und darf nicht stärker gefärbt sein als die Farbvergleichslösung B_7 (2.2.2, Methode II).

***p*H-Wert** (2.2.3): 0,1 g Substanz werden in kohlendioxidfreiem Wasser *R* zu 20 ml gelöst. Der *p*H-Wert der Lösung muß zwischen 4,0 und 5,0 liegen.

Spezifische Drehung (2.2.7): 0,250 g Substanz werden in wasserfreiem Pyridin *R* zu 25,0 ml gelöst. Die spezifische Drehung muß zwischen −37 und −43° liegen, berechnet auf die getrocknete Substanz.

Verwandte Substanzen: Die Prüfung erfolgt mit Hilfe der Flüssigchromatographie (2.2.29).

Die Herstellung der Lösungen und die Chromatographie werden unter Ausschluß direkter Lichteinwirkung durchgeführt.

Untersuchungslösung: 75,0 mg Substanz werden in einer Mischung von 40 Volumteilen Wasser *R* und 60 Volumteilen Acetonitril *R* zu 50,0 ml gelöst.

Referenzlösung: 20,0 mg Codergocrinmesilat *CRS* werden in einer Mischung von 40 Volumteilen Wasser *R* und 60 Volumteilen Acetonitril *R* zu 50,0 ml gelöst. 6,0 ml Lösung werden mit einer Mischung von 40 Volumteilen Wasser *R* und 60 Volumteilen Acetonitril *R* zu 50,0 ml verdünnt.

Die Chromatographie kann durchgeführt werden mit

– einer Säule aus rostfreiem Stahl von 0,25 m Länge und 4,6 mm innerem Durchmesser, gepackt mit octadecylsilyliertem Kieselgel zur Chromatographie *R* 1 (5 µm)

- einer Mischung von 2,2 Volumteilen Diethylamin *R*, 400 Volumteilen Acetonitril *R* und 650 Volumteilen einer Lösung von Ammoniumcarbonat *R* (1,1 g · l^{-1}) als mobile Phase bei einer Durchflußrate von 1,5 ml je Minute
- einem Spektrometer als Detektor bei einer Wellenlänge von 280 nm.

Je 10 µl Untersuchungslösung und Referenzlösung werden eingespritzt. Die Chromatographie der Untersuchungslösung erfolgt über eine Dauer, die der 2fachen Retentionszeit des Hauptpeaks entspricht. Werden die Chromatogramme unter den vorgeschriebenen Bedingungen aufgezeichnet, werden die Peaks in der folgenden Reihenfolge eluiert: Verunreinigung F, Verunreinigung H, Verunreinigung I und Dihydroergocristin.

Die Prüfung darf nur ausgewertet werden, wenn das Chromatogramm der Referenzlösung deutlich voneinander getrennt 4 Peaks zeigt; der Symmetriefaktor für den Dihydroergocristin-Peak höchstens 2,5 beträgt; die Auflösung zwischen den Peaks der Verunreinigung I und Dihydroergocristin mindestens 1,5 beträgt.

Im Chromatogramm der Untersuchungslösung darf keine Peakfläche, mit Ausnahme der des Hauptpeaks, größer sein als die Fläche des Dihydroergocristin-Peaks im Chromatogramm der Referenzlösung (1 Prozent). Im Chromatogramm der Untersuchungslösung darf die Summe aller Peakflächen, mit Ausnahme der des Hauptpeaks, nicht größer sein als das 2fache der Fläche des Dihydroergocristin-Peaks im Chromatogramm der Referenzlösung (2 Prozent). Peaks, deren Fläche kleiner ist als das 0,1fache der Fläche des Dihydroergocristin-Peaks im Chromatogramm der Referenzlösung, werden nicht berücksichtigt.

Trocknungsverlust (2.2.32): Höchstens 3,0 Prozent, mit 0,500 g Substanz durch Trocknen im Hochvakuum bei 80 °C bestimmt.

Gehaltsbestimmung

0,300 g Substanz werden in 60 ml Pyridin *R* gelöst. Nachdem ein Strom von Stickstoff *R* über die Oberfläche der Lösung geleitet wurde, wird mit Tetrabutylammoniumhydroxid-Lösung (0,1 mol · l^{-1}) titriert. Der Endpunkt wird mit Hilfe der Potentiometrie (2.2.20) bestimmt. Das bis zum zweiten Wendepunkt zugesetzte Volumen wird abgelesen.

1 ml Tetrabutylammoniumhydroxid-Lösung (0,1 mol · l^{-1}) entspricht 35,39 mg $C_{36}H_{45}N_5O_8S$.

Lagerung

Vor Licht geschützt.

Verunreinigungen

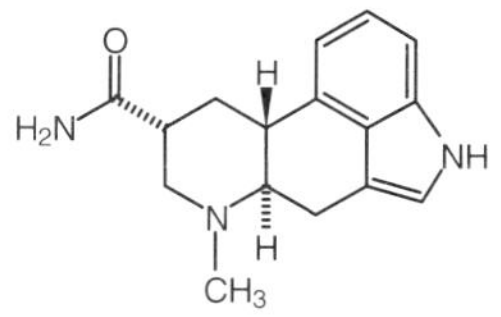

A. (6a*R*,9*R*,10a*R*)-7-Methyl-4,6,6a,7,8,9,10,10a-octahydroindolo[4,3-*fg*]chinolin-9-carboxamid (6-Methylergolin-8β-carboxamid)

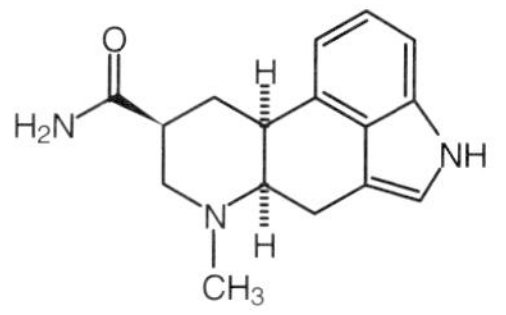

B. (6a*R*,9*S*,10a*S*)-7-Methyl-4,6,6a,7,8,9,10,10a-octahydroindolo[4,3-*fg*]chinolin-9-carboxamid (6-Methyl-10β-ergolin-8α-carboxamid)

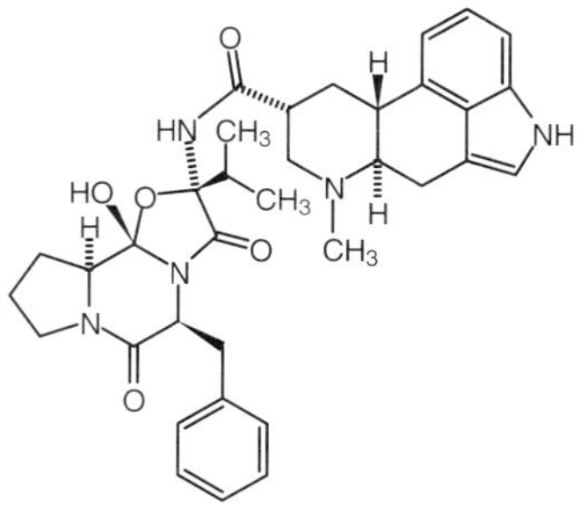

C. (6a*R*,9*R*,10a*R*)-*N*-[(2*S*,5*S*,10a*S*,10b*S*)-5-Benzyl-10b-hydroxy-2-(1-methylethyl)-3,6-dioxooctahydro-8*H*-oxazolo[3,2-*a*]pyrrolo[2,1-*c*]pyrazin-2-yl]-7-methyl-4,6,6a,7,8,9,10,10a-octahydroindolo[4,3-*fg*]chinolin-9-carboxamid (2′-Epidihydroergocristin)

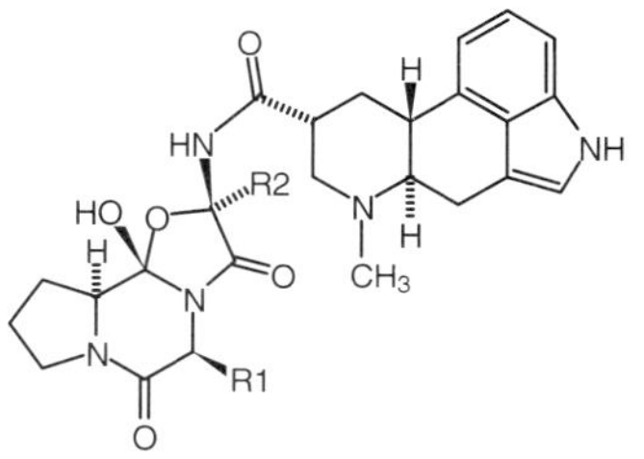

D. R1 = $CH(CH_3)_2$, R2 = CH_3:
(6a*R*,9*R*,10a*R*)-*N*-[(2*R*,5*S*,10a*S*,10b*S*)-10b-Hydroxy-2-methyl-5-(1-methylethyl)-3,6-dioxooctahydro-8*H*-oxazolo[3,2-*a*]pyrrolo[2,1-*c*]pyrazin-2-yl]-7-methyl-4,6,6a,7,8,9,10,10a-octahydroindolo[4,3-*fg*]chinolin-9-carboxamid
(Dihydroergosin)

E. R1 = $CH_2–C_6H_5$, R2 = CH_3:
(6a*R*,9*R*,10a*R*)-*N*-[(2*R*,5*S*,10a*S*,10b*S*)-5-Benzyl-10b-hydroxy-2-methyl-3,6-dioxooctahydro-8*H*-oxazolo[3,2-*a*]pyrrolo[2,1-*c*]pyrazin-2-yl]-7-methyl-4,6,6a,7,8,9,10,10a-octahydroindolo[4,3-*fg*]chinolin-9-carboxamid
(Dihydroergotamin)

F. R1 = R2 = $CH(CH_3)_2$:
(6a*R*,9*R*,10a*R*)-*N*-[(2*R*,5*S*,10a*S*,10b*S*)-10b-Hydroxy-2,5-bis(1-methylethyl)-3,6-dioxooctahydro-8*H*-oxazolo[3,2-*a*]pyrrolo[2,1-*c*]pyrazin-2-yl]-7-methyl-4,6,6a,7,8,9,10,10a-octahydroindolo[4,3-*fg*]chinolin-9-carboxamid
(Dihydroergocornin)

G. R1 = $CH_2–C_6H_5$, R2 = $CH_2–CH_3$:
(6a*R*,9*R*,10a*R*)-*N*-[(2*R*,5*S*,10a*S*,10b*S*)-5-Benzyl-2-ethyl-10b-hydroxy-3,6-dioxooctahydro-8*H*-oxazolo[3,2-*a*]pyrrolo[2,1-*c*]pyrazin-2-yl]-7-methyl-4,6,6a,7,8,9,10,10a-octahydroindolo[4,3-*fg*]chinolin-9-carboxamid
(Dihydroergostin)

H. $R1 = CH_2–CH(CH_3)_2$, $R2 = CH(CH_3)_2$:
(6a*R*,9*R*,10a*R*)-*N*-[(2*R*,5*S*,10a*S*,10b*S*)-10b-Hydroxy-2-(1-methylethyl)-5-(2-methylpropyl)-3,6-dioxooctahydro-8*H*-oxazolo[3,2-*a*]pyrrolo[2,1-*c*]pyrazin-2-yl]-7-methyl-4,6,6a,7,8,9,10,10a-octahydroindolo[4,3-*fg*]chinolin-9-carboxamid
(α-Dihydroergocryptin)

I. $R1 = CH(CH_3)–CH_2–CH_3$, $R2 = CH(CH_3)_2$:
(6a*R*,9*R*,10a*R*)-*N*-[(2*R*,5*S*,10a*S*,10b*S*)-10b-Hydroxy-2-(1-methylethyl)-5-[(1*RS*)-1-methylpropyl]-3,6-dioxooctahydro-8*H*-oxazolo[3,2-*a*]pyrrolo[2,1-*c*]pyrazin-2-yl]-7-methyl-4,6,6a,7,8,9,10,10a-octahydroindolo[4,3-*fg*]chinolin-9-carboxamid
(β-Dihydroergocryptin oder Epicriptin)

J. $R1 = CH_2–C_6H_5$, $R2 = CH(CH_3)–CH_2–CH_3$:
(6a*R*,9*R*,10a*R*)-*N*-[(2*R*,5*S*,10a*S*,10b*S*)-5-Benzyl-10b-hydroxy-2-[(1*RS*)-1-methylpropyl]-3,6-dioxooctahydro-8*H*-oxazolo[3,2-*a*]pyrrolo[2,1-*c*]pyrazin-2-yl]-7-methyl-4,6,6a,7,8,9,10,10a-octahydroindolo[4,3-*fg*]chinolin-9-carboxamid
(Dihydroergosedmin)

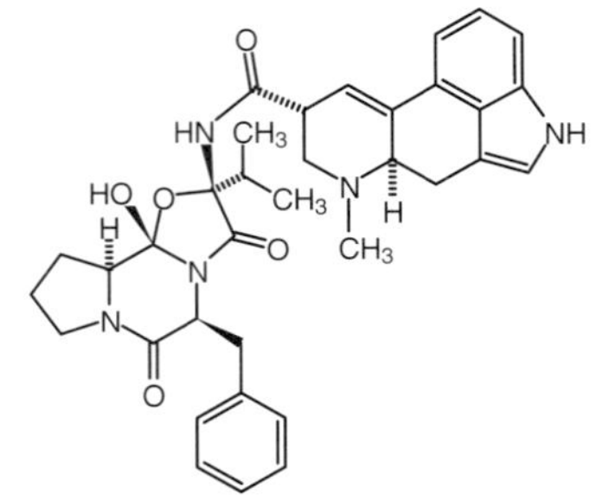

K. (6a*R*,9*R*,10a*R*)-*N*-[(2*R*,5*S*,10a*S*,10b*S*)-5-Benzyl-10b-hydroxy-2-(1-methylethyl)-3,6-dioxooctahydro-8*H*-oxazolo[3,2-*a*]pyrrolo[2,1-*c*]pyrazin-2-yl]-7-methyl-4,6,6a,7,8,9-hexahydroindolo[4,3-*fg*]chinolin-9-carboxamid
(Ergocristin)

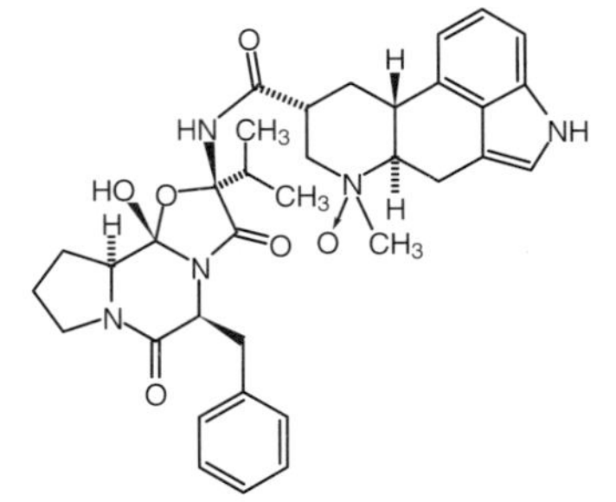

L. (6a*R*,7*RS*,9*R*,10a*R*)-*N*-[(2*R*,5*S*,10a*S*,10b*S*)-5-Benzyl-10b-hydroxy-2-(1-methylethyl)-3,6-dioxooctahydro-8*H*-oxazolo[3,2-*a*]pyrrolo[2,1-*c*]pyrazin-2-yl]-7-methyl-4,6,6a,7,8,9,10,10a-octahydroindolo[4,3-*fg*]chinolin-9-carboxamid-7-oxid
(Dihydroergocristin-6-oxid).

2001, 898

Dikaliumclorazepat

Dikalii clorazepas

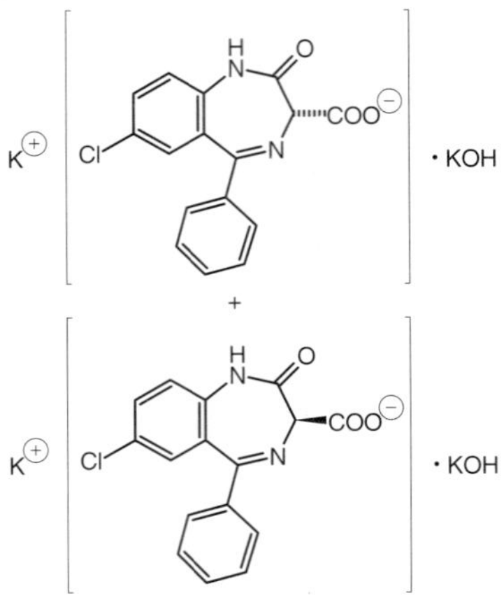

$C_{16}H_{11}ClK_2N_2O_4$ M_r 408,9

Definition

Dikaliumclorazepat enthält mindestens 99,0 und höchstens 101,0 Prozent (3*RS*)-7-Chlor-2-oxo-5-phenyl-2,3-dihydro-1*H*-1,4-benzodiazepin-3-carbonsäure, Kaliumsalz und Kaliumhydroxid im Verhältnis (1:1), berechnet auf die getrocknete Substanz.

Eigenschaften

Weißes bis hellgelbes, kristallines Pulver; leicht bis sehr leicht löslich in Wasser, sehr schwer löslich in Ethanol, praktisch unlöslich in Dichlormethan. Lösungen in Wasser und Ethanol sind instabil und sind sofort zu verwenden.

Prüfung auf Identität

1: B, E.
2: A, C, D, E.

A. 10,0 mg Substanz werden in einer Lösung von Kaliumcarbonat *R* (0,3 g · l^{-1}) zu 100,0 ml gelöst (Lösung A). Die Lösung A, zwischen 280 und 350 nm gemessen, zeigt ein breites Absorptionsmaximum (2.2.25) bei etwa 315 nm. Die spezifische Absorption im Maximum liegt zwischen 49 und 56.
10,0 ml Lösung A werden mit einer Lösung von Kaliumcarbonat *R* (0,3 g · l^{-1}) zu 100,0 ml verdünnt (Lösung B). Die Lösung B, zwischen 220 und 280 nm gemessen, zeigt ein Absorptionsmaximum bei 230 nm. Die spezifische Absorption im Maximum liegt zwischen 800 und 870.

B. Die Prüfung erfolgt mit Hilfe der IR-Spektroskopie (2.2.24) durch Vergleich des Spektrums der Substanz mit dem Dikaliumclorazepat-Referenzspektrum der Ph. Eur. Die Prüfung erfolgt mit Hilfe eines Preßlings.

C. Etwa 20 mg Substanz werden in 2 ml Schwefelsäure *R* gelöst. Im ultravioletten Licht bei 365 nm zeigt die Lösung eine gelbe Fluoreszenz.

D. Werden 0,5 g Substanz in 5 ml Wasser *R* gelöst und wird die Lösung mit 0,1 ml Thymolblau-Lösung *R* versetzt, färbt sie sich violettblau.

E. In einem Tiegel wird 1,0 g Substanz mit 2 ml verdünnter Schwefelsäure *R* versetzt. Im Wasserbad wird erhitzt und anschließend bis zum Verschwinden aller schwarzen Teilchen verascht. Nach dem Erkalten wird der Rückstand in Wasser *R* zu 20 ml aufgenommen. Die Lösung gibt die Identitätsreaktion b auf Kalium (2.3.1).

Prüfung auf Reinheit

Aussehen der Lösung: 1,0 g Substanz wird rasch unter Schütteln in Wasser *R* zu 10,0 ml gelöst. Sofort betrachtet muß die Lösung klar (2.2.1) und darf nicht stärker gefärbt sein als die Farbvergleichslösung GG_5 (2.2.2, Methode II).

Verwandte Substanzen: Die Prüfung erfolgt mit Hilfe der Dünnschichtchromatographie (2.2.27) unter Verwendung einer DC-Platte mit Kieselgel GF_{254} *R*.

Die Lösungen sind unmittelbar vor Gebrauch herzustellen. Die Prüfung ist unter Lichtschutz durchzuführen.

Untersuchungslösung: 0,10 g Substanz werden in einer Lösung von Kaliumcarbonat *R* (40 g · l^{-1}) zu 5 ml gelöst.

Referenzlösung a: 10 mg Aminochlorbenzophenon *R* werden in Aceton *R* zu 100 ml gelöst. 5 ml Lösung werden mit Aceton *R* zu 25 ml verdünnt.

Referenzlösung b: 10 mg Nordazepam *CRS* werden in Aceton *R* zu 50 ml gelöst. 5 ml Lösung werden mit Aceton *R* zu 25 ml verdünnt.

Referenzlösung c: 0,5 ml Untersuchungslösung werden mit einer Lösung von Kaliumcarbonat *R* (40 g · l^{-1}) zu 100 ml verdünnt.

Referenzlösung d: 10 mg Nordazepam *CRS* und 10 mg Nitrazepam *CRS* werden in Aceton *R* zu 50 ml gelöst.

Auf die Platte werden 5 µl jeder Lösung aufgetragen. Die Chromatographie erfolgt mit einer Mischung von 15 Volumteilen Aceton *R* und 85 Volumteilen Dichlormethan *R* über eine Laufstrecke von 15 cm. Die Platte wird an der Luft trocknen gelassen und im ultravioletten Licht bei 254 nm ausgewertet. Ein dem Nordazepam entsprechender Fleck im Chromatogramm der Untersuchungslösung darf nicht größer oder intensiver sein als der Fleck im Chromatogramm der Referenzlösung b (0,2 Prozent). Kein weiterer Nebenfleck im Chromatogramm der Untersuchungslösung darf größer oder intensiver sein als der Fleck im Chromatogramm der Referenzlösung c (0,5 Prozent).

Die Platte wird mit einer frisch hergestellten Lösung von Natriumnitrit *R* (10 g · l^{-1}) in verdünnter Salzsäure *R* besprüht, im Warmluftstrom getrocknet und mit einer Lösung von Naphthylethylendiamindihydrochlorid *R* (4 g · l^{-1}) in Ethanol 96 % *R* besprüht. Ein dem Aminochlorbenzophenon (Verunreinigung A) entsprechender Fleck im Chromatogramm der Untersuchungslösung darf nicht größer oder stärker gefärbt sein als der Fleck im Chromatogramm der Referenzlösung a (0,1 Prozent). Die Prüfung darf nur ausgewertet werden, wenn das Chromatogramm der Referenzlösung d deutlich voneinander getrennt 2 Flecke zeigt.

Trocknungsverlust (2.2.32): Höchstens 0,2 Prozent, mit 1,000 g Substanz durch 4 h langes Trocknen im Vakuum bei 60 °C bestimmt.

Gehaltsbestimmung

0,130 g Substanz, in 10 ml wasserfreier Essigsäure *R* gelöst, werden nach Zusatz von 30 ml Dichlormethan *R* mit Perchlorsäure (0,1 mol · l^{-1}) titriert. Die zwei Wendepunkte werden mit Hilfe der Potentiometrie (2.2.20) bestimmt. Das Verhältnis der bis zum zweiten Wendepunkt verbrauchten Menge Perchlorsäure zu derjenigen bis zum ersten Wendepunkt muß 1,48 bis 1,52 betragen.

1 ml Perchlorsäure (0,1 mol · l^{-1}), die bis zum zweiten Wendepunkt verbraucht wurde, entspricht 13,63 mg $C_{16}H_{11}ClK_2N_2O_4$.

Lagerung

Dicht verschlossen, vor Licht geschützt.

Verunreinigungen

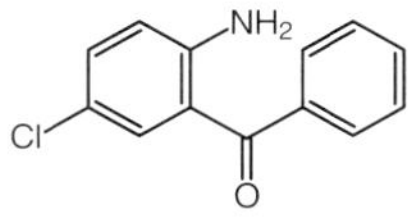

A. (2-Amino-5-chlorphenyl)phenylmethanon

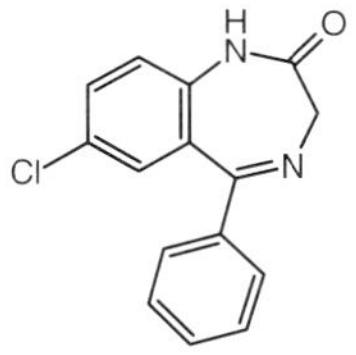

B. 7-Chlor-5-phenyl-1,3-dihydro-2*H*-1,4-benzodiazepin-2-on (Nordazepam).

2000, 389

Dimercaprol

Dimercaprolum

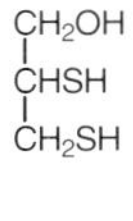

$C_3H_8OS_2$ M_r 124,2

Definition

Dimercaprol enthält mindestens 98,5 und höchstens 101,5 Prozent (*RS*)-2,3-Dimercapto-1-propanol.

Eigenschaften

Klare, farblose bis schwach gelbe Flüssigkeit; löslich in Wasser und Erdnußöl, mischbar mit Benzylbenzoat und Ethanol.

Prüfung auf Identität

A. 0,05 ml Substanz werden mit 2 ml Wasser *R* verdünnt und mit 1 ml Iod-Lösung (0,05 mol · l^{-1}) versetzt. Die Farbe des Iods verschwindet sofort.

B. Werden 0,1 ml Substanz mit 5 ml Wasser *R* verdünnt und mit 2 ml Kupfer(II)-sulfat-Lösung *R* versetzt, entsteht ein bläulichschwarzer Niederschlag, der rasch dunkelgrau wird.

C. 0,6 g Natriumbismutat *R*, die zuvor 2 h lang auf 200 °C erhitzt wurden, werden in einem Reagenzglas mit Schliffstopfen in einer Mischung von 2,8 ml Phosphorsäure 10 % *R* und 6 ml Wasser *R* suspendiert. Nach Zusatz von 0,2 ml Substanz wird gemischt und unter häufigem Umschütteln 10 min lang stehengelassen. 1 ml der überstehenden Flüssigkeit wird mit 5 ml einer Lösung von Chromotropsäure-Natrium *R* (4 g · l^{-1}) in Schwefelsäure *R* versetzt und gemischt. Nach 15 min langem Erhitzen im Wasserbad entsteht eine violettrote Färbung.

Prüfung auf Reinheit

Aussehen der Substanz: Die Substanz muß klar (2.2.1) und darf nicht stärker gefärbt sein als die Farbvergleichslösung B_6 oder BG_6 (2.2.2, Methode II).

Sauer oder alkalisch reagierende Substanzen: 0,2 g Substanz werden mit kohlendioxidfreiem Wasser *R* zu 10 ml verdünnt. Nach Zusatz von 0,25 ml Bromcresolgrün-Lösung *R* und 0,3 ml Salzsäure (0,01 mol · l^{-1}) muß die Lösung gelb gefärbt sein. Bis zum Farbumschlag nach Blau dürfen höchstens 0,5 ml Natriumhydroxid-Lösung (0,01 mol · l^{-1}) verbraucht werden.

Brechungsindex (2.2.6): 1,568 bis 1,574.

Halogenide: 2,0 g Substanz werden 2 h lang mit 25 ml ethanolischer Kaliumhydroxid-Lösung *R* zum Rückfluß erhitzt. Das Ethanol wird im Heißluftstrom abgedampft, der Rückstand mit 20 ml Wasser *R* versetzt und die Mischung abgekühlt. Nach Zusatz von 40 ml Wasser *R* und 10 ml Wasserstoffperoxid-Lösung 30 % *R* wird 10 min lang zum schwachen Sieden erhitzt, anschließend abgekühlt und rasch filtriert. Nach Zusatz von 10 ml verdünnter Salpetersäure *R* und 5,0 ml Silbernitrat-Lösung (0,1 mol · l^{-1}) wird unter Zusatz von 2 ml Ammoniumeisen(III)-sulfat-Lösung *R* 2 mit Ammoniumthiocyanat-Lösung (0,1 mol · l^{-1}) bis zur rötlichgelben Färbung titriert. Ein Blindversuch wird durchgeführt.

Die Differenz zwischen den beiden Titrationen darf höchstens 1,0 ml betragen.

Gehaltsbestimmung

0,100 g Substanz, in 40 ml Methanol *R* gelöst, werden nach Zusatz von 20 ml Salzsäure (0,1 mol · l^{-1}) und 50,0 ml Iod-Lösung (0,05 mol · l^{-1}) 10 min lang stehengelassen und anschließend mit Natriumthiosulfat-Lösung (0,1 mol · l^{-1}) titriert. Ein Blindversuch wird durchgeführt.

1 ml Iod-Lösung (0,05 mol · l^{-1}) entspricht 6,21 mg $C_3H_8OS_2$.

Lagerung

Vor Licht geschützt, in dicht verschlossenen, dem Verbrauch angemessenen, möglichst vollständig gefüllten Behältnissen, zwischen 2 und 8 °C.

Dieser Text wurde in der deutschsprachigen Ausgabe der Ph. Eur. – Nachtrag 2000 schon in dieser Fassung veröffentlicht.

2001, 763

Dimethylsulfoxid

Dimethylis sulfoxidum

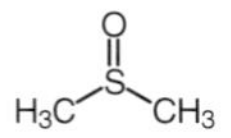

C_2H_6OS M_r 78,1

Definition

Dimethylsulfoxid ist Sulfinyldimethan.

Eigenschaften

Farblose Flüssigkeit oder farblose Kristalle, hygroskopisch; mischbar mit Wasser, Ethanol und Ether.

Prüfung auf Identität

1: C.
2: A, B, D.

A. Die Substanz entspricht der Prüfung „Relative Dichte" (siehe „Prüfung auf Reinheit").

B. Die Substanz entspricht der Prüfung „Brechungsindex" (siehe „Prüfung auf Reinheit").

C. Die Prüfung erfolgt mit Hilfe der IR-Spektroskopie (2.2.24) durch Vergleich des Spektrums der Substanz mit dem von Dimethylsulfoxid *CRS*.

D. 50 mg Nickel(II)-chlorid *R* werden in 5 ml Substanz gelöst. Die Lösung ist grüngelb gefärbt. Wird die Lösung im Wasserbad von 50 °C erhitzt, geht die Farbe der Lösung nach Grün oder Blaugrün über. Beim Abkühlen ändert sich die Farbe wieder nach Grüngelb.

Prüfung auf Reinheit

Sauer reagierende Substanzen: 50,0 g Substanz werden in 100 ml kohlendioxidfreiem Wasser *R* gelöst. Nach Zusatz von 0,1 ml Phenolphthalein-Lösung *R* 1 dürfen höchstens 5,0 ml Natriumhydroxid-Lösung (0,01 mol · l^{-1}) bis zum Auftreten einer Rosafärbung verbraucht werden.

Relative Dichte (2.2.5): 1,100 bis 1,104.

Brechungsindex (2.2.6): 1,478 bis 1,479.

Erstarrungstemperatur (2.2.18): Mindestens 18,3 °C.

Absorption (2.2.25): 15 min lang wird Stickstoff *R* durch die Substanz geleitet. Die Absorption der Substanz unter Verwendung von Wasser *R* als Kompensationsflüssigkeit gemessen, darf bei 275 nm höchstens 0,30 und bei 285 und 295 nm höchstens 0,20 betragen. Zwischen 270 und 350 nm gemessen, darf die Substanz kein Absorptionsmaximum zeigen.

Verwandte Substanzen: Die Prüfung erfolgt mit Hilfe der Gaschromatographie (2.2.28) unter Verwendung von Bibenzyl *R* als Interner Standard.

Interner-Standard-Lösung: 0,125 g Bibenzyl *R* werden in Aceton *R* zu 50 ml gelöst.

Untersuchungslösung a: 5,0 g Substanz werden in Aceton *R* zu 10,0 ml gelöst.

Untersuchungslösung b: 5,0 g Substanz werden in Aceton *R* gelöst. Die Lösung wird mit 1,0 ml Interner-Standard-Lösung versetzt und mit Aceton *R* zu 10,0 ml verdünnt.

Referenzlösung: 50,0 mg Substanz und 50 mg Dimethylsulfon *R* werden in Aceton *R* gelöst. Die Lösung wird mit 10,0 ml Interner-Standard-Lösung versetzt und mit Aceton *R* zu 100,0 ml verdünnt.

Die Chromatographie kann durchgeführt werden mit
- einer Säule aus Glas von 1,5 m Länge und 4 mm innerem Durchmesser, gepackt mit Kieselgur zur Gaschromatographie *R* (125 bis 180 µm), imprägniert mit 10 Prozent (*m/m*) Macrogoladipat *R*
- Stickstoff zur Chromatographie *R* als Trägergas bei einer Durchflußrate von 30 ml je Minute
- einem Flammenionisationsdetektor.

Die Temperatur der Säule wird bei 165 °C, die des Probeneinlasses und des Detektors bei 190 °C gehalten.

1 µl Referenzlösung wird eingespritzt. Die Empfindlichkeit des Systems wird so eingestellt, daß die Höhe der 3 Peaks, mit Ausnahme des Lösungsmittelpeaks, jeweils mindestens 70 Prozent des maximalen Ausschlags beträgt. Die Substanzen werden in folgender Reihenfolge eluiert: Dimethylsulfoxid, Dimethylsulfon und Bibenzyl. Die Prüfung darf nur ausgewertet werden, wenn im Chromatogramm der Referenzlösung die Auflösung zwischen den Peaks von Dimethylsulfoxid und Dimethylsulfon mindestens 3 beträgt.

1 µl Untersuchungslösung a wird eingespritzt. Im Chromatogramm darf kein Peak mit derselben Retentionszeit wie der des Internen Standards auftreten.

Je 1 µl Untersuchungslösung b und Referenzlösung wird eingespritzt. Die Chromatographie erfolgt über eine Dauer, die der 4fachen Rententionszeit von Dimethylsulfoxid (etwa 5 min) entspricht. Anhand des Chromatogramms der Referenzlösung wird das Verhältnis *R* zwischen der Peakfläche des Dimethylsulfoxids und der des Internen Standards berechnet. Im Chromatogramm der Untersuchungslösung b darf das Verhältnis zwischen der Summe der Flächen aller Peaks (mit Ausnahme des Hauptpeaks sowie der Peaks des Internen Standards und des Lösungsmittels) zu der Peakfläche des Internen Standards höchstens den Wert von *R* erreichen (0,1 Prozent).

Wasser (2.5.12): Höchstens 0,2 Prozent, mit 10,0 g Substanz nach der Karl-Fischer-Methode bestimmt.

Lagerung

In einem Glasbehältnis, dicht verschlossen, vor Licht geschützt.

2000, 138

Dimeticon

Dimeticonum

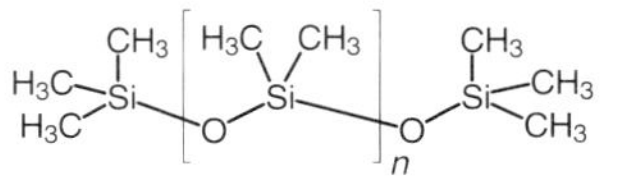

Definition

Dimeticon ist ein durch Hydrolyse und Polykondensation von Dichlordimethylsilan und Chlortrimethylsilan erhaltenes Polydimethylsiloxan. Die verschiedenen Typen unterscheiden sich durch die nominale Viskosität, die durch die Nummer beim Substanznamen ausgedrückt wird.

Der Polymerisationsgrad (n = 20 bis 400) ist so, daß die kinematische Viskosität von 20 bis 1300 $mm^2 \cdot s^{-1}$ reicht.

Dimeticon mit einer nominalen Viskosität von 50 $mm^2 \cdot s^{-1}$ und weniger ist nur zur äußerlichen Anwendung bestimmt.

Eigenschaften

Klare, farblose Flüssigkeiten unterschiedlicher Viskosität; praktisch unlöslich in Wasser, sehr schwer löslich bis praktisch unlöslich in wasserfreiem Ethanol, mischbar mit Ethylacetat, Ethylmethylketon und Toluol.

Prüfung auf Identität

A. Die Identität der Substanz wird durch die kinematische Viskosität bei 25 °C nachgewiesen (siehe „Prüfung auf Reinheit").

B. Die Prüfung erfolgt mit Hilfe der IR-Spektroskopie (2.2.24) durch Vergleich des Spektrums der Substanz mit dem von Dimeticon *CRS*. Der Bereich von 850 bis 750 cm^{-1} im Spektrum wird nicht berücksichtigt. Das

Spektrum ist mit dem der als Typmuster ausgewählten Substanz identisch.

C. 0,5 g Substanz werden in einem Reagenzglas auf kleiner Flamme bis zum Erscheinen weißer Dämpfe erhitzt. Das Reagenzglas wird so über ein zweites Reagenzglas, das 1 ml einer Lösung von Chromotropsäure-Natrium *R* ($1 g \cdot l^{-1}$) in Schwefelsäure *R* enthält, gehalten, daß die Dämpfe die Lösung erreichen. Das zweite Reagenzglas wird etwa 10 s lang geschüttelt und 5 min lang im Wasserbad erhitzt. Die Lösung färbt sich violett.

D. Die Sulfatasche (2.4.14), mit 50 mg Substanz in einem Platintiegel hergestellt, ist ein weißes Pulver und gibt die Identitätsreaktion auf Silicat (2.3.1).

Prüfung auf Reinheit

Sauer reagierende Substanzen: 2,0 g Substanz werden mit 25 ml einer Mischung gleicher Volumteile von wasserfreiem Ethanol *R* und Ether *R*, die zuvor gegen 0,2 ml Bromthymolblau-Lösung *R* 1 neutralisiert wurde, versetzt. Nach Schütteln der Lösung dürfen bis zum Umschlag nach Blau höchstens 0,15 ml Natriumhydroxid-Lösung ($0{,}01 mol \cdot l^{-1}$) verbraucht werden.

Viskosität (2.2.9): Bei 25 °C wird die kinematische Viskosität bestimmt. Die gemessene Viskosität muß mindestens 90 und darf höchstens 110 Prozent der in der Beschriftung angegebenen Viskosität betragen.

Mineralöle: 2 g Substanz werden in einem Reagenzglas im ultravioletten Licht bei 365 nm geprüft. Die Fluoreszenz darf nicht stärker als die einer unter gleichen Bedingungen geprüften Lösung sein, die 0,1 ppm Chininsulfat *R* in Schwefelsäure ($0{,}005 mol \cdot l^{-1}$) enthält.

Phenylierte Verbindungen: 5,0 g Substanz werden unter Schütteln in 10 ml Cyclohexan *R* gelöst. Die Absorption (2.2.25), zwischen 250 und 270 nm gemessen, darf höchstens 0,2 betragen.

Schwermetalle: 1,0 g Substanz wird mit Dichlormethan *R* gemischt und mit Dichlormethan *R* zu 20 ml verdünnt. 1,0 ml einer frisch hergestellten Lösung von Dithizon *R* ($20 mg \cdot l^{-1}$) in Dichlormethan *R*, 0,5 ml Wasser *R* und 0,5 ml einer Mischung von 1 Volumteil verdünnter Ammoniak-Lösung *R* 2 und 9 Volumteilen einer Lösung von Hydroxylaminhydrochlorid *R* ($2 g \cdot l^{-1}$) werden zugesetzt. Gleichzeitig wird folgende Referenzlösung hergestellt: 20 ml Dichlormethan *R* werden mit 1,0 ml einer frisch hergestellten Lösung von Dithizon *R* ($20 mg \cdot l^{-1}$) in Dichlormethan *R*, 0,5 ml Blei-Lösung (10 ppm Pb) *R* und 0,5 ml einer Mischung von 1 Volumteil verdünnter Ammoniak-Lösung *R* 2 und 9 Volumteilen einer Lösung von Hydroxylaminhydrochlorid *R* ($2 g \cdot l^{-1}$) versetzt. Jede Lösung wird sofort 1 min lang kräftig geschüttelt. Die in der zu untersuchenden Lösung auftretende Rotfärbung darf nicht stärker als diejenige der Referenzlösung sein (5 ppm).

Flüchtige Bestandteile: Höchstens 0,3 Prozent, mit 1,00 g Dimeticon mit einer nominalen Viskosität von mehr als 50 $mm^2 \cdot s^{-1}$ durch 2 h langes Erhitzen in einer Schale von 60 mm Durchmesser und 10 mm Höhe im Trockenschrank bei 150 °C bestimmt.

Beschriftung

Die Beschriftung gibt insbesondere an
- die nominale Viskosität als Ziffer hinter dem Namen der Substanz
- falls zutreffend, daß die Substanz zur äußerlichen Anwendung bestimmt ist.

2000, 1417

Dimetindenmaleat

Dimetindeni maleas

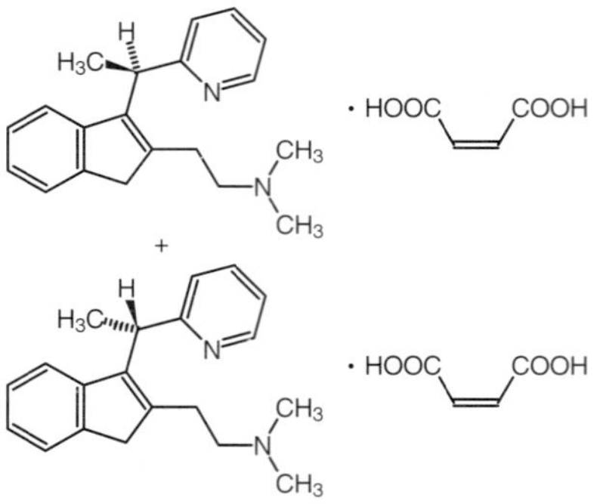

$C_{24}H_{28}N_2O_4$ M_r 408,5

Definition

Dimetindenmaleat enthält mindestens 99,0 und höchstens 101,0 Prozent *N,N*-Dimethyl-2-[3-[(*RS*)-1-(pyridin-2-yl)ethyl]-1*H*-inden-2-yl]ethanamin-(*Z*)-butendioat, berechnet auf die getrocknete Substanz.

Eigenschaften

Weißes bis fast weißes, kristallines Pulver; schwer löslich in Wasser, löslich in Methanol.

Prüfung auf Identität

Die Prüfung erfolgt mit Hilfe der IR-Spektroskopie (2.2.24) durch Vergleich des Spektrums der Substanz mit dem von Dimetindenmaleat *CRS*. Die Prüfung erfolgt mit Hilfe von Preßlingen.

Prüfung auf Reinheit

Prüflösung: 0,20 g Substanz werden in Methanol *R* zu 20,0 ml gelöst.

Aussehen der Lösung: Die Prüflösung muß klar (2.2.1) und darf nicht stärker gefärbt sein als die Farbvergleichslösung G_6 (2.2.2, Methode II).

Optische Drehung (2.2.7): Der Drehungswinkel, an der Prüflösung bestimmt, muß zwischen −0,10 und +0,10° liegen.

Verwandte Substanzen: Die Prüfung erfolgt mit Hilfe der Gaschromatographie (2.2.28).

Untersuchungslösung: 50,0 mg Substanz werden in einer Mischung gleicher Volumteile Aceton *R* und Dichlormethan *R* zu 5,0 ml gelöst.

Referenzlösung a: 1 ml Untersuchungslösung wird mit einer Mischung gleicher Volumteile Aceton *R* und Dichlormethan *R* zu 100,0 ml verdünnt.

Referenzlösung b: 5,0 mg 2-Ethylpyridin *R* werden in einer Mischung gleicher Volumteile Aceton *R* und Dichlormethan *R* zu 50,0 ml gelöst. 10,0 ml Lösung werden mit einer Mischung gleicher Volumteile Aceton *R* und Dichlormethan *R* zu 100,0 ml verdünnt.

Die Chromatographie kann durchgeführt werden mit
- einer Kapillarsäule aus Quarzglas von 30 m Länge und 0,32 mm innerem Durchmesser, belegt mit Polymethylphenylsiloxan *R* (Filmdicke 0,25 µm)
- Helium zur Chromatographie *R* als Trägergas bei einer mittleren, linearen Durchflußgeschwindigkeit von etwa 30 cm je Sekunde
- einem Flammenionisationsdetektor.

Die Temperatur der Säule wird 1 min lang bei 60 °C gehalten, dann um 6 °C je Minute auf 260 °C erhöht und 12 min lang bei 260 °C gehalten. Die Temperatur des Probeneinlasses wird bei 240 °C und die des Detektors bei 260 °C gehalten.

Eingespritzt wird mit Hilfe eines Split-Injektors bei einer Durchflußrate von 30 ml je Minute. Die Chromatographie erfolgt über eine Dauer, die der 1,3fachen Retentionszeit des Hauptpeaks entspricht.

2 µl Referenzlösung a werden eingespritzt. Der Symmetriefaktor des Hauptpeaks im Chromatogramm darf höchstens 1,3 betragen.

Je 2 µl Untersuchungslösung und Referenzlösung b werden eingespritzt. Im Chromatogramm der Untersuchungslösung darf die Fläche des 2-Ethylpyridin-Peaks nicht größer sein als die Fläche des Peaks im Chromatogramm der Referenzlösung b (0,1 Prozent). Im Chromatogramm der Untersuchungslösung darf keine Peakfläche, mit Ausnahme der des Hauptpeaks und der Peaks, die in den ersten 8 min auftreten (2-Ethylpyridin, Lösungsmittel und Maleinsäure), größer sein als das 0,2fache der Fläche des Peaks im Chromatogramm der Referenzlösung a (0,2 Prozent); die Summe der Flächen dieser Peaks darf nicht größer sein als das 0,5fache der Fläche des Peaks im Chromatogramm der Referenzlösung a (0,5 Prozent). Peaks, deren Fläche kleiner ist als das 0,05fache der Fläche des Hauptpeaks im Chromatogramm der Referenzlösung a, werden nicht berücksichtigt.

Trocknungsverlust (2.2.32): Höchstens 0,1 Prozent, mit 1,000 g Substanz durch 2 h langes Trocknen im Trockenschrank bei 100 bis 105 °C bestimmt.

Sulfatasche (2.4.14): Höchstens 0,1 Prozent, mit 1,0 g Substanz bestimmt.

Gehaltsbestimmung

0,150 g Substanz, in 80 ml Essigsäure 98 % *R* gelöst, werden mit Perchlorsäure (0,1 mol · l^{-1}) titriert. Der Endpunkt wird mit Hilfe der Potentiometrie (2.2.20) bestimmt.

1 ml Perchlorsäure (0,1 mol · l^{-1}) entspricht 20,43 mg $C_{24}H_{28}N_2O_4$.

Lagerung

Vor Licht geschützt.

Verunreinigungen

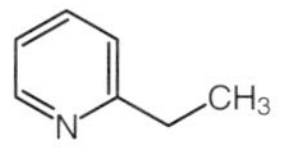

A. 2-Ethylpyridin

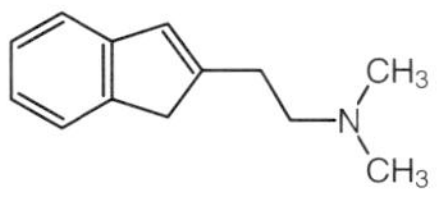

B. 2-(1*H*-Inden-2-yl)-*N*,*N*-dimethylethanamin

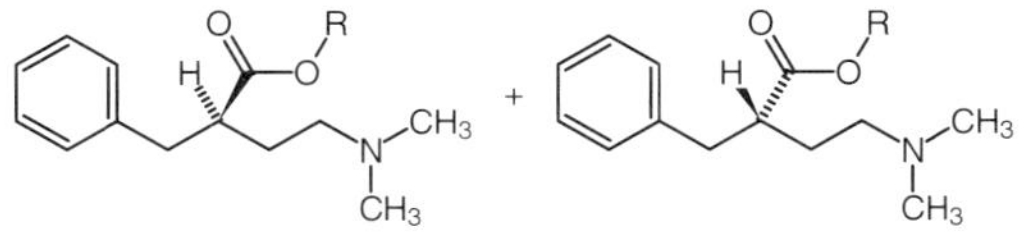

C. R = CH_2–CH_3:
Ethyl-(2*RS*)-2-benzyl-4-(dimethylamino)butanoat

D. R = H:
(2*RS*)-2-Benzyl-4-(dimethylamino)butansäure

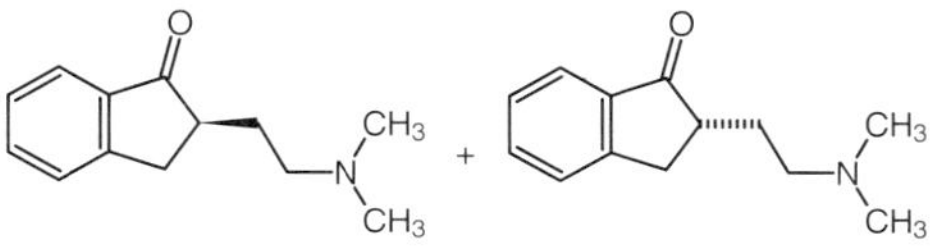

E. (2*RS*)-2-[2-(Dimethylamino)ethyl]indan-1-on

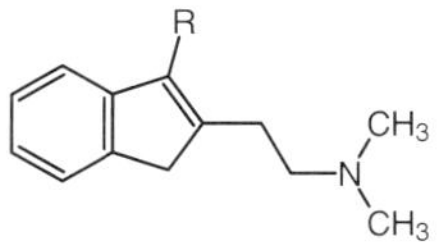

F. R = CH_2–CH_2–CH_2–CH_3:
2-(3-Butyl-1*H*-inden-2-yl)-*N*,*N*-dimethylethanamin

G. R = C_6H_5:
N,*N*-Dimethyl-2-(3-phenyl-1*H*-inden-2-yl)ethanamin

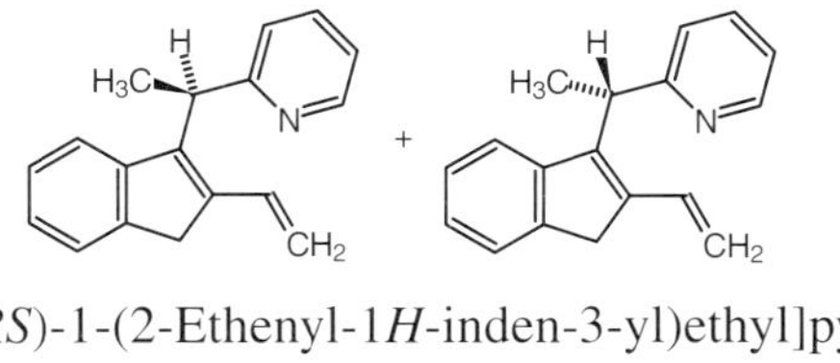

H. 2-[(1*RS*)-1-(2-Ethenyl-1*H*-inden-3-yl)ethyl]pyridin

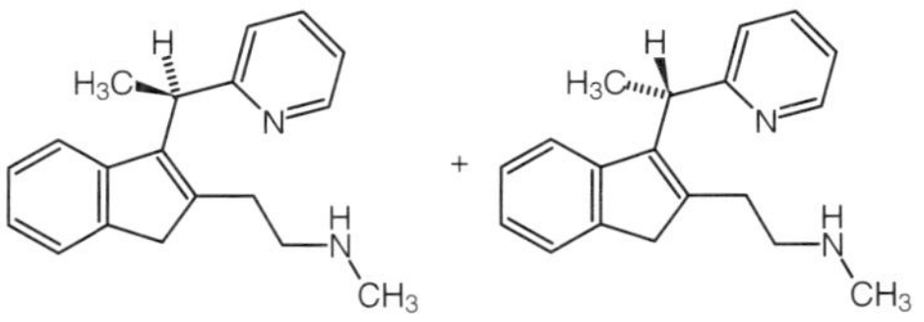

I. *N*-Methyl-2-[3-[(1*RS*)-1-(pyridin-2-yl)ethyl]-1*H*-inden-2-yl]ethanamin.

1999, 1311

Dinoproston

Dinoprostonum

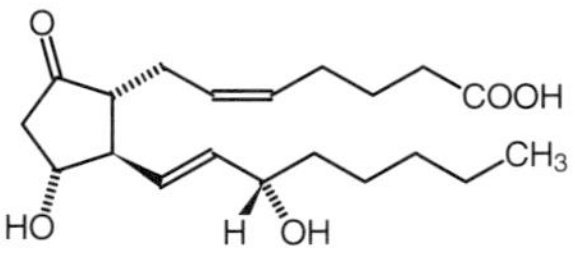

$C_{20}H_{32}O_5$ M_r 352,5

Definition

Dinoproston enthält mindestens 95,0 und höchstens 102,0 Prozent (*Z*)-7-[(1*R*,2*R*,3*R*)-3-Hydroxy-2-[(*E*)-(3*S*)-3-hydroxyoct-1-enyl]-5-oxocyclopentyl]hept-5-ensäure (PGE_2), berechnet auf die wasserfreie Substanz.

Eigenschaften

Weißes bis fast weißes, kristallines Pulver oder farblose Kristalle; praktisch unlöslich in Wasser, sehr leicht löslich in Methanol, leicht löslich in Ethanol. Die Substanz zersetzt sich bei Raumtemperatur.

Prüfung auf Identität

A. 50,0 mg Substanz werden unmittelbar vor der Messung in Ethanol 96 % *R* zu 10,0 ml gelöst. Die spezifische Drehung (2.2.7) liegt zwischen −82 und −90°, berechnet auf die wasserfreie Substanz.

B. Die Prüfung erfolgt mit Hilfe der IR-Spektroskopie (2.2.24) durch Vergleich des Spektrums der Substanz mit dem von Dinoproston *CRS*.

Prüfung auf Reinheit

Die Lösungen sind unmittelbar vor Gebrauch herzustellen.

Verwandte Substanzen: Die Prüfung erfolgt mit Hilfe der Flüssigchromatographie (2.2.29) wie unter „Gehaltsbestimmung“ beschrieben.

Die Empfindlichkeit des Systems wird so eingestellt, daß die Höhe des Hauptpeaks im Chromatogramm mit 20 µl Referenzlösung b mindestens 20 Prozent des maximalen Ausschlags beträgt.

Je 10 µl Untersuchungslösung a, Referenzlösung b und Referenzlösung c werden eingespritzt. Werden die Chromatogramme unter den vorgeschriebenen Bedingungen aufgezeichnet, beträgt die Retentionszeit für Dinoproston etwa 18 min, für Verunreinigung C (5-*trans*-PGE_2) etwa 21 min, für Verunreinigung D (PGA_2) etwa 33 min und für Verunreinigung E (PGB_2) etwa 36 min.

Grenzwerte

Korrekturfaktoren

Peak	Korrekturfaktor
15-Oxo-PGE_2 (Verunreinigung F)	0,2
Verunreinigung D	0,2
Verunreinigung E	0,7

Verunreinigung C
Höchstens das 3fache der Fläche des Hauptpeaks im Chromatogramm der Referenzlösung b (1,5 Prozent).

Verunreinigung D (korrigierte Fläche)
Höchstens das 2fache der Fläche des Hauptpeaks im Chromatogramm der Referenzlösung b (1,0 Prozent).

Verunreinigung E (korrigierte Fläche)
Höchstens entsprechend der Fläche des Hauptpeaks im Chromatogramm der Referenzlösung b (0,5 Prozent).

Jede weitere Verunreinigung
Höchstens entsprechend der Fläche des Hauptpeaks im Chromatogramm der Referenzlösung b (0,5 Prozent).

Summe aller weiteren Verunreinigungen
Höchstens das 2fache der Fläche des Hauptpeaks im Chromatogramm der Referenzlösung b (1,0 Prozent).

Nicht berücksichtigt
Peaks, die durch die mobile Phase oder das Lösungsmittel verursacht werden, und Peaks, deren Fläche kleiner ist als das 0,1fache der Fläche des Hauptpeaks im Chromatogramm der Referenzlösung b (0,05 Prozent).

Wenn ein Peak mit der relativen Retention von etwa 0,8, bezogen auf Dinoproston, auftritt und der Gehalt dieser Verunreinigung mehr als 0,5 Prozent beträgt oder die Summe aller weiteren Verunreinigungen 1,0 Prozent übersteigt, werden 20 µl Untersuchungslösung a eingespritzt und das Chromatogramm mit Hilfe eines Spektrometers als Detektor bei einer Wellenlänge von 230 nm aufgezeichnet. Wenn die Peakfläche, die bei 230 nm ermittelt wird, dem 2fachen der Peakfläche bei 210 nm entspricht, wird die Fläche bei 210 nm mit dem Korrekturfaktor für Verunreinigung F multipliziert.

Wasser (2.5.12): Höchstens 0,5 Prozent, mit 0,50 g Substanz nach der Karl-Fischer-Methode bestimmt.

Gehaltsbestimmung

Die Lösungen sind unmittelbar vor Gebrauch herzustellen.

Die Bestimmung erfolgt mit Hilfe der Flüssigchromatographie (2.2.29).

Untersuchungslösung a: 10,0 mg Substanz werden in einer 58prozentigen Lösung (*V/V*) von Methanol *R* 2 zu 2,0 ml gelöst.

Untersuchungslösung b: 20,0 mg Substanz werden in einer 58prozentigen Lösung (*V/V*) von Methanol *R* 2 zu 20,0 ml gelöst.

Referenzlösung a: 1 mg Dinoproston *CRS* und 1 mg Dinoproston-Verunreinigung C *CRS* werden in einer 58prozentigen Lösung (*V/V*) von Methanol *R* 2 zu 10,0 ml gelöst. 4,0 ml Lösung werden mit einer 58prozentigen Lösung (*V/V*) von Methanol *R* 2 zu 10,0 ml verdünnt.

Referenzlösung b: 0,5 ml Untersuchungslösung a werden mit einer 58prozentigen Lösung (*V/V*) von Methanol *R* 2 zu 10,0 ml verdünnt. 1,0 ml dieser Lösung wird mit einer 58prozentigen Lösung (*V/V*) von Methanol *R* 2 zu 10,0 ml verdünnt.

Referenzlösung c: Zersetzung von Dinoproston zu den Verunreinigungen D und E zur Prüfung auf Identität. 1 mg Dinoproston wird in 100 µl Natriumhydroxid-Lösung (1 mol · l^{-1}) gelöst (die Lösung wird dabei bräunlichrot), nach 4 min mit 150 µl Essigsäure (1 mol · l^{-1}) versetzt (die Lösung opalesziert dabei gelblich) und mit einer 58prozentigen Lösung (*V/V*) von Methanol *R* 2 zu 5,0 ml verdünnt.

Referenzlösung d: 20 mg Dinoproston *CRS* werden in einer 58prozentigen Lösung (*V/V*) von Methanol *R* 2 zu 20,0 ml gelöst.

Die Chromatographie kann durchgeführt werden mit

- einer Säule aus rostfreiem Stahl von 0,25 m Länge und 4,6 mm innerem Durchmesser, gepackt mit nachsilanisiertem, octadecylsilyliertem Kieselgel zur Chromatographie *R*
- einer Mischung von 42 Volumteilen einer 0,2prozentigen Lösung (*V/V*) von Essigsäure *R* und 58 Volumteilen Methanol *R* 2 als mobile Phase bei einer Durchflußrate von 1,0 ml je Minute
- einem Spektrometer als Detektor bei einer Wellenlänge von 210 nm.

Die Temperatur der Säule wird bei etwa 30 °C gehalten.

20 µl Referenzlösung a werden eingespritzt. Werden die Chromatogramme unter den vorgeschriebenen Bedingungen aufgezeichnet, beträgt die Retentionszeit für Dinoproston etwa 18 min, für Verunreinigung C etwa 21 min. Die „Gehaltsbestimmung" und die Prüfung „Verwandte Substanzen" dürfen nur ausgewertet werden, wenn die Auflösung zwischen dem Peak des Dinoprostons und dem der Verunreinigung C mindestens 3,8 beträgt. Falls erforderlich wird die Konzentration der Essigsäurelösung und/oder des Methanols der mobilen Phase geändert. (Eine Erhöhung der Essigsäurekonzentration verlängert die Retentionszeit für Dinoproston und Verunreinigung C; eine Erhöhung der Methanolkonzentration verkürzt die Retentionszeit für beide Komponenten.)

Die Empfindlichkeit des Systems wird so eingestellt, daß die Höhe des Hauptpeaks im Chromatogramm mit 20 µl Referenzlösung d mindestens 50 Prozent des maximalen Ausschlags beträgt.

Die Bestimmung darf nur ausgewertet werden, wenn die relative Standardabweichung der Peakfläche für Dinoproston im Chromatogramm der Referenzlösung d höchstens 2,0 Prozent beträgt.

20 µl Untersuchungslösung b werden eingespritzt. Der Prozentgehalt an Dinoproston wird berechnet.

Lagerung

Gut verschlossen, bei einer Temperatur, die –15 °C nicht übersteigt.

Verunreinigungen

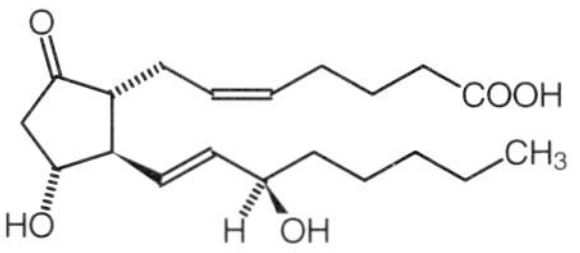

A. (*Z*)-7-[(1*R*,2*R*,3*R*)-3-Hydroxy-2-[(*E*)-(3*R*)-3-hydroxyoct-1-enyl]-5-oxocyclopentyl]hept-5-ensäure (15-epiPGE$_2$; (15*R*)-PGE$_2$)

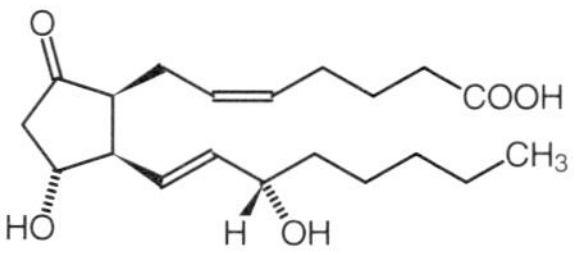

B. (*Z*)-7-[(1*S*,2*R*,3*R*)-3-Hydroxy-2-[(*E*)-(3*S*)-3-hydroxyoct-1-enyl]-5-oxocyclopentyl]hept-5-ensäure (8-epiPGE$_2$; (8*S*)-PGE$_2$)

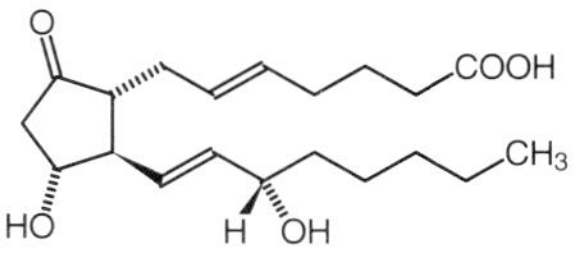

C. (*E*)-7-[(1*R*,2*R*,3*R*)-3-Hydroxy-2-[(*E*)-(3*S*)-3-hydroxyoct-1-enyl]-5-oxocyclopentyl]hept-5-ensäure (5-*trans*-PGE$_2$; (5*E*)-PGE$_2$)

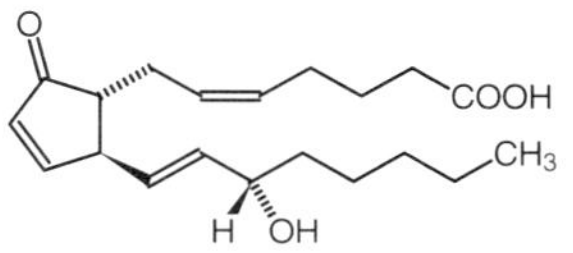

D. (*Z*)-7-[(1*R*,2*S*)-2-[(*E*)-(3*S*)-3-Hydroxyoct-1-enyl]-5-oxocyclopent-3-enyl]hept-5-ensäure (PGA$_2$)

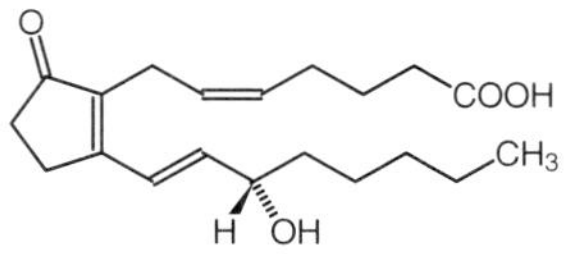

E. (*Z*)-7-[2-[(*E*)-(3*S*)-3-Hydroxyoct-1-enyl]-5-oxocyclopent-1-enyl]hept-5-ensäure (PGB$_2$)

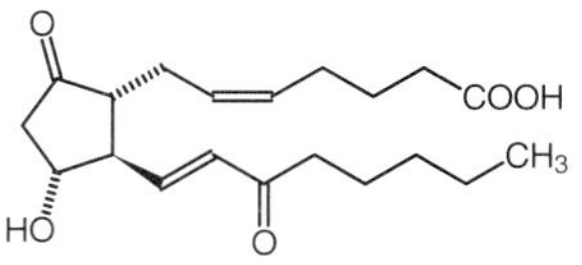

F. (*Z*)-7-[(1*R*,2*R*,3*R*)-3-Hydroxy-2-[(*E*)-3-oxooct-1-enyl]-5-oxocyclopentyl]hept-5-ensäure (15-oxo-PGE$_2$; 15-keto-PGE$_2$).

1999, 1312

Dinoprost-Trometamol

Dinoprostum trometamoli

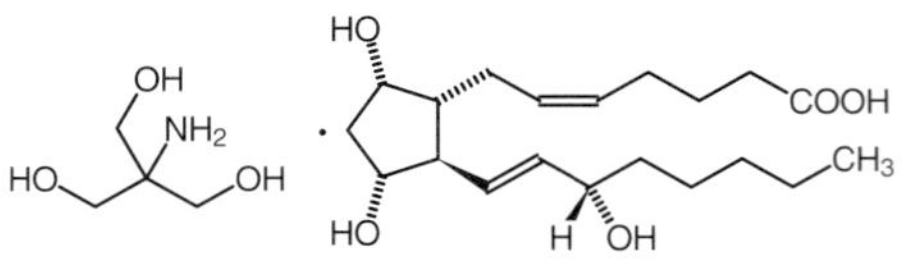

$C_{24}H_{45}NO_8$ M_r 475,6

Definition

Dinoprost-Trometamol enthält mindestens 96,0 und höchstens 102,0 Prozent Trometamol-(*Z*)-7-[(1*R*,2*R*,3*R*,5*S*)-3,5-dihydroxy-2-[(*E*)-(3*S*)-3-hydroxyoct-1-enyl]=cyclopentyl]hept-5-enoat ($PGF_{2\alpha}$), berechnet auf die wasserfreie Substanz.

Eigenschaften

Weißes bis fast weißes Pulver; sehr leicht löslich in Wasser, leicht löslich in Ethanol, praktisch unlöslich in Acetonitril.

Prüfung auf Identität

A. 0,100 g Substanz werden in Ethanol 96 % *R* zu 10,0 ml gelöst. Die spezifische Drehung (2.2.7) liegt zwischen +19 und +26°, berechnet auf die wasserfreie Substanz.

B. Die Prüfung erfolgt mit Hilfe der IR-Spektroskopie (2.2.24) durch Vergleich des Spektrums der Substanz mit dem von Dinoprost-Trometamol *CRS*.

Prüfung auf Reinheit

Verwandte Substanzen: Die Prüfung erfolgt mit Hilfe der Flüssigchromatographie (2.2.29).

Untersuchungslösung: 10,0 mg Substanz werden in einer Mischung von 23 Volumteilen Acetonitril *R* und 77 Volumteilen Wasser *R* zu 10,0 ml gelöst.

Referenzlösung a: Abbau von Dinoprost-Trometamol zu Verunreinigung B. 1 mg Substanz wird in 1 ml mobiler Phase gelöst. Die Lösung wird 5 min lang im Wasserbad von 85 °C erhitzt und abgekühlt.

Referenzlösung b: 2,0 ml Untersuchungslösung werden mit einer Mischung von 23 Volumteilen Acetonitril *R* und 77 Volumteilen Wasser *R* zu 20,0 ml verdünnt. 2,0 ml dieser Lösung werden mit der gleichen Mischung zu 20,0 ml verdünnt.

Die Chromatographie kann durchgeführt werden mit

- einer Säule aus rostfreiem Stahl von 0,15 m Länge und 3,9 mm innerem Durchmesser, gepackt mit octadecylsilyliertem Kieselgel zur Chromatographie *R* 1 (5 µm)
- einer mobilen Phase bei einer Durchflußrate von 1 ml je Minute, die wie folgt hergestellt wird: 2,44 g Natriumdihydrogenphosphat *R* werden in Wasser *R* zu 1000 ml gelöst und mit Phosphorsäure 85 % *R* (etwa 0,6 ml) auf einen *p*H-Wert von 2,5 eingestellt; 770 ml dieser Pufferlösung werden mit 230 ml Acetonitril *R* 1 gemischt
- einem Spektrometer als Detektor bei einer Wellenlänge von 200 nm.

Die Empfindlichkeit des Systems wird so eingestellt, daß die Höhe des Hauptpeaks im Chromatogramm mit 20 µl Referenzlösung b 25 bis 50 Prozent des maximalen Ausschlags beträgt.

20 µl Referenzlösung a werden eingespritzt. Werden die Chromatogramme unter den vorgeschriebenen Bedingungen aufgezeichnet, beträgt die Retentionszeit für Verunreinigung B ((15*R*)-$PGF_{2\alpha}$) etwa 55 min, für Verunreinigung A (5,6-*trans*-$PGF_{2\alpha}$) etwa 60 min und für Dinoprost etwa 66 min. Die Chromatographie erfolgt über eine Dauer, die der 2,5fachen Retentionszeit des Hauptpeaks entspricht (um Zersetzungsprodukte zu eluieren, die sich während des Erhitzens gebildet haben). Die Prüfung darf nur ausgewertet werden, wenn die Auflösung zwischen dem der Verunreinigung A entsprechenden Peak und dem der Verunreinigung B entsprechenden Peak mindestens 1,5 beträgt und die Auflösung zwischen den Peaks der Verunreinigung A und Dinoprost mindestens 2,0 beträgt. Falls erforderlich wird der Anteil an Acetonitril in der mobilen Phase erhöht, um die Retentionszeiten zu verkürzen. Der Symmetriefaktor der Peaks, die der Verunreinigung A und der Verunreinigung B entsprechen, muß unter 1,2 liegen.

Je 20 µl Untersuchungslösung und Referenzlösung b werden eingespritzt. Die Chromatographie der Untersuchungslösung wird nach Auftreten des Hauptpeaks 10 min lang fortgesetzt. Im Chromatogramm der Untersuchungslösung darf die Fläche eines Peaks, der der Verunreinigung A entspricht, nicht größer sein als das 2fache der Fläche des Hauptpeaks im Chromatogramm der Referenzlösung b (2 Prozent). Keine Peakfläche, mit Ausnahme der des Hauptpeaks und eines Peaks der Verunreinigung A, darf größer sein als das 1,5fache der Fläche des Hauptpeaks im Chromatogramm der Referenzlösung b (1,5 Prozent), und höchstens die Fläche eines Peaks darf größer sein als das 0,5fache der Fläche des Hauptpeaks im Chromatogramm der Referenzlösung b (0,5 Prozent). Die Summe aller Peakflächen, mit Ausnahme der des Hauptpeaks und der des Peaks der Verunreinigung A, darf nicht größer sein als das 2fache der Fläche der Hauptpeaks im Chromatogramm der Referenzlösung b (2 Prozent). Peaks, die durch die mobile Phase oder durch Trometamol (Retentionszeit etwa 1,5 min) verursacht werden, und Peaks, deren Fläche kleiner ist als das 0,05fache der Fläche des Hauptpeaks im Chromatogramm der Referenzlösung b, werden nicht berücksichtigt.

Wasser (2.5.12): Höchstens 1,0 Prozent, mit 0,500 g Substanz nach der Karl-Fischer-Methode bestimmt.

Gehaltsbestimmung

Die Bestimmung erfolgt mit Hilfe der Flüssigchromatographie (2.2.29).

Untersuchungslösung: 10,0 mg Substanz werden in einer Mischung von 23 Volumteilen Acetonitril *R* und 77 Volumteilen Wasser *R* zu 10,0 ml gelöst.

Referenzlösung: 10,0 mg Dinoprost-Trometamol *CRS* werden in einer Mischung von 23 Volumteilen Acetonitril *R* und 77 Volumteilen Wasser *R* zu 10,0 ml gelöst.

Die Chromatographie kann durchgeführt werden mit

- einer Säule aus rostfreiem Stahl von 0,15 m Länge und 3,9 mm innerem Durchmesser, gepackt mit octadecylsilyliertem Kieselgel zur Chromatographie *R* 1 (5 µm)
- einer mobilen Phase bei einer Durchflußrate von 1 ml je Minute, die wie folgt hergestellt wird: 2,44 g Natriumdihydrogenphosphat *R* werden in Wasser *R* zu 1000 ml gelöst und mit Phosphorsäure 85 % *R* (etwa 0,6 ml) auf einen *p*H-Wert von 2,5 eingestellt; 770 ml dieser Pufferlösung werden mit 230 ml Acetonitril *R* gemischt
- einem Spektrometer als Detektor bei einer Wellenlänge von 200 nm.

Die Empfindlichkeit des Systems wird so eingestellt, daß die Höhe des Hauptpeaks im Chromatogramm mit 20 µl Referenzlösung 70 bis 90 Prozent des maximalen Ausschlags beträgt. Wird das Chromatogramm unter den vorgeschriebenen Bedingungen aufgezeichnet, beträgt die Retentionszeit für Dinoprost etwa 23 min.

Die Referenzlösung wird 6mal eingespritzt. Die Bestimmung darf nur ausgewertet werden, wenn die relative Standardabweichung der Peakfläche von Dinoprost höchstens 2,0 Prozent beträgt.

20 µl Untersuchungslösung werden eingespritzt.

Der Prozentgehalt an Dinoprost-Trometamol wird berechnet.

Verunreinigungen

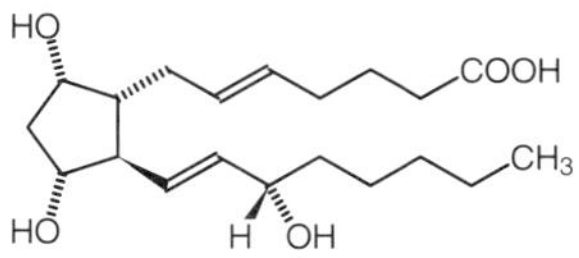

A. (*E*)-7-[(1*R*,2*R*,3*R*,5*S*)-3,5-Dihydroxy-2-[(*E*)-(3*S*)-3-hydroxyoct-1-enyl]cyclopentyl]hept-5-ensäure ((5*E*)-$PGF_{2\alpha}$; 5,6-*trans*-$PGF_{2\alpha}$)

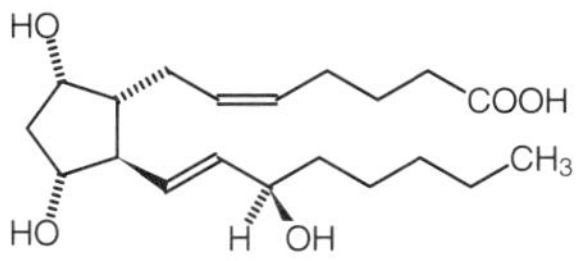

B. (*Z*)-7-[(1*R*,2*R*,3*R*,5*S*)-3,5-Dihydroxy-2-[(*E*)-(3*R*)-3-hydroxyoct-1-enyl]cyclopentyl]hept-5-ensäure ((15*R*)-$PGF_{2\alpha}$; 15-epi-$PGF_{2\alpha}$)

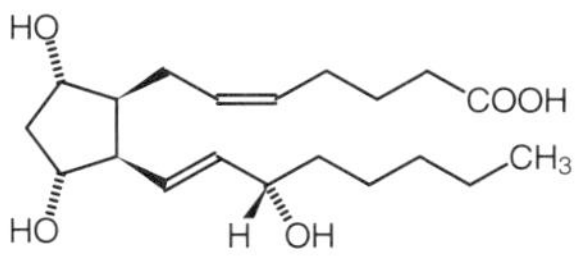

C. (*Z*)-7-[(1*S*,2*R*,3*R*,5*S*)-3,5-Dihydroxy-2-[(*E*)-(3*S*)-3-hydroxyoct-1-enyl]cyclopentyl]hept-5-ensäure ((8*S*)-$PGF_{2\alpha}$; 8-epi-$PGF_{2\alpha}$)

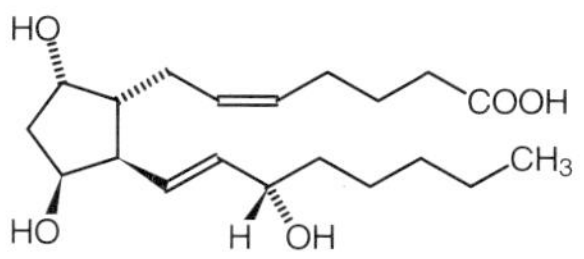

D. (*Z*)-7-[(1*R*,2*R*,3*S*,5*S*)-3,5-Dihydroxy-2-[(*E*)-(3*S*)-3-hydroxyoct-1-enyl]cyclopentyl]hept-5-ensäure (11β-$PGF_{2\alpha}$; 11-epi-$PGF_{2\alpha}$).

2001, 23

Diphenhydraminhydrochlorid

Diphenhydramini hydrochloridum

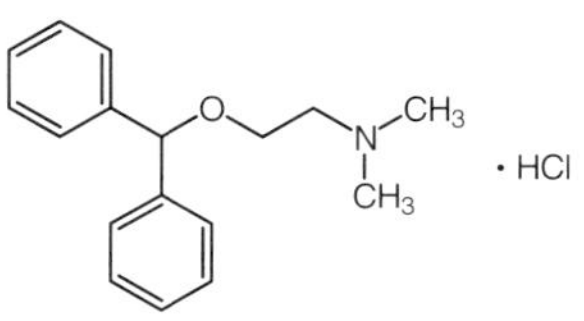

$C_{17}H_{22}ClNO$ M_r 291,8

Definition

Diphenhydraminhydrochlorid enthält mindestens 99,0 und höchstens 101,0 Prozent 2-Diphenylmethoxy-*N,N*-dimethylethylamin-hydrochlorid, berechnet auf die getrocknete Substanz.

Eigenschaften

Weißes bis fast weißes, kristallines Pulver; sehr leicht löslich in Wasser, leicht löslich in Ethanol.

Prüfung auf Identität

1: A, C, E.
2: A, B, D, E.

A. Schmelztemperatur (2.2.14): 168 bis 172 °C.

B. 50 mg Substanz werden in Ethanol 96 % *R* zu 100,0 ml gelöst. Die Lösung, zwischen 230 und 350 nm gemessen, zeigt Absorptionsmaxima (2.2.25) bei 253, 258 und 264 nm. Die spezifischen Absorptionen, in den Maxima gemessen, betragen etwa 12, 15 und 12.

C. Die Prüfung erfolgt mit Hilfe der IR-Spektroskopie (2.2.24) durch Vergleich des Spektrums der Substanz mit dem von Diphenhydraminhydrochlorid *CRS*. Die Prüfung erfolgt mit Hilfe von Preßlingen unter Verwendung von Kaliumchlorid *R*.

D. Werden 0,05 ml Prüflösung (siehe „Prüfung auf Reinheit") mit 2 ml Schwefelsäure *R* versetzt, entwickelt sich eine intensive gelbe Färbung, die auf Zugabe von 0,5 ml Salpetersäure *R* in Rot übergeht. Werden 15 ml Wasser *R* zugefügt, gekühlt, 5 ml Chloroform *R* zugegeben und geschüttelt, färbt sich die Chloroformphase intensiv violett.

E. Die Substanz gibt die Identitätsreaktionen auf Chlorid (2.3.1).

Prüfung auf Reinheit

Prüflösung: 1,0 g Substanz wird in kohlendioxidfreiem Wasser *R* zu 20 ml gelöst.

Aussehen der Lösung: Die Prüflösung und eine 1 zu 5 Verdünnung der Prüflösung müssen klar sein (2.2.1). Die Prüflösung darf nicht stärker gefärbt sein als die Farbvergleichslösung BG_6 (2.2.2, Methode II).

***p*H-Wert** (2.2.3): Der *p*H-Wert der Prüflösung muß zwischen 4,0 und 6,0 liegen.

Verwandte Substanzen: Die Prüfung erfolgt mit Hilfe der Dünnschichtchromatographie (2.2.27) unter Verwendung einer DC-Platte mit Kieselgel H *R*.

Untersuchungslösung: 0,2 g Substanz werden in Methanol *R* zu 10 ml gelöst. Die Lösung ist unmittelbar vor Gebrauch herzustellen.

Referenzlösung: 1 ml Untersuchungslösung wird mit Methanol *R* zu 100 ml verdünnt.

Auf die Platte werden 5 µl jeder Lösung aufgetragen. Die Chromatographie erfolgt mit einer Mischung von 1 Volumteil Diethylamin *R*, 20 Volumteilen Methanol *R* und 80 Volumteilen Chloroform *R* über eine Laufstrecke von 10 cm. Die Platte wird 5 min lang an der Luft trocknen gelassen, mit Schwefelsäure *R* besprüht und 10 min lang oder bis zum Erscheinen von Flecken bei 120 °C erhitzt. Im Chromatogramm der Untersuchungslösung auftretende Nebenflecke dürfen nicht größer oder stärker gefärbt sein als der mit der Referenzlösung erhaltene Fleck (1,0 Prozent).

Trocknungsverlust (2.2.32): Höchstens 0,5 Prozent, mit 1,000 g Substanz durch Trocknen im Trockenschrank bei 100 bis 105 °C bestimmt.

Sulfatasche (2.4.14): Höchstens 0,1 Prozent, mit 1,0 g Substanz bestimmt.

Gehaltsbestimmung

0,250 g Substanz, in 50 ml Ethanol 96 % *R* gelöst und mit 5,0 ml Salzsäure (0,01 mol · l^{-1}) versetzt, werden mit Natriumhydroxid-Lösung (0,1 mol · l^{-1}) titriert. Das zwischen den beiden mit Hilfe der Potentiometrie (2.2.20) bestimmten Wendepunkten zugesetzte Volumen wird abgelesen.

1 ml Natriumhydroxid-Lösung (0,1 mol · l^{-1}) entspricht 29,18 mg $C_{17}H_{22}ClNO$.

Lagerung

Vor Licht geschützt.

1999, 819

Diphenoxylathydrochlorid

Diphenoxylati hydrochloridum

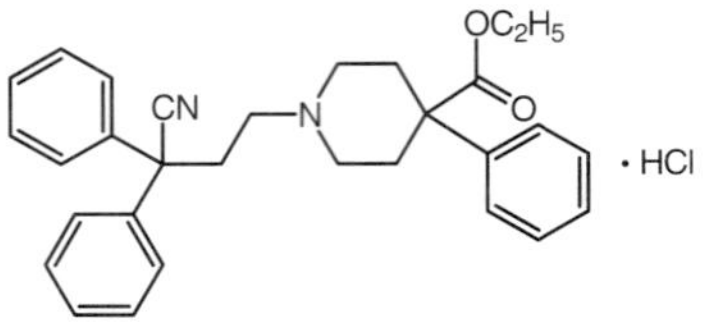

$C_{30}H_{33}ClN_2O_2$ M_r 489,1

Definition

Diphenoxylathydrochlorid enthält mindestens 98,0 und höchstens 102,0 Prozent Ethyl[1-(3-cyan-3,3-diphenylpropyl)-4-phenyl-4-piperidincarboxylat]-hydrochlorid, berechnet auf die getrocknete Substanz.

Eigenschaften

Weißes bis fast weißes, kristallines Pulver; sehr schwer löslich in Wasser, leicht löslich in Dichlormethan, wenig löslich in Ethanol, praktisch unlöslich in Ether.

Die Substanz schmilzt bei etwa 220 °C unter Zersetzung.

Prüfung auf Identität

A. Die Prüfung erfolgt mit Hilfe der IR-Spektroskopie (2.2.24) durch Vergleich des Spektrums der Substanz mit dem Diphenoxylathydrochlorid-Referenzspektrum der Ph. Eur.

B. Etwa 30 mg Substanz werden in 5 ml Methanol *R* gelöst. Nach Zusatz von 0,25 ml Salpetersäure *R* und 0,4 ml Silbernitrat-Lösung *R* 1 wird umgeschüttelt und stehengelassen. Ein zusammenballender Niederschlag bildet sich, der abzentrifugiert und 3mal mit je 2 ml Methanol *R* gewaschen wird. Dieser Arbeitsvorgang ist rasch und unter Ausschluß direkter Lichteinwirkung durchzuführen. Der Niederschlag wird in 2 ml Wasser *R* suspendiert und mit 1,5 ml Ammoniak-Lösung *R* versetzt. Der Niederschlag löst sich leicht.

Prüfung auf Reinheit

Aussehen der Lösung: 1,0 g Substanz wird in Dichlormethan *R* zu 10 ml gelöst. Die Lösung muß klar (2.2.1) und darf nicht stärker gefärbt sein als die Farbvergleichslösung G_6 (2.2.2, Methode II).

Verwandte Substanzen: Die Prüfung erfolgt mit Hilfe der Dünnschichtchromatographie (2.2.27) unter Verwendung einer Schicht eines geeigneten octadecylsilylierten Kieselgels (5 µm), das einen Fluoreszenzindikator mit intensivster Anregung der Fluoreszenz bei 254 nm enthält.

Untersuchungslösung: 1 g Substanz wird in einer Mischung von 1 Volumteil Methanol *R* und 2 Volumteilen Dichlormethan *R* zu 20 ml gelöst.

Referenzlösung a: 0,5 ml Untersuchungslösung werden mit einer Mischung von 1 Volumteil Methanol *R* und 2 Volumteilen Dichlormethan *R* zu 100 ml verdünnt.

Referenzlösung b: 0,50 g Substanz werden in 25 ml einer Lösung von Kaliumhydroxid *R* (15 g · l^{-1}) in Methanol *R* gelöst und mit 1 ml Wasser *R* versetzt. Die Lösung wird im Wasserbad 4 h lang zum Rückfluß erhitzt. Nach dem Abkühlen werden 25 ml Salzsäure (0,5 mol · l^{-1}) zugesetzt, mit 100 ml Dichlormethan *R* wird ausgeschüttelt, die untere Phase abgetrennt und auf dem Wasserbad zur Trockne eingedampft. Der Rückstand wird in 10 ml einer Mischung von 1 Volumteil Methanol *R* und 2 Volumteilen Dichlormethan *R* gelöst. Die Lösung wird mit 10 ml Untersuchungslösung versetzt und mit einer Mischung von 1 Volumteil Methanol *R* und 2 Volumteilen Dichlormethan *R* zu 25 ml verdünnt.

Auf eine Platte von 100 mm Seitenlänge wird 1 µl jeder Lösung aufgetragen. Die Chromatographie erfolgt in einer ungesättigten Kammer mit einer Mischung von 10 Volumteilen Methanol *R*, 30 Volumteilen einer Lösung von Natriumchlorid *R* (59 g · l^{-1}) und 60 Volumteilen Dioxan *R* über eine Laufstrecke von 7 cm. Die Platte wird im Trockenschrank 15 min lang bei 160 °C getrocknet und, ohne erkalten zu lassen, 30 min lang in eine geschlossene Kammer mit etwa 20 ml rauchender Salpetersäure *R* gestellt. Die Platte wird herausgenommen, 15 min lang bei 160 °C erhitzt und nach dem Erkalten sofort im ultravioletten Licht bei 254 nm ausgewertet. Kein im Chromatogramm der Untersuchungslösung auftretender Nebenfleck darf größer oder intensiver sein als der Fleck im Chromatogramm der Referenzlösung a (0,5 Prozent). Die Prüfung darf nur ausgewertet werden, wenn das Chromatogramm der Referenzlösung b deutlich voneinander getrennt 2 Flecke zeigt.

Trocknungsverlust (2.2.32): Höchstens 0,5 Prozent, mit 1,000 g Substanz durch Trocknen im Trockenschrank bei 100 bis 105 °C bestimmt.

Sulfatasche (2.4.14): Höchstens 0,1 Prozent, mit 1,0 g Substanz bestimmt.

Gehaltsbestimmung

0,250 g Substanz, in einer Mischung von 5,0 ml Salzsäure (0,01 mol · l^{-1}) und 40 ml Ethanol 96 % *R* gelöst, werden mit ethanolischer Natriumhydroxid-Lösung (0,1 mol · l^{-1}) titriert. Das zwischen den beiden mit Hilfe der Potentiometrie (2.2.20) ermittelten Wendepunkten zugesetzte Volumen wird abgelesen.

1 ml ethanolische Natriumhydroxid-Lösung (0,1 mol · l^{-1}) entspricht 48,91 mg $C_{30}H_{33}ClN_2O_2$.

Lagerung

Gut verschlossen, vor Licht geschützt.

1998, 486

Diprophyllin

Diprophyllinum

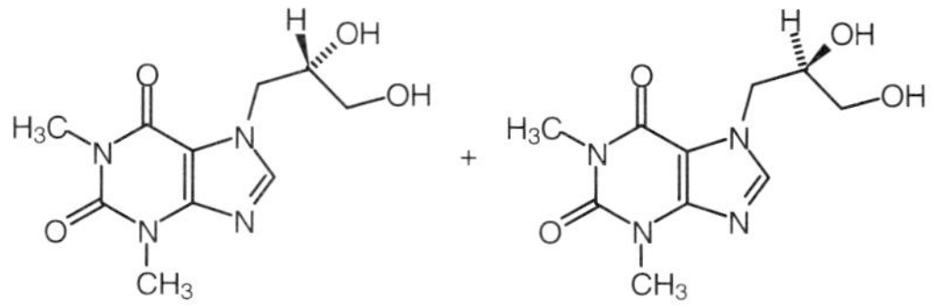

$C_{10}H_{14}N_4O_4$ M_r 254,2

Definition

Diprophyllin enthält mindestens 98,5 und höchstens 101,0 Prozent 7-[(2*RS*)-2,3-Dihydroxypropyl]-1,3-dimethyl-3,7-dihydro-1*H*-purin-2,6-dion, berechnet auf die getrocknete Substanz.

Eigenschaften

Weißes, kristallines Pulver; leicht löslich in Wasser, schwer löslich in Ethanol.

Prüfung auf Identität

1: B, C.
2: A, C, D.

A. Schmelztemperatur (2.2.14): 160 bis 165 °C.

B. Die Prüfung erfolgt mit Hilfe der IR-Spektroskopie (2.2.24) durch Vergleich des Spektrums der Substanz mit dem von Diprophyllin *CRS*. Die Prüfung erfolgt mit Hilfe von Preßlingen unter Verwendung von 0,5 bis 1 mg Substanz und 0,3 g Kaliumbromid *R*.

C. 1 g Substanz wird in 5 ml Acetanhydrid *R* gelöst. Die Lösung wird 15 min lang zum Rückfluß erhitzt und anschließend erkalten gelassen. Nach Zusatz von 100 ml einer Mischung von 20 Volumteilen Ether *R* und 80 Volumteilen Petroläther *R* wird unter gelegentlichem Umschütteln mindestens 20 min lang in einer Eis-Wasser-Mischung gekühlt. Der Niederschlag wird abfiltriert, mit einer Mischung von 20 Volumteilen Ether *R* und 80 Volumteilen Petroläther *R* gewaschen und aus Ethanol 96 % *R* umkristallisiert. Nach dem Trocknen im Vakuum schmelzen (2.2.14) die Kristalle zwischen 142 und 148 °C.

D. Die Substanz gibt die Identitätsreaktion auf Xanthine (2.3.1).

Prüfung auf Reinheit

Prüflösung: 2,5 g Substanz werden in kohlendioxidfreiem Wasser *R* zu 50 ml gelöst.

Aussehen der Lösung: Die Prüflösung muß klar (2.2.1) und farblos (2.2.2, Methode II) sein.

Sauer oder alkalisch reagierende Substanzen: 10 ml Prüflösung werden mit 0,25 ml Bromthymolblau-Lösung *R* 1 versetzt. Die Lösung muß gelb oder grün gefärbt sein. Bis zum Farbumschlag nach Blau dürfen höchstens

D

Monographien

0,4 ml Natriumhydroxid-Lösung (0,01 mol · l^{-1}) verbraucht werden.

Verwandte Substanzen: Die Prüfung erfolgt mit Hilfe der Dünnschichtchromatographie (2.2.27) unter Verwendung einer Schicht von Kieselgel HF_{254} *R*.

Untersuchungslösung: 0,3 g Substanz werden in einer Mischung von 20 Volumteilen Wasser *R* und 30 Volumteilen Methanol *R* zu 10 ml gelöst. Die Lösung ist unmittelbar vor Gebrauch herzustellen.

Referenzlösung a: 1 ml Untersuchungslösung wird mit Methanol *R* zu 100 ml verdünnt.

Referenzlösung b: 0,2 ml Untersuchungslösung werden mit Methanol *R* zu 100 ml verdünnt.

Referenzlösung c: 10 mg Theophyllin *R* werden in Methanol *R* gelöst. Die Lösung wird mit 0,3 ml Untersuchungslösung versetzt und mit Methanol *R* zu 10 ml verdünnt.

Auf die Platte werden 10 µl jeder Lösung aufgetragen. Die Chromatographie erfolgt mit einer Mischung von 1 Volumteil konzentrierter Ammoniak-Lösung *R*, 10 Volumteilen wasserfreiem Ethanol *R* und 90 Volumteilen Chloroform *R* über eine Laufstrecke von 15 cm. Die Platte wird an der Luft trocknen gelassen und im ultravioletten Licht bei 254 nm ausgewertet. Kein im Chromatogramm der Untersuchungslösung auftretender Nebenfleck darf größer oder intensiver sein als der Fleck im Chromatogramm der Referenzlösung a (1 Prozent), und höchstens ein Fleck darf größer oder intensiver sein als der Fleck im Chromatogramm der Referenzlösung b (0,2 Prozent). Die Prüfung darf nur ausgewertet werden, wenn das Chromatogramm der Referenzlösung c deutlich voneinander getrennt 2 Flecke zeigt.

Chlorid (2.4.4): 2,5 ml Prüflösung, mit Wasser *R* zu 15 ml verdünnt, müssen der Grenzprüfung auf Chlorid entsprechen (400 ppm).

Schwermetalle (2.4.8): 12 ml Prüflösung müssen der Grenzprüfung A auf Schwermetalle entsprechen (20 ppm). Zur Herstellung der Referenzlösung wird die Blei-Lösung (1 ppm Pb) *R* verwendet.

Trocknungsverlust (2.2.32): Höchstens 0,5 Prozent, mit 1,000 g Substanz durch Trocknen im Trockenschrank bei 100 bis 105 °C bestimmt.

Sulfatasche (2.4.14): Höchstens 0,1 Prozent, mit 1,0 g Substanz bestimmt.

Gehaltsbestimmung

Um eine Überhitzung im Reaktionsmedium zu vermeiden, wird während des Titrierens gründlich gemischt und die Titration unmittelbar nach Erreichen des Endpunkts beendet.

0,200 g Substanz, in 3,0 ml wasserfreier Ameisensäure *R* gelöst, werden nach Zusatz von 50,0 ml Acetanhydrid *R* mit Perchlorsäure (0,1 mol · l^{-1}) titriert. Der Endpunkt wird mit Hilfe der Potentiometrie (2.2.20) bestimmt.

1 ml Perchlorsäure (0,1 mol · l^{-1}) entspricht 25,42 mg $C_{10}H_{14}N_4O_4$.

Lagerung

Gut verschlossen, vor Licht geschützt.

1998, 1199

Dipyridamol

Dipyridamolum

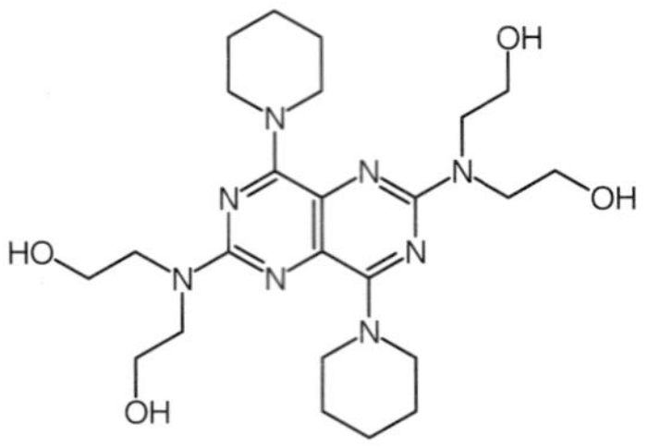

$C_{24}H_{40}N_8O_4$ M_r 504,6

Definition

Dipyridamol enthält mindestens 98,5 und höchstens 101,5 Prozent 2,2′,2″,2‴-[[4,8-Di(piperidin-1-yl)pyrimido[5,4-*d*]pyrimidin-2,6-diyl]dinitrilo]tetraethanol, berechnet auf die getrocknete Substanz.

Eigenschaften

Hellgelbes, kristallines Pulver; praktisch unlöslich in Wasser, leicht löslich in Aceton, löslich in wasserfreiem Ethanol, praktisch unlöslich in Ether. Die Substanz löst sich in verdünnten Mineralsäuren.

Prüfung auf Identität

1: C.

2: A, B, D.

A. Schmelztemperatur (2.2.14): 162 bis 168 °C.

B. 10 mg Substanz werden in einer Mischung von 1 Volumteil Salzsäure (0,1 mol · l^{-1}) und 9 Volumteilen Methanol *R* zu 50,0 ml gelöst. 5,0 ml Lösung werden mit einer Mischung von 1 Volumteil Salzsäure (0,1 mol · l^{-1}) und 9 Volumteilen Methanol *R* zu 100,0 ml verdünnt. Diese Lösung, zwischen 220 und 350 nm gemessen, zeigt Absorptionsmaxima (2.2.25) bei 232 und 284 nm. Das Verhältnis der Absorption im Maximum bei 284 nm zu der im Maximum bei 232 nm liegt zwischen 1,25 und 1,45.

C. Die Prüfung erfolgt mit Hilfe der IR-Spektroskopie (2.2.24) durch Vergleich des Spektrums der Substanz mit dem von Dipyridamol *CRS*. Die Prüfung erfolgt mit Hilfe von Preßlingen aus Kaliumbromid *R*.

D. Werden etwa 5 mg Substanz in einer Mischung von 0,1 ml Salpetersäure *R* und 2 ml Schwefelsäure *R* gelöst, entwickelt sich eine intensive, violette Färbung.

Prüfung auf Reinheit

Verwandte Substanzen: Die Prüfung erfolgt mit Hilfe der Flüssigchromatographie (2.2.29).

Untersuchungslösung: 10,0 mg Substanz werden in der mobilen Phase zu 20,0 ml gelöst.

Referenzlösung a: 1,0 ml Untersuchungslösung wird mit der mobilen Phase zu 20,0 ml verdünnt. 1,0 ml dieser Lösung wird mit der mobilen Phase zu 10,0 ml verdünnt.

Referenzlösung b: 10,0 mg Diltiazemhydrochlorid *CRS* werden in der mobilen Phase zu 10,0 ml gelöst. 1,0 ml Lösung wird mit der Referenzlösung a zu 20,0 ml verdünnt.

Die Chromatographie kann durchgeführt werden mit
- einer Säule aus rostfreiem Stahl von 0,25 m Länge und 4,6 mm innerem Durchmesser, gepackt mit octylsilyliertem Kieselgel zur Chromatographie *R* (5 µm)
- einer wie folgt hergestellten Mischung als mobile Phase bei einer Durchflußrate von 1,3 ml je Minute: 0,504 g Kaliumdihydrogenphosphat *R* werden in 370 ml Wasser *R* gelöst, die Lösung wird mit Phosphorsäure 85 % *R* auf einen *p*H-Wert von 3,0 eingestellt und mit 80 ml Acetonitril *R* und 550 ml Methanol *R* versetzt
- einem Spektrometer als Detektor bei einer Wellenlänge von 290 nm.

Die Temperatur der Säule wird bei 30 °C gehalten.

20 µl jeder Lösung werden eingespritzt. Die Chromatographie der Untersuchungslösung erfolgt über eine Dauer, die der 9fachen Retentionszeit von Dipyridamol entspricht. Die Prüfung darf nur ausgewertet werden, wenn im Chromatogramm der Referenzlösung b die Auflösung zwischen den Peaks von Diltiazem und Dipyridamol mindestens 2,0 beträgt. Im Chromatogramm der Untersuchungslösung darf keine Peakfläche, mit Ausnahme der des Hauptpeaks, größer sein als die Peakfläche im Chromatogramm der Referenzlösung a (0,5 Prozent). Die Summe aller Peakflächen, mit Ausnahme der des Hauptpeaks, darf nicht größer sein als das 2fache der Peakfläche im Chromatogramm der Referenzlösung a (1 Prozent). Peaks, deren Fläche kleiner ist als das 0,1fache der Peakfläche im Chromatogramm der Referenzlösung a, werden nicht berücksichtigt.

Chlorid (2.4.4): 0,250 g Substanz werden mit 10 ml Wasser *R* versetzt. Nach kräftigem Schütteln wird filtriert. Das Filter wird mit 5 ml Wasser *R* gespült. Das Filtrat wird mit Wasser *R* zu 15 ml verdünnt. Die Lösung muß der Grenzprüfung auf Chlorid entsprechen (200 ppm).

Trocknungsverlust (2.2.32): Höchstens 0,5 Prozent, mit 1,000 g Substanz durch Trocknen im Trockenschrank bei 100 bis 105 °C bestimmt.

Sulfatasche (2.4.14): Höchstens 0,1 Prozent, mit 1,0 g Substanz bestimmt.

Gehaltsbestimmung

0,400 g Substanz, in 70 ml Methanol *R* gelöst, werden mit Perchlorsäure (0,1 mol · l^{-1}) titriert. Der Endpunkt wird mit Hilfe der Potentiometrie (2.2.20) bestimmt.

1 ml Perchlorsäure (0,1 mol · l^{-1}) entspricht 50,46 mg $C_{24}H_{40}N_8O_4$.

Lagerung

Gut verschlossen, vor Licht geschützt.

Verunreinigungen

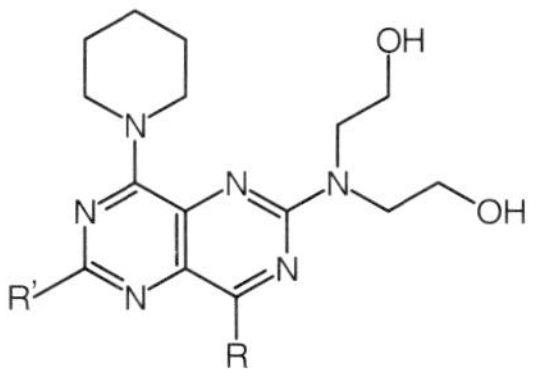

A. R = R′ = NC_5H_{10}:
2,2′-[[4,6,8-Tri(piperidin-1-yl)pyrimido[5,4-*d*]pyrimidin-2-yl]nitrilo]diethanol

B. R = R′ = $N(CH_2–CH_2OH)_2$:
2,2′,2″,2‴,2⁗,2‴″-[[8-(Piperidin-1-yl)pyrimido[5,4-*d*]pyrimidin-2,4,6-triyl]trinitrilo]hexaethanol

C. R = NC_5H_{10}, R′ = Cl:
2,2′-[[2-Chlor-4,8-di(piperidin-1-yl)pyrimido[5,4-*d*]pyrimidin-6-yl]nitrilo]diethanol.

D

Monographien

1999, 1313

Dirithromycin

Dirithromycinum

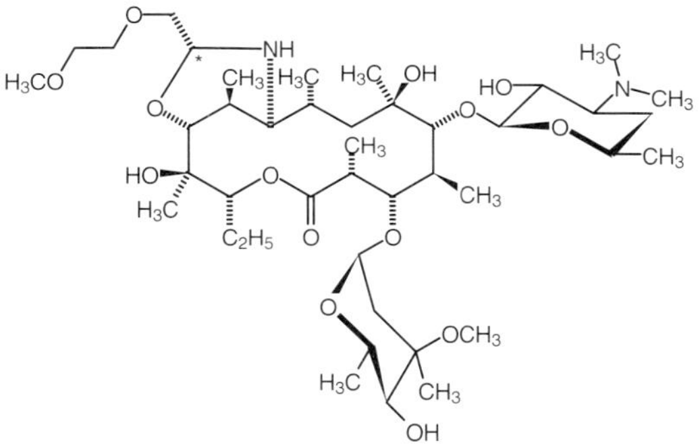

$C_{42}H_{78}N_2O_{14}$ M_r 835

Definition

Dirithromycin ist (1*R*,2*S*,3*R*,6*R*,7*S*,8*S*,9*R*,10*R*,12*R*,13*S*,15*R*,17*S*)-9-[[3-(Dimethylamino)-3,4,6-tridesoxy-β-D-*xylo*-hexopyranosyl]oxy]-3-ethyl-2,10-dihydroxy-15-[(2-methoxyethoxy)methyl]-2,6,8,10,12,17-hexamethyl-7-[(3-*C*-methyl-3-*O*-methyl-2,6-didesoxy-α-L-*ribo*-hexopyranosyl)oxy]-4,16-dioxa-14-azabicyclo[11.3.1]heptadecan-5-on (oder (9*S*)-9,11-[Imino[(1*R*)-2-(2-methoxyethoxy)ethyliden]oxy]-9-desoxo-11-desoxyerythromycin). Die Summe der Prozentgehalte von $C_{42}H_{78}N_2O_{14}$ und Dirithromycin-15*S*-Epimer beträgt mindestens 96,0 und höchstens 102,0 Prozent, berechnet auf die wasserfreie Substanz.

Eigenschaften

Weißes bis fast weißes Pulver; sehr schwer löslich in Wasser, sehr leicht löslich in Dichlormethan und Methanol.

Die Substanz zeigt Polymorphie.

Prüfung auf Identität

A. Die Prüfung erfolgt mit Hilfe der IR-Spektroskopie (2.2.24) durch Vergleich des Spektrums der Substanz mit dem von Dirithromycin *CRS*. Die Prüfung erfolgt mit Hilfe von Preßlingen.

B. Die unter „Gehaltsbestimmung“ erhaltenen Chromatogramme werden ausgewertet. Der Hauptpeak im Chromatogramm der Untersuchungslösung a entspricht in bezug auf Retentionszeit und Größe dem Hauptpeak im Chromatogramm der Referenzlösung a.

Prüfung auf Reinheit

Verwandte Substanzen: Die Prüfung erfolgt mit Hilfe der Flüssigchromatographie (2.2.29) wie unter „Gehaltsbestimmung“ beschrieben.

10 µl Referenzlösung b werden eingespritzt. Die Empfindlichkeit des Systems wird so eingestellt, daß die Höhe des Hauptpeaks im Chromatogramm mindestens 50 Prozent des maximalen Ausschlags beträgt.

10 µl Untersuchungslösung b werden eingespritzt. Die Chromatographie erfolgt über eine Dauer, die der 3fachen Retentionszeit des Hauptpeaks entspricht. Im Chromatogramm der Untersuchungslösung b darf eine der Verunreinigung A entsprechende Peakfläche nicht größer sein als das 0,75fache der Fläche des Hauptpeaks im Chromatogramm der Referenzlösung b (1,5 Prozent). Im Chromatogramm der Untersuchungslösung b darf keine Peakfläche, mit Ausnahme der des Hauptpeaks, des Peaks der Verunreinigung A und eines dem 15*S*-Epimer entsprechenden Peaks, größer sein als das 0,5fache der Fläche des Hauptpeaks im Chromatogramm der Referenzlösung b (1 Prozent).

Dirithromycin-15*S*-Epimer: Höchstens 1,5 Prozent. Die Prüfung erfolgt mit Hilfe der Flüssigchromatographie (2.2.29) wie unter „Gehaltsbestimmung“ beschrieben.

10 µl Referenzlösung b werden eingespritzt. Die Empfindlichkeit des Systems wird so eingestellt, daß die Höhe des Hauptpeaks im Chromatogramm mindestens 50 Prozent des maximalen Ausschlags beträgt.

Die Referenzlösung b wird 6mal eingespritzt. Die Prüfung darf nur ausgewertet werden, wenn die relative Standardabweichung der Peakfläche von Dirithromycin höchstens 5,0 Prozent beträgt.

Die Untersuchungslösung b und die Referenzlösung b werden abwechselnd eingespritzt. Der Prozentgehalt an Dirithromycin-15*S*-Epimer wird mit Hilfe des Chromatogramms der Referenzlösung b berechnet.

Acetonitril (2.4.24, System A): Höchstens 0,1 Prozent.

Die Lösungen werden unter Verwendung von Dimethylformamid *R* anstelle von Wasser *R* hergestellt.

Stammlösung: 0,200 g Substanz werden in Dimethylformamid *R* zu 20,0 ml gelöst.

Die folgenden Bedingungen bei der statischen Headspace-Gaschromatographie können angewendet werden
- Äquilibrierungstemperatur 120 °C
- Äquilibrierungszeit 60 min
- Überleitungstemperatur 125 °C.

Schwermetalle (2.4.8): 1,0 g Substanz wird in 20 ml einer Mischung von gleichen Volumteilen Methanol *R* und Wasser *R* gelöst. 12 ml Lösung müssen der Grenzprüfung B auf Schwermetalle entsprechen (20 ppm). Zur Herstellung der Referenzlösung wird eine Blei-Lösung (1 ppm Pb) verwendet, die durch Verdünnen der Blei-Lösung (100 ppm Pb) *R* mit einer Mischung von gleichen Volumteilen Methanol *R* und Wasser *R* hergestellt wird.

Wasser (2.5.12): Höchstens 1,0 Prozent, mit 1,00 g Substanz nach der Karl-Fischer-Methode bestimmt.

Sulfatasche (2.4.14): Höchstens 0,1 Prozent, mit 1,0 g Substanz bestimmt.

Gehaltsbestimmung

Die Bestimmung erfolgt mit Hilfe der Flüssigchromatographie (2.2.29).

Lösungsmittelmischung: 30 Volumteile Methanol *R* und 70 Volumteile Acetonitril *R* werden gemischt.

Untersuchungslösung a: 20,0 mg Substanz werden in der Lösungsmittelmischung zu 10,0 ml gelöst.

Untersuchungslösung b: 0,10 g Substanz werden in der Lösungsmittelmischung zu 10,0 ml gelöst.

Referenzlösung a: 20,0 mg Dirithromycin *CRS* werden in der Lösungsmittelmischung zu 10,0 ml gelöst.

Referenzlösung b: 5,0 ml Referenzlösung a werden mit der Lösungsmittelmischung zu 50,0 ml verdünnt.

Referenzlösung c: 20 mg Dirithromycin *CRS* werden in der mobilen Phase zu 10 ml gelöst. Die Lösung wird vor der Verwendung 24 h lang stehengelassen.

Die Chromatographie kann durchgeführt werden mit
- einer Säule aus rostfreiem Stahl von 0,25 m Länge und 4,6 mm innerem Durchmesser, gepackt mit octadecylsilyliertem Kieselgel zur Chromatographie *R* (5 µm)
- folgender mobilen Phase bei einer Durchflußrate von 2,0 ml je Minute: eine Mischung von 9 Volumteilen Wasser *R*, 19 Volumteilen Methanol *R*, 28 Volumteilen einer Lösung, die Kaliumdihydrogenphosphat *R* (1,9 g · l^{-1}) und Kaliummonohydrogenphosphat *R* (9,1 g · l^{-1}) enthält und falls erforderlich mit einer Lösung von Kaliumhydroxid *R* (100 g · l^{-1}) auf einen *p*H-Wert von 7,5 eingestellt wurde, und 44 Volumteilen Acetonitril *R*
- einem Spektrometer als Detektor bei einer Wellenlänge von 205 nm.

Die Temperatur der Säule wird bei 40 °C gehalten.

10 µl Referenzlösung a werden eingespritzt. Die Empfindlichkeit des Systems wird so eingestellt, daß die Höhe des Hauptpeaks im Chromatogramm mindestens 50 Prozent des maximalen Ausschlags beträgt.

10 µl Referenzlösung c werden eingespritzt. Wird das Chromatogramm unter den vorgeschriebenen Bedingungen aufgezeichnet, beträgt die relative Retention für Verunreinigung A, bezogen auf Dirithromycin, etwa 0,7 und für das 15*S*-Epimer etwa 1,1. Die Bestimmung darf nur ausgewertet werden, wenn die Auflösung zwischen den Peaks von Dirithromycin und 15*S*-Epimer mindestens 2,0 beträgt (falls erforderlich wird die Konzentration der organischen Anteile in der mobilen Phase geändert).

Die Referenzlösung a wird 6mal eingespritzt. Die Bestimmung darf nur ausgewertet werden, wenn die relative

Standardabweichung der Peakfläche von Dirithromycin höchstens 1,0 Prozent beträgt.

Die Untersuchungslösung a und die Referenzlösung a werden abwechselnd eingespritzt.

Verunreinigungen

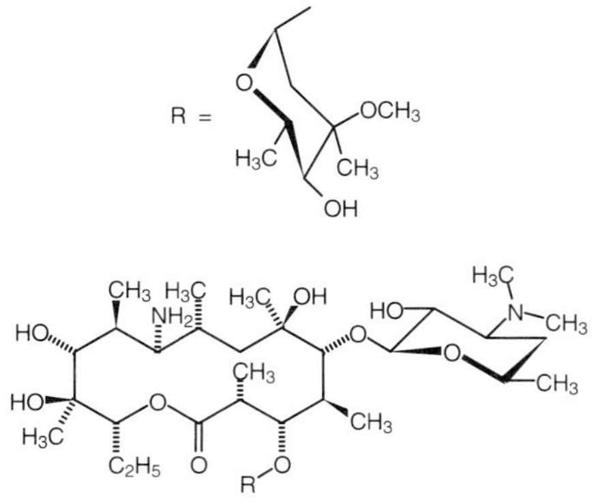

A. (9*S*)-9-Amino-9-desoxoerythromycin

B. R = H:
(9*S*)-9-Amino-3-de(2,6-didesoxy-3-*C*-methyl-3-*O*-methyl-α-L-*ribo*-hexopyranosyl)-9-desoxoerythromycin

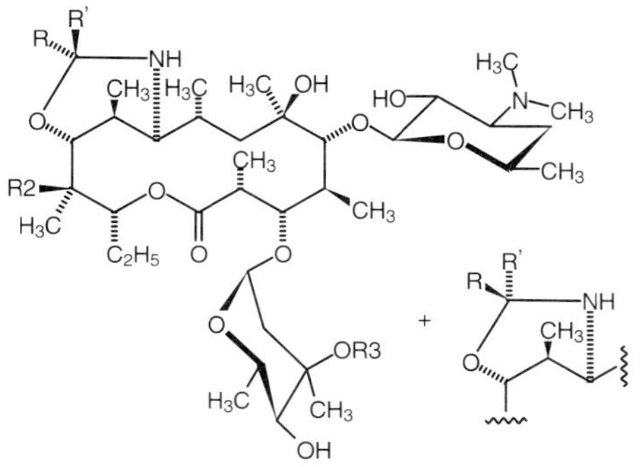

C. R = CH_2–O–CH_2–CH_2–O–CH_3, R′ = H, R2 = H, R3 = CH_3:
(9*S*)-9,11-[Imino[(1*RS*)-2-(2-methoxyethoxy)ethyliden]oxy]-9-desoxo-11,12-didesoxyerythromycin (Dirithromycin B)

D. R = CH_2–O–CH_2–CH_2–O–CH_3, R′ = H, R2 = OH, R3 = H:
(9*S*)-9,11-[Imino[(1*RS*)-2-(2-methoxyethoxy)ethyliden]oxy]-3′-*O*-demethyl-9-desoxo-11-desoxyerythromycin (Dirithromycin C)

E. R = CH_3, R′ = CH_3, R2 = OH, R3 = CH_3:
9,11-[Imino(1-methylethyliden]oxy]-9-desoxo-11-desoxyerythromycin.

2001, 416

Distickstoffmonoxid

Dinitrogenii oxidum

N_2O M_r 44,01

Definition

Eine bei 15 °C entnommene Probe von Distickstoffmonoxid enthält mindestens 98,0 Prozent (*V/V*) N_2O in der Gasphase.

Eigenschaften

Farbloses Gas. Bei einer Temperatur von 20 °C und einem Druck von 101 kPa löst sich 1 Volumteil Gas in etwa 1,5 Volumteilen Wasser.

Herstellung

Distickstoffmonoxid wird aus Ammoniumnitrat durch thermische Zersetzung gewonnen.

Die Prüfungen erfolgen an der Gasphase.

Falls die Prüfungen an einer Flasche durchgeführt werden, wird diese vor Ausführung der Prüfungen mindestens 6 h lang bei Raumtemperatur gelagert. Bei allen Prüfungen wird die Flasche senkrecht mit dem Ventil nach oben gestellt.

Kohlendioxid: Höchstens 300 ppm (*V/V*), mit Hilfe der Gaschromatographie bestimmt (2.2.28).

Untersuchungsgas: Das Gas.

Referenzgas: Ein Gemisch, das 300 ppm (*V/V*) Kohlendioxid *R* 1 in Distickstoffmonoxid *R* enthält.

Die Chromatographie kann durchgeführt werden mit

- einer Säule aus rostfreiem Stahl von 3,5 m Länge und 2 mm innerem Durchmesser, gepackt mit Ethylvinylbenzol-Divinylbenzol-Copolymer *R*
- Helium zur Chromatographie *R* als Trägergas bei einer Durchflußrate von 15 ml je Minute
- einem Wärmeleitfähigkeitsdetektor
- einer Probenschleife.

Die Temperatur der Säule wird bei 40 °C und die des Detektors bei 90 °C gehalten.

Das Untersuchungsgas und das Referenzgas werden eingespritzt. Die Einspritzvolumen und die Versuchsbedingungen werden so eingestellt, daß die Höhe des Kohlendioxid-Peaks im Chromatogramm des Referenzgases mindestens 35 Prozent des maximalen Ausschlags beträgt. Die Prüfung darf nur ausgewertet werden, wenn die erhaltenen Chromatogramme eine deutliche Trennung des Kohlendioxids vom Distickstoffmonoxid aufweisen.

Der Gehalt an Kohlendioxid im Untersuchungsgas wird mit Hilfe der Fläche des Kohlendioxid-Peaks im Chromatogramm des Referenzgases ermittelt.

Kohlenmonoxid: Höchstens 5 ppm (*V/V*), mit Hilfe der Gaschromatographie bestimmt (2.2.28).

Falls die Prüfung an einer Flasche durchgeführt wird, wird der erste Anteil des Gases verwendet.

Untersuchungsgas: Das Gas.

Referenzgas: Ein Gemisch, das 5 ppm (*V/V*) Kohlenmonoxid *R* in Distickstoffmonoxid *R* enthält.

Die Chromatographie kann durchgeführt werden mit
- einer Säule aus rostfreiem Stahl von 2 m Länge und 4 mm innerem Durchmesser, gepackt mit einem geeigneten Molekularsieb zur Chromatographie (Porengröße 0,5 nm)
- Helium zur Chromatographie *R* als Trägergas bei einer Durchflußrate von 60 ml je Minute
- einem Flammenionisationsdetektor mit Methankonverter.

Die Temperatur der Säule wird bei 50 °C, die des Probeneinlasses und des Detektors bei 130 °C gehalten.

Das Untersuchungsgas und das Referenzgas werden eingespritzt. Die Einspritzvolumen und die Versuchsbedingungen werden so eingestellt, daß die Höhe des Kohlenmonoxid-Peaks im Chromatogramm des Referenzgases mindestens 35 Prozent des maximalen Ausschlags beträgt.

Der Gehalt an Kohlenmonoxid wird mit Hilfe der Fläche des Kohlenmonoxid-Peaks im Chromatogramm des Referenzgases ermittelt.

Stickstoffmonoxid, Stickstoffdioxid: Insgesamt höchstens 2 ppm (*V/V*) in der Gasphase und in der flüssigen Phase, mit Hilfe eines Geräts zur Messung der Chemilumineszenz bestimmt (2.5.26).

Untersuchungsgas: Das Gas.

Referenzgas a: Distickstoffmonoxid *R*.

Referenzgas b: Ein Gemisch, das 2 ppm (*V/V*) Stickstoffmonoxid *R* in Stickstoff *R* 1 enthält.

Der Nullpunkt und die Empfindlichkeit werden mit Hilfe der Referenzgase a und b eingestellt.

Der Gehalt an Stickstoffmonoxid und -dioxid wird gemessen, indem die aus der Gasphase und der flüssigen Phase des Untersuchungsgases entnommenen Proben getrennt geprüft werden.

Wasser: Höchstens 67 ppm (*V/V*), mit Hilfe eines Hygrometers mit elektrolytischem Meßprinzip bestimmt (2.5.28).

Gehaltsbestimmung: Die Bestimmung erfolgt mit Hilfe der Gaschromatographie (2.2.28).

Untersuchungsgas: Das Gas.

Referenzgas: Distickstoffmonoxid *R*.

Die Chromatographie kann durchgeführt werden mit
- einer Säule aus rostfreiem Stahl von 2 m Länge und 2 mm innerem Durchmesser, gepackt mit Kieselgel zur Chromatographie *R* (250 bis 355 μm)
- Helium zur Chromatographie *R* als Trägergas bei einer Durchflußrate von 50 ml je Minute
- einem Wärmeleitfähigkeitsdetektor.

Die Temperatur der Säule und die des Probeneinlasses wird bei 60 °C, die des Detektors bei 130 °C gehalten.

Das Untersuchungsgas und das Referenzgas werden eingespritzt. Die Einspritzvolumen und die Versuchsbedingungen werden so eingestellt, daß die Höhe des Distickstoffmonoxid-Peaks im Chromatogramm des Referenzgases mindestens 35 Prozent des maximalen Ausschlags beträgt. Die Fläche des Distickstoffmonoxid-Peaks im Chromatogramm des Untersuchungsgases muß mindestens 98,0 Prozent des Distickstoffmonoxid-Peaks im Chromatogramm des Referenzgases betragen.

Prüfung auf Identität

1: A.
2: B, C.

A. Die Prüfung erfolgt mit Hilfe der IR-Spektroskopie (2.2.24) durch Vergleich des Spektrums des Gases mit dem Distickstoffmonoxid-Referenzspektrum der Ph. Eur.

B. Ein glühender Holzspan flammt in Gegenwart des Gases auf.

C. Beim Einleiten des Gases in eine alkalische Pyrogallol-Lösung *R* entwickelt sich keine braune Färbung.

Prüfung auf Reinheit

Die Prüfungen erfolgen an der Gasphase.

Falls die Prüfungen an einer Flasche durchgeführt werden, wird diese vor Ausführung der Prüfungen mindestens 6 h lang bei Raumtemperatur gelagert. Bei allen Prüfungen wird die Flasche senkrecht mit dem Ventil nach oben gestellt.

Kohlendioxid: Höchstens 300 ppm (*V/V*), mit Hilfe eines Prüfröhrchens für Kohlendioxid (2.1.6) bestimmt.

Kohlenmonoxid: *Falls die Prüfung an einer Flasche durchgeführt wird, wird der erste Anteil des Untersuchungsgases verwendet.* Höchstens 5 ppm (*V/V*), mit Hilfe eines Prüfröhrchens für Kohlenmonoxid (2.1.6) bestimmt.

Stickstoffmonoxid, Stickstoffdioxid: Höchstens 2 ppm (*V/V*), mit Hilfe eines Prüfröhrchens für Stickstoffmonoxid und Stickstoffdioxid (2.1.6) bestimmt.

Wasserdampf: Höchstens 67 ppm (*V/V*), mit Hilfe eines Prüfröhrchens für Wasserdampf (2.1.6) bestimmt.

Lagerung

Unter Druck verflüssigt in geeigneten Behältnissen, den bestehenden Sicherheitsvorschriften entsprechend. Hähne und Ventile dürfen nicht gefettet oder geölt werden.

Verunreinigungen

A. Kohlendioxid
B. Kohlenmonoxid
C. Stickstoffmonoxid
D. Stickstoffdioxid
E. Wasser.

2000, 1007

Dithranol

Dithranolum

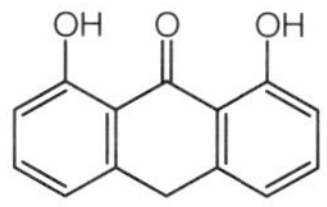

$C_{14}H_{10}O_3$ M_r 226,2

Definition

Dithranol enthält mindestens 98,5 und höchstens 101,0 Prozent 1,8-Dihydroxyanthracen-9(10*H*)-on, berechnet auf die getrocknete Substanz.

Eigenschaften

Gelbes bis bräunlichgelbes, kristallines Pulver; praktisch unlöslich in Wasser, löslich in Dichlormethan, wenig löslich in Aceton, schwer löslich in Ethanol. Die Substanz löst sich in verdünnten Alkalihydroxid-Lösungen.

Alle Prüfungen sind unter Ausschluß direkter Lichteinwirkung und mit frisch hergestellten Lösungen durchzuführen.

Prüfung auf Identität

1: A, B.
2: A, C, D.

A. Schmelztemperatur (2.2.14): 178 bis 182 °C.

B. Die Prüfung erfolgt mit Hilfe der IR-Spektroskopie (2.2.24) durch Vergleich des Spektrums der Substanz mit dem von Dithranol *CRS*.

C. Die Prüfung erfolgt mit Hilfe der Dünnschichtchromatographie (2.2.27) unter Verwendung einer Schicht von Kieselgel H *R*.

Untersuchungslösung: 10 mg Substanz werden in Dichlormethan *R* zu 10 ml gelöst.

Referenzlösung a: 10 mg Dithranol *CRS* werden in Dichlormethan *R* zu 10 ml gelöst.

Referenzlösung b: Etwa 5 mg Dantron *R* werden in 5 ml Referenzlösung a gelöst.

Auf die Platte werden 10 µl jeder Lösung aufgetragen. Die Chromatographie erfolgt mit einer Mischung von gleichen Volumteilen Dichlormethan *R* und Hexan *R* über eine Laufstrecke von 12 cm. Die Platte wird an der Luft trocknen gelassen und anschließend in eine mit Ammoniakgas gesättigte Chromatographiekammer gestellt, bis Flecke erscheinen. Die Auswertung erfolgt im Tageslicht. Der Hauptfleck im Chromatogramm der Untersuchungslösung entspricht in bezug auf Lage, Farbe und Größe dem Hauptfleck im Chromatogramm der Referenzlösung a. Die Prüfung darf nur ausgewertet werden, wenn das Chromatogramm der Referenzlösung b deutlich voneinander getrennt 2 Flecke zeigt.

D. 5 mg Substanz werden mit 0,1 g wasserfreiem Natriumacetat *R* und 1 ml Acetanhydrid *R* versetzt und 30 s lang zum Sieden erhitzt. Nach Zusatz von 20 ml Ethanol 96 % *R* zeigt die Lösung im ultravioletten Licht bei 365 nm eine blaue Fluoreszenz.

Prüfung auf Reinheit

Verwandte Substanzen:

A. Die Prüfung erfolgt mit Hilfe der Flüssigchromatographie (2.2.29).

Untersuchungslösung: 0,200 g Substanz werden in 20 ml Dichlormethan *R* gelöst. Nach Zusatz von 1,0 ml Essigsäure 98 % *R* wird die Lösung mit Hexan *R* zu 100,0 ml verdünnt.

Referenzlösung: Je 10,0 mg Anthron *R*, Dantron *R*, Dithranol-Verunreinigung C *CRS* und Dithranol *CRS* werden in Dichlormethan *R* zu 10,0 ml gelöst. 1,0 ml Lösung wird mit 19,0 ml Dichlormethan *R* und 1,0 ml Essigsäure 98 % *R* versetzt und mit Hexan *R* zu 50,0 ml verdünnt.

Die Chromatographie kann durchgeführt werden mit

- einer Säule aus rostfreiem Stahl von 0,25 m Länge und 4,6 mm innerem Durchmesser, gepackt mit Kieselgel zur Chromatographie *R* (5 µm)
- einer Mischung von 1 Volumteil Essigsäure 98 % *R*, 5 Volumteilen Dichlormethan *R* und 82 Volumteilen Hexan *R* als mobile Phase bei einer Durchflußrate von 2 ml je Minute
- einem Spektrometer als Detektor bei einer Wellenlänge von 260 nm.

20 µl jeder Lösung werden eingespritzt. Die Chromatographie erfolgt über eine Dauer, die der 1,5fachen Retentionszeit der Verunreinigung C entspricht. Die Empfindlichkeit des Systems wird so eingestellt, daß die Höhe des Hauptpeaks im Chromatogramm der Referenzlösung etwa 70 Prozent des maximalen Ausschlags beträgt. Werden die Chromatogramme unter den vorgeschriebenen Bedingungen aufgezeichnet, werden die Peaks in der folgenden Reihenfolge eluiert: Dithranol, Dantron, Anthron und Verunreinigung C. Die Prüfung darf nur ausgewertet werden, wenn im Chromatogramm der Referenzlösung die Auflösung zwischen den Peaks von Dithranol und Dantron größer als 2,0 ist.

Im Chromatogramm der Untersuchungslösung dürfen die Flächen der dem Anthron, Dantron oder der Verunreinigung C entsprechenden Peaks jeweils nicht größer sein als die entsprechenden Peakflächen im Chromatogramm der Referenzlösung (1 Prozent), und keine Peakfläche, mit Ausnahme der des Hauptpeaks und der dem Anthron, Dantron und der Verunreinigung C entsprechenden Peaks, darf größer sein als die Fläche des dem Dithranol entsprechenden Peaks im Chromatogramm der Referenzlösung (1 Prozent).

B. Die Prüfung erfolgt mit Hilfe der Flüssigchromatographie (2.2.29).

Untersuchungslösung: 25,0 mg Substanz werden in der mobilen Phase zu 25,0 ml gelöst.

Referenzlösung: 25,0 mg Dithranol-Verunreinigung D *CRS* und 25,0 mg Dithranol *CRS* werden in der mobilen Phase zu 50,0 ml gelöst. 1,0 ml Lösung wird mit der mobilen Phase zu 20,0 ml verdünnt.

D

Monographien

Die Chromatographie kann durchgeführt werden mit

- einer Säule aus rostfreiem Stahl von 0,20 m Länge und 4,6 mm innerem Durchmesser, gepackt mit octadecylsilyliertem Kieselgel zur Chromatographie *R* (5 µm)
- einer Mischung von 2,5 Volumteilen Essigsäure 98 % *R*, 40 Volumteilen Tetrahydrofuran *R* und 60 Volumteilen Wasser *R* als mobile Phase bei einer Durchflußrate von 0,9 ml je Minute
- einem Spektrometer als Detektor bei einer Wellenlänge von 254 nm.

20 µl jeder Lösung werden eingespritzt. Die Chromatographie erfolgt über eine Dauer, die der 3fachen Retentionszeit des Dithranol-Peaks entspricht. Die Empfindlichkeit des Systems wird so eingestellt, daß die Höhe des Hauptpeaks im Chromatogramm der Referenzlösung etwa 50 Prozent des maximalen Ausschlags beträgt. Die Prüfung darf nur ausgewertet werden, wenn im Chromatogramm der Referenzlösung die Auflösung zwischen den Peaks von Verunreinigung D und Dithranol größer als 2,5 ist.

Die Fläche eines im Chromatogramm der Untersuchungslösung auftretenden, der Verunreinigung D entsprechenden Peaks darf nicht größer sein als die entsprechende Peakfläche im Chromatogramm der Referenzlösung (2,5 Prozent).

Der Gesamtgehalt an verwandten Substanzen, wie in der Prüfung A und B bestimmt, darf höchstens 3,0 Prozent betragen.

Chlorid (2.4.4): 1,0 g Substanz wird 1 min lang mit 20 ml Wasser *R* geschüttelt und anschließend abfiltriert. 10 ml Filtrat, mit Wasser *R* zu 15 ml verdünnt, müssen der Grenzprüfung auf Chlorid entsprechen (100 ppm).

Trocknungsverlust (2.2.32): Höchstens 0,5 Prozent, mit 1,000 g Substanz durch Trocknen im Trockenschrank bei 100 bis 105 °C bestimmt.

Sulfatasche (2.4.14): Höchstens 0,1 Prozent, mit 1,0 g Substanz bestimmt.

Gehaltsbestimmung

0,200 g Substanz, in 50 ml wasserfreiem Pyridin *R* gelöst, werden unter Stickstoff *R* mit Tetrabutylammoniumhydroxid-Lösung (0,1 mol · l^{-1}) titriert. Der Endpunkt wird mit Hilfe der Potentiometrie (2.2.20) unter Verwendung einer Glas-Meßelektrode und einer Kalomel-Bezugselektrode, welche eine gesättigte Lösung von Kaliumchlorid *R* in Methanol *R* enthält, bestimmt.

1 ml Tetrabutylammoniumhydroxid-Lösung (0,1 mol · l^{-1}) entspricht 22,62 mg $C_{14}H_{10}O_3$.

Lagerung

Gut verschlossen, vor Licht geschützt.

Verunreinigungen

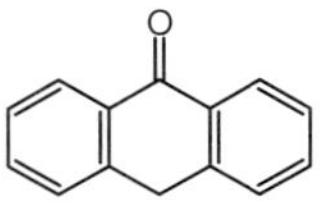

A. Anthron

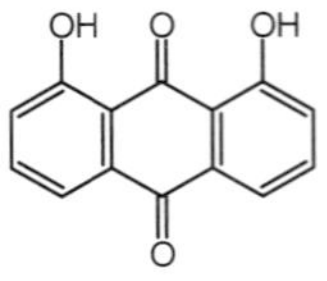

B. Dantron

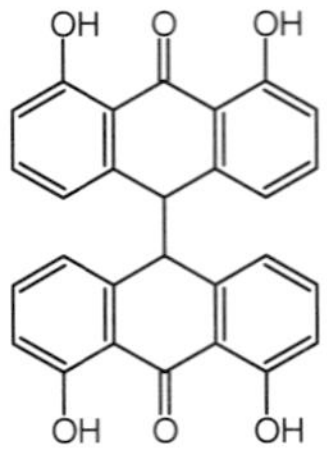

C. Dithranol-Dimer

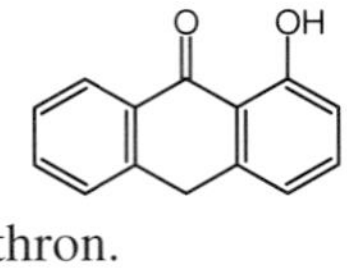

D. 1-Hydroxy-9-anthron.

1998, 1200

Dobutaminhydrochlorid

Dobutamini hydrochloridum

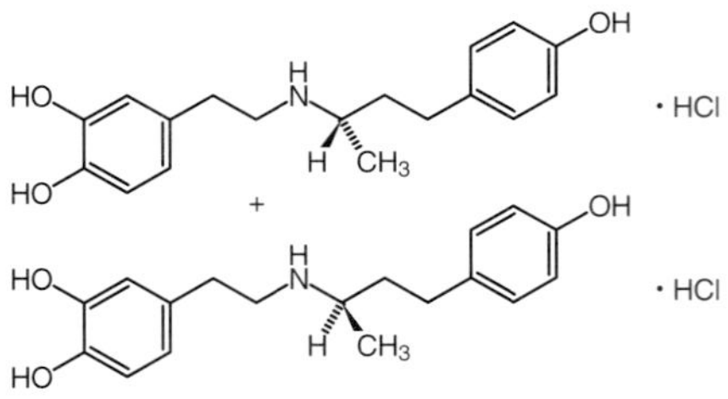

$C_{18}H_{24}ClNO_3$ M_r 337,9

Definition

Dobutaminhydrochlorid enthält mindestens 98,5 und höchstens 101,0 Prozent (*RS*)-4-[2-[[3-(4-Hydroxyphenyl)-1-methylpropyl]amino]ethyl]benzol-1,2-diol-hydrochlorid, berechnet auf die getrocknete Substanz.

Eigenschaften

Weißes bis fast weißes, kristallines Pulver; wenig löslich in Wasser, löslich in Methanol, wenig löslich in Ethanol.

Prüfung auf Identität

1: C, E.
2: A, B, D, E.

A. Schmelztemperatur (2.2.14): 189 bis 192 °C.

B. 20,0 mg Substanz werden in Methanol *R* zu 100,0 ml gelöst. 10,0 ml Lösung werden mit Methanol *R* zu 100,0 ml verdünnt. Diese Lösung, zwischen 220 und

300 nm gemessen, zeigt Absorptionsmaxima (2.2.25) bei 223 und 281 nm. Das Verhältnis der Absorption bei 281 nm zu der bei 223 nm liegt zwischen 0,34 und 0,36.

C. Die Prüfung erfolgt mit Hilfe der IR-Spektroskopie (2.2.24) durch Vergleich des Spektrums der Substanz mit dem von Dobutaminhydrochlorid *CRS*. Die Prüfung erfolgt mit Hilfe von Preßlingen.

D. Die Prüfung erfolgt mit Hilfe der Dünnschichtchromatographie (2.2.27) unter Verwendung einer Schicht von Kieselgel G *R*.

Untersuchungslösung: 10 mg Substanz werden in einer Mischung gleicher Volumteile Essigsäure 98 % *R* und Methanol *R* zu 10 ml gelöst.

Referenzlösung a: 10,0 mg Dobutaminhydrochlorid *CRS* werden in einer Mischung gleicher Volumteile Essigsäure 98 % *R* und Methanol *R* zu 10 ml gelöst.

Referenzlösung b: 5,0 mg Dopaminhydrochlorid *CRS* werden in 5 ml Untersuchungslösung gelöst.

Auf die Platte werden 10 µl jeder Lösung aufgetragen. Die Chromatographie erfolgt mit einer Mischung von 5 Volumteilen Wasser *R*, 15 Volumteilen Essigsäure 98 % *R*, 30 Volumteilen Ether *R* und 45 Volumteilen 1-Butanol *R* über eine Laufstrecke von 15 cm. Die Platte wird getrocknet und anschließend mit einer Lösung von Kaliumpermanganat *R* ($1 g \cdot l^{-1}$) besprüht. Der Hauptfleck im Chromatogramm der Untersuchungslösung entspricht in bezug auf Lage, Farbe und Größe dem Hauptfleck im Chromatogramm der Referenzlösung a. Die Prüfung darf nur ausgewertet werden, wenn das Chromatogramm der Referenzlösung b deutlich voneinander getrennt 2 Flecke zeigt.

E. Die Substanz, in einer Mischung gleicher Volumteile Methanol *R* und Wasser *R* gelöst, gibt die Identitätsreaktion a auf Chlorid (2.3.1).

Prüfung auf Reinheit

Sauer oder alkalisch reagierende Substanzen: 0,1 g Substanz werden unter leichtem Erwärmen in Wasser *R* zu 10 ml gelöst. Nach Zusatz von 0,1 ml Methylrot-Lösung *R* und 0,2 ml Natriumhydroxid-Lösung ($0,01 mol \cdot l^{-1}$) ist die Lösung gelb. Wird die Lösung mit 0,4 ml Salzsäure ($0,01 mol \cdot l^{-1}$) versetzt, ist sie rot gefärbt.

Optische Drehung (2.2.7): 0,50 g Substanz werden in Methanol *R* zu 10,0 ml gelöst. Der Drehungswinkel muß zwischen −0,05 und +0,05° liegen.

Absorption (2.2.25): 0,5 g Substanz werden, falls erforderlich unter Erwärmen auf 30 bis 35 °C, in einer Mischung gleicher Volumteile Methanol *R* und Wasser *R* zu 25 ml gelöst. Die Lösung wird rasch abgekühlt. Die Absorption der Lösung, sofort bei 480 nm gemessen, beträgt höchstens 0,04.

Verwandte Substanzen: Die Prüfung erfolgt mit Hilfe der Flüssigchromatographie (2.2.29).

Untersuchungslösung: 0,10 g Substanz werden in einer Mischung von 35 Volumteilen mobiler Phase B und 65 Volumteilen mobiler Phase A zu 20,0 ml gelöst.

Referenzlösung a: 4,0 ml Untersuchungslösung werden mit einer Lösung von Anisaldehyd *R* ($50 mg \cdot l^{-1}$) in einer Mischung von 35 Volumteilen mobiler Phase B und 65 Volumteilen mobiler Phase A zu 100,0 ml verdünnt. 1,0 ml dieser Lösung wird mit einer Mischung von 35 Volumteilen mobiler Phase B und 65 Volumteilen mobiler Phase A zu 10,0 ml verdünnt.

Referenzlösung b: 5,0 ml Untersuchungslösung werden mit einer Mischung von 35 Volumteilen mobiler Phase B und 65 Volumteilen mobiler Phase A zu 100,0 ml verdünnt. 1,0 ml dieser Lösung wird mit einer Mischung von 35 Volumteilen mobiler Phase B und 65 Volumteilen mobiler Phase A zu 10,0 ml verdünnt.

Die Chromatographie kann durchgeführt werden mit

- einer Säule aus rostfreiem Stahl von 0,15 m Länge und 4,6 mm innerem Durchmesser, gepackt mit octadecylsilyliertem Kieselgel zur Chromatographie *R* (5 µm)
- einer Mischung der folgenden mobilen Phasen A und B bei einer Durchflußrate von 1 ml je Minute gemäß folgender Tabelle:
  Mobile Phase A: 2,60 g Natriumoctansulfonat *R* werden in 1000 ml Wasser *R* gelöst; nach Zusatz von 3 ml Triethylamin *R* wird der *p*H-Wert mit Phosphorsäure 85 % *R* auf 2,5 eingestellt
  Mobile Phase B: Eine Mischung von 18 Volumteilen Acetonitril *R* und 82 Volumteilen Methanol *R*

Zeit (min)	**Mobile Phase A** (% *V/V*)	**Mobile Phase B** (% *V/V*)
0 – 5	65	35
5 – 20	65 → 20	35 → 80
20 – 25	20	80

- einem Spektrometer als Detektor bei einer Wellenlänge von 280 nm.

20 µl Referenzlösung a werden eingespritzt. Die Prüfung darf nur ausgewertet werden, wenn die Auflösung zwischen den Peaks von Dobutaminhydrochlorid und Anisaldehyd mindestens 4,0 beträgt.

Je 20 µl Untersuchungslösung und Referenzlösung b werden eingespritzt. Im Chromatogramm der Untersuchungslösung darf keine Peakfläche, mit Ausnahme der des Hauptpeaks, größer sein als die Fläche des Hauptpeaks im Chromatogramm der Referenzlösung b (0,5 Prozent). Im Chromatogramm der Untersuchungslösung darf die Summe aller Peakflächen, mit Ausnahme der des Hauptpeaks, nicht größer sein als das 2fache der Fläche des Hauptpeaks im Chromatogramm der Referenzlösung b (1 Prozent). Lösungsmittelpeaks und Peaks, deren Fläche kleiner ist als das 0,1fache der Fläche des Hauptpeaks im Chromatogramm der Referenzlösung b, werden nicht berücksichtigt.

Schwermetalle (2.4.8): 2,0 g Substanz müssen der Grenzprüfung C auf Schwermetalle entsprechen (10 ppm). Zur Herstellung der Referenzlösung werden 2 ml Blei-Lösung (10 ppm Pb) *R* verwendet.

Trocknungsverlust (2.2.32): Höchstens 0,5 Prozent, mit 1,000 g Substanz durch Trocknen im Trockenschrank bei 100 bis 105 °C bestimmt.

Sulfatasche (2.4.14): Höchstens 0,1 Prozent, mit 1,0 g Substanz bestimmt.

Gehaltsbestimmung

Um eine Überhitzung im Reaktionsmedium zu vermeiden, wird während des Titrierens gründlich gemischt und die Titration unmittelbar nach Erreichen des Endpunkts beendet.

0,250 g Substanz, in 10 ml wasserfreier Ameisensäure *R* gelöst und mit 50 ml Acetanhydrid *R* versetzt, werden mit Perchlorsäure (0,1 mol · l^{-1}) titriert. Der Endpunkt wird mit Hilfe der Potentiometrie (2.2.20) bestimmt.

1 ml Perchlorsäure (0,1 mol · l^{-1}) entspricht 33,79 mg $C_{18}H_{24}ClNO_3$.

Lagerung

Gut verschlossen, vor Licht geschützt.

Verunreinigungen

A. Dopamin

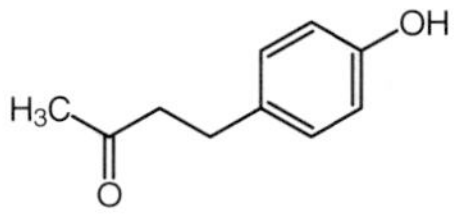

B. 4-(4-Hydroxyphenyl)butan-2-on

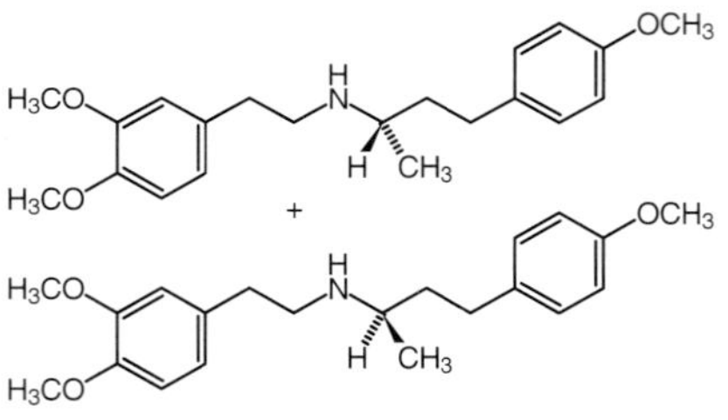

C. (*RS*)-4-[2-[[3-(4-Methoxyphenyl)-1-methylpropyl]amino]ethyl]-1,2-dimethoxybenzol.

2000, 1418

Docusat-Natrium

Docusatum natricum

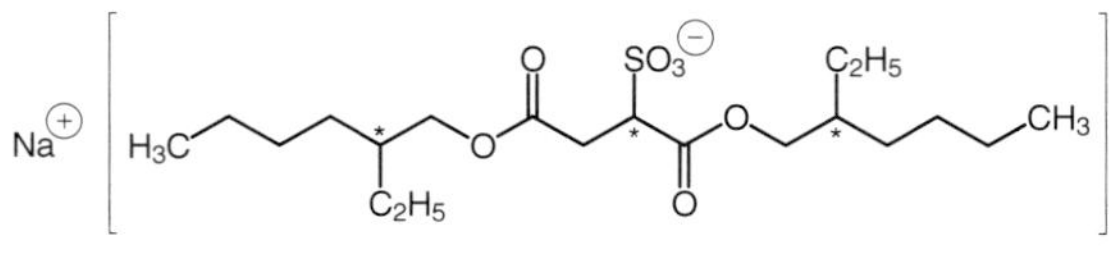

$C_{20}H_{37}NaO_7S$ M_r 444,6

Definition

Docusat-Natrium enthält mindestens 98,0 und höchstens 100,5 Prozent 1,4-Bis[(2-ethylhexyl)oxy]-1,4-dioxobutan-2-sulfonsäure, Natriumsalz, berechnet auf die wasserfreie Substanz.

Eigenschaften

Weiße bis fast weiße, wachsartige, hygroskopische Masse oder Flocken; wenig löslich in Wasser, leicht löslich in Dichlormethan und Ethanol.

Prüfung auf Identität

A. Die Prüfung erfolgt mit Hilfe der IR-Spektroskopie (2.2.24) durch Vergleich des Spektrums der Substanz mit dem Docusat-Natrium-Referenzspektrum der Ph. Eur. Etwa 3 mg Substanz werden auf ein Natriumchlorid-Plättchen aufgetragen, 0,05 ml Aceton *R* zugegeben und sofort mit einem zweiten Natriumchlorid-Plättchen bedeckt. Die Plättchen werden gegeneinander gerieben, um die Substanz zu lösen, dann voneinander getrennt, damit das Aceton verdampfen kann.

B. 0,75 g Substanz werden in einem Tiegel mit verdünnter Schwefelsäure *R* geglüht, bis ein fast weißer Rückstand erhalten wird. Nach dem Erkalten wird der Rückstand in 5 ml Wasser *R* aufgenommen und die Mischung filtriert. 2 ml Filtrat geben die Identitätsreaktion a auf Natrium (2.3.1).

Prüfung auf Reinheit

Alkalisch reagierende Substanzen: 1,0 g Substanz wird in 100 ml einer Mischung gleicher Volumteile Methanol *R* und Wasser *R* gelöst, die zuvor gegen Methylrot-Lösung *R* neutralisiert wurde. Die Lösung wird mit 0,1 ml Methylrot-Lösung *R* versetzt. Bis zum Farbumschlag nach Rot dürfen höchstens 0,2 ml Salzsäure (0,1 mol · l^{-1}) verbraucht werden.

Verwandte nichtionische Substanzen: Die Prüfung erfolgt mit Hilfe der Gaschromatographie (2.2.28) unter Verwendung von Methylbehenat *R* als Interner Standard.

Interner-Standard-Lösung: 10 mg Methylbehenat *R* werden in Hexan *R* zu 50 ml gelöst.

Untersuchungslösung a: 0,10 g Substanz werden in 2,0 ml Interner-Standard-Lösung gelöst. Die Lösung wird mit Hexan *R* zu 5,0 ml verdünnt. Diese Lösung wird mit einer Durchflußrate von 1,5 ml je Minute durch eine Säule von 10 mm innerem Durchmesser gegeben, die mit 5 g basischem Aluminiumoxid *R* gepackt ist und zuvor mit 25 ml Hexan *R* gewaschen wurde. Mit 5 ml Hexan *R* wird eluiert und das Eluat verworfen. Die Elution erfolgt mit 20 ml einer Mischung gleicher Volumteile Ether *R* und Hexan *R*. Das Eluat wird zur Trockne eingedampft und der Rückstand in 2,0 ml Hexan *R* gelöst.

Untersuchungslösung b: Die Lösung wird in der gleichen Weise hergestellt wie für die Untersuchungslösung a beschrieben, jedoch werden 0,10 g Substanz in Hexan *R* zu 5,0 ml gelöst und eine neue Säule verwendet.

Referenzlösung: 2,0 ml Interner-Standard-Lösung werden mit Hexan *R* zu 5,0 ml verdünnt.

Die Chromatographie kann durchgeführt werden mit
- einer Säule aus Glas von 2 m Länge und 2 mm innerem Durchmesser, gepackt mit silanisiertem Kieselgur zur Gaschromatographie *R*, imprägniert mit 3 Prozent (*m/m*) Poly[methyl(50)phenyl(50)]siloxan *R*
- Stickstoff zur Chromatographie *R* als Trägergas bei einer Durchflußrate von 30 ml je Minute
- einem Flammenionisationsdetektor.

Die Temperatur der Säule wird bei 230 °C, die des Probeneinlasses und die des Detektors bei 280 °C gehalten.

1 µl jeder Lösung wird eingespritzt. Das Chromatogramm der Untersuchungslösung b darf keinen Peak mit der gleichen Retentionszeit wie der des Internen Standards enthalten. Im Chromatogramm der Untersuchungslösung a darf keine Peakfläche, mit Ausnahme der des Internen Standards, größer sein als die Fläche des Interner-Standard-Peaks (0,4 Prozent). Die Chromatographie wird über eine Dauer durchgeführt, die der 2,5fachen Retentionszeit des Internen Standards entspricht.

Chlorid: Höchstens 350 ppm. 5,0 g Substanz werden in 50 ml Ethanol 50 % *R* gelöst. Die Lösung wird mit 0,1 ml Kaliumdichromat-Lösung *R* versetzt. Bis zum Farbumschlag dürfen höchstens 0,5 ml Silbernitrat-Lösung (0,1 mol · l^{-1}) verbraucht werden.

Natriumsulfat: Höchstens 2 Prozent. 0,25 g Substanz werden in 40 ml einer Mischung von 20 Volumteilen Wasser *R* und 80 Volumteilen 2-Propanol *R* gelöst. Die Lösung wird mit Perchlorsäure-Lösung *R* auf einen *p*H-Wert zwischen 2,5 und 4,0 eingestellt. Nach Zusatz von 0,4 ml Naphtharson-Lösung *R* und 0,1 ml einer Lösung von Methylenblau *R* (0,125 g · l^{-1}) dürfen bis zum Farbumschlag von Gelblichgrün nach Gelblichrosa höchstens 1,5 ml Bariumperchlorat-Lösung (0,025 mol · l^{-1}) verbraucht werden.

Schwermetalle (2.4.8): 4,0 g Substanz werden in Ethanol 80 % *R* zu 20 ml gelöst. 12 ml Lösung müssen der Grenzprüfung B auf Schwermetalle entsprechen (10 ppm). Zur Herstellung der Referenzlösung wird eine Blei-Lösung (2 ppm Pb) verwendet, die durch Verdünnen der Blei-Lösung (100 ppm Pb) *R* mit Ethanol 80 % *R* hergestellt wird.

Wasser (2.5.12): Höchstens 3,0 Prozent, mit 0,250 g Substanz nach der Karl-Fischer-Methode bestimmt.

Gehaltsbestimmung

0,350 g Substanz werden unter Erhitzen in etwa 50 ml Wasser *R* gelöst. Die Lösung wird nach dem Erkalten mit Wasser *R* zu 250,0 ml verdünnt. 25,0 ml dieser Lösung werden in einem 250-ml-Kolben mit 5 ml Wasser *R*, 15 ml Dichlormethan *R* und 10 ml einer 10prozentigen Lösung (*V/V*) von Schwefelsäure *R* versetzt. Nach Zusatz von 1 ml Dimethylgelb-Oracetblau-Lösung *R* wird kräftig geschüttelt und mit Benzethoniumchlorid-Lösung (0,004 mol · l^{-1}) titriert. Gegen Ende der Titration wird langsam titriert und zwischen jedem Zusatz der Kolben verschlossen und kräftig geschüttelt. Der Endpunkt der Titration ist erreicht, wenn die Farbe der Lösung in Dichlormethan von Rosa nach Grün umschlägt.

1 ml Benzethoniumchlorid-Lösung (0,004 mol · l^{-1}) entspricht 1,778 mg $C_{20}H_{37}NaO_7S$.

Lagerung

Dicht verschlossen.

1998, 664

Dopaminhydrochlorid

Dopamini hydrochloridum

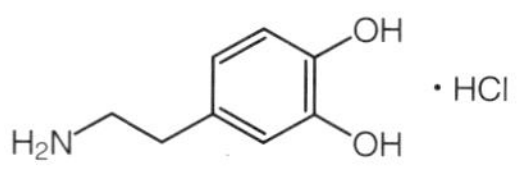

$C_8H_{12}ClNO_2$ M_r 189,6

Definition

Dopaminhydrochlorid enthält mindestens 98,0 und höchstens 102,0 Prozent 4-(2-Aminoethyl)benzol-1,2-diol-hydrochlorid, berechnet auf die getrocknete Substanz.

Eigenschaften

Weißes bis fast weißes, kristallines Pulver; leicht löslich in Wasser, löslich in Ethanol, wenig löslich in Aceton und Dichlormethan.

Prüfung auf Identität

1: B, E.

2: A, C, D, E.

A. 40,0 mg Substanz werden in Salzsäure (0,1 mol · l^{-1}) zu 100,0 ml gelöst. 10,0 ml Lösung werden mit Salzsäure (0,1 mol · l^{-1}) zu 100,0 ml verdünnt. Diese Lösung, zwischen 230 und 350 nm gemessen, zeigt ein Absorptionsmaximum (2.2.25) bei 280 nm. Die spezifische Absorption, im Maximum gemessen, liegt zwischen 136 und 150.

B. Die Prüfung erfolgt mit Hilfe der IR-Spektroskopie (2.2.24) durch Vergleich des Spektrums der Substanz mit dem von Dopaminhydrochlorid *CRS*. Die Prüfung erfolgt mit Hilfe von Preßlingen unter Verwendung von Kaliumchlorid *R*.

C. Etwa 5 mg Substanz werden in einer Mischung von 5 ml Salzsäure (1 mol · l^{-1}) und 5 ml Wasser *R* gelöst. Nach Zusatz von 0,1 ml Natriumnitrit-Lösung *R*, die Ammoniummolybdat *R* (100 g · l^{-1}) enthält, entsteht eine gelbe Färbung, die auf Zusatz von konzentrierter Natriumhydroxid-Lösung *R* nach Rot übergeht.

D. Etwa 2 mg Substanz werden in 2 ml Wasser *R* gelöst. Nach Zusatz von 0,2 ml Eisen(III)-chlorid-Lösung *R* 2 entsteht eine grüne Färbung, die auf Zusatz von 0,1 g Methenamin *R* nach Blauviolett übergeht.

E. Die Substanz gibt die Identitätsreaktion a auf Chlorid (2.3.1).

Prüfung auf Reinheit

Aussehen der Lösung: 0,4 g Substanz werden in Wasser *R* zu 10 ml gelöst. Die Lösung muß klar (2.2.1) und darf nicht stärker gefärbt sein als die Farbvergleichslösung B_6 oder G_6 (2.2.2, Methode II).

Sauer oder alkalisch reagierende Substanzen: 0,5 g Substanz werden in kohlendioxidfreiem Wasser *R* zu 10 ml gelöst. Nach Zusatz von 0,1 ml Methylrot-Lösung *R* und 0,75 ml Natriumhydroxid-Lösung (0,01 mol · l^{-1}) muß die Lösung gelb gefärbt sein. Nach Zusatz von 1,5 ml Salzsäure (0,01 mol · l^{-1}) muß die Lösung rot gefärbt sein.

Verwandte Substanzen: Die Prüfung erfolgt mit Hilfe der Dünnschichtchromatographie (2.2.27) unter Verwendung einer Schicht von Kieselgel G *R*.

Untersuchungslösung: 0,15 g Substanz werden in Methanol *R* zu 5 ml gelöst.

Referenzlösung a: 7,5 mg 4-*O*-Methyldopaminhydrochlorid *R* werden in Methanol *R* zu 100 ml gelöst.

Referenzlösung b: Je 7,5 mg 3-*O*-Methyldopaminhydrochlorid *R* und 4-*O*-Methyldopaminhydrochlorid *R* werden in Methanol *R* zu 100 ml gelöst.

Auf die Platte werden 10 µl jeder Lösung aufgetragen. Die Chromatographie erfolgt mit einer Mischung von 2 Volumteilen wasserfreier Ameisensäure *R*, 7 Volumteilen Wasser *R*, 36 Volumteilen Methanol *R* und 52 Volumteilen Chloroform *R* über eine Laufstrecke von 15 cm. Die Platte wird 15 min lang an der Luft trocknen gelassen und anschließend gleichmäßig und reichlich mit einer frisch hergestellten Mischung gleicher Volumteile Kaliumhexacyanoferrat(III)-Lösung *R* und Eisen(III)-chlorid-Lösung *R* 1 besprüht. Kein im Chromatogramm der Untersuchungslösung auftretender Nebenfleck mit einem größeren R_f-Wert als der Hauptfleck darf größer oder stärker gefärbt sein als der Fleck im Chromatogramm der Referenzlösung a (0,25 Prozent). Die Prüfung darf nur ausgewertet werden, wenn das Chromatogramm der Referenzlösung b deutlich voneinander getrennt 2 Flecke zeigt.

Schwermetalle (2.4.8): 1,0 g Substanz muß der Grenzprüfung C auf Schwermetalle entsprechen (20 ppm). Zur Herstellung der Referenzlösung werden 2 ml Blei-Lösung (10 ppm Pb) *R* verwendet.

Trocknungsverlust (2.2.32): Höchstens 0,5 Prozent, mit 1,000 g Substanz durch 2 h langes Trocknen im Trockenschrank bei 100 bis 105 °C bestimmt.

Sulfatasche (2.4.14): Höchstens 0,1 Prozent, mit 1,0 g Substanz bestimmt.

Gehaltsbestimmung

Um eine Überhitzung im Reaktionsmedium zu vermeiden, wird während des Titrierens gründlich gemischt und die Titration unmittelbar nach Erreichen des Endpunkts beendet.

0,1500 g Substanz, in 10 ml wasserfreier Ameisensäure *R* gelöst, werden nach Zusatz von 50 ml Acetanhydrid *R* mit Perchlorsäure (0,1 mol · l^{-1}) titriert. Der Endpunkt wird mit Hilfe der Potentiometrie (2.2.20) bestimmt.

1 ml Perchlorsäure (0,1 mol · l^{-1}) entspricht 18,96 mg $C_8H_{12}ClNO_2$.

Lagerung

Dicht verschlossen, vor Licht geschützt.

Verunreinigungen

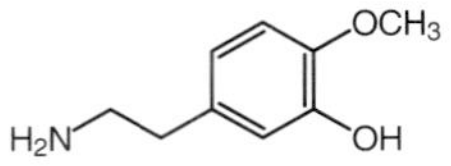

A. 5-(2-Aminoethyl)-2-methoxyphenol (4-*O*-Methyldopamin).

2000, 1314

Dosulepinhydrochlorid

Dosulepini hydrochloridum

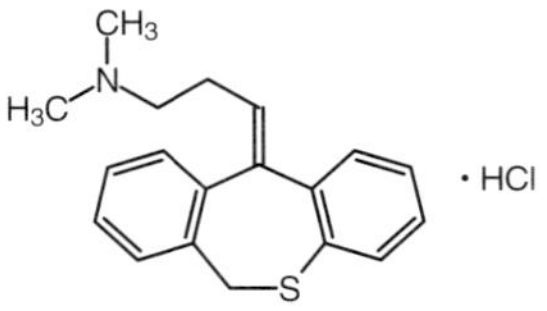

$C_{19}H_{22}ClNS$ M_r 331,9

Definition

Dosulepinhydrochlorid ist (*E*)-3-(Dibenzo[*b,e*]thiepin-11(6*H*)-yliden)-*N,N*-dimethylpropan-1-amin-hydrochlorid und enthält mindestens 98,0 und höchstens 101,0 Prozent $C_{19}H_{22}ClNS$, berechnet auf die getrocknete Substanz.

Eigenschaften

Weißes bis schwach gelbes, kristallines Pulver; leicht löslich in Wasser, Dichlormethan und Ethanol.

Prüfung auf Identität

1: B, D.
2: A, C, D.

A. 25,0 mg Substanz werden in einer Lösung von Salzsäure *R* (1 g · l^{-1}) in Methanol *R* zu 100,0 ml gelöst. 2,0 ml Lösung werden mit einer Lösung von Salzsäure *R* (1 g · l^{-1}) in Methanol *R* zu 50,0 ml verdünnt. Diese Lösung, zwischen 220 und 350 nm gemessen, zeigt Absorptionsmaxima (2.2.25) bei 231 und

306 nm und eine Schulter bei etwa 260 nm. Die spezifische Absorption, im Maximum bei 231 nm gemessen, liegt zwischen 660 und 730.

B. Die Prüfung erfolgt mit Hilfe der IR-Spektroskopie (2.2.24) durch Vergleich des Spektrums der Substanz mit dem von Dosulepinhydrochlorid *CRS*. Die Prüfung erfolgt mit Hilfe von Preßlingen.

C. Wird etwa 1 mg Substanz in 5 ml Schwefelsäure *R* gelöst, entsteht eine dunkelrote Färbung.

D. Die Substanz gibt die Identitätsreaktion b auf Chlorid (2.3.1).

Prüfung auf Reinheit

Aussehen der Lösung: 1 g Substanz wird in Wasser *R* zu 20 ml gelöst. Die Lösung muß klar (2.2.1) und darf nicht stärker gefärbt sein als die Farbvergleichslösung G_5 (2.2.2, Methode II).

***p*H-Wert** (2.2.3): 1 g Substanz wird in kohlendioxidfreiem Wasser *R* zu 10 ml gelöst. Der *p*H-Wert der Lösung muß zwischen 4,2 und 5,2 liegen.

***Z*-Isomer, verwandte Substanzen:** Die Prüfung erfolgt mit Hilfe der Flüssigchromatographie (2.2.29).

Die Lösungen müssen unmittelbar vor Gebrauch hergestellt werden.

Untersuchungslösung: 50,0 mg Substanz werden in 5 ml Methanol *R* gelöst. Die Lösung wird mit der mobilen Phase zu 50,0 ml verdünnt.

Referenzlösung a: 12,5 mg Dosulepin-Verunreinigung A *CRS* werden in 5 ml Methanol *R* gelöst. Die Lösung wird mit der mobilen Phase zu 50,0 ml verdünnt. 1,0 ml dieser Lösung wird mit der mobilen Phase zu 100,0 ml verdünnt.

Referenzlösung b: 20,0 mg Dosulepinhydrochlorid *CRS* werden in 5 ml Methanol *R* gelöst. Die Lösung wird mit der mobilen Phase zu 20,0 ml verdünnt.

Die Chromatographie kann durchgeführt werden mit
- einer Säule aus rostfreiem Stahl von 0,25 m Länge und 4,6 mm innerem Durchmesser, gepackt mit cyanopropylsilyliertem Kieselgel zur Chromatographie *R* 1 (5 µm),
- einer Mischung von 0,2 Volumteilen Phosphorsäure 85 % *R*, 10 Volumteilen einer Lösung von Natriumbutansulfonat *R* (10 g · l^{-1}), 35 Volumteilen Methanol *R* und 55 Volumteilen Wasser *R* als mobile Phase bei einer Durchflußrate von 1 ml je Minute
- einem Spektrometer als Detektor bei einer Wellenlänge von 229 nm.

Die Temperatur der Säule wird bei 35 °C gehalten.

20 µl Referenzlösung b werden eingespritzt. Werden die Chromatogramme unter den vorgeschriebenen Bedingungen aufgezeichnet, beträgt die relative Retention für das *Z*-Isomer etwa 0,9, bezogen auf den Hauptpeak (*E*-Isomer). Die Empfindlichkeit des Systems wird so eingestellt, daß die Höhe des *Z*-Isomer-Peaks im Chromatogramm mindestens 50 Prozent des maximalen Ausschlags beträgt. Von der Basislinie ausgehend wird die Höhe A des *Z*-Isomer-Peaks und die Höhe B des niedrigsten Punktes der Kurve zwischen diesem und dem *E*-Isomer-Peak gemessen. Die Prüfung darf nur ausgewertet werden, wenn das Verhältnis A/B mindestens 4 beträgt.

Je 20 µl Untersuchungslösung und Referenzlösung a werden eingespritzt. Im Chromatogramm der Untersuchungslösung darf eine dem *Z*-Isomer entsprechende Peakfläche nicht größer sein als 5 Prozent der Summe der Flächen der beiden Isomer-Peaks; eine der Verunreinigung A entsprechende Peakfläche darf nicht größer sein als die Fläche des Hauptpeaks im Chromatogramm der Referenzlösung a (0,25 Prozent). Im Chromatogramm der Untersuchungslösung darf keine Peakfläche, mit Ausnahme der des Hauptpeaks, der des *Z*-Isomers und der der Verunreinigung A, größer sein als das 0,4fache der Fläche des Hauptpeaks im Chromatogramm der Referenzlösung a (0,1 Prozent); die Summe aller Peakflächen, mit Ausnahme der des Hauptpeaks und der des *Z*-Isomers, darf nicht größer sein als das 2fache der Fläche des Hauptpeaks im Chromatogramm der Referenzlösung a (0,5 Prozent). Peaks, deren Fläche kleiner ist als das 0,1fache der Fläche des Hauptpeaks im Chromatogramm der Referenzlösung a, werden nicht berücksichtigt.

Schwermetalle (2.4.8): 1,0 g Substanz muß der Grenzprüfung C auf Schwermetalle entsprechen (20 ppm). Zur Herstellung der Referenzlösung werden 2 ml Blei-Lösung (10 ppm Pb) *R* verwendet.

Trocknungsverlust (2.2.32): Höchstens 0,5 Prozent, mit 1,000 g Substanz durch Trocknen im Trockenschrank bei 100 bis 105 °C bestimmt.

Sulfatasche (2.4.14): Höchstens 0,1 Prozent, mit 1,0 g Substanz bestimmt.

Gehaltsbestimmung

0,250 g Substanz, in einer Mischung von 5 ml wasserfreier Essigsäure *R* und 35 ml Acetanhydrid *R* gelöst, werden mit Perchlorsäure (0,1 mol · l^{-1}) titriert. Der Endpunkt wird mit Hilfe der Potentiometrie (2.2.20) bestimmt.

1 ml Perchlorsäure (0,1 mol · l^{-1}) entspricht 33,19 mg $C_{19}H_{22}ClNS$.

Lagerung

Vor Licht geschützt.

Verunreinigungen

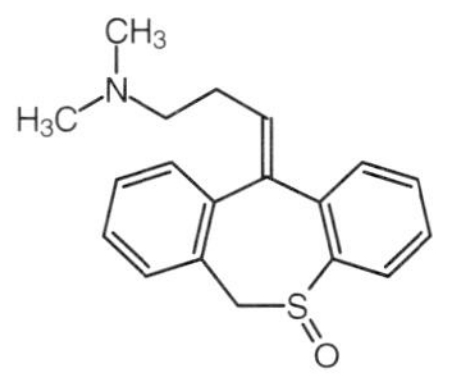

A. (*E*)-3-(Dibenzo[*b,e*]thiepin-11(6*H*)-yliden)-*N,N*-dimethylpropan-1-amin-*S*-oxid

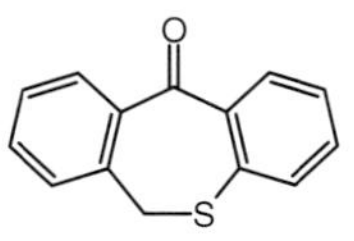

B. Dibenzo[*b,e*]thiepin-11(6*H*)-on

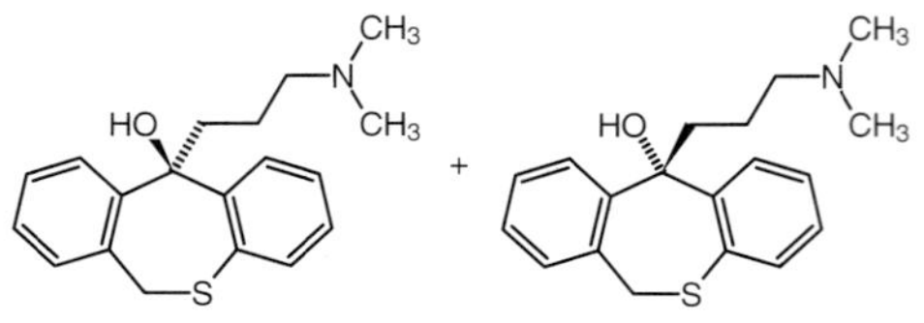

C. (11*RS*)-11-[3-(Dimethylamino)propyl]-6,11-dihydrodibenzo[*b,e*]thiepin-11-ol

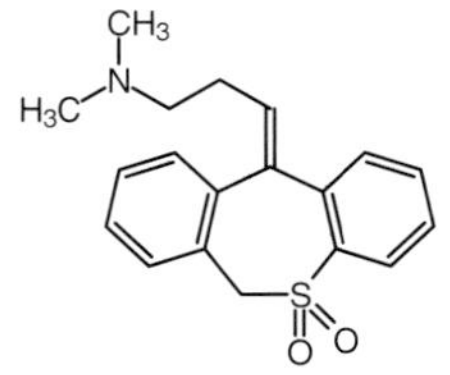

D. (*E*)-3-(Dibenzo[*b,e*]thiepin-11(6*H*)-yliden)-*N,N*-dimethylpropan-1-amin-*S,S*-dioxid

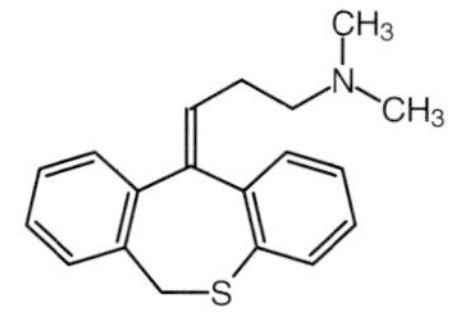

E. (*Z*)-3-(Dibenzo[*b,e*]thiepin-11(6H)-yliden)-*N,N*-dimethylpropan-1-amin.

1998, 1201

Doxapramhydrochlorid

Doxaprami hydrochloridum

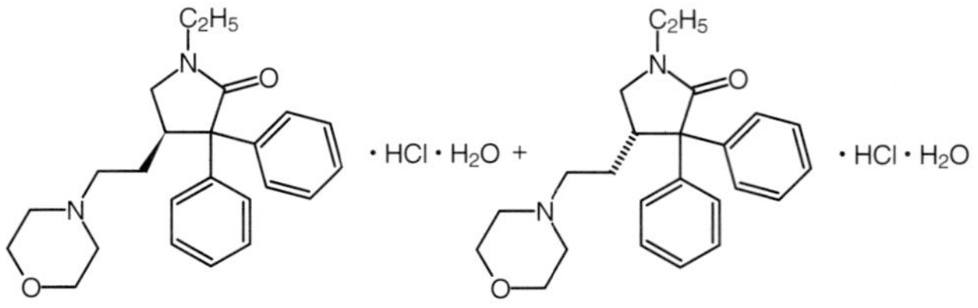

$C_{24}H_{31}ClN_2O_2 \cdot H_2O$ M_r 433,0

Definition

Doxapramhydrochlorid enthält mindestens 98,0 und höchstens 100,5 Prozent (*RS*)-1-Ethyl-4-(2-morpholinoethyl)-3,3-diphenylpyrrolidin-2-on-hydrochlorid, berechnet auf die getrocknete Substanz.

Eigenschaften

Weißes bis fast weißes, kristallines Pulver; wenig löslich in Wasser, Dichlormethan und Ethanol.

Prüfung auf Identität

1: A, C.
2: B, C.

A. Die Prüfung erfolgt mit Hilfe der IR-Spektroskopie (2.2.24) durch Vergleich des Spektrums der Substanz mit dem von Doxapramhydrochlorid *CRS*. Die Prüfung erfolgt mit Hilfe von Preßlingen unter Verwendung von Kaliumchlorid *R*.

B. Die Prüfung erfolgt mit Hilfe der Dünnschichtchromatographie (2.2.27) unter Verwendung einer Schicht eines geeigneten Kieselgels.

Untersuchungslösung: 10 mg Substanz werden in Methanol *R* zu 10 ml gelöst.

Referenzlösung: 10 mg Doxapramhydrochlorid *CRS* werden in Methanol *R* zu 10 ml gelöst.

Auf die Platte werden 10 µl jeder Lösung aufgetragen. Die Chromatographie erfolgt mit einer Mischung von 20 Volumteilen einer Lösung von Ammoniak-Lösung *R* ($17 g \cdot l^{-1}$) und 80 Volumteilen 2-Propanol *R* über eine Laufstrecke von 15 cm. Die Platte wird an der Luft trocknen gelassen, mit verdünntem Dragendorffs Reagenz *R* besprüht und sofort ausgewertet. Der Hauptfleck im Chromatogramm der Untersuchungslösung entspricht in bezug auf Lage, Farbe und Größe dem Hauptfleck im Chromatogramm der Referenzlösung.

C. Die Substanz gibt die Identitätsreaktion a auf Chlorid (2.3.1).

Prüfung auf Reinheit

Prüflösung: 2,500 g Substanz werden in kohlendioxidfreiem Wasser *R* zu 50,0 ml gelöst.

Aussehen der Lösung: 10 ml Prüflösung werden mit Wasser *R* zu 25 ml verdünnt. Die Lösung muß klar (2.2.1) und farblos (2.2.2, Methode II) sein.

***p*H-Wert** (2.2.3): 5 ml Prüflösung werden mit kohlendioxidfreiem Wasser *R* zu 25 ml verdünnt. Der *p*H-Wert der Lösung muß zwischen 3,5 und 5,0 liegen.

Optische Drehung (2.2.7): Der Drehungswinkel, an der Prüflösung bestimmt, muß zwischen −0,10 und +0,10° liegen.

Verwandte Substanzen: Die Prüfung erfolgt mit Hilfe der Flüssigchromatographie (2.2.29).

Untersuchungslösung: 10,0 mg Substanz werden in der mobilen Phase zu 10,0 ml gelöst.

Referenzlösung a: 1,0 ml Untersuchungslösung wird mit der mobilen Phase zu 100,0 ml verdünnt.

Referenzlösung b: 1,0 ml Referenzlösung a wird mit der mobilen Phase zu 5,0 ml verdünnt.

Die Chromatographie kann durchgeführt werden mit
- einer Säule aus rostfreiem Stahl von 0,25 m Länge und 4,6 mm innerem Durchmesser, gepackt mit octa-

decylsilyliertem Kieselgel zur Chromatographie *R* (5 µm)

– folgender mobilen Phase bei einer Durchflußrate von 1,5 ml je Minute: eine Mischung von 15 Volumteilen Acetonitril *R*, 20 Volumteilen einer Lösung von Ammoniumdihydrogenphosphat *R* (1,1 g · l^{-1}), die mit Phosphorsäure 10 % *R* auf einen *p*H-Wert von 4,5 eingestellt wurde, und 25 Volumteilen Methanol *R*
– einem Spektrometer als Detektor bei einer Wellenlänge von 214 nm.

20 µl Referenzlösung b werden eingespritzt. Die Empfindlichkeit des Systems wird so eingestellt, daß die Höhe des Hauptpeaks im Chromatogramm mindestens 50 Prozent des maximalen Ausschlags beträgt. Wird das Chromatogramm unter den vorgeschriebenen Bedingungen aufgezeichnet, beträgt die Retentionszeit für Doxapramhydrochlorid etwa 10 min.

20 µl Untersuchungslösung werden eingespritzt. Die Chromatographie erfolgt über eine Dauer, die der 2fachen Retentionszeit von Doxapramhydrochlorid entspricht. Im Chromatogramm der Untersuchungslösung darf keine Peakfläche, mit Ausnahme der des Hauptpeaks, größer sein als die Fläche des Hauptpeaks im Chromatogramm der Referenzlösung b (0,2 Prozent). Im Chromatogramm der Untersuchungslösung darf die Summe aller Peakflächen, mit Ausnahme der des Hauptpeaks, nicht größer sein als die Fläche des Hauptpeaks im Chromatogramm der Referenzlösung a (1 Prozent). Lösungsmittelpeaks und Peaks, deren Fläche kleiner ist als das 0,025fache der Fläche des Hauptpeaks im Chromatogramm der Referenzlösung a, werden nicht berücksichtigt.

Schwermetalle (2.4.8): 2,0 g Substanz werden in einer Mischung von 3 Volumteilen Wasser *R* und 17 Volumteilen Methanol *R* zu 20 ml gelöst. 12 ml Lösung müssen der Grenzprüfung B auf Schwermetalle entsprechen (20 ppm). Zur Herstellung der Referenzlösung wird eine Blei-Lösung (2 ppm Pb), die durch Verdünnen der Blei-Lösung (100 ppm Pb) *R* mit einer Mischung von 3 Volumteilen Wasser *R* und 17 Volumteilen Methanol *R* erhalten wird, verwendet.

Trocknungsverlust (2.2.32): 3,0 bis 4,5 Prozent, mit 1,000 g Substanz durch Trocknen im Trockenschrank bei 100 bis 105 °C bestimmt.

Sulfatasche (2.4.14): Höchstens 0,1 Prozent, mit 1,0 g Substanz bestimmt.

Gehaltsbestimmung

0,300 g Substanz, in einer Mischung von 10,0 ml Salzsäure (0,01 mol · l^{-1}) und 50 ml Ethanol 96 % *R* gelöst, werden mit Natriumhydroxid-Lösung (0,1 mol · l^{-1}) titriert. Das zwischen den beiden mit Hilfe der Potentiometrie (2.2.20) bestimmten Wendepunkten zugesetzte Volumen wird abgelesen.

1 ml Natriumhydroxid-Lösung (0,1 mol · l^{-1}) entspricht 41,50 mg $C_{24}H_{31}ClN_2O_2$.

Lagerung

Gut verschlossen.

Verunreinigungen

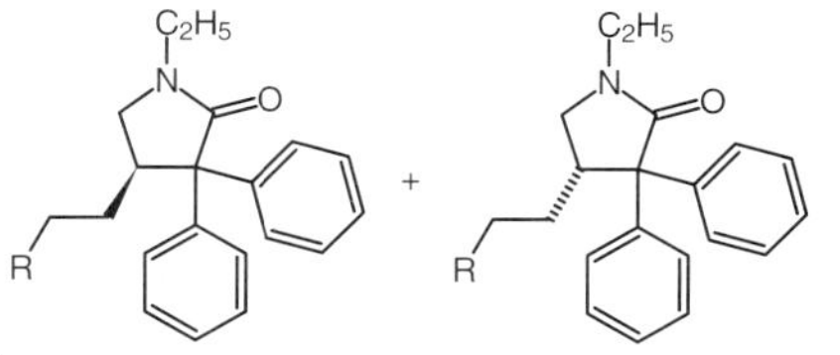

A. R = Cl:
(*RS*)-4-(2-Chlorethyl)-1-ethyl-3,3-diphenylpyrrolidin-2-on

B. R = NH–CH_2–CH_2OH:
(*RS*)-1-Ethyl-4-[2-[(2-hydroxyethyl)amino]ethyl]-3,3-diphenylpyrrolidin-2-on.

2000, 1096

Doxepinhydrochlorid

Doxepini hydrochloridum

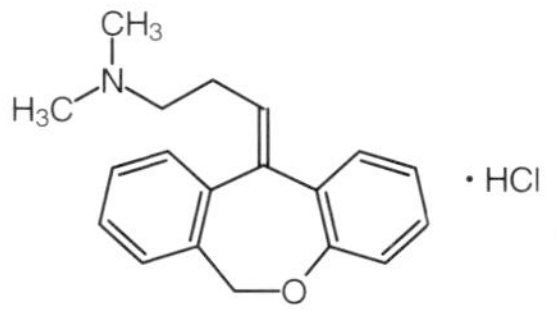

$C_{19}H_{22}ClNO$ M_r 315,8

Definition

Doxepinhydrochlorid ist (*E*)-3-(Dibenzo[*b,e*]oxepin-11(6*H*)-yliden)-*N,N*-dimethylpropan-1-amin-hydrochlorid und enthält mindestens 98,0 und höchstens 101,0 Prozent $C_{19}H_{22}ClNO$, berechnet auf die getrocknete Substanz.

Eigenschaften

Weißes bis fast weißes, kristallines Pulver; leicht löslich in Wasser, Dichlormethan und Ethanol.

Prüfung auf Identität

1: C, E.
2: A, B, D, E.

A. Schmelztemperatur (2.2.14): 185 bis 191 °C.

B. 50,0 mg Substanz werden in einer Lösung von Salzsäure *R* (1 g · l^{-1}) in Methanol *R* zu 100,0 ml gelöst. 5,0 ml Lösung werden mit einer Lösung von Salzsäure *R* (1 g · l^{-1}) in Methanol *R* zu 50,0 ml verdünnt. Diese Lösung, zwischen 230 und 350 nm gemessen, zeigt ein Absorptionsmaximum (2.2.25) bei 297 nm. Die spezifische Absorption, im Maximum gemessen, liegt zwischen 128 und 142.

C. Die Prüfung erfolgt mit Hilfe der IR-Spektroskopie (2.2.24) durch Vergleich des Spektrums der Substanz mit dem Doxepinhydrochlorid-Referenzspektrum der Ph. Eur.

D. Werden etwa 5 mg Substanz in 2 ml Schwefelsäure *R* gelöst, entsteht eine dunkelrote Färbung.

E. Die Prüflösung (siehe „Prüfung auf Reinheit“) gibt die Identitätsreaktion a auf Chlorid (2.3.1).

Prüfung auf Reinheit

Prüflösung: 1 g Substanz wird in kohlendioxidfreiem Wasser *R* zu 20 ml gelöst.

Aussehen der Lösung: 10 ml Prüflösung werden mit Wasser *R* zu 25 ml verdünnt. Diese Lösung muß klar (2.2.1) und farblos (2.2.2, Methode II) sein.

Sauer reagierende Substanzen: 10 ml Prüflösung werden mit 0,1 ml Methylrot-Lösung *R* versetzt. Bis zum Farbumschlag nach Gelb dürfen höchstens 0,1 ml Natriumhydroxid-Lösung (0,1 mol · l^{-1}) verbraucht werden.

Verwandte Substanzen: Die Prüfung erfolgt mit Hilfe der Dünnschichtchromatographie (2.2.27) unter Verwendung einer DC-Platte mit Kieselgel F_{254} *R* (5 µm) mit einer Konzentrierungszone.

Untersuchungslösung: 0,10 g Substanz werden in Methanol *R* zu 10 ml gelöst.

Referenzlösung a: 10,0 mg Doxepin-Verunreinigung A *CRS* werden in Methanol *R* gelöst. Die Lösung wird mit 1 ml Untersuchungslösung versetzt und anschließend mit Methanol *R* zu 10 ml verdünnt. 1,0 ml dieser Lösung wird mit Methanol *R* zu 50 ml verdünnt.

Referenzlösung b: 10,0 mg Doxepin-Verunreinigung B *CRS* werden in Methanol *R* gelöst. Die Lösung wird mit 1 ml Untersuchungslösung versetzt und anschließend mit Methanol *R* zu 10 ml verdünnt. 1,0 ml dieser Lösung wird mit Methanol *R* zu 50 ml verdünnt.

Referenzlösung c: 10,0 mg Doxepin-Verunreinigung B *CRS* werden in Methanol *R* zu 200 ml gelöst.

Auf eine erste Platte (Platte A) werden je 2 µl Untersuchungslösung und Referenzlösung a aufgetragen. Die Chromatographie erfolgt mit einer Mischung von 30 Volumteilen Ethylmethylketon *R* und 60 Volumteilen Heptan *R* über eine Laufstrecke von 5 cm. Doxepin verbleibt an der Startlinie.

Auf eine zweite Platte (Platte B) werden 2 µl Untersuchungslösung und je 2 µl Referenzlösung b und c aufgetragen. Die Chromatographie erfolgt mit einer Mischung von 10 Volumteilen Methanol *R* und 90 Volumteilen Dichlormethan *R* über eine Laufstrecke von 5 cm.

Die Platten werden etwa 30 min lang bei 120 °C getrocknet. Anschließend werden die Platten mit einer Lösung besprüht, die wie folgt hergestellt wird: 20 g Zinkchlorid *R* werden in 30 ml Essigsäure 98 % *R* gelöst. Nach Zusatz von 3 ml Phosphorsäure 85 % *R* und 0,80 ml Wasserstoffperoxid-Lösung 30 % *R* wird die Lösung mit Wasser *R* zu 60 ml verdünnt. Die Platten werden 15 min lang bei 120 °C erhitzt und anschließend sofort im ultravioletten Licht bei 365 nm ausgewertet.

Platte A: Ein der Verunreinigung A entsprechender Fleck im Chromatogramm der Untersuchungslösung darf nicht größer oder intensiver sein als der entsprechende Fleck im Chromatogramm der Referenzlösung a (0,2 Prozent). Kein im Chromatogramm der Untersuchungslösung auftretender Nebenfleck, mit Ausnahme des der Verunreinigung A entsprechenden Flecks, darf größer oder intensiver sein als die Flecke im Chromatogramm der Referenzlösung a (0,2 Prozent).

Platte B: Ein der Verunreinigung C entsprechender Fleck im Chromatogramm der Untersuchungslösung (R_f etwa 0,12) darf nicht größer oder intensiver sein als der Fleck im Chromatogramm der Referenzlösung c (0,5 Prozent), und ein der Verunreinigung B entsprechender Fleck im Chromatogramm der Untersuchungslösung darf nicht größer oder intensiver sein als der entsprechende Fleck im Chromatogramm der Referenzlösung b (0,2 Prozent). Kein im Chromatogramm der Untersuchungslösung auftretender Nebenfleck, mit Ausnahme der der Verunreinigung B und C entsprechenden Flecke, darf größer oder intensiver sein als die Flecke im Chromatogramm der Referenzlösung b (0,2 Prozent).

Die Prüfung darf nur ausgewertet werden, wenn die Chromatogramme der Referenzlösungen a und b deutlich sichtbare und voneinander getrennte Hauptflecke zeigen.

Z-Isomer: 13,0 bis 18,5 Prozent. Die Prüfung erfolgt mit Hilfe der Flüssigchromatographie (2.2.29).

Untersuchungslösung: 20,0 mg Substanz werden in der mobilen Phase zu 20,0 ml gelöst. 1,0 ml Lösung wird mit der mobilen Phase zu 10,0 ml verdünnt.

Die Chromatographie kann durchgeführt werden mit

- einer Säule aus rostfreiem Stahl von 0,12 m Länge und 4 mm innerem Durchmesser, gepackt mit sphärischem octylsilyliertem Kieselgel zur Chromatographie *R* (5 µm) mit einer spezifischen Oberfläche von 220 $m^2 \cdot g^{-1}$ und einer Porengröße von 80 nm
- einer Mischung von 30 Volumteilen Methanol *R* und 70 Volumteilen einer Lösung von Natriumdihydrogenphosphat *R* (30 g · l^{-1}), die zuvor mit Phosphorsäure 85 % *R* auf einen *p*H-Wert von 2,5 eingestellt wurde, als mobile Phase bei einer Durchflußrate von 1 ml je Minute
- einem Spektrometer als Detektor bei einer Wellenlänge von 254 nm.

Die Temperatur der Säule wird bei 50 °C gehalten.

20 µl Untersuchungslösung werden eingespritzt. Die Empfindlichkeit des Systems wird so eingestellt, daß die Höhe des Hauptpeaks im Chromatogramm mindestens 50 Prozent des maximalen Ausschlags beträgt. Die Prüfung darf nur ausgewertet werden, wenn die Auflösung zwischen dem ersten Peak (*E*-Isomer) und dem zweiten Peak (*Z*-Isomer) mindestens 1,5 beträgt.

Das Verhältnis der Peakflächen von *E*-Isomer zu *Z*-Isomer muß zwischen 4,4 und 6,7 liegen.

Schwermetalle (2.4.8): 1,0 g Substanz muß der Grenzprüfung D auf Schwermetalle entsprechen (20 ppm). Zur Herstellung der Referenzlösung werden 2 ml Blei-Lösung (10 ppm Pb) *R* verwendet.

Trocknungsverlust (2.2.32): Höchstens 0,5 Prozent, mit 1,000 g Substanz durch Trocknen im Trockenschrank bei 100 bis 105 °C bestimmt.

Sulfatasche (2.4.14): Höchstens 0,1 Prozent, mit 1,0 g Substanz bestimmt.

Gehaltsbestimmung

0,250 g Substanz, in einer Mischung von 5 ml wasserfreier Essigsäure *R* und 35 ml Acetanhydrid *R* gelöst, werden nach Zusatz von 0,2 ml Kristallviolett-Lösung *R* mit Perchlorsäure (0,1 mol · l^{-1}) bis zum Farbumschlag von Blau nach Grün titriert.

1 ml Perchlorsäure (0,1 mol · l^{-1}) entspricht 31,58 mg $C_{19}H_{22}ClNO$.

Lagerung

Vor Licht geschützt.

Verunreinigungen

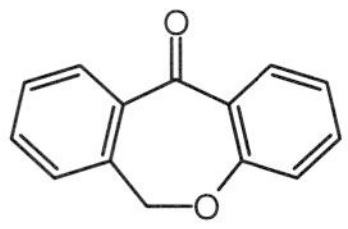

A. Dibenzo[*b,e*]oxepin-11(6*H*)-on

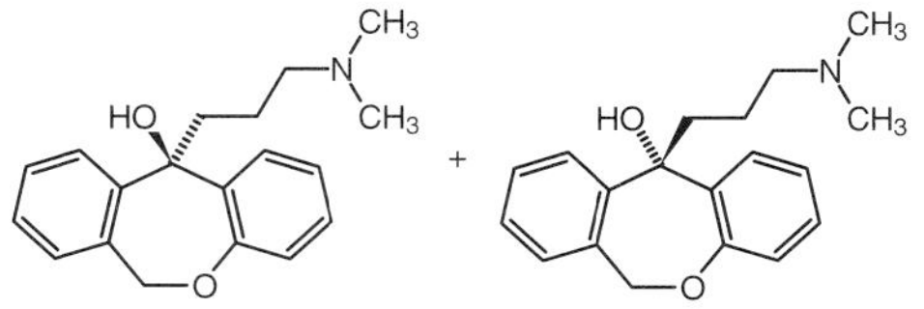

B. (11*RS*)-11-[3-(Dimethylamino)propyl]-6,11-dihydrodibenzo[*b,e*]oxepin-11-ol

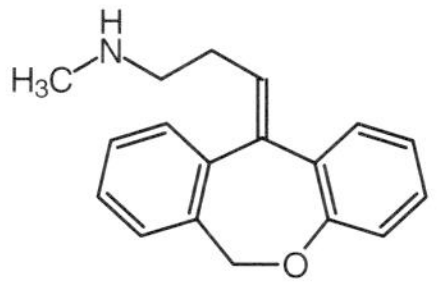

C. (*E*)-3-(Dibenzo[*b,e*]oxepin-11(6*H*)-yliden)-*N*-methylpropan-1-amin

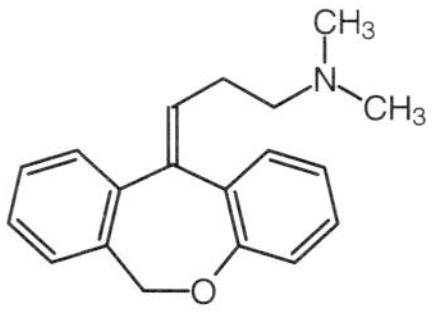

D. (*Z*)-3-(Dibenzo[*b,e*]oxepin-11(6*H*)-yliden)-*N,N*-dimethylpropan-1-amin.

E

2000, 665

Econazolnitrat

Econazoli nitras

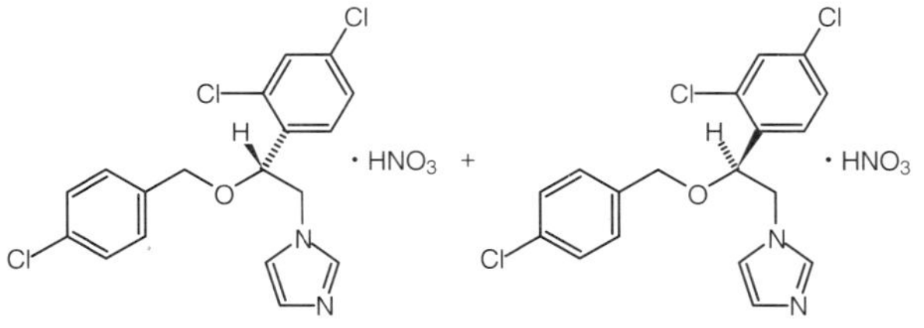

$C_{18}H_{16}Cl_3N_3O_4$ M_r 444,7

Definition

Econazolnitrat enthält mindestens 98,5 und höchstens 101,5 Prozent (*RS*)-1-[2-(4-Chlorbenzyloxy)-2-(2,4-dichlorphenyl)ethyl]imidazolnitrat, berechnet auf die getrocknete Substanz.

Eigenschaften

Weißes bis fast weißes, kristallines Pulver; sehr schwer löslich in Wasser, löslich in Methanol, wenig löslich in Dichlormethan, schwer löslich in Ethanol, praktisch unlöslich in Ether.

Prüfung auf Identität

1: A, C.
2: A, B, D, E.

A. Schmelztemperatur (2.2.14): 161 bis 166 °C.

B. 40 mg Substanz werden in einer Mischung von 1 Volumteil Salzsäure (0,1 mol · l^{-1}) und 9 Volumteilen 2-Propanol *R* zu 100,0 ml gelöst. Die Lösung, zwischen 240 und 320 nm gemessen, zeigt Absorptionsmaxima (2.2.25) bei 265, 271 und 280 nm. Das Verhältnis der Absorption im Maximum bei 271 nm zu der im Maximum bei 280 nm liegt zwischen 1,55 und 1,70. Die Prüfung darf nur ausgewertet werden, wenn das Verhältnis der Absorptionen bei der Bestimmung des Auflösungsvermögens (2.2.25) mindestens 2 beträgt.

C. Die Prüfung erfolgt mit Hilfe der IR-Spektroskopie (2.2.24) durch Vergleich des Spektrums der Substanz mit dem von Econazolnitrat *CRS*. Die Prüfung erfolgt mit Hilfe von Preßlingen.

D. Die bei der Prüfung auf „Verwandte Substanzen" (siehe „Prüfung auf Reinheit") erhaltenen Chromatogramme werden im ultravioletten Licht bei 254 nm vor dem Besprühen ausgewertet. Der Hauptfleck im Chromatogramm der Untersuchungslösung b entspricht in bezug auf Lage und Größe dem Hauptfleck im Chromatogramm der Referenzlösung a.

E. Die Substanz gibt die Identitätsreaktion auf Nitrat (2.3.1).

Prüfung auf Reinheit

Aussehen der Lösung: 0,50 g Substanz werden in Methanol *R* zu 50 ml gelöst. Die Lösung muß klar (2.2.1) und darf nicht stärker gefärbt sein als Stufe 7 der am besten geeigneten Farbvergleichslösung (2.2.2, Methode II).

Verwandte Substanzen: Die Prüfung erfolgt mit Hilfe der Dünnschichtchromatographie (2.2.27) unter Verwendung einer Schicht eines geeigneten Kieselgels, das einen Fluoreszenzindikator mit intensivster Anregung der Fluoreszenz bei 254 nm enthält.

Untersuchungslösung a: 0,25 g Substanz werden in einer Mischung von 1 Volumteil konzentrierter Ammoniak-Lösung *R* und 9 Volumteilen Methanol *R* zu 5 ml gelöst.

Untersuchungslösung b: 1 ml Untersuchungslösung a wird mit einer Mischung von 1 Volumteil konzentrierter Ammoniak-Lösung *R* und 9 Volumteilen Methanol *R* zu 10 ml verdünnt.

Referenzlösung a: 25 mg Econazolnitrat *CRS* werden in einer Mischung von 1 Volumteil konzentrierter Ammoniak-Lösung *R* und 9 Volumteilen Methanol *R* zu 5 ml gelöst.

Referenzlösung b: 2,5 ml Untersuchungslösung b werden mit einer Mischung von 1 Volumteil konzentrierter Ammoniak-Lösung *R* und 9 Volumteilen Methanol *R* zu 100 ml verdünnt.

Auf die Platte werden 10 µl jeder Lösung aufgetragen. Die Chromatographie erfolgt mit einer Mischung von 1 Volumteil konzentrierter Ammoniak-Lösung *R*, 40 Volumteilen Toluol *R* und 60 Volumteilen Dioxan *R* über eine Laufstrecke von 10 cm. Die Platte wird 15 min lang im Luftstrom getrocknet und im ultravioletten Licht bei 254 nm ausgewertet. Kein im Chromatogramm der Untersuchungslösung a auftretender Nebenfleck darf größer oder intensiver sein als der Fleck im Chromatogramm der Referenzlösung b (0,25 Prozent). Die Platte wird mit Dragendorffs Reagenz *R* 2 besprüht und im Tageslicht ausgewertet. Kein im Chromatogramm der Untersuchungslösung a auftretender Nebenfleck darf größer oder intensiver sein als der Fleck im Chromatogramm der Referenzlösung b (0,25 Prozent). Die Prüfung darf nur ausgewertet werden, wenn der Fleck im Chromatogramm der Referenzlösung b deutlich sichtbar ist.

Trocknungsverlust (2.2.32): Höchstens 0,5 Prozent, mit 1,000 g Substanz durch 2 h langes Trocknen im Trockenschrank bei 100 bis 105 °C bestimmt.

Sulfatasche (2.4.14): Höchstens 0,1 Prozent, mit 1,0 g Substanz bestimmt.

Gehaltsbestimmung

0,4000 g Substanz, in 50 ml wasserfreier Essigsäure *R* gelöst, werden mit Perchlorsäure (0,1 mol · l^{-1}) titriert. Der Endpunkt wird mit Hilfe der Potentiometrie (2.2.20) bestimmt. Ein Blindversuch wird durchgeführt.

1 ml Perchlorsäure (0,1 mol · l^{-1}) entspricht 44,47 mg $C_{18}H_{16}Cl_3N_3O_4$.

Lagerung

Gut verschlossen, vor Licht geschützt.

1998, 1202

Egg-Drop-Syndrom-Impfstoff (inaktiviert)

Vaccinum morbi partus diminutionis MCMLXXVI inactivatum ad pullum

Definition

Egg-Drop-Syndrom-Impfstoff (inaktiviert) ist eine Emulsion oder Suspension mit einem geeigneten Stamm des Egg-Drop-Syndrom-Virus (hämagglutinierendes Geflügel-Adenovirus), das so inaktiviert ist, daß seine immunogenen Eigenschaften erhalten bleiben.

Herstellung

Entsprechend **Impfstoffe für Tiere (Vaccina ad usum veterinarium)**. Der Virus-Impfstamm wird in Hühner- oder in Entenbruteiern eines gesunden Bestandes oder in geeigneten Zellkulturen (5.2.4) vermehrt. Die Prüfung der Virusinaktivierung erfolgt, unter Einsatz des jeweils empfindlichsten Systems, entweder auf befruchteten Enteneiern, die aus Beständen stammen, die frei von Egg-Drop-Syndrom-Virus-Infektionen sind, oder auf befruchteten Hühnereiern, die aus SPF-Zuchten (5.2.2) stammen müssen, oder in geeigneten Zellkulturen. Je Prüfungsansatz werden 10 Impfstoffdosen verwendet. Kein vermehrungsfähiges Virus darf nachweisbar sein.

Der Impfstoff kann Adjuvantien enthalten.

Auswahl der Impfstoffzusammensetzung

Der Impfstoff muß nachweislich von angemessener Immunogenität und Unschädlichkeit sein. Die folgende Bestimmung kann verwendet werden, um die Wirksamkeit des Impfstoffs (5.2.7) zu zeigen.

Immunogenität: Die „Bestimmung der Wirksamkeit" dient dem Nachweis der Immunogenität.

Prüfungen an jeder Charge

Die unter „Bestimmung der Wirksamkeit" beschriebene Bestimmung erfolgt nicht notwendigerweise bei der routinemäßigen Prüfung von Impfstoffchargen. Entsprechend den Vorgaben oder nach Zustimmung durch die zuständige Behörde wird die Bestimmung für den Impfstoff einmal oder mehrmals durchgeführt. Wenn die Bestimmung nicht durchgeführt wird, muß eine geeignete, validierte, alternative Methode angewendet werden, wobei sich die Akzeptanzkriterien nach einer Impfstoffcharge richten, die nach der unter „Bestimmung der Wirksamkeit" beschriebenen Methode zufriedenstellende Ergebnisse erzielte. Die nachfolgende Bestimmung kann angewendet werden, wenn eine zufriedenstellende Korrelation zu der unter „Bestimmung der Wirksamkeit" beschriebenen Bestimmung sichergestellt wurde.

Bestimmung der Wirksamkeit einer Charge: Mindestens zehn 14 bis 28 Tage alte Küken aus einer SPF-Zucht (5.2.2) werden mit einer Impfstoffdosis und auf eine der empfohlenen Arten der Anwendung geimpft. Diesen Küken und 5 nicht geimpften Kontrollküken gleichen Alters und gleicher Herkunft werden 4 Wochen später Serumproben entnommen. Jede Serumprobe wird mit Hilfe des Hämagglutinations-(HA-)Hemmtests mit 4 Einheiten HA-Antigen und Hühnererythrozyten auf Antikörper untersucht. Die Bestimmung darf nur ausgewertet werden, wenn im Serum der ungeimpften Tiere keine spezifischen Antikörper nachweisbar sind. Der Impfstoff entspricht den Anforderungen der Bestimmung, wenn der durchschnittliche Antikörpertiter der geimpften Küken nicht niedriger ist als der Antikörpertiter, der von einer Impfstoffcharge hervorgerufen wurde, die nach der unter „Bestimmung der Wirksamkeit" beschriebenen Methode zufriedenstellende Ergebnisse erzielte.

Prüfung auf Identität

In Hühnern, die keine Antikörper gegen das Egg-Drop-Syndrom-Virus besitzen, stimuliert der Impfstoff die Bildung spezifischer Antikörper.

Prüfung auf Reinheit

Unschädlichkeit: Eine doppelte Impfstoffdosis wird jedem von 10 Küken im Alter von 14 bis 28 Tagen aus einer SPF-Zucht (5.2.2) auf eine der empfohlenen Arten der Anwendung appliziert. Die Tiere werden 21 Tage lang beobachtet. Anomale lokale oder systemische Reaktionen dürfen nicht auftreten.

Inaktivierung:
A. Im Falle der Herstellung des Impfstoffs in Bruteiern wird die Prüfung mit Entenbruteiern, die aus einer Zucht stammen, welche frei vom Egg-Drop-Syndrom-Virus ist, oder, falls eine höhere Sensitivität erzielt werden kann, mit Hühnereiern aus SPF-Beständen (5.2.2) durchgeführt.

In die Allantoishöhle von 10 Bruteiern, 10 bis 14 Tage alt, die frei von parentalen Antikörpern gegen das Egg-Drop-Syndrom-Virus sind, werden 2/5 einer Impfstoffdosis injiziert. 8 Tage lang wird bebrütet und beobachtet.

Die Allantoisflüssigkeit aus den Eiern mit lebenden und toten Embryonen wird getrennt gesammelt mit Ausnahme der aus Eiern mit Embryonen, die innerhalb von 24 h nach der Injektion aus unspezifischen Gründen abgestorben sind.

In die Allantoishöhle von jedem von je zehn 10 bis 14 Tage alten Bruteiern, die frei von parentalen Antikörpern gegen das Egg-Drop-Syndrom-Virus sind, werden je 0,2 ml der getrennt nach lebenden und abgestorbenen Embryonen gesammelten Allantoisflüssigkeit injiziert. Weitere 8 Tage lang wird bebrütet. Nach dieser Zeit wird die Allantoisflüssigkeit jedes Eies unter Verwendung von Hühnererythrozyten auf das Vorhandensein von Hämagglutininen geprüft.

Wenn mehr als 20 Prozent der Embryonen in einem Stadium der beiden Prüfungen sterben, muß diese Prüfung wiederholt werden. Der Impfstoff entspricht der Prüfung, wenn kein Hinweis auf hämagglutinierende Aktivität auftritt und wenn in keiner der Wiederholungsprüfungen mehr als 20 Prozent der Embryonen aus unspezifischen Gründen abgestorben sind.

Bei der Prüfung dürfen Antibiotika verwendet werden, um eine Infektion durch Bakterien zu verhindern.

B. Für Impfstoffe, deren Virussaatgut an ein Wachstum in Zellkulturen adaptiert ist, wird eine geeignete Zellkultur mit 10 Impfstoffdosen inokuliert. Enthält der Impfstoff ein öliges Adjuvans, ist dieses mit geeigneten Mitteln zu entfernen. Die Kulturen werden 7 Tage lang bei 38 ± 1 °C bebrütet. Eine Passage auf eine andere Zellkultur wird durchgeführt. Die Kulturen werden weitere 7 Tage lang bei 38 ± 1 °C bebrütet. Die Zellkulturen werden regelmäßig während der Bebrütung untersucht. Nach Abschluß der Bebrütung wird die überstehende Flüssigkeit der Kultur auf hämagglutinierende Aktivität untersucht. Der Impfstoff entspricht der Prüfung, wenn die Zellkultur kein Anzeichen einer Infektion zeigt und in der überstehenden Flüssigkeit keine hämagglutinierende Aktivität nachgewiesen wird.

Fremde Agenzien: Die Küken aus der Prüfung „Unschädlichkeit" (siehe „Prüfung auf Reinheit") werden verwendet. 21 Tage nach der Injektion der doppelten Impfstoffdosis wird jedem Küken auf dem gleichen Weg 1 Impfstoffdosis verabreicht. 2 Wochen später wird jedem Tier eine Serumprobe entnommen und entsprechend der Prüfung „SPF-Hühnerherden für die Herstellung und Qualitätskontrolle von Impfstoffen" (5.2.2) auf Antikörper folgender fremder Agenzien untersucht: Aviäre-Enzephalomyelitis-Virus, Aviäre-Leukose-Virus, Infektiöse-Bronchitis-Virus, Aviäre-infektiöse-Bursitis-Virus, Infektiöse-Laryngotracheitis-Virus, Influenza-Virus Typ A, Virus des M. Marek, Newcastle-Krankheit-Virus. Die in Entenbruteiern hergestellten Impfstoffe werden zusätzlich auf *Chlamydia*-Antikörper (mit Hilfe des Komplement-Bindungs- oder des Gel-Präzipitationstests), auf Antikörper gegen die Enten-Hepatitis-Viren Typ 1 und 2 (mit Hilfe des Immunfluoreszenz- oder des Serumneutralisationstests) und gegen das Virus des M. Derzsy (mit Hilfe des Serumneutralisationstests) geprüft. Der Impfstoff darf keine Bildung von Antikörpern gegen diese Agenzien auslösen.

Sterilität: Der Impfstoff entspricht der Prüfung „Sterilität" der Monographie **Impfstoffe für Tiere**.

Bestimmung der Wirksamkeit

Jeweils 2 Gruppen von je 30 Hennen aus SPF-Beständen (5.2.2) und im empfohlenen Impfalter werden geimpft. Als Kontrolle werden je 1 Gruppe von 10 und von 30 Hennen gleichen Alters und gleicher Herkunft wie die geimpften Tiere gehalten. Die Legeleistung jeder Henne wird vom Beginn der Legeperiode an bis 4 Wochen nach der Belastungsinfektion aufgezeichnet.

Im Alter von 30 Wochen werden jedes Tier einer Gruppe der geimpften Hennen und die 10 ungeimpften Kontrolltiere mit einer Menge des Egg-Drop-Syndrom-Virus infiziert, die ausreicht, die Legeleistung quantitativ und/oder qualitativ sehr deutlich zu mindern. Der Impfstoff entspricht der Bestimmung, wenn die Legeleistung der geimpften Hennen weder quantitativ noch qualitativ deutlich abnimmt. Die Bestimmung darf nur ausgewertet werden, wenn die Minderung der Legeleistung und/oder der Eiqualität der Kontrolltiere deutlich zu erkennen ist.

Gegen Ende der Legeperiode werden die zweite Gruppe der geimpften Hennen und die Gruppe der 30 Kontrolltiere wie oben beschrieben infiziert. Der Impfstoff entspricht der Bestimmung, wenn die Legeleistung der geimpften Hennen weder quantitativ noch qualitativ deutlich abnimmt. Die Bestimmung darf nur ausgewertet werden, wenn die Minderung der Legeleistung und/oder der Eiqualität der Kontrolltiere deutlich zu erkennen ist.

An den Serumproben, die zum Zeitpunkt der Impfung, 4 Wochen später und unmittelbar vor der Belastungsinfektion entnommen wurden, wird eine serologische Prüfung durchgeführt. Die Prüfung darf nur ausgewertet werden, wenn in keiner Probe der Kontrolltiere Antikörper gegen das Egg-Drop-Syndrom-Virus nachgewiesen werden.

Lagerung

Entsprechend **Impfstoffe für Tiere**.

Beschriftung

Entsprechend **Impfstoffe für Tiere**.

Die Beschriftung gibt insbesondere an, ob der vorliegende Impfstamm zur Vermehrung in Hühner- oder Entenembryonen oder in Zellkulturen geeignet ist.

2001, 902

Eisen(II)-fumarat

Ferrosi fumaras

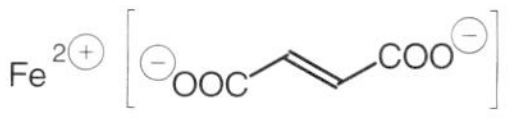

$C_4H_2FeO_4$ M_r 169,9

Definition

Eisen(II)-fumarat enthält mindestens 93,0 und höchstens 101,0 Prozent Eisen(II)-(*E*)-butendioat, berechnet auf die getrocknete Substanz.

Eigenschaften

Feines, rötlichoranges bis rötlichbraunes Pulver; schwer löslich in Wasser, sehr schwer löslich in Ethanol.

Prüfung auf Identität

A. Die Prüfung erfolgt mit Hilfe der Dünnschichtchromatographie (2.2.27) unter Verwendung einer DC-Platte mit Kieselgel F_{254} *R*.

Untersuchungslösung: 1,0 g Substanz wird 15 min lang im Wasserbad mit 25 ml einer Mischung gleicher Volumteile Salzsäure *R* und Wasser *R* erhitzt. Nach dem Abkühlen wird filtriert. Das Filtrat wird für die „Prüfung auf Identität, C" aufbewahrt. Der Rückstand wird mit 50 ml einer Mischung von 1 Volumteil verdünnter Salzsäure *R* und 9 Volumteilen Wasser *R* gewaschen, wobei die Waschflüssigkeit verworfen wird. Der Rückstand wird bei 100 bis 105 °C getrocknet. 20 mg Rückstand werden in Aceton *R* zu 10 ml gelöst.

Referenzlösung: 20 mg Fumarsäure *CRS* werden in Aceton *R* zu 10 ml gelöst.

Auf die Platte werden 5 µl jeder Lösung aufgetragen. Die Chromatographie erfolgt in einer nicht gesättigten Kammer mit einer Mischung von 12 Volumteilen wasserfreier Ameisensäure *R*, 16 Volumteilen Dichlormethan *R*, 32 Volumteilen 1-Butanol *R* und 44 Volumteilen Heptan *R* über eine Laufstrecke von 10 cm. Die Platte wird 15 min lang bei 105 °C getrocknet und im ultravioletten Licht bei 254 nm ausgewertet. Der Hauptfleck im Chromatogramm der Untersuchungslösung entspricht in bezug auf Lage und Größe dem Hauptfleck im Chromatogramm der Referenzlösung.

B. 0,5 g Substanz werden mit 1 g Resorcinol *R* gemischt. In einem Tiegel werden 0,5 g Mischung mit 0,15 ml Schwefelsäure *R* versetzt und schwach erhitzt. Eine halbfeste, dunkelrote Masse bildet sich. Diese Masse wird vorsichtig in 100 ml Wasser *R* gegeben. Die Lösung färbt sich gelborange und zeigt keine Fluoreszenz.

C. Das bei der Herstellung der Untersuchungslösung unter „Prüfung auf Identität, A" erhaltene Filtrat gibt die Identitätsreaktion a auf Eisen (2.3.1).

Prüfung auf Reinheit

Prüflösung: 2,0 g Substanz werden in einer Mischung von 10 ml bleifreier Salzsäure *R* und 80 ml Wasser *R*, falls erforderlich unter Erwärmen, gelöst. Nach dem Erkalten wird die Lösung falls erforderlich filtriert und mit Wasser *R* zu 100 ml verdünnt.

Sulfat (2.4.13): 0,15 g Substanz werden mit 8 ml verdünnter Salzsäure *R* und 20 ml destilliertem Wasser *R* erhitzt. Die Mischung wird in einer Eis-Wasser-Mischung abgekühlt, filtriert und das Filtrat mit destilliertem Wasser *R* zu 30 ml verdünnt. 15 ml dieser Lösung müssen der Grenzprüfung auf Sulfat entsprechen (0,2 Prozent).

Arsen (2.4.2): 1,0 g Substanz wird mit 15 ml Wasser *R* und 15 ml Schwefelsäure *R* gemischt. Die Mischung wird bis zur vollständigen Fällung der Fumarsäure erhitzt, abgekühlt, mit 30 ml Wasser *R* versetzt und filtriert. Der Niederschlag wird mit Wasser *R* gewaschen. Filtrat und Waschflüssigkeit werden vereinigt und mit Wasser *R* zu 125 ml verdünnt. 25 ml Lösung müssen der Grenzprüfung A auf Arsen entsprechen (5 ppm).

Eisen(III)-Ionen: Höchstens 2,0 Prozent. In einem Erlenmeyerkolben mit Schliff werden 3,0 g Substanz in einer Mischung von 10 ml Salzsäure *R* und 100 ml Wasser *R* durch rasches Erhitzen zum Sieden gelöst. Die Lösung wird 15 s lang zum Sieden erhitzt und rasch abgekühlt. Nach Zusatz von 3 g Kaliumiodid *R* wird der Kolben verschlossen und unter Lichtschutz 15 min lang stehengelassen. Das freigesetzte Iod wird mit Natriumthiosulfat-Lösung (0,1 mol · l^{-1}) unter Zusatz von 2 ml Stärke-Lösung *R* titriert. Unter gleichen Bedingungen wird ein Blindversuch durchgeführt. Die Differenz zwischen den bei den beiden Titrationen verbrauchten Volumen entspricht der Menge des durch Eisen(III)-Ionen freigesetzten Iods.

1 ml Natriumthiosulfat-Lösung (0,1 mol · l^{-1}) entspricht 5,585 mg Eisen(III)-Ionen.

Blei: Höchstens 20 ppm Pb. Der Gehalt an Blei wird mit Hilfe der Atomabsorptionsspektroskopie (2.2.23, Methode I) bestimmt.

Untersuchungslösung: Die Prüflösung.

Referenzlösungen: Die Referenzlösungen werden aus der Blei-Lösung (10 ppm Pb) *R* durch Verdünnen mit einer 10prozentigen Lösung (*V/V*) von bleifreier Salzsäure *R* hergestellt.

Die Absorption wird bei 283,3 nm unter Verwendung einer Blei-Hohlkathodenlampe als Strahlungsquelle und einer Luft-Acetylen-Flamme gemessen.

Cadmium: Höchstens 10 ppm Cd. Der Gehalt an Cadmium wird mit Hilfe der Atomabsorptionsspektroskopie (2.2.23, Methode I) bestimmt.

Untersuchungslösung: Die Prüflösung.

Referenzlösungen: Die Referenzlösungen werden aus der Cadmium-Lösung (0,1 % Cd) *R* durch Verdünnen mit einer 10prozentigen Lösung (*V/V*) von bleifreier Salzsäure *R* hergestellt.

Die Absorption wird bei 228,8 nm unter Verwendung einer Cadmium-Hohlkathodenlampe als Strahlungsquelle und einer Luft-Acetylen-Flamme gemessen.

Chrom: Höchstens 200 ppm Cr. Der Gehalt an Chrom wird mit Hilfe der Atomabsorptionsspektroskopie (2.2.23, Methode I) bestimmt.

Untersuchungslösung: Die Prüflösung.

Referenzlösungen: Die Referenzlösungen werden aus der Chrom-Lösung (0,1 % Cr) *R* durch Verdünnen mit einer 10prozentigen Lösung (*V/V*) von bleifreier Salzsäure *R* hergestellt.

Die Absorption wird bei 357,9 nm unter Verwendung einer Chrom-Hohlkathodenlampe als Strahlungsquelle und einer Luft-Acetylen-Flamme gemessen.

Nickel: Höchstens 200 ppm Ni. Der Gehalt an Nickel wird mit Hilfe der Atomabsorptionsspektroskopie (2.2.23, Methode I) bestimmt.

Untersuchungslösung: Die Prüflösung.

Referenzlösungen: Die Referenzlösungen werden aus der Nickel-Lösung (10 ppm Ni) *R* durch Verdünnen mit einer 10prozentigen Lösung (*V/V*) von bleifreier Salzsäure *R* hergestellt.

Die Absorption wird bei 232 nm unter Verwendung einer Nickel-Hohlkathodenlampe als Strahlungsquelle und einer Luft-Acetylen-Flamme gemessen.

Quecksilber: Höchstens 1 ppm Hg. Der Gehalt an Quecksilber wird mit Hilfe der Atomabsorptionsspektroskopie (2.2.23, Methode I) bestimmt.

Untersuchungslösung: Die Prüflösung.

Referenzlösungen: Die Referenzlösungen werden aus der Quecksilber-Lösung (10 ppm Hg) *R* durch Verdünnen mit einer 25prozentigen Lösung (*V/V*) von bleifreier Salzsäure *R* hergestellt.

Gemäß Herstellerangaben werden 5 ml Prüflösung oder 5 ml der Referenzlösungen in die Absorptionsküvette zur Quecksilber-Bestimmung mit kaltem Dampf gebracht und mit 10 ml Wasser *R* und 1 ml Zinn(II)-chlorid-Lösung *R* 1 versetzt.

Die Absorption wird bei 253,7 nm unter Verwendung einer Quecksilber-Hohlkathodenlampe als Strahlungsquelle gemessen.

Zink: Höchstens 500 ppm Zn. Der Gehalt an Zink wird mit Hilfe der Atomabsorptionsspektroskopie (2.2.23, Methode I) bestimmt.

Untersuchungslösung: Die 1 zu 10 verdünnte Prüflösung.

Referenzlösungen: Die Referenzlösungen werden aus der Zink-Lösung (10 ppm Zn) *R* durch Verdünnen mit einer 1prozentigen Lösung (*V/V*) von bleifreier Salzsäure *R* hergestellt.

Die Absorption wird bei 213,9 nm unter Verwendung einer Zink-Hohlkathodenlampe als Strahlungsquelle und einer Luft-Acetylen-Flamme gemessen.

Trocknungsverlust (2.2.32): Höchstens 1,0 Prozent, mit 1,000 g Substanz durch Trocknen im Trockenschrank bei 100 bis 105 °C bestimmt.

Gehaltsbestimmung

0,150 g Substanz werden unter Erwärmen in 7,5 ml verdünnter Schwefelsäure *R* gelöst. Nach dem Abkühlen werden 25 ml Wasser *R* zugesetzt. Sofort wird mit Cer(IV)-sulfat-Lösung (0,1 mol · l^{-1}) unter Zusatz von 0,1 ml Ferroin-Lösung *R* bis zum Farbumschlag von Orange nach schwachem Blaugrün titriert.

1 ml Cer(IV)-sulfat-Lösung (0,1 mol · l^{-1}) entspricht 16,99 mg $C_4H_2FeO_4$.

Lagerung

Dicht verschlossen, vor Licht geschützt.

2000, 493

Eisen(II)-gluconat

Ferrosi gluconas

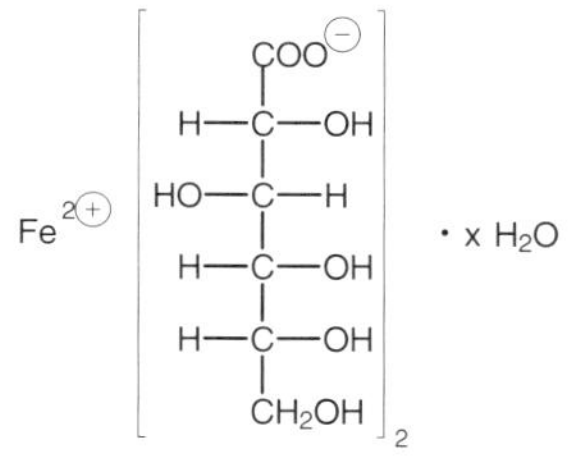

$C_{12}H_{22}FeO_{14} \cdot x\ H_2O$ M_r 446,1 wasserfreie Substanz

Definition

Eisen(II)-gluconat ist D-Gluconsäure, Eisen(II)-salz und enthält mindestens 11,8 und höchstens 12,5 Prozent zweiwertiges Eisen, berechnet auf die getrocknete Substanz.

Eigenschaften

Pulver oder Granulat, grünlichgelb bis grau; leicht, aber langsam löslich in Wasser mit grünlichbrauner Farbe, schneller löslich in heißem Wasser, praktisch unlöslich in Ethanol.

Prüfung auf Identität

A. Die Prüfung erfolgt mit Hilfe der Dünnschichtchromatographie (2.2.27) unter Verwendung einer DC-Platte mit Kieselgel G *R*.

Untersuchungslösung: 20 mg Substanz werden in 2 ml Wasser *R*, falls erforderlich unter Erhitzen im Wasserbad von 60 °C, gelöst.

Referenzlösung: 20 mg Eisen(II)-gluconat *CRS* werden in 2 ml Wasser *R*, falls erforderlich unter Erhitzen im Wasserbad von 60 °C, gelöst.

Auf die Platte werden 5 µl jeder Lösung aufgetragen. Die Chromatographie erfolgt mit einer Mischung von 10 Volumteilen konzentrierter Ammoniak-Lösung *R*, 10 Volumteilen Ethylacetat *R*, 30 Volumteilen Wasser *R* und 50 Volumteilen Ethanol 96 % *R* über eine Laufstrecke von 10 cm. Die Platte wird 20 min lang bei 100 bis 105 °C getrocknet. Nach dem Erkalten wird mit einer Lösung von Kaliumdichromat *R* (50 g · l^{-1}) in einer 40prozentigen Lösung (*m/m*) von Schwefelsäure *R* besprüht. Nach 5 min entspricht der Hauptfleck im Chromatogramm der Untersuchungslösung in bezug auf Lage, Farbe und Größe dem Hauptfleck im Chromatogramm der Referenzlösung.

B. 1 ml Prüflösung (siehe „Prüfung auf Reinheit") gibt die Identitätsreaktion a auf Eisen (2.3.1).

E

Monographien

Prüfung auf Reinheit

Prüflösung: 5,0 g Substanz werden unter Erhitzen auf etwa 60 °C in kohlendioxidfreiem Wasser *R*, das aus destilliertem Wasser *R* hergestellt wurde, gelöst. Die Lösung wird erkalten gelassen und mit kohlendioxidfreiem Wasser *R*, das aus destilliertem Wasser *R* hergestellt wurde, zu 50 ml verdünnt.

Aussehen der Lösung: 2 ml Prüflösung, mit Wasser *R* zu 10 ml verdünnt, müssen in der Durchsicht klar (2.2.1) sein.

***p*H-Wert** (2.2.3): 3 bis 4 h nach der Herstellung muß der *p*H-Wert der Prüflösung zwischen 4,0 und 5,5 liegen.

Saccharose, reduzierende Zucker: 0,5 g Substanz werden in 10 ml heißem Wasser *R*, dem 1 ml verdünnte Ammoniak-Lösung *R* 1 zugesetzt wurde, gelöst. Nach dem Durchleiten von Schwefelwasserstoff *R* wird die Lösung 30 min lang stehengelassen. Nach Abfiltrieren und 2maligem Waschen des Niederschlags mit je 5 ml Wasser *R* werden Filtrat und Waschflüssigkeiten vereinigt, mit verdünnter Salzsäure *R* bis zum Umschlag von blauem Lackmuspapier *R* angesäuert und mit 2 ml verdünnter Salzsäure *R* im Überschuß versetzt. Die Lösung wird zum Sieden erhitzt, bis die Dämpfe Blei(II)-acetat-Papier *R* nicht mehr schwärzen. Das Sieden wird falls erforderlich fortgesetzt, bis sich das Volumen auf etwa 10 ml verringert hat. Nach dem Erkalten werden 15 ml Natriumcarbonat-Lösung *R* zugesetzt. Nach 5 min wird die Mischung filtriert und das Filtrat mit Wasser *R* zu 100 ml verdünnt. Werden 5 ml dieser Lösung mit 2 ml Fehlingscher Lösung *R* versetzt und 1 min lang zum Sieden erhitzt, darf innerhalb von 1 min kein roter Niederschlag entstehen.

Chlorid (2.4.4): 0,8 ml Prüflösung, mit Wasser *R* zu 15 ml verdünnt, müssen der Grenzprüfung auf Chlorid entsprechen (0,06 Prozent).

Oxalat: 5,0 g Substanz werden in einer Mischung von 10 ml verdünnter Schwefelsäure *R* und 40 ml Wasser *R* gelöst. Die Lösung wird 5 min lang in einem Scheidetrichter mit 50 ml Ether *R* ausgeschüttelt. Die wäßrige Phase wird abgetrennt und 5 min lang mit 20 ml Ether *R* ausgeschüttelt. Die Etherphasen werden vereinigt. Der Ether wird abgedampft und der Rückstand in 15 ml Wasser *R* aufgenommen. Nach dem Filtrieren wird das Filtrat zum Sieden erhitzt und auf 5 ml eingeengt. Nach Zusatz von 1 ml verdünnter Essigsäure *R* und 1,5 ml Calciumchlorid-Lösung *R* darf sich nach 30 min kein Niederschlag gebildet haben.

Sulfat (2.4.13): 3,0 ml Prüflösung, mit 3 ml Essigsäure *R* versetzt und mit destilliertem Wasser *R* zu 15 ml verdünnt, müssen in der Durchsicht der Grenzprüfung auf Sulfat entsprechen (500 ppm).

Arsen (2.4.2): 0,5 g Substanz müssen der Grenzprüfung A auf Arsen entsprechen (2 ppm).

Barium: 10 ml Prüflösung werden mit destilliertem Wasser *R* zu 50 ml verdünnt und mit 5 ml verdünnter Schwefelsäure *R* versetzt. Nach 5 min langem Stehenlassen darf die Lösung in der Durchsicht nicht stärker opaleszieren als eine Mischung von 10 ml Prüflösung mit 45 ml destilliertem Wasser *R*.

Eisen(III)-Ionen: Höchstens 1,0 Prozent. 5,00 g Substanz werden in einem Erlenmeyerkolben mit Schliffstopfen in einer Mischung von 10 ml Salzsäure *R* und 100 ml kohlendioxidfreiem Wasser *R* gelöst. Nach Zusatz von 3 g Kaliumiodid *R* wird der Kolben verschlossen und 5 min lang unter Lichtschutz stehengelassen. Mit Natriumthiosulfat-Lösung (0,1 mol · l^{-1}) wird titriert, wobei gegen Ende der Titration 0,5 ml Stärke-Lösung *R* zugesetzt werden. Ein Blindversuch wird durchgeführt. Der Verbrauch an Natriumthiosulfat-Lösung (0,1 mol · l^{-1}) darf höchstens 9,0 ml betragen.

Schwermetalle (2.4.8): In einem Quarztiegel werden 2,5 g Substanz mit 0,5 g Magnesiumoxid *R* 1 gründlich vermischt. Bei dunkler Rotglut wird bis zum Entstehen einer homogenen Masse erhitzt. Bei 800 °C wird 1 h lang geglüht. Nach dem Erkalten wird der Rückstand in 20 ml heißer Salzsäure *R* aufgenommen und erkalten gelassen. Die Flüssigkeit wird in einen Scheidetrichter überführt und 3mal jeweils 3 min lang mit je 20 ml mit Salzsäure gesättigtem Isobutylmethylketon (hergestellt durch Schütteln von 100 ml frisch destilliertem Isobutylmethylketon *R* mit 1 ml Salzsäure *R*) ausgeschüttelt. Nach dem Stehenlassen wird die wäßrige Phase abgetrennt und auf die Hälfte des Volumens eingedampft. Nach dem Erkalten wird mit Wasser *R* zu 25 ml verdünnt. 10 ml Lösung werden mit verdünnter Ammoniak-Lösung *R* 1 gegen rotes Lackmuspapier *R* neutralisiert und mit Wasser *R* zu 20 ml verdünnt. 12 ml dieser Lösung müssen der Grenzprüfung A auf Schwermetalle entsprechen (20 ppm). Zur Herstellung der Referenzlösung wird die Blei-Lösung (1 ppm Pb) *R* verwendet.

Trocknungsverlust (2.2.32): 7,0 bis 10,5 Prozent, mit 0,500 g Substanz durch 5 h langes Trocknen im Trockenschrank bei 100 bis 105 °C bestimmt.

Mikrobielle Verunreinigung:
Keimzahl (2.6.12): Höchstens 10^3 koloniebildende, aerobe Einheiten je Gramm Substanz, durch Auszählen auf Agarplatten bestimmt.

Gehaltsbestimmung

0,5 g Natriumhydrogencarbonat *R* werden in einer Mischung von 30 ml verdünnter Schwefelsäure *R* und 70 ml Wasser *R* gelöst. Sobald die Gasentwicklung beendet ist, wird 1,00 g Substanz unter vorsichtigem Umschütteln in dieser Lösung gelöst. Mit Ammoniumcer(IV)-nitrat-Lösung (0,1 mol · l^{-1}) wird nach Zusatz von 0,1 ml Ferroin-Lösung *R* bis zum Verschwinden der Rotfärbung titriert.

1 ml Ammoniumcer(IV)-nitrat-Lösung (0,1 mol · l^{-1}) entspricht 5,585 mg zweiwertigem Eisen.

Lagerung

Gut verschlossen, vor Licht geschützt.

2000, 83

Eisen(II)-sulfat

Ferrosi sulfas

$FeSO_4 \cdot 7\ H_2O$ M_r 278,0

Definition

Eisen(II)-sulfat enthält mindestens 98,0 und höchstens 105,0 Prozent $FeSO_4 \cdot 7\ H_2O$.

Eigenschaften

Kristallines, hellgrünes Pulver oder bläulichgrüne Kristalle, an der Luft verwitternd; leicht löslich in Wasser, sehr leicht löslich in siedendem Wasser, praktisch unlöslich in Ethanol.

Die Substanz färbt sich durch Oxidation in feuchter Luft braun.

Prüfung auf Identität

A. Die Substanz gibt die Identitätsreaktionen auf Sulfat (2.3.1).

B. Die Substanz gibt die Identitätsreaktion a auf Eisen (2.3.1).

Prüfung auf Reinheit

Prüflösung: 2,5 g Substanz werden in kohlendioxidfreiem Wasser *R* gelöst. Nach Zusatz von 0,5 ml verdünnter Schwefelsäure *R* wird die Lösung mit Wasser *R* zu 50 ml verdünnt.

Aussehen der Lösung: Die Prüflösung darf nicht stärker opaleszieren als die Referenzsuspension II (2.2.1).

***p*H-Wert** (2.2.3): 0,5 g Substanz werden in kohlendioxidfreiem Wasser *R* zu 10 ml gelöst. Der *p*H-Wert der Lösung muß zwischen 3,0 und 4,0 liegen.

Chlorid (2.4.4): 3,3 ml Prüflösung werden mit Wasser *R* zu 10 ml verdünnt. Nach Zusatz von 5 ml verdünnter Salpetersäure *R* muß die Lösung der Grenzprüfung auf Chlorid entsprechen (300 ppm). Unter gleichen Bedingungen wird zur Herstellung der Referenzlösung eine Mischung von 10 ml Chlorid-Lösung (5 ppm Cl) *R* und 5 ml verdünnter Salpetersäure *R* verwendet. Für die Prüfung werden 0,15 ml Silbernitrat-Lösung *R* 2 verwendet.

Eisen(III)-Ionen: Höchstens 0,5 Prozent. In einem Erlenmeyerkolben mit Schliffstopfen werden 5,00 g Substanz in einer Mischung von 10 ml Salzsäure *R* und 100 ml kohlendioxidfreiem Wasser *R* gelöst. Nach Zusatz von 3 g Kaliumiodid *R* wird der Kolben verschlossen und 5 min lang im Dunkeln stehengelassen. Das freigesetzte Iod wird mit Natriumthiosulfat-Lösung (0,1 mol · l^{-1}) unter Zusatz von 0,5 ml Stärke-Lösung *R* gegen Ende der Titration titriert. Unter gleichen Bedingungen wird ein Blindversuch durchgeführt. Bei der Titration dürfen höchstens 4,5 ml Natriumthiosulfat-Lösung (0,1 mol · l^{-1}) verbraucht werden.

Mangan: 1,0 g Substanz wird in 40 ml Wasser *R* gelöst. Die Lösung wird nach Zusatz von 10 ml Salpetersäure *R* bis zum Entweichen von roten Dämpfen erhitzt. Nach Zusatz von 0,5 g Ammoniumpersulfat *R* wird 10 min lang zum Sieden erhitzt. Durch tropfenweises Zusetzen einer Lösung von Natriumsulfit *R* (50 g · l^{-1}) werden eine eventuelle Rosafärbung und durch Erhitzen zum Sieden der Geruch nach Schwefeldioxid entfernt. Nach Zusatz von 10 ml Wasser *R*, 5 ml Phosphorsäure 85 % *R* und 0,5 g Natriumperiodat *R* wird 1 min lang zum Sieden erhitzt und erkalten gelassen. Die Lösung darf nicht stärker gefärbt sein als eine gleichzeitig unter gleichen Bedingungen mit 1,0 ml Kaliumpermanganat-Lösung (0,02 mol · l^{-1}) unter Zusatz der gleichen Mengen gleicher Reagenzien hergestellte Referenzlösung (0,1 Prozent).

Schwermetalle (2.4.8): 1,0 g Substanz wird in 10 ml Salzsäure *R* 1 gelöst. Nach Zusatz von 2 ml Wasserstoffperoxid-Lösung 30 % *R* wird die Lösung auf 5 ml eingedampft, nach dem Erkalten mit Salzsäure *R* 1 zu 20 ml verdünnt und in einen Scheidetrichter überführt. Die Lösung wird 3mal jeweils 3 min lang mit je 20 ml mit Salzsäure gesättigtem Isobutylmethylketon (hergestellt durch Schütteln von 100 ml frisch destilliertem Isobutylmethylketon *R* mit 1 ml Salzsäure *R* 1) ausgeschüttelt. Nach dem Stehenlassen wird die wäßrige Phase abgetrennt und bis auf die Hälfte des Volumens eingedampft. Nach dem Erkalten wird mit Wasser *R* zu 25 ml verdünnt (Lösung a). 10 ml Lösung a werden mit verdünnter Ammoniak-Lösung *R* 1 gegen rotes Lackmuspapier *R* neutralisiert und mit Wasser *R* zu 20 ml verdünnt. 12 ml Lösung müssen der Grenzprüfung A auf Schwermetalle entsprechen (50 ppm). Zur Herstellung der Referenzlösung wird die Blei-Lösung (1 ppm Pb) *R* verwendet.

Zink: Zu 5 ml Lösung a (siehe „Schwermetalle“) wird 1 ml Kaliumhexacyanoferrat(II)-Lösung *R* zugesetzt und mit Wasser *R* zu 13 ml verdünnt. Nach 5 min darf eine eventuell entstandene Trübung nicht stärker als diejenige einer Referenzlösung sein, welche gleichzeitig durch Mischen von 10 ml Zink-Lösung (10 ppm Zn) *R*, 2 ml Salzsäure *R* 1 und 1 ml Kaliumhexacyanoferrat(II)-Lösung *R* hergestellt wurde (500 ppm).

Gehaltsbestimmung

2,5 g Natriumhydrogencarbonat *R* werden in einer Mischung von 150 ml Wasser *R* und 10 ml Schwefelsäure *R* gelöst. Nach Beendigung der Gasentwicklung werden 0,500 g Substanz zugesetzt und unter vorsichtigem Schütteln gelöst. Nach Zusatz von 0,1 ml Ferroin-Lösung *R* wird mit Ammoniumcer(IV)-nitrat-Lösung (0,1 mol · l^{-1}) bis zum Verschwinden der Rotfärbung titriert.

1 ml Ammoniumcer(IV)-nitrat-Lösung (0,1 mol · l^{-1}) entspricht 27,80 mg $FeSO_4 \cdot 7\ H_2O$.

Lagerung

Gut verschlossen.

2001, 1515

Eisen(III)-chlorid-Hexahydrat

Ferri chloridum hexahydricum

$FeCl_3 \cdot 6\ H_2O$ M_r 270,3

Definition

Eisen(III)-chlorid-Hexahydrat enthält mindestens 98,0 und höchstens 102,0 Prozent $FeCl_3 \cdot 6\ H_2O$.

Eigenschaften

Kristalline Masse oder Kristalle, orangegelb bis bräunlichgelb, sehr hygroskopisch; sehr leicht löslich in Wasser und Ethanol, leicht löslich in Glycerol.

Prüfung auf Identität

A. Die Substanz gibt die Identitätsreaktion a auf Chlorid (2.3.1).

B. Die Substanz gibt die Identitätsreaktion c auf Eisen (2.3.1).

Prüfung auf Reinheit

Prüflösung: 10 g Substanz werden in destilliertem Wasser *R* zu 100 ml gelöst.

Sauer reagierende Substanzen: In einem geeigneten Polyethylengefäß werden 3,0 g Kaliumfluorid *R* in 15 ml Wasser *R* gelöst. Die Titration erfolgt mit Natriumhydroxid-Lösung (0,1 mol · l^{-1}) unter Verwendung von 0,1 ml Phenolphthalein-Lösung *R* bis zum Umschlag nach Rosa. Nach Zusatz von 10 ml Prüflösung wird 3 h lang stehengelassen und anschließend filtriert. 12,5 ml des Filtrats werden verwendet. Bis zum Umschlag nach Rosa dürfen höchstens 0,30 ml Natriumhydroxid-Lösung (0,1 mol · l^{-1}) verbraucht werden.

Freies Chlor: 5 ml Prüflösung werden erhitzt. Das Gas darf iodidhaltiges Stärke-Papier *R* nicht blau färben.

Sulfat (2.4.13): 15 ml Prüflösung werden im Wasserbad erhitzt, mit 5 ml konzentrierter Natriumhydroxid-Lösung *R* versetzt und nach dem Erkalten filtriert. Das Filtrat wird mit Salzsäure *R* 1 gegen blaues Lackmuspapier *R* neutralisiert und auf 15 ml eingedampft. Diese Lösung muß der Grenzprüfung auf Sulfat entsprechen (100 ppm).

Eisen(II)-Ionen: 10 ml Prüflösung werden mit 1 ml Wasser *R*, 4 ml Phosphorsäure 85 % *R* und 0,05 ml Kaliumhexacyanoferrat(III)-Lösung *R* versetzt. Nach 10 min darf eine Blaufärbung der zu prüfenden Lösung nicht intensiver sein als die einer Referenzlösung, die gleichzeitig und unter gleichen Bedingungen unter Verwendung von 10 ml Wasser *R* und 1 ml einer frisch bereiteten Lösung von Eisen(II)-sulfat *R* (0,250 g · l^{-1}) hergestellt wurde (50 ppm Eisen).

Schwermetalle (2.4.8): 1,0 g Substanz wird in 10 ml Salzsäure *R* 1 gelöst. Die Lösung wird mit 2 ml Wasserstoffperoxid-Lösung 30 % *R* versetzt und auf 5 ml eingedampft. Nach dem Erkalten wird mit Salzsäure *R* 1 zu 20 ml verdünnt, die Lösung in einen Scheidetrichter überführt und 3mal, jeweils 3 min lang, mit je 20 ml Isobutylmethylketon *R* 1 ausgeschüttelt. Die untere Phase wird abgetrennt, durch Eindampfen auf die Hälfte ihres Volumens reduziert und mit Wasser *R* zu 25 ml verdünnt. 10 ml Lösung werden mit verdünnter Ammoniak-Lösung *R* 1 gegen rotes Lackmuspapier *R* neutralisiert und mit Wasser *R* zu 20 ml verdünnt. 12 ml dieser Lösung müssen der Grenzprüfung A auf Schwermetalle entsprechen (50 ppm). Zur Herstellung der Referenzlösung wird die Blei-Lösung (1 ppm Pb) *R* verwendet.

Gehaltsbestimmung

In einem Erlenmeyerkolben mit Schliffstopfen werden 0,200 g Substanz in 20 ml Wasser *R* gelöst. Nach Zusatz von 10 ml verdünnter Salzsäure *R* und 2 g Kaliumiodid *R* wird der verschlossene Kolben 1 h lang unter Lichtschutz stehengelassen. Die Titration erfolgt mit Natriumthiosulfat-Lösung (0,1 mol · l^{-1}) unter Verwendung von 5 ml Stärke-Lösung *R*, die gegen Ende der Titration zugesetzt wird.

1 ml Natriumthiosulfat-Lösung (0,1 mol · l^{-1}) entspricht 27,03 mg $FeCl_3 \cdot 6\ H_2O$.

Lagerung

Dicht verschlossen, vor Licht geschützt.

Dieser Text enthält für die englisch- und/oder französischsprachige 4. Ausgabe 2002 vorgesehene Berichtigungen.

2001, 80

Emetindihydrochlorid-Heptahydrat

Emetini hydrochloridum heptahydricum

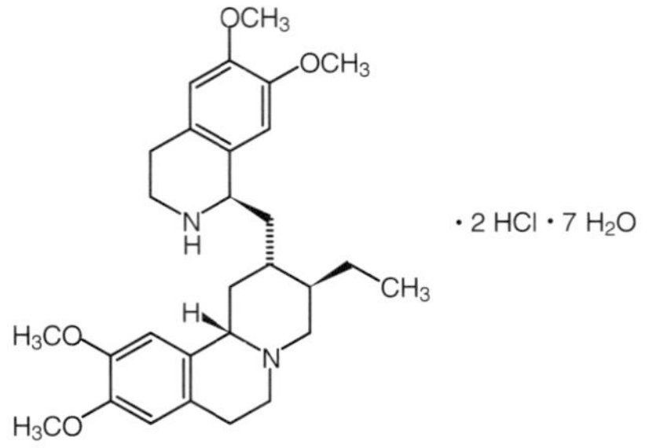

$C_{29}H_{42}Cl_2N_2O_4 \cdot 7\ H_2O$ M_r 679,7

Definition

Emetindihydrochlorid-Heptahydrat enthält mindestens 98,0 und höchstens 102,0 Prozent (2*S*,3*R*,11b*S*)-3-Ethyl-1,3,4,6,7,11b-hexahydro-9,10-dimethoxy-2-[[(*R*)-1,2,3,4-tetrahydro-6,7-dimethoxy-1-isochinolyl]methyl]-2*H*-benzo[*a*]chinolizin-hydrochlorid, berechnet auf die getrocknete Substanz.

Eigenschaften

Weißes bis schwach gelbliches, kristallines Pulver; leicht löslich in Wasser und Ethanol.

Prüfung auf Identität

1: A, E.
2: B, C, D, E.

A. Die Prüfung erfolgt mit Hilfe der IR-Spektroskopie (2.2.24) durch Vergleich des Spektrums der Substanz mit dem von Emetindihydrochlorid *CRS*.

B. Die bei der Prüfung „Verwandte Substanzen" (siehe „Prüfung auf Reinheit") erhaltenen Chromatogramme werden im ultravioletten Licht bei 365 nm ausgewertet. Der Hauptfleck im Chromatogramm der Untersuchungslösung entspricht in bezug auf Lage, Fluoreszenz und Größe dem Fleck im Chromatogramm der Referenzlösung a.

C. Etwa 10 mg Substanz werden in 2 ml Wasserstoffperoxid-Lösung 3 % *R* gelöst. Nach Zusatz von 1 ml Salzsäure *R* und Erhitzen entsteht eine Orangefärbung.

D. Werden etwa 5 mg Substanz auf die Oberfläche von 1 ml Molybdänschwefelsäure *R* 2 gestreut, entsteht eine leuchtendgrüne Färbung.

E. Die Substanz gibt die Identitätsreaktion a auf Chlorid (2.3.1).

Prüfung auf Reinheit

Prüflösung: 1,25 g Substanz werden in kohlendioxidfreiem Wasser *R* zu 25 ml gelöst.

Aussehen der Lösung: Die Prüflösung muß klar (2.2.1) und darf nicht stärker gefärbt sein als die Farbvergleichslösung G_5 oder BG_5 (2.2.2, Methode II).

***p*H-Wert** (2.2.3): 4 ml Prüflösung werden mit kohlendioxidfreiem Wasser *R* zu 10 ml verdünnt. Der *p*H-Wert dieser Lösung muß zwischen 4,0 und 6,0 liegen.

Spezifische Drehung (2.2.7): Eine 1,250 g getrockneter Substanz entsprechende Menge wird in Wasser *R* zu 25,0 ml gelöst. Die spezifische Drehung muß zwischen +16 und +19° liegen, berechnet auf die getrocknete Substanz.

Verwandte Substanzen: Die Prüfung erfolgt mit Hilfe der Dünnschichtchromatographie (2.2.27) unter Verwendung einer DC-Platte mit Kieselgel G *R*.

Alle Lösungen sind bei Bedarf frisch herzustellen.

Untersuchungslösung: 50 mg Substanz werden in Methanol *R*, das 1 Prozent (*V/V*) verdünnte Ammoniak-Lösung *R* 2 enthält, zu 100 ml gelöst.

Referenzlösung a: 50 mg Emetindihydrochlorid *CRS* werden in Methanol *R*, das 1 Prozent (*V/V*) verdünnte Ammoniak-Lösung *R* 2 enthält, zu 100 ml gelöst.

Referenzlösung b: 10 mg Isoemetindihydrobromid *CRS* werden in Methanol *R*, das 1 Prozent (*V/V*) verdünnte Ammoniak-Lösung *R* 2 enthält, zu 100 ml gelöst. 5 ml der Lösung werden mit Methanol *R*, das 1 Prozent (*V/V*) verdünnte Ammoniak-Lösung *R* 2 enthält, zu 50 ml verdünnt.

Referenzlösung c: 10 mg Cefaelindihydrochlorid *CRS* werden in Methanol *R*, das 1 Prozent (*V/V*) verdünnte Ammoniak-Lösung *R* 2 enthält, zu 100 ml gelöst. 5 ml Lösung werden mit Methanol *R*, das 1 Prozent (*V/V*) verdünnte Ammoniak-Lösung *R* 2 enthält, zu 50 ml verdünnt.

Referenzlösung d: 1 ml Referenzlösung a wird mit Methanol *R*, das 1 Prozent (*V/V*) verdünnte Ammoniak-Lösung *R* 2 enthält, zu 100 ml verdünnt.

Referenzlösung e: 1 ml Referenzlösung a wird mit 1 ml Referenzlösung b und 1 ml Referenzlösung c gemischt.

Auf die Platte werden je 10 µl der Untersuchungslösung und der Referenzlösungen a, b, c und d sowie 30 µl der Referenzlösung e aufgetragen. Die Chromatographie erfolgt mit einer Mischung von 0,5 Volumteilen Diethylamin *R*, 2 Volumteilen Wasser *R*, 5 Volumteilen Methanol *R*, 20 Volumteilen Ethylenglycolmonomethylether *R* und 100 Volumteilen Chloroform *R* über eine Laufstrecke von 15 cm. Die Platte wird an der Luft trocknen gelassen, bis das Lösungsmittel verdunstet ist, in einem gut ziehenden Abzug mit Iod-Chloroform *R* besprüht und 15 min lang bei 60 °C erhitzt. Die Auswertung erfolgt im ultravioletten Licht bei 365 nm. Im Chromatogramm der Untersuchungslösung auftretende Flecke, die dem Isoemetin und dem Cefaelin entsprechen, dürfen nicht stärker gefärbt sein als die mit den Referenzlösungen b und c erhaltenen Flecke (2,0 Prozent). Kein Fleck im Chromatogramm der Untersuchungslösung, mit Ausnahme des Hauptflecks und der Isoemetin- und Cefaelin-Flecke, darf stärker gefärbt sein als der mit der Referenzlösung d erhaltene Fleck (1,0 Prozent). Die Prüfung darf nur ausgewertet werden, wenn das Chromatogramm der Referenzlösung e deutlich voneinander getrennt 3 Flecke zeigt.

Trocknungsverlust (2.2.32): 15,0 bis 19,0 Prozent, mit 1,00 g Substanz durch 3 h langes Trocknen im Trockenschrank bei 100 bis 105 °C bestimmt.

Sulfatasche (2.4.14): Höchstens 0,1 Prozent, mit 1,0 g Substanz bestimmt.

Gehaltsbestimmung

0,200 g Substanz, in einer Mischung von 5,0 ml Salzsäure (0,01 mol · l^{-1}) und 50 ml Ethanol 96 % *R* gelöst, werden mit Natriumhydroxid-Lösung (0,1 mol · l^{-1}) titriert. Das zwischen den beiden mit Hilfe der Potentiometrie (2.2.20) bestimmten Wendepunkten zugesetzte Volumen wird abgelesen.

1 ml Natriumhydroxid-Lösung (0,1 mol · l^{-1}) entspricht 27,68 mg $C_{29}H_{42}Cl_2N_2O_4$.

Lagerung

Gut verschlossen, vor Licht geschützt.

2000, 1420

Enalaprilmaleat

Enalaprili maleas

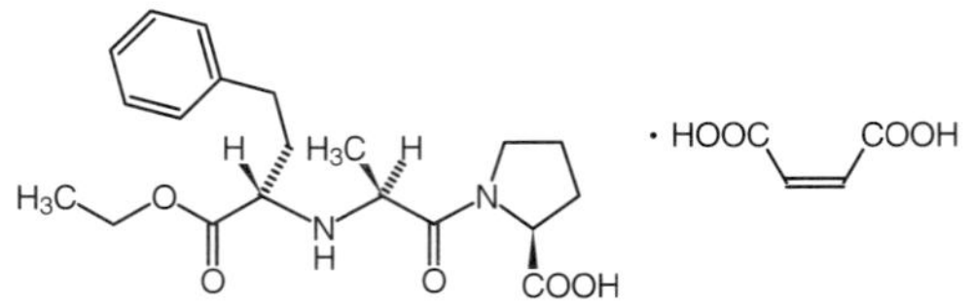

$C_{24}H_{32}N_2O_9$ M_r 492,5

Definition

Enalaprilmaleat enthält mindestens 98,5 und höchstens 101,5 Prozent (2*S*)-1-[(2*S*)-2-[[(1*S*)-1-(Ethoxycarbonyl)-3-phenylpropyl]amino]propanoyl]pyrrolidin-2-carbonsäure-(*Z*)-butendioat, berechnet auf die getrocknete Substanz.

Eigenschaften

Weißes bis fast weißes, kristallines Pulver; löslich in Wasser, leicht löslich in Methanol, wenig löslich in Dichlormethan. Die Substanz löst sich in verdünnten Alkalihydroxid-Lösungen.

Prüfung auf Identität

1: B.
2: A, C, D.

A. Schmelztemperatur (2.2.14): 143 bis 145 °C.

B. Die Prüfung erfolgt mit Hilfe der IR-Spektroskopie (2.2.24) durch Vergleich des Spektrums der Substanz mit dem von Enalaprilmaleat *CRS*.

C. Etwa 30 mg Substanz werden in 3 ml Wasser *R* gelöst. Die Lösung wird mit 1 ml Bromwasser *R* versetzt, auf dem Wasserbad erwärmt, bis das Brom vollständig verflüchtigt ist, und dann abgekühlt. Werden 0,2 ml Lösung mit 3 ml einer Lösung von Resorcin *R* ($3 g \cdot l^{-1}$) in Schwefelsäure *R* versetzt und auf dem Wasserbad 15 min lang erhitzt, entwickelt sich eine rötlichbraune Färbung.

D. Etwa 30 mg Substanz werden mit 0,5 ml einer Lösung von Hydroxylaminhydrochlorid *R* ($100 g \cdot l^{-1}$) in Methanol *R* und 1,0 ml einer Lösung von Kaliumhydroxid *R* ($100 g \cdot l^{-1}$) in Ethanol 96 % *R* versetzt und zum Sieden erhitzt. Wird nach dem Erkalten mit verdünnter Salzsäure *R* angesäuert und mit 0,2 ml einer im Verhältnis 1 zu 10 verdünnten Eisen(III)-chlorid-Lösung *R* 1 versetzt, entsteht eine rötlichbraune Färbung.

Prüfung auf Reinheit

Prüflösung: 0,25 g Substanz werden in kohlendioxidfreiem Wasser *R* zu 25,0 ml gelöst.

Aussehen der Lösung: Die Prüflösung muß klar (2.2.1) und farblos (2.2.2, Methode II) sein.

***p*H-Wert** (2.2.3): Der *p*H-Wert der Prüflösung muß zwischen 2,4 und 2,9 liegen.

Spezifische Drehung (2.2.7): Die spezifische Drehung, an der Prüflösung bestimmt, muß zwischen –48 und –51° liegen, berechnet auf die getrocknete Substanz.

Verwandte Substanzen: Die Prüfung erfolgt mit Hilfe der Flüssigchromatographie (2.2.29).

Pufferlösung A: 2,8 g Natriumdihydrogenphosphat-Monohydrat *R* werden in 950 ml Wasser *R* gelöst. Die Lösung wird mit Phosphorsäure 85 % *R* auf *p*H 2,5 eingestellt und mit Wasser *R* zu 1000 ml verdünnt.

Pufferlösung B: 2,8 g Natriumdihydrogenphosphat-Monohydrat *R* werden in 950 ml Wasser *R* gelöst. Die Lösung wird mit konzentrierter Natriumhydroxid-Lösung *R* auf *p*H 6,8 eingestellt und mit Wasser *R* zu 1000 ml verdünnt.

Lösungsmittelmischung: 50 ml Acetonitril *R* werden mit 950 ml Pufferlösung A gemischt.

Untersuchungslösung: 30,0 mg Substanz werden in der Lösungsmittelmischung zu 100,0 ml gelöst.

Referenzlösung a: 1,0 ml Untersuchungslösung wird mit der Lösungsmittelmischung zu 100,0 ml verdünnt.

Referenzlösung b: 3,0 mg Enalapril zur Eignungsprüfung *CRS* werden in der Lösungsmittelmischung zu 10,0 ml gelöst.

Die Chromatographie kann durchgeführt werden mit
- einer Säule aus rostfreiem Stahl von 0,15 m Länge und 4,1 mm innerem Durchmesser, gepackt mit Styrol-Divinylbenzol-Copolymer *R* (5 µm)
- folgender Mischung der mobilen Phasen A und B bei einer Durchflußrate von 1,4 ml je Minute:
  Mobile Phase A: 50 ml Acetonitril *R* und 950 ml Pufferlösung B werden gemischt
  Mobile Phase B: 340 ml Pufferlösung B und 660 ml Acetonitril *R* werden gemischt

Zeit (min)	Mobile Phase A (% *V/V*)	Mobile Phase B (% *V/V*)
0 – 20	95 → 40	5 → 60
20 – 25	40	60
25 – 26	40 → 95	60 → 5
26 – 30	95	5

- einem Spektrometer als Detektor bei einer Wellenlänge von 215 nm.

Die Temperatur der Säule wird bei 70 °C gehalten.

50 µl Referenzlösung b werden eingespritzt. Wird das Chromatogramm unter den vorgeschriebenen Bedingungen aufgezeichnet, beträgt die Retentionszeit für Enalapril etwa 11 min und die für Verunreinigung A etwa 12 min. Die Prüfung darf nur ausgewertet werden, wenn die Auflösung zwischen den Peaks von Enalapril und Verunreinigung A mindestens 1,5 beträgt.

Je 50 µl Untersuchungslösung und Referenzlösung a werden eingespritzt. Im Chromatogramm der Untersuchungslösung darf eine der Verunreinigung A entsprechende Peakfläche nicht größer sein als die Fläche des Hauptpeaks im Chromatogramm der Referenzlösung a (1,0 Prozent), und keine Peakfläche, mit Ausnahme der des Hauptpeaks und der der Verunreinigung A, darf größer sein als das 0,3fache der Fläche des Hauptpeaks im Chromatogramm der Referenzlösung a (0,3 Prozent). Die Summe dieser Peakflächen darf nicht größer sein als die Fläche des Hauptpeaks im Chromatogramm der Referenzlösung a (1,0 Prozent). Peaks, deren Fläche kleiner ist als das 0,05fache der Fläche des Hauptpeaks im Chromatogramm der Referenzlösung a, werden nicht berücksichtigt.

Schwermetalle (2.4.8): 2,0 g Substanz müssen der Grenzprüfung C auf Schwermetalle entsprechen (10 ppm). Zur Herstellung der Referenzlösung werden 2 ml Blei-Lösung (10 ppm Pb) *R* verwendet.

Trocknungsverlust (2.2.32): Höchstens 1,0 Prozent, mit 1,000 g Substanz durch 3 h langes Trocknen im Trockenschrank bei 100 bis 105 °C bestimmt.

Sulfatasche (2.4.14): Höchstens 0,1 Prozent, mit 1,0 g Substanz bestimmt.

Gehaltsbestimmung

0,100 g Substanz, in kohlendioxidfreiem Wasser *R* zu 30 ml gelöst, werden mit Natriumhydroxid-Lösung (0,1 mol · l^{-1}) titriert. Der Endpunkt wird mit Hilfe der Potentiometrie (2.2.20) bestimmt. Die Titration wird bis zum zweiten Wendepunkt durchgeführt.

1 ml Natriumhydroxid-Lösung (0,1 mol · l^{-1}) entspricht 16,42 mg $C_{24}H_{32}N_2O_9$.

Lagerung

Gut verschlossen, vor Licht geschützt.

Verunreinigungen

Qualifizierte Verunreinigungen

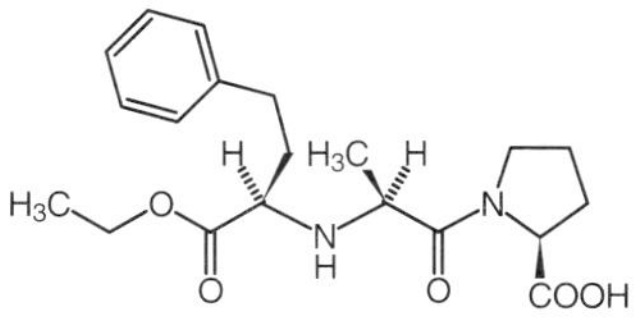

A. (2*S*)-1-[(2*S*)-2-[[(1*R*)-1-(Ethoxycarbonyl)-3-phenylpropyl]amino]propanoyl]pyrrolidin-2-carbonsäure

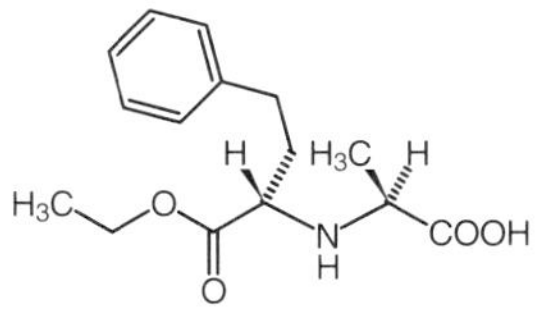

B. (2*S*)-2-[[(1*S*)-1-(Ethoxycarbonyl)-3-phenylpropyl]amino]propansäure

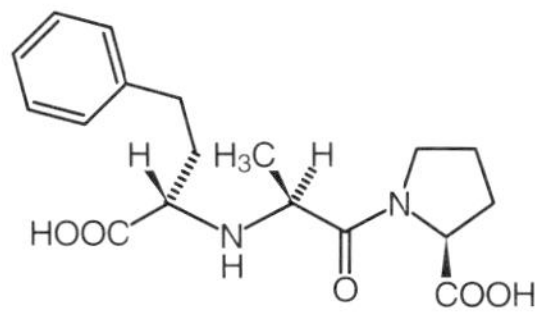

C. (2*S*)-1-[(2*S*)-2-[[(1*S*)-1-Carboxy-3-phenylpropyl]amino]propanoyl]pyrrolidin-2-carbonsäure

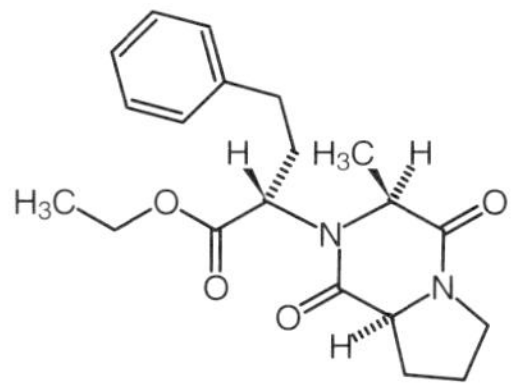

D. Ethyl-(2*S*)-2-[(3*S*,8a*S*)-3-methyl-1,4-dioxooctahydropyrrolo[1,2-*a*]pyrazin-2-yl]-4-phenylbutanoat

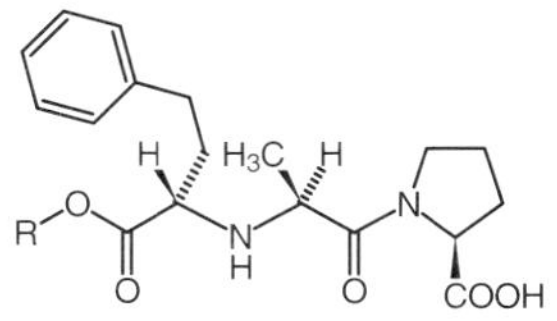

E. R = CH_2–CH_2–C_6H_5:
(2*S*)-1-[(2*S*)-2-[[(1*S*)-3-Phenyl-1-[(2-phenylethoxy)carbonyl]propyl]amino]propanoyl]pyrrolidin-2-carbonsäure

Andere bestimmbare Verunreinigungen

F. R = CH_2–CH_2–CH_2–CH_3:
(2*S*)-1-[(2*S*)-2-[[(1*S*)-1-(Butoxycarbonyl)-3-phenylpropyl]amino]propanoyl]pyrrolidin-2-carbonsäure

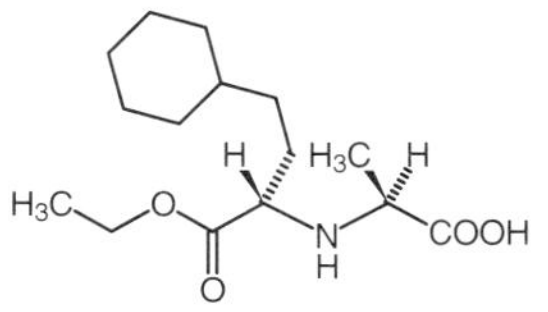

G. (2*S*)-2-[[(1*S*)-3-Cyclohexyl-1-(ethoxycarbonyl)propyl]amino]propansäure

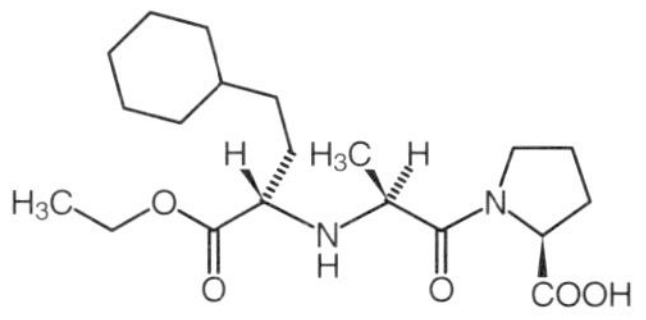

H. (2*S*)-1-[(2*S*)-3-Cyclohexyl-2-[[(1*S*)-1-(ethoxycarbonyl)propyl]amino]propanoyl]pyrrolidin-2-carbonsäure

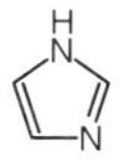

I. 1*H*-Imidazol.

1999, 1097

Enoxaparin-Natrium

Enoxaparinum natricum

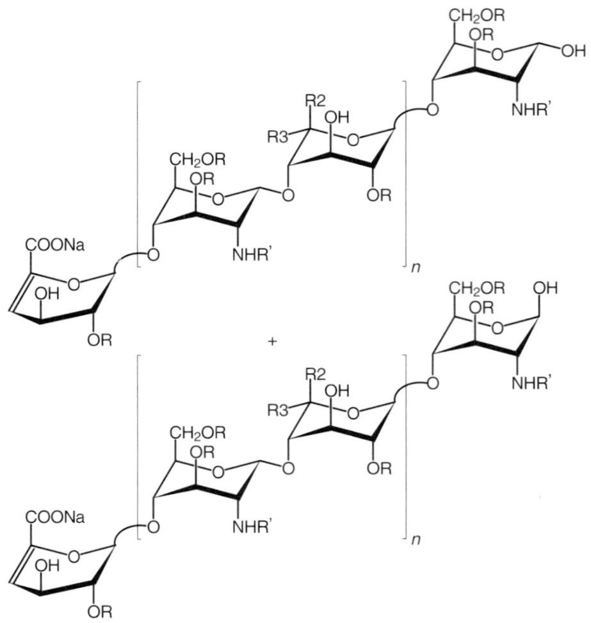

n = 1 bis 21, R = H oder SO_3Na, R' = H oder SO_3Na oder $COCH_3$
R2 = H und R3 = COONa oder R2 = COONa und R3 = H

Definition

Enoxaparin-Natrium ist das Natriumsalz eines niedermolekularen Heparins, das durch alkalische Depolymerisierung des Benzylesters von Heparin aus der Intestinalschleimhaut von Schweinen gewonnen wird. Der Hauptteil der Komponenten hat eine 4-Enopyranoseuronat-Struktur am nicht reduzierenden Ende ihrer Kette.

Enoxaparin-Natrium muß der Monographie ***Niedermolekulare Heparine (Heparina massae molecularis minoris)*** *entsprechen mit folgenden Änderungen und Ergänzungen:*

Die mittlere relative Molekülmasse liegt im Bereich von 3500 bis 5500, wobei der charakteristische Wert etwa 4500 beträgt.

Der Grad der Sulfatierung je Disaccharid-Einheit beträgt etwa 2.

Die Aktivität beträgt mindestens 90 und höchstens 125 I.E. Anti-Faktor-Xa-Aktivität je Milligramm, berechnet auf die getrocknete Substanz. Das Verhältnis der Anti-Faktor-Xa-Aktivität zur Anti-Faktor-IIa-Aktivität liegt zwischen 3,3 und 5,3.

Prüfung auf Identität

Die Substanz muß der „Prüfung auf Identität, C" der Monographie **Niedermolekulare Heparine** entsprechen. Die Substanz muß folgenden Anforderungen entsprechen:

Die mittlere relative Molekülmasse liegt im Bereich von 3500 bis 5500. Der prozentuale Anteil (*m/m*) der Heparinketten mit einer relativen Molekülmasse von weniger als 2000 beträgt zwischen 12,0 und 20,0 Prozent. Der prozentuale Anteil (*m/m*) der Heparinketten mit einer relativen Molekülmasse zwischen 2000 und 8000 liegt im Bereich von 68,0 bis 88,0 Prozent.

Prüfung auf Reinheit

Aussehen der Lösung: 1,0 g Substanz wird in 10 ml Wasser *R* gelöst. Die Lösung muß klar (2.2.1) und darf nicht stärker gefärbt sein als die Stufe 5 der am besten geeigneten Farbvergleichslösung (2.2.2, Methode II).

Absorption (2.2.25): 50,0 mg Substanz werden in 100 ml Salzsäure (0,01 mol · l^{-1}) gelöst. Die spezifische Absorption, bei 231 nm gemessen, muß zwischen 14,0 und 20,0 liegen, berechnet auf die getrocknete Substanz.

Benzylalkohol: Höchstens 0,1 Prozent (*m/m*). Die Prüfung erfolgt mit Hilfe der Flüssigchromatographie (2.2.29).

Interner-Standard-Lösung: Eine Lösung von 3,4-Dimethylphenol *R* (1 g · l^{-1}) in Methanol *R*.

Untersuchungslösung: 0,500 g Substanz werden in 5,0 ml Natriumhydroxid-Lösung (1 mol · l^{-1}) gelöst. Die Lösung wird 1 h lang stehengelassen. Anschließend wird die Lösung mit 1,0 ml Essigsäure 98 % *R* und 1,0 ml Interner-Standard-Lösung versetzt und mit Wasser *R* zu 10,0 ml verdünnt.

Referenzlösung: 0,50 ml einer Lösung von Benzylalkohol *R* (0,25 g · l^{-1}) werden mit 1,0 ml Interner-Standard-Lösung gemischt und mit Wasser *R* zu 10,0 ml verdünnt.

Die Chromatographie kann durchgeführt werden mit

- einer Säule aus rostfreiem Stahl von 0,15 m Länge und 4,6 mm innerem Durchmesser, gepackt mit octylsilyliertem Kieselgel zur Chromatographie *R* (5 µm), ausgestattet mit einer Vorsäule von 20 mm Länge und 4,6 mm innerem Durchmesser, die mit dem gleichen Material gepackt ist
- einer Mischung von 5 Volumteilen Methanol *R*, 15 Volumteilen Acetonitril *R* und 80 Volumteilen Wasser *R* als mobile Phase bei einer Durchflußrate von 1 ml je Minute
- einem Spektrometer als Detektor bei einer Wellenlänge von 256 nm.

Im Chromatogramm der Referenzlösung wird das Verhältnis (R_1) der Höhe des Benzylalkohol-Peaks zu der Höhe des Peaks des Internen Standards berechnet. Im Chromatogramm der Untersuchungslösung wird das Verhältnis (R_2) der Höhe des Benzylalkohol-Peaks zu der Höhe des Peaks des Internen Standards berechnet.

Der Gehalt an Benzylalkohol in Prozent (*m/m*) wird mit Hilfe folgender Formel berechnet

$$\frac{0{,}0125 \cdot R_2}{m \cdot R_1}$$

m = Einwaage der Substanz in Gramm.

Natrium: 11,3 bis 13,5 Prozent, berechnet auf die getrocknete Substanz. Die Prüfung erfolgt mit Hilfe der Atomabsorptionsspektroskopie (2.2.23, Methode I).

2001, 1511

Enoxolon

Enoxolonum

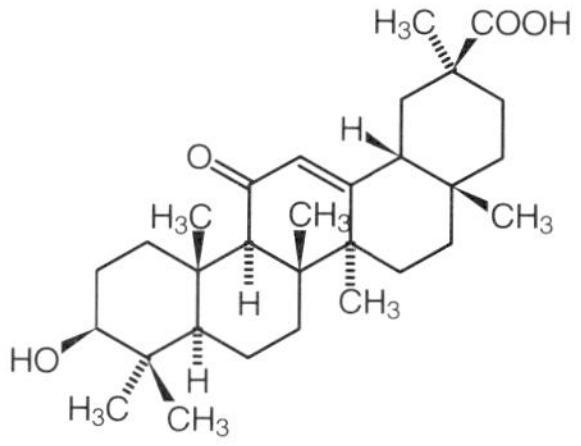

$C_{30}H_{46}O_4$ M_r 470,7

Definition

(20β)-3β-Hydroxy-11-oxoolean-12-en-29-onsäure

Gehalt: 98,0 bis 101,0 Prozent (getrocknete Substanz)

Eigenschaften

Aussehen: weißes bis fast weißes, kristallines Pulver

Löslichkeit: praktisch unlöslich in Wasser, löslich in wasserfreiem Ethanol, wenig löslich in Dichlormethan
Die Substanz zeigt Polymorphie.

Prüfung auf Identität

1: A
2: B, C

A. IR-Spektroskopie (2.2.24)

Vergleich: Enoxolon *CRS*

Wenn die Spektren in fester Form unterschiedlich sind, werden je 0,2 g Substanz und Referenzsubstanz getrennt in 6 ml wasserfreiem Ethanol *R* gelöst. Die Lösung wird 1 h lang zum Rückfluß erhitzt und anschließend mit 6 ml Wasser *R* versetzt. Ein Niederschlag bildet sich. Die Mischung wird auf etwa 10 °C abgekühlt und unter Vakuum filtriert. Der Niederschlag wird mit 10 ml Ethanol 96 % *R* gewaschen. Nach dem Trocknen des Niederschlags im Trockenschrank bei 80 °C werden erneut Spektren aufgenommen.

B. Dünnschichtchromatographie (2.2.27)

Untersuchungslösung: 10 mg Substanz werden in Dichlormethan *R* zu 10 ml gelöst.

Referenzlösung: 10 mg Enoxolon *CRS* werden in Dichlormethan *R* zu 10 ml gelöst.

Platte: DC-Platte mit Kieselgel *R*

Fließmittel: Essigsäure 98 % *R*, Aceton *R*, Dichlormethan *R* (5:10:90 *V/V/V*)

Auftragen: 5 µl

Laufstrecke: 2/3 der Platte

Trocknen: 5 min lang an der Luft

Detektion: Die Platte wird mit Anisaldehyd-Reagenz *R* besprüht und anschließend 10 min lang bei 100 bis 105 °C erhitzt.

Ergebnis: Der Hauptfleck im Chromatogramm der Untersuchungslösung entspricht in bezug auf Lage, Farbe und Größe dem Hauptfleck im Chromatogramm der Referenzlösung.

C. 50 mg Substanz werden in 10 ml Dichlormethan *R* gelöst. Werden 2 ml Lösung mit 1 ml Acetanhydrid *R* und 0,3 ml Schwefelsäure *R* versetzt, entsteht eine Rosafärbung.

Prüfung auf Reinheit

Aussehen der Lösung: Die Lösung muß klar (2.2.1) und darf nicht stärker gefärbt sein als die Farbvergleichslösung G_6 (2.2.2, Methode II).
0,1 g Substanz werden in wasserfreiem Ethanol *R* zu 10 ml gelöst.

Spezifische Drehung (2.2.7): +145 bis +154° (getrocknete Substanz)
0,50 g Substanz werden in Dioxan *R* zu 50,0 ml gelöst.

Verwandte Substanzen: Flüssigchromatographie (2.2.29)

Untersuchungslösung: 0,10 g Substanz werden in der mobilen Phase zu 100,0 ml gelöst.

Referenzlösung a: 2,0 ml Untersuchungslösung werden mit der mobilen Phase zu 100,0 ml verdünnt.

Referenzlösung b: 5,0 ml Referenzlösung a werden mit der mobilen Phase zu 100,0 ml verdünnt.

Referenzlösung c: 0,1 g 18α-Glycyrrhetinsäure *R* werden in Tetrahydrofuran *R* zu 100,0 ml gelöst. 2,0 ml Lösung werden mit 2,0 ml Untersuchungslösung versetzt und mit der mobilen Phase zu 100,0 ml verdünnt.

Säule

- Größe: l = 0,25 m, ∅ = 4,6 mm
- Stationäre Phase: octadecylsilyliertes Kieselgel zur Chromatographie *R* (5 µm)
- Temperatur: 30 °C

Mobile Phase: eine Mischung von 430 Volumteilen Tetrahydrofuran *R* und 570 Volumteilen einer Lösung von Natriumacetat *R* (1,36 g · l^{-1}), die mit Essigsäure 98 % *R* auf einen *p*H-Wert von 4,8 eingestellt wurde

Durchflußrate: 0,8 ml/min

Detektion: Spektrometer bei 250 nm

Einspritzen: 20-µl-Probenschleife; Untersuchungslösung und Referenzlösungen

Chromatographiedauer: 4fache Retentionszeit von Enoxolon

Eignungsprüfung

- Auflösung: mindestens 2,0 zwischen den Peaks von Enoxolon und 18α-Glycyrrhetinsäure im Chromatogramm der Referenzlösung c

E

Monographien

Grenzwerte

- Jede Verunreinigung: nicht größer als das 7fache der Fläche des Hauptpeaks im Chromatogramm der Referenzlösung b (0,7 Prozent)
- Summe aller Verunreinigungen: nicht größer als die Fläche des Hauptpeaks im Chromatogramm der Referenzlösung a (2,0 Prozent)
- Ohne Berücksichtigung bleiben: Peaks, deren Fläche kleiner ist als das 0,5fache der Fläche des Hauptpeaks im Chromatogramm der Referenzlösung b (0,05 Prozent)

Schwermetalle (2.4.8): höchstens 20 ppm

1,0 g Substanz muß der Grenzprüfung F auf Schwermetalle entsprechen. Zur Herstellung der Referenzlösung werden 2 ml Blei-Lösung (10 ppm Pb) *R* verwendet.

Trocknungsverlust (2.2.32): höchstens 0,5 Prozent, mit 1,000 g Substanz durch 4 h langes Trocknen im Trockenschrank bei 100 bis 105 °C bestimmt

Sulfatasche (2.4.14): höchstens 0,2 Prozent, mit 1,0 g Substanz bestimmt

Gehaltsbestimmung

0,330 g Substanz, in 40 ml Dimethylformamid *R* gelöst, werden mit Tetrabutylammoniumhydroxid-Lösung (0,1 mol · l^{-1}) titriert. Der Endpunkt wird mit Hilfe der Potentiometrie (2.2.20) bestimmt. Ein Blindversuch wird durchgeführt.

1 ml Tetrabutylammoniumhydroxid-Lösung (0,1 mol · l^{-1}) entspricht 47,07 mg $C_{30}H_{46}O_4$.

Lagerung

Vor Licht geschützt

Verunreinigungen

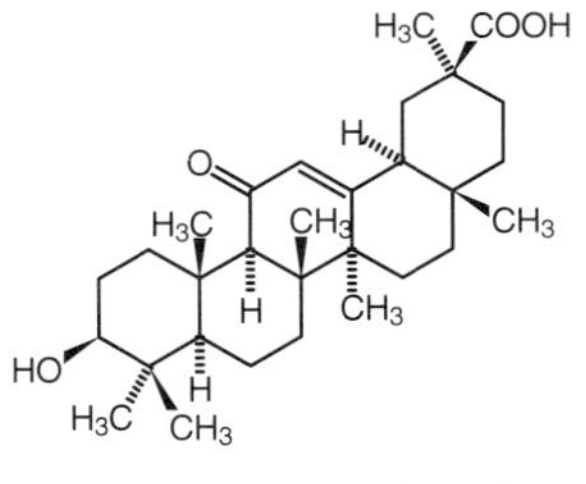

A. (20β)-3β-Hydroxy-11-oxo-18α-olean-12-en-29-onsäure

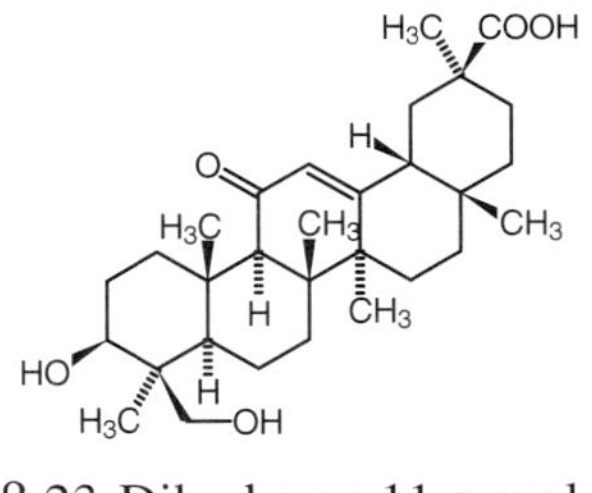

B. (4β,20β)-3β,23-Dihydroxy-11-oxoolean-12-en-29-onsäure.

2001, 487

Ephedrinhydrochlorid

Ephedrini hydrochloridum

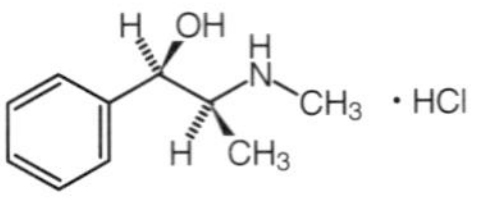

$C_{10}H_{16}ClNO$ M_r 201,7

Definition

Ephedrinhydrochlorid enthält mindestens 99,0 und höchstens 101,0 Prozent (1*R*,2*S*)-2-Methylamino-1-phenylpropan-1-ol-hydrochlorid, berechnet auf die getrocknete Substanz.

Eigenschaften

Weißes, kristallines Pulver oder farblose Kristalle; leicht löslich in Wasser, löslich in Ethanol.

Die Substanz schmilzt bei etwa 219 °C.

Prüfung auf Identität

1: B, E.
2: A, C, D, E.

A. Die Substanz entspricht der Prüfung „Spezifische Drehung“ (siehe „Prüfung auf Reinheit“).

B. Die Prüfung erfolgt mit Hilfe der IR-Spektroskopie (2.2.24) durch Vergleich des Spektrums der Substanz mit dem von Ephedrinhydrochlorid *CRS*.

C. Die bei der Prüfung „Verwandte Substanzen“ (siehe „Prüfung auf Reinheit“) erhaltenen Chromatogramme werden ausgewertet. Der Hauptfleck im Chromatogramm der Untersuchungslösung b entspricht in bezug auf Lage, Farbe und Größe dem Hauptfleck im Chromatogramm der Referenzlösung a.

D. Werden 0,1 ml Prüflösung (siehe „Prüfung auf Reinheit“) mit 1 ml Wasser *R*, 0,2 ml Kupfer(II)-sulfat-Lösung *R* und 1 ml konzentrierter Natriumhydroxid-Lösung *R* versetzt, entsteht eine Violettfärbung. Wird die Lösung mit 2 ml Ether *R* versetzt und geschüttelt, färbt sich die Etherschicht purpurrot und die wäßrige Schicht blau.

E. 5 ml Prüflösung werden mit 5 ml Wasser *R* versetzt. Die Lösung gibt die Identitätsreaktion a auf Chlorid (2.3.1).

Prüfung auf Reinheit

Prüflösung: 5,00 g Substanz werden in destilliertem Wasser *R* zu 50,0 ml gelöst.

Aussehen der Lösung: Die Prüflösung muß klar (2.2.1) und farblos sein (2.2.2, Methode II).

Sauer oder alkalisch reagierende Substanzen: Werden 10 ml Prüflösung mit 0,1 ml Methylrot-Lösung *R* und

0,2 ml Natriumhydroxid-Lösung (0,01 mol · l^{-1}) versetzt, muß die Lösung gelb gefärbt sein. Nach Zusatz von 0,4 ml Salzsäure (0,01 mol · l^{-1}) muß die Lösung rot gefärbt sein.

Spezifische Drehung (2.2.7): 12,5 ml Prüflösung werden mit Wasser *R* zu 25,0 ml verdünnt. Die spezifische Drehung muß zwischen –33,5 und –35,5° liegen, berechnet auf die getrocknete Substanz.

Verwandte Substanzen: Die Prüfung erfolgt mit Hilfe der Dünnschichtchromatographie (2.2.27) unter Verwendung einer DC-Platte mit Kieselgel G *R*.

Untersuchungslösung a: 0,2 g Substanz werden in Methanol *R* zu 10 ml gelöst.

Untersuchungslösung b: 1 ml Untersuchungslösung a wird mit Methanol *R* zu 10 ml verdünnt.

Referenzlösung a: 20 mg Ephedrinhydrochlorid *CRS* werden in Methanol *R* zu 10 ml gelöst.

Referenzlösung b: 1,0 ml Untersuchungslösung a wird mit Methanol *R* zu 200 ml verdünnt.

Auf die Platte werden 10 µl jeder Lösung aufgetragen. Die Chromatographie erfolgt mit einer Mischung von 5 Volumteilen Chloroform *R*, 15 Volumteilen konzentrierter Ammoniak-Lösung *R* und 80 Volumteilen 2-Propanol *R* über eine Laufstrecke von 15 cm. Die Platte wird an der Luft trocknen gelassen, mit Ninhydrin-Lösung *R* besprüht und 5 min lang bei 110 °C erhitzt. Kein im Chromatogramm der Untersuchungslösung a auftretender Nebenfleck darf größer oder stärker gefärbt sein als der Fleck im Chromatogramm der Referenzlösung b (0,5 Prozent). Ein Fleck mit schwächerer Färbung als die des Untergrunds wird nicht berücksichtigt.

Sulfat (2.4.13): 15 ml Prüflösung müssen der Grenzprüfung auf Sulfat entsprechen (100 ppm).

Trocknungsverlust (2.2.32): Höchstens 0,5 Prozent, mit 1,000 g Substanz durch Trocknen im Trockenschrank bei 100 bis 105 °C bestimmt.

Sulfatasche (2.4.14): Höchstens 0,1 Prozent, mit 1,0 g Substanz bestimmt.

Gehaltsbestimmung

0,150 g Substanz, in 50 ml Ethanol 96 % *R* gelöst und mit 5,0 ml Salzsäure (0,01 mol · l^{-1}) versetzt, werden mit Natriumhydroxid-Lösung (0,1 mol · l^{-1}) titriert. Das zwischen den beiden mit Hilfe der Potentiometrie (2.2.20) bestimmten Wendepunkten zugesetzte Volumen wird abgelesen.

1 ml Natriumhydroxid-Lösung (0,1 mol · l^{-1}) entspricht 20,17 mg $C_{10}H_{16}ClNO$.

Lagerung

Vor Licht geschützt.

2001, 254

Epinephrinhydrogentartrat

Adrenalini tartras

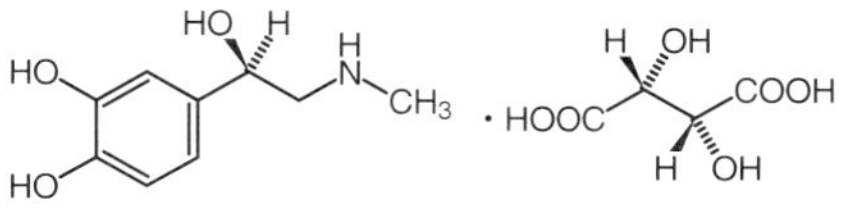

$C_{13}H_{19}NO_9$ M_r 333,3

Definition

Epinephrinhydrogentartrat enthält mindestens 98,5 und höchstens 101,0 Prozent (*R*)-1-(3,4-Dihydroxyphenyl)-2-(methylamino)ethanol-(2*R*,3*R*)-hydrogentartrat, berechnet auf die getrocknete Substanz.

E

Monographien

Eigenschaften

Weißes bis grauweißes, kristallines Pulver; leicht löslich in Wasser, schwer löslich in Ethanol, praktisch unlöslich in Ether.

Prüfung auf Identität

1: A, C, F.
2: A, B, D, E, F.

A. 2 g Substanz werden in 20 ml einer Lösung von Natriumdisulfit *R* (5 g · l^{-1}) gelöst. Nach Zusatz von Ammoniak-Lösung *R* bis zur alkalischen Reaktion wird die Lösung 1 h lang in einer Eis-Wasser-Mischung stehengelassen und filtriert. Das Filtrat wird für die Identitätsprüfung F beiseite gestellt. Der Niederschlag wird 3mal mit je 2 ml Wasser *R*, dann mit 5 ml Ethanol 96 % *R* und schließlich mit 5 ml Ether *R* gewaschen. Im Vakuum wird 3 h lang getrocknet. Die spezifische Drehung (2.2.7) des Rückstands (Epinephrinbase), an einer Lösung (20 g · l^{-1}) in Salzsäure (0,5 mol · l^{-1}) bestimmt, liegt zwischen –50 und –54°.

B. 50,0 mg Substanz werden in Salzsäure (0,01 mol · l^{-1}) zu 100,0 ml gelöst. 10,0 ml Lösung werden mit Salzsäure (0,01 mol · l^{-1}) zu 100,0 ml verdünnt. Die Lösung zeigt zwischen 250 und 300 nm ein Absorptionsmaximum (2.2.25) bei 279 nm mit einer spezifischen Absorption im Maximum von 79 bis 85.

C. Die Prüfung erfolgt mit Hilfe der IR-Spektroskopie (2.2.24) durch Vergleich des Spektrums der wie unter A hergestellten Epinephrinbase mit dem der aus einer geeigneten Menge Epinephrinhydrogentartrat *CRS* hergestellten Base. Die Prüfung erfolgt mit Hilfe von Preßlingen.

D. Etwa 5 mg Substanz werden in 5 ml Wasser *R* gelöst. 1 ml Lösung wird mit 10 ml Pufferlösung *p*H 3,6 *R* und 1 ml Iod-Lösung (0,05 mol · l^{-1}) versetzt. Werden nach 5 min langem Stehenlassen 2 ml Natriumthiosulfat-Lösung (0,1 mol · l^{-1}) zugesetzt, entsteht eine intensive rotviolette Färbung.

E. 1 ml der unter „Prüfung auf Identität, D“ hergestellten Lösung wird mit 1 ml einer 1prozentigen Lösung (*V/V*) von Diethoxytetrahydrofuran *R* in Essigsäure 98 % *R* versetzt. 2 min lang wird auf 80 °C erhitzt, in einer Eis-Wasser-Mischung abgekühlt und 3 ml einer Lösung von Dimethylaminobenzaldehyd *R* (20 g · l^{-1}) in einer Mischung von 1 Volumteil Salzsäure *R* und 19 Volumteilen Essigsäure 98 % *R* zugesetzt. Nach Mischen und 2 min langem Stehenlassen zeigt die Lösung eine einer Blindlösung ähnliche Gelbfärbung.

F. 0,2 ml des unter „Prüfung auf Identität, A“ erhaltenen Filtrats geben die Identitätsreaktion b auf Tartrat (2.3.1).

Prüfung auf Reinheit

Aussehen der Lösung: 0,5 g Substanz werden in Wasser *R* zu 10 ml gelöst. Bei sofortiger Prüfung darf die Lösung nicht stärker opaleszieren als die Referenzsuspension II (2.2.1) und nicht stärker gefärbt sein als die Farbvergleichslösung BG_5 (2.2.2, Methode II).

Adrenalon: 50,0 mg Substanz werden in Salzsäure (0,01 mol · l^{-1}) zu 25,0 ml gelöst. Die Absorption (2.2.25) der Lösung, bei 310 nm gemessen, darf höchstens 0,10 betragen.

Norepinephrin: Die Prüfung erfolgt mit Hilfe der Dünnschichtchromatographie (2.2.27) unter Verwendung einer Schicht von Kieselgel G *R*.

Untersuchungslösung: 0,25 g Substanz werden in Wasser *R* zu 10 ml gelöst. Die Lösung ist frisch herzustellen.

Referenzlösung a: 12,5 mg Norepinephrinhydrogentartrat *CRS* werden in Wasser *R* zu 10 ml gelöst. Die Lösung ist frisch herzustellen.

Referenzlösung b: 2 ml Referenzlösung a werden mit Wasser *R* zu 10 ml verdünnt.

Referenzlösung c: 2 ml Untersuchungslösung und 2 ml Referenzlösung b werden gemischt.

Auf die Platte werden bandförmig (20 mm × 2 mm) 6 µl Untersuchungslösung, 6 µl Referenzlösung a, 6 µl Referenzlösung b und 12 µl Referenzlösung c aufgetragen. Nach dem Trocknenlassen wird mit einer gesättigten Lösung von Natriumhydrogencarbonat *R* besprüht und an der Luft trocknen gelassen. Mit Acetanhydrid *R* wird 2mal besprüht, wobei nach dem ersten Aufsprühen trocknen gelassen wird. Dann wird die Platte 90 min lang bei 50 °C erhitzt. Die Chromatographie erfolgt mit einer Mischung von 0,5 Volumteilen wasserfreier Ameisensäure *R*, 50 Volumteilen Aceton *R* und 50 Volumteilen Dichlormethan *R* über eine Laufstrecke von 15 cm. Nach dem Trocknenlassen wird mit einer frisch hergestellten Mischung von 2 Volumteilen Ethylendiamin *R* und 8 Volumteilen Methanol *R*, der 2 Volumteile einer Lösung von Kaliumhexacyanoferrat(III) *R* (5 g · l^{-1}) zugesetzt werden, besprüht. Die Platte wird 10 min lang bei 60 °C getrocknet. Die Auswertung erfolgt im ultravioletten Licht bei 254 und 365 nm. Wenn eine Zone zwischen den beiden intensivsten Zonen im Chromatogramm der Untersuchungslösung erscheint, darf sie höchstens so intensiv sein wie die entsprechende Zone im Chromatogramm der Referenzlösung b (1,0 Prozent). Die Prüfung darf nur ausgewertet werden, wenn das Chromatogramm der Referenzlösung c zwischen den beiden intensivsten Zonen eine deutlich getrennte Zone, entsprechend der intensivsten Zone im Chromatogramm der Referenzlösung a, zeigt.

Trocknungsverlust (2.2.32): Höchstens 0,5 Prozent, mit 1,00 g Substanz durch 18 h langes Trocknen im Vakuum bestimmt.

Sulfatasche (2.4.14): Höchstens 0,1 Prozent, mit 1,0 g Substanz bestimmt.

Gehaltsbestimmung

0,300 g Substanz, in 50 ml wasserfreier Essigsäure *R*, falls erforderlich unter Erwärmen, gelöst, werden unter Zusatz von 0,1 ml Kristallviolett-Lösung *R* mit Perchlorsäure (0,1 mol · l^{-1}) bis zum Farbumschlag nach Blaugrün titriert.

1 ml Perchlorsäure (0,1 mol · l^{-1}) entspricht 33,33 mg $C_{13}H_{19}NO_9$.

Lagerung

Vor Licht geschützt, in evakuierten oder mit Inertgas gefüllten, zugeschmolzenen Glasröhrchen oder dicht verschlossenen Behältnissen.

2000, 1171

Hydriertes Erdnußöl

Arachidis oleum hydrogenatum

Definition

Hydriertes Erdnußöl ist ein durch Reinigen, Bleichen, Hydrieren und Desodorieren erhaltenes Öl, das aus den geschälten Samen von *Arachis hypogaea* L. gewonnen wird. Jede Art von hydriertem Erdnußöl ist durch den angegebenen Tropfpunkt charakterisiert.

Eigenschaften

Weiße bis schwach gelbliche, weiche Masse, die beim Erwärmen zu einer klaren und blaßgelben Flüssigkeit schmilzt; praktisch unlöslich in Wasser, leicht löslich in Dichlormethan und Petroläther (Destillationsbereich: 65 bis 70 °C), sehr schwer löslich in Ethanol.

Prüfung auf Identität

1: A, B.
2: A, C.

A. Die Substanz entspricht der Prüfung „Tropfpunkt“ (siehe „Prüfung auf Reinheit“).

B. Die Prüfung erfolgt mit Hilfe der „Identifizierung fetter Öle durch Dünnschichtchromatographie“

(2.3.2). Das Chromatogramm entspricht dem typischen Chromatogramm des Erdnußöls.

C. Die Substanz entspricht der Prüfung „Fremde fette Öle" (siehe „Prüfung auf Reinheit").

Prüfung auf Reinheit

Tropfpunkt (2.2.17): 32 bis 43 °C. In diesem Bereich darf der Tropfpunkt höchstens um 3 °C vom angegebenen Wert abweichen.

Säurezahl (2.5.1): Höchstens 0,5. 10,0 g Substanz werden in 50 ml des vorgeschriebenen Lösungsmittels durch Erhitzen im Wasserbad gelöst.

Peroxidzahl (2.5.5): Höchstens 5,0. 5,0 g Substanz werden in 30 ml des vorgeschriebenen Lösungsmittels durch Erhitzen im Wasserbad gelöst.

Unverseifbare Anteile (2.5.7): Höchstens 1,0 Prozent.

Alkalisch reagierende Substanzen in fetten Ölen (2.4.19): Die Substanz muß der Prüfung entsprechen.

Fremde fette Öle: Die Prüfung erfolgt mit Hilfe der „Prüfung fetter Öle auf fremde Öle durch Gaschromatographie" (2.4.22).

Die Chromatographie kann durchgeführt werden mit
- einer Kapillarsäule aus Quarzglas von 25 m Länge und 0,25 mm innerem Durchmesser, belegt mit Poly(cyanopropyl)siloxan *R* (Filmdicke 0,2 µm)
- Helium zur Chromatographie *R* als Trägergas bei einer Durchflußrate von 0,7 ml je Minute
- einem Flammenionisationsdetektor
- einem Splitverhältnis von 1:100.

Die Temperatur der Säule wird 20 min lang bei 180 °C, die des Probeneinlasses und des Detektors bei 250 °C gehalten.

Die Fettsäurenfraktion muß folgende Zusammensetzung haben:
- Gesättigte Fettsäuren mit einer Kettenlänge kleiner als C_{14}: höchstens 0,5 Prozent
- Myristinsäure: höchstens 0,5 Prozent
- Palmitinsäure: 7,0 bis 16,0 Prozent
- Stearinsäure: 3,0 bis 19,0 Prozent
- Ölsäure und Isomere ($C_{18:1}$ äquivalente Kettenlänge auf Poly(cyanopropyl)siloxan 18,5 bis 18,8): 54,0 bis 78,0 Prozent
- Linolsäure und Isomere ($C_{18:2}$ äquivalente Kettenlänge auf Poly(cyanopropyl)siloxan 19,4 bis 19,8): höchstens 10,0 Prozent
- Arachinsäure: 1,0 bis 3,0 Prozent
- Eicosensäuren ($C_{20:1}$ äquivalente Kettenlänge auf Poly(cyanopropyl)siloxan 20,4 bis 20,7): höchstens 2,1 Prozent
- Behensäure: 1,0 bis 5,0 Prozent
- Erucasäure und Isomere ($C_{22:1}$ äquivalente Kettenlänge auf Poly(cyanopropyl)siloxan 22,4 bis 22,6): höchstens 0,5 Prozent
- Lignocerinsäure: 0,5 bis 3,0 Prozent.

Nickel: Höchstens 1 ppm Ni. Der Gehalt an Nickel wird mit Hilfe der Atomabsorptionsspektroskopie (2.2.23, Methode II) bestimmt.

Untersuchungslösung: In einen zuvor nach Glühen gewogenen Platin- oder Quarztiegel werden 5,0 g Substanz gegeben. Nach vorsichtigem Erhitzen wird ein Docht aus einem eingerollten, aschefreien Filterpapier in die Substanz gesteckt. Der Docht wird angezündet. Sobald die Substanz selbst brennt, wird nicht mehr erhitzt. Nach der Verbrennung wird in einem Muffelofen bei etwa 600 °C geglüht. Die Veraschung wird fortgesetzt, bis die Asche weiß ist. Nach dem Abkühlen wird der Rückstand 2mal mit je 2 ml verdünnter Salzsäure *R* aufgenommen und in einen 25-ml-Meßkolben gebracht. Nach Zusatz von 0,3 ml Salpetersäure *R* wird mit Wasser *R* zu 25,0 ml verdünnt.

Referenzlösungen: 3 Referenzlösungen werden hergestellt durch Zusatz von 1,0 ml, 2,0 ml sowie 4,0 ml Nickel-Lösung (0,2 ppm Ni) *R* zu 2,0 ml Untersuchungslösung und Verdünnen mit Wasser *R* zu 10,0 ml.

Die Absorption wird bei 232 nm unter Verwendung einer Nickel-Hohlkathodenlampe als Strahlungsquelle, einem Graphitofen als Atomisierungseinrichtung und Argon *R* als Trägergas bestimmt.

Wasser (2.5.12): Höchstens 0,3 Prozent, mit 1,000 g Substanz nach der Karl-Fischer-Methode bestimmt.

Lagerung

Gut verschlossen, vor Licht geschützt.

Beschriftung

Die Beschriftung gibt insbesondere den Tropfpunkt an.

2001, 82

Ergocalciferol

Ergocalciferolum

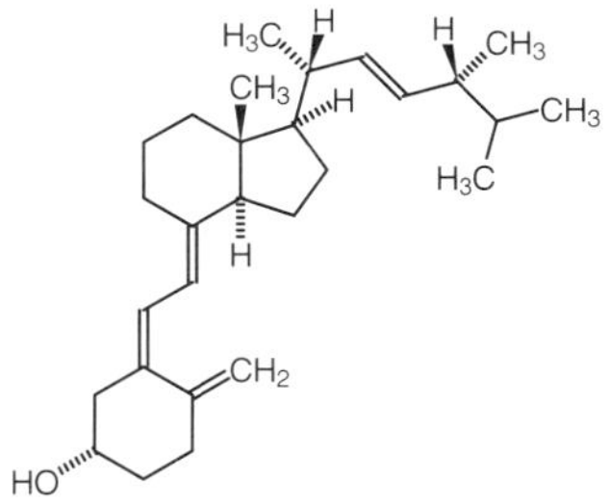

$C_{28}H_{44}O$ M_r 396,7

Definition

Ergocalciferol (Vitamin D_2) enthält mindestens 97,0 und höchstens 103,0 Prozent (5*Z*,7*E*,22*E*)-9,10-Secoergosta-5,7,10(19),22-tetraen-3β-ol.

1 Milligramm Ergocalciferol entspricht in seiner antirachitischen Wirksamkeit bei Ratten 40 000 I.E. Vitamin D.

Eigenschaften

Weißes bis schwach gelbliches, kristallines Pulver oder weiße bis fast weiße Kristalle; praktisch unlöslich in Wasser, leicht löslich in Ethanol, löslich in fetten Ölen. Die Substanz ist luft-, wärme- und lichtempfindlich. Lösungen in flüchtigen Lösungsmitteln sind instabil und müssen sofort verwendet werden.

In Lösung tritt eine reversible Isomerisierung zu Prä-Ergocalciferol in Abhängigkeit von Temperatur und Zeit ein. Ergocalciferol und Prä-Ergocalciferol sind biologisch aktiv.

Prüfung auf Identität

Die Prüfung erfolgt mit Hilfe der IR-Spektroskopie (2.2.24) durch Vergleich des Spektrums der Substanz mit dem von Ergocalciferol *CRS*. Die Prüfung erfolgt mit Hilfe von Preßlingen.

Prüfung auf Reinheit

Spezifische Drehung (2.2.7): 0,200 g Substanz werden schnell und ohne Erwärmen in aldehydfreiem Ethanol 96 % *R* zu 25,0 ml gelöst. Die spezifische Drehung muß zwischen +103 und +107° liegen, innerhalb von 30 min nach Herstellen der Lösung bestimmt.

Reduzierende Substanzen: 0,1 g Substanz werden in aldehydfreiem Ethanol 96 % *R* zu 10,0 ml gelöst. Die Lösung wird mit 0,5 ml einer Lösung von Tetrazolblau *R* ($5 g \cdot l^{-1}$) in aldehydfreiem Ethanol 96 % *R* und 0,5 ml verdünnter Tetramethylammoniumhydroxid-Lösung *R* versetzt und stehengelassen. Nach genau 5 min wird die Lösung mit 1,0 ml Essigsäure 98 % *R* versetzt. Gleichzeitig und unter gleichen Bedingungen wird eine Referenzlösung hergestellt unter Verwendung von 10,0 ml einer Lösung, die 0,2 µg Hydrochinon *R* je Milliliter aldehydfreiem Ethanol 96 % *R* enthält. Die Absorption (2.2.25) der beiden Lösungen wird bei 525 nm gegen 10,0 ml aldehydfreies Ethanol 96 % *R* als Kompensationsflüssigkeit gemessen, das unter den gleichen Bedingungen behandelt wurde. Die Absorption der zu untersuchenden Lösung darf nicht größer als die der Referenzlösung sein (20 ppm).

Ergosterol: Die Prüfung erfolgt mit Hilfe der Dünnschichtchromatographie (2.2.27) unter Verwendung einer Schicht von Kieselgel G *R*.

Untersuchungslösung: 0,25 g Substanz werden in Dichlorethan *R*, das Squalan *R* ($10 g \cdot l^{-1}$) und Butylhydroxytoluol *R* ($0,1 g \cdot l^{-1}$) enthält, zu 5 ml gelöst.

Vor Gebrauch frisch herzustellen.

Referenzlösung a: 0,10 g Ergocalciferol *CRS* werden in Dichlorethan *R*, das Squalan *R* ($10 g \cdot l^{-1}$) und Butylhydroxytoluol *R* ($0,1 g \cdot l^{-1}$) enthält, zu 2 ml gelöst.

Vor Gebrauch frisch herzustellen.

Referenzlösung b: 5 mg Ergosterol *CRS* werden in Dichlorethan *R*, das Squalan *R* ($10 g \cdot l^{-1}$) und Butylhydroxytoluol *R* ($0,1 g \cdot l^{-1}$) enthält, zu 50 ml gelöst.

Vor Gebrauch frisch herzustellen.

Referenzlösung c: Gleiche Volumteile Referenzlösung a und Referenzlösung b werden gemischt.

Vor Gebrauch frisch herzustellen.

Auf die Platte werden je 10 µl Untersuchungslösung und Referenzlösungen a und b sowie 20 µl Referenzlösung c aufgetragen. Die Chromatographie erfolgt sofort unter Lichtausschluß mit einer Mischung von gleichen Volumteilen Cyclohexan *R* und peroxidfreiem Ether *R*, die Butylhydroxytoluol *R* ($0,1 g \cdot l^{-1}$) enthält, über eine Laufstrecke von 15 cm. Die Platte wird an der Luft trocknen gelassen und 3mal mit Antimon(III)-chlorid-Lösung *R* 1 besprüht. Die Chromatogramme werden innerhalb von 3 bis 4 min nach dem Besprühen ausgewertet. Der Hauptfleck im Chromatogramm der Untersuchungslösung ist zuerst orangegelb und geht dann in Braun über. Ein im Chromatogramm der Untersuchungslösung unmittelbar unterhalb des Hauptflecks allmählich auftretender violetter Fleck, der dem Ergosterol entspricht, darf nicht größer oder stärker gefärbt sein als der Fleck im Chromatogramm der Referenzlösung b (0,2 Prozent). Das Chromatogramm der Untersuchungslösung darf keinen Fleck zeigen, der nicht einem der Flecke in den Chromatogrammen der Referenzlösungen a und b entspricht. Die Prüfung darf nur ausgewertet werden, wenn das Chromatogramm der Referenzlösung c deutlich voneinander getrennt 2 Flecke zeigt.

Gehaltsbestimmung

Die Bestimmung muß so schnell wie möglich durchgeführt werden, wobei der Einfluß von UV-haltigem Licht und von Luft zu vermeiden ist.

Die Bestimmung erfolgt mit Hilfe der Flüssigchromatographie (2.2.29).

Untersuchungslösung: 10,0 mg Substanz werden ohne Erwärmen in 10,0 ml Toluol *R* gelöst. Die Lösung wird mit der mobilen Phase zu 100,0 ml verdünnt.

Referenzlösung a: 10,0 mg Ergocalciferol *CRS* werden ohne Erwärmen in 10,0 ml Toluol *R* gelöst. Die Lösung wird mit der mobilen Phase zu 100,0 ml verdünnt.

Referenzlösung b: 1,0 ml Colecalciferol zur Eignungsprüfung *CRS* wird mit der mobilen Phase zu 5,0 ml verdünnt. Die Lösung wird 45 min lang im Wasserbad von 90 °C zum Rückfluß erhitzt und anschließend abgekühlt.

Die Chromatographie kann durchgeführt werden mit
- einer Säule aus rostfreiem Stahl von 0,25 m Länge und 4,6 mm innerem Durchmesser, gepackt mit einem geeigneten Kieselgel (5 µm)
- einer Mischung von 3 Volumteilen Pentanol *R* und 997 Volumteilen Hexan *R* als mobile Phase bei einer Durchflußrate von 2 ml je Minute
- einem Spektrometer als Detektor bei einer Wellenlänge von 254 nm.

Ein automatischer Probengeber oder eine Probenschleife werden empfohlen. Ein geeignetes Volumen der Referenzlösung b wird injiziert und das Chromatogramm mit einer solchen Empfindlichkeit aufgezeichnet, daß der Ausschlag für Colecalciferol mindestens 50 Prozent des maximalen Ausschlags beträgt.

Referenzlösung b wird 6mal eingepritzt. Werden die Chromatogramme unter den vorgeschriebenen Bedingungen aufgezeichnet, betragen die relativen Retentionen bezogen auf Colecalciferol für Prä-Colecalciferol etwa 0,4 und für *trans*-Colecalciferol etwa 0,5. Die relative Standardabweichung der Ansprechempfindlichkeit für Colecalciferol darf nicht größer als 1 Prozent und die

Auflösung zwischen den Peaks von Prä-Colecalciferol und *trans*-Colecalciferol darf nicht kleiner als 1,0 sein. Falls erforderlich werden die Zusammensetzung und die Durchflußrate der mobilen Phase so geändert, daß die geforderte Auflösung erhalten wird.

Ein geeignetes Volumen der Referenzlösung a wird injiziert und das Chromatogramm mit einer solchen Empfindlichkeit aufgezeichnet, daß der Ausschlag für Ergocalciferol mindestens 50 Prozent des maximalen Ausschlags beträgt. Dasselbe Volumen Untersuchungslösung wird injiziert und das Chromatogramm in gleicher Weise aufgezeichnet.

Der Gehalt an Ergocalciferol in Prozent errechnet sich nach der Formel

$$\frac{m'}{m} \cdot \frac{S_D}{S'_D} \cdot 100$$

m = Masse der Substanz in der Untersuchungslösung in Milligramm

m' = Masse Ergocalciferol *CRS* in der Referenzlösung a in Milligramm

S_D = Peakfläche oder -höhe von Ergocalciferol im Chromatogramm der Untersuchungslösung

S'_D = Peakfläche oder -höhe von Ergocalciferol im Chromatogramm der Referenzlösung a.

Lagerung

Dicht verschlossen, vor Licht geschützt, unter Stickstoff, zwischen 2 und 8 °C. Der Inhalt eines geöffneten Behältnisses muß so schnell wie möglich verbraucht werden.

Verunreinigungen

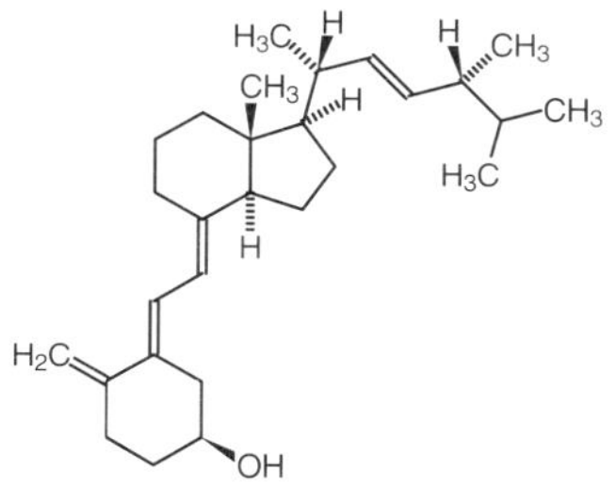

A. (5*E*,7*E*,22*E*)-9,10-Secoergosta-5,7,10(19),22-tetraen-3β-ol
(*trans*-Ergocalciferol, *trans*-Vitamin D_2)

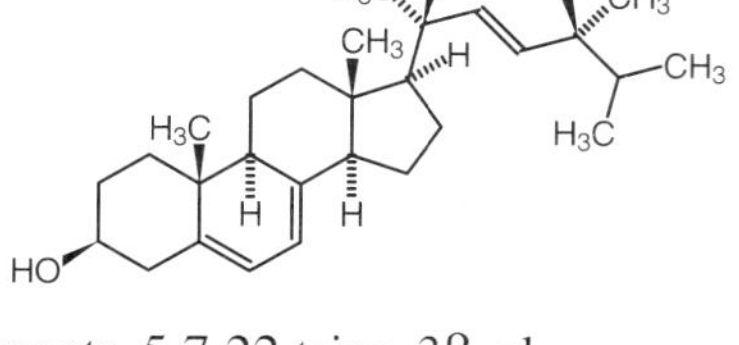

B. (22*E*)-Ergosta-5,7,22,trien-3β-ol
(Ergosterol, Provitamin D_2)

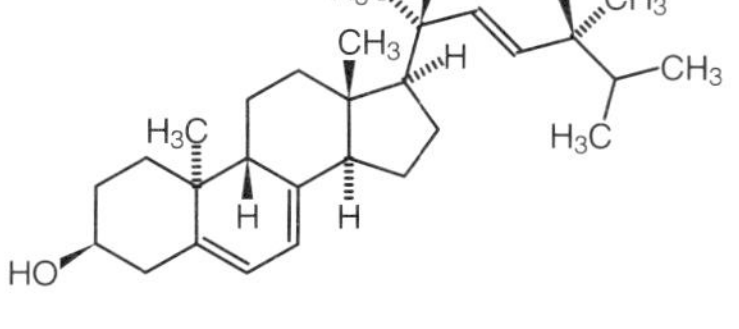

C. (9β,10α,22*E*)-Ergosta-5,7,22,trien-3β-ol
(Lumisterol$_2$)

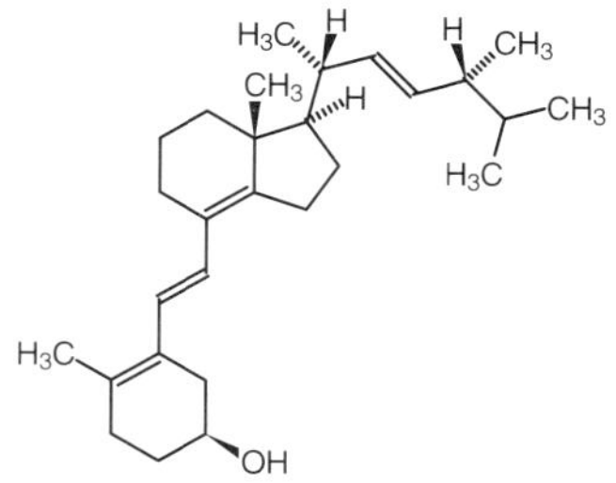

D. (6*E*,22*E*)-9,10-Secoergosta-5(10),6,8(14),22-tetraen-3β-ol
(Isotachysterol$_2$)

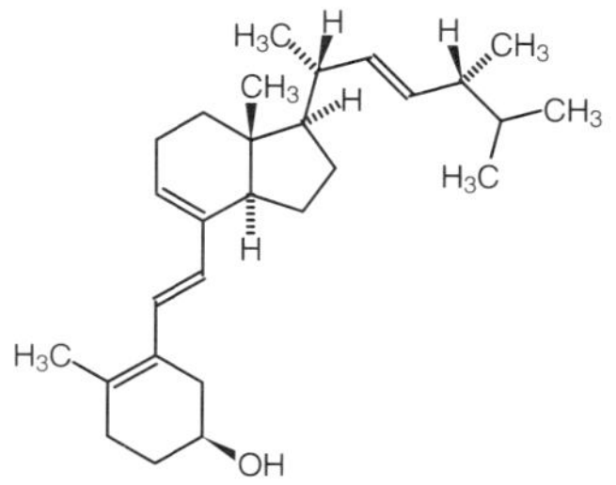

E. (6*E*,22*E*)-9,10-Secoergosta-5(10),6,8,22-tetraen-3β-ol
(Tachysterol$_2$).

2001, 224

Ergotamintartrat

Ergotamini tartras

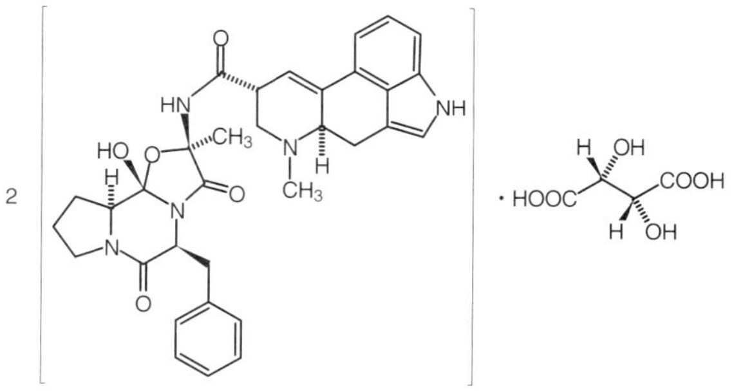

$C_{70}H_{76}N_{10}O_{16}$ M_r 1313

Definition

Ergotamintartrat enthält mindestens 98,0 und höchstens 101,0 Prozent Bis[(6a*R*,9*R*)-*N*-[(2*R*,5*S*,10a*S*,10b*S*)-5-benzyl-10b-hydroxy-2-methyl-3,6-dioxo-octahydro-8*H*-oxazol[3,2-*a*]pyrrol[2,1-*c*]pyrazin-2-yl]-7-methyl-4,6,6a,7,8,9-hexahydroindol[4,3-*f*,*g*]chinolin-9-carboxamid]-tartrat, berechnet auf die getrocknete Substanz. Die Substanz kann 2 Mol Kristallmethanol enthalten.

Eigenschaften

Weißes bis fast weißes, kristallines Pulver oder farblose Kristalle, schwach hygroskopisch; schwer löslich in

Ethanol. Wäßrige Lösungen trüben sich allmählich durch Hydrolyse, was durch Zusatz von Weinsäure verhindert werden kann.

Prüfung auf Identität

1: B, C.

2: A, C, D, E.

A. 50 mg Substanz werden Salzsäure (0,01 mol · l^{-1}) zu 100,0 ml gelöst. 10,0 ml dieser Lösung werden mit Salzsäure (0,01 mol · l^{-1}) zu 100,0 ml verdünnt. Die Lösung, zwischen 250 und 360 nm gemessen, zeigt ein Absorptionsmaximum (2.2.25) zwischen 311 und 321 nm und ein Absorptionsminimum zwischen 265 und 275 nm. Die spezifische Absorption, im Maximum gemessen, liegt zwischen 118 und 128, berechnet auf die getrocknete Substanz.

B. Die Prüfung erfolgt mit Hilfe der IR-Spektroskopie (2.2.24) durch Vergleich des Spektrums der Substanz mit dem von Ergotamintartrat *CRS*. Die Prüfung erfolgt mit Hilfe von wie folgt hergestellten Preßlingen: Die Substanz und die Referenzsubstanz werden getrennt mit 0,2 ml Methanol *R*, dann mit Kaliumbromid *R* nach der allgemeinen Methode verrieben.

C. Die Chromatogramme aus der Prüfung „Verwandte Substanzen" (siehe „Prüfung auf Reinheit") werden höchstens 1 min lang im ultravioletten Licht bei 365 nm geprüft. Der Hauptfleck im Chromatogramm der Untersuchungslösung b entspricht in bezug auf Lage und Fluoreszenz dem Hauptfleck im Chromatogramm der Referenzlösung a. Nach Besprühen mit Dimethylaminobenzaldehyd-Lösung *R* 7 wird im Tageslicht ausgewertet. Der Hauptfleck im Chromatogramm der Untersuchungslösung b entspricht in bezug auf Lage, Farbe und Größe dem Hauptfleck im Chromatogramm der Referenzlösung a.

D. Eine Mischung von 0,1 ml Prüflösung (siehe „Prüfung auf Reinheit") mit 1 ml Essigsäure 98 % *R*, 0,05 ml Eisen(III)-chlorid-Lösung *R* 1 und 1 ml Phosphorsäure 85 % *R* wird im Wasserbad von 80 °C erhitzt. Nach etwa 10 min entwickelt sich eine blaue oder violette Färbung, die sich beim Stehenlassen vertieft.

E. Etwa 10 mg Substanz werden in 1,0 ml Natriumhydroxid-Lösung (0,1 mol · l^{-1}) gelöst. In einem Scheidetrichter wird mit 5 ml Dichlormethan *R* ausgeschüttelt. Nach Verwerfen der organischen Phase wird die wäßrige Phase mit einigen Tropfen verdünnter Salzsäure *R* neutralisiert. 0,1 ml dieser Lösung gibt die Identitätsreaktion b auf Tartrat (2.3.1). Wird die Mischung in 1 ml Wasser *R* gegossen, so ist eine Farbänderung nach Rot oder Rotbraun zu beobachten.

Prüfung auf Reinheit

Alle Prüfungen sind so rasch wie möglich und unter Lichtschutz durchzuführen.

Prüflösung: 30 mg Substanz werden mit etwa 15 mg Weinsäure *R* fein verrieben und unter Umschütteln in 6 ml Wasser *R* gelöst.

Aussehen der Lösung: Die Prüflösung muß klar (2.2.1) und darf nicht stärker gefärbt sein als die Farbvergleichslösung G_6 (2.2.2, Methode II).

***p*H-Wert** (2.2.3): 10 mg feinpulverisierte Substanz werden mit 4 ml kohlendioxidfreiem Wasser *R* geschüttelt. Der *p*H-Wert der Suspension muß zwischen 4,0 und 5,5 liegen.

Spezifische Drehung (2.2.7): 0,40 g Substanz werden in 40 ml einer Lösung von Weinsäure *R* (10 g · l^{-1}) gelöst. 0,5 g Natriumhydrogencarbonat *R* werden vorsichtig portionsweise zugesetzt und sorgfältig vermischt. 4mal wird mit je 10 ml Chloroform *R* ausgeschüttelt, das zuvor 5mal mit je 50 ml Wasser *R* für 100 ml Reagenz gewaschen wurde. Die organischen Phasen werden vereinigt und durch ein kleines, zuvor mit wie oben gewaschenem Chloroform *R* befeuchtetes Filter filtriert. Das Filtrat wird mit gewaschenem Chloroform *R* zu 50,0 ml verdünnt und der Drehungswinkel bestimmt.

Die Ergotaminkonzentration der Chloroformlösung wird wie folgt bestimmt: 25,0 ml dieser Lösung werden mit 50 ml wasserfreier Essigsäure *R* versetzt. Die Bestimmung wird mit Perchlorsäure (0,05 mol · l^{-1}) durchgeführt. Der Endpunkt wird mit Hilfe der Potentiometrie (2.2.20) bestimmt.

1 ml Perchlorsäure (0,05 mol·l^{-1}) entspricht 29,08 mg $C_{33}H_{35}N_5O_5$.

Die spezifische Drehung muß zwischen –154 und –165° liegen, berechnet unter Zugrundelegung des Drehungswinkels und der Konzentration an Ergotaminbase.

Verwandte Substanzen: Die Prüfung erfolgt mit Hilfe der Dünnschichtchromatographie (2.2.27) unter Verwendung einer DC-Platte mit Kieselgel G *R*.

Die Referenz- und Untersuchungslösungen müssen unmittelbar vor Verwendung und in der angegebenen Reihenfolge hergestellt werden.

Referenzlösung a: 10 mg Ergotamintartrat *CRS* werden in einer Mischung von 1 Volumteil Methanol *R* und 9 Volumteilen Dichlormethan *R* zu 10,0 ml gelöst.

Referenzlösung b: 7,5 ml Referenzlösung a werden mit einer Mischung von 1 Volumteil Methanol *R* und 9 Volumteilen Dichlormethan *R* zu 50,0 ml verdünnt.

Referenzlösung c: 2,0 ml Referenzlösung b werden mit 4,0 ml einer Mischung von 1 Volumteil Methanol *R* und 9 Volumteilen Dichlormethan *R* versetzt.

Untersuchungslösung a: 50 mg Substanz werden in einer Mischung von 1 Volumteil Methanol *R* und 9 Volumteilen Dichlormethan *R* zu 5,0 ml gelöst.

Untersuchungslösung b: 1,0 ml Untersuchungslösung a wird mit einer Mischung von 1 Volumteil Methanol *R* und 9 Volumteilen Dichlormethan *R* zu 10,0 ml verdünnt.

Auf die Platte werden rasch 5 µl jeder Referenzlösung, dann 5 µl jeder Untersuchungslösung aufgetragen. Sofort werden die Startflecke genau 20 s lang Ammoniakgas ausgesetzt, indem die Startlinie über einem Becherglas von 55 mm Höhe und 45 mm Durchmesser mit etwa 20 ml konzentrierter Ammoniak-Lösung *R* hin- und herbewegt wird. Die Startlinie wird genau 20 s lang im Kaltluftstrom getrocknet. Die Chromatographie erfolgt sofort mit einer Mischung von 5 Volumteilen wasserfreiem Ethanol *R*, 10 Volumteilen Dichlormethan *R*, 15 Volumteilen Dimethylformamid *R* und 70 Volumteilen Ether *R* über eine Laufstrecke von 17 cm. Die Platte wird im Kaltluftstrom etwa 2 min lang getrocknet. Die Chromatogramme werden höchstens 1 min lang im ultravioletten Licht bei 365 nm geprüft. Anschließend wird die Platte ausgiebig mit Dimethylaminobenzaldehyd-Lösung *R* 7 besprüht und etwa 2 min lang im Warmluftstrom getrocknet. Kein im Chromatogramm der Untersuchungslösung a auftretender Nebenfleck darf größer oder stärker gefärbt sein als der Fleck der Referenzlösung b (1,5 Prozent), und höchstens ein Nebenfleck darf größer oder stärker gefärbt sein als der Hauptfleck im Chromatogramm der Referenzlösung c (0,5 Prozent).

Trocknungsverlust (2.2.32): Höchstens 6,0 Prozent, mit 0,100 g Substanz durch 6 h langes Trocknen bei 95 °C im Vakuum bestimmt.

Gehaltsbestimmung

0,200 g Substanz, in 40 ml wasserfreier Essigsäure *R* gelöst, werden mit Perchlorsäure (0,05 mol · l^{-1}) titriert. Der Endpunkt wird mit Hilfe der Potentiometrie (2.2.20) bestimmt.

1 ml Perchlorsäure (0,05 mol · l^{-1}) entspricht 32,84 mg $C_{70}H_{76}N_{10}O_{16}$.

Lagerung

In dicht verschlossenen Glasbehältnissen, vor Licht geschützt, zwischen 2 und 8 °C.

Dieser Text enthält für die englisch- und/oder französischsprachige 4. Ausgabe 2002 vorgesehene Berichtigungen.

2001, 490

Erythromycinstearat

Erythromycini stearas

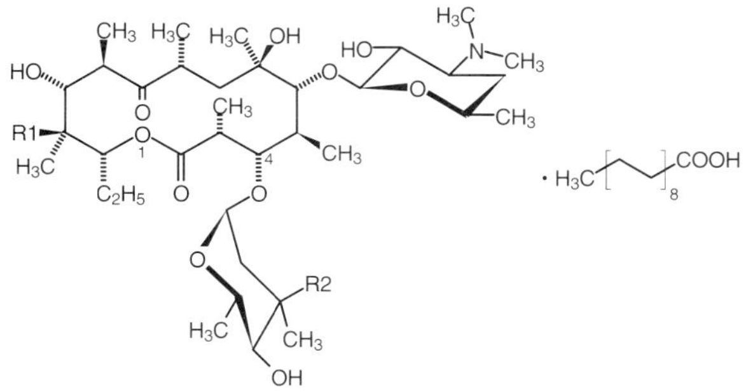

Name	Summenformel	R1	R2
Erythromycin A	$C_{55}H_{103}NO_{15}$	OH	OCH_3
Erythromycin B	$C_{55}H_{103}NO_{14}$	H	OCH_3
Erythromycin C	$C_{54}H_{101}NO_{15}$	OH	OH

$C_{55}H_{103}NO_{15}$ M_r 1018

Definition

Erythromycinstearat ist ein Gemisch der Octadecanoate von Erythromycin und freier Stearinsäure. Die Hauptkomponente ist das Octadecanoat von (3*R*,4*S*,5*S*,6*R*,7*R*,9*R*,11*R*,12*R*,13*S*,14*R*)-6-[[3-(Dimethylamino)-3,4,6-tri=desoxy-β-D-*xylo*-hexopyranosyl]oxy]-14-ethyl-7,12,13-trihydroxy-3,5,7,9,11,13-hexamethyl-4-[(3-*C*-methyl-3-*O*-methyl-2,6-didesoxy-α-L-*ribo*-hexopyranosyl)oxy]oxa=cyclotetradecan-2,10-dion (Erythromycin A). Die Summe des Gehalts an Erythromycin A, Erythromycin B und Erythromycin C, berechnet als Stearate, und an freier Stearinsäure beträgt mindestens 97,0 und höchstens 103,0 Prozent, berechnet auf die wasserfreie Substanz. Die Summe des Gehalts an Erythromycin A, Erythromycin B und Erythromycin C beträgt mindestens 60,5 Prozent, berechnet auf die wasserfreie Substanz.

Herstellung

Die Substanz muß den Anforderungen der Monographie **Fermentationsprodukte (Producta ab fermentatione)** entsprechen.

Falls zutreffend muß die Substanz der Monographie **Produkte mit dem Risiko der Übertragung von Erregern der spongiformen Enzephalopathie tierischen Ursprungs (Producta cum possibili transmissione vectorium enkephalopathiarum spongiformium animalium)** entsprechen.

Eigenschaften

Weißes, kristallines Pulver; praktisch unlöslich in Wasser, löslich in Aceton und Methanol. Lösungen in diesen Lösungsmitteln können opaleszieren.

Prüfung auf Identität

1: A.
2: B.

A. Die Prüfung erfolgt mit Hilfe der IR-Spektroskopie (2.2.24) durch Vergleich des Spektrums der Substanz mit dem von Erythromycinstearat *CRS*.

B. Die Prüfung erfolgt mit Hilfe der Dünnschichtchromatographie (2.2.27) unter Verwendung einer DC-Platte mit Kieselgel G *R*.

Untersuchungslösung: 28 mg Substanz werden in Methanol *R* zu 10 ml gelöst.

Referenzlösung a: 20 mg Erythromycin A *CRS* werden in Methanol *R* zu 10 ml gelöst.

Referenzlösung b: 10 mg Stearinsäure *R* werden in Methanol *R* zu 10 ml gelöst.

Auf die Platte werden 5 µl jeder Lösung aufgetragen. Die Chromatographie erfolgt mit der oberen Phase einer Mischung von 4 Volumteilen 2-Propanol *R*, 8 Volumteilen einer zuvor mit Ammoniak-Lösung *R* auf einen *p*H-Wert von 9,6 eingestellten Lösung von Ammoniumacetat *R* (150 g · l^{-1}) und 9 Volumteilen Ethylacetat *R* über eine Laufstrecke von 15 cm. Die Platte wird an der Luft trocknen gelassen und mit einer Lösung, die Dichlorfluorescein *R* (0,2 g · l^{-1}) und Rhodamin B *R* (0,1 g · l^{-1}) in Ethanol 96 % *R* enthält, besprüht. Die Platte wird einige Sekunden lang in die

E

Monographien

Dämpfe über einem Wasserbad gehalten und anschließend im ultravioletten Licht bei 365 nm ausgewertet. Das Chromatogramm der Untersuchungslösung zeigt 2 Flecke, von denen einer in bezug auf seine Lage dem Hauptfleck im Chromatogramm der Referenzlösung a und der andere dem Hauptfleck im Chromatogramm der Referenzlösung b entspricht. Die Platte wird mit Anisaldehyd-Reagenz *R* 1 besprüht, 5 min lang bei 110 °C erhitzt und im Tageslicht ausgewertet. Der gefärbte Fleck im Chromatogramm der Untersuchungslösung entspricht in bezug auf Lage, Farbe und Größe dem Hauptfleck im Chromatogramm der Referenzlösung a.

Prüfung auf Reinheit

Freie Stearinsäure: Höchstens 14,0 Prozent $C_{18}H_{36}O_2$, berechnet auf die wasserfreie Substanz. 0,400 g Substanz, in 50 ml Methanol *R* gelöst, werden mit Natriumhydroxid-Lösung (0,1 mol · l^{-1}) titriert. Der Endpunkt wird mit Hilfe der Potentiometrie (2.2.20) bestimmt. Das je Gramm Substanz erforderliche Volumen an Natriumhydroxid-Lösung (0,1 mol · l^{-1}) wird berechnet (n_1 ml). 0,500 g Substanz werden in 30 ml Dichlormethan *R* gelöst. Opalesziert die Lösung, wird filtriert und der Rückstand 3mal mit je 25 ml Dichlormethan *R* geschüttelt. Falls erforderlich wird filtriert und das Filter mit Dichlormethan *R* gewaschen. Das Volumen der vereinigten Filtrate und Waschflüssigkeiten wird im Wasserbad auf 30 ml eingeengt. Nach Zusatz von 50 ml wasserfreier Essigsäure *R* wird mit Perchlorsäure (0,1 mol · l^{-1}) titriert. Der Endpunkt wird mit Hilfe der Potentiometrie (2.2.20) bestimmt. Das je Gramm Substanz erforderliche Volumen an Perchlorsäure (0,1 mol · l^{-1}) wird berechnet (n_2 ml).

Der Prozentgehalt an $C_{18}H_{36}O_2$ errechnet sich nach der Formel

$$2{,}845(n_1 - n_2)$$

Verwandte Substanzen: Die Prüfung erfolgt mit Hilfe der Flüssigchromatographie (2.2.29) wie unter „Gehaltsbestimmung" beschrieben.

Der Gehalt an Erythromycin-B-stearat und Erythromycin-C-stearat darf höchstens 5,0 Prozent betragen. Die Referenzlösung d wird eingespritzt. Die Untersuchungslösung wird eingespritzt. Die Chromatographie erfolgt über eine Dauer, die der 5fachen Retentionszeit von Erythromycin A entspricht. Im Chromatogramm der Untersuchungslösung darf keine Peakfläche, mit Ausnahme der des dem Erythromycin A, Erythromycin B und Erythromycin C entsprechenden Peaks, größer sein als die Fläche des Hauptpeaks im Chromatogramm der Referenzlösung d (3 Prozent).

Wasser (2.5.12): Höchstens 4,0 Prozent, mit 0,300 g Substanz nach der Karl-Fischer-Methode bestimmt, wobei als Lösungsmittel für die Titration eine Lösung von Imidazol *R* (100 g · l^{-1}) in wasserfreiem Methanol *R* verwendet wird.

Sulfatasche (2.4.14): Höchstens 0,5 Prozent, mit 1,0 g Substanz bestimmt.

Gehaltsbestimmung

Die Bestimmung erfolgt mit Hilfe der Flüssigchromatographie (2.2.29).

Untersuchungslösung: 55,0 mg Substanz werden in 5,0 ml Methanol *R* gelöst. Die Lösung wird mit Pufferlösung *p*H 8,0 *R* 1 zu 10,0 ml verdünnt und zentrifugiert. Die klare Lösung wird verwendet.

Referenzlösung a: 40,0 mg Erythromycin A *CRS* werden in 5,0 ml Methanol *R* gelöst. Die Lösung wird mit Pufferlösung *p*H 8,0 *R* 1 zu 10,0 ml verdünnt.

Referenzlösung b: 10,0 mg Erythromycin B *CRS* und 10,0 mg Erythromycin C *CRS* werden in 25,0 ml Methanol *R* gelöst. Die Lösung wird mit Pufferlösung *p*H 8,0 *R* 1 zu 50,0 ml verdünnt.

Referenzlösung c: 5 mg *N*-Desmethylerythromycin A *CRS* werden in Referenzlösung b gelöst. Nach Zusatz von 1,0 ml Referenzlösung a wird mit der Referenzlösung b zu 25 ml verdünnt.

Referenzlösung d: 3,0 ml Referenzlösung a werden mit einer Mischung gleicher Volumteile Methanol *R* und Pufferlösung *p*H 8,0 *R* 1 zu 100,0 ml verdünnt.

Die Untersuchungslösung und die Referenzlösungen können 1 Tag lang verwendet werden, wenn sie bei 5 °C aufbewahrt werden.

Die Chromatographie kann durchgeführt werden mit

- einer Säule von 0,25 m Länge und 4,6 mm innerem Durchmesser, gepackt mit Styrol-Divinylbenzol-Copolymer *R* (Teilchengröße 8 bis 10 µm, Porengröße 100 nm)
- einer mobilen Phase bei einer Durchflußrate von 2,0 ml je Minute, die wie folgt hergestellt wird: 50 ml einer Lösung von Kaliummonohydrogenphosphat *R* (35 g · l^{-1}), die mit Phosphorsäure 10 % *R* auf einen *p*H-Wert von 9,0 eingestellt wird, werden mit 400 ml Wasser *R*, 165 ml *tert.* Butanol *R* und 30 ml Acetonitril *R* versetzt und mit Wasser *R* zu 1000 ml verdünnt
- einem Spektrometer als Detektor bei einer Wellenlänge von 215 nm.

Die Temperatur der Säule und mindestens $^1/_3$ des zur Säule führenden Schlauchs wird bei 70 °C gehalten, vorzugsweise unter Verwendung eines Wasserbads.

100 µl Referenzlösung c werden eingespritzt. Die Empfindlichkeit des Systems wird so eingestellt, daß die Höhe der Peaks im Chromatogramm mindestens 25 Prozent des maximalen Ausschlags beträgt.

Die Substanzen werden in folgender Reihenfolge eluiert: *N*-Desmethylerythromycin A, Erythromycin C, Erythromycin A und Erythromycin B. Die Bestimmung darf nur ausgewertet werden, wenn die Auflösung zwischen den Peaks von *N*-Desmethylerythromycin A und Erythromycin C mindestens 0,8 und die zwischen den Peaks von *N*-Desmethylerythromycin A und Erythromycin A mindestens 5,5 beträgt. Falls erforderlich wird der Anteil an *tert.* Butanol in der mobilen Phase geändert oder die Durchflußrate auf 1,5 oder 1,0 ml je Minute reduziert.

Die Referenzlösung a wird 6mal eingespritzt. Die Bestimmung darf nur ausgewertet werden, wenn die relative Standardabweichung der Peakfläche von Erythromycin A höchstens 2,0 Prozent beträgt.

Die Untersuchungslösung und die Referenzlösungen a und b werden abwechselnd eingespritzt.

Der Prozentgehalt an Erythromycin A wird unter Verwendung des Chromatogramms der Referenzlösung a berechnet. Der Prozentgehalt an Erythromycin B und Erythromycin C wird unter Verwendung des Chromatogramms der Referenzlösung b berechnet. Der Prozentgehalt der entsprechenden Stearate wird durch Multiplikation mit 1,387 ermittelt.

Verunreinigungen

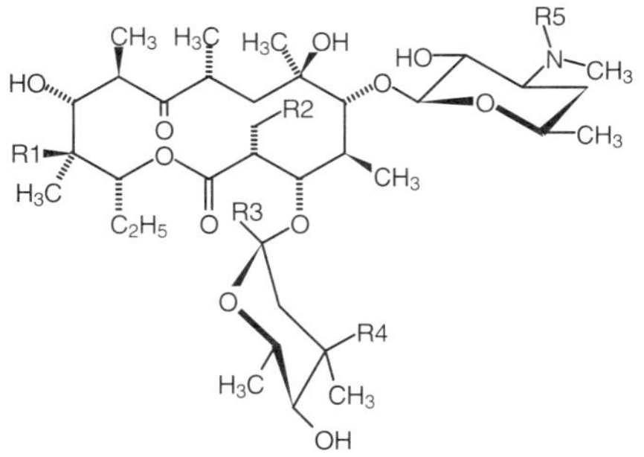

A. R1 = OH, R2 = OH, R3 = H, R4 = OCH_3, R5 = CH_3: Erythromycin F

B. R1 = OH, R2 = H, R3 = H, R4 = OCH_3, R5 = H: *N*-Desmethylerythromycin A

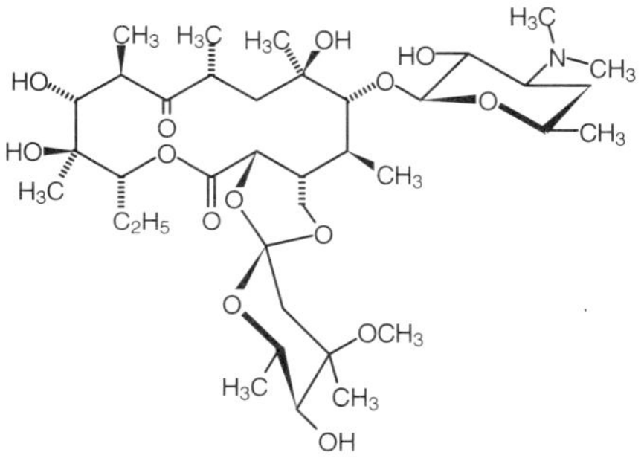

C. Erythromycin E

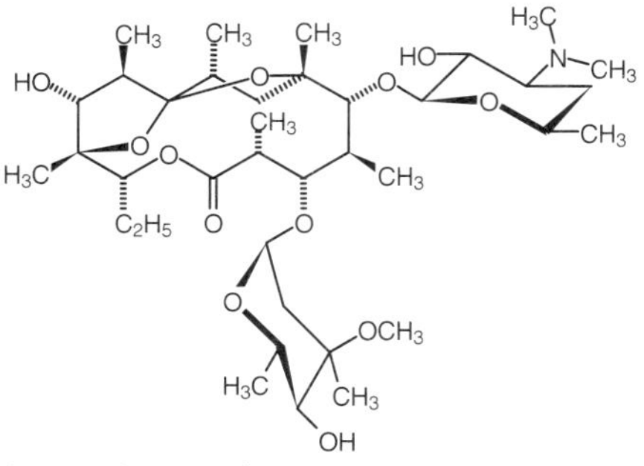

D. Anhydroerythromycin A

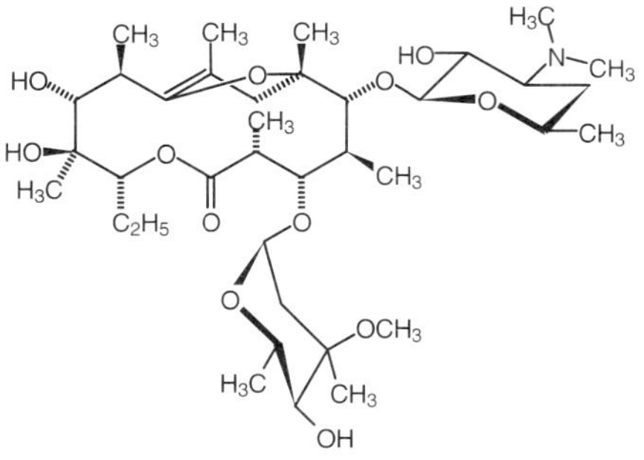

E. Erythromycin-A-Enolether

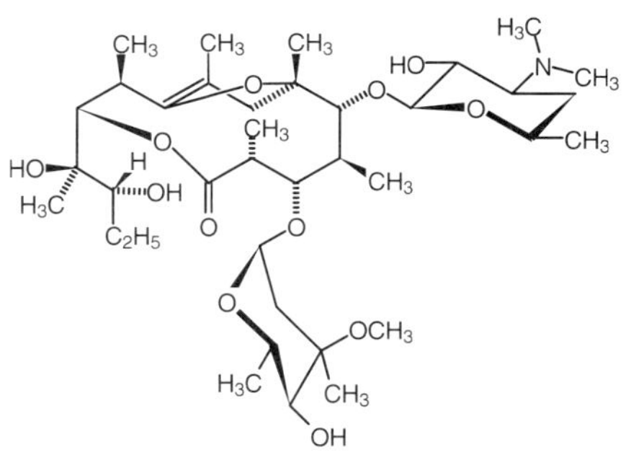

F. Pseudoerythromycin-A-Enolether.

2000, 1316

Konzentrierte Erythropoetin-Lösung

Erythropoietini solutio concentrata

APPRLICDSR	VLERYLLEAK	EAENITTGCA
EHCSLNENIT	VPDTKVNFYA	WKRMEVGQQA
VEVWQGLALL	SEAVLRGQAL	LVNSSQPWEP
LQLHVDKAVS	GLRSLTTLLR	ALGAQKEAIS
PPDAASAAPL	RTITADTFRK	LFRVYSNFLR
GKLKLYTGEA	CRTGD	

M_r etwa 30 600

Definition

Konzentrierte Erythropoetin-Lösung ist eine Lösung, die eine Gruppe nahe verwandter Glykoproteine enthält, die sich hinsichtlich ihrer Aminosäuresequenz (165 Aminosäuren) sowie im durchschnittlichen Glykosilierungsmuster nicht von natürlichem (urinalem) Erythropoetin vom Menschen unterscheidet und in Konzentrationen von 0,5 bis 10 mg je Milliliter vorliegt. Sie kann Puffersubstanzen und andere Hilfsstoffe enthalten. Die Wirksamkeit beträgt mindestens 100 000 I.E. je Milligramm aktiver Substanz, bestimmt unter den Bedingungen, die unter „Gehaltsbestimmung" und unter „Proteingehalt" beschrieben sind.

Konzentrierte Erythropoetin-Lösung entspricht den Anforderungen der Monographie **DNA-rekombinationstechnisch hergestellte Produkte (Producta ab ADN recombinante)**.

Herstellung

Erythropoetin wird in vitro mit Hilfe der DNA-Rekombinationstechnik in Zellkulturen von Nagern hergestellt.

Vor der Chargenfreigabe müssen an jeder Charge des Endprodukts folgende Prüfungen durchgeführt werden, es sei denn, die zuständige Behörde läßt Ausnahmen zu:

Von Wirtszellen stammende Proteine: Der Grenzwert wird durch die zuständige Behörde festgelegt.

Von Wirtszellen oder Vektoren stammende DNA: Der Grenzwert wird durch die zuständige Behörde festgelegt.

Eigenschaften

Klare bis leicht trübe, farblose Lösung.

Prüfung auf Identität

A. Die „Bestimmung der Wirksamkeit" der Zubereitung dient gleichzeitig als Prüfung auf Identität.

B. Die Prüfung erfolgt mit Hilfe der isoelektrischen Fokussierung.

Untersuchungslösung: Die Zubereitung wird durch ein geeignetes Verfahren entsalzt. Dazu kann mit Wasser *R* verdünnt werden, um eine Konzentration von 1 mg je Milliliter zu erhalten. Ein geeigneter Volumteil wird mit Hilfe eines Membranfiltersystems, das für die Entsalzung von Proteinen geeignet ist, nach den Angaben des Herstellers entsalzt. Die entsalzte Probe wird mit Wasser *R* auf das ursprüngliche Volumen verdünnt.

Referenzlösung a: Eine Lösung von Erythropoetin *BRS* in Wasser *R*, die eine Konzentration von 1 mg je Milliliter aufweist, wird hergestellt. Die Probe wird wie für die Untersuchungslösung beschrieben entsalzt.

Referenzlösung b: Eine Kalibrierlösung für den isoelektrischen Punkt (*p*H-Wert 2,5 bis 6,5) wird entsprechend den Angaben des Geräteherstellers zubereitet.

Das isoelektrische Fokussierungsverfahren kann unter Verwendung eines 0,5 mm dicken Polyacrylamid-Plattengels durchgeführt werden, das Ampholyte zur Einstellung eines *p*H-Bereichs von 3 bis 5 enthält und wie folgt zubereitet wird: In einem Zweihalskolben werden 9 g Harnstoff *R*, 6,0 ml 30prozentige Acrylamid-Bisacrylamid-Lösung (36,5:1) *R*, 1,05 ml einer 40prozentigen Ampholytlösung *p*H 3 bis 5, 0,45 ml einer 40prozentigen Ampholytlösung *p*H 3 bis 10 und 13,5 ml Wasser *R* gemischt und entgast. Der Lösung werden 15 µl Tetramethylethylendiamin *R* und 0,3 ml einer frisch hergestellten Lösung von Ammoniumpersulfat *R* ($100\ g \cdot l^{-1}$) zugesetzt.

Die Mischung wird in eine geeignete Gelkassette mit den Abmessungen von etwa $15 \times 15 \times 0{,}05$ cm gegossen, ein geeigneter Kamm eingebracht und zur Polymerisierung stehengelassen.

Als Anodenlösung wird die Anolytlösung zur isoelektrischen Fokussierung *p*H 3 bis 5 *R* verwendet und als Kathodenlösung die Katholytlösung zur isoelektrischen Fokussierung *p*H 3 bis 5 *R*. Die Präfokussierung wird 1 h lang bei einer gleichbleibenden Leistung von 10 W mit einer Spannung von höchstens 2000 V und einer Stromstärke von höchstens 100 mA durchgeführt.

15 µl jeder Lösung werden auf das Gel aufgebracht. Die Fokussierung wird weitere 30 min lang unter den gleichen Arbeitsbedingungen fortgeführt. Dann wird das Gel aus der Fokussierungskammer genommen, in 200 ml einer Lösung getaucht, die 35 g Sulfosalicylsäure *R* und 100 g Trichloressigsäure *R* je Liter Entfärber-Lösung *R* enthält. Die Inkubation wird 30 min lang unter leichtem Schwenken bei Raumtemperatur durchgeführt. Nach Abgießen der Lösung werden 200 ml Entfärber-Lösung *R* zugesetzt, und das Gel wird 1 h lang unter ständigem Schwenken inkubiert. Nach Abgießen der Lösung werden 200 ml Coomassie-Färbelösung *R* zugesetzt, und das Gel wird nochmals 30 min lang inkubiert. Anschließend wird das Gel mit Entfärber-Lösung *R* durch passive Diffusion entfärbt, bis die Banden gegen einen hellen Hintergrund gut zu erkennen sind.

Die Prüfung darf nur ausgewertet werden, wenn die Verteilung der Banden im Elektropherogramm der Referenzlösung b den Angaben des Geräteherstellers entspricht und das Elektropherogramm der Referenzlösung a Banden in der Lage enthält, die der im Erythropoetin-Isoformen-Referenzelektropherogramm der Ph. Eur. entspricht. Falls erforderlich werden Einstellung der Spannung und Dauer verändert, um eine optimale Trennung der Isoformen zu erreichen. Die Banden, die den Isoformen 2 bis 7 entsprechen, werden identifiziert.

Die Banden im Elektropherogramm der Untersuchungslösung entsprechen in bezug auf ihre Lage den Banden im Elektropherogramm der Referenzlösung a. Die Hauptbanden entsprechen den Isoformen 4, 5 und 6. Außerdem können schwächere Banden, die den Isoformen 2, 3 und 7 entsprechen, vorhanden sein. Andere Banden sind nur andeutungsweise vorhanden.

C. Die Prüfung erfolgt mit Hilfe der Polyacrylamidgelelektrophorese (2.2.31) und der Immunpräzipitation (2.7.1).

Die Prüfung wird mit Polyacrylamid-Plattengelen von 0,75 mm Dicke und etwa 16 cm Seitenlänge unter Verwendung einer geeigneten Elektrophorese-Apparatur für Plattengele durchgeführt. Die Gelkassette wird entsprechend den Angaben des Geräteherstellers zusammengesetzt.

Trenngel: In einem Zweihalskolben werden 8,0 ml 30prozentige Acrylamid-Bisacrylamid-Lösung (29:1) *R*, 5,0 ml Trometamol-Pufferlösung *p*H 8,8 ($1{,}5\ mol \cdot l^{-1}$) *R*, 6,6 ml Wasser *R* und 0,2 ml einer Lösung von Natriumdodecylsulfat *R* ($100\ g \cdot l^{-1}$) gemischt. Die Lösung wird entgast und mit 8 µl Tetramethylethylendiamin *R* und 0,2 ml einer frisch hergestellten Lösung von Ammoniumpersulfat *R* ($100\ g \cdot l^{-1}$) versetzt.

Die Trenngelmischung wird in die zusammengesetzte Kassette bis zur erforderlichen Tiefe des Anreicherungsgels gegossen, mit einer Schicht von 2-Propanol *R* bedeckt und zur Polymerisierung stehengelassen.

Anreicherungsgel: In einem Zweihalskolben werden 1,0 ml 30prozentige Acrylamid-Bisacrylamid-Lösung (29:1) *R*, 0,75 ml Trometamol-Pufferlösung *p*H 6,8 ($1\ mol \cdot l^{-1}$) *R*, 4,1 ml Wasser *R* und 0,06 ml einer Lösung von Natriumdodecylsulfat *R* ($100\ g \cdot l^{-1}$)

gemischt. Die Lösung wird entgast und mit 6 µl Tetramethylethylendiamin *R* und 0,06 ml einer frisch hergestellten Lösung von Ammoniumpersulfat *R* (100 g · l^{-1}) versetzt.

Das 2-Propanol wird vom polymerisierten Trenngel entfernt, die Mischung für das Anreicherungsgel eingefüllt, ein geeigneter Kamm zur Bildung von Vertiefungen eingelegt und die Mischung zur Polymerisierung stehengelassen.

Proben-Pufferlösung: Gleiche Volumteile konzentrierte SDS-PAGE-Proben-Pufferlösung *R* und Wasser *R* werden gemischt.

Untersuchungslösung a: Die Zubereitung wird mit Wasser *R* so verdünnt, daß eine Konzentration von 1,0 mg je Milliliter erhalten wird. 1 Volumteil Lösung wird mit 1 Volumteil konzentrierter SDS-PAGE-Proben-Pufferlösung *R* versetzt.

Untersuchungslösung b: 0,9 ml Proben-Pufferlösung werden mit 0,1 ml Untersuchungslösung a versetzt.

Referenzlösung a: Der Inhalt einer Ampulle Erythropoetin *BRS* wird in 0,25 ml Wasser *R* gelöst. Die Lösung wird mit dem gleichen Volumen konzentrierter SDS-PAGE-Proben-Pufferlösung *R* versetzt.

Referenzlösung b: 0,9 ml Proben-Pufferlösung werden mit 0,1 ml Referenzlösung a versetzt.

Referenzlösung c: Eine Molekülmassen-Referenzlösung wird verwendet, die geeignet ist, die SDS-PAGE im Bereich zwischen 10 und 70 kDa zu kalibrieren.

Referenzlösung d: Eine Molekülmassen-Referenzlösung wird verwendet, die geeignet ist, die SDS-PAGE im Bereich zwischen 10 und 70 kDa zu kalibrieren und den Elektrotransfer zu einer geeigneten Membran zu gewährleisten.

Das angefertigte Gel wird in die Apparatur gelegt und das vorgeschriebene Volumen gepufferte SDS-PAGE-Lösung *R* hinzugefügt. Die Untersuchungslösungen und die Referenzlösungen, die sich in verschlossenen Reagenzgläsern befinden, werden etwa 2 min lang im Wasserbad erhitzt.

Je 20 µl jeder Lösung werden in die Vertiefungen des Anreicherungsgels in folgender Reihenfolge gegeben: Referenzlösung c, Referenzlösung a, Untersuchungslösung a, keine Lösung, Referenzlösung b, Untersuchungslösung b, Referenzlösung d.

Die Elektrophorese wird unter den Bedingungen durchgeführt, die vom Gerätehersteller angegeben sind. Nach Beendigung der Trennung wird die Gelkassette aus dem Apparat genommen und das Gel in 2 Teile geschnitten. Der erste Teil enthält die Referenzlösung c, Referenzlösung a und die Untersuchungslösung a. Der zweite Teil enthält die Referenzlösung b, die Untersuchungslösung b und die Referenzlösung d.

Der erste Teil des Gels wird in Coomassie-Färbelösung *R* gelegt und etwa 1 h lang geschwenkt. Dann wird das Gel in die Entfärber-Lösung *R* gelegt und so lange unter Schwenken entfärbt, bis die Proteinbanden gegen einen hellen Hintergrund gut sichtbar werden. Die Prüfung darf nur ausgewertet werden, wenn die Molekülmassen-Referenzlösungen in deutliche Banden getrennt sind mit näherungsweise linearem Verhältnis zwischen der Wanderstrecke und dem dekadischen Logarithmus der jeweiligen relativen Molekülmasse. Das Elektropherogramm der Untersuchungslösung a zeigt eine einzelne diffuse Bande in einer Lage und Intensität, die der Einzelbande im Elektropherogramm der Referenzlösung a entspricht.

Der zweite Teil des Gels wird auf eine Membran übertragen, die für die Immobilisation von Proteinen geeignet ist, wobei eine handelsübliche Elektroblotting-Apparatur verwendet wird und nach den Angaben des Herstellers zu verfahren ist. Nach dem Elektroblotting wird die Membran in einer neutralen isotonischen Pufferlösung, die ein geeignetes Fällungsmittel enthält (zum Beispiel 50 g · l^{-1} Milchpulver oder fetales Kälberserum (10 Prozent *V/V*)), 1 bis 2 h lang inkubiert. Anschließend folgt eine 1 bis 14 h lange Inkubation im gleichen Fällungsmittel, das eine geeignete Verdünnung eines polyklonalen oder monoklonalen Anti-Erythropoetin-Antikörpers enthält. Der an das Erythropoetin gebundene Antikörper wird unter Verwendung eines geeigneten enzym- oder radioaktiv markierten Antikörpers (beispielsweise eines zweiten Antikörpers, der an eine alkalische Phosphatase gebunden ist) detektiert. Die genaue Zusammensetzung des Fällungsreagenzes, die Konzentrationen und die Inkubationszeiten sind gemäß den Angaben unter „Immunochemische Methoden" (2.7.1) zu optimieren.

Die Prüfung darf nur ausgewertet werden, wenn das Elektropherogramm der Molekülmassen-Referenzlösung d deutlich getrennte Banden zeigt mit näherungsweise linearem Verhältnis zwischen der Wanderstrecke und dem dekadischen Logarithmus der jeweiligen relativen Molekülmasse.

Die Bahn der Untersuchungslösung b zeigt eine einzelne breite Bande, die in bezug auf Lage und Intensität der einzelnen Bande entspricht, die in der Bahn der Referenzlösung b erscheint.

D. Die Prüfung erfolgt mit Hilfe der tryptischen Peptidkartierung.

Untersuchungslösung: Die Zubereitung wird mit Trometamol-Acetat-Pufferlösung *p*H 8,5 *R* so verdünnt, daß eine Konzentration von 1,0 mg je Milliliter entsteht. Die Lösung wird mit Trometamol-Acetat-Pufferlösung *p*H 8,5 *R* unter geeigneten Bedingungen äquilibriert (geeignet sind Dialyse gegen Trometamol-Acetat-Pufferlösung *p*H 8,5 *R* oder Membranfiltration unter Verwendung der unter „Prüfung auf Identität, B" beschriebenen Methode, wobei jedoch die entsalzte Probe mit Trometamol-Acetat-Pufferlösung *p*H 8,5 *R* rekonstituiert werden muß). Die dialysierte Lösung wird in ein Polypropylen-Zentrifugenglas überführt. 0,5 µl einer frisch hergestellten Lösung von Trypsin zur Proteinsequenzierung *R* in Wasser *R* mit einer Konzentration von 1 mg je Milliliter werden zu 0,25 ml der Untersuchungslösung gegeben. Das Zentrifugenglas wird verschlossen und 18 h lang in einem Wasserbad von 37 °C gehalten. Anschließend wird die Probe aus dem Wasserbad genommen und die Reaktion sofort durch Einfrieren gestoppt.

Referenzlösung: Der Inhalt einer Ampulle Erythropoetin *BRS* wird in 0,25 ml Wasser *R* gelöst. Anschließend muß wie bei der Herstellung der Untersuchungs-

E

Monographien

lösung gleichzeitig und unter den gleichen Bedingungen verfahren werden.

Die beiden Hydrolysate werden mit Hilfe der Flüssigchromatographie (2.2.29) untersucht.

Die Chromatographie kann durchgeführt werden mit

- einer Säule aus rostfreiem Stahl von 0,25 m Länge und 4,6 mm innerem Durchmesser, gepackt mit butylsilyliertem Kieselgel zur Chromatographie *R* (5 bis 10 µm)
- folgenden mobilen Phasen:
  Mobile Phase A: Eine 0,06prozentige (*V/V*) Lösung von Trifluoressigsäure *R*
  Mobile Phase B: 100 ml Wasser *R* werden mit 0,6 ml Trifluoressigsäure *R* versetzt und mit Acetonitril zur Chromatographie *R* zu 1000 ml verdünnt.

Die Elutionsbedingungen sind in der nachfolgenden Tabelle beschrieben. Falls erforderlich kann der Gradient geändert werden, um die Trennung des Hydrolysats zu verbessern.

Zeit (min)	Durchflußrate ($ml \cdot min^{-1}$)	Mobile Phase A (% *V/V*)	Mobile Phase B (% *V/V*)	Erläuterungen
0 – 10	0,75	100	0	isokratisch
10 – 125	0,75	100 → 39	0 → 61	linearer Gradient
125 – 135	1,25	39 → 17	61 → 83	linearer Gradient
135 – 145	1,25	17 → 0	83 → 100	linearer Gradient
145 – 150	1,25	100	0	Re-Äquilibrierung

- einem Spektrometer als Detektor bei einer Wellenlänge von 214 nm.

Die Säule wird unter den Anfangsbedingungen mindestens 15 min lang äquilibriert. Unter Anwendung des vorstehend angegebenen Gradienten wird ein Leerdurchlauf durchgeführt.

Je 50 µl Untersuchungslösung und Referenzlösung werden eingespritzt. Die Prüfung darf nur ausgewertet werden, wenn die Chromatogramme beider Lösungen dem Erythropoetin-Hydrolysat-Referenzchromatogramm der Ph. Eur. qualitativ entsprechen. Das Profil des Chromatogramms der Untersuchungslösung entspricht dem des Chromatogramms der Referenzlösung.

E. Die Prüfung erfolgt mit Hilfe der N-terminalen Sequenzanalyse.

Der Edman-Abbau wird unter Verwendung eines Geräts zur automatischen Festphasen-Sequenzierung durchgeführt, das entsprechend den Herstellerangaben bedient wird.

Eine 50 µg entsprechende Menge Erythropoetin wird entsalzt. Zum Beispiel wird ein Volumen, das 50 µg aktiver Substanz entspricht, in 1 ml einer 0,1prozentigen Lösung (*V/V*) von Trifluoressigsäure *R* gelöst.

Eine präparative RP-18-Säule wird nach Angaben des Herstellers vorgewaschen und mit einer 0,1prozentigen Lösung (*V/V*) von Trifluoressigsäure *R* äquilibriert. Nachdem die Probe auf die Säule gegeben wurde, wird nacheinander mit je einer 0,1prozentigen Lösung (*V/V*) von Trifluoressigsäure *R* gewaschen, die 0 Prozent, 10 Prozent oder 50 Prozent (*V/V*) Acetonitril *R* enthält.

Das mit 50prozentigem (*V/V*) Acetonitril gewonnene Eluat wird lyophilisiert.

Die entsalzte Probe wird in 50 µl einer 0,1prozentigen Lösung (*V/V*) von Trifluoressigsäure *R* erneut gelöst und nach den Angaben des Herstellers auf eine Sequenzierungssäule aufgebracht. 15 Folgeläufe werden durchgeführt, wobei die Reaktionsbedingungen für Prolin während des zweiten und dritten Durchlaufs eingehalten werden müssen.

Die mit Phenylthiohydantoin umgesetzten Aminosäuren (PTH-Aminosäuren), die bei jedem Durchlauf erhalten wurden, werden mit Hilfe der Umkehrphasen-Flüssigchromatographie identifiziert. Zur Durchführung können die Säule und Reagenzien verwendet werden, die der Hersteller des Sequenzierungs-Geräts für die Trennung von PTH-Aminosäuren angibt.

Zur Kalibrierung der Trennung werden verwendet

- die vom Hersteller zur Verfügung gestellte Mischung der PTH-Aminosäuren unter Gradientenbedingungen, die (wie angegeben) so eingestellt sind, daß eine optimale Trennung aller Aminosäuren erreicht wird
- eine Probe von einem Sequenzierungs-Blindlauf wie vom Hersteller angegeben.

Die ersten 15 Aminosäuren sind:

Alanin – Prolin – Prolin – Arginin – Leucin – Isoleucin – (nicht zuordenbarer Peak) – Aspartinsäure – Serin – Arginin – Valin – Leucin – Glutaminsäure – Arginin – Tyrosin.

Prüfung auf Reinheit

Proteine: Die Prüfung erfolgt mit Hilfe der UV-Vis-Spektroskopie (2.2.25).

Untersuchungslösung: Die Zubereitung wird mit einer Lösung von Ammoniumhydrogencarbonat *R* ($4 \text{ g} \cdot l^{-1}$) so verdünnt, daß eine Konzentration von 1 mg Erythropoetin je Milliliter erhalten wird.

Das Absorptionsspektrum wird zwischen 250 und 400 nm aufgezeichnet. Der Wert des Absorptionsmaximums (276 bis 280 nm) wird gemessen; falls Streulicht durch Trübung verursacht wird, wird bei 400 nm gemessen und korrigiert. Die Konzentration an Erythropoetin wird unter Verwendung des spezifischen Absorptionsfaktors von 7,43 berechnet und muß mindestens 80 und darf höchstens 120 Prozent der angegebenen Konzentration betragen.

Dimere und verwandte Substanzen mit größerer relativer Molekülmasse: Die Prüfung erfolgt mit Hilfe der Ausschlußchromatographie (2.2.30).

Untersuchungslösung: Die Zubereitung wird mit der mobilen Phase so verdünnt, daß eine Konzentration von 0,2 mg Erythropoetin je Milliliter erhalten wird.

Referenzlösung: 0,02 ml Untersuchungslösung werden mit 0,98 ml mobiler Phase versetzt.

Die Chromatographie kann durchgeführt werden mit

- einer Säule aus rostfreiem Stahl von 0,6 m Länge und 7,5 mm innerem Durchmesser, gepackt mit hydro-

philem Kieselgel zur Chromatographie *R* geeigneter Qualität zur Fraktionierung globulärer Proteine mit einer relativen Molekülmasse zwischen 20 000 und 200 000
- folgender mobilen Phase bei einer Durchflußrate von 0,5 ml je Minute: 1,15 g wasserfreies Natriummonohydrogenphosphat *R*, 0,2 g Kaliumdihydrogenphosphat *R* und 23,4 g Natriumchlorid *R* werden in 1000 ml Wasser *R* gelöst (entsprechend 1,5 mmol · l^{-1} Kaliumdihydrogenphosphat, 8,1 mmol · l^{-1} Natriummonohydrogenphosphat und 0,4 mol · l^{-1} Natriumchlorid und einem *p*H-Wert von 7,4); falls erforderlich wird auf einen *p*H-Wert von 7,4 eingestellt
- einem Spektrometer als Detektor bei einer Wellenlänge von 214 nm.

Je 100 µl Untersuchungslösung und Referenzlösung werden eingespritzt und die Chromatogramme mindestens 1 h lang aufgezeichnet. Im Chromatogramm der Untersuchungslösung darf die Summe der Flächen der Peaks, die vor dem Hauptpeak eluiert werden, nicht größer sein als die Fläche des Hauptpeaks im Chromatogramm der Referenzlösung (2 Prozent). Die Prüfung darf nur ausgewertet werden, wenn die Fläche des Hauptpeaks im Chromatogramm der Referenzlösung 1,5 bis 2,5 Prozent der Fläche des Hauptpeaks im Chromatogramm der Untersuchungslösung beträgt.

Sialinsäure

Untersuchungslösung a: Die Zubereitung wird mit der mobilen Phase, die bei der Prüfung „Dimere und verwandte Substanzen mit größerer relativer Molekülmasse" verwendet wird, zu einer Konzentration von 0,3 mg Erythropoetin je Milliliter verdünnt.

Untersuchungslösung b: Zu 0,5 ml Untersuchungslösung a werden 0,5 ml der mobilen Phase gegeben, die bei der Prüfung „Dimere und verwandte Substanzen mit größerer relativer Molekülmasse" verwendet wird.

Referenzlösung a: Eine geeignete Menge Sialinsäure *R* wird in Wasser *R* zu einer Konzentration von 0,1 mg je Milliliter gelöst.

Referenzlösung b: 0,8 ml Referenzlösung a werden mit 0,2 ml Wasser *R* versetzt.

Referenzlösung c: 0,6 ml Referenzlösung a werden mit 0,4 ml Wasser *R* versetzt.

Referenzlösung d: 0,4 ml Referenzlösung a werden mit 0,6 ml Wasser *R* versetzt.

Referenzlösung e: 0,2 ml Referenzlösung a werden mit 0,8 ml Wasser *R* versetzt.

Referenzlösung f: Wasser *R*.

Eine Dreifachbestimmung wird durchgeführt. Je 100 µl der Untersuchungslösungen und Referenzlösungen werden in 10-ml-Reagenzgläser gegeben und mit 1,0 ml Resorcin-Reagenz *R* versetzt. Nach dem Verschließen der Reagenzgläser wird 30 min lang bei 100 °C inkubiert. Nach dem Kühlen in Eis werden in jedes Reagenzglas 2,0 ml einer Mischung von 12 Volumteilen 1-Butanol *R* und 48 Volumteilen Butylacetat *R* gegeben. Nach kräftigem Mischen wird zur Phasentrennung stehengelassen. Nachdem die obere Phase vollständig klar geworden ist, wird sie abgegossen, wobei sorgfältig darauf zu achten ist, daß keine Anteile der unteren Phase mitgenommen werden. Die Absorption (2.2.25) jeder Probe wird bei 580 nm gemessen. Unter Verwendung der mit Hilfe der Referenzlösungen erstellten Eichkurve wird der Gehalt an Sialinsäure für jede der beiden Untersuchungslösungen bestimmt und der Mittelwert gebildet. Der Gehalt an Mol Sialinsäure je Mol Erythropoetin wird berechnet unter Zugrundelegen
- der relativen Molekülmasse von 30 600 für Erythropoetin
- der relativen Molekülmasse von 309 für Sialinsäure.

Die Zubereitung muß mindestens 10 Mol Sialinsäure je Mol Erythropoetin enthalten. Die Prüfung darf nur ausgewertet werden, wenn die Werte der 3 Bestimmungen höchstens um ±10 Prozent abweichen und der Wert der Referenzlösung a das 1,5 bis 2,5fache des Werts der Untersuchungslösung a beträgt.

Bakterien-Endotoxine (2.6.14): Höchstens 20 I.E. Bakterien-Endotoxine in einem Volumen, das 100 000 I.E. Erythropoetin enthält.

Bestimmung der Wirksamkeit

Die Wirksamkeit der Zubereitung wird mit der von Erythropoetin *BRS* verglichen und in Internationalen Einheiten (I.E.) angegeben.

Die ermittelte Wirksamkeit muß mindestens 80 Prozent und darf höchstens 125 Prozent der angegebenen Wirksamkeit betragen. Die Vertrauensgrenzen der ermittelten Wirksamkeit ($P = 0,95$) müssen mindestens 64 Prozent und dürfen höchstens 156 Prozent der angegebenen Wirksamkeit betragen.

Die Bestimmung der Wirksamkeit wird mit Hilfe der Methode A oder B durchgeführt.

A. *In polyzythämischen Mäusen*

Die Wirksamkeit der Zubereitung wird ermittelt, indem unter den gegebenen Bedingungen ihre Fähigkeit zur Stimulation des Einbaus von ^{59}Fe in zirkulierende rote Blutzellen von Mäusen ermittelt wird, die durch Einwirkung von reduziertem atmosphärischem Druck polyzythämisch gemacht sind.

Unter Benutzung einer hypobaren Kammer ist hierzu die folgende Vorgehensweise geeignet:

Bei weiblichen Mäusen desselben Stamms mit einer Körpermasse von 16 bis 18 Gramm wird Polyzythämie induziert. Die Mäuse werden in eine hypoxische Kammer gesperrt, und der Druck wird auf 60,8 kPa gesenkt. Nach 3 Tagen bei 60,8 kPa wird der Druck weiter auf 55,7 bis 40,5 kPa gesenkt, und die Tiere werden 11 Tage lang bei diesem Druck gehalten (das partielle Vakuum wird täglich etwa um 11 Uhr höchstens 1 h lang unterbrochen, um die Käfige zu reinigen und die Tiere zu füttern). Danach werden die Mäuse wieder normalen atmosphärischen Bedingungen ausgesetzt. Die Mäuse werden randomisiert in Käfige zu je 6 Tieren verteilt und markiert.

Untersuchungslösung a: Die Zubereitung wird mit albuminhaltiger Phosphat-Pufferlösung *p*H 7,2 *R* 1 zu einer Konzentration von 0,2 I.E. je Milliliter verdünnt.

Untersuchungslösung b: Gleiche Volumteile Untersuchungslösung a und albuminhaltige Phosphat-Pufferlösung *p*H 7,2 *R* 1 werden gemischt.

E

Monographien

Untersuchungslösung c: Gleiche Volumteile Untersuchungslösung b und albuminhaltige Phosphat-Pufferlösung *p*H 7,2 *R* 1 werden gemischt.

Referenzlösung a: Erythropoetin *BRS* wird in albuminhaltiger Phosphat-Pufferlösung *p*H 7,2 *R* 1 zu einer Konzentration von 0,2 I.E. je Milliliter gelöst.

Referenzlösung b: Gleiche Volumteile Referenzlösung a und albuminhaltige Phosphat-Pufferlösung *p*H 7,2 *R* 1 werden gemischt.

Referenzlösung c: Gleiche Volumteile Referenzlösung b und albuminhaltige Phosphat-Pufferlösung *p*H 7,2 *R* 1 werden gemischt.

Konzentrierte [^{59}Fe]Eisen(III)-chlorid-Lösung: Eine handelsübliche Lösung von [^{59}Fe]Eisen(III)-chlorid wird verwendet (spezifische Aktivität etwa 100 bis 1000 MBq je Milligramm Eisen).

[^{59}Fe]Eisen(III)-chlorid-Lösung: Konzentrierte [^{59}Fe]Eisen(III)-chlorid-Lösung wird mit Natriumcitrat-Pufferlösung *p*H 7,8 *R* zu einer Lösung mit der Aktivität von $3{,}7 \cdot 10^4$ Bq je Milliliter verdünnt.

Die Konzentrationen der Untersuchungslösungen und Referenzlösungen müssen falls erforderlich je nach Reaktion der Tiere neu eingestellt werden.

3 Tage nachdem die Tiere wieder atmosphärischem Druck ausgesetzt sind, werden jedem Tier 0,2 ml der entsprechenden Lösung subkutan injiziert. Die 6 Tiere in jedem Käfig werden mit einer der 6 unterschiedlichen Lösungen behandelt (3 Untersuchungslösungen und 3 Referenzlösungen). Die Abfolge der Injektionen je Käfig ist jeweils randomisiert. Ein Minimum von 8 Käfigen ($n = 8$) wird empfohlen.

2 Tage nach der Injektion der Untersuchungs- oder Referenzlösung werden jedem Tier intraperitoneal 0,2 ml [^{59}Fe]Eisen(III)-chlorid-Lösung injiziert. Die Reihenfolge der Injektionen muß die gleiche sein wie die der Erythropoetin-Injektionen, und der Zeitabstand zwischen der Verabreichung des Erythropoetins und der [^{59}Fe]Eisen(III)-chlorid-Lösung muß bei jedem Tier der gleiche sein.

Nach weiteren 48 h wird jedes Tier durch die Injektion eines geeigneten Anästhetikums betäubt, die Körpermasse bestimmt und Blutproben (0,65 ml) aus der Bifurkation der Aorta entnommen und in Hämatokrit-Kapillaren gegeben. Nach der Bestimmung des Hämatokrits für jede Probe wird die Radioaktivität gemessen.

Die Ergebnisse für jede Maus (Prozent [^{59}Fe] im gesamten zirkulierenden Blut) werden mit Hilfe folgender Formel errechnet:

$$\frac{A_s \cdot M \cdot 7{,}5}{A_t \cdot V_s}$$

A_s = Radioaktivität in der Probe
A_t = gesamte Radioaktivität, die injiziert wurde
7,5 = gesamtes Blutvolumen als Prozentgehalt der Körpermasse
M = Körpermasse in Gramm
V_s = Volumen der Probe.

Die Wirksamkeit wird mit Hilfe der üblichen statistischen Methoden, die bei der Auswertung nach dem Parallelenmodell angewendet werden, berechnet. Von der Berechnung auszuschließen ist jedes Tier, dessen Hämatokrit weniger als 54 Prozent beträgt oder dessen Körpermasse 24 g übersteigt.

B. *In normozythämischen Mäusen*

Die Bestimmung der Wirksamkeit beruht auf der Stimulation der Retikulozytenproduktion in normozythämischen Mäusen.

Die Bestimmung der Wirksamkeit kann nach folgendem Verfahren durchgeführt werden:

Untersuchungslösung a: Die Zubereitung wird mit albuminhaltiger Phosphat-Pufferlösung *p*H 7,2 *R* 1 zu einer Konzentration von 80 I.E. je Milliliter verdünnt.

Untersuchungslösung b: Gleiche Volumteile Untersuchungslösung a und albuminhaltige Phosphat-Pufferlösung *p*H 7,2 *R* 1 werden gemischt.

Untersuchungslösung c: Gleiche Volumteile Untersuchungslösung b und albuminhaltige Phosphat-Pufferlösung *p*H 7,2 *R* 1 werden gemischt.

Referenzlösung a: Erythropoetin *BRS* wird in albuminhaltiger Phosphat-Pufferlösung *p*H 7,2 *R* 1 zu einer Konzentration von 80 I.E. je Milliliter gelöst.

Referenzlösung b: Gleiche Volumteile Referenzlösung a und albuminhaltige Phosphat-Pufferlösung *p*H 7,2 *R* 1 werden gemischt.

Referenzlösung c: Gleiche Volumteile Referenzlösung b und albuminhaltige Phosphat-Pufferlösung *p*H 7,2 *R* 1 werden gemischt.

Die Konzentration der Untersuchungslösungen und Referenzlösungen müssen falls erforderlich je nach Reaktion der Tiere neu eingestellt werden.

Zu Beginn der Bestimmung werden die Mäuse nach geeignetem Alter und Stamm (8 Wochen alte B6D2F1-Mäuse sind geeignet) randomisiert in 6 Käfige verteilt. Eine minimale Zahl von 8 Mäusen je Käfig ($n = 8$) wird empfohlen. Jedem Tier werden subkutan 0,5 ml der dem entsprechenden Käfig zugeordneten Lösung injiziert. Die Mäuse werden neu verteilt, so daß jeder Käfig jeweils eine Maus enthält, die mit einer der 6 verschiedenen Lösungen behandelt wurde (3 Untersuchungslösungen und 3 Referenzlösungen, 6 Mäuse je Käfig).

4 Tage nach den Injektionen werden Blutproben von den Tieren genommen, und die Anzahl der Retikulozyten wird mit einer geeigneten Methode bestimmt.

Die folgende Methode kann angewendet werden:

Das Blutvolumen, die Verdünnungsmethode und das Fluoreszenz-Reagenz können variiert werden, um eine optimale Entwicklung und Stabilität der Fluoreszenz zu gewährleisten.

Konzentrierte Färbelösung: Zur Zählung der Retikulozyten wird eine Lösung von Thiazolorange verwendet. Eine doppelt so starke Konzentration, wie sie zur Analyse erforderlich ist, wird hergestellt.

Folgende Verdünnungsschritte werden durchgeführt: Das Gesamtblut wird 1:500 mit dem Puffer verdünnt, der zur Herstellung der Färbelösung dient. Diese Lösung wird 1:2 mit der konzentrierten Färbelösung verdünnt.

Nachdem 3 bis 10 min lang angefärbt wurde, werden die Retikulozyten mikrofluorimetrisch in einem Durchfluß-Zytometer gezählt. Der Prozentgehalt an Retikulozyten wird mit Hilfe eines biparametrischen Histogramms bestimmt: Anzahl der Zellen je roter Fluoreszenz (620 nm).

Die Wirksamkeit wird mit Hilfe der üblichen statistischen Methoden, die bei der Auswertung nach dem Parallelenmodell angewendet werden, berechnet.

Lagerung

Dicht verschlossen, unterhalb von –20 °C. Auftauen und wiederholtes Einfrieren sind zu vermeiden.

Beschriftung

Die Beschriftung gibt insbesondere an
- den Gehalt an Erythropoetin in Milligramm je Milliliter
- die Wirksamkeit in Internationalen Einheiten je Milliliter
- falls zutreffend Namen und Konzentration weiterer Bestandteile.

1999, 821

Estradiol-Hemihydrat

Estradiolum hemihydricum

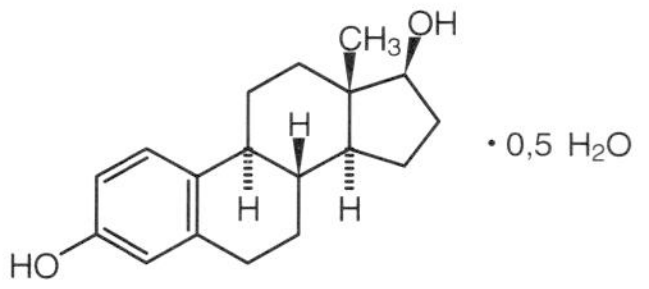

$C_{18}H_{24}O_2 \cdot 0{,}5\ H_2O$ M_r 281,4

Definition

Estradiol-Hemihydrat enthält mindestens 97,0 und höchstens 103,0 Prozent Estra-1,3,5(10)-trien-3,17β-diol, berechnet auf die wasserfreie Substanz.

Eigenschaften

Weißes bis fast weißes, kristallines Pulver oder farblose Kristalle; praktisch unlöslich in Wasser, löslich in Aceton, wenig löslich in Ethanol, schwer löslich in Dichlormethan und Ether.

Prüfung auf Identität

1: B.
2: A, C, D, E.

A. Schmelztemperatur (2.2.14): 175 bis 180 °C.

B. Die Prüfung erfolgt mit Hilfe der IR-Spektroskopie (2.2.24) durch Vergleich des Spektrums der Substanz mit dem von Estradiol-Hemihydrat *CRS*.

C. Die Prüfung erfolgt mit Hilfe der Dünnschichtchromatographie (2.2.27) unter Verwendung einer Schicht eines geeigneten Kieselgels.

Untersuchungslösung: 50 mg Substanz werden in Methanol *R* zu 50 ml gelöst.

Referenzlösung a: 50 mg Estradiol-Hemihydrat *CRS* werden in Methanol *R* zu 50 ml gelöst.

Referenzlösung b: 25 mg Ethinylestradiol *CRS* werden in der Referenzlösung a zu 25 ml gelöst.

Auf die Platte werden 5 µl jeder Lösung aufgetragen. Die Chromatographie erfolgt mit einer Mischung von 20 Volumteilen Ethanol 96 % *R* und 80 Volumteilen Toluol *R* über eine Laufstrecke von 15 cm. Die Platte wird an der Luft trocknen gelassen, bis der Geruch nach Lösungsmittel nicht mehr wahrnehmbar ist, und 10 min lang bei 110 °C erhitzt. Die heiße Platte wird mit ethanolischer Schwefelsäure *R* besprüht, erneut 10 min lang bei 110 °C erhitzt und erkalten gelassen. Die Auswertung erfolgt im Tageslicht und im ultravioletten Licht bei 365 nm. Der Hauptfleck im Chromatogramm der Untersuchungslösung entspricht in bezug auf Lage, Farbe im Tageslicht, Fluoreszenz im ultravioletten Licht bei 365 nm und Größe dem Hauptfleck im Chromatogramm der Referenzlösung a. Die Prüfung darf nur ausgewertet werden, wenn das Chromatogramm der Referenzlösung b zwei Flecke zeigt, die möglicherweise nicht vollständig voneinander getrennt sind.

D. Etwa 1 mg Substanz wird mit 0,5 ml frisch hergestellter Molybdänschwefelsäure *R* 2 versetzt. Eine blaue Färbung entwickelt sich, und die Lösung zeigt im ultravioletten Licht bei 365 nm eine intensive, grüne Fluoreszenz. Nach Zusatz von 1 ml Schwefelsäure *R* und 9 ml Wasser *R* wird die Lösung rosa und zeigt eine gelbliche Fluoreszenz.

E. Die Substanz entspricht der Prüfung „Wasser" (siehe „Prüfung auf Reinheit").

Prüfung auf Reinheit

Spezifische Drehung (2.2.7): 0,250 g Substanz werden in Ethanol 96 % *R* zu 25,0 ml gelöst. Die spezifische Drehung muß zwischen +76 und +83° liegen, berechnet auf die wasserfreie Substanz.

Verwandte Substanzen: Die Prüfung erfolgt mit Hilfe der Flüssigchromatographie (2.2.29).

Untersuchungslösung: 25,0 mg Substanz werden in 10 ml Acetonitril *R* gelöst. Die Lösung wird mit Methanol *R* zu 25,0 ml verdünnt.

Referenzlösung a: 1,0 ml Untersuchungslösung wird mit der mobilen Phase zu 50,0 ml verdünnt.

Referenzlösung b: 12,5 mg 17α-Estradiol *R* werden in 20 ml Acetonitril *R* gelöst. Die Lösung wird mit Methanol *R* zu 50,0 ml verdünnt. 25,0 mg Estradiol-Hemihydrat *CRS* werden in 10 ml Acetonitril *R* gelöst. Die Lösung wird mit 0,5 ml der Lösung von 17α-Estradiol *R* versetzt und mit Methanol *R* zu 25,0 ml verdünnt.

Die Chromatographie kann durchgeführt werden mit
- einer Säule aus rostfreiem Stahl von 0,25 m Länge und 4 mm innerem Durchmesser, gepackt mit octa-

decylsilyliertem Kieselgel zur Chromatographie *R* (5 µm)
- folgender mobilen Phase bei einer Durchflußrate von 1 ml je Minute: 400 ml Acetonitril *R* werden mit 50 ml Methanol *R* und 400 ml Wasser *R* versetzt; nach 10 min langem Stehenlassen wird mit Wasser *R* zu 1000 ml verdünnt und gemischt
- einem Spektrometer als Detektor bei einer Wellenlänge von 280 nm.

Die Säule wird mit der mobilen Phase etwa 60 min lang bei einer Durchflußrate von 1 ml je Minute äquilibriert. Die Empfindlichkeit des Systems wird so eingestellt, daß die Höhe des mit 20 µl Referenzlösung a erhaltenen Hauptpeaks im Chromatogramm 70 bis 90 Prozent des maximalen Ausschlags beträgt.

20 µl Referenzlösung b werden eingespritzt. Wird das Chromatogramm unter den vorgeschriebenen Bedingungen aufgezeichnet, betragen die Retentionszeiten von Estradiol-Hemihydrat etwa 11 min und von 17α-Estradiol etwa 13 min. Von der Basislinie ausgehend, werden die Höhe (*A*) des 17α-Estradiol-Peaks und die Höhe (*B*) des niedrigsten Punkts der Kurve zwischen diesem und dem Estradiol-Hemihydrat-Peak gemessen. Die Prüfung darf nur ausgewertet werden, wenn die Höhe (*A*) größer ist als das 3fache der Höhe (*B*). Falls erforderlich werden die Konzentrationen von Acetonitril und Wasser in der mobilen Phase geändert.

Je 20 µl Untersuchungslösung, Referenzlösung a und Referenzlösung b werden eingespritzt. Die Chromatographie erfolgt über eine Dauer, die der 2fachen Retentionszeit des Hauptpeaks entspricht. Im Chromatogramm der Untersuchungslösung darf die Fläche eines unmittelbar nach dem Hauptpeak auftretenden 17α-Estradiol-Peaks nicht größer sein als die Fläche des entsprechenden Peaks im Chromatogramm der Referenzlösung b (0,5 Prozent). Keine Fläche, mit Ausnahme der des Hauptpeaks und der des 17α-Estradiol-Peaks, darf größer sein als das 0,25fache der Fläche des Hauptpeaks im Chromatogramm der Referenzlösung a (0,5 Prozent). Im Chromatogramm der Untersuchungslösung darf die Summe der Flächen aller Nebenpeaks, einschließlich der Fläche des 17α-Estradiol-Peaks, nicht größer sein als das 0,5fache der Fläche des Hauptpeaks im Chromatogramm der Referenzlösung a (1,0 Prozent). Der Lösungsmittelpeak und Peaks, deren Fläche kleiner ist als das 0,01fache der Fläche des Hauptpeaks im Chromatogramm der Referenzlösung a, werden nicht berücksichtigt.

Wasser (2.5.12): 2,9 bis 3,5 Prozent, mit 0,500 g Substanz nach der Karl-Fischer-Methode bestimmt.

Sulfatasche (2.4.14): Höchstens 0,1 Prozent, mit 1,0 g Substanz bestimmt.

Gehaltsbestimmung

20,0 mg Substanz werden in Ethanol 96 % *R* zu 100,0 ml gelöst. 5,0 ml Lösung werden mit Natriumhydroxid-Lösung (0,1 mol · l^{-1}) zu 50,0 ml verdünnt. Die Absorption (2.2.25) wird im Maximum bei 238 nm gemessen.

Der Gehalt an $C_{18}H_{24}O_2$ wird mit Hilfe der spezifischen Absorption errechnet ($A_{1\,cm}^{1\,\%}$ = 335).

Lagerung

Gut verschlossen, vor Licht geschützt.

1999, 1203

Estriol

Estriolum

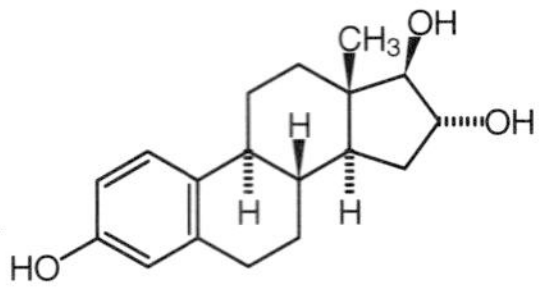

$C_{18}H_{24}O_3$ M_r 288,4

Definition

Estriol enthält mindestens 97,0 und höchstens 103,0 Prozent Estra-1,3,5(10)-trien-3,16α,17β-triol, berechnet auf die getrocknete Substanz.

Eigenschaften

Weißes bis fast weißes, kristallines Pulver; praktisch unlöslich in Wasser, wenig löslich in Ethanol.

Die Substanz schmilzt bei etwa 282 °C.

Prüfung auf Identität

A. Die Prüfung erfolgt mit Hilfe der IR-Spektroskopie (2.2.24) durch Vergleich des Spektrums der Substanz mit dem von Estriol *CRS*.

B. Die Prüfung erfolgt mit Hilfe der Dünnschichtchromatographie (2.2.27) unter Verwendung einer Schicht eines geeigneten Kieselgels.

Untersuchungslösung: 10 mg Substanz werden in Methanol *R* zu 10 ml gelöst.

Referenzlösung a: 10 mg Estriol *CRS* werden in Methanol *R* zu 10 ml gelöst.

Referenzlösung b: 5 mg Estradiol-Hemihydrat *CRS* werden in der Referenzlösung a zu 5 ml gelöst.

Auf die Platte werden 5 µl jeder Lösung aufgetragen. Die Chromatographie erfolgt mit einer Mischung von 20 Volumteilen Ethanol 96 % *R* und 80 Volumteilen Toluol *R* über eine Laufstrecke von 15 cm. Die Platte wird an der Luft trocknen gelassen, mit ethanolischer Schwefelsäure *R* besprüht und anschließend 10 min lang oder bis zum Erscheinen von Flecken bei 100 °C erhitzt. Nach dem Erkaltenlassen wird im Tageslicht und im ultravioletten Licht bei 365 nm ausgewertet. Der Hauptfleck im Chromatogramm der Untersuchungslösung entspricht in bezug auf Lage, Farbe im Tageslicht, Fluoreszenz im ultravioletten Licht bei 365 nm und Größe dem Hauptfleck im Chromatogramm der Referenzlösung a. Die Prüfung darf nur ausgewertet werden, wenn das Chromatogramm der Referenzlösung b deutlich voneinander getrennt 2 Flecke zeigt.

Prüfung auf Reinheit

Spezifische Drehung (2.2.7): 80 mg Substanz werden in wasserfreiem Ethanol *R* zu 10 ml gelöst. Die spezifische Drehung muß zwischen +60 und +65° liegen, berechnet auf die getrocknete Substanz.

Verwandte Substanzen: Die Prüfung erfolgt mit Hilfe der Flüssigchromatographie (2.2.29).

Lösungsmittel-Mischung: Eine Mischung von 20 Volumteilen 2-Propanol *R* 1 und 80 Volumteilen Heptan *R*.

Untersuchungslösung: 20,0 mg Substanz werden in 5 ml 2-Propanol *R* 1 gelöst. Die Lösung wird mit der Lösungsmittel-Mischung zu 20,0 ml verdünnt.

Referenzlösung a: 5 mg Estriol *CRS* und 2,0 mg Estriol-Verunreinigung A *CRS* werden in 5 ml 2-Propanol *R* 1 gelöst. Die Lösung wird mit der Lösungsmittel-Mischung zu 10,0 ml verdünnt. 1,0 ml dieser Lösung wird mit der Lösungsmittel-Mischung zu 20,0 ml verdünnt.

Referenzlösung b: 1,0 ml Untersuchungslösung wird mit der Lösungsmittel-Mischung zu 10,0 ml verdünnt. 1,0 ml dieser Lösung wird mit der Lösungsmittel-Mischung zu 10,0 ml verdünnt.

Die Chromatographie kann durchgeführt werden mit
- einer Säule aus rostfreiem Stahl von 0,15 m Länge und 4,0 mm innerem Durchmesser, gepackt mit dihydroxypropylsilyliertem Kieselgel zur Chromatographie *R* (5 µm)
- einer Mischung der mobilen Phasen A und B unter Einsatz der Gradientenelution bei einer Durchflußrate von 1,2 ml je Minute gemäß der Tabelle
  Mobile Phase A: Heptan *R*
  Mobile Phase B: 2-Propanol *R* 1

Zeit (min)	Mobile Phase A (% *V/V*)	Mobile Phase B (% *V/V*)	Erläuterungen
0 – 10	95 → 88	5 → 12	linearer Gradient
10 – 20	88	12	isokratisch
20 – 30	88 → 95	12 → 5	Rückkehr zur Anfangskonzentration
30 – 35	95	5	Äquilibrierung
35 = 0	95	5	Neubeginn des Gradienten

- einem Spektrometer als Detektor bei einer Wellenlänge von 280 nm.

Die Temperatur der Säule wird bei 40 °C gehalten.

Die Säule wird mit einer Mischung von 20 Prozent (*V/V*) 2-Propanol *R* 1 in Heptan *R* so lange äquilibriert, bis eine stabile Basislinie erhalten wird.

Die Empfindlichkeit des Systems wird so eingestellt, daß die Höhe des Hauptpeaks im Chromatogramm mit 20 µl Referenzlösung b etwa 25 Prozent des maximalen Ausschlags beträgt.

20 µl Referenzlösung a werden eingespritzt. Werden die Chromatogramme unter den vorgeschriebenen Bedingungen aufgezeichnet, beträgt die Retentionszeit für Estriol etwa 19 min und für die Estriol-Verunreinigung A etwa 21 min. Die Prüfung darf nur ausgewertet werden, wenn die Auflösung zwischen den Peaks von Estriol und der Estriol-Verunreinigung A mindestens 2,2 beträgt. Wenn die Retentionszeiten länger sind oder die Auflösung geringer ist, wird die Säule zuerst mit Aceton *R* und anschließend mit Heptan *R* gewaschen.

20 µl Lösungsmittel-Mischung als Blindlösung und je 20 µl Untersuchungslösung, Referenzlösung a und Referenzlösung b werden eingespritzt. Im Chromatogramm der Untersuchungslösung darf ein Peak der Estriol-Verunreinigung A nicht größer sein als das 0,5fache der Fläche des Peaks der Estriol-Verunreinigung A im Chromatogramm der Referenzlösung a (0,5 Prozent). Im Chromatogramm der Untersuchungslösung darf keine Peakfläche, mit Ausnahme der des Hauptpeaks und der des Peaks der Estriol-Verunreinigung A, größer sein als das 0,5fache der Fläche des Hauptpeaks im Chromatogramm der Referenzlösung b (0,5 Prozent). Die Summe aller Peakflächen, mit Ausnahme der des Hauptpeaks und der des Peaks der Estriol-Verunreinigung A, darf nicht größer sein als die Fläche des Hauptpeaks im Chromatogramm der Referenzlösung b (1 Prozent). Peaks der Blindlösung und Peaks, deren Fläche kleiner ist als das 0,05fache der Fläche des Hauptpeaks im Chromatogramm der Referenzlösung b, werden nicht berücksichtigt.

Trocknungsverlust (2.2.32): Höchstens 0,5 Prozent, mit 1,000 g Substanz durch 3 h langes Trocknen im Trockenschrank bei 100 bis 105 °C bestimmt.

Gehaltsbestimmung

25,0 mg Substanz werden in Ethanol 96 % *R* zu 50,0 ml gelöst. 10,0 ml Lösung werden mit Ethanol 96 % *R* zu 50,0 ml verdünnt. Die Absorption (2.2.25) dieser Lösung wird im Maximum bei 281 nm gemessen.

Der Gehalt an $C_{18}H_{24}O_3$ wird mit Hilfe der spezifischen Absorption berechnet ($A_{1\,cm}^{1\,\%}$ = 72,5).

Verunreinigungen

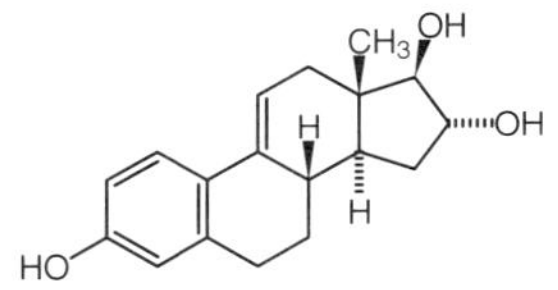

A. 9,11-Didehydroestriol

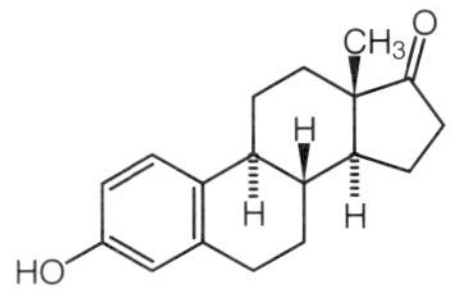

B. Estron

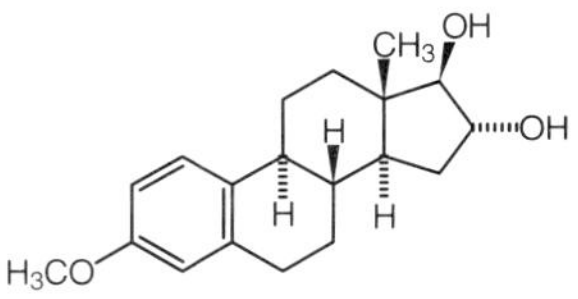

C. Estriol-3-methylether

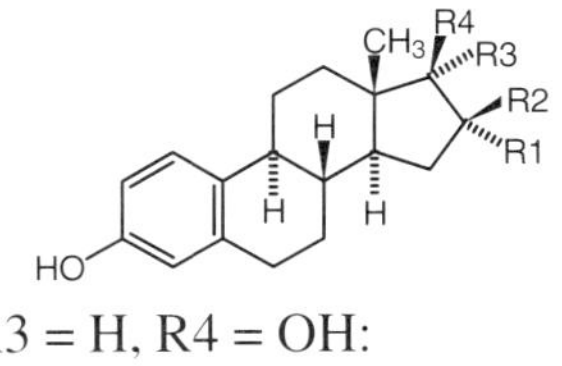

D. R1 = R2 = R3 = H, R4 = OH:
Estradiol

E. R1 = R3 = OH, R2 = R4 = H:
17-Epi-Estriol

F. R1 = R3 = H, R2 = R4 = OH:
16-Epi-Estriol

G. R1 = R4 = H, R2 = R3 = OH:
16,17-Epi-Estriol.

2001, 1512

Konjugierte Estrogene

Estrogeni coniuncti

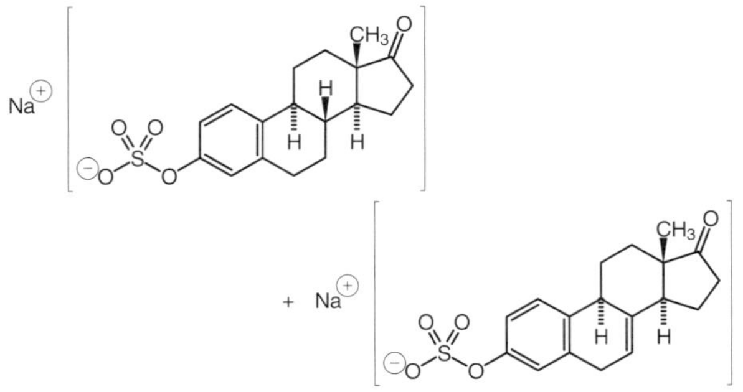

$C_{18}H_{21}O_5NaS + C_{18}H_{19}O_5NaS$ M_r 372,4 + 370,4

Definition

Konjugierte Estrogene sind ein Gemisch verschiedener Formen konjugierter Estrogene, die aus dem Urin trächtigen Stuten gewonnen oder durch Synthese hergestellt und in einem geeigneten, pulverförmigen Verdünnungsmittel dispergiert sind.

Die zwei Hauptkomponenten sind die Natriumsalze von 17-Oxoestra-1,3,5(10)-trien-3-ylsulfat (Natriumestronsulfat) und 17-Oxoestra-1,3,5(10),7-tetraen-3-yl=sulfat (Natriumequilinsulfat). Weitere Komponenten sind Natrium-17α-Estradiolsulfat, Natrium-17α-Dihydroequilinsulfat und Natrium-17β-Dihydroequilinsulfat.

Konjugierte Estrogene enthalten mindestens 52,5 und höchstens 61,5 Prozent Natriumestronsulfat, mindestens 22,5 und höchstens 30,5 Prozent Natriumequilinsulfat, mindestens 2,5 und höchstens 9,5 Prozent Natrium-17α-estradiolsulfat, mindestens 13,5 und höchstens 19,5 Prozent Natrium-17α-dihydroequilinsulfat, mindestens 0,5 Prozent und höchstens 4,0 Prozent Natrium-17β-dihydroequilinsulfat. Die Summe von Natriumestronsulfat und Natriumequilinsulfat beträgt mindestens 79,5 und höchstens 88,0 Prozent.

Alle Prozentangaben sind bezogen auf den in der Beschriftung angegebenen Gehalt.

Eigenschaften

Fast weißes bis bräunliches, amorphes Pulver.

Prüfung auf Identität

A. Die bei der „Gehaltsbestimmung" erhaltenen Chromatogramme werden ausgewertet. Die 2 Hauptpeaks von Estron und Equilin im Chromatogramm der Untersuchungslösung a entsprechen in bezug auf Retentionszeit und Größe ungefähr den 2 Hauptpeaks im Chromatogramm der Referenzlösung a.

B. Das Chromatogramm der Untersuchungslösung b bei der Prüfung „Chromatographisches Profil" (siehe „Prüfung auf Reinheit") wird ausgewertet. Das Chromatogramm zeigt zusätzliche Peaks, die 17α-Estradiol, 17α-Dihydroequilin und 17β-Dihydroequilin entsprechen, mit relativen Retentionen von etwa 0,24, 0,30 beziehungsweise 0,35, bezogen auf 3-*O*-Methylestron (Interner Standard).

Prüfung auf Reinheit

Chromatographisches Profil: Die Prüfung wird wie unter „Gehaltsbestimmung" beschrieben durchgeführt, mit folgenden zusätzlichen Angaben.

Untersuchungslösung b: Die Untersuchungslösung wird wie unter „Gehaltsbestimmung" beschrieben hergestellt, wobei keine Sulfatase zugesetzt wird und anstatt 3,0 ml der oberen Phase 6,0 ml verwendet werden. In gleicher Weise wird eine Blindlösung hergestellt.

Referenzlösung b: Die Referenzlösung wird wie unter „Gehaltsbestimmung" beschrieben hergestellt. Die Lösung wird vor dem Zusatz des Internen Standards 1:10 mit wasserfreiem Ethanol *R* verdünnt.

1 µl Referenzlösung a wird eingespritzt. Die Peakflächen von 17α-Dihydroequilin, Estron und 3-*O*-Methylestron, mit relativen Retentionen von 0,30, 0,80 und 1, bezogen auf 3-*O*-Methylestron, werden bestimmt.

1 µl Untersuchungslösung a wird eingespritzt. Die Lage der Peaks wird mit Hilfe ihrer relativen Retentionen von 1 und etwa 0,24, 0,29, 0,30, 0,35, 0,56, 0,64, 0,90 sowie 1,3, bezogen auf 3-*O*-Methylestron, bestimmt und ihre Flächen werden gemessen.

Der Prozentgehalt der Komponenten, berechnet als Natriumsulfat-Salze, wird mit Hilfe der Formel (1) errechnet.

1 µl Referenzlösung b wird eingespritzt. Die Flächen der Peaks von Estron und 3-*O*-Methylestron, mit relativen Retentionen von etwa 0,80 beziehungsweise 1, bezogen auf 3-*O*-Methylestron, werden bestimmt.

1 µl Untersuchungslösung b wird eingespritzt. Die Lage der Peaks wird mit Hilfe ihrer relativen Retentionen von etwa 0,30, 0,80 und 0,87, bezogen auf 3-*O*-Methylestron, bestimmt und die Summe ihrer Flächen wird gemessen.

Der Prozentgehalt an 17α-Dihydroequilin, Estron und Equilin, berechnet als freie Steroide, wird mit Hilfe der Formel (2) errechnet.

$$\frac{S'_A \cdot S_I \cdot m_R \cdot 137{,}8 \cdot 1000}{S_R \cdot S'_I \cdot m \cdot LC} \qquad (1)$$

$$\frac{S'_{FS} \cdot S_I \cdot m_E \cdot 100 \cdot 1000}{S_E \cdot S'_I \cdot m \cdot LC} \qquad (2)$$

S_I = Peakfläche des Internen Standards im Chromatogramm der entsprechenden Referenzlösung

S'_I = Peakfläche des Internen Standards im Chromatogramm der entsprechenden Untersuchungslösung
S_R = Peakfläche der Referenzsubstanz (Tab. 1512-1) im Chromatogramm der entsprechenden Referenzlösung
S'_A = Peakfläche der zu bestimmenden Substanz im Chromatogramm der entsprechenden Untersuchungslösung
m_R = Masse Referenzsubstanz (Tab. 1512-1) in der entsprechenden Referenzlösung in Milligramm
m = Masse Substanz in der entsprechenden Untersuchungslösung in Milligramm
S'_{FS} = Summe der Peakflächen von 17α-Dihydroequilin, Estron und Equilin im Chromatogramm der entsprechenden Untersuchungslösung
S_E = Peakfläche von Estron *CRS* im Chromatogramm der entsprechenden Referenzlösung
m_E = Masse Estron *CRS* in der entsprechenden Referenzlösung in Milligramm
LC = in der Beschriftung angegebener Gehalt in Milligramm je Gramm Substanz.

Die Prozentgehalte müssen innerhalb folgender Grenzen liegen:

Natrium-17α-estradiolsulfat	2,5 bis 9,5 Prozent
Natrium-17α-dihydroequilinsulfat	13,5 bis 19,5 Prozent
Natrium-17β-dihydroequilinsulfat	0,5 bis 4,0 Prozent
Natrium-17β-estradiolsulfat	höchstens 2,25 Prozent
Natrium-17α-dihydroequileninsulfat	höchstens 3,25 Prozent
Natrium-17β-dihydroequileninsulfat	höchstens 2,75 Prozent
Natrium-8,9-didehydroestronsulfat	höchstens 6,25 Prozent
Natriumequileninsulfat	höchstens 5,5 Prozent
Summe an Estron, Equilin und 17α-Dihydroequilin	höchstens 1,3 Prozent.

Gehaltsbestimmung

Die Bestimmung erfolgt mit Hilfe der Gaschromatographie (2.2.28) unter Verwendung von 3-*O*-Methylestron *R* als Interner Standard.

Interner-Standard-Lösung: 8 mg 3-*O*-Methylestron *R* werden in 10,0 ml wasserfreiem Ethanol *R* gelöst. 2,0 ml Lösung werden mit wasserfreiem Ethanol *R* zu 10,0 ml verdünnt.

Acetat-Pufferlösung pH 5,2: 10 g Natriumacetat *R* werden in 100 ml Wasser *R* gelöst. Nach Zusatz von 10 ml verdünnter Essigsäure *R* wird die Lösung mit Wasser *R* zu 500 ml verdünnt. Der *p*H-Wert der Lösung wird auf 5,2 ± 0,1 eingestellt.

Untersuchungslösung a: Unter Berücksichtigung des in der Beschriftung angegebenen Gehalts wird eine genau gewogene Menge Substanz, entsprechend etwa 2 mg konjugierter Estrogene, in ein 50-ml-Zentrifugenglas eingewogen, das 15 ml Acetat-Pufferlösung *p*H 5,2 und 1 g Bariumchlorid *R* enthält. Das Zentrifugenglas wird dicht verschlossen und 30 min lang geschüttelt. Falls erforderlich wird der *p*H-Wert der Lösung mit Essigsäure *R* oder einer Lösung von Natriumacetat *R* ($120\ g \cdot l^{-1}$) auf 5,0 ± 0,5 eingestellt. Die Lösung wird 30 s lang im Ultraschallbad behandelt und anschließend 30 min lang geschüttelt. Nach Zusatz einer geeigneten Sulfatase-Zubereitung, die 2500 Einheiten entspricht, wird die Mischung 10 min lang im Wasserbad von 50 ± 1 °C mechanisch geschüttelt. Das Zentrifugenglas wird von Hand geschwenkt, erneut 10 min lang im Wasserbad mechanisch geschüttelt und anschließend erkalten gelassen. Nach Zusatz von 15,0 ml Dichlorethan *R* wird das Zentrifugenglas sofort dicht verschlossen und 15 min lang geschüttelt. Die Mischung wird 10 min lang, oder bis die untere Phase klar ist, zentrifugiert. Die organische Phase wird in ein Reagenzglas mit Schraubverschluß überführt, mit 5 g wasserfreiem Natriumsulfat *R* versetzt und anschließend geschüttelt. Die Lösung wird so lange stehengelassen, bis sie klar ist. Die Lösung muß so aufbewahrt werden, daß Verluste durch Verdunsten verhindert werden.

E

Monographien

Tabelle 1512-1

Relative Retention (bezogen auf 3-*O*-Methylestron)	zu bestimmende Substanz	quantifiziert, bezogen auf die *CRS*	vorhanden als
0,24	17α-Estradiol	17α-Dihydroequilin *CRS*	Natriumsulfat
0,29	17β-Estradiol	Estron *CRS*	Natriumsulfat
0,30	17α-Dihydroequilin	17α-Dihydroequilin *CRS*	freies Steroid, Natriumsulfat („Gehaltsbestimmung“)
0,35	17β-Dihydroequilin	17α-Dihydroequilin *CRS*	Natriumsulfat
0,56	17α-Dihydroequilenin	Estron *CRS*	Natriumsulfat
0,64	17β-Dihydroequilenin	Estron *CRS*	Natriumsulfat
0,80	Estron	Estron *CRS*	freies Steroid, Natriumsulfat („Gehaltsbestimmung“)
0,87	Equilin	Equilin *CRS*	freies Steroid, Natriumsulfat („Gehaltsbestimmung“)
0,90	8,9-Didehydroestron	Estron *CRS*	Natriumsulfat
1	3-*O*-Methylestron	(Interner Standard)	
1,3	Equilenin	Estron *CRS*	Natriumsulfat

3,0 ml der klaren Lösung werden in einem geeigneten Zentrifugenglas mit Schraubverschluß mit 1,0 ml Interner-Standard-Lösung versetzt. Die Mischung wird mit Hilfe eines Stroms von Stickstoff *R* zur Trockne eingedampft, wobei die Temperatur 50 °C nicht überschreiten darf. Der getrocknete Rückstand wird mit 15 µl wasserfreiem Pyridin *R* und 65 µl *N,O*-Bis(trimethylsilyl)-trifluoracetamid *R*, das 1 Prozent Chlortrimethylsilan *R* enthält, versetzt. Das Zentrifugenglas wird sofort dicht verschlossen, gründlich gemischt und 15 min lang stehengelassen. Nach Zusatz von 0,5 ml Toluol *R* wird mechanisch gemischt.

Referenzlösung a: 8 mg Estron *CRS*, 7 mg Equilin *CRS* und 5 mg 17α-Dihydroequilin *CRS* werden getrennt in 10,0 ml wasserfreiem Ethanol *R* gelöst. 2,0 ml der Estron-Lösung, 1,0 ml der Equilin-Lösung und 1,0 ml der 17α-Dihydroequilin-Lösung werden gemischt und mit wasserfreiem Ethanol *R* zu 10,0 ml verdünnt. 1,0 ml dieser Lösung wird in einem Zentrifugenglas mit Schraubverschluß mit 1,0 ml Interner-Standard-Lösung versetzt. Die Mischung wird mit Hilfe eines Stroms von Stickstoff *R* zur Trockne eingedampft, wobei die Temperatur 50 °C nicht überschreiten darf. Der getrocknete Rückstand wird mit 15 µl wasserfreiem Pyridin *R* und 65 µl *N,O*-Bis(trimethylsilyl)trifluoracetamid *R*, das 1 Prozent Chlortrimethylsilan *R* enthält, versetzt. Das Zentrifugenglas wird sofort dicht verschlossen, gemischt und 15 min lang stehengelassen. Anschließend wird die Lösung mit 0,5 ml Toluol *R* versetzt.

Die Chromatographie kann durchgeführt werden mit
- einer Kapillarsäule aus Quarzglas von 15 m Länge und 0,25 mm innerem Durchmesser, belegt mit Poly[(cyanopropyl)methylphenylmethyl]siloxan *R* (Filmdicke 0,25 µm)
- Wasserstoff zur Chromatographie *R* als Trägergas bei einer Durchflußrate von 2 ml je Minute
- einem Flammenionisationsdetektor
- einem Split-Verhältnis von 1:20 bis 1:30.

Die Temperatur der Säule wird bei 220 °C, die des Probeneinlasses und des Detektors bei 260 °C gehalten. Die Temperatur und die Durchflußrate des Trägergases werden so eingestellt, daß die geforderte Auflösung erhalten wird.

1 µl Referenzlösung a wird eingespritzt. Die relative Retention, bezogen auf 3-*O*-Methylestron, beträgt für 17α-Dihydroequilin etwa 0,30, für Estron etwa 0,80 und für Equilin etwa 0,87.

Die Bestimmung darf nur ausgewertet werden, wenn die Auflösung zwischen den Peaks von Estron und Equilin mindestens 1,2 und die relative Standardabweichung für das Verhältnis der Peakfläche von Estron zu der des Internen Standards, an mindestens 6 Einspritzungen bestimmt, höchstens 2,0 Prozent beträgt.

1 µl Referenzlösung a wird eingespritzt. Die Peakflächen von Estron oder Equilin und 3-*O*-Methylestron werden bestimmt.

1 µl Untersuchungslösung a wird eingespritzt. Die Flächen der Peaks von Estron, Equilin und 3-*O*-Methylestron werden bestimmt.

Der Prozentgehalt an Natriumestronsulfat und Natriumequilinsulfat wird mit Hilfe der Formel (1) (siehe „Prüfung auf Reinheit, Chromatographisches Profil") berechnet.

Lagerung

Die Substanz darf nicht eingefroren werden.

Beschriftung

Die Beschriftung gibt insbesondere an
- Namen der Komponenten
- Gehalte der Komponenten
- Art des Verdünnungsmittels.

Verunreinigungen, weitere Komponenten

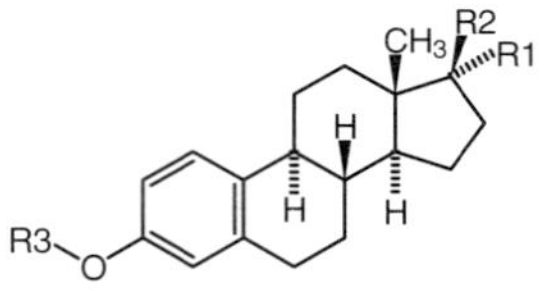

A. R1 = OH, R2 = H, R3 = SO_3Na:
17α-Hydroxyestra-1,3,5(10)-trien-3-yl-natriumsulfat
(Natrium-17α-Estradiolsulfat)

D. R1 = H, R2 = OH, R3 = SO_3Na:
17β-Hydroxyestra-1,3,5(10)-trien-3-yl-natriumsulfat
(Natrium-17β-Estradiolsulfat)

I. R1 und R2 = O, R3 = H:
3-Hydroxyestra-1,3,5(10)-trien-17-on
(Estron)

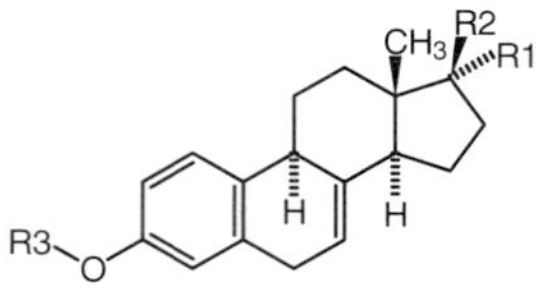

B. R1 = OH, R2 = H, R3 = SO_3Na:
17α-Hydroxyestra-1,3,5(10),7-tetraen-3-yl-natrium=sulfat
(Natrium-17α-Dihydroequilinsulfat)

C. R1 = H, R2 = OH, R3 = SO_3Na:
17β-Hydroxyestra-1,3,5(10),7-tetraen-3-yl-natrium=sulfat
(Natrium-17β-Dihydroequilinsulfat)

J. R1 und R2 = O, R3 = H:
3-Hydroxyestra-1,3,5(10),7-tetraen-17-on
(Equilin)

K. R1 = OH, R2 = R3 = H:
Estra-1,3,5(10),7-tetraen-3,17α-diol
(17α-Dihydroequilin)

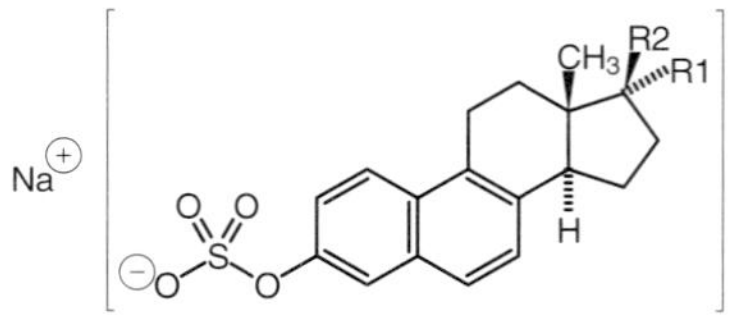

E. R1 = OH, R2 = H:
17α-Hydroxyestra-1,3,5(10),6,8-pentaen-3-yl-natri=umsulfat
(Natrium-17α-Dihydroequileninsulfat)

F. R1 = H, R2 = OH:
17β-Hydroxyestra-1,3,5(10),6,8-pentaen-3-yl-natri=umsulfat
(Natrium-17β-Dihydroequileninsulfat)

H. R1 und R2 = O:
17-Oxoestra-1,3,5(10),6,8-pentaen-3-yl-natrium-sulfat
(Natriumequileninsulfat)

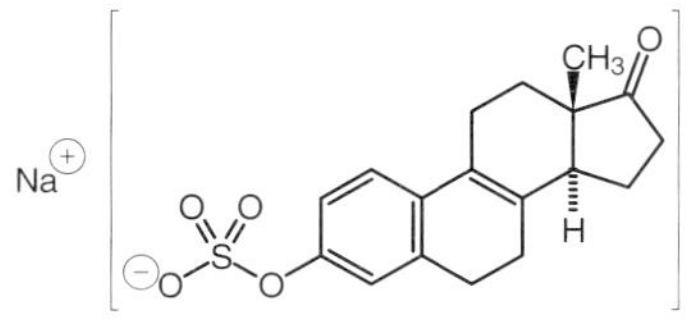

G. 17-Oxoestra-1,3,5(10),8-tetraen-3-yl-natriumsulfat (Natrium-8,9-didehydroestronsulfat).

2000, 457

Etacrynsäure
Acidum etacrynicum

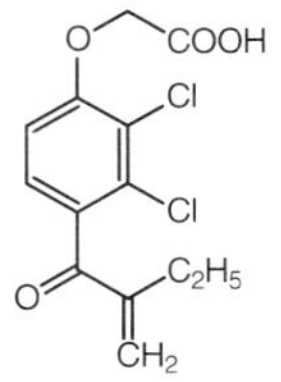

$C_{13}H_{12}Cl_2O_4$ M_r 303,1

Definition

Etacrynsäure enthält mindestens 98,0 und höchstens 102,0 Prozent 2-[2,3-Dichlor-4-(2-ethylacryloyl)phenoxy]essigsäure, berechnet auf die getrocknete Substanz.

Eigenschaften

Weißes bis fast weißes, kristallines Pulver; sehr schwer löslich in Wasser, leicht löslich in Ethanol und Ether. Die Substanz löst sich in Ammoniak- und verdünnten Alkalihydroxid- und Alkalicarbonat-Lösungen.

Prüfung auf Identität

1: A, C.
2: A, B, D, E.

A. Schmelztemperatur (2.2.14): 121 bis 124 °C.

B. 50,0 mg Substanz werden in einer Mischung von 1 Volumteil Salzsäure (1 mol · l^{-1}) und 99 Volumteilen Methanol *R* zu 100,0 ml gelöst. 10,0 ml Lösung werden mit einer Mischung von 1 Volumteil Salzsäure (1 mol · l^{-1}) und 99 Volumteilen Methanol *R* zu 100,0 ml verdünnt. Diese Lösung, zwischen 230 und 350 nm gemessen, zeigt ein Absorptionsmaximum (2.2.25) bei 270 nm und eine Schulter bei etwa 285 nm. Die spezifische Absorption im Maximum liegt zwischen 110 und 120.

C. Die Prüfung erfolgt mit Hilfe der IR-Spektroskopie (2.2.24) durch Vergleich des Spektrums der Substanz mit dem von Etacrynsäure *CRS*. Die Prüfung erfolgt mit Hilfe von Preßlingen.

D. Etwa 30 mg Substanz werden in 2 ml aldehydfreiem Ethanol 96 % *R* gelöst. 70 mg Hydroxylaminhydrochlorid *R* werden getrennt in 0,1 ml Wasser *R* gelöst. Nach Zusatz von 7 ml ethanolischer Kaliumhydroxid-Lösung *R* wird mit aldehydfreiem Ethanol 96 % *R* zu 10 ml verdünnt und stehengelassen. 1 ml der überstehenden Flüssigkeit wird entnommen und der Substanzlösung zugesetzt. Nach 3 min langem Erhitzen im Wasserbad und Abkühlen werden 3 ml Wasser *R* und 0,15 ml Salzsäure *R* zugesetzt. Im ultravioletten Licht bei 254 nm zeigt die Mischung eine intensive, blaue Fluoreszenz.

E. Eine Lösung von etwa 25 mg Substanz in 2 ml Natriumhydroxid-Lösung (1 mol · l^{-1}) wird 5 min lang im Wasserbad erhitzt. Nach dem Abkühlen werden 0,25 ml einer Mischung gleicher Volumteile Wasser *R* und Schwefelsäure *R*, 0,5 ml einer Lösung von Chromotropsäure-Natrium *R* (100 g · l^{-1}) und vorsichtig 2 ml Schwefelsäure *R* zugesetzt, wobei eine intensive Violettfärbung entsteht.

E

Monographien

Prüfung auf Reinheit

Verwandte Substanzen: Die Prüfung erfolgt mit Hilfe der Dünnschichtchromatographie (2.2.27) unter Verwendung einer Schicht von Kieselgel GF_{254} *R*.

Untersuchungslösung: 0,2 g Substanz werden in Ethanol 96 % *R* zu 10 ml gelöst.

Referenzlösung a: 1,5 ml Untersuchungslösung werden mit Ethanol 96 % *R* zu 100 ml verdünnt.

Referenzlösung b: 0,5 ml Untersuchungslösung werden mit Ethanol 96 % *R* zu 100 ml verdünnt.

Auf die Platte werden 10 µl jeder Lösung aufgetragen. Die Chromatographie erfolgt mit einer Mischung von 20 Volumteilen Essigsäure 98 % *R*, 50 Volumteilen Ethylacetat *R* und 60 Volumteilen Chloroform *R* über eine Laufstrecke von 15 cm. Die Platte wird an der Luft trocknen gelassen. Die Auswertung erfolgt im ultravioletten Licht bei 254 nm. Kein im Chromatogramm der Untersuchungslösung auftretender Nebenfleck darf größer oder intensiver sein als der mit der Referenzlösung a erhaltene Fleck (1,5 Prozent), und höchstens ein Nebenfleck darf größer oder intensiver sein als der mit der Referenzlösung b erhaltene Fleck (0,5 Prozent).

Schwermetalle (2.4.8): 1,0 g Substanz muß der Grenzprüfung C auf Schwermetalle entsprechen (20 ppm). Zur Herstellung der Referenzlösung werden 2 ml Blei-Lösung (10 ppm Pb) *R* verwendet.

Trocknungsverlust (2.2.32): Höchstens 0,5 Prozent, mit 2,000 g Substanz durch Trocknen bei 60 °C über Phosphor(V)-oxid *R* zwischen 0,1 und 0,5 kPa bestimmt.

Sulfatasche (2.4.14): Höchstens 0,1 Prozent, mit 1,0 g Substanz bestimmt.

Gehaltsbestimmung

0,250 g Substanz, in 100 ml Methanol *R* gelöst, werden nach Zusatz von 5 ml Wasser *R* mit Natriumhydroxid-

Lösung (0,1 mol · l^{-1}) titriert. Der Endpunkt wird mit Hilfe der Potentiometrie (2.2.20) bestimmt.

1 ml Natriumhydroxid-Lösung (0,1 mol · l^{-1}) entspricht 30,31 mg $C_{13}H_{12}Cl_2O_4$.

Lagerung

Gut verschlossen.

1998, 1204

Etamsylat

Etamsylatum

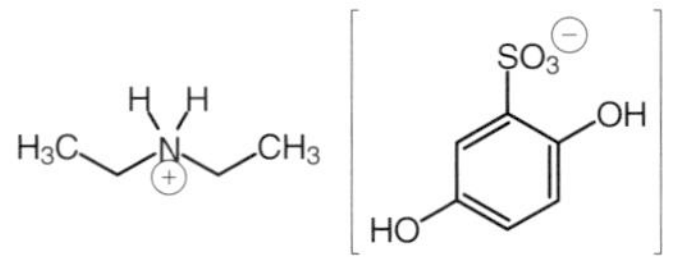

$C_{10}H_{17}NO_5S$ — M_r 263,3

Definition

Etamsylat enthält mindestens 99,0 und höchstens 101,0 Prozent Diethylammonium-2,5-dihydroxybenzolsulfonat, berechnet auf die getrocknete Substanz.

Eigenschaften

Weißes bis fast weißes, kristallines Pulver; sehr leicht löslich in Wasser, leicht löslich in Methanol, löslich in wasserfreiem Ethanol, praktisch unlöslich in Dichlormethan.

Die Substanz zeigt Polymorphie.

Prüfung auf Identität

1: B.

2: A, C, D.

A. Schmelztemperatur (2.2.14): 127 bis 134 °C.

B. Die Prüfung erfolgt mit Hilfe der IR-Spektroskopie (2.2.24) durch Vergleich des Spektrums der Substanz mit dem von Etamsylat *CRS*. Die Prüfung erfolgt mit Hilfe von Preßlingen.

C. 0,100 g Substanz werden in Wasser *R* zu 200,0 ml gelöst. 5,0 ml Lösung werden mit Wasser *R* zu 100,0 ml verdünnt. Diese Lösung, sofort zwischen 210 und 350 nm gemessen, zeigt Absorptionsmaxima (2.2.25) bei 221 und 301 nm. Die spezifische Absorption, im Maximum bei 301 nm gemessen, liegt zwischen 145 und 151.

D. 2 ml frisch hergestellte Prüflösung (siehe „Prüfung auf Reinheit") werden in einem Reagenzglas mit 0,5 g Natriumhydroxid *R* gemischt und erhitzt. Ein Streifen feuchtes, rotes Lackmuspapier *R* wird über die Öffnung des Reagenzglases gelegt. Die Färbung des Papiers schlägt nach Blau um.

Prüfung auf Reinheit

Prüflösung: 10,0 g Substanz werden in kohlendioxidfreiem Wasser *R* zu 100 ml gelöst.

Aussehen der Lösung: Die frisch hergestellte Prüflösung muß klar (2.2.1) und farblos (2.2.2, Methode II) sein.

***p*H-Wert** (2.2.3): Der *p*H-Wert der Prüflösung muß zwischen 4,5 und 5,6 liegen.

Hydrochinon: Die Prüfung erfolgt mit Hilfe der Dünnschichtchromatographie (2.2.27) unter Verwendung einer Schicht eines geeigneten Kieselgels, das einen Fluoreszenzindikator mit intensivster Anregung der Fluoreszenz bei 254 nm enthält.

Untersuchungslösung: 2,0 g Substanz werden in Wasser *R* zu 10 ml gelöst.

Referenzlösung: 10 mg Hydrochinon *R* werden in Wasser *R* zu 50 ml gelöst.

Auf die Platte werden 10 µl jeder Lösung aufgetragen. Die Startpunkte werden im Kaltluftstrom getrocknet. Die Chromatographie erfolgt mit Hilfe einer Mischung von 20 Volumteilen Dichlormethan *R*, 30 Volumteilen Methylacetat *R* und 50 Volumteilen Ethylacetat *R* über eine Laufstrecke von 15 cm. Die Platte wird im Warmluftstrom getrocknet und im ultravioletten Licht bei 254 nm ausgewertet. Ein Hydrochinonfleck im Chromatogramm der Untersuchungslösung darf nicht intensiver sein als der Hauptfleck im Chromatogramm der Referenzlösung (0,1 Prozent).

Schwermetalle (2.4.8): 1,0 g Substanz muß der Grenzprüfung C auf Schwermetalle entsprechen (15 ppm). Zur Herstellung der Referenzlösung werden 1,5 ml Blei-Lösung (10 ppm Pb) *R* verwendet.

Eisen (2.4.9): 10 ml Prüflösung müssen der Grenzprüfung auf Eisen entsprechen (10 ppm).

Trocknungsverlust (2.2.32): Höchstens 0,5 Prozent, mit 1,000 g Substanz durch Trocknen im Vakuum bei 60 °C bestimmt.

Sulfatasche (2.4.14): Höchstens 0,1 Prozent, mit 1,0 g Substanz bestimmt.

Gehaltsbestimmung

0,200 g Substanz, in einer Mischung von 10 ml Wasser *R* und 40 ml verdünnter Schwefelsäure *R* gelöst, werden mit Cer(IV)-sulfat-Lösung (0,1 mol · l^{-1}) titriert. Der Endpunkt wird mit Hilfe der Potentiometrie (2.2.20) bestimmt.

1 ml Cer(IV)-sulfat-Lösung (0,1 mol · l^{-1}) entspricht 13,16 mg $C_{10}H_{17}NO_5S$.

Lagerung

Dicht verschlossen, vor Licht geschützt.

Verunreinigungen

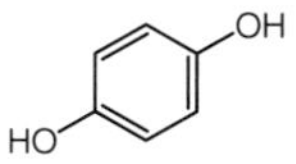

A. Benzol-1,4-diol (Hydrochinon).

2000, 1318

Wasserfreies Ethanol

Ethanolum anhydricum

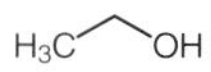

C_2H_6O M_r 46,07

Definition

Wasserfreies Ethanol enthält mindestens 99,5 Prozent (*V/V*) Ethylalkohol, entsprechend mindestens 99,2 Prozent (*m/m*) bei 20 °C.

Eigenschaften

Klare, farblose, flüchtige, entflammbare, hygroskopische Flüssigkeit; mischbar mit Wasser und Dichlormethan. Die Substanz brennt mit blauer, nicht rußender Flamme.

Die Siedetemperatur beträgt etwa 78 °C.

Prüfung auf Identität

1: A, B.
2: A, C, D.

A. Die Substanz entspricht der Prüfung „Relative Dichte" (siehe „Prüfung auf Reinheit").

B. Die Prüfung erfolgt mit Hilfe der IR-Spektroskopie (2.2.24) durch Vergleich des Spektrums der Substanz mit dem Referenzspektrum der Ph. Eur. von wasserfreiem Ethanol.

C. 0,1 ml Substanz werden mit 1 ml einer Lösung von Kaliumpermanganat *R* ($10 g \cdot l^{-1}$) und 0,2 ml verdünnter Schwefelsäure *R* in einem Reagenzglas gemischt. Die Öffnung des Reagenzglases wird sofort mit einem Filterpapier bedeckt, das mit einer frisch hergestellten Lösung von 0,1 g Natriumpentacyanonitrosylferrat *R* und 0,5 g Piperazin-Hexahydrat *R* in 5 ml Wasser *R* getränkt ist. Nach einigen Minuten entsteht auf dem Papier eine intensive Blaufärbung, die nach 10 bis 15 min verblaßt.

D. Zu 0,5 ml Substanz werden 5 ml Wasser *R* und 2 ml verdünnte Natriumhydroxid-Lösung *R*, danach langsam 2 ml Iod-Lösung ($0,05 mol \cdot l^{-1}$) zugesetzt. Innerhalb von 30 min bildet sich ein gelber Niederschlag.

Prüfung auf Reinheit

Aussehen: Die Substanz muß klar (2.2.1) und farblos (2.2.2, Methode II) sein, verglichen mit Wasser *R*. 1,0 ml Substanz wird mit Wasser *R* zu 20 ml verdünnt. Nach 5 min langem Stehenlassen muß die Lösung im Vergleich zu Wasser *R* klar (2.2.1) sein.

Sauer oder alkalisch reagierende Substanzen: 20 ml Substanz werden mit 20 ml kohlendioxidfreiem Wasser *R* und 0,1 ml Phenolphthalein-Lösung *R* versetzt. Die Lösung ist farblos. Nach Zusatz von 1,0 ml Natriumhydroxid-Lösung ($0,01 mol \cdot l^{-1}$) muß eine Rosafärbung auftreten (30 ppm, berechnet als Essigsäure).

Relative Dichte (2.2.5): 0,7907 bis 0,7932.

Absorption (2.2.25): Die Substanz, zwischen 235 und 340 nm in einer 5-cm-Küvette gegen Wasser *R* als Kompensationsflüssigkeit gemessen, darf höchstens folgende Absorptionen aufweisen: 0,40 bei 240 nm, 0,30 zwischen 250 und 260 nm und 0,10 zwischen 270 und 340 nm. Die Absorptionskurve muß gleichmäßig sein.

Flüchtige Verunreinigungen: Die Prüfung erfolgt mit Hilfe der Gaschromatographie (2.2.28).

Untersuchungslösung a: Die Substanz.

Untersuchungslösung b: 500,0 ml Substanz werden mit 150 µl 4-Methylpentan-2-ol *R* versetzt.

Referenzlösung a: 100 µl wasserfreies Methanol *R* werden mit der Substanz zu 50,0 ml verdünnt. 5,0 ml Lösung werden mit der Substanz zu 50,0 ml verdünnt.

Referenzlösung b: 50 µl wasserfreies Methanol *R* und 50 µl Acetaldehyd *R* werden mit der Substanz zu 50,0 ml verdünnt. 100 µl Lösung werden mit der Substanz zu 10,0 ml verdünnt.

Referenzlösung c: 150 µl 1,1-Diethoxyethan *R* werden mit der Substanz zu 50,0 ml verdünnt. 100 µl Lösung werden mit der Substanz zu 10,0 ml verdünnt.

Referenzlösung d: 100 µl Benzol *R* werden mit der Substanz zu 100,0 ml verdünnt. 100 µl Lösung werden mit der Substanz zu 50,0 ml verdünnt.

Die Chromatographie kann durchgeführt werden mit

- einer Kapillarsäule aus Quarzglas von 30 m Länge und 0,32 mm innerem Durchmesser, belegt mit Poly[(cyanopropyl)(phenyl)][dimethyl]siloxan *R* (Filmdicke 1,8 µm)
- Helium zur Chromatographie *R* als Trägergas bei einer Durchflußrate von 1,5 ml je Minute
- einem Flammenionisationsdetektor.

Die Bestimmung wird mit folgendem Temperaturprogramm durchgeführt:

	Zeit (min)	Temperatur (°C)	Rate ($°C \cdot min^{-1}$)	Erläuterungen
Säule	0 – 12	40		isothermisch
	12 – 32	40 → 240	10	linearer Gradient
	32 – 42	240		isothermisch
Probeneinlaß		280		
Detektor		280		

1 µl Referenzlösung b wird eingespritzt. Die Empfindlichkeit des Systems wird so eingestellt, daß die Höhe der beiden Peaks vor dem Hauptpeak mindestens 50 Prozent des maximalen Ausschlags beträgt. Die Prüfung darf nur ausgewertet werden, wenn die Auflösung zwischen den Peaks von Acetaldehyd (1. Peak) und Methanol (2. Peak) mindestens 2,0 beträgt. Falls erforderlich wird die Anfangstemperatur der Säule erniedrigt.

1 µl jeder Lösung wird eingespritzt. Im Chromatogramm der Untersuchungslösung a darf die Peakfläche des Methanols höchstens das 0,5fache der entsprechenden Peakfläche im Chromatogramm der Referenzlösung a (200 ppm *V/V*) betragen.

Die Summe der Gehalte (ppm) an Acetaldehyd und 1,1-Diethoxyethan wird aus den Flächen der entsprechenden Peaks im Chromatogramm der Untersuchungslösung a nach folgender Formel berechnet:

$$\frac{10 \cdot A_E}{A_T - A_E} + \frac{30 \cdot C_E}{C_T - C_E}$$

A_E = Fläche des Acetaldehyd-Peaks im Chromatogramm der Untersuchungslösung a

A_T = Fläche des Acetaldehyd-Peaks im Chromatogramm der Referenzlösung b

C_E = Fläche des 1,1-Diethoxyethan-Peaks im Chromatogramm der Untersuchungslösung a

C_T = Fläche des 1,1-Diethoxyethan-Peaks im Chromatogramm der Referenzlösung c.

Die Summe der Gehalte an Acetaldehyd und 1,1-Diethoxyethan darf höchstens 10 ppm (*V/V*) betragen, berechnet als Acetaldehyd.

Der Gehalt an Benzol (ppm) wird aus der entsprechenden Peakfläche im Chromatogramm der Untersuchungslösung a nach folgender Formel berechnet:

$$\frac{2B_E}{B_T - B_E}$$

B_E = Peakfläche des Benzols im Chromatogramm der Untersuchungslösung a

B_T = Peakfläche des Benzols im Chromatogramm der Referenzlösung d.

Falls erforderlich kann der Nachweis von Benzol mit einem anderen geeigneten Chromatographie-System (stationäre Phase mit anderer Polarität) durchgeführt werden.

Die Substanz darf höchstens 2 ppm (*V/V*) Benzol enthalten.

Im Chromatogramm der Untersuchungslösung b darf die Summe der Peakflächen, mit Ausnahme der Fläche des Hauptpeaks und der Peakflächen von Methanol, Acetaldehyd, 1,1-Diethoxyethan und Benzol nicht größer sein als die Peakfläche von 4-Methylpentan-2-ol (300 ppm). Peaks, deren Fläche kleiner ist als das 0,03fache der Fläche des 4-Methylpentan-2-ol-Peaks im Chromatogramm der Untersuchungslösung b, werden nicht berücksichtigt.

Verdampfungsrückstand: Höchstens 25 mg · l^{-1}. 100 ml Substanz werden auf dem Wasserbad zur Trockne eingedampft. Der Rückstand, 1 h lang im Trockenschrank bei 100 bis 105 °C getrocknet, darf höchstens 2,5 mg betragen.

Lagerung

Gut verschlossen, vor Licht geschützt.

Dieses typische Chromatogramm dient zur Information und als Anleitung zum Analysenverfahren. Es ist nicht Bestandteil der Anforderungen dieser Monographie.

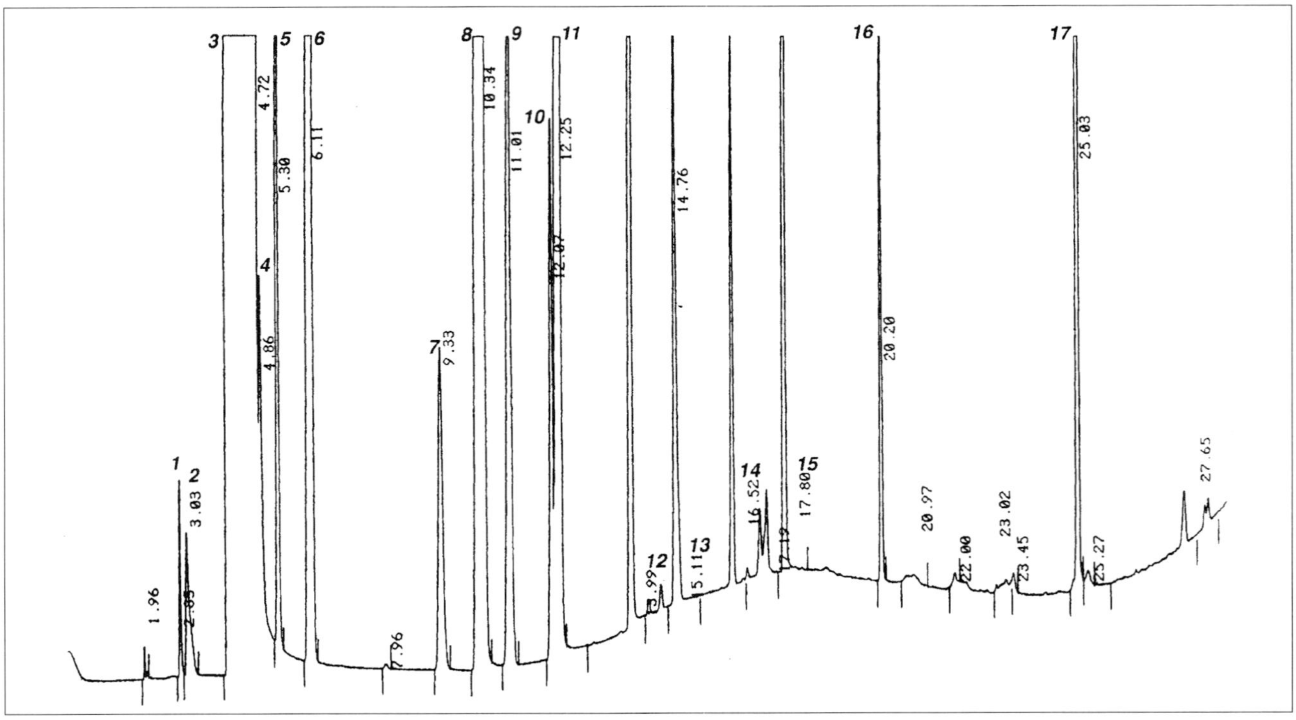

Abb. 1318-1: Prüfung auf Reinheit: „Flüchtige Verunreinigungen". Das Chromatogramm zeigt eine Mischung von Ethanol und 16 Verunreinigungen

1 = Acetaldehyd
2 = Methanol
3 = Ethanol
4 = Aceton
5 = 2-Propanol
6 = *tert*. Butanol
7 = Ethylmethylketon
8 = 2-Butanol
9 = Cyclohexan
10 = Benzol
11 = 2-Methyl-1-propanol
12 = Butanol
13 = 1,1-Diethoxyethan
14 = Isobutylmethylketon
15 = Pentanol
16 = Furfural
17 = Octanol

Verunreinigungen

A. 1,1-Diethoxyethan (Acetal)
B. Acetaldehyd
C. Aceton
D. Benzol
E. Cyclohexan
F. Methanol
G. Butan-2-on (Ethylmethylketon)
H. 4-Methylpentan-2-on (Isobutylmethylketon)
I. Propan-1-ol
J. Propan-2-ol (2-Propanol)
K. Butanol
L. Butan-2-ol (2-Butanol)
M. 2-Methylpropanol (Isobutanol)
N. Furan-2-carbaldehyd (Furfural)
O. 2-Methylpropan-2-ol (*tert.* Butanol)
P. 2-Methylbutan-2-ol
Q. Pentan-2-ol
R. Pentanol
S. Hexanol
T. Heptan-2-ol
U. Hexan-2-ol
V. Hexan-3-ol.

2000, 1317

Ethanol 96 %

Ethanolum (96 per centum)

Definition

Ethanol 96 % enthält mindestens 95,1 und höchstens 96,9 Prozent (*V/V*) Ethylalkohol (C_2H_6O; M_r 46,07), entsprechend mindestens 92,6 und höchstens 95,2 Prozent (*m/m*) bei 20 °C, und Wasser.

Eigenschaften

Klare, farblose, flüchtige, entflammbare, hygroskopische Flüssigkeit; mischbar mit Wasser und Dichlormethan. Die Substanz brennt mit blauer, nicht rußender Flamme.

Die Siedetemperatur beträgt etwa 78 °C.

Prüfung auf Identität

1: A, B.
2: A, C, D.

A. Die Substanz entspricht der Prüfung „Relative Dichte" (siehe „Prüfung auf Reinheit").

B. Die Prüfung erfolgt mit Hilfe der IR-Spektroskopie (2.2.24) durch Vergleich des Spektrums der Substanz mit dem Referenzspektrum der Ph. Eur. von wasserfreiem Ethanol.

C. 0,1 ml Substanz werden mit 1 ml einer Lösung von Kaliumpermanganat *R* (10 g · l^{-1}) und 0,2 ml verdünnter Schwefelsäure *R* in einem Reagenzglas gemischt. Die Öffnung des Reagenzglases wird sofort mit einem Filterpapier bedeckt, das mit einer frisch hergestellten Lösung von 0,1 g Natriumpentacyanonitrosylferrat *R* und 0,5 g Piperazin-Hexahydrat *R* in 5 ml Wasser *R* getränkt ist. Nach wenigen Minuten entsteht auf dem Papier eine intensive Blaufärbung, die nach 10 bis 15 min verblaßt.

D. Zu 0,5 ml Substanz werden 5 ml Wasser *R* und 2 ml verdünnte Natriumhydroxid-Lösung *R*, danach langsam 2 ml Iod-Lösung (0,05 mol · l^{-1}) zugesetzt. Innerhalb von 30 min bildet sich ein gelber Niederschlag.

Prüfung auf Reinheit

Aussehen: Die Substanz muß klar (2.2.1) und farblos (2.2.2, Methode II) sein, verglichen mit Wasser *R*. 1,0 ml Substanz wird mit Wasser *R* zu 20 ml verdünnt. Nach 5 min langem Stehenlassen muß die Lösung im Vergleich mit Wasser *R* klar (2.2.1) sein.

Sauer oder alkalisch reagierende Substanzen: 20 ml Substanz werden mit 20 ml kohlendioxidfreiem Wasser *R* und 0,1 ml Phenolphthalein-Lösung *R* versetzt. Die Lösung ist farblos. Nach Zusatz von 1,0 ml Natriumhydroxid-Lösung (0,01 mol · l^{-1}) muß eine Rosafärbung auftreten (30 ppm, berechnet als Essigsäure).

Relative Dichte (2.2.5): 0,8051 bis 0,8124.

Absorption (2.2.25): Die Substanz, zwischen 235 und 340 nm in einer 5-cm-Küvette gegen Wasser *R* als Kompensationsflüssigkeit gemessen, darf höchstens folgende Absorptionen aufweisen: 0,40 bei 240 nm, 0,30 zwischen 250 und 260 nm und 0,10 zwischen 270 und 340 nm. Die Absorptionskurve muß gleichmäßig sein.

Flüchtige Verunreinigungen: Die Prüfung erfolgt mit Hilfe der Gaschromatographie (2.2.28).

Untersuchungslösung a: Die Substanz.

Untersuchungslösung b: 500,0 ml Substanz werden mit 150 µl 4-Methylpentan-2-ol *R* versetzt.

Referenzlösung a: 100 µl wasserfreies Methanol *R* werden mit der Substanz zu 50,0 ml verdünnt. 5,0 ml Lösung werden mit der Substanz zu 50,0 ml verdünnt.

Referenzlösung b: 50 µl wasserfreies Methanol *R* und 50 µl Acetaldehyd *R* werden mit der Substanz zu 50,0 ml verdünnt. 100 µl Lösung werden mit der Substanz zu 10,0 ml verdünnt.

Referenzlösung c: 150 µl 1,1-Diethoxyethan *R* werden mit der Substanz zu 50,0 ml verdünnt. 100 µl Lösung werden mit der Substanz zu 10,0 ml verdünnt.

Referenzlösung d: 100 µl Benzol *R* werden mit der Substanz zu 100,0 ml verdünnt. 100 µl Lösung werden mit der Substanz zu 50,0 ml verdünnt.

Die Chromatographie kann durchgeführt werden mit

– einer Kapillarsäule aus Quarzglas von 30 m Länge und 0,32 mm innerem Durchmesser, belegt mit Poly-

[(cyanopropyl)(phenyl)][dimethyl]siloxan *R* (Filmdicke 1,8 µm)
- Helium zur Chromatographie *R* als Trägergas bei einer Durchflußrate von 1,5 ml je Minute
- einem Flammenionisationsdetektor.

Die Bestimmung wird mit folgendem Temperaturprogramm durchgeführt:

	Zeit (min)	**Temperatur (°C)**	**Rate (°C · min⁻¹)**	**Erläuterungen**
Säule	0 – 12	40		isothermisch
	12 – 32	40 → 240	10	linearer Gradient
	32 – 42	240		isothermisch
Probeneinlaß		280		
Detektor		280		

1 µl Referenzlösung b wird eingespritzt. Die Empfindlichkeit des Systems wird so eingestellt, daß die Höhe der beiden Peaks vor dem Hauptpeak mindestens 50 Prozent des maximalen Ausschlags beträgt. Die Prüfung darf nur ausgewertet werden, wenn die Auflösung zwischen den Peaks von Acetaldehyd (1. Peak) und Methanol (2. Peak) mindestens 2,0 beträgt. Falls erforderlich wird die Anfangstemperatur der Säule erniedrigt.

1 µl jeder Lösung wird eingespritzt. Im Chromatogramm der Untersuchungslösung a darf die Peakfläche des Methanols höchstens das 0,5fache der entsprechenden Peakfläche im Chromatogramm der Referenzlösung a (200 ppm *V/V*) betragen.

Die Summe der Gehalte (ppm) an Acetaldehyd und 1,1-Diethoxyethan wird aus den Flächen der entsprechenden Peaks im Chromatogramm der Untersuchungslösung a nach folgender Formel berechnet:

$$\frac{10 \cdot A_E}{A_T - A_E} + \frac{30 \cdot C_E}{C_T - C_E}$$

A_E = Fläche des Acetaldehyd-Peaks im Chromatogramm der Untersuchungslösung a

A_T = Fläche des Acetaldehyd-Peaks im Chromatogramm der Referenzlösung b

C_E = Fläche des 1,1-Diethoxyethan-Peaks im Chromatogramm der Untersuchungslösung a

C_T = Fläche des 1,1-Diethoxyethan-Peaks im Chromatogramm der Referenzlösung c.

Die Summe der Gehalte an Acetaldehyd und 1,1-Diethoxyethan darf höchstens 10 ppm (*V/V*) betragen, berechnet als Acetaldehyd.

Der Gehalt an Benzol (ppm) wird aus der entsprechenden Peakfläche im Chromatogramm der Untersuchungslösung a nach folgender Formel berechnet:

$$\frac{2B_E}{B_T - B_E}$$

Dieses typische Chromatogramm dient zur Information und als Anleitung zum Analysenverfahren. Es ist nicht Bestandteil der Anforderungen dieser Monographie.

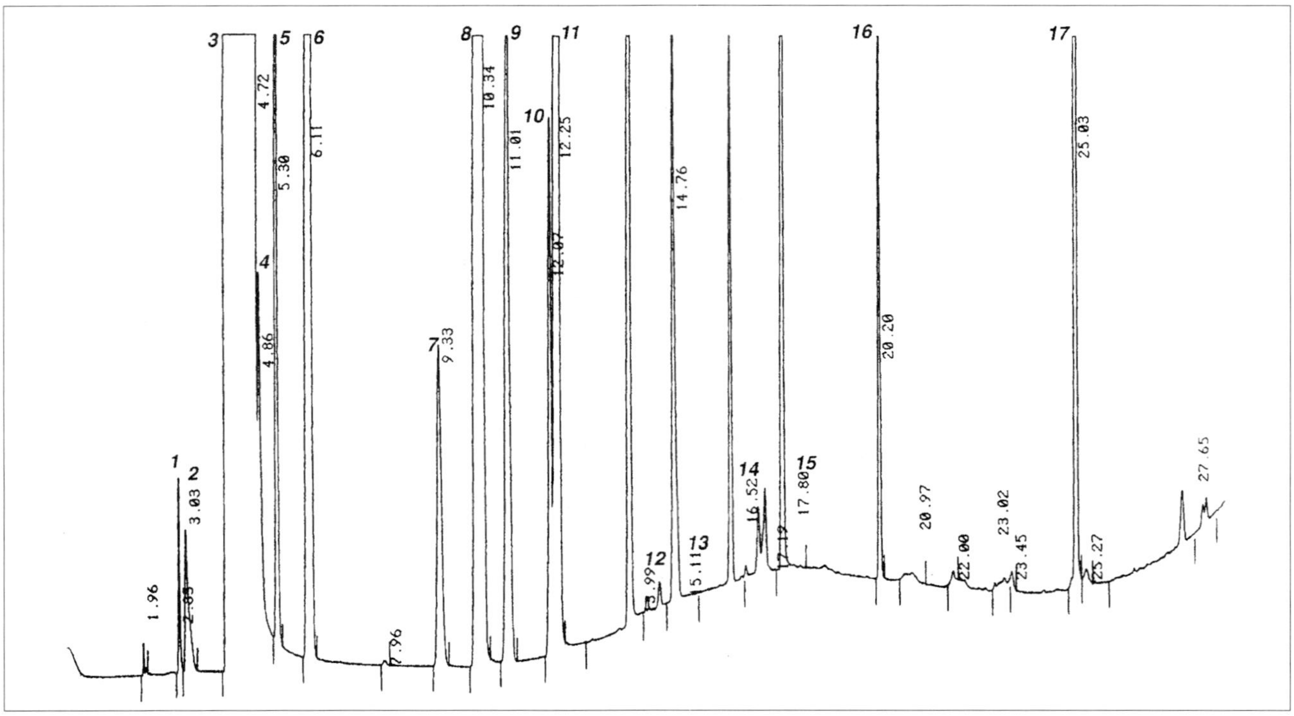

Abb. 1317-1: Prüfung auf Reinheit: „Flüchtige Verunreinigungen". Das Chromatogramm zeigt eine Mischung von Ethanol und 16 Verunreinigungen

1 = Acetaldehyd
2 = Methanol
3 = Ethanol
4 = Aceton
5 = 2-Propanol
6 = *tert.* Butanol
7 = Ethylmethylketon
8 = 2-Butanol
9 = Cyclohexan
10 = Benzol
11 = 2-Methyl-1-propanol
12 = Butanol
13 = 1,1-Diethoxyethan
14 = Isobutylmethylketon
15 = Pentanol
16 = Furfural
17 = Octanol

B_E = Peakfläche des Benzols im Chromatogramm der Untersuchungslösung a
B_T = Peakfläche des Benzols im Chromatogramm der Referenzlösung d.

Falls erforderlich kann der Nachweis von Benzol mit einem anderen geeigneten Chromatographie-System (stationäre Phase mit anderer Polarität) durchgeführt werden.

Die Substanz darf höchstens 2 ppm (*V/V*) Benzol enthalten.

Im Chromatogramm der Untersuchungslösung b darf die Summe der Peakflächen, mit Ausnahme der Fläche des Hauptpeaks und der Peakflächen von Methanol, Acetaldehyd, 1,1-Diethoxyethan und Benzol, nicht größer sein als die Peakfläche von 4-Methylpentan-2-ol (300 ppm). Peaks, deren Fläche kleiner ist als das 0,03fache der Fläche des 4-Methylpentan-2-ol-Peaks im Chromatogramm der Untersuchungslösung b, werden nicht berücksichtigt.

Verdampfungsrückstand: Höchstens 25 mg · l^{-1}. 100 ml Substanz werden auf dem Wasserbad zur Trockne eingedampft. Der Rückstand, im Trockenschrank 1 h lang bei 100 bis 105 °C getrocknet, darf höchstens 2,5 mg betragen.

Lagerung

Gut verschlossen, vor Licht geschützt.

Verunreinigungen

A. 1,1-Diethoxyethan (Acetal)
B. Acetaldehyd
C. Aceton
D. Benzol
E. Cyclohexan
F. Methanol
G. Butan-2-on (Ethylmethylketon)
H. 4-Methylpentan-2-on (Isobutylmethylketon)
I. Propan-1-ol
J. Propan-2-ol (2-Propanol)
K. Butanol
L. Butan-2-ol (2-Butanol)
M. 2-Methylpropanol (Isobutanol)
N. Furan-2-carbaldehyd (Furfural)
O. 2-Methylpropan-2-ol (*tert.* Butanol)
P. 2-Methylbutan-2-ol
Q. Pentan-2-ol
R. Pentanol
S. Hexanol
T. Heptan-2-ol
U. Hexan-2-ol
V. Hexan-3-ol.

2000, 140

Ethinylestradiol

Ethinylestradiolum

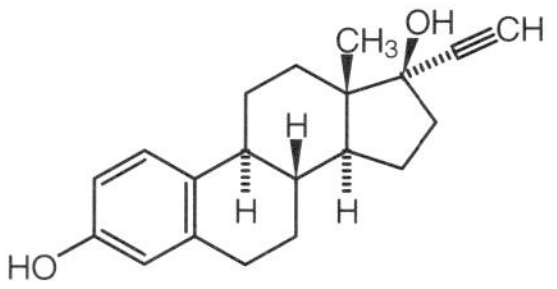

$C_{20}H_{24}O_2$ M_r 296,4

Definition

Ethinylestradiol enthält mindestens 97,0 und höchstens 102,0 Prozent 19-Nor-17α-pregna-1,3,5(10)-trien-20-in-3,17-diol, berechnet auf die getrocknete Substanz.

Eigenschaften

Weißes bis schwach gelblichweißes, kristallines Pulver; praktisch unlöslich in Wasser, leicht löslich in Ethanol. Die Substanz löst sich in verdünnten Alkalihydroxid-Lösungen.

Die Substanz zeigt Polymorphie.

Prüfung auf Identität

A. Die Prüfung erfolgt mit Hilfe der IR-Spektroskopie (2.2.24) durch Vergleich des Spektrums der Substanz mit dem von Ethinylestradiol *CRS*. Wenn die Spektren bei der Prüfung in fester Form unterschiedlich sind, werden Substanz und Referenzsubstanz getrennt in Methanol *R* gelöst. Nach Eindampfen der Lösungen werden mit den Rückständen erneut Spektren aufgenommen.

B. Die Prüfung erfolgt mit Hilfe der Dünnschichtchromatographie (2.2.27) unter Verwendung einer DC-Platte mit Kieselgel G *R*.

Untersuchungslösung: 25 mg Substanz werden in einer Mischung von 1 Volumteil Methanol *R* und 9 Volumteilen Dichlormethan *R* zu 25 ml gelöst.

Referenzlösung: 25 mg Ethinylestradiol *CRS* werden in einer Mischung von 1 Volumteil Methanol *R* und 9 Volumteilen Dichlormethan *R* zu 25 ml gelöst.

Auf die Platte werden 5 µl jeder Lösung aufgetragen. Die Chromatographie erfolgt mit einer Mischung von 10 Volumteilen Ethanol 96 % *R* und 90 Volumteilen Toluol *R* über eine Laufstrecke von 15 cm. Die Platte wird so lange an der Luft trocknen gelassen, bis kein Lösungsmittel-Geruch mehr wahrnehmbar ist, und anschließend 10 min lang bei 110 °C erhitzt. Die noch heiße Platte wird mit ethanolischer Schwefelsäure *R* besprüht, erneut 10 min lang bei 110 °C erhitzt und im Tageslicht sowie im ultravioletten Licht bei 365 nm ausgewertet. Der Hauptfleck im Chromatogramm der Untersuchungslösung entspricht in bezug auf Lage, Farbe im Tageslicht, Fluoreszenz im ultravioletten Licht bei 365 nm und Größe dem Hauptfleck im Chromatogramm der Referenzlösung.

Prüfung auf Reinheit

Spezifische Drehung (2.2.7): 1,25 g Substanz werden in Pyridin *R* zu 25,0 ml gelöst. Die spezifische Drehung muß zwischen –27 und –30° liegen, berechnet auf die getrocknete Substanz.

Verwandte Substanzen: Die Prüfung erfolgt mit Hilfe der Flüssigchromatographie (2.2.29).

Untersuchungslösung: 0,10 g Substanz werden in der mobilen Phase zu 100,0 ml gelöst.

Referenzlösung a: 5 mg 17α-Estradiol *R* werden in der mobilen Phase gelöst. Nach Zusatz von 10,0 ml Untersuchungslösung wird mit der mobilen Phase zu 50,0 ml verdünnt. 1,0 ml dieser Lösung wird mit der mobilen Phase zu 10,0 ml verdünnt.

Referenzlösung b: 10,0 ml Untersuchungslösung werden mit der mobilen Phase zu 50,0 ml verdünnt. 1,0 ml dieser Lösung wird mit der mobilen Phase zu 10,0 ml verdünnt.

Die Chromatographie kann durchgeführt werden mit
- einer Säule aus rostfreiem Stahl von 0,15 m Länge und 4,6 mm innerem Durchmesser, gepackt mit octadecylsilyliertem Kieselgel zur Chromatographie *R* (5 µm)
- einer Mischung von 45 Volumteilen Acetonitril *R* und 55 Volumteilen Wasser *R* als mobile Phase bei einer Durchflußrate von 1 ml je Minute
- einem Spektrometer als Detektor bei einer Wellenlänge von 280 nm.

Die Empfindlichkeit des Systems wird so eingestellt, daß die Höhe des Hauptpeaks im Chromatogramm mit 20 µl Referenzlösung b mindestens 50 Prozent des maximalen Ausschlags beträgt.

20 µl Referenzlösung a werden eingespritzt. Werden die Chromatogramme unter den vorgeschriebenen Bedingungen aufgezeichnet, beträgt die Retentionszeit für 17α-Estradiol etwa 3,5 min und für Ethinylestradiol etwa 4,6 min. Die Prüfung darf nur ausgewertet werden, wenn die Auflösung zwischen den Peaks von 17α-Estradiol und Ethinylestradiol mindestens 3,5 beträgt. Falls erforderlich wird die Konzentration von Acetonitril in der mobilen Phase geändert.

Je 20 µl Untersuchungslösung und Referenzlösung b werden eingespritzt. Die Chromatographie erfolgt über eine Dauer, die der 2,5fachen Retentionszeit des Hauptpeaks entspricht. Im Chromatogramm der Untersuchungslösung darf keine Peakfläche, mit Ausnahme der des Hauptpeaks, größer sein als das 0,5fache der Fläche des Hauptpeaks im Chromatogramm der Referenzlösung b (1 Prozent); die Summe aller Peakflächen, mit Ausnahme der des Hauptpeaks, darf nicht größer sein als das 0,75fache der Fläche des Hauptpeaks im Chromatogramm der Referenzlösung b (1,5 Prozent).

20 µl der mobilen Phase werden als Blindlösung eingespritzt. Peaks der Blindlösung und Peaks, deren Fläche kleiner ist als das 0,025fache der Fläche des Hauptpeaks im Chromatogramm der Referenzlösung b, werden nicht berücksichtigt.

Trocknungsverlust (2.2.32): Höchstens 1,0 Prozent, mit 0,500 g Substanz durch 3 h langes Trocknen im Trockenschrank bei 100 bis 105 °C bestimmt.

Gehaltsbestimmung

0,200 g Substanz, in 40 ml Tetrahydrofuran *R* gelöst, werden nach Zusatz von 5 ml einer Lösung von Silbernitrat *R* (100 g · l^{-1}) mit Natriumhydroxid-Lösung *R* (0,1 mol · l^{-1}) titriert. Der Endpunkt wird mit Hilfe der Potentiometrie (2.2.20) bestimmt. Ein Blindversuch wird durchgeführt.

1 ml Natriumhydroxid-Lösung (0,1 mol · l^{-1}) entspricht 29,64 mg $C_{20}H_{24}O_2$.

Lagerung

Gut verschlossen, vor Licht geschützt.

Verunreinigungen

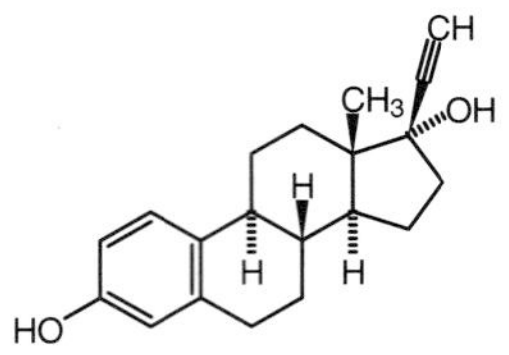

A. 17β-Ethinylestradiol

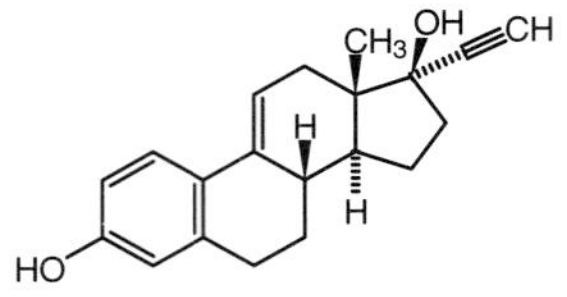

B. 9,11-Didehydroethinylestradiol

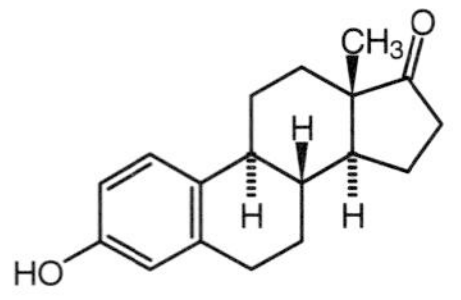

C. Estron

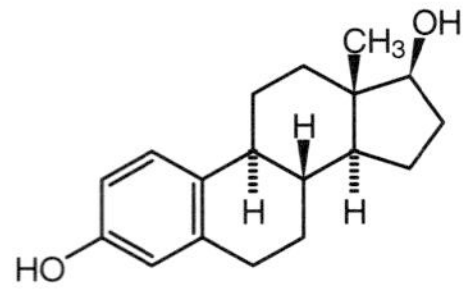

D. β-Estradiol.

1999, 822

Ethylcellulose

Ethylcellulosum

Definition

Ethylcellulose ist eine teilweise *O*-ethylierte Cellulose. Sie enthält mindestens 44,0 und höchstens 51,0 Prozent Ethoxy-Gruppen ($-OC_2H_5$), berechnet auf die getrocknete Substanz.

Eigenschaften

Pulver oder granuliertes Pulver, weiß bis gelblichweiß, geruchlos oder fast geruchlos; praktisch unlöslich in Wasser, löslich in Dichlormethan und einer Mischung von 20 g Ethanol und 80 g Toluol, schwer löslich in Ethylacetat und Methanol, praktisch unlöslich in Glycerol 85 % und Propylenglycol. Die Lösungen können schwach opaleszieren.

Prüfung auf Identität

A. Die Prüfung erfolgt mit Hilfe der IR-Spektroskopie (2.2.24) durch Vergleich des Spektrums der Substanz mit dem Ethylcellulose-Referenzspektrum der Ph. Eur.

B. 0,2 g Substanz lösen sich nicht in 10 ml Wasser *R*, jedoch in 10 ml Toluol *R*, wobei eine schwach opaleszierende Lösung entsteht.

C. Die Substanz entspricht der „Gehaltsbestimmung".

Prüfung auf Reinheit

Sauer oder alkalisch reagierende Substanzen: 0,5 g Substanz werden mit 25 ml kohlendioxidfreiem Wasser *R* versetzt und 15 min lang geschüttelt. Die Suspension wird durch einen Glassintertiegel (40) filtriert. Werden 10 ml Lösung mit 0,1 ml Phenolphthalein-Lösung *R* und 0,5 ml Natriumhydroxid-Lösung (0,01 mol · l^{-1}) versetzt, muß die Lösung rosa gefärbt sein. Werden 10 ml Lösung mit 0,1 ml Methylrot-Lösung *R* und 0,5 ml Salzsäure (0,01 mol · l^{-1}) versetzt, muß die Lösung rot gefärbt sein.

Viskosität (2.2.9): Eine 5,00 g getrockneter Substanz entsprechende Menge wird mit 95 g einer Mischung von 20 g Ethanol 96 % *R* und 80 g Toluol *R* geschüttelt, bis die Substanz gelöst ist. Die Viskosität wird mit Hilfe eines Kapillarviskosimeters bestimmt. Die Viskosität, bestimmt bei 25 °C und ausgedrückt in Millipascalsekunden, muß mindestens 90,0 und darf höchstens 110,0 Prozent des in der Beschriftung angegebenen Werts betragen, wenn dieser über 10 mPa · s liegt; sie muß mindestens 80,0 und darf höchstens 120,0 Prozent des in der Beschriftung angegebenen Werts betragen, wenn dieser zwischen 6 und 10 mPa · s liegt; sie muß mindestens 75,0 und darf höchstens 140,0 Prozent des in der Beschriftung angegebenen Werts betragen, wenn dieser unter 6 mPa · s liegt.

Acetaldehyd: 3,0 g Substanz werden in einem 250-ml-Erlenmeyerkolben mit Schliffstopfen mit 10 ml Wasser *R* versetzt und 1 h lang maschinell gerührt. Die Suspension wird 24 h lang stehengelassen und filtriert. Das Filtrat wird mit Wasser *R* zu 100,0 ml verdünnt. 5,0 ml verdünntes Filtrat werden in einem 25-ml-Meßkolben mit 5 ml einer Lösung von Methylbenzothiazolonhydrazonhydrochlorid *R* (0,5 g · l^{-1}) versetzt und 5 min lang im Wasserbad von 60 °C erhitzt. Nach Zusatz von 2 ml Eisen(III)-chlorid-Sulfaminsäure-Reagenz *R* wird erneut 5 min lang im Wasserbad von 60 °C erhitzt. Die Lösung wird abgekühlt und mit Wasser *R* zu 25,0 ml verdünnt. Diese Lösung darf nicht stärker gefärbt sein als eine gleichzeitig und in gleicher Weise hergestellte Referenzlösung, wobei anstelle der 5,0 ml des verdünnten Filtrats 5,0 ml einer Lösung, die durch Verdünnen von 3,0 ml Acetaldehyd-Lösung (100 ppm C_2H_4O) *R* 1 mit Wasser *R* zu 100,0 ml hergestellt wird, verwendet werden (100 ppm).

Chlorid (2.4.4): 0,250 g Substanz werden in 50 ml Wasser *R* suspendiert. Die Suspension wird zum Sieden erhitzt, unter gelegentlichem Umschütteln erkalten gelassen und filtriert. Die ersten 10 ml Filtrat werden verworfen. 10 ml Filtrat, mit Wasser *R* zu 15 ml verdünnt, müssen der Grenzprüfung auf Chlorid entsprechen (0,1 Prozent).

Schwermetalle (2.4.8): 1,0 g Substanz muß der Grenzprüfung C auf Schwermetalle entsprechen (20 ppm). Zur Herstellung der Referenzlösung werden 2 ml Blei-Lösung (10 ppm Pb) *R* verwendet.

Trocknungsverlust (2.2.32): Höchstens 3,0 Prozent, mit 1,000 g Substanz durch 2 h langes Trocknen im Trockenschrank bei 100 bis 105 °C bestimmt.

Sulfatasche (2.4.14): Höchstens 0,5 Prozent, mit 1,0 g Substanz bestimmt.

Gehaltsbestimmung

Die Gehaltsbestimmung erfolgt mit Hilfe der Gaschromatographie (2.2.28).

Interner-Standard-Lösung: 120 µl Toluol *R* werden mit *o*-Xylol *R* zu 10 ml verdünnt.

Vorsicht: *Iodwasserstoffsäure und ihre Reaktionsprodukte sind äußerst toxisch. Untersuchungs- und Referenzlösung müssen in einem gut funktionierenden Abzug hergestellt werden.*

Untersuchungslösung: In eine geeignete, dickwandige 5-ml-Probeflasche, die mit einem Überdruck-Membranverschluß verschlossen wird, werden 50,0 mg Substanz, 50,0 mg Adipinsäure *R* und 2,0 ml Interner-Standard-Lösung gegeben. Die Mischung wird vorsichtig mit 2,0 ml Iodwasserstoffsäure *R* versetzt. Die Probeflasche wird sofort fest verschlossen und mit dem Inhalt genau gewogen. Die Probeflasche wird 30 s lang geschüttelt, 10 min lang bei 125 °C erhitzt, 2 min lang erkalten gelassen, wieder 30 s lang geschüttelt und erneut 10 min lang bei 125 °C erhitzt. Nach 2 min langem Erkalten wird ein drittes Mal 30 s lang geschüttelt und 10 min lang bei 125 °C erhitzt. Die Probeflasche wird 45 min lang erkalten gelassen und gewogen. Wenn der Masseverlust mehr als 10 mg beträgt, wird die Mischung verworfen und eine neue hergestellt. Die überstehende Flüssigkeit wird verwendet.

Referenzlösung: In eine geeignete, dickwandige 10-ml-Probeflasche, die mit einem Überdruck-Membranverschluß verschlossen wird, werden 100,0 mg Adipinsäure *R*, 4,0 ml Interner-Standard-Lösung und 4,0 ml Iodwasserstoffsäure *R* gegeben. Die Probeflasche wird fest verschlossen und mit dem Inhalt genau gewogen. Mit Hilfe einer Spritze werden 50 µl Iodethan *R* durch die Membran hindurch eingespritzt. Die Probeflasche wird erneut gewogen. Die Massedifferenz entspricht dem zugesetzten Iodethan. Nach kräftigem Schütteln wird bis zur Phasentrennung stehengelassen.

Die Chromatographie kann durchgeführt werden mit
- einer Säule aus rostfreiem Stahl von 5,0 m Länge und 2 mm innerem Durchmesser, gepackt mit Kieselgur zur Gaschromatographie *R* (150 bis 180 µm), imprägniert mit 3 Prozent (*m/m*) Polydimethylsiloxan *R*
- Stickstoff zur Chromatographie *R* als Trägergas bei einer Durchflußrate von 15 ml je Minute
- einem Flammenionisationsdetektor.

Die Temperatur der Säule wird bei 80 °C, die des Probeneinlasses und die des Detektors bei 200 °C gehalten.

Je 1 µl überstehende Flüssigkeit der Untersuchungslösung und der Referenzlösung wird eingespritzt.

Die relativen Retentionen betragen 0,6 für Iodethan, 1,0 für Toluol und 2,3 für *o*-Xylol. Die Empfindlichkeit des Systems wird so eingestellt, daß die Höhe der beiden Hauptpeaks mindestens 50 Prozent des maximalen Ausschlags beträgt. Die Bestimmung darf nur ausgewertet werden, wenn die Auflösung zwischen dem Iodethan-Peak und dem Toluol-Peak mindestens 2,0 beträgt.

Der Prozentgehalt an Ethoxy-Gruppen wird nach folgender Formel berechnet:

$$\frac{Q_1 \cdot m_2 \cdot 45{,}1 \cdot 100 \cdot 100}{2 \cdot Q_2 \cdot m_1 \cdot 156{,}0 \cdot (100 - d)}$$

Q_1 = Verhältnis zwischen der Fläche des Iodethan-Peaks und der des Toluol-Peaks im Chromatogramm der Untersuchungslösung

Q_2 = Verhältnis zwischen der Fläche des Iodethan-Peaks und der des Toluol-Peaks im Chromatogramm der Referenzlösung

m_1 = Masse der für die Untersuchungslösung verwendeten Substanz in Milligramm

m_2 = Masse des für die Referenzlösung verwendeten Iodethans in Milligramm

d = Trocknungsverlust in Prozent.

Lagerung

Gut verschlossen.

Beschriftung

Die Beschriftung gibt insbesondere die nominale Viskosität in Millipascalsekunden für eine 5prozentige Lösung (*m/m*) von Ethylcellulose an.

Dieser Text wurde in der deutschsprachigen Ausgabe der Ph. Eur. – Nachtrag 2000 schon in dieser Fassung veröffentlicht.

2001, 1421

Ethylenglycolmonopalmitostearat

Ethylenglycoli monopalmitostearas

Definition

Ethylenglycolmonopalmitostearat ist ein Gemisch von Mono- und Diestern des Ethylenglycols mit Stearin- und Palmitinsäure. Die Substanz enthält mindestens 50,0 Prozent Monoester, durch Kondensation von Ethylenglycol mit Stearinsäure 50 pflanzlichen oder tierischen Ursprungs hergestellt.

Herstellung

Falls zutreffend muß die Substanz der Monographie **Produkte mit dem Risiko der Übertragung von Erregern der spongiformen Enzephalopathie tierischen Ursprungs (Producta cum possibili transmissione vectorium enkephalopathiarum spongiformium animalium)** entsprechen.

Eigenschaften

Weiße bis fast weiße, wachsartige, feste Substanz; praktisch unlöslich in Wasser, löslich in Aceton und heißem Ethanol.

Prüfung auf Identität

A. Die Substanz entspricht der Prüfung „Schmelztemperatur" (siehe „Prüfung auf Reinheit").

B. Die Substanz entspricht der Prüfung „Fettsäurenzusammensetzung" (siehe „Prüfung auf Reinheit").

C. Die Substanz entspricht der „Gehaltsbestimmung" (Gehalt an Monoestern).

Prüfung auf Reinheit

Schmelztemperatur (2.2.15): 54 bis 60 °C.

Säurezahl (2.5.1): Höchstens 3,0, mit 10,0 g Substanz bestimmt.

Iodzahl (2.5.4): Höchstens 3,0.

Verseifungszahl (2.5.6): 170 bis 195, mit 2,0 g Substanz bestimmt.

Fettsäurenzusammensetzung: Die Prüfung erfolgt mit Hilfe der „Prüfung fetter Öle auf fremde Öle durch Gaschromatographie" (2.4.22, Methode A). Die Fettsäurenfraktion muß folgende Zusammensetzung haben:
- Stearinsäure: 40,0 bis 60,0 Prozent

- Summe der Gehalte an Palmitin- und Stearinsäure: mindestens 90,0 Prozent.

Freies Ethylenglycol: Höchstens 5,0 Prozent, wie unter „Gehaltsbestimmung" bestimmt.

Asche (2.4.16): Höchstens 0,1 Prozent, mit 1,0 g Substanz bestimmt.

Gehaltsbestimmung

Der Gehalt an freiem Ethylenglycol und an Monoestern wird mit Hilfe der Ausschlußchromatographie (2.2.30) bestimmt.

Untersuchungslösung: Etwa 0,2 g Substanz (m) werden auf 0,1 mg genau in eine 15-ml-Probeflasche eingewogen. Nach Zusatz von 5,0 ml Tetrahydrofuran *R* wird bis zur Lösung geschüttelt und falls erforderlich erwärmt. Die Probeflasche wird erneut gewogen. Die Gesamtmasse (M) des Lösungsmittels und der Substanz wird berechnet.

Referenzlösungen: In vier 15-ml-Probeflaschen werden etwa 2,5 mg, 5,0 mg, 10,0 mg und 20,0 mg Ethylenglycol *R*, auf 0,1 mg genau, eingewogen. Nach Zusatz von je 5,0 ml Tetrahydrofuran *R* wird bis zur Lösung geschüttelt. Die Probeflaschen werden erneut gewogen. Die Konzentration an Ethylenglycol in Milligramm je Gramm wird für jede Referenzlösung berechnet.

Die Chromatographie kann durchgeführt werden mit
- einer Gelpermeationssäule von 0,6 m Länge und 7 mm innerem Durchmesser, gepackt mit Styrol-Divinylbenzol-Copolymer *R* (Teilchengröße 5 µm, Porengröße 10 nm)
- Tetrahydrofuran *R* als mobile Phase bei einer Durchflußrate von 1 ml je Minute
- einem Differentialrefraktometer als Detektor.

40 µl jeder Lösung werden eingespritzt. Werden die Chromatogramme unter den vorgeschriebenen Bedingungen aufgezeichnet, betragen die relativen Retentionen, bezogen auf Ethylenglycol, für die Monoester etwa 0,83 und für die Diester etwa 0,76. Die Konzentration (C) an Ethylenglycol der Untersuchungslösung in Milligramm je Gramm wird aus der Eichkurve, die mit den Referenzlösungen erstellt wurde, ermittelt.

Der Prozentgehalt an freiem Ethylenglycol in der Substanz wird nach folgender Formel berechnet

$$\frac{C \cdot M}{m \cdot 10}$$

Aus den Peakflächen der Monoester (A) und der Diester (B) wird der Prozentgehalt an Monoestern nach folgender Formel berechnet

$$\frac{A}{A + B} \cdot (100 - D)$$

D = Prozentgehalt an freiem Ethylenglycol und freien Fettsäuren.

Der Prozentgehalt an freien Fettsäuren wird nach folgender Formel berechnet

$$\frac{SZ \cdot 270}{561{,}1}$$

SZ = Säurezahl.

Lagerung

Vor Licht geschützt.

1999, 900

Ethyl-4-hydroxybenzoat
Ethylis parahydroxybenzoas

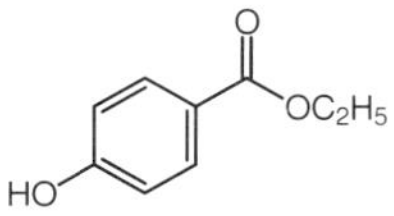

$C_9H_{10}O_3$ M_r 166,2

Definition

Ethyl-4-hydroxybenzoat enthält mindestens 99,0 und höchstens 100,5 Prozent Ethyl(4-hydroxybenzoat).

Eigenschaften

Weißes bis fast weißes, kristallines Pulver oder farblose Kristalle; sehr schwer löslich in Wasser, leicht löslich in Ethanol und Methanol.

Prüfung auf Identität

1: A, B.
2: A, C, D.

A. Schmelztemperatur (2.2.14): 115 bis 118 °C.

B. Die Prüfung erfolgt mit Hilfe der IR-Spektroskopie (2.2.24) durch Vergleich des Spektrums der Substanz mit dem von Ethyl-4-hydroxybenzoat *CRS*.

C. Die bei der Prüfung „Verwandte Substanzen" (siehe „Prüfung auf Reinheit") erhaltenen Chromatogramme werden ausgewertet. Der Hauptfleck im Chromatogramm der Untersuchungslösung b entspricht in bezug auf Lage und Intensität dem Hauptfleck im Chromatogramm der Referenzlösung b.

D. Etwa 10 mg Substanz werden in einem Reagenzglas mit 1 ml Natriumcarbonat-Lösung *R* versetzt, 30 s lang zum Sieden erhitzt und abgekühlt (Lösung a). In einem weiteren, gleichen Reagenzglas werden etwa 10 mg Substanz mit 1 ml Natriumcarbonat-Lösung *R* versetzt. Die Substanz löst sich teilweise (Lösung b). Den Lösungen a und b werden gleichzeitig je 5 ml Aminopyrazolon-Lösung *R* und je 1 ml Kaliumhexacyanoferrat(III)-Lösung *R* zugesetzt. Nach dem Mischen ist die Färbung der Lösung b gelb bis orangebraun. Die Färbung der Lösung a ist orange bis rot und deutlich intensiver als die eventuell ähnliche Färbung der Lösung b.

Prüfung auf Reinheit

Prüflösung: 1,0 g Substanz wird in Ethanol 96 % *R* zu 10 ml gelöst.

Aussehen der Lösung: Die Prüflösung muß klar (2.2.1) und darf nicht stärker gefärbt sein als die Farbvergleichslösung BG_6 (2.2.2, Methode II).

Sauer reagierende Substanzen: 2 ml Prüflösung werden mit 3 ml Ethanol 96 % *R*, 5 ml kohlendioxidfreiem Wasser *R* und 0,1 ml Bromcresolgrün-Lösung *R* versetzt. Bis zum Farbumschlag nach Blau dürfen höchstens

E

Monographien

0,1 ml Natriumhydroxid-Lösung (0,1 mol · l^{-1}) verbraucht werden.

Verwandte Substanzen: Die Prüfung erfolgt mit Hilfe der Dünnschichtchromatographie (2.2.27) unter Verwendung einer Schicht eines geeigneten octadecylsilylierten Kieselgels, das einen Fluoreszenzindikator mit intensivster Anregung der Fluoreszenz bei 254 nm enthält.

Untersuchungslösung a: 0,10 g Substanz werden in Aceton *R* zu 10 ml gelöst.

Untersuchungslösung b: 1 ml Untersuchungslösung a wird mit Aceton *R* zu 10 ml verdünnt.

Referenzlösung a: 0,5 ml Untersuchungslösung a werden mit Aceton *R* zu 100 ml verdünnt.

Referenzlösung b: 10 mg Ethyl-4-hydroxybenzoat *CRS* werden in Aceton *R* zu 10 ml gelöst.

Referenzlösung c: 10 mg Methyl-4-hydroxybenzoat *R* werden in 1 ml Untersuchungslösung a gelöst. Die Lösung wird mit Aceton *R* zu 10 ml verdünnt.

Auf die Platte werden 2 µl jeder Lösung aufgetragen. Die Chromatographie erfolgt mit einer Mischung von 1 Volumteil Essigsäure 98 % *R*, 30 Volumteilen Wasser *R* und 70 Volumteilen Methanol *R* über eine Laufstrecke von 15 cm. Die Platte wird an der Luft trocknen gelassen und im ultravioletten Licht bei 254 nm ausgewertet. Kein im Chromatogramm der Untersuchungslösung a auftretender Nebenfleck darf größer oder intensiver sein als der Fleck im Chromatogramm der Referenzlösung a (0,5 Prozent). Die Prüfung darf nur ausgewertet werden, wenn das Chromatogramm der Referenzlösung c deutlich voneinander getrennt 2 Hauptflecke zeigt.

Sulfatasche (2.4.14): Höchstens 0,1 Prozent, mit 1,0 g Substanz bestimmt.

Gehaltsbestimmung

2,000 g Substanz werden in einem Erlenmeyerkolben mit Schliffstopfen mit 40,0 ml Natriumhydroxid-Lösung (1 mol · l^{-1}) versetzt. 1 h lang wird vorsichtig zum Rückfluß erhitzt. Nach dem Erkalten wird der Kühler mit Wasser *R* gespült. Der Überschuß an Natriumhydroxid wird mit Schwefelsäure (0,5 mol · l^{-1}) bis zum zweiten Wendepunkt titriert. Der Endpunkt wird mit Hilfe der Potentiometrie (2.2.20) bestimmt. Ein Blindversuch wird durchgeführt.

1 ml Natriumhydroxid-Lösung (1 mol · l^{-1}) entspricht 166,2 mg $C_9H_{10}O_3$.

Verunreinigungen

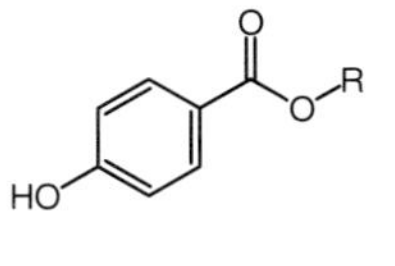

A. R = H:
4-Hydroxybenzoesäure

B. R = CH_3:
Methyl(4-hydroxybenzoat)

C. R = $CH_2–CH_2–CH_3$:
Propyl(4-hydroxybenzoat)

D. R = $CH_2–CH_2–CH_2–CH_3$:
Butyl(4-hydroxybenzoat).

2001, 1319

Ethyloleat

Ethylis oleas

Definition

Ethyloleat ist eine Mischung von Ethylestern von Fettsäuren, hauptsächlich von Ölsäure. Die Substanz kann ein geeignetes Antioxidans enthalten.

Herstellung

Falls zutreffend muß die Substanz der Monographie **Produkte mit dem Risiko der Übertragung von Erregern der spongiformen Enzephalopathie tierischen Ursprungs (Producta cum possibili transmissione vectorium enkephalopathiarum spongiformium animalium)** entsprechen.

Eigenschaften

Hellgelbe bis farblose, klare Flüssigkeit; praktisch unlöslich in Wasser, mischbar mit Dichlormethan, Ethanol und Petroläther (40 bis 60 °C).

Prüfung auf Identität

A. Die Substanz entspricht der Prüfung „Relative Dichte“ (siehe „Prüfung auf Reinheit“).

B. Die Substanz entspricht der Prüfung „Verseifungszahl“ (siehe „Prüfung auf Reinheit“).

C. Die Substanz entspricht der Prüfung „Gehalt an Ölsäure“ (siehe „Prüfung auf Reinheit“).

Prüfung auf Reinheit

Relative Dichte (2.2.5): 0,866 bis 0,874.

Säurezahl (2.5.1): Höchstens 0,5, mit 10,0 g Substanz bestimmt.

Iodzahl (2.5.4): 75 bis 90.

Peroxidzahl (2.5.5): Höchstens 10,0.

Verseifungszahl (2.5.6): 177 bis 188, mit 2,0 g Substanz bestimmt.

Gehalt an Ölsäure: Die Prüfung erfolgt mit Hilfe der „Prüfung fetter Öle auf fremde Öle durch Gaschromatographie“ (2.4.22, Methode A). Die Fettsäurenfraktion der Substanz muß mindestens 60 Prozent Ölsäure enthalten.

Wasser (2.5.12): Höchstens 1,0 Prozent, mit 1,00 g Substanz nach der Karl-Fischer-Methode bestimmt.

Asche (2.4.16): Höchstens 0,1 Prozent, mit 2,0 g Substanz bestimmt.

Lagerung

Vor Licht geschützt, in gut verschlossenen, dem Verbrauch angemessenen, möglichst vollständig gefüllten Behältnissen.

Beschriftung

Die Beschriftung gibt, falls zutreffend, den Namen und die Konzentration des zugesetzten Antioxidans an.

2000, 1205

Etilefrinhydrochlorid

Etilefrini hydrochloridum

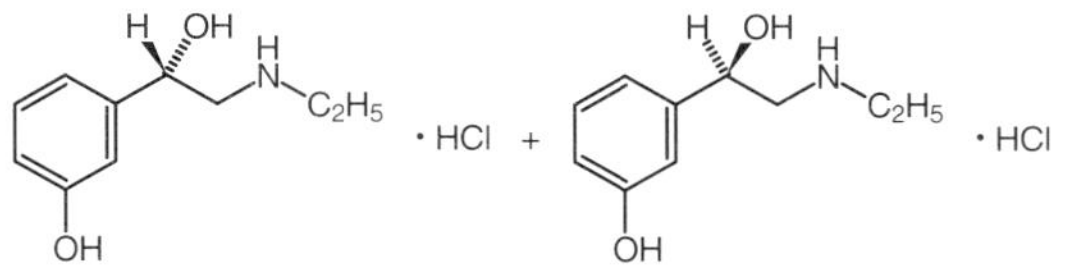

$C_{10}H_{16}ClNO_2$ M_r 217,7

Definition

Etilefrinhydrochlorid enthält mindestens 98,0 und höchstens 101,0 Prozent (*RS*)-2-Ethylamino-1-(3-hydroxyphenyl)ethanol-hydrochlorid, berechnet auf die getrocknete Substanz.

Eigenschaften

Weißes, kristallines Pulver oder farblose Kristalle; leicht löslich in Wasser, löslich in Ethanol, praktisch unlöslich in Dichlormethan.

Prüfung auf Identität

1: B, E.
2: A, C, D, E.

A. Schmelztemperatur (2.2.14): 118 bis 122 °C.

B. Die Prüfung erfolgt mit Hilfe der IR-Spektroskopie (2.2.24) durch Vergleich des Spektrums der Substanz mit dem von Etilefrinhydrochlorid *CRS*. Die Prüfung erfolgt mit Hilfe von Preßlingen unter Verwendung von Kaliumchlorid *R*.

C. Die Prüfung erfolgt mit Hilfe der Dünnschichtchromatographie (2.2.27) unter Verwendung einer DC-Platte mit Kieselgel *R*.

Die Lösungen sind unter Ausschluß direkter Lichteinwirkung herzustellen. Die Chromatographie muß unter Lichtschutz ausgeführt werden.

Untersuchungslösung: 25 mg Substanz werden in Methanol *R* zu 5 ml gelöst.

Referenzlösung a: 25 mg Etilefrinhydrochlorid *CRS* werden in Methanol *R* zu 5 ml gelöst.

Referenzlösung b: 10 mg Phenylephrinhydrochlorid *CRS* werden in 2 ml Referenzlösung a gelöst. Die Lösung wird mit Methanol *R* zu 10 ml verdünnt.

Auf die Platte werden 5 µl jeder Lösung aufgetragen. Die Chromatographie erfolgt mit einer Mischung von 5 Volumteilen konzentrierter Ammoniak-Lösung *R*, 25 Volumteilen Methanol *R* und 70 Volumteilen Dichlormethan *R* über eine Laufstrecke von 15 cm. Die Platte wird im Warmluftstrom getrocknet und mit einer Lösung von Kaliumpermanganat *R* ($10 g \cdot l^{-1}$) besprüht. Die Auswertung erfolgt im Tageslicht 15 min nach dem Besprühen. Der Hauptfleck im Chromatogramm der Untersuchungslösung entspricht in bezug auf Lage, Farbe und Größe dem Hauptfleck im Chromatogramm der Referenzlösung a. Die Prüfung darf nur ausgewertet werden, wenn das Chromatogramm der Referenzlösung b deutlich voneinander getrennt 2 Flecke zeigt.

D. Werden 0,2 ml Prüflösung (siehe „Prüfung auf Reinheit") mit 1 ml Wasser *R*, 0,1 ml Kupfer(II)-sulfat-Lösung *R* und 1 ml konzentrierter Natriumhydroxid-Lösung *R* versetzt, entsteht eine Blaufärbung. Wird nach Zusatz von 2 ml Ether *R* geschüttelt, bleibt die obere Phase farblos.

E. 1 ml Prüflösung (siehe „Prüfung auf Reinheit") wird mit Wasser *R* zu 10 ml verdünnt. Die Lösung gibt die Identitätsreaktion a auf Chlorid (2.3.1).

Prüfung auf Reinheit

Prüflösung: 2,50 g Substanz werden in kohlendioxidfreiem Wasser *R*, das aus destilliertem Wasser *R* hergestellt wurde, zu 50,0 ml gelöst.

Aussehen der Lösung: Die Prüflösung muß klar (2.2.1) und farblos (2.2.2, Methode II) sein.

Sauer oder alkalisch reagierende Substanzen: 4 ml Prüflösung werden mit kohlendioxidfreiem Wasser *R* zu 10 ml verdünnt. Nach Zusatz von 0,1 ml Methylrot-Lösung *R* und 0,2 ml Natriumhydroxid-Lösung ($0,01 mol \cdot l^{-1}$) muß die Lösung gelb gefärbt sein. Bis zum Farbumschlag nach Rot dürfen höchstens 0,4 ml Salzsäure ($0,01 mol \cdot l^{-1}$) verbraucht werden.

Optische Drehung (2.2.7): Der Drehungswinkel, an der Prüflösung bestimmt, muß zwischen −0,10 und +0,10° liegen.

Verwandte Substanzen: Die Prüfung erfolgt mit Hilfe der Flüssigchromatographie (2.2.29).

Untersuchungslösung: 50,0 mg Substanz werden in Wasser *R* zu 50,0 ml gelöst.

Referenzlösung a: 1,0 ml Untersuchungslösung wird mit Wasser *R* zu 10,0 ml verdünnt. 1,0 ml dieser Lösung wird mit Wasser *R* zu 50,0 ml verdünnt.

Referenzlösung b: 10,0 mg Etilefrin-Verunreinigung A *CRS* werden in Wasser *R* zu 50,0 ml gelöst. 1,0 ml Lösung wird mit Wasser *R* zu 50,0 ml verdünnt.

Referenzlösung c: 10,0 ml Referenzlösung a werden mit 5,0 ml Referenzlösung b versetzt und mit Wasser *R* zu 20,0 ml verdünnt.

Die Chromatographie kann durchgeführt werden mit
- einer Säule aus rostfreiem Stahl von 0,25 m Länge und 4,6 mm innerem Durchmesser, gepackt mit octylsilyliertem Kieselgel zur Chromatographie *R* (5 µm)
- folgender mobilen Phase bei einer Durchflußrate von 1 ml je Minute: eine Mischung von 35 Volumteilen Acetonitril *R* und 65 Volumteilen einer Lösung von Natriumdodecylsulfat *R* (1,1 g · l^{-1}), die mit Phosphorsäure 85 % *R* auf einen *p*H-Wert von 2,3 eingestellt wurde
- einem Spektrometer als Detektor bei einer Wellenlänge von 220 nm.

20 µl Referenzlösung c werden eingespritzt. Wird das Chromatogramm unter den vorgeschriebenen Bedingungen aufgezeichnet, beträgt die Retentionszeit für Etilefrin etwa 9 min und für die Etilefrin-Verunreinigung A etwa 10 min. Die Empfindlichkeit des Systems wird so eingestellt, daß die Höhe des Etilefrin-Peaks im Chromatogramm mindestens 50 Prozent des maximalen Ausschlags beträgt. Die Prüfung darf nur ausgewertet werden, wenn die Auflösung zwischen den Peaks von Etilefrin und der Etilefrin-Verunreinigung A mindestens 2,5 beträgt.

Je 20 µl Untersuchungslösung, Referenzlösung a und Referenzlösung b werden eingespritzt. Die Chromatographie der Untersuchungslösung erfolgt über eine Dauer, die der 3fachen Retentionszeit von Etilefrin entspricht. Im Chromatogramm der Untersuchungslösung darf eine der Etilefrin-Verunreinigung A entsprechende Peakfläche nicht größer sein als die Fläche des Hauptpeaks im Chromatogramm der Referenzlösung b (0,4 Prozent), und keine Peakfläche, mit Ausnahme der des Hauptpeaks und der der Etilefrin-Verunreinigung A entsprechenden Peakfläche, darf größer sein als die Fläche des Hauptpeaks im Chromatogramm der Referenzlösung a (0,2 Prozent). Im Chromatogramm der Untersuchungslösung darf die Summe aller Peakflächen, mit Ausnahme der des Hauptpeaks und der der Etilefrin-Verunreinigung A entsprechenden Peakfläche, nicht größer sein als das 5fache der Fläche des Hauptpeaks im Chromatogramm der Referenzlösung a (1 Prozent). Lösungsmittelpeaks und Peaks, deren Fläche kleiner ist als das 0,1fache der Fläche des Hauptpeaks im Chromatogramm der Referenzlösung a, werden nicht berücksichtigt.

Sulfat (2.4.13): 15 ml Prüflösung müssen der Grenzprüfung auf Sulfat entsprechen (200 ppm).

Schwermetalle (2.4.8): 2,0 g Substanz werden in 20 ml Wasser *R* gelöst. 12 ml Lösung müssen der Grenzprüfung A auf Schwermetalle entsprechen (20 ppm). Zur Herstellung der Referenzlösung wird die Blei-Lösung (2 ppm Pb) *R* verwendet.

Trocknungsverlust (2.2.32): Höchstens 0,5 Prozent, mit 1,000 g Substanz durch Trocknen im Trockenschrank bei 100 bis 105 °C bestimmt.

Sulfatasche (2.4.14): Höchstens 0,1 Prozent, mit 1,0 g Substanz bestimmt.

Gehaltsbestimmung

0,150 g Substanz, in einer Mischung von 20 ml wasserfreier Essigsäure *R* und 50 ml Acetanhydrid *R* gelöst, werden mit Perchlorsäure (0,1 mol · l^{-1}) titriert. Der Endpunkt wird mit Hilfe der Potentiometrie (2.2.20) bestimmt.

1 ml Perchlorsäure (0,1 mol · l^{-1}) entspricht 21,77 mg $C_{10}H_{16}ClNO_2$.

Lagerung

Dicht verschlossen, vor Licht geschützt.

Verunreinigungen

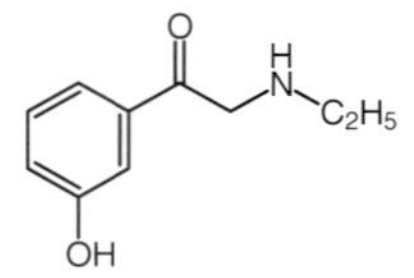

A. 2-Ethylamino-1-(3-hydroxyphenyl)ethanon (Etilefron)

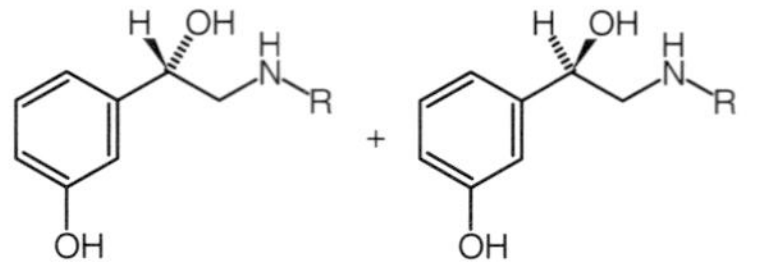

B. R = CH_3:
(*RS*)-2-Methylamino-1-(3-hydroxyphenyl)ethanol (Phenylephrin)

C. R = H:
(*RS*)-2-Amino-1-(3-hydroxyphenyl)ethanol (Norfenefrin).

2000, 1422

Etodolac

Etodolacum

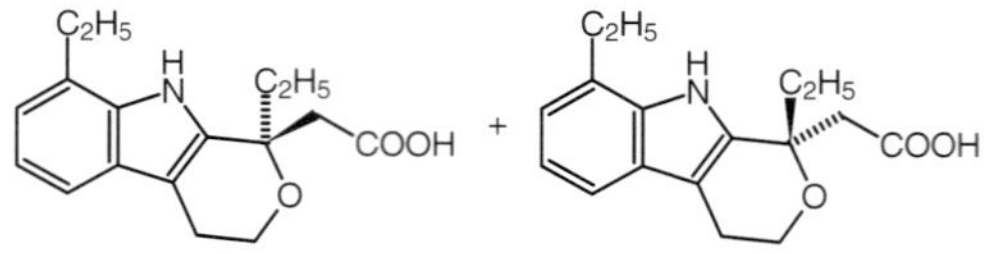

$C_{17}H_{21}NO_3$ M_r 287,4

Definition

Etodolac enthält mindestens 98,0 und höchstens 102,0 Prozent 2-[(1*RS*)-1,8-Diethyl-1,3,4,9-tetrahydropyrano=[3,4-*b*]indol-1-yl]essigsäure, berechnet auf die wasserfreie Substanz.

Eigenschaften

Weißes bis fast weißes, kristallines Pulver; praktisch unlöslich in Wasser, leicht löslich in Aceton und wasserfreiem Ethanol.

Prüfung auf Identität

1: B.
2: A, C.

A. Schmelztemperatur (2.2.14): 144 bis 150 °C.

B. Die Prüfung erfolgt mit Hilfe der IR-Spektroskopie (2.2.24) durch Vergleich des Spektrums der Substanz mit dem von Etodolac *CRS*.

C. Die Prüfung erfolgt mit Hilfe der Dünnschichtchromatographie (2.2.27) unter Verwendung einer DC-Platte mit Kieselgel GF_{254} *R*. Die Platte ist vor der Anwendung durch 1 h langes Erhitzen im Trockenschrank bei 105 °C zu aktivieren.

Untersuchungslösung: 10 mg Substanz werden in Aceton *R* zu 10 ml gelöst.

Referenzlösung: 10 mg Etodolac *CRS* werden in Aceton *R* zu 10 ml gelöst.

Die Platte wird in eine nicht gesättigte Chromatographiekammer gestellt, die eine Mischung von 20 Volumteilen einer Lösung von Ascorbinsäure *R* (25 g · l^{-1}) und 80 Volumteilen Methanol *R* enthält. Sobald die Fließmittelfront 1 cm über die Startpunkte gestiegen ist, wird die Platte herausgenommen und mindestens 30 min lang an der Luft trocknen gelassen.

Auf die Platte werden 10 µl jeder Lösung aufgetragen. Die Chromatographie erfolgt mit einer Mischung von 0,5 Volumteilen Essigsäure 98 % *R*, 30 Volumteilen wasserfreiem Ethanol *R* und 70 Volumteilen Toluol *R* über eine Laufstrecke von 15 cm. Die Platte wird an der Luft trocknen gelassen und im ultravioletten Licht bei 254 nm ausgewertet. Der Hauptfleck im Chromatogramm der Untersuchungslösung entspricht in bezug auf Lage und Größe dem Hauptfleck im Chromatogramm der Referenzlösung.

Prüfung auf Reinheit

Optische Drehung (2.2.7): 2,50 g Substanz werden in Methanol *R* zu 25,0 ml gelöst. Der Drehungswinkel muß zwischen −0,10 und +0,10° liegen.

Verwandte Substanzen: Die Prüfung erfolgt mit Hilfe der Flüssigchromatographie (2.2.29).

Untersuchungslösung: 50,0 mg Substanz werden in Methanol *R* zu 50,0 ml gelöst.

Referenzlösung a: 5,0 ml Untersuchungslösung werden mit Methanol *R* zu 50,0 ml verdünnt. 5,0 ml dieser Lösung werden mit Methanol *R* zu 100,0 ml verdünnt.

Referenzlösung b: 1,0 mg Etodolac-Verunreinigung H *CRS* und 1,0 mg Etodolac *CRS* werden in Methanol *R* zu 50 ml gelöst.

Die Chromatographie kann durchgeführt werden mit

- einer Säule aus rostfreiem Stahl von 0,15 m Länge und 4,6 mm innerem Durchmesser, gepackt mit octadecylsilyliertem Kieselgel zur Chromatographie *R* (5 µm)
- folgender Mischung der mobilen Phasen A und B bei einer Durchflußrate von 1,5 ml je Minute:
  Mobile Phase A: eine Mischung von 312 Volumteilen Methanol *R* und 688 Volumteilen einer Lösung, die wie folgt zu bereiten ist: 13,6 g Kaliumdihydrogenphosphat *R* werden in 900 ml Wasser *R* gelöst; die Lösung wird mit einer Lösung von Kaliumhydroxid *R* (300 g · l^{-1}) auf einen *p*H-Wert von 7,0 eingestellt und mit Wasser *R* zu 1000 ml verdünnt
  Mobile Phase B: Acetonitril *R*

Zeit (min)	Mobile Phase A (% *V/V*)	Mobile Phase B (% *V/V*)	Erläuterungen
0 – 20	90 → 80	10 → 20	linearer Gradient
20 – 40	80 → 50	20 → 50	linearer Gradient
40 – 45	90	10	zurück zu den Anfangsbedingungen
45 – 55	90	10	Re-Äquilibrierung

- einem Spektrometer als Detektor bei einer Wellenlänge von 225 nm.

Die Temperatur der Säule wird bei 40 °C gehalten.

10 µl Referenzlösung a werden eingespritzt. Die Empfindlichkeit des Systems wird so eingestellt, daß die Höhe des Hauptpeaks im Chromatogramm mindestens 50 Prozent des maximalen Ausschlags beträgt.

10 µl Referenzlösung b werden eingespritzt. Wird das Chromatogramm unter den vorgeschriebenen Bedingungen aufgezeichnet, beträgt die Retentionszeit für Verunreinigung H etwa 8 min und für Etodolac etwa 9 min. Die Prüfung darf nur ausgewertet werden, wenn die Auflösung zwischen den Peaks von Verunreinigung H und Etodolac mindestens 5,0 beträgt.

Je 10 µl Untersuchungslösung und Referenzlösung a werden eingespritzt. Im Chromatogramm der Untersuchungslösung darf keine Peakfläche, mit Ausnahme der des Hauptpeaks, größer sein als die des Hauptpeaks im Chromatogramm der Referenzlösung a (0,5 Prozent). Die Summe aller Peakflächen, mit Ausnahme der des Hauptpeaks, darf nicht größer sein als das 2fache der Fläche des Hauptpeaks im Chromatogramm der Referenzlösung a (1 Prozent). Peaks, deren Fläche kleiner ist als das 0,1fache der Fläche des Hauptpeaks im Chromatogramm der Referenzlösung a, werden nicht berücksichtigt.

Chlorid: Höchstens 300 ppm. 1,0 g Substanz, in 60 ml Methanol *R* gelöst, wird nach Zusatz von 10 ml Wasser *R* und 20 ml verdünnter Salpetersäure *R* mit Silbernitrat-Lösung (0,01 mol · l^{-1}) titriert. Der Endpunkt wird mit Hilfe der Potentiometrie (2.2.20) bestimmt.

1 ml Silbernitrat-Lösung (0,01 mol · l^{-1}) entspricht 0,3545 mg Chlorid.

Schwermetalle (2.4.8): 2,0 g Substanz müssen der Grenzprüfung C auf Schwermetalle entsprechen (10 ppm). Zur Herstellung der Referenzlösung werden 2 ml Blei-Lösung (10 ppm Pb) *R* verwendet.

Wasser (2.5.12): Höchstens 0,5 Prozent, mit 1,000 g Substanz nach der Karl-Fischer-Methode bestimmt.

Sulfatasche (2.4.14): Höchstens 0,1 Prozent, mit 1,0 g Substanz bestimmt.

Gehaltsbestimmung

0,250 g Substanz, in 60 ml Methanol *R* gelöst, werden mit Tetrabutylammoniumhydroxid-Lösung (0,1 mol · l^{-1}) titriert. Der Endpunkt wird mit Hilfe der Potentiometrie (2.2.20) bestimmt. Ein Blindversuch wird durchgeführt.

1 ml Tetrabutylammoniumhydroxid-Lösung ($0{,}1\ mol \cdot l^{-1}$) entspricht 28,74 mg $C_{17}H_{21}NO_3$.

Lagerung

Gut verschlossen.

Verunreinigungen

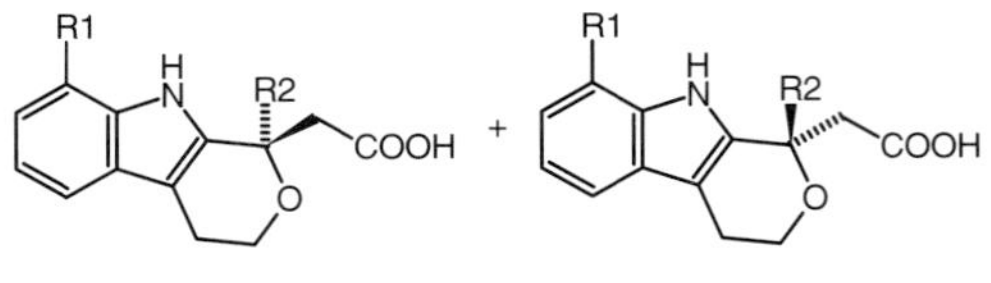

A. $R1 = H$, $R2 = CH_2{-}CH_3$: 2-[(1*RS*)-1-Ethyl-1,3,4,9-tetrahydropyrano[3,4-*b*]in= dol-1-yl]essigsäure
(8-Desethyl-Etodolac)

B. $R1 = CH_3$, $R2 = CH_2{-}CH_3$: 2-[(1*RS*)-1-Ethyl-8-methyl-1,3,4,9-tetrahydropyra= no[3,4-*b*]indol-1-yl]essigsäure
(8-Methyl-Etodolac)

C. $R1 = CH_2{-}CH_3$, $R2 = CH_3$: 2-[(1*RS*)-8-Ethyl-1-methyl-1,3,4,9-tetrahydropyra= no[3,4-*b*]indol-1-yl]essigsäure
(1-Methyl-Etodolac)

D. $R1 = CH(CH_3)_2$, $R2 = CH_2{-}CH_3$: 2-[(1*RS*)-1-Ethyl-8-(1-methylethyl)-1,3,4,9-tetrahy= dropyrano[3,4-*b*]indol-1-yl]essigsäure
(8-Isopropyl-Etodolac)

E. $R1 = CH_2{-}CH_2{-}CH_3$, $R2 = CH_2{-}CH_3$: 2-[(1*RS*)-1-Ethyl-8-propyl-1,3,4,9-tetrahydropyra= no[3,4-*b*]indol-1-yl]essigsäure
(8-Propyl-Etodolac)

F. $R1 = CH_2{-}CH_3$, $R2 = CH(CH_3)_2$: 2-[(1*RS*)-8-Ethyl-1-(1-methylethyl)-1,3,4,9-tetrahy= dropyrano[3,4-*b*]indol-1-yl]essigsäure
(1-Isopropyl-Etodolac)

G. $R1 = CH_2{-}CH_3$, $R2 = CH_2{-}CH_2{-}CH_3$: 2-[(1*RS*)-8-Ethyl-1-propyl-1,3,4,9-tetrahydropyra= no[3,4-*b*]indol-1-yl]essigsäure
(1-Propyl-Etodolac)

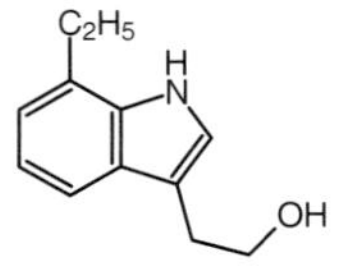

H. 2-(7-Ethylindol-3-yl)ethanol

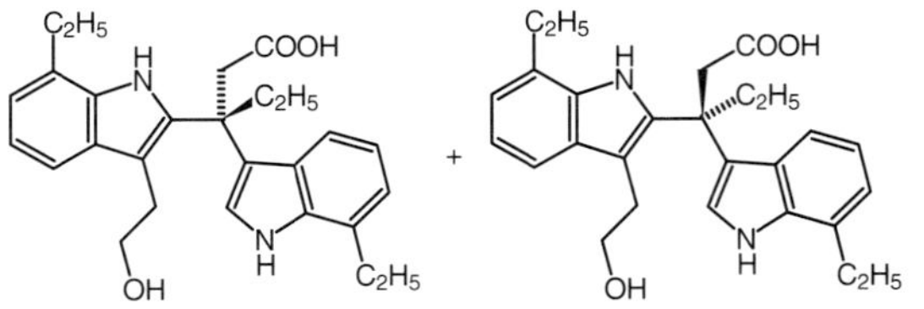

I. (3*RS*)-3-[7-Ethyl-3-(2-hydroxyethyl)indol-2-yl]-3-(7-ethylindol-3-yl)pentansäure
(Etodolac-Dimer)

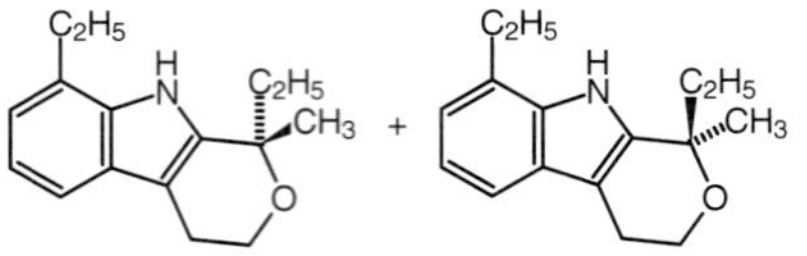

J. (1*RS*)-1,8-Diethyl-1-methyl-1,3,4,9-tetrahydropyra= no[3,4-*b*]indol
(Decarboxy-Etodolac)

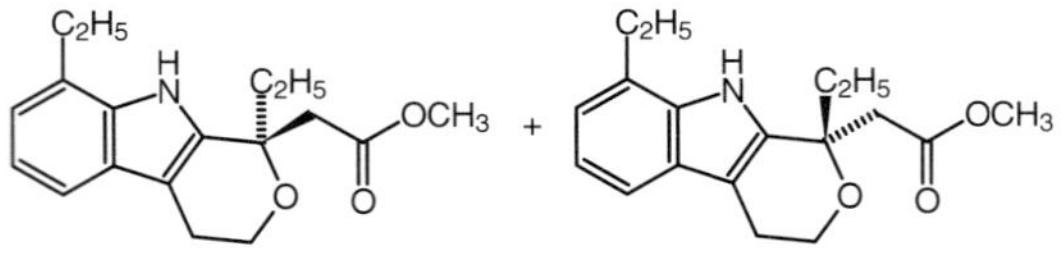

K. Methyl-2-[(1*RS*)-1,8-diethyl-1,3,4,9-tetrahydropyra= no[3,4-*b*]indol-1-yl]acetat
(Etodolac-Methylester)

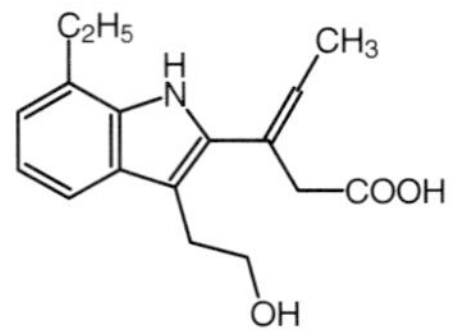

L. (*EZ*)-3-[7-Ethyl-3-(2-hydroxyethyl)-1*H*-indol-2-yl]pent-3-ensäure.

2001, 1513

Etofenamat

Etofenamatum

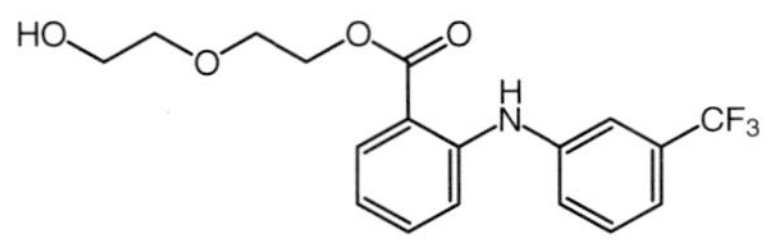

$C_{18}H_{18}F_3NO_4$ M_r 369,4

Definition

2-(2-Hydroxyethoxy)ethyl-2-[[3-(trifluormethyl)phenyl]= amino]benzoat

Gehalt: 98,5 bis 101,5 Prozent (wasserfreie Substanz)

Eigenschaften

Aussehen: gelbliche, viskose Flüssigkeit

Löslichkeit: praktisch unlöslich in Wasser, mischbar mit Ethanol und Ethylacetat

Prüfung auf Identität

IR-Spektroskopie (2.2.24)

Vergleich: Etofenamat *CRS*

Probenvorbereitung: als Film

Prüfung auf Reinheit

Aussehen der Substanz: Die Substanz muß klar (2.2.1) und darf nicht stärker gefärbt sein als die Farbvergleichslösung GG_1 (2.2.2, Methode II).

Verunreinigung F: höchstens 0,1 Prozent

Gaschromatographie (2.2.28)

Interner Standard: Tetradecan *R*

Lösung A: 6,0 mg Tetradecan *R* werden in Hexan *R* zu 10,0 ml gelöst.

Lösung B: 6,0 mg Diethylenglycol *R* werden 30 min lang in einem 10-ml-Meßkolben mit 3 ml *N*-Methyltrimethylsilyltrifluoracetamid *R* bei 50 °C erwärmt. Nach dem Erkalten wird die Mischung mit *N*-Methyltrimethylsilyltrifluoracetamid *R* zu 10,0 ml verdünnt.

Untersuchungslösung: 0,200 g Substanz werden mit 10 µl Lösung A versetzt. Nach Zusatz von 2 ml *N*-Methyltrimethylsilyltrifluoracetamid *R* wird die Mischung 30 min lang bei 50 °C erwärmt.

Referenzlösung: 2,0 ml *N*-Methyltrimethylsilyltrifluoracetamid *R* werden mit 10 µl Lösung A und 10 µl Lösung B versetzt.

Säule

- Größe: *l* = 25 m, ∅ = 0,20 mm
- Stationäre Phase: belegt mit Poly(dimethyl)diphenyl)siloxan *R* (Filmdicke 0,33 µm)

Trägergas: Wasserstoff zur Chromatographie *R*

Durchflußrate: 0,9 ml/min

Temperatur:

	Zeit (min)	**Temperatur (°C)**	**Rate (°C · min⁻¹)**
Säule	0 – 13	60 → 150	7
	13 – 19	150 → 300	25
	19 – 34	300	
Probeneinlaß		150	
Detektor		300	

Detektion: Flammenionisationsdetektor

Einspritzen: direkt 0,2 µl; Untersuchungslösung und Referenzlösung

Verwandte Substanzen: Flüssigchromatographie (2.2.29)

Untersuchungslösung: 50,0 mg Substanz werden in 30 ml Methanol *R* gelöst. Die Lösung wird mit Wasser *R* zu 50,0 ml verdünnt.

Referenzlösung a: 10,0 mg Etofenamat-Verunreinigung G *CRS* werden in Methanol *R* zu 20,0 ml gelöst. 0,2 ml Lösung werden mit einer Mischung von 40 Volumteilen Wasser *R* und 60 Volumteilen Methanol *R* zu 50,0 ml verdünnt.

Referenzlösung b: 0,2 ml Untersuchungslösung werden mit einer Mischung von 40 Volumteilen Wasser *R* und 60 Volumteilen Methanol *R* zu 100,0 ml verdünnt.

Referenzlösung c: 5,0 ml Referenzlösung a werden mit 5,0 ml Referenzlösung b versetzt.

Referenzlösung d: 10,0 mg Etofenamat zur Eignungsprüfung *CRS* (mit je etwa 1 Prozent Verunreinigung A, B, C, D und E) werden in 6,0 ml Methanol *R* gelöst. Die Lösung wird mit Wasser *R* zu 10,0 ml verdünnt.

Säule

- Größe: *l* = 0,10 m, ∅ = 4,0 mm
- Stationäre Phase: octadecylsilyliertes Kieselgel zur Chromatographie *R* (3 µm)
- Temperatur: 40 °C

Mobile Phase: eine Mischung der mobilen Phasen A und B unter Einsatz der Gradientenelution

- Mobile Phase A: 1,3 g Ammoniummonohydrogenphosphat *R* und 4,0 g Tetrabutylammoniumhydroxid *R* werden in 900 ml Wasser *R* gelöst. Der *p*H-Wert der Lösung wird mit Phosphorsäure 10 % *R* auf 8,0 eingestellt. Anschließend wird die Lösung mit Wasser *R* zu 1000 ml verdünnt.
- Mobile Phase B: Methanol *R*

Zeit (min)	**Mobile Phase A (% *V/V*)**	**Mobile Phase B (% *V/V*)**
0 – 13	40	60
13 – 20	40 → 10	60 → 90
20 – 25	10	90
25 – 26	10 → 40	90 → 60
26 – 31	40	60

Durchflußrate: 1,2 ml/min

Detektion: Spektrometer bei 286 nm

Einspritzen: 20 µl

Eignungsprüfung

- Retentionszeiten:
  Verunreinigung A: 3 min
  Verunreinigung C: 9 min
  Verunreinigung G: 11 min
  Etofenamat: 13 min
  Verunreinigung E: 20 min
  Verunreinigung B: 21 min
  Verunreinigung D: 22 min
- Auflösung: mindestens 2,3 zwischen den Peaks der Verunreinigung G und Etofenamat im Chromatogramm der Referenzlösung c

Grenzwerte

- Korrekturfaktoren: Die Flächen der Peaks werden mit folgenden Korrekturfaktoren multipliziert:
  Verunreinigung A: 0,62
  Verunreinigung C: 0,45
  Verunreinigung D: 0,77
- Verunreinigung A (korrigierte Fläche): nicht größer als das 1,25fache der Fläche des Hauptpeaks im Chromatogramm der Referenzlösung b (0,25 Prozent)
- Verunreinigung B: nicht größer als die Fläche des Hauptpeaks im Chromatogramm der Referenzlösung b (0,2 Prozent)

E

Monographien

- Verunreinigung C (korrigierte Fläche): nicht größer als die Fläche des Hauptpeaks im Chromatogramm der Referenzlösung b (0,2 Prozent)
- Verunreinigung D (korrigierte Fläche): nicht größer als das 2,5fache der Fläche des Hauptpeaks im Chromatogramm der Referenzlösung b (0,5 Prozent)
- Verunreinigung E: nicht größer als die Fläche des Hauptpeaks im Chromatogramm der Referenzlösung b (0,2 Prozent)
- Verunreinigung G: nicht größer als die Fläche des Hauptpeaks im Chromatogramm der Referenzlösung a (0,2 Prozent)
- Jede weitere Verunreinigung: nicht größer als das 0,5fache der Fläche des Hauptpeaks im Chromatogramm der Referenzlösung b (0,1 Prozent)
- Summe aller Verunreinigungen: nicht größer als das 6fache der Fläche des Hauptpeaks im Chromatogramm der Referenzlösung b (1,2 Prozent)

Schwermetalle (2.4.8): höchstens 10 ppm

2,0 g Substanz müssen der Grenzprüfung C auf Schwermetalle entsprechen. Zur Herstellung der Referenzlösung werden 2 ml Blei-Lösung (10 ppm Pb) *R* verwendet.

Wasser (2.5.12): höchstens 0,5 Prozent, mit 1,000 g Substanz nach der Karl-Fischer-Methode bestimmt

Sulfatasche (2.4.14): höchstens 0,1 Prozent, mit 1,0 g Substanz bestimmt

Gehaltsbestimmung

3,000 g Substanz werden mit 20 ml 2-Propanol *R* und 20,0 ml Natriumhydroxid-Lösung (1 mol · l^{-1}) versetzt und 2 h lang zum Rückfluß erhitzt. Nach Zusatz von 0,1 ml Bromthymolblau-Lösung *R* 1 wird die Lösung abgekühlt und anschließend mit Salzsäure (1 mol · l^{-1}) bis zum Verschwinden der Färbung titriert. Ein Blindversuch wird durchgeführt.

1 ml Natriumhydroxid-Lösung (1 mol · l^{-1}) entspricht 0,3694 g $C_{18}H_{18}F_3NO_4$.

Verunreinigungen

R =

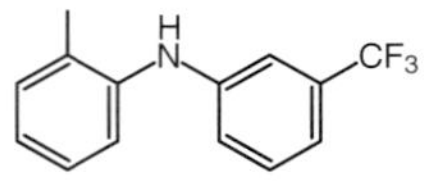

A. R–CO_2H:
2-[[3-(Trifluormethyl)phenyl]amino]benzoesäure (Flufenaminsäure)

Dieses typische Chromatogramm dient zur Information und als Anleitung zum Analysenverfahren. Es ist nicht Bestandteil der Anforderungen dieser Monographie.

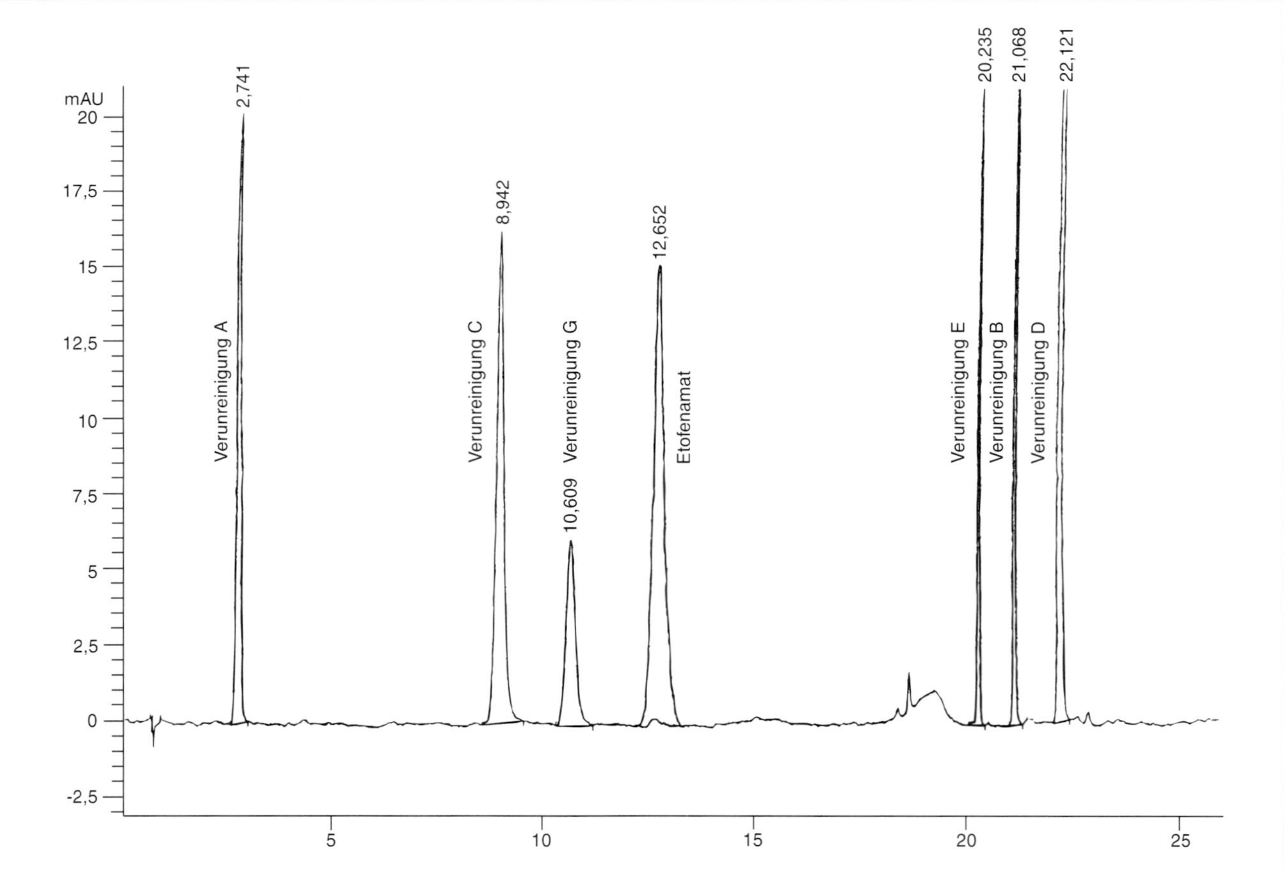

Abb. 1513-1: Typisches Chromatogramm für die Prüfung auf Reinheit, Verwandte Substanzen

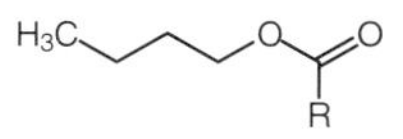

B. Butyl-2-[[3-(trifluormethyl)phenyl]amino]benzoat (Butylflufenamat)

C. R–H: *N*-Phenyl-3-(trifluormethyl)anilin

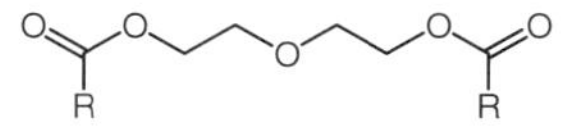

D. 2,2′-Oxybis(ethylen)-bis[2-[[3-(trifluormethyl)phenyl]amino]benzoat

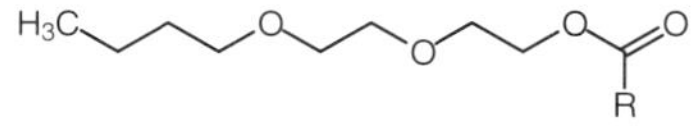

E. 2-(2-Butoxyethoxy)ethyl-2-[[3-(trifluormethyl)phenyl]amino]benzoat

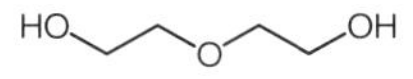

F. 2,2′-Oxydi(ethanol)

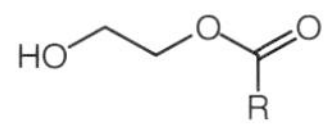

G. 2-Hydroxyethyl-2-[[3-(trifluormethyl)phenyl]amino]benzoat.

1998, 492

Etofyllin

Etofyllinum

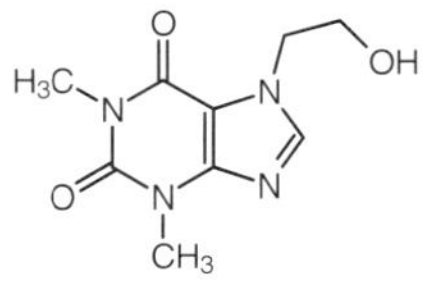

$C_9H_{12}N_4O_3$ M_r 224,2

Definition

Etofyllin enthält mindestens 98,5 und höchstens 101,0 Prozent 7-(2-Hydroxyethyl)-1,3-dimethyl-3,7-dihydro-1*H*-purin-2,6-dion, berechnet auf die getrocknete Substanz.

Eigenschaften

Weißes, kristallines Pulver; löslich in Wasser, schwer löslich in Ethanol.

Prüfung auf Identität

1: B, C.
2: A, C, D.

A. Schmelztemperatur (2.2.14): 161 bis 166 °C.

B. Die Prüfung erfolgt mit Hilfe der IR-Spektroskopie (2.2.24) durch Vergleich des Spektrums der Substanz mit dem von Etofyllin *CRS*. Die Prüfung erfolgt mit Hilfe von Preßlingen unter Verwendung von 0,5 bis 1 mg Substanz und 0,3 g Kaliumbromid *R*.

C. 1 g Substanz wird in 5 ml Acetanhydrid *R* gelöst. Die Lösung wird 15 min lang zum Rückfluß erhitzt und anschließend erkalten gelassen. Nach Zusatz von 100 ml einer Mischung von 20 Volumteilen Ether *R* und 80 Volumteilen Petroläther *R* wird unter gelegentlichem Umschütteln mindestens 20 min lang in einer Eis-Wasser-Mischung gekühlt. Der Niederschlag wird abfiltriert, mit einer Mischung von 20 Volumteilen Ether *R* und 80 Volumteilen Petroläther *R* gewaschen und aus Ethanol 96 % *R* umkristallisiert. Nach dem Trocknen im Vakuum schmelzen (2.2.14) die Kristalle zwischen 101 und 105 °C.

D. Die Substanz gibt die Identitätsreaktion auf Xanthine (2.3.1).

Prüfung auf Reinheit

Prüflösung: 2,5 g Substanz werden in kohlendioxidfreiem Wasser *R* zu 50 ml gelöst.

Aussehen der Lösung: Die Prüflösung muß klar (2.2.1) und farblos (2.2.2, Methode II) sein.

Sauer oder alkalisch reagierende Substanzen: 10 ml Prüflösung werden mit 0,25 ml Bromthymolblau-Lösung *R* 1 versetzt. Die Lösung muß gelb oder grün gefärbt sein. Bis zum Farbumschlag nach Blau dürfen höchstens 0,4 ml Natriumhydroxid-Lösung (0,01 mol · l^{-1}) verbraucht werden.

Verwandte Substanzen: Die Prüfung erfolgt mit Hilfe der Dünnschichtchromatographie (2.2.27) unter Verwendung einer Schicht von Kieselgel HF_{254} *R*.

Untersuchungslösung: 0,3 g Substanz werden in einer Mischung von 20 Volumteilen Wasser *R* und 30 Volumteilen Methanol *R* zu 10 ml gelöst. Die Lösung ist unmittelbar vor Gebrauch herzustellen.

Referenzlösung a: 1 ml Untersuchungslösung wird mit Methanol *R* zu 100 ml verdünnt.

Referenzlösung b: 0,2 ml Untersuchungslösung werden mit Methanol *R* zu 100 ml verdünnt.

Referenzlösung c: 10 mg Theophyllin *R* werden in Methanol *R* gelöst. Die Lösung wird mit 0,3 ml Untersuchungslösung versetzt und mit Methanol *R* zu 10 ml verdünnt.

Auf die Platte werden 10 µl jeder Lösung aufgetragen. Die Chromatographie erfolgt mit einer Mischung von 1 Volumteil konzentrierter Ammoniak-Lösung *R*, 10 Volumteilen wasserfreiem Ethanol *R* und 90 Volumteilen Chloroform *R* über eine Laufstrecke von 15 cm. Die Platte wird an der Luft trocknen gelassen und im ultravioletten Licht bei 254 nm ausgewertet. Kein im Chromatogramm der Untersuchungslösung auftretender Nebenfleck darf größer oder intensiver sein als der Fleck im Chromatogramm der Referenzlösung a (1 Prozent), und höchstens ein Fleck darf größer oder intensiver sein als der Fleck im Chromatogramm der Referenzlösung b (0,2 Prozent). Die Prüfung darf nur ausgewertet werden, wenn das Chromatogramm der Referenzlösung c deutlich voneinander getrennt 2 Flecke zeigt.

Chlorid (2.4.4): 2,5 ml Prüflösung, mit Wasser *R* zu 15 ml verdünnt, müssen der Grenzprüfung auf Chlorid entsprechen (400 ppm).

Schwermetalle (2.4.8): 12 ml Prüflösung müssen der Grenzprüfung A auf Schwermetalle entsprechen (20 ppm). Zur Herstellung der Referenzlösung wird die Blei-Lösung (1 ppm Pb) *R* verwendet.

Trocknungsverlust (2.2.32): Höchstens 0,5 Prozent, mit 1,000 g Substanz durch Trocknen im Trockenschrank bei 100 bis 105 °C bestimmt.

Sulfatasche (2.4.14): Höchstens 0,1 Prozent, mit 1,0 g Substanz bestimmt.

Gehaltsbestimmung

Um Überhitzung im Reaktionsmedium zu vermeiden, wird während des Titrierens gründlich gemischt und die Titration unmittelbar nach Erreichen des Endpunkts beendet.

0,200 g Substanz, in 3,0 ml wasserfreier Ameisensäure *R* gelöst, werden nach Zusatz von 50,0 ml Acetanhydrid *R* mit Perchlorsäure (0,1 mol · l^{-1}) titriert. Der Endpunkt wird mit Hilfe der Potentiometrie (2.2.20) bestimmt.

1 ml Perchlorsäure (0,1 mol · l^{-1}) entspricht 22,42 mg $C_9H_{12}N_4O_3$.

Lagerung

Gut verschlossen, vor Licht geschützt.

Dieser Text enthält für die englisch- und/oder französischsprachige 4. Ausgabe 2002 vorgesehene Berichtigungen.

2001, 1514

Etomidat

Etomidatum

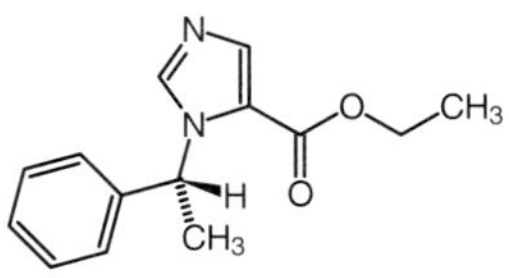

$C_{14}H_{16}N_2O_2$ M_r 244,3

Definition

Etomidat enthält mindestens 99,0 und höchstens 101,0 Prozent Ethyl-1-[(1*R*)-1-phenylethyl]-1*H*-imidazol-5-carboxylat, berechnet auf die getrocknete Substanz.

Eigenschaften

Weißes bis fast weißes Pulver; sehr schwer löslich in Wasser, leicht löslich in Ethanol und Dichlormethan.

Die Substanz schmilzt bei etwa 68 °C.

Prüfung auf Identität

A. Die Prüfung erfolgt mit Hilfe der IR-Spektroskopie (2.2.24) durch Vergleich des Spektrums der Substanz mit dem von Etomidat *CRS*.

B. Die Substanz muß der Prüfung „Spezifische Drehung“ (siehe „Prüfung auf Reinheit“) entsprechen.

Prüfung auf Reinheit

Prüflösung: 0,25 g Substanz werden in wasserfreiem Ethanol *R* zu 25,0 ml gelöst.

Aussehen der Lösung: Die Prüflösung muß klar (2.2.1) und farblos (2.2.2, Methode II) sein.

Spezifische Drehung (2.2.7): +67 bis +70°, an der Prüflösung bestimmt und berechnet auf die getrocknete Substanz.

Verwandte Substanzen: Die Prüfung erfolgt mit Hilfe der Flüssigchromatographie (2.2.29).

Untersuchungslösung: 0,100 g Substanz werden in einer Mischung von 50 Volumteilen wasserfreiem Ethanol *R* und 50 Volumteilen Wasser *R* zu 10,0 ml gelöst.

Referenzlösung a: 5,0 mg Etomidat *CRS* und 5,0 mg Etomidat-Verunreinigung B *CRS* werden in einer Mischung von 50 Volumteilen wasserfreiem Ethanol *R* und 50 Volumteilen Wasser *R* zu 250,0 ml gelöst.

Referenzlösung b: 1,0 ml Untersuchungslösung wird mit einer Mischung von 50 Volumteilen wasserfreiem Ethanol *R* und 50 Volumteilen Wasser *R* zu 100,0 ml verdünnt. 5,0 ml dieser Lösung werden mit einer Mischung von 50 Volumteilen wasserfreiem Ethanol *R* und 50 Volumteilen Wasser *R* zu 25,0 ml verdünnt.

Die Chromatographie kann durchgeführt werden mit

- einer Säule aus rostfreiem Stahl von 0,1 m Länge und 4,6 mm innerem Durchmesser, gepackt mit octadecylsilyliertem Kieselgel zur Chromatographie *R* (3 μm)
- einer Mischung der mobilen Phasen A und B unter Einsatz der Gradientenelution bei einer Durchflußrate von 2,0 ml je Minute
  Mobile Phase A: eine Lösung von Ammoniumcarbonat *R* (5 g · l^{-1})
  Mobile Phase B: Acetonitril *R*

Zeit (min)	Mobile Phase A (% *V/V*)	Mobile Phase B (% *V/V*)	Erläuterungen
0 – 5	90 → 30	10 → 70	linearer Gradient
5 – 6	30 → 10	70 → 90	linearer Gradient
6 – 10	10	90	isokratisch
10 – 11	10 → 90	90 → 10	linearer Gradient
11 – 15	90	10	Re-Äquilibrierung

- einem Spektrometer als Detektor bei einer Wellenlänge von 235 nm.

Die Säule wird mindestens 30 min lang mit Acetonitril *R* und anschließend mindestens 5 min lang mit der mobilen Phase in der Anfangszusammensetzung äquilibriert.

Die Empfindlichkeit des Systems wird so eingestellt, daß die Höhe des Hauptpeaks im Chromatogramm mit

10 µl Referenzlösung b mindestens 50 Prozent des maximalen Ausschlags beträgt.

10 µl Referenzlösung a werden eingespritzt. Werden die Chromatogramme unter den vorgeschriebenen Bedingungen aufgezeichnet, beträgt die Retentionszeit für Verunreinigung B etwa 4,5 min und für Etomidat etwa 5,0 min. Die Prüfung darf nur ausgewertet werden, wenn die Auflösung zwischen den Peaks der Verunreinigung B und Etomidat mindestens 5,0 beträgt. Falls erforderlich wird die Konzentration von Ammoniumcarbonat *R* in der mobilen Phase oder das Zeitprogramm des linearen Gradienten geändert.

Je 10 µl Untersuchungslösung und Referenzlösung b werden eingespritzt. Im Chromatogramm der Untersuchungslösung darf keine Peakfläche, mit Ausnahme der des Hauptpeaks, größer sein als die Fläche des Hauptpeaks im Chromatogramm der Referenzlösung b (0,2 Prozent); die Summe dieser Peakflächen darf nicht größer sein als das 1,5fache der Fläche des Hauptpeaks im Chromatogramm der Referenzlösung b (0,3 Prozent). Peaks, deren Fläche kleiner ist als das 0,25fache der Fläche des Hauptpeaks im Chromatogramm der Referenzlösung b, werden nicht berücksichtigt.

Trocknungsverlust (2.2.32): Höchstens 0,5 Prozent, mit 1,000 g Substanz durch 4 h langes Trocknen im Vakuumtrockenschrank bei 40 °C bestimmt.

Sulfatasche (2.4.14): Höchstens 0,1 Prozent, mit 1,0 g Substanz bestimmt.

Gehaltsbestimmung

0,200 g Substanz, in 50 ml einer Mischung von 1 Volumteil wasserfreier Essigsäure *R* und 7 Volumteilen Ethylmethylketon *R* gelöst, werden mit Perchlorsäure (0,1 mol · l^{-1}) unter Zusatz von 0,2 ml Naphtholbenzein-Lösung *R* titriert.

1 ml Perchlorsäure (0,1 mol · l^{-1}) entspricht 24,43 mg $C_{14}H_{16}N_2O_2$.

Lagerung

Vor Licht geschützt.

Verunreinigungen

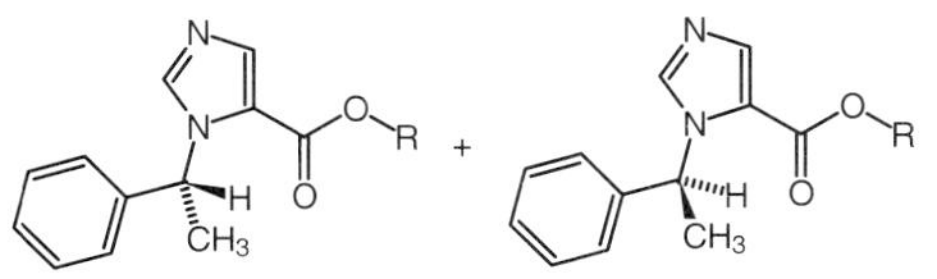

A. R = H:
1-[(1*RS*)-1-Phenylethyl]-1*H*-imidazol-5-carbonsäure

B. R = CH_3:
Methyl-1-[(1*RS*)-1-phenylethyl]-1*H*-imidazol-5-carboxylat
(Metomidat)

C. R = $CH(CH_3)_2$:
1-Methylethyl-1-[(1*RS*)-1-phenylethyl]-1*H*-imidazol-5-carboxylat.

1999, 823

Etoposid

Etoposidum

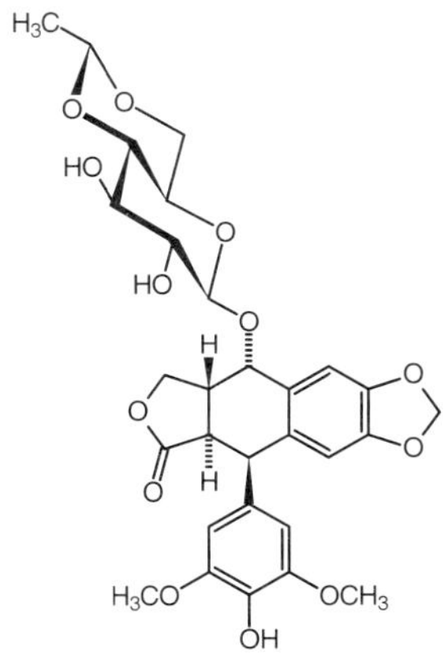

$C_{29}H_{32}O_{13}$ M_r 588,6

Definition

Etoposid enthält mindestens 98,0 und höchstens 101,0 Prozent (5*R*,5a*R*,8a*R*,9S)-9-[(4,6-*O*-(*R*)-Ethyliden-β-D-glucopyranosyl)oxy]-5-(4-hydroxy-3,5-dimethoxyphenyl)-5,8,8a,9-tetrahydroisobenzofuro[5,6-*f*][1,3]benzodioxol-6(5a*H*)-on, berechnet auf die getrocknete Substanz.

Eigenschaften

Weißes bis fast weißes, kristallines Pulver; praktisch unlöslich in Wasser, wenig löslich in Methanol, schwer löslich in Dichlormethan und Ethanol.

Prüfung auf Identität

1: A, B.
2: C, D.

A. Die Substanz entspricht der Prüfung „Spezifische Drehung" (siehe „Prüfung auf Reinheit").

B. Die Prüfung erfolgt mit Hilfe der IR-Spektroskopie (2.2.24) durch Vergleich des Spektrums der Substanz mit dem von Etoposid *CRS*.

C. Die Prüfung erfolgt mit Hilfe der Dünnschichtchromatographie (2.2.27) unter Verwendung einer Schicht von Kieselgel H *R*.

Untersuchungslösung: 10 mg Substanz werden in einer Mischung von 1 Volumteil Methanol *R* und 9 Volumteilen Dichlormethan *R* zu 2 ml gelöst.

Referenzlösung: 10 mg Etoposid *CRS* werden in einer Mischung von 1 Volumteil Methanol *R* und 9 Volumteilen Dichlormethan *R* zu 2 ml gelöst.

Auf die Platte werden 5 µl jeder Lösung bandförmig (10 mm) aufgetragen. Die Chromatographie erfolgt sofort mit einer Mischung von 1,5 Volumteilen Wasser *R*, 8 Volumteilen Essigsäure 98 % *R*, 20 Volumteilen Aceton *R* und 100 Volumteilen Dichlormethan *R* über eine Laufstrecke von 17 cm. Die Platte wird 5 min lang im Warmluftstrom getrocknet und mit einer Mischung von 1 Volumteil Schwefelsäure *R* und 9 Volumteilen Ethanol 96 % *R* besprüht. Nach 15 min langem Erhitzen bei 140 °C wird die Platte sofort mit einer Glasplatte gleicher Größe bedeckt. Die Auswertung erfolgt im Tageslicht. Die Hauptzone im Chromatogramm der Untersuchungslösung entspricht in bezug auf Lage, Farbe und Größe der Hauptzone im Chromatogramm der Referenzlösung.

D. In einem Reagenzglas werden etwa 5 mg Substanz in 5 ml Essigsäure 98 % *R* gelöst. Die Lösung wird mit 0,05 ml Eisen(III)-chlorid-Lösung *R* 1 versetzt. Nach dem Mischen wird vorsichtig mit 2 ml Schwefelsäure *R* versetzt, ohne daß die beiden Schichten sich mischen, und 30 min lang stehengelassen. An der Berührungszone der beiden Schichten entsteht ein rosa bis rötlichbrauner Ring, und die obere Schicht ist gelb gefärbt.

Prüfung auf Reinheit

Aussehen der Lösung: 0,6 g Substanz werden in einer Mischung von 1 Volumteil Methanol *R* und 9 Volumteilen Dichlormethan *R* zu 20 ml gelöst. Die Lösung muß klar (2.2.1) und darf nicht stärker gefärbt sein als die Farbvergleichslösung G_6 oder BG_6 (2.2.2, Methode II).

Spezifische Drehung (2.2.7): 50 mg Substanz werden in einer Mischung von 1 Volumteil Methanol *R* und 9 Volumteilen Dichlormethan *R* zu 10,0 ml gelöst. Die spezifische Drehung muß zwischen –106 und –114° liegen, berechnet auf die getrocknete Substanz.

Verwandte Substanzen: Die Prüfung erfolgt mit Hilfe der Flüssigchromatographie (2.2.29) wie unter „Gehaltsbestimmung" beschrieben.

Je 10 µl Untersuchungslösung a, Referenzlösung a und Referenzlösung b werden eingespritzt. Werden die Chromatogramme unter den vorgeschriebenen Bedingungen aufgezeichnet, werden die Substanzen in der gleichen Reihenfolge mit den gleichen Retentionszeiten, wie im typischen Chromatogramm angegeben (siehe Abb. 823-1), eluiert. Im Chromatogramm der Untersuchungslösung a darf keine Peakfläche, mit Ausnahme der des Hauptpeaks, größer sein als die Fläche des Hauptpeaks im Chromatogramm der Referenzlösung a (0,5 Prozent); höchstens 2 dieser Peakflächen dürfen größer sein als die Fläche des Hauptpeaks im Chromatogramm der Referenzlösung b (0,2 Prozent). Im Chromatogramm der Untersuchungslösung a darf die Summe aller Peakflächen, mit Ausnahme der des Hauptpeaks, nicht größer sein als das 2fache der Fläche des Hauptpeaks im Chromatogramm der Referenzlösung a (1 Prozent). Lösungsmittelpeaks und Peaks, deren Fläche kleiner ist als das 0,1fache der Fläche des Hauptpeaks im Chromatogramm der Referenzlösung a, werden nicht berücksichtigt.

Schwermetalle (2.4.8): 1,0 g Substanz muß der Grenzprüfung C auf Schwermetalle entsprechen (20 ppm). Zur Herstellung der Referenzlösung werden 2 ml Blei-Lösung (10 ppm Pb) *R* verwendet.

Trocknungsverlust (2.2.32): Höchstens 3,0 Prozent, mit 0,500 g Substanz durch 4 h langes Trocknen im Vakuumtrockenschrank bei 100 bis 105 °C im Hochvakuum bestimmt.

Sulfatasche (2.4.14): Höchstens 0,1 Prozent, mit 1,0 g Substanz bestimmt.

Gehaltsbestimmung

Die Bestimmung erfolgt mit Hilfe der Flüssigchromatographie (2.2.29).

Untersuchungslösung a: 40 mg Substanz werden in einer Mischung von 50 Prozent (*V/V*) mobiler Phase A und 50 Prozent (*V/V*) mobiler Phase B zu 10,0 ml gelöst.

Untersuchungslösung b: 50 mg Substanz werden in einer Mischung von 50 Prozent (*V/V*) mobiler Phase A und 50 Prozent (*V/V*) mobiler Phase B zu 50,0 ml gelöst.

Referenzlösung a: 1,0 ml Untersuchungslösung a wird mit einer Mischung von 50 Prozent (*V/V*) mobiler Phase A und 50 Prozent (*V/V*) mobiler Phase B zu 10,0 ml verdünnt. 1,0 ml dieser Lösung wird mit einer Mischung von 50 Prozent (*V/V*) mobiler Phase A und 50 Prozent (*V/V*) mobiler Phase B zu 20,0 ml verdünnt.

Referenzlösung b: 4,0 ml Referenzlösung a werden mit einer Mischung von 50 Prozent (*V/V*) mobiler Phase A und 50 Prozent (*V/V*) mobiler Phase B zu 10,0 ml verdünnt.

Referenzlösung c: 50 mg Etoposid *CRS* werden in einer Mischung von 50 Prozent (*V/V*) mobiler Phase A und 50 Prozent (*V/V*) mobiler Phase B zu 50,0 ml gelöst.

Referenzlösung d: 10 ml Untersuchungslösung b werden mit 0,1 ml einer 4prozentigen Lösung (*V/V*) von Essigsäure 98 % *R* und 0,1 ml Phenolphthalein-Lösung *R* versetzt. Anschließend wird die Lösung mit Natriumhydroxid-Lösung ($1 \text{ mol} \cdot l^{-1}$) bis zur schwachen Rosafärbung versetzt (etwa 0,15 ml). Nach 15 min werden 0,1 ml einer 4prozentigen Lösung (*V/V*) von Essigsäure 98 % *R* zugesetzt.

Die Chromatographie kann durchgeführt werden mit

- einer Säule aus rostfreiem Stahl von 0,125 m Länge und 4,6 mm innerem Durchmesser, gepackt mit octadecylsilyliertem Kieselgel zur Chromatographie *R* (5 µm)
- einer Mischung der mobilen Phasen A und B unter Einsatz der Gradientenelution bei einer Durchflußrate von 1 ml je Minute:
  Mobile Phase A: 1 Volumteil Triethylamin *R*, 1 Volumteil wasserfreie Ameisensäure *R* und 998 Volumteile Wasser *R* werden gemischt
  Mobile Phase B: 1 Volumteil Triethylamin *R*, 1 Volumteil wasserfreie Ameisensäure *R* und 998 Volumteile Acetonitril *R* werden gemischt

Zeit (min)	Mobile Phase A (% *V/V*)	Mobile Phase B (% *V/V*)	Erläuterungen
	75	25	Äquilibrierung
0 – 7	75	25	isokratisch
7 – 23	75 → 27	25 → 73	linearer Gradient
23 – 25	27 → 75	73 → 25	linearer Gradient
25 – 40	75	25	Re-Äquilibrierung

- einem Spektrometer als Detektor bei einer Wellenlänge von 285 nm
- einer Probenschleife.

Die Temperatur der Säule wird bei 40 °C gehalten.

10 µl Referenzlösung d werden eingespritzt. Die Chromatographie erfolgt, bis der Phenolphthalein-Peak eluiert ist. Die Bestimmung darf nur ausgewertet werden, wenn das Chromatogramm 2 Hauptpeaks aufweist, die dem Etoposid und dem *cis*-Etoposid (Verunreinigung B) entsprechen und die Auflösung dieser beiden Peaks mindestens 3,0 beträgt. Der Phenolphthalein-Peak wird nicht berücksichtigt. Falls erforderlich wird der Anteil an mobiler Phase A während der isokratischen Elution geringfügig erhöht. Wird das Chromatogramm unter den vorgeschriebenen Bedingungen aufgezeichnet, entsprechen die Retentionszeiten im Chromatogramm der Referenzlösung d denjenigen im typischen Chromatogramm (siehe Abb. 823-2).

Je 10 µl Referenzlösung c werden 6mal eingespritzt. Die Bestimmung darf nur ausgewertet werden, wenn die relative Standardabweichung der Peakfläche von Etoposid weniger als 1,0 Prozent beträgt.

Je 10 µl Untersuchungslösung b und Referenzlösung c werden eingespritzt. Der Prozentgehalt an Etoposid ($C_{29}H_{32}O_{13}$) wird aus den Peakflächen der Chromatogramme und dem angegebenen Prozentgehalt von Etoposid *CRS* berechnet.

Lagerung

Dicht verschlossen.

Verunreinigungen

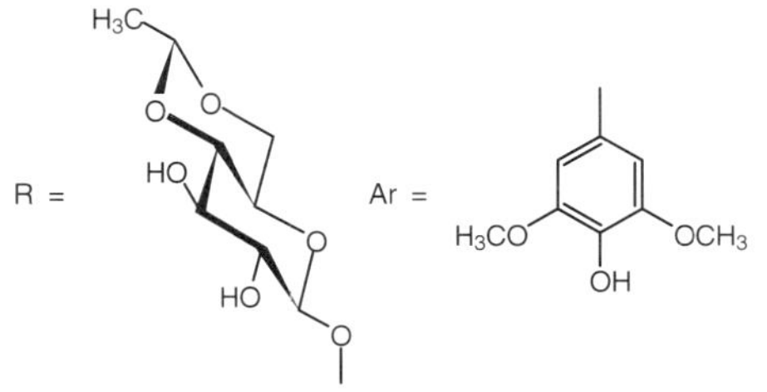

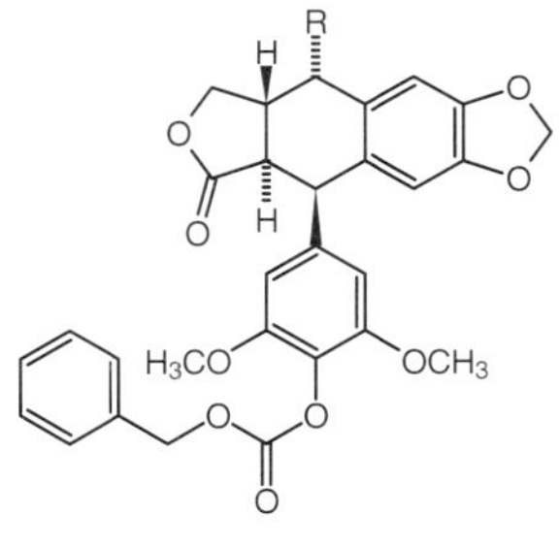

A. (5*R*,5a*R*,8a*R*,9*S*)-9-[(4,6-*O*-(*R*)-Ethyliden-β-D-glucopyranosyl)oxy]-5-[4-[(benzyloxycarbonyl)oxy]-3,5-dimethoxyphenyl]-5,8,8a,9-tetrahydroisobenzofuro[5,6-*f*][1,3]benzodioxol-6(5a*H*)-on
(4′-Carbobenzoyloxyethyliden-Lignan P)

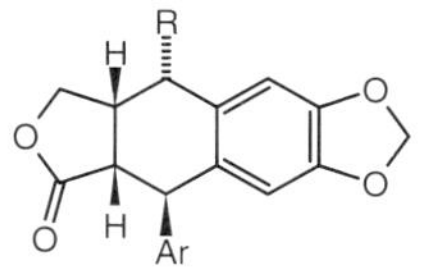

B. (5*R*,5a*S*,8a*R*,9*S*)-9-[(4,6-*O*-(*R*)-Ethyliden-β-D-glucopyranosyl)oxy]-5-(4-hydroxy-3,5-dimethoxyphenyl)-5,8,8a,9-tetrahydroisobenzofuro[5,6-*f*][1,3]benzodioxol-6(5a*H*)-on
(Picroethyliden-Lignan P; *cis*-Etoposid)

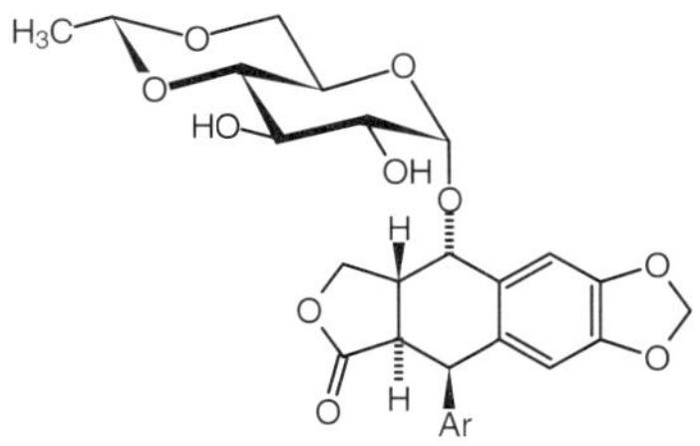

C. (5*R*,5a*R*,8a*R*,9*S*)-9-[(4,6-*O*-(*R*)-Ethyliden-α-D-glucopyranosyl)oxy]-5-(4-hydroxy-3,5-dimethoxyphenyl)-5,8,8a,9-tetrahydroisobenzofuro[5,6-*f*][1,3]benzodioxol-6(5a*H*)-on
(α-Etoposid)

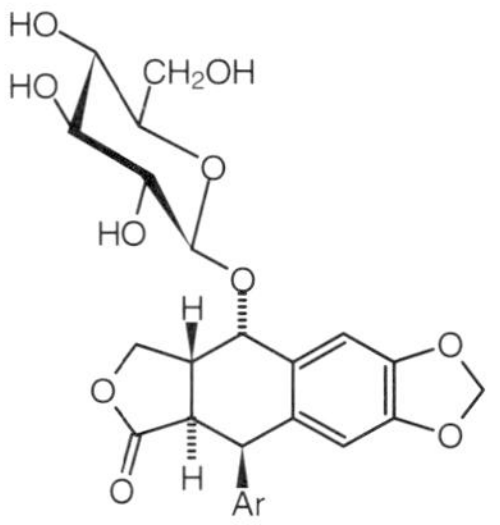

D. (5*R*,5a*R*,8a*R*,9*S*)-9-[(β-D-Glucopyranosyl)oxy]-5-(4-hydroxy-3,5-dimethoxyphenyl)-5,8,8a,9-tetrahydroisobenzofuro[5,6-*f*][1,3]benzodioxol-6(5a*H*)-on
(Lignan P)

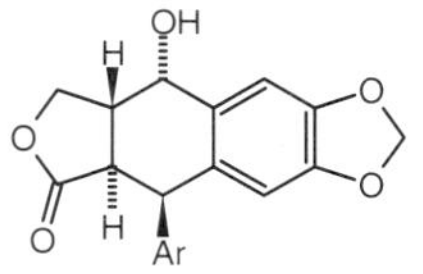

E. (5*R*,5a*R*,8a*R*,9*S*)-9-Hydroxy-5-(4-hydroxy-3,5-dimethoxyphenyl)-5,8,8a,9-tetrahydroisobenzofuro[5,6-*f*][1,3]benzodioxol-6(5a*H*)-on
(4′-Demethylepipodophyllotoxin)

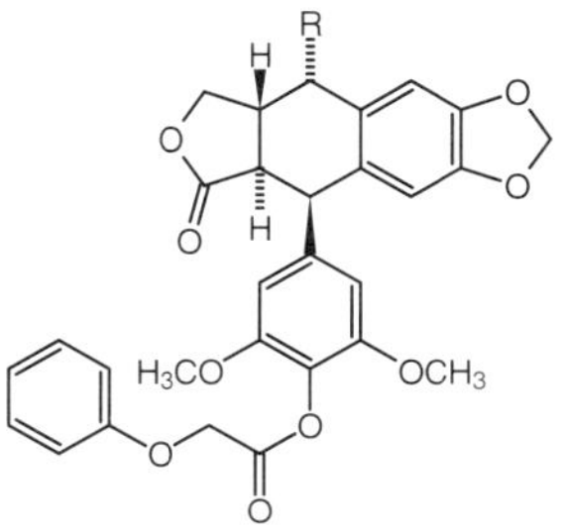

F. (5*R*,5a*R*,8a*R*,9*S*)-9-[(4,6-*O*-(*R*)-Ethyliden-β-D-glucopyranosyl)oxy]-5-[4-[(2-phenoxyacetyl)oxy]-3,5-dimethoxyphenyl]-5,8,8a,9-tetrahydroisobenzofuro[5,6-*f*][1,3]benzodioxol-6(5a*H*)-on
(Phenoxyacetyl-4′-etoposid)

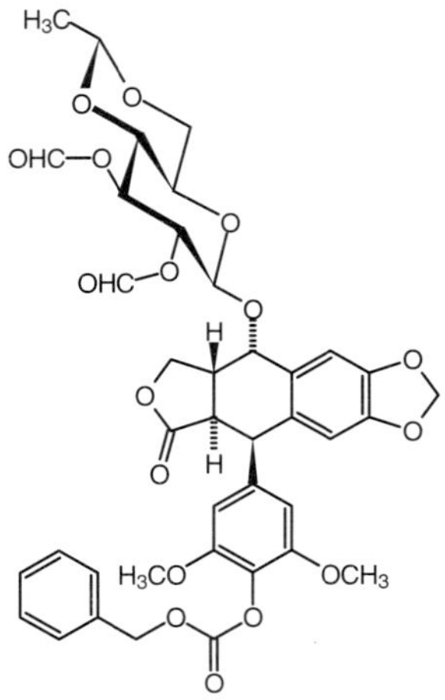

G. (5*R*,5a*R*,8a*R*,9*S*)-9-[(2,3-Diformyl-4,6-*O*-(*R*)-ethyli=
den-β-D-glucopyranosyl)oxy]-5-[4-[(benzyloxycar=
bonyl)oxy]-3,5-dimethoxyphenyl]-5,8,8a,9-tetrahy=
droisobenzofuro[5,6-*f*][1,3]benzodioxol-6(5a*H*)-on
(4′-Carbobenzoyloxydiformyl-ethyliden-Lignan P)

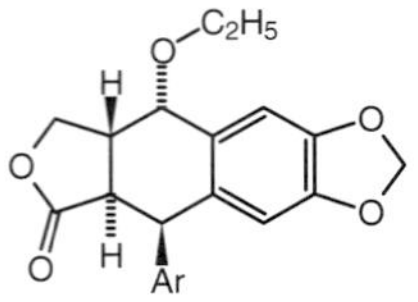

H. (5*R*,5a*R*,8a*R*,9*S*)-9-Ethoxy-5-(4-hydroxy-3,5-di=
methoxyphenyl)-5,8,8a,9-tetrahydroisobenzofuro=
[5,6-*f*][1,3]benzodioxol-6(5a*H*)-on
(4′-*O*-Demethyl-1-*O*-ethyl-epipodophyllotoxin)

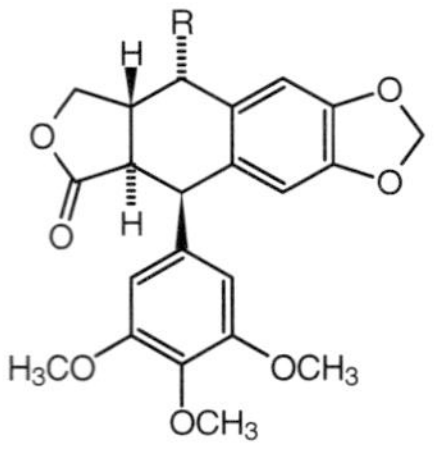

I. (5*R*,5a*R*,8a*R*,9*S*)-9-[(4,6-*O*-(*R*)-Ethyliden-β-D-glu=
copyranosyl)oxy]-5-(3,4,5-trimethoxyphenyl)-
5,8,8a,9-tetrahydroisobenzofuro[5,6-*f*][1,3]benzo=
dioxol-6(5a*H*)-on
(4-*O*-Methyl-ethyliden-Lignan P)

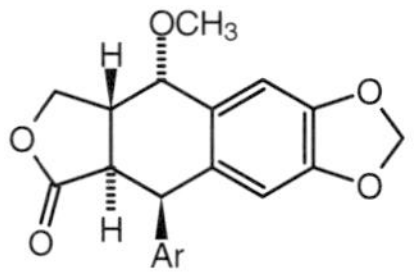

J. (5*R*,5a*R*,8a*R*,9*S*)-9-Methoxy-5-(4-hydroxy-3,5-di=
methoxyphenyl)-5,8,8a,9-tetrahydroisobenzofuro=
[5,6-*f*][1,3]benzodioxol-6(5a*H*)-on
(4′-*O*-Demethyl-1-*O*-methyl-epipodophyllotoxin)

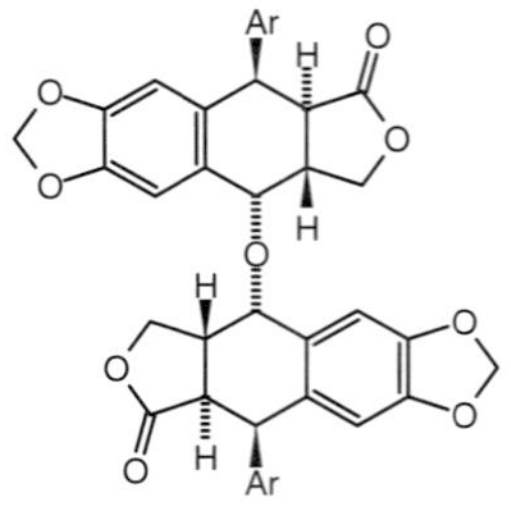

K. 9,9′-Oxybis[(5*R*,5a*R*,8a*R*,9*S*)-5-(4-hydroxy-3,5-di=
methoxyphenyl)-5,8,8a,9-tetrahydroisobenzofuro=
[5,6-*f*][1,3]benzodioxol-6(5a*H*)-on]
(Di-4′-*O*-Demethylepipodophyllotoxin)

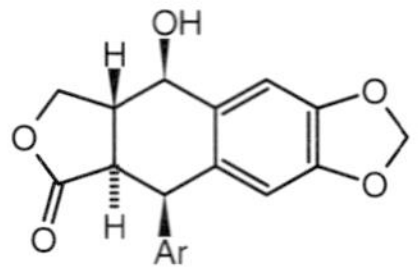

L. (5*R*,5a*R*,8a*R*,9*R*)-9-Hydroxy-5-(4-hydroxy-3,5-di=
methoxyphenyl)-5,8,8a,9-tetrahydroisobenzofuro=
[5,6-*f*][1,3]benzodioxol-6(5a*H*)-on
(4′-*O*-Demethylpodophyllotoxin)

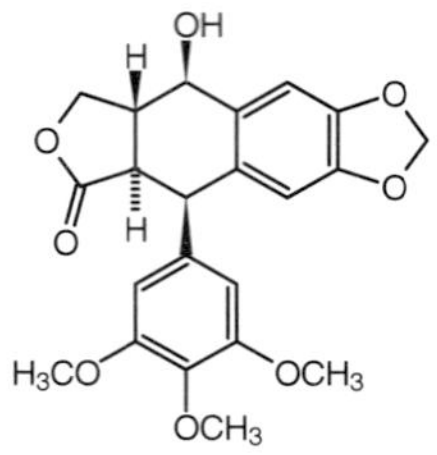

M. (5*R*,5a*R*,8a*R*,9*R*)-9-Hydroxy-5-(3,4,5-trimethoxy=
phenyl)-5,8,8a,9-tetrahydroisobenzofuro[5,6-*f*][1,3]=
benzodioxol-6(5a*H*)-on
(Podophyllotoxin).

Diese typischen Chromatogramme dienen zur Information und als Anleitung zum Analysenverfahren. Sie sind nicht Bestandteil der Anforderungen dieser Monographie.

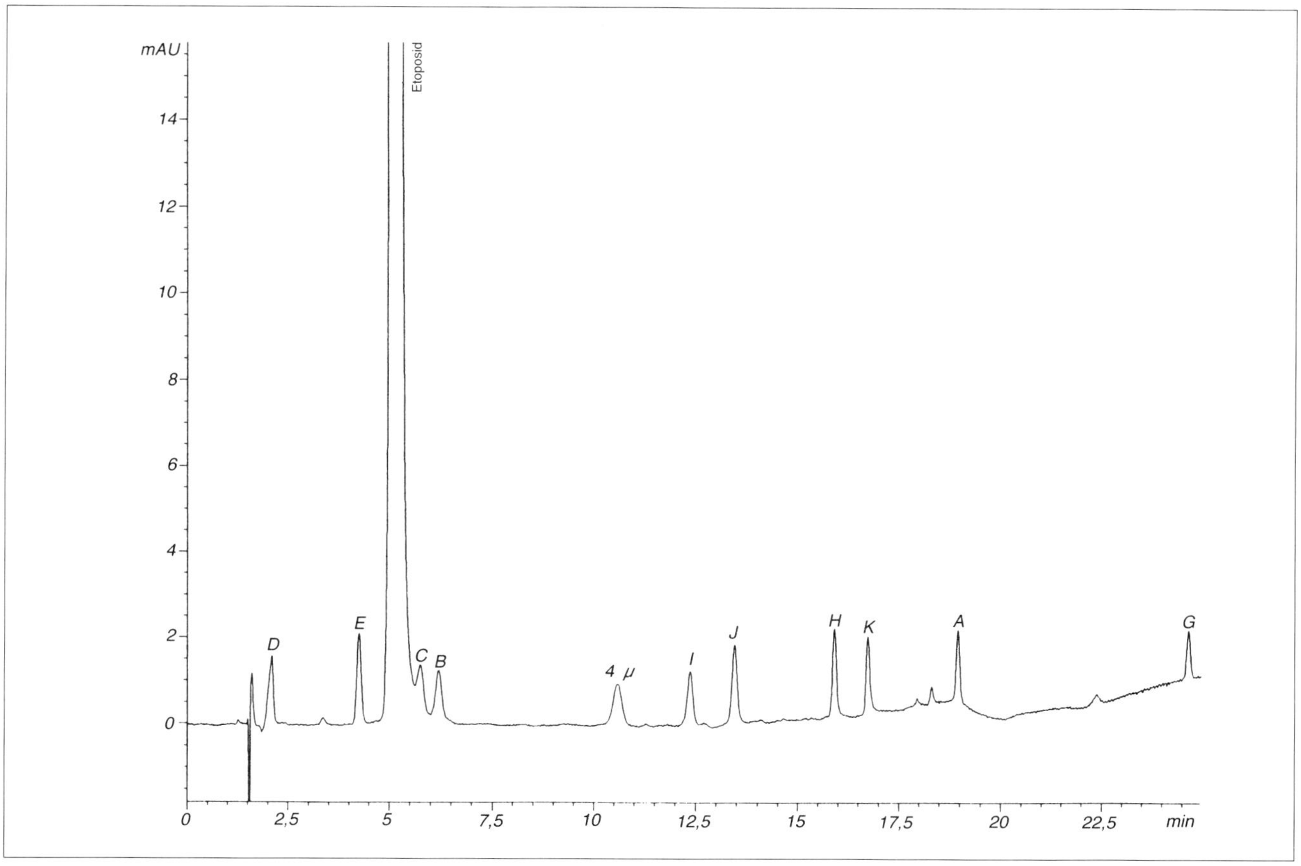

Abb. 823-1: Typisches Chromatogramm für die Prüfung auf Reinheit, Verwandte Substanzen

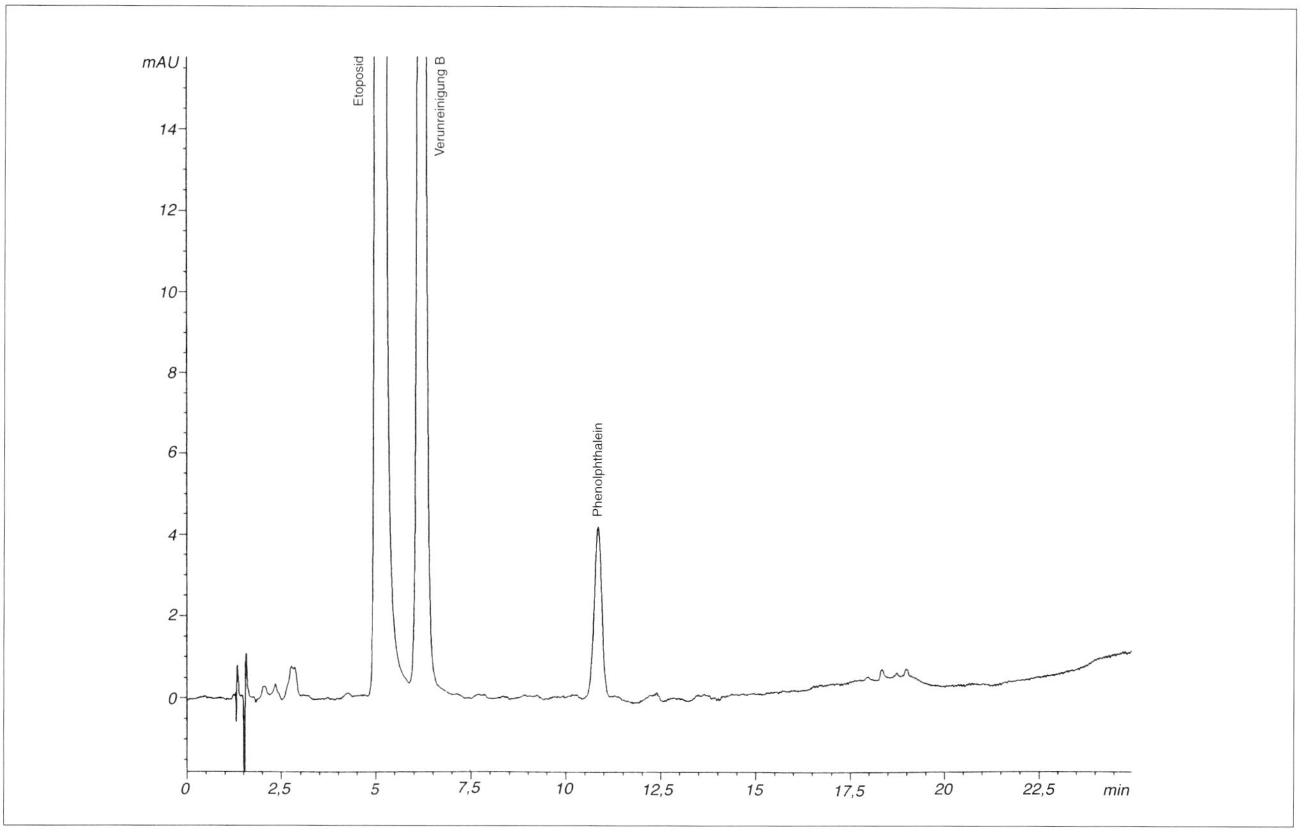

Abb. 823-2: Typisches Chromatogramm für die Gehaltsbestimmung

E

Monographien

1999, 1320

Eucalyptusblätter

Eucalypti folium

Definition

Eucalyptusblätter bestehen aus den ganzen oder geschnittenen, getrockneten Laubblättern älterer Zweige von *Eucalyptus globulus* Labillardière. Die aus ganzen Blättern bestehende Droge enthält mindestens 20 ml · kg^{-1} ätherisches Öl, die geschnittene Droge mindestens 15 ml · kg^{-1} ätherisches Öl, jeweils bezogen auf die wasserfreie Droge.

Eigenschaften

Die Droge hat einen aromatischen Geruch nach Cineol.

Die Droge weist die unter „Prüfung auf Identität, A und B" beschriebenen makroskopischen und mikroskopischen Merkmale auf.

Prüfung auf Identität

A. Die meist graugrünen, relativ dicken Blätter sind länglich-elliptisch und schwach sichelförmig, zumeist bis 25 cm lang und bis 5 cm breit. Der in sich gedrehte, stark runzelige Blattstiel ist 2 bis 3 cm, selten 5 cm lang. Die lederigen, steifen, ganzrandigen und kahlen Blätter zeigen einen gelblichgrünen Mittelnerv. Die Sekundärnerven vereinigen sich an jeder Seite zu einem deutlichen Randnerv. Der Blattrand ist glatt und etwas verdickt. Auf beiden Blattseiten befinden sich unregelmäßig verstreut kleine, punktförmige, dunkelbraune Korkwarzen. Im durchscheinenden Licht sind kleine Öldrüsen zu erkennen.

B. Die Droge wird pulverisiert (355). Das Pulver ist graugrün. Die Prüfung erfolgt unter dem Mikroskop, wobei Chloralhydrat-Lösung *R* verwendet wird. Das Pulver zeigt folgende Merkmale: Fragmente der kahlen Blattspreite mit kleinen, dickwandigen Epidermiszellen, die eine dicke Kutikula tragen; zahlreiche Spaltöffnungen vom anomocytischen Typ (2.8.3), deren Durchmesser bis über 80 µm betragen kann; vereinzelt bis über 300 µm große Gruppen brauner, im Zentrum braunschwarzer Korkzellen; Fragmente des isobilateralen Mesophylls mit 2- bis 3reihigem Palisadenparenchym an beiden Seiten, dazwischenliegend mehrschichtiges Schwammparenchym, dessen längliche Zellen in gleicher Richtung wie die Palisadenzellen verlaufen und Kristalle sowie Drusen aus Calciumoxalat enthalten; Mesophyllfragmente mit großen, schizogenen Öldrüsen.

C. Die Prüfung erfolgt mit Hilfe der Dünnschichtchromatographie (2.2.27) unter Verwendung einer Schicht eines geeigneten Kieselgels.

Untersuchungslösung: 0,5 g frisch pulverisierte Droge (355) werden 2 bis 3 min lang mit 5 ml Toluol *R* geschüttelt und über etwa 2 g wasserfreiem Natriumsulfat *R* abfiltriert.

Referenzlösung: 50 µl Cineol *R* werden in Toluol *R* zu 5 ml gelöst.

Auf die Platte werden 10 µl jeder Lösung bandförmig aufgetragen. Die Chromatographie erfolgt mit einer Mischung von 10 Volumteilen Ethylacetat *R* und 90 Volumteilen Toluol *R* über eine Laufstrecke von 15 cm. Die Platte wird an der Luft trocknen gelassen und mit Anisaldehyd-Reagenz *R* besprüht. Die Auswertung erfolgt im Tageslicht, wobei 5 bis 10 min lang unter Beobachtung bei 100 bis 105 °C erhitzt wird. Im Chromatogramm der Referenzlösung erscheint etwa in der Mitte die Zone des Cineols. Die Hauptzone im Chromatogramm der Untersuchungslösung ist in bezug auf Lage und Farbe ähnlich der Cineol-Zone im Chromatogramm der Referenzlösung. Das Chromatogramm zeigt zusätzlich eine intensive violette Zone (Kohlenwasserstoffe) nahe der Fließmittelfront, wo auch andere, schwächere Zonen auftreten können.

Prüfung auf Reinheit

Fremde Bestandteile (2.8.2): Höchstens 3 Prozent dunkle und braune Blätter, höchstens 5 Prozent Stengelanteile und höchstens 2 Prozent andere fremde Bestandteile. Herz- oder eiförmige, ungestielte Blätter junger Zweige mit zahlreichen, beidseitig vorhandenen Drüsen, die im durchscheinenden Licht als Punkte zu erkennen sind, dürfen nicht vorhanden sein. Die Bestimmung wird mit 30 g Droge durchgeführt.

Wasser (2.2.13): Höchstens 100 ml · kg^{-1}, mit 20,0 g pulverisierter Droge (355) durch Destillation bestimmt.

Asche (2.4.16): Höchstens 6,0 Prozent.

Gehaltsbestimmung

Die Bestimmung erfolgt nach „Gehaltsbestimmung des ätherischen Öls in Drogen" (2.8.12) unter Verwendung von 10,0 g unmittelbar vor der Bestimmung zerschnittener Droge, einem 500-ml-Rundkolben, 200 ml Wasser *R* und 100 ml Glycerol *R* als Destillationsflüssigkeit sowie 0,5 ml Xylol *R* als Vorlage. 2 h lang wird mit einer Destillationsgeschwindigkeit von 2 bis 3 ml je Minute destilliert.

Lagerung

Vor Licht geschützt.

2001, 390

Eucalyptusöl

Eucalypti aetheroleum

Definition

Eucalyptusöl wird durch Wasserdampfdestillation und anschließende Rektifikation aus den frischen Blättern oder frischen Zweigspitzen verschiedener 1,8-cineolreicher Eucalyptusarten erhalten, wie *Eucalyptus globulus* Labill., *Eucalyptus fruticetorum* F. von Mueller (syn. *Eucalyptus polybractea* R. T. Baker) und *Eucalyptus smithii* R. T. Baker.

Eigenschaften

Farblose bis schwach gelb gefärbte Flüssigkeit mit einem aromatischen und campherartigen Geruch sowie einem brennenden und campherartigen Geschmack.

Prüfung auf Identität

1: B.
2: A.

A. Die Prüfung erfolgt mit Hilfe der Dünnschichtchromatographie (2.2.27) unter Verwendung einer DC-Platte mit Kieselgel *R*.

   Untersuchungslösung: 0,1 g Öl werden in Toluol *R* zu 10 ml gelöst.

   Referenzlösung: 50 µl Cineol *R* werden in Toluol *R* zu 5 ml gelöst.

   Auf die Platte werden 10 µl jeder Lösung bandförmig aufgetragen. Die Chromatographie erfolgt mit einer Mischung von 10 Volumteilen Ethylacetat *R* und 90 Volumteilen Toluol *R* über eine Laufstrecke von 15 cm. Die Platte wird an der Luft trocknen gelassen, mit Anisaldehyd-Reagenz *R* besprüht, anschließend 5 bis 10 min lang unter Beobachtung bei 100 bis 105 °C erhitzt und im Tageslicht ausgewertet. Das Chromatogramm der Referenzlösung zeigt in der Mitte die Zone des Cineols. Das Chromatogramm der Untersuchungslösung zeigt eine Hauptzone, die in bezug auf Lage und Farbe der Cineol-Zone im Chromatogramm der Referenzlösung entspricht. Es zeigt auch eine intensiv violette Zone (Kohlenwasserstoffe) nahe der Fließmittelfront. Weitere schwache Zonen können vorhanden sein.

B. Die Chromatogramme der Prüfung „Chromatographisches Profil" (siehe „Prüfung auf Reinheit") werden ausgewertet. 5 Peaks im Chromatogramm der Untersuchungslösung entsprechen in bezug auf ihre Retentionszeiten den Peaks im Chromatogramm der Referenzlösung.

Prüfung auf Reinheit

Relative Dichte (2.2.5): 0,906 bis 0,925.

Brechungsindex (2.2.6): 1,458 bis 1,470.

Optische Drehung (2.2.7): 0 bis +10°.

Löslichkeit von ätherischen Ölen in Ethanol (2.8.10): Das Öl muß sich in 5 Volumteilen Ethanol 70 % *R* lösen.

Aldehyde: In einem Reagenzglas aus Glas von 150 mm Länge und 25 mm Durchmesser mit Schliffstopfen werden 10 ml Öl in 5 ml Toluol *R* und 4 ml ethanolischer Hydroxylaminhydrochlorid-Lösung *R* kräftig geschüttelt. Mit Kaliumhydroxid-Lösung (0,5 mol · l^{-1}) in Ethanol 60 % wird sofort bis zum Farbumschlag von Rot nach Gelb titriert. Ohne das Schütteln zu unterbrechen, wird bis zur rein gelben Färbung des Indikators titriert. 2 min lang wird geschüttelt und dann stehengelassen. Der Endpunkt ist erreicht, wenn die rein gelbe Färbung in der unteren Schicht bestehenbleibt. Die Reaktion ist nach etwa 15 min beendet. Die Bestimmung wird mit weiteren 10 ml Öl wiederholt, wobei als Referenzlösung für den Umschlagspunkt die Flüssigkeit der ersten Titration, nach Zusatz von 0,5 ml Kaliumhydroxid-Lösung (0,5 mol · l^{-1}) in Ethanol 60 % verwendet wird. Bei der zweiten Bestimmung dürfen höchstens 2,0 ml Kaliumhydroxid-Lösung (0,5 mol · l^{-1}) in Ethanol 60 % verbraucht werden.

Chromatographisches Profil: Die Prüfung erfolgt mit Hilfe der Gaschromatographie (2.2.28).

Untersuchungslösung: Das Öl.

Referenzlösung: 80 µl α-Pinen *R*, 10 µl β-Pinen *R*, 10 µl α-Phellandren *R*, 10 µl Limonen *R*, 0,8 ml Cineol *R* und 10 mg Campher *R* werden in 10 ml Aceton *R* gelöst.

Die Chromatographie kann durchgeführt werden mit
- einer Kapillarsäule aus Quarzglas von 60 m Länge und etwa 0,25 mm innerem Durchmesser, belegt mit Macrogol 20 000 *R* als stationäre Phase
- Helium zur Chromatographie *R* als Trägergas bei einer Durchflußrate von 1,5 ml je Minute
- einem Flammenionisationsdetektor
- einem Splitverhältnis von 1:100.

Die Temperatur der Säule wird 5 min lang bei 60 °C gehalten, dann um 5 °C je Minute auf 200 °C erhöht und 5 min lang bei dieser Temperatur gehalten. Die Temperatur des Probeneinlasses und des Detektors wird bei 220 °C gehalten.

Etwa 0,5 µl Referenzlösung werden eingespritzt. Wird das Chromatogramm unter den vorgeschriebenen Bedingungen aufgezeichnet, werden die Substanzen in der gleichen Reihenfolge, wie bei der Herstellung der Referenzlösung angegeben, eluiert. Die Retentionszeiten werden aufgezeichnet.

Die Prüfung darf nur ausgewertet werden, wenn die Anzahl der theoretischen Böden mindestens 30 000 beträgt, berechnet für den Limonen-Peak bei 110 °C, und die Auflösung zwischen den Peaks von Limonen und Cineol mindestens 1,5 beträgt.

Etwa 0,5 µl Untersuchungslösung werden eingespritzt. Mit Hilfe der im Chromatogramm der Referenzlösung erhaltenen Retentionszeiten werden im Chromatogramm der Untersuchungslösung die Bestandteile der Referenzlösung lokalisiert.

Im Chromatogramm der Untersuchungslösung wird der Prozentgehalt der einzelnen Bestandteile mit Hilfe des Verfahrens „Normalisierung" berechnet.

E

Monographien

Die Prozentgehalte müssen in folgenden Bereichen liegen:

α-Pinen:	2 bis 8	Prozent
β-Pinen:	höchstens 0,5	Prozent
α-Phellandren:	höchstens 1,5	Prozent
Limonen:	4 bis 12	Prozent
1,8-Cineol:	mindestens 70	Prozent
Campher:	höchstens 0,1	Prozent.

Lagerung

In dicht verschlossenen, dem Verbrauch angemessenen, möglichst vollständig gefüllten Behältnissen, vor Wärme geschützt.

1999, 1100

Eugenol

Eugenolum

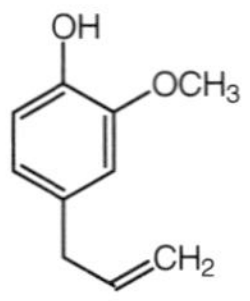

$C_{10}H_{12}O_2$ M_r 164,2

Definition

Eugenol ist 2-Methoxy-4-(prop-2-enyl)phenol.

Eigenschaften

Klare, farblose bis schwach gelbe, an der Luft braun werdende, stark nach Gewürznelke riechende Flüssigkeit; praktisch unlöslich in Wasser, leicht löslich in Ethanol 70 % (*V/V*), praktisch unlöslich in Glycerol, mischbar

Dieses typische Chromatogramm dient zur Information und als Anleitung zum Analysenverfahren. Es ist nicht Bestandteil der Anforderungen dieser Monographie.

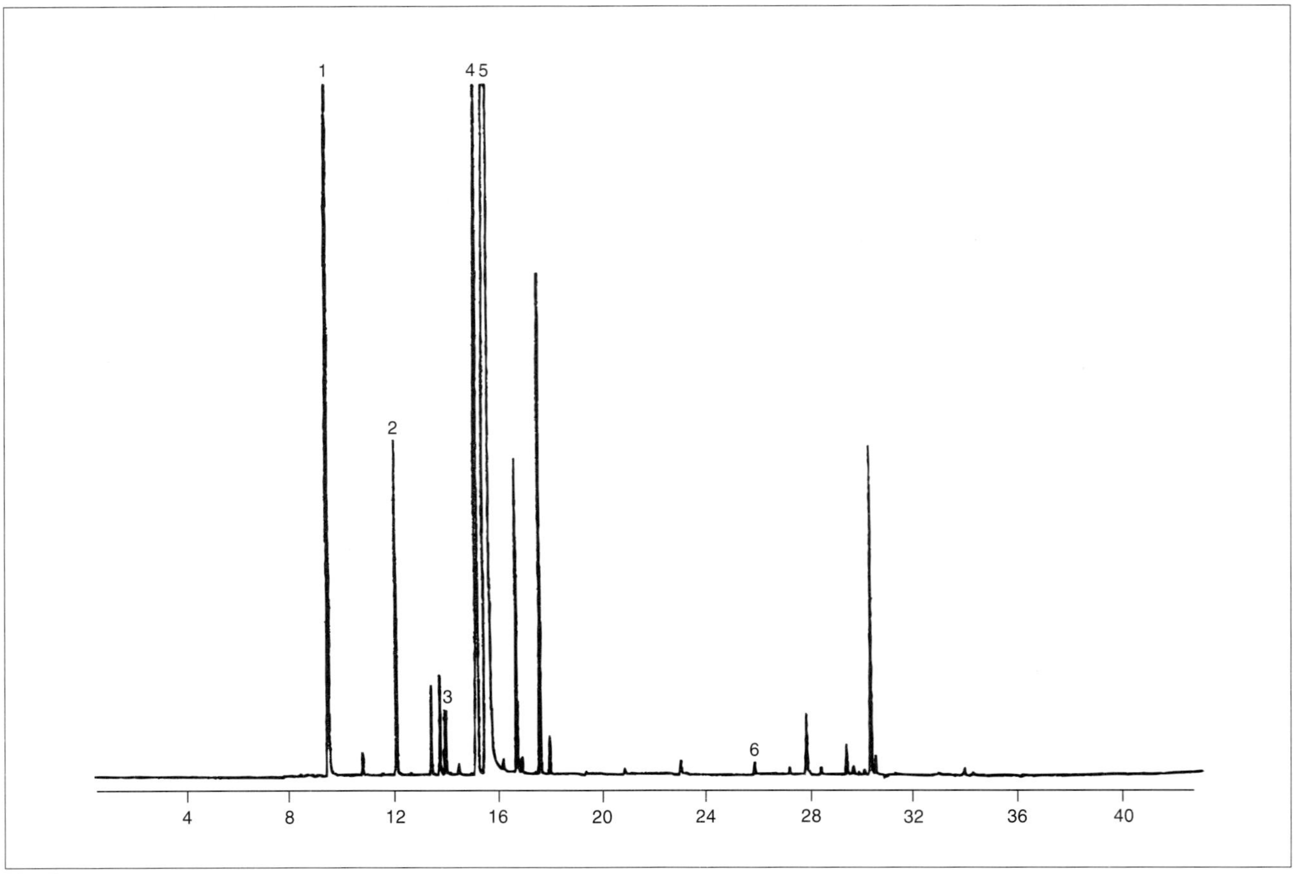

Abb. 390-1: Typisches Chromatogramm von Eucalyptusöl („Prüfung auf Reinheit, Chromatographisches Profil")

1 α-Pinen
2 β-Pinen
3 α-Phellandren
4 Limonen
5 1,8-Cineol
6 Campher

mit Dichlormethan, Essigsäure 99 %, Ethanol, Ether und fetten Ölen.

Prüfung auf Identität

1: B.
2: A, C, D.

A. Die Substanz entspricht der Prüfung „Brechungsindex" (siehe „Prüfung auf Reinheit").

B. Die Prüfung erfolgt mit Hilfe der IR-Spektroskopie (2.2.24) durch Vergleich des Spektrums der Substanz mit dem von Eugenol *CRS*.

C. Die Prüfung erfolgt mit Hilfe der Dünnschichtchromatographie (2.2.27) unter Verwendung einer DC-Platte mit Kieselgel F_{254} *R*.

Untersuchungslösung: 50 µl Substanz werden in Ethanol 96 % *R* zu 25 ml gelöst.

Referenzlösung: 50 µl Eugenol *CRS* werden in Ethanol 96 % *R* zu 25 ml gelöst.

Auf die Platte werden 5 µl jeder Lösung aufgetragen. Die Chromatographie erfolgt mit einer Mischung von 10 Volumteilen Ethylacetat *R* und 90 Volumteilen Toluol *R* über eine Laufstrecke von 15 cm. Die Platte wird im Kaltluftstrom getrocknet und im ultravioletten Licht bei 254 nm ausgewertet. Der Hauptfleck im Chromatogramm der Untersuchungslösung entspricht in bezug auf Lage und Größe dem Hauptfleck im Chromatogramm der Referenzlösung. Die Platte wird mit Anisaldehyd-Reagenz *R* besprüht und 10 min lang bei 100 bis 105 °C erhitzt. Der Hauptfleck im Chromatogramm der Untersuchungslösung entspricht in bezug auf Lage, Farbe und Größe dem Hauptfleck im Chromatogramm der Referenzlösung.

D. 0,05 ml Substanz werden in 2 ml Ethanol 96 % *R* gelöst. Wird die Lösung mit 0,1 ml Eisen(III)-chlorid-Lösung *R* 1 versetzt, entsteht eine dunkelgrüne Färbung, die innerhalb von 10 min in Gelbgrün umschlägt.

Prüfung auf Reinheit

Relative Dichte (2.2.5): 1,066 bis 1,070.

Brechungsindex (2.2.6): 1,540 bis 1,542.

Dimere und oligomere Verbindungen: 0,150 g Substanz werden in wasserfreiem Ethanol *R* zu 100,0 ml gelöst. Die Absorption (2.2.25) der Lösung, bei 330 nm gemessen, darf höchstens 0,25 betragen.

Verwandte Substanzen: Höchstens 3,0 Prozent. Die Prüfung erfolgt mit Hilfe der Gaschromatographie (2.2.28).

Untersuchungslösung: 1,00 g Substanz wird in wasserfreiem Ethanol *R* zu 5,0 ml gelöst.

Referenzlösung a: 1,0 ml Untersuchungslösung wird mit wasserfreiem Ethanol *R* zu 100,0 ml verdünnt.

Referenzlösung b: 50 mg Vanillin *R* werden in 1 ml Untersuchungslösung gelöst. Die Lösung wird mit wasserfreiem Ethanol *R* zu 5 ml verdünnt.

Die Chromatographie kann durchgeführt werden mit

- einer Kapillarsäule aus Quarzglas von 30 m Länge und 0,25 mm innerem Durchmesser, belegt mit Poly[methyl(50)phenyl(50)]siloxan *R* (Filmdicke 0,25 µm)
- Helium zur Chromatographie *R* als Trägergas bei einer Durchflußrate von 1 ml je Minute
- einem Flammenionisationsdetektor
- einem Splitverhältnis von 1: 40.

	Zeit (min)	Temperatur (°C)	Rate (°C · min⁻¹)	Erläuterungen
Säule	0 – 2	80	–	isothermisch
	2 – 27	80 → 280	8	linearer Gradient
	27 – 47	280	–	isothermisch
Probeneinlaß		250		
Detektor		280		

Je 1 µl Untersuchungslösung, Referenzlösung a und Referenzlösung b wird eingespritzt. Die Prüfung darf nur ausgewertet werden, wenn im Chromatogramm der Referenzlösung b die relative Retention für den Vanillin-Peak mindestens dem 1,1fachen des Eugenol-Peaks entspricht. Der Prozentgehalt an verwandten Substanzen wird aus den Peakflächen im Chromatogramm der Untersuchungslösung unter Verwendung des Verfahrens „Normalisierung" berechnet. Der Lösungmittel-Peak und Peaks, deren Fläche kleiner ist als das 0,05fache der Fläche des Hauptpeaks im Chromatogramm der Referenzlösung a, werden nicht berücksichtigt. Der Gehalt an verwandten Substanzen mit einer relativen Retention über 2,0, bezogen auf den Hauptpeak, darf höchstens 1,0 Prozent betragen. Der Gehalt jeder einzelnen verwandten Substanz darf höchstens 0,5 Prozent und der Gesamtgehalt an verwandten Substanzen höchstens 3,0 Prozent betragen.

Kohlenwasserstoffe: In einem Reagenzglas mit Stopfen wird 1 ml Substanz in 5 ml verdünnter Natriumhydroxid-Lösung *R* gelöst und mit 30 ml Wasser *R* versetzt. Sofort beobachtet muß die Lösung gelb und klar (2.2.1) sein.

Sulfatasche (2.4.14): Höchstens 0,1 Prozent, mit 1,0 g Substanz bestimmt.

Lagerung

Vor Licht geschützt, in dem Verbrauch angemessenen, möglichst vollständig gefüllten Behältnissen.

Verunreinigungen

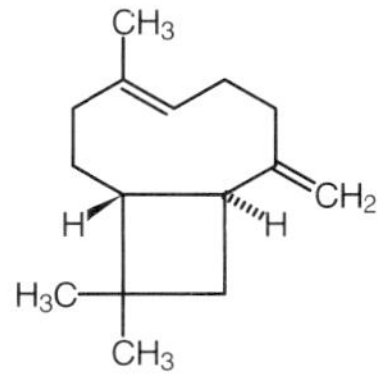

A. (*E*)-(1*R*,9*S*)-4,11,11-Trimethyl-8-methylenbicyclo=[7.2.0]undec-4-en
(β-Caryophyllen)

E

Monographien

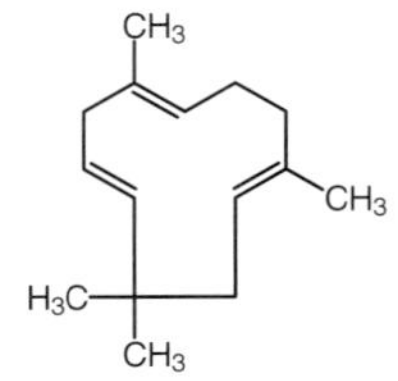

B. (*E*,*E*,*E*)-2,6,6,9-Tetramethylcycloundeca-1,4,8-trien (α-Humulen, α-Caryophyllen)

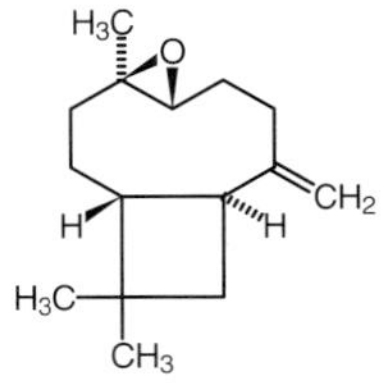

C. (1*R*,4*R*,5*S*,9*S*)-4,5-Epoxy-4,11,11-trimethyl-8-methylenbicyclo[7.2.0]undecan (β-Caryophyllenoxid)

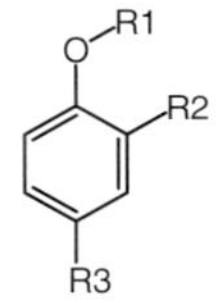

D. R1 = H, R2 = H, R3 = CH_2—CH=CH_2:
4-(Prop-2-enyl)phenol

E. R1 = CH_3, R2 = OCH_3, R3 = CH_2—CH=CH_2:
1,2-Dimethoxy-4-(prop-2-enyl)benzol
(Eugenolmethylether)

F. R1 = H, R2 = OCH_3, R3 = CH=CH—CH_3 (*cis*):
2-Methoxy-4-[(*Z*)-prop-1-enyl]phenol
(*cis*-Isoeugenol)

G. R1 = H, R2 = OCH_3, R3 = CH=CH—CH_3 (*trans*):
2-Methoxy-4-[(*E*)-prop-1-enyl]phenol
(*trans*-Isoeugenol)

H. R1 = H, R2 = OCH_3, R3 = CHO:
4-Hydroxy-3-methoxybenzaldehyd
(Vanillin)

I. R1 = CO–CH_3, R2 = OCH_3, R3 = CH_2—CH=CH_2:
2-Methoxy-4-(prop-2-enyl)phenylacetat
(Acetyleugenol)

J. R1 = H, R2 = OCH_3, R3 = CO—CH=CH_2:
1-(4-Hydroxy-3-methoxyphenyl)prop-2-enon

K. R1 = H, R2 = OCH_3, R3 = CH=CH—CHO:
(*E*)-3-(4-Hydroxy-3-methoxyphenyl)prop-2-enal
(*trans*-Coniferylaldehyd)

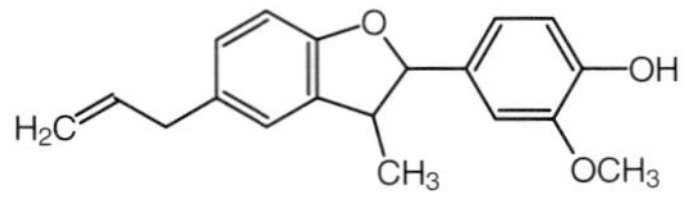

L. 2-Methoxy-4-[3-methyl-5-(prop-2-enyl)-2,3-dihydro-1-benzofuran-2-yl]phenol (Dehydrodieugenol)

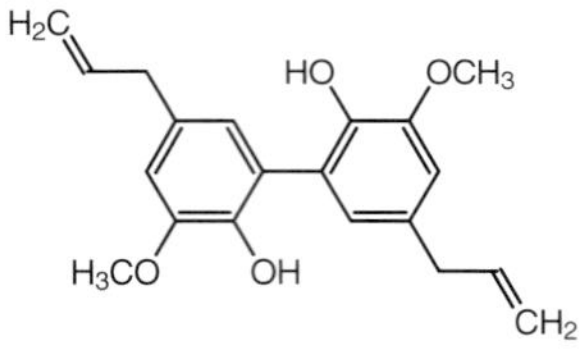

M. 3,3′-Dimethoxy-5,5′-di(prop-2-enyl)biphenyl-2,2′-diol

N. und O. Zwei weitere unbekannte dimere Verbindungen

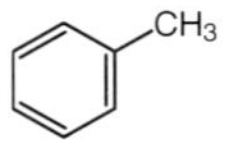

P. Toluol.

F

1998, 25

Faulbaumrinde

Frangulae cortex

Definition

Faulbaumrinde besteht aus der getrockneten ganzen oder zerkleinerten Rinde der Stämme und Zweige von *Rhamnus frangula* L. (Syn. *Frangula alnus* Miller) und enthält mindestens 7,0 Prozent Glucofranguline, berechnet als Glucofrangulin A ($C_{27}H_{30}O_{14}$; M_r 578,5) und bezogen auf die getrocknete Droge.

Eigenschaften

Die Droge weist die unter „Prüfung auf Identität, A und B" beschriebenen makroskopischen und mikroskopischen Merkmale auf.

Prüfung auf Identität

A. Die Rinde besteht aus gebogenen, fast flachen oder gerollten Fragmenten oder aus einfachen oder doppelten Röhren mit einer Wandstärke von 0,5 bis 2 mm und verschiedener Länge und Durchmesser. Die graubraune bis dunkelbraune Außenseite ist längsgerunzelt und mit zahlreichen grauen, querverlaufenden, länglichen Lentizellen bedeckt. Werden die äußeren Schichten entfernt, wird eine dunkelrote Schicht sichtbar. Die orangebraune bis rotbraune Innenseite, die sich beim Aufbringen von Alkalien rot färbt, ist glatt und trägt eine feine Längsstreifung. Der Bruch ist kurz, im inneren Teil faserig.

B. Die Droge wird pulverisiert (355). Das Pulver ist gelblich bis rötlichbraun. Die Prüfung erfolgt unter dem Mikroskop, wobei Chloralhydrat-Lösung *R* verwendet wird. Das Pulver zeigt folgende Merkmale: zahlreiche Gruppen teilweise verholzter Bastfasern, begleitet von Kristallzellschichten, die Calciumoxalatprismen enthalten; rötlichbraune Korkfragmente; Parenchymfragmente mit Calciumoxalatdrusen; Steinzellen fehlen.

C. Die bei der Prüfung „Andere *Rhamnus*-Arten, Anthrone" (siehe „Prüfung auf Reinheit") erhaltenen Chromatogramme werden im Tageslicht ausgewertet. Das Chromatogramm der Untersuchungslösung zeigt 2 orangebraune Zonen (Glucofranguline) im unteren Drittel und 2 bis 4 rote Zonen (Franguline, nicht immer deutlich getrennt, und darüber Frangulaemodine) im oberen Drittel.

D. Etwa 50 mg pulverisierte Droge (180) werden mit 25 ml verdünnter Salzsäure *R* im Wasserbad 15 min lang erhitzt. Nach dem Erkaltenlassen wird mit 20 ml Ether *R* ausgeschüttelt. Die wäßrige Phase wird verworfen. Die Etherphase wird mit 10 ml verdünnter Ammoniak-Lösung *R* 1 ausgeschüttelt. Die wäßrige Phase färbt sich rötlichviolett.

Prüfung auf Reinheit

Andere *Rhamnus*-Arten, Anthrone: Die Prüfung erfolgt mit Hilfe der Dünnschichtchromatographie (2.2.27) unter Verwendung einer Schicht eines geeigneten Kieselgels.

Untersuchungslösung: 0,5 g pulverisierte Droge (180) werden mit 5 ml Ethanol 70 % *R* zum Sieden erhitzt. Nach Abkühlen und Zentrifugieren wird die überstehende Flüssigkeit sofort dekantiert. Diese Flüssigkeit muß innerhalb von 30 min verwendet werden.

Referenzlösung: 20 mg Aloin *R* werden in Ethanol 70 % *R* zu 10 ml gelöst.

Auf die Platte werden 10 µl jeder Lösung bandförmig aufgetragen. Die Chromatographie erfolgt mit einer Mischung von 13 Volumteilen Wasser *R*, 17 Volumteilen Methanol *R* und 100 Volumteilen Ethylacetat *R* über eine Laufstrecke von 10 cm. Das Fließmittel wird höchstens 5 min lang verdunsten gelassen. Anschließend wird die Platte mit einer Lösung von Kaliumhydroxid *R* ($50 g \cdot l^{-1}$) in Ethanol 50 % *R* besprüht und 15 min lang bei 100 bis 105 °C erhitzt. Die Auswertung erfolgt im ultravioletten Licht bei 365 nm. Das Chromatogramm der Referenzlösung zeigt in der Mitte eine bräunlichgelbe, dem Aloin entsprechende Zone. Das Chromatogramm der Untersuchungslösung darf keine intensiv gelb und keine orange bis rötlich fluoreszierende Zone zeigen, die in bezug auf die Lage dem Aloin im Chromatogramm der Referenzlösung entspricht.

Auf eine weitere Platte werden 10 µl Untersuchungslösung bandförmig aufgetragen. Die Chromatographie erfolgt wie oben beschrieben. Nach höchstens 5 min langem Verdunstenlassen des Fließmittels wird die Platte sofort mit einer Lösung von Nitrotetrazolblau *R* ($5 g \cdot l^{-1}$) in Methanol *R* besprüht. Das Chromatogramm wird sofort ausgewertet. Violette oder graublaue Zonen dürfen nicht auftreten.

Fremde Bestandteile (2.8.2): Höchstens 1 Prozent.

Trocknungsverlust (2.2.32): Höchstens 10,0 Prozent, mit 1,000 g pulverisierter Droge (355) durch 2 h langes Trocknen im Trockenschrank bei 100 bis 105 °C bestimmt.

Asche (2.4.16): Höchstens 6,0 Prozent.

F

Monographien

Gehaltsbestimmung

Die Bestimmung wird unter Ausschluß direkter Lichteinwirkung durchgeführt.

0,250 g pulverisierte Droge (180) werden in einem gewogenen Rundkolben mit Schliff mit 25,0 ml einer 70prozentigen Lösung (*V/V*) von Methanol *R* versetzt und gemischt. Der Kolben wird gewogen und 15 min lang im Wasserbad zum Rückfluß erhitzt. Nach dem Erkalten wird erneut gewogen, mit einer 70prozentigen Lösung (*V/V*) von Methanol *R* auf die ursprüngliche Masse ergänzt und filtriert. 5,0 ml Filtrat werden in einem Scheidetrichter mit 50 ml Wasser *R* sowie 0,1 ml Salzsäure *R* versetzt und 5mal mit je 20 ml Petroläther *R* ausgeschüttelt. Danach wird die wäßrige Phase in einen 100-ml-Meßkolben gegeben. Die vereinigten Petrolätherphasen werden 2mal mit je 15 ml Wasser *R* nachgewaschen. Die Waschflüssigkeit wird zum Spülen des Scheidetrichters verwendet und zur wäßrigen Lösung in den Meßkolben gegeben. Nach Zusatz von 5 ml einer Lösung von Natriumcarbonat *R* ($50 g \cdot l^{-1}$) wird mit Wasser *R* zu 100,0 ml verdünnt. Die Petrolätherphase wird verworfen. 40,0 ml der wäßrigen Schicht werden in einen 200-ml-Rundkolben mit Schliff überführt. Nach Zusatz von 20 ml einer Lösung von Eisen(III)-chlorid *R* ($200 g \cdot l^{-1}$) wird 20 min lang im Wasserbad, dessen Wasserspiegel oberhalb der Flüssigkeit im Kolben liegen soll, zum Rückfluß erhitzt. Nach Zusatz von 2 ml Salzsäure *R* wird erneut 20 min lang unter häufigem Schütteln erhitzt, bis der Niederschlag gelöst ist. Nach dem Erkalten wird die Mischung in einem Scheidetrichter 3mal mit je 25 ml Ether *R* ausgeschüttelt, wobei zuvor der Kolben mit dem Ether ausgespült wird. Die Etherauszüge werden vereinigt, 2mal mit je 15 ml Wasser *R* gewaschen und nach Überführen in einen Meßkolben mit Ether *R* zu 100,0 ml verdünnt. 20,0 ml der Lösung werden vorsichtig zur Trockne eingedampft. Der Rückstand wird in 10,0 ml einer Lösung von Magnesiumacetat *R* ($5 g \cdot l^{-1}$) in Methanol *R* gelöst.

Die Absorption (2.2.25) der Lösung wird bei 515 nm gegen Methanol *R* als Kompensationsflüssigkeit gemessen.

Der Prozentgehalt an Glucofrangulinen, berechnet als Glucofrangulin A, errechnet sich nach der Formel

$$\frac{A \cdot 3{,}06}{m}$$

wobei eine spezifische Absorption von $A^{1\%}_{1\,cm}$ 204 für Glucofrangulin A zugrunde gelegt wird.

A = gemessene Absorption bei 515 nm
m = Einwaage der Droge in Gramm.

Lagerung

Gut verschlossen, vor Licht geschützt.

1998, 1214

Eingestellter Faulbaumrindentrockenextrakt

Frangulae corticis extractum siccum normatum

Definition

Eingestellter Faulbaumrindentrockenextrakt wird aus **Faulbaumrinde (Frangulae cortex)** hergestellt und enthält mindestens 15,0 und höchstens 30,0 Prozent Glucofranguline, berechnet als Glucofrangulin A ($C_{27}H_{30}O_{14}$; M_r 578,5) und bezogen auf den getrockneten Extrakt. Der ermittelte Gehalt darf höchstens um ±10 Prozent von dem in der Beschriftung angegebenen Wert abweichen.

Herstellung

Der Extrakt wird aus der getrockneten und zerkleinerten Rinde und Ethanol (50 bis 80 Prozent *V/V*) durch ein geeignetes, der Monographie **Extrakte (Extracta)** entsprechendes Verfahren hergestellt.

Eigenschaften

Gelblichbraunes, feines Pulver.

Prüfung auf Identität

A. Die Prüfung erfolgt mit Hilfe der Dünnschichtchromatographie (2.2.27) unter Verwendung einer Schicht eines geeigneten Kieselgels.

Untersuchungslösung: 0,05 g Substanz werden mit 5 ml Ethanol 70 % *R* zum Sieden erhitzt. Nach dem Abkühlen und Zentrifugieren wird die überstehende Lösung sofort dekantiert und innerhalb von 30 min verwendet.

Referenzlösung: 20 mg Aloin *R* werden in Ethanol 70 % *R* zu 10 ml gelöst.

Auf die Platte werden 10 µl jeder Lösung bandförmig aufgetragen. Die Chromatographie erfolgt mit einer Mischung von 13 Volumteilen Wasser *R*, 17 Volumteilen Methanol *R* und 100 Volumteilen Ethylacetat *R* über eine Laufstrecke von 10 cm. Die Platte wird 5 min lang trocknen gelassen, mit einer Lösung von Kaliumhydroxid *R* ($50 g \cdot l^{-1}$) in Ethanol 50 % *R* besprüht und 15 min lang bei 100 bis 105 °C erhitzt. Die Auswertung erfolgt unmittelbar nach dem Erhitzen. Das Chromatogramm der Referenzlösung zeigt im mittleren Drittel eine rötlichbraune, dem Aloin entsprechende Zone. Das Chromatogramm der Untersuchungslösung zeigt im unteren Drittel 2 orangebraune Zonen (Glucofranguline) und im oberen Drittel 2 bis 4 rote Zonen (Franguline, nicht immer scharf getrennt, und darüber Frangulaemodine).

B. Etwa 25 mg Substanz werden mit 25 ml verdünnter Salzsäure *R* im Wasserbad 15 min lang erhitzt. Nach dem Erkaltenlassen wird mit 20 ml Ether *R* ausgeschüttelt. Die wäßrige Phase wird verworfen. Die Etherphase wird mit 10 ml verdünnter Ammoniak-Lösung *R* 1 ausgeschüttelt. Die wäßrige Phase färbt sich rötlichviolett.

Prüfung auf Reinheit

Trocknungsverlust: Höchstens 5,0 Prozent. Die Prüfung wird wie für Trockenextrakte in der Monographie **Extrakte** beschrieben durchgeführt.

Mikrobielle Verunreinigung:

Keimzahl (2.6.12): Höchstens 10^4 koloniebildende aerobe Mikroorganismen und höchstens 10^2 Pilze je Gramm Substanz, durch Auszählen auf Agarplatten bestimmt.

Spezifizierte Mikroorganismen (2.6.13): *Escherichia coli* und Salmonellen dürfen nicht vorhanden sein.

Gehaltsbestimmung

Die Bestimmung muß unter Ausschluß direkter Lichteinwirkung durchgeführt werden.

In einem gewogenen Rundkolben mit Schliff werden 0,100 g Substanz mit 25,0 ml einer 70prozentigen Lösung (*V/V*) von Methanol *R* versetzt und gemischt. Der Kolben wird neuerlich gewogen. Die Mischung wird 15 min lang im Wasserbad von 70 °C zum Rückfluß erhitzt. Nach dem Erkalten wird wieder gewogen, mit einer 70prozentigen Lösung (*V/V*) von Methanol *R* auf die ursprüngliche Masse ergänzt und die Mischung filtriert. 5,0 ml Filtrat werden in einem Scheidetrichter mit 50 ml Wasser *R* und 0,1 ml Salzsäure *R* versetzt und 5mal mit je 20 ml Petroläther *R* 1 ausgeschüttelt. Nach Phasentrennung wird die wäßrige Phase in einen 100-ml-Meßkolben überführt. Die vereinigten Petrolätherphasen werden 2mal mit je 15 ml Wasser *R* gewaschen. Die Waschflüssigkeit wird zum Ausspülen der Scheidetrichter verwendet und zur Lösung im Meßkolben gegeben. Nach Zusatz von 5 ml einer Lösung von Natriumcarbonat *R* ($50\ g \cdot l^{-1}$) wird mit Wasser *R* zu 100,0 ml verdünnt. Die Petrolätherphase wird verworfen. 40,0 ml der wäßrigen Lösung werden in einem mit Schliff versehenen 200-ml-Rundkolben mit 20 ml einer Lösung von Eisen(III)-chlorid *R* ($200\ g \cdot l^{-1}$) 20 min lang im Wasserbad zum Rückfluß erhitzt, wobei der Wasserspiegel oberhalb des Flüssigkeitsspiegels im Kolben sein muß. Anschließend werden 2 ml Salzsäure *R* zugefügt und unter häufigem Schütteln nochmals 20 min lang erhitzt, bis der Niederschlag gelöst ist. Nach dem Erkalten wird die Mischung in einem Scheidetrichter 3mal mit je 25 ml Ether *R* ausgeschüttelt, wobei der Ether zuvor zum Ausspülen des Kolbens verwendet wurde. Die vereinigten Etherauszüge werden 2mal mit je 15 ml Wasser *R* gewaschen und in einem Meßkolben mit Ether *R* zu 100,0 ml verdünnt. 20,0 ml dieser Lösung werden vorsichtig zur Trockne eingedampft. Der Rückstand wird in 10,0 ml einer Lösung von Magnesiumacetat *R* ($5\ g \cdot l^{-1}$) in Methanol *R* gelöst. Die Absorption (2.2.25) der Lösung wird bei 515 nm gegen Methanol *R* als Kompensationsflüssigkeit gemessen.

Der Prozentgehalt an Glucofrangulinen, berechnet als Glucofrangulin A, wird nach folgender Formel errechnet

$$\frac{A \cdot 3{,}06}{m}$$

wobei die spezifische Absorption für Glucofrangulin A mit $A^{1\%}_{1\,cm} = 204$ angenommen wird, berechnet auf der Basis der spezifischen Absorption von Aloin.

A = gemessene Absorption bei 515 nm
m = Masse der Substanz in Gramm.

Lagerung

Dicht verschlossen, vor Licht geschützt.

Beschriftung

Entsprechend **Extrakte**.

Die Beschriftung gibt insbesondere den Gehalt an Glucofrangulinen an.

Dieser Text wurde in der deutschsprachigen Ausgabe der Ph. Eur. – Nachtrag 2000 schon in dieser Fassung veröffentlicht.

2001, 1208

Fenbendazol

Fenbendazolum

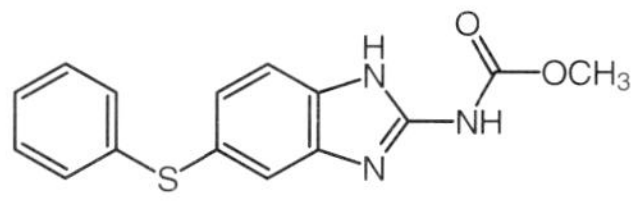

$C_{15}H_{13}N_3O_2S$ M_r 299,4

Definition

Fenbendazol enthält mindestens 98,0 und höchstens 101,0 Prozent Methyl[5-(phenylsulfanyl)-1*H*-benzimidazol-2-yl]carbamat, berechnet auf die getrocknete Substanz.

Eigenschaften

Weißes bis fast weißes Pulver; praktisch unlöslich in Wasser, wenig löslich in Dimethylformamid, sehr schwer löslich in Methanol.

Prüfung auf Identität

Die Prüfung erfolgt mit Hilfe der IR-Spektroskopie (2.2.24) durch Vergleich des Spektrums der Substanz mit dem von Fenbendazol *CRS*. Die Prüfung erfolgt mit Hilfe von Preßlingen.

Prüfung auf Reinheit

Verwandte Substanzen: Die Prüfung erfolgt mit Hilfe der Flüssigchromatographie (2.2.29).

Untersuchungslösung: 50,0 mg Substanz werden in 10,0 ml methanolischer Salzsäure *R* gelöst.

Referenzlösung a: 50,0 mg Fenbendazol *CRS* werden in 10,0 ml methanolischer Salzsäure *R* gelöst. 1,0 ml Lösung wird mit Methanol *R* zu 200,0 ml verdünnt. 5,0 ml dieser Lösung werden mit methanolischer Salzsäure *R* zu 10,0 ml verdünnt.

Referenzlösung b: 10,0 mg Fenbendazol-Verunreinigung A *CRS* werden in 100,0 ml Methanol *R* gelöst. 1,0 ml Lösung wird mit methanolischer Salzsäure *R* zu 10,0 ml verdünnt.

Referenzlösung c: 10,0 mg Fenbendazol-Verunreinigung B *CRS* werden in 100,0 ml Methanol *R* gelöst. 1,0 ml Lösung wird mit methanolischer Salzsäure *R* zu 10,0 ml verdünnt.

Referenzlösung d: 10,0 mg Fenbendazol *CRS* und 10,0 mg Mebendazol *CRS* werden in 100,0 ml Methanol *R* gelöst. 1,0 ml Lösung wird mit methanolischer Salzsäure *R* zu 10,0 ml verdünnt.

Die Chromatographie kann durchgeführt werden mit
- einer Säule aus rostfreiem Stahl von 0,25 m Länge und 4,6 mm innerem Durchmesser, gepackt mit octadecylsilyliertem Kieselgel zur Chromatographie *R* (5 µm)
- einer Mischung der mobilen Phasen A und B bei einer Durchflußrate von 1 ml je Minute gemäß folgender Tabelle:
  Mobile Phase A: 1 Volumteil wasserfreie Essigsäure *R*, 30 Volumteile Methanol *R* und 70 Volumteile Wasser *R* werden gemischt
  Mobile Phase B: 1 Volumteil wasserfreie Essigsäure *R*, 30 Volumteile Wasser *R* und 70 Volumteile Methanol *R* werden gemischt

Zeit (min)	**Mobile Phase A** (% *V/V*)	**Mobile Phase B** (% *V/V*)	**Erläuterungen**
0 – 10	100 → 0	0 → 100	linearer Gradient
10 – 40	0	100	isokratisch
40 – 50	0 → 100	100 → 0	Re-Äquilibrierung

- einem Spektrometer als Detektor bei einer Wellenlänge von 280 nm.

Werden die Chromatogramme unter den vorgeschriebenen Bedingungen aufgezeichnet, beträgt die Retentionszeit für Fenbendazol etwa 19 min.

10 µl jeder Lösung werden eingespritzt. Die Prüfung darf nur ausgewertet werden, wenn im Chromatogramm der Referenzlösung d die Auflösung zwischen dem Fenbendazol-Peak und dem Mebendazol-Peak mindestens 1,5 beträgt.

Im Chromatogramm der Untersuchungslösung dürfen die Peakflächen der Verunreinigung A und der Verunreinigung B nicht größer sein als das 2,5fache der Fläche der entsprechenden Peaks in den Chromatogrammen der Referenzlösungen b und c (0,5 Prozent). Keine Peakfläche, mit Ausnahme der des Hauptpeaks und der der Peaks der Verunreinigungen A und B, darf größer sein als das 2fache der Fläche des Hauptpeaks im Chromatogramm der Referenzlösung a (0,5 Prozent). Im Chromatogramm der Untersuchungslösung darf die Summe aller Peakflächen, mit Ausnahme der des Hauptpeaks, nicht größer sein als das 4fache der Fläche des Hauptpeaks im Chromatogramm der Referenzlösung a (1 Prozent). Peaks, deren Fläche kleiner ist als das 0,2fache der Fläche des Hauptpeaks im Chromatogramm der Referenzlösung a, werden nicht berücksichtigt.

Schwermetalle (2.4.8): 1,0 g Substanz muß der Grenzprüfung C auf Schwermetalle entsprechen (20 ppm). Zur Herstellung der Referenzlösung werden 2 ml Blei-Lösung (10 ppm Pb) *R* verwendet.

Trocknungsverlust (2.2.32): Höchstens 1,0 Prozent, mit 1,000 g Substanz durch 3 h langes Trocknen im Trockenschrank bei 100 bis 105 °C bestimmt.

Sulfatasche (2.4.14): Höchstens 0,3 Prozent, mit 1,0 g Substanz bestimmt.

Gehaltsbestimmung

0,200 g Substanz, falls erforderlich unter Erwärmen, in 30 ml wasserfreier Essigsäure *R* gelöst, werden nach dem Abkühlen mit Perchlorsäure (0,1 mol · l^{-1}) titriert. Der Endpunkt wird mit Hilfe der Potentiometrie (2.2.20) bestimmt.

1 ml Perchlorsäure (0,1 mol · l^{-1}) entspricht 29,94 mg $C_{15}H_{13}N_3O_2S$.

Lagerung

Vor Licht geschützt.

Verunreinigungen

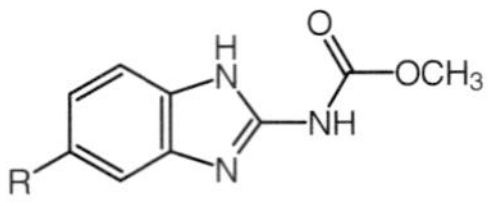

A. R = H:
Methyl(1*H*-benzimidazol-2-yl)carbamat

B. R = Cl:
Methyl[5-chlorbenzimidazol-2-yl]carbamat.

1998, 1209

Fenbufen

Fenbufenum

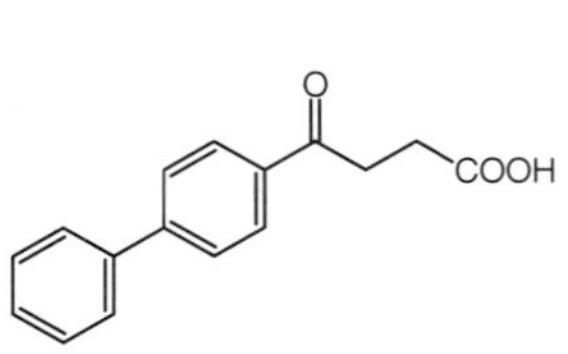

$C_{16}H_{14}O_3$ M_r 254,3

Definition

Fenbufen enthält mindestens 98,5 und höchstens 101,0 Prozent 4-(Biphenyl-4-yl)-4-oxobutansäure, berechnet auf die getrocknete Substanz.

Eigenschaften

Weißes, feines, kristallines Pulver; sehr schwer löslich in Wasser, schwer löslich in Aceton, Dichlormethan und Ethanol.

Prüfung auf Identität

1: B.
2: A, C.

A. Schmelztemperatur (2.2.14): 186 bis 189 °C.

B. Die Prüfung erfolgt mit Hilfe der IR-Spektroskopie (2.2.24) durch Vergleich des Spektrums der Substanz mit dem von Fenbufen *CRS*.

C. Die Prüfung erfolgt mit Hilfe der Dünnschichtchromatographie (2.2.27) unter Verwendung einer Schicht eines geeigneten Kieselgels, das einen Fluoreszenzindikator mit intensivster Anregung der Fluoreszenz bei 254 nm enthält.

Untersuchungslösung: 10 mg Substanz werden in Dichlormethan *R* zu 10 ml gelöst.

Referenzlösung a: 10 mg Fenbufen *CRS* werden in Dichlormethan *R* zu 10 ml gelöst.

Referenzlösung b: 10 mg Ketoprofen *CRS* werden in Dichlormethan *R* zu 10 ml gelöst. 5 ml Lösung werden mit 5 ml Referenzlösung a versetzt.

Auf die Platte werden 10 µl jeder Lösung aufgetragen. Die Chromatographie erfolgt mit einer Mischung von 5 Volumteilen wasserfreier Essigsäure *R*, 25 Volumteilen Ethylacetat *R* und 75 Volumteilen Hexan *R* über eine Laufstrecke von 15 cm. Die Platte wird an der Luft trocknen gelassen und im ultravioletten Licht bei 254 nm ausgewertet. Der Hauptfleck im Chromatogramm der Untersuchungslösung entspricht in bezug auf Lage und Größe dem Hauptfleck im Chromatogramm der Referenzlösung a. Die Prüfung darf nur ausgewertet werden, wenn das Chromatogramm der Referenzlösung b deutlich voneinander getrennt 2 Flecke zeigt.

Prüfung auf Reinheit

Verwandte Substanzen: Die Prüfung erfolgt mit Hilfe der Flüssigchromatographie (2.2.29).

Untersuchungslösung: 50,0 mg Substanz werden in einer Mischung von 40 Volumteilen Dimethylformamid *R* und 60 Volumteilen mobiler Phase A zu 10,0 ml gelöst.

Referenzlösung a: 0,5 ml Untersuchungslösung werden mit einer Mischung von 40 Volumteilen Dimethylformamid *R* und 60 Volumteilen mobiler Phase A zu 50,0 ml verdünnt. 1,0 ml dieser Lösung wird mit einer Mischung von 40 Volumteilen Dimethylformamid *R* und 60 Volumteilen mobiler Phase A zu 10,0 ml verdünnt.

Referenzlösung b: 25 mg Fenbufen *CRS* und 6 mg Ketoprofen *CRS* werden in einer Mischung von 40 Volumteilen Dimethylformamid *R* und 60 Volumteilen mobiler Phase A zu 10 ml gelöst. 1 ml Lösung wird mit einer Mischung von 40 Volumteilen Dimethylformamid *R* und 60 Volumteilen mobiler Phase A zu 100 ml verdünnt.

Die Chromatographie kann durchgeführt werden mit

- einer Säule aus rostfreiem Stahl von 0,125 m Länge und 4,0 mm innerem Durchmesser, gepackt mit octadecylsilyliertem Kieselgel zur Chromatographie *R* (5 µm)
- einer Mischung der mobilen Phasen A und B bei einer Durchflußrate von 2 ml je Minute:

  Mobile Phase A: 32 Volumteile Acetonitril *R* und 68 Volumteile einer Mischung von 1 Volumteil Essigsäure 98 % *R* und 55 Volumteilen Wasser *R* werden gemischt

  Mobile Phase B: 45 Volumteile Acetonitril *R* und 55 Volumteile einer Mischung von 1 Volumteil Essigsäure 98 % *R* und 55 Volumteilen Wasser *R* werden gemischt

Zeit (min)	**Mobile Phase A** (*% V/V*)	**Mobile Phase B** (*% V/V*)	**Erläuterungen**
0 – 15	100	0	isokratisch
15 – 20	100 → 0	0 → 100	linearer Gradient
20 – 35	0	100	isokratisch
35 – 40	0 → 100	100 → 0	linearer Gradient
40 – 45	100	0	Äquilibrierung

- einem Spektrometer als Detektor bei einer Wellenlänge von 254 nm.

Je 20 µl Referenzlösung a und Referenzlösung b werden eingespritzt. Die Empfindlichkeit des Systems wird so eingestellt, daß die Höhe des Hauptpeaks im Chromatogramm der Referenzlösung a mindestens 50 Prozent des maximalen Ausschlags beträgt. Die Prüfung darf nur ausgewertet werden, wenn die Auflösung zwischen den Peaks von Ketoprofen und Fenbufen im Chromatogramm der Referenzlösung b mindestens 5,0 beträgt.

20 µl Untersuchungslösung werden eingespritzt. Im Chromatogramm der Untersuchungslösung darf keine Peakfläche, mit Ausnahme der des Hauptpeaks, größer sein als die Fläche des Hauptpeaks im Chromatogramm der Referenzlösung a (0,1 Prozent). Im Chromatogramm der Untersuchungslösung darf die Summe aller Peakflächen, mit Ausnahme der des Hauptpeaks, nicht größer sein als das 5fache der Fläche des Hauptpeaks im Chromatogramm der Referenzlösung a (0,5 Prozent). Lösungsmittelpeaks und Peaks, deren Fläche kleiner ist als das 0,2fache der Fläche des Hauptpeaks im Chromatogramm der Referenzlösung a, werden nicht berücksichtigt.

Schwermetalle (2.4.8): 1,0 g Substanz muß der Grenzprüfung C auf Schwermetalle entsprechen (20 ppm). Zur Herstellung der Referenzlösung werden 2 ml Blei-Lösung (10 ppm Pb) *R* verwendet.

Trocknungsverlust (2.2.32): Höchstens 0,5 Prozent, mit 1,000 g Substanz durch 3 h langes Trocknen im Trockenschrank bei 100 bis 105 °C bestimmt.

Sulfatasche (2.4.14): Höchstens 0,1 Prozent, mit 1,0 g Substanz bestimmt.

Gehaltsbestimmung

0,200 g Substanz, in 75 ml Aceton *R*, das zuvor unter Zusatz von Phenolphthalein-Lösung *R* 1 neutralisiert wurde, gelöst, werden nach Zusatz von 50 ml Wasser *R* und 0,2 ml Phenolphthalein-Lösung *R* 1 mit Natriumhydroxid-Lösung (0,1 mol · l^{-1}) titriert. Ein Blindversuch wird durchgeführt.

1 ml Natriumhydroxid-Lösung (0,1 mol · l^{-1}) entspricht 25,43 mg $C_{16}H_{14}O_3$.

Lagerung

Gut verschlossen.

Verunreinigungen

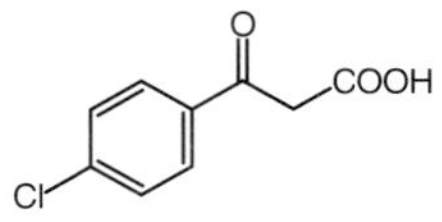

A. 3-(4-Chlorphenyl)-3-oxopropansäure

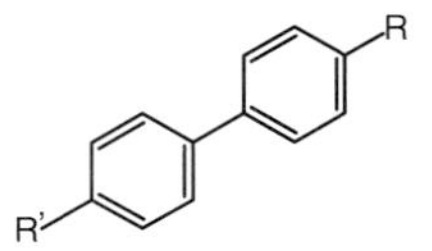

B. R = CO–CH=CH–CO_2H, R′ = H:
4-(Biphenyl-4-yl)-4-oxobut-2-ensäure

C. R = R′ = H:
Biphenyl

D. R = CO–CH_2–CH_2–CO_2H, R′ = OH:
4-(4′-Hydroxybiphenyl-4-yl)-4-oxobutansäure.

1999, 824

Bitterer Fenchel

Foeniculi amari fructus

Definition

Bitterer Fenchel besteht aus den getrockneten, ganzen Früchten und Teilfrüchten von *Foeniculum vulgare* Miller, ssp. *vulgare*, var. *vulgare*. Die Droge enthält mindestens 40 ml · kg^{-1} ätherisches Öl, berechnet auf die wasserfreie Droge. Das ätherische Öl enthält mindestens 60,0 Prozent Anethol und mindestens 15,0 Prozent Fenchon.

Eigenschaften

Die Droge ist grünlichbraun, braun oder grün.

Die Droge weist die unter „Prüfung auf Identität, A und B“ beschriebenen makroskopischen und mikroskopischen Merkmale auf.

Prüfung auf Identität

A. Die ganzen Früchte sind nahezu zylindrisch, unten breit abgerundet, oben verschmälert und haben ein breites Griffelpolster. Sie sind im allgemeinen etwa 3 bis 12 mm lang und 3 bis 4 mm breit. Die Teilfrüchte sind gewöhnlich frei und kahl. Sie tragen 5 deutlich hervortretende, leicht gebogene Rippen. Im Querschnitt sind unter der Lupe auf der Rückseite 4, auf der Vorderseite 2 Sekretkanäle sichtbar.

B. Die Droge wird pulverisiert (355). Das Pulver ist graubraun bis graugelb. Die Prüfung erfolgt unter dem Mikroskop, wobei Chloralhydrat-Lösung R verwendet wird. Das Pulver zeigt folgende Merkmale: gelbe Fragmente der breiten Sekretkanäle, häufig mit polygonalen, gelblichbraun-wandigen Sekretionszellen und mit anliegenden, dünnwandigen, 2 bis 9 μm breiten, parkettförmig angeordneten Querzellen. Daneben finden sich Netzleisten des Mesokarps, zahlreiche Faserbündel aus den Rippen, oft begleitet von engen Spiralgefäßen, sehr zahlreiche Fragmente des Endosperms mit Aleuronkörnern, die sehr kleine Calciumoxalatdrusen enthalten, und vereinzelt Faserbündel aus dem Karpophor.

C. Die Prüfung erfolgt mit Hilfe der Dünnschichtchromatographie (2.2.27) unter Verwendung einer Schicht von Kieselgel GF_{254} *R*.

Untersuchungslösung: 0,3 g frisch pulverisierte Droge (1400) werden 15 min lang mit 5,0 ml Dichlormethan *R* geschüttelt. Anschließend wird filtriert und das Filtrat vorsichtig im Wasserbad von 60 °C zur Trockne eingedampft. Der Rückstand wird in 0,5 ml Toluol *R* gelöst.

Referenzlösung: 50 μl Anethol *R* und 10 μl Fenchon *R* werden in 5,0 ml Hexan *R* gelöst.

Auf die Platte werden 10 μl jeder Lösung bandförmig (20 mm × 3 mm) aufgetragen. Die Chromatographie erfolgt mit einer Mischung von 20 Volumteilen Hexan *R* und 80 Volumteilen Toluol *R* über eine Laufstrecke von 10 cm. Die Platte wird an der Luft trocknen gelassen und im ultravioletten Licht bei 254 nm ausgewertet. Die Chromatogramme zeigen in der Mitte eine fluoreszenzmindernde, dem Anethol entsprechende Zone. Die Platte wird mit Schwefelsäure *R* besprüht, 5 bis 10 min lang bei 140 °C erhitzt, bis eine gelbe, dem Fenchon entsprechende Zone im unteren Drittel der Chromatogramme erscheint. Anethol erscheint als violette Zone in der Mitte des Chromatogramms. Das Chromatogramm der Untersuchungslösung zeigt zusätzlich im oberen Drittel eine rötlichbraune Zone (Terpene).

Prüfung auf Reinheit

Estragol: Das unter „Gehaltsbestimmung“ erhaltene ätherische Öl darf höchstens 5,0 Prozent Estragol enthalten.

Die Prüfung erfolgt wie unter „Gehaltsbestimmung, Anethol, Fenchon“ beschrieben unter Verwendung nachstehender Referenzlösung:

Referenzlösung: 5 mg Estragol *R* werden in 0,5 ml Xylol *R* gelöst.

Der Prozentgehalt an Estragol wird mit Hilfe des Verfahrens „Normalisierung“ bestimmt.

Fremde Bestandteile (2.8.2): Höchstens 1,5 Prozent Doldenstiele und höchstens 1,5 Prozent sonstige fremde Bestandteile.

Wasser (2.2.13): Höchstens 80 ml · kg^{-1}, mit 20,0 g pulverisierter Droge (710) durch Destillation bestimmt.

Asche (2.4.16): Höchstens 10,0 Prozent.

Gehaltsbestimmung

Ätherisches Öl: Die Bestimmung erfolgt nach „Gehaltsbestimmung des ätherischen Öls in Drogen“ (2.8.12) unter Verwendung von 5,0 g unmittelbar vorher grob zerkleinerter Droge (1400), einem 500-ml-Rundkolben, 200 ml Wasser *R* als Destillationsflüssigkeit und 0,50 ml Xylol *R* als Vorlage. 2 h lang wird mit einer Destillationsgeschwindigkeit von 2 bis 3 ml je Minute destilliert.

Anethol, Fenchon: Die Bestimmung erfolgt mit Hilfe der Gaschromatographie (2.2.28).

Untersuchungslösung: Die bei der Bestimmung „Ätherisches Öl“ erhaltene Mischung von ätherischem Öl und Xylol *R* wird mit Xylol *R* unter Waschen der Apparatur zu 5,0 ml verdünnt.

Referenzlösung: 5 mg Fenchon *R* und 5 mg Anethol *R* werden in 0,5 ml Xylol *R* gelöst.

Die Chromatographie kann durchgeführt werden mit
- einer Kapillarsäule von 30 bis 60 m Länge und 0,3 mm innerem Durchmesser, belegt mit Macrogol 20 000 *R*
- Stickstoff zur Chromatographie *R* als Trägergas bei einer Durchflußrate von 0,40 ml je Minute und einem Splitverhältnis von 1:200
- einem Flammenionisationsdetektor.

Die Temperatur der Säule wird 4 min lang bei 60 °C gehalten, dann um 5 °C je Minute bis auf 170 °C erhöht und 15 min lang bei 170 °C gehalten. Die Temperatur des Probeneinlasses wird bei 220 °C und die des Detektors bei 270 °C gehalten.

1 µl Referenzlösung wird eingespritzt. Die Retentionszeiten der Bestandteile, die in der Reihenfolge wie bei der Herstellung der Referenzlösung angegeben eluiert werden, werden aufgezeichnet.

1 µl Untersuchungslösung wird eingespritzt. Der Prozentgehalt an Anethol und Fenchon wird mit Hilfe des Verfahrens „Normalisierung“ berechnet.

Lagerung

Gut verschlossen, vor Licht geschützt.

1999, 825

Süßer Fenchel

Foeniculi dulcis fructus

Definition

Süßer Fenchel besteht aus den getrockneten, ganzen Früchten und Teilfrüchten von *Foeniculum vulgare* Miller, ssp. *vulgare*, var. *dulce* (Miller) Thellung. Die Droge enthält mindestens 20 ml · kg^{-1} ätherisches Öl, berechnet auf die wasserfreie Droge. Das ätherische Öl enthält mindestens 80,0 Prozent Anethol.

Eigenschaften

Die Droge ist blaßgrün oder blaßgelblichbraun.

Die Droge weist die unter „Prüfung auf Identität, A und B“ beschriebenen makroskopischen und mikroskopischen Merkmale auf.

Prüfung auf Identität

A. Die ganzen Früchte sind nahezu zylindrisch, unten breit abgerundet, oben verschmälert und haben ein breites Griffelpolster. Sie sind im allgemeinen etwa 3 bis 12 mm lang und 3 bis 4 mm breit. Die Teilfrüchte sind gewöhnlich frei und kahl. Sie tragen 5 deutlich hervortretende, leicht gebogene Rippen. Im Querschnitt sind unter der Lupe auf der Rückseite 4, auf der Vorderseite 2 Sekretkanäle sichtbar.

B. Die Droge wird pulverisiert (355). Das Pulver ist graubraun bis graugelb. Die Prüfung erfolgt unter dem Mikroskop, wobei Chloralhydrat-Lösung *R* verwendet wird. Das Pulver zeigt folgende Merkmale: gelbe Fragmente der breiten Sekretkanäle, häufig mit polygonalen, gelblichbraun-wandigen Sekretionszellen und mit anliegenden, dünnwandigen, 2 bis 9 µm breiten, parkettförmig angeordneten Querzellen. Daneben finden sich Netzleisten des Mesokarps, zahlreiche Faserbündel aus den Rippen, oft begleitet von engen Spiralgefäßen, sehr zahlreiche Fragmente des Endosperms mit Aleuronkörnern, die sehr kleine Calciumoxalatdrusen enthalten, und vereinzelt Faserbündel aus dem Karpophor.

C. Die Prüfung erfolgt mit Hilfe der Dünnschichtchromatographie (2.2.27) unter Verwendung einer Schicht von Kieselgel GF_{254} *R*.

Untersuchungslösung: 0,3 g frisch pulverisierte Droge (1400) werden 15 min lang mit 5,0 ml Dichlormethan *R* geschüttelt. Anschließend wird filtriert und das Filtrat vorsichtig im Wasserbad von 60 °C zur Trockne eingedampft. Der Rückstand wird in 0,5 ml Toluol *R* gelöst.

Referenzlösung: 60 µl Anethol *R* werden in 5,0 ml Hexan *R* gelöst.

Auf die Platte werden 10 µl jeder Lösung bandförmig (20 mm × 3 mm) aufgetragen. Die Chromatographie erfolgt mit einer Mischung von 20 Volumteilen

F

Monographien

Hexan *R* und 80 Volumteilen Toluol *R* über eine Laufstrecke von 10 cm. Die Platte wird an der Luft trocknen gelassen und im ultravioletten Licht bei 254 nm ausgewertet. Die Chromatogramme zeigen in der Mitte eine fluoreszenzmindernde, dem Anethol entsprechende Zone. Die Platte wird mit Schwefelsäure *R* besprüht, 5 min lang bei 140 °C erhitzt und im Tageslicht ausgewertet. Die Chromatogramme zeigen in der Mitte eine dem Anethol entsprechende violette Zone. Das Chromatogramm der Untersuchungslösung zeigt zusätzlich im oberen Drittel eine rötlichbraune Zone (Terpene).

Prüfung auf Reinheit

Estragol, Fenchon: Das unter „Gehaltsbestimmung" erhaltene ätherische Öl darf höchstens 10,0 Prozent Estragol und höchstens 7,5 Prozent Fenchon enthalten.

Die Prüfung erfolgt wie unter „Gehaltsbestimmung, Anethol" beschrieben unter Verwendung nachstehender Referenzlösung:

Referenzlösung: 5 mg Estragol *R* und 5 mg Fenchon *R* werden in 0,5 ml Xylol *R* gelöst.

Der Prozentgehalt an Estragol und Fenchon wird mit Hilfe des Verfahrens „Normalisierung" bestimmt.

Fremde Bestandteile (2.8.2): Höchstens 1,5 Prozent Doldenstiele und höchstens 1,5 Prozent sonstige fremde Bestandteile.

Wasser (2.2.13): Höchstens 80 ml · kg^{-1}, mit 20,0 g pulverisierter Droge (710) durch Destillation bestimmt.

Asche (2.4.16): Höchstens 10,0 Prozent.

Gehaltsbestimmung

Ätherisches Öl: Die Bestimmung erfolgt nach „Gehaltsbestimmung des ätherischen Öls in Drogen" (2.8.12) unter Verwendung von 10,0 g unmittelbar vorher grob zerkleinerter Droge (1400), einem 500-ml-Rundkolben, 200 ml Wasser *R* als Destillationsflüssigkeit und 0,50 ml Xylol *R* als Vorlage. 2 h lang wird mit einer Destillationsgeschwindigkeit von 2 bis 3 ml je Minute destilliert.

Anethol: Die Bestimmung erfolgt mit Hilfe der Gaschromatographie (2.2.28).

Untersuchungslösung: Die bei der Bestimmung „Ätherisches Öl" erhaltene Mischung von ätherischem Öl und Xylol *R* wird mit Xylol *R* unter Waschen der Apparatur zu 5,0 ml verdünnt.

Referenzlösung: 5 mg Anethol *R* werden in 0,5 ml Xylol *R* gelöst.

Die Chromatographie kann durchgeführt werden mit
- einer Kapillarsäule von 30 bis 60 m Länge und 0,3 mm innerem Durchmesser, belegt mit Macrogol 20 000 *R*
- Stickstoff zur Chromatographie *R* als Trägergas bei einer Durchflußrate von 0,40 ml je Minute und einem Splitverhältnis von 1:200
- einem Flammenionisationsdetektor.

Die Temperatur der Säule wird 4 min lang bei 60 °C gehalten, dann um 5 °C je Minute bis auf 170 °C erhöht und 15 min lang bei 170 °C gehalten. Die Temperatur des Probeneinlasses wird bei 220 °C und die des Detektors bei 270 °C gehalten.

1 µl jeder Lösung wird eingespritzt. Der Prozentgehalt an Anethol wird mit Hilfe des Verfahrens „Normalisierung" berechnet.

Lagerung

Gut verschlossen, vor Licht geschützt.

2000, 1322

Fenofibrat

Fenofibratum

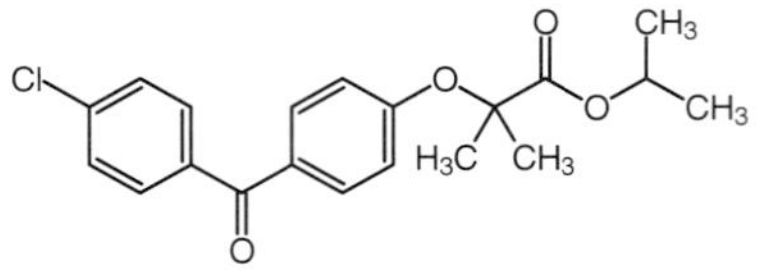

$C_{20}H_{21}ClO_4$ — M_r 360,8

Definition

Fenofibrat enthält mindestens 98,5 und höchstens 101,0 Prozent 1-Methylethyl-2-[4-(4-chlorbenzoyl)phenoxy]-2-methylpropanoat, berechnet auf die getrocknete Substanz.

Eigenschaften

Weißes bis fast weißes, kristallines Pulver; praktisch unlöslich in Wasser, sehr leicht löslich in Dichlormethan, schwer löslich in Ethanol.

Prüfung auf Identität

A. Schmelztemperatur (2.2.14): 79 bis 82 °C.

B. Die Prüfung erfolgt mit Hilfe der IR-Spektroskopie (2.2.24) durch Vergleich des Spektrums der Substanz mit dem von Fenofibrat *CRS*. Die Prüfung erfolgt mit Hilfe von Preßlingen.

Prüfung auf Reinheit

Prüflösung: 5,0 g Substanz werden mit 25 ml destilliertem Wasser *R* versetzt. Die Mischung wird 10 min lang bei 50 °C erhitzt. Nach dem Abkühlen wird die Mischung mit destilliertem Wasser *R* zu 50,0 ml verdünnt und filtriert. Das Filtrat wird als Prüflösung verwendet.

Aussehen der Lösung: 0,50 g Substanz werden in Aceton *R* zu 10,0 ml gelöst. Die Lösung muß klar (2.2.1) und darf nicht stärker gefärbt sein als die Farbvergleichslösung BG_6 (2.2.2, Methode II).

Sauer reagierende Substanzen: 1,0 g Substanz wird in 50 ml Ethanol 96 % *R*, das zuvor unter Zusatz von 0,2 ml Phenolphthalein-Lösung *R* 1 neutralisiert wurde, gelöst.

Bis zum Umschlag nach Rosa dürfen höchstens 0,2 ml Natriumhydroxid-Lösung (0,1 mol · l^{-1}) verbraucht werden.

Verwandte Substanzen: Die Prüfung erfolgt mit Hilfe der Flüssigchromatographie (2.2.29) wie unter „Gehaltsbestimmung“ beschrieben.

20 µl Referenzlösung b werden eingespritzt. Die Empfindlichkeit des Systems wird so eingestellt, daß die Höhe der Peaks im Chromatogramm mindestens 20 Prozent des maximalen Ausschlags beträgt. Werden die Chromatogramme unter den vorgeschriebenen Bedingungen aufgezeichnet, beträgt die relative Retention, bezogen auf Fenofibrat, für Verunreinigung A etwa 0,34, für Verunreinigung B etwa 0,36, für Verunreinigung C etwa 0,50, für Verunreinigung D etwa 0,65, für Verunreinigung E etwa 0,80, für Verunreinigung F etwa 0,85 und für Verunreinigung G etwa 1,35. Die Prüfung darf nur ausgewertet werden, wenn die Auflösung zwischen dem Peak der Verunreinigung A und dem Peak der Verunreinigung B mindestens 1,5 beträgt.

Je 20 µl Referenzlösung b und Untersuchungslösung werden eingespritzt. Die Chromatographie der Untersuchungslösung erfolgt über eine Dauer, die der 2fachen Retentionszeit von Fenofibrat entspricht. Im Chromatogramm der Untersuchungslösung darf eine der Verunreinigung A, B oder G entsprechende Peakfläche nicht größer sein als die entsprechende Peakfläche im Chromatogramm der Referenzlösung b (0,1 Prozent für die Verunreinigungen A und B und 0,2 Prozent für die Verunreinigung G); keine Peakfläche, mit Ausnahme der des Hauptpeaks und der der Verunreinigungen A, B und G, darf größer sein als die Fläche des Fenofibrat-Peaks im Chromatogramm der Referenzlösung b (0,1 Prozent). Im Chromatogramm der Untersuchungslösung darf die Summe aller Peakflächen, mit Ausnahme der des Hauptpeaks, nicht größer sein als das 5fache der Fläche des Fenofibrat-Peaks im Chromatogramm der Referenzlösung b (0,5 Prozent). Peaks, deren Fläche kleiner ist als das 0,1fache der Fläche des Fenofibrat-Peaks im Chromatogramm der Referenzlösung b, werden nicht berücksichtigt.

Halogenide, berechnet als Chlorid (2.4.4): 5 ml Prüflösung, mit destilliertem Wasser *R* zu 15 ml verdünnt, müssen der Grenzprüfung auf Chlorid entsprechen (100 ppm).

Sulfat (2.4.13): 15 ml Prüflösung müssen der Grenzprüfung auf Sulfat entsprechen (100 ppm).

Schwermetalle (2.4.8): 1,0 g Substanz muß der Grenzprüfung C auf Schwermetalle entsprechen (20 ppm). Zur Herstellung der Referenzlösung werden 2 ml Blei-Lösung (10 ppm Pb) *R* verwendet.

Trocknungsverlust (2.2.32): Höchstens 0,5 Prozent, mit 1,000 g Substanz durch Trocknen im Vakuum bei 60 °C bestimmt.

Sulfatasche (2.4.14): Höchstens 0,1 Prozent, mit 1,0 g Substanz bestimmt.

Gehaltsbestimmung

Die Bestimmung erfolgt mit Hilfe der Flüssigchromatographie (2.2.29).

Untersuchungslösung: 0,100 g Substanz werden in der mobilen Phase zu 100,0 ml gelöst.

Referenzlösung a: 25,0 mg Fenofibrat *CRS* werden in der mobilen Phase zu 25,0 ml gelöst.

Referenzlösung b: 10,0 mg Fenofibrat *CRS*, 10,0 mg Fenofibrat-Verunreinigung A *CRS*, 10,0 mg Fenofibrat-Verunreinigung B *CRS* und 20,0 mg Fenofibrat-Verunreinigung G *CRS* werden in der mobilen Phase zu 100,0 ml gelöst. 1,0 ml Lösung wird mit der mobilen Phase zu 100,0 ml verdünnt.

Die Chromatographie kann durchgeführt werden mit

- einer Säule aus rostfreiem Stahl von 0,25 m Länge und 4,0 mm innerem Durchmesser, gepackt mit octadecylsilyliertem Kieselgel zur Chromatographie *R* (5 µm),
- einer Mischung von 30 Volumteilen Wasser *R*, das mit Phosphorsäure 85 % *R* auf einen *p*H-Wert von 2,5 eingestellt wurde, und 70 Volumteilen Acetonitril *R* als mobile Phase bei einer Durchflußrate von 1 ml je Minute
- einem Spektrometer als Detektor bei einer Wellenlänge von 286 nm.

5 µl Referenzlösung b werden eingespritzt. Die Empfindlichkeit des Systems wird so eingestellt, daß die Höhe der Peaks im Chromatogramm mindestens 50 Prozent des maximalen Ausschlags beträgt.

5 µl Referenzlösung a werden insgesamt 6mal eingespritzt. Die Bestimmung darf nur ausgewertet werden, wenn die relative Standardabweichung der Fläche des Fenofibrat-Peaks höchstens 1,0 Prozent beträgt.

Je 5 µl Untersuchungslösung und Referenzlösung a werden getrennt eingespritzt.

Lagerung

Vor Licht geschützt.

Verunreinigungen

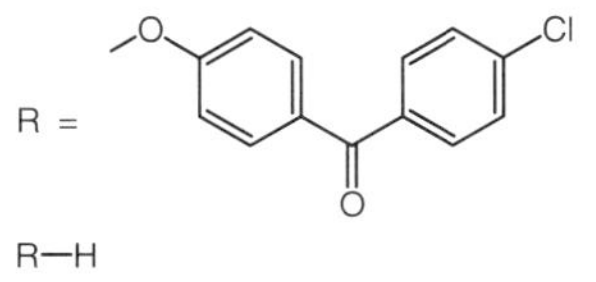

A. (4-Chlorphenyl)(4-hydroxyphenyl)methanon

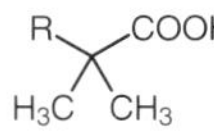

B. 2-[4-(4-Chlorbenzoyl)phenoxy]-2-methylpropansäure (Fenofibrinsäure)

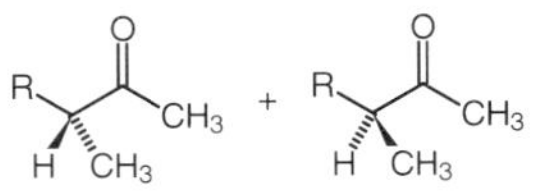

C. (3*RS*)-3-[4-(4-Chlorbenzoyl)phenoxy]butan-2-on

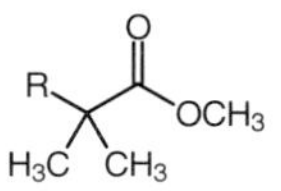

D. Methyl-2-[4-(4-chlorbenzoyl)phenoxy]-2-methyl= propanoat

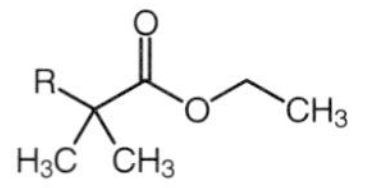

E. Ethyl-2-[4-(4-chlorbenzoyl)phenoxy]-2-methyl= propanoat

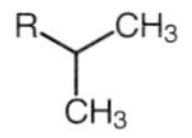

F. (4-Chlorphenyl)[4-[(1-methylethyl)oxy]phenyl]= methanon

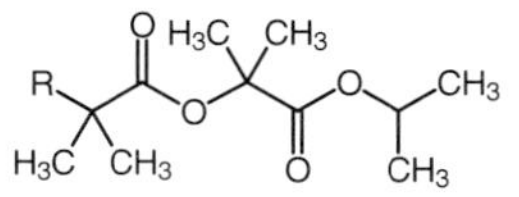

G. 1-Methylethyl-2-[[2-[4-(4-chlorbenzoyl)phenoxy]-2-methylpropanoyl]oxy]-2-methylpropanoat.

2000, 1210

Fentanyl

Fentanylum

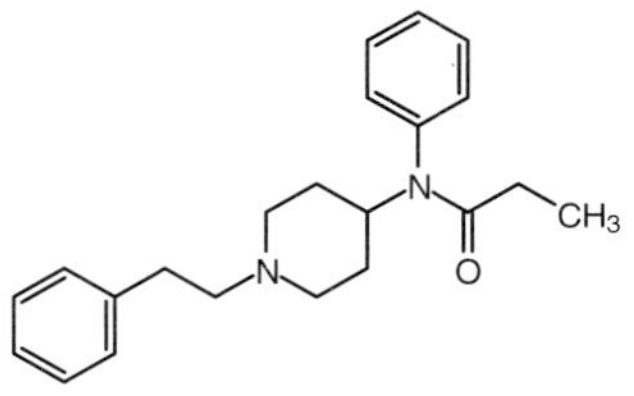

$C_{22}H_{28}N_2O$ M_r 336,5

Definition

Fentanyl enthält mindestens 99,0 und höchstens 101,0 Prozent *N*-Phenyl-*N*-[1-(2-phenylethyl)piperidin-4-yl]= propanamid, berechnet auf die getrocknete Substanz.

Eigenschaften

Weißes bis fast weißes Pulver; praktisch unlöslich in Wasser, leicht löslich in Ethanol und Methanol.

Die Substanz zeigt Polymorphie.

Prüfung auf Identität

Die Prüfung erfolgt mit Hilfe der IR-Spektroskopie (2.2.24) durch Vergleich des Spektrums der Substanz mit dem Fentanyl-Referenzspektrum der Ph. Eur. Falls die Spektren bei der Prüfung in fester Form unterschiedlich sind, wird die Substanz in der eben notwendigen Menge wasserfreiem Ethanol *R* gelöst. Die Lösung wird bei Raumtemperatur im Luftstrom zur Trockne eingedampft. Mit dem Rückstand wird erneut ein Spektrum aufgenommen.

Prüfung auf Reinheit

Verwandte Substanzen: Die Prüfung erfolgt mit Hilfe der Flüssigchromatographie (2.2.29).

Untersuchungslösung: 0,100 g Substanz werden in Methanol *R* zu 10,0 ml gelöst.

Referenzlösung a: Zur Herstellung des Zerfallsprodukts (Verunreinigung D) in situ werden 10 mg Substanz in 10,0 ml verdünnter Salzsäure *R* gelöst. Im Wasserbad wird 4 h lang zum Rückfluß erhitzt. Nach dem Neutralisieren mit 10,0 ml verdünnter Natriumhydroxid-Lösung *R* wird im Wasserbad zur Trockne eingedampft. Nach dem Abkühlen wird der Rückstand in 10 ml Methanol *R* aufgenommen. Die Lösung wird filtriert.

Referenzlösung b: 1,0 ml Untersuchungslösung wird mit Methanol *R* zu 100,0 ml verdünnt. 5,0 ml dieser Lösung werden mit Methanol *R* zu 20,0 ml verdünnt.

Die Chromatographie kann durchgeführt werden mit

- einer Säule aus rostfreiem Stahl von 0,1 m Länge und 4,6 mm innerem Durchmesser, gepackt mit octadecylsilyliertem Kieselgel zur Chromatographie *R* (3 µm)
- einer Mischung der mobilen Phasen A und B unter Einsatz der Gradientenelution bei einer Durchflußrate von 1,5 ml je Minute gemäß der Tabelle
  Mobile Phase A: Eine Lösung von Ammoniumcarbonat *R* ($5\ g \cdot l^{-1}$) in einer Mischung von 10 Volumteilen Tetrahydrofuran *R* und 90 Volumteilen Wasser *R*
  Mobile Phase B: Acetonitril *R*

Zeit (min)	Mobile Phase A (% *V/V*)	Mobile Phase B (% *V/V*)	Erläuterungen
0 – 15	90 → 40	10 → 60	linearer Gradient
15 – 20	40	60	isokratisch
20 – 25	90	10	Rückkehr zur Anfangs-zusammensetzung
25 = 0	90	10	Neubeginn des Gradienten

- einem Spektrometer als Detektor bei einer Wellenlänge von 220 nm.

Die Säule wird mindestens 30 min lang mit Acetonitril *R*, dann mindestens 5 min lang mit der Anfangszusammensetzung äquilibriert.

Die Empfindlichkeit des Systems wird so eingestellt, daß die Höhe des Hauptpeaks im Chromatogramm mit 10 µl Referenzlösung b mindestens 50 Prozent des maximalen Ausschlags beträgt.

10 µl Referenzlösung a werden eingespritzt. Werden die Chromatogramme unter den vorgeschriebenen Bedingungen aufgezeichnet, beträgt die Retentionszeit für Fentanyl etwa 10 min und für die Verunreinigung D etwa 12 min. Die Prüfung darf nur ausgewertet werden, wenn die Auflösung zwischen den Peaks von Fentanyl und der Verunreinigung D mindestens 8,0 beträgt. Falls erforderlich wird die Konzentration an Acetonitril in der mobilen

Phase oder das Zeitprogramm für den linearen Elutionsgradienten geändert.

Je 10 µl Untersuchungslösung, Referenzlösung b und Methanol *R* als Blindlösung werden eingespritzt. Im Chromatogramm der Untersuchungslösung darf keine Peakfläche, mit Ausnahme der des Hauptpeaks, größer sein als die Fläche des Hauptpeaks im Chromatogramm der Referenzlösung b (0,25 Prozent). Die Summe aller Peakflächen, mit Ausnahme der des Hauptpeaks, darf nicht größer sein als das 2fache der Fläche des Hauptpeaks im Chromatogramm der Referenzlösung b (0,5 Prozent). Peaks der Blindlösung und Peaks, deren Fläche kleiner ist als das 0,2fache der Fläche des Hauptpeaks im Chromatogramm der Referenzlösung b, werden nicht berücksichtigt.

Trocknungsverlust (2.2.32): Höchstens 0,5 Prozent, mit 1,000 g Substanz durch Trocknen im Vakuum bei 50 °C bestimmt.

Gehaltsbestimmung

0,200 g Substanz, in 50 ml einer Mischung von 1 Volumteil wasserfreier Essigsäure *R* und 7 Volumteilen Ethylmethylketon *R* gelöst, werden nach Zusatz von 0,2 ml Naphtholbenzein-Lösung *R* mit Perchlorsäure (0,1 mol · l⁻¹) titriert.

1 ml Perchlorsäure (0,1 mol · l^{-1}) entspricht 33,65 mg $C_{22}H_{28}N_2O$.

Lagerung

Gut verschlossen, vor Licht geschützt.

Verunreinigungen

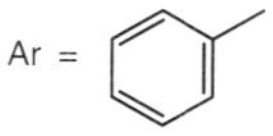

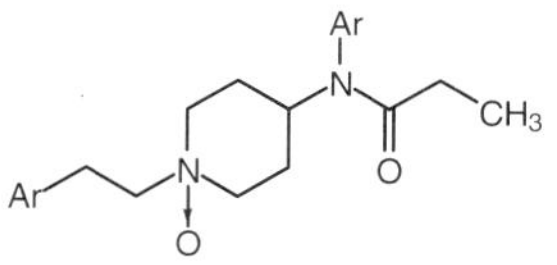

A. *N*-Phenyl-*N*-[1(2-phenylethyl)piperidin-4-yl]propanamid-1-oxid

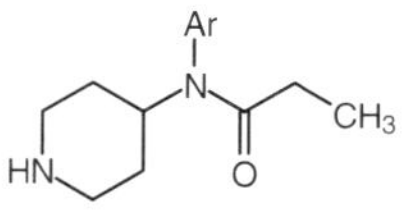

B. *N*-Phenyl-*N*-(piperidin-4-yl)propanamid

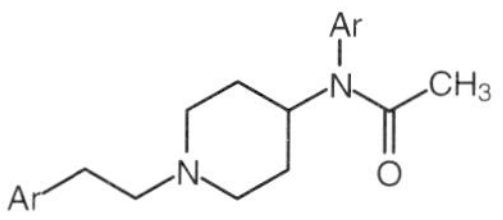

C. *N*-Phenyl-*N*-[1-(2-phenylethyl)piperidin-4-yl]acetamid

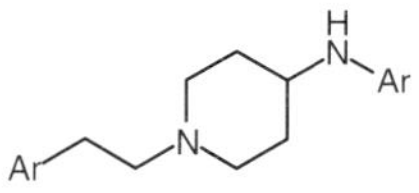

D. *N*-Phenyl-*N*-1-(2-phenylethyl)piperidin-4-amin.

2000, 1103

Fentanylcitrat

Fentanili citras

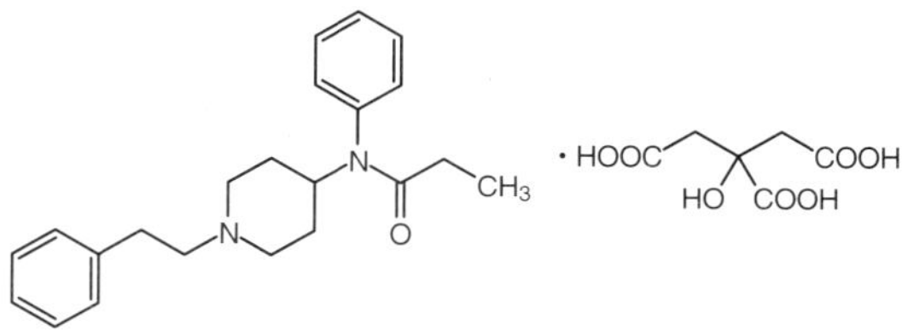

$C_{28}H_{36}N_2O_8$ M_r 528,6

Definition

Fentanylcitrat enthält mindestens 99,0 und höchstens 101,0 Prozent *N*-Phenyl-*N*-[1-(2-phenylethyl)piperidin-4-yl]propanamid-2-hydroxy-1,2,3-propantricarboxylat (1:1), berechnet auf die getrocknete Substanz.

Eigenschaften

Weißes bis fast weißes Pulver; löslich in Wasser, leicht löslich in Methanol, wenig löslich in Ethanol.

Die Substanz schmilzt bei etwa 152 °C unter Zersetzung.

Prüfung auf Identität

Die Prüfung erfolgt mit Hilfe der IR-Spektroskopie (2.2.24) durch Vergleich des Spektrums der Substanz mit dem Fentanylcitrat-Referenzspektrum der Ph. Eur.

Prüfung auf Reinheit

Aussehen der Lösung: 0,2 g Substanz werden in Wasser *R* zu 20 ml gelöst. Die Lösung muß klar (2.2.1) und farblos (2.2.2, Methode II) sein.

Verwandte Substanzen: Die Prüfung erfolgt mit Hilfe der Flüssigchromatographie (2.2.29).

Untersuchungslösung: 0,100 g Substanz werden in Methanol *R* zu 10,0 ml gelöst.

Referenzlösung a: Zur Herstellung des Zerfallsprodukts (Verunreinigung D) in situ werden 10 mg Substanz in 10,0 ml verdünnter Salzsäure *R* gelöst. Im Wasserbad wird 4 h lang zum Rückfluß erhitzt. Nach dem Neutralisieren mit 10,0 ml verdünnter Natriumhydroxid-Lösung *R* wird im Wasserbad zur Trockne eingedampft. Nach dem Abkühlen wird der Rückstand in 10 ml Methanol *R* aufgenommen. Die Lösung wird filtriert.

Referenzlösung b: 1,0 ml Untersuchungslösung wird mit Methanol *R* zu 100,0 ml verdünnt. 5,0 ml dieser Lösung werden mit Methanol *R* zu 20,0 ml verdünnt.

Die Chromatographie kann durchgeführt werden mit

– einer Säule aus rostfreiem Stahl von 0,1 m Länge und 4,6 mm innerem Durchmesser, gepackt mit octadecylsilyliertem Kieselgel zur Chromatographie *R* (3 µm)

- einer Mischung der mobilen Phasen A und B unter Einsatz der Gradientenelution bei einer Durchflußrate von 1,5 ml je Minute gemäß der Tabelle
  Mobile Phase A: Eine Lösung von Ammoniumcarbonat *R* (5 g · l^{-1}) in einer Mischung von 10 Volumteilen Tetrahydrofuran *R* und 90 Volumteilen Wasser *R*
  Mobile Phase B: Acetonitril *R*

Zeit (min)	Mobile Phase A (% *V/V*)	Mobile Phase B (% *V/V*)	Erläuterungen
0 – 15	90 → 40	10 → 60	linearer Gradient
15 – 20	40	60	isokratisch
20 – 25	90	10	Rückkehr zur Anfangszusammensetzung
25 = 0	90	10	Neubeginn des Gradienten

- einem Spektrometer als Detektor bei einer Wellenlänge von 220 nm.

Die Säule wird mindestens 30 min lang mit Acetonitril *R* äquilibriert, worauf mindestens 5 min lang zur Anfangszusammensetzung zurückgekehrt wird. Die Empfindlichkeit des Systems wird so eingestellt, daß die Höhe des Hauptpeaks im Chromatogramm mit 10 µl Referenzlösung b mindestens 50 Prozent des maximalen Ausschlags beträgt.

10 µl Referenzlösung a werden eingespritzt. Werden die Chromatogramme unter den vorgeschriebenen Bedingungen aufgezeichnet, beträgt die Retentionszeit für Fentanyl etwa 10 min und für die Verunreinigung D etwa 12 min. Die Prüfung darf nur ausgewertet werden, wenn die Auflösung zwischen den Peaks von Fentanyl und der Verunreinigung D mindestens 8,0 beträgt. Falls erforderlich wird die Konzentration an Acetonitril in der mobilen Phase oder das Zeitprogramm für den linearen Elutionsgradienten geändert.

Je 10 µl Untersuchungslösung, Referenzlösung b und Methanol *R* als Blindlösung werden eingespritzt. Im Chromatogramm der Untersuchungslösung darf keine Peakfläche, mit Ausnahme der des Hauptpeaks, größer sein als die Fläche des Hauptpeaks im Chromatogramm der Referenzlösung b (0,25 Prozent). Die Summe aller Peakflächen, mit Ausnahme der des Hauptpeaks, darf nicht größer sein als das 2fache der Fläche des Hauptpeaks im Chromatogramm der Referenzlösung b (0,5 Prozent). Peaks der Blindlösung, Peaks, deren relative Retention kleiner oder gleich 0,05 ist, und Peaks, deren Fläche kleiner ist als das 0,2fache der Fläche des Hauptpeaks im Chromatogramm der Referenzlösung b, werden nicht berücksichtigt.

Trocknungsverlust (2.2.32): Höchstens 0,5 Prozent, mit 1,000 g Substanz im Vakuum bei 60 °C bestimmt.

Gehaltsbestimmung

0,300 g Substanz, in 50 ml einer Mischung von 1 Volumteil wasserfreier Essigsäure *R* und 7 Volumteilen Ethylmethylketon *R* gelöst, werden nach Zusatz von 0,2 ml Naphtholbenzein-Lösung *R* mit Perchlorsäure (0,1 mol · l^{-1}) titriert.

1 ml Perchlorsäure (0,1 mol · l^{-1}) entspricht 52,86 mg $C_{28}H_{36}N_2O_8$.

Lagerung

Gut verschlossen, vor Licht geschützt.

Verunreinigungen

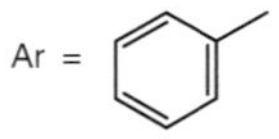

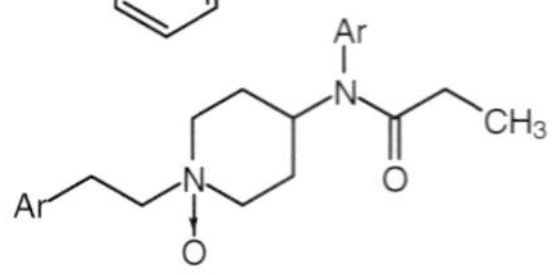

A. *N*-Phenyl-*N*-[1-(2-phenylethyl)piperidin-4-yl]propanamid-1-oxid

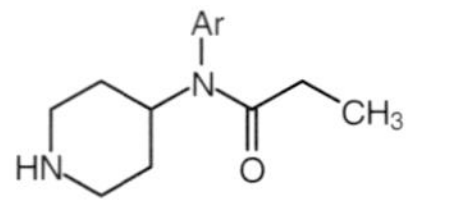

B. *N*-Phenyl-*N*-(piperidin-4-yl)propanamid

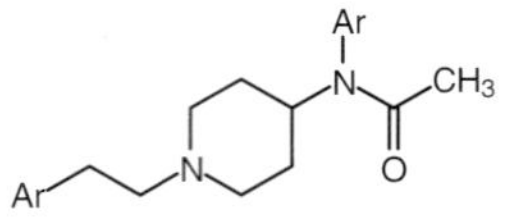

C. *N*-Phenyl-*N*-[1-(2-phenylethyl)piperidin-4-yl]acetamid

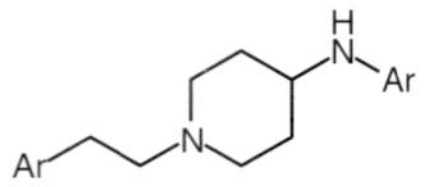

D. *N*-Phenyl-*N*-1-(2-phenylethyl)piperidin-4-amin.

2000, 1211

Fenticonazolnitrat

Fenticonazoli nitras

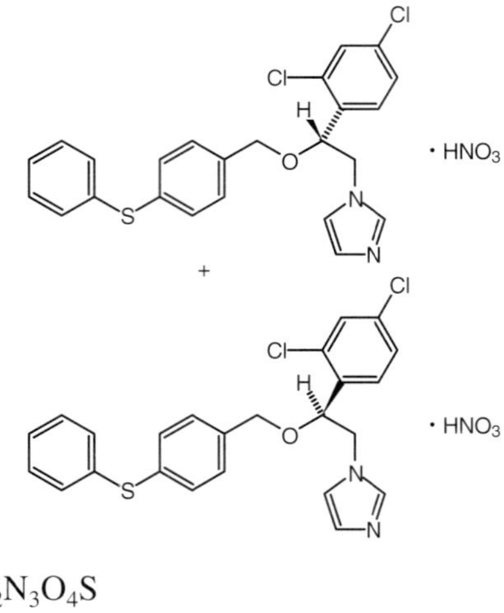

$C_{24}H_{21}Cl_2N_3O_4S$ M_r 518,4

Definition

Fenticonazolnitrat enthält mindestens 99,0 und höchstens 101,0 Prozent (*RS*)-1-[2-(2,4-Dichlorphenyl)]-2-[4-(phenylsulfanyl)benzyloxy]ethyl-1*H*-imidazol-nitrat, berechnet auf die getrocknete Substanz.

Eigenschaften

Weißes bis fast weißes, kristallines Pulver; praktisch unlöslich in Wasser, leicht löslich in Dimethylformamid und Methanol, wenig löslich in wasserfreiem Ethanol.

Prüfung auf Identität

1: C, D.
2: A, B, D.

A. Schmelztemperatur (2.2.14): 134 bis 137 °C.

B. 20,0 mg Substanz werden in wasserfreiem Ethanol *R* zu 100,0 ml gelöst. 1,0 ml Lösung wird mit wasserfreiem Ethanol *R* zu 10,0 ml verdünnt. Diese Lösung, zwischen 230 und 350 nm gemessen, zeigt ein Absorptionsmaximum (2.2.25) bei 252 nm, eine Schulter bei etwa 270 nm und ein Absorptionsminimum bei 236 nm. Die spezifische Absorption im Maximum liegt zwischen 260 und 280.

C. Die Prüfung erfolgt mit Hilfe der IR-Spektroskopie (2.2.24) durch Vergleich des Spektrums der Substanz mit dem von Fenticonazolnitrat *CRS*.

D. Die Substanz gibt die Identitätsreaktion auf Nitrat (2.3.1).

Prüfung auf Reinheit

Optische Drehung (2.2.7): 0,10 g Substanz werden in Methanol *R* zu 10,0 ml gelöst. Die optische Drehung der Lösung muß zwischen −0,10 und +0,10° liegen.

Verwandte Substanzen: Die Prüfung erfolgt mit Hilfe der Flüssigchromatographie (2.2.29).

Untersuchungslösung: 25,0 mg Substanz werden in der mobilen Phase zu 25,0 ml gelöst.

Referenzlösung a: 1,0 ml Untersuchungslösung wird mit der mobilen Phase zu 200,0 ml verdünnt.

Referenzlösung b: 10,0 ml Referenzlösung a werden mit der mobilen Phase zu 25,0 ml verdünnt.

Referenzlösung c: 1,0 ml Referenzlösung a wird mit der mobilen Phase zu 10,0 ml verdünnt.

Referenzlösung d: 5 ml Untersuchungslösung werden mit 5,0 mg Fenticonazol-Verunreinigung D *CRS* versetzt und in der mobilen Phase zu 100,0 ml gelöst. 2,0 ml Lösung werden mit der mobilen Phase zu 10,0 ml verdünnt.

Die Chromatographie kann durchgeführt werden mit
- einer Säule aus rostfreiem Stahl von 0,25 m Länge und 4 mm innerem Durchmesser, gepackt mit octadecylsilyliertem Kieselgel zur Chromatographie *R* (5 bis 10 µm)
- als mobile Phase bei einer Durchflußrate von 1,0 ml je Minute eine Mischung von 70 Volumteilen Acetonitril *R* und 30 Volumteilen Phosphat-Pufferlösung, die wie folgt hergestellt wird: 3,4 g Kaliumdihydrogenphosphat *R* werden in 900 ml Wasser *R* gelöst; die Lösung wird mit Phosphorsäure 85 % *R* auf einen *p*H-Wert von 3,0 eingestellt und mit Wasser *R* zu 1000 ml verdünnt
- einem Spektrometer als Detektor bei einer Wellenlänge von 229 nm.

10 µl Referenzlösung b werden eingespritzt. Die Empfindlichkeit des Systems wird so eingestellt, daß die Höhe des Fenticonazol-Peaks mindestens 10 Prozent des maximalen Ausschlags beträgt.

Je 10 µl Referenzlösung c und Referenzlösung d werden getrennt eingespritzt. Die Prüfung darf nur ausgewertet werden, wenn im Chromatogramm der Referenzlösung d die Auflösung zwischen den Peaks von Verunreinigung D und Fenticonazol mindestens 2,0 und das Signal-Rausch-Verhältnis im Chromatogramm der Referenzlösung c mindestens 5 betragen.

Je 10 µl Untersuchungslösung und Referenzlösung a werden eingespritzt. Die Chromatographie der Untersuchungslösung erfolgt über eine Dauer, die der 5,5fachen Retentionszeit des Hauptpeaks entspricht. Im Chromatogramm der Untersuchungslösung darf die Fläche keines Peaks, mit Ausnahme der des Hauptpeaks und des Peaks des Nitrat-Ions (welches dem Totvolumen der Säule entspricht), größer sein als die Fläche des Hauptpeaks im Chromatogramm der Referenzlösung b (0,2 Prozent), und die Summe ihrer Flächen darf nicht größer sein als die Fläche des Hauptpeaks im Chromatogramm der Referenzlösung a (0,5 Prozent). Peaks, deren Fläche kleiner ist als die des Hauptpeaks im Chromatogramm der Referenzlösung c, werden nicht berücksichtigt.

Toluol: Höchstens 100 ppm. Die Prüfung erfolgt mit Hilfe der Gaschromatographie (2.2.28, Dampfraumanalyse, Methode b).

Untersuchungslösung: 0,2 g Substanz werden in einer 10-ml-Probeflasche in 5 ml Wasser *R* dispergiert.

Referenzlösung: 4 mg Toluol *R* werden mit Wasser *R* zu 1000 ml gemischt. 5 ml Lösung werden in eine 10-ml-Probeflasche gegeben.

Die Chromatographie kann durchgeführt werden mit
- einer Säule von 25 m Länge und 0,32 mm innerem Durchmesser, belegt mit Poly[cyanopropyl(7)phenyl(7)methyl(86)]siloxan *R* (Filmdicke 1,2 µm)
- Helium zur Chromatographie *R* als Trägergas (Splitverhältnis 1:25, Druck am Kopf der Säule 40 kPa)
- einem Flammenionisationsdetektor.

Die Temperatur der Säule wird bei 80 °C, die des Probeneinlasses bei 180 °C und die des Detektors bei 220 °C gehalten.

Jede Lösung wird 1 h lang bei 90 °C gehalten. Auf die Säule wird 1 ml Gasphase gegeben.

Trocknungsverlust (2.2.32): Höchstens 0,5 Prozent, mit 1,000 g Substanz durch Trocknen im Vakuum bei 60 °C bestimmt.

Sulfatasche (2.4.14): Höchstens 0,1 Prozent, mit 1,0 g Substanz bestimmt.

Gehaltsbestimmung

0,450 g Substanz, in 50 ml einer Mischung gleicher Volumteile wasserfreier Essigsäure *R* und Ethylmethylketon *R* gelöst, werden mit Perchlorsäure (0,1 mol · l^{-1}) titriert. Der Endpunkt wird mit Hilfe der Potentiometrie (2.2.20) bestimmt.

F

Monographien

1 ml Perchlorsäure (0,1 mol · l^{-1}) entspricht 51,84 mg $C_{24}H_{21}Cl_2N_3O_4S$.

Lagerung

Gut verschlossen, vor Licht geschützt.

Verunreinigungen

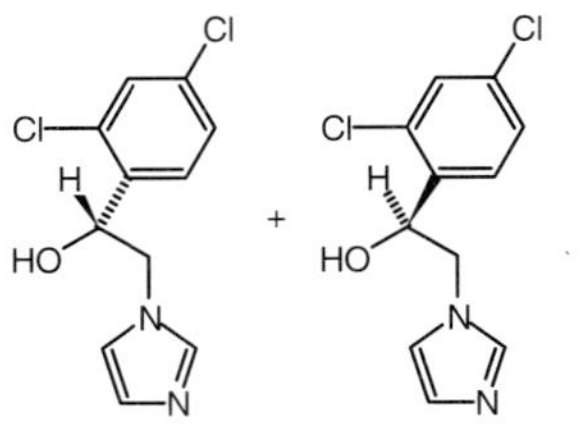

A. (*RS*)-1-(2,4-Dichlorphenyl)-2-(1*H*-imidazol-1-yl)ethanol

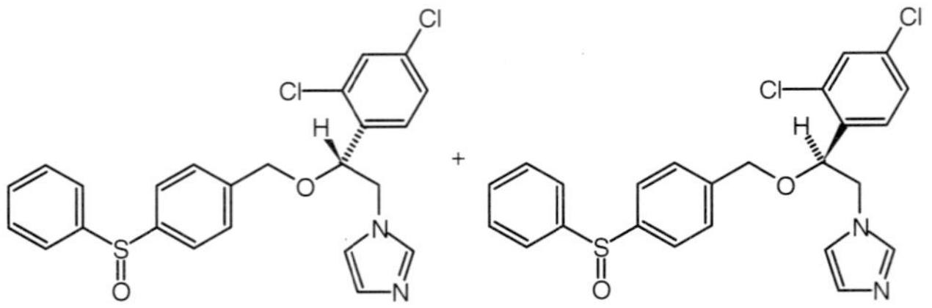

B. (*RS*)-1-[2-(2,4-Dichlorphenyl)-2-[4-(phenylsulfinyl)benzyloxy]ethyl]-1*H*-imidazol

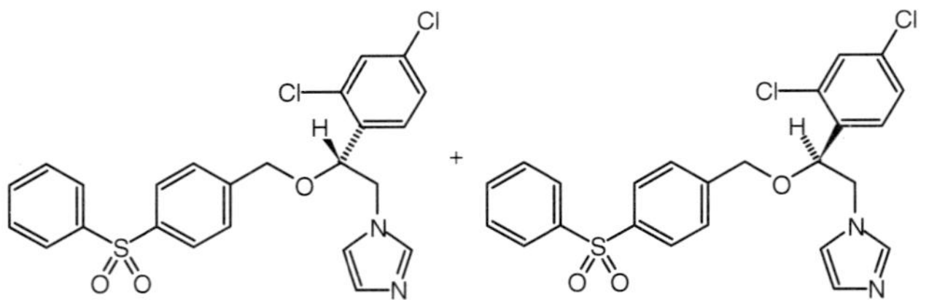

C. (*RS*)-1-[2-(2,4-Dichlorphenyl)-2-[4-(phenylsulfonyl)benzyloxy]ethyl]-1*H*-imidazol

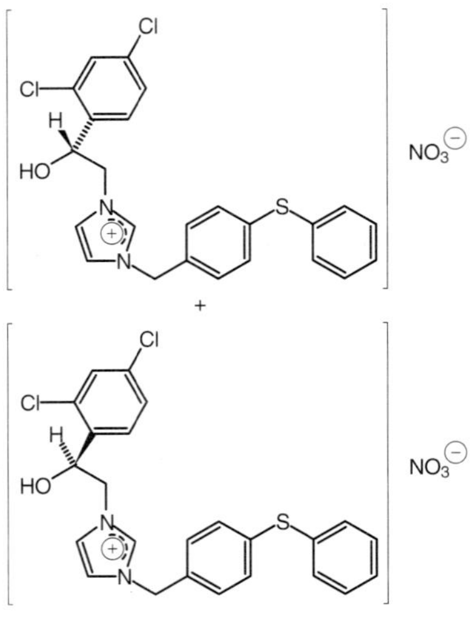

D. (*RS*)-1-[2-(2,4-Dichlorphenyl)-2-hydroxyethyl]-3-[4-(phenylsulfanyl)benzyl]imidazol-nitrat

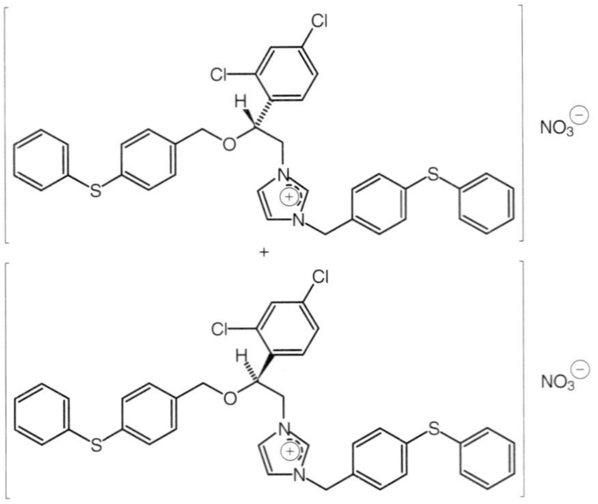

E. (*RS*)-1-[2-(2,4-Dichlorphenyl)-2-[4-(phenylsulfanyl)benzyloxy]ethyl]-3-[4-(phenylsulfanyl)benzyl]imidazol-nitrat.

2000, 1468

Fermentationsprodukte

Producta ab fermentatione

Diese Monographie ist auf indirekte, durch Fermentation erhaltene Genprodukte anwendbar.

Sie ist nicht anwendbar auf

- *Impfstoffe für den Menschen und Impfstoffe für Tiere in Monographien des Arzneibuchs*
- *Produkte, die mit Hilfe von kontinuierlichen Zellinien vom Menschen oder vom Tier gewonnen werden*
- *direkte Genprodukte, die von Nukleinsäuren in Proteine transkribiert und translatiert werden, mit oder ohne Modifikation nach der Translation*
- *Produkte, die halbsynthetisch aus Fermentationsprodukten oder durch Biokatalyse gewonnen werden*
- *Nährmediumkonzentrate oder nicht aufgearbeitete Fermentationsprodukte.*

Der Text in dieser Monographie ist nur anwendbar auf Produkte, die in spezifischen Monographien des Arzneibuchs beschrieben sind und unmittelbar durch Fermentation, wie nachstehend angegeben, gewonnen werden. Die Anforderungen gelten nicht notwendigerweise für Fermentationsprodukte, die nicht in Monographien beschrieben sind. Die zuständige Behörde kann jedoch die Anforderungen der vorliegenden Monographie zu deren Beurteilung heranziehen.

Definition

Fermentationsprodukte im Sinne dieser Monographie sind aktive oder inaktive Arzneistoffe, die durch kontrollierte Fermentation in Form indirekter Genprodukte gewonnen werden. Sie stellen primäre oder sekundäre Stoffwechselprodukte von Mikroorganismen, wie Bakterien, Hefepilzen, Pilzen und Mikroalgen, dar, die durch herkömmliche Verfahren oder mittels rDNA-Rekombinationstechnologie modifiziert sein können. Solche Stoffwechselprodukte sind Vitamine, Aminosäuren, Antibiotika, Alkaloide und Polysaccharide. Sie können durch (diskontinuierliche) Batch-Fermentationsverfahren oder durch kontinuierliche Fermentationsverfahren mit nachfolgenden Prozeßschritten wie Extraktion, Konzentration, Reinigung und Isolation gewonnen werden.

Herstellung

Die Herstellung beruht auf einem validierten Verfahren, das sich als geeignet erwiesen hat. Das Ausmaß der Validierung wird durch die kritischen Stufen im Herstellungsprozeß bestimmt.

Charakterisierung des zur Herstellung verwendeten Mikroorganismus

Die Herkunft des für die Herstellung verwendeten Mikroorganismus muß belegt und der Mikroorganismus ausreichend charakterisiert sein. Dazu können die Bestimmung seines Phänotyps, makroskopische und mikroskopische Verfahren sowie biochemische Prüfungen und gegebenenfalls die Bestimmung des Genotyps sowie molekulargenetische Prüfungen gehören.

Verfahren mit einem Saatgutsystem

Die Masterzellbank ist eine homogene Suspension oder ein Lyophilisat der ursprünglichen Zellen, die in einzelnen Gefäßen aufbewahrt werden. Die Lebens- und Vermehrungsfähigkeit der Zellen unter den gewählten Lagerungsbedingungen und ihre Fähigkeit, nach der Lagerung einen zufriedenstellenden Herstellungsprozeß zu gewährleisten, müssen nachgewiesen sein. Die Vermehrung der Masterzellbank geschieht über ein Saatgutsystem und unter Verwendung einer Arbeitszellbank.

Die Arbeitszellbank ist eine homogene Suspension oder ein Lyophilisat des Zellmaterials, das von der Masterzellbank stammt und in gleichen Volumen auf einzelne Gefäße verteilt gelagert wird (zum Beispiel in flüssigem Stickstoff). Die Herstellung kann (diskontinuierlich) im Batchverfahren oder in kontinuierlichen Verfahren erfolgen und wird unter festgelegten Bedingungen beendet.

Alle Gefäße einer Zellbank werden unter gleichen Bedingungen gelagert. Wenn sie einmal aus dem Lagerbestand entnommen worden sind, dürfen die einzelnen Ampullen, Durchstechflaschen oder Kulturstäbchen nicht in die Zellbank zurückgebracht werden.

Verfahren mit schrittweisem Wachstum in Zellkulturen

Der Inhalt eines Gefäßes mit der Arbeitszellbank wird, falls erforderlich nach Resuspendieren der Zellen, als Inokulum für ein geeignetes Nährmedium verwendet. Nach einer geeigneten Wachstumsphase werden die Kulturen verwendet, um den Fermentationsprozeß in Gang zu bringen, falls erforderlich nach einer Vorkultur in einem Vorfermenter. Die Bedingungen sind für jeden Verfahrensschritt festgelegt und müssen bei jedem Herstellungszyklus eingehalten werden.

Kontrolle bei Verfahrensänderungen

Wird das Herstellungsverfahren so geändert, daß sich das Verunreinigungsprofil des Produkts signifikant ändert, müssen die kritischen Schritte, die mit dieser Änderung verbunden sind, validiert werden.

Falls sich der bei der Herstellung verwendete Mikroorganismus signifikant geändert und zu einer signifikanten Änderung des Verunreinigungsprofils des Produkts geführt hat, müssen die kritischen Verfahrensschritte, insbesondere die Reinigung und Isolierung, validiert werden.

Bei der Validierung muß gezeigt werden, daß neue Verunreinigungen des Produkts, die aus der Änderung resultieren, durch Prüfungen erfaßt werden. Falls erforderlich werden zusätzliche oder andere Prüfungen mit geeigneten Grenzwerten eingeführt. Führt die Verfahrensänderung oder der veränderte Mikroorganismus zu einer Zunahme einer bereits vorhandenen Verunreinigung, muß beurteilt werden, ob diese Zunahme vertretbar ist.

Wird die Masterzellbank ersetzt, müssen die kritischen Schritte des Herstellungsverfahrens erneut validiert werden, um zu zeigen, daß die Qualität und Sicherheit des Produkts nicht beeinträchtigt werden. Besonders zu beachten sind Änderungen im Verunreinigungsprofil, wenn im Verfahren ein modifizierter oder neuer Mikroorganismus für die Herstellung verwendet wird.

Ausgangsmaterialien

Die Ausgangsmaterialien, die für die Fermentation und/oder die Aufarbeitung verwendet werden, müssen von geeigneter Qualität sein. Sie müssen geprüft werden, um sicherzustellen, daß sie den schriftlich festgehaltenen Spezifikationen entsprechen.

Mikroorganismen in Nährmedien oder in der zur Belüftung zugeführten Luft dürfen nur in so kleiner Anzahl vorhanden sein, daß eine dadurch bedingte Kontamination die Qualität, Reinheit und Sicherheit des Produkts nicht beeinträchtigt. Nährstoffe, Vorläufersubstanzen und Substrate müssen während der Fermentation unter aseptischen Bedingungen zugesetzt werden.

In-Prozeß-Kontrollen

In-Prozeß-Kontrollen gewährleisten während der Fermentation und der Aufarbeitung gleichmäßige Bedingungen und damit die Qualität des isolierten Produkts. Insbesondere ist darauf zu achten, daß jede mikrobielle Verunreinigung, die Qualität, Reinheit und Sicherheit des Produkts beeinträchtigen kann, durch Kontrolle nachgewiesen wird.

Zur Kontrolle der Herstellungsbedingungen können Parameter wie

- Temperatur
- *p*H-Wert
- Durchflußgeschwindigkeit der zur Belüftung verwendeten Luft
- Rührgeschwindigkeit
- Druck

angewendet werden. Die Konzentration des angestrebten Fermentationsprodukts kann aufgezeichnet werden.

Aufarbeitung

Am Ende der Fermentation wird der zur Herstellung verwendete Mikroorganismus inaktiviert oder entfernt. Die

F

Monographien

weitere Aufarbeitung erfolgt so, daß Überreste des Kulturmediums auf eine annehmbare Konzentration vermindert werden und somit sichergestellt ist, daß das gewünschte Produkt in gleichbleibender Qualität gewonnen wird.

Für die angewendeten Reinigungsverfahren, wie zum Beispiel Behandlung mit Aktivkohle, Ultrafiltration oder Lösungsmittelextraktion, muß gezeigt werden, daß

- Überreste von Mikroorganismen, die zur Herstellung verwendet werden
- Kulturmedien, Substrate und Vorläufersubstanzen
- unerwünschte Umwandlungsprodukte von Substraten und Vorläufersubstanzen

weitgehend oder vollständig entfernt werden.

Falls erforderlich werden geeignete Prüfungen als In-Prozeß-Kontrollen oder am isolierten Fermentationsprodukt durchgeführt.

Prüfung auf Identität, Prüfung auf Reinheit und Gehaltsbestimmung

Die Anforderungen, die das Produkt während der Laufzeit erfüllen muß, und die spezifischen Prüfmethoden sind in den einzelnen Produkt-Monographien angegeben.

Lagerung

Siehe jeweilige Produkt-Monographien.

Beschriftung

Siehe jeweilige Produkt-Monographien.

2000, 903

Fibrin-Kleber

Fibrini glutinum

Definition

Fibrin-Kleber besteht im wesentlichen aus zwei Bestandteilen, der Komponente 1 (Fibrinogenkonzentrat), einer Proteinfraktion, die Fibrinogen vom Menschen und Faktor XIII vom Menschen enthält, sowie der Komponente 2, einer Zubereitung, die Thrombin vom Menschen enthält. Nach Lösung und Verbindung beider Komponenten aktiviert die zweite in Gegenwart von Calciumionen aus der ersten Fibrin. Andere Bestandteile (zum Beispiel Fibronectin vom Menschen und ein Plasminhemmer wie Aprotinin) sowie Stabilisatoren (zum Beispiel Albumin vom Menschen) können vor oder nach der thrombininduzierten Erzeugung von Fibrin zugesetzt werden. Ein Konservierungsmittel darf nicht zugesetzt werden.

Bestandteile, die vom Menschen stammen, werden aus Plasma gewonnen, das den Anforderungen der Monographie **Plasma vom Menschen zur Fraktionierung (Plasma humanum ad separationem)** entspricht. Ein Antibiotikum darf dem verwendeten Plasma nicht zugesetzt worden sein.

Nach dem Auftauen oder Lösen mit dem in der Beschriftung angegebenen Volumen des Lösungsmittels muß die Komponente 1 mindestens 60 g je Liter gerinnbares Protein und mindestens 10 Einheiten des Faktors XIII je Milliliter enthalten; die Thrombinaktivität der Komponente 2 variiert stark (etwa 4 bis 500 I.E. je Milliliter).

Herstellung

Das Herstellungsverfahren umfaßt einen oder mehrere Schritte, die bekannte Infektionserreger nachweislich entfernen oder inaktivieren. Falls virusinaktivierende Substanzen während der Herstellung verwendet werden, muß das darauf folgende Reinigungsverfahren in bezug auf seine Fähigkeit, diese Substanzen auf eine geeignete Konzentration zu reduzieren, validiert werden. Alle Rückstände müssen auf eine Konzentration reduziert werden, die die Sicherheit der Zubereitung für den Patienten gewährleistet.

Bestandteile oder Mischungen von Bestandteilen werden durch ein bakterienzurückhaltendes Filter filtriert und aseptisch in sterile Behältnisse gefüllt. Behältnisse mit gefriergetrockneten Bestandteilen werden unter Vakuum verschlossen oder vor dem Verschließen mit sauerstofffreiem Stickstoff oder einem anderen geeigneten Inertgas gefüllt. Die Behältnisse werden so verschlossen, daß eine Kontamination verhindert wird.

Eigenschaften

Gefriergetrocknete Bestandteile sind Pulver oder leicht brüchige Massen, weiß bis gelblich. Eingefrorene Bestandteile sind farblose bis gelbliche, undurchsichtige Massen. Flüssige Bestandteile sind farblos bis gelblich.

Die gefriergetrockneten und die eingefrorenen Bestandteile werden unmittelbar vor der „Prüfung auf Identität" und vor den anderen Prüfungen, mit Ausnahme der Prüfungen „Löslichkeit" und „Wasser", wie in der Beschriftung angegeben gelöst oder aufgetaut.

I. Komponente 1 (Fibrinogenkonzentrat)

Prüfung auf Identität

A. Unter Verwendung einer geeigneten Reihe artspezifischer Antisera wird das Präzipitationsverhalten der Zubereitung geprüft. Die Prüfung soll unter Verwendung von spezifischen Antisera durchgeführt werden, die gegen Plasmaproteine aller Arten von Haustieren gerichtet sind, welche für die Herstellung von Substanzen biologischer Herkunft im jeweiligen Herstellungsland verwendet werden. Die Zubereitung enthält Proteine vom Menschen und gibt negative Reaktionen mit Antisera gegen Plasmaproteine anderer Arten.

B. Die „Wertbestimmung" des funktionellen Fibrinogens trägt zur Identifizierung der Komponente 1 bei.

C. Die „Wertbestimmung" des funktionellen Faktors XIII trägt zur Identifizierung der Komponente 1 bei.

Prüfung auf Reinheit

***p*H-Wert** (2.2.3): Der *p*H-Wert der Zubereitung muß zwischen 6,5 und 8,0 liegen.

Löslichkeit: Gefriergetrocknete Konzentrate müssen sich innerhalb von 20 min im Volumen des in der Beschriftung angegebenen Lösungsmittels und bei der angegebenen Temperatur auflösen und eine fast farblose, klare bis schwach trübe Lösung bilden.

Stabilität der Lösung: Innerhalb von 120 min nach dem Lösen darf keine Gelbildung eintreten.

Wasser (2.5.12): Höchstens 3,0 Prozent (*m/m*), mit der gefriergetrockneten Zubereitung nach der Karl-Fischer-Methode bestimmt.

Sterilität (2.6.1): Die Zubereitung muß der Prüfung entsprechen.

Bestimmung der Wirksamkeit

Fibrinogen (gerinnbares Protein): *Methode A oder Methode B wird angewendet.*

Der ermittelte Gehalt an gerinnbarem Protein in Milligramm muß mindestens 70 Prozent und darf höchstens 130 Prozent der angegebenen Menge betragen.

A. *Gerinnbares Protein (Stickstoffbestimmung nach Kjeldahl).* 0,2 ml der gelösten Zubereitung werden mit 2 ml einer geeigneten Pufferlösung (*p*H-Wert 6,6 bis 6,8) gemischt, die eine ausreichende Menge Thrombin (etwa 3 I.E. je Milliliter) und Calcium (0,05 mol je Liter) enthält. Die Mischung wird 20 min lang bei 37 °C gehalten, der Niederschlag wird durch Zentrifugieren abgetrennt (5000 *g*, 20 min lang) und gründlich mit einer Lösung von Natriumchlorid *R* ($9 \text{ g} \cdot \text{l}^{-1}$) gewaschen. Der Stickstoffgehalt wird mit Hilfe der Kjeldahl-Bestimmung (2.5.9) ermittelt. Der Proteingehalt wird durch Multiplikation des Ergebnisses mit 6,0 errechnet.

B. *Gerinnungsbestimmung.* Die gelöste Zubereitung wird mit einer Lösung von Natriumchlorid *R* ($9 \text{ g} \cdot \text{l}^{-1}$) verdünnt, bis der Fibrinogengehalt zwischen 0,1 und 1,0 mg je Milliliter liegt. 0,2 ml der Verdünnung werden 60 s lang bei 37 °C gehalten; dann werden 0,2 ml einer geeigneten Lösung von Thrombin *R* (etwa 20 I.E. je Milliliter und mit einem Calciumgehalt von mindestens 1 mmol je Liter) zugesetzt. Die Gerinnungszeit wird durch eine geeignete Methode bestimmt. Das Verfahren wird mit mindestens jeweils drei verschiedenen Verdünnungen eines geeigneten Referenz-Fibrinogens (zum Beispiel Referenz-Humanplasma) innerhalb des oben angegebenen Gehaltsbereiches wiederholt. Referenz-Humanplasma ist gegen einen Pool aus Frischplasma (>100 Spender) mit Hilfe der Wertbestimmung kalibriert. Unter Verwendung der gemessenen Gerinnungszeiten für die Referenzverdünnungen und des Fibrinogengehalts wird eine Eichkurve auf doppellogarithmisches Millimeterpapier gezeichnet; aus dieser Kurve wird der Fibrinogengehalt der zu prüfenden Zubereitung ermittelt.

Faktor XIII: Zur Bestimmung der Wirksamkeit (funktioneller Faktor XIII) werden geeignete Verdünnungen der gelösten Komponente 1 und Referenz-Humanplasma (Referenzzubereitung) hergestellt, als Verdünnungsmittel wird einer Lösung von Natriumchlorid *R* ($9 \text{ g} \cdot \text{l}^{-1}$), die $4 \text{ g} \cdot \text{l}^{-1}$ Albumin vom Menschen enthält, verwendet. Um das Fibrinogen zur Gerinnung zu bringen, werden jeder Verdünnung geeignete Mengen einer Lösung von Fibrinogen vom Rind, die frei von Faktor-XIII-Aktivität ($A_{\text{F XIII}}$) ist, sowie ein Überschuß an Calcium und Thrombin zugesetzt. Der Ansatz wird 1 h lang bei 37 °C stehengelassen. Jedem Reagenzglas wird eine geeignete Menge einer Lösung von Chloressigsäure *R* ($10 \text{ g} \cdot \text{l}^{-1}$) zugesetzt. Jedes Reagenzglas wird alle 10 min geschüttelt. Nach 30 min wird für jede Probe der größte Verdünnungsfaktor (*D*) notiert, bei dem sich das Gerinnsel noch nicht aufgelöst hat. Die Faktor-XIII-Aktivität in Einheiten je Milliliter wird wie folgt berechnet:

$$A_{\text{F XIII}} = \frac{D_{\text{komp 1}}}{D_{\text{ref}}} \cdot A_{\text{F XIII (ref)}}$$

Die in Einheiten ermittelte Wirksamkeit muß mindestens 60 und darf höchstens 140 Prozent der angegebenen Wirksamkeit betragen.

F

Monographien

II. Komponente 2 (Thrombin-Zubereitung)

Prüfung auf Identität

A. Unter Verwendung einer geeigneten Reihe artspezifischer Antisera wird das Präzipitationsverhalten der Zubereitung geprüft. Die Prüfung soll unter Verwendung von spezifischen Antisera durchgeführt werden, die gegen Plasmaproteine aller Arten von Haustieren gerichtet sind, welche für die Herstellung von Substanzen biologischer Herkunft im jeweiligen Herstellungsland verwendet werden. Die Zubereitung enthält Proteine vom Menschen und gibt negative Reaktionen mit Antisera gegen Plasmaproteine anderer Arten.

B. Die Wertbestimmung des funktionellen Thrombins trägt zur Identifizierung der Zubereitung bei.

Prüfung auf Reinheit

***p*H-Wert** (2.2.3): Der *p*H-Wert der Zubereitung muß zwischen 6,0 und 8,0 liegen.

Löslichkeit: Gefriergetrocknete Zubereitungen müssen sich innerhalb von 5 min in dem in der Beschriftung angegebenen Volumen des Lösungsmittels lösen und eine farblose, klare bis schwach trübe Lösung bilden.

Wasser (2.5.12): Höchstens 3,0 Prozent (*m/m*), mit der gefriergetrockneten Zubereitung nach der Karl-Fischer-Methode bestimmt.

Sterilität (2.6.1): Die Zubereitung muß der Prüfung entsprechen.

Wertbestimmung

Thrombin: Die gelöste Zubereitung wird vor der Bestimmung mit einer Lösung von Natriumchlorid *R* ($9 \text{ g} \cdot \text{l}^{-1}$), die $10 \text{ g} \cdot \text{l}^{-1}$ Rinderalbumin *R* enthält, so verdünnt, daß sie etwa 4 bis 10 I.E. Thrombin je Milliliter enthält. 0,1 ml der Verdünnung werden 0,9 ml einer Lösung von Fibrinogen (0,1 Prozent (*m*/V) gerinnbares Protein) zugesetzt, auf 30 °C erwärmt, und die Messung der Gerinnungszeit wird sofort begonnen. Das Verfahren wird mit jeder von mindestens drei Verdünnungen einer in Internationalen Einheiten eingestellten Standardzubereitung von Thrombin in dem oben genannten Bereich wiederholt. Unter Verwendung der gemessenen Gerinnungszeiten für die Verdünnungen der Standardzubereitung und des Gehalts an Thrombineinheiten wird eine Eichkurve auf doppellogarithmisches Millimeterpapier gezeichnet; aus dieser Kurve wird der Gehalt an Thrombin in Internationalen Einheiten ermittelt.

Die ermittelte Wirksamkeit muß mindestens 80 und darf höchstens 125 Prozent der angegebenen Wirksamkeit betragen.

Lagerung

Vor Licht geschützt.

Beschriftung

Die Beschriftung gibt insbesondere an
- den Gehalt an Fibrinogen (Milligramm gerinnbares Protein), Faktor XIII (Einheiten) und Thrombin (Internationale Einheiten) je Behältnis
- falls zutreffend, das Volumen des Lösungsmittels für die Lösung der Zubereitung.

2000, 1324

Flecainidacetat

Flecainidi acetas

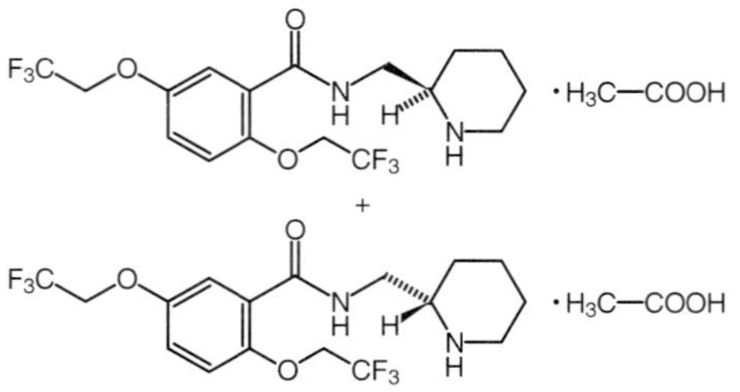

$C_{19}H_{24}F_6N_2O_5$ M_r 474,4

Definition

Flecainidacetat enthält mindestens 98,0 und höchstens 101,0 Prozent *N*-[(*RS*)-(Piperidin-2-ylmethyl)]-2,5-bis(2,2,2-trifluorethoxy)benzamid-acetat, berechnet auf die getrocknete Substanz.

Eigenschaften

Weißes bis fast weißes, kristallines, sehr hygroskopisches Pulver; löslich in Wasser und wasserfreiem Ethanol. Die Substanz löst sich sehr leicht in verdünnter Essigsäure und ist praktisch unlöslich in verdünnter Salzsäure.

Prüfung auf Identität

1: A, C.
2: A, B, D.

A. Schmelztemperatur (2.2.14): 146 bis 152 °C. Das Schmelzintervall ist nicht größer als 3 °C.

B. 50 mg Substanz werden in Ethanol 96 % *R* zu 50,0 ml gelöst. 5,0 ml Lösung werden mit Ethanol 96 % *R* zu 50,0 ml verdünnt. Diese Lösung, zwischen 230 und 350 nm gemessen, zeigt ein Absorptionsmaximum (2.2.25) bei 298 nm. Die spezifische Absorption, im Maximum gemessen, liegt zwischen 61 und 65.

C. Die Prüfung erfolgt mit Hilfe der IR-Spektroskopie (2.2.24) durch Vergleich des Spektrums der Substanz mit dem von Flecainidacetat *CRS*.

D. Die Substanz gibt die Identitätsreaktion b auf Acetat (2.3.1).

Prüfung auf Reinheit

Aussehen der Lösung: 0,25 g Substanz werden in Wasser *R* gelöst. Die Lösung wird nach Zusatz von 0,05 ml Essigsäure 98 % *R* mit Wasser *R* zu 10 ml verdünnt. Die Lösung muß klar (2.2.1) und farblos (2.2.2, Methode II) sein.

***p*H-Wert** (2.2.3): 0,25 g Substanz werden in kohlendioxidfreiem Wasser *R* zu 10 ml gelöst. Der *p*H-Wert der Lösung muß zwischen 6,7 und 7,1 liegen.

Verwandte Substanzen: Die Prüfung erfolgt mit Hilfe der Flüssigchromatographie (2.2.29).

Untersuchungslösung: 0,25 g Substanz werden in Methanol *R* zu 25,0 ml gelöst.

Referenzlösung a: 5,0 ml Untersuchungslösung werden mit Methanol *R* zu 100,0 ml verdünnt. 1,0 ml dieser Lösung wird mit Methanol *R* zu 10,0 ml verdünnt.

Referenzlösung b: 25 mg Flecainidacetat *CRS* und 25 mg Flecainid-Verunreinigung A *CRS* werden in Methanol *R* zu 25,0 ml gelöst.

Die Chromatographie kann durchgeführt werden mit
- einer Säule aus rostfreiem Stahl von 0,15 m Länge und 4,6 mm innerem Durchmesser, gepackt mit octylsilyliertem Kieselgel zur Chromatographie *R* (5 µm)
- einer Mischung der mobilen Phasen A und B unter Einsatz der Gradientenelution bei einer Durchflußrate von 2 ml je Minute:
  Mobile Phase A: 2 ml konzentrierte Ammoniak-Lösung *R* werden mit 4 ml Triethylamin *R* und anschließend mit 985 ml Wasser *R* gemischt; nach Zusatz von 6 ml Phosphorsäure 85 % *R* wird der *p*H-Wert der Lösung mit konzentrierter Ammoniak-Lösung *R* auf 2,8 eingestellt
  Mobile Phase B: Acetonitril *R*

Zeit (min)	Mobile Phase A (% *V/V*)	Mobile Phase B (% *V/V*)	Erläuterungen
	90	10	Äquilibrierung
0 – 12	90 → 30	10 → 70	linearer Gradient
12 – 17	30	70	isokratisch
17 – 19	30 → 90	70 → 10	linearer Gradient
19 – 21	90	10	Re-Äquilibrierung

- einem Spektrometer als Detektor bei einer Wellenlänge von 300 nm
- einer Probenschleife.

Falls keine geeignete Basislinie erhalten wird, wird eine andere Qualität von Triethylamin verwendet.

20 µl Referenzlösung b werden eingespritzt. Die Prüfung darf nur ausgewertet werden, wenn die Auflösung zwischen den beiden Peaks im Chromatogramm mindestens 4 beträgt.

Je 20 µl Untersuchungslösung und Referenzlösung a werden eingespritzt. Im Chromatogramm der Untersuchungslösung darf keine Peakfläche, mit Ausnahme der des Hauptpeaks, größer sein als das 0,4fache der Fläche des Hauptpeaks im Chromatogramm der Referenzlösung a (0,2 Prozent). Die Summe aller Peakflächen, mit Ausnahme der des Hauptpeaks, darf nicht größer sein als die Fläche des Peaks im Chromatogramm der Referenzlösung a (0,5 Prozent). Peaks, deren Fläche kleiner ist als das 0,02fache der Fläche des Hauptpeaks im Chromatogramm der Referenzlösung a, werden nicht berücksichtigt.

Verunreinigung B: Die Prüfung erfolgt mit Hilfe der Dünnschichtchromatographie (2.2.27) unter Verwendung einer DC-Platte mit Kieselgel F_{254} *R*.

Untersuchungslösung: 0,10 g Substanz werden in Methanol *R* zu 2 ml gelöst.

Referenzlösung: 10 mg Flecainid-Verunreinigung B *CRS* werden in Methanol *R* zu 100 ml gelöst (Lösung A). 0,10 g Flecainidacetat *CRS* werden in der Lösung A zu 2 ml gelöst.

Auf die Platte werden 5 µl jeder Lösung aufgetragen. Die Chromatographie erfolgt mit einer frisch hergestellten Mischung von 5 Volumteilen konzentrierter Ammoniak-Lösung *R* und 95 Volumteilen Aceton *R* über eine Laufstrecke von 10 cm. Die Platte wird so lange bei 100 bis 105 °C erhitzt, bis kein Geruch von Ammoniak mehr wahrnehmbar ist. Die Lage des Flecainid-Flecks wird im ultravioletten Licht bei 254 nm festgestellt. Anschließend wird die Platte mit einer frisch hergestellten Lösung von Ninhydrin *R* (2 g · l^{-1}) in Methanol *R* besprüht, 2 bis 5 min lang bei 100 bis 110 °C erhitzt und im Tageslicht ausgewertet. Im Chromatogramm der Untersuchungslösung darf ein der Verunreinigung B entsprechender Fleck nicht größer oder stärker gefärbt sein als der entsprechende Fleck im Chromatogramm der Referenzlösung (0,2 Prozent). Die Prüfung darf nur ausgewertet werden, wenn das Chromatogramm der Referenzlösung deutlich voneinander getrennt 2 Flecke zeigt.

Schwermetalle (2.4.8): 1,0 g Substanz muß der Grenzprüfung C auf Schwermetalle entsprechen (20 ppm). Zur Herstellung der Referenzlösung werden 2 ml Blei-Lösung (10 ppm Pb) *R* verwendet.

Trocknungsverlust (2.2.32): Höchstens 0,5 Prozent, mit 1,000 g Substanz durch 2 h langes Trocknen im Vakuumtrockenschrank bei 60 °C und höchstens 0,6 kPa bestimmt.

Sulfatasche (2.4.14): *Die Prüfung erfolgt im Platintiegel.*

Höchstens 0,1 Prozent, mit 1,0 g Substanz bestimmt.

Gehaltsbestimmung

0,400 g Substanz, in 25 ml wasserfreier Essigsäure *R* gelöst, werden mit Perchlorsäure (0,1 mol · l^{-1}) titriert. Der Endpunkt wird mit Hilfe der Potentiometrie (2.2.20) bestimmt.

1 ml Perchlorsäure (0,1 mol · l^{-1}) entspricht 47,44 mg $C_{19}H_{24}F_6N_2O_5$.

Lagerung

Gut verschlossen, vor Licht geschützt.

Verunreinigungen

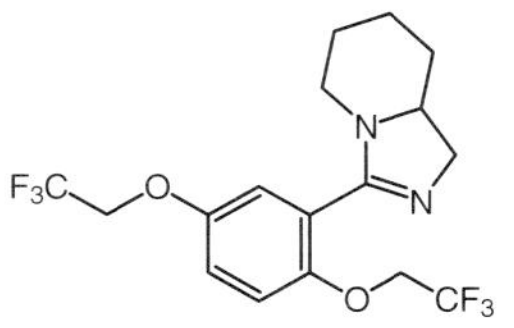

A. 3-[2,5-Bis(2,2,2-trifluorethoxy)phenyl]-1,5,6,7,8,8a-hexahydroimidazo[1,5-*a*]pyridin

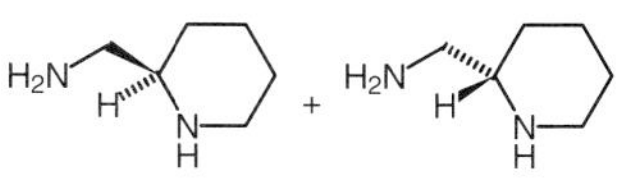

B. (*RS*)-(Piperidin-2-yl)methanamin

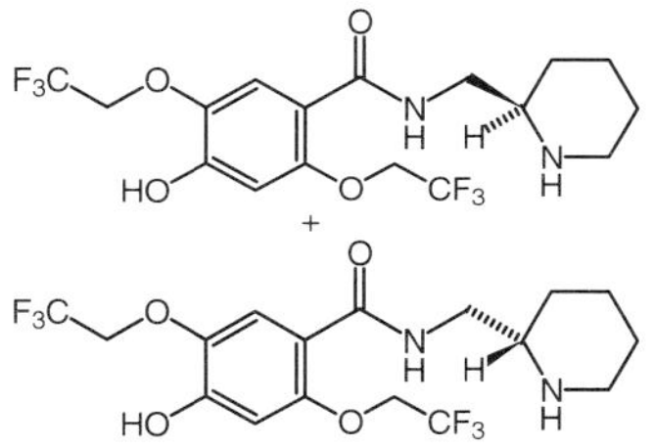

C. (*RS*)-4-Hydroxy-*N*-(piperidin-2-ylmethyl)-2,5-bis(2,2,2-trifluorethoxy)benzamid

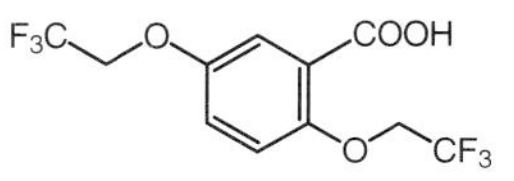

D. 2,5-Bis(2,2,2-trifluorethoxy)benzoesäure

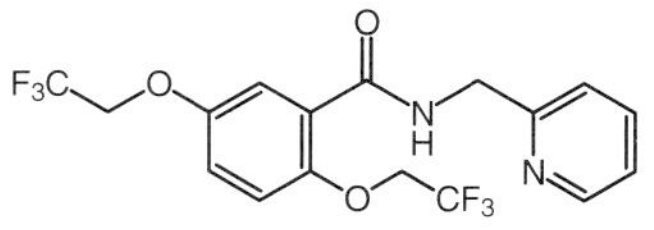

E. *N*-(Pyridin-2-ylmethyl)-2,5-bis(2,2,2-trifluorethoxy)benzamid.

2000, 1333

Indische Flohsamen

Plantaginis ovatae semen

Definition

Indische Flohsamen bestehen aus den getrockneten, reifen Samen von *Plantago ovata* Forssk. (*P. ispaghula* Roxb.).

Eigenschaften

Die Droge weist die unter „Prüfung auf Identität, A und B" beschriebenen makroskopischen und mikroskopischen Merkmale auf.

Prüfung auf Identität

A. Die blaßrosa bis beigefarbenen Samen sind glatt, von schiffchenähnlicher Gestalt, gekrümmt, 1,5 bis 3,5 mm lang, 1,5 bis 2 mm breit und 1 bis 1,5 mm dick. Die konkave Seite zeigt im Zentrum einen hellen Fleck, der dem Hilum entspricht, die konvexe Seite einen hellbraunen Fleck, welcher der Lage des Embryos entspricht und bis etwa ein Viertel der Samenlänge einnimmt.

B. Die Droge wird pulverisiert (355). Das Pulver ist hellbraun. Die Prüfung erfolgt unter dem Mikroskop, wobei Milchsäure-Reagenz *R* verwendet wird. Das Pulver zeigt folgende Merkmale: Bruchstücke des Episperms mit polygonalen, schleimführenden Zellen; Fragmente der inneren Schichten der Samenschale, bestehend aus bräunlichen, dünnwandigen Zellen, häufig mit anhaftenden äußeren Schichten des Endosperms; Aleuronkörner und Öltröpfchen führende Endospermfragmente mit dicken, cellulosehaltigen Wänden; einige wenige Bruchstücke des Embryos mit dünnwandigen Zellen. Wird unter dem Mikroskop unter Verwendung einer 50prozentigen Lösung (*V/V*) von Glycerol *R* geprüft, zeigt das Pulver Stärkekörner mit einem Durchmesser von 3 bis 25 µm, die einzeln oder in Gruppen, 2- bis 4fach zusammengesetzt, auftreten können.

C. Die Prüfung erfolgt mit Hilfe der Dünnschichtchromatographie (2.2.27) unter Verwendung einer DC-Platte mit Kieselgel *R*.

Untersuchungslösung: In einem dickwandigen Zentrifugenröhrchen werden zu 50 mg pulverisierter Droge (355) 2 ml einer Lösung von Trifluoressigsäure *R* ($230\ g \cdot l^{-1}$) gegeben. Nach kräftigem Schütteln wird das Röhrchen verschlossen und die Mischung 1 h lang bei 120 °C erhitzt. Das Hydrolysat wird zentrifugiert, die klare, überstehende Flüssigkeit in einen 50-ml-Kolben gebracht, mit 10 ml Wasser *R* versetzt und unter vermindertem Druck zur Trockne eingedampft. Der Rückstand wird in 10 ml Wasser *R* aufgenommen und die Lösung erneut unter vermindertem Druck zur Trockne eingedampft. Der Rückstand wird in 2 ml Methanol *R* aufgenommen.

Referenzlösung a: 10 mg Arabinose *R* werden in der eben notwendigen Menge Wasser *R* gelöst. Die Lösung wird mit Methanol *R* zu 10 ml verdünnt.

Referenzlösung b: 10 mg Xylose *R* werden in der eben notwendigen Menge Wasser *R* gelöst. Die Lösung wird mit Methanol *R* zu 10 ml verdünnt.

Referenzlösung c: 10 mg Galactose *R* werden in der eben notwendigen Menge Wasser *R* gelöst. Die Lösung wird mit Methanol *R* zu 10 ml verdünnt.

Auf die Platte werden 10 µl jeder Lösung bandförmig aufgetragen. Die Chromatographie erfolgt mit einer Mischung von 15 Volumteilen Wasser *R* und 85 Volumteilen Acetonitril *R* über eine Laufstrecke von 15 cm. Die Platte wird mit Aminohippursäure-Reagenz *R* besprüht, 5 min lang bei 120 °C erhitzt und im Tageslicht ausgewertet. Das Chromatogramm der Untersuchungslösung zeigt 2 orangerosa Zonen (Arabinose und Xylose) sowie eine gelbe Zone (Galactose), die in bezug auf Lage und Farbe den Hauptzonen in den Chromatogrammen der Referenzlösungen entsprechen.

Prüfung auf Reinheit

Fremde Bestandteile (2.8.2): Die Droge muß der Prüfung entsprechen. Die Prüfung wird mit 10,0 g Droge durchgeführt.

Quellungszahl (2.8.4): Mindestens 9, mit der pulverisierten Droge (355) bestimmt.

Trocknungsverlust (2.2.32): Höchstens 10,0 Prozent, mit 1,000 g pulverisierter Droge (355) durch 2 h langes Trocknen im Trockenschrank bei 100 bis 105 °C bestimmt.

Asche (2.4.16): Höchstens 4,0 Prozent.

Lagerung

Gut verschlossen, vor Licht geschützt.

2000, 1334

Indische Flohsamenschalen

Plantaginis ovatae seminis tegumentum

Definition

Indische Flohsamenschalen bestehen aus dem Episperm und angrenzenden, kollabierten Schichten des Samens von *Plantago ovata* Forssk. (*P. ispaghula* Roxb.).

Eigenschaften

Die Droge weist die unter „Prüfung auf Identität, A und B“ beschriebenen makroskopischen und mikroskopischen Merkmale auf.

Prüfung auf Identität

A. Indische Flohsamenschalen bestehen aus blaßrosa bis beigefarbenen, bis etwa 2 mm langen und 1 mm breiten Bruchstücken oder Flocken; manche davon zeigen einen hellbraunen Fleck, der dem Ort entspricht, an dem sich der Embryo vor der Abtrennung vom Samen befand.

B. Die Droge wird pulverisiert (355). Das Pulver ist hellgelb. Die Prüfung erfolgt unter dem Mikroskop, wobei Milchsäure-Reagenz *R* verwendet wird. Das Pulver zeigt folgende Merkmale: Bruchstücke des Episperms mit polygonalen, schleimführenden Zellen; Fragmente der inneren Schichten der Samenschale, bestehend aus bräunlichen, dünnwandigen Zellen, häufig mit anhaftenden äußeren Schichten des Endosperms. Wird unter dem Mikroskop unter Verwendung einer 50prozentigen Lösung (*V/V*) von Glycerol *R* geprüft, zeigt das Pulver wenige Stärkekörner mit einem Durchmesser von 3 bis 25 µm, die einzeln oder in Gruppen, 2- bis 4fach zusammengesetzt, auftreten können.

C. Die Prüfung erfolgt mit Hilfe der Dünnschichtchromatographie (2.2.27) unter Verwendung einer DC-Platte mit Kieselgel *R*.

Untersuchungslösung: In einem dickwandigen Zentrifugenröhrchen werden zu 10 mg pulverisierter Droge (355) 2 ml einer Lösung von Trifluoressigsäure *R* (230 g · l^{-1}) gegeben. Nach kräftigem Schütteln wird das Röhrchen verschlossen und die Mischung 1 h lang bei 120 °C erhitzt. Das Hydrolysat wird zentrifugiert, die klare, überstehende Flüssigkeit in einen 50-ml-Kolben gebracht, mit 10 ml Wasser *R* versetzt und unter vermindertem Druck zur Trockne eingedampft. Der Rückstand wird in 10 ml Wasser *R* aufgenommen und die Lösung erneut unter vermindertem Druck zur Trockne eingedampft. Der Rückstand wird in 2 ml Methanol *R* aufgenommen.

Referenzlösung a: 10 mg Arabinose *R* werden in der eben notwendigen Menge Wasser *R* gelöst. Die Lösung wird mit Methanol *R* zu 10 ml verdünnt.

Referenzlösung b: 10 mg Xylose *R* werden in der eben notwendigen Menge Wasser *R* gelöst. Die Lösung wird mit Methanol *R* zu 10 ml verdünnt.

Referenzlösung c: 10 mg Galactose *R* werden in der eben notwendigen Menge Wasser *R* gelöst. Die Lösung wird mit Methanol *R* zu 10 ml verdünnt.

Auf die Platte werden 10 µl jeder Lösung bandförmig aufgetragen. Die Chromatographie erfolgt mit einer Mischung von 15 Volumteilen Wasser *R* und 85 Volumteilen Acetonitril *R* über eine Laufstrecke von 15 cm. Die Platte wird mit Aminohippursäure-Reagenz *R* besprüht, 5 min lang bei 120 °C erhitzt und im Tageslicht ausgewertet. Das Chromatogramm der Untersuchungslösung zeigt 2 orangerosa Zonen (Arabinose und Xylose) sowie eine gelbe Zone (Galactose), die in bezug auf Lage und Farbe den Hauptzonen in den Chromatogrammen der Referenzlösungen entsprechen.

Prüfung auf Reinheit

Fremde Bestandteile (2.8.2): Die Droge muß der Prüfung entsprechen. Die Prüfung wird mit 5,0 g Droge durchgeführt.

Quellungszahl (2.8.4): Mindestens 40, mit 0,1 g pulverisierter Droge (355) bestimmt.

Trocknungsverlust (2.2.32): Höchstens 12,0 Prozent, mit 1,000 g pulverisierter Droge (355) durch 2 h langes Trocknen im Trockenschrank bei 100 bis 105 °C bestimmt.

Asche (2.4.16): Höchstens 4,0 Prozent.

Lagerung

Gut verschlossen, vor Licht geschützt.

F

Monographien

1998, 668

Flucloxacillin-Natrium

Flucloxacillinum natricum

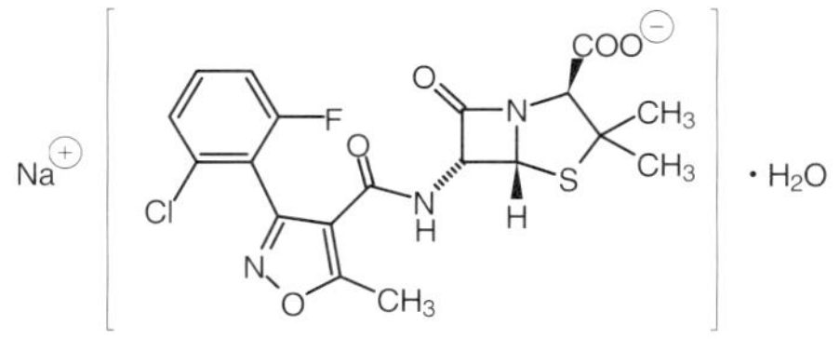

$C_{19}H_{16}ClFN_3NaO_5S \cdot H_2O$ M_r 493,9

Definition

Flucloxacillin-Natrium enthält mindestens 95,0 und höchstens 101,0 Prozent (2*S*,5*R*,6*R*)-6-[[[3-(2-Chlor-6-fluorphenyl)-5-methylisoxazol-4-yl]carbonyl]amino]-3,3-dimethyl-7-oxo-4-thia-1-azabicyclo[3.2.0]heptan-2-carbonsäure, Natriumsalz, berechnet auf die wasserfreie Substanz.

Herstellung

Wird die Substanz nach einem Verfahren hergestellt, bei dem Rückstände von 2-Ethylhexansäure verbleiben könnten, muß sie der folgenden Prüfung entsprechen:

2-Ethylhexansäure: Die Prüfung erfolgt mit Hilfe der Gaschromatographie (2.2.28) unter Anwendung einer geeigneten, validierten Methode. Die Substanz darf höchstens 0,8 Prozent (*m/m*) 2-Ethylhexansäure enthalten.

Eigenschaften

Weißes bis fast weißes, kristallines, hygroskopisches Pulver; leicht löslich in Wasser und Methanol, löslich in Ethanol.

Prüfung auf Identität

1: A, D.

2: B, C, D.

A. Die Prüfung erfolgt mit Hilfe der IR-Spektroskopie (2.2.24) durch Vergleich des Spektrums der Substanz mit dem von Flucloxacillin-Natrium *CRS*.

B. Die Prüfung erfolgt mit Hilfe der Dünnschichtchromatographie (2.2.27) unter Verwendung einer Schicht von silanisiertem Kieselgel H *R*.

Untersuchungslösung: 25 mg Substanz werden in 5 ml Wasser *R* gelöst.

Referenzlösung a: 25 mg Flucloxacillin-Natrium *CRS* werden in 5 ml Wasser *R* gelöst.

Referenzlösung b: Je 25 mg Cloxacillin-Natrium *CRS*, Dicloxacillin-Natrium *CRS* und Flucloxacillin-Natrium *CRS* werden in 5 ml Wasser *R* gelöst.

Auf die Platte wird 1 µl jeder Lösung aufgetragen. Die Chromatographie erfolgt mit einer Mischung von 30 Volumteilen Aceton *R* und 70 Volumteilen einer Lösung von Ammoniumacetat *R* (154 g · l^{-1}), deren *p*H-Wert zuvor mit Essigsäure 98 % *R* auf 5,0 eingestellt wurde, über eine Laufstrecke von 15 cm. Die Platte wurde an der Luft trocknen gelassen und anschließend Iodgas ausgesetzt, bis Flecke erscheinen. Die Auswertung erfolgt im Tageslicht. Der Hauptfleck im Chromatogramm der Untersuchungslösung entspricht in bezug auf Lage, Farbe und Größe dem Hauptfleck im Chromatogramm der Referenzlösung a. Die Prüfung darf nur ausgewertet werden, wenn das Chromatogramm der Referenzlösung b deutlich voneinander getrennt 3 Flecke zeigt.

C. Etwa 2 mg Substanz werden in einem Reagenzglas von etwa 150 mm Länge und 15 mm innerem Durchmesser mit 0,05 ml Wasser *R* befeuchtet. Nach Zusatz von 2 ml Formaldehyd-Schwefelsäure *R* wird der Inhalt des Reagenzglases durch Schütteln gemischt. Die Lösung ist schwach grünlichgelb gefärbt. Wird das Reagenzglas 1 min lang in ein Wasserbad gestellt, entsteht eine Gelbfärbung.

D. Die Substanz gibt die Identitätsreakion a auf Natrium (2.3.1).

Prüfung auf Reinheit

Prüflösung: 2,50 g Substanz werden in kohlendioxidfreiem Wasser *R* zu 25,0 ml gelöst.

Aussehen der Lösung: Die Prüflösung muß klar (2.2.1) sein. Die Absorption (2.2.25) der Prüflösung, bei 430 nm gemessen, darf höchstens 0,04 betragen.

***p*H-Wert** (2.2.3): Der *p*H-Wert der Prüflösung muß zwischen 5,0 und 7,0 liegen.

Spezifische Drehung (2.2.7): 0,250 g Substanz werden in Wasser *R* zu 25,0 ml gelöst. Die spezifische Drehung muß zwischen +158 und +168° liegen, berechnet auf die wasserfreie Substanz.

Verwandte Substanzen: Die Prüfung erfolgt mit Hilfe der Flüssigchromatographie (2.2.29) wie unter „Gehaltsbestimmung" beschrieben.

Die Untersuchungslösung a wird eingespritzt. Die Chromatographie erfolgt über eine Dauer, die der 5fachen Retentionszeit des Hauptpeaks entspricht.

Die Referenzlösung b wird eingespritzt. Im Chromatogramm der Untersuchungslösung a darf keine Peakfläche, mit Ausnahme der des Hauptpeaks, größer sein als die Fläche des Hauptpeaks im Chromatogramm der Referenzlösung b (1 Prozent). Die Summe der Flächen aller Nebenpeaks darf nicht größer sein als das 5fache der Fläche des Hauptpeaks im Chromatogramm der Referenzlösung b (5 Prozent). Peaks, deren Fläche kleiner ist als das 0,05fache der Fläche des Hauptpeaks im Chromatogramm der Referenzlösung b, werden nicht berücksichtigt.

Dimethylanilin: Höchstens 20 ppm. Die Prüfung erfolgt mit Hilfe der Gaschromatographie (2.2.28) unter Verwendung von Naphthalin *R* als Interner Standard.

Interner-Standard-Lösung: 50,0 mg Naphthalin *R* werden in Cyclohexan *R* zu 50,0 ml gelöst. 5,0 ml Lösung werden mit Cyclohexan *R* zu 100,0 ml verdünnt.

Untersuchungslösung: 1,00 g Substanz wird in einem Reagenzglas mit Schliffstopfen mit 5 ml Natriumhydroxid-Lösung (1 mol · l^{-1}) und 1,0 ml Interner-Standard-Lösung versetzt. Das Reagenzglas wird verschlossen und 1 min lang kräftig geschüttelt. Falls erforderlich wird zentrifugiert. Die obere Phase wird verwendet.

Referenzlösung: 50,0 mg N,N-Dimethylanilin *R* werden mit 2 ml Salzsäure *R* und 20 ml Wasser *R* versetzt. Bis zur Lösung wird geschüttelt und mit Wasser *R* zu 50,0 ml verdünnt. 5,0 ml Lösung werden mit Wasser *R* zu 250,0 ml verdünnt. 1,0 ml dieser Lösung wird in einem Reagenzglas mit Schliffstopfen mit 5 ml Natriumhydroxid-Lösung (1 mol · l^{-1}) und 1,0 ml Interner-Standard-Lösung versetzt. Das Reagenzglas wird verschlossen und 1 min lang kräftig geschüttelt. Falls erforderlich wird zentrifugiert. Die obere Phase wird verwendet.

Die Chromatographie kann durchgeführt werden mit

- einer Säule aus Glas von 2 m Länge und 2 mm innerem Durchmesser, gepackt mit silanisiertem Kieselgur zur Gaschromatographie *R*, imprägniert mit 3 Prozent (*m/m*) Poly[methyl(50)phenyl(50)]siloxan *R*
- Stickstoff zur Chromatographie *R* als Trägergas bei einer Durchflußrate von 30 ml je Minute
- einem Flammenionisationsdetektor.

Die Temperatur der Säule wird bei 120 °C, die des Probeneinlasses und des Detektors bei 150 °C gehalten.

Je 1 µl Untersuchungslösung und Referenzlösung werden eingespritzt.

Wasser (2.5.12): 3,0 bis 4,5 Prozent, mit 0,300 g Substanz nach der Karl-Fischer-Methode bestimmt.

Sterilität (2.6.1): Flucloxacillin-Natrium zur Herstellung von Parenteralia, das dabei keinem weiteren geeigneten Sterilisationsverfahren unterworfen wird, muß der Prüfung entsprechen.

Pyrogene (2.6.8): Flucloxacillin-Natrium zur Herstellung von Parenteralia, das dabei keinem weiteren geeigneten Verfahren zur Beseitigung von Pyrogenen unterworfen wird, muß der Prüfung entsprechen. Je Kilogramm Körpermasse eines Kaninchens wird 1 ml einer Lösung, die 20 mg der Substanz je Milliliter in Wasser für Injektionszwecke *R* enthält, injiziert.

Gehaltsbestimmung

Die Bestimmung erfolgt mit Hilfe der Flüssigchromatographie (2.2.29).

Untersuchungslösung a: 50,0 mg Substanz werden in der mobilen Phase zu 50,0 ml gelöst.

Untersuchungslösung b: 5,0 ml Untersuchungslösung a werden mit der mobilen Phase zu 50,0 ml verdünnt.

Referenzlösung a: 50,0 mg Flucloxacillin-Natrium *CRS* werden in der mobilen Phase zu 50,0 ml gelöst. 5,0 ml Lösung werden mit der mobilen Phase zu 50,0 ml verdünnt.

Referenzlösung b: 5,0 ml Referenzlösung a werden mit der mobilen Phase zu 50,0 ml verdünnt.

Referenzlösung c: 5 mg Flucloxacillin-Natrium *CRS* und 5 mg Cloxacillin-Natrium *CRS* werden in der mobilen Phase zu 50,0 ml gelöst.

Die Chromatographie kann durchgeführt werden mit
- einer Säule aus rostfreiem Stahl von 0,25 m Länge und 4 mm innerem Durchmesser, gepackt mit octadecylsilyliertem Kieselgel zur Chromatographie *R* (5 µm)
- folgender mobilen Phase bei einer Durchflußrate von 1 ml je Minute: 75 Volumteile einer Lösung von Kaliumdihydrogenphosphat *R* $(2{,}7\ g \cdot l^{-1})$, die mit verdünnter Natriumhydroxid-Lösung *R* auf einen *p*H-Wert von 5,0 eingestellt wurde, und 25 Volumteile Acetonitril *R* werden gemischt.
- einem Spektrometer als Detektor bei einer Wellenlänge von 225 nm
- einer 20-µl-Probenschleife.

Die Referenzlösung c wird eingespritzt. Die Empfindlichkeit des Systems wird so eingestellt, daß die Höhe der Hauptpeaks mindestens 50 Prozent des maximalen Ausschlags beträgt. Die Bestimmung darf nur ausgewertet werden, wenn die Auflösung zwischen dem ersten Peak (Cloxacillin) und dem zweiten Peak (Flucloxacillin) mindestens 2,5 beträgt.

Die Referenzlösung a wird 6mal eingespritzt. Die Bestimmung darf nur ausgewertet werden, wenn die relative Standardabweichung der Peakfläche von Flucloxacillin höchstens 1,0 Prozent beträgt.

Untersuchungslösung b und Referenzlösung a werden abwechselnd eingespritzt.

Lagerung

Dicht verschlossen, unterhalb von 25 °C. Falls die Substanz steril ist, im Behältnis mit Sicherheitsverschluß.

Beschriftung

Die Beschriftung gibt insbesondere, falls zutreffend, an
- daß die Substanz steril ist
- daß die Substanz pyrogenfrei ist.

Verunreinigungen

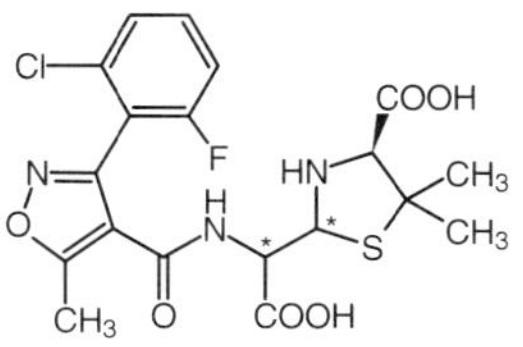

A. (4*S*)-2-[Carboxy[[[3-(2-chlor-6-fluorphenyl)-5-methylisoxazol-4-yl]carbonyl]amino]methyl]-5,5-dimethylthiazolidin-4-carbonsäure
(Penicillosäuren des Flucloxacillins)

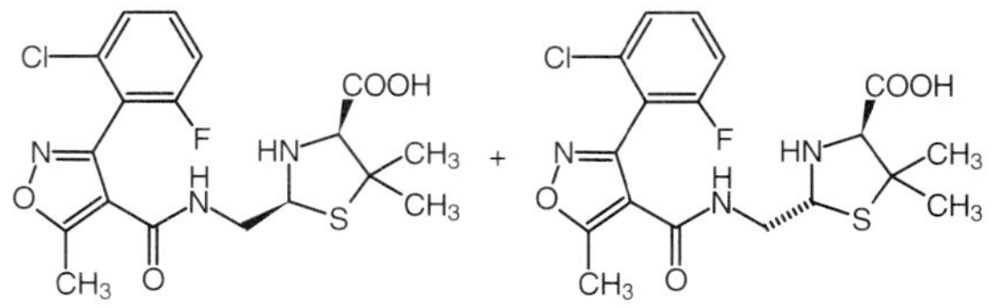

B. (2*RS*,4*S*)-2-[[[[3-(2-Chlor-6-fluorphenyl)-5-methylisoxazol-4-yl]carbonyl]amino]methyl]-5,5-dimethylthiazolidin-4-carbonsäure
(Penillosäuren des Flucloxacillins)

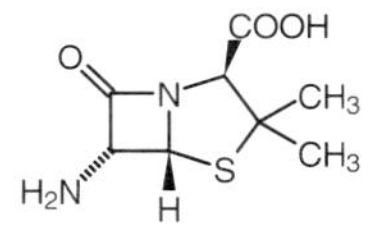

C. (2*S*,5*R*,6*R*)-6-Amino-3,3-dimethyl-7-oxo-4-thia-1-azabicyclo[3.2.0]heptan-2-carbonsäure
(6-Aminopenicillansäure)

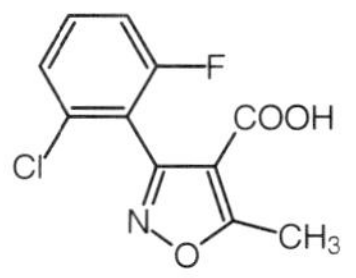

D. 3-(2-Chlor-6-fluorphenyl)-5-methylisoxazol-4-carbonsäure.

1999, 1325

[^{18}F]Fludeoxyglucose-Injektionslösung

Fludeoxyglucosi[^{18}F] solutio iniectabilis

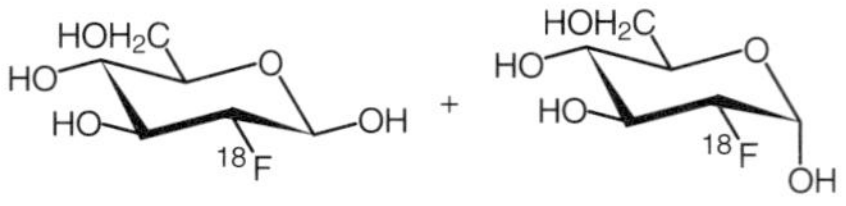

Definition

[^{18}F]Fludeoxyglucose-Injektionslösung ist eine sterile Lösung von 2-[^{18}F]Fluor-2-desoxy-D-glucopyranose (2-[^{18}F]Fluor-2-desoxy-D-glucose) für diagnostische Zwecke. Die Injektionslösung enthält mindestens 90,0 und höchstens 110,0 Prozent der deklarierten Fluor-18-Radioaktivität zu dem in der Beschriftung angegebenen Zeitpunkt. Mindestens 95 Prozent der Radioaktivität entsprechen Fluor-18 in Form von 2-[^{18}F]Fluor-2-desoxy-D-glucose und 2-[^{18}F]Fluor-2-desoxy-D-mannose, wobei der Anteil an 2-[^{18}F]Fluor-2-desoxy-D-mannose höchstens 10 Prozent der Gesamtradioaktivität beträgt. Mindestens 99,0 Prozent der Gesamtradioaktivität entsprechen Fluor-18. Die Menge an 2-Fluor-2-desoxy-D-glucose beträgt für die empfohlene Maximaldosis der Injektionslösung höchstens 10 mg.

Herstellung

Herstellung des Radionuklids

Fluor-18 ist ein Radioisotop des Fluors und kann durch verschiedene Kernspalt-Reaktionen, induziert zum Beispiel durch Protonenbestrahlung von Sauerstoff-18, Deuteronenbestrahlung von Neon-20 oder durch Bestrahlung von Sauerstoff-16 mit Helium-3- oder Helium-4-Kernen, hergestellt werden.

Radiochemische Synthese

2-[^{18}F]Fluor-2-desoxy-D-glucose kann durch verschiedene chemische Syntheseverfahren hergestellt werden, die unterschiedliche Produkte bezüglich der spezifischen Radioaktivität, der Nebenprodukte und der möglichen Verunreinigungen ergeben.

Das am häufigsten verwendete Verfahren ist die Methode der nukleophilen Substitution mittels Phasentransferkatalyse von 1,3,4,6-Tetra-*O*-acetyl-2-*O*-trifluormethansulfonyl-β-D-mannopyranose mit [^{18}F]Fluorid. In der Regel wird [^{18}F]Fluorid an ein Anionenaustauscherharz adsorbiert und anschließend mit einer Lösung von Kaliumcarbonat eluiert. Das Eluat wird zur Trockne eingedampft. Durch Zugabe eines Phasentransferkatalysators, wie eines Aminopolyethers in getrocknetem Acetonitril, kann die nukleophile Eigenschaft von [^{18}F]Fluorid erhöht und somit das Reaktionsvermögen bei erhöhter Temperatur mit tetraacetyliertem Mannosyltriflat (Mannosyltrifluormethansulfonat) vergrößert werden. Anschließende Hydrolyse entweder unter sauren oder alkalischen Bedingungen ergibt 2-[^{18}F]Fluor-2-desoxy-D-glucose. Hydrolyse unter Verwendung von Salzsäure kann zur Bildung von 2-Chlor-2-desoxy-D-glucose, Hydrolyse unter alkalischen Bedingungen zur Bildung von 2-[^{18}F]Fluor-2-desoxy-D-mannose als Nebenprodukt führen.

Variationen der Methode sind die Verwendung von Tetraalkylammoniumsalz anstelle von Aminopolyether oder die Methode der nukleophilen Substitution mittels Festphasen-Katalyse an ein mit zum Beispiel 4-(4-Methylpiperidino)pyridin derivatisiertes Anionen-Austauscherharz.

Die elektrophilen Syntheseverfahren zur Herstellung von 2-[^{18}F]Fluor-2-desoxy-D-glucose beruhen auf der Reaktion von molekularem [^{18}F]Fluor oder von [^{18}F]Acetylhypofluorit mit 3,4,6-Tri-*O*-acetyl-D-glucal. [^{18}F]Acetylhypofluorit wird durch Einwirkung von molekularem [^{18}F]Fluor auf einen stabilen Essigsäure-Kaliumacetat-Komplex gebildet. Zur Herstellung von molekularem [^{18}F]Fluor ist ein Zusatz einer kleinen Menge Fluor (üblicherweise 0,1 bis 1 Prozent) zum Neon-Gas erforderlich, der zu einer Reduktion der spezifischen Radioaktivität des Endprodukts führt. Die Hydrolyse von *O*-acetyliertem [^{18}F]fluoriertem Zucker ergibt 2-[^{18}F]Fluor-2-desoxy-D-glucose und üblicherweise kleine Mengen von 2-[^{18}F]Fluor-2-desoxy-D-mannose.

Die Zubereitung kann mit Hilfe von serieller Chromatographie in der Kombination von ionenzurückhaltendem Harz, Ionenaustauscherharz, Tonerde und octadecylsilyliertem Kieselgel gereinigt werden. Der Phasentransferkatalysator kann mit Hilfe verschiedener Methoden entfernt werden, die alle auf der Verwendung von Trennsäulen in Kombination beruhen.

Herstellungsverfahren und ihre Eignung müssen den Anforderungen der zuständigen Behörde entsprechen.

Ausgangsmaterialien

1. Zur Bestrahlung vorgesehene Materialien

Um sicherzustellen, daß unter definierten Bedingungen Fluor-18 in gewünschter Menge und Qualität erhalten wird, muß jede Charge mit Hilfe spezieller Produktionstests überprüft werden, bevor sie zur routinemäßigen Produktion von Fluor-18 und Herstellung von Zubereitungen verwendet wird.

2. Vorläuferstoffe zur organischen Synthese

Um sicherzustellen, daß die Vorläuferstoffe unter definierten Bedingungen Zubereitungen in gewünschter Menge und Qualität ergeben, müssen die Vorläuferstoffe mit Hilfe spezieller Produktionstests geprüft werden, bevor sie zur routinemäßigen Herstellung von Zubereitungen verwendet werden.

1,3,4,6-Tetra-O-acetyl-2-O-trifluormethansulfonyl-β-D-mannopyranose: Die Prüfung erfolgt mit Hilfe der IR-Spektroskopie (2.2.24) durch Vergleich des Spektrums der Substanz mit dem 1,3,4,6-Tetra-*O*-acetyl-2-*O*-trifluormethansulfonyl-β-D-mannopyranose-Referenzspektrum der Ph. Eur.

Schmelztemperatur (2.2.14): 119 bis 122 °C.

3,4,6-Tri-O-acetyl-D-glucal: Die Prüfung erfolgt mit Hilfe der IR-Spektroskopie (2.2.24) durch Vergleich des

Spektrums der Substanz mit dem 3,4,6-Tri-*O*-acetyl-D-glucal-Referenzspektrum der Ph. Eur.
Schmelztemperatur (2.2.14): 53 bis 55 °C.

Eigenschaften

Klare, farblose bis schwach gelbe Lösung.

Fluor-18 hat eine Halbwertszeit von 109,8 min und emittiert Positronen mit einer maximalen Energie von 0,633 MeV, gefolgt von Gammastrahlen mit einer Energie von 0,511 MeV.

Prüfung auf Identität

A. Das Spektrum der Gammastrahlen wird, wie in der Monographie **Radioaktive Arzneimittel (Radiopharmaceutica)** beschrieben, mit einem geeigneten Gerät gemessen. Das Gammaphoton hat eine Energie von 0,511 MeV; in Abhängigkeit von den geometrischen Meßbedingungen kann ein Gesamtpeak mit einer Energie von 1,022 MeV erhalten werden.

B. Die Injektionslösung muß der Prüfung „Radionukleare Reinheit" (siehe „Prüfung auf Reinheit") entsprechen.

C. Die bei der Prüfung „Radiochemische Reinheit, a" (siehe „Prüfung auf Reinheit") erhaltenen Chromatogramme werden ausgewertet. Der Hauptpeak im Radiochromatogramm der Untersuchungslösung entspricht in bezug auf seine Retentionszeit dem Hauptpeak im Chromatogramm der Referenzlösung b.

Prüfung auf Reinheit

***p*H-Wert** (2.2.3): Der *p*H-Wert der Injektionslösung muß zwischen 4,5 und 8,5 liegen.

Chemische Reinheit: *Bestimmte Prüfungen auf chemische Reinheit können entfallen, wenn die genannten Substanzen nicht verwendet werden oder sie im Herstellungsprozeß nicht gebildet werden können.*

a) *2-Fluor-2-desoxy-D-glucose, 2-Chlor-2-desoxy-D-glucose:* Die Prüfung erfolgt mit Hilfe der Flüssigchromatographie (2.2.29).

Untersuchungslösung: Die Injektionslösung.

Referenzlösung a: 10 mg Glucose *R* werden in Wasser *R* zu 100 ml gelöst.

Referenzlösung b: 10 mg 2-Fluor-2-desoxy-D-glucose *R* werden in Wasser *R* zu *V* ml gelöst, wobei *V* die empfohlene Maximaldosis ausgedrückt in Millilitern ist.

Referenzlösung c: 1,0 mg 2-Chlor-2-desoxy-D-glucose *CRS* wird in Wasser *R* zu 2,0 ml gelöst. 1 ml Lösung wird mit Wasser *R* zu *V* ml verdünnt, wobei *V* die empfohlene Maximaldosis ausgedrückt in Millilitern ist.

Die Chromatographie kann durchgeführt werden mit
- einer Säule von 0,25 m Länge und 4,0 mm innerem Durchmesser, gepackt mit stark basischem Anionenaustauscher zur Chromatographie *R* (10 µm)
- vor Kontamination mit Kohlendioxid geschützte Natriumhydroxid-Lösung (0,1 mol · l^{-1}) als mobile Phase bei einer Durchflußrate von 1 ml je Minute
- einem zur Bestimmung der radiochemischen Reinheit geeigneten Radioaktivitätsdetektor
- einem Detektor, der zur Bestimmung von Kohlenhydraten im erforderlichen Konzentrationsbereich geeignet ist
- einer Probenschleife.

Die Temperatur der Säule wird konstant zwischen 20 und 30 °C gehalten.

Die Säule wird so lange mit der mobilen Phase äquilibriert, bis eine stabile Basislinie erhalten wird.

Die Referenzlösungen a, b und c werden eingespritzt. Falls die Validierungsstudien die Bildung von 2-Chlor-2-desoxy-D-glucose ausschließen, werden die Referenzlösungen a und b eingespritzt. Die Chromatographie erfolgt über eine Dauer, die der 2fachen Retentionszeit von D-Glucose, 2-Fluor-2-desoxy-D-glucose oder, falls zutreffend, 2-Chlor-2-desoxy-D-glucose entspricht.

Die Untersuchungslösung wird eingespritzt. Das Chromatogramm, das mit dem Detektor für Kohlenhydrate erhalten wird, zeigt einen der D-Glucose entsprechenden Hauptpeak (Untersuchungslösungen von nukleophilen Syntheseverfahren) oder 2-Fluor-2-desoxy-D-glucose (Untersuchungslösungen von elektrophilen Syntheseverfahren). Werden die Chromatogramme unter den vorgeschriebenen Bedingungen aufgezeichnet, wird 2-Chlor-2-desoxy-D-glucose nach 2-Fluor-2-desoxy-D-glucose eluiert, wobei die beiden Peaks möglicherweise nicht vollständig getrennt sind. Im Chromatogramm der Untersuchungslösung sind die Peakflächen von 2-Fluor-2-desoxy-D-glucose und 2-Chlor-2-desoxy-D-glucose nicht größer als die Peakflächen im Chromatogramm der Referenzlösung b und/oder der Referenzlösung c (10 mg 2-Fluor-2-desoxy-D-glucose je *V* ml und/oder 0,5 mg 2-Chlor-2-desoxy-D-glucose je *V* ml).

b) *Aminopolyether:* *Diese Prüfung ist nur an der Lösung als Bulk, vor dem Zusatz von Natriumchlorid durch den Hersteller, durchzuführen und ist nicht für die fertige Zubereitung zur Injektion vorgesehen.*

Die Prüfung erfolgt mit Hilfe der Dünnschichtchromatographie (2.2.27) unter Verwendung einer DC-Platte mit Kieselgel *R*.

Untersuchungslösung: Die Injektionslösung.

Referenzlösung: 0,110 g Aminopolyether *R* werden in Wasser *R* zu 10,0 ml gelöst. 0,2 ml Lösung werden mit Wasser *R* zu *V* ml verdünnt, wobei *V* die empfohlene Maximaldosis ausgedrückt in Millilitern ist.

Auf die Platte werden je 2 µl Untersuchungslösung und Referenzlösung aufgetragen. Die Chromatographie erfolgt mit einer Mischung von 1 Volumteil Ammoniak-Lösung *R* und 9 Volumteilen Methanol *R* über eine Laufstrecke von etwa 8 cm. Die Platte wird 15 min lang an der Luft trocknen gelassen und anschließend mindestens 10 min lang Iodgas ausgesetzt. Der im Chromatogramm der Untersuchungslösung auftretende Aminopolyether-Fleck darf nicht größer oder stärker gefärbt sein als der Fleck im Chromatogramm der Referenzlösung (2,2 mg je *V* ml).

c) *Tetraalkylammoniumsalze:* Die Prüfung erfolgt mit Hilfe der Flüssigchromatographie (2.2.29).

Untersuchungslösung: Die Injektionslösung.

Referenzlösung: 2,1 ml Tetrabutylammoniumhydroxid-Lösung (0,1 mol · l^{-1}) werden mit Wasser *R* zu 20 ml verdünnt. 1 ml Lösung wird mit Wasser *R* zu *V* ml verdünnt, wobei *V* die empfohlene Maximaldosis ausgedrückt in Millilitern ist.

Die Chromatographie kann durchgeführt werden mit
- einer Säule von 0,125 m Länge und 4,0 mm innerem Durchmesser, gepackt mit octadecylsilyliertem Kieselgel zur Chromatographie *R* (5 µm)
- einer Mischung von 25 Volumteilen einer Lösung von Toluolsulfonsäure *R* (0,95 g · l^{-1}) und 75 Volumteilen Acetonitril *R* als mobile Phase bei einer Durchflußrate von 0,6 ml je Minute
- einem Spektrometer als Detektor bei einer Wellenlänge von 254 nm
- einer Probenschleife.

Die Temperatur der Säule wird konstant zwischen 20 und 30 °C gehalten.

Die Säule wird mit der mobilen Phase so lange äquilibriert, bis eine stabile Basislinie erhalten wird.

Die Referenzlösung wird eingespritzt. Die Chromatographie erfolgt über eine Dauer, die der 2fachen Retentionszeit der Tetrabutylammonium-Ionen entspricht.

Die Untersuchungslösung wird eingespritzt. Im Chromatogramm der Untersuchungslösung darf eine den Tetrabutylammonium-Ionen entsprechende Peakfläche nicht größer sein als die Fläche des Peaks im Chromatogramm der Referenzlösung (2,75 mg je *V* ml).

d) ***4-(4-Methylpiperidino)pyridin:*** Die Prüfung erfolgt mit Hilfe der UV-Spektrometrie (2.2.25).

Untersuchungslösung: Die Injektionslösung.

Referenzlösung: 20 mg 4-(4-Methylpiperidino)pyridin *R* werden in Wasser *R* zu 100,0 ml gelöst. 0,1 ml Lösung werden mit Wasser *R* zu *V* ml verdünnt, wobei *V* die empfohlene Maximaldosis ausgedrückt in Millilitern ist.

Die Absorption der Untersuchungslösung und der Referenzlösung wird im Maximum bei 263 nm gemessen. Die Absorption der Untersuchungslösung darf nicht größer sein als die der Referenzlösung (0,02 mg je *V* ml).

e) ***Lösungsmittel-Rückstände*** (2.4.24): Die Konzentration an Acetonitril darf höchstens 4,1 mg je *V* ml betragen, wobei *V* die empfohlene Maximaldosis ausgedrückt in Millilitern ist. Die Injektionslösung darf vor Abschluß der Prüfung angewendet werden.

Radionukleare Reinheit: Das Spektrum der Gammastrahlen wird, wie in der Monographie **Radioaktive Arzneimittel** beschrieben, mit einem geeigneten Gerät gemessen. Die nach einer der in der Monographie **Radioaktive Arzneimittel** beschriebenen Methoden gemessene Halbwertszeit beträgt zwischen 105 und 115 min. Die Injektionslösung darf vor Abschluß der Prüfung angewendet werden.

Radiochemische Reinheit

a) Die Prüfung erfolgt mit Hilfe der Flüssigchromatographie (2.2.29), wie unter „Chemische Reinheit, a" beschrieben.

Werden die Chromatogramme, die mit einem Radioaktivitätsdetektor sichtbar gemacht werden, unter den vorgeschriebenen Bedingungen aufgezeichnet, weist der Hauptfleck im Chromatogramm der Untersuchungslösung die gleiche Retentionszeit auf wie der Peak im Chromatogramm der Referenzlösung b, der mit dem Kohlenhydratdetektor sichtbar gemacht wird. Die Retentionszeiten von 2-[^{18}F]Fluor-2-desoxy-D-mannose und [^{18}F]Fluorid entsprechen ungefähr 90 Prozent beziehungsweise 50 Prozent der Retentionszeit von 2-[^{18}F]Fluor-2-desoxy-D-glucose. Weitere Peaks, die partiell acetylierten Derivaten von 2-[^{18}F]Fluor-2-desoxy-D-glucose zuzuordnen sind, können auftreten.

Der Prozentgehalt an [^{18}F]fluorierten Substanzen wird mit Hilfe der Peakflächen im Chromatogramm der Untersuchungslösung berechnet. Die Summe der Gesamtprozentgehalte der Radioaktivität von 2-[^{18}F]Fluor-2-desoxy-D-glucose und von 2-[^{18}F]Fluor-2-desoxy-D-mannose muß mindestens 95 Prozent der Gesamtradioaktivität betragen, wobei der Anteil an 2-[^{18}F]Fluor-2-desoxy-D-mannose höchstens 10 Prozent der Gesamtradioaktivität betragen darf.

Mit dieser Methode werden nicht hydrolysierte oder nur teilweise hydrolysierte 2-[^{18}F]Fluor-2-desoxytetraacetyl-D-glucose nur ungenügend oder überhaupt nicht erfaßt, da diese Zwischenprodukte unter den zuvor aufgeführten Bedingungen zum gewünschten Endprodukt 2-[^{18}F]Fluor-2-desoxy-D-glucose hydrolysieren können.

b) Die Prüfung erfolgt mit Hilfe der Dünnschichtchromatographie (2.2.27), wie in der Monographie **Radioaktive Arzneimittel** beschrieben, unter Verwendung einer DC-Platte mit Kieselgel *R*.

Untersuchungslösung: Die Injektionslösung.

Auf die Platte werden 2 bis 10 µl Untersuchungslösung aufgetragen. Die Chromatographie erfolgt mit einer Mischung von 5 Volumteilen Wasser *R* und 95 Volumteilen Acetonitril *R* über eine Laufstrecke von 8 cm. Die Platte wird 15 min lang an der Luft trocknen gelassen. Die Verteilung der Radioaktivität wird mit Hilfe eines geeigneten Detektors ermittelt. Die Radioaktivität des der 2-Fluor-2-desoxy-D-glucose entsprechenden Flecks mit einem R_f-Wert von etwa 0,45 muß mindestens 95 Prozent der Gesamtradioaktivität betragen.

Mögliche Verunreinigungen sind: [^{18}F]Fluorid mit einem R_f-Wert von 0,0; partiell acetylierte Derivate der 2-[^{18}F]Fluor-2-desoxy-D-glucose mit einem R_f-Wert von etwa 0,8 bis 0,95.

Sterilität: Die Injektionslösung muß der Prüfung „Sterilität" der Monographie **Radioaktive Arzneimittel** entsprechen. Die Injektionslösung darf vor Abschluß der Prüfung angewendet werden.

Bakterien-Endotoxine (2.6.14): Höchstens 175/*V* I.E. Bakterien-Endotoxine je Milliliter Injektionslösung, wobei *V* die empfohlene Maximaldosis ausgedrückt in Millilitern ist. Die Injektionslösung darf vor Abschluß der Prüfung angewendet werden.

Radioaktivität

Die Radioaktivität wird, wie in der Monographie **Radioaktive Arzneimittel** beschrieben, mit einem geeigneten Gerät durch Vergleich mit einer Fluor-18-Referenzlösung oder durch Messung mit einem Gerät, das mit Hilfe einer solchen Lösung eingestellt wurde, bestimmt.

Fluor-18-Referenzlösungen können von nationalen, autorisierten Laboratorien bezogen werden.

Lagerung

Entsprechend **Radioaktive Arzneimittel**.

Beschriftung

Entsprechend **Radioaktive Arzneimittel**.

Auf der Packungsbeilage ist das Syntheseverfahren, das bei der Herstellung angewendet wurde, angegeben. Die Beschriftung auf dem jeweiligen Behältnis gibt insbesondere die maximal empfohlene Dosis ausgedrückt in Millilitern an.

1999, 1326

Flumazenil

Flumazenilum

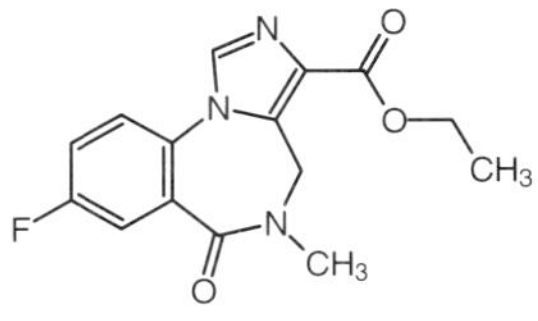

$C_{15}H_{14}FN_3O_3$ M_r 303,3

Definition

Flumazenil enthält mindestens 99,0 und höchstens 101,0 Prozent Ethyl-8-fluor-5-methyl-6-oxo-5,6-dihydro-4*H*-imidazo[1,5-*a*][1,4]benzodiazepin-3-carboxylat, berechnet auf die getrocknete Substanz.

Eigenschaften

Weißes bis fast weißes, kristallines Pulver; sehr schwer löslich in Wasser, leicht löslich in Dichlormethan, wenig löslich in Methanol.

Die Substanz schmilzt zwischen 198 und 202 °C.

Prüfung auf Identität

Die Prüfung erfolgt mit Hilfe der IR-Spektroskopie (2.2.24) durch Vergleich des Spektrums der Substanz mit dem Flumazenil-Referenzspektrum der Ph. Eur.

Prüfung auf Reinheit

Aussehen der Lösung: 0,10 g Substanz werden in Methanol *R* zu 10 ml gelöst. Die Lösung muß klar (2.2.1) und darf nicht stärker gefärbt sein als die Farbvergleichslösung BG_7 (2.2.2, Methode II).

Dimethylformamiddiethylacetal: 0,10 g Substanz werden in 0,5 ml Dichlormethan *R* gelöst. Die Lösung wird mit 1-Butanol *R* zu 10 ml verdünnt. 5,0 ml Lösung werden mit 2,0 ml Ninhydrin-Lösung *R* versetzt und 15 min lang im Wasserbad von 95 °C erhitzt. Eine blauviolette Färbung der Lösung darf nicht stärker sein als die einer gleichzeitig und unter gleichen Bedingungen hergestellten Referenzlösung mit 5,0 ml einer Lösung von Dimethylformamiddiethylacetal *R* ($0{,}1\ g \cdot l^{-1}$) in 1-Butanol *R* (1 Prozent).

Verwandte Substanzen: Die Prüfung erfolgt mit Hilfe der Flüssigchromatographie (2.2.29).

Untersuchungslösung: 0,10 g Substanz werden in der mobilen Phase zu 50,0 ml gelöst.

Referenzlösung a: 4 mg Chlordiazepoxid *R* werden in der mobilen Phase gelöst. Nach Zusatz von 2,0 ml Untersuchungslösung wird mit der mobilen Phase zu 50,0 ml verdünnt. 0,5 ml dieser Lösung werden mit der mobilen Phase zu 10,0 ml verdünnt.

Referenzlösung b: 4,0 ml Untersuchungslösung werden mit der mobilen Phase zu 100,0 ml verdünnt. 0,5 ml dieser Lösung werden mit der mobilen Phase zu 10,0 ml verdünnt.

Die Chromatographie kann durchgeführt werden mit
- einer Säule aus rostfreiem Stahl von 0,15 m Länge und 4,6 mm innerem Durchmesser, gepackt mit octylsilyliertem Kieselgel zur Chromatographie *R* (5 µm)
- einer Mischung von 20 Volumteilen Acetonitril *R* und 80 Volumteilen Wasser *R*, das zuvor mit Phosphorsäure 85 % *R* auf einen *p*H-Wert von 2,0 eingestellt wurde, als mobile Phase bei einer Durchflußrate von 1,5 ml je Minute
- einem Spektrometer als Detektor bei einer Wellenlänge von 230 nm.

Die Empfindlichkeit des Systems wird so eingestellt, daß die Höhe des Hauptpeaks im Chromatogramm mit 20 µl Referenzlösung b mindestens 50 Prozent des maximalen Ausschlags beträgt.

20 µl Referenzlösung a werden eingespritzt. Werden die Chromatogramme unter den vorgeschriebenen Bedingungen aufgezeichnet, beträgt die Retentionszeit für Chlordiazepoxid etwa 6 min und für Flumazenil etwa 9 min. Die Prüfung darf nur ausgewertet werden, wenn die Auflösung zwischen den Peaks von Chlordiazepoxid und Flumazenil mindestens 6,0 beträgt. Falls erforderlich wird der Anteil an Acetonitril in der mobilen Phase geändert.

Je 20 µl Untersuchungslösung und Referenzlösung b werden eingespritzt. Die Chromatographie erfolgt über eine Dauer, die der 2,5fachen Retentionszeit des Hauptpeaks entspricht. Im Chromatogramm der Untersuchungslösung darf keine Peakfläche, mit Ausnahme der des Hauptpeaks, größer sein als die Fläche des Hauptpeaks im Chromatogramm der Referenzlösung b (0,2 Prozent) und die Summe aller Peakflächen, mit Ausnahme der des Hauptpeaks, darf nicht größer sein als das 2,5fache der Fläche des Hauptpeaks im Chromatogramm der Referenzlösung b (0,5 Prozent). Lösungsmittelpeaks und Peaks, deren Fläche kleiner ist als das 0,25fache der Fläche des Hauptpeaks im Chromatogramm der Referenzlösung b, werden nicht berücksichtigt.

Trocknungsverlust (2.2.32): Höchstens 0,5 Prozent, mit 1,000 g Substanz durch Trocknen im Trockenschrank bei 100 bis 105 °C bestimmt.

F

Monographien

Sulfatasche (2.4.14): Höchstens 0,1 Prozent, mit 1,0 g Substanz im Platintiegel bestimmt.

Gehaltsbestimmung

0,250 g Substanz, in 50 ml einer Mischung von 2 Volumteilen Acetanhydrid *R* und 3 Volumteilen wasserfreier Essigsäure *R* gelöst, werden mit Perchlorsäure (0,1 mol · l^{-1}) titriert. Der Endpunkt wird mit Hilfe der Potentiometrie (2.2.20) bestimmt.

1 ml Perchlorsäure (0,1 mol · l^{-1}) entspricht 30,33 mg $C_{15}H_{14}FN_3O_3$.

Verunreinigungen

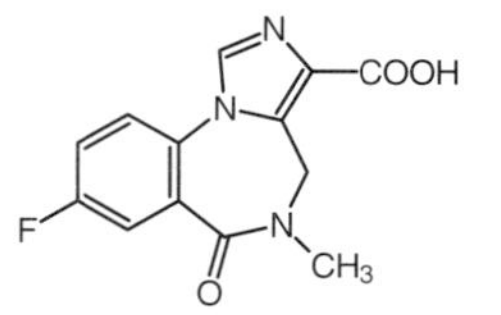

A. 8-Fluor-5-methyl-6-oxo-5,6-dihydro-4*H*-imidazo[1,5-*a*][1,4]benzodiazepin-3-carbonsäure

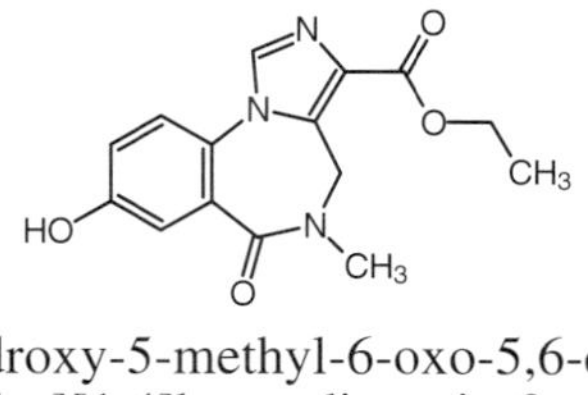

B. Ethyl-8-hydroxy-5-methyl-6-oxo-5,6-dihydro-4*H*-imidazo[1,5-*a*][1,4]benzodiazepin-3-carboxylat

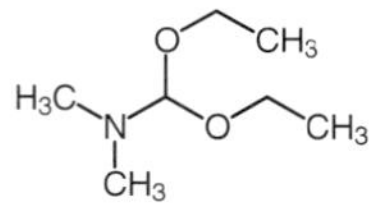

C. Dimethylformamiddiethylacetal.

2001, 1517

Flumequin

Flumequinum

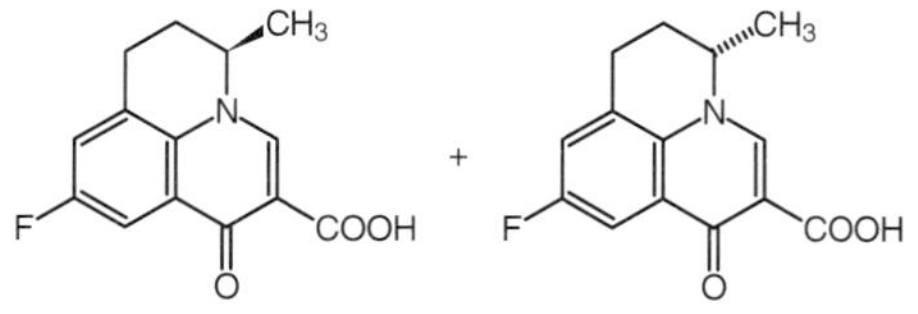

$C_{14}H_{12}FNO_3$ M_r 261,3

Definition

Flumequin enthält mindestens 99,0 und höchstens 101,0 Prozent (*RS*)-9-Fluor-5-methyl-1-oxo-6,7-dihydro-1*H*,5*H*-benzo[*i,j*]chinolizin-2-carbonsäure, berechnet auf die getrocknete Substanz.

Eigenschaften

Weißes, mikrokristallines Pulver; praktisch unlöslich in Wasser, leicht löslich in verdünnten Alkalihydroxid-Lösungen, wenig löslich in Dichlormethan, sehr schwer löslich in Methanol.

Prüfung auf Identität

1: A, B.
2: B, C, D.

A. Die Prüfung erfolgt mit Hilfe der IR-Spektroskopie (2.2.24) durch Vergleich des Spektrums der Substanz mit dem von Flumequin *CRS*.

B. Die Substanz entspricht der Prüfung „Optische Drehung" (siehe „Prüfung auf Reinheit").

C. Die Prüfung erfolgt mit Hilfe der Dünnschichtchromatographie (2.2.27) unter Verwendung einer DC-Platte mit Kieselgel F_{254} *R*.

Untersuchungslösung: 5 mg Substanz werden in 10 ml Dichlormethan *R* gelöst.

Referenzlösung: 5 mg Flumequin *CRS* werden in 10 ml Dichlormethan *R* gelöst.

Auf die Platte werden 5 µl jeder Lösung aufgetragen. Die Chromatographie erfolgt mit einer Mischung von 10 Volumteilen Ammoniak-Lösung *R*, 10 Volumteilen Wasser *R* und 90 Volumteilen Ethanol 96 % *R* über eine Laufstrecke von 15 cm. Die Platte wird an der Luft trocknen gelassen und anschließend im ultravioletten Licht bei 254 nm ausgewertet. Der Hauptfleck im Chromatogramm der Untersuchungslösung entspricht in bezug auf Lage und Größe dem Hauptfleck im Chromatogramm der Referenzlösung.

D. Etwa 5 mg Substanz werden mit 45 mg schwerem Magnesiumoxid *R* gemischt und in einem Tiegel geglüht, bis der Rückstand fast weiß ist (normalerweise weniger als 5 min). Nach dem Erkalten werden 1 ml Wasser *R*, 0,05 ml Phenolphthalein-Lösung *R* 1 und etwa 2 ml verdünnte Salzsäure *R* zugesetzt, damit die Lösung farblos wird. Nach dem Filtrieren wird eine frisch hergestellte Mischung von 0,1 ml Alizarin-S-Lösung *R* und 0,1 ml Zirconiumnitrat-Lösung *R* zugesetzt. Nach dem Mischen wird 5 min lang stehengelassen. Die Färbung der Lösung wird mit der einer in gleicher Weise hergestellten Blindlösung verglichen. Die Farbe der zu untersuchenden Lösung wechselt von Rot nach Gelb, die Blindlösung bleibt rot gefärbt.

Prüfung auf Reinheit

Prüflösung: 5,00 g Substanz werden in Natriumhydroxid-Lösung (0,5 mol · l^{-1}) zu 50,0 ml gelöst.

Aussehen der Lösung: Die Prüflösung muß klar (2.2.1) und darf nicht stärker gefärbt sein als die Farbvergleichslösung BG_5 (2.2.2, Methode II).

Optische Drehung (2.2.7): Der Drehungswinkel, an der Prüflösung bestimmt, muß zwischen –0,10 und +0,10° liegen.

Verwandte Substanzen: Die Prüfung erfolgt mit Hilfe der Flüssigchromatographie (2.2.29).

Untersuchungslösung: 35,0 mg Substanz werden in Dimethylformamid *R* zu 100,0 ml gelöst.

Referenzlösung a: 5,0 mg Flumequin *CRS* und 5,0 mg Flumequin-Verunreinigung B *CRS* werden in Dimethylformamid *R* zu 100,0 ml gelöst.

Referenzlösung b: 1,0 ml Untersuchungslösung wird mit Dimethylformamid *R* zu 200,0 ml verdünnt.

Die Chromatographie kann durchgeführt werden mit
- einer Säule aus rostfreiem Stahl von 0,15 m Länge und 4,6 mm innerem Durchmesser, gepackt mit octadecylsilyliertem Kieselgel zur Chromatographie *R* (5 µm)
- einer Mischung von 49 Volumteilen Methanol *R* und 51 Volumteilen einer Lösung von Kaliumdihydrogenphosphat *R* (1,36 g · l^{-1}) als mobile Phase bei einer Durchflußrate von 0,8 ml je Minute
- einem Spektrometer als Detektor bei einer Wellenlänge von 313 nm
- einer 10-µl-Probenschleife.

Die Referenzlösung a wird eingespritzt. Werden die Chromatogramme unter den vorgeschriebenen Bedingungen aufgezeichnet, beträgt die Retentionszeit für die Verunreinigung B etwa 11 min und für Flumequin etwa 13 min. Die Prüfung darf nur ausgewertet werden, wenn die Auflösung zwischen den Peaks von Flumequin und der Verunreinigung B mindestens 2,0 beträgt.

Dimethylformamid *R* als Blindlösung, die Untersuchungslösung und die Referenzlösung b werden eingespritzt. Die Chromatographie der Untersuchungslösung erfolgt über eine Dauer, die der 3fachen Retentionszeit des Flumequin-Peaks entspricht. Werden die Chromatogramme unter den vorgeschriebenen Bedingungen aufgezeichnet, beträgt die relative Retention, bezogen auf den Flumequin-Peak, für die Verunreinigung A etwa 0,67.

Im Chromatogramm der Untersuchungslösung darf keine Peakfläche, mit Ausnahme der des Hauptpeaks, größer sein als die Fläche des Hauptpeaks im Chromatogramm der Referenzlösung b (0,5 Prozent), und die Summe aller Peakflächen, mit Ausnahme der des Hauptpeaks, darf nicht größer sein als das 2fache der Fläche des Hauptpeaks im Chromatogramm der Referenzlösung b (1 Prozent). Peaks der Blindlösung und Peaks, deren Fläche kleiner ist als das 0,1fache der Fläche des Hauptpeaks im Chromatogramm der Referenzlösung b, werden nicht berücksichtigt.

Schwermetalle (2.4.8): 2,0 g Substanz müssen der Grenzprüfung C auf Schwermetalle entsprechen (10 ppm). Zur Herstellung der Referenzlösung werden 2 ml Blei-Lösung (10 ppm Pb) *R* verwendet.

Trocknungsverlust (2.2.32): Höchstens 0,5 Prozent, mit 1,000 g Substanz durch 3 h langes Trocknen im Trockenschrank bei 100 bis 105 °C bestimmt.

Sulfatasche (2.4.14): Höchstens 0,1 Prozent, mit 1,0 g Substanz in einem Platintiegel bestimmt.

Gehaltsbestimmung

0,500 g Substanz, in 50 ml Dimethylformamid *R* gelöst, werden mit Tetrabutylammoniumhydroxid-Lösung (0,1 mol · l^{-1}) titriert. Der Endpunkt wird mit Hilfe der Potentiometrie (2.2.20) bestimmt.

1 ml Tetrabutylammoniumhydroxid-Lösung (0,1 mol · l^{-1}) entspricht 26,13 mg $C_{14}H_{12}FNO_3$.

Verunreinigungen

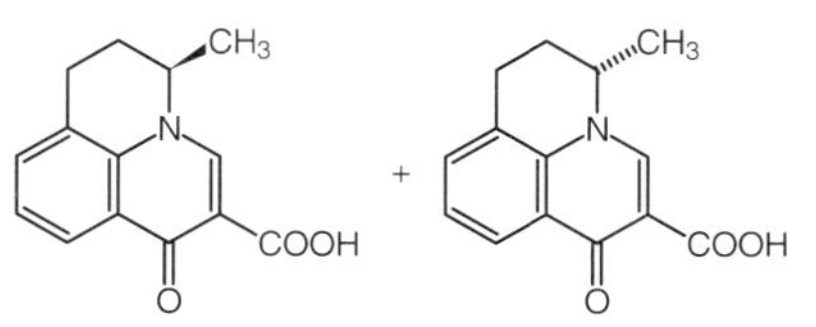

A. (*RS*)-5-Methyl-1-oxo-6,7-dihydro-1*H*,5*H*-benzo[*i,j*]chinolizin-2-carbonsäure (Defluorflumequin)

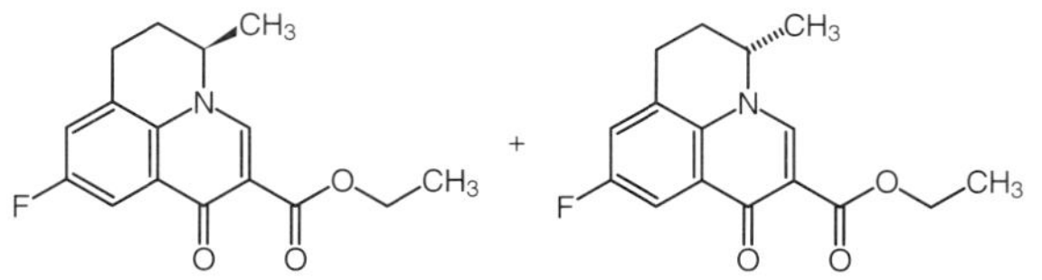

B. Ethyl-(*RS*)-9-fluor-5-methyl-1-oxo-6,7-dihydro-1*H*,5*H*-benzo[*i,j*]chinolizin-2-carboxylat (Flumequinethylester).

2001, 1327

Flumetasonpivalat

Flumetasoni pivalas

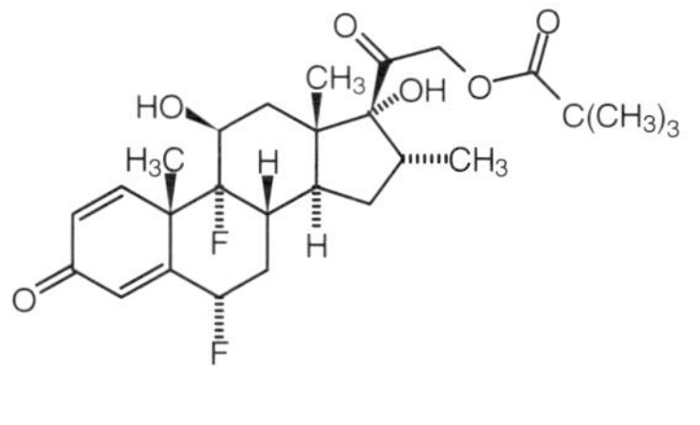

$C_{27}H_{36}F_2O_6$ M_r 494,6

Definition

Flumetasonpivalat enthält mindestens 97,0 und höchstens 103,0 Prozent 6α,9-Difluor-11β,17-dihydroxy-16α-methyl-3,20-dioxopregna-1,4-dien-21-yl-2,2-dimethylpropanoat, berechnet auf die getrocknete Substanz.

Eigenschaften

Weißes bis fast weißes, kristallines Pulver; praktisch unlöslich in Wasser, wenig löslich in Aceton, schwer löslich in Dichlormethan und Ethanol.

Die Substanz zeigt Polymorphie.

Prüfung auf Identität

1: A, B.
2: B, C, D.

A. Die Prüfung erfolgt mit Hilfe der IR-Spektroskopie (2.2.24) durch Vergleich des Spektrums der Substanz mit dem von Flumetasonpivalat *CRS*. Wenn die Spektren in fester Form unterschiedlich sind, werden Substanz und Referenzsubstanz getrennt in Aceton *R* gelöst. Nach Eindampfen der Lösungen auf dem Wasserbad zur Trockne werden mit den Rückständen erneut Spektren aufgenommen.

B. Die Prüfung erfolgt mit Hilfe der Dünnschichtchromatographie (2.2.27) unter Verwendung einer DC-Platte mit Kieselgel F_{254} *R*.

Untersuchungslösung: 10 mg Substanz werden in Aceton *R* zu 10 ml gelöst.

Referenzlösung a: 10 mg Flumetasonpivalat *CRS* werden in Aceton *R* zu 10 ml gelöst.

Referenzlösung b: 10 mg Desoxycortonacetat *CRS* werden in Aceton *R* zu 10 ml gelöst. 5 ml Lösung werden mit der Referenzlösung a zu 10 ml verdünnt.

Auf die Platte werden 5 µl jeder Lösung aufgetragen. Die Chromatographie erfolgt mit einer Mischung von 1,2 Volumteilen Wasser *R* und 8 Volumteilen Methanol *R*, die einer Mischung von 15 Volumteilen Ether *R* und 77 Volumteilen Dichlormethan *R* zugesetzt wird, über eine Laufstrecke von 15 cm. Die Platte wird an der Luft trocknen gelassen und anschließend im ultravioletten Licht bei 254 nm ausgewertet. Der Hauptfleck im Chromatogramm der Untersuchungslösung entspricht in bezug auf Lage und Größe dem Hauptfleck im Chromatogramm der Referenzlösung a. Anschließend wird die Platte mit ethanolischer Schwefelsäure *R* besprüht, 10 min lang oder bis zum Erscheinen von Flecken bei 120 °C erhitzt und erkalten gelassen. Die Auswertung erfolgt im Tageslicht und im ultravioletten Licht bei 365 nm. Der Hauptfleck im Chromatogramm der Untersuchungslösung entspricht in bezug auf Lage, Farbe im Tageslicht, Fluoreszenz im ultravioletten Licht bei 365 nm und Größe dem Hauptfleck im Chromatogramm der Referenzlösung a. Die Prüfung darf nur ausgewertet werden, wenn das Chromatogramm der Referenzlösung b deutlich voneinander getrennt 2 Flecke zeigt.

C. Werden etwa 2 mg Substanz mit 2 ml einer Mischung von 0,5 ml Wasser *R* und 1,5 ml Schwefelsäure *R* versetzt und unter Schütteln gelöst, entsteht innerhalb von 5 min eine rosa Färbung. Wird die Lösung zu 10 ml Wasser *R* gegeben und gemischt, verblaßt die Färbung, und die Lösung ist klar.

D. Etwa 5 mg Substanz werden in einem Tiegel mit 45 mg schwerem Magnesiumoxid *R* gemischt. Die Mischung wird so lange geglüht, bis der Rückstand fast weiß ist (normalerweise weniger als 5 min lang). Nach dem Erkalten werden 1 ml Wasser *R*, 0,05 ml Phenolphthalein-Lösung *R* 1 und etwa 1 ml verdünnte Salzsäure *R* zugesetzt, damit die Lösung farblos ist. Die Mischung wird filtriert. 1,0 ml Filtrat wird einer frisch hergestellten Mischung von 0,1 ml Alizarin-S-Lösung *R* und 0,1 ml Zirconiumnitrat-Lösung *R* zugesetzt. Nach dem Mischen wird 5 min lang stehengelassen und die Färbung mit der einer unter gleichen Bedingungen hergestellten Blindlösung verglichen. Die Lösung ist gelb, die Blindlösung rot gefärbt.

Prüfung auf Reinheit

Prüflösung: 0,50 g Substanz werden in Aceton *R* zu 25,0 ml gelöst.

Aussehen der Lösung: Die Prüflösung muß klar (2.2.1) und darf nicht stärker gefärbt sein als die Farbvergleichslösung BG_6 (2.2.2, Methode II).

Spezifische Drehung (2.2.7): Die spezifische Drehung muß zwischen +69 und +77° liegen, an der Prüflösung bestimmt und berechnet auf die getrocknete Substanz.

Verwandte Substanzen: Die Prüfung erfolgt mit Hilfe der Flüssigchromatographie (2.2.29).

Untersuchungslösung: 25,0 mg Substanz werden in der mobilen Phase zu 25,0 ml gelöst. 5,0 ml Lösung werden mit der mobilen Phase zu 50,0 ml verdünnt.

Referenzlösung a: 10 mg Dexamethasonpivalat *CRS* werden in der mobilen Phase zu 100,0 ml gelöst. 5,0 ml Lösung werden mit 5,0 ml Untersuchungslösung versetzt, gemischt und mit der mobilen Phase zu 50,0 ml verdünnt.

Referenzlösung b: 2,0 ml Untersuchungslösung werden mit der mobilen Phase zu 100,0 ml verdünnt.

Die Chromatographie kann durchgeführt werden mit

- einer Säule aus rostfreiem Stahl von 0,25 m Länge und 4,6 mm innerem Durchmesser, gepackt mit octadecylsilyliertem Kieselgel zur Chromatographie *R* (5 µm)
- einer Mischung von 5 Volumteilen Tetrahydrofuran *R*, 30 Volumteilen Acetonitril *R*, 30 Volumteilen Wasser *R* und 35 Volumteilen Methanol *R* als mobile Phase bei einer Durchflußrate von 0,6 ml je Minute
- einem Spektrometer als Detektor bei einer Wellenlänge von 254 nm.

20 µl Referenzlösung b werden eingespritzt. Die Empfindlichkeit des Systems wird so eingestellt, daß die Höhe des Hauptpeaks im Chromatogramm mindestens 50 Prozent des maximalen Ausschlags beträgt.

20 µl Referenzlösung a werden eingespritzt. Werden die Chromatogramme unter den vorgeschriebenen Bedingungen aufgezeichnet, beträgt die relative Retention für Dexamethasonpivalat, bezogen auf Flumetasonpivalat, etwa 1,1. Die Prüfung darf nur ausgewertet werden, wenn die Auflösung zwischen den Peaks von Dexamethasonpivalat und Flumetasonpivalat mindestens 2,8 beträgt. Falls erforderlich wird die Konzentration an Tetrahydrofuran in der mobilen Phase geändert.

20 µl Untersuchungslösung werden eingespritzt. Die Chromatographie erfolgt über eine Dauer, die der 1,5fachen Retentionszeit des Hauptpeaks entspricht. Im Chromatogramm der Untersuchungslösung darf keine Peakfläche, mit Ausnahme der des Hauptpeaks, größer sein als das 0,75fache der Fläche des Hauptpeaks im Chromatogramm der Referenzlösung b (1,5 Prozent), und die Summe dieser Peakflächen darf nicht größer sein als die Fläche des Hauptpeaks im Chromatogramm der Referenzlösung b (2 Prozent). Peaks, deren Fläche kleiner ist als das 0,025fache der Fläche des Hauptpeaks im Chromatogramm der Referenzlösung b, werden nicht berücksichtigt.

Trocknungsverlust (2.2.32): Höchstens 1,0 Prozent, mit 0,500 g Substanz durch 4 h langes Trocknen im Trockenschrank bei 100 bis 105 °C bestimmt.

Gehaltsbestimmung

50,0 mg Substanz werden in Ethanol 96 % *R* zu 100,0 ml gelöst. 2,0 ml Lösung werden mit Ethanol 96 % *R* zu 100,0 ml verdünnt. Die Absorption (2.2.25) dieser Lösung wird im Maximum bei 239 nm gemessen.

Der Gehalt an $C_{27}H_{36}F_2O_6$ wird mit Hilfe der spezifischen Absorption berechnet ($A_{1\,cm}^{1\%}$ = 336).

Lagerung

Vor Licht geschützt.

Verunreinigungen

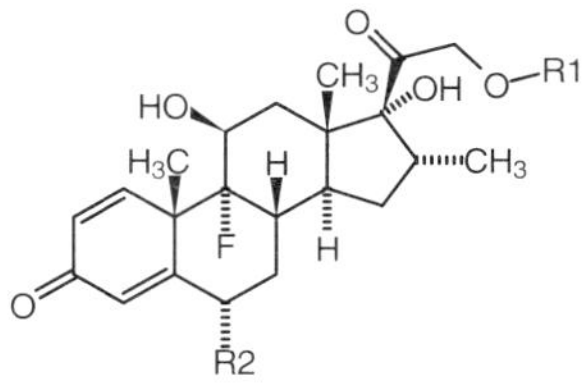

A. R1 = H, R2 = F:
6α,9-Difluor-11β,17,21-trihydroxy-16α-methyl=pregna-1,4-dien-3,20-dion
(Flumetason)

B. R1 = CO–CH_3, R2 = F:
6α,9-Difluor-11β,17-dihydroxy-16α-methyl-3,20-dioxopregna-1,4-dien-21-ylacetat
(Flumetasonacetat)

C. R1 = CO–C$(CH_3)_3$, R2 = H:
9-Fluor-11β,17-dihydroxy-16α-methyl-3,20-dioxo=pregna-1,4-dien-21-yl-2,2-dimethylpropanoat
(Dexamethasonpivalat)

D. R1 = CO–C$(CH_3)_3$, R2 = Cl:
6α-Chlor-9-fluor-11β,17-dihydroxy-16α-methyl-3,20-dioxopregna-1,4-dien-21-yl-2,2-dimethyl=propanoat
(Chlordexamethasonpivalat).

2001, 494

Fluocinolonacetonid

Fluocinoloni acetonidum

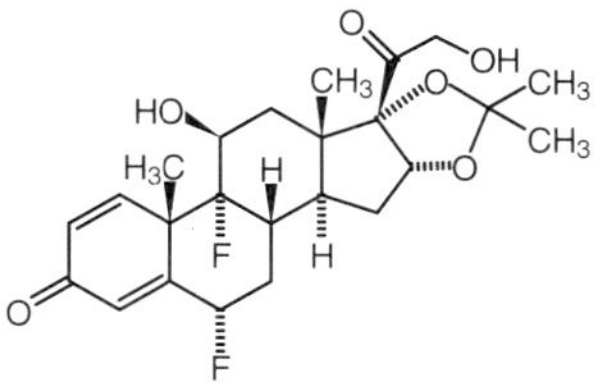

$C_{24}H_{30}F_2O_6$ M_r 452,5

Definition

Fluocinolonacetonid enthält mindestens 97,0 und höchstens 103,0 Prozent 6α,9-Difluor-11β,21-dihydroxy-16α,17-(1-methylethylidendioxy)pregna-1,4-dien-3,20-dion, berechnet auf die getrocknete Substanz.

Eigenschaften

Weißes bis fast weißes, kristallines Pulver; praktisch unlöslich in Wasser, löslich in Aceton und wasserfreiem Ethanol.

Prüfung auf Identität

A. Die Prüfung erfolgt mit Hilfe der IR-Spektroskopie (2.2.24) durch Vergleich des Spektrums der Substanz mit dem von Fluocinolonacetonid *CRS*.

B. Die bei der Prüfung „Verwandte Substanzen" (siehe „Prüfung auf Reinheit") erhaltenen Chromatogramme werden ausgewertet. Der Hauptpeak im Chromatogramm der Referenzlösung b entspricht in bezug auf die Retentionszeit etwa dem Peak von Fluocinolonacetonid *CRS* im Chromatogramm der Referenzlösung a.

Prüfung auf Reinheit

Spezifische Drehung (2.2.7): 0,100 g Substanz werden in Dioxan *R* zu 10,0 ml gelöst. Die spezifische Drehung muß zwischen +92 und +96° liegen, berechnet auf die getrocknete Substanz.

Verwandte Substanzen: Die Prüfung erfolgt mit Hilfe der Flüssigchromatographie (2.2.29).

Die Prüfung muß unter Ausschluß direkter Lichteinwirkung durchgeführt werden.

Untersuchungslösung: 25,0 mg Substanz werden in Acetonitril *R* zu 10,0 ml gelöst.

Referenzlösung a: 2,5 mg Fluocinolonacetonid *CRS* und 2,5 mg Triamcinolonacetonid *R* werden in Acetonitril *R* zu 100,0 ml gelöst.

Referenzlösung b: 1,0 ml Untersuchungslösung wird mit Acetonitril *R* zu 100,0 ml verdünnt.

F

Monographien

Die Chromatographie kann durchgeführt werden mit

- einer Säule aus rostfreiem Stahl von 0,25 m Länge und 4,6 mm innerem Durchmesser, gepackt mit desaktiviertem, nachsilanisiertem, octadecylsilyliertem Kieselgel zur Chromatographie *R* (5 µm)
- folgender Mischung als mobile Phase bei einer Durchflußrate von 1 ml je Minute: In einem 1000-ml-Meßkolben werden 450 ml Acetonitril *R* mit 500 ml Wasser *R* gemischt und zum Äquilibrieren stehengelassen; mit Wasser *R* wird zu 1000 ml verdünnt und erneut gemischt
- einem Spektrometer als Detektor bei einer Wellenlänge von 238 nm.

Die Säule wird etwa 30 min lang mit der mobilen Phase bei einer Durchflußrate von 1 ml je Minute äquilibriert.

Die Empfindlichkeit des Systems wird so eingestellt, daß die Höhe des Hauptpeaks im Chromatogramm mit 20 µl Referenzlösung b mindestens 50 Prozent des maximalen Ausschlags beträgt.

20 µl Referenzlösung a werden eingespritzt. Werden die Chromatogramme unter den vorgeschriebenen Bedingungen aufgezeichnet, beträgt die Retentionszeit für Triamcinolonacetonid etwa 8,5 min und für Fluocinolonacetonid etwa 10 min. Die Prüfung darf nur ausgewertet werden, wenn die Auflösung zwischen den Peaks von Triamcinolonacetonid und Fluocinolonacetonid mindestens 3,0 beträgt. Falls erforderlich wird die Konzentration von Acetonitril in der mobilen Phase geändert.

20 µl Acetonitril *R* als Blindlösung und je 20 µl Untersuchungslösung und Referenzlösung b werden eingespritzt. Die Chromatographie der Untersuchungslösung erfolgt über eine Dauer, die der 4fachen Retentionszeit des Hauptpeaks entspricht. Im Chromatogramm der Untersuchungslösung darf keine Peakfläche, mit Ausnahme der des Hauptpeaks, größer sein als die Fläche des Hauptpeaks im Chromatogramm der Referenzlösung b (1 Prozent), und höchstens einer dieser Peaks darf größer sein als das 0,5fache der Fläche des Hauptpeaks im Chromatogramm der Referenzlösung b (0,5 Prozent); die Summe dieser Peakflächen darf nicht größer sein als das 2,5fache der Fläche des Hauptpeaks im Chromatogramm der Referenzlösung b (2,5 Prozent). Peaks der Blindlösung und Peaks, deren Fläche kleiner ist als das 0,05fache der Fläche des Hauptpeaks im Chromatogramm der Referenzlösung b, werden nicht berücksichtigt.

Trocknungsverlust (2.2.32): Höchstens 1,0 Prozent, mit 1,000 g Substanz durch 3 h langes Trocknen im Trockenschrank bei 100 bis 105 °C bestimmt.

Gehaltsbestimmung

Die Lösungen werden während der Gehaltsbestimmung unter Lichtschutz aufbewahrt.

50,0 mg Substanz werden in Ethanol 96 % *R* zu 50,0 ml gelöst. 2,0 ml Lösung werden mit Ethanol 96 % *R* zu 100,0 ml verdünnt. Die Absorption (2.2.25) wird im Maximum bei 238 nm gemessen.

Der Gehalt an $C_{24}H_{30}F_2O_6$ wird mit Hilfe der spezifischen Absorption berechnet ($A_{1\,cm}^{1\,\%}$ = 355).

Lagerung

Gut verschlossen, vor Licht geschützt.

Verunreinigungen

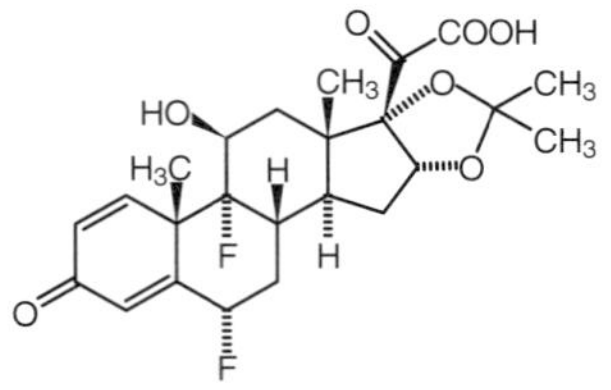

A. 6α,9-Difluor-11β-hydroxy-16α,17-(1-methylethylidendioxy)-3,20-dioxopregna-1,4-dien-21-säure

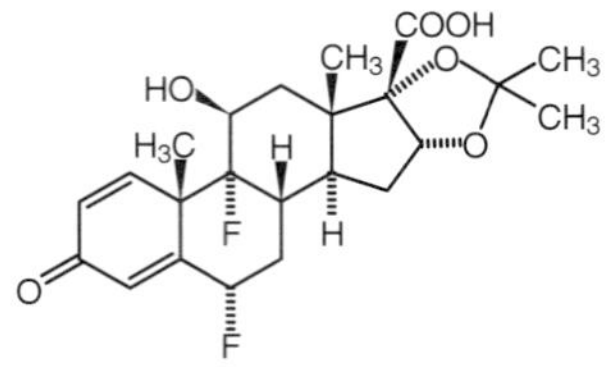

B. 6α,9-Difluor-11β-hydroxy-16α,17-(1-methylethylidendioxy)-3-oxoandrosta-1,4-dien-17β-carbonsäure

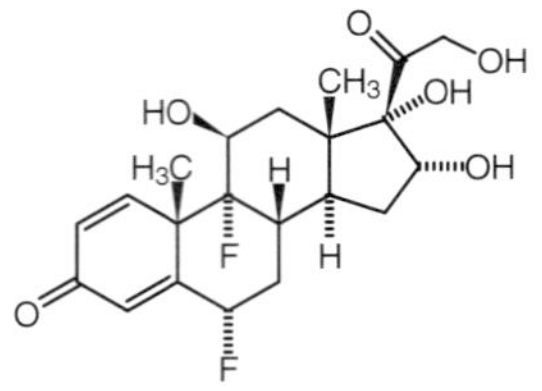

C. 6α,9-Difluor-11β,16α,17,21-tetrahydroxypregna-1,4-dien-3,20-dion

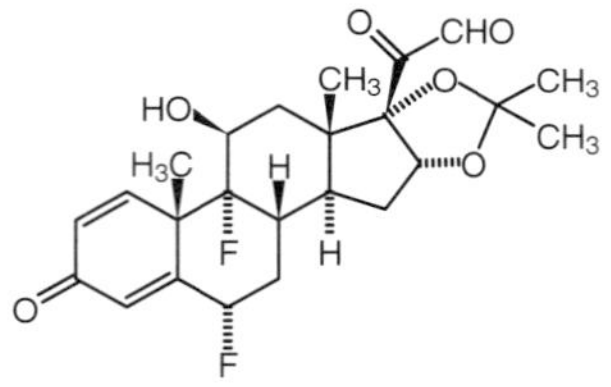

D. 6α,9-Difluor-11β-hydroxy-16α,17-(1-methylethylidendioxy)-3,20-dioxopregna-1,4-dien-21-al

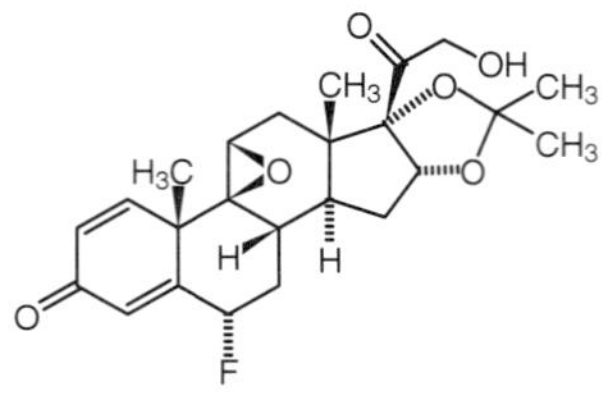

E. 9,11β-Epoxy-6α-fluor-21-hydroxy-16α,17-(1-methylethylidendioxy)-9β-pregna-1,4-dien-3,20-dion

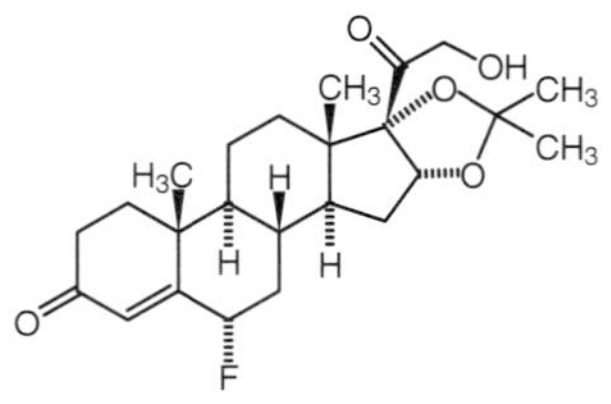

F. 6α-Fluor-21-hydroxy-16α,17-(1-methylethylidendioxy)pregn-4-en-3,20-dion

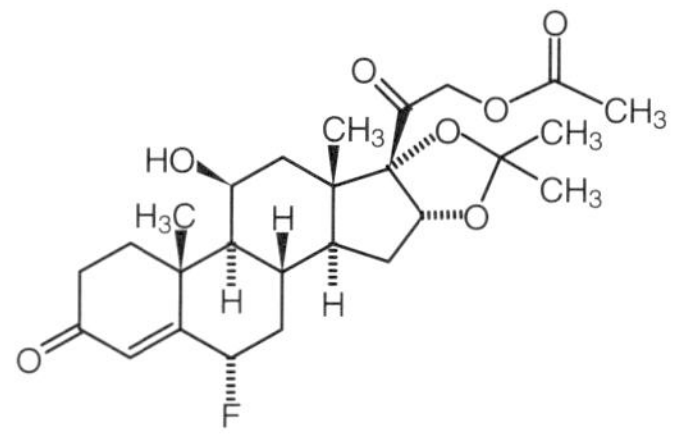

G. 6α-Fluor-11β-hydroxy-16α,17-(1-methylethyl=idendioxy)-3,20-dioxopregn-4-en-21-yl-acetat.

1998, 1212

Fluocortolonpivalat

Fluocortoloni pivalas

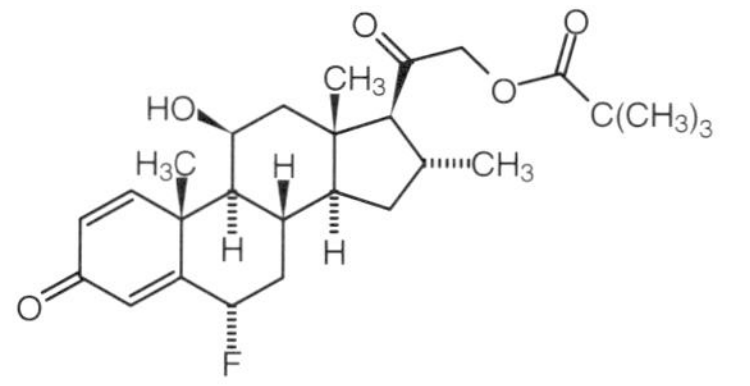

$C_{27}H_{37}FO_5$ M_r 460,6

Definition

Fluocortolonpivalat enthält mindestens 97,0 und höchstens 103,0 Prozent 6α-Fluor-11β-hydroxy-16α-methyl-3,20-dioxopregna-1,4-dien-21-yl-2,2-dimethyl=propanoat, berechnet auf die getrocknete Substanz.

Eigenschaften

Weißes bis fast weißes, kristallines Pulver; praktisch unlöslich in Wasser, leicht löslich in Dichlormethan und Dioxan, wenig löslich in Ethanol.

Prüfung auf Identität

1: A, B.
2: B, C, D.

A. Die Prüfung erfolgt mit Hilfe der IR-Spektroskopie (2.2.24) durch Vergleich des Spektrums der Substanz mit dem von Fluocortolonpivalat *CRS*.

B. Die Prüfung erfolgt mit Hilfe der Dünnschichtchromatographie (2.2.27) unter Verwendung einer Schicht eines geeigneten Kieselgels, das einen Fluoreszenzindikator mit intensivster Anregung der Fluoreszenz bei 254 nm enthält.

Untersuchungslösung: 10 mg Substanz werden in einer Mischung von 1 Volumteil Methanol *R* und 9 Volumteilen Dichlormethan *R* zu 10 ml gelöst.

Referenzlösung a: 20 mg Fluocortolonpivalat *CRS* werden in einer Mischung von 1 Volumteil Methanol *R* und 9 Volumteilen Dichlormethan *R* zu 20 ml gelöst.

Referenzlösung b: 10 mg Norethisteron *CRS* werden in der Referenzlösung a zu 10 ml gelöst.

Auf die Platte werden 5 µl jeder Lösung aufgetragen. Die Chromatographie erfolgt über eine Laufstrecke von 15 cm mit einer Mischung von 1,2 Volumteilen Wasser *R* und 8 Volumteilen Methanol *R*, die einer Mischung von 15 Volumteilen Ether *R* und 77 Volumteilen Dichlormethan *R* zugesetzt wird. Die Platte wird an der Luft trocknen gelassen und anschließend im ultravioletten Licht bei 254 nm ausgewertet. Der Hauptfleck im Chromatogramm der Untersuchungslösung entspricht in bezug auf Lage und Größe dem Hauptfleck im Chromatogramm der Referenzlösung a. Anschließend wird die Platte mit ethanolischer Schwefelsäure *R* besprüht. Die Platte wird 10 min lang oder bis zum Erscheinen von Flecken bei 120 °C erhitzt und erkalten gelassen. Die Auswertung erfolgt im Tageslicht und im ultravioletten Licht bei 365 nm. Der Hauptfleck im Chromatogramm der Untersuchungslösung entspricht in bezug auf Lage, Farbe im Tageslicht, Fluoreszenz im ultravioletten Licht bei 365 nm und Größe dem Hauptfleck im Chromatogramm der Referenzlösung a. Die Prüfung darf nur ausgewertet werden, wenn das Chromatogramm der Referenzlösung b deutlich voneinander getrennt 2 Flecke zeigt.

C. Wird etwa 1 mg Substanz mit 2 ml einer Mischung von 2 Volumteilen Essigsäure 98 % *R* und 3 Volumteilen Schwefelsäure *R* versetzt und 1 min lang im Wasserbad erhitzt, entsteht eine rote Färbung. Nach Zusatz von 5 ml Wasser *R* wird die Färbung allmählich violettrot.

D. Etwa 5 mg Substanz werden in einem Tiegel mit 45 mg schwerem Magnesiumoxid *R* gemischt. Die Mischung wird so lange geglüht, bis der Rückstand fast weiß ist (normalerweise weniger als 5 min lang). Nach dem Erkalten werden 1 ml Wasser *R*, 0,05 ml Phenolphthalein-Lösung *R* 1 und etwa 1 ml verdünnte Salzsäure *R* zugesetzt, damit die Lösung farblos ist. Die Mischung wird filtriert und das Filtrat mit einer frisch hergestellten Mischung von 0,1 ml Alizarin-S-Lösung *R* und 0,1 ml Zirconiumnitrat-Lösung *R* versetzt. Nach dem Mischen wird 5 min lang stehengelassen und die Färbung mit der einer unter gleichen Bedingungen hergestellten Blindlösung verglichen. Die Lösung ist gelb, die Blindlösung rot gefärbt.

Prüfung auf Reinheit

Spezifische Drehung (2.2.7): 0,25 g Substanz werden in Dioxan *R* zu 25,0 ml gelöst. Die spezifische Drehung muß zwischen +100 und +105° liegen, berechnet auf die getrocknete Substanz.

Verwandte Substanzen: Die Prüfung erfolgt mit Hilfe der Flüssigchromatographie (2.2.29).

Untersuchungslösung: 10,0 mg Substanz werden in Acetonitril *R* zu 10,0 ml gelöst.

Referenzlösung a: 1,0 ml Untersuchungslösung wird mit Acetonitril *R* zu 100,0 ml verdünnt.

Referenzlösung b: 2 mg Fluocortolonpivalat *CRS* und 2 mg Prednisolonhexanoat *CRS* werden in Acetonitril *R* zu 100 ml gelöst.

Die Chromatographie kann durchgeführt werden mit
- einer Säule aus rostfreiem Stahl von 0,25 m Länge und 4,6 mm innerem Durchmesser, gepackt mit octadecylsilyliertem Kieselgel zur Chromatographie *R* (5 µm)
- einer Mischung von 25 Volumteilen Methanol *R*, 30 Volumteilen Acetonitril *R* und 32 Volumteilen Wasser *R* als mobile Phase bei einer Durchflußrate von 1,5 ml je Minute
- einem Spektrometer als Detektor bei einer Wellenlänge von 243 nm.

20 µl Referenzlösung a werden eingespritzt. Die Empfindlichkeit des Systems wird so eingestellt, daß die Höhe des Hauptpeaks im Chromatogramm mindestens 50 Prozent des maximalen Ausschlags beträgt.

20 µl Referenzlösung b werden eingespritzt. Die Prüfung darf nur ausgewertet werden, wenn die Auflösung zwischen den zwei Hauptpeaks mindestens 5,0 beträgt.

20 µl Untersuchungslösung werden eingespritzt. Die Chromatographie erfolgt über eine Dauer, die der 2fachen Retentionszeit von Fluocortolonpivalat entspricht. Im Chromatogramm der Untersuchungslösung darf keine Peakfläche, mit Ausnahme der des Hauptpeaks, größer sein als die Fläche des Hauptpeaks im Chromatogramm der Referenzlösung a (1 Prozent). Die Summe aller Peakflächen, mit Ausnahme der des Hauptpeaks, darf nicht größer sein als das 2,0fache der Fläche des Hauptpeaks im Chromatogramm der Referenzlösung a (2 Prozent). Lösungsmittelpeaks und Peaks, deren Fläche kleiner ist als das 0,025fache der Fläche des Hauptpeaks im Chromatogramm der Referenzlösung a, werden nicht berücksichtigt.

Trocknungsverlust (2.2.32): Höchstens 1,0 Prozent, mit 1,000 g Substanz durch Trocknen im Trockenschrank bei 100 bis 105 °C bestimmt.

Sulfatasche (2.4.14): Höchstens 0,1 Prozent, mit 1,0 g Substanz bestimmt.

Gehaltsbestimmung

30,0 mg Substanz werden in wasserfreiem Ethanol *R* zu 100,0 ml gelöst. 5,0 ml Lösung werden mit wasserfreiem Ethanol *R* zu 100,0 ml verdünnt. Die Absorption (2.2.25) dieser Lösung wird im Maximum bei 242 nm gemessen.

Der Gehalt an $C_{27}H_{37}FO_5$ wird mit Hilfe der spezifischen Absorption berechnet ($A_{1\,cm}^{1\,\%} = 350$).

Lagerung

Gut verschlossen, vor Licht geschützt.

Verunreinigungen

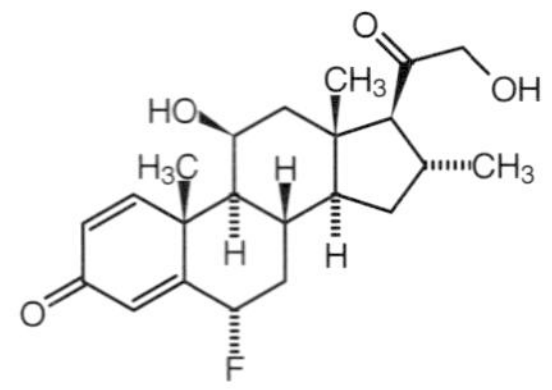

A. 6α-Fluor-11β,21-dihydroxy-16α-methylpregna-1,4-dien-3,20-dion (Fluocortolon)

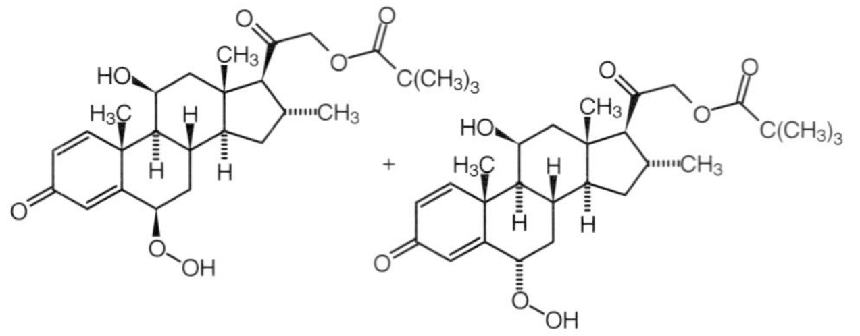

B. 6-Hydroperoxy-11β-hydroxy-16α-methyl-3,20-dioxopregna-1,4-dien-21-yl-2,2-dimethylpropanoat

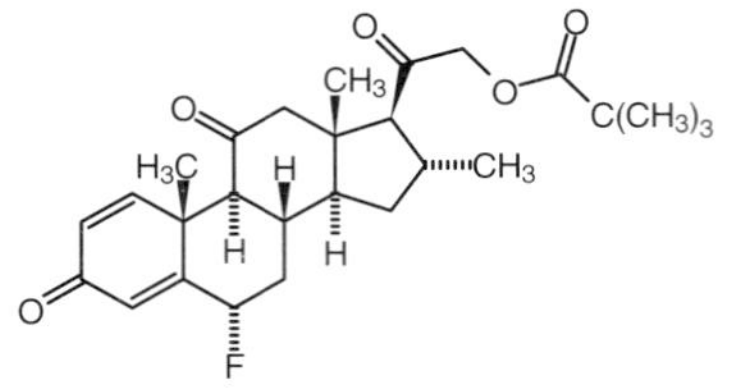

C. 6α-Fluor-16α-methyl-3,11,20-trioxopregna-1,4-dien-21-yl-2,2-dimethylpropanoat

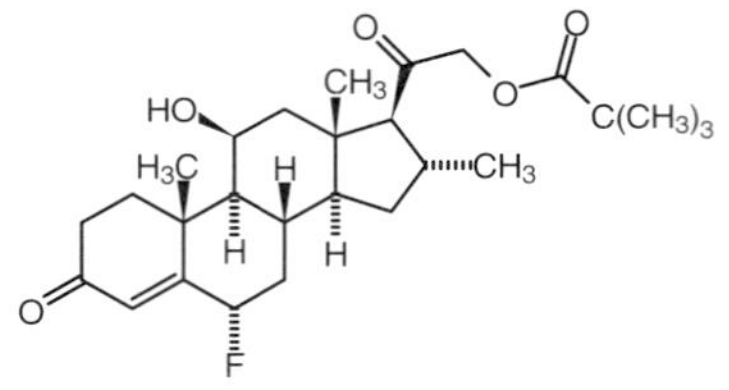

D. 6α-Fluor-11β-hydroxy-16α-methyl-3,20-dioxopregna-4-en-21-yl-2,2-dimethylpropanoat.

1998, 1213

Fluorescein-Natrium

Fluoresceinum natricum

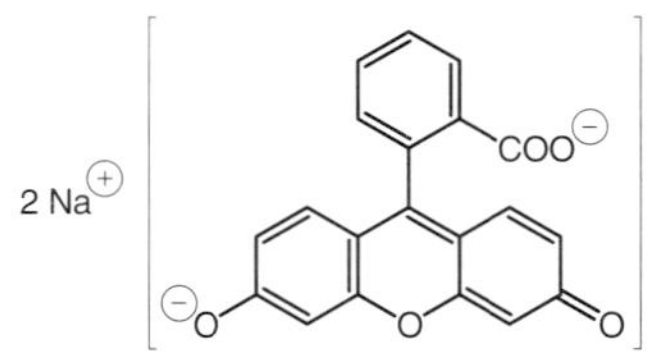

$C_{20}H_{10}Na_2O_5$ M_r 376,3

Definition

Fluorescein-Natrium enthält mindestens 95,0 und höchstens 103,0 Prozent 2-(3-Oxo-6-oxido-3*H*-xanthen-9-yl)benzoesäure, Dinatriumsalz, berechnet auf die getrocknete Substanz.

Eigenschaften

Orangerotes, feines, hygroskopisches Pulver; leicht löslich in Wasser, löslich in Ethanol, praktisch unlöslich in Dichlormethan und Hexan.

Prüfung auf Identität

1: B, D.
2: A, C, D.

A. 0,1 ml Prüflösung (siehe „Prüfung auf Reinheit") werden mit Wasser *R* zu 10 ml verdünnt. Die Lösung zeigt eine gelbgrüne Fluoreszenz, die nach Zusatz von 0,1 ml verdünnter Salzsäure *R* verschwindet und nach Zusatz von 0,2 ml verdünnter Natriumhydroxid-Lösung *R* wieder erscheint.

B. Die Prüfung erfolgt mit Hilfe der IR-Spektroskopie (2.2.24) durch Vergleich des Spektrums der Substanz mit dem Fluorescein-Natrium-Referenzspektrum der Ph. Eur. Die Prüfung erfolgt mit Hilfe von Preßlingen.

C. 0,05 ml der bei der „Prüfung auf Identität, A" erhaltenen Lösung (vor dem Zusatz von verdünnter Salzsäure *R*) auf ein Filterpapier gebracht, geben einen gelben Fleck, der, 1 min lang Bromgas, dann Ammoniakgas ausgesetzt, dunkelrosa wird.

D. 0,1 g Substanz werden in einem Porzellantiegel geglüht. Der Rückstand wird in 5 ml Wasser *R* gelöst. Die Lösung wird filtriert. 2 ml Filtrat geben die Identitätsreaktion a auf Natrium (2.3.1).

Prüfung auf Reinheit

Prüflösung: 1,0 g Substanz wird in kohlendioxidfreiem Wasser *R*, das aus destilliertem Wasser *R* hergestellt wurde, zu 50 ml gelöst.

Aussehen der Lösung: Die Prüflösung muß klar (2.2.1) und orangegelb, mit einer gelbgrünen Fluoreszenz, gefärbt sein.

***p*H-Wert** (2.2.3): Der *p*H-Wert der Prüflösung muß zwischen 7,0 und 9,0 liegen.

Verwandte Substanzen, Resorcin: Die Prüfung erfolgt mit Hilfe der Dünnschichtchromatographie (2.2.27) unter Verwendung einer Schicht eines geeigneten Kieselgels.

Untersuchungslösung a: 0,10 g Substanz werden in einer Lösung von Salzsäure *R* ($10 g \cdot l^{-1}$) in Methanol *R* zu 10 ml gelöst.

Untersuchungslösung b: 0,250 g Substanz werden in 5 ml Wasser *R* gelöst. Die Lösung wird in einen Scheidetrichter unter Nachspülen mit 3 ml Wasser *R* gegeben. 2 ml Pufferlösung *p*H 8,0 *R* und 2,5 g Natriumchlorid *R* werden zugesetzt. Nach dem Umschütteln bis zur Lösung des Natriumchlorids wird 2mal mit je 25 ml peroxidfreiem Ether *R* ausgeschüttelt. Die Etherphasen werden mit wasserfreiem Natriumsulfat *R* getrocknet und mit einem Rotationsverdampfer zur Trockne eingedampft. Der Rückstand wird in 10 ml einer Lösung von Salzsäure *R* ($10 g \cdot l^{-1}$) in Methanol *R* gelöst.

Referenzlösung a: 0,5 ml Untersuchungslösung a werden mit einer Lösung von Salzsäure *R* ($10 g \cdot l^{-1}$) in Methanol *R* zu 100 ml verdünnt.

Referenzlösung b: 1 ml Untersuchungslösung a wird mit einer Lösung von Salzsäure *R* ($10 g \cdot l^{-1}$) in Methanol *R* zu 50 ml verdünnt. 1 ml dieser Lösung wird mit einer Lösung von Salzsäure *R* ($10 g \cdot l^{-1}$) in Methanol *R* zu 10 ml verdünnt.

Referenzlösung c: 25 mg Resorcin *R* werden in Methanol *R* zu 100 ml gelöst.

Referenzlösung d: 10 ml Referenzlösung c werden mit Wasser *R* zu 20 ml verdünnt.

Referenzlösung e: 5 ml Referenzlösung c werden mit 1 ml Untersuchungslösung a versetzt und mit Methanol *R* zu 10 ml verdünnt.

Auf die Platte werden je 5 µl Untersuchungslösungen a und b und Referenzlösungen a, b, d und e aufgetragen. Die Chromatographie erfolgt mit einer Mischung von 10 Volumteilen Methanol *R* und 90 Volumteilen Dichlormethan *R* über eine Laufstrecke von 15 cm. Die Platte wird an der Luft trocknen gelassen und im ultravioletten Licht bei 365 nm ausgewertet. Die Platte wird 30 min lang Iodgas ausgesetzt und im Tageslicht ausgewertet. Kein Nebenfleck im Chromatogramm der Untersuchungslösung a darf intensiver sein als der Hauptfleck im Chromatogramm der Referenzlösung a (0,5 Prozent), und höchstens ein Nebenfleck darf intensiver sein als der Hauptfleck im Chromatogramm der Referenzlösung b (0,2 Prozent). Ein dem Resorcin entsprechender Fleck im Chromatogramm der Untersuchungslösung b darf nicht intensiver sein als der Hauptfleck im Chromatogramm der Referenzlösung d (0,5 Prozent). Die Prüfung darf nur ausgewertet werden, wenn das Chromatogramm der Referenzlösung e deutlich voneinander getrennt 2 Flecke zeigt. Die dem Resorcin entsprechenden Flecke sind nur nach Einwirkung von Iodgas sichtbar.

Dimethylformamid: Die Prüfung erfolgt mit Hilfe der Gaschromatographie (2.2.28) unter Verwendung von Dimethylacetamid *R* als Interner Standard.

Interner-Standard-Lösung: 20 µl Dimethylacetamid *R* werden mit Wasser *R* zu 100 ml verdünnt.

Untersuchungslösung a: 1,0 g Substanz wird in 10 ml Wasser *R* gelöst. Unter vorsichtigem Umschütteln werden 10 ml einer Lösung von Salzsäure *R* ($60 g \cdot l^{-1}$) zugesetzt. Nach 15 min langem Stehenlassen wird zentrifugiert. In 5 ml der überstehenden Flüssigkeit werden 0,10 g Natriumphosphat *R* gelöst.

Untersuchungslösung b: 1,0 g Substanz wird in 10 ml Interner-Standard-Lösung gelöst. Unter vorsichtigem Umschütteln werden 10 ml einer Lösung von Salzsäure *R* ($60 g \cdot l^{-1}$) zugesetzt. Nach 15 min langem Stehenlassen wird zentrifugiert. In 5 ml der überstehenden Flüssigkeit werden 0,10 g Natriumphosphat *R* gelöst.

Referenzlösung: 20 µl Dimethylformamid *R* werden mit Wasser *R* zu 10 ml verdünnt. 1 ml Lösung wird mit Wasser *R* zu 10 ml verdünnt. Nach Zusatz von 10 ml Interner-Standard-Lösung wird gemischt.

F

Monographien

Die Chromatographie kann durchgeführt werden mit
- einer Säule aus Glas von 1,5 m Länge und 4 mm innerem Durchmesser, gepackt mit silanisiertem Kieselgur zur Gaschromatographie *R* (135 bis 175 µm), imprägniert mit 10 Prozent (*m/m*) Macrogol 1000 *R*
- Stickstoff zur Chromatographie *R* als Trägergas bei einer Durchflußrate von 40 ml je Minute
- einem Flammenionisationsdetektor.

Die Temperatur der Säule wird bei 120 °C, die des Probeneinlasses und des Detektors bei 170 °C gehalten.

2 µl jeder Lösung werden eingespritzt. Das Verhältnis zwischen der Fläche des Dimethylformamid-Peaks im Chromatogramm der Untersuchungslösung b zur Fläche des Peaks des Internen Standards darf nicht größer sein als das entsprechende Verhältnis im Chromatogramm der Referenzlösung (0,2 Prozent).

Chlorid (2.4.4): 10 ml Prüflösung werden mit 90 ml Wasser *R* und 1 ml verdünnter Salpetersäure *R* versetzt. Nach mindestens 10 min langem Stehenlassen wird filtriert. 10 ml Filtrat, mit Wasser *R* zu 15 ml verdünnt, müssen der Grenzprüfung auf Chlorid entsprechen (0,25 Prozent).

Sulfat (2.4.13): 5 ml Prüflösung werden mit 90 ml destilliertem Wasser *R* und 2,5 ml verdünnter Salzsäure *R* versetzt und mit destilliertem Wasser *R* zu 100 ml verdünnt. Nach dem Filtrieren müssen 15 ml Filtrat der Grenzprüfung auf Sulfat entsprechen (1,0 Prozent).

Zink: 5 ml Prüflösung werden mit Wasser *R* zu 10 ml verdünnt. Nach Zusatz von 2 ml Salzsäure *R* 1 wird filtriert. Wird das Filtrat mit 0,1 ml Kaliumhexacyanoferrat(II)-Lösung *R* versetzt, darf sich nicht sofort eine Trübung oder ein Niederschlag bilden.

Trocknungsverlust (2.2.32): Höchstens 10,0 Prozent, mit 1,000 g Substanz durch Trocknen im Trockenschrank bei 100 bis 105 °C bestimmt.

Gehaltsbestimmung

50,0 mg Substanz werden in Wasser *R* zu 500,0 ml gelöst. 5,0 ml Lösung werden mit Pufferlösung *p*H 8,0 *R* zu 200,0 ml verdünnt. Die Absorption (2.2.25) wird im Maximum bei 492 nm gemessen.

Der Gehalt an $C_{20}H_{10}Na_2O_5$ wird mit Hilfe der spezifischen Absorption berechnet ($A_{1\,cm}^{1\,\%}$ = 2050).

Lagerung

Dicht verschlossen, vor Licht geschützt.

Verunreinigungen

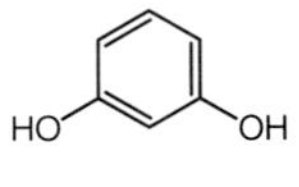

A. Benzol-1,3-diol (Resorcin).

1999, 1104

Fluoxetinhydrochlorid

Fluoxetini hydrochloridum

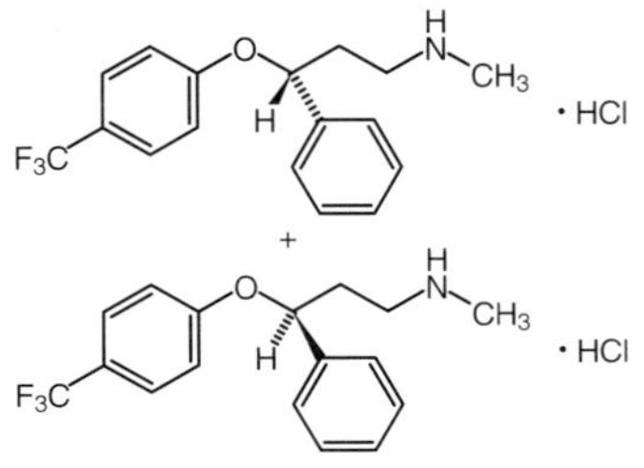

$C_{17}H_{19}ClF_3NO$ — M_r 345,8

Definition

Fluoxetinhydrochlorid enthält mindestens 98,0 und höchstens 101,5 Prozent (*RS*)-*N*-Methyl-3-phenyl-3-(4-trifluormethylphenoxy)propyl-1-amin-hydrochlorid, berechnet auf die wasser- und acetonitrilfreie Substanz.

Eigenschaften

Weißes bis fast weißes, kristallines Pulver; wenig löslich in Wasser, leicht löslich in Methanol, wenig löslich in Dichlormethan.

Prüfung auf Identität

A. Die Prüfung erfolgt mit Hilfe der IR-Spektroskopie (2.2.24) durch Vergleich des Spektrums der Substanz mit dem von Fluoxetinhydrochlorid *CRS*. Die Prüfung erfolgt mit Hilfe von Preßlingen.

B. Die Substanz gibt die Identitätsreaktion a auf Chlorid (2.3.1).

Prüfung auf Reinheit

Prüflösung: 2,0 g Substanz werden in einer Mischung von 15 Volumteilen Wasser *R* und 85 Volumteilen Methanol *R* zu 100 ml gelöst.

Aussehen der Lösung: Die Prüflösung muß klar (2.2.1) und farblos (2.2.2, Methode II) sein.

***p*H-Wert** (2.2.3): 0,20 g Substanz werden in kohlendioxidfreiem Wasser *R* zu 20 ml gelöst. Der *p*H-Wert der Lösung muß zwischen 4,5 und 6,5 liegen.

Optische Drehung (2.2.7): Der Drehungswinkel, an der Prüflösung bestimmt, muß zwischen −0,05 und +0,05° liegen.

Verwandte Substanzen: Die Prüfung erfolgt mit Hilfe der Flüssigchromatographie (2.2.29) wie unter „Gehaltsbestimmung" beschrieben. Das Spektrometer wird auf eine Wellenlänge von 215 nm eingestellt.

Untersuchungslösung a: 55,0 mg Substanz werden in der mobilen Phase zu 10,0 ml gelöst.

Untersuchungslösung b: 2,0 ml Untersuchungslösung a werden mit der mobilen Phase zu 10,0 ml verdünnt.

Referenzlösung: 22,0 mg Fluoxetinhydrochlorid *CRS* werden in 10,0 ml Schwefelsäure (0,5 mol · l^{-1}) gelöst. Die Lösung wird 3 h lang bei etwa 85 °C erhitzt und erkalten gelassen. Die Lösung enthält nachweisbare Mengen Fluoxetinhydrochlorid-Verunreinigung A und 4-Trifluormethylphenol. 0,4 ml Lösung werden mit 28,0 mg Fluoxetinhydrochlorid *CRS*, etwa 1 mg Fluoxetinhydrochlorid-Verunreinigung B *CRS* und etwa 1 mg Fluoxetinhydrochlorid-Verunreinigung C *CRS* versetzt und mit der mobilen Phase zu 25,0 ml verdünnt.

Werden die Chromatogramme unter den vorgeschriebenen Bedingungen aufgezeichnet, beträgt die relative Retention bezogen auf Fluoxetinhydrochlorid für Verunreinigung A etwa 0,24, für Verunreinigung B etwa 0,27 und für Verunreinigung C etwa 0,94.

10 µl Referenzlösung werden eingespritzt. Die Prüfung darf nur ausgewertet werden, wenn im Chromatogramm der Referenzlösung die Retentionszeit für Fluoxetinhydrochlorid zwischen 10 und 18 min liegt; die Retentionszeit für 4-Trifluormethylphenol höchstens 35 min beträgt; das Verhältnis *h*/*v* höchstens 1,1 beträgt (*h* ist die Distanz zwischen dem Maximum des Peaks der Verunreinigung C und Basislinie; *v* ist die Distanz zwischen dem Maximum des Peaks der Verunreinigung C und dem tiefsten Punkt zwischen dem Peak der Verunreinigung C und dem Peak von Fluoxetinhydrochlorid). Falls das Verhältnis größer als 1,1 ist, wird das Volumen von Methanol in der mobilen Phase verringert und das Volumen der Triethylamin-Lösung erhöht.

Je 10 µl Untersuchungslösung a und b werden eingespritzt. Die Chromatographie erfolgt über eine Dauer, die der 3fachen Retentionszeit des Fluoxetinhydrochlorid-Peaks entspricht. Im Chromatogramm der Untersuchungslösung b darf der Peak der Verunreinigung C nicht größer sein als das 0,0075fache der Fläche des Hauptpeaks (0,15 Prozent).

Die Peakflächen der Verunreinigung A oder B im Chromatogramm der Untersuchungslösung a dürfen nicht größer sein als das 0,0125fache der Fläche des Hauptpeaks im Chromatogramm der Untersuchungslösung b (0,25 Prozent). Keine Peakfläche, mit Ausnahme der des Hauptpeaks und der der Verunreinigung A und B, darf größer sein als das 0,005fache der Fläche des Hauptpeaks im Chromatogramm der Untersuchungslösung b (0,1 Prozent). Im Chromatogramm der Untersuchungslösung a darf die Summe aller Peakflächen, mit Ausnahme der des Hauptpeaks, nicht größer sein als das 0,025fache der Fläche des Hauptpeaks im Chromatogramm der Untersuchungslösung b (0,5 Prozent). Peaks, deren Fläche kleiner ist als das 0,0025fache der Fläche des Hauptpeaks im Chromatogramm der Untersuchungslösung b, werden nicht berücksichtigt.

Acetonitril: Höchstens 0,1 Prozent. Die Prüfung erfolgt mit Hilfe der Gaschromatographie (2.2.28).

Untersuchungslösung: 50 mg Substanz werden in Dimethylformamid *R* zu 5,0 ml gelöst.

Referenzlösung: 1,0 g Acetonitril *R* wird mit Dimethylformamid *R* versetzt und gemischt. Die Mischung wird mit Dimethylformamid *R* zu 100,0 ml verdünnt. 1,0 ml Lösung wird mit Dimethylformamid *R* zu 1000,0 ml verdünnt.

Die Chromatographie kann durchgeführt werden mit
- einer Kapillarsäule aus Quarzglas von 30 m Länge und 0,53 mm innerem Durchmesser, belegt mit Macrogol 20 000 *R* (Filmdicke 1 µm)
- Helium zur Chromatographie *R* als Trägergas bei einer Durchflußrate von 10 ml je Minute
- einem Flammenionisationsdetektor.

Die Temperatur der Säule wird 2 min lang bei 35 °C gehalten, dann um 15 °C je Minute auf 220 °C erhöht und 10 min lang bei 220 °C gehalten. Die Temperatur des Probeneinlasses und die des Detektors wird bei 250 °C gehalten.

Je 1 µl Untersuchungslösung, Referenzlösung und Lösungsmittel wird eingespritzt. Im Chromatogramm der Referenzlösung wird die Retentionszeit von Acetonitril ermittelt. Im Chromatogramm des Lösungsmittels darf kein Peak mit derselben Retentionszeit des Acetonitrils vorhanden sein. Die Peakfläche des Acetonitrils im Chromatogramm der Untersuchungslösung darf nicht größer sein als die entsprechende Peakfläche im Chromatogramm der Referenzlösung.

Schwermetalle (2.4.8): 1,0 g Substanz muß der Grenzprüfung C auf Schwermetalle entsprechen (20 ppm). Zur Herstellung der Referenzlösung werden 2 ml Blei-Lösung (10 ppm Pb) *R* verwendet.

Wasser (2.5.12): Höchstens 0,5 Prozent, mit 1,00 g Substanz nach der Karl-Fischer-Methode bestimmt.

Sulfatasche (2.4.14): Höchstens 0,1 Prozent, mit 1,0 g Substanz bestimmt.

Gehaltsbestimmung

Die Bestimmung erfolgt mit Hilfe der Flüssigchromatographie (2.2.29).

Untersuchungslösung: 55,0 mg Substanz werden in der mobilen Phase zu 50,0 ml gelöst. 10,0 ml Lösung werden mit der mobilen Phase zu 100,0 ml verdünnt.

Referenzlösung: 55,0 mg Fluoxetinhydrochlorid *CRS* werden in der mobilen Phase zu 50,0 ml gelöst. 10,0 ml Lösung werden mit der mobilen Phase zu 100,0 ml verdünnt.

Die Chromatographie kann durchgeführt werden mit
- einer Säule aus rostfreiem Stahl von 0,25 m Länge und 4,6 mm innerem Durchmesser, gepackt mit octylsilyliertem Kieselgel zur Chromatographie *R* (5 µm)
- folgender mobilen Phase bei einer Durchflußrate von 1 ml je Minute: eine Mischung von 8 Volumteilen Methanol *R*, 30 Volumteilen Tetrahydrofuran *R* und 62 Volumteilen einer Lösung von Triethylamin *R*, die wie folgt hergestellt wird: 10 ml Triethylamin *R* werden mit 980 ml Wasser *R* versetzt und gemischt; der *p*H-Wert der Mischung wird mit Phosphorsäure 85 % *R* auf 6,0 eingestellt (etwa 4,5 ml) und die Mischung mit Wasser *R* zu 1000 ml verdünnt
- einem Spektrometer als Detektor bei einer Wellenlänge von 227 nm.

Die Empfindlichkeit des Systems wird so eingestellt, daß die Höhe des Hauptpeaks im Chromatogramm der

F

Monographien

Referenzlösung mindestens 50 Prozent des maximalen Ausschlags beträgt. Die Konzentration von Methanol und der Triethylamin-Lösung in der mobilen Phase wird so eingestellt, daß die Retentionszeit für Fluoxetinhydrochlorid zwischen 10 und 18 min liegt. Die Bestimmung darf nur ausgewertet werden, wenn der Symmetriefaktor für Fluoxetinhydrochlorid bei 10 Prozent der Peakhöhe höchstens 2,0 beträgt.

Je 10 µl Untersuchungslösung und Referenzlösung werden eingespritzt. Der Gehalt an Fluoxetinhydrochlorid ($C_{17}H_{19}ClF_3NO$) wird mit Hilfe der Flächen der Peaks in den Chromatogrammen der Untersuchungslösung und der Referenzlösung unter Berücksichtigung des angegebenen Gehalts an Fluoxetinhydrochlorid in Fluoxetinhydrochlorid *CRS* und unter Berücksichtigung des Wasser- und Acetonitrilgehalts berechnet.

Lagerung

Gut verschlossen.

Verunreinigungen

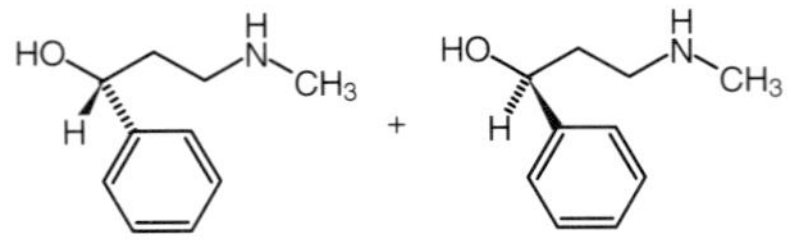

A. (*RS*)-3-Methylamino-1-phenylpropan-1-ol

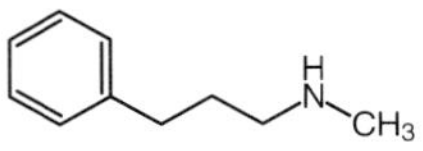

B. *N*-Methyl-3-phenylpropyl-1-amin

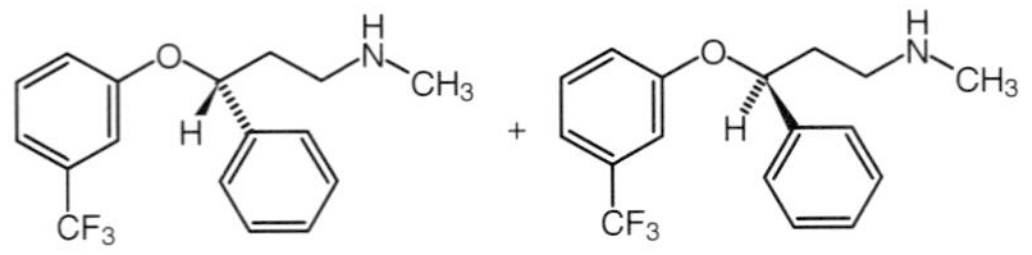

C. (*RS*)-*N*-Methyl-3-phenyl-3-(3-trifluormethylphenoxy)propyl-1-amin.

2001, 1519

Flurbiprofen

Flurbiprofenum

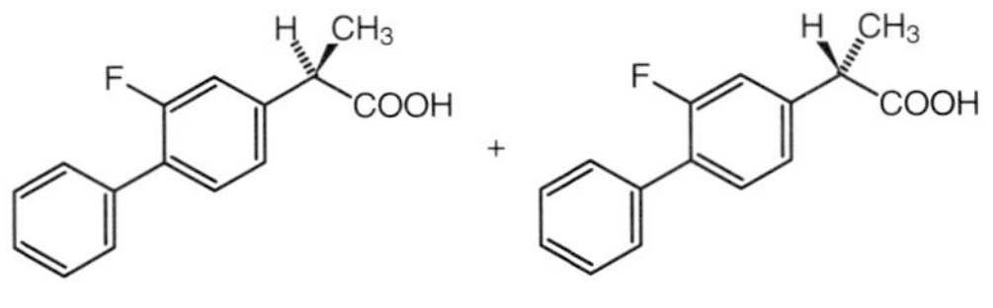

$C_{15}H_{13}FO_2$ M_r 244,3

Definition

Flurbiprofen enthält mindestens 99,0 und höchstens 101,0 Prozent (2*RS*)-2-(2-Fluorbiphenyl-4-yl)propansäure, berechnet auf die getrocknete Substanz.

Eigenschaften

Weißes bis fast weißes, kristallines Pulver; praktisch unlöslich in Wasser, leicht löslich in Ethanol und Dichlormethan. Die Substanz löst sich in wäßrigen Lösungen von Alkalihydroxiden und Alkalicarbonaten.

Prüfung auf Identität

1: C, D.
2: A, B, D.

A. Schmelztemperatur (2.2.14): 114 bis 117 °C.

B. 0,10 g Substanz werden in Natriumhydroxid-Lösung (0,1 mol · l⁻¹) zu 100,0 ml gelöst. 1,0 ml Lösung wird mit Natriumhydroxid-Lösung (0,1 mol · l⁻¹) zu 100,0 ml verdünnt. Diese Lösung, zwischen 230 und 350 nm gemessen, zeigt ein Absorptionsmaximum (2.2.25) bei 247 nm. Die spezifische Absorption, im Maximum gemessen, liegt zwischen 780 und 820.

C. Die Prüfung erfolgt mit Hilfe der IR-Spektroskopie (2.2.24) durch Vergleich des Spektrums der Substanz mit dem von Flurbiprofen *CRS*.

D. Etwa 5 mg Substanz werden in einem Tiegel mit 45 mg schwerem Magnesiumoxid *R* gemischt. Die Mischung wird so lange geglüht, bis der Rückstand fast weiß ist (normalerweise weniger als 5 min). Nach dem Erkalten werden 1 ml Wasser *R*, 0,05 ml Phenolphthalein-Lösung *R* 1 und etwa 1 ml verdünnte Salzsäure *R* zugesetzt, damit die Lösung farblos ist. Die Mischung wird filtriert. 1,0 ml Filtrat wird zu einer frisch hergestellten Mischung von 0,1 ml Alizarin-S-Lösung *R* und 0,1 ml Zirconiumnitrat-Lösung *R* zugesetzt. Nach dem Mischen wird 5 min lang stehengelassen und die Färbung mit der einer unter gleichen Bedingungen hergestellten Blindlösung verglichen. Die Lösung ist gelb, die Blindlösung rot gefärbt.

Prüfung auf Reinheit

Aussehen der Lösung: 1,0 g Substanz wird in Methanol *R* zu 10 ml gelöst. Die Lösung muß klar (2.2.1) und farblos (2.2.2, Methode I) sein.

Optische Drehung (2.2.7): 0,50 g Substanz werden in Methanol *R* zu 20,0 ml gelöst. Der Drehungswinkel muß zwischen –0,1 und +0,1° liegen.

Verwandte Substanzen: Die Prüfung erfolgt mit Hilfe der Flüssigchromatographie (2.2.29).

Untersuchungslösung: 0,20 g Substanz werden in einer Mischung von 45 Volumteilen Acetonitril *R* und 55 Volumteilen Wasser *R* zu 100,0 ml gelöst.

Referenzlösung a: 1,0 ml Untersuchungslösung wird mit einer Mischung von 45 Volumteilen Acetonitril *R* und 55 Volumteilen Wasser *R* zu 50,0 ml verdünnt. 1,0 ml dieser Lösung wird mit einer Mischung von 45 Volumteilen Acetonitril *R* und 55 Volumteilen Wasser *R* zu 10,0 ml verdünnt.

Referenzlösung b: 10,0 mg Flurbiprofen-Verunreinigung A *CRS* werden in einer Mischung von 45 Volumteilen Acetonitril *R* und 55 Volumteilen Wasser *R* zu 100,0 ml gelöst. 10,0 ml Lösung werden mit einer Mischung von 45 Volumteilen Acetonitril *R* und 55 Volumteilen Wasser *R* zu 100,0 ml verdünnt.

Referenzlösung c: 10 mg Substanz werden in einer Mischung von 45 Volumteilen Acetonitril *R* und 55 Volumteilen Wasser *R* zu 100,0 ml gelöst. 1,0 ml Lösung wird mit der Referenzlösung b zu 10,0 ml verdünnt.

Die Chromatographie kann durchgeführt werden mit

- einer Säule aus rostfreiem Stahl von 0,15 m Länge und 3,9 mm innerem Durchmesser, gepackt mit octadecylsilyliertem Kieselgel zur Chromatographie *R* (5 µm)
- einer Mischung von 5 Volumteilen Essigsäure 98 % *R*, 35 Volumteilen Acetonitril *R* und 60 Volumteilen Wasser *R* als mobile Phase bei einer Durchflußrate von 1 ml je Minute
- einem Spektrometer als Detektor bei einer Wellenlänge von 254 nm.

10 µl Referenzlösung c werden eingespritzt. Die Empfindlichkeit des Systems wird so eingestellt, daß die Höhe der beiden Hauptpeaks im Chromatogramm mindestens 40 Prozent des maximalen Ausschlags beträgt. Die Prüfung darf nur ausgewertet werden, wenn im Chromatogramm die Auflösung zwischen den Peaks von Verunreinigung A und Flurbiprofen mindestens 1,5 beträgt.

Je 10 µl Untersuchungslösung, Referenzlösung a und Referenzlösung b werden eingespritzt. Die Chromatographie erfolgt über eine Dauer, die der 2fachen Retentionszeit des Flurbiprofen-Peaks entspricht. Im Chromatogramm der Untersuchungslösung darf eine der Verunreinigung A entsprechende Peakfläche nicht größer sein als die Fläche des Peaks im Chromatogramm der Referenzlösung b (0,5 Prozent). Im Chromatogramm der Untersuchungslösung darf keine Peakfläche, mit Ausnahme der des Hauptpeaks und der der Verunreinigung A, größer sein als die Fläche des Hauptpeaks im Chromatogramm der Referenzlösung a (0,2 Prozent), und die Summe dieser Peakflächen darf nicht größer sein als das 5fache der Fläche des Hauptpeaks im Chromatogramm der Referenzlösung a (1,0 Prozent). Peaks, deren Fläche kleiner ist als das 0,1fache der Fläche des Hauptpeaks im Chromatogramm der Referenzlösung a, werden nicht berücksichtigt (0,02 Prozent).

Schwermetalle (2.4.8): 2,0 g Substanz werden in einer Mischung von 10 Volumteilen Wasser *R* und 90 Volumteilen Methanol *R* zu 20 ml gelöst. 12 ml Lösung müssen der Grenzprüfung B auf Schwermetalle entsprechen (10 ppm). Zur Herstellung der Referenzlösung wird eine Blei-Lösung (1 ppm Pb), die durch Verdünnen der Blei-Lösung (100 ppm Pb) *R* mit einer Mischung von 10 Volumteilen Wasser *R* und 90 Volumteilen Methanol *R* hergestellt wird, verwendet.

Trocknungsverlust (2.2.32): Höchstens 0,5 Prozent, mit 1,000 g Substanz durch 3 h langes Trocknen bei 60 °C und höchstens 0,7 kPa bestimmt.

Sulfatasche (2.4.14): Höchstens 0,1 Prozent, mit 1,0 g Substanz in einem Platintiegel bestimmt.

Gehaltsbestimmung

0,200 g Substanz, in 50 ml Ethanol 96 % *R* gelöst, werden mit Natriumhydroxid-Lösung (0,1 mol · l^{-1}) titriert. Der Endpunkt wird mit Hilfe der Potentiometrie (2.2.20) bestimmt.

1 ml Natriumhydroxid-Lösung (0,1 mol · l^{-1}) entspricht 24,43 mg $C_{15}H_{13}FO_2$.

Verunreinigungen

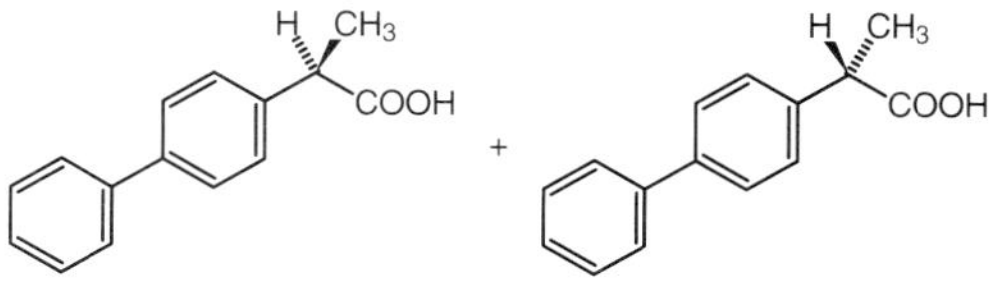

A. (2*RS*)-2-(Biphenyl-4-yl)propansäure

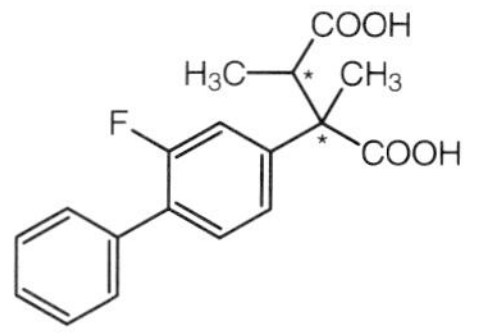

B. 2-(2-Fluorbiphenyl-4-yl)-2,3-dimethylbutandicar=bonsäure

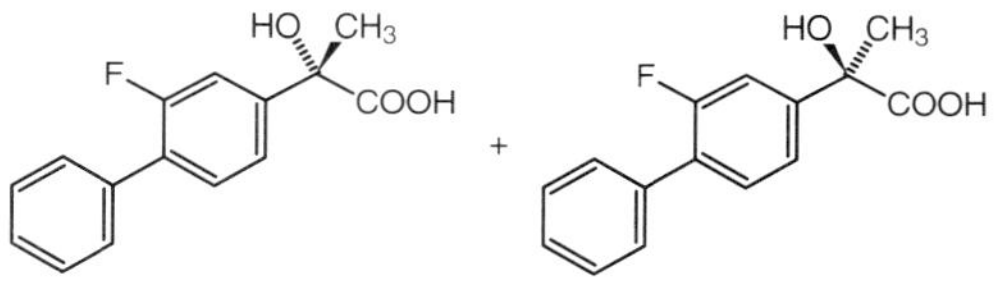

C. (2*RS*)-2-(2-Fluorbiphenyl-4-yl)-2-hydroxypropan=säure

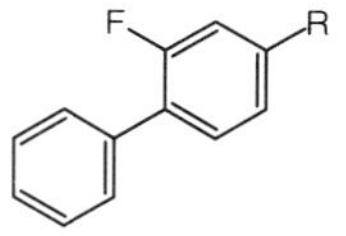

D. R = CO–CH_3:
1-(2-Fluorbiphenyl-4-yl)ethanon

E. R = CO_2H:
2-Fluorbiphenyl-4-carbonsäure.

2000, 1423

Flutamid

Flutamidum

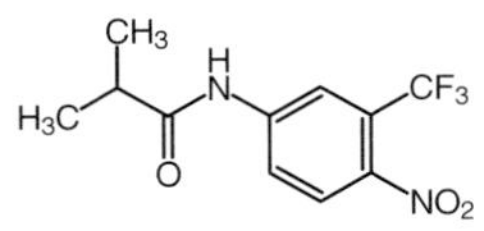

$C_{11}H_{11}F_3N_2O_3$ M_r 276,2

Definition

Flutamid enthält mindestens 97,0 und höchstens 103,0 Prozent 2-Methyl-*N*-[4-nitro-3-(trifluormethyl)= phenyl]propanamid, berechnet auf die getrocknete Substanz.

Eigenschaften

Schwach gelbes, kristallines Pulver; praktisch unlöslich in Wasser, leicht löslich in Aceton und Ethanol.

Die Substanz schmilzt bei etwa 112 °C.

Prüfung auf Identität

Die Prüfung erfolgt mit Hilfe der IR-Spektroskopie (2.2.24) durch Vergleich des Spektrums der Substanz mit dem von Flutamid *CRS*.

Prüfung auf Reinheit

Verwandte Substanzen: Die Prüfung erfolgt mit Hilfe der Flüssigchromatographie (2.2.29).

Untersuchungslösung: 20,0 mg Substanz werden in der mobilen Phase zu 20,0 ml gelöst.

Referenzlösung a: 2 mg Flutamid *CRS* und 2 mg Flutamid-Verunreinigung C *CRS* werden in der mobilen Phase zu 50,0 ml gelöst. 1,0 ml Lösung wird mit der mobilen Phase zu 20,0 ml verdünnt.

Referenzlösung b: 1,0 ml Untersuchungslösung wird mit der mobilen Phase zu 50,0 ml verdünnt. 2,0 ml dieser Lösung werden mit der mobilen Phase zu 20,0 ml verdünnt.

Die Chromatographie kann durchgeführt werden mit

- einer Säule aus rostfreiem Stahl von 0,25 m Länge und 4,0 mm innerem Durchmesser, gepackt mit octadecylsilyliertem Kieselgel zur Chromatographie *R* (5 µm)
- einer Mischung gleicher Volumteile Acetonitril *R* und Wasser *R* als mobile Phase bei einer Durchflußrate von 0,5 ml je Minute
- einem Spektrometer als Detektor bei einer Wellenlänge von 240 nm.

20 µl Referenzlösung b werden eingespritzt. Die Empfindlichkeit des Systems wird so eingestellt, daß die Höhe des Hauptpeaks im Chromatogramm mindestens 50 Prozent des maximalen Ausschlags beträgt.

20 µl Referenzlösung a werden eingespritzt. Wird das Chromatogramm unter den vorgeschriebenen Bedingungen aufgezeichnet, betragen die Retentionszeiten für Flutamid etwa 19 min und für Verunreinigung C etwa 14 min. Die Prüfung darf nur ausgewertet werden, wenn die Auflösung zwischen den Peaks von Verunreinigung C und Flutamid mindestens 10,5 beträgt.

Je 20 µl Untersuchungslösung und Referenzlösung b werden eingespritzt. Die Chromatographie erfolgt über eine Dauer, die der 1,5fachen Retentionszeit des Hauptpeaks entspricht.

Im Chromatogramm der Untersuchungslösung darf eine der Verunreinigung C entsprechende Peakfläche, mit einer relativen Retention bezogen auf Flutamid von etwa 0,72, nicht größer sein als das 1,5fache der Fläche des Hauptpeaks im Chromatogramm der Referenzlösung b (0,3 Prozent), und keine Peakfläche, mit Ausnahme der des Hauptpeaks und der der Verunreinigung C, darf größer sein als die Fläche des Hauptpeaks im Chromatogramm der Referenzlösung b (0,2 Prozent). Im Chromatogramm der Untersuchungslösung darf die Summe aller Peakflächen, mit Ausnahme der des Hauptpeaks, nicht größer sein als das 2,5fache der Fläche des Hauptpeaks im Chromatogramm der Referenzlösung b (0,5 Prozent). Peaks, deren Fläche kleiner ist als das 0,25fache der Fläche des Hauptpeaks im Chromatogramm der Referenzlösung b, werden nicht berücksichtigt.

Schwermetalle (2.4.8): 1,0 g Substanz muß der Grenzprüfung C auf Schwermetalle entsprechen (20 ppm). Zur Herstellung der Referenzlösung werden 2 ml Blei-Lösung (10 ppm Pb) *R* verwendet.

Trocknungsverlust (2.2.32): Höchstens 0,5 Prozent, mit 1,000 g Substanz durch 3 h langes Trocknen im Vakuumtrockenschrank bei 60 °C bestimmt.

Sulfatasche (2.4.14): Höchstens 0,1 Prozent, mit 1,0 g Substanz bestimmt.

Gehaltsbestimmung

25,0 mg Substanz werden in Methanol *R* zu 25,0 ml gelöst. 2,0 ml Lösung werden mit Methanol *R* zu 100,0 ml verdünnt. Die Absorption (2.2.25) wird im Maximum bei 295 nm gemessen.

Der Gehalt an $C_{11}H_{11}F_3N_2O_3$ wird mit Hilfe der spezifischen Absorption berechnet ($A_{1\,\text{cm}}^{1\,\%} = 295$).

Lagerung

Vor Licht geschützt.

Verunreinigungen

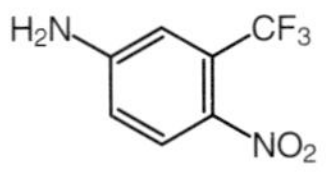

A. 4-Nitro-3-(trifluormethyl)anilin

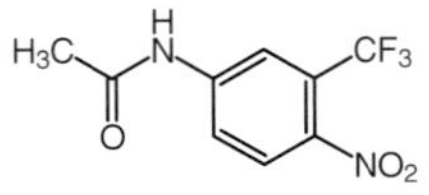

B. *N*-[4-Nitro-3-(trifluormethyl)phenyl]acetamid

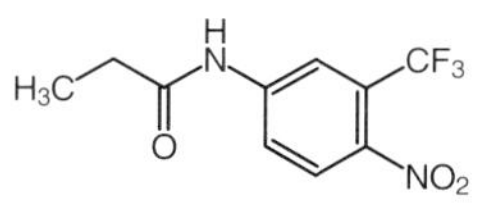

C. *N*-[4-Nitro-3-(trifluormethyl)phenyl]propanamid

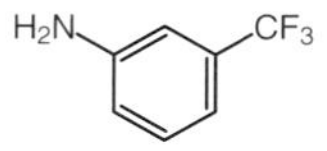

D. 3-(Trifluormethyl)anilin

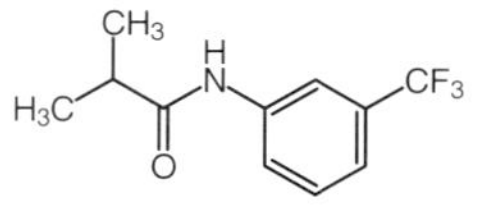

E. 2-Methyl-*N*-[3-(trifluormethyl)phenyl]propanamid

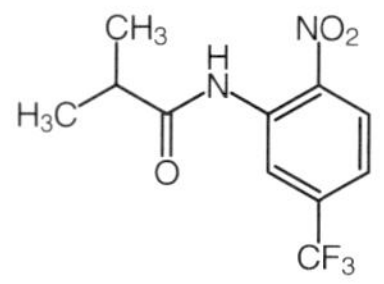

F. 2-Methyl-*N*-[2-nitro-5-(trifluormethyl)phenyl]propanamid.

Dieser Text wurde in der deutschsprachigen Ausgabe der Ph. Eur. – Nachtrag 2000 schon in dieser Fassung veröffentlicht.

2001, 1424

Flutrimazol

Flutrimazolum

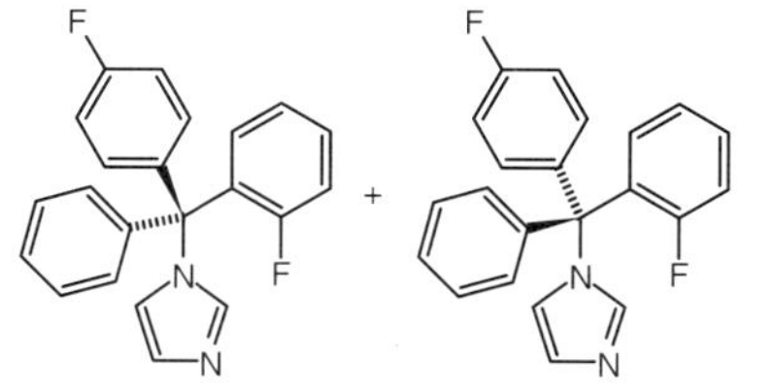

$C_{22}H_{16}F_2N_2$ M_r 346,4

Definition

Flutrimazol enthält mindestens 99,0 und höchstens 101,0 Prozent (*RS*)-1-[(2-Fluorphenyl)(4-fluorphenyl)phenylmethyl]-1*H*-imidazol, berechnet auf die getrocknete Substanz.

Eigenschaften

Weißes bis fast weißes Pulver; praktisch unlöslich in Wasser, leicht löslich in Tetrahydrofuran, löslich in Methanol.

Prüfung auf Identität

1: B.
2: A, C, D.

A. Schmelztemperatur (2.2.14): 161 bis 166 °C.

B. Die Prüfung erfolgt mit Hilfe der IR-Spektroskopie (2.2.24) durch Vergleich des Spektrums der Substanz mit dem von Flutrimazol *CRS*. Die Prüfung erfolgt mit Hilfe von Preßlingen.

C. Die Prüfung erfolgt mit Hilfe der Dünnschichtchromatographie (2.2.27) unter Verwendung einer DC-Platte mit Kieselgel F_{254} *R*. Die Platte wird 1 h lang bei 110 °C erhitzt.

Untersuchungslösung: 20 mg Substanz werden in Aceton *R* zu 10 ml gelöst.

Referenzlösung a: 20 mg Flutrimazol *CRS* werden in Aceton *R* zu 10 ml gelöst.

Referenzlösung b: 20 mg Flutrimazol *CRS* und 10 mg Metronidazolbenzoat *CRS* werden in Aceton *R* zu 10 ml gelöst.

Auf die Platte werden 10 µl jeder Lösung aufgetragen. Die Chromatographie erfolgt mit einer Mischung von 10 Volumteilen 2-Propanol *R* und 90 Volumteilen Ethylacetat *R* über eine Laufstrecke, die zwei Dritteln der Plattenhöhe entspricht. Die Platte wird an der Luft trocknen gelassen und im ultravioletten Licht bei 254 nm ausgewertet. Der Hauptfleck im Chromatogramm der Untersuchungslösung entspricht in bezug auf Lage und Größe dem Hauptfleck im Chromatogramm der Referenzlösung a. Die Prüfung darf nur ausgewertet werden, wenn das Chromatogramm der Referenzlösung b deutlich voneinander getrennt 2 Flecke zeigt.

D. Etwa 5 mg Substanz werden in einem Tiegel mit 45 mg schwerem Magnesiumoxid *R* gemischt. Die Mischung wird so lange geglüht, bis der Rückstand fast weiß ist (normalerweise weniger als 5 min lang). Nach dem Erkalten werden 1 ml Wasser *R*, 0,05 ml Phenolphthalein-Lösung *R* 1 und etwa 1 ml verdünnte Salzsäure *R* zugesetzt, damit die Lösung farblos ist. Die Mischung wird filtriert. 1,0 ml Filtrat wird einer frisch hergestellten Mischung von 0,1 ml Alizarin-S-Lösung *R* und 0,1 ml Zirconiumnitrat-Lösung *R* zugesetzt. Nach dem Mischen wird 5 min lang stehengelassen und die Färbung mit der einer unter gleichen Bedingungen hergestellten Blindlösung verglichen. Die Lösung mit der Substanz ist gelb, die Blindlösung rot gefärbt.

Prüfung auf Reinheit

Prüflösung: 1,00 g Substanz wird in Methanol *R* zu 50,0 ml gelöst.

Aussehen der Lösung: Die Prüflösung darf nicht stärker opaleszieren als die Referenzsuspension II (2.2.1) und darf nicht stärker gefärbt sein als die Farbvergleichslösung G_7 (2.2.2, Methode II).

Optische Drehung (2.2.7): Der Drehungswinkel, an der Prüflösung bestimmt, muß zwischen –0,05 und +0,05° liegen.

Verwandte Substanzen: Die Prüfung erfolgt mit Hilfe der Flüssigchromatographie (2.2.29).

Untersuchungslösung: 40,0 mg Substanz werden in der mobilen Phase zu 50,0 ml gelöst.

Referenzlösung a: 25,0 mg Imidazol *CRS* werden in der mobilen Phase zu 50,0 ml gelöst. 10,0 ml Lösung werden mit der mobilen Phase zu 50,0 ml verdünnt.

Referenzlösung b: 30,0 mg Flutrimazol-Verunreinigung B *CRS* werden in der mobilen Phase zu 100,0 ml gelöst.

Referenzlösung c: 2,0 ml Referenzlösung a und 2,0 ml Referenzlösung b werden gemischt und mit der mobilen Phase zu 50,0 ml verdünnt.

Referenzlösung d: 10,0 ml Referenzlösung c werden mit der mobilen Phase zu 50,0 ml verdünnt.

Referenzlösung e: 2,0 ml Untersuchungslösung und 10,0 ml Referenzlösung c werden gemischt und mit der mobilen Phase zu 50,0 ml verdünnt.

Referenzlösung f: 1,0 ml Untersuchungslösung wird mit der mobilen Phase zu 100,0 ml verdünnt. 1,0 ml dieser Lösung wird mit der mobilen Phase zu 10,0 ml verdünnt.

Die Chromatographie kann durchgeführt werden mit
- einer Säule aus rostfreiem Stahl von 0,2 m Länge und 4,6 mm innerem Durchmesser, gepackt mit octylsilyliertem Kieselgel zur Chromatographie *R* (5 µm)
- einer Mischung von 40 Volumteilen Phosphat-Pufferlösung *p*H 7,0 (0,03 mol · l^{-1}) *R* und 60 Volumteilen Acetonitril *R* als mobile Phase bei einer Durchflußrate von 1,3 ml je Minute
- einem Spektrometer als Detektor bei einer Wellenlänge von 220 nm.

20 µl Referenzlösung e werden eingespritzt. Die Prüfung darf nur ausgewertet werden, wenn die Auflösung zwischen dem ersten Peak (Imidazol) und dem zweiten Peak (Verunreinigung B) mindestens 2,0 und die Auflösung zwischen dem zweiten und dem dritten Peak (Flutrimazol) mindestens 1,5 beträgt. Der Symmetriefaktor für den ersten und den zweiten Peak darf höchstens 2,0 betragen.

Je 20 µl Untersuchungslösung, Referenzlösung d und Referenzlösung f werden eingespritzt. Die Chromatographie erfolgt über eine Dauer, die der 2,5fachen Retentionszeit des Hauptpeaks entspricht.

Im Chromatogramm der Untersuchungslösung
- darf die Fläche des dem Imidazol entsprechenden Peaks nicht größer sein als die entsprechende Fläche im Chromatogramm der Referenzlösung d (0,1 Prozent)
- darf die Fläche des der Verunreinigung B entsprechenden Peaks nicht größer sein als die entsprechende Fläche im Chromatogramm der Referenzlösung d (0,3 Prozent)
- darf keine Peakfläche, mit Ausnahme der des Hauptpeaks und eines der Verunreinigung B entsprechenden Peaks, größer sein als die Fläche des Hauptpeaks im Chromatogramm der Referenzlösung f (0,1 Prozent). Die Summe dieser Peakflächen darf nicht größer sein als das 3fache der Fläche des Hauptpeaks im Chromatogramm der Referenzlösung f (0,3 Prozent).

Peaks, deren Fläche kleiner ist als das 0,5fache der Fläche des Hauptpeaks im Chromatogramm der Referenzlösung f, werden nicht berücksichtigt.

Schwermetalle (2.4.8): 2,0 g Substanz müssen der Grenzprüfung F auf Schwermetalle entsprechen (10 ppm). Für die Prüfung wird ein Platintiegel verwendet. Zur Herstellung der Referenzlösung werden 2 ml Blei-Lösung (10 ppm Pb) *R* verwendet.

Trocknungsverlust (2.2.32): Höchstens 0,5 Prozent, mit 1,000 g Substanz durch Trocknen im Trockenschrank bei 100 bis 105 °C bestimmt.

Sulfatasche (2.4.14): Höchstens 0,1 Prozent, mit 1,0 g Substanz in einem Platintiegel bestimmt.

Gehaltsbestimmung

0,300 g Substanz, in 50 ml wasserfreier Essigsäure *R* gelöst, werden mit Perchlorsäure (0,1 mol · l^{-1}) titriert. Der Endpunkt wird mit Hilfe der Potentiometrie (2.2.20) bestimmt.

1 ml Perchlorsäure (0,1 mol · l^{-1}) entspricht 34,64 mg $C_{22}H_{16}F_2N_2$.

Lagerung

Gut verschlossen, vor Licht geschützt.

Verunreinigungen

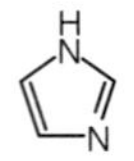

A. Imidazol

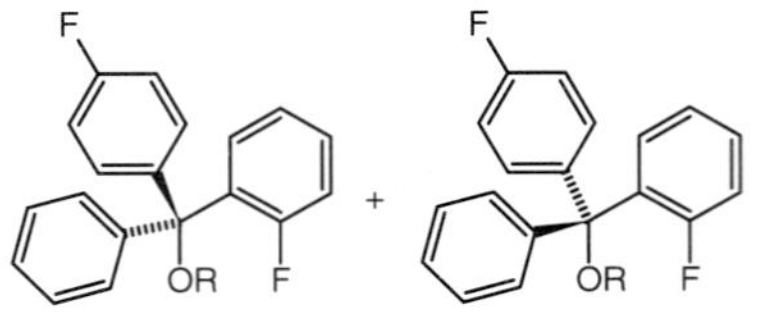

B. R = H:
(*RS*)-(2-Fluorphenyl)(4-fluorphenyl)phenylmethanol

C. R = CH_3:
(*RS*)-(2-Fluorphenyl)(4-fluorphenyl)methoxyphenyl= methan.

2000, 826

Formaldehyd-Lösung 35 %

Formaldehydi solutio (35 per centum)

Definition

Formaldehyd-Lösung 35 % enthält mindestens 34,5 und höchstens 38,0 Prozent (*m/m*) Formaldehyd (CH_2O; M_r 30,03) und Methanol als Stabilisator.

Eigenschaften

Klare, farblose Flüssigkeit; mischbar mit Wasser und Ethanol. Die Lösung kann sich bei der Lagerung trüben.

Prüfung auf Identität

A. 1 ml Prüflösung (siehe „Prüfung auf Reinheit") wird mit Wasser *R* zu 10 ml verdünnt. 0,05 ml Lösung werden mit 1 ml einer Lösung von Chromotropsäure-Natrium *R* (15 g · l^{-1}), 2 ml Wasser *R* und 8 ml Schwefelsäure *R* versetzt. Die Lösung färbt sich innerhalb 5 min blauviolett oder rotviolett.

B. 0,1 ml Prüflösung werden mit 10 ml Wasser *R*, 2 ml einer frisch hergestellten Lösung von Phenylhydrazinhydrochlorid *R* (10 g · l^{-1}), 1 ml Kaliumhexacyanoferrat(III)-Lösung *R* und 5 ml Salzsäure *R* versetzt. Eine intensive Rotfärbung entwickelt sich.

C. 0,5 ml Substanz werden in einem Reagenzglas mit 2 ml Wasser *R* und 2 ml Silbernitrat-Lösung *R* 2 versetzt. Nach Zusatz von verdünnter Ammoniak-Lösung *R* 2 bis zur schwach alkalischen Reaktion und Erhitzen im Wasserbad bildet sich ein grauer Niederschlag oder ein Silberspiegel.

D. Die Substanz entspricht den Grenzwerten der „Gehaltsbestimmung".

Prüfung auf Reinheit

Prüflösung: 10 ml der falls erforderlich filtrierten Substanz werden mit kohlendioxidfreiem Wasser *R* zu 50 ml verdünnt.

Aussehen der Lösung: Die Prüflösung muß farblos sein (2.2.2, Methode II).

Sauer reagierende Substanzen: 10 ml Prüflösung werden mit 1 ml Phenolphthalein-Lösung *R* versetzt. Bis zum Umschlag nach Rot dürfen höchstens 0,4 ml Natriumhydroxid-Lösung (0,1 mol · l^{-1}) verbraucht werden.

Methanol: 9,0 bis 15,0 Prozent (*V/V*). Die Prüfung erfolgt mit Hilfe der Gaschromatographie (2.2.28) unter Verwendung von wasserfreiem Ethanol *R* 1 als Interner Standard.

Interner-Standard-Lösung: 10 ml wasserfreies Ethanol *R* 1 werden mit Wasser *R* zu 100 ml verdünnt.

Untersuchungslösung: 10,0 ml Substanz werden mit 10,0 ml Interner-Standard-Lösung versetzt und mit Wasser *R* zu 100,0 ml verdünnt.

Referenzlösung: 1,0 ml Methanol *R* wird mit 10,0 ml Interner-Standard-Lösung versetzt und mit Wasser *R* zu 100,0 ml verdünnt.

Die Chromatographie kann durchgeführt werden mit
- einer Säule aus Glas von 1,5 bis 2,0 m Länge und 2 bis 4 mm innerem Durchmesser, gepackt mit Ethylvinylbenzol-Divinylbenzol-Copolymer *R* (150 bis 180 µm)
- Stickstoff zur Chromatographie *R* als Trägergas bei einer Durchflußrate von 30 bis 40 ml je Minute
- einem Flammenionisationsdetektor.

Die Temperatur der Säule wird bei 120 °C, die des Probeneinlasses und des Detektors bei 150 °C gehalten.

1 µl Referenzlösung wird eingespritzt. Die Empfindlichkeit des Systems wird so eingestellt, daß die Höhe der Peaks mindestens 50 Prozent des maximalen Ausschlags beträgt. Die Prüfung darf nur ausgewertet werden, wenn die Auflösung zwischen den Peaks von Methanol und Ethanol mindestens 2,0 beträgt.

Je 1 µl Untersuchungslösung und Referenzlösung wird eingespritzt.

Der Prozentgehalt an Methanol wird berechnet.

Sulfatasche (2.4.14): Höchstens 0,1 Prozent, mit 1,0 g Substanz bestimmt.

Gehaltsbestimmung

In einen 100-ml-Meßkolben, der 2,5 ml Wasser *R* und 1 ml verdünnte Natriumhydroxid-Lösung *R* enthält, wird 1,000 g Substanz gegeben. Nach Umschütteln wird mit Wasser *R* zu 100,0 ml verdünnt. 10,0 ml Lösung werden mit 30,0 ml Iod-Lösung (0,05 mol · l^{-1}) und, nach dem Mischen, mit 10 ml verdünnter Natriumhydroxid-Lösung *R* versetzt. Nach 15 min wird mit 25 ml verdünnter Schwefelsäure *R* angesäuert und mit Natriumthiosulfat-Lösung (0,1 mol · l^{-1}) unter Zusatz von 2 ml Stärke-Lösung *R* titriert.

1 ml Iod-Lösung (0,05 mol · l^{-1}) entspricht 1,501 mg CH_2O.

Lagerung

Gut verschlossen, vor Licht geschützt, bei 15 bis 25 °C.

F

Monographien

2001, 1520

Foscarnet-Natrium-Hexahydrat

Foscarnetum natricum hexahydricum

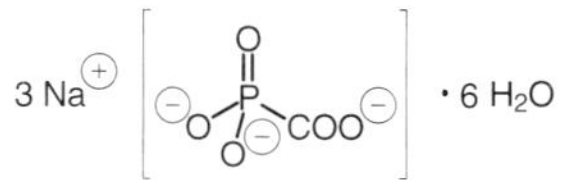

$CNa_3O_5P \cdot 6H_2O$ M_r 300,0

Definition

Foscarnet-Natrium-Hexahydrat enthält mindestens 98,5 und höchstens 101,0 Prozent Trinatriumphosphonatformiat, berechnet auf die getrocknete Substanz.

Eigenschaften

Weißes, kristallines Pulver; löslich in Wasser, praktisch unlöslich in Ethanol.

Prüfung auf Identität

A. Die Prüfung erfolgt mit Hilfe der IR-Spektroskopie (2.2.24) durch Vergleich des Spektrums der Substanz mit dem von Foscarnet-Natrium-Hexahydrat *CRS*.

B. Die Substanz gibt die Identitätsreaktion a auf Natrium (2.3.1).

Prüfung auf Reinheit

Prüflösung: 0,5 g Substanz werden in kohlendioxidfreiem Wasser *R* zu 25 ml gelöst.

Aussehen der Lösung: Die Prüflösung darf nicht stärker opaleszieren als die Referenzsuspension I (2.2.1) und muß farblos (2.2.2, Methode II) sein.

***p*H-Wert** (2.2.3): Der *p*H-Wert der Prüflösung muß zwischen 9,0 und 11,0 liegen.

Verwandte Substanzen: Die Prüfung erfolgt mit Hilfe der Flüssigchromatographie (2.2.29).

Untersuchungslösung: 25 mg Substanz werden in der mobilen Phase zu 10,0 ml gelöst.

Referenzlösung a: 1,0 ml Untersuchungslösung wird mit der mobilen Phase zu 50,0 ml verdünnt. 1,0 ml dieser Lösung wird mit der mobilen Phase zu 10,0 ml verdünnt.

Referenzlösung b: 5,0 mg Foscarnet-Verunreinigung B *CRS* werden in der mobilen Phase gelöst. Nach Zusatz von 2,0 ml Untersuchungslösung wird die Lösung mit der mobilen Phase zu 50,0 ml verdünnt.

Die Chromatographie kann durchgeführt werden mit

- einer Säule aus rostfreiem Stahl von 0,10 m Länge und 4,6 mm innerem Durchmesser, gepackt mit octadecylsilyliertem Kieselgel zur Chromatographie *R* (3 µm)
- einer Mischung als mobile Phase bei einer Durchflußrate von 1,0 ml je Minute, die wie folgt hergestellt wird: 3,22 g Natriumsulfat-Decahydrat *R* werden in Wasser *R* gelöst; nach Zusatz von 3 ml Essigsäure 98 % *R* und 6 ml einer Lösung von Natriumdiphosphat *R* (44,61 g · l^{-1}) wird die Lösung mit Wasser *R* zu 1000 ml verdünnt (Lösung A); 3,22 g Natriumsulfat-Decahydrat *R* werden in Wasser *R* gelöst; nach Zusatz von 6,8 g Natriumacetat *R* und 6 ml einer Lösung von Natriumdiphosphat *R* (44,61 g · l^{-1}) wird die Lösung mit Wasser *R* zu 1000 ml verdünnt (Lösung B); etwa 700 ml Lösung A und etwa 300 ml Lösung B werden gemischt, so daß eine Mischung mit einem *p*H-Wert von 4,4 erhalten wird; 1000 ml dieser Lösung werden mit 0,25 g Tetrahexylammoniumhydrogensulfat *R* und 100 ml Methanol *R* versetzt
- einem Spektrometer als Detektor bei einer Wellenlänge von 230 nm.

20 µl Referenzlösung b werden eingespritzt. Die Chromatographie erfolgt über eine Dauer, die der 2,5fachen Retentionszeit des Foscarnet-Peaks entspricht. Die Prüfung darf nur ausgewertet werden, wenn die Auflösung zwischen den Peaks von Foscarnet und der Verunreinigung B mindestens 7 beträgt.

Je 20 µl Untersuchungslösung und Referenzlösung a werden eingespritzt. Im Chromatogramm der Untersuchungslösung darf keine Peakfläche, mit Ausnahme der des Hauptpeaks, größer sein als die Fläche des Hauptpeaks im Chromatogramm der Referenzlösung a (0,2 Prozent); die Summe aller Peakflächen, mit Ausnahme der des Hauptpeaks, darf nicht größer sein als das 2fache der Fläche des Hauptpeaks im Chromatogramm der Referenzlösung a (0,4 Prozent). Peaks mit einer kleineren relativen Retention als 0,6 und Peaks, deren Fläche kleiner ist als das 0,2fache der Fläche des Hauptpeaks im Chromatogramm der Referenzlösung a, werden nicht berücksichtigt.

Verunreinigung D: Die Prüfung erfolgt mit Hilfe der Gaschromatographie (2.2.28).

Untersuchungslösung: 0,25 g Substanz werden in 9,0 ml Essigsäure (0,1 mol · l^{-1}) unter Rühren mit einem Magnetrührer gelöst. Die Lösung wird mit 1,0 ml wasserfreiem Ethanol *R* versetzt und gemischt.

Referenzlösung: 25 mg Triethylphosphonoformiat *R* werden in wasserfreiem Ethanol *R* zu 100 ml gelöst. 1 ml Lösung wird mit wasserfreiem Ethanol *R* zu 10 ml verdünnt.

Die Chromatographie kann durchgeführt werden mit

- einer Kapillarsäule aus Quarzglas von 25 m Länge und 0,31 mm innerem Durchmesser, belegt mit Poly(dimethyl)(diphenyl)(divinyl)siloxan *R* (Filmdicke 0,5 µm)
- Helium zur Chromatographie *R* als Trägergas
- einem Flammenionisationsdetektor
- einem Split-Injektor mit einem Splitverhältnis von 1:20.

Die Temperatur der Säule wird um 10 °C je Minute von 100 °C auf 180 °C erhöht, die des Probeneinlasses wird bei 200 °C und die des Detektors bei 250 °C gehalten.

3 µl jeder Lösung werden eingespritzt.

Im Chromatogramm der Untersuchungslösung darf eine der Verunreinigung D entsprechende Peakfläche nicht größer sein als die Fläche des Peaks im Chromatogramm der Referenzlösung (0,1 Prozent).

Phosphat, Phosphit: Die Prüfung erfolgt mit Hilfe der Flüssigchromatographie (2.2.29).

Untersuchungslösung: 60,0 mg Substanz werden in Wasser *R* zu 25,0 ml gelöst.

Referenzlösung a: 28 mg Natriumdihydrogenphosphat-Monohydrat *R* werden in Wasser *R* zu 100 ml gelöst.

Referenzlösung b: 43 mg Natriumphosphit-Pentahydrat *R* werden in Wasser *R* zu 100 ml gelöst.

Referenzlösung c: 1,0 ml Referenzlösung a und 1,0 ml Referenzlösung b werden mit Wasser *R* zu 25 ml verdünnt.

Referenzlösung d: 3 ml Referenzlösung a und 3 ml Referenzlösung b werden mit Wasser *R* zu 25 ml verdünnt.

Die Chromatographie kann durchgeführt werden mit

- einer Säule aus rostfreiem Stahl von 0,05 m Länge und 4,6 mm innerem Durchmesser, gepackt mit Anionenaustauscher *R*
- einer Mischung als mobile Phase bei einer Durchflußrate von 1,4 ml je Minute, die wie folgt hergestellt wird: 0,102 g Kaliumhydrogenphthalat *R* werden in Wasser *R* gelöst, nach Zusatz von 2,5 ml Salpetersäure

($1\ mol \cdot l^{-1}$) wird die Lösung mit Wasser *R* zu 1000 ml verdünnt
- einem Spektrometer als Detektor bei einer Wellenlänge von 290 nm (indirekte Detektion).

20 µl Referenzlösung d werden eingespritzt. Die Prüfung darf nur ausgewertet werden, wenn die Auflösung zwischen den Peaks des Phosphats (erster Peak) und Phosphits mindestens 2,0 und das Signal/Rausch-Verhältnis des Hauptpeaks mindestens 10 beträgt.

Je 20 µl Untersuchungslösung und Referenzlösung c werden eingespritzt. Im Chromatogramm der Untersuchungslösung darf eine dem Phosphat oder dem Phosphit entsprechende Peakfläche nicht größer sein als die Fläche des entsprechenden Peaks im Chromatogramm der Referenzlösung c (0,3 Prozent Phosphat und 0,3 Prozent Phosphit).

Schwermetalle: 1,25 g Substanz werden in 12,5 ml Salzsäure ($1\ mol \cdot l^{-1}$) gelöst. Die Lösung wird in einem Wasserbad 3 min lang erhitzt und auf Raumtemperatur abgekühlt. Die Lösung wird in ein Becherglas überführt und der *p*H-Wert mit verdünnter Ammoniak-Lösung *R* 1 auf 3,5 eingestellt. Anschließend wird die Lösung mit Wasser *R* zu 25 ml verdünnt (Lösung A). 12 ml Lösung A werden mit 2,0 ml Pufferlösung *p*H 3,5 *R* versetzt. Rasch wird die Mischung in ein Reagenzglas überführt, das einen Tropfen Natriumsulfid-Lösung *R* enthält. Die Lösung darf nicht stärker gefärbt sein als eine Referenzlösung, die gleichzeitig und unter gleichen Bedingungen hergestellt wird mit einer Mischung von 5,0 ml Blei-Lösung (1 ppm Pb) *R*, 5,0 ml Wasser *R*, 2,0 ml Lösung A und 2,0 ml Puffer-Lösung *p*H 3,5 *R*, die in ein Reagenzglas überführt wird, das einen Tropfen Natriumsulfid-Lösung *R* enthält (10 ppm).

Trocknungsverlust (2.2.32): 35,0 bis 37,0 Prozent, mit 1,000 g Substanz durch Trocknen im Trockenschrank bei 150 °C bestimmt.

Sterilität (2.6.1): Foscarnet-Natrium-Hexahydrat zur Herstellung von Parenteralia, das dabei keinem weiteren geeigneten Sterilisationsverfahren unterworfen wird, muß der Prüfung entsprechen.

Bakterien-Endotoxine (2.6.14): Foscarnet-Natrium-Hexahydrat zur Herstellung von Parenteralia, das dabei keinem weiteren geeigneten Verfahren zur Beseitigung von Bakterien-Endotoxinen unterworfen wird, darf höchstens 83,3 I.E. Bakterien-Endotoxine je Gramm enthalten.

Gehaltsbestimmung

0,200 g Substanz, in 50 ml Wasser *R* gelöst, werden mit Schwefelsäure ($0{,}05\ mol \cdot l^{-1}$) titriert. Das bis zum ersten mit Hilfe der Potentiometrie (2.2.20) bestimmten Wendepunkt zugesetzte Volumen wird abgelesen.

1 ml Schwefelsäure ($0{,}05\ mol \cdot l^{-1}$) entspricht 19,20 mg CNa_3O_5P.

Lagerung

Gut verschlossen, vor Licht geschützt.

Verunreinigungen

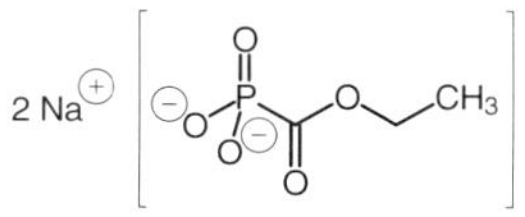

A. Dinatrium(ethoxycarbonyl)phosphonat

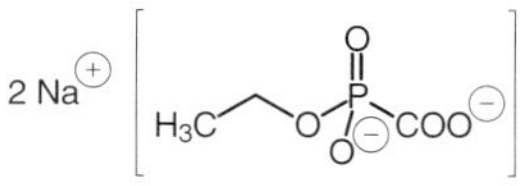

B. Dinatrium(ethoxyoxydophosphanyl)formiat

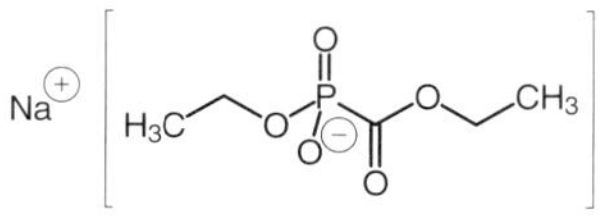

C. Ethyl-natrium(ethoxycarbonyl)phosphonat

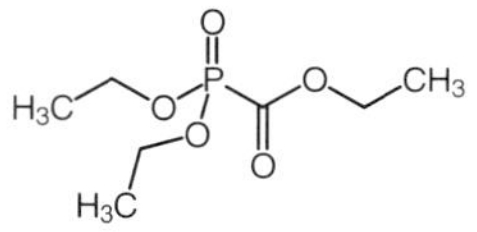

D. Ethyl(diethoxyphosphoryl)formiat.

Dieser Text enthält für die englisch- und/oder französischsprachige 4. Ausgabe 2002 vorgesehene Berichtigungen.

2001, 1328

Fosfomycin-Calcium

Fosfomycinum calcicum

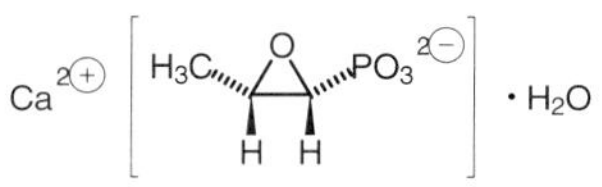

$C_3H_5CaO_4P \cdot H_2O$ M_r 194,1

Definition

Fosfomycin-Calcium enthält mindestens 95,0 und höchstens 101,0 Prozent (2*R*,3*S*)-(3-Methyloxiran-2-yl)phosphonsäure, Calciumsalz, berechnet auf die wasserfreie Substanz.

Eigenschaften

Weißes bis fast weißes Pulver; schwer löslich in Wasser, praktisch unlöslich in Aceton, Dichlormethan und Methanol.

Prüfung auf Identität

1: A, D.
2: B, C, D.

F

Monographien

A. Die Prüfung erfolgt mit Hilfe der IR-Spektroskopie (2.2.24) durch Vergleich des Spektrums der Substanz mit dem Fosfomycin-Calcium-Referenzspektrum der Ph. Eur. Die Prüfung erfolgt mit Hilfe von Preßlingen unter Verwendung von Kaliumbromid *R*.

B. Etwa 0,1 g Substanz werden in 3 ml einer 25prozentigen Lösung (*V/V*) von Perchlorsäure *R* gelöst. Nach Zusatz von 1 ml Natriumperiodat-Lösung (0,1 mol · l^{-1}) wird 30 min lang im Wasserbad erhitzt. Nach dem Erkalten werden 50 ml Wasser *R* zugesetzt. Die Lösung wird mit einer gesättigten Lösung von Natriumhydrogencarbonat *R* neutralisiert und daraufhin mit 1 ml einer frisch hergestellten Lösung von Kaliumiodid *R* (400 g · l^{-1}) versetzt. Zur gleichen Zeit und unter gleichen Bedingungen wird eine Blindlösung hergestellt. Die Untersuchungslösung bleibt farblos, die Blindlösung ist orange gefärbt.

C. Etwa 8 mg Substanz werden mit 2 ml Wasser *R*, 1 ml Perchlorsäure *R* und 2 ml Natriumperiodat-Lösung (0,1 mol · l^{-1}) versetzt. Die Mischung wird 10 min lang im Wasserbad erhitzt und ohne vorheriges Abkühlen mit 1 ml Ammoniummolybdat-Lösung *R* 5 und 1 ml Aminohydroxynaphthalinsulfonsäure-Lösung *R* versetzt. Die Mischung wird 30 min lang stehengelassen, wobei eine blaue Färbung entsteht.

D. Die Substanz gibt die Identitätsreaktion a auf Calcium (2.3.1).

Prüfung auf Reinheit

***p*H-Wert** (2.2.3): 20 mg Substanz werden in kohlendioxidfreiem Wasser *R* zu 20,0 ml gelöst. Der *p*H-Wert der Lösung muß zwischen 8,1 und 9,6 liegen.

Spezifische Drehung (2.2.7): 2,5 g Substanz werden in einer Lösung von Natriumedetat *R* (125 g · l^{-1}), die zuvor mit konzentrierter Natriumhydroxid-Lösung *R* auf einen *p*H-Wert von 8,5 eingestellt wurde, zu 50,0 ml gelöst. Die spezifische Drehung, gemessen bei 405 nm unter Verwendung einer Quecksilberdampflampe, muß zwischen −11,0 und −13,0° liegen, berechnet auf die wasserfreie Substanz.

Calcium-(1,2-dihydroxypropyl)phosphonat: Höchstens 1,5 Prozent. 0,200 g Substanz werden in einem Erlenmeyerkolben mit Schliffstopfen in 100,0 ml Wasser *R* gelöst. Nach Zusatz von 50 ml Phthalat-Pufferlösung *p*H 6,4 (0,5 mol · l^{-1}) *R* und 5,0 ml Natriumperiodat-Lösung (0,005 mol · l^{-1}) wird der Kolben verschlossen, geschüttelt und 90 min lang unter Lichtschutz stehengelassen. Nach Zusatz von 10 ml einer frisch hergestellten Lösung von Kaliumiodid *R* (400 g · l^{-1}) wird der Kolben verschlossen, 2 min lang geschüttelt und anschließend mit Natriumarsenit-Lösung (0,0025 mol · l^{-1}) titriert, bis die Gelbfärbung fast verschwunden ist. Nach Zusatz von 2 ml Stärke-Lösung *R* wird langsam bis zur völligen Entfärbung titriert. Unter gleichen Bedingungen wird ein Blindversuch durchgeführt.

Der Prozentgehalt an $C_3H_7CaO_5P$ wird mit Hilfe folgender Formel berechnet

$$\frac{(n_1 - n_2) \cdot c \cdot 97}{m \cdot (100 - H)} \cdot 100$$

m = Masse der Substanz in Milligramm
n_1 = Milliliter verbrauchte Natriumarsenit-Lösung (0,0025 mol · l^{-1}) im Blindversuch
n_2 = Milliliter verbrauchte Natriumarsenit-Lösung (0,0025 mol · l^{-1}) bei der Titration der Untersuchungslösung
c = Molarität der Natriumarsenit-Lösung
H = Prozentgehalt an Wasser.

Chlorid (2.4.4): 0,500 g Substanz werden in Wasser *R* gelöst. Nach Zusatz von 2 ml Salpetersäure *R* wird mit der gleichen Säure zu 50 ml verdünnt. 2,5 ml Lösung werden mit 12,5 ml Wasser *R* versetzt. Die Lösung muß der Grenzprüfung auf Chlorid entsprechen (0,2 Prozent).

Schwermetalle (2.4.8): 2,5 g Substanz werden in 6 ml Essigsäure 98 % *R* gelöst. Die Lösung wird mit Wasser *R* zu 25,0 ml verdünnt. 12 ml Lösung müssen der Grenzprüfung A auf Schwermetalle entsprechen (20 ppm). Zur Herstellung der Referenzlösung wird die Blei-Lösung (2 ppm Pb) *R* verwendet.

Wasser (2.5.12): 8,5 bis 11,5 Prozent, mit 0,250 g Substanz nach der Karl-Fischer-Methode unter Verwendung einer Mischung von 1 Volumteil Pyridin *R* und 3 Volumteilen Ethylenglycol *R* als Lösungsmittel bestimmt.

Gehaltsbestimmung

0,120 g Substanz werden in einem Erlenmeyerkolben mit Schliffstopfen in 20,0 ml Natriumperiodat-Lösung (0,1 mol · l^{-1}) gelöst. Nach Zusatz von 5 ml einer 50prozentigen Lösung (*V/V*) von Perchlorsäure *R* wird geschüttelt und dann 105 min lang im Wasserbad von 37 °C erwärmt. Nach Zusatz von 50 ml Wasser *R* wird die Lösung sofort mit einer gesättigten Lösung von Natriumhydrogencarbonat *R* auf einen *p*H-Wert von 6,4 eingestellt. Nach Zusatz von 10 ml einer frisch hergestellten Lösung von Kaliumiodid *R* (400 g · l^{-1}) wird der Kolben verschlossen, 2 min lang stehengelassen und anschließend mit Natriumarsenit-Lösung (0,1 mol · l^{-1}) titriert, bis die Gelbfärbung fast verschwunden ist. Nach Zusatz von 2 ml Stärke-Lösung *R* wird langsam bis zum vollständigen Verschwinden der Färbung titriert. Unter gleichen Bedingungen wird ein Blindversuch durchgeführt.

Der Prozentgehalt an $C_3H_5CaO_4P$ wird mit Hilfe folgender Formel berechnet

$$\frac{(n_1 - n_2) \cdot c \cdot 88 \cdot 100}{m \cdot (100 - H)} - G$$

m = Masse der Substanz in Milligramm
n_1 = Milliliter verbrauchte Natriumarsenit-Lösung (0,1 mol · l^{-1}) im Blindversuch
n_2 = Milliliter verbrauchte Natriumarsenit-Lösung (0,1 mol · l^{-1}) bei der Titration der Untersuchungslösung
c = Molarität der Natriumarsenit-Lösung
G = Prozentgehalt an Calcium-(1,2-dihydroxypropyl)phosphonat
H = Prozentgehalt an Wasser.

Lagerung

Dicht verschlossen, vor Licht geschützt.

Verunreinigungen

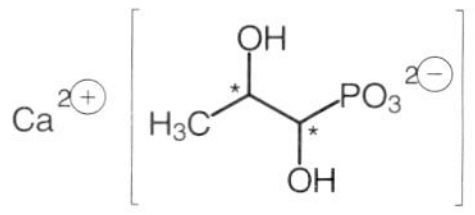

A. Calcium-(1,2-dihydroxypropyl)phosphonat.

Dieser Text enthält für die englisch- und/oder französischsprachige 4. Ausgabe 2002 vorgesehene Berichtigungen.

2001, 1329

Fosfomycin-Natrium

Fosfomycinum natricum

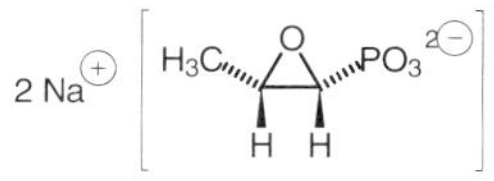

$C_3H_5Na_2O_4P$ M_r 182,0

Definition

Fosfomycin-Natrium enthält mindestens 95,0 und höchstens 101,0 Prozent (2*R*,3*S*)-(3-Methyloxiran-2-yl)phosphonsäure, Dinatriumsalz, berechnet auf die wasserfreie Substanz.

Eigenschaften

Weißes bis fast weißes, sehr hygroskopisches Pulver; sehr leicht löslich in Wasser, wenig löslich in Methanol, praktisch unlöslich in Dichlormethan und wasserfreiem Ethanol.

Prüfung auf Identität

1: A, D.
2: B, C, D.

A. Die Prüfung erfolgt mit Hilfe der IR-Spektroskopie (2.2.24) durch Vergleich des Spektrums der Substanz mit dem Fosfomycin-Natrium-Referenzspektrum der Ph. Eur. Die Prüfung erfolgt mit Hilfe von Preßlingen unter Verwendung von Kaliumbromid *R*.

B. 0,1 g Substanz werden in 3 ml einer 25prozentigen Lösung (*V/V*) von Perchlorsäure *R* gelöst. Nach Zusatz von 1 ml Natriumperiodat-Lösung (0,1 mol · l^{-1}) wird 30 min lang im Wasserbad erhitzt. Nach dem Erkalten werden 50 ml Wasser *R* zugesetzt. Die Lösung wird mit einer gesättigten Lösung von Natriumhydrogencarbonat *R* neutralisiert und daraufhin mit 1 ml einer frisch hergestellten Lösung von Kaliumiodid *R* (400 g · l^{-1}) versetzt. Zur gleichen Zeit und unter gleichen Bedingungen wird eine Blindlösung hergestellt. Die Untersuchungslösung bleibt farblos, die Blindlösung ist orange gefärbt.

C. Etwa 8 mg Substanz werden mit 2 ml Wasser *R*, 1 ml Perchlorsäure *R* und 2 ml Natriumperiodat-Lösung (0,1 mol · l^{-1}) versetzt. Die Mischung wird 10 min lang im Wasserbad erhitzt und ohne vorheriges Abkühlen mit 1 ml Ammoniummolybdat-Lösung *R* 5 und 1 ml Aminohydroxynaphthalinsulfonsäure-Lösung *R* versetzt. Die Mischung wird 30 min lang stehengelassen, wobei eine blaue Färbung entsteht.

D. Die Substanz gibt die Identitätsreaktion a auf Natrium (2.3.1).

Prüfung auf Reinheit

Prüflösung: 5,0 g Substanz werden in kohlendioxidfreiem Wasser *R* zu 50,0 ml gelöst.

Aussehen der Lösung: Die Prüflösung muß klar (2.2.1) und darf nicht stärker gefärbt sein als die Farbvergleichslösung B_9 (2.2.2, Methode II).

***p*H-Wert** (2.2.3): 10 ml Prüflösung werden mit kohlendioxidfreiem Wasser *R* zu 20 ml verdünnt. Der *p*H-Wert der Lösung muß zwischen 9,0 und 10,5 liegen.

Spezifische Drehung (2.2.7): 2,5 g Substanz werden in Wasser *R* zu 50,0 ml gelöst. Die spezifische Drehung, gemessen bei 405 nm unter Verwendung einer Quecksilberdampflampe, muß zwischen –13,0 und –15,0° liegen, berechnet auf die wasserfreie Substanz.

Dinatrium-(1,2-dihydroxypropyl)phosphonat: Höchstens 1,0 Prozent. 0,200 g Substanz werden in einem Erlenmeyerkolben mit Schliffstopfen in 100,0 ml Wasser *R* gelöst. Nach Zusatz von 50 ml Phthalat-Pufferlösung *p*H 6,4 (0,5 mol · l^{-1}) *R* und 5,0 ml Natriumperiodat-Lösung (0,005 mol · l^{-1}) wird der Kolben verschlossen, geschüttelt und 90 min lang unter Lichtschutz stehengelassen. Nach Zusatz von 10 ml einer frisch hergestellten Lösung von Kaliumiodid *R* (400 g · l^{-1}) wird der Kolben verschlossen, 2 min lang geschüttelt und anschließend mit Natriumarsenit-Lösung (0,0025 mol · l^{-1}) titriert, bis die Gelbfärbung fast verschwunden ist. Nach Zusatz von 2 ml Stärke-Lösung *R* wird langsam bis zur völligen Entfärbung titriert. Unter gleichen Bedingungen wird ein Blindversuch durchgeführt.

Der Prozentgehalt an $C_3H_7Na_2O_5P$ wird mit Hilfe folgender Formel berechnet

$$\frac{(n_1 - n_2) \cdot c \cdot 100}{m \cdot (100 - H)} \cdot 100$$

m = Masse der Substanz in Milligramm
n_1 = Milliliter verbrauchte Natriumarsenit-Lösung (0,0025 mol · l^{-1}) im Blindversuch
n_2 = Milliliter verbrauchte Natriumarsenit-Lösung (0,0025 mol · l^{-1}) bei der Titration der Untersuchungslösung
c = Molarität der Natriumarsenit-Lösung
H = Prozentgehalt an Wasser.

Schwermetalle (2.4.8): 12 ml Prüflösung müssen der Grenzprüfung A auf Schwermetalle entsprechen (20 ppm). Zur Herstellung der Referenzlösung wird die Blei-Lösung (2 ppm Pb) *R* verwendet.

Wasser (2.5.12): Höchstens 1,0 Prozent, mit 0,50 g Substanz nach der Karl-Fischer-Methode unter Verwendung einer Mischung von 1 Volumteil Pyridin *R* und 3 Volumteilen Ethylenglycol *R* als Lösungsmittel bestimmt.

Sterilität (2.6.1): Fosfomycin-Natrium zur Herstellung von Parenteralia, das dabei keinem weiteren geeigneten Sterilisationsverfahren unterworfen wird, muß der Prüfung entsprechen.

Bakterien-Endotoxine (2.6.14): Fosfomycin-Natrium zur Herstellung von Parenteralia, das dabei keinem weiteren geeigneten Verfahren zur Beseitigung von Bakterien-Endotoxinen unterworfen wird, darf höchstens 0,083 I.E. Bakterien-Endotoxine je Milligramm Substanz enthalten.

Gehaltsbestimmung

0,120 g Substanz werden in einem Erlenmeyerkolben mit Schliffstopfen in 20,0 ml Natriumperiodat-Lösung (0,1 mol · l⁻¹) gelöst. Nach Zusatz von 5 ml einer 50prozentigen Lösung (*V/V*) von Perchlorsäure *R* wird geschüttelt und dann 105 min lang im Wasserbad von 37 °C erwärmt. Nach Zusatz von 50 ml Wasser *R* wird die Lösung sofort mit einer gesättigten Lösung von Natriumhydrogencarbonat *R* auf einen *p*H-Wert von 6,4 eingestellt. Nach Zusatz von 10 ml einer frisch hergestellten Lösung von Kaliumiodid *R* (400 g · l⁻¹) wird der Kolben verschlossen, 2 min lang stehengelassen und anschließend mit Natriumarsenit-Lösung (0,1 mol · l⁻¹) titriert, bis die Gelbfärbung fast verschwunden ist. Nach Zusatz von 2 ml Stärke-Lösung *R* wird langsam bis zum vollständigen Verschwinden der Färbung titriert. Unter gleichen Bedingungen wird ein Blindversuch durchgeführt.

Der Prozentgehalt an $C_3H_5Na_2O_4P$ wird mit Hilfe folgender Formel berechnet

$$\frac{(n_1 - n_2) \cdot c \cdot 91 \cdot 100}{m \cdot (100 - H)} - G$$

m = Masse der Substanz in Milligramm
n_1 = Milliliter verbrauchte Natriumarsenit-Lösung (0,1 mol · l^{-1}) im Blindversuch
n_2 = Milliliter verbrauchte Natriumarsenit-Lösung (0,1 mol · l^{-1}) bei der Titration der Untersuchungslösung
c = Molarität der Natriumarsenit-Lösung
G = Prozentgehalt an Dinatrium-(1,2-dihydroxypropyl)phosphonat
H = Prozentgehalt an Wasser.

Lagerung

Dicht verschlossen, vor Licht geschützt. Falls die Substanz steril ist, im Behältnis mit Sicherheitsverschluß.

Beschriftung

Die Beschriftung gibt insbesondere, falls zutreffend, an
– daß die Substanz steril ist
– daß die Substanz frei von Bakterien-Endotoxinen ist.

Verunreinigungen

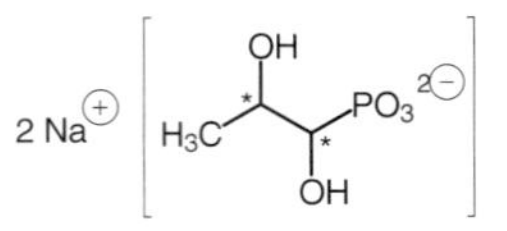

A. Dinatrium-(1,2-dihydroxypropyl)phosphonat.

Dieser Text enthält für die englisch- und/oder französischsprachige 4. Ausgabe 2002 vorgesehene Berichtigungen.

2001, 1425

Fosfomycin-Trometamol

Fosfomycinum trometamol

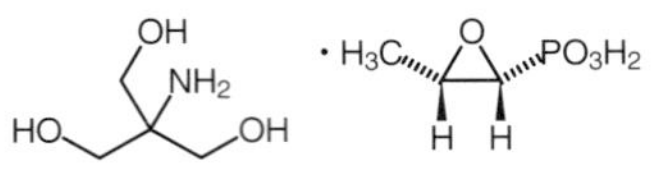

$C_7H_{18}NO_7P$ M_r 259,2

Definition

Fosfomycin-Trometamol enthält mindestens 98,0 und höchstens 102,0 Prozent 1,3-Dihydroxy-2-(hydroxymethyl)propan-2-aminium-(2*R*,3*S*)-(3-methyloxiran-2-yl)phosphonat, berechnet auf die wasserfreie Substanz.

Eigenschaften

Weißes bis fast weißes, hygroskopisches Pulver; sehr leicht löslich in Wasser, schwer löslich in Ethanol und Methanol, praktisch unlöslich in Aceton.

Prüfung auf Identität

1: A.
2: B, C.

A. Die Prüfung erfolgt mit Hilfe der IR-Spektroskopie (2.2.24) durch Vergleich des Spektrums der Substanz mit dem von Fosfomycin-Trometamol *CRS*.

B. Die Prüfung erfolgt mit Hilfe der Dünnschichtchromatographie (2.2.27) unter Verwendung einer Schicht von Cellulose zur Chromatographie *R*.

Untersuchungslösung: 50 mg Substanz werden in Wasser *R* zu 10 ml gelöst.

Referenzlösung: 50 mg Fosfomycin-Trometamol *CRS* werden in Wasser *R* zu 10 ml gelöst.

Auf die Platte werden 10 µl jeder Lösung aufgetragen. Die Chromatographie erfolgt mit einer Mischung von 10 Volumteilen konzentrierter Ammoniak-Lösung *R*, 20 Volumteilen Wasser *R* und 70 Volumteilen 2-Propanol *R* über eine Laufstrecke von 15 cm. Die Platte wird im Warmluftstrom getrocknet und anschließend Iodgas ausgesetzt, bis Flecke erscheinen.

Der Hauptfleck im Chromatogramm der Untersuchungslösung entspricht in bezug auf Lage, Farbe und Größe dem Hauptfleck im Chromatogramm der Referenzlösung.

C. Etwa 15 mg Substanz werden mit 2 ml Wasser *R*, 1 ml Perchlorsäure *R* und 2 ml Natriumperiodat-Lösung (0,1 mol · l^{-1}) versetzt. Nach 10 min langem Erhitzen im Wasserbad werden ohne vorheriges Abkühlen 1 ml Ammoniummolybdat-Lösung *R* 5 und 1 ml Aminohydroxynaphthalinsulfonsäure-Lösung *R* zugesetzt und 30 min lang stehengelassen. Eine Blaufärbung entsteht.

Prüfung auf Reinheit

Prüflösung: 1,00 g Substanz wird in kohlendioxidfreiem Wasser *R* zu 20,0 ml gelöst.

***p*H-Wert** (2.2.3): Der *p*H-Wert der Prüflösung muß zwischen 3,5 und 5,5 liegen.

Spezifische Drehung (2.2.7): Die spezifische Drehung, an der Prüflösung bei 365 nm unter Verwendung einer Quecksilberdampflampe bestimmt, muß zwischen –13,5 und –12,5° liegen, berechnet auf die wasserfreie Substanz.

Verwandte Substanzen: Die Prüfung erfolgt mit Hilfe der Flüssigchromatographie (2.2.29) wie unter „Gehaltsbestimmung" beschrieben.

Je 5 µl Untersuchungslösung, Referenzlösung b und Blindlösung werden eingespritzt. Die Chromatographie erfolgt über eine Dauer, die der 2fachen Retentionszeit des Fosfomycin-Peaks entspricht. Im Chromatogramm der Untersuchungslösung darf eine der Verunreinigung A entsprechende Peakfläche nicht größer sein als die Fläche des entsprechenden Peaks im Chromatogramm der Referenzlösung b (0,5 Prozent, berechnet als Trometamolsalze). Im Chromatogramm der Untersuchungslösung darf keine Peakfläche, mit Ausnahme der des Hauptpeaks, der zwei dem Trometamol entsprechenden Peaks und eines der Verunreinigung A entsprechenden Peaks, größer sein als die Fläche des Hauptpeaks im Chromatogramm der Referenzlösung b (0,5 Prozent, berechnet als Trometamolsalze). Die Summe aller Peakflächen, mit Ausnahme der des Hauptpeaks und der zwei dem Trometamol entsprechenden Peaks, darf nicht größer sein als das 2fache der Fläche des Hauptpeaks im Chromatogramm der Referenzlösung b (1 Prozent, berechnet als Trometamolsalze). Peaks der Blindlösung und Peaks, deren Fläche kleiner ist als das 0,1fache der Fläche des Hauptpeaks im Chromatogramm der Referenzlösung b, werden nicht berücksichtigt.

Phosphat: 0,1 g Substanz werden in 3 ml verdünnter Salpetersäure *R* gelöst. Die Lösung wird mit Wasser *R* zu 10 ml verdünnt. Zu 5 ml Lösung werden 5 ml Wasser *R* und 5 ml Molybdat-Vanadat-Reagenz *R* zugesetzt. Nach kräftigem Schütteln und 5 min langem Stehenlassen darf die zu untersuchende Lösung nicht stärker gefärbt sein als eine gleichzeitig und unter gleichen Bedingungen mit 5 ml Phosphat-Lösung (5 ppm PO_4) *R* hergestellte Referenzlösung (500 ppm).

Schwermetalle (2.4.8): 2,0 g Substanz werden in Wasser *R* zu 20 ml gelöst. 12 ml Lösung müssen der Grenzprüfung A auf Schwermetalle entsprechen (10 ppm). Zur Herstellung der Referenzlösung wird die Blei-Lösung (1 ppm Pb) *R* verwendet.

Wasser (2.5.12): Höchstens 0,5 Prozent, mit 0,500 g Substanz nach der Karl-Fischer-Methode bestimmt.

Gehaltsbestimmung

Die Bestimmung erfolgt mit Hilfe der Flüssigchromatographie (2.2.29).

Die Lösungen werden unmittelbar vor Gebrauch hergestellt.

Untersuchungslösung: 0,60 g Substanz werden in der mobilen Phase zu 5,0 ml gelöst.

Referenzlösung a: 0,60 g Fosfomycin-Trometamol *CRS* werden in der mobilen Phase zu 5,0 ml gelöst.

Referenzlösung b: 8,7 mg Fosfomycin-Trometamol-Verunreinigung A *CRS* (Dinatriumsalz) werden in der mobilen Phase zu 20,0 ml gelöst.

Referenzlösung c: 5 mg Fosfomycin-Trometamol-Verunreinigung A *CRS* (Dinatriumsalz) und 10 mg Fosfomycin-Trometamol *CRS* werden in der mobilen Phase zu 5 ml gelöst.

Blindlösung: Eine Lösung von wasserfreiem Natriummonohydrogenphosphat *R* (0,3 g · l^{-1}) in mobiler Phase.

Die Chromatographie kann durchgeführt werden mit

- einer Säule aus rostfreiem Stahl von 0,25 m Länge und 4,6 mm innerem Durchmesser, gepackt mit aminopropylsilyliertem Kieselgel zur Chromatographie *R* (5 µm)
- einer Lösung von Kaliumdihydrogenphosphat *R* (10,89 g · l^{-1}) als mobile Phase bei einer Durchflußrate von 1 ml je Minute
- einem Differentialrefraktometer als Detektor bei einer Temperatur von 35 °C.

Werden die Chromatogramme unter den vorgeschriebenen Bedingungen aufgezeichnet, beträgt die relative Retention, bezogen auf Fosfomycin, für die beiden dem Trometamol entsprechenden Peaks etwa 0,3 und für die Verunreinigung A etwa 0,8.

5 µl Referenzlösung c werden eingespritzt. Die Bestimmung darf nur ausgewertet werden, wenn die Auflösung zwischen den Peaks von Fosfomycin und der Verunreinigung A mindestens 1,5 beträgt.

Die Referenzlösung a wird 6mal eingespritzt. Die Bestimmung darf nur ausgewertet werden, wenn die relative Standardabweichung der Fläche des Fosfomycin-Peaks höchstens 1,0 Prozent beträgt.

Die Untersuchungslösung und die Referenzlösung a werden abwechselnd eingespritzt.

Der Prozentgehalt an Fosfomycin-Trometamol wird berechnet.

Lagerung

Dicht verschlossen.

Verunreinigungen

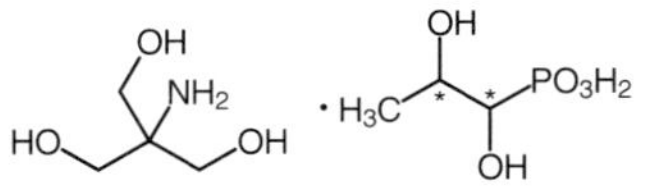

A. 1,3-Dihydroxy-2-(hydroxymethyl)propan-2-aminium-(1,2-dihydroxypropyl)phosphonat

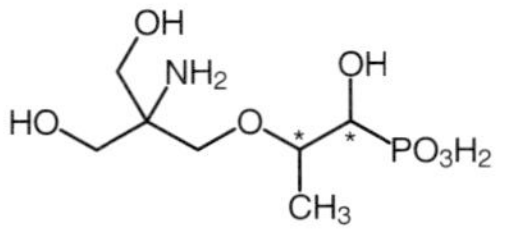

B. [2-[2-Amino-3-hydroxy-2-(hydroxymethyl)propoxy]-1-hydroxypropyl]phosphonsäure

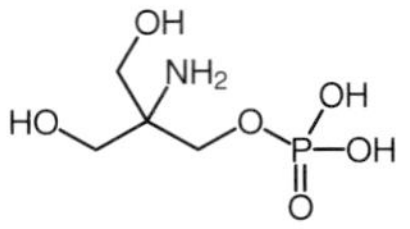

C. 2-Amino-3-hydroxy-2-(hydroxymethyl)propyldihydrogenphosphat (Trometamolphosphorsäureester)

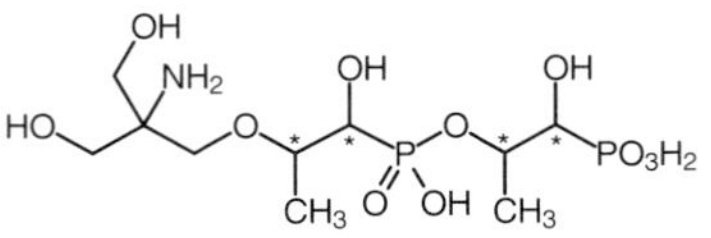

D. [2-[[[2-[2-Amino-3-hydroxy-2-(hydroxymethyl)propoxy]-1-hydroxypropyl]hydroxyphosphoryl]oxy]-1-hydroxypropyl]phosphonsäure (Trometamoyloxy-Fosfomycin-Dimer).

1998, 180

Framycetinsulfat

Framycetini sulfas

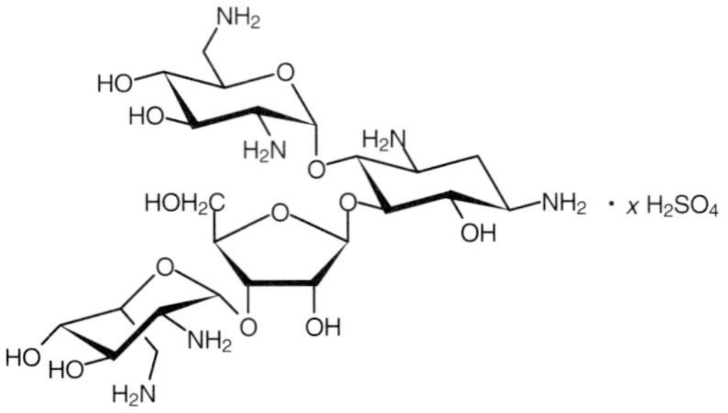

$C_{23}H_{46}N_6O_{13} \cdot x\ H_2SO_4$ M_r 615 (Base)

Definition

Framycetinsulfat ist *O*-2,6-Diamino-2,6-didesoxy-α-D-glucopyranosyl-(1→4)-*O*-[*O*-2,6-diamino-2,6-didesoxy-β-L-idopyranosyl-(1→3)-β-D-ribofuranosyl-(1→5)]-2-desoxy-D-streptamin-sulfat (Neomycin-B-sulfat), das aus bestimmten, ausgewählten Stämmen von *Streptomyces fradiae* oder *Streptomyces decaris* gewonnen oder durch andere Verfahren hergestellt wird. Die Wirksamkeit beträgt mindestens 630 I.E. Neomycin B je Milligramm Substanz, berechnet auf die getrocknete Substanz.

Eigenschaften

Weißes bis gelblichweißes, hygroskopisches Pulver; leicht löslich in Wasser, sehr schwer löslich in Ethanol, praktisch unlöslich in Aceton und Ether.

Prüfung auf Identität

A. Die Substanz entspricht der Prüfung „Neomycin C" (siehe „Prüfung auf Reinheit").

B. Die Substanz gibt die Identitätsreaktion a auf Sulfat (2.3.1).

Prüfung auf Reinheit

***p*H-Wert** (2.2.3): 0,1 g Substanz werden in kohlendioxidfreiem Wasser *R* zu 10 ml gelöst. Der *p*H-Wert der Lösung muß zwischen 6,0 und 7,0 liegen.

Spezifische Drehung (2.2.7): 1,00 g Substanz wird in Wasser *R* zu 10,0 ml gelöst. Die spezifische Drehung muß zwischen +52,5 und +55,5° liegen, berechnet auf die getrocknete Substanz.

Gehalt an Alkoholen: Höchstens 2 Prozent, berechnet als Methanol. 0,200 g Substanz (*m* g) werden in einer kleinen Destillationsapparatur in 5 ml Wasser *R* gelöst und mit 0,05 ml Schwefelsäure (0,05 mol · l^{-1}) versetzt. Anschließend wird destilliert. Etwa 2,5 ml Destillat werden in einem 10-ml-Meßzylinder aufgefangen. Das Destillat wird unter 2maligem Waschen des Meßzylinders mit je 1 ml Wasser *R* in einen Erlenmeyerkolben überführt. Nach Zusatz von 25,0 ml Kaliumdichromat-Lösung (0,0167 mol · l^{-1}), welche 40 Prozent (*V/V*) Schwefelsäure *R* enthält, wird 30 min lang im Wasserbad erhitzt. Nach dem Abkühlen wird in einen 750-ml-Erlenmeyerkolben überführt und mit Wasser *R* zu 500 ml verdünnt. Nach Zusatz von 10 ml einer Lösung von Kaliumiodid *R* (100 g · l^{-1}) wird 5 min lang stehengelassen. Anschließend wird mit Natriumthiosulfat-Lösung (0,1 mol · l^{-1}) unter Verwendung von Stärke-Lösung *R*, die gegen Ende der Titration zugesetzt wird, bis zum Farbumschlag von Dunkelblau nach Blaßgrün titriert (n_1 Milliliter verbrauchter Natriumthiosulfat-Lösung (0,1 mol · l^{-1})). Ein Blindversuch wird durchgeführt unter Verwendung von 5 ml Wasser *R* (n_2 Milliliter verbrauchter Natriumthiosulfat-Lösung (0,1 mol · l^{-1})).

Der Prozentgehalt an Alkoholen, ausgedrückt als Methanol, errechnet sich nach der Formel:

$$0{,}0534\ \frac{(n_2 - n_1)}{m}$$

Neamin: Die Prüfung erfolgt mit Hilfe der Dünnschichtchromatographie (2.2.27) unter Verwendung einer Schicht von Kieselgel H *R*.

Untersuchungslösung: 0,250 g Substanz werden in Wasser *R* zu 10,0 ml gelöst.

Referenzlösung a: 0,5 mg Neamin *CRS* werden in Wasser *R* zu 2,0 ml gelöst.

Referenzlösung b: 0,5 ml Untersuchungslösung und 0,5 ml Referenzlösung a werden gemischt.

Auf die Platte werden 5 µl jeder Lösung bandförmig (5 mm) aufgetragen. Die Banden werden getrocknet. Die Chromatographie erfolgt mit einer Mischung von 10 Volumteilen Dichlormethan *R*, 20 Volumteilen konzentrierter Ammoniak-Lösung *R* und 30 Volumteilen Methanol *R* über eine Laufstrecke von mindestens 8 cm. Die Platte wird 10 min lang bei 100 bis 105 °C getrocknet, mit Ninhydrin-Reagenz *R* besprüht und 15 min lang bei 110 °C erhitzt. Die Platte wird erneut mit Ninhydrin-Reagenz *R* besprüht und 15 min lang bei 110 °C erhitzt. Eine dem Neamin entsprechende Zone im Chromatogramm der Untersuchungslösung darf nicht größer oder intensiver sein als die Zone im Chromatogramm der Referenzlösung a (1 Prozent). Die Prüfung darf nur ausgewertet werden, wenn das Chromatogramm der Referenzlösung b deutlich voneinander getrennt 2 Hauptzonen zeigt.

Neomycin C: Die Prüfung erfolgt mit Hilfe der Dünnschichtchromatographie (2.2.27) unter Verwendung einer Schicht eines geeigneten Kieselgels.

Untersuchungslösung: 40 mg Substanz werden in Wasser *R* zu 5,0 ml gelöst.

Referenzlösung a: 40 mg Framycetinsulfat *CRS* werden in Wasser *R* zu 5,0 ml gelöst.

Referenzlösung b: 30 mg Framycetinsulfat *CRS* werden in Wasser *R* zu 25,0 ml gelöst. 5,0 ml Lösung werden mit Wasser *R* zu 25,0 ml verdünnt.

Referenzlösung c: 40 mg Neomycinsulfat *CRS* werden in Wasser *R* zu 5,0 ml gelöst.

Auf die Platte werden 5 µl jeder Lösung bandförmig (5 mm) aufgetragen. Die Chromatographie erfolgt mit einer Mischung von 20 Volumteilen Methanol *R* und 80 Volumteilen einer Lösung von Natriumchlorid *R* (200 g · l^{-1}) über eine Laufstrecke von mindestens 12 cm. Die Platte wird 10 min lang bei 100 bis 105 °C getrocknet, mit Ninhydrin-Lösung *R* 1 besprüht und 10 min lang bei 100 bis 105 °C erhitzt. Die Hauptzone im Chromatogramm der Untersuchungslösung entspricht in bezug auf Lage, Farbe und Größe der Hauptzone im Chromatogramm der Referenzlösung a. Die Neomycin-C-Zone im Chromatogramm der Untersuchungslösung, deren R_f-Wert nur wenig kleiner ist als der der Hauptzone, darf nicht größer oder intensiver sein als die Zone im Chromatogramm der Referenzlösung b (3 Prozent). Die Prüfung darf nur ausgewertet werden, wenn im Chromatogramm der Referenzlösung c eine Zone sichtbar ist, deren R_f-Wert nur wenig kleiner ist als der der Hauptzone.

Sulfat: Mindestens 27,0 und höchstens 31,0 Prozent Sulfat (SO_4), berechnet auf die getrocknete Substanz. 0,250 g Substanz werden in 100 ml Wasser *R* gelöst. Die Lösung wird mit konzentrierter Ammoniak-Lösung *R* auf einen *p*H-Wert von 11 eingestellt. Nach Zusatz von 10,0 ml Bariumchlorid-Lösung (0,1 mol · l^{-1}) und etwa 0,5 mg Phthaleinpurpur *R* wird mit Natriumedetat-Lösung (0,1 mol · l^{-1}) titriert. Beim beginnenden Farbumschlag des Indikators werden 50 ml Ethanol 96 % *R* zugesetzt. Die Titration wird bis zum Verschwinden der blauvioletten Färbung fortgesetzt.

1 ml Bariumchlorid-Lösung (0,1 mol · l^{-1}) entspricht 9,606 mg Sulfat (SO_4).

Trocknungsverlust (2.2.32): Höchstens 8,0 Prozent, mit 1,00 g Substanz durch 3 h langes Trocknen über Phosphor(V)-oxid *R* bei 60 °C und unterhalb 0,7 kPa bestimmt.

Sulfatasche (2.4.14): Höchstens 1,0 Prozent, mit 1,0 g Substanz bestimmt.

Sterilität (2.6.1): Framycetinsulfat zum Einbringen in Körperhöhlen, das keinem weiteren geeigneten Sterilisationsverfahren unterworfen wird, muß der Prüfung entsprechen.

Pyrogene (2.6.8): Framycetinsulfat zum Einbringen in Körperhöhlen, das dabei keinem weiteren geeigneten Verfahren zur Beseitigung von Pyrogenen unterworfen wird, muß der Prüfung entsprechen. Je Kilogramm Körpermasse eines Kaninchens werden 16 mg Substanz, gelöst in 5 ml Wasser für Injektionszwecke *R*, injiziert.

Wertbestimmung

Die Ausführung erfolgt nach „Mikrobiologische Wertbestimmung von Antibiotika" (2.7.2). Als Referenzsubstanz wird Framycetinsulfat *CRS* verwendet.

Lagerung

Dicht verschlossen, vor Licht geschützt. Falls die Substanz zum Einbringen in Körperhöhlen bestimmt ist, im Behältnis mit Sicherheitsverschluß.

Beschriftung

Die Beschriftung gibt insbesondere, falls zutreffend, an

- daß die Substanz steril ist
- daß die Substanz pyrogenfrei ist.

Verunreinigungen

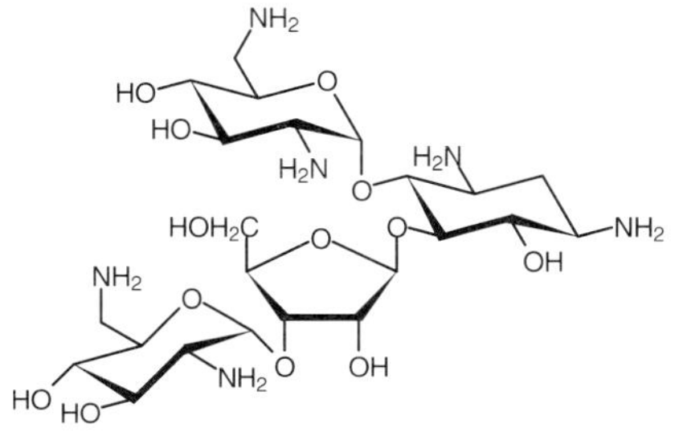

A. Neomycin C

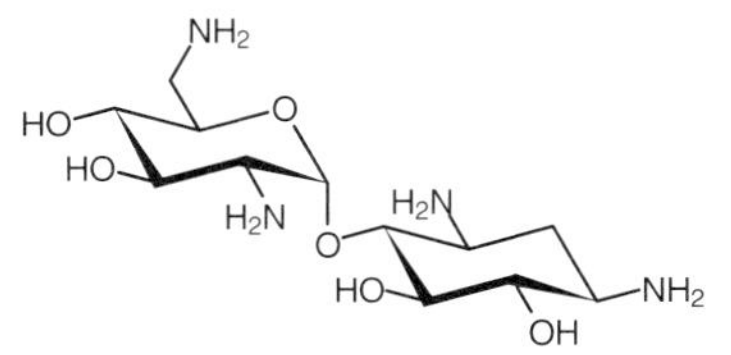

B. Neamin.

F

Monographien

2000, 1387

Frauenmantelkraut
Alchemillae herba

Definition

Frauenmantelkraut besteht aus den zur Blütezeit gesammelten, ganzen oder geschnittenen, oberirdischen Teilen von *Alchemilla xanthochlora* Rothm. (*A. vulgaris* L. *sensu latiore*). Die Droge enthält mindestens 7,5 Prozent Gerbstoffe, berechnet als Pyrogallol ($C_6H_6O_3$; M_r 126,1) und bezogen auf die getrocknete Droge.

Eigenschaften

Die Droge weist die unter „Prüfung auf Identität, A und B“ beschriebenen makroskopischen und mikroskopischen Merkmale auf.

Prüfung auf Identität

A. Die grundständigen Blätter, aus denen der Hauptanteil der Droge besteht, sind graugrün, bisweilen bräunlichgrün, nierenförmig bis leicht halbkreisförmig und haben einen Durchmesser bis 8 cm, selten bis 11 cm; sie sind langgestielt, 7- bis 9lappig, seltener bis 11lappig. Die stengelständigen Blätter sind kleiner, 5- bis 9lappig, kürzer gestielt oder sitzend und tragen an der Basis ein Paar große Nebenblätter. Die Blätter sind besonders unterseits stark behaart und haben einen grob gesägten Blattrand. Junge Blätter sind gefaltet und weißsilbrig behaart. Ältere Blätter sind nur schwach behaart und zeigen die auf der Unterseite hervortretende, sehr feinmaschige Nervatur. Der Blattstiel ist graugrün bis gelblichgrün, behaart, etwa 1 mm dick und hat auf der Oberseite eine Rinne. Die kronblattlosen Blüten sind gelblichgrün bis hellgrün und etwa 3 mm im Durchmesser. Sie haben einen Außenkelch und einen größeren Innenkelch aus je 4 abgerundeten, dreieckigen Blättern. Die Blüte enthält 4 kurze Staubblätter und einen Fruchtknoten mit köpfchenförmiger Narbe.

   Die Stengel sind graugrün bis gelblichgrün, behaart, mehr oder weniger längsfurchig und hohl.

B. Die Droge wird pulverisiert (355). Das Pulver ist graugrün. Die Prüfung erfolgt unter dem Mikroskop, wobei Chloralhydrat-Lösung *R* verwendet wird. Das Pulver zeigt folgende Merkmale: schmale, einzellige, bis 1 mm lange, spitz zulaufende, zum Teil gewundene Haare mit verdickter, verholzter Zellwand, an der Basis getüpfelt und mehr oder weniger verbreitert; Blattfragmente mit 2 Reihen Palisadenparenchym, deren Zellen in der oberen Reihe 2- bis 3mal länger als die in der unteren sind, und einem schmalen Schwammparenchym, das vereinzelt bis etwa 25 µm große Calciumoxalatdrusen enthält; Blattfragmente, in der Aufsicht mit buchtigen bis welligen Epidermiszellen, deren Seitenwände ungleichmäßig verdickt und perlig sind, sowie mit Spaltöffnungen vom anomocytischen Typ (2.8.3); Gruppen von Gefäßbündeln und verholzten Fasern aus Stielen und Stengeln, die Gefäße spiralig verdickt oder mit Hoftüpfeln; gelegentlich dünnwandige, kegelförmige, etwa 300 µm lange Haare; dünnwandiges Parenchym mit Calciumoxalatdrusen; runde Pollenkörner, etwa 15 µm groß, mit 3 deutlichen Keimporen und einer körnigen Exine; vereinzelt Bruchstücke der Fruchtknotenwand mit Zellen, die je einen Calciumoxalatkristall enthalten.

C. Die Prüfung erfolgt mit Hilfe der Dünnschichtchromatographie (2.2.27) unter Verwendung einer DC-Platte mit Kieselgel *R*.

Untersuchungslösung: 0,5 g pulverisierte Droge (355) werden 5 min lang mit 5 ml Methanol *R* im Wasserbad von 70 °C unter Rückflußkühlung erhitzt. Die abgekühlte, filtrierte Lösung dient als Untersuchungslösung.

Referenzlösung: 1,0 mg Chlorogensäure *R* und 1,0 mg Kaffeesäure *R* werden in 10 ml Methanol *R* gelöst.

Auf die Platte werden 20 µl Untersuchungslösung und 10 µl Referenzlösung bandförmig aufgetragen. Die Chromatographie erfolgt mit einer Mischung von 8 Volumteilen Wasser *R*, 8 Volumteilen wasserfreier Ameisensäure *R* und 84 Volumteilen Ethylacetat *R* über eine Laufstrecke von 10 cm. Nach 5 min langem Trocknen bei 100 bis 105 °C wird die noch warme Platte mit einer Lösung von Diphenylboryloxyethylamin *R* ($10 g \cdot l^{-1}$) in Methanol *R* und anschließend mit einer Lösung von Macrogol 400 *R* ($50 g \cdot l^{-1}$) in Methanol *R* besprüht. Die Auswertung erfolgt nach etwa 30 min im ultravioletten Licht bei 365 nm. Das Chromatogramm der Referenzlösung zeigt im mittleren Bereich Chlorogensäure und im oberen Bereich Kaffeesäure als hellblau fluoreszierende Zonen. Im Chromatogramm der Untersuchungslösung befindet sich etwa in Höhe der Chlorogensäure-Zone im Chromatogramm der Referenzlösung eine intensiv gelb bis orange fluoreszierende Zone. Darüber liegen eine oder mehrere intensiv grün bis grünlichgelb fluoreszierende Zonen. Nach oben schließen sich 1 bis 2 stark hellblau fluoreszierende Zonen an. Oberhalb der Kaffeesäure-Zone im Chromatogramm der Referenzlösung nahe der Fließmittelfront sind im Chromatogramm der Untersuchungslösung 2 rot fluoreszierende Zonen zu sehen (Chlorophyll). Einige schwächere, bläulich fluoreszierende Zonen und eine schwache, gelbbraun fluoreszierende Zone liegen im Chromatogramm der Untersuchungslösung etwas oberhalb des Startbandes.

Prüfung auf Reinheit

Fremde Bestandteile (2.8.2): Die Droge muß der Prüfung entsprechen.

Trocknungsverlust (2.2.32): Höchstens 10,0 Prozent, mit 1,000 g pulverisierter Droge (355) durch 2 h langes Trocknen im Trockenschrank bei 100 bis 105 °C bestimmt.

Asche (2.4.16): Höchstens 12,0 Prozent.

Gehaltsbestimmung

Die Bestimmung wird nach „Bestimmung des Gerbstoffgehalts pflanzlicher Drogen“ (2.8.14) mit 0,50 g pulverisierter Droge (355) durchgeführt.

Lagerung

Gut verschlossen, vor Licht geschützt.

1999, 1375

FSME-Impfstoff (inaktiviert)

Vaccinum encephalitidis ixodibus advectae inactivatum

Definition

FSME-Impfstoff (inaktiviert) ist eine flüssige Zubereitung eines geeigneten Stamms des Frühsommer-Meningo-Enzephalitis-Virus, gezüchtet in Hühnerembryo- oder anderen geeigneten Zellkulturen und inaktiviert durch ein geeignetes, validiertes Verfahren.

Herstellung

Die Herstellung des Impfstoffs beruht auf einem Saatgutsystem. Das Herstellungsverfahren muß nachweislich konstant Impfstoffe ergeben, die mit dem Impfstoff vergleichbar sind, der sich in klinischen Prüfungen hinsichtlich Unschädlichkeit und Wirksamkeit als zufriedenstellend erwiesen hat. Abgesehen von begründeten und zugelassenen Fällen darf das Virus im fertigen Impfstoff vom Mastersaatgut nicht mehr Passagen entfernt sein, als die Zahl der Passagen, die das Virus für die Zubereitung des Impfstoffs, der in klinischen Prüfungen verwendet wurde, durchlaufen hat.

Das Herstellungsverfahren wird einer Validierung unterzogen und muß gewährleisten, daß, falls der Impfstoff geprüft wird, die Zubereitung der „Prüfung auf anomale Toxizität, Sera und Impfstoffe für Menschen“ (2.6.9) entspricht.

Substrat für die Virusvermehrung

Das Virus wird in Hühnerembryo-Zellen, die aus Eiern von SPF-Beständen gewonnen werden (5.2.2), oder in geeigneten anderen Zellkulturen vermehrt.

Virussaatgut

Der verwendete Virusstamm wird anhand von Unterlagen, die Angaben über die Herkunft und anschließende Behandlung des Stamms enthalten, identifiziert. Das Saatgut wird bei oder unterhalb von −60 °C gelagert.

Nur ein Saatgut, das den nachfolgenden Prüfungen entspricht, darf für die Virusvermehrung verwendet werden.

Prüfung auf Identität: In jedem Saatgut wird mit Hilfe einer geeigneten immunchemischen Methode (2.7.1), vorzugsweise unter Verwendung von monoklonalen Antikörpern, nachgewiesen, daß es den Impfstamm des FSME-Virus enthält.

Viruskonzentration: Die Viruskonzentration eines jeden Saatguts wird durch Titration in geeigneten Zellkulturen bestimmt, um die Gleichförmigkeit der Herstellung zu überwachen.

Fremde Agenzien (2.6.16): Jedes Saatgut muß den Anforderungen der „Prüfung auf fremde Agenzien in Virus-Lebend-Impfstoffen für Menschen“ entsprechen. Die Prüfungen in Zellkulturen werden nur in von Menschen und Affen stammenden Zellen durchgeführt. Zur Neutralisation des Impfvirus werden vorzugsweise monoklonale Antikörper eingesetzt.

Virusvermehrung und -ernte

Alle Arbeiten mit den Zellkulturen erfolgen unter aseptischen Bedingungen in einem Bereich, in dem mit keinen anderen Zellen gearbeitet wird. Serum und Trypsin, die zur Zubereitung von Zellsuspensionen und Nährmedien verwendet werden, müssen nachweislich frei von fremden Agenzien sein. Das Zellkulturmedium kann einen *p*H-Indikator wie Phenolrot und zugelassene Antibiotika in der eben noch wirksamen Konzentration enthalten. Mindestens 500 ml der für die Impfstoffherstellung verwendeten Zellkulturen werden als nicht infizierte Zellkulturen (Kontrollzellen) zurückbehalten.

Nur eine einzelne Ernte, die den nachfolgenden Prüfungen entspricht, darf für die Herstellung der inaktivierten Ernte verwendet werden.

Prüfung auf Identität: In jeder einzelnen Ernte wird mit Hilfe einer geeigneten immunchemischen Methode (2.7.1), vorzugsweise unter Verwendung von monoklonalen Antikörpern, oder durch Virusneutralisation in Zellkulturen nachgewiesen, daß sie das FSME-Virus enthält.

Verunreinigende Mikroorganismen: Jede einzelne Ernte muß der „Prüfung auf Sterilität“ (2.6.1) entsprechen, wobei 10 ml Zubereitung für jedes Nährmedium eingesetzt werden.

Mykoplasmen (2.6.7): Jede einzelne Ernte muß der Prüfung entsprechen, wobei 1 ml Zubereitung für jedes Nährmedium eingesetzt wird.

Kontrollzellen: Die Kontrollzellen müssen den Anforderungen der „Prüfung auf fremde Agenzien in Virus-Lebend-Impfstoffen für Menschen“ (2.6.16) entsprechen. Wenn ein Zellbanksystem zur Herstellung des Impfstoffs verwendet wird, müssen die Kontrollzellen auch der „Prüfung auf Identität“ entsprechen.

Viruskonzentration: Die Viruskonzentration wird durch Titration in geeigneten Zellkulturen bestimmt, um die Gleichförmigkeit der Produktion zu überwachen.

Inaktivierung

Um den Inaktivierungsprozeß nicht zu stören, werden Virusaggregate unmittelbar vor der Inaktivierung mittels Filtration entfernt. Die Virussuspension wird mit Hilfe einer validierten Methode inaktiviert. Die Methode muß

F

Monographien

nachweislich kontinuierlich in der Lage sein, FSME-Virus zu inaktivieren, ohne die antigene und immunogene Aktivität zu zerstören. In Validierungsuntersuchungen wird eine Inaktivierungskurve aufgenommen, die die Konzentration des restlichen vermehrungsfähigen Virus, gemessen zu mindestens 3 Zeitpunkten, zeigt. Wenn Formaldehyd zur Inaktivierung verwendet wird, muß nach der Inaktivierung ein Überschuß an Formaldehyd nachgewiesen werden.

Nur eine inaktivierte Virusernte, die der nachfolgenden Prüfung entspricht, darf zur Herstellung des fertigen Impfstoffs als Bulk verwendet werden.

Restliches infektiöses Virus: Primäre Hühnerfibroblasten-Zellkulturen oder andere Zellen, die sich als mindestens gleich empfindlich für das FSME-Virus erwiesen haben, werden mit einer Menge der inaktivierten Ernte beimpft, die mindestens 10 Einzeldosen des fertigen Impfstoffs für den Menschen entspricht. Der Zellrasen beträgt mindestens 3 cm^2 je Milliliter Inokulum. Die Kulturen werden 14 Tage lang bei 36 bis 38 °C bebrütet. Am Ende des Bebrütungszeitraums darf kein zytopathischer Effekt erkennbar sein. Die Kulturflüssigkeiten werden gesammelt, je 0,03 ml davon werden mindestens je 10 Mäusen im Alter von etwa 4 Wochen intrazerebral injiziert. Die Mäuse werden 14 Tage lang beobachtet. Sie dürfen keine Anzeichen einer Infektion mit FSME-Virus zeigen.

Reinigung

Mehrere inaktivierte einzelne Ernten können vereint werden, bevor sie konzentriert und mit geeigneten Methoden gereinigt werden, vorzugsweise mit Hilfe einer Durchfluß-Saccharose-Dichtegradienten-Zentrifugation.

Nur eine gereinigte, inaktivierte Virusernte, die den nachfolgenden Prüfungen entspricht, darf zur Herstellung des fertigen Impfstoffs als Bulk verwendet werden.

Sterilität (2.6.1): Die gereinigte, inaktivierte Virusernte muß der Prüfung entsprechen, wobei für jedes Medium 10 ml eingesetzt werden.

Spezifische Aktivität: Der Antigengehalt in der gereinigten, inaktivierten Virusernte wird mit einer geeigneten immunchemischen Methode (2.7.1) bestimmt. Der Gesamtproteingehalt wird mit einer geeigneten Methode bestimmt. Die „spezifische Aktivität", berechnet als Antigengehalt je Masse-Einheit an Gesamtprotein, muß innerhalb der für das bestimmte Produkt zugelassenen Grenzwerte liegen.

Fertiger Impfstoff als Bulk

Der fertige Impfstoff als Bulk wird aus einer oder mehreren gereinigten, inaktivierten Virusernten hergestellt.

Nur ein fertiger Impfstoff als Bulk, der nachstehender Prüfung entspricht, darf für die Herstellung der Fertigzubereitung verwendet werden.

Sterilität (2.6.1): Der fertige Impfstoff als Bulk muß der Prüfung entsprechen, wobei für jedes Medium 10 ml eingesetzt werden.

Fertigzubereitung

Nur eine Fertigzubereitung, die den nachstehenden Anforderungen unter „Prüfung auf Identität", „Prüfung auf Reinheit" und „Bestimmung der Wirksamkeit" entspricht, darf zur Verwendung freigegeben werden. Vorausgesetzt, die Prüfungen „Freier Formaldehyd", „Rinderserumalbumin" (falls zutreffend), „Pyrogene" und „Bestimmung der Wirksamkeit" wurden mit zufriedenstellenden Ergebnissen am fertigen Impfstoff als Bulk durchgeführt, kann auf die Durchführung dieser Prüfungen an der Fertigzubereitung verzichtet werden.

Prüfung auf Identität

Der Nachweis von FSME-Virus-Antigen im Impfstoff unter Verwendung spezifischer Antikörper mit einer geeigneten immunchemischen Methode (2.7.1) oder die unter „Bestimmung der Wirksamkeit" beschriebene Immunogenitätsprüfung an der Maus dienen als Nachweis der Identität.

Prüfung auf Reinheit

Aluminium: Wenn hydratisiertes Aluminiumphosphat oder Aluminiumhydroxid als Adjuvans verwendet wird, muß der Impfstoff der in der Monographie **Impfstoffe für Menschen (Vaccina ad usum humanum)** vorgeschriebenen Prüfung entsprechen.

Freier Formaldehyd (2.4.18): Höchstens 0,1 $g \cdot l^{-1}$.

Rinderserumalbumin: Falls Rinderserumalbumin während der Herstellung verwendet wird, darf der Impfstoff höchstens 50 ng je Einzeldosis für den Menschen, mit einer geeigneten immunchemischen Methode (2.7.1) bestimmt, enthalten.

Sterilität (2.6.1): Der Impfstoff muß der Prüfung entsprechen.

Pyrogene (2.6.8): Der Impfstoff muß der Prüfung entsprechen. Jedem Kaninchen wird je Kilogramm Körpergewicht eine Einzeldosis für den Menschen injiziert.

Bestimmung der Wirksamkeit

Die Wirksamkeit des Impfstoffs wird bestimmt durch den Vergleich derjenigen Dosis, die notwendig ist, um einen bestimmten Anteil Mäuse gegen die Wirkung einer intraperitoneal verabreichten tödlichen Dosis des FSME-Virus zu schützen, mit der Menge einer Referenzzubereitung von FSME-Impfstoff, die den gleichen Schutz verleiht. Für diesen Vergleich werden eine zugelassene Referenzzubereitung und eine geeignete Zubereitung von FSME-Virus eines zugelassenen Stamms als Belastungszubereitung benötigt.

Der nachstehende Text beschreibt als Beispiel eine Methode, die sich für einen bestimmten Impfstoff als geeignet erwiesen hat.

Auswahl und Verteilung der Versuchstiere: Für die Bestimmung werden gesunde Mäuse mit einer Körpermasse von 11 bis 17 g aus derselben Zucht verwendet. Die Mäuse werden in mindestens 6 Gruppen einer geeigneten Größe eingeteilt, um den Anforderungen an die Validität der Bestimmung zu entsprechen; für die Titration der Belastungssuspension werden mindestens 4 Gruppen von 10 Mäusen verwendet. Die Mäuse müssen dasselbe Geschlecht haben, oder weibliche und männliche Tiere müssen gleichmäßig auf die Gruppen verteilt sein.

Bestimmung der Wirksamkeit: Mindestens je 3 geeignete Verdünnungen des zu prüfenden Impfstoffs und der Referenzzubereitung werden hergestellt; um den Validitätskriterien zu genügen, sind in der Regel 4 bis 5 Verdünnungen nötig. Die Verdünnungen werden so gewählt, daß die Suspension mit der höchsten Konzentration erwartungsgemäß mehr als 50 Prozent der Tiere und die Suspension mit der geringsten Konzentration weniger als 50 Prozent der Tiere schützt. Jede Verdünnung wird einer Gruppe von Mäusen zugeordnet, und jeder Maus werden subkutan 0,2 ml der Verdünnung injiziert, die ihrer Gruppe zugeordnet war. Nach 7 Tagen wird eine zweite Injektion bei gleicher Verteilung der Verdünnungen vorgenommen. 14 Tage nach der zweiten Injektion wird eine Suspension des Belastungsvirus hergestellt, die mindestens 100 LD_{50} in 0,2 ml enthält. Jeder geimpften Maus werden 0,2 ml dieser Virussuspension intraperitoneal injiziert. Um die Belastungsdosis abzuschätzen, wird von der Belastungssuspension eine Reihe mit mindestens 3 Verdünnungen mit einem Verdünnungsfaktor von jeweils höchstens 1:100 hergestellt. Die Belastungssuspension und die 4 Verdünnungen werden den 5 Gruppen von je 10 Mäusen zugeordnet, und jeder Maus werden 0,2 ml der ihrer Gruppe zugeordneten Belastungssuspension oder deren Verdünnung intraperitoneal injiziert. Die Tiere werden 21 Tage lang beobachtet, und die Zahl der Tiere, die im Zeitraum von 7 bis 21 Tagen nach der Belastung an FSME verenden, wird registriert.

Auswertung: Die Ergebnisse werden mit den üblichen statistischen Methoden für eine Prüfung auf der Basis quantaler Werte ausgewertet (siehe zum Beispiel 5.3 „Statistische Auswertung der Ergebnisse biologischer Wertbestimmungen und Reinheitsprüfungen").

Validitätskriterien: Der Impfstoff entspricht der Bestimmung, wenn

- die Konzentration des Belastungsvirus mindestens 100 LD_{50} beträgt
- sowohl bei dem zu prüfenden Impfstoff als auch bei der Referenzzubereitung die Dosis, die 50 Prozent der Tiere schützt (PD_{50}), zwischen der größten und der kleinsten den Mäusen verabreichten Dosis liegt
- die statistische Analyse der Dosis-Wirkungs-Beziehungen eine signifikante Steigung und keine signifikante Abweichung von Linearität und Parallelität ergibt
- die Vertrauensgrenzen für die ermittelte Wirksamkeit ($P = 0{,}95$) mindestens 33 und höchstens 300 Prozent betragen.

Anforderung an die Wirksamkeit: In die Berechnung der mittleren Wirksamkeit und der Vertrauensgrenzen ($P = 0{,}95$) der mittleren Wirksamkeit werden die Ergebnisse aller gültigen Prüfungen einbezogen; gewichtete Mittelwerte werden mit Hilfe des Reziprokwerts des quadrierten Standardfehlers als Wichtung berechnet. Der Impfstoff entspricht der Bestimmung, wenn die ermittelte Wirksamkeit mindestens dem Wert entspricht, der von der zuständigen Behörde auf der Basis von Daten aus klinischen Wirksamkeitsbestimmungen für ein bestimmtes Produkt zugelassen wurde.

Lagerung

Entsprechend **Impfstoffe für Menschen**.

Beschriftung

Entsprechend **Impfstoffe für Menschen**.

Die Beschriftung gibt insbesondere an

- den im Impfstoff enthaltenen Virusstamm
- den für die Impfstoffherstellung verwendeten Zelltyp.

2001, 1521

Furunkulose-Impfstoff (inaktiviert, injizierbar, mit öligem Adjuvans) für Salmoniden

Vaccinum furunculosidis ad salmonideos inactivatum cum adiuvatione oleosa ad iniectionem

Definition

Furunkulose-Impfstoff (inaktiviert, injizierbar, mit öligem Adjuvans) für Salmoniden wird aus Kulturen eines geeigneten Stamms oder mehrerer geeigneter Stämme von *Aeromonas salmonicida*, ssp. *salmonicida* hergestellt.

Herstellung

Entsprechend **Impfstoffe für Tiere (Vaccina ad usum veterinarium)**. Die Stämme von *A. salmonicida*, ssp. *salmonicida* werden getrennt voneinander gezüchtet und geerntet. Die Ernten werden mit einer geeigneten Methode inaktiviert. Sie können gereinigt und konzentriert werden. Ganze oder lysierte Zellen können verwendet werden. Der Impfstoff kann extrazelluläre Produkte des Bakteriums, die in das Wachstumsmedium abgegeben werden, enthalten. Er enthält ein öliges Adjuvans.

Auswahl der Impfstoffzusammensetzung

Die im Impfstoff enthaltenen Stämme müssen in bezug auf die Produktion von immunologisch bedeutsamen Antigenen nachweislich geeignet sein. Der Impfstoff muß nachweislich für die Spezies von Fischen, für die er bestimmt ist, in bezug auf Unschädlichkeit (5.2.6) und Immunogenität (5.2.7) zufriedenstellend sein. Die folgenden Prüfungen sind zum Nachweis von Unschädlichkeit und Immunogenität geeignet.

Unschädlichkeit

A. Während der Entwicklung des Impfstoffs wurde die Unschädlichkeit in 3 verschiedenen Chargen geprüft. Ei-

F

Monographien

ne Prüfung wird an jeder Fischspezies durchgeführt, für die der Impfstoff bestimmt ist. Die verwendeten Fische stammen aus einer Population, die keine spezifischen Antikörper gegen *A. salmonicida*, ssp. *salmonicida* aufweist, die nicht gegen Furunkulose geimpft ist und nicht der Erkrankung ausgesetzt war. Die Prüfung wird unter den für die Anwendung des Impfstoffs empfohlenen Bedingungen bei einer Wassertemperatur von mindestens 10 °C durchgeführt. Eine Menge Impfstoff, die der doppelten empfohlenen Dosis je Körpermasseeinheit entspricht, wird mindestens 50 Fischen mit der für die Impfung empfohlenen Mindestkörpermasse intraperitoneal verabreicht. Die Fische werden 21 Tage lang beobachtet. Anomale lokale oder systemische Reaktionen dürfen nicht auftreten. Die Prüfung ist ungültig, wenn mehr als 6 Prozent der Fische aus Gründen, die nicht dem Impfstoff zuzuschreiben sind, sterben.

B. Die Unschädlichkeit wird zusätzlich in Feldversuchen durch Verabreichen der vorgesehenen Dosis an eine ausreichende Anzahl von Fischen nachgewiesen, die auf mindestens 2 Fischhaltungsbetriebe verteilt sind. Von 30 Fischen werden zu 3 Zeitpunkten (nach der Impfung, in der Hälfte der Aufzuchtphase und beim Schlachten) Proben genommen. Die Bauchhöhle wird auf lokale Reaktionen untersucht. Geringfügige Läsionen, bei denen lokalisierte Adhäsionen zwischen den Eingeweiden oder zwischen Eingeweiden und der Bauchwand, leichte Trübung und/oder spärliche Pigmentierung des Bauchfells auftreten, sind akzeptabel. Größere Läsionen, bei denen Adhäsionen zwischen größeren Teilen der Abdominalorgane, großflächige Pigmentierung und/oder deutliche Verdikkung und Trübung in großen Teilen des Bauchfells auftreten, sind nicht akzeptabel, wenn sie in mehr als 10 Prozent der Fische jeder Probe nachweisbar sind. Solche Läsionen beinhalten Adhäsionen, die den Eingeweiden ein einheitliches Bild der Schädigung verleihen und/oder zu manifesten Schäden des Bauchfells führen, die eine Eviszeration zur Folge haben.

Immunogenität: Die unter „Bestimmung der Wirksamkeit" beschriebene Bestimmung dient dem Nachweis der Immunogenität des Impfstoffs.

Prüfungen an jeder Charge

Bestimmung der Wirksamkeit einer Charge: Die unter „Bestimmung der Wirksamkeit" beschriebene Bestimmung erfolgt bei der routinemäßigen Bestimmung von Impfstoffchargen mit Gruppen von mindestens 30 Fischen. Alternativ dazu kann eine geeignete, validierte Bestimmung, basierend auf der Antikörperantwort, durchgeführt werden. Die Akzeptanzkriterien richten sich nach einer Impfstoffcharge, die nach der unter „Bestimmung der Wirksamkeit" beschriebenen Methode zufriedenstellende Ergebnisse erzielt hatte. Die folgende Bestimmung kann durchgeführt werden, wenn eine zufriedenstellende Korrelation zu der unter „Bestimmung der Wirksamkeit" beschriebenen Bestimmung nachgewiesen ist.

Fische einer Population, die keine spezifischen Antikörper gegen *A. salmonicida*, ssp. *salmonicida* aufweisen und deren Körpermasse innerhalb festgelegter Grenzen liegt, werden verwendet. Die Bestimmung wird bei einer festgelegten Temperatur durchgeführt. Mindestens 25 Fischen wird gemäß der empfohlenen Art der Anwendung eine Impfstoffdosis intraperitoneal injiziert. Einer Kontrollgruppe von mindestens 10 Fischen wird ein Pseudoimpfstoff verabreicht. Nach einer festgelegten Zeit werden Blutproben entnommen. Der Gehalt an spezifischen Antikörpern gegen *A. salmonicida*, ssp. *salmonicida* wird für jede einzelne Blutprobe mit Hilfe einer geeigneten immunchemischen Methode (2.7.1) bestimmt. Der Impfstoff entspricht den Anforderungen, wenn der mittlere Antikörpertiter nicht signifikant geringer ist als der einer Charge, die in der unter „Bestimmung der Wirksamkeit" beschriebenen Bestimmung zufriedenstellende Ergebnisse erzielte. Die Bestimmung ist ungültig, wenn das Blut der Tiere aus der Kontrollgruppe Antikörper gegen *A. salmonicida*, ssp. *salmonicida* enthält.

Prüfung auf Identität

Wird der Impfstoff Fischen injiziert, die keine spezifischen Antikörper gegen *A. salmonicida* besitzen, regt er die Bildung solcher Antikörper an.

Prüfung auf Reinheit

Unschädlichkeit: Mindestens 10 Fische einer Spezies, für die der Impfstoff bestimmt ist und die möglichst die für die Impfung empfohlene Mindestkörpermasse besitzen, werden verwendet. Wenn Fische mit der Mindestkörpermasse nicht erhältlich sind, werden Fische verwendet, die höchstens das Doppelte dieser Masse haben. Fische einer Population werden verwendet, die keine spezifischen Antikörper gegen *A. salmonicida*, ssp. *salmonicida* aufweisen und die weder gegen Furunkulose geimpft wurden noch der Erkrankung ausgesetzt waren. Die Prüfung wird unter den für die Anwendung des Impfstoffs empfohlenen Bedingungen bei einer Wassertemperatur von mindestens 10 °C durchgeführt. Jedem Fisch wird intraperitoneal eine Impfstoffmenge injiziert, die der doppelten empfohlenen Dosis je Körpermasseeinheit entspricht. Die Tiere werden 21 Tage lang beobachtet. Anomale lokale oder systemische Reaktionen, die auf den Impfstoff zurückzuführen sind, dürfen nicht auftreten. Die Prüfung ist ungültig, wenn mehr als 10 Prozent der Fische aus Gründen, die nicht auf den Impfstoff zurückzuführen sind, sterben.

Sterilität: Der Impfstoff muß der Prüfung „Sterilität" der Monographie **Impfstoffe für Tiere** entsprechen.

Bestimmung der Wirksamkeit

Die Bestimmung wird entsprechend einem Protokoll mit definierten Grenzwerten für Körpermasse der Fische, Herkunft des Wassers, Fließgeschwindigkeit und Temperaturbereich und mit einer standardisierten Zubereitung für die Belastungsinfektion durchgeführt. Mindestens 100 Fische werden entsprechend der Beschriftung gemäß der empfohlenen Art der Anwendung geimpft. Einer Kontrollgruppe von mindestens 100 Fischen wird ein Pseudoimpfstoff verabreicht. Zur Unterscheidung werden die geimpften Tiere und die Kontrolltiere mit einer Markierung versehen. Alle Fische werden in denselben Tank gesetzt. Wenn mehr als ein Tank verwendet wird, werden die geimpften Tiere und die Kontrolltiere in gleicher Anzahl auf die Tanks verteilt. Eine Belastungsinjektion erfolgt zu einem festgelegten Zeitpunkt nach der Impfung. Der Zeitpunkt ergibt sich aus den Aussagen zur

Entwicklung der Immunität. Für die Belastung wird eine Kultur von *A. salmonicida*, ssp. *salmonicida* verwendet, deren Virulenz bereits nachgewiesen ist. Die Fische werden täglich beobachtet, bis die spezifische Sterblichkeit von mindestens 60 Prozent in der Kontrollgruppe erreicht ist.

Für die geimpften Tiere und die Kontrolltiere wird je eine Kurve erstellt, indem die spezifische Sterblichkeit gegen die Zeit nach der Belastungsinfektion aufgetragen wird. Der Zeitpunkt, der einer Sterblichkeit von genau 60 Prozent in der Kontrollgruppe entspricht, wird durch Interpolation bestimmt. Die Bestimmung ist ungültig, wenn die spezifische Sterblichkeit in der Kontrollgruppe 21 Tage nach dem Tod des ersten Fischs weniger als 60 Prozent beträgt. Aus der Kurve für die geimpften Tiere wird die Sterblichkeit (M) zu dem Zeitpunkt ermittelt, der einer Sterblichkeit von 60 Prozent der Kontrolltiere entspricht. Die relative prozentuale Überlebensrate RPS (relative percentage survival) wird wie folgt berechnet:

$$\left(1-\frac{M}{60}\right)\cdot 100$$

Der Impfstoff entspricht der Bestimmung, wenn die RPS mindestens 80 Prozent beträgt.

Lagerung

Entsprechend **Impfstoffe für Tiere**.

Beschriftung

Entsprechend **Impfstoffe für Tiere**.

Die Beschriftung gibt insbesondere an, wie lange nach der Impfung unter einer Reihe von festgelegten Bedingungen gemäß der empfohlenen Art der Anwendung eine Immunität erzielt wird.

G

1998, 1215

Galactose

Galactosum

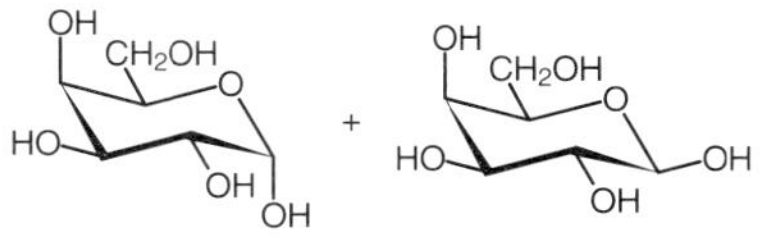

$C_6H_{12}O_6$ M_r 180,2

Definition

Galactose ist D-Galactopyranose.

Eigenschaften

Weißes, kristallines oder feinkörniges Pulver; leicht löslich bis löslich in Wasser, sehr schwer löslich in Ethanol.

Prüfung auf Identität

1: A.
2: B, C.

A. Die Prüfung erfolgt mit Hilfe der IR-Spektroskopie (2.2.24) durch Vergleich des Spektrums der Substanz mit dem von Galactose *CRS*. Die Prüfung erfolgt mit Hilfe von Preßlingen.

B. Die Prüfung erfolgt mit Hilfe der Dünnschichtchromatographie (2.2.27) unter Verwendung einer Schicht eines geeigneten Kieselgels.

Untersuchungslösung: 10 mg Substanz werden in einer Mischung von 2 Volumteilen Wasser *R* und 3 Volumteilen Methanol *R* zu 20 ml gelöst.

Referenzlösung a: 10 mg Galactose *CRS* werden in einer Mischung von 2 Volumteilen Wasser *R* und 3 Volumteilen Methanol *R* zu 20 ml gelöst.

Referenzlösung b: Je 10 mg Galactose *CRS*, Glucose *CRS* und Lactose *CRS* werden in einer Mischung von 2 Volumteilen Wasser *R* und 3 Volumteilen Methanol *R* zu 20 ml gelöst.

Auf die Platte werden 2 µl jeder Lösung aufgetragen und die Startpunkte sorgfältig getrocknet. Die Chromatographie erfolgt ohne Kammersättigung mit einer Mischung von 15 Volumteilen Wasser *R* und 85 Volumteilen 1-Propanol *R* über eine Laufstrecke von 15 cm. Die Platte wird im Warmluftstrom getrocknet, mit einer Lösung von 0,5 g Thymol *R* in einer Mischung von 5 ml Schwefelsäure *R* und 95 ml Ethanol 96 % *R* gleichmäßig besprüht und schließlich 10 min lang im Trockenschrank bei 130 °C erhitzt. Der Hauptfleck im Chromatogramm der Untersuchungslösung entspricht in bezug auf Lage, Farbe und Größe dem Hauptfleck im Chromatogramm der Referenzlösung a. Die Prüfung darf nur ausgewertet werden, wenn das Chromatogramm der Referenzlösung b deutlich voneinander getrennt 3 Flecke zeigt.

C. 0,1 g Substanz werden in 10 ml Wasser *R* gelöst. Werden der Lösung 3 ml Fehlingsche Lösung *R* zugesetzt und die Mischung anschließend erhitzt, entsteht ein orange bis rot gefärbter Niederschlag.

Prüfung auf Reinheit

Prüflösung: 10,0 g Substanz werden unter Erhitzen im Wasserbad von 50 °C in kohlendioxidfreiem Wasser *R*, das aus destilliertem Wasser *R* hergestellt wurde, zu 50 ml gelöst.

Aussehen der Lösung: Die Prüflösung muß klar (2.2.1) und darf nicht stärker gefärbt sein als die Farbvergleichslösung B_8 (2.2.2, Methode II).

Sauer oder alkalisch reagierende Substanzen: Werden 30 ml Prüflösung mit 0,3 ml Phenolphthalein-Lösung *R* versetzt, muß die Lösung farblos bleiben. Bis zum Umschlag nach Rosa dürfen höchstens 1,5 ml Natriumhydroxid-Lösung (0,01 mol · l^{-1}) verbraucht werden.

Spezifische Drehung (2.2.7): 10,00 g Substanz werden in 80 ml Wasser *R* gelöst. Die Lösung wird mit 0,2 ml verdünnter Ammoniak-Lösung *R* 1 versetzt und nach 30 min langem Stehenlassen mit Wasser *R* zu 100,0 ml verdünnt. Die spezifische Drehung muß zwischen +78,0 und +81,5° liegen, berechnet auf die wasserfreie Substanz.

Barium: 5 ml Prüflösung werden mit destilliertem Wasser *R* zu 10 ml verdünnt und mit 1 ml verdünnter Schwefelsäure *R* versetzt. Unmittelbar danach sowie nach 1 h darf die Lösung nicht stärker opaleszieren als eine Mischung von 5 ml Prüflösung und 6 ml destilliertem Wasser *R*.

Blei (2.4.10): Die Substanz muß der Grenzprüfung auf „Blei in Zuckern“ entsprechen (0,5 ppm).

Wasser (2.5.12): Höchstens 1,0 Prozent, mit 1,00 g Substanz nach der Karl-Fischer-Methode bestimmt.

Sulfatasche: 5 ml Prüflösung werden mit 2 ml Schwefelsäure *R* versetzt. Die Lösung wird auf dem Wasserbad zur Trockne eingedampft und der Rückstand bis zur Massekonstanz geglüht. Der Rückstand darf höchstens 1 mg betragen (0,1 Prozent).

Mikrobielle Verunreinigung:
Keimzahl (2.6.12): Höchstens 10^2 koloniebildende, aerobe Einheiten je Gramm Substanz.

Lagerung

Gut verschlossen.

1999, 181

Gallamintriethiodid

Gallamini triethiodidum

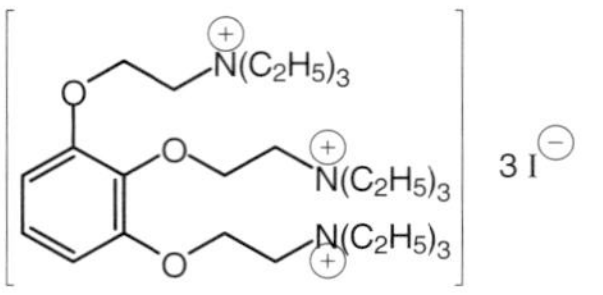

$C_{30}H_{60}I_3N_3O_3$ M_r 892

Definition

Gallamintriethiodid enthält mindestens 98,0 und höchstens 101,0 Prozent 2,2′,2″-[Benzol-1,2,3-triyltri(oxy)]=tris-(*N,N,N*-triethylethanammonium)triiodid, berechnet auf die getrocknete Substanz.

Eigenschaften

Weißes bis fast weißes, hygroskopisches Pulver; sehr leicht löslich in Wasser, schwer löslich in Ethanol, praktisch unlöslich in Dichlormethan und Ether.

Prüfung auf Identität

1: B, D.
2: A, C, D.

A. 50 mg Substanz werden in Salzsäure (0,01 mol · l^{-1}) zu 50,0 ml gelöst. 1,0 ml Lösung wird mit Salzsäure (0,01 mol · l^{-1}) zu 100,0 ml verdünnt. Diese Lösung, zwischen 220 und 350 nm gemessen, zeigt ein Absorptionsmaximum (2.2.25) bei 225 nm. Die spezifische Absorption, im Maximum gemessen, liegt zwischen 500 und 550.

B. Die Prüfung erfolgt mit Hilfe der IR-Spektroskopie (2.2.24) durch Vergleich des Spektrums der Substanz mit dem von Gallamintriethiodid *CRS*.

C. Werden 5 ml Prüflösung (siehe „Prüfung auf Reinheit“) mit 1 ml Mayers Reagenz *R* versetzt, entsteht ein gelber Niederschlag.

D. 0,5 ml Prüflösung (siehe „Prüfung auf Reinheit“) werden mit Wasser *R* zu 2 ml verdünnt und mit 0,2 ml verdünnter Salpetersäure *R* versetzt. Die Lösung gibt die Identitätsreaktion a auf Iodid (2.3.1).

Prüfung auf Reinheit

Prüflösung: 0,6 g Substanz werden in Wasser *R* zu 30 ml gelöst.

Aussehen der Lösung: Die Prüflösung muß klar (2.2.1) und darf sofort nach der Herstellung nicht stärker gefärbt sein als die Farbvergleichslösung G_7 (2.2.2, Methode II).

Sauer oder alkalisch reagierende Substanzen: 50 ml Wasser *R* werden mit 0,2 ml Methylrot-Lösung *R* versetzt. Die Mischung wird mit Schwefelsäure (0,01 mol · l^{-1}) oder Natriumhydroxid-Lösung (0,02 mol · l^{-1}) bis zur orangegelben Färbung versetzt. 1,0 g Substanz wird in dieser Mischung unter Schütteln gelöst. Bis zum Farbumschlag nach dem ursprünglichen Orangegelb dürfen höchstens 0,2 ml Schwefelsäure (0,01 mol · l^{-1}) oder Natriumhydroxid-Lösung (0,02 mol · l^{-1}) verbraucht werden.

Verwandte Substanzen: Die Prüfung erfolgt mit Hilfe der Flüssigchromatographie (2.2.29).

Untersuchungslösung: 30,0 mg Substanz werden in der mobilen Phase zu 50,0 ml gelöst.

Referenzlösung: 1,0 ml Untersuchungslösung wird mit der mobilen Phase zu 100,0 ml verdünnt.

Die Chromatographie kann durchgeführt werden mit
- einer Säule aus rostfreiem Stahl von 0,25 m Länge und 4,6 mm innerem Durchmesser, gepackt mit octadecylsilyliertem Kieselgel zur Chromatographie *R* (5 µm)
- folgender mobilen Phase bei einer Durchflußrate von 1 ml je Minute: 14 g Natriumperchlorat *R* werden in 850 ml Phosphat-Pufferlösung *p*H 3,0 *R* gelöst; die Lösung wird mit 150 ml Methanol *R* versetzt
- einem Spektrometer als Detektor bei einer Wellenlänge von 205 nm.

Werden die Chromatogramme unter den vorgeschriebenen Bedingungen aufgezeichnet, beträgt die relative Retention für die Gallamin-Verunreinigung A etwa 0,45, für die Verunreinigung B etwa 0,50, für die Verunreinigung C etwa 0,65, für die Verunreinigung D etwa 0,75, für die Verunreinigung E etwa 0,85 und für die Verunreinigung F etwa 0,90, bezogen auf die Retentionszeit von Triethylgallaminperchlorat (etwa 40 min, siehe Abb. 181-1).

Je 20 µl Untersuchungslösung und Referenzlösung werden eingespritzt. Die Chromatographie erfolgt über eine Dauer, die der 1,5fachen Retentionszeit von Triethylgallaminperchlorat entspricht. Im Chromatogramm der Untersuchungslösung darf keine Peakfläche, mit Ausnahme der des Hauptpeaks, größer sein als die Fläche des Hauptpeaks im Chromatogramm der Referenzlösung (1 Prozent). Im Chromatogramm der Untersuchungslösung darf die Summe aller Peakflächen, mit Ausnahme der des Hauptpeaks, nicht größer sein als das 2fache der Fläche des Hauptpeaks im Chromatogramm der Referenzlösung (2 Prozent). Der dem Iodid entsprechende Peak mit der Retentionszeit 0 wird nicht berücksichtigt.

Trocknungsverlust (2.2.32): Höchstens 1,5 Prozent, mit 1,000 g Substanz durch Trocknen im Trockenschrank bei 100 bis 105 °C bestimmt.

Sulfatasche (2.4.14): Höchstens 0,1 Prozent, mit 1,0 g Substanz bestimmt.

Gehaltsbestimmung

Um Überhitzung im Reaktionsmedium zu vermeiden, wird während des Titrierens gründlich gemischt und die Titration unmittelbar nach Erreichen des Endpunkts beendet.

0,270 g Substanz, in einer Mischung von 5,0 ml wasserfreier Ameisensäure *R* und 50,0 ml Acetanhydrid *R* gelöst, werden mit Perchlorsäure (0,1 mol · l^{-1}) titriert. Der Endpunkt wird mit Hilfe der Potentiometrie (2.2.20) bestimmt.

1 ml Perchlorsäure (0,1 mol · l^{-1}) entspricht 29,72 mg $C_{30}H_{60}I_3N_3O_3$.

Lagerung

Dicht verschlossen, vor Licht geschützt.

Verunreinigungen

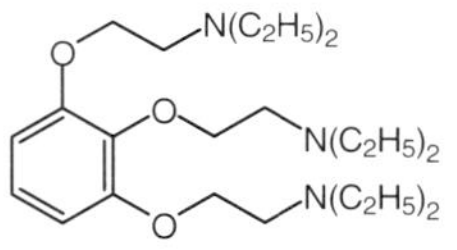

A. 2,2′,2″-[Benzol-1,2,3-triyltri(oxy)]tris-(*N*,*N*-diethylethanamin)

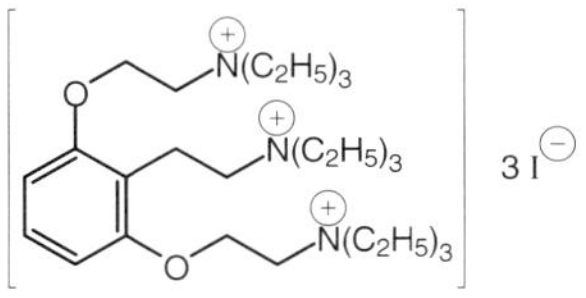

B. 2,2′-[2-[2-(Triethylammonio)ethyl]-1,3-phenylenbi(oxy)]bis(*N*,*N*,*N*-triethylethanammonium)triiodid

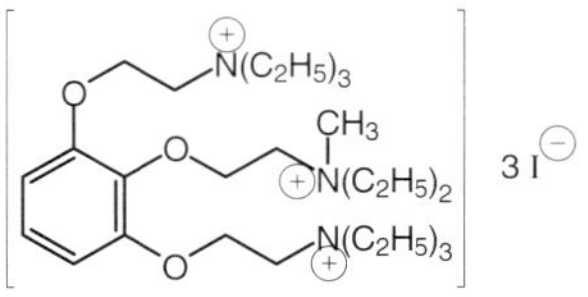

C. 2,2′-[2-[2-(Diethylmethylammonio)ethoxy]-1,3-phenylenbi(oxy)]bis(*N*,*N*,*N*-triethylethanammonium)triiodid

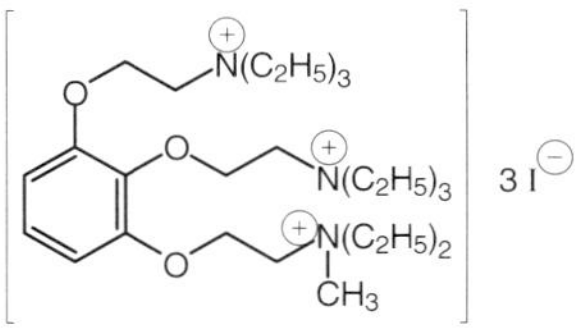

D. 2,2′-[3-[2-(Diethylmethylammonio)ethoxy]-1,2-phenylenbi(oxy)]bis(*N*,*N*,*N*-triethylethanammonium)triiodid

Dieses typische Chromatogramm dient zur Information und als Anleitung zum Analysenverfahren. Es ist nicht Bestandteil der Anforderungen dieser Monographie.

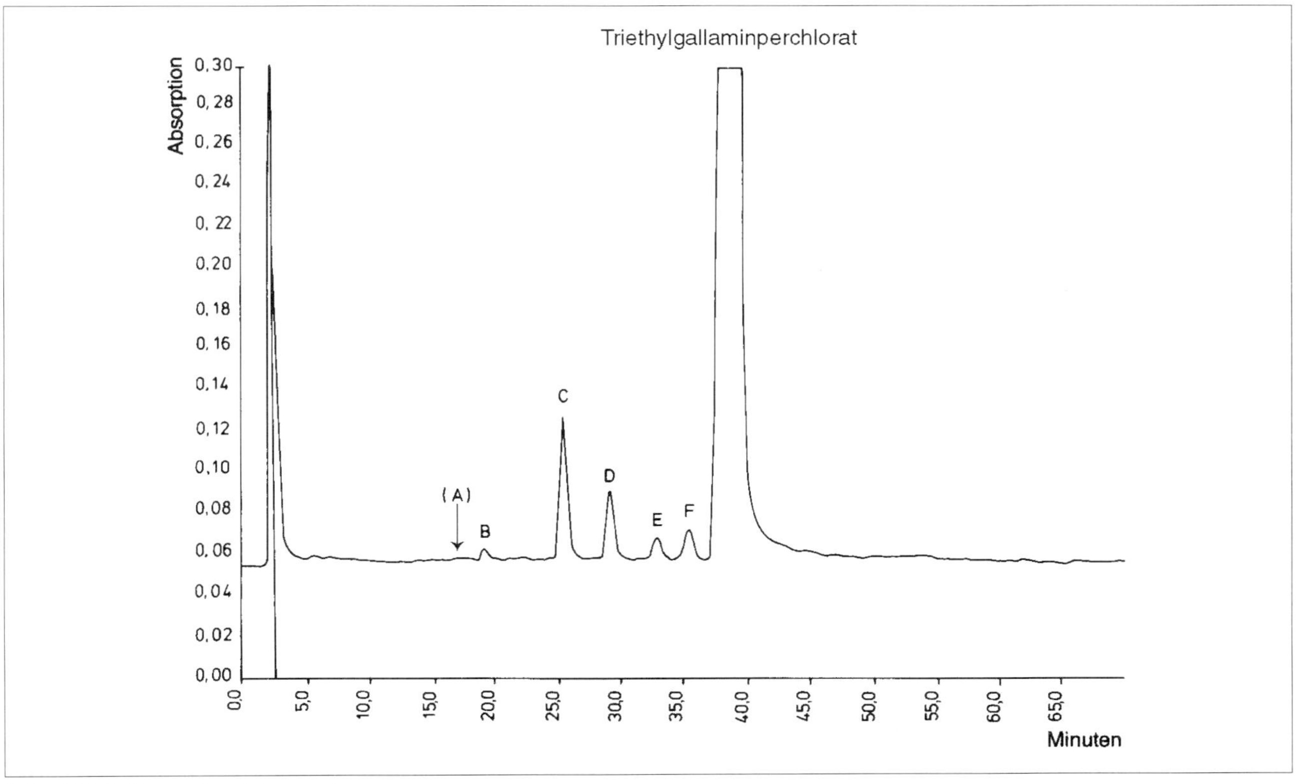

Abb. 181-1: Typisches Chromatogramm

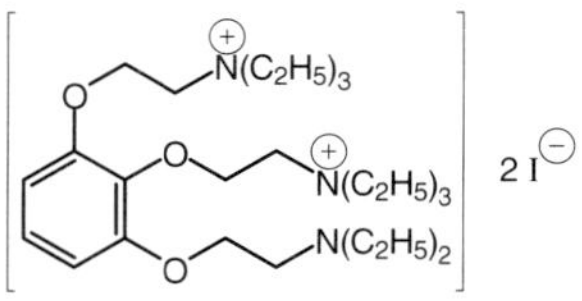

E. 2,2′-[3-[2-(Diethylamino)ethoxy]-1,2-phenylen=bi(oxy)]bis(*N*,*N*,*N*-triethylethanammonium)=diiodid

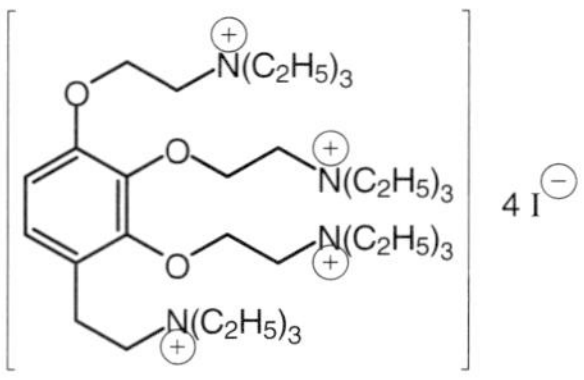

F. 2,2′,2″-[4-[2-(Triethylammonio)ethyl]benzol-1,2,3-triyltri(oxy)]tris-(*N*,*N*,*N*-triethylethanammonium)=tetraiodid.

1998, 555

[^{67}Ga]Galliumcitrat-Injektionslösung

Gallii[^{67}Ga] citratis solutio iniectabilis

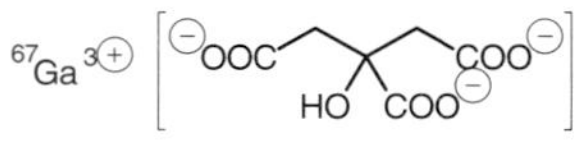

Definition

[^{67}Ga]Galliumcitrat-Injektionslösung ist eine sterile Lösung von Gallium-67 in Form von Galliumcitrat. Sie kann durch Zusatz von Natriumchlorid und Natriumcitrat isotonisch gemacht sein und kann ein geeignetes Konservierungsmittel wie Benzylalkohol enthalten. Gallium-67 ist ein Radioisotop des Galliums und kann durch Bestrahlung von Zink (das Zink kann mit Zink-68 angereichert sein) mit Protonen geeigneter Energie hergestellt werden. Gallium-67 kann vom Zink durch Lösungsmittelextraktion oder durch Säulenchromatographie abgetrennt werden. Die Injektionslösung enthält mindestens 90,0 und höchstens 110,0 Prozent der deklarierten Gallium-67-Radioaktivität zu dem in der Beschriftung angegebenen Zeitpunkt. Höchstens 0,2 Prozent der Gesamtradioaktivität entspricht Gallium-66.

Eigenschaften

Klare, farblose Lösung.

Gallium-67 hat eine Halbwertszeit von 3,26 Tagen und emittiert Gammastrahlen.

Prüfung auf Identität

A. Das Spektrum der Gammastrahlen wird, wie in der Monographie **Radioaktive Arzneimittel (Radiopharmaceutica)** beschrieben, mit einem geeigneten Gerät gemessen. Das Spektrum weicht nicht signifikant von dem einer Gallium-67-Referenzlösung ab, entweder durch direkten Vergleich oder durch Messung mit einem Gerät bestimmt, das mit Hilfe einer derartigen Lösung eingestellt wurde. Gallium-67-Referenzlösung kann von nationalen, autorisierten Laboratorien bezogen werden. Die wichtigsten Gammaphotonen haben Energien von 0,093, 0,185 und 0,300 MeV.

B. 0,2 ml Injektionslösung werden mit 0,2 ml einer Lösung, die Eisen(III)-chlorid *R* (1 g · l^{-1}) und 0,1 Prozent (*V*/*V*) Salzsäure *R* enthält, gemischt. Die Färbung der Untersuchungslösung ist mit derjenigen einer Lösung zu vergleichen, die Benzylalkohol *R* (9 g · l^{-1}) und Natriumchlorid *R* (7 g · l^{-1}) enthält und in gleicher Weise behandelt wurde. Eine Gelbfärbung entsteht nur in der Untersuchungslösung.

Prüfung auf Reinheit

***p*H-Wert** (2.2.3): Der *p*H-Wert der Injektionslösung muß zwischen 5,0 und 8,0 liegen.

Radionukleare Reinheit: Das Spektrum der Gammastrahlen wird, wie in der Monographie **Radioaktive Arzneimittel** beschrieben, mit einem geeigneten Gerät gemessen. Abgesehen von Unterschieden, die der Gegenwart von Gallium-66 zugeordnet werden können, weicht das Spektrum nicht signifikant von dem einer Gallium-67-Referenzlösung ab. Gallium-66 hat eine Halbwertszeit von 9,4 h; das wichtigste Gammaphoton besitzt eine Energie von 1,039 MeV. Der Anteil der Radioaktivität von Gallium-66 an der Gesamtradioaktivität darf höchstens 0,2 Prozent betragen.

Zink: 0,1 ml Injektionslösung werden mit 0,9 ml Wasser *R*, 5 ml Acetat-Pufferlösung *p*H 4,7 *R*, 1 ml einer Lösung von Natriumthiosulfat *R* (250 g · l^{-1}) und 5,0 ml einer Dithizon-Lösung versetzt. (10 mg Dithizon *R* werden in 100 ml Ethylmethylketon *R* gelöst; die Lösung wird 5 min lang stehengelassen, filtriert und unmittelbar vor Verwendung mit Ethylmethylketon *R* im Verhältnis 1:10 verdünnt.) Die Mischung wird 2 min lang kräftig geschüttelt und die organische Phase abgetrennt. Die Absorption (2.2.25) der organischen Phase wird bei 530 nm gemessen, wobei als Kompensationsflüssigkeit die organische Phase aus einem Blindversuch verwendet wird. Die Absorption darf nicht größer sein als die der organischen Phase einer Referenzlösung, die mit 0,1 ml Zink-Lösung (5 ppm Zn) *R* unter gleichen Bedingungen hergestellt wurde.

Sterilität: Die Injektionslösung muß der Prüfung „Sterilität" der Monographie **Radioaktive Arzneimittel** entsprechen. Die Injektionslösung kann vor Abschluß der Prüfung angewendet werden.

Radioaktivität

Die Radioaktivität wird, wie in der Monographie **Radioaktive Arzneimittel** beschrieben, mit einem geeigneten Gerät durch Vergleich mit einer Gallium-67-Referenzlösung oder durch Messung mit einem Gerät, das mit Hilfe einer derartigen Lösung eingestellt wurde, bestimmt.

Lagerung

Entsprechend **Radioaktive Arzneimittel**.

Beschriftung

Entsprechend **Radioaktive Arzneimittel**.

2001, 330

Gelatine
Gelatina

Definition

Gelatine ist ein gereinigtes Protein, das entweder durch partielle saure (Typ A) oder partielle alkalische Hydrolyse (Typ B) von tierischem Kollagen gewonnen wird. Die Substanz kann auch aus einer Mischung der beiden Typen bestehen. Die in dieser Monographie beschriebene Substanz muß nicht notwendigerweise für Zubereitungen zur parenteralen Anwendung oder für andere spezielle Anwendungsgebiete geeignet sein.

Herstellung

Falls zutreffend muß die Substanz der Monographie **Produkte mit dem Risiko der Übertragung von Erregern der spongiformen Enzephalopathie tierischen Ursprungs (Producta cum possibili transmissione vectorium enkephalopathiarum spongiformium animalium)** entsprechen.

Eigenschaften

Schwach gelbliche bis hell gelblichbraune, feste Substanz, praktisch ohne Geschmack, gewöhnlich in Form von durchscheinenden Blättchen, Schuppen, Körnern oder Pulver; praktisch unlöslich in den üblichen organischen Lösungsmitteln. Die Substanz quillt in kaltem Wasser und gibt beim Erwärmen eine kolloidale Lösung, die beim Abkühlen ein mehr oder weniger festes Gel bildet. Der isoelektrische Punkt von Gelatine Typ A liegt zwischen *p*H 6,3 und 9,2, der von Gelatine Typ B zwischen *p*H 4,7 und 5,2.

Prüfung auf Identität

A. 2 ml Prüflösung (siehe „Prüfung auf Reinheit") werden mit 0,05 ml Kupfer(II)-sulfat-Lösung *R* versetzt. Werden nach dem Mischen 0,5 ml verdünnte Natriumhydroxid-Lösung *R* zugesetzt, entsteht eine violette Färbung.

B. 0,5 g Substanz werden in einem Reagenzglas mit 10 ml Wasser *R* versetzt, 10 min lang stehengelassen und anschließend 15 min lang bei 60 °C erhitzt. Wird anschließend das Reagenzglas 6 h lang in vertikaler Lage bei 0 °C stehengelassen, darf beim Umdrehen der Inhalt nicht sofort ausfließen.

Prüfung auf Reinheit

Prüflösung: 1 g Substanz wird in etwa 55 °C heißem kohlendioxidfreiem Wasser *R* zu 100 ml gelöst. Die Lösung wird zur Durchführung der Prüfungen bei dieser Temperatur gehalten.

Aussehen der Lösung: Die Prüflösung darf nicht stärker gefärbt sein als die Farbvergleichslösung G_4 (2.2.2, Methode II). Eine aus Gelatine Typ A oder B hergestellte Prüflösung darf nicht stärker opaleszieren als die Referenzsuspension IV (2.2.1).

Mischungen von Gelatine vom Typ A und B können stärker opaleszierende Lösungen durch Bildung von Koazervaten über einen weiten *p*H-Bereich, abhängig von der Konzentration, geben.

***p*H-Wert** (2.2.3): Der *p*H-Wert der Prüflösung muß zwischen 3,8 und 7,6 liegen.

Phenolische Konservierungsmittel: Die Prüfung erfolgt mit Hilfe der Dünnschichtchromatographie (2.2.27) unter Verwendung einer DC-Platte mit Kieselgel F_{254} *R*.

Untersuchungslösung: 1,0 g Substanz wird mit 20 ml Methanol *R* und 2 ml Ammoniak-Lösung *R* versetzt, unter Schütteln gemischt und 20 h lang stehengelassen. Die klare Lösung wird abgetrennt, zur Trockne eingedampft und der Rückstand in 0,5 ml Methanol *R* gelöst.

Referenzlösung a: 2 mg Ethyl-4-hydroxybenzoat *R* oder 2 mg Methyl-4-hydroxybenzoat *R* oder 2 mg Propyl-4-hydroxybenzoat *R* werden in Methanol *R* zu 10 ml gelöst. 2 ml Lösung werden mit Methanol *R* zu 10 ml verdünnt.

Referenzlösung b: 2 mg Benzocain *R* werden in Methanol *R* zu 10 ml gelöst.

Referenzlösung c: Je 1 mg Ethyl-4-hydroxybenzoat *R*, Methyl-4-hydroxybenzoat *R* und Propyl-4-hydroxybenzoat *R* und 2 mg Benzocain *R* werden in Methanol *R* zu 10 ml gelöst.

Auf die Platte werden 10 µl jeder Lösung bandförmig (20 mm × 3 mm) aufgetragen. Auf die trockene Startzone der Untersuchungslösung und der Referenzlösung b werden je 10 µl einer Lösung von Dansylchlorid *R* ($1\ g \cdot l^{-1}$) in Aceton *R* aufgetragen. Getrennt davon werden 10 µl Dansylchlorid-Lösung und 10 µl Untersuchungslösung (nicht derivatisiert) einzeln bandförmig (20 mm × 3 mm) aufgetragen. Die Startzonen werden mit einer Lösung von Natriumtetraborat *R* ($50\ g \cdot l^{-1}$) besprüht, wobei die Platte beinahe horizontal gehalten wird. Anschließend wird die Platte 15 min lang bei 60 °C getrocknet. Die Chromatographie erfolgt unter Ausschluß direkter Lichteinwirkung mit einer Mischung von 8 Volumteilen wasserfreiem Ethanol *R* und 92 Volumteilen Toluol *R* über eine Laufstrecke von 12 cm. Die Platte wird an der Luft trocknen gelassen und sofort im ultravioletten Licht bei 365 nm ausgewertet. Das Chromatogramm der Referenzlösung b zeigt eine rötlich fluoreszierende Zone mit einem R_f-Wert von etwa 0,5 (Dansyl-Derivat von Benzocain) und Flecke von Dansylchlorid. Das mit 10 µl Dansylchlorid-Lösung erhaltene Chromatogramm zeigt blau fluoreszierende Zonen am Startpunkt und nahe der Laufmittelfront. Im Chromatogramm der Untersuchungslösung darf, mit Ausnahme der Startzone und der Zonen des Dansylchlorids, keine Zone stärker fluoreszieren als die Zone des Benzocain-Derivats im Chromatogramm der Referenzlösung b (zum Beispiel Aminosäure-Detergentien). Im ultravioletten Licht bei 254 nm zeigt das Chromatogramm der Referenzlösung a fluoreszenzmindernde Zonen mit einem R_f-Wert von 0,3 bis 0,5 (4-Hydroxybenzoesäureester). Im Chromatogramm der nicht-derivatisierten Untersuchungslösung darf keine fluoreszenzmindernde Zone stärker sein als die Zone der Referenzlösung a (phenolische Konservierungsmittel wie zum Beispiel 4-Hydroxybenzoesäureester).

Die Prüfung darf nur ausgewertet werden, wenn im ultravioletten Licht bei 254 nm im Chromatogramm der Referenzlösung c die Zonen von Benzocain und der 4-Hydroxybenzoesäureester deutlich voneinander getrennt sind.

Schwefeldioxid: Höchstens 200 ppm. In den Kolben (*A*) (siehe Abb. 330-1) werden 150 ml Wasser *R* gegeben. Anschließend wird durch die Apparatur 15 min lang Kohlendioxid *R* mit einer Durchflußrate von 100 ml je Minute geleitet. In das Reagenzglas (*D*) werden 10 ml Wasserstoffperoxid-Lösung 3 % *R*, die zuvor gegen eine Lösung von Bromphenolblau *R* (1 g · l^{-1}) in Ethanol 20 % *R* neutralisiert wurde, eingebracht. Ohne den Kohlendioxidstrom zu unterbrechen, wird der Tropftrichter (*B*) entfernt. 25,0 g Substanz werden mit Hilfe von 100 ml Wasser *R* durch die Öffnung in den Kolben (*A*) eingebracht. Durch den Tropftrichter werden 80 ml verdünnte Salzsäure *R* zugesetzt. Die Mischung wird 1 h lang zum Sieden erhitzt. Anschließend wird der Hahn des Trichters geöffnet und der Kohlendioxidstrom sowie die Heizung und die Kühlung abgestellt. Der Inhalt des Reagenzglases wird mit wenig Wasser *R* in einen 200-ml-Weithals-Erlenmeyerkolben überführt und 15 min lang im Wasserbad erhitzt. Nach dem Erkalten wird unter Zusatz von 0,1 ml einer Lösung von Bromphenolblau *R* (1 g · l^{-1}) in Ethanol 20 % *R* mit Natriumhydroxid-Lösung (0,1 mol · l^{-1}) bis zum Farbumschlag von Gelb nach Violettblau titriert.

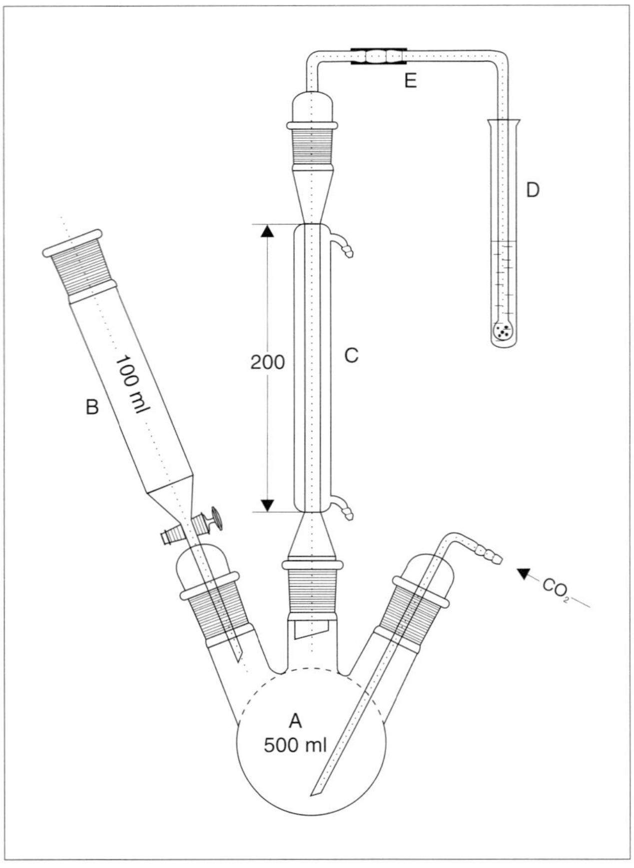

Abb. 330-1: Apparatur zur Bestimmung des Schwefeldioxidgehalts
Längenangabe in Millimeter

Der Gehalt an Schwefeldioxid in ppm errechnet sich nach der Formel:

$$128 \cdot a$$

a = Anzahl verbrauchter Milliliter Natriumhydroxid-Lösung (0,1 mol · l^{-1}).

Peroxide: 1,0 g Substanz wird unter Erwärmen in 10 ml Wasser *R* gelöst und die Lösung mit 2 ml Vanadin-Schwefelsäure *R* versetzt. Eine auftretende orangegelbe Färbung darf nicht stärker sein als die einer unter gleichen Bedingungen hergestellten Referenzlösung unter Verwendung einer Mischung von 1 ml einer Lösung von Wasserstoffperoxid (0,1 g · l^{-1} H_2O_2) und 9 ml Wasser *R* (100 ppm H_2O_2).

Gelbildungsvermögen: Gelatine zur Herstellung von Vaginalkugeln, Suppositorien und Zinkleim muß folgender zusätzlicher Anforderung entsprechen:

Das Gelbildungsvermögen ist, ausgedrückt als Masse in Gramm, diejenige Kraft, die notwendig ist, mit Hilfe eines Stempels von 12,7 mm Durchmesser bei einem bei 10 °C gealterten Gel, dessen Gelatinekonzentration 6,67 Prozent (*m/m*) beträgt, eine 4 mm tiefe Verformung hervorzurufen.

Gerät: Das Gelometer besteht aus:
- einem zylindrischen Stempel von 12,7 ± 0,1 mm Durchmesser mit einer ebenen Preßfläche mit abgerundeter Kante (0,5 mm Radius)
- einer Vorrichtung zur Einstellung der Höhe des Gefäßes, das das Gel enthält, so daß die Oberfläche des Gels mit dem Stempel in Kontakt kommen kann, ohne Druck auszuüben
- einer Vorrichtung, durch die der Druck des Stempels konstant um 40 g je Sekunde erhöht werden kann
- einer Vorrichtung, durch die innerhalb von höchstens 0,025 s die vertikale Bewegung des Stempels nach einer Strecke von 4 ± 0,1 mm angehalten wird
- einer Meßvorrichtung (Waage), mit der der Enddruck auf ± 0,5 g genau gemessen werden kann
- einem Gefäß von 59 ± 1 mm innerem Durchmesser und 85 mm Höhe.

Ausführung: 7,5 g Substanz werden in das Gefäß gebracht und mit 105 ml Wasser *R* versetzt. Das Gefäß wird mit einem Uhrglas bedeckt und 3 h lang stehengelassen. Anschließend wird 15 min lang im Wasserbad von 65 °C erhitzt, wobei mit Hilfe eines Glasstabs vorsichtig gerührt wird. Dabei muß sichergestellt sein, daß die Lösung homogen ist und daß das Kondenswasser an den Innenwänden des Gefäßes in die Lösung eingebracht wird. Nach 15 min langem Erkalten bei Raumtemperatur wird das Gefäß in ein thermostatisiertes Bad von 10,0 ± 0,1 °C gestellt. Das Bad ist mit einer Vorrichtung versehen, die eine Kontrolle der genau horizontalen Lage der Plattform, auf welcher das Gefäß steht, ermöglicht. Das Gefäß wird mit einem Gummistopfen verschlossen und 16 bis 18 h lang im Bad stehengelassen. Das Gefäß wird anschließend unverzüglich in das Gelometer gebracht und so eingestellt, daß der Stempel, ohne Druck auszuüben, gerade die Oberfläche des Gels berührt. Danach wird der Druck auf den Stempel um 40 g je Sekunde erhöht bis zu einer vertikalen Lageveränderung von 4 ± 0,1 mm. Der Druck, der in diesem Moment durch den Stempel ausgeübt wird, gemessen in Gramm, entspricht dem Gelbildungsvermögen. Mindestens 3 Bestimmungen werden durchgeführt. Der Mittelwert wird errechnet. Das Gelbildungsvermögen muß zwischen 150 und 250 g liegen.

Arsen (2.4.2): 1,0 g Substanz wird in einem 100-ml-Erlenmeyerkolben mit 15 ml Salzsäure *R* versetzt. Die Mischung wird in einer Eis-Wasser-Mischung gekühlt und tropfenweise mit 1 ml Wasserstoffperoxid-Lösung 30 % *R* und 0,1 ml Eisen(III)-chlorid-Lösung *R* 1 versetzt. Anschließend wird die Mischung unter gelegentlichem schwachem Umschütteln 30 min lang bei Raumtemperatur stehengelassen. Nach Zusatz von 1 ml Ethanol 96 % *R* wird 1 h lang zum Rückfluß erhitzt. Die Mischung wird abgekühlt und unter Nachwaschen des Kühlers mit Wasser *R* zu 25 ml verdünnt. Die Lösung muß der Grenzprüfung A auf Arsen entsprechen (1 ppm). Die Referenzlösung wird mit Wasser *R* anstelle der Salzsäure *R* hergestellt.

Schwermetalle (2.4.8): 2,0 g Substanz müssen der Grenzprüfung C auf Schwermetalle entsprechen (50 ppm). Zur Herstellung der Referenzlösung werden 10 ml Blei-Lösung (10 ppm Pb) *R* verwendet.

Trocknungsverlust (2.2.32): Höchstens 15 Prozent, mit 1,000 g Substanz durch Trocknen im Trockenschrank bei 100 bis 105 °C bestimmt.

Asche (2.4.16): Höchstens 2,0 Prozent.

Mikrobielle Verunreinigung:
Keimzahl (2.6.12): Höchstens 10^3 koloniebildende, aerobe Einheiten je Gramm Substanz, durch Auszählen auf Agarplatten bestimmt.

Spezifizierte Mikroorganismen (2.6.13): *Escherichia coli* und Salmonellen dürfen nicht vorhanden sein.

Lagerung

Dicht verschlossen.

Beschriftung

Die Beschriftung gibt insbesondere an, ob die Gelatine für die Herstellung von Vaginalkugeln, Suppositorien oder Zinkleim bestimmt ist. In dem Fall muß das Gelbildungsvermögen angegeben sein.

1999, 537

Gelbfieber-Lebend-Impfstoff

Vaccinum febris flavae vivum

Definition

Gelbfieber-Lebend-Impfstoff ist eine gefriergetrocknete Zubereitung des 17D-Stamms des Gelbfieber-Virus, das in befruchteten Hühnereiern gezüchtet wurde. Der Impfstoff wird entsprechend der Beschriftung unmittelbar vor dem Gebrauch rekonstituiert und ergibt eine klare Flüssigkeit.

Herstellung

Die Herstellung des Impfstoffs basiert auf dem Saatgutsystem. Das Herstellungsverfahren muß nachweislich konstant einen Gelbfieber-Lebend-Impfstoff von angemessener Immunogenität und Unschädlichkeit für den Menschen ergeben.

Das Herstellungsverfahren wird einer Validierung unterzogen und muß gewährleisten, daß, falls der Impfstoff geprüft wird, die Zubereitung der „Prüfung auf anomale Toxizität" (2.6.9) entspricht, wobei die Prüfung für Meerschweinchen wie folgt modifiziert wird: Jedem Tier werden 10 Dosen für den Menschen injiziert. Sie werden 21 Tage lang beobachtet.

Referenzzubereitung: In der Prüfung „Neurotropismus" wird eine geeignete Impfstoffcharge, die sich bei der Anwendung am Menschen als zufriedenstellend erwiesen hat, als Referenzzubereitung verwendet.

Substrat für die Virusvermehrung

Das Virus für die Zubereitung des Master- und Arbeitssaatguts und aller Impfstoffzubereitungen wird im Gewebe von Hühnerembryonen aus SPF-Beständen (5.2.2) gezüchtet.

Saatgut

Die Identität des 17D-Stamms muß durch Unterlagen belegt werden, die Informationen über die Herkunft des Stamms und die nachfolgende Behandlung enthalten. Virussaatgut wird in großen Mengen hergestellt und bei einer Temperatur unterhalb von −60 °C gelagert. Dem Master- und dem Arbeitssaatgut dürfen weder Protein vom Menschen noch Serum zugesetzt sein.

Abgesehen von begründeten und zugelassenen Fällen muß der fertige Impfstoff Viren aus der 204. bis 239. Passage enthalten, ausgehend von dem ursprünglichen Isolat des Stamms 17D. Das Arbeitssaatgut darf nur eine Passage vom Mastersaatgut entfernt sein. Das Arbeitssaatgut muß ohne Zwischenpassage als Inokulum für die Infizierung der Gewebe für die Herstellung des fertigen Impfstoffs verwendet werden, um zu gewährleisten, daß kein Impfstoff hergestellt wird, der mehr als eine Passage von einem Saatgut entfernt ist, das alle Unschädlichkeitsprüfungen bestanden hat.

Nur ein Virussaatgut, das den nachstehenden Prüfungen entspricht, darf für die Virusvermehrung verwendet werden.

G

Monographien

Identität: Bei der Prüfung muß durch einen Serumneutralisationsversuch in der Zellkultur mit Hilfe von spezifischen Antikörpern nachgewiesen werden, daß das Master- und Arbeitssaatgut das Gelbfieber-Virus enthalten.

Fremde Agenzien (2.6.16): Das Arbeitssaatgut muß den nachstehenden Prüfungen entsprechen:
- Bakterien und Pilze
- Mykoplasmen
- Mykobakterien
- Geflügelviren
- Prüfung an ausgewachsenen Mäusen (nur intraperitoneale Inokulation)
- Prüfung an Meerschweinchen.

Prüfung an Affen: Jedes Master- und Arbeitssaatgut muß den Prüfungen auf Virämie (Viszerotropismus), Immunogenität und Neurotropismus an Affen entsprechen.

Für die Prüfung an Affen müssen *Macaca sp.* verwendet werden, die für Gelbfieber empfänglich sind und die zum Zeitpunkt der Injektion des Saatvirus nicht immun gegen Gelbfieber waren. Die Tiere müssen gesund sein und dürfen keine vorherige intrazerebrale oder intraspinale Inokulation erhalten haben. Zusätzlich dürfen sie auf keinem anderen Applikationsweg mit neurotropen Viren oder Antigenen, die mit dem Gelbfieber-Virus verwandt sind, inokuliert worden sein. Für jede Prüfung müssen mindestens 10 Affen verwendet werden.

Eine Prüfdosis von 0,25 ml wird verwendet, die das Äquivalent von mindestens 5000 und höchstens 50 000 Maus-LD_{50} enthält, bestimmt durch eine Titration des infektiösen Virus und unter Verwendung der üblichen Äquivalenz von Viruskonzentration und Maus-LD_{50} (siehe „Bestimmung der Wirksamkeit"). Die Prüfdosis wird in den Stirnlappen aller narkotisierten Affen injiziert, und diese werden mindestens 30 Tage lang beobachtet.

Virämie (Viszerotropismus): Viszerotropismus wird durch die im Serum vorhandene Virusmenge angezeigt. Am zweiten, vierten und sechsten Tag nach der Inokulation wird jedem Affen Blut entnommen und aus jeder Probe Serum hergestellt. Aus jedem Serum werden Verdünnungen im Verhältnis 1:10, 1:100 und 1:1000 hergestellt, und mit jeder Verdünnung werden Gruppen von mindestens 6 Kulturgefäßen beimpft, die für die Bestimmung der Viruskonzentration verwendet werden. Das Saatgut entspricht der Prüfung, wenn keines der Seren mehr als das Äquivalent von 500 Maus-LD_{50} in 0,03 ml enthält und höchstens ein Serum mehr als das Äquivalent von 100 Maus-LD_{50} in 0,03 ml enthält.

Immunogenität: 30 Tage nach der Injektion der Prüfdosis wird jedem Affen Blut entnommen und aus jeder Probe Serum gewonnen. Das Saatgut entspricht der Prüfung, wenn nachgewiesen wird, daß mindestens 90 Prozent der Affen immun sind; die Immunität wird durch Untersuchung ihrer Seren mit Hilfe der nachstehend angegebenen Prüfung auf Neutralisierung des Gelbfiebervirus bestimmt.

Nachweislich kann eine geringe Verdünnung des Serums (zum Beispiel 1:10) nichtspezifische Hemmstoffe enthalten, welche die Prüfung beeinflussen. Ein solches Serum muß behandelt werden, um Hemmstoffe zu entfernen. Verdünnungen von mindestens 1:10, 1:40 und 1:160 vom Serum jedes Affen werden mit einem gleichen Volumen 17D-Impfstoffvirus zu einer Verdünnung gemischt, die bei der verwendeten Titrationsmethode eine optimale Zahl an Plaques bildet. Die Serum-Virus-Mischungen werden 1 h lang im Wasserbad von 37 °C inkubiert, anschließend in einer Eis-Wasser-Mischung abgekühlt. 0,2 ml jeder Serum-Virus-Mischung werden in eine Reihe von jeweils 4 Zellkulturplatten gegeben, das weitere Vorgehen entspricht der Bestimmung der „Viruskonzentration". In gleicher Weise erfolgt die Beimpfung von 10 Platten mit derselben Virusmenge und einem gleichen Volumen einer 1:10-Verdünnung des Serums der Affen, das nachweislich keine neutralisierenden Antikörper gegen Gelbfieber-Virus enthält. Am Ende des Beobachtungszeitraums wird die mittlere Anzahl von Plaques auf den Platten, die mit dem Virus und Nicht-immun-Serum beimpft wurden, mit der mittleren Anzahl von Plaques auf den Platten, die mit dem Virus und Verdünnungen von jedem Serum der Affen beimpft wurden, verglichen. Höchstens 10 Prozent der Versuchsaffen dürfen Serum aufweisen, das die Anzahl der Plaques bei einer Verdünnung von 1:10 nicht um 50 Prozent reduziert.

Neurotropismus: Neurotropismus wird festgestellt anhand des klinischen Nachweises einer Enzephalitis, des Auftretens anderer klinischer Manifestationen und anhand der Auswertung histologischer Läsionen, durch Vergleich der Affen der Prüfung mit 10 Affen, denen die Referenzzubereitung injiziert wurde. Das Saatgut darf nur angewendet werden, wenn weder das Auftreten und die Dauer der fieberhaften Reaktion noch klinische Anzeichen einer Enzephalitis und anatomisch-pathologische Befunde auf eine Änderung der Eigenschaften des Virus hinweisen.

Klinische Auswertung: Die Affen werden 30 Tage lang täglich von Personal untersucht, das mit den klinischen Symptomen von Enzephalitis bei Primaten vertraut ist. Falls erforderlich werden die Affen aus ihren Käfigen entfernt und auf Zeichen motorischer Schwäche oder spastischer Zustände untersucht. Das Saatgut darf nur verwendet werden, wenn bei den Affen, denen es injiziert wurde, schwere Symptome von Enzephalitis, wie Paralysis oder die Unfähigkeit, spontan zu stehen, oder Todesfälle nicht häufiger auftreten als bei Affen, die mit dem Referenzimpfstoff geimpft wurden. Diesen und anderen Symptomen von Enzephalitis, wie Parese, Inkoordination, Lethargie, Tremor oder spastische Zustände, werden numerische Werte bezüglich der Schwere der Symptome anhand einer Stufenskala zugeschrieben. An jedem Tag wird jedem in der Prüfung befindlichen Affen anhand der folgenden Skala eine Bewertungsziffer vergeben:

Stufe 1: rauhes Fell, frißt nicht

Stufe 2: hohe Stimme, inaktiv, langsame Bewegungen

Stufe 3: Zittern, Tremor, Inkoordination, Schwäche der Extremitäten

Stufe 4: Unfähigkeit zu stehen, Lähmung der Extremitäten oder Tod (einem toten Affen wird vom Todestag an bis zum 30. Tag täglich die höchste Bewertungsziffer von 4 zugeordnet).

Die klinische Bewertungsziffer für jeden Affen ist der Mittelwert aus dessen täglichen Bewertungsziffern. Die klinische Bewertungsziffer für das Saatgut ist der Mittelwert aus den Bewertungsziffern der einzelnen Affen. Das Saatgut darf nur verwendet werden, wenn der Mittelwert der klinischen Bewertungsziffern von der Gruppe der Affen, denen es injiziert wurde, nicht signifikant größer ($P = 0{,}95$) ist als der Mittelwert der klinischen Bewertungsziffern von der Gruppe der Affen, die mit der Referenzzubereitung geimpft wurden. Zusätzlich muß bei der Entscheidung über die Annehmbarkeit eines Saatguts besondere Aufmerksamkeit darauf gelegt werden, ob irgendein Tier ungewöhnlich schwere Symptome zeigt.

Histologische Auswertung: Von 5 Ebenen des Gehirns werden Schnitte angefertigt:

Block I: Corpus striatum auf der Ebene des Chiasma opticum
Block II: Thalamus auf der Ebene der Corpora mamillaria
Block III: Mesencephalon auf der Ebene der oberen Colliculi
Block IV: Pons und Kleinhirn auf der Ebene der Nuclei olivares superiores
Block V: Medulla oblongata und Kleinhirn auf der Ebene der Nuclei olivares inferiores mediales.

Die zervikalen und lumbalen Verdickungen des Rückenmarks werden jeweils gleichmäßig in 6 Blöcke geteilt und in Paraffin eingebettet. Stücke von 15 µm Größe werden aus dem Gewebeblock geschnitten und mit Gallocyanin gefärbt. Numerische Bewertungsziffern werden entsprechend der nachstehenden Auflistung für jede linke und rechte Hälfte des Marks und für die Strukturen einer jeden Hirnhälfte vergeben. Die Läsionen werden wie folgt bewertet:

Stufe 1 – Geringgradig: 1 bis 3 kleine fokale entzündliche Infiltrate. Degeneration oder Verlust von einigen Neuronen
Stufe 2 – Moderat: 4 oder mehr fokale entzündliche Infiltrate. Degeneration oder Verlust von höchstens $^1/_3$ aller Neuronen
Stufe 3 – Stark: Moderate fokale oder diffuse entzündliche Infiltrate. Degeneration oder Verlust von bis zu $^2/_3$ aller Neuronen
Stufe 4 – Höchstgradig: Unterschiedliche, aber häufig schwere Entzündungsreaktion. Degeneration oder Verlust von über 90 Prozent aller Neuronen.

Aus der Literatur ist bekannt (I. S. Levenbook *et al.*, *Journal of Biological Standardization,* 1987, **15**, 305–313), daß die Verabreichung von Gelbfieber-Impfstoff im Affenhirn histologische Läsionen in verschiedenen anatomischen Regionen des Zentralnervensystems mit unterschiedlicher Häufigkeit und Schwere verursacht. Basierend auf diesen beiden Indikatoren können die anatomischen Strukturen in Zielbereiche, Bereiche geringer Empfindlichkeit und Diskriminierungsbereiche eingeteilt werden. Als Zielbereiche werden solche bezeichnet, die in der Mehrzahl der Affen, unabhängig vom Grad der Neurovirulenz des Saatguts, häufig schwere und spezifische Läsionen zeigen. Als Bereiche geringer Empfindlichkeit werden solche bezeichnet, die nur geringe spezifische Läsionen und diese nur bei einer Minderheit der Affen aufweisen. Diskriminierungsbereiche sind solche, in denen sich ein signifikanter Anstieg in der Häufigkeit schwererer Läsionen zeigt, wenn Virussaatgut mit einem höheren Grad an Neurovirulenz verabreicht wird. Diskriminierungs- und Zielbereiche für *Macaca cynomolgus* und *Macaca rhesus* sind in der nachstehenden Tabelle aufgeführt.

Affenart	**Diskriminierungsbereich**	**Zielbereich**
Macaca cynomolgus	Globus pallidus Putamen anteriore oder mediale thalamische Nuclei lateraler thalamischer Nucleus	Substantia nigra
Macaca rhesus	Nucleus caudatus Globus pallidus Putamen anteriore oder mediale thalamische Nuclei lateraler thalamischer Nucleus zervikale Verdickung des Rückenmarks lumbale Verdickung des Rückenmarks	Substantia nigra zervikale Verdickung des Rückenmarks lumbale Verdickung des Rückenmarks

Die Bewertungsziffern für die Diskriminierungs- und Zielbereiche werden zur endgültigen Bewertung des Virussaatgutes herangezogen. Eine Bewertungsziffer für einen einzelnen Affen wird berechnet als Summe der einzelnen Zielbereichs-Bewertungsziffern für jede Hirnhälfte, geteilt durch die Anzahl der untersuchten Bereiche. Eine weitere Bewertungsziffer wird in gleicher Weise für die Diskriminierungsbereiche berechnet.

Die mittleren Bewertungsziffern für eine Testgruppe werden auf 2 Arten berechnet:

(1) die Summe der Bewertungsziffern für die Diskriminierungsbereiche der einzelnen Affen, geteilt durch die Anzahl aller Affen, und

(2) die Summe der Bewertungsziffern für die Ziel- und Diskriminierungsbereiche der einzelnen Affen, geteilt durch die Anzahl Affen.

Diese beiden mittleren Bewertungsziffern werden bei der Entscheidung über die Annehmbarkeit eines Virussaatgutes berücksichtigt. Das Saatgut darf nur verwendet werden, wenn keine der beiden mittleren Bewertungsziffern signifikant größer ($P = 0{,}95$) ist als bei Affen, die mit der Referenzzubereitung geimpft wurden.

Vermehrung und Ernte

Die weitere Behandlung der Bruteier erfolgt unter aseptischen Bedingungen in einem Raum, in dem nicht gleichzeitig mit anderen infektiösen Agenzien oder Zellen gearbeitet wird. 2 Prozent, mindestens aber 20 und höchstens 50 Eier werden als nichtinfizierte Kontrolleier zurückbehalten. Nach der Beimpfung und Bebrütung bei einer kontrollierten Temperatur werden nur lebende und normal entwickelte Hühnerembryonen geerntet. Das Alter der Embryonen zum Zeitpunkt der Ernte wird vom ersten Einlegen des Eies in den Brüter an gerechnet und darf höchstens 12 Tage betragen.

Nach der Homogenisierung und Klärung durch Zentrifugieren wird der Extrakt aus dem Embryonenmaterial laut nachstehender Beschreibung geprüft und bis zur Weiterverarbeitung unterhalb von –70 °C gehalten. Virusernten, die den Prüfungen entsprechen, können vereinigt werden. Der Virussuspension darf in keiner Phase der Herstellung Protein vom Menschen zugesetzt werden. Wenn Stabilisatoren zugesetzt werden, dürfen diese nachweislich keine antigenen oder sensibilisierenden Eigenschaften für den Menschen aufweisen.

Für die Zubereitung des fertigen Impfstoffs als Bulk darf nur eine Virusernte verwendet werden, die den nachstehenden Prüfungen entspricht.

Identität: Die einzelne Ernte enthält Viren, deren Identität als Gelbfieber-Viren unter Verwendung spezifischer Antikörper durch Serumneutralisierung in der Zellkultur geprüft wurde.

Fremde Agenzien (2.6.16): Die einzelne Ernte entspricht den Anforderungen der „Prüfung auf fremde Agenzien in Virus-Lebend-Impfstoffen für Menschen".

Kontrolleier (2.6.16): Die Kontrolleier entsprechen den Anforderungen der „Prüfung auf fremde Agenzien in Virus-Lebend-Impfstoffen für Menschen, Kontrolleier".

Viruskonzentration: Zur Berechnung der Verdünnung für die Formulierung des fertigen Impfstoffs als Bulk wird jede Ernte wie nachstehend unter „Bestimmung der Wirksamkeit" angegeben geprüft.

Fertiger Impfstoff als Bulk

Einzelne Ernten, die den vorstehend genannten Prüfungen entsprechen, werden vereinigt und nochmals geklärt. Eine Prüfung auf Proteinstickstoffgehalt wird durchgeführt. Ein geeigneter Stabilisator kann zugesetzt werden, und die vereinigten Ernten können entsprechend verdünnt werden.

Nur ein fertiger Impfstoff als Bulk, der den nachstehenden Prüfungen entspricht, darf für die Herstellung der Fertigzubereitung verwendet werden.

Verunreinigung durch Mikroorganismen: Der fertige Impfstoff als Bulk muß der „Prüfung auf Sterilität" (2.6.1) entsprechen. Für jedes Medium werden 10 ml verwendet.

Proteinstickstoffgehalt: Vor dem Zusatz eines Stabilisators darf der Proteinstickstoffgehalt höchstens 0,25 mg je Dosis für den Menschen betragen.

Fertigzubereitung

Der fertige Impfstoff als Bulk wird aseptisch in sterile Behältnisse mit Sicherheitsverschluß abgefüllt und bis zu einer Restfeuchte gefriergetrocknet, die nachweislich für die Stabilität des Impfstoffs günstig ist. Die Behältnisse werden dann so verschlossen, daß jede Verunreinigung und das Eindringen von Feuchtigkeit ausgeschlossen sind.

Nur eine Fertigzubereitung, die eine zufriedenstellende Thermostabilität aufweist und den Anforderungen der nachfolgenden Abschnitte „Prüfung auf Identität", „Prüfung auf Reinheit" und „Bestimmung der Wirksamkeit" entspricht, kann zur Verwendung freigegeben werden. Unter der Voraussetzung, daß die Prüfung auf „Ovalbumin" mit zufriedenstellenden Ergebnissen am fertigen Impfstoff als Bulk durchgeführt wurde, kann sie bei der Fertigzubereitung entfallen.

Thermostabilität: Proben der fertigen Zubereitung des gefriergetrockneten Impfstoffs werden in trockenem Zustand 14 Tage lang bei 37 °C gehalten. Die Viruskonzentration wird, wie unter „Bestimmung der Wirksamkeit" beschrieben, parallel am erwärmten und am nicht erwärmten Impfstoff bestimmt. Die Differenz in der Viruskonzentration zwischen dem nicht erwärmten und dem erwärmten Impfstoff darf höchstens 1,0 $\log_{10}$ betragen, und die Virusmenge des erwärmten Impfstoffs, in PBE gemessen, darf je Dosis nicht geringer sein als diejenige, die 10^3 Maus-LD_{50} je Dosis für den Menschen entspricht.

Prüfung auf Identität

Wenn der entsprechend der Beschriftung rekonstituierte Impfstoff mit spezifischem Gelbfieber-Antiserum gemischt wird, verringert sich seine Fähigkeit, empfängliche Zellkulturen zu infizieren, signifikant.

Prüfung auf Reinheit

Verunreinigung durch Mikroorganismen: Der rekonstituierte Impfstoff muß der Prüfung auf Sterilität (2.6.1) entsprechen.

Ovalbumin: Höchstens 5 µg Ovalbumin je Dosis für den Menschen, bestimmt durch eine geeignete immunchemische Methode (2.7.1).

Wasser (2.5.12): Höchstens 3,0 Prozent, nach der Karl-Fischer-Methode bestimmt.

Bakterien-Endotoxine (2.6.14): Höchstens 5 I.E. Endotoxine je Dosis für den Menschen.

Bestimmung der Wirksamkeit

Das infektiöse Virus wird auf Zellkulturen titriert. Zur Validierung jeder Titration muß eine geeignete Virus-Referenzzubereitung verwendet werden. Die Virusmenge im Impfstoff, in PBE gemessen, darf je Dosis für den Menschen nicht geringer sein als diejenige, die 10^3 Maus-LD_{50} entspricht. Die Relation zwischen Maus-LD_{50} und PBE wird von jedem Laboratorium bestimmt und von der zuständigen Behörde genehmigt.

Zur Bestimmung der Maus-LD_{50} kann die nachfolgend beschriebene Technik oder jede andere geeignete Technik verwendet werden.

Vorschlag einer Methode für die Bestimmung der Maus-LD_{50}

Maus-LD_{50}: Die statistisch berechnete Menge Virussuspension, die nach intrazerebraler Inokulation von 4 bis 6 Wochen alten Mäusen eines hochempfänglichen Stamms bei 50 Prozent dieser Tiere eine tödlich verlaufende spezifische Enzephalitis auslösen kann.

Geeignete Reihenverdünnungen des rekonstituierten Impfstoffs werden mit einem Verdünnungsmittel für Gelbfieber-Virus angelegt (eine Lösung von Rinderalbumin R (7,5 g · l^{-1}) in natriumchloridhaltiger Phosphat-Pufferlösung *p*H 7,4 *R* oder einem anderen Verdünnungsmittel, das nachweislich ebenso geeignet ist, die Infektionsfähigkeit des Virus zu erhalten).

Mäusen eines hochempfänglichen Stamms, die 4 bis 6 Wochen alt sind, werden unter Narkose 0,03 ml der Impfstoffverdünnung intrazerebral injiziert. Für jede Verdünnungsstufe werden Gruppen von mindestens 6 Mäusen verwendet; die Verdünnungsreihen werden so angelegt, daß sie den Bereich 0 bis 100 Prozent der Sterblichkeit der Mäuse abdecken. Die Injektion der Mäuse erfolgt unmittelbar nach der Herstellung der Verdünnung. Die Mäuse werden 21 Tage lang beobachtet, und jeder Todesfall wird registriert. Bei den Berechnungen werden nur die Überlebenden und die Todesfälle, die durch eine typische Gelbfieberinfektion verursacht wurden, berücksichtigt. Mäuse, die am 21. Beobachtungstag gelähmt sind, werden zu den Überlebenden gezählt.

Lagerung

Entsprechend **Impfstoffe für Menschen (Vaccina ad usum humanum)**.

Beschriftung

Entsprechend **Impfstoffe für Menschen**.

Die Beschriftung gibt insbesondere an

- den für die Zubereitung verwendeten Virusstamm
- daß der Impfstoff aus Hühnerembryonen gewonnen wurde
- die Mindest-Viruskonzentration
- daß Kontakt mit Desinfektionsmitteln zu vermeiden ist
- die Dauer der Verwendbarkeit des Impfstoffs nach der Rekonstituierung.

Dieser Text wurde in der deutschsprachigen Ausgabe der Ph. Eur. – Nachtrag 2000 schon in dieser Fassung veröffentlicht.

2001, 1441

Javanische Gelbwurz

Curcumae xanthorrhizae rhizoma

Definition

Javanische Gelbwurz besteht aus den in Scheiben geschnittenen, getrockneten Wurzelstöcken von *Curcuma xanthorrhiza* Roxb. (*C. xanthorrhiza* D. Dietrich). Die Droge enthält mindestens 50 ml · kg^{-1} ätherisches Öl und mindestens 1,0 Prozent Dicinnamoylmethan-Derivate, berechnet als Curcumin ($C_{21}H_{20}O_6$; M_r 368,4), beides bezogen auf die wasserfreie Droge.

Eigenschaften

Die Droge hat einen aromatischen Geruch.

Sie weist die unter „Prüfung auf Identität, A und B" beschriebenen makroskopischen und mikroskopischen Merkmale auf.

Prüfung auf Identität

A. Die Droge besteht aus Scheiben, orangegelb bis gelblichbraun oder graubraun, meist geschält, etwa 1,5 bis 6 mm dick mit etwa 15 bis 50 mm, selten bis 70 mm Durchmesser. Stellenweise ist der bräunlichgraue Kork noch erhalten. Der Querschnitt des Wurzelstocks ist gelb und zeigt im etwas helleren Zentrum dunkle Flecke. Der Bruch ist kurz und feinkörnig.

B. Die Droge wird pulverisiert (355). Das Pulver ist rötlichbraun. Die Prüfung erfolgt unter dem Mikroskop, wobei Chloralhydrat-Lösung *R* verwendet wird. Das Pulver zeigt Fragmente des farblosen Parenchyms mit orangegelben bis gelblichbraunen Exkretzellen; Bruchstücke von Netz- und anderen Gefäßen; seltener Fragmente von Kork und Epidermis sowie Reste dickwandiger, einzelliger, spitzer Haare. Unter dem Mikroskop unter Verwendung einer 50prozentigen Lösung (*V/V*) von Glycerol *R* geprüft, zeigt das Pulver zahlreiche geschichtete, eiförmige bis unregelmäßige Stärkekörner, etwa 30 bis 50 µm lang und etwa 10 bis 30 µm breit, mit exzentrischem Hilum und deutlicher konzentrischer Streifung.

C. Die Prüfung erfolgt mit Hilfe der Dünnschichtchromatographie wie unter „Curcuma domestica" (siehe „Prüfung auf Reinheit") bis „Die Platte wird an der Luft trocknen gelassen" beschrieben. Die Platte wird mit einer frisch hergestellten Lösung von Dichlorchinonchlorimid *R* (0,4 g · l^{-1}) in 2-Propanol *R* besprüht und anschließend so lange Ammoniakgas ausgesetzt, bis die Thymol-Zone blauviolett geworden ist. Das Chromatogramm der Referenzlösung zeigt fast in der Mitte eine blauviolette Zone (Thymol) und im unteren Abschnitt eine gelbe Zone (Fluorescein). Das Chromatogramm der Untersuchungslösung zeigt eine blaue Zone (Xanthorrhizol) etwas oberhalb der Thymol-Zone im Chromatogramm der Referenzlösung sowie 2 gelbbraune bis braune Zonen (Curcumin und Demethoxycurcumin) zwischen der Thymol- und der Fluorescein-Zone im Chromatogramm der Referenzlösung.

Prüfung auf Reinheit

Fremde Bestandteile (2.8.2): Die Droge entspricht der Prüfung.

Curcuma domestica: Die Prüfung erfolgt mit Hilfe der Dünnschichtchromatographie (2.2.27) unter Verwendung einer DC-Platte mit Kieselgel *R*.

Untersuchungslösung: 0,5 g frisch pulverisierte Droge (500) werden 30 min lang mit 5 ml Methanol *R* unter Schütteln extrahiert. Anschließend wird die Droge abfiltriert.

Referenzlösung: 5 mg Fluorescein *R* und 10 mg Thymol *R* werden in 10 ml Methanol *R* gelöst.

Auf die Platte werden 10 µl jeder Lösung bandförmig aufgetragen. Die Chromatographie erfolgt mit einer Mischung von 20 Volumteilen Essigsäure 98 % *R* und

G

Monographien

80 Volumteilen Toluol *R* über eine Laufstrecke von 10 cm. Die Platte wird an der Luft trocknen gelassen, mit einer Mischung von 1 Volumteil Schwefelsäure *R* und 9 Volumteilen Acetanhydrid *R* besprüht und im ultravioletten Licht bei 365 nm ausgewertet. Im Chromatogramm der Untersuchungslösung darf in einem Bereich, der geringfügig über dem der grünlichblau fluoreszierenden Fluorescein-Zone im Chromatogramm der Referenzlösung liegt, keine gelblichrot fluoreszierende Zone (Bisdemethoxycurcumin) auftreten.

Wasser (2.2.13): Höchstens 120 ml · kg^{-1}, mit 20,0 g pulverisierter Droge (500) durch Destillation bestimmt.

Asche (2.4.16): Höchstens 8,0 Prozent.

Gehaltsbestimmung

Ätherisches Öl: Die Bestimmung erfolgt nach „Gehaltsbestimmung des ätherischen Öls in Drogen" (2.8.12) unter Verwendung von 5,0 g unmittelbar vor der Bestimmung pulverisierter Droge (500), einem 500-ml-Rundkolben, 200 ml Wasser *R* als Destillationsflüssigkeit und 0,5 ml Xylol *R* als Vorlage. 3 h lang wird die Mischung mit einer Rate von 3 bis 4 ml je Minute destilliert.

Dicinnamoylmethan-Derivate: 0,100 g pulverisierte Droge (180) werden mit 60 ml Essigsäure 98 % *R* versetzt und 1 h lang im Wasserbad von 90 °C erhitzt. Nach Zusatz von 2,0 g Borsäure *R* und 2,0 g Oxalsäure *R* wird weitere 10 min lang im Wasserbad von 90 °C erhitzt. Nach dem Erkalten wird die Mischung mit Essigsäure 98 % *R* zu 100,0 ml verdünnt und umgeschüttelt. 5,0 ml der überstehenden, klaren Lösung werden mit Essigsäure 98 % *R* zu 50,0 ml verdünnt. Die Absorption (2.2.25) wird bei 530 nm gegen Essigsäure 98 % *R* als Kompensationsflüssigkeit gemessen.

Der Prozentgehalt an Dicinnamoylmethan-Derivaten wird als Curcumin nach folgender Formel berechnet

$$\frac{A \cdot 0{,}426}{m}.$$

Die spezifische Absorption $A_{1\,cm}^{1\,\%}$ wird mit 2350 angenommen.

A = Absorption bei 530 nm
m = Einwaage der Droge in Gramm.

Lagerung

Gut verschlossen, vor Licht geschützt.

2001, 376

Gewürznelken

Caryophylli flos

Definition

Gewürznelken bestehen aus den ganzen Blütenknospen von *Syzygium aromaticum* (L.) Merrill et L. M. Perry [*Eugenia caryophyllus* (C. Spreng.) Bull. et Harr.], die so lange getrocknet wurden, bis sie rötlichbraun geworden sind. Sie enthalten mindestens 150 ml · kg^{-1} ätherisches Öl.

Eigenschaften

Die Droge hat einen charakteristischen, aromatischen Geruch.

Die Droge weist die unter „Prüfung auf Identität, A und B" beschriebenen makroskopischen und mikroskopischen Merkmale auf.

Prüfung auf Identität

A. Die rötlichbraune Blütenknospe besteht aus dem vierkantigen, stengelartigen, 10 bis 12 mm langen und 2 bis 3 mm breiten Unterkelch, der von vier auseinandergehenden Kelchzipfeln, die ein kugelförmiges, im Durchmesser 4 bis 6 mm betragendes Köpfchen umgeben, gekrönt ist. Im oberen Teil des Unterkelchs befindet sich ein zweifächeriger Fruchtknoten, der zahlreiche Samenanlagen enthält. Das kugelförmige oder kuppelartige Köpfchen besteht aus vier übereinandergreifenden Kronblättern, die zahlreiche, nach innen geneigte Staubblätter und einen kurzen, aufgerichteten Griffel, mit scheibenförmigem Nektarium an der Basis, einschließen. Beim Eindrücken mit dem Fingernagel sondert der Unterkelch ätherisches Öl ab.

B. Die Droge wird pulverisiert (355). Das dunkelbraune Pulver riecht und schmeckt wie die unzerkleinerte Droge. Die Prüfung erfolgt unter dem Mikroskop, wobei Chloralhydrat-Lösung *R* verwendet wird. Das Pulver zeigt folgende Merkmale: Bruchstücke des Unterkelchs mit Epidermis und darunterliegendem, große Ölräume führendem Parenchym; kurze Fasern, isoliert oder in kleinen Bündeln vorkommend, mit verdickten, verholzten, wenig getüpfelten Wänden; reichlich Parenchymfragmente mit Calciumoxalat-Drusen; zahlreiche dreieckige Pollenkörner mit einem Durchmesser von etwa 15 µm und drei Keimporen an den Ecken. Stärkekörner sind nicht vorhanden.

C. Die Prüfung erfolgt mit Hilfe der Dünnschichtchromatographie (2.2.27) unter Verwendung einer Schicht von Kieselgel GF_{254} *R*.

Untersuchungslösung: 0,1 g pulverisierte Droge (500) werden 15 min lang mit 2 ml Dichlormethan *R* geschüttelt. Nach dem Abfiltrieren wird das Filtrat auf dem Wasserbad vorsichtig zur Trockne eingedampft und der Rückstand in 2 ml Toluol *R* gelöst.

Referenzlösung: 20 µl Eugenol *R* werden in 2 ml Toluol *R* gelöst.

Auf die Platte werden 20 µl Untersuchungslösung und 10 µl Referenzlösung bandförmig (20 mm × 3 mm) aufgetragen. Die Chromatographie erfolgt ohne Kammersättigung mit Toluol *R* über eine Laufstrecke von 10 cm. Die Platte wird 5 min lang stehengelassen, anschließend erneut auf dieselbe Weise entwickelt. Nach dem Trocknenlassen an der Luft wird im ultravioletten Licht bei 254 nm ausgewertet, und die fluoreszenzmindernden Zonen werden markiert. Das Chromatogramm der Untersuchungslösung zeigt im mittleren Teil eine fluoreszenzmindernde Zone (Eugenol), die in bezug auf ihre Lage der fluoreszenzmindernden Zone im Chromatogramm der Referenzlösung entspricht, und kann knapp unterhalb der des Eugenols eine weitere, schwach fluoreszenzmindernde Zone (Acetyleugenol) aufweisen. Die Platte wird mit etwa 10 ml Anisaldehyd-Reagenz *R* besprüht (für eine 200-mm × 200-mm-Platte). Die Auswertung erfolgt im Tageslicht, während die Platte 5 bis 10 min lang bei 100 bis 105 °C erhitzt wird. Die dem Eugenol entsprechenden Zonen in den Chromatogrammen der Untersuchungs- und Referenzlösung sind intensiv bräunlichviolett, die dem Acetyleugenol entsprechende Zone im Chromatogramm der Untersuchungslösung ist schwach violettblau gefärbt. Das Chromatogramm der Untersuchungslösung zeigt noch weitere gefärbte Zonen, insbesondere eine schwach rote Zone im unteren und eine rötlichviolette Zone (Caryophyllen) im oberen Teil.

Prüfung auf Reinheit

Fremde Bestandteile (2.8.2): Höchstens 6 Prozent Blütenstiele, Blattstiele und Früchte; höchstens 2 Prozent mißfarbene Knospen und höchstens 0,5 Prozent andere fremde Bestandteile.

Asche (2.4.16): Höchstens 7,0 Prozent.

Gehaltsbestimmung

Die Bestimmung erfolgt nach „Gehaltsbestimmung des ätherischen Öls in Drogen" (2.8.12) unter Verwendung von 4,0 g einer unmittelbar vorher zu einem feinen, homogenen Pulver verriebenen Mischung von 5,0 g Droge und 5,0 g Kieselgur *R*, einem 250-ml-Rundkolben, 100 ml Wasser *R* als Destillationsflüssigkeit und 0,50 ml Xylol *R* als Vorlage. 2 h lang wird mit einer Destillationsgeschwindigkeit von 2,5 bis 3,5 ml je Minute destilliert.

Lagerung

Vor Licht geschützt.

2001, 1523

Ginsengwurzel

Ginseng radix

Definition

Ginsengwurzel besteht aus ganzen oder geschnittenen, getrockneten Wurzeln von *Panax ginseng* C. A. Meyer. Die Droge enthält mindestens 0,40 Prozent einer Mischung von Ginsenosid Rg1 ($C_{42}H_{72}O_{14} \cdot 2H_2O$, M_r 837) und Ginsenosid Rb1 ($C_{54}H_{92}O_{23} \cdot 3H_2O$, M_r 1163), berechnet auf die getrocknete Droge.

Eigenschaften

Die Droge weist die unter „Prüfung auf Identität, A und B" beschriebenen makroskopischen und mikroskopischen Merkmale auf.

Prüfung auf Identität

A. Die Hauptwurzel ist spindelförmig oder zylindrisch, zuweilen verzweigt, bis etwa 20 cm lang und 2,5 cm dick; sie kann gebogen oder deutlich gekrümmt sein. Die Oberfläche ist blaßgelb bis cremefarben und zeigt Längsrunzeln; am Kopfstück können sich Stengelnarben finden. Der Bruch ist kurz. Der Querschnitt zeigt eine breite äußere Zone mit verstreut angeordneten, orangeroten Exkretgängen und ein feinstrahliger innerer Bereich. Im unteren Teil finden sich zahlreiche feine Sekundärwurzeln mit kleinem Durchmesser.

B. Die Droge wird pulverisiert (355). Die Prüfung erfolgt unter dem Mikroskop, wobei Chloralhydrat-Lösung *R* verwendet wird. Das blaßgelbe Pulver zeigt reichlich Bruchstücke dünnwandiger Parenchymzellen und Fragmente großer Exkretgänge mit gelblichbraunem, harzigem Inhalt. Gelegentlich zeigt das Pulver nichtverholzte Tracheiden sowie teilweise verholzte Spiral- oder Netzgefäße, einzeln oder in kleinen Gruppen vorkommend, sowie verstreut Calciumoxalatdrusen. Erfolgt die mikroskopische Prüfung unter Verwendung einer Mischung gleicher Volumteile Glycerol *R* und Wasser *R*, finden sich sehr reichlich Stärkekörner, deren Durchmesser 1 bis 10 µm betragen kann und die einzeln, zu zweit oder zu dritt vorhanden sein können.

C. Die Prüfung erfolgt mit Hilfe der Dünnschichtchromatographie (2.2.27) unter Verwendung einer DC-Platte mit Kieselgel *R*.

Untersuchungslösung: 1,0 g pulverisierte Droge (355) wird 15 min lang mit 10 ml einer 70prozentigen Lösung (*V/V*) von Methanol *R* unter Rückflußkühlung zum Sieden erhitzt. Nach dem Abkühlen wird abfiltriert und das Filtrat mit Methanol *R* zu 10,0 ml verdünnt.

Referenzlösung: 5,0 mg Aescin *R* und 5,0 mg Arbutin *R* werden in 1 ml Methanol *R* gelöst.

Auf die Platte werden 20 µl jeder Lösung bandförmig aufgetragen. Die Chromatographie erfolgt ohne Kammersättigung mit der oberen Phase einer Mischung von 25 ml Ethylacetat *R*, 50 ml Wasser *R* und

G

Monographien

100 ml 1-Butanol *R*, die zur Phasentrennung 10 min lang stehengelassen wird, über eine Laufstrecke von 10 cm. Die Platte wird an der Luft trocknen gelassen, mit Anisaldehyd-Reagenz *R* besprüht und 5 bis 10 min lang bei 105 bis 110 °C erhitzt. Die Auswertung erfolgt im Tageslicht. Das Chromatogramm der Referenzlösung zeigt im oberen Drittel die braune Zone des Arbutins und im unteren Drittel die graue Zone des Aescins. Zwischen diesen beiden Zonen im Chromatogramm der Referenzlösung, etwas unterhalb der Arbutin-Zone, zeigt das Chromatogramm der Untersuchungslösung 2 violettgraue Zonen, die dem Ginsenosid Rg1 (obere Zone) und dem Ginsenosid Re (untere Zone) entsprechen. Eine weitere violettgraue Zone, die dem Ginsenosid Rb1 entspricht, befindet sich etwa in Höhe der grauen Aescin-Zone im Chromatogramm der Referenzlösung. Zwischen den Zonen, die dem Ginsenosid Rb1 und dem Ginsenosid Re entsprechen, sind weitere, weniger stark gefärbte Zonen vorhanden; die der Startlinie nächstliegende Zone entspricht dem Ginsenosid Rc. Im unteren Drittel des Chromatogramms sind noch weitere Zonen sichtbar.

Prüfung auf Reinheit

Fremde Bestandteile (2.8.2): Die Droge muß der Prüfung entsprechen.

Panax quinquefolium: Die unter „Gehaltsbestimmung“ erhaltenen Chromatogramme werden ausgewertet. Das Chromatogramm der Untersuchungslösung muß den Peak von Ginsenosid Rf zeigen. Wenn die Droge durch *Panax quinquefolium* ersetzt worden ist, fehlt dieser Peak im Chromatogramm.

Trocknungsverlust (2.2.32): Höchstens 10,0 Prozent, mit 1,000 g pulverisierter Droge (355) durch Trocknen im Trockenschrank bei 100 bis 105 °C bestimmt.

Asche (2.4.16): Höchstens 7,0 Prozent.

Salzsäureunlösliche Asche (2.8.1): Höchstens 1,0 Prozent.

Gehaltsbestimmung

Die Bestimmung erfolgt mit Hilfe der Flüssigchromatographie (2.2.29).

Untersuchungslösung: Etwa 50 g Droge werden pulverisiert (355). 1,00 g pulverisierte Droge und 70 ml einer 50prozentigen Lösung (*V/V*) von Methanol *R* werden in einen 250-ml-Rundkolben gebracht. Nach Zusatz weniger Körner Bimsstein wird 1 h lang im Wasserbad unter Rückflußkühlung erhitzt. Nach dem Abkühlen wird zentrifugiert, die überstehende Flüssigkeit abgegossen und aufbewahrt. Mit dem Rückstand wird der beschriebene Vorgang wiederholt. Die Flüssigkeiten werden vereinigt und unter vermindertem Druck und bei einer Temperatur, die 60 °C nicht überschreiten darf, zur Trockne eingedampft. Der Rückstand wird mit 10 ml einer Pufferlösung, die 3,5 g Natriumdihydrogenphosphat *R* und 7,2 g Kaliumdihydrogenphosphat *R* in 1000 ml Wasser *R* enthält, aufgenommen (Lösung A).

Dieses typische Chromatogramm dient zur Information und als Anleitung zum Analysenverfahren. Es ist nicht Bestandteil der Anforderungen dieser Monographie.

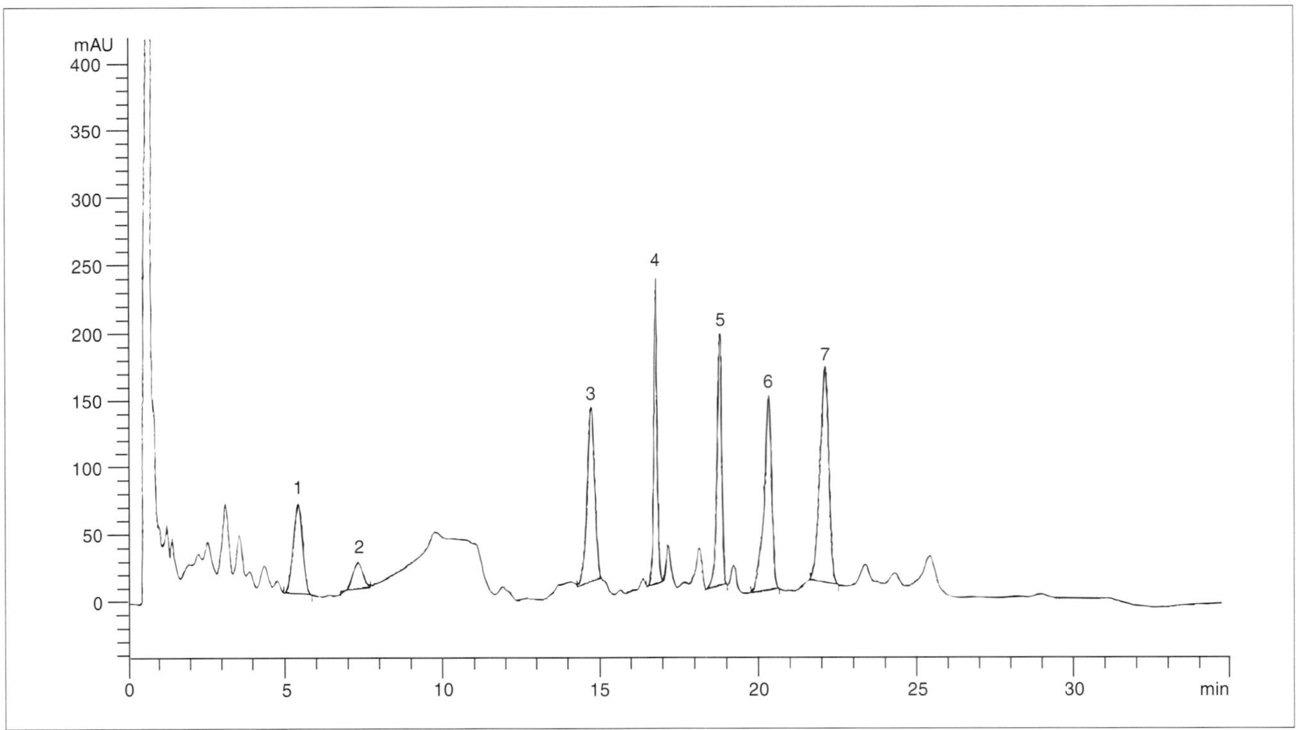

Abb. 1523-1: Chromatogramm der Untersuchungslösung

1: Ginsenosid Rg1
2: Ginsenosid Rf
3: Ginsenosid Re
4: Ginsenosid Rd
5: Ginsenosid Rc
6: Ginsenosid Rb2
7: Ginsenosid Rb1

Eine Kartusche mit etwa 360 mg geeignetem octadecylsilyliertem Kieselgel zur Chromatographie *R* wird mit 5 ml Methanol *R* und anschließend mit 20 ml Wasser *R* gewaschen. 5 ml Lösung A werden in die Kartusche eingebracht. Zunächst wird mit 20 ml Wasser *R* und sodann mit 15 ml einer 30prozentigen Lösung (*V/V*) von Methanol *R* eluiert. Die Eluate werden verworfen. Nun wird mit 20 ml Methanol *R* eluiert, das Eluat zur Trockne eingedampft und der Rückstand in 2 ml Methanol *R* aufgenommen. Wenn die Prüfung der Eluate ergibt, daß keine Ginsenoside enthalten sind, werden sie verworfen; anderenfalls wird die Bestimmung mit der Kartusche eines anderen Herstellers wiederholt.

Referenzlösung: 3,0 mg Ginsenosid Rb1 *R*, 3,0 mg Ginsenosid Rg1 *R* und 3,0 mg Ginsenosid Rf *R*, genau gewogen, werden in Methanol *R* zu 10 ml gelöst.

Die Chromatographie kann durchgeführt werden mit
- einer Säule aus rostfreiem Stahl von 0,10 m Länge und 4,6 mm innerem Durchmesser, gepackt mit aminopropylsilyliertem Kieselgel zur Chromatographie *R*
- folgender Mischung der mobilen Phasen A und B bei einer Durchflußrate von 2 ml je Minute:
  Mobile Phase A: Acetonitril *R*
  Mobile Phase B: Wasser *R*

Zeit (min)	Mobile Phase A (% *V/V*)	Mobile Phase B (% *V/V*)
0 – 14	90	10
14 – 18	90 → 80	10 → 20
18 – 55	80	20
55 – 60	90	10

- einer 20-µl-Probenschleife
- einem Spektrometer als Detektor bei einer Wellenlänge von 203 nm.

Die Referenzlösung wird eingespritzt und die Empfindlichkeit des Systems so eingestellt, daß die Höhe der Ginsenosid-Peaks etwa 50 Prozent des maximalen Ausschlags beträgt. Die Bestimmung darf nur ausgewertet werden, wenn die Auflösung zwischen den Peaks von Ginsenosid Rf und Ginsenosid Rg1 mindestens 1,0 beträgt.

Die Untersuchungslösung wird eingespritzt.

Der Prozentgehalt der Ginsenoside Rb1 und Rg1 errechnet sich nach der Formel

$$\frac{A_1 \cdot m_2 \cdot 40}{m_1 \cdot A_{Rb1}} + \frac{A_2 \cdot m_3 \cdot 40}{m_1 \cdot A_{Rg1}}$$

A_1 = Peakfläche des Ginsenosids Rb1 im Chromatogramm der Untersuchungslösung
A_2 = Peakfläche des Ginsenosids Rg1 im Chromatogramm der Untersuchungslösung
A_{Rb1} = Peakfläche des Ginsenosids Rb1 im Chromatogramm der Referenzlösung
A_{Rg1} = Peakfläche des Ginsenosids Rg1 im Chromatogramm der Referenzlösung
m_1 = Einwaage der Droge in Gramm
m_2 = Einwaage des Ginsenosids Rb1 in Gramm
m_3 = Einwaage des Ginsenosids Rg1 in Gramm.

Lagerung

Gut verschlossen, vor Licht geschützt.

2001, 1524

Gliclazid

Gliclazidum

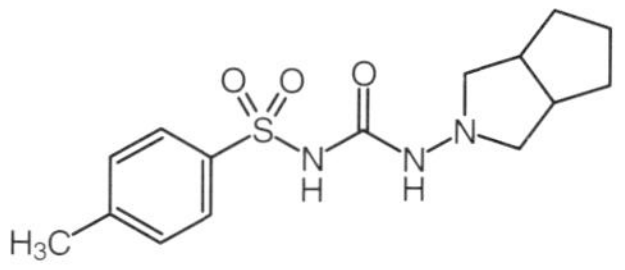

$C_{15}H_{21}N_3O_3S$ M_r 323,4

Definition

Gliclazid enthält mindestens 99,0 und höchstens 101,0 Prozent 1-(Hexahydrocyclopenta[*c*]pyrrol-2(1*H*)-yl)-3-[(4-methylphenyl)sulfonyl]harnstoff, berechnet auf die getrocknete Substanz.

Eigenschaften

Weißes bis fast weißes Pulver; praktisch unlöslich in Wasser, leicht löslich in Dichlormethan, wenig löslich in Aceton, schwer löslich in Ethanol.

Prüfung auf Identität

Die Prüfung erfolgt mit Hilfe der IR-Spektroskopie (2.2.24) durch Vergleich des Spektrums der Substanz mit dem von Gliclazid *CRS*. Die Prüfung erfolgt mit Hilfe von Preßlingen.

Prüfung auf Reinheit

Verwandte Substanzen: Die Prüfung erfolgt mit Hilfe der Flüssigchromatographie (2.2.29).

Die Lösungen müssen unmittelbar vor Gebrauch hergestellt werden.

Untersuchungslösung: 50,0 mg Substanz werden in 23 ml Acetonitril *R* gelöst. Die Lösung wird mit Wasser *R* zu 50,0 ml verdünnt.

Referenzlösung a: 1,0 ml Untersuchungslösung wird mit einer Mischung von 45 Volumteilen Acetonitril *R* und 55 Volumteilen Wasser *R* zu 100,0 ml verdünnt. 10,0 ml dieser Lösung werden mit einer Mischung von 45 Volumteilen Acetonitril *R* und 55 Volumteilen Wasser *R* zu 100,0 ml verdünnt.

Referenzlösung b: 5 mg Substanz und 15 mg Gliclazid-Verunreinigung F *CRS* werden in 23 ml Acetonitril *R* gelöst. Die Lösung wird mit Wasser *R* zu 50 ml verdünnt. 1 ml Lösung wird mit einer Mischung von 45 Volumteilen Acetonitril *R* und 55 Volumteilen Wasser *R* zu 20 ml verdünnt.

Referenzlösung c: 10,0 mg Gliclazid-Verunreinigung F *CRS* werden in 45 ml Acetonitril *R* gelöst. Die Lösung wird mit Wasser *R* zu 100,0 ml verdünnt. 1,0 ml Lösung wird mit einer Mischung von 45 Volumteilen Acetonitril *R* und 55 Volumteilen Wasser *R* zu 100,0 ml verdünnt.

Die Chromatographie kann durchgeführt werden mit

- einer Säule aus rostfreiem Stahl von 0,25 m Länge und 4 mm innerem Durchmesser, gepackt mit octylsilyliertem Kieselgel zur Chromatographie *R* (5 µm)
- einer Mischung von 0,1 Volumteilen Triethylamin *R*, 0,1 Volumteilen Trifluoressigsäure *R*, 45 Volumteilen Acetonitril *R* und 55 Volumteilen Wasser *R* als mobile Phase bei einer Durchflußrate von 0,9 ml je Minute
- einem Spektrometer als Detektor bei einer Wellenlänge von 235 nm.

20 µl Referenzlösung b werden eingespritzt. Die Empfindlichkeit des Systems wird so eingestellt, daß die Höhe der 2 Hauptpeaks im Chromatogramm mindestens 50 Prozent des maximalen Ausschlags beträgt. Die Prüfung darf nur ausgewertet werden, wenn die Auflösung zwischen den beiden Hauptpeaks mindestens 1,8 beträgt.

20 µl Untersuchungslösung und je 20 µl Referenzlösung a und c werden eingespritzt. Die Chromatographie der Untersuchungslösung erfolgt über eine Dauer, die der 2fachen Retentionszeit des Gliclazid-Peaks entspricht. Im Chromatogramm der Untersuchungslösung darf eine der Verunreinigung F entsprechende Peakfläche nicht größer sein als die Fläche des entsprechenden Peaks im Chromatogramm der Referenzlösung c (0,1 Prozent); keine Peakfläche, mit Ausnahme der des Hauptpeaks und der der Verunreinigung F, darf größer sein als die Fläche des Hauptpeaks im Chromatogramm der Referenzlösung a (0,1 Prozent); die Summe der Flächen dieser Peaks darf nicht größer sein als das 2fache der Fläche des Hauptpeaks im Chromatogramm der Referenzlösung a (0,2 Prozent). Peaks, deren Fläche kleiner ist als das 0,2fache der Fläche des Hauptpeaks im Chromatogramm der Referenzlösung a, werden nicht berücksichtigt.

Verunreinigung B: Die Prüfung erfolgt mit Hilfe der Flüssigchromatographie (2.2.29) wie unter „Verwandte Substanzen" beschrieben.

Untersuchungslösung: 0,400 g Substanz werden in 2,5 ml Dimethylsulfoxid *R* gelöst. Die Lösung wird mit Wasser *R* zu 10,0 ml verdünnt. Diese Lösung wird 10 min lang geschüttelt, 30 min lang bei 4 °C stehengelassen und anschließend filtriert.

Referenzlösung a: 20,0 mg Gliclazid-Verunreinigung B *CRS* werden in Dimethylsulfoxid *R* zu 100,0 ml gelöst. 1,0 ml Lösung wird mit 12 ml Dimethylsulfoxid *R* versetzt und anschließend mit Wasser *R* zu 50,0 ml verdünnt.

Referenzlösung b: 1,0 ml Referenzlösung a wird mit 12 ml Dimethylsulfoxid *R* versetzt und anschließend mit Wasser *R* zu 50,0 ml verdünnt.

Je 50 µl Untersuchungslösung und Referenzlösung b werden eingespritzt. Im Chromatogramm der Untersuchungslösung darf eine der Verunreinigung B entsprechende Peakfläche nicht größer sein als die Fläche des entsprechenden Peaks im Chromatogramm der Referenzlösung b (2 ppm).

Schwermetalle (2.4.8): 1,5 g Substanz müssen der Grenzprüfung F auf Schwermetalle entsprechen (10 ppm). Zur Herstellung der Referenzlösung werden 1,5 ml Blei-Lösung (10 ppm Pb) *R* verwendet.

Trocknungsverlust (2.2.32): Höchstens 0,25 Prozent, mit 1,000 g Substanz durch 2 h langes Trocknen im Trockenschrank bei 100 bis 105 °C bestimmt.

Sulfatasche (2.4.14): Höchstens 0,1 Prozent, mit 1,0 g Substanz bestimmt.

Gehaltsbestimmung

0,250 g Substanz, in 50 ml wasserfreier Essigsäure *R* gelöst, werden mit Perchlorsäure (0,1 mol · l^{-1}) titriert. Der Endpunkt wird mit Hilfe der Potentiometrie (2.2.20) bestimmt.

1 ml Perchlorsäure (0,1 mol · l^{-1}) entspricht 32,34 mg $C_{15}H_{21}N_3O_3S$.

Verunreinigungen

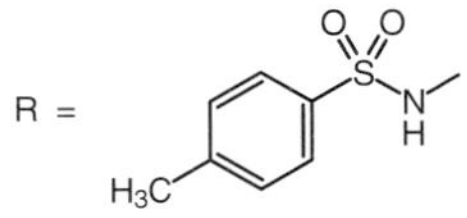

A. R–H:
4-Methylbenzolsulfonamid

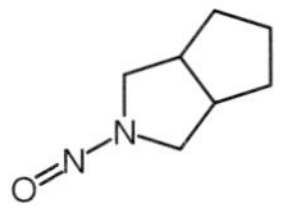

B. 2-Nitrosooctahydrocyclopenta[*c*]pyrrol

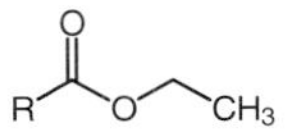

C. Ethyl[(4-methylphenyl)sulfonyl]carbamat

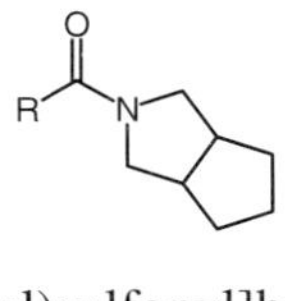

D. *N*-[(4-Methylphenyl)sulfonyl]hexahydrocyclopenta[*c*]pyrrol-2(1*H*)-carboxamid

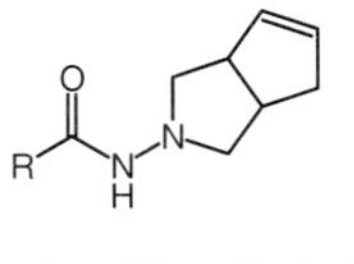

E. 1-[(4-Methylphenyl)sulfonyl]-3-(3,3a,4,6a-tetrahydrocyclopenta[*c*]pyrrol-2(1*H*)-yl)harnstoff

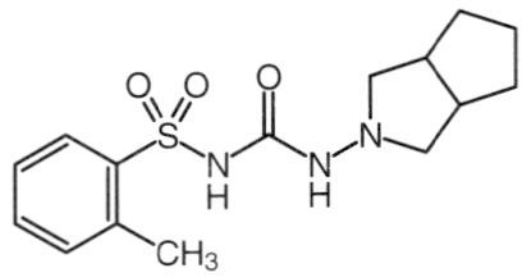

F. 1-[Hexahydrocyclopenta[*c*]pyrrol-2(1*H*)-yl]-3-[(2-methylphenyl)sulfonyl]harnstoff

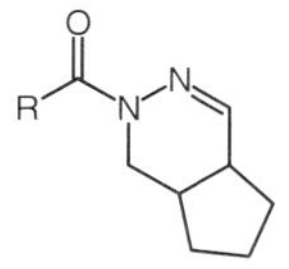

G. *N*-[(4-Methylphenyl)sulfonyl]-1,4a,5,6,7,7a-hexahydro-2*H*-cyclopenta[*d*]pyridazin-2-carboxamid.

Dieser Text enthält für die englisch- und/oder französischsprachige 4. Ausgabe 2002 vorgesehene Berichtigungen.

2001, 1330

Glucose-Sirup

Glucosum liquidum

Definition

Glucose-Sirup ist eine wäßrige Lösung einer Mischung von Glucose, Di- und Polysacchariden, die durch Hydrolyse von Stärke gewonnen wird. Glucose-Sirup enthält mindestens 70,0 Prozent Trockensubstanz. Der Hydrolysegrad, ausgedrückt als Glucose-Äquivalent (Dextrose-Äquivalent), muß mindestens 20 Prozent betragen und darf höchstens um 10 Prozent von dem in der Beschriftung angegebenen Wert abweichen.

Eigenschaften

Farblose bis braune, klare, viskose Flüssigkeit; mischbar mit Wasser. Glucose-Sirup kann bei Raumtemperatur teilweise oder ganz fest werden; er verflüssigt sich erneut durch Erwärmen auf 50 °C.

Prüfung auf Identität

A. 0,1 g Substanz werden mit 2,5 ml Wasser *R* verdünnt. Wird die Lösung mit 2,5 ml Fehlingscher Lösung *R* erhitzt, bildet sich ein roter Niederschlag.

B. Ein geeignetes Stäbchen, dessen reaktive Zone Glucose-Oxidase, Peroxidase und eine Wasserstoff spendende Substanz wie Tetramethylbenzidin enthält, wird 1 s lang in eine Verdünnung der Substanz (5 g · l^{-1}) getaucht. Die reaktive Zone wird 60 s lang beobachtet. Die Farbe wechselt von Gelb nach Grün oder Blau.

C. Die Substanz ist eine farblose bis braune, klare, viskose, mit Wasser mischbare Flüssigkeit. Sie kann bei Raumtemperatur teilweise oder ganz fest sein; sie verflüssigt sich erneut durch Erwärmen auf 50 °C.

D. Die Substanz entspricht der Prüfung „Glucose-Äquivalent" (siehe „Prüfung auf Reinheit").

Prüfung auf Reinheit

Prüflösung: 25,0 g Substanz werden mit kohlendioxidfreiem Wasser *R* zu 50,0 ml verdünnt.

***p*H-Wert** (2.2.3): Der *p*H-Wert einer Mischung von 30 ml Prüflösung und 1 ml einer Lösung von Kaliumchlorid *R* (223,6 g · l^{-1}) muß zwischen 4,0 und 6,0 liegen.

Schwefeldioxid (2.5.29): Höchstens 20 ppm. Wird die Substanz zur Herstellung von Hartkaramellen verwendet, höchstens 400 ppm, vorausgesetzt, daß das Endprodukt höchstens 50 ppm Schwefeldioxid enthält.

Schwermetalle (2.4.8): 2 ml Prüflösung werden mit Wasser *R* zu 30 ml verdünnt. Diese Lösung muß der Grenzprüfung E auf Schwermetalle entsprechen (10 ppm). Zur Herstellung der Referenzlösung werden 10 ml Blei-Lösung (1 ppm Pb) *R* verwendet.

Trocknungsverlust (2.2.32): Höchstens 30,0 Prozent, mit 1,000 g Substanz bestimmt. Die Substanz wird mit 3,000 g zuvor 2 h lang bei 80 °C unter vermindertem Druck getrocknetem Kieselgur G *R* verrieben und die Mischung 2 h lang bei 80 °C unter vermindertem Druck getrocknet.

Sulfatasche (2.4.14): Höchstens 0,5 Prozent, mit 1,0 g Substanz bestimmt.

Glucose-Äquivalent: In einem 500-ml-Meßkolben wird eine Substanzmenge, die 2,85 bis 3,15 g reduzierenden Kohlenhydraten entspricht, berechnet als Glucose-Äquivalent, genau eingewogen. Die Substanz wird mit Wasser *R* zu 500,0 ml verdünnt. Mit der Lösung wird eine 50-ml-Bürette gefüllt.

25,0 ml Fehlingsche Lösung *R* werden in einen 250-ml-Erlenmeyerkolben gebracht, mit 18,5 ml Lösung der Substanz aus der Bürette versetzt, gemischt und mit einem Siedestein versetzt. Der Kolben wird auf eine Heizplatte gestellt, die so vorgeheizt ist, daß die Lösung nach 2 min ± 15 s zu sieden beginnt. Die Lösung wird genau 120 s lang im Sieden gehalten, mit 1 ml einer Lösung von Methylenblau *R* (1 g · l^{-1}) versetzt und mit der Lösung der Substanz (V_1) bis zum Verschwinden der blauen Färbung titriert. Während der Titration wird die Lösung im Sieden gehalten.

Die Fehlingsche Lösung wird mit einer Lösung von Glucose *R* (6,00 g · l^{-1}) eingestellt (V_0).

Das Glucose-Äquivalent (GÄ) wird mit Hilfe folgender Gleichung berechnet:

$$\text{GÄ} = \frac{300 \cdot V_0 \cdot 100}{V_1 \cdot M \cdot D}$$

V_0 = verbrauchtes Volumen der Glucose-Referenzlösung in Milliliter

V_1 = verbrauchtes Volumen der Lösung der Substanz in Milliliter

M = Masse der Substanz in Gramm

D = Prozentgehalt der Trockensubstanz in der Substanz.

Beschriftung

Die Beschriftung gibt das Glucose-Äquivalent (Dextrose-Äquivalent) an.

2001, 1525

Sprühgetrockneter Glucose-Sirup

Glucosum liquidum dispersione desiccatum

Definition

Sprühgetrockneter Glucose-Sirup ist eine Mischung von Glucose, Di- und Polysacchariden, die durch partielle Hydrolyse von Stärke gewonnen wird. Der Hydrolysegrad, ausgedrückt als Glucose-Äquivalent (Dextrose-Äquivalent), muß mindestens 20 Prozent betragen und darf höchstens um 10 Prozent von dem in der Beschriftung angegebenen Wert abweichen.

Eigenschaften

Weißes bis fast weißes Pulver oder Körner, schwach hygroskopisch; leicht löslich in Wasser.

Prüfung auf Identität

A. 0,1 g Substanz werden mit 2,5 ml Wasser *R* verdünnt. Wird die Lösung mit 2,5 ml Fehlingscher Lösung *R* erhitzt, bildet sich ein roter Niederschlag.

B. Ein geeignetes Stäbchen, dessen reaktive Zone Glucose-Oxidase, Peroxidase und eine Wasserstoff spendende Substanz wie Tetramethylbenzidin enthält, wird 1 s lang in eine Lösung der Substanz ($5 g \cdot l^{-1}$) getaucht. Die reaktive Zone wird 60 s lang beobachtet. Die Farbe wechselt von Gelb nach Grün oder Blau.

C. Die Substanz liegt als Pulver oder in Form von Körnern vor.

D. Die Substanz entspricht der Prüfung „Glucose-Äquivalent" (siehe „Prüfung auf Reinheit").

Prüfung auf Reinheit

Prüflösung: 12,5 g Substanz werden mit kohlendioxidfreiem Wasser *R* zu 50,0 ml verdünnt.

***p*H-Wert** (2.2.3): Der *p*H-Wert einer Mischung von 30 ml Prüflösung und 1 ml einer Lösung von Kaliumchlorid *R* ($223,6 g \cdot l^{-1}$) muß zwischen 4,0 und 7,0 liegen.

Schwefeldioxid (2.5.29): Höchstens 20 ppm.

Schwermetalle (2.4.8): 4 ml Prüflösung werden mit Wasser *R* zu 30 ml verdünnt. Diese Lösung muß der Grenzprüfung E auf Schwermetalle entsprechen (10 ppm). Zur Herstellung der Referenzlösung werden 10 ml Blei-Lösung (1 ppm Pb) *R* verwendet.

Trocknungsverlust (2.2.32): Höchstens 6,0 Prozent, mit 1,000 g Substanz durch Trocknen im Trockenschrank bei 100 bis 105 °C bestimmt.

Sulfatasche (2.4.14): Höchstens 0,5 Prozent, mit 1,0 g Substanz bestimmt.

Glucose-Äquivalent: In einem 500-ml-Meßkolben wird eine Substanzmenge, die 2,85 bis 3,15 g reduzierenden Kohlenhydraten entspricht, berechnet als Glucose-Äquivalent, genau eingewogen. Die Substanz wird mit Wasser *R* zu 500,0 ml verdünnt. Mit der Lösung wird eine 50-ml-Bürette gefüllt.

25,0 ml Fehlingsche Lösung *R* werden in einen 250-ml-Erlenmeyerkolben gebracht, mit 18,5 ml Lösung der Substanz aus der Bürette versetzt, gemischt und mit Siedesteinen versetzt. Der Kolben wird auf eine Heizplatte gestellt, die so vorgeheizt ist, daß die Lösung nach 2 min ± 15 s zu sieden beginnt. Die Lösung wird genau 120 s lang im Sieden gehalten, mit 1 ml einer Lösung von Methylenblau *R* ($1 g \cdot l^{-1}$) versetzt und mit der Lösung der Substanz (V_1) bis zum Verschwinden der blauen Färbung titriert. Während der Titration wird die Lösung im Sieden gehalten.

Die Fehlingsche Lösung wird mit einer Lösung von Glucose *R* ($6,00 g \cdot l^{-1}$) eingestellt (V_0).

Das Glucose-Äquivalent (GÄ) wird mit Hilfe folgender Gleichung berechnet:

$$\text{GÄ} = \frac{300 \cdot V_0 \cdot 100}{V_1 \cdot M \cdot D}$$

V_0 = verbrauchtes Volumen der Glucose-Referenzlösung in Milliliter
V_1 = verbrauchtes Volumen der Lösung der Substanz in Milliliter
M = Masse der Substanz in Gramm
D = Prozentgehalt der Trockensubstanz in der Substanz.

Mikrobielle Verunreinigung:
Keimzahl (2.6.12): Höchstens 10^3 koloniebildende, aerobe Bakterien und 10^2 Pilze je Gramm Substanz, durch Auszählen auf Agarplatten bestimmt.

Spezifizierte Mikroorganismen (2.6.13): *Escherichia coli* und Salmonellen dürfen nicht vorhanden sein.

Beschriftung

Die Beschriftung gibt insbesondere das Glucose-Äquivalent (Dextrose-Äquivalent) an.

2000, 750

Glutaminsäure

Acidum glutamicum

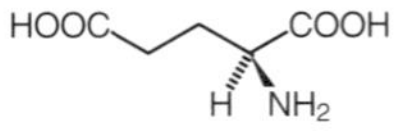

$C_5H_9NO_4$ M_r 147,1

Definition

Glutaminsäure enthält mindestens 98,5 und höchstens 100,5 Prozent (*S*)-2-Aminopentan-1,5-disäure, berechnet auf die getrocknete Substanz.

Herstellung

Wird die Substanz durch ein Verfahren hergestellt, das Fermentationsschritte beinhaltet, muß sie zusätzlich den Anforderungen der Monographie **Fermentationsprodukte (Producta ab fermentatione)** entsprechen.

Eigenschaften

Weißes, kristallines Pulver oder farblose Kristalle; leicht löslich in siedendem Wasser, schwer löslich in kaltem Wasser, praktisch unlöslich in Aceton, Essigsäure, Ethanol und Ether.

Prüfung auf Identität

1: A, B.
2: A, C, D.

A. Die Substanz entspricht der Prüfung „Spezifische Drehung" (siehe „Prüfung auf Reinheit").

B. Die Prüfung erfolgt mit Hilfe der IR-Spektroskopie (2.2.24) durch Vergleich des Spektrums der Substanz mit dem von Glutaminsäure *CRS*. Die Prüfung erfolgt mit Hilfe von Preßlingen. Wenn die Spektren unterschiedlich sind, werden Substanz und Referenzsubstanz getrennt in der eben notwendigen Menge Wasser *R* gelöst. Nach Eindampfen der Lösungen zur Trockne bei 60 °C werden mit den Rückständen erneut Spektren aufgenommen.

C. Die bei der Prüfung „Mit Ninhydrin nachweisbare Substanzen" (siehe „Prüfung auf Reinheit") erhaltenen Chromatogramme werden ausgewertet. Der Hauptfleck im Chromatogramm der Untersuchungslösung b entspricht in bezug auf Lage, Farbe und Größe dem Hauptfleck im Chromatogramm der Referenzlösung a.

D. 2,0 ml Prüflösung (siehe „Prüfung auf Reinheit") werden mit 0,1 ml Phenolphthalein-Lösung *R* versetzt. Bis zum Umschlag nach Rot werden 3,0 bis 3,5 ml Natriumhydroxid-Lösung ($1 mol \cdot l^{-1}$) verbraucht. Der Lösung wird eine Mischung von 3 ml Formaldehyd-Lösung *R*, 3 ml kohlendioxidfreiem Wasser *R* und 0,1 ml Phenolphthalein-Lösung *R*, die mit Natriumhydroxid-Lösung ($1 mol \cdot l^{-1}$) bis zur Rosafärbung versetzt wurde, zugesetzt. Die Lösung entfärbt sich. Natriumhydroxid-Lösung ($1 mol \cdot l^{-1}$) wird bis zur Rotfärbung zugesetzt. Der Gesamtverbrauch an Natriumhydroxid-Lösung ($1 mol \cdot l^{-1}$) beträgt 4,0 bis 4,7 ml.

Prüfung auf Reinheit

Prüflösung: 5,00 g Substanz werden unter Erwärmen in Salzsäure ($1 mol \cdot l^{-1}$) zu 50,0 ml gelöst.

Aussehen der Lösung: Die Prüflösung muß klar (2.2.1) und farblos (2.2.2, Methode II) sein.

Spezifische Drehung (2.2.7): +30,5 bis +32,5°, an der Prüflösung bestimmt und auf die getrocknete Substanz berechnet.

Mit Ninhydrin nachweisbare Substanzen: Die Prüfung erfolgt mit Hilfe der Dünnschichtchromatographie (2.2.27) unter Verwendung einer DC-Platte mit Kieselgel *R*.

Untersuchungslösung a: 0,10 g Substanz werden in 5 ml verdünnter Ammoniak-Lösung *R* 2 gelöst. Die Lösung wird mit Wasser *R* zu 10 ml verdünnt.

Untersuchungslösung b: 1 ml Untersuchungslösung a wird mit Wasser *R* zu 50 ml verdünnt.

Referenzlösung a: 10 mg Glutaminsäure *CRS* werden in Wasser *R* zu 50 ml gelöst.

Referenzlösung b: 5 ml Untersuchungslösung b werden mit Wasser *R* zu 20 ml verdünnt.

Referenzlösung c: 10 mg Glutaminsäure *CRS* und 10 mg Aspartinsäure *CRS* werden in Wasser *R* zu 25 ml gelöst.

Auf die Platte werden 5 µl jeder Lösung aufgetragen. Die Platte wird im Luftstrom 15 min lang getrocknet. Die Chromatographie erfolgt mit einer Mischung von 20 Volumteilen Essigsäure 98 % *R*, 20 Volumteilen Wasser *R* und 60 Volumteilen 1-Butanol *R* über eine Laufstrecke von 15 cm. Die Platte wird an der Luft trocknen gelassen, mit Ninhydrin-Lösung *R* besprüht und 15 min lang bei 100 bis 105 °C erhitzt. Kein im Chromatogramm der Untersuchungslösung a auftretender Nebenfleck darf größer oder stärker gefärbt sein als der Fleck im Chromatogramm der Referenzlösung b (0,5 Prozent). Die Prüfung darf nur ausgewertet werden, wenn das Chromatogramm der Referenzlösung c deutlich voneinander getrennt 2 Flecke zeigt.

Chlorid (2.4.4): 0,25 g Substanz werden in 3 ml verdünnter Salpetersäure *R* gelöst. Die mit Wasser *R* zu 15 ml verdünnte Lösung muß ohne weiteren Zusatz von Salpetersäure der Grenzprüfung auf Chlorid entsprechen (200 ppm).

Sulfat (2.4.13): 5 ml Prüflösung, mit destilliertem Wasser *R* zu 15 ml verdünnt, müssen der Grenzprüfung auf Sulfat entsprechen (300 ppm).

Ammonium: Mit 2 Uhrgläsern von 60 mm Durchmesser wird durch Aufeinanderlegen ein Hohlraum gebildet. An die Innenwand des oberen Uhrglases wird mit einigen Tropfen Wasser *R* ein Stück rotes Lackmuspapier *R* von 5 mm × 5 mm geklebt. Auf das untere Uhrglas werden 50 mg fein pulverisierte Substanz gebracht und in 0,5 ml Wasser *R* suspendiert. Nach Zusatz von 0,30 g schwerem Magnesiumoxid *R* wird kurz mit einem Glasstab verrieben und das obere Uhrglas sofort auf das untere Uhrglas gelegt. In gleicher Weise wird gleichzeitig eine Referenzmischung aus 0,1 ml Ammonium-Lösung (100 ppm NH_4) *R*, 0,5 ml Wasser *R* und 0,30 g schwerem Magnesiumoxid *R* angesetzt. Untersuchungs- und Referenzmischung werden 15 min lang bei 40 °C erwärmt. Das Lackmuspapier über der Untersuchungsmischung darf sich nicht intensiver blau färben als das Lackmuspapier über der Referenzmischung (200 ppm).

Eisen (2.4.9): In einem Scheidetrichter wird 1,0 g Substanz in 10 ml verdünnter Salzsäure *R* gelöst. Die Lösung wird 3mal je 3 min lang mit je 10 ml Isobutylmethylketon *R* 1 ausgeschüttelt. Die vereinigten organischen Phasen werden 3 min lang mit 10 ml Wasser *R* ausgeschüttelt. Die wäßrige Phase muß der Grenzprüfung auf Eisen entsprechen (10 ppm).

Schwermetalle (2.4.8): 2,0 g Substanz müssen der Grenzprüfung D auf Schwermetalle entsprechen

(10 ppm). Zur Herstellung der Referenzlösung werden 2 ml Blei-Lösung (10 ppm Pb) *R* verwendet.

Trocknungsverlust (2.2.32): Höchstens 0,5 Prozent, mit 1,000 g Substanz durch Trocknen im Trockenschrank bei 100 bis 105 °C bestimmt.

Sulfatasche (2.4.14): Höchstens 0,1 Prozent, mit 1,0 g Substanz bestimmt.

Gehaltsbestimmung

0,130 g Substanz werden unter Erwärmen in 50 ml kohlendioxidfreiem Wasser *R* gelöst. Nach dem Abkühlen wird mit Natriumhydroxid-Lösung (0,1 mol · l^{-1}) unter Zusatz von 0,1 ml Bromthymolblau-Lösung *R* 1 bis zum Farbumschlag von Gelb nach Blau titriert.

1 ml Natriumhydroxid-Lösung (0,1 mol · l^{-1}) entspricht 14,71 mg $C_5H_9NO_4$.

Lagerung

Gut verschlossen, vor Licht geschützt.

2000, 496

Glycerol

Glycerolum

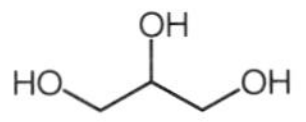

$C_3H_8O_3$ M_r 92,1

Definition

Glycerol enthält mindestens 98,0 und höchstens 101,0 Prozent Propan-1,2,3-triol, berechnet auf die wasserfreie Substanz.

Eigenschaften

Klare, farblose bis fast farblose, sirupartige, sich fettig anfühlende, stark hygroskopische Flüssigkeit; mischbar mit Wasser und Ethanol, schwer löslich in Aceton, praktisch unlöslich in Ether, fetten und ätherischen Ölen.

Prüfung auf Identität

1: A, B.
2: A, C, D.

A. Die Substanz entspricht der Prüfung „Brechungsindex“ (siehe „Prüfung auf Reinheit“).

B. 5 ml Substanz werden mit 1 ml Wasser *R* sorgfältig gemischt. Die Prüfung erfolgt mit Hilfe der IR-Spektroskopie (2.2.24) durch Vergleich des Spektrums der Substanz mit dem Glycerol-85%-Referenzspektrum der Ph. Eur.

C. 1 ml Substanz wird mit 0,5 ml Salpetersäure *R* gemischt. Die Mischung wird mit 0,5 ml Kaliumdichromat-Lösung *R* überschichtet. An der Grenzschicht der beiden Flüssigkeiten entsteht ein blauer Ring, der 10 min lang bestehenbleibt, ohne daß die Farbe in die untere Schicht diffundiert.

D. Wird 1 ml Substanz in einer Abdampfschale mit 2 g Kaliumhydrogensulfat *R* erhitzt, entstehen Dämpfe (Acrolein), die ein mit Neßlers Reagenz *R* getränktes Filterpapier schwärzen.

Prüfung auf Reinheit

Prüflösung: 100,0 g Substanz werden mit kohlendioxidfreiem Wasser *R* zu 200,0 ml verdünnt.

Aussehen der Lösung: Die Prüflösung muß klar sein (2.2.1). 10 ml Prüflösung werden mit Wasser *R* zu 25 ml verdünnt. Die Lösung muß farblos (2.2.2, Methode II) sein.

Sauer oder alkalisch reagierende Substanzen: 50 ml Prüflösung werden mit 0,5 ml Phenolphthalein-Lösung *R* versetzt. Die Lösung muß farblos bleiben. Bis zum Umschlag nach Rosa dürfen höchstens 0,2 ml Natriumhydroxid-Lösung (0,1 mol · l^{-1}) verbraucht werden.

Brechungsindex (2.2.6): 1,470 bis 1,475.

Aldehyde: 7,5 ml Prüflösung werden in einem Erlenmeyerkolben mit Schliffstopfen mit 7,5 ml Wasser *R* und 1,0 ml Pararosaniliniumchlorid-Reagenz *R* versetzt. Nach dem Verschließen des Kolbens wird 1 h lang bei 25 ± 1°C stehengelassen. Die Absorption (2.2.25) der Lösung, bei 552 nm gemessen, darf nicht größer als die einer gleichzeitig unter gleichen Bedingungen hergestellten Referenzlösung mit 7,5 ml Formaldehyd-Lösung (5 ppm CH_2O) *R* und 7,5 ml Wasser *R* sein. Die Prüfung darf nur ausgewertet werden, wenn die Referenzlösung rosa gefärbt ist.

Ester: Die bei der Prüfung „Sauer oder alkalisch reagierende Substanzen“ erhaltene Lösung wird mit Natriumhydroxid-Lösung (0,1 mol · l^{-1}) versetzt, bis insgesamt 10,0 ml zugesetzt sind, und 5 min lang zum Rückfluß erhitzt. Nach Abkühlen und Zusatz von 0,5 ml Phenolphthalein-Lösung *R* wird mit Salzsäure (0,1 mol · l^{-1}) titriert. Bis zum Farbumschlag müssen mindestens 8,0 ml Salzsäure (0,1 mol · l^{-1}) verbraucht werden.

Verunreinigung A, verwandte Substanzen:

Die Prüfung erfolgt mit Hilfe der Gaschromatographie (2.2.28).

Untersuchungslösung: 10,0 ml Prüflösung werden mit Wasser *R* zu 100,0 ml verdünnt.

Referenzlösung a: 1,000 g Diethylenglycol *R* wird in Wasser *R* zu 100,0 ml gelöst.

Referenzlösung b: 1,0 ml Referenzlösung a wird mit der Untersuchungslösung zu 10,0 ml verdünnt. 1,0 ml dieser Lösung wird mit der Untersuchungslösung zu 20,0 ml verdünnt.

Referenzlösung c: Eine Mischung von 1,0 ml Untersuchungslösung und 5,0 ml Referenzlösung a wird mit Wasser *R* zu 100,0 ml verdünnt. 1,0 ml dieser Lösung wird mit Wasser *R* zu 10,0 ml verdünnt.

Referenzlösung d: 5,0 ml Referenzlösung a werden mit Wasser *R* zu 100,0 ml verdünnt.

Die Chromatographie kann durchgeführt werden mit

- einer Kapillarsäule aus Quarzglas von 30 m Länge und 0,53 mm innerem Durchmesser, belegt mit einer Mischung von quervernetztem Poly[(cyanopropyl)phenyl]siloxan (6 Prozent) und Polydimethylsiloxan (94 Prozent) (Filmdicke 3 µm)
- Helium zur Chromatographie *R* als Trägergas bei einer linearen Durchflußgeschwindigkeit von etwa 38 cm · s^{-1}
- einem Splitverhältnis von etwa 1:10
- einem Flammenionisationsdetektor.

Die Temperatur der Säule wird bis zum Zeitpunkt des Einspritzens bei 100 °C gehalten, dann um 7,5 °C je Minute auf 220 °C erhöht und 4 min lang bei 220 °C gehalten. Die Temperatur des Probeneinlasses wird bei 220 °C und die des Detektors bei 250 °C gehalten.

0,5 µl Referenzlösung c werden eingespritzt. Die Empfindlichkeit des Systems wird so eingestellt, daß im Chromatogramm die Höhe des der Verunreinigung A entsprechenden Peaks mindestens 50 Prozent des maximalen Ausschlags beträgt. Werden die Chromatogramme unter den vorgeschriebenen Bedingungen aufgezeichnet, werden die Substanzen in folgender Reihenfolge eluiert: Verunreinigung A und Glycerol.

Die Prüfung darf nur ausgewertet werden, wenn die Auflösung zwischen den Peaks von Verunreinigung A und Glycerol im Chromatogramm der Referenzlösung c mindestens 7,0 beträgt.

0,5 µl Untersuchungslösung und je 0,5 µl Referenzlösung b und d werden eingespritzt. Im Chromatogramm der Untersuchungslösung darf die Fläche eines der Verunreinigung A entsprechenden Peaks nicht größer sein als das 0,5fache der Fläche des entsprechenden Peaks im Chromatogramm der Referenzlösung b (0,1 Prozent); die Fläche eines Peaks, dessen Retentionszeit kleiner ist als die von Glycerol, mit Ausnahme der Fläche des der Verunreinigung A entsprechenden Peaks, darf nicht größer sein als das 0,5fache der Fläche des der Verunreinigung A entsprechenden Peaks im Chromatogramm der Referenzlösung b (0,1 Prozent). Die Summe der Flächen aller Peaks, deren Retentionszeit größer ist als die des Glycerols, darf nicht größer sein als das 2,5fache der Fläche des der Verunreinigung A entsprechenden Peaks im Chromatogramm der Referenzlösung b (0,5 Prozent). Peaks, deren Fläche kleiner ist als das 0,05fache der Peakfläche der Verunreinigung A im Chromatogramm der Referenzlösung d, werden nicht berücksichtigt.

Halogenverbindungen: 10 ml Prüflösung werden mit 1 ml verdünnter Natriumhydroxid-Lösung *R*, 5 ml Wasser *R* und 50 mg halogenfreiem Raney-Nickel *R* versetzt und 10 min lang im Wasserbad erhitzt. Nach dem Erkalten wird filtriert. Kolben und Filter werden mit Wasser *R* gewaschen, bis 25 ml Filtrat erhalten sind. 5 ml Filtrat werden mit 4 ml Ethanol 96 % *R*, 2,5 ml Wasser *R*, 0,5 ml Salpetersäure *R* und 0,05 ml Silbernitrat-Lösung *R* 2 versetzt und gemischt. Nach 2 min darf die Lösung nicht stärker opaleszieren als eine gleichzeitig hergestellte Referenzlösung aus 7,0 ml Chlorid-Lösung (5 ppm Cl) *R*, 4 ml Ethanol 96 % *R*, 0,5 ml Wasser *R*, 0,5 ml Salpetersäure *R* und 0,05 ml Silbernitrat-Lösung *R* 2 (35 ppm).

Zucker: 10 ml Prüflösung werden 5 min lang mit 1 ml verdünnter Schwefelsäure *R* im Wasserbad erhitzt. Nach Zusatz von 3 ml carbonatfreier, verdünnter Natriumhydroxid-Lösung *R* (hergestellt wie die carbonatfreie Natriumhydroxid-Lösung unter Natriumhydroxid-Lösung (1 mol · l^{-1})) wird gemischt und tropfenweise 1 ml frisch hergestellte Kupfer(II)-sulfat-Lösung *R* zugesetzt. Die Lösung muß klar und blau sein. Nach 5 min langem Erhitzen im Wasserbad muß die Lösung blau bleiben, und kein Niederschlag darf entstanden sein.

Chlorid (2.4.4): 1 ml Prüflösung, mit Wasser *R* zu 15 ml verdünnt, muß der Grenzprüfung auf Chlorid entsprechen (10 ppm). Die Referenzlösung wird mit 1 ml Chlorid-Lösung (5 ppm Cl) *R*, mit Wasser *R* zu 15 ml verdünnt, hergestellt.

Schwermetalle (2.4.8): 8 ml Prüflösung werden mit Wasser *R* zu 20 ml verdünnt. 12 ml dieser Lösung müssen der Grenzprüfung A auf Schwermetalle entsprechen (5 ppm). Zur Herstellung der Referenzlösung wird die Blei-Lösung (1 ppm Pb) *R* verwendet.

Wasser (2.5.12): Höchstens 2,0 Prozent, mit 1,500 g Substanz nach der Karl-Fischer-Methode bestimmt.

Sulfatasche (2.4.14): Höchstens 0,01 Prozent. 5,0 g Substanz werden zum Sieden erhitzt und geglüht.

Gehaltsbestimmung

0,1000 g Substanz werden sorgfältig mit 45 ml Wasser *R* gemischt, mit 25,0 ml einer Lösung von Natriumperiodat *R* (21,4 g · l^{-1}) versetzt und 15 min lang unter Lichtschutz stehengelassen. Nach Zusatz von 5,0 ml einer Lösung von Ethylenglycol *R* (500 g · l^{-1}) wird 20 min lang unter Lichtschutz stehengelassen und mit Natriumhydroxid-Lösung (0,1 mol · l^{-1}) unter Zusatz von 0,5 ml Phenolphthalein-Lösung *R* titriert. Ein Blindversuch wird durchgeführt.

1 ml Natriumhydroxid-Lösung (0,1 mol · l^{-1}) entspricht 9,21 mg $C_3H_8O_3$.

Lagerung

Dicht verschlossen.

Verunreinigungen

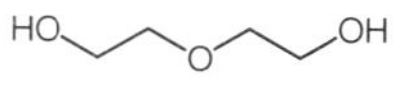

A. Diethylenglycol

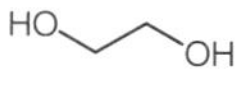

B. Ethylenglycol
C. Propylenglycol.

2000, 497

Glycerol 85 %

Glycerolum (85 per centum)

Definition

Glycerol 85 % ist eine wäßrige Lösung, die mindestens 83,5 und höchstens 88,5 Prozent (*m*/*m*) Propan-1,2,3-triol ($C_3H_8O_3$; M_r 92,1) enthält.

Eigenschaften

Klare, farblose bis fast farblose, sirupartige, sich fettig anfühlende, stark hygroskopische Flüssigkeit; mischbar mit Wasser und Ethanol, schwer löslich in Aceton, praktisch unlöslich in Ether, fetten und ätherischen Ölen.

Prüfung auf Identität

1: A, B.
2: A, C, D.

A. Die Substanz entspricht der Prüfung „Brechungsindex" (siehe „Prüfung auf Reinheit").

B. Die Prüfung erfolgt mit Hilfe der IR-Spektroskopie (2.2.24) durch Vergleich des Spektrums der Substanz mit dem Glycerol-85%-Referenzspektrum der Ph. Eur.

C. 1 ml Substanz wird mit 0,5 ml Salpetersäure *R* gemischt. Die Mischung wird mit 0,5 ml Kaliumdichromat-Lösung *R* überschichtet. An der Grenzschicht der beiden Flüssigkeiten entsteht ein blauer Ring, der 10 min lang bestehenbleibt, ohne daß die Farbe in die untere Schicht diffundiert.

D. Wird 1 ml Substanz in einer Abdampfschale mit 2 g Kaliumhydrogensulfat *R* erhitzt, entstehen Dämpfe (Acrolein), die ein mit Neßlers Reagenz *R* getränktes Filterpapier schwärzen.

Prüfung auf Reinheit

Prüflösung: 117,6 g Substanz werden mit kohlendioxidfreiem Wasser *R* zu 200,0 ml verdünnt.

Aussehen der Lösung: Die Prüflösung muß klar sein (2.2.1). 10 ml Prüflösung werden mit Wasser *R* zu 25 ml verdünnt. Die Lösung muß farblos (2.2.2, Methode II) sein.

Sauer oder alkalisch reagierende Substanzen: 50 ml Prüflösung werden mit 0,5 ml Phenolphthalein-Lösung *R* versetzt. Die Lösung muß farblos bleiben. Bis zum Umschlag nach Rosa dürfen höchstens 0,2 ml Natriumhydroxid-Lösung (0,1 mol · l^{-1}) verbraucht werden.

Brechungsindex (2.2.6): 1,449 bis 1,455.

Aldehyde: 7,5 ml Prüflösung werden in einem Erlenmeyerkolben mit Schliffstopfen mit 7,5 ml Wasser *R* und 1,0 ml Pararosaniliniumchlorid-Reagenz *R* versetzt. Nach dem Verschließen des Kolbens wird 1 h lang bei 25 ± 1 °C stehengelassen. Die Absorption (2.2.25) der Lösung, bei 552 nm gemessen, darf nicht größer als die einer gleichzeitig unter gleichen Bedingungen hergestellten Referenzlösung mit 7,5 ml Formaldehyd-Lösung (5 ppm CH_2O) *R* und 7,5 ml Wasser *R* sein. Die Prüfung darf nur ausgewertet werden, wenn die Referenzlösung rosa gefärbt ist.

Ester: Die bei der Prüfung „Sauer oder alkalisch reagierende Substanzen" erhaltene Lösung wird mit Natriumhydroxid-Lösung (0,1 mol · l^{-1}) versetzt, bis insgesamt 10,0 ml zugesetzt sind, und 5 min lang zum Rückfluß erhitzt. Nach Abkühlen und Zusatz von 0,5 ml Phenolphthalein-Lösung *R* wird mit Salzsäure (0,1 mol · l^{-1}) titriert. Bis zum Farbumschlag müssen mindestens 8,0 ml Salzsäure (0,1 mol · l^{-1}) verbraucht werden.

Verunreinigung A, verwandte Substanzen:

Die Prüfung erfolgt mit Hilfe der Gaschromatographie (2.2.28).

Untersuchungslösung: 10,0 ml Prüflösung werden mit Wasser *R* zu 100,0 ml verdünnt.

Referenzlösung a: 1,000 g Diethylenglycol *R* wird in Wasser *R* zu 100,0 ml gelöst.

Referenzlösung b: 1,0 ml Referenzlösung a wird mit der Untersuchungslösung zu 10,0 ml verdünnt. 1,0 ml dieser Lösung wird mit der Untersuchungslösung zu 20,0 ml verdünnt.

Referenzlösung c: Eine Mischung von 1,0 ml Untersuchungslösung und 5,0 ml Referenzlösung a wird mit Wasser *R* zu 100,0 ml verdünnt. 1,0 ml dieser Lösung wird mit Wasser *R* zu 10,0 ml verdünnt.

Referenzlösung d: 5,0 ml Referenzlösung a werden mit Wasser *R* zu 100,0 ml verdünnt.

Die Chromatographie kann durchgeführt werden mit

- einer Kapillarsäule aus Quarzglas von 30 m Länge und 0,53 mm innerem Durchmesser, belegt mit einer Mischung von quervernetztem Poly[(cyanopropyl)phenyl]siloxan (6 Prozent) und Polydimethylsiloxan (94 Prozent) (Filmdicke 3 µm)
- Helium zur Chromatographie *R* als Trägergas bei einer linearen Durchflußgeschwindigkeit von etwa 38 cm · s^{-1}
- einem Splitverhältnis von etwa 1:10
- einem Flammenionisationsdetektor.

Die Temperatur der Säule wird bis zum Zeitpunkt des Einspritzens bei 100 °C gehalten, dann um 7,5 °C je Minute auf 220 °C erhöht und 4 min lang bei 220 °C gehalten. Die Temperatur des Probeneinlasses wird bei 220 °C und die des Detektors bei 250 °C gehalten.

0,5 µl Referenzlösung c werden eingespritzt. Die Empfindlichkeit des Systems wird so eingestellt, daß im Chromatogramm die Höhe des der Verunreinigung A entsprechenden Peaks mindestens 50 Prozent des maximalen Ausschlags beträgt. Werden die Chromatogramme unter den vorgeschriebenen Bedingungen aufgezeichnet, werden die Substanzen in folgender Reihenfolge eluiert: Verunreinigung A und Glycerol.

Die Prüfung darf nur ausgewertet werden, wenn die Auflösung zwischen den Peaks von Verunreinigung A und Glycerol im Chromatogramm der Referenzlösung c mindestens 7,0 beträgt.

0,5 µl Untersuchungslösung und je 0,5 µl Referenzlösung b und d werden eingespritzt. Im Chromatogramm der Untersuchungslösung darf die Fläche eines der Verunreinigung A entsprechenden Peaks nicht größer sein als das 0,5fache der Fläche des entsprechenden Peaks im Chromatogramm der Referenzlösung b (0,1 Prozent); die Fläche eines Peaks, dessen Retentionszeit kleiner ist als die von Glycerol, mit Ausnahme der Fläche des der Verunreinigung A entsprechenden Peaks, darf nicht größer sein als das 0,5fache der Fläche des der Verunreinigung A entsprechenden Peaks im Chromatogramm der Referenzlösung b (0,1 Prozent). Die Summe der Flächen aller Peaks, deren Retentionszeit größer ist als die des Glycerols, darf nicht größer sein als das 2,5fache der Fläche des der Verunreinigung A entsprechenden Peaks im Chromatogramm der Referenzlösung b (0,5 Prozent). Peaks, deren Fläche kleiner ist als das 0,05fache der Peakfläche der Verunreinigung A im Chromatogramm der Referenzlösung d, werden nicht berücksichtigt.

Halogenverbindungen: 10 ml Prüflösung werden mit 1 ml verdünnter Natriumhydroxid-Lösung *R*, 5 ml Wasser *R* und 50 mg halogenfreiem Raney-Nickel *R* versetzt und 10 min lang im Wasserbad erhitzt. Nach dem Erkalten wird filtriert. Kolben und Filter werden mit Wasser *R* gewaschen, bis 25 ml Filtrat erhalten sind. 5 ml Filtrat werden mit 4 ml Ethanol 96 % *R*, 2,5 ml Wasser *R*, 0,5 ml Salpetersäure *R* und 0,05 ml Silbernitrat-Lösung *R* 2 versetzt und gemischt. Nach 2 min darf die Lösung nicht stärker opaleszieren als eine gleichzeitig hergestellte Referenzlösung aus 7,0 ml Chlorid-Lösung (5 ppm Cl) *R*, 4 ml Ethanol 96 % *R*, 0,5 ml Wasser *R*, 0,5 ml Salpetersäure *R* und 0,05 ml Silbernitrat-Lösung *R* 2 (30 ppm).

Zucker: 10 ml Prüflösung werden 5 min lang mit 1 ml verdünnter Schwefelsäure *R* im Wasserbad erhitzt. Nach Zusatz von 3 ml carbonatfreier, verdünnter Natriumhydroxid-Lösung *R* (hergestellt wie die carbonatfreie Natriumhydroxid-Lösung unter Natriumhydroxid-Lösung (1 mol · l^{-1})) wird gemischt und tropfenweise 1 ml frisch hergestellte Kupfer(II)-sulfat-Lösung *R* zugesetzt. Die Lösung muß klar und blau sein. Nach 5 min langem Erhitzen im Wasserbad muß die Lösung blau bleiben, und kein Niederschlag darf entstanden sein.

Chlorid (2.4.4): 1 ml Prüflösung, mit Wasser *R* zu 15 ml verdünnt, muß der Grenzprüfung auf Chlorid entsprechen (10 ppm). Die Referenzlösung wird mit 1 ml Chlorid-Lösung (5 ppm Cl) *R*, mit Wasser *R* zu 15 ml verdünnt, hergestellt.

Schwermetalle (2.4.8): 8 ml Prüflösung werden mit Wasser *R* zu 20 ml verdünnt. 12 ml dieser Lösung müssen der Grenzprüfung A auf Schwermetalle entsprechen (5 ppm). Zur Herstellung der Referenzlösung wird die Blei-Lösung (1 ppm Pb) *R* verwendet.

Wasser (2.5.12): 12,0 bis 16,0 Prozent, mit 0,200 g Substanz nach der Karl-Fischer-Methode bestimmt.

Sulfatasche (2.4.14): Höchstens 0,01 Prozent. 5,0 g Substanz werden zum Sieden erhitzt und geglüht.

Gehaltsbestimmung

0,1000 g Substanz werden sorgfältig mit 45 ml Wasser *R* gemischt, mit 25,0 ml einer Lösung von Natriumperiodat *R* (21,4 g · l^{-1}) versetzt und 15 min lang unter Lichtschutz stehengelassen. Nach Zusatz von 5,0 ml einer Lösung von Ethylenglycol *R* (500 g · l^{-1}) wird 20 min lang unter Lichtschutz stehengelassen und mit Natriumhydroxid-Lösung (0,1 mol · l^{-1}) unter Zusatz von 0,5 ml Phenolphthalein-Lösung *R* titriert. Ein Blindversuch wird durchgeführt.

1 ml Natriumhydroxid-Lösung (0,1 mol · l^{-1}) entspricht 9,21 mg $C_3H_8O_3$.

Lagerung

Dicht verschlossen.

Verunreinigungen

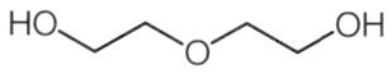

A. Diethylenglycol

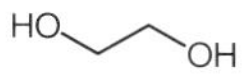

B. Ethylenglycol

C. Propylenglycol.

2000, 1427

Glyceroldibehenat

Glyceroli dibehenas

Definition

Glyceroldibehenat ist ein Gemisch von Diacylglycerolen, hauptsächlich Dibehenoylglycerol, mit unterschiedlichen Mengen von Mono- und Triacylglycerolen. Die Substanz enthält 13,0 bis 21,0 Prozent Monoacylglycerole, 40,0 bis 60,0 Prozent Diacylglycerole und 21,0 bis 35,0 Prozent Triacylglycerole und wird durch Veresterung von Glycerol mit Behensäure hergestellt.

Eigenschaften

Harte, wachsartige Masse oder Pulver oder weiße bis fast weiße, fettig anzufühlende Schuppen; praktisch unlöslich in Wasser, löslich in Dichlormethan und teilweise löslich in heißem Ethanol.

Prüfung auf Identität

A. Schmelztemperatur (2.2.14): 65 bis 77 °C.

B. Die Prüfung erfolgt mit Hilfe der Dünnschichtchromatographie (2.2.27) unter Verwendung einer DC-Platte mit Kieselgel *R*.

Untersuchungslösung: 1,0 g Substanz wird in Toluol *R* unter Erwärmen zu 20 ml gelöst.

Referenzlösung: 1,0 g Glyceroldibehenat *CRS* wird in Toluol *R* unter Erwärmen zu 20 ml gelöst.

Auf die Platte werden 10 µl jeder Lösung aufgetragen. Die Chromatographie erfolgt mit einer Mischung von 30 Volumteilen Hexan *R* und 70 Volumteilen Ether *R* über eine Laufstrecke von 15 cm. Die Platte wird an der Luft trocknen gelassen, mit einer Lösung von Rhodamin B *R* (0,1 g · l^{-1}) in Ethanol 96 % *R* besprüht und im ultravioletten Licht bei 365 nm ausgewertet. Die Flecke im Chromatogramm der Untersuchungslösung entsprechen in bezug auf ihre Lage denjenigen im Chromatogramm der Referenzlösung.

C. Die Substanz entspricht der Prüfung „Fettsäurenzusammensetzung" (siehe „Prüfung auf Reinheit").

Prüfung auf Reinheit

Säurezahl (2.5.1): Höchstens 4,0, mit 1,0 g Substanz bestimmt. Als Lösungsmittel wird eine erwärmte Mischung gleicher Volumteile Ethanol 96 % *R* und Toluol *R* verwendet.

Iodzahl (2.5.4): Höchstens 3,0.

Verseifungszahl (2.5.6): 145 bis 165, mit 2,0 g Substanz bestimmt. Die noch heiße Lösung wird titriert.

Freies Glycerol: Höchstens 1,0 Prozent, wie unter „Gehaltsbestimmung" bestimmt.

Fettsäurenzusammensetzung: Die Prüfung (2.4.22, Methode C) erfolgt mit Hilfe der Gaschromatographie, wobei die Temperatur der Säule bei 240 °C gehalten wird. Die Fettsäurenfraktion muß folgende Zusammensetzung haben:

– Palmitinsäure:	höchstens	3,0 Prozent
– Stearinsäure:	höchstens	5,0 Prozent
– Arachinsäure:	höchstens	10,0 Prozent
– Behensäure:	mindestens	83,0 Prozent
– Lignocerinsäure:	höchstens	3,0 Prozent
– Erucasäure:	höchstens	3,0 Prozent.

Nickel (2.4.27): Höchstens 1 ppm Ni.

Wasser (2.5.12): Höchstens 1,0 Prozent, mit 1,00 g Substanz nach der Karl-Fischer-Methode bestimmt. Als Lösungsmittel wird Pyridin *R* verwendet.

Asche (2.4.16): Höchstens 0,1 Prozent, mit 1,00 g Substanz bestimmt.

Gehaltsbestimmung

Die Gehalte an freiem Glycerol und an Mono-, Di- und Triacylglycerolen werden mit Hilfe der Ausschlußchromatographie (2.2.30) bestimmt.

Untersuchungslösung: Etwa 0,2 g Substanz (m) werden, auf 0,1 mg genau, in eine 15-ml-Probeflasche eingewogen. Nach Zusatz von 5 ml Tetrahydrofuran *R* wird bis zur Lösung geschüttelt. Die Probeflasche wird erneut gewogen. Die Gesamtmasse (M) des Lösungsmittels und der Substanz wird berechnet.

Referenzlösungen: In vier 15-ml-Probeflaschen werden etwa 2 mg, 5 mg, 10 mg und 20 mg Glycerol *R*, auf 0,1 mg genau, eingewogen. Nach Zusatz von je 5 ml Tetrahydrofuran *R* wird bis zur homogenen Mischung geschüttelt. Die Probeflaschen werden erneut gewogen. Die Konzentration an Glycerol in Milligramm je Gramm wird für jede Referenzlösung berechnet.

Die Chromatographie kann durchgeführt werden mit
- einer Gelpermeationssäule von 0,6 m Länge und 7 mm innerem Durchmesser, gepackt mit Styrol-Divinylbenzol-Copolymer *R* (Teilchengröße 5 µm, Porengröße 10 nm)
- Tetrahydrofuran *R* als mobile Phase bei einer Durchflußrate von 1 ml je Minute
- einem Differential-Refraktometer als Detektor.

40 µl jeder Lösung werden eingespritzt. Werden die Chromatogramme unter den vorgeschriebenen Bedingungen aufgezeichnet, beträgt die relative Retention bezogen auf Glycerol für Monoacylglycerole etwa 0,82, für Diacylglycerole etwa 0,76 und für Triacylglycerole etwa 0,73. Die Konzentration (C) an Glycerol der Untersuchungslösung in Milligramm je Gramm wird aus der Eichkurve, die mit den Referenzlösungen erstellt wurde, ermittelt.

Der Prozentgehalt an freiem Glycerol in der Substanz wird nach folgender Formel berechnet

$$\frac{C \cdot M}{m \cdot 10}$$

Der Prozentgehalt an Mono-, Di- und Triacylglycerolen in der Substanz wird mit Hilfe des Verfahrens „Normalisierung" berechnet.

Dieser Text wurde in der deutschsprachigen Ausgabe der Ph. Eur. – Nachtrag 2000 schon in dieser Fassung veröffentlicht.

2001, 1428

Glyceroldistearat

Glyceroli distearas

Definition

Glyceroldistearat ist ein Gemisch von Diacylglycerolen, hauptsächlich Distearoylglycerol, mit unterschiedlichen Mengen von Mono- und Triacylglycerolen. Die Substanz enthält 8,0 bis 22,0 Prozent Monoacylglycerole, 40,0 bis 60,0 Prozent Diacylglycerole und 25,0 bis 35,0 Prozent Triacylglycerole und wird durch partielle Glycerolyse pflanzlicher Öle, die hauptsächlich Triacylglycerole der Palmitin- und Stearinsäure enthalten, oder durch Veresterung von Glycerol mit Stearinsäure 50 (Typ I), mit Stearinsäure 70 (Typ II) oder mit Stearinsäure 95 (Typ III) [siehe **Stearinsäure (Acidum stearicum)**] hergestellt. Die Fettsäuren können pflanzlichen oder tierischen Ursprungs sein.

Herstellung

Falls zutreffend muß die Substanz der Monographie **Produkte mit dem Risiko der Übertragung von Erregern der spongiformen Enzephalopathie tierischen Ursprungs (Producta cum possibili transmissione vectorium enkephalopathiarum spongiformium animalium)** entsprechen.

Eigenschaften

Harte, wachsartige Masse oder Pulver oder weiße bis fast weiße, fettig anzufühlende Schuppen; praktisch unlöslich in Wasser, löslich in Dichlormethan und teilweise löslich in heißem Ethanol.

Prüfung auf Identität

A. Schmelztemperatur (2.2.14): 50 bis 60 °C (Typ I und II), 50 bis 70 °C (Typ III).

B. Die Prüfung erfolgt mit Hilfe der Dünnschichtchromatographie (2.2.27) unter Verwendung einer DC-Platte mit Kieselgel *R*.

Untersuchungslösung: 1,0 g Substanz wird in Dichlormethan *R* unter Erwärmen zu 20 ml gelöst.

Referenzlösung: 1,0 g Glyceroldistearat *CRS* wird in Dichlormethan *R* unter Erwärmen zu 20 ml gelöst.

Auf die Platte werden 10 µl jeder Lösung aufgetragen. Die Chromatographie erfolgt mit einer Mischung von 30 Volumteilen Hexan *R* und 70 Volumteilen Ether *R* über eine Laufstrecke von 15 cm. Die Platte wird an der Luft trocknen gelassen, mit einer Lösung von Rhodamin B *R* ($0,1\ g \cdot l^{-1}$) in Ethanol 96 % *R* besprüht und im ultravioletten Licht bei 365 nm ausgewertet. Die Flecke im Chromatogramm der Untersuchungslösung entsprechen in bezug auf ihre Lage denjenigen im Chromatogramm der Referenzlösung.

C. Die Substanz entspricht der Prüfung „Fettsäurenzusammensetzung" (siehe „Prüfung auf Reinheit") entsprechend dem in der Beschriftung angegebenen Typ.

D. Die Substanz entspricht der „Gehaltsbestimmung" (Gehalt an Diacylglycerolen).

Prüfung auf Reinheit

Säurezahl (2.5.1): Höchstens 6,0, mit 1,0 g Substanz bestimmt. Als Lösungsmittel wird eine erwärmte Mischung gleicher Volumteile Ethanol 96 % *R* und Toluol *R* verwendet.

Iodzahl (2.5.4): Höchstens 3,0.

Verseifungszahl (2.5.6): 165 bis 195, mit 2,0 g Substanz bestimmt. Die noch heiße Lösung wird titriert.

Freies Glycerol: Höchstens 1,0 Prozent, wie unter „Gehaltsbestimmung" bestimmt.

Fettsäurenzusammensetzung: Die Prüfung (2.4.22, Methode C) erfolgt mit Hilfe der Gaschromatographie. Die Fettsäurenfraktion muß folgende Zusammensetzung haben:

	Für die Herstellung durch Veresterung verwendete Fettsäure	Fettsäuren-zusammensetzung
Glycerol-distearat Typ I	Stearinsäure 50	Stearinsäure: 40,0 bis 60,0 Prozent. Summe der Gehalte an Palmitin- und Stearinsäure: mindestens 90,0 Prozent
Glycerol-distearat Typ II	Stearinsäure 70	Stearinsäure: 60,0 bis 80,0 Prozent. Summe der Gehalte an Palmitin- und Stearinsäure: mindestens 90,0 Prozent
Glycerol-distearat Typ III	Stearinsäure 95	Stearinsäure: 90,0 bis 99,0 Prozent. Summe der Gehalte an Palmitin- und Stearinsäure: mindestens 96,0 Prozent

Nickel (2.4.27): Höchstens 1 ppm Ni.

Wasser (2.5.12): Höchstens 1,0 Prozent, mit 1,00 g Substanz nach der Karl-Fischer-Methode bestimmt. Als Lösungsmittel wird Pyridin *R* verwendet.

Asche (2.4.16): Höchstens 0,1 Prozent, mit 1,00 g Substanz bestimmt.

Gehaltsbestimmung

Die Gehalte an freiem Glycerol und an Mono-, Di- und Triacylglycerolen werden mit Hilfe der Ausschlußchromatographie (2.2.30) bestimmt.

Untersuchungslösung: Etwa 0,2 g Substanz (*m*) werden, auf 0,1 mg genau, in eine 15-ml-Probeflasche eingewogen. Nach Zusatz von 5 ml Tetrahydrofuran *R* wird bis zur Lösung geschüttelt. Die Probeflasche wird erneut gewogen. Die Gesamtmasse (*M*) des Lösungsmittels und der Substanz wird berechnet.

Referenzlösungen: In vier 15-ml-Probeflaschen werden etwa 2 mg, 5 mg, 10 mg und 20 mg Glycerol *R*, auf 0,1 mg genau, eingewogen. Nach Zusatz von je 5 ml Tetrahydrofuran *R* wird bis zur homogenen Mischung geschüttelt. Die Probeflaschen werden erneut gewogen. Die Konzentration an Glycerol in Milligramm je Gramm wird für jede Referenzlösung berechnet.

Die Chromatographie kann durchgeführt werden mit

- einer Gelpermeationssäule von 0,6 m Länge und 7 mm innerem Durchmesser, gepackt mit Styrol-Divinylbenzol-Copolymer *R* (Teilchengröße 5 µm, Porengröße 10 nm)
- Tetrahydrofuran *R* als mobile Phase bei einer Durchflußrate von 1 ml je Minute
- einem Differential-Refraktometer als Detektor.

40 µl jeder Lösung werden eingespritzt. Werden die Chromatogramme unter den vorgeschriebenen Bedingungen aufgezeichnet, beträgt die relative Retention bezogen auf Glycerol für Monoacylglycerole etwa 0,84, für Diacylglycerole etwa 0,78 und für Triacylglycerole etwa 0,75. Die Konzentration (*C*) an Glycerol der Untersuchungslösung in Milligramm je Gramm wird aus der Eichkurve, die mit den Referenzlösungen erstellt wurde, ermittelt.

Der Prozentgehalt an freiem Glycerol in der Substanz wird nach folgender Formel berechnet

$$\frac{C \cdot M}{m \cdot 10}$$

Der Prozentgehalt an Mono-, Di- und Triacylglycerolen in der Substanz wird mit Hilfe des Verfahrens „Normalisierung" berechnet.

Beschriftung

Die Beschriftung gibt inbesondere den Typ des Glyceroldistearats an.

2000, 1429

Glycerolmonolinoleat

Glyceroli monolinoleas

Definition

Glycerolmonolinoleat ist ein Gemisch von Monoacylglycerolen, hauptsächlich Monooleoyl- und Monolinoleoylglycerol, mit unterschiedlichen Mengen von Di- und Triacylglycerolen. Die Substanz enthält 32,0 bis 52,0 Prozent Monoacylglycerole, 40,0 bis 55,0 Prozent Diacylglycerole und 5,0 bis 20,0 Prozent Triacylglycerole und wird durch partielle Glycerolyse pflanzlicher Öle, die hauptsächlich Triacylglycerole der Linolsäure enthalten, hergestellt. Ein geeignetes Antioxidans kann zugesetzt sein.

Eigenschaften

Bernsteinfarbene, ölige Flüssigkeit, bei Raumtemperatur teilweise in fester Form; praktisch unlöslich in Wasser, leicht löslich in Dichlormethan.

Prüfung auf Identität

A. Die Substanz entspricht der Prüfung „Iodzahl" (siehe „Prüfung auf Reinheit").

B. Die Prüfung erfolgt mit Hilfe der Dünnschichtchromatographie (2.2.27) unter Verwendung einer DC-Platte mit Kieselgel *R*.

   Untersuchungslösung: 1,0 g Substanz wird in Dichlormethan *R* zu 20 ml gelöst.

   Referenzlösung: 1,0 g Glycerolmonolinoleat *CRS* wird in Dichlormethan *R* zu 20 ml gelöst.

   Auf die Platte werden 10 µl jeder Lösung aufgetragen. Die Chromatographie erfolgt mit einer Mischung von 30 Volumteilen Hexan *R* und 70 Volumteilen Ether *R* über eine Laufstrecke von 15 cm. Die Platte wird an der Luft trocknen gelassen, mit einer Lösung von Rhodamin B *R* ($0{,}1\ g \cdot l^{-1}$) in Ethanol 96 % *R* besprüht und im ultravioletten Licht bei 365 nm ausgewertet. Die Flecke im Chromatogramm der Untersuchungslösung entsprechen in bezug auf ihre Lage denjenigen im Chromatogramm der Referenzlösung.

C. Die Substanz entspricht der Prüfung „Fettsäurenzusammensetzung" (siehe „Prüfung auf Reinheit").

Prüfung auf Reinheit

Säurezahl (2.5.1): Höchstens 6,0, mit 1,0 g Substanz bestimmt.

Iodzahl (2.5.4): 100 bis 140.

Peroxidzahl (2.5.5, Methode A): Höchstens 12,0, mit 2,0 g Substanz bestimmt.

Verseifungszahl (2.5.6): 160 bis 180, mit 2,0 g Substanz bestimmt.

Freies Glycerol: Höchstens 6,0 Prozent, wie unter „Gehaltsbestimmung" bestimmt.

Fettsäurenzusammensetzung: Die Prüfung (2.4.22, Methode C) erfolgt mit Hilfe der Gaschromatographie. Die Fettsäurenfraktion muß folgende Zusammensetzung haben:

– Palmitinsäure:	4,0 bis 20,0 Prozent
– Stearinsäure:	höchstens 6,0 Prozent
– Ölsäure:	10,0 bis 35,0 Prozent
– Linolsäure:	mindestens 50,0 Prozent
– Linolensäure:	höchstens 2,0 Prozent
– Arachinsäure:	höchstens 1,0 Prozent
– Eicosensäure:	höchstens 1,0 Prozent.

Wasser (2.5.12): Höchstens 1,0 Prozent, mit 1,00 g Substanz nach der Karl-Fischer-Methode bestimmt. Als Lösungsmittel wird eine Mischung gleicher Volumteile von wasserfreiem Methanol *R* und Dichlormethan *R* verwendet.

Asche (2.4.16): Höchstens 0,1 Prozent, mit 1,00 g Substanz bestimmt.

Gehaltsbestimmung

Die Gehalte an freiem Glycerol und an Mono-, Di- und Triacylglycerolen werden mit Hilfe der Ausschlußchromatographie (2.2.30) bestimmt.

Untersuchungslösung: Etwa 0,2 g Substanz (*m*) werden, auf 0,1 mg genau, in eine 15-ml-Probeflasche eingewogen. Nach Zusatz von 5 ml Tetrahydrofuran *R* wird bis zur Lösung geschüttelt. Die Probeflasche wird erneut gewogen. Die Gesamtmasse (*M*) des Lösungsmittels und der Substanz wird berechnet.

Referenzlösungen: In vier 15-ml-Probeflaschen werden etwa 2,5 mg, 5 mg, 10 mg und 20 mg Glycerol *R*, auf 0,1 mg genau, eingewogen. Nach Zusatz von je 5 ml Tetrahydrofuran *R* wird bis zur homogenen Mischung geschüttelt. Die Probeflaschen werden erneut gewogen. Die Konzentration an Glycerol in Milligramm je Gramm wird für jede Referenzlösung berechnet.

Die Chromatographie kann durchgeführt werden mit
- einer Gelpermeationssäule von 0,6 m Länge und 7 mm innerem Durchmesser, gepackt mit Styrol-Divinylbenzol-Copolymer *R* (Teilchengröße 5 µm, Porengröße 10 nm)
- Tetrahydrofuran *R* als mobile Phase bei einer Durchflußrate von 1 ml je Minute
- einem Differential-Refraktometer als Detektor.

40 µl jeder Lösung werden eingespritzt. Werden die Chromatogramme unter den vorgeschriebenen Bedingungen aufgezeichnet, beträgt die relative Retention bezogen auf Glycerol für Monoacylglycerole etwa 0,86, für Diacylglycerole etwa 0,80 und für Triacylglycerole etwa 0,76. Die Konzentration (*C*) an Glycerol der Untersuchungslösung in Milligramm je Gramm wird aus der Eichkurve, die mit den Referenzlösungen erstellt wurde, ermittelt.

Der Prozentgehalt an freiem Glycerol in der Substanz wird nach folgender Formel berechnet

$$\frac{C \cdot M}{m \cdot 10}$$

Der Prozentgehalt an Mono-, Di- und Triacylglycerolen in der Substanz wird mit Hilfe des Verfahrens „Normalisierung" berechnet.

Lagerung

Dicht verschlossen, vor Licht geschützt.

Beschriftung

Die Beschriftung gibt insbesondere, falls zutreffend, Name und Konzentration jedes zugesetzten Antioxidans an.

Dieser Text wurde in der deutschsprachigen Ausgabe der Ph. Eur. – Nachtrag 2000 schon in dieser Fassung veröffentlicht.

2001, 1430

Glycerolmonooleate

Glyceroli mono-oleates

Definition

Glycerolmonooleate sind Gemische von Monoacylglycerolen, hauptsächlich Monooleoylglycerol, mit unterschiedlichen Mengen von Di- und Triacylglycerolen. Sie sind definiert durch ihren nominalen Gehalt an Monoacylglycerolen und werden durch partielle Glycerolyse pflanzlicher Öle, die hauptsächlich Triacylglycerole der Ölsäure enthalten, oder durch Veresterung von Glycerol mit Ölsäure, wobei diese Fettsäure pflanzlichen oder tierischen Ursprungs ist, hergestellt.

	Nominaler Prozentgehalt an Acylglycerol		
	40	60	90
Monoacylglycerole	32,0 – 52,0	55,0 – 65,0	90,0 – 101,0
Diacylgycerole	30,0 – 50,0	15,0 – 35,0	< 10,0
Triacylglycerole	5,0 – 20,0	2,0 – 10,0	< 2,0

Ein geeignetes Antioxidans kann zugesetzt sein.

Herstellung

Falls zutreffend muß die Substanz der Monographie **Produkte mit dem Risiko der Übertragung von Erregern der spongiformen Enzephalopathie tierischen Ursprungs (Producta cum possibili transmissione vectorium enkephalopathiarum spongiformium animalium)** entsprechen.

Eigenschaften

Bernsteinfarbene, ölige Flüssigkeit, bei Raumtemperatur teilweise in fester Form; praktisch unlöslich in Wasser, leicht löslich in Dichlormethan.

Prüfung auf Identität

A. Die Substanz entspricht der Prüfung „Iodzahl" (siehe „Prüfung auf Reinheit").

B. Die Prüfung erfolgt mit Hilfe der Dünnschichtchromatographie (2.2.27) unter Verwendung einer DC-Platte mit Kieselgel *R*.

Untersuchungslösung: 1,0 g Substanz wird in Dichlormethan *R* zu 20 ml gelöst.

Referenzlösung: 1,0 g Glycerolmonooleat *CRS* wird in Dichlormethan *R* zu 20 ml gelöst.

Auf die Platte werden 10 µl jeder Lösung aufgetragen. Die Chromatographie erfolgt mit einer Mischung von 30 Volumteilen Hexan *R* und 70 Volumteilen Ether *R* über eine Laufstrecke von 15 cm. Die Platte wird an der Luft trocknen gelassen, mit einer Lösung von Rhodamin B *R* (0,1 g · l^{-1}) in Ethanol 96 % *R* besprüht und im ultravioletten Licht bei 365 nm ausgewertet. Die Flecke im Chromatogramm der Untersuchungslösung entsprechen in bezug auf ihre Lage denjenigen im Chromatogramm der Referenzlösung.

C. Die Substanz entspricht der „Gehaltsbestimmung" (Gehalt an Monoacylglycerolen).

Prüfung auf Reinheit

Säurezahl (2.5.1): Höchstens 6,0, mit 1,0 g Substanz bestimmt.

Iodzahl (2.5.4): 65,0 bis 95,0.

Peroxidzahl (2.5.5): Höchstens 12,0, mit 2,0 g Substanz bestimmt.

Verseifungszahl (2.5.6): 150 bis 170, mit 2,0 g Substanz bestimmt.

Freies Glycerol: Höchstens 6,0 Prozent, wie unter „Gehaltsbestimmung" bestimmt.

Fettsäurenzusammensetzung: Die Prüfung (2.4.22, Methode C) erfolgt mit Hilfe der Gaschromatographie. Die Fettsäurenfraktion muß folgende Zusammensetzung haben:

– Palmitinsäure: höchstens 12,0 Prozent
– Stearinsäure: höchstens 6,0 Prozent
– Ölsäure: mindestens 60,0 Prozent
– Linolsäure: höchstens 35,0 Prozent
– Linolensäure: höchstens 2,0 Prozent
– Arachinsäure: höchstens 2,0 Prozent
– Eicosensäure: höchstens 2,0 Prozent.

G

Monographien

Wasser (2.5.12): Höchstens 1,0 Prozent, mit 1,00 g Substanz nach der Karl-Fischer-Methode bestimmt. Als Lösungsmittel wird eine Mischung gleicher Volumteile von wasserfreiem Methanol *R* und Dichlormethan *R* verwendet.

Asche (2.4.16): Höchstens 0,1 Prozent, mit 1,00 g Substanz bestimmt.

Gehaltsbestimmung

Die Gehalte an freiem Glycerol und an Mono-, Di- und Triacylglycerolen werden mit Hilfe der Ausschlußchromatographie (2.2.30) bestimmt.

Untersuchungslösung: Etwa 0,2 g Substanz (*m*) werden, auf 0,1 mg genau, in eine 15-ml-Probeflasche eingewogen. Nach Zusatz von 5 ml Tetrahydrofuran *R* wird bis zur Lösung geschüttelt. Die Probeflasche wird erneut gewogen. Die Gesamtmasse (*M*) des Lösungsmittels und der Substanz wird berechnet.

Referenzlösungen: In vier 15-ml-Probeflaschen werden etwa 2,5 mg, 5 mg, 10 mg und 20 mg Glycerol *R*, auf 0,1 mg genau, eingewogen. Nach Zusatz von je 5 ml Tetrahydrofuran *R* wird bis zur homogenen Mischung geschüttelt. Die Probeflaschen werden erneut gewogen. Die Konzentration an Glycerol in Milligramm je Gramm wird für jede Referenzlösung berechnet.

Die Chromatographie kann durchgeführt werden mit
- einer Gelpermeationssäule von 0,6 m Länge und 7 mm innerem Durchmesser, gepackt mit Styrol-Divinylbenzol-Copolymer *R* (Teilchengröße 5 µm, Porengröße 10 nm)
- Tetrahydrofuran *R* als mobile Phase bei einer Durchflußrate von 1 ml je Minute
- einem Differential-Refraktometer als Detektor.

40 µl jeder Lösung werden eingespritzt. Werden die Chromatogramme unter den vorgeschriebenen Bedingungen aufgezeichnet, beträgt die relative Retention bezogen auf Glycerol für Monoacylglycerole etwa 0,85, für Diacylglycerole etwa 0,79 und für Triacylglycerole etwa 0,76. Die Konzentration (*C*) an Glycerol der Untersuchungslösung in Milligramm je Gramm wird aus der Eichkurve, die mit den Referenzlösungen erstellt wurde, ermittelt.

Der Prozentgehalt an freiem Glycerol in der Substanz wird nach folgender Formel berechnet

$$\frac{C \cdot M}{m \cdot 10}$$

Der Prozentgehalt an Mono-, Di- und Triacylglycerolen in der Substanz wird mit Hilfe des Verfahrens „Normalisierung“ berechnet.

Lagerung

Dicht verschlossen, vor Licht geschützt.

Beschriftung

Die Beschriftung gibt inbesondere an
- nominaler Gehalt an Monoacylglycerol
- falls zutreffend, Name und Konzentration jedes zugesetzten Antioxidans.

Dieser Text wurde in der deutschsprachigen Ausgabe der Ph. Eur. – Nachtrag 2000 schon in dieser Fassung veröffentlicht.

2001, 495

Glycerolmonostearat 40–55

Glyceroli monostearas 40–55

Definition

Glycerolmonostearat 40–55 ist ein Gemisch von Monoacylglycerolen, hauptsächlich Monostearoylglycerol mit unterschiedlichen Mengen von Di- und Triacylglycerolen. Die Substanz enthält 40,0 bis 55,0 Prozent Monoacylglycerole, 30,0 bis 45,0 Prozent Diacylglycerole und 5,0 bis 15,0 Prozent Triacylglycerole und wird durch partielle Glycerolyse pflanzlicher Öle, die hauptsächlich Triacylglycerole der Palmitin- und Stearinsäure enthalten, oder durch Veresterung von Glycerol mit Stearinsäure 50 (Typ I), mit Stearinsäure 70 (Typ II) oder mit Stearinsäure 95 (Typ III) [siehe **Stearinsäure (Acidum stearicum)**] hergestellt. Die Fettsäuren können pflanzlichen oder tierischen Ursprungs sein.

Herstellung

Falls zutreffend muß die Substanz der Monographie **Produkte mit dem Risiko der Übertragung von Erregern der spongiformen Enzephalopathie tierischen Ursprungs (Producta cum possibili transmissione vectorium enkephalopathiarum spongiformium animalium)** entsprechen.

Eigenschaften

Harte, wachsartige Masse oder Pulver oder weiße bis fast weiße, fettig anzufühlende Schuppen; praktisch unlöslich in Wasser, löslich in Ethanol bei 60 °C.

Prüfung auf Identität

A. Steigschmelzpunkt (2.2.15): 54 bis 64 °C. Die geschmolzene Substanz wird in die Glaskapillare eingefüllt und 24 h lang in einem gut verschlossenen Behältnis stehengelassen.

B. Die Prüfung erfolgt mit Hilfe der Dünnschichtchromatographie (2.2.27) unter Verwendung einer DC-Platte mit Kieselgel *R*.

Untersuchungslösung: 1,0 g Substanz wird in Dichlormethan *R* unter Erwärmen zu 20 ml gelöst.

Referenzlösung: 1,0 g Glycerolmonostearat 40–55 *CRS* wird in Dichlormethan *R* unter Erwärmen zu 20 ml gelöst.

Auf die Platte werden 10 µl jeder Lösung aufgetragen. Die Chromatographie erfolgt mit einer Mischung von 30 Volumteilen Hexan *R* und 70 Volumteilen Ether *R* über eine Laufstrecke von 15 cm. Die Platte wird an der Luft trocknen gelassen, mit einer Lösung von Rhodamin B *R* ($0,1\ g \cdot l^{-1}$) in Ethanol 96 % *R* besprüht und im ultravioletten Licht bei 365 nm ausgewertet. Die Flecke im Chromatogramm der Untersuchungslösung entsprechen in bezug auf ihre Lage denjenigen im Chromatogramm der Referenzlösung.

C. Die Substanz entspricht der Prüfung „Fettsäurenzusammensetzung" (siehe „Prüfung auf Reinheit") entsprechend dem in der Beschriftung angegebenen Typ.

D. Die Substanz entspricht der „Gehaltsbestimmung" (Gehalt an Monoacylglycerolen).

Prüfung auf Reinheit

Säurezahl (2.5.1): Höchstens 3,0, mit 1,0 g Substanz bestimmt. Als Lösungsmittel wird eine erwärmte Mischung gleicher Volumteile Ethanol 96 % *R* und Toluol *R* verwendet.

Iodzahl (2.5.4): Höchstens 3,0.

Verseifungszahl (2.5.6): 158 bis 177, mit 2,0 g Substanz bestimmt. Die noch heiße Lösung wird titriert.

Freies Glycerol: Höchstens 6,0 Prozent, wie unter „Gehaltsbestimmung" bestimmt.

Fettsäurenzusammensetzung: Die Prüfung (2.4.22, Methode C) erfolgt mit Hilfe der Gaschromatographie. Die Fettsäurenfraktion muß folgende Zusammensetzung haben:

	Für die Herstellung durch Veresterung verwendete Fettsäure	**Fettsäurenzusammensetzung**
Glycerol-monostearat 40–55 Typ I	Stearinsäure 50	Stearinsäure: 40,0 bis 60,0 Prozent. Summe der Gehalte an Palmitin- und Stearinsäure: mindestens 90,0 Prozent
Glycerol-monostearat 40–55 Typ II	Stearinsäure 70	Stearinsäure: 60,0 bis 80,0 Prozent. Summe der Gehalte an Palmitin- und Stearinsäure: mindestens 90,0 Prozent
Glycerol-monostearat 40–55 Typ III	Stearinsäure 95	Stearinsäure: 90,0 bis 99,0 Prozent. Summe der Gehalte an Palmitin- und Stearinsäure: mindestens 96,0 Prozent

Nickel (2.4.27): Höchstens 1 ppm Ni.

Wasser (2.5.12): Höchstens 1,0 Prozent, mit 1,00 g Substanz nach der Karl-Fischer-Methode bestimmt. Die Substanz wird unter Erwärmen in Pyridin *R* gelöst.

Asche (2.4.16): Höchstens 0,1 Prozent, mit 1,00 g Substanz bestimmt.

Gehaltsbestimmung

Die Gehalte an freiem Glycerol und an Mono-, Di- und Triacylglycerolen werden mit Hilfe der Ausschlußchromatographie (2.2.30) bestimmt.

Untersuchungslösung: Etwa 0,2 g Substanz (*m*) werden, auf 0,1 mg genau, in eine 15-ml-Probeflasche eingewogen. Nach Zusatz von 5 ml Tetrahydrofuran *R* wird bis zur Lösung geschüttelt. Die Probeflasche wird erneut gewogen. Die Gesamtmasse (*M*) des Lösungsmittels und der Substanz wird berechnet.

Referenzlösungen: In vier 15-ml-Probeflaschen werden etwa 2,5 mg, 5 mg, 10 mg und 20 mg Glycerol *R*, auf 0,1 mg genau, eingewogen. Nach Zusatz von je 5 ml Tetrahydrofuran *R* wird bis zur homogenen Mischung geschüttelt. Die Probeflaschen werden erneut gewogen. Die Konzentration an Glycerol in Milligramm je Gramm wird für jede Referenzlösung berechnet.

Die Chromatographie kann durchgeführt werden mit

- einer Gelpermeationssäule von 0,6 m Länge und 7 mm innerem Durchmesser, gepackt mit Styrol-Divinylbenzol-Copolymer *R* (Teilchengröße 5 µm, Porengröße 10 nm)
- Tetrahydrofuran *R* als mobile Phase bei einer Durchflußrate von 1 ml je Minute
- einem Differential-Refraktometer als Detektor.

40 µl jeder Lösung werden eingespritzt. Werden die Chromatogramme unter den vorgeschriebenen Bedingungen aufgezeichnet, beträgt die relative Retention bezogen auf Glycerol für Monoacylglycerole etwa 0,86, für Diacylglycerole etwa 0,81 und für Triacylglycerole etwa 0,77. Die Konzentration (*C*) an Glycerol der Untersuchungslösung in Milligramm je Gramm wird aus der Eichkurve, die mit den Referenzlösungen erstellt wurde, ermittelt.

Der Prozentgehalt an freiem Glycerol in der Substanz wird nach folgender Formel berechnet

$$\frac{C \cdot M}{m \cdot 10}$$

Der Prozentgehalt an Mono-, Di- und Triacylglycerolen in der Substanz wird mit Hilfe des Verfahrens „Normalisierung" berechnet.

Beschriftung

Die Beschriftung gibt insbesondere den Typ des Glycerolmonostearats 40–55 an.

1999, 1331

Glyceroltrinitrat-Lösung

Glyceroli trinitratis solutio

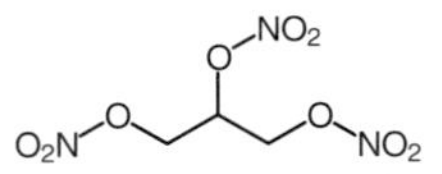

$C_3H_5N_3O_9$ M_r 227,1

Definition

Glyceroltrinitrat-Lösung ist eine ethanolische Lösung von Glyceroltrinitrat. Die Substanz enthält mindestens 9,85 und höchstens 101,0 g · l^{-1} Propan-1,2,3-trioltrinitrat und mindestens 98,5 und höchstens 101,0 Prozent der in der Beschriftung angegebenen Menge Glyceroltrinitrat.

Eigenschaften

Farblose bis schwach gelbliche, klare Lösung; mischbar mit Aceton und wasserfreiem Ethanol. Reines Glyceroltrinitrat ist eine farblose Flüssigkeit; nicht mischbar mit Wasser; leicht löslich in wasserfreiem Ethanol, mischbar mit Aceton.

Prüfung auf Identität

1: A, D.
2: B, C, D.

Glyceroltrinitrat muß stets mit wasserfreiem Ethanol verdünnt werden, um das Abscheiden von Tröpfchen reinen Glyceroltrinitrats in der Lösung zu verhindern.

Nach den Prüfungen auf Identität und Reinheit müssen die Rückstände und Lösungen 5 min lang im Wasserbad mit verdünnter Natriumhydroxid-Lösung R erhitzt werden.

A. 50 µl Substanz, falls erforderlich mit wasserfreiem Ethanol *R* auf eine Konzentration von 10 g · l^{-1} verdünnt, werden auf einen Preßling von Kaliumbromid *R* gebracht und das Lösungsmittel im Vakuum verdampft. Die Prüfung erfolgt mit Hilfe der IR-Spektroskopie (2.2.24) durch Vergleich des Spektrums der Substanz mit dem Glyceroltrinitrat-Referenzspektrum der Ph. Eur.

B. Die Prüfung erfolgt mit Hilfe der Dünnschichtchromatographie (2.2.27) unter Verwendung einer DC-Platte mit Kieselgel G *R*.

Untersuchungslösung: Eine 50 mg Glyceroltrinitrat entsprechende Menge Substanz wird in Aceton *R* zu 100 ml gelöst.

Referenzlösung: 0,05 ml Glyceroltrinitrat-Lösung *CRS* werden mit Aceton *R* zu 1 ml verdünnt.

Auf die Platte werden 5 µl jeder Lösung aufgetragen. Die Chromatographie erfolgt mit einer Mischung von 20 Volumteilen Ethylacetat *R* und 80 Volumteilen Toluol *R* über eine Laufstrecke von 10 cm. Die Platte wird an der Luft trocknen gelassen und mit einer frisch hergestellten Kaliumiodid-Stärke-Lösung *R* besprüht. Die Platte wird 15 min lang ultraviolettem Licht von 254 nm ausgesetzt und im Tageslicht ausgewertet. Der Hauptfleck im Chromatogramm der Untersuchungslösung entspricht in bezug auf Lage, Farbe und Größe dem Hauptfleck im Chromatogramm der Referenzlösung.

C. Eine 10 mg Glyceroltrinitrat entsprechende Menge Substanz wird mit 10 ml peroxidfreiem Ether *R* versetzt. Im Stickstoffstrom wird unterhalb 40 °C zur Trockne eingedampft. Der Rückstand gibt die Identitätsreaktion auf Nitrat (2.3.1).

D. Die Substanz entspricht den Grenzwerten bei der Gehaltsbestimmung.

Prüfung auf Reinheit

Glyceroltrinitrat muß stets mit wasserfreiem Ethanol verdünnt werden, um das Abscheiden von Tröpfchen reinen Glyceroltrinitrats in der Lösung zu verhindern.

Nach den Prüfungen auf Identität und Reinheit müssen die Rückstände und Lösungen 5 min lang mit verdünnter Natriumhydroxid-Lösung R erhitzt werden.

Aussehen der Lösung: Die Substanz wird falls erforderlich mit wasserfreiem Ethanol *R* auf eine Konzentration von 10 g · l^{-1} verdünnt. Die Lösung darf nicht stärker gefärbt sein als die Farbvergleichslösung G_7 (2.2.2, Methode II).

Anorganische Nitrate: Die Prüfung erfolgt mit Hilfe der Dünnschichtchromatographie (2.2.27) unter Verwendung einer DC-Platte mit Kieselgel *R*.

Untersuchungslösung: Die Substanz wird falls erforderlich mit wasserfreiem Ethanol *R* auf eine Konzentration von 10 g · l^{-1} verdünnt.

Referenzlösung: 5 mg Kaliumnitrat *R* werden in 1 ml Wasser *R* gelöst. Die Lösung wird mit Ethanol 96 % *R* zu 100 ml verdünnt.

Auf die Platte werden 10 µl jeder Lösung aufgetragen. Die Chromatographie erfolgt mit einer Mischung von 15 Volumteilen Essigsäure 98 % *R*, 30 Volumteilen Aceton *R* und 60 Volumteilen Toluol *R* über eine Laufstrecke von 15 cm. Die Platte wird im Luftstrom getrocknet, bis die Essigsäure vollständig entfernt ist, und anschließend mit einer frisch hergestellten Kaliumiodid-Stärke-Lösung *R* reichlich besprüht. Die Platte wird 15 min lang ultraviolettem Licht von 254 nm ausgesetzt und bei Tageslicht ausgewertet. Ein dem Nitrat-Ion entsprechender Fleck im Chromatogramm der Untersuchungslösung darf nicht größer oder intensiver sein als der Fleck im Chromatogramm der Referenzlösung (0,5 Prozent, bezogen auf Glyceroltrinitrat und berechnet als Kaliumnitrat).

Verwandte Substanzen: Die Prüfung erfolgt mit Hilfe der Flüssigchromatographie (2.2.29).

Untersuchungslösung: Eine 2 mg Glyceroltrinitrat entsprechende Menge Substanz wird in der mobilen Phase zu 20,0 ml gelöst.

Referenzlösung a: 0,10 g Glyceroltrinitrat-Lösung *CRS* und eine 1,0 mg Pentaerythrityltetranitrat entsprechende Menge Pentaerythrityltetranitrat-Verreibung *CRS* werden in der mobilen Phase zu 100,0 ml gelöst. Die Lösung wird mit Ultraschall behandelt und falls erforderlich filtriert.

Referenzlösung b: 1,0 ml Untersuchungslösung wird mit der mobilen Phase zu 100,0 ml verdünnt.

Die Chromatographie kann durchgeführt werden mit
- einer Säule aus rostfreiem Stahl von 0,25 m Länge und 4,6 mm innerem Durchmesser, gepackt mit octadecylsilyliertem Kieselgel zur Chromatographie *R* (5 µm)
- einer Mischung von gleichen Volumteilen Acetonitril *R* und Wasser *R* als mobile Phase bei einer Durchflußrate von 1 ml je Minute
- einem Spektrometer als Detektor bei einer Wellenlänge von 210 nm.

Je 20 µl Referenzlösung a und b werden eingespritzt. Die Empfindlichkeit des Systems wird so eingestellt, daß die Höhe des Hauptpeaks im Chromatogramm der Referenzlösung b mindestens 70 Prozent des maximalen Ausschlags beträgt. Die Prüfung darf nur ausgewertet werden, wenn im Chromatogramm der Referenzlösung a die Auflösung zwischen den Peaks des Glyceroltrinitrats und des Pentaerythrityltetranitrats mindestens 2,0 beträgt.

20 µl Untersuchungslösung werden eingespritzt. Die Chromatographie erfolgt über eine Dauer, die der 3fachen Retentionszeit des Hauptpeaks entspricht. Keine Peakfläche, mit Ausnahme der des Hauptpeaks, darf größer sein als die Fläche des Hauptpeaks im Chromatogramm der Referenzlösung b (1 Prozent, bezogen auf Glyceroltrinitrat). Die Summe der Flächen aller Nebenpeaks darf nicht größer sein als das 3fache der Fläche des Hauptpeaks im Chromatogramm der Referenzlösung b (3 Prozent, bezogen auf Glyceroltrinitrat). Peaks, deren Fläche kleiner ist als das 0,1fache der Fläche des Hauptpeaks im Chromatogramm der Referenzlösung b, werden nicht berücksichtigt.

Gehaltsbestimmung

Eine 60,0 mg Glyceroltrinitrat entsprechende Menge Substanz, in 80 ml Pyridin *R* gelöst, wird mit Tetrabutylammoniumhydroxid-Lösung (0,1 mol · l^{-1}) titriert. Der Endpunkt wird mit Hilfe der Potentiometrie (2.2.20) bestimmt.

1 ml Tetrabutylammoniumhydroxid-Lösung (0,1 mol · l^{-1}) entspricht 7,57 mg $C_3H_5N_3O_9$.

Lagerung

Die verdünnten Lösungen (10 g · l^{-1}) vor Licht geschützt, zwischen 2 und 15 °C. Konzentriertere Lösungen vor Licht geschützt, zwischen 15 und 20 °C.

Beschriftung

Die Beschriftung gibt insbesondere den Gehalt an Glyceroltrinitrat an.

Verunreinigungen

A. Anorganische Nitrate

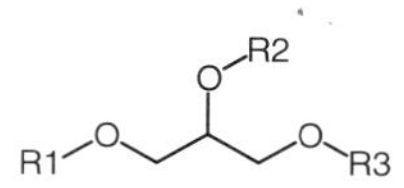

B. R1 = NO_2, R2 = H, R3 = H: Propan-1,2,3-triol-1-nitrat

C. R1 = H, R2 = NO_2, R3 = H: Propan-1,2,3-triol-2-nitrat

D. R1 = NO_2, R2 = NO_2, R3 = H: Propan-1,2,3-triol-1,2-dinitrat

E. R1 = NO_2, R2 = H, R3 = NO_2: Propan-1,2,3-triol-1,3-dinitrat.

Dieser Text enthält für die englisch- und/oder französischsprachige 4. Ausgabe 2002 vorgesehene Berichtigungen.

2001, 614

Glycin

Glycinum

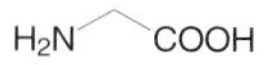

$C_2H_5NO_2$ M_r 75,1

Definition

Glycin enthält mindestens 98,5 und höchstens 101,0 Prozent Aminoethansäure, berechnet auf die getrocknete Substanz.

Herstellung

Wird die Substanz durch ein Verfahren hergestellt, das Fermentationsschritte beinhaltet, muß sie zusätzlich den Anforderungen der Monographie **Fermentationsprodukte (Producta ab fermentatione)** entsprechen.

Eigenschaften

Weißes, kristallines Pulver; leicht löslich in Wasser, sehr schwer löslich in Ethanol.

Prüfung auf Identität

1: A, C.
2: B, C.

A. Die Prüfung erfolgt mit Hilfe der IR-Spektroskopie (2.2.24) durch Vergleich des Spektrums der Substanz mit dem von Glycin *CRS*. Die Prüfung erfolgt mit Hilfe von Preßlingen unter Verwendung von etwa 1 mg Substanz auf 0,4 g Kaliumbromid *R*. Wenn die Spektren bei der Prüfung in fester Form unterschiedlich sind, werden Substanz und Referenzsubstanz getrennt in der eben notwendigen Menge Ethanol 60 % *R* gelöst, die Lösungen zur Trockne eingedampft und mit den Rückständen erneut Spektren aufgenommen.

B. Die Prüfung erfolgt mit Hilfe der Dünnschichtchromatographie (2.2.27) unter Verwendung einer DC-Platte mit Kieselgel *R*.

Untersuchungslösung: 25 mg Substanz werden in Wasser *R* zu 10 ml gelöst.

Referenzlösung: 25 mg Glycin *CRS* werden in Wasser *R* zu 10 ml gelöst.

Auf die Platte werden 2 µl jeder Lösung aufgetragen. Die Chromatographie erfolgt mit einer Mischung von 30 Volumteilen konzentrierter Ammoniak-Lösung *R* und 70 Volumteilen 1-Propanol *R* über eine Laufstrecke von 15 cm. Die Platte wird 10 min lang bei 100 bis 105 °C getrocknet, mit einer Lösung von Ninhydrin *R* ($2 g \cdot l^{-1}$) in einer Mischung von 5 Volumteilen verdünnter Essigsäure *R* und 95 Volumteilen 1-Butanol *R* besprüht und 2 min lang bei 100 bis 105 °C getrocknet. Der Hauptfleck im Chromatogramm der Untersuchungslösung entspricht in bezug auf Lage, Farbe und Größe dem Hauptfleck im Chromatogramm der Referenzlösung.

C. 50 mg Substanz werden in 5 ml Wasser *R* gelöst. Nach Zusatz von 1 ml Natriumhypochlorit-Lösung *R* wird 2 min lang zum Sieden erhitzt. Nach Zusatz von 1 ml Salzsäure *R* wird die Lösung 4 bis 5 min lang zum Sieden erhitzt, mit 2 ml Salzsäure *R* und 1 ml einer Lösung von Resorcin *R* ($20 g \cdot l^{-1}$) versetzt, 1 min lang zum Sieden erhitzt und abgekühlt. Nach Zusatz von 10 ml Wasser *R* wird gemischt. Werden 5 ml dieser Lösung mit 6 ml verdünnter Natriumhydroxid-Lösung *R* versetzt, entsteht eine violette Färbung mit grünlichgelber Fluoreszenz. Nach einigen Minuten wird die Färbung orange, dann gelb, wobei eine intensive Fluoreszenz bestehenbleibt.

Prüfung auf Reinheit

Prüflösung: 5 g Substanz werden in kohlendioxidfreiem Wasser *R* zu 50 ml gelöst.

Aussehen der Lösung: Die Prüflösung muß klar (2.2.1) und darf nicht stärker gefärbt sein als die Farbvergleichslösung G_7 (2.2.2, Methode II).

***p*H-Wert** (2.2.3): 10 ml Prüflösung werden mit kohlendioxidfreiem Wasser *R* zu 20 ml verdünnt. Der *p*H-Wert muß zwischen 5,9 und 6,4 liegen.

Chlorid (2.4.4): 0,67 g Substanz, in Wasser *R* zu 15 ml gelöst, müssen der Grenzprüfung auf Chlorid entsprechen (75 ppm).

Schwermetalle (2.4.8): 12 ml Prüflösung müssen der Grenzprüfung A auf Schwermetalle entsprechen (10 ppm). Zur Herstellung der Referenzlösung wird die Blei-Lösung (1 ppm Pb) *R* verwendet.

Trocknungsverlust (2.2.32): Höchstens 0,5 Prozent, mit 1,000 g Substanz durch 2 h langes Trocknen im Trockenschrank bei 100 bis 105 °C bestimmt,

Sulfatasche (2.4.14): Höchstens 0,1 Prozent, mit 1,0 g Substanz bestimmt.

Gehaltsbestimmung

70,0 mg Substanz, in 3 ml wasserfreier Ameisensäure *R* gelöst, werden nach Zusatz von 30 ml wasserfreier Essigsäure *R* sofort mit Perchlorsäure ($0,1 mol \cdot l^{-1}$) titriert. Der Endpunkt wird mit Hilfe der Potentiometrie (2.2.20) bestimmt.

1 ml Perchlorsäure ($0,1 mol \cdot l^{-1}$) entspricht 7,51 mg $C_2H_5NO_2$.

2001, 827

Gonadorelinacetat

Gonadorelini acetas

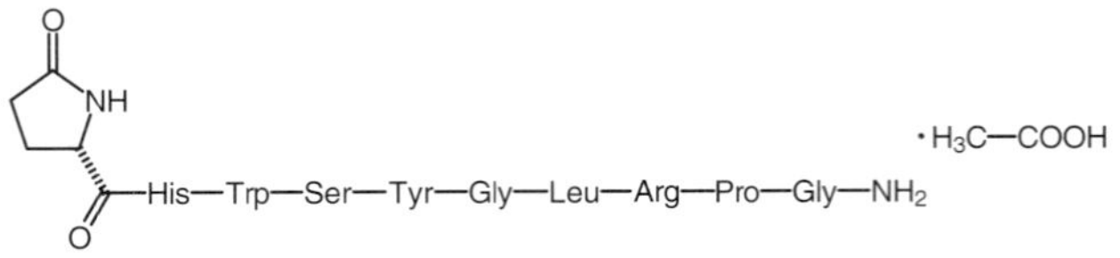

$C_{57}H_{79}N_{17}O_{15}$ M_r 1242

Definition

Gonadorelinacetat ist das Acetat eines Hypothalamus-Peptids, das die Ausschüttung des follikelstimulierenden Hormons und des luteinisierenden Hormons aus der Hypophyse stimuliert. Die Substanz enthält mindestens 95,0 und höchstens 102,0 Prozent des Peptids $C_{55}H_{75}N_{17}O_{13}$, berechnet auf die wasser- und essigsäurefreie Substanz. Sie wird durch Synthese gewonnen.

Eigenschaften

Weißes bis schwach gelbliches Pulver; löslich in Wasser und in 1prozentiger Lösung (*V/V*) von Essigsäure 99 %, wenig löslich in Methanol.

Prüfung auf Identität

A. Die bei der „Gehaltsbestimmung" erhaltenen Chromatogramme werden ausgewertet. Der Hauptpeak im Chromatogramm der Untersuchungslösung entspricht in bezug auf Retentionszeit und Größe etwa dem Hauptpeak im Chromatogramm der Referenzlösung a.

B. Die Prüfung erfolgt mit Hilfe der Dünnschichtchromatographie (2.2.27) unter Verwendung einer DC-Platte mit Kieselgel G *R*. Die Untersuchungslösung und die Referenzlösung a, wie unter „Gehaltsbestimmung" beschrieben, werden verwendet.

Auf die Platte werden 10 µl jeder Lösung aufgetragen. Die Chromatographie erfolgt mit einer Mischung von 6 Volumteilen Essigsäure 98 % *R*, 14 Volumteilen Wasser *R*, 45 Volumteilen Methanol *R* und 60 Volumteilen Dichlormethan *R* über eine Laufstrecke von 15 cm. Die Platte wird 5 min lang an der Luft trocknen gelassen. In eine Chromatographiekammer wird eine Abdampfschale gestellt, die eine Mischung von 10 ml einer Lösung von Kaliumpermanganat *R* ($50 g \cdot l^{-1}$) und 3 ml Salzsäure *R* enthält. Die Kammer wird verschlossen und stehengelassen. Die getrocknete Platte wird in die Kammer gestellt und nach Verschließen 2 min lang Chlorgas ausgesetzt. Anschließend wird die Platte herausgenommen, einem Kaltluftstrom ausgesetzt, bis der Chlorüberschuß beseitigt ist und eine Kieselgelfläche unterhalb der Auftragspunkte mit 0,05 ml Kaliumiodid-Stärke-Lösung *R* keine blaue Farbe mehr ergibt. Die Platte wird mit Kaliumiodid-Stärke-Lösung *R* besprüht. Der Hauptfleck im Chromatogramm der Untersuchungslösung entspricht in bezug auf Lage und Größe dem Hauptfleck im Chromatogramm der Referenzlösung a.

Prüfung auf Reinheit

Aussehen der Lösung: Eine Lösung der Substanz ($10 \text{ g} \cdot l^{-1}$) muß klar (2.2.1) und darf nicht stärker gefärbt sein als die Farbvergleichslösung G_5 (2.2.2, Methode II).

Spezifische Drehung (2.2.7): 10,0 mg Substanz werden in 1,0 ml einer 1prozentigen Lösung (*V/V*) von Essigsäure 98 % *R* gelöst. Die spezifische Drehung muß zwischen –54 und –66° liegen, berechnet auf den unter „Gehaltsbestimmung" ermittelten Peptidgehalt.

Absorption (2.2.25): 10,0 mg Substanz werden in Wasser *R* zu 100,0 ml gelöst. Die Absorption, im Maximum bei 278 nm gemessen und auf einen Gehalt von 10 mg je 100 ml Lösung, bezogen auf den unter „Gehaltsbestimmung" ermittelten Peptidgehalt, korrigiert, muß zwischen 0,55 und 0,61 liegen.

Aminosäuren: Die Prüfung erfolgt mit Hilfe eines Aminosäureanalysators. Das Gerät wird mit Hilfe einer Mischung eingestellt, die äquimolare Mengen Ammoniak, Glycin und folgender L-Aminosäuren

Lysin	Threonin	Alanin	Leucin
Histidin	Serin	Valin	Tyrosin
Arginin	Glutaminsäure	Methionin	Phenylalanin
Aspartinsäure	Prolin	Isoleucin	

sowie die halbe äquimolare Menge an L-Cystin enthält. Für die Methodenvalidierung wird ein geeigneter Interner Standard, wie DL-Norleucin *R*, verwendet.

Untersuchungslösung: 1,0 mg Substanz wird in eine sorgfältig gereinigte Ampulle aus Hartglas von 100 mm Länge und 6 mm innerem Durchmesser gegeben. Eine geeignete Menge einer 50prozentigen Lösung (*V/V*) von Salzsäure *R* wird zugegeben. Die Ampulle wird in eine Kältemischung von –5 °C getaucht, evakuiert, bis der Druck höchstens 133 Pa beträgt, und zugeschmolzen. Nach 16 h langem Erhitzen bei 110 bis 115 °C wird abgekühlt, die Ampulle geöffnet und der Inhalt mit 5mal je 0,2 ml Wasser *R* in einen 10-ml-Kolben überführt. Anschließend wird unter vermindertem Druck über Kaliumhydroxid *R* zur Trockne eingedampft. Der Rückstand wird in Wasser *R* gelöst und unter vermindertem Druck über Kaliumhydroxid *R* zur Trockne eingedampft; dieser Vorgang wird nochmals wiederholt. Der Rückstand wird in einer für den verwendeten Aminosäureanalysator geeigneten Pufferlösung aufgenommen und mit der gleichen Pufferlösung auf ein geeignetes Volumen verdünnt. Ein geeignetes Volumen wird in den Aminosäure-Analysator eingebracht.

Der Anteil jeder Aminosäure wird in Mol ausgedrückt. Die relativen Verhältnisse der Aminosäuren werden unter der Annahme, daß ein Siebtel der Summe der Mole von Histidin, Glutaminsäure, Leucin, Prolin, Glycin und Arginin gleich 1 ist, berechnet. Die Werte müssen innerhalb folgender Grenzen liegen: Serin 0,7 bis 1,05; Glutaminsäure 0,95 bis 1,05; Prolin 0,95 bis 1,05; Glycin 1,9 bis 2,1; Leucin 0,9 bis 1,1; Tyrosin 0,7 bis 1,05; Histidin 0,95 bis 1,05; Arginin 0,95 bis 1,05. Lysin und Isoleucin dürfen nicht, andere Aminosäuren mit Ausnahme von Tryptophan höchstens in Spuren vorhanden sein.

Verwandte Substanzen: Die Prüfung erfolgt mit Hilfe der Flüssigchromatographie (2.2.29) wie unter „Gehaltsbestimmung" beschrieben.

20 µl Referenzlösung b werden eingespritzt. Die Empfindlichkeit des Systems wird so eingestellt, daß die Höhe des Hauptpeaks im erhaltenen Chromatogramm mindestens 50 Prozent des maximalen Ausschlags beträgt.

20 µl Untersuchungslösung werden eingespritzt. Die Chromatographie erfolgt über eine Dauer, die der 2fachen Retentionszeit des Gonadorelins entspricht. Im Chromatogramm der Untersuchungslösung darf keine Peakfläche, mit Ausnahme der des Hauptpeaks, größer sein als das 2fache des Hauptpeaks im Chromatogramm der Referenzlösung b (2 Prozent), und die Summe aller Nebenpeakflächen darf nicht größer sein als das 5fache der Fläche des Hauptpeaks im Chromatogramm der Referenzlösung b (5 Prozent). Peaks, deren Fläche kleiner ist als das 0,05fache der Fläche des Hauptpeaks im Chromatogramm der Referenzlösung b, werden nicht berücksichtigt (0,05 Prozent).

Essigsäure (2.5.34): 4,0 bis 7,5 Prozent.

Untersuchungslösung: 10,0 mg Substanz werden in einer Mischung von 5 Volumteilen mobiler Phase B und 95 Volumteilen mobiler Phase A zu 10,0 ml gelöst.

Wasser (2.5.12): Höchstens 7,0 Prozent, mit 0,500 g Substanz nach der Karl-Fischer-Methode bestimmt.

Sterilität (2.6.1): Gonadorelinacetat zur Herstellung von Parenteralia, das dabei keinem weiteren geeigneten Sterilisationsverfahren unterworfen wird, muß der Prüfung entsprechen.

Bakterien-Endotoxine (2.6.14): Gonadorelinacetat zur Herstellung von Parenteralia, das dabei keinem weiteren Verfahren zur Beseitigung von Bakterien-Endotoxinen unterworfen wird, darf höchstens 70 I.E. Bakterien-Endotoxine je Milligramm Substanz enthalten.

Gehaltsbestimmung

Die Bestimmung erfolgt mit Hilfe der Flüssigchromatographie (2.2.29).

Untersuchungslösung: 5,0 mg Substanz werden in Wasser *R* zu 10,0 ml gelöst.

Referenzlösung a: Der Inhalt einer Ampulle Gonadorelin *CRS* wird in Wasser *R* gelöst, so daß eine Konzentration von $0{,}5 \text{ mg} \cdot ml^{-1}$ erhalten wird.

Referenzlösung b: 1,0 ml Untersuchungslösung wird mit Wasser *R* zu 100,0 ml verdünnt.

Referenzlösung c: 2,5 mg Substanz werden in 1 ml Salzsäure ($0{,}1 \text{ mol} \cdot l^{-1}$) gelöst. Die Lösung wird 4 h lang im Wasserbad von 65 °C erhitzt, mit 1 ml Natriumhydroxid-Lösung ($0{,}1 \text{ mol} \cdot l^{-1}$) versetzt und mit Wasser *R* zu 5,0 ml verdünnt.

Die Chromatographie kann durchgeführt werden mit
- einer Säule aus rostfreiem Stahl von 0,12 m Länge und 4,0 mm innerem Durchmesser, gepackt mit octadecylsilyliertem Kieselgel zur Chromatographie *R* (5 µm)

- folgender Mischung als mobile Phase bei einer Durchflußrate von 1,5 ml je Minute: 13 Volumteile Acetonitril *R* und 87 Volumteile einer 1,18prozentigen Lösung (*V/V*) von Phosphorsäure 85 % *R*, die mit Triethylamin *R* auf einen *p*H-Wert von 2,3 eingestellt ist
- einem Spektrometer als Detektor bei einer Wellenlänge von 215 nm.

20 µl Referenzlösung c werden eingespritzt. Die Bestimmung darf nur ausgewertet werden, wenn die Auflösung zwischen dem ersten und zweiten Peak mindestens 2,0 beträgt.

Je 20 µl Untersuchungslösung und Referenzlösung a werden eingespritzt.

Der Gehalt an Gonadorelin ($C_{55}H_{75}N_{17}O_{13}$) wird aus den Peakflächen in den Chromatogrammen der Untersuchungslösung und der Referenzlösung a und dem angegebenen Gehalt an $C_{55}H_{75}N_{17}O_{13}$ in Gonadorelin *CRS* berechnet.

Lagerung

Dicht verschlossen, vor Licht geschützt, zwischen 2 und 8 °C.

Falls die Substanz steril ist, im Behältnis mit Sicherheitsverschluß.

Beschriftung

Die Beschriftung gibt insbesondere an
- die Peptidmenge je Behältnis
- falls zutreffend, daß die Substanz steril ist
- falls zutreffend, daß die Substanz frei von Bakterien-Endotoxinen ist.

2001, 907

Gramicidin

Gramicidinum

Definition

Gramicidin ist ein Gemisch aus vorwiegend drei Paaren linearer Polypeptide, das gewöhnlich durch Extraktion aus Tyrothricin gewonnen wird. Tyrothricin wird aus der Fermentationsflüssigkeit von *Bacillus brevis* Dubos gewonnen. Die Hauptkomponente von Gramicidin ist das L-Valin enthaltende Isomere des L-tryptophanhaltigen Paares (Gramicidin A 1). Die Wirksamkeit beträgt mindestens 900 I.E. je Milligramm, berechnet auf die getrocknete Substanz.

Eigenschaften

Weißes bis fast weißes, kristallines, schwach hygroskopisches Pulver; praktisch unlöslich in Wasser, wenig löslich in Ethanol, praktisch unlöslich in Cyclohexan.

Die Substanz schmilzt bei etwa 230 °C.

Prüfung auf Identität

A. 0,100 g Substanz werden in Ethanol 96 % *R* zu 100,0 ml gelöst. 5,0 ml Lösung werden mit Ethanol 96 % *R* zu 100,0 ml verdünnt. Diese Lösung, zwischen 240 und 320 nm gemessen, zeigt Absorptionsmaxima (2.2.25) bei 282 und 290 nm, eine Schulter bei etwa 275 nm und ein Absorptionsminimum bei 247 nm. Die spezifische Absorption, im Maximum bei 282 nm gemessen, liegt zwischen 105 und 125.

B. Die Prüfung erfolgt mit Hilfe der Dünnschichtchromatographie (2.2.27) unter Verwendung einer DC-Platte mit einem geeigneten Kieselgel.

Untersuchungslösung: 5 mg Substanz werden in Ethanol 96 % *R* zu 3,0 ml gelöst.

Referenzlösung a: 5 mg Gramicidin *CRS* werden in Ethanol 96 % *R* zu 3,0 ml gelöst.

Referenzlösung b: 5 mg Tyrothricin *CRS* werden in Ethanol 96 % *R* zu 3,0 ml gelöst.

Auf die Platte werden 0,5 µl jeder Lösung aufgetragen. Die Chromatographie erfolgt mit einer Mischung von 2,5 Volumteilen Methanol *R*, 7,5 Volumteilen 1-Butanol *R*, 12 Volumteilen Wasser *R*, 20 Volumteilen Essigsäure 98 % *R* und 40 Volumteilen Butylacetat *R* über eine Laufstrecke von 5 cm. Nach 15 min langem Erhitzen bei 125 °C wird die Platte in Dimethylaminobenzaldehyd-Lösung *R* 2 getaucht und bei 90 °C erneut so lange erhitzt, bis Flecke erscheinen. Der Hauptfleck oder die Gruppe der Hauptflecke im Chromatogramm der Untersuchungslösung entspricht in bezug auf Lage, Farbe und Größe dem Hauptfleck oder der Gruppe der Hauptflecke im Chromatogramm der Referenzlösung a sowie dem Hauptfleck oder der Gruppe der Hauptflecke mit dem größten R_f-Wert im Chromatogramm der Referenzlösung b. Die Prüfung darf nur ausgewertet werden, wenn das Chromatogramm der Referenzlösung b deutlich voneinander getrennt 2 Flecke oder 2 Gruppen von Flecken zeigt.

Prüfung auf Reinheit

Absorption (2.2.25): 0,100 g Substanz werden in Ethanol 96 % *R* zu 100,0 ml gelöst. 5,0 ml Lösung werden mit Ethanol 96 % *R* zu 100,0 ml verdünnt. Eine Lösung von Gramicidin *CRS* wird in gleicher Weise hergestellt. Beide Lösungen werden zwischen 240 und 320 nm gemessen. Die Absorptionen werden im Maximum bei 282 nm und im Minimum bei 247 nm gemessen. Die Differenz der Absorptionen zwischen Maximum und Minimum wird bei beiden Lösungen berechnet. Berechnet auf die getrocknete Substanz, darf die Differenz bei der Substanz um höchstens 4,0 Prozent von der bei Gramicidin *CRS* erhaltenen Differenz abweichen.

Trocknungsverlust (2.2.32): Höchstens 3,0 Prozent, mit 1,000 g Substanz durch 3 h langes Trocknen über Phosphor(V)-oxid *R* bei 60 °C und höchstens 0,1 kPa bestimmt.

Sulfatasche (2.4.14): Höchstens 1,0 Prozent, mit 1,0 g Substanz bestimmt.

Wertbestimmung

Die Bestimmung erfolgt nach „Mikrobiologische Wertbestimmung von Antibiotika“ (2.7.2), Turbidimetrische Methode. Als Referenzsubstanz wird Gramicidin *CRS* verwendet.

Lagerung

Dicht verschlossen.

1998, 1218

Guar

Cyamopsidis seminis pulvis

Definition

Guar wird aus den Samen von *Cyamopsis tetragonolobus* (L.) Taub. durch Zermahlen des Endosperms gewonnen und besteht vorwiegend aus Guargalactomannan.

Eigenschaften

Weißes bis fast weißes Pulver, das beim Lösen in Wasser einen Schleim unterschiedlicher Viskosität ergibt; praktisch unlöslich in Ethanol.

Die Droge weist die unter „Prüfung auf Identität, A“ beschriebenen mikroskopischen Merkmale auf.

Prüfung auf Identität

A. Die Prüfung erfolgt unter dem Mikroskop, wobei Glycerol *R* verwendet wird. Die Droge (125) zeigt spitz-eiförmige bis eiförmige, gewöhnlich einzeln vorliegende Zellen mit sehr dicken Wänden rund um ein zentrales, etwas verlängertes Lumen mit körnigem Inhalt sowie kleine, unregelmäßige, einzeln oder in Gruppen vorliegende Zellen mit dünneren Wänden.

B. 2 g Droge werden in einem Erlenmeyerkolben rasch mit 45 ml Wasser *R* versetzt und 30 s lang kräftig gerührt. Nach 5 bis 10 min bildet sich ein steifes Gel, das beim Umdrehen des Kolbens nicht ausfließt.

C. Eine Suspension von 0,1 g Droge in 10 ml Wasser *R* wird mit 1 ml einer Lösung von Natriumtetraborat *R* ($10\ g \cdot l^{-1}$) gemischt. Die Mischung geliert bald.

D. Die Prüfung erfolgt mit Hilfe der Dünnschichtchromatographie (2.2.27) unter Verwendung einer Schicht eines geeigneten Kieselgels.

Untersuchungslösung: 10 mg Droge werden in einem dickwandigen Zentrifugenglas mit 2 ml einer Lösung von Trifluoressigsäure *R* ($100\ g \cdot l^{-1}$) versetzt. Nach kräftigem Schütteln zum Lösen des entstehenden Gels wird das Zentrifugenglas verschlossen und die Mischung 1 h lang bei 120 °C erhitzt. Das Hydrolysat wird zentrifugiert und die klare, überstehende Flüssigkeit vorsichtig in einen 50-ml-Meßkolben gebracht. Nach Zusatz von 10 ml Wasser *R* wird die Lösung unter vermindertem Druck zur Trockne eingedampft. Dem sich bildenden klaren Film werden 0,1 ml Wasser *R* und anschließend 0,9 ml Methanol *R* zugesetzt. Der entstandene amorphe Niederschlag wird abzentrifugiert. Die überstehende Flüssigkeit wird falls erforderlich mit Methanol *R* zu 1 ml verdünnt.

Referenzlösung: 10 mg Galactose *R* und 10 mg Mannose *R* werden in 2 ml Wasser *R* gelöst. Die Lösung wird mit Methanol *R* zu 20 ml verdünnt.

Auf die Platte werden 5 µl jeder Lösung bandförmig aufgetragen. Die Chromatographie erfolgt mit einer Mischung von 15 Volumteilen Wasser *R* und 85 Volumteilen Acetonitril *R* über eine Laufstrecke von 15 cm. Die Platte wird mit Aminohippursäure-Reagenz *R* besprüht und 5 min lang bei 120 °C erhitzt. Das Chromatogramm der Referenzlösung zeigt im unteren Teil 2 deutlich getrennte bräunliche Zonen (Galactose und Mannose in Reihenfolge steigender R_f-Werte). Im Chromatogramm der Untersuchungslösung sind 2 Zonen zu erkennen, die der Galactose und Mannose entsprechen.

Prüfung auf Reinheit

Traganth, Sterculia-Gummi, Agar, Alginate und Carrageenate: Einer kleinen Menge Droge werden 0,2 ml frisch hergestellte Rutheniumrot-Lösung *R* zugesetzt. Unter dem Mikroskop betrachtet, dürfen sich die Zellwände nicht rot färben.

Protein: Höchstens 8,0 Prozent. Der Stickstoffgehalt wird mit Hilfe der Kjeldahl-Bestimmung (2.5.9) unter Verwendung von 0,170 g Droge ermittelt. Das Ergebnis wird mit 6,25 multipliziert.

Viskosität: Eine 1,00 g getrockneter Droge entsprechende Menge wird mit 2,5 ml 2-Propanol *R* befeuchtet und unter Rühren in Wasser *R* zu 100,0 ml aufgenommen. Nach 1 h wird die Viskosität (2.2.10) mit Hilfe eines Rotationsviskosimeters bei 20 °C und einem Schergefälle von $100\ s^{-1}$ bestimmt. Die Viskosität muß mindestens 85 und darf höchstens 115 Prozent des in der Beschriftung angegebenen Werts betragen.

Trocknungsverlust (2.2.32): Höchstens 15,0 Prozent, mit 1,000 g Droge durch 5 h langes Trocknen im Trockenschrank bei 100 bis 105 °C bestimmt.

Asche (2.4.16): Höchstens 1,8 Prozent.

Mikrobielle Verunreinigung:

Keimzahl (2.6.12): Höchstens 10^4 koloniebildende, aerobe Einheiten je Gramm Droge, durch Auszählen auf Agarplatten bestimmt.

Spezifizierte Mikroorganismen (2.6.13): *Escherichia coli* und Salmonellen dürfen nicht vorhanden sein.

Lagerung

Gut verschlossen.

Beschriftung

Die Beschriftung gibt insbesondere die Viskosität einer Lösung der Substanz ($10\ g \cdot l^{-1}$) in Millipascalsekunden an.

G

Monographien

1999, 908

Guargalactomannan
Guar galactomannanum

Definition

Guargalactomannan wird aus den Samen von *Cyamopsis tetragonolobus* (L.) Taub. durch Zermahlen des Endosperms und anschließende Teilhydrolyse gewonnen. Die Hauptkomponenten der Substanz sind Polysaccharide, die aus D-Galactose und D-Mannose in den Molverhältnissen 1:1,4 bis 1:2 zusammengesetzt sind. Die Moleküle bestehen aus einer linearen Hauptkette von $\beta(1\rightarrow4)$-glykosidisch gebundenen Mannosen, an die einzelne Galactosen $\alpha(1\rightarrow6)$-glykosidisch gebunden sind.

Eigenschaften

Gelblichweißes Pulver; löslich in kaltem und heißem Wasser, praktisch unlöslich in organischen Lösungsmitteln.

Prüfung auf Identität

A. 5 g Prüflösung (siehe „Prüfung auf Reinheit") werden mit 0,5 ml einer Lösung von Natriumtetraborat *R* (10 g · l^{-1}) gemischt. Nach kurzer Zeit bildet sich ein Gel.

B. 20 g Prüflösung werden 10 min lang im Wasserbad erhitzt. Nach dem Erkaltenlassen wird mit Wasser *R* auf die ursprüngliche Masse ergänzt. Die Lösung geliert nicht.

C. Die Prüfung erfolgt mit Hilfe der Dünnschichtchromatographie (2.2.27) unter Verwendung einer Schicht von Kieselgel G *R*.

   Untersuchungslösung: 10 mg Substanz werden in einem dickwandigen Zentrifugenglas mit 2 ml einer Lösung von Trifluoressigsäure *R* (230 g · l^{-1}) versetzt. Nach kräftigem Schütteln zum Lösen des entstehenden Gels wird das Zentrifugenglas verschlossen und die Mischung 1 h lang bei 120 °C erhitzt. Das Hydrolysat wird zentrifugiert und die klare überstehende Flüssigkeit vorsichtig in einen 50-ml-Kolben gebracht. Nach Zusatz von 10 ml Wasser *R* wird die Lösung unter vermindertem Druck zur Trockne eingedampft. Der Rückstand wird in 10 ml Wasser *R* gelöst und die Lösung erneut unter vermindertem Druck zur Trockne eingedampft. Dem sich bildenden klaren Film, der nicht nach Essigsäure riechen darf, werden 0,1 ml Wasser *R* und anschließend 1 ml Methanol *R* zugesetzt. Der entstandene amorphe Niederschlag wird abzentrifugiert. Die überstehende Flüssigkeit wird falls erforderlich mit Methanol *R* zu 1 ml verdünnt.

   Referenzlösung: 10 mg Galactose *R* und 10 mg Mannose *R* werden in 2 ml Wasser *R* gelöst. Die Lösung wird mit Methanol *R* zu 10 ml verdünnt.

   Auf die Platte werden 5 µl jeder Lösung bandförmig (20 mm × 3 mm) aufgetragen. Die Chromatographie erfolgt mit einer Mischung von 15 Volumteilen Wasser *R* und 85 Volumteilen Acetonitril *R* über eine Laufstrecke von 15 cm. Die Platte wird mit Aminohippursäure-Reagenz *R* besprüht und 5 min lang bei 120 °C erhitzt. Das Chromatogramm der Referenzlösung zeigt im unteren Teil 2 deutlich getrennte bräunliche Zonen (Galactose und Mannose in Reihenfolge steigender R_f-Werte). Im Chromatogramm der Untersuchungslösung sind 2 Zonen zu erkennen, die der Galactose und Mannose entsprechen.

Prüfung auf Reinheit

Prüflösung: 1,0 g Substanz wird mit 2 ml 2-Propanol *R* befeuchtet. Unter Rühren wird mit Wasser *R* zu 100 g verdünnt und weiter gerührt, bis die Substanz gleichmäßig dispergiert ist. Die Dispersion wird mindestens 1 h lang stehengelassen. Falls ihre Viskosität unter 200 mPa · s liegt, werden 3,0 g anstatt 1,0 g Substanz verwendet.

***p*H-Wert** (2.2.3): Der *p*H-Wert der Prüflösung muß zwischen 5,5 und 7,5 liegen.

Viskosität: Eine 2,00 g getrockneter Substanz entsprechende Menge wird mit 2,5 ml 2-Propanol *R* befeuchtet und unter Rühren in Wasser *R* zu 100,0 ml gelöst. Nach 1 h wird die Viskosität (2.2.10) mit Hilfe eines Rotationsviskosimeters bei 20 °C und einem Schergefälle von 100 s^{-1} bestimmt. Die Viskosität muß mindestens 75 und darf höchstens 140 Prozent des in der Beschriftung angegebenen Werts betragen.

Unlösliche Substanzen: Unter Rühren werden in einem 250-ml-Kolben 1,50 g Substanz in einer Mischung von 150 ml Wasser *R* und 1,6 ml Schwefelsäure *R* dispergiert. Der Kolben wird gewogen und anschließend im Wasserbad 6 h lang zum Rückfluß erhitzt. Bis zur ursprünglichen Masse wird mit Wasser *R* ergänzt. Die heiße Lösung wird durch einen gewogenen Glassintertiegel (160) filtriert. Der Tiegel wird mit heißem Wasser *R* gewaschen und bei 100 bis 105 °C getrocknet. Der Rückstand darf höchstens 105 mg (7,0 Prozent) betragen.

Protein: Höchstens 5,0 Prozent. Der Stickstoffgehalt wird mit Hilfe der Kjeldahl-Bestimmung (2.5.9) unter Verwendung von 0,400 g Substanz ermittelt. Das Ergebnis wird mit 6,25 multipliziert.

Tragant, Sterculia-Gummi, Agar, Alginate und Carrageenate: Einer kleinen Menge Substanz werden 0,2 ml frisch hergestellte Rutheniumrot-Lösung *R* zugesetzt. Unter dem Mikroskop betrachtet darf kein Bestandteil rot gefärbt sein.

Trocknungsverlust (2.2.32): Höchstens 15,0 Prozent, mit 1,000 g Substanz durch 5 h langes Trocknen im Trockenschrank bei 100 bis 105 °C bestimmt.

Asche (2.4.16): Höchstens 1,8 Prozent, mit 1,00 g Substanz nach Benetzen mit 10 ml Wasser *R* bestimmt.

Mikrobielle Verunreinigung:
Keimzahl (2.6.12): Höchstens 10^3 koloniebildende aerobe Einheiten je Gramm Substanz, durch Auszählen auf Agarplatten bestimmt.

Spezifizierte Mikroorganismen (2.6.13): *Escherichia coli* und Salmonellen dürfen nicht vorhanden sein.

Lagerung

Gut verschlossen.

Beschriftung

Die Beschriftung gibt insbesondere die Viskosität einer Lösung der Substanz (20 g · l^{-1}) in Millipascalsekunden an.

2001, 307

Arabisches Gummi

Acaciae gummi

Definition

Arabisches Gummi ist eine an der Luft erhärtete, gummiartige Ausscheidung, die auf natürliche Weise oder nach Einschneiden des Stamms und der Zweige von *Acacia senegal* L. Willdenow oder anderer afrikanischer *Acacia*-Arten austritt.

Eigenschaften

Die Droge ist fast vollständig, aber sehr langsam, nach etwa 2 h, in einer der 2fachen Masse Droge entsprechenden Menge Wasser löslich, wobei nur ein geringer Rückstand an pflanzlichen Teilchen zurückbleibt. Die erhaltene schleimige Flüssigkeit ist farblos bis gelblich, zähflüssig, klebrig, durchscheinend und reagiert schwach sauer gegenüber blauem Lackmuspapier. Die Droge ist praktisch unlöslich in Ethanol.

Die Droge weist die unter „Prüfung auf Identität, A und B" beschriebenen makroskopischen und mikroskopischen Merkmale auf.

Prüfung auf Identität

A. Die Droge besteht aus gelblichweißen, gelben oder schwach bernsteinfarbenen, manchmal rötlich schimmernden, krümeligen, opaken, kugeligen, ovalen oder nierenförmigen Stücken („Tränen") mit einem Durchmesser von etwa 1 bis 3 cm und häufig mit rissiger Oberfläche; sie zerbrechen leicht in unregelmäßige, weißliche bis schwach gelbliche, eckige Fragmente mit muscheligem Bruch und einem glasigen, durchsichtigen Aussehen. Die ganzen „Tränen" zeigen manchmal im Zentrum eine kleine Höhlung.

B. Die Droge wird pulverisiert (355). Das Pulver ist weiß bis gelblichweiß. Die Prüfung erfolgt unter dem Mikroskop, wobei eine 50prozentige Lösung (*V/V*) von Glycerol *R* verwendet wird. Das Pulver zeigt eckige, unregelmäßige, farblose, durchsichtige Bruchstücke. Stärke und pflanzliches Gewebe sind nur in Spuren vorhanden. Geschichtete Membranen sind nicht sichtbar.

C. 2 ml Prüflösung (siehe „Prüfung auf Reinheit") werden mit 8 ml Wasser *R* versetzt; die Lösung ist linksdrehend.

D. Die bei der Prüfung „Glucose, Fructose" (siehe „Prüfung auf Reinheit") erhaltenen Chromatogramme werden ausgewertet. Das Chromatogramm der Untersuchungslösung zeigt 3 Zonen, die der Galactose, der Arabinose und der Rhamnose entsprechen. Andere deutliche Zonen, besonders im oberen Teil des Chromatogramms sind nicht sichtbar.

E. 1 g pulverisierte Droge (355) wird unter 2 h langem, häufigem Rühren in 2 ml Wasser *R* gelöst. Werden 2 ml Ethanol 96 % *R* zugesetzt und wird geschüttelt, entsteht ein weißes, dickes Gel. Nach Zusatz von 10 ml Wasser *R* wird die Mischung wieder flüssig.

Prüfung auf Reinheit

Prüflösung: 3,0 g pulverisierte Droge (355) werden unter 30 min langem Rühren in 25 ml Wasser *R* gelöst. Die Lösung wird 30 min lang stehengelassen und anschließend mit Wasser *R* zu 30 ml verdünnt.

Unlösliche Substanzen: 5,0 g pulverisierte Droge (355) werden mit 100 ml Wasser *R* und 14 ml verdünnter Salzsäure *R* versetzt. Die Mischung wird unter häufigem Umschütteln 15 min lang zum schwachen Sieden erhitzt. Die heiße Lösung wird durch einen zuvor gewogenen Glassintertiegel filtriert. Der Niederschlag wird mit heißem Wasser *R* gewaschen und bei 100 bis 105 °C getrocknet. Der Rückstand darf höchstens 25 mg betragen (0,5 Prozent).

Glucose, Fructose: Die Prüfung erfolgt mit Hilfe der Dünnschichtchromatographie (2.2.27) unter Verwendung einer DC-Platte mit Kieselgel *R*.

Untersuchungslösung: 0,100 g pulverisierte Droge (355) werden in einem dickwandigen Zentrifugenglas mit 2 ml einer Lösung von Trifluoressigsäure *R* (100 g · l^{-1}) versetzt; um das sich bildende Gel zu lösen, wird kräftig geschüttelt, danach das Zentrifugenglas verschlossen und die Mischung 1 h lang bei 120 °C erhitzt. Das Hydrolysat wird zentrifugiert und die überstehende klare Flüssigkeit sorgfältig in einen 50-ml-Rundkolben überführt; nach Zusatz von 10 ml Wasser *R* wird die Lösung unter vermindertem Druck zur Trockne eingedampft. Der zurückbleibende klare Film wird mit 0,1 ml Wasser *R* und 0,9 ml Methanol *R* versetzt. Um den amorphen Niederschlag abzutrennen, wird zentrifugiert. Die überstehende Flüssigkeit wird falls erforderlich mit Methanol *R* zu 1 ml verdünnt.

Referenzlösung: 10 mg Arabinose *R*, 10 mg Galactose *R*, 10 mg Glucose *R*, 10 mg Rhamnose *R* und 10 mg Xylose *R* werden in 1 ml Wasser *R* gelöst. Die Lösung wird mit Methanol *R* zu 10 ml verdünnt.

Auf die Platte werden 10 µl jeder Lösung bandförmig aufgetragen. Die Chromatographie erfolgt mit einer Mischung von 10 Volumteilen einer Lösung von Natriumdihydrogenphosphat *R* (16 g · l^{-1}), 40 Volumteilen 1-Butanol *R* und 50 Volumteilen Aceton *R* über eine Laufstrecke von 10 cm. Die Platte wird einige Minuten lang im

G

Monographien

Warmluftstrom getrocknet und die Chromatographie mit dem gleichen Fließmittel, nun über eine Laufstrecke von 15 cm, wiederholt. Die Platte wird 10 min lang bei 110 °C getrocknet, mit Anisaldehyd-Reagenz *R* besprüht und nochmals 10 min lang bei 110 °C erhitzt. Das Chromatogramm der Referenzlösung zeigt 5 deutlich voneinander getrennte, farbige Zonen, die, nach aufsteigenden R_f-Werten geordnet, der Galactose (graugrün bis grün), der Glucose (grau), der Arabinose (gelblichgrün), der Xylose (grünlichgrau bis gelblichgrau) und der Rhamnose (gelblichgrün) entsprechen. Das Chromatogramm der Untersuchungslösung darf in Höhe zwischen den Zonen von Galactose und Arabinose im Chromatogramm der Referenzlösung weder eine graue noch eine graugrüne Zone zeigen.

Stärke, Dextrin, Agar: Werden 10 ml zum Sieden erhitzte und wieder abgekühlte Prüflösung mit 0,1 ml Iod-Lösung (0,05 mol · l^{-1}) versetzt, darf keine blaue oder rötlichbraune Färbung auftreten.

Sterculia-Gummi:
A. 0,2 g pulverisierte Droge (355) werden in einem mit Schliffstopfen versehenen 10-ml-Meßzylinder, der in 0,1-ml-Einheiten graduiert ist, mit 10 ml Ethanol 60 % *R* versetzt und geschüttelt. Ein sich bildendes Gel darf höchstens ein Volumen von 1,5 ml einnehmen.
B. 1,0 g pulverisierte Droge (355) wird mit 100 ml Wasser *R* versetzt und geschüttelt. 0,1 ml Methylrot-Lösung *R* werden zugesetzt. Bis zum Farbumschlag des Indikators dürfen höchstens 5,0 ml Natriumhydroxid-Lösung (0,01 mol · l^{-1}) verbraucht werden.

Tannin: Werden 10 ml Prüflösung mit 0,1 ml Eisen(III)-chlorid-Lösung *R* 1 versetzt, entsteht ein gallertartiger Niederschlag. Weder der Niederschlag noch die Flüssigkeit dürfen dunkelblau gefärbt sein.

Tragant: Die bei der Prüfung „Glucose, Fructose“ erhaltenen Chromatogramme werden ausgewertet. Das Chromatogramm der Untersuchungslösung darf keine grünlichgraue bis gelblichgraue Zone zeigen, die der Xylose-Zone im Chromatogramm der Referenzlösung entspricht.

Trocknungsverlust (2.2.32): Höchstens 15,0 Prozent, mit 1,000 g pulverisierter Droge (355) durch Trocknen im Trockenschrank bei 100 bis 105 °C bestimmt.

Asche (2.4.16): Höchstens 4,0 Prozent.

Mikrobielle Verunreinigung:
Keimzahl (2.6.12): Höchstens 10^4 koloniebildende, aerobe Einheiten je Gramm Droge, durch Auszählen auf Agarplatten bestimmt.

Spezifizierte Mikroorganismen (2.6.13): *Escherichia coli* darf nicht vorhanden sein.

Lagerung

Gut verschlossen, vor Licht geschützt.

2001, 308

Sprühgetrocknetes arabisches Gummi

Acaciae gummi dispersione desiccatum

Definition

Sprühgetrocknetes arabisches Gummi wird aus einer Lösung von Arabischem Gummi erhalten.

Eigenschaften

Die Zubereitung besitzt die Eigenschaften wie in der Monographie **Arabisches Gummi (Acaciae gummi)** beschrieben. Sie löst sich vollständig und rasch, etwa innerhalb von 20 min, in einer der 2fachen Masse Droge entsprechenden Menge Wasser.

Prüfung auf Identität

Die Zubereitung, in Ethanol 96 % *R* suspendiert und unter dem Mikroskop betrachtet, besteht hauptsächlich aus kugeligen Teilchen mit einem Durchmesser von etwa 4 bis 40 µm, mit einer zentralen Höhlung mit einer oder mehreren Luftblasen; wenige kleine flache Fragmente sind sichtbar. Im polarisierten Licht betrachtet, ist kein schwarzes Kreuz (Stärkekörner) sichtbar. Pflanzliches Gewebe ist nicht vorhanden.

Die Zubereitung entspricht der in der Monographie **Arabisches Gummi** beschriebenen „Prüfung auf Identität, C, D und E“ mit folgender Änderung:

E. 1 g Zubereitung wird unter 20 min langem, häufigem Rühren in 2 ml Wasser *R* gelöst. Werden 2 ml Ethanol 96 % *R* zugesetzt und wird geschüttelt, entsteht ein weißes, dickes Gel. Nach Zusatz von 10 ml Wasser *R* wird die Mischung wieder flüssig.

Prüfung auf Reinheit

Mit Ausnahme der Prüfung „Unlösliche Substanzen“, die nicht auszuführen ist, muß die Zubereitung den in der Monographie **Arabisches Gummi** beschriebenen Prüfungen auf Reinheit mit folgenden Änderungen entsprechen:

Prüflösung: 3,0 g Zubereitung werden unter 10 min langem Rühren in 25 ml Wasser *R* gelöst. Die Lösung wird 20 min lang stehengelassen und anschließend mit Wasser *R* zu 30 ml verdünnt.

Trocknungsverlust (2.2.32): Höchstens 10,0 Prozent, mit 1,000 g Zubereitung durch Trocknen im Trockenschrank bei 100 bis 105 °C bestimmt.

Lagerung

Gut verschlossen, vor Licht geschützt.

H

2000, 128

Hämodialyselösungen

Solutiones ad haemodialysim

Definition

Hämodialyselösungen sind Elektrolytlösungen mit einer Konzentration, die annähernd der Elektrolytkonzentration des Plasmas entspricht. Glucose kann in den Lösungen enthalten sein.

Wegen der Verwendung großer Volumen werden Hämodialyselösungen normalerweise durch Verdünnen einer konzentrierten Lösung, zum Beispiel mittels eines automatischen Dosiergeräts, mit Wasser geeigneter Qualität [siehe **Konzentrierte Hämodialyselösungen, Wasser zum Verdünnen (Aqua ad dilutionem solutionium concentratarum ad haemodialysim)**] hergestellt.

Hämodialysekonzentrate

Die Herstellung und Lagerung von Hämodialysekonzentraten erfolgt mit Substanzen und Verfahren, welche Lösungen mit möglichst geringer mikrobieller Verunreinigung gewährleisten. Unter Umständen kann die Verwendung steriler Lösungen erforderlich sein.

Bei der Verdünnung und Verwendung von Hämodialysekonzentraten sind Vorsichtsmaßnahmen zu treffen, um eine mikrobielle Verunreinigung zu vermeiden. Verdünnte Lösungen sind unmittelbar nach ihrer Herstellung zu verwenden.

Hämodialysekonzentrate werden in den Verkehr gebracht in

- festen, halbfesten oder flexiblen Kunststoffbehältnissen
- Glasbehältnissen.

Drei Arten von Konzentraten werden eingesetzt.

1. Acetat- oder Lactat-Konzentrate

Verschieden zusammengesetzte Konzentrate werden verwendet. Die Konzentrationen der Bestandteile liegen nach dem Verdünnen auf das angegebene Volumen normalerweise in folgenden Bereichen:

Tabelle 128-1

	mmol · l⁻¹	mÄq · l⁻¹
Natrium	130 – 145	130 – 145
Kalium	0 – 3,0	0 – 3,0
Calcium	0 – 2,0	0 – 4,0
Magnesium	0 – 1,2	0 – 2,4
Acetat/Lactat	32 – 45	32 – 45
Chlorid	90 – 120	90 – 120
Glucose	0 – 12,0	

Acetat- oder Lactat-Hämodialysekonzentrate sind vor der Anwendung zu verdünnen.

2. Saure Konzentrate

Verschieden zusammengesetzte Konzentrate werden verwendet. Die Konzentrationen der Bestandteile liegen nach dem Verdünnen auf das angegebene Volumen und vor der Neutralisation mit Natriumhydrogencarbonat normalerweise in folgenden Bereichen:

Tabelle 128-2

	mmol · l⁻¹	mÄq · l⁻¹
Natrium	80 – 110	80 – 110
Kalium	0 – 3,0	0 – 3,0
Calcium	0 – 2,0	0 – 4,0
Magnesium	0 – 1,2	0 – 2,4
Essigsäure	2,5 – 10	2,5 – 10
Chlorid	90 – 120	90 – 120
Glucose	0 – 12,0	

Natriumhydrogencarbonat muß unmittelbar vor der Anwendung bis zu einer Endkonzentration von höchstens 45 mmol je Liter zugesetzt werden. Konzentrierte Lösungen von Natriumhydrogencarbonat werden in einem getrennten Behältnis in den Verkehr gebracht. Unmittelbar vor der Anwendung werden die sauren Konzentrate und die konzentrierten Lösungen von Natriumhydrogencarbonat mit Hilfe eines geeigneten Geräts verdünnt und gemischt.

Als Alternative kann festes Natriumhydrogencarbonat zur Herstellung der Lösungen verwendet werden.

3. Konzentrate ohne Puffer

Verschieden zusammengesetzte Konzentrate ohne Puffer werden verwendet. Die Konzentrationen der Bestandteile liegen nach dem Verdünnen auf das angegebene Volumen normalerweise in folgenden Bereichen:

Tabelle 128-3

	mmol · l⁻¹	mÄq · l⁻¹
Natrium	130 – 145	130 – 145
Kalium	0 – 3,0	0 – 3,0
Calcium	0 – 2,0	0 – 4,0
Magnesium	0 – 1,2	0 – 2,4
Chlorid	130 – 155	130 – 155
Glucose	0 – 12,0	

Konzentrate ohne Puffer werden bei gleichzeitiger parenteraler Anwendung geeigneter Hydrogencarbonat-Lösungen eingesetzt.

Prüfung auf Identität

Entsprechend der angegebenen Zusammensetzung gibt das Konzentrat folgende Identitätsreaktionen (2.3.1)

- Kalium: Identitätsreaktion b
- Calcium: Identitätsreaktion a
- Natrium: Identitätsreaktion b
- Chlorid: Identitätsreaktion a
- Lactat
- Carbonat, Hydrogencarbonat
- Acetat: Enthält das Konzentrat keine Glucose, wird Identitätsreaktion b durchgeführt.

  Enthält das Konzentrat Glucose, wird die folgende Methode angewendet: 5 ml Konzentrat werden in einem Reagenzglas mit Schliffstopfen und aufgesetztem, gebogenem Überleitungsrohr mit 1 ml Salzsäure *R* versetzt. Die Lösung wird erhitzt, und einige Milliliter des Destillats werden gesammelt. Das Destillat gibt die Identitätsreaktion b auf Acetat.
- Magnesium: 0,1 ml Titangelb-Lösung *R* werden mit 10 ml Wasser *R*, 2 ml Konzentrat und 1 ml Natriumhydroxid-Lösung (1 mol · l^{-1}) versetzt. Eine rosa Färbung entsteht.
- Glucose: 5 ml Konzentrat werden mit 2 ml verdünnter Natriumhydroxid-Lösung *R* und 0,05 ml Kupfer(II)-sulfat-Lösung *R* versetzt. Die Lösung ist blau und klar. Wird die Lösung zum Sieden erhitzt, bildet sich ein reichlicher, roter Niederschlag.

Prüfung auf Reinheit

Aussehen der Lösung: Das Konzentrat muß klar (2.2.1) sein. Ist das Konzentrat frei von Glucose, muß es farblos (2.2.2, Methode I) sein. Enthält das Konzentrat Glucose, darf es nicht stärker gefärbt sein als die Farbvergleichslösung G_7 (2.2.2, Methode I).

Aluminium (2.4.17): 20 ml Konzentrat werden auf einen *p*H-Wert von 6,0 eingestellt und mit 10 ml Acetat-Pufferlösung *p*H 6,0 *R* versetzt. Die Lösung muß der Grenzprüfung auf Aluminium entsprechen (0,1 mg · l^{-1}). Zur Herstellung der Referenzlösung wird eine Mischung von 1 ml Aluminium-Lösung (2 ppm Al) *R*, 10 ml Acetat-Pufferlösung *p*H 6,0 *R* und 9 ml Wasser *R* verwendet. Zur Herstellung der Kompensationsflüssigkeit wird eine Mischung von 10 ml Wasser *R* und 10 ml Acetat-Pufferlösung *p*H 6,0 *R* verwendet.

Entnehmbares Volumen (2.9.17): Das gemessene Volumen darf nicht kleiner sein als das in der Beschriftung angegebene Nennvolumen.

Sterilität (2.6.1): Falls in der Beschriftung angegeben ist, daß das Hämodialysekonzentrat steril ist, muß das Konzentrat der Prüfung entsprechen.

Bakterien-Endotoxine (2.6.14): In dem zur Anwendung verdünnten Konzentrat höchstens 0,5 I.E. Bakterien-Endotoxine je Milliliter.

Pyrogene (2.6.8): Konzentrate, bei denen keine validierte Prüfung auf Bakterien-Endotoxine durchgeführt werden kann, müssen der Prüfung entsprechen. Das Konzentrat wird mit Wasser für Injektionszwecke *R* auf die Gebrauchskonzentration verdünnt. Je Kilogramm Körpermasse eines Kaninchens werden 10 ml injiziert.

Gehaltsbestimmung

Die relative Dichte (2.2.5) des Konzentrats wird bestimmt und der Gehalt an Bestandteilen in Gramm je Liter und in Millimol je Liter berechnet.

Natrium: Mindestens 97,5 und höchstens 102,5 Prozent Na des in der Beschriftung angegebenen Gehalts. Der Gehalt an Natrium wird mit Hilfe der Atomabsorptionsspektroskopie (2.2.23, Methode II) bestimmt.

Untersuchungslösung: Eine genau gewogene Menge Konzentrat wird mit Wasser *R* auf eine dem Gerät angepaßte Verdünnung gebracht.

Referenzlösungen: Die Referenzlösungen werden aus der Natrium-Lösung (200 ppm Na) *R* hergestellt.

Die Absorption wird bei 589,0 nm unter Verwendung einer Natrium-Hohlkathodenlampe als Strahlungsquelle und einer Luft-Acetylen- oder Luft-Propan-Flamme bestimmt.

Kalium: Mindestens 95,0 und höchstens 105,0 Prozent K des in der Beschriftung angegebenen Gehalts. Der Gehalt an Kalium wird mit Hilfe der Atomabsorptionsspektroskopie (2.2.23, Methode I) bestimmt.

Untersuchungslösung: Eine genau gewogene Menge Konzentrat wird mit Wasser *R* auf eine dem Gerät angepaßte Verdünnung gebracht. 100 ml Verdünnung werden mit 10 ml einer Lösung von Natriumchlorid *R* (22 g · l^{-1}) versetzt.

Referenzlösungen: Die Referenzlösungen werden aus der Kalium-Lösung (100 ppm K) *R* hergestellt. 100 ml jeder Referenzlösung werden mit je 10 ml einer Lösung von Natriumchlorid *R* (22 g · l^{-1}) versetzt.

Die Absorption wird bei 766,5 nm unter Verwendung einer Kalium-Hohlkathodenlampe als Strahlungsquelle und einer Luft-Acetylen- oder Luft-Propan-Flamme bestimmt.

Calcium: Mindestens 95,0 und höchstens 105,0 Prozent Ca des in der Beschriftung angegebenen Gehalts. Der Gehalt an Calcium wird mit Hilfe der Atomabsorptionsspektroskopie (2.2.23, Methode I) bestimmt.

Untersuchungslösung: Eine genau gewogene Menge Konzentrat wird mit Wasser *R* auf eine dem Gerät angepaßte Verdünnung gebracht.

Referenzlösungen: Die Referenzlösungen werden aus der Calcium-Lösung (400 ppm Ca) *R* hergestellt.

Die Absorption wird bei 422,7 nm unter Verwendung einer Calcium-Hohlkathodenlampe als Strahlungsquelle und einer Luft-Acetylen- oder Luft-Propan-Flamme bestimmt.

Magnesium: Mindestens 95,0 und höchstens 105,0 Prozent Mg des in der Beschriftung angegebenen Gehalts. Der Gehalt an Magnesium wird mit Hilfe der Atomabsorptionsspektroskopie (2.2.23, Methode I) bestimmt.

Untersuchungslösung: Eine genau gewogene Menge Konzentrat wird mit Wasser *R* auf eine dem Gerät angepaßte Verdünnung gebracht.

Referenzlösungen: Die Referenzlösungen werden aus der Magnesium-Lösung (100 ppm Mg) *R* hergestellt.

Die Absorption wird bei 285,2 nm unter Verwendung einer Magnesium-Hohlkathodenlampe als Strahlungsquelle und einer Luft-Acetylen- oder Luft-Propan-Flamme bestimmt.

Chlorid: Mindestens 95,0 und höchstens 105,0 Prozent Cl des in der Beschriftung angegebenen Gehalts.

Eine genau gewogene Menge Konzentrat, entsprechend etwa 60 mg Chlorid, wird mit Wasser *R* zu 50 ml verdünnt. Nach Zusatz von 5 ml verdünnter Salpetersäure *R*, 25,0 ml Silbernitrat-Lösung (0,1 mol · l^{-1}) und 2 ml Dibutylphthalat *R* wird geschüttelt und mit Ammoniumthiocyanat-Lösung (0,1 mol · l^{-1}) unter Zusatz von 2 ml Ammoniumeisen(III)-sulfat-Lösung *R* 2 bis zur rötlichen Gelbfärbung titriert.

1 ml Silbernitrat-Lösung (0,1 mol · l^{-1}) entspricht 3,545 mg Cl.

Acetat: Mindestens 95,0 und höchstens 105,0 Prozent Acetat des in der Beschriftung angegebenen Gehalts.

Eine etwa 0,7 mmol Acetat entsprechende Menge Konzentrat wird mit 10,0 ml Salzsäure (0,1 mol · l^{-1}) versetzt. Die Lösung wird mit Natriumhydroxid-Lösung (0,1 mol · l^{-1}) titriert. Das zwischen den beiden mit Hilfe der Potentiometrie (2.2.20) bestimmten Wendepunkten zugesetzte Volumen wird abgelesen.

1 ml Natriumhydroxid-Lösung (0,1 mol · l^{-1}) entspricht 0,1 mmol Acetat.

Lactat: Mindestens 95,0 und höchstens 105,0 Prozent Lactat des in der Beschriftung angegebenen Gehalts.

Eine etwa 0,7 mmol Lactat entsprechende Menge Konzentrat wird mit 10,0 ml Salzsäure (0,1 mol · l^{-1}) und 50 ml Acetonitril *R* versetzt. Die Lösung wird mit Natriumhydroxid-Lösung (0,1 mol · l^{-1}) titriert. Das zwischen den beiden mit Hilfe der Potentiometrie (2.2.20) bestimmten Wendepunkten zugesetzte Volumen wird abgelesen.

1 ml Natriumhydroxid-Lösung (0,1 mol · l^{-1}) entspricht 0,1 mmol Lactat.

Natriumhydrogencarbonat: Mindestens 95,0 und höchstens 105,0 Prozent Natriumhydrogencarbonat des in der Beschriftung angegebenen Gehalts.

Ein etwa 0,1 g Natriumhydrogencarbonat entsprechendes Volumen Konzentrat wird mit Salzsäure (0,1 mol · l^{-1}) titriert. Der Endpunkt wird mit Hilfe der Potentiometrie (2.2.20) bestimmt.

1 ml Salzsäure (0,1 mol · l^{-1}) entspricht 8,40 mg $NaHCO_3$.

Reduzierende Zucker (berechnet als wasserfreie Glucose): Mindestens 95,0 und höchstens 105,0 Prozent Glucose des in der Beschriftung angegebenen Gehalts.

Eine etwa 25 mg Glucose entsprechende Menge Konzentrat wird in einem 250-ml-Erlenmeyerkolben mit Schliff mit 25,0 ml Kupfer(II)-citrat-Lösung *R* versetzt. Nach Zusatz einiger Siedesteinchen wird ein Rückflußkühler aufgesetzt, die Lösung innerhalb von 2 min zum Sieden erhitzt und genau 10 min lang im Sieden gehalten. Nach dem Abkühlen wird eine Lösung von 3 g Kaliumiodid *R* in 3 ml Wasser *R* zugesetzt. In kleinen Mengen werden vorsichtig 25 ml einer 25prozentigen Lösung (*m/m*) von Schwefelsäure *R* zugesetzt. Die Lösung wird mit Natriumthiosulfat-Lösung (0,1 mol · l^{-1}) titriert. Gegen Ende der Titration wird Stärke-Lösung *R* zugesetzt. Ein Blindversuch wird mit 25,0 ml Wasser *R* durchgeführt.

Der Gehalt an reduzierenden Zuckern wird als wasserfreie Glucose ($C_6H_{12}O_6$) mit Hilfe der Tab. 128-4 berechnet:

Tabelle 128-4

Volumen Natriumthiosulfat-Lösung (0,1 mol · l^{-1}) in Milliliter	**Wasserfreie Glucose in Milligramm**
8	19,8
9	22,4
10	25,0
11	27,6
12	30,3
13	33,0
14	35,7
15	38,5
16	41,3

Lagerung

Nicht unterhalb von 4 °C.

Beschriftung

Die Beschriftung gibt insbesondere an
- die Zusammensetzung in Gramm je Liter und in Millimol je Liter
- das Nennvolumen des Konzentrats im Behältnis
- falls zutreffend, daß das Konzentrat steril ist
- die Lagerungsbedingungen
- daß das Konzentrat unmittelbar vor Verwendung zu verdünnen ist
- das Verdünnungsverhältnis
- daß das verwendete Volumen genau zu messen ist
- die Zusammensetzung der anwendungsfertigen, verdünnten Lösung in Millimol je Liter
- daß jeder nicht verwendete Anteil zu verwerfen ist
- falls zutreffend, daß Natriumhydrogencarbonat vor der Verwendung zuzusetzen ist.

2000, 1167

Konzentrierte Hämodialyselösungen, Wasser zum Verdünnen

Aqua ad dilutionem solutionium concentratarum ad haemodialysim

Dieser Text dient zur Information und als Anleitung. Er ist nicht verpflichtender Teil des Arzneibuchs.

Die beschriebenen Analysenmethoden und die empfohlenen Grenzwerte dienen zum Validieren des Verfahrens zur Gewinnung von Wasser.

Definition

Wasser zum Verdünnen konzentrierter Hämodialyselösung wird aus Trinkwasser durch Destillation, Umkehrosmose, unter Verwendung von Ionenaustauschern oder nach einem anderen geeigneten Verfahren gewonnen. Die Bedingungen für die Gewinnung, den Transport und die Lagerung müssen so gewählt werden, daß das Risiko einer chemischen und mikrobiellen Kontamination gering gehalten wird.

Wenn Wasser nach einem der oben beschriebenen Verfahren nicht verfügbar ist, kann für die Heim-Dialyse Trinkwasser verwendet werden. In diesem Fall muß seine chemische Zusammensetzung, die von einer Region zur andern erheblich variiert, bekannt sein, um eine Anpassung des Ionengehalts zu ermöglichen, damit die Konzentration in der verdünnten Lösung der vorgesehenen Anwendung entspricht.

Eventuelle Rückstände aus der Behandlung des Wassers (zum Beispiel Chloramine) und flüchtige halogenierte Kohlenwasserstoffe sind ebenfalls zu berücksichtigen.

Nachstehende Analysenmethoden können angewendet werden, um die Qualität des Wassers zu überwachen, die chemische Zusammensetzung zu bestimmen und eventuelle Verunreinigungen mit den empfohlenen Grenzwerten nachzuweisen.

Eigenschaften

Klare, farblose Flüssigkeit, ohne Geschmack.

Prüfung auf Reinheit

Sauer oder alkalisch reagierende Substanzen: In einem Kolben aus Borosilicatglas werden 10 ml Substanz ausgekocht, abgekühlt und sofort mit 0,05 ml Methylrot-Lösung *R* versetzt. Die Lösung darf sich nicht rot färben. 10 ml Substanz werden mit 0,1 ml Bromthymolblau-Lösung *R* 1 versetzt. Die Lösung darf sich nicht blau färben.

Oxidierbare Substanzen: 100 ml Substanz werden mit 10 ml verdünnter Schwefelsäure *R* und 0,1 ml Kaliumpermanganat-Lösung (0,02 mol · l^{-1}) 5 min lang zum Sieden erhitzt. Die Lösung muß leicht rosa gefärbt bleiben.

Gesamtchlor: In ein 125-ml-Reagenzglas (A) werden nacheinander 5 ml Pufferlösung *p*H 6,5 *R*, 5 ml Diethylphenylendiaminsulfat-Lösung *R* und 1 g Kaliumiodid *R* gegeben. In ein zweites 125-ml-Reagenzglas (B) werden 5 ml Pufferlösung *p*H 6,5 *R* und 5 ml Diethylphenylendiaminsulfat-Lösung *R* gegeben. Möglichst gleichzeitig werden in das Reagenzglas A 100 ml Substanz und in das Reagenzglas B folgende Referenzlösung gegeben: 1 ml einer Lösung von Kaliumiodat *R* (10 mg · l^{-1}) wird mit 1 g Kaliumiodid *R* und 1 ml verdünnter Schwefelsäure *R* versetzt. Nach 1 min langem Stehenlassen wird 1 ml verdünnte Natriumhydroxid-Lösung *R* zugesetzt und mit Wasser *R* zu 100 ml verdünnt. Die mit der Substanz erhaltene Mischung darf nicht stärker gefärbt sein als die mit der Referenzlösung erhaltene Mischung (0,1 ppm).

Chlorid (2.4.4): 1 ml Substanz, mit Wasser *R* zu 15 ml verdünnt, muß der Grenzprüfung auf Chlorid entsprechen (50 ppm).

Fluorid: 50 ml Substanz werden nacheinander und unter Mischen nach jedem Zusatz mit 10 ml Succinat-Pufferlösung *p*H 4,6 *R*, 10 ml Aminomethylalizarindiessigsäure-Lösung *R*, 5 ml einer Lösung von Lanthannitrat *R* (0,4 g · l^{-1}) und 20 ml Aceton *R* versetzt. Mit Wasser *R* wird zu 100 ml verdünnt. Die 1 h lang im Dunkeln stehengelassene Lösung darf höchstens so stark gefärbt sein wie eine gleichzeitig und unter gleichen Bedingungen mit 1 ml Fluorid-Lösung (10 ppm F) *R* und 49 ml Wasser *R* hergestellte Referenzlösung (0,2 ppm).

Nitrat: 2 ml Substanz werden mit nitratfreiem Wasser *R* zu 100 ml verdünnt. In einem Reagenzglas, das in eine Eis-Wasser-Mischung taucht, werden 5 ml Lösung mit 0,4 ml einer Lösung von Kaliumchlorid *R* (100 g · l^{-1}), 0,1 ml Diphenylamin-Lösung *R* und tropfenweise unter Umschütteln mit 5 ml Schwefelsäure *R* versetzt. Das Reagenzglas wird in ein Wasserbad von 50 °C gestellt. Nach 15 min darf eine Blaufärbung nicht stärker sein als die einer gleichzeitig und unter gleichen Bedingungen hergestellten Referenzlösung mit 0,1 ml Nitrat-Lösung (2 ppm NO_3) *R* und 4,9 ml nitratfreiem Wasser *R* (2 ppm).

Sulfat (2.4.13): 3 ml Substanz, mit destilliertem Wasser *R* zu 15 ml verdünnt, müssen der Grenzprüfung auf Sulfat entsprechen (50 ppm).

Aluminium (2.4.17): 400 ml Substanz werden mit 10 ml Acetat-Pufferlösung *p*H 6,0 *R* und 100 ml Wasser *R* versetzt. Die Lösung muß der Grenzprüfung auf Aluminium entsprechen (10 µg · l^{-1}). Zur Herstellung der Referenzlösung wird eine Mischung von 2 ml Aluminium-Lösung (2 ppm Al) *R*, 10 ml Acetat-Pufferlösung *p*H 6,0 *R* und 98 ml Wasser *R* und als Blindlösung eine Mischung von 10 ml Acetat-Pufferlösung *p*H 6,0 *R* und 100 ml Wasser *R* verwendet.

Ammonium: 20 ml Substanz werden in einem Neßler-Zylinder mit 1 ml Neßlers Reagenz *R* versetzt. Nach 5 min darf die Lösung in vertikaler Durchsicht nicht stärker gefärbt sein als eine gleichzeitig und unter gleichen Bedingungen hergestellte Referenzlösung mit einer Mischung von 4 ml Ammonium-Lösung (1 ppm NH_4) *R* und 16 ml ammoniumfreiem Wasser *R* (0,2 ppm).

Calcium: Höchstens 2 ppm Ca. Der Gehalt an Calcium wird mit Hilfe der Atomabsorptionsspektroskopie (2.2.23, Methode I) bestimmt.

Untersuchungslösung: Die Substanz.

Referenzlösungen: Die Referenzlösungen (1 bis 5 ppm) werden aus der Calcium-Lösung (400 ppm Ca) *R* hergestellt.

Die Absorption wird bei 422,7 nm unter Verwendung einer Calcium-Hohlkathodenlampe als Strahlungsquelle und einer Luft-Acetylen-Flamme bestimmt.

Kalium: Höchstens 2 ppm K. Der Gehalt an Kalium wird mit Hilfe der Atomemissionsspektroskopie (2.2.22, Methode I) bestimmt.

Untersuchungslösung a: 50,0 ml Substanz werden mit destilliertem Wasser *R* zu 100 ml verdünnt. Mit der Lösung wird eine Bestimmung durchgeführt. Wenn der Gehalt an Kalium größer als 0,75 mg je Liter ist, wird die Substanz vorher mit destilliertem Wasser *R* verdünnt.

Untersuchungslösung b: 50,0 ml Substanz oder falls erforderlich die verdünnte Substanz (vergleiche Untersuchungslösung a) werden mit 1,25 ml Kalium-Lösung (20 ppm K) *R* versetzt und mit destilliertem Wasser *R* zu 100,0 ml verdünnt.

Referenzlösungen: Die Referenzlösungen (0; 0,25; 0,50; 0,75; 1 ppm) werden aus der Kalium-Lösung (20 ppm K) *R* hergestellt.

Die Emission wird bei 766,5 nm gemessen.

Der Gehalt an Kalium in der Substanz wird in ppm nach folgender Formel errechnet

$$\frac{p \cdot n_1 \cdot 0,5}{n_2 - n_1}$$

p = Verdünnungsfaktor zur Herstellung der Untersuchungslösung a
n_1 = Meßwert der Untersuchungslösung a
n_2 = Meßwert der Untersuchungslösung b.

Magnesium: Höchstens 2 ppm Mg. Der Gehalt an Magnesium wird mit Hilfe der Atomabsorptionsspektroskopie (2.2.23, Methode I) bestimmt.

Untersuchungslösung: 10 ml Substanz werden mit destilliertem Wasser *R* zu 100 ml verdünnt.

Referenzlösungen: Die Referenzlösungen (0,1 bis 0,5 ppm) werden aus der Magnesium-Lösung (100 ppm Mg) *R* hergestellt.

Die Absorption wird bei 285,2 nm unter Verwendung einer Magnesium-Hohlkathodenlampe als Strahlungsquelle und einer Luft-Acetylen-Flamme bestimmt.

Natrium: Höchstens 50 ppm Na. Der Gehalt an Natrium wird mit Hilfe der Atomemissionsspektroskopie (2.2.22, Methode I) bestimmt.

Untersuchungslösung: Die Substanz wird verwendet. Wenn der Gehalt an Natrium größer als 10 mg je Liter ist, wird die Substanz mit destilliertem Wasser *R* verdünnt, um eine dem verwendeten Gerät angepaßte Konzentration zu erhalten.

Referenzlösungen: Die Referenzlösungen (0; 2,5; 5,0; 7,5; 10 ppm) werden aus der Natrium-Lösung (200 ppm Na) *R* hergestellt.

Die Emission wird bei 589 nm gemessen.

Quecksilber: Höchstens 0,001 ppm Hg. Der Gehalt an Quecksilber wird mit Hilfe der Atomabsorptionsspektroskopie (2.2.23, Methode I) bestimmt.

Untersuchungslösung: Bei der Probenahme werden 5 ml Salpetersäure *R* je Liter Substanz zugesetzt. In einen 50-ml-Erlenmeyerkolben aus Borosilicatglas mit Schliffstopfen werden 20 ml Substanz gegeben und mit 1 ml verdünnter Salpetersäure *R* versetzt. Nach Umschütteln werden 0,3 ml Bromwasser *R* 1 zugesetzt. Der verschlossene Kolben wird geschüttelt, 4 h lang bei 45 °C erwärmt und erkalten gelassen. Wenn die Lösung nicht gelb gefärbt ist, werden 0,3 ml Bromwasser *R* 1 zugesetzt und erneut 4 h lang bei 45 °C erwärmt. Nach Zusatz von 0,5 ml einer frisch hergestellten Lösung Hydroxylaminhydrochlorid *R* ($10 g \cdot l^{-1}$) wird umgeschüttelt und 20 min lang stehengelassen.

Referenzlösungen: Die Referenzlösungen (0,0005 bis 0,002 ppm Hg) werden durch Verdünnen der Quecksilber-Lösung (1000 ppm Hg) *R* mit einer 5prozentigen Lösung (*V/V*) von verdünnter Salpetersäure *R* frisch hergestellt. Die Referenzlösungen werden wie die Untersuchungslösung weiterbehandelt.

Eine dem verwendeten Gerät angepaßte Menge Lösung wird mit einer dem Fünftel dieses Volumens entsprechenden Menge Zinn(II)-chlorid-Lösung *R* 2 versetzt. Die Vorrichtung zum Einbringen des Quecksilberdampfes wird sofort angeschlossen. Nach 20 s wird ein Strom von Stickstoff *R* als Trägergas durchgeleitet.

Die Absorption wird bei 253,7 nm unter Verwendung einer Quecksilber-Hohlkathodenlampe oder einer Entladungslampe als Strahlungsquelle und einem flammenlosen System als Atomisierungseinrichtung, welche das Einbringen von Quecksilber in Form kalter Dämpfe gestattet, bestimmt.

Schwermetalle (2.4.8): 200 ml Substanz werden in einer Glasschale im Wasserbad auf 20 ml eingedampft. 12 ml Lösung müssen der Grenzprüfung A auf Schwermetalle entsprechen (0,1 ppm). Zur Herstellung der Referenzlösung wird die Blei-Lösung (1 ppm Pb) *R* verwendet.

Zink: Höchstens 0,1 ppm Zn. Der Gehalt an Zink wird mit Hilfe der Atomabsorptionsspektroskopie (2.2.23, Methode I) bestimmt. Zinkfreie Entnahme- und Analysengeräte oder solche, die unter den Verwendungsbedingungen kein Zink abgeben, müssen verwendet werden.

Untersuchungslösung: Die Substanz.

Referenzlösungen: Die Referenzlösungen (0,05 bis 0,15 ppm Zn) werden aus der Zink-Lösung (100 ppm Zn) *R* hergestellt.

Die Absorption wird bei 213,9 nm unter Verwendung einer Zink-Hohlkathodenlampe als Strahlungsquelle und einer Luft-Acetylen-Flamme bestimmt.

Mikrobielle Verunreinigung (2.6.12): Höchstens 10^2 Mikroorganismen je Milliliter, durch Auszählen auf Agarplatten bestimmt.

Bakterien-Endotoxine (2.6.14): Höchstens 0,25 I.E. Bakterien-Endotoxine je Milliliter.

2000, 861

Hämofiltrations- und Hämodiafiltrationslösungen

Solutiones ad haemocolaturam haemodiacolaturamque

Definition

Hämofiltrations- und Hämodiafiltrationslösungen sind Zubereitungen zur parenteralen Anwendung, die Elektrolyte in einer Konzentration und Zusammensetzung enthalten, die annähernd denen des Plasmas entsprechen. Glucose kann in der Zubereitung enthalten sein.

Hämofiltrations- und Hämodiafiltrationslösungen werden in Verkehr gebracht in

- festen oder halbfesten Kunststoffbehältnissen
- flexiblen Kunststoffbehältnissen in versiegelten Schutzhüllen
- Glasbehältnissen.

Behältnisse und Verschlüsse entsprechen den Anforderungen an Behältnisse für Zubereitungen zur parenteralen Anwendung (3.2 Behältnisse).

Verschieden zusammengesetzte Zubereitungen werden verwendet. Die Konzentrationen der Bestandteile liegen normalerweise in folgenden Bereichen:

Tabelle 861-1

	mmol · l^{-1}	mÄq · l^{-1}
Natrium	125 – 150	125 – 150
Kalium	0 – 4,5	0 – 4,5
Calcium	1,0 – 2,5	2,0 – 5,0
Magnesium	0,25 – 1,5	0,50 – 3,0
Acetat und/oder Lactat und/oder Hydrogencarbonat	30 – 60	30 – 60
Chlorid	90 – 120	90 – 120
Glucose	0 – 25	

Enthält die Zubereitung Hydrogencarbonat, wird die Lösung von Natriumhydrogencarbonat in einem getrennten Behältnis in Verkehr gebracht. Sie wird unmittelbar vor der Anwendung der Elektrolytlösung zugesetzt.

In der Hämofiltration und Hämodiafiltration können außerdem Zubereitungen in folgender Zusammensetzung verwendet werden:

Tabelle 861-2

	mmol · l^{-1}	mÄq · l^{-1}
Natrium	130 – 167	130 – 167
Kalium	0 – 4,0	0 – 4,0
Hydrogencarbonat	20 – 167	20 – 167
Chlorid	0 – 147	0 – 147

Antioxidantien wie Metabisulfit dürfen den Zubereitungen nicht zugesetzt werden.

Prüfung auf Identität

Entsprechend der angegebenen Zusammensetzung gibt die Zubereitung folgende Identitätsreaktionen (2.3.1)

- Kalium: Identitätsreaktion b
- Calcium: Identitätsreaktion a
- Natrium: Identitätsreaktion b
- Chlorid: Identitätsreaktion a
- Acetat: Enthält die Zubereitung keine Glucose, wird Identitätsreaktion b durchgeführt.
  Enthält die Zubereitung Glucose, wird die folgende Methode angewendet: 5 ml Zubereitung werden in einem Reagenzglas mit Stopfen und aufgesetztem, gebogenem Überleitungsrohr mit 1 ml Salzsäure *R* versetzt. Die Lösung wird erhitzt, und einige Milliliter des Destillats werden gesammelt. Das Destillat gibt die Identitätsreaktion b auf Acetat.
- Lactat
- Carbonat, Hydrogencarbonat
- Magnesium: 0,1 ml Titangelb-Lösung *R* werden mit 10 ml Wasser *R*, 2 ml Zubereitung und 1 ml Natriumhydroxid-Lösung (1 mol · l^{-1}) versetzt. Eine rosa Färbung entsteht.
- Glucose: 5 ml Zubereitung werden mit 2 ml verdünnter Natriumhydroxid-Lösung *R* und 0,05 ml Kupfer(II)-sulfat-Lösung *R* versetzt. Die Lösung ist blau und klar. Wird die Lösung zum Sieden erhitzt, bildet sich ein reichlicher, roter Niederschlag.

Prüfung auf Reinheit

Aussehen der Lösung: Die Zubereitung muß klar (2.2.1) sein. Ist die Zubereitung frei von Glucose, muß sie farblos (2.2.2, Methode I) sein. Enthält die Zubereitung Glucose, darf sie nicht stärker gefärbt sein als die Farbvergleichslösung G_7 (2.2.2, Methode I).

***p*H-Wert** (2.2.3): Der *p*H-Wert der Zubereitung muß zwischen 5,0 und 7,5 liegen. Enthält die Zubereitung Glucose, muß der *p*H-Wert zwischen 4,5 und 6,5 liegen, enthält sie Hydrogencarbonat muß der *p*H-Wert zwischen 7,0 und 8,5 liegen.

Aluminium (2.4.17): 200 ml Zubereitung werden auf einen *p*H-Wert von 6,0 eingestellt und mit 10 ml Acetat-Pufferlösung *p*H 6,0 *R* versetzt. Die Lösung muß der Grenzprüfung auf Aluminium entsprechen (10 µg · l^{-1}). Zur Herstellung der Referenzlösung wird eine Mischung von 1 ml Aluminium-Lösung (2 ppm Al) *R*, 10 ml Acetat-Pufferlösung *p*H 6,0 *R* und 9 ml Wasser *R* verwendet. Zur Herstellung der Kompensationsflüssigkeit wird eine Mischung von 10 ml Wasser *R* und 10 ml Acetat-Pufferlösung *p*H 6,0 *R* verwendet.

Hydroxymethylfurfural: Ein etwa 25 mg Glucose enthaltendes Volumen (*V*) der Zubereitung wird mit 5,0 ml einer Lösung von *p*-Toluidin *R* (100 g · l^{-1}) in 2-Propanol *R*, die 10 Prozent (*V/V*) Essigsäure 98 % *R* enthält, und 1,0 ml einer Lösung von Barbitursäure *R* (5 g · l^{-1}) versetzt. Die bei 550 nm nach 2 bis 3 min langem Stehenlassen der Mischung gemessene Absorption (2.2.25) darf nicht größer sein als die einer gleichzeitig unter gleichen Bedingungen hergestellten Referenzlösung, die mit einem Volumen (*V*) einer Lösung, das 10 µg Hydroxymethylfurfural *R* enthält, hergestellt wird. Enthält die Zubereitung Hydrogencarbonat wird als Referenzlösung eine Lösung verwendet, die in dem Volumen (*V*) 20 µg Hydroxymethylfurfural *R* enthält.

Partikelkontamination: Die Prüfung „Nichtsichtbare Partikel" (2.9.19) wird mit 50 ml Zubereitung durchgeführt.

Tabelle 861-3

Partikel größer als	10 µm	25 µm
maximale Anzahl je Milliliter	25	3

Entnehmbares Volumen (2.9.17): Die Zubereitung muß der Prüfung „Infusionslösungen" entsprechen.

Sterilität (2.6.1): Die Zubereitung muß der Prüfung entsprechen.

Bakterien-Endotoxine (2.6.14): Höchstens 0,25 I.E. Bakterien-Endotoxine je Milliliter Zubereitung.

Pyrogene (2.6.8): Zubereitungen, bei denen keine validierte Prüfung auf Bakterien-Endotoxine durchgeführt werden kann, müssen der Prüfung entsprechen. Je Kilogramm Körpermasse eines Kaninchens werden 10 ml Zubereitung injiziert.

Gehaltsbestimmung

Natrium: Mindestens 97,5 und höchstens 102,5 Prozent Na des in der Beschriftung angegebenen Gehalts. Der Gehalt an Natrium wird mit Hilfe der Atomabsorptionsspektroskopie (2.2.23, Methode II) bestimmt.

Untersuchungslösung: Falls erforderlich wird die Zubereitung mit Wasser *R* auf eine dem Gerät angepaßte Verdünnung gebracht.

Referenzlösungen: Die Referenzlösungen werden aus der Natrium-Lösung (200 ppm Na) *R* hergestellt.

Die Absorption wird bei 589,0 nm unter Verwendung einer Natrium-Hohlkathodenlampe als Strahlungsquelle und einer Luft-Acetylen- oder Luft-Propan-Flamme bestimmt.

Kalium: Mindestens 95,0 und höchstens 105,0 Prozent K des in der Beschriftung angegebenen Gehalts. Der Gehalt an Kalium wird mit Hilfe der Atomabsorptionsspektroskopie (2.2.23, Methode I) bestimmt.

Untersuchungslösung: Falls erforderlich wird die Zubereitung mit Wasser *R* auf eine dem Gerät angepaßte Verdünnung gebracht. 100 ml Verdünnung werden mit 10 ml einer Lösung von Natriumchlorid *R* (22 g · l^{-1}) versetzt.

Referenzlösungen: Die Referenzlösungen werden aus der Kalium-Lösung (100 ppm K) *R* hergestellt. 100 ml jeder Referenzlösung werden mit 10 ml einer Lösung von Natriumchlorid *R* (22 g · l^{-1}) versetzt.

Die Absorption wird bei 766,5 nm unter Verwendung einer Kalium-Hohlkathodenlampe als Strahlungsquelle und einer Luft-Acetylen- oder Luft-Propan-Flamme bestimmt.

Calcium: Mindestens 95,0 und höchstens 105,0 Prozent Ca des in der Beschriftung angegebenen Gehalts. Der Gehalt an Calcium wird mit Hilfe der Atomabsorptionsspektroskopie (2.2.23, Methode I) bestimmt.

Untersuchungslösung: Falls erforderlich wird die Zubereitung mit Wasser *R* auf eine dem Gerät angepaßte Verdünnung gebracht.

Referenzlösungen: Die Referenzlösungen werden aus der Calcium-Lösung (400 ppm Ca) *R* hergestellt.

Die Absorption wird bei 422,7 nm unter Verwendung einer Calcium-Hohlkathodenlampe als Strahlungsquelle und einer Luft-Acetylen- oder Luft-Propan-Flamme bestimmt.

Magnesium: Mindestens 95,0 und höchstens 105,0 Prozent Mg des in der Beschriftung angegebenen Gehalts. Der Gehalt an Magnesium wird mit Hilfe der Atomabsorptionsspektroskopie (2.2.23, Methode I) bestimmt.

Untersuchungslösung: Falls erforderlich wird die Zubereitung mit Wasser *R* auf eine dem Gerät angepaßte Verdünnung gebracht.

Referenzlösungen: Die Referenzlösungen werden aus der Magnesium-Lösung (100 ppm Mg) *R* hergestellt.

Die Absorption wird bei 285,2 nm unter Verwendung einer Magnesium-Hohlkathodenlampe als Strahlungsquelle und einer Luft-Acetylen- oder Luft-Propan-Flamme bestimmt.

Chlorid: Mindestens 95,0 und höchstens 105,0 Prozent Cl des in der Beschriftung angegebenen Gehalts.

Eine genau gewogene Menge Zubereitung, entsprechend etwa 60 mg Chlorid, wird mit Wasser *R* zu 50 ml verdünnt. Nach Zusatz von 5 ml verdünnter Salpetersäure *R*, 25,0 ml Silbernitrat-Lösung (0,1 mol · l^{-1}) und 2 ml Dibutylphthalat *R* wird geschüttelt und mit Ammoniumthiocyanat-Lösung (0,1 mol · l^{-1}) unter Zusatz von 2 ml Ammoniumeisen(III)-sulfat-Lösung *R* 2 bis zur rötlichen Gelbfärbung titriert.

1 ml Silbernitrat-Lösung (0,1 mol · l^{-1}) entspricht 3,545 mg Cl.

Acetat: Mindestens 95,0 und höchstens 105,0 Prozent Acetat des in der Beschriftung angegebenen Gehalts.

Eine etwa 0,7 mmol Acetat entsprechende Menge Zubereitung wird mit 10,0 ml Salzsäure (0,1 mol · l^{-1}) versetzt. Die Lösung wird mit Natriumhydroxid-Lösung (0,1 mol · l^{-1}) titriert. Das zwischen den beiden mit Hilfe der Potentiometrie (2.2.20) ermittelten Wendepunkten zugesetzte Volumen wird abgelesen.

1 ml Natriumhydroxid-Lösung (0,1 mol · l^{-1}) entspricht 0,1 mmol Acetat.

Lactat: Mindestens 95,0 und höchstens 105,0 Prozent Lactat des in der Beschriftung angegebenen Gehalts.

Eine etwa 0,7 mmol Lactat entsprechende Menge Zubereitung wird mit 10,0 ml Salzsäure (0,1 mol · l^{-1}) und 50 ml Acetonitril *R* versetzt. Die Lösung wird mit

Natriumhydroxid-Lösung (0,1 mol · l^{-1}) titriert. Das zwischen den beiden mit Hilfe der Potentiometrie (2.2.20) ermittelten Wendepunkten zugesetzte Volumen wird abgelesen.

1 ml Natriumhydroxid-Lösung (0,1 mol · l^{-1}) entspricht 0,1 mmol Lactat.

Natriumhydrogencarbonat: Mindestens 95,0 und höchstens 105,0 Prozent Natriumhydrogencarbonat des in der Beschriftung angegebenen Gehalts.

Eine etwa 0,1 g Natriumhydrogencarbonat entsprechende Menge Zubereitung wird mit Salzsäure (0,1 mol · l^{-1}) titriert. Der Endpunkt wird mit Hilfe der Potentiometrie (2.2.20) bestimmt.

1 ml Salzsäure (0,1 mol · l^{-1}) entspricht 8,40 mg $NaHCO_3$.

Lactat, Hydrogencarbonat: Mindestens 95,0 und höchstens 105,0 Prozent des in der Beschriftung angegebenen Gehalts an Lactat und/oder Hydrogencarbonat. Die Bestimmung erfolgt mit Hilfe der Flüssigchromatographie (2.2.29).

Untersuchungslösung: Die zu untersuchende Zubereitung.

Referenzlösungen: In 100 ml Wasser zur Chromatographie *R* werden Lactat und Hydrogencarbonat, genau gewogen, so gelöst, daß die erhaltenen Lösungen etwa 90, 100 und 110 Prozent des in der Beschriftung angegebenen Gehalts entsprechen.

Die Chromatographie kann durchgeführt werden mit
- einer Säule von 0,30 m Länge und 7,8 mm innerem Durchmesser, gepackt mit Kationenaustauscher *R* (9 µm),
- Schwefelsäure (0,005 mol · l^{-1}), mit Helium zur Chromatographie *R* entgast, als mobile Phase bei einer Durchflußrate von 0,6 ml je Minute
- einem Differential-Refraktometer als Detektor,

wobei die Temperatur der Säule bei 85 °C gehalten wird.

20 µl Untersuchungslösung sowie 20 µl jeder Referenzlösung werden 2mal eingespritzt. Werden die Chromatogramme unter den vorgeschriebenen Bedingungen aufgezeichnet, werden die Substanzen in folgender Reihenfolge eluiert: Lactat und Hydrogencarbonat.

Die Konzentrationen an Lactat und Hydrogencarbonat in der Untersuchungslösung werden aus der Fläche des Lactat-Peaks und der Höhe des Hydrogencarbonat-Peaks bestimmt, unter Verwendung des linearen Bereichs der Regressionskurve, die mit den Referenzlösungen erhalten wird.

Reduzierende Zucker (berechnet als wasserfreie Glucose): Mindestens 95,0 und höchstens 105,0 Prozent Glucose des in der Beschriftung angegebenen Gehalts.

Eine etwa 25 mg Glucose entsprechende Menge Zubereitung wird in einem 250-ml-Erlenmeyerkolben mit Schliff mit 25,0 ml Kupfer(II)-citrat-Lösung *R* versetzt. Nach Zusatz einiger Siedesteinchen wird ein Rückflußkühler aufgesetzt, die Lösung innerhalb von 2 min zum Sieden erhitzt und genau 10 min lang im Sieden gehalten. Nach dem Abkühlen wird eine Lösung von 3 g Kaliumiodid *R* in 3 ml Wasser *R* zugesetzt. In kleinen Mengen werden vorsichtig 25 ml einer 25prozentigen Lösung (*m/m*) von Schwefelsäure *R* zugesetzt. Die Lösung wird mit Natriumthiosulfat-Lösung (0,1 mol · l^{-1}) titriert. Gegen Ende der Titration wird Stärke-Lösung *R* zugesetzt. Ein Blindversuch wird mit 25,0 ml Wasser *R* durchgeführt.

Der Gehalt an reduzierenden Zuckern wird als wasserfreie Glucose ($C_6H_{12}O_6$) mit Hilfe folgender Tabelle berechnet:

Tabelle 861-4

Volumen Natriumthiosulfat-Lösung (0,1 mol · l^{-1}) in Milliliter	Wasserfreie Glucose in Milligramm
8	19,8
9	22,4
10	25,0
11	27,6
12	30,3
13	33,0
14	35,7
15	38,5
16	41,3

Lagerung

Nicht unterhalb von 4 °C.

Beschriftung

Die Beschriftung gibt insbesondere an
- die Zusammensetzung in Gramm je Liter und in Millimol je Liter
- die berechnete Osmolarität der Zubereitung ausgedrückt in Milliosmol je Liter
- das Nennvolumen der Hämofiltrations- oder Hämodiafiltrationslösung im Behältnis
- daß die Zubereitung frei von Bakterien-Endotoxinen oder, falls zutreffend, pyrogenfrei ist
- die Lagerungsbedingungen
- daß jeder nicht verwendete Anteil zu verwerfen ist.

Dieser Text entspricht der Eilresolution AP-CSP (00) 3.

2001, 1219

Haemophilus-Typ-B-Impfstoff (konjugiert)

Vaccinum haemophili stirpe b conjugatum

Definition

Haemophilus-Typ-B-Impfstoff (konjugiert) ist eine flüssige oder gefriergetrocknete Zubereitung, die aus einem Polysaccharid besteht, das aus einem geeigneten Stamm von *Haemophilus influenzae* Typ B gewonnen wird und kovalent an ein Trägerprotein gebunden ist. Das Polysaccharid ist Polyribosylribitolphosphat (PRP), ein lineares Copolymer aus 3-β-D-Ribofuranosyl-(1→1)-ribitol-5-phosphat $[(C_{10}H_{19}O_{12}P)_n]$, mit definierter Molekülgröße. Das mit dem Polysaccharid konjugierte Trägerprotein induziert eine T-Lymphozyten-vermittelte Immunantwort der B-Lymphozyten gegen das Polysaccharid.

Haemophilus-Typ-B-Impfstoff (konjugiert) entspricht den Anforderungen der Monographie **Impfstoffe für Menschen (Vaccina ad usum humanum)**.

Herstellung

Allgemeine Voraussetzungen

Das Herstellungsverfahren muß nachweislich konstant Haemophilus-Typ-B-Impfstoff (konjugiert) von angemessener Immunogenität und Unschädlichkeit für den Menschen ergeben. Die Herstellung des PRP und des Trägerproteins beruht auf Saatgutsystemen.

Das Herstellungsverfahren wird einer Validierung unterzogen und muß gewährleisten, daß, falls der Impfstoff geprüft wird, die Zubereitung der „Prüfung auf anomale Toxizität, Prüfung von Sera und Impfstoffen für Menschen" (2.6.9) entspricht.

Während der Entwicklungsstudien und, falls erforderlich, bei der Revalidierung von Herstellungsverfahren wird durch Prüfungen an Tieren gezeigt, daß der Impfstoff regelmäßig eine T-Lymphozyten-vermittelte Immunantwort der B-Lymphozyten auslöst.

Die Stabilität der Fertigzubereitung und geeigneter Zwischenprodukte wird mit Hilfe einer oder mehrerer Indikator-Prüfung/en bestimmt, wie der Bestimmung der Molekülgröße, des freien PRP im Konjugat, der Immunogenität für die Maus. Mit den Ergebnissen dieser Stabilitätsprüfungen werden Freigabekriterien für die Fertigzubereitung zum vorgeschriebenen Nachweis der Wirksamkeit erbracht, die für die angegebene Dauer der Verwendbarkeit den Anforderungen entsprechen.

Bakterielles Saatgut

Die Abwesenheit von Verunreinigungen im Saatgut von *H. influenzae* Typ B wird durch Beimpfung geeigneter Nährmedien und durch mikroskopische Untersuchung eines Gram-Präparats nachgewiesen. Bei starker Vergrößerung werden so viele Gesichtsfelder betrachtet, daß mindestens 10 000 Bakterien untersucht werden.

Das Schutzmedium, das zur Erhaltung der Lebensfähigkeit des Stamms während der Gefriertrocknung oder Lagerung in gefrorenem Zustand verwendet wird, darf keine komplexen Stoffe tierischen Ursprungs enthalten.

Empfohlen wird, das aus dem Saatgut produzierte PRP mit Hilfe der Kernresonanzspektroskopie (2.2.33) zu charakterisieren.

H.-influenzae-Typ-B-Polysaccharid (PRP)

H.-influenzae-Typ-B-Bakterien werden in einem flüssigen Nährmedium gezüchtet, welches keine hochmolekularen Polysaccharide enthält; liegen im Nährmedium Blutgruppensubstanzen vor, so muß das Herstellungsverfahren validiert sein, um sicherzustellen, daß diese Substanzen nach dem Reinigungsschritt des Verfahrens nicht mehr nachweisbar sind. Die bakterielle Reinheit der Kultur wird mit geeigneten Methoden nachgewiesen. Die Kultur kann inaktiviert werden. Das PRP wird von der Kulturflüssigkeit abgetrennt und mit einer geeigneten Methode gereinigt. Flüchtige Substanzen des gereinigten Polysaccharids, einschließlich Wasser, werden mit einer geeigneten Methode, wie der Thermogravimetrie (2.2.34), bestimmt. Die Ergebnisse der nachstehenden Bestimmungen dienen dazu, die Ergebnisse der Prüfungen bezogen auf die Trockenmasse der Substanz zu berechnen.

Nur ein PRP, das den nachfolgenden Prüfungen entspricht, darf für die Konjugat-Herstellung verwendet werden:

Identität: Die Identität des PRP wird mit einer immunchemischen Methode (2.7.1) oder einer anderen geeigneten Methode bestimmt, wie der ^{1}H-Kernresonanzspektroskopie (2.2.33).

Molekülgröße: Die Bestimmung erfolgt mit Hilfe der Ausschlußchromatographie (2.2.30). Dabei wird der Prozentsatz des PRP, das vor einem bestimmten Wert von K_D oder innerhalb eines bestimmten Intervalls von K_D eluiert wird, bestimmt. Ein zulässiger Grenzwert wird für jedes Produkt festgelegt, und jede Charge PRP muß diesem Grenzwert entsprechen. Zur Information sind in Tab. 1219-1 die vorgeschriebenen Grenzwerte zur Zeit zugelassener Produkte für die angegebene stationäre Phase aufgeführt. Falls zutreffend kann auch die Molekülgröße nach chemischer Modifizierung des Polysaccharids bestimmt werden.

Flüssigchromatographie (2.2.29) mit Mehrfachwinkel-Laserlicht-Streuung kann ebenfalls für die Bestimmung der Molekülgrößenverteilung verwendet werden.

An Stelle der Bestimmung der Verteilung der Molekülgröße kann eine validierte Bestimmung des Polymerisationsgrades oder der mittleren relativen Molekülmasse und deren Verteilung durchgeführt werden.

Ribose (2.5.31): Mindestens 32 Prozent, berechnet auf die getrocknete Substanz.

Phosphor (2.5.18): 6,8 bis 9,0 Prozent, berechnet auf die getrocknete Substanz.

Protein (2.5.16): Höchstens 1,0 Prozent, berechnet auf die getrocknete Substanz. Eine ausreichende PRP-Menge muß verwendet werden, um den Nachweis von mindestens 1 Prozent Protein zu ermöglichen.

Nukleinsäuren (2.5.17): Höchstens 1,0 Prozent, berechnet auf die getrocknete Substanz.

Bakterien-Endotoxine (2.6.14): Höchstens 25 I.E. Bakterien-Endotoxine je Mikrogramm PRP.

Reagenzien-Rückstände: Falls erforderlich wird geprüft, ob Rückstände der für die Inaktivierung oder Reinigung verwendeten Reagenzien noch nachweisbar sind. Für jedes Produkt wird für jedes Reagenz ein zulässiger oberer Grenzwert festgelegt; für jede PRP-Charge muß nachgewiesen werden, daß die Reagenzien-Rückstände unterhalb dieser Grenzwerte liegen. Wurde mit Validierungsprüfungen die Entfernung von Reagenzien-Rückständen nachgewiesen, so kann die Prüfung für das entsprechende PRP-Produkt entfallen.

Tab. 1219-1: Eigenschaften und Anforderungen an PRP und Trägerprotein in zur Zeit zugelassenen Impfstoffen

Trägerprotein			Haemophilus-Polysaccharid		Konjugation	
Art	**Reinheit**	**Menge je Dosis**	**Molekülgröße**	**Menge je Dosis**	**Bindungsmethode**	**Verfahren**
Diphtherie-Toxoid	> 1500 Lf je Milligramm Stickstoff	18 µg	niedermolekulares PRP K_D: 0,6 – 0,7 auf quervernetzter Agarose zur Chromatographie *R*	25 µg	PRP-Aktivierung mit Bromcyan	aktiviertes Diphtherie-Toxoid (D-AH$^+$), mit Bromcyan aktiviertes PRP
Tetanus-Toxoid	> 1500 Lf je Milligramm Stickstoff	20 µg	PRP ≥ 50 % ≤ K_D: 0,30 auf quervernetzter Agarose zur Chromatographie *R*	10 µg	Carbodiimid	mit ADH aktiviertes PRP (PRP-kov.-AH) + Tetanus-Toxoid + EDAC
Diphtherie-Protein CRM 197	> 90 Prozent Diphtherie-Protein	25 µg	niedermolekulares PRP Dp = 15–35 oder 10–35	10 µg	reduktive Aminierung (in einem Schritt) oder Aktivierung mit *N*-Hydroxysuccinimid	direkte Bindung von PRP mit CRM 197 (Aktivierung mit Cyanoborhydrid)
Protein der äußeren Zellmembran (OMP) von *N. meningitidis*, Gruppe B	Vesikel der äußeren Proteinmembran: ≤ 8 Prozent der Lipopolysaccharide	125 µg oder 250 µg	niedermolekulares PRP K_D < 0,6 auf quervernetzter Agarose zur Chromatographie *R* oder $M_W > 50 \cdot 10^3$	7,5 µg oder 15 µg	Thioetherbindung	PRP-Aktivierung mit CDI PRP-IM + BuA2 + BrAc = PRP-BuA2-BrAc + OMP thioaktiviert

Abkürzungen:
ADH: Adipinsäure-dihydrazid
BrAc: Bromacetylchlorid
BuA2: Butan-1,4-diamid
CDI: Carbonyldiimidazol
Dp: Polymerisationsgrad
EDAC: 1-Ethyl-3-(3-dimethylaminopropyl)carbodiimid
IM: Imidazol
M_W: mittlere Molekülmasse
OMP: outer membrane protein (= Proteinkomplex der äußeren Zellmembran)

Trägerprotein

Das Trägerprotein muß so gewählt werden, daß es nach Konjugation mit PRP eine T-Lymphozyten-vermittelte Immunantwort induziert. In Tab. 1219-1 sind die zur Zeit zugelassenen Trägerproteine und die Konjugationsverfahren aufgeführt. Die Trägerproteine werden mit geeigneten Bakterienkulturen hergestellt. Die Kulturen müssen nachweislich frei von bakterieller Verunreinigung sein. Die Kultur kann inaktiviert werden. Das Trägerprotein wird mit Hilfe einer geeigneten Methode gereinigt.

Nur ein Trägerprotein, das den nachfolgenden Prüfungen entspricht, darf für die Konjugatherstellung verwendet werden.

Identität: Die Identität des Trägerproteins wird mit Hilfe einer geeigneten immunchemischen Methode (2.7.1) bestimmt.

Sterilität (2.6.1): Für jedes Nährmedium müssen 10 ml oder eine 100 Dosen entsprechende Menge geprüft werden, jedoch jeweils die kleinere Menge.

Diphtherie-Toxoid: Das Diphtherie-Toxoid wird entsprechend der Monographie **Diphtherie-Adsorbat-Impfstoff (Vaccinum diphtheriae adsorbatum)** hergestellt und entspricht den Prüfvorschriften für gereinigtes Toxoid im Bulk.

Tetanus-Toxoid: Das Tetanus-Toxoid wird entsprechend der Monographie **Tetanus-Adsorbat-Impfstoff (Vaccinum tetani adsorbatum)** hergestellt und entspricht den Prüfvorschriften für gereinigtes Toxoid im Bulk mit der Ausnahme, daß die antigene Reinheit mindestens 1500 Lf je Milligramm Proteinstickstoff enthält.

Diphtherie-Protein CRM 197: Mit Hilfe einer geeigneten Methode bestimmt, muß der Gehalt an Diphtherie-Protein CRM 197 mindestens 90 Prozent betragen. Für die Validierung oder routinemäßig muß mit geeigneten Methoden nachgewiesen werden, daß das Produkt nicht toxisch ist.

Proteinkomplex der äußeren Zellmembran (OMP) von *Neisseria meningitidis,* Gruppe B: OMP (outer membrane protein) muß den Anforderungen der Prüfungen „Lipopolysaccharide" und „Pyrogene" entsprechen:

Lipopolysaccharide: Der mit einer geeigneten Methode bestimmte Gehalt an Lipopolysacchariden beträgt höchstens 8 Prozent.

Pyrogene (2.6.8): Je Kilogramm Körpermasse eines Kaninchens werden 0,25 µg OMP injiziert.

Konjugat als Bulk

Für die Konjugationsreaktion muß PRP chemisch modifiziert werden, was im allgemeinen mit einer teilweisen Depolymerisierung vor oder während der Modifikation verbunden ist. In das Trägerprotein oder das PRP können vor der Konjugation reaktive funktionelle Gruppen oder Moleküleinschübe eingebaut werden. Um den Ablauf der Reaktion zu überprüfen, wird der Derivatisierungsgrad bestimmt. Über eine kovalente Bindung entsteht das PRP-Trägerprotein-Konjugat. In einem Reinigungsschritt werden Reagenzien-Rückstände entfernt. Gegebenenfalls werden mit Hilfe von geeigneten Substanzen noch vorhandene freie funktionelle Gruppen inaktiviert.

Für die Herstellung des fertigen Impfstoffs als Bulk darf nur ein Konjugat als Bulk verwendet werden, das den Anforderungen der folgenden Prüfungen entspricht. Dabei werden für jede Prüfung und für jedes Produkt zulässige Grenzwerte festgelegt. Jede Charge des Konjugats muß diesen Anforderungen nachweislich entsprechen. In Tab. 1219-2 sind die zulässigen Grenzwerte einiger Prüfungen für zur Zeit zugelassene Produkte aufgeführt. Bei gefriergetrockneten Impfstoffen können bestimmte Prüfungen mit der Fertigzubereitung – und nicht mit dem Konjugat als Bulk – durchgeführt werden, wenn der zu prüfende Bestandteil bei der Gefriertrocknung verändert werden könnte.

PRP: Der Gehalt an PRP wird durch die Bestimmung des Phosphors (2.5.18), der Ribose (2.5.31) oder mit einer geeigneten immunchemischen Methode (2.7.1) bestimmt.

Protein: Der Gehalt an Protein wird mit Hilfe einer geeigneten chemischen Methode bestimmt (zum Beispiel: 2.5.16).

PRP/Protein-Quotient: Der Quotient PRP/Protein wird berechnet.

Tab. 1219-2: Anforderungen an Konjugat als Bulk zur Zeit zugelassener Impfstoffe

Prüfung	**Trägerprotein**			
	Diphtherie-Toxoid	**Tetanus-Toxoid**	**CRM 197**	**OMP**
freies PRP	< 37 %	< 20 %	< 25 %	< 15 %
freies Protein	< 4 %	< 1 %; falls zutreffend	< 1 % oder < 2 %; je nach Konjugationsverfahren	nicht zutreffend
PRP/Protein-Quotient	1,25–1,8	0,30–0,55	0,3–0,7	0,05–0,1
Molekülgröße (K_D): quervernetzte Agarose zur Chromatographie *R*	95 % < 0,75	60 % < 0,2	50 % 0,3–0,6	85 % < 0,3
quervernetzte Agarose zur Chromatographie *R* 1	0,6–0,7	85 % < 0,5		

H

Monographien

Molekülgröße: Mit Hilfe der Ausschlußchromatographie (2.2.30) wird die Bestimmung der Molekülgrößen durchgeführt.

Freies PRP: Nach Elimination des Konjugats erfolgt die Bestimmung des freien PRP zum Beispiel mit Hilfe einer der folgenden Methoden: Anionenaustausch-, Ausschlußchromatographie oder hydrophobe Chromatographie, Ultrafiltration oder andere validierte Verfahren.

Freies Trägerprotein: Der Gehalt an freiem Trägerprotein wird entweder direkt mit einer geeigneten Methode bestimmt oder indirekt rechnerisch mit Hilfe der Ergebnisse anderer Prüfungen ermittelt. Der Gehalt muß innerhalb der für das Produkt vorgeschriebenen Grenzwerte liegen.

Freie funktionelle Gruppen: Das Konjugat als Bulk darf keine freien funktionellen Gruppen besitzen; zumindest muß bei der Validierung des Herstellungsverfahrens nachgewiesen sein, daß die im Bulk noch vorhandenen freien funktionellen Gruppen im weiteren Herstellungsprozeß ihre Aktivität verlieren (zum Beispiel auf Grund ihrer kurzen Halbwertszeit).

Reagenzien-Rückstände: Durch die Validierung des Verfahrens oder mit Hilfe geeigneter Methoden muß sichergestellt sein, daß Reagenzien-Rückstände eliminiert sind: Zum Beispiel dürfen Cyanid, EDAC (Ethyldimethylaminopropylcarbodiimid) und Phenol nicht mehr nachweisbar sein.

Sterilität (2.6.1): Für jedes Nährmedium müssen 10 ml oder eine 100 Dosen entsprechende Menge geprüft werden, jedoch jeweils die kleinere Menge.

Fertiger Impfstoff als Bulk

Das Konjugat als Bulk wird mit einem geeigneten Verdünnungsmittel auf die Konzentration der Fertigzubereitung gebracht. Vor dem Verdünnen dürfen Adjuvantien, Konservierungsmittel und Stabilisatoren zugesetzt werden.

Nur ein fertiger Impfstoff als Bulk, der den Anforderungen folgender Prüfungen entspricht, darf zur Herstellung der Fertigzubereitung verwendet werden:

Konservierungsmittel: Wurde ein Konservierungsmittel verwendet, so muß dessen Gehalt mit einer geeigneten chemischen oder physikalisch-chemischen Methode bestimmt werden. Der Gehalt muß mindestens 85 und darf höchstens 115 Prozent des vorgesehenen Gehalts betragen.

Sterilität (2.6.1): Der fertige Impfstoff als Bulk muß der Prüfung entsprechen. Die Prüfung wird mit 10 ml Zubereitung je Nährmedium durchgeführt.

Fertigzubereitung

Nur eine Fertigzubereitung, die der „Prüfung auf Identität" und der „Prüfung auf Reinheit" entspricht, darf zur Anwendung freigegeben werden. Vorausgesetzt, daß die Prüfung „Konservierungsmittel" für den fertigen Impfstoff als Bulk erfolgt ist, kann sie für die Fertigzubereitung entfallen.

***p*H-Wert** (2.2.3): Der *p*H-Wert des – gegebenenfalls rekonstituierten – Impfstoffs muß innerhalb der für das jeweilige Produkt zugelassenen Grenzen liegen.

Freies PRP: Nach Elimination des Konjugats erfolgt die Bestimmung des ungebundenen Proteins zum Beispiel mit Hilfe einer der folgenden Methoden: Anionenaustausch-, Ausschlußchromatographie oder hydrophobe Chromatographie, Ultrafiltration oder andere validierte Verfahren. Der Anteil an freiem PRP darf nicht größer sein als der für jedes einzelne Produkt zugelassene Anteil.

Prüfung auf Identität

Die Identität des Impfstoffs wird mit Hilfe einer für PRP geeigneten immunchemischen Methode (2.7.1) bestimmt.

Prüfung auf Reinheit

PRP: Der Gehalt an PRP wird mit der Bestimmung des Phosphors (2.5.18), der Ribose (2.5.31), mit einer geeigneten immunchemischen Methode (2.7.1) oder mit Hilfe der Flüssigchromatographie (2.2.29, Anionenaustauschchromatographie mit gepulster, amperometrischer Detektion) bestimmt. Der Impfstoff muß mindestens 80 Prozent der in der Beschriftung angegebenen PRP-Menge enthalten.

Aluminium: Liegt der zu prüfende Impfstoff als Adsorbat an Aluminiumhydroxid vor, so muß er den Anforderungen der Prüfung der Monographie **Impfstoffe für Menschen** entsprechen.

Konservierungsmittel: Falls zutreffend wird der Gehalt des Konservierungsmittels mit einer geeigneten chemischen oder physikalisch-chemischen Methode bestimmt. Der Gehalt muß mindestens dem gerade noch wirksamen Gehalt entsprechen und darf höchstens 115 Prozent des in der Beschriftung angegebenen Gehalts betragen.

Wasser (2.5.12): Der gefriergetrocknete Impfstoff darf höchstens 3,0 Prozent Wasser enthalten.

Sterilität (2.6.1): Der Impfstoff muß der Prüfung entsprechen.

Pyrogene (2.6.8): Der Impfstoff muß der Prüfung entsprechen. Je nach Trägerprotein des Impfstoffs wird einem Kaninchen je Kilogramm Körpermasse eine Impfstoffmenge injiziert, die 1 µg PRP für das Diphtherie-Toxoid oder -Protein CRM 197 oder 0,1 µg PRP für das Tetanus-Toxoid oder 0,025 µg PRP für das OMP entspricht.

Lagerung

Entsprechend **Impfstoffe für Menschen**.

Beschriftung

Entsprechend **Impfstoffe für Menschen**.

Die Beschriftung gibt insbesondere an

- die Menge an PRP in Mikrogramm je Einzeldosis für den Menschen
- das Trägerprotein des Impfstoffs und seine Menge je Einzeldosis für den Menschen.

2001, 1510

Hagebuttenschalen
Rosae pseudo-fructus

Definition

Hagebuttenschalen bestehen aus den von den Nüßchen befreiten, mit Resten der getrockneten Kelchblätter behafteten Achsenbechern der Scheinfrüchte von *Rosa canina* L., *R. pendulina* L. und anderen Rosenarten. Die Droge enthält mindestens 0,3 Prozent Ascorbinsäure ($C_6H_8O_6$; M_r 176,1), berechnet auf die getrocknete Droge.

Eigenschaften

Die Droge weist die unter „Prüfung auf Identität, A und B" beschriebenen makroskopischen und mikroskopischen Eigenschaften auf.

Prüfung auf Identität

A. Die Droge besteht aus Bruchstücken des fleischigen, hellrosa- bis orangerosafarbenen, hohlen, krugförmigen Achsenbechers, der Reste der reduzierten Kelchblätter trägt, dessen konvexe äußere Oberfläche glänzend sowie sehr runzelig ist und dessen hellere innere Oberfläche reichlich mit borstenartigen Haaren besetzt ist.

B. Die Droge wird pulverisiert (355). Das Pulver ist orangegelb. Die Prüfung erfolgt unter dem Mikroskop, wobei Chloralhydrat-Lösung *R* verwendet wird. Das Pulver zeigt zahlreiche Fragmente des Achsenbechers, dessen äußere Epidermiszellen einen orangegelben Inhalt aufweisen und mit einer dicken Kutikula versehen sind; die innere Epidermis besteht aus dünnwandigen Zellen mit Calciumoxalatdrusen und gelegentlich mit Calciumoxalatprismen; verstreut finden sich der Haarbasis zugehörige, verholzte Zellen von gleichem Durchmesser sowie mit verdickten, getüpfelten Wänden; reichlich kommen einzellige Haare vor, die bis 2 mm lang und 30 bis 45 µm dick sind, sich den Enden zu verschmälern und stark verdickte Wände haben; ihre wachsartige Kutikula kann spiralförmige Risse zeigen; zahlreich sind ölige, orangegelbe Kugeln vorhanden.

C. Die Prüfung erfolgt mit Hilfe der Dünnschichtchromatographie (2.2.27) unter Verwendung einer DC-Platte mit Kieselgel F_{254} *R*.

Untersuchungslösung: 5 g pulverisierte Droge (355) werden 30 min lang mit 25 ml Ethanol 96 % *R* geschüttelt und abfiltriert.

Referenzlösung: 10 mg Ascorbinsäure *R* werden in 5,0 ml Ethanol 60 % *R* gelöst.

Auf die Platte werden 20 µl Untersuchungslösung und 2 µl Referenzlösung aufgetragen. Die Chromatographie erfolgt mit einer Mischung von 5 Volumteilen Essigsäure *R*, 5 Volumteilen Aceton *R*, 20 Volumteilen Methanol *R* und 70 Volumteilen Toluol *R* über eine Laufstrecke von 15 cm. Die Platte wird an der Luft trocknen gelassen und im ultravioletten Licht bei 254 nm ausgewertet. Das Chromatogramm der Untersuchungslösung zeigt eine fluoreszenzlöschende Zone, die in bezug auf ihre Lage der Hauptzone im Chromatogramm der Referenzlösung entspricht. Die Platte wird mit einer Lösung von Dichlorphenolindophenol *R* ($0{,}2\ g \cdot l^{-1}$) in Ethanol 96 % *R* besprüht und im Tageslicht ausgewertet. Das Chromatogramm der Untersuchungslösung zeigt auf rosafarbenem Grund eine weiße Zone (Ascorbinsäure), die in bezug auf ihre Lage und Farbe der Hauptzone im Chromatogramm der Referenzlösung entspricht. Das Chromatogramm zeigt auch eine intensiv orangegelbe Zone nahe der Fließmittelfront sowie eine gelbe Zone im oberen Drittel (Karotinoide).

Prüfung auf Reinheit

Fremde Bestandteile (2.8.2): Höchstens 1 Prozent.

Trocknungsverlust (2.2.32): Höchstens 10,0 Prozent, mit 1,000 g pulverisierter Droge (355) durch Trocknen im Trockenschrank bei 100 bis 105 °C bestimmt.

Asche (2.4.16): Höchstens 5,0 Prozent.

Gehaltsbestimmung

Untersuchungslösung: 0,500 g frisch pulverisierte Droge (710) werden in einem Rundkolben mit 50,0 ml einer Lösung von 1,0 g Oxalsäure *R* in Methanol *R* versetzt. Die Mischung wird unter Rückflußkühlung 10 min lang im Sieden gehalten, danach in einer Eis-Wasser-Mischung auf 15 bis 20 °C abgekühlt und filtriert. 2,0 ml des Filtrats werden in einem 50-ml-Erlenmeyerkolben mit 2,0 ml Dichlorphenolindophenol-Lösung *R* und nach genau 60 s mit 0,5 ml einer Lösung von Thioharnstoff *R* ($100\ g \cdot l^{-1}$) in Ethanol 50 % *R* sowie 0,7 ml Dinitrophenylhydrazin-Schwefelsäure *R* versetzt, wobei jeweils leicht umzuschwenken ist. Die Lösung wird 75 min lang bei 50 °C zum Rückfluß erhitzt und sofort 5 min lang in einer Eis-Wasser-Mischung abgekühlt. Danach wird sie tropfenweise mit 5,0 ml einer Mischung von 12 ml Wasser *R* und 50 ml Schwefelsäure *R* versetzt. Das Zutropfen muß mindestens 90 s und darf höchstens 120 s dauern. Während der Dauer des Zutropfens muß die Lösung in der Eis-Wasser-Mischung bleiben und kräftig gerührt werden. Nach 30 min langem Stehenlassen bei Raumtemperatur wird die Absorption (2.2.25) der Lösung bei 520 nm gegen die Kompensationsflüssigkeit a gemessen.

Kompensationsflüssigkeit a: 2,0 ml des bei der Herstellung der Untersuchungslösung erhaltenen Filtrats werden wie vorstehend angegeben behandelt, wobei jedoch Dinitrophenylhydrazin-Schwefelsäure *R* erst unmittelbar vor der Messung zugegeben wird.

Referenzlösung: 40,0 mg Ascorbinsäure *R* werden in einer frisch hergestellten Lösung von Oxalsäure *R* ($20\ g \cdot l^{-1}$) in Methanol *R* zu 100,0 ml gelöst. 5,0 ml Lösung werden mit der methanolischen Oxalsäure-Lösung zu 100,0 ml verdünnt. 2,0 ml dieser Lösung werden wie die 2,0 ml des bei der Herstellung der Untersuchungslösung erhaltenen Filtrats weiterbehandelt. Die

Absorption (2.2.25) wird bei 520 nm gegen die Kompensationsflüssigkeit b gemessen.

Kompensationsflüssigkeit b: 2,0 ml Referenzlösung werden wie die Kompensationsflüssigkeit a behandelt.

Der Prozentgehalt an Ascorbinsäure errechnet sich nach der Formel

$$\frac{2{,}5 \cdot A_1 \cdot m_2}{A_2 \cdot m_1}$$

A_1 = Absorption der Untersuchungslösung
A_2 = Absorption der Referenzlösung
m_1 = Einwaage der Droge in Gramm
m_2 = Einwaage der Ascorbinsäure in Gramm.

Lagerung

Gut verschlossen, vor Licht geschützt.

Dieser Text enthält für die englisch- und/oder französischsprachige 4. Ausgabe 2002 vorgesehene Berichtigungen.

2001, 616

Haloperidol

Haloperidolum

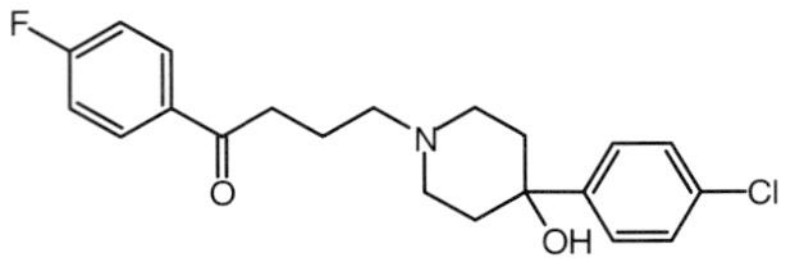

$C_{21}H_{23}ClFNO_2$ M_r 375,9

Definition

Haloperidol enthält mindestens 99,0 und höchstens 101,0 Prozent 4-[4-(4-Chlorphenyl)-4-hydroxypiperidin-1-yl]-1-(4-fluorphenyl)butan-1-on, berechnet auf die getrocknete Substanz.

Eigenschaften

Weißes bis fast weißes Pulver; praktisch unlöslich in Wasser, schwer löslich in Dichlormethan, Ethanol und Methanol.

Prüfung auf Identität

1: B, E.
2: A, C, D, E.

A. Schmelztemperatur (2.2.14): 150 bis 153 °C.

B. Die Prüfung erfolgt mit Hilfe der IR-Spektroskopie (2.2.24) durch Vergleich des Spektrums der Substanz mit dem von Haloperidol *CRS*. Die Prüfung erfolgt mit Hilfe von Preßlingen.

C. Die Prüfung erfolgt mit Hilfe der Dünnschichtchromatographie (2.2.27) unter Verwendung einer Schicht eines geeigneten octadecylsilylierten Kieselgels.

Untersuchungslösung: 10 mg Substanz werden in Methanol *R* zu 10 ml gelöst.

Referenzlösung a: 10 mg Haloperidol *CRS* werden in Methanol *R* zu 10 ml gelöst.

Referenzlösung b: 10 mg Haloperidol *CRS* und 10 mg Bromperidol *CRS* werden in Methanol *R* zu 10 ml gelöst.

Auf die Platte wird 1 µl jeder Lösung aufgetragen. Die Chromatographie erfolgt ohne Kammersättigung mit einer Mischung von 10 Volumteilen Tetrahydrofuran *R*, 45 Volumteilen Methanol *R* und 45 Volumteilen einer Lösung von Natriumchlorid *R* ($58\ g \cdot l^{-1}$) über eine Laufstrecke von 15 cm. Die Platte wird an der Luft trocknen gelassen und im ultravioletten Licht bei 254 nm ausgewertet. Der Hauptfleck im Chromatogramm der Untersuchungslösung entspricht in bezug auf Lage und Größe dem Hauptfleck im Chromatogramm der Referenzlösung a. Die Prüfung darf nur ausgewertet werden, wenn das Chromatogramm der Referenzlösung b zwei Flecke zeigt, die möglicherweise nicht vollständig voneinander getrennt sind.

D. Etwa 10 mg Substanz werden in 5 ml wasserfreiem Ethanol *R* gelöst. Nach Zusatz von 0,5 ml Dinitrobenzol-Lösung *R* und 0,5 ml ethanolischer Kaliumhydroxid-Lösung ($2\ mol \cdot l^{-1}$) *R* entsteht eine Violettfärbung, die innerhalb von 20 min rotbraun wird.

E. 0,1 g Substanz werden in einem Porzellantiegel mit 0,5 g wasserfreiem Natriumcarbonat *R* versetzt und anschließend über offener Flamme 10 min lang erhitzt. Nach dem Erkalten wird der Rückstand in 5 ml verdünnter Salpetersäure *R* aufgenommen und die Mischung filtriert. 1 ml Filtrat, mit 1 ml Wasser *R* versetzt, gibt die Identitätsreaktion a auf Chlorid (2.3.1).

Prüfung auf Reinheit

Aussehen der Lösung: 0,2 g Substanz werden in 20 ml einer 1prozentigen Lösung (*V/V*) von Milchsäure *R* gelöst. Die Lösung muß klar (2.2.1) und darf nicht stärker gefärbt sein als die Farbvergleichslösung G_7 (2.2.2, Methode II).

Verwandte Substanzen: Die Prüfung erfolgt mit Hilfe der Flüssigchromatographie (2.2.29).

Die Lösungen müssen unmittelbar vor Gebrauch und unter Lichtschutz hergestellt werden.

Untersuchungslösung: 0,100 g Substanz werden in Methanol *R* zu 10,0 ml gelöst.

Referenzlösung a: 5,0 mg Haloperidol *CRS* und 2,5 mg Bromperidol *CRS* werden in Methanol *R* zu 50,0 ml gelöst.

Referenzlösung b: 5,0 ml Untersuchungslösung werden mit Methanol *R* zu 100,0 ml verdünnt. 1,0 ml dieser Lösung wird mit Methanol *R* zu 10,0 ml verdünnt.

Die Chromatographie kann durchgeführt werden mit
– einer Säule aus rostfreiem Stahl von 0,1 m Länge und 4,6 mm innerem Durchmesser, gepackt mit desakti-

viertem, octadecylsilyliertem Kieselgel zur Chromatographie *R* (3 µm)

- einer Mischung der mobilen Phasen A und B unter Einsatz der Gradientenelution bei einer Durchflußrate von 1,5 ml je Minute gemäß der Tabelle

  Mobile Phase A: eine Lösung von Tetrabutylammoniumhydrogensulfat *R* (17 g · l^{-1})

  Mobile Phase B: Acetonitril *R*

Zeit (min)	Mobile Phase A (% *V/V*)	Mobile Phase B (% *V/V*)	Erläuterungen
0 – 15	90→50	10→50	linearer Elutionsgradient
15 – 20	50	50	isokratisch
20 – 25	90	10	zurück zum Anfangsgleichgewicht
25 = 0	90	10	Neubeginn des Gradienten

- einem Spektrometer als Detektor bei einer Wellenlänge von 230 nm.

Die Säule wird mindestens 30 min lang bei einer Durchflußrate von 1,5 ml je Minute mit Acetonitril *R* äquilibriert, worauf mindestens 5 min lang zur Anfangszusammensetzung zurückgekehrt wird.

Die Empfindlichkeit des Systems wird so eingestellt, daß die Höhe des Hauptpeaks im Chromatogramm mit 10 µl Referenzlösung b mindestens 50 Prozent des maximalen Ausschlags beträgt.

10 µl Referenzlösung a werden eingespritzt. Wird das Chromatogramm unter den vorgeschriebenen Bedingungen aufgezeichnet, betragen die Retentionszeiten für Haloperidol etwa 5,5 min und für Bromperidol etwa 6 min. Die Prüfung darf nur ausgewertet werden, wenn die Auflösung zwischen den Peaks von Haloperidol und Bromperidol mindestens 3,0 beträgt. Falls erforderlich wird die Konzentration von Acetonitril in der mobilen Phase oder das Zeitprogramm der Gradientenelution geändert.

10 µl Methanol *R* als Blindlösung und je 10 µl Untersuchungslösung und Referenzlösung b werden eingespritzt. Im Chromatogramm der Untersuchungslösung darf keine Peakfläche, mit Ausnahme der des Hauptpeaks, größer sein als die Fläche des Hauptpeaks im Chromatogramm der Referenzlösung b (0,5 Prozent). Im Chromatogramm der Untersuchungslösung darf die Summe aller Peakflächen, mit Ausnahme der des Hauptpeaks, nicht größer sein als das 2fache der Fläche des Hauptpeaks im Chromatogramm der Referenzlösung b (1 Prozent). Peaks der Blindlösung und Peaks, deren Fläche kleiner ist als das 0,1fache der Fläche des Hauptpeaks im Chromatogramm der Referenzlösung b, werden nicht berücksichtigt.

Trocknungsverlust (2.2.32): Höchstens 0,5 Prozent, mit 1,000 g Substanz durch Trocknen im Trockenschrank bei 100 bis 105 °C bestimmt.

Sulfatasche (2.4.14): Höchstens 0,1 Prozent, mit 1,0 g Substanz unter Verwendung eines Platintiegels bestimmt.

Gehaltsbestimmung

0,300 g Substanz, in 50 ml einer Mischung von 1 Volumteil wasserfreier Essigsäure *R* und 7 Volumteilen Ethylmethylketon *R* gelöst, werden nach Zusatz von 0,2 ml Naphtholbenzein-Lösung *R* mit Perchlorsäure (0,1 mol · l^{-1}) titriert.

1 ml Perchlorsäure (0,1 mol · l^{-1}) entspricht 37,59 mg $C_{21}H_{23}ClFNO_2$.

Lagerung

Gut verschlossen, vor Licht geschützt.

Verunreinigungen

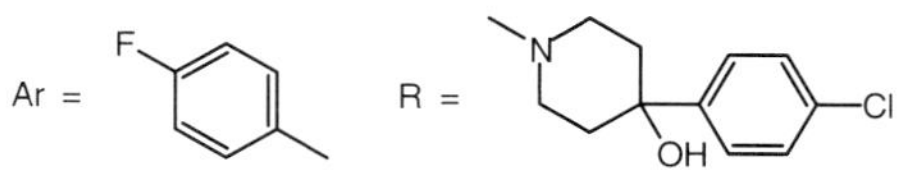

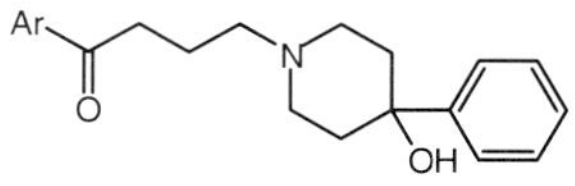

A. 1-(4-Fluorphenyl)-4-(4-hydroxy-4-phenylpiperidin-1-yl)butan-1-on

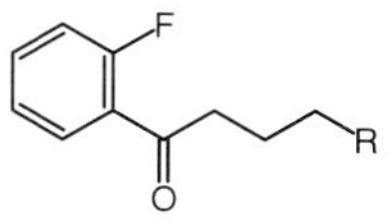

B. 4-[4-(4-Chlorphenyl)-4-hydroxypiperidin-1-yl]-1-(2-fluorphenyl)butan-1-on

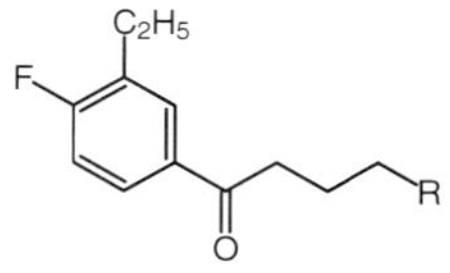

C. 4-[4-(4-Chlorphenyl)-4-hydroxypiperidin-1-yl]-1-(3-ethyl-4-fluorphenyl)butan-1-on

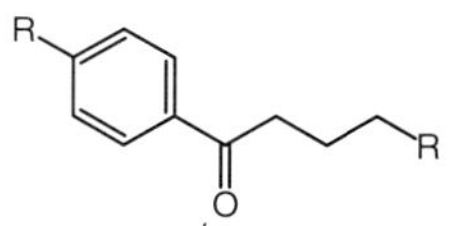

D. 4-[4-(4-Chlorphenyl)-4-hydroxypiperidin-1-yl]-1-[4-[4-(4-chlorphenyl)-4-hydroxypiperidin-1-yl]=phenyl]butan-1-on

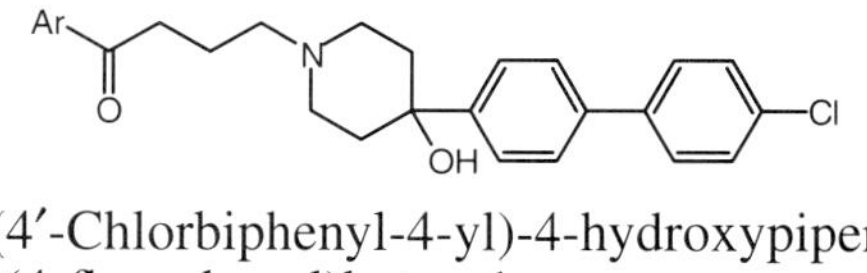

E. 4-[4-(4′-Chlorbiphenyl-4-yl)-4-hydroxypiperidin-1-yl]-1-(4-fluorphenyl)butan-1-on

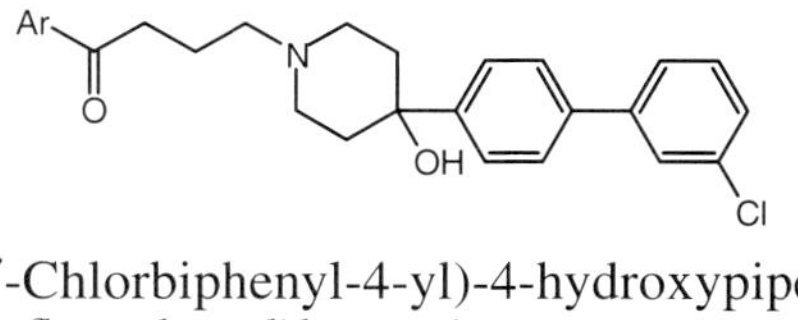

F. 4-[4-(3′-Chlorbiphenyl-4-yl)-4-hydroxypiperidin-1-yl]-1-(4-fluorphenyl)butan-1-on.

2000, 1431

Haloperidoldecanoat

Haloperidoli decanoas

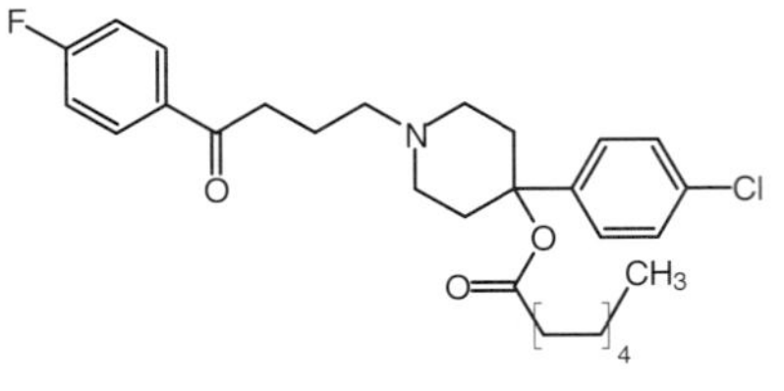

$C_{31}H_{41}ClFNO_3$ M_r 530,1

Definition

Haloperidoldecanoat enthält mindestens 98,5 und höchstens 101,0 Prozent 4-(4-Chlorphenyl)-1-[4-(4-fluorphenyl)-4-oxobutyl]piperidin-4-yl-decanoat, berechnet auf die getrocknete Substanz.

Eigenschaften

Weißes bis fast weißes Pulver; praktisch unlöslich in Wasser, sehr leicht löslich in Dichlormethan, Ethanol und Methanol.

Die Substanz schmilzt bei etwa 42 °C.

Prüfung auf Identität

A. Die Prüfung erfolgt mit Hilfe der IR-Spektroskopie (2.2.24) durch Vergleich des Spektrums der Substanz mit dem von Haloperidoldecanoat *CRS*. Die Prüfung erfolgt unter Verwendung von Verreibungen mit flüssigem Paraffin *R*.

B. 0,1 g Substanz werden in einem Porzellantiegel mit 0,5 g wasserfreiem Natriumcarbonat *R* versetzt und anschließend 10 min lang über offener Flamme erhitzt. Nach dem Erkalten wird der Rückstand mit 5 ml verdünnter Salpetersäure *R* aufgenommen. Die Mischung wird filtriert. 1 ml Filtrat, mit 1 ml Wasser *R* versetzt, gibt die Identitätsreaktion a auf Chlorid (2.3.1).

Prüfung auf Reinheit

Aussehen der Lösung: 2,0 g Substanz werden in Dichlormethan *R* zu 20 ml gelöst. Die Lösung muß klar (2.2.1) und darf nicht stärker gefärbt sein als die Farbvergleichslösung B_5 (2.2.2, Methode II).

Verwandte Substanzen: Die Prüfung erfolgt mit Hilfe der Flüssigchromatographie (2.2.29).

Die Lösungen müssen unmittelbar vor Gebrauch unter Lichtschutz hergestellt werden.

Untersuchungslösung: 0,100 g Substanz werden in Methanol *R* zu 10,0 ml gelöst.

Referenzlösung a: 2,5 mg Bromperidoldecanoat *CRS* und 2,5 mg Haloperidoldecanoat *CRS* werden in Methanol *R* zu 50,0 ml gelöst.

Referenzlösung b: 5,0 ml Untersuchungslösung werden mit Methanol *R* zu 100,0 ml verdünnt. 1,0 ml dieser Lösung wird mit Methanol *R* zu 10,0 ml verdünnt.

Die Chromatographie kann durchgeführt werden mit

- einer Säule aus rostfreiem Stahl von 0,1 m Länge und 4,0 mm innerem Durchmesser, gepackt mit desaktiviertem, octadecylsilyliertem Kieselgel zur Chromatographie *R* (3 µm)
- einer Mischung der mobilen Phasen A und B bei einer Durchflußrate von 1,5 ml je Minute unter Einsatz der Gradientenelution

  Mobile Phase A: eine Lösung von Tetrabutylammoniumhydrogensulfat *R* ($27 g \cdot l^{-1}$)

  Mobile Phase B: Acetonitril *R*

Zeit (min)	Mobile Phase A (% *V/V*)	Mobile Phase B (% *V/V*)	Erläuterungen
0 – 30	80 → 40	20 → 60	linearer Gradient
30 – 35	40	60	isokratisch
35 – 40	40 → 80	60 → 20	zurück zur Anfangszusammensetzung
40 = 0	80	20	Neubeginn des Gradienten

- einem Spektrometer als Detektor bei einer Wellenlänge von 230 nm.

Die Säule wird mindestens 30 min lang mit Acetonitril *R* äquilibriert, worauf mindestens 5 min lang zur Anfangszusammensetzung zurückgekehrt wird.

Die Empfindlichkeit des Systems wird so eingestellt, daß die Höhe des Hauptpeaks im Chromatogramm mit 10 µl Referenzlösung b mindestens 50 Prozent des maximalen Ausschlags beträgt.

10 µl Referenzlösung a werden eingespritzt. Werden die Chromatogramme unter den vorgeschriebenen Bedingungen aufgezeichnet, betragen die Retentionszeiten für Haloperidoldecanoat etwa 24 min und für Bromperidoldecanoat etwa 24,5 min. Die Prüfung darf nur ausgewertet werden, wenn die Auflösung zwischen den Peaks von Haloperidoldecanoat und Bromperidoldecanoat mindestens 1,5 beträgt. Falls erforderlich wird der Gradient oder das Zeitprogramm des Gradienten geändert.

10 µl Methanol *R* als Blindlösung und je 10 µl Untersuchungslösung und Referenzlösung b werden eingespritzt. Im Chromatogramm der Untersuchungslösung darf keine Peakfläche, mit Ausnahme der des Hauptpeaks, größer sein als die Fläche des Hauptpeaks im Chromatogramm der Referenzlösung b (0,5 Prozent). Im Chromatogramm der Untersuchungslösung darf die Summe aller Peakflächen, mit Ausnahme der des Hauptpeaks, nicht größer sein als das 3fache der Fläche des Hauptpeaks im Chromatogramm der Referenzlösung b (1,5 Prozent). Peaks der Blindlösung und Peaks, deren Fläche kleiner ist als das 0,1fache der Fläche des Hauptpeaks im Chromatogramm der Referenzlösung b, werden nicht berücksichtigt.

Trocknungsverlust (2.2.32): Höchstens 0,5 Prozent, mit 1,000 g Substanz durch Trocknen im Vakuum bei 30 °C bestimmt.

Sulfatasche (2.4.14): Höchstens 0,1 Prozent, mit 1,0 g Substanz in einem Platintiegel bestimmt.

Gehaltsbestimmung

0,425 g Substanz, in 50 ml einer Mischung von 1 Volumteil wasserfreier Essigsäure *R* und 7 Volumteilen Ethylmethylketon *R* gelöst, werden unter Zusatz von 0,2 ml Naphtholbenzein-Lösung *R* mit Perchlorsäure (0,1 mol · l^{-1}) titriert.

1 ml Perchlorsäure (0,1 mol · l^{-1}) entspricht 53,01 mg $C_{31}H_{41}ClFNO_3$.

Lagerung

Gut verschlossen, vor Licht geschützt, unterhalb von 25 °C.

Verunreinigungen

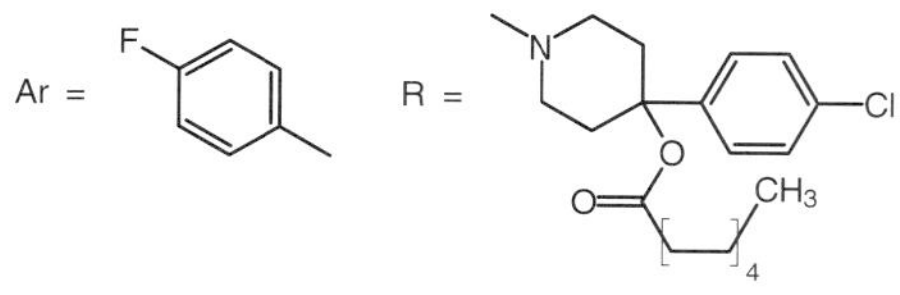

Qualifizierte Verunreinigungen

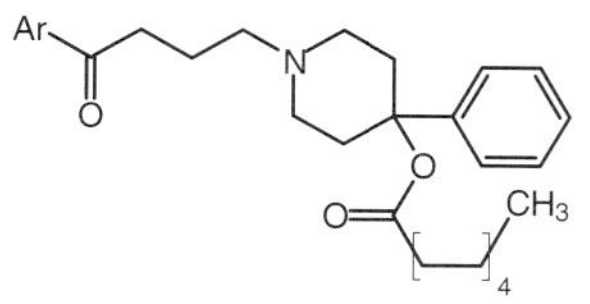

A. 1-[4-(4-Fluorphenyl)-4-oxobutyl]-4-phenylpiperidin-4-yl-decanoat

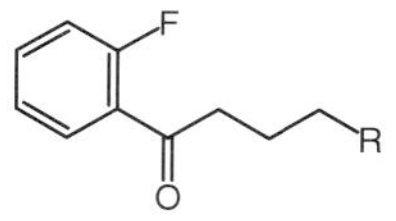

B. 4-(4-Chlorphenyl)-1-[4-(2-fluorphenyl)-4-oxobutyl]=piperidin-4-yl-decanoat

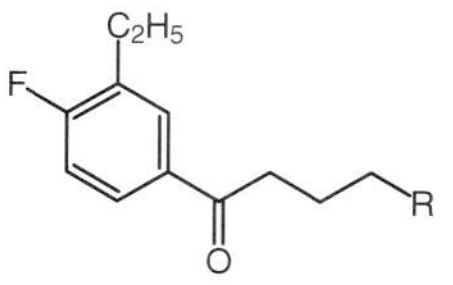

C. 4-(4-Chlorphenyl)-1-[4-(3-ethyl-4-fluorphenyl)-4-oxobutyl]piperidin-4-yl-decanoat

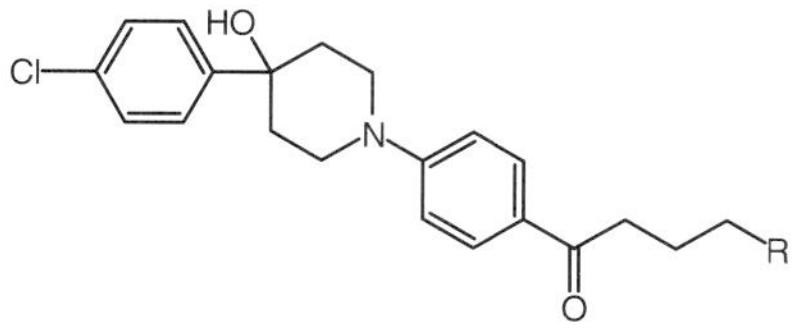

D. 4-(4-Chlorphenyl)-1-[4-[4-[4-(4-chlorphenyl)-4-hy=droxypiperidin-1-yl]phenyl]-4-oxobutyl]piperidin-4-yl-decanoat

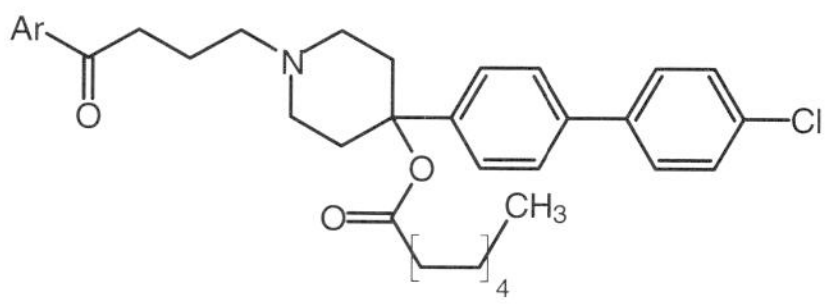

E. 4-(4′-Chlorbiphenyl-4-yl)-1-[4-(4-fluorphenyl)-4-oxobutyl]piperidin-4-yl-decanoat

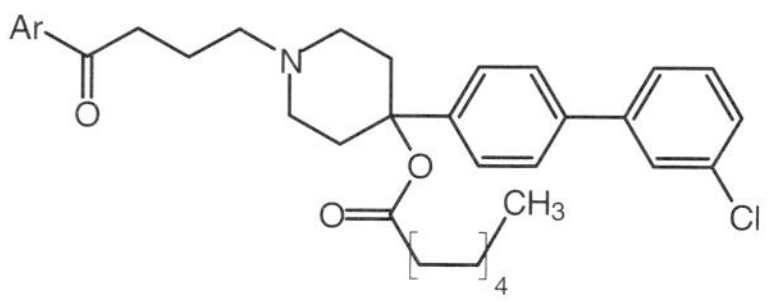

F. 4-(3′-Chlorbiphenyl-4-yl)-1-[4-(4-fluorphenyl)-4-oxobutyl]piperidin-4-yl-decanoat

G. 4-[4-(4-Chlorphenyl)-4-hydroxypiperidin-1-yl]-1-(4-fluorphenyl)butan-1-on

(Haloperidol)

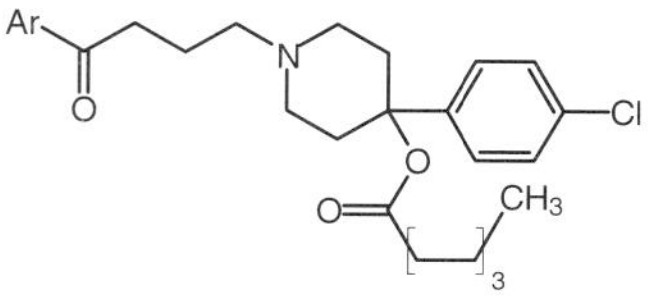

H. 4-(4-Chlorphenyl)-1-[4-(4-fluorphenyl)-4-oxobutyl]=piperidin-4-yl-octanoat

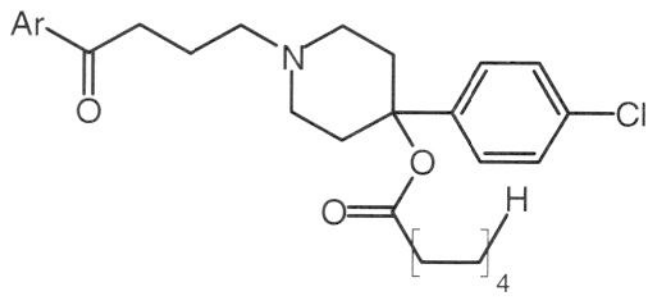

I. 4-(4-Chlorphenyl)-1-[4-(4-fluorphenyl)-4-oxobutyl]=piperidin-4-yl-nonanoat

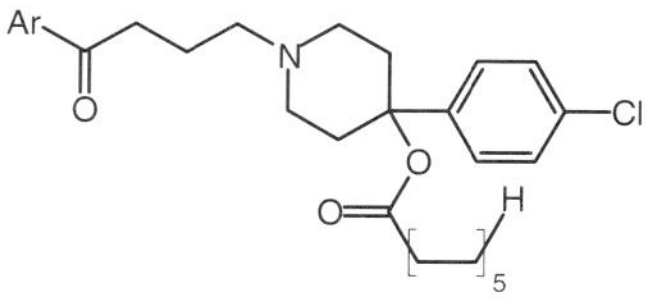

J. 4-(4-Chlorphenyl)-1-[4-(4-fluorphenyl)-4-oxobutyl]=piperidin-4-yl-undecanoat

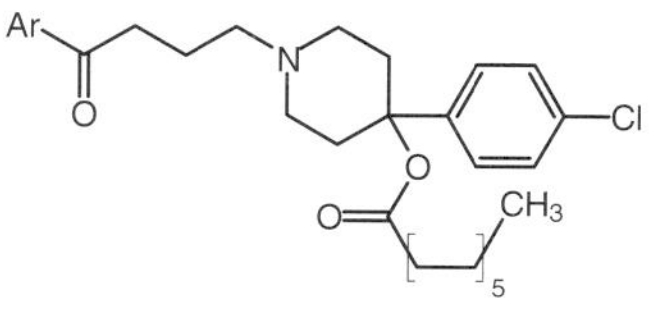

K. 4-(4-Chlorphenyl)-1-[4-(4-fluorphenyl)-4-oxobutyl]=piperidin-4-yl-dodecanoat.

Andere bestimmbare Verunreinigungen

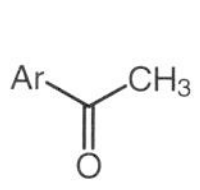

L. 1-(4-Fluorphenyl)ethanon.

1999, 393

Halothan

Halothanum

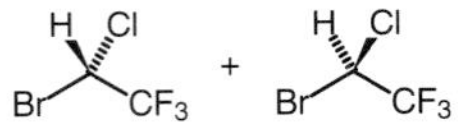

$C_2HBrClF_3$ M_r 197,4

Definition

Halothan ist (*RS*)-2-Brom-2-chlor-1,1,1-trifluorethan, dem 0,01 Prozent (*m/m*) Thymol zugesetzt sind.

Eigenschaften

Klare, farblose, bewegliche, schwere, nicht entflammbare Flüssigkeit; schwer löslich in Wasser, mischbar mit wasserfreiem Ethanol, mit Ether und Trichloroethylen.

Prüfung auf Identität

1: B.
2: A, C.

A. Die Substanz entspricht der Prüfung „Destillationsbereich" (siehe „Prüfung auf Reinheit").

B. Die Prüfung erfolgt mit Hilfe der IR-Spektroskopie (2.2.24) durch Vergleich des Spektrums der Substanz mit dem Halothan-Referenzspektrum der Ph. Eur. Die Prüfung erfolgt in einer Schichtdicke von 0,1 mm.

C. In einem Reagenzglas werden 2 ml *tert.* Butanol *R* mit 0,1 ml Substanz, 1 ml Kupferedetat-Lösung *R*, 0,5 ml konzentrierter Ammoniak-Lösung *R* und einer Mischung von 0,4 ml Wasserstoffperoxid-Lösung 30 % *R* und 1,6 ml Wasser *R* versetzt (Lösung a). Gleichzeitig wird eine Blindlösung hergestellt (Lösung b). Beide Reagenzgläser werden 15 min lang im Wasserbad von 50 °C erhitzt. Nach dem Abkühlen wird jede Lösung mit 0,3 ml Essigsäure 98 % *R* versetzt. Je 1 ml Lösung a und b wird mit je 0,5 ml einer Mischung von gleichen Volumteilen einer frisch hergestellten Alizarin-S-Lösung *R* und Zirconiumnitrat-Lösung *R* versetzt. Die Lösung a ist gelb, die Lösung b rot gefärbt.

Je 1 ml Lösung a und b wird mit je 1 ml Pufferlösung *p*H 5,2 *R*, 1 ml der 1 zu 10 mit Wasser *R* verdünnten Phenolrot-Lösung *R* und 0,1 ml Chloramin-T-Lösung *R* versetzt. Die Lösung a ist bläulichpurpur, die Lösung b gelb gefärbt.

Je 2 ml Lösung a und b werden mit je 0,5 ml einer Mischung von 25 Volumteilen Schwefelsäure *R* und 75 Volumteilen Wasser *R*, 0,5 ml Aceton *R* und 0,2 ml einer Lösung von Kaliumbromat *R* (50 g · l^{-1}) versetzt und umgeschüttelt. Nach 2 min langem Erhitzen im Wasserbad von 50 °C wird abgekühlt. 0,5 ml einer Mischung von gleichen Volumteilen Salpetersäure *R* und Wasser *R* sowie 0,5 ml Silbernitrat-Lösung *R* 2 werden zugesetzt. Die Lösung a ist trüb, und nach einigen Minuten bildet sich ein weißer Niederschlag. Die Lösung b bleibt klar.

Prüfung auf Reinheit

Sauer oder alkalisch reagierende Substanzen: 20 ml Substanz werden 3 min lang mit 20 ml kohlendioxidfreiem Wasser *R* geschüttelt und stehengelassen. Die wäßrige Phase wird abgetrennt und mit 0,2 ml Bromcresolpurpur-Lösung *R* versetzt. Bis zum Farbumschlag dürfen höchstens 0,1 ml Natriumhydroxid-Lösung (0,01 mol · l^{-1}) oder 0,6 ml Salzsäure (0,01 mol · l^{-1}) verbraucht werden.

Relative Dichte (2.2.5): 1,872 bis 1,877.

Destillationsbereich (2.2.11): Die Substanz muß zwischen 49,0 und 51,0 °C vollständig destillieren. 95 Prozent der Substanz müssen innerhalb eines Bereichs von 1,0 °C destillieren.

Verwandte, flüchtige Substanzen: Die Prüfung erfolgt mit Hilfe der Gaschromatographie (2.2.28) unter Verwendung von Trichlortrifluorethan *CRS* als Interner Standard.

Untersuchungslösung a: Die Substanz.

Untersuchungslösung b: 5,0 ml Trichlortrifluorethan *CRS* werden in der Substanz zu 100,0 ml gelöst. 1,0 ml Lösung wird mit der Substanz zu 100,0 ml verdünnt. 1,0 ml dieser Lösung wird mit der Substanz zu 10,0 ml verdünnt.

Die Chromatographie kann durchgeführt werden mit
- einer Säule von 2,75 m Länge und 5 mm innerem Durchmesser, gepackt mit silanisiertem Kieselgur zur Gaschromatographie *R* 1 (180 bis 250 µm), wobei die ersten 1,8 m mit 30 Prozent (*m/m*) Macrogol 400 *R* und der restliche Teil mit 30 Prozent (*m/m*) Dinonylphthalat *R* imprägniert sind
- Stickstoff zur Chromatographie *R* als Trägergas bei einer Durchflußrate von 30 ml je Minute
- einem Flammenionisationsdetektor.

Die Temperatur der Säule wird bei 50 °C gehalten.

Je 5 µl Untersuchungslösung a und b werden eingespritzt. Im Chromatogramm der Untersuchungslösung b darf die Summe aller Peakflächen, mit Ausnahme der Fläche des Hauptpeaks und der des Peaks des Internen Standards, nicht größer sein als die Peakfläche des Internen Standards, falls erforderlich korrigiert hinsichtlich eventueller Verunreinigungen mit der gleichen Retentionszeit wie der Interne Standard (0,005 Prozent).

Bromid, Chlorid: 10 ml Substanz werden 3 min lang mit 20 ml Wasser *R* geschüttelt. 5 ml der wäßrigen Phase werden mit 5 ml Wasser *R*, 0,05 ml Salpetersäure *R* und 0,2 ml Silbernitrat-Lösung *R* 1 versetzt. Die Lösung darf nicht stärker opaleszieren als eine Mischung von 5 ml wäßriger Phase und 5 ml Wasser *R*.

Brom, Chlor: Werden 10 ml der bei der Prüfung „Bromid, Chlorid" erhaltenen wäßrigen Phase mit 1 ml Kaliumiodid-Stärke-Lösung *R* versetzt, darf keine Blaufärbung entstehen.

Thymol: Die Prüfung erfolgt mit Hilfe der Gaschromatographie (2.2.28) unter Verwendung von Menthol *R* als Interner Standard.

Interner-Standard-Lösung: 0,10 g Menthol *R* werden in Dichlormethan *R* zu 100,0 ml gelöst.

Untersuchungslösung: 20,0 ml Substanz werden mit 5,0 ml Interner-Standard-Lösung versetzt.

Referenzlösung: 20,0 mg Thymol *R* werden in Dichlormethan *R* zu 100,0 ml gelöst. 20,0 ml Lösung werden mit 5,0 ml Interner-Standard-Lösung versetzt.

Die Chromatographie kann durchgeführt werden mit

- einer Kapillarsäule aus Quarzglas von 15 m Länge und 0,53 mm innerem Durchmesser, belegt mit Polydimethylsiloxan *R* (Filmdicke 1,5 µm)
- Stickstoff zur Chromatographie *R* als Trägergas bei einer Durchflußrate von 15 ml je Minute
- einem Flammenionisationsdetektor.

Die Temperatur der Säule wird bei 150 °C, die des Probeneinlasses bei 170 °C und die des Detektors bei 200 °C gehalten.

Je 1,0 µl Interner-Standard-Lösung, Untersuchungslösung und Referenzlösung wird eingespritzt.

Die Fläche des im Chromatogramm der Untersuchungslösung auftretenden Thymol-Peaks darf nicht kleiner als 75 Prozent und nicht größer als 115 Prozent der Fläche des entsprechenden Peaks im Chromatogramm der Referenzlösung (0,008 bis 0,012 Prozent (*m/m*)) sein.

Nichtflüchtige Substanzen: Höchstens 20 mg · l^{-1}. 50 ml Substanz werden auf dem Wasserbad zur Trockne eingedampft. Der Rückstand, 2 h lang im Trockenschrank bei 100 bis 105 °C getrocknet, darf höchstens 1 mg betragen.

Lagerung

Dicht verschlossen, vor Licht geschützt, unterhalb von 25 °C. Das Material, aus dem das Behältnis hergestellt ist, muß unter Berücksichtigung der Reaktionsbereitschaft der Substanz gegenüber bestimmten Metallen ausgewählt werden.

Verunreinigungen

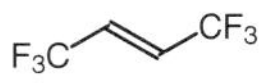

A. 1,1,1,4,4,4-Hexafluorbut-2-en

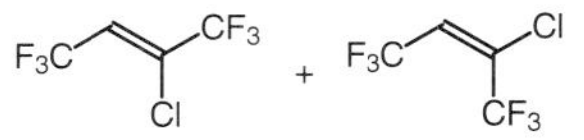

B. (*Z*)-1,1,1,4,4,4-Hexafluor-2-chlorbut-2-en
(*E*)-1,1,1,4,4,4-Hexafluor-2-chlorbut-2-en

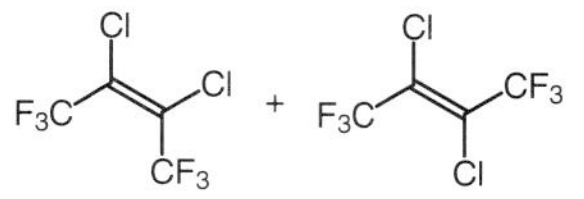

C. (*Z*)-1,1,1,4,4,4-Hexafluor-2,3-dichlorbut-2-en
(*E*)-1,1,1,4,4,4-Hexafluor-2,3-dichlorbut-2-en

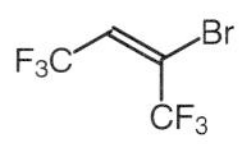

D. (*E*)-1,1,1,4,4,4-Hexafluor-2-brombut-2-en

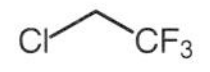

E. 2-Chlor-1,1,1-trifluorethan

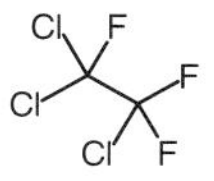

F. 1,1,2-Trichlor-1,2,2-trifluorethan

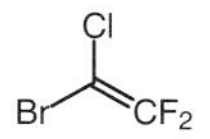

G. 1-Brom-1-chlor-2,2-difluorethen

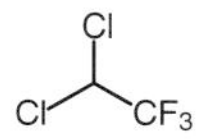

H. 2,2-Dichlor-1,1,1-trifluorethan

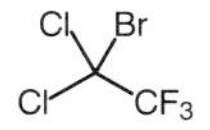

I. 1-Brom-1,1-dichlor-2,2,2-trifluorethan

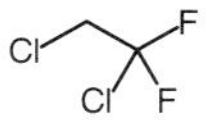

J. 1,2-Dichlor-1,1-difluorethan.

2000, 909

Hamamelisblätter

Hamamelidis folium

Definition

Hamamelisblätter bestehen aus den ganzen oder geschnittenen, getrockneten Blättern von *Hamamelis virginiana* L. Sie enthalten mindestens 3 Prozent Gerbstoffe, berechnet als Pyrogallol ($C_6H_6O_3$; M_r 126,1) und bezogen auf die getrocknete Droge.

Eigenschaften

Die Droge weist die unter „Prüfung auf Identität, A und B" beschriebenen makroskopischen und mikroskopischen Merkmale auf.

Prüfung auf Identität

A. Das Blatt ist grün bis grünlichbraun, vielfach gebrochen, zerknittert und zu mehr oder weniger kompakten Massen zusammengedrückt. Die Blattspreite ist breit eiförmig bis verkehrt eiförmig, der Blattgrund schräg und unsymmetrisch, das Blattende spitz, seltener stumpf. Die Blattränder sind grob gekerbt oder gezähnt. Die Nervatur ist gefiedert und tritt an der Blattunterseite deutlich hervor. Gewöhnlich zweigen 4 bis 6 Paar Sekundärnerven in einem spitzen Winkel vom Hauptnerv ab, verlaufen leicht bogenförmig bis zu den Spitzen der Zähne, wo sie unter sich durch feine, oft aufeinander senkrecht stehende Adern verbunden sind.

B. Die Droge wird pulverisiert (355). Das Pulver ist bräunlichgrün. Die Prüfung erfolgt unter dem Mikroskop, wobei Chloralhydrat-Lösung *R* verwendet wird. Das Pulver zeigt folgende Merkmale: Epidermisfragmente der Blattoberseite mit welligen, antiklinen Zellwänden; Epidermis der Blattunterseite mit Spaltöffnungen hauptsächlich vom paracytischen Typ (2.8.3); sternförmige Deckhaare, entweder unversehrt oder gebrochen, zusammengesetzt aus 4 bis 12 einzelligen Ästen, die an der Basis zusammenfinden, länglich, kegelförmig und gekrümmt, gewöhnlich bis 250 µm lang und dickwandig sind sowie ein deutlich sichtbares Lumen mit einem oft braun gefärbten Inhalt zeigen; verholzte, dickwandige Fasern einzeln oder in Gruppen, begleitet von Kristallzellreihen mit prismatischen Kristallen aus Calciumoxalat; kleine, zylindrische Zellen aus dem Palisadenparenchym; Schwammparenchym aus unregelmäßig geformten Zellen; Steinzellen, häufig an einem Ende oder an beiden Enden verbreitert, 150 bis 180 µm lang, ganz oder fragmentiert; Bruchstücke von Ring- und Spiralgefäßen; isolierte Prismen von Calciumoxalat.

C. Die Prüfung erfolgt mit Hilfe der Dünnschichtchromatographie unter Verwendung einer DC-Platte mit Kieselgel G *R*.

   Untersuchungslösung: 1,0 g pulverisierte Droge (355) wird mit 10 ml Ethanol 60 % *R* versetzt, 15 min lang geschüttelt und abfiltriert.

   Referenzlösung a: 30 mg Tannin *R* werden in 5 ml Ethanol 60 % *R* gelöst.

   Referenzlösung b: 5 mg Gallussäure *R* werden in 5 ml Ethanol 60 % *R* gelöst.

   Auf die Platte werden 10 µl jeder Lösung bandförmig aufgetragen. Die Chromatographie erfolgt mit einer Mischung von 10 Volumteilen wasserfreier Ameisensäure *R*, 10 Volumteilen Wasser *R* und 80 Volumteilen Ethylformiat *R* über eine Laufstrecke von 10 cm. Die Platte wird 10 min lang bei 100 bis 105 °C getrocknet, erkalten gelassen und bis zum Erscheinen bläulichgrauer Zonen (Phenol-Verbindungen) mit Eisen(III)-chlorid-Lösung *R* 2 besprüht. Das Chromatogramm der Untersuchungslösung zeigt im unteren Drittel eine Hauptzone in ähnlicher Lage wie die Hauptzone im Chromatogramm der Referenzlösung a und im oberen Teil eine schmale Zone in ähnlicher Lage wie die Hauptzone im Chromatogramm der Referenzlösung b. Das Chromatogramm der Untersuchungslösung zeigt zusätzlich einige schwach gefärbte Zonen im mittleren Teil.

Prüfung auf Reinheit

Fremde Bestandteile (2.8.2): Höchstens 7 Prozent Stengelanteile und höchstens 2 Prozent andere fremde Bestandteile, mit 50 g Droge bestimmt.

Trocknungsverlust (2.2.32): Höchstens 10,0 Prozent, mit 2,000 g pulverisierter Droge (355) durch 4 h langes Trocknen im Trockenschrank bei 100 bis 105 °C bestimmt.

Asche (2.4.16): Höchstens 7,0 Prozent.

Salzsäureunlösliche Asche (2.8.1): Höchstens 2,0 Prozent.

Gehaltsbestimmung

Die Bestimmung wird nach „Bestimmung des Gerbstoffgehalts pflanzlicher Drogen" (2.8.14) mit 0,750 g pulverisierter Droge (180) durchgeführt.

Lagerung

Gut verschlossen, vor Licht geschützt.

2001, 1034

Hartparaffin

Paraffinum solidum

Definition

Hartparaffin ist ein gereinigtes Gemisch fester, gesättigter Kohlenwasserstoffe, das in der Regel aus Erdöl gewonnen wird. Ein geeignetes Antioxidans kann zugesetzt sein.

Eigenschaften

Farblose bis weiße Masse; praktisch unlöslich in Wasser, leicht löslich in Dichlormethan, praktisch unlöslich in Ethanol.

In geschmolzenem Zustand zeigt die Substanz bei Tageslicht keine Fluoreszenz.

Prüfung auf Identität

1: A, C.
2: B, C.

A. Die Prüfung erfolgt mit Hilfe der IR-Spektroskopie (2.2.24) durch Vergleich des Spektrums der Substanz mit dem Hartparaffin-Referenzspektrum der Ph. Eur.

B. Die Substanz entspricht der Prüfung „Sauer oder alkalisch reagierende Substanzen" (siehe „Prüfung auf Reinheit").

C. Schmelztemperatur (2.2.14): 50 bis 61 °C.

Prüfung auf Reinheit

Sauer oder alkalisch reagierende Substanzen: 15 g Substanz werden 1 min lang mit 30 ml siedendem Wasser *R* kräftig geschüttelt. Nach dem Erkalten wird dekantiert. 10 ml der wäßrigen Phase werden mit 0,1 ml Phenolphthalein-Lösung *R* versetzt. Die Lösung muß farblos sein. Bis zum Umschlag nach Rot darf höchstens 1,0 ml Natriumhydroxid-Lösung (0,01 mol · l^{-1}) verbraucht werden. Weitere 10 ml der wäßrigen Phase werden mit 0,1 ml Methylrot-Lösung *R* versetzt. Die Lösung muß gelb sein. Bis zum Umschlag nach Rot dürfen höchstens 0,5 ml Salzsäure (0,01 mol · l^{-1}) verbraucht werden.

Aromatische, polycyclische Kohlenwasserstoffe: *Reagenzien zur Spektroskopie sind zu verwenden.*

0,50 g Substanz, in 25 ml Heptan *R* gelöst, werden in einem 125-ml-Scheidetrichter, dessen Schliffteile (Stopfen, Hahn) nicht eingefettet sind, gegeben. Die Lösung wird mit 5,0 ml Dimethylsulfoxid *R* versetzt, 1 min lang kräftig geschüttelt und bis zur Bildung von 2 klaren Phasen stehengelassen. Die untere Phase wird in einen zweiten Scheidetrichter überführt. Nach Zusatz von 2 ml Heptan *R* und kräftigem Schütteln wird bis zur Bildung von 2 klaren Phasen stehengelassen. Die Absorption (2.2.25) der unteren Phase wird zwischen 265 und 420 nm gemessen, wobei die klare untere Phase, die durch kräftiges, 1 min langes Ausschütteln von 5,0 ml Dimethylsulfoxid *R* mit 25 ml Heptan *R* erhalten wurde, als Kompensationsflüssigkeit verwendet wird. Als Referenzlösung dient eine Lösung von Naphthalin *R* (7,0 mg · l^{-1}) in Dimethylsulfoxid *R*. Die Absorption dieser Lösung wird im Maximum bei 278 nm gegen Dimethylsulfoxid *R* als Kompensationsflüssigkeit gemessen. Bei keiner Wellenlänge zwischen 265 und 420 nm darf die Absorption der Untersuchungslösung größer als ein Drittel der Absorption der Referenzlösung bei 278 nm sein.

Sulfat (2.4.13): 2,0 g geschmolzene Substanz werden 1 min lang in einem 50-ml-Scheidetrichter mit Schliffstopfen mit 30 ml siedendem destilliertem Wasser *R* kräftig geschüttelt und abfiltriert. 15 ml Filtrat müssen der Grenzprüfung auf Sulfat entsprechen (150 ppm).

Lagerung

Vor Licht geschützt.

Beschriftung

Die Beschriftung gibt insbesondere, falls zutreffend, Namen und Konzentration jedes zugesetzten Antioxidans an.

2001, 1107

Hepatitis-A-Adsorbat-Impfstoff (inaktiviert)

Vaccinum hepatitidis A inactivatum adsorbatum

Definition

Hepatitis-A-Adsorbat-Impfstoff (inaktiviert) ist eine Suspension eines geeigneten Stamms des Hepatitis-A-Virus, der in Zellkulturen gezüchtet und mit einer validierten Methode inaktiviert wird sowie an einen mineralischen Träger adsorbiert ist.

Der Impfstoff entspricht der Monographie **Impfstoffe für Menschen (Vaccina ad usum humanum)**.

Herstellung

Die Impfstoffherstellung beruht auf einem Virussaatgutsystem und einem Zellbanksystem. Das Herstellungsverfahren muß nachweislich konstant Impfstoff von angemessener Immunogenität, Unschädlichkeit für den Menschen und Stabilität ergeben.

Das Herstellungsverfahren wird einer Validierung unterzogen und muß gewährleisten, daß, falls der Impfstoff geprüft wird, die Zubereitung der „Prüfung auf anomale Toxizität, Prüfung von Sera und Impfstoffen für Menschen" (2.6.9) entspricht.

Abgesehen von begründeten und zugelassenen Fällen darf das Virus im fertigen Impfstoff nicht mehr Passagen vom Mastersaatgut entfernt sein als das Virus im Impfstoff, dessen Unschädlichkeit und Wirksamkeit sich in klinischen Studien als zufriedenstellend erwiesen hat.

Referenzzubereitung: Als Referenzzubereitung wird ein Teil einer Charge verwendet, die in Tieren mindestens so immunogen wirkt wie eine Charge, die in klinischen Studien bei mindestens 95 Prozent jungen, gesunden Erwachsenen nach einer vollständig durchgeführten Grundimmunisierung Serokonversion bewirkt hat. Serokonversion entspricht einem Titer an neutralisierenden Antikörpern, der als schützend angesehen wird. Ein Antikörpertiter von 20 mI.E./ml, im ELISA bestimmt, wird als schützend angesehen.

Substrat für die Virusvermehrung

Das Virus wird in diploiden Zellinien vom Menschen (5.2.3) oder in kontinuierlichen Zellinien, die von der zuständigen Behörde zugelassen sind, vermehrt.

Saatgut

Der Hepatitis-A-Virusstamm zur Herstellung des Mastersaatguts wird anhand von Unterlagen identifiziert, die die Herkunft und die nachfolgende Behandlung belegen müssen.

Nur ein Saatgut, das den nachstehenden Prüfungen entspricht, darf zur Virusvermehrung verwendet werden.

Identität: Jedes Master- und jedes Arbeitssaatgut wird mit Hilfe von spezifischen Antikörpern als Hepatitis-A-Virus identifiziert.

Viruskonzentration: Die Viruskonzentration von Master- und Arbeitssaatgut wird bestimmt, um die Gleichförmigkeit der Herstellung zu überprüfen.

Fremde Agenzien: Master- und Arbeitssaatgut entsprechen den Anforderungen an Saatgut für Virusimpfstoffe (2.6.16). Falls primäre Affenzellen zur Isolierung des Stamms verwendet wurden, müssen zusätzlich Maßnahmen ergriffen werden, um sicherzustellen, daß der Stamm nicht mit Affenviren, wie Simianes-Immundefizienz-Virus und Filoviren, kontaminiert ist.

Virusvermehrung und -ernte

Alle Arbeiten an der Zellbank und den folgenden Zellkulturen werden unter aseptischen Bedingungen in einem

Bereich vorgenommen, in dem mit keinen anderen Zellen gearbeitet wird. Tierserum, aber kein Serum vom Menschen darf für die Zellkulturmedien verwendet werden. Serum und Trypsin zur Herstellung von Zellsuspensionen und Nährmedien müssen nachweislich frei von fremden Agenzien sein. Zellkulturmedien dürfen einen *p*H-Indikator wie Phenolrot und Antibiotika in einer gerade noch wirksamen Konzentration enthalten. Mindestens 500 ml der zur Impfstoffherstellung eingesetzten Zellkulturen müssen als nicht-infizierte Zellkulturen (Kontrollzellen) aufbewahrt werden. Mehrere Ernten aus derselben Zellkultur zur Herstellung dürfen gepoolt und als eine Einzelernte betrachtet werden.

Nur eine Einzelernte, die den nachstehenden Prüfungen entspricht, darf zur Impfstoffherstellung verwendet werden. Ist in einer ausreichenden Zahl von Einzelernten das Verhältnis zwischen Viruskonzentration und Antigengehalt bestimmt worden, um die Gleichförmigkeit der Herstellung zu zeigen, so kann diese Bestimmung als Routineuntersuchung anschließend entfallen.

Identität: Die Bestimmung des Antigengehalts dient als Identitätsnachweis der Einzelernte.

Bakterien, Pilze (2.6.1): Die Einzelernte muß der Prüfung „Sterilität“ entsprechen. Die Prüfung wird mit 10 ml Zubereitung je Nährmedium durchgeführt.

Mykoplasmen (2.6.7): Die Einzelernte muß der Prüfung entsprechen. Die Prüfung wird mit 1 ml Zubereitung je Nährmedium durchgeführt.

Kontrollzellen: Die Kontrollzellen der Herstellungszellkultur entsprechen einer Prüfung auf Identität und den Anforderungen an fremde Agenzien (2.6.16).

Antigengehalt: Zur Überwachung der Gleichförmigkeit der Herstellung wird der Gehalt an Hepatitis-A-Virus-Antigen mit einer geeigneten immunchemischen Methode (2.7.1) bestimmt. Der Gehalt muß innerhalb der für das bestimmte Produkt zugelassenen Grenzen liegen.

Verhältnis Viruskonzentration zu Antigengehalt: Die Gleichförmigkeit des Verhältnisses von Konzentration an infektiösem Virus, mit einer geeigneten Zellkulturmethode bestimmt, zum Antigengehalt wird mit einer geeigneten Anzahl Einzelernten validiert.

Reinigung und gereinigte Ernte

Die Ernte, die aus mehreren Einzelernten gepoolt sein kann, wird mit validierten Methoden gereinigt. Sind zur Herstellung kontinuierliche Zellinien verwendet worden, muß für den Reinigungsprozeß nachgewiesen sein, daß er den Anteil an Wirtszell-DNA gleichförmig vermindert.

Nur eine gereinigte Ernte, die den nachstehenden Prüfungen entspricht, darf zur Herstellung der inaktivierten Ernte verwendet werden.

Viruskonzentration: Die Konzentration an infektiösem Virus in der gereinigten Ernte, mit einer geeigneten Zellkulturmethode bestimmt, dient als Startpunkt der Inaktivierungskurve und zur Überwachung der Gleichförmigkeit der Herstellung.

Verhältnis Antigen zu Gesamtprotein: Der Gehalt an Hepatitis-A-Virus-Antigen wird mit einer geeigneten immunchemischen Methode (2.7.1) ermittelt. Der Gesamtproteingehalt wird mit einer validierten Methode bestimmt. Das Verhältnis von Gehalt an Hepatitis-A-Virus-Antigen zu Gesamtproteingehalt muß innerhalb der für das bestimmte Produkt zugelassenen Grenzen liegen.

Rinderserumalbumin: Höchstens 50 ng in der Menge, die einer Einzeldosis für Menschen entspricht, bestimmt mit einer geeigneten immunchemischen Methode (2.7.1). Falls dem Herstellungsprozeß angemessen, können andere geeignete Proteinmarker verwendet werden, um die Wirksamkeit des Reinigungsprozesses zu belegen.

Rückstände von Wirtszell-DNA: Werden kontinuierliche Zellinien zur Virusvermehrung verwendet, darf der Gehalt an Rückständen von Wirtszell-DNA in der Menge, die einer Einzeldosis für Menschen entspricht, höchstens 100 pg betragen, bestimmt mit einer geeigneten Methode entsprechend der Monographie **DNA-rekombinationstechnisch hergestellte Produkte (Producta ab ADN recombinante)**.

Rückstände von chemischen Substanzen: Werden chemische Substanzen während des Reinigungsprozesses eingesetzt, müssen Prüfungen auf diese Substanzen an der gereinigten (oder inaktivierten) Ernte durchgeführt werden, außer die Validierung des Prozesses hat die völlige Entfernung nachgewiesen. Die Konzentration darf die für das betreffende Produkt zugelassenen Grenzwerte nicht übersteigen.

Inaktivierung und inaktivierte Ernte

Mehrere gereinigte Ernten dürfen vor der Inaktivierung gepoolt werden. Um den Inaktivierungsprozeß nicht zu stören, müssen Virusaggregate verhindert oder direkt vor und/oder während des Inaktivierungsprozesses entfernt werden. Die Virussuspension wird mit Hilfe einer validierten Methode inaktiviert. Die Methode muß nachweislich konstant Hepatitis-A-Virus inaktivieren können, ohne die antigene und immunogene Aktivität zu beeinträchtigen. Bei jedem Inaktivierungsvorgang wird eine Inaktivierungskurve aus den Konzentrationen an Rückständen von vermehrungsfähigen Viren, die zu mindestens 3 Zeitpunkten gemessen wurden (zum Beispiel an Tag 0, 1 und 2 des Inaktivierungsverfahrens), erstellt. Wird Formaldehyd zur Inaktivierung verwendet, muß am Ende des Inaktivierungsprozesses auf überschüssigen freien Formaldehyd geprüft werden.

Nur eine inaktivierte Ernte, die den nachstehenden Prüfungen entspricht, darf zur Herstellung des fertigen Impfstoffs als Bulk verwendet werden.

Inaktivierung: Eine Amplifikationsprüfung auf restliches infektiöses Hepatitis-A-Virus wird durchgeführt, wobei die verwendete Menge der inaktivierten Ernte 5 Prozent der Charge entspricht oder, wenn die Ernte 30000 oder mehr Dosen enthält, mindestens 1500 Dosen entspricht. Diese werden in Zellkulturen des gleichen Typs, wie er für die Herstellung des Impfstoffs verwendet wird, für eine Gesamtzeit von mindestens 70 Tagen inkubiert. Dabei wird mindestens eine Zellkulturpassage durchgeführt. Nach Ende der Inkubationsperiode wird eine ausreichend empfindliche Prüfung auf restliches infektiöses Virus durchgeführt. In den Proben, die am Ende des Inaktivierungsprozesses genommen wurden, dürfen keine Anzeichen von Hepatitis-A-Virus-Vermehrung gefunden werden. Inokula von infektiösen Viren werden in gleicher Weise als positive Kontrollen mitgeführt, um die Empfänglichkeit der Zellen und die Abwesenheit von Störungen nachzuweisen, wobei für eine Gesamtzeit von mindestens 70 Tagen inkubiert und mindestens eine Zellkulturpassage durchgeführt wird.

Sterilität (2.6.1): Die inaktivierte Virusernte muß der Prüfung entsprechen. Die Prüfung wird mit 10 ml Zubereitung je Nährmedium durchgeführt.

Bakterien-Endotoxine (2.6.14): Höchstens 2 I.E. Bakterien-Endotoxine je Einzeldosis für Menschen.

Antigengehalt: Der Gehalt an Hepatitis-A-Virus-Antigen wird mit Hilfe einer geeigneten immunchemischen Methode (2.7.1) bestimmt.

Rückstände von chemischen Substanzen: Entspricht den Anforderungen wie unter „Reinigung und gereinigte Ernte, Rückstände von chemischen Substanzen" beschrieben.

Fertiger Impfstoff als Bulk

Der fertige Impfstoff als Bulk wird aus einer inaktivierten Ernte oder mehreren inaktivierten Ernten hergestellt. Zugelassene Adjuvantien, Stabilisatoren und Konservierungsmittel dürfen zugesetzt werden.

Nur ein fertiger Impfstoff als Bulk, der den nachstehenden Prüfungen entspricht, darf zur Herstellung der Fertigzubereitung verwendet werden.

Sterilität (2.6.1): Der fertige Impfstoff als Bulk muß der Prüfung entsprechen. Die Prüfung wird mit 10 ml Zubereitung je Nährmedium durchgeführt.

Konservierungsmittel: Falls zutreffend wird der Gehalt an Konservierungsmitteln mit einer geeigneten chemischen oder physikalisch-chemischen Methode bestimmt. Der Gehalt muß mindestens 85 und darf höchstens 115 Prozent des vorgesehenen Gehalts betragen.

Fertigzubereitung

Fertiger Impfstoff als Bulk wird aseptisch in sterile Behältnisse abgefüllt. Anschließend werden die Behältnisse so verschlossen, daß eine Kontamination ausgeschlossen ist.

Nur eine Fertigzubereitung, die allen nachstehenden Anforderungen unter „Prüfung auf Identität", „Prüfung auf Reinheit" und „Bestimmung der Wirksamkeit" entspricht, darf zur Verwendung freigegeben werden. Haben, falls zutreffend, die Prüfungen „Freier Formaldehyd" und „Konservierungsmittel" beim fertigen Impfstoff als Bulk zufriedenstellende Ergebnisse erzielt, können sie bei der Fertigzubereitung entfallen. Werden beim fertigen Impfstoff als Bulk bei der „Bestimmung der Wirksamkeit" an Mäusen oder anderen Tieren zufriedenstellende Ergebnisse erzielt, kann die Bestimmung bei der Fertigzubereitung entfallen.

Prüfung auf Identität

Der Nachweis von Hepatitis-A-Virus-Antigen im Impfstoff mit einer geeigneten immunchemischen Methode (2.7.1) unter Verwendung spezifischer Antikörper oder die „Bestimmung der Wirksamkeit von Hepatitis-A-Impfstoff, In-vivo-Bestimmung" (2.7.14) dienen als Nachweis der Identität.

Prüfung auf Reinheit

Aluminium: Werden hydratisiertes Aluminiumphosphat oder Aluminiumhydroxid als Adsorbentien verwendet, muß der Impfstoff der Prüfung in der Monographie **Impfstoffe für Menschen** entsprechen.

Freier Formaldehyd: Ist Formaldehyd zur Virusinaktivierung verwendet worden, muß der Impfstoff der Prüfung in der Monographie **Impfstoffe für Menschen** entsprechen.

Konservierungsmittel: Falls zutreffend wird der Gehalt an Konservierungsmitteln mit einer geeigneten chemischen oder physikalisch-chemischen Methode bestimmt. Der Gehalt muß mindestens dem gerade noch wirksamen Gehalt entsprechen und darf höchstens 115 Prozent des in der Beschriftung angegebenen Gehalts betragen.

Sterilität (2.6.1): Der Impfstoff muß der Prüfung entsprechen.

Bestimmung der Wirksamkeit

Der Impfstoff muß der „Bestimmung der Wirksamkeit von Hepatitis-A-Impfstoff" (2.7.14) entsprechen.

Lagerung

Entsprechend **Impfstoffe für Menschen**.

Beschriftung

Entsprechend **Impfstoffe für Menschen**.

Die Beschriftung gibt insbesondere die biologische Herkunft der zur Herstellung des Impfstoffs verwendeten Zellen an.

2001, 1526

Hepatitis-A-(inaktiviert)-Hepatitis-B-(rDNA)-Adsorbat-Impfstoff

Vaccinum hepatitidis A inactivatum et hepatitidis B (ADNr)

Definition

Hepatitis-A-(inaktiviert)-Hepatitis-B-(rDNA)-Adsorbat-Impfstoff ist eine Suspension eines geeigneten Stamms des Hepatitis-A-Virus, der in Zellkulturen gezüchtet und mit einer validierten Methode inaktiviert wird, und des

Hepatitis-B-Oberflächenantigens (HBsAg), einer durch DNA-Rekombinationstechnik erhaltenen Proteinkomponente des Hepatitis-B-Virus. Die Antigene sind an einen mineralischen Träger, wie Aluminiumhydroxid oder hydratisiertes Aluminiumphosphat, adsorbiert.

Der Impfstoff entspricht den Monographien **Impfstoffe für Menschen (Vaccina ad usum humanum)** und **DNA-rekombinationstechnisch hergestellte Produkte (Producta ab ADN recombinante)** (für die Hepatitis-B-Komponente).

Herstellung

Allgemeine Voraussetzungen

Die beiden Bestandteile, wie in den Monographien **Hepatitis-A-Adsorbat-Impfstoff (inaktiviert) (Vaccinum hepatitidis A inactivatum adsorbatum)** und **Hepatitis-B-Impfstoff (rDNA) (Vaccinum hepatitidis B (ADNr))** hergestellt, entsprechen den darin beschriebenen Anforderungen.

Das Herstellungsverfahren wird einer Validierung unterzogen und muß gewährleisten, daß, falls der Impfstoff geprüft wird, die Zubereitung der „Prüfung auf anomale Toxizität, Prüfung von Sera und Impfstoffen für Menschen“ (2.6.9) entspricht.

Referenzzubereitung: Die Referenzzubereitung ist Teil einer repräsentativen Impfstoffcharge, die in Tieren mindestens so immunogen wirkt wie eine Charge, die in klinischen Studien bei mindestens 95 Prozent jungen, gesunden Erwachsenen nach einer vollständig durchgeführten Grundimmunisierung Serokonversion erzeugt hat. Serokonversion entspricht einem Titer an neutralisierenden Antikörpern, der als schützend angesehen wird. Für Hepatitis A wird ein mittels ELISA ermittelter Antikörpertiter von mindestens 20 mI.E./ml als schützend angesehen. Für Hepatitis B wird ein Antikörpertiter von mindestens 10 mI.E./ml gegen HBsAg als schützend angesehen.

Fertiger Impfstoff als Bulk

Der fertige Impfstoff als Bulk wird aus einer inaktivierten Ernte oder mehreren inaktivierten Ernten von Hepatitis-A-Virus und einer Charge oder mehreren Chargen von gereinigtem Antigen hergestellt.

Nur ein fertiger Impfstoff als Bulk, der den nachstehenden Prüfungen entspricht, darf zur Herstellung der Fertigzubereitung verwendet werden.

Konservierungsmittel: Falls zutreffend wird der Gehalt an Konservierungsmitteln mit einer geeigneten chemischen oder physikalisch-chemischen Methode bestimmt. Der Gehalt muß mindestens 85 und darf höchstens 115 Prozent des vorgesehenen Gehalts betragen.

Sterilität (2.6.1): Der fertige Impfstoff als Bulk muß der Prüfung entsprechen. Die Prüfung wird mit 10 ml Zubereitung je Nährmedium durchgeführt.

Fertigzubereitung

Nur eine Fertigzubereitung, die allen nachstehenden Anforderungen unter „Prüfung auf Identität“, „Prüfung auf Reinheit“ und „Bestimmung der Wirksamkeit“ entspricht, darf zur Verwendung freigegeben werden. Haben, falls zutreffend, die Prüfungen „Freier Formaldehyd“ und „Konservierungsmittel“ beim fertigen Impfstoff als Bulk zufriedenstellende Ergebnisse erzielt, können sie bei der Fertigzubereitung entfallen. Wenn die „Bestimmung der Wirksamkeit“ für die Hepatitis-A- und/oder die Hepatitis-B-Komponente in vivo beim fertigen Impfstoff als Bulk mit zufriedenstellenden Ergebnissen durchgeführt wurde, kann sie bei der Fertigzubereitung entfallen.

Prüfung auf Identität

Der Nachweis von Hepatitis-A-Virus-Antigen und von Hepatitis-B-Oberflächenantigen mit einer geeigneten immunchemischen Methode (2.7.1) unter Verwendung spezifischer Antikörper oder mit einer der unter „Bestimmung der Wirksamkeit“ beschriebenen Immunogenitätsprüfungen an der Maus dient als Nachweis der Identität.

Prüfung auf Reinheit

Aluminium: Werden Aluminiumhydroxid oder hydratisiertes Aluminiumphosphat als Adsorbentien verwendet, muß der Impfstoff der Prüfung in der Monographie **Impfstoffe für Menschen** entsprechen.

Freier Formaldehyd: Falls zutreffend muß der Impfstoff der Prüfung in der Monographie **Impfstoffe für Menschen** entsprechen.

Konservierungsmittel: Falls zutreffend wird der Gehalt an Konservierungsmitteln mit einer geeigneten chemischen oder physikalisch-chemischen Methode bestimmt. Der Gehalt muß mindestens dem gerade noch wirksamen Gehalt entsprechen und darf höchstens 115 Prozent des in der Beschriftung angegebenen Gehalts betragen.

Sterilität (2.6.1): Der Impfstoff muß der Prüfung entsprechen.

Bakterien-Endotoxine (2.6.14): Höchstens 2 I.E. Bakterien-Endotoxine je Dosis für den Menschen.

Bestimmung der Wirksamkeit

Hepatitis-A-Komponente: Der Impfstoff muß der „Bestimmung der Wirksamkeit von Hepatitis-A-Impfstoff“ (2.7.14) entsprechen.

Hepatitis-B-Komponente: Der Impfstoff muß der „Bestimmung der Wirksamkeit von Hepatitis-B-Impfstoff (rDNA)“ (2.7.15) entsprechen.

Lagerung

Entsprechend **Impfstoffe für Menschen**.

Beschriftung

Entsprechend **Impfstoffe für Menschen**.

Die Beschriftung gibt insbesondere an

- Menge an Hepatitis-A-Virus-Antigen und Hepatitis-B-Oberflächenantigen je Behältnis
- für die Impfstoffherstellung verwendete Zellart

- Name und Menge jedes Adsorbens
- daß der Impfstoff vor der Verwendung geschüttelt werden muß
- daß der Impfstoff nicht eingefroren werden darf.

1998, 1016

Hepatitis-B-Immunglobulin vom Menschen zur intravenösen Anwendung

Immunoglobulinum humanum hepatitidis B ad usum intravenosum

Definition

Hepatitis-B-Immunglobulin vom Menschen zur intravenösen Anwendung ist eine flüssige oder gefriergetrocknete Zubereitung, die Immunglobuline, vorwiegend Immunglobulin G, enthält. Die Zubereitung wird aus Plasma von ausgewählten und/oder immunisierten Spendern gewonnen, die Antikörper gegen Hepatitis-B-Oberflächenantigen besitzen. **Immunglobulin vom Menschen zur intravenösen Anwendung (Immunoglobulinum humanum normale ad usum intravenosum)** kann zugesetzt sein.

Hepatitis-B-Immunglobulin vom Menschen zur intravenösen Anwendung entspricht der Monographie **Immunglobulin vom Menschen zur intravenösen Anwendung** mit Ausnahme der Mindestzahl von Spendern, des Mindestgehalts an Gesamtprotein und des Grenzwerts der Osmolalität.

Bestimmung der Wirksamkeit

Die Wirksamkeit wird bestimmt durch Vergleich des Antikörpertiters der Zubereitung mit einer in Internationalen Einheiten eingestellten Standardzubereitung. Die Bestimmung erfolgt mit Hilfe eines Immunassays (2.7.1) geeigneter Empfindlichkeit und Selektivität.

Die Internationale Einheit entspricht der Wirksamkeit einer festgelegten Menge der Internationalen Standardzubereitung von Hepatitis-B-Immunglobulin vom Menschen. Der Gehalt der Internationalen Standardzubereitung, angegeben in Internationalen Einheiten, wird von der Weltgesundheitsorganisation festgelegt.

Die angegebene Wirksamkeit muß mindestens 50 I.E. je Milliliter betragen. Die ermittelte Wirksamkeit muß mindestens der angegebenen Wirksamkeit entsprechen. Die Vertrauensgrenzen ($P = 0{,}95$) der ermittelten Wirksamkeit müssen mindestens 80 und dürfen höchstens 125 Prozent betragen.

Lagerung

Entsprechend **Immunglobulin vom Menschen zur intravenösen Anwendung**.

Beschriftung

Entsprechend **Immunglobulin vom Menschen zur intravenösen Anwendung**.

Die Beschriftung gibt insbesondere die Mindestanzahl der Internationalen Einheiten je Behältnis an.

2001, 1056

Hepatitis-B-Impfstoff (rDNA)

Vaccinum hepatitidis B (ADNr)

Definition

Hepatitis-B-Impfstoff (rDNA) ist eine Zubereitung aus Hepatitis-B-Oberflächenantigen (HBsAg), einer Eiweißkomponente des Hepatitis-B-Virus. Das Antigen kann an einen mineralischen Träger, wie Aluminiumhydroxid oder hydratisiertes Aluminiumphosphat, adsorbiert sein. Das Antigen wird durch DNA-Rekombinationstechnik hergestellt.

Hepatitis-B-Impfstoff (rDNA) muß den Anforderungen der Monographien **DNA-rekombinationstechnisch hergestellte Produkte (Producta ab ADN recombinante)** und **Impfstoffe für Menschen (Vaccina ad usum humanum)** entsprechen.

Herstellung

Allgemeine Voraussetzungen

Siehe Monographie **DNA-rekombinationstechnisch hergestellte Produkte**, besonders die Abschnitte „Klonierung und Expression", „Zellbanksystem", „Validierung der Zellbänke", „Validierung des Herstellungsprozesses" und „Gleichförmigkeit der Produktion".

Der Impfstoff muß nachweislich zur Bildung spezifischer, schützender Antikörper beim Menschen führen. Das Herstellungsverfahren muß nachweislich konstant Impfstoffe ergeben, die den Anforderungen an Immunogenität und Unschädlichkeit entsprechen.

Das Herstellungsverfahren wird einer Validierung unterzogen und muß gewährleisten, daß, falls der Impfstoff geprüft wird, die Zubereitung der „Prüfung auf anomale Toxizität, Prüfung von Sera und Impfstoffen für Menschen" (2.6.9) entspricht.

Hepatitis-B-Impfstoff (rDNA) wird produziert durch Expression der viralen Gen-Kodierung für Hepatitis-B-Oberflächenantigen in Hefe *(Saccharomyces cerevisiae)* oder Säugetierzellen [Ovarialzellen chinesischer Hamster (CHO) oder anderen geeigneten Zellinien], Reinigung des entstehenden HBsAg und die Überführung die-

H

Monographien

ses Antigens in eine immunogene Zubereitung. Die Eignung und Unschädlichkeit der verwendeten Zellen müssen von der zuständigen Behörde genehmigt werden.

Der Impfstoff kann das Produkt des S-Gens (Hauptprotein), eine Kombination der S-Gen- und Pre-S2-Gen-Produkte (mittleres Protein) oder eine Kombination der S-Gen-, der Pre-S2-Gen- und Pre-S1-Gen-Produkte (großes Protein) enthalten.

Referenzzubereitung: Als Referenzzubereitung wird ein Teil einer repräsentativen Impfstoffcharge verwendet, die in Tieren mindestens so immunogen sein muß wie eine Charge, die in klinischen Studien bei mindestens 95 Prozent jungen, gesunden Erwachsenen nach einer vollständig durchgeführten Grundimmunisierung Serokonversion bewirkt hat. Serokonversion entspricht einem Titer an HBsAg neutralisierenden Antikörpern, der als schützend angesehen wird. Ein Antikörpertiter von mindestens 10 mI.E./ml wird als schützend angesehen.

Charakterisierung der Substanz

Zur Charakterisierung des Antigens werden Entwicklungsstudien durchgeführt. Die komplette Protein-, Lipid- und Kohlenhydratstruktur des Antigens wird bestimmt. Die morphologischen Merkmale der Antigenpartikel werden durch Elektronenmikroskopie bestimmt. Die mittlere Dichte der Antigenpartikel wird durch eine geeignete physikalisch-chemische Methode, zum Beispiel mit Hilfe der Dichtegradienten-Zentrifugation, bestimmt. Die Antigenepitope werden charakterisiert. Die Primärstruktur der Proteinfraktion des Antigens wird zum Beispiel durch Bestimmung der Aminosäurenzusammensetzung, durch partielle Aminosäuresequenzanalyse und durch Peptid-Kartierung charakterisiert.

Kultur und Ernte

Identität, mikrobielle Reinheit, Plasmidretention und Gleichförmigkeit des Ertrags werden in geeigneten Herstellungsphasen bestimmt. Bei Verwendung von Säugetierzellen müssen Prüfungen auf fremde Agenzien und Mykoplasmen entsprechend „Prüfung auf fremde Agenzien in Virus-Lebend-Impfstoffen für Menschen" (2.6.16) durchgeführt werden.

Gereinigtes Antigen

Nur ein gereinigtes Antigen, das den nachstehenden Prüfungen entspricht, darf für die Zubereitung des fertigen Impfstoffs als Bulk verwendet werden.

Gesamtprotein: Der Gesamtproteingehalt wird mit einer validierten Methode bestimmt. Der Gehalt muß innerhalb der für das bestimmte Produkt zugelassenen Grenzen liegen.

Antigengehalt und -identität: Die Menge und Spezifität des HBsAg wird im Vergleich zum Internationalen Standard für HBsAg-Subtyp *ad* oder einem eigenen Standard mit Hilfe einer geeigneten immunchemischen Methode (2.7.1) bestimmt, zum Beispiel durch Radioimmunassay (RIA), die enzymgebundene Immunpräzipitationsmethode (ELISA), Immunblotbestimmung (vorzugsweise mit einem gegen ein schützendes Epitop gerichteten monoklonalen Antikörper) oder mit einfacher radialer Immundiffusion. Das Antigen-Protein-Verhältnis muß innerhalb der für die spezifische Zubereitung zugelassenen Grenzen liegen.

Die Molekülmasse der Hauptbande in einer Polyacrylamidgelelektrophorese unter Einsatz von Natriumdodecylsulfat (SDS-PAGE) unter reduzierenden Bedingungen muß dem Wert entsprechen, der aus den bekannten Nukleinsäure- und Polypeptidsequenzen und der möglichen Glykosilierung zu erwarten ist.

Reinheit: Die Reinheit des Antigens wird im Vergleich mit einer Referenzzubereitung durch Flüssigchromatographie oder andere geeignete Methoden bestimmt, wie SDS-PAGE mit Färbung durch Coomassie-Blau (Säureblau 83) und Silber. Eine geeignete Methode muß empfindlich genug sein, um mögliche Verunreinigungen in einer Konzentration von 1 Prozent des Gesamtproteins festzustellen. Mindestens 95 Prozent des Gesamtproteins müssen aus Hepatitis-B-Oberflächenantigen bestehen.

Zusammensetzung: Der Gehalt an Proteinen, Lipiden, Nukleinsäuren und Kohlenhydraten wird bestimmt.

Von Wirtszellen und Vektoren stammende DNA: Falls Säugetierzellen bei der Herstellung verwendet werden, darf der DNA-Gehalt in der Menge gereinigten Antigens, die einer Impfstoffdosis für den Menschen entspricht, höchstens 10 pg betragen.

Cäsium: Wenn bei der Herstellung ein Cäsiumsalz verwendet wird, muß an dem gereinigten Antigen eine Bestimmung des Cäsiumrückstands durchgeführt werden. Der Gehalt muß innerhalb der für die spezifische Zubereitung zugelassenen Grenzen liegen.

Sterilität (2.6.1): Das gereinigte Antigen muß der Prüfung entsprechen. Die Prüfung wird mit 10 ml Zubereitung je Nährmedium durchgeführt.

Zusätzliche Prüfungen an dem gereinigten Antigen können je nach Herstellungsmethode erforderlich sein, wie eine Prüfung auf Tierserumrückstände, wenn Säugetierzellen für die Herstellung verwendet wurden, oder Prüfungen auf Rückstände chemischer Substanzen, die zur Extraktion und Reinigung verwendet wurden.

Fertiger Impfstoff als Bulk

Dem Impfstoff können ein Konservierungsmittel und ein Adjuvans zugesetzt werden.

Nur ein fertiger Impfstoff als Bulk, der nachstehenden Prüfungen entspricht, darf zur Herstellung der Fertigzubereitung verwendet werden.

Konservierungsmittel: Falls zutreffend wird der Gehalt an Konservierungsmitteln mit einer geeigneten chemischen oder physikalisch-chemischen Methode bestimmt. Der Gehalt muß mindestens 85 Prozent und darf höchstens 115 Prozent des vorgesehenen Gehalts betragen.

Sterilität (2.6.1): Der fertige Impfstoff als Bulk muß der Prüfung entsprechen. Die Prüfung wird mit 10 ml Zubereitung je Nährmedium durchgeführt.

Fertigzubereitung

Nur eine Fertigzubereitung, die allen nachstehenden Anforderungen unter „Prüfung auf Identität", „Prüfung auf Reinheit" und „Bestimmung der Wirksamkeit" entspricht, darf zur Verwendung freigegeben werden. Haben, falls zutreffend, die Prüfungen „Freier Formaldehyd" und „Konservierungsmittel" beim fertigen Impfstoff als Bulk zufriedenstellende Ergebnisse erzielt, können sie bei der Fertigzubereitung entfallen. Wenn die „Bestimmung der Wirksamkeit" in vivo beim fertigen Impfstoff als Bulk mit zufriedenstellenden Ergebnissen durchgeführt wurde, kann sie für die Fertigzubereitung entfallen.

Prüfung auf Identität

Die Bestimmung der Wirksamkeit oder, falls zutreffend, das elektrophoretische Profil dient auch zur Identifizierung des Impfstoffs.

Prüfung auf Reinheit

Aluminium: Werden Aluminiumhydroxid oder hydratisiertes Aluminiumphosphat als Adsorbentien verwendet, muß der Impfstoff der Prüfung in der Monographie **Impfstoffe für Menschen** entsprechen.

Freier Formaldehyd: Falls zutreffend muß der Impfstoff der in der Monographie **Impfstoffe für Menschen** vorgeschriebenen Prüfung entsprechen.

Konservierungsmittel: Falls zutreffend wird der Gehalt des Konservierungsmittels mit Hilfe einer geeigneten chemischen oder physikalisch-chemischen Methode bestimmt. Der Gehalt muß mindestens dem gerade noch wirksamen Gehalt entsprechen und darf höchstens 115 Prozent des in der Beschriftung angegebenen Gehalts betragen.

Sterilität (2.6.1): Der Impfstoff muß der Prüfung entsprechen.

Pyrogene (2.6.8): Der Impfstoff muß der Prüfung entsprechen. Jedem Kaninchen wird die einer Dosis für den Menschen entsprechende Menge injiziert.

Bestimmung der Wirksamkeit

Der Impfstoff muß der „Bestimmung der Wirksamkeit von Hepatitis-B-Impfstoff (rDNA)" (2.7.15) entsprechen.

Lagerung

Entsprechend **Impfstoffe für Menschen**.

Beschriftung

Entsprechend **Impfstoffe für Menschen**.

Die Beschriftung gibt insbesondere an

- Menge HBsAg je Behältnis
- für die Impfstoffherstellung verwendete Zellart
- Name und Menge jedes Adsorbens
- daß der Impfstoff vor der Verwendung geschüttelt werden muß
- daß der Impfstoff nicht eingefroren werden darf.

1999, 1315

Hepatitis-Lebend-Impfstoff für Enten

Vaccinum hepatitidis viralis anatis vivum

Definition

Hepatitis-Lebend-Impfstoff für Enten ist eine Zubereitung eines geeigneten Stamms des Hepatitis-Virus 1 der Ente.

Herstellung

Entsprechend **Impfstoffe für Tiere (Vaccina ad usum veterinarium)**.

Das für die Herstellung verwendete Virus wird in der Allantoishöhle befruchteter Eier von Hühnern aus SPF-Beständen (5.2.2) oder in geeigneten Zellkulturen (5.2.4) vermehrt.

Die Virussuspension wird geerntet und kann mit einer geeigneten Stabilisator-Lösung gemischt sein. Der Impfstoff kann gefriergetrocknet sein.

Auswahl des Impfstoffstamms

Für die Herstellung des Impfstoffs darf nur ein Virusstamm benutzt werden, der sich für die Vögel, für die er vorgesehen ist, als zufriedenstellend im Hinblick auf Unschädlichkeit (5.2.6), Stabilität der Virulenz-Attenuierung und Immunogenität (5.2.7) erwiesen hat.

Die folgenden Prüfungen können verwendet werden, um die Unschädlichkeit und die Immunogenität nachzuweisen.

Unschädlichkeit: Die Prüfung wird mit jeder der empfohlenen Arten der Anwendung durchgeführt. Für jede Prüfung werden mindestens 20 empfängliche Eintags-Entenküken, die keine Antikörper gegen Hepatitis-Virus 1 der Ente besitzen, verwendet. Jedem Entenküken wird eine Menge des Impfstoffs verabreicht, dessen Virustiter mindestens der 10fachen normalerweise verabreichten Dosis entspricht. Die Entenküken werden 21 Tage lang beobachtet. Das Impfvirus entspricht der Prüfung, wenn keines der Küken signifikante Krankheitssymptome zeigt oder aus Gründen stirbt, die auf das Impfvirus zurückzuführen sind.

Reversion zur Virulenz: 5 Eintags-Entenküken (Zier- und Nutzgeflügel), die keine Antikörper gegen Hepatitis-Virus 1 der Ente besitzen, wird oronasal eine Impfstoffmenge verabreicht, die eine möglichst vollständige Reisolation des Virus für weitere Kulturpassagen, wie nachstehend beschrieben, gewährleistet. Nach 2 bis 4 Tagen werden von jedem Entenküken Leberproben entnommen. Die Proben werden vereint. Je 1 ml der vereinten Lebersuspension wird 5 weiteren seronegativen Entenküken (Zier- und Nutzgeflügel) des gleichen Alters oronasal verabreicht. Dieser Vorgang wird 5mal durchgeführt. Auf jeder der Passagestufen wird das Vorhanden-

H

Monographien

sein von Virus geprüft. Wird das Virus in einer der Passagen nicht mehr nachgewiesen, wird eine zweite Serie von Passagen durchgeführt. Die Entenküken, die die letzte Passage erhalten haben, werden 21 Tage lang beobachtet. Der Impfvirusstamm entspricht der Prüfung, wenn auf dem höchsten Passageniveau keine Anzeichen für einen Anstieg der Virulenz im Vergleich zum nicht passagierten Virus erkennbar sind. Falls das Virus in keiner End-Passage nachweisbar war, entspricht der Impfvirusstamm der Prüfung, wenn auf dem höchsten Passageniveau, auf dem das Virus noch nachweisbar war, keine Anzeichen für einen Anstieg der Virulenz nachweisbar sind. Falls irgendein Anzeichen einer Reversion zur Virulenz bei einer der Passagen erkennbar ist, sollte empfohlen werden, daß bei der Anwendung des Impfstoffs sichergestellt werden muß, daß eine Übertragung auf empfängliche Entenküken ausgeschlossen ist.

Immunogenität: Die unter „Bestimmung der Wirksamkeit“ beschriebene Prüfung ist für den Nachweis der Immunogenität des Stamms geeignet.

Prüfungen an jeder Charge

Falls die Prüfung „Aviäre Leukoseviren“ und die Prüfungen auf Fremdviren in Zellkulturen und in Bruteiern mit befriedigendem Ergebnis an einer repräsentativen Charge des Impfstoffs durchgeführt wurden, können diese Prüfungen als Routinekontrolle für weitere Chargen aus dem gleichen Saatvirus entfallen, wenn die zuständige Behörde dem zustimmt.

Sofern die „Bestimmung der Wirksamkeit“ mit befriedigendem Ergebnis an einer repräsentativen Charge des Impfstoffs durchgeführt wurde, kann die Bestimmung als Routinekontrolle für weitere Chargen aus dem gleichen Saatvirus entfallen, wenn die zuständige Behörde dem zustimmt.

Prüfung auf Identität

Der Impfstoff wird falls erforderlich verdünnt. Nach dem Mischen mit einem monospezifischen Antiserum ist der Impfstoff nicht mehr in der Lage, die Allantoishöhle befruchteter Eier von Hühnern aus SPF-Beständen (5.2.2) oder Zellkulturen zu infizieren, in die er inokuliert wurde.

Prüfung auf Reinheit

Unschädlichkeit: Für jede Prüfung werden mindestens 10 empfängliche Eintags-Entenküken (Zier- und Nutzgeflügel), die keine Antikörper gegen Hepatitis-Virus 1 der Ente besitzen, verwendet. Nach einer der empfohlenen Arten der Anwendung wird jedem Entenküken die 10fache Dosis des Impfstoffs verabreicht. Die Entenküken werden 21 Tage lang beobachtet. Die Prüfung darf nur ausgewertet werden, wenn während des Beobachtungszeitraums höchstens 2 Entenküken aus Gründen sterben, die nicht auf den Impfstoff zurückzuführen sind. Der Impfstoff entspricht der Prüfung, wenn keines der Küken signifikante Krankheitssymptome zeigt oder aus Gründen stirbt, die auf den Impfstoff zurückzuführen sind.

Bakterien und Pilze: Der Impfstoff, falls erforderlich mit der beigefügten Flüssigkeit rekonstituiert, muß der Prüfung „Sterilität“ der Monographie **Impfstoffe für Tiere** entsprechen.

Mykoplasmen (2.6.7): Der Impfstoff muß der Prüfung entsprechen.

Aviäre Leukoseviren (2.6.4): Der falls erforderlich verdünnte und mit einem monospezifischen Antiserum neutralisierte Impfstoff muß der „Prüfung auf Leukoseviren“ entsprechen.

Prüfung auf Fremdviren unter Verwendung von Zellkulturen (2.6.5): Der falls erforderlich verdünnte und mit einem monospezifischen Antiserum neutralisierte Impfstoff muß der Prüfung entsprechen.

Prüfung auf fremde Agenzien unter Verwendung von Küken (2.6.6): Der Impfstoff muß der Prüfung entsprechen. Zusätzlich wird ein Fluoreszenz-Antikörpertest oder ein ELISA auf Retikuloendothelial-Viren des Geflügels mit den Seren der geimpften Küken durchgeführt. Das Ergebnis muß negativ sein.

Prüfung auf Fremdviren unter Verwendung von Bruteiern (2.6.3): Der falls erforderlich verdünnte und mit einem monospezifischen Antiserum neutralisierte Impfstoff muß der Prüfung entsprechen.

Virustiter: Der Virustiter wird durch Inokulation des Impfstoffs in die Allantoishöhle 9 bis 11 Tage alter, befruchteter Eier oder in geeigneten Zellkulturen bestimmt. Eine Impfstoffdosis enthält mindestens die in der Beschriftung angegebene Mindestmenge an Virus.

Bestimmung der Wirksamkeit

a) Passive Immunisierung durch Impfung von Brutenten

Mindestens 10 Brutenten (Zier- und Nutzgeflügel) gleicher Herkunft in der Legephase, die keine Antikörper gegen Hepatitis-Virus 1 der Ente besitzen, werden verwendet. Mindestens 5 dieser Enten werden entsprechend der Gebrauchsinformation geimpft, und mindestens 5 Enten werden als Kontrolle gehalten. Nach einem randomisierten Verfahren werden mindestens 20 frisch geschlüpfte Küken der geimpften Enten und mindestens 10 frisch geschlüpfte Küken der ungeimpften Enten ausgewählt. Alle Entenküken werden im Alter von einer Woche oronasal mit einer ausreichenden Menge eines virulenten Stamms von Hepatitis-Virus 1 der Ente belastet. Die Entenküken werden 14 Tage lang beobachtet. Die Bestimmung darf nur ausgewertet werden, wenn mindestens 90 Prozent der Nachkommen der ungeimpften Enten sterben. Der Impfstoff entspricht der Bestimmung, wenn mindestens 80 Prozent der belasteten Nachkommen der geimpften Enten überleben und keine signifikanten Krankheitssymptome zeigen.

b) Aktive Immunisierung von Entenküken

Mindestens 30 Entenküken (Zier- und Nutzgeflügel) der gleichen Herkunft, die keine Antikörper gegen Hepatitis-Virus 1 der Ente besitzen, werden verwendet. Mindestens 20 Entenküken werden entsprechend der Gebrauchsanweisung geimpft. Mindestens 10 der Entenküken werden als Kontrolle gehalten. Alle Entenküken werden 5 Tage nach der Impfung oronasal mit einer ausreichenden Menge eines virulenten Stamms von Hepatitis-Virus 1 der Ente belastet. Die Entenküken werden 14 Tage lang beobachtet. Die Bestimmung darf nur ausgewertet werden, wenn mindestens 90 Prozent der ungeimpften Entenküken sterben. Der Impfstoff entspricht der Bestimmung, wenn mindestens 80 Prozent der geimpften Entenküken überleben und keine signifikanten Krankheitssymptome zeigen.

Lagerung

Entsprechend **Impfstoffe für Tiere**.

Beschriftung

Entsprechend **Impfstoffe für Tiere**.

Falls gezeigt wurde, daß das Impfvirus Reversion zur Virulenz zeigen kann, gibt die Beschriftung insbesondere an, daß Vorsichtsmaßnahmen zu treffen sind, um die Übertragung des virulenten Virus auf ungeimpfte Entenküken zu vermeiden.

2001, 446

Infektiöse-Hepatitis-Lebend-Impfstoff (gefriergetrocknet) für Hunde

Vaccinum hepatitidis contagiosae caninae vivum cryodesiccatum

Definition

Infektiöse-Hepatitis-Lebend-Impfstoff (gefriergetrocknet) für Hunde ist eine Zubereitung aus einem attenuierten Stamm oder mehreren attenuierten Stämmen des Hunde-Adenovirus 1.

Herstellung

Entsprechend **Impfstoffe für Tiere (Vaccina ad usum veterinarium)**. Das attenuierte Virus wird in geeigneten Zellkulturen (5.2.4) gezüchtet.

Auswahl des Impfstoffstamms

Für die Herstellung des Impfstoffs darf nur ein Virusstamm verwendet werden, der nachweislich im Hinblick auf Attenuierung und Immunogenität geeignet ist. Die unter 5.2.6 für die Bewertung der Unschädlichkeit und unter 5.2.7 für die Bewertung der Wirksamkeit beschriebenen Bestimmungen können angewendet werden.

Attenuierung: Einem 8 bis 16 Wochen alten empfänglichen Welpen wird eine Menge der Virussuspension, die einer Impfstoffdosis entspricht, intravenös injiziert. Sie darf keine Krankheitszeichen hervorrufen; das Tier muß innerhalb von 21 Tagen spezifische neutralisierende Antikörper bilden.

Immunogenität: Die „Bestimmung der Wirksamkeit" ist geeignet, die Immunogenität des Stamms nachzuweisen.

Prüfungen an jeder Charge

Sofern die „Bestimmung der Wirksamkeit" mit zufriedenstellendem Ergebnis an einer repräsentativen Charge des Impfstoffs durchgeführt wurde, kann diese Prüfung als Routinekontrolle für weitere Chargen aus demselben Saatgut entfallen, wenn die zuständige Behörde dem zustimmt.

Prüfung auf Identität

Der nach den Angaben der Beschriftung rekonstituierte Impfstoff ist nach Neutralisation durch ein spezifisches Antiserum oder mehrere spezifische Antisera nicht mehr in der Lage, einen spezifischen zytopathischen Effekt in empfänglichen Zellkulturen hervorzurufen.

Prüfung auf Reinheit

Unschädlichkeit: Zwei empfänglichen Welpen im Alter von 8 bis 16 Wochen, die frei von spezifischen, neutralisierenden Antikörpern sind, wird jeweils die doppelte Impfstoffdosis, entsprechend der in der Beschriftung angegebenen Art der Anwendung, injiziert. Die Tiere werden 21 Tage lang beobachtet. Sie müssen gesund bleiben und dürfen keine Anzeichen von Keratitis aufweisen.

Fremdviren: Der Impfstoff wird mit einem geeigneten monospezifischen Antiserum gegen Hunde-Adenovirus 1 gemischt und in Zellkulturen inokuliert, die für ihre Empfänglichkeit für Viren, welche für Hunde pathogen sind, bekannt sind. Nach 6 bis 8 Tagen wird eine Passage durchgeführt, und die Kulturen werden weitere 14 Tage lang bebrütet. Ein zytopathischer Effekt darf nicht auftreten, und die Zellen dürfen keine Anzeichen auf Anwesenheit von hämadsorbierenden Agenzien zeigen.

Verunreinigung durch Bakterien und Pilze: Der rekonstituierte Impfstoff muß der Prüfung „Sterilität" der Monographie **Impfstoffe für Tiere** entsprechen.

Mykoplasmen (2.6.7): Der rekonstituierte Impfstoff muß der Prüfung entsprechen.

Virustiter: Der rekonstituierte Impfstoff wird in geeigneten Zellkulturen titriert. Eine Impfstoffdosis muß mindestens die Virusmenge enthalten, welche dem Mindesttiter in der Beschriftung entspricht.

Bestimmung der Wirksamkeit

Sieben empfängliche Welpen im Alter von 8 bis 16 Wochen, die frei von Hunde-Adenovirus-Antikörpern sind, werden verwendet. 5 dieser Tiere erhalten jeweils nach der in der Beschriftung angegebenen Art der Anwendung ein Volumen des rekonstituierten Impfstoffs mit einer Virusmenge, die dem in der Beschriftung angegebenen Mindesttiter entspricht. Die beiden anderen Tiere dienen als Kontrolle. Alle Tiere werden 21 Tage lang beobachtet. Danach wird jedem Tier ein virulenter Stamm des für Hunde infektiösen Hepatitis-Virus in einer Konzentration intravenös injiziert, die ausreicht, einen empfänglichen Hund zu töten oder typische Krankheitssymptome hervorzurufen. Die Tiere werden weitere 21 Tage lang beobachtet. Die geimpften Tiere müssen gesund bleiben und die Kontrolltiere an Hepatitis sterben oder typische Symptome einer schweren Infektion aufweisen. Wenn ein Kontrolltier keine Krankheitsanzeichen aufweist, muß die Prüfung wiederholt werden.

Lagerung

Entsprechend **Impfstoffe für Tiere**.

Beschriftung

Entsprechend **Impfstoffe für Tiere**.

2000, 1436

Hexamidindiisetionat

Hexamidini diisetionas

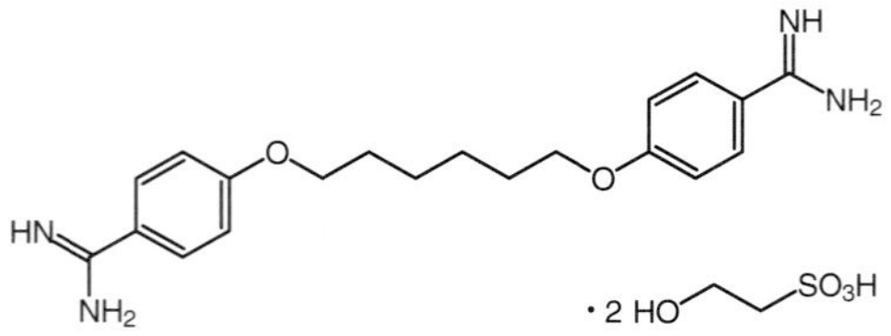

$C_{24}H_{38}N_4O_{10}S_2$ M_r 607

Definition

Hexamidindiisetionat enthält mindestens 98,5 und höchstens 101,5 Prozent 4,4′-(Hexan-1,6-diyldioxy)dibenz=imidamid-bis(2-hydroxyethansulfonat), berechnet auf die getrocknete Substanz.

Eigenschaften

Weißes bis schwach gelbes, hygroskopisches Pulver; wenig löslich in Wasser, schwer löslich in Ethanol, praktisch unlöslich in Dichlormethan.

Prüfung auf Identität

A. Die Prüfung erfolgt mit Hilfe der IR-Spektroskopie (2.2.24) durch Vergleich des Spektrums der Substanz mit dem von Hexamidindiisetionat *CRS*.

B. Etwa 40 mg Substanz werden in 5 ml Wasser *R* gelöst, unter Schütteln tropfenweise mit 1 ml einer Lösung von Natriumchlorid *R* (100 g · l^{-1}) versetzt und 5 min lang stehengelassen. Ein reichlicher, weiß schimmernder Niederschlag entsteht allmählich.

Prüfung auf Reinheit

Aussehen der Lösung: 0,5 g Substanz werden unter Erhitzen auf etwa 70 °C in kohlendioxidfreiem Wasser *R* zu 10 ml gelöst. Die Lösung wird bei Raumtemperatur 10 bis 15 min lang erkalten gelassen. Sie darf nicht stärker opaleszieren als die Referenzsuspension II (2.2.1) und nicht stärker gefärbt sein als die Stufe 6 der am besten geeigneten Farbvergleichslösung (2.2.2, Methode II).

Sauer oder alkalisch reagierende Substanzen: 2,0 g Substanz werden unter Erwärmen auf etwa 50 °C in Wasser *R* zu 20 ml gelöst und nach dem Erkalten auf etwa 35 °C mit 0,1 ml Methylrotlösung *R* versetzt. Bis zum Farbumschlag dürfen höchstens 0,25 ml Salzsäure (0,05 mol · l^{-1}) oder Natriumhydroxid-Lösung (0,05 mol · l^{-1}) verbraucht werden.

Verwandte Substanzen: Die Prüfung erfolgt mit Hilfe der Flüssigchromatographie (2.2.29).

Untersuchungslösung: 20,0 mg Substanz werden in der mobilen Phase A zu 100,0 ml gelöst.

Referenzlösung a: 1,0 ml Untersuchungslösung wird mit der mobilen Phase A zu 100,0 ml verdünnt.

Referenzlösung b: 5 mg Substanz und 5 mg Pentamidindiisetionat *CRS* werden in der mobilen Phase A zu 100 ml gelöst. 2 ml Lösung werden mit der mobilen Phase A zu 5 ml verdünnt.

Die Chromatographie kann durchgeführt werden mit

- einer Säule aus rostfreiem Stahl von 0,25 m Länge und 4,6 mm innerem Durchmesser, gepackt mit Styrol-Divinylbenzol-Copolymer *R* (8 µm)
- einer Mischung der mobilen Phasen A und B bei einer Durchflußrate von 1 ml je Minute:
  Mobile Phase A: eine Mischung von 20 Volumteilen Acetonitril *R* und 80 Volumteilen einer Lösung von Kaliumdihydrogenphosphat *R* (6,8 g · l^{-1}), deren *p*H-Wert mit Phosphorsäure 85 % *R* auf 3 eingestellt wurde
  Mobile Phase B: eine Mischung gleicher Volumteile Acetonitril *R* und einer Lösung von Kaliumdihydrogenphosphat *R* (6,8 g · l^{-1}), deren *p*H-Wert mit Phosphorsäure 85 % *R* auf 3 eingestellt wurde

Zeit (min)	Mobile Phase A (% *V/V*)	Mobile Phase B (% *V/V*)	Erläuterungen
0 – 30	100 → 0	0 → 100	linearer Gradient
30 – 35	0	100	isokratisch
35 – 40	0 → 100	100 → 0	Re-Äquilibrierung

- einem Spektrometer als Detektor bei einer Wellenlänge von 263 nm.

Je 20 µl Referenzlösung a und b werden eingespritzt. Die Empfindlichkeit des Systems wird so eingestellt, daß die Höhe des Hauptpeaks im Chromatogramm der Referenzlösung a mindestens 50 Prozent des maximalen Ausschlags beträgt. Die Prüfung darf nur ausgewertet werden, wenn im Chromatogramm der Referenzlösung b die Auflösung zwischen den Peaks von Hexamidindiisetionat und Pentamidindiisetionat mindestens 5 beträgt.

20 µl Untersuchungslösung werden eingespritzt. Im Chromatogramm darf keine Peakfläche, mit Ausnahme der des Hauptpeaks, größer sein als der Hauptpeak im Chromatogramm der Referenzlösung a (1 Prozent), und nur eine Peakfläche darf größer sein als das 0,5fache der Fläche des Hauptpeaks im Chromatogramm der Refe-

renzlösung a (0,5 Prozent). Die Summe aller Peakflächen, mit Ausnahme der des Hauptpeaks, darf nicht größer sein als das 1,5fache der Fläche des Hauptpeaks im Chromatogramm der Referenzlösung a (1,5 Prozent). Peaks, deren Fläche kleiner ist als das 0,05fache der Fläche des Hauptpeaks im Chromatogramm der Referenzlösung a, werden nicht berücksichtigt.

Trocknungsverlust (2.2.32): Höchstens 0,5 Prozent, mit 1,000 g Substanz durch Trocknen im Trockenschrank bei 100 bis 105 °C bestimmt.

Sulfatasche (2.4.14): Höchstens 0,1 Prozent, mit 1,0 g Substanz bestimmt.

Gehaltsbestimmung

0,250 g Substanz, in 50 ml Dimethylformamid *R* gelöst, werden unter Stickstoff *R* mit Tetrabutylammoniumhydroxid-Lösung (0,1 mol · l^{-1}) titriert. Der Endpunkt wird mit Hilfe der Potentiometrie (2.2.20) bestimmt.

1 ml Tetrabutylammoniumhydroxid-Lösung (0,1 mol · l^{-1}) entspricht 30,35 mg $C_{24}H_{38}N_4O_{10}S_2$.

Lagerung

Dicht verschlossen.

Verunreinigungen

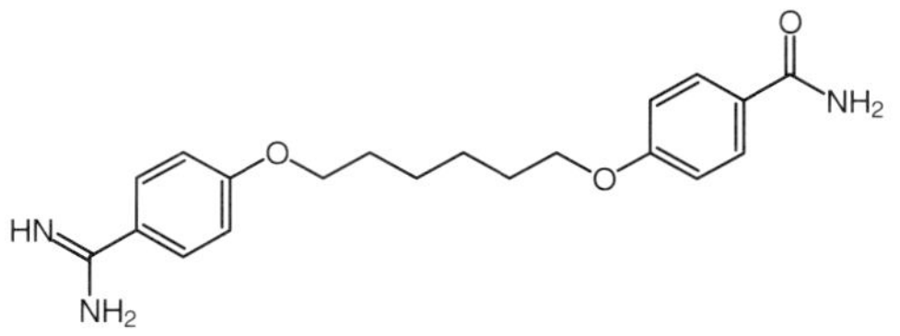

A. 4-[[6-(4-Carbamimidoylphenoxy)hexyl]oxy]benzamid.

2000, 1221

Hexetidin

Hexetidinum

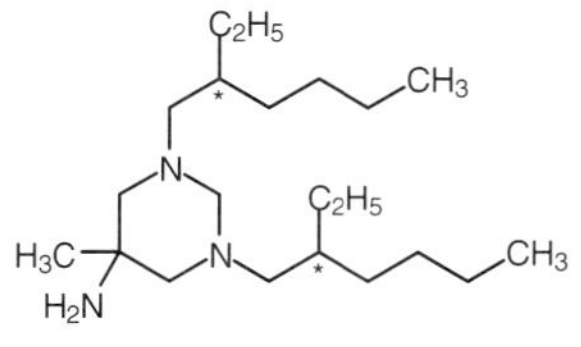

$C_{21}H_{45}N_3$ M_r 339,6

Definition

Hexetidin enthält mindestens 98,0 und höchstens 102,0 Prozent 1,3-Bis(2-ethylhexyl)-5-methylhexahydropyrimidin-5-amin.

Eigenschaften

Farblose bis schwach gelbe, ölige Flüssigkeit; sehr schwer löslich in Wasser, sehr leicht löslich in Aceton, Dichlormethan und Ethanol. Die Substanz löst sich in verdünnten Mineralsäuren.

Prüfung auf Identität

1: A.
2: B, C, D.

A. Die Prüfung erfolgt mit Hilfe der IR-Spektroskopie (2.2.24) durch Vergleich des Spektrums der Substanz mit dem von Hexetidin *CRS*.

B. Die bei der Prüfung „Verwandte Substanzen" (siehe „Prüfung auf Reinheit") erhaltenen Chromatogramme werden ausgewertet. Der Hauptfleck im Chromatogramm der Untersuchungslösung b entspricht in bezug auf Lage, Farbe und Größe dem Hauptfleck im Chromatogramm der Referenzlösung a.

C. 0,2 ml Substanz werden mit 2 ml Schwefelsäure *R* und 2 mg Chromotropsäure-Natrium *R* versetzt. Beim Erhitzen im Wasserbad von 60 °C entwickelt sich eine violette Färbung.

D. 0,2 ml Substanz werden in 1 ml Dichlormethan *R* gelöst. Nach Zusatz von 0,5 ml Kupfer(II)-sulfat-Lösung *R*, 0,05 ml ethanolischer Schwefelsäure (0,25 mol · l^{-1}) *R* und 5 ml Wasser *R* wird geschüttelt. Beim Stehenlassen färbt sich die untere Phase intensiv blau.

Prüfung auf Reinheit

Aussehen der Substanz: Die Substanz muß klar (2.2.1) und darf nicht stärker gefärbt sein als die Farbvergleichslösung G_5 oder GG_5 (2.2.2, Methode II).

Relative Dichte (2.2.5): 0,864 bis 0,870.

Brechungsindex (2.2.6): 1,461 bis 1,467.

Optische Drehung (2.2.7): 1,0 g Substanz wird in wasserfreiem Ethanol *R* zu 10,0 ml gelöst. Der Drehungswinkel der Lösung muß zwischen −0,10 und +0,10° liegen.

Absorption (2.2.25): 0,50 g Substanz werden in Heptan *R* zu 50,0 ml gelöst. Die Absorption der Lösung, zwischen 270 und 350 nm gemessen, darf höchstens 0,1 betragen.

Verwandte Substanzen: Die Prüfung erfolgt mit Hilfe der Dünnschichtchromatographie (2.2.27) unter Verwendung einer Schicht von Kieselgel H *R*.

Die Lösungen werden unmittelbar vor Gebrauch hergestellt.

Untersuchungslösung a: 2,0 g Substanz werden in Heptan *R* zu 20 ml gelöst.

Untersuchungslösung b: 1 ml Untersuchungslösung a wird mit Heptan *R* zu 10 ml verdünnt.

Referenzlösung a: 20 mg Hexetidin *CRS* werden in Heptan *R* zu 2 ml gelöst.

Referenzlösung b: 1 ml Untersuchungslösung a wird mit Heptan *R* zu 100 ml verdünnt.

Referenzlösung c: 5 ml Referenzlösung b werden mit Heptan *R* zu 10 ml verdünnt.

Referenzlösung d: 10 mg Dehydrohexetidin *CRS* werden in der Untersuchungslösung a zu 10 ml gelöst.

Auf die Platte wird 1 µl jeder Lösung aufgetragen. Auf den Boden der Chromatographiekammer wird eine Kristallisierschale mit konzentrierter Ammoniak-Lösung *R* 1 gestellt. Die getrocknete Platte wird in der geschlossenen Kammer 15 min lang Ammoniakgas ausgesetzt. Nach Herausnehmen der Platte wird der überschüssige Ammoniak mit einem Luftstrom entfernt. Die Chromatographie erfolgt mit einer Mischung von 20 Volumteilen Methanol *R* und 80 Volumteilen Toluol *R* über eine Laufstrecke von 15 cm. Nach dem Trocknenlassen an der Luft wird die Platte 30 min lang Iodgas ausgesetzt. Im Chromatogramm der Untersuchungslösung a auftretende Nebenflecke dürfen nicht größer oder stärker gefärbt sein als der Fleck im Chromatogramm der Referenzlösung b (1 Prozent), und höchstens 2 Nebenflecke dürfen größer oder stärker gefärbt sein als der Hauptfleck im Chromatogramm der Referenzlösung c (0,5 Prozent). Die Prüfung darf nur ausgewertet werden, wenn das Chromatogramm der Referenzlösung d deutlich voneinander getrennt 2 Flecke zeigt.

Schwermetalle (2.4.8): 2,0 g Substanz werden in einer Mischung von 15 Volumteilen Wasser *R* und 85 Volumteilen Aceton *R* zu 20 ml gelöst. 12 ml Lösung müssen der Grenzprüfung B auf Schwermetalle entsprechen (10 ppm). Zur Herstellung der Referenzlösung wird eine Blei-Lösung (1 ppm Pb), die durch Verdünnen der Blei-Lösung (100 ppm Pb) *R* mit einer Mischung von 15 Volumteilen Wasser *R* und 85 Volumteilen Aceton *R* hergestellt wird, verwendet.

Sulfatasche (2.4.14): Höchstens 0,1 Prozent, mit 1,0 g Substanz bestimmt.

Gehaltsbestimmung

0,150 g Substanz, in 80 ml wasserfreier Essigsäure *R* gelöst, werden mit Perchlorsäure (0,1 mol · l^{-1}) titriert. Der Endpunkt wird mit Hilfe der Potentiometrie (2.2.20) bestimmt.

1 ml Perchlorsäure (0,1 mol · l^{-1}) entspricht 16,98 mg $C_{21}H_{45}N_3$.

Lagerung

Gut verschlossen, vor Licht geschützt.

Verunreinigungen

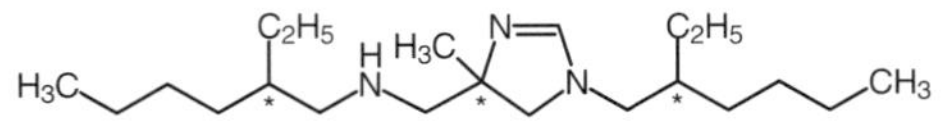

A. 2-Ethyl-*N*-[[1-(2-ethylhexyl)-4-methyl-4,5-dihydro-1*H*-imidazol-4-yl]methyl]hexan-1-amin (Dehydrohexetidin)

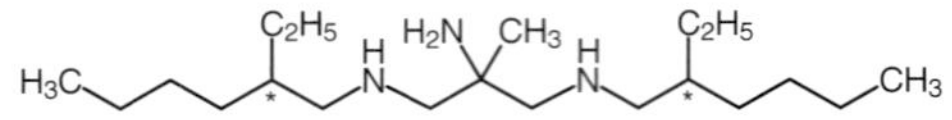

B. *N,N'*-Bis(2-ethylhexyl)-2-methylpropan-1,2,3-triamin (Triamin)

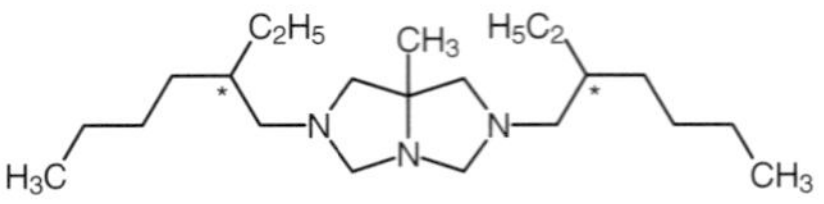

C. 2,6-Bis(2-ethylhexyl)-7a-methylhexahydro-1*H*-imidazo[1,5-*c*]imidazol (Hexedin)

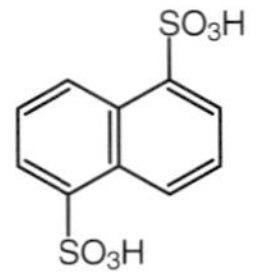

D. Naphthalin-1,5-disulfonsäure.

2000, 1437

Hexylresorcin

Hexylresorcinolum

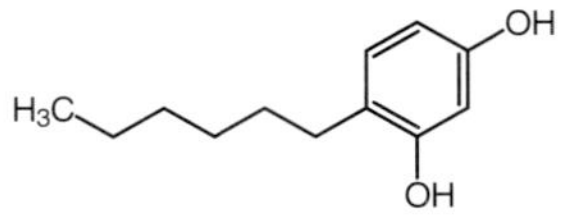

$C_{12}H_{18}O_2$ M_r 194,3

Definition

Hexylresorcin enthält mindestens 98,0 und höchstens 101,0 Prozent 4-Hexylbenzol-1,3-diol, berechnet auf die wasserfreie Substanz.

Eigenschaften

Farbloses, gelbliches bis rötliches, kristallines Pulver oder Nadeln. Die Substanz färbt sich an der Luft und im Licht bräunlichrosa. Sie ist sehr schwer löslich in Wasser, leicht löslich in Dichlormethan und Ethanol.

Die Substanz zeigt Polymorphie.

Prüfung auf Identität

1: B.
2: A, C, D.

A. Schmelztemperatur (2.2.14): 66 bis 68 °C. Die Substanz kann bereits bei etwa 60 °C schmelzen, gefolgt von Erstarren und einem zweiten Schmelzpunkt zwischen 66 und 68 °C.

B. Die Prüfung erfolgt mit Hilfe der IR-Spektroskopie (2.2.24) durch Vergleich des Spektrums der Substanz mit dem von Hexylresorcin *CRS*. Wenn die Spektren bei der Prüfung in fester Form unterschiedlich sind, werden Substanz und Referenzsubstanz getrennt in Methanol *R* gelöst. Nach dem Eindampfen der Lösungen zur Trockne werden mit den Rückständen erneut Spektren aufgenommen.

C. Die Prüfung erfolgt mit Hilfe der Dünnschichtchromatographie (2.2.27) unter Verwendung einer DC-Platte mit Kieselgel G *R*.

Untersuchungslösung: 0,1 ml Prüflösung (siehe „Prüfung auf Reinheit") werden mit Ethanol 96 % *R* zu 10 ml verdünnt.

Referenzlösung a: 10 mg Hexylresorcin *CRS* werden in Ethanol 96 % *R* zu 10 ml gelöst.

Referenzlösung b: 10 mg Hexylresorcin *CRS* und 10 mg Resorcin *R* werden in Ethanol 96 % *R* zu 10 ml gelöst.

Auf die Platte werden 10 µl jeder Lösung aufgetragen. Die Chromatographie erfolgt mit einer Mischung von 50 Volumteilen Ethylmethylketon *R* und 50 Volumteilen Pentan *R* über eine Laufstrecke von zwei Dritteln der Plattenhöhe. Die Platte wird 5 min lang an der Luft trocknen gelassen, anschließend mit 3 ml Anisaldehyd-Reagenz *R* besprüht und 5 min lang bei 100 bis 105 °C erhitzt. Der Hauptfleck im Chromatogramm der Untersuchungslösung entspricht in bezug auf Lage, Farbe und Größe dem Hauptfleck im Chromatogramm der Referenzlösung a. Die Prüfung darf nur ausgewertet werden, wenn das Chromatogramm der Referenzlösung b deutlich voneinander getrennt 2 Flecke zeigt.

D. 0,1 g Substanz werden in 1 ml Ethanol 96 % *R* gelöst. Nach Zusatz von 1 Tropfen Eisen(III)-chlorid-Lösung *R* 1 entsteht eine grüne Färbung. Die Lösung wird nach Zusatz von verdünnter Ammoniak-Lösung *R* 1 braun.

Prüfung auf Reinheit

Prüflösung: 1,0 g Substanz wird in Ethanol 96 % *R* zu 10,0 ml gelöst.

Aussehen der Lösung: Die Prüflösung muß klar (2.2.1) sein.

Sauer reagierende Substanzen: 0,5 g Substanz werden in einer Mischung von 25 ml kohlendioxidfreiem Wasser *R* und 25 ml Ether *R*, die zuvor gegen Phenolphthalein-Lösung *R* 1 neutralisiert wurde, gelöst und mit Natriumhydroxid-Lösung (0,1 mol · l^{-1}) titriert, wobei nach jedem Zusatz kräftig geschüttelt wird. Bis zum Farbumschlag dürfen höchstens 0,4 ml Natriumhydroxid-Lösung (0,1 mol · l^{-1}) verbraucht werden.

Verwandte Substanzen: Die Prüfung erfolgt mit Hilfe der Flüssigchromatographie (2.2.29).

Untersuchungslösung: 0,1 g Substanz werden in der mobilen Phase zu 10,0 ml gelöst.

Referenzlösung a: 1,0 ml Untersuchungslösung wird mit der mobilen Phase zu 200,0 ml verdünnt.

Referenzlösung b: 20,0 mg Phenol *R* werden in der mobilen Phase zu 100,0 ml gelöst.

Referenzlösung c: 20,0 mg Resorcin *R* werden in der mobilen Phase zu 100,0 ml gelöst.

Referenzlösung d: 8,0 ml Referenzlösung a werden mit 2,0 ml Referenzlösung b und 2,0 ml Referenzlösung c versetzt und mit der mobilen Phase zu 20,0 ml verdünnt.

Die Chromatographie kann durchgeführt werden mit
- einer Säule aus rostfreiem Stahl von 0,25 m Länge und 4,6 mm innerem Durchmesser, gepackt mit octadecylsilyliertem Kieselgel zur Chromatographie *R* (5 µm)
- einer Mischung von 25 Volumteilen einer Lösung von Essigsäure 98 % *R* (3,0 g · l^{-1}), deren *p*H-Wert mit verdünnter Ammoniak-Lösung *R* 1 auf 5,9 eingestellt wurde, und 75 Volumteilen Methanol *R* als mobile Phase bei einer Durchflußrate von 1 ml je Minute
- einem Spektrometer als Detektor bei einer Wellenlänge von 281 nm
- einer Probenschleife.

20 µl Referenzlösung d werden eingespritzt. Die Empfindlichkeit des Systems wird so eingestellt, daß die Höhe der 3 Hauptpeaks im Chromatogramm mindestens 20 Prozent des maximalen Ausschlags beträgt. Die Prüfung darf nur ausgewertet werden, wenn die Auflösung zwischen dem zweiten Peak (Phenol) und dem dritten Peak (Hexylresorcin) mindestens 5,0 beträgt.

Je 20 µl Untersuchungslösung und Referenzlösung a werden eingespritzt. Die Chromatographie der Untersuchungslösung erfolgt über eine Dauer, die der 2fachen Retentionszeit von Hexylresorcin entspricht.

Im Chromatogramm der Untersuchungslösung darf keine dem Phenol oder dem Resorcin entsprechende Peakfläche größer sein als die entsprechenden Peakflächen im Chromatogramm der Referenzlösung d (0,2 Prozent). Keine Peakfläche im Chromatogramm der Untersuchungslösung, mit Ausnahme der des Hauptpeaks und der dem Phenol und dem Resorcin entsprechenden Peaks, darf größer sein als die Fläche des Hauptpeaks im Chromatogramm der Referenzlösung a (0,5 Prozent), und die Summe der Flächen dieser Nebenpeaks darf nicht größer sein als das 2fache der Fläche des Hauptpeaks im Chromatogramm der Referenzlösung a (1 Prozent). Peaks, deren Fläche kleiner ist als das 0,1fache der Fläche des Hauptpeaks im Chromatogramm der Referenzlösung a, werden nicht berücksichtigt.

Wasser (2.5.12): Höchstens 0,5 Prozent, mit 1,000 g Substanz nach der Karl-Fischer-Methode bestimmt.

Sulfatasche (2.4.14): Höchstens 0,1 Prozent, mit 1,0 g Substanz bestimmt.

Gehaltsbestimmung

0,100 g Substanz werden in einem Erlenmeyerkolben mit Schliffstopfen in 10 ml Methanol *R* gelöst, mit 30,0 ml Kaliumbromat-Lösung (0,0167 mol · l^{-1}) und 2 g Kaliumbromid *R* versetzt. Die Substanz wird unter Schütteln gelöst, und 15 ml verdünnte Schwefelsäure *R* werden zugesetzt. Der Kolben wird verschlossen und unter ständigem Schütteln 15 min lang im Dunkeln gehalten. Nach Zusatz von 5 ml Dichlormethan *R* und 10 ml einer Lösung von Kaliumiodid *R* (100 g · l^{-1}) wird erneut 15 min lang im Dunkeln regelmäßig geschüttelt.

Unter Zusatz von 1 ml Stärke-Lösung *R* wird mit Natriumthiosulfat-Lösung (0,1 mol · l^{-1}) unter gründlichem Schütteln titriert. Unter den gleichen Bedingungen wird ein Blindversuch durchgeführt.

1 ml Kaliumbromat-Lösung (0,0167 mol · l^{-1}) entspricht 4,857 mg $C_{12}H_{18}O_2$.

Lagerung

Dicht verschlossen, vor Licht geschützt.

Verunreinigungen

A. Phenol
B. Resorcin.

2001, 143

Histamindihydrochlorid

Histamini dihydrochloridum

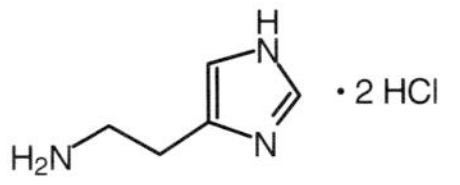

$C_5H_{11}Cl_2N_3$ M_r 184,1

Definition

Histamindihydrochlorid enthält mindestens 98,5 und höchstens 101,0 Prozent 4-(2-Aminoethyl)imidazol-dihydrochlorid, berechnet auf die getrocknete Substanz.

Eigenschaften

Weißes, kristallines Pulver oder farblose Kristalle, hygroskopisch; sehr leicht löslich in Wasser, löslich in Ethanol.

Prüfung auf Identität

1: A, D.
2: B, C, D.

A. Die Prüfung erfolgt mit Hilfe der IR-Spektroskopie (2.2.24) durch Vergleich des Spektrums der Substanz mit dem von Histamindihydrochlorid *CRS*. Die Prüfung erfolgt mit Hilfe von Preßlingen unter Verwendung von 1 mg Substanz.

B. Der Hauptfleck im Chromatogramm der Untersuchungslösung b bei der Prüfung auf „Histidin" (siehe „Prüfung auf Reinheit") entspricht in bezug auf Lage, Farbe und Größe dem Hauptfleck der Referenzlösung a.

C. 0,1 g Substanz werden in 7 ml Wasser *R* gelöst. Die Lösung wird mit 3 ml einer Lösung von Natriumhydroxid *R* (200 g · l^{-1}) versetzt. Anschließend werden 50 mg Sulfanilsäure *R* in einer Mischung von 0,1 ml Salzsäure *R* und 10 ml Wasser *R* gelöst und mit 0,1 ml Natriumnitrit-Lösung *R* versetzt. Wird die zweite Lösung zur ersten gegeben und gemischt, entsteht eine rote Färbung.

D. Die Substanz gibt die Identitätsreaktion a auf Chlorid (2.3.1).

Prüfung auf Reinheit

Prüflösung: 0,5 g Substanz werden in kohlendioxidfreiem Wasser *R*, das aus destilliertem Wasser *R* hergestellt wurde, zu 10 ml gelöst.

Aussehen der Lösung: Die Prüflösung muß klar (2.2.1) und darf nicht stärker gefärbt sein als die Farbvergleichslösung G_7 (2.2.2, Methode II).

***p*H-Wert** (2.2.3): Der *p*H-Wert der Prüflösung muß zwischen 2,85 und 3,60 liegen.

Histidin: Die Prüfung erfolgt mit Hilfe der Dünnschichtchromatographie (2.2.27) unter Verwendung einer DC-Platte mit Kieselgel G *R*.

Untersuchungslösung a: 0,5 g Substanz werden in Wasser *R* zu 10 ml gelöst.

Untersuchungslösung b: 2 ml Untersuchungslösung a werden mit Wasser *R* zu 10 ml verdünnt.

Referenzlösung a: 0,1 g Histamindihydrochlorid *CRS* werden in Wasser *R* zu 10 ml gelöst.

Referenzlösung b: 50 mg Histidinmonohydrochlorid *R* werden in Wasser *R* zu 100 ml gelöst.

Referenzlösung c: 1 ml Untersuchungslösung a und 1 ml Referenzlösung b werden gemischt.

Auf die Platte werden je 1 µl Untersuchungslösung a, Untersuchungslösung b, Referenzlösung a und Referenzlösung b sowie 2 µl Referenzlösung c aufgetragen. Die Chromatographie erfolgt mit einer Mischung von 5 Volumteilen konzentrierter Ammoniak-Lösung *R*, 20 Volumteilen Wasser *R* und 75 Volumteilen Acetonitril *R* über eine Laufstrecke von 15 cm. Die Platte wird im Luftstrom getrocknet, anschließend erneut in derselben Richtung entwickelt, auf die gleiche Weise getrocknet, mit Ninhydrin-Lösung *R* 1 besprüht und 10 min lang bei 110 °C erhitzt. Ein Histidin-Fleck im Chromatogramm der Untersuchungslösung a darf nicht größer oder stärker gefärbt sein als der Fleck im Chromatogramm der Referenzlösung b (1 Prozent). Die Prüfung darf nur ausgewertet werden, wenn das Chromatogramm der Referenzlösung c deutlich voneinander getrennt 2 Flecke zeigt.

Sulfat (2.4.13): 3 ml Prüflösung, mit destilliertem Wasser *R* zu 15 ml verdünnt, müssen der Grenzprüfung auf Sulfat entsprechen (0,1 Prozent).

Trocknungsverlust (2.2.32): Höchstens 0,5 Prozent, mit 0,20 g Substanz durch Trocknen im Trockenschrank bei 100 bis 105 °C bestimmt.

Sulfatasche (2.4.14): Höchstens 0,1 Prozent, mit 0,5 g Substanz bestimmt.

Gehaltsbestimmung

80 mg Substanz, in einer Mischung von 5,0 ml Salzsäure (0,01 mol · l^{-1}) und 50 ml Ethanol 96 % *R* gelöst, werden mit Natriumhydroxid-Lösung (0,1 mol · l^{-1}) titriert.

Das zwischen dem ersten und dritten mit Hilfe der Potentiometrie (2.2.20) bestimmten Wendepunkt zugesetzte Volumen wird abgelesen.

1 ml Natriumhydroxid-Lösung (0,1 mol · l^{-1}) entspricht 9,203 mg $C_5H_{11}Cl_2N_3$.

Lagerung

Dicht verschlossen, vor Licht geschützt.

2001, 911

Histidin

Histidinum

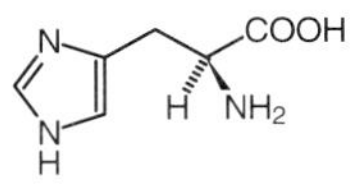

$C_6H_9N_3O_2$ M_r 155,2

Definition

Histidin enthält mindestens 98,5 und höchstens 101,0 Prozent (*S*)-2-Amino-3-(imidazol-4-yl)propansäure, berechnet auf die getrocknete Substanz.

Herstellung

Wird die Substanz durch ein Verfahren hergestellt, das Fermentationsschritte beinhaltet, muß sie zusätzlich den Anforderungen der Monographie **Fermentationsprodukte (Producta ab fermentatione)** entsprechen.

Eigenschaften

Weißes, kristallines Pulver oder farblose Kristalle; löslich in Wasser, sehr schwer löslich in Ethanol, praktisch unlöslich in Ether.

Prüfung auf Identität

1: A, B.
2: A, C, D.

A. Die Substanz entspricht der Prüfung „Spezifische Drehung" (siehe „Prüfung auf Reinheit").

B. Die Prüfung erfolgt mit Hilfe der IR-Spektroskopie (2.2.24) durch Vergleich des Spektrums der Substanz mit dem von Histidin *CRS*. Die Prüfung erfolgt mit Hilfe von Preßlingen. Wenn die Spektren unterschiedlich sind, werden Substanz und Referenzsubstanz getrennt in der eben notwendigen Menge Wasser *R* gelöst. Die Lösungen werden bei 60 °C zur Trockne eingedampft und mit den Rückständen erneut Spektren aufgenommen.

C. Die bei der Prüfung „Mit Ninhydrin nachweisbare Substanzen" (siehe „Prüfung auf Reinheit") erhaltenen Chromatogramme werden ausgewertet. Der Hauptfleck im Chromatogramm der Untersuchungslösung b entspricht in bezug auf Lage, Farbe und Größe dem Hauptfleck im Chromatogramm der Referenzlösung a.

D. 0,1 g Substanz werden in 7 ml Wasser *R* gelöst. Die Lösung wird mit 3 ml einer Lösung von Natriumhydroxid *R* (200 g · l^{-1}) versetzt. 50 mg Sulfanilsäure *R* werden in einer Mischung von 0,1 ml Salzsäure *R* und 10 ml Wasser *R* gelöst und mit 0,1 ml Natriumnitrit-Lösung *R* versetzt. Wird die erste Lösung mit der zweiten versetzt, entsteht nach dem Mischen eine orangerote Färbung.

Prüfung auf Reinheit

Prüflösung: 2,5 g Substanz werden unter Erhitzen im Wasserbad in destilliertem Wasser *R* zu 50 ml gelöst.

Aussehen der Lösung: Die Prüflösung muß klar (2.2.1) und darf nicht stärker gefärbt sein als die Farbvergleichslösung BG_7 (2.2.2, Methode II).

Spezifische Drehung (2.2.7): 2,75 g Substanz werden in 12,0 ml Salzsäure *R* 1 gelöst. Die Lösung wird mit Wasser *R* zu 25,0 ml verdünnt. Die spezifische Drehung muß zwischen +11,8 und +12,8° liegen, berechnet auf die getrocknete Substanz.

Mit Ninhydrin nachweisbare Substanzen: Die Prüfung erfolgt mit Hilfe der Dünnschichtchromatographie (2.2.27) unter Verwendung einer DC-Platte mit Kieselgel *R*.

Untersuchungslösung a: 0,10 g Substanz werden in Wasser *R* zu 10 ml gelöst.

Untersuchungslösung b: 1 ml Untersuchungslösung a wird mit Wasser *R* zu 50 ml verdünnt.

Referenzlösung a: 10 mg Histidin *CRS* werden in Wasser *R* zu 50 ml gelöst.

Referenzlösung b: 5 ml Untersuchungslösung b werden mit Wasser *R* zu 20 ml verdünnt.

Referenzlösung c: 10 mg Histidin *CRS* und 10 mg Prolin *CRS* werden in Wasser *R* zu 25 ml gelöst.

Auf die Platte werden 5 µl jeder Lösung aufgetragen. Die Platte wird im Luftstrom getrocknet. Die Chromatographie erfolgt mit einer Mischung von 20 Volumteilen Essigsäure 98 % *R*, 20 Volumteilen Wasser *R* und 60 Volumteilen 1-Butanol *R* über eine Laufstrecke von 15 cm. Die Platte wird an der Luft trocknen gelassen, mit Ninhydrin-Lösung *R* besprüht und 15 min lang bei 100 bis 105 °C erhitzt. Kein im Chromatogramm der Untersuchungslösung a auftretender Nebenfleck darf größer oder stärker gefärbt sein als der Fleck im Chromatogramm der Referenzlösung b (0,5 Prozent). Die Prüfung darf nur ausgewertet werden, wenn das Chromatogramm der Referenzlösung c deutlich voneinander getrennt 2 Flecke zeigt.

Chlorid (2.4.4): 5 ml Prüflösung, mit Wasser *R* zu 15 ml verdünnt, müssen der Grenzprüfung auf Chlorid entsprechen (200 ppm).

Sulfat (2.4.13): 10 ml Prüflösung, mit destilliertem Wasser *R* zu 15 ml verdünnt, müssen der Grenzprüfung auf Sulfat entsprechen (300 ppm).

Ammonium: Mit 2 Uhrgläsern von 60 mm Durchmesser wird durch Aufeinanderlegen ein Hohlraum gebildet. An die Innenwand des oberen Uhrglases wird mit einigen Tropfen Wasser *R* ein Stück rotes Lackmuspapier *R* von 5 mm × 5 mm geklebt. Auf das untere Uhrglas werden 50 mg fein pulverisierte Substanz gebracht und in 0,5 ml Wasser *R* gelöst. Nach Zusatz von 0,30 g schwerem Magnesiumoxid *R* wird kurz mit einem Glasstab verrieben und das obere Uhrglas sofort auf das untere Uhrglas gelegt. Gleichzeitig und in gleicher Weise wird eine Referenzmischung aus 0,1 ml Ammonium-Lösung (100 ppm NH_4) *R*, 0,5 ml Wasser *R* und 0,30 g schwerem Magnesiumoxid *R* hergestellt. Untersuchungs- und Referenzmischung werden 15 min lang bei 40 °C erwärmt. Das Lackmuspapier über der Untersuchungsmischung darf sich nicht intensiver blau färben als das Lackmuspapier über der Referenzmischung (200 ppm).

Eisen (2.4.9): In einem Scheidetrichter wird 1,0 g Substanz in 10 ml verdünnter Salzsäure *R* gelöst. Die Lösung wird 3mal je 3 min lang mit je 10 ml Isobutylmethylketon *R* 1 ausgeschüttelt. Die vereinigten organischen Phasen werden 3 min lang mit 10 ml Wasser *R* ausgeschüttelt. Die wäßrige Phase muß der Grenzprüfung auf Eisen entsprechen (10 ppm).

Schwermetalle (2.4.8): 2,0 g Substanz werden, falls erforderlich unter Erwärmen, in einer Mischung von 3 ml verdünnter Salzsäure *R* und 15 ml Wasser *R* gelöst. Die Lösung wird mit Wasser *R* zu 20 ml verdünnt. 12 ml dieser Lösung müssen der Grenzprüfung A auf Schwermetalle entsprechen (10 ppm). Zur Herstellung der Referenzlösung wird die Blei-Lösung (1 ppm Pb) *R* verwendet.

Trocknungsverlust (2.2.32): Höchstens 0,5 Prozent, mit 1,000 g Substanz durch Trocknen im Trockenschrank bei 100 bis 105 °C bestimmt.

Sulfatasche (2.4.14): Höchstens 0,1 Prozent, mit 1,0 g Substanz bestimmt.

Gehaltsbestimmung

0,130 g Substanz, in 50 ml Wasser *R* gelöst, werden mit Salzsäure (0,1 mol · l^{-1}) titriert. Der Endpunkt wird mit Hilfe der Potentiometrie (2.2.20) bestimmt.

1 ml Salzsäure (0,1 mol · l^{-1}) entspricht 15,52 mg $C_6H_9N_3O_2$.

Lagerung

Gut verschlossen, vor Licht geschützt.

2000, 910

Histidinhydrochlorid-Monohydrat

Histidini hydrochloridum monohydricum

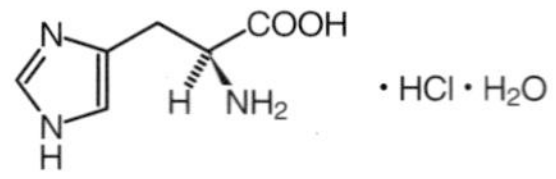

$C_6H_{10}ClN_3O_2 \cdot H_2O$ M_r 209,6

Definition

Histidinhydrochlorid-Monohydrat enthält mindestens 98,5 und höchstens 101,0 Prozent (*S*)-2-Amino-3-(imidazol-4-yl)propansäure-hydrochlorid, berechnet auf die getrocknete Substanz.

Herstellung

Wird die Substanz durch ein Verfahren hergestellt, das Fermentationsschritte beinhaltet, muß sie zusätzlich den Anforderungen der Monographie **Fermentationsprodukte (Producta ab fermentatione)** entsprechen.

Eigenschaften

Weißes, kristallines Pulver oder farblose Kristalle; leicht löslich in Wasser, schwer löslich in Ethanol, praktisch unlöslich in Ether.

Prüfung auf Identität

1: A, B, C, F.
2: A, B, D, E, F.

A. Die Substanz entspricht der Prüfung „Spezifische Drehung" (siehe „Prüfung auf Reinheit").

B. Die Substanz entspricht der Prüfung „*p*H-Wert" (siehe „Prüfung auf Reinheit").

C. Die Prüfung erfolgt mit Hilfe der IR-Spektroskopie (2.2.24) durch Vergleich des Spektrums der Substanz mit dem von Histidinhydrochlorid-Monohydrat *CRS*. Die Prüfung erfolgt mit Hilfe von Preßlingen.

D. Die bei der Prüfung „Mit Ninhydrin nachweisbare Substanzen" (siehe „Prüfung auf Reinheit") erhaltenen Chromatogramme werden ausgewertet. Der Hauptfleck im Chromatogramm der Untersuchungslösung b entspricht in bezug auf Lage, Farbe und Größe dem Hauptfleck im Chromatogramm der Referenzlösung a.

E. 0,1 g Substanz werden in 7 ml Wasser *R* gelöst und mit 3 ml einer Lösung von Natriumhydroxid *R* (200 g · l^{-1}) versetzt. 50 mg Sulfanilsäure *R* werden in einer Mischung von 0,1 ml Salzsäure *R* und 10 ml Wasser *R* gelöst und mit 0,1 ml Natriumnitrit-Lösung *R* versetzt. Wird die erste Lösung mit der zweiten versetzt, entsteht nach dem Mischen eine orangerote Färbung.

F. Etwa 20 mg Substanz geben die Identitätsreaktion a auf Chlorid (2.3.1).

Prüfung auf Reinheit

Prüflösung: 2,5 g Substanz werden in kohlendioxidfreiem Wasser *R*, das aus destilliertem Wasser *R* hergestellt wurde, zu 50 ml gelöst.

Aussehen der Lösung: Die Prüflösung muß klar (2.2.1) und darf nicht stärker gefärbt sein als die Farbvergleichslösung BG_6 (2.2.2, Methode II).

***p*H-Wert** (2.2.3): Der *p*H-Wert der Prüflösung muß zwischen 3,0 und 5,0 liegen.

Spezifische Drehung (2.2.7): 2,75 g Substanz werden in 12,0 ml Salzsäure *R* 1 gelöst. Die Lösung wird mit Wasser *R* zu 25,0 ml verdünnt. Die spezifische Drehung muß zwischen +9,2 und +10,6° liegen, berechnet auf die getrocknete Substanz.

Mit Ninhydrin nachweisbare Substanzen: Die Prüfung erfolgt mit Hilfe der Dünnschichtchromatographie (2.2.27) unter Verwendung einer DC-Platte mit Kieselgel *R*.

Untersuchungslösung a: 0,10 g Substanz werden in Wasser *R* zu 10 ml gelöst.

Untersuchungslösung b: 1 ml Untersuchungslösung a wird mit Wasser *R* zu 50 ml verdünnt.

Referenzlösung a: 10 mg Histidinhydrochlorid-Monohydrat *CRS* werden in Wasser *R* zu 50 ml gelöst.

Referenzlösung b: 5 ml Untersuchungslösung b werden mit Wasser *R* zu 20 ml verdünnt.

Referenzlösung c: 10 mg Histidinhydrochlorid-Monohydrat *CRS* und 10 mg Prolin *CRS* werden in Wasser *R* zu 25 ml gelöst.

Auf die Platte werden 5 µl jeder Lösung aufgetragen. Die Platte wird im Luftstrom getrocknet. Die Chromatographie erfolgt mit einer Mischung von 20 Volumteilen Essigsäure 98 % *R*, 20 Volumteilen Was-ser *R* und 60 Volumteilen 1-Butanol *R* über eine Laufstrecke von 15 cm. Die Platte wird an der Luft trocknen gelassen, mit Ninhydrin-Lösung *R* besprüht und 15 min lang bei 100 bis 105 °C erhitzt. Kein im Chromatogramm der Untersuchungslösung a auftretender Nebenfleck darf größer oder stärker gefärbt sein als der Fleck im Chromatogramm der Referenzlösung b (0,5 Prozent). Die Prüfung darf nur ausgewertet werden, wenn das Chromatogramm der Referenzlösung c deutlich voneinander getrennt 2 Flecke zeigt.

Sulfat (2.4.13): 10 ml Prüflösung, mit destilliertem Wasser *R* zu 15 ml verdünnt, müssen der Grenzprüfung auf Sulfat entsprechen (300 ppm).

Ammonium: Mit 2 Uhrgläsern von 60 mm Durchmesser wird durch Aufeinanderlegen ein Hohlraum gebildet. An die Innenwand des oberen Uhrglases wird mit einigen Tropfen Wasser *R* ein Stück rotes Lackmuspapier *R* von 5 mm × 5 mm geklebt. Auf das untere Uhrglas werden 50 mg fein pulverisierte Substanz gebracht und in 0,5 ml Wasser *R* gelöst. Nach Zusatz von 0,30 g schwerem Magnesiumoxid *R* wird kurz mit einem Glasstab verrieben und das obere Uhrglas sofort auf das untere Uhrglas gelegt. Gleichzeitig und in gleicher Weise wird eine Referenzmischung aus 0,1 ml Ammonium-Lösung (100 ppm NH_4) *R*, 0,5 ml Wasser *R* und 0,30 g schwerem Magnesiumoxid *R* hergestellt. Untersuchungs- und Referenzmischung werden 15 min lang bei 40 °C erwärmt. Das Lackmuspapier über der Untersuchungsmischung darf sich nicht intensiver blau färben als das Lackmuspapier über der Referenzmischung (200 ppm).

Eisen (2.4.9): In einem Scheidetrichter wird 1,0 g Substanz in 10 ml verdünnter Salzsäure *R* gelöst. Die Lösung wird 3mal je 3 min lang mit je 10 ml Isobutylmethylketon *R* 1 ausgeschüttelt. Die vereinigten organischen Phasen werden 3 min lang mit 10 ml Wasser *R* ausgeschüttelt. Die wäßrige Phase muß der Grenzprüfung auf Eisen entsprechen (10 ppm).

Schwermetalle (2.4.8): 2,0 g Substanz werden in Wasser *R* zu 20 ml gelöst. 12 ml Lösung müssen der Grenzprüfung A auf Schwermetalle entsprechen (10 ppm). Zur Herstellung der Referenzlösung wird die Blei-Lösung (1 ppm Pb) *R* verwendet.

Trocknungsverlust (2.2.32): 7,0 bis 10,0 Prozent, mit 1,000 g Substanz durch Trocknen im Trockenschrank bei 145 bis 150 °C bestimmt.

Sulfatasche (2.4.14): Höchstens 0,1 Prozent, mit 1,0 g Substanz bestimmt.

Gehaltsbestimmung

0,160 g Substanz, in 50 ml kohlendioxidfreiem Wasser *R* gelöst, werden mit Natriumhydroxid-Lösung (0,1 mol · l^{-1}) titriert. Der Endpunkt wird mit Hilfe der Potentiometrie (2.2.20) bestimmt.

1 ml Natriumhydroxid-Lösung (0,1 mol · l^{-1}) entspricht 19,16 mg $C_6H_{10}ClN_3O_2$.

Lagerung

Gut verschlossen, vor Licht geschützt.

1998, 1217

Holunderblüten

Sambuci flos

Definition

Holunderblüten bestehen aus den getrockneten Blüten von *Sambucus nigra* L. Die Droge enthält mindestens 0,80 Prozent Flavonoide, berechnet als Isoquercitrin ($C_{21}H_{20}O_{12}$; M_r 464,4) und bezogen auf die getrocknete Droge.

Eigenschaften

Die Droge weist die unter „Prüfung auf Identität, A und B" beschriebenen makroskopischen und mikroskopischen Merkmale auf.

Prüfung auf Identität

A. Die im Durchmesser etwa 5 mm betragenden Blüten besitzen (mit der Lupe betrachtet) 3 kleine Vorblätter und können einen Blütenstiel aufweisen. Der 5zipfelige Kelch ist klein, die Blumenkrone hellgelb mit 5 breitovalen Kronblättern, die am Grund zu einer Röhre verwachsen sind. Die Filamente der 5 gelben Staubblätter wechseln mit den Kronblättern ab. Häufig liegt die Blumenkrone isoliert oder zusammen mit den an der Basis der Kronröhre mit den Filamenten verwachsenen Staubblättern vor. Der unterständige, 3teilige Fruchtknoten trägt einen kurzen Griffel mit 3 stumpfen Narben.

B. Die Droge wird pulverisiert (355). Das Pulver ist grünlichgelb. Die Prüfung erfolgt unter dem Mikroskop, wobei Chloralhydrat-Lösung *R* verwendet wird. Das Pulver zeigt zahlreiche kugelförmige, manchmal ellipsoidale Pollenkörner mit einem Durchmesser von etwa 30 µm, die 3 Keimporen und eine feinpunktierte Exine aufweisen; Epidermiszellen des Kelches mit Kutikularstreifung und gelegentlich einzelligen, randständigen Deckhaaren der basalen Region; Kronblattfragmente mit zahlreichen kleinen Kügelchen von ätherischem Öl, auf der oberen Epidermis mit schwach verdickten, getüpfelten Wänden und gestreifter Kutikula; Mesophyllzellen der Kron- und Kelchblätter mit Idioblasten, die zahlreich Kristallsand von Calciumoxalat enthalten.

C. Die bei der Prüfung „*Sambucus ebulus* L." (siehe „Prüfung auf Reinheit") erhaltenen Chromatogramme werden im ultravioletten Licht bei 365 nm ausgewertet. Das Chromatogramm der Untersuchungslösung ist gekennzeichnet durch die intensiv hellblau fluoreszierende Zone der Chlorogensäure, die orange fluoreszierende Zone des Rutosids sowie die ebenfalls orange fluoreszierende Zone des Isoquercitrins, die geringfügig höher als die Zone von Hyperosid im Chromatogramm der Referenzlösung auftritt. Etwas unterhalb der Kaffeesäure-Zone im Chromatogramm der Referenzlösung tritt im Chromatogramm der Untersuchungslösung eine grünlichblau fluoreszierende Zone auf. Weitere, schwach fluoreszierende Zonen können vorhanden sein. Im Tageslicht sind im Chromatogramm der Untersuchungslösung nur die orange fluoreszierenden Zonen von Rutosid und Isoquercitrin deutlich erkennbar.

Prüfung auf Reinheit

Fremde Bestandteile (2.8.2): Höchstens 8 Prozent Stielfragmente und andere fremde Bestandteile und höchstens 15 Prozent mißfarbige braune Blüten, mit 10 g Droge bestimmt.

***Sambucus ebulus* L.:** Die Prüfung erfolgt mit Hilfe der Dünnschichtchromatographie (2.2.27) unter Verwendung einer Schicht eines geeigneten Kieselgels.

Untersuchungslösung: 0,5 g pulverisierte Droge (355) werden mit 10 ml Methanol *R* versetzt und 5 min lang unter häufigem Schütteln in einem Wasserbad von 65 °C erhitzt. Nach dem Erkaltenlassen wird filtriert und das Filtrat mit Methanol *R* zu 10 ml verdünnt.

Referenzlösung: Je 1 mg Kaffeesäure *R* und Chlorogensäure *R* sowie je 2,5 mg Hyperosid *R* und Rutosid *R* werden in 10 ml Methanol *R* gelöst.

Auf die Platte werden 10 µl jeder Lösung bandförmig aufgetragen. Die Chromatographie erfolgt mit einer Mischung von 10 Volumteilen wasserfreier Ameisensäure *R*, 10 Volumteilen Wasser *R*, 30 Volumteilen Ethylmethylketon *R* und 50 Volumteilen Ethylacetat *R* über eine Laufstrecke von 15 cm. Nach dem Trocknen bei 100 bis 105 °C wird die noch warme Platte mit einer Lösung von Diphenylboryloxyethylamin *R* ($10 \text{ g} \cdot l^{-1}$) in Methanol *R* und anschließend mit einer Lösung von Macrogol 400 *R* ($50 \text{ g} \cdot l^{-1}$) in Methanol *R* besprüht. Nach 30 min langem Trocknen an der Luft erfolgt die Auswertung im ultravioletten Licht bei 365 nm. Das Chromatogramm der Referenzlösung zeigt in der unteren Hälfte mit steigendem R_f-Wert die orange fluoreszierende Zone des Rutosids, die hellblau fluoreszierende Zone der Chlorogensäure und die orangegelb bis orangebraun fluoreszierende Zone des Hyperosids. Das obere Drittel zeigt die grünlichblau fluoreszierende Zone der Kaffeesäure. Im Chromatogramm der Untersuchungslösung darf unterhalb der Rutosidzone im Chromatogramm der Referenzlösung keine rosa gefärbte Zone erkennbar sein.

Trocknungsverlust (2.2.32): Höchstens 10,0 Prozent, mit 1,000 g pulverisierter Droge (355) durch 2 h langes Trocknen im Trockenschrank bei 100 bis 105 °C bestimmt.

Asche (2.4.16): Höchstens 10,0 Prozent.

Gehaltsbestimmung

Stammlösung: 0,600 g pulverisierte Droge (355) werden in einem 100-ml-Rundkolben mit 1 ml einer Lösung von Methenamin *R* ($5 \text{ g} \cdot l^{-1}$), 20 ml Aceton *R* und 2 ml Salzsäure *R* 1 versetzt und 30 min lang zum Rückfluß erhitzt. Das Gemisch wird durch einen Wattebausch in einen Kolben filtriert. Die verwendete Watte wird zum Rückstand im Rundkolben gegeben und der Inhalt 2mal 10 min lang mit je 20 ml Aceton *R* zum Rückfluß erhitzt. Die Auszüge werden nach dem Erkalten jeweils durch einen Wattebausch in den Kolben filtriert. Nach dem Abkühlen werden die vereinigten Acetonauszüge durch ein Papierfilter in einen 100-ml-Meßkolben filtriert. Mit Aceton *R*, das zuvor zum Nachspülen von Kolben und Papierfilter dient, wird aufgefüllt. 20,0 ml Lösung werden in einem Scheidetrichter mit 20 ml Wasser *R* versetzt, 1mal mit 15 ml und 3mal mit je 10 ml Ethylacetat *R* ausgeschüttelt. Die in einem Scheidetrichter vereinigten Ethylacetat-Auszüge werden 2mal mit je 50 ml Wasser *R* gewaschen, anschließend über wasserfreies Natriumsulfat *R* in einen Meßkolben filtriert und mit Ethylacetat *R* zu 50,0 ml verdünnt.

Untersuchungslösung: 10,0 ml Stammlösung werden mit 1 ml Aluminiumchlorid-Reagenz *R* versetzt und mit einer 5prozentigen Lösung (*V/V*) von Essigsäure 98 % *R* in Methanol *R* zu 25,0 ml verdünnt.

Kompensationsflüssigkeit: 10,0 ml Stammlösung werden mit einer 5prozentigen Lösung (*V/V*) von Essigsäure 98 % *R* in Methanol *R* zu 25,0 ml verdünnt.

Nach 30 min wird die Absorption (2.2.25) der Untersuchungslösung bei 425 nm gegen die Kompensationsflüssigkeit gemessen. Der Prozentgehalt an Flavonoiden, berechnet als Isoquercitrin, errechnet sich nach der Formel

$$\frac{A \cdot 1{,}25}{m},$$

wobei die spezifische Absorption $A_{1\,cm}^{1\%} = 500$ von Isoquercitrin zugrunde gelegt wird.

A = gemessene Absorption bei 425 nm
m = Masse der Droge in Gramm.

Lagerung

Gut verschlossen, vor Licht geschützt.

Dieser Text enthält für die englisch- und/oder französischsprachige 4. Ausgabe 2002 vorgesehene Berichtigungen.

2001, 500

Homatropinhydrobromid

Homatropini hydrobromidum

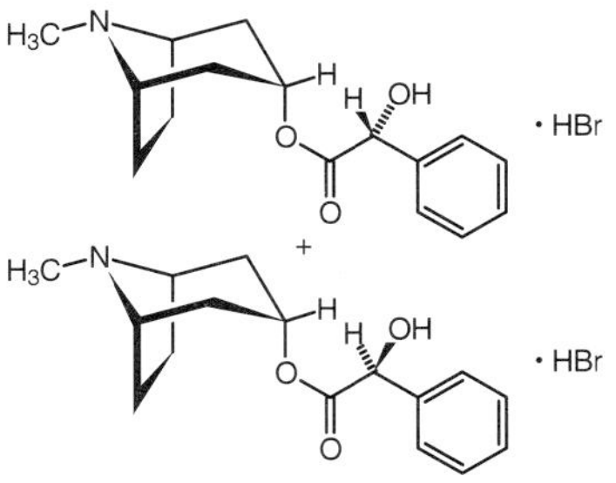

$C_{16}H_{22}BrNO_3$ M_r 356,3

Definition

Homatropinhydrobromid enthält mindestens 99,0 und höchstens 101,0 Prozent (1*R*,3*r*,5*S*)-3-[(*RS*)-2-Hydroxy-2-phenylacetoxy]-8-methyl-8-azabicyclo[3.2.1]octan-hydrobromid, berechnet auf die getrocknete Substanz.

Eigenschaften

Weißes, kristallines Pulver oder farblose Kristalle; leicht löslich in Wasser, wenig löslich in Ethanol.

Die Substanz schmilzt bei etwa 215 °C unter Zersetzung.

Prüfung auf Identität

1: A, D.
2: B, C, D.

A. Die Prüfung erfolgt mit Hilfe der IR-Spektroskopie (2.2.24) durch Vergleich des Spektrums der Substanz mit dem von Homatropinhydrobromid *CRS*.

B. 50 mg Substanz werden in 1 ml Wasser *R* gelöst. Die Lösung wird nach Zusatz von 2 ml verdünnter Essigsäure *R* erhitzt, mit 4 ml Pikrinsäure-Lösung *R* versetzt und anschließend unter gelegentlichem Umschütteln erkalten gelassen. Die Kristalle werden gesammelt, 2mal mit je 3 ml eisgekühltem Wasser *R* gewaschen und bei 100 bis 105 °C getrocknet. Die Schmelztemperatur (2.2.14) der Kristalle beträgt 182 bis 186 °C.

C. Etwa 10 mg Substanz werden in 1 ml Wasser *R* gelöst. Die Lösung wird mit einem geringen Überschuß an Ammoniak-Lösung *R* versetzt und mit 5 ml Chloroform *R* ausgeschüttelt. Wird die Chloroformphase auf dem Wasserbad zur Trockne eingedampft und der Rückstand mit 1,5 ml einer Lösung von Quecksilber(II)-chlorid *R* (20 g · l^{-1}) in Ethanol 60 % *R* versetzt, entsteht eine Gelbfärbung, die beim Erwärmen rot wird.

D. Die Substanz gibt die Identitätsreaktion a auf Bromid (2.3.1).

Prüfung auf Reinheit

Prüflösung: 1,25 g Substanz werden in kohlendioxidfreiem Wasser *R* zu 25 ml gelöst.

Aussehen der Lösung: Die Prüflösung muß klar (2.2.1) und darf nicht stärker gefärbt sein als die Farbvergleichslösung B_9 (2.2.2, Methode II).

***p*H-Wert** (2.2.3): Der *p*H-Wert der Prüflösung muß zwischen 5,0 und 6,5 liegen.

Verwandte Substanzen: Die Prüfung erfolgt mit Hilfe der Dünnschichtchromatographie (2.2.27) unter Verwendung einer DC-Platte mit Kieselgel G *R*.

Untersuchungslösung: 0,2 g Substanz werden in einer Mischung von 1 Volumteil Wasser *R* und 9 Volumteilen Methanol *R* zu 5 ml gelöst.

Referenzlösung: 0,5 ml Untersuchungslösung werden mit einer Mischung von 1 Volumteil Wasser *R* und 9 Volumteilen Methanol *R* zu 100 ml verdünnt.

Auf die Platte werden 5 µl jeder Lösung aufgetragen. Die Chromatographie erfolgt mit einer Mischung von 16,5 Volumteilen wasserfreier Ameisensäure *R*, 16,5 Volumteilen Wasser *R* und 67 Volumteilen Ethylacetat *R* über eine Laufstrecke von 15 cm. Die Platte wird bei 100 bis 105 °C getrocknet, bis das Lösungsmittel verdunstet ist, erkalten gelassen und anschließend so lange mit verdünntem Dragendorffs Reagenz *R* besprüht, bis Flecke erscheinen. Kein im Chromatogramm der Untersuchungslösung auftretender Nebenfleck darf größer oder stärker gefärbt sein als der Fleck im Chromatogramm der Referenzlösung (0,5 Prozent).

Trocknungsverlust (2.2.32): Höchstens 0,5 Prozent, mit 0,500 g Substanz durch Trocknen im Trockenschrank bei 100 bis 105 °C bestimmt.

H

Monographien

Sulfatasche (2.4.14): Höchstens 0,1 Prozent, mit 0,5 g Substanz bestimmt.

Gehaltsbestimmung

0,300 g Substanz, in einer Mischung von 5,0 ml Salzsäure (0,01 mol · l^{-1}) und 50 ml Ethanol 96 % *R* gelöst, werden mit Natriumhydroxid-Lösung (0,1 mol · l^{-1}) titriert. Das zwischen den beiden mit Hilfe der Potentiometrie (2.2.20) bestimmten Wendepunkten zugesetzte Volumen wird abgelesen.

1 ml Natriumhydroxid-Lösung (0,1 mol · l^{-1}) entspricht 35,63 mg $C_{16}H_{22}BrNO_3$.

Lagerung

Gut verschlossen, vor Licht geschützt.

2001, 1038

Homöopathische Zubereitungen

Praeparationes homoeopathicae

Definition

Homöopathische Zubereitungen werden aus Substanzen, Stoffen oder konzentrierten Zubereitungen nach einer homöopathischen Verfahrenstechnik hergestellt.

Eine homöopathische Zubereitung wird in der Regel mit der lateinischen Bezeichnung der konzentrierten Zubereitung sowie dem Verdünnungsgrad gekennzeichnet.

Ausgangsstoffe

Ausgangsstoffe für die Herstellung homöopathischer Zubereitungen sind pflanzlichen, chemischen, mineralischen oder tierischen Ursprungs.

Für Ausgangsstoffe tierischen Ursprungs muß die Abwesenheit jeglicher pathogener Agenzien glaubhaft erwiesen sein. Ausgangsstoffe pflanzlichen oder tierischen Ursprungs können entweder in frischem oder getrocknetem Zustand verarbeitet werden. Frische Ausgangsstoffe können gegebenenfalls tiefgefroren gelagert werden.

Frische Ausgangsstoffe können in begründeten und zugelassenen Fällen für Transport oder Lagerung in Ethanol aufbewahrt werden, vorausgesetzt, die Gesamtmenge des in dieser Weise behandelten Ausgangsstoffs einschließlich des dabei verwendeten Ethanols wird für die weitere Verarbeitung eingesetzt.

Ausgangsstoffe entsprechen den Anforderungen der jeweiligen Monographien im Arzneibuch.

Arzneiträger

Arzneiträger sind Hilfsstoffe für die Herstellung bestimmter konzentrierter Zubereitungen oder für die Potenzierung, zum Beispiel gereinigtes Wasser, Ethanol geeigneter Konzentration, Glycerol und Lactose.

Arzneiträger entsprechen den Anforderungen der jeweiligen Monographien im Arzneibuch.

Konzentrierte Zubereitungen

Konzentrierte Zubereitungen sind Substanzen, Stoffe oder Zubereitungen, die als Ausgangsmaterial für die Herstellung homöopathischer Zubereitungen eingesetzt werden. Als konzentrierte Zubereitung für Ausgangsstoffe pflanzlichen oder tierischen Ursprungs wird in der Regel eine Urtinktur oder ein Glycerolmazerat, für Ausgangsstoffe chemischen oder mineralischen Ursprungs die Substanz selbst bezeichnet.

Urtinkturen

Urtinkturen sind flüssige Zubereitungen, die durch Einwirkenlassen eines geeigneten flüssigen Arzneiträgers auf Ausgangsstoffe pflanzlichen oder tierischen Ursprungs erhalten werden.

Urtinkturen können auch aus Pflanzensäften mit oder ohne Zusatz eines Arzneiträgers erhalten werden.

Urtinkturen werden durch das Symbol „TM“ oder „∅“ gekennzeichnet.

Glycerolmazerate

Glycerolmazerate sind flüssige Zubereitungen, die durch Einwirkenlassen von Glycerol oder einer Mischung von Glycerol mit Ethanol geeigneter Konzentration oder einer Mischung von Glycerol mit einer Natriumchlorid-Lösung geeigneter Konzentration auf Ausgangsstoffe botanischen oder zoologischen Ursprungs erhalten werden.

Potenzierung

Durch Potenzierung nach einer homöopathischen Verfahrenstechnik werden aus konzentrierten Zubereitungen Verdünnungen (Dilutionen) und Verreibungen (Triturationen) hergestellt: Aus flüssigen Zubereitungen werden stufenweise Verdünnungen hergestellt; aus festen Zubereitungen werden stufenweise entsprechende Verreibungen hergestellt.

Jeweils eine Potenzierungsstufe wird in der Regel im Dezimal- oder Centesimal-Verhältnis wie folgt hergestellt:

- aus 1 Teil konzentrierter Zubereitung und 9 Teilen Arzneiträger; diese Potenzierungsstufe kann mit „D“ oder „DH“ oder „X“ (Dezimal) bezeichnet werden,
- aus 1 Teil konzentrierter Zubereitung und 99 Teilen Arzneiträger; diese Potenzierungsstufe kann mit „C“ oder „CH“ (Centesimal) bezeichnet werden.

Die Anzahl der Potenzierungsstufen bestimmt den in der Bezeichnung anzugebenden Verdünnungsgrad; zum Beispiel bedeutet „D3“ oder „3DH“ oder „3X“ die dritte Potenzierungsstufe im Dezimalsystem; „C3“ oder „3CH“ oder „3C“ bedeutet die dritte Potenzierungsstufe im Centesimalsystem.

Darreichungsformen

Darreichungsformen homöopathischer Zubereitungen entsprechen den diesbezüglichen, in den jeweiligen Monographien zu „Darreichungsformen“ im Arzneibuch enthaltenen sowie den folgenden Angaben und Anforderungen:

- als „Wirkstoffe (Arzneistoffe)“ der Darreichungsformen homöopathischer Zubereitungen gelten „Verdünnungen (Dilutionen) oder Verreibungen (Triturationen) konzentrierter Zubereitungen“,
- diese Darreichungsformen werden unter Verwendung geeigneter Hilfsstoffe hergestellt,
- die Prüfung „Gleichförmigkeit des Gehalts einzeldosierter Arzneiformen“ (2.9.6) ist im Regelfall nicht anwendbar, es sei denn, daß sie in bestimmten Fällen ausdrücklich vorgeschrieben ist.

Definition der homöopathischen Darreichungsformen „Streukügelchen“ und „Globuli velati“

Streukügelchen und Globuli velati zur homöopathischen Anwendung sind feste Zubereitungen. Sie werden aus Saccharose, Lactose oder anderen geeigneten Hilfsstoffen hergestellt. Sie können durch Imprägnierung vorgefertigter Streukügelchen/Globuli velati mit einer Verdünnung oder mit Verdünnungen konzentrierter Zubereitungen hergestellt werden oder durch einen fortschreitenden Zusatz einer Verdünnung oder von Verdünnungen konzentrierter Zubereitungen. Streukügelchen und Globuli sind zur oralen oder sublingualen Anwendung bestimmt.

Definition der homöopathischen Darreichungsformen „Tabletten“ und „Imprägnierte Tabletten“

Tabletten zur homöopathischen Anwendung sind Zubereitungen, die aus Saccharose, Lactose oder anderen geeigneten Hilfsstoffen entsprechend der Monographie **Tabletten (Compressi**; *siehe* **Darreichungsformen)** hergestellt werden. Imprägnierte Tabletten werden durch Imprägnierung vorgefertigter Tabletten mit einer Verdünnung oder mit Verdünnungen konzentrierter Zubereitungen hergestellt. Die vorgefertigten Tabletten zur Imprägnierung werden aus Saccharose, Lactose oder anderen geeigneten Hilfsstoffen entsprechend der Monographie **Tabletten** hergestellt. Tabletten und Imprägnierte Tabletten sind zur oralen oder sublingualen Anwendung bestimmt.

1998, 1222

Hopfenzapfen

Lupuli flos

Definition

Hopfenzapfen bestehen aus den getrockneten, gewöhnlich ganzen, weiblichen Blütenständen von *Humulus lupulus* L.

Eigenschaften

Die Droge hat einen charakteristischen, angenehm würzigen Geruch.

Die Droge weist die unter „Prüfung auf Identität, A und B“ beschriebenen makroskopischen und mikroskopischen Merkmale auf.

Prüfung auf Identität

A. Hopfenzapfen liegen gewöhnlich einzeln vor. Sie sind 2 bis 5 cm lang, gestielt, eiförmig und bestehen aus vielen ovalen, grünlichgelben, sitzenden, häutigen, dachziegelartig übereinanderliegenden Nebenblättern. Die äußeren Nebenblätter sind abgeflacht und symmetrisch. Die inneren Nebenblätter (Vorblätter) sind länger und am Grund durch eine Blattfalte, die in der Regel eine Frucht (Achaena) umhüllt, asymmetrisch. Der Fruchtknoten oder seltener die Frucht, der Blattgrund der Nebenblätter und besonders die umhüllende Blattfalte sind mit kleinen orangegelben Drüsen bedeckt.

B. Die Droge wird pulverisiert (355). Das Pulver ist grünlichgelb. Die Prüfung erfolgt unter dem Mikroskop, wobei Chloralhydrat-Lösung *R* verwendet wird. Das Pulver zeigt folgende Merkmale: Fragmente der Nebenblätter und der Vorblätter, bedeckt von polygonalen, unregelmäßigen Epidermiszellen mit welligen Wänden; einzellige, kegelförmige, gerade oder gebogene Deckhaare mit dünnen, glatten Wänden; selten anomocytische Spaltöffnungen; Mesophyllfragmente mit kleinen Calciumoxalatdrusen; viele charakteristische, orangegelbe Drüsenhaare mit einem kurzen, zweizelligen, zweireihigen Stiel, der ein 150 bis 250 µm großes, zu einem Becher verbreitertes Gebilde trägt. Dieses besteht aus einer halbkugelförmigen Schicht von Sekretzellen, deren Kutikula durch ein ölig-harziges Sekret haubenförmig abgehoben ist. Ferner finden sich Fragmente länglicher Steinzellen aus der Samenschale mit dicken Zellwänden, die gestreift sind und zahlreiche Tüpfel zeigen.

C. Die Prüfung erfolgt mit Hilfe der Dünnschichtchromatographie (2.2.27) unter Verwendung einer Schicht eines geeigneten Kieselgels, das einen Fluoreszenzindikator mit intensivster Anregung der Fluoreszenz bei 254 nm enthält.

Untersuchungslösung: 1,0 g frisch pulverisierte Droge (355) wird 15 min lang mit 10 ml einer Mischung von 3 Volumteilen Wasser *R* und 7 Volumteilen Methanol *R* geschüttelt. Anschließend wird filtriert.

Referenzlösung: 1,0 mg Sudanorange *R*, 2,0 mg Curcumin *R* und 2,0 mg Dimethylaminobenzaldehyd *R* werden in 20 ml Methanol *R* gelöst.

Auf die Platte werden 20 µl jeder Lösung bandförmig aufgetragen. Die Chromatographie erfolgt mit einer Mischung von 2 Volumteilen wasserfreier Essigsäure *R*, 38 Volumteilen Ethylacetat *R* und 60 Volumteilen Cyclohexan *R* über eine Laufstrecke von 15 cm. Die Platte wird an der Luft trocknen gelassen und im ultravioletten Licht bei 254 nm ausgewertet. Das Chromatogramm der Referenzlösung zeigt 3 fluoreszenzlöschende Zonen; im unteren Viertel findet sich die schwache Curcuminzone, etwas unterhalb der

H

Monographien

Mitte die Dimethylaminobenzaldehydzone und darüber die Sudanorangezone. Das Chromatogramm der Untersuchungslösung zeigt eine Anzahl fluoreszenzlöschender Zonen in ähnlicher Lage wie die Zonen im Chromatogramm der Referenzlösung. Im Bereich der Curcuminzone findet sich eine schwache, dem Xanthohumol entsprechende Zone, nahe der Dimethylaminobenzaldehydzone liegen die den Humulonen zugehörigen Zonen und nahe der Sudanorangezone die 2 Lupulonzonen. Im ultravioletten Licht, bei 365 nm ausgewertet, zeigt das Chromatogramm der Untersuchungslösung, daß die Lupulonzonen blau, die Humulonzonen braun und die Xanthohumolzone dunkelbraun fluoreszieren. Wird die Platte mit verdünntem Molybdat-Wolframat-Reagenz *R* besprüht, anschließend Ammoniakgas ausgesetzt und im Tageslicht ausgewertet, so sind im Chromatogramm der Untersuchungslösung die Zonen der Humulone und Lupulone bläulichgrau, die Xanthohumolzone hingegen ist grünlichgrau gefärbt. Im Chromatogramm der Referenzlösung sind die Zonen bläulichgrau bis bräunlichgrau gefärbt.

Prüfung auf Reinheit

Fremde Bestandteile (2.8.2): Die Droge muß der Prüfung entsprechen.

Mit Ethanol 70 % (*V/V*) extrahierbare Stoffe: 10,0 g pulverisierte Droge (355) werden 10 min lang mit 300 ml Ethanol 70 % *R* im Wasserbad zum Rückfluß erhitzt. Nach dem Erkalten wird filtriert, wobei die ersten 10 ml des Filtrats verworfen werden. 30,0 ml Filtrat werden auf dem Wasserbad zur Trockne eingedampft und 2 h lang im Trockenschrank bei 100 bis 105 °C getrocknet. Der Rückstand muß mindestens 0,250 g betragen (25,0 Prozent).

Trocknungsverlust (2.2.32): Höchstens 10,0 Prozent, mit 1,000 g pulverisierter Droge (355) durch 2 h langes Trocknen im Trockenschrank bei 100 bis 105 °C bestimmt.

Asche (2.4.16): Höchstens 12,0 Prozent.

Lagerung

Gut verschlossen, vor Licht geschützt.

2001, 912

Hyaluronidase

Hyaluronidasum

Definition

Hyaluronidase ist ein aus den Hoden von Säugetieren (zum Beispiel Rinderhoden) extrahiertes Enzym, das die Eigenschaft hat, Mucopolysaccharide des Hyaluronsäure-Typs zu hydrolysieren. Die Substanz enthält mindestens 300 I.E. Hyaluronidase-Aktivität je Milligramm, berechnet auf die getrocknete Substanz.

Die Substanz kann einen geeigneten Stabilisator enthalten.

Herstellung

Falls zutreffend muß die Substanz der Monographie **Produkte mit dem Risiko der Übertragung von Erregern der spongiformen Enzephalopathie tierischen Ursprungs (Producta cum possibili transmissione vectorium enkephalopathiarum spongiformium animalium)** entsprechen.

Die Tiere, von denen die Substanz gewonnen wird, müssen den lebensmittelrechtlichen, von der zuständigen Behörde überwachten Gesundheitsanforderungen an Tiere, die für den menschlichen Verzehr bestimmt sind, entsprechen.

Die Substanz wird unter Anwendung validierter Verfahrensbedingungen bei der Extraktion und Aufreinigung hergestellt, die gewährleisten, daß eine mikrobielle Kontamination möglichst gering ist. Bei der Herstellung muß ein Verfahren angewendet werden, von dem bekannt ist, daß es bei einer Kontamination mit Viren oder anderen infektiösen Agenzien eine Verminderung auf annehmbare Werte bewirkt.

Eigenschaften

Weißes bis gelblichweißes, amorphes Pulver; löslich in Wasser, praktisch unlöslich in Aceton, wasserfreiem Ethanol und Ether.

Prüfung auf Identität

Eine Lösung der Substanz mit einem Gehalt von 100 I.E. Hyaluronidase je Milliliter in einer Lösung von Natriumchlorid *R* ($9 g \cdot l^{-1}$) depolymerisiert das gleiche Volumen einer Lösung von Natriumhyaluronat *BRS* ($10 g \cdot l^{-1}$) innerhalb von 1 min bei 20 °C. Die Depolymerisation wird durch eine deutliche Verringerung der Viskosität nachgewiesen. Diese Reaktion findet nicht statt, wenn die Substanz 30 min lang bei 100 °C erhitzt wurde.

Prüfung auf Reinheit

Aussehen der Lösung: 0,10 g Substanz werden in Wasser *R* zu 10 ml gelöst. Die Lösung muß klar (2.2.1) sein.

***p*H-Wert** (2.2.3): 30 mg Substanz werden in 10 ml kohlendioxidfreiem Wasser *R* gelöst. Der *p*H-Wert der Lösung muß zwischen 4,5 und 7,5 liegen.

Trocknungsverlust (2.2.32): Höchstens 5,0 Prozent, mit 0,500 g Substanz durch 2 h langes Trocknen bei 60 °C und höchstens 670 Pa bestimmt.

Sterilität (2.6.1): Hyaluronidase zur Herstellung von Parenteralia, die dabei keinem weiteren geeigneten Sterilisationsverfahren unterworfen wird, muß der Prüfung entsprechen.

Bakterien-Endotoxine (2.6.14): Höchstens 0,2 I.E. Bakterien-Endotoxine je Internationaler Einheit Hyaluronidase-Aktivität.

Wertbestimmung

Die Hyaluronidase-Aktivität wird als Hydrolysegeschwindigkeit von Natriumhyaluronat *BRS* bestimmt. Bei der Bestimmung wird die Internationale Standardzubereitung oder eine in Internationalen Einheiten eingestellte Standardzubereitung mit der Substanz unter Verwendung des Steigungsverhältnismodells verglichen.

Substratlösung: 0,10 g Natriumhyaluronat *BRS* werden in einem 25-ml-Kolben langsam mit 20,0 ml destilliertem Wasser *R* von 4 °C versetzt. Die Zugabe muß so langsam erfolgen, daß die Substratpartikel quellen (etwa 5 min). Die Lösung wird bei 4 °C gehalten und mindestens 12 h lang gerührt. Die Lösung ist bei 4 °C zu lagern und innerhalb von 4 Tagen zu verwenden.

Untersuchungslösung: Eine geeignete Menge Substanz wird in gelatinehaltiger Phosphat-Pufferlösung *p*H 6,4 *R* gelöst, so daß eine Lösung mit einer Aktivität von 0,6 ± 0,3 I.E. Hyaluronidase je Milliliter erhalten wird.

Referenzlösung: Eine geeignete Menge Hyaluronidase *BRS* wird in gelatinehaltiger Phosphat-Pufferlösung *p*H 6,4 *R* gelöst, so daß eine Lösung mit einer Aktivität von 0,6 I.E. Hyaluronidase-Aktivität je Milliliter erhalten wird.

In einem Reagenzglas werden 1,50 ml Phosphat-Pufferlösung *p*H 6,4 *R* mit 1,0 ml Substratlösung gemischt und bei 37 ± 0,1 °C gehalten. Zum Zeitpunkt $t_1 = 0$ (erste Stoppuhr) werden 0,50 ml Untersuchungslösung, die E_t mg der zu untersuchenden Substanz enthalten, zugesetzt und gemischt. Anschließend wird die Flüssigkeit in ein bei 37 ± 0,1 °C thermostatisiertes Kapillarviskosimeter eingefüllt. Folgendes Viskosimeter hat sich als geeignet erwiesen: Ubbelohde Mikroviskosimeter (DIN 51562, Teil 2), Kapillar-Typ MII, Vikosimeter-Konstante: etwa 0,1 $mm^2 \cdot s^{-2}$. Mehrere Ausflußzeiten t_2 werden mit Hilfe einer zweiten Stoppuhr (Einteilung 0,1 s) innerhalb von etwa 20 min (gemessen mit der ersten Stoppuhr) bestimmt. Die Bestimmung wird mit 0,50 ml Referenzlösung, die E_r mg Hyaluronidase *BRS* enthalten, wiederholt.

Die kinematische Viskosität wird nach folgender Gleichung errechnet:

$$\eta = \frac{k \cdot t_2}{0{,}6915}$$

k = Viskosimeterkonstante in Centi-Stokes je Sekunde

t_2 = Ausflußzeit der Flüssigkeit in Sekunden

0,6915 = kinematische Viskosität der Pufferlösung bei 37 °C in Centi-Stokes.

Da die enzymatische Reaktion während der Messung der Ausflußzeiten andauert, beträgt die tatsächliche Reaktionszeit $t_1 + 0{,}5\ t_2$, wobei die halbe Ausflußzeit ($0{,}5\ t_2$), die bei einer bestimmten Messung ermittelt wird, zur Zeit t_1, bei der die Messung begonnen wurde, addiert wird.

Wird $(\ln \eta)^{-1}$ gegen die Reaktionszeit ($t_1 + 0{,}5\ t_2$) in Sekunden aufgetragen, so wird eine Gerade erhalten. Die Steigungen (*b*) der Geraden werden für die Substanz (b_t) und für die Referenzzubereitung (b_r) berechnet.

Die spezifische Aktivität wird in Internationalen Einheiten je Milligramm nach folgender Formel errechnet:

$$\frac{b_t}{b_r} \cdot \frac{E_r}{E_t} \cdot A$$

A = spezifische Aktivität der Hyaluronidase *BRS* in Internationalen Einheiten je Milligramm.

Die Bestimmung wird mindestens 3mal durchgeführt und die durchschnittliche Aktivität der Substanz berechnet.

Lagerung

Dicht verschlossen, zwischen 2 und 8 °C. Falls die Substanz steril ist, im Behältnis mit Sicherheitsverschluß.

Beschriftung

Die Beschriftung gibt insbesondere an
- die Aktivität in Internationalen Einheiten je Milligramm
- falls zutreffend, daß die Substanz steril ist.

1998, 829

Hydralazinhydrochlorid
Hydralazini hydrochloridum

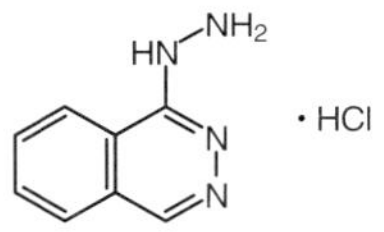

$C_8H_9ClN_4$ M_r 196,6

Definition

Hydralazinhydrochlorid enthält mindestens 98,5 und höchstens 101,0 Prozent 1-Phthalazinylhydrazin-hydrochlorid, berechnet auf die getrocknete Substanz.

Eigenschaften

Weißes bis fast weißes, kristallines Pulver; löslich in Wasser, schwer löslich in Ethanol, sehr schwer löslich in Dichlormethan.

Die Substanz schmilzt bei etwa 275 °C unter Zersetzung.

Prüfung auf Identität

1: B, E.
2: A, C, D, E.

A. 50 mg Substanz werden in Wasser *R* zu 100 ml gelöst. 2 ml Lösung werden mit Wasser *R* zu 100 ml verdünnt. Diese Lösung, zwischen 220 und 350 nm gemessen, zeigt Absorptionsmaxima (2.2.25) bei 240, 260, 303 und 315 nm. Das Verhältnis der Absorption im Maximum bei 240 nm zu der im Maximum bei 303 nm beträgt 2,0 bis 2,2.

B. Die Prüfung erfolgt mit Hilfe der IR-Spektroskopie (2.2.24) durch Vergleich des Spektrums der Substanz mit dem von Hydralazinhydrochlorid *CRS*. Die Prüfung erfolgt mit Hilfe von Preßlingen.

C. 0,5 g Substanz werden in einer Mischung von 8 ml verdünnter Salzsäure *R* und 100 ml Wasser *R* gelöst und mit 2 ml Natriumnitrit-Lösung *R* versetzt. Die Lösung wird 10 min lang stehengelassen und filtriert. Die Schmelztemperatur (2.2.14) des mit Wasser *R* gewaschenen und bei 100 bis 105 °C getrockneten Niederschlags beträgt 209 bis 212 °C.

D. Etwa 10 mg Substanz werden in 2 ml Wasser *R* gelöst. Nach Zusatz von 2 ml einer Lösung von Nitrobenzaldehyd *R* (20 g · l^{-1}) in Ethanol 96 % *R* entsteht ein orange gefärbter Niederschlag.

E. Die Substanz gibt die Identitätsreaktion a auf Chlorid (2.3.1).

Prüfung auf Reinheit

Prüflösung: 0,5 g Substanz werden in kohlendioxidfreiem Wasser *R* zu 25 ml gelöst.

Aussehen der Lösung: 4 ml Prüflösung werden mit Wasser *R* zu 20 ml gelöst. Die Lösung muß klar (2.2.1) und darf nicht stärker gefärbt sein als die Farbvergleichslösung GG_6 (2.2.2, Methode II).

***p*H-Wert** (2.2.3): Der *p*H-Wert der Prüflösung muß zwischen 3,5 und 4,2 liegen.

Verwandte Substanzen: Die Prüfung erfolgt mit Hilfe der Flüssigchromatographie (2.2.29).

Untersuchungslösung: 25,0 mg Substanz werden in der mobilen Phase zu 50,0 ml gelöst.

Referenzlösung a: 1,0 ml Untersuchungslösung wird mit der mobilen Phase zu 100,0 ml verdünnt.

Referenzlösung b: 10,0 ml Referenzlösung a werden mit der mobilen Phase zu 50,0 ml verdünnt.

Referenzlösung c: 25,0 mg Phthalazin *R* werden in der mobilen Phase zu 50,0 ml gelöst. 4,0 ml Lösung werden mit der mobilen Phase zu 100,0 ml verdünnt.

Referenzlösung d: Eine Mischung von 4,0 ml Untersuchungslösung und 10,0 ml Referenzlösung c wird mit der mobilen Phase zu 100,0 ml verdünnt.

Die Lösungen müssen innerhalb eines Tages verwendet werden.

Die Chromatographie kann durchgeführt werden mit
- einer Säule aus rostfreiem Stahl von 0,25 m Länge und 4,6 mm innerem Durchmesser, gepackt mit cyanopropylsilyliertem Kieselgel zur Chromatographie *R* (10 µm)
- einer Mischung als mobile Phase bei einer Durchflußrate von 1 ml je Minute, die wie folgt hergestellt wird: Zu 22 Volumteilen Acetonitril *R* werden 78 Volumteile einer Lösung zugesetzt, die 1,44 g Natriumdodecylsulfat *R* und 0,75 g Tetrabutylammoniumbromid *R* je Liter enthält; die Mischung wird mit Schwefelsäure (0,05 mol · l^{-1}) auf einen *p*H-Wert von 3,0 eingestellt
- einem Spektrometer als Detektor bei einer Wellenlänge von 230 nm.

20 µl Referenzlösung a werden eingespritzt. Die Empfindlichkeit des Systems wird so eingestellt, daß die Höhe des Hauptpeaks mindestens 70 Prozent des maximalen Ausschlags beträgt. Werden die Chromatogramme unter den vorgeschriebenen Bedingungen aufgezeichnet, beträgt die Retentionszeit von Hydralazin etwa 10 bis 12 min. Falls erforderlich wird die Konzentration von Acetonitril in der mobilen Phase geändert.

20 µl Untersuchungslösung werden eingespritzt. Die Chromatographie wird über eine Dauer, die der 3fachen Retentionszeit von Hydralazin entspricht, durchgeführt.

20 µl Referenzlösung b werden eingespritzt. Im Chromatogramm der Untersuchungslösung darf keine Peakfläche, mit Ausnahme der des Lösungsmittelpeaks und des Hydralazin-Peaks, größer sein als die Fläche des Peaks im Chromatogramm der Referenzlösung b (0,2 Prozent).

Die Prüfung darf nur ausgewertet werden, wenn das Chromatogramm der Referenzlösung d zwei Hauptpeaks zeigt, wobei die Auflösung zwischen den beiden Peaks mindestens 2,5 betragen und der Hauptpeak im Chromatogramm der Referenzlösung b ein Signal-Rausch-Verhältnis von mindestens 3 aufweisen muß.

Hydrazin: Die Prüfung erfolgt mit Hilfe der Dünnschichtchromatographie (2.2.27) unter Verwendung einer Schicht von Kieselgel G *R*.

Untersuchungslösung: 0,12 g Substanz werden in 4 ml Wasser *R* gelöst. Nach Zusatz von 4 ml einer Lösung von Salicylaldehyd *R* (150 g · l^{-1}) in Methanol *R* und 0,2 ml Salzsäure *R* wird gemischt. Die Mischung wird 2 bis 4 h lang bei einer 25 °C nicht überschreitenden Temperatur gehalten, bis sich der entstandene Niederschlag abgesetzt hat. Nach Zusatz von 4 ml Toluol *R* wird intensiv geschüttelt und zentrifugiert. Die klare, überstehende Flüssigkeit wird in einen 100-ml-Scheidetrichter gebracht, die Toluolphase abgetrennt und 2mal, jeweils 3 min lang, mit je 20 ml einer Lösung von Natriumdisulfit *R* (200 g · l^{-1}) und daraufhin 2mal mit je 50 ml Wasser *R* geschüttelt. Die Toluolphase wird abgetrennt und als Untersuchungslösung verwendet.

Referenzlösung a: 12 mg Hydrazinsulfat *R* werden in verdünnter Salzsäure *R* zu 100,0 ml gelöst. 1,0 ml Lösung wird mit verdünnter Salzsäure *R* zu 100,0 ml verdünnt.

Referenzlösung b: Die Lösung wird gleichzeitig und unter gleichen Bedingungen wie für die Untersuchungslösung beschrieben unter Verwendung von 1,0 ml Referenzlösung a und 3 ml Wasser *R* hergestellt.

Auf die Platte werden 20 µl Untersuchungslösung und 20 µl Referenzlösung b aufgetragen. Die Chromatographie erfolgt mit einer Mischung von 10 Volumteilen Ethanol 96 % *R* und 90 Volumteilen Toluol *R* über eine Laufstrecke von 10 cm. Die Platte wird an der Luft trocknen gelassen und im ultravioletten Licht bei 365 nm ausgewertet. Ein im Chromatogramm der Untersuchungslösung auftretender, gelb fluoreszierender Fleck darf nicht intensiver sein als der entsprechende Fleck im

Chromatogramm der Referenzlösung b (10 ppm Hydrazin).

Schwermetalle (2.4.8): 1,0 g Substanz muß der Grenzprüfung C auf Schwermetalle entsprechen (20 ppm). Zur Herstellung der Referenzlösung werden 2 ml Blei-Lösung (10 ppm Pb) *R* verwendet.

Trocknungsverlust (2.2.32): Höchstens 0,5 Prozent, mit 1,000 g Substanz durch Trocknen im Vakuum bestimmt.

Sulfatasche (2.4.14): Höchstens 0,1 Prozent, mit 1,0 g Substanz bestimmt.

Gehaltsbestimmung

80,0 mg Substanz, in 25 ml Wasser *R* gelöst, werden nach Zusatz von 35 ml Salzsäure *R* mit Kaliumiodat-Lösung (0,05 mol · l^{-1}) titriert. Der Endpunkt wird mit Hilfe der Potentiometrie (2.2.20) unter Verwendung einer Kalomel-Bezugselektrode und einer Platin-Meßelektrode bestimmt.

1 ml Kaliumiodat-Lösung (0,05 mol · l^{-1}) entspricht 9,832 mg $C_8H_9ClN_4$.

Lagerung

Gut verschlossen, vor Licht geschützt.

2000, 394

Hydrochlorothiazid

Hydrochlorothiazidum

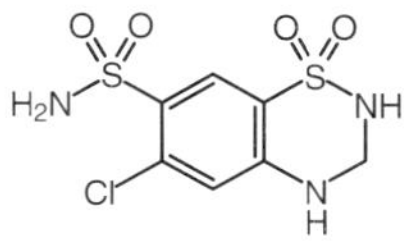

$C_7H_8ClN_3O_4S_2$ M_r 297,7

Definition

Hydrochlorothiazid enthält mindestens 98,0 und höchstens 102,0 Prozent 6-Chlor-3,4-dihydro-2*H*-1,2,4-benzothiadiazin-7-sulfonamid-1,1-dioxid, berechnet auf die getrocknete Substanz.

Eigenschaften

Weißes bis fast weißes, kristallines Pulver; sehr schwer löslich in Wasser, löslich in Aceton, wenig löslich in Ethanol. Die Substanz löst sich in verdünnten Alkalihydroxid-Lösungen.

Prüfung auf Identität

1: B.
2: A, C, D.

A. 50,0 mg Substanz werden in 10 ml Natriumhydroxid-Lösung (0,1 mol · l^{-1}) gelöst. Die Lösung wird mit Wasser *R* zu 100,0 ml verdünnt. 2,0 ml dieser Lösung werden mit Natriumhydroxid-Lösung (0,01 mol · l^{-1}) zu 100,0 ml verdünnt. Diese Lösung, zwischen 250 und 350 nm gemessen, zeigt Absorptionsmaxima (2.2.25) bei 273 und 323 nm. Das Verhältnis der Absorption im Maximum bei 273 nm zu der im Maximum bei 323 nm liegt zwischen 5,4 und 5,7.

B. Die Prüfung erfolgt mit Hilfe der IR-Spektroskopie (2.2.24) durch Vergleich des Spektrums der Substanz mit dem von Hydrochlorothiazid *CRS*.

C. Die Prüfung erfolgt mit Hilfe der Dünnschichtchromatographie (2.2.27) unter Verwendung einer Schicht eines geeigneten Kieselgels, das einen Fluoreszenzindikator mit intensivster Anregung der Fluoreszenz bei 254 nm enthält.

Untersuchungslösung: 50 mg Substanz werden in Aceton *R* zu 10 ml gelöst.

Referenzlösung a: 50 mg Hydrochlorothiazid *CRS* werden in Aceton *R* zu 10 ml gelöst.

Referenzlösung b: 25 mg Chlorothiazid *R* werden in der Referenzlösung a zu 5 ml gelöst.

Auf die Platte werden 2 µl jeder Lösung aufgetragen. Die Chromatographie erfolgt mit Ethylacetat *R* über eine Laufstrecke von 10 cm. Die Platte wird im Luftstrom getrocknet und im ultravioletten Licht bei 254 nm ausgewertet. Der Hauptfleck im Chromatogramm der Untersuchungslösung entspricht in bezug auf Lage und Größe dem Hauptfleck im Chromatogramm der Referenzlösung a. Die Prüfung darf nur ausgewertet werden, wenn das Chromatogramm der Referenzlösung b deutlich voneinander getrennt 2 Flecke zeigt.

D. Wird etwa 1 mg Substanz mit 2 ml einer frisch hergestellten Lösung von Chromotropsäure-Natrium *R* (0,5 g · l^{-1}) in einer abgekühlten Mischung von 35 Volumteilen Wasser *R* und 65 Volumteilen Schwefelsäure *R* vorsichtig erwärmt, entsteht eine Violettfärbung.

Prüfung auf Reinheit

Sauer oder alkalisch reagierende Substanzen: 0,5 g pulverisierte Substanz werden 2 min lang mit 25 ml Wasser *R* geschüttelt. Anschließend wird filtriert. Werden 10 ml Filtrat mit 0,2 ml Natriumhydroxid-Lösung (0,01 mol · l^{-1}) und 0,15 ml Methylrot-Lösung *R* versetzt, muß die Lösung gelb gefärbt sein. Bis zum Farbumschlag nach Rot dürfen höchstens 0,4 ml Salzsäure (0,01 mol · l^{-1}) verbraucht werden.

Verwandte Substanzen: Die Prüfung erfolgt mit Hilfe der Flüssigchromatographie (2.2.29).

Untersuchungslösung: 30,0 mg Substanz werden in 5 ml einer Mischung gleicher Volumteile Acetonitril *R* und Methanol *R*, falls erforderlich mit Hilfe von Ultraschall, gelöst. Die Lösung wird mit Phosphat-Pufferlösung *p*H 3,2 *R* 1 zu 20,0 ml verdünnt.

Lösungsmittelmischung: 50,0 ml einer Mischung gleicher Volumteile Acetonitril *R* und Methanol *R* werden mit Phosphat-Pufferlösung *p*H 3,2 *R* 1 zu 200,0 ml verdünnt.

Referenzlösung a: 15,0 mg Hydrochlorothiazid *CRS* und 15,0 mg Chlorothiazid *CRS* werden in 25,0 ml einer Mischung gleicher Volumteile Acetonitril *R* und Methanol *R*, falls erforderlich mit Hilfe von Ultraschall, gelöst. Die Lösung wird mit Phosphat-Pufferlösung *p*H 3,2 *R* 1 zu 100,0 ml verdünnt. 5,0 ml dieser Lösung werden mit der Lösungsmittelmischung zu 100,0 ml verdünnt.

Referenzlösung b: 1,0 ml Untersuchungslösung wird mit der Lösungsmittelmischung zu 50,0 ml verdünnt. 5,0 ml dieser Lösung werden mit der Lösungsmittelmischung zu 20,0 ml verdünnt.

Die Chromatographie kann durchgeführt werden mit

- einer Säule aus rostfreiem Stahl von 0,1 m Länge und 4,6 mm innerem Durchmesser, gepackt mit octadecylsilyliertem Kieselgel zur Chromatographie *R* (3 µm)
- einer Mischung der mobilen Phase A und B unter Einsatz der Gradientenelution bei einer Durchflußrate von 0,8 ml je Minute gemäß der Tabelle
  Mobile Phase A: 940 ml Phosphat-Pufferlösung *p*H 3,2 *R* 1 werden mit 60,0 ml Methanol *R* und anschließend mit 10,0 ml Tetrahydrofuran *R* versetzt und gemischt
  Mobile Phase B: Eine Mischung von 500 ml Methanol *R* und 500 ml Phosphat-Pufferlösung *p*H 3,2 *R* 1 wird mit 50,0 ml Tetrahydrofuran *R* versetzt und gemischt

Zeit (min)	Mobile Phase A (% *V/V*)	Mobile Phase B (% *V/V*)	Erläuterungen
0 – 17	100 → 55	0 → 45	linearer Gradient
17 – 30	55	45	isokratisch
30 – 35	55 → 100	45 → 0	linearer Gradient
35 – 50	100	0	isokratisch
50 = 0	100	0	zurück zur Anfangszusammensetzung

- einem Spektrometer als Detektor bei einer Wellenlänge von 224 nm.

Die Säule wird mindestens 20 min lang mit der mobilen Phase A äquilibriert. Die Empfindlichkeit des Systems wird so eingestellt, daß die Höhe des Hauptpeaks im Chromatogramm mit 10 µl Referenzlösung b mindestens 50 Prozent des maximalen Ausschlags beträgt.

10 µl Referenzlösung a werden eingespritzt. Wird das Chromatogramm unter den vorgeschriebenen Bedingungen aufgezeichnet, betragen die Retentionszeiten für Chlorothiazid etwa 7 min und für Hydrochlorothiazid etwa 8 min. Die Prüfung darf nur ausgewertet werden, wenn die Auflösung zwischen den Peaks von Chlorothiazid und Hydrochlorothiazid mindestens 2,5 beträgt. Falls erforderlich wird die Zusammensetzung der mobilen Phase oder das Zeitprogramm der Gradientenelution geringfügig geändert.

10 µl Lösungsmittelmischung als Blindlösung und je 10 µl Untersuchungslösung und Referenzlösung b werden eingespritzt. Im Chromatogramm der Untersuchungslösung darf keine Peakfläche, mit Ausnahme der des Hauptpeaks, größer sein als die Fläche des Hauptpeaks im Chromatogramm der Referenzlösung b (0,5 Prozent). Im Chromatogramm der Untersuchungslösung darf die Summe aller Peakflächen, mit Ausnahme der des Hauptpeaks, nicht größer sein als das 2fache der Fläche des Hauptpeaks im Chromatogramm der Referenzlösung b (1 Prozent). Peaks der Blindlösung und Peaks, deren Fläche kleiner ist als das 0,1fache der Fläche des Hauptpeaks im Chromatogramm der Referenzlösung b, werden nicht berücksichtigt.

Chlorid (2.4.4): 1,0 g Substanz wird in 25 ml Aceton *R* gelöst. Die Lösung wird mit Wasser *R* zu 30 ml verdünnt. 15 ml Lösung müssen der Grenzprüfung auf Chlorid entsprechen (100 ppm). Zur Herstellung der Referenzlösung werden 10 ml Chlorid-Lösung (5 ppm Cl) *R* und 5 ml Aceton *R*, das 15 Prozent (*V/V*) Wasser *R* enthält, verwendet.

Trocknungsverlust (2.2.32): Höchstens 0,5 Prozent, mit 1,000 g Substanz durch Trocknen im Trockenschrank bei 100 bis 105 °C bestimmt.

Sulfatasche (2.4.14): Höchstens 0,1 Prozent, mit 1,0 g Substanz bestimmt.

Gehaltsbestimmung

0,120 g Substanz, in 50 ml Dimethylsulfoxid *R* gelöst, werden mit Tetrabutylammoniumhydroxid-Lösung (0,1 mol · l^{-1}) titriert. Der Endpunkt wird mit Hilfe der Potentiometrie (2.2.20) beim zweiten Wendepunkt bestimmt.

1 ml Tetrabutylammoniumhydroxid-Lösung (0,1 mol · l^{-1}) entspricht 14,88 mg $C_7H_8ClN_3O_4S_2$.

Verunreinigungen

A. Chlorothiazid

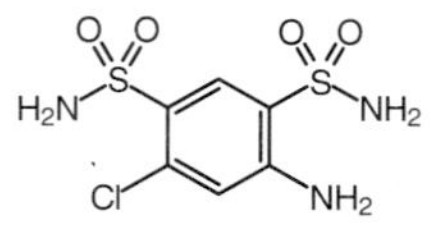

B. 4-Amino-6-chlorbenzol-1,3-disulfonamid (Salamid)

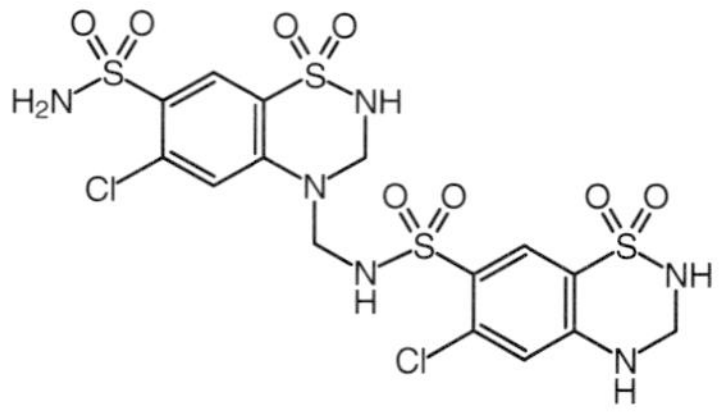

C. 6-Chlor-*N*-[(6-chlor-7-sulfamoyl-2,3-dihydro-4*H*-1,2,4-benzothiadiazin-4-yl-1,1-dioxid)methyl]-3,4-dihydro-2*H*-1,2,4-benzothiadiazin-7-sulfonamid-1,1-dioxid.

1999, 335

Hydrocortison

Hydrocortisonum

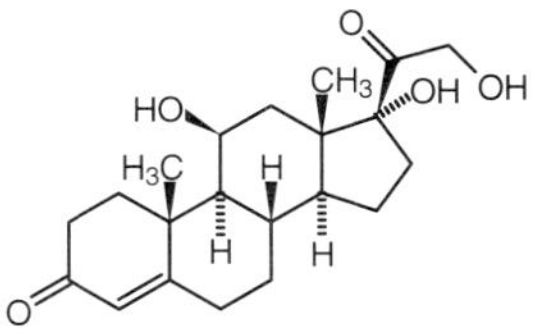

$C_{21}H_{30}O_5$ M_r 362,5

Definition

Hydrocortison enthält mindestens 97,0 und höchstens 103,0 Prozent 11β,17,21-Trihydroxypregn-4-en-3,20-dion, berechnet auf die getrocknete Substanz.

Eigenschaften

Weißes bis fast weißes, kristallines Pulver; praktisch unlöslich in Wasser, wenig löslich in Aceton und Ethanol, schwer löslich in Dichlormethan.

Die Substanz zeigt Polymorphie.

Prüfung auf Identität

1: A, B.
2: C, D.

A. Die Prüfung erfolgt mit Hilfe der IR-Spektroskopie (2.2.24) durch Vergleich des Spektrums der Substanz mit dem von Hydrocortison *CRS*. Wenn die Spektren bei der Prüfung in fester Form unterschiedlich sind, werden Substanz und Referenzsubstanz getrennt in der eben notwendigen Menge Aceton *R* gelöst. Nach Eindampfen der Lösungen im Wasserbad zur Trockne werden mit den Rückständen erneut Spektren aufgenommen.

B. Die Prüfung erfolgt mit Hilfe der Dünnschichtchromatographie (2.2.27) unter Verwendung einer Schicht eines geeigneten Kieselgels, das einen Fluoreszenzindikator mit intensivster Anregung der Fluoreszenz bei 254 nm enthält.

Untersuchungslösung: 10 mg Substanz werden in einer Mischung von 1 Volumteil Methanol *R* und 9 Volumteilen Dichlormethan *R* zu 10 ml gelöst.

Referenzlösung a: 20 mg Hydrocortison *CRS* werden in einer Mischung von 1 Volumteil Methanol *R* und 9 Volumteilen Dichlormethan *R* zu 20 ml gelöst.

Referenzlösung b: 10 mg Prednisolon *CRS* werden in der Referenzlösung a zu 10 ml gelöst.

Auf die Platte werden 5 µl jeder Lösung aufgetragen. Die Chromatographie erfolgt mit einer Mischung von 1,2 Volumteilen Wasser *R* und 8 Volumteilen Methanol *R*, die einer Mischung von 15 Volumteilen Ether *R* und 77 Volumteilen Dichlormethan *R* zugesetzt wird, über eine Laufstrecke von 15 cm. Eine zweite Chromatographie erfolgt mit einer Mischung von 5 Volumteilen mit Wasser *R* gesättigtem 1-Butanol *R*, 15 Volumteilen Toluol *R* und 80 Volumteilen Ether *R* über eine Laufstrecke von 15 cm. Die Platte wird an der Luft trocknen gelassen und im ultravioletten Licht bei 254 nm ausgewertet. Der Hauptfleck im Chromatogramm der Untersuchungslösung entspricht in bezug auf Lage und Größe dem Hauptfleck im Chromatogramm der Referenzlösung a. Die Platte wird mit ethanolischer Schwefelsäure *R* besprüht, 10 min lang oder bis zum Erscheinen von Flecken bei 120 °C erhitzt und erkalten gelassen. Die Auswertung erfolgt im Tageslicht und im ultravioletten Licht bei 365 nm. Der Hauptfleck im Chromatogramm der Untersuchungslösung entspricht in bezug auf Lage, Farbe im Tageslicht, Fluoreszenz im ultravioletten Licht bei 365 nm und Größe dem Hauptfleck im Chromatogramm der Referenzlösung a. Die Prüfung darf nur ausgewertet werden, wenn das Chromatogramm der Referenzlösung b deutlich voneinander getrennt 2 Flecke zeigt.

C. Die Prüfung erfolgt mit Hilfe der Dünnschichtchromatographie (2.2.27) unter Verwendung einer Schicht eines geeigneten Kieselgels, das einen Fluoreszenzindikator mit intensivster Anregung der Fluoreszenz bei 254 nm enthält.

Untersuchungslösung a: 25 mg Substanz werden in Methanol *R* zu 5 ml gelöst (Stammlösung). 2 ml Stammlösung werden mit Dichlormethan *R* zu 10 ml verdünnt.

Untersuchungslösung b: 0,4 ml der unter „Untersuchungslösung a“ erhaltenen Stammlösung werden in ein Reagenzglas aus Glas von 100 mm Länge und 20 mm Durchmesser mit einem Schliffstopfen oder einem Stopfen aus Polytetrafluorethylen gegeben. Das Lösungsmittel wird unter Erwärmen in einem Strom von Stickstoff *R* entfernt und der Rückstand mit 2 ml einer 15prozentigen Lösung (*V/V*) von Essigsäure 98 % *R* und 50 mg Natriumbismutat *R* versetzt. Das Reagenzglas wird verschlossen und die Suspension 1 h lang unter Lichtschutz mit Hilfe eines Schüttelgeräts kontinuierlich geschüttelt. Nach Zusatz von 2 ml einer 15prozentigen Lösung (*V/V*) von Essigsäure 98 % *R* wird in einen 50-ml-Scheidetrichter filtriert, wobei das Filter 2mal mit je 5 ml Wasser *R* gewaschen wird. Das klare Filtrat wird mit 10 ml Dichlormethan *R* ausgeschüttelt. Die organische Phase wird mit 5 ml Natriumhydroxid-Lösung ($1 mol \cdot l^{-1}$) sowie 2mal mit je 5 ml Wasser *R* gewaschen und anschließend über wasserfreiem Natriumsulfat *R* getrocknet.

Referenzlösung a: 25 mg Hydrocortison *CRS* werden in Methanol *R* zu 5 ml gelöst (Stammlösung). 2 ml Stammlösung werden mit Dichlormethan *R* zu 10 ml verdünnt.

Referenzlösung b: 0,4 ml der unter „Referenzlösung a“ erhaltenen Stammlösung werden in ein Reagenzglas aus Glas von 100 mm Länge und 20 mm Durchmesser mit Schliffstopfen oder einem Stopfen aus Polytetrafluorethylen gegeben. Das Lösungsmittel wird unter Erwärmen in einem Strom von Stickstoff *R* entfernt und der Rückstand mit 2 ml einer 15prozentigen Lösung (*V/V*) von Essigsäure 98 % *R* und 50 mg Natriumbismutat *R* versetzt. Das Reagenzglas wird verschlossen und die Suspension 1 h lang unter Lichtschutz mit Hilfe eines Schüttelgeräts kontinuierlich geschüttelt. Nach Zusatz von 2 ml einer 15prozentigen Lösung (*V/V*) von Essigsäure 98 % *R* wird in einen 50-ml-Scheidetrichter filtriert, wobei das Filter 2mal mit je 5 ml Wasser *R* gewaschen wird. Das klare Filtrat wird mit 10 ml Dichlormethan *R* ausgeschüttelt. Die organische Phase wird mit 5 ml Natriumhydroxid-Lösung ($1\ mol \cdot l^{-1}$) sowie 2mal mit je 5 ml Wasser *R* gewaschen und anschließend über wasserfreiem Natriumsulfat *R* getrocknet.

Auf die Platte werden je 5 µl Untersuchungslösung a und Referenzlösung a sowie je 25 µl Untersuchungslösung b und Referenzlösung b aufgetragen, wobei die beiden letzten Lösungen in kleinen Anteilen aufgetragen werden, um kleine Flecke am Startpunkt zu erhalten. Die Chromatographie erfolgt mit einer Mischung von 1,2 Volumteilen Wasser *R* und 8 Volumteilen Methanol *R*, die einer Mischung von 15 Volumteilen Ether *R* und 77 Volumteilen Dichlormethan *R* zugesetzt wird, über eine Laufstrecke von 15 cm. Eine zweite Chromatographie erfolgt mit einer Mischung von 5 Volumteilen mit Wasser *R* gesättigtem 1-Butanol *R*, 15 Volumteilen Toluol *R* und 80 Volumteilen Ether *R* über eine Laufstrecke von 15 cm. Die Platte wird an der Luft trocknen gelassen und im ultravioletten Licht bei 254 nm ausgewertet. Die Hauptflecke in den Chromatogrammen der Untersuchungslösungen entsprechen in bezug auf Lage und Größe den Hauptflecken in den Chromatogrammen der entsprechenden Referenzlösungen. Die Platte wird mit ethanolischer Schwefelsäure *R* besprüht, 10 min lang oder bis zum Erscheinen von Flecken bei 120 °C erhitzt und erkalten gelassen. Die Auswertung erfolgt im Tageslicht und im ultravioletten Licht bei 365 nm. Die Hauptflecke in den Chromatogrammen der Untersuchungslösungen entsprechen in bezug auf Lage, Farbe im Tageslicht, Fluoreszenz im ultravioletten Licht bei 365 nm und Größe den Hauptflecken in den Chromatogrammen der entsprechenden Referenzlösungen. Die Hauptflecke in den Chromatogrammen der Untersuchungslösung b und der Referenzlösung b haben einen deutlich größeren R_f-Wert als die Hauptflecke in den Chromatogrammen der Untersuchungslösung a und der Referenzlösung a.

D. Etwa 2 mg Substanz werden unter Schütteln in 2 ml Schwefelsäure *R* gelöst. Innerhalb von 5 min entwickelt sich eine intensive braunrote Färbung mit grüner Fluoreszenz, die besonders intensiv im ultravioletten Licht bei 365 nm ist. Die Lösung wird zu 10 ml Wasser *R* gegeben. Nach dem Mischen verblaßt die Färbung, und die Lösung bleibt klar. Die Fluoreszenz im ultravioletten Licht bleibt bestehen.

Prüfung auf Reinheit

Spezifische Drehung (2.2.7): 0,250 g Substanz werden in Dioxan *R* zu 25,0 ml gelöst. Die spezifische Drehung muß zwischen +150 und +156° liegen, berechnet auf die getrocknete Substanz.

Verwandte Substanzen: Die Prüfung erfolgt mit Hilfe der Flüssigchromatographie (2.2.29).

Die Lösungen werden unmittelbar vor Gebrauch hergestellt.

Untersuchungslösung: 25,0 mg Substanz werden in 2 ml Tetrahydrofuran *R* gelöst. Die Lösung wird mit Wasser *R* zu 10,0 ml verdünnt.

Referenzlösung a: 2 mg Hydrocortison *CRS* und 2 mg Prednisolon *CRS* werden in der mobilen Phase zu 100,0 ml gelöst.

Referenzlösung b: 1,0 ml Untersuchungslösung wird mit der mobilen Phase zu 100,0 ml verdünnt.

Die Chromatographie kann durchgeführt werden mit

- einer Säule aus rostfreiem Stahl von 0,25 m Länge und 4,6 mm innerem Durchmesser, gepackt mit desaktiviertem, nachsilanisiertem, octadecylsilyliertem Kieselgel zur Chromatographie *R* (5 µm)
- folgender mobilen Phase bei einer Durchflußrate von 1 ml je Minute: In einem 1000-ml-Meßkolben werden 220 ml Tetrahydrofuran *R* und 700 ml Wasser *R* gemischt; die Mischung wird zum Äquilibrieren stehengelassen, mit Wasser *R* zu 1000 ml verdünnt und erneut gemischt
- einem Spektrometer als Detektor bei einer Wellenlänge von 254 nm.

Die Säule wird bei einer Temperatur von 45 °C gehalten.

Die Säule wird mit der mobilen Phase bei einer Durchflußrate von 1 ml je Minute etwa 30 min lang äquilibriert.

Die Empfindlichkeit des Systems wird so eingestellt, daß die Höhe des Hauptpeaks im Chromatogramm mit 20 µl Referenzlösung b mindestens 50 Prozent des maximalen Ausschlags beträgt.

20 µl Referenzlösung a werden eingespritzt. Werden die Chromatogramme unter den vorgeschriebenen Bedingungen aufgezeichnet, betragen die Retentionszeiten etwa 14 min für Prednisolon und etwa 15,5 min für Hydrocortison. Die Prüfung darf nur ausgewertet werden, wenn die Auflösung zwischen den Peaks von Prednisolon und Hydrocortison mindestens 2,2 beträgt. Falls erforderlich wird die Konzentration von Tetrahydrofuran in der mobilen Phase geändert.

20 µl Lösungsmittel-Mischung der Untersuchungslösung als Blindlösung und je 20 µl Untersuchungslösung und Referenzlösung b werden eingespritzt. Die Chromatographie erfolgt über eine Dauer, die der 4fachen Retentionszeit des Hauptpeaks im Chromatogramm der Untersuchungslösung entspricht. Im Chromatogramm der Untersuchungslösung darf keine Peakfläche, mit Ausnahme der des Hauptpeaks, größer sein als das 0,5fache der Fläche des Hauptpeaks im Chromatogramm der Referenzlösung b (0,5 Prozent). Im Chromatogramm der Untersuchungslösung darf die Summe aller Peakflächen, mit Ausnahme der des Hauptpeaks, nicht größer sein als das 1,5fache der Fläche des Hauptpeaks im Chromatogramm der Referenzlösung b (1,5 Prozent). Ein Peak der Blindlösung und Peaks, deren Fläche kleiner ist als das 0,05fache der Fläche des Hauptpeaks im Chromatogramm der Referenzlösung b, werden nicht berücksichtigt.

Trocknungsverlust (2.2.32): Höchstens 1,0 Prozent, mit 0,500 g Substanz durch Trocknen im Trockenschrank bei 100 bis 105 °C bestimmt.

Gehaltsbestimmung

0,100 g Substanz werden in Ethanol 96 % *R* zu 100,0 ml gelöst. 2,0 ml Lösung werden mit Ethanol 96 % *R* zu 100,0 ml verdünnt. Die Absorption (2.2.25) wird im Maximum bei 241,5 nm gemessen.

Der Gehalt an $C_{21}H_{30}O_5$ wird mit Hilfe der spezifischen Absorption berechnet ($A_{1\,cm}^{1\,\%}$ = 440).

Lagerung

Vor Licht geschützt.

Verunreinigungen

A. Prednisolon
B. Cortison
C. Hydrocortisonacetat

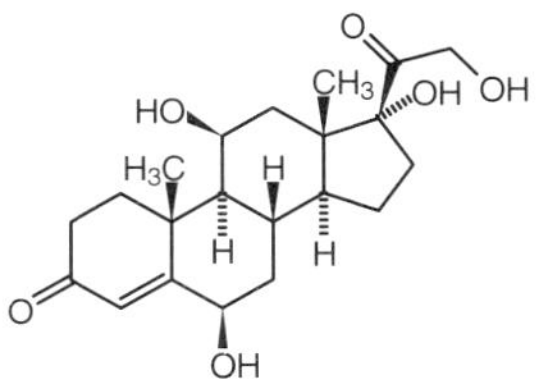

D. 6β,11β,17,21-Tetrahydroxypregn-4-en-3,20-dion (6β-Hydroxyhydrocortison)

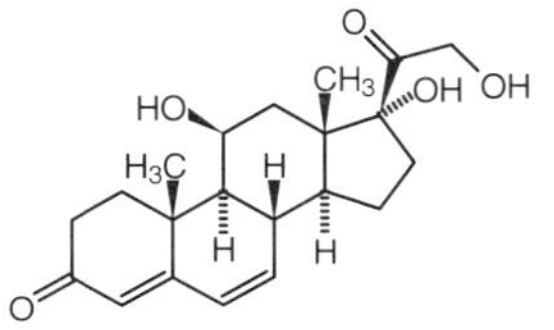

E. 11β,17,21-Trihydroxypregna-4,6-dien-3,20-dion (Δ^6-Hydrocortison)

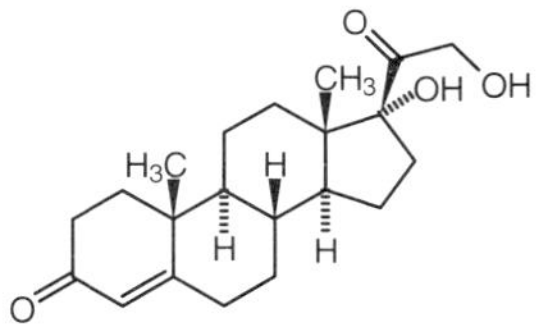

F. 17,21-Dihydroxypregn-4-en-3,20-dion (Reichstein-Substanz)

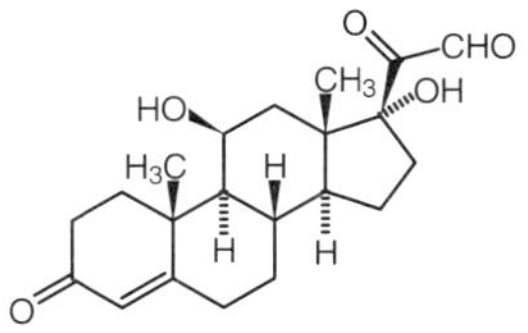

G. 11β,17-Dihydroxy-3,20-dioxopregn-4-en-21-al.

2001, 915

Hydroxocobalaminsulfat

Hydroxocobalamini sulfas

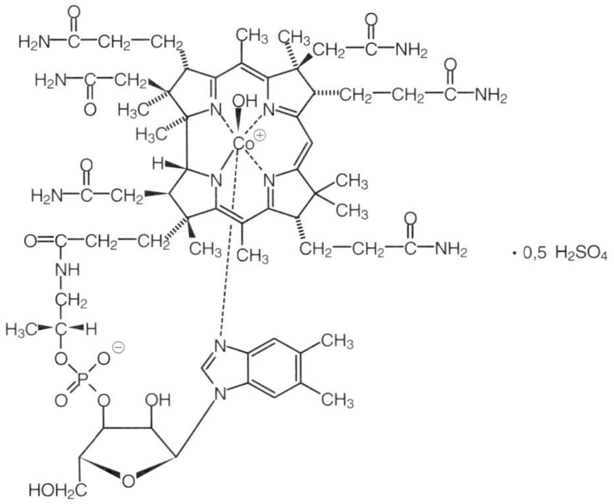

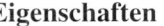

$C_{124}H_{180}Co_2N_{26}O_{34}P_2S$ M_r 2791

Definition

Hydroxocobalaminsulfat enthält mindestens 96,0 und höchstens 102,0 Prozent Coα-(5,6-Dimethylbenzimid=azol-1-yl)-Coβ-hydroxocobamid-sulfat (2:1), berechnet auf die getrocknete Substanz.

Eigenschaften

Dunkelrotes, kristallines Pulver oder dunkelrote Kristalle, sehr hygroskopisch; löslich in Wasser. Beim Trocknen kann teilweise Zersetzung eintreten.

Prüfung auf Identität

A. 2,5 mg Substanz werden in einer Lösung, die 0,8 Prozent (*V/V*) Essigsäure 98 % *R* und Natriumacetat *R* (10,9 g · l^{-1}) enthält, zu 100 ml gelöst. Die Lösung, zwischen 260 und 610 nm gemessen, zeigt Absorptionsmaxima (2.2.25) bei 274 nm, 351 nm und 525 nm. Das Verhältnis der Absorption im Maximum bei 274 nm zu der im Maximum bei 351 nm liegt zwischen 0,75 und 0,83. Das Verhältnis der Absorption im Maximum bei 525 nm zu der im Maximum bei 351 nm liegt zwischen 0,31 und 0,35.

B. Die Prüfung erfolgt mit Hilfe der Dünnschichtchromatographie (2.2.27) unter Verwendung einer Schicht von Kieselgel G *R*.

Die Prüfung ist unter Lichtschutz durchzuführen.

Untersuchungslösung: 2 mg Substanz werden in 1 ml einer Mischung von gleichen Volumteilen Ethanol 96 % *R* und Wasser *R* gelöst.

Referenzlösung: 2 mg Hydroxocobalamin *CRS* werden in 1 ml einer Mischung von gleichen Volumteilen Ethanol 96 % *R* und Wasser *R* gelöst.

Auf die Platte werden 10 µl jeder Lösung aufgetragen. Die Chromatographie erfolgt in einer nicht mit Filterpapier ausgekleideten Chromatographiekammer mit einer Mischung von 25 Volumteilen verdünnter Ammoniak-Lösung *R* 1 und 75 Volumteilen Methanol *R* über eine Laufstrecke von 12 cm. Die Platte wird an der Luft trocknen gelassen und im Tageslicht ausgewertet. Der Hauptfleck im Chromatogramm der Untersuchungslösung entspricht in bezug auf Lage, Farbe und Größe dem Hauptfleck im Chromatogramm der Referenzlösung.

C. Die Substanz gibt die Identitätsreaktion a auf Sulfat (2.3.1).

Prüfung auf Reinheit

Verwandte Substanzen: Die Prüfung erfolgt mit Hilfe der Flüssigchromatographie (2.2.29).

Die Prüfung ist unter Ausschluß direkter Lichteinwirkung durchzuführen. Die Lösungen sind frisch herzustellen.

Untersuchungslösung: 10,0 mg Substanz werden in der mobilen Phase zu 10,0 ml gelöst.

Referenzlösung a: 5,0 ml Untersuchungslösung werden mit der mobilen Phase zu 100,0 ml verdünnt.

Referenzlösung b: 1,0 ml Untersuchungslösung wird mit der mobilen Phase zu 10,0 ml verdünnt. 1,0 ml dieser Lösung wird mit der mobilen Phase zu 100,0 ml verdünnt.

Referenzlösung c: 25 mg Substanz werden, falls erforderlich unter Erwärmen, in 10 ml Wasser *R* gelöst. Nach dem Erkalten werden 1 ml einer Lösung von Chloramin T *R* (20 g · l^{-1}) und 0,5 ml Salzsäure (0,05 mol · l^{-1}) zugesetzt. Die Mischung wird mit Wasser *R* zu 25 ml verdünnt, umgeschüttelt und 5 min lang stehengelassen. Die Lösung wird danach sofort eingespritzt.

Die Chromatographie kann durchgeführt werden mit

- einer Säule aus rostfreiem Stahl von 0,25 m Länge und 4 mm innerem Durchmesser, gepackt mit octylsilyliertem Kieselgel zur Chromatographie *R* (5 µm)
- einer Mischung von 19,5 Volumteilen Methanol *R* und 80,5 Volumteilen einer Lösung, die Citronensäure *R* (15 g · l^{-1}) und Natriummonohydrogenphosphat *R* (8,1 g · l^{-1}) enthält, als mobile Phase bei einer Durchflußrate von 1,5 ml je Minute
- einem Spektrometer als Detektor bei einer Wellenlänge von 351 nm
- einer Probenschleife.

20 µl jeder Lösung werden eingespritzt. Die Chromatographie wird über eine Dauer, die der 4fachen Retentionszeit des Hauptpeaks im Chromatogramm der Referenzlösung a entspricht, durchgeführt. Im Chromatogramm der Untersuchungslösung darf die Summe der Peakflächen, mit Ausnahme der des Hauptpeaks, nicht größer sein als die Fläche des Hauptpeaks im Chromatogramm der Referenzlösung a (5 Prozent). Peakflächen, die kleiner sind als die des Hauptpeaks im Chromatogramm der Referenzlösung b, werden nicht berücksichtigt. Die Prüfung darf nur ausgewertet werden, wenn das Chromatogramm der Referenzlösung c drei Hauptpeaks zeigt, wobei die Auflösung zwischen den benachbarten Peaks jeweils mindestens 3,0 betragen muß, und wenn das Chromatogramm der Referenzlösung b einen Hauptpeak mit einem Signal-Rausch-Verhältnis von mindestens 5 aufweist.

Trocknungsverlust (2.2.32): 8,0 bis 16,0 Prozent, mit 0,400 g Substanz durch Trocknen bei 100 bis 105 °C und höchstens 0,7 kPa bestimmt.

Gehaltsbestimmung

Die Bestimmung ist unter Lichtschutz durchzuführen.

25,0 mg Substanz werden in einer Lösung, die 0,8 Prozent (*V/V*) Essigsäure 98 % *R* und Natriumacetat *R* (10,9 g · l^{-1}) enthält, zu 1000,0 ml gelöst. Die Absorption (2.2.25) der Lösung wird im Maximum bei 351 nm gemessen.

Der Gehalt an $C_{124}H_{180}Co_2N_{26}O_{34}P_2S$ wird mit Hilfe der spezifischen Absorption errechnet ($A_{1\,cm}^{1\%}$ = 188).

Lagerung

Dicht verschlossen, vor Licht geschützt, zwischen 2 und 8 °C.

2001, 336

Hydroxyethylcellulose

Hydroxyethylcellulosum

Definition

Hydroxyethylcellulose ist eine teilweise *O*-2-hydroxyethylierte Cellulose.

Eigenschaften

Pulver oder granuliertes Pulver, weiß, gelblichweiß oder grauweiß; löslich in heißem und kaltem Wasser unter Bildung einer kolloidalen Lösung, praktisch unlöslich in Aceton, Ethanol und Toluol.

Prüfung auf Identität

A. Werden 10 ml Prüflösung (siehe „Prüfung auf Reinheit") zum Sieden erhitzt, bleibt die Lösung klar.

B. Werden 10 ml Prüflösung mit 0,3 ml verdünnter Essigsäure *R* und 2,5 ml einer Lösung von Tannin *R* (100 g · l^{-1}) versetzt, entsteht ein gelblichweißer, flokkiger Niederschlag, der sich in verdünnter Ammoniak-Lösung *R* 1 löst.

C. 1 g Substanz wird in einem Reagenzglas von etwa 160 mm Länge mit 2 g fein pulverisiertem Mangan(II)-sulfat *R* sorgfältig gemischt. In den oberen Teil des Reagenzglases wird ein Filterpapierstreifen 2 cm tief eingeführt, der mit einer frisch hergestellten und mit Salzsäure (1 mol · l^{-1}) auf einen *p*H-Wert von etwa 9,8 eingestellten Mischung von 1 Volumteil einer Lösung von Diethanolamin *R* (200 g · l^{-1}) und 11 Volumteilen einer Lösung von Natriumpentacyanonitrosylferrat *R* (50 g · l^{-1}) imprägniert ist. Das Reagenzglas wird 8 cm tief in ein Bad mit Siliconöl getaucht, das auf 190 bis 200 °C erhitzt ist. Das Filterpapier färbt sich innerhalb von 10 min blau. Ein Blindversuch wird durchgeführt.

D. 0,2 g Substanz werden ohne Erhitzen vollständig in 15 ml einer Lösung von Schwefelsäure *R* (700 g · l^{-1}) gelöst. Die Lösung wird unter Rühren in 100 ml eisgekühltes Wasser *R* gegossen und mit eisgekühltem Wasser *R* zu 250 ml verdünnt. 1 ml Lösung wird in einem Reagenzglas unter Kühlen in einer Eis-Wasser-Mischung tropfenweise mit 8 ml Schwefelsäure *R* versetzt und sorgfältig gemischt. Die Lösung wird genau 3 min lang im Wasserbad erhitzt und anschließend unverzüglich in einer Eis-Wasser-Mischung abgekühlt. Unter Kühlen wird die Lösung vorsichtig mit 0,6 ml Ninhydrin-Lösung *R* 2 versetzt und sorgfältig gemischt. Beim Stehenlassen bei 25 °C entsteht sofort eine Rosafärbung, die innerhalb von 100 min nicht violett wird.

Prüfung auf Reinheit

Prüflösung: Eine 1,0 g getrockneter Substanz entsprechende Menge wird in 50 ml kohlendioxidfreiem Wasser *R* dispergiert. Nach 10 min wird mit kohlendioxidfreiem Wasser *R* zu 100 ml verdünnt und bis zur vollständigen Lösung gerührt.

Aussehen der Prüflösung: Die Prüflösung darf nicht stärker opaleszieren als die Referenzsuspension III (2.2.1) und darf nicht stärker gefärbt sein als die Farbvergleichslösung G_6 (2.2.2, Methode II).

***p*H-Wert** (2.2.3): Der *p*H-Wert der Prüflösung muß zwischen 5,5 und 8,5 liegen.

Viskosität: Eine 2,00 g getrockneter Substanz entsprechende Menge wird in 50 g Wasser *R* unter Rühren suspendiert. Die Suspension wird mit Wasser *R* zu 100,0 g verdünnt und gerührt, bis die Substanz vollständig gelöst ist. Die Viskosität (2.2.10) wird mit Hilfe eines Rotationsviskosimeters bei 25 °C und einem Schergefälle von 100 s^{-1} für Substanzen mit einer erwarteten Viskosität von höchstens 100 mPa·s, einem Schergefälle von 10 s^{-1} für Substanzen mit einer erwarteten Viskosität zwischen 100 und 20000 mPa·s und einem Schergefälle von 1 s^{-1} für Substanzen mit einer erwarteten Viskosität größer als 20000 mPa · s bestimmt. Wenn die genaue Einhaltung der vorgeschriebenen Schergefälle nicht möglich ist, wird ein etwas höheres und ein etwas niedrigeres Schergefälle angewendet und anschließend interpoliert. Die Viskosität muß mindestens 75 und darf höchstens 140 Prozent des in der Beschriftung angegebenen Werts betragen.

Chlorid (2.4.4): 1 ml Prüflösung wird mit Wasser *R* zu 30 ml verdünnt. 15 ml dieser Lösung müssen der Grenzprüfung auf Chlorid entsprechen (1,0 Prozent).

Nitrat:
Hydroxyethylcellulose mit einer Viskosität von höchstens 1000 mPa · s muß der Prüfung A entsprechen.

A. 5 ml Prüflösung werden mit Wasser *R* zu 10 ml verdünnt. 1 ml dieser Lösung wird mit 19 ml Wasser *R*, 2 ml konzentrierter Ammoniak-Lösung *R*, 0,5 ml einer Lösung von Mangan(II)-sulfat *R* (10 g · l^{-1}) und 1 ml einer Lösung von Sulfanilamid *R* (10 g · l^{-1}) versetzt. Die Lösung wird mit 0,1 g Zink *R* als Granulat versetzt, 30 min lang in einer Eis-Wasser-Mischung stehengelassen, wobei sie von Zeit zu Zeit geschüttelt wird. Die Mischung wird unter Druck durch einen Glassintertiegel (40) filtriert. In einem Reagenzglas werden 10 ml Filtrat mit 2,5 ml Salzsäure *R* angesäuert, mit 0,5 ml einer Lösung von Naphthylethylendiamindihydrochlorid *R* (10 g · l^{-1}) versetzt und 15 min lang stehengelassen. Eine auftretende violettrote Färbung darf nicht intensiver sein als die einer Referenzlösung, die gleichzeitig und unter gleichen Bedingungen mit einer Mischung von 15 ml Nitrat-Lösung (10 ppm NO_3) *R* und 5 ml Wasser *R* hergestellt wird (3,0 Prozent).

Hydroxyethylcellulose mit einer Viskosität größer als 1000 mPa · s muß der Prüfung B entsprechen.

B. 5 ml Prüflösung werden mit Wasser *R* zu 10 ml verdünnt. 1 ml dieser Lösung wird mit 19 ml Wasser *R*, 2 ml konzentrierter Ammoniak-Lösung *R*, 0,5 ml einer Lösung von Mangan(II)-sulfat *R* (10 g · l^{-1}) und 1 ml einer Lösung von Sulfanilamid *R* (10 g · l^{-1}) versetzt. Die Lösung wird mit 0,1 g Zink *R* als Granulat versetzt, 30 min lang in einer Eis-Wasser-Mischung stehengelassen, wobei sie von Zeit zu Zeit geschüttelt wird. Die Mischung wird unter Druck durch einen Glassintertiegel (40) filtriert. In einem Reagenzglas werden 10 ml Filtrat mit 2,5 ml Salzsäure *R* angesäuert, mit 0,5 ml einer Lösung von Naphthylethylendiamindihydrochlorid *R* (10 g · l^{-1}) versetzt und 15 min lang stehengelassen. Eine auftretende violettrote Färbung darf nicht intensiver sein als die einer Referenzlösung, die gleichzeitig und unter gleichen Bedingungen mit einer Mischung von 1 ml Nitrat-Lösung (10 ppm NO_3) *R* und 19 ml Wasser *R* hergestellt wird (0,2 Prozent).

Schwermetalle (2.4.8): 1,0 g Substanz muß der Grenzprüfung C auf Schwermetalle entsprechen (20 ppm). Zur Herstellung der Referenzlösung werden 2 ml Blei-Lösung (10 ppm Pb) *R* verwendet.

Glyoxal: In einem Reagenzglas mit Schliffstopfen wird 1,0 g Substanz mit 10,0 ml wasserfreiem Ethanol *R* versetzt. Das Reagenzglas wird verschlossen, 30 min lang wird mechanisch gerührt und anschließend zentrifugiert. 2,0 ml überstehende Flüssigkeit werden mit 5,0 ml einer Lösung von Methylbenzothiazolonhydrazonhydrochlorid *R* (4 g · l^{-1}) in einer 80prozentigen Lösung (*V/V*) von Essigsäure 98 % *R* versetzt. Zum Homogenisieren wird geschüttelt. Nach 2 h darf die Lösung nicht stärker gefärbt sein als eine Referenzlösung, die gleichzeitig und unter gleichen Bedingungen hergestellt wurde, wobei 2,0 ml überstehende Flüssigkeit durch 2,0 ml Glyoxal-Lösung (20 ppm $C_2H_2O_2$) *R* ersetzt werden (200 ppm).

Ethylenoxid: Höchstens 1 ppm. Die Prüfung erfolgt mit Hilfe der Gaschromatographie (2.2.28, Dampfraumanalyse).

Untersuchungszubereitung: In einer 5-ml-Probeflasche wird 1,00 g Substanz (M_T) mit 1 ml Wasser *R* versetzt. Die Substanz quillt in Wasser, löst sich aber nicht.

H

Monographien

Referenzzubereitung a: In einer 5-ml-Probeflasche wird 1,00 g Substanz (M_R) mit 0,2 ml gekühlter Ethylenoxid-Lösung *R* (entsprechend 0,225 g Ethylenoxid) und 0,8 ml Wasser *R* versetzt. Die Substanz quillt in Wasser, löst sich aber nicht.

Referenzzubereitung b: In einer 5-ml-Probeflasche werden 0,1 ml Ethylenoxid-Lösung *R* mit 0,1 ml einer frisch hergestellten Lösung von Acetaldehyd *R* (10 mg · l^{-1}) versetzt.

Die Probeflaschen werden sofort mit einem Butylkautschuk-Membranstopfen, der mit einer Aluminium- oder Polytetrafluorethylen-Folie beschichtet ist, und einer Aluminiumkappe verschlossen.

Für die statische Head-space-Gaschromatographie können folgende Bedingungen gewählt werden:
- Äquilibrierungstemperatur: 70 °C
- Äquilibrierungszeit: 45 min
- Überleitungstemperatur: 75 °C
- Helium zur Chromatographie *R* oder Stickstoff zur Chromatographie *R* als Trägergas
- Druckausgleichszeit: 30 s
- Einspritzvolumen: 1 ml.

Die Chromatographie kann durchgeführt werden mit
- einer Kapillarsäule aus Glas oder Quarzglas von 30 m Länge und 0,32 mm innerem Durchmesser, belegt mit einer Schicht von Polydimethylsiloxan *R* (Filmdicke 1,0 µm)
- Helium zur Chromatographie *R* oder Stickstoff zur Chromatographie *R* als Trägergas bei einer linearen Durchflußgeschwindigkeit von etwa 20 cm je Sekunde
- einem Splitverhältnis von 1:20
- einem Flammenionisationsdetektor.

Die Temperatur der Säule wird 5 min lang bei 50 °C gehalten, dann um 30 °C je Minute auf 230 °C erhöht und 5 min lang bei 230 °C gehalten. Die Temperatur des Probeneinlasses wird bei 150 °C und die des Detektors bei 250 °C gehalten.

1,0 ml Gasphase über der Referenzlösung b wird eingespritzt. Die Empfindlichkeit des Systems wird so eingestellt, daß die Höhe der 2 Hauptpeaks im Chromatogramm mindestens 15 Prozent des maximalen Ausschlags beträgt. Die Prüfung darf nur ausgewertet werden, wenn die Auflösung zwischen den Peaks von Acetaldehyd und Ethylenoxid mindestens 3,5 beträgt.

Je 1,0 ml Gasphase über der Untersuchungslösung und der Referenzlösung a wird eingespritzt.

Die Fläche des Ethylenoxid-Peaks im Chromatogramm der Untersuchungslösung darf nicht größer sein als das 0,5fache der Fläche des Ethylenoxid-Peaks im Chromatogramm der Referenzlösung a.

Der Gehalt an Ethylenoxid in ppm kann auch nach folgender Formel berechnet werden

$$\frac{A_T \cdot M_{EO} \cdot C}{0{,}25\,(A_R \cdot M_T - A_T \cdot M_R)} \qquad \text{mit } C = \frac{c_{EO}}{M_{EO} \cdot 10}$$

A_T = Fläche des Ethylenoxid-Peaks im Chromatogramm der Untersuchungslösung

A_R = Fläche des Ethylenoxid-Peaks im Chromatogramm der Referenzlösung a

M_{EO} = Masse des bei der Zubereitung der Ethylenoxid-Lösung R absorbierten Ethylenoxids in Gramm

M_T = Masse der Substanz in der Untersuchungslösung in Gramm

M_R = Masse der Substanz in der Referenzlösung in Gramm

C = Korrekturfaktor (aus der Formel zu bestimmen)

c_{EO} = durch Titration bestimmter Gehalt an Ethylenoxid in Milligramm je Milliliter.

2-Chlorethanol: Höchstens 10 ppm. Die Prüfung erfolgt mit Hilfe der Gaschromatographie (2.2.28, Dampfraumanalyse).

Untersuchungszubereitung: In einer 20-ml-Probeflasche werden 50 mg Substanz (M_T) mit 2 µl 2-Propanol *R* versetzt.

Referenzzubereitung: In einer 20-ml-Probeflasche werden 50 mg Substanz (M_R) mit 2 µl 2-Chlorethanol-Lösung *R* versetzt.

Die Probeflaschen werden sofort mit einem Butylkautschuk-Membranstopfen, der mit einer Aluminium- oder Polytetrafluorethylen-Folie beschichtet ist, und einer Aluminiumkappe verschlossen.

Für die statische Head-space-Gaschromatographie können folgende Bedingungen gewählt werden:

Die Probeflasche wird mit Helium zur Chromatographie *R* bei einer Durchflußrate von 20 ml je Minute durchströmt. Die Probeflaschen werden 40 min lang bei 110 °C erhitzt. Die Dauer des Einspritzens beträgt 5 min. Die extrahierten Gase werden auf einer Vorsäule von 13,6 cm Länge und 4 mm innerem Durchmesser konzentriert, die mit Ethylvinylbenzol-Divinylbenzol-Copolymer *R* (150 µm) gepackt ist und bei einer Temperatur von 50 °C gehalten wird.

Die Vorsäule wird rasch auf 210 °C erhitzt, mit Helium zur Chromatographie *R* bei einer Durchflußrate von 5 ml je Minute in der entgegengesetzten Richtung durchströmt und das Gas auf die Trennsäule gespült.

Die Chromatographie kann durchgeführt werden mit
- einer Kapillarsäule aus Quarzglas von 30 m Länge und 0,53 mm innerem Durchmesser, belegt mit einer Schicht von Macrogol 20 000 zur Chromatographie *R* (Filmdicke 1,0 µm)
- Helium zur Chromatographie *R* als Trägergas bei einer linearen Durchflußgeschwindigkeit von etwa 60 cm je Sekunde
- einem Flammenionisationsdetektor.

Die Temperatur der Säule wird 6 min lang bei 60 °C gehalten, dann um 5 °C je Minute auf 110 °C, anschließend um 8 °C je Minute auf 230 °C erhöht und zuletzt 5 min lang bei 230 °C gehalten. Die Temperatur des Probeneinlasses wird bei 150 °C und die des Detektors bei 260 °C gehalten.

Die Chromatogramme der Untersuchungslösung und der Referenzlösung werden nacheinander aufgezeichnet.

Der Gehalt an 2-Chlorethanol in ppm kann nach folgender Formel berechnet werden

$$\frac{A_T \cdot c}{(A_R \cdot M_T) - (A_T \cdot M_R)}$$

A_T = Fläche des 2-Chlorethanol-Peaks im Chromatogramm der Untersuchungslösung

A_R = Fläche des 2-Chlorethanol-Peaks im Chromatogramm der Referenzlösung

M_T = Masse der Substanz in der Untersuchungslösung in Gramm

M_R = Masse der Substanz in der Referenzlösung in Gramm

c = Masse an 2-Chlorethanol in 2,0 µl der 2-Chlorethanol-Lösung *R* in Mikrogramm.

Trocknungsverlust (2.2.32): Höchstens 10,0 Prozent, mit 1,000 g Substanz durch 3 h langes Trocknen im Trokkenschrank bei 100 bis 105 °C bestimmt.

Sulfatasche (2.4.14): Höchstens 4,0 Prozent, mit 1,0 g Substanz bestimmt.

Lagerung

Gut verschlossen.

Beschriftung

Die Beschriftung gibt insbesondere die Viskosität einer 2prozentigen Lösung (*m/m*) von Hydroxyethylcellulose in Millipascalsekunden an.

1998, 1225

Hydroxyethylsalicylat

Hydroxyethylis salicylas

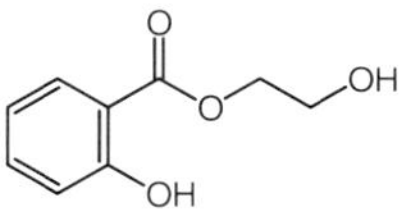

$C_9H_{10}O_4$ M_r 182,2

Definition

Hydroxyethylsalicylat enthält mindestens 98,0 und höchstens 102,0 Prozent 2-Hydroxyethyl-2-hydroxybenzoat.

Eigenschaften

Farblose bis nahezu farblose, ölige Flüssigkeit; wenig löslich in Wasser, sehr leicht löslich in Aceton, Dichlormethan und Ether, leicht löslich in Ethanol.

Prüfung auf Identität

1. A, B.
2. A, C, D, E.

A. Die Substanz entspricht der Prüfung „Brechungsindex" (siehe „Prüfung auf Reinheit").

B. Die Prüfung erfolgt mit Hilfe der IR-Spektroskopie (2.2.24) durch Vergleich des Spektrums der Substanz mit dem von Hydroxyethylsalicylat *CRS*. Die Prüfung erfolgt als Film.

C. Die bei der Prüfung „Verwandte Substanzen" (siehe „Prüfung auf Reinheit") erhaltenen Chromatogramme werden ausgewertet. Der Hauptfleck im Chromatogramm der Untersuchungslösung b entspricht in bezug auf Lage und Größe dem Hauptfleck im Chromatogramm der Referenzlösung a.

D. Wird eine Mischung von 1 ml Prüflösung (siehe „Prüfung auf Reinheit") und 1 ml Wasser *R* mit 0,2 ml Eisen(III)-chlorid-Lösung *R* 2 versetzt, entsteht eine violettrote Färbung, die auf Zusatz von 2 ml verdünnter Essigsäure *R* sofort verschwindet. Eine sehr schwache Violettfärbung kann bestehenbleiben.

E. 1,0 g Substanz wird in einem Reagenzglas von 160 mm Länge mit 2,0 g fein pulverisiertem Mangan(II)-sulfat *R* sorgfältig vermischt. In den oberen Teil des Reagenzglases wird ein Filterpapierstreifen 2 cm tief eingeführt, der mit einer frisch hergestellten und mit Salzsäure (1 mol · l^{-1}) auf einen *p*H-Wert von etwa 9,8 eingestellten Mischung von 1 Volumteil einer 20prozentigen Lösung (*V/V*) von Diethanolamin *R* und 11 Volumteilen einer Lösung von Natriumpentacyanonitrosylferrat *R* (50 g · l^{-1}) imprägniert ist. Das Reagenzglas wird 1 bis 2 min lang unter leichtem Schütteln über freier Flamme erhitzt. Das Filterpapier färbt sich blau.

Prüfung auf Reinheit

Prüflösung: 2,5 g Substanz werden in 40 ml Ethanol 96 % *R* gelöst. Die Lösung wird mit destilliertem Wasser *R* zu 50 ml verdünnt.

Aussehen der Lösung: Die Prüflösung muß klar (2.2.1) und farblos (2.2.2, Methode II) sein.

Sauer oder alkalisch reagierende Substanzen: 2 ml Prüflösung müssen nach Zusatz von 0,1 ml Methylrot-Lösung *R* und 0,2 ml Natriumhydroxid-Lösung (0,01 mol · l^{-1}) gelb gefärbt sein. Nach Zusatz von 0,3 ml Salzsäure (0,01 mol · l^{-1}) ist die Lösung rot gefärbt.

Brechungsindex (2.2.6): 1,548 bis 1,551.

Relative Dichte (2.2.5): 1,252 bis 1,257.

Verwandte Substanzen: Die Prüfung erfolgt mit Hilfe der Dünnschichtchromatographie (2.2.27) unter Verwendung einer Schicht eines geeigneten Kieselgels, das einen Fluoreszenzindikator mit intensivster Anregung der Fluoreszenz bei 254 nm enthält.

Untersuchungslösung a: 0,50 g Substanz werden in Methanol *R* zu 10 ml gelöst.

Untersuchungslösung b: 2 ml Untersuchungslösung a werden mit Methanol *R* zu 50 ml verdünnt.

Referenzlösung a: 50,0 mg Hydroxyethylsalicylat *CRS* werden in Methanol *R* zu 25 ml gelöst.

Referenzlösung b: 2,5 ml Untersuchungslösung b werden mit Methanol *R* zu 10 ml verdünnt.

Referenzlösung c: 0,10 g Ethylenglycol *R* werden in Methanol *R* zu 50 ml gelöst. 1,25 ml Lösung werden mit Methanol *R* zu 10 ml verdünnt.

Auf die Platte werden 10 µl jeder Lösung aufgetragen. Die Chromatographie erfolgt mit einer Mischung von

20 Volumteilen Ethylacetat *R*, 20 Volumteilen Essigsäure 98 % *R* und 60 Volumteilen Cyclohexan *R* über eine Laufstrecke von 15 cm. Die Platte wird im Kaltluftstrom getrocknet. Die Auswertung erfolgt im ultravioletten Licht bei 254 nm. Kein im Chromatogramm der Untersuchungslösung a auftretender Nebenfleck darf intensiver sein als der Fleck im Chromatogramm der Referenzlösung b (1 Prozent). Die Platte wird mit Ammoniumvanadat-Lösung *R* besprüht und 10 min lang bei 100 °C getrocknet. Nach 10 min langem Erkalten erfolgt die Auswertung im Tageslicht. Ein dem Ethylenglycol entsprechender Fleck im Chromatogramm der Untersuchungslösung a darf nicht größer oder stärker gefärbt sein als der Fleck im Chromatogramm der Referenzlösung c (0,5 Prozent). Andere im Chromatogramm der Untersuchungslösung a auftretende Nebenflecke dürfen nicht größer oder stärker gefärbt sein als der Fleck im Chromatogramm der Referenzlösung b (1 Prozent). Die Prüfung darf nur ausgewertet werden, wenn der Fleck im Chromatogramm der Referenzlösung c deutlich sichtbar ist.

Chlorid (2.4.4): 10 ml Prüflösung, mit Wasser *R* zu 15 ml verdünnt, müssen der Grenzprüfung auf Chlorid entsprechen (100 ppm).

Sulfat (2.4.13): 12 ml Prüflösung, mit destilliertem Wasser *R* zu 15 ml verdünnt, müssen der Grenzprüfung auf Sulfat entsprechen (250 ppm).

Sulfatasche (2.4.14): Höchstens 0,1 Prozent, mit 1,0 g Substanz bestimmt.

Gehaltsbestimmung

0,125 g Substanz werden in einem Erlenmeyerkolben mit Schliffstopfen in 30 ml Essigsäure 98 % *R* gelöst. Die Lösung wird mit 10 ml verdünnter Schwefelsäure *R* und anschließend mit 1,5 g Kaliumbromid *R* und 50,0 ml Kaliumbromat-Lösung (0,02 mol · l^{-1}) versetzt, der Kolben sofort verschlossen und 15 min lang unter Lichtschutz stehengelassen. Nach sofortigem Zusatz von 1,5 g Kaliumiodid *R* nach dem Öffnen des Kolbens wird mit Natriumthiosulfat-Lösung (0,1 mol · l^{-1}) titriert, wobei gegen Ende der Titration 1 ml Stärke-Lösung *R* zugesetzt wird. Ein Blindversuch wird durchgeführt.

1 ml Kaliumbromat-Lösung (0,02 mol · l^{-1}) entspricht 5,466 mg $C_9H_{10}O_4$.

Lagerung

Gut verschlossen, vor Licht geschützt.

Verunreinigungen

A. Salicylsäure

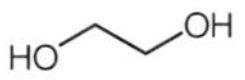

B. Ethan-1,2-diol (Ethylenglycol).

2001, 916

Hydroxyzindihydrochlorid

Hydroxyzini hydrochloridum

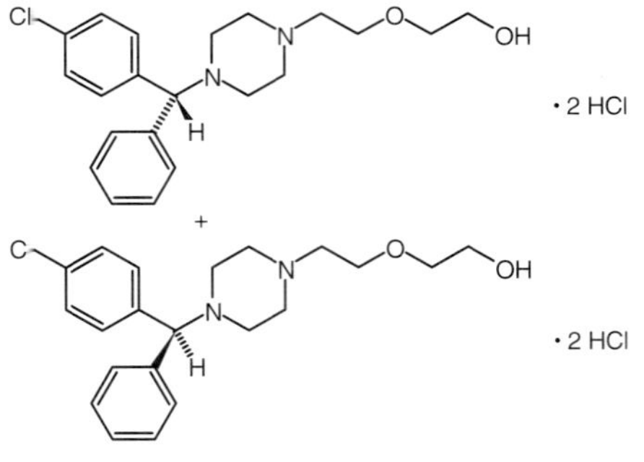

$C_{21}H_{29}Cl_3N_2O_2$ M_r 447,8

Definition

Hydroxyzindihydrochlorid enthält mindestens 99,0 und höchstens 101,0 Prozent (*RS*)-2-[2-[4-[(4-Chlorphenyl)-phenylmethyl]piperazin-1-yl]ethoxy]ethanol-dihydrochlorid, berechnet auf die getrocknete Substanz.

Eigenschaften

Weißes bis fast weißes, kristallines, hygroskopisches Pulver; leicht löslich in Wasser und Ethanol, schwer löslich in Aceton.

Die Substanz schmilzt bei etwa 200 °C unter Zersetzung.

Prüfung auf Identität

1: A, D.

2: B, C, D.

A. Die Prüfung erfolgt mit Hilfe der IR-Spektroskopie (2.2.24) durch Vergleich des Spektrums der Substanz mit dem von Hydroxyzindihydrochlorid *CRS*. Die Prüfung erfolgt mit Hilfe von Preßlingen.

B. Die Prüfung erfolgt mit Hilfe der Dünnschichtchromatographie (2.2.27) unter Verwendung einer DC-Platte mit Kieselgel G *R*.

Untersuchungslösung: 0,50 g Substanz werden in einer Mischung gleicher Volumteile Dichlormethan *R* und Methanol *R* zu 10 ml gelöst.

Referenzlösung a: 0,50 g Hydroxyzindihydrochlorid *CRS* werden in einer Mischung gleicher Volumteile Dichlormethan *R* und Methanol *R* zu 10 ml gelöst.

Referenzlösung b: 0,50 g Meclozindihydrochlorid *R* werden in einer Mischung gleicher Volumteile Dichlormethan *R* und Methanol *R* zu 10 ml gelöst. 1 ml Lösung wird mit der Referenzlösung a zu 2 ml verdünnt.

Auf die Platte werden 2 µl jeder Lösung aufgetragen. Die Chromatographie erfolgt mit einer Mischung von 1 Volumteil konzentrierter Ammoniak-Lösung *R*, 24 Volumteilen Ethanol 96 % *R* und 75 Volumteilen Toluol *R* über eine Laufstrecke von 15 cm. Die Platte wird an der Luft trocknen gelassen und mit Dragendorffs Reagenz *R* 2 besprüht. Der Hauptfleck im Chromatogramm der Untersuchungslösung entspricht in bezug auf Lage, Farbe und Größe dem Hauptfleck im Chromatogramm der Referenzlösung a. Die Prüfung darf nur ausgewertet werden, wenn das Chromatogramm der Referenzlösung b deutlich voneinander getrennt 2 Hauptflecke zeigt.

C. 0,1 g Substanz werden in Ethanol 96 % *R* zu 15 ml gelöst. Nach Zusatz von 15 ml einer gesättigten Lösung von Pikrinsäure *R* in Ethanol 96 % *R* entsteht innerhalb von 15 min ein Niederschlag. Der Niederschlag wird abfiltriert und aus Ethanol 96 % *R* umkristallisiert. Falls erforderlich wird die Kristallisation durch Reiben mit einem Glasstab an der Gefäßwand eingeleitet. Die Kristalle schmelzen (2.2.14) zwischen 189 und 192 °C.

D. Die Substanz gibt die Identitätsreaktion a auf Chlorid (2.3.1).

Prüfung auf Reinheit

Prüflösung: 2,0 g Substanz werden in Wasser *R* zu 20,0 ml gelöst.

Aussehen der Lösung: Die Prüflösung muß klar (2.2.1) und darf nicht stärker gefärbt sein als die Farbvergleichslösung G_7 (2.2.2, Methode II).

Optische Drehung (2.2.7): Der Drehungswinkel, an der Prüflösung bestimmt, muß zwischen –0,10 und +0,10° liegen.

Verwandte Substanzen: Die Prüfung erfolgt mit Hilfe der Flüssigchromatographie (2.2.29).

Untersuchungslösung: 10,0 mg Substanz werden in der mobilen Phase zu 10,0 ml gelöst.

Referenzlösung a: 10,0 mg Hydroxyzindihydrochlorid *CRS* werden in der mobilen Phase zu 10,0 ml gelöst.

Referenzlösung b: 3,0 ml Untersuchungslösung werden mit der mobilen Phase zu 200,0 ml verdünnt. 5,0 ml dieser Lösung werden mit der mobilen Phase zu 25,0 ml verdünnt.

Die Chromatographie kann durchgeführt werden mit
- einer Säule aus rostfreiem Stahl von 0,15 m Länge und 4,6 mm innerem Durchmesser, gepackt mit desaktiviertem, octadecylsilyliertem Kieselgel zur Chromatographie *R* (3 µm)
- einer Mischung als mobile Phase bei einer Durchflußrate von 1 ml je Minute, die wie folgt hergestellt wird: 0,5 g Natriummethansulfonat *R* werden in einer Mischung von 14 Volumteilen Triethylamin *R*, 300 Volumteilen Acetonitril *R* und 686 Volumteilen Wasser *R* gelöst; der *p*H-Wert der Lösung wird mit Schwefelsäure *R* auf 2,7 eingestellt
- einem Spektrometer als Detektor bei einer Wellenlänge von 230 nm.

Je 20 µl Referenzlösung a und b werden eingespritzt. Die Empfindlichkeit des Systems wird so eingestellt, daß die Höhe des Hauptpeaks im Chromatogramm der Referenzlösung b mindestens 50 Prozent des maximalen Ausschlags beträgt. Im Chromatogramm der Referenzlösung a wird von der Basislinie ausgehend die Höhe A des unmittelbar vor dem Hauptpeak auftretenden Peaks und die Höhe B des niedrigsten Punkts der Kurve zwischen diesem Peak und dem Hydroxyzin-Peak gemessen. Die Prüfung darf nur ausgewertet werden, wenn A größer ist als das 10fache von B.

Je 20 µl Untersuchungslösung und Referenzlösung b werden eingespritzt. Die Chromatographie erfolgt über eine Dauer, die der 2,5fachen Retentionszeit des Hauptpeaks entspricht. Im Chromatogramm der Untersuchungslösung darf keine Peakfläche, mit Ausnahme der des Hauptpeaks, größer sein als das 0,33fache der Fläche des Hauptpeaks im Chromatogramm der Referenzlösung b (0,1 Prozent); die Summe aller Peakflächen, mit Ausnahme der des Hauptpeaks, darf nicht größer sein als die Fläche des Hauptpeaks im Chromatogramm der Referenzlösung b (0,3 Prozent). Peaks, deren Fläche kleiner ist als das 0,1fache der Fläche des Hauptpeaks im Chromatogramm der Referenzlösung b, werden nicht berücksichtigt.

Schwermetalle (2.4.8): 12 ml Prüflösung müssen der Grenzprüfung A auf Schwermetalle entsprechen (10 ppm). Zur Herstellung der Referenzlösung wird die Blei-Lösung (1 ppm Pb) *R* verwendet.

Trocknungsverlust (2.2.32): Höchstens 5,0 Prozent, mit 1,000 g Substanz durch Trocknen im Trockenschrank bei 100 bis 105 °C bestimmt.

Sulfatasche (2.4.14): Höchstens 0,1 Prozent, mit 1,0 g Substanz bestimmt.

Gehaltsbestimmung

0,200 g Substanz, in 10 ml wasserfreier Essigsäure *R* gelöst, werden nach Zusatz von 40 ml Acetanhydrid *R* mit Perchlorsäure (0,1 mol · l^{-1}) titriert. Der Endpunkt wird mit Hilfe der Potentiometrie (2.2.20) bestimmt.

1 ml Perchlorsäure (0,1 mol · l^{-1}) entspricht 22,39 mg $C_{21}H_{29}Cl_3N_2O_2$.

Lagerung

Dicht verschlossen, vor Licht geschützt.

Verunreinigungen

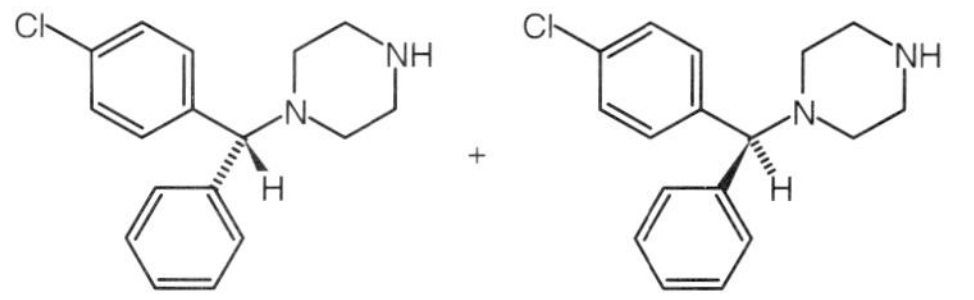

A. (*RS*)-1-[(4-Chlorphenyl)phenylmethyl]piperazin

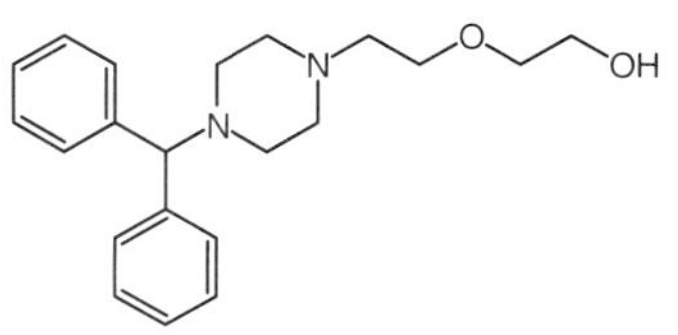

B. 2-[2-[4-(Diphenylmethyl)piperazin-1-yl]ethoxy]ethanol
(Decloxyzin).

1998, 347

Hypromellosephthalat
Hypromellosi phthalas

Definition

Hypromellosephthalat (Hydroxypropylmethylcellulosephthalat) ist der Monoester der Phthalsäure mit Hypromellose und enthält Methoxy-Gruppen ($-OCH_3$), 2-Hydroxypropoxy-Gruppen ($-OCH_2CHOHCH_3$) sowie mindestens 21,0 und höchstens 35,0 Prozent Phthaloyl-Gruppen (*o*-Carboxybenzoyl, $-C_8H_5O_3$), berechnet auf die wasserfreie Substanz.

Eigenschaften

Weißes bis fast weißes, körniges Pulver oder weiße bis fast weiße, leicht fließende Schuppen; praktisch unlöslich in Wasser, löslich in einer Mischung gleicher Volumteile Aceton und Methanol sowie in einer Mischung gleicher Volumteile Dichlormethan und Methanol, sehr schwer löslich in Aceton und Toluol, praktisch unlöslich in wasserfreiem Ethanol.

Prüfung auf Identität

A. Die Prüfung erfolgt mit Hilfe der IR-Spektroskopie (2.2.24) durch Vergleich des Spektrums der Substanz mit dem Hypromellosephthalat-Referenzspektrum der Ph. Eur.

B. Etwa 40 mg Substanz werden in 1 ml einer Mischung gleicher Volumteile Aceton *R* und Methanol *R* gelöst. Wird die Lösung auf eine Glasplatte aufgebracht und trocknen gelassen, bildet sich ein dünner, farbloser, transparenter Film.

Prüfung auf Reinheit

Freie Phthalsäure: Die Prüfung erfolgt mit Hilfe der Flüssigchromatographie (2.2.29).

Untersuchungslösung: 0,20 g Substanz werden in etwa 50 ml Acetonitril *R* im Ultraschallbad gelöst. Die Lösung wird mit 10 ml Wasser *R* versetzt, auf Raumtemperatur abgekühlt und mit Acetonitril *R* zu 100,0 ml verdünnt.

Referenzlösung: 5,0 mg Phthalsäure *R* werden in 125 ml Acetonitril *R* gelöst. Die Lösung wird mit 25 ml Wasser *R* versetzt und mit Acetonitril *R* zu 250,0 ml verdünnt.

Die Chromatographie kann durchgeführt werden mit

- einer Säule von 0,25 m Länge und 4,6 mm innerem Durchmesser, gepackt mit porösem Kieselgel oder Keramik-Mikropartikeln (5 bis 10 µm), an die Octadecylsilan chemisch gebunden ist
- einer Mischung von 15 Volumteilen Acetonitril *R* und 85 Volumteilen einer Lösung von Cyanessigsäure *R* ($8,5\ g \cdot l^{-1}$) als mobile Phase bei einer Durchflußrate von 2 ml je Minute
- einem Spektrometer als Detektor bei 235 nm.

20 µl Referenzlösung werden eingespritzt. Die Empfindlichkeit des Systems wird so eingestellt, daß die Höhe des Hauptpeaks mindestens 50 Prozent des maximalen Ausschlags entspricht, wobei der Lösungsmittel-Peak nicht berücksichtigt wird.

20 µl Untersuchungslösung werden eingespritzt. Die Fläche des Phthalsäure-Peaks im Chromatogramm der Untersuchungslösung darf nicht größer sein als die Fläche des Hauptpeaks im Chromatogramm der Referenzlösung (1 Prozent).

Chlorid: 1,0 g Substanz wird in 40,0 ml Natriumhydroxid-Lösung ($0,2\ mol \cdot l^{-1}$) gelöst. Die Lösung wird mit 0,05 ml Phenolphthalein-Lösung *R* und tropfenweise unter Umschütteln mit verdünnter Salpetersäure *R* bis zum Verschwinden der roten Färbung versetzt. Unter Umrühren wird die Lösung mit weiteren 20,0 ml verdünnter Salpetersäure *R* versetzt. Die Mischung wird im Wasserbad erhitzt, bis der gelatinöse Niederschlag körnig geworden ist. Nach dem Abkühlen wird zentrifugiert. Die flüssige Phase wird abgetrennt und der Rückstand 3mal mit 20 ml Wasser *R* gewaschen. Die Waschflüssigkeiten werden durch Zentrifugieren abgetrennt. Die mit der flüssigen Phase vereinigten Waschflüssigkeiten werden filtriert, mit 5,0 ml Silbernitrat-Lösung ($0,1\ mol \cdot l^{-1}$) versetzt, mit Wasser *R* zu 200,0 ml verdünnt und gemischt. 50,0 ml dieser Lösung dürfen nicht stärker opaleszieren als eine Referenzlösung, die wie folgt hergestellt wird: 0,5 ml Salzsäure ($0,01\ mol \cdot l^{-1}$) werden mit 10,0 ml Natriumhydroxid-Lösung ($0,2\ mol \cdot l^{-1}$) gemischt, mit 7 ml verdünnter Salpetersäure *R* und 5,0 ml Silbernitrat-Lösung ($0,1\ mol \cdot l^{-1}$) versetzt und mit Wasser *R* zu 50,0 ml verdünnt (0,07 Prozent).

Schwermetalle (2.4.8): 2,0 g Substanz müssen der Grenzprüfung C auf Schwermetalle entsprechen (10 ppm). Zur Herstellung der Referenzlösung werden 2 ml Blei-Lösung (10 ppm Pb) *R* verwendet.

Sulfatasche (2.4.14): Höchstens 0,2 Prozent, mit 1,0 g Substanz bestimmt.

Wasser (2.5.12): Höchstens 5,0 Prozent, mit 0,500 g Substanz nach der Karl-Fischer-Methode bestimmt. Die Bestimmung wird unter Verwendung von 50 ml wasserfreiem Methanol *R* als Lösungsmittel durchgeführt.

Gehaltsbestimmung

1,000 g Substanz, in 50 ml einer Mischung von 1 Volumteil Wasser *R*, 2 Volumteilen Aceton *R* und 2 Volumteilen Ethanol 96 % *R* gelöst, wird nach Zusatz von 0,1 ml Phenolphthalein-Lösung *R* mit Natriumhydroxid-Lösung ($0,1\ mol \cdot l^{-1}$) bis zur schwachen Rosafärbung titriert. Ein Blindversuch wird durchgeführt.

Der Prozentgehalt an Phthaloyl-Gruppen wird nach folgender Formel berechnet

$$\frac{149\,n}{(100-a)\,m} - 1{,}795\,S$$

a = Prozentgehalt Wasser
m = Einwaage Substanz in Gramm
n = Anzahl verbrauchter Milliliter Natriumhydroxid-Lösung ($0,1\ mol \cdot l^{-1}$)
S = Prozentgehalt „Freie Phthalsäure" (siehe „Prüfung auf Reinheit").

Lagerung

Dicht verschlossen.

I

2001, 1529

Ifosfamid

Ifosfamidum

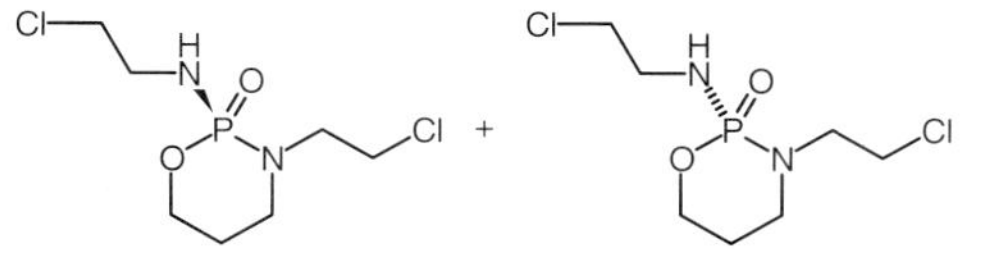

$C_7H_{15}Cl_2N_2O_2P$ M_r 261,1

Definition

Ifosfamid enthält mindestens 98,0 und höchstens 102,0 Prozent (*RS*)-*N*,3-Bis(2-chlorethyl)-1,3,2-oxazaphosphinan-2-amin-2-oxid, berechnet auf die wasserfreie Substanz.

Eigenschaften

Weißes bis fast weißes, feines, kristallines, hygroskopisches Pulver; löslich in Wasser, leicht löslich in Dichlormethan.

Prüfung auf Identität

Die Prüfung erfolgt mit Hilfe der IR-Spektroskopie (2.2.24) durch Vergleich des Spektrums der Substanz mit dem Ifosfamid-Referenzspektrum der Ph. Eur. Die Prüfung erfolgt mit Hilfe eines Preßlings.

Prüfung auf Reinheit

Prüflösung: 3,0 g Substanz werden in kohlendioxidfreiem Wasser *R* zu 30,0 ml gelöst.

Aussehen der Lösung: Die Prüflösung muß klar (2.2.1) und darf nicht stärker gefärbt sein als die Farbvergleichslösung G_7 (2.2.2, Methode II).

Sauer oder alkalisch reagierende Substanzen: 5 ml Prüflösung werden mit kohlendioxidfreiem Wasser *R* zu 50 ml verdünnt. 10 ml dieser Lösung werden mit 0,1 ml Methylrot-Lösung *R* versetzt. Bis zum Farbumschlag nach Rot dürfen höchstens 0,1 ml Salzsäure (0,01 mol · l^{-1}) verbraucht werden. Weitere 10 ml Lösung werden mit 0,1 ml Phenolphthalein-Lösung *R* versetzt. Bis zum Umschlag nach Rosa dürfen höchstens 0,3 ml Natriumhydroxid-Lösung (0,01 mol · l^{-1}) verbraucht werden.

Optische Drehung (2.2.7): Der Drehungswinkel, an der Prüflösung bestimmt, muß zwischen –0,10 und +0,10° liegen.

Verwandte Substanzen:

A. Die Prüfung erfolgt mit Hilfe der Dünnschichtchromatographie (2.2.27) unter Verwendung einer DC-Platte mit Kieselgel *R*.

Untersuchungslösung: 1,00 g Substanz wird in einer Mischung gleicher Volumteile Methanol *R* und Wasser *R* zu 10 ml gelöst.

Referenzlösung a: 25 mg Ifosfamid-Verunreinigung A *CRS* und 25 mg Chlorethylaminhydrochlorid *R* (Verunreinigung C) werden in einer Mischung gleicher Volumteile Methanol *R* und Wasser *R* zu 100 ml gelöst.

Referenzlösung b: 15 mg Ifosfamid-Verunreinigung B *CRS* werden in einer Mischung gleicher Volumteile Methanol *R* und Wasser *R* zu 100 ml gelöst.

Referenzlösung c: 5 mg Ethanolamin *R* (Verunreinigung D), 20 mg Ifosfamid-Verunreinigung A *CRS* und 80 mg Chlorethylaminhydrochlorid *R* (Verunreinigung C) werden in einer Mischung gleicher Volumteile Methanol *R* und Wasser *R* zu 100 ml gelöst.

Auf die Platte werden 10 µl jeder Lösung aufgetragen. Die Chromatographie erfolgt mit einer Mischung von 10 Volumteilen Wasser *R*, 15 Volumteilen Methanol *R*, 25 Volumteilen wasserfreier Essigsäure *R* und 50 Volumteilen Dichlormethan *R* über eine Laufstrecke von 15 cm. Die Platte wird 45 min lang bei 115 °C getrocknet. Auf den Boden einer Chromatographiekammer wird eine Schale mit einer Lösung von Kaliumpermanganat *R* (3,2 g · l^{-1}) gestellt. Nach Zusatz eines gleichen Volumens verdünnter Salzsäure *R* wird die Chromatographiekammer geschlossen und 10 min lang stehengelassen. Die noch heiße Platte wird in die Chromatographiekammer gestellt, wobei der Kontakt der stationären Phase mit der Lösung zu vermeiden ist. Die Chromatographiekammer wird geschlossen. Die Platte wird 20 min lang Chlorgas ausgesetzt. Die Platte wird herausgenommen und einem Kaltluftstrom bis zum Verschwinden von überschüssigem Chlorgas (etwa 20 min) ausgesetzt, bis ein Plattenbereich unterhalb der Auftragezone keine Blaufärbung mit einem aufgetragenen Tropfen Kaliumiodid-Stärke-Lösung *R* ergibt. Zu langer Kontakt mit dem Kaltluftstrom ist zu vermeiden. Die Platte wird 5 s lang in eine Lösung von Tetramethylbenzidin *R* (1 g · l^{-1}) in Ethanol 96 % *R* getaucht, trocknen gelassen und ausgewertet. Im Chromatogramm der Untersuchungslösung darf ein der Verunreinigung A oder Verunreinigung C entsprechender Fleck nicht größer oder stärker gefärbt sein als der entsprechende Fleck im Chromatogramm der Referenzlösung a (0,25 Prozent); ein der Verunreinigung B entsprechender Fleck darf nicht größer oder stärker gefärbt sein als der entsprechende Fleck im Chromatogramm der Referenzlösung b (0,15 Prozent), kein weiterer Nebenfleck darf größer oder stärker gefärbt sein als der Hauptfleck im Chromatogramm der Referenzlösung b (0,15 Prozent). Die Prüfung darf nur ausgewertet werden, wenn das Chromatogramm der Referenzlösung c deutlich voneinander getrennt 3 Flecke zeigt.

B. Die Prüfung erfolgt mit Hilfe der Dünnschichtchromatographie (2.2.27) unter Verwendung einer DC-Platte mit Kieselgel *R*.

Untersuchungslösung: 0,200 g Substanz werden in einer Mischung gleicher Volumteile Methanol *R* und Dichlormethan *R* zu 10 ml gelöst.

Referenzlösung a: 5 mg Ifosfamid-Verunreinigung E *CRS* und 5 mg Ifosfamid-Verunreinigung F *CRS* werden in einer Mischung gleicher Volumteile Methanol *R* und Dichlormethan *R* zu 100 ml gelöst.

Referenzlösung b: 10 mg Ifosfamid-Verunreinigung E *CRS* und 10 mg Ifosfamid *CRS* werden in einer Mischung gleicher Volumteile Methanol *R* und Dichlormethan *R* zu 100 ml gelöst.

Auf die Platte werden 5 µl jeder Lösung aufgetragen. Die Chromatographie erfolgt mit einer Mischung von 1 Volumteil Dichlormethan *R* und 10 Volumteilen Aceton *R* über eine Laufstrecke von 15 cm. Die Platte wird 45 min lang bei 115 °C getrocknet. Das weitere Vorgehen ist in der Prüfung „Verwandte Substanzen, A" beschrieben. Im Chromatogramm der Untersuchungslösung darf ein der Verunreinigung E oder Verunreinigung F entsprechender Fleck nicht größer oder stärker gefärbt sein als der entsprechende Fleck im Chromatogramm der Referenzlösung a (0,25 Prozent). Die Prüfung darf nur ausgewertet werden, wenn das Chromatogramm der Referenzlösung b deutlich voneinander getrennt 2 Flecke zeigt.

Chlorid (2.4.4): 1 ml Prüflösung wird mit Wasser *R* zu 100 ml verdünnt. 1 ml dieser Lösung wird mit Wasser *R* zu 30 ml verdünnt. Die frisch hergestellte Lösung muß der Grenzprüfung auf Chlorid entsprechen (100 ppm).

Schwermetalle (2.4.8): 12 ml Prüflösung müssen der Grenzprüfung A auf Schwermetalle entsprechen (10 ppm). Zur Herstellung der Referenzlösung wird die Blei-Lösung (1 ppm Pb) *R* verwendet.

Wasser (2.5.12): Höchstens 0,5 Prozent, mit 1,00 g Substanz nach der Karl-Fischer-Methode bestimmt.

Gehaltsbestimmung

Die Bestimmung erfolgt mit Hilfe der Flüssigchromatographie (2.2.29) unter Verwendung von Ethyl-4-hydroxybenzoat *R* als Interner Standard.

Die Lösungen sind innerhalb von 24 h zu verwenden.

Interner-Standard-Lösung: 50,0 mg Ethyl-4-hydroxybenzoat *R* werden in 25 ml Ethanol 96 % *R* gelöst. Die Lösung wird mit Wasser *R* zu 100,0 ml verdünnt und gemischt.

Untersuchungslösung: 0,150 g Substanz werden mit 10,0 ml Interner-Standard-Lösung versetzt. Die Mischung wird mit Wasser *R* zu 250,0 ml verdünnt.

Referenzlösung: 15,0 mg Ifosfamid *CRS* werden mit 1,0 ml Interner-Standard-Lösung versetzt. Die Mischung wird mit Wasser *R* zu 25,0 ml verdünnt.

Die Chromatographie kann durchgeführt werden mit

- einer Säule aus rostfreiem Stahl von 0,25 m Länge und 4,6 mm innerem Durchmesser, gepackt mit octadecylsilyliertem Kieselgel zur Chromatographie *R* (5 µm)
- einer Mischung von 30 Volumteilen Acetonitril *R* und 70 Volumteilen Wasser *R* als mobile Phase bei einer Durchflußrate von 1,5 ml je Minute
- einem Spektrometer als Detektor bei einer Wellenlänge von 195 nm.

1 µl Referenzlösung wird 6mal eingespritzt. Die Bestimmung darf nur ausgewertet werden, wenn die Auflösung zwischen den Peaks von Ifosfamid und dem Internen Standard mindestens 6,0 und die relative Standardabweichung der Fläche des Ifosfamid-Peaks höchstens 2,0 Prozent beträgt.

1 µl Untersuchungslösung wird eingespritzt. Der Prozentgehalt an $C_7H_{15}Cl_2N_2O_2P$ wird aus der Fläche des entsprechenden Peaks im erhaltenen Chromatogramm und dem angegebenen Gehalt für Ifosfamid *CRS* berechnet.

Lagerung

Dicht verschlossen.

Verunreinigungen

Prüfung „Verwandte Substanzen, A"

Qualifizierte Verunreinigungen: A, B, C.

Andere bestimmbare Verunreinigungen: D.

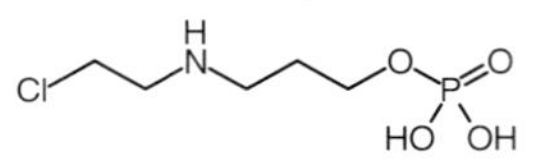

A. 3-[(2-Chlorethyl)amino]propyldihydrogenphosphat

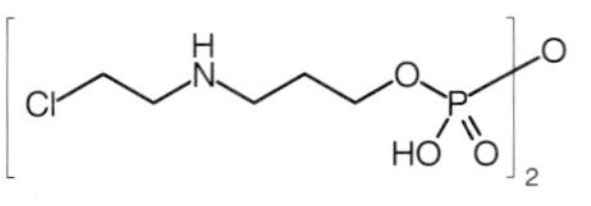

B. Bis[3-[(2-chlorethyl)amino]propyl]dihydrogendiphosphat

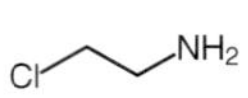

C. 2-Chlorethanamin

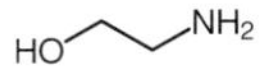

D. 2-Aminoethanol.

Prüfung „Verwandte Substanzen, B"

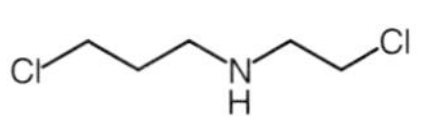

E. 3-Chlor-*N*-(2-chlorethyl)propan-1-amin

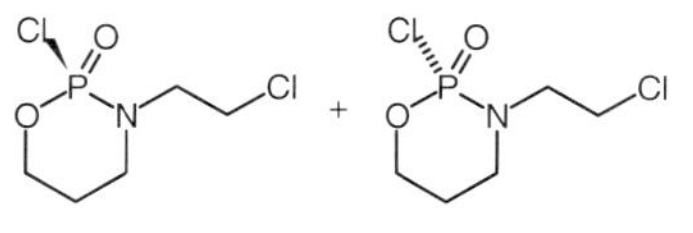

F. (RS)-2-Chlor-3-(2-chlorethyl)-1,3,2-oxazaphos=phinan-2-oxid.

2001, 1226

Imipenem

Imipenemum

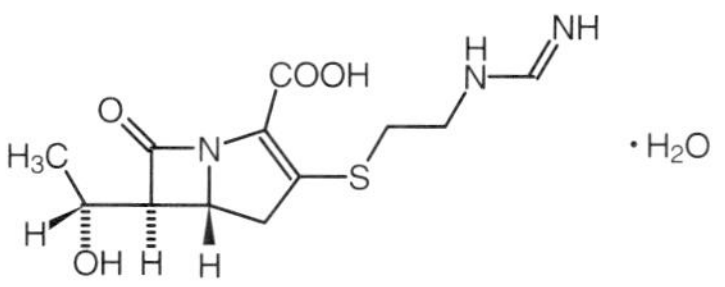

$C_{12}H_{17}N_3O_4S \cdot H_2O$ M_r 317,4

Definition

Imipenem enthält mindestens 98,0 und höchstens 101,0 Prozent (5*R*,6*S*)-6-[(*R*)-1-Hydroxyethyl]-3-[[2-[(iminomethyl)amino]ethyl]sulfanyl]-7-oxo-1-azabi=cyclo[3.2.0]hept-2-en-2-carbonsäure, berechnet auf die wasserfreie Substanz.

Eigenschaften

Weißes bis fast weißes oder schwach gelbes Pulver; wenig löslich in Wasser, schwer löslich in Methanol.

Prüfung auf Identität

Die Prüfung erfolgt mit Hilfe der IR-Spektroskopie (2.2.24) durch Vergleich des Spektrums der Substanz mit dem von Imipenem *CRS*.

Prüfung auf Reinheit

Aussehen der Lösung: 0,500 g Substanz werden in Phosphat-Pufferlösung *p*H 7,0 *R* 3 zu 50 ml gelöst. Die Lösung darf nicht stärker opaleszieren als die Referenzsuspension II (2.2.1) und nicht stärker gefärbt sein als Stufe 6 der am besten geeigneten Farbvergleichslösung (2.2.2, Methode II).

***p*H-Wert** (2.2.3): 0,500 g Substanz werden in kohlendioxidfreiem Wasser *R* zu 100,0 ml gelöst. Der *p*H-Wert der Lösung muß zwischen 4,5 und 7,0 liegen.

Spezifische Drehung (2.2.7): 0,125 g Substanz werden in Phosphat-Pufferlösung *p*H 7,0 *R* 3 zu 25,0 ml gelöst. Die spezifische Drehung, bei 25 °C gemessen, muß zwischen +84 und +89° liegen, berechnet auf die wasserfreie Substanz.

Verwandte Substanzen: Die Prüfung erfolgt mit Hilfe der Flüssigchromatographie (2.2.29) wie unter „Gehaltsbestimmung" beschrieben.

20 µl Referenzlösung b werden eingespritzt. Die Empfindlichkeit des Systems wird so eingestellt, daß die Höhe des Hauptpeaks im Chromatogramm mindestens 50 Prozent des maximalen Ausschlags beträgt.

20 µl Untersuchungslösung werden eingespritzt. Die Chromatographie erfolgt über eine Dauer, die der 2fachen Retentionszeit des Hauptpeaks entspricht. Im Chromatogramm der Untersuchungslösung darf eine dem Thienamycin entsprechende Peakfläche nicht größer sein als die Fläche des Hauptpeaks im Chromatogramm der Referenzlösung b (1 Prozent). Im Chromatogramm der Untersuchungslösung darf keine Peakfläche, mit Ausnahme der des Hauptpeaks und des Thienamycin-Peaks, größer sein als das 0,3fache der Fläche des Hauptpeaks im Chromatogramm der Referenzlösung b (0,3 Prozent). Im Chromatogramm der Untersuchungslösung darf die Summe aller Peakflächen, mit Ausnahme der des Hauptpeaks und des Thienamycin-Peaks, nicht größer sein als die Fläche des Hauptpeaks im Chromatogramm der Referenzlösung b (1 Prozent). Peaks, deren Fläche kleiner ist als das 0,1fache der Fläche des Hauptpeaks im Chromatogramm der Referenzlösung b, werden nicht berücksichtigt.

Wasser (2.5.12): 5,0 bis 8,0 Prozent, mit 0,200 g Substanz nach der Karl-Fischer-Methode bestimmt. Ein Iod-Schwefligsäure-Reagenz, welches Imidazol anstatt Pyridin enthält, sowie für jede Bestimmung ein sauberes Titrationsgefäß werden verwendet.

Sulfatasche (2.4.14): Höchstens 0,2 Prozent, mit 1,0 g Substanz bestimmt.

Sterilität (2.6.1): Imipenem zur Herstellung von Parenteralia, das dabei keinem weiteren geeigneten Sterilisationsverfahren unterworfen wird, muß der Prüfung entsprechen.

Bakterien-Endotoxine (2.6.14): Imipenem zur Herstellung von Parenteralia, das dabei keinem weiteren geeigneten Verfahren zur Beseitigung von Bakterien-Endotoxinen unterworfen wird, darf höchstens 0,17 I.E. Bakterien-Endotoxine je Milligramm Substanz enthalten.

Gehaltsbestimmung

Die Bestimmung erfolgt mit Hilfe der Flüssigchromatographie (2.2.29).

Die Lösungen sind in einer Eis-Wasser-Mischung aufzubewahren und innerhalb von 8 h nach der Herstellung zu verwenden.

Untersuchungslösung: 40,0 mg Substanz werden in einer Mischung von 0,7 Volumteilen Acetonitril *R* und 99,3 Volumteilen einer Lösung von Kaliummonohydrogenphosphat *R* (0,135 g · l^{-1}), die mit Phosphorsäure 10 % *R* auf einen *p*H-Wert von 6,8 eingestellt wurde, zu 100,0 ml gelöst.

Referenzlösung a: 40,0 mg Imipenem *CRS* werden in einer Mischung von 0,7 Volumteilen Acetonitril *R* und 99,3 Volumteilen einer Lösung von Kaliummonohydrogenphosphat *R* (0,135 g · l^{-1}), die mit Phosphorsäure 10 % *R* auf einen *p*H-Wert von 6,8 eingestellt wurde, zu 100,0 ml gelöst.

Referenzlösung b: 1,0 ml Untersuchungslösung wird mit einer Mischung von 0,7 Volumteilen Acetonitril *R* und 99,3 Volumteilen einer Lösung von Kaliummonohydrogenphosphat *R* (0,135 g · l^{-1}), die mit Phosphorsäure 10 % *R* auf einen *p*H-Wert von 6,8 eingestellt wurde, zu 100,0 ml verdünnt.

Referenzlösung c: 20 ml Untersuchungslösung, die mit Natriumhydroxid-Lösung *R* auf einen *p*H-Wert von 10 eingestellt wurde, werden 5 min lang bei 80 °C erhitzt.

Die Chromatographie kann durchgeführt werden mit
- einer Säule aus rostfreiem Stahl von 0,25 m Länge und 4,6 mm innerem Durchmesser, gepackt mit octadecylsilyliertem Kieselgel zur Chromatographie *R* (5 µm)
- folgender mobilen Phase bei einer Durchflußrate von 1,0 ml je Minute: eine Mischung von 0,7 Volumteilen Acetonitril *R* und 99,3 Volumteilen einer Lösung von Kaliummonohydrogenphosphat *R* (8,7 g · l^{-1}), die mit Phosphorsäure 10 % *R* auf einen *p*H-Wert von 7,3 eingestellt wurde
- einem Spektrometer als Detektor bei einer Wellenlänge von 254 nm.

20 µl Referenzlösung a werden eingespritzt. Die Empfindlichkeit des Systems wird so eingestellt, daß die Höhe des Hauptpeaks im Chromatogramm mindestens 50 Prozent des maximalen Ausschlags beträgt.

20 µl Referenzlösung c werden eingespritzt. Wird das Chromatogramm unter den vorgeschriebenen Bedingungen aufgezeichnet, beträgt die Retentionszeit für Imipenem etwa 9 min und die auf Imipenem bezogene relative Retention für Thienamycin etwa 0,8. Die Bestimmung darf nur ausgewertet werden, wenn die Auflösung zwischen den Peaks von Imipenem und Thienamycin mindestens 3,5 beträgt.

20 µl Referenzlösung a werden 6mal eingespritzt. Die Bestimmung darf nur ausgewertet werden, wenn die relative Standardabweichung der Peakfläche von Imipenem höchstens 1,0 Prozent beträgt.

Untersuchungslösung und Referenzlösung a werden abwechselnd eingespritzt.

Lagerung

Dicht verschlossen, zwischen 2 und 8 °C. Falls die Substanz steril ist, im Behältnis mit Sicherheitsverschluß.

Beschriftung

Die Beschriftung gibt insbesondere, falls zutreffend, an
- daß die Substanz steril ist
- daß die Substanz frei von Bakterien-Endotoxinen ist.

Verunreinigungen

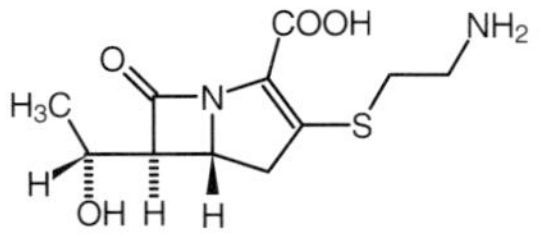

A. (5*R*,6*S*)-3-[(2-Aminoethyl)sulfanyl]-6-[(*R*)-1-hydroxyethyl]-7-oxo-1-azabicyclo[3.2.0]hept-2-en-2-carbonsäure (Thienamycin).

2001, 29

Imipraminhydrochlorid

Imipramini hydrochloridum

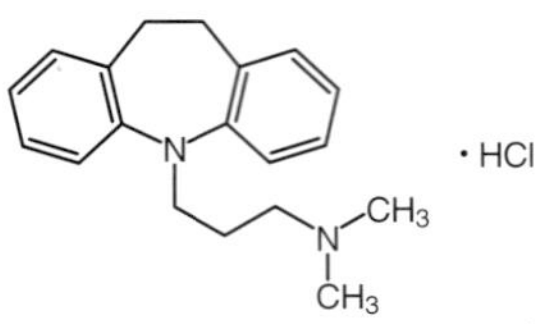

$C_{19}H_{25}ClN_2$ M_r 316,9

Definition

Imipraminhydrochlorid enthält mindestens 98,5 und höchstens 101,0 Prozent 5-(3-Dimethylaminopropyl)-10,11-dihydro-5*H*-dibenz[*b,f*]azepin-hydrochlorid, berechnet auf die getrocknete Substanz.

Eigenschaften

Weißes bis schwach gelbliches, kristallines Pulver; leicht löslich in Wasser und Ethanol.

Prüfung auf Identität

1: A, C, F.
2: A, B, D, E, F.

A. Schmelztemperatur (2.2.14): 170 bis 174 °C.

B. 20 mg Substanz werden in Salzsäure (0,01 mol · l^{-1}) zu 100,0 ml gelöst. 1,0 ml Lösung wird mit Salzsäure (0,01 mol · l^{-1}) zu 10,0 ml verdünnt. Diese Lösung, zwischen 230 und 350 nm gemessen, zeigt nur ein Absorptionsmaximum (2.2.25) bei 251 nm und eine Schulter bei 270 nm. Die spezifische Absorption, im Maximum gemessen, beträgt etwa 260.

C. Die Prüfung erfolgt mit Hilfe der IR-Spektroskopie (2.2.24) durch Vergleich des Spektrums der Substanz mit dem von Imipraminhydrochlorid *CRS*. Die Prüfung erfolgt mit Hilfe von Preßlingen.

D. Werden etwa 5 mg Substanz in 2 ml Salpetersäure *R* gelöst, entsteht eine intensive Blaufärbung.

E. Etwa 50 mg Substanz werden in 3 ml Wasser *R* gelöst. Nach Zusatz von 0,05 ml einer Lösung von Chinhydron *R* (25 g · l^{-1}) in Methanol *R* darf innerhalb von 15 min keine Rotfärbung entstehen.

F. Etwa 20 mg Substanz geben die Identitätsreaktion a auf Chlorid (2.3.1).

Prüfung auf Reinheit

Prüflösung: 3,0 g Substanz werden mit 20 ml kohlendioxidfreiem Wasser *R* versetzt, rasch durch Schütteln und Zerstoßen mit einem Glasstab gelöst und mit kohlendioxidfreiem Wasser *R* zu 30 ml verdünnt.

Aussehen der Lösung: Die Prüflösung muß klar (2.2.1) sein. Sofort nach der Herstellung wird die Prüflösung mit dem gleichen Volumen Wasser *R* verdünnt. Diese Lösung darf nicht stärker gefärbt sein als die Farbvergleichslösung BG_6 (2.2.2, Methode II).

***p*H-Wert** (2.2.3): Der *p*H-Wert der Prüflösung muß unmittelbar nach der Herstellung zwischen 3,6 und 5,0 liegen.

Verwandte Substanzen: Die Prüfung erfolgt mit Hilfe der Dünnschichtchromatographie (2.2.27) unter Verwendung einer DC-Platte mit Kieselgel G *R*.

Untersuchungslösung: 0,25 g Substanz werden in Methanol *R* zu 10 ml gelöst. Die Lösung ist unmittelbar vor Gebrauch herzustellen.

Referenzlösung a: 1 ml Untersuchungslösung wird mit Methanol *R* zu 10 ml verdünnt. 1 ml dieser Lösung wird mit Methanol *R* zu 50 ml verdünnt.

Referenzlösung b: 5 mg Iminobibenzyl *R* werden in Methanol *R* zu 100 ml gelöst. Die Lösung ist unmittelbar vor Gebrauch herzustellen.

Auf die Platte werden 10 µl jeder Lösung aufgetragen. Die Chromatographie erfolgt mit einer Mischung von 5 Volumteilen Wasser *R*, 5 Volumteilen Salzsäure *R*, 35 Volumteilen Essigsäure 98 % *R* und 55 Volumteilen Ethylacetat *R* über eine Laufstrecke von 12 cm. Die Platte wird 5 min lang an der Luft trocknen gelassen, anschließend mit einer Lösung von Kaliumdichromat *R* ($5 g \cdot l^{-1}$) in einer Mischung von 4 Volumteilen Wasser *R* und 1 Volumteil Schwefelsäure *R* besprüht und das Chromatogramm sofort ausgewertet. Das mit der Untersuchungslösung erhaltene Chromatogramm zeigt einen blauen Hauptfleck. Der Nebenfleck im Chromatogramm der Untersuchungslösung, der dem Iminobibenzyl entspricht, darf nicht größer sein als der mit der Referenzlösung b erhaltene Fleck (0,2 Prozent). Kein Fleck im Chromatogramm der Untersuchungslösung, abgesehen vom Hauptfleck und dem Iminobibenzyl-Fleck, darf größer sein als der mit der Referenzlösung a erhaltene Fleck (0,2 Prozent).

Schwermetalle (2.4.8): 2,0 g Substanz müssen der Grenzprüfung C auf Schwermetalle entsprechen (20 ppm). Zur Herstellung der Referenzlösung werden 4 ml Blei-Lösung (10 ppm Pb) *R* verwendet.

Trocknungsverlust (2.2.32): Höchstens 0,5 Prozent, mit 1,00 g Substanz durch Trocknen im Trockenschrank bei 100 bis 105 °C bestimmt.

Sulfatasche (2.4.14): Höchstens 0,1 Prozent, mit 1,0 g Substanz bestimmt.

Gehaltsbestimmung

0,250 g Substanz, in 50 ml Ethanol 96 % *R* gelöst und mit 5,0 ml Salzsäure ($0,01 mol \cdot l^{-1}$) versetzt, werden mit Natriumhydroxid-Lösung ($0,1 mol \cdot l^{-1}$) titriert. Das zwischen den beiden mit Hilfe der Potentiometrie (2.2.20) bestimmten Wendepunkten zugesetzte Volumen wird abgelesen.

1 ml Natriumhydroxid-Lösung ($0,1 mol \cdot l^{-1}$) entspricht 31,69 mg $C_{19}H_{25}ClN_2$.

Lagerung

Vor Licht geschützt.

2001, 153

Impfstoffe für Menschen

Vaccina ad usum humanum

Die Anforderungen dieser Monographie gelten im Zusammenhang mit den Einzelmonographien über Impfstoffe für Menschen im Arzneibuch. Die Anforderungen betreffen nicht notwendigerweise Impfstoffe, die nicht Gegenstand solcher Monographien sind. Für einen Kombinationsimpfstoff, dessen spezifische Zusammensetzung nicht von einer Monographie erfaßt wird, muß der Impfstoff für die einzelnen Komponenten den jeweiligen Monographien entsprechen; alle notwendigen Modifikationen müssen von der zuständigen Behörde genehmigt werden.

Definition

Impfstoffe für Menschen enthalten antigene Stoffe mit der Fähigkeit, eine spezifische, aktive Immunität beim Menschen gegen das infizierende Agenz oder das von ihm gebildete Toxin oder Antigen zu induzieren. Für das vorgesehene Impfschema beim Menschen muß eine ausreichende immunogene Aktivität nachgewiesen sein.

Impfstoffe für Menschen können enthalten: Organismen, die chemisch oder physikalisch ohne Zerstörung ihrer antigenen Wirksamkeit inaktiviert wurden; lebende Organismen, die natürlich avirulent sind oder in geeigneter Weise zur Abschwächung ihrer Virulenz behandelt worden sind, während eine ausreichende antigene Wirksamkeit aufrechterhalten wurde; Antigenextrakte, die von Organismen extrahiert, abgegeben oder durch DNA-Rekombinationstechnik hergestellt werden; die Antigene können in ihrer nativen Form verwendet werden oder mit chemischen oder physikalischen Methoden entgiftet werden. Sie können zur Erhöhung der Immunogenität aggregiert, polymerisiert oder an einen Träger konjugiert werden.

Die in den Monographien für Impfstoffe für Menschen verwendete Terminologie ist im Kapitel 5.2.1 definiert.

Bakterielle Impfstoffe: Bakterielle Impfstoffe sind Suspensionen unterschiedlicher Trübung in farblosen bis fast farblosen Flüssigkeiten. Sie können gefriergetrocknet sein. Die Konzentration der lebenden oder inaktivierten Bakterien wird in Internationalen Trübungseinheiten ausgedrückt oder soweit möglich durch direkte Zellzählung oder bei lebenden Bakterien durch Auszählung der vermehrungsfähigen Einheiten bestimmt.

Bakterielle Toxoide: Bakterielle Toxoide werden aus Toxinen hergestellt; dabei wird deren Toxizität durch physikalische oder chemische Verfahren auf ein nicht nachweisbares Niveau verringert oder vollständig beseitigt, während die immunisierenden Eigenschaften erhalten bleiben. Die Toxine werden von ausgewählten Stämmen von Mikroorganismen gewonnen. Das Herstellungsverfahren gewährleistet, daß sich das Toxoid nicht zum Toxin zurückbildet. Die Toxoide können gelöst oder gefriergetrocknet, gereinigt und adsorbiert sein. Adsorbierte Toxoide sind Suspensionen weißer oder grauer

Teilchen in farblosen oder hellgelben Flüssigkeiten; sie können in dem Behältnis einen Bodensatz bilden.

Virusimpfstoffe: Virusimpfstoffe werden aus Viren hergestellt, die in Tieren, Geflügelembryonen, geeigneten Zellkulturen, geeigneten Geweben oder in gentechnisch veränderten Zellkulturen gezüchtet werden. Je nach Art der Herstellung können sie in der Trübung unterschiedlich sein oder in gefriergetrockneter Form vorliegen. Flüssige oder rekonstituierte, gefriergetrocknete Zubereitungen können gefärbt sein, wenn im Kulturmedium ein *p*H-Indikator wie Phenolrot enthalten ist.

Herstellung

Allgemeine Anforderungen: Die Anforderungen für die Herstellung, einschließlich der In-Prozeß-Kontrollen, sind in den Einzelmonographien enthalten. In begründeten und zugelassenen Fällen können bestimmte Prüfungen entfallen, wenn nachgewiesen ist, etwa durch Validierungsstudien, daß das Herstellungsverfahren konstant die Einhaltung der Prüfkriterien gewährleistet.

Abgesehen von begründeten und zugelassenen Fällen beruht die Herstellung auf einem Saatgutsystem. Das Herstellungsverfahren stellt sicher, daß eine ausreichende Immunogenität erhalten bleibt, die Zubereitung unschädlich ist und die Verunreinigung mit fremden Agenzien verhindert wird.

Impfstoffe, die mit Hilfe der DNA-Rekombinationstechnik hergestellt werden, müssen den Anforderungen der Monographie **DNA-rekombinationstechnisch hergestellte Produkte (Producta ab ADN recombinante)** entsprechen.

Abgesehen von begründeten und zugelassenen Fällen darf bei der Herstellung einer Fertigzubereitung die Anzahl der Passagen einer Viruskultur oder die Zahl der Subkulturen bei Bakterien, ausgehend vom Mastersaatgut, nicht größer sein als die, die für die Zubereitung eines Impfstoffs durchlaufen wurde, der sich in klinischen Prüfungen hinsichtlich Unschädlichkeit und Wirksamkeit als zufriedenstellend erwiesen hat.

Impfstoffe sind soweit wie möglich frei von Bestandteilen, die bekanntermaßen toxische, allergische oder andere unerwünschte Reaktionen beim Menschen verursachen. Geeignete Hilfsstoffe einschließlich Stabilisatoren und Adjuvantien können zugesetzt werden. Penicillin und Streptomycin dürfen in keinem Stadium der Herstellung verwendet oder der Fertigzubereitung zugesetzt werden; jedoch darf ein Mastersaatgut, das mit Medien hergestellt wurde, die Penicillin oder Streptomycin enthielten, in begründeten und zugelassenen Fällen für die Herstellung verwendet werden.

Falls zutreffend müssen Substanzen zur Herstellung von Impfstoffen für Menschen der Monographie **Produkte mit dem Risiko der Übertragung von Erregern der spongiformen Enzephalopathie tierischen Ursprungs (Producta cum possibili transmissione vectorium enkephalopathiarum spongiformium animalium)** entsprechen.

Substrat für die Vermehrung: Substrate für die Vermehrung erfüllen die entsprechenden Anforderungen des Arzneibuchs (wie 5.2.2, 5.2.3) oder, falls es keine gibt, die Anforderungen der zuständigen Behörde. Die gesamte Behandlung der Zellbank und der folgenden Zellkulturen erfolgt unter aseptischen Bedingungen in einem Raum, in dem mit keinen anderen Zellen gearbeitet wird. Bei der Zubereitung von Zellsuspensionen sowie von Zellkulturmedien müssen Serum und Trypsin nachweislich frei von fremden Agenzien sein.

Saatgut: Der für das Mastersaatgut verwendete Bakterien- oder Virusstamm wird anhand von Unterlagen identifiziert, die die Herkunft und die nachfolgenden Behandlungen belegen müssen. Das Saatgut darf keine anderen Mikroorganismen als ausschließlich den Saatgutstamm enthalten.

Kulturmedien: Kulturmedien sind soweit wie möglich frei von Bestandteilen, die bekanntermaßen toxische, allergische oder andere unerwünschte Reaktionen beim Menschen verursachen. Falls die Verwendung solcher Bestandteile erforderlich ist, muß nachgewiesen werden, daß die in der Fertigzubereitung verbleibende Menge so weit reduziert ist, daß das Produkt unschädlich ist. Zugelassenes Serum von Tieren (Serum vom Menschen darf nicht verwendet werden) kann in den Zellkulturmedien verwendet werden. Das Nährmedium für die Erhaltung des Zellwachstums während der Virusvermehrung darf jedoch kein Serum enthalten, falls nichts anderes vorgeschrieben ist. Dem Nährmedium für die Zellkultur können ein *p*H-Indikator wie Phenolrot sowie zugelassene Antibiotika in der eben noch wirksamen Konzentration zugesetzt werden. Wann immer möglich ist ein antibiotikumfreies Produktionsmedium vorzuziehen.

Vermehrung und Ernte: Die Saatkulturen werden unter definierten Bedingungen vermehrt und geerntet. Die Reinheit der Ernte wird auf geeignete Weise, wie in der Einzelmonographie festgelegt, geprüft.

Kontrollzellen: Für Impfstoffe, die in Zellkulturen hergestellt werden, müssen Kontrollzellen gemäß den Anforderungen in der Einzelmonographie gehalten und geprüft werden. Die Kontrolle ist nur gültig, wenn diese Zellen unter absolut identischen Bedingungen wie die Produktionszellen gehalten werden. Dies schließt die Verwendung derselben Mediencharge und die gleichen Medienwechsel ein.

Kontrolleier: Für Lebend-Impfstoffe, die in Eiern hergestellt werden, sind Kontrolleier so zu inkubieren und zu prüfen, wie in der Einzelmonographie beschrieben.

Reinigung: Falls zutreffend können validierte Reinigungsverfahren angewendet werden.

Inaktivierung: Inaktivierte Impfstoffe werden einem validierten Inaktivierungsverfahren unterzogen, dessen Wirksamkeit und Gleichförmigkeit nachgewiesen ist. Bei bekannten möglichen Verunreinigungen der Ernte, wie etwa bei Impfstoffen, die in Eiern gesunder Hühner hergestellt werden, die aber nicht die SPF-Bedingungen erfüllen, muß das Inaktivierungsverfahren auch für diese möglichen Verunreinigungen validiert sein. Eine Prüfung auf Inaktivierung wird, abgesehen von begründeten und zugelassenen Fällen, unmittelbar nach der Inaktivierung durchgeführt.

Zwischenprodukte: Falls zutreffend, muß die Stabilität von Zwischenprodukten unter den festgelegten Lagerungsbedingungen geprüft und eine Dauer der Verwendbarkeit festgelegt werden.

Fertiger Impfstoff als Bulk: Der fertige Impfstoff als Bulk wird durch Mischung der Bestandteile des Impfstoffs unter aseptischen Bedingungen hergestellt.

Adsorbentien: Die Impfstoffe können an Aluminiumhydroxid, Aluminiumphosphat, Calciumphosphat oder andere geeignete Adsorbentien adsorbiert sein. Die Adsorbentien werden unter besonderen Bedingungen hergestellt, die ihnen die geeignete physikalische Form und adsorptiven Eigenschaften verleihen.

Konservierungsmittel: Ein geeignetes Konservierungsmittel darf sterilen und inaktivierten Impfstoffen zugesetzt werden; ein solcher Zusatz ist zwingend notwendig, wenn diese Zubereitungen in Mehrdosenbehältnissen in den Handel gebracht werden, sofern in der Monographie nichts anderes vorgeschrieben ist. Falls ein Konservierungsmittel zugesetzt ist, muß nachgewiesen werden, daß die Unschädlichkeit und Wirksamkeit des Impfstoffs nicht nachteilig beeinflußt werden.

Während der Entwicklungsstudie muß die Wirksamkeit des Konservierungsmittels für die Dauer der Verwendbarkeit zur Zufriedenheit der zuständigen Behörde nachgewiesen werden.

Die Wirksamkeit des Konservierungsmittels wird wie unter 5.1.3 beschrieben bestimmt. Wenn weder die A- noch die B-Kriterien erfüllt werden, können die folgenden Kriterien in begründeten Fällen auf Impfstoffe für Menschen angewendet werden: für Bakterien keine Zunahme nach 24 Stunden und 7 Tagen, Abnahme um 3 log-Stufen nach 14 Tagen, keine Zunahme nach 28 Tagen, für Pilze keine Zunahme nach 14 und 28 Tagen.

Fertigzubereitung: Impfstoffe zur parenteralen Anwendung werden zur Herstellung der Fertigzubereitung aus dem fertigen Impfstoff als Bulk unter aseptischen Bedingungen in sterile Behältnisse mit Sicherheitsverschluß abgefüllt, die, falls zutreffend, nach Gefriertrocknung so verschlossen werden, daß eine Verunreinigung ausgeschlossen ist. Für Impfstoffe, die nicht zur parenteralen Anwendung vorgesehen sind, erfolgt die Abfüllung des fertigen Impfstoffs als Bulk unter geeigneten Bedingungen in sterile Behältnisse mit Sicherheitsverschluß.

Stabilität: Die Wirksamkeit der Fertigzubereitung muß für die Dauer der Verwendbarkeit durch validierte Studien gewährleistet sein. Der Abfall der Wirksamkeit unter den empfohlenen Lagerungsbedingungen wird ermittelt, wobei starker Abfall der Wirksamkeit, auch innerhalb der festgelegten Wirksamkeitsgrenzen, darauf hinweisen kann, daß der Impfstoff nicht geeignet ist.

Adsorptionsgrad: Während der Entwicklung eines adsorbierten Impfstoffs wird der Grad der Adsorption als Bestandteil der Prüfung auf Gleichförmigkeit der Herstellung bewertet. Als Freigabekriterium des Adsorptionsgrads dienen die Ergebnisse von klinisch geprüften Chargen. Die Stabilitätsdaten des Impfstoffs müssen belegen, daß der Grad der Adsorption für die Dauer der Verwendbarkeit nicht geringer ist als der der klinisch geprüften Chargen.

Prüfung auf Reinheit

Impfstoffe müssen den in den Einzelmonographien beschriebenen Prüfungen auf Reinheit entsprechen. Falls zutreffend gelten die folgenden Prüfungen:

Aluminium (2.5.13): Bei Verwendung eines aluminiumhaltigen Adsorbens darf die Zubereitung höchstens 1,25 mg Aluminium (Al) je Einzeldosis enthalten, falls nichts anderes vorgeschrieben ist.

Calcium (2.5.14): Bei Verwendung eines calciumhaltigen Adsorbens darf die Zubereitung höchstens 1,3 mg Calcium (Ca) je Einzeldosis enthalten, falls nichts anderes vorgeschrieben ist.

Freier Formaldehyd (2.4.18): Wenn Formaldehyd bei der Herstellung des Impfstoffs verwendet wurde, darf die Konzentration von freiem Formaldehyd im Impfstoff höchstens 0,2 g · l^{-1} betragen, falls nichts anderes vorgeschrieben ist.

Phenol (2.5.15): Wenn Phenol bei der Herstellung des Impfstoffs verwendet wurde, darf seine Konzentration im Impfstoff höchstens 2,5 g · l^{-1} betragen, falls nichts anderes vorgeschrieben ist.

Wasser (2.5.12): Bei gefriergetrockneten Impfstoffen darf der Wassergehalt des Impfstoffs höchstens 3,0 Prozent (*m/m*) betragen, falls nichts anderes vorgeschrieben ist.

Lagerung

Vor Licht geschützt. Falls nichts anderes vorgeschrieben ist, müssen Impfstoffe bei 5 ± 3 °C gelagert werden. Adsorbat-Impfstoffe dürfen nicht eingefroren werden.

Dauer der Verwendbarkeit: Falls nichts anderes vorgeschrieben ist, wird die Dauer der Verwendbarkeit vom Beginn der Bestimmung der Wirksamkeit an berechnet. Sie gilt für Impfstoffe, die unter den vorgeschriebenen Bedingungen gelagert werden.

Beschriftung

Die Beschriftung gibt insbesondere an
- Bezeichnung der Zubereitung
- Chargennummer oder andere Hinweise zur Identifikation
- empfohlene Dosis für den Menschen und empfohlene Art der Anwendung
- Lagerungsbedingungen
- Verfallsdatum
- Name und Konzentration jedes Konservierungsmittels
- Name jedes Antibiotikums, Adjuvans, Geschmackskorrigens oder Stabilisators, die dem Impfstoff zugesetzt wurden
- Bezeichnung jedes Bestandteils, der möglicherweise nachteilige Reaktionen hervorrufen kann, sowie jede Kontraindikation für den Impfstoff
- für gefriergetrocknete Impfstoffe:
  - Bezeichnung oder Zusammensetzung und Volumen der zuzusetzenden Flüssigkeit zum Rekonstituieren
  - Zeitraum für die Verwendung des Impfstoffs nach dem Rekonstituieren.

2001, 62

Impfstoffe für Tiere

Vaccina ad usum veterinarium

Die Anforderungen dieser Monographie gelten im Zusammenhang mit den Einzelmonographien über Impfstoffe für Tiere im Arzneibuch. Die Anforderungen betreffen nicht notwendigerweise Impfstoffe für Tiere, die nicht Gegenstand solcher Monographien sind. Bei Kombinationsimpfstoffen gelten die Anforderungen der entsprechenden Monographie für jede Komponente, die Gegenstand einer Monographie ist. Die Anforderungen werden gegebenenfalls wie nachstehend angegeben abgeändert (siehe „Prüfung auf Reinheit" (Unschädlichkeit); „Bewertung der Unschädlichkeit von Impfstoffen für Tiere"(5.2.6)*; „Bewertung der Wirksamkeit von Impfstoffen für Tiere"*(5.2.7)*).*

Definition

Impfstoffe für Tiere sind Zubereitungen, die antigene Stoffe enthalten. Sie werden zur Bildung einer spezifischen, aktiven Immunität gegen Krankheiten verabreicht, die durch Bakterien, Toxine, Viren oder Parasiten hervorgerufen werden. Die inaktivierten oder Lebend-Impfstoffe bewirken eine aktive Immunität, die sonst auch passiv über mütterliche Antikörper übertragen werden kann, gegen die in den Impfstoffen enthaltenen Immunogene, gelegentlich auch gegen Organismen mit verwandten Antigenen. Die Impfstoffe können vermehrungsfähige oder inaktivierte Mikroorganismen, Parasiten, aber auch antigene Fraktionen oder Stoffe enthalten, die von diesen Organismen gebildet werden und unschädlich gemacht wurden, wobei ihre antigenen Eigenschaften ganz oder zum Teil erhalten bleiben. Impfstoffe können auch Kombinationen dieser Bestandteile enthalten. Geeignete Adjuvantien können zur Verstärkung der immunisierenden Eigenschaften der Impfstoffe zugesetzt werden.

Die in den Monographien über Impfstoffe für Tiere verwendete Terminologie wird unter (5.2.1) definiert.

Bakterielle Impfstoffe und bakterielle Toxoide

Bakterielle Impfstoffe und bakterielle Toxoide werden aus Kulturen gewonnen, die auf geeigneten festen, in geeigneten flüssigen Nährmedien oder durch andere geeignete Verfahren gezüchtet werden. Die Anforderungen in diesem Abschnitt gelten nicht für bakterielle Impfstoffe, die in Zellkulturen oder in lebenden Tieren gewonnen werden. Der verwendete Bakterienstamm kann gentechnisch verändert worden sein. Die Identität, die antigene Wirksamkeit und die Reinheit jeder Bakterienkultur müssen sorgfältig kontrolliert werden.

Bakterielle Impfstoffe enthalten inaktivierte oder vermehrungsfähige Bakterien oder deren antigene Bestandteile; sie sind flüssige Zubereitungen unterschiedlicher Trübung; sie können aber auch gefriergetrocknet sein.

Bakterielle Toxoide werden aus Toxinen gewonnen, indem deren Toxizität durch physikalische oder chemische Verfahren stark verringert oder vollständig beseitigt wird, während eine ausreichende immunisierende Wirkung erhalten bleibt. Diese Toxine werden von ausgewählten Stämmen spezifizierter Mikroorganismen gewonnen, die auf geeigneten Nährmedien gezüchtet werden, oder sie werden durch andere geeignete Verfahren, zum Beispiel durch chemische Synthese, gewonnen.

Die Toxoide können
- flüssig sein
- mit Aluminiumkaliumsulfat oder einem anderen geeigneten Mittel gefällt sein
- gereinigt und/oder an Aluminiumphosphat, Aluminiumhydroxid, Calciumphosphat oder an ein anderes, in der Einzelmonographie vorgeschriebenes Adsorbens adsorbiert sein.

Bakterielle Toxoide sind klare bis schwach opaleszierende Flüssigkeiten. Adsorbierte Toxoide bilden Suspensionen oder Emulsionen. Bestimmte Toxoide können gefriergetrocknet sein.

Wenn nicht anders angegeben, gelten die nachstehenden Bestimmungen und Anforderungen in gleicher Weise für bakterielle Impfstoffe, bakterielle Toxoide und Produkte, die eine Kombination von Bakterienzellen und Toxoiden enthalten.

Virusimpfstoffe

Virusimpfstoffe werden durch Vermehrung in geeigneten Zellkulturen (5.2.4), in Geweben, in Mikroorganismen, in Bruteiern oder, wenn keine andere Möglichkeit besteht, in lebenden Tieren oder durch ein anderes geeignetes Verfahren gewonnen. Der Virusstamm kann gentechnisch verändert worden sein. Virusimpfstoffe sind flüssige oder gefriergetrocknete Zubereitungen aus einer Virusart oder mehreren Virusarten, Virusuntereinheiten oder -peptiden.

Virus-Lebend-Impfstoffe werden aus Viren mit abgeschwächter Virulenz oder mit einer für die Empfängerspezies natürlich schwachen Virulenz gewonnen.

Inaktivierte Virusimpfstoffe werden einem validierten Verfahren zur Inaktivierung des Virus unterworfen und können gereinigt und konzentriert werden.

Vektorimpfstoffe

Vektorimpfstoffe sind flüssige oder gefriergetrocknete Zubereitungen aus einem Typ oder mehreren Typen vermehrungsfähiger Mikroorganismen (Bakterien oder Viren), die für die Empfängerspezies nicht pathogen oder schwach pathogen sind und in die ein Antigen-codierendes Gen oder mehrere Antigen-codierende Gene inseriert sind, die eine Immunantwort hervorrufen, die gegen andere Mikroorganismen schützt.

Herstellung

Die Herstellungsverfahren, die je nach der Impfstoffart verschieden sind, sollen die Identität und Immunogenität des Antigens erhalten und Abwesenheit von Verunreinigung mit Fremdstoffen garantieren.

Substanzen tierischen Ursprungs, die für die Herstellung von Impfstoffen für Tiere verwendet werden, müssen den unter 5.2.5 vorgeschriebenen Anforderungen entsprechen. Andere Substanzen, die für die Herstellung von Impfstoffen für Tiere verwendet werden, müssen den Anforderungen des Arzneibuchs entsprechen (wenn eine entsprechende Monographie enthalten ist) und werden so zubereitet, daß eine Verunreinigung des Impfstoffs mit vermehrungsfähigen Organismen oder Toxinen vermieden wird.

Substrate für die Impfstoffherstellung

Zellkulturen für die Herstellung von Impfstoffen für Tiere müssen den unter 5.2.4 stehenden Anforderungen entsprechen.

Bezieht sich eine Monographie auf Hühnerherden, die frei sind von spezifizierten pathogenen Mikroorganismen (SPF-Herden), müssen diese den unter „SPF-Hühnerherden für die Herstellung und Qualitätskontrolle von Impfstoffen" (5.2.2) vorgeschriebenen Anforderungen entsprechen.

Werden Organismen für die Herstellung inaktivierter Impfstoffe in Geflügelembryonen gezüchtet, müssen die Embryonen entweder aus SPF-Herden stammen oder aus gesunden Nicht-SPF-Herden, die, wie in der Einzelmonographie angegeben, frei sind von bestimmten Agenzien und deren Antikörpern. Der Nachweis, daß der Inaktivierungsprozeß gegen spezifizierte, potentielle Verunreinigungen wirksam ist, kann notwendig sein. Für die Herstellung eines Mastersaatguts und für alle Passagen eines Mikroorganismus bis zum Arbeitssaatgut müssen Eier aus SPF-Beständen (5.2.2) verwendet werden.

Ist die Verwendung von Tieren oder tierischem Gewebe bei der Herstellung von Impfstoffen für Tiere nicht zu vermeiden, müssen diese Tiere frei von spezifizierten Krankheitserregern sowohl für die Ausgangs- als auch die Empfängerspezies sein.

Nährmedien

Zumindest die qualitative Zusammensetzung der Nährmedien, die für die Herstellung von Saatkulturen und für die Produktion verwendet werden, muß protokolliert werden. Für jeden der angegebenen Bestandteile muß der Reinheitsgrad genannt werden. Wenn Nährmedien oder deren Bestandteile Markennamen tragen, wird das vermerkt und eine entsprechende Beschreibung gegeben. Bei Bestandteilen tierischer Herkunft werden die Ausgangsspezies und das Herkunftsland angegeben, und sie müssen den unter 5.2.5 beschriebenen Kriterien entsprechen. Die Herstellungsverfahren für die verwendeten Nährmedien, einschließlich Sterilisationsverfahren, müssen protokolliert werden.

Der Zusatz von Antibiotika bei der Herstellung beschränkt sich in der Regel auf Zellkulturflüssigkeiten und andere Medien, Ei-Inokulate und Material, das aus Haut oder anderem Gewebe gewonnen wurde.

Bakterielles Saatgut

Allgemeine Anforderungen: Gattung und Spezies (gegebenenfalls auch Stamm) der für den Impfstoff verwendeten Bakterien werden angegeben. Bakterien, die für die Herstellung verwendet werden, werden, soweit möglich, in einem Saatgutsystem vermehrt. Jedes Mastersaatgut wird, wie nachstehend beschrieben, geprüft. Für jedes Mastersaatgut muß ein Protokoll über die Herkunft, das Datum der Isolierung, die Art und Häufigkeit der Passagen (einschließlich Reinigungs- und Charakterisierungsverfahren) und die Lagerungsbedingungen geführt werden. Jedem Mastersaatgut wird zur Identifizierung ein spezieller Code zugeteilt.

Vermehrung: Die Mindest- und die Höchstzahl der Subkulturen jedes Mastersaatguts vor dem Herstellungsstadium wird angegeben. Die für das Anlegen der Saatkulturen und die Zubereitung von Suspensionen für die Saatgutvermehrung verwendeten Methoden, die Techniken der Saatgutbeimpfung, Titer und Konzentration der Inokulate und der verwendeten Nährmedien müssen dokumentiert werden. Die Eigenschaften des Saatgutmaterials (zum Beispiel Dissoziation oder Antigenität) müssen nachweislich durch diese Subkulturen unverändert bleiben. Die Lagerungsbedingungen für jedes Saatgut werden protokolliert.

Identität und Reinheit: Jedes Mastersaatgut darf nachweislich nur die angegebene Bakterienspezies und den angegebenen Bakterienstamm enthalten. Eine kurze Beschreibung der Methode zur Identifizierung jedes Stamms durch seine biochemischen, serologischen und morphologischen Eigenschaften und zur möglichst genauen Unterscheidung verwandter Stämme wird, wie auch die Bestimmungsmethode für die Reinheit des Stamms, aufgezeichnet. Enthält das Mastersaatgut nachweislich vermehrungsfähige Organismen einer anderen Spezies und eines anderen Stamms als angegeben, ist es für die Impfstoffherstellung ungeeignet.

Virussaatgut

Allgemeine Anforderungen: Viren, die für die Herstellung verwendet werden, werden nach einem Saatgutsystem vermehrt. Jedes Mastersaatgut wird, wie nachstehend beschrieben, geprüft. Für jedes Saatgut wird ein Protokoll über Herkunft, Datum der Isolierung, Art und Häufigkeit der Passagen (einschließlich Reinigungs- und Charakterisierungsverfahren) und Lagerungsbedingungen geführt. Jedem Mastersaatgut wird zur Identifizierung ein besonderer Code zugeteilt. In der Regel darf das für die Impfstoffherstellung verwendete Virus höchstens 5 Passagen vom Mastersaatgut entfernt sein. In den nachstehend beschriebenen Prüfungen am Mastersaatgut sind die verwendeten Organismen, sofern nicht anders angegeben, zu Beginn der Prüfungen in der Regel höchstens 5 Passagen vom Mastersaatgut entfernt.

Wenn das Mastersaatgut in einem dauerhaft infizierten Mastersaatzellgut enthalten ist, werden die folgenden Prüfungen an einer angemessenen Menge Viren durchgeführt, die durch Lysis des Mastersaatzellguts gewonnen wurden. Wenn entsprechende Prüfungen an lysierten Zellen zur Validierung der Eignung des Mastersaatzellguts durchgeführt worden sind, müssen diese Prüfungen nicht wiederholt werden.

Vermehrung: Das Mastersaatgut und alle nachfolgenden Passagen werden auf Zellen, in befruchteten Eiern oder in Tieren vermehrt, die nachweislich für die Impfstoffherstellung geeignet sind (siehe oben). Werden Substanzen tierischen Ursprungs verwendet, müssen sie den unter 5.2.5 beschriebenen Anforderungen entsprechen.

Identität: Eine geeignete Methode zur Identifizierung des Stamms und zur bestmöglichen Unterscheidung dieses Stamms von verwandten Stämmen muß eingesetzt werden.

Verunreinigungen durch Bakterien und Pilze: Das Mastersaatgut muß der „Prüfung auf Sterilität" (2.6.1) entsprechen.

Mykoplasmen (2.6.7): Das Mastersaatgut muß der Prüfung entsprechen.

Abwesenheit von fremden Viren: Zubereitungen monoklonaler oder polyklonaler Antikörper mit einem hohen Gehalt an neutralisierenden Antikörpern gegen das Virus des Saatguts werden als Fertigzubereitungen mit Hilfe eines Antigens hergestellt, das von keiner Passage des Virusisolats abgeleitet ist, aus dem das Mastersaatvirus stammt. Jede Serumcharge wird 30 min lang bei 56 °C gehalten, um das Komplement zu inaktivieren. Jede Charge muß nachweislich frei von Antikörpern gegen mögliche Verunreinigungen des Saatvirus sein und von allen nicht spezifischen hemmenden Wirkungen auf die Fähigkeit der Viren, Zellen (oder, falls zutreffend, Eier) zu infizieren und sich in ihnen zu vermehren. Wenn ein solches Serum nicht erhältlich ist, müssen andere Methoden angewendet werden, um das Saatvirus spezifisch zu beseitigen oder zu neutralisieren.

Eine Probe des Mastersaatguts wird mit einer möglichst geringen Menge von monoklonalem oder polyklonalem Antikörper behandelt, so daß das zur Impfstoffherstellung verwendete Virus weitgehend neutralisiert oder beseitigt wird. Das endgültige Virus-Serum-Gemisch sollte möglichst mindestens den Virusgehalt von 10 Impfstoffdosen je 0,1 ml bei Impfstoffen für Geflügel und je 1 ml bei anderen Impfstoffen aufweisen. Dieses Gemisch wird wie folgt auf Abwesenheit von fremden Agenzien geprüft.

Bei Impfstoffen für Geflügel werden die „Prüfung auf Fremdviren unter Verwendung von Bruteiern" (2.6.3), die „Prüfung auf Leukoseviren" (2.6.4), die „Prüfung auf Fremdviren unter Verwendung von Zellkulturen" (2.6.5) und die „Prüfung auf fremde Agenzien unter Verwendung von Küken" (2.6.6) durchgeführt.

Bei anderen Impfstoffen werden Kulturen der erforderlichen Zelltypen mit einer Fläche von mindestens 70 cm^2 mit der Mischung beimpft. Die Kulturen können in jedem geeigneten Wachstumsstadium bis zu einer Konfluenz von 70 Prozent beimpft werden. Mindestens ein Zellrasen jedes Typs muß als Kontrolle zurückbehalten werden. Die Kulturen müssen eine Woche lang täglich kontrolliert werden. Am Ende dieses Zeitraums werden die Kulturen dreimal eingefroren und aufgetaut, anschließend zur Beseitigung von Zelltrümmern zentrifugiert und erneut demselben Zelltyp wie oben inokuliert. Dieser Vorgang wird zweimal wiederholt. Die letzte Passage muß eine ausreichende Menge Zellen in geeigneten Gefäßen hervorbringen, um die nachstehenden Prüfungen durchführen zu können.

Entsprechend den unter 5.2.4 stehenden relevanten Abschnitten über Zellkulturen beschriebenen Methoden wird auf zytopathische und hämadsorbierende Agenzien untersucht. Techniken wie Immunfluoreszenz werden zum Nachweis spezifischer verunreinigender Agenzien in den Zellkulturen angewendet. Mit dem Mastersaatgut beimpft werden

- primäre Zellen der Spezies, von welcher das Virus stammt
- Zellen, die für die Viren empfänglich sind, die für jene Spezies pathogen sind, für die der Impfstoff vorgesehen ist, und
- Zellen, die für Pesti-Viren empfänglich sind.

Wird nachgewiesen, daß das Mastersaatgut vermehrungsfähige Organismen irgendeiner Art, die nicht dem Virus der angegebenen Spezies und des angegebenen Stamms entsprechen, oder fremde Virus-Antigene enthält, ist es für die Impfstoffherstellung ungeeignet.

Inaktivierung

Inaktivierte Impfstoffe werden einem validierten Inaktivierungsverfahren unterzogen. Die nachstehend beschriebene Prüfung der Inaktivierungskinetik wird einmal für einen bestimmten Produktionsprozeß durchgeführt. Die anderen nachstehend beschriebenen Prüfungen müssen in jedem Herstellungszyklus durchgeführt werden. Bei Inaktivierungsprüfungen muß die Möglichkeit in Betracht gezogen werden, daß Organismen unter den Herstellungsbedingungen physisch vor dem Inaktivierungsmittel geschützt sein können.

Inaktivierungskinetik: Das Inaktivierungsmittel und das Inaktivierungsverfahren müssen nachweislich den zur Impfstoffherstellung verwendeten Mikroorganismus unter Herstellungsbedingungen inaktivieren. Für die Inaktivierungskinetik müssen geeignete Daten gesammelt werden. In der Regel darf die für die Inaktivierung erforderliche Zeit höchstens 67 Prozent der Dauer des Inaktivierungsvorgangs betragen.

Aziridin: Wird eine Aziridinverbindung als Inaktivierungsmittel verwendet, darf nachweislich am Ende des Inaktivierungsvorgangs kein Inaktivierungsmittel zurückbleiben. Das kann durch Neutralisation des Inaktivierungsmittels mit Thiosulfat geschehen, dessen Überschuß nach Beendigung des Inaktivierungsverfahrens in der inaktivierten Ernte nachgewiesen werden muß.

Freier Formaldehyd: Bei der Verwendung von Formaldehyd als Inaktivierungsmittel muß eine Prüfung auf freien Formaldehyd durchgeführt werden, wie unter „Prüfung auf Reinheit" vorgeschrieben.

Andere Inaktivierungsmittel: Bei der Verwendung anderer Inaktivierungsmethoden muß mit Hilfe geeigneter Prüfungen nachgewiesen werden, daß das Inaktivierungsmittel beseitigt oder bis auf einen zulässigen Rest verbraucht ist.

Prüfung auf Inaktivierung: Eine Prüfung auf vollständige Inaktivierung wird unmittelbar nach dem Inaktivierungsverfahren und, falls zutreffend, der Neutralisierung oder Beseitigung des Inaktivierungsmittels durchgeführt. Enthält der Impfstoff ein Adjuvans, das die Prüfung auf Inaktivierung an der Fertigzubereitung unmöglich macht, wird statt der Prüfung an der Fertigzubereitung im Verlauf des Herstellungsprozesses eine Prüfung auf Inaktivierung an der Bulk-Antigen-Mischung unmittelbar vor dem Zusatz des Adjuvans durchgeführt.

Bakterielle Impfstoffe: Die gewählte Prüfmethode muß für die verwendeten Impfstoffbakterien geeignet sein und muß aus mindestens 2 Passagen im zur Herstellung verwendeten Nährmedium bestehen oder, sofern ein festes Nährmedium verwendet wurde, in einem geeigneten flüssigen Nährmedium oder in dem Nährmedium, das die betreffende Monographie vorschreibt. Das Produkt entspricht der Prüfung, wenn keine Anzeichen für vermehrungsfähige Mikroorganismen beobachtet werden.

Bakterielle Toxoide: Eine Prüfung auf Entgiftung wird unmittelbar nach der Herstellung des Toxoids und, sofern zutreffend, nach der Neutralisierung oder der Beseitigung des Inaktivierungsmittels durchgeführt. Die gewählte Prüfung muß für das vorhandene Toxin oder die vorhandenen Toxine geeignet und die empfindlichste verfügbare Methode sein. Besteht die Gefahr einer Rückkehr zur Toxizität, muß im fortgeschrittensten Stadium des Produktionsprozesses, in dem die Empfindlichkeit der Prüfung nicht gefährdet wird, eine ergänzende Prüfung durchgeführt werden.

Virusimpfstoffe: Die gewählte Prüfmethode muß für das verwendete Virus geeignet sein und aus mindestens 2 Passagen in Zellen, bebrüteten Eiern oder, sofern keine andere geeignete empfindliche Methode verfügbar ist, in Tieren bestehen. Die Anzahl der Zellproben, Eier oder Tiere muß ausreichend groß sein, um eine angemessene Empfindlichkeit der Prüfung zu gewährleisten. Bei Prüfungen an Zellkulturen werden mindestens 150 cm^2 des Zellrasens mit 1,0 ml der inaktivierten Ernte beimpft. Das Produkt entspricht der Prüfung, wenn keine Anzeichen eines vermehrungsfähigen Virus oder anderer Mikroorganismen beobachtet werden.

Auswahl der Impfstoffzusammensetzung und des Impfstoffstamms

Bei der Auswahl der Impfstoffzusammensetzung und des Impfstoffstamms sind Unschädlichkeit, Wirksamkeit und Stabilität wichtige Aspekte, die bewertet werden müssen. Allgemeine Anforderungen für die Bewertung der Unschädlichkeit und Wirksamkeit werden unter „Bewertung der Unschädlichkeit von Impfstoffen für Tiere" (5.2.6) und „Bewertung der Wirksamkeit von Impfstoffen für Tiere" (5.2.7) angegeben. Diese Anforderungen können durch die Anforderungen in den Einzelmonographien verdeutlicht oder ergänzt werden.

Die vorgesehene Dauer der Verwendbarkeit muß durch die Ergebnisse der Prüfungen auf Stabilität nachgewiesen werden. Diese Nachweise umfassen Bestimmungen des Virustiters, der Anzahl von Bakterien und der Wirksamkeit, die in regelmäßigen Abständen bis 3 Monate nach Ablauf des Verfallsdatums an mindestens 3 repräsentativen, aufeinanderfolgenden Impfstoffchargen durchgeführt werden, die unter den empfohlenen Lagerungsbedingungen gehalten wurden. Außerdem dienen als Nachweis, falls zutreffend, die Meßergebnisse des Feuchtigkeitsgehalts (bei gefriergetrockneten Produkten), der physikalischen Prüfungen des Adjuvans, der chemischen Prüfung von Stoffen sowie Bestimmungen von Bestandteilen des Adjuvans und von Konservierungsmitteln und des *p*H-Werts.

Falls zutreffend werden Untersuchungen der Stabilität des rekonstituierten Impfstoffs unter Verwendung des gemäß den vorgeschlagenen Empfehlungen rekonstituierten Produkts durchgeführt.

Fertiger Impfstoff als Bulk

Der fertige Impfstoff als Bulk wird durch Mischen einer oder mehrerer Antigenchargen, die allen Anforderungen entsprechen, mit Hilfsstoffen wie Adjuvantien, Stabilisatoren, Konservierungsmitteln und Verdünnungsmitteln hergestellt.

Konservierungsmittel: Konservierungsmittel werden verwendet, um Verderb oder unerwünschte Wirkungen, die durch mikrobielle Verunreinigung beim Gebrauch eines Impfstoffs verursacht werden, zu verhindern. Konservierungsmittel werden gefriergetrockneten Produkten nicht zugesetzt; sie können aber falls erforderlich unter Berücksichtigung des maximalen Zeitraums, der für die Verwendung nach der Rekonstituierung empfohlen wird, dem Verdünnungsmittel für Mehrdosen gefriergetrockneter Produkte zugesetzt werden. In Einzeldosen flüssiger Zubereitungen ist der Zusatz von Konservierungsmitteln in der Regel nicht zulässig; er kann zulässig sein, wenn zum Beispiel derselbe Impfstoff in Einzeldosis- und Mehrdosenbehältnissen abgefüllt wird. Bei flüssigen Zubereitungen in Mehrdosenbehältnissen richtet sich die Notwendigkeit einer wirksamen Konservierung danach, ob während des Gebrauchs und der längsten empfohlenen Verwendungszeit nach dem Anbrechen des Behältnisses eine Verunreinigung möglich ist.

Während der Entwicklungsstudie muß die Wirksamkeit des Konservierungsmittels für die Dauer der Verwendbarkeit zur Zufriedenheit der zuständigen Behörde nachgewiesen werden.

Die Wirksamkeit des Konservierungsmittels wird wie unter 5.1.3 beschrieben bestimmt. Für Zubereitungen in Mehrdosenbehältnissen werden zusätzlich Proben entnommen, um die Wirksamkeit des Konservierungsmittels über den gesamten Verwendungszeitraum nach dem Anbrechen des Behältnisses zu überwachen. Wenn weder die A-Kriterien noch die B-Kriterien erfüllt werden, können die folgenden Kriterien in begründeten Fällen auf Impfstoffe für Tiere angewendet werden: für Bakterien keine Zunahme nach 24 h und 7 Tagen, Abnahme um 3 log-Stufen nach 14 Tagen, keine Zunahme nach 28 Tagen, für Pilze keine Zunahme nach 14 und 28 Tagen.

Der Zusatz von Antibiotika als Konservierungsmittel ist nicht zulässig.

Für inaktivierte Impfstoffe, bei denen Hilfsstoffe eine Prüfung auf Inaktivierung stören würden, wird während der Zubereitung des fertigen Impfstoffs als Bulk eine Prüfung auf Inaktivierung durchgeführt, nachdem die verschiedenen Antigenchargen gemischt wurden, aber vor dem Zusatz von Hilfsstoffen. Die Prüfung auf Inaktivierung kann dann am fertigen Impfstoff als Bulk und an der Fertigzubereitung unterbleiben.

Bestimmte Prüfungen können am fertigen Impfstoff als Bulk statt an der Fertigzubereitung oder an den Fertigzubereitungen, die davon abgeleitet sind, durchgeführt werden. Zu diesen Prüfungen gehören beispielsweise die Prüfung auf Konservierungsmittel, auf freien Formaldehyd, auf Unschädlichkeit und die Bestimmung der Wirksamkeit von inaktivierten Impfstoffen.

Fertigzubereitung

Sofern die Einzelmonographie nichts anderes vorschreibt, wird der fertige Impfstoff als Bulk aseptisch in sterile Behältnisse mit Sicherheitsverschluß abgefüllt, die so verschlossen werden, daß jede Verunreinigung ausgeschlossen ist.

Physikalische Prüfungen: Ein Impfstoff mit einem öligen Adjuvans wird mit einer geeigneten Methode auf Viskosität geprüft. Die Viskosität muß nachweislich innerhalb der für das Produkt festgelegten Grenzen liegen. Die Stabilität einer Emulsion muß nachgewiesen werden.

Chemische Prüfungen: Mit geeigneten Prüfungen muß nachgewiesen werden, daß die Konzentration bestimmter

Stoffe, wie Aluminium und Konservierungsmittel, innerhalb der für das Produkt festgelegten Grenzen liegt.

***p*H-Wert:** Der *p*H-Wert der flüssigen Produkte und der Verdünnungsmittel wird gemessen. Er muß nachweislich innerhalb der für das Produkt festgelegten Grenzen liegen.

Wasser (2.5.12): Falls zutreffend wird der Gefriertrocknungsprozeß durch Bestimmung des Wassergehalts kontrolliert, der nachweislich innerhalb der für das Produkt festgelegten Grenzen liegen muß.

Nur eine Charge, die jeder der nachstehend und/oder in der betreffenden Monographie unter „Prüfung auf Identität", „Prüfung auf Reinheit" und „Bestimmung der Wirksamkeit" vorgeschriebenen Anforderungen entspricht, darf zur Verwendung freigegeben werden. Mit der Zustimmung der zuständigen Behörde können bestimmte Prüfungen an der Fertigzubereitung unterbleiben, wenn Prüfungen, die im Verlauf des Verfahrens erfolgen, eine gleiche oder bessere Garantie gewähren, daß die Fertigzubereitung den Anforderungen entspricht, oder wenn alternative Prüfungen durchgeführt wurden, die in bezug auf die Methode des Arzneibuchs validiert sind.

Prüfung auf Reinheit

Die Einzelmonographien geben ebenfalls Prüfungen an, die an jedem einzelnen Impfstoff durchgeführt werden müssen.

Freier Formaldehyd (2.4.18; Methode B ist anzuwenden, wenn Natriummetabisulfit zur Neutralisation von überschüssigem Formaldehyd verwendet wurde): Wurde Formaldehyd bei der Zubereitung verwendet, darf die Konzentration an freiem Formaldehyd höchstens $0{,}5\,g \cdot l^{-1}$ betragen, außer die Unschädlichkeit einer größeren Konzentration wurde nachgewiesen.

Phenol (2.5.15): Enthält der Impfstoff Phenol, darf die Konzentration höchstens $5\,g \cdot l^{-1}$ betragen.

Sterilität (2.6.1): Sofern in der Einzelmonographie vorgeschrieben, müssen Impfstoffe der Prüfung entsprechen. Ist das Flüssigkeitsvolumen in einem Behältnis größer als 100 ml, soll möglichst die Membranfilter-Methode verwendet werden. Kann diese nicht angewendet werden, kann die Direktbeschickungsmethode verwendet werden.

Beträgt das Flüssigkeitsvolumen in jedem Behältnis 20 ml oder mehr, muß das für jedes Nährmedium verwendete Mindestvolumen entweder 10 Prozent des Inhalts oder 5 ml betragen, jedoch jeweils die kleinere Menge.

Die geeignete Anzahl der zu prüfenden Proben (2.6.1) beträgt 1 Prozent der Charge, mindestens aber 4 und höchstens 10.

Mykoplasmen (2.6.7): Falls in einer Einzelmonographie vorgeschrieben, muß der Impfstoff der Prüfung entsprechen.

Unschädlichkeit: In der Regel werden 2 Dosen eines inaktivierten Impfstoffs und/oder 10 Dosen eines Lebend-Impfstoffs auf eine der empfohlenen Arten der Anwendung injiziert. Bei Kombinationsimpfstoffen kann die Prüfung an den Einzelbestandteilen erfolgen, wenn die Darreichung des Impfstoffs das erlaubt. Ist das nicht möglich, muß unter Umständen die vorgeschriebene Anzahl Dosen eines Lebend-Impfstoffs in der Prüfung reduziert werden, wenn die Verabreichung von 10 Dosen die Injektion einer unannehmbar großen Menge eines inaktivierten Bestandteils erforderte. Die Tiere werden über den längsten in der Einzelmonographie vorgeschriebenen Zeitraum beobachtet. Eine anomale lokale oder systemische Reaktion darf nicht auftreten.

Lagerung

Vor Licht geschützt, bei einer Temperatur von 5±3 °C, sofern nichts anderes in der Einzelmonographie vorgeschrieben ist. Flüssige Zubereitungen dürfen nicht eingefroren werden, sofern nichts anderes vorgeschrieben ist.

Beschriftung

Die Beschriftung gibt insbesondere an
- daß die Zubereitung für Tiere bestimmt ist
- Volumen der Zubereitung und Anzahl der Dosen im Behältnis
- Art der Anwendung
- den verwendeten Bakterien- oder Virustyp oder die Typen und bei Lebend-Impfstoffen die Mindestanzahl vermehrungsfähiger Bakterien oder den Mindest-Virustiter
- falls zutreffend, bei inaktivierten Impfstoffen die Mindestwirksamkeit in Internationalen Einheiten
- falls zutreffend, Name und Konzentration jedes Konservierungsmittels oder jedes anderen Stoffs, der dem Impfstoff zugesetzt wurde
- Bezeichnung jedes Stoffs, der möglicherweise eine nachteilige Reaktion hervorrufen kann
- bei gefriergetrockneten Impfstoffen
  - Bezeichnung oder Zusammensetzung und Volumen der zuzusetzenden Flüssigkeit zum Rekonstituieren
  - Zeitraum für die Verwendung des Impfstoffs nach dem Rekonstituieren
- bei Impfstoffen mit einem öligen Adjuvans, daß dringend ärztliche Hilfe erforderlich ist, wenn der Impfstoff versehentlich Menschen injiziert worden ist
- Tierarten, für welche der Impfstoff bestimmt ist
- Indikationen für den Impfstoff
- Hinweise zur Anwendung
- für die verschiedenen Tierarten empfohlene Dosen.

1998, 1227

[^{111}In]Indium(III)-chlorid-Lösung

Indii[^{111}In] chloridi solutio

Definition

[^{111}In]Indium(III)-chlorid-Lösung ist eine sterile Lösung von Indium-111 als Chlorid in wäßriger Salzsäure. Sie enthält keine Zusätze. Indium-111 ist ein Radioisotop des Indiums und kann aus Cadmium durch Bestrahlung mit

Protonen geeigneter Energie hergestellt werden. Die Lösung enthält mindestens 90,0 und höchstens 110,0 Prozent der deklarierten Indium-111-Radioaktivität zu dem in der Beschriftung angegebenen Datum und zu der angegebenen Uhrzeit. Die Radioaktivität anderer Radionuklide als die des Indium-111 darf höchstens 0,25 Prozent der Gesamtradioaktivität betragen. Mindestens 95 Prozent der Radioaktivität entsprechen Indium-111 in Form des Indium(III)-Ions. Die Herstellungsmethode muß so gewählt werden, daß kein Zusatz eines Trägers erforderlich ist. Die spezifische Radioaktivität beträgt mindestens 1,85 GBq Indium-111 je Mikrogramm Indium.

Eigenschaften

Klare, farblose Lösung.

Indium-111 hat eine Halbwertszeit von 2,8 Tagen und emittiert Gamma- und Röntgenstrahlen.

Prüfung auf Identität

A. *Die Prüfung wird erst durchgeführt, nachdem Verunreinigungen mit kurzer Halbwertszeit wie Indium-110m zerfallen sind.* Das Spektrum der Gamma- und Röntgenstrahlen wird, wie in der Monographie **Radioaktive Arzneimittel (Radiopharmaceutica)** beschrieben, mit einem geeigneten Gerät gemessen. Das Spektrum weicht nicht signifikant von dem einer Indium-111-Referenzlösung ab, abgesehen von möglichen Unterschieden, die dem Vorhandensein von Indium-114m zuzuschreiben sind. Die Messung erfolgt durch direkten Vergleich oder durch Messung mit einem Gerät, das mit Hilfe einer solchen Lösung eingestellt wurde. Indium-111- und Indium-114m-Referenzlösungen können von nationalen, autorisierten Laboratorien bezogen werden. Die wichtigsten Gammaphotonen des Indium-111 haben Energien von 0,171 MeV und 0,245 MeV.

B. Werden 100 µl Silbernitrat-Lösung *R* 2 mit 50 µl der zu prüfenden Lösung versetzt, entsteht ein weißer Niederschlag.

C. Die Lösung entspricht der Prüfung „*p*H-Wert“ (siehe „Prüfung auf Reinheit“).

D. Das bei der Prüfung „Radiochemische Reinheit“ (siehe „Prüfung auf Reinheit“) erhaltene Chromatogramm wird ausgewertet. Der Hauptpeak hat einen R_f-Wert zwischen 0,5 und 0,8.

Prüfung auf Reinheit

***p*H-Wert** (2.2.3): Der *p*H-Wert der Lösung muß zwischen 1,0 und 2,0 liegen.

Radionukleare Reinheit: Das Spektrum der Gamma- und Röntgenstrahlen wird, wie in der Monographie **Radioaktive Arzneimittel** beschrieben, mit einem geeigneten Gerät gemessen. Das Spektrum der Lösung darf nicht signifikant von dem einer Indium-111-Referenzlösung abweichen, abgesehen von möglichen Unterschieden, die dem Indium-114m zuzuordnen sind.

Indium-114m: *Die Prüfung wird erst durchgeführt, nachdem Verunreinigungen mit kurzer Halbwertszeit wie Indium-110m zerfallen sind.* Ein geeignetes Volumen der Lösung, entsprechend 30 MBq, wird für die Prüfung verwendet. Das Spektrum der Gammastrahlen wird unter Verwendung eines geeigneten Geräts gemessen, versehen mit einem 6 mm dicken Bleischild, welches zwischen der Probe und dem Detektor angebracht wird. Der Ausschlag im Bereich von 0,558 bis 0,725 MeV Gammaphoton von Indium-114m darf nicht größer sein als der einer 75 kBq-Indium-114m-Referenzlösung (0,25 Prozent), unter den gleichen Bedingungen gemessen, wobei alle Messungen auf das Datum und den Zeitpunkt der Anwendung bezogen werden. Indium-111- und Indium-114m-Referenzlösungen können von nationalen, autorisierten Laboratorien bezogen werden.

Radiochemische Reinheit: Die Prüfung erfolgt mit Hilfe der Dünnschichtchromatographie (2.2.27) wie in der Monographie **Radioaktive Arzneimittel** beschrieben. Als stationäre Phase wird Kieselgel auf einer Glasfaserfolie verwendet.

Auf die Platte werden 5 µl Untersuchungslösung aufgetragen. Die Chromatographie erfolgt sofort mit einer Lösung von Natriumchlorid *R* (9,0 g · l^{-1}), die zuvor mit verdünnter Salzsäure *R* auf einen *p*H-Wert von 2,3 ± 0,05 eingestellt wurde, über eine Laufstrecke von 15 cm. Die Platte wird im Kaltluftstrom getrocknet und anschließend die Verteilung der Radioaktivität mit einem geeigneten Detektor ausgewertet. Indium-111-chlorid weist einen R_f-Wert zwischen 0,5 und 0,8 auf. Mindestens 95 Prozent der Gesamtradioaktivität des Chromatogramms müssen Indium-111-chlorid entsprechen.

Cadmium: Höchstens 0,40 µg · ml^{-1}. Die Prüfung erfolgt mit Hilfe der Atomabsorptionsspektroskopie (2.2.23, Methode I).

Untersuchungslösung: 0,05 ml Lösung werden mit Salzsäure *R* geeigneter Konzentration auf ein geeignetes Volumen verdünnt.

Referenzlösungen: Die Referenzlösungen werden aus der Cadmium-Lösung (0,1 % Cd) *R* durch entsprechendes Verdünnen mit der gleichen Salzsäure, die zur Herstellung der Untersuchungslösung verwendet wurde, hergestellt.

Die Absorption wird bei 228,8 nm unter Verwendung einer Cadmium-Hohlkathodenlampe als Strahlungsquelle bestimmt.

Kupfer: Höchstens 0,15 µg · ml^{-1}. Die Prüfung erfolgt mit Hilfe der Atomabsorptionsspektroskopie (2.2.23, Methode I).

Untersuchungslösung: 0,1 ml Lösung werden mit Salzsäure *R* geeigneter Konzentration auf ein geeignetes Volumen verdünnt.

Referenzlösungen: Die Referenzlösungen werden aus der Kupfer-Lösung (0,1 % Cu) *R* durch entsprechendes Verdünnen mit der gleichen Salzsäure, die zur Herstellung der Untersuchungslösung verwendet wurde, hergestellt.

Die Absorption wird bei 324,8 nm unter Verwendung einer Kupfer-Hohlkathodenlampe als Strahlungsquelle bestimmt.

Eisen: Höchstens 0,60 µg · ml^{-1}. Die Prüfung erfolgt mit Hilfe der Atomabsorptionsspektroskopie (2.2.23, Methode I).

Untersuchungslösung: 0,1 ml Lösung werden mit Salzsäure *R* geeigneter Konzentration auf ein geeignetes Volumen verdünnt.

Referenzlösungen: Die Referenzlösungen werden aus der Eisen-Lösung (1 g · l^{-1} Fe) *R* durch entsprechendes Verdünnen mit der gleichen Salzsäure, die zur Herstellung der Untersuchungslösung verwendet wurde, hergestellt.

Die Absorption wird bei 248,3 nm unter Verwendung einer Eisen-Hohlkathodenlampe als Strahlungsquelle bestimmt.

Sterilität: Die Lösung muß der Prüfung „Sterilität" der Monographie **Radioaktive Arzneimittel** entsprechen. Die Lösung darf vor Abschluß der Prüfung angewendet werden.

Radioaktivität

Die Radioaktivität wird, wie in der Monographie **Radioaktive Arzneimittel** beschrieben, mit einem geeigneten Gerät durch Vergleich mit einer Indium-111-Referenzlösung oder durch Messung mit einem Gerät, das mit Hilfe einer solchen Lösung eingestellt wurde, bestimmt.

Lagerung

Entsprechend **Radioaktive Arzneimittel**.

Beschriftung

Entsprechend **Radioaktive Arzneimittel**.

1998, 249

Influenza-Impfstoff (inaktiviert) für Pferde

Vaccinum influenzae equi inactivatum

Definition

Influenza-Impfstoff (inaktiviert) für Pferde ist eine Suspension eines Stamms oder mehrerer Stämme von Pferde-Influenza-Virus, die inaktiviert sind, ohne ihre Immunogenität zu beeinträchtigen. Geeignete Stämme enthalten sowohl Hämagglutinin als auch Neuraminidase.

Herstellung

Entsprechend **Impfstoffe für Tiere (Vaccina ad usum veterinarium)**. Jeder Virusstamm wird getrennt in befruchteten Hühnereiern eines gesunden Bestandes oder in einer geeigneten Zellkultur (5.2.4) vermehrt. Die Virussuspension kann gereinigt und konzentriert werden. Der Antigengehalt wird auf Grund des Hämagglutinin-Gehalts der Virussuspension ermittelt wie unter „In-Prozeß-Kontrollen" beschrieben. Der Gehalt an Hämagglutinin jedes einzelnen Stamms muß mindestens dem entsprechen, der für einen Impfstoff ermittelt wurde, der der Bestimmung der Wirksamkeit entspricht.

Die Prüfung auf verbleibendes infektiöses Influenza-Virus wird nach Methode A oder B durchgeführt. Die jeweils empfindlichere Methode wird angewandt. Die Menge des geprüften inaktivierten Virus muß mindestens 10 Impfstoffdosen entsprechen.

A. Der Impfstoff wird in geeignete Zellkulturen inokuliert. Nach 8 Tagen Inkubation wird eine Subkultur angelegt, die weitere 6 bis 8 Tage lang inkubiert wird. Etwa 0,1 ml der überstehenden Flüssigkeit der Zellkultur werden geerntet und auf vermehrungsfähiges Virus mit Hilfe eines Hämagglutinationstests untersucht. Tritt eine Hämagglutination auf, wird eine weitere Passage durchgeführt. Eine Hämagglutination darf nicht auftreten.

B. Je 0,2 ml Impfstoff werden in die Allantoishöhle von 10 Bruteiern inokuliert. Die Bruteier werden 3 bis 4 Tage lang bei 33 bis 37 °C bebrütet. Die Prüfung darf nur ausgewertet werden, wenn mindestens 8 der 10 Embryonen überleben. Jeweils 0,5 ml der Allantoisflüssigkeit der überlebenden Embryonen werden geerntet und vereinigt. Je 0,2 ml dieser vereinigten Flüssigkeit werden in die Allantoishöhle von 10 weiteren Bruteiern inokuliert. Die Bruteier werden 3 bis 4 Tage lang bei 33 bis 37 °C bebrütet. Die Prüfung darf nur ausgewertet werden, wenn mindestens 8 der 10 Embryonen überleben. Jeweils etwa 0,1 ml der Allantoisflüssigkeit der überlebenden Embryonen wird geerntet und einzeln auf vermehrungsfähiges Virus mit Hilfe eines Hämagglutinationstests untersucht. Tritt eine Hämagglutination in einer der Proben auf, wird eine weitere Passage für diese Flüssigkeit durchgeführt. Eine Hämagglutination darf nicht auftreten.

Der Impfstoff kann geeignete Adjuvantien enthalten.

Auswahl der Impfstoffzusammensetzung

Die Auswahl der für den Impfstoff verwendeten Stämme beruht auf epidemiologischen Daten. Das „Office international des épizooties" (siehe 1.5) gibt regelmäßig einen Überblick der epidemiologischen Daten und empfiehlt falls erforderlich neue Stämme, die der aktuellen epidemiologischen Lage entsprechen. Diese Stämme werden gemäß den gültigen Bestimmungen der Vertragsstaaten des Übereinkommens über die Ausarbeitung eines Europäischen Arzneibuchs verwendet.

Der Impfstoff muß nachweislich für Pferde unschädlich und immunogen sein. Falls sich bestimmte Pferdezuchten als besonders empfindlich gegenüber dem Impfstoff erwiesen haben, werden Tiere dieser Zuchten für die Prüfung auf Unschädlichkeit verwendet. Die nachfolgend beschriebenen Prüfungen können zum Nachweis der Unschädlichkeit (5.2.6) und Wirksamkeit (5.2.7) verwendet werden.

Unschädlichkeit: Die Prüfung wird für jede der Tierkategorien, für die die Verwendung des Impfstoffs vorgesehen ist, und für jede Art der Anwendung durchgeführt. Eine 2 Impfstoffdosen entsprechende Menge wird auf die vorgesehene Weise mindestens 10 Tieren injiziert. Nach 14 Tagen wird jedem Tier eine weitere Dosis des Impfstoffs injiziert. Die Tiere werden weitere 14 Tage lang beobachtet. Während der Zeit der Prüfung von 28 Tagen dürfen keine anomalen lokalen oder systemischen Reaktionen auftreten. Für Impfstoffe, die zur Anwendung bei trächtigen Stuten vorgesehenen sind, werden die Tiere dieser Kategorie während des oder der relevanten Trimester der Trächtigkeit geimpft, und die Beobachtungszeit wird bis zum Abfohlen verlängert. Jede Auswirkung auf die Trächtigkeit oder auf die Neugeborenen wird festgehalten.

Immunogenität: Die unter „Bestimmung der Wirksamkeit" beschriebene Bestimmung kann zum Nachweis der Immunogenität der verwendeten Stämme dienen.

Für mindestens einen Impfstoffstamm wird eine Prüfung mit einer virulenten Belastungsinfektion durchgeführt. Für andere Stämme im Impfstoff kann der Nachweis der Immunogenität, wenn begründet, auch über die Induktion einer Immunantwort in Pferden erbracht werden. Die Begründung für den Schutz gegen Infektionen durch diese Stämme kann auf veröffentlichten Ergebnissen über die Beziehung zwischen Antikörpertiter und Schutz bei antigen verwandten Stämmen beruhen.

Wird der serologische Nachweis durchgeführt, erfolgt die Prüfung wie unter „Bestimmung der Wirksamkeit" beschrieben, wobei anstelle einer virulenten Belastungsinfektion 2 Wochen nach der letzten Impfung der Antikörpertiter jedes Serums mit einer geeigneten immunchemischen Methode (2.7.1) bestimmt wird. Die nachstehend beschriebenen Methoden „Einfacher radialer Hämolysetest" oder „Hämagglutinations-Hemmtest" haben sich als geeignet erwiesen; ein Referenzserum wird zur Validierung der Prüfung mitgeführt. Die Kriterien für die Gültigkeit der Prüfung sind von dem verwendeten Virusstamm abhängig und basieren auf verfügbaren Daten. So haben sich für A/equi-2-Viren normalerweise im einfachen radialen Hämolysetest Antikörpertiter von mindestens 85 mm^2 und für den Hämagglutinations-Hemmtest (vor der Mischung mit der Suspension aus Antigen und Erythrozyten) Titer von mindestens 1:64 als ausreichend erwiesen.

Die Forderungen für die Zubereitung hängen von dem Nachweis der Immunogenität ab, je nachdem ob der Schutz gegen eine Belastungsinfektion oder die Antikörperproduktion gezeigt wurde.

Einfacher radialer Hämolysetest: Jedes Serum wird 30 min lang bei 56 °C erhitzt. An jedem Serum wird die Prüfung jeweils mit dem Antigen oder den Antigenen durchgeführt, die aus dem Virus oder den Viren isoliert wurden, die für die Impfstoffherstellung verwendet wurden. 1 ml einer Suspension von Schaferythrozyten in Barbital-Pufferlösung (1 Volumteil Erythrozyten je 10 Volumteile der fertigen Suspension) werden mit 1 ml einer geeigneten Verdünnung des Influenza-Virusstamms in Barbital-Pufferlösung gemischt und 30 min lang bei 4 °C inkubiert. Zu 2 ml der Virus-Erythrozyten-Mischung wird 1 ml einer Lösung von Chrom(III)-chlorid-Hexahydrat *R* (3 g · l^{-1}) zugefügt, gemischt und 10 min lang stehengelassen. Die sensibilisierten Erythrozyten werden im Wasserbad von 47 °C erwärmt. 15 ml einer Lösung von Agarose *R* (10 g · l^{-1}) in Barbital-Pufferlösung werden mit 0,7 ml der sensibilisierten Erythrozyten und einer ausreichenden Menge in Barbital-Pufferlösung verdünntem Meerschweinchen-Komplement bei 47 °C gemischt. Die Mischung wird in Petrischalen gegossen. Nach Erstarren des Agars werden Löcher eingestanzt. In jedes Loch werden 5 µl unverdünntes Untersuchungs- oder Referenzserum gegeben. Die Petrischalen werden 18 h lang bei 37 °C inkubiert. Die Durchmesser der Hämolysezonen werden gemessen und die Hämolysefläche berechnet. Die Hämolysefläche in Quadratmillimetern ist ein Maß für den Antikörpertiter.

Hämagglutinations-Hemmtest: Jedes Serum wird durch 30 min langes Erhitzen bei 56 °C inaktiviert. Zu 1 Volumteil jedes Serums werden 3 Volumteile natriumchloridhaltiger Phosphat-Pufferlösung *p*H 7,4 *R* und 4 Volumteile einer Suspension von leichtem Kaolin *R* (250 g · l^{-1}) in der gleichen Pufferlösung zugesetzt. Jede Mischung wird 10 min lang geschüttelt und danach zentrifugiert. Die überstehende Flüssigkeit wird mit einer konzentrierten Suspension von Hühnererythrozyten vermischt. Die Mischung wird 60 min lang bei 37 °C stehengelassen. Anschließend wird zentrifugiert. Die Verdünnung des so gewonnenen Serums ist 1:8. Mit jedem Serum werden Prüfungen durchgeführt, für die das Antigen oder die Antigene der Stämme verwendet werden, aus denen der Impfstoff hergestellt wurde. Aus jedem verdünnten Serum wird eine Zweier-Verdünnungsreihe angelegt. 0,025 ml jeder Verdünnung werden 0,025 ml der betreffenden Antigensuspension zugesetzt, die mit Ether *R* behandelt wurde und 4 hämagglutinierende Einheiten enthält. Die Mischungen werden 30 min lang bei Raumtemperatur stehengelassen. Danach werden 0,05 ml einer Suspension von Hühnererythrozyten ($2 \cdot 10^7$ Erythrozyten je Milliliter) zugesetzt. Nach 1 h langem Stehenlassen bei Raumtemperatur wird die letzte Serumverdünnung abgelesen, welche die Hämagglutination noch vollständig hemmt.

In-Prozeß-Kontrollen

Der Hämagglutiningehalt der inaktivierten Virussuspension wird, wo dies möglich ist, nach Reinigung und Konzentration mit einer geeigneten immunchemischen Methode (2.7.1) bestimmt. Als geeignet hat sich die einfache radiale Immundiffusion unter Verwendung einer geeigneten Referenzzubereitung erwiesen. Der Gehalt muß innerhalb der Grenzen liegen, die sich für die Herstellung eines befriedigenden Impfstoffs als ausreichend erwiesen haben. Für Impfstoffe, die auf Eiern hergestellt werden, wird zur Kontrolle der Herstellung der Gehalt an Bakterien-Endotoxinen der Virusernte bestimmt.

Prüfung der Charge

Die unter „Bestimmung der Wirksamkeit" beschriebene Bestimmung erfolgt nicht notwendigerweise bei der routinemäßigen Prüfung von Impfstoffchargen. Entsprechend den Vorgaben oder nach Zustimmung der zuständigen Behörde wird die Bestimmung für den Impfstoff einmal oder mehrmals durchgeführt. Wenn die Bestimmung nicht durchgeführt wird, muß eine geeignete, validierte, alternative Methode angewendet werden, wobei sich die Akzeptanzkriterien nach einer Impfstoffcharge richten, die nach der unter „Bestimmung der Wirksamkeit" beschriebenen Methode zufriedenstellende Ergebnisse erzielte. Die folgende Bestimmung kann angewendet werden.

Bestimmung der Wirksamkeit der Charge: 5 Meerschweinchen, die frei von spezifischen Antikörpern sind, erhalten subkutan je eine Dosis des Impfstoffs.

I

Monographien

Nach 21 Tagen werden Blutproben entnommen und das Serum abgetrennt. Die Prüfung der Seren auf spezifische Antikörper wird mit einer geeigneten immunchemischen Methode (2.7.1) durchgeführt. Unter Verwendung eines Referenzserums zur Validierung des Tests haben sich der einfache radiale Hämolysetest und der Hämagglutinations-Hemmtest als geeignet erwiesen. Die Antikörpertiter sind nicht signifikant niedriger als die, welche mit einer Charge erzielt werden, die sich als zufriedenstellend in einer „Bestimmung der Wirksamkeit“ am Pferd erwiesen hat.

Prüfung auf Identität

Der Impfstoff ruft in empfänglichen Tieren die Bildung spezifischer Antikörper hervor.

Prüfung auf Reinheit

Unschädlichkeit: Mindestens 2 Pferden wird das 2fache der in der Beschriftung angegebenen Dosis injiziert. Nach 2 Wochen wird jedem Pferd eine Impfstoffdosis injiziert. Die Tiere bleiben nach der zweiten Injektion 10 Tage lang unter Beobachtung. Die Tiere müssen bei guter Gesundheit bleiben. Anomale lokale oder systemische Reaktionen dürfen nicht auftreten.

Inaktivierung: In die Allantoishöhle von 10 Bruteiern werden je 0,2 ml des Impfstoffs inokuliert. Die Bruteier werden 3 bis 4 Tage lang bei 33 bis 37 °C bebrütet. Die Prüfung darf nur ausgewertet werden, wenn mindestens 8 der 10 Embryonen überleben. Von jedem überlebenden Embryo werden 0,5 ml der Allantoisflüssigkeit geerntet. Die Flüssigkeiten werden vereinigt. Je 0,2 ml der vereinigten Flüssigkeiten werden in weitere 10 Bruteier inokuliert. Die Bruteier werden 3 bis 4 Tage lang bei 33 bis 37 °C bebrütet. Die Prüfung darf nur ausgewertet werden, wenn mindestens 8 der 10 Embryonen überleben. Von jedem überlebenden Embryo werden 0,1 ml der Allantoisflüssigkeit geerntet und einzeln in einem Hämagglutinations-Test auf vermehrungsfähige Viren untersucht. Wenn in einer der Flüssigkeiten eine Hämagglutination auftritt, wird für diese Flüssigkeit eine weitere Passage in Bruteiern und ein weiterer Hämagglutinations-Test durchgeführt. Eine Hämagglutination darf nicht auftreten.

Sterilität: Der Impfstoff muß der Prüfung „Sterilität“ der Monographie **Impfstoffe für Tiere** entsprechen.

Bestimmung der Wirksamkeit

Die Bestimmung der Wirksamkeit wird unter Verwendung eines Virusstamms für die Belastungsinfektion durchgeführt, gegen den der Impfstoff schützen soll. Falls möglich ist ein neueres Isolat zu verwenden.

10 Pferde im Alter von mindestens 6 Monaten, die keine spezifischen Antikörper gegen Pferde-Influenza-Virus besitzen, werden verwendet. Die Seronegativität gegenüber den Pferde-Influenza-Viren wird an jeder einzelnen Blutprobe individuell bestimmt. 6 Tiere werden entsprechend dem empfohlenen Schema geimpft. 7 Tage nach der ersten Immunisierung wird von jedem Tier eine zweite Blutprobe genommen und einzeln auf Antikörper gegen Pferde-Influenza-Viren untersucht, um anamnestische serologische Reaktionen nachzuweisen. Tiere, die auf dieser Stufe eine Serokonversion zeigen, werden von der weiteren Untersuchung ausgeschlossen. Frühestens 2 Wochen nach der letzten Impfung wird allen 10 Pferden in einem Aerosol eine Menge des Pferde-Influenza-Virus verabreicht, die ausreicht, um bei empfänglichen Tieren charakteristische Krankheitssymptome, wie Fieber, Nasenausfluß und Husten, hervorzurufen. Die Tiere werden 14 Tage lang beobachtet. Zum Nachweis des Virus werden täglich von jedem Tier Nasenabstriche genommen. Die geimpften Tiere zeigen lediglich schwach ausgeprägte Symptome, während die Kontrolltiere eine charakteristische Symptomatik entwickeln. Die durchschnittliche Zahl an Tagen, an denen das Virus ausgeschieden wird, ist ebenso wie die entsprechenden Virustiter bei den geimpften Tieren signifikant niedriger als bei den Kontrolltieren.

Lagerung

Entsprechend **Impfstoffe für Tiere**.

Beschriftung

Entsprechend **Impfstoffe für Tiere**.

Die Beschriftung gibt insbesondere an

- das Alter, in dem die Tiere geimpft werden sollten
- den Zeitraum zwischen der ersten und zweiten Injektion
- ob Auffrischimpfungen notwendig sind
- die im Impfstoff enthaltenen Virusstämme.

2001, 1522

Ingwerwurzelstock

Zingiberis rhizoma

Definition

Ingwerwurzelstock besteht aus den getrockneten, ganzen oder geschnittenen Wurzelstöcken von *Zingiber officinale* Roscoe, die entweder vollständig oder nur an beiden Flachseiten vom Kork befreit sind. Die Droge, ob ganz oder geschnitten, enthält mindestens 15 ml · kg^{-1} ätherisches Öl, berechnet auf die wasserfreie Droge.

Eigenschaften

Ingwerwurzelstock hat einen charakteristischen aromatischen Geruch, der Geschmack ist würzig und brennend.

Die Droge weist die unter „Prüfung auf Identität, A und B“ beschriebenen makroskopischen und mikroskopischen Merkmale auf.

Prüfung auf Identität

A. Die seitlich zusammengedrückten Wurzelstöcke tragen an der Oberseite kurze, flache, verkehrt eiförmige, schräge Sprossen, die manchmal am Ende eine vertiefte Narbe aufweisen; die ganzen Wurzelstöcke sind etwa 5 bis 10 cm lang, 1,5 bis 3 oder 4 cm breit und 1 bis 1,5 cm dick, mitunter sind sie längsgespalten. Die geschälten Wurzelstöcke, mit hellbrauner Außenfläche, zeigen eine Längsstreifung und mitunter freiliegende Fasern; die Außenfläche der ungeschälten Wurzelstöcke ist hellbraun bis dunkelbraun und mehr oder weniger mit Kork bedeckt, der ausgeprägte schmale, längs und quer verlaufende Rippen zeigt; von den Seitenflächen löst sich der Kork leicht ab, bleibt zwischen den Sprossen jedoch erhalten. Der Bruch ist kurz, körnig und zeigt herausragende Fasern. Am glatten Querschnitt ist eine schmale Rinde sichtbar, die durch eine Endodermis vom viel breiteren Zentralzylinder getrennt ist; auch lassen sich zahlreiche, verstreut vorhandene faserige Gefäßbündel und ebenso häufig verstreute Oleoresinzellen mit einem gelben Inhalt erkennen. Der ungeschälte Wurzelstock zeigt zusätzlich eine Außenschicht aus dunkelbraunem Kork.

B. Die Droge wird pulverisiert (355). Das Pulver ist hellgelb bis bräunlich. Die Prüfung erfolgt unter dem Mikroskop, wobei Chloralhydrat-Lösung *R* verwendet wird. Das Pulver zeigt Gruppen großer, dünnwandiger Kammerfasern, bei denen eine der Wände mehrfach eingedellt ist; ziemlich große Gefäße mit netzartigen Verdickungen, häufig begleitet von schmalen, dünnwandigen Zellen, die ein braunes Pigment enthalten; reichlich dünnwandiges Parenchym des Grundgewebes, einige Zellen mit braunem Oleoresin; Fragmente des braunen Korks, gewöhnlich in der Aufsicht. Erfolgt die Prüfung unter dem Mikroskop unter Verwendung einer 50prozentigen Lösung (*V/V*) von Glycerol *R*, so zeigt das Pulver zahlreiche Stärkekörner; diese sind einfach, flach, länglich bis oval oder unregelmäßig, bis etwa 50 µm lang und 25 µm breit, mit einem kleinen, punktförmigen Hilum am schmaleren Ende; gelegentlich kommen Körner mit schwachen, querverlaufenden Streifen vor.

C. Die Prüfung erfolgt mit Hilfe der Dünnschichtchromatographie (2.2.27) unter Verwendung einer DC-Platte mit Kieselgel *R*.

Untersuchungslösung: 1,0 g pulverisierte Droge (710) wird 15 min lang mit 5 ml Methanol *R* geschüttelt; anschließend wird abfiltriert.

Referenzlösung: 10 µl Citral *R* und 10 mg Resorcin *R* werden in 10 ml Methanol *R* gelöst. Die Lösung ist unmittelbar vor Gebrauch herzustellen.

20 µl jeder Lösung werden bandförmig aufgetragen. Die Chromatographie erfolgt in einer nicht gesättigten Kammer mit einer Mischung von 40 Volumteilen Hexan *R* und 60 Volumteilen Ether *R* über eine Laufstrecke von 15 cm. Die Platte wird an der Luft trocknen gelassen, mit einer Lösung von Vanillin *R* ($10 g \cdot l^{-1}$) in Schwefelsäure *R* besprüht und 10 min lang bei 100 bis 105 °C erhitzt; während des Erhitzens wird im Tageslicht ausgewertet. Das Chromatogramm der Referenzlösung zeigt in der unteren Hälfte eine intensiv rote Zone (Resorcin) und in der oberen Hälfte 2 violette Zonen (Citral). Das Chromatogramm der Untersuchungslösung zeigt unterhalb der Resorcin-Zone im Chromatogramm der Referenzlösung 2 intensiv violette Zonen (Gingerole) und in der Mitte zwischen der Resorcin-Zone und der Citral-Zone im Chromatogramm der Referenzlösung 2 andere, weniger intensive violette Zonen (Shogaole). Weitere Zonen können vorhanden sein.

Prüfung auf Reinheit

Fremde Bestandteile (2.8.2): Die Droge muß der Prüfung entsprechen.

Wasser (2.2.13): Höchstens $100 g \cdot l^{-1}$, mit 20,0 g pulverisierter Droge (710) durch Destillation bestimmt.

Asche (2.4.16): Höchstens 6,0 Prozent.

Gehaltsbestimmung

Die Bestimmung erfolgt nach „Gehaltsbestimmung des ätherischen Öls in Drogen" (2.8.12) unter Verwendung von 20,0 g frisch grob pulverisierter Droge, einem 1000-ml-Rundkolben, 10 Tropfen flüssigem Paraffin *R* oder einem anderen Entschäumer, 500 ml Wasser *R* als Destillationsflüssigkeit und 0,5 ml Xylol *R* als Vorlage. 4 h lang wird mit einer Geschwindigkeit von 2 bis 3 ml je Minute destilliert.

Lagerung

Vor Licht geschützt.

Dieser Text wurde in der deutschsprachigen Ausgabe der Ph. Eur. – Nachtrag 2000 schon in dieser Fassung veröffentlicht.

2001, 276

Insulin

Insulinum

Schweine-Insulin	$C_{256}H_{381}N_{65}O_{76}S_6$	M_r 5778
Rinder-Insulin	$C_{254}H_{377}N_{65}O_{75}S_6$	M_r 5734

Definition

Insulin ist die gereinigte, natürliche, antidiabetisch wirkende Substanz aus Rinder- oder Schweinepankreas. Der Gehalt beträgt mindestens 93,0 und höchstens 105,0 Prozent Schweine-Insulin ($C_{256}H_{381}N_{65}O_{76}S_6$) und, falls zutreffend, das entsprechende A21-Desamido-Insulin beziehungsweise Rinder-Insulin ($C_{254}H_{377}N_{65}O_{75}S_6$) und, falls zutreffend, das entsprechende A21-Desamido-Insulin, berechnet auf die getrocknete Substanz[1)].

Herstellung

Falls zutreffend muß die Substanz der Monographie **Produkte mit dem Risiko der Übertragung von Erregern der spongiformen Enzephalopathie tierischen Ur-**

[1)] 1 I.E. Insulin entspricht 0,0345 mg Schweine-Insulin beziehungsweise 0,0342 mg Rinder-Insulin.

sprungs (Producta cum possibili transmissione vectorium enkephalopathiarum spongiformium animalium) entsprechen.

Die Tiere, von denen die Substanz gewonnen wird, müssen den lebensmittelrechtlichen, von der zuständigen Behörde überwachten Gesundheitsanforderungen an Tiere, die für den menschlichen Verzehr bestimmt sind, entsprechen.

Eigenschaften

Weißes bis fast weißes Pulver; praktisch unlöslich in Wasser, wasserfreiem Ethanol und in Ether, löslich in verdünnten Mineralsäuren und, unter Zersetzung, in verdünnten Lösungen von Alkalihydroxid.

Prüfung auf Identität

A. Die unter „Gehaltsbestimmung" erhaltenen Chromatogramme werden ausgewertet. Der Hauptpeak im Chromatogramm der Untersuchungslösung entspricht in bezug auf die Retentionszeit dem Hauptpeak im Chromatogramm der Referenzlösung b oder, wo zutreffend, der Referenzlösung c.

B. Die Prüfung erfolgt durch Bestimmung der Aminosäuresequenz.

Untersuchungslösung: Eine Lösung der Substanz in Salzsäure (0,01 mol · l^{-1}), die 2,0 mg Insulin je Milliliter enthält, wird hergestellt. 500 µl Lösung werden in ein sauberes Reagenzglas gegeben und mit 2,0 ml HEPES-Pufferlösung *p*H 7,5 *R* und 400 µl einer Lösung versetzt, die 1 mg je Milliliter *Staphylococcus-aureus*-Stamm-V8-Protease *R* enthält. Das Reagenzglas wird verschlossen und 6 h lang bei 25 °C inkubiert. Dann wird die Reaktion durch Zusatz von 2,9 ml Sulfat-Pufferlösung *p*H 2,0 *R* gestoppt.

Referenzlösung: Gleichzeitig und unter gleichen Bedingungen wie bei der Untersuchungslösung wird eine Lösung mit Rinder-Insulin *CRS* oder, falls zutreffend, Schweine-Insulin *CRS* anstelle der Substanz hergestellt.

Die Prüfung erfolgt mit Hilfe der Flüssigchromatographie (2.2.29).

Die Chromatographie kann durchgeführt werden mit

- einer Säule aus rostfreiem Stahl von 0,10 m Länge und 4,6 mm innerem Durchmesser, gepackt mit octadecylsilyliertem Kieselgel zur Chromatographie *R* (3 µm)
- mit den mobilen Phasen bei einer Durchflußrate von 1 ml je Minute:

  Mobile Phase A: 100 ml Acetonitril zur Chromatographie *R*, 700 ml Wasser *R* und 200 ml Sulfat-Pufferlösung *p*H 2,0 *R* werden gemischt, filtriert und entgast

  Mobile Phase B: 400 ml Acetonitril zur Chromatographie *R*, 400 ml Wasser *R* und 200 ml Sulfat-Pufferlösung *p*H 2,0 *R* werden gemischt, filtriert und entgast.

  Die Elutionsbedingungen sind in der nachfolgenden Tabelle beschrieben. Falls erforderlich kann der Gradient verändert werden, um die Trennung des Hydrolysats zu verbessern.

Zeit (min)	Mobile Phase A (% *V/V*)	Mobile Phase B (% *V/V*)	Erläuterungen
0 – 60	90 → 30	10 → 70	linearer Gradient
60 – 65	30 → 0	70 → 100	linearer Gradient
65 – 70	0	100	isokratisch

- einem Spektrometer als Detektor bei einer Wellenlänge von 214 nm.

Die Temperatur der Säule wird bei 40 °C gehalten.

Die Säule wird unter den Anfangsbedingungen mindestens 15 min lang äquilibriert. Mit Hilfe des oben genannten Gradienten wird ein Blindlauf durchgeführt.

Je 50 µl Untersuchungslösung und Referenzlösung werden eingespritzt. Die Prüfung darf nur ausgewertet werden, wenn das mit jeder Lösung erhaltene Chromatogramm qualitativ dem Rinder-Insulin-Hydrolysat-Referenzchromatogramm der Ph. Eur. bzw. dem Schweine-Insulin-Hydrolysat-Referenzchromatogramm der Ph. Eur. entspricht. Im Chromatogramm der Referenzlösung werden die Peaks für die Hydrolysat-Fragmente I, II und III identifiziert. Der Symmetriefaktor der Peaks für Fragment II und Fragment III darf höchstens 1,5 und die Auflösung zwischen beiden Peaks muß mindestens 1,9 betragen.

Das Profil des Chromatogramms der Untersuchungslösung entspricht dem der Referenzlösung.

Anmerkung: Die Retentionszeit für Fragment I von Schweine-Insulin und Insulin human ist die gleiche. Die Retentionszeit für Fragment II ist für alle Insuline gleich. Die Retentionszeit für Fragment III ist für Rinder-Insulin und für Schweine-Insulin die gleiche.

Prüfung auf Reinheit

Verunreinigungen mit einer größeren Molekülmasse als Insulin: Die Prüfung erfolgt mit Hilfe der Ausschlußchromatographie (2.2.30).

Untersuchungslösung: 4 mg Substanz werden in 1,0 ml Salzsäure (0,01 mol · l^{-1}) gelöst.

Lösung zur Bestimmung des Auflösungsvermögens: Eine Insulinlösung der Konzentration von etwa 4 mg je Milliliter wird verwendet, die mehr als 0,4 Prozent Proteine mit größeren Molekülmassen enthält. Geeignet hierzu ist eine Insulinzubereitung zur Injektion, die entweder aus einer Lösung oder Suspension besteht, die mit der ausreichenden Menge Salzsäure (6 mol · l^{-1}) geklärt wurde und den angegebenen Prozentgehalt von Proteinen mit größeren Molekülmassen enthält, oder eine Insulinlösung, die mit Salzsäure (0,01 mol · l^{-1}) hergestellt wurde. Insulin, das den angegebenen Prozentgehalt an Proteinen mit größeren Molekülmassen enthält, kann durch 10 Tage langes Stehenlassen von Insulinpulver bei Raumtemperatur erhalten werden.

Die Lösungen sind zwischen 2 und 10 °C aufzubewahren und innerhalb von 7 Tagen zu verwenden. Wird eine automatische Einspritzvorrichtung verwendet, ist sie bei einer Temperatur zwischen 2 und 10 °C zu halten.

Die Chromatographie kann durchgeführt werden mit
- einer Säule von 0,3 m Länge und mindestens 7,5 mm innerem Durchmesser, gepackt mit hydrophilem Kieselgel zur Chromatographie *R* (5 bis 10 µm) von einer Qualität, die zur Trennung des monomeren Insulins vom Dimer und von Polymeren geeignet ist
- einer filtrierten und entgasten Mischung von 15 Volumteilen Essigsäure 98 % *R*, 20 Volumteilen Acetonitril *R* und 65 Volumteilen einer Lösung von Arginin *R* (1,0 g · l^{-1}) als mobile Phase bei einer Durchflußrate von 0,5 ml je Minute
- einem Spektrometer als Detektor bei einer Wellenlänge von 276 nm.

Äquilibrierung der Säule: Bevor eine neue Säule zur Chromatographie benutzt werden kann, ist sie durch wiederholtes Einspritzen einer Insulinlösung, die Proteine mit größeren Molekülmassen enthält, zu äquilibrieren. Die Lösung zur Bestimmung des Auflösungsvermögens wird mindestens 3mal eingespritzt. Die Säule ist äquilibriert, wenn reproduzierbare Ergebnisse durch 2 aufeinanderfolgende Injektionen erhalten wurden.

100 µl Lösung zur Bestimmung des Auflösungsvermögens werden eingespritzt. Wird das Chromatogramm unter den vorgeschriebenen Bedingungen aufgezeichnet, beträgt die Retentionszeit für polymere Insulinkomplexe etwa 13 bis 17 min, die für kovalent-dimeres Insulin etwa 17,5 min, die für monomeres Insulin etwa 20 min und die für Salze etwa 22 min. Die Prüfung darf nur ausgewertet werden, wenn die Auflösung mindestens 2,0 beträgt, definiert als das Verhältnis der Höhe des Peaks des Dimers zur Höhe des Tals, das die Peaks des Monomers und des Dimers voneinander trennt.

100 µl Untersuchungslösung werden eingespritzt. Das Chromatogramm wird etwa 35 min lang aufgezeichnet. Im Chromatogramm darf die Summe der Flächen aller Peaks mit einer geringeren Retentionszeit als die des Hauptpeaks nicht größer sein als 1,0 Prozent der Peakgesamtfläche. Peaks, deren Retentionszeit größer ist als die des Insulin-Peaks, werden nicht berücksichtigt.

Verwandte Proteine: Die Prüfung erfolgt mit Hilfe der Flüssigchromatographie (2.2.29) wie unter „Gehaltsbestimmung" beschrieben, wobei die in der folgenden Tabelle genannten Elutionsbedingungen gelten.

Zeit (min)	Mobile Phase A (% *V/V*)	Mobile Phase B (% *V/V*)	Erläuterungen
0 – 30	42	58	isokratisch
30 – 44	42 → 11	58 → 89	linearer Gradient
44 – 50	11	89	isokratisch

Die Lösungen werden zwischen 2 und 10 °C aufbewahrt und innerhalb 24 h verwendet. Eine System-Eignungsprüfung (Auflösung, Linearität), wie sie unter „Gehaltsbestimmung" beschrieben ist, wird durchgeführt. Falls erforderlich wird die mobile Phase so geändert, daß das Schweine-A21-Desamido-Insulin vor Beginn des Gradienten vollständig eluiert ist. Das Gradientenprofil kann ebenfalls einreguliert werden, damit die vollständige Elution aller insulinverwandter Verunreinigungen gewährleistet wird.

20 µl Referenzlösung b oder, falls zutreffend, Referenzlösung c und 20 µl Untersuchungslösung werden eingespritzt. Falls erforderlich wird das Injektionsvolumen zwischen 10 und 20 µl eingestellt, in Übereinstimmung mit dem Resultat, das bei der Prüfung auf Linearität, beschrieben unter „Gehaltsbestimmung", erhalten wurde. Die Chromatogramme werden etwa 50 min lang aufgezeichnet. Im Chromatogramm jeder der Referenzlösungen erscheint das A21-Desamido-Insulin als kleiner Peak nach dem Hauptpeak mit einer relativen Retention von etwa 1,3, bezogen auf den Hauptpeak. Im Chromatogramm der Untersuchungslösung darf die Fläche des A21-Desamido-Insulin-Peaks höchstens 3,0 Prozent der Gesamtfläche der Peaks betragen. Die Summe der Flächen aller Peaks, mit Ausnahme des dem Insulin und des dem A21-Desamido-Insulin entsprechenden Peaks, darf höchstens 3,0 Prozent der Gesamtfläche der Peaks betragen.

Proinsulin-ähnliche Immunreaktivität (PLI): Höchstens 10 ppm, berechnet auf die getrocknete Substanz und mit Hilfe einer immunchemischen Methode geeigneter Empfindlichkeit (2.7.1), wie dem Radioimmunassay, bestimmt. Zur Kalibrierung der Methode wird Internationales Referenzreagenz für Schweineproinsulin oder Rinderproinsulin verwendet.

Zink: Höchstens 1,0 Prozent Zn, mit Hilfe der Atomabsorptionsspektroskopie (2.2.23, Methode I) bestimmt und auf die getrocknete Substanz berechnet.

Untersuchungslösung: 50,0 mg Substanz werden in Salzsäure (0,01 mol · l^{-1}) zu 25,0 ml gelöst. Falls erforderlich wird mit Salzsäure (0,01 mol · l^{-1}) auf eine geeignete Konzentration verdünnt (zum Beispiel: 0,4 bis 1,6 µg Zn je Milliliter).

Referenzlösungen: Als Referenzlösungen werden Verdünnungen von 0,40, 0,80, 1,00, 1,20 und 1,60 µg Zn je Milliliter verwendet, die aus Zink-Lösung (5 mg Zn/ml) *R* mit Salzsäure (0,01 mol · l^{-1}) unmittelbar vor Gebrauch hergestellt werden.

Die Absorption wird bei 213,9 nm gemessen mit einer Zink-Hohlkathodenlampe als Strahlungsquelle und einer Luft-Acetylen-Flamme mit geeignetem Volumenverhältnis der Gase (zum Beispiel: 11 Liter Luft und 2 Liter Acetylen je Minute).

Trocknungsverlust (2.2.32): Höchstens 10,0 Prozent, mit 0,200 g Substanz durch 24 h langes Trocknen im Trockenschrank bei 100 bis 105 °C bestimmt.

Sulfatasche (2.4.14): Höchstens 2,5 Prozent, mit 0,200 g Substanz bestimmt und auf die getrocknete Substanz berechnet.

Bakterien-Endotoxine (2.6.14): Insulin zur Herstellung von Parenteralia, das dabei keinem weiteren geeigneten Verfahren zur Beseitigung von Bakterien-Endotoxinen unterworfen wird, darf höchstens 10 I.E. Bakterien-Endotoxine je Milligramm Substanz enthalten.

Gehaltsbestimmung

Die Bestimmung erfolgt mit Hilfe der Flüssigchromatographie (2.2.29).

Untersuchungslösung: 40,0 mg Substanz werden in Salzsäure (0,01 mol · l^{-1}) zu 10,0 ml gelöst.

Referenzlösung a: Der Inhalt einer Durchstechflasche Insulin human *CRS* wird in Salzsäure (0,01 mol · l^{-1}) so gelöst, daß eine Konzentration von 4,0 mg je Milliliter erhalten wird.

Referenzlösung b: Der Inhalt einer Durchstechflasche Schweine-Insulin *CRS* wird in Salzsäure (0,01 mol · l^{-1}) so gelöst, daß eine Konzentration von 4,0 mg je Milliliter erhalten wird.

Referenzlösung c: Falls die zu prüfende Substanz Rinder-Insulin ist, werden 40,0 mg Rinder-Insulin *CRS* in 10,0 ml Salzsäure (0,01 mol · l^{-1}) gelöst.

Referenzlösung d: 1,0 ml Referenzlösung b wird mit Salzsäure (0,01 mol · l^{-1}) zu 10,0 ml verdünnt.

Referenzlösung e: 1,0 ml Referenzlösung c wird mit Salzsäure (0,01 mol · l^{-1}) zu 10,0 ml verdünnt.

Lösung zur Bestimmung des Auflösungsvermögens: 1,0 ml Referenzlösung a wird mit 1,0 ml Referenzlösung b gemischt.

Die Lösungen sind zwischen 2 und 10 °C aufzubewahren und innerhalb 48 h zu verwenden. Wird eine automatische Einspritzvorrichtung verwendet, ist sie bei einer Temperatur zwischen 2 und 10 °C zu halten.

Die Chromatographie kann durchgeführt werden mit
- einer Säule aus rostfreiem Stahl von 0,25 m Länge und 4,6 mm innerem Durchmesser, gepackt mit octadecylsilyliertem Kieselgel zur Chromatographie *R* (5 µm)
- folgenden Mischungen als mobile Phasen, die bei einer Temperatur von mindestens 20 °C hergestellt und aufbewahrt werden, bei einer Durchflußrate von 1 ml je Minute:
  Mobile Phase A: 28,4 g wasserfreies Natriumsulfat *R* werden in Wasser *R* zu 1000 ml gelöst; die Lösung wird mit 2,7 ml Phosphorsäure 85 % *R* versetzt und falls erforderlich mit Ethanolamin *R* auf einen *p*H-Wert von 2,3 eingestellt; die Lösung wird filtriert und entgast
  Mobile Phase B: 550 ml mobile Phase A werden mit 450 ml Acetonitril *R* gemischt; die Lösung wird auf mindestens 20 °C erwärmt, um eine Fällung zu vermeiden, anschließend filtriert und entgast. (Das Mischen der mobilen Phase A mit Acetonitril ist ein endothermer Prozeß.)
- einem Spektrometer als Detektor bei einer Wellenlänge von 214 nm.

Die Temperatur der Säule wird bei 40 °C gehalten.

Die Elution wird mit einer Mischung von 42 Volumteilen mobiler Phase A und 58 Volumteilen mobiler Phase B durchgeführt. Falls erforderlich wird das Verhältnis verändert.

Je 20 µl Lösung zur Bestimmung des Auflösungsvermögens und Referenzlösung b werden eingespritzt. Das Chromatogramm der Lösung zur Bestimmung des Auflösungsvermögens wird so lange aufgezeichnet, bis der dem Hauptpeak im Chromatogramm der Referenzlösung b entsprechende Peak deutlich sichtbar ist. Im Chromatogramm der Lösung zur Bestimmung des Auflösungsvermögens werden die Peaks für Schweine-Insulin und Insulin human identifiziert.

Die Bestimmung darf nur ausgewertet werden, wenn die Auflösung zwischen den Peaks von Insulin human und von Schweine-Insulin mindestens 1,2 beträgt. Die Acetonitrilkonzentration in der mobilen Phase wird geändert, bis die erforderliche Auflösung erreicht ist.

Zur Bestimmung des Schweine-Insulins werden je 20 µl Untersuchungslösung, Referenzlösung b und Referenzlösung d, zur Bestimmung des Rinder-Insulins je 20 µl Untersuchungslösung, Referenzlösung c und Referenzlösung e eingespritzt.

Die Bestimmung darf nur ausgewertet werden, wenn die Fläche des Hauptpeaks im Chromatogramm der Referenzlösung b oder c das 10(± 0,5)fache der Fläche des Hauptpeaks im Chromatogramm der Referenzlösung d oder e beträgt. Wird diese Forderung nicht erfüllt, wird das Einspritzvolumen zwischen 10 und 20 µl so gewählt, daß die Meßwerte im Linearitätsbereich des Detektors liegen.

Der Gehalt an Insulin ($C_{256}H_{381}N_{65}O_{76}S_6$ oder $C_{254}H_{377}N_{65}O_{75}S_6$) zusammen mit dem entsprechenden A21-Desamido-Insulin wird aus der Fläche des Hauptpeaks und der Peakfläche des A21-Desamido-Insulins der Chromatogramme der Untersuchungslösung und der betreffenden Referenzlösung und dem angegebenen Gehalt von Schweine-Insulin plus A21-Desamido-Schweine-Insulin in Schweine-Insulin *CRS* bzw. Rinder-Insulin plus A21-Desamido-Rinder-Insulin in Rinder-Insulin *CRS* berechnet.

Lagerung

Dicht verschlossen, vor Licht geschützt, bis zur Freigabe durch den Hersteller bei –20 °C. Aufgetaut wird Insulin bei 5 ± 3 °C gelagert und innerhalb eines kurzen Zeitraums zur Herstellung von Zubereitungen verbraucht. Um eine Absorption von Luftfeuchte während des Wägens auszuschließen, muß das Insulin dabei Raumtemperatur aufweisen.

Beschriftung

Die Beschriftung gibt insbesondere an
- von welcher Tierart die Substanz gewonnen wurde
- falls zutreffend, daß die Substanz frei von Bakterien-Endotoxinen ist.

1999, 838

Insulin human

Insulinum humanum

$C_{257}H_{383}N_{65}O_{77}S_6$ M_r 5808

Definition

Insulin human ist ein Protein, das die Struktur des vom Pankreas des Menschen gebildeten antidiabetischen Hormons besitzt. Der Gehalt an Insulin human ($C_{257}H_{383}N_{65}O_{77}S_6$) sowie A21-Desamido-Insulin-human beträgt mindestens 95,0 und höchstens 105,0 Prozent, berechnet auf die getrocknete Substanz[1]. Insulin human wird entweder durch enzymatische Modifikation von Insulin aus Schweinepankreas und geeignete Reinigung oder durch eine Methode, die auf der DNA-Rekombinationstechnologie (rDNA) beruht, hergestellt. Insulin

[1] 1 I.E. Insulin entspricht 0,0347 mg Insulin human.

human, das durch rDNA-Technologie hergestellt wird, muß den Anforderungen der Monographie **DNA-rekombinationstechnisch hergestellte Produkte (Producta ab ADN recombinante)** entsprechen.

Herstellung

Insulin human wird unter Bedingungen hergestellt, die eine möglichst geringe mikrobielle Kontamination gewährleisten.

Bei Insulin human, das durch enzymatische Modifikation von Insulin aus Schweinepankreas hergestellt wurde, muß der Herstellungsprozeß auf völlige Entfernung von restlicher proteolytischer Aktivität validiert sein. Die zuständige Behörde kann zusätzliche Prüfungen fordern.

Bei Insulin human, das durch eine Methode hergestellt wurde, die auf rDNA-Technologie beruht, muß vor der Freigabe an jeder Charge des fertigen Produkts als Bulk die folgende Prüfung durchgeführt werden, es sei denn, die zuständige Behörde genehmigt Ausnahmen:

Von Wirtszellen stammende Proteine: Höchstens 10 ppm, wie in der Monographie **DNA-rekombinationstechnisch hergestellte Produkte** beschrieben, bestimmt.

Eigenschaften

Weißes bis fast weißes Pulver; praktisch unlöslich in Wasser, wasserfreiem Ethanol und in Ether, löslich in verdünnten Mineralsäuren und, unter Zersetzung, in verdünnten Alkalihydroxid-Lösungen.

Prüfung auf Identität

A. Die unter „Gehaltsbestimmung“ erhaltenen Chromatogramme werden ausgewertet. Der Hauptpeak im Chromatogramm der Untersuchungslösung entspricht in bezug auf die Retentionszeit dem Hauptpeak im Chromatogramm der Referenzlösung a.

B. Die Prüfung erfolgt durch Bestimmung der Aminosäuresequenz.

Untersuchungslösung: Eine Lösung der Substanz in Salzsäure (0,01 mol · l^{-1}), die 2,0 mg Insulin human je Milliliter enthält, wird hergestellt. 500 µl Lösung werden in ein sauberes Reagenzglas gegeben und mit 2,0 ml HEPES-Pufferlösung *p*H 7,5 *R* und 400 µl einer Lösung versetzt, die 1 mg je Milliliter *Staphylococcus-aureus*-Stamm-V8-Protease *R* enthält. Das Reagenzglas wird verschlossen und 6 h lang bei 25 °C inkubiert. Dann wird die Reaktion durch Zusatz von 2,9 ml Sulfat-Pufferlösung *p*H 2,0 *R* gestoppt.

Referenzlösung: Gleichzeitig und unter gleichen Bedingungen wie bei der Untersuchungslösung wird eine Lösung mit Insulin human *CRS* anstelle der Substanz hergestellt.

Die Prüfung erfolgt mit Hilfe der Flüssigchromatographie (2.2.29).

Die Chromatographie kann durchgeführt werden mit

- einer Säule aus rostfreiem Stahl von 0,10 m Länge und 4,6 mm innerem Durchmesser, gepackt mit octadecylsilyliertem Kieselgel zur Chromatographie *R* (3 µm)
- mit den mobilen Phasen bei einer Durchflußrate von 1 ml je Minute:
  Mobile Phase A: 100 ml Acetonitril zur Chromatographie *R*, 700 ml Wasser *R* und 200 ml Sulfat-Pufferlösung *p*H 2,0 *R* werden gemischt, filtriert und entgast
  Mobile Phase B: 400 ml Acetonitril zur Chromatographie *R*, 400 ml Wasser *R* und 200 ml Sulfat-Pufferlösung *p*H 2,0 *R* werden gemischt, filtriert und entgast.

Die Elutionsbedingungen sind in der nachfolgenden Tabelle beschrieben. Falls erforderlich kann der Gradient verändert werden, um die Trennung des Hydrolysats zu verbessern.

Zeit (min)	Mobile Phase A (% *V/V*)	Mobile Phase B (% *V/V*)	Erläuterungen
0 – 60	90 → 30	10 → 70	linearer Gradient
60 – 65	30 → 0	70 → 100	linearer Gradient
65 – 70	0	100	isokratisch

- einem Spektrometer als Detektor bei einer Wellenlänge von 214 nm.

Die Temperatur der Säule wird bei 40 °C gehalten.

Die Säule wird unter den Anfangsbedingungen mindestens 15 min lang äquilibriert. Mit Hilfe des oben genannten Gradienten wird ein Blindlauf durchgeführt.

Je 50 µl Untersuchungslösung und Referenzlösung werden eingespritzt. Die Prüfung darf nur ausgewertet werden, wenn das mit jeder Lösung erhaltene Chromatogramm qualitativ dem Insulin-human-Hydrolysat-Referenzchromatogramm der Ph. Eur. entspricht. Im Chromatogramm der Referenzlösung werden die Peaks für die Hydrolysat-Fragmente I, II und III identifiziert. Der Symmetriefaktor der Peaks für Fragment II und Fragment III darf höchstens 1,5 und die Auflösung zwischen beiden Peaks muß mindestens 3,4 betragen.

Das Profil des Chromatogramms der Untersuchungslösung entspricht dem der Referenzlösung.

Anmerkung: Die Retentionszeit für Fragment I von Schweine-Insulin und Insulin human ist die gleiche. Die Retentionszeit für Fragment II ist für alle Insuline gleich. Die Retentionszeit für Fragment III ist für Rinder-Insulin und für Schweine-Insulin die gleiche.

Prüfung auf Reinheit

Verunreinigungen mit einer größeren Molekülmasse als Insulin: Die Prüfung erfolgt mit Hilfe der Ausschlußchromatographie (2.2.30).

Untersuchungslösung: 4 mg Substanz werden in 1,0 ml Salzsäure (0,01 mol · l^{-1}) gelöst.

Lösung zur Bestimmung des Auflösungsvermögens: Eine Insulinlösung der Konzentration von etwa 4 mg je Milliliter wird verwendet, die mehr als 0,4 Prozent Proteine mit größeren Molekülmassen enthält. Geeignet hierzu ist eine Insulinzubereitung zur Injektion, die entweder aus einer Lösung oder Suspension besteht, die mit der ausreichenden Menge Salzsäure (6 mol · l^{-1}) geklärt wurde und den angegebenen Prozentgehalt von Proteinen mit größeren Molekülmassen enthält, oder eine Insulinlösung, die mit Salzsäure (0,01 mol · l^{-1}) hergestellt wurde. Insulin, das den angegebenen Prozentgehalt an Proteinen mit größeren Molekülmassen enthält, kann durch 10 Tage langes Stehenlassen von Insulinpulver bei Raumtemperatur erhalten werden.

Die Lösungen sind zwischen 2 und 10 °C aufzubewahren und innerhalb von 7 Tagen zu verwenden. Wird eine automatische Einspritzvorrichtung verwendet, ist sie bei einer Temperatur zwischen 2 und 10 °C zu halten.

Die Chromatographie kann durchgeführt werden mit
- einer Säule von 0,3 m Länge und mindestens 7,5 mm innerem Durchmesser, gepackt mit hydrophilem Kieselgel zur Chromatographie *R* (5 bis 10 µm) von einer Qualität, die zur Trennung des monomeren Insulins vom Dimer und von Polymeren geeignet ist
- einer filtrierten und entgasten Mischung von 15 Volumteilen Essigsäure 98% *R*, 20 Volumteilen Acetonitril *R* und 65 Volumteilen einer Lösung von Arginin *R* (1,0 g · l^{-1}) als mobile Phase bei einer Durchflußrate von 0,5 ml je Minute
- einem Spektrometer als Detektor bei einer Wellenlänge von 276 nm.

Äquilibrierung der Säule: Bevor eine neue Säule zur Chromatographie benutzt werden kann, ist sie durch wiederholtes Einspritzen einer Insulinlösung, die Proteine mit größeren Molekülmassen enthält, zu äquilibrieren. Die Lösung zur Bestimmung des Auflösungsvermögens wird mindestens 3mal eingespritzt. Die Säule ist äquilibriert, wenn reproduzierbare Ergebnisse durch 2 aufeinanderfolgende Injektionen erhalten wurden.

100 µl Lösung zur Bestimmung des Auflösungsvermögens werden eingespritzt. Wird das Chromatogramm unter den vorgeschriebenen Bedingungen aufgezeichnet, beträgt die Retentionszeit für polymere Insulinkomplexe 13 bis 17 min, die für kovalent-dimeres Insulin etwa 17,5 min, die für monomeres Insulin etwa 20 min und für Salze etwa 22 min. Die Prüfung darf nur ausgewertet werden, wenn die Auflösung mindestens 2,0 beträgt, definiert als das Verhältnis der Höhe des Peaks des Dimers zur Höhe des Tals, das die Peaks des Monomers und des Dimers voneinander trennt.

100 µl Untersuchungslösung werden eingespritzt. Das Chromatogramm wird etwa 35 min lang aufgezeichnet. Im Chromatogramm darf die Summe der Flächen aller Peaks mit einer geringeren Retentionszeit als die des Hauptpeaks nicht größer sein als 1,0 Prozent der Gesamtfläche der Peaks. Peaks, deren Retentionszeit größer ist als die des Insulin-Peaks, werden nicht berücksichtigt.

Verwandte Proteine: Die Prüfung erfolgt mit Hilfe der Flüssigchromatographie (2.2.29) wie unter „Gehaltsbestimmung“ beschrieben, wobei die in der folgenden Tabelle genannten Elutionsbedingungen gelten.

Zeit (min)	Mobile Phase A (% *V/V*)	Mobile Phase B (% *V/V*)	Erläuterungen
0 – 30	42	58	isokratisch
30 – 44	42 → 11	58 → 89	linearer Gradient
44 – 50	11	89	isokratisch

Die Lösungen werden zwischen 2 und 10 °C aufbewahrt und innerhalb 24 h verwendet. Eine System-Eignungsprüfung (Auflösung, Linearität), wie sie unter „Gehaltsbestimmung“ beschrieben ist, wird durchgeführt. Falls erforderlich wird die mobile Phase so geändert, daß das Schweine-A21-Desamido-Insulin vor Beginn des Gradienten vollständig eluiert ist. Das Gradientenprofil kann ebenfalls einreguliert werden, damit die vollständige Elution aller insulinverwandter Verunreinigungen gewährleistet wird.

Je 20 µl Referenzlösung a, Referenzlösung b, Referenzlösung c und Untersuchungslösung werden eingespritzt Falls erforderlich wird das Einspritzvolumen zwischen 10 und 20 µl eingestellt, in Übereinstimmung mit dem Resultat, das bei der Prüfung auf Linearität, beschrieben unter „Gehaltsbestimmung“, erhalten wurde. Die Chromatogramme werden etwa 50 min lang aufgezeichnet.

Im Chromatogramm der Referenzlösung a erscheint das A21-Desamido-Insulin-human als kleiner Peak nach dem Hauptpeak mit einer relativen Retention von etwa 1,3, bezogen auf den Hauptpeak. Im Chromatogramm der Untersuchungslösung darf die Fläche des A21-Desamido-Insulin-human-Peaks nicht größer sein als 2,0 Prozent der Gesamtfläche der Peaks; die Summe der Flächen aller Peaks, mit Ausnahme der Peaks von Insulin human und A21-Desamido-Insulin-human, darf nicht größer sein als 2,0 Prozent der Gesamtfläche der Peaks.

Für halbsynthetisches Insulin human gilt: Die Fläche eines Peaks im Chromatogramm der Untersuchungslösung, die dem Hauptpeak im Chromatogramm der Referenzlösung b entspricht, darf nicht größer sein als die Fläche des entsprechenden Peaks im Chromatogramm der Referenzlösung c (1,0 Prozent Schweine-Insulin im Insulin human).

Proinsulin-ähnliche Immunreaktivität (PLI): Höchstens 10 ppm, berechnet auf die getrocknete Substanz und mit Hilfe einer immunchemischen Methode (2.7.1) geeigneter Empfindlichkeit, wie dem Radioimmunassay, bestimmt. Für Insulin human, das durch enzymatische Modifikation von Insulin aus Schweinepankreas hergestellt wurde, wird zur Kalibrierung der Methode das Internationale Referenzreagenz für Schweineproinsulin verwendet. Für Insulin human, das durch rDNA-Technologie hergestellt wurde, wird das Internationale Referenzreagenz für Proinsulin human verwendet.

Zink: Höchstens 1,0 Prozent Zn, mit Hilfe der Atomabsorptionsspektroskopie (2.2.23, Methode I) bestimmt und auf die getrocknete Substanz berechnet.

Untersuchungslösung: 50,0 mg Substanz werden in Salzsäure (0,01 mol · l^{-1}) zu 25,0 ml gelöst. Falls erforderlich wird mit Salzsäure (0,01 mol · l^{-1}) auf eine geeignete Konzentration verdünnt (zum Beispiel: 0,4 bis 1,6 µg Zn je Milliliter).

Referenzlösungen: Als Referenzlösungen werden Verdünnungen von 0,40, 0,80, 1,00, 1,20 und 1,60 µg Zn je Milliliter verwendet, die aus Zink-Lösung (5 mg Zn/ml) *R* und Salzsäure (0,01 mol · l^{-1}) unmittelbar vor Gebrauch hergestellt sind.

Die Absorption wird bei 213,9 nm mit einer Zink-Hohlkathodenlampe als Strahlungsquelle und einer Luft-Acetylen-Flamme mit geeignetem Volumverhältnis der

Gase (zum Beispiel: 11 Liter Luft und 2 Liter Acetylen je Minute) gemessen.

Trocknungsverlust (2.2.32): Höchstens 10,0 Prozent, mit 0,200 g Substanz durch 24 h langes Trocknen im Trockenschrank bei 100 bis 105 °C bestimmt.

Sulfatasche (2.4.14): Höchstens 2,5 Prozent, mit 0,200 g Substanz bestimmt und auf die getrocknete Substanz berechnet.

Bakterien-Endotoxine (2.6.14): Insulin human zur Herstellung von Parenteralia, das dabei keinem weiteren geeigneten Verfahren zur Beseitigung von Bakterien-Endotoxinen unterworfen wird, darf höchstens 10 I.E. Bakterien-Endotoxine je Milligramm Substanz enthalten.

Gehaltsbestimmung

Die Bestimmung erfolgt mit Hilfe der Flüssigchromatographie (2.2.29).

Untersuchungslösung: 40,0 mg Substanz werden in Salzsäure (0,01 mol · l^{-1}) zu 10,0 ml gelöst.

Referenzlösung a: Der Inhalt einer Durchstechflasche Insulin human *CRS* wird in Salzsäure (0,01 mol · l^{-1}) so gelöst, daß eine Konzentration von 4,0 mg je Milliliter erhalten wird.

Referenzlösung b: Der Inhalt einer Durchstechflasche Schweine-Insulin *CRS* wird in Salzsäure (0,01 mol · l^{-1}) so gelöst, daß eine Konzentration von 4,0 mg je Milliliter erhalten wird.

Referenzlösung c: 1,0 ml Referenzlösung b wird mit Salzsäure (0,01 mol · l^{-1}) zu 50,0 ml verdünnt. 1,0 ml dieser Lösung wird mit 1,0 ml Referenzlösung a versetzt.

Referenzlösung d: 1,0 ml Referenzlösung a wird mit Salzsäure (0,01 mol · l^{-1}) zu 10,0 ml verdünnt.

Lösung zur Bestimmung des Auflösungsvermögens: 1,0 ml Referenzlösung a wird mit 1,0 ml Referenzlösung b gemischt.

Die Lösungen sind zwischen 2 und 10 °C aufzubewahren und innerhalb 48 h zu verwenden. Wird eine automatische Einspritzvorrichtung verwendet, ist sie bei einer Temperatur zwischen 2 und 10 °C zu halten.

Die Chromatographie kann durchgeführt werden mit
- einer Säule aus rostfreiem Stahl von 0,25 m Länge und 4,6 mm innerem Durchmesser, gepackt mit octadecylsilyliertem Kieselgel zur Chromatographie *R* (5 µm)
- folgenden Mischungen, die bei einer Temperatur von mindestens 20 °C hergestellt und gelagert werden, als mobile Phasen bei einer Durchflußrate von 1 ml je Minute:
  Mobile Phase A: 28,4 g wasserfreies Natriumsulfat *R* werden in Wasser *R* zu 1000 ml gelöst; die Lösung wird mit 2,7 ml Phosphorsäure 85 % *R* versetzt und falls erforderlich mit Ethanolamin *R* auf einen *p*H-Wert von 2,3 eingestellt; die Lösung wird filtriert und entgast
  Mobile Phase B: 550 ml mobile Phase A werden mit 450 ml Acetonitril *R* gemischt; die Lösung wird auf mindestens 20 °C erwärmt, um eine Fällung zu vermeiden, anschließend filtriert und entgast. (Das Mischen der mobilen Phase A mit Acetonitril ist ein endothermer Prozeß.)
- einem Spektrometer als Detektor bei einer Wellenlänge von 214 nm.

Die Temperatur der Säule wird bei 40 °C gehalten.

Die Elution wird mit einer Mischung von 42 Volumteilen mobiler Phase A und 58 Volumteilen mobiler Phase B durchgeführt. Falls erforderlich wird das Verhältnis geändert.

Je 20 µl Lösung zur Bestimmung des Auflösungsvermögens und Referenzlösung b werden eingespritzt. Das Chromatogramm der Lösung zur Bestimmung des Auflösungsvermögens wird so lange aufgezeichnet, bis der dem Hauptpeak im Chromatogramm der Referenzlösung b entsprechende Peak deutlich sichtbar wird. Im Chromatogramm der Lösung zur Bestimmung des Auflösungsvermögens werden die Peaks für Schweine-Insulin und Insulin human identifiziert.

Die Bestimmung darf nur ausgewertet werden, wenn die Auflösung zwischen den Peaks von Insulin human und Schweine-Insulin mindestens 1,2 beträgt. Die Acetonitrilkonzentration in der mobilen Phase wird geändert, bis die erforderliche Auflösung erreicht ist.

Je 20 µl Untersuchungslösung, Referenzlösung a und Referenzlösung d werden getrennt eingespritzt. Die Bestimmung darf nur ausgewertet werden, wenn die Fläche des Hauptpeaks im Chromatogramm der Referenzlösung a das 10(± 0,5)fache der Fläche des Hauptpeaks im Chromatogramm der Referenzlösung d beträgt. Wird diese Forderung nicht erfüllt, wird das Einspritzvolumen zwischen 10 und 20 µl so gewählt, daß die Meßwerte im Linearitätsbereich des Detektors liegen.

Der Gehalt an Insulin human ($C_{257}H_{383}N_{65}O_{77}S_6$) zusammen mit dem von A21-Desamido-Insulin human wird aus der Fläche des Hauptpeaks und der Fläche des A21-Desamido-Insulin-human-Peaks in den Chromatogrammen der Untersuchungslösung und der Referenzlösung a sowie dem angegebenen Gehalt von Insulin human zusammen mit A21-Desamido-Insulin human in Insulin human *CRS* berechnet.

Lagerung

Dicht verschlossen, vor Licht geschützt, bis zur Freigabe durch den Hersteller bei –20 °C. Aufgetaut wird Insulin human bei 5 ± 3 °C gelagert und innerhalb eines kurzen Zeitraums zur Herstellung von Zubereitungen verbraucht. Um eine Absorption von Luftfeuchte während des Wägens auszuschließen, muß das Insulin dabei Raumtemperatur aufweisen.

Beschriftung

Die Beschriftung gibt insbesondere an
- ob die Substanz durch enzymatische Modifikation von Schweine-Insulin oder durch rDNA-Technologie hergestellt wurde
- falls zutreffend, daß die Substanz frei von Bakterien-Endotoxinen ist.

1999, 836

Insulin-Zink-Kristall-suspension zur Injektion

Insulini zinci cristallini suspensio iniectabilis

*Insulin-Zink-Kristallsuspension zur Injektion muß der Monographie **Insulinzubereitungen zur Injektion (Praeparationes insulini iniectabiles)** mit folgenden Ergänzungen und Änderungen entsprechen:*

Definition

Insulin-Zink-Kristallsuspension zur Injektion ist eine sterile, neutrale Suspension von Schweineinsulin, Rinderinsulin oder Insulin human, die mit einem geeigneten Zinksalz komplexiert sind. Insulin in dieser Form ist praktisch unlöslich in Wasser.

Eigenschaften

Weiße Suspension, die sich bei längerem Stehenlassen in ein weißes Sediment und eine farblose bis fast farblose überstehende Flüssigkeit trennt. Das Sediment läßt sich leicht durch Schütteln suspendieren. Unter dem Mikroskop erscheinen die Partikel als rhomboedrische Kristalle, überwiegend mit einer maximalen Ausdehnung von über 10 µm, aber selten über 40 µm, von Ecke zu Ecke des Kristalls gemessen.

Prüfung auf Identität

Die unter „Gehaltsbestimmung" erhaltenen Chromatogramme werden ausgewertet. Der dem Insulin entsprechende Peak im Chromatogramm der Untersuchungslösung entspricht in bezug auf die Lage dem Hauptpeak im Chromatogramm der entsprechenden Referenzlösung.

Prüfung auf Reinheit

Mit gepufferter Aceton-Lösung nicht extrahierbares Insulin: Mindestens 90 Prozent des Insulingehalts. Ein Volumteil der Zubereitung, das 200 I.E. Insulin enthält, wird zentrifugiert und die überstehende Flüssigkeit verworfen. Der Rückstand wird in 1,65 ml Wasser *R* gründlich suspendiert, mit 3,3 ml gepufferter Aceton-Lösung *R* versetzt und 3 min lang gerührt. Anschließend wird erneut zentrifugiert und die überstehende Flüssigkeit verworfen. Alle Schritte werden mit dem Rückstand wiederholt. Der Rückstand wird in Salzsäure (0,1 mol · l^{-1}) zu 2,0 ml gelöst. Der Gehalt des Rückstands (*R*) an Insulin und der Gesamtgehalt an Insulin (*T*) eines gleichen Volumens der Suspension werden mit Hilfe einer geeigneten Methode bestimmt. Der prozentuale Anteil des mit gepufferter Aceton-Lösung nicht extrahierbaren Insulins wird nach der Formel

$$\frac{100\,R}{T}$$

berechnet.

Gesamtzink: 0,12 bis 0,25 mg je 100 I.E. Insulin. Die Bestimmung erfolgt nach der in der Monographie **Insulinzubereitungen zur Injektion** beschriebenen Methode.

Zink in Lösung: 20 bis 65 Prozent des Gesamtzinks dürfen in der Lösung vorhanden sein. Die Bestimmung erfolgt nach der in der Monographie **Insulinzubereitungen zur Injektion** beschriebenen Methode.

1999, 837

Insulin-Zink-Suspension zur Injektion

Insulini zinci suspensio iniectabilis

*Insulin-Zink-Suspension zur Injektion muß der Monographie **Insulinzubereitungen zur Injektion (Praeparationes insulini iniectabiles)** mit folgenden Ergänzungen und Änderungen entsprechen:*

Definition

Insulin-Zink-Suspension zur Injektion ist eine sterile, neutrale Suspension von Schweineinsulin, Rinderinsulin oder Insulin human mit einem geeigneten Zinksalz. Insulin in dieser Form ist praktisch unlöslich in Wasser.

Herstellung

Die Herstellung erfolgt entsprechend den in der Monographie **Insulinzubereitungen zur Injektion** beschriebenen Verfahren.

Insulin-Zink-Suspension zur Injektion wird durch Mischen von Insulin-Zink-Kristallsuspension zur Injektion und amorpher Insulin-Zink-Suspension zur Injektion im Verhältnis 7:3 hergestellt.

Eigenschaften

Weiße Suspension, die sich bei längerem Stehenlassen in ein weißes Sediment und eine farblose bis fast farblose überstehende Flüssigkeit trennt. Das Sediment läßt sich leicht durch Schütteln suspendieren. Unter dem Mikroskop erscheint die Mehrheit der Partikel als rhomboedrische Kristalle mit einer maximalen Ausdehnung von über 10 µm, aber selten über 40 µm, von Ecke zu Ecke des Kristalls gemessen. Ein beträchtlicher Teil der Partikel erscheint bei starker Vergrößerung uneinheitlich geformt mit einer maximalen Ausdehnung, die selten über 2 µm liegt.

Prüfung auf Identität

Die unter „Gehaltsbestimmung" erhaltenen Chromatogramme werden ausgewertet. Bei Zubereitungen, die aus einer Insulinsorte (Rinder-, Schweineinsulin oder Insulin human) hergestellt sind, entspricht der dem Insulin entsprechende Peak im Chromatogramm der Untersuchungslösung in bezug auf die Retentionszeit dem Hauptpeak im Chromatogramm der entsprechenden Referenzlösung. Bei Zubereitungen, die aus einer Mischung von Rinder- und Schweineinsulin hergestellt sind, entsprechen die den beiden Insulinen entsprechenden Peaks im Chromatogramm der Untersuchungslösung in bezug auf die Lage den Hauptpeaks im Chromatogramm der entsprechenden Referenzlösung.

Prüfung auf Reinheit

Mit gepufferter Aceton-Lösung nicht extrahierbares Insulin: 63 bis 77 Prozent des Insulingehalts. Ein Volumteil der Zubereitung, das 200 I.E. Insulin enthält, wird zentrifugiert und die überstehende Flüssigkeit verworfen. Der Rückstand wird in 1,65 ml Wasser *R* suspendiert, mit 3,3 ml gepufferter Aceton-Lösung *R* versetzt und 3 min lang gerührt. Anschließend wird erneut zentrifugiert und die überstehende Flüssigkeit verworfen. Alle Schritte werden mit dem Rückstand wiederholt. Der Rückstand wird in Salzsäure (0,1 mol · l^{-1}) zu 2,0 ml gelöst. Der Gehalt des Rückstands (*R*) an Insulin und der Gesamtgehalt an Insulin (*T*) eines gleichen Volumens der Suspension werden mit Hilfe einer geeigneten Methode bestimmt. Der prozentuale Anteil des mit gepufferter Aceton-Lösung nicht extrahierbaren Insulins wird nach der Formel

$$\frac{100\ R}{T}$$

berechnet.

Gesamtzink: 0,12 bis 0,25 mg je 100 I.E. Insulin. Die Bestimmung erfolgt nach der in der Monographie **Insulinzubereitungen zur Injektion** beschriebenen Methode.

Zink in Lösung: 20 bis 65 Prozent des Gesamtzinks dürfen in der Lösung vorhanden sein. Die Bestimmung erfolgt nach der in der Monographie **Insulinzubereitungen zur Injektion** beschriebenen Methode.

1999, 835

Amorphe Insulin-Zink-Suspension zur Injektion

Insulini zinci amorphi suspensio iniectabilis

Amorphe Insulin-Zink-Suspension zur Injektion muß der Monographie ***Insulinzubereitungen zur Injektion (Praeparationes insulini iniectabiles)*** *mit folgenden Ergänzungen und Änderungen entsprechen:*

Definition

Amorphe Insulin-Zink-Suspension zur Injektion ist eine sterile, neutrale Suspension von Schweineinsulin, Rinderinsulin oder Insulin human, die mit einem geeigneten Zinksalz komplexiert sind. Insulin in dieser Form ist praktisch unlöslich in Wasser.

Eigenschaften

Weiße Suspension, die sich bei längerem Stehenlassen in ein weißes Sediment und eine farblose bis fast farblose überstehende Flüssigkeit trennt. Das Sediment läßt sich leicht durch Schütteln suspendieren. Unter dem Mikroskop erscheinen die Partikel als uneinheitlich geformt mit einer maximalen Ausdehnung, die selten über 2 µm liegt.

Prüfung auf Identität

Die unter „Gehaltsbestimmung" erhaltenen Chromatogramme werden ausgewertet. Der dem Insulin entsprechende Peak im Chromatogramm der Untersuchungslösung entspricht in bezug auf die Lage dem Hauptpeak im Chromatogramm der entsprechenden Referenzlösung.

Prüfung auf Reinheit

Gesamtzink: 0,12 bis 0,25 mg je 100 I.E. Insulin. Die Bestimmung erfolgt nach der in der Monographie **Insulinzubereitungen zur Injektion** beschriebenen Methode.

Zink in Lösung: 20 bis 65 Prozent des Gesamtzinks dürfen in der Lösung vorhanden sein. Die Bestimmung erfolgt nach der in der Monographie **Insulinzubereitungen zur Injektion** beschriebenen Methode.

1999, 854

Insulinzubereitungen zur Injektion

Praeparationes insulini iniectabiles

Insulinzubereitungen zur Injektion müssen den in der Monographie ***Parenteralia (Parenteralia)*** *vorgeschriebenen Prüfungen für Injektionslösungen entsprechen.*

Definition

Insulinzubereitungen zur Injektion sind sterile Zubereitungen von ***Insulin human (Insulinum humanum)*** oder ***Insulin (Insulinum)***. Sie enthalten mindestens 90,0 und höchstens 110,0 Prozent der in der Beschriftung angegebenen Menge an Insulin human oder Insulin und sind entweder Lösungen, Suspensionen oder werden durch Kombination von Lösungen und Suspensionen hergestellt.

Herstellung

Die Herstellungsverfahren sind so angelegt, daß sie geeignete Eigenschaften hinsichtlich des Einsetzens und der Dauer der therapeutischen Wirkung ergeben.

Entsprechend den verschiedenen Herstellungsverfahren werden folgende Maßnahmen in geeigneter Reihenfolge durchgeführt:
- Zusatz geeigneter Konservierungsmittel
- Zusatz einer geeigneten Substanz oder geeigneter Substanzen, um die Zubereitung blutisotonisch zu machen
- Zusatz einer geeigneten Substanz oder geeigneter Substanzen, um einen geeigneten *p*H-Wert einzustellen
- Bestimmung der Stärke der insulinhaltigen Komponente oder Komponenten, mit falls erforderlich anschließender Einstellung der Zubereitung auf die erforderliche Anzahl von Internationalen Einheiten je Milliliter
- Filtration der insulinhaltigen Komponente oder Komponenten durch bakterienzurückhaltende Filter. Nachdem diese Maßnahme durchgeführt worden ist, müssen alle darauf folgenden Maßnahmen aseptisch, unter Verwendung von Materialien, die mit Hilfe einer geeigneten Methode sterilisiert wurden, durchgeführt werden.

Falls erforderlich werden weitere geeignete Substanzen zugesetzt und geeignete Verfahren angewendet, um der insulinhaltigen Komponente oder den Komponenten die geeignete physikalische Form zu geben. Die Zubereitung wird aseptisch in sterile Behältnisse gefüllt, die so verschlossen werden, daß eine mikrobielle Verunreinigung ausgeschlossen wird.

Prüfung auf Reinheit

***p*H-Wert** (2.2.3): Falls nichts anderes vorgeschrieben ist, muß der *p*H-Wert der Lösung oder Suspension zwischen 6,9 und 7,8 liegen.

Gelöstes Insulin: Für Insulinzubereitungen zur Injektion, die als Suspensionen vorliegen, höchstens 2,5 Prozent des gesamten Insulingehalts, falls nichts anderes angegeben ist. 10 ml Suspension werden 10 min lang bei 1500 *g* zentrifugiert und die überstehende Flüssigkeit vom Rückstand sorgfältig getrennt. Der Insulingehalt der überstehenden Flüssigkeit (*S*) wird mit Hilfe einer geeigneten Methode bestimmt. Der prozentuale Anteil des Insulins in Lösung wird nach der Formel

$$\frac{100\ S}{T}$$

berechnet, wobei *T* der Gesamtgehalt an Insulin ist, der wie unter „Gehaltsbestimmung" beschrieben bestimmt wird.

Verunreinigungen mit einer größeren Molekülmasse als Insulin: Die Prüfung erfolgt mit Hilfe der Ausschlußchromatographie (2.2.30).

Untersuchungslösung: Der zu prüfenden Zubereitung, Suspension oder Lösung, werden je Milliliter 4 µl Salzsäure (6 mol · l^{-1}) zugesetzt, um eine klare, saure Lösung zu erhalten. Liegt eine Suspension vor, ist die Probe vor der Prüfung zu homogenisieren. Wird die Suspension nach dem ersten Säurezusatz nicht innerhalb von 5 min klar, sind weitere aliquote Teile der Säure, jedoch nicht mehr als 4 µl je Milliliter zuzugeben, bis eine klare Lösung erhalten wird. Zubereitungen mit Konzentrationen von mehr als 100 I.E. je Milliliter müssen mit Salzsäure (0,01 mol · l^{-1}) zusätzlich verdünnt werden, um eine Übersättigung der Säule mit monomerem Insulin zu vermeiden.

Lösung zur Bestimmung des Auflösungsvermögens: Eine Insulinlösung der Konzentration von etwa 4 mg je Milliliter wird verwendet, die mehr als 0,4 Prozent Proteine mit größeren Molekülmassen enthält. Geeignet hierzu ist eine Insulinzubereitung zur Injektion, die entweder aus einer Lösung oder Suspension besteht, die mit der ausreichenden Menge Salzsäure (6 mol · l^{-1}) geklärt wurde und den angegebenen Prozentgehalt von Proteinen mit größeren Molekülmassen enthält, oder eine Insulinlösung, die mit Salzsäure (0,01 mol · l^{-1}) hergestellt wurde. Insulin, das den angegebenen Prozentsatz an Proteinen mit größeren Molekülmassen enthält, kann durch 10 Tage langes Stehenlassen von Insulinpulver bei Raumtemperatur erhalten werden.

Die Lösungen sind zwischen 2 und 10 °C aufzubewahren und innerhalb von 30 h (Insulin-Injektionslösungen) oder 7 Tagen (andere Insulin-Zubereitungen) zu verwenden. Wird eine automatische Einspritzvorrichtung verwendet, ist sie bei einer Temperatur zwischen 2 und 10 °C zu halten.

Die Chromatographie kann durchgeführt werden mit
- einer Säule von 0,3 m Länge und mindestens 7,5 mm innerem Durchmesser, gepackt mit hydrophilem Kieselgel zur Chromatographie *R* (5 bis 10 µm) von einer Qualität, die zur Trennung des monomeren Insulins vom Dimer und von Polymeren geeignet ist
- einer filtrierten und entgasten Mischung von 15 Volumteilen Essigsäure 98 % *R*, 20 Volumteilen Acetonitril *R* und 65 Volumteilen einer Lösung von Arginin *R* (1,0 g · l^{-1}) als mobile Phase bei einer Durchflußrate von 0,5 ml je Minute
- einem Spektrometer als Detektor bei einer Wellenlänge von 276 nm.

Äquilibrierung der Säule: Bevor eine neue Säule zur Chromatographie benutzt werden kann, ist sie durch wiederholtes Einspritzen einer Insulinlösung, die Proteine mit größeren Molekülmassen enthält, zu äquilibrieren. Die Lösung zur Bestimmung des Auflösungsvermögens wird mindestens 3mal eingespritzt. Die Säule ist äquilibriert, wenn reproduzierbare Ergebnisse durch 2 aufeinanderfolgende Einspritzungen erhalten werden. Werden protaminhaltige Proben untersucht, ist die Äquilibrierung der Säule mit protaminhaltigen Lösungen durchzuführen

100 µl Lösung zur Bestimmung des Auflösungsvermögens werden eingespritzt. Werden die Chromatogramme unter den vorgeschriebenen Bedingungen aufgezeichnet, beträgt die Retentionszeit für polymere Insulinkomplexe oder kovalente Insulin-Protamin-Komplexe 13 bis 17 min, die für kovalent-dimeres Insulin etwa 17,5 min, die für monomeres Insulin etwa 20 min und die für Salze etwa 22 min. Enthält die zu untersuchende Lösung Konservierungsmittel wie Methyl-4-hydroxybenzoat, *m*-Cresol oder Phenol, werden diese Verbindungen

später eluiert. Die Prüfung darf nur ausgewertet werden, wenn die Auflösung mindestens 2,0 beträgt, definiert als das Verhältnis der Höhe des Peaks des Dimers zur Höhe über der Grundlinie des Tals, das die Peaks des Monomers und des Dimers voneinander trennt.

100 µl Untersuchungslösung werden eingespritzt. Das Chromatogramm wird etwa 35 min lang aufgezeichnet. Im Chromatogramm darf die Summe der Flächen aller Peaks mit einer geringeren Retentionszeit als die des Hauptpeaks nicht größer sein als 3,0 Prozent (protaminhaltige Zubereitungen) oder 2,0 Prozent (protaminfreie Zubereitungen) der Gesamtfläche der Peaks. Peaks, deren Retentionszeit größer ist als die des Insulin-Peaks, werden nicht berücksichtigt.

Verwandte Proteine: Die Prüfung erfolgt mit Hilfe der Flüssigchromatographie (2.2.29) wie unter „Gehaltsbestimmung" beschrieben, wobei die in der folgenden Tabelle genannten Elutionsbedingungen gelten.

Zeit (min)	Mobile Phase A (% *V/V*)	Mobile Phase B (% *V/V*)	Erläuterungen
0 – 30	42	58	isokratisch
30 – 44	42 → 11	58 → 89	linearer Gradient
44 – 50	11	89	isokratisch

Die Lösungen werden zwischen 2 und 10 °C aufbewahrt und innerhalb 24 h verwendet. Eine System-Eignungsprüfung (Auflösung, Linearität), wie sie unter „Gehaltsbestimmung" beschrieben ist, wird durchgeführt. Falls erforderlich wird die mobile Phase so geändert, daß das Schweine-A21-Desamido-Insulin vor Beginn des Gradienten vollständig eluiert ist. Das Gradientenprofil kann ebenfalls eingestellt werden, damit die vollständige Elution aller insulinverwandter Verunreinigungen gewährleistet wird.

Je 20 µl Untersuchungslösung und Referenzlösung a (Insulinzubereitungen mit 100 I.E. je Milliliter) oder Referenzlösung b (Insulinzubereitungen mit 40 I.E. je Milliliter) werden eingespritzt. Falls erforderlich wird das Einspritzvolumen zwischen 10 und 20 µl eingestellt, in Übereinstimmung mit dem Resultat, das bei der Prüfung auf Linearität, beschrieben unter „Gehaltsbestimmung", erhalten wurde. Die Chromatogramme werden etwa 50 min lang aufgezeichnet. Falls erforderlich wird die mobile Phase weiter verändert, um sicherzustellen, daß in der Untersuchungslösung vorhandene Konservierungsmittel deutlich vom Insulin abgetrennt sind und eine kürzere Retentionszeit aufweisen. Eine geringe Erniedrigung der Acetonitrilkonzentration vergrößert die Retentionszeit des Insulins relativ stärker als die der Konservierungsmittel.

Im Chromatogramm jeder der beiden Referenzlösungen erscheint das A21-Desamido-Insulin als kleiner Peak nach dem Hauptpeak mit einer relativen Retention von etwa 1,3, bezogen auf den Hauptpeak von Insulin. Im Chromatogramm der Untersuchungslösung darf die Fläche eines dem A21-Desamido-Insulin entsprechenden Peaks nicht größer sein als 5,0 Prozent der Gesamtfläche der Peaks; die Summe der Flächen aller Peaks, mit Ausnahme der des Insulins und des A21-Desamido-Insulins, darf nicht größer sein als 6,0 Prozent der Gesamtfläche der Peaks. Peaks von Konservierungsmitteln und Protamin (welche frühzeitig eluiert werden) werden nicht berücksichtigt.

Gesamtzink: Höchstens die in der jeweiligen Monographie angegebene Menge, mit Hilfe der Atomabsorptionsspektroskopie (2.2.23, Methode I) bestimmt.

Falls nicht anders vorgeschrieben, wird folgende Methode angewendet:

Untersuchungslösung: Ein Volumteil der leicht geschüttelten Zubereitung, das 200 I.E. Insulin enthält, wird mit Salzsäure (0,01 mol · l^{-1}) zu 25,0 ml verdünnt. Falls erforderlich wird mit Salzsäure (0,01 mol · l^{-1}) auf eine geeignete Konzentration verdünnt (zum Beispiel 0,4 bis 1,6 µg Zink je Milliliter).

Referenzlösungen: Als Referenzlösungen werden Verdünnungen von 0,40, 0,80, 1,00, 1,20 und 1,60 µg Zn je Milliliter verwendet, die aus Zink-Lösung (5 mg Zn/ml) *R* mit Salzsäure (0,01 mol · l^{-1}) unmittelbar vor Gebrauch hergestellt werden.

Die Absorption wird bei 213,9 nm mit einer Zink-Hohlkathodenlampe als Strahlungsquelle und einer Luft-Acetylen-Flamme mit geeignetem Volumverhältnis der Gase (zum Beispiel: 11 Liter Luft und 2 Liter Acetylen je Minute) gemessen.

Zink in Lösung: Falls zutreffend, höchstens die in der jeweiligen Monographie angegebene Menge, mit Hilfe der Atomabsorptionsspektroskopie (2.2.23, Methode I) bestimmt.

Untersuchungslösung: 1 ml der klaren, überstehenden Flüssigkeit, die durch Zentrifugieren der Zubereitung erhalten wurde, wird mit Wasser *R* zu 25,0 ml verdünnt. Falls erforderlich wird mit Wasser *R* auf eine geeignete Konzentration verdünnt (zum Beispiel 0,4 bis 1,6 µg Zink je Milliliter).

Referenzlösungen: Als Referenzlösungen werden Verdünnungen von 0,40, 0,80, 1,00, 1,20 und 1,60 µg Zn je Milliliter verwendet, die aus Zink-Lösung (5 mg Zn/ml) *R* mit Salzsäure (0,01 mol · l^{-1}) unmittelbar vor Gebrauch hergestellt werden.

Die Absorption wird bei 213,9 nm mit einer Zink-Hohlkathodenlampe als Strahlungsquelle und einer Luft-Acetylen-Flamme mit geeignetem Volumverhältnis der Gase (zum Beispiel: 11 Liter Luft und 2 Liter Acetylen je Minute) gemessen.

Bakterien-Endotoxine (2.6.14): Höchstens 80 I.E. Bakterien-Endotoxine je 100 I.E. Insulin.

Gehaltsbestimmung

Die Bestimmung erfolgt mit Hilfe der Flüssigchromatographie (2.2.29).

Untersuchungslösung: Der Zubereitung, Suspension oder Lösung, werden je Milliliter 4 µl Salzsäure (6 mol · l^{-1}) zugesetzt, um eine klare Lösung zu erhalten. Liegt eine Suspension vor, ist die Probe vor der Untersuchung zu homogenisieren. Wird die Suspension nach dem ersten Säurezusatz nicht innerhalb von 5 min klar, sind kleine aliquote Teile der Säure, jedoch höchstens 4 µl je Milliliter zuzugeben, bis eine klare Lösung erhalten wird. Zubereitungen mit Konzentrationen von mehr als 100 I.E. je Milliliter müssen mit Salzsäure (0,01 mol · l^{-1}) weiter verdünnt werden, um eine Überladung der Säule zu vermeiden.

Referenzlösung a: Im Fall einer Zubereitung, die nur eine Insulinsorte enthält, wird der Inhalt einer Durchstechflasche Insulin human *CRS* oder Schweine-Insulin *CRS* oder eine genau bestimmte Menge Rinder-Insulin *CRS* in Salzsäure (0,01 mol · l^{-1}) so gelöst, daß eine Konzentration von 4,0 mg je Milliliter erhalten wird. Bei einer Zubereitung, die sowohl Rinder- als auch Schweine-Insulin enthält, wird 1,0 ml einer Lösung von 4,0 mg Rinder-Insulin *CRS* je Milliliter Salzsäure (0,01 mol · l^{-1}) und 1,0 ml einer Lösung von 4,0 mg Schweine-Insulin *CRS* je Milliliter Salzsäure (0,01 mol · l^{-1}) gemischt.

Referenzlösung a wird für die Gehaltsbestimmung von Insulinzubereitungen, die 100 I.E. je Milliliter enthalten, verwendet.

Referenzlösung b: 4,0 ml Referenzlösung a werden mit Salzsäure (0,01 mol · l^{-1}) zu 10,0 ml verdünnt.

Referenzlösung b wird für die Gehaltsbestimmung von Insulinzubereitungen, die 40 I.E. je Milliliter enthalten, verwendet.

Referenzlösung c: Der Inhalt einer Durchstechflasche Insulin human *CRS* wird in Salzsäure (0,01 mol · l^{-1}) so gelöst, daß eine Konzentration von 4,0 mg je Milliliter erhalten wird.

Referenzlösung d: Der Inhalt einer Durchstechflasche Schweine-Insulin *CRS* wird in Salzsäure (0,01 mol · l^{-1}) so gelöst, daß eine Konzentration von 4,0 mg je Milliliter erhalten wird.

Referenzlösung e: 1,0 ml Referenzlösung a wird mit Salzsäure (0,01 mol · l^{-1}) zu 10,0 ml verdünnt.

Referenzlösung f: 1,0 ml Referenzlösung b wird mit Salzsäure (0,01 mol · l^{-1}) zu 10,0 ml verdünnt.

Lösung zur Bestimmung des Auflösungsvermögens: 1,0 ml Referenzlösung c wird mit 1,0 ml Referenzlösung d gemischt.

Die Lösungen sind zwischen 2 und 10 °C aufzubewahren und innerhalb 48 h zu verwenden. Wird eine automatische Einspritzvorrichtung verwendet, ist sie bei einer Temperatur zwischen 2 und 10 °C zu halten.

Die Chromatographie kann durchgeführt werden mit

- einer Säule aus rostfreiem Stahl von 0,25 m Länge und 4,6 mm innerem Durchmesser, gepackt mit octadecylsilyliertem Kieselgel zur Chromatographie *R* (5 µm)
- folgenden Mischungen als mobile Phasen bei einer Durchflußrate von 1 ml je Minute, die bei einer Temperatur von mindestens 20 °C hergestellt und aufbewahrt werden:
  Mobile Phase A: 28,4 g wasserfreies Natriumsulfat *R* werden in Wasser *R* zu 1000 ml gelöst; die Lösung wird mit 2,7 ml Phosphorsäure 85 % *R* versetzt und falls erforderlich mit Ethanolamin *R* auf einen *p*H-Wert von 2,3 eingestellt; die Lösung wird filtriert und entgast
  Mobile Phase B: 550 ml mobile Phase A werden mit 450 ml Acetonitril R gemischt; die Lösung wird auf eine Temperatur von mindestens 20 °C erwärmt, um eine Fällung zu vermeiden, anschließend filtriert und entgast. (Das Mischen der mobilen Phase A mit Acetonitril ist ein endothermer Prozeß.)
- einem Spektrometer als Detektor bei einer Wellenlänge von 214 nm.

Die Temperatur der Säule wird bei 40 °C gehalten.

Die Elution wird mit einer Mischung von 42 Volumteilen mobiler Phase A und 58 Volumteilen mobiler Phase B durchgeführt. Falls erforderlich wird das Verhältnis verändert.

Je 20 µl Lösung zur Bestimmung des Auflösungsvermögens und Referenzlösung d werden eingespritzt. Das Chromatogramm der Lösung zur Bestimmung des Auflösungsvermögens wird so lange aufgezeichnet, bis der dem Hauptpeak im Chromatogramm der Referenzlösung d entsprechende Peak sichtbar ist. Im Chromatogramm der Lösung zur Bestimmung des Auflösungsvermögens werden die Peaks für Schweine-Insulin und Insulin human identifiziert. Die Bestimmung darf nur ausgewertet werden, wenn die Auflösung zwischen den Peaks von Schweine-Insulin und Insulin human mindestens 1,2 beträgt. Die Acetonitrilkonzentration in der mobilen Phase wird geändert, bis diese Auflösung erreicht ist.

Je 20 µl Untersuchungslösung, Referenzlösung a und Referenzlösung e (bei Insulinzubereitungen, die 100 I.E. je Milliliter enthalten) beziehungsweise je 20 µl Referenzlösung b und Referenzlösung f (bei Insulinzubereitungen, die 40 I.E. je Milliliter enthalten) werden eingespritzt. Falls erforderlich wird die mobile Phase weiter verändert, um sicherzustellen, daß in der Untersuchungslösung vorhandene Konservierungsmittel deutlich vom Insulin abgetrennt sind und eine kleinere Retentionszeit aufweisen. Eine geringe Erniedrigung der Acetonitrilkonzentration erhöht die Retentionszeit der Insulinpeaks relativ stärker als die der Konservierungsmittel. Falls erforderlich wird die Säule nach beendeter Chromatographie mit einer Mischung von gleichen Volumteilen Acetonitril *R* und Wasser *R* genügend lange ausgewaschen, um sicherzustellen, daß alle störenden Substanzen vor dem Einspritzen der nächsten Lösung eluiert sind. Die Bestimmung darf nur ausgewertet werden, wenn die Fläche des Hauptpeaks im Chromatogramm der Referenzlösung a oder b das 10(± 0,5)fache der Fläche des Hauptpeaks im Chromatogramm der Referenzlösung e oder f beträgt. Wird diese Forderung nicht erfüllt, wird das Einspritzvolumen zwischen 10 und 20 µl so gewählt, daß die Meßwerte im Linearitätsbereich des Detektors liegen.

Der Gehalt an Insulin, zusammen mit dem entsprechenden A21-Desamido-Insulin wird aus der Peakfläche des Rinder-, Schweine- oder des Insulin human und den Flächen aller den A21-Desamido-Insulinen entsprechenden Peaks sowie dem angegebenen Insulingehalt zusammen mit dem A21-Desamido-Insulin-Gehalt in Rinder-Insulin *CRS*, Schweine-Insulin *CRS* oder Insulin human *CRS* berechnet. Bei Zubereitungen, die Rinder- und Schweine-Insulin enthalten, wird die Summe der Peakflächen des Rinder- und Schweine-Insulins und die Summe der Fläche aller den A21-Desamido-Insulinen entsprechenden Peaks beider Insuline verwendet[1].

[1] 100 I.E. Insulin entsprechen 3,47 mg Insulin human, 3,45 mg Schweine-Insulin und 3,42 mg Rinder-Insulin.

Lagerung

Wenn nichts anderes vorgeschrieben ist, in einem Behältnis mit Sicherheitsverschluß, vor Licht geschützt, bei 5 ± 3 °C.

Insulinzubereitungen dürfen nicht gefrieren.

Beschriftung

Die Beschriftung gibt insbesondere an

- die Aktivität in Internationalen Einheiten je Milliliter
- die Konzentration des Insulins in Milligramm je Milliliter (bei Zubereitungen, die sowohl Schweine- als auch Rinder-Insulin enthalten, wird die Konzentration als die Summe der beiden Insulingehalte ausgedrückt)
- falls zutreffend, daß die Substanz durch enzymatische Modifikation von Schweine-Insulin hergestellt wurde
- falls zutreffend, daß die Substanz durch rDNA-Technologie hergestellt wurde
- falls zutreffend, die Tierart, von der die Substanz gewonnen wurde
- daß die Zubereitung nicht eingefroren werden darf
- falls zutreffend, daß die Zubereitung vor Gebrauch geschüttelt werden muß.

Dieser Text enthält zusätzlich für die englisch- und/oder französischsprachige 4. Ausgabe 2002 vorgesehene Berichtigungen.

2001, 1110

Konzentrierte Interferon-alfa-2-Lösung

Interferoni alfa-2 solutio concentrata

CDLPQTHSLG	SRRTLMLLAQ	MRX_1ISLFSCL
KDRHDFGFPQ	EEFGNQFQKA	ETIPVLHEMI
QQIFNLFSTK	DSSAAWDETL	LDKFYTELYQ
QLNDLEACVI	QGVGVTETPL	MKEDSILAVR
KYFQRITLYL	KEKKYSPCAW	EVVRAEIMRS
FSLSTNLQES	LRSKE	

Definition

Konzentrierte Interferon-alfa-2-Lösung ist eine Lösung eines Proteins, das mit Hilfe der Information, die durch die alfa-2-Subspezies des Interferon-alfa-Gens codiert ist, hergestellt wird. Die Zubereitung bewirkt eine zumindest in homologen Zellen nicht spezifische antivirale Aktivität durch zellmetabolische Prozesse, die die Ribonukleinsäure- und Proteinbiosynthese einschließen. Die Zubereitung hat auch eine antiproliferatorische Aktivität. Unterschiedliche Typen des Interferon-alfa-2-Proteins weisen eine Variation in den Aminosäureresten in Position 23 auf und werden durch kleine Buchstaben gekennzeichnet.

Bezeichnung	Aminosäurerest in Position 23 (X_1)
alfa-2a	Lys
alfa-2b	Arg

Die Monographie betrifft konzentrierte Interferon-alfa-2a- und -2b-Lösungen.

Die Aktivität der Zubereitung beträgt mindestens $1,4 \cdot 10^8$ I.E. je Milligramm Protein. Die Zubereitung enthält mindestens $2 \cdot 10^8$ I.E. Interferon alfa-2 je Milliliter.

Sie muß den Anforderungen der Monographie **DNA-rekombinationstechnisch hergestellte Produkte (Producta ab ADN recombinante)** entsprechen.

Herstellung

Die Zubereitung wird nach einer Methode hergestellt, die auf der DNA-Rekombinationstechnik beruht, wobei Bakterien als Wirtssystem verwendet werden. Die Zubereitung wird unter Bedingungen hergestellt, die das Risiko einer mikrobiellen Kontamination auf ein Mindestmaß einschränken.

Die Zubereitung muß folgenden zusätzlichen Prüfungen entsprechen:

Von Wirtszellen stammende Proteine: Der Grenzwert wird von der zuständigen Behörde festgelegt.

Von Wirtszellen oder Vektoren stammende DNA: Der Grenzwert wird von der zuständigen Behörde festgelegt.

Eigenschaften

Klare, farblose bis schwach gelbliche Flüssigkeit.

Prüfung auf Identität

A. Die Zubereitung zeigt die erwartete biologische Aktivität (siehe „Gehaltsbestimmung, Aktivität“).

B. Isoelektrische Fokussierung.

Untersuchungslösung: Die Zubereitung wird mit Wasser *R* auf eine Proteinkonzentration von $1 \text{ mg} \cdot \text{ml}^{-1}$ verdünnt.

Referenzlösung: Eine Lösung des entsprechenden Interferon alfa-2 *CRS* ($1 \text{ mg} \cdot \text{ml}^{-1}$) wird in Wasser *R* hergestellt.

Kalibrierlösung für den Isoelektrischen Punkt (pI-Wert zwischen 3,0 und 10,0): Die Lösung wird entsprechend den Angaben des Geräteherstellers zubereitet und verwendet.

Ein geeignetes Gerät, das an ein auf 10 °C eingestelltes Wasserbad mit zirkulierendem Wasser angeschlossen ist, wird verwendet. Die isoelektrische Fokussierung wird unter Verwendung von Gelen mit einem *p*H-Gradienten zwischen 3,5 und 9,5 durchgeführt. Das Gerät wird gemäß der Anleitung des Geräteherstellers betrieben. Als Anodenlösung wird eine Lösung von Phosphorsäure 85 % *R* ($98 \text{ g} \cdot \text{l}^{-1}$) und als Kathodenlösung Natriumhydroxid-Lösung ($1 \text{ mol} \cdot \text{l}^{-1}$) verwendet. Die Proben werden mit Hilfe von Filterpapier auf das Gel aufgetragen und die Filter nahe der Kathode angebracht.

Je 15 µl Untersuchungslösung und Referenzlösung werden aufgetragen. Als Arbeitsbedingungen werden zu Beginn 1500 V und 50 mA eingestellt. Die Stromquelle wird nach 30 min abgeschaltet, und die Applikationsfilter werden entfernt. Anschließend wird der Strom wieder eingeschaltet und die Fokussierung 1 h lang unter konstanten Bedingungen durchgeführt. Nach der Fokussierung wird das Gel 60 min lang in einem geeigneten Volumen einer Lösung von Trichloressigsäure *R* (115 g · l^{-1}) und Sulfosalicylsäure *R* (34,5 g · l^{-1}) in Wasser *R* schwach geschwenkt. Anschließend wird das Gel 5 min lang in einer Mischung von 32 Volumteilen Essigsäure 98 % *R*, 100 Volumteilen wasserfreiem Ethanol *R* und 268 Volumteilen Wasser *R* eingelegt. Das Gel wird 10 min lang in eine 60 °C heiße Färbelösung von Säureblau 83 *R* (1,2 g · l^{-1}), die zu der Mischung von Essigsäure, Ethanol und Wasser gegeben wurde, getaucht. Anschließend wird das Gel in mehreren Behältnissen mit der Mischung aus Essigsäure, Ethanol und Wasser gewaschen. Das Gel wird so lange in dieser Mischung gehalten, bis der Untergrund klar ist (12 bis 24 h). Nach ausreichender Entfärbung wird das Gel 1 h lang in eine 10prozentige Lösung (*V/V*) von Glycerol *R* in der Mischung von Essigsäure, Ethanol und Wasser eingelegt.

Die Hauptzonen im Elektropherogramm der Untersuchungslösung entsprechen in bezug auf ihre Lage den Hauptzonen im Elektropherogramm der Referenzlösung. Die Laufstrecken der Kalibriersubstanzen für den Isoelektrischen Punkt werden gegen ihre Isoelektrischen Punkte aufgetragen, und die Isoelektrischen Punkte der Hauptkomponenten von Untersuchungs- und Referenzlösung werden bestimmt. Sie dürfen sich um höchstens 0,2 pI-Einheiten unterscheiden.

Die Prüfung darf nur ausgewertet werden, wenn die Zonen der Kalibriersubstanzen für den Isoelektrischen Punkt über die gesamte Länge des Gels verteilt sind und die Isoelektrischen Punkte der Hauptzonen im Elektropherogramm der Referenzlösung zwischen 5,8 und 6,3 liegen.

C. Die bei der Prüfung „Verunreinigungen mit einer von Interferon alfa-2 abweichenden relativen Molekülmasse" (siehe „Prüfung auf Reinheit") unter reduzierenden Bedingungen erhaltenen Elektropherogramme werden ausgewertet. Die Hauptzone im Elektropherogramm der Untersuchungslösung a entspricht in bezug auf ihre Lage der Hauptzone im Elektropherogramm der Referenzlösung a.

D. Die Prüfung erfolgt mit Hilfe der tryptischen Peptidkartierung.

Untersuchungslösung: Die Zubereitung wird mit Wasser *R* auf eine Proteinkonzentration von 1,5 mg · ml^{-1} verdünnt. 25 µl Verdünnung werden in ein Röhrchen aus Polypropylen oder Glas von 1,5 ml Inhalt überführt. Nach Zusatz von 1,6 µl Phosphat-Pufferlösung *p*H 8,0 (1 mol · l^{-1}) *R* werden 2,8 µl einer frisch hergestellten Lösung von Trypsin zur Proteinsequenzierung *R* (1,0 mg · ml^{-1}) in Wasser *R* und 3,6 µl Wasser *R* zugesetzt. Nach gründlichem Mischen wird das Röhrchen verschlossen und 18 h lang in ein Wasserbad von 37 °C gestellt. Anschließend werden 100 µl einer Lösung von Guanidinhydrochlorid *R* (573 g · l^{-1}) zugesetzt. Nach gründlichem Mischen werden 7 µl einer Lösung von Dithiothreitol *R* (154,2 g · l^{-1}) zugesetzt, und der Inhalt wird erneut gründlich gemischt. Das verschlossene Röhrchen wird 1 min lang in siedendes Wasser getaucht und anschließend auf Raumtemperatur abgekühlt.

Referenzlösung: Gleichzeitig und unter gleichen Bedingungen wie bei der Untersuchungslösung wird eine Lösung von dem entsprechenden Interferon alfa-2 *CRS* (1,5 mg · ml^{-1}) in Wasser *R* hergestellt.

Die Prüfung erfolgt mit Hilfe der Flüssigchromatographie (2.2.29).

Die Chromatographie kann durchgeführt werden mit

- einer Säule aus rostfreiem Stahl von 0,10 m Länge und 4,6 mm innerem Durchmesser, gepackt mit octadecylsilyliertem Kieselgel zur Chromatographie *R* (Teilchengröße 5 µm, Porengröße 30 nm)
- einer Mischung der mobilen Phasen A und B unter Einsatz der Gradientenelution bei einer Durchflußrate von 1,0 ml je Minute gemäß der Tabelle
  Mobile Phase A: 1 ml Trifluoressigsäure *R* wird mit Wasser *R* zu 1000 ml verdünnt
  Mobile Phase B: 100 ml Wasser *R* und 1 ml Trifluoressigsäure *R* werden mit Acetonitril zur Chromatographie *R* zu 1000 ml verdünnt

Zeit (min)	Mobile Phase A (% *V/V*)	Mobile Phase B (% *V/V*)	Erläuterungen
0 – 8	100	0	isokratisch
8 – 68	100 → 40	0 → 60	linearer Gradient
68 – 72	40	60	isokratisch
72 – 75	40 → 100	60 → 0	linearer Gradient
75 – 80	100	0	Re-Äquilibrierung

- einem Spektrometer als Detektor bei einer Wellenlänge von 214 nm.

Die Temperatur der Säule wird bei 30 °C gehalten.

Die Säule wird mindestens 15 min lang mit der mobilen Phase A äquilibriert.

Je 100 µl Untersuchungslösung und Referenzlösung werden eingespritzt. Die Prüfung darf nur ausgewertet werden, wenn das Chromatogramm jeder Lösung dem mitgelieferten Interferon-alfa-2-Hydrolysat-Referenzchromatogramm der Ph. Eur. qualitativ entspricht. Das Profil des Chromatogramms der Untersuchungslösung entspricht dem der Referenzlösung.

Prüfung auf Reinheit

Verunreinigungen mit einer von Interferon alfa-2 abweichenden relativen Molekülmasse: Die Prüfung erfolgt mit Hilfe der SDS-Polyacrylamidgelelektrophorese (2.2.31). Die Prüfung wird unter reduzierenden und nicht reduzierenden Bedingungen, unter Verwendung von Trenngelen mit 14 Prozent Acrylamid, durchgeführt. Die Detektion erfolgt durch Silberfärbung.

Proben-Pufferlösung (nicht reduzierende Bedingungen): Gleiche Volumteile Wasser *R* und konzentrierte SDS-PAGE-Proben-Pufferlösung *R* werden gemischt.

Proben-Pufferlösung (reduzierende Bedingungen): Gleiche Volumteile Wasser *R* und konzentrierte SDS-PAGE-Proben-Pufferlösung für reduzierende Bedingungen *R*, die 2-Mercaptoethanol *R* als reduzierende Substanz enthält, werden gemischt.

Untersuchungslösung a: Die Zubereitung wird mit Proben-Pufferlösung auf eine Proteinkonzentration von 0,5 mg · ml^{-1} verdünnt.

Untersuchungslösung b: 0,20 ml Untersuchungslösung a werden mit Proben-Pufferlösung zu 1 ml verdünnt.

Referenzlösung a: Eine Lösung von Interferon alfa-2 *CRS* des entsprechenden Typs mit einer Konzentration von 0,625 mg · ml^{-1} in Proben-Pufferlösung wird hergestellt.

Referenzlösung b: 0,20 ml Referenzlösung a werden mit Proben-Pufferlösung zu 1 ml verdünnt.

Referenzlösung c: 0,20 ml Referenzlösung b werden mit Proben-Pufferlösung zu 1 ml verdünnt.

Referenzlösung d: 0,20 ml Referenzlösung c werden mit Proben-Pufferlösung zu 1 ml verdünnt.

Referenzlösung e: 0,20 ml Referenzlösung d werden mit Proben-Pufferlösung zu 1 ml verdünnt.

Referenzlösung f: Eine Molekülmassen-Referenzlösung wird verwendet, die geeignet ist, SDS-PAGE-Gele im Bereich von 15 bis 67 kDa zu kalibrieren.

In verschlossenen Reagenzgläsern werden die Untersuchungslösungen und die Referenzlösungen 2 min lang im Wasserbad erhitzt.

10 µl Referenzlösung f und je 50 µl der übrigen Lösungen werden in die Vertiefungen des Anreicherungsgels gegeben. Die Elektrophorese wird unter den Bedingungen durchgeführt, die vom Gerätehersteller empfohlen werden. Die Detektion erfolgt durch Silberfärbung.

Die Prüfung darf nur ausgewertet werden, wenn die Validierungskriterien erfüllt sind (2.2.31), eine Zone im Elektropherogramm der Referenzlösung e und eine Farbintensitätsabstufung in den Elektropherogrammen der Untersuchungslösungen a und b sowie der Referenzlösungen a bis e sichtbar ist.

Das mit der Untersuchungslösung a unter reduzierenden Bedingungen erhaltene Elektropherogramm kann zusätzlich zur Hauptzone weniger intensive Zonen zeigen, die Substanzen mit kleinerer Molekülmasse als die der Substanz zuzuordnen sind. Keine dieser Zonen darf intensiver gefärbt sein als die Hauptzone im Elektropherogramm der Referenzlösung d (1,0 Prozent), und höchstens 3 dieser Zonen dürfen intensiver gefärbt sein als die Hauptzone im Elektropherogramm der Referenzlösung e (0,2 Prozent).

Das mit der Untersuchungslösung a unter nicht reduzierenden Bedingungen erhaltene Elektropherogramm kann zusätzlich zur Hauptzone weniger intensive Zonen zeigen, die Substanzen mit größerer Molekülmasse als die der Substanz zuzuordnen sind. Keine dieser Zonen darf intensiver gefärbt sein als die Hauptzone im Elektropherogramm der Referenzlösung d (1,0 Prozent), und höchstens 3 dieser Zonen dürfen intensiver gefärbt sein als die Hauptzone im Elektropherogramm der Referenzlösung e (0,2 Prozent).

Verwandte Proteine: Die Prüfung erfolgt mit Hilfe der Flüssigchromatographie (2.2.29).

Untersuchungslösung: Die Zubereitung wird mit Wasser *R* auf eine Proteinkonzentration von 1 mg · ml^{-1} verdünnt.

Wasserstoffperoxid-Lösung 0,25 Prozent (m/m): Wasserstoffperoxid-Lösung 3 % *R* wird mit Wasser *R* auf eine Konzentration von 0,25 Prozent (*m/m*) verdünnt.

Referenzlösung: Ein abgemessenes Volumen Untersuchungslösung wird mit einem geeigneten Volumen Wasserstoffperoxid-Lösung 0,25 Prozent (*m/m*) versetzt, so daß eine Endkonzentration von 0,005 Prozent (*m/m*) Wasserstoffperoxid erhalten wird. Die Lösung wird bei Raumtemperatur 1 h lang oder so lange stehengelassen, bis 5 Prozent des Interferons oxidiert sind. Anschließend werden der Lösung 12,5 mg L-Methionin *R* je Milliliter zugesetzt, und die Lösung wird 1 h lang bei Raumtemperatur stehengelassen. Die Lösung wird höchstens 24 h lang bei einer Temperatur zwischen 2 und 8 °C aufbewahrt.

Die Chromatographie kann durchgeführt werden mit

- einer Säule aus rostfreiem Stahl von 0,25 m Länge und 4,6 mm innerem Durchmesser, gepackt mit octadecylsilyliertem Kieselgel zur Chromatographie *R* (Teilchengröße 5 µm, Porengröße 30 nm)
- einer Mischung der mobilen Phasen A und B unter Einsatz der Gradientenelution bei einer Durchflußrate von 1,0 ml je Minute
  Mobile Phase A: 700 ml Wasser *R* werden mit 2 ml Trifluoressigsäure *R* und 300 ml Acetonitril zur Chromatographie *R* versetzt
  Mobile Phase B: 200 ml Wasser *R* werden mit 2 ml Trifluoressigsäure *R* und 800 ml Acetonitril zur Chromatographie *R* versetzt

Zeit (min)	Mobile Phase A (% *V/V*)	Mobile Phase B (% *V/V*)	Erläuterungen
0 – 1	72	28	isokratisch
1 – 5	72 → 67	28 → 33	linearer Gradient
5 – 20	67 → 63	33 → 37	linearer Gradient
20 – 30	63 → 57	37 → 43	linearer Gradient
30 – 40	57 → 40	43 → 60	linearer Gradient
40 – 42	40	60	isokratisch
42 – 50	40 → 72	60 → 28	linearer Gradient
50 – 60	72	28	Re-Äquilibrierung

- einem Spektrometer als Detektor bei einer Wellenlänge von 210 nm.

Die Säule wird mindestens 15 min lang mit der Anfangsmischung äquilibriert.

Je 50 µl jeder Lösung werden eingespritzt.

In den erhaltenen Chromatogrammen wird Interferon alfa-2 bei einer Retentionszeit von etwa 20 min eluiert. Im Chromatogramm der Referenzlösung erscheint ein Peak mit einer relativen Retention, bezogen auf den Hauptpeak, von etwa 0,9, der dem oxidierten Interferon entspricht. Die Prüfung darf nur ausgewertet werden, wenn die Auflösung zwischen den Peaks von oxidiertem Interferon und Interferon mindestens 1,0 beträgt. Bei der

Auswertung werden nur Peaks berücksichtigt, deren relative Retention, bezogen auf den Hauptpeak, zwischen 0,7 und 1,4 beträgt. Im Chromatogramm der Untersuchungslösung darf keine Peakfläche, mit Ausnahme der des Hauptpeaks, größer sein als 3,0 Prozent der Summe aller Peakflächen. Die Summe aller Peakflächen, mit Ausnahme der des Hauptpeaks, darf nicht größer sein als 5,0 Prozent der Summe aller Peakflächen.

Bakterien-Endotoxine (2.6.14): Die Zubereitung darf höchstens 100 I.E. Bakterien-Endotoxine je Volumen Lösung, das 1,0 mg Protein enthält, enthalten.

Gehaltsbestimmung

Protein

Untersuchungslösung: Die Zubereitung wird mit Wasser *R* auf eine Konzentration von etwa 0,5 mg · ml^{-1} Interferon alfa-2 verdünnt.

Referenzlösungen: Eine Stammlösung von Rinderalbumin *R* (0,5 mg · ml^{-1}) wird hergestellt. 8 Verdünnungen der Stammlösung mit Konzentrationen zwischen 3 und 30 µg · ml^{-1} Rinderalbumin *R* werden mit Wasser *R* hergestellt.

Die Untersuchungslösung wird 30fach und 50fach verdünnt. Eine Mischung, die aus 2,0 ml einer Lösung von Kupfer(II)-sulfat *R* (20 g · l^{-1}), 2,0 ml einer Lösung von Natriumtartrat *R* (40 g · l^{-1}) und 96,0 ml einer Lösung von Natriumcarbonat *R* (40 g · l^{-1}) in Natriumhydroxid-Lösung (0,2 mol · l^{-1}) besteht, wird am gleichen Tag hergestellt. Jeweils 1,25 ml dieser Mischung werden getrennt in Reagenzgläser gegeben, die 1,5 ml Wasser *R* (Blindlösung), 1,5 ml der Verdünnungen der Referenzlösungen beziehungsweise 1,5 ml der Verdünnungen der Untersuchungslösungen enthalten. Der Inhalt wird nach jedem Zusatz gemischt. Nach etwa 10 min werden jedem Reagenzglas 0,25 ml einer Mischung gleicher Volumteile Wasser *R* und Molybdat-Wolframat-Reagenz *R* zugesetzt. Nach jedem Zusatz wird der Inhalt gemischt. Nach etwa 30 min wird die Absorption (2.2.25) jeder Lösung bei 750 nm gegen die Blindlösung als Kompensationsflüssigkeit gemessen. Die Absorptionen der 8 Referenzlösungen werden gegen die entsprechenden Proteinkonzentrationen aufgetragen. Aus der Kurve wird die Proteinkonzentration der Untersuchungslösung ermittelt.

Aktivität

Die Bestimmung der Aktivität von Interferon alfa-2 erfolgt durch Bestimmung der schützenden Wirkung der Zubereitung gegen einen viralen zytopathischen Effekt. Die Bestimmung der Aktivität erfolgt dabei im Vergleich mit dem entsprechenden Internationalen Standard von rekombinationstechnisch hergestelltem Interferon alfa-2 (human) oder einer in Internationalen Einheiten eingestellten Standardzubereitung.

Die Internationale Einheit ist die Aktivität einer angegebenen Menge des entsprechenden Internationalen Standards. Die Aktivität des Internationalen Standards, angegeben in Internationalen Einheiten, wird von der Weltgesundheitsorganisation festgelegt.

Die Bestimmung der Aktivität erfolgt mit einer geeigneten Methode entsprechend den folgenden Angaben:

Unter genormten Kulturbedingungen wird eine eingeführte Zellinie, die auf einen zytopathischen Effekt eines geeigneten Virus reagiert, verwendet. (Geeignet ist eine diploide Fibroblasten-Zellinie, die vom Menschen stammt, frei von mikrobieller Kontamination ist und auf Interferon und auf Enzephalomyokarditis-Virus reagiert.) Die folgenden Zellkulturen und Virusstämme sind geeignet:

als Zellkultur MDBK-Zellen (ATCC Nr. CCL22) oder Maus-L-Zellen (NCTC Klon 929; ATCC Nr. CCL1) und als infektiöses Agenz vesikuläre Stomatitis-Viren VSV, Indiana-Stamm (ATCC Nr. VR-158)
oder
als Zellkultur diploide Fibroblasten vom Menschen FS-71, die auf Interferon reagieren, und als infektiöses Agenz Enzephalomyokarditis-Viren (ATCC Nr. VR-129B).

In mindestens 4 Versuchsreihen werden die Zellen jeweils mit mindestens 3 unterschiedlichen Konzentrationen der Zubereitung und der Referenzzubereitung auf einer Mikrotiterplatte inkubiert. In jede Versuchsreihe werden geeignete Kontrollen mit unbehandelten Zellen aufgenommen. Die Konzentrationen werden so ausgewählt, daß die niedrigste Konzentration in gewissem Ausmaß Schutz und die höchste Konzentration keinen vollständigen Schutz gegen den viralen zytopathischen Effekt bietet. Zu geeigneter Zeit wird das zytopathische Virus in alle Vertiefungen gegeben, mit Ausnahme einer ausreichenden Anzahl von Vertiefungen in allen Versuchsreihen, die nicht infizierte Kontrollzellen enthalten. Der zytopathische Effekt des Virus wird mit einer geeigneten Methode quantitativ bestimmt. Die Aktivität der Zubereitung wird unter Verwendung der üblichen statistischen Methoden, die bei der Auswertung nach dem Parallelenmodell angewendet werden, berechnet.

Die ermittelte Aktivität muß mindestens 80 und darf höchstens 125 Prozent der angegebenen Aktivität betragen. Die Vertrauensgrenzen ($P = 0{,}95$) der ermittelten Aktivität müssen mindestens 64 und dürfen höchstens 156 Prozent der angegebenen Aktivität betragen.

Lagerung

Dicht verschlossen, vor Licht geschützt, bei oder unterhalb von –20 °C.

Beschriftung

Die Beschriftung gibt an
- den entsprechenden Typ von Interferon (alfa-2a oder alfa-2b)
- das Herstellungsverfahren.

2001, 1440

Konzentrierte Interferon-gamma-1b-Lösung

Interferoni gamma-1b solutio concentrata

$C_{734}H_{1166}N_{204}O_{216}S_5$ M_r 16465

Definition

Konzentrierte Interferon-gamma-1b-Lösung ist eine Lösung von Interferon gamma, das am *N*-terminalen Ende einen Methionin-Rest trägt. Interferon gamma-1b ist ein Protein, das von antigenstimulierten T-Lymphozyten des Menschen als Antwort auf virale Infektionen und verschiedene andere induzierende Faktoren produziert und ausgeschüttet wird. Die Substanz besitzt spezifische immunmodulierende Eigenschaften, indem sie insbesondere Phagozyten äußerst wirksam aktiviert.

Das Protein besteht aus nichtkovalent gebundenen Dimeren, bestehend aus zwei identischen Monomeren. Die Formel der Monomere ist wie folgt:

MQDPYVKEAEN	LKKYFNAGHS	DVADNGTLFL
GILKNWKEES	DRKIMQSQIV	SFYFKLFKNF
KDDQSIQKSV	ETIKEDMNVK	FFNSNKKKRD
DFEKLTNYSV	TDLNVQRKAI	HELIQVMAEL
SPAAKTGKRK	RSQMLFRGR	

Die Aktivität von Interferon gamma-1b beträgt mindestens $20 \cdot 10^6$ I.E. je Milligramm Protein. Die Zubereitung enthält mindestens $30 \cdot 10^6$ I.E. Interferon gamma-1b je Milliliter.

Sie muß den Anforderungen der Monographie **DNA-rekombinationstechnisch hergestellte Produkte (Producta ab ADN recombinante)** entsprechen.

Herstellung

Die Zubereitung wird nach einer Methode hergestellt, die auf der DNA-Rekombinationstechnik beruht, wobei Bakterien als Wirtszellen verwendet werden. Die Zubereitung wird unter Bedingungen hergestellt, die das Risiko einer mikrobiellen Kontamination auf ein Mindestmaß reduzieren.

Die Zubereitung muß zusätzlich folgenden Prüfungen entsprechen:

Von Wirtszellen stammende Proteine: Der Grenzwert wird von der zuständigen Behörde festgelegt.

Von Wirtszellen oder Vektoren stammende DNA: Der Grenzwert wird von der zuständigen Behörde festgelegt.

Eigenschaften

Klare, farblose bis schwach gelbliche Flüssigkeit.

Prüfung auf Identität

A. Die Zubereitung zeigt die erwartete biologische Aktivität (siehe „Gehaltsbestimmung, Aktivität“).

B. Die bei der Prüfung „Verunreinigungen mit einer von Interferon gamma-1b abweichenden relativen Molekülmasse“ (siehe „Prüfung auf Reinheit“) erhaltenen Elektropherogramme werden ausgewertet. Die Hauptzonen im Elektropherogramm der Untersuchungslösung entsprechen in bezug auf ihre Lage den Hauptzonen im Elektropherogramm der Referenzlösung a.

C. Die Prüfung erfolgt mit Hilfe der tryptischen Peptidkartierung.

Lösung A: Eine Lösung wird hergestellt, die $1,2\,g \cdot l^{-1}$ Trometamol *R*, $8,2\,g \cdot l^{-1}$ wasserfreies Natriumacetat *R*, $0,02\,g \cdot l^{-1}$ Calciumchlorid *R* enthält. Der *p*H-Wert (2.2.3) der Lösung wird mit verdünnter Essigsäure *R* auf 8,3 eingestellt. Die Lösung wird mit Polysorbat 20 *R* bis zu einer Konzentration von 0,1 Prozent (*V/V*) versetzt.

Untersuchungslösung: Ein Volumen der Zubereitung, das 1 mg Protein enthält, wird mit Hilfe einer geeigneten Methode entsalzt. Zum Beispiel wird die Zubereitung in ein Mikrozentrifugenglas filtriert und mit 500 µl Lösung A rekonstituiert. Anschließend werden 10 µl einer frisch hergestellten Lösung von Trypsin zur Proteinsequenzierung *R* ($1\,mg \cdot ml^{-1}$) in Wasser *R* zugesetzt und durch Kippen leicht gemischt. Das Röhrchen wird 24 h lang bei einer Temperatur zwischen 30 und 37 °C inkubiert. Anschließend werden 100 µl Phosphorsäure 85 % *R* je Milliliter Probe zugesetzt und durch Kippen des Röhrchens gemischt.

Referenzlösung: Gleichzeitig und unter gleichen Bedingungen wie bei der Untersuchungslösung wird eine Referenzlösung mit Hilfe einer Lösung von Interferon gamma-1b *CRS* ($1\,mg \cdot ml^{-1}$) in Wasser *R*, anstelle der Zubereitung, hergestellt.

Die Prüfung erfolgt mit Hilfe der Flüssigchromatographie (2.2.29).

Die Chromatographie kann durchgeführt werden mit

- einer Säule aus rostfreiem Stahl von 0,15 m Länge und 4,6 mm innerem Durchmesser, gepackt mit octadecylsilyliertem Kieselgel zur Chromatographie *R* (10 µm)
- einer Mischung der mobilen Phasen A und B unter Einsatz der Gradientenelution bei einer Durchflußrate von 1,0 ml je Minute gemäß der Tabelle

  Mobile Phase A (Natriumphosphat-Pufferlösung ($0,05\,mol \cdot l^{-1}$) pH 3,3: 7,80 g Natriumdihydrogenphosphat *R* werden in Wasser *R* zu 1000,0 ml gelöst (Lösung I); 0,33 ml Phosphorsäure 85 % *R* werden mit Wasser *R* zu 100,0 ml verdünnt (Lösung II); 920 ml Lösung I werden mit 80 ml Lösung II gemischt; falls erforderlich wird der *p*H-Wert (2.2.3) der Lösung eingestellt

  Mobile Phase B: Acetonitril zur Chromatographie *R*

I

Monographien

um die geforderte Auflösung zu erhalten wird, falls erforderlich, der Gradient angepaßt

Zeit (min)	Mobile Phase A (% *V/V*)	Mobile Phase B (% *V/V*)
0 – 30	100 → 80	0 → 20
30 – 50	80 → 60	20 → 40
50 – 51	60 → 30	40 → 70
51 – 59	30	70
59 – 60	30 → 100	70 → 0

– einem Spektrometer als Detektor bei einer Wellenlänge von 214 nm.

Die Temperatur der Säule wird bei 40 °C gehalten.

Die Säule wird mindestens 15 min lang mit der Anfangsmischung äquilibriert. Unter Anwendung des vorstehend angegebenen Gradienten wird ein Blindlauf durchgeführt.

Je 100 µl Untersuchungslösung und Referenzlösung werden eingespritzt. Die Prüfung darf nur ausgewertet werden, wenn die Chromatogramme beider Lösungen dem Interferon-gamma-1b-Hydrolysat-Referenzchromatogramm der Ph. Eur. qualitativ entsprechen. Das Profil des Chromatogramms der Untersuchungslösung entspricht dem des Chromatogramms der Referenzlösung.

D. Die Prüfung erfolgt mit Hilfe der *N*-terminalen Sequenzanalyse.

Ein Gerät zur automatischen Festphasen-Sequenzierung wird entsprechend den Angaben des Geräteherstellers verwendet.

Eine 100 µg Interferon gamma-1b entsprechende Menge Zubereitung wird mit Hilfe einer geeigneten Methode in einer Lösung von Ammoniumhydrogencarbonat *R* (10 g · l^{-1}), *p*H 9,0, äquilibriert.

Die mit Phenylthiohydantoin umgesetzten Aminosäuren (PTH-Aminosäuren), die bei jedem Durchlauf erhalten wurden, werden mit Hilfe der Umkehrphasen-Flüssigchromatographie identifiziert. Zur Durchführung können die Säule und Reagenzien verwendet werden, die der Hersteller des Sequenzierungs-Geräts für die Trennung von PTH-Aminosäuren angibt.

Zur Kalibrierung der Trennung werden verwendet

– die vom Gerätehersteller zur Verfügung gestellte Mischung der PTH-Aminosäuren unter Gradientenbedingungen, die wie angegeben so eingestellt sind, daß eine optimale Trennung aller Aminosäuren erreicht wird
– eine Probe von einem Sequenzierungs-Blindlauf wie vom Gerätehersteller angegeben.

Die ersten 15 Aminosäuren sind:
Met-Gln-Asp-Pro-Tyr-Val-Lys-Glu-Ala-Glu-Asn-Leu-Lys-Lys-Tyr.

Prüfung auf Reinheit

Aussehen der Zubereitung: Die Zubereitung muß klar (2.2.1) und darf nicht stärker gefärbt sein als die Farbvergleichslösung G_7 (2.2.2, Methode II).

***p*H-Wert** (2.2.3): Der *p*H-Wert der Zubereitung muß zwischen 4,5 und 5,5 liegen.

Kovalente Dimere, Oligomere: Höchstens 2 Prozent. Die Prüfung erfolgt mit Hilfe der Ausschlußchromatographie (2.2.30).

Untersuchungslösung: Die Zubereitung wird mit der mobilen Phase so verdünnt, daß eine Proteinkonzentration von 0,1 mg · ml^{-1} erhalten wird.

Referenzlösung a: Interferon gamma-1b *CRS* wird mit der mobilen Phase so verdünnt, daß eine Proteinkonzentration von 0,1 mg · ml^{-1} erhalten wird.

Referenzlösung b: Eine Mischung folgender Molekülmassen-Referenzsubstanzen wird hergestellt: Rinderalbumin, Ovalbumin, Trypsinogen und Lysozym, mit einer Konzentration von 0,1 bis 0,2 mg · ml^{-1} je Referenzsubstanz.

Die Chromatographie kann durchgeführt werden mit

– einer Säule aus rostfreiem Stahl von 0,3 m Länge und 7,8 mm innerem Durchmesser, gepackt mit hydrophilem Kieselgel zur Chromatographie *R* (5 µm) geeigneter Qualität zur Fraktionierung globulärer Proteine mit einer relativen Molekülmasse zwischen 10 000 und 500 000
– folgender mobilen Phase bei einer Durchflußrate von 1,0 ml je Minute (Natriumphosphat-Pufferlösung (0,2 mol · l^{-1}) *p*H 6,8): 31,2 g Natriumdihydrogenphosphat *R* und 1,0 g Natriumdodecylsulfat *R* werden in Wasser *R* zu 1000,0 ml gelöst (Lösung I); 28,4 g wasserfreies Natriummonohydrogenphosphat *R* und 1,0 g Natriumdodecylsulfat *R* werden in Wasser *R* zu 1000,0 ml gelöst (Lösung II); 450 ml Lösung I und 550 ml Lösung II werden gemischt; falls erforderlich wird der *p*H-Wert (2.2.3) eingestellt
– einem Spektrometer als Detektor bei einer Wellenlänge von 210 bis 214 nm.

Je 200 µl jeder Lösung werden eingespritzt. Die Prüfung darf nur ausgewertet werden, wenn die Molekülmassen-Referenzsubstanzen im Chromatogramm der Referenzlösung b deutlich voneinander getrennt sind; die Retentionszeit des Hauptpeaks im Chromatogramm der Referenzlösung a zwischen der von Trypsinogen und der von Lysozym im Chromatogramm der Referenzlösung b liegt.

Das Chromatogramm der Untersuchungslösung zeigt im Vergleich mit dem Chromatogramm der Referenzlösung a keine zusätzlichen Schultern oder Peaks.

Der Prozentgehalt an kovalenten Dimeren und Oligomeren wird berechnet.

Monomer, Aggregate: Höchstens 2 Prozent. Die Prüfung erfolgt mit Hilfe der Ausschlußchromatographie (2.2.30).

Lösung A: Eine Lösung, die Bernsteinsäure *R* (0,59 g · l^{-1}) und Mannitol *R* (40 g · l^{-1}) enthält, wird mit Natriumhydroxid-Lösung *R* auf einen *p*H-Wert (2.2.3) von 5,0 eingestellt.

Untersuchungslösung: Die Zubereitung wird mit der Lösung A so verdünnt, daß eine Proteinkonzentration von 1 mg · ml^{-1} erhalten wird.

Referenzlösung: Interferon gamma-1b *CRS* wird mit der Lösung A so verdünnt, daß eine Proteinkonzentration von 1 mg · ml^{-1} erhalten wird.

Lösung zur Bestimmung des Auflösungsvermögens: 500 µl einer Mischung werden hergestellt, die Rinderalbumin *R* (0,04 mg · ml^{-1}) und Interferon gamma-1b *CRS* (0,2 mg · ml^{-1}) in der Lösung A enthalten. Die Lösung muß innerhalb von 24 h nach der Herstellung verwendet werden.

Die Chromatographie kann durchgeführt werden mit

- einer Säule aus rostfreiem Stahl von 0,3 m Länge und 7,8 mm innerem Durchmesser, gepackt mit hydrophilem Kieselgel zur Chromatographie *R* (5 µm) geeigneter Qualität zur Fraktionierung globulärer Proteine mit einer relativen Molekülmasse zwischen 10 000 und 300 000
- einer Lösung von Kaliumchlorid *R* (89,5 g · l^{-1} entsprechend 1,2 mol · l^{-1}) als mobile Phase bei einer Durchflußrate von 0,8 ml je Minute
- einem Spektrometer als Detektor bei einer Wellenlänge von 214 nm.

20 µl Lösung zur Bestimmung des Auflösungsvermögens werden eingespritzt. Im Chromatogramm beträgt die Retentionszeit des Hauptpeaks, der nativem Interferon gamma-1b (Dimer) entspricht, etwa 10 min. Rinderalbumin eluiert bei einer relativen Retention, bezogen auf den Hauptpeak, von etwa 0,85. Die Prüfung darf nur ausgewertet werden, wenn die Auflösung zwischen dem Rinderalbumin-Peak und dem Interferon-gamma-1b-Peak mindestens 1,5 beträgt.

Je 20 µl Untersuchungslösung und Referenzlösung werden eingespritzt. Die erhaltenen Chromatogramme zeigen Hauptpeaks mit identischer Retentionszeit. Der Prozentgehalt an Monomer und Aggregaten wird mit Hilfe der Peakfläche des Monomer-Peaks und der Flächen der Peaks im Chromatogramm der Untersuchungslösung, die vor dem Peak des nativen Interferon gamma-1b eluiert werden, unter Verwendung des Verfahrens „Normalisierung" berechnet. Lösungsmittelpeaks werden nicht berücksichtigt.

Desamidierte und oxidierte Interferon-Formen, Heterodimere: Die Prüfung erfolgt mit Hilfe der Flüssigchromatographie (2.2.29). Der Gehalt an desamidierten und oxidierten Formen beträgt höchstens 10 Prozent. Der Gehalt an Heterodimeren beträgt höchstens 3 Prozent.

Untersuchungslösung: Die Zubereitung wird mit Wasser *R* so verdünnt, daß eine Proteinkonzentration von 1 mg · ml^{-1} erhalten wird.

Referenzlösung: Interferon gamma-1b *CRS* wird mit Wasser *R* so verdünnt, daß eine Proteinkonzentration von 1 mg · ml^{-1} erhalten wird.

Lösung zur Bestimmung des Auflösungsvermögens: Die Interferon-gamma-1b-Lösung zur Eignungsprüfung *CRS* wird verwendet.

Die Chromatographie kann durchgeführt werden mit

- einer Säule aus rostfreiem Stahl von 0,075 m Länge und 7,5 mm innerem Durchmesser, gepackt mit einem geeigneten, hydrophilen Polymethacrylat-Gel als stark saurem Kationenaustauscher (Teilchengröße 10 µm, Porengröße 100 nm)
- einer Mischung der mobilen Phasen A und B unter Einsatz der Gradientenelution bei einer Durchflußrate von 1,2 ml je Minute

Mobile Phase A (Ammoniumacetat-Pufferlösung (0,05 mol · l^{-1}) pH 6,5): eine Lösung von Ammoniumacetat *R* (3,86 g · l^{-1}), die mit verdünnter Essigsäure *R* auf einen *p*H-Wert von 6,5 eingestellt wird

Mobile Phase B (Ammoniumacetat-Pufferlösung (1,2 mol · l^{-1}) pH 6,5): eine Lösung von Ammoniumacetat *R* (92,5 g · l^{-1}), die mit verdünnter Essigsäure *R* auf einen *p*H-Wert von 6,5 eingestellt wird

die Elutionsbedingungen sind in der nachstehenden Tabelle beschrieben; falls erforderlich kann der Gradient verändert werden, um die Trennung zu verbessern;

Zeit (min)	**Mobile Phase A (% *V/V*)**	**Mobile Phase B (% *V/V*)**
0 – 1	100	0
2 – 30	100 → 0	0 → 100
31 – 35	0	100
36 – 37	0 → 100	100 → 0
38 – 47	100	0

- einem Spektrometer als Detektor bei einer Wellenlänge von 280 nm.

Die Temperatur der Säule wird bei 35 °C gehalten.

25 µl Lösung zur Bestimmung des Auflösungsvermögens werden eingespritzt. Die Retentionszeit des Hauptpeaks im Chromatogramm beträgt etwa 26 min. Desamidierte und oxidierte Interferon-Formen koeluieren bei einer relativen Retention, bezogen auf den Hauptpeak, von etwa 0,95. Die Prüfung darf nur ausgewertet werden, wenn die Auflösung mindestens 1,2 beträgt, definiert als das Verhältnis der Höhe des Peaks der desamidierten und oxidierten Interferon-Formen zur Höhe des Tals, das die beiden Peaks voneinander trennt.

Je 25 µl Untersuchungslösung und Referenzlösung werden eingespritzt. Die erhaltenen Chromatogramme zeigen Hauptpeaks mit identischer Retentionszeit. Der Prozentgehalt an desamidiertem und oxidiertem Interferon-gamma-1b wird in Prozent der Fläche des Hauptpeaks berechnet. Heterodimere haben eine relative Retention, bezogen auf den Hauptpeak, von 0,7 bis 0,85. Der Prozentgehalt an Heterodimeren wird in Prozent der Summe der Flächen aller Peaks berechnet.

Verunreinigungen mit einer von Interferon gamma-1b abweichenden relativen Molekülmasse: Die Prüfung erfolgt mit Hilfe der Polyacrylamidgelelektrophorese (2.2.31). Die Prüfung wird unter reduzierenden und nicht reduzierenden Bedingungen, unter Verwendung von Trenngelen mit 15 Prozent Acrylamid, durchgeführt. Die Detektion erfolgt durch Silberfärbung.

Proben-Pufferlösung (nicht reduzierende Bedingungen): 3,78 g Trometamol *R*, 10,0 g Natriumdodecylsulfat *R*, 0,100 g Bromphenolblau *R* werden in Wasser *R* gelöst. Die Lösung wird mit 50,0 ml Glycerol *R* versetzt und mit Wasser *R* zu 80 ml verdünnt. Diese Lösung wird mit Salzsäure *R* auf einen *p*H-Wert (2.2.3) von 6,8 eingestellt und mit Wasser *R* zu 100 ml verdünnt.

Proben-Pufferlösung (reduzierende Bedingungen): 3,78 g Trometamol *R*, 10,0 g Natriumdodecylsulfat *R*, 0,100 g Bromphenolblau *R* werden in Wasser *R* gelöst. Die Lösung wird mit 50,0 ml Glycerol *R* versetzt und mit Wasser *R* zu 80 ml verdünnt. Diese Lösung wird mit Salzsäure *R* auf einen *p*H-Wert (2.2.3) von 6,8 eingestellt und mit Wasser *R* zu 100 ml verdünnt. Unmittelbar vor

Gebrauch wird die Lösung mit Dithiothreitol *R* bis zu einer Konzentration von 250 mmol · l^{-1} versetzt.

Untersuchungslösung: Die Zubereitung wird mit Wasser *R* so verdünnt, daß eine Proteinkonzentration von 1 mg · ml^{-1} erhalten wird. 150 µl dieser Lösung werden mit 38 µl der jeweiligen Proben-Pufferlösung verdünnt.

Referenzlösung a: Unter gleichen Bedingungen wie für die Untersuchungslösung wird eine Lösung mit Interferon gamma-1b *CRS*, anstelle der Zubereitung, hergestellt.

Referenzlösung b (5 ng Kontroll-Lösung): 50 µl einer Lösung von Rinderalbumin *R* (0,01 mg · ml^{-1}) werden mit 2000 µl Wasser *R* und 450 µl Proben-Pufferlösung gemischt.

Referenzlösung c (2 ng Kontroll-Lösung): 20 µl einer Lösung von Rinderalbumin *R* (0,01 mg · ml^{-1}) werden mit 2000 µl Wasser *R* und 450 µl Proben-Pufferlösung gemischt.

Referenzlösung d: Eine Molekülmassen-Referenzlösung wird verwendet, die geeignet ist, SDS-Polyacrylamid-Gele im Bereich von 10 bis 70 kDa zu kalibrieren.

Jede dieser Lösungen wird in einem Reagenzglas 15 min lang bei Raumtemperatur stehengelassen. Die Reagenzgläser werden anschließend auf Eis aufbewahrt.

Je 25 µl jeder Lösung werden in die Vertiefungen des Anreicherungsgels aufgetragen. Die Elektrophorese wird unter den Bedingungen durchgeführt, die vom Gerätehersteller empfohlen werden. Die Detektion der Proteine im Gel erfolgt durch Silberfärbung.

Die Prüfung darf nur ausgewertet werden, wenn die Validierungskriterien erfüllt sind (2.2.31) und eine Zone im Elektropherogramm der Referenzlösungen b und c sichtbar ist.

Die Hauptzone im Elektropherogramm der Untersuchungslösung entspricht in bezug auf ihre Intensität der Hauptzone im Elektropherogramm der Referenzlösung a. Das Elektropherogramm der Untersuchungslösung zeigt keine signifikanten Zonen, die im Elektropherogramm der Referenzlösung a nicht vorhanden sind (0,01 Prozent). Eine Zone gilt als signifikant, wenn sie gleich intensiv oder intensiver ist als die Zone im Elektropherogramm der Referenzlösung c.

Norleucin: Höchstens 0,2 Mol Norleucin je Mol Interferon gamma-1b. Die Prüfung erfolgt mit Hilfe der Aminosäureanalyse.

Untersuchungslösung: 2,5 ml Zubereitung werden auf eine Säule gegeben, die dazu geeignet ist, Proteine zu entsalzen und die zuvor mit 25 ml einer 10prozentigen Lösung (*V/V*) von Essigsäure *R* äquilibriert wurde. Die Probe wird mit weiteren 2,5 ml einer 10prozentigen Lösung (*V/V*) von Essigsäure *R* eluiert. Der Proteingehalt wird durch Messen der Absorption dieser Lösung wie unter „Gehaltsbestimmung, Protein" beschrieben bestimmt. In 3 Probeflaschen wird je ein Volumen Lösung, das 100 µg Interferon gamma-1b enthält, pipettiert und anschließend unter vermindertem Druck zur Trockne eingedampft.

Die Hydrolyse der 3 Proben wird wie folgt durchgeführt: Jede Probeflasche wird mit 200 µl einer 50prozentigen Lösung (*V/V*) von Salzsäure *R*, die 1 Prozent (*V/V*) Phenol *R* enthält, versetzt und anschließend evakuiert. Nach Einleiten von Stickstoff wird die Hydrolyse in der Gasphase durchgeführt. Die Probeflaschen werden 22 h lang bei 110 °C erhitzt. Nach der Hydrolyse wird unter vermindertem Druck zur Trockne eingedampft.

Die Derivatisierung wird wie folgt durchgeführt: Unmittelbar vor Gebrauch wird eine Mischung hergestellt, die 2 Volumteile wasserfreies Ethanol *R*, 1 Volumteil Wasser *R* und 1 Volumteil Triethylamin *R* enthält. 50 µl dieser Mischung werden in jede Probeflasche gegeben, leicht geschüttelt, und anschließend wird unter vermindertem Druck zur Trockne eingedampft. Jeder Probeflasche werden 50 µl einer Mischung von 7 Volumteilen wasserfreiem Ethanol *R*, 1 Volumteil Wasser *R*, 1 Volumteil Triethylamin *R* und 1 Volumteil Phenylisothiocyanat *R* zugegeben. Nach leichtem Schütteln werden die Probeflaschen bei Raumtemperatur etwa 15 min lang stehengelassen. Nach Eindampfen zur Trockne unter vermindertem Druck, werden die Proben mit 250 µl mobiler Phase A rekonstituiert.

Norleucin-Stammlösung: Eine Lösung von DL-Norleucin *R* (250 nmol · ml^{-1}) in Salzsäure (0,01 mol · l^{-1}) wird hergestellt. *Diese Lösung kann 2 Monate lang bei 4 °C aufbewahrt werden.*

Leucin-Stammlösung: Eine Lösung von Leucin *R* (250 nmol · ml^{-1}) in Salzsäure (0,01 mol · l^{-1}) wird hergestellt. *Diese Lösung kann 2 Monate lang bei 4 °C aufbewahrt werden.*

Referenzlösung: In 3 Probeflaschen werden je 10 µl Norleucin-Stammlösung mit je 100 µl Leucin-Stammlösung gemischt. Unter vermindertem Druck wird zur Trockne eingedampft. Die Derivatisierung der Proben erfolgt wie bei der Untersuchungslösung beschrieben.

Die Prüfung erfolgt mit Hilfe der Flüssigchromatographie (2.2.29).

Die Chromatographie kann durchgeführt werden mit

- einer Säule aus rostfreiem Stahl von 0,15 m Länge und 3,9 mm innerem Durchmesser, gepackt mit octadecylsilyliertem Kieselgel zur Chromatographie *R* (4 µm)
- einer Mischung der mobilen Phasen A und B unter Einsatz der Gradientenelution bei einer Durchflußrate von 1,0 ml je Minute

  Mobile Phase A: 70 Volumteile einer Lösung von Natriumacetat *R* (19 g · l^{-1}), die 0,05 Prozent (*V/V*) Triethylamin *R* enthält und mit verdünnter Essigsäure *R* auf einen *p*H-Wert von 6,4 eingestellt wurde, werden mit 30 Volumteilen mobiler Phase B gemischt

  Mobile Phase B: 40 Volumteile Wasser *R* werden mit 60 Volumteilen Acetonitril *R* gemischt

Zeit (min)	Mobile Phase A (% *V/V*)	Mobile Phase B (% *V/V*)	Erläuterungen
0 – 7	100	0	isokratisch
7 – 7,1	100 → 0	0 → 100	linearer Gradient
7,1 – 10	0	100	waschen
10 – 10,1	0 → 100	100 → 0	linearer Gradient
10,1 – 15	100	0	Re-Äquilibrierung

- einem Spektrometer als Detektor bei einer Wellenlänge von 254 nm.

Die Temperatur der Säule wird bei 43 °C gehalten.

50 µl jeder Lösung werden eingespritzt.

Im Chromatogramm der Untersuchungslösung werden die dem Leucin und Norleucin entsprechenden Peaks identifiziert. Die Retentionszeit von Norleucin beträgt 6,2 bis 7 min.

Der Gehalt an Norleucin (Mol Norleucin je Mol Interferon gamma-1b) wird mit Hilfe der Flächen des Leucin- und Norleucin-Peaks in den Chromatogrammen der Referenzlösung und der Untersuchungslösung berechnet, wobei ein Gehalt von 10 Mol Leucin je Mol Interferon gamma-1b zugrunde gelegt wird.

Bakterien-Endotoxine (2.6.14): Die Zubereitung darf höchstens 5 I.E. Bakterien-Endotoxine je Volumen Lösung, das $20 \cdot 10^6$ I.E. Interferon gamma-1b enthält, enthalten.

Gehaltsbestimmung

Protein

Die Zubereitung wird mit Wasser *R* so verdünnt, daß eine Proteinkonzentration von $1\ mg \cdot ml^{-1}$ erhalten wird. Das Absorptionsspektrum (2.2.25) der Lösung wird zwischen 220 und 340 nm aufgezeichnet. Die Absorption wird im Maximum bei 280 nm gemessen. Das durch Trübung hervorgerufene Streulicht wird bei 316 nm gemessen und falls erforderlich die Absorption der Lösung bei 280 nm entsprechend korrigiert. Die Konzentration an Interferon gamma-1b wird unter Verwendung des spezifischen Absorptionsfaktors von 7,5 berechnet.

Aktivität

Zur Ermittlung der Aktivität von Interferon gamma-1b wird Human-Leukozyten-Antigen-DR (HLA-DR), das durch Interferon gamma-1b exprimiert wird, in Zellkultur bestimmt. Bei der Bestimmung der Aktivität wird die Wirkung von Interferon gamma-1b in der zu prüfenden Lösung mit einem geeigneten Internationalen Standard von rekombinationstechnisch hergestelltem Interferon-gamma (human) oder einer in Internationalen Einheiten eingestellten Standardzubereitung verglichen.

Die Internationale Einheit ist die Aktivität einer angegebenen Menge des entsprechenden Internationalen Standards. Die Aktivität des Internationalen Standards, angegeben in Internationalen Einheiten, wird von der Weltgesundheitsorganisation festgelegt.

Die Bestimmung der Aktivität erfolgt mit einer geeigneten Methode, wobei folgende Vorgaben einzuhalten sind:

Als Zellen werden COLO-205-Zellen unter üblichen Zellkulturbedingungen verwendet. 3 bis 5 Tage alte COLO-205-Zellen werden mit Trypsin behandelt, und eine Zellsuspension mit einer Konzentration von $1,0 \cdot 10^6$ Zellen je Milliliter wird hergestellt.

100 µl Medium zur Verdünnung werden in die 96 Vertiefungen einer Mikrotiterplatte gegeben. In die Vertiefungen, die als Kontrolle dienen, werden weitere 100 µl Medium zur Verdünnung gegeben, in die übrigen Vertiefungen 100 µl der in die Prüfung eingeschlossenen Zubereitungen. Aus diesen Mischungen wird eine Verdünnungsreihe mit Faktor 0,5 hergestellt, um eine Eichkurve zu erstellen. Anschließend werden in jede Vertiefung 100 µl Zellsuspension gegeben. Die Platte wird unter geeigneten Zellkultur-Bedingungen inkubiert.

Nach Inkubation der Zellkulturen wird das Wachstumsmedium entfernt. Die Zellen werden gewaschen und fixiert. Ein Antikörper, mit dem durch Interferon gamma-1b exprimiertes HLA-DR-Antigen nachgewiesen werden kann, wird zugesetzt. Die Platte wird unter geeigneten Bedingungen inkubiert und gewaschen. Die Zellen werden mit einem an ein Marker-Enzym gebundenen Antikörper versetzt, der erlaubt, Anti-HLA-DR-Antikörper nachzuweisen. Nach Inkubation wird die Platte gewaschen und eine Lösung eines geeigneten Substrats zugesetzt. Die Reaktion wird unterbrochen, die Absorption gemessen und die Aktivität der zu bestimmenden Zubereitung mit den üblichen statistischen Methoden errechnet.

Die ermittelte Aktivität muß mindestens 80 und darf höchstens 125 Prozent der angegebenen Aktivität betragen. Die Vertrauensgrenzen ($P = 0,95$) der ermittelten Aktivität müssen mindestens 70 und dürfen höchstens 140 Prozent betragen.

Lagerung

Dicht verschlossen, vor Licht geschützt, bei –70 °C.

1999, 1113

[123I]Iobenguan-Injektionslösung

Iobenguani[123I] solutio iniectabilis

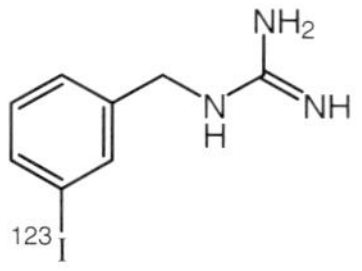

$C_8H_{10}[^{123}I]N_3$

Definition

[123I]Iobenguan-Injektionslösung ist eine sterile Lösung von 1-(3-[123I]Iodbenzyl)guanidin oder eines seiner Salze, die frei von Bakterien-Endotoxinen ist. Sie kann einen geeigneten Puffer, einen geeigneten Katalysator zur Markierung wie Kupferionen, einen geeigneten Stabilisator zur Markierung wie Ascorbinsäure und Konservierungsmittel enthalten. Iod-123 ist ein Radioisotop des Iods und kann durch Protonenbestrahlung von Xenon, angereichert auf mindestens 98 Prozent Xenon-124, hergestellt werden. Das zunächst entstehende Cäsium-123 zerfällt über das Folgeprodukt Xenon-123 zu Iod-123. Die Injektionslösung enthält mindestens 90,0 und höchstens 110,0 Prozent der deklarierten Iod-123-Radioaktivität zu dem in der Beschriftung angegebenen Zeitpunkt. Mindestens 95 Prozent der Radioaktivität entsprechen Iod-123 in Form von Iobenguan. Die spezifische Radioaktivität beträgt mindestens 10 GBq Iod-123 je Gramm Ioben-

I

Monographien

guan-Base. Die Radioaktivität anderer Radionuklide als die des Iod-123 darf höchstens 0,35 Prozent der Gesamtradioaktivität betragen.

Eigenschaften

Klare, farblose bis schwach gelbe Lösung.

Iod-123 hat eine Halbwertszeit von 13,2 h und emittiert Gamma- und Röntgenstrahlen.

Prüfung auf Identität

A. Das Spektrum der Gamma- und Röntgenstrahlen wird, wie in der Monographie **Radioaktive Arzneimittel (Radiopharmaceutica)** beschrieben, mit einem geeigneten Gerät gemessen. Das Spektrum weicht nicht signifikant von dem einer Iod-123-Referenzlösung ab, abgesehen von möglichen Unterschieden wie dem Vorhandensein von Iod-125, Tellur-121 und anderen Radionuklid-Verunreinigungen. Iod-123-, Iod-125- und Tellur-121-Referenzlösungen können von autorisierten Laboratorien bezogen werden. Das wichtigste Gammaphoton des Iod-123 hat eine Energie von 0,159 MeV. Iod-125 hat eine Halbwertszeit von 59,4 Tagen und emittiert Gammastrahlung mit einer Energie von 0,027 MeV und Gammaphotonen von 0,035 MeV. Tellur-121 hat eine Halbwertszeit von 19,2 Tagen, und seine wichtigsten Gammaphotonen haben Energien von 0,507 und 0,573 MeV.

B. Die bei der Prüfung „Radiochemische Reinheit" (siehe „Prüfung auf Reinheit") erhaltenen Chromatogramme werden ausgewertet. Die Verteilung der Radioaktivität trägt zur Identifizierung der Injektionslösung bei.

Prüfung auf Reinheit

***p*H-Wert** (2.2.3): Der *p*H-Wert der Injektionslösung muß zwischen 3,5 und 8,0 liegen.

Radionukleare Reinheit: Das Spektrum der Gammastrahlen wird, wie in der Monographie **Radioaktive Arzneimittel** beschrieben, mit einem geeigneten Gerät gemessen. Die relativen Mengen Iod-125, Tellur-121 und anderer radionuklearer Verunreinigungen werden bestimmt. Radionuklide mit einer längeren Halbwertszeit als Iod-125 dürfen nicht nachweisbar sein. Für die Bestimmung des Iod-125, des Tellur-121 und anderer radionuklearer Verunreinigungen wird die Untersuchungslösung lange genug gelagert, bis die Radioaktivität des Iod-123 auf einen so niedrigen Wert abgeklungen ist, daß eine Messung der radionuklearen Verunreinigungen möglich wird. Das Gamma- und Röntgenspektrum der abgeklungenen Injektionslösung wird mit einem geeigneten Gerät nach den Angaben in der Monographie **Radioaktive Arzneimittel** aufgezeichnet. Die Radioaktivität, die nicht Iod-123 entspricht, darf höchstens 0,35 Prozent der Gesamtradioaktivität betragen. Die Injektionslösung darf vor Abschluß der Prüfung angewendet werden.

Radiochemische Reinheit: Die Prüfung erfolgt mit Hilfe der Flüssigchromatographie (2.2.29).

Untersuchungslösung: Die Injektionslösung.

Referenzlösung a: 0,100 g Natriumiodid *R* werden in der mobilen Phase zu 100 ml gelöst.

Referenzlösung b: 20,0 mg Iobenguansulfat *CRS* werden in der mobilen Phase zu 100,0 ml gelöst.

Die Chromatographie kann durchgeführt werden mit

- einer Säule aus rostfreiem Stahl von 0,25 m Länge und 4,0 mm innerem Durchmesser, gepackt mit Kieselgel zur Chromatographie *R* (5 µm)
- einer Mischung von 1 Volumteil einer Lösung von Ammoniumnitrat *R* (80 g · l^{-1}), 2 Volumteilen verdünnter Ammoniak-Lösung *R* 2 und 27 Volumteilen Methanol *R* als mobile Phase bei einer Durchflußrate von 1,0 ml je Minute
- einem geeigneten Gerät zum Nachweis der Radioaktivität
- einem Spektrometer, das mit einer Durchflußzelle ausgestattet ist, als Detektor bei einer Wellenlänge von 254 nm
- einer 10-µl-Probenschleife.

Die Untersuchungslösung und die Referenzlösungen werden eingespritzt. In den Chromatogrammen muß die Radioaktivität des Iobenguan-Peaks mindestens 95 Prozent der Gesamtradioaktivität betragen. Die Radioaktivität des Iodid-Peaks darf höchstens 4 Prozent der Gesamtradioaktivität, die der übrigen Peaks höchstens 1 Prozent der Gesamtradioaktivität betragen.

Spezifische Radioaktivität: Die spezifische Radioaktivität wird nach den Ergebnissen in der Prüfung „Radiochemische Reinheit" berechnet. Mit der Fläche des Iobenguan-Peaks in den Chromatogrammen der Untersuchungslösung und der Referenzlösung b wird der Gehalt an Iobenguansulfat bestimmt und mit Hilfe des Faktors 0,85 die Konzentration an Iobenguan-Base berechnet.

Sterilität: Die Injektionslösung muß der Prüfung „Sterilität" der Monographie **Radioaktive Arzneimittel** entsprechen. Die Injektionslösung darf vor Abschluß der Prüfung angewendet werden.

Bakterien-Endotoxine (2.6.14): Höchstens 175/*V* I.E. Bakterien-Endotoxine je Milliliter Injektionslösung, wobei *V* die empfohlene Maximaldosis ausgedrückt in Milliliter ist.

Radioaktivität

Die Radioaktivität wird, wie in der Monographie **Radioaktive Arzneimittel** beschrieben, mit einem geeigneten Gerät durch Vergleich mit einer Iod-123-Referenzlösung oder durch Messung mit einem Gerät, das mit Hilfe einer solchen Lösung eingestellt wurde, bestimmt.

Lagerung

Vor Licht geschützt, entsprechend **Radioaktive Arzneimittel**.

Beschriftung

Entsprechend **Radioaktive Arzneimittel**.

Die Beschriftung gibt insbesondere die spezifische Radioaktivität, ausgedrückt in GBq Iod-123 je Gramm Iobenguan-Base, an.

1999, 1111

[131I]Iobenguan-Injektionslösung für diagnostische Zwecke

Iobenguani[131I] solutio iniectabilis ad usum diagnosticum

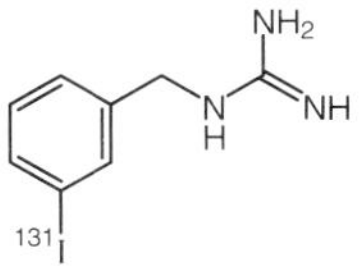

$C_8H_{10}[^{131}I]N_3$

Definition

[131I]Iobenguan-Injektionslösung für diagnostische Zwecke ist eine sterile Lösung von 1-(3-[131I]Iodbenzyl)guanidin oder eines seiner Salze, die frei von Bakterien-Endotoxinen ist. Sie kann einen geeigneten Puffer, einen geeigneten Katalysator zur Markierung wie Kupferionen, einen geeigneten Stabilisator zur Markierung wie Ascorbinsäure und Konservierungsmittel enthalten. Iod-131 ist ein Radioisotop des Iods und kann durch Neutronenbestrahlung von Tellur oder durch Extraktion von Kernspaltprodukten des Urans erhalten werden. Die Injektionslösung enthält mindestens 90,0 und höchstens 110,0 Prozent der deklarierten Iod-131-Radioaktivität zu dem in der Beschriftung angegebenen Zeitpunkt. Mindestens 94 Prozent der Radioaktivität entsprechen Iod-131 in Form von Iobenguan. Die spezifische Radioaktivität beträgt mindestens 20 GBq Iod-131 je Gramm Iobenguan-Base.

Eigenschaften

Klare, farblose bis schwach gelbe Lösung.

Iod-131 hat eine Halbwertszeit von 8,04 Tagen und emittiert Beta- und Gammastrahlen.

Prüfung auf Identität

A. Das Spektrum der Gammastrahlen wird, wie in der Monographie **Radioaktive Arzneimittel (Radiopharmaceutica)** beschrieben, mit einem geeigneten Gerät gemessen. Das Spektrum weicht nicht signifikant von dem einer Iod-131-Referenzlösung ab. Iod-131-Referenzlösungen können von autorisierten Laboratorien bezogen werden. Die Prüfung erfolgt durch direkten Vergleich. Das wichtigste Gammaphoton des Iod-131 hat eine Energie von 0,365 MeV.

B. Die bei der Prüfung „Radiochemische Reinheit" (siehe „Prüfung auf Reinheit") erhaltenen Chromatogramme werden ausgewertet. Die Verteilung der Radioaktivität trägt zur Identifizierung der Injektionslösung bei.

Prüfung auf Reinheit

***p*H-Wert** (2.2.3): Der *p*H-Wert der Injektionslösung muß zwischen 3,5 und 8,0 liegen.

Radionukleare Reinheit: Das Spektrum der Gammastrahlen wird, wie in der Monographie **Radioaktive Arzneimittel** beschrieben, mit einem geeigneten Gerät gemessen. Das Spektrum weicht nicht signifikant von dem einer Iod-131-Referenzlösung ab. Die relativen Mengen Iod-131, Iod-133, Iod-135 und anderer radionuklearer Verunreinigungen werden bestimmt. Iod-133 hat eine Halbwertszeit von 20,8 h, und seine wichtigsten Gammaphotonen haben Energien von 0,530 und 0,875 MeV. Iod-135 hat eine Halbwertszeit von 6,55 h, und seine wichtigsten Gammaphotonen haben Energien von 0,527, 1,132 und 1,260 MeV. Mindestens 99,9 Prozent der Gesamtradioaktivität entsprechen Iod-131.

Radiochemische Reinheit: Die Prüfung erfolgt mit Hilfe der Flüssigchromatographie (2.2.29).

Untersuchungslösung: Die Injektionslösung.

Referenzlösung a: 0,100 g Natriumiodid *R* werden in der mobilen Phase zu 100 ml gelöst.

Referenzlösung b: 20,0 mg Iobenguansulfat *CRS* werden in der mobilen Phase zu 100,0 ml gelöst.

Die Chromatographie kann durchgeführt werden mit

- einer Säule aus rostfreiem Stahl von 0,25 m Länge und 4,0 mm innerem Durchmesser, gepackt mit Kieselgel zur Chromatographie *R* (5 µm)
- einer Mischung von 1 Volumteil einer Lösung von Ammoniumnitrat *R* ($80 \text{ g} \cdot \text{l}^{-1}$), 2 Volumteilen verdünnter Ammoniak-Lösung *R* 2 und 27 Volumteilen Methanol *R* als mobile Phase bei einer Durchflußrate von 1,0 ml je Minute
- einem geeigneten Gerät zum Nachweis der Radioaktivität
- einem Spektrometer, das mit einer Durchflußzelle ausgestattet ist, als Detektor bei einer Wellenlänge von 254 nm
- einer 10-µl-Probenschleife.

Die Untersuchungslösung und die Referenzlösungen werden eingespritzt. In den Chromatogrammen muß die Radioaktivität des Iobenguan-Peaks mindestens 94 Prozent der Gesamtradioaktivität betragen. Die Radioaktivität des Iodid-Peaks darf höchstens 5 Prozent der Gesamtradioaktivität, die der übrigen Peaks höchstens 1 Prozent der Gesamtradioaktivität betragen.

Spezifische Radioaktivität: Die spezifische Radioaktivität wird nach den Ergebnissen in der Prüfung „Radiochemische Reinheit" berechnet. Mit der Fläche des Iobenguan-Peaks in den Chromatogrammen der Untersuchungslösung und der Referenzlösung b wird der Gehalt an Iobenguansulfat bestimmt und mit Hilfe des Faktors 0,85 die Konzentration an Iobenguan-Base berechnet.

Sterilität: Die Injektionslösung muß der Prüfung „Sterilität" der Monographie **Radioaktive Arzneimittel** entsprechen. Die Injektionslösung darf vor Abschluß der Prüfung angewendet werden.

Bakterien-Endotoxine (2.6.14): Höchstens 175/*V* I.E. Bakterien-Endotoxine je Milliliter Injektionslösung, wobei *V* die empfohlene Maximaldosis ausgedrückt in Milliliter ist.

Radioaktivität

Die Radioaktivität wird, wie in der Monographie **Radioaktive Arzneimittel** beschrieben, mit einem geeigneten Gerät durch Vergleich mit einer Iod-131-Referenzlösung oder durch Messung mit einem Gerät, das mit Hilfe einer solchen Lösung eingestellt wurde, bestimmt.

Lagerung

Vor Licht geschützt, entsprechend **Radioaktive Arzneimittel**.

Beschriftung

Entsprechend **Radioaktive Arzneimittel**.

Die Beschriftung gibt insbesondere die spezifische Radioaktivität, ausgedrückt in GBq Iod-131 je Gramm Iobenguan-Base, an.

1999, 1112

[131I]Iobenguan-Injektionslösung für therapeutische Zwecke

Iobenguani[131I] solutio iniectabilis ad usum therapeuticum

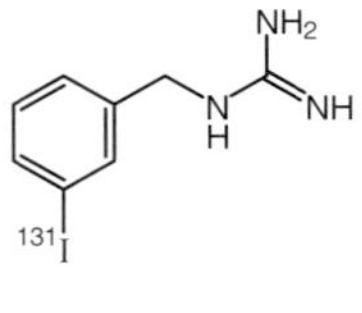

$C_8H_{10}[^{131}I]N_3$

Definition

[131I]Iobenguan-Injektionslösung für therapeutische Zwecke ist eine sterile Lösung von 1-(3-[131I]Iodbenzyl)guanidin oder eines seiner Salze, die frei von Bakterien-Endotoxinen ist. Sie kann einen geeigneten Puffer, einen geeigneten Katalysator zur Markierung wie Kupferionen, einen geeigneten Stabilisator zur Markierung wie Ascorbinsäure und Konservierungsmittel enthalten. Iod-131 ist ein Radioisotop des Iods und kann durch Neutronenbestrahlung von Tellur oder durch Extraktion von Kernspaltprodukten des Urans erhalten werden. Die Injektionslösung enthält mindestens 90,0 und höchstens 110,0 Prozent der deklarierten Iod-131-Radioaktivität zu dem in der Beschriftung angegebenen Zeitpunkt. Mindestens 92 Prozent der Radioaktivität entsprechen Iod-131 in Form von Iobenguan. Die spezifische Radioaktivität beträgt mindestens 400 GBq Iod-131 je Gramm Iobenguan-Base.

Eigenschaften

Klare, farblose bis schwach gelbe Lösung.

Iod-131 hat eine Halbwertszeit von 8,04 Tagen und emittiert Beta- und Gammastrahlen.

Prüfung auf Identität

A. Das Spektrum der Gammastrahlen wird, wie in der Monographie **Radioaktive Arzneimittel (Radiopharmaceutica)** beschrieben, mit einem geeigneten Gerät gemessen. Das Spektrum weicht nicht signifikant von dem einer Iod-131-Referenzlösung ab. Iod-131-Referenzlösungen können von autorisierten Laboratorien bezogen werden. Die Prüfung erfolgt durch direkten Vergleich. Das wichtigste Gammaphoton des Iod-131 hat eine Energie von 0,365 MeV.

B. Die bei der Prüfung „Radiochemische Reinheit" (siehe „Prüfung auf Reinheit") erhaltenen Chromatogramme werden ausgewertet. Die Verteilung der Radioaktivität trägt zur Identifizierung der Injektionslösung bei.

Prüfung auf Reinheit

***p*H-Wert** (2.2.3): Der *p*H-Wert der Injektionslösung muß zwischen 3,5 und 8,0 liegen.

Radionukleare Reinheit: Das Spektrum der Gammastrahlen wird, wie in der Monographie **Radioaktive Arzneimittel** beschrieben, mit einem geeigneten Gerät gemessen. Das Spektrum weicht nicht signifikant von dem einer Iod-131-Referenzlösung ab. Die relativen Mengen Iod-131, Iod-133, Iod-135 und anderer radionuklearer Verunreinigungen werden bestimmt. Iod-133 hat eine Halbwertszeit von 20,8 h, und seine wichtigsten Gammaphotonen haben Energien von 0,530 und 0,875 MeV. Iod-135 hat eine Halbwertszeit von 6,55 h, und seine wichtigsten Gammaphotonen haben Energien von 0,527, 1,132 und 1,260 MeV. Mindestens 99,9 Prozent der Gesamtradioaktivität entsprechen Iod-131.

Radiochemische Reinheit: Die Prüfung erfolgt mit Hilfe der Flüssigchromatographie (2.2.29).

Untersuchungslösung: Die Injektionslösung.

Referenzlösung a: 0,100 g Natriumiodid *R* werden in der mobilen Phase zu 100 ml gelöst.

Referenzlösung b: 20,0 mg Iobenguansulfat *CRS* werden in der mobilen Phase zu 100,0 ml gelöst.

Die Chromatographie kann durchgeführt werden mit

- einer Säule aus rostfreiem Stahl von 0,25 m Länge und 4,0 mm innerem Durchmesser, gepackt mit Kieselgel zur Chromatographie *R* (5 µm)
- einer Mischung von 1 Volumteil einer Lösung von Ammoniumnitrat *R* ($80 g \cdot l^{-1}$), 2 Volumteilen verdünnter Ammoniak-Lösung *R* 2 und 27 Volumteilen Methanol *R* als mobile Phase bei einer Durchflußrate von 1,0 ml je Minute
- einem geeigneten Gerät zum Nachweis der Radioaktivität

– einem Spektrometer, das mit einer Durchflußzelle ausgestattet ist, als Detektor bei einer Wellenlänge von 254 nm
– einer 10-µl-Probenschleife.

Die Untersuchungslösung und die Referenzlösungen werden eingespritzt. In den Chromatogrammen muß die Radioaktivität des Iobenguan-Peaks mindestens 92 Prozent der Gesamtradioaktivität betragen. Die Radioaktivität des Iodid-Peaks darf höchstens 7 Prozent der Gesamtradioaktivität, die der übrigen Peaks höchstens 1 Prozent der Gesamtradioaktivität betragen.

Spezifische Radioaktivität: Die spezifische Radioaktivität wird nach den Ergebnissen in der Prüfung „Radiochemische Reinheit" berechnet. Mit der Fläche des Iobenguan-Peaks in den Chromatogrammen der Untersuchungslösung und der Referenzlösung b wird der Gehalt an Iobenguansulfat bestimmt und mit Hilfe des Faktors 0,85 die Konzentration an Iobenguan-Base berechnet.

Sterilität: Die Injektionslösung muß der Prüfung „Sterilität" der Monographie **Radioaktive Arzneimittel** entsprechen. Die Injektionslösung darf vor Abschluß der Prüfung angewendet werden.

Bakterien-Endotoxine (2.6.14): Höchstens 175/*V* I.E. Bakterien-Endotoxine je Milliliter Injektionslösung, wobei *V* die empfohlene Maximaldosis ausgedrückt in Milliliter ist.

Radioaktivität

Die Radioaktivität wird, wie in der Monographie **Radioaktive Arzneimittel** beschrieben, mit einem geeigneten Gerät durch Vergleich mit einer Iod-131-Referenzlösung oder durch Messung mit einem Gerät, das mit Hilfe einer solchen Lösung eingestellt wurde, bestimmt.

Lagerung

Vor Licht geschützt, entsprechend **Radioaktive Arzneimittel**.

Beschriftung

Entsprechend **Radioaktive Arzneimittel**.

Die Beschriftung gibt insbesondere die spezifische Radioaktivität, ausgedrückt in GBq Iod-131 je Gramm Iobenguan-Base, an.

2001, 31

Iod

Iodum

I_2 M_r 253,8

Definition

Iod enthält mindestens 99,5 und höchstens 100,5 Prozent I.

Eigenschaften

Spröde Plättchen oder kleine Kristalle, grauviolett, mit metallischem Glanz; sehr schwer löslich in Wasser, löslich in Ethanol, schwer löslich in Glycerol, sehr leicht löslich in konzentrierten Lösungen von Iodiden.

Iod verflüchtigt sich langsam bei Raumtemperatur.

Prüfung auf Identität

A. Wird die Substanz in einem Reagenzglas erhitzt, entweichen violette Dämpfe, die ein bläulichschwarzes, kristallines Sublimat bilden.

B. Eine gesättigte Lösung der Substanz gibt mit Stärke-Lösung *R* eine Blaufärbung. Die Lösung wird bis zur Entfärbung erhitzt. Die Blaufärbung tritt beim Abkühlen wieder auf.

Prüfung auf Reinheit

Prüflösung: 3,0 g Substanz werden mit 20 ml Wasser *R* verrieben. Anschließend wird filtriert, das Filter mit Wasser *R* nachgewaschen und das Filtrat mit Wasser *R* zu 30 ml verdünnt. Das Filtrat wird mit 1 g Zinkstaub *R* entfärbt, filtriert und unter Nachwaschen des Filters mit Wasser *R* zu 40 ml verdünnt.

Bromid, Chlorid: 10 ml Prüflösung werden mit 3 ml Ammoniak-Lösung *R* und 6 ml Silbernitrat-Lösung *R* 2 versetzt. Anschließend wird filtriert und unter Nachwaschen des Filters mit Wasser *R* zu 20 ml verdünnt. 10 ml Filtrat werden mit 1,5 ml Salpetersäure *R* versetzt. Nach 1 min darf eine Trübung der Untersuchungslösung nicht stärker sein als die einer gleichzeitig hergestellten Referenzlösung, die durch Mischen von 10,75 ml Wasser *R*, 0,25 ml Salzsäure (0,01 mol · l^{-1}), 0,2 ml verdünnter Salpetersäure *R* und 0,3 ml Silbernitrat-Lösung *R* 2 hergestellt wird (250 ppm).

Nichtflüchtige Substanzen: Höchstens 0,1 Prozent. 1,00 g Substanz wird in einer Porzellanschale auf dem Wasserbad bis zur Verflüchtigung des Iods erhitzt. Der bei 100 bis 105 °C getrocknete Rückstand darf höchstens 1 mg betragen.

Gehaltsbestimmung

0,200 g Substanz werden in einen Erlenmeyerkolben, welcher 1 g Kaliumiodid *R* und 2 ml Wasser *R* enthält, eingewogen. Nach Zusatz von 1 ml verdünnter Essigsäure *R* und vollständiger Lösung wird mit 50 ml

Wasser *R* verdünnt und mit Natriumthiosulfat-Lösung ($0,1 \text{ mol} \cdot l^{-1}$) in Gegenwart von Stärke-Lösung *R* titriert.

1 ml Natriumthiosulfat-Lösung ($0,1 \text{ mol} \cdot l^{-1}$) entspricht 12,69 mg I.

1999, 1114

Iohexol

Iohexolum

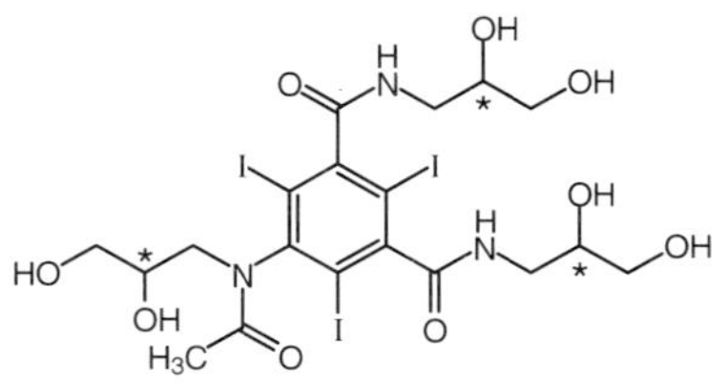

$C_{19}H_{26}I_3N_3O_9$ M_r 821

Definition

Iohexol enthält mindestens 98,0 und höchstens 101,0 Prozent 5-[(Acetyl)(2,3-dihydroxypropyl)amino]-*N*,*N'*-bis(2,3-dihydroxypropyl)-2,4,6-triiodbenzol-1,3-dicarboxamid, berechnet auf die wasserfreie Substanz.

Eigenschaften

Weißes bis grauweißes, hygroskopisches Pulver; sehr leicht löslich in Wasser, leicht löslich in Methanol, praktisch unlöslich in Dichlormethan und Ether.

Die Substanz ist eine Mischung von Diastereomeren und Atropisomeren.

Prüfung auf Identität

A. Die Prüfung erfolgt mit Hilfe der IR-Spektroskopie (2.2.24) durch Vergleich des Spektrums der Substanz mit dem von Iohexol *CRS*. Die Prüfung erfolgt mit Hilfe von Preßlingen unter Verwendung von Kaliumbromid *R*.

B. Die bei der Prüfung „Verwandte Substanzen, A" (siehe „Prüfung auf Reinheit") erhaltenen Chromatogramme werden ausgewertet. Retentionszeit und Größe der Hauptpeaks im Chromatogramm der Referenzlösung b und der Iohexol-Peaks im Chromatogramm der Referenzlösung a müssen annähernd gleich sein.

Prüfung auf Reinheit

Prüflösung: 5,0 g Substanz werden in Wasser *R* zu 50,0 ml gelöst.

Aussehen der Lösung: Die Prüflösung muß klar (2.2.1) und darf nicht stärker gefärbt sein als die Farbvergleichslösung G_7 (2.2.2, Methode II).

Verwandte Substanzen

A. Die Prüfung erfolgt mit Hilfe der Flüssigchromatographie (2.2.29).
[Anmerkung: Iohexol verursacht, bedingt durch Endo-Exo-Isomerie, in den Chromatogrammen 2 nicht auflösbare Peaks. Zusätzlich ist dem Iohexol ein kleiner Peak zuzuschreiben, der als Schulter im aufsteigenden Ast des ersten Hauptpeaks erscheint. Die Retentionszeit dieses kleinen Peaks ist um etwa 1,2 min kürzer als die des ersten Hauptpeaks.]

Untersuchungslösung: 0,150 g Substanz werden in Wasser *R* zu 100,0 ml gelöst.

Referenzlösung a: Je 15,0 mg Iohexol *CRS* und Iohexol-Verunreinigung A *CRS* werden in einer Mischung von 1 bis 2 Tropfen verdünnter Natriumhydroxid-Lösung *R* und 10 ml Wasser *R* gelöst. Die Lösung wird mit Wasser *R* zu 100,0 ml verdünnt. 1,0 ml Lösung wird mit Wasser *R* zu 10,0 ml verdünnt.

Referenzlösung b: 1,0 ml Untersuchungslösung wird mit Wasser *R* zu 100,0 ml verdünnt.

Die Chromatographie kann durchgeführt werden mit

- einer Säule aus rostfreiem Stahl von 0,25 m Länge und 4,6 mm innerem Durchmesser, gepackt mit einem geeigneten octadecylsilylierten Kieselgel zur Chromatographie *R* (5 µm)
- folgender mobilen Phase bei einer Durchflußrate von 1 ml je Minute: ausgehend von einer Mischung von 1 Volumteil Acetonitril *R* und 99 Volumteilen Wasser *R* wird über einen Zeitraum von 60 min durch lineare Gradientenelution auf eine Mischung von 13 Volumteilen Acetonitril *R* und 87 Volumteilen Wasser *R* gewechselt
- einem Spektrometer als Detektor bei einer Wellenlänge von 254 nm.

Die Säule wird mit der mobilen Phase der anfänglichen Zusammensetzung mindestens 10 min lang äquilibriert.

Die Empfindlichkeit des Systems wird so eingestellt, daß die Höhe des Hauptpeaks im Chromatogramm mit 10 µl Referenzlösung b mindestens 50 Prozent des maximalen Ausschlags beträgt.

Als Blindlösung werden 10 µl Wasser *R* eingespritzt. Werden 10 µl Referenzlösung a eingespritzt und wird das Chromatogramm unter den vorgeschriebenen Bedingungen aufgezeichnet, beträgt die Retentionszeit für Iohexol-Verunreinigung A etwa 17 min und für die beiden Iohexol-Peaks (Exo-Endo-Isomerie) etwa 20 min. Die Prüfung darf nur ausgewertet werden, wenn die Auflösung zwischen dem Iohexol-Verunreinigung-A-Peak und dem zweiten, größeren Iohexol-Peak mindestens 5 beträgt. Falls erforderlich wird die Endkonzentration an Acetonitril in der mobilen Phase oder das Zeitprogramm für den linearen Gradienten so geändert, daß die geforderte Auflösung erhalten wird.

Je 10 µl Untersuchungslösung und Referenzlösung b werden eingespritzt. Im Chromatogramm der Untersuchungslösung darf keine Peakfläche, mit Ausnahme der der Iohexol-Peaks (siehe oben), größer sein als das 0,5fache der Fläche der Iohexol-Hauptpeaks im Chromatogramm der Referenzlösung b (0,5 Prozent); die Summe aller Peakflächen, mit Ausnahme der der Iohexol-Peaks (siehe oben), darf nicht größer sein als das 1,5fache der Fläche der Hauptpeaks im Chromatogramm der Referenzlösung b (1,5 Prozent). Peaks, die auch bei der Blindlösung auftreten, werden nicht berücksichtigt.

B. Die Prüfung erfolgt mit Hilfe der Dünnschichtchromatographie (2.2.27) unter Verwendung einer Schicht von Kieselgel GF_{254} *R*.

Untersuchungslösung: 1,0 g Substanz wird in Wasser *R* zu 10,0 ml gelöst.

Referenzlösung a: 50 mg Iohexol-Verunreinigung J *CRS* und 50 mg Iohexol *CRS* werden in Wasser *R* zu 10,0 ml gelöst.

Referenzlösung b: 1,0 ml Untersuchungslösung wird mit Wasser *R* zu 10,0 ml verdünnt. 1,0 ml dieser Lösung wird mit Wasser *R* zu 50,0 ml verdünnt.

Die Platte wird mit der mobilen Phase gewaschen, 30 min lang bei Raumtemperatur und 1 h lang bei 90 °C getrocknet.

Auf die Platte werden 10 µl jeder Lösung aufgetragen. Die Chromatographie erfolgt mit einer Mischung von 20 Volumteilen konzentrierter Ammoniak-Lösung *R*, 20 Volumteilen Methanol *R*, 35 Volumteilen 2-Propanol *R* und 50 Volumteilen Aceton *R* über eine Laufstrecke von 10 cm. Die Auswertung erfolgt im ultravioletten Licht bei 254 nm. Kein im Chromatogramm der Untersuchungslösung auftretender Nebenfleck darf größer und intensiver sein als der Fleck im Chromatogramm der Referenzlösung b (0,2 Prozent). Die Prüfung darf nur ausgewertet werden, wenn das Chromatogramm der Referenzlösung a deutlich voneinander getrennt 2 Flecke zeigt.

3-Chlorpropan-1,2-diol: Höchstens 100 ppm, mit Hilfe der Gaschromatographie (2.2.28) bestimmt.

Untersuchungslösung: 1,0 g Substanz wird in 2,0 ml Wasser *R* gelöst. Die Lösung wird 4mal mit je 2 ml Methylacetat *R* geschüttelt. Die vereinigten oberen Phasen werden mit wasserfreiem Natriumsulfat *R* getrocknet, filtriert und auf 2 ml eingeengt.

Referenzlösung: 0,50 g 3-Chlorpropan-1,2-diol *R* werden in Methylacetat *R* zu 100,0 ml gelöst. 1,0 ml Lösung wird mit Methylacetat *R* zu 100,0 ml verdünnt.

Die Chromatographie kann durchgeführt werden mit
- einer Kapillarsäule aus Quarzglas von 25 m Länge und 0,33 mm innerem Durchmesser, belegt mit Poly[methyl(50)phenyl(50)]siloxan *R* (Filmdicke 1 µm)
- Helium zur Chromatographie *R* als Trägergas bei einer Durchflußrate von 1 ml je Minute
- einem Flammenionisationsdetektor.

Die Temperatur der Säule wird 2 min lang bei 80 °C gehalten, dann um 15 °C je Minute auf 170 °C erhöht und 2 min lang bei dieser Temperatur gehalten. Die Temperatur des Probeneinlasses wird bei 230 °C, die des Detektors bei 250 °C gehalten.

2 µl jeder Lösung werden während 30 s ohne Splitting eingespritzt. Werden die Chromatogramme unter den vorgeschriebenen Bedingungen aufgezeichnet, beträgt die Retentionszeit für 3-Chlorpropan-1,2-diol etwa 8 min.

Der Gehalt an 3-Chlorpropan-1,2-diol wird berechnet.

Methanol, Ethylenglycolmonomethylether, 2-Propanol: Höchstens 50 ppm, 100 ppm bzw. 100 ppm, bestimmt mit Hilfe der Gaschromatographie (2.2.28, Dampfraumanalyse, Methode b), unter Verwendung von 2-Butanol *R* als Interner Standard.

Interner-Standard-Lösung: 0,50 g 2-Butanol *R* werden in Wasser *R* zu 500,0 ml gelöst. 5,0 ml Lösung werden mit Wasser *R* zu 100,0 ml verdünnt.

Untersuchungslösung a: 6,25 g Substanz werden unter Zusatz von 5,0 ml Interner-Standard-Lösung mit Wasser *R* zu 25,0 ml verdünnt.

Untersuchungslösung b: 5,0 ml Untersuchungslösung a und 1,0 ml Wasser *R* werden in eine 10-ml-Probeflasche gebracht, die sofort verschlossen wird.

Untersuchungslösung c: 5,0 ml Untersuchungslösung a und 1,0 ml Referenzlösung b werden in eine 10-ml-Probeflasche gebracht, die sofort verschlossen wird. (Die Lösung enthält je Gramm einen Zusatz von 10 µg Methanol *R*, 20 µg 2-Propanol *R* und 20 µg Ethylenglycolmonomethylether *R*.)

Untersuchungslösung d: 5,0 ml Untersuchungslösung a und 1,0 ml Referenzlösung c werden in eine 10-ml-Probeflasche gebracht, die sofort verschlossen wird. (Die Lösung enthält je Gramm einen Zusatz von 25 µg Methanol *R*, 50 µg 2-Propanol *R* und 50 µg Ethylenglycolmonomethylether *R*.)

Untersuchungslösung e: 5,0 ml Untersuchungslösung a und 1,0 ml Referenzlösung d werden in eine 10-ml-Probeflasche gebracht, die sofort verschlossen wird. (Die Lösung enthält je Gramm einen Zusatz von 50 µg Methanol *R*, 100 µg 2-Propanol *R* und 100 µg Ethylenglycolmonomethylether *R*.)

Referenzlösung a: 0,625 g Methanol *R*, 1,250 g 2-Propanol *R* und 1,250 g Ethylenglycolmonomethylether *R* werden in Wasser *R* zu 1000,0 ml gelöst, wobei jeweils zwischen der Zugabe der einzelnen Komponenten Wasser *R* zugesetzt wird.

Referenzlösung b: 10,0 ml Referenzlösung a werden mit Wasser *R* zu 50,0 ml verdünnt. 10,0 ml dieser Lösung werden mit Wasser *R* zu 100,0 ml verdünnt.

Referenzlösung c: 5,0 ml Referenzlösung a werden mit Wasser *R* zu 100,0 ml verdünnt.

Referenzlösung d: 10,0 ml Referenzlösung a werden mit Wasser *R* zu 100,0 ml verdünnt.

Referenzlösung e: 10,0 ml Interner-Standard-Lösung werden mit 10,0 ml Referenzlösung d versetzt und mit Wasser *R* zu 50,0 ml verdünnt. 6,0 ml dieser Lösung werden in eine 10-ml-Probeflasche gebracht, die sofort verschlossen wird.

Folgende Bedingungen sind bei der statischen Headspace-Chromatographie einzuhalten:
- ein auf 95 °C eingestelltes, thermostatisch kontrolliertes Bad
- Äquilibrierungszeit 15 min
- Überleitungstemperatur 140 °C
- Druckausgleichszeit 30 s
- Schleifenfüllzeit 10 s
- Einspritzzeit 10 s.

Die Chromatographie kann durchgeführt werden mit

- einer Kapillarsäule aus Quarzglas von 30 m Länge und 0,54 mm innerem Durchmesser, belegt mit quervernetztem Poly[(cyanopropyl)methylphenylmethyl]siloxan *R* (Filmdicke 3 µm)
- Helium zur Chromatographie *R* als Trägergas bei einer Durchflußrate von etwa 14 ml je Minute
- einem Flammenionisationsdetektor.

Die Temperatur der Säule wird 5 min lang bei 40 °C gehalten, dann um 10 °C je Minute auf 100 °C erhöht und 1 min lang bei dieser Temperatur gehalten. Die Temperatur des Probeneinlasses wird bei 140 °C und die des Detektors bei 250 °C gehalten.

Die Chromatographie wird mit den Untersuchungslösungen b, c, d und e sowie mit der Referenzlösung e durchgeführt. Werden die Chromatogramme unter den vorgeschriebenen Bedingungen aufgezeichnet, so betragen die Retentionszeiten für Methanol etwa 1,2 min, für 2-Propanol etwa 1,8 min, für 2-Butanol etwa 3,5 min und für Ethylenglycolmonomethylether etwa 4,5 min. Die Prüfung darf nur ausgewertet werden, wenn im Chromatogramm der Referenzlösung e die Auflösung zwischen den Peaks von Methanol und 2-Propanol mindestens 2,5 beträgt.

Aus den mit den Untersuchungslösungen erhaltenen Chromatogrammen wird für jedes der Lösungsmittel das Verhältnis seiner Peakfläche zu der des Internen Standards berechnet. Mit Hilfe der Peakflächenverhältnisse wird eine lineare Regressionsanalyse durchgeführt und daraus die Konzentration des Lösungsmittels in der Substanz abgeleitet.

Alternativ kann (in einem Diagramm) das jeweilige Peakflächenverhältnis gegen die je Gramm zugesetzte Menge des Lösungsmittels, deren Gehalt bestimmt werden soll, aufgetragen werden. Die Verbindungslinie der einzelnen Punkte wird so weit extrapoliert, bis sie sich mit der Konzentrationsachse schneidet. Aus dem Abstand zwischen diesem Punkt und dem Schnittpunkt der Koordinationsachse läßt sich die Konzentration (Mikrogramm je Gramm) des in der Substanz zu bestimmenden Lösungsmittels ablesen.

Aromatische Amine: Höchstens 0,05 Prozent (*m/m*), mit Hilfe der UV-Vis-Spektroskopie (2.2.25) bestimmt.

Untersuchungslösung: 0,200 g Substanz werden in einem 25-ml-Meßkolben in 15,0 ml Wasser *R* gelöst.

Referenzlösung: 10,0 ml einer Lösung, die 10 µg Iohexol-Verunreinigung J *CRS* je Milliliter enthält, werden in einem 25-ml-Meßkolben mit 5,0 ml Wasser *R* gemischt.

Kompensationsflüssigkeit: 15,0 ml Wasser *R* in einem 25-ml-Meßkolben.

[Anmerkung: Während der folgenden Analysenschritte müssen die Meßkolben, bis alle Reagenzien zugesetzt worden sind, in einer Eis-Wasser-Mischung gekühlt und soweit wie möglich vor Licht geschützt werden.]

Die Meßkolben werden unter Lichtschutz 5 min lang in eine Eis-Wasser-Mischung gestellt. Der Inhalt wird anschließend unter Umschwenken mit je 1,5 ml Salzsäure *R* 1 versetzt. Nach Zusatz von 1,0 ml einer Lösung von Natriumnitrit *R* (20 g · l^{-1}) wird gemischt und 4 min lang stehengelassen. 1,0 ml einer Lösung von Sulfaminsäure *R* (40 g · l^{-1}) wird zugegeben, so lange schwach geschüttelt, bis die Gasentwicklung beendet ist, und schließlich 1 min lang stehengelassen. *(Vorsicht: Bei dieser Reaktion entsteht ein beachtlicher Druck.)* 1,0 ml einer frisch hergestellten Lösung von Naphthylethylendiamindihydrochlorid *R* (3 g · l^{-1}) in einer Mischung von 30 Volumteilen Wasser *R* und 70 Volumteilen Propylenglykol *R* wird zugegeben und gemischt. Die Meßkolben werden aus der Eis-Wasser-Mischung genommen, der Inhalt mit Wasser *R* auf 25,0 ml aufgefüllt, gemischt und 5 min lang stehengelassen. Die Absorptionen der mit Untersuchungs- und Referenzlösung erhaltenen Lösungen werden gleichzeitig in 5-cm-Küvetten bei 495 nm gegen die mit der Kompensationsflüssigkeit erhaltene Lösung gemessen.

Der Gehalt an freien aromatischen Aminen wird berechnet.

Iodid: Höchstens 20 ppm. 6,000 g Substanz werden in Wasser *R* zu 20 ml gelöst. Die Lösung wird mit 2,0 ml Kaliumiodid-Lösung (0,001 mol · l^{-1}) versetzt und unter Verwendung einer Silberindikatorelektrode und einer geeigneten Vergleichselektrode mit Silbernitrat-Lösung (0,001 mol · l^{-1}) titriert. Der Endpunkt der Titration wird mit Hilfe der Potentiometrie (2.2.20) bestimmt. Vom Verbrauch der Maßlösung wird das einer Menge von 2,0 ml Kaliumiodid-Lösung (0,001 mol · l^{-1}) entsprechende Volumen abgezogen. Dieses wird durch Titration einer Kompensationslösung, der 2,0 ml Kaliumiodid-Lösung (0,001 mol · l^{-1}) zugesetzt worden sind, ermittelt. Das verbleibende Volumen wird zur Berechnung des Iodidgehalts verwendet.

1 ml Silbernitrat-Lösung (0,001 mol · l^{-1}) entspricht 126,9 µg Iodid.

Ionische Verbindungen: Höchstens 0,05 Prozent (*m/m*), berechnet als Natriumchlorid und mit Hilfe der spezifischen Leitfähigkeit (2.2.38) bestimmt. *Alle Glasgeräte sind vor Gebrauch 5mal mit destilliertem Wasser R zu spülen.*

Untersuchungslösung: 1,0 g Substanz wird in Wasser *R* zu 50,0 ml gelöst.

Referenzlösung: 10,0 mg Natriumchlorid *R* werden in Wasser *R* zu 100,0 ml gelöst. 10,0 ml Lösung werden mit Wasser *R* zu 100,0 ml verdünnt.

Die spezifische Leitfähigkeit der Untersuchungslösung und der Referenzlösung wird mit einem geeigneten Leitfähigkeitsmeßgerät gemessen. Die spezifische Leitfähigkeit der Untersuchungslösung darf nicht größer sein als die der Referenzlösung.

Schwermetalle (2.4.8): 12 ml Prüflösung müssen der Grenzprüfung A auf Schwermetalle entsprechen (10 ppm). Zur Herstellung der Referenzlösung wird die Blei-Lösung (1 ppm Pb) *R* verwendet.

Wasser (2.5.12): Höchstens 4,0 Prozent, mit 1,000 g Substanz nach der Karl-Fischer-Methode bestimmt.

Gehaltsbestimmung

In einem 250-ml-Rundkolben werden 0,500 g Substanz mit 25 ml konzentrierter Natriumhydroxid-Lösung *R*, 20 ml Wasser *R*, 1 g Zinkstaub *R* und einigen Glasperlen 30 min lang zum Rückfluß erhitzt. Nach dem Erkalten wird der Kühler mit 20 ml Wasser *R* gespült, wobei die

Waschflüssigkeit im Kolben aufgefangen wird. Anschließend wird durch einen Glassintertiegel filtriert und das Filter mehrmals mit Wasser *R* nachgewaschen. Das mit der Waschflüssigkeit vereinigte Filtrat wird mit 5 ml Essigsäure 98 % *R* versetzt und sofort mit Silbernitrat-Lösung (0,1 mol · l^{-1}) titriert. Der Endpunkt wird mit Hilfe der Potentiometrie (2.2.20) unter Verwendung eines geeigneten Elektrodensystems, wie zum Beispiel Silber/Quecksilber(I)-sulfat, bestimmt.

1 ml Silbernitrat-Lösung (0,1 mol · l^{-1}) entspricht 27,37 mg $C_{19}H_{26}I_3N_3O_9$.

Lagerung

Dicht verschlossen, vor Licht und Feuchtigkeit geschützt.

Verunreinigungen

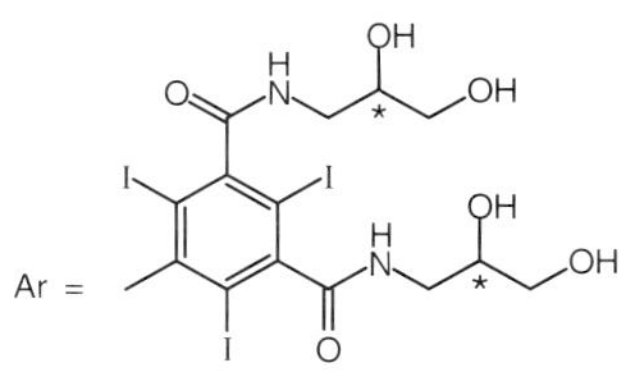

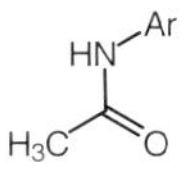

A. 5-Acetylamino-*N*,*N*′-bis(2,3-dihydroxypropyl)-2,4,6-triiodbenzol-1,3-dicarboxamid

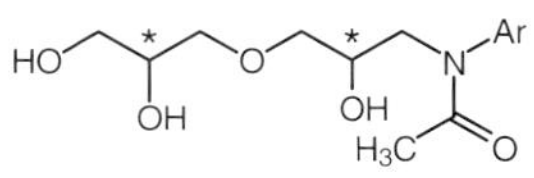

B. 5-[(Acetyl)(2,6,7-trihydroxy-4-oxaheptyl)amino]-*N*,*N*′-bis(2,3-dihydroxypropyl)-2,4,6-triiodbenzol-1,3-dicarboxamid

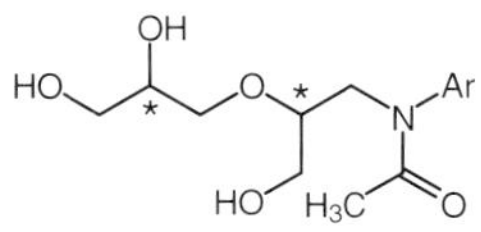

C. 5-[(Acetyl)(5,6-dihydroxy-2-hydroxymethyl-3-oxahexyl)amino]-*N*,*N*′-bis(2,3-dihydroxypropyl)-2,4,6-triiodbenzol-1,3-dicarboxamid

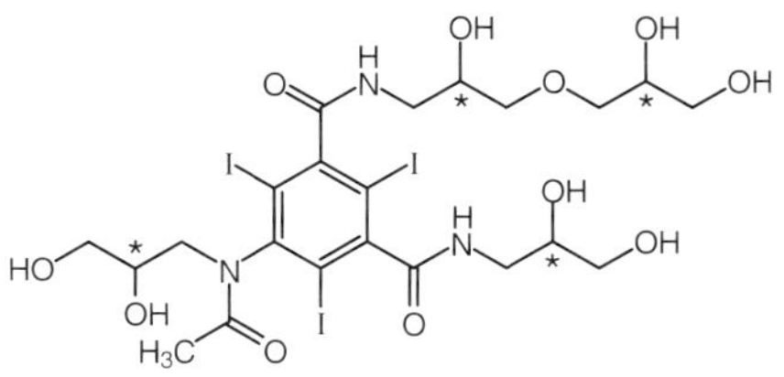

D. 5-[(Acetyl)(2,3-dihydroxypropyl)amino]-*N*-(2,3-dihydroxypropyl)-*N*′-(2,6,7-trihydroxy-4-oxaheptyl)-2,4,6-triiodbenzol-1,3-dicarboxamid

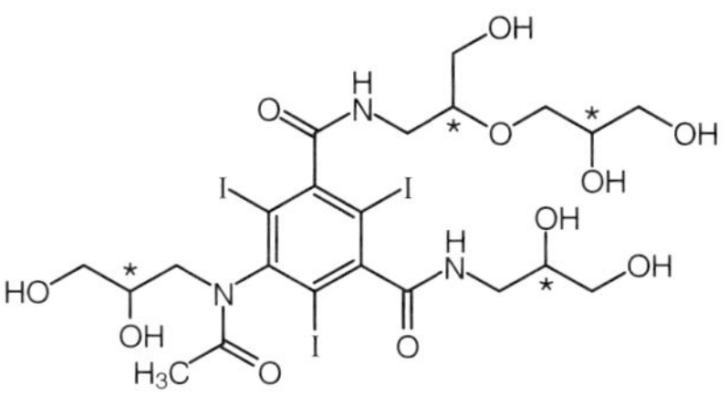

E. 5-[(Acetyl)(2,3-dihydroxypropyl)amino]-*N*-(5,6-dihydroxy-2-hydroxymethyl-3-oxahexyl)-*N*′-(2,3-dihydroxypropyl)-2,4,6-triiodbenzol-1,3-dicarboxamid

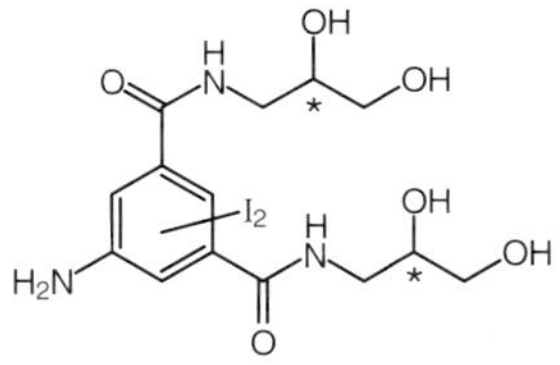

F. 5-Amino-*N*,*N*′-bis(2,3-dihydroxypropyl)diiodbenzol-1,3-dicarboxamid

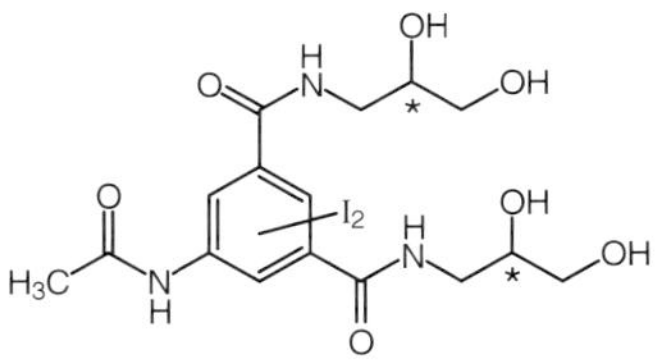

G. 5-Acetylamino-*N*,*N*′-bis(2,3-dihydroxypropyl)diiodbenzol-1,3-dicarboxamid

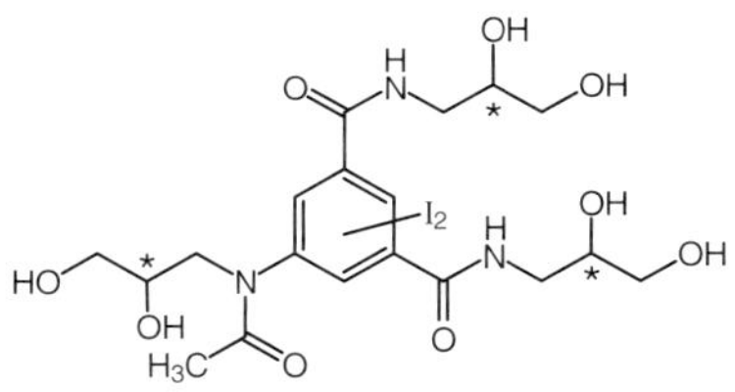

H. 5-[(Acetyl)(2,3-dihydroxypropyl)amino]-*N*,*N*′-bis(2,3-dihydroxypropyl)diiodbenzol-1,3-dicarboxamid

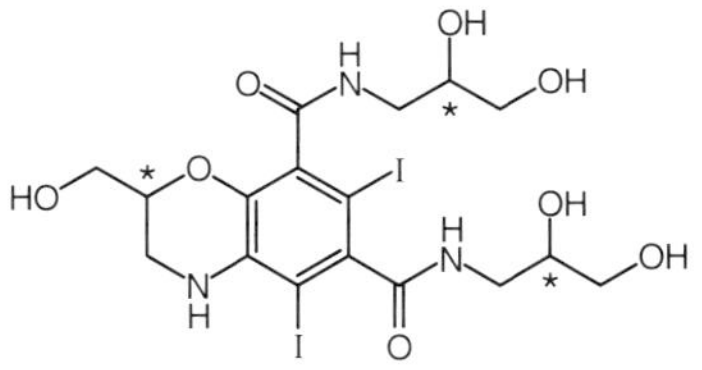

I. 2-Hydroxymethyl-*N*,*N*′-bis(2,3-dihydroxypropyl)-5,7-diiod-2,3-dihydro-4*H*-1,4-benzoxazin-6,8-dicarboxamid

J. Ar–NH_2:
5-Amino-*N*,*N*′-bis(2,3-dihydroxypropyl)-2,4,6-triiodbenzol-1,3-dicarboxamid.

1999, 1115

Iopamidol

Iopamidolum

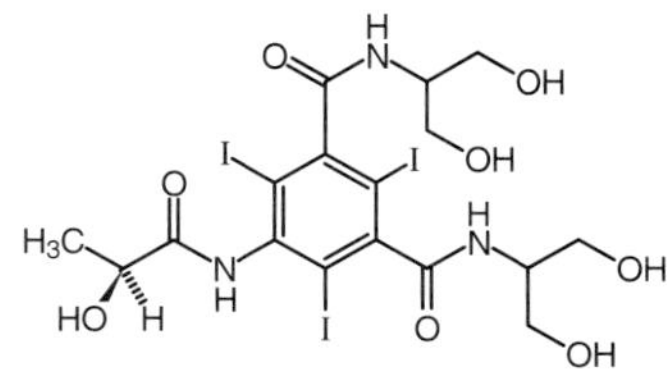

$C_{17}H_{22}I_3N_3O_8$ M_r 777

Definition

Iopamidol enthält mindestens 98,0 und höchstens 101,0 Prozent (*S*)-*N*,*N'*-Bis[2-hydroxy-1-(hydroxymethyl)ethyl]-5-[(2-hydroxypropanoyl)amino]-2,4,6-triiodbenzol-1,3-dicarboxamid, berechnet auf die getrocknete Substanz.

Eigenschaften

Weißes bis fast weißes Pulver; leicht löslich in Wasser, sehr schwer löslich in Methanol, praktisch unlöslich in Dichlormethan und Ethanol.

Prüfung auf Identität

A. Die Prüfung erfolgt mit Hilfe der IR-Spektroskopie (2.2.24) durch Vergleich des Spektrums der Substanz mit dem von Iopamidol *CRS*.

B. Die Substanz entspricht der Prüfung „Trocknungsverlust" (siehe „Prüfung auf Reinheit").

C. Die Substanz entspricht der Prüfung „Spezifische Drehung" (siehe „Prüfung auf Reinheit").

Prüfung auf Reinheit

Aussehen der Lösung: 1 g Substanz wird in Wasser *R* zu 50 ml gelöst. Die Lösung muß klar (2.2.1) und farblos (2.2.2, Methode II) sein.

Sauer oder alkalisch reagierende Substanzen: 10,0 g Substanz werden in kohlendioxidfreiem Wasser *R* zu 100 ml gelöst. Um den *p*H-Wert (2.2.3) auf 7,0 einzustellen, dürfen höchstens 0,75 ml Salzsäure ($0,01 \text{ mol} \cdot l^{-1}$) oder 1,4 ml Natriumhydroxid-Lösung ($0,01 \text{ mol} \cdot l^{-1}$) verbraucht werden.

Spezifische Drehung (2.2.7): 10,0 g Substanz werden, falls erforderlich unter Erwärmen, in Wasser *R* zu 25,0 ml gelöst. Die spezifische Drehung muß zwischen −4,6 und −5,2° liegen, bei 436 nm bestimmt und berechnet auf die getrocknete Substanz.

Verwandte Substanzen: Die Prüfung erfolgt mit Hilfe der Flüssigchromatographie (2.2.29).

Untersuchungslösung: 0,50 g Substanz werden in Wasser *R* zu 50,0 ml gelöst.

Referenzlösung a: 1,0 ml Untersuchungslösung wird mit Wasser *R* zu 20,0 ml verdünnt. 1,0 ml dieser Lösung wird mit Wasser *R* zu 20,0 ml verdünnt.

Referenzlösung b: 25 mg Iopamidol-Verunreinigung B *CRS* werden in Wasser *R* zu 100 ml gelöst. 0,5 ml Lösung werden mit Referenzlösung a zu 5 ml verdünnt.

Die Chromatographie kann durchgeführt werden mit
- einer Säule aus rostfreiem Stahl von 0,25 m Länge und 4 mm innerem Durchmesser, gepackt mit octadecylsilyliertem Kieselgel zur Chromatographie *R* (5 µm)
- einer Mischung von Wasser *R* (mobile Phase A) und einer 25prozentigen Lösung (*V/V*) von Methanol *R* (mobile Phase B) als mobile Phase bei einer Durchflußrate von 1,5 ml je Minute unter Einsatz der Gradientenelution gemäß folgender Tabelle:

Zeit (min)	**Mobile Phase A (% *V/V*)**	**Mobile Phase B (% *V/V*)**
0	92,5	7,5
6	92,5	7,5
18	65	35
30	8	92
34	8	92
36	92,5	7,5

- einem Spektrometer als Detektor bei einer Wellenlänge von 240 nm.

Die Temperatur der Säule wird bei 35 °C gehalten.

20 µl Referenzlösung b werden eingespritzt. Die Empfindlichkeit des Systems wird so eingestellt, daß die Höhe der 2 Hauptpeaks im Chromatogramm mindestens 50 Prozent des maximalen Ausschlags beträgt. Die Prüfung darf nur ausgewertet werden, wenn im Chromatogramm die Auflösung zwischen den Peaks von Iopamidol-Verunreinigung B und Iopamidol mindestens 5,0 beträgt.

Je 20 µl Untersuchungslösung und Referenzlösung a werden eingespritzt. Im Chromatogramm der Untersuchungslösung darf die Summe aller Peakflächen, mit Ausnahme der des Hauptpeaks, nicht größer sein als die Fläche des Hauptpeaks im Chromatogramm der Referenzlösung a (0,25 Prozent). Peaks, deren Fläche kleiner ist als das 0,02fache der Fläche des Hauptpeaks im Chromatogramm der Referenzlösung a, werden nicht berücksichtigt.

Aromatische Amine: *Die Lösungen und Reagenzien sind in einer Eis-Wasser-Mischung und unter Ausschluß direkter Lichteinwirkung aufzubewahren.*

Untersuchungslösung: 0,500 g Substanz werden in einem 25-ml-Meßkolben in 20,0 ml Wasser *R* gelöst.

Referenzlösung: 4,0 ml einer Lösung von Iopamidol-Verunreinigung A *CRS* ($25,0 \text{ mg} \cdot l^{-1}$) werden in einem 25-ml-Meßkolben mit 16,0 ml Wasser *R* versetzt.

Blindlösung: 20,0 ml Wasser *R* werden in einen 25-ml-Meßkolben gegeben.

Die Meßkolben werden in eine Eis-Wasser-Mischung gestellt und 5 min lang unter Lichtschutz stehengelassen. In jeden Meßkolben wird 1,0 ml Salzsäure *R* gegeben. Nach dem Mischen wird 5 min lang stehengelassen.

Nach Zusatz von je 1,0 ml einer frisch hergestellten Lösung von Natriumnitrit *R* (20 g · l^{-1}) wird gemischt und 5 min lang stehengelassen. Nach Zusatz von 1,0 ml einer Lösung von Ammoniumsulfamat *R* (120 g · l^{-1}) wird vorsichtig geschüttelt, bis die Gasbildung beendet ist, und anschließend erneut 5 min lang stehengelassen *(Vorsicht: Ein beachtlicher Überdruck entsteht)*. Nach Zusatz von 1,0 ml einer frisch hergestellten Lösung von Naphthylethylendiamindihydrochlorid *R* (1 g · l^{-1}) wird gemischt. Die Meßkolben werden aus der Eis-Wasser-Mischung genommen und 10 min lang stehengelassen. Die Mischungen werden mit Wasser *R* zu 25,0 ml verdünnt. Nach dem Mischen werden sofort die Absorptionen (2.2.25) der aus der Untersuchungslösung und der Referenzlösung erhaltenen Mischungen bei 500 nm gegen die Mischung der Blindlösung als Kompensationsflüssigkeit gemessen.

Die Absorption der Untersuchungslösung darf nicht größer sein als die der Referenzlösung (200 ppm).

Iod: 2,0 g Substanz werden in einem Zentrifugenglas mit Schliffstopfen in 25 ml Wasser *R* gelöst. Nach Zusatz von 5 ml Toluol *R* und 5 ml verdünnter Schwefelsäure *R* wird geschüttelt und anschließend zentrifugiert. Die obere Phase darf nicht rot gefärbt sein.

Iodid: Höchstens 10 ppm. 6,000 g Substanz werden in Wasser *R* zu 20 ml gelöst. Die Lösung, mit 2,0 ml Kaliumiodid-Lösung (0,001 mol · l^{-1}) versetzt, wird mit Silbernitrat-Lösung (0,001 mol · l^{-1}), unter Verwendung einer Silber-Meßelektrode und einer geeigneten Bezugselektrode, titriert. Ein Blindversuch wird mit Hilfe von 2,0 ml Kaliumiodid-Lösung (0,001 mol · l^{-1}) durchgeführt. Der Endpunkt der Titration wird mit Hilfe der Potentiometrie (2.2.20) bestimmt. Der Gehalt an Iodid wird mit Hilfe des Verbrauchs an Silbernitrat-Lösung (0,001 mol · l^{-1}), unter Abzug des Verbrauchs an Silbernitrat-Lösung (0,001 mol · l^{-1}) für die 2,0 ml Kaliumiodid-Lösung (0,001 mol · l^{-1}), berechnet.

1 ml Silbernitrat-Lösung (0,001 mol · l^{-1}) entspricht 126,9 µg Iodid.

Schwermetalle (2.4.8): 2,0 g Substanz müssen der Grenzprüfung C auf Schwermetalle entsprechen (10 ppm). Zur Herstellung der Referenzlösung werden 2 ml Blei-Lösung (10 ppm Pb) *R* verwendet.

Trocknungsverlust (2.2.32): Höchstens 0,5 Prozent, mit 1,000 g Substanz durch Trocknen im Trockenschrank bei 100 bis 105 °C bestimmt.

Sulfatasche (2.4.14): Höchstens 0,1 Prozent, mit 1,0 g Substanz bestimmt.

Sterilität (2.6.1): Iopamidol zur Herstellung von Parenteralia, das dabei keinem weiteren geeigneten Sterilisationsverfahren unterworfen wird, muß der Prüfung entsprechen.

Bakterien-Endotoxine (2.6.14): Iopamidol zur Herstellung von Parenteralia, das dabei keinem weiteren geeigneten Verfahren zur Beseitigung von Bakterien-Endotoxinen unterworfen wird, darf höchstens 1,4 I.E. Bakterien-Endotoxine je Gramm Substanz enthalten.

Gehaltsbestimmung

0,300 g Substanz werden in einem 250-ml-Rundkolben mit 5 ml konzentrierter Natriumhydroxid-Lösung *R*, 20 ml Wasser *R*, 1 g Zinkstaub *R* und einigen Glasperlen versetzt und 30 min lang zum Rückfluß erhitzt. Nach dem Erkalten wird der Kühler mit 20 ml Wasser *R* gespült, wobei die Waschflüssigkeit im Kolben aufgefangen wird. Die Mischung wird durch einen Glassintertiegel filtriert. Das Filter wird mit mehreren Portionen Wasser *R* gewaschen. Filtrat und Waschflüssigkeiten werden vereinigt, mit 5 ml Essigsäure 98 % *R* versetzt und sofort mit Silbernitrat-Lösung (0,1 mol · l^{-1}) titriert. Der Endpunkt wird mit Hilfe der Potentiometrie (2.2.20) unter Verwendung eines geeigneten Elektroden-Systems, wie Silber/Quecksilber(I)-sulfat, bestimmt.

1 ml Silbernitrat-Lösung (0,1 mol · l^{-1}) entspricht 25,90 mg $C_{17}H_{22}I_3N_3O_8$.

Lagerung

Gut verschlossen, vor Licht geschützt. Falls die Substanz steril ist, im Behältnis mit Sicherheitsverschluß.

Beschriftung

Die Beschriftung gibt insbesondere, falls zutreffend, an
- daß die Substanz steril ist
- daß die Substanz frei von Bakterien-Endotoxinen ist.

Verunreinigungen

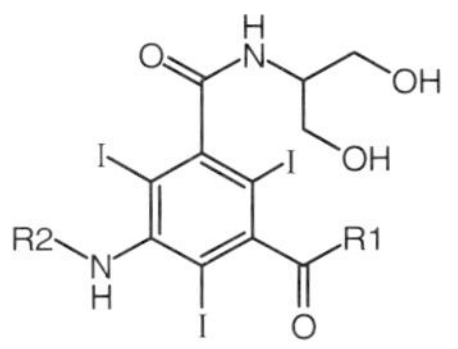

A. R1 = $NHCH(CH_2OH)_2$, R2 = H:
5-Amino-*N,N'*-bis[2-hydroxy-1-(hydroxymethyl)ethyl]-2,4,6-triiodbenzol-1,3-dicarboxamid

B. R1 = $NHCH(CH_2OH)_2$, R2 = $COCH_2OH$:
N,N'-Bis[2-hydroxy-1-(hydroxymethyl)ethyl]-5-[(2-hydroxyacetyl)amino]-2,4,6-triiodbenzol-1,3-dicarboxamid

C. R1 = $NHCH(CH_2OH)_2$, R2 = $COCH_3$:
5-(Acetylamino)-*N,N'*-bis[2-hydroxy-1-(hydroxymethyl)ethyl]-2,4,6-triiodbenzol-1,3-dicarboxamid

D. R1 = OH, R2 = $COCHOHCH_3$:
3-[*N*-[2-Hydroxy-1-(hydroxymethyl)ethyl]carbamoyl]-5-[(2-hydroxypropanoyl)amino]-2,4,6-triiodbenzoesäure

E. R1 = $NHCH(CH_2OH)_2$, R2 = $OCH(CH_3)OCOCH_3$:
5-[(2-Acetyloxypropanoyl)amino]-*N,N'*-bis[2-hydroxy-1-(hydroxymethyl)ethyl]-2,4,6-triiodbenzol-1,3-dicarboxamid

F. R1 = $N(CH_3)_2$, R2 = $COCHOHCH_3$:
N-[2-Hydroxy-1-(hydroxymethyl)ethyl]-5-[(2-hydroxypropanoyl)amino]-*N'*-dimethyl-2,4,6-triiodbenzol-1,3-dicarboxamid

G. R1 = $NHCH_2–CHOH–CH_2OH$,
R2 = $COCHOHCH_3$:
N-[2-Hydroxy-1-(hydroxymethyl)ethyl]-*N'*-(2,3-dihydroxypropyl)-5-[(2-hydroxypropanoyl)amino]-2,4,6-triiodbenzol-1,3-dicarboxamid.

1999, 700

Iopansäure
Acidum iopanoicum

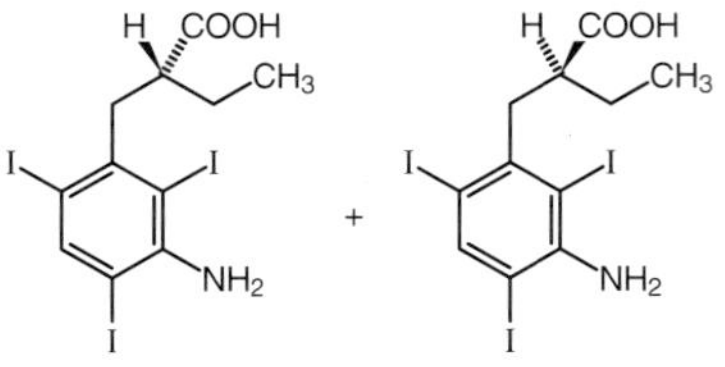

$C_{11}H_{12}I_3NO_2$ M_r 571

Definition

Iopansäure enthält mindestens 98,5 und höchstens 101,0 Prozent (*RS*)-2-(3-Amino-2,4,6-triiodbenzyl)butansäure, berechnet auf die getrocknete Substanz.

Eigenschaften

Weißes bis gelblichweißes Pulver; praktisch unlöslich in Wasser, löslich in wasserfreiem Ethanol, Ether und Methanol. Die Substanz löst sich in verdünnten Alkalihydroxid-Lösungen.

Prüfung auf Identität

1: B.
2: A, C, D.

A. Schmelztemperatur (2.2.14): Etwa 155 °C unter Zersetzung.

B. Die Prüfung erfolgt mit Hilfe der IR-Spektroskopie (2.2.24) durch Vergleich des Spektrums der Substanz mit dem von Iopansäure *CRS*.

C. Die bei der Prüfung „Verwandte Substanzen" (siehe „Prüfung auf Reinheit") erhaltenen Chromatogramme werden ausgewertet. Die Platte wird mit einer Lösung von Dimethylaminozimtaldehyd *R* ($1 g \cdot l^{-1}$) in einer Mischung von 1 Volumteil Salzsäure *R* und 99 Volumteilen Ethanol 96 % *R* besprüht. Der Hauptfleck im Chromatogramm der Untersuchungslösung b entspricht in bezug auf Lage, Farbe und Größe dem Hauptfleck im Chromatogramm der Referenzlösung a.

D. Werden 50 mg Substanz in einer kleinen Porzellanschale vorsichtig über einer offenen Flamme erhitzt, entwickeln sich violette Gase.

Prüfung auf Reinheit

Aussehen der Lösung: 1,0 g Substanz wird in Natriumhydroxid-Lösung ($1 mol \cdot l^{-1}$) zu 20 ml gelöst. Die Lösung muß klar (2.2.1) und darf nicht stärker gefärbt sein als die Farbvergleichslösung G_3 (2.2.2, Methode II).

Verwandte Substanzen: Die Prüfung erfolgt mit Hilfe der Dünnschichtchromatographie (2.2.27) unter Verwendung einer Schicht von Kieselgel GF_{254} *R*.

Untersuchungslösung a: 1,0 g Substanz wird in einer Mischung von 3 Volumteilen Ammoniak-Lösung *R* und 97 Volumteilen Methanol *R* zu 10 ml gelöst.

Untersuchungslösung b: 1 ml Untersuchungslösung a wird mit einer Mischung von 3 Volumteilen Ammoniak-Lösung *R* und 97 Volumteilen Methanol *R* zu 10 ml verdünnt.

Referenzlösung a: 50 mg Iopansäure *CRS* werden in einer Mischung von 3 Volumteilen Ammoniak-Lösung *R* und 97 Volumteilen Methanol *R* zu 5 ml gelöst.

Referenzlösung b: 1 ml Untersuchungslösung b wird mit einer Mischung von 3 Volumteilen Ammoniak-Lösung *R* und 97 Volumteilen Methanol *R* zu 50 ml verdünnt.

Auf die Platte werden 5 µl jeder Lösung aufgetragen. Die Chromatographie erfolgt mit einer Mischung von 10 Volumteilen konzentrierter Ammoniak-Lösung *R*, 20 Volumteilen Methanol *R*, 20 Volumteilen Toluol *R* und 50 Volumteilen Dioxan *R* über eine Laufstrecke von 10 cm. Die Auswertung erfolgt im ultravioletten Licht bei 254 nm. Kein im Chromatogramm der Untersuchungslösung a auftretender Nebenfleck darf größer oder intensiver sein als der Fleck im Chromatogramm der Referenzlösung b (0,2 Prozent).

Halogenide: 0,46 g Substanz werden mit 10 ml Salpetersäure *R* und 15 ml Wasser *R* versetzt. Nach 5 min langem Schütteln wird filtriert. 15 ml Filtrat müssen der Grenzprüfung auf Chlorid (2.4.4) entsprechen (180 ppm, berechnet als Chlorid).

Trocknungsverlust (2.2.32): Höchstens 0,5 Prozent, mit 1,000 g Substanz durch 1 h langes Trocknen im Trockenschrank bei 100 bis 105 °C bestimmt.

Sulfatasche (2.4.14): Höchstens 0,1 Prozent, mit 1,0 g Substanz bestimmt.

Gehaltsbestimmung

0,150 g Substanz werden in einem 250-ml-Rundkolben mit 5 ml konzentrierter Natriumhydroxid-Lösung *R*, 20 ml Wasser *R*, 1 g Zinkstaub *R* und einigen Glasperlen versetzt. Die Mischung wird 60 min lang zum Rückfluß erhitzt. Nach dem Erkalten wird der Kühler mit 20 ml Wasser *R* gespült, wobei die Waschflüssigkeit im Kolben aufgefangen wird. Die Mischung wird durch einen Glassintertiegel filtriert und das Filter mehrmals mit Wasser *R* gewaschen. Filtrat und Waschflüssigkeiten werden vereinigt. Nach Zusatz von 40 ml verdünnter Schwefelsäure *R* wird sofort mit Silbernitrat-Lösung ($0,1 mol \cdot l^{-1}$) titriert. Der Endpunkt wird mit Hilfe der Potentiometrie (2.2.20) unter Verwendung eines geeigneten Elektrodensystems, wie Silber/Quecksilber(I)-sulfat, bestimmt.

1 ml Silbernitrat-Lösung ($0,1 mol \cdot l^{-1}$) entspricht 19,03 mg $C_{11}H_{12}I_3NO_2$.

Lagerung

Gut verschlossen, vor Licht geschützt.

Dieser Text wurde in der deutschsprachigen Ausgabe der Ph. Eur. – Nachtrag 2000 schon in dieser Fassung veröffentlicht.

2001, 751

Iotalaminsäure

Acidum iotalamicum

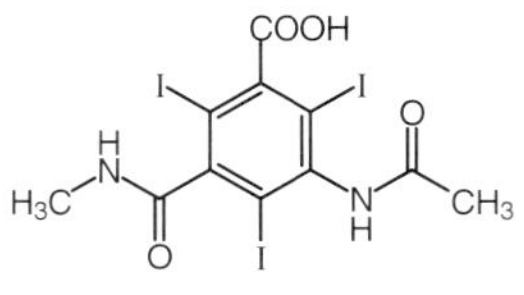

$C_{11}H_9I_3N_2O_4$ M_r 614

Definition

Iotalaminsäure enthält mindestens 98,5 und höchstens 101,0 Prozent 3-Acetylamino-2,4,6-triiod-5-(methylcarbamoyl)benzoesäure, berechnet auf die getrocknete Substanz.

Eigenschaften

Weißes bis fast weißes Pulver; schwer löslich in Wasser und Ethanol, praktisch unlöslich in Ether. Die Substanz löst sich in verdünnten Alkalihydroxid-Lösungen.

Prüfung auf Identität

1: A.
2: B, C.

A. Die Prüfung erfolgt mit Hilfe der IR-Spektroskopie (2.2.24) durch Vergleich des Spektrums der Substanz mit dem von Iotalaminsäure *CRS*.

B. Die Prüfung erfolgt mit Hilfe der Dünnschichtchromatographie (2.2.27) unter Verwendung einer DC-Platte mit Kieselgel GF_{254} *R*.

Untersuchungslösung: 50 mg Substanz werden in Methanol *R*, das 3 Prozent (*V/V*) Ammoniak-Lösung *R* enthält, zu 5 ml gelöst.

Referenzlösung: 50 mg Iotalaminsäure *CRS* werden in Methanol *R*, das 3 Prozent (*V/V*) Ammoniak-Lösung *R* enthält, zu 5 ml gelöst.

Auf die Platte werden 5 µl jeder Lösung aufgetragen. Die Chromatographie erfolgt mit einer Mischung von 20 Volumteilen wasserfreier Ameisensäure *R*, 25 Volumteilen Ethylmethylketon *R* und 60 Volumteilen Toluol *R* über eine Laufstrecke von 15 cm. Die Platte wird bis zum Verdunsten des Fließmittels trocknen gelassen und im ultravioletten Licht bei 254 nm ausgewertet. Der Hauptfleck im Chromatogramm der Untersuchungslösung entspricht in bezug auf Lage und Größe dem Hauptfleck im Chromatogramm der Referenzlösung.

C. Werden 50 mg Substanz in einer kleinen Porzellanschale vorsichtig über einer Flamme erhitzt, entwickeln sich violette Gase.

Prüfung auf Reinheit

Aussehen der Lösung: 1,0 g Substanz wird in Natriumhydroxid-Lösung (1 mol · l^{-1}) zu 20 ml gelöst. Die Lösung muß klar (2.2.1) und farblos (2.2.2, Methode II) sein.

Verwandte Substanzen: Die Prüfung erfolgt mit Hilfe der Dünnschichtchromatographie (2.2.27) unter Verwendung einer DC-Platte mit Kieselgel GF_{254} *R*.

Untersuchungslösung: 1,0 g Substanz wird in Methanol *R*, das 3 Prozent (*V/V*) Ammoniak-Lösung *R* enthält, zu 10 ml gelöst.

Referenzlösung a: 1 ml Untersuchungslösung wird mit Wasser *R* zu 50 ml verdünnt. 1 ml dieser Lösung wird mit Wasser *R* zu 10 ml verdünnt.

Referenzlösung b: 1 mg Iotalaminsäure-Verunreinigung A *CRS* wird in 5 ml Referenzlösung a gelöst.

Auf die Platte werden 5 µl jeder Lösung aufgetragen. Die Chromatographie erfolgt mit einer Mischung von 1 Volumteil Essigsäure 98 % *R*, 1 Volumteil wasserfreier Ameisensäure *R*, 1 Volumteil Methanol *R*, 5 Volumteilen Ether *R* und 10 Volumteilen Dichlormethan *R* über eine Laufstrecke von 10 cm. Die Platte wird bis zum Verdunsten des Fließmittels trocknen gelassen und im ultravioletten Licht bei 254 nm ausgewertet. Kein im Chromatogramm der Untersuchungslösung auftretender Nebenfleck darf größer oder intensiver sein als der Fleck im Chromatogramm der Referenzlösung a (0,2 Prozent). Die Prüfung darf nur ausgewertet werden, wenn das Chromatogramm der Referenzlösung b deutlich voneinander getrennt 2 Hauptflecke zeigt.

Halogenide: 0,55 g Substanz werden in einer Mischung von 4 ml verdünnter Natriumhydroxid-Lösung *R* und 15 ml Wasser *R* gelöst. Nach Zusatz von 6 ml verdünnter Salpetersäure *R* wird filtriert. 15 ml Filtrat müssen der Grenzprüfung auf Chlorid (2.4.4) entsprechen (150 ppm, als Chlorid bestimmt).

Verunreinigung A: Höchstens 0,05 Prozent (*m/m*), bestimmt mit Hilfe der UV-Vis-Spektroskopie (2.2.25).

Untersuchungslösung: 0,500 g Substanz werden in einem 50-ml-Meßkolben mit 14 ml Wasser *R* geschüttelt und mit 1 ml verdünnter Natriumhydroxid-Lösung *R* versetzt.

Referenzlösung: In einem 50-ml-Meßkolben werden 10,0 ml einer Lösung von Natriumhydroxid *R* (8,5 g · l^{-1}), die je Milliliter 25 µg Iotalaminsäure-Verunreinigung A *CRS* enthält, mit 5 ml Wasser *R* gemischt.

Blindlösung: In einen 50-ml-Meßkolben werden 14 ml Wasser *R* und 1 ml verdünnte Natriumhydroxid-Lösung *R* gegeben.

Bei der Ausführung der folgenden Schritte sind alle Kolben in einer Eis-Wasser-Mischung und so gut wie möglich vor Licht geschützt aufzubewahren, bis alle Reagenzien zugesetzt sind.

Die 3 Kolben, welche die Untersuchungslösung, die Referenzlösung und die Blindlösung enthalten, werden, vor Licht geschützt, in eine Eis-Wasser-Mischung gestellt. 5 ml einer Lösung von Natriumnitrit *R* (5 g · l^{-1}) und 12 ml verdünnte Salzsäure *R* werden zugesetzt. Nach

I

Monographien

vorsichtigem Umschütteln wird stehengelassen. Genau 2 min nach dem Zusatz der Salzsäure werden 10 ml einer Lösung von Ammoniumsulfamat *R* (20 g · l^{-1}) zugesetzt. Nach 5 min langem Stehenlassen unter häufigem Umschütteln *(Achtung: Es entsteht ein erheblicher Druck)* werden 0,15 ml einer Lösung von 1-Naphthol *R* (100 g · l^{-1}) in Ethanol 96 % *R* zugesetzt. Nach dem Mischen wird 5 min lang stehengelassen. Nach Zusatz von 3,5 ml Pufferlösung *p*H 10,9 *R* wird gemischt und mit Wasser *R* zu 50,0 ml verdünnt. Nach spätestens 20 min wird die Absorption (2.2.25) der Lösungen, die aus der Untersuchungslösung und der Referenzlösung erhalten wurden, gleichzeitig bei 485 nm in 5-cm-Küvetten gegen die Blindlösung als Kompensationsflüssigkeit gemessen. Der Gehalt an Verunreinigung A wird berechnet.

Iodid: Höchstens 20 ppm, bestimmt mit Hilfe der Potentiometrie (2.2.20). 6,000 g Substanz werden in 20 ml Natriumhydroxid-Lösung (1 mol · l^{-1}) gelöst, mit 10 ml Wasser *R* versetzt und mit Hilfe von Essigsäure *R* auf *p*H 4,5 bis 5,5 eingestellt. 2,0 ml Kaliumiodid-Lösung (0,001 mol · l^{-1}) werden zugesetzt. Unter Verwendung einer Silber-Indikator-Elektrode und einer geeigneten Vergleichselektrode wird mit Silbernitrat-Lösung (0,001 mol · l^{-1}) titriert. In gleicher Weise wird ein Blindversuch unter Verwendung von 2,0 ml Kaliumiodid-Lösung (0,001 mol · l^{-1}) durchgeführt. Das hierzu verbrauchte Volumen Titrationsflüssigkeit wird von dem in der Bestimmung verbrauchten Volumen subtrahiert und das Restvolumen zur Berechnung des Iodidgehalts verwendet.

1 ml Silbernitrat-Lösung (0,001 mol · l^{-1}) entspricht 126,9 µg Iodid.

Schwermetalle (2.4.8): 2,0 g Substanz werden in 4 ml verdünnter Natriumhydroxid-Lösung *R* gelöst. Die Lösung wird mit Wasser *R* zu 20 ml verdünnt. 12 ml Lösung müssen der Grenzprüfung A auf Schwermetalle entsprechen (20 ppm). Zur Herstellung der Referenzlösung wird die Blei-Lösung (2 ppm Pb) *R* verwendet.

Trocknungsverlust (2.2.32): Höchstens 0,5 Prozent, mit 0,300 g Substanz durch Trocknen im Trockenschrank bei 100 bis 105 °C bestimmt.

Sulfatasche (2.4.14): Höchstens 0,1 Prozent, mit 1,0 g Substanz bestimmt.

Gehaltsbestimmung

In einem 250-ml-Rundkolben werden 0,150 g Substanz mit 5 ml konzentrierter Natriumhydroxid-Lösung *R*, 20 ml Wasser *R*, 1 g Zinkstaub *R* und einigen Glasperlen versetzt. Die Mischung wird 30 min lang zum Rückfluß erhitzt. Nach dem Erkalten wird der Rückflußkühler mit 20 ml Wasser *R* gespült, wobei die Waschflüssigkeit im Kolben aufgefangen wird. Der Inhalt wird durch einen Glassintertiegel filtriert, wobei das Filter mehrmals mit Wasser *R* gewaschen wird. Die Waschflüssigkeiten werden mit dem Filtrat vereinigt. Nach Zusatz von 40 ml verdünnter Schwefelsäure *R* wird sofort mit Silbernitrat-Lösung (0,1 mol · l^{-1}) titriert. Der Endpunkt wird mit Hilfe der Potentiometrie (2.2.20) unter Verwendung eines geeigneten Elektrodensystems, wie Silber/Quecksilber(I)-sulfat, bestimmt.

1 ml Silbernitrat-Lösung (0,1 mol · l^{-1}) entspricht 20,47 mg $C_{11}H_9I_3N_2O_4$.

Lagerung

Gut verschlossen, vor Licht geschützt.

Verunreinigungen

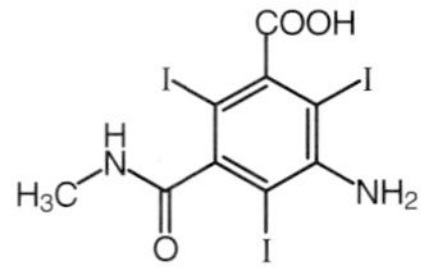

A. 3-Amino-2,4,6-triiod-5-(methylcarbamoyl)benzoesäure.

2001, 1530

Eingestellte Ipecacuanhatinktur

Ipecacuanhae tinctura normata

Definition

Eingestellte Ipecacuanhatinktur wird aus **Ipecacuanhawurzel (Ipecacuanhae radix)** hergestellt und enthält mindestens 0,18 und höchstens 0,22 Prozent Gesamtalkaloide, berechnet als Emetin ($C_{29}H_{40}N_2O_4$; M_r 480,7).

Herstellung

Die Tinktur wird nach einem geeigneten, mit den Anforderungen der Monographie **Tinkturen (Tincturae)** übereinstimmenden Verfahren hergestellt.

Eigenschaften

Gelblichbraune Flüssigkeit.

Prüfung auf Identität

Die Prüfung erfolgt mit Hilfe der Dünnschichtchromatographie (2.2.27) unter Verwendung einer DC-Platte mit Kieselgel *R*.

Untersuchungslösung: 2,0 ml Tinktur werden mit 2 ml Wasser *R* und 0,1 ml konzentrierter Ammoniak-Lösung *R* versetzt und mit 10 ml Ether *R* ausgeschüttelt. Die Etherphase wird abgetrennt, über etwa 2 g wasserfreiem Natriumsulfat *R* getrocknet und anschließend filtriert.

Referenzlösung: 2,5 mg Emetinhydrochlorid *CRS* werden in Methanol *R* zu 10 ml gelöst.

Auf die Platte werden 10 µl jeder Lösung bandförmig aufgetragen. Die Chromatographie erfolgt mit einer Mischung von 2 Volumteilen konzentrierter Ammoniak-Lösung *R*, 15 Volumteilen Methanol *R*, 18 Volumteilen Ethylacetat *R* und 65 Volumteilen Toluol *R* über eine

Laufstrecke von 10 cm. Die Platte wird an der Luft trocknen gelassen, mit einer Lösung von Iod *R* (5 g · l^{-1}) in Ethanol 96 % *R* besprüht und 10 min lang bei 60 °C erhitzt. Die Auswertung erfolgt im Tageslicht. Die Chromatogramme der Untersuchungs- und der Referenzlösung zeigen im unteren Teil eine gelbe Zone (Emetin). Das Chromatogramm der Untersuchungslösung zeigt unterhalb der Emetin-Zone eine hellbraune Zone (Cephaelin). Wird die Platte im ultravioletten Licht bei 365 nm ausgewertet, zeigt die Emetin-Zone eine intensiv gelbe, die Cephaelin-Zone eine hellblaue Fluoreszenz. Im ultravioletten Licht zeigt das Chromatogramm der Untersuchungslösung auch weitere, schwach fluoreszierende Zonen.

Im Chromatogramm der Untersuchungslösung einer Tinktur aus der Wurzel von *Cephaelis acuminata* sind die Zonen von Emetin und Cephaelin annähernd gleich groß.

Im Chromatogramm der Untersuchungslösung einer Tinktur aus der Wurzel von *Cephaelis ipecacuanha* ist die Emetin-Zone viel größer als die Cephaelin-Zone.

Prüfung auf Reinheit

Ethanolgehalt (2.9.10): Mindestens 95 und höchstens 105 Prozent des in der Beschriftung angegebenen Gehalts.

Methanol, 2-Propanol (2.9.11): Die Tinktur muß der in der Monographie **Tinkturen** vorgeschriebenen Prüfung entsprechen.

Gehaltsbestimmung

Auf eine Chromatographiesäule von etwa 200 mm Länge und etwa 15 mm innerem Durchmesser, die mit 8 g basischem Aluminiumoxid *R* gefüllt ist, werden 10,00 g Tinktur aufgebracht. Nach dem Einziehen der Tinktur in das Aluminiumoxid wird die innere Säulenwand 3mal mit je 2 ml Ethanol 70 % *R* gewaschen. Anschließend wird mit 40 ml Ethanol 70 % *R* portionsweise eluiert. Aufwirbeln oder Trockenwerden der Oberfläche des Aluminiumoxids ist zu vermeiden. Die Eluate werden in einem 100-ml-Kolben gesammelt und auf dem Wasserbad auf etwa 10 ml eingeengt. Nach dem Erkalten werden 10,0 ml Salzsäure (0,02 mol · l^{-1}) und 20 ml kohlendioxidfreies Wasser *R* zugesetzt. Der Überschuß an Säure wird nach Zusatz von 0,15 ml Methylrot-Mischindikator-Lösung *R* mit Natriumhydroxid-Lösung (0,02 mol · l^{-1}) titriert.

1 ml Salzsäure (0,02 mol · l^{-1}) entspricht 4,807 mg Gesamtalkaloiden, berechnet als Emetin.

Lagerung

Gut verschlossen, vor Licht geschützt.

1998, 919

Ipratropiumbromid

Ipratropii bromidum

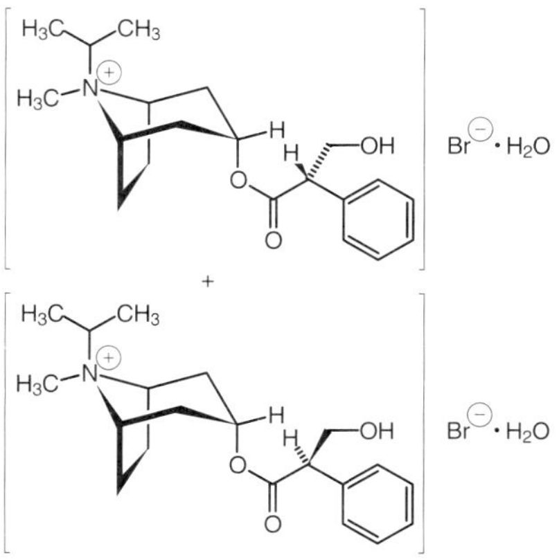

$C_{20}H_{30}BrNO_3 \cdot H_2O$ M_r 430,4

Definition

Ipratropiumbromid enthält mindestens 99,0 und höchstens 100,5 Prozent (1*R*,3*r*,5*S*,8*r*)-3-[(*RS*)-(3-Hydroxy-2-phenylpropanoyl)oxy]-8-methyl-8-(1-methylethyl)-8-azoniabicyclo[3.2.1]octan-bromid, berechnet auf die wasserfreie Substanz.

Eigenschaften

Weißes bis fast weißes, kristallines Pulver; löslich in Wasser, leicht löslich in Methanol, schwer löslich in Ethanol.

Die Substanz schmilzt bei etwa 230 °C unter Zersetzung.

Prüfung auf Identität

1: A, E.
2: B, C, D, E.

A. Die Prüfung erfolgt mit Hilfe der IR-Spektroskopie (2.2.24) durch Vergleich des Spektrums der Substanz mit dem von Ipratropiumbromid *CRS*.

B. Die Prüfung erfolgt mit Hilfe der Dünnschichtchromatographie (2.2.27) unter Verwendung einer geeigneten Schicht von Kieselgel.

Untersuchungslösung: 5 mg Substanz werden in 1 ml Methanol *R* gelöst.

Referenzlösung a: 10 mg Ipratropiumbromid *CRS* werden in 2 ml Methanol *R* gelöst.

Referenzlösung b: 5 mg Methylatropiniumbromid *CRS* werden in 1 ml Referenzlösung a gelöst.

Auf die Platte werden 2 µl jeder Lösung aufgetragen. Die Chromatographie erfolgt mit einer Mischung von 2,5 Volumteilen wasserfreier Ameisensäure *R*, 7,5 Volumteilen Wasser *R*, 45 Volumteilen Dichlormethan *R* und 45 Volumteilen Ethanol 96 % *R* über eine Laufstrecke von 10 cm. Die Platte wird an der

Luft trocknen gelassen und anschließend mit Dragendorffs Reagenz *R* besprüht. Der Hauptfleck im Chromatogramm der Untersuchungslösung entspricht in bezug auf Lage, Farbe und Größe dem Hauptfleck im Chromatogramm der Referenzlösung a. Die Prüfung darf nur ausgewertet werden, wenn das Chromatogramm der Referenzlösung b deutlich voneinander getrennt 2 Hauptflecke zeigt.

C. Werden 5 ml Prüflösung (siehe „Prüfung auf Reinheit") mit 2 ml verdünnter Natriumhydroxid-Lösung *R* versetzt, bildet sich kein Niederschlag.

D. Etwa 1 mg Substanz wird mit 0,2 ml Salpetersäure *R* im Wasserbad zur Trockne eingedampft. Der Rückstand wird in 2 ml Aceton *R* gelöst. Nach Zusatz von 0,1 ml einer Lösung von Kaliumhydroxid *R* ($30 g \cdot l^{-1}$) in Methanol *R* entsteht eine Violettfärbung.

E. Die Substanz gibt die Identitätsreaktion a auf Bromid (2.3.1).

Prüfung auf Reinheit

Prüflösung: 0,50 g Substanz werden in kohlendioxidfreiem Wasser *R* zu 50,0 ml gelöst.

Aussehen der Lösung: Die Prüflösung muß klar (2.2.1) und darf nicht stärker gefärbt sein als die Farbvergleichslösung GG_7 (2.2.2, Methode II).

***p*H-Wert** (2.2.3): Der *p*H-Wert der Prüflösung muß zwischen 5,0 und 7,5 liegen.

Optische Drehung (2.2.7): Die optische Drehung, an der Prüflösung bestimmt, muß zwischen −0,10 und +0,10° liegen.

Verwandte Substanzen: Die Prüfung erfolgt mit Hilfe der Flüssigchromatographie (2.2.29).

Untersuchungslösung: 25 mg Substanz werden in der mobilen Phase zu 100 ml gelöst.

Referenzlösung a: 25 mg (8*s*)-Ipratropiumbromid *CRS* werden in 200 ml der mobilen Phase gelöst (Lösung A). 1 ml Lösung wird mit der mobilen Phase zu 100 ml verdünnt.

Referenzlösung b: 1 Volumteil Untersuchungslösung wird mit 2 Volumteilen Lösung A gemischt.

Die Chromatographie kann durchgeführt werden mit
- einer Säule aus rostfreiem Stahl von 0,125 m Länge und 4 mm innerem Durchmesser, gepackt mit octylsilyliertem Kieselgel zur Chromatographie *R* (5 µm)
- einer Mischung von 120 ml Acetonitril *R* und 1000 ml Phosphorsäure ($0{,}05 mol \cdot l^{-1}$), die 1 g Natriummethansulfonat *R* enthält, als mobile Phase bei einer Durchflußrate von 2 ml je Minute
- einem Spektrometer als Detektor bei einer Wellenlänge von 210 nm.

20 µl jeder Lösung werden eingespritzt. Die Chromatographie erfolgt über eine Dauer, die der 2fachen Retentionszeit des Hauptpeaks im Chromatogramm der Untersuchungslösung entspricht. Im Chromatogramm der Untersuchungslösung darf die Fläche eines dem (8*s*)-Ipratropium entsprechenden Peaks nicht größer sein als die Fläche des Peaks im Chromatogramm der Referenzlösung a (0,5 Prozent), und die Fläche keines Peaks, mit Ausnahme der des Hauptpeaks und der dem (8*s*)-Ipratropium entsprechenden Peaks, darf größer sein als das 0,5fache der Fläche des Peaks im Chromatogramm der Referenzlösung a (0,25 Prozent).

Die Prüfung darf nur ausgewertet werden, wenn
- im Chromatogramm der Referenzlösung b die Auflösung zwischen den Peaks von Ipratropium und (8*s*)-Ipratropium mindestens 1,5 beträgt
- im Chromatogramm der Untersuchungslösung der Symmetriefaktor des Hauptpeaks höchstens 2,2 beträgt
- im Chromatogramm der Referenzlösung a das Signal-Rausch-Verhältnis mindestens 5 beträgt.

Apo-Ipratropium: Höchstens 0,5 Prozent. 0,14 g Substanz werden in Salzsäure ($0{,}01 mol \cdot l^{-1}$) zu 100 ml gelöst. Die Absorption (2.2.25) der Lösung wird bei 246 (A_{246}) und 263 nm (A_{263}) gemessen. Der Prozentgehalt an Apo-Ipratropium errechnet sich nach der Formel

$$\left(\frac{A_{246}}{A_{263}} - 0{,}863\right) \cdot 10.$$

Wasser (2.5.12): 3,9 bis 4,4 Prozent, mit 0,500 g Substanz nach der Karl-Fischer-Methode bestimmt.

Sulfatasche (2.4.14): Höchstens 0,1 Prozent, mit 1,0 g Substanz bestimmt.

Gehaltsbestimmung

0,350 g Substanz, in 50 ml Wasser *R* gelöst, werden nach Zusatz von 3 ml verdünnter Salpetersäure *R* mit Silbernitrat-Lösung ($0{,}1 mol \cdot l^{-1}$) titriert. Der Endpunkt wird mit Hilfe der Potentiometrie (2.2.20) bestimmt.

1 ml Silbernitrat-Lösung ($0{,}1 mol \cdot l^{-1}$) entspricht 41,24 mg $C_{20}H_{30}BrNO_3$.

Verunreinigungen

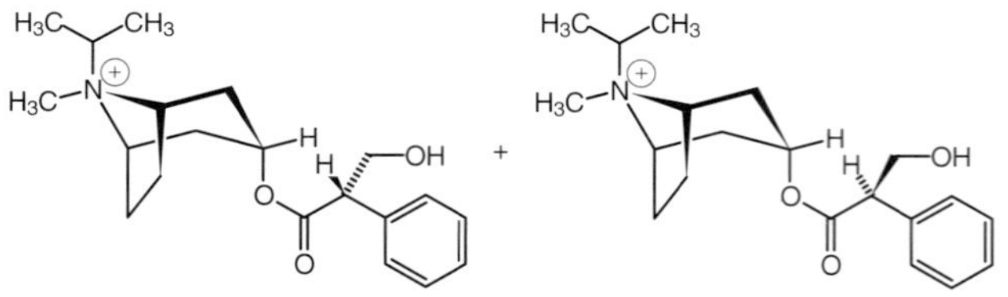

A. (8*s*)-Ipratropium

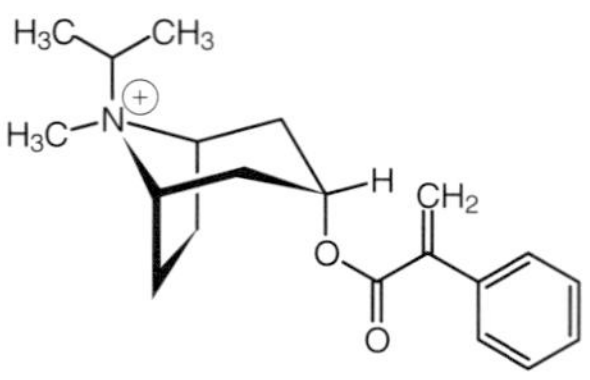

B. Apo-Ipratropium.

2000, 1439

Isländisches Moos
Isländische Flechte
Lichen islandicus

Definition

Isländisches Moos / Isländische Flechte besteht aus dem ganzen oder geschnittenen, getrockneten Thallus von *Cetraria islandica* (L.) Acharius *s.l.*

Eigenschaften

Die Droge hat einen bitteren, schleimigen Geschmack.

Die Droge weist die unter „Prüfung auf Identität, A und B" beschriebenen makroskopischen und mikroskopischen Merkmale auf.

Prüfung auf Identität

A. Der bis 15 cm lange Thallus ist unregelmäßig gabelig verzweigt und besteht aus kahlen, rinnenförmigen oder fast flachen, steifen, brüchigen, 0,3 bis 1,5 cm breiten und etwa 0,5 mm dicken Bändern, die mitunter gekraust und am Rand ausgefranst erscheinen (Pykniden). Die Oberseite ist grünlich bis grünlichbraun, die Unterseite ist grauweiß bis hellbräunlich und zeigt weißliche, vertiefte Flecken (sogenannte Atemöffnungen). Sehr selten kommen an den Spitzen der Endlappen braune, scheibenförmige Apothecien vor.

B. Die Droge wird pulverisiert (355). Das Pulver ist graubraun. Die Prüfung erfolgt unter dem Mikroskop, wobei Chloralhydrat-Lösung *R* verwendet wird. Das Pulver zeigt zahlreiche Bruchstücke eines Pseudoparenchyms aus englumigen, dickwandigen Hyphen der Randschicht sowie weitlumige, locker verschlungene Hyphen des angrenzenden Bereichs, zwischen denen in der Markschicht bis 15 µm große, grünliche bis bräunliche Algenzellen eingebettet sind. Gelegentlich finden sich Randfragmente des Thallus mit röhrenförmigen oder zylindrischen, bis etwa 160 µm breiten und 400 µm langen Spermogonien.

C. 1,0 g pulverisierte Droge (355) wird mit 10 ml Wasser *R* versetzt und 2 bis 3 min lang zum Sieden erhitzt. Beim Abkühlen bildet die erhaltene graubraune Lösung ein Gel.

D. Die Chromatogramme der Prüfung „Andere Flechtenarten" (siehe „Prüfung auf Reinheit") werden ausgewertet. Das Chromatogramm der Untersuchungslösung zeigt die violette bis graue Zone der Fumarprotocetrarsäure etwas unterhalb jener der Kaffeesäure im Chromatogramm der Referenzlösung. Weitere schwache Zonen sind erkennbar.

Prüfung auf Reinheit

Fremde Bestandteile (2.8.2): Höchstens 5 Prozent.

Andere Flechtenarten: Die Prüfung erfolgt mit Hilfe der Dünnschichtchromatographie (2.2.27) unter Verwendung einer DC-Platte mit Kieselgel *R*.

Untersuchungslösung: 1,0 g pulverisierte Droge (355) wird mit 5 ml Aceton *R* versetzt und 2 bis 3 min lang im Wasserbad unter Rückflußkühlung erhitzt. Nach dem Abkühlen wird filtriert.

Referenzlösung: 5 mg Anethol *R* und 5 mg Kaffeesäure *R* werden in 2 ml Aceton *R* gelöst.

Auf die Platte werden 20 µl Untersuchungslösung und 10 µl Referenzlösung bandförmig aufgetragen. Die Chromatographie erfolgt mit einer Mischung von 5 Volumteilen Aceton *R*, 5 Volumteilen Methanol *R*, 10 Volumteilen Essigsäure 98 % *R* und 80 Volumteilen Toluol *R* über eine Laufstrecke von 10 cm. Die Platte wird an der Luft trocknen gelassen, mit Anisaldehyd-Reagenz *R* besprüht und 5 bis 10 min lang unter Beobachtung im Tageslicht bei 100 bis 105 °C erhitzt. Das Chromatogramm der Referenzlösung zeigt in der unteren Hälfte die grau- bis violettblaue Zone der Kaffeesäure und in der oberen Hälfte die blaue bis violettblaue Zone des Anethols. Das Chromatogramm der Untersuchungslösung darf etwas unterhalb der Zone des Anethols im Chromatogramm der Referenzlösung keine rotviolette Zone zeigen.

Trocknungsverlust (2.2.32): Höchstens 12,0 Prozent, mit 1,000 g pulverisierter Droge (355) durch 2 h langes Trocknen im Trockenschrank bei 100 bis 105 °C bestimmt.

Asche (2.4.16): Höchstens 3,0 Prozent.

Quellungszahl (2.8.4): Mindestens 4,5, mit pulverisierter Droge (355) bestimmt.

Lagerung

Dicht verschlossen, vor Licht geschützt.

2000, 770

Isoleucin
Isoleucinum

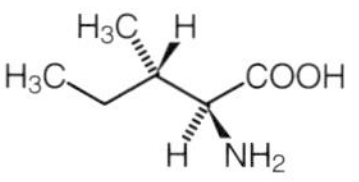

$C_6H_{13}NO_2$ M_r 131,2

Definition

Isoleucin enthält mindestens 98,5 und höchstens 101,0 Prozent (2*S*,3*S*)-2-Amino-3-methylpentansäure, berechnet auf die getrocknete Substanz.

Herstellung

Wird die Substanz durch ein Verfahren hergestellt, das Fermentationsschritte beinhaltet, muß sie zusätzlich den Anforderungen der Monographie **Fermentationsprodukte (Producta ab fermentatione)** entsprechen.

Eigenschaften

Kristallines Pulver oder Flocken, weiß bis fast weiß; wenig löslich in Wasser, schwer löslich in Ethanol, praktisch unlöslich in Ether. Die Substanz löst sich in verdünnten Mineralsäuren und verdünnten Alkalihydroxid-Lösungen.

Prüfung auf Identität

1: A, C.
2: A, B, D.

A. Die Substanz entspricht der Prüfung „Spezifische Drehung" (siehe „Prüfung auf Reinheit").

B. 0,5 g Substanz werden in Wasser *R* zu 25 ml gelöst. Die Lösung ist rechtsdrehend.

C. Die Prüfung erfolgt mit Hilfe der IR-Spektroskopie (2.2.24) durch Vergleich des Spektrums der Substanz mit dem von Isoleucin *CRS*. Die Prüfung erfolgt mit Hilfe von Preßlingen.

D. Die bei der Prüfung „Mit Ninhydrin nachweisbare Substanzen" (siehe „Prüfung auf Reinheit") erhaltenen Chromatogramme werden ausgewertet. Der Hauptfleck im Chromatogramm der Untersuchungslösung b entspricht in bezug auf Lage, Farbe und Größe dem Hauptfleck im Chromatogramm der Referenzlösung a.

Prüfung auf Reinheit

Aussehen der Lösung: 0,5 g Substanz werden in Salzsäure (1 mol · l^{-1}) zu 10 ml gelöst. Die Lösung muß klar (2.2.1) und darf nicht stärker gefärbt sein als die Farbvergleichslösung BG_6 (2.2.2, Methode II).

Spezifische Drehung (2.2.7): 1,00 g Substanz wird in Salzsäure *R* 1 zu 25,0 ml gelöst. Die spezifische Drehung muß zwischen +39,0 und +42,0° liegen, berechnet auf die getrocknete Substanz.

Mit Ninhydrin nachweisbare Substanzen: Die Prüfung erfolgt mit Hilfe der Dünnschichtchromatographie (2.2.27) unter Verwendung einer DC-Platte mit Kieselgel *R*.

Untersuchungslösung a: 0,10 g Substanz werden in Salzsäure (0,1 mol · l^{-1}) zu 10 ml gelöst.

Untersuchungslösung b: 1 ml Untersuchungslösung a wird mit Wasser *R* zu 50 ml verdünnt.

Referenzlösung a: 10 mg Isoleucin *CRS* werden in Salzsäure (0,1 mol · l^{-1}) zu 50 ml gelöst.

Referenzlösung b: 5 ml Untersuchungslösung b werden mit Wasser *R* zu 20 ml verdünnt.

Referenzlösung c: 10 mg Isoleucin *CRS* und 10 mg Valin *CRS* werden in Salzsäure (0,1 mol · l^{-1}) zu 25 ml gelöst.

Auf die Platte werden 5 µl jeder Lösung aufgetragen. Die Chromatographie erfolgt mit einer Mischung von 20 Volumteilen Essigsäure 98 % *R*, 20 Volumteilen Wasser *R* und 60 Volumteilen 1-Butanol *R* über eine Laufstrecke von 15 cm. Die Platte wird an der Luft trocknen gelassen, mit Ninhydrin-Lösung *R* besprüht und 15 min lang bei 100 bis 105 °C erhitzt. Kein im Chromatogramm der Untersuchungslösung a auftretender Nebenfleck darf größer oder stärker gefärbt sein als der Fleck im Chromatogramm der Referenzlösung b (0,5 Prozent). Die Prüfung darf nur ausgewertet werden, wenn das Chromatogramm der Referenzlösung c deutlich voneinander getrennt 2 Flecke zeigt.

Chlorid (2.4.4): 0,25 g Substanz, in Wasser *R* zu 15 ml gelöst, müssen der Grenzprüfung auf Chlorid entsprechen (200 ppm).

Sulfat (2.4.13): 0,5 g Substanz werden in 3 ml verdünnter Salzsäure *R* gelöst. Die mit destilliertem Wasser *R* zu 15 ml verdünnte Lösung muß der Grenzprüfung auf Sulfat entsprechen (300 ppm).

Ammonium: Mit 2 Uhrgläsern von 60 mm Durchmesser wird durch Aufeinanderlegen ein Hohlraum gebildet. An die Innenwand des oberen Uhrglases wird mit einigen Tropfen Wasser *R* ein Stück rotes Lackmuspapier *R* von 5 mm × 5 mm geklebt. Auf das untere Uhrglas werden 50 mg fein pulverisierte Substanz gebracht und in 0,5 ml Wasser *R* gelöst oder suspendiert. Nach Zusatz von 0,30 g schwerem Magnesiumoxid *R* wird kurz mit einem Glasstab verrieben und das obere Uhrglas sofort auf das untere Uhrglas gelegt. In gleicher Weise wird gleichzeitig eine Referenzmischung aus 0,1 ml Ammonium-Lösung (100 ppm NH_4) *R*, 0,5 ml Wasser *R* und 0,30 g schwerem Magnesiumoxid *R* angesetzt. Untersuchungs- und Referenzmischung werden 15 min lang bei 40 °C erwärmt. Das Lackmuspapier über der Untersuchungsmischung darf sich nicht intensiver blau färben als das Lackmuspapier über der Referenzmischung (200 ppm).

Eisen (2.4.9): In einem Scheidetrichter wird 1,0 g Substanz in 10 ml verdünnter Salzsäure *R* gelöst. Die Lösung wird 3mal je 3 min lang mit je 10 ml Isobutylmethylketon *R* 1 ausgeschüttelt. Die vereinigten organischen Phasen werden 3 min lang mit 10 ml Wasser *R* ausgeschüttelt. Die wäßrige Phase muß der Grenzprüfung auf Eisen entsprechen (10 ppm).

Schwermetalle (2.4.8): 2,0 g Substanz müssen der Grenzprüfung D auf Schwermetalle entsprechen (10 ppm). Zur Herstellung der Referenzlösung werden 2 ml Blei-Lösung (10 ppm Pb) *R* verwendet.

Trocknungsverlust (2.2.32): Höchstens 0,5 Prozent, mit 1,000 g Substanz durch Trocknen im Trockenschrank bei 100 bis 105 °C bestimmt.

Sulfatasche (2.4.14): Höchstens 0,1 Prozent, mit 1,0 g Substanz bestimmt.

Gehaltsbestimmung

0,100 g Substanz, in 3 ml wasserfreier Ameisensäure *R* gelöst, werden nach Zusatz von 30 ml wasserfreier Essigsäure *R* und 0,1 ml Naphtholbenzein-Lösung *R* mit Perchlorsäure (0,1 mol · l^{-1}) bis zum Farbumschlag von Braungelb nach Grün titriert.

1 ml Perchlorsäure (0,1 mol · l^{-1}) entspricht 13,12 mg $C_6H_{13}NO_2$.

Lagerung

Gut verschlossen, vor Licht geschützt.

2001, 1531

Isomalt

Isomaltum

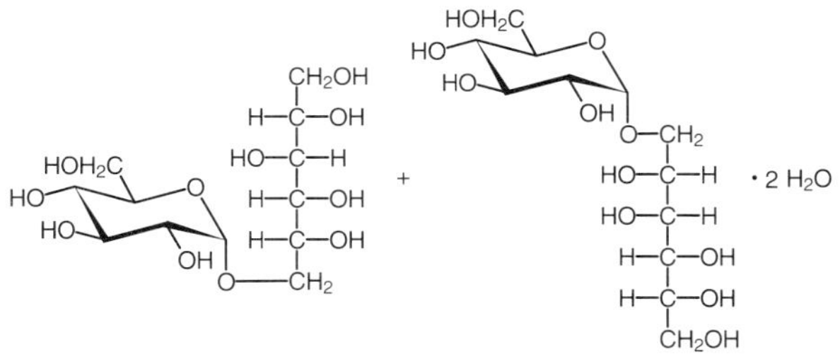

$C_{12}H_{24}O_{11}$ M_r 344,3
$C_{12}H_{24}O_{11} \cdot 2\ H_2O$ M_r 380,3

Definition

Isomalt enthält mindestens 98,0 und höchstens 102,0 Prozent eines Gemischs von 6-*O*-α-D-Glucopyranosyl-D-glucitol (6-*O*-α-D-Glucopyranosyl-D-sorbitol; 1,6-GPS) und 1-*O*-α-D-Glucopyranosyl-D-mannitol (1,1-GPM), wobei der Anteil jeder einzelnen der beiden Komponenten nicht unter 3,0 Prozent beträgt, berechnet auf die wasserfreie Substanz. Der Prozentgehalt an 1,6-GPS und 1,1-GPM ist in der Beschriftung angegeben.

Eigenschaften

Pulver oder Körner, weiß bis fast weiß; leicht löslich in Wasser, sehr schwer löslich in wasserfreiem Ethanol.

Prüfung auf Identität

1: A.
2: B, C.

A. Die Substanz entspricht der Gehaltsbestimmung.

B. Die Prüfung erfolgt mit Hilfe der Dünnschichtchromatographie (2.2.27) unter Verwendung einer DC-Platte mit Kieselgel F_{254} *R*.

Untersuchungslösung: 50 mg Substanz werden in Wasser *R* zu 10 ml gelöst.

Referenzlösung: 50 mg Isomalt *CRS* werden in Wasser *R* zu 10 ml gelöst.

Auf die Platte wird 1 µl jeder Lösung aufgetragen, die Startpunkte werden gründlich mit warmer Luft getrocknet. Die Chromatographie erfolgt mit einer Mischung von 5 Volumteilen Essigsäure *R*, 5 Volumteilen Propionsäure *R*, 10 Volumteilen Wasser *R*, 50 Volumteilen Ethylacetat *R* und 50 Volumteilen Pyridin *R* über eine Laufstrecke von 10 cm. Die Platte wird im Heißluftstrom getrocknet und 3 s lang in eine Lösung von Natriumperiodat *R* (1 g · l^{-1}) getaucht. Die Platte wird im Heißluftstrom getrocknet. Die Platte wird 3 s lang in eine Mischung von 1 Volumteil Essigsäure *R*, 1 Volumteil Anisaldehyd *R*, 5 Volumteilen Schwefelsäure *R* und 90 Volumteilen wasserfreiem Ethanol *R* getaucht und im Heißluftstrom bis zum Erscheinen von farbigen Flecken getrocknet. Die Färbung des Plattenhintergrunds kann mit Wasserdampf aufgehellt werden. Die Auswertung erfolgt im Tageslicht. Das Chromatogramm der Referenzlösung zeigt 2 blaugraue Flecke mit R_f-Werten von etwa 0,13 (1,6-GPS) und 0,16 (1,1-GPM). Das Chromatogramm der Untersuchungslösung zeigt Hauptflecke, die in bezug auf Lage und Farbe den Flecken im Chromatogramm der Referenzlösung entsprechen.

C. 3 ml einer frisch hergestellten Lösung von Brenzcatechin *R* (100 g · l^{-1}) werden unter Kühlung in einer Eis-Wasser-Mischung mit 6 ml Schwefelsäure *R* versetzt. 3 ml dieser gekühlten Mischung werden mit 0,3 ml Lösung der Substanz (100 g · l^{-1}) versetzt. Wird die Mischung etwa 30 s lang vorsichtig auf offener Flamme erhitzt, entwickelt sich eine Rosafärbung.

Prüfung auf Reinheit

Leitfähigkeit (2.2.38): Höchstens 20 µS · cm^{-1}. 20,0 g Substanz werden in kohlendioxidfreiem Wasser *R*, das aus destilliertem Wasser *R* hergestellt wurde, zu 100,0 ml gelöst. Die Leitfähigkeit der Lösung wird bei 20 °C gemessen, wobei die Lösung während der Messung mit einem Magnetrührer schwach gerührt wird.

Reduzierende Zucker: 3,3 g Substanz werden unter Erwärmen in 10 ml Wasser *R* gelöst. Nach Abkühlen sowie Zusatz von 20 ml Kupfer(II)-citrat-Lösung *R* und einigen Glasperlen wird die Lösung so erhitzt, daß sie nach 4 min zu sieden beginnt. Anschließend wird sie noch 3 min lang im Sieden gehalten. Nach schnellem Abkühlen werden 100 ml einer 2,4prozentigen Lösung (*V/V*) von Essigsäure 98 % *R* und 20,0 ml Iod-Lösung (0,025 mol · l^{-1}) zugesetzt. Unter ständigem Schütteln werden 25 ml einer Mischung von 6 Volumteilen Salzsäure *R* und 94 Volumteilen Wasser *R* zugesetzt. Nach dem Lösen des Niederschlags wird der Iodüberschuß mit Natriumthiosulfat-Lösung (0,05 mol · l^{-1}) unter Zusatz von 1 ml Stärke-Lösung *R* gegen Ende der Titration titriert. Mindestens 12,8 ml Natriumthiosulfat-Lösung (0,05 mol · l^{-1}) müssen verbraucht werden (0,3 Prozent, berechnet als Glucose-Äquivalent).

Verwandte Substanzen: Die unter „Gehaltsbestimmung" erhaltenen Chromatogramme werden ausgewertet. Im Chromatogramm der Untersuchungslösung darf ein dem Mannitol oder dem Sorbitol entsprechender Peak nicht größer sein als das 0,5fache der Fläche des entsprechenden Peaks im Chromatogramm der Referenzlösung (0,5 Prozent). Im Chromatogramm der Untersuchungslösung darf keine Peakfläche, mit Ausnahme der der beiden dem 1,1-GPM und dem 1,6-GPS entsprechenden Hauptpeaks und der Peaks, die dem Mannitol und dem Sorbitol entsprechen, größer sein als das

0,5fache der Fläche des Sorbitol-Peaks im Chromatogramm der Referenzlösung (0,5 Prozent). Die Summe der Flächen aller Peaks, mit Ausnahme der Flächen der Peaks, die dem 1,1-GPM und dem 1,6-GPS entsprechen, darf nicht größer sein als das 2fache der Fläche des Sorbitol-Peaks im Chromatogramm der Referenzlösung (2 Prozent). Peaks, deren Fläche kleiner ist als das 0,1fache der Fläche des Sorbitol-Peaks im Chromatogramm der Referenzlösung, werden nicht berücksichtigt (0,1 Prozent).

Blei (2.4.10): Die Substanz muß der Grenzprüfung „Blei in Zuckern" entsprechen (0,5 ppm).

Nickel (2.4.15): Die Substanz muß der Grenzprüfung „Nickel in Polyolen" entsprechen (1 ppm).

Wasser (2.5.12): Höchstens 7,0 Prozent, mit 0,3 g Substanz nach der Karl-Fischer-Methode bestimmt. Als Lösungsmittel wird eine Mischung von 20 ml wasserfreiem Methanol *R* und 20 ml Formamid *R* bei einer Temperatur von 50 ± 5 °C verwendet.

Gehaltsbestimmung

Die Bestimmung erfolgt mit Hilfe der Flüssigchromatographie (2.2.29).

Untersuchungslösung: 1,00 g Substanz wird in 20 ml Wasser *R* gelöst. Die Lösung wird mit Wasser *R* zu 50,0 ml verdünnt.

Referenzlösung: In einem 50-ml-Meßkolben wird 1,00 g Isomalt *CRS* in 20 ml Wasser *R* gelöst. In einem anderen Meßkolben werden 0,100 g Sorbitol *CRS* und 0,100 g Mannitol *CRS* in 5 ml Wasser *R* gelöst. Diese Lösung wird mit Wasser *R* zu 10,0 ml verdünnt. 1,0 ml dieser Sorbitol-Mannitol-Lösung wird mit 20 ml der Lösung von Isomalt *CRS* versetzt. Die Mischung wird mit Wasser *R* zu 50,0 ml verdünnt.

Die Chromatographie kann durchgeführt werden mit

- einer Vorsäule aus rostfreiem Stahl von 30 mm Länge und 4,6 mm innerem Durchmesser und einer Säule aus rostfreiem Stahl von 0,3 m Länge und 7,8 mm innerem Durchmesser, beide gepackt mit stark saurem Kationenaustauscher, Calciumsalz *R* (9 µm), bei einer Temperatur von 80 ± 1 °C
- entgastem Wasser *R* als mobile Phase bei einer Durchflußrate von 0,5 ml je Minute
- einem Differential-Refraktometer als Detektor bei einer konstanten Temperatur.

20 µl jeder Lösung werden eingespritzt. Die Chromatographie erfolgt so lange, bis Sorbitol vollständig eluiert ist (etwa 25 min). Werden die Chromatogramme unter den vorgeschriebenen Bedingungen aufgezeichnet, beträgt die Retentionszeit für 1,1-GPM etwa 12,3 min, und die relativen Retentionen, bezogen auf 1,1-GPM, betragen für 1,6-GPS etwa 1,2, für Mannitol etwa 1,6, für Sorbitol etwa 2,0 und für Isomaltulose etwa 0,8.

Der Prozentgehalt an Isomalt (1,1-GPM und 1,6-GPS) wird aus den Peakflächen von 1,1-GPM und 1,6-GPS und dem angegebenen Gehalt an 1,1-GPM und 1,6-GPS für Isomalt *CRS* berechnet.

Beschriftung

Die Beschriftung gibt insbesondere den Prozentgehalt an 1,6-GPS und 1,1-GPM an.

Verunreinigungen

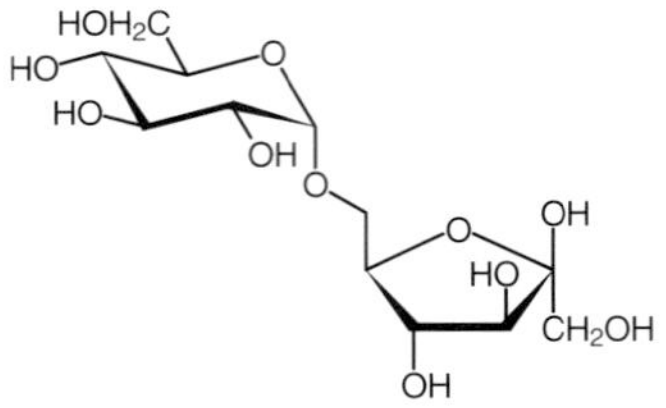

A. 6-*O*-α-D-Glucopyranosyl-β-D-*arabino*-2-hexulofuranose (Isomaltulose)

B. D-Mannitol

C. Sorbitol (D-Glucitol)

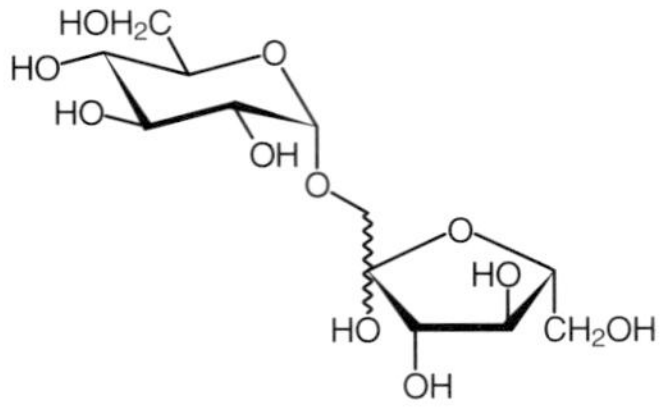

D. Trehalulose.

1999, 833

Isophan-Insulin-Suspension zur Injektion

Insulini isophani iniectabilium

Isophan-Insulin-Suspension zur Injektion muß der Monographie ***Insulinzubereitungen zur Injektion (Praeparationes insulini iniectabiles)*** *mit folgenden Ergänzungen und Änderungen entsprechen:*

Definition

Isophan-Insulin-Suspension zur Injektion ist eine sterile Suspension von Schweineinsulin, Rinderinsulin oder Insulin human, die mit Protaminsulfat oder einem anderen geeigneten Protamin komplexiert sind.

Herstellung

Die Herstellung erfolgt entsprechend den in der Monographie **Insulinzubereitungen zur Injektion** beschriebenen Verfahren.

Die Protaminmenge entspricht dem Isophanverhältnis und muß mindestens 0,3 mg und darf höchstens 0,6 mg Protaminsulfat je 100 I.E. Insulin im Komplex betragen.

Eigenschaften

Weiße Suspension, die sich bei längerem Stehenlassen in ein weißes Sediment und eine farblose bis fast farblose überstehende Flüssigkeit trennt. Das Sediment läßt sich leicht durch Schütteln suspendieren. Unter dem Mikroskop erscheinen die Partikel als stabförmige Kristalle, überwiegend mit einer maximalen Ausdehnung von über 1 µm, aber selten über 60 µm, frei von großen Aggregaten.

Prüfung auf Identität

Die unter „Gehaltsbestimmung" erhaltenen Chromatogramme werden ausgewertet. Der dem Insulin entsprechende Peak im Chromatogramm der Untersuchungslösung entspricht in bezug auf die Lage dem Hauptpeak im Chromatogramm der entsprechenden Referenzlösung.

Prüfung auf Reinheit

Gesamtzink: Höchstens 40,0 µg je 100 I.E. Insulin, nach der in der Monographie **Insulinzubereitungen zur Injektion** beschriebenen Methode bestimmt.

1999, 832

Biphasische Isophan-Insulin-Suspension zur Injektion

Insulini isophani biphasici iniectabilium

Biphasische Isophan-Insulin-Suspension zur Injektion muß der Monographie ***Insulinzubereitungen zur Injektion (Praeparationes insulini iniectabiles)*** *mit Ausnahme der Prüfung „Gelöstes Insulin" und folgenden ergänzenden Prüfungen entsprechen:*

Definition

Biphasische Isophan-Insulin-Suspension zur Injektion ist eine sterile, gepufferte Suspension von Schweineinsulin oder Insulin human, das mit Protaminsulfat oder einem anderen geeigneten Protamin komplexiert ist, in einer Lösung von Insulin derselben Art.

Herstellung

Die Herstellung erfolgt entsprechend den in der Monographie **Insulinzubereitungen zur Injektion** beschriebenen Verfahren.

Biphasische Isophan-Insulin-Suspension zur Injektion wird durch Mischen von löslichem Insulin zur Injektion und Isophan-Insulin zur Injektion in definierten Verhältnissen hergestellt.

Die definierten Verhältnisse müssen mit Hilfe einer geeigneten, von der zuständigen Behörde genehmigten Methode nachgewiesen werden und den Angaben der Beschriftung entsprechen.

Eigenschaften

Weiße Suspension, die sich bei längerem Stehenlassen in ein weißes Sediment und eine farblose bis fast farblose, überstehende Flüssigkeit trennt. Das Sediment läßt sich leicht durch Schütteln suspendieren. Unter dem Mikroskop erscheinen die Partikel als stabförmige Kristalle, überwiegend mit einer maximalen Ausdehnung von über 1 µm, aber selten über 60 µm, frei von großen Aggregaten.

Prüfung auf Identität

Die unter „Gehaltsbestimmung" erhaltenen Chromatogramme werden ausgewertet. Der dem Insulin entsprechende Peak im Chromatogramm der Untersuchungslösung entspricht in bezug auf die Lage dem Hauptpeak im Chromatogramm der entsprechenden Referenzlösung.

Prüfung auf Reinheit

Gesamtzink: Höchstens 40,0 µg je 100 I.E. Insulin, nach der in der Monographie **Insulinzubereitungen zur Injektion** beschriebenen Methode bestimmt.

Beschriftung

Entsprechend **Insulinzubereitungen zur Injektion**.

Außerdem gibt die Beschriftung insbesondere an

- das bei der Herstellung angewandte Verhältnis von löslichem Insulin zur Injektion zu Isophan-Insulin zur Injektion.

2000, 1332

Isoprenalinhydrochlorid

Isoprenalini hydrochloridum

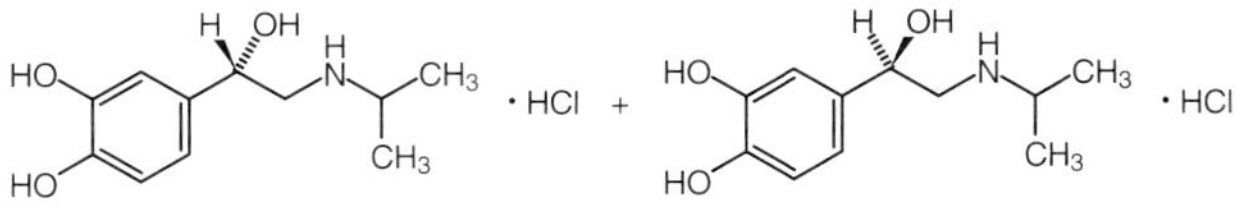

$C_{11}H_{18}ClNO_3$ M_r 247,7

Definition

Isoprenalinhydrochlorid enthält mindestens 98,0 und höchstens 101,5 Prozent (*RS*)-1-(3,4-Dihydroxyphenyl)-2-(1-methylethyl)aminoethanol-hydrochlorid, berechnet auf die getrocknete Substanz.

Eigenschaften

Weißes bis fast weißes, kristallines Pulver; leicht löslich in Wasser, wenig löslich in Ethanol, praktisch unlöslich in Dichlormethan.

Prüfung auf Identität

1: B, C, E.
2: A, C, D, E.

A. Schmelztemperatur (2.2.14): 165 bis 170 °C unter Zersetzung.

B. Die Prüfung erfolgt mit Hilfe der IR-Spektroskopie (2.2.24) durch Vergleich des Spektrums der Substanz mit dem von Isoprenalinhydrochlorid *CRS*. Die Prüfung erfolgt mit Hilfe von Preßlingen.

C. Die Substanz entspricht der Prüfung „Optische Drehung“ (siehe „Prüfung auf Reinheit“).

D. Werden 0,1 ml Prüflösung (siehe „Prüfung auf Reinheit“) mit 0,05 ml Eisen(III)-chlorid-Lösung *R* 1 und 0,9 ml Wasser *R* versetzt, erscheint eine grüne Färbung. Wird die Lösung tropfenweise mit Natriumhydrogencarbonat-Lösung *R* versetzt, färbt sie sich zunächst blau und dann rot.

E. 0,5 ml Prüflösung werden mit 1,5 ml Wasser *R* versetzt. Die Lösung gibt die Identitätsreaktion a auf Chlorid (2.3.1).

Prüfung auf Reinheit

Die Lösungen sind unmittelbar vor Gebrauch herzustellen.

Prüflösung: 2,5 g Substanz werden in kohlendioxidfreiem Wasser *R* zu 25,0 ml gelöst.

Aussehen der Lösung: Die Prüflösung muß klar (2.2.1) und darf nicht stärker gefärbt sein als die Farbvergleichslösung B_7 oder BG_7 (2.2.2, Methode II).

***p*H-Wert** (2.2.3): Der *p*H-Wert einer Mischung von 5 ml Prüflösung und 5 ml kohlendioxidfreiem Wasser *R* muß zwischen 4,3 und 5,5 liegen.

Optische Drehung (2.2.7): Der Drehungswinkel, an der Prüflösung bestimmt, muß zwischen –0,10 und +0,10° liegen.

Verwandte Substanzen: Die Prüfung erfolgt mit Hilfe der Flüssigchromatographie (2.2.29).

Untersuchungslösung a: 50,0 mg Substanz werden in der mobilen Phase zu 10,0 ml gelöst.

Untersuchungslösung b: 0,5 ml Untersuchungslösung a werden mit der mobilen Phase zu 100,0 ml verdünnt.

Referenzlösung a: 2,5 mg Isoprenalinhydrochlorid *CRS* werden in der mobilen Phase zu 100,0 ml gelöst.

Referenzlösung b: 2,5 mg Orciprenalinsulfat *CRS* werden in der mobilen Phase zu 100,0 ml gelöst.

Referenzlösung c: 1,0 ml Untersuchungslösung b wird mit 1,0 ml Referenzlösung b versetzt und mit der mobilen Phase zu 20,0 ml verdünnt.

Die Chromatographie kann durchgeführt werden mit
- einer Säule aus rostfreiem Stahl von 0,125 m Länge und 4,0 mm innerem Durchmesser, gepackt mit octadecylsilyliertem Kieselgel zur Chromatographie *R* (5 µm)
- einer Mischung von 5 Volumteilen Methanol *R* und 95 Volumteilen einer Lösung von Phosphorsäure 85 % *R* (11,5 g · l^{-1}) als mobile Phase bei einer Durchflußrate von 1,0 ml je Minute
- einem Spektrometer als Detektor bei einer Wellenlänge von 280 nm
- einer Probenschleife.

20 µl Referenzlösung a werden eingespritzt. Die Empfindlichkeit des Systems wird so eingestellt, daß die Höhe des Hauptpeaks im Chromatogramm mindestens 50 Prozent des maximalen Ausschlags beträgt. Die Retentionszeit des Peaks wird durch Veränderung der Methanolkonzentration in der mobilen Phase auf etwa 3 min eingestellt.

Je 20 µl Untersuchungslösung a und Referenzlösung c werden eingespritzt. Die Chromatographie der Untersuchungslösung a erfolgt über eine Dauer, die der 7fachen Retentionszeit von Isoprenalin entspricht. Die Prüfung darf nur ausgewertet werden, wenn im Chromatogramm der Referenzlösung c
- die Auflösung zwischen den 2 Hauptpeaks mindestens 3 beträgt
- das Signal-Rausch-Verhältnis des Isoprenalin-Peaks mindestens 3 beträgt.

Im Chromatogramm der Untersuchungslösung a darf keine Peakfläche, mit Ausnahme der des Hauptpeaks, größer sein als die Fläche des Hauptpeaks im Chromatogramm der Referenzlösung a (0,5 Prozent). Die Summe dieser Flächen darf nicht größer sein als das 2fache der Fläche des Hauptpeaks im Chromatogramm der Referenzlösung a (1 Prozent). Peaks, deren Fläche kleiner ist als das 0,05fache der Fläche des Hauptpeaks im Chromatogramm der Referenzlösung a, werden nicht berücksichtigt.

Trocknungsverlust (2.2.32): Höchstens 1,0 Prozent, mit 1,000 g Substanz durch 4 h langes Trocknen im Vakuum bei 15 bis 25 °C bestimmt.

Sulfatasche (2.4.14): Höchstens 0,1 Prozent, mit 1,0 g Substanz bestimmt.

Gehaltsbestimmung

Um Überhitzung im Reaktionsmedium zu vermeiden, wird während des Titrierens gründlich gemischt und die Titration unmittelbar nach Erreichen des Endpunkts beendet.

0,150 g Substanz, in 10 ml wasserfreier Ameisensäure *R* gelöst, werden nach Zusatz von 50 ml Acetanhydrid *R* mit Perchlorsäure (0,1 mol · l^{-1}) titriert. Der Endpunkt wird mit Hilfe der Potentiometrie (2.2.20) bestimmt.

1 ml Perchlorsäure (0,1 mol · l^{-1}) entspricht 24,77 mg $C_{11}H_{18}ClNO_3$.

Lagerung

Dicht verschlossen, vor Licht geschützt.

Verunreinigungen

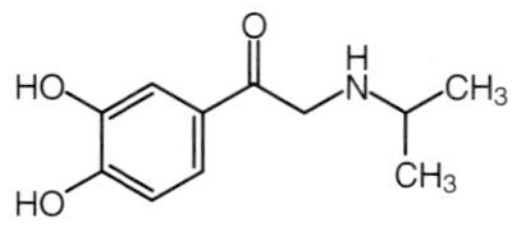

A. 1-(3,4-Dihydroxyphenyl)-2-(1-methylethyl)amino=ethanon.

2000, 1019

Isotretinoin

Isotretinoinum

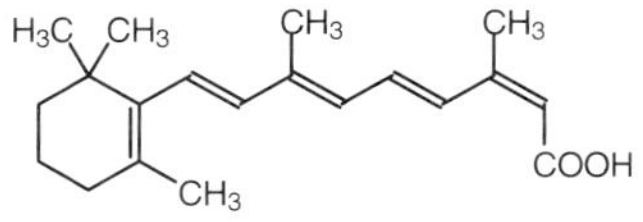

$C_{20}H_{28}O_2$ M_r 300,4

Definition

Isotretinoin enthält mindestens 98,0 und höchstens 102,0 Prozent (2*Z*,4*E*,6*E*,8*E*)-3,7-Dimethyl-9-(2,6,6-tri=methylcyclohex-1-enyl)nona-2,4,6,8-tetraensäure, berechnet auf die getrocknete Substanz.

Eigenschaften

Gelbes bis schwach orangefarbenes, kristallines Pulver; praktisch unlöslich in Wasser, löslich in Dichlormethan, schwer löslich in Ethanol.

Die Substanz ist empfindlich gegenüber Luft, Wärme und Licht, besonders in Lösung.

Alle Prüfungen müssen so rasch wie möglich und unter Ausschluß direkter Lichteinwirkung durchgeführt werden; die Lösungen sind frisch herzustellen.

Prüfung auf Identität

1: A, B.

2: A, C, D.

A. 75,0 mg Substanz werden in 5 ml Dichlormethan *R* gelöst. Die Lösung wird sofort mit angesäuertem 2-Propanol (hergestellt durch Verdünnen von 1 ml Salzsäure ($0,01 \text{ mol} \cdot l^{-1}$) mit 2-Propanol *R* zu 1000 ml) zu 100,0 ml verdünnt. 5,0 ml dieser Lösung werden mit angesäuertem 2-Propanol zu 100,0 ml verdünnt. 5,0 ml letzterer Lösung werden mit angesäuertem 2-Propanol zu 50,0 ml verdünnt. Die Lösung, zwischen 300 und 400 nm gemessen, zeigt ein Absorptionsmaximum (2.2.25) bei 354 nm. Die spezifische Absorption, im Maximum gemessen, liegt zwischen 1290 und 1420.

B. Die Prüfung erfolgt mit Hilfe der IR-Spektroskopie (2.2.24) durch Vergleich des Spektrums der Substanz mit dem von Isotretinoin *CRS*. Die Prüfung erfolgt mit Hilfe von Preßlingen.

C. Die Prüfung erfolgt mit Hilfe der Dünnschichtchromatographie (2.2.27) unter Verwendung einer DC-Platte mit Kieselgel GF_{254} *R*.

Untersuchungslösung: 10 mg Substanz werden in Dichlormethan *R* zu 10 ml gelöst.

Referenzlösung a: 10 mg Isotretinoin *CRS* werden in Dichlormethan *R* zu 10 ml gelöst.

Referenzlösung b: 10 mg Isotretinoin *CRS* und 10 mg Tretinoin *CRS* werden in Dichlormethan *R* zu 10 ml gelöst.

Auf die Platte werden 5 µl jeder Lösung aufgetragen. Die Chromatographie erfolgt mit einer Mischung von 2 Volumteilen Essigsäure 98 % *R*, 4 Volumteilen Aceton *R*, 40 Volumteilen peroxidfreiem Ether *R* und 54 Volumteilen Cyclohexan *R* über eine Laufstrecke von 15 cm. Die Platte wird an der Luft trocknen gelassen und im ultravioletten Licht bei 254 nm ausgewertet. Der Hauptfleck im Chromatogramm der Untersuchungslösung entspricht in bezug auf Lage und Größe dem Hauptfleck im Chromatogramm der Referenzlösung a. Die Prüfung darf nur ausgewertet werden, wenn das Chromatogramm der Referenzlösung b deutlich voneinander getrennt 2 Hauptflecke zeigt.

D. Werden etwa 5 mg Substanz in 2 ml Antimon(III)-chlorid-Lösung *R* gelöst, entsteht eine intensive Rotfärbung, die später violett wird.

Prüfung auf Reinheit

Verwandte Substanzen: Die Prüfung erfolgt mit Hilfe der Flüssigchromatographie (2.2.29).

Untersuchungslösung: 0,100 g Substanz werden in Methanol *R* zu 50,0 ml gelöst.

Referenzlösung a: 10,0 mg Tretinoin *CRS* werden in Methanol *R* zu 10,0 ml gelöst.

Referenzlösung b: 1,0 ml Referenzlösung a wird mit Methanol *R* zu 25,0 ml verdünnt.

Referenzlösung c: 1,0 ml Referenzlösung a und 0,5 ml Untersuchungslösung werden gemischt. Die Lösung wird mit Methanol *R* zu 25,0 ml verdünnt.

Referenzlösung d: 0,5 ml Untersuchungslösung werden mit Methanol *R* zu 100,0 ml verdünnt.

Die Chromatographie kann durchgeführt werden mit

- einer Säule aus rostfreiem Stahl von 0,15 m Länge und 4,6 mm innerem Durchmesser, gepackt mit octadecylsilyliertem Kieselgel zur Chromatographie *R* (3 µm)
- einer Mischung von 5 Volumteilen Essigsäure 98 % *R*, 225 Volumteilen Wasser *R* und 770 Volumteilen Methanol *R* als mobile Phase bei einer Durchflußrate von 1,0 ml je Minute
- einem Spektrometer als Detektor bei einer Wellenlänge von 355 nm.

Je 10 µl Referenzlösung b, c und d sowie 10 µl Untersuchungslösung werden eingespritzt. Die Empfindlichkeit des Systems wird so eingestellt, daß die Höhe des Hauptpeaks im Chromatogramm der Referenzlösung b mindestens 70 Prozent des maximalen Ausschlags beträgt. Die Prüfung darf nur ausgewertet werden, wenn die Auflösung zwischen den Peaks des Isotretinoins und des Tretinoins im Chromatogramm der Referenzlösung c mindestens 2,0 beträgt.

Im Chromatogramm der Untersuchungslösung darf die Fläche eines dem Tretinoin entsprechenden Peaks nicht größer sein als die des Hauptpeaks im Chromatogramm der Referenzlösung b (2,0 Prozent). Im Chromatogramm der Untersuchungslösung darf die Summe aller Peakflächen, mit Ausnahme der des Hauptpeaks und des

Tretinoin-Peaks, nicht größer sein als die Fläche des Hauptpeaks im Chromatogramm der Referenzlösung d (0,5 Prozent).

Schwermetalle (2.4.8): 0,5 g Substanz müssen der Grenzprüfung D auf Schwermetalle entsprechen (20 ppm). Zur Herstellung der Referenzlösung wird 1 ml Blei-Lösung (10 ppm Pb) *R* verwendet.

Trocknungsverlust (2.2.32): Höchstens 0,5 Prozent, mit 1,000 g Substanz durch 16 h langes Trocknen im Vakuum bestimmt.

Sulfatasche (2.4.14): Höchstens 0,1 Prozent, mit 1,0 g Substanz bestimmt.

Gehaltsbestimmung

0,200 g Substanz, in 70 ml Aceton *R* gelöst, werden mit Tetrabutylammoniumhydroxid-Lösung (0,1 mol · l^{-1}) titriert. Der Endpunkt wird mit Hilfe der Potentiometrie (2.2.20) bestimmt.

1 ml Tetrabutylammoniumhydroxid-Lösung (0,1 mol · l^{-1}) entspricht 30,04 mg $C_{20}H_{28}O_2$.

Lagerung

Dicht verschlossen, vor Licht geschützt, unterhalb von 25 °C. Der Inhalt eines geöffneten Behältnisses sollte so schnell wie möglich verbraucht werden. Der nicht sofort verwendete Anteil muß unter Inertgas gelagert werden.

Verunreinigungen

A. Tretinoin

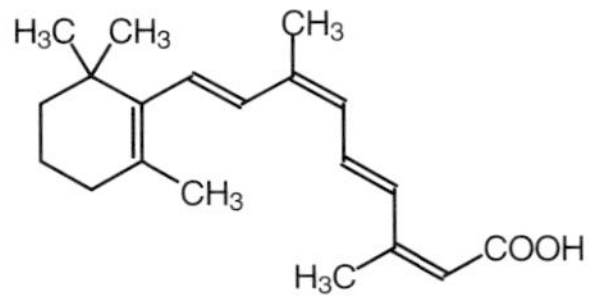

B. (2*Z*,4*E*,6*Z*,8*E*)-3,7-Dimethyl-9-(2,6,6-trimethylcyclohex-1-enyl)nona-2,4,6,8-tetraensäure (9,13-Di-*cis*-retinsäure)

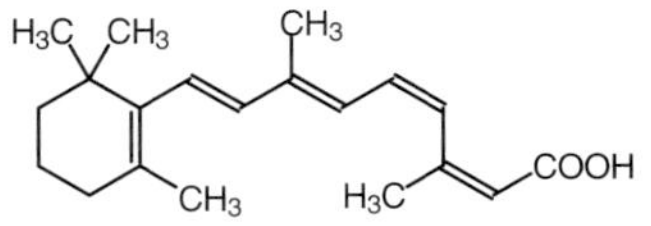

C. (2*Z*,4*Z*,6*E*,8*E*)-3,7-Dimethyl-9-(2,6,6-trimethylcyclohex-1-enyl)nona-2,4,6,8-tetraensäure (11,13-Di-*cis*-retinsäure)

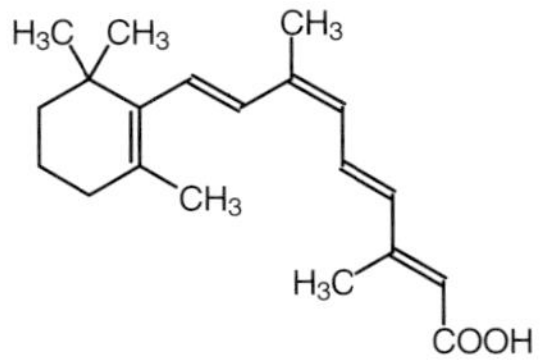

D. (2*E*,4*E*,6*Z*,8*E*)-3,7-Dimethyl-9-(2,6,6-trimethylcyclohex-1-enyl)nona-2,4,6,8-tetraensäure (9-*cis*-Retinsäure)

E. Oxidationsprodukte von Isotretinoin.

2001, 1335

Itraconazol

Itraconazolum

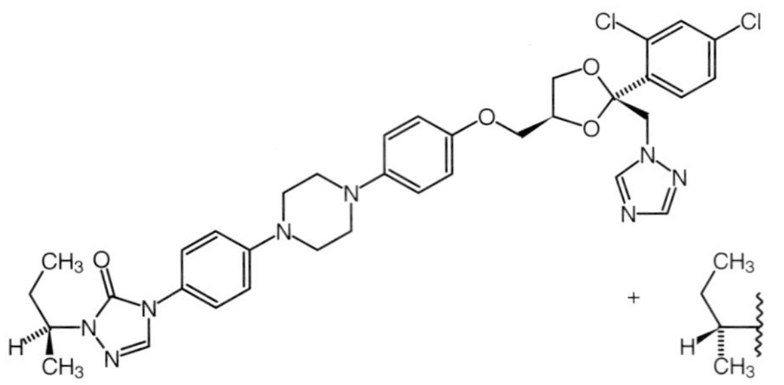

$C_{35}H_{38}Cl_2N_8O_4$ M_r 706

Definition

Itraconazol enthält mindestens 98,5 und höchstens 101,5 Prozent 4-[4-[4-[4-[[*cis*-2-(2,4-Dichlorphenyl)-2-(1*H*-1,2,4-triazol-1-ylmethyl)-1,3-dioxolan-4-yl]methoxy]phenyl]piperazin-1-yl]phenyl]-2-[(1*RS*)-1-methylpropyl]-2,4-dihydro-3*H*-1,2,4-triazol-3-on, berechnet auf die getrocknete Substanz.

Eigenschaften

Weißes bis fast weißes Pulver; praktisch unlöslich in Wasser, leicht löslich in Dichlormethan, wenig löslich in Tetrahydrofuran, sehr schwer löslich in Ethanol.

Prüfung auf Identität

1: B.
2: A, C, D.

A. Schmelztemperatur (2.2.14): 166 bis 170 °C.

B. Die Prüfung erfolgt mit Hilfe der IR-Spektroskopie (2.2.24) durch Vergleich des Spektrums der Substanz mit dem von Itraconazol *CRS*. Die Prüfung erfolgt mit Hilfe von Preßlingen.

C. Die Prüfung erfolgt mit Hilfe der Dünnschichtchromatographie (2.2.27) unter Verwendung einer Schicht eines geeigneten octadecylsilylierten Kieselgels.

Untersuchungslösung: 30 mg Substanz werden in einer Mischung gleicher Volumteile Dichlormethan *R* und Methanol *R* zu 5 ml gelöst.

Referenzlösung a: 30 mg Itraconazol *CRS* werden in einer Mischung gleicher Volumteile Dichlormethan *R* und Methanol *R* zu 5 ml gelöst.

Referenzlösung b: 30 mg Itraconazol *CRS* und 30 mg Ketoconazol *CRS* werden in einer Mischung gleicher Volumteile Dichlormethan *R* und Methanol *R* zu 5 ml gelöst.

Auf die Platte werden 5 µl jeder Lösung aufgetragen. Die Chromatographie erfolgt in einer ungesättigten Kammer mit einer Mischung von 20 Volumteilen Ammoniumacetat-Lösung *R*, 40 Volumteilen Dioxan *R* und 40 Volumteilen Methanol *R* über eine Laufstrecke von 10 cm. Die Platte wird 15 min lang im Warmluftstrom getrocknet und anschließend Iodgas ausgesetzt, bis Flecke erscheinen. Die Auswertung erfolgt im Tageslicht. Der Hauptfleck im Chromatogramm der Untersuchungslösung entspricht in bezug auf Lage, Farbe und Größe dem Hauptfleck im Chromatogramm der Referenzlösung a. Die Prüfung darf nur ausgewertet werden, wenn das Chromatogramm der Referenzlösung b deutlich voneinander getrennt 2 Flecke zeigt.

D. 30 mg Substanz werden in einem Porzellantiegel 10 min lang mit 0,3 g wasserfreiem Natriumcarbonat *R* über offener Flamme erhitzt und erkalten gelassen. Der Rückstand wird in 5 ml verdünnter Salpetersäure *R* aufgenommen und die Mischung filtriert. 1 ml Filtrat, mit 1 ml Wasser *R* verdünnt, gibt die Identitätsreaktion a auf Chlorid (2.3.1).

Prüfung auf Reinheit

Prüflösung: 2,0 g Substanz werden in Dichlormethan *R* zu 20,0 ml gelöst.

Aussehen der Lösung: Die Prüflösung muß klar (2.2.1) und darf nicht stärker gefärbt sein als die Farbvergleichslösung BG_6 (2.2.2, Methode II).

Optische Drehung (2.2.7): Der Drehungswinkel, an der Prüflösung bestimmt, muß zwischen −0,10 und +0,10° liegen.

Verwandte Substanzen: Die Prüfung erfolgt mit Hilfe der Flüssigchromatographie (2.2.29).

Untersuchungslösung: 0,100 g Substanz werden in einer Mischung gleicher Volumteile Methanol *R* und Tetrahydrofuran *R* zu 10,0 ml gelöst.

Referenzlösung a: 5,0 mg Itraconazol *CRS* und 5,0 mg Miconazol *CRS* werden in einer Mischung gleicher Volumteile Methanol *R* und Tetrahydrofuran *R* zu 100,0 ml gelöst.

Referenzlösung b: 1,0 ml Untersuchungslösung wird mit einer Mischung gleicher Volumteile Methanol *R* und Tetrahydrofuran *R* zu 100,0 ml verdünnt. 5,0 ml dieser Lösung werden mit einer Mischung gleicher Volumteile Methanol *R* und Tetrahydrofuran *R* zu 10,0 ml verdünnt.

Die Chromatographie kann durchgeführt werden mit

- einer Säule aus rostfreiem Stahl von 0,1 m Länge und 4,0 mm innerem Durchmesser, gepackt mit desaktiviertem, octadecylsilyliertem Kieselgel zur Chromatographie *R* (3 µm)
- einer Mischung der mobilen Phase A und B bei einer Durchflußrate von 1,5 ml je Minute gemäß folgender Tabelle:

  Mobile Phase A: eine Lösung von Tetrabutylammoniumhydrogensulfat *R* (27,2 g · l^{-1})

  Mobile Phase B: Acetonitril *R*

Zeit (min)	Mobile Phase A (% *V/V*)	Mobile Phase B (% *V/V*)	Erläuterungen
0 – 20	80 → 50	20 → 50	linearer Gradient
20 – 25	50	50	isokratisch
25 – 30	80	20	zurück zur Anfangs-zusammensetzung
30 = 0	80	20	Neubeginn des Gradienten-programms

- einem Spektrometer als Detektor bei einer Wellenlänge von 225 nm.

Die Säule wird mindestens 30 min lang mit Acetonitril *R* bei einer Durchflußrate von 1,5 ml je Minute und anschließend mindestens 5 min lang mit der Anfangs-Mischung äquilibriert.

Die Empfindlichkeit des Systems wird so eingestellt, daß die Höhe des Hauptpeaks im Chromatogramm mit 10 µl Referenzlösung b mindestens 50 Prozent des maximalen Ausschlags beträgt.

10 µl Referenzlösung a werden eingespritzt. Wird das Chromatogramm unter den vorgeschriebenen Bedingungen aufgezeichnet, beträgt die Retentionszeit für Miconazol etwa 10,5 min und für Itraconazol etwa 11 min. Die Prüfung darf nur ausgewertet werden, wenn die Auflösung zwischen den Peaks von Miconazol und Itraconazol mindestens 2,0 beträgt. Falls erforderlich wird die Konzentration an Acetonitril in der mobilen Phase oder das Zeitprogramm der linearen Gradientenelution geändert.

10 µl einer Mischung gleicher Volumteile Methanol *R* und Tetrahydrofuran *R* als Blindlösung und je 10 µl Untersuchungslösung und Referenzlösung b werden eingespritzt. Im Chromatogramm der Untersuchungslösung darf keine Peakfläche, mit Ausnahme der des Hauptpeaks, größer sein als die Fläche des Hauptpeaks im Chromatogramm der Referenzlösung b (0,5 Prozent). Im Chromatogramm der Untersuchungslösung darf die Summe aller Peakflächen, mit Ausnahme der des Hauptpeaks, nicht größer sein als das 2,5fache der Fläche des Hauptpeaks im Chromatogramm der Referenzlösung b (1,25 Prozent). Peaks der Blindlösung und Peaks, deren Fläche kleiner ist als das 0,1fache der Fläche des Hauptpeaks im Chromatogramm der Referenzlösung b, werden nicht berücksichtigt.

Trocknungsverlust (2.2.32): Höchstens 0,5 Prozent, mit 1,000 g Substanz durch 4 h langes Trocknen im Trockenschrank bei 100 bis 105 °C bestimmt.

Sulfatasche (2.4.14): Höchstens 0,1 Prozent, mit 1,0 g Substanz bestimmt.

Gehaltsbestimmung

0,300 g Substanz, in 70 ml einer Mischung von 1 Volumteil wasserfreier Essigsäure *R* und 7 Volumteilen Ethylmethylketon *R* gelöst, werden mit Perchlorsäure (0,1 mol · l^{-1}) titriert. Der Endpunkt wird mit Hilfe der Potentiometrie (2.2.20) bestimmt, wobei bis zum zweiten Wendepunkt titriert wird.

1 ml Perchlorsäure (0,1 mol · l^{-1}) entspricht 35,3 mg $C_{35}H_{38}Cl_2N_8O_4$.

Lagerung

Gut verschlossen, vor Licht geschützt.

Verunreinigungen

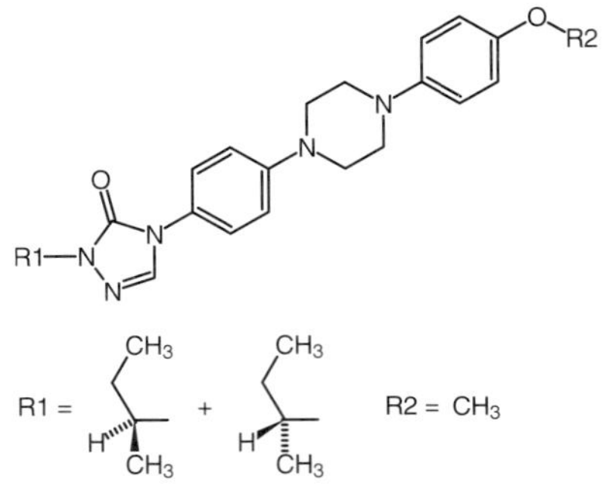

A. 4-[4-[4-(4-Methoxyphenyl)piperazin-1-yl]phenyl]-2-[(1*RS*)-1-methylpropyl]-2,4-dihydro-3*H*-1,2,4-triazol-3-on

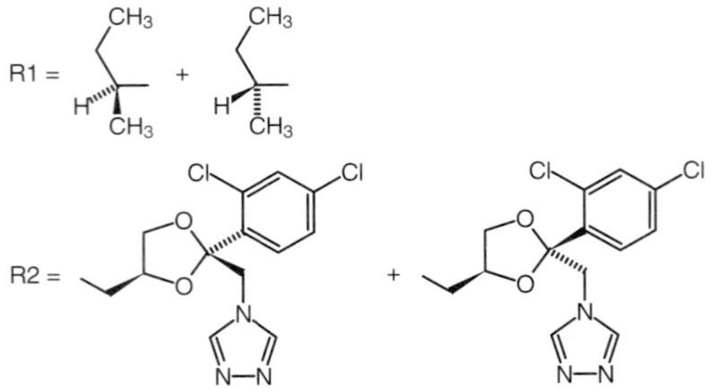

B. 4-[4-[4-[4-[[*cis*-2-(2,4-Dichlorphenyl)-2-(4*H*-1,2,4-triazol-4-ylmethyl)-1,3-dioxolan-4-yl]methoxy]phenyl]piperazin-1-yl]phenyl]-2-[(1*RS*)-1-methylpropyl]-2,4-dihydro-3*H*-1,2,4-triazol-3-on

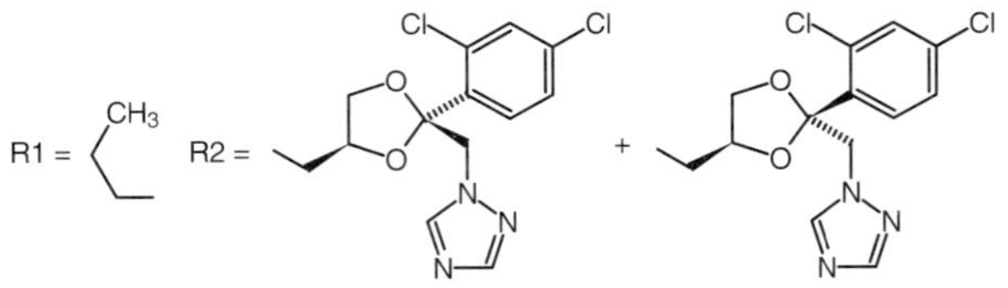

C. 4-[4-[4-[4-[[*cis*-2-(2,4-Dichlorphenyl)-2-(1*H*-1,2,4-triazol-1-ylmethyl)-1,3-dioxolan-4-yl]methoxy]phenyl]piperazin-1-yl]phenyl]-2-(1-propyl)-2,4-dihydro-3*H*-1,2,4-triazol-3-on

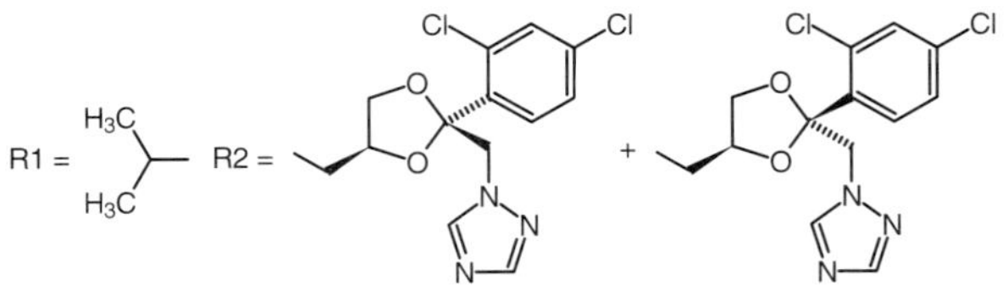

D. 4-[4-[4-[4-[[*cis*-2-(2,4-Dichlorphenyl)-2-(1*H*-1,2,4-triazol-1-ylmethyl)-1,3-dioxolan-4-yl]methoxy]phenyl]piperazin-1-yl]phenyl]-2-(1-methylethyl)-2,4-dihydro-3*H*-1,2,4-triazol-3-on

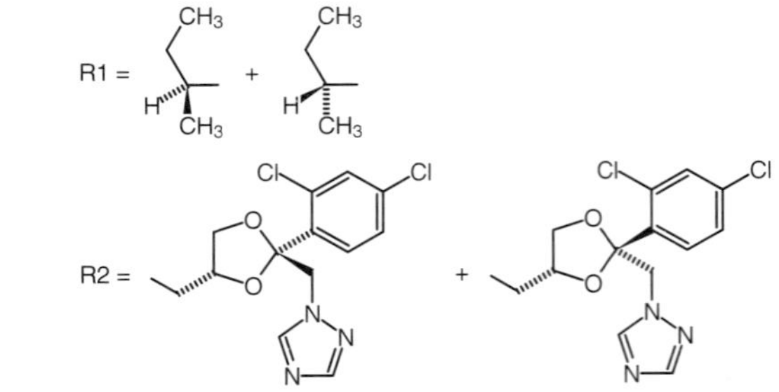

E. 4-[4-[4-[4-[[*trans*-2-(2,4-Dichlorphenyl)-2-(1*H*-1,2,4-triazol-1-ylmethyl)-1,3-dioxolan-4-yl]methoxy]phenyl]piperazin-1-yl]phenyl]-2-[(1*RS*)-1-methylpropyl]-2,4-dihydro-3*H*-1,2,4-triazol-3-on

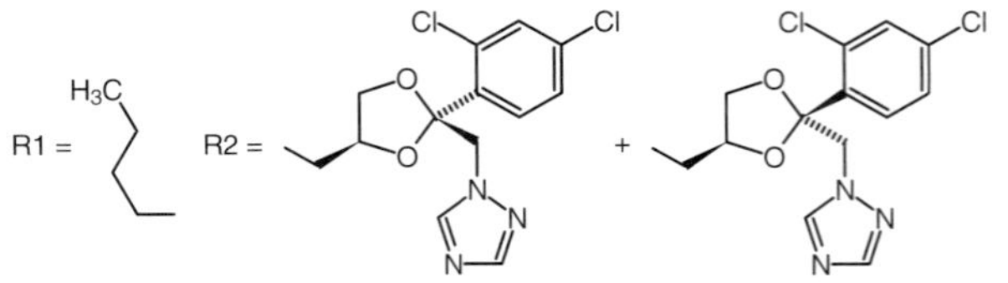

F. 2-Butyl-4-[4-[4-[4-[[*cis*-2-(2,4-dichlorphenyl)-2-(1*H*-1,2,4-triazol-1-ylmethyl)-1,3-dioxolan-4-yl]methoxy]phenyl]piperazin-1-yl]phenyl]-2,4-dihydro-3*H*-1,2,4-triazol-3-on

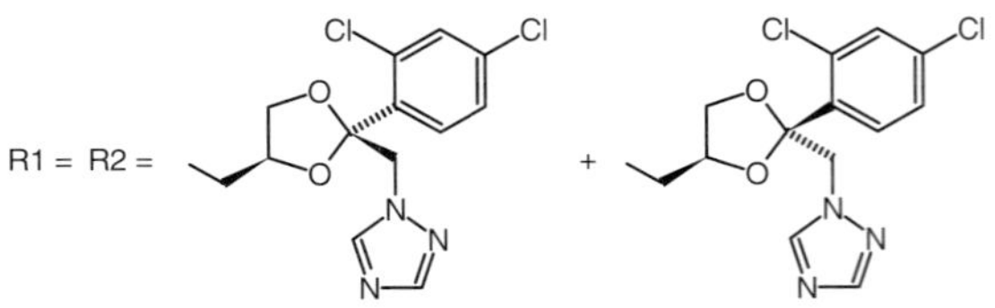

G. 4-[4-[4-[4-[[*cis*-2-(2,4-Dichlorphenyl)-2-(1*H*-1,2,4-triazol-1-ylmethyl)-1,3-dioxolan-4-yl]methoxy]phenyl]piperazin-1-yl]phenyl]-2-[[*cis*-2-(2,4-dichlorphenyl)-2-(1*H*-1,2,4-triazol-1-ylmethyl)-1,3-dioxolan-4-yl]methyl]-2,4-dihydro-3*H*-1,2,4-triazol-3-on.

Dieser Text wurde in der deutschsprachigen Ausgabe der Ph. Eur. – Nachtrag 2000 schon in dieser Fassung veröffentlicht.

2001, 1336

Ivermectin
Ivermectinum

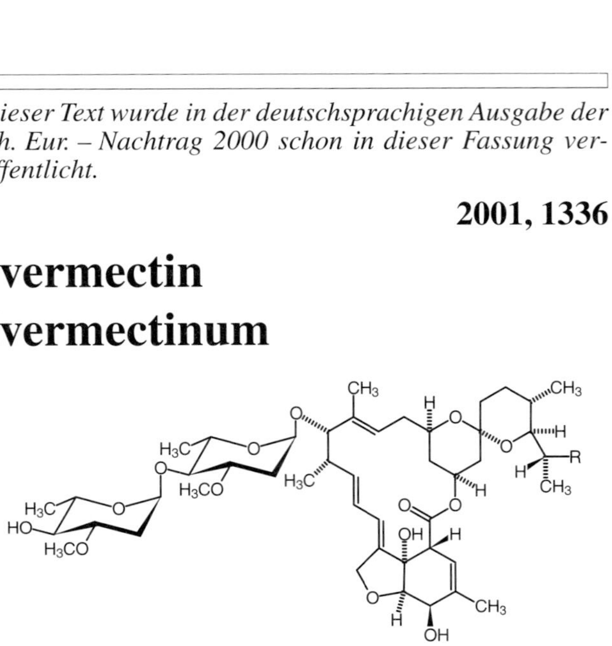

Komponente	R	Summenformel	M_r
H_2B_{1a}	$CH_2–CH_3$	$C_{48}H_{74}O_{14}$	875
H_2B_{1b}	CH_3	$C_{47}H_{72}O_{14}$	861

Definition

Ivermectin ist ein Gemisch von (2a*E*,4*E*,8*E*)-(5′*S*,6*S*,6′*R*,7*S*,11*R*,13*R*,15*S*,17a*R*,20*R*,20a*R*,20b*S*)-20,20b-Dihydroxy-5′,6,8,19-tetramethyl-7-[[(3-*O*-methyl-4-*O*-(3-*O*-methyl-2,6-didesoxy-α-L-*arabino*-hexopyranosyl)-2,6-didesoxy-α-L-*arabino*-hexopyranosyl]oxy]-6′-[(1*S*)-1-methylpropyl]-3′,4′,5′,6,6′,7,10,11,14,15,17a,20,20a,20b-tetradecahydrospiro[11,15-methano-2*H*,13*H*,17*H*-furo[4,3,2-*pq*][2,6]benzodioxacyclooctadecen-13,2′-[2*H*]pyran]-17-on (oder 5-*O*-Demethyl-22,23-dihydroavermectin A_{1a}) (Komponente H_2B_{1a}) und (2a*E*,4*E*,8*E*)-(5′*S*,6*S*,6′*R*,7*S*,11*R*,13*R*,15*S*,17a*R*,20*R*,20a*R*,20b*S*)-20,20b-dihydroxy-5′,6,8,19-tetramethyl-6′-(1-methylethyl)-7-[[(3-*O*-methyl-4-*O*-(3-*O*-methyl-2,6-didesoxy-α-L-*arabino*-hexopyranosyl)-2,6-didesoxy-α-L-*arabino*-hexopyranosyl]oxy]-3′,4′,5′,6,6′,7,10,11,14,15,17a,20,20a,20b-tetradecahydrospiro[11,15-methano-2*H*,13*H*,17*H*-furo[4,3,2-*pq*][2,6]benzodioxacyclooctadecen-13,2′-[2*H*]pyran]-17-on (oder 25-(1-Methylethyl)-5-*O*-demethyl-25-de-(1-methylpropyl)-22,23-dihydroavermectin A_{1a}) (Komponente H_2B_{1b}). Die Substanz enthält mindestens 90,0 Prozent $C_{48}H_{74}O_{14}$ (Komponente H_2B_{1a}), und die Summe der Gehalte der Komponenten H_2B_{1a} und H_2B_{1b} beträgt mindestens 95,0 und höchstens 100,5 Prozent, beide berechnet auf die wasser- und lösungsmittelfreie Substanz.

Eigenschaften

Weißes bis gelblichweißes, kristallines, schwach hygroskopisches Pulver; praktisch unlöslich in Wasser, leicht löslich in Dichlormethan, löslich in Ethanol.

Prüfung auf Identität

A. Die Prüfung erfolgt mit Hilfe der IR-Spektroskopie (2.2.24) durch Vergleich des Spektrums der Substanz mit dem von Ivermectin *CRS*.

B. Die bei der „Gehaltsbestimmung" erhaltenen Chromatogramme werden ausgewertet. Die beiden Hauptpeaks im Chromatogramm der Untersuchungslösung entsprechen in bezug auf Retentionszeit und Fläche den beiden Hauptpeaks im Chromatogramm der Referenzlösung a.

Prüfung auf Reinheit

Aussehen der Lösung: 1,0 g Substanz wird in 50 ml Toluol *R* gelöst. Die Lösung muß klar (2.2.1) und darf nicht stärker gefärbt sein als die Farbvergleichslösung BG_7 (2.2.2, Methode II).

Spezifische Drehung (2.2.7): 0,250 g Substanz werden in Methanol *R* zu 10,0 ml gelöst. Die spezifische Drehung muß zwischen –17 und –20° liegen, berechnet auf die wasser- und lösungsmittelfreie Substanz.

Verwandte Substanzen: Die Prüfung erfolgt mit Hilfe der Flüssigchromatographie (2.2.29) wie unter „Gehaltsbestimmung" beschrieben.

20 µl Untersuchungslösung werden eingespritzt. Die Chromatographie erfolgt über eine Dauer, die der 2fachen Retentionszeit von Ivermectin entspricht.

Je 20 µl Referenzlösung b und Referenzlösung c werden eingespritzt. Im Chromatogramm der Untersuchungslösung darf die Fläche eines Peaks mit einer relativen Retention von 1,3 bis 1,5, bezogen auf den Hauptpeak, nicht größer sein als das 2,5fache der Fläche des Hauptpeaks im Chromatogramm der Referenzlösung b (2,5 Prozent), und keine andere Peakfläche, mit Ausnahme der beiden Hauptpeaks, darf größer sein als die Fläche des Hauptpeaks im Chromatogramm der Referenzlösung b (1 Prozent). Im Chromatogramm der Untersuchungslösung darf die Summe aller Peakflächen, mit Ausnahme der der beiden Hauptpeaks, nicht größer sein als das 5fache der Fläche des Hauptpeaks im Chromatogramm der Referenzlösung b (5 Prozent). Peaks, deren Fläche kleiner ist als die des Hauptpeaks im Chromatogramm der Referenzlösung c, werden nicht berücksichtigt.

Ethanol, Formamid: Höchstens 5,0 Prozent Ethanol und höchstens 3,0 Prozent Formamid. Die Prüfung erfolgt mit Hilfe der Gaschromatographie (2.2.28) unter Verwendung von 2-Propanol *R* als Interner Standard.

Interner-Standard-Lösung: 0,5 ml 2-Propanol *R* werden mit Wasser *R* zu 100 ml verdünnt.

Untersuchungslösung: In einem Zentrifugenglas werden 0,120 g Substanz in 2,0 ml *m*-Xylol *R*, falls erforderlich unter Erwärmen im Wasserbad von 40 bis 50 °C, gelöst. Nach Zusatz von 2,0 ml Wasser *R* wird gründlich geschüttelt und anschließend zentrifugiert. Die obere Phase wird abgetrennt und mit 2,0 ml Wasser *R* extrahiert. Die obere Phase wird verworfen, und die wäßrigen Phasen werden vereinigt. Nach Zusatz von 1,0 ml Interner-Standard-Lösung wird zentrifugiert und noch vorhandenes *m*-Xylol verworfen.

Referenzlösung a: 3,0 g wasserfreies Ethanol *R* werden mit Wasser *R* zu 100,0 ml verdünnt.

Referenzlösung b: 1,0 g Formamid *R* wird mit Wasser *R* zu 100,0 ml verdünnt.

Referenzlösung c: 5,0 ml Referenzlösung a und 5,0 ml Referenzlösung b werden mit Wasser *R* zu 50,0 ml verdünnt. 2,0 ml dieser Lösung werden in einem Zentrifugenglas mit 2,0 ml *m*-Xylol *R* versetzt, gründlich gemischt und anschließend zentrifugiert. Die obere Phase wird abgetrennt und mit 2,0 ml Wasser *R* extrahiert. Die obere Phase wird verworfen, und die wäßrigen Phasen werden vereinigt. Nach Zusatz von 1,0 ml Interner-Standard-Lösung wird zentrifugiert und noch vorhandenes *m*-Xylol verworfen.

Referenzlösung d: 10,0 ml Referenzlösung a und 10,0 ml Referenzlösung b werden mit Wasser *R* zu 50,0 ml verdünnt. 2,0 ml dieser Lösung werden wie bei Referenzlösung c beschrieben extrahiert.

Die Chromatographie kann durchgeführt werden mit

- einer Kapillarsäule aus Quarzglas oder einer wide-bore-Säule von 30 m Länge und 0,32 oder 0,53 mm innerem Durchmesser, belegt mit Poly[(cyanopropyl)(phenyl)][dimethyl]siloxan *R* (Filmdicke 1,8 bis 3 µm)
- Helium zur Chromatographie *R* als Trägergas bei einem Splitverhältnis von 1:5 und einer linearen Strömungsgeschwindigkeit von etwa 35 cm je Sekunde
- einem Flammenionisationsdetektor

– folgendem Temperaturprogramm

	Zeit (min)	Temperatur (°C)	Rate (°C · min^{-1})	Erläuterungen
Säule	0 – 5	40		isothermisch
	5 – 12	40 → 180	20	linearer Gradient
	12 – 14	180		isothermisch
Probeneinlaß		140		
Detektor		250		

Die Untersuchungslösung, die Referenzlösung c und die Referenzlösung d werden eingespritzt.

Schwermetalle (2.4.8): 1,0 g Substanz muß der Grenzprüfung C auf Schwermetalle entsprechen (20 ppm). Zur Herstellung der Referenzlösung werden 2 ml Blei-Lösung (10 ppm Pb) *R* verwendet.

Wasser (2.5.12): Höchstens 1,0 Prozent, mit 0,50 g Substanz nach der Karl-Fischer-Methode bestimmt.

Sulfatasche (2.4.14): Höchstens 0,1 Prozent, mit 1,0 g Substanz bestimmt.

Gehaltsbestimmung

Die Bestimmung erfolgt mit Hilfe der Flüssigchromatographie (2.2.29).

Untersuchungslösung: 40,0 mg Substanz werden in Methanol *R* zu 50,0 ml gelöst.

Referenzlösung a: 40,0 mg Ivermectin *CRS* werden in Methanol *R* zu 50,0 ml gelöst.

Referenzlösung b: 1,0 ml Referenzlösung a wird mit Methanol *R* zu 100,0 ml verdünnt.

Referenzlösung c: 5,0 ml Referenzlösung b werden mit Methanol *R* zu 100,0 ml verdünnt.

Die Chromatographie kann durchgeführt werden mit
- einer Säule aus rostfreiem Stahl von 0,25 m Länge und 4,6 mm innerem Durchmesser, gepackt mit octadecylsilyliertem Kieselgel zur Chromatographie *R* (5 µm)
- einer Mischung der mobilen Phasen A und B bei einer Durchflußrate von 1,0 ml je Minute
  Mobile Phase A: Wasser *R*
  Mobile Phase B: 35 Volumteile Methanol *R* und 53 Volumteile Acetonitril *R* werden gemischt
- einem Spektrometer als Detektor bei einer Wellenlänge von 254 nm.

Die Säule wird mit einer Mischung der mobilen Phasen A und B im Verhältnis von 15:85 äquilibriert.

20 µl Referenzlösung a werden eingespritzt. Die Bestimmung darf nur ausgewertet werden, wenn im Chromatogramm die Auflösung zwischen dem ersten Peak (Komponente H_2B_{1b}) und dem zweiten Peak (Komponente H_2B_{1a}) mindestens 3,0 beträgt (falls erforderlich wird das Verhältnis von A zu B in der mobilen Phase geändert) und der Symmetriefaktor des Hauptpeaks nicht größer ist als 2,5.

20 µl Referenzlösung c werden eingespritzt. Die Empfindlichkeit des Systems wird so eingestellt, daß das Signal-Rausch-Verhältnis für den Hauptpeak mindestens 10 beträgt.

Die Referenzlösung a wird 6mal eingespritzt. Die Bestimmung darf nur ausgewertet werden, wenn im Chromatogramm die relative Standardabweichung für die Peakfläche der Komponente H_2B_{1a} höchstens 1,0 Prozent beträgt.

Untersuchungslösung und Referenzlösung a werden abwechselnd eingespritzt.

Der Prozentgehalt an Komponente H_2B_{1a} und Ivermectin (Summe der Komponenten H_2B_{1a} und H_2B_{1b}) wird berechnet.

Lagerung

Dicht verschlossen.

Verunreinigungen

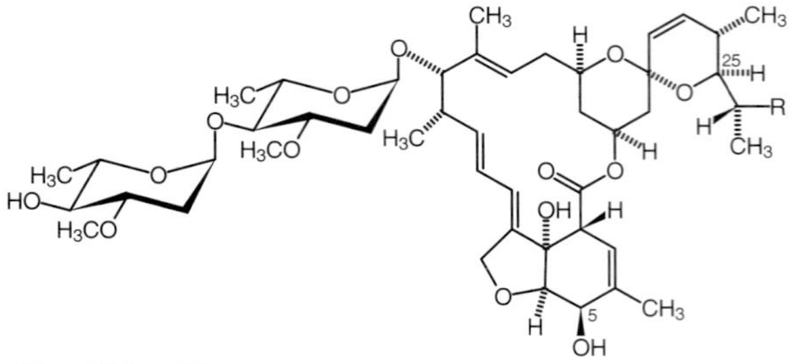

A. R = CH_2–CH_3:
5-*O*-Demethylavermectin A_{1a}
(Avermectin B_{1a})

B. R = CH_3:
25-(1-Methylethyl)-5-*O*-demethyl-25-de(1-methylpropyl)avermectin A_{1a}
(Avermectin B_{1b})

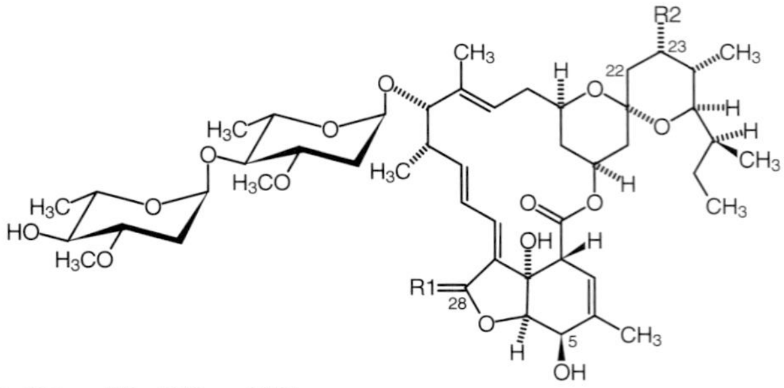

C. R1 = H_2, R2 = OH:
(23*S*)-23-Hydroxy-5-*O*-demethyl-22,23-dihydroavermectin A_{1a}
(Avermectin B_{2a})

D. R1 = O, R2 = H:
28-Oxo-5-*O*-demethyl-22,23-dihydroavermectin A_{1a}
(28-Oxo-H_2B_{1a})

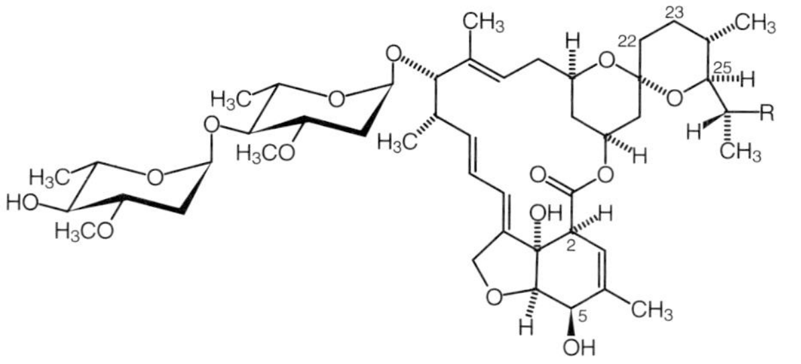

E. R = $CH_2–CH_3$:
(2*S*)-5-*O*-Demethyl-22,23-dihydroavermectin A_{1a}
(2-Epimer-H_2B_{1a})

F. R = CH_3:
(2*S*)-25-(1-Methylethyl)-5-*O*-demethyl-25-de(1-methylpropyl)-22,23-dihydroavermectin A_{1a}
(2-Epimer-H_2B_{1b})

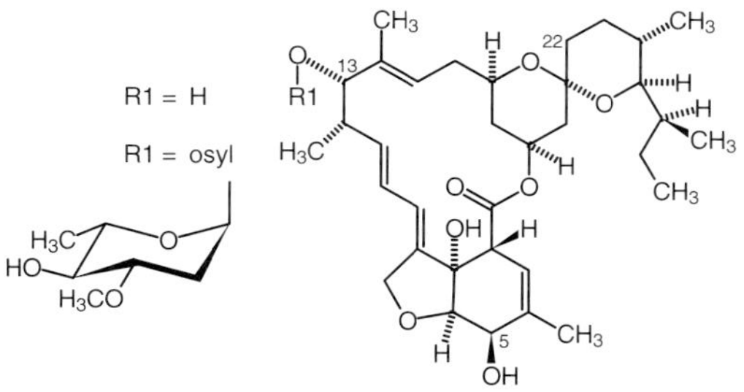

G. R1 = H:
5-*O*-Demethyl-22,23-dihydroavermectin A_{1a}-aglykon
(H_2B_{1a}-Aglykon)

H. R1 = Osyl:
4′-*O*-De(2,6-didesoxy-3-*O*-α-L-*arabino*-hexopyranosyl)-5-*O*-demethyl-22,23-dihydroavermectin A_{1a}

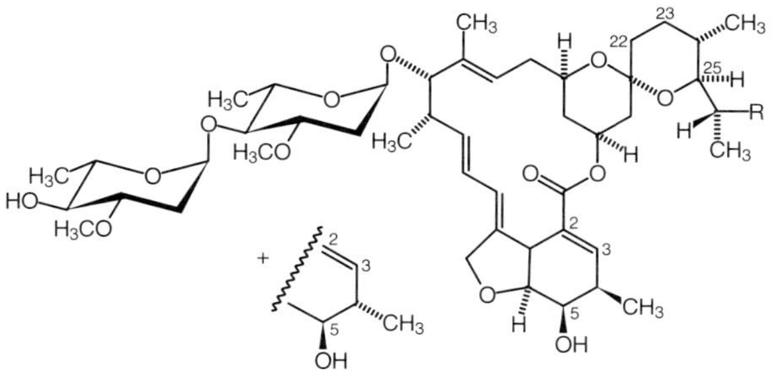

I. R = $CH_2–CH_3$:
2,3-Didehydro-5-*O*-demethyl-3,4,22,23-tetrahydroavermectin A_{1a}
($\Delta^{2,3}$-H_2B_{1a})

J. R = CH_3:
25-(1-Methylethyl)-2,7-didehydro-5-*O*-demethyl-25-de(1-methylpropyl)-3,4,22,23-tetrahydroavermectin A_{1a}
($\Delta^{2,3}$-H_2B_{1b})

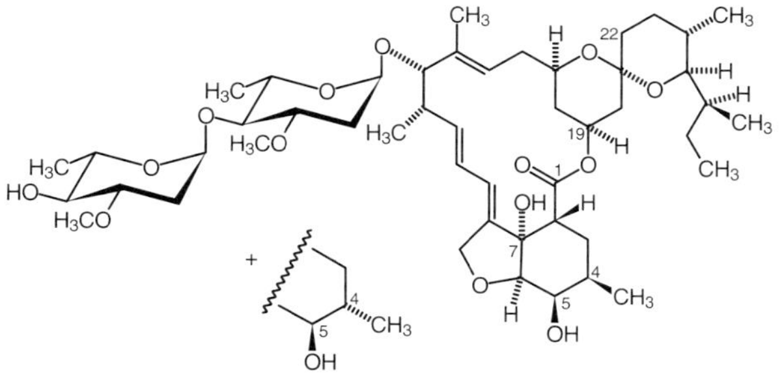

K. (4*R*)- und (4*S*)-5-*O*-Demethyl-3,4,22,23-tetrahydroavermectin A_{1a}
(H_4B_{1a}-Isomere).

J

2000, 1438

Johanniskraut
Hyperici herba

Definition

Johanniskraut besteht aus den während der Blütezeit geernteten, ganzen oder geschnittenen, getrockneten Triebspitzen von *Hypericum perforatum* L. Die Droge enthält mindestens 0,08 Prozent Gesamt-Hypericine, berechnet als Hypericin ($C_{30}H_{16}O_8$; M_r 504,4) und bezogen auf die getrocknete Droge.

Eigenschaften

Die Droge weist die unter „Prüfung auf Identität, A und B" beschriebenen makroskopischen und mikroskopischen Merkmale auf.

Prüfung auf Identität

A. Der verzweigte, kahle Stengel weist 2 mehr oder weniger hervortretende Längsleisten auf. Die Laubblätter, gegenständig, sitzend, ohne Nebenblätter, länglich oval, 15 bis 30 mm lang, zeigen am Blattrand schwarze Drüsenhaare und über die ganze Oberfläche viele kleine, lichtdurchlässige Ölbehälter, die im durchfallenden Licht sichtbar sind. Die radiären Blüten bilden an den Stengelspitzen doldentraubenartige Büschel. Sie bestehen aus 5 grünen, spitzen Kelchblättern mit schwarzen Drüsenhaaren an den Rändern, 5 orangegelben Kronblättern, gleichfalls randständig mit schwarzen Drüsenhaaren, zahlreichen orangegelben Staubblättern, die in 3 Bündeln stehen, sowie 3 Fruchtknoten mit herausragenden roten Griffeln.

B. Die Droge wird pulverisiert (355). Das Pulver ist grünlichgelb. Die Prüfung erfolgt unter dem Mikroskop, wobei Chloralhydrat-Lösung *R* verwendet wird. Das Pulver zeigt Bruchstücke, deren Epidermis polygonale Zellen mit verdickten, perligen Wänden aufweist und mit paracytischen oder anomocytischen Spaltöffnungen (2.8.3) versehen ist; ferner Fragmente der Laub- und Kelchblätter mit großen Ölbehältern und roten Pigmentzellen; dünnwandige, längliche Zellen der Kronblattepidermis mit geraden oder welligen, antiklinen Wänden; Tracheiden und tracheidenartige Gefäße mit getüpfelten Wänden und Gruppen dickwandiger Fasern; Bruchstücke eines rechteckigen, verholzten und getüpfelten Parenchyms; Faserschichten der Antheren und längliche, dünnwandige Zellen der Filamente mit gestreifter Kutikula; viele Pollenkörner mit 3 Keimporen und einer glatten Exine, einzeln oder in dichten Gruppen, sowie Calciumoxalatdrusen.

C. Die Prüfung erfolgt mit Hilfe der Dünnschichtchromatographie (2.2.27) unter Verwendung einer DC-Platte mit Kieselgel *R*.

Untersuchungslösung: 0,5 g pulverisierte Droge (500) und 10 ml Methanol *R* werden unter Rühren 10 min lang im Wasserbad von 60 °C erhitzt. Anschließend wird filtriert.

Referenzlösung: 5 mg Rutosid *R* und 5 mg Hyperosid *R* werden in Methanol *R* zu 5 ml gelöst.

Auf die Platte werden 10 µl Untersuchungslösung und 5 µl Referenzlösung jeweils 10 mm breit bandförmig aufgetragen. Die Chromatographie erfolgt mit einer Mischung von 6 Volumteilen wasserfreier Ameisensäure *R*, 9 Volumteilen Wasser *R* und 90 Volumteilen Ethylacetat *R* über eine Laufstrecke von 10 cm. Nach 10 min langem Trocknen bei 100 bis 105 °C wird die Platte mit einer Lösung von Diphenylboryloxyethylamin *R* ($10\ g \cdot l^{-1}$) in Methanol *R* und anschließend mit einer Lösung von Macrogol 400 *R* ($50\ g \cdot l^{-1}$) in Methanol *R* besprüht. Die Auswertung erfolgt nach etwa 30 min im ultravioletten Licht bei 365 nm. Das Chromatogramm der Referenzlösung zeigt im unteren Drittel die gelborange fluoreszierende Zone von Rutosid und darüber die gelborange fluoreszierende Zone von Hyperosid. Das Chromatogramm der Untersuchungslösung zeigt im unteren Drittel die rötlichorange fluoreszierenden Zonen des Rutosids und Hyperosids, im unteren Teil des oberen Drittels die Zone des Pseudohypericins und über dieser die des Hypericins, beide rot fluoreszierend. Weitere Zonen, die gelb oder blau fluoreszieren, sind ebenfalls sichtbar.

Prüfung auf Reinheit

Fremde Bestandteile (2.8.2): Höchstens 3 Prozent Stengelanteile mit einem Durchmesser, der größer als 5 mm ist, und höchstens 2 Prozent andere fremde Bestandteile.

Trocknungsverlust (2.2.32): Höchstens 10,0 Prozent, mit 1,000 g pulverisierter Droge (500) durch 2 h langes Trocknen im Trockenschrank bei 100 bis 105 °C bestimmt.

Asche (2.4.16): Höchstens 7,0 Prozent.

Gehaltsbestimmung

Untersuchungslösung: In einen 100-ml-Rundkolben werden 0,800 g pulverisierte Droge (500), 60 ml einer Mischung von 20 Volumteilen Wasser *R* und 80 Volumteilen Tetrahydrofuran *R* sowie ein Magnetrührer gegeben. Die Mischung wird 30 min lang im Wasserbad von 70 °C unter Rückflußkühlung erhitzt. Nach dem Zentrifugieren (2 min lang bei 700 *g*) wird die überstehende

Flüssigkeit in einen 250-ml-Kolben dekantiert. Der Rückstand wird in 60 ml einer Mischung von 20 Volumteilen Wasser *R* und 80 Volumteilen Tetrahydrofuran *R* aufgenommen, nochmals 30 min lang wie beschrieben unter Rückflußkühlung erhitzt, zentrifugiert (2 min lang bei 700 *g*) und dekantiert. Die vereinigten Auszüge werden zur Trockne eingedampft. Der Rückstand wird mit Hilfe von Ultraschall in 15 ml Methanol *R* aufgenommen, unter Nachspülen des 250-ml-Kolbens mit Methanol *R* in einen 25-ml-Meßkolben überführt und mit dem gleichen Lösungsmittel zu 25,0 ml verdünnt. Nach nochmaligem Zentrifugieren werden 10 ml Lösung durch eine Spritze mit Filter (0,2 µm) filtriert. Die ersten 2 ml des Filtrats werden verworfen; 5,0 ml Filtrat werden in einem Meßkolben mit Methanol *R* zu 25,0 ml verdünnt.

Kompensationsflüssigkeit: Methanol *R*.

Die Absorption (2.2.25) der Untersuchungslösung wird bei 590 nm gegen die Kompensationsflüssigkeit gemessen.

Der Prozentgehalt an Gesamt-Hypericinen, berechnet als Hypericin, errechnet sich nach der Formel

$$\frac{A \cdot 125}{m \cdot 870}$$

wobei eine spezifische Absorption des Hypericins $A_{1\,\text{cm}}^{1\%} = 870$ zugrunde gelegt wird.

A = gemessene Absorption der Untersuchungslösung bei 590 nm

m = Einwaage der Droge in Gramm.

Lagerung

Gut verschlossen, vor Licht geschützt.

K

2001, 1557

Kaliumcarbonat

Kalii carbonas

K_2CO_3 M_r 138,2

Definition

Kaliumcarbonat enthält mindestens 99,0 und höchstens 101,0 Prozent K_2CO_3, berechnet auf die getrocknete Substanz.

Eigenschaften

Weißes, körniges, hygroskopisches Pulver; leicht löslich in Wasser, praktisch unlöslich in Ethanol.

Prüfung auf Identität

A. 1 g Substanz wird in Wasser *R* zu 10 ml gelöst. Die Lösung reagiert stark alkalisch (2.2.4).

B. 2 ml der unter „Prüfung auf Identität, A" hergestellten Lösung geben die Identitätsreaktion auf Carbonat und Hydrogencarbonat (2.3.1).

C. 1 ml der unter „Prüfung auf Identität, A" hergestellten Lösung gibt die Identitätsreaktion b auf Kalium (2.3.1).

Prüfung auf Reinheit

Prüflösung: 10,0 g Substanz werden in 25 ml destilliertem Wasser *R* gelöst und langsam unter Rühren mit 14 ml Salzsäure *R* versetzt. Wenn die Gasentwicklung beendet ist, wird einige Minuten lang zum Sieden erhitzt. Nach dem Erkalten wird mit destilliertem Wasser *R* zu 50 ml verdünnt.

Aussehen der Lösung: Die Prüflösung darf nicht stärker opaleszieren als die Referenzsuspension II (2.2.1) und nicht stärker gefärbt sein als die Farbvergleichslösung G_6 (2.2.2, Methode II).

Chlorid (2.4.4): 0,50 g Substanz werden in 10 ml Wasser *R* gelöst. Die Lösung wird tropfenweise vorsichtig mit 1 ml Salpetersäure *R* versetzt. Nach Erhitzen zum Sieden wird die Lösung abgekühlt, mit 5 ml verdünnter Salpetersäure *R* versetzt und mit Wasser *R* zu 15 ml verdünnt. Die Lösung muß der Grenzprüfung auf Chlorid entsprechen (100 ppm).

Sulfat (2.4.13): 7,50 ml Prüflösung werden mit destilliertem Wasser *R* zu 15 ml verdünnt. Die Lösung muß der Grenzprüfung auf Sulfat entsprechen (100 ppm).

Calcium (2.4.3): 5 ml Prüflösung werden mit 1 ml konzentrierter Ammoniak-Lösung *R* versetzt. Nach Erhitzen zum Sieden wird abgekühlt und mit destilliertem Wasser *R* zu 15 ml verdünnt. Die Lösung muß der Grenzprüfung auf Calcium entsprechen (100 ppm).

Eisen (2.4.9): 5 ml Prüflösung, mit Wasser *R* zu 10 ml verdünnt, müssen der Grenzprüfung auf Eisen entsprechen (10 ppm).

Schwermetalle (2.4.8): 10 ml Prüflösung werden mit Wasser *R* zu 20 ml verdünnt. 12 ml Lösung müssen der Grenzprüfung A auf Schwermetalle entsprechen (20 ppm). Zur Herstellung der Referenzlösung wird die Blei-Lösung (2 ppm Pb) *R* verwendet.

Trocknungsverlust (2.2.32): Höchstens 5,0 Prozent, mit 0,300 g Substanz durch 5 h langes Trocknen im Trockenschrank bei 120 bis 125 °C bestimmt.

Gehaltsbestimmung

0,500 g Substanz, in 50 ml kohlendioxidfreiem Wasser *R* gelöst, werden mit Salzsäure (1 mol · l^{-1}) titriert. Der Endpunkt wird mit Hilfe der Potentiometrie (2.2.20) bestimmt. Das bis zum zweiten Wendepunkt zugesetzte Volumen wird abgelesen.

1 ml Salzsäure (1 mol · l^{-1}) entspricht 69,1 mg K_2CO_3.

Lagerung

Dicht verschlossen.

K

Monographien

1998, 400

Kaliumcitrat

Kalii citras

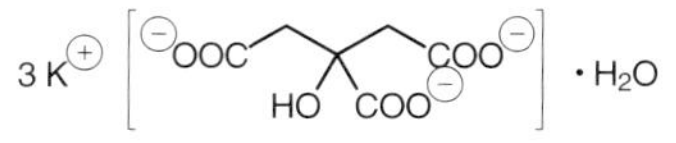

$C_6H_5K_3O_7 \cdot H_2O$ M_r 324,4

Definition

Kaliumcitrat enthält mindestens 99,0 und höchstens 101,0 Prozent 2-Hydroxy-1,2,3-propantricarbonsäure, Trikaliumsalz, berechnet auf die wasserfreie Substanz.

Eigenschaften

Weißes, körniges Pulver oder durchscheinende Kristalle, hygroskopisch; sehr leicht löslich in Wasser, praktisch unlöslich in Ethanol.

Prüfung auf Identität

A. 1 ml Prüflösung, mit 4 ml Wasser *R* verdünnt, gibt die Identitätsreaktion auf Citrat (2.3.1).

B. 0,5 ml Prüflösung (siehe „Prüfung auf Reinheit") geben die Identitätsreaktion b auf Kalium (2.3.1).

Prüfung auf Reinheit

Prüflösung: 10,0 g Substanz werden in kohlendioxidfreiem Wasser *R*, das aus destilliertem Wasser *R* hergestellt wurde, zu 100 ml gelöst.

Aussehen der Lösung: Die Prüflösung muß klar (2.2.1) und farblos (2.2.2, Methode II) sein.

Sauer oder alkalisch reagierende Substanzen: 10 ml Prüflösung werden mit 0,1 ml Phenolphthalein-Lösung *R* versetzt. Bis zum Farbumschlag dürfen höchstens 0,2 ml Salzsäure (0,1 mol · l^{-1}) oder Natriumhydroxid-Lösung (0,1 mol · l^{-1}) verbraucht werden.

Chlorid (2.4.4): 10 ml Prüflösung, mit Wasser *R* zu 15 ml verdünnt, müssen der Grenzprüfung auf Chlorid entsprechen (50 ppm).

Oxalat: 0,50 g Substanz werden in 4 ml Wasser *R* gelöst, mit 3 ml Salzsäure *R* sowie 1 g Zink *R* als Granulat versetzt und 1 min lang im Wasserbad erhitzt. Nach 2 min langem Stehenlassen wird die Lösung in ein Reagenzglas dekantiert, das 0,25 ml einer Lösung von Phenylhydrazinhydrochlorid *R* (10 g · l^{-1}) enthält. Die Lösung wird zum Sieden erhitzt, rasch abgekühlt, in einen Meßzylinder überführt und mit der gleichen Menge Salzsäure *R* sowie 0,25 ml Kaliumhexacyanoferrat(III)-Lösung *R* versetzt. Anschließend wird geschüttelt und 30 min lang stehengelassen. Die Lösung darf nicht stärker rosa gefärbt sein als eine gleichzeitig unter gleichen Bedingungen hergestellte Referenzlösung mit 4 ml einer Lösung von Oxalsäure *R* (50 mg · l^{-1}) (300 ppm).

Sulfat (2.4.13): 10 ml Prüflösung werden mit 2 ml Salzsäure *R* 1 versetzt und mit destilliertem Wasser *R* zu 15 ml verdünnt. Die Lösung muß der Grenzprüfung auf Sulfat entsprechen (150 ppm).

Natrium: Höchstens 0,3 Prozent Na. Der Gehalt an Natrium wird mit Hilfe der Atomemissionsspektrometrie (2.2.22, Methode II) bestimmt.

Untersuchungslösung: 10 ml Prüflösung werden mit 1 ml verdünnter Salzsäure *R* versetzt und mit destilliertem Wasser *R* zu 100 ml verdünnt.

Referenzlösungen: Die Referenzlösungen werden aus einer Lösung von Natriumchlorid *R*, die 1 mg Na je Milliliter enthält, durch Verdünnen mit destilliertem Wasser *R* hergestellt.

Die Emissionsintensität wird bei 589 nm gemessen.

Schwermetalle (2.4.8): 12 ml Prüflösung müssen der Grenzprüfung A auf Schwermetalle entsprechen (10 ppm). Zur Herstellung der Referenzlösung wird die Blei-Lösung (1 ppm Pb) *R* verwendet.

Verhalten gegen Schwefelsäure: 0,20 g pulverisierte Substanz werden mit 10 ml Schwefelsäure *R* versetzt und 60 min lang im Wasserbad bei 90 ± 1 °C erhitzt. Nach raschem Abkühlen darf die Lösung nicht stärker gefärbt sein als die Farbvergleichslösung G_2 oder GG_2 (2.2.2, Methode II).

Wasser (2.5.12): 4,0 bis 7,0 Prozent, mit 0,500 g Substanz nach der Karl-Fischer-Methode bestimmt. Nach Einbringen der Substanz in die Apparatur wird 15 min lang gerührt und mit Karl-Fischer-Lösung *R* titriert.

Gehaltsbestimmung

0,150 g Substanz werden unter Erwärmen auf etwa 50 °C in 20 ml wasserfreier Essigsäure *R* gelöst. Nach dem Abkühlen wird mit Perchlorsäure (0,1 mol · l^{-1}) unter Zusatz von 0,25 ml Naphtholbenzein-Lösung *R* bis zum Farbumschlag nach Grün titriert.

1 ml Perchlorsäure (0,1 mol · l^{-1}) entspricht 10,21 mg $C_6H_5K_3O_7$.

Lagerung

Dicht verschlossen.

2000, 1140

Kaliumclavulanat

Kalii clavulanas

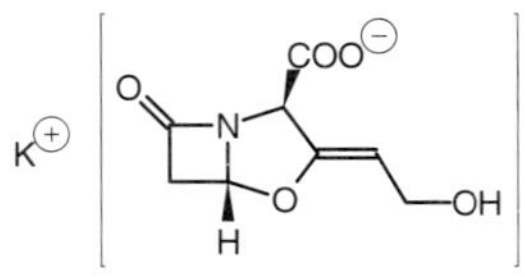

$C_8H_8KNO_5$ M_r 237,3

Definition

Kaliumclavulanat ist das Kaliumsalz einer Substanz, die aus bestimmten Stämmen von *Streptomyces clavuligerus* gewonnen oder durch andere Verfahren hergestellt wird. Sie enthält mindestens 96,5 und höchstens 100,5 Prozent (*Z*)-(2*R*,5*R*)-3-(2-Hydroxyethyliden)-7-oxo-4-oxa-1-azabicyclo[3.2.0]heptan-2-carbonsäure, Kaliumsalz, berechnet auf die wasserfreie Substanz.

Eigenschaften

Weißes bis fast weißes, kristallines, hygroskopisches Pulver; leicht löslich in Wasser, schwer löslich in Ethanol, sehr schwer löslich in Aceton.

Prüfung auf Identität

A. Die Prüfung erfolgt mit Hilfe der IR-Spektroskopie (2.2.24) durch Vergleich des Spektrums der Substanz mit dem Kaliumclavulanat-Referenzspektrum der Ph. Eur.

B. Die Substanz gibt die Identitätsreaktion b auf Kalium (2.3.1).

Prüfung auf Reinheit

Prüflösung: 0,400 g Substanz werden in kohlendioxidfreiem Wasser *R* zu 20,0 ml gelöst.

***p*H-Wert** (2.2.3): 5 ml Prüflösung werden mit kohlendioxidfreiem Wasser *R* zu 10 ml verdünnt. Der *p*H-Wert der Lösung muß zwischen 5,5 und 7,5 liegen.

Spezifische Drehung (2.2.7): Die spezifische Drehung, an der Prüflösung bestimmt, muß zwischen +53 und +63° liegen, berechnet auf die wasserfreie Substanz.

Absorption (2.2.25): 50,0 mg Substanz werden in Phosphat-Pufferlösung *p*H 7,0 (0,1 mol · l^{-1}) *R* zu 50,0 ml gelöst. Die Absorption der Lösung, sofort bei 278 nm gemessen, darf höchstens 0,40 betragen.

Verwandte Substanzen: Die Prüfung erfolgt mit Hilfe der Flüssigchromatographie (2.2.29).

Die Lösungen sind unmittelbar vor Gebrauch herzustellen.

Untersuchungslösung: 0,250 g Substanz werden in der mobilen Phase A zu 25,0 ml gelöst.

Referenzlösung a: 1,0 ml Untersuchungslösung wird mit der mobilen Phase A zu 100,0 ml verdünnt.

Referenzlösung b: 10 mg Lithiumclavulanat *CRS* und 10 mg Amoxicillin-Trihydrat *CRS* werden in der mobilen Phase A zu 100 ml gelöst.

Die Chromatographie kann durchgeführt werden mit

- einer Säule aus rostfreiem Stahl von 0,25 m Länge und 4,6 mm innerem Durchmesser, gepackt mit octadecylsilyliertem Kieselgel zur Chromatographie *R* (5 µm)
- einer Mischung einer mit Phosphorsäure 10 % *R* auf einen *p*H-Wert von 4,0 eingestellten Lösung von Natriumdihydrogenphosphat *R* (7,8 g · l^{-1}) (mobile Phase A) und Methanol *R* 1 (mobile Phase B) als mobiler Phase bei einer Durchflußrate von 2 ml je Minute mit dem in der Tabelle beschriebenen Elutionsgradienten:

Zeit (min)	Mobile Phase A (% *V/V*)	Mobile Phase B (% *V/V*)
0 – 4	100	0
4 – 15	100 → 50	0 → 50
15 – 18	50	50

- einem Spektrometer als Detektor bei einer Wellenlänge von 230 nm.

Die Temperatur der Säule wird bei 40 °C gehalten.

20 µl Referenzlösung b werden eingespritzt. Die Empfindlichkeit des Systems wird so eingestellt, daß die Höhe des ersten Peaks (Clavulanat) im erhaltenen Chromatogramm mindestens 70 Prozent des maximalen Ausschlags beträgt. Die Prüfung darf nur ausgewertet werden, wenn im Chromatogramm die Auflösung zwischen dem ersten Peak (Clavulanat) und dem zweiten Peak (Amoxicillin) mindestens 10 beträgt.

Je 20 µl Untersuchungslösung und Referenzlösung a werden eingespritzt. Die Chromatographie erfolgt über eine Dauer, die der 10fachen Retentionszeit des Hauptpeaks entspricht. Im Chromatogramm der Untersuchungslösung darf die Fläche keines Peaks, mit Ausnahme des Hauptpeaks, größer sein als die Fläche des Hauptpeaks im Chromatogramm der Referenzlösung a (1,0 Prozent). Die Summe der Flächen aller Peaks, mit Ausnahme des Hauptpeaks, im Chromatogramm der Untersuchungslösung darf höchstens das 2fache der Fläche des Hauptpeaks im Chromatogramm der Referenzlösung a betragen (2,0 Prozent). Peaks, deren Fläche kleiner ist als das 0,02fache der Fläche des Hauptpeaks im Chromatogramm der Referenzlösung a, werden nicht berücksichtigt.

1,1-Dimethylethylamin: Höchstens 0,2 Prozent. Die Prüfung erfolgt mit Hilfe der Gaschromatographie (2.2.28).

Untersuchungslösung: 0,20 g Substanz werden in 3,0 ml einer Lösung von Natriumhydroxid *R* (4 g · l^{-1}) gelöst. Nach Ausschütteln mit 5,0 ml Dichlormethan *R* wird die untere Phase verwendet.

Referenzlösung: 5,0 ml einer Lösung von 1,1-Dimethylethylamin *R* (80 mg · l^{-1}) in Dichlormethan *R* werden mit 3,0 ml einer Lösung von Natriumhydroxid *R* (4 g · l^{-1}) ausgeschüttelt. Die untere Phase wird verwendet.

Die Chromatographie kann durchgeführt werden mit

- einer Säule aus rostfreiem Stahl von 4 m Länge und 3 mm innerem Durchmesser, gepackt mit Kieselgur zur Gaschromatographie *R* (135 bis 175 µm), imprägniert mit 8 Prozent (*m/m*) Macrogol 20 000 *R* und 2 Prozent (*m/m*) Kaliumhydroxid *R*
- Stickstoff zur Chromatographie *R* als Trägergas bei einer Durchflußrate von 30 ml je Minute
- einem Flammenionisationsdetektor.

Die Temperatur der Säule wird bei 60 °C, die des Probeneinlasses bei 150 °C und die des Detektors bei 180 °C gehalten.

Kaliumclavam-2-carboxylat: Höchstens 0,01 Prozent. Die Prüfung erfolgt mit Hilfe der Flüssigchromatographie (2.2.29).

Untersuchungslösung: 1,00 g Substanz wird in Wasser *R* zu 100,0 ml gelöst.

Referenzlösung: Eine Lösung von etwa 1,9 µg · ml^{-1} Kaliumclavam-2-carboxylat *CRS* wird hergestellt.

Die Chromatographie kann durchgeführt werden mit

- einer Säule aus rostfreiem Stahl von 0,3 m Länge und 4,6 mm innerem Durchmesser, gepackt mit octadecylsilyliertem Kieselgel zur Chromatographie *R* (10 µm)
- einer mit Phosphorsäure 10 % *R* auf einen *p*H-Wert von 4,0 eingestellten Lösung von Natriumdihydrogenphosphat *R* (15,6 g · l^{-1}) als mobile Phase bei einer Durchflußrate von 0,5 ml je Minute
- einem Spektrometer als Detektor bei einer Wellenlänge von 210 nm.

20 µl Referenzlösung werden eingespritzt. Die Empfindlichkeit des Systems wird so eingestellt, daß ein meßbarer Peak eine Retentionszeit von etwa 11 min benötigt.

20 µl Untersuchungslösung werden eingespritzt. Der Gehalt an Kaliumclavam-2-carboxylat wird aus den Flächen des Hauptpeaks im Chromatogramm der Referenzlösung und des entsprechenden Peaks im Chromatogramm der Untersuchungslösung bestimmt.

Wasser (2.5.12): Höchstens 0,5 Prozent, mit 1,000 g Substanz nach der Karl-Fischer-Methode bestimmt.

Sterilität (2.6.1): Kaliumclavulanat zur Herstellung von Parenteralia, das dabei keinem weiteren geeigneten Sterilisationsverfahren unterworfen wird, muß der Prüfung entsprechen.

Bakterien-Endotoxine (2.6.14): Kaliumclavulanat zur Herstellung von Parenteralia, das dabei keinem weiteren geeigneten Verfahren zur Beseitigung von Bakterien-Endotoxinen unterworfen wird, darf höchstens 0,03 I.E. Bakterien-Endotoxine je Milligramm enthalten.

Gehaltsbestimmung

Die Bestimmung erfolgt mit Hilfe der Flüssigchromatographie (2.2.29).

Die Lösungen sind unmittelbar vor Gebrauch herzustellen.

Untersuchungslösung: 50,0 mg Substanz werden in einer mit Essigsäure 98 % *R* auf einen *p*H-Wert von 6,0 eingestellten Lösung von Natriumacetat *R* (4,1 g · l^{-1}) zu 50,0 ml gelöst.

Referenzlösung a: 50,0 mg Lithiumclavulanat *CRS* werden in einer zuvor mit Essigsäure 98 % *R* auf einen *p*H-Wert von 6,0 eingestellten Lösung von Natriumacetat *R* (4,1 g · l^{-1}) zu 50,0 ml gelöst.

Referenzlösung b: 50,0 mg Lithiumclavulanat *CRS* und 50,0 mg Amoxicillin-Trihydrat *CRS* werden in einer zuvor mit Essigsäure 98 % *R* auf einen *p*H-Wert von 6,0 eingestellten Lösung von Natriumacetat *R* (4,1 g · l^{-1}) zu 50,0 ml gelöst.

Die Chromatographie kann durchgeführt werden mit
- einer Säule aus rostfreiem Stahl von 0,3 m Länge und 4,6 mm innerem Durchmesser, gepackt mit octadecylsilyliertem Kieselgel zur Chromatographie *R* (10 µm)
- einer Mischung von 5 Volumteilen Methanol *R* 1 und 95 Volumteilen einer zuvor mit Phosphorsäure 10 % *R* auf einen *p*H-Wert von 4,0 eingestellten Lösung von Natriumdihydrogenphosphat *R* (15 g · l^{-1}) als mobile Phase bei einer Durchflußrate von 1 ml je Minute
- einem Spektrometer als Detektor bei einer Wellenlänge von 230 nm.

20 µl Referenzlösung b werden eingespritzt. Die Bestimmung darf nur ausgewertet werden, wenn im Chromatogramm die Auflösung zwischen dem ersten Peak (Clavulanat) und dem zweiten Peak (Amoxicillin) mindestens 3,5 beträgt und wenn der Symmetriefaktor des dem Clavulanat entsprechenden Peaks nicht größer als 1,5 ist.

Die Referenzlösung a wird 6mal eingespritzt. Die Bestimmung darf nur ausgewertet werden, wenn die relative Standardabweichung der Fläche des Clavulanat-Peaks höchstens 1,0 Prozent beträgt.

Je 20 µl Untersuchungslösung und Referenzlösung a werden eingespritzt.

1 mg $C_8H_9NO_5$ entspricht 1,191 mg $C_8H_8KNO_5$.

Lagerung

Dicht verschlossen. Falls die Substanz steril ist, im Behältnis mit Sicherheitsverschluß.

Beschriftung

Die Beschriftung gibt insbesondere, falls zutreffend, an
- daß die Substanz steril ist
- daß die Substanz frei von Bakterien-Endotoxinen ist.

Verunreinigungen

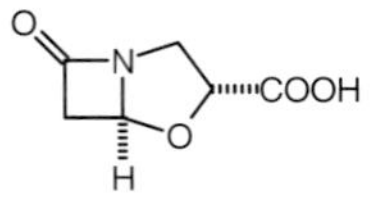

A. (3*R*,5*S*)-7-Oxo-4-oxa-1-azabicyclo[3.2.0]heptan-3-carbonsäure (Clavam-2-carbonsäure)

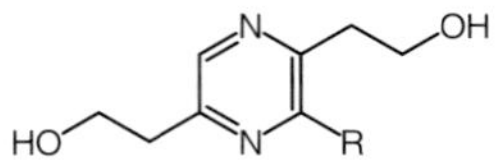

B. R = H: Pyrazin-2,5-diyl(diethanol)
C. R = CH_2–CH_2–CO_2H: 3-[3,6-Di(2-hydroxyethyl)pyrazin-2-yl]propionsäure
D. R = CH_2–CH_3: 3-Ethylpyrazin-2,5-diyl(diethanol)

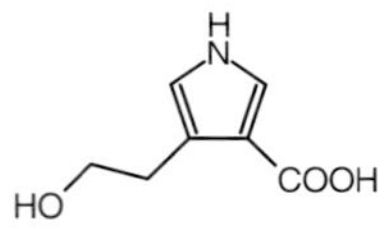

E. 4-(2-Hydroxyethyl)pyrrol-3-carbonsäure.

1999, 186

Kaliumiodid

Kalii iodidum

KI M_r 166,0

Definition

Kaliumiodid enthält mindestens 99,0 und höchstens 100,5 Prozent KI, berechnet auf die getrocknete Substanz.

Eigenschaften

Farblose Kristalle oder weißes Pulver; sehr leicht löslich in Wasser, leicht löslich in Glycerol, löslich in Ethanol.

Prüfung auf Identität

A. Die Prüflösung (siehe „Prüfung auf Reinheit") gibt die Identitätsreaktionen auf Iodid (2.3.1).

B. Die Prüflösung (siehe „Prüfung auf Reinheit") gibt die Identitätsreaktionen auf Kalium (2.3.1).

Prüfung auf Reinheit

Prüflösung: 10,0 g Substanz werden in kohlendioxidfreiem Wasser *R*, das aus destilliertem Wasser *R* hergestellt wurde, zu 100 ml gelöst.

Aussehen der Lösung: Die Prüflösung muß klar (2.2.1) und farblos (2.2.2, Methode II) sein.

Alkalisch reagierende Substanzen: 12,5 ml Prüflösung werden mit 0,1 ml Bromthymolblau-Lösung *R* 1 versetzt. Bis zum Farbumschlag dürfen höchstens 0,5 ml Salzsäure (0,01 mol · l^{-1}) verbraucht werden.

Iodat: Werden 10 ml Prüflösung mit 0,25 ml iodidfreier Stärke-Lösung *R* und 0,2 ml verdünnter Schwefelsäure *R* versetzt und 2 min lang im Dunkeln stehengelassen, darf keine Blaufärbung auftreten.

Sulfat (2.4.13): 10 ml Prüflösung, mit destilliertem Wasser *R* zu 15 ml verdünnt, müssen der Grenzprüfung auf Sulfat entsprechen (150 ppm).

Thiosulfat: Werden 10 ml Prüflösung mit 0,1 ml Stärke-Lösung *R* und 0,1 ml Iod-Lösung (0,005 mol · l^{-1}) versetzt, muß eine Blaufärbung auftreten.

Eisen (2.4.9): 5 ml Prüflösung, mit Wasser *R* zu 10 ml verdünnt, müssen der Grenzprüfung auf Eisen entsprechen (20 ppm).

Schwermetalle (2.4.8): 12 ml Prüflösung müssen der Grenzprüfung A auf Schwermetalle entsprechen (10 ppm). Zur Herstellung der Referenzlösung wird die Blei-Lösung (1 ppm Pb) *R* verwendet.

Trocknungsverlust (2.2.32): Höchstens 1,0 Prozent, mit 1,000 g pulverisierter Substanz durch 3 h langes Trocknen im Trockenschrank bei 100 bis 105 °C bestimmt.

Gehaltsbestimmung

1,500 g Substanz werden in Wasser *R* zu 100,0 ml gelöst. 20,0 ml Lösung werden mit 40 ml Salzsäure *R* versetzt und mit Kaliumiodat-Lösung (0,05 mol · l^{-1}) bis zum Farbumschlag von Rot nach Gelb titriert. Nach Zusatz von 5 ml Chloroform *R* wird unter kräftigem Schütteln bis zur Entfärbung der Chloroformphase weitertitriert.

1 ml Kaliumiodat-Lösung (0,05 mol · l^{-1}) entspricht 16,60 mg KI.

Lagerung

Gut verschlossen, vor Licht geschützt.

2000, 1465

Kaliumnitrat

Kalii nitras

KNO_3 M_r 101,1

Definition

Kaliumnitrat enthält mindestens 99,0 und höchstens 101,0 Prozent KNO_3, berechnet auf die getrocknete Substanz.

Eigenschaften

Weißes, kristallines Pulver oder farblose Kristalle; leicht löslich in Wasser, sehr leicht löslich in siedendem Wasser, praktisch unlöslich in Ethanol.

Prüfung auf Identität

A. Die Substanz gibt die Identitätsreaktion auf Nitrat (2.3.1).

B. Die Prüflösung (siehe „Prüfung auf Reinheit") gibt die Identitätsreaktionen auf Kalium (2.3.1).

Prüfung auf Reinheit

Prüflösung: 10,0 g Substanz werden in kohlendioxidfreiem Wasser *R*, das aus destilliertem Wasser *R* hergestellt wurde, zu 100 ml gelöst.

Aussehen der Lösung: Die Prüflösung muß klar (2.2.1) und farblos (2.2.2, Methode II) sein.

Sauer oder alkalisch reagierende Substanzen: 10 ml Prüflösung werden mit 0,05 ml Bromthymolblau-Lösung *R* 1 versetzt. Bis zum Farbumschlag dürfen höchstens 0,5 ml Salzsäure (0,01 mol · l^{-1}) oder Natriumhydroxid-Lösung (0,01 mol · l^{-1}) verbraucht werden.

Reduzierbare Substanzen: Werden 10 ml Prüflösung mit 0,5 ml verdünnter Schwefelsäure *R* und 2 ml Zinkiodid-Stärke-Lösung *R* versetzt, darf 2 min lang keine Blaufärbung auftreten.

Chlorid (2.4.4): Kaliumnitrat zur Anwendung am Auge muß der Prüfung auf Chlorid entsprechen. 2,5 g Substanz werden in Wasser *R* zu 15 ml gelöst. Die Lösung muß der Grenzprüfung auf Chlorid entsprechen (20 ppm).

Sulfat (2.4.13): 10 ml Prüflösung, mit destilliertem Wasser *R* zu 15 ml verdünnt, müssen der Grenzprüfung auf Sulfat entsprechen (150 ppm).

Ammonium (2.4.1): 1 ml Prüflösung muß der Grenzprüfung A auf Ammonium entsprechen (100 ppm). Kaliumnitrat zur Anwendung am Auge darf höchstens 50 ppm Ammonium enthalten.

Calcium (2.4.3): 10 ml Prüflösung, mit destilliertem Wasser *R* zu 15 ml verdünnt, müssen der Grenzprüfung auf Calcium entsprechen (100 ppm). Kaliumnitrat zur Anwendung am Auge darf höchstens 50 ppm Calcium enthalten.

Eisen (2.4.9): 5 ml Prüflösung, mit Wasser *R* zu 10 ml verdünnt, müssen der Grenzprüfung auf Eisen entsprechen (20 ppm). Kaliumnitrat zur Anwendung am Auge darf höchstens 10 ppm Eisen enthalten.

Schwermetalle (2.4.8): 12 ml Prüflösung müssen der Grenzprüfung A auf Schwermetalle entsprechen (10 ppm). Zur Herstellung der Referenzlösung wird die Blei-Lösung (1 ppm Pb) *R* verwendet.

Natrium: Höchstens 0,1 Prozent Na. Der Gehalt an Natrium wird mit Hilfe der Atomemissionsspektroskopie (2.2.22, Methode II) bestimmt.

Untersuchungslösung: 1,00 g Substanz wird in Wasser *R* zu 100,0 ml gelöst.

Referenzlösungen: Die Referenzlösungen werden aus der Natrium-Lösung (200 ppm Na) *R*, falls erforderlich mit Wasser *R* verdünnt, hergestellt.

Die Emissionsintensität wird bei 589 nm gemessen.

Trocknungsverlust (2.2.32): Höchstens 0,5 Prozent, mit 1,000 g Substanz durch Trocknen im Trockenschrank bei 100 bis 105 °C bestimmt.

Gehaltsbestimmung

Eine Chromatographiesäule von 0,3 m Länge und 10 mm innerem Durchmesser, gepackt mit 10 g stark saurem Kationenaustauscher zur Chromatographie *R* und bedeckt mit kohlendioxidfreiem Wasser *R*, wird vorbereitet. Eine Höhe von 1 cm Flüssigkeit oberhalb des Austauscherharzes wird während der ganzen Bestimmung beibehalten. 100 ml verdünnte Salzsäure *R* werden bei einer Durchflußrate von etwa 5 ml je Minute durchlaufen gelassen. Die Säule (bei vollständig geöffnetem Hahn) wird mit kohlendioxidfreiem Wasser *R* gespült, bis die Lösung gegen blaues Lackmuspapier *R* neutral ist. In einem Erlenmeyerkolben werden 0,200 g Substanz in 2 ml kohlendioxidfreiem Wasser *R* gelöst. Die Lösung wird auf die Säule gegeben und bei einer Durchflußrate von etwa 3 ml je Minute durchlaufen gelassen, wobei das Eluat gesammelt wird. Der Erlenmeyerkolben wird mit 10 ml kohlendioxidfreiem Wasser *R* gespült. Die Waschflüssigkeit wird bei gleicher Durchflußrate auch auf die eben noch mit Flüssigkeit bedeckte Säule gegeben. Zum Schluß wird die Säule (bei vollständig geöffnetem Hahn) mit 200 ml kohlendioxidfreiem Wasser *R* gewaschen, bis die Lösung gegen blaues Lackmuspapier *R* neutral ist. Eluat und Waschflüssigkeit werden vereinigt. Nach Zusatz von 1 ml Phenolphthalein-Lösung *R* wird mit Natriumhydroxid-Lösung (0,1 mol · l^{-1}) titriert.

1 ml Natriumhydroxid-Lösung (0,1 mol · l^{-1}) entspricht 10,11 mg KNO_3.

Beschriftung

Die Beschriftung gibt insbesondere, falls zutreffend, an, daß die Substanz zur Herstellung von Zubereitungen zur Anwendung am Auge bestimmt ist.

1999, 121

Kaliumpermanganat

Kalii permanganas

$KMnO_4$ M_r 158,0

Definition

Kaliumpermanganat enthält mindestens 99,0 und höchstens 100,5 Prozent $KMnO_4$.

Eigenschaften

Dunkelviolette bis fast schwarze, metallisch glänzende Kristalle oder dunkelviolettes bis bräunlichschwarzes, körniges Pulver; löslich in kaltem Wasser, leicht löslich in siedendem Wasser. Die Substanz zersetzt sich bei der Berührung mit verschiedenen organischen Stoffen.

Prüfung auf Identität

A. Etwa 50 mg Substanz werden in 5 ml Wasser *R* gelöst. Nach Zusatz von 1 ml Ethanol 96 % *R* und 0,3 ml verdünnter Natriumhydroxid-Lösung *R* entsteht eine grüne Färbung. Wird die Lösung zum Sieden erhitzt, bildet sich ein dunkelbrauner Niederschlag.

B. Die unter „Prüfung auf Identität, A" erhaltene Mischung wird filtriert. Das Filtrat gibt die Identitätsreaktion b auf Kalium (2.3.1).

Prüfung auf Reinheit

Prüflösung: 0,75 g Substanz werden in 25 ml destilliertem Wasser *R* gelöst. Nach Zusatz von 3 ml Ethanol 96 % *R* wird 2 bis 3 min lang zum Sieden erhitzt. Nach dem Abkühlen wird mit destilliertem Wasser *R* zu 30 ml verdünnt und anschließend filtriert.

Aussehen der Lösung: Die Prüflösung muß farblos (2.2.2, Methode II) sein.

Wasserunlösliche Substanzen: 0,5 g Substanz werden in 50 ml Wasser *R* gelöst und zum Sieden erhitzt. Die Lösung wird durch einen gewogenen Glassintertiegel (16) filtriert und der Tiegel mit Wasser *R* nachgewaschen, bis das Filtrat farblos ist. Der auf dem Filter verbleibende Rückstand wird im Trockenschrank bei 100 bis 105 °C getrocknet und darf höchstens 5 mg (1,0 Prozent) betragen.

Chlorid (2.4.4): 10 ml Prüflösung, mit Wasser *R* zu 15 ml verdünnt, müssen der Grenzprüfung auf Chlorid entsprechen (200 ppm).

Sulfat (2.4.13): 12 ml Prüflösung, mit destilliertem Wasser *R* zu 15 ml verdünnt, müssen der Grenzprüfung auf Sulfat entsprechen (500 ppm).

Gehaltsbestimmung

0,300 g Substanz werden in Wasser *R* zu 100,0 ml gelöst. Zu 20,0 ml Lösung werden 20 ml Wasser *R*, 1 g Kaliumiodid *R* und 10 ml verdünnte Salzsäure *R* hinzugefügt. Das ausgeschiedene Iod wird in Gegenwart von 1 ml Stärke-Lösung *R* mit Natriumthiosulfat-Lösung (0,1 mol · l^{-1}) titriert.

1 ml Natriumthiosulfat-Lösung (0,1 mol · l^{-1}) entspricht 3,160 mg $KMnO_4$.

2001, 1544

Kamillenfluidextrakt

Matricariae extractum fluidum

Definition

Kamillenfluidextrakt wird aus **Kamillenblüten (Matricariae flos)** hergestellt und enthält mindestens 0,30 Prozent blaues, ätherisches Öl.

Herstellung

Der Fluidextrakt wird aus der Droge und einer Mischung von 2,5 Teilen einer 10prozentigen Lösung (*m/m*) von Ammoniak-Lösung *R*, 47,5 Teilen Wasser *R* und 50 Teilen Ethanol 96 % *R* nach einem geeigneten, für Fluidextrakte in der Monographie **Extrakte (Extracta)** beschriebenen Verfahren hergestellt.

Eigenschaften

Klare, bräunliche Flüssigkeit mit einem intensiven, charakteristischen Geruch und einem charakteristischen, bitteren Geschmack; mischbar unter Trübung mit Wasser und Ethanol, löslich in Ethanol 50 % (*V/V*).

Prüfung auf Identität

A. Die Prüfung erfolgt mit Hilfe der Dünnschichtchromatographie (2.2.27) unter Verwendung einer DC-Platte mit Kieselgel F_{254} *R*.

   Untersuchungslösung: In einem Scheidetrichter werden 10 ml Fluidextrakt 2mal mit je 10 ml Pentan *R* ausgeschüttelt. Die vereinigten Pentanauszüge werden über 2 g wasserfreiem Natriumsulfat *R* getrocknet und filtriert. Das Filtrat wird auf dem Wasserbad zur Trockne eingedampft und der Rückstand in 0,5 ml Toluol *R* gelöst.

   Referenzlösung: 4 mg Guajazulen *R*, 20 mg Levomenol *R* und 20 mg Bornylacetat *R* werden in 10 ml Toluol *R* gelöst.

   Auf die Platte werden 10 µl jeder Lösung bandförmig aufgetragen. Die Chromatographie erfolgt mit einer Mischung von 5 Volumteilen Ethylacetat *R* und 95 Volumteilen Toluol *R* über eine Laufstrecke von 10 cm. Die Platte wird an der Luft trocknen gelassen und zunächst im ultravioletten Licht bei 254 nm ausgewertet. Das Chromatogramm der Untersuchungslösung zeigt mehrere fluoreszenzmindernde Zonen, darunter 2 Hauptzonen im mittleren Drittel (En-In-Dicycloether). Im ultravioletten Licht bei 365 nm zeigt das Chromatogramm der Untersuchungslösung im mittleren Teil eine intensiv blau fluoreszierende Zone (Herniarin). Die Platte wird mit Anisaldehyd-Reagenz *R* besprüht und unter Beobachtung im Tageslicht 5 bis 10 min lang bei 100 bis 105 °C erhitzt. Das Chromatogramm der Referenzlösung zeigt im unteren Drittel eine rötlichviolette bis bläulichviolette Zone (Levomenol), im mittleren Drittel eine gelblichbraune bis graugrüne Zone (Bornylacetat) und im oberen Drittel eine rote bis rötlichviolette Zone (Guajazulen). Das Chromatogramm der Untersuchungslösung zeigt im unteren Drittel gelblichbraune bis grünlichgelbe und violette Zonen sowie eine rötlichviolette bis bläulichviolette Zone in Höhe der Levomenol-Zone im Chromatogramm der Referenzlösung (Levomenol); in Höhe der Bornylacetat-Zone im Chromatogramm der Referenzlösung eine bräunliche Zone (En-In-Dicycloether); in Höhe der Guajazulen-Zone im Chromatogramm der Referenzlösung eine rote oder rötlichviolette Zone (Chamazulen). Unmittelbar darüber befinden sich eine oder zwei blaue bis bläulichviolette Zonen. Weitere schwache Zonen können vorhanden sein.

B. Die Prüfung erfolgt mit Hilfe der Dünnschichtchromatographie (2.2.27) unter Verwendung einer DC-Platte mit Kieselgel *R*.

   Untersuchungslösung: Der Fluidextrakt.

   Referenzlösung: 1,0 mg Chlorogensäure *R*, 2,5 mg Hyperosid *R* und 2,5 mg Rutosid *R* werden in 10 ml Methanol *R* gelöst.

   Auf die Platte werden 10 µl jeder Lösung bandförmig aufgetragen. Die Chromatographie erfolgt mit einer Mischung von 7,5 Volumteilen wasserfreier Ameisensäure *R*, 7,5 Volumteilen Essigsäure 98 % *R*, 18 Volumteilen Wasser *R* und 67 Volumteilen Ethylacetat *R* über eine Laufstrecke von 15 cm. Nach dem Trocknen bei 100 bis 105 °C wird die noch warme Platte mit einer Lösung von Diphenylboryloxyethylamin *R* (10 g · l^{-1}) in Methanol *R* und anschließend mit einer Lösung von Macrogol 400 *R* (50 g · l^{-1}) in Methanol *R* besprüht. Die Platte wird etwa 30 min lang an der Luft trocknen gelassen und danach im ultravioletten Licht bei 365 nm ausgewertet. Das Chromatogramm der Referenzlösung zeigt im mittleren Bereich Chlorogensäure als hellblau fluoreszierende Zone sowie darunter Rutosid und darüber Hyperosid als gelblichbraun fluoreszierende Zonen. Das Chromatogramm der Untersuchungslösung zeigt eine gelblichbraun fluoreszierende Zone, die der Rutosid-Zone im Chromatogramm der Referenzlösung entspricht, eine hellblau fluoreszierende Zone, die der Chlorogensäure-Zone im Chromatogramm der Referenzlösung entspricht, und etwa in Höhe der Hyperosid-Zone im Chromatogramm der Referenzlösung eine gelblichbraun fluoreszierende Zone. Das Chromatogramm der Untersuchungslösung zeigt außerdem über dieser gelblichbraun fluoreszierenden Zone eine grün fluoreszierende Zone, oberhalb dieser Zone mehrere bläulich oder grünlich fluoreszierende Zonen sowie nahe der Fließmittelfront eine gelblich fluoreszierende Zone.

Prüfung auf Reinheit

Ethanolgehalt (2.9.10): 38 bis 53 Prozent (*V/V*).

Methanol, 2-Propanol (2.9.11): Der Fluidextrakt muß der in der Monographie **Extrakte** für Fluidextrakte vorgeschriebenen Prüfung entsprechen.

Trockenrückstand: Mindestens 12,0 Prozent. Die Prüfung erfolgt wie in der Monographie **Extrakte** für Fluidextrakte beschrieben.

Gehaltsbestimmung

20,0 g Fluidextrakt werden in einem 1000-ml-Rundkolben mit 300 ml Wasser *R* versetzt und so lange destilliert, bis 200 ml Destillat übergegangen sind. In einem Scheidetrichter werden 65 g Natriumchlorid *R* im Destillat gelöst. Die Lösung wird 3mal mit je 30 ml Pentan *R* ausgeschüttelt, mit denen zuvor der bei der Destillation benutzte Kühler und das Auffanggefäß nachgespült wurden. Die vereinigten Pentanauszüge werden über 2 g wasserfreiem Natriumsulfat *R* getrocknet und in einen im Exsikkator 3 h lang getrockneten und gewogenen 100-ml-Rundkolben filtriert. Natriumsulfat und Filter werden 2mal mit je 20 ml Pentan *R* gewaschen. Das Lösungsmittel wird in einem Wasserbad von 45 °C abdestilliert. Der letzte Rest Pentan wird durch einen Luftstrom 3 min lang abgeblasen. Der Kolben wird 3 h lang im Exsikkator getrocknet und anschließend gewogen. Das zurückbleibende Öl muß blau sein (Chamazulen).

Lagerung

Gut verschlossen, vor Licht geschützt.

1998, 355

Kartoffelstärke

Solani amylum

Definition

Kartoffelstärke wird aus den Knollen von *Solanum tuberosum* L. gewonnen.

Eigenschaften

Sehr feines, weißes Pulver, das beim Reiben zwischen den Fingern knirscht; praktisch unlöslich in kaltem Wasser und in Ethanol.

Kartoffelstärke darf keine Stärke anderer Herkunft enthalten. Allenfalls dürfen Gewebsfragmente der Stammpflanze in winzigen Mengen vorhanden sein.

Prüfung auf Identität

A. Die Prüfung erfolgt unter dem Mikroskop unter Verwendung einer Mischung gleicher Volumteile Glycerol *R* und Wasser *R*.

Die Droge zeigt unregelmäßige, ei- oder birnenförmige Körner von 30 bis 100 µm Durchmesser oder rundliche Körner von 10 bis 35 µm Durchmesser und gelegentlich zusammengesetzte 2- bis 4teilige Körner. Die ei- und birnenförmigen Körner haben einen exzentrischen, die rundlichen einen zentralen oder schwach exzentrischen Spalt; bei allen Körnern ist eine konzentrische Schichtung deutlich erkennbar. Im polarisierten Licht erscheint über dem Spalt ein ausgeprägtes Kreuz.

B. Wird 1 g Droge 1 min lang in 50 ml Wasser *R* zum Sieden erhitzt und anschließend abgekühlt, bildet sich ein dicker, opaleszierender Kleister.

C. Wird 1 ml des unter „Prüfung auf Identität, B" erhaltenen Kleisters mit 0,05 ml Iod-Lösung *R* 1 versetzt, entsteht eine tiefblaue Färbung, die beim Erhitzen verschwindet und beim Abkühlen wieder auftritt.

Prüfung auf Reinheit

***p*H-Wert** (2.2.3): 5,0 g Droge werden 60 s lang mit 25,0 ml kohlendioxidfreiem Wasser *R* geschüttelt und anschließend 15 min lang stehengelassen. Der *p*H-Wert der Lösung muß zwischen 5,0 und 8,0 liegen.

Eisen (2.4.9): 1,5 g Droge werden mit 15 ml verdünnter Salzsäure *R* geschüttelt und anschließend abfiltriert. Das Filtrat muß der Grenzprüfung auf Eisen entsprechen (10 ppm).

Fremde Bestandteile (2.8.2): Die Prüfung erfolgt unter dem Mikroskop unter Verwendung einer Mischung von gleichen Volumteilen Glycerol *R* und Wasser *R*. Höchstens Spuren von Zellwand- und Protoplasmafragmenten dürfen vorhanden sein.

Proteine: Höchstens 0,1 Prozent (entsprechend 0,017 Prozent N_2, Umrechnungsfaktor: 5,7), mit 6,0 g Droge mit Hilfe der Kjeldahl-Bestimmung, Halbmikro-Methode (2.5.9), mit folgender Änderung bestimmt:

Im Kolbenhals haftende Teilchen werden mit 25 ml Schwefelsäure *R* in den Kolben gespült. Das Erhitzen wird so lange fortgesetzt, bis eine klare Lösung vorliegt. 45 ml Konzentrierte Natriumhydroxid-Lösung *R* werden zugesetzt.

Oxidierende Substanzen (2.5.30): Die Droge muß der Prüfung entsprechen.

Schwefeldioxid (2.5.29): Höchstens 50 ppm.

Trocknungsverlust (2.2.32): Höchstens 20,0 Prozent, mit 1,000 g Droge durch 90 min langes Trocknen im Trockenschrank bei 130 °C bestimmt.

Sulfatasche (2.4.14): Höchstens 0,6 Prozent, mit 1,0 g Droge bestimmt.

Mikrobielle Verunreinigung:
Keimzahl (2.6.12): Höchstens 10^3 koloniebildende, aerobe Bakterien und höchstens 10^2 Pilze je Gramm Droge, durch Auszählen auf Agarplatten bestimmt.

Spezifizierte Mikroorganismen (2.6.13): *Escherichia coli* darf nicht vorhanden sein.

Lagerung

Gut verschlossen.

2001, 1020

Ketaminhydrochlorid

Ketamini hydrochloridum

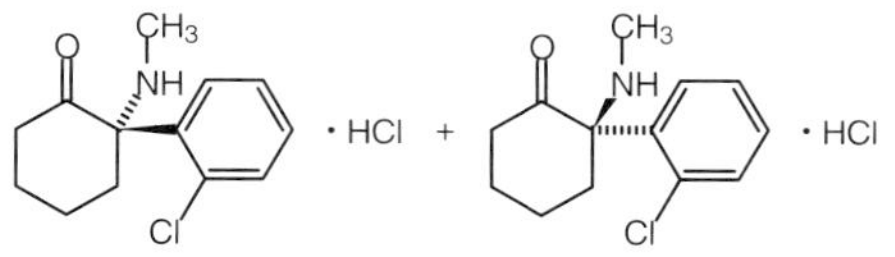

$C_{13}H_{17}Cl_2NO$ M_r 274,2

Definition

Ketaminhydrochlorid enthält mindestens 99,0 und höchstens 101,0 Prozent (*RS*)-2-(2-Chlorphenyl)-2-(methyl=amino)cyclohexanon-hydrochlorid.

Eigenschaften

Weißes, kristallines Pulver; leicht löslich in Wasser und Methanol, löslich in Ethanol.

Die Substanz schmilzt bei etwa 260 °C unter Zersetzung.

Prüfung auf Identität

A. Die Prüfung erfolgt mit Hilfe der IR-Spektroskopie (2.2.24) durch Vergleich des Spektrums der Substanz mit dem Ketaminhydrochlorid-Referenzspektrum der Ph. Eur.

B. Die Substanz gibt die Identitätsreaktion a auf Chlorid (2.3.1).

Prüfung auf Reinheit

Prüflösung: 5,0 g Substanz werden in kohlendioxidfreiem Wasser *R* zu 25 ml gelöst.

Aussehen der Lösung: Die Prüflösung muß klar (2.2.1) und farblos (2.2.2, Methode II) sein.

***p*H-Wert** (2.2.3): 10 ml Prüflösung werden mit kohlendioxidfreiem Wasser *R* zu 20 ml verdünnt. Der *p*H-Wert der Lösung muß zwischen 3,5 und 4,1 liegen.

Verwandte Substanzen: Die Prüfung erfolgt mit Hilfe der Flüssigchromatographie (2.2.29).

Untersuchungslösung: 50,0 mg Substanz werden in der mobilen Phase zu 50,0 ml gelöst.

Referenzlösung a: 25,0 mg Ketamin-Verunreinigung A *CRS* werden, falls erforderlich unter Anwendung von Ultraschall, in der mobilen Phase zu 50,0 ml gelöst. 1,0 ml Lösung wird mit 0,5 ml Untersuchungslösung versetzt und mit der mobilen Phase zu 100,0 ml verdünnt. Die Lösung ist unmittelbar vor Gebrauch herzustellen.

Referenzlösung b: 1,0 ml Untersuchungslösung wird mit der mobilen Phase zu 10,0 ml verdünnt. 1,0 ml dieser Lösung wird mit der mobilen Phase zu 20,0 ml verdünnt.

Die Chromatographie kann durchgeführt werden mit

- einer Vorsäule aus rostfreiem Stahl von 4 mm Länge und 4,0 mm innerem Durchmesser und einer Säule aus rostfreiem Stahl von 0,125 m Länge und 4,0 mm innerem Durchmesser, beide gepackt mit octadecylsilyliertem Kieselgel zur Chromatographie *R* (5 µm), sphärisch
- folgender mobilen Phase bei einer Durchflußrate von 1,0 ml je Minute: 0,95 g Natriumhexansulfonat *R* werden in 1 Liter einer Mischung von 25 Volumteilen Acetonitril *R* und 75 Volumteilen Wasser *R* gelöst; die Lösung wird mit 4 ml Essigsäure *R* versetzt
- einem Spektrometer als Detektor bei einer Wellenlänge von 215 nm.

20 µl jeder Lösung werden eingespritzt. Die Chromatographie erfolgt über eine Dauer, die der 10fachen Retentionszeit von Ketamin entspricht. Die Prüfung darf nur ausgewertet werden, wenn im Chromatogramm der Referenzlösung a die Auflösung zwischen den Peaks der Verunreinigung A und des Ketamins mindestens 1,5 und die Retentionszeit des Ketamin-Peaks zwischen 3 und 4,5 min liegt. Falls erforderlich wird die Konzentration an Wasser und an Acetonitril in der mobilen Phase geändert.

Im Chromatogramm der Untersuchungslösung darf die Summe der Peakflächen, mit Ausnahme der des Hauptpeaks, nicht größer sein als die Fläche des Hauptpeaks im Chromatogramm der Referenzlösung b (0,5 Prozent). Peaks, deren Fläche kleiner ist als das 0,2fache der Peakfläche im Chromatogramm der Referenzlösung b, werden nicht berücksichtigt.

Schwermetalle (2.4.8): 10 ml Prüflösung werden mit Wasser *R* zu 20 ml verdünnt. 12 ml dieser Lösung müssen der Grenzprüfung A auf Schwermetalle entsprechen (20 ppm). Zur Herstellung der Referenzlösung wird die Blei-Lösung (2 ppm Pb) *R* verwendet.

Sulfatasche (2.4.14): Höchstens 0,1 Prozent, mit 1,0 g Substanz bestimmt.

Gehaltsbestimmung

0,200 g Substanz, in 50 ml Methanol *R* gelöst, werden nach Zusatz von 1,0 ml Salzsäure (0,1 mol · l^{-1}) mit Natriumhydroxid-Lösung (0,1 mol · l^{-1}) titriert. Der Endpunkt wird mit Hilfe der Potentiometrie (2.2.20) bestimmt. Das zwischen den beiden Wendepunkten zugesetzte Volumen wird abgelesen.

1 ml Natriumhydroxid-Lösung (0,1 mol · l^{-1}) entspricht 27,42 mg $C_{13}H_{17}Cl_2NO$.

Lagerung

Gut verschlossen, vor Licht geschützt.

Verunreinigungen

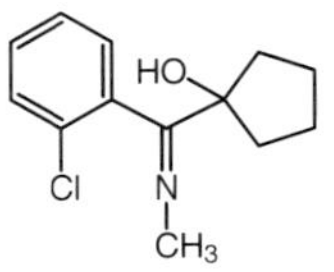

A. 1-[(2-Chlorphenyl)(methylimino)methyl]cyclo=pentanol

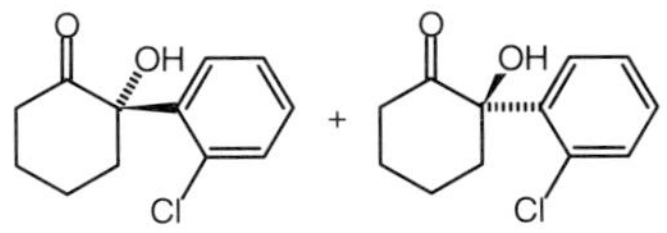

B. (*RS*)-2-(2-Chlorphenyl)-2-hydroxycyclohexanon

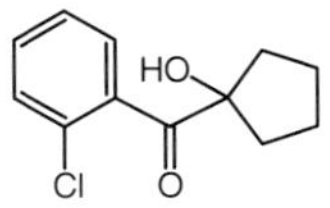

C. 2-Chlorphenyl-1-hydroxycyclopentylmethanon.

2000, 921

Ketoconazol

Ketoconazolum

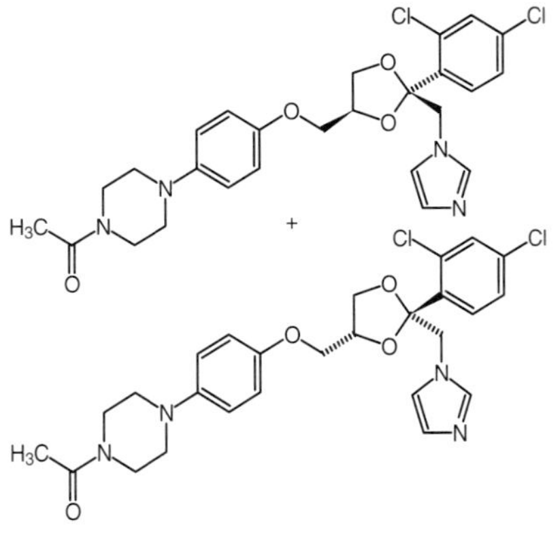

$C_{26}H_{28}Cl_2N_4O_4$ M_r 531,4

Definition

Ketoconazol enthält mindestens 99,0 und höchstens 101,0 Prozent 1-Acetyl-4-[4-[[(2*RS*,4*SR*)-2-(2,4-di=chlorphenyl)-2-(1*H*-imidazol-1-ylmethyl)-1,3-dioxolan-4-yl]methoxy]phenyl]piperazin, berechnet auf die getrocknete Substanz.

Eigenschaften

Weißes bis fast weißes Pulver; praktisch unlöslich in Wasser, leicht löslich in Dichlormethan, löslich in Methanol, wenig löslich in Ethanol.

Prüfung auf Identität

1: B.
2: A, C, D.

A. Schmelztemperatur (2.2.14): 148 bis 152 °C.

B. Die Prüfung erfolgt mit Hilfe der IR-Spektroskopie (2.2.24) durch Vergleich des Spektrums der Substanz mit dem von Ketoconazol *CRS*. Die Prüfung erfolgt mit Hilfe von Preßlingen.

C. Die Prüfung erfolgt mit Hilfe der Dünnschichtchromatographie (2.2.27) unter Verwendung einer Schicht eines geeigneten octadecylsilylierten Kieselgels.

Untersuchungslösung: 30 mg Substanz werden in der mobilen Phase zu 5 ml gelöst.

Referenzlösung a: 30 mg Ketoconazol *CRS* werden in der mobilen Phase zu 5 ml gelöst.

Referenzlösung b: 30 mg Ketoconazol *CRS* und 30 mg Econazolnitrat *CRS* werden in der mobilen Phase zu 5 ml gelöst.

Auf die Platte werden 5 µl jeder Lösung aufgetragen. Die Chromatographie erfolgt mit einer Mischung von 20 Volumteilen Ammoniumacetat-Lösung *R*, 40 Volumteilen Dioxan *R* und 40 Volumteilen Methanol *R* über eine Laufstrecke von 15 cm. Die Platte wird 15 min lang im Warmluftstrom getrocknet und anschließend Iodgas ausgesetzt, bis Flecke erscheinen. Die Auswertung erfolgt im Tageslicht. Der Hauptfleck im Chromatogramm der Untersuchungslösung entspricht in bezug auf Lage, Farbe und Größe dem Hauptfleck im Chromatogramm der Referenzlösung a. Die Prüfung darf nur ausgewertet werden, wenn das Chromatogramm der Referenzlösung b deutlich voneinander getrennt 2 Flecke zeigt.

D. Etwa 30 mg Substanz werden in einem Porzellantiegel 10 min lang mit 0,3 g wasserfreiem Natriumcarbonat *R* über offener Flamme erhitzt und erkalten gelassen. Der Rückstand wird in 5 ml verdünnter Salpetersäure *R* aufgenommen und die Mischung filtriert. 1 ml Filtrat, mit 1 ml Wasser *R* verdünnt, gibt die Identitätsreaktion a auf Chlorid (2.3.1).

Prüfung auf Reinheit

Prüflösung: 1,0 g Substanz wird in Dichlormethan *R* zu 10 ml gelöst.

Aussehen der Lösung: Die Prüflösung muß klar (2.2.1) und darf nicht stärker gefärbt sein als die Farbvergleichslösung BG_4 (2.2.2, Methode II).

Optische Drehung (2.2.7): Der Drehungswinkel, an der Prüflösung bestimmt, muß zwischen –0,10 und +0,10° liegen.

Verwandte Substanzen: Die Prüfung erfolgt mit Hilfe der Flüssigchromatographie (2.2.29).

Untersuchungslösung: 0,100 g Substanz werden in Methanol *R* zu 10,0 ml gelöst.

Referenzlösung a: 2,5 mg Ketoconazol *CRS* und 2,5 mg Loperamidhydrochlorid *CRS* werden in Methanol *R* zu 50,0 ml gelöst.

Referenzlösung b: 5,0 ml Untersuchungslösung werden mit Methanol *R* zu 100,0 ml verdünnt. 1,0 ml dieser Lösung wird mit Methanol *R* zu 10,0 ml verdünnt.

Die Chromatographie kann durchgeführt werden mit

- einer Säule aus rostfreiem Stahl von 0,10 m Länge und 4,6 mm innerem Durchmesser, gepackt mit octadecylsilyliertem Kieselgel zur Chromatographie *R* (3 µm)
- folgenden mobilen Phasen bei einer Durchflußrate von 2 ml je Minute unter Einsatz der Gradientenelution: Zuerst wird eine Mischung von 0,5 Volumteilen Acetonitril *R* und 9,5 Volumteilen einer Lösung von Tetrabutylammoniumhydrogensulfat *R* (3,4 g · l^{-1}) durch die Säule gepumpt; anschließend wird durch lineare Gradientenelution innerhalb von 10 min auf eine Mischung von 5 Volumteilen Acetonitril *R* und 5 Volumteilen einer Lösung von Tetrabutylammoniumhydrogensulfat *R* (3,4 g · l^{-1}) gewechselt; diese Mischung wird anschließend noch 5 min lang durch die Säule gepumpt
- einem Spektrometer als Detektor bei einer Wellenlänge von 220 nm.

Die Säule wird mindestens 30 min lang mit Acetonitril *R* und anschließend mindestens 5 min lang mit der Mischung, die zuerst verwendet wird, äquilibriert.

Die Empfindlichkeit des Systems wird so eingestellt, daß die Höhe des Hauptpeaks im Chromatogramm mit 10 µl Referenzlösung b mindestens 50 Prozent des maximalen Ausschlags beträgt.

10 µl Referenzlösung a werden eingespritzt. Werden die Chromatogramme unter den vorgeschriebenen Bedingungen aufgezeichnet, beträgt die Retentionszeit für Ketoconazol etwa 6 min und die für Loperamidhydrochlorid etwa 8 min. Die Prüfung darf nur ausgewertet werden, wenn die Auflösung zwischen den Peaks von Ketoconazol und Loperamidhydrochlorid mindestens 15 beträgt. Falls erforderlich wird die Endkonzentration an Acetonitril in der mobilen Phase oder das Zeitprogramm der linearen Gradientenelution geändert.

10 µl Methanol *R* als Blindlösung und je 10 µl Untersuchungslösung und Referenzlösung b werden eingespritzt. Im Chromatogramm der Untersuchungslösung darf die Summe aller Peakflächen, mit Ausnahme der des Hauptpeaks, nicht größer sein als die Fläche des Hauptpeaks im Chromatogramm der Referenzlösung b (0,5 Prozent).

Peaks der Blindlösung und Peaks, deren Fläche kleiner ist als das 0,1fache der Fläche des Hauptpeaks im Chromatogramm der Referenzlösung b, werden nicht berücksichtigt.

Schwermetalle (2.4.8): 1,0 g Substanz muß der Grenzprüfung D auf Schwermetalle entsprechen (20 ppm). Zur Herstellung der Referenzlösung werden 2 ml Blei-Lösung (10 ppm Pb) *R* verwendet.

Trocknungsverlust (2.2.32): Höchstens 0,5 Prozent, mit 1,000 g Substanz durch Trocknen im Trockenschrank bei 100 bis 105 °C bestimmt.

Sulfatasche (2.4.14): Höchstens 0,1 Prozent, mit 1,0 g Substanz bestimmt.

Gehaltsbestimmung

0,200 g Substanz, in 70 ml einer Mischung von 1 Volumteil wasserfreier Essigsäure *R* und 7 Volumteilen Ethylmethylketon *R* gelöst, werden mit Perchlorsäure (0,1 mol · l^{-1}) titriert. Der Endpunkt wird mit Hilfe der Potentiometrie (2.2.20) bestimmt.

1 ml Perchlorsäure (0,1 mol · l^{-1}) entspricht 26,57 mg $C_{26}H_{28}Cl_2N_4O_4$.

Lagerung

Gut verschlossen, vor Licht geschützt.

Verunreinigungen

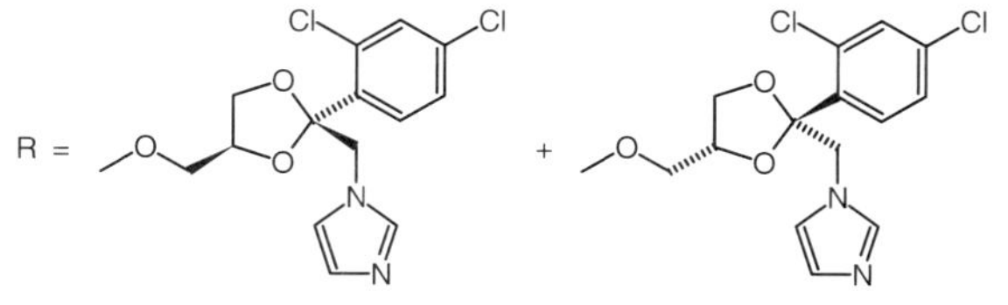

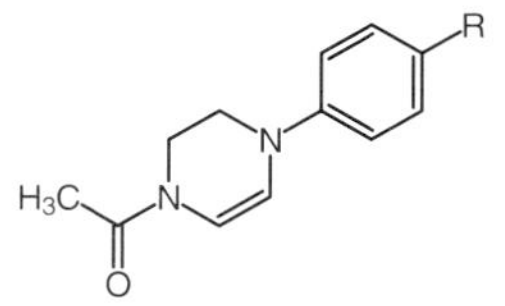

A. 1-Acetyl-4-[4-[[(2*RS*,4*SR*)-2-(2,4-dichlorphenyl)-2-(1*H*-imidazol-1-ylmethyl)-1,3-dioxolan-4-yl]methoxy]phenyl]-1,2,3,4-tetrahydropyrazin

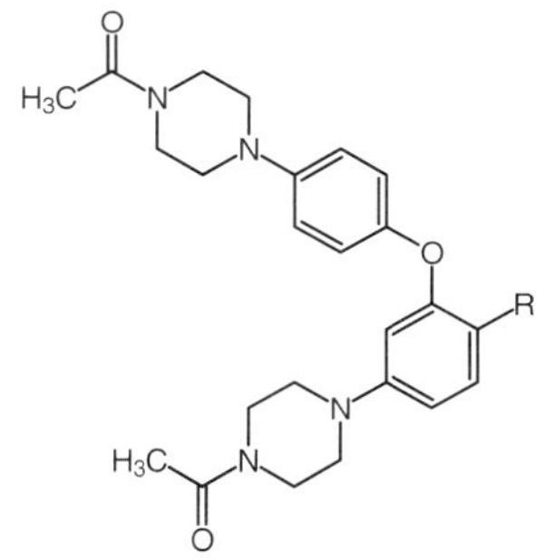

B. 1-Acetyl-4-[4-[[(2*RS*,4*SR*)-2-(2,4-dichlorphenyl)-2-(1*H*-imidazol-1-ylmethyl)-1,3-dioxolan-4-yl]methoxy]-3-[4-(4-acetylpiperazin-1-yl)phenoxy]phenyl]piperazin

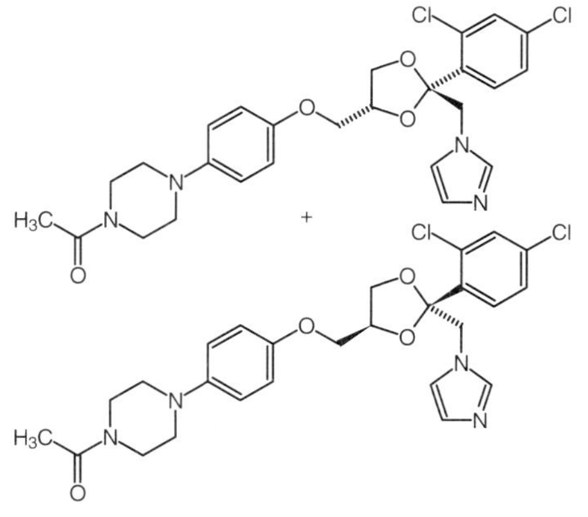

C. 1-Acetyl-4-[4-[[(2*RS*,4*RS*)-2-(2,4-dichlorphenyl)-2-(1*H*-imidazol-1-ylmethyl)-1,3-dioxolan-4-yl]methoxy]phenyl]piperazin

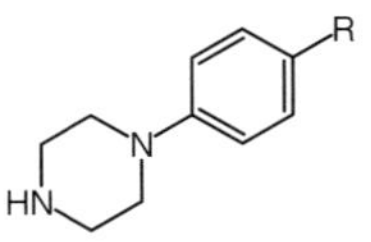

D. 1-[4-[[(2*RS*,4*SR*)-2-(2,4-Dichlorphenyl)-2-(1*H*-imidazol-1-ylmethyl)-1,3-dioxolan-4-yl]methoxy]phenyl]piperazin.

1998, 1216

Knoblauchpulver

Allii sativi bulbi pulvis

Definition

Knoblauchpulver wird aus den geschnittenen, gefriergetrockneten oder bei einer Temperatur von höchstens 65 °C getrockneten Zwiebeln von *Allium sativum* L. durch Pulverisieren erhalten. Die Droge enthält mindestens 0,45 Prozent Allicin ($C_6H_{10}OS_2$; M_r 162,3), berechnet auf die getrocknete Droge.

Eigenschaften

Hellgelbes Pulver.

Die Droge weist die unter „Prüfung auf Identität, A" beschriebenen mikroskopischen Merkmale auf.

Prüfung auf Identität

A. Die Prüfung erfolgt unter dem Mikroskop, wobei Chloralhydrat-Lösung *R* verwendet wird. Das Pulver zeigt zahlreiche Parenchymfragmente sowie Gruppen von Spiral- oder Ringgefäßen, die von dünnwandigem Parenchym begleitet sind.

B. Die Prüfung erfolgt mit Hilfe der Dünnschichtchromatographie (2.2.27) unter Verwendung einer Schicht eines geeigneten Kieselgels.

Untersuchungslösung: 1,0 g Droge wird mit 5,0 ml Methanol *R* versetzt und 60 s lang geschüttelt. Anschließend wird filtriert.

Referenzlösung: 5 mg Alanin *R* werden in 10 ml Wasser *R* gelöst. Die Lösung wird mit Methanol *R* zu 20 ml verdünnt.

Auf die Platte werden 20 µl Untersuchungslösung und 10 µl Referenzlösung bandförmig aufgetragen. Die Chromatographie erfolgt mit einer Mischung von 20 Volumteilen Essigsäure 98 % *R*, 20 Volumteilen 1-Propanol *R*, 20 Volumteilen Wasser *R* und 40 Volumteilen wasserfreiem Ethanol *R* über eine Laufstrecke von 10 cm. Die Platte wird an der Luft trocknen gelassen, anschließend mit einer Lösung von Ninhydrin *R* ($2\ g \cdot l^{-1}$) in einer Mischung von 5 Volumteilen Essigsäure 98 % *R* und 95 Volumteilen 1-Butanol *R* besprüht, 5 bis 10 min lang bei 105 bis 110 °C erhitzt und anschließend im Tageslicht ausgewertet. Das Chromatogramm der Referenzlösung zeigt im mittleren Drittel eine violette Zone (Alanin). Das Chromatogramm der Untersuchungslösung zeigt eine violette bis bräunlichrote Zone in ähnlicher Lage wie die im Chromatogramm der Referenzlösung auftretende Zone, die dem Alliin entspricht; ober- und unterhalb dieser Zone sind weitere, im allgemeinen schwächer violett gefärbte Zonen vorhanden.

Prüfung auf Reinheit

Stärke: Die Prüfung der Droge erfolgt unter dem Mikroskop, wobei Wasser *R* verwendet wird. Wird Iod-Lösung *R* 1 zugesetzt, darf keine Blaufärbung entstehen.

Trocknungsverlust (2.2.32): Höchstens 7,0 Prozent, mit 1,000 g Droge durch Trocknen im Trockenschrank bei 100 bis 105 °C bestimmt.

Asche (2.4.16): Höchstens 5,0 Prozent.

Gehaltsbestimmung

Die Bestimmung erfolgt mit Hilfe der Flüssigchromatographie (2.2.29) unter Verwendung von Butyl-4-hydroxybenzoat *R* als Interner Standard.

Die Bestimmung ist so rasch wie möglich durchzuführen.

Interner-Standard-Lösung: 20,0 mg Butyl-4-hydroxybenzoat *R* werden in einer Mischung gleicher Volumteile Methanol *R* und Wasser *R* zu 100,0 ml gelöst.

Untersuchungslösung: 0,800 g Droge werden mit 20,0 ml Wasser *R* versetzt. Die Mischung wird 5 min lang bei 4 °C im Ultraschallbad homogenisiert, 30 min lang bei Raumtemperatur stehengelassen und 30 min lang zentrifugiert. 10,0 ml der überstehenden Flüssigkeit werden mit einer Mischung von 40 Volumteilen einer 1prozentigen Lösung (*V/V*) von wasserfreier Ameisensäure *R* und 60 Volumteilen Methanol *R* zu 25,0 ml verdünnt (Stammlösung). Anschließend wird geschüttelt und 5 min lang zentrifugiert. 0,50 ml Interner-Standard-Lösung werden in einem Meßkolben mit Stammlösung zu 10,0 ml verdünnt.

Die Chromatographie kann durchgeführt werden mit

- einer Säule aus rostfreiem Stahl von 0,25 m Länge und 4 mm innerem Durchmesser, verbunden mit einer Vorsäule aus rostfreiem Stahl von 20 mm Länge und 4 mm innerem Durchmesser, beide gepackt mit nachsilanisiertem, octadecylsilyliertem Kieselgel zur Chromatographie *R* (5 µm)
- einer Mischung von 40 Volumteilen einer 1prozentigen Lösung (*V/V*) von wasserfreier Ameisensäure *R* und 60 Volumteilen Methanol *R* als mobile Phase bei einer Durchflußrate von 0,8 ml je Minute
- einer Probenschleife
- einem Spektrometer als Detektor bei einer Wellenlänge von 254 nm.

1 µl Interner-Standard-Lösung und 10 µl Untersuchungslösung werden eingespritzt. Die Empfindlichkeit des Systems wird so eingestellt, daß die Höhe des Butyl-4-hydroxybenzoat-Peaks im Chromatogramm der Untersuchungslösung etwa 50 Prozent des maximalen Ausschlags beträgt.

Der Prozentgehalt an Allicin wird nach folgender Formel berechnet:

$$\frac{F_1 \cdot m_2 \cdot 22{,}75}{F_2 \cdot m_1}$$

F_1 = Fläche des Allicin-Peaks (Hauptpeak) in der Untersuchungslösung
F_2 = Fläche des Butyl-4-hydroxybenzoat-Peaks in der Untersuchungslösung
m_1 = Drogenmenge in Gramm
m_2 = Menge an Butyl-4-hydroxybenzoat in Gramm je 100,0 ml Interner-Standard-Lösung. 1 mg Butyl-4-hydroxybenzoat entspricht 8,65 mg Allicin.

Lagerung

Gut verschlossen, vor Licht geschützt.

2000, 313

Medizinische Kohle

Carbo activatus

Definition

Medizinische Kohle wird aus pflanzlichen Materialien durch geeignete Verkohlungsverfahren gewonnen, welche der Substanz ein hohes Adsorptionsvermögen verleihen.

Eigenschaften

Schwarzes, leichtes Pulver, frei von körnigen Teilchen; praktisch unlöslich in allen gebräuchlichen Lösungsmitteln.

Prüfung auf Identität

A. Zur Rotglut erhitzt, verbrennt die Substanz langsam ohne Flamme.

B. Die Substanz entspricht der Prüfung „Adsorptionsvermögen“ (siehe „Prüfung auf Reinheit“).

Prüfung auf Reinheit

Prüflösung: 2,0 g Substanz werden in einem Erlenmeyerkolben mit Schliff mit 50 ml verdünnter Salzsäure *R* versetzt und vorsichtig 1 h lang zum Rückfluß erhitzt. Anschließend wird abfiltriert und das Filter mit verdünnter Salzsäure *R* gewaschen. Das Filtrat wird mit der Waschflüssigkeit vereinigt und im Wasserbad zur Trockne eingedampft. Der Rückstand wird in Salzsäure (0,1 mol · l^{-1}) zu 50,0 ml gelöst.

Sauer oder alkalisch reagierende Substanzen: 2,0 g Substanz werden mit 40 ml Wasser *R* versetzt. Die Mischung wird 5 min lang zum Sieden erhitzt. Nach dem Abkühlen wird mit kohlendioxidfreiem Wasser *R* zu 40 ml ergänzt und filtriert. Die ersten 20 ml Filtrat werden verworfen. 10 ml Filtrat werden mit 0,25 ml Bromthymolblau-Lösung *R* 1 und 0,25 ml Natriumhydroxid-Lösung (0,02 mol · l^{-1}) versetzt. Die Lösung ist blau. Höchstens 0,75 ml Salzsäure (0,02 mol · l^{-1}) dürfen bis zum Farbumschlag nach Gelb verbraucht werden.

Säurelösliche Substanzen: 1,0 g Substanz wird mit 25 ml verdünnter Salpetersäure *R* versetzt. Die Mischung wird 5 min lang zum Sieden erhitzt und heiß durch einen Glassintertiegel (10) filtriert. Das Filter wird mit 10 ml heißem Wasser *R* gewaschen. Filtrat und Waschflüssigkeit werden vereinigt und im Wasserbad zur Trockne eingedampft. Der Rückstand wird mit 1 ml Salzsäure *R* versetzt. Die Mischung wird erneut zur Trockne eingedampft. Der Rückstand wird bei 100 bis 105 °C zur konstanten Masse getrocknet. Der Rückstand darf höchstens 30 mg betragen (3 Prozent).

Alkalilösliche, gefärbte Substanzen: 0,25 g Substanz werden mit 10 ml verdünnter Natriumhydroxid-Lösung *R* versetzt. Die Mischung wird 1 min lang zum Sieden erhitzt. Nach dem Abkühlen wird filtriert und das Filtrat mit Wasser *R* zu 10 ml verdünnt. Die Lösung darf nicht stärker gefärbt sein als die Farbvergleichslösung GG_4 (2.2.2, Methode II).

Ethanollösliche Substanzen: 2,0 g Substanz werden mit 50 ml Ethanol 96 % *R* versetzt und 10 min lang zum Rückfluß erhitzt. Danach wird sofort abfiltriert, abgekühlt und mit Ethanol 96 % *R* zu 50 ml verdünnt. Das Filtrat darf nicht stärker gefärbt sein als die Farbvergleichslösung G_6 oder BG_6 (2.2.2, Methode II). 40 ml Filtrat werden zur Trockne eingedampft. Der Rückstand wird bei 100 bis 105 °C bis zur konstanten Masse getrocknet. Der Rückstand darf höchstens 8 mg betragen (0,5 Prozent).

Fluoreszierende Substanzen: 10,0 g Substanz werden 2 h lang in einem Extraktionsapparat nach Soxhlet mit 100 ml Cyclohexan *R* 1 extrahiert. Der Auszug wird mit Cyclohexan *R* 1 zu 100 ml verdünnt und im ultravioletten Licht bei 365 nm geprüft. Die Fluoreszenz der Lösung darf nicht stärker sein als die einer unter denselben Bedingungen geprüften Lösung von 83 µg Chinin *R* in 1000 ml Schwefelsäure (0,005 mol · l^{-1}).

Sulfid: 1,0 g Substanz wird in einem Erlenmeyerkolben mit 5 ml Salzsäure *R* 1 und 20 ml Wasser *R* versetzt und zum Sieden erhitzt. Die entweichenden Dämpfe dürfen Blei(II)-acetat-Papier *R* nicht bräunen.

Blei: Höchstens 10 ppm Pb. Der Bleigehalt wird mit Hilfe der Atomabsorptionsspektroskopie (2.2.23, Methode I) bestimmt.

Untersuchungslösung: Die Prüflösung.

Referenzlösungen: Die Referenzlösungen werden aus der Blei-Lösung (100 ppm Pb) *R* durch Verdünnen mit Salzsäure (0,1 mol · l^{-1}) hergestellt.

Die Absorption wird bei 283,3 nm unter Verwendung einer Blei-Hohlkathodenlampe als Strahlungsquelle und einer Luft-Acetylen-Flamme bestimmt. Abhängig vom verwendeten Gerät kann auch bei 217,0 nm gemessen werden.

Kupfer: Höchstens 25 ppm Cu. Der Kupfergehalt wird mit Hilfe der Atomabsorptionsspektroskopie (2.2.23, Methode I) bestimmt.

Untersuchungslösung: Die Prüflösung.

Referenzlösungen: Die Referenzlösungen werden aus der Kupfer-Lösung (0,1 Prozent Cu) *R* durch Verdünnen mit Salzsäure (0,1 mol · l^{-1}) hergestellt.

Die Absorption wird bei 325,0 nm unter Verwendung einer Kupfer-Hohlkathodenlampe als Strahlungsquelle und einer Luft-Acetylen-Flamme bestimmt.

Zink: Höchstens 25 ppm Zn. Der Zinkgehalt wird mit Hilfe der Atomabsorptionsspektroskopie (2.2.23, Methode I) bestimmt.

Untersuchungslösung: Die Prüflösung.

Referenzlösungen: Die Referenzlösungen werden aus der Zink-Lösung (100 ppm Zn) *R* durch Verdünnen mit Salzsäure (0,1 mol · l^{-1}) hergestellt.

Die Absorption wird bei 214,0 nm unter Verwendung einer Zink-Hohlkathodenlampe als Strahlungsquelle und einer Luft-Acetylen-Flamme bestimmt.

Trocknungsverlust (2.2.32): Höchstens 15 Prozent, mit 1,00 g Substanz durch 4 h langes Trocknen im Trockenschrank bei 120 °C bestimmt.

Sulfatasche (2.4.14): Höchstens 5,0 Prozent, mit 1,0 g Substanz bestimmt.

Adsorptionsvermögen: 0,300 g Substanz werden in einem 100-ml-Erlenmeyerkolben mit Schliffstopfen mit 25,0 ml einer frisch hergestellten Lösung von 0,5 g Phenazon *R* in 50 ml Wasser *R* versetzt. Die Mischung wird 15 min lang kräftig geschüttelt und filtriert, wobei die ersten 5 ml des Filtrats verworfen werden. 10,0 ml Filtrat werden mit 1,0 g Kaliumbromid *R* und 20 ml verdünnter Salzsäure *R* versetzt und mit Kaliumbromat-Lösung (0,0167 mol · l^{-1}) in Gegenwart von 0,1 ml Methylrot-Lösung *R* bis zum Verschwinden der Rotfärbung titriert. Gegen Ende der Titration wird langsam, 1 Tropfen alle 15 s, titriert. Ein Blindversuch mit 10,0 ml der Phenazon-Lösung wird durchgeführt.

Die von 100 g Substanz adsorbierte Menge Phenazon errechnet sich nach der Formel:

$$\frac{2{,}353\,(a-b)}{m}$$

a = Anzahl verbrauchter Milliliter Kaliumbromat-Lösung (0,0167 mol · l^{-1}) im Blindversuch
b = Anzahl verbrauchter Milliliter Kaliumbromat-Lösung (0,0167 mol · l^{-1}) im Hauptversuch
m = Einwaage Substanz in Gramm.

100 g Substanz, berechnet auf die getrocknete Substanz, müssen mindestens 40 g Phenazon adsorbieren.

Mikrobielle Verunreinigung:
Keimzahl (2.6.12): Höchstens 10^3 koloniebildende aerobe Einheiten je Gramm Substanz, durch Auszählen auf Agarplatten bestimmt.

Lagerung

Dicht verschlossen.

2000, 375

Kohlendioxid

Carbonei dioxidum

CO_2 M_r 44,01

Definition

Kohlendioxid enthält mindestens 99,5 Prozent (*V/V*) CO_2 in der Gasphase.

Eigenschaften

Farbloses Gas. Bei einer Temperatur von 20 °C und einem Druck von 101 kPa ist 1 Volumteil Kohlendioxid in etwa 1 Volumteil Wasser löslich.

Herstellung

Die Prüfung erfolgt an der Gasphase.

Falls die Prüfungen an einer Gasflasche durchgeführt werden, wird die Kohlendioxid-Flasche vor Ausführung der Prüfungen mindestens 6 h lang bei Raumtemperatur gelagert. Bei allen Prüfungen wird die Flasche senkrecht mit dem Ventil nach oben gestellt.

Kohlenmonoxid: Höchstens 5 ppm (*V/V*), mit Hilfe der Gaschromatographie bestimmt (2.2.28).

Untersuchungsgas: Das Gas.

Referenzgas: Ein Gemisch, das 5 ppm (*V/V*) Kohlenmonoxid *R* in Kohlendioxid *R* 1 enthält.

Die Chromatographie kann durchgeführt werden mit
- einer Säule aus rostfreiem Stahl von 2 m Länge und 4 mm innerem Durchmesser, gepackt mit einem geeigneten Molekularsieb zur Chromatographie (0,5 nm Porengröße)
- Helium zur Chromatographie *R* als Trägergas bei einer Durchflußrate von 60 ml je Minute
- einem Flammenionisationsdetektor mit Methankonverter.

Die Temperatur der Säule wird bei 50 °C, die des Probeneinlasses und des Detektors bei 130 °C gehalten.

Das Untersuchungsgas und das Referenzgas werden eingespritzt. Die Einspritzvolumen und die Versuchsbedingungen werden so eingestellt, daß die Höhe des Kohlenmonoxid-Peaks im Chromatogramm des Referenzgases mindestens 35 Prozent des maximalen Ausschlags beträgt.

Der Gehalt an Kohlenmonoxid wird mit Hilfe der Fläche des Kohlenmonoxid-Peaks im Chromatogramm des Referenzgases ermittelt.

Stickstoffmonoxid, Stickstoffdioxid: Insgesamt höchstens 2 ppm (*V/V*), mit Hilfe eines Geräts zur Messung der Chemilumineszenz bestimmt (2.5.26).

Untersuchungsgas: Das Gas.

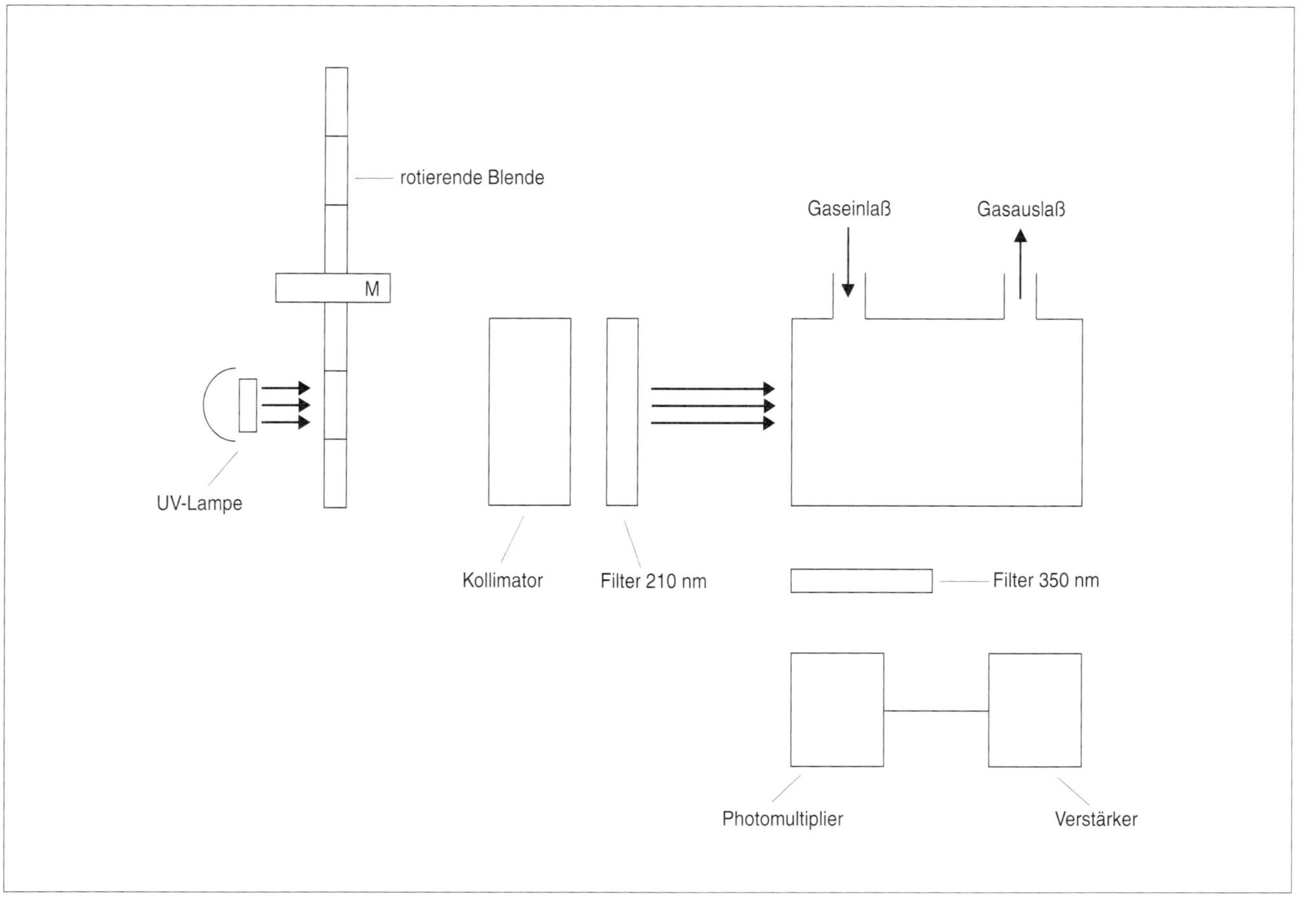

Abb. 375-1: UV-Fluoreszenzanalysator

Referenzgas a: Kohlendioxid *R* 1.

Referenzgas b: Ein Gemisch, das 2 ppm (*V/V*) Stickstoffmonoxid *R* in Kohlendioxid *R* 1 enthält.

Der Nullpunkt und die Empfindlichkeit des Geräts werden mit Hilfe der Referenzgase a und b eingestellt. Der Gehalt an Stickstoffmonoxid und -dioxid im Untersuchungsgas wird bestimmt.

Gesamtschwefel: Höchstens 1 ppm (*V/V*), mit Hilfe eines UV-Fluoreszenzanalysators nach Oxidation der schwefelhaltigen Substanzen durch Erhitzen auf 1000 °C bestimmt (siehe Abb. 375-1).

Die Apparatur besteht aus

- einem System, das UV-Strahlen mit einer Wellenlänge von 210 nm erzeugt, bestehend aus einer UV-Lampe, einem Kollimator und einem Filter; der Strahl wird periodisch durch eine mit hoher Geschwindigkeit rotierende Blende zurückgehalten
- einer Reaktionskammer, durch die das zuvor filtrierte Untersuchungsgas strömt
- einem Detektionssystem für die emittierte Strahlung mit einer Wellenlänge von 350 nm, das aus einem Filter, einem Photomultiplier und einem Verstärker besteht.

Untersuchungsgas: Das Gas.

Referenzgas a: Kohlendioxid *R* 1.

Referenzgas b: Ein Gemisch, das zwischen 0,5 und 2 ppm (*V/V*) Schwefelwasserstoff *R* 1 in Kohlendioxid *R* 1 enthält.

Der Nullpunkt und die Empfindlichkeit des Geräts werden mit Hilfe der Referenzgase a und b eingestellt. Das Untersuchungsgas wird durch einen auf 1000 °C erhitzten Quarzofen geleitet. Sauerstoff *R* strömt mit einer 10fach geringeren Durchflußgeschwindigkeit als das Untersuchungsgas durch den Ofen. Der Gehalt an Schwefeldioxid wird in dem den Ofen verlassenden Gasgemisch bestimmt.

Wasser: Höchstens 67 ppm (*V/V*), mit Hilfe eines Hygrometers mit elektrolytischem Meßprinzip bestimmt (2.5.28).

Gehaltsbestimmung: Die Bestimmung erfolgt mit Hilfe eines Infrarot-Analysators (2.5.24).

Untersuchungsgas: Das Gas. Zur Vermeidung von Streulichteffekten muß das Gas filtriert werden.

Referenzgas a: Kohlendioxid *R* 1.

Referenzgas b: Ein Gemisch, das 95,0 Prozent (*V/V*) Kohlendioxid *R* 1 und 5,0 Prozent (*V/V*) Stickstoff *R* 1 enthält.

Der Nullpunkt und die Empfindlichkeit des Geräts werden mit Hilfe der Referenzgase a und b eingestellt. Der Gehalt an Kohlendioxid im Untersuchungsgas wird bestimmt.

K

Monographien

Prüfung auf Identität

1: A.
2: B, C.

A. Die Prüfung erfolgt mit Hilfe der IR-Spektroskopie (2.2.24) durch Vergleich des Spektrums der Substanz mit dem Kohlendioxid-Referenzspektrum der Ph. Eur.

B. Wird ein glühender Holzspan in eine Kohlendioxid-Atmosphäre eingeführt, so erlischt er.

C. Beim Einleiten von Kohlendioxid in Bariumhydroxid-Lösung *R* entsteht ein weißer Niederschlag, der sich in verdünnter Essigsäure *R* unter Aufbrausen löst.

Prüfung auf Reinheit

Die Prüfung erfolgt an der Gasphase.

Falls die Prüfung an einer Gasflasche durchgeführt wird, wird die Kohlendioxid-Flasche vor Ausführung der Prüfungen mindestens 6 h lang bei Raumtemperatur gelagert. Bei allen Prüfungen wird die Flasche senkrecht mit dem Ventil nach oben gestellt.

Kohlenmonoxid: Höchstens 5 ppm (*V/V*), mit Hilfe eines Prüfröhrchens für Kohlenmonoxid (2.1.6) bestimmt.

Schwefelwasserstoff: Höchstens 1 ppm (*V/V*), mit Hilfe eines Prüfröhrchens für Schwefelwasserstoff (2.1.6) bestimmt.

Stickstoffmonoxid, Stickstoffdioxid: Höchstens 2 ppm (*V/V*), mit Hilfe eines Prüfröhrchens für Stickstoffmonoxid und Stickstoffdioxid (2.1.6) bestimmt.

Schwefeldioxid: Höchstens 2 ppm (*V/V*), mit Hilfe eines Prüfröhrchens für Schwefeldioxid (2.1.6) bestimmt.

Wasserdampf: Höchstens 67 ppm (*V/V*), mit Hilfe eines Prüfröhrchens für Wasserdampf (2.1.6) bestimmt.

Lagerung

Unter Druck verflüssigt in geeigneten Behältnissen, den bestehenden Sicherheitsvorschriften entsprechend.

Verunreinigungen

A. Stickstoffmonoxid
B. Stickstoffdioxid
C. Kohlenmonoxid
D. Gesamtschwefel
E. Wasser.

2000, 1410

Raffiniertes Kokosfett

Cocois oleum raffinatum

Definition

Raffiniertes Kokosfett ist das raffinierte, aus dem getrockneten, festen Teil des Endosperms von *Cocos nucifera* L. gewonnene Fett.

Eigenschaften

Weiße bis fast weiße, fettige Masse; praktisch unlöslich in Wasser, leicht löslich in Dichlormethan und Petroläther (Destillationsbereich 65 bis 70 °C), sehr schwer löslich in Ethanol.

Der Brechungsindex beträgt etwa 1,449, bei 40 °C bestimmt.

Prüfung auf Identität

A. Die Substanz entspricht der Prüfung „Schmelztemperatur" (siehe „Prüfung auf Reinheit").

B. Die Substanz entspricht der Prüfung „Fettsäurenzusammensetzung" (siehe „Prüfung auf Reinheit").

Prüfung auf Reinheit

Schmelztemperatur (2.2.14): 23 bis 26 °C.

Säurezahl (2.5.1): Höchstens 0,5, mit 20,0 g Substanz bestimmt.

Peroxidzahl (2.5.5): Höchstens 5,0.

Unverseifbare Anteile (2.5.7): Höchstens 1,0 Prozent, mit 5,0 g Substanz bestimmt.

Alkalisch reagierende Substanzen in fetten Ölen (2.4.19): Die Substanz muß der Prüfung entsprechen.

Fettsäurenzusammensetzung: Die Prüfung erfolgt nach „Prüfung fetter Öle auf fremde Öle durch Gaschromatographie" (2.4.22, Methode B). Vor der Probenahme ist die Substanz durch Erwärmen zu einer homogenen Flüssigkeit zu schmelzen.

Referenzlösung: 15,0 mg Tricaproin *CRS*, 80,0 mg Tristearin *CRS*, 0,150 g Tricaprin *CRS*, 0,200 g Tricaprylin *CRS*, 0,450 g Trimyristin *CRS* und 1,25 g Trilaurin *CRS* werden in einer Mischung von 2 Volumteilen Dichlormethan *R* und 8 Volumteilen Heptan *R* gelöst und mit der gleichen, auf 45 bis 50 °C erwärmten Lösungsmittelmischung zu 50 ml verdünnt. 2 ml Lösung werden in einem 10-ml-Zentrifugenröhrchen mit Schraubverschluß in einem Strom von Stickstoff *R* eingedampft. Der Rückstand wird durch Zusatz von 1 ml Heptan *R* und 1 ml Dimethylcarbonat *R* gelöst und unter schwachem Erhitzen (50 bis 60 °C) kräftig geschüttelt. Zur noch warmen Lösung wird 1 ml einer mit der notwendigen Vorsicht hergestellten Lösung von Natrium *R* ($12 g \cdot l^{-1}$) in wasserfreiem Methanol *R* gegeben und die Lösung etwa 5 min lang kräftig geschüttelt. Nach Zusatz von 3 ml destilliertem

Wasser *R* und etwa 30 s langem, kräftigem Schütteln wird 15 min lang bei 1500 *g* zentrifugiert. 1 µl der organischen Phase wird eingespritzt.

Der Prozentgehalt (*m/m*) jeder Fettsäure wird nach folgender Formel berechnet

$$\frac{A_{x,s,c}}{\sum A_{x,s,c}} \cdot 100$$

$A_{x,s,c}$ ist die korrigierte Peakfläche jeder Fettsäure in der Untersuchungslösung:

$$A_{x,s,c} = A_{x,s} \cdot R_c$$

R_c ist der relative Korrekturfaktor:

$$R_c = \frac{m_{x,r} \cdot A_{1,r}}{A_{x,r} \cdot m_{1,r}}$$

für die Peaks, die den Methylestern von Capron-, Capryl-, Caprin-, Laurin- und Myristinsäure entsprechen.

$m_{x,r}$ = Masse von Tricaproin, Tricaprylin, Tricaprin, Trilaurin oder Trimyristin in der Referenzlösung in Milligramm
$m_{1,r}$ = Masse von Tristearin in der Referenzlösung in Milligramm
$A_{x,r}$ = Peakflächen der Methylester von Capron-, Capryl-, Caprin-, Laurin- und Myristinsäure in der Referenzlösung
$A_{1,r}$ = Peakfläche des Stearinsäuremethylesters in der Referenzlösung
$A_{x,s}$ = Peakflächen spezifizierter oder nicht spezifizierter Fettsäuremethylester
R_c = 1 für Peaks jedes weiteren spezifizierten oder nicht spezifizierten Fettsäuremethylesters.

Die Fettsäurenfraktion des Fettes muß folgende Zusammensetzung haben:

- Capronsäure (Hexansäure) (R_{Rt} 0,11): höchstens 1,5 Prozent
- Caprylsäure (Octansäure) (R_{Rt} 0,23): 5,0 bis 11,0 Prozent
- Caprinsäure (Decansäure) (R_{Rt} 0,56): 4,0 bis 9,0 Prozent
- Laurinsäure (Dodecansäure) (R_{Rt} 0,75): 40,0 bis 50,0 Prozent
- Myristinsäure (Tetradecansäure) (R_{Rt} 0,85): 15,0 bis 20,0 Prozent
- Palmitinsäure (Hexadecansäure) (R_{Rt} 0,93): 7,0 bis 12,0 Prozent
- Stearinsäure (Octadecansäure) (R_{Rt} 1,00): 1,5 bis 5,0 Prozent
- Ölsäure (Octadecensäure) und Isomere (R_{Rt} 1,01): 4,0 bis 10,0 Prozent
- Linolsäure (Octadecadiensäure) (R_{Rt} 1,03): 1,0 bis 3,0 Prozent
- Linolensäure (Octadecatriensäure) (R_{Rt} 1,06): höchstens 0,2 Prozent
- Arachidonsäure (Eicosatetraensäure) (R_{Rt} 1,10): höchstens 0,2 Prozent
- Gadoleinsäure (Eicosensäure) (R_{Rt} 1,11): höchstens 0,2 Prozent.

Lagerung

Vor Licht geschützt, in dem Verbrauch angemessenen, möglichst vollständig gefüllten Behältnissen.

2001, 1504

Kolasamen

Colae semen

Definition

Kolasamen bestehen aus den von der Samenschale befreiten, ganzen oder zerkleinerten, getrockneten Samen sowohl von *Cola nitida* (Vent.) Schott et Endl. (*C. vera* K. Schum.) und deren Varietäten wie auch von *Cola acuminata* (P. Beauv.) Schott et Endl. (*Sterculia acuminata* P. Beauv.). Die Droge enthält mindestens 1,5 Prozent Coffein (M_r 194,2), berechnet auf die getrocknete Droge.

Eigenschaften

Die Droge weist die unter „Prüfung auf Identität, A und B" beschriebenen makroskopischen und mikroskopischen Merkmale auf.

Prüfung auf Identität

A. Die Samenkerne sind länglich, mehr oder weniger stumpf, von subtetragonaler Gestalt, durch den in der Frucht wechselseitig herrschenden Druck deformiert und an Größe und Masse variierend, wobei die Masse 5 bis 15 g betragen kann. Die Außenseite ist hart, glatt und tief dunkelbraun, die Innenseite mehr rötlichbraun. Bei *C. nitida* und deren Varietäten sind die Samenkerne in 2 fast plankonvexe Teile geteilt, die den Keimblättern entsprechen und in der Handelsdroge gewöhnlich getrennt vorliegen. Die Keimblätter sind 3 bis 4 cm lang, 2 bis 2,5 cm breit und 1 bis 2 cm dick. Bei *C. acuminata* sind die Keimblätter kleiner und in 4 bis 6 unregelmäßige Stücke geteilt.

B. Die Droge wird pulverisiert (355). Das Pulver ist rötlichbraun. Die Prüfung erfolgt unter dem Mikroskop, wobei eine 50prozentige Lösung (*V/V*) von Glycerol *R* verwendet wird. Das Pulver zeigt zahlreiche, 5 bis 25 µm große, ei- oder nierenförmige Stärkekörner mit konzentrischer Streifung und einem sternförmigen, etwas exzentrischen Hilum; Fragmente der Keimblätter zeigen große, dickwandige, rötliche, polygonale Zellen, die voller Stärkekörner sind; gelegentlich kommen Bruchstücke der äußeren Keimblattepidermis vor.

C. Die Prüfung erfolgt mit Hilfe der Dünnschichtchromatographie (2.2.27) unter Verwendung einer DC-Platte mit Kieselgel F_{254} *R*.

Untersuchungslösung: 1,0 g pulverisierte Droge (355) wird mit 5 ml Ethanol 60 % *R* versetzt. Die Mischung wird 30 min lang bei 40 °C mechanisch geschüttelt und anschließend filtriert.

Referenzlösung a: 25 mg Coffein *R* werden in 10 ml Ethanol 60 % *R* gelöst.

Referenzlösung b: 50 mg Theobromin *R* werden in 10 ml einer Mischung von 10 Volumteilen Wasser *R*,

K

Monographien

13 Volumteilen Methanol *R* und 77 Volumteilen Ethylacetat *R* gelöst. Die Lösung wird filtriert.

Auf die Platte werden 20 µl jeder Lösung bandförmig aufgetragen. Die Chromatographie erfolgt mit einer Mischung von 10 Volumteilen Wasser *R*, 13 Volumteilen Methanol *R* und 77 Volumteilen Ethylacetat *R* über eine Laufstrecke von 10 cm. Die Platte wird 5 min lang an der Luft trocknen gelassen und im ultravioletten Licht bei 254 nm ausgewertet. Das Chromatogramm der Untersuchungslösung zeigt 2 fluoreszenzmindernde Hauptzonen, die in bezug auf ihre Lage den Zonen in den Chromatogrammen der Referenzlösungen a und b entsprechen. Die Platte wird mit einer Mischung gleicher Volumteile Ethanol 96 % *R* und Salzsäure *R* und danach mit einer unmittelbar vor Gebrauch hergestellten Lösung von 1 g Iod *R* und 1 g Kaliumiodid *R* in 100 ml Ethanol 96% *R* besprüht. Das Chromatogramm der Untersuchungslösung zeigt eine rötlichbraune Hauptzone, die in bezug auf Lage und Farbe der Zone im Chromatogramm der Referenzlösung a entspricht.

Prüfung auf Reinheit

Fremde Bestandteile (2.8.2): Die Droge muß der Prüfung entsprechen.

Trocknungsverlust (2.2.32): Höchstens 12,0 Prozent, mit 2,00 g pulverisierter Droge (355) durch 2 h langes Trocknen im Trockenschrank bei 100 bis 105 °C bestimmt.

Asche (2.4.16): Höchstens 9,0 Prozent.

Gehaltsbestimmung

Die Bestimmung erfolgt mit Hilfe der Flüssigchromatographie (2.2.29).

Untersuchungslösung: 1,00 g pulverisierte Droge (355) (m_1) wird mit 50 ml Methanol *R* versetzt und 30 min lang auf dem Wasserbad unter Rückflußkühlung erhitzt. Nach dem Erkalten wird filtriert. Das Filter wird mit 10 ml Methanol *R* gewaschen. Der Rückstand wird mit 50 ml Methanol *R* versetzt und der beschriebene Vorgang wiederholt. Filtrate und Waschflüssigkeiten werden in einem 200-ml-Meßkolben vereinigt und mit Methanol *R* zu 200,0 ml verdünnt. 20,0 ml Lösung werden in einem Rundkolben unter vermindertem Druck zur Trockne eingedampft. Der Rückstand wird mit der mobilen Phase in einen 50-ml-Meßkolben überführt und die Mischung mit der mobilen Phase zu 50,0 ml verdünnt.

Referenzlösung: 30,0 mg Coffein *R* (m_2) und 15,0 mg Theobromin *R* werden in einem 100-ml-Meßkolben in der mobilen Phase zu 100,0 ml gelöst. 10,0 ml Lösung werden in einem 100-ml-Meßkolben mit der mobilen Phase zu 100,0 ml verdünnt.

Die Chromatographie kann durchgeführt werden mit

- einer Säule aus rostfreiem Stahl von 0,25 m Länge und 4,6 mm innerem Durchmesser, gepackt mit octadecylsilyliertem Kieselgel zur Chromatographie *R* (5 µm)
- einer Mischung von 25 Volumteilen Methanol *R* und 75 Volumteilen Wasser *R* als mobile Phase bei einer Durchflußrate von 1 ml je Minute
- einem Spektrometer als Detektor bei einer Wellenlänge von 272 nm
- einer Probenschleife.

Von jeder Lösung wird ein geeignetes Volumen eingespritzt.

Die Bestimmung darf nur ausgewertet werden, wenn im Chromatogramm der Referenzlösung die Auflösung zwischen den Peaks von Coffein und Theobromin mindestens 2,5 beträgt. Falls erforderlich wird der Wassergehalt der mobilen Phase geändert.

Der Prozentgehalt an Coffein wird nach folgender Formel berechnet:

$$\frac{m_2 \cdot A_1 \cdot 50}{m_1 \cdot A_2}$$

A_1 = Fläche des Coffein-Peaks im Chromatogramm der Untersuchungslösung

A_2 = Fläche des Coffein-Peaks im Chromatogramm der Referenzlösung

m_1 = Einwaage der Droge in der Untersuchungslösung in Gramm

m_2 = Einwaage des Coffeins in der Referenzlösung in Gramm.

Lagerung

Gut verschlossen, vor Licht geschützt.

1999, 1304

Koriander

Coriandri fructus

Definition

Koriander besteht aus den getrockneten Früchten von *Coriandrum sativum* L. Die Droge enthält mindestens 3 ml · kg⁻¹ ätherisches Öl, berechnet auf die getrocknete Droge.

Eigenschaften

Die braune bis hellbraune Frucht ist mehr oder weniger kugelig und hat einen Durchmesser von etwa 1,5 bis 5 mm. Bei ovaler Form kann sie 2 bis 6 mm lang sein.

Die Droge weist die unter „Prüfung auf Identität, A und B“ beschriebenen makroskopischen und mikroskopischen Merkmale auf.

Prüfung auf Identität

A. Die Teilfrüchte sind gewöhnlich fest miteinander verbunden. Die Frucht ist kahl und zeigt 10 gewellte, wenig hervortretende Hauptrippen sowie 8 gerade, deutlicher hervortretende Nebenrippen. Der Scheitel trägt den zugespitzten Griffelpolster. Die innere Oberfläche der Teilfrüchte ist konkav. Ein kurzer Rest des Fruchtstengels kann vorhanden sein.

B. Die Droge wird pulverisiert (355). Das Pulver ist braun. Die Prüfung erfolgt unter dem Mikroskop, wobei Chloralhydrat-Lösung *R* verwendet wird. Das Pulver zeigt neben zahlreichen Öltröpfchen folgende Merkmale: Endospermfragmente mit kleinen, dickwandigen, regelmäßigen Zellen, die kleine Kristalle, Oxalatdrusen und Öltröpfchen enthalten; Fragmente des Endokarps mit sehr schmalen Zellen, die parkettförmig angeordnet sind und gewöhnlich zusammen mit einer Schicht dünnwandiger, rechteckiger Steinzellen aus dem Mesokarp vorkommen; Bruchstücke der Sklerenchymplatte des Mesokarps, bestehend aus kurzen, stark verdickten, getüpfelten Faserzellen, die mit benachbarten, im rechten Winkel dazu verlaufenden Zellschichten auftreten; Parenchymfragmente mit kleinen, dickwandigen Zellen sowie gelegentlich Gefäßbündelfragmente.

C. Die Prüfung erfolgt mit Hilfe der Dünnschichtchromatographie (2.2.27) unter Verwendung einer Schicht eines geeigneten Kieselgels.

Untersuchungslösung: 0,50 g frisch pulverisierte Droge (355) werden 2 bis 3 min lang mit 5,0 ml Hexan *R* geschüttelt und durch etwa 2 g wasserfreies Natriumsulfat *R* filtriert.

Referenzlösung: 15 µl Linalool *R* und 25 µl Olivenöl *R* werden in 5,0 ml Hexan *R* gelöst. Die Lösung ist unmittelbar vor Gebrauch herzustellen.

Auf die Platte werden 20 µl Untersuchungslösung und 10 µl Referenzlösung bandförmig aufgetragen. Die Chromatographie erfolgt mit einer Mischung von 5 Volumteilen Ethylacetat *R* und 95 Volumteilen Toluol *R* über eine Laufstrecke von 10 cm. Die Platte wird an der Luft trocknen gelassen und die Chromatographie unter den gleichen Bedingungen wiederholt. Die Platte wird erneut an der Luft trocknen gelassen, anschließend mit Anisaldehyd-Reagenz *R* besprüht, 5 bis 10 min lang unter Beobachtung bei 100 bis 105 °C erhitzt und sofort im Tageslicht ausgewertet. Im Chromatogramm der Referenzlösung liegt die violette bis grauviolette Linalool-Zone in der unteren Hälfte und die bläulichviolette Triglycerid-Zone in der oberen Hälfte. Das Chromatogramm der Untersuchungslösung zeigt in bezug auf Lage und Farbe ähnliche Zonen wie das Chromatogramm der Referenzlösung. Einige violettgraue bis bräunliche Zonen, einschließlich der dem Geraniol entsprechenden Zone, finden sich zwischen der Startlinie und der Zone, welche der Linalool-Zone im Chromatogramm der Referenzlösung entspricht. Auch zwischen den Zonen, die den Triglyceriden und dem Linalool im Chromatogramm der Referenzlösung entsprechen, können im Chromatogramm der Untersuchungslösung einige schwache, violettgraue Zonen auftreten.

Prüfung auf Reinheit

Fremde Bestandteile (2.8.2): Die Droge muß der Prüfung entsprechen. Keine Frucht darf Fraßspuren von Tieren aufweisen.

Trocknungsverlust (2.2.32): Höchstens 10,0 Prozent, mit 1,000 g pulverisierter Droge (355) durch 2 h langes Trocknen im Trockenschrank bei 100 bis 105 °C bestimmt.

Asche (2.4.16): Höchstens 8,0 Prozent.

Gehaltsbestimmung

Die Bestimmung erfolgt nach „Gehaltsbestimmung des ätherischen Öls in Drogen" (2.8.12) unter Verwendung von 30,0 g unmittelbar vorher grobkörnig pulverisierter Droge, einem 500-ml-Rundkolben, 200 ml Wasser *R* als Destillationsflüssigkeit und 0,5 ml Xylol *R* als Vorlage. 2 h lang wird mit einer Destillationsgeschwindigkeit von 2 bis 3 ml je Minute destilliert.

Lagerung

Vor Licht geschützt.

2001, 1533

[^{81m}Kr]Krypton zur Inhalation

Kryptonum[^{81m}Kr] ad inhalationem

Definition

[^{81m}Kr]Krypton zur Inhalation ist eine Mischung von Krypton-81m und einem geeigneten Trägergas wie Luft. Krypton-81m wird beim Zerfall des Mutter-Radionuklids Rubidium-81 gebildet. Rubidium-81 hat eine Halbwertszeit von 4,58 h.

Das gebildete Krypton-81m wird mit einem geeigneten Gas, das einen Rubidium/Krypton-Generator durchströmt, von Rubidium-81 abgetrennt. Rubidium-81 wird durch Protonenbestrahlung von Kryptonisotopen oder durch Bestrahlung von Brom mit Helium-3- oder Helium-4-Kernen erhalten. Rubidium-81 wird nach dem Abtrennen vom Target-Material auf einem geeigneten Trägermaterial zurückgehalten.

Krypton-81m wird mit einem Trägergas wie zum Beispiel Luft bei geeigneter Durchflußrate eluiert. Der erforderliche Feuchtegrad im Eluenten ist abhängig vom verwendeten Generator-Typ. Der für die Verabreichung der Zubereitung verwendete Schlauch hat eine definierte Länge und einen definierten inneren Durchmesser. Die Radioaktivität wird vor der Verabreichung bestimmt.

Die Radioaktivität anderer Radionuklide als die des Krypton-81m, berechnet auf den Zeitpunkt der Verabreichung, darf höchstens 0,1 Prozent der Gesamtradioaktivität der Zubereitung betragen.

Eigenschaften

Klares, farbloses Gas.

Krypton-81m hat eine Halbwertszeit von 13,1 s und emittiert Gammastrahlen.

K

Monographien

Prüfung auf Identität

A. Das Spektrum der Gamma- und Röntgenstrahlen wird, wie in der Monographie **Radioaktive Arzneimittel (Radiopharmaceutica)** beschrieben, mit einem geeigneten Gerät gemessen. Das Gammaphoton von Krypton-81m hat eine Energie von 0,190 MeV.

B. Die Halbwertszeit, wie in der Monographie **Radioaktive Arzneimittel** beschrieben bestimmt, beträgt 11,8 bis 14,4 s.

Prüfung auf Reinheit

Radionukleare Reinheit: Der Generator wird wie vorgeschrieben eluiert. Eine ausreichende Menge (2 bis 10 Liter) Eluat wird bei einer geeigneten Durchflußrate durch ein geeignetes Absorptionsmittel wie Wasser geleitet. Die eluierte Radioaktivität wird bestimmt. Das Krypton-81m wird 5 min lang zerfallen gelassen. Anschließend wird das Spektrum der Gamma- und Röntgenstrahlen der restlichen Radioaktivität, wie in der Monographie **Radioaktive Arzneimittel** beschrieben, mit einem geeigneten Gerät gemessen. Das Spektrum der Gamma- und Röntgenstrahlen des Absorptionsmittels wird aufgenommen und auf Anwesenheit radioaktiver Verunreinigungen geprüft, die identifiziert und quantifiziert werden müssen. Die absorbierte Radioaktivität darf höchstens 0,1 Prozent der Radioaktivität, die durch das Absorptionsmittel geleitet wurde, betragen, ausgedrückt und bezogen auf den Zeitpunkt der Anwendung.

Radioaktivität

Die Radioaktivität der Zubereitung wird, wie in der Monographie **Radioaktive Arzneimittel** beschrieben, mit einem geeigneten Gerät, wie einer Ionisierungskammer oder einem Gammaspektrometer, bestimmt. Das Gerät kann mit Hilfe eines kalibrierten Instruments eines nationalen, autorisierten Laboratoriums kalibriert werden. Die Radioaktivität wird unter definierten Bedingungen, wie Gasdurchflußrate und Meßgeometrie, durchgeführt, die identisch sein müssen mit den Bedingungen, die zur Kalibrierung des Geräts angewendet wurden.

Lagerung

Die Lagerung ist abhängig vom verwendeten Generator und ist in der Monographie **Radioaktive Arzneimittel** beschrieben.

Beschriftung

Die Beschriftung ist abhängig vom verwendeten Generator und ist in der Monographie **Radioaktive Arzneimittel** beschrieben.

L

1998, 923

Labetalolhydrochlorid

Labetaloli hydrochloridum

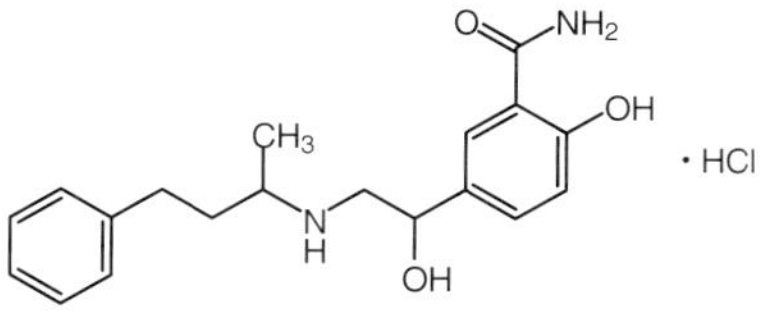

$C_{19}H_{25}ClN_2O_3$ M_r 364,9

Definition

Labetalolhydrochlorid enthält mindestens 98,5 und höchstens 101,0 Prozent 2-Hydroxy-5-[1-hydroxy-2-[(1-methyl-3-phenylpropyl)amino]ethyl]benzamid-hydrochlorid, berechnet auf die getrocknete Substanz.

Eigenschaften

Weißes bis fast weißes Pulver; wenig löslich in Wasser und Ethanol, praktisch unlöslich in Dichlormethan und Ether.

Prüfung auf Identität

1: A, C, E.
2: A, B, D, E.

A. Die optische Drehung (2.2.7), an der Prüflösung (siehe „Prüfung auf Reinheit") bestimmt, liegt zwischen −0,05 und +0,05°.

B. 25,0 mg Substanz werden in Salzsäure (0,1 mol · l^{-1}) zu 250,0 ml gelöst. Die Lösung, zwischen 230 und 350 nm gemessen, zeigt ein Absorptionsmaximum (2.2.25) bei 302 nm. Die spezifische Absorption, im Maximum gemessen, liegt zwischen 83 und 88.

C. Die Prüfung erfolgt mit Hilfe der IR-Spektroskopie (2.2.24) durch Vergleich des Spektrums der Substanz mit dem von Labetalolhydrochlorid *CRS*.

D. Die Prüfung erfolgt mit Hilfe der Dünnschichtchromatographie (2.2.27) unter Verwendung einer Schicht eines geeigneten octadecylsilylierten Kieselgels, das einen Fluoreszenzindikator mit intensivster Anregung der Fluoreszenz bei 254 nm enthält.

Untersuchungslösung: 10 mg Substanz werden in 1 ml Ethanol 96 % *R* gelöst.

Referenzlösung a: 10 mg Labetalolhydrochlorid *CRS* werden in 1 ml Ethanol 96 % *R* gelöst.

Referenzlösung b: 10 mg Labetalolhydrochlorid *CRS* und 10 mg Propranololhydrochlorid *CRS* werden in Ethanol 96 % *R* zu 5 ml gelöst.

Auf die Platte werden 2 µl jeder Lösung aufgetragen. Die Chromatographie erfolgt mit einer Mischung von 0,5 Volumteilen Perchlorsäure *R*, 50 Volumteilen Wasser *R* und 80 Volumteilen Methanol *R*, unmittelbar nach Eingießen der mobilen Phase in die Chromatographiekammer, über eine Laufstrecke von 15 cm. Die Platte wird an der Luft trocknen gelassen und im ultravioletten Licht bei 254 nm ausgewertet. Der Hauptfleck im Chromatogramm der Untersuchungslösung entspricht in bezug auf Lage und Größe dem Hauptfleck im Chromatogramm der Referenzlösung a. Die Prüfung darf nur ausgewertet werden, wenn das Chromatogramm der Referenzlösung b deutlich voneinander getrennt 2 Flecke zeigt.

E. Die Substanz gibt die Identitätsreaktion a auf Chlorid (2.3.1).

Prüfung auf Reinheit

Prüflösung: 0,50 g Substanz werden in kohlendioxidfreiem Wasser *R* zu 50 ml gelöst.

Die Prüflösung ist frisch herzustellen.

Aussehen der Lösung: Die Prüflösung muß klar (2.2.1) und darf nicht stärker gefärbt sein als die Stufe 6 der am besten geeigneten Farbvergleichslösung (2.2.2, Methode II).

***p*H-Wert** (2.2.3): Der *p*H-Wert der Prüflösung muß zwischen 4,0 und 5,0 liegen.

Verhältnis der Diastereomeren: Die Prüfung erfolgt mit Hilfe der Gaschromatographie (2.2.28).

Untersuchungslösung: 2,0 mg Substanz werden in 1,0 ml einer Lösung von Butyldihydroxyboran *R* (12,0 g · l^{-1}) in wasserfreiem Pyridin *R* gelöst. Die Lösung wird 20 min lang stehengelassen.

Die Chromatographie kann durchgeführt werden mit

- einer Säule aus Glas von 1,5 m Länge und 4 mm innerem Durchmesser, gepackt mit silanisierter Kieselgur zur Gaschromatographie *R* (125–150 µm), imprägniert mit 3 Prozent (*m/m*) Poly[methyl(50)phenyl(50)]siloxan *R*
- Stickstoff zur Chromatographie *R* als Trägergas bei einer Durchflußrate von 40 ml je Minute
- einem Flammenionisationsdetektor.

Die Temperatur der Säule, des Probeneinlasses und des Detektors wird bei 300 °C gehalten.

2 µl Untersuchungslösung werden eingespritzt. Das Chromatogramm zeigt 2 Peaks, wobei jeder einem Diastereomerenpaar entspricht. Die Empfindlichkeit des Systems wird so eingestellt, daß die Höhe des größeren

Peaks der 2 Diastereomerenpaare etwa 80 Prozent des maximalen Ausschlags beträgt.

Die Prüfung darf nur ausgewertet werden, wenn die Entfernung des tiefsten Punktes zwischen den beiden Peaks zur Basislinie höchstens 5 Prozent des maximalen Ausschlags beträgt. Die Fläche jedes Peaks muß mindestens 45 Prozent und darf höchstens 55 Prozent der Summe der Flächen beider Peaks betragen.

Verwandte Substanzen: Die Prüfung erfolgt mit Hilfe der Flüssigchromatographie (2.2.29).

Untersuchungslösung: 50,0 mg Substanz werden in der mobilen Phase zu 10,0 ml gelöst.

Referenzlösung: 0,5 ml Untersuchungslösung werden mit der mobilen Phase zu 100,0 ml verdünnt.

Die Chromatographie kann durchgeführt werden mit

- einer Säule aus rostfreiem Stahl von 0,15 m Länge und 4,6 mm innerem Durchmesser, gepackt mit octadecylsilyliertem Kieselgel zur Chromatographie *R* (5 µm)
- einer Mischung von 150 ml Tetrahydrofuran *R*, 300 ml Methanol *R*, 550 ml Wasser *R*, 0,82 g Tetrabutylammoniumhydrogensulfat *R*, 1 g Natriumoctylsulfat *R* und 10 ml einer 10prozentigen Lösung (*V/V*) von Schwefelsäure *R* als mobile Phase bei einer Durchflußrate von 1 ml je Minute
- einem Spektrometer als Detektor bei einer Wellenlänge von 229 nm.

Die Säule wird etwa 30 min lang mit der mobilen Phase bei einer Durchflußrate von 1 ml je Minute äquilibriert.

Die Empfindlichkeit des Systems wird so eingestellt, daß die Höhe des Hauptpeaks im Chromatogramm mit 20 µl Referenzlösung mindestens 50 Prozent des maximalen Ausschlags beträgt. Werden die Chromatogramme unter den vorgeschriebenen Bedingungen aufgezeichnet, beträgt die Retentionszeit des Hauptpeaks zwischen 10 und 15 min. Falls erforderlich wird der Wassergehalt der mobilen Phase geändert, wobei das Verhältnis 2 : 1 von Methanol zu Tetrahydrofuran beibehalten werden muß.

20 µl jeder Lösung werden eingespritzt. Die Chromatographie erfolgt über eine Dauer, die der 3fachen Retentionszeit des Hauptpeaks entspricht. Im Chromatogramm der Untersuchungslösung darf keine Peakfläche, mit Ausnahme der des Hauptpeaks, größer sein als das 0,6fache der Fläche des Hauptpeaks im Chromatogramm der Referenzlösung (0,3 Prozent). Im Chromatogramm der Untersuchungslösung darf die Summe aller Peakflächen, mit Ausnahme der des Hauptpeaks, nicht größer sein als die Fläche des Hauptpeaks im Chromatogramm der Referenzlösung (0,5 Prozent). Der Lösungsmittelpeak und Peaks, deren Fläche kleiner ist als das 0,1fache der Fläche des Hauptpeaks im Chromatogramm der Referenzlösung, werden nicht berücksichtigt.

Schwermetalle (2.4.8): 1,0 g Substanz muß der Grenzprüfung C auf Schwermetalle entsprechen (20 ppm). Zur Herstellung der Referenzlösung werden 2 ml Blei-Lösung (10 ppm Pb) *R* verwendet.

Trocknungsverlust (2.2.32): Höchstens 1,0 Prozent, mit 1,000 g Substanz durch Trocknen im Vakuumtrockenschrank bei 100 bis 105 °C und höchstens 0,7 kPa bestimmt.

Sulfatasche (2.4.14): Höchstens 0,1 Prozent, mit 1,0 g Substanz bestimmt.

Gehaltsbestimmung

Um eine Überhitzung zu vermeiden, muß während der Titration sorgfältig gemischt und unmittelbar nach Erreichen des Endpunkts die Titration abgebrochen werden.

0,200 g Substanz, in einer Mischung von 10 ml wasserfreier Ameisensäure *R* und 40 ml Acetanhydrid *R* gelöst, werden mit Perchlorsäure (0,1 mol · l^{-1}) titriert. Der Endpunkt wird mit Hilfe der Potentiometrie (2.2.20) bestimmt.

1 ml Perchlorsäure (0,1 mol · l^{-1}) entspricht 36,49 mg $C_{19}H_{25}ClN_2O_3$.

Verunreinigungen

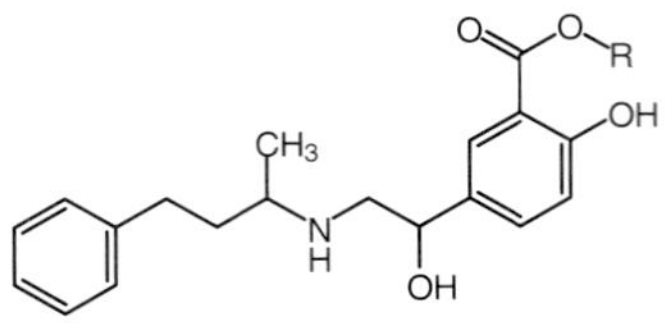

A. R = H:
2-Hydroxy-5-[1-hydroxy-2-[(1-methyl-3-phenylpropyl)amino]ethyl]benzoesäure

B. R = CH_3:
Methyl-2-hydroxy-5-[1-hydroxy-2-[(1-methyl-3-phenylpropyl)amino]ethyl]benzoat.

2000, 1337

Lactitol-Monohydrat

Lactitolum monohydricum

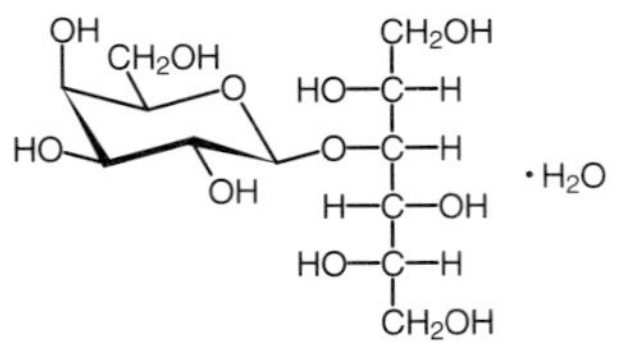

$C_{12}H_{24}O_{11} \cdot H_2O$ M_r 362,3

Definition

Lactitol-Monohydrat enthält mindestens 97,0 Prozent 4-*O*-(β-D-Galactopyranosyl)-D-glucitol, berechnet auf die wasserfreie Substanz.

Eigenschaften

Weißes, kristallines Pulver; sehr leicht löslich in Wasser, schwer löslich in Ethanol, praktisch unlöslich in Dichlormethan.

Prüfung auf Identität

1: B.
2: A, C.

A. Die Substanz entspricht der Prüfung „Spezifische Drehung" (siehe „Prüfung auf Reinheit").

B. Die Prüfung erfolgt mit Hilfe der IR-Spektroskopie (2.2.24) durch Vergleich des Spektrums der Substanz mit dem von Lactitol-Monohydrat *CRS*.

C. Die Prüfung erfolgt mit Hilfe der Dünnschichtchromatographie (2.2.27) unter Verwendung einer DC-Platte mit Kieselgel G *R*.

Untersuchungslösung: 50 mg Substanz werden in Methanol *R* zu 20 ml gelöst.

Referenzlösung a: 50 mg Lactitol-Monohydrat *CRS* werden in Methanol *R* zu 20 ml gelöst.

Referenzlösung b: 5 mg Sorbitol *CRS* werden in 2 ml Referenzlösung a gelöst. Die Lösung wird mit Methanol *R* zu 20 ml verdünnt.

Auf die Platte werden 2 µl jeder Lösung aufgetragen. Die Chromatographie erfolgt mit einer Mischung von 25 Volumteilen Wasser *R* und 75 Volumteilen Acetonitril *R* über eine Laufstrecke von 8 cm. Die Platte wird an der Luft trocknen gelassen, mit 4-Aminobenzoesäure-Lösung *R* besprüht und im Kaltluftstrom bis zum Verschwinden von Acetonitril getrocknet. Die Platte wird 15 min lang bei 100 °C erhitzt und nach dem Erkalten mit einer Lösung von Natriumperiodat *R* (2 g · l^{-1}) besprüht. Nach dem Trocknen im Kaltluftstrom wird die Platte 15 min lang bei 100 °C erhitzt. Der Hauptfleck im Chromatogramm der Untersuchungslösung entspricht in bezug auf Lage, Farbe und Größe dem Hauptfleck im Chromatogramm der Referenzlösung a. Die Prüfung darf nur ausgewertet werden, wenn das Chromatogramm der Referenzlösung b deutlich voneinander getrennt 2 Flecke zeigt.

Prüfung auf Reinheit

Prüflösung: 5,000 g Substanz werden in kohlendioxidfreiem Wasser *R* zu 50,0 ml gelöst.

Aussehen der Lösung: Die Prüflösung muß klar (2.2.1) und darf nicht stärker gefärbt sein als die Farbvergleichslösung BG_7 (2.2.2, Methode II).

Sauer oder alkalisch reagierende Substanzen: 10 ml Prüflösung werden mit 10 ml kohlendioxidfreiem Wasser *R* versetzt. 10 ml dieser Lösung werden mit 0,05 ml Phenolphthalein-Lösung *R* versetzt. Bis zum Umschlag nach Rosa dürfen höchstens 0,2 ml Natriumhydroxid-Lösung (0,01 mol · l^{-1}) verbraucht werden. Zu weiteren 10 ml dieser Lösung werden 0,05 ml Methylrot-Lösung *R* zugesetzt. Bis zum Farbumschlag nach Rot dürfen höchstens 0,3 ml Salzsäure (0,01 mol · l^{-1}) verbraucht werden.

Spezifische Drehung (2.2.7): Die spezifische Drehung, an der Prüflösung bestimmt, muß zwischen +13,5 und +15,5° liegen, berechnet auf die wasserfreie Substanz.

Verwandte Substanzen: Die Prüfung erfolgt mit Hilfe der Flüssigchromatographie (2.2.29) wie unter „Gehaltsbestimmung" beschrieben.

Der Prozentgehalt an verwandten Substanzen wird aus den Peakflächen im Chromatogramm der Untersuchungslösung mit Hilfe des Verfahrens „Normalisierung" berechnet. Der Gehalt an Lactulitol darf höchstens 1,5 Prozent und der Gesamtgehalt aller anderen verwandten Substanzen höchstens 1,5 Prozent betragen.

Reduzierende Zucker: 5,0 g Substanz werden in 3 ml Wasser *R* unter Erwärmen gelöst. Nach Abkühlen werden 20 ml Kupfer(II)-citrat-Lösung *R* und einige Glasperlen zugesetzt. Innerhalb von 4 min wird die Lösung zum Sieden erhitzt und 3 min lang im Sieden gehalten. Nach raschem Abkühlen werden 100 ml einer 2,4prozentigen Lösung (*V/V*) von Essigsäure 98 % *R* und 20,0 ml Iod-Lösung (0,025 mol · l^{-1}) zugesetzt. Unter ständigem Rühren wird mit 25 ml einer Mischung von 6 Volumteilen Salzsäure *R* und 94 Volumteilen Wasser *R* versetzt. Nach Auflösen des Niederschlags wird der Iodüberschuß mit Natriumthiosulfat-Lösung (0,05 mol · l^{-1}) titriert unter Zusatz von 1 ml Stärke-Lösung *R* gegen Ende der Titration. Der Verbrauch an Natriumthiosulfat-Lösung (0,05 mol · l^{-1}) muß mindestens 12,8 ml betragen (0,2 Prozent).

Blei (2.4.10): Die Substanz muß der Grenzprüfung „Blei in Zuckern" entsprechen (0,5 ppm).

Nickel (2.4.15): Die Substanz muß der Grenzprüfung „Nickel in Polyolen" entsprechen (1 ppm).

Wasser (2.5.12): 4,5 bis 5,5 Prozent, mit 0,30 g Substanz nach der Karl-Fischer-Methode bestimmt.

Sulfatasche (2.4.14): Höchstens 0,1 Prozent, mit 1,0 g Substanz bestimmt.

Mikrobielle Verunreinigung:

Keimzahl (2.6.12): Höchstens 10^3 koloniebildende, aerobe Einheiten je Gramm Substanz.

Spezifizierte Mikroorganismen (2.6.13): *Escherichia coli, Pseudomonas aeruginosa* und Salmonellen dürfen nicht vorhanden sein.

Gehaltsbestimmung

Die Bestimmung erfolgt mit Hilfe der Flüssigchromatographie (2.2.29).

Untersuchungslösung: 50,0 mg Substanz werden in Wasser *R* zu 10,0 ml gelöst.

Referenzlösung a: 10 mg Lactitol-Monohydrat *CRS* und 10 mg Glycerol *R* werden in Wasser *R* zu 50,0 ml gelöst.

Referenzlösung b: 1,0 ml Untersuchungslösung wird mit Wasser *R* zu 100,0 ml verdünnt. 5 ml dieser Lösung werden mit Wasser *R* zu 100 ml verdünnt.

Die Chromatographie kann durchgeführt werden mit

- einer Säule aus rostfreiem Stahl von 0,30 m Länge und 7,8 mm innerem Durchmesser, gepackt mit einem stark sauren Kationenaustauscher, Calciumsalz *R*
- Wasser *R* als mobile Phase bei einer Durchflußrate von 0,6 ml je Minute
- einem Refraktometer als Detektor.

Die Temperatur der Säule wird bei 60 °C gehalten.

100 µl Referenzlösung a werden eingespritzt. Die Bestimmung darf nur ausgewertet werden, wenn die Auflösung zwischen dem 1. Peak (Lactitol) und dem 2. Peak (Glycerol) mindestens 5 beträgt.

Je 100 µl Untersuchungslösung und Referenzlösung b werden eingespritzt. Die Chromatographie erfolgt über eine Dauer, die der 2,5fachen Retentionszeit von Lactitol entspricht. Die Retentionszeit des Lactitols beträgt etwa 13 min. Die relativen Retentionen, bezogen auf Lactitol, betragen für Lactose etwa 0,7, für Lactulitol etwa 0,8, für Glycerol etwa 1,3, für Mannitol etwa 1,5, für Dulcitol (Galactitol) etwa 1,8 und für Sorbitol etwa 1,9.

Der Gehalt an $C_{12}H_{24}O_{11}$ wird aus den Peakflächen im Chromatogramm der Untersuchungslösung mit Hilfe des Verfahrens „Normalisierung" berechnet. Peaks, deren Fläche kleiner ist als die des Hauptpeaks im Chromatogramm der Referenzlösung b, werden nicht berücksichtigt.

Lagerung

Gut verschlossen.

Verunreinigungen

A. Lactose

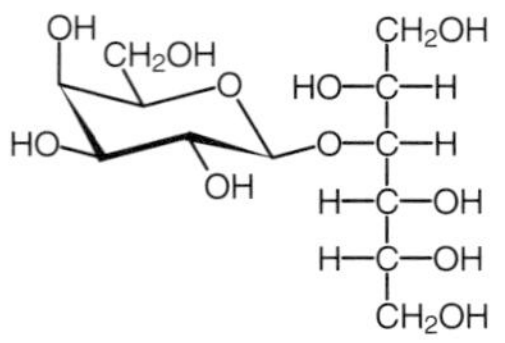

B. Lactulitol

C. Mannitol

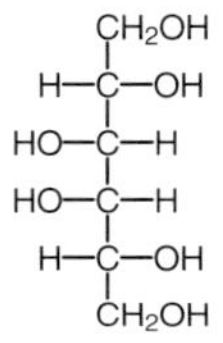

D. Dulcitol (Galactitol)

E. Sorbitol.

1998, 1230

Lactulose

Lactulosum

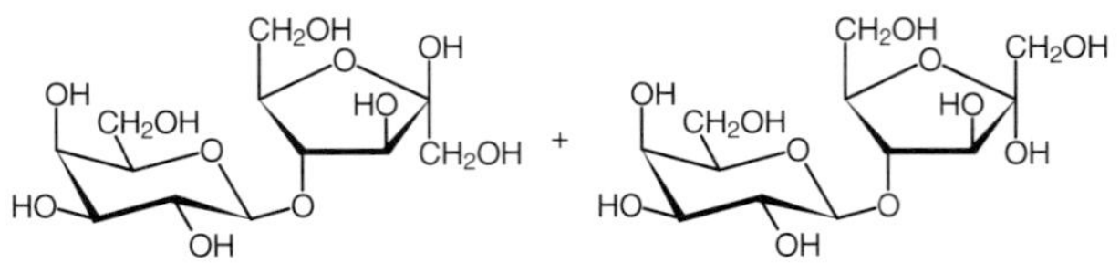

$C_{12}H_{22}O_{11}$ M_r 342,3

Definition

Lactulose enthält mindestens 95,0 und höchstens 102,0 Prozent 4-*O*-β-D-Galactopyranosyl-D-fructofuranose, berechnet auf die wasserfreie Substanz.

Eigenschaften

Weißes bis fast weißes, kristallines Pulver; leicht löslich in Wasser, wenig löslich in Methanol, praktisch unlöslich in Toluol.

Die Substanz schmilzt bei etwa 168 °C.

Prüfung auf Identität

1: B, C, D, E.

2: A, C, D, E.

A. Die Prüfung erfolgt mit Hilfe der Dünnschichtchromatographie (2.2.27) unter Verwendung einer Schicht von Kieselgel G *R*.

Untersuchungslösung: 50,0 mg Substanz werden in Wasser *R* zu 10,0 ml gelöst.

Referenzlösung: 50,0 mg Lactulose *CRS* werden in Wasser *R* zu 10,0 ml gelöst.

Auf die Platte werden 2 µl jeder Lösung aufgetragen. Die Chromatographie erfolgt mit einer Mischung von 10 Volumteilen Essigsäure 98 % *R*, 15 Volumteilen einer Lösung von Borsäure *R* (50 g · l^{-1}), 20 Volumteilen Methanol *R* und 55 Volumteilen Ethylacetat *R* über eine Laufstrecke von 15 cm. Die Platte wird 5 min lang bei 100 bis 105 °C getrocknet und anschließend erkalten gelassen. Die Platte wird mit einer Lösung von 1,3-Dihydroxynaphthalin *R* (1,0 g · l^{-1}) in einer Mischung von 10 Volumteilen Schwefelsäure *R* und 90 Volumteilen Methanol *R* besprüht und 5 min lang bei 110 °C erhitzt. Der Hauptfleck im Chromatogramm der Untersuchungslösung entspricht in bezug auf Lage, Farbe und Größe dem Hauptfleck im Chromatogramm der Referenzlösung.

B. Die unter „Gehaltsbestimmung" erhaltenen Chromatogramme werden ausgewertet. Der Hauptpeak im Chromatogramm der Untersuchungslösung entspricht in bezug auf Lage und Größe dem Hauptpeak im Chromatogramm der Referenzlösung b.

C. 50 mg Substanz werden in 10 ml Wasser *R* gelöst. Nach Zusatz von 3 ml Fehlingscher Lösung *R* und Erhitzen entsteht ein roter Niederschlag.

D. 0,125 g Substanz werden in 5 ml Wasser *R* gelöst. Wird die Lösung mit 5 ml Ammoniak-Lösung *R* versetzt und 10 min lang im Wasserbad von 80 °C erhitzt, entsteht eine rote Färbung.

E. Die Substanz entspricht der Prüfung „Spezifische Drehung" (siehe „Prüfung auf Reinheit").

Prüfung auf Reinheit

Prüflösung: 3,0 g Substanz werden in kohlendioxidfreiem Wasser *R* zu 50 ml gelöst.

Aussehen der Lösung: Die Prüflösung muß klar (2.2.1) und darf nicht stärker gefärbt sein als die Farbvergleichslösung BG_5 (2.2.2, Methode II).

***p*H-Wert** (2.2.3): 10 ml Prüflösung werden mit 0,1 ml einer gesättigten Lösung von Kaliumchlorid *R* versetzt. Der *p*H-Wert dieser Lösung muß zwischen 3,0 und 7,0 liegen.

Spezifische Drehung (2.2.7): 1,25 g Substanz werden in Wasser *R* gelöst. Die Lösung wird nach Zusatz von 0,2 ml konzentrierter Ammoniak-Lösung *R* mit Wasser *R* zu 25,0 ml verdünnt. Die spezifische Drehung muß zwischen –46,0 und –50,0° liegen, berechnet auf die wasserfreie Substanz.

Verwandte Substanzen: Die unter „Gehaltsbestimmung" erhaltenen Chromatogramme werden ausgewertet. Im Chromatogramm der Untersuchungslösung darf die Summe aller Peakflächen, die den Hauptpeaks in den Chromatogrammen der Referenzlösungen d, e, f, g und h (Galactose, Lactose, Epi-Lactose, Tagatose und Fructose) entsprechen, nicht größer sein als die Fläche des Lactulose-Peaks im Chromatogramm der Referenzlösung a (3 Prozent).

Methanol: Höchstens 50 ppm. Die Prüfung erfolgt mit Hilfe der Gaschromatographie (2.2.28, Dampfraumanalyse, Methode b).

Interner-Standard-Lösung: 0,5 ml 1-Propanol *R* werden mit 100,0 ml Wasser *R* gemischt. 1,0 ml Lösung wird mit Wasser *R* zu 100,0 ml verdünnt. 5,0 ml dieser Lösung werden mit Wasser *R* zu 50,0 ml verdünnt.

Untersuchungslösung: 79 mg Substanz werden in einer 20-ml-Probeflasche mit 1,0 ml Interner-Standard-Lösung und anschließend mit 5 µl einer 0,1prozentigen Lösung (*V/V*) von Methanol *R* versetzt.

Referenzlösung: 1,0 ml Interner-Standard-Lösung wird in einer 20-ml-Probeflasche mit 5 µl einer 0,1prozentigen Lösung (*V/V*) von Methanol *R* versetzt.

Die Chromatographie kann durchgeführt werden mit
- einer Säule von 2 m Länge und 2 mm innerem Durchmesser, gepackt mit Ethylvinylbenzol-Divinylbenzol-Copolymer *R* (180 µm)
- Helium zur Chromatographie *R* als Trägergas bei einer Durchflußrate von 30 ml je Minute
- einem Flammenionisationsdetektor.

Die Temperatur der Säule wird bei 140 °C, die des Probeneinlasses bei 200 °C und die des Detektors bei 220 °C gehalten. Die Lösungen werden 1 h lang bei 60 °C gehalten. Nach einer Druckausgleichszeit von 1 min wird jeweils 1 ml der Gasphase auf die Säule gebracht.

Im Chromatogramm der Untersuchungslösung darf das Verhältnis der Peakflächen von Methanol und Internem Standard nicht größer sein als das 2fache des Verhältnisses der entsprechenden Peakflächen im Chromatogramm der Referenzlösung. Der Gehalt an Methanol wird unter Berücksichtigung einer Dichte (2.2.5) bei 20 °C von 0,79 g · ml^{-1} für Methanol berechnet.

Bor: *Geräte aus Glas sollten soweit wie möglich vermieden werden.*

Referenzlösung: 50,0 mg Borsäure *R* werden in Wasser *R* zu 100,0 ml gelöst. 5,0 ml Lösung werden mit Wasser *R* zu 100,0 ml verdünnt.

Diese Lösung wird in einem gut verschlossenen Behältnis aus Polyethylen aufbewahrt.

In vier 25-ml-Flaschen aus Polyethylen werden jeweils
- 0,50 g Substanz in 2,0 ml Wasser *R* gelöst (Lösung A)
- 0,50 g Substanz in 1,0 ml Referenzlösung gelöst und mit 1,0 ml Wasser *R* verdünnt (Lösung B)
- 1,0 ml Referenzlösung und 1,0 ml Wasser *R* gegeben (Lösung C)
- 2,0 ml Wasser *R* (Blindlösung) gegeben.

Jede Flasche wird mit 4,0 ml Acetat-Natriumedetat-Pufferlösung *p*H 5,5 *R* versetzt. Nach dem Mischen wird mit 4,0 ml einer frisch hergestellten Azomethin-H-Lösung *R* versetzt und nach erneutem Mischen 1 h lang stehengelassen.

Die Absorption (2.2.25) der Lösungen A, B und C wird bei 420 nm unter Verwendung der Blindlösung als Kompensationsflüssigkeit gemessen. Die Prüfung darf nur ausgewertet werden, wenn die Absorption der Lösung C mindestens 0,25 beträgt. Die Absorption der Lösung B muß mindestens das 2fache der Absorption der Lösung A betragen (9 ppm Bor).

Blei (2.4.10): Die Substanz muß der Grenzprüfung „Blei in Zuckern" entsprechen (0,5 ppm).

Wasser (2.5.12): Höchstens 2,5 Prozent, mit 0,500 g Substanz nach der Karl-Fischer-Methode bestimmt.

Sulfatasche (2.4.14): Höchstens 0,1 Prozent, mit 1,0 g Substanz bestimmt.

Mikrobielle Verunreinigung:
Keimzahl (2.6.12): Höchstens 10^2 koloniebildende, aerobe Einheiten je Gramm Substanz, durch Auszählen auf Agarplatten bestimmt.

Spezifizierte Mikroorganismen (2.6.13): *Escherichia coli* darf nicht vorhanden sein.

Gehaltsbestimmung

Die Bestimmung erfolgt mit Hilfe der Flüssigchromatographie (2.2.29).

Untersuchungslösung: 1,00 g Substanz wird in 10 ml Wasser *R* gelöst. Nach Zusatz von 12,5 ml Acetonitril *R* unter Erwärmen wird mit Wasser *R* zu 25,0 ml verdünnt.

Referenzlösung a: 3 ml Untersuchungslösung werden unter Erwärmen mit 47,5 ml Acetonitril *R* versetzt und mit Wasser *R* zu 100,0 ml verdünnt.

Referenzlösung b: 1,00 g Lactulose *CRS* wird in 10 ml Wasser *R* gelöst. Nach Zusatz von 12,5 ml Acetonitril *R* unter Erwärmen wird mit Wasser *R* zu 25,0 ml verdünnt.

Referenzlösung c: 20 mg Lactulose *CRS* und 20 mg Epi-Lactose *CRS* werden in 2,0 ml Wasser *R* gelöst. Nach Zusatz von 2,5 ml Acetonitril *R* unter Erwärmen wird mit Wasser *R* zu 5,0 ml verdünnt.

Referenzlösung d: 0,2 g Galactose *R* werden in 20 ml Wasser *R* gelöst. Nach Zusatz von 25,0 ml Acetonitril *R* unter Erwärmen wird mit Wasser *R* zu 50,0 ml verdünnt.

Referenzlösung e: 0,2 g Lactose *R* werden in 20 ml Wasser *R* gelöst. Nach Zusatz von 25,0 ml Acetonitril *R* unter Erwärmen wird mit Wasser *R* zu 50,0 ml verdünnt.

Referenzlösung f: 20 mg Epi-Lactose *CRS* werden in 2 ml Wasser *R* gelöst. Nach Zusatz von 2,5 ml Acetonitril *R* unter Erwärmen wird mit Wasser *R* zu 5,0 ml verdünnt.

Referenzlösung g: 0,2 g Tagatose *R* werden in 20 ml Wasser *R* gelöst. Nach Zusatz von 25,0 ml Acetonitril *R* unter Erwärmen wird mit Wasser *R* zu 50,0 ml verdünnt.

Referenzlösung h: 0,2 g Fructose *R* werden in 20 ml Wasser *R* gelöst. Nach Zusatz von 25,0 ml Acetonitril *R* unter Erwärmen wird mit Wasser *R* zu 50,0 ml verdünnt.

Die Chromatographie kann durchgeführt werden mit

- einer Vorsäule aus rostfreiem Stahl von 0,05 m Länge und 4,6 mm innerem Durchmesser, gefolgt von einer Säule aus rostfreiem Stahl von 0,15 m Länge und 4,6 mm innerem Durchmesser, beide gepackt mit aminopropylsilyliertem Kieselgel zur Chromatographie *R* (3 µm); die Temperatur der Säule wird bei 38 ± 1 °C gehalten
- einer Mischung als mobile Phase bei einer Durchflußrate von 1,0 ml je Minute, die wie folgt hergestellt wird: 0,253 g Natriumdihydrogenphosphat *R* werden in 220 ml Wasser *R* gelöst; die Lösung wird mit 780 ml Acetonitril *R* versetzt
- einem Refraktometer als Detektor, bei einer konstanten Temperatur gehalten.

Werden die Chromatogramme unter den vorgeschriebenen Bedingungen aufgezeichnet, beträgt die Retentionszeit für Lactulose etwa 18,3 min. Die relativen Retentionen, bezogen auf Lactulose, betragen für Tagatose etwa 0,38, für Fructose etwa 0,42, für Galactose etwa 0,57, für Epi-Lactose etwa 0,90 und für Lactose etwa 1,17.

20 µl Referenzlösung c werden eingespritzt. Die Bestimmung darf nur ausgewertet werden, wenn die Auflösung zwischen dem Lactulose-Peak und dem Epi-Lactose-Peak mindestens 1,3 beträgt. Falls erforderlich wird die Konzentration von Acetonitril *R* in der mobilen Phase zwischen 75,0 und 82,0 Prozent (*V/V*) eingestellt, um die vorgeschriebene Auflösung zu erhalten.

Je 20 µl Untersuchungslösung und Referenzlösung b werden eingespritzt. Die Chromatographie erfolgt über eine Dauer, die der 2,5fachen Retentionszeit der Lactulose entspricht.

Der Prozentgehalt an $C_{12}H_{22}O_{11}$ (Lactulose) wird aus den Peakflächen und dem angegebenen Gehalt für Lactulose *CRS* berechnet.

Lagerung

Gut verschlossen.

Verunreinigungen

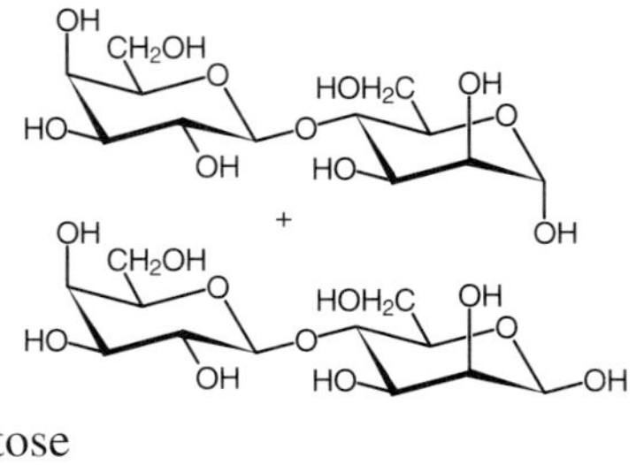

A. Epi-Lactose

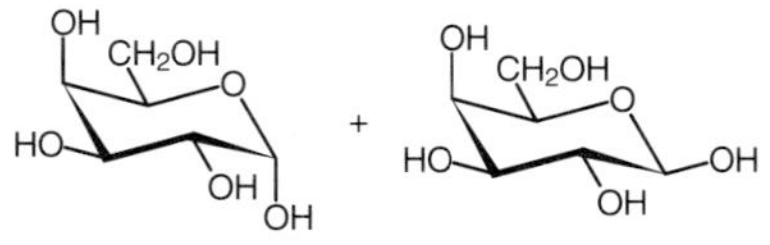

B. Galactose

C. Lactose

D. Fructose

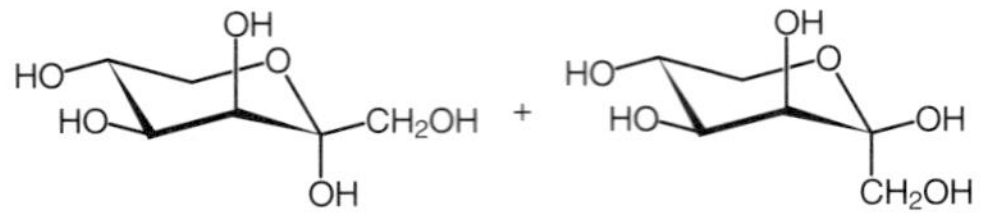

E. Tagatose.

2000, 924

Lactulose-Sirup

Lactulosum liquidum

Definition

Lactulose-Sirup ist eine wäßrige Lösung von Lactulose (4-*O*-β-D-Galactopyranosyl-D-fructofuranose), die normalerweise durch alkalische Isomerisierung von Lactose gewonnen wird. Sie kann geringe Mengen anderer Zukker wie Lactose, Epi-Lactose, Galactose, Tagatose und Fructose enthalten. Lactulose-Sirup enthält mindestens 620 g · l^{-1} Lactulose ($C_{12}H_{22}O_{11}$; M_r 342,3) und mindestens 95,0 und höchstens 105,0 Prozent des in der Beschriftung angegebenen Gehalts an Lactulose. Die Substanz kann ein geeignetes Konservierungsmittel enthalten.

Eigenschaften

Klare, farblose bis schwach bräunlichgelbe, viskose Flüssigkeit; mischbar mit Wasser. Lactulose-Sirup ist übersättigt und kann Kristalle enthalten, die sich beim Erwärmen auflösen.

Eine 10prozentige Verdünnung (*V/V*) ist linksdrehend.

Prüfung auf Identität

1: B, C, D.
2: A, C, D.

A. Die Prüfung erfolgt mit Hilfe der Dünnschichtchromatographie (2.2.27) unter Verwendung einer Schicht von Kieselgel G *R*.

Untersuchungslösung: 0,50 g Substanz werden mit Wasser *R* zu 50 ml verdünnt.

Referenzlösung: 60 mg Lactulose *CRS* werden in Wasser *R* zu 10 ml gelöst.

Auf die Platte werden 2 µl jeder Lösung aufgetragen. Die Chromatographie erfolgt mit einer Mischung von 10 Volumteilen Essigsäure 98 % *R*, 15 Volumteilen einer Lösung von Borsäure *R* (50 g · l^{-1}), 20 Volumteilen Methanol *R* und 55 Volumteilen Ethylacetat *R* über eine Laufstrecke von 15 cm. Die Platte wird 5 min lang bei 100 bis 105 °C getrocknet und anschließend erkalten gelassen. Die Platte wird mit einer Lösung von Dihydroxynaphthalin *R* (1,0 g · l^{-1}) in einer Mischung von 10 Volumteilen Schwefelsäure *R* und 90 Volumteilen Methanol *R* besprüht und 5 min lang bei 110 °C erhitzt. Der Hauptfleck im Chromatogramm der Untersuchungslösung entspricht in bezug auf Lage, Farbe und Größe dem Hauptfleck im Chromatogramm der Referenzlösung.

B. Die unter „Gehaltsbestimmung“ erhaltenen Chromatogramme werden ausgewertet. Die Retentionszeit des Hauptpeaks im Chromatogramm der Untersuchungslösung entspricht annähernd der des Hauptpeaks im Chromatogramm der Referenzlösung b.

C. 0,1 g Substanz werden mit 10 ml Wasser *R* versetzt. Nach Zusatz von 3 ml Fehlingscher Lösung *R* und Erhitzen entsteht ein roter Niederschlag.

D. 0,25 g Substanz werden mit 5 ml Wasser *R* und 5 ml Ammoniak-Lösung *R* versetzt. Wird die Lösung 10 min lang im Wasserbad von 80 °C erhitzt, entsteht eine rote Färbung.

Prüfung auf Reinheit

Prüflösung: 10 g Substanz werden mit kohlendioxidfreiem Wasser *R* zu 100 ml verdünnt.

Aussehen der Lösung: Die Prüflösung muß klar (2.2.1) und darf nicht stärker gefärbt sein als die Farbvergleichslösung BG_5 (2.2.2, Methode II).

***p*H-Wert** (2.2.3): 10 ml Prüflösung werden mit 0,1 ml einer gesättigten Lösung von Kaliumchlorid *R* versetzt. Der *p*H-Wert dieser Lösung muß zwischen 3,0 und 7,0 liegen.

Verwandte Substanzen: Die unter „Gehaltsbestimmung“ erhaltenen Chromatogramme werden ausgewertet. Im Chromatogramm der Untersuchungslösung darf ein dem Hauptpeak im Chromatogramm der Referenzlösung d entsprechender Peak (Galactose) nicht größer sein als das 3fache der Fläche des Lactulose-Peaks im Chromatogramm der Referenzlösung a (15 Prozent); ein dem Hauptpeak im Chromatogramm der Referenzlösung e entsprechender Peak (Lactose) darf nicht größer sein als das 2fache der Fläche des Lactulose-Peaks im Chromatogramm der Referenzlösung a (10 Prozent); ein dem Hauptpeak im Chromatogramm der Referenzlösung f entsprechender Peak (Epi-Lactose) darf nicht größer sein als das 2fache der Fläche des Lactulose-Peaks im Chromatogramm der Referenzlösung a (10 Prozent); ein dem Hauptpeak im Chromatogramm der Referenzlösung g entsprechender Peak (Tagatose) darf nicht größer sein als das 0,8fache der Fläche des Lactulose-Peaks im Chromatogramm der Referenzlösung a (4 Prozent); ein dem Hauptpeak im Chromatogramm der Referenzlösung h entsprechender Peak (Fructose) darf nicht größer sein als das 0,2fache der Fläche des Lactulose-Peaks im Chromatogramm der Referenzlösung a (1 Prozent).

Methanol: Höchstens 30 ppm. Die Prüfung erfolgt mit Hilfe der Gaschromatographie (2.2.28, Dampfraumanalyse, Methode b).

Interner-Standard-Lösung: 0,5 ml 1-Propanol *R* werden mit 100,0 ml Wasser *R* gemischt. 1,0 ml Lösung wird mit Wasser *R* zu 100,0 ml verdünnt. 5,0 ml dieser Lösung werden mit Wasser *R* zu 50,0 ml verdünnt.

Untersuchungslösung: 0,13 g Substanz werden in einer 20-ml-Probeflasche mit 1,0 ml Interner-Standard-Lösung und anschließend mit 5 µl einer 0,1prozentigen Lösung (*V/V*) von Methanol *R* versetzt.

Referenzlösung: 1,0 ml Interner-Standard-Lösung wird in einer 20-ml-Probeflasche mit 5 µl einer 0,1prozentigen Lösung (*V/V*) von Methanol *R* versetzt.

Die Chromatographie kann durchgeführt werden mit

- einer Säule von 2 m Länge und 2 mm innerem Durchmesser, gepackt mit Ethylvinylbenzol-Divinylbenzol-Copolymer *R* (180 µm)
- Helium zur Chromatographie *R* als Trägergas bei einer Durchflußrate von 30 ml je Minute
- einem Flammenionisationsdetektor.

Die Temperatur der Säule wird bei 140 °C, die des Probeneinlasses bei 200 °C und die des Detektors bei 220 °C gehalten. Die Lösungen werden 1 h lang bei 60 °C gehalten. Nach einer Druckausgleichszeit von 1 min wird jeweils 1 ml der Gasphase auf die Säule gebracht.

Im Chromatogramm der Untersuchungslösung darf das Verhältnis der Peakflächen von Methanol und Interner Standard nicht größer sein als das 2fache des Verhältnisses der entsprechenden Peakflächen im Chromatogramm der Referenzlösung. Der Gehalt an Methanol wird unter Berücksichtigung einer Dichte (2.2.5) bei 20 °C von 0,79 g · ml^{-1} für Methanol berechnet.

Sulfit: 5,0 g Substanz werden mit 40 ml Wasser *R* gemischt. Nach Zusatz von 2,0 ml Natriumhydroxid-Lösung (0,1 mol · l^{-1}) wird mit Wasser *R* zu 100 ml verdünnt. 10,0 ml Lösung werden mit 1,0 ml Salzsäure *R* 1, 2,0 ml Schiffs Reagenz *R* 1 und 2,0 ml einer 0,5prozentigen Lösung (*V/V*) von Formaldehyd-Lösung *R* versetzt. Nach 30 min langem Stehenlassen wird die Absorption (2.2.25) der Lösung bei 583 nm gemessen unter Verwendung einer Kompensationsflüssigkeit, die gleichzeitig und unter gleichen Bedingungen unter Verwendung von 10,0 ml Wasser *R* anstelle der Untersuchungslösung hergestellt wurde. Die Absorption der Lösung darf nicht größer sein als die einer Referenzlösung, die gleichzeitig und unter gleichen Bedingungen unter Verwendung von 10,0 ml Sulfit-Lösung (1,5 ppm SO_2) *R* anstelle der Untersuchungslösung hergestellt wurde (30 ppm).

Bor: *Geräte aus Glas sollten soweit wie möglich vermieden werden.*

Referenzlösung: 56,0 mg Borsäure *R* werden in Wasser *R* zu 100,0 ml gelöst. 5,0 ml Lösung werden mit Wasser *R* zu 100,0 ml verdünnt.

Diese Lösung wird in einem gut verschlossenen Behältnis aus Polyethylen gelagert.

In vier 25-ml-Flaschen aus Polyethylen werden jeweils

- 1,00 g Substanz und 1 ml Wasser *R* (Lösung A)
- 1,00 g Substanz und 1 ml Referenzlösung (Lösung B)
- 1 ml Referenzlösung und 1 ml Wasser *R* (Lösung C)
- 2 ml Wasser *R* (Blindlösung)

gegeben.

Jede Flasche wird mit 4,0 ml Acetat-Natriumedetat-Pufferlösung *p*H 5,5 *R* versetzt. Nach dem Mischen wird mit 4,0 ml einer frisch hergestellten Azomethin-H-Lösung *R* versetzt und nach erneutem Mischen 1 h lang stehengelassen.

Die Absorption (2.2.25) der Lösungen A, B und C wird bei 420 nm unter Verwendung der Blindlösung als Kompensationsflüssigkeit gemessen. Die Prüfung darf nur ausgewertet werden, wenn die Absorption der Lösung C mindestens 0,25 beträgt. Die Absorption der Lösung B muß mindestens das 2fache der Absorption der Lösung A betragen (5 ppm Bor).

Blei (2.4.10): Die Substanz muß der Grenzprüfung „Blei in Zuckern" entsprechen (0,5 ppm, berechnet auf den in der Beschriftung angegebenen Gehalt an Lactulose).

Sulfatasche (2.4.14): Höchstens 0,2 Prozent, mit 1,5 g Substanz bestimmt und berechnet auf den in der Beschriftung angegebenen Gehalt an Lactulose.

Mikrobielle Verunreinigung:
Keimzahl (2.6.12): Höchstens 10^2 koloniebildende, aerobe Einheiten je Gramm Substanz, durch Auszählen auf Agarplatten bestimmt.

Spezifizierte Mikroorganismen (2.6.13): *Escherichia coli* darf nicht vorhanden sein.

Gehaltsbestimmung

Die Bestimmung erfolgt mit Hilfe der Flüssigchromatographie (2.2.29).

Untersuchungslösung: 4,00 g Substanz werden mit 20 ml Wasser *R* gemischt. Die Mischung wird nach Zusatz von 25,0 ml Acetonitril *R* erwärmt und mit Wasser *R* zu 50,0 ml verdünnt.

Referenzlösung a: 5 ml Untersuchungslösung werden unter Erwärmen mit 47,5 ml Acetonitril *R* versetzt und mit Wasser *R* zu 100,0 ml verdünnt.

Referenzlösung b: 2,00 g Lactulose *CRS* werden in 20 ml Wasser *R* gelöst. Nach Zusatz von 25,0 ml Acetonitril *R* unter Erwärmen wird mit Wasser *R* zu 50,0 ml verdünnt.

Referenzlösung c: 20 mg Lactulose *CRS* und 20 mg Epi-Lactose *CRS* werden in 2,0 ml Wasser *R* gelöst. Nach Zusatz von 2,5 ml Acetonitril *R* unter Erwärmen wird mit Wasser *R* zu 5,0 ml verdünnt.

Referenzlösung d: 0,2 g Galactose *R* werden in 20 ml Wasser *R* gelöst. Nach Zusatz von 25,0 ml Acetonitril *R* unter Erwärmen wird mit Wasser *R* zu 50,0 ml verdünnt.

Referenzlösung e: 0,2 g Lactose *R* werden in 20 ml Wasser *R* gelöst. Nach Zusatz von 25,0 ml Acetonitril *R* unter Erwärmen wird mit Wasser *R* zu 50,0 ml verdünnt.

Referenzlösung f: 20 mg Epi-Lactose *CRS* werden in 2 ml Wasser *R* gelöst. Nach Zusatz von 2,5 ml Acetonitril *R* unter Erwärmen wird mit Wasser *R* zu 5,0 ml verdünnt.

Referenzlösung g: 0,2 g Tagatose *R* werden in 20 ml Wasser *R* gelöst. Nach Zusatz von 25,0 ml Acetonitril *R* unter Erwärmen wird mit Wasser *R* zu 50,0 ml verdünnt.

Referenzlösung h: 0,2 g Fructose *R* werden in 20 ml Wasser *R* gelöst. Nach Zusatz von 25,0 ml Acetonitril *R* unter Erwärmen wird mit Wasser *R* zu 50,0 ml verdünnt.

Die Chromatographie kann durchgeführt werden mit

- einer Vorsäule aus rostfreiem Stahl von 0,05 m Länge und 4,6 mm innerem Durchmesser, gefolgt von einer Säule aus rostfreiem Stahl von 0,15 m Länge und 4,6 mm innerem Durchmesser, beide gepackt mit aminopropylsilyliertem Kieselgel zur Chromatographie *R* (3 µm); die Temperatur der Säulen wird bei 38 ± 1 °C gehalten
- einer Mischung als mobile Phase bei einer Durchflußrate von 1,0 ml je Minute, die wie folgt hergestellt wird: 0,253 g Natriumdihydrogenphosphat *R* werden in 220 ml Wasser *R* gelöst; die Lösung wird mit 780 ml Acetonitril *R* versetzt
- einem Differential-Refraktometer als Detektor (RI-Detektor) bei einer konstanten Temperatur gehalten.

Werden die Chromatogramme unter den vorgeschriebenen Bedingungen aufgezeichnet, beträgt die Retentionszeit von Lactulose etwa 18 min. Die relativen Retentionen, bezogen auf Lactulose, betragen für Tagatose etwa 0,38, für Fructose etwa 0,42, für Galactose etwa 0,57, für Epi-Lactose etwa 0,90 und für Lactose etwa 1,17.

20 µl Referenzlösung c werden eingespritzt. Die Bestimmung darf nur ausgewertet werden, wenn die Auflösung zwischen dem Lactulose- und dem Epi-Lactose-Peak mindestens 1,3 beträgt. Falls erforderlich wird die Konzentration von Acetonitril *R* in der mobilen Phase zwischen 75,0 und 82,0 Prozent (*V/V*) eingestellt, um die vorgeschriebene Auflösung zu erhalten.

Je 20 µl Untersuchungslösung und Referenzlösung b werden eingespritzt. Die Chromatographie erfolgt über eine Dauer, die der 2,5fachen Retentionszeit der Lactulose entspricht.

Der Prozentgehalt an $C_{12}H_{22}O_{11}$ (Lactulose) wird aus den Flächen der Peaks und dem angegebenen Gehalt für Lactulose *CRS* berechnet.

Beschriftung

Die Beschriftung gibt insbesondere an

- Gehalt an Lactulose
- falls zutreffend, Namen und Konzentration des zugesetzten Konservierungsmittels.

Verunreinigungen

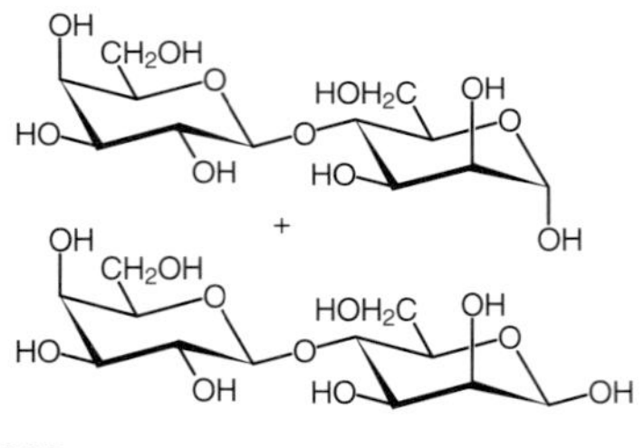

A. Epi-Lactose

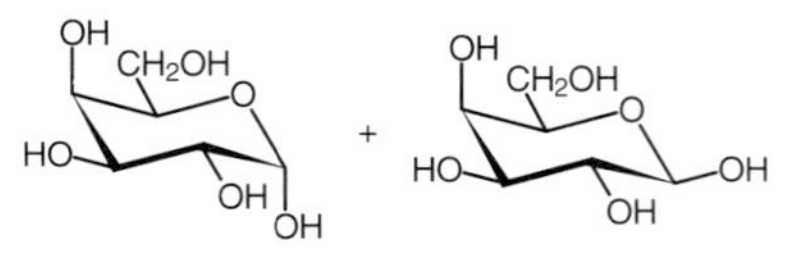

B. Galactose

C. Lactose

D. Fructose

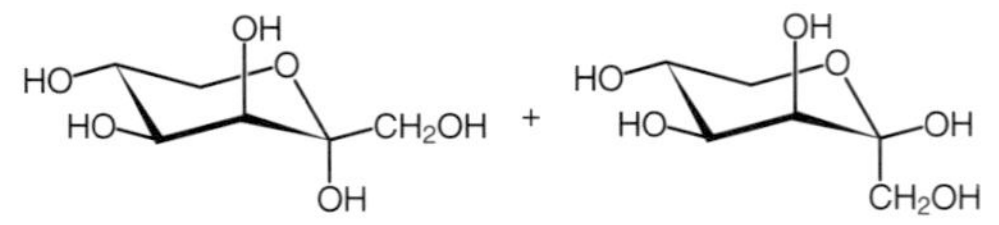

E. Tagatose.

2001, 1534

Lavendelblüten

Lavandulae flos

Definition

Lavendelblüten bestehen aus den getrockneten Blüten von *Lavandula angustifolia* P. Mill. (*L. officinalis* Chaix). Die Droge enthält mindestens 13 ml · kg^{-1} ätherisches Öl, berechnet auf die wasserfreie Droge.

Eigenschaften

Die Droge hat einen stark aromatischen Geruch.

Die Droge weist die unter „Prüfung auf Identität, A und B" beschriebenen makroskopischen und mikroskopischen Merkmale auf.

Prüfung auf Identität

1: A, B, D.
2: A, B, C.

A. Die kurz gestielten Blüten bestehen aus einem bläulichgrauen, röhrenförmigen Kelch, der sich am distalen Ende in 4 sehr kurze Zähne und einen kleinen, rundlichen Lappen teilt, einer blauen, bilabialen Blumenkrone mit einer 2lappigen Oberlippe und einer 3lappigen Unterlippe sowie aus 4 zweimächtigen Staubblättern mit eiförmigen Antheren.

B. Die Droge wird pulverisiert (355). Das Pulver ist bläulichgrau. Die Prüfung erfolgt unter dem Mikroskop, wobei Chloralhydrat-Lösung *R* verwendet wird. Das Pulver zeigt 2gabelige, einfach oder mehrfach verzweigte Deckhaare; Drüsenhaare mit kurzem Stiel und 8zelligem Köpfchen vom Labiaten-Typ; Drüsenhaare mit ein- oder mehrzelligem Stiel und einzelligem Köpfchen; Drüsenhaare mit langem, unebenem Stiel und einzelligem Köpfchen, das vom Stiel durch eine Zwischenzelle mit glatter Kutikula getrennt ist; einige solcher Haare zeigen am Stiel unmittelbar unter dem Ansatzpunkt der Zwischenzelle einen Kranz aus kleinen, kugeligen Zellen; Fragmente der warzigen Epidermis auf der Innenseite der Blütenblätter; Fragmente der Kelchepidermis, deren Zellen wellig-buchtige Wände zeigen und Calciumoxalatprismen enthalten; kugelige Pollenkörner mit einem Durchmesser von etwa 45 µm, einer Exine mit 6 schlitzförmigen Keimporen und 6 bandartigen Leisten, die strahlenförmig von den Polen ausgehen.

C. Die Prüfung erfolgt mit Hilfe der Dünnschichtchromatographie (2.2.27) unter Verwendung einer DC-Platte mit Kieselgel *R*.

Untersuchungslösung: 0,5 g pulverisierte Droge (355) werden 5 min lang mit 5 ml Hexan *R* geschüttelt. Anschließend wird abfiltriert.

Referenzlösung: 10 µl Linalool *R* und 10 µl Linalylacetat *R* werden in 5 ml Hexan *R* gelöst.

Auf die Platte werden 10 µl jeder Lösung bandförmig aufgetragen. Die Chromatographie erfolgt mit einer Mischung von 5 Volumteilen Ethylacetat *R* und 95 Volumteilen Toluol *R* über eine Laufstrecke von 15 cm. Die Platte wird an der Luft trocknen gelassen, mit Anisaldehyd-Reagenz *R* besprüht, anschließend 5 bis 10 min lang unter Beobachtung bei 100 bis 105 °C erhitzt und im Tageslicht ausgewertet. Das Chromatogramm der Referenzlösung zeigt im unteren Drittel eine graublaue Zone (Linalool) und im mittleren Drittel eine ebenfalls graublaue Zone (Linalylacetat). Das Chromatogramm der Untersuchungslösung zeigt die dem Linalool und dem Linalylacetat entsprechenden Zonen und in der Mitte zwischen diesen eine rötlichviolette Zone (Epoxydihydrocaryophyllen). Weitere Zonen sind vorhanden.

D. Die Chromatogramme unter „Andere Arten und Varietäten von Lavandula" (siehe „Prüfung auf Reinheit") werden ausgewertet. Die 5 Hauptpeaks im Chromatogramm der Referenzlösung entsprechen in bezug auf ihre Retentionszeit Peaks im Chromatogramm der Untersuchungslösung, wobei die Peaks von Linalool und Linalylacetat vorherrschen.

Prüfung auf Reinheit

Fremde Bestandteile (2.8.2): Höchstens 3 Prozent Stengelanteile und höchstens 2 Prozent sonstige fremde Bestandteile.

Andere Arten und Varietäten von Lavandula: Die Prüfung erfolgt mit Hilfe der Gaschromatographie (2.2.28).

Untersuchungslösung: 0,2 ml der unter „Gehaltsbestimmung" erhaltenen Öl-Xylol-Mischung werden mit Hexan *R* zu 5 ml verdünnt. Nach Zusatz von 1 g wasserfreiem Natriumsulfat *R* wird geschüttelt. Die überstehende Lösung wird verwendet.

Referenzlösung: 0,1 g Limonen *R*, 0,2 g Cineol *R*, 50 mg Campher *R*, 0,4 g Linalool *R*, 0,6 g Linalylacetat *R* und 0,2 g α-Terpineol *R* werden in 100 ml Hexan *R* gelöst.

Die Chromatographie kann durchgeführt werden mit
- einer Kapillarsäule aus Quarzglas von etwa 60 m Länge und etwa 0,25 mm innerem Durchmesser, belegt mit Macrogol 20000 *R*
- Helium zur Chromatographie *R* als Trägergas bei einer Durchflußrate von 1,5 ml je Minute
- einem Flammenionisationsdetektor
- einem Splitverhältnis von 1:100

und folgendem Temperaturprogramm

	Zeit (min)	Temperatur (°C)	Rate (°C · min^{-1})	Erläuterungen
Säule	0 – 15	70	–	isothermisch
	15 – 70	70 → 180	2	linearer Gradient
Probeneinlaß		220		
Detektor		220		

Gleiche Volumen jeder Lösung werden eingespritzt. Werden die Chromatogramme unter den vorgeschriebenen Bedingungen aufgezeichnet, erfolgt die Elution der Bestandteile in der bei der Herstellung der Referenzlösung angegebenen Reihenfolge. Die Retentionszeiten der Substanzen werden aufgezeichnet.

L

Monographien

Die Prüfung darf nur ausgewertet werden, wenn die Zahl der theoretischen Böden, berechnet für den Limonen-Peak, bei 110 °C mindestens 30000 und die Auflösung zwischen Limonen- und Cineol-Peak mindestens 1,5 beträgt.

Die aus dem Chromatogramm der Referenzlösung ersichtlichen Retentionszeiten werden zur Auffindung der 6 Bestandteile der Referenzlösung im Chromatogramm der Untersuchungslösung herangezogen. Die Peaks von Hexan und Xylol werden nicht berücksichtigt.

Im Chromatogramm der Untersuchungslösung darf die dem Campher entsprechende Peakfläche höchstens 1 Prozent der Gesamtfläche aller Peaks betragen.

Wasser (2.2.13): Höchstens 100 ml · kg^{-1}, mit 20,0 g Droge durch Destillation bestimmt.

Asche (2.4.16): Höchstens 9,0 Prozent.

Gehaltsbestimmung

Die Bestimmung erfolgt nach „Gehaltsbestimmung des ätherischen Öls in Drogen" (2.8.12) unter Verwendung von 20,0 g Droge, einem 1000-ml-Rundkolben, 500 ml Wasser *R* als Destillationsflüssigkeit und 0,5 ml Xylol *R* als Vorlage. 2 h lang wird mit einer Geschwindigkeit von 2 bis 3 ml je Minute destilliert.

Lagerung

Gut verschlossen, vor Licht geschützt.

1999, 1338

Lavendelöl

Lavandulae aetheroleum

Definition

Lavendelöl ist das durch Destillation mit Wasserdampf gewonnene ätherische Öl aus den frischen Blütenständen von *Lavandula angustifolia* Miller (*Lavandula officinalis* Chaix).

Eigenschaften

Klare, farblose bis schwach gelbe Flüssigkeit von charakteristischem Geruch; mischbar mit Ethanol 90 % (*V/V*), Ether und fetten Ölen.

Prüfung auf Identität

1: B.

2: A.

A. Die Prüfung erfolgt mit Hilfe der Dünnschichtchromatographie (2.2.27) unter Verwendung einer Schicht eines geeigneten Kieselgels.

Dieses typische Chromatogramm dient zur Information und als Anleitung zum Analysenverfahren. Es ist nicht Bestandteil der Anforderungen dieser Monographie.

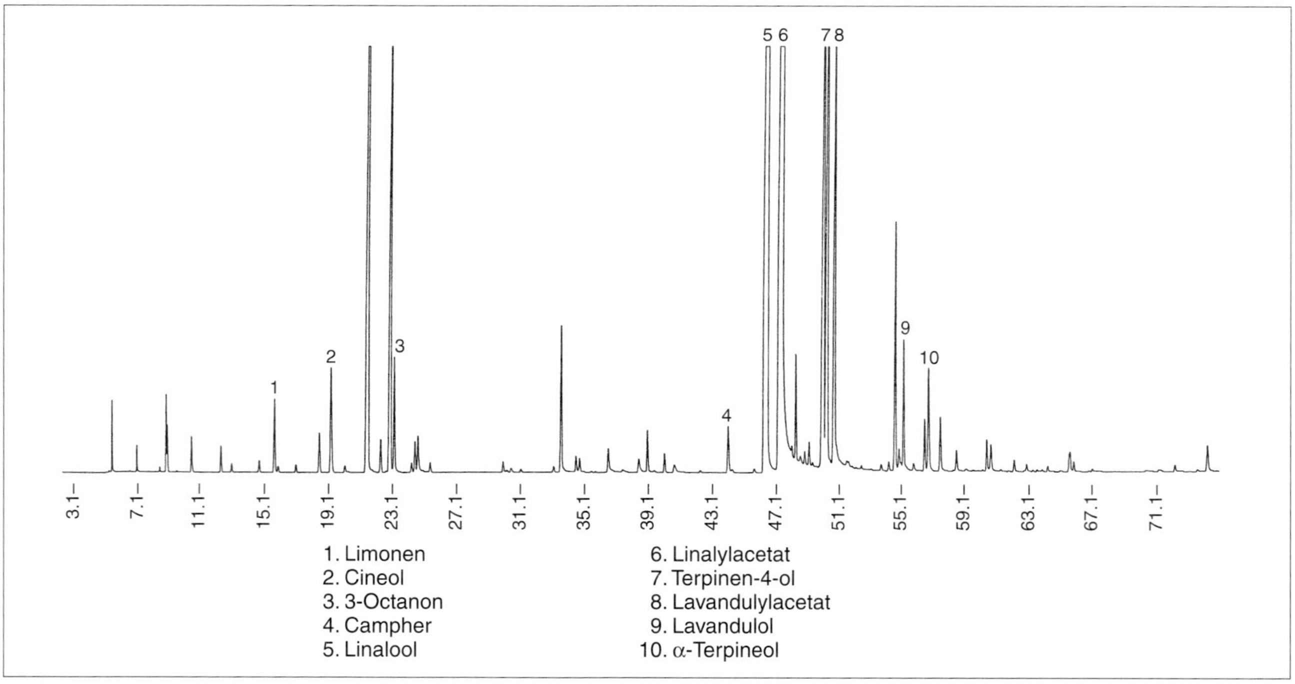

Abb. 1338-1: Typisches Chromatogramm für Lavendelöl

Untersuchungslösung: 20 µl Öl werden in 1 ml Toluol *R* gelöst.

Referenzlösung: 10 µl Linalool *R* und 10 µl Linalylacetat *R* werden in 1 ml Toluol *R* gelöst.

Auf die Platte werden 10 µl jeder Lösung bandförmig aufgetragen. Die Chromatographie erfolgt 2mal im Abstand von 5 min mit einer Mischung von 5 Volumteilen Ethylacetat *R* und 95 Volumteilen Toluol *R* über eine Laufstrecke von 10 cm. Die Platte wird an der Luft trocknen gelassen, mit Anisaldehyd-Reagenz *R* besprüht und 5 bis 10 min lang unter Beobachtung bei 100 bis 105 °C erhitzt. Die Auswertung erfolgt im Tageslicht. Im Chromatogramm der Referenzlösung erscheinen die violett gefärbte Zone des Linalools in der unteren Hälfte und die des Linalylacetats etwas oberhalb der Mitte. Im Chromatogramm der Untersuchungslösung erscheinen 2 Zonen in etwa gleicher Höhe und von ähnlicher Farbe und Farbintensität wie die im Chromatogramm der Referenzlösung; unterhalb der Zone des Linalools treten gewöhnlich noch 2 bis 5 weitere, bräunlichgrün oder violettrot gefärbte Zonen auf, von denen eine bräunlichgrün gefärbte Zone direkt unter der Zone des Linalools erscheint und am stärksten gefärbt ist; über der Zone des Linalools sowie im Bereich der Fließmittelfront sind noch weitere violettrot gefärbte Zonen sichtbar. Im Chromatogramm der Untersuchungslösung kann zwischen der Zone des Linalools und der darüberliegenden, violettrot gefärbten Zone des Caryophyllenepoxids eine schwache, violettbraune, vom Cineol stammende Zone sichtbar sein.

B. Die bei der Prüfung „Chromatographisches Profil" (siehe „Prüfung auf Reinheit") erhaltenen Chromatogramme werden ausgewertet. Die Retentionszeiten der Hauptpeaks im Chromatogramm der Untersuchungslösung entsprechen den Retentionszeiten der Hauptpeaks im Chromatogramm der Referenzlösung.

Prüfung auf Reinheit

Relative Dichte (2.2.5): 0,878 bis 0,892.

Brechungsindex (2.2.6): 1,455 bis 1,466.

Optische Drehung (2.2.7): −12,5 bis −7°.

Säurezahl (2.5.1): Höchstens 1,0, mit 5,0 g Öl, in 50 ml des vorgeschriebenen Lösungsmittelgemischs gelöst, bestimmt.

Fremde Ester (2.8.6): Das Öl muß der Prüfung entsprechen.

Fette Öle, verharzte ätherische Öle (2.8.7): Das Öl muß der Prüfung entsprechen.

Wasserlösliche Anteile: 10 ml Öl werden in einem 50-ml-Meßzylinder vorsichtig auf 20 ml gesättigte Natriumchlorid-Lösung *R* geschichtet. Die Schichtgrenze wird markiert. Nach dem Durchmischen und Absetzenlassen darf das Volumen der Ölschicht nicht verändert sein.

Chromatographisches Profil: Die Prüfung erfolgt mit Hilfe der Gaschromatographie (2.2.28).

Untersuchungslösung: Das Öl.

Referenzlösung: 0,1 g Limonen *R*, 0,2 g Cineol *R*, 0,2 g 3-Octanon *R*, 0,05 g Campher *R*, 0,4 g Linalool *R*, 0,6 g Linalylacetat *R*, 0,2 g Terpinen-4-ol *R*, 0,1 g Lavandulylacetat *R*, 0,2 g Lavandulol *R* und 0,2 g α-Terpineol *R* werden in 1 ml Hexan *R* gelöst.

Die Chromatographie kann durchgeführt werden mit

- einer Kapillarsäule aus Quarzglas von 60 m Länge und etwa 0,25 mm innerem Durchmesser, belegt mit Macrogol 20 000 *R*
- Helium zur Chromatographie *R* als Trägergas bei einer Durchflußrate von 1,5 ml je Minute
- einem Flammenionisationsdetektor
- einem Splitverhältnis von 1:100.

Die Temperatur der Säule wird 15 min lang bei 70 °C gehalten und dann um 2 °C je Minute auf 180 °C erhöht. Die Temperatur des Probeneinlasses und die des Detektors wird bei 220 °C gehalten.

Etwa 0,2 µl Referenzlösung werden eingespritzt. Werden die Chromatogramme unter den vorgeschriebenen Bedingungen aufgezeichnet, erfolgt die Elution der Bestandteile in der Reihenfolge, in der auch die Zusammensetzung der Referenzlösung angegeben ist. Die Retentionszeiten der Substanzen werden aufgezeichnet.

Die Prüfung darf nur ausgewertet werden, wenn die Zahl der theoretischen Böden, berechnet für den Limonen-Peak bei 110 °C, mindestens 30 000 und die Auflösung zwischen den Peaks von Limonen und Cineol mindestens 1,5 beträgt.

0,2 µl Untersuchungslösung werden eingespritzt. Unter Verwendung der im Chromatogramm der Referenzlösung ermittelten Retentionszeiten werden die Peaks im Chromatogramm der Untersuchungslösung identifiziert. Der Hexan-Peak wird nicht berücksichtigt.

Der Prozentgehalt der Bestandteile wird mit Hilfe des Verfahrens „Normalisierung" berechnet.

Die Prozentgehalte müssen in folgenden Bereichen liegen:

Limonen	höchstens 1,0 Prozent
Cineol	höchstens 2,5 Prozent
3-Octanon	höchstens 2,5 Prozent
Campher	höchstens 1,2 Prozent
Linalool	20,0 bis 45,0 Prozent
Linalylacetat	25,0 bis 46,0 Prozent
Terpinen-4-ol	1,2 bis 6,0 Prozent
Lavandulylacetat	mindestens 1,0 Prozent
Lavandulol	mindestens 0,1 Prozent
α-Terpineol	höchstens 2,0 Prozent.

Lagerung

Vor Licht und Wärme geschützt, in dicht verschlossenen, dem Verbrauch angemessenen, möglichst vollständig gefüllten Behältnissen.

1999, 1192

Lebertran (Typ A)

Iecoris aselli oleum A

Definition

Lebertran (Typ A) ist das gereinigte fette Öl, das aus der frischen Leber der Spezies *Gadus morhua* L. und anderen Spezies der Familie *Gadidae* gewonnen wird. Feste Substanzen werden durch Abkühlen und Filtrieren entfernt. Lebertran (Typ A) enthält mindestens 600 I.E. (180 µg) und höchstens 2500 I.E. (750 µg) Vitamin A je Gramm sowie mindestens 60 I.E. (1,5 µg) und höchstens 250 I.E. (6,25 µg) Vitamin D_3 je Gramm.

Zugelassene Antioxidantien können in von der zuständigen Behörde zugelassenen Konzentrationen zugesetzt werden.

Eigenschaften

Klare, gelbliche, viskose Flüssigkeit; praktisch unlöslich in Wasser, schwer löslich in Ethanol, mischbar mit Petroläther.

Prüfung auf Identität

1: A, B, C.
2: C, D.

A. Die Untersuchungslösung (siehe „Gehaltsbestimmung Vitamin A", Methode A) zeigt ein Absorptionsmaximum (2.2.25) zwischen 323 und 327 nm.

Das Chromatogramm der Untersuchungslösung (siehe „Gehaltsbestimmung Vitamin A", Methode B) zeigt einen Peak, der dem all-*trans*-Retinol-Peak im Chromatogramm der Referenzlösung entspricht.

B. Das Chromatogramm der Untersuchungslösung a (siehe „Gehaltsbestimmung Vitamin D_3") zeigt einen Peak, der dem Colecalciferol-Peak im Chromatogramm der Referenzlösung b entspricht.

C. Die Substanz entspricht der Prüfung „Fettsäurenzusammensetzung" (siehe „Prüfung auf Reinheit").

D. Werden 0,1 g Substanz mit 0,5 ml Chloroform *R* und 1 ml Antimon(III)-chlorid-Lösung *R* gemischt, entsteht innerhalb von etwa 10 s eine intensive, blaue Färbung.

Prüfung auf Reinheit

Aussehen der Substanz: Die Substanz darf nicht stärker gefärbt sein als eine wie folgt hergestellte Referenzlösung (2.2.2, Methode II): 3,0 ml Stammlösung Rot werden mit 25,0 ml Stammlösung Gelb gemischt. Die Mischung wird mit einer Lösung von Salzsäure *R* (10 g · l^{-1}) zu 50,0 ml verdünnt.

Relative Dichte (2.2.5): 0,917 bis 0,930.

Brechungsindex (2.2.6): 1,477 bis 1,484.

Säurezahl (2.5.1): Höchstens 2,0, mit 5,0 g Substanz bestimmt.

Anisidinzahl: Höchstens 30,0.

Die Anisidinzahl ist das 100fache der optischen Dichte einer Lösung von 1 g Substanz in 100 ml einer Mischung von Lösungsmitteln und Reagenzien entsprechend der nachstehend beschriebenen Methode, gemessen in einer Schichtdicke von 1 cm.

Die Bestimmung muß so schnell wie möglich und unter Ausschluß direkter Lichteinwirkung durchgeführt werden.

Untersuchungslösung a: 0,500 g Substanz werden mit Trimethylpentan *R* zu 25,0 ml verdünnt.

Untersuchungslösung b: 5,0 ml Untersuchungslösung a werden mit 1,0 ml einer Lösung von *p*-Anisidin *R* (2,5 g · l^{-1}) in Essigsäure 98 % *R* geschüttelt. Die Lösung ist unter Lichtschutz aufzubewahren.

Referenzlösung: 5,0 ml Trimethylpentan *R* werden mit 1,0 ml einer Lösung von *p*-Anisidin *R* (2,5 g · l^{-1}) in Essigsäure 98 % *R* geschüttelt. Die Lösung ist unter Lichtschutz aufzubewahren.

Die Absorption der Untersuchungslösung a wird gegen Trimethylpentan *R* als Kompensationsflüssigkeit bei 350 nm gemessen. Genau 10 min nach der Herstellung der Untersuchungslösung b wird die Absorption dieser Lösung bei 350 nm gegen die Referenzlösung als Kompensationsflüssigkeit gemessen.

Die Anisidinzahl wird nach folgender Formel berechnet:

$$\frac{25 \cdot (1{,}2 A_b - A_a)}{m}$$

A_b = Absorption der Untersuchungslösung b bei 350 nm

A_a = Absorption der Untersuchungslösung a bei 350 nm

m = Einwaage der Substanz für die Untersuchungslösung a in Gramm.

Iodzahl (2.5.4): 150 bis 180.

Peroxidzahl (2.5.5): Höchstens 10,0.

Unverseifbare Anteile (2.5.7): Höchstens 1,5 Prozent (*m/m*), mit 5,0 g Substanz bestimmt.

Stearine: 10 ml Substanz bleiben nach 3 h langem Abkühlen in einer Eis-Wasser-Mischung klar.

Fettsäurenzusammensetzung:

Fettsäure	Kürzel	minimale Fläche in %	maximale Fläche in %
Gesättigte Fettsäuren:			
Myristinsäure	14 : 0	2,0	6,0
Palmitinsäure	16 : 0	7,0	14,0
Stearinsäure	18 : 0	1,0	4,0

Fettsäure	Kürzel	minimale Fläche in %	maximale Fläche in %
Einfach ungesättigte Fettsäuren:			
Palmitoleinsäure	16 : 1 n–7	4,5	11,5
cis-Vaccensäure	18 : 1 n–7	2,0	7,0
Ölsäure	18 : 1 n–9	12,0	21,0
Gadoleinsäure	20 : 1 n–11	1,0	5,5
Eicosensäure	20 : 1 n–9	5,0	17,0
Erucasäure	22 : 1 n–9	0	1,5
Cetoleinsäure (22 : 1 n–11)	22 : 1 n–11+13	5,0	12,0
Mehrfach ungesättigte Fettsäuren:			
Linolsäure	18 : 2 n–6	0,5	3,0
Linolensäure	18 : 3 n–3	0	2,0
Stearidonsäure	18 : 4 n–3	0,5	4,5
Eicosapentaensäure	20 : 5 n–3	7,0	16,0
Docosahexaensäure	22 : 6 n–3	6,0	18,0

Die Prüfung erfolgt mit Hilfe der Gaschromatographie (2.2.28).

Untersuchungslösung: In einem Meßkolben werden etwa 0,45 g Substanz mit einer Lösung von Butylhydroxytoluol *R* (50 mg · l^{-1}) in Hexan *R* zu 10,0 ml verdünnt. 2,0 ml Lösung werden in einem Reagenzglas aus Quarzglas mit einem schwachen Strom von Stickstoff *R* zur Trockne eingedampft. Nach Zusatz von 1,5 ml einer Lösung von Natriumhydroxid *R* (20 g · l^{-1}) in Methanol *R* wird die Mischung mit Stickstoff *R* überschichtet, mit einem Polytetrafluorethylen-Stopfen dicht verschlossen, gemischt und 7 min lang im Wasserbad erhitzt. Nach dem Abkühlen wird der Ansatz mit 2 ml methanolischer Bortrichlorid-Lösung *R* versetzt, mit Stickstoff *R* überschichtet, dicht verschlossen, gemischt und 30 min lang im Wasserbad erhitzt. Nach Abkühlen auf 40 bis 50 °C wird der Mischung 1 ml Trimethylpentan *R* zugesetzt. Das Gefäß wird dicht verschlossen und der Inhalt mindestens 30 s lang kräftig geschüttelt. Anschließend werden sofort 5 ml einer gesättigten Lösung von Natriumchlorid *R* hinzugefügt, die Mischung wird mit Stickstoff *R* überschichtet, das Gefäß verschlossen und der Inhalt mindestens 15 s lang kräftig geschüttelt. Nachdem die Trimethylpentan-Phase klar ist, wird sie in ein weiteres Reagenzglas überführt. Die wäßrig-methanolische Phase wird erneut mit 1 ml Trimethylpentan *R* geschüttelt. Die Trimethylpentan-Phasen werden vereinigt, 2mal mit je 1 ml Wasser *R* gewaschen und über wasserfreiem Natriumsulfat *R* getrocknet. Von jeder Probe werden 2 Lösungen hergestellt.

Die Chromatographie kann durchgeführt werden mit

- einer Kapillarsäule aus Quarzglas von mindestens 30 m Länge und 0,25 mm innerem Durchmesser, belegt mit Macrogol 20 000 *R* (Filmdicke 0,25 µm)
- Wasserstoff zur Chromatographie *R* oder Helium zur Chromatographie *R* als Trägergas, wobei eine Waschflasche zur Entfernung von Sauerstoff vorgeschaltet ist
- einem Flammenionisationsdetektor
- einem Splitverhältnis von 1:200
- einem geeigneten Integrator.

Die Temperatur der Säule wird bei 170 °C beginnend um 1 °C je Minute auf 225 °C erhöht und 20 min lang bei 225 °C gehalten. Die Temperatur des Probeneinlasses

Dieses typische Chromatogramm dient zur Information und als Anleitung zum Analysenverfahren. Es ist nicht Bestandteil der Anforderungen dieser Monographie.

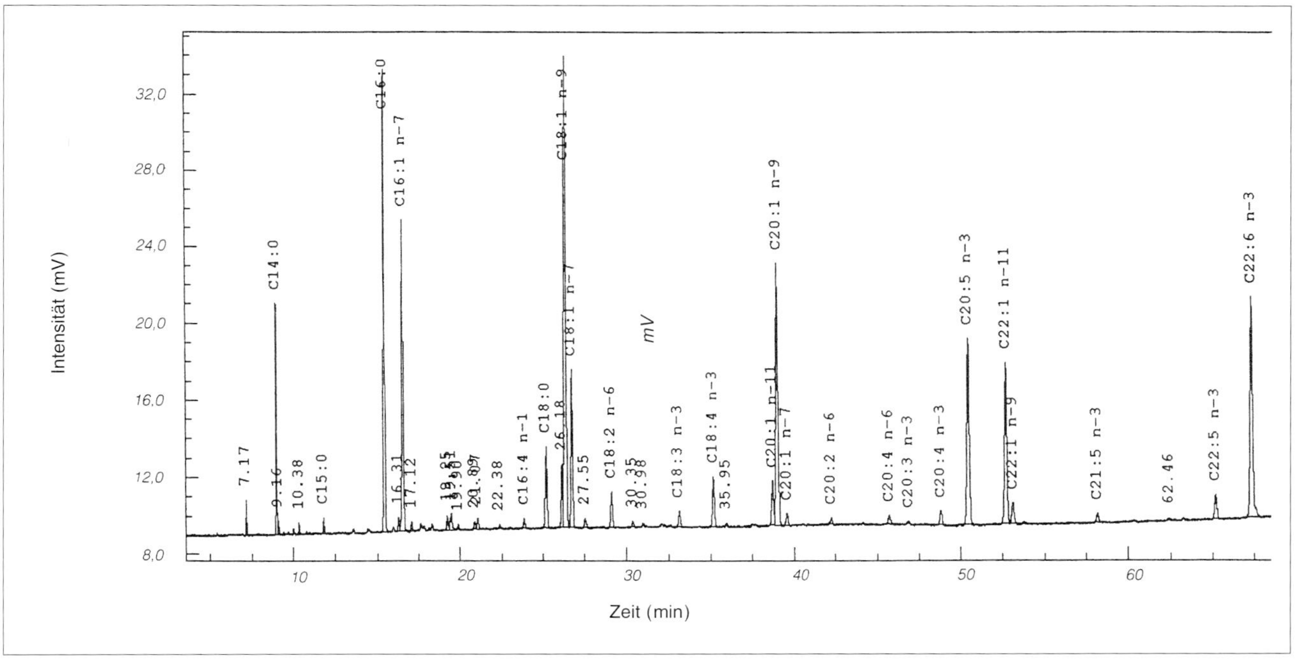

Abb. 1192-1: Typisches Chromatogramm für die Prüfung „Fettsäurenzusammensetzung“

wird bei 250 °C und die des Detektors bei 280 °C gehalten.

2mal wird jeweils 1 µl Untersuchungslösung eingespritzt.

Die Prüfung darf nur ausgewertet werden, wenn
- die zu prüfenden 15 Fettsäuren nach dem typischen Chromatogramm (Abb. 1192-1) identifiziert werden können
- eine Einspritzung einer Mischung, die gleiche Mengen Methylpalmitat *R*, Methylstearat *R*, Methylarachidat *R* und Methylbehenat *R* enthält, die Flächenprozente von 24,4; 24,8; 25,2 und 25,6 für die Fettsäuremethylester in der angegebenen Reihenfolge ergibt
- die Auflösung zwischen den Peaks von Methyloleat und Methyl-*cis*-vaccenat mindestens 1,3 beträgt
- die Auflösung zwischen den Peaks von Methylgadoleat und Methyleicosenat ausreichend ist, um die Peaks zu identifizieren und eine Flächenbestimmung vorzunehmen.

Die Flächenprozente für jeden Fettsäuremethylester werden nach folgender Gleichung berechnet:

$$\text{Flächenprozent} = \frac{A_x}{A_t} \cdot 100$$

A_x = Fläche des Fettsäuremethylesters x
A_t = Gesamtfläche.

Die Berechnung darf nur durchgeführt werden, wenn
- die Gesamtfläche nur auf Flächen basiert, die zu einzelnen Fettsäuremethylestern gehören
- die Anzahl der Fettsäuremethylester-Peaks, deren Fläche größer als 0,05 Prozent ist, mindestens 24 beträgt
- die 24 größten Peaks der Methylester mindestens 90 Prozent der Gesamtfläche betragen. (Diese entsprechen im allgemeinen folgender Elutionsreihenfolge: 14 : 0, 15 : 0, 16 : 0, 16 : 1 n – 7, 16 : 4 n – 1, 18 : 0, 18 : 1 n – 9, 18 : 1 n – 7, 18 : 2 n – 6, 18 : 3 n – 3, 18 : 4 n – 3, 20 : 1 n – 11, 20 : 1 n – 9, 20 : 1 n – 7, 20 : 2 n – 6, 20 : 4 n – 6, 20 : 3 n – 3, 20 : 4 n – 3, 20 : 5 n – 3, 22 : 1 n – 11, 22 : 1 n – 9, 21 : 5 n – 3, 22 : 5 n – 3, 22 : 6 n – 3.)

Gehaltsbestimmung

Vitamin A: *Die Gehaltsbestimmung muß so schnell wie möglich durchgeführt werden, wobei der Einfluß von direktem Licht, Luft, Oxidationsmitteln, Katalysatoren (zum Beispiel Kupfer oder Eisen) und Säuren zu vermeiden ist.*

Die Bestimmung erfolgt wie unter „Methode A" beschrieben mit Hilfe der UV-Spektroskopie (2.2.25). Falls sich diese Methode als ungeeignet erweist, wird die Bestimmung wie unter „Methode B" beschrieben mit Hilfe der Flüssigchromatographie (2.2.29) durchgeführt.

Methode A

Untersuchungslösung: 1,00 g Substanz wird in einem Rundkolben mit 3 ml einer frisch hergestellten 50prozentigen Lösung (*m/m*) von Kaliumhydroxid *R* und 30 ml wasserfreiem Ethanol *R* versetzt. Die Mischung wird 30 min lang zum Rückfluß erhitzt, wobei ein Strom von Stickstoff *R* eingeleitet wird. Nach schnellem Abkühlen werden 30 ml Wasser *R* zugesetzt. Die Mischung wird mit 50 ml Ether *R* ausgeschüttelt. Das Ausschütteln wird noch 3mal wiederholt. Die wäßrige Phase wird nach der vollständigen Phasentrennung verworfen. Die vereinigten Etherphasen werden 4mal mit je 50 ml Wasser *R* gewaschen und in einem schwachen Strom von Stickstoff *R* bei einer Temperatur von höchstens 30 °C zur Trockne eingedampft. Bei einer Temperatur von höchstens 30 °C und vermindertem Druck (Wasserstrahlpumpe) kann auch ein Rotationsverdampfer eingesetzt werden. Der Rückstand a wird in einer ausreichenden Menge 2-Propanol *R* 1 gelöst, so daß die erwartete Konzentration von Vitamin A zwischen 10 und 15 I.E. je Milliliter beträgt.

Die Absorptionen der erhaltenen Lösung werden bei 300, 310, 325 und 334 nm sowie bei der Wellenlänge im Maximum mit einem geeigneten Spektrometer in 1-cm-Küvetten gegen 2-Propanol *R* 1 als Kompensationsflüssigkeit gemessen.

Der Gehalt an Vitamin A, berechnet als all-*trans*-Retinol, in Internationalen Einheiten je Gramm wird nach folgender Formel berechnet:

$$A_{325} \cdot \frac{1830\,V}{100\,m}$$

A_{325} = Absorption bei 325 nm
m = Einwaage der Substanz in Gramm
V = Gesamtvolumen der Lösung, die eine Konzentration von 10 bis 15 I.E. Vitamin A je Milliliter enthält
1830 = Umrechnungsfaktor für die spezifische Absorption von all-*trans*-Retinol in Internationale Einheiten.

Die angegebene Formel kann nur angewendet werden, wenn A_{325} höchstens $A_{325,corr}/0{,}970$ beträgt. $A_{325,corr}$ ist die korrigierte Absorption bei 325 nm und wird nach folgender Gleichung berechnet:

$$A_{325,corr} = 6{,}815\,A_{325} - 2{,}555\,A_{310} - 4{,}260\,A_{334}$$

A steht für die Absorption bei der indexierten Wellenlänge.

Falls A_{325} größer als $A_{325,corr}/0{,}970$ ist, wird der Vitamin-A-Gehalt nach folgender Formel berechnet:

$$A_{325,\,corr} \cdot \frac{1830\,V}{100\,m}$$

Die Bestimmung darf nur ausgewertet werden, wenn
- die Wellenlänge des Maximums zwischen 323 und 327 nm liegt
- das Verhältnis der Absorptionen A_{300}/A_{325} höchstens 0,73 beträgt.

Methode B

Untersuchungslösung: 2,00 g Substanz werden in einem Rundkolben mit 5 ml einer frisch hergestellten Lösung von Ascorbinsäure *R* (100 g · l^{-1}) und 10 ml einer frisch hergestellten Lösung von Kaliumhydroxid *R* (800 g · l^{-1}) sowie 100 ml wasserfreiem Ethanol *R* versetzt. Die Mischung wird 15 min lang im Wasserbad zum Rückfluß erhitzt und mit 100 ml einer Lösung von Natriumchlorid *R* (10 g · l^{-1}) versetzt. Anschließend wird die entstandene Lösung gekühlt und in einen 500-ml-Scheidetrichter überführt, wobei der Rundkolben mit etwa 75 ml einer Lösung von Natriumchlorid *R* (10 g · l^{-1}) und anschließend mit 150 ml einer Mischung gleicher Volumteile Petroläther *R* 3 und Ether *R* gespült wird. Nach 1 min langem Schütteln und nach der vollständigen Phasentrennung wird die wäßrige Phase verworfen. Die organische Phase wird zunächst mit 50 ml einer Lösung von Kaliumhydroxid *R* ($30\ g \cdot l^{-1}$) in einer 10prozentigen Lösung (*V/V*) von wasserfreiem Ethanol *R* und anschließend 3mal mit je 50 ml einer Lösung von Natriumchlorid *R* ($10\ g \cdot l^{-1}$) gewaschen. Die organische Phase wird durch 5 g wasserfreies Natriumsulfat *R* auf einem Schnellfilter in einen 250-ml-Kolben, der an einen Rotationsverdampfer angeschlossen werden kann, filtriert. Der Trichter wird mit 10 ml frischem Extraktionsmittel gewaschen. Die organischen Phasen werden filtriert und vereinigt und bei einer Temperatur von höchstens 30 °C unter vermindertem Druck (Wasserstrahlpumpe) abdestilliert. Nach der Destillation wird der Rückstand mit Stickstoff *R* überschichtet. Alternativ kann das Lösungsmittel mit Hilfe eines schwachen Stroms von Stickstoff *R* bei einer Temperatur von höchstens 30 °C entfernt werden. Der Rückstand wird in 2-Propanol *R* gelöst. Die Lösung wird in einen 25-ml-Meßkolben überführt und mit 2-Propanol *R* zu 25 ml aufgefüllt. Erwärmen, zum Beispiel in einem Ultraschallbad, kann erforderlich sein. (Ein erheblicher Anteil des weißen Rückstands ist Cholesterol, welches etwa 50 Prozent (*m/m*) des unverseifbaren Anteils von Lebertran ausmacht.)

Referenzlösung a: Eine Lösung von Retinolacetat *CRS* in einer Konzentration von etwa 1000 I.E. all-*trans*-Retinol je Milliliter wird in 2-Propanol *R* 1 hergestellt.

Die genaue Konzentration der Referenzlösung a wird durch UV-Spektroskopie (2.2.25) bestimmt. Die Referenzlösung a wird mit 2-Propanol *R* 1 verdünnt, so daß Lösungen mit einer geschätzten Konzentration von 10 bis 15 I.E. je Milliliter entstehen. Die Absorption wird bei 326 nm in 1-cm-Küvetten gegen 2-Propanol *R* 1 als Kompensationsflüssigkeit bestimmt.

Der Vitamin-A-Gehalt in Internationalen Einheiten je Milliliter der Referenzlösung a wird nach folgender Formel berechnet, wobei der angegebene Gehalt an Retinolacetat *CRS* berücksichtigt wird:

$$A_{326} \cdot \frac{1900 \cdot V_2}{100 \cdot V_1}$$

A_{326} = Absorption bei 326 nm
V_2 = Volumen der verdünnten Lösung
V_1 = verwendetes Volumen der Referenzlösung a
1900 = Umrechnungsfaktor für die spezifische Absorption von Retinolacetat *CRS* in Internationale Einheiten.

Referenzlösung b: Die Herstellung erfolgt wie für die Untersuchungslösung beschrieben, wobei anstelle der Substanz 2,00 ml Referenzlösung a verwendet werden.

Die genaue Konzentration der Referenzlösung b wird durch UV-Spektroskopie (2.2.25) bestimmt.

Die Referenzlösung b wird mit 2-Propanol *R* 1 verdünnt, so daß Lösungen mit einer geschätzten Konzentration von 10 bis 15 I.E. je Milliliter all-*trans*-Retinol entstehen. Die Absorption wird bei 325 nm in 1-cm-Küvetten gegen 2-Propanol *R* 1 als Kompensationsflüssigkeit bestimmt.

Der Gehalt an all-*trans*-Retinol in Internationalen Einheiten je Milliliter der Referenzlösung b wird nach folgender Formel berechnet:

$$A_{325} \cdot \frac{1830 \cdot V_4}{100 \cdot V_3}$$

A_{325} = Absorption bei 325 nm
V_3 = Volumen der verdünnten Lösung
V_4 = verwendetes Volumen der Referenzlösung b
1830 = Umrechnungsfaktor für die spezifische Absorption von all-*trans*-Retinol in Internationale Einheiten.

Die Chromatographie kann durchgeführt werden mit
- einer Säule aus rostfreiem Stahl von 0,25 m Länge und 4,6 mm innerem Durchmesser, gepackt mit octadecylsilyliertem Kieselgel zur Chromatographie *R* (5 bis 10 µm)
- einer Mischung von 3 Volumteilen Wasser *R* und 97 Volumteilen Methanol *R* als mobile Phase bei einer Durchflußrate von 1 ml je Minute
- einem Spektrometer als Detektor bei einer Wellenlänge von 325 nm
- einer 10-µl-Probenschleife
- einem Integrator.

Die Untersuchungslösung und die Referenzlösung b werden jeweils 3mal eingespritzt. Die Retentionszeit von all-*trans*-Retinol liegt zwischen 4 und 6 min.

Die Bestimmung darf nur ausgewertet werden, wenn
- das Chromatogramm der Untersuchungslösung einen Peak zeigt, der dem all-*trans*-Retinol-Peak im Chromatogramm der Referenzlösung b entspricht
- bei Zusatz von Retinolacetat *CRS* zur Untersuchungslösung (Standard-Additionsmethode) eine Wiederfindungsrate von mindestens 95 Prozent festgestellt wird
- die Wiederfindungsrate von all-*trans*-Retinol in der Referenzlösung b, direkt durch UV-Spektroskopie bestimmt, mindestens 95 Prozent beträgt.

Der Vitamin-A-Gehalt wird nach folgender Formel berechnet:

$$A_1 \cdot \frac{C \cdot V}{A_2} \cdot \frac{1}{m}$$

A_1 = Fläche des all-*trans*-Retinol-Peaks im Chromatogramm der Untersuchungslösung
A_2 = Fläche des all-*trans*-Retinol-Peaks im Chromatogramm der Referenzlösung b
C = Konzentration in Internationalen Einheiten je Milliliter von Retinolacetat *CRS* in der Referenzlösung a, bestimmt vor der Verseifung (= 1000 I.E. je Milliliter)
V = Volumen der Referenzlösung a, welches weiterbehandelt wurde (2,00 ml)
m = Einwaage der Substanz für die Untersuchungslösung (2,00 g).

Vitamin D_3: *Die Gehaltsbestimmung muß so schnell wie möglich durchgeführt werden, wobei der Einfluß von direktem Licht und Luft zu vermeiden ist.*

Die Bestimmung erfolgt mit Hilfe der Flüssigchromatographie (2.2.29).

Interner-Standard-Lösung: 0,50 mg Ergocalciferol *CRS* werden in 100 ml wasserfreiem Ethanol *R* gelöst.

Untersuchungslösung a: 4,00 g Substanz werden in einem Rundkolben mit 5 ml einer frisch hergestellten Lösung von Ascorbinsäure *R* (100 g · l^{-1}) und 10 ml einer frisch hergestellten Lösung von Kaliumhydroxid *R* (800 g · l^{-1}) sowie 100 ml wasserfreiem Ethanol *R* versetzt. Die Mischung wird 30 min lang im Wasserbad zum Rückfluß erhitzt und mit 100 ml einer Lösung von Natriumchlorid *R* (10 g · l^{-1}) versetzt. Anschließend wird die entstandene Lösung auf Raumtemperatur abgekühlt. Die Lösung wird aus dem Rundkolben in einen 500-ml-Scheidetrichter überführt, wobei der Rundkolben mit etwa 75 ml einer Lösung von Natriumchlorid *R* (10 g · l^{-1}) und anschließend mit 150 ml einer Mischung gleicher Volumteile Petroläther *R* 3 und Ether *R* gespült wird. Nach 1 min langem Schütteln und im Anschluß an die vollständige Phasentrennung wird die wäßrige Phase verworfen und die organische Phase zunächst mit 50 ml einer Lösung von Kaliumhydroxid *R* (30 g · l^{-1}) in einer 10prozentigen Lösung (*V/V*) von wasserfreiem Ethanol *R* und anschließend 3mal mit je 50 ml einer Lösung von Natriumchlorid *R* (10 g · l^{-1}) gewaschen. Die organische Phase wird durch 5 g wasserfreies Natriumsulfat *R* auf einem Schnellfilter in einen 250-ml-Kolben, der an einen Rotationsverdampfer angeschlossen werden kann, filtriert. Der Trichter wird mit 10 ml frischem Extraktionsmittel gewaschen. Die organischen Phasen werden filtriert, vereinigt und bei einer Temperatur von höchstens 30 °C unter vermindertem Druck (Wasserstrahlpumpe) abdestilliert. Nach der Destillation wird der Rückstand mit Stickstoff *R* überschichtet. Alternativ kann das Lösungsmittel mit Hilfe eines schwachen Stroms von Stickstoff *R* bei einer Temperatur von höchstens 30 °C entfernt werden. Der Rückstand wird in 1,5 ml mobiler Phase, die unter „Aufreinigung" beschrieben wird, gelöst. Erwärmen, zum Beispiel in einem Ultraschallbad, kann erforderlich sein. (Ein erheblicher Anteil des weißen Rückstands ist Cholesterol, welches etwa 50 Prozent (*m/m*) des unverseifbaren Anteils von Lebertran ausmacht.)

Untersuchungslösung b: 4,00 g Substanz werden mit 2,0 ml Interner-Standard-Lösung versetzt. Anschließend wird wie unter Untersuchungslösung a beschrieben weiterverfahren.

Referenzlösung a: 0,50 mg Colecalciferol *CRS* werden in 100,0 ml wasserfreiem Ethanol *R* gelöst.

Referenzlösung b: In einem Rundkolben werden 2,0 ml Referenzlösung a mit 2,0 ml Interner-Standard-Lösung gemischt. Anschließend wird wie unter Untersuchungslösung a beschrieben weiterverfahren.

Aufreinigung

Die Chromatographie kann durchgeführt werden mit
- einer Säule aus rostfreiem Stahl von 0,25 m Länge und 4,6 mm innerem Durchmesser, gepackt mit cyanopropylsilyliertem Kieselgel zur Chromatographie *R* (10 µm)
- einer Mischung von 1,6 Volumteilen Isoamylalkohol *R* und 98,4 Volumteilen Hexan *R* als mobile Phase bei einer Durchflußrate von 1,1 ml je Minute
- einem Spektrometer als Detektor bei einer Wellenlänge von 265 nm.

350 µl Referenzlösung b werden eingespritzt. Das Eluat wird im Zeitraum von 2 min vor bis 2 min nach der Retentionszeit von Colecalciferol in einem Reagenzglas mit Schliffstopfen gesammelt, das 1 ml einer Lösung von Butylhydroxytoluol *R* (1 g · l^{-1}) in Hexan *R* enthält. Der Vorgang wird jeweils mit den Untersuchungslösungen a und b wiederholt. Die 3 Eluate werden getrennt bei einer Temperatur von höchstens 30 °C und unter einem schwachen Strom von Stickstoff *R* zur Trockne eingedampft. Die 3 Rückstände werden getrennt in je 1,5 ml Acetonitril *R* gelöst.

Bestimmung

Die Chromatographie kann durchgeführt werden mit
- einer Säule aus rostfreiem Stahl von 0,15 m Länge und 4,6 mm innerem Durchmesser, gepackt mit octadecylsilyliertem Kieselgel zur Chromatographie *R* (5 µm)
- einer Mischung von 0,2 Volumteilen Phosphorsäure 85 % *R* und 99,8 Volumteilen einer 96prozentigen Lösung (*V/V*) von Acetonitril *R* als mobile Phase bei einer Durchflußrate von 1,0 ml je Minute
- einem Spektrometer als Detektor bei einer Wellenlänge von 265 nm.

Höchstens 200 µl jeder der 3 Lösungen, die unter „Aufreinigung" erhalten werden, werden 2mal eingespritzt.

Die Bestimmung darf nur ausgewertet werden, wenn
- im Chromatogramm der Referenzlösung b die Auflösung zwischen dem Ergocalciferol- und dem Colecalciferol-Peak mindestens 1,4 beträgt
- Zusätze von Colecalciferol *CRS* zur Untersuchungslösung a (Standardadditionsmethode) Wiederfindungsraten von mindestens 95 Prozent aufweisen, wenn der Interne Standard bei der Berechnung berücksichtigt wurde.

Der Gehalt an Vitamin D_3 in Internationalen Einheiten je Gramm wird nach folgender Formel berechnet, wobei der angegebene Gehalt an Colecalciferol *CRS* berücksichtigt wird:

$$\frac{A_2}{A_6} \cdot \frac{A_3}{A_4 - [A_5/A_1] \cdot A_2} \cdot \frac{m_2}{m_1} \cdot \frac{V_2}{V_1} \cdot 40$$

m_1 = Einwaage der Substanz für die Untersuchungslösung b in Gramm
m_2 = Einwaage an Colecalciferol *CRS* für die Herstellung der Referenzlösung a in Mikrogramm (500 µg)
A_1 = Fläche (oder Höhe) des Colecalciferol-Peaks im Chromatogramm der Untersuchungslösung a
A_2 = Fläche (oder Höhe) des Colecalciferol-Peaks im Chromatogramm der Untersuchungslösung b
A_3 = Fläche (oder Höhe) des Ergocalciferol-Peaks im Chromatogramm der Referenzlösung b
A_4 = Fläche (oder Höhe) des Ergocalciferol-Peaks im Chromatogramm der Untersuchungslösung b
A_5 = Fläche (oder Höhe) eines möglichen Peaks im Chromatogramm der Untersuchungslösung a mit der gleichen Retentionszeit wie Ergocalciferol im Chromatogramm der Untersuchungslösung b
A_6 = Fläche (oder Höhe) des Colecalciferol-Peaks im Chromatogramm der Referenzlösung b

V_1 = Gesamtvolumen der Referenzlösung a (100 ml)
V_2 = Volumen der Referenzlösung a, welches für die Herstellung der Referenzlösung b verwendet wurde (2,0 ml).

Lagerung

Vor Licht geschützt, vorzugsweise unter Inertgas in dicht verschlossenen, dem Verbrauch angemessenen, möglichst vollständig gefüllten Behältnissen.

Der Inhalt eines geöffneten Behältnisses muß schnell verbraucht werden. Die nicht benötigte Menge muß durch Inertgasatmosphäre geschützt werden.

Beschriftung

Die Beschriftung gibt insbesondere an
- falls zutreffend, Name und Konzentration der zugesetzten Antioxidantien
- Anzahl der Internationalen Einheiten Vitamin A je Gramm
- Anzahl der Internationalen Einheiten Vitamin D_3 je Gramm.

1999, 1193

Lebertran (Typ B)

Iecoris aselli oleum B

Definition

Lebertran (Typ B) ist das gereinigte fette Öl, das aus der frischen Leber der Spezies *Gadus morhua* L. und anderen Spezies der Familie *Gadidae* gewonnen wird. Feste Substanzen werden durch Abkühlen und Filtrieren entfernt. Lebertran (Typ B) enthält mindestens 600 I.E. (180 µg) und höchstens 2500 I.E. (750 µg) Vitamin A je Gramm sowie mindestens 60 I.E. (1,5 µg) und höchstens 250 I.E. (6,25 µg) Vitamin D_3 je Gramm.

Zugelassene Antioxidantien können in von der zuständigen Behörde zugelassenen Konzentrationen zugesetzt werden.

Eigenschaften

Klare, gelbliche, viskose Flüssigkeit; praktisch unlöslich in Wasser, schwer löslich in Ethanol, mischbar mit Petroläther.

Prüfung auf Identität

1: A, B, C.
2: C, D.

A. Die Untersuchungslösung (siehe „Gehaltsbestimmung Vitamin A", Methode A) zeigt ein Absorptionsmaximum (2.2.25) zwischen 323 und 327 nm.

Das Chromatogramm der Untersuchungslösung (siehe „Gehaltsbestimmung Vitamin A", Methode B) zeigt einen Peak, der dem all-*trans*-Retinol-Peak im Chromatogramm der Referenzlösung entspricht.

B. Das Chromatogramm der Untersuchungslösung a (siehe „Gehaltsbestimmung Vitamin D_3") zeigt einen Peak, der dem Colecalciferol-Peak im Chromatogramm der Referenzlösung b entspricht.

C. Die Substanz entspricht der Prüfung „Fettsäurenzusammensetzung" (siehe „Prüfung auf Reinheit").

D. Werden 0,1 g Substanz mit 0,5 ml Chloroform *R* und 1 ml Antimon(III)-chlorid-Lösung *R* gemischt, entsteht innerhalb von etwa 10 s eine intensive, blaue Färbung.

Prüfung auf Reinheit

Aussehen der Substanz: Die Substanz darf nicht stärker gefärbt sein als eine wie folgt hergestellte Referenzlösung (2.2.2, Methode II): 3,0 ml Stammlösung Rot werden mit 25,0 ml Stammlösung Gelb gemischt. Die Mischung wird mit einer Lösung von Salzsäure *R* (10 $g \cdot l^{-1}$) zu 50,0 ml verdünnt.

Relative Dichte (2.2.5): 0,917 bis 0,930.

Brechungsindex (2.2.6): 1,477 bis 1,484.

Säurezahl (2.5.1): Höchstens 2,0, mit 5,0 g Substanz bestimmt.

Iodzahl (2.5.4): 150 bis 180.

Peroxidzahl (2.5.5): Höchstens 10,0.

Unverseifbare Anteile (2.5.7): Höchstens 1,5 Prozent (*m/m*), mit 5,0 g Substanz bestimmt.

Stearine: 10 ml Substanz bleiben nach 3 h langem Abkühlen in einer Eis-Wasser-Mischung klar.

Fettsäurenzusammensetzung:

Fettsäure	Kürzel	minimale Fläche in %	maximale Fläche in %
Gesättigte Fettsäuren:			
Myristinsäure	14 : 0	2,0	6,0
Palmitinsäure	16 : 0	7,0	14,0
Stearinsäure	18 : 0	1,0	4,0
Einfach ungesättigte Fettsäuren:			
Palmitoleinsäure	16 : 1 n–7	4,5	11,5
cis-Vaccensäure	18 : 1 n–7	2,0	7,0
Ölsäure	18 : 1 n–9	12,0	21,0
Gadoleinsäure	20 : 1 n–11	1,0	5,5
Eicosensäure	20 : 1 n–9	5,0	17,0
Erucasäure	22 : 1 n–9	0	1,5
Cetoleinsäure (22 : 1 n–11)	22 : 1 n–11+13	5,0	12,0
Mehrfach ungesättigte Fettsäuren:			
Linolsäure	18 : 2 n–6	0,5	3,0
Linolensäure	18 : 3 n–3	0	2,0
Stearidonsäure	18 : 4 n–3	0,5	4,5
Eicosapentaensäure	20 : 5 n–3	7,0	16,0
Docosahexaensäure	22 : 6 n–3	6,0	18,0

Die Prüfung erfolgt mit Hilfe der Gaschromatographie (2.2.28).

Untersuchungslösung: In einem Meßkolben werden etwa 0,45 g Substanz mit einer Lösung von Butylhydroxytoluol *R* (50 mg · l^{-1}) in Hexan *R* zu 10,0 ml verdünnt. 2,0 ml Lösung werden in einem Reagenzglas aus Quarzglas mit einem schwachen Strom von Stickstoff *R* zur Trockne eingedampft. Nach Zusatz von 1,5 ml einer Lösung von Natriumhydroxid *R* (20 g · l^{-1}) in Methanol *R* wird die Mischung mit Stickstoff *R* überschichtet, mit einem Polytetrafluorethylen-Stopfen dicht verschlossen, gemischt und 7 min lang im Wasserbad erhitzt. Nach dem Abkühlen wird der Ansatz mit 2 ml methanolischer Bortrichlorid-Lösung *R* versetzt, mit Stickstoff *R* überschichtet, dicht verschlossen, gemischt und 30 min lang im Wasserbad erhitzt. Nach Abkühlen auf 40 bis 50 °C wird der Mischung 1 ml Trimethylpentan *R* zugesetzt. Das Gefäß wird dicht verschlossen und der Inhalt mindestens 30 s lang kräftig geschüttelt. Anschließend werden sofort 5 ml einer gesättigten Lösung von Natriumchlorid *R* hinzugefügt, die Mischung wird mit Stickstoff *R* überschichtet, das Gefäß verschlossen und der Inhalt mindestens 15 s lang kräftig geschüttelt. Nachdem die Trimethylpentan-Phase klar ist, wird sie in ein weiteres Reagenzglas überführt. Die wäßrig-methanolische Phase wird erneut mit 1 ml Trimethylpentan *R* geschüttelt. Die Trimethylpentan-Phasen werden vereinigt, 2mal mit je 1 ml Wasser *R* gewaschen und über wasserfreiem Natriumsulfat *R* getrocknet. Von jeder Probe werden 2 Lösungen hergestellt.

Die Chromatographie kann durchgeführt werden mit

- einer Kapillarsäule aus Quarzglas von mindestens 30 m Länge und 0,25 mm innerem Durchmesser, belegt mit Macrogol 20 000 *R* (0,25 µm Filmdicke)
- Wasserstoff zur Chromatographie *R* oder Helium zur Chromatographie *R* als Trägergas, wobei eine Waschflasche zur Entfernung von Sauerstoff vorgeschaltet ist
- einem Flammenionisationsdetektor
- einem Splitverhältnis von 1:200
- einem geeigneten Integrator.

Die Temperatur der Säule wird bei 170 °C beginnend um 1 °C je Minute auf 225 °C erhöht und 20 min lang bei 225 °C gehalten. Die Temperatur des Probeneinlasses wird bei 250 °C und die des Detektors bei 280 °C gehalten.

2mal wird jeweils 1 µl Untersuchungslösung eingespritzt.

Die Prüfung darf nur ausgewertet werden, wenn

- die zu prüfenden 15 Fettsäuren nach dem typischen Chromatogramm (Abb. 1193-1) identifiziert werden können
- eine Einspritzung einer Mischung, die gleiche Mengen Methylpalmitat *R*, Methylstearat *R*, Methylarachidat *R* und Methylbehenat *R* enthält, die Flächenprozente von 24,4; 24,8; 25,2 und 25,6 für die Fettsäuremethylester in der angegebenen Reihenfolge ergibt
- die Auflösung zwischen den Peaks von Methyloleat und Methyl-*cis*-vaccenat mindestens 1,3 beträgt
- die Auflösung zwischen den Peaks von Methylgadoleat und Methyleicosenat ausreichend ist, um die Peaks zu identifizieren und eine Flächenbestimmung vorzunehmen.

Die Flächenprozente für jeden Fettsäuremethylester werden nach folgender Gleichung berechnet:

$$\text{Flächenprozent} = \frac{A_x}{A_t} \cdot 100$$

A_x = Fläche des Fettsäuremethylesters x

A_t = Gesamtfläche.

Die Berechnung darf nur durchgeführt werden, wenn

- die Gesamtfläche nur auf Flächen basiert, die zu einzelnen Fettsäuremethylestern gehören
- die Anzahl der Fettsäuremethylester-Peaks, deren Fläche größer als 0,05 Prozent ist, mindestens 24 beträgt
- die 24 größten Peaks der Methylester mindestens 90 Prozent der Gesamtfläche betragen. (Diese entsprechen im allgemeinen folgender Elutionsreihenfolge: 14 : 0, 15 : 0, 16 : 0, 16 : 1 n – 7, 16 : 4 n – 1, 18 : 0, 18 : 1 n – 9, 18 : 1 n – 7, 18 : 2 n – 6, 18 : 3 n – 3, 18 : 4 n – 3, 20 : 1 n – 11, 20 : 1 n – 9, 20 : 1 n – 7, 20 : 2 n – 6, 20 : 4 n – 6, 20 : 3 n – 3, 20 : 4 n – 3, 20 : 5 n – 3, 22 : 1 n – 11, 22 : 1 n – 9, 21 : 5 n – 3, 22 : 5 n – 3, 22 : 6 n – 3.)

Gehaltsbestimmung

Vitamin A: *Die Gehaltsbestimmung muß so schnell wie möglich durchgeführt werden, wobei der Einfluß von direktem Licht, Luft, Oxidationsmitteln, Katalysatoren (zum Beispiel Kupfer oder Eisen) und Säuren zu vermeiden ist.*

Die Bestimmung erfolgt wie unter „Methode A" beschrieben mit Hilfe der UV-Spektroskopie (2.2.25). Falls sich diese Methode als ungeeignet erweist, wird die Bestimmung wie unter „Methode B" beschrieben mit Hilfe der Flüssigchromatographie (2.2.29) durchgeführt.

Methode A

Untersuchungslösung: 1,00 g Substanz wird in einem Rundkolben mit 3 ml einer frisch hergestellten 50prozentigen Lösung (*m/m*) von Kaliumhydroxid *R* und 30 ml wasserfreiem Ethanol *R* versetzt. Die Mischung wird 30 min lang zum Rückfluß erhitzt, wobei ein Strom von Stickstoff *R* eingeleitet wird. Nach schnellem Abkühlen werden 30 ml Wasser *R* zugesetzt. Die Mischung wird mit 50 ml Ether *R* ausgeschüttelt. Das Ausschütteln wird noch 3mal wiederholt. Die wäßrige Phase wird nach der vollständigen Phasentrennung verworfen. Die vereinigten Etherphasen werden 4mal mit je 50 ml Wasser *R* gewaschen und in einem schwachen Strom von Stickstoff *R* bei einer Temperatur von höchstens 30 °C zur Trockne eingedampft. Bei einer Temperatur von höchstens 30 °C und vermindertem Druck (Wasserstrahlpumpe) kann auch ein Rotationsverdampfer eingesetzt werden. Der Rückstand wird in einer ausreichenden Menge 2-Propanol *R* 1 gelöst, so daß die erwartete Konzentration von Vitamin A zwischen 10 und 15 I.E. je Milliliter beträgt.

Die Absorptionen der erhaltenen Lösung werden bei 300, 310, 325 und 334 nm sowie bei der Wellenlänge im Maximum mit einem geeigneten Spektrometer in 1-cm-Küvetten gegen 2-Propanol *R* 1 als Kompensationsflüssigkeit gemessen.

Dieses typische Chromatogramm dient zur Information und als Anleitung zum Analysenverfahren. Es ist nicht Bestandteil der Anforderungen dieser Monographie.

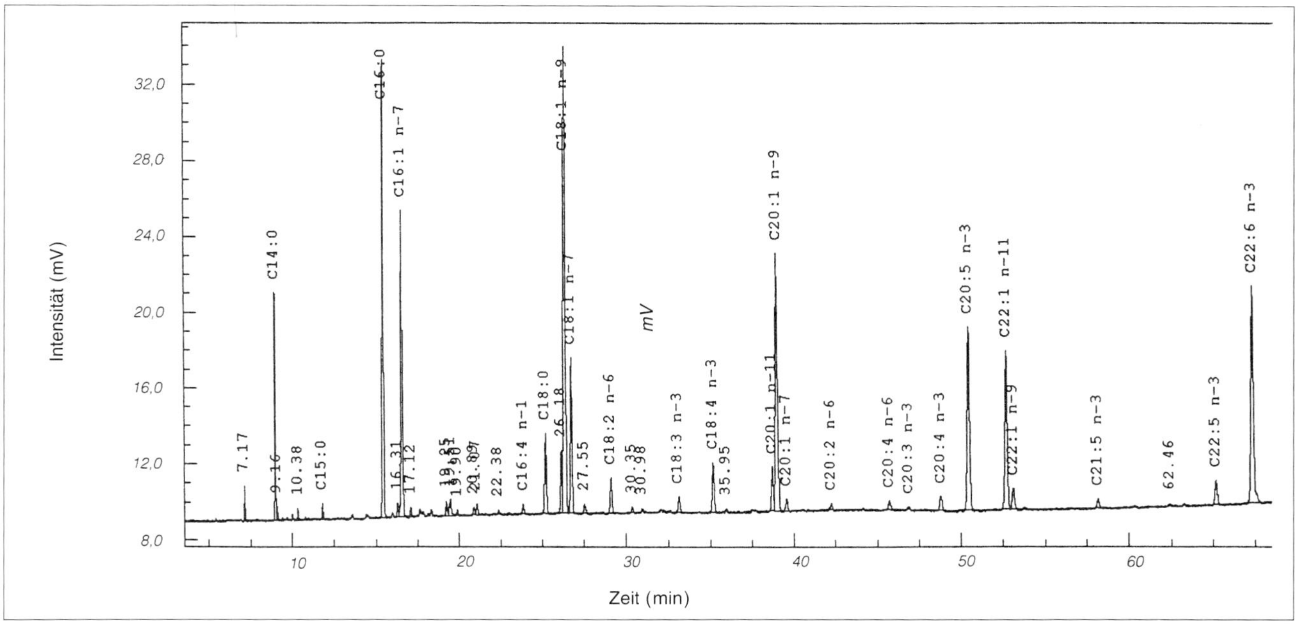

Abb. 1193-1: Typisches Chromatogramm für die Prüfung „Fettsäurenzusammensetzung"

Der Gehalt an Vitamin A, berechnet als all-*trans*-Retinol, in Internationalen Einheiten je Gramm wird nach folgender Formel berechnet:

$$A_{325} \cdot \frac{1830 V}{100\, m}$$

A_{325} = Absorption bei 325 nm
m = Einwaage der Substanz in Gramm
V = Gesamtvolumen der Lösung, die eine Konzentration von 10 bis 15 I.E. Vitamin A je Milliliter enthält
1830 = Umrechnungsfaktor für die spezifische Absorption von all-*trans*-Retinol in Internationale Einheiten.

Die angegebene Formel kann nur angewendet werden, wenn A_{325} höchstens $A_{325,\mathrm{corr}}/0{,}970$ beträgt. $A_{325,\mathrm{corr}}$ ist die korrigierte Absorption bei 325 nm und wird nach folgender Gleichung berechnet:

$$A_{325,\mathrm{corr}} = 6{,}815\, A_{325} - 2{,}555\, A_{310} - 4{,}260\, A_{334}$$

A steht für die Absorption bei der indexierten Wellenlänge.

Falls A_{325} größer als $A_{325,\mathrm{corr}}/0{,}970$ ist, wird der Vitamin-A-Gehalt nach folgender Formel berechnet:

$$A_{325,\,\mathrm{corr}} \cdot \frac{1830 V}{100\, m}$$

Die Bestimmung darf nur ausgewertet werden, wenn
- die Wellenlänge des Maximums zwischen 323 und 327 nm liegt
- das Verhältnis der Absorptionen A_{300}/A_{325} höchstens 0,73 beträgt.

Methode B

Untersuchungslösung: 2,00 g Substanz werden in einem Rundkolben mit 5 ml einer frisch hergestellten Lösung von Ascorbinsäure *R* ($100\ g \cdot l^{-1}$) und 10 ml einer frisch hergestellten Lösung von Kaliumhydroxid *R* ($800\ g \cdot l^{-1}$) sowie 100 ml wasserfreiem Ethanol *R* versetzt. Die Mischung wird 15 min lang im Wasserbad zum Rückfluß erhitzt und mit 100 ml einer Lösung von Natriumchlorid *R* ($10\ g \cdot l^{-1}$) versetzt. Anschließend wird die entstandene Lösung gekühlt und in einen 500-ml-Scheidetrichter überführt, wobei der Rundkolben mit etwa 75 ml einer Lösung von Natriumchlorid *R* ($10\ g \cdot l^{-1}$) und anschließend mit 150 ml einer Mischung gleicher Volumteile Petroläther *R* 3 und Ether *R* gespült wird. Nach 1 min langem Schütteln und nach der vollständigen Phasentrennung wird die wäßrige Phase verworfen. Die organische Phase wird zunächst mit 50 ml einer Lösung von Kaliumhydroxid *R* ($30\ g \cdot l^{-1}$) in einer 10prozentigen Lösung (*V/V*) von wasserfreiem Ethanol *R* und anschließend 3mal mit je 50 ml einer Lösung von Natriumchlorid *R* ($10\ g \cdot l^{-1}$) gewaschen. Die organische Phase wird durch 5 g wasserfreies Natriumsulfat *R* auf einem Schnellfilter in einen 250-ml-Kolben, der an einen Rotationsverdampfer angeschlossen werden kann, filtriert. Der Trichter wird mit 10 ml frischem Extraktionsmittel gewaschen. Die organischen Phasen werden filtriert und vereinigt und bei einer Temperatur von höchstens 30 °C unter vermindertem Druck (Wasserstrahlpumpe) abdestilliert. Nach der Destillation wird der Rückstand mit Stickstoff *R* überschichtet. Alternativ kann das Lösungsmittel mit Hilfe eines schwachen Stroms von Stickstoff *R* bei einer Temperatur von höchstens 30 °C entfernt werden. Der Rückstand wird in 2-Propanol *R* gelöst. Die Lösung wird in einen 25-ml-Meßkolben überführt und mit 2-Propanol *R* zu 25 ml aufgefüllt. Erwärmen, zum Beispiel in einem Ultraschallbad, kann erforderlich sein. (Ein erheblicher Anteil des weißen Rückstands ist Cholesterol, welches etwa 50 Prozent (*m/m*) des unverseifbaren Anteils von Lebertran ausmacht.)

Referenzlösung a: Eine Lösung von Retinolacetat *CRS* in einer Konzentration von etwa 1000 I.E. all-*trans*-Retinol je Milliliter wird in 2-Propanol *R* 1 hergestellt.

Die genaue Konzentration der Referenzlösung a wird durch UV-Spektroskopie (2.2.25) bestimmt. Die Referenzlösung a wird mit 2-Propanol *R* 1 verdünnt, so daß Lösungen mit einer geschätzten Konzentration von 10 bis 15 I.E. je Milliliter entstehen. Die Absorption wird bei 326 nm in 1-cm-Küvetten gegen 2-Propanol *R* 1 als Kompensationsflüssigkeit bestimmt.

Der Vitamin-A-Gehalt in Internationalen Einheiten je Milliliter der Referenzlösung a wird nach folgender Formel berechnet, wobei der angegebene Gehalt an Retinolacetat *CRS* berücksichtigt wird:

$$A_{326} \cdot \frac{1900 \cdot V_2}{100 \cdot V_1}$$

A_{326} = Absorption bei 326 nm
V_2 = Volumen der verdünnten Lösung
V_1 = verwendetes Volumen der Referenzlösung a
1900 = Umrechnungsfaktor für die spezifische Absorption von Retinolacetat *CRS* in Internationale Einheiten.

Referenzlösung b: Die Herstellung erfolgt wie für die Untersuchungslösung beschrieben, wobei anstelle der Substanz 2,00 ml Referenzlösung a verwendet werden.

Die genaue Konzentration der Referenzlösung b wird durch UV-Spektroskopie (2.2.25) bestimmt.

Die Referenzlösung b wird mit 2-Propanol *R* 1 verdünnt, so daß Lösungen mit einer geschätzten Konzentration von 10 bis 15 I.E. je Milliliter all-*trans*-Retinol entstehen. Die Absorption wird bei 325 nm in 1-cm-Küvetten gegen 2-Propanol *R* 1 als Kompensationsflüssigkeit bestimmt.

Der Gehalt an all-*trans*-Retinol in Internationalen Einheiten je Milliliter der Referenzlösung b wird nach folgender Formel berechnet:

$$A_{325} \cdot \frac{1830 \cdot V_4}{100 \cdot V_3}$$

A_{325} = Absorption bei 325 nm
V_3 = Volumen der verdünnten Lösung
V_4 = verwendetes Volumen der Referenzlösung b
1830 = Umrechnungsfaktor für die spezifische Absorption von all-*trans*-Retinol in Internationale Einheiten.

Die Chromatographie kann durchgeführt werden mit

- einer Säule aus rostfreiem Stahl von 0,25 m Länge und 4,6 mm innerem Durchmesser, gepackt mit octadecylsilyliertem Kieselgel zur Chromatographie *R* (5 bis 10 µm)
- einer Mischung von 3 Volumteilen Wasser *R* und 97 Volumteilen Methanol *R* als mobile Phase bei einer Durchflußrate von 1 ml je Minute
- einem Spektrometer als Detektor bei einer Wellenlänge von 325 nm
- einer 10-µl-Probenschleife
- einem Integrator.

Die Untersuchungslösung und die Referenzlösung b werden jeweils 3mal eingespritzt. Die Retentionszeit von all-*trans*-Retinol liegt zwischen 4 und 6 min.

Die Bestimmung darf nur ausgewertet werden, wenn

- das Chromatogramm der Untersuchungslösung einen Peak zeigt, der dem all-*trans*-Retinol-Peak im Chromatogramm der Referenzlösung b entspricht
- bei Zusatz von Retinolacetat *CRS* zur Untersuchungslösung (Standard-Additionsmethode) eine Wiederfindungsrate von mindestens 95 Prozent festgestellt wird
- die Wiederfindungsrate von all-*trans*-Retinol in der Referenzlösung b, direkt durch UV-Spektroskopie bestimmt, mindestens 95 Prozent beträgt.

Der Vitamin-A-Gehalt wird nach folgender Formel berechnet:

$$A_1 \cdot \frac{C \cdot V}{A_2} \cdot \frac{1}{m}$$

A_1 = Fläche des all-*trans*-Retinol-Peaks im Chromatogramm der Untersuchungslösung
A_2 = Fläche des all-*trans*-Retinol-Peaks im Chromatogramm der Referenzlösung b
C = Konzentration in Internationalen Einheiten je Milliliter von Retinolacetat *CRS* in der Referenzlösung a, bestimmt vor der Verseifung (= 1000 I.E. je Milliliter)
V = Volumen der Referenzlösung a, welches weiterbehandelt wurde (2,00 ml)
m = Einwaage der Substanz für die Untersuchungslösung (2,00 g).

Vitamin D_3: *Die Gehaltsbestimmung muß so schnell wie möglich durchgeführt werden, wobei der Einfluß von direktem Licht und Luft zu vermeiden ist.*

Die Bestimmung erfolgt mit Hilfe der Flüssigchromatographie (2.2.29).

Interner-Standard-Lösung: 0,50 mg Ergocalciferol *CRS* werden in 100 ml wasserfreiem Ethanol *R* gelöst.

Untersuchungslösung a: 4,00 g Substanz werden in einem Rundkolben mit 5 ml einer frisch hergestellten Lösung von Ascorbinsäure *R* (100 g · l^{-1}) und 10 ml einer frisch hergestellten Lösung von Kaliumhydroxid *R* (800 g · l^{-1}) sowie 100 ml wasserfreiem Ethanol *R* versetzt. Die Mischung wird 30 min lang im Wasserbad zum Rückfluß erhitzt und mit 100 ml einer Lösung von Natriumchlorid *R* (10 g · l^{-1}) versetzt. Anschließend wird die entstandene Lösung auf Raumtemperatur abgekühlt. Die Lösung wird aus dem Rundkolben in einen 500-ml-Scheidetrichter überführt, wobei der Rundkolben mit etwa 75 ml einer Lösung von Natriumchlorid *R* (10 g · l^{-1}) und anschließend mit 150 ml einer Mischung gleicher Volumteile Petroläther *R* 3 und Ether *R* gespült wird. Nach 1 min langem Schütteln und im Anschluß an die vollständige Phasentrennung wird die wäßrige Phase verworfen und die organische Phase zunächst mit 50 ml einer Lösung von Kaliumhydroxid *R* (30 g · l^{-1}) in einer 10prozentigen Lösung (*V/V*) von wasserfreiem Ethanol *R* und anschließend 3mal mit je 50 ml einer Lösung von Natriumchlorid *R* (10 g · l^{-1}) gewaschen. Die organische Phase wird durch 5 g wasserfreies Natriumsulfat *R* auf einem Schnellfilter in einen 250-ml-Kolben, der an einen Rotationsverdampfer angeschlossen werden kann, filtriert. Der Trichter wird mit 10 ml frischem Extraktionsmittel gewaschen. Die organischen Phasen werden filtriert, vereinigt und bei einer Temperatur von höchstens 30 °C unter vermindertem Druck (Wasserstrahlpumpe) abdestilliert. Nach der Destillation wird der Rückstand mit Stickstoff *R* überschichtet. Alternativ kann das Lösungsmittel mit Hilfe eines schwachen Stroms von Stickstoff *R* bei einer Temperatur von höchstens 30 °C entfernt werden. Der Rückstand wird in 1,5 ml mobiler Phase, die unter „Aufreinigung" beschrieben wird, gelöst. Erwärmen, zum Beispiel in einem Ultraschallbad, kann erforderlich sein. (Ein erheblicher Anteil des weißen Rückstands ist Cholesterol, welches etwa 50 Prozent (*m/m*) des unverseifbaren Anteils von Lebertran ausmacht.)

Untersuchungslösung b: 4,00 g Substanz werden mit 2,0 ml Interner-Standard-Lösung versetzt. Anschließend wird wie unter Untersuchungslösung a beschrieben weiterverfahren.

Referenzlösung a: 0,50 mg Colecalciferol *CRS* werden in 100,0 ml wasserfreiem Ethanol *R* gelöst.

Referenzlösung b: In einem Rundkolben werden 2,0 ml Referenzlösung a mit 2,0 ml Interner-Standard-Lösung gemischt. Anschließend wird wie unter Untersuchungslösung a beschrieben weiterverfahren.

Aufreinigung

Die Chromatographie kann durchgeführt werden mit
- einer Säule aus rostfreiem Stahl von 0,25 m Länge und 4,6 mm innerem Durchmesser, gepackt mit cyanopropylsilyliertem Kieselgel zur Chromatographie *R* (10 µm)
- einer Mischung von 1,6 Volumteilen Isoamylalkohol *R* und 98,4 Volumteilen Hexan *R* als mobile Phase bei einer Durchflußrate von 1,1 ml je Minute
- einem Spektrometer als Detektor bei einer Wellenlänge von 265 nm.

350 µl Referenzlösung b werden eingespritzt. Das Eluat wird im Zeitraum von 2 min vor bis 2 min nach der Retentionszeit von Colecalciferol in einem Reagenzglas mit Schliffstopfen gesammelt, das 1 ml einer Lösung von Butylhydroxytoluol *R* ($1\ g \cdot l^{-1}$) in Hexan *R* enthält. Der Vorgang wird jeweils mit den Untersuchungslösungen a und b wiederholt. Die 3 Eluate werden getrennt bei einer Temperatur von höchstens 30 °C und unter einem schwachen Strom von Stickstoff *R* zur Trockne eingedampft. Die 3 Rückstände werden getrennt in je 1,5 ml Acetonitril *R* gelöst.

Bestimmung

Die Chromatographie kann durchgeführt werden mit
- einer Säule aus rostfreiem Stahl von 0,15 m Länge und 4,6 mm innerem Durchmesser, gepackt mit octadecylsilyliertem Kieselgel zur Chromatographie *R* (5 µm)
- einer Mischung von 0,2 Volumteilen Phosphorsäure 85 % *R* und 99,8 Volumteilen einer 96prozentigen Lösung (*V/V*) von Acetonitril *R* als mobile Phase bei einer Durchflußrate von 1,0 ml je Minute
- einem Spektrometer als Detektor bei einer Wellenlänge von 265 nm.

Höchstens 200 µl jeder der 3 Lösungen, die unter „Aufreinigung" erhalten werden, werden 2mal eingespritzt.

Die Bestimmung darf nur ausgewertet werden, wenn
- im Chromatogramm der Referenzlösung b die Auflösung zwischen dem Ergocalciferol- und dem Colecalciferol-Peak mindestens 1,4 beträgt
- Zusätze von Colecalciferol *CRS* zur Untersuchungslösung a (Standardadditionsmethode) Wiederfindungsraten von mindestens 95 Prozent aufweisen, wenn der Interne Standard bei der Berechnung berücksichtigt wurde.

Der Gehalt an Vitamin D_3 in Internationalen Einheiten je Gramm wird nach folgender Formel berechnet, wobei der angegebene Gehalt an Colecalciferol *CRS* berücksichtigt wird:

$$\frac{A_2}{A_6} \cdot \frac{A_3}{A_4 - [A_5/A_1] \cdot A_2} \cdot \frac{m_2}{m_1} \cdot \frac{V_2}{V_1} \cdot 40$$

m_1 = Einwaage der Substanz für die Untersuchungslösung b in Gramm
m_2 = Einwaage an Colecalciferol *CRS* für die Herstellung der Referenzlösung a in Mikrogramm (500 µg)
A_1 = Fläche (oder Höhe) des Colecalciferol-Peaks im Chromatogramm der Untersuchungslösung a
A_2 = Fläche (oder Höhe) des Colecalciferol-Peaks im Chromatogramm der Untersuchungslösung b
A_3 = Fläche (oder Höhe) des Ergocalciferol-Peaks im Chromatogramm der Referenzlösung b
A_4 = Fläche (oder Höhe) des Ergocalciferol-Peaks im Chromatogramm der Untersuchungslösung b
A_5 = Fläche (oder Höhe) eines möglichen Peaks im Chromatogramm der Untersuchungslösung a mit der gleichen Retentionszeit wie Ergocalciferol im Chromatogramm der Untersuchungslösung b
A_6 = Fläche (oder Höhe) des Colecalciferol-Peaks im Chromatogramm der Referenzlösung b
V_1 = Gesamtvolumen der Referenzlösung a (100 ml)
V_2 = Volumen der Referenzlösung a, welches für die Herstellung der Referenzlösung b verwendet wurde (2,0 ml).

Lagerung

Vor Licht geschützt, vorzugsweise unter Inertgas in dicht verschlossenen, dem Verbrauch angemessenen, möglichst vollständig gefüllten Behältnissen.

Der Inhalt eines geöffneten Behältnisses muß schnell verbraucht werden. Die nicht benötigte Menge muß durch Inertgasatmosphäre geschützt werden.

Beschriftung

Die Beschriftung gibt insbesondere an
- falls zutreffend, Name und Konzentration der zugesetzten Antioxidantien
- Anzahl der Internationalen Einheiten Vitamin A je Gramm
- Anzahl der Internationalen Einheiten Vitamin D_3 je Gramm.

2000, 771

Leucin

Leucinum

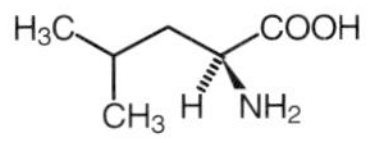

$C_6H_{13}NO_2$ M_r 131,2

Definition

Leucin enthält mindestens 98,5 und höchstens 101,0 Prozent (*S*)-2-Amino-4-methylpentansäure, berechnet auf die getrocknete Substanz.

Herstellung

Wird die Substanz durch ein Verfahren hergestellt, das Fermentationsschritte beinhaltet, muß sie zusätzlich den Anforderungen der Monographie **Fermentationsprodukte (Producta ab fermentatione)** entsprechen.

Eigenschaften

Weißes bis fast weißes, kristallines Pulver oder glänzende Flocken; wenig löslich in Wasser, praktisch unlöslich in Ethanol und Ether. Die Substanz löst sich in verdünnten Mineralsäuren und verdünnten Alkalihydroxid-Lösungen.

Prüfung auf Identität

1: A, C.
2: A, B, D.

A. Die Substanz entspricht der Prüfung „Spezifische Drehung" (siehe „Prüfung auf Reinheit").

B. 0,50 g Substanz werden in Wasser *R* zu 25 ml gelöst. Die Lösung ist linksdrehend.

C. Die Prüfung erfolgt mit Hilfe der IR-Spektroskopie (2.2.24) durch Vergleich des Spektrums der Substanz mit dem von Leucin *CRS*. Die Prüfung erfolgt mit Hilfe von Preßlingen.

D. Die bei der Prüfung „Mit Ninhydrin nachweisbare Substanzen" (siehe „Prüfung auf Reinheit") erhaltenen Chromatogramme werden ausgewertet. Der Hauptfleck im Chromatogramm der Untersuchungslösung b entspricht in bezug auf Lage, Farbe und Größe dem Hauptfleck im Chromatogramm der Referenzlösung a.

Prüfung auf Reinheit

Aussehen der Lösung: 0,5 g Substanz werden in Salzsäure (1 mol · l^{-1}) zu 10 ml gelöst. Die Lösung muß klar (2.2.1) und darf nicht stärker gefärbt sein als die Farbvergleichslösung BG_6 (2.2.2, Methode II).

Spezifische Drehung (2.2.7): 1,00 g Substanz wird in Salzsäure *R* 1 zu 25,0 ml gelöst. Die spezifische Drehung muß zwischen +14,5 und +16,5° liegen, berechnet auf die getrocknete Substanz.

Mit Ninhydrin nachweisbare Substanzen: Die Prüfung erfolgt mit Hilfe der Dünnschichtchromatographie (2.2.27) unter Verwendung einer DC-Platte mit Kieselgel *R*.

Untersuchungslösung a: 0,10 g Substanz werden in Salzsäure (0,1 mol · l^{-1}) zu 10 ml gelöst.

Untersuchungslösung b: 1 ml Untersuchungslösung a wird mit Wasser *R* zu 50 ml verdünnt.

Referenzlösung a: 10 mg Leucin *CRS* werden in Salzsäure (0,1 mol · l^{-1}) zu 50 ml gelöst.

Referenzlösung b: 5 ml Untersuchungslösung b werden mit Wasser *R* zu 20 ml verdünnt.

Referenzlösung c: 10 mg Leucin *CRS* und 10 mg Valin *CRS* werden in Salzsäure (0,1 mol · l^{-1}) zu 25 ml gelöst.

Auf die Platte werden 5 µl jeder Lösung aufgetragen. Die Platte wird an der Luft trocknen gelassen. Die Chromatographie erfolgt mit einer Mischung von 20 Volumteilen Essigsäure 98 % *R*, 20 Volumteilen Wasser *R* und 60 Volumteilen 1-Butanol *R* über eine Laufstrecke von 15 cm. Die Platte wird an der Luft trocknen gelassen, mit Ninhydrin-Lösung *R* besprüht und 15 min lang bei 100 bis 105 °C erhitzt. Kein im Chromatogramm der Untersuchungslösung a auftretender Nebenfleck darf größer oder stärker gefärbt sein als der Fleck im Chromatogramm der Referenzlösung b (0,5 Prozent). Die Prüfung darf nur ausgewertet werden, wenn das Chromatogramm der Referenzlösung c deutlich voneinander getrennt 2 Flecke zeigt.

Chlorid (2.4.4): 0,25 g Substanz, in Wasser *R* zu 15 ml gelöst, müssen der Grenzprüfung auf Chlorid entsprechen (200 ppm).

Sulfat (2.4.13): 0,5 g Substanz werden in 3 ml verdünnter Salzsäure *R* gelöst. Die mit destilliertem Wasser *R* zu 15 ml verdünnte Lösung muß der Grenzprüfung auf Sulfat entsprechen (300 ppm).

Ammonium: Mit 2 Uhrgläsern von 60 mm Durchmesser wird durch Aufeinanderlegen ein Hohlraum gebildet. An die Innenwand des oberen Uhrglases wird mit einigen Tropfen Wasser *R* ein Stück rotes Lackmuspapier *R* von 5 mm × 5 mm geklebt. Auf das untere Uhrglas werden 50 mg fein pulverisierte Substanz gebracht und in 0,5 ml Wasser *R* gelöst oder suspendiert. Nach Zusatz von 0,30 g schwerem Magnesiumoxid *R* wird kurz mit einem Glasstab verrieben und das obere Uhrglas sofort auf das untere Uhrglas gelegt. In gleicher Weise wird gleichzeitig eine Referenzmischung aus 0,1 ml Ammonium-Lösung (100 ppm NH_4) *R*, 0,5 ml Wasser *R* und 0,30 g schwerem Magnesiumoxid *R* angesetzt. Untersuchungs- und Referenzmischung werden 15 min lang bei 40 °C erwärmt. Das Lackmuspapier über der Untersuchungsmischung darf sich nicht intensiver blau färben als das Lackmuspapier über der Referenzmischung (200 ppm).

Eisen (2.4.9): In einem Scheidetrichter wird 1,0 g Substanz in 10 ml verdünnter Salzsäure *R* gelöst. Die Lösung wird 3mal je 3 min lang mit je 10 ml Isobutylmethylketon *R* 1 ausgeschüttelt. Die vereinigten organischen Phasen werden 3 min lang mit 10 ml Wasser *R* ausgeschüttelt. Die wäßrige Phase muß der Grenzprüfung auf Eisen entsprechen (10 ppm).

Schwermetalle (2.4.8): 2,0 g Substanz müssen der Grenzprüfung D auf Schwermetalle entsprechen (10 ppm). Zur Herstellung der Referenzlösung werden 2 ml Blei-Lösung (10 ppm Pb) *R* verwendet.

Trocknungsverlust (2.2.32): Höchstens 0,5 Prozent, mit 1,000 g Substanz durch Trocknen im Trockenschrank bei 100 bis 105 °C bestimmt.

Sulfatasche (2.4.14): Höchstens 0,1 Prozent, mit 1,0 g Substanz bestimmt.

Gehaltsbestimmung

0,100 g Substanz, in 3 ml wasserfreier Ameisensäure *R* gelöst, werden nach Zusatz von 30 ml wasserfreier Essigsäure *R* und 0,1 ml Naphtholbenzein-Lösung *R* mit Perchlorsäure ($0,1 \text{ mol} \cdot l^{-1}$) bis zum Farbumschlag von Braungelb nach Grün titriert.

1 ml Perchlorsäure ($0,1 \text{ mol} \cdot l^{-1}$) entspricht 13,12 mg $C_6H_{13}NO_2$.

Lagerung

Gut verschlossen, vor Licht geschützt.

1999, 1321

Leukose-Impfstoff (inaktiviert) für Katzen

Vaccinum leucosis felinae inactivatum

Definition

Leukose-Impfstoff (inaktiviert) für Katzen ist eine Zubereitung immunogener Komponenten eines geeigneten Stamms des Leukose-Virus der Katze.

Herstellung

Entsprechend **Impfstoffe für Tiere (Vaccina ad usum veterinarium)**. Die immunogenen Komponenten bestehen entweder aus einem geeigneten Stamm des Leukose-Virus der Katze, der so inaktiviert wurde, daß eine ausreichende Immunogenität erhalten bleibt, oder aus Virusbestandteilen mit angemessenen immunogenen Eigenschaften. Die Virusbestandteile können mittels rekombinanter DNA-Technologie hergestellt sein. Wird der Impfstoff mittels rekombinanter DNA-Technologie hergestellt, muß er der Monographie **DNA-rekombinationstechnisch hergestellte Produkte (Producta ab ADN recombinante)** entsprechen.

Falls zutreffend wird die Prüfung auf Inaktivierung mit einer mindestens 25 Dosen des Impfstoffs entsprechenden Menge des inaktivierten Virus durchgeführt. 2 Passagen werden in Zellkulturen des gleichen Typs wie für die Herstellung des Impfstoffs verwendet durchgeführt. Wird eine andere Zellkultur verwendet, muß sie mindestens die gleiche Empfindlichkeit aufweisen. Vermehrungsfähiges Virus darf nicht nachgewiesen werden.

Der Impfstoff kann ein Adjuvans enthalten.

Auswahl der Impfstoffzusammensetzung

Die Auswahl des Stamms des Leukose-Virus der Katze und/oder der Antigene, die im Impfstoff enthalten sind, muß sicherstellen, daß Unschädlichkeit (5.2.6) (einschließlich der Unschädlichkeit für trächtige Katzen, wenn der Impfstoff für diese Anwendung vorgesehen ist) und Immunogenität (5.2.7) belegt sind. Zum Nachweis der Unschädlichkeit und der Immunogenität des Impfstoffs können folgende Prüfungen durchgeführt werden.

Unschädlichkeit: Jede Prüfung wird mit jeder der empfohlenen Arten der Anwendung durchgeführt. Tiere, die sowohl frei von Antikörpern gegen das gp70-Antigen des Leukose-Virus der Katze sind als auch weder eine Virämie noch eine Antigenämie zum Zeitpunkt der Prüfung aufweisen, werden verwendet. Die Abwesenheit der Antikörper und Antigene wird mit einem ELISA nachgewiesen.

A. Mindestens 10 Katzen im für die Impfung empfohlenen Mindestalter werden nach dem empfohlenen Schema geimpft. 5 Katzen im gleichen Alter werden als Kontrolle gehalten. Die Rektaltemperatur jeder Katze wird am Tag vor der Impfung, zum Zeitpunkt der Impfung, 4 h und 8 h danach sowie täglich während der folgenden 4 Tage erfaßt. Nach der letzten Impfung werden die Tiere mindestens 4 Wochen lang beobachtet. Während der gesamten Beobachtungszeit treten keine anomalen lokalen oder systemischen Reaktionen auf. 1, 2 und 4 Wochen nach der letzten Impfung werden die Tiere mit geeigneten Prüfungen auf immunsuppressive Wirkungen untersucht. Der Impfstoff entspricht der Prüfung, wenn bei den geimpften Tieren keine signifikanten Unterschiede gegenüber den Kontrolltieren beobachtet werden.

B. Die doppelte Dosis des Impfstoffs wird mit einer der vorgesehenen Arten der Anwendung mindestens 10 Katzen im für die Impfung empfohlenen Mindestalter injiziert. Nach dem in der Gebrauchsinformation vorgesehenen Zeitintervall wird jedem der Tiere eine einfache Dosis injiziert. Falls die Gebrauchsinformation eine dritte Injektion vorsieht, wird diese nach dem vorgesehenen Zeitintervall verabreicht. Die Tiere werden nach der letzten Injektion 14 Tage lang beobachtet. Der Impfstoff entspricht der Prüfung, wenn während der gesamten Beobachtungszeit keine anomalen lokalen oder systemischen Reaktionen auftreten.

C. Falls der Impfstoff für die Anwendung bei trächtigen Katzen nicht kontraindiziert ist, wird mindestens 10 Katzen in verschiedenen Trächtigkeitsstadien die doppelte Impfstoffdosis injiziert. Die Katzen werden bis zum Werfen beobachtet und alle Auswirkungen auf Trächtigkeit und Wurf festgehalten. Der Impfstoff entspricht der Prüfung, wenn während der gesamten Beobachtungszeit keine anomalen lokalen oder systemischen Reaktionen auftreten.

Immunogenität: Die „Bestimmung der Wirksamkeit" ist für den Nachweis der Immunogenität geeignet.

In-Prozeß-Kontrollen

Während der Herstellung werden geeignete immunchemische Prüfungen zur Bewertung von Qualität und Reinheit der in dem Impfstoff enthaltenen viralen Antigene durchgeführt. Die Werte müssen innerhalb der für das bestimmte Produkt zugelassenen Grenzen liegen.

Prüfung der Charge

Bestimmung der Wirksamkeit der Charge: Die unter „Bestimmung der Wirksamkeit" beschriebene Bestimmung erfolgt nicht notwendigerweise bei der routinemäßigen Prüfung von Impfstoffchargen. Entsprechend der Entscheidung oder nach Zustimmung durch die zuständige Behörde wird die Bestimmung für den Impfstoff ein oder mehrmals durchgeführt. Wenn die Bestimmung nicht durchgeführt wird, muß eine geeignete, validierte, alternative Methode angewendet werden, wobei sich die Akzeptanzkriterien nach einer Impfstoffcharge richten, die nach der unter „Bestimmung der Wirksamkeit" beschriebenen Methode zufriedenstellende Ergebnisse erzielt hat.

Bakterien-Endotoxine: Wird der Impfstoff mittels rekombinanter DNA-Technologie mit einem bakteriellen Wirtssystem wie *Escherichia coli* hergestellt, muß für jede Charge eine Prüfung auf Bakterien-Endotoxine (2.6.14) durchgeführt werden. Falls die Eigenschaften des hinzugefügten Adjuvans die Durchführung einer zufriedenstellenden Prüfung verhindern, wird diese am Antigen unmittelbar vor Zufügen des Adjuvans durchgeführt. Der ermittelte Wert muß innerhalb der für das bestimmte Produkt zugelassenen Grenzen liegen und sich für Katzen als sicher erwiesen haben.

Prüfung auf Identität

Nach Impfung gesunder seronegativer Katzen regt der Impfstoff die Bildung von spezifischen Antikörpern gegen das oder die in der Beschriftung genannte(n) Antigen(e) an.

Prüfung auf Reinheit

Unschädlichkeit: 2 Katzen im für die Impfung empfohlenen Mindestalter, die keine Antikörper gegen das Leukose-Virus der Katze haben, wird die doppelte Impfstoffdosis nach einer der in der Beschriftung angegebenen Arten der Anwendung injiziert. Die Tiere werden 14 Tage lang beobachtet. Der Impfstoff entspricht der Prüfung, wenn keine anomalen lokalen oder systemischen Reaktionen auftreten.

Inaktivierung: Falls der Impfstoff inaktivierte Viren enthält, wird eine Prüfung auf restliche vermehrungsfähige Viren in einer empfänglichen Zellkultur über 2 Passagen durchgeführt. Vermehrungsfähige Viren dürfen nicht nachgewiesen werden. Enthält der Impfstoff ein Adjuvans, welches die Prüfung stört, so wird das Adjuvans möglichst von der flüssigen Phase mit einer Methode getrennt, welche Viren nicht inaktiviert und welche den Nachweis vermehrungsfähiger Viren nicht stört.

Sterilität: Der Impfstoff muß der Prüfung „Sterilität" der Monographie **Impfstoffe für Tiere** entsprechen.

Bestimmung der Wirksamkeit

Mindestens 25 empfängliche Katzen im für die Impfung empfohlenen Mindestalter, die frei von spezifischen Antikörpern gegen die Antigene des Leukose-Virus der Katze und die Onkogen-Membran-Antigene der Katze (Anti-FOCMA-Antikörper) sind und die zum Zeitpunkt der Bestimmung weder eine Virämie noch eine Antigenämie zeigen, werden verwendet. Mindestens 15 Katzen werden gemäß der Gebrauchsinformation nach einer der empfohlenen Arten der Anwendung geimpft. Mindestens 10 weitere Katzen dienen als Kontrolltiere. Nach der letzten Impfung werden die Tiere mindestens 14 Tage lang beobachtet. Danach wird eine Menge eines virulenten Stamms des Leukose-Virus der Katze, die ausreicht, bei mindestens 80 Prozent empfänglicher Tiere eine Virämie oder Antigenämie (p27-Protein) zu erzeugen, ein oder mehrmals intraperitoneal injiziert oder oronasal verabreicht. Für die Belastungsinfektion ist ein epidemiologisch relevanter Stamm zu verwenden, der vorzugsweise Virus des Typs A enthält. Die Tiere werden weitere 15 Wochen lang beobachtet. Von der dritten Woche an wird wöchentlich auf Virämie oder Antigenämie (p27-Protein) mit einer geeigneten Methode untersucht. Als geeignet haben sich zum Beispiel ein Immunfluoreszenznachweis zirkulierender Leukozyten oder ein ELISA erwiesen. Eine Katze wird als dauerhaft infiziert betrachtet, wenn sie zwischen der 3. und 15. Woche eine positive Virämie oder Antigenämie in 3 aufeinanderfolgenden Wochen oder bei 5 Untersuchungen, unabhängig ob aufeinanderfolgend oder nicht, zeigt. Die Bestimmung ist ungültig, wenn weniger als 80 Prozent der Kontrollkatzen dauerhaft infiziert sind. Der Impfstoff entspricht der Bestimmung, wenn mindestens 80 Prozent der geimpften Katzen keine dauerhafte Infektion zeigen.

Lagerung

Entsprechend **Impfstoffe für Tiere**.

Beschriftung

Entsprechend **Impfstoffe für Tiere**.

Die Beschriftung gibt insbesondere an, welches Antigen oder welche Antigene im Impfstoff enthalten sind.

2001, 1442

Leuprorelin

Leuprorelinum

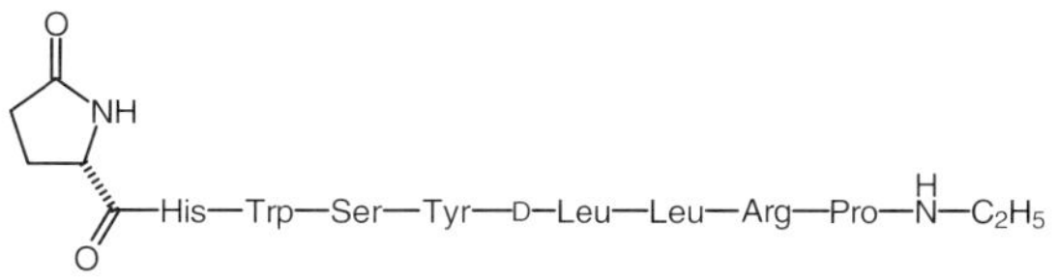

$C_{59}H_{84}N_{16}O_{12}$ M_r 1209

Definition

Leuprorelin ist ein synthetisches Nonapeptid-Analogon des Hypothalamus-Peptids Gonadorelin. Die Substanz wird durch Synthese gewonnen und liegt als Acetat vor. Sie enthält mindestens 97,0 und höchstens 103,0 Prozent des Peptids $C_{59}H_{84}N_{16}O_{12}$, berechnet auf die wasser- und essigsäurefreie Substanz.

Eigenschaften

Weißes bis fast weißes, hygroskopisches Pulver.

Prüfung auf Identität

A. Die Prüfung erfolgt mit Hilfe der IR-Spektroskopie (2.2.24) durch Vergleich des Spektrums der Substanz mit dem Leuprorelin-Referenzspektrum der Ph. Eur. Die Prüfung erfolgt mit Hilfe von Preßlingen unter Verwendung von Kaliumbromid *R*.

B. Die bei der „Gehaltsbestimmung" erhaltenen Chromatogramme werden ausgewertet. Der Hauptpeak im Chromatogramm der Untersuchungslösung b entspricht in bezug auf Größe und Retentionszeit dem Hauptpeak im Chromatogramm der Referenzlösung b.

Prüfung auf Reinheit

Spezifische Drehung (2.2.7): Die Substanz wird in einer 1prozentigen Lösung (*V/V*) von Essigsäure 98 % *R* so gelöst, daß eine Konzentration von 10,0 mg · ml^{-1} erhalten wird. Die spezifische Drehung muß zwischen –38,0 und –42,0° liegen, berechnet auf die wasser- und essigsäurefreie Substanz.

Aminosäuren: Die Prüfung erfolgt mit Hilfe eines Aminosäureanalysators. Das Gerät wird mit Hilfe einer Mischung eingestellt, die äquimolare Mengen Ammoniak, Glycin und folgender L-Aminosäuren:

Alanin	Isoleucin	Prolin
Arginin	Leucin	Serin
Aspartinsäure	Lysin	Threonin
Glutaminsäure	Methionin	Tyrosin
Histidin	Phenylalanin	Valin

sowie die halbe äquimolare Menge an L-Cystin enthält.

Für die Validierung der Methode wird ein geeigneter Interner Standard, zum Beispiel DL-Norleucin, verwendet.

Untersuchungslösung: 1,0 mg Substanz wird in eine sorgfältig gereinigte Ampulle aus Hartglas von 100 mm Länge und 6 mm innerem Durchmesser gegeben und eine geeignete Menge einer 50prozentigen Lösung (*V/V*) von Salzsäure *R* zugesetzt. Die Ampulle wird in eine Kältemischung von –5 °C eingetaucht, evakuiert, bis der Druck höchstens 133 Pa beträgt, und zugeschmolzen. Nach 16 h langem Erhitzen bei 110 bis 115 °C wird abgekühlt, die Ampulle geöffnet und der Inhalt mit 5mal je 0,2 ml Wasser *R* in einen 10-ml-Kolben überführt. Anschließend wird unter vermindertem Druck über Kaliumhydroxid *R* zur Trockne eingedampft. Der Rückstand wird in Wasser *R* gelöst und unter vermindertem Druck über Kaliumhydroxid *R* zur Trockne eingedampft. Der Rückstand wird in einer für den Aminosäureanalysator geeigneten Pufferlösung aufgenommen und mit der gleichen Pufferlösung auf ein geeignetes Volumen verdünnt.

Ein geeignetes, genau gemessenes Volumen der Untersuchungslösung wird in den Aminosäureanalysator gebracht, so daß die Höhe des Peaks der in der größten Menge vorhandenen Aminosäure mindestens 90 Prozent des maximalen Ausschlags beträgt.

Der Anteil jeder Aminosäure wird in Mol ausgedrückt. Die relativen Verhältnisse der Aminosäuren werden unter der Annahme, daß ein Siebtel der Summe der Mole von Histidin, Glutaminsäure, Leucin, Prolin, Tyrosin und Arginin gleich 1 ist, berechnet. Die Werte müssen innerhalb folgender Grenzen liegen: Serin nachweisbar; Glutaminsäure 0,85 bis 1,1; Prolin 0,85 bis 1,1; Leucin 1,8 bis 2,2; Tyrosin 0,85 bis 1,1; Histidin 0,85 bis 1,1 und Arginin 0,85 bis 1,1. Mit Ausnahme von Tryptophan dürfen andere Aminosäuren höchstens in Spuren vorhanden sein.

Verwandte Substanzen: Die Prüfung erfolgt mit Hilfe der Flüssigchromatographie (2.2.29) wie unter „Gehaltsbestimmung" beschrieben.

Je 20 µl Untersuchungslösung a und Referenzlösung c werden eingespritzt. Die Chromatographie erfolgt über eine Dauer von 90 min. Werden die Chromatogramme unter den vorgeschriebenen Bedingungen aufgezeichnet, betragen die relativen Retentionen in bezug auf den Hauptpeak für D-Ser-Leuprorelin 0,8, für D-His-Leuprorelin 0,9, für L-Leu-Leuprorelin 1,2 und für *O*-Acetyl-Ser-Leuprorelin 1,5. Im Chromatogramm der Untersuchungslösung a darf die Fläche des *O*-Acetyl-Ser-Leuprorelin-Peaks nicht größer sein als die Fläche des Hauptpeaks im Chromatogramm der Referenzlösung c (1 Prozent). Keine Peakfläche, mit Ausnahme der des Hauptpeaks und der des *O*-Acetyl-Ser-Leuprorelins, darf größer sein als das 0,5fache der Fläche des Hauptpeaks im Chromatogramm der Referenzlösung c (0,5 Prozent), und die Summe aller Peakflächen, mit Ausnahme der des Hauptpeaks, darf nicht größer sein als das 2,5fache der Fläche des Hauptpeaks im Chromatogramm der Referenzlösung c (2,5 Prozent). Peaks, deren Fläche kleiner ist als das 0,1fache der Fläche des Hauptpeaks im Chromatogramm der Referenzlösung c, werden nicht berücksichtigt.

Essigsäure (2.5.34): 4,7 bis 9,0 Prozent.

Untersuchungslösung: 10,0 mg Substanz werden in einer Mischung von 5 Volumteilen mobiler Phase B und 95 Volumteilen mobiler Phase A zu 10,0 ml gelöst.

Wasser (2.5.32): Höchstens 5,0 Prozent, nach der Mikrobestimmung von Wasser bestimmt.

Sterilität (2.6.1): Leuprorelin zur Herstellung von Parenteralia, das dabei keinem weiteren geeigneten Sterilisationsverfahren unterworfen wird, muß der Prüfung entsprechen.

Bakterien-Endotoxine (2.6.14): Leuprorelin zur Herstellung von Parenteralia, das dabei keinem weiteren geeigneten Verfahren zur Beseitigung von Bakterien-Endotoxinen unterworfen wird, darf höchstens 16,7 I.E. Bakterien-Endotoxine je Milligramm Substanz enthalten. Die Bestimmung ist unter Verwendung von Methode D (Kinetische Methode mit chromogenem Peptid) durchzuführen.

Sulfatasche (2.4.14): Höchstens 0,3 Prozent.

Gehaltsbestimmung

Die Bestimmung erfolgt mit Hilfe der Flüssigchromatographie (2.2.29).

Untersuchungslösung a: Die Substanz wird in der mobilen Phase so gelöst, daß eine Konzentration von 1,0 mg · ml^{-1} erhalten wird.

Untersuchungslösung b: 1,0 ml Untersuchungslösung a wird mit der mobilen Phase zu 20,0 ml verdünnt.

Referenzlösung a: Leuprorelin *CRS* wird in der mobilen Phase so gelöst, daß eine Konzentration von 1,0 mg · ml^{-1} erhalten wird.

Referenzlösung b: 1,0 ml Referenzlösung a wird mit der mobilen Phase zu 20,0 ml verdünnt.

Referenzlösung c: 1,0 ml Referenzlösung a wird mit der mobilen Phase zu 100,0 ml verdünnt.

Lösung zur Bestimmung des Auflösungsvermögens: 5,0 ml Referenzlösung a werden mit Wasser *R* zu 50,0 ml verdünnt. 5 ml dieser Lösung werden mit 100 µl Natriumhydroxid-Lösung (1 mol · l^{-1}) versetzt und kräftig geschüttelt. Nach 60 min langem Erhitzen in einem Trokkenschrank bei 100 °C wird sofort abgekühlt. Die Lösung wird mit 50 µl Phosphorsäure 10 % *R* versetzt und kräftig geschüttelt.

Die Chromatographie kann durchgeführt werden mit
- einer Säule aus rostfreiem Stahl von 0,10 m Länge und 4,6 mm innerem Durchmesser, gepackt mit octadecylsilyliertem Kieselgel zur Chromatographie *R* (3 µm)
- folgender Mischung als mobile Phase bei einer Durchflußrate von 1,0 bis 1,5 ml je Minute: etwa 15,2 g Triethylamin *R* werden in 800 ml Wasser *R* gelöst; die Lösung wird mit Phosphorsäure 85 % *R* auf einen *p*H-Wert von 3,0 eingestellt und mit Wasser *R* zu 1000 ml verdünnt (Lösung A); 850 ml Lösung A werden zu 150 ml einer Mischung von 2 Volumteilen 1-Propanol *R* und 3 Volumteilen Acetonitril *R* gegeben
- einem Spektrometer als Detektor bei einer Wellenlänge von 220 nm.

20 µl Lösung zur Bestimmung des Auflösungsvermögens werden eingespritzt. Die Chromatographie erfolgt über eine Dauer von 60 min. Die Durchflußrate wird so eingestellt, daß im Chromatogramm der Hauptpeak mit einer Retentionszeit von etwa 41 bis 49 min eluiert. Der D-His-Leuprorelin entsprechende Peak eluiert mit einer relativen Retention von 0,9, bezogen auf den Hauptpeak.

Die Bestimmung darf nur ausgewertet werden, wenn die Auflösung zwischen den Peaks von D-His-Leuprorelin und Leuprorelin mindestens 1,5 beträgt und der Symmetriefaktor des Leuprorelin-Peaks zwischen 0,8 und 1,5 liegt.

Je 20 µl Untersuchungslösung b und Referenzlösung b werden eingespritzt.

Der Gehalt an Leuprorelin ($C_{59}H_{84}N_{16}O_{12}$) wird aus den Peakflächen in den Chromatogrammen der Untersuchungslösung b und der Referenzlösung b und dem angegebenen Gehalt an $C_{59}H_{84}N_{16}O_{12}$ für Leuprorelin *CRS* errechnet.

Lagerung

Dicht verschlossen, vor Licht geschützt, bei einer Temperatur unterhalb 30 °C. Falls die Substanz steril ist, im Behältnis mit Sicherheitsverschluß.

Beschriftung

Die Beschriftung gibt insbesondere an
- die Peptidmenge je Behältnis
- falls zutreffend, daß die Substanz steril ist
- falls zutreffend, daß die Substanz frei von Bakterien-Endotoxinen ist.

2001, 1484

Levocabastinhydrochlorid

Levocabastini hydrochloridum

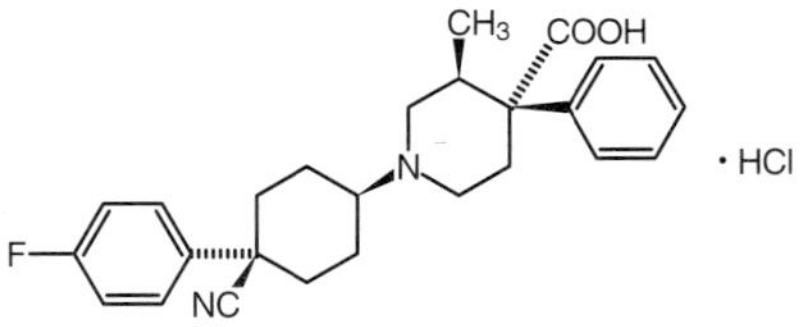

$C_{26}H_{30}ClFN_2O_2$ M_r 457,0

Definition

Levocabastinhydrochlorid enthält mindestens 98,5 und höchstens 101,5 Prozent (3*S*,4*R*)-1-[*cis*-4-Cyano-4-(4-fluorphenyl)cyclohexyl]-3-methyl-4-phenylpiperidin-4-carbonsäure-Monohydrochlorid, berechnet auf die getrocknete Substanz.

Eigenschaften

Weißes bis fast weißes Pulver; praktisch unlöslich in Wasser, wenig löslich in Methanol, schwer löslich in Ethanol und einer Lösung von Natriumhydroxid (2 g · l^{-1}).

Prüfung auf Identität

A. Die Prüfung erfolgt mit Hilfe der IR-Spektroskopie (2.2.24) durch Vergleich des Spektrums der Substanz mit dem von Levocabastinhydrochlorid *CRS*. Die Prüfung erfolgt mit Hilfe von Preßlingen.

B. 50 mg Substanz werden in einer Mischung von 0,4 ml Ammoniak-Lösung *R* und 2 ml Wasser *R* gelöst. Nach dem Mischen wird die Lösung 5 min lang stehengelassen und filtriert. Das Filtrat gibt nach Ansäuern mit verdünnter Salpetersäure *R* die Identitätsreaktion a auf Chlorid (2.3.1).

C. Die Substanz entspricht der Prüfung „Spezifische Drehung" (siehe „Prüfung auf Reinheit").

Prüfung auf Reinheit

Prüflösung: 0,250 g Substanz werden in Methanol *R* zu 25,0 ml gelöst.

Aussehen der Lösung: Die Prüflösung muß klar (2.2.1) und darf nicht stärker gefärbt sein als die Farbvergleichslösung G_7 (2.2.2, Methode II).

Spezifische Drehung (2.2.7): Die spezifische Drehung, an der Prüflösung bestimmt, muß zwischen –102 und –106° liegen, berechnet auf die getrocknete Substanz.

Verwandte Substanzen: Die Prüfung erfolgt mit Hilfe der Kapillarelektrophorese (2.2.47).

Die Lösungen sind unmittelbar vor Gebrauch herzustellen.

Untersuchungslösung: 25,0 mg Substanz werden in einer Lösung von Natriumhydroxid *R* (2 g · l^{-1}) zu 10,0 ml gelöst.

Referenzlösung a: 2,5 mg Levocabastinhydrochlorid *CRS* und 2,5 mg Levocabastin-Verunreinigung D *CRS* werden in einer Lösung von Natriumhydroxid *R* (2 g · l^{-1}) zu 200,0 ml gelöst.

Referenzlösung b: 5,0 ml Untersuchungslösung werden mit einer Lösung von Natriumhydroxid *R* (2 g · l^{-1}) zu 100,0 ml verdünnt. 1,0 ml dieser Lösung wird mit einer Lösung von Natriumhydroxid *R* (2 g · l^{-1}) zu 10,0 ml verdünnt.

Die mizellare elektrokinetische Kapillarchromatographie kann durchgeführt werden mit

- einer nicht belegten Kapillare aus Quarzglas von 0,5 m Länge bis zur Detektorzelle und 75 µm innerem Durchmesser
- folgender Elektrolytlösung: 1,08 g Natriumdodecylsulfat *R* und 0,650 g Hydroxypropyl-β-cyclodextrin *R* werden in 5 ml 2-Propanol *R* gelöst und mit einer Pufferlösung *p*H 9,0 zu 50,0 ml verdünnt; die Pufferlösung *p*H 9,0 wird wie folgt hergestellt: 1,39 g Borsäure *R* werden in Wasser *R* gelöst; die Lösung wird mit Natriumhydroxid-Lösung (1 mol · l^{-1}) auf einen *p*H-Wert von 9,0 eingestellt (etwa 9 ml) und mit Wasser *R* zu 100,0 ml verdünnt
- einem Spektrometer als Detektor bei einer Wellenlänge von 214 nm
- einer Einspritzdauer von 5 s und einem Druck von 3,450 kPa

und folgendem Stromstärkegradienten

Zeit (min)	**Stromstärke (µA)**
0 – 0,17	0 → 75
0,17 – 15	75 → 130
15 – 40	130
40 – 60	130 → 200

Die Temperatur der Kapillare wird bei 50 °C gehalten.

Die Kapillare wird 2 min lang mit einer Lösung von Natriumhydroxid *R* (2 g · l^{-1}) und anschließend mindestens 5 min lang mit der Elektrolytlösung äquilibriert.

Die Referenzlösung a wird eingespritzt. Wird das Elektropherogramm unter den vorgeschriebenen Bedingungen aufgezeichnet, ergeben sich folgende Migrationszeiten: Levocabastin etwa 28 min und Verunreinigung D etwa 30 min. Die Prüfung darf nur ausgewertet werden, wenn die Auflösung zwischen den Peaks von Levocabastin und Verunreinigung D mindestens 4 beträgt. Falls erforderlich wird der Stromstärkegradient geändert.

Eine Lösung von Natriumhydroxid *R* (2 g · l^{-1}) als Blindlösung, die Untersuchungslösung und Referenzlösung b werden eingespritzt. Im Elektropherogramm der Untersuchungslösung darf keine Peakfläche, mit Ausnahme der des Hauptpeaks, größer sein als die Fläche des Hauptpeaks im Elektropherogramm der Referenzlösung b (0,5 Prozent), und die Summe dieser Peakflächen darf nicht größer sein als das 2fache der Fläche des Hauptpeaks im Elektropherogramm der Referenzlösung b (1,0 Prozent). Peaks der Blindlösung und Peaks, deren Fläche kleiner ist als das 0,1fache der Fläche des Hauptpeaks im Elektropherogramm der Referenzlösung b, werden nicht berücksichtigt (0,05 Prozent).

Trocknungsverlust (2.2.32): Höchstens 0,5 Prozent, mit 1,000 g Substanz durch Trocknen im Trockenschrank bei 100 bis 105 °C bestimmt.

Sulfatasche (2.4.14): Höchstens 0,1 Prozent, mit 1,0 g Substanz in einem Platintiegel bestimmt.

Gehaltsbestimmung

0,175 g Substanz, in 50 ml Ethanol 96 % *R* gelöst, werden nach Zusatz von 5,0 ml Salzsäure (0,01 mol · l^{-1}) mit Natriumhydroxid-Lösung (0,1 mol · l^{-1}) titriert. Der Endpunkt wird mit Hilfe der Potentiometrie (2.2.20) bestimmt. Das zwischen erstem und drittem Wendepunkt zugesetzte Volumen wird abgelesen.

1 ml Natriumhydroxid-Lösung (0,1 mol · l^{-1}) entspricht 22,85 mg $C_{26}H_{30}ClFN_2O_2$.

Lagerung

Gut verschlossen, vor Licht geschützt.

Verunreinigungen

Qualifizierte Verunreinigungen

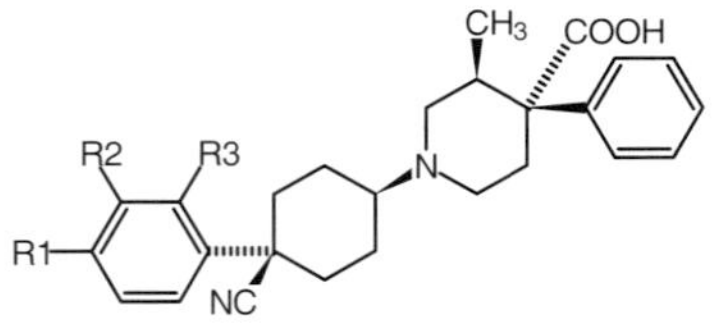

A. R1 = R2 = R3 = H:
(3*S*,4*R*)-1-(*cis*-4-Cyan-4-phenylcyclohexyl)-3-methyl-4-phenylpiperidin-4-carbonsäure

B. R1 = R2 = H, R3 = F:
(3*S*,4*R*)-1-[*cis*-4-Cyan-4-(2-fluorphenyl)cyclohexyl]-3-methyl-4-phenylpiperidin-4-carbonsäure

C. R1 = H, R2 = F, R3 = H:
(3*S*,4*R*)-1-[*cis*-4-Cyan-4-(3-fluorphenyl)cyclohexyl]-3-methyl-4-phenylpiperidin-4-carbonsäure

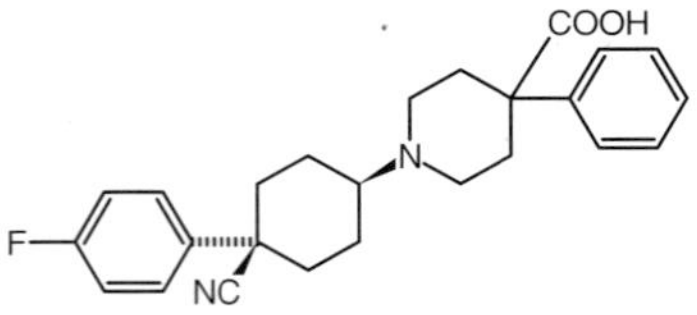

D. 1-[*cis*-4-Cyan-4-(4-fluorphenyl)cyclohexyl]-4-phenylpiperidin-4-carbonsäure

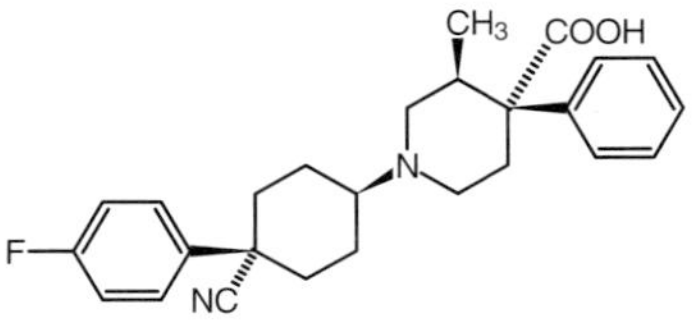

E. (3*S*,4*R*)-1-[*trans*-4-Cyan-4-(4-fluorphenyl)cyclohexyl]-3-methyl-4-phenylpiperidin-4-carbonsäure.

Andere bestimmbare Verunreinigungen

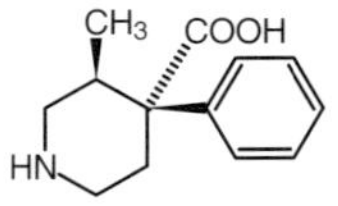

F. (3*S*,4*R*)-3-Methyl-4-phenylpiperidin-4-carbonsäure

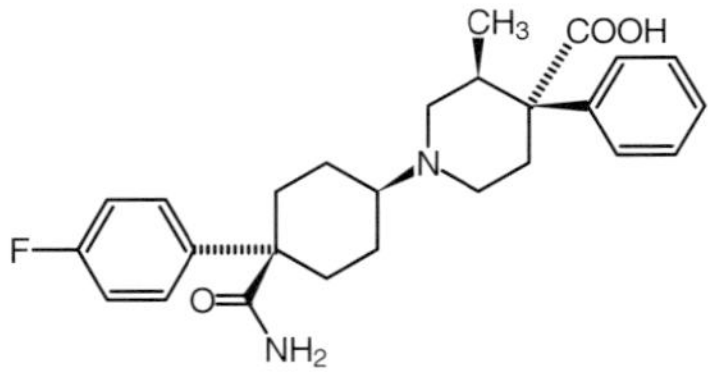

G. (3*S*,4*R*)-1-[*cis*-4-Carbamoyl-4-(4-fluorphenyl)cyclohexyl]-3-methyl-4-phenylpiperidin-4-carbonsäure

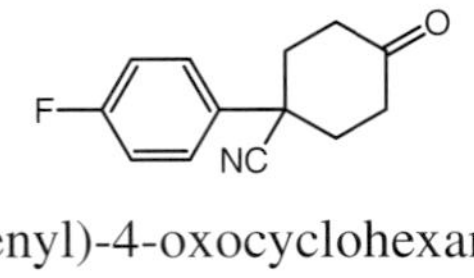

H. 1-(4-Fluorphenyl)-4-oxocyclohexancarbonitril

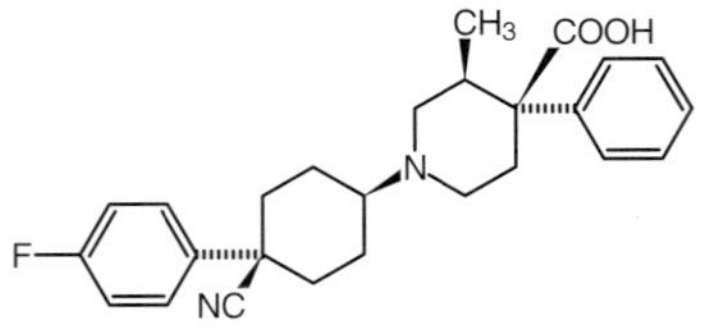

I. (3*S*,4*S*)-1-[*cis*-4-Cyan-4-(4-fluorphenyl)cyclohexyl]-3-methyl-4-phenylpiperidin-4-carbonsäure.

1999, 1339

Levocarnitin

Levocarnitinum

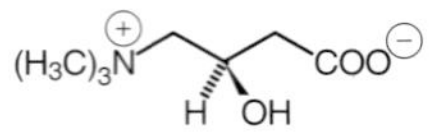

$C_7H_{15}NO_3$ M_r 161,2

Definition

Levocarnitin enthält mindestens 98,0 und höchstens 102,0 Prozent (3*R*)-3-Hydroxy-4-(trimethylammonium)butanoat, berechnet auf die wasserfreie Substanz.

Eigenschaften

Weißes, kristallines Pulver oder farblose Kristalle, hygroskopisch; leicht löslich in Wasser, löslich in warmem Ethanol, praktisch unlöslich in Aceton.

Prüfung auf Identität

1: A, B.

2: A, C.

A. Die Substanz entspricht der Prüfung „Spezifische Drehung" (siehe „Prüfung auf Reinheit").

B. Die Prüfung erfolgt mit Hilfe der IR-Spektroskopie (2.2.24) durch Vergleich des Spektrums der Substanz mit dem von Levocarnitin *CRS*. Die Prüfung erfolgt mit der zuvor 5 h lang im Vakuum bei 50 °C getrockneten Substanz und Referenzsubstanz, mit Hilfe von Preßlingen.

C. 1 ml Prüflösung (siehe „Prüfung auf Reinheit") wird mit 9 ml Wasser *R* verdünnt. Wird diese Lösung mit 10 ml verdünnter Schwefelsäure *R* und anschließend mit 30 ml Reineckesalz-Lösung *R* versetzt, entsteht ein rosa Niederschlag. Die Mischung wird 30 min lang stehengelassen. Der Niederschlag wird abfiltriert, mit Wasser *R*, Ethanol 96 % *R* und anschließend mit Aceton *R* gewaschen. Die Schmelztemperatur (2.2.14) des bei 80 °C getrockneten Niederschlags beträgt 147 bis 150 °C.

Prüfung auf Reinheit

Prüflösung: 5,00 g Substanz werden in kohlendioxidfreiem Wasser *R*, das aus destilliertem Wasser *R* hergestellt wurde, zu 50,0 ml gelöst.

Aussehen der Lösung: Die Prüflösung muß klar (2.2.1) und farblos (2.2.2, Methode II) sein.

***p*H-Wert** (2.2.3): 10 ml Prüflösung werden mit kohlendioxidfreiem Wasser *R* zu 20 ml verdünnt. Der *p*H-Wert dieser Lösung muß zwischen 6,5 und 8,5 liegen.

Spezifische Drehung (2.2.7): Die spezifische Drehung, an der Prüflösung bestimmt, muß zwischen −29,0 und −32,0° liegen, berechnet auf die wasserfreie Substanz.

Verwandte Substanzen: Die Prüfung erfolgt mit Hilfe der Flüssigchromatographie (2.2.29).

Untersuchungslösung: 0,10 g Substanz werden in der mobilen Phase zu 20,0 ml gelöst.

Referenzlösung a: 1,0 ml Untersuchungslösung wird mit der mobilen Phase zu 100,0 ml verdünnt. 1,0 ml dieser Lösung wird mit der mobilen Phase zu 10,0 ml verdünnt.

Referenzlösung b: 12,5 mg Levocarnitin-Verunreinigung A *CRS* werden in Wasser *R* zu 50,0 ml gelöst. 2,0 ml Lösung werden mit der mobilen Phase zu 20,0 ml verdünnt.

Referenzlösung c: 10,0 mg Levocarnitin-Verunreinigung A *CRS* werden in Wasser *R* zu 10,0 ml gelöst. 2,0 ml Lösung werden mit der mobilen Phase zu 20,0 ml verdünnt.

Referenzlösung d: 0,100 g Levocarnitin *CRS* werden in der Referenzlösung c zu 10,0 ml gelöst.

Die Chromatographie kann durchgeführt werden mit
- einer Säule aus rostfreiem Stahl von 0,30 m Länge und 3,9 mm innerem Durchmesser, gepackt mit aminopropylmethylsilyliertem Kieselgel zur Chromatographie *R* (10 µm)
- einer Mischung von 35 Volumteilen einer Lösung von Kaliumdihydrogenphosphat *R* ($6{,}81\ g \cdot l^{-1}$), die mit verdünnter Natriumhydroxid-Lösung *R* auf einen *p*H-Wert von 4,7 eingestellt wurde, und 65 Volumteilen Acetonitril *R* als mobile Phase bei einer Durchflußrate von 1 ml je Minute
- einem Spektrometer als Detektor bei einer Wellenlänge von 205 nm.

Die Temperatur der Säule wird bei 30 °C gehalten.

Werden die Chromatogramme unter den vorgeschriebenen Bedingungen aufgezeichnet, beträgt die Retentionszeit für Levocarnitin etwa 9,6 min und für Levocarnitin-Verunreinigung A etwa 10,6 min. Die Empfindlichkeit des Systems wird so eingestellt, daß die Höhe des Hauptpeaks im Chromatogramm der Referenzlösung b mindestens 20 Prozent des maximalen Ausschlags beträgt.

25 µl Referenzlösung d werden eingespritzt. Die Chromatographie erfolgt über eine Dauer von 15 min. Die Prüfung darf nur ausgewertet werden, wenn im Chromatogramm die Auflösung zwischen den Peaks von Levocarnitin und Levocarnitin-Verunreinigung A mindestens 0,9 beträgt.

Je 25 µl Untersuchungslösung, Referenzlösung a und Referenzlösung b werden eingespritzt. Im Chromatogramm der Untersuchungslösung darf eine der Levocarnitin-Verunreinigung A entsprechende Peakfläche nicht größer sein als die Fläche des Hauptpeaks im Chromatogramm der Referenzlösung b (0,5 Prozent); keine Peakfläche, mit Ausnahme der des Hauptpeaks und der der Levocarnitin-Verunreinigung A, darf größer sein als die Fläche des Hauptpeaks im Chromatogramm der Referenzlösung a (0,1 Prozent).

Chlorid (2.4.4): 2,5 ml Prüflösung, mit Wasser *R* zu 15 ml verdünnt, müssen der Grenzprüfung auf Chlorid entsprechen (200 ppm).

Sulfat (2.4.13): 5 ml Prüflösung, mit destilliertem Wasser *R* zu 15 ml verdünnt, müssen der Grenzprüfung auf Sulfat entsprechen (300 ppm).

Schwermetalle (2.4.8): 12 ml Prüflösung müssen der Grenzprüfung A auf Schwermetalle entsprechen (10 ppm). Zur Herstellung der Referenzlösung wird die Blei-Lösung (1 ppm Pb) *R* verwendet.

Wasser (2.5.12): Höchstens 1,0 Prozent, mit 2,00 g Substanz nach der Karl-Fischer-Methode bestimmt.

Sulfatasche (2.4.14): Höchstens 0,1 Prozent, mit 1,0 g Substanz bestimmt.

Gehaltsbestimmung

0,125 g Substanz, in einer Mischung von 3 Volumteilen wasserfreier Ameisensäure *R* und 50 Volumteilen wasserfreier Essigsäure *R* gelöst, werden unter Zusatz von 0,2 ml Kristallviolett-Lösung *R* mit Perchlorsäure ($0{,}1\ mol \cdot l^{-1}$) bis zum Farbumschlag von Violett nach Grün titriert.

1 ml Perchlorsäure ($0{,}1\ mol \cdot l^{-1}$) entspricht 16,12 mg $C_7H_{15}NO_3$.

Lagerung

Dicht verschlossen.

Verunreinigungen

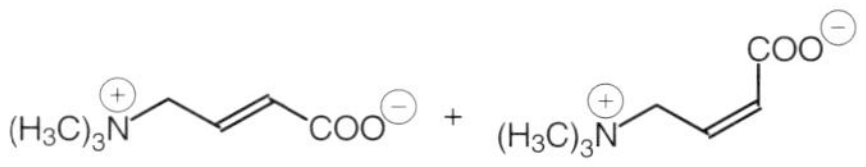

A. (*E*)- oder (*Z*)-4-(Trimethylammonium)but-2-enoat

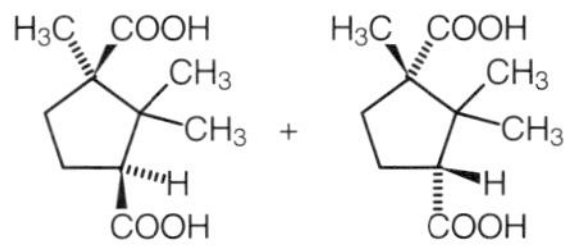

B. (1*RS*,3*SR*)-1,2,2-Trimethylcyclopentan-1,3-dicarbonsäure
(Camphersäure)

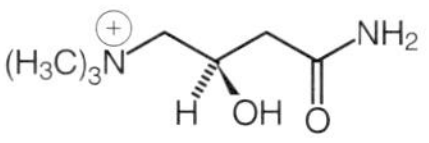

C. [(2*R*)-3-Carbamoyl-2-hydroxypropyl]trimethylammonium
(Carnitinamid)

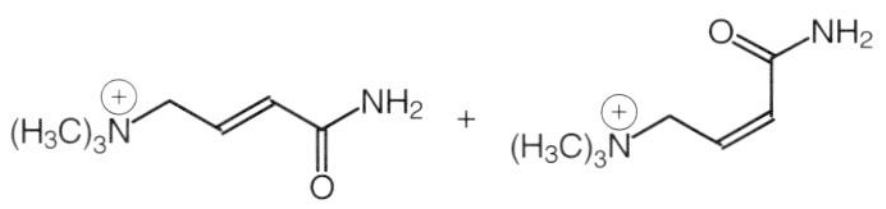

D. (*E*)- oder (*Z*)-(3-Carbamoylprop-2-enyl)trimethylammonium.

L

Monographien

2001, 1535

Levodropropizin

Levodropropizinum

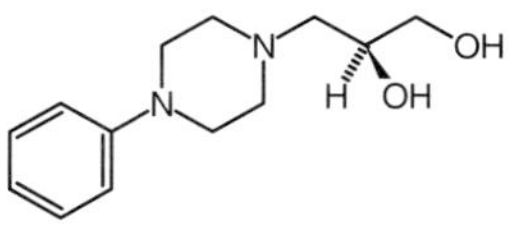

$C_{13}H_{20}N_2O_2$ M_r 236,3

Definition

Levodropropizin enthält mindestens 98,5 und höchstens 101,0 Prozent (2*S*)-3-(4-Phenylpiperazin-1-yl)propan-1,2-diol, berechnet auf die getrocknete Substanz.

Eigenschaften

Weißes bis fast weißes Pulver; schwer löslich in Wasser, leicht löslich in verdünnter Essigsäure und Methanol, schwer löslich in Ethanol.

Prüfung auf Identität

A. 1,50 g Substanz werden in einer Lösung von Salzsäure *R* (21 g · l^{-1}) zu 50,0 ml gelöst. Die spezifische Drehung (2.2.7) liegt zwischen –30,0 und –33,5°, berechnet auf die getrocknete Substanz.

B. Die Prüfung erfolgt mit Hilfe der IR-Spektroskopie (2.2.24) durch Vergleich des Spektrums der Substanz mit dem von Levodropropizin *CRS*.

Prüfung auf Reinheit

***p*H-Wert** (2.2.3): 2,5 g Substanz werden in kohlendioxidfreiem Wasser *R* suspendiert. Die Mischung wird bis zum Auflösen der Substanz erhitzt, anschließend auf Raumtemperatur abgekühlt und mit kohlendioxidfreiem Wasser *R* zu 100 ml verdünnt. Der *p*H-Wert der Lösung muß zwischen 9,2 und 10,2 liegen.

Verunreinigung B, verwandte Substanzen: Die Prüfung erfolgt mit Hilfe der Flüssigchromatographie (2.2.29).

Untersuchungslösung: 24,0 mg Substanz werden in der mobilen Phase zu 100,0 ml gelöst.

Referenzlösung a: 12,0 mg 1-Phenylpiperazin *R* werden in Methanol *R* zu 100,0 ml gelöst.

Referenzlösung b: 24,0 mg Levodropropizin *CRS* werden mit 1,0 ml Referenzlösung a versetzt. Die Mischung wird mit der mobilen Phase zu 100,0 ml verdünnt.

Referenzlösung c: 0,5 ml Untersuchungslösung werden mit 1 ml Referenzlösung a versetzt und mit der mobilen Phase zu 100 ml verdünnt.

Die Chromatographie kann durchgeführt werden mit

- einer Säule aus rostfreiem Stahl von 0,15 m Länge und 4,6 mm innerem Durchmesser, gepackt mit desaktiviertem, octylsilyliertem Kieselgel zur Chromatographie *R* (5 µm)
- einer Mischung von 12 Volumteilen Methanol *R* und 88 Volumteilen einer Lösung von Kaliumdihydrogenphosphat *R* (6,81 g · l^{-1}), deren *p*H-Wert mit Phosphorsäure 85 % *R* auf 3,0 eingestellt wurde, als mobile Phase bei einer Durchflußrate von 1,5 ml je Minute
- einem Spektrometer als Detektor bei einer Wellenlänge von 254 nm.

Je 20 µl Untersuchungslösung, Referenzlösung b und Referenzlösung c werden eingespritzt. Die Prüfung darf nur ausgewertet werden, wenn im Chromatogramm der Referenzlösung c die Auflösung zwischen den Peaks von Levodropropizin und der Verunreinigung B mindestens 2,0 beträgt.

Im Chromatogramm der Untersuchungslösung darf eine der Verunreinigung B entsprechende Peakfläche nicht größer sein als die der Verunreinigung B entsprechende Peakfläche im Chromatogramm der Referenzlösung b (0,5 Prozent); keine Peakfläche, mit Ausnahme der des Hauptpeaks und der der Verunreinigung B, darf größer sein als das 0,2fache der Fläche des Peaks der Verunreinigung B im Chromatogramm der Referenzlösung b (0,1 Prozent). Peaks, deren Fläche kleiner ist als das 0,02fache der Peakfläche der Verunreinigung B im Chromatogramm der Referenzlösung b, werden nicht berücksichtigt (0,01 Prozent).

Verunreinigung C: Höchstens 10 ppm. Die Prüfung erfolgt mit Hilfe der Gaschromatographie (2.2.28).

Untersuchungslösung: 2,0 g Substanz werden in einem Reagenzglas mit Glasschliffstopfen in 5 ml Dichlormethan *R* gelöst. Das Reagenzglas wird verschlossen und im Ultraschallbad 30 min lang behandelt. Nach Zusatz von 1,0 ml Wasser *R* wird die Mischung 1 min lang kräftig geschüttelt und anschließend 5 min lang bei etwa 100 *g* zentrifugiert. Die oberen Phase wird verwendet.

Referenzlösung a: 0,20 g Glycidol *R* werden in 100,0 ml Dichlormethan *R* gelöst. 1,0 ml Lösung wird mit Dichlormethan *R* zu 100,0 ml verdünnt.

Referenzlösung b: 2,0 g Substanz werden in einem Reagenzglas mit Glasschliffstopfen mit 1,0 ml Referenzlösung a und 4,0 ml Dichlormethan *R* versetzt. Das Reagenzglas wird verschlossen und im Ultraschallbad 30 min lang behandelt. Nach Zusatz von 1,0 ml Wasser *R* wird die Mischung 1 min lang kräftig geschüttelt und 5 min lang bei etwa 100 *g* zentrifugiert. Die obere Phase wird verwendet.

Die Chromatographie kann durchgeführt werden mit

- einer Säule von 30 m Länge und 0,53 mm innerem Durchmesser, belegt mit Poly[(cyanopropyl)(phenyl)][dimethyl]siloxan *R* (Filmdicke 3 µm)
- Helium zur Chromatographie *R* als Trägergas bei einer Durchflußrate von 2 ml je Minute mit einem Split-Verhältnis von 1:12
- einem Flammenionisationsdetektor.

Die Temperatur der Säule wird bei 180 °C, die des Probeneinlasses und des Detektors bei 250 °C gehalten.

1 µl Untersuchungslösung und 1 µl Referenzlösung b werden eingespritzt. Im Chromatogramm der Untersuchungslösung darf die Fläche eines der Verunreinigung C

entsprechenden Peaks nicht größer sein als das 0,5fache der Fläche des der Verunreinigung C entsprechenden Peaks im Chromatogramm der Referenzlösung b (10 ppm).

Enantiomerenreinheit: Die Prüfung erfolgt mit Hilfe der Flüssigchromatographie (2.2.29).

Untersuchungslösung: 10,0 mg Substanz werden in 10,0 ml einer Mischung von 40 Volumteilen wasserfreiem Ethanol *R* und 60 Volumteilen Hexan *R* gelöst. 1,0 ml Lösung wird mit einer Mischung von 40 Volumteilen wasserfreiem Ethanol *R* und 60 Volumteilen Hexan *R* zu 50,0 ml verdünnt.

Referenzlösung a: 10,0 mg Levodropropizin *CRS* werden in 10,0 ml einer Mischung von 40 Volumteilen wasserfreiem Ethanol *R* und 60 Volumteilen Hexan *R* gelöst. 1,0 ml Lösung wird mit einer Mischung von 40 Volumteilen wasserfreiem Ethanol *R* und 60 Volumteilen Hexan *R* zu 50,0 ml verdünnt.

Referenzlösung b: 10,0 mg Levodropropizin-Verunreinigung A CRS werden in 10,0 ml einer Mischung von 40 Volumteilen wasserfreiem Ethanol *R* und 60 Volumteilen Hexan *R* gelöst. 1,0 ml Lösung wird mit einer Mischung von 40 Volumteilen wasserfreiem Ethanol *R* und 60 Volumteilen Hexan *R* zu 50,0 ml verdünnt.

Referenzlösung c: 1,0 ml Referenzlösung b wird mit einer Mischung von 40 Volumteilen wasserfreiem Ethanol *R* und 60 Volumteilen Hexan *R* zu 50,0 ml verdünnt.

Referenzlösung d: 1 ml Referenzlösung a und 1 ml Referenzlösung b werden gemischt.

Die Chromatographie kann durchgeführt werden mit

- einer Säule aus rostfreiem Stahl von 0,25 m Länge und 4,6 mm innerem Durchmesser, gepackt mit Kieselgel OD zur chiralen Trennung *R*
- einer Mischung von 0,2 Volumteilen Diethylamin *R*, 5 Volumteilen wasserfreiem Ethanol *R* und 95 Volumteilen Hexan *R* als mobile Phase bei einer Durchflußrate von 0,8 ml je Minute
- einem Spektrometer als Detektor bei einer Wellenlänge von 254 nm.

20 µl jeder Lösung werden eingespritzt. Die Prüfung darf nur ausgewertet werden, wenn im Chromatogramm der Referenzlösung d die Auflösung zwischen dem Peak der Verunreinigung A (erster Peak) und dem Peak von Levodropropizin mindestens 2,0 beträgt und wenn die Retentionszeiten der Hauptpeaks in den Chromatogrammen der Untersuchungslösung und der Referenzlösung a identisch sind.

Im Chromatogramm der Untersuchungslösung darf eine der Verunreinigung A entsprechende Peakfläche nicht größer sein als die des Hauptpeaks im Chromatogramm der Referenzlösung c (2 Prozent).

Trocknungsverlust (2.2.32): Höchstens 1,0 Prozent, mit 0,500 g Substanz durch 4 h langes Trocknen im Vakuumtrockenschrank (0,15 bis 0,25 kPa) bei 60 °C über Phosphor(V)-oxid *R* bestimmt.

Sulfatasche (2.4.14): Höchstens 0,2 Prozent, mit 1,0 g Substanz bestimmt.

Gehaltsbestimmung

0,100 g Substanz, in 50 ml wasserfreier Essigsäure *R* gelöst, werden mit Perchlorsäure (0,1 mol · l^{-1}) titriert. Der Endpunkt wird mit Hilfe der Potentiometrie (2.2.20) bestimmt. Das bis zum zweiten Wendepunkt zugesetzte Volumen wird abgelesen.

1 ml Perchlorsäure (0,1 mol · l^{-1}) entspricht 11,82 mg $C_{13}H_{20}N_2O_2$.

Lagerung

Vor Licht geschützt.

Verunreinigungen

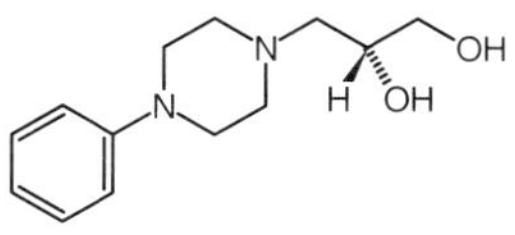

A. (2*R*)-3-(4-Phenylpiperazin-1-yl)propan-1,2-diol (Dextrodropropizin)

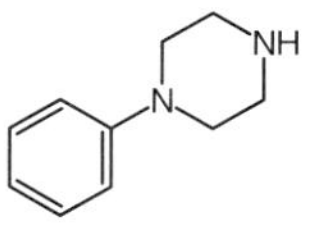

B. 1-Phenylpiperazin

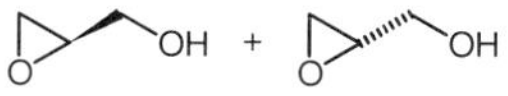

C. [(2*RS*)-Oxiran-2-yl]methanol (Glycidol).

2001, 227

Lidocainhydrochlorid

Lidocaini hydrochloridum

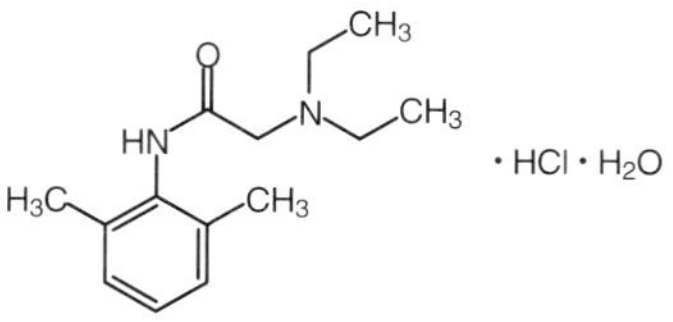

$C_{14}H_{23}ClN_2O \cdot H_2O$ M_r 288,8

Definition

Lidocainhydrochlorid enthält mindestens 99,0 und höchstens 101,0 Prozent 2-Diethylamino-2′,6′-dimethylacetanilid-hydrochlorid, berechnet auf die wasserfreie Substanz.

Eigenschaften

Weißes, kristallines Pulver; sehr leicht löslich in Wasser, leicht löslich in Ethanol.

Prüfung auf Identität

1: A, B, F.
2: A, C, D, E, F.

A. Schmelztemperatur (2.2.14): 74 bis 79 °C, an der Substanz ohne vorheriges Trocknen bestimmt.

B. Die Prüfung erfolgt mit Hilfe der IR-Spektroskopie (2.2.24) durch Vergleich des Spektrums der Substanz mit dem von Lidocainhydrochlorid *CRS*.

C. 0,2 g Substanz werden in 10 ml Wasser *R* gelöst und mit 10 ml Pikrinsäure-Lösung *R* versetzt. Der mit Wasser *R* gewaschene und getrocknete Niederschlag schmilzt (2.2.14) bei etwa 230 °C.

D. Etwa 5 mg Substanz werden mit 0,5 ml rauchender Salpetersäure *R* versetzt. Im Wasserbad wird zur Trockne eingedampft, abgekühlt und der Rückstand in 5 ml Aceton *R* gelöst. Nach Zusatz von 0,2 ml ethanolischer Kaliumhydroxid-Lösung *R* entsteht eine Grünfärbung.

E. 5 ml Prüflösung (siehe „Prüfung auf Reinheit") werden nach Zusatz von 5 ml Wasser *R* mit verdünnter Natriumhydroxid-Lösung *R* alkalisiert. Der Niederschlag wird auf einem Filter gesammelt und mit Wasser *R* ausgewaschen. Die Hälfte des Niederschlags wird in 1 ml Ethanol 96 % *R* gelöst. Nach Zusatz von 0,5 ml einer Lösung von Cobalt(II)-nitrat *R* (100 g · l^{-1}) entsteht ein blaugrüner Niederschlag.

F. Die Substanz gibt die Identitätsreaktion a auf Chlorid (2.3.1).

Prüfung auf Reinheit

Prüflösung: 1,0 g Substanz wird in kohlendioxidfreiem Wasser *R* zu 20 ml gelöst.

Aussehen der Lösung: Die Prüflösung muß klar (2.2.1) und farblos (2.2.2, Methode II) sein.

***p*H-Wert** (2.2.3): 1 ml Prüflösung wird mit kohlendioxidfreiem Wasser *R* zu 10 ml verdünnt. Der *p*H-Wert der Lösung muß zwischen 4,0 und 5,5 liegen.

Verunreinigung A:
Lösung a: 0,25 g Substanz werden in Methanol *R* zu 10 ml gelöst. Die Lösung dient zur Herstellung der Untersuchungslösung.

Lösung b: 50 mg 2,6-Dimethylanilin *R* werden in Methanol *R* zu 100 ml gelöst. 1 ml Lösung wird mit Methanol *R* zu 100 ml verdünnt. Diese Lösung dient zur Herstellung der Referenzlösung.

3 Neßler-Zylinder werden verwendet. In den ersten werden 2 ml Lösung a, in den zweiten 1 ml Lösung b und 1 ml Methanol *R* und in den dritten für die Blindlösung 2 ml Methanol *R* eingefüllt. In jeden Neßler-Zylinder wird 1 ml einer frisch hergestellten Lösung von Dimethylaminobenzaldehyd *R* (10 g · l^{-1}) in Methanol *R* und 2 ml Essigsäure 98 % *R* gegeben. Nach 10 min langem Stehenlassen bei Raumtemperatur muß die Intensität der Gelbfärbung der Untersuchungslösung zwischen der der Blindlösung und der der Referenzlösung liegen (100 ppm).

Schwermetalle (2.4.8): 1,0 g Substanz wird in Wasser *R* zu 25 ml gelöst. Die Lösung wird filtriert. 10 ml Filtrat müssen der Grenzprüfung E auf Schwermetalle entsprechen (5 ppm). Zur Herstellung der Referenzlösung werden 2 ml Blei-Lösung (1 ppm Pb) *R* verwendet.

Wasser (2.5.12): 5,5 bis 7,0 Prozent, mit 0,25 g Substanz nach der Karl-Fischer-Methode bestimmt.

Sulfatasche (2.4.14): Höchstens 0,1 Prozent, mit 1,0 g Substanz bestimmt.

Gehaltsbestimmung

0,220 g Substanz, in 50 ml Ethanol 96 % *R* gelöst und mit 5,0 ml Salzsäure (0,01 mol · l^{-1}) versetzt, werden mit Natriumhydroxid-Lösung (0,1 mol · l^{-1}) titriert. Das zwischen den beiden mit Hilfe der Potentiometrie (2.2.20) bestimmten Wendepunkten zugesetzte Volumen wird abgelesen.

1 ml Natriumhydroxid-Lösung (0,1 mol · l^{-1}) entspricht 27,08 mg $C_{14}H_{23}ClN_2O$.

Lagerung

Vor Licht geschützt.

Verunreinigungen

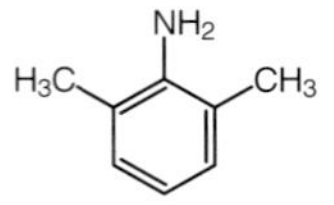

A. 2,6-Dimethylanilin.

1998, 1233

Liebstöckelwurzel

Levistici radix

Definition

Liebstöckelwurzel besteht aus dem ganzen oder geschnittenen, getrockneten Wurzelstock und den Wurzeln von *Levisticum officinale* Koch. Die ganze Droge enthält mindestens 4,0 ml · kg^{-1}, die geschnittene Droge mindestens 3,0 ml · kg^{-1} ätherisches Öl, berechnet auf die wasserfreie Droge.

Eigenschaften

Die Droge weist die unter „Prüfung auf Identität, A und B" beschriebenen makroskopischen und mikroskopischen Merkmale auf.

Prüfung auf Identität

A. Die Wurzelstöcke und großen Wurzeln sind oft längsgespalten. Der Wurzelstock ist kurz, bis 5 cm dick, hell graubraun bis gelblichbraun, glatt oder mit mehreren Auswüchsen. Die wenig verzweigten Wurzeln sind von gleicher Farbe wie der Wurzelstock, gewöhnlich bis 1,5 cm dick und bis etwa 25 cm lang. Der Bruch ist meist glatt und zeigt eine breite, gelblichweiße Rinde und einen schmalen, braungelben Holzkörper.

B. Die Droge wird pulverisiert (355). Das Pulver ist bräunlichgelb. Die Prüfung erfolgt unter dem Mikroskop, wobei Chloralhydrat-Lösung *R* verwendet wird. Das Pulver zeigt in der Aufsicht polygonale, rundliche Korkzellen mit braunem Inhalt; ferner reichlich Parenchymzellen, meist dünnwandig und rundlich, einige auch dickwandiger; Gruppen kleiner, netzartig verdickter Gefäße, eingebettet in kleinzelligem, unverholztem Parenchym; Fragmente großer, netzartig verdickter Gefäße mit einem Durchmesser bis 125 µm; Fragmente von Exkretgängen, die bis 180 µm breit sein können. Wird unter dem Mikroskop unter Verwendung einer 50prozentigen Lösung (*V/V*) von Glycerol *R* geprüft, zeigt das Pulver bis zu 12 µm große, einfache, rundliche bis ovale Stärkekörner sowie zahlreiche größere, manchmal aus mehreren zusammengesetzte Körner.

C. Das bei der Prüfung „Angelicae radix" (siehe „Prüfung auf Reinheit") erhaltene Chromatogramm der Referenzlösung wird im ultravioletten Licht bei 254 nm ausgewertet und dabei die fluoreszenzlöschende Zone (Eugenol) markiert. Im ultravioletten Licht bei 365 nm ausgewertet, zeigt das Chromatogramm der Untersuchungslösung eine intensiv blaßblau bis grünlichblau fluoreszierende Hauptzone. Diese Zone befindet sich auf einer Höhe, die etwas unterhalb der Eugenolzone im Chromatogramm der Referenzlösung liegt. Eine oder 2 kleinere Zonen der gleichen Fluoreszenz liegen unmittelbar unterhalb der Hauptzone. Im unteren Teil des Chromatogramms der Untersuchungslösung sind weitere Zonen mit geringerer Fluoreszenz sichtbar.

Prüfung auf Reinheit

Angelicae radix: Die Prüfung erfolgt mit Hilfe der Dünnschichtchromatographie (2.2.27) unter Verwendung einer Schicht eines geeigneten Kieselgels, das einen Fluoreszenzindikator mit intensivster Anregung der Fluoreszenz bei 254 nm enthält.

Untersuchungslösung: 2 g frisch pulverisierte Droge (500) werden 10 min lang mit 10 ml einer Mischung gleicher Volumteile Dichlormethan *R* und Methanol *R* geschüttelt. Anschließend wird die Mischung filtriert.

Referenzlösung: 50 mg Eugenol *R* werden in einer Mischung gleicher Volumteile Dichlormethan *R* und Methanol *R* zu 10,0 ml gelöst.

Auf die Platte werden 10 µl jeder Lösung bandförmig aufgetragen. Die Chromatographie erfolgt mit einer Mischung gleicher Volumteile Dichlormethan *R* und Toluol *R* über eine Laufstrecke von 10 cm. Die Platte wird an der Luft trocknen gelassen und anschließend die Chromatographie mit dem gleichen Fließmittel über die gleiche Laufstrecke wiederholt. Die Platte wird an der Luft trocknen gelassen. Die Auswertung erfolgt im ultravioletten Licht bei 365 nm. Das Chromatogramm der Untersuchungslösung darf im unteren Drittel keine intensiv blau oder bläulichviolett fluoreszierende Zone zeigen.

Fremde Bestandteile (2.8.2): Höchstens 3 Prozent, mit 50 g Droge bestimmt.

Asche (2.4.16): Höchstens 8,0 Prozent.

Salzsäureunlösliche Asche (2.8.1): Höchstens 2,0 Prozent.

Wasser (2.2.13): Höchstens 120 ml · kg^{-1}, mit 25,00 g Droge durch Destillation bestimmt.

Gehaltsbestimmung

Ätherisches Öl: Die Bestimmung erfolgt nach „Gehaltsbestimmung des ätherischen Öls in Drogen" (2.8.12) unter Verwendung von 40,0 g frisch pulverisierter Droge (500), 10 Tropfen flüssigem Paraffin *R*, einem 2-l-Rundkolben, 500 ml Wasser *R* als Destillationsflüssigkeit und 0,50 ml Xylol *R* als Vorlage. 4 h lang wird mit einer Destillationsgeschwindigkeit von 2 bis 3 ml je Minute destilliert.

Lagerung

Gut verschlossen, vor Licht geschützt.

2001, 1120

Lisinopril-Dihydrat

Lisinoprilum dihydricum

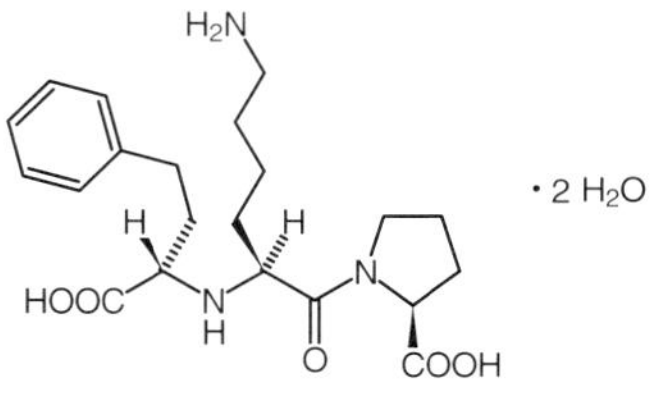

$C_{21}H_{31}N_3O_5 \cdot 2\,H_2O$ M_r 441,5

Definition

Lisinopril-Dihydrat enthält mindestens 98,5 und höchstens 101,5 Prozent *N*-[*N*-[(1*S*)-1-Carboxy-3-phenylpropyl]-L-lysyl]-L-prolin, berechnet auf die wasserfreie Substanz.

Eigenschaften

Weißes, kristallines Pulver; löslich in Wasser, wenig löslich in Methanol, praktisch unlöslich in Aceton und wasserfreiem Ethanol.

Prüfung auf Identität

Die Prüfung erfolgt mit Hilfe der IR-Spektroskopie (2.2.24) durch Vergleich des Spektrums der Substanz mit dem von Lisinopril-Dihydrat *CRS*. Die Prüfung erfolgt mit Hilfe von Preßlingen.

Prüfung auf Reinheit

Spezifische Drehung (2.2.7): 0,5 g Substanz werden in Zinkacetat-Lösung *R* zu 50,0 ml gelöst. Die spezifische Drehung muß zwischen −43 und −47° liegen, berechnet auf die wasserfreie Substanz.

Verwandte Substanzen: Die Prüfung erfolgt mit Hilfe der Flüssigchromatographie (2.2.29).

Untersuchungslösung: 20,0 mg Substanz werden in der mobilen Phase A zu 10,0 ml gelöst.

Referenzlösung a: 20,0 mg Lisinopril-Dihydrat zur Eignungsprüfung *CRS* werden in der mobilen Phase A zu 10,0 ml gelöst.

Referenzlösung b: 0,5 ml Untersuchungslösung werden mit der mobilen Phase A zu 50,0 ml verdünnt.

Die Chromatographie kann durchgeführt werden mit

- einer Säule aus rostfreiem Stahl von 0,25 m Länge und 4,6 mm innerem Durchmesser, gepackt mit octylsilyliertem Kieselgel zur Chromatographie *R*
- einer Mischung der mobilen Phasen A und B bei einer Durchflußrate von 1,8 ml je Minute unter Einsatz der Gradientenelution gemäß der Tabelle
  Mobile Phase A: 30 Volumteile Acetonitril *R* und 970 Volumteile einer Lösung von Natriumdihydrogenphosphat *R* (3,12 g · l^{-1}), deren *p*H-Wert zuvor mit einer Lösung von Natriumhydroxid *R* (50 g · l^{-1}) auf 5,0 eingestellt wurde, werden gemischt
  Mobile Phase B: 200 ml Acetonitril *R* und 800 ml einer Lösung von Natriumdihydrogenphosphat *R* (3,12 g · l^{-1}), deren *p*H-Wert zuvor mit einer Lösung von Natriumhydroxid *R* (50 g · l^{-1}) auf 5,0 eingestellt wurde, werden gemischt

Zeit (min)	Mobile Phase A (% *V/V*)	Mobile Phase B (% *V/V*)	Erläuterungen
0 – 35	100 → 70	0 → 30	linearer Gradient
35 – 45	70	30	isokratisch
45 – 50	70 → 100	30 → 0	zurück zur Anfangszusammensetzung
50 = 0	100	0	Neubeginn des Gradienten

- einem Spektrometer als Detektor bei einer Wellenlänge von 210 nm.

Die Temperatur der Säule wird bei 50 °C gehalten.

Die Säule wird mit der mobilen Phase A mindestens 30 min lang äquilibriert. Die Empfindlichkeit des Systems wird so eingestellt, daß die Höhe des Hauptpeaks im Chromatogramm mit 20 µl Referenzlösung b mindestens 50 Prozent des maximalen Ausschlags beträgt.

20 µl Referenzlösung a werden eingespritzt. Das Chromatogramm muß dem Chromatogramm-Typ in der Beilage zu Lisinopril-Dihydrat zur Eignungsprüfung *CRS* entsprechen: Die Peaks der Verunreinigungen A und E erscheinen je auf einer Seite des Lisinopril-Peaks. Von der Basislinie ausgehend werden die Höhen *A1* und *A2* der Peaks der Verunreinigungen A und E und die Höhen *B1* und *B2* der niedrigsten Punkte der Kurven zwischen diesen und dem Lisinopril-Peak gemessen. Die Prüfung darf nur ausgewertet werden, wenn *A1* größer als das 9fache von *B1* und *A2* größer als das 9fache von *B2* ist.

Falls erforderlich wird der *p*H-Wert der mobilen Phase mit Phosphorsäure 85 % *R* auf 4,5 eingestellt und die Chromatographie wiederholt. Bei bestimmten Säulen ist eine Einstellung des *p*H-Werts auf 4,0 erforderlich, um eine ausreichende Trennung der Peaks von Verunreinigung A, Lisinopril und Verunreinigung E zu erhalten. Wird nach der *p*H-Einstellung die Retentionszeit für die Peaks der Verunreinigungen C und D verlängert und somit eine Integration erschwert, wird der Anteil der mobilen Phase B 35 bis 45 min nach Beginn der Chromatographie von 30 auf 40 Prozent erhöht. Anschließend wird diese Konzentration noch 10 min lang beibehalten. Danach wird vor dem nächsten Einspritzen 10 min lang auf 100 Prozent mobile Phase A gewechselt.

Je 20 µl Untersuchungslösung und Referenzlösung b werden eingespritzt. Der Peak der Verunreinigung E im Chromatogramm der Untersuchungslösung darf nicht größer sein als das 0,3fache der Fläche des Hauptpeaks im Chromatogramm der Referenzlösung b (0,3 Prozent). Kein im Chromatogramm der Untersuchungslösung auftretender Peak, mit Ausnahme des Hauptpeaks und des Peaks der Verunreinigung E, darf größer sein als das 0,3fache der Fläche des Hauptpeaks im Chromatogramm der Referenzlösung b (0,3 Prozent), und die Summe dieser Peakflächen darf nicht größer sein als das 0,5fache der Fläche des Hauptpeaks im Chromatogramm der Referenzlösung b (0,5 Prozent). Lösungsmittelpeaks, ein in den ersten 3 Minuten des Chromatographierens auftretender Peak und Peaks, deren Fläche kleiner ist als das 0,05fache der Fläche des Hauptpeaks im Chromatogramm der Referenzlösung b, werden nicht berücksichtigt.

Wasser (2.5.12): 8,0 bis 9,5 Prozent, mit 0,200 g Substanz nach der Karl-Fischer-Methode bestimmt.

Sulfatasche (2.4.14): Höchstens 0,1 Prozent, mit 1,0 g Substanz bestimmt.

Gehaltsbestimmung

0,350 g Substanz, in 50 ml destilliertem Wasser *R* gelöst, werden mit Natriumhydroxid-Lösung (0,1 mol · l^{-1}) titriert. Der Endpunkt wird mit Hilfe der Potentiometrie (2.2.20) bestimmt.

1 ml Natriumhydroxid-Lösung (0,1 mol · l^{-1}) entspricht 40,55 mg $C_{21}H_{31}N_3O_5$.

Verunreinigungen

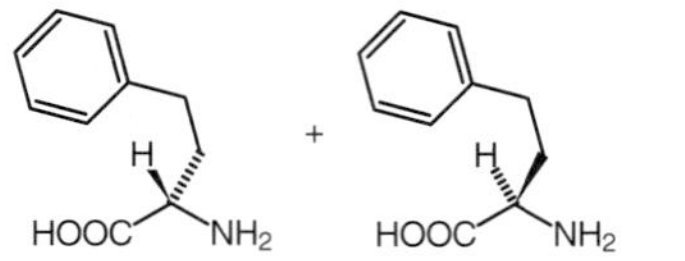

A. (*RS*)-2-Amino-4-phenylbutansäure

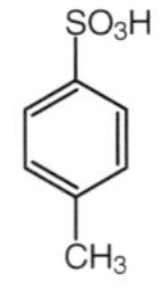

B. Toluol-4-sulfonsäure

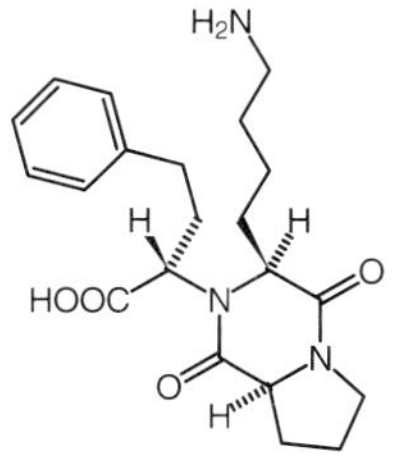

C. (*S*)-2-[(3*S*,8a*S*)-3-(4-Aminobutyl)-1,4-dioxo-1,2,3,4,6,7,8,8a-octahydropyrrolo[1,2-*a*]piperazin-2-yl]-4-phenylbutansäure
(*S*,*S*,*S*-Diketopiperazin)

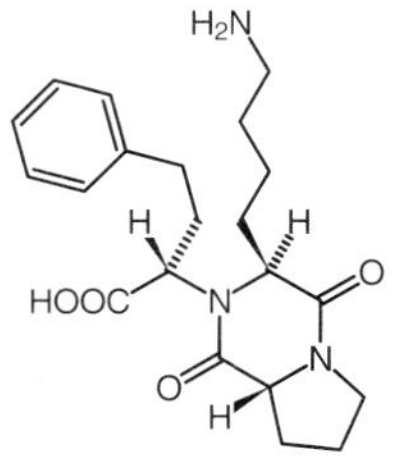

D. (*S*)-2-[(3*S*,8a*R*)-3-(4-Aminobutyl)-1,4-dioxo-1,2,3,4,6,7,8,8a-octahydropyrrolo[1,2-*a*]piperazin-2-yl]-4-phenylbutansäure
(*R*,*S*,*S*-Diketopiperazin)

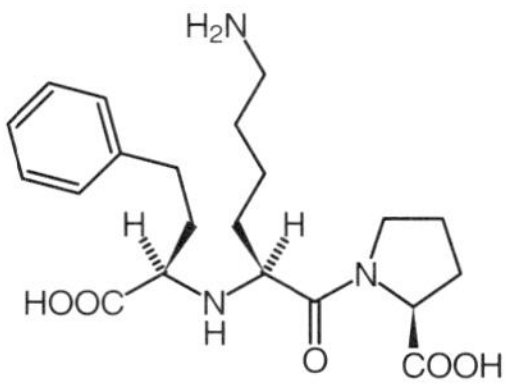

E. *N*-[*N*-[(*R*)-1-Carboxy-3-phenylpropyl]-L-lysyl]-L-prolin
(Lisinopril-*R*,*S*,*S*-Isomer)

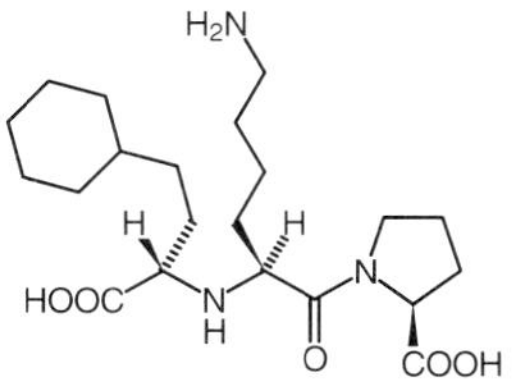

F. *N*-[*N*-[(*S*)-1-Carboxy-3-cyclohexylpropyl]-L-lysyl]-L-prolin
(Cyclohexyl-Analoges).

2001, 1264

Lösungen zur Aufbewahrung von Organen

Solutiones ad conservationem partium corporis

Definition

Lösungen zur Aufbewahrung von Organen sind sterile, wäßrige Zubereitungen, die zur Lagerung, zum Schutz und/oder zur Perfusion von insbesondere zur Transplantation vorgesehenen Säugetier-Organen bestimmt sind.

Die Lösungen enthalten Elektrolyte in einer Konzentration, die im allgemeinen der intrazellulären Elektrolytzusammensetzung ähnlich ist.

Die Lösungen können Kohlenhydrate (wie Glucose oder Mannitol), Aminosäuren, Calcium-Komplexbildner (wie Citrat oder Phosphat), Hydrokolloide (wie Stärke oder Gelatine-Derivate) oder andere Hilfsstoffe enthalten. Diese Hilfsstoffe sind zum Beispiel dazu bestimmt, Lösungen blutisotonisch zu machen, den *p*H-Wert einzustellen oder zu stabilisieren oder einen Abbau der Inhaltsstoffe zu verhindern. Sie dürfen jedoch nicht die beabsichtigte Wirkung der Lösung beeinflussen oder in den angewendeten Konzentrationen toxische Wirkungen oder unzulässige lokale Reizungen hervorrufen. Lösungen zur Aufbewahrung von Organen können auch Wirkstoffe enthalten oder diese können unmittelbar vor der Anwendung zugesetzt werden.

Die Lösungen, unter geeigneten Beobachtungsbedingungen geprüft, sind klar und praktisch frei von Partikeln.

Die Lösungen können auch als konzentrierte Lösungen vertrieben werden. In diesem Falle sind sie unmittelbar vor Gebrauch mit der vorgeschriebenen Flüssigkeit auf das vorgeschriebene Volumen zu verdünnen. Nach dem Verdünnen müssen sie den Anforderungen an Lösungen zur Aufbewahrung von Organen entsprechen.

Lösungen zur Aufbewahrung von Organen werden vor der Anwendung auf Temperaturen unterhalb der Raumtemperatur (im allgemeinen auf 2 bis 6 °C) abgekühlt, um die Temperatur des Organs und somit seinen Metabolismus herabzusetzen.

Falls zutreffend müssen die Behältnisse für Lösungen zur Aufbewahrung von Organen den unter „Material zur Herstellung von Behältnissen" (3.1 und Unterabschnitte) sowie „Behältnisse" (3.2 und Unterabschnitte) enthaltenen Forderungen entsprechen. Die Lösungen sind in Glasbehältnissen (3.2.1) oder anderen Behältnissen, wie Kunststoffbehältnissen (3.2.2 und 3.2.8), abgefüllt. Die Dichtigkeit der Behältnisse muß durch geeignete Maßnahmen gesichert sein. Die Verschlüsse müssen ein sicheres Verschließen gewährleisten, das Eindringen von Mikroorganismen sowie anderer Kontaminanten verhindern und sollen im allgemeinen das Entnehmen eines Teils oder des ganzen Inhalts ermöglichen, ohne daß der Verschluß entfernt werden muß. Die Kunststoffmaterialien oder Elastomere, aus denen die Verschlüsse bestehen, müssen ausreichend widerstandsfähig und elastisch sein, um den Durchstich einer Nadel mit geringstmöglichem Abrieb an Teilchen zu ermöglichen.

Herstellung

Bei der Herstellung von Lösungen zur Aufbewahrung von Organen werden Materialien und Methoden eingesetzt, die dazu bestimmt sind, Sterilität zu gewährleisten und die Kontamination mit sowie das Wachstum von Mikroorganismen zu vermeiden. Empfehlungen dazu werden unter „Methoden zur Herstellung steriler Zubereitungen" (5.1.1) angegeben.

Abgesehen von begründeten und zugelassenen Fällen werden die Lösungen mit Wasser für Injektionszwecke *R* hergestellt und enthalten keine Konservierungsmittel.

Prüfung auf Reinheit

***p*H-Wert** (2.2.3): *Die Prüfung ist bei Raumtemperatur durchzuführen.* Der *p*H-Wert der Lösung muß zwischen 5,0 und 8,0 liegen.

Osmolalität (2.2.35): Die Osmolalität der Lösung muß zwischen 250 und 380 mosmol · kg^{-1} liegen.

Hydroxymethylfurfural: Falls die Lösung Glucose enthält, muß sie folgender Prüfung entsprechen: Ein 25 mg Glucose enthaltendes Volumen der Lösung wird mit 5,0 ml einer Lösung von *p*-Toluidin *R* (100 g · l^{-1}) in 2-Propanol *R*, die 10 Prozent (*V/V*) Essigsäure 98 % *R* enthält, und 1,0 ml einer Lösung von Barbitursäure *R* (5 g · l^{-1}) versetzt. Die bei 550 nm nach 2 bis 3 min langem Stehenlassen der Mischung gemessene Absorption (2.2.25) darf nicht größer sein als die einer gleichzeitig unter gleichen Bedingungen hergestellten Referenzlösung, die mit dem gleichen Volumen einer Lösung, das 10 µg Hydroxymethylfurfural *R* enthält, hergestellt wird.

Partikelkontamination: Die Prüfung „Nichtsichtbare Partikel" (2.9.19) wird mit 50 ml Lösung durchgeführt. Die Lösung darf je Milliliter höchstens 50 Partikel, die größer als 10 µm sind, und höchstens 5 Partikel, die größer als 25 µm sind, enthalten.

Diese Prüfung muß nicht für Zubereitungen durchgeführt werden, für die die Beschriftung angibt, daß sie unter Verwendung eines Endfilters einzusetzen ist.

Sterilität (2.6.1): Die Lösung muß der Prüfung entsprechen.

Bakterien-Endotoxine (2.6.14): Höchstens 0,5 I.E. Bakterien-Endotoxine je Milliliter Lösung.

Pyrogene (2.6.8): Lösungen, bei denen keine validierte Prüfung auf Bakterien-Endotoxine durchgeführt werden kann, müssen der Prüfung entsprechen. Abgesehen von begründeten und zugelassenen Fällen werden je Kilogramm Körpermasse jedes Kaninchens 10 ml Lösung injiziert.

Beschriftung

Die Beschriftung gibt insbesondere an
- daß die Lösung nicht zur Injektion zu verwenden ist
- die Zusammensetzung der Lösung in Gramm je Liter und in Millimol je Liter
- das Nennvolumen der Lösung im Behältnis
- die Osmolalität in Milliosmol je Kilogramm
- daß jeder nicht verwendete Anteil der gebrauchsfertigen, konzentrierten oder verdünnten Lösung zu verwerfen ist
- die Lagerungsbedingungen
- falls zutreffend, daß die Lösung unter Verwendung eines Endfilters einzusetzen ist.

Für konzentrierte Lösungen gibt die Beschriftung zusätzlich an
- daß die Lösung unmittelbar vor Gebrauch mit einer geeigneten Flüssigkeit zu verdünnen ist.

1998, 928

Lomustin
Lomustinum

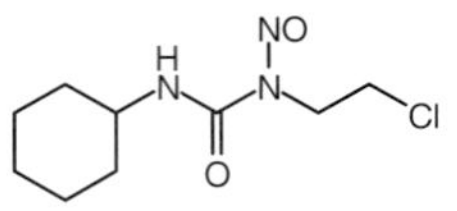

$C_9H_{16}ClN_3O_2$ M_r 233,7

Definition

Lomustin enthält mindestens 98,5 und höchstens 100,5 Prozent 1-(2-Chlorethyl)-3-cyclohexyl-1-nitrosoharnstoff, berechnet auf die getrocknete Substanz.

Eigenschaften

Gelbes, kristallines Pulver; praktisch unlöslich in Wasser, leicht löslich in Aceton und Dichlormethan, löslich in Ethanol.

Die Prüfungen sind unter Lichtschutz durchzuführen und alle Lösungen unmittelbar vor Gebrauch herzustellen.

Prüfung auf Identität

1: C.
2: A, B, D, E.

A. Schmelztemperatur (2.2.14): 89 bis 91 °C.

B. 50,0 mg Substanz werden in Ethanol 96 % *R* zu 50,0 ml gelöst. 2,0 ml Lösung werden mit Ethanol 96 % *R* zu 100,0 ml verdünnt. Diese Lösung, zwischen 220 und 350 nm gemessen, zeigt ein Absorptionsmaximum (2.2.25) bei 230 nm. Die spezifische Absorption, im Maximum gemessen, liegt zwischen 250 und 270.

C. Die Prüfung erfolgt mit Hilfe der IR-Spektroskopie (2.2.24) durch Vergleich des Spektrums der Substanz mit dem von Lomustin *CRS*. Die Prüfung erfolgt mit Hilfe von Preßlingen.

D. Die bei der Prüfung „Verwandte Substanzen" (siehe „Prüfung auf Reinheit") erhaltenen Chromatogramme werden ausgewertet. Der Hauptfleck im Chromatogramm der Untersuchungslösung b entspricht in bezug auf Lage, Farbe und Größe dem Hauptfleck im Chromatogramm der Referenzlösung a.

E. Etwa 25 mg Substanz werden in 1 ml Methanol *R* gelöst. Nach Zusatz von 0,1 ml verdünnter Natriumhydroxid-Lösung *R* und 2 ml Wasser *R* wird mit verdünnter Salpetersäure *R* tropfenweise angesäuert und filtriert. Das Filtrat gibt die Identitätsreaktion a auf Chlorid (2.3.1).

Prüfung auf Reinheit

Verwandte Substanzen:

A. Die Prüfung erfolgt mit Hilfe der Dünnschichtchromatographie (2.2.27) unter Verwendung einer Schicht von Kieselgel G *R*.

Untersuchungslösung a: 0,25 g Substanz werden in Methanol *R* zu 10 ml gelöst.

Untersuchungslösung b: 1 ml Untersuchungslösung a wird mit Methanol *R* zu 25 ml verdünnt.

Referenzlösung a: 10 mg Lomustin *CRS* werden in Methanol *R* zu 10 ml gelöst.

Referenzlösung b: 1 ml Untersuchungslösung b wird mit Methanol *R* zu 10 ml verdünnt.

Referenzlösung c: 1 ml Untersuchungslösung b wird mit Methanol *R* zu 20 ml verdünnt.

Referenzlösung d: 10 mg Lomustin *CRS* und 10 mg Dicyclohexylharnstoff *R* werden in Methanol *R* zu 10 ml gelöst.

Auf die Platte werden 5 µl jeder Lösung aufgetragen. Die Chromatographie erfolgt mit einer Mischung von 20 Volumteilen Essigsäure 98 % *R* und 80 Volumteilen Toluol *R* über eine Laufstrecke von 15 cm. Die Platte wird 1 h lang im Trockenschrank bei 110 °C getrocknet. Auf den Boden einer Chromatographiekammer wird eine Schale mit einer Mischung von 1 Volumteil Salzsäure *R* 1, 1 Volumteil Wasser *R* und 2 Volumteilen einer Lösung von Kaliumpermanganat *R* (15 g · l^{-1}) gestellt, die Kammer geschlossen und 15 min lang stehengelassen. Die getrocknete Platte wird in die Kammer gestellt und die Kammer geschlossen. Die Platte wird 5 min lang dem Chlorgas ausgesetzt, herausgenommen und so lange in einen Kaltluftstrom gehalten, bis der Überschuß an Chlor entfernt ist und die Kieselgelschicht unterhalb der Startpunkte bei Aufbringen eines Tropfens Kaliumiodid-Stärke-Lösung *R* keine Blaufärbung mehr zeigt. Die Platte wird mit Kaliumiodid-Stärke-Lösung *R* besprüht. Kein im Chromatogramm der Untersuchungslösung a auftretender Nebenfleck darf größer oder stärker gefärbt sein als der Fleck im Chromatogramm der Referenzlösung b (0,4 Prozent), und höchstens ein Nebenfleck darf größer oder stärker gefärbt sein als der Fleck im Chromatogramm der Referenzlösung c (0,2 Prozent). Die Prüfung darf nur ausgewertet werden, wenn das Chromatogramm der Referenzlösung d deutlich voneinander getrennt 2 Hauptflecke zeigt.

B. Die Prüfung erfolgt mit Hilfe der Flüssigchromatographie (2.2.29).

Untersuchungslösung: 0,25 g Substanz werden in Methanol *R* zu 10,0 ml gelöst.

Referenzlösung: 1,0 ml Untersuchungslösung wird mit Methanol *R* zu 100,0 ml verdünnt.

Die Chromatographie kann durchgeführt werden mit
- einer Säule aus rostfreiem Stahl von 0,25 m Länge und 4 mm innerem Durchmesser, gepackt mit octadecylsilyliertem Kieselgel zur Chromatographie *R* (5 bis 10 µm)
- einer Mischung von 50 Volumteilen Wasser *R* und 50 Volumteilen Methanol *R* als mobile Phase bei einer Durchflußrate von 2 ml je Minute
- einem Spektrometer als Detektor bei einer Wellenlänge von 230 nm
- einer Probenschleife.

20 µl Referenzlösung werden eingespritzt. Die Empfindlichkeit des Systems wird so eingestellt, daß die Höhe des Hauptpeaks im Chromatogramm der Referenzlösung mindestens 50 Prozent des maximalen Ausschlags beträgt.

20 µl jeder Lösung werden eingespritzt. Im Chromatogramm der Untersuchungslösung darf die Summe aller Peakflächen, mit Ausnahme der des Hauptpeaks, nicht größer sein als die Fläche des Hauptpeaks im Chromatogramm der Referenzlösung (1 Prozent). Lösungsmittelpeaks und Peaks, deren Fläche kleiner ist als das 0,05fache der Fläche des Hauptpeaks im Chromatogramm der Referenzlösung, werden nicht berücksichtigt.

Chlorid (2.4.4): 0,24 g Substanz werden in 4 ml Methanol *R* gelöst. Die Lösung wird mit 20 ml Wasser *R* versezt, 20 min lang stehengelassen und filtriert. 10 ml Filtrat, mit 5 ml Methanol *R* versetzt, müssen der Grenzprüfung auf Chlorid entsprechen (500 ppm). Zur Herstellung der Referenzlösung werden anstelle von 5 ml Wasser *R* 5 ml Methanol *R* verwendet.

Trocknungsverlust (2.2.32): Höchstens 1,0 Prozent, mit 1,000 g Substanz durch 24 h langes Trocknen im Exsikkator über Phosphor(V)-oxid *R* bei höchstens 0,7 kPa bestimmt.

Gehaltsbestimmung

0,200 g Substanz werden in etwa 3 ml Ethanol 96 % *R* gelöst. Die Lösung wird mit 20 ml einer Lösung von Kaliumhydroxid *R* (200 g · l^{-1}) versetzt und 2 h lang zum Rückfluß erhitzt. Nach Zusatz von 75 ml Wasser *R* und 4 ml Salpetersäure *R* wird abgekühlt und mit Silbernitrat-Lösung (0,1 mol · l^{-1}) titriert. Der Endpunkt wird mit Hilfe der Potentiometrie (2.2.20) bestimmt. Ein Blindversuch wird durchgeführt.

1 ml Silbernitrat-Lösung (0,1 mol · l^{-1}) entspricht 23,37 mg $C_9H_{16}ClN_3O_2$.

Lagerung

Gut verschlossen, vor Licht geschützt.

Verunreinigungen

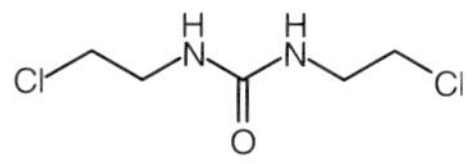

A. 1,3-Bis(2-chlorethyl)harnstoff

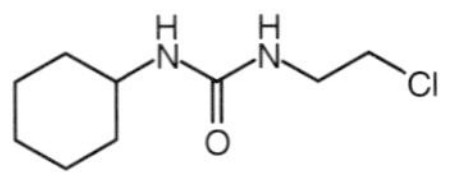

B. 1-(2-Chlorethyl)-3-cyclohexylharnstoff

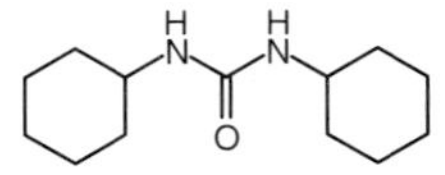

C. 1,3-Dicyclohexylharnstoff.

1999, 1121

Lorazepam

Lorazepamum

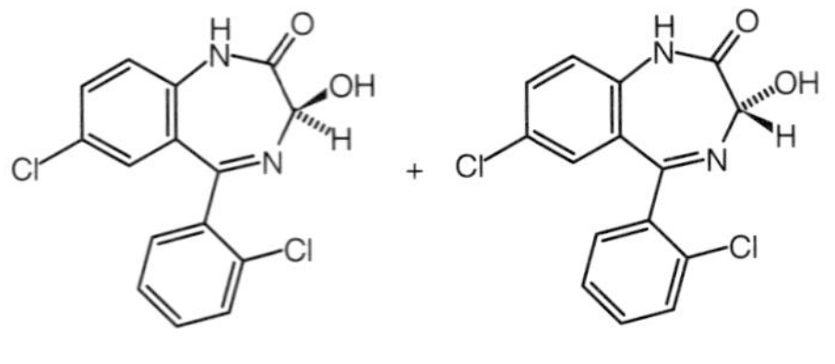

$C_{15}H_{10}Cl_2N_2O_2$ M_r 321,2

Definition

Lorazepam enthält mindestens 98,5 und höchstens 102,0 Prozent (*RS*)-7-Chlor-5-(2-chlorphenyl)-3-hydroxy-1,3-dihydro-2*H*-1,4-benzodiazepin-2-on, berechnet auf die getrocknete Substanz.

Eigenschaften

Weißes bis fast weißes, kristallines Pulver; praktisch unlöslich in Wasser, wenig löslich in Ethanol, wenig bis schwer löslich in Dichlormethan.

Die Substanz zeigt Polymorphie.

Prüfung auf Identität

1: B.
2: A, C.

A. 10,0 mg Substanz werden in Ethanol 96 % *R* zu 100,0 ml gelöst. 10,0 ml Lösung werden mit Ethanol 96 % *R* zu 100,0 ml verdünnt. Diese Lösung, zwischen 210 und 280 nm gemessen, zeigt ein Absorptionsmaximum (2.2.25) bei 230 nm. Die spezifische Absorption, im Maximum gemessen, liegt zwischen 1070 und 1170.

B. Die Prüfung erfolgt mit Hilfe der IR-Spektroskopie (2.2.24) zwischen 600 und 2000 cm^{-1} durch Vergleich des Spektrums der Substanz mit dem von Lorazepam *CRS*. Die Prüfung erfolgt mit Hilfe von Preßlingen unter Verwendung von Kaliumbromid *R*.

C. Die bei der Prüfung „Verwandte Substanzen" (siehe „Prüfung auf Reinheit") erhaltenen Chromatogramme werden ausgewertet. Der Hauptfleck im Chromatogramm der Untersuchungslösung b entspricht in bezug auf Lage und Größe dem Fleck im Chromatogramm der Referenzlösung a. Die Prüfung darf nur ausgewertet werden, wenn das Chromatogramm der Referenzlösung d deutlich voneinander getrennt 2 Flecke zeigt.

Prüfung auf Reinheit

Verwandte Substanzen: Die Prüfung erfolgt mit Hilfe der Dünnschichtchromatographie (2.2.27) unter Verwendung einer DC-Platte mit Kieselgel F_{254} *R*. Die Platte wird so lange in eine Kammer mit Methanol *R* gestellt, bis die Fließmittelfront 17 cm hochgestiegen ist. Die Platte wird an der Luft trocknen gelassen und anschließend 1 h lang bei 100 bis 105 °C erhitzt.

Untersuchungslösung a: 0,200 g Substanz werden in Aceton *R* zu 10 ml gelöst.

Untersuchungslösung b: 2 ml Untersuchungslösung a werden mit Aceton *R* zu 50 ml verdünnt.

Referenzlösung a: 20 mg Lorazepam *CRS* werden in Aceton *R* zu 25 ml gelöst.

Referenzlösung b: 1 ml Untersuchungslösung b wird mit Aceton *R* zu 20 ml verdünnt.

Referenzlösung c: 5 ml Referenzlösung b werden mit Aceton *R* zu 10 ml verdünnt.

Referenzlösung d: 4 mg Nitrazepam *CRS* werden in Aceton *R* gelöst. Nach Zusatz von 5 ml Referenzlösung a wird mit Aceton *R* zu 20 ml verdünnt.

Auf die Platte werden 20 µl jeder Lösung aufgetragen. Die Chromatographie erfolgt mit einer Mischung von 10 Volumteilen Methanol *R* und 100 Volumteilen Dichlormethan *R* in derselben Richtung, wie sie für Methanol verwendet wurde, über eine Laufstrecke von 12 cm. Die Platte wird an der Luft trocknen gelassen und im ultravioletten Licht bei 254 nm ausgewertet. Kein Nebenfleck im Chromatogramm der Untersuchungslösung a darf größer oder intensiver sein als der Fleck im Chromatogramm der Referenzlösung b (0,2 Prozent), und höchstens ein Nebenfleck darf größer oder intensiver sein als der Fleck im Chromatogramm der Referenzlösung c (0,1 Prozent).

Trocknungsverlust (2.2.32): Höchstens 0,5 Prozent, mit 1,000 g Substanz bei 100 bis 105 °C im Hochvakuum bestimmt.

Sulfatasche (2.4.14): Höchstens 0,1 Prozent, mit 1,0 g Substanz bestimmt.

Gehaltsbestimmung

0,250 g Substanz, in 30 ml Dimethylformamid *R* gelöst, werden mit Tetrabutylammoniumhydroxid-Lösung (0,1 mol · l^{-1}) titriert. Der Endpunkt wird mit Hilfe der Potentiometrie (2.2.20) bestimmt. Während der Titration ist die Lösung vor Kohlendioxid der Luft zu schützen.

1 ml Tetrabutylammoniumhydroxid-Lösung (0,1 mol · l^{-1}) entspricht 32,12 mg $C_{15}H_{10}Cl_2N_2O_2$.

Lagerung

Dicht verschlossen, vor Licht geschützt.

Verunreinigungen

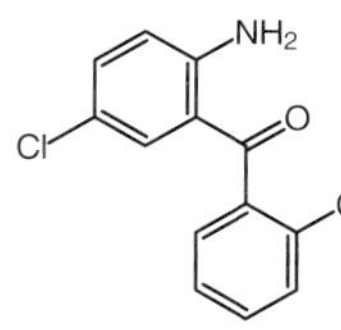

A. 2-Amino-2′,5-dichlorbenzophenon

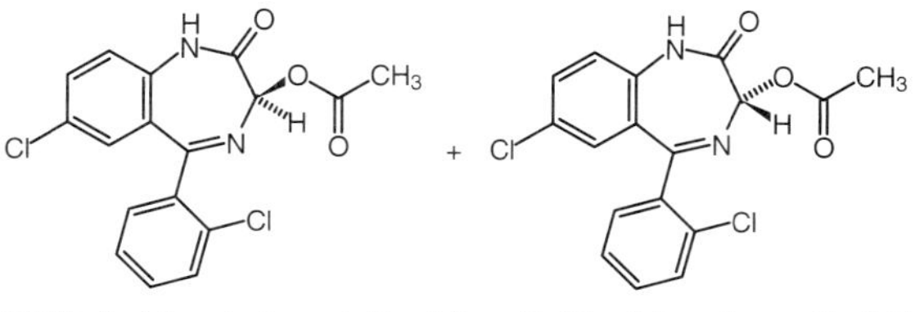

B. (*RS*)-3-(Acetyloxy)-7-chlor-5-(2-chlorphenyl)-1,3-dihydro-2*H*-1,4-benzodiazepin-2-on.

2001, 1538

Lovastatin

Lovastatinum

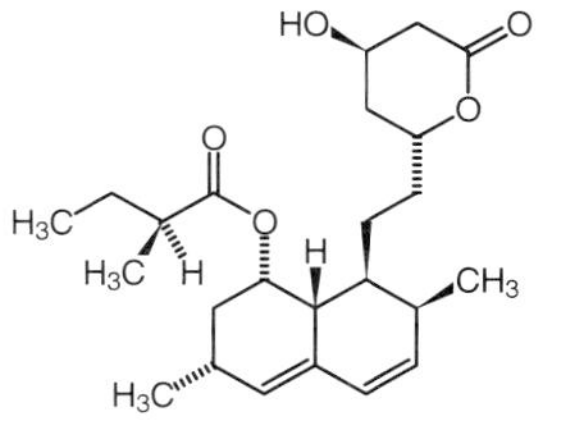

$C_{24}H_{36}O_5$ M_r 404,5

Definition

Lovastatin enthält mindestens 97,0 und höchstens 102,0 Prozent (1*S*,3*R*,7*S*,8*S*,8a*R*)-8-[2-[(2*R*,4*R*)-4-Hydroxy-6-oxotetrahydro-2*H*-pyran-2-yl]ethyl]-3,7-dimethyl-1,2,3,7,8,8a-hexahydronaphthalin-1-yl-(2*S*)-2-methylbutanoat, berechnet auf die getrocknete Substanz.

Herstellung

Falls zutreffend muß die Substanz zusätzlich den Anforderungen der Monographie **Fermentationsprodukte (Producta ab fermentatione)** entsprechen.

Eigenschaften

Weißes bis fast weißes, kristallines Pulver; praktisch unlöslich in Wasser, löslich in Aceton, wenig löslich in wasserfreiem Ethanol.

Prüfung auf Identität

A. Die Substanz entspricht der Prüfung „Spezifische Drehung“ (siehe „Prüfung auf Reinheit“).

B. Die Prüfung erfolgt mit Hilfe der IR-Spektroskopie (2.2.24) durch Vergleich des Spektrums der Substanz mit dem von Lovastatin *CRS*. Die Prüfung erfolgt mit Hilfe von Preßlingen.

Prüfung auf Reinheit

Aussehen der Lösung: 0,200 g Substanz werden in Acetonitril *R* zu 20,0 ml gelöst. Die Lösung muß klar (2.2.1) und darf nicht stärker gefärbt sein als die Farbvergleichslösung B_6 oder BG_6 (2.2.2, Methode II).

Spezifische Drehung (2.2.7): 0,125 g Substanz werden in Acetonitril *R* zu 25,0 ml gelöst. Die spezifische Drehung muß zwischen +325 und +340° liegen, berechnet auf die getrocknete Substanz.

Verwandte Substanzen: Die Prüfung erfolgt mit Hilfe der Flüssigchromatographie (2.2.29) wie unter „Gehaltsbestimmung“ beschrieben.

10 µl Referenzlösung b werden eingespritzt. Die Empfindlichkeit des Systems wird so eingestellt, daß die Höhe des Hauptpeaks im Chromatogramm mindestens 20 Prozent des maximalen Ausschlags beträgt.

10 µl Untersuchungslösung a werden eingespritzt. Werden die Chromatogramme unter den vorgeschriebenen Bedingungen aufgezeichnet, ergeben sich folgende relative Retentionen: für Verunreinigung A etwa 0,8, für Verunreinigung B etwa 0,6, für Verunreinigung C etwa 1,2 und für Verunreinigung D etwa 2,3 (die Retentionszeit von Lovastatin beträgt etwa 7 min).

Im Chromatogramm der Untersuchungslösung a darf keine Peakfläche, mit Ausnahme der des Hauptpeaks, größer sein als das 0,6fache der Fläche des Hauptpeaks im Chromatogramm der Referenzlösung b (0,3 Prozent). Die Summe aller Peakflächen, mit Ausnahme der des Hauptpeaks, darf nicht größer sein als das 2fache der Fläche des Hauptpeaks im Chromatogramm der Referenzlösung b (1 Prozent). Peaks, deren Fläche kleiner ist als das 0,1fache der Fläche des Hauptpeaks im Chromatogramm der Referenzlösung b, werden nicht berücksichtigt (0,05 Prozent).

Schwermetalle (2.4.8): 1,0 g Substanz muß der Grenzprüfung C auf Schwermetalle entsprechen (20 ppm). Zur Herstellung der Referenzlösung werden 2 ml Blei-Lösung (10 ppm Pb) *R* verwendet.

Trocknungsverlust (2.2.32): Höchstens 0,5 Prozent, mit 1,000 g Substanz durch 3 h langes Trocknen im Exsikkator bei 60 °C unter Hochvakuum bestimmt.

Sulfatasche (2.4.14): Höchstens 0,2 Prozent, mit 1,0 g Substanz bestimmt.

Gehaltsbestimmung

Die Bestimmung erfolgt mit Hilfe der Flüssigchromatographie (2.2.29).

Untersuchungslösung a: 20,0 mg Substanz werden in Acetonitril *R* zu 50,0 ml gelöst.

Untersuchungslösung b: 10,0 ml Untersuchungslösung a werden mit Acetonitril *R* zu 20,0 ml verdünnt.

Referenzlösung a: 10,0 mg Lovastatin *CRS* werden in Acetonitril *R* zu 50,0 ml gelöst.

Referenzlösung b: 0,5 ml Untersuchungslösung a werden mit Acetonitril *R* zu 100,0 ml verdünnt.

Referenzlösung c: 5,0 ml Referenzlösung a werden mit 1 mg Simvastatin *CRS* versetzt und mit Acetonitril *R* zu 50,0 ml verdünnt.

Die Chromatographie kann durchgeführt werden mit

- einer Säule aus rostfreiem Stahl von 0,25 m Länge und 4,6 mm innerem Durchmesser, gepackt mit octylsilyliertem Kieselgel zur Chromatographie *R* (5 µm)
- einer Mischung der mobilen Phasen A und B unter Einsatz der Gradientenelution bei einer Durchflußrate von 1,5 ml je Minute gemäß der Tabelle

  Mobile Phase A: Acetonitril *R*

  Mobile Phase B: eine 0,1prozentige Lösung (*V/V*) von Phosphorsäure 85 % *R*

Zeit (min)	Mobile Phase A (% *V/V*)	Mobile Phase B (% *V/V*)	Erläuterungen
0 – 5	60	40	isokratisch
5 – 7	60 → 65	40 → 35	linearer Gradient
7 – 13	65 → 90	35 → 10	linearer Gradient
13 – 15	90	10	isokratisch
15 – 17	90 → 60	10 → 40	linearer Gradient
17 – 20	60	40	Re-Äquilibrierung

- einem Spektrometer als Detektor bei einer Wellenlänge von 238 nm.

10 µl Referenzlösung c werden eingespritzt. Die Bestimmung darf nur ausgewertet werden, wenn die Auflösung zwischen den Peaks von Simvastatin und Lovastatin mindestens 5,0 beträgt. Werden die Chromatogramme unter den vorgeschriebenen Bedingungen aufgezeichnet, beträgt die relative Retention für Simvastatin etwa 1,1 (die Retentionszeit von Lovastatin beträgt etwa 7 min).

10 µl Referenzlösung a werden eingespritzt. Die Empfindlichkeit des Systems wird so eingestellt, daß die Höhe des Hauptpeaks im Chromatogramm mindestens 50 Prozent des maximalen Ausschlags beträgt.

10 µl Untersuchungslösung b werden eingespritzt.

Der Prozentgehalt an $C_{24}H_{36}O_5$ wird aus den Peakflächen in den Chromatogrammen der Untersuchungslösung b und der Referenzlösung a sowie dem angegebenen Gehalt an $C_{24}H_{36}O_5$ für Lovastatin *CRS* errechnet.

Lagerung

Unter Stickstoff, zwischen 2 und 8 °C.

Verunreinigungen

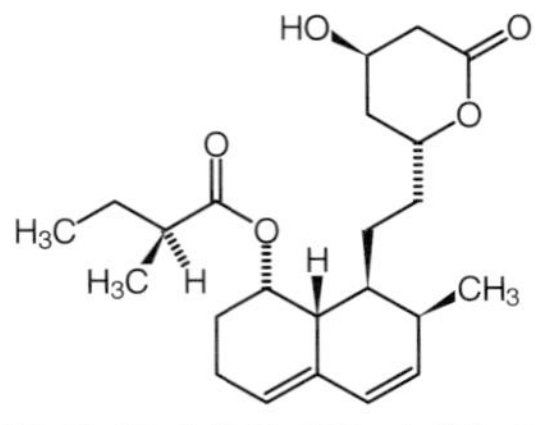

A. (1*S*,7*S*,8*S*,8a*R*)-8-[2-[(2*R*,4*R*)-4-Hydroxy-6-oxotetrahydro-2*H*-pyran-2-yl]ethyl]-7-methyl-1,2,3,7,8,8a-hexahydronaphthalin-1-yl-(2*S*)-2-methylbutanoat (Mevastatin)

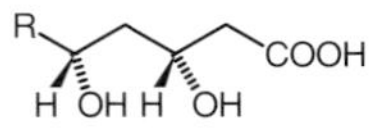

B. (3*R*,5*R*)-7-[(1*S*,2*S*,6*R*,8*S*,8a*R*)-2,6-Dimethyl-8-[[(2*S*)-2-methylbutanoyl]oxy]-1,2,6,7,8,8a-hexahydronaphthalin-1-yl]-3,5-dihydroxyheptansäure (Hydroxysäure von Lovastatin)

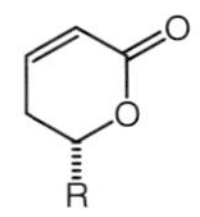

C. (1*S*,3*R*,7*S*,8*S*,8a*R*)-3,7-Dimethyl-8-[2-[(2*R*)-6-oxo-3,6-dihydro-2*H*-pyran-2-yl]ethyl]-1,2,3,7,8,8a-hexahydronaphthalin-1-yl-(2*S*)-2-methylbutanoat (Dehydrolovastatin)

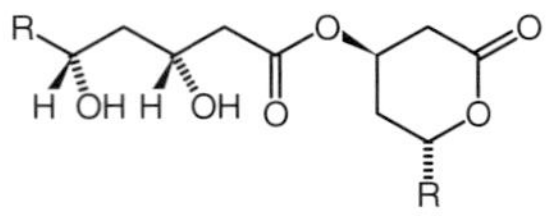

D. (2*R*,4*R*)-2-[2-[(1*S*,2*S*,6*R*,8*S*,8a*R*)-2,6-Dimethyl-8-[[(2*S*)-2-methylbutanoyl]oxy]-1,2,6,7,8,8a-hexahydronaphthalin-1-yl]ethyl]-6-oxotetrahydro-2*H*-pyran-4-yl-(3*R*,5*R*)-7-[(1*S*,2*S*,6*R*,8*S*,8a*R*)-2,6-dimethyl-8-[[(2*S*)-2-methylbutanoyl]oxy]-1,2,6,7,8,8a-hexahydronaphthalin-1-yl]-3,5-dihydroxyheptanoat (Lovastatin-Dimer).

2000, 1238

Luft zur medizinischen Anwendung

Aer medicalis

Definition

Luft zur medizinischen Anwendung ist komprimierte Umgebungsluft, die mindestens 20,4 und höchstens 21,4 Prozent (*V/V*) Sauerstoff (O_2) enthält.

Eigenschaften

Farb- und geruchloses Gas.

Bei einer Temperatur von 20 °C und einem Druck von 101 kPa ist 1 Volumteil Gas in etwa 50 Volumteilen Wasser löslich.

Herstellung

Kohlendioxid: Höchstens 500 ppm (*V/V*), mit Hilfe eines Infrarot-Analysators bestimmt (2.5.24).

Untersuchungsgas: Das Gas. Zur Vermeidung von Streulichteffekten muß das Gas filtriert sein.

Referenzgas a: Ein Gemisch aus 79 Prozent (*V/V*) Stickstoff *R* 1 und 21 Prozent (*V/V*) Sauerstoff *R*, das höchstens 1 ppm (*V/V*) Kohlendioxid *R* 1 enthält.

Referenzgas b: Ein Gemisch aus 79 Prozent (*V/V*) Stickstoff *R* 1 und 21 Prozent (*V/V*) Sauerstoff *R*, das 500 ppm (*V/V*) Kohlendioxid *R* 1 enthält.

Der Nullpunkt und die Empfindlichkeit des Geräts werden mit Hilfe der Referenzgase a und b eingestellt. Der Gehalt an Kohlendioxid im Untersuchungsgas wird bestimmt.

Kohlenmonoxid: Höchstens 5 ppm (*V/V*), mit Hilfe eines Infrarot-Analysators bestimmt (2.5.25).

Untersuchungsgas: Das Gas. Zur Vermeidung von Streulichteffekten muß das Gas filtriert werden.

Referenzgas a: Ein Gemisch aus 79 Prozent (*V/V*) Stickstoff *R* 1 und 21 Prozent (*V/V*) Sauerstoff *R*, das höchstens 1 ppm (*V/V*) Kohlenmonoxid *R* enthält.

Referenzgas b: Ein Gemisch aus 79 Prozent (*V/V*) Stickstoff *R* 1 und 21 Prozent (*V/V*) Sauerstoff *R*, das 5 ppm (*V/V*) Kohlenmonoxid *R* enthält.

Der Nullpunkt und die Empfindlichkeit des Geräts werden mit Hilfe der Referenzgase a und b eingestellt. Der Gehalt an Kohlenmonoxid im Untersuchungsgas wird bestimmt.

Schwefeldioxid: Höchstens 1 ppm (*V/V*), mit Hilfe eines UV-Fluoreszenzanalysators bestimmt (siehe Abb. 1238-1).

Die Apparatur besteht aus

- einem System, das UV-Strahlen mit einer Wellenlänge von 210 nm erzeugt, bestehend aus einer UV-Lampe, einem Kollimator und einem Filter; der Strahl wird periodisch durch eine mit hoher Geschwindigkeit rotierende Blende zurückgehalten
- einer Reaktionskammer, durch die das Untersuchungsgas strömt
- einem Detektionssystem für die emittierte Strahlung mit einer Wellenlänge von 350 nm, das aus einem Filter, einem Photomultiplier und einem Verstärker besteht.

Untersuchungsgas: Das filtrierte Gas.

Referenzgas a: Ein Gemisch aus 79 Prozent (*V/V*) Stickstoff *R* 1 und 21 Prozent (*V/V*) Sauerstoff *R*.

Referenzgas b: Ein Gemisch aus 79 Prozent (*V/V*) Stickstoff *R* 1 und 21 Prozent (*V/V*) Sauerstoff *R*, das zwischen 0,5 und 2 ppm (*V/V*) Schwefeldioxid *R* 1 enthält.

Der Nullpunkt und die Empfindlichkeit des Geräts werden mit Hilfe der Referenzgase a und b eingestellt. Der Gehalt an Schwefeldioxid im Untersuchungsgas wird bestimmt.

Öl: Höchstens 0,1 mg je Kubikmeter, mit Hilfe der im folgenden beschriebenen Apparatur bei Atmosphärendruck und einer Temperatur von 0° C bestimmt (siehe Abb. 1238-2).

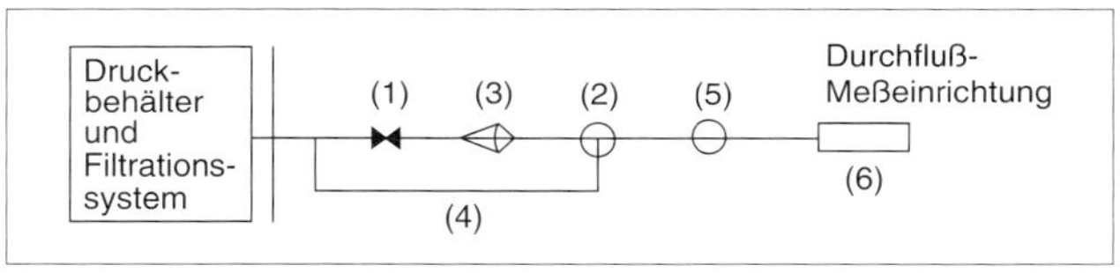

Abb. 1238-2: Apparatur zur Bestimmung von Öl

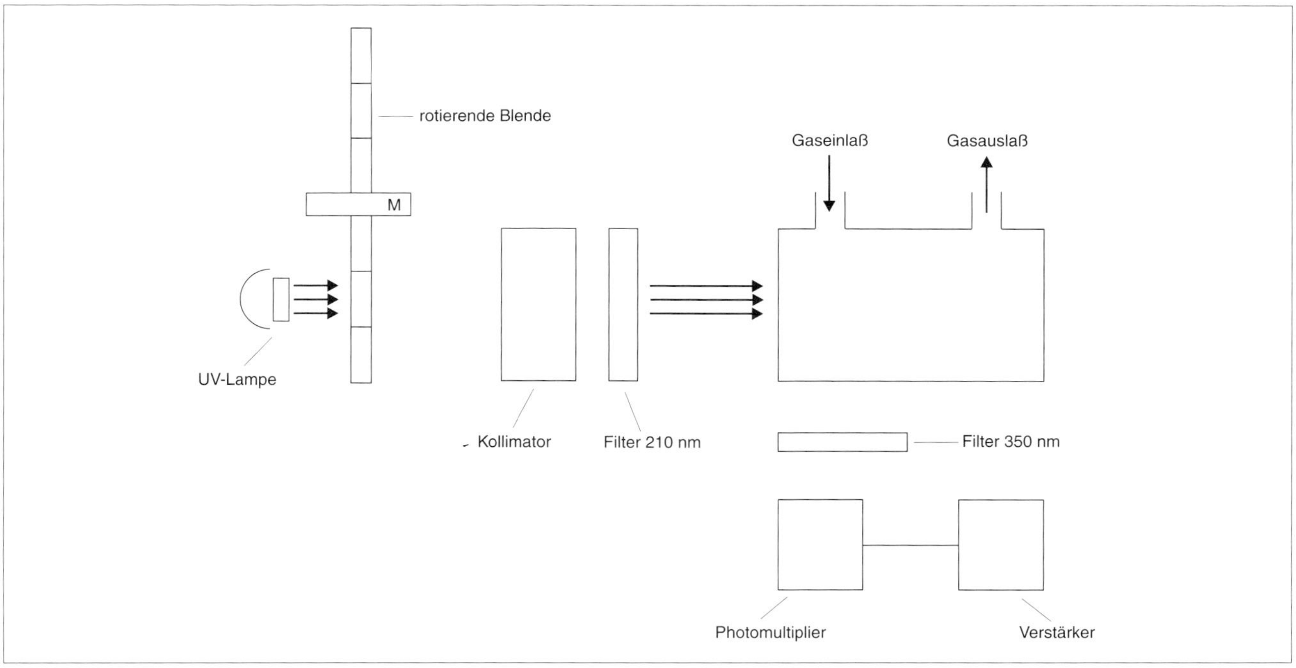

Abb. 1238-1: UV-Fluoreszenzanalysator

Die Apparatur besteht aus:
- einem 2-Wege-Hahn (1)
- einem 3-Wege-Hahn (2)
- einem Ölabscheider (3)
- einer Umgehungsleitung (4)
- einem Druckregler (5)
- einer Durchfluß-Meßeinrichtung (6).

Die gesamte Apparatur wird vor der Benutzung mit öl- und fettfreiem Trichlortrifluorethan R gereinigt.

Ein Mikroglasfaserfilter wird in den Ölabscheider (3) eingesetzt. Dieser Filter hat folgende Eigenschaften: 100 Prozent Borosilicatglas ohne Bindemittel, Resistenz gegenüber einer Hitzebehandlung von 500 °C (zum Beseitigen organischer Spuren) und 99,999 prozentiges Rückhaltevermögen gegenüber Natriumchlorid-Teilchen mit einem Durchmesser von 0,6 µm. Der 2-Wege-Hahn wird geschlossen, so daß das zu prüfende Gas durch die Umgehungsleitung (4) strömt und den 3-Wege-Hahn (2), den Druckregler (5) und die Durchfluß-Meßeinrichtung (6) durchspült. Das Einlaßventil des Druck- und Filtrationssystems wird geschlossen, der Hahn (1) geöffnet und der 3-Wege-Hahn (2) in die Stellung gedreht, daß ein Durchfluß zwischen Ölabscheider und Druckregler möglich ist. Das Einlaßventil wird geöffnet und der Druckregler (5) so eingestellt, daß die Durchfluß-Meßeinrichtung (6) eine Durchflußrate von 20 Litern je Minute anzeigt. 100,0 Liter des zu prüfenden Gases werden durch die Apparatur geleitet.

Der Mikroglasfaserfilter wird entnommen und in ein luftdicht verschlossenes Behältnis gelegt. Nach dem sorgfältigen Zerschneiden des Filters werden die Stücke in 25,0 ml Trichlortrifluorethan *R* gelegt (Untersuchungslösung).

Referenzlösungen im Konzentrationsbereich zwischen 0,05 und 0,5 µg Öl je Milliliter in Trichlortrifluorethan *R* werden aus dem Öl hergestellt, das zum Fetten des Kompressionssystems verwendet wird. Die Absorptionen der Untersuchungslösung und der Referenzlösungen werden mit Hilfe eines geeigneten IR-Spektrometers bei 2960,3, 2927,7 und 2855,0 cm^{-1} gemessen. Die Summe der 3 Absorptionen ergibt die Absorption des Öls. Kaliumbromid-Küvetten mit einer Schichtdicke von mehreren Zentimetern werden verwendet.

Aus den Absorptionen der Referenzlösungen wird eine Referenzkurve gezeichnet, mit deren Hilfe die Ölmenge bestimmt wird.

Stickstoffmonoxid, Stickstoffdioxid: Insgesamt höchstens 2 ppm (*V/V*), mit Hilfe eines Geräts zur Messung der Chemilumineszenz bestimmt (2.5.26).

Untersuchungsgas: Das Gas.

Referenzgas a: Ein Gemisch aus 79 Prozent (*V/V*) Stickstoff *R* 1 und 21 Prozent (*V/V*) Sauerstoff *R*, das höchstens 0,05 ppm (*V/V*) Stickstoffmonoxid und Stickstoffdioxid enthält.

Referenzgas b: Ein Gemisch aus 2 ppm (*V/V*) Stickstoffmonoxid *R* in Stickstoff *R* 1.

Der Nullpunkt und die Empfindlichkeit des Geräts werden mit Hilfe der Referenzgase a und b eingestellt. Der Gehalt an Stickstoffmonoxid und Stickstoffdioxid im Untersuchungsgas wird bestimmt.

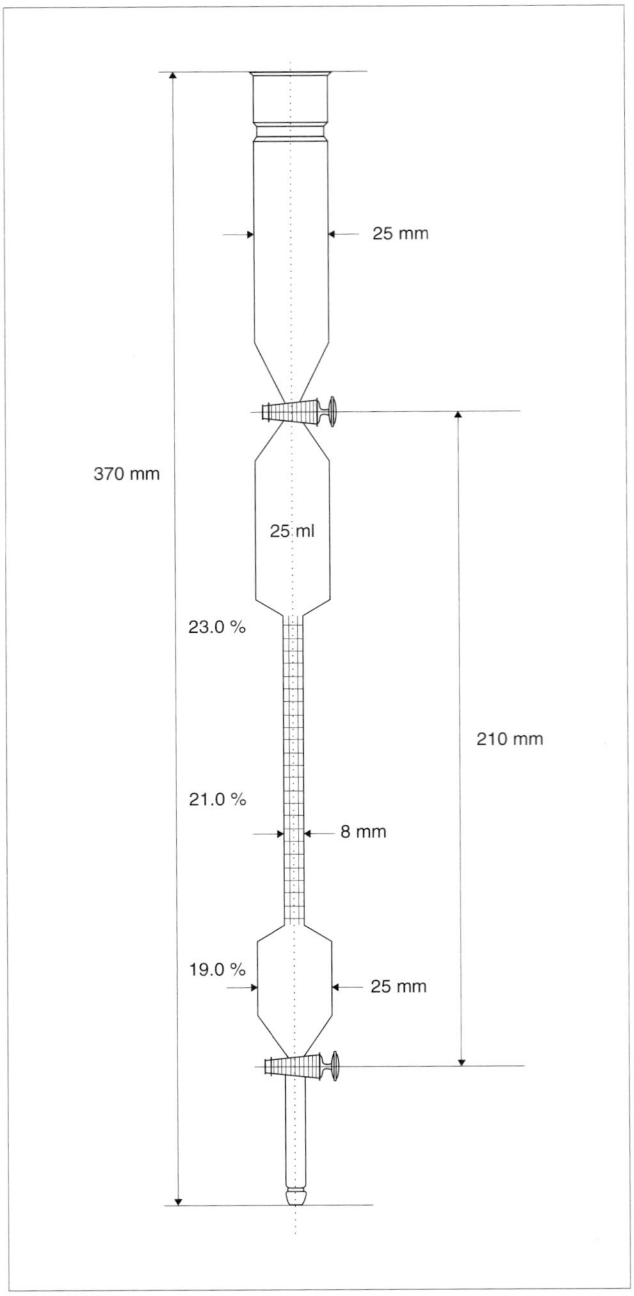

Abb. 1238-3: Gasbürette

Wasser: Höchstens 67 ppm (*V/V*), mit Hilfe eines Hygrometers mit elektrolytischem Meßprinzip bestimmt (2.5.28).

Gehaltsbestimmung: Die Sauerstoffkonzentration in der Luft wird mit Hilfe eines Geräts zur Messung des paramagnetischen Effekts bestimmt (2.5.27).

Prüfung auf Identität

1: C.

2: A, B.

A. Wird ein glühender Holzspan in einen mit dem Gas gefüllten Erlenmeyerkolben eingeführt, so glüht dieser weiter.

B. Die Prüfung wird mit Hilfe einer kammerförmigen 25-ml-Gasbürette (siehe Abb. 1238-3) durchgeführt, deren mittlerer Teil aus einem Rohr mit einer 0,2-Prozent-Graduierung im Bereich zwischen 19,0 und 23,0 Prozent besteht. Die beiden Enden dieses Teils werden durch Schliffhähne abgeschlossen. Der untere Hahn ist mit einem Rohr verbunden, das am unteren Ende mit einer Olive versehen ist und zum Einströmen des Gases in die Apparatur dient. Ein zylindrischer Trichter oberhalb des oberen Hahns wird zum Einbringen einer Absorptionslösung benötigt.

Nach dem Waschen der Bürette mit Wasser *R* und anschließendem Trocknen werden die beiden Hähne geöffnet. Das mit der Olive versehene Glasrohr wird mit dem Ursprung des zu prüfenden Gases verbunden und eine Durchflußrate von 1 Liter je Minute eingestellt. Die Bürette wird durch 1 min langes Durchströmen des Gases gespült. Zunächst wird der untere Hahn der Bürette und unmittelbar danach der obere Hahn geschlossen. Anschließend wird die Bürette sofort von dem Gasbehälter getrennt und der obere Hahn zur Vermeidung eines Überdrucks schnell um eine halbe Umdrehung bewegt.

In senkrechter Stellung der Bürette wird der Trichter mit einer frisch hergestellten Mischung von 21 ml einer Lösung von Kaliumhydroxid *R* ($560 g \cdot l^{-1}$) und 130 ml einer Lösung von Natriumdithionit *R* ($200 g \cdot l^{-1}$) gefüllt. Der obere Hahn wird langsam geöffnet, wobei die Lösung den Sauerstoff absorbiert und in die Bürette fließt. Ohne zu schütteln wird 10 min lang stehengelassen. Anschließend wird der Stand des Flüssigkeitsmeniskus am graduierten Teil der Bürette abgelesen. Die abgelesene Ziffer stellt den Prozentgehalt (*V/V*) des Sauerstoffs dar. Der ermittelte Wert liegt zwischen 20,4 und 21,4.

C. Das Gas entspricht den unter „Gehaltsbestimmung" ermittelten Grenzwerten.

Prüfung auf Reinheit

Kohlendioxid: Höchstens 500 ppm (*V/V*), mit Hilfe eines Prüfröhrchens für Kohlendioxid (2.1.6) bestimmt.

Kohlenmonoxid: Höchstens 5 ppm (*V/V*), mit Hilfe eines Prüfröhrchens für Kohlenmonoxid (2.1.6) bestimmt.

Öl: Höchstens 0,1 mg je Kubikmeter, mit Hilfe eines Prüfröhrchens für Öl (2.1.6) bestimmt.

Schwefeldioxid: Höchstens 1 ppm (*V/V*), mit Hilfe eines Prüfröhrchens für Schwefeldioxid (2.1.6) bestimmt.

Stickstoffmonoxid, Stickstoffdioxid: Insgesamt höchstens 2 ppm (*V/V*), mit Hilfe eines Prüfröhrchens für Stickstoffmonoxid und Stickstoffdioxid (2.1.6) bestimmt.

Wasserdampf: Höchstens 67 ppm (*V/V*), mit Hilfe eines Prüfröhrchens für Wasserdampf (2.1.6) bestimmt.

Lagerung

Als Gas in geeigneten Behältnissen, den bestehenden Sicherheitsvorschriften entsprechend, oder durch ein Leitungsnetz geliefert.

Verunreinigungen

A. Kohlendioxid
B. Schwefeldioxid
C. Stickstoffmonoxid
D. Stickstoffdioxid
E. Öl
F. Kohlenmonoxid
G. Wasser.

2000, 930

Lysinhydrochlorid

Lysini hydrochloridum

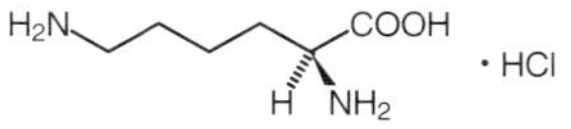

$C_6H_{15}ClN_2O_2$ M_r 182,7

Definition

Lysinhydrochlorid enthält mindestens 98,5 und höchstens 101,0 Prozent (*S*)-2,6-Diaminohexansäure-hydrochlorid, berechnet auf die getrocknete Substanz.

Herstellung

Wird die Substanz durch ein Verfahren hergestellt, das Fermentationsschritte beinhaltet, muß sie zusätzlich den Anforderungen der Monographie **Fermentationsprodukte (Producta ab fermentatione)** entsprechen.

Eigenschaften

Weißes, kristallines Pulver oder farblose Kristalle; leicht löslich in Wasser, schwer löslich in Ethanol, praktisch unlöslich in Ether.

Prüfung auf Identität

1: A, B, E.
2: A, C, D, E.

A. Die Substanz entspricht der Prüfung „Spezifische Drehung" (siehe „Prüfung auf Reinheit").

B. Die Prüfung erfolgt mit Hilfe der IR-Spektroskopie (2.2.24) durch Vergleich des Spektrums der Substanz mit dem von Lysinhydrochlorid *CRS*. Die Prüfung erfolgt mit Hilfe von Preßlingen. Wenn die Spektren unterschiedlich sind, werden Substanz und Referenzsubstanz getrennt in der eben notwendigen Menge Wasser *R* gelöst. Die Lösungen werden bei 60 °C zur Trockne eingedampft und mit den Rückständen erneut Spektren aufgenommen.

C. Die bei der Prüfung „Mit Ninhydrin nachweisbare Substanzen" (siehe „Prüfung auf Reinheit") erhaltenen Chromatogramme werden ausgewertet. Der Hauptfleck im Chromatogramm der Untersuchungslösung b entspricht in bezug auf Lage, Farbe und Größe dem Hauptfleck im Chromatogramm der Referenzlösung a.

D. Werden 0,1 ml Prüflösung (siehe „Prüfung auf Reinheit“) mit 2 ml Wasser *R* und 1 ml einer Lösung von Molybdatophosphorsäure *R* (50 g · l^{-1}) versetzt, bildet sich ein gelblichweißer Niederschlag.

E. 0,1 ml Prüflösung, mit 2 ml Wasser *R* verdünnt, geben die Identitätsreaktion a auf Chlorid (2.3.1).

Prüfung auf Reinheit

Prüflösung: 5,0 g Substanz werden in kohlendioxidfreiem Wasser *R*, das aus destilliertem Wasser *R* hergestellt wurde, zu 50 ml gelöst.

Aussehen der Lösung: Die Prüflösung muß klar (2.2.1) und darf nicht stärker gefärbt sein als die Farbvergleichslösung B_7 oder GG_7 (2.2.2, Methode II).

Spezifische Drehung (2.2.7): 2,00 g Substanz werden in Salzsäure *R* 1 zu 25,0 ml gelöst. Die spezifische Drehung muß zwischen +21,0 und +22,5° liegen, berechnet auf die getrocknete Substanz.

Mit Ninhydrin nachweisbare Substanzen: Die Prüfung erfolgt mit Hilfe der Dünnschichtchromatographie (2.2.27) unter Verwendung einer DC-Platte mit Kieselgel *R*.

Untersuchungslösung a: 0,10 g Substanz werden in Wasser *R* zu 10 ml gelöst.

Untersuchungslösung b: 1 ml Untersuchungslösung a wird mit Wasser *R* zu 50 ml verdünnt.

Referenzlösung a: 10 mg Lysinhydrochlorid *CRS* werden in Wasser *R* zu 50 ml gelöst.

Referenzlösung b: 5 ml Untersuchungslösung b werden mit Wasser *R* zu 20 ml verdünnt.

Referenzlösung c: 10 mg Lysinhydrochlorid *CRS* und 10 mg Arginin *CRS* werden in Wasser *R* zu 25 ml gelöst.

Auf die Platte werden 5 µl jeder Lösung aufgetragen. Die Chromatographie erfolgt mit einer Mischung von 30 Volumteilen konzentrierter Ammoniak-Lösung *R* und 70 Volumteilen 2-Propanol *R* über eine Laufstrecke von 15 cm. Die Platte wird bei 100 bis 105 °C bis zum vollständigen Verschwinden des Ammoniaks erhitzt. Die Platte wird mit Ninhydrin-Lösung *R* besprüht und 15 min lang bei 100 bis 105 °C erhitzt. Kein im Chromatogramm der Untersuchungslösung a auftretender Nebenfleck darf größer oder stärker gefärbt sein als der Fleck im Chromatogramm der Referenzlösung b (0,5 Prozent). Die Prüfung darf nur ausgewertet werden, wenn das Chromatogramm der Referenzlösung c deutlich voneinander getrennt 2 Hauptflecke zeigt.

Sulfat (2.4.13): 5 ml Prüflösung, mit destilliertem Wasser *R* zu 15 ml verdünnt, müssen der Grenzprüfung auf Sulfat entsprechen (300 ppm).

Ammonium: Mit 2 Uhrgläsern von 60 mm Durchmesser wird durch Aufeinanderlegen ein Hohlraum gebildet. An die Innenwand des oberen Uhrglases wird mit einigen Tropfen Wasser *R* ein Stück rotes Lackmuspapier *R* von 5 mm × 5 mm geklebt. Auf das untere Uhrglas werden 50 mg fein pulverisierte Substanz gebracht und in 0,5 ml Wasser *R* gelöst. Nach Zusatz von 0,30 g schwerem Magnesiumoxid *R* wird kurz mit einem Glasstab verrieben und das obere Uhrglas sofort auf das untere Uhrglas gelegt. Gleichzeitig und in gleicher Weise wird eine Referenzmischung aus 0,1 ml Ammonium-Lösung (100 ppm NH_4) *R*, 0,5 ml Wasser *R* und 0,30 g schwerem Magnesiumoxid *R* hergestellt. Untersuchungs- und Referenzmischung werden 15 min lang bei 40 °C erwärmt. Das Lackmuspapier über der Untersuchungsmischung darf sich nicht intensiver blau färben als das Lackmuspapier über der Referenzmischung (200 ppm).

Eisen (2.4.9): In einem Scheidetrichter werden 0,33 g Substanz in 10 ml verdünnter Salzsäure *R* gelöst. Die Lösung wird 3mal je 3 min lang mit je 10 ml Isobutylmethylketon *R* 1 ausgeschüttelt. Die vereinigten organischen Phasen werden 3 min lang mit 10 ml Wasser *R* ausgeschüttelt. Die wäßrige Phase muß der Grenzprüfung auf Eisen entsprechen (30 ppm).

Schwermetalle (2.4.8): 12 ml Prüflösung müssen der Grenzprüfung A auf Schwermetalle entsprechen (10 ppm). Zur Herstellung der Referenzlösung wird die Blei-Lösung (1 ppm Pb) *R* verwendet.

Trocknungsverlust (2.2.32): Höchstens 0,5 Prozent, mit 1,000 g Substanz durch Trocknen im Trockenschrank bei 100 bis 105 °C bestimmt.

Sulfatasche (2.4.14): Höchstens 0,1 Prozent, mit 1,0 g Substanz bestimmt.

Gehaltsbestimmung

0,150 g Substanz, in 5 ml wasserfreier Ameisensäure *R* gelöst, werden nach Zusatz von 50 ml wasserfreier Essigsäure *R* mit Perchlorsäure (0,1 mol · l^{-1}) titriert. Der Endpunkt wird mit Hilfe der Potentiometrie (2.2.20) bestimmt.

1 ml Perchlorsäure (0,1 mol · l^{-1}) entspricht 18,27 mg $C_6H_{15}ClN_2O_2$.

Lagerung

Gut verschlossen, vor Licht geschützt.

M

2000, 1123

Macrogolcetylstearylether

Macrogoli aether cetostearylicus

Definition

Macrogolcetylstearylether ist ein Gemisch von Ethern verschiedener Macrogole mit linearen Fettalkoholen, hauptsächlich Cetylstearylalkohol. Die Substanz kann freie Macrogole enthalten. Sie enthält unterschiedliche Mengen an freiem Cetylstearylalkohol. Die Menge Ethylenoxid, die mit Cetylstearylalkohol reagiert hat, beträgt 2 bis 33 Einheiten je Molekül (Nominalwert).

Eigenschaften

Fettige Masse, Plättchen, Mikrokügelchen oder wachsartige Schuppen, weiß bis gelblichweiß.

Die Substanz mit einer geringeren Anzahl an Ethylenoxid-Einheiten je Molekül ist praktisch unlöslich in Wasser, löslich in Dichlormethan und Ethanol.

Die Substanz mit einer höheren Anzahl an Ethylenoxid-Einheiten je Molekül ist dispergierbar oder löslich in Wasser, löslich in Dichlormethan und Ethanol.

Die Substanz erstarrt zwischen 32 und 52 °C.

Prüfung auf Identität

A. Die Substanz entspricht der Prüfung „Hydroxylzahl“ (siehe „Prüfung auf Reinheit“).

B. Die Substanz entspricht der Prüfung „Iodzahl“ (siehe „Prüfung auf Reinheit“).

C. Die Substanz entspricht der Prüfung „Verseifungszahl“ (siehe „Prüfung auf Reinheit“).

D. Die Prüfung erfolgt mit Hilfe der Dünnschichtchromatographie (2.2.27) unter Verwendung einer Schicht eines geeigneten Kieselgels.

Untersuchungslösung: Die in Tabelle 1123-1 aufgeführte Menge Substanz wird in einer Mischung von 1 Volumteil Wasser *R* und 9 Volumteilen Methanol *R* zu 75 ml gelöst.

Tabelle 1123-1

Einheiten Ethylenoxid je Molekül	Zu lösende Menge
2 – 6	5,0 g
10 – 22	10,0 g
25 – 33	15,0 g

Nach Zusatz von 60 ml Hexan *R* wird 3 min lang geschüttelt. Die Schaumbildung kann mit einigen Tropfen Ethanol 96 % *R* verringert werden. Die Hexanphase wird durch ein Filter mit wasserfreiem Natriumsulfat *R* filtriert. Das Filter wird 3mal mit je 10 ml Hexan *R* gewaschen. Die vereinigten Filtrate werden zur Trockne eingedampft. 0,05 g des getrockneten Rückstands werden in 10 ml Methanol *R* gelöst (die Lösung opaleszierí manchmal).

Referenzlösung: 25 mg Stearylalkohol *CRS* werden in Methanol *R* zu 25 ml gelöst.

Auf die Platte werden 20 µl jeder Lösung aufgetragen. Die Chromatographie erfolgt mit Ethylacetat *R* über eine Laufstrecke von 15 cm. Die Platte wird getrocknet und mit Vanillin-Schwefelsäure-Reagenz, das wie folgt hergestellt wird, besprüht: 0,50 g Vanillin *R* werden in 50,0 ml Ethanol 96 % *R* gelöst. Die Lösung wird mit Schwefelsäure *R* zu 100,0 ml verdünnt. Die Platte wird an der Luft trocknen gelassen, 15 min lang bei etwa 130 °C erhitzt und erkalten gelassen. Das Chromatogramm der Untersuchungslösung zeigt mehrere Flecke, von denen einer dem Hauptfleck im Chromatogramm der Referenzlösung entspricht.

E. 0,1 g Substanz werden in 5 ml Ethanol 96 % *R* gelöst oder dispergiert. Nach Zusatz von 2 ml Wasser *R*, 10 ml verdünnter Salzsäure *R*, 10 ml Bariumchlorid-Lösung *R* 1 und 10 ml einer Lösung von Molybdatophosphorsäure *R* (100 g · l^{-1}) bildet sich ein Niederschlag.

Prüfung auf Reinheit

Aussehen der Lösung: 5,0 g Substanz werden in Ethanol 96 % *R* zu 50 ml gelöst. Die Lösung darf nicht stärker gefärbt sein als die Farbvergleichslösung BG_5 (2.2.2, Methode II).

Alkalisch reagierende Substanzen: 2,0 g Substanz werden in einer heißen Mischung von 10 ml Wasser *R* und 10 ml Ethanol 96 % *R* gelöst. Nach Zusatz von 0,1 ml Bromthymolblau-Lösung *R* 1 dürfen bis zum Farbumschlag nach Gelb höchstens 0,5 ml Salzsäure (0,1 mol · l^{-1}) verbraucht werden.

Säurezahl (2.5.1): Höchstens 1,0, mit 5,0 g Substanz bestimmt.

Hydroxylzahl (2.5.3, Methode A): Siehe Tabelle 1123-2.

Iodzahl (2.5.4): Höchstens 2,0.

Verseifungszahl (2.5.6): Höchstens 3,0, mit 10,0 g Substanz bestimmt.

Ethylenoxid, Dioxan (2.4.25): Höchstens 1 ppm Ethylenoxid und höchstens 10 ppm Dioxan. Bei der Bestimmung des Dioxangehalts muß der Korrekturfaktor 0,2 in der Berechnungsformel angewendet werden.

Tabelle 1123-2

Einheiten Ethylenoxid je Molekül (Nominalwert)	Hydroxylzahl
2	150 – 180
3	135 – 155
5 – 6	100 – 134
10	75 – 90
12	67 – 77
15	58 – 67
20 – 22	40 – 55
25	36 – 46
30 – 33	32 – 40

Wasser (2.5.12): Höchstens 3,0 Prozent, mit 2,00 g Substanz nach der Karl-Fischer-Methode bestimmt.

Asche (2.4.16): Höchstens 0,2 Prozent, mit 2,0 g Substanz bestimmt.

Lagerung

Dicht verschlossen.

Beschriftung

Die Beschriftung gibt insbesondere die Menge Ethylenoxid an, das mit dem Cetylstearylalkohol reagiert hat (Nominalwert).

2001, 1444

Macrogole

Macrogola

Definition

Macrogole sind Gemische von Polymeren mit der allgemeinen Formel $H-(OCH_2-CH_2)_n-OH$, deren mittlere relative Molekülmasse dem in der Beschriftung angegebenen Nominalwert (*n*) entspricht. Ein geeigneter Stabilisator kann zugesetzt sein.

Eigenschaften

Klare, viskose, hygroskopische, farblose bis fast farblose Flüssigkeiten oder weiße bis fast weiße, feste Substanzen von wachs- oder paraffinartigem Aussehen; mischbar mit bis sehr leicht löslich in Wasser, Dichlormethan und Ethanol, praktisch unlöslich in fetten Ölen und Mineralölen.

Prüfung auf Identität

A. Die Substanz entspricht der Prüfung „Viskosität" (siehe „Prüfung auf Reinheit").

B. 1 g Substanz wird in einem Reagenzglas, das mit einem durchbohrten Stopfen und einem gebogenen Auslaßrohr versehen ist, mit 0,5 ml Schwefelsäure *R* erhitzt, bis sich weiße Dämpfe entwickeln. Die Dämpfe werden durch das gebogene Rohr in 1 ml Quecksilber(II)-chlorid-Lösung *R* geleitet. Ein reichlicher, weißer, kristalliner Niederschlag entsteht.

C. 0,1 g Substanz werden mit 0,1 g Kaliumthiocyanat *R* und 0,1 g Cobalt(II)-nitrat *R* versetzt und mit Hilfe eines Glasstabs sorgfältig gemischt. Nach Zusatz von 5 ml Dichlormethan *R* wird geschüttelt. Die flüssige Phase färbt sich blau.

Prüfung auf Reinheit

Aussehen der Lösung: 12,5 g Substanz werden in Wasser *R* zu 50 ml gelöst. Die Lösung muß klar (2.2.1) und darf nicht stärker gefärbt sein als die Farbvergleichslösung BG_6 (2.2.2, Methode II).

Sauer oder alkalisch reagierende Substanzen: 5,0 g Substanz werden in 50 ml kohlendioxidfreiem Wasser *R* gelöst. Die Lösung wird mit 0,15 ml Bromthymolblau-Lösung *R* 1 versetzt. Sie muß gelb oder grün gefärbt sein. Bis zum Farbumschlag nach Blau dürfen höchstens 0,1 ml Natriumhydroxid-Lösung ($0,1\ mol \cdot l^{-1}$) verbraucht werden.

Viskosität (2.2.9): Die Viskosität wird mit der in der Tab. 1444-1 angegebenen Dichte berechnet.

Tabelle 1444-1

Macrogoltyp	Kinematische Viskosität $mm^2 \cdot s^{-1}$ (*n*)	Dynamische Viskosität $mPa \cdot s$	Dichte ($g \cdot ml^{-1}$)
300	71 – 94	80 – 105	1,120
400	94 – 116	105 – 130	1,120
600	13,9 – 18,5	15 – 20	1,080
1000	20,4 – 27,7	22 – 30	1,080
1500	31 – 46	34 – 50	1,080
3000	69 – 93	75 – 100	1,080
3350	76 – 110	83 – 120	1,080
4000	102 – 158	110 – 170	1,080
6000	185 – 250	200 – 270	1,080
8000	240 – 472	260 – 510	1,080
20000	2500 – 3200	2700 – 3500	1,080
35000	10000 – 13000	11000 – 14000	1,080

Für Macrogole mit einer mittleren relativen Molekülmasse über 400 wird die Viskosität mit einer 50prozentigen Lösung (*m/m*) der Substanz bestimmt.

Erstarrungstemperatur (2.2.18): Siehe Tab. 1444-2.

Tabelle 1444-2

Macrogoltyp	Erstarrungstemperatur (°C)
600	15 – 25
1000	35 – 40
1500	42 – 48
3000	50 – 56
3350	53 – 57
4000	53 – 59
6000	55 – 61
8000	55 – 62
20000	mindestens 57
35000	mindestens 57

Tabelle 1444-3

Macrogoltyp	Hydroxylzahl	m (g)
300	340 – 394	1,5
400	264 – 300	1,9
600	178 – 197	3,5
1000	107 – 118	5,0
1500	70 – 80	7,0
3000	34 – 42	12,0
3350	30 – 38	12,0
4000	25 – 32	14,0
6000	16 – 22	18,0
8000	12 – 16	24,0
20000	–	–
35000	–	–

Hydroxylzahl: m g Substanz (siehe Tab. 1444-3) werden in einen trockenen Erlenmeyerkolben mit Rückflußkühler gebracht. Nach Zusatz von 25,0 ml Phthalsäureanhydrid-Lösung *R* wird bis zur Lösung umgeschwenkt und 60 min lang auf einer Heizplatte zum Rückfluß erhitzt. Nach dem Erkalten wird der Kühler mit 25 ml Pyridin *R* und danach mit 25 ml Wasser *R* gespült. Nach Zusatz von 1,5 ml Phenolphthalein-Lösung *R* wird mit Natriumhydroxid-Lösung ($1\ mol \cdot l^{-1}$) bis zum Auftreten einer leichten Rosafärbung titriert (n_1 ml). Ein Blindversuch wird durchgeführt (n_2 ml).

Die Hydroxylzahl wird nach folgender Formel berechnet:

$$\frac{56{,}1 \cdot (n_2 - n_1)}{m}$$

Für Macrogole mit einer relativen Molekülmasse über 1000 wird, falls der Wassergehalt über 0,5 Prozent beträgt, eine Probe von geeigneter Masse 2 h lang bei 100 bis 105 °C getrocknet und die Hydroxylzahl bestimmt.

Reduzierende Substanzen: 1 g Substanz wird in 1 ml einer Lösung von Resorcin *R* ($10\ g \cdot l^{-1}$), falls erforderlich unter Erwärmen, gelöst. Die Lösung wird mit 2 ml Salzsäure *R* versetzt. Nach 5 min darf die Lösung nicht stärker gefärbt sein als die Farbvergleichslösung R_3 (2.2.2, Methode I).

Formaldehyd:
Untersuchungslösung: 1,00 g Substanz wird mit 0,25 ml Chromotropsäure-Natrium-Lösung *R* versetzt. Die Lösung wird in einer Eis-Wasser-Mischung abgekühlt und mit 5,0 ml Schwefelsäure *R* versetzt. Nach 15 min langem Stehenlassen wird langsam mit Wasser *R* zu 10 ml verdünnt.

Referenzlösung: 0,430 g Formaldehyd-Lösung *R* werden mit Wasser *R* zu 100 ml verdünnt. 1,0 ml Lösung wird mit Wasser *R* zu 100 ml verdünnt. In einem 10-ml-Meßkolben wird 1,00 ml dieser Lösung mit 0,25 ml Chromotropsäure-Natrium-Lösung *R* gemischt, in einer Eis-Wasser-Mischung abgekühlt und mit 5,0 ml Schwefelsäure *R* versetzt. Nach 15 min langem Stehenlassen wird langsam mit Wasser *R* zu 10 ml verdünnt.

Kompensationsflüssigkeit: In einem 10-ml-Meßkolben wird 1,00 ml Wasser *R* mit 0,25 ml Chromotropsäure-Natrium-Lösung *R* gemischt, in einer Eis-Wasser-Mischung abgekühlt und mit 5,0 ml Schwefelsäure *R* versetzt. Die Lösung wird langsam mit Wasser *R* zu 10 ml verdünnt.

Bei 567 nm darf die Absorption der Untersuchungslösung, gegen die Kompensationsflüssigkeit gemessen, nicht größer sein als die der Referenzlösung (15 ppm).

Ethylenglycol, Diethylenglycol: Die Prüfung erfolgt mit Hilfe der Gaschromatographie (2.2.28).

Diese Prüfung wird für Macrogole mit einer mittleren relativen Molekülmasse unter 1000 durchgeführt.

Untersuchungslösung: 5,00 g Substanz werden in Aceton *R* zu 100,0 ml gelöst.

Referenzlösung: 0,10 g Ethylenglycol *R* und 0,50 g Diethylenglycol *R* werden in Aceton *R* zu 100,0 ml gelöst. 1,0 ml Lösung wird mit Aceton *R* zu 10,0 ml verdünnt.

Die Chromatographie kann durchgeführt werden mit
- einer Säule aus Glas von 1,8 m Länge und 2 mm innerem Durchmesser, gepackt mit silanisiertem Kieselgur zur Gaschromatographie *R*, imprägniert mit 5 Prozent (*m/m*) Macrogol 20 000 *R*
- Stickstoff zur Chromatographie *R* als Trägergas bei einer Durchflußrate von 30 ml je Minute
- einem Flammenionisationsdetektor.

Falls erforderlich wird die Säule durch etwa 15 h langes Erhitzen bei 200 °C konditioniert. Die Temperatur des Probeneinlasses und die des Detektors wird bei 250 °C gehalten. Die Anfangstemperatur der Säule wird so eingestellt, daß die Retentionszeit für Diethylenglycol 14 bis 16 min beträgt.

2 µl jeder Lösung werden eingespritzt, wobei die Temperatur der Säule um 2 °C je Minute von etwa 30 °C bis maximal 170 °C erhöht wird. Nacheinander wird 5mal eingespritzt, um die Wiederholpräzision der Prüfung zu überprüfen.

Die Fläche der Ethylenglycol- und Diethylenglycol-Peaks in den Chromatogrammen der Untersuchungs- und Referenzlösung wird gemessen. Der Gehalt an Ethylenglycol und an Diethylenglycol der Untersuchungslösung wird berechnet. Die Summe der Gehalte an Ethylenglycol und Diethylenglycol darf höchstens 0,4 Prozent betragen.

Ethylenoxid- und Dioxan-Rückstände (2.4.25): Höchstens 1 ppm Ethylenoxid und höchstens 10 ppm Dioxan. Bei der Bestimmung des Dioxangehalts muß der Korrekturfaktor 0,2 in der Berechnungsformel angewendet werden.

Schwermetalle (2.4.8): 2,0 g Substanz werden in Wasser *R* zu 20 ml gelöst. 12 ml Lösung müssen der Grenzprüfung A auf Schwermetalle entsprechen (20 ppm). Zur Herstellung der Referenzlösung wird die Blei-Lösung (2 ppm Pb) *R* verwendet.

Tabelle 1444-4

Nominale relative Molekülmasse	Wassergehalt (%)
höchstens 1000	höchstens 2,0
über 1000	höchstens 1,0

Wasser (2.5.12): Die in Tab. 1444-4 angegebenen Werte, mit 2,00 g Substanz nach der Karl-Fischer-Methode bestimmt.

Sulfatasche (2.4.14): Höchstens 0,2 Prozent, mit 1,0 g Substanz bestimmt.

Beschriftung

Die Beschriftung gibt insbesondere an
- Macrogoltyp
- falls zutreffend, Name und Konzentration jedes zugesetzten Stabilisators.

2000, 1443

Macrogol-6-glycerol-caprylocaprat

Macrogol 6 glyceroli caprylocapras

Definition

Macrogol-6-glycerolcaprylocaprat ist ein Gemisch von hauptsächlich Mono- und Diestern aus Glycerolpolyoxyethylenethern im wesentlichen mit Caprylsäure (Octansäure) und Caprinsäure (Decansäure). Der mittlere Gehalt an Ethylenoxid beträgt 6 Einheiten je Molekül. Die Substanz wird durch Ethoxylierung von Glycerol und Veresterung mit destillierten Kokosnuß- oder Palmkernfettsäuren erhalten oder durch Ethoxylierung von Mono- und Diglyceriden von Capryl- und Caprinsäure.

Eigenschaften

Blaßgelbe Flüssigkeit; teilweise löslich in Wasser, leicht löslich in Glycerol, 2-Propanol, Propylenglycol und Ricinusöl.

Die Viskosität beträgt etwa 145 mPa · s.

Prüfung auf Identität

A. 1,0 g Substanz wird in 99 g einer Mischung von 10 Volumteilen 2-Propanol *R* und 90 Volumteilen Wasser *R* gelöst. Wird die Lösung auf etwa 40 °C erwärmt, entsteht eine Trübung. Bis zum Verschwinden der Trübung wird erkalten gelassen. Der Trübungspunkt liegt zwischen 15 und 35 °C.

B. Die Substanz entspricht der Prüfung „Verseifungszahl" (siehe „Prüfung auf Reinheit").

C. Die Substanz entspricht der Prüfung „Fettsäurenzusammensetzung" (siehe „Prüfung auf Reinheit").

Prüfung auf Reinheit

Aussehen der Substanz: Die Substanz muß klar (2.2.1) und darf nicht stärker gefärbt sein als die Farbvergleichslösung G_2 (2.2.2, Methode I).

Alkalisch reagierende Substanzen: 2,0 g Substanz werden in einer heißen Mischung von 10 ml Ethanol 96 % *R* und 10 ml Wasser *R* gelöst. Nach Zusatz von 0,1 ml Bromthymolblau-Lösung *R* 1 dürfen bis zum Farbumschlag nach Gelb höchstens 0,5 ml Salzsäure (0,1 mol · l^{-1}) verbraucht werden.

Säurezahl (2.5.1): Höchstens 5,0, mit 5,0 g Substanz bestimmt.

Hydroxylzahl (2.5.3, Methode A): 165 bis 225.

Verseifungszahl (2.5.6): 85 bis 105, mit 2,0 g Substanz bestimmt.

Fettsäurenzusammensetzung: Die Prüfung erfolgt mit Hilfe der „Prüfung fetter Öle auf fremde Öle durch Gaschromatographie" (2.4.22, Methode A). Die Fettsäurenfraktion muß folgende Zusammensetzung haben:
- Capronsäure: höchstens 2,0 Prozent
- Caprylsäure: 50,0 bis 80,0 Prozent
- Caprinsäure: 20,0 bis 50,0 Prozent
- Laurinsäure: höchstens 3,0 Prozent
- Myristinsäure: höchstens 1,0 Prozent.

Ethylenoxid- und Dioxan-Rückstände (2.4.25): Höchstens 1 ppm Ethylenoxid und höchstens 10 ppm Dioxan. Bei der Bestimmung des Dioxangehalts muß der Korrekturfaktor 0,2 in der Berechnungsformel angewendet werden.

Wasser (2.5.12): Höchstens 1,0 Prozent, mit 1,00 g Substanz nach der Karl-Fischer-Methode bestimmt.

Asche (2.4.16): Höchstens 0,3 Prozent, mit 1,0 g Substanz bestimmt.

Dieser Text wurde in der deutschsprachigen Ausgabe der Ph. Eur. – Nachtrag 2000 schon in dieser Fassung veröffentlicht.

2001, 1184

Macrogolglycerol-caprylocaprate

Macrogolglycerolidorum caprylocapras

Definition

Macrogolglycerolcaprylocaprate sind Gemische von Mono-, Di- und Triestern des Glycerols und Mono- und Diestern von Macrogolen mit einer mittleren relativen Molekülmasse zwischen 200 und 400. Sie werden entweder durch partielle Alkoholyse von Triglyceriden mittlerer Kettenlänge mit Macrogol oder durch Veresterung von Glycerol und Macrogol mit Capryl- und Caprinsäure oder durch Mischen von Glycerolestern und Kondensat von Ethylenoxid mit Caprylsäure (Octansäure) und Caprinsäure (Decansäure) gewonnen. Sie können freie Macrogole enthalten.

Eigenschaften

Blaßgelbe, ölige Flüssigkeiten; dispergierbar in heißem Wasser, leicht löslich in Dichlormethan.

Die relative Dichte bei 20 °C beträgt etwa 1,0 und der Brechungsindex bei 20 °C etwa 1,4.

Prüfung auf Identität

A. Die Prüfung erfolgt mit Hilfe der Dünnschichtchromatographie (2.2.27) unter Verwendung einer Schicht eines geeigneten Kieselgels.

Untersuchungslösung: 1,0 g Substanz wird in Dichlormethan *R* zu 20 ml gelöst.

Auf die Platte werden 50 µl Untersuchungslösung aufgetragen. Die Chromatographie erfolgt mit einer Mischung von 30 Volumteilen Hexan *R* und 70 Volumteilen Ether *R* über eine Laufstrecke von 15 cm. Die Platte wird an der Luft trocknen gelassen, mit einer Lösung von Rhodamin B *R* (0,1 g · l^{-1}) in Ethanol 96 % *R* besprüht und im ultravioletten Licht bei 365 nm ausgewertet. Das Chromatogramm zeigt einen den Triglyceriden entsprechenden Fleck mit einem ungefähren R_f-Wert von 0,9 (R_{st} 1) sowie Flecke, die den 1,3-Diglyceriden (R_{st} 0,7), den 1,2-Diglyceriden (R_{st} 0,6), den Monoglyceriden (R_{st} 0,1) und den Macrogolestern (R_{st} 0) entsprechen.

B. Die Substanz entspricht der Prüfung „Hydroxylzahl" (siehe „Prüfung auf Reinheit").

C. Die Substanz entspricht der Prüfung „Verseifungszahl" (siehe „Prüfung auf Reinheit").

D. Die Substanz entspricht der Prüfung „Fettsäurenzusammensetzung" (siehe „Prüfung auf Reinheit").

Prüfung auf Reinheit

Viskosität (2.2.9): Die Viskosität, bei 20 ± 0,5 °C bestimmt, muß den in der Tab. 1184-1 angegebenen Grenzwerten entsprechen:

Tabelle 1184-1

Ethylenoxid-Einheiten je Molekül (Nominalwert)	Macrogoltyp	Viskosität (mPa · s)
4	200	30 – 50
6	300	60 – 80
8	400	80 – 110

Säurezahl (2.5.1): Höchstens 2,0, mit 2,0 g Substanz bestimmt.

Hydroxylzahl (2.5.3, Methode A): Die Hydroxylzahl, mit 1,0 g Substanz bestimmt, muß den in der Tab. 1184-2 angegebenen Grenzwerten entsprechen:

Tabelle 1184-2

Ethylenoxid-Einheiten je Molekül (Nominalwert)	Macrogoltyp	Hydroxylzahl
4	200	80 – 120
6	300	140 – 180
8	400	170 – 205

Peroxidzahl (2.5.5): Höchstens 6,0, mit 2,0 g Substanz bestimmt.

Verseifungszahl (2.5.6): Die Verseifungszahl, mit 2,0 g Substanz bestimmt, muß den in der Tab. 1184-3 angegebenen Grenzwerten entsprechen:

Tabelle 1184-3

Ethylenoxid-Einheiten je Molekül (Nominalwert)	Macrogoltyp	Verseifungszahl
4	200	265 – 285
6	300	170 – 190
8	400	85 – 105

Alkalisch reagierende Substanzen: 5,0 g Substanz werden in einem Reagenzglas vorsichtig mit einer, falls erforderlich mit Salzsäure (0,01 mol · l^{-1}) oder Natriumhydroxid-Lösung (0,01 mol · l^{-1}) neutralisierten, Mischung von 0,05 ml einer Lösung von Bromphenolblau *R* (0,4 g · l^{-1}) in Ethanol 96 % *R*, 0,3 ml Wasser *R* und 10 ml Ethanol 96 % *R* versetzt. Nach Umschütteln wird stehengelassen. Bis zum Farbumschlag der oberen Phase nach Gelb darf höchstens 1,0 ml Salzsäure (0,01 mol · l^{-1}) verbraucht werden.

Freies Glycerol: Höchstens 5,0 Prozent. 1,20 g Substanz werden in 25,0 ml Dichlormethan *R*, falls erforderlich unter Erwärmen, gelöst. Nach dem Abkühlen werden 100 ml Wasser *R* zugesetzt. Nach Umschütteln werden 25,0 ml einer Lösung von Periodsäure *R* (6 g · l^{-1}) zugesetzt. Nach Umschütteln wird 30 min lang stehengelassen, nach Zusatz von 40 ml einer Lösung von Kaliumiodid *R* (75 g · l^{-1}) 1 min lang stehengelassen. Das Iod wird mit Natriumthiosulfat-Lösung (0,1 mol · l^{-1}) unter Zusatz von 1 ml Stärke-Lösung *R* titriert. Ein Blindversuch wird durchgeführt.

1 ml Natriumthiosulfat-Lösung (0,1 mol · l^{-1}) entspricht 2,3 mg Glycerol.

Fettsäurenzusammensetzung: Die Prüfung (2.4.22) erfolgt mit Hilfe der Gaschromatographie. Die Fettsäurenfraktion muß folgende Zusammensetzung haben:

- Capronsäure: höchstens 2,0 Prozent
- Caprylsäure: 50,0 bis 80,0 Prozent
- Caprinsäure: 20,0 bis 50,0 Prozent
- Laurinsäure: höchstens 3,0 Prozent
- Myristinsäure: höchstens 1,0 Prozent.

Ethylenoxid, Dioxan (2.4.25): Höchstens 1 ppm Ethylenoxid und höchstens 10 ppm Dioxan. Bei der Bestimmung des Dioxangehalts muß der Korrekturfaktor 0,2 in der Berechnungsformel angewendet werden.

Schwermetalle (2.4.8): 2,0 g Substanz müssen der Grenzprüfung C auf Schwermetalle entsprechen

(10 ppm). Zur Herstellung der Referenzlösung werden 2 ml Blei-Lösung (10 ppm Pb) *R* verwendet.

Wasser (2.5.12): Höchstens 1,0 Prozent, mit 1,0 g Substanz nach der Karl-Fischer-Methode bestimmt. Als Lösungsmittel wird eine Mischung von 30 Volumteilen wasserfreiem Methanol *R* und 70 Volumteilen Dichlormethan *R* verwendet.

Asche (2.4.16): Höchstens 0,1 Prozent, mit 1,0 g Substanz bestimmt.

Beschriftung

Die Beschriftung gibt insbesondere die mittlere relative Molekülmasse des verwendeten Macrogols oder die Anzahl der Ethylenoxid-Einheiten je Molekül an (Nominalwert).

2000, 1122

Macrogolglycerolcocoate

Macrogoli glyceroli cocoates

Definition

Macrogolglycerolcocoate sind Gemische von Mono-, Di- und Triestern von ethoxyliertem Glycerol mit Fettsäuren pflanzlichen Ursprungs. Die Fettsäurenzusammensetzung entspricht der des Öls, das aus dem harten, getrockneten Teil des Endosperms von *Cocos nucifera* L. extrahiert wird. Der mittlere Gehalt an Ethylenoxid-Einheiten je Molekül beträgt 7 oder 23 (Nominalwert).

Eigenschaften

Klare, gelbliche, ölige Flüssigkeit; löslich in Wasser und Ethanol, praktisch unlöslich in Petroläther (Siedebereich 50 bis 70 °C) für Macrogol-7-glycerolcocoat; löslich in Wasser und Ethanol, praktisch unlöslich in Petroläther (Siedebereich 50 bis 70 °C) für Macrogol-23-glycerolcocoat. Die relative Dichte von Macrogol-7-glycerolcocoat beträgt etwa 1,05; diejenige von Macrogol-23-glycerolcocoat etwa 1,09.

Prüfung auf Identität

A. 1,0 g Macrogol-7-glycerolcocoat wird in 99 g einer Mischung von 10 Volumteilen 2-Propanol *R* und 90 Volumteilen Wasser *R* gelöst. Wird die Lösung auf etwa 65 °C erhitzt, entsteht eine Trübung. Bis zum Verschwinden der Trübung wird erkalten gelassen. Der Trübungspunkt liegt zwischen 35 und 54 °C.

   Eine Lösung von Macrogol-23-glycerolcocoat (10 g · l^{-1}) wird in einer Lösung von Natriumchlorid *R* (100 g · l^{-1}) auf etwa 90 °C erhitzt. Eine Trübung entsteht. Bis zum Verschwinden der Trübung wird erkalten gelassen. Der Trübungspunkt liegt zwischen 65 und 85 °C.

B. Die Substanz entspricht der Prüfung „Iodzahl" (siehe „Prüfung auf Reinheit").

C. Die Substanz entspricht der Prüfung „Verseifungszahl" (siehe „Prüfung auf Reinheit").

Prüfung auf Reinheit

Aussehen der Substanz: Die Substanz muß klar (2.2.1) und darf nicht stärker gefärbt sein als die Farbvergleichslösung G_2 (2.2.2, Methode I).

Alkalisch reagierende Substanzen: 2,0 g Substanz werden in einer heißen Mischung von 10 ml Wasser *R* und 10 ml Ethanol 96 % *R* gelöst. Nach Zusatz von 0,1 ml Bromthymolblau-Lösung *R* 1 dürfen bis zum Farbumschlag nach Gelb höchstens 0,5 ml Salzsäure (0,1 mol · l^{-1}) verbraucht werden.

Säurezahl (2.5.1): Höchstens 5,0, mit 5,0 g Substanz bestimmt.

Hydroxylzahl (2.5.3, Methode A): Siehe Tab. 1122-1.

Verseifungszahl (2.5.6): Siehe Tab. 1122-1.

Tabelle 1122-1

Ethylenoxid-Einheiten (Nominalwert)	Hydroxylzahl	Verseifungszahl (bestimmt mit 2,0 g)
7	170 – 210	85 – 105
23	80 – 100	40 – 50

Iodzahl (2.5.4): Höchstens 5,0.

Fettsäurenzusammensetzung: Die Prüfung erfolgt mit Hilfe der „Prüfung fetter Öle auf fremde Öle durch Gaschromatographie" (2.4.22, Methode A). Die Fettsäurenfraktion muß folgende Zusammensetzung haben:

- Capronsäure: höchstens 1,0 Prozent
- Caprylsäure: 5,0 bis 10,0 Prozent
- Caprinsäure: 4,0 bis 10,0 Prozent
- Laurinsäure: 40,0 bis 55,0 Prozent
- Myristinsäure: 14,0 bis 23,0 Prozent
- Palmitinsäure: 8,0 bis 12,0 Prozent
- Stearinsäure: 1,0 bis 5,0 Prozent
- Ölsäure: 5,0 bis 10,0 Prozent
- Linolsäure: höchstens 3,0 Prozent.

Ethylenoxid- und Dioxan-Rückstände (2.4.25): Höchstens 1 ppm Ethylenoxid und höchstens 10 ppm Dioxan. Bei der Bestimmung des Dioxangehalts muß der Korrekturfaktor 0,2 in der Berechnungsformel angewendet werden.

Wasser (2.5.12): Höchstens 1,0 Prozent, mit 1,0 g Substanz nach der Karl-Fischer-Methode bestimmt.

Asche (2.4.16): Höchstens 0,3 Prozent, mit 1,0 g Substanz bestimmt.

Beschriftung

Die Beschriftung gibt insbesondere die Anzahl der Ethylenoxid-Einheiten je Molekül an (Nominalwert).

1998, 1231

Macrogolglycerollaurate

Macrogolglyceroli lauras

Definition

Macrogolglycerollaurate sind Gemische von Mono-, Di- und Triestern des Glycerols und Mono- und Diestern von Macrogolen mit einer mittleren relativen Molekülmasse zwischen 300 und 1500. Sie werden entweder durch partielle Alkoholyse gesättigter Öle, welche hauptsächlich Triglyceride der Laurinsäure enthalten, mit Macrogol oder durch Veresterung von Glycerol und Macrogol durch gesättigte Fettsäuren oder durch Mischen von Glycerolestern und Kondensat von Ethylenoxid mit Fettsäuren dieser gehärteten Öle gewonnen.

Eigenschaften

Wachsartige, feste Substanzen von blaßgelber Farbe; dispergierbar in heißem Wasser, leicht löslich in Dichlormethan.

Prüfung auf Identität

A. Die Prüfung erfolgt mit Hilfe der Dünnschichtchromatographie (2.2.27) unter Verwendung einer Schicht eines geeigneten Kieselgels.

Untersuchungslösung: 1,0 g Substanz wird in Dichlormethan *R* zu 20 ml gelöst.

Auf die Platte werden 10 µl Untersuchungslösung aufgetragen. Die Chromatographie erfolgt mit einer Mischung von 30 Volumteilen Hexan *R* und 70 Volumteilen Ether *R* über eine Laufstrecke von 15 cm. Die Platte wird an der Luft trocknen gelassen, mit einer Lösung von Rhodamin B *R* ($0{,}1\ g \cdot l^{-1}$) in Ethanol 96 % *R* besprüht und im ultravioletten Licht bei 365 nm ausgewertet. Das Chromatogramm zeigt einen den Triglyceriden entsprechenden Fleck mit einem R_f-Wert von etwa 0,9 (R_{St} 1) sowie Flecke, die den 1,3-Diglyceriden (R_{St} 0,7), 1,2-Diglyceriden (R_{St} 0,6), Monoglyceriden (R_{St} 0,1) und Macrogolestern (R_{St} 0) entsprechen.

B. Die Substanz entspricht der Prüfung „Hydroxylzahl" (siehe „Prüfung auf Reinheit").

C. Die Substanz entspricht der Prüfung „Fettsäurenzusammensetzung" (siehe „Prüfung auf Reinheit").

D. Die Substanz entspricht der Prüfung „Verseifungszahl" (siehe „Prüfung auf Reinheit").

Prüfung auf Reinheit

Tropfpunkt (2.2.17): Die zuvor durch 1 h langes Erhitzen im Trockenschrank bei 100 ± 2 °C geschmolzene Substanz wird in den Nippel eingefüllt und 5 h lang bei einer Temperatur von etwa 5 °C stehengelassen. Der Tropfpunkt muß den in der Tab. 1231-1 angegebenen Grenzwerten entsprechen:

Tabelle 1231-1

Ethylenoxid-Einheiten je Molekül (Nominalwert)	Macrogoltyp	Tropfpunkt (°C)
6	300	33 – 38
8	400	36 – 41
12	600	38 – 43
32	1500	42,5 – 47,5

Säurezahl (2.5.1): Höchstens 2,0, mit 2,0 g Substanz bestimmt.

Hydroxylzahl (2.5.3, Methode A): Die Hydroxylzahl, mit 1,0 g Substanz bestimmt, muß den Grenzwerten in der Tab. 1231-2 entsprechen:

Tabelle 1231-2

Ethylenoxid-Einheiten je Molekül (Nominalwert)	Macrogoltyp	Hydroxylzahl
6	300	65 – 85
8	400	60 – 80
12	600	50 – 70
32	1500	36 – 56

Peroxidzahl (2.5.5): Höchstens 6,0, mit 2,0 g Substanz bestimmt.

Verseifungszahl (2.5.6): Die Verseifungszahl, mit 2,0 g Substanz bestimmt, muß den in der Tab. 1231-3 angegebenen Grenzwerten entsprechen:

Tabelle 1231-3

Ethylenoxid-Einheiten je Molekül (Nominalwert)	Macrogoltyp	Verseifungszahl
6	300	190 – 204
8	400	170 – 190
12	600	150 – 170
32	1500	79 – 93

Alkalisch reagierende Substanzen: In einem Reagenzglas werden 5,0 g Substanz vorsichtig mit einer, falls erforderlich mit Salzsäure ($0{,}01\ mol \cdot l^{-1}$) oder Natriumhydroxid-Lösung ($0{,}01\ mol \cdot l^{-1}$) neutralisierten, Mischung von 0,05 ml einer Lösung von Bromphenolblau *R* ($0{,}4\ g \cdot l^{-1}$) in Ethanol 96 % *R*, 0,3 ml Wasser *R* und 10 ml Ethanol 96 % *R* versetzt. Nach Umschütteln wird stehengelassen. Bis zum Farbumschlag der oberen Phase nach Gelb darf höchstens 1,0 ml Salzsäure ($0{,}01\ mol \cdot l^{-1}$) verbraucht werden.

Freies Glycerol: Höchstens 3,0 Prozent. 1,20 g Substanz werden in 25,0 ml Dichlormethan *R*, falls erforderlich unter Erwärmen, gelöst. Nach dem Abkühlen werden 100 ml Wasser *R* zugesetzt. Nach Umschütteln werden 25,0 ml einer Lösung von Periodsäure *R* ($6\ g \cdot l^{-1}$) zugesetzt. Nach Umschütteln wird 30 min lang stehengelassen. 40 ml einer Lösung von Kaliumiodid *R* ($75\ g \cdot l^{-1}$) werden zugesetzt. Nach 1 min langem Stehenlassen wird das Iod mit Natriumthiosulfat-Lösung ($0{,}1\ mol \cdot l^{-1}$) unter Zusatz von 1 ml Stärke-Lösung *R* titriert. Ein Blindversuch wird durchgeführt.

1 ml Natriumthiosulfat-Lösung (0,1 mol · l^{-1}) entspricht 2,3 mg Glycerol.

Fettsäurenzusammensetzung: Die Prüfung (2.4.22) erfolgt mit Hilfe der Gaschromatographie. Die Fettsäurenfraktion muß folgende Zusammensetzung haben:

- Caprylsäure: höchstens 15,0 Prozent
- Caprinsäure: höchstens 12,0 Prozent
- Laurinsäure: 30,0 bis 50,0 Prozent
- Myristinsäure: 5,0 bis 25,0 Prozent
- Palmitinsäure: 4,0 bis 25,0 Prozent
- Stearinsäure: 5,0 bis 35,0 Prozent.

Ethylenoxid, Dioxan (2.4.25): Höchstens 1 ppm Ethylenoxid und höchstens 10 ppm Dioxan. Bei der Bestimmung des Dioxangehalts muß der Korrekturfaktor 0,2 in der Berechnungsformel angewendet werden.

Schwermetalle (2.4.8): 2,0 g Substanz müssen der Grenzprüfung C auf Schwermetalle entsprechen (10 ppm). Zur Herstellung der Referenzlösung werden 2 ml Blei-Lösung (10 ppm Pb) *R* verwendet.

Wasser (2.5.12): Höchstens 1,0 Prozent, mit 1,0 g Substanz nach der Karl-Fischer-Methode bestimmt. Als Lösungsmittel wird eine Mischung von 30 Volumteilen wasserfreiem Methanol *R* und 70 Volumteilen Dichlormethan *R* verwendet.

Asche (2.4.16): Höchstens 0,1 Prozent, mit 1,0 g Substanz bestimmt.

Lagerung

Gut verschlossen.

Beschriftung

Die Beschriftung gibt insbesondere die mittlere relative Molekülmasse des verwendeten Macrogols oder die Anzahl der Ethylenoxid-Einheiten je Molekül an (Nominalwert).

1998, 1232

Macrogolglycerollinoleate

Macrogolglyceroli linoleas

Definition

Macrogolglycerollinoleate sind Gemische von Mono-, Di- und Triestern des Glycerols und Mono- und Diestern von Macrogol. Sie werden entweder durch partielle Alkoholyse von ungesättigtem Öl, welches hauptsächlich Triglyceride der Linolsäure enthält, mit Macrogolen mit einer mittleren relativen Molekülmasse zwischen 300 und 400 oder durch Veresterung von Glycerol und Macrogol mit ungesättigten Fettsäuren oder durch Mischen von Glycerolestern und Kondensat von Ethylenoxid mit Fettsäuren dieses ungesättigten Öls gewonnen.

Eigenschaften

Bernsteinfarbene, ölige Flüssigkeit; kann bei längerer Lagerung bei 20 °C eine Ablagerung geben; praktisch unlöslich, jedoch dispergierbar in Wasser, leicht löslich in Dichlormethan.

Die Viskosität bei 40 °C beträgt etwa 35 mPa · s, die relative Dichte bei 20 °C etwa 0,95 und der Brechungsindex bei 20 °C etwa 1,47.

Prüfung auf Identität

A. Die Prüfung erfolgt mit Hilfe der Dünnschichtchromatographie (2.2.27) unter Verwendung einer Schicht eines geeigneten Kieselgels.

Untersuchungslösung: 1,0 g Substanz wird in Dichlormethan *R* zu 20 ml gelöst.

Auf die Platte werden 10 µl Untersuchungslösung aufgetragen. Die Chromatographie erfolgt mit einer Mischung von 30 Volumteilen Hexan *R* und 70 Volumteilen Ether *R* über eine Laufstrecke von 15 cm. Die Platte wird an der Luft trocknen gelassen, mit einer Lösung von Rhodamin B *R* (0,1 g · l^{-1}) in Ethanol 96 % *R* besprüht und im ultravioletten Licht bei 365 nm ausgewertet. Das Chromatogramm zeigt einen den Triglyceriden entsprechenden Fleck mit einem R_f-Wert von etwa 0,9 (R_{St} 1) sowie Flecke, die den 1,3-Diglyceriden (R_{St} 0,7), 1,2-Diglyceriden (R_{St} 0,6), Monoglyceriden (R_{St} 0,1) und Macrogolestern (R_{St} 0) entsprechen.

B. Die Substanz entspricht der Prüfung „Hydroxylzahl" (siehe „Prüfung auf Reinheit").

C. Die Substanz entspricht der Prüfung „Fettsäurenzusammensetzung" (siehe „Prüfung auf Reinheit").

D. Die Substanz entspricht der Prüfung „Verseifungszahl" (siehe „Prüfung auf Reinheit").

Prüfung auf Reinheit

Säurezahl (2.5.1): Höchstens 2,0, mit 2,0 g Substanz bestimmt.

Hydroxylzahl (2.5.3, Methode A): 45 bis 65, mit 1,0 g Substanz bestimmt.

Iodzahl (2.5.4): 90 bis 110.

Peroxidzahl (2.5.5): Höchstens 12,0, mit 2,0 g Substanz bestimmt.

Verseifungszahl (2.5.6): 150 bis 170, mit 2,0 g Substanz bestimmt.

Alkalisch reagierende Substanzen: In einem Reagenzglas werden 5,0 g Substanz vorsichtig mit einer, falls erforderlich mit Salzsäure (0,01 mol · l^{-1}) oder Natriumhydroxid-Lösung (0,01 mol · l^{-1}) neutralisierten, Mischung von 0,05 ml einer Lösung von Bromphenolblau *R* (0,4 g · l^{-1}) in Ethanol 96 % *R*, 0,3 ml Wasser *R* und 10 ml Ethanol 96 % *R* versetzt. Nach Umschütteln wird stehengelassen. Bis zum Farbumschlag der oberen Phase nach Gelb darf höchstens 1,0 ml Salzsäure (0,01 mol · l^{-1}) verbraucht werden.

Freies Glycerol: Höchstens 3,0 Prozent. 1,20 g Substanz werden in 25,0 ml Dichlormethan *R*, falls erforderlich unter Erwärmen, gelöst. Nach dem Abkühlen werden 100 ml Wasser *R* zugesetzt. Nach Umschütteln werden 25,0 ml einer Lösung von Periodsäure *R* (6 g · l^{-1}) zugesetzt. Nach Umschütteln und 30 min langem Stehenlassen werden 40 ml einer Lösung von Kaliumiodid *R* (75 g · l^{-1}) zugesetzt. Nach 1 min langem Stehenlassen wird das Iod mit Natriumthiosulfat-Lösung (0,1 mol · l^{-1}) unter Zusatz von 1 ml Stärke-Lösung *R* titriert. Ein Blindversuch wird durchgeführt.

1 ml Natriumthiosulfat-Lösung (0,1 mol · l^{-1}) entspricht 2,3 mg Glycerol.

Fettsäurenzusammensetzung: Die Prüfung (2.4.22) erfolgt mit Hilfe der Gaschromatographie. Die Fettsäurenfraktion muß folgende Zusammensetzung haben:

– Palmitinsäure:	4,0 bis 20,0 Prozent
– Stearinsäure:	höchstens 6,0 Prozent
– Ölsäure:	20,0 bis 35,0 Prozent
– Linolsäure:	50,0 bis 65,0 Prozent
– Linolensäure:	höchstens 2,0 Prozent
– Arachinsäure:	höchstens 1,0 Prozent
– Eicosensäure:	höchstens 1,0 Prozent.

Ethylenoxid, Dioxan (2.4.25): Höchstens 1 ppm Ethylenoxid und höchstens 10 ppm Dioxan. Bei der Bestimmung des Dioxangehalts muß der Korrekturfaktor 0,2 in der Berechnungsformel angewendet werden.

Schwermetalle (2.4.8): 2,0 g Substanz müssen der Grenzprüfung C auf Schwermetalle entsprechen (10 ppm). Zur Herstellung der Referenzlösung werden 2 ml Blei-Lösung (10 ppm Pb) *R* verwendet.

Wasser (2.5.12): Höchstens 1,0 Prozent, mit 1,0 g Substanz nach der Karl-Fischer-Methode bestimmt. Als Lösungsmittel wird eine Mischung von 30 Volumteilen wasserfreiem Methanol *R* und 70 Volumteilen Dichlormethan *R* verwendet.

Asche (2.4.16): Höchstens 0,1 Prozent, mit 1,0 g Substanz bestimmt.

Lagerung

Gut verschlossen, vor Licht geschützt, bei Raumtemperatur.

Beschriftung

Die Beschriftung gibt insbesondere die mittlere relative Molekülmasse des verwendeten Macrogols oder die Anzahl der Ethylenoxid-Einheiten je Molekül an (Nominalwert).

1998, 1249

Macrogolglycerololeate

Macrogolglyceroli oleas

Definition

Macrogolglycerololeate sind Gemische von Mono-, Di- und Triestern des Glycerols und Mono- und Diestern von Macrogol. Sie werden entweder durch partielle Alkoholyse von ungesättigtem Öl, welches hauptsächlich Triglyceride der Ölsäure enthält, mit Macrogolen mit einer mittleren relativen Molekülmasse zwischen 300 und 400 oder durch Veresterung von Glycerol und Macrogol mit ungesättigten Fettsäuren oder durch Mischen von Glycerolestern und Kondensat von Ethylenoxid mit Fettsäuren dieses ungesättigten Öls gewonnen.

Eigenschaften

Bernsteinfarbene, ölige Flüssigkeit; kann bei längerer Aufbewahrung bei 20 °C eine Ablagerung geben; praktisch unlöslich, jedoch dispergierbar in Wasser, leicht löslich in Dichlormethan.

Die Viskosität bei 40 °C beträgt etwa 35 mPa · s, die relative Dichte bei 20 °C etwa 0,95 und der Brechungsindex bei 20 °C etwa 1,47.

Prüfung auf Identität

A. Die Prüfung erfolgt mit Hilfe der Dünnschichtchromatographie (2.2.27) unter Verwendung einer Schicht eines geeigneten Kieselgels.

Untersuchungslösung: 1,0 g Substanz wird in Dichlormethan *R* zu 20 ml gelöst.

Auf die Platte werden 10 µl Untersuchungslösung aufgetragen. Die Chromatographie erfolgt mit einer Mischung von 30 Volumteilen Hexan *R* und 70 Volumteilen Ether *R* über eine Laufstrecke von 15 cm. Die Platte wird an der Luft trocknen gelassen, mit einer Lösung von Rhodamin B *R* (0,1 g · l^{-1}) in Ethanol 96 % *R* besprüht und im ultravioletten Licht bei 365 nm ausgewertet. Das Chromatogramm zeigt einen den Triglyceriden entsprechenden Fleck mit einem R_f-Wert von etwa 0,9 (R_{St} 1) sowie Flecke, die den 1,3-Diglyceriden (R_{St} 0,7), 1,2-Diglyceriden (R_{St} 0,6), Monoglyceriden (R_{St} 0,1) und Macrogolestern (R_{St} 0) entsprechen.

B. Die Substanz entspricht der Prüfung „Hydroxylzahl" (siehe „Prüfung auf Reinheit").

C. Die Substanz entspricht der Prüfung „Fettsäurenzusammensetzung" (siehe „Prüfung auf Reinheit").

D. Die Substanz entspricht der Prüfung „Verseifungszahl" (siehe „Prüfung auf Reinheit").

Prüfung auf Reinheit

Säurezahl (2.5.1): Höchstens 2,0, mit 2,0 g Substanz bestimmt.

Hydroxylzahl (2.5.3, Methode A): 45 bis 65, mit 1,0 g Substanz bestimmt.

Iodzahl (2.5.4): 75 bis 95.

Peroxidzahl (2.5.5): Höchstens 12,0, mit 2,0 g Substanz bestimmt.

Verseifungszahl (2.5.6): 150 bis 170, mit 2,0 g Substanz bestimmt.

Alkalisch reagierende Substanzen: In einem Reagenzglas werden 5,0 g Substanz vorsichtig mit einer, falls erforderlich mit Salzsäure (0,01 mol · l^{-1}) oder Natriumhydroxid-Lösung (0,01 mol · l^{-1}) neutralisierten, Mischung von 0,05 ml einer Lösung von Bromphenolblau *R* (0,4 g · l^{-1}) in Ethanol 96 % *R*, 0,3 ml Wasser *R* und 10 ml Ethanol 96 % *R* versetzt. Nach Umschütteln wird stehengelassen. Bis zum Farbumschlag der oberen Phase nach Gelb darf höchstens 1,0 ml Salzsäure (0,01 mol · l^{-1}) verbraucht werden.

Freies Glycerol: Höchstens 3,0 Prozent. 1,20 g Substanz werden in 25,0 ml Dichlormethan *R*, falls erforderlich unter Erwärmen, gelöst. Nach dem Abkühlen werden 100 ml Wasser *R* zugesetzt. Nach Umschütteln werden 25,0 ml einer Lösung von Periodsäure *R* (6 g · l^{-1}) zugesetzt. Nach Umschütteln und 30 min langem Stehenlassen werden 40 ml einer Lösung von Kaliumiodid *R* (75 g · l^{-1}) zugesetzt. Nach 1 min langem Stehenlassen wird das Iod mit Natriumthiosulfat-Lösung (0,1 mol · l^{-1}) unter Zusatz von 1 ml Stärke-Lösung *R* titriert. Ein Blindversuch wird durchgeführt.

1 ml Natriumthiosulfat-Lösung (0,1 mol · l^{-1}) entspricht 2,3 mg Glycerol.

Fettsäurenzusammensetzung: Die Prüfung (2.4.22) erfolgt mit Hilfe der Gaschromatographie. Die Fettsäurenfraktion muß folgende Zusammensetzung haben:
- Palmitinsäure: 4,0 bis 9,0 Prozent
- Stearinsäure: höchstens 6,0 Prozent
- Ölsäure: 58,0 bis 80,0 Prozent
- Linolsäure: 15,0 bis 35,0 Prozent
- Linolensäure: höchstens 2,0 Prozent
- Arachinsäure: höchstens 2,0 Prozent
- Eicosensäure: höchstens 2,0 Prozent.

Ethylenoxid, Dioxan (2.4.25): Höchstens 1 ppm Ethylenoxid und höchstens 10 ppm Dioxan. Bei der Bestimmung des Dioxangehalts muß der Korrekturfaktor 0,2 in der Berechnungsformel angewendet werden.

Schwermetalle (2.4.8): 2,0 g Substanz müssen der Grenzprüfung C auf Schwermetalle entsprechen (10 ppm). Zur Herstellung der Referenzlösung werden 2 ml Blei-Lösung (10 ppm Pb) *R* verwendet.

Wasser (2.5.12): Höchstens 1,0 Prozent, mit 1,0 g Substanz nach der Karl-Fischer-Methode bestimmt. Als Lösungsmittel wird eine Mischung von 30 Volumteilen wasserfreiem Methanol *R* und 70 Volumteilen Dichlormethan *R* verwendet.

Asche (2.4.16): Höchstens 0,1 Prozent, mit 1,0 g Substanz bestimmt.

Lagerung

Gut verschlossen, vor Licht geschützt, bei Raumtemperatur.

Beschriftung

Die Beschriftung gibt insbesondere die mittlere relative Molekülmasse des verwendeten Macrogols oder die Anzahl der Ethylenoxid-Einheiten je Molekül an (Nominalwert).

Dieser Text enthält für die englisch- und/oder französischsprachige 4. Ausgabe 2002 vorgesehene Berichtigungen.

2001, 1268

Macrogolglycerolstearate

Macrogolglyceroli stearas

Definition

Macrogolglycerolstearate sind Gemische von Mono-, Di- und Triestern des Glycerols sowie von Mono- und Diestern von Macrogolen mit einer mittleren relativen Molekülmasse zwischen 300 und 4000. Sie werden entweder durch partielle Alkoholyse gesättigter Öle, welche hauptsächlich Triglyceride der Stearinsäure enthalten, mit Macrogol oder durch Veresterung von Glycerol und Macrogol mit gesättigten Fettsäuren oder durch Mischen von Glycerolestern und Kondensat von Ethylenoxid mit Fettsäuren dieser hydrierten Öle gewonnen. Die Hydroxylzahl weicht höchstens 15 Einheiten und die Verseifungszahl höchstens 10 Einheiten vom Nominalwert ab.

Herstellung

Falls zutreffend muß die Substanz der Monographie **Produkte mit dem Risiko der Übertragung von Erregern der spongiformen Enzephalopathie tierischen Ursprungs (Producta cum possibili transmissione vectorium enkephalopathiarum spongiformium animalium)** entsprechen.

Eigenschaften

Wachsartige, feste Substanzen von blaßgelber Farbe; dispergierbar in heißem Wasser und heißem Paraffinöl, leicht löslich in Dichlormethan, löslich in heißem, wasserfreiem Ethanol.

Prüfung auf Identität

A. Die Prüfung erfolgt mit Hilfe der Dünnschichtchromatographie (2.2.27) unter Verwendung einer Schicht eines geeigneten Kieselgels.

Untersuchungslösung: 1,0 g Substanz wird in Dichlormethan *R* zu 20 ml gelöst.

Auf die Platte werden 10 µl Untersuchungslösung aufgetragen. Die Chromatographie erfolgt mit einer Mischung von 30 Volumteilen Hexan *R* und 70 Volumteilen Ether *R* über eine Laufstrecke von 15 cm. Die Platte wird an der Luft trocknen gelassen, mit einer Lösung von Rhodamin B *R* (0,1 g · l^{-1}) in Ethanol 96 % *R* besprüht und im ultravioletten Licht bei 365 nm ausgewertet. Das Chromatogramm zeigt einen den Triglyceriden entsprechenden Fleck mit einem R_f-Wert von etwa 0,9 (R_{St} 1) sowie Flecke, die den 1,3-Diglyceriden (R_{St} 0,7), 1,2-Diglyceriden (R_{St} 0,6), Monoglyceriden (R_{St} 0,1) und Macrogolestern (R_{St} 0) entsprechen.

B. Die Substanz entspricht der Prüfung „Hydroxylzahl" (siehe „Prüfung auf Reinheit").

C. Die Substanz entspricht der Prüfung „Verseifungszahl" (siehe „Prüfung auf Reinheit").

D. Die Substanz entspricht der Prüfung „Fettsäurenzusammensetzung" (siehe „Prüfung auf Reinheit").

Prüfung auf Reinheit

Säurezahl (2.5.1): Höchstens 2,0, mit 2,0 g Substanz bestimmt.

Hydroxylzahl (2.5.3, Methode A): Die Hydroxylzahl darf höchstens 15 Einheiten vom Nominalwert abweichen, mit 1,0 g Substanz bestimmt.

Peroxidzahl (2.5.5): Höchstens 6,0, mit 2,0 g Substanz bestimmt.

Verseifungszahl (2.5.6): Die Verseifungszahl darf höchstens 10 Einheiten vom Nominalwert abweichen, mit 2,0 g Substanz bestimmt.

Alkalisch reagierende Substanzen: In einem Reagenzglas werden 5,0 g Substanz vorsichtig mit einer, falls erforderlich mit Salzsäure (0,01 mol · l^{-1}) oder Natriumhydroxid-Lösung (0,01 mol · l^{-1}) neutralisierten, Mischung von 0,05 ml einer Lösung von Bromphenolblau *R* (0,4 g · l^{-1}) in Ethanol 96 % *R*, 0,3 ml Wasser *R* und 10 ml Ethanol 96 % *R* versetzt. Nach Umschütteln wird stehengelassen. Bis zum Farbumschlag der oberen Phase nach Gelb darf höchstens 1,0 ml Salzsäure (0,01 mol · l^{-1}) verbraucht werden.

Freies Glycerol: Höchstens 3,0 Prozent. 1,20 g Substanz werden in 25,0 ml Dichlormethan *R*, falls erforderlich unter Erwärmen, gelöst. Nach dem Abkühlen werden 100 ml Wasser *R* zugesetzt. Nach Umschütteln werden 25,0 ml einer Lösung von Periodsäure *R* (6 g · l^{-1}) zugesetzt. Nach Umschütteln wird 30 min lang stehengelassen. 40 ml einer Lösung von Kaliumiodid *R* (75 g · l^{-1}) werden zugesetzt. Nach 1 min langem Stehenlassen wird das Iod mit Natriumthiosulfat-Lösung (0,1 mol · l^{-1}) unter Zusatz von 1 ml Stärke-Lösung *R* titriert. Ein Blindversuch wird durchgeführt.

1 ml Natriumthiosulfat-Lösung (0,1 mol · l^{-1}) entspricht 2,3 mg Glycerol.

Fettsäurenzusammensetzung: Die Prüfung (2.4.22, Methode A) erfolgt mit Hilfe der Gaschromatographie. Die Fettsäurenfraktion muß folgende Zusammensetzung haben:

- Laurinsäure: höchstens 5,0 Prozent
- Myristinsäure: höchstens 5,0 Prozent
- unterschiedliche Mengen Stearin- und Palmitinsäure: Die Summe an $C_{18}H_{36}O_2$ und $C_{16}H_{32}O_2$ muß mindestens 90,0 Prozent betragen.

Ethylenoxid, Dioxan (2.4.25): Höchstens 1 ppm Ethylenoxid und höchstens 10 ppm Dioxan. Bei der Bestimmung des Dioxangehalts muß der Korrekturfaktor 0,2 in der Berechnungsformel angewendet werden.

Schwermetalle (2.4.8): 2,0 g Substanz müssen der Grenzprüfung C auf Schwermetalle entsprechen (10 ppm). Zur Herstellung der Referenzlösung werden 2 ml Blei-Lösung (10 ppm Pb) *R* verwendet.

Wasser (2.5.12): Höchstens 1,0 Prozent, mit 1,0 g Substanz nach der Karl-Fischer-Methode bestimmt. Als Lösungsmittel wird eine Mischung von 30 Volumteilen wasserfreiem Methanol *R* und 70 Volumteilen Dichlormethan *R* verwendet.

Asche (2.4.16): Höchstens 0,2 Prozent, mit 1,0 g Substanz bestimmt.

Lagerung

Gut verschlossen.

Beschriftung

Die Beschriftung gibt insbesondere die Hydroxylzahl, die Verseifungszahl und die mittlere relative Molekülmasse des verwendeten Macrogols oder die Anzahl der verwendeten Ethylenoxid-Einheiten je Molekül an (Nominalwert).

Dieser Text wurde in der deutschsprachigen Ausgabe der Ph. Eur. – Nachtrag 2000 schon in dieser Fassung veröffentlicht.

2001, 1234

Macrogolstearate

Macrogoli stearas

Definition

Macrogolstearate sind Gemische von Mono- und Diestern hauptsächlich der Stearinsäure mit Macrogolen. Sie werden entweder durch Ethoxylierung der Stearinsäure oder durch Veresterung von Macrogolen mit Stearinsäure gewonnen. Macrogolstearate können freie Macrogole enthalten. Die mittlere Polymerlänge beträgt 6 bis 100 Ethylenoxid-Einheiten je Molekül (Nominalwert).

Herstellung

Falls zutreffend muß die Substanz der Monographie **Produkte mit dem Risiko der Übertragung von Erregern der spongiformen Enzephalopathie tierischen Ursprungs (Producta cum possibili transmissione vectorium enkephalopathiarum spongiformium animalium)** entsprechen.

Eigenschaften

Weiße bis schwach gelbliche, wachsartige Masse; löslich in Ethanol und 2-Propanol. Macrogolstearat mit 6 bis 9 Ethylenoxid-Einheiten je Molekül ist praktisch unlöslich, jedoch leicht dispergierbar in Wasser und mischbar mit fetten Ölen und Wachsen. Macrogolstearat mit 20 bis 100 Ethylenoxid-Einheiten je Molekül ist löslich in Wasser und praktisch unlöslich in fetten Ölen und Wachsen.

Prüfung auf Identität

A. Die Substanz entspricht der Prüfung „Verseifungszahl" (siehe „Prüfung auf Reinheit").

B. Die Prüfung erfolgt mit Hilfe der Dünnschichtchromatographie (2.2.27) unter Verwendung einer Schicht eines geeigneten octadecylsilylierten Kieselgels zur Chromatographie mit hoher Leistung.

Untersuchungslösung: 1 g Substanz wird mit 100 ml einer Lösung von Kaliumhydroxid *R* (100 g · l^{-1}) versetzt. Die Mischung wird 30 min lang zum Rückfluß erhitzt. Die noch heiße Lösung wird mit 15 ml Salzsäure *R* angesäuert. Die Mischung wird mit 10 g Natriumchlorid *R* versetzt und erkalten gelassen. Die Mischung wird mit 50 ml Ether *R* ausgeschüttelt und bis zur Trennung der Phasen stehengelassen. 20 ml der oberen, trüben Phase werden in ein geeignetes Zentrifugenglas gegeben und 10 min lang zentrifugiert. 10 ml der klaren Etherphase werden in einem geeigneten Reagenzglas im Wasserbad zur Trockne eingedampft. Der Rückstand wird in 2,0 ml Ether *R* gelöst.

Referenzlösung: 30 mg Palmitinsäure *R* und 30 mg Stearinsäure *R* werden in 2,0 ml Ether *R* gelöst.

Auf die Platte werden 2 µl jeder Lösung aufgetragen. Die Chromatographie erfolgt mit einer Mischung von 10 Volumteilen Dichlormethan *R*, 40 Volumteilen Essigsäure 98 % *R* und 50 Volumteilen Aceton *R* über eine Laufstrecke von 8 cm. Die Platte wird im Kaltluftstrom getrocknet, mit einer Lösung von Molybdatophosphorsäure *R* (200 g · l^{-1}) in Ethanol 96 % *R* besprüht und 10 min lang bei 120 °C erhitzt. Das Chromatogramm der Referenzlösung zeigt, auf grünblauem Grund, 2 helle Hauptflecke, die in aufsteigender Reihenfolge der R_f-Werte Stearinsäure und Palmitinsäure entsprechen. Ein blauer Fleck in Sichelform kann über dem Stearinsäurefleck sichtbar sein. Das Chromatogramm der Untersuchungslösung zeigt in bezug auf Lage und Farbe ähnliche Flecke wie das Chromatogramm der Referenzlösung. Andere Flecke werden nicht berücksichtigt.

Prüfung auf Reinheit

Sauer oder alkalisch reagierende Substanzen: 1,0 g Substanz wird in 10,0 ml einer 90prozentigen Lösung (*V/V*) von wasserfreiem Ethanol *R* gelöst. Werden 2 ml Lösung mit 0,05 ml Methylrot-Lösung *R* versetzt, muß die Lösung orange gefärbt sein. Werden weitere 2 ml Lösung mit 0,05 ml Bromthymolblau-Lösung *R* 1 versetzt, darf die Lösung nicht blau gefärbt sein.

Schmelztemperatur (2.2.15): Die Säule der pulverisierten Substanz muß mindestens 10 cm von der Öffnung der Kapillare entfernt stehen. Siehe Tab. 1234-1.

Säurezahl (2.5.1): Höchstens 2,0, mit 2,0 g Substanz bestimmt.

Hydroxylzahl (2.5.3, Methode A): Siehe Tab. 1234-1.

Iodzahl (2.5.4): Höchstens 2,0.

Verseifungszahl (2.5.6): Siehe Tab. 1234-1.

Tabelle 1234-1

Ethylenoxid-Einheiten je Molekül (Nominalwert)	Schmelztemperatur	Hydroxylzahl	Verseifungszahl
6		90 – 110	85 – 105
8 – 9	26 – 35 °C	80 – 105	88 – 100
20	33 – 40 °C	50 – 62	46 – 56
40 – 50	38 – 52 °C	23 – 40	20 – 35
100	48 – 55 °C	15 – 30	5 – 20

Reduzierende Substanzen: 2,0 g Substanz werden in Wasser *R* zu 20 ml gelöst oder dispergiert. 1,0 ml Lösung wird mit 9 ml Natriumhydroxid-Lösung (0,1 mol · l^{-1}) und 0,5 ml Triphenyltetrazoliumchlorid-Lösung *R* gemischt. Im Wasserbad von 70 °C wird 5 min lang erhitzt. Die Lösung darf nicht stärker gefärbt sein als eine Mischung von 0,15 ml Stammlösung Gelb, 0,9 ml Stammlösung Rot und 8,95 ml einer Lösung von Salzsäure *R* (10 g · l^{-1}) (2.2.2, Methode II).

Ethylenoxid, Dioxan (2.4.25): Höchstens 1 ppm Ethylenoxid und höchstens 10 ppm Dioxan. Bei der Bestimmung des Dioxangehalts muß der Korrekturfaktor 0,2 in der Berechnungsformel angewendet werden.

Schwermetalle (2.4.8): 2,0 g Substanz müssen der Grenzprüfung C auf Schwermetalle entsprechen (10 ppm). Zur Herstellung der Referenzlösung werden 2 ml Blei-Lösung (10 ppm Pb) *R* verwendet.

Wasser (2.5.12): Höchstens 3,0 Prozent, mit 0,50 g Substanz nach der Karl-Fischer-Methode bestimmt. Als Lösungsmittel wird eine Mischung gleicher Volumteile Dichlormethan *R* und wasserfreiem Methanol *R* verwendet.

Asche (2.4.16): Höchstens 0,3 Prozent, mit 1,0 g Substanz bestimmt.

Lagerung

Dicht verschlossen.

Beschriftung

Die Beschriftung gibt insbesondere die Anzahl Ethylenoxid-Einheiten je Molekül an (Nominalwert).

Dieser Text wurde in der deutschsprachigen Ausgabe der Ph. Eur. – Nachtrag 2000 schon in dieser Fassung veröffentlicht.

2001, 1340

Macrogolstearylether

Macrogoli aether stearylicus

Definition

Macrogolstearylether ist ein Gemisch von Ethern, die durch Ethoxylierung von Stearylalkohol gewonnen werden. Die Substanz kann freie Macrogole und wechselnde Mengen an freiem Stearylalkohol enthalten. Die Menge Ethylenoxid, die mit Stearylalkohol reagiert hat, beträgt 2 bis 20 Einheiten je Molekül (Nominalwert).

Herstellung

Falls zutreffend muß die Substanz der Monographie **Produkte mit dem Risiko der Übertragung von Erregern der spongiformen Enzephalopathie tierischen Ursprungs (Producta cum possibili transmissione vectorium enkephalopathiarum spongiformium animalium)** entsprechen.

Eigenschaften

Weiße bis gelblichweiße, fettige Masse, Plätzchen, wachsartige Kügelchen oder Schuppen.

Die Substanz mit 2 Einheiten Ethylenoxid je Molekül ist praktisch unlöslich in Wasser, löslich in Ethanol unter Erwärmen und in Dichlormethan. Die Substanz mit 10 Einheiten Ethylenoxid je Molekül ist löslich in Wasser und Ethanol. Die Substanz mit 20 Einheiten Ethylenoxid je Molekül ist löslich in Wasser, Dichlormethan und Ethanol.

Nach Schmelzen verfestigt sich die Substanz bei etwa 45 °C.

Prüfung auf Identität

A. Die Substanz entspricht der Prüfung „Hydroxylzahl" (siehe „Prüfung auf Reinheit").

B. Die Substanz entspricht der Prüfung „Iodzahl" (siehe „Prüfung auf Reinheit").

C. Die Substanz entspricht der Prüfung „Verseifungszahl" (siehe „Prüfung auf Reinheit").

D. Die Prüfung erfolgt mit Hilfe der Dünnschichtchromatographie (2.2.27) unter Verwendung einer DC-Platte mit Kieselgel *R*.

Untersuchungslösung: 10,0 g Substanz werden in einer Mischung von 1 Volumteil Wasser *R* und 9 Volumteilen Methanol *R* zu 75 ml gelöst. Nach Zusatz von 60 ml Heptan *R* wird 3 min lang geschüttelt. Zur Verminderung von Schaumbildung können einige Tropfen Ethanol 96 % *R* zugesetzt werden. Die obere Phase wird über wasserfreiem Natriumsulfat *R* filtriert. Das Filter wird 3mal mit je 10 ml Heptan *R* gewaschen. Die vereinigten Filtrate werden zur Trockne eingedampft. 50 mg des getrockneten Rückstands werden in 10 ml Methanol *R* gelöst (die Lösung kann opaleszent sein).

Referenzlösung: 25 mg Stearylalkohol *CRS* werden in Methanol *R* zu 25 ml gelöst.

Auf die Platte werden 20 µl jeder Lösung aufgetragen. Die Chromatographie erfolgt mit Ethylacetat *R* über eine Laufstrecke von 15 cm. Die Platte wird getrocknet und mit Vanillin-Schwefelsäure-Reagenz, das wie folgt hergestellt wird, besprüht: 0,5 g Vanillin *R* werden in 50 ml Ethanol 96 % *R* gelöst; die Lösung wird mit Schwefelsäure *R* zu 100 ml verdünnt. Die Platte wird an der Luft trocknen gelassen, 15 min lang bei etwa 130 °C erhitzt und an der Luft erkalten gelassen. Das Chromatogramm der Untersuchungslösung zeigt mehrere Flecke, von denen einer dem Hauptfleck im Chromatogramm der Referenzlösung entspricht.

E. 0,1 g Substanz werden in 5 ml Ethanol 96 % *R* gelöst oder dispergiert. Nach Zusatz von 2 ml Wasser *R*, 10 ml verdünnter Salzsäure *R*, 10 ml Bariumchlorid-Lösung *R* 1 und 10 ml einer Lösung von Molybdatophosphorsäure *R* (100 g · l^{-1}) bildet sich ein Niederschlag.

Prüfung auf Reinheit

Aussehen der Lösung: 5,0 g Substanz werden in Ethanol 96 % *R* zu 50 ml gelöst. Die Lösung darf nicht stärker gefärbt sein als die Farbvergleichslösung BG_5 (2.2.2, Methode II).

Alkalisch reagierende Substanzen: 2,0 g Substanz werden in einer heißen Mischung von 10 ml Ethanol 96 % *R* und 10 ml Wasser *R* gelöst. Nach Zusatz von 0,1 ml Bromthymolblau-Lösung *R* 1 dürfen bis zum Farbumschlag nach Gelb höchstens 0,5 ml Salzsäure (0,1 mol · l^{-1}) verbraucht werden.

Säurezahl (2.5.1): Höchstens 1,0, mit 5,0 g Substanz bestimmt.

Hydroxylzahl (2.5.3, Methode A): Siehe Tab. 1340-1.

Tabelle 1340-1

Ethylenoxid-Einheiten je Molekül (Nominalwert)	Hydroxylzahl
2	150 – 180
10	75 – 90
20	40 – 60

Iodzahl (2.5.4): Höchstens 2,0.

Verseifungszahl (2.5.6): Höchstens 3,0, mit 10,0 g Substanz bestimmt.

Ethylenoxid- und Dioxan-Rückstände (2.4.25): Höchstens 1 ppm Ethylenoxid und 10 ppm Dioxan. Bei der Gehaltsbestimmung von Dioxan wird der Korrekturfaktor 1/5 in der Berechnungsformel eingesetzt.

Wasser (2.5.12): Höchstens 3,0 Prozent, mit 1,00 g Substanz nach der Karl-Fischer-Methode bestimmt.

Lagerung

Dicht verschlossen.

Beschriftung

Die Beschriftung gibt insbesondere die Anzahl an Ethylenoxid-Einheiten an, die mit dem Stearylalkohol reagiert haben (Nominalwert).

2001, 1539

Magaldrat

Magaldratum

$Al_5Mg_{10}(OH)_{31}(SO_4)_2 \cdot x\, H_2O$ M_r 1097 (wasserfreie Substanz)

Definition

Magaldrat besteht aus Aluminium- und Magnesiumhydroxiden und -sulfaten. Die Zusammensetzung entspricht etwa der Formel $Al_5Mg_{10}(OH)_{31}(SO_4)_2 \cdot x\, H_2O$. Die Substanz enthält mindestens 90,0 und höchstens 105,0 Prozent $Al_5Mg_{10}(OH)_{31}(SO_4)_2$, berechnet auf die getrocknete Substanz.

Eigenschaften

Weißes bis fast weißes, kristallines Pulver; praktisch unlöslich in Wasser und Ethanol, löslich in verdünnten Mineralsäuren.

Prüfung auf Identität

A. 0,6 g Substanz werden in 20 ml Salzsäure (3 mol · l^{-1}) gelöst. Nach Zusatz von etwa 30 ml Wasser *R* wird die Lösung zum Sieden erhitzt. Der *p*H-Wert wird mit verdünnter Ammoniak-Lösung *R* 1 auf 6,2 eingestellt und die Mischung weitere 2 min lang im Sieden gehalten. Nach dem Abfiltrieren werden Niederschlag und Filtrat getrennt aufbewahrt. 2 ml Filtrat werden mit 2 ml Ammoniumchlorid-Lösung *R* versetzt und mit einer Lösung, die 2 g Ammoniumcarbonat *R* und 2 ml verdünnte Ammoniak-Lösung *R* 1 in 20 ml Wasser *R* enthält, neutralisiert. Dabei entsteht kein Niederschlag. Nach Zusatz von Natriummonohydrogenphosphat-Lösung *R* entsteht ein weißer, kristalliner Niederschlag, der sich nicht in verdünnter Ammoniak-Lösung *R* 1 löst.

B. Der unter „Prüfung auf Identität, A" erhaltene Niederschlag gibt die Identitätsreaktion auf Aluminium (2.3.1).

C. Das unter „Prüfung auf Identität, A" erhaltene Filtrat gibt die Identitätsreaktion a auf Sulfat (2.3.1).

Prüfung auf Reinheit

Lösliches Chlorid: 1 g Substanz wird in 50 ml Wasser *R* dispergiert. Die Mischung wird 5 min lang zum Sieden erhitzt, abgekühlt und zu 50,0 ml verdünnt. Nach dem Mischen wird filtriert. 25,0 ml Filtrat werden nach Zusatz von 0,2 ml Kaliumchromat-Lösung *R* mit Silbernitrat-Lösung (0,1 mol · l^{-1}) bis zur bestehenbleibenden rotvioletten Färbung titriert. Höchstens 5,0 ml Silbernitrat-Lösung (0,1 mol · l^{-1}) dürfen verbraucht werden (3,5 Prozent).

Lösliches Sulfat: 2,5 ml des unter „Lösliches Chlorid" erhaltenen Filtrats werden nach Zusatz von 30 ml Wasser *R* mit Salzsäure *R* gegen blaues Lackmus-Papier *R* neutralisiert. Nach Zusatz von 3 ml Salzsäure (1 mol · l^{-1}) und 3 ml einer Lösung von Bariumchlorid *R* (120 g · l^{-1}) wird mit Wasser *R* zu 50 ml verdünnt. Nach dem Mischen wird 10 min lang stehengelassen. Eine in der Untersuchungslösung auftretende Opaleszenz darf nicht stärker sein als die einer gleichzeitig und unter gleichen Bedingungen hergestellten Referenzlösung mit 1 ml Schwefelsäure (0,01 mol · l^{-1}) anstelle der 2,5 ml Filtrat (1,9 Prozent).

Sulfat: 16,0 bis 21,0 Prozent, berechnet auf die getrocknete Substanz. 0,875 g Substanz werden in einer Mischung von 5 ml Essigsäure 98 % *R* und 10 ml Wasser *R* gelöst. Die Lösung wird mit Wasser *R* zu 25 ml verdünnt. Eine Chromatographiesäule von 1 cm innerem Durchmesser wird mit 15 ml Kationenaustauscher *R* (150 bis 300 µm) beschickt, der zuvor mit 30 ml Wasser *R* gewaschen wurde. 5 ml Untersuchungslösung werden auf die Säule gegeben; mit 15 ml Wasser *R* wird eluiert. Das Eluat wird mit 5 ml einer Lösung von Magnesiumacetat *R* (536 g · l^{-1}), 32 ml Methanol *R* und 0,2 ml Alizarin-S-Lösung *R* versetzt. Aus einer Bürette werden etwa 5,0 ml Bariumchlorid-Lösung (0,05 mol · l^{-1}) zugesetzt. Nach Zusatz von weiteren 0,2 ml Alizarin-S-Lösung *R* wird die Titration langsam fortgeführt, bis die Gelbfärbung verschwindet und eine rotviolette Färbung auftritt.

1 ml Bariumchlorid-Lösung (0,05 mol · l^{-1}) entspricht 4,803 mg SO_4.

Aluminiumhydroxid: 32,1 bis 45,9 Prozent, berechnet auf die getrocknete Substanz. 0,800 g Substanz werden unter Erhitzen im Wasserbad in 10 ml verdünnter Salzsäure *R* 1 gelöst. Nach dem Abkühlen wird die Lösung mit Wasser *R* zu 50,0 ml verdünnt. 10,0 ml Lösung werden mit so viel verdünnter Ammoniak-Lösung *R* 1 versetzt, bis ein Niederschlag auftritt. Die eben notwendige Menge verdünnter Salzsäure *R* zum Lösen des Niederschlags wird zugesetzt. Nach Verdünnen mit Wasser *R* zu 20 ml wird das Aluminium nach „Komplexometrische Titrationen" (2.5.11) bestimmt.

1 ml Natriumedetat-Lösung (0,1 mol · l^{-1}) entspricht 7,80 mg $Al(OH)_3$.

Magnesiumhydroxid: 49,2 bis 66,6 Prozent, berechnet auf die getrocknete Substanz. 0,100 g Substanz werden in 2 ml verdünnter Salzsäure *R* gelöst. Das Magnesium wird nach „Komplexometrische Titrationen" (2.5.11) bestimmt.

1 ml Natriumedetat-Lösung (0,1 mol · l^{-1}) entspricht 5,832 mg $Mg(OH)_2$.

Natrium: Höchstens 0,10 Prozent Na, mit Hilfe der Atomabsorptionsspektroskopie (2.2.23, Methode I) bestimmt.

Untersuchungslösung: 2,00 g Substanz werden in einen 100-ml-Meßkolben gegeben. Der Kolben wird in eine Eis-Wasser-Mischung gestellt und der Inhalt mit 5 ml Salpetersäure *R* versetzt. Durch Umschwenken wird der Inhalt gemischt. Nach dem Erwärmen auf Raumtemperatur wird die Mischung mit Wasser *R* zu 100 ml verdünnt. Falls erforderlich wird filtriert, um eine klare Lösung zu erhalten. 10,0 ml Filtrat werden mit Wasser *R* zu 100,0 ml verdünnt.

Referenzlösungen: Die Referenzlösungen werden aus der Natrium-Lösung (200 ppm Na) *R* durch Verdünnen mit verdünnter Salpetersäure *R* hergestellt.

Die Absorption wird bei 589 nm unter Verwendung einer Natrium-Hohlkathodenlampe als Strahlungsquelle und einer Luft-Acetylen-Flamme bestimmt.

Schwermetalle (2.4.8): 2,0 g Substanz werden in 30 ml Salzsäure *R* 1 gelöst. Die Lösung wird 2 min lang mit 50 ml Isobutylmethylketon *R* ausgeschüttelt. Nach Phasentrennung wird die wäßrige Phase abgetrennt und zur Trockne eingedampft. Der Rückstand wird in 30 ml Wasser *R* gelöst. 12 ml Lösung müssen der Grenzprüfung A auf Schwermetalle entsprechen (30 ppm). Zur Herstellung der Referenzlösung wird die Blei-Lösung (2 ppm Pb) *R* verwendet.

Trocknungsverlust (2.2.32): 10,0 bis 20,0 Prozent, mit 1,000 g Substanz durch 4 h langes Trocknen im Trockenschrank bei 200 °C bestimmt.

Gehaltsbestimmung

1,500 g Substanz werden mit 50,0 ml Salzsäure ($1 \text{ mol} \cdot l^{-1}$) versetzt. Der Säureüberschuß wird mit Natriumhydroxid-Lösung ($1 \text{ mol} \cdot l^{-1}$) bis zu einem *p*H-Wert von 3,0 titriert. Der Endpunkt wird mit Hilfe der Potentiometrie (2.2.20) bestimmt. Ein Blindversuch wird durchgeführt.

1 ml Salzsäure ($1 \text{ mol} \cdot l^{-1}$) entspricht 35,40 mg $Al_5Mg_{10}(OH)_{31}(SO_4)_2$.

2001, 1445

Magnesiumaspartat-Dihydrat

Magnesii aspartas dihydricus

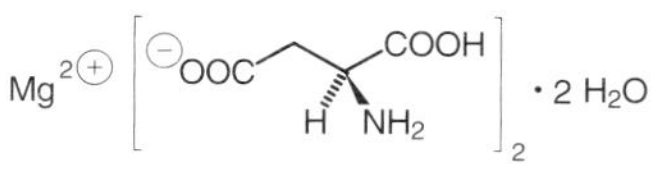

$C_8H_{12}MgN_2O_8 \cdot 2\,H_2O$ M_r 324,5

Definition

Magnesiumaspartat-Dihydrat enthält mindestens 98,0 und höchstens 102,0 Prozent Di[(*S*)-2-aminohydrogenobutan-1,4-dicarbonsäure], Magnesiumsalz, berechnet auf die wasserfreie Substanz.

Herstellung

Wird die Substanz durch ein Verfahren hergestellt, das Fermentationsschritte beinhaltet, muß sie zusätzlich den Anforderungen der Monographie **Fermentationsprodukte (Producta ab fermentatione)** entsprechen.

Eigenschaften

Weißes, kristallines Pulver oder farblose Kristalle; leicht löslich in Wasser.

Prüfung auf Identität

A. Die Substanz entspricht der Prüfung „Spezifische Drehung" (siehe „Prüfung auf Reinheit").

B. Die bei der Prüfung „Mit Ninhydrin nachweisbare Substanzen" (siehe „Prüfung auf Reinheit") erhaltenen Chromatogramme werden ausgewertet. Der Hauptfleck im Chromatogramm der Untersuchungslösung b entspricht in bezug auf Lage, Farbe und Größe dem Hauptfleck im Chromatogramm der Referenzlösung a.

C. Etwa 15 mg Substanz werden geglüht, bis der Rückstand weiß ist. Der Rückstand wird in 1 ml verdünnter Salzsäure *R* gelöst. Die Lösung wird mit verdünnter Natriumhydroxid-Lösung *R* gegen rotes Lackmuspapier *R* neutralisiert und falls erforderlich filtriert. Die Lösung gibt die Identitätsreaktion auf Magnesium (2.3.1).

Prüfung auf Reinheit

Prüflösung: 2,5 g Substanz werden in kohlendioxidfreiem Wasser *R*, das aus destilliertem Wasser *R* hergestellt wurde, zu 100 ml gelöst.

Aussehen der Lösung: Die Prüflösung muß klar (2.2.1) und farblos (2.2.2, Methode II) sein.

***p*H-Wert** (2.2.3): Der *p*H-Wert der Prüflösung muß zwischen 6,0 und 8,0 liegen.

Spezifische Drehung (2.2.7): 0,50 g Substanz werden in Salzsäure ($5 \text{ mol} \cdot l^{-1}$) zu 25,0 ml gelöst. Die spezifische Drehung muß zwischen +20,5 und +23,0° liegen, berechnet auf die wasserfreie Substanz.

Mit Ninhydrin nachweisbare Substanzen: Die Prüfung erfolgt mit Hilfe der Dünnschichtchromatographie (2.2.27) unter Verwendung einer DC-Platte mit Kieselgel *R*.

Untersuchungslösung a: 0,10 g Substanz werden in Wasser *R* zu 10 ml gelöst.

Untersuchungslösung b: 1 ml Untersuchungslösung a wird mit Wasser *R* zu 50 ml verdünnt.

Referenzlösung a: 10 mg Magnesiumaspartat-Dihydrat *CRS* werden in Wasser *R* zu 50 ml gelöst.

Referenzlösung b: 5 ml Untersuchungslösung b werden mit Wasser *R* zu 20 ml verdünnt.

Referenzlösung c: 10 mg Magnesiumaspartat-Dihydrat *CRS* und 10 mg Glutaminsäure *CRS* werden in 2 ml Wasser *R* gelöst. Die Lösung wird mit Wasser *R* zu 25 ml verdünnt.

Auf die Platte werden 5 µl jeder Lösung aufgetragen. Die Platte wird an der Luft trocknen gelassen. Die Chromatographie erfolgt mit einer Mischung von 20 Volumteilen Essigsäure 98 % *R*, 20 Volumteilen Wasser *R* und 60 Volumteilen 1-Butanol *R* über eine Laufstrecke von 15 cm. Die Platte wird an der Luft trocknen gelassen, mit Ninhydrin-Lösung *R* besprüht und 15 min lang bei 100 bis 105 °C erhitzt. Kein im Chromatogramm der Untersuchungslösung a auftretender Nebenfleck darf größer oder stärker gefärbt sein als der Fleck im Chromatogramm der Referenzlösung b (0,5 Prozent). Die Prüfung darf nur ausgewertet werden, wenn das Chromatogramm der Referenzlösung c deutlich voneinander getrennt 2 Flecke zeigt.

Chlorid (2.4.4): 10 ml Prüflösung, mit Wasser *R* zu 15 ml verdünnt, müssen der Grenzprüfung auf Chlorid entsprechen (200 ppm).

Sulfat (2.4.13): 12 ml Prüflösung, mit destilliertem Wasser *R* zu 15 ml verdünnt, müssen der Grenzprüfung auf Sulfat entsprechen (500 ppm). Die Auswertung der Prüfung erfolgt nach 30 min.

Ammonium (2.4.1): 50 mg Substanz müssen der Grenzprüfung B auf Ammonium entsprechen (200 ppm). Zur Herstellung der Referenzmischung werden 0,1 ml Ammonium-Lösung (100 ppm NH_4) *R* verwendet.

Eisen (2.4.9): 0,20 g Substanz werden in einem Scheidetrichter in 10 ml verdünnter Salzsäure *R* gelöst. Die Lösung wird 3mal je 3 min lang mit je 10 ml Isobutylmethylketon *R* 1 ausgeschüttelt. Die vereinigten organischen Phasen werden 3 min lang mit 10 ml Wasser *R* ausgeschüttelt. Die wäßrige Phase muß der Grenzprüfung auf Eisen entsprechen (50 ppm).

Schwermetalle (2.4.8): 2,0 g Substanz werden unter Erwärmen in 20 ml Wasser *R* gelöst. 12 ml Lösung müssen der Grenzprüfung A auf Schwermetalle entsprechen (10 ppm). Zur Herstellung der Referenzlösung wird die Blei-Lösung (1 ppm Pb) *R* verwendet.

Wasser (2.5.12): 10,0 bis 14,0 Prozent, mit 0,100 g Substanz nach der Karl-Fischer-Methode bestimmt. Die Substanz wird bei 50 °C unter Ausschluß von Feuchtigkeit in 10 ml Formamid *R* 1 gelöst. Nach Zusatz von 10 ml wasserfreiem Methanol *R* wird erkalten gelassen. Ein Blindversuch wird durchgeführt.

Gehaltsbestimmung

0,260 g Substanz werden in 10 ml Wasser *R* gelöst. Der Gehalt an Magnesium wird nach „Komplexometrische Titrationen" (2.5.11) bestimmt.

1 ml Natriumedetat-Lösung (0,1 mol · l^{-1}) entspricht 28,85 mg $C_8H_{12}MgN_2O_8$.

Lagerung

Gut verschlossen.

Verunreinigungen

A. (*S*)-2-Aminobutan-1,4-dionsäure (Aspartinsäure).

2000, 1341

Magnesiumchlorid-4,5-Hydrat

Magnesii chloridum 4,5-hydricum

$MgCl_2 \cdot \sim 4,5\ H_2O$ M_r 95,21 (wasserfreie Substanz)

Definition

Magnesiumchlorid-4,5-Hydrat enthält mindestens 98,5 und höchstens 101,0 Prozent $MgCl_2$, berechnet auf die wasserfreie Substanz.

Eigenschaften

Weißes bis fast weißes, körniges, hygroskopisches Pulver; sehr leicht löslich in Wasser, leicht löslich in Ethanol.

Prüfung auf Identität

A. Die Substanz entspricht der Prüfung „Wasser" (siehe „Prüfung auf Reinheit").

B. Die Substanz gibt die Identitätsreaktion a auf Chlorid (2.3.1).

C. Die Substanz gibt die Identitätsreaktion auf Magnesium (2.3.1).

Prüfung auf Reinheit

Prüflösung: 10,0 g Substanz werden in kohlendioxidfreiem Wasser *R*, das aus destilliertem Wasser *R* hergestellt wurde, zu 100,0 ml gelöst.

Aussehen der Lösung: Die Prüflösung muß klar (2.2.1) und farblos (2.2.2, Methode II) sein.

Sauer oder alkalisch reagierende Substanzen: 5 ml Prüflösung werden mit 0,05 ml Phenolrot-Lösung *R* versetzt. Bis zum Farbumschlag dürfen höchstens 0,3 ml Salzsäure (0,01 mol · l^{-1}) oder Natriumhydroxid-Lösung (0,01 mol · l^{-1}) verbraucht werden.

Bromid: 2,0 ml Prüflösung werden mit Wasser *R* zu 10,0 ml verdünnt. 1,0 ml dieser Lösung wird mit 4,0 ml Wasser *R*, 2,0 ml Phenolrot-Lösung *R* 3 und 1,0 ml Chloramin-T-Lösung *R* 2 versetzt und sofort gemischt. Nach genau 2 min werden 0,30 ml Natriumthiosulfat-Lösung (0,1 mol · l^{-1}) zugesetzt. Nach Mischen wird mit Wasser *R* zu 10,0 ml verdünnt. Die Absorption (2.2.25) der Lösung, bei 590 nm gemessen, darf nicht größer sein als die einer gleichzeitig und unter gleichen Bedingungen hergestellten Referenzlösung, die unter Verwendung von 5,0 ml einer Lösung von Kaliumbromid *R* (3 mg · l^{-1}) hergestellt wurde (500 ppm). Als Kompensationsflüssigkeit wird Wasser *R* verwendet.

Sulfat (2.4.13): 15 ml Prüflösung müssen der Grenzprüfung auf Sulfat entsprechen (100 ppm).

Aluminium (2.4.17): Magnesiumchlorid-4,5-Hydrat zur Herstellung von Hämodialyse-, Hämofiltrations-, Hämodiafiltrations- oder Peritonealdialyselösungen muß der Prüfung auf Aluminium entsprechen. 4 g Substanz werden in 100 ml Wasser *R* gelöst. Nach Zusatz von 10 ml Acetat-Pufferlösung *p*H 6,0 *R* muß die Lösung der Grenzprüfung auf Aluminium entsprechen (1 ppm). Als Referenzlösung wird eine Mischung von 2 ml Aluminium-Lösung (2 ppm Al) *R*, 10 ml Acetat-Pufferlösung *p*H 6,0 *R* und 98 ml Wasser *R* verwendet. Als Kompensationsflüssigkeit dient eine Mischung von 10 ml Acetat-Pufferlösung *p*H 6,0 *R* und 100 ml Wasser *R*.

Arsen (2.4.2): 0,5 g Substanz müssen der Grenzprüfung A auf Arsen entsprechen (2 ppm).

Calcium (2.4.3): 1 ml Prüflösung, mit destilliertem Wasser *R* zu 15 ml verdünnt, muß der Grenzprüfung auf Calcium entsprechen (0,1 Prozent).

Eisen (2.4.9): 10 ml Prüflösung müssen der Grenzprüfung auf Eisen entsprechen (10 ppm).

Schwermetalle (2.4.8): 12 ml Prüflösung müssen der Grenzprüfung A auf Schwermetalle entsprechen (10 ppm). Zur Herstellung der Referenzlösung wird die Blei-Lösung (1 ppm Pb) *R* verwendet.

Kalium: Magnesiumchlorid-4,5-Hydrat zur Herstellung von Parenteralia darf höchstens 500 ppm K enthalten, bestimmt mit Hilfe der Atomemissionsspektroskopie (2.2.22, Methode I).

Untersuchungslösung: 1,00 g Substanz wird in Wasser *R* zu 100,0 ml gelöst.

Referenzlösung: 1,144 g zuvor 3 h lang bei 100 bis 105 °C getrocknetes Kaliumchlorid *R* werden in Wasser *R* zu 1000,0 ml gelöst (600 µg K je Milliliter). Die Lösung wird wie erforderlich verdünnt.

Die Intensität der Emission wird bei 766,5 nm gemessen.

Wasser (2.5.12): 44,0 bis 48,0 Prozent, mit 50,0 mg Substanz nach der Karl-Fischer-Methode bestimmt.

Gehaltsbestimmung

0,250 g Substanz werden in 50 ml Wasser *R* gelöst. Magnesium wird nach „Komplexometrische Titrationen" (2.5.11) bestimmt.

1 ml Natriumedetat-Lösung (0,1 mol · l^{-1}) entspricht 9,521 mg $MgCl_2$.

Lagerung

Dicht verschlossen.

Beschriftung

Die Beschriftung gibt insbesondere, falls zutreffend, an, daß die Substanz bestimmt ist für die Herstellung von
- Hämodialyse-, Hämofiltrations-, Hämodiafiltrations- oder Peritonealdialyselösungen
- Parenteralia.

2000, 402

Magnesiumchlorid-Hexahydrat

Magnesii chloridum hexahydricum

$MgCl_2 \cdot 6\ H_2O$ M_r 203,3

Definition

Magnesiumchlorid-Hexahydrat enthält mindestens 98,0 und höchstens 101,0 Prozent $MgCl_2 \cdot 6\ H_2O$.

Eigenschaften

Farblose, hygroskopische Kristalle; sehr leicht löslich in Wasser, leicht löslich in Ethanol.

Prüfung auf Identität

A. Die Substanz entspricht der Prüfung „Wasser" (siehe „Prüfung auf Reinheit").

B. Die Substanz gibt die Identitätsreaktion a auf Chlorid (2.3.1).

C. Die Substanz gibt die Identitätsreaktion auf Magnesium (2.3.1).

Prüfung auf Reinheit

Prüflösung: 10,0 g Substanz werden in kohlendioxidfreiem Wasser *R*, das aus destilliertem Wasser *R* hergestellt wurde, zu 100,0 ml gelöst.

Aussehen der Lösung: Die Prüflösung muß klar (2.2.1) und farblos (2.2.2, Methode II) sein.

Sauer oder alkalisch reagierende Substanzen: 5 ml Prüflösung werden mit 0,05 ml Phenolrot-Lösung *R* versetzt. Bis zum Farbumschlag dürfen höchstens 0,3 ml Salzsäure (0,01 mol · l^{-1}) oder Natriumhydroxid-Lösung (0,01 mol · l^{-1}) verbraucht werden.

Bromid: 2,0 ml Prüflösung werden mit Wasser *R* zu 10,0 ml verdünnt. 1,0 ml dieser Lösung wird mit 4,0 ml Wasser *R*, 2,0 ml Phenolrot-Lösung *R* 3 und 1,0 ml Chloramin-T-Lösung *R* 2 versetzt und sofort gemischt. Nach genau 2 min werden 0,30 ml Natriumthiosulfat-Lösung (0,1 mol · l^{-1}) zugesetzt. Nach dem Mischen wird mit Wasser *R* zu 10,0 ml verdünnt. Die Absorption (2.2.25) der Lösung, bei 590 nm gemessen, darf nicht größer sein als die einer gleichzeitig und unter gleichen Bedingungen hergestellten Referenzlösung, die unter Verwendung von 5,0 ml einer Lösung von Kaliumbromid *R* (3 mg · l^{-1}) hergestellt wurde (500 ppm). Als Kompensationsflüssigkeit wird Wasser *R* verwendet.

Sulfat (2.4.13): 15 ml Prüflösung müssen der Grenzprüfung auf Sulfat entsprechen (100 ppm).

Aluminium (2.4.17): Magnesiumchlorid-Hexahydrat zur Herstellung von Hämodialyse-, Hämofiltrations-, Hämodiafiltrations- oder Peritonealdialyselösungen muß der Prüfung auf Aluminium entsprechen. 4 g Substanz werden in 100 ml Wasser *R* gelöst. Nach Zusatz von 10 ml Acetat-Pufferlösung *p*H 6,0 *R* muß die Lösung der Grenzprüfung auf Aluminium entsprechen (1 ppm). Als Referenzlösung wird eine Mischung von 2 ml Aluminium-Lösung (2 ppm Al) *R*, 10 ml Acetat-Pufferlösung *p*H 6,0 *R* und 98 ml Wasser *R* verwendet. Als Kompensationsflüssigkeit dient eine Mischung von 10 ml Acetat-Pufferlösung *p*H 6,0 *R* und 100 ml Wasser *R*.

Arsen (2.4.2): 0,5 g Substanz müssen der Grenzprüfung A auf Arsen entsprechen (2 ppm).

Calcium (2.4.3): 1 ml Prüflösung, mit destilliertem Wasser *R* zu 15 ml verdünnt, muß der Grenzprüfung auf Calcium entsprechen (0,1 Prozent).

Eisen (2.4.9): 10 ml Prüflösung müssen der Grenzprüfung auf Eisen entsprechen (10 ppm).

Schwermetalle (2.4.8): 12 ml Prüflösung müssen der Grenzprüfung A auf Schwermetalle entsprechen (10 ppm). Zur Herstellung der Referenzlösung wird die Blei-Lösung (1 ppm Pb) *R* verwendet.

Kalium: Magnesiumchlorid-Hexahydrat zur Herstellung von Parenteralia darf höchstens 500 ppm K enthalten, bestimmt mit Hilfe der Atomemissionsspektroskopie (2.2.22, Methode I).

Untersuchungslösung: 1,00 g Substanz wird in Wasser *R* zu 100,0 ml gelöst.

Referenzlösung: 1,144 g zuvor 3 h lang bei 100 bis 105 °C getrocknetes Kaliumchlorid *R* werden in Wasser *R* zu 1000,0 ml gelöst (600 µg K je Milliliter). Die Lösung wird wie erforderlich verdünnt.

Die Intensität der Emission wird bei 766,5 nm gemessen.

Wasser (2.5.12): 51,0 bis 55,0 Prozent, mit 50,0 mg Substanz nach der Karl-Fischer-Methode bestimmt.

Gehaltsbestimmung

0,300 g Substanz werden in 50 ml Wasser *R* gelöst. Magnesium wird nach „Komplexometrische Titrationen" (2.5.11) bestimmt.

1 ml Natriumedetat-Lösung (0,1 mol · l^{-1}) entspricht 20,33 mg $MgCl_2 \cdot 6\, H_2O$.

Lagerung

Dicht verschlossen.

Beschriftung

Die Beschriftung gibt insbesondere, falls zutreffend, an, daß die Substanz bestimmt ist für die Herstellung von

- Hämodialyse-, Hämofiltrations-, Hämodiafiltrations- oder Peritonealdialyselösungen
- Parenteralia.

2000, 1446

Magnesiumglycerophosphat

Magnesii glycerophosphas

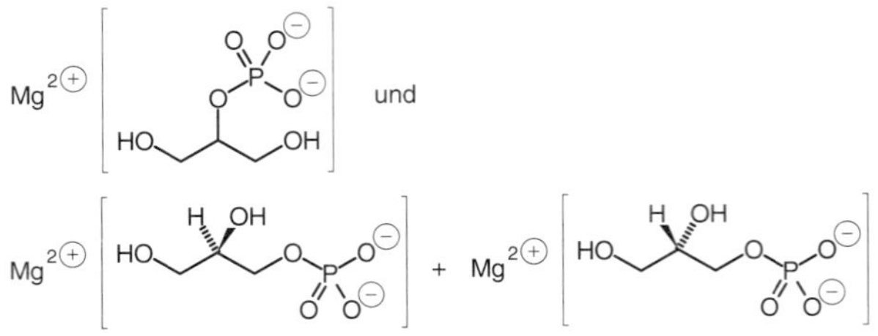

$C_3H_7MgO_6P$ M_r 194,4

Definition

Magnesiumglycerophosphat ist ein Gemisch unterschiedlicher Mengen der Magnesiumsalze von (*RS*)-2,3-Dihydroxypropylphosphat und 2-Hydroxy-1-(hydroxymethyl)ethylphosphat, die in Form von Hydraten vorliegen können. Die Substanz enthält mindestens 11,0 und höchstens 12,5 Prozent Mg, berechnet auf die getrocknete Substanz.

Eigenschaften

Weißes, hygroskopisches Pulver; praktisch unlöslich in Ethanol. Die Substanz löst sich in verdünnten Säuren.

Prüfung auf Identität

A. 1 g Substanz wird mit 1 g Kaliumhydrogensulfat *R* gemischt und in einem Reagenzglas mit einem Ableitungsrohr stark erhitzt. Die sich entwickelnden weißen Dämpfe werden auf ein Stück Filterpapier geleitet, das mit einer frisch hergestellten Lösung von Natriumpentacyanonitrosylferrat *R* (10 g · l^{-1}) angefeuchtet ist. Nach Betupfen mit Piperidin *R* zeigt das Filterpapier eine blaue Farbe.

B. 0,1 g Substanz werden in einem Tiegel geglüht. Der Rückstand wird in 5 ml Salpetersäure *R* aufgenommen. Nach 1 min langem Erhitzen im Wasserbad wird filtriert. Das Filtrat gibt die Identitätsreaktion b auf Phosphat (2.3.1).

C. Die Substanz gibt die Identitätsreaktion auf Magnesium (2.3.1).

Prüfung auf Reinheit

Prüflösung: 2,5 g Substanz werden in kohlendioxidfreiem Wasser *R*, das aus destilliertem Wasser *R* hergestellt wurde, zu 50 ml gelöst.

Aussehen der Lösung: Die Prüflösung darf nicht stärker opaleszieren als die Referenzsuspension III (2.2.1).

Sauer reagierende Substanzen: 1,0 g Substanz wird in 100 ml kohlendioxidfreiem Wasser *R* gelöst. Nach Zusatz von 0,1 ml Phenolphthalein-Lösung *R* dürfen bis zum Umschlag höchstens 1,5 ml Natriumhydroxid-Lösung (0,1 mol · l^{-1}) verbraucht werden.

Glycerol, ethanollösliche Substanzen: 1,0 g Substanz wird 2 min lang mit 25 ml Ethanol 96 % *R* geschüttelt. Nach dem Filtrieren wird der Rückstand mit 5 ml Ethanol 96 % *R* gewaschen. Filtrat und Waschflüssigkeit werden vereinigt und auf dem Wasserbad zur Trockne eingedampft. Der Rückstand wird 1 h lang bei 70 °C getrocknet. Die Masse des Rückstands darf höchstens 15 mg betragen (1,5 Prozent).

Chlorid (2.4.4): 1,0 g Substanz wird in Wasser *R* zu 100 ml gelöst. 3,5 ml Lösung, mit Wasser *R* zu 15 ml verdünnt, müssen der Grenzprüfung auf Chlorid entsprechen (0,15 Prozent).

Phosphat (2.4.11): 4 ml Prüflösung werden mit Wasser *R* zu 100 ml verdünnt. 1 ml dieser Lösung, mit Wasser *R* zu 100 ml verdünnt, muß der Grenzprüfung auf Phosphat entsprechen (0,5 Prozent).

Sulfat (2.4.13): 3 ml Prüflösung, mit destilliertem Wasser *R* zu 15 ml verdünnt, müssen der Grenzprüfung auf Sulfat entsprechen (0,1 Prozent).

Eisen (2.4.9): 67 mg Substanz werden in Wasser *R* zu 10 ml gelöst. Die Lösung muß der Grenzprüfung auf Eisen entsprechen (150 ppm).

Schwermetalle (2.4.8): 20 ml Prüflösung, mit 15 ml Salzsäure *R* versetzt, werden 2 min lang mit 25 ml Isobutylmethylketon *R* ausgeschüttelt. Nach Phasentrennung wird die wäßrige Phase abgetrennt und zur Trockne eingedampft. Der Rückstand wird in 2,5 ml Essigsäure *R* gelöst. Die Lösung wird mit Wasser *R* zu 20 ml verdünnt. 12 ml dieser Lösung müssen der Grenzprüfung A auf Schwermetalle entsprechen (20 ppm). Zur Herstellung der Referenzlösung wird die Blei-Lösung (1 ppm Pb) *R* verwendet.

Trocknungsverlust (2.2.32): Höchstens 12,0 Prozent, mit 1,000 g Substanz durch 4 h langes Trocknen im Trockenschrank bei 150 °C bestimmt.

Gehaltsbestimmung

0,200 g Substanz werden in 40 ml Wasser *R* gelöst. Der Gehalt an Magnesium wird nach „Komplexometrische Titrationen" (2.5.11) bestimmt.

1 ml Natriumedetat-Lösung (0,1 mol · l^{-1}) entspricht 2,431 mg Mg.

Lagerung

Dicht verschlossen.

2000, 39

Magnesiumhydroxid

Magnesii hydroxidum

$Mg(OH)_2$ M_r 58,32

Definition

Magnesiumhydroxid enthält mindestens 95,0 und höchstens 100,5 Prozent $Mg(OH)_2$.

Eigenschaften

Feines, weißes, amorphes Pulver; praktisch unlöslich in Wasser, löslich in verdünnten Säuren. Die wäßrige Suspension zeigt eine alkalische Reaktion gegen Phenolphthalein.

Prüfung auf Identität

Etwa 15 mg Substanz werden in 2 ml verdünnter Salpetersäure *R* gelöst. Die mit verdünnter Natriumhydroxid-Lösung *R* neutralisierte Lösung gibt die Identitätsreaktion auf Magnesium (2.3.1).

Prüfung auf Reinheit

Prüflösung: 5,0 g Substanz werden in einer Mischung von 50 ml Essigsäure *R* und 50 ml destilliertem Wasser *R* gelöst. Ein nennenswertes Aufbrausen darf sich nicht zeigen. Die Lösung wird 2 min lang zum Sieden erhitzt, erkalten gelassen, mit verdünnter Essigsäure *R* zu 100 ml verdünnt und, falls erforderlich, durch einen vorher geglühten und gewogenen Quarz- oder Porzellan-Filtertiegel geeigneter Porosität filtriert, um ein klares Filtrat zu erhalten.

Aussehen der Lösung: Die Prüflösung darf nicht stärker gefärbt sein als die Farbvergleichslösung B_3 (2.2.2, Methode II).

Lösliche Substanzen: 2,00 g Substanz werden 5 min lang mit 100 ml Wasser *R* zum Sieden erhitzt. Die noch heiße Mischung wird durch einen Glassintertiegel (40) filtriert. Nach dem Erkalten wird das Filtrat mit Wasser *R* zu 100 ml verdünnt. 50 ml Filtrat werden in einer Abdampfschale zur Trockne eingedampft. Der im Trockenschrank bei 100 bis 105 °C getrocknete Rückstand darf höchstens 20 mg betragen (2,0 Prozent).

In Essigsäure unlösliche Substanzen: Ein bei der Herstellung der Prüflösung erhaltener Rückstand wird ausgewaschen, getrocknet und bei 600 °C geglüht. Der Rückstand darf höchstens 5 mg betragen (0,1 Prozent).

Chlorid (2.4.4): 1 ml Prüflösung, mit Wasser *R* zu 15 ml verdünnt, muß der Grenzprüfung auf Chlorid entsprechen (0,1 Prozent).

Sulfat (2.4.13): 0,6 ml Prüflösung, mit destilliertem Wasser *R* zu 15 ml verdünnt, müssen der Grenzprüfung auf Sulfat entsprechen (0,5 Prozent).

Arsen (2.4.2): 5 ml Prüflösung müssen der Grenzprüfung A auf Arsen entsprechen (4 ppm).

Calcium (2.4.3): 1,3 ml Prüflösung werden mit destilliertemWasser *R* zu 150 ml verdünnt. 15 ml dieser Lösung müssen der Grenzprüfung auf Calcium entsprechen (1,5 Prozent).

Eisen (2.4.9): 0,15 g Substanz werden in 5 ml verdünnter Salzsäure *R* gelöst. Die Lösung wird mit Wasser *R* zu 10 ml verdünnt. 1 ml dieser Lösung, mit Wasser *R* zu 10 ml verdünnt, muß der Grenzprüfung auf Eisen entsprechen (0,07 Prozent).

Schwermetalle (2.4.8): 1,3 g Substanz werden in 15 ml Salzsäure *R* 1 gelöst. Die Lösung wird 2 min lang mit 25 ml Isobutylmethylketon *R* ausgeschüttelt. Nach Phasentrennung wird die wäßrige Phase abgetrennt und zur

Trockne eingedampft. Der Rückstand wird in 20 ml Wasser *R* gelöst. 12 ml Lösung müssen der Grenzprüfung A auf Schwermetalle entsprechen (30 ppm). Zur Herstellung der Referenzlösung wird die Blei-Lösung (2 ppm Pb) *R* verwendet.

Glühverlust: 30,0 bis 32,5 Prozent. 0,5 g Substanz werden allmählich auf 900 °C erhitzt und bis zur Massekonstanz geglüht.

Gehaltsbestimmung

0,100 g Substanz werden in 2 ml verdünnter Salzsäure *R* gelöst. Der Gehalt an Magnesium wird nach „Komplexometrische Titrationen" (2.5.11) bestimmt.

1 ml Natriumedetat-Lösung (0,1 mol · l^{-1}) entspricht 5,832 mg $Mg(OH)_2$.

Lagerung

Gut verschlossen.

2001, 1540

Magnesiumperoxid

Magnesii peroxidum

Definition

Magnesiumperoxid ist eine Mischung aus Magnesiumperoxid und Magnesiumoxid. Die Substanz enthält mindestens 22,0 und höchstens 28,0 Prozent MgO_2 (M_r 56,30).

Eigenschaften

Weißes bis schwach gelbes, amorphes, leichtes Pulver; praktisch unlöslich in Wasser und Ethanol. Die Substanz löst sich in verdünnten Mineralsäuren.

Prüfung auf Identität

A. Etwa 15 mg Substanz werden in 2 ml verdünnter Salpetersäure *R* gelöst. Die mit verdünnter Natriumhydroxid-Lösung *R* neutralisierte Lösung gibt die Identitätsreaktion auf Magnesium (2.3.1).

B. 0,1 g Substanz werden in 2 ml verdünnter Schwefelsäure *R* gelöst. Die Lösung wird mit Wasser *R* zu10 ml verdünnt. 1 ml Lösung wird nach Zusatz von 0,5 ml Kaliumdichromat-Lösung *R* 1 mit 5 ml Ether *R* geschüttelt. Die Etherphase ist blau gefärbt.

Prüfung auf Reinheit

Prüflösung I: 5,0 g Substanz werden vorsichtig in 40 ml Salzsäure *R* 1 gelöst. Die Lösung wird vorsichtig bis zu einem Volumen von 10 ml eingedampft und mit einer Mischung gleicher Volumteile Essigsäure *R* und destilliertem Wasser *R* zu 100 ml verdünnt. Falls erforderlich wird durch einen vorher geglühten und gewogenen Quarz- oder Porzellanfiltertiegel geeigneter Porosität filtriert, um ein klares Filtrat zu erhalten. Ein Rückstand wird für die Prüfung „Säureunlösliche Substanzen" aufbewahrt.

Prüflösung II: 5 ml Prüflösung I werden mit destilliertem Wasser *R* zu 25 ml verdünnt.

Aussehen der Lösung: Die Prüflösung I darf nicht stärker gefärbt sein als die Farbvergleichslösung B_4 (2.2.2, Methode II).

Säureunlösliche Substanzen: Ein bei der Herstellung der Prüflösung I erhaltener Rückstand wird ausgewaschen, getrocknet und bei 600 °C geglüht. Der Rückstand darf höchstens 5 mg betragen (0,1 Prozent).

Sauer oder alkalisch reagierende Substanzen: 2,0 g Substanz werden 5 min lang mit 100 ml kohlendioxidfreiem Wasser *R* zum Sieden erhitzt. Die noch heiße Mischung wird durch einen Glassintertiegel (40) filtriert. Nach dem Erkalten wird das Filtrat mit kohlendioxidfreiem Wasser *R* zu 100 ml verdünnt. 15 ml Filtrat müssen nach Zusatz von 0,1 ml Phenolphthalein-Lösung *R* rot gefärbt sein. Bis zum Farbumschlag dürfen höchstens 0,2 ml Salzsäure (0,1 mol · l^{-1}) verbraucht werden. Das restliche Filtrat wird für die Prüfung „Lösliche Substanzen" verwendet.

Lösliche Substanzen: 50 ml Filtrat der Prüfung „Sauer oder alkalisch reagierende Substanzen" werden zur Trockne eingedampft. Der Rückstand wird bei 100 bis 105 °C getrocknet und darf höchstens 15 mg betragen (1,5 Prozent).

Chlorid (2.4.4): 50 mg Substanz werden in 5 ml verdünnter Salpetersäure *R* gelöst. Die Lösung, mit Wasser *R* zu 15 ml verdünnt, muß der Grenzprüfung auf Chlorid entsprechen (0,1 Prozent).

Sulfat (2.4.13): 3 ml Prüflösung II, mit destilliertem Wasser *R* zu 15 ml verdünnt, müssen der Grenzprüfung auf Sulfat entsprechen (0,5 Prozent).

Arsen (2.4.2): 5 ml Prüflösung I müssen der Grenzprüfung A auf Arsen entsprechen (4 ppm).

Calcium (2.4.3): 1 ml Prüflösung II, mit destilliertem Wasser *R* zu 15 ml verdünnt, muß der Grenzprüfung auf Calcium entsprechen (1,0 Prozent).

Eisen (2.4.9): 2 ml Prüflösung II, mit Wasser *R* zu 10 ml verdünnt, müssen der Grenzprüfung auf Eisen entsprechen (500 ppm).

Schwermetalle (2.4.8): 20 ml Prüflösung I werden mit 15 ml Salzsäure *R* 1 versetzt und 2 min lang mit 25 ml Isobutylmethylketon *R* ausgeschüttelt. Nach dem Stehenlassen wird die wäßrige Phase abgetrennt und zur Trockne eingedampft. Der Rückstand wird in 1,5 ml Essigsäure *R* gelöst und die Lösung mit Wasser *R* zu 30 ml verdünnt. 12 ml dieser Lösung müssen der Grenzprüfung A auf Schwermetalle entsprechen (30 ppm). Zur Herstellung der Referenzlösung wird die Blei-Lösung (1 ppm Pb) *R* verwendet.

Gehaltsbestimmung

80,0 mg Substanz werden in einer Mischung von 90 ml Wasser *R* und 10 ml Schwefelsäure *R*, die zuvor auf 20 °C abgekühlt wurde, unter vorsichtigem Schütteln gelöst und mit Kaliumpermanganat-Lösung (0,02 mol · l^{-1}) bis zum Auftreten einer Rosafärbung titriert.

1 ml Kaliumpermanganat-Lösung (0,02 mol · l^{-1}) entspricht 2,815 mg MgO_2.

Lagerung

Vor Licht geschützt.

Dieser Text wurde in der deutschsprachigen Ausgabe der Ph. Eur. – Nachtrag 2000 schon in dieser Fassung veröffentlicht.

2001, 229

Magnesiumstearat

Magnesii stearas

Definition

Magnesiumstearat ist ein Gemisch von Magnesiumsalzen verschiedener Fettsäuren, hauptsächlich Stearinsäure [$(C_{17}H_{35}COO)_2Mg$; M_r 591,3] und Palmitinsäure [$(C_{15}H_{31}COO)_2Mg$; M_r 535,1] mit einem geringen Anteil anderer Fettsäuren. Die Substanz enthält mindestens 4,0 und höchstens 5,0 Prozent Mg (A_r 24,30), berechnet auf die getrocknete Substanz. Die Fettsäurenfraktion enthält mindestens 40,0 Prozent Stearinsäure und mindestens 90,0 Prozent als Summe der Stearin- und Palmitinsäure.

Herstellung

Falls zutreffend muß die Substanz der Monographie **Produkte mit dem Risiko der Übertragung von Erregern der spongiformen Enzephalopathie tierischen Ursprungs (Producta cum possibili transmissione vectorium enkephalopathiarum spongiformium animalium)** entsprechen.

Eigenschaften

Weißes, sehr feines, leichtes, sich fettig anfühlendes Pulver; praktisch unlöslich in Wasser und wasserfreiem Ethanol.

Prüfung auf Identität

1: C, D.
2: A, B, D.

A. Der bei der Herstellung der Prüflösung erhaltene Rückstand (siehe „Prüfung auf Reinheit") hat eine Erstarrungstemperatur (2.2.18) von mindestens 53 °C.

B. 0,200 g des bei der Herstellung der Prüflösung erhaltenen Rückstands werden in 25 ml der vorgeschriebenen Lösungsmittelmischung gelöst. Die Säurezahl der Fettsäuren (2.5.1) liegt zwischen 195 und 210.

C. Die bei der Bestimmung „Fettsäurenzusammensetzung" (siehe „Gehaltsbestimmung") erhaltenen Chromatogramme werden ausgewertet. Die Hauptpeaks im Chromatogramm der Untersuchungslösung entsprechen in bezug auf ihre Retentionszeiten den Hauptpeaks im Chromatogramm der Referenzlösung.

D. 1 ml Prüflösung gibt die Identitätsreaktion auf Magnesium (2.3.1).

Prüfung auf Reinheit

Prüflösung: 5,0 g Substanz werden mit 50 ml peroxidfreiem Ether *R*, 20 ml verdünnter Salpetersäure *R* und 20 ml destilliertem Wasser *R* versetzt. Bis zur Lösung wird die Mischung zum Rückfluß erhitzt. Nach dem Erkalten wird in einem Scheidetrichter die wäßrige Phase abgetrennt. Die Etherphase wird 2mal mit je 4 ml destilliertem Wasser *R* ausgeschüttelt. Die wäßrigen Phasen werden vereinigt, mit 15 ml peroxidfreiem Ether *R* gewaschen und mit destilliertem Wasser *R* zu 50 ml verdünnt (Prüflösung). Die Etherphase wird zur Trockne eingedampft. Der Rückstand wird bei 100 bis 105 °C getrocknet und für die Identitätsprüfungen A und B verwendet.

Sauer oder alkalisch reagierende Substanzen: 1,0 g Substanz wird 1 min lang mit 20 ml kohlendioxidfreiem Wasser *R* unter ständigem Schütteln zum Sieden erhitzt. Nach dem Abkühlen wird die Mischung filtriert. 10 ml Filtrat werden mit 0,05 ml Bromthymolblau-Lösung *R* 1 versetzt. Bis zum Farbumschlag dürfen höchstens 0,5 ml Salzsäure (0,01 mol · l^{-1}) oder Natriumhydroxid-Lösung (0,01 mol · l^{-1}) verbraucht werden.

Chlorid (2.4.4): 0,5 ml Prüflösung, mit Wasser *R* zu 15 ml verdünnt, müssen der Grenzprüfung auf Chlorid entsprechen (0,1 Prozent).

Sulfat (2.4.13): 0,3 ml Prüflösung, mit destilliertem Wasser *R* zu 15 ml verdünnt, müssen der Grenzprüfung auf Sulfat entsprechen (0,5 Prozent).

Blei: Höchstens 10 ppm Pb. Der Gehalt an Blei wird mit Hilfe der Atomabsorptionsspektroskopie (2.2.23, Methode II) bestimmt.

Untersuchungslösung: In einem Aufschlußgefäß aus Polytetrafluorethylen werden 50,0 mg Substanz mit 0,5 ml einer Mischung von 1 Volumteil Salzsäure *R* und 5 Volumteilen blei- und cadmiumfreier Salpetersäure *R* versetzt. Bei 170 °C wird 5 h lang erhitzt. Nach dem Erkalten wird der Rückstand in Wasser *R* zu 5,0 ml gelöst.

Referenzlösungen: Die Referenzlösungen werden aus der Blei-Lösung (10 ppm Pb) *R*, falls erforderlich durch Verdünnen mit Wasser *R*, hergestellt.

Die Absorption wird bei 283,3 nm unter Verwendung einer Blei-Hohlkathodenlampe als Strahlungsquelle und einer Luft-Acetylen-Flamme gemessen. Je nach verwendeter Apparatur kann auch bei 217,0 nm gemessen werden.

Cadmium: Höchstens 3 ppm Cd. Der Gehalt an Cadmium wird mit Hilfe der Atomabsorptionsspektroskopie (2.2.23, Methode II) bestimmt.

Untersuchungslösung: Entsprechend der bei der Prüfung „Blei" hergestellten Untersuchungslösung.

Referenzlösungen: Die Referenzlösungen werden aus der Cadmium-Lösung (10 ppm Cd) *R*, falls erforderlich durch Verdünnen mit einer 1prozentigen Lösung (*V/V*) von Salzsäure *R*, hergestellt.

Die Absorption wird bei 228,8 nm unter Verwendung einer Cadmium-Hohlkathodenlampe als Strahlungsquelle und einer Luft-Acetylen-Flamme gemessen.

Nickel: Höchstens 5 ppm Ni. Der Gehalt an Nickel wird mit Hilfe der Atomabsorptionsspektroskopie (2.2.23, Methode II) bestimmt.

Untersuchungslösung: Entsprechend der bei der Prüfung „Blei" hergestellten Untersuchungslösung.

Referenzlösungen: Die Referenzlösungen werden aus der Nickel-Lösung (10 ppm Ni) *R*, falls erforderlich durch Verdünnen mit Wasser *R*, hergestellt.

Die Absorption wird bei 232,0 nm unter Verwendung einer Nickel-Hohlkathodenlampe als Strahlungsquelle und einer Luft-Acetylen-Flamme gemessen.

Trocknungsverlust (2.2.32): Höchstens 6,0 Prozent, mit 1,000 g Substanz durch Trocknen im Trockenschrank bei 100 bis 105 °C bestimmt.

Mikrobielle Verunreinigung:
Keimzahl (2.6.12): Höchstens 10^3 koloniebildende, aerobe Einheiten je Gramm Substanz, durch Auszählen auf Agarplatten bestimmt.

Spezifizierte Mikroorganismen (2.6.13): *Escherichia coli* darf nicht vorhanden sein.

Gehaltsbestimmung

Magnesium: In einem 250-ml-Erlenmeyerkolben werden 0,500 g Substanz mit 50 ml einer Mischung gleicher Volumteile 1-Butanol *R* und wasserfreiem Ethanol *R*, 5 ml konzentrierter Ammoniak-Lösung *R*, 3 ml Ammoniumchlorid-Pufferlösung *p*H 10,0 *R*, 30,0 ml Natriumedetat-Lösung (0,1 mol · l^{-1}) und 15 mg Eriochromschwarz-T-Verreibung *R* versetzt. Nach Erwärmen auf 45 bis 50 °C bis zur vollständigen Lösung wird mit Zinksulfat-Lösung (0,1 mol · l^{-1}) bis zum Farbumschlag von Blau nach Violett titriert. Ein Blindversuch wird durchgeführt.

1 ml Natriumedetat-Lösung (0,1 mol · l^{-1}) entspricht 2,431 mg Mg.

Fettsäurenzusammensetzung: Die Bestimmung erfolgt mit Hilfe der Gaschromatographie (2.2.28).

Untersuchungslösung: In einem Erlenmeyerkolben mit Rückflußkühler werden 0,10 g Substanz in 5 ml methanolischer Bortrifluorid-Lösung *R* gelöst. Die Lösung wird 10 min lang zum Rückfluß erhitzt. Nach Zusatz von 4 ml Heptan *R* durch den Kühler wird die Mischung erneut 10 min lang zum Rückfluß erhitzt. Nach dem Erkalten werden 20 ml einer gesättigten Lösung von Natriumchlorid *R* zugesetzt. Nach Ausschütteln und Phasentrennung werden etwa 2 ml der organischen Phase entnommen und über 0,2 g wasserfreiem Natriumsulfat *R* getrocknet. 1,0 ml Lösung wird mit Heptan *R* zu 100,0 ml verdünnt.

Referenzlösung: Die Referenzlösung wird in gleicher Weise wie die Untersuchungslösung hergestellt, unter Verwendung von 50,0 mg Palmitinsäure *CRS* und 50,0 mg Stearinsäure *CRS* anstelle der Substanz.

Die Chromatographie kann durchgeführt werden mit
- einer Kapillarsäule aus Quarzglas von 30 m Länge und 0,32 mm innerem Durchmesser, belegt mit Macrogol 20000 *R* (Filmdicke 0,5 µm)
- Helium zur Chromatographie *R* als Trägergas bei einer Durchflußrate von 2,4 ml je Minute
- einem Flammenionisationsdetektor

und folgendem Temperaturprogramm

	Zeit (min)	**Temperatur (°C)**	**Rate (°C · min^{-1})**	**Erläuterungen**
Säule	0 – 2	70	–	isothermisch
	2 – 36	70 → 240	5	linearer Gradient
	36 – 41	240	–	isothermisch
Probeneinlaß		220		
Detektor		260		

1 µl Referenzlösung wird eingespritzt. Werden die Chromatogramme unter den vorgeschriebenen Bedingungen aufgezeichnet, beträgt die relative Retention, bezogen auf Methylstearat, für Methylpalmitat etwa 0,88. Die Bestimmung darf nur ausgewertet werden, wenn im Chromatogramm die Auflösung zwischen den Peaks von Methylstearat und Methylpalmitat mindestens 5,0 beträgt.

1 µl Untersuchungslösung wird eingespritzt. Der Prozentgehalt an Palmitinsäure und Stearinsäure wird aus den Peakflächen im Chromatogramm der Untersuchungslösung nach dem Verfahren „Normalisierung" berechnet. Lösungsmittelpeaks werden nicht berücksichtigt.

Lagerung

Gut verschlossen.

Dieser Text entspricht der Eilresolution AP-CSP (00) 2.

2001, 44

Magnesiumsulfat-Heptahydrat

Magnesii sulfas heptahydricus

$MgSO_4 \cdot 7\,H_2O$ M_r 246,5

Definition

Magnesiumsulfat-Heptahydrat enthält mindestens 99,0 und höchstens 100,5 Prozent $MgSO_4$, berechnet auf die getrocknete Substanz.

Eigenschaften

Weißes, kristallines Pulver oder glänzende, farblose Kristalle; leicht löslich in Wasser, sehr leicht löslich in siedendem Wasser, praktisch unlöslich in Ethanol.

Prüfung auf Identität

A. Die Substanz gibt die Identitätsreaktionen auf Sulfat (2.3.1).

B. Die Substanz gibt die Identitätsreaktion auf Magnesium (2.3.1).

Prüfung auf Reinheit

Prüflösung: 5,0 g Substanz werden in Wasser *R* zu 50 ml gelöst.

Aussehen der Lösung: Die Prüflösung muß klar (2.2.1) und farblos (2.2.2, Methode II) sein.

Sauer oder alkalisch reagierende Substanzen: 10 ml Prüflösung werden mit 0,05 ml Phenolrot-Lösung *R* versetzt. Bis zum Farbumschlag dürfen höchstens 0,2 ml Salzsäure (0,01 mol · l^{-1}) oder Natriumhydroxid-Lösung (0,01 mol · l^{-1}) verbraucht werden.

Chlorid (2.4.4): 1,7 ml Prüflösung, mit Wasser *R* zu 15 ml verdünnt, müssen der Grenzprüfung auf Chlorid entsprechen (300 ppm).

Arsen (2.4.2): 0,5 g Substanz müssen der Grenzprüfung A auf Arsen entsprechen (2 ppm).

Eisen (2.4.9): 5 ml Prüflösung, mit Wasser *R* zu 10 ml verdünnt, müssen der Grenzprüfung auf Eisen entsprechen (20 ppm).

Schwermetalle (2.4.8): 12 ml Prüflösung müssen der Grenzprüfung A auf Schwermetalle entsprechen (10 ppm). Zur Herstellung der Referenzlösung wird die Blei-Lösung (1 ppm Pb) *R* verwendet.

Trocknungsverlust (2.2.32): 48,0 bis 52,0 Prozent. 0,500 g Substanz werden 1 h lang im Trockenschrank bei 110 bis 120 °C und anschließend bei 400 °C bis zur Massekonstanz getrocknet.

Gehaltsbestimmung

0,450 g Substanz werden in 100 ml Wasser *R* gelöst. Das Magnesium wird nach „Komplexometrische Titrationen" (2.5.11) bestimmt.

1 ml Natriumedetat-Lösung (0,1 mol · l^{-1}) entspricht 12,04 mg $MgSO_4$.

2000, 403

Magnesiumtrisilicat

Magnesii trisilicas

Definition

Magnesiumtrisilicat hat eine wechselnde Zusammensetzung, entspricht etwa $Mg_2Si_3O_8 \cdot x\ H_2O$ und enthält mindestens 29,0 Prozent Magnesiumoxid (MgO; M_r 40,30) und mindestens 65,0 Prozent Siliciumdioxid (SiO_2; M_r 60,1), beides berechnet auf die geglühte Substanz.

Eigenschaften

Weißes Pulver; praktisch unlöslich in Wasser und Ethanol.

Prüfung auf Identität

A. 0,25 g Substanz geben die Identitätsreaktion auf Silicat (2.3.1).

B. 1 ml der mit verdünnter Natriumhydroxid-Lösung *R* neutralisierten Prüflösung (siehe „Prüfung auf Reinheit") gibt die Identitätsreaktion auf Magnesium (2.3.1).

Prüfung auf Reinheit

Prüflösung: 2,0 g Substanz werden mit einer Mischung von 4 ml Salpetersäure *R* und 4 ml destilliertem Wasser *R* unter häufigem Schütteln zum Sieden erhitzt. Nach Zusatz von 12 ml destilliertem Wasser *R* wird erkalten gelassen, filtriert oder zentrifugiert, um eine klare Lösung zu erhalten, und mit destilliertem Wasser *R* zu 20 ml verdünnt.

Alkalisch reagierende Substanzen: 10,0 g Substanz werden in einem 200-ml-Erlenmeyerkolben mit 100,0 g Wasser *R* versetzt. Nach 30 min langem Erhitzen im Wasserbad wird abgekühlt und mit Wasser *R* auf die ursprüngliche Masse gebracht. Die Suspension wird stehengelassen, filtriert oder zentrifugiert, bis eine klare Flüssigkeit erhalten wird. 10 ml Flüssigkeit dürfen nach Zusatz von 0,1 ml Phenolphthalein-Lösung *R* bis zum Farbumschlag höchstens 1,0 ml Salzsäure (0,1 mol · l^{-1}) verbrauchen.

Wasserlösliche Salze: 20,0 ml der bei der Prüfung „Alkalisch reagierende Substanzen" erhaltenen Flüssigkeit werden in einem Platingefäß im Wasserbad zur Trockne eingedampft und bei 900 °C bis zur Massekonstanz geglüht. Der Rückstand darf höchstens 30 mg betragen (1,5 Prozent).

Chlorid (2.4.4): 0,5 ml Prüflösung, mit Wasser *R* zu 15 ml verdünnt, müssen der Grenzprüfung auf Chlorid entsprechen (500 ppm). Zur Herstellung der Referenzlösung werden 5 ml Chlorid-Lösung (5 ppm Cl) *R*, mit 10 ml Wasser *R* verdünnt, verwendet.

Sulfat (2.4.13): 0,3 ml Prüflösung, mit destilliertem Wasser *R* zu 15 ml verdünnt, müssen der Grenzprüfung auf Sulfat entsprechen (0,5 Prozent).

Arsen (2.4.2): 2,5 ml Prüflösung müssen der Grenzprüfung A auf Arsen entsprechen (4 ppm).

Schwermetalle (2.4.8): 10 ml Prüflösung werden mit verdünnter Ammoniak-Lösung *R* 1 gegen Metanilgelb-Lösung *R* als externem Indikator neutralisiert und mit Wasser *R* zu 20 ml verdünnt. Falls erforderlich wird filtriert. 12 ml Lösung müssen der Grenzprüfung A auf Schwermetalle entsprechen (40 ppm). Zur Herstellung der Referenzlösung wird die Blei-Lösung (2 ppm Pb) *R* verwendet.

Glühverlust: 17 bis 34 Prozent. 0,5 g Substanz werden in einem Platintiegel auf 900 °C erhitzt und bis zur Massekonstanz geglüht.

Säurebindungsvermögen: Das Säurebindungsvermögen muß mindestens 100,0 ml Salzsäure (0,1 mol · l^{-1}) je Gramm Substanz betragen. 0,25 g Substanz werden in einem Meßkolben in Salzsäure (0,1 mol · l^{-1}) suspendiert. Nach dem Auffüllen mit Salzsäure (0,1 mol · l^{-1}) zu 100,0 ml wird die Suspension 2 h lang unter häufigem Schütteln im Wasserbad von 37 ± 0,5 °C gehalten. Nach dem Erkalten werden 20,0 ml der überstehenden Flüssigkeit mit 0,1 ml Bromphenolblau-Lösung *R* versetzt und mit Natriumhydroxid-Lösung (0,1 mol · l^{-1}) bis zur Blaufärbung titriert.

Gehaltsbestimmung

Magnesiumoxid: 1,000 g Substanz wird in einem 200-ml-Erlenmeyerkolben mit 35 ml Salzsäure *R* und 60 ml Wasser *R* versetzt. Nach 15 min langem Erhitzen im Wasserbad wird erkalten gelassen, unter Nachwaschen des Erlenmeyerkolbens und des Rückstands mit Wasser *R* in einen Meßkolben filtriert und mit Wasser *R* zu 250,0 ml aufgefüllt. 50,0 ml Lösung werden mit etwa 8 ml konzentrierter Natriumhydroxid-Lösung *R* neutralisiert. Der Gehalt an Magnesium wird nach „Komplexometrische Titrationen“ (2.5.11) bestimmt.

1 ml Natriumedetat-Lösung (0,1 mol · l^{-1}) entspricht 4,030 mg MgO.

Siliciumdioxid: 0,700 g Substanz werden mit 10 ml verdünnter Schwefelsäure *R* und 10 ml Wasser *R* versetzt. Auf dem Wasserbad wird 1,5 h lang unter häufigem Schütteln und Ersatz des verdampften Wassers erhitzt. Nach dem Erkalten wird auf ein aschefreies Filter von 7 cm Durchmesser dekantiert. Der Niederschlag wird unter Dekantieren 3mal mit je 5 ml heißem Wasser *R* gewaschen, dann auf das Filter gespült und mit heißem Wasser *R* ausgewaschen, bis 1 ml Filtrat nach Zusatz von 2 ml Bariumchlorid-Lösung *R* 1 und 0,05 ml verdünnter Salzsäure *R* klar bleibt. Filter und Filterrückstand werden in einem tarierten Platintiegel verascht und der Rückstand (SiO_2) bei 900 °C bis zur Massekonstanz geglüht.

Lagerung

Gut verschlossen.

1999, 1342

Raffiniertes Maisöl

Maydis oleum raffinatum

Definition

Raffiniertes Maisöl ist das aus den Samen von *Zea mays* L. durch Auspressen oder durch Extraktion und anschließende Raffination gewonnene fette Öl.

Eigenschaften

Klares, hellgelbes bis gelbes Öl; praktisch unlöslich in Wasser und Ethanol, mischbar mit Dichlormethan und Petroläther (Destillationsbereich 40 bis 60 °C).

Die relative Dichte der Substanz beträgt etwa 0,920 und der Brechungsindex etwa 1,474.

Prüfung auf Identität

A. Die Prüfung erfolgt nach „Identifizierung fetter Öle durch Dünnschichtchromatographie“ (2.3.2). Das Chromatogramm der Untersuchungslösung entspricht dem der Referenzlösung.

B. Die Substanz entspricht der Prüfung „Fettsäurenzusammensetzung“ (siehe „Prüfung auf Reinheit“).

Prüfung auf Reinheit

Säurezahl (2.5.1): Höchstens 0,5, mit 10,0 g Substanz bestimmt; höchstens 0,3 für Raffiniertes Maisöl zur Herstellung von Parenteralia.

Peroxidzahl (2.5.5): Höchstens 10,0; höchstens 5,0 für Raffiniertes Maisöl zur Herstellung von Parenteralia.

Unverseifbare Anteile (2.5.7): Höchstens 2,8 Prozent, mit 5,0 g Substanz bestimmt.

Alkalisch reagierende Substanzen (2.4.19): Die Substanz muß der Prüfung „Alkalisch reagierende Substanzen in fetten Ölen“ entsprechen.

Fettsäurenzusammensetzung: Die Prüfung erfolgt nach „Prüfung fetter Öle auf fremde Öle durch Gaschromatographie“ (2.4.22). Die Fettsäurenfraktion des Öls muß wie folgt zusammengesetzt sein:

- Fettsäuren mit einer Kettenlänge kleiner als C_{16}: höchstens 0,6 Prozent
- Palmitinsäure: 8,6 bis 16,5 Prozent
- Stearinsäure: höchstens 3,3 Prozent
- Ölsäure: 20,0 bis 42,2 Prozent (äquivalente Kettenlänge auf Polyethylenglycoladipat 18,3)
- Linolsäure: 39,4 bis 65,6 Prozent (äquivalente Kettenlänge auf Polyethylenglycoladipat 18,9)
- Linolensäure: 0,5 bis 1,5 Prozent (äquivalente Kettenlänge auf Polyethylenglycoladipat 19,7)
- Arachinsäure: höchstens 0,8 Prozent
- Eicosensäure: höchstens 0,5 Prozent (äquivalente Kettenlänge auf Polyethylenglycoladipat 20,3)
- Behensäure: höchstens 0,5 Prozent
- andere Fettsäuren: höchstens 0,5 Prozent.

Sterole (2.4.23): Die Prüfung erfolgt mit Hilfe der Gaschromatographie. Die Sterolfraktion des Öls darf höchstens 0,3 Prozent Brassicasterol enthalten.

Wasser (2.5.32): Höchstens 0,1 Prozent für Raffiniertes Maisöl zur Herstellung von Parenteralia, mit 5,00 g Substanz nach der Mikrobestimmung von Wasser bestimmt. Als Lösungsmittel wird eine Mischung von gleichen Volumteilen Decylalkohol *R* und wasserfreiem Methanol *R* verwendet.

Lagerung

Vor Licht geschützt, in gut verschlossenen, dem Verbrauch angemessenen, möglichst vollständig gefüllten Behältnissen, unterhalb von 25 °C.

Beschriftung

Die Beschriftung gibt insbesondere an
- falls zutreffend, daß das Öl zur Herstellung von Parenteralia geeignet ist
- ob das Öl durch mechanisches Auspressen oder durch Extraktion gewonnen wurde.

1999, 1343

Malathion

Malathionum

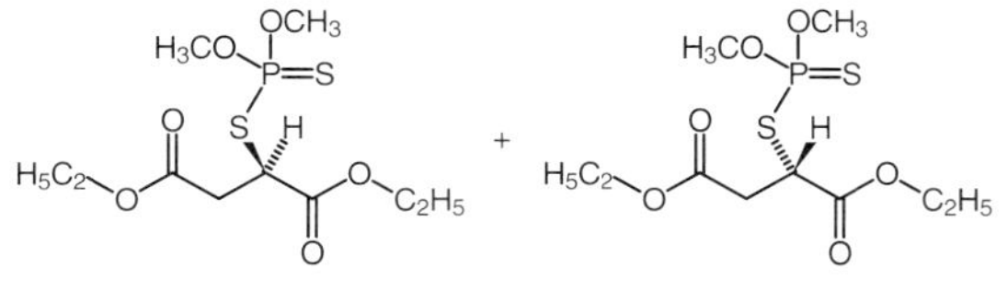

$C_{10}H_{19}O_6PS_2$ M_r 330,4

Definition

Malathion enthält mindestens 98,0 und höchstens 102,0 Prozent Diethyl-(2*RS*)-2-(dimethoxyphosphinodithioyl)butandioat, berechnet auf die wasserfreie Substanz.

Eigenschaften

Klare, farblose bis leicht gelbliche Flüssigkeit; schwer löslich in Wasser, mischbar mit Aceton, Cyclohexan, Ethanol und pflanzlichen Ölen.

Die Substanz erstarrt bei etwa 3 °C.

Prüfung auf Identität

Die Prüfung erfolgt mit Hilfe der IR-Spektroskopie (2.2.24) durch Vergleich des Spektrums der Substanz mit dem von Malathion *CRS*.

Prüfung auf Reinheit

Relative Dichte (2.2.5): 1,220 bis 1,240.

Optische Drehung (2.2.7): 2,50 g Substanz werden in Ethanol 96 % *R* zu 25,0 ml gelöst. Der Drehungswinkel muß zwischen −0,1 und +0,1° liegen.

Verwandte Substanzen: Die Prüfung erfolgt mit Hilfe der Flüssigchromatographie (2.2.29) wie unter „Gehaltsbestimmung" beschrieben.

Je 20 µl Untersuchungslösung a und Referenzlösung d werden eingespritzt. Im Chromatogramm der Untersuchungslösung a darf die Peakfläche der Verunreinigung A nicht größer sein als das 3fache der entsprechenden Peakfläche im Chromatogramm der Referenzlösung d (0,3 Prozent); die Peakfläche der Verunreinigung B darf nicht größer sein als die entsprechende Peakfläche im Chromatogramm der Referenzlösung d (0,1 Prozent); die Summe der Flächen aller Nebenpeaks, mit Ausnahme der Peaks der Verunreinigungen A und B, darf nicht größer sein als das 2fache der Fläche des Hauptpeaks im Chromatogramm der Referenzlösung b (1 Prozent). Peaks, deren Fläche kleiner ist als das 0,1fache der Fläche des Hauptpeaks im Chromatogramm der Referenzlösung b, werden nicht berücksichtigt.

Wasser (2.5.12): Höchstens 0,1 Prozent, mit 2,000 g Substanz nach der Karl-Fischer-Methode bestimmt.

Gehaltsbestimmung

Die Bestimmung erfolgt mit Hilfe der Flüssigchromatographie (2.2.29).

Untersuchungslösung a: 0,10 g Substanz werden in einer Mischung von 1 Volumteil Wasser *R* und 3 Volumteilen Acetonitril *R* zu 5,0 ml gelöst.

Untersuchungslösung b: 1,0 ml Untersuchungslösung a wird mit einer Mischung von 1 Volumteil Wasser *R* und 3 Volumteilen Acetonitril *R* zu 10,0 ml verdünnt.

Referenzlösung a: 0,100 g Malathion *CRS* werden in einer Mischung von 1 Volumteil Wasser *R* und 3 Volumteilen Acetonitril *R* zu 50,0 ml gelöst.

Referenzlösung b: 0,5 ml Untersuchungslösung a werden mit einer Mischung von 1 Volumteil Wasser *R* und 3 Volumteilen Acetonitril *R* zu 100,0 ml verdünnt.

Referenzlösung c: 5,0 mg Malathion-Verunreinigung A *CRS* und 5,0 mg Malathion-Verunreinigung B *CRS* werden in einer Mischung von 1 Volumteil Wasser *R* und 3 Volumteilen Acetonitril *R* zu 50,0 ml gelöst.

Referenzlösung d: 2,0 ml Referenzlösung c werden mit einer Mischung von 1 Volumteil Wasser *R* und 3 Volumteilen Acetonitril *R* zu 10,0 ml verdünnt.

Die Chromatographie kann durchgeführt werden mit
- einer Säule aus rostfreiem Stahl von 0,15 m Länge und 4,6 mm innerem Durchmesser, gepackt mit octadecylsilyliertem Kieselgel zur Chromatographie *R* (10 µm)
- einer Mischung von 45 Volumteilen Acetonitril *R* und 55 Volumteilen Wasser *R* als mobile Phase bei einer Durchflußrate von 1 ml je Minute
- einem Spektrometer als Detektor bei einer Wellenlänge von 210 nm.

Die Temperatur der Säule wird bei 35 °C gehalten.

Je 20 µl Referenzlösung b und c werden eingespritzt. Werden die Chromatogramme unter den vorgeschriebenen Bedingungen aufgezeichnet, beträgt die Retentionszeit für Verunreinigung B etwa 3,5 min, für Verunreinigung A etwa 5 min und für Malathion etwa 16 min. Die Empfindlichkeit des Systems wird so eingestellt, daß die Höhe des Hauptpeaks im Chromatogramm der Referenzlösung b mindestens 50 Prozent des maximalen Ausschlags beträgt.

Die Bestimmung darf nur ausgewertet werden, wenn die Auflösung zwischen dem der Verunreinigung A und dem der Verunreinigung B entsprechenden Peak im Chromatogramm der Referenzlösung c mindestens 2,0 beträgt.

Die Referenzlösung a wird 6mal eingespritzt. Die Bestimmung darf nur ausgewertet werden, wenn die relative Standardabweichung der Peakfläche für Malathion höchstens 1,0 Prozent beträgt.

Untersuchungslösung b und Referenzlösung a werden abwechselnd eingespritzt. Der Prozentgehalt an Malathion wird berechnet.

Lagerung

Dicht verschlossen, vor Licht geschützt.

Verunreinigungen

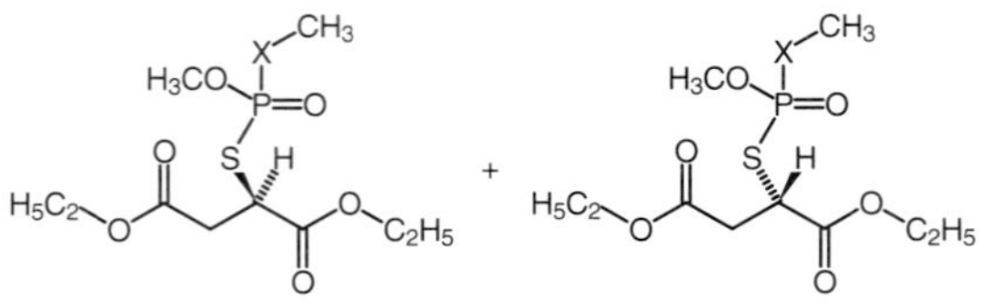

A. X = S:
Diethyl-(2*RS*)-2-[(methoxy)(methylsulfanyl)-*S*-phosphinothioyl]butandioat
(Isomalathion)

B. X = O:
Diethyl-(2*RS*)-2-(dimethoxy-*S*-phosphinothioyl)=butandioat
(Maloxon)

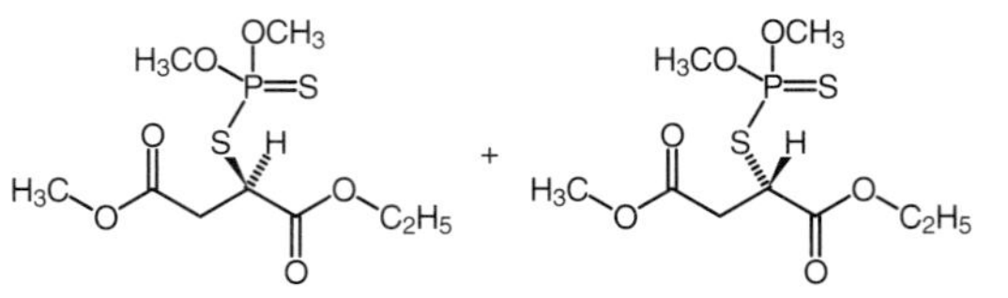

C. Ethyl- und Methyl-(2*RS*)-2-(dimethoxyphosphino=dithioyl)butandioat
(Methylanalogon).

2001, 1235

Maltitol

Maltitolum

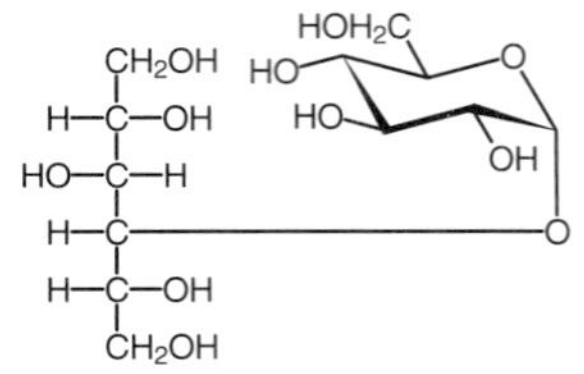

$C_{12}H_{24}O_{11}$ M_r 344,3

Definition

Maltitol enthält mindestens 98,0 und höchstens 102,0 Prozent 4-*O*-α-D-Glucopyranosyl-D-glucitol (D-Maltitol), berechnet auf die wasserfreie Substanz.

Eigenschaften

Weißes, kristallines Pulver; sehr leicht löslich in Wasser, praktisch unlöslich in wasserfreiem Ethanol.

Prüfung auf Identität

1: A.
2: B, C, D.

A. Die Prüfung erfolgt mit Hilfe der IR-Spektroskopie (2.2.24) durch Vergleich des Spektrums der Substanz mit dem von Maltitol *CRS*. Die Prüfung erfolgt mit Hilfe von Preßlingen.

B. Schmelztemperatur (2.2.14): 148 bis 151 °C.

C. 5,00 g Substanz werden in Wasser *R* zu 100,0 ml gelöst. Die spezifische Drehung (2.2.7) liegt zwischen +105,5 und +108,5°, berechnet auf die wasserfreie Substanz.

D. Die Prüfung erfolgt mit Hilfe der Dünnschichtchromatographie (2.2.27) unter Verwendung einer DC-Platte mit Kieselgel G *R*.

Untersuchungslösung: 25 mg Substanz werden in Wasser *R* zu 10 ml gelöst.

Referenzlösung a: 25 mg Maltitol *CRS* werden in Wasser *R* zu 10 ml gelöst.

Referenzlösung b: 25 mg Maltitol *CRS* und 25 mg Sorbitol *CRS* werden in Wasser *R* zu 10 ml gelöst.

Auf die Platte werden 2 µl jeder Lösung aufgetragen. Die Chromatographie erfolgt mit einer Mischung von 10 Volumteilen Wasser *R*, 20 Volumteilen Ethylacetat *R* und 70 Volumteilen 1-Propanol *R* über eine Laufstrecke von 17 cm. Die Platte wird an der Luft trocknen gelassen und mit Aminobenzoesäure-Lösung *R* besprüht. Die Platte wird im Kaltluftstrom getrocknet, bis das Aceton entfernt ist, und anschließend 15 min lang bei 100 bis 105 °C erhitzt. Nach dem Erkalten wird mit einer Lösung von Natriumperiodat *R*

($2\ g \cdot l^{-1}$) besprüht. Die Platte wird im Kaltluftstrom getrocknet und anschließend 15 min lang bei 100 °C erhitzt. Der Hauptfleck im Chromatogramm der Untersuchungslösung entspricht in bezug auf Lage, Farbe und Größe dem Hauptfleck im Chromatogramm der Referenzlösung a. Die Prüfung darf nur ausgewertet werden, wenn das Chromatogramm der Referenzlösung b deutlich voneinander getrennt 2 Flecke zeigt.

Prüfung auf Reinheit

Aussehen der Lösung: 5,0 g Substanz werden in Wasser *R* zu 50 ml gelöst. Die Lösung muß klar (2.2.1) und farblos (2.2.2, Methode II) sein.

Leitfähigkeit (2.2.38): Höchstens $20\ \mu S \cdot cm^{-1}$. 20,0 g Substanz werden in kohlendioxidfreiem Wasser *R*, das aus destilliertem Wasser *R* hergestellt wurde, zu 100,0 ml gelöst. Die Leitfähigkeit der Lösung wird bei 20 °C gemessen, wobei während der Messung mit einem Magnetrührer schwach gerührt wird.

Reduzierende Zucker: 5,0 g Substanz werden unter Erwärmen in 6 ml Wasser *R* gelöst und abgekühlt. Nach Zusatz von 20 ml Kupfer(II)-citrat-Lösung *R* und einigen Glasperlen wird die Mischung so erhitzt, daß sie nach 4 min zu sieden beginnt, und anschließend 3 min lang im Sieden gehalten. Nach schnellem Abkühlen werden 100 ml einer 2,4prozentigen Lösung (*V/V*) von Essigsäure 98 % *R* und 20,0 ml Iod-Lösung ($0{,}025\ mol \cdot l^{-1}$) zugesetzt. Unter ständigem Schütteln werden 25 ml einer Mischung von 6 Volumteilen Salzsäure *R* und 94 Volumteilen Wasser *R* zugesetzt. Wenn sich der Niederschlag gelöst hat, wird der Überschuß an Iod mit Natriumthiosulfat-Lösung ($0{,}05\ mol \cdot l^{-1}$) titriert. Gegen Ende der Titration wird 1 ml Stärke-Lösung *R* zugesetzt.

Der Verbrauch an Natriumthiosulfat-Lösung ($0{,}05\ mol \cdot l^{-1}$) muß mindestens 12,8 ml betragen (0,2 Prozent, berechnet als Glucose-Äquivalent).

Verwandte Substanzen: Die Prüfung erfolgt mit Hilfe der Flüssigchromatographie (2.2.29) wie unter „Gehaltsbestimmung" beschrieben.

20 µl Referenzlösung b werden eingespritzt. Die Empfindlichkeit des Systems wird so eingestellt, daß die Höhe des Maltitol-Peaks im Chromatogramm mindestens 50 Prozent des maximalen Ausschlags beträgt.

20 µl Untersuchungslösung werden eingespritzt. Die Chromatographie erfolgt über eine Dauer, die der 3fachen Retentionszeit von Maltitol entspricht. Im Chromatogramm der Untersuchungslösung darf keine Peakfläche, mit Ausnahme der des Hauptpeaks, größer sein als die Fläche des Hauptpeaks im Chromatogramm der Referenzlösung b (1 Prozent), und die Summe dieser Peakflächen darf nicht größer sein als das 2fache der Fläche des Hauptpeaks im Chromatogramm der Referenzlösung b (2 Prozent). Peaks, deren Fläche kleiner ist als die Fläche des Hauptpeaks im Chromatogramm der Referenzlösung c, werden nicht berücksichtigt (0,1 Prozent).

Blei (2.4.10): Die Substanz muß der Grenzprüfung „Blei in Zuckern" entsprechen (0,5 ppm).

Nickel (2.4.15): Die Substanz muß der Grenzprüfung „Nickel in Polyolen" entsprechen (1 ppm).

Wasser (2.5.12): Höchstens 1,0 Prozent, mit 1,00 g Substanz nach der Karl-Fischer-Methode bestimmt.

Mikrobielle Verunreinigung: Maltitol zur Herstellung von Parenteralia muß den Prüfungen entsprechen.

Keimzahl (2.6.12): Höchstens 10^2 koloniebildende, aerobe Bakterien und 10^2 Pilze je Gramm Substanz, durch Auszählen auf Agarplatten bestimmt.

Spezifizierte Mikroorganismen (2.6.13): *Escherichia coli* und Salmonellen dürfen nicht vorhanden sein.

Bakterien-Endotoxine (2.6.14): Maltitol zur Herstellung von Parenteralia, das dabei keinem weiteren geeigneten Verfahren zur Beseitigung von Bakterien-Endotoxinen unterworfen wird, darf höchstens 4 I.E. Bakterien-Endotoxine je Gramm Substanz für Zubereitungen mit einer Konzentration von weniger als $100\ g \cdot l^{-1}$ Maltitol und höchstens 2,5 I.E. Bakterien-Endotoxine je Gramm Substanz für Zubereitungen mit einer Konzentration von $100\ g \cdot l^{-1}$ und mehr Maltitol enthalten.

Gehaltsbestimmung

Die Bestimmung erfolgt mit Hilfe der Flüssigchromatographie (2.2.29).

Untersuchungslösung: 5,0 g Substanz werden in 20 ml Wasser *R* gelöst. Die Lösung wird mit Wasser *R* zu 100,0 ml verdünnt.

Referenzlösung a: 0,5 g Maltitol *CRS* werden in 2,0 ml Wasser *R* gelöst. Die Lösung wird mit Wasser *R* zu 10,0 ml verdünnt.

Referenzlösung b: 1,0 ml Untersuchungslösung wird mit Wasser *R* zu 100,0 ml verdünnt.

Referenzlösung c: 10,0 ml Referenzlösung b werden mit Wasser *R* zu 100,0 ml verdünnt.

Referenzlösung d: 0,5 g Maltitol *CRS* und 0,5 g Sorbitol *CRS* werden in 5 ml Wasser *R* gelöst. Die Lösung wird mit Wasser *R* zu 10,0 ml verdünnt.

Die Chromatographie kann durchgeführt werden mit

- einer Säule aus rostfreiem Stahl von 0,3 m Länge und 7,8 mm innerem Durchmesser, gepackt mit stark saurem Kationenaustauscher, Calciumsalz *R* (9 µm); die Temperatur der Säule wird bei 85 ± 1 °C gehalten
- entgastem Wasser *R* als mobile Phase bei einer Durchflußrate von 0,5 ml je Minute
- einem Refraktometer als Detektor, bei einer konstanten Temperatur gehalten.

20 µl Referenzlösung d werden eingespritzt. Die Chromatographie erfolgt über eine Dauer, die der 3fachen Retentionszeit von Maltitol entspricht. Wird das Chromatogramm unter den vorgeschriebenen Bedingungen aufgezeichnet, beträgt die Retentionszeit für Maltitol etwa 16 min und die relative Retention, bezogen auf Maltitol, für Sorbitol etwa 1,8 und für Maltotriitol etwa 0,8. Die Bestimmung darf nur ausgewertet werden, wenn die Auflösung zwischen den Peaks von Maltitol und Sorbitol im Chromatogramm der Referenzlösung d mindestens 2 beträgt.

Je 20 µl Untersuchungslösung und Referenzlösung a werden eingespritzt. Die Chromatographie erfolgt über eine Dauer, die der 3fachen Retentionszeit von Maltitol entspricht.

Der Prozentgehalt an D-Maltitol wird aus den Peakflächen und dem angegebenen Gehalt für Maltitol *CRS* berechnet.

Beschriftung

Die Beschriftung gibt insbesondere, falls zutreffend, an
- die Höchstkonzentration an Bakterien-Endotoxinen
- daß die Substanz zur Herstellung von Parenteralia bestimmt ist.

Verunreinigungen

A. Sorbitol

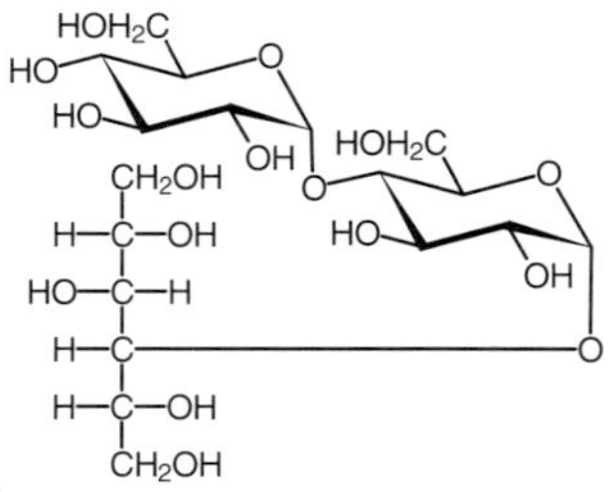

B. Maltotriitol.

2001, 1236

Maltitol-Lösung

Maltitolum liquidum

Definition

Maltitol-Lösung ist eine wäßrige Lösung eines hydrierten, partiellen Hydrolysats von Stärke. Die Substanz enthält mindestens 68,0 und höchstens 85,0 Prozent *(m/m)* wasserfreie Substanz, die aus einem Gemisch von hauptsächlich 4-*O*-α-D-Glucopyranosyl-D-glucitol (D-Maltitol) mit D-Glucitol (D-Sorbitol) und hydrierten Oligo- und Polysacchariden besteht. Maltitol-Lösung enthält mindestens 50,0 Prozent *(m/m)* D-Maltitol ($C_{12}H_{24}O_{11}$) und höchstens 8,0 Prozent *(m/m)* D-Sorbitol ($C_6H_{14}O_6$), beide berechnet auf die wasserfreie Substanz. Maltitol-Lösung enthält mindestens 95,0 und höchstens 105,0 Prozent des in der Beschriftung angegebenen Gehalts an D-Maltitol.

Eigenschaften

Klare, farblose, sirupartige Flüssigkeit; mischbar mit Wasser und Glycerol.

Prüfung auf Identität

1: A.
2: B, C.

A. Die unter „Gehaltsbestimmung" erhaltenen Chromatogramme werden ausgewertet. Der Hauptpeak im Chromatogramm der Untersuchungslösung entspricht in bezug auf Retentionszeit dem Hauptpeak im Chromatogramm der Referenzlösung a.

B. 3 ml einer frisch hergestellten Lösung von Brenzcatechin *R* (100 g · l^{-1}) werden unter Kühlung in einer Eis-Wasser-Mischung mit 6 ml Schwefelsäure *R* versetzt. 3 ml der gekühlten Mischung werden mit 0,3 ml Prüflösung (siehe „Prüfung auf Reinheit") versetzt. Wird anschließend vorsichtig etwa 30 s lang über offener Flamme erhitzt, entsteht eine Rosafärbung.

C. Die Prüfung erfolgt mit Hilfe der Dünnschichtchromatographie (2.2.27) unter Verwendung einer DC-Platte mit Kieselgel G *R*.

Untersuchungslösung: 0,35 g Substanz werden mit Wasser *R* zu 100 ml verdünnt.

Referenzlösung a: 20 mg Maltitol *CRS* werden in Wasser *R* zu 10 ml gelöst.

Referenzlösung b: 20 mg Maltitol *CRS* und 20 mg Sorbitol *CRS* werden in Wasser *R* zu 10 ml gelöst.

Auf die Platte werden 2 µl jeder Lösung aufgetragen. Die Chromatographie erfolgt mit einer Mischung von 10 Volumteilen Wasser *R*, 20 Volumteilen Ethylacetat *R* und 70 Volumteilen 1-Propanol *R* über eine Laufstrecke von 17 cm. Die Platte wird an der Luft trocknen gelassen und mit Aminobenzoesäure-Lösung *R* besprüht. Die Platte wird im Kaltluftstrom getrocknet, bis das Aceton entfernt ist, und anschließend 15 min lang bei 100 bis 105 °C erhitzt. Nach dem Erkalten wird mit einer Lösung von Natriumperiodat *R* (2 g · l^{-1}) besprüht. Die Platte wird im Kaltluftstrom getrocknet und anschließend 15 min lang bei 100 °C erhitzt. Der Hauptfleck im Chromatogramm der Untersuchungslösung entspricht in bezug auf Lage und Farbe dem Hauptfleck im Chromatogramm der Referenzlösung a. Die Prüfung darf nur ausgewertet werden, wenn das Chromatogramm der Referenzlösung b deutlich voneinander getrennt 2 Flecke zeigt.

Prüfung auf Reinheit

Prüflösung: 7,0 g Substanz werden mit Wasser *R* zu 50 ml verdünnt.

Aussehen der Lösung: Die Prüflösung muß klar (2.2.1) und farblos (2.2.2, Methode II) sein.

Leitfähigkeit (2.2.38): Höchstens 10 µS · cm^{-1}. Die Leitfähigkeit der unverdünnten Maltitol-Lösung wird bei 20 °C gemessen, wobei während der Messung mit einem Magnetrührer schwach gerührt wird.

Reduzierende Zucker: 5,0 g Substanz werden mit 6 ml Wasser *R* versetzt. Nach Zusatz von 20 ml Kupfer(II)-citrat-Lösung *R* und einigen Glasperlen wird die Mischung so erhitzt, daß sie nach 4 min zu sieden beginnt, und 3 min lang im Sieden gehalten. Nach raschem Abkühlen werden 100 ml einer 2,4prozentigen Lösung *(V/V)* von Essigsäure 98 % *R* und 20,0 ml Iod-Lösung (0,025 mol · l^{-1}) zugesetzt. Unter ständigem Schütteln werden 25 ml einer Mischung von 6 Volumteilen Salzsäure *R* und 94 Volumteilen Wasser *R* zugesetzt. Wenn sich der Niederschlag gelöst hat, wird der Überschuß an Iod mit Natriumthiosulfat-Lösung (0,05 mol · l^{-1}) titriert. Gegen Ende der Titration wird 1 ml Stärke-Lösung *R* zugesetzt.

Der Verbrauch an Natriumthiosulfat-Lösung (0,05 mol · l^{-1}) muß mindestens 12,8 ml betragen (0,2 Prozent, berechnet als Glucose-Äquivalent).

Blei (2.4.10): Die Substanz muß der Grenzprüfung „Blei in Zuckern" entsprechen (0,5 ppm).

Nickel (2.4.15): Die Substanz muß der Grenzprüfung „Nickel in Polyolen" entsprechen (1 ppm).

Wasser (2.5.12): Mindestens 15,0 und höchstens 32,0 Prozent (*m/m*), mit 0,100 g Substanz nach der Karl-Fischer-Methode bestimmt.

Gehaltsbestimmung

Die Bestimmung erfolgt mit Hilfe der Flüssigchromatographie (2.2.29).

Untersuchungslösung: 1,00 g Substanz wird mit 20 ml Wasser *R* gemischt. Die Mischung wird mit Wasser *R* zu 50,0 ml verdünnt.

Referenzlösung a: 50,0 mg Maltitol *CRS* werden in 2 ml Wasser *R* gelöst. Die Lösung wird mit Wasser *R* zu 5,0 ml verdünnt.

Referenzlösung b: 8,0 mg Sorbitol *CRS* werden in 2 ml Wasser *R* gelöst. Die Lösung wird mit Wasser *R* zu 5,0 ml verdünnt.

Referenzlösung c: 50 mg Maltitol *CRS* und 50 mg Sorbitol *CRS* werden in 2 ml Wasser *R* gelöst. Die Lösung wird mit Wasser *R* zu 5,0 ml verdünnt.

Die Chromatographie kann durchgeführt werden mit

- einer Säule aus rostfreiem Stahl von 0,3 m Länge und 7,8 mm innerem Durchmesser, gepackt mit stark saurem Kationenaustauscher, Calciumsalz *R* (9 µm); die Temperatur der Säule wird bei 85 ± 2 °C gehalten
- entgastem Wasser *R* als mobile Phase bei einer Durchflußrate von 0,5 ml je Minute
- einem Refraktometer als Detektor, bei einer konstanten Temperatur gehalten.

20 µl Referenzlösung c werden eingespritzt. Die Chromatographie erfolgt über eine Dauer, die der 3fachen Retentionszeit von Maltitol entspricht. Wird das Chromatogramm unter den vorgeschriebenen Bedingungen aufgezeichnet, beträgt die Retentionszeit für Maltitol etwa 16 min und die relative Retention für Sorbitol, bezogen auf Maltitol, etwa 1,8. Die Bestimmung darf nur ausgewertet werden, wenn die Auflösung zwischen den Peaks von Maltitol und Sorbitol im Chromatogramm der Referenzlösung c mindestens 2 beträgt.

Je 20 µl Untersuchungslösung, Referenzlösung a und Referenzlösung b werden eingespritzt. Die Chromatographie erfolgt über eine Dauer, die der 3fachen Retentionszeit von Maltitol entspricht.

Der Prozentgehalt an D-Maltitol und D-Sorbitol wird aus den Peakflächen und dem angegebenen Gehalt für Maltitol *CRS* und Sorbitol *CRS* berechnet.

Beschriftung

Die Beschriftung gibt insbesondere den Gehalt an D-Maltitol an.

2001, 1542

Maltodextrin

Maltodextrinum

Definition

Maltodextrin ist ein Gemisch von Glucose, Di- und Polysacchariden, das durch partielle Hydrolyse von Stärke gewonnen wird. Der Hydrolysegrad, ausgedrückt als Glucose-Äquivalent (GÄ; Dextrose-Äquivalent), beträgt höchstens 20 und weicht höchstens um 2 GÄ-Einheiten von dem in der Beschriftung angegebenen Wert ab.

Eigenschaften

Weißes bis fast weißes, schwach hygroskopisches Pulver oder Granulat; leicht löslich in Wasser.

Prüfung auf Identität

A. 0,1 g Substanz werden in 2,5 ml Wasser *R* gelöst. Wird die Lösung mit 2,5 ml Fehlingscher Lösung *R* erhitzt, bildet sich ein roter Niederschlag.

B. Ein geeignetes Stäbchen, dessen reaktive Zone Glucose-Oxidase, Peroxidase und eine Wasserstoff spendende Substanz wie Tetramethylbenzidin enthält, wird 1 s lang in eine Lösung der Substanz (5 g · l^{-1}) getaucht. Die reaktive Zone wird 60 s lang beobachtet. Die Farbe wechselt von Gelb nach Grün oder Blau.

C. Die Substanz ist ein Pulver oder Granulat.

D. Die Substanz entspricht der Prüfung „Glucose-Äquivalent" (siehe „Prüfung auf Reinheit").

Prüfung auf Reinheit

Prüflösung: 12,5 g Substanz werden in kohlendioxidfreiem Wasser *R* zu 50,0 ml gelöst.

***p*H-Wert** (2.2.3): Der *p*H-Wert einer Mischung von 30 ml Prüflösung und 1 ml einer Lösung von Kaliumchlorid *R* (223,6 g · l^{-1}) muß zwischen 4,0 und 7,0 liegen.

Schwefeldioxid (2.5.29): Höchstens 20 ppm.

Schwermetalle (2.4.8): 4 ml Prüflösung werden mit Wasser *R* zu 30 ml verdünnt. Diese Lösung muß der Grenzprüfung E auf Schwermetalle entsprechen (10 ppm). Zur Herstellung der Referenzlösung werden 10 ml Blei-Lösung (1 ppm Pb) *R* verwendet.

Trocknungsverlust (2.2.32): Höchstens 6,0 Prozent, mit 1,000 g Substanz durch Trocknen im Trockenschrank bei 100 bis 105 °C bestimmt.

Sulfatasche (2.4.14): Höchstens 0,5 Prozent, mit 1,0 g Substanz bestimmt.

Glucose-Äquivalent: In einem 500-ml-Meßkolben wird eine Substanzmenge, die 2,85 bis 3,15 g reduzierenden Kohlenhydraten entspricht, berechnet als Glucose, genau eingewogen. Die Substanz wird in Wasser *R* zu 500,0 ml gelöst. Mit der Lösung wird eine 50-ml-Bürette gefüllt.

25,0 ml Fehlingsche Lösung *R* werden in einen 250-ml-Erlenmeyerkolben gebracht, mit 18,5 ml Lösung der Substanz aus der Bürette versetzt, gemischt und mit Glasperlen versetzt. Der Kolben wird auf eine Heizplatte gestellt, die so vorgeheizt ist, daß die Lösung nach 2 min ± 15 s zu sieden beginnt. Die Lösung wird genau 120 s lang im Sieden gehalten, mit 1 ml einer Lösung von Methylenblau *R* ($1\ g \cdot l^{-1}$) versetzt und mit der Lösung der Substanz bis zum Verschwinden der blauen Färbung titriert (V_1). Während der Titration wird die Lösung im Sieden gehalten.

Die Fehlingsche Lösung wird mit einer Lösung von Glucose *R* ($6{,}00\ g \cdot l^{-1}$) eingestellt (V_0).

Das Glucose-Äquivalent (GÄ) wird mit Hilfe folgender Gleichung berechnet:

$$\text{GÄ} = \frac{300 \cdot V_0 \cdot 100}{V_1 \cdot M \cdot D}$$

V_0 = verbrauchtes Volumen der Glucose-Referenzlösung in Milliliter

V_1 = verbrauchtes Volumen der Lösung der Substanz in Milliliter

M = Masse der Substanz in Gramm

D = Prozentgehalt der Trockensubstanz in der Substanz.

Mikrobielle Verunreinigung:
Keimzahl (2.6.12): Höchstens 10^3 koloniebildende, aerobe Bakterien und höchstens 10^2 Pilze je Gramm Substanz, durch Auszählen auf Agarplatten bestimmt.

Spezifizierte Mikroorganismen (2.6.13): *Escherichia coli* und Salmonellen dürfen nicht vorhanden sein.

Beschriftung

Die Beschriftung gibt insbesondere das Glucose-Äquivalent (GÄ) an.

2001, 1541

Malvenblüten

Malvae sylvestris flos

Definition

Malvenblüten bestehen aus den ganzen oder geschnittenen, getrockneten Blüten von *Malva sylvestris* L. oder ihren kultivierten Varietäten.

Eigenschaften

Die Droge weist die unter „Prüfung auf Identität, A und B" beschriebenen makroskopischen und mikroskopischen Eigenschaften auf.

Prüfung auf Identität

A. Die Blüten bestehen aus: einem Außenkelch mit 3 länglichen oder eiförmig-lanzettlichen Blättchen, die kürzer als der Kelch sind und direkt darunter sitzen; einem 5spaltigen Kelch mit behaarten, 3eckigen Zipfeln, die Kelchblätter am Grund verwachsen; einer Blumenkrone, 3- bis 4mal länger als der Kelch, bestehend aus 5 keilförmigen, gekerbten, am Grund mit der Staubfadenröhre verwachsenen Korollblättern; zahlreichen Staubblättern, deren Filamente zu einer Staubfadenröhre verwachsen und von kleinen, sternförmigen Haaren bedeckt sind; mit der Lupe sind gelegentlich auch einfache Haare zu sehen; zahlreichen, runzeligen Karpellen, kahl oder manchmal behaart, eingeschlossen in die Staubfadenröhre und kreisförmig um einen zentralen Griffel angeordnet, der Griffel mit zahlreichen, fadenförmigen Narben endigend. Bei den Kulturvarietäten beträgt die Zahl der Blatteile des Außenkelchs 3 bis 7, des Kelchs 5 bis 8 und der Blumenkrone 5 bis 10.

B. Die Droge wird pulverisiert (355). Das Pulver ist bläulichgrau. Die Prüfung erfolgt unter dem Mikroskop, wobei Chloralhydrat-Lösung *R* verwendet wird. Das Pulver zeigt einzellige, dickwandige, steife, bis 2 mm lange Haare; kleine, einzellige Deckhaare, etwas gebogen, entweder einzeln oder in kleinen, 2- bis 6strahligen Gruppen; Drüsenhaare mit vielzelligem Köpfchen; Mesophyllfragmente mit Gefäßen, die von Calciumoxalatdrusen begleitet werden; etwa 150 µm große, rundliche Pollenkörner mit einer rauhen, stacheligen Exine. Erfolgt die mikroskopische Prüfung unter Verwendung von Ethanol 96 % *R*, sind in den Bruchstücken der Blütenblätter zahlreiche langgestreckte, schleimführende Zellen sichtbar.

C. Die Prüfung erfolgt mit Hilfe der Dünnschichtchromatographie (2.2.27) unter Verwendung einer DC-Platte mit Kieselgel *R*.

Untersuchungslösung: 1 g pulverisierte Droge (355) wird mit 10 ml Ethanol 60 % *R* versetzt; nach 15 min langem Rühren wird abfiltriert.

Referenzlösung: Eine Lösung von Chinaldinrot *R* ($0{,}5\ g \cdot l^{-1}$) in Ethanol 96 % *R*.

Auf die Platte werden 10 µl Untersuchungslösung und 5 µl Referenzlösung bandförmig aufgetragen. Die Chromatographie erfolgt mit einer Mischung von 15 Volumteilen Essigsäure *R*, 30 Volumteilen Wasser *R* und 60 Volumteilen 1-Butanol *R* über eine Laufstrecke von 10 cm. Die Platte wird an der Luft trocknen gelassen und im Tageslicht ausgewertet. Das Chromatogramm der Referenzlösung zeigt eine orangerote Zone im oberen Teil des mittleren Drittels. Das Chromatogramm der Untersuchungslösung zeigt unterhalb der Zone im Chromatogramm der Referenzlösung im mittleren Drittel 2 violette Zonen; die Hauptzone

(6″-Malonylmalvin) liegt unmittelbar unterhalb der anderen violetten Zone (Malvin).

Prüfung auf Reinheit

Fremde Bestandteile (2.8.2): Die Droge entspricht der Prüfung.

Quellungszahl (2.8.4): Mindestens 15, bestimmt mit 0,2 g pulverisierter Droge (710), die mit 0,5 ml wasserfreiem Ethanol *R* befeuchtet wurde.

Trocknungsverlust (2.2.32): Höchstens 12,0 Prozent, mit 1,000 g pulverisierter Droge durch Trocknen im Trockenschrank bei 100 bis 105 °C bestimmt.

Asche (2.4.16): Höchstens 14,0 Prozent.

Salzsäureunlösliche Asche (2.8.1): Höchstens 2,0 Prozent.

Lagerung

Gut verschlossen, vor Licht geschützt.

2001, 261

Natives Mandelöl

Amygdalae oleum virginum

Definition

Natives Mandelöl ist das kaltgepreßte, fette Öl aus den reifen Samen von *Prunus dulcis* (Miller) D. A. Webb var. *dulcis* oder *Prunus dulcis* (Miller) D. A. Webb var. *amara* (D. C.) Buchheim oder aus einer Mischung von beiden.

Eigenschaften

Gelbe, klare Flüssigkeit; schwer löslich in Ethanol, mischbar mit Petroläther.

Die Substanz erstarrt bei etwa –18 °C.

Die relative Dichte beträgt etwa 0,916.

Prüfung auf Identität

1: A, C.

2: A, B.

A. Die Substanz entspricht der Prüfung „Absorption" (siehe „Prüfung auf Reinheit").

B. Die Prüfung erfolgt mit Hilfe der „Identifizierung fetter Öle durch Dünnschichtchromatographie" (2.3.2). Das erhaltene Chromatogramm entspricht dem typischen Chromatogramm für Mandelöl.

C. Die Substanz entspricht der Prüfung „Fettsäurenzusammensetzung" (siehe „Prüfung auf Reinheit").

Prüfung auf Reinheit

Absorption (2.2.25): 0,100 g Substanz werden in Cyclohexan *R* zu 10,0 ml gelöst. Die Absorption, im Maximum zwischen 264 und 276 nm gemessen, darf höchstens 0,2 betragen. Das Verhältnis der Absorption bei 232 nm zu der bei 270 nm muß größer als 7 sein.

Säurezahl (2.5.1): Höchstens 2,0, mit 5,0 g Substanz bestimmt.

Peroxidzahl (2.5.5): Höchstens 15,0.

Unverseifbare Anteile (2.5.7): Höchstens 0,7 Prozent, mit 5,0 g Substanz bestimmt.

Fettsäurenzusammensetzung (2.4.22, Methode A): Die Fettsäurenfraktion des Öls muß folgende Zusammensetzung haben:

- Gesättigte Fettsäuren mit einer Kettenlänge kleiner als C_{16}: höchstens 0,1 Prozent
- Palmitinsäure: 4,0 bis 9,0 Prozent
- Palmitoleinsäure (äquivalente Kettenlänge 16,3, auf Macrogoladipat bestimmt): höchstens 0,6 Prozent
- Margarinsäure: höchstens 0,2 Prozent
- Stearinsäure: höchstens 3,0 Prozent
- Ölsäure (äquivalente Kettenlänge 18,3, auf Macrogoladipat bestimmt): 62,0 bis 86,0 Prozent
- Linolsäure (äquivalente Kettenlänge 18,9, auf Macrogoladipat bestimmt): 20,0 bis 30,0 Prozent
- Linolensäure (äquivalente Kettenlänge 19,7, auf Macrogoladipat bestimmt): höchstens 0,4 Prozent
- Arachinsäure: höchstens 0,2 Prozent
- Eicosensäure (äquivalente Kettenlänge 20,3, auf Macrogoladipat bestimmt): höchstens 0,3 Prozent
- Behensäure: höchstens 0,2 Prozent
- Erucasäure (äquivalente Kettenlänge 22,3, auf Macrogoladipat bestimmt): höchstens 0,1 Prozent.

Sterole: Die Prüfung „Sterole in fetten Ölen" (2.4.23) wird durchgeführt.

Die Sterolfraktion des Öls muß folgende Zusammensetzung haben:

- Cholesterol: höchstens 0,7 Prozent
- Campesterol: höchstens 4,0 Prozent
- Stigmasterol: höchstens 3,0 Prozent
- β-Sitosterol: 73,0 bis 87,0 Prozent
- Δ5-Avenasterol: mindestens 10,0 Prozent
- Δ7-Avenasterol: höchstens 3,0 Prozent
- Δ7-Stigmastenol: höchstens 3,0 Prozent
- Brassicasterol: höchstens 0,3 Prozent.

Lagerung

In gut verschlossenen, dem Verbrauch angemessenen, möglichst vollständig gefüllten Behältnissen, vor Licht geschützt.

2001, 1064

Raffiniertes Mandelöl

Amygdalae oleum raffinatum

Definition

Raffiniertes Mandelöl ist das durch Kaltpressung und anschließende Raffination gewonnene fette Öl aus den reifen Samen von *Prunus dulcis* (Miller) D. A. Webb var. *dulcis* oder *Prunus dulcis* (Miller) D. A. Webb var. *amara* (D. C.) Buchheim oder einer Mischung aus beiden.

Ein geeignetes Antioxidans kann zugesetzt sein.

Eigenschaften

Blaßgelbe, klare Flüssigkeit; schwer löslich in Ethanol, mischbar mit Petroläther.

Die Substanz erstarrt bei etwa –18 °C.

Die relative Dichte beträgt etwa 0,916.

Prüfung auf Identität

A. Die Prüfung erfolgt mit Hilfe der „Identifizierung fetter Öle durch Dünnschichtchromatographie" (2.3.2). Das erhaltene Chromatogramm entspricht dem typischen Chromatogramm für Mandelöl.

B. Die Substanz entspricht der Prüfung „Fettsäurenzusammensetzung" (siehe „Prüfung auf Reinheit").

Prüfung auf Reinheit

Absorption (2.2.25): 0,100 g Substanz werden in Cyclohexan *R* zu 10,0 ml gelöst. Die Absorption, im Maximum zwischen 264 und 276 nm gemessen, muß zwischen 0,2 und 6,0 betragen.

Säurezahl (2.5.1): Höchstens 0,5, mit 5,0 g Substanz bestimmt.

Peroxidzahl (2.5.5): Höchstens 5,0.

Unverseifbare Anteile (2.5.7): Höchstens 0,7 Prozent, mit 5,0 g Substanz bestimmt.

Fettsäurenzusammensetzung (2.4.22, Methode A): Die Fettsäurenfraktion des Öls muß folgende Zusammensetzung haben:
- Gesättigte Fettsäuren mit einer Kettenlänge kleiner als C_{16}: höchstens 0,1 Prozent
- Palmitinsäure: 4,0 bis 9,0 Prozent
- Palmitoleinsäure (äquivalente Kettenlänge 16,3, auf Macrogoladipat bestimmt): höchstens 0,6 Prozent
- Margarinsäure: höchstens 0,2 Prozent
- Stearinsäure: höchstens 3,0 Prozent
- Ölsäure (äquivalente Kettenlänge 18,3, auf Macrogoladipat bestimmt): 62,0 bis 86,0 Prozent
- Linolsäure (äquivalente Kettenlänge 18,9, auf Macrogoladipat bestimmt): 20,0 bis 30,0 Prozent
- Linolensäure (äquivalente Kettenlänge 19,7, auf Macrogoladipat bestimmt): höchstens 0,4 Prozent
- Arachinsäure: höchstens 0,2 Prozent
- Eicosensäure (äquivalente Kettenlänge 20,3, auf Macrogoladipat bestimmt): höchstens 0,3 Prozent
- Behensäure: höchstens 0,2 Prozent
- Erucasäure (äquivalente Kettenlänge 22,3, auf Macrogoladipat bestimmt): höchstens 0,1 Prozent.

Sterole: Die Prüfung „Sterole in fetten Ölen" (2.4.23) wird durchgeführt.

Die Sterolfraktion des Öls muß folgende Zusammensetzung haben:
- Cholesterol: höchstens 0,7 Prozent
- Campesterol: höchstens 5,0 Prozent
- Stigmasterol: höchstens 4,0 Prozent
- β-Sitosterol: 73,0 bis 87,0 Prozent
- Δ5-Avenasterol: mindestens 5,0 Prozent
- Δ7-Avenasterol: höchstens 3,0 Prozent
- Δ7-Stigmastenol: höchstens 3,0 Prozent
- Brassicasterol: höchstens 0,3 Prozent.

Wasser (2.5.32): Falls die Substanz für die Herstellung von Parenteralia bestimmt ist, höchstens 0,1 Prozent, mit 5,00 g Substanz nach der Mikrobestimmung von Wasser bestimmt.

Lagerung

In gut verschlossenen, dem Verbrauch angemessenen, möglichst vollständig gefüllten Behältnissen, vor Licht geschützt.

Beschriftung

Die Beschriftung gibt insbesondere an
- falls zutreffend, daß die Substanz zur Herstellung von Parenteralia bestimmt ist
- Name und Konzentration jedes zugesetzten Antioxidans.

2001, 1543

Mangansulfat-Monohydrat

Mangani sulfas monohydricum

$MnSO_4 \cdot H_2O$ M_r 169,0

Definition

Mangansulfat-Monohydrat enthält mindestens 99,0 und höchstens 101,0 Prozent $MnSO_4$, berechnet auf die geglühte Substanz.

Eigenschaften

Blaßrosafarbenes, kristallines, schwach hygroskopisches Pulver; leicht löslich in Wasser, praktisch unlöslich in Ethanol.

Prüfung auf Identität

A. Die Prüflösung (siehe „Prüfung auf Reinheit") gibt die Identitätsreaktion a auf Sulfat (2.3.1).

B. 50 mg Substanz werden in 5 ml Wasser *R* gelöst. Nach Zusatz von 0,5 ml Ammoniumsulfid-Lösung *R* entsteht ein blaßrosafarbener Niederschlag, der sich bei Zusatz von 1 ml wasserfreier Essigsäure *R* wieder löst.

C. Die Substanz entspricht der Prüfung „Glühverlust" (siehe „Prüfung auf Reinheit").

Prüfung auf Reinheit

Prüflösung: 10,0 g Substanz werden in destilliertem Wasser *R* zu 100 ml gelöst.

Aussehen der Lösung: Die Prüflösung darf nicht stärker opaleszieren als die Referenzsuspension II (2.2.1).

Chlorid (2.4.4): 5 ml Prüflösung werden mit Wasser *R* zu 15 ml verdünnt. Die Lösung muß der Grenzprüfung auf Chlorid entsprechen (100 ppm).

Eisen (2.4.9): 10 ml Prüflösung müssen der Grenzprüfung auf Eisen entsprechen (10 ppm).

Zink: 10 ml Prüflösung werden mit 1 ml Schwefelsäure *R* und 0,1 ml Kaliumhexacyanoferrat(II)-Lösung *R* versetzt. Nach 30 s darf eine Opaleszenz der Lösung nicht stärker sein als die einer Mischung von 5 ml Zink-Lösung (10 ppm Zn) *R*, 5 ml Wasser *R*, 1 ml Schwefelsäure *R* und 0,1 ml Kaliumhexacyanoferrat(II)-Lösung *R* (50 ppm).

Schwermetalle (2.4.8): 12 ml Prüflösung müssen der Grenzprüfung A auf Schwermetalle entsprechen (20 ppm). Zur Herstellung der Referenzlösung wird die Blei-Lösung (2 ppm Pb) *R* verwendet.

Glühverlust: 10,0 bis 12,0 Prozent, mit 1,00 g Substanz durch Glühen bei 500 °C bestimmt.

Gehaltsbestimmung

0,150 g Substanz werden in 50 ml Wasser *R* gelöst. Die Lösung wird mit 10 mg Ascorbinsäure *R*, 20 ml Ammoniumchlorid-Pufferlösung *p*H 10,0 *R* und 0,2 ml einer Lösung von Eriochromschwarz T *R* ($2\ g \cdot l^{-1}$) in Triethanolamin *R* versetzt. Die Titration erfolgt mit Natriumedetat-Lösung ($0{,}1\ mol \cdot l^{-1}$) bis zum Farbumschlag von Violett nach Reinblau.

1 ml Natriumedetat-Lösung ($0{,}1\ mol \cdot l^{-1}$) entspricht 15,10 mg $MnSO_4$.

2001, 559

Mannitol

Mannitolum

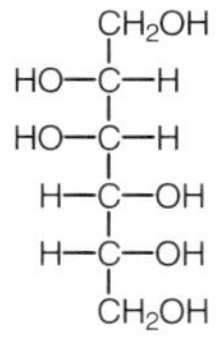

$C_6H_{14}O_6$ M_r 182,2

Definition

Mannitol enthält mindestens 98,0 und höchstens 102,0 Prozent D-Mannitol, berechnet auf die wasserfreie Substanz.

Eigenschaften

Kristallines Pulver oder leicht fließende Körner, weiß bis fast weiß; leicht löslich in Wasser, sehr schwer löslich in Ethanol.

Die Substanz zeigt Polymorphie.

Prüfung auf Identität

1: A.
2: B, C, D.

A. Die Prüfung erfolgt mit Hilfe der IR-Spektroskopie (2.2.24) durch Vergleich des Spektrums der Substanz mit dem von Mannitol *CRS*. Die Prüfung erfolgt mit Hilfe von Preßlingen. Wenn die Spektren unterschiedlich sind, werden Substanz und Referenzsubstanz getrennt in Wasser *R* gelöst. Nach Eindampfen der Lösungen werden mit den Rückständen erneut Spektren aufgenommen.

B. Schmelztemperatur (2.2.14): 165 bis 170 °C.

C. Die Prüfung erfolgt mit Hilfe der Dünnschichtchromatographie (2.2.27) unter Verwendung einer DC-Platte mit Kieselgel G *R*.

Untersuchungslösung: 25 mg Substanz werden in Wasser *R* zu 10 ml gelöst.

Referenzlösung a: 25 mg Mannitol *CRS* werden in Wasser *R* zu 10 ml gelöst.

Referenzlösung b: 25 mg Mannitol *CRS* und 25 mg Sorbitol *CRS* werden in Wasser *R* zu 10 ml gelöst.

Auf die Platte werden 2 µl jeder Lösung aufgetragen. Die Chromatographie erfolgt mit einer Mischung von 10 Volumteilen Wasser *R*, 20 Volumteilen Ethylacetat *R* und 70 Volumteilen 1-Propanol *R* über eine Laufstrecke von 17 cm. Die Platte wird an der Luft trocknen gelassen und mit Aminobenzoesäure-Lösung *R* besprüht. Die Platte wird im Kaltluftstrom bis zum Verschwinden des Acetons getrocknet, 15 min lang bei 100 °C erhitzt, erkalten gelassen und mit einer Lösung von Natriumperiodat *R* ($2\ g \cdot l^{-1}$)

besprüht. Nach dem Trocknen im Kaltluftstrom wird die Platte 15 min lang bei 100 °C erhitzt. Der Hauptfleck im Chromatogramm der Untersuchungslösung entspricht in bezug auf Lage, Farbe und Größe dem Hauptfleck im Chromatogramm der Referenzlösung a. Die Prüfung darf nur ausgewertet werden, wenn das Chromatogramm der Referenzlösung b deutlich voneinander getrennt 2 Flecke zeigt.

D. 2,00 g Substanz und 2,6 g Natriumtetraborat *R* werden in etwa 20 ml 30 °C warmem Wasser *R* gelöst und 15 bis 30 min lang ohne weiteres Erwärmen geschüttelt. Die klare Lösung wird mit Wasser *R* zu 25,0 ml verdünnt. Die spezifische Drehung (2.2.7) liegt zwischen +23 und +25°, berechnet auf die wasserfreie Substanz.

Prüfung auf Reinheit

Aussehen der Lösung: 5,0 g Substanz werden in Wasser *R* zu 50 ml gelöst. Die Lösung muß klar (2.2.1) und farblos (2.2.2, Methode II) sein.

Leitfähigkeit (2.2.38): Höchstens 20 µS · cm^{-1}. 20,0 g Substanz werden in kohlendioxidfreiem Wasser *R*, das aus destilliertem Wasser *R* hergestellt wurde, zu 100,0 ml gelöst. Die Leitfähigkeit der Lösung wird bei 20 °C gemessen, wobei während der Messung mit einem Magnetrührer schwach gerührt wird.

Reduzierende Zucker: 5,0 g Substanz werden unter Erwärmen in 25 ml Wasser *R* gelöst. Nach dem Abkühlen werden 20 ml Kupfer(II)-citrat-Lösung *R* und einige Glasperlen zugesetzt. Die Lösung wird so erhitzt, daß sie nach 4 min zu sieden beginnt, und anschließend 3 min lang im Sieden gehalten. Nach schnellem Abkühlen werden 100 ml einer 2,4prozentigen Lösung (*V/V*) von Essigsäure 98 % *R* und 20,0 ml Iod-Lösung (0,025 mol · l^{-1}) zugesetzt. Unter ständigem Schütteln werden 25 ml einer Mischung von 6 Volumteilen Salzsäure *R* und 94 Volumteilen Wasser *R* zugesetzt. Nach dem Lösen des Niederschlags wird der Iodüberschuß mit Natriumthiosulfat-Lösung (0,05 mol · l^{-1}) titriert, wobei gegen Ende der Titration 1 ml Stärke-Lösung *R* zugesetzt wird.

Der Verbrauch an Natriumthiosulfat-Lösung (0,05 mol · l^{-1}) muß mindestens 12,8 ml betragen (0,2 Prozent, berechnet als Glucose-Äquivalent).

Verwandte Substanzen: Die Prüfung erfolgt mit Hilfe der Flüssigchromatographie (2.2.29) wie unter „Gehaltsbestimmung" beschrieben.

20 µl Referenzlösung b werden eingespritzt. Die Empfindlichkeit des Systems wird so eingestellt, daß die Höhe des Mannitol-Peaks im Chromatogramm mindestens 50 Prozent des maximalen Ausschlags beträgt.

Je 20 µl Untersuchungslösung und Referenzlösung c werden eingespritzt. Die Chromatographie erfolgt über eine Dauer, die der 2fachen Retentionszeit von Mannitol entspricht. Im Chromatogramm der Untersuchungslösung darf keine Peakfläche, mit Ausnahme der des Hauptpeaks, größer sein als die Fläche des Hauptpeaks im Chromatogramm der Referenzlösung b (2 Prozent), und die Summe dieser Peakflächen darf nicht größer sein als die Fläche des Hauptpeaks im Chromatogramm der Referenzlösung b (2 Prozent). Peaks, deren Fläche kleiner ist als die Fläche des Hauptpeaks im Chromatogramm der Referenzlösung c, werden nicht berücksichtigt (0,1 Prozent).

Blei (2.4.10): Die Substanz muß der Prüfung „Blei in Zuckern" entsprechen (0,5 ppm). Die Substanz wird in 150,0 ml der vorgeschriebenen Lösungsmittelmischung gelöst.

Nickel (2.4.15): Die Substanz muß der Prüfung „Nickel in Polyolen" entsprechen (1 ppm). Die Substanz wird in 150,0 ml der vorgeschriebenen Lösungsmittelmischung gelöst.

Wasser (2.5.12): Höchstens 0,5 Prozent, mit 1,00 g Substanz nach der Karl-Fischer-Methode bestimmt.

Mikrobielle Verunreinigung: Mannitol zur Herstellung von Parenteralia muß folgenden Prüfungen entsprechen.

Keimzahl (2.6.12): Höchstens 10^2 koloniebildende, aerobe Bakterien und 10^2 Pilze je Gramm Substanz, durch Auszählen auf Agarplatten bestimmt.

Spezifizierte Mikroorganismen (2.6.13): *Escherichia coli* und Salmonellen dürfen nicht vorhanden sein.

Bakterien-Endotoxine (2.6.14): Mannitol zur Herstellung von Parenteralia, das dabei keinem weiteren geeigneten Verfahren zur Beseitigung von Bakterien-Endotoxinen unterworfen wird, darf höchstens 4 I.E. Bakterien-Endotoxine je Gramm Substanz für Zubereitungen mit einer Konzentration von weniger als 100 g · l^{-1} Mannitol und höchstens 2,5 I.E. Bakterien-Endotoxine je Gramm Substanz für Zubereitungen mit einer Konzentration von 100 g · l^{-1} und mehr Mannitol enthalten.

Gehaltsbestimmung

Die Bestimmung erfolgt mit Hilfe der Flüssigchromatographie (2.2.29).

Untersuchungslösung: 5,0 g Substanz werden in 25 ml Wasser *R* gelöst. Die Lösung wird mit Wasser *R* zu 100,0 ml verdünnt.

Referenzlösung a: 0,5 g Mannitol *CRS* werden in 2,5 ml Wasser *R* gelöst. Die Lösung wird mit Wasser *R* zu 10,0 ml verdünnt.

Referenzlösung b: 2,0 ml Untersuchungslösung werden mit Wasser *R* zu 100,0 ml verdünnt.

Referenzlösung c: 5,0 ml Referenzlösung b werden mit Wasser *R* zu 100,0 ml verdünnt.

Referenzlösung d: 0,5 g Mannitol *CRS* und 0,5 g Sorbitol *CRS* werden in 5 ml Wasser *R* gelöst. Die Lösung wird mit Wasser *R* zu 10,0 ml verdünnt.

Die Chromatographie kann durchgeführt werden mit
- einer Säule aus rostfreiem Stahl von 0,3 m Länge und 7,8 mm innerem Durchmesser, gepackt mit stark saurem Kationenaustauscher, Calciumsalz *R* (9 µm); die Temperatur der Säule wird bei 85 ± 1 °C gehalten
- entgastem Wasser *R* als mobile Phase bei einer Durchflußrate von 0,5 ml je Minute
- einem Refraktometer als Detektor, bei einer konstanten Temperatur gehalten.

20 µl Referenzlösung d werden eingespritzt. Die Chromatographie erfolgt über eine Dauer, die der 3fachen Retentionszeit von Mannitol entspricht. Wird

das Chromatogramm unter den vorgeschriebenen Bedingungen aufgezeichnet, beträgt die Retentionszeit für Mannitol etwa 22 min und die relative Retention, bezogen auf Mannitol, für Sorbitol etwa 1,25. Die Bestimmung darf nur ausgewertet werden, wenn die Auflösung zwischen den Peaks von Mannitol und Sorbitol im Chromatogramm der Referenzlösung d mindestens 2 beträgt.

Je 20 µl Untersuchungslösung und Referenzlösung a werden eingespritzt. Die Chromatographie erfolgt über eine Dauer, die der 2fachen Retentionszeit von Mannitol entspricht.

Der Prozentgehalt an D-Mannitol wird aus den Peakflächen und dem angegebenen Gehalt für Mannitol *CRS* berechnet.

Beschriftung

Die Beschriftung gibt insbesondere, falls zutreffend, an
- die Höchstkonzentration an Bakterien-Endotoxinen
- daß die Substanz zur Herstellung von Parenteralia bestimmt ist.

Verunreinigungen

A. Sorbitol.

1998, 1237

Maprotilinhydrochlorid

Maprotilini hydrochloridum

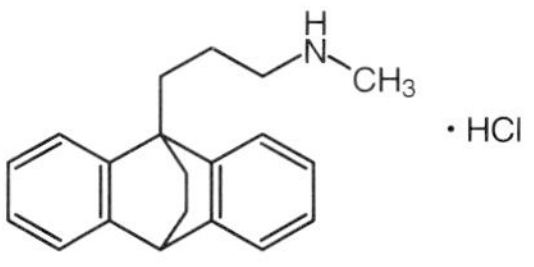

$C_{20}H_{24}ClN$ M_r 313,9

Definition

Maprotilinhydrochlorid enthält mindestens 99,0 und höchstens 101,0 Prozent 3-(9,10-Dihydro-9,10-ethano=anthracen-9-yl)-*N*-methylpropan-1-amin-hydrochlorid, berechnet auf die getrocknete Substanz.

Eigenschaften

Weißes bis fast weißes, kristallines Pulver; schwer löslich in Wasser, leicht löslich in Methanol, löslich in Ethanol, wenig löslich in Dichlormethan, sehr schwer löslich in Aceton.

Die Substanz zeigt Polymorphie.

Prüfung auf Identität

1: B, D.
2: A, C, D.

A. 10 mg Substanz werden in Salzsäure (1 mol · l^{-1}) zu 100 ml gelöst. Die Lösung, zwischen 250 und 300 nm gemessen, zeigt Absorptionsmaxima (2.2.25) bei 265 und 272 nm und ein Absorptionsminimum bei 268 nm. Das Verhältnis der Absorption im Maximum bei 272 nm zu der im Maximum bei 265 nm beträgt 1,1 bis 1,3.

B. Die Prüfung erfolgt mit Hilfe der IR-Spektroskopie (2.2.24) durch Vergleich des Spektrums der Substanz mit dem von Maprotilinhydrochlorid *CRS*. Die Prüfung erfolgt mit Hilfe von Preßlingen. Wenn die Spektren unterschiedlich sind, werden Substanz und Referenzsubstanz getrennt in Methanol *R* gelöst. Nach Eindampfen der Lösungen zur Trockne werden mit den Rückständen erneut Spektren aufgenommen.

C. Die Prüfung erfolgt mit Hilfe der Dünnschichtchromatographie (2.2.27) unter Verwendung einer Schicht eines geeigneten Kieselgels, das einen Fluoreszenzindikator mit intensivster Anregung der Fluoreszenz bei 254 nm enthält.

Untersuchungslösung: 25 mg Substanz werden in Methanol *R* zu 5 ml gelöst.

Referenzlösung a: 25 mg Maprotilinhydrochlorid *CRS* werden in Methanol *R* zu 5 ml gelöst.

Referenzlösung b: 10 mg Maprotilin-Verunreinigung D *CRS* werden in der Referenzlösung a zu 2 ml gelöst.

Auf die Platte werden 5 µl jeder Lösung aufgetragen. Die Chromatographie erfolgt mit einer Mischung von 4 Volumteilen Ethylacetat *R*, 5 Volumteilen verdünnter Ammoniak-Lösung *R* 1 und 14 Volumteilen 2-Butanol *R* über eine Laufstrecke von 10 cm. Die Platte wird im Warmluftstrom getrocknet und anschließend im ultravioletten Licht bei 254 nm ausgewertet. Der Hauptfleck im Chromatogramm der Untersuchungslösung entspricht in bezug auf Lage und Größe dem Hauptfleck im Chromatogramm der Referenzlösung a. Die Prüfung darf nur ausgewertet werden, wenn das Chromatogramm der Referenzlösung b deutlich voneinander getrennt 2 Flecke zeigt.

D. 0,5 ml Prüflösung (siehe „Prüfung auf Reinheit") werden mit Methanol *R* zu 2 ml verdünnt. Diese Lösung gibt die Identitätsreaktion a auf Chlorid (2.3.1).

Prüfung auf Reinheit

Prüflösung: 1,0 g Substanz wird in Methanol *R* zu 20 ml gelöst.

Aussehen der Lösung: Die Prüflösung muß klar (2.2.1) und darf nicht stärker gefärbt sein als die Farbvergleichslösung BG_6 (2.2.2, Methode II).

Verwandte Substanzen: Die Prüfung erfolgt mit Hilfe der Flüssigchromatographie (2.2.29).

Untersuchungslösung: 0,10 g Substanz werden in der mobilen Phase zu 100,0 ml gelöst.

Referenzlösung a: 1,0 ml Untersuchungslösung wird mit der mobilen Phase zu 10,0 ml verdünnt. 2,0 ml dieser Lösung werden mit der mobilen Phase zu 100,0 ml verdünnt.

Referenzlösung b: 1,0 mg Maprotilin-Verunreinigung D *CRS* wird in der Untersuchungslösung zu 10,0 ml gelöst.

Die Chromatographie kann durchgeführt werden mit

- einer Säule aus rostfreiem Stahl von 0,25 m Länge und 4,6 mm innerem Durchmesser, gepackt mit Kieselgel zur Chromatographie *R* (5 µm)
- folgender Mischung als mobile Phase bei einer Durchflußrate von 1 ml je Minute: Etwa 0,580 g Ammoniumacetat *R* werden in 200 ml Wasser *R* gelöst; die Lösung wird mit 2 ml einer Lösung von konzentrierter Ammoniak-Lösung *R* (70 g · l^{-1}) und anschließend mit 150 ml 2-Propanol *R* und 650 ml Methanol *R* versetzt; der scheinbare *p*H-Wert der Lösung liegt zwischen 8,2 und 8,4
- einem Spektrometer als Detektor bei einer Wellenlänge von 272 nm.

Werden die Chromatogramme unter den vorgeschriebenen Bedingungen aufgezeichnet, beträgt die Retentionszeit für Maprotilin etwa 10,3 min, und die relativen Retentionen, bezogen auf Maprotilin, betragen für die Verunreinigung A etwa 0,3, für die Verunreinigung B etwa 0,47, für die Verunreinigung C etwa 0,74, für die Verunreinigung D etwa 0,81 und für die Verunreinigung E etwa 1,26.

20 µl Referenzlösung b werden eingespritzt. Die Empfindlichkeit des Systems wird so eingestellt, daß die Höhe des Hauptpeaks (Maprotilin) mindestens 50 Prozent des maximalen Ausschlags beträgt. Die Prüfung darf nur ausgewertet werden, wenn im Chromatogramm der Referenzlösung b die Auflösung zwischen den Peaks der Verunreinigung D und von Maprotilin zwischen 1,8 und 3,2 beträgt. Falls erforderlich wird die mobile Phase angepaßt, wobei die Anpassung in einer Abstufung von 0,1 *p*H-Einheiten erfolgt: Beträgt die Auflösung weniger als 1,8, wird die mobile Phase mit einer 50prozentigen Lösung (*V/V*) von Essigsäure *R* versetzt, und beträgt die Auflösung mehr als 3,2, wird die mobile Phase mit einer Lösung von konzentrierter Ammoniak-Lösung *R* (70 g · l^{-1}) versetzt.

Je 20 µl Untersuchungslösung und Referenzlösung a werden eingespritzt. Die Chromatographie der Untersuchungslösung erfolgt über eine Dauer, die der 1,5fachen Retentionszeit des Hauptpeaks entspricht. Im Chromatogramm der Untersuchungslösung darf keine Peakfläche, mit Ausnahme der des Hauptpeaks, größer sein als die Fläche des Hauptpeaks im Chromatogramm der Referenzlösung a (0,2 Prozent). Im Chromatogramm der Untersuchungslösung darf die Summe aller Peakflächen, mit Ausnahme der des Hauptpeaks, nicht größer sein als das 5fache der Fläche des Hauptpeaks im Chromatogramm der Referenzlösung a (1 Prozent). Peaks, deren Fläche kleiner ist als das 0,1fache der Fläche des Hauptpeaks im Chromatogramm der Referenzlösung a, werden nicht berücksichtigt.

Trocknungsverlust (2.2.32): Höchstens 1,0 Prozent, mit 1,000 g Substanz durch 6 h langes Trocknen im Vakuumtrockenschrank bei 80 °C und höchstens 2,5 kPa bestimmt.

Sulfatasche (2.4.14): Höchstens 0,1 Prozent, mit 1,0 g Substanz bestimmt.

Gehaltsbestimmung

0,250 g Substanz, in einer Mischung von 5 ml Salzsäure (0,1 mol · l^{-1}) und 50 ml Ethanol 96 % *R* gelöst, werden mit Natriumhydroxid-Lösung (0,1 mol · l^{-1}) titriert. Das zwischen den beiden mit Hilfe der Potentiometrie ermittelten Wendepunkten (2.2.20) zugesetzte Volumen wird abgelesen.

1 ml Natriumhydroxid-Lösung (0,1 mol · l^{-1}) entspricht 31,39 mg $C_{20}H_{24}ClN$.

Verunreinigungen

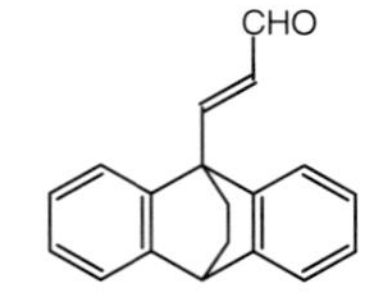

A. 3-(9,10-Dihydro-9,10-ethanoanthracen-9-yl)prop-2-enal

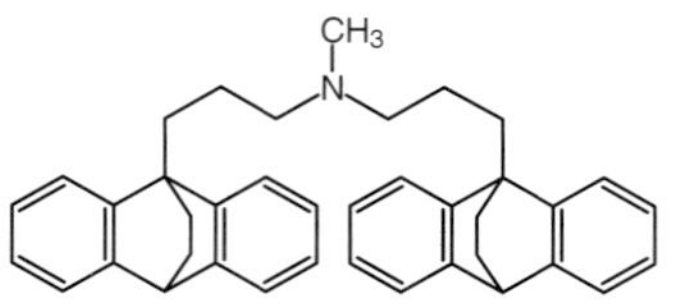

B. Methylbis[3-(9,10-dihydro-9,10-ethanoanthracen-9-yl)propyl]amin

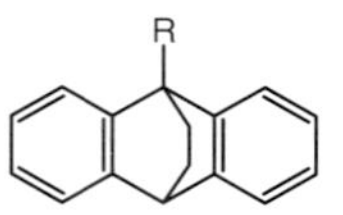

C. R = $CH_2CH_2CH_2NH_2$:
3-(9,10-Dihydro-9,10-ethanoanthracen-9-yl)propan-1-amin

D. R = $CH{=}CHCH_2NHCH_3$:
3-(9,10-Dihydro-9,10-ethanoanthracen-9-yl)-*N*-methylprop-2-en-1-amin
(Dehydromaprotilin)

E. R = $CH_2CH_2CH_2N(CH_3)_2$:
3-(9,10-Dihydro-9,10-ethanoanthracen-9-yl)-*N*,*N*-dimethylpropan-1-amin.

1999, 213

Masern-Lebend-Impfstoff

Vaccinum morbillorum vivum

Definition

Masern-Lebend-Impfstoff ist eine gefriergetrocknete Zubereitung aus einem geeigneten attenuierten Stamm des Masern-Virus. Der Impfstoff wird unmittelbar vor der Anwendung entsprechend den Angaben in der Beschriftung rekonstituiert und ergibt eine klare Flüssigkeit, die durch einen enthaltenen *p*H-Indikator gefärbt sein kann.

Herstellung

Die Herstellung des Impfstoffs beruht auf einem Saatvirussystem und, falls der Impfstoff auf diploiden Zellen vom Menschen vermehrt wird, auf einem Zellbanksystem. Das Herstellungsverfahren muß nachweislich konstant Masern-Lebend-Impfstoff von angemessener Immunogenität und Unschädlichkeit für den Menschen ergeben. Abgesehen von begründeten und zugelassenen Fällen darf das Virus im fertigen Impfstoff nicht mehr Passagen vom Mastersaatgut entfernt sein als das Virus im Impfstoff, dessen Unschädlichkeit und Wirksamkeit sich in klinischen Studien als zufriedenstellend erwiesen hat. Selbst bei zugelassenen Ausnahmen darf die Anzahl der Passagen, die über die Passagehäufigkeit für klinische Untersuchungen hinausgeht, höchstens 5 betragen.

Das Herstellungsverfahren wird einer Validierung unterzogen und muß gewährleisten, daß, falls der Impfstoff geprüft wird, die Zubereitung der „Prüfung auf anomale Toxizität, Prüfung von Sera und Impfstoffen für Menschen" (2.6.9) entspricht.

Substrat zur Virusvermehrung

Das Virus wird in diploiden Zellen vom Menschen, die den Anforderungen an „Diploide Zellen für die Herstellung von Impfstoffen für Menschen" (5.2.3) entsprechen oder in Kulturen von Hühnerembryozellen, die aus SPF-Beständen (5.2.2) stammen, vermehrt.

Saatgut

Der verwendete Stamm des Masern-Virus wird anhand von Unterlagen identifiziert, die die Herkunft und die nachfolgenden Manipulationen belegen müssen. Um die unnötige Verwendung von Affen bei der Prüfung auf Neurovirulenz zu vermeiden, wird Saatgut in großen Mengen hergestellt und, falls gefriergetrocknet, bei Temperaturen unterhalb von –20 °C oder, falls nicht gefriergetrocknet, unterhalb von –60 °C gelagert.

Nur ein Saatgut, das den nachfolgenden Prüfungen entspricht, darf für die Virusvermehrung verwendet werden.

Identität: Das Master- und das Arbeitssaatgut werden durch Serumneutralisation in Zellkultur unter Verwendung von spezifischen Antikörpern als Masern-Virus identifiziert.

Viruskonzentration: Die Viruskonzentration des Master- und Arbeitssaatguts wird bestimmt, um die Gleichförmigkeit der Herstellung zu überprüfen.

Fremde Agenzien (2.6.16): Das Arbeitssaatgut muß der Prüfung entsprechen.

Neurovirulenz (2.6.18): Das Arbeitssaatgut muß der Prüfung entsprechen. Für das Masern-Virus empfängliche *Macaca*- und *Cercopithecus*-Affen sind für die Prüfung geeignet.

Vermehrung und Ernte

Der Umgang mit der Zellbank und den folgenden Zellkulturen erfolgt unter aseptischen Bedingungen in einem Raum, in dem mit keinen anderen Zellen gearbeitet wird. Geeignetes Tierserum (Serum vom Menschen darf nicht verwendet werden) kann in den Zellkulturmedien verwendet werden. Das letzte Nährmedium für die Erhaltung des Zellwachstums während der Virusvermehrung darf jedoch kein Tierserum enthalten. Bei der Zubereitung von Zellsuspensionen sowie von Zellkulturmedien verwendetes Serum und Trypsin müssen nachweislich frei sein von fremden Agenzien. Den Nährmedien für die Zellkultur können ein *p*H-Indikator wie Phenolrot sowie geeignete Antibiotika in der eben noch wirksamen Konzentration zugesetzt werden. Das Substrat sollte, falls möglich, während der Herstellung frei von Antibiotika sein. Mindestens 500 ml der für die Impfstoffherstellung verwendeten Zellkultur werden als nicht infizierte Zellkultur (Kontrollzellen) aufbewahrt. Die Virussuspensionen werden zu einem für den verwendeten Virusstamm geeigneten Zeitpunkt geerntet.

Nur eine einzelne Ernte, die den nachfolgenden Prüfungen entspricht, darf für die Zubereitung des Fertigimpfstoffs als Bulk verwendet werden.

Identität: Die einzelne Ernte enthält Virus, das durch Serumneutralisation in Zellkultur unter Verwendung von spezifischen Antikörpern als Masern-Virus identifiziert wird.

Viruskonzentration: Die Viruskonzentration wird in der einzelnen Ernte wie unter „Bestimmung der Wirksamkeit" beschrieben bestimmt, um die Gleichförmigkeit der Herstellung zu überprüfen und um die Verdünnung für die Herstellung des fertigen Impfstoffs als Bulk zu ermitteln.

Fremde Agenzien (2.6.16): Die einzelne Ernte muß der Prüfung entsprechen.

Kontrollzellen: Falls diploide Zellen vom Menschen für die Herstellung verwendet werden, müssen die Kontrollzellen der „Prüfung auf Identität" und den Anforderungen der „Prüfung auf fremde Agenzien in Virus-Lebend-Impfstoffen für Menschen" (2.6.16) entsprechen.

Fertiger Impfstoff als Bulk

Einzelne Ernten, die den vorstehend beschriebenen Prüfungen entsprechen, werden vereinigt und geklärt, um Zellen zu entfernen. Ein geeigneter Stabilisator kann zugesetzt werden. Die vereinigten Ernten werden anschließend entsprechend verdünnt.

Nur ein fertiger Impfstoff als Bulk, der der nachstehenden Prüfung entspricht, darf zur Herstellung der Fertigzubereitung verwendet werden.

Verunreinigende Mikroorganismen: Der fertige Impfstoff als Bulk muß der „Prüfung auf Sterilität" (2.6.1) entsprechen. 10 ml Zubereitung werden für jedes Nährmedium verwendet.

Fertigzubereitung

Eine Mindestviruskonzentration wird für das Produkt zur Freigabe festgelegt, die in Kenntnis der Stabilitätsdaten sicherstellt, daß bis zum Ende der Verwendbarkeit mindestens der in der Beschriftung angegebene Virustiter enthalten ist.

Nur eine Fertigzubereitung, die der Mindestviruskonzentration zur Freigabe entspricht und hinsichtlich Temperaturbeständigkeit zufriedenstellend ist und der „Prüfung auf Identität" und der „Prüfung auf Reinheit" entspricht, darf zur Anwendung freigegeben werden. Vorausgesetzt, daß die Prüfung auf Rinderserumalbumin mit befriedigenden Ergebnissen für den fertigen Impfstoff als Bulk erfolgt ist, kann sie für die Fertigzubereitung entfallen.

Temperaturbeständigkeit: Proben der gefriergetrockneten Fertigzubereitung werden im trockenen Zustand 7 Tage lang bei 37 °C erwärmt. Wie unter „Bestimmung der Wirksamkeit" beschrieben, werden parallel die Viruskonzentrationen von Impfstoffproben des zuvor erwärmten und des nicht erwärmten, bei 5 ± 3 °C gelagerten Impfstoffs bestimmt. Die Viruskonzentration des zuvor erwärmten Impfstoffs darf nicht mehr als 1,0 log geringer sein als die des nicht erwärmten Impfstoffs.

Prüfung auf Identität

Wenn der entsprechend der Beschriftung rekonstituierte Impfstoff mit spezifischen Masern-Antikörpern gemischt wird, werden empfängliche Zellkulturen nicht mehr infiziert.

Prüfung auf Reinheit

Verunreinigende Mikroorganismen: Der rekonstituierte Impfstoff muß der „Prüfung auf Sterilität" (2.6.1) entsprechen.

Rinderserumalbumin: Höchstens 50 ng je Dosis für den Menschen, mit Hilfe einer geeigneten immunchemischen Methode (2.7.1) bestimmt.

Wasser (2.5.12): Höchstens 3,0 Prozent, nach der Karl-Fischer-Methode bestimmt.

Bestimmung der Wirksamkeit

Im Impfstoff wird das infektiöse Virus unter Verwendung von mindestens 5 Zellkulturen für jeden Verdünnungsschritt (Verdünnungsfaktor 0,5 log) oder mit einem Verfahren gleicher Genauigkeit mindestens 3mal titriert. Eine geeignete Virusreferenzzubereitung wird verwendet, um jede Bestimmung zu validieren. Die Viruskonzentration muß, wie in der Beschriftung angegeben, mindestens $1 \cdot 10^3$ $ZKID_{50}$ je Dosis für den Menschen betragen. Die Bestimmung darf nur ausgewertet werden, wenn die Vertrauensgrenze (P = 0,95) des Logarithmus der Viruskonzentration höchstens ± 0,3 beträgt.

Lagerung

Entsprechend **Impfstoffe für Menschen (Vaccina ad usum humanum)**.

Beschriftung

Entsprechend **Impfstoffe für Menschen**.

Die Beschriftung gibt insbesondere an

- Virusstamm, der für die Zubereitung des Impfstoffs verwendet wurde
- Art und Herkunft der für die Impfstoffherstellung benutzten Zellen
- Mindestviruskonzentration
- daß der Kontakt des Impfstoffs mit Desinfektionsmitteln zu vermeiden ist
- Zeitdauer, innerhalb welcher der rekonstituierte Impfstoff zu verbrauchen ist.

1999, 1057

Masern-Mumps-Röteln-Lebend-Impfstoff

Vaccinum morbillorum, parotitidis et rubellae vivum

Definition

Masern-Mumps-Röteln-Lebend-Impfstoff ist eine gefriergetrocknete Zubereitung aus geeigneten attenuierten Stämmen des Masern-, Mumps- und Röteln-Virus. Der Impfstoff wird unmittelbar vor der Anwendung entsprechend den Angaben in der Beschriftung rekonstituiert und ergibt eine klare Flüssigkeit, die durch einen enthaltenen *p*H-Indikator gefärbt sein kann.

Herstellung

Die 3 Komponenten werden wie in den entsprechenden Monographien beschrieben hergestellt und müssen den vorgeschriebenen Anforderungen entsprechen.

Das Herstellungsverfahren wird einer Validierung unterzogen und muß gewährleisten, daß, falls der Impfstoff geprüft wird, die Zubereitung der „Prüfung auf anomale Toxizität, Prüfung von Sera und Impfstoffen für Menschen" (2.6.9) entspricht.

Fertiger Impfstoff als Bulk

Einzelne Ernten jeder Komponente werden vereinigt und geklärt, um Zellen zu entfernen. Ein geeigneter Stabilisator kann zugesetzt werden. Die vereinigten Ernten werden anschließend entsprechend verdünnt. Angemessene Mengen der vereinigten Virusernten jeder Komponente werden gemischt.

Nur ein fertiger Impfstoff als Bulk, der der nachstehenden Prüfung entspricht, darf zur Herstellung der Fertigzubereitung verwendet werden.

Verunreinigende Mikroorganismen: Der fertige Impfstoff als Bulk muß der „Prüfung auf Sterilität" (2.6.1) entsprechen. 10 ml der Zubereitung werden für jedes Nährmedium verwendet.

Fertigzubereitung

Für jede Komponente wird eine Mindestviruskonzentration zur Freigabe der Fertigzubereitung festgelegt, die in Kenntnis der Stabilitätsdaten sicherstellt, daß bis zum Ende der Verwendbarkeit mindestens der in der Beschriftung angegebene Virustiter enthalten ist.

Nur eine Fertigzubereitung, die der Mindestviruskonzentration jeder Komponente zur Freigabe entspricht und die hinsichtlich Temperaturbeständigkeit zufriedenstellend ist und der „Prüfung auf Identität" und der „Prüfung auf Reinheit" entspricht, darf zur Anwendung freigegeben werden. Vorausgesetzt, daß die Prüfungen auf Rinderserumalbumin und, falls zutreffend, auf Ovalbumin mit befriedigenden Ergebnissen für den fertigen Impfstoff als Bulk erfolgt sind, können sie für die Fertigzubereitung entfallen.

Temperaturbeständigkeit: Proben der gefriergetrockneten Fertigzubereitung werden im trockenen Zustand 7 Tage lang bei 37 °C erwärmt. Wie unter „Bestimmung der Wirksamkeit“ beschrieben, werden parallel die Viruskonzentrationen von Impfstoffproben des zuvor erwärmten und des nicht erwärmten, bei 5 ± 3 °C gelagerten Impfstoffs bestimmt. Die Viruskonzentration des zuvor erwärmten Impfstoffs darf für jede Komponente nicht mehr als 1,0 log geringer sein als die des nicht erwärmten Impfstoffs.

Prüfung auf Identität

Wenn der entsprechend der Beschriftung rekonstituierte Impfstoff mit spezifischen Masern-, Mumps- und Röteln-Antikörpern gemischt wird, werden empfängliche Zellkulturen nicht mehr infiziert. Wenn der entsprechend der Beschriftung rekonstituierte Impfstoff mit spezifischen Antikörpern gegen jeweils 2 der viralen Komponenten gemischt wird, infiziert die jeweils dritte Komponente empfängliche Zellen.

Prüfung auf Reinheit

Verunreinigende Mikroorganismen: Der rekonstituierte Impfstoff muß der „Prüfung auf Sterilität“ (2.6.1) entsprechen.

Rinderserumalbumin: Höchstens 50 ng je Dosis für den Menschen, mit Hilfe einer geeigneten immunchemischen Methode (2.7.1) bestimmt.

Ovalbumin: Höchstens 1 µg je Einzeldosis für den Menschen, bestimmt mit einer geeigneten immunchemischen Methode (2.7.1), falls die Mumps-Komponente des Impfstoffs auf Hühnerembryonen hergestellt wird.

Wasser (2.5.12): Höchstens 3,0 Prozent, nach der Karl-Fischer-Methode bestimmt.

Bestimmung der Wirksamkeit

A. Der Impfstoff wird mit einer ausreichenden Menge spezifischer Antikörper gegen Mumps-Virus gemischt. Im Impfstoff wird das infektiöse Masern-Virus unter Verwendung von mindestens 5 Zellkulturen für jeden Verdünnungsschritt (Verdünnungsfaktor 0,5 log) oder mit einem Verfahren gleicher Genauigkeit mindestens 3mal titriert. Eine geeignete Virusreferenzzubereitung wird verwendet, um jede Bestimmung zu validieren. Die Masern-Viruskonzentration muß, wie in der Beschriftung angegeben, mindestens $1 \cdot 10^3$ $ZKID_{50}$ je Dosis für den Menschen betragen. Die Bestimmung darf nur ausgewertet werden, wenn die Vertrauensgrenze ($P = 0{,}95$) des Logarithmus der Viruskonzentration höchstens ± 0,3 beträgt.

B. Der Impfstoff wird mit einer ausreichenden Menge spezifischer Antikörper gegen Masern-Virus gemischt. Im Impfstoff wird das infektiöse Mumps-Virus unter Verwendung von mindestens 5 Zellkulturen für jeden Verdünnungsschritt (Verdünnungsfaktor 0,5 log) oder mit einem Verfahren gleicher Genauigkeit mindestens 3mal titriert. Eine geeignete Virusreferenzzubereitung wird verwendet, um jede Bestimmung zu validieren. Die Mumps-Viruskonzentration muß, wie in der Beschriftung angegeben, mindestens $5 \cdot 10^3$ $ZKID_{50}$ je Dosis für den Menschen betragen. Die Bestimmung darf nur ausgewertet werden, wenn die Vertrauensgrenze ($P = 0{,}95$) des Logarithmus der Viruskonzentration höchstens ± 0,3 beträgt.

C. Der Impfstoff wird mit einer ausreichenden Menge spezifischer Antikörper gegen Mumps-Virus gemischt. Im Impfstoff wird das infektiöse Röteln-Virus unter Verwendung von mindestens 5 Zellkulturen für jeden Verdünnungsschritt (Verdünnungsfaktor 0,5 log) oder mit einem Verfahren gleicher Genauigkeit mindestens 3mal titriert. Eine geeignete Virusreferenzzubereitung wird verwendet, um jede Bestimmung zu validieren. Die Röteln-Viruskonzentration muß, wie in der Beschriftung angegeben, mindestens $1 \cdot 10^3$ $ZKID_{50}$ je Dosis für den Menschen betragen. Die Bestimmung darf nur ausgewertet werden, wenn die Vertrauensgrenze ($P = 0{,}95$) des Logarithmus der Viruskonzentration höchstens ± 0,3 beträgt.

Lagerung

Entsprechend **Impfstoffe für Menschen (Vaccina ad usum humanum)**.

Beschriftung

Entsprechend **Impfstoffe für Menschen**.

Die Beschriftung gibt insbesondere an

- die Virusstämme, die für die Zubereitung des Impfstoffs verwendet wurden
- falls zutreffend, daß Hühnerembryonen für die Herstellung des Impfstoffs verwendet wurden
- Art und Herkunft der für die Impfstoffherstellung benutzten Zellen
- Mindestviruskonzentration für jede Komponente
- daß der Kontakt des Impfstoffs mit Desinfektionsmitteln zu meiden ist
- Zeitdauer, innerhalb welcher der rekonstituierte Impfstoff zu verbrauchen ist
- daß der Impfstoff schwangeren Frauen nicht verabreicht werden darf und daß Frauen nach der Impfung zwei Monate lang Schwangerschaft verhüten müssen.

1999, 673

Medroxyprogesteronacetat

Medroxyprogesteroni acetas

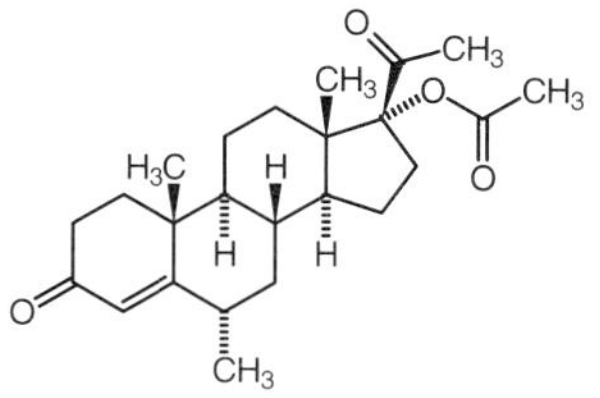

$C_{24}H_{34}O_4$ M_r 386,5

Definition

Medroxyprogesteronacetat enthält mindestens 97,0 und höchstens 103,0 Prozent 6α-Methyl-3,20-dioxopregn-4-en-17-yl-acetat, berechnet auf die getrocknete Substanz.

M

Monographien

Eigenschaften

Weißes bis fast weißes, kristallines Pulver; praktisch unlöslich in Wasser, leicht löslich in Dichlormethan, löslich in Aceton und Dioxan, wenig löslich in Ethanol.

Prüfung auf Identität

1: A, B.
2: A, C.

A. Schmelztemperatur (2.2.14): 205 bis 209 °C.

B. Die Prüfung erfolgt mit Hilfe der IR-Spektroskopie (2.2.24) durch Vergleich des Spektrums der Substanz mit dem von Medroxyprogesteronacetat *CRS*.

C. Die unter Prüfung „Verunreinigung F" (siehe „Prüfung auf Reinheit") erhaltenen Chromatogramme werden nach dem Besprühen im ultravioletten Licht bei 365 nm ausgewertet. Der Hauptfleck im Chromatogramm der Untersuchungslösung b entspricht in bezug auf Lage, Fluoreszenz im ultravioletten Licht bei 365 nm und Größe dem Hauptfleck im Chromatogramm der Referenzlösung b.

Prüfung auf Reinheit

Spezifische Drehung (2.2.7): 0,250 g Substanz werden in Dioxan *R* zu 25,0 ml gelöst. Die spezifische Drehung muß zwischen +45 und +51° liegen, berechnet auf die getrocknete Substanz.

Verunreinigung F (6α-Methyl-3,20-dioxo-5β-pregnan-17-yl-acetat): Die Prüfung erfolgt mit Hilfe der Dünnschichtchromatographie (2.2.27) unter Verwendung einer DC-Platte mit Kieselgel *R*.

Untersuchungslösung a: 0,200 g Substanz werden in Dichlormethan *R* zu 10,0 ml gelöst.

Untersuchungslösung b: 1 ml Untersuchungslösung a wird mit Dichlormethan *R* zu 20 ml verdünnt.

Referenzlösung a: 20,0 mg Medroxyprogesteronacetat zur Eignungsprüfung *CRS* (enthält 0,5 Prozent Verunreinigung F) werden mit 1,0 ml Dichlormethan *R* versetzt und gelöst.

Referenzlösung b: 10 mg Medroxyprogesteronacetat *CRS* werden in Dichlormethan *R* zu 10 ml gelöst.

Auf die Platte werden 10 µl jeder Lösung aufgetragen. Die Chromatographie erfolgt mit einer Mischung von 10 Volumteilen Tetrahydrofuran *R*, 45 Volumteilen *tert.* Butylmethylether *R* und 45 Volumteilen Hexan *R* über eine Laufstrecke von 10 cm. Die Platte wird an der Luft trocknen gelassen und anschließend noch einmal mit der gleichen Mischung in der gleichen Richtung über eine Laufstrecke von 10 cm chromatographiert. Die Platte wird 10 min lang bei 120 °C erhitzt. Anschließend wird die Platte mit einer Lösung von 4-Toluolsulfonsäure *R* (200 g · l^{-1}) in Ethanol 96 % *R* besprüht und erneut 10 min lang bei 120 °C erhitzt. Nach dem Erkalten wird die Platte im ultravioletten Licht bei 365 nm ausgewertet. Ein im Chromatogramm der Untersuchungslösung a auftretender, blau fluoreszierender Fleck mit einem größeren R_f-Wert als dem des Hauptflecks, entsprechend dem Medroxyprogesteronacetat, darf nicht größer oder intensiver sein als der entsprechende blau fluoreszierende Fleck der Verunreinigung F im Chromatogramm der Referenzlösung a (0,5 Prozent). Die Prüfung darf nur ausgewertet werden, wenn das Chromatogramm der Referenzlösung a deutlich voneinander getrennt 2 Flecke zeigt.

Verwandte Substanzen: Die Prüfung erfolgt mit Hilfe der Flüssigchromatographie (2.2.29).

Untersuchungslösung: 25,0 mg Substanz werden in 1 ml Tetrahydrofuran *R* gelöst. Die Lösung wird mit der mobilen Phase zu 10,0 ml verdünnt.

Referenzlösung a: 2 mg Medroxyprogesteronacetat *CRS* und 5 mg Megestrolacetat *CRS* werden in der mobilen Phase zu 100,0 ml gelöst.

Referenzlösung b: 1,0 ml Untersuchungslösung wird mit der mobilen Phase zu 100,0 ml verdünnt.

Die Chromatographie kann durchgeführt werden mit
- einer Säule aus rostfreiem Stahl von 0,25 m Länge und 4,6 mm innerem Durchmesser, gepackt mit desaktiviertem, nachsilanisiertem, octadecylsilyliertem Kieselgel zur Chromatographie *R* (5 µm)
- folgender Mischung als mobile Phase bei einer Durchflußrate von 2 ml je Minute: In einem 1000-ml-Meßkolben werden 100 ml Tetrahydrofuran *R*, 350 ml Acetonitril *R* und 500 ml Wasser *R* gemischt; die Mischung wird zum Äquilibrieren stehengelassen, mit Wasser *R* zu 1000 ml ergänzt und erneut gemischt
- einem Spektrometer als Detektor bei einer Wellenlänge von 254 nm.

Die Temperatur der Säule wird bei 40 °C gehalten.

Die Säule wird 30 min lang mit der mobilen Phase bei einer Durchflußrate von 2 ml je Minute äquilibriert.

Die Empfindlichkeit des Systems wird so eingestellt, daß die Höhe des Hauptpeaks im Chromatogramm mit 20 µl Referenzlösung b mindestens 50 Prozent des maximalen Ausschlags beträgt.

20 µl Referenzlösung a werden eingespritzt. Wird das Chromatogramm unter den vorgeschriebenen Bedingungen aufgezeichnet, beträgt die Retentionszeit für Megestrolacetat etwa 14,5 min und für Medroxyprogesteronacetat etwa 16,5 min. Die Prüfung darf nur ausgewertet werden, wenn die Auflösung zwischen den Peaks von Megestrolacetat und Medroxyprogesteronacetat mindestens 3,3 beträgt. Falls erforderlich wird die Konzentration an Acetonitril und/oder Tetrahydrofuran in der mobilen Phase geändert.

Je 20 µl Lösungsmittelmischung der Untersuchungslösung als Blindlösung, Untersuchungslösung und Referenzlösung b werden eingespritzt. Die Chromatographie der Untersuchungslösung erfolgt über eine Dauer, die der 1,5fachen Retentionszeit des Hauptpeaks entspricht. Im Chromatogramm der Untersuchungslösung darf keine Peakfläche, mit Ausnahme der des Hauptpeaks, größer sein als die Fläche des Hauptpeaks im Chromatogramm der Referenzlösung b (1 Prozent). Im Chromatogramm der Untersuchungslösung darf die Summe aller Peakflächen, mit Ausnahme der des Hauptpeaks, nicht größer sein als das 1,5fache der Fläche des Hauptpeaks im Chromatogramm der Referenzlösung b (1,5 Prozent). Peaks der Blindlösung und Peaks, deren Fläche kleiner ist als das 0,05fache der Fläche des Hauptpeaks im Chromatogramm der Referenzlösung b, werden nicht berücksichtigt.

Trocknungsverlust (2.2.32): Höchstens 1,0 Prozent, mit 0,500 g Substanz durch 3 h langes Trocknen im Trockenschrank bei 100 bis 105 °C bestimmt.

Gehaltsbestimmung

50,0 mg Substanz werden in Ethanol 96 % *R* zu 50,0 ml gelöst. 2,0 ml Lösung werden mit Ethanol 96 % *R* zu 100,0 ml verdünnt. Die Absorption (2.2.25) wird im Maximum bei 241 nm gemessen.

Der Gehalt an $C_{24}H_{34}O_4$ wird mit Hilfe der spezifischen Absorption berechnet ($A^{1\%}_{1\,cm}$ = 420).

Lagerung

Gut verschlossen, vor Licht geschützt.

Verunreinigungen

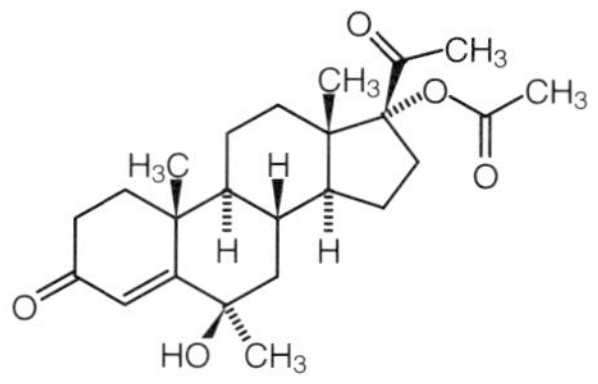

A. 6β-Hydroxy-6-methyl-3,20-dioxopregn-4-en-17-yl-acetat
(6β-Hydroxymedroxyprogesteronacetat)

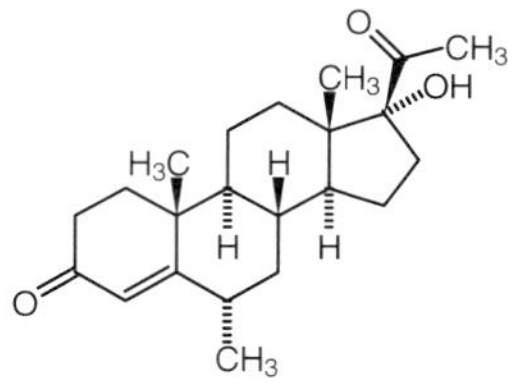

B. 6α-Methyl-17-hydroxypregn-4-en-3,20-dion
(Medroxyprogesteron)

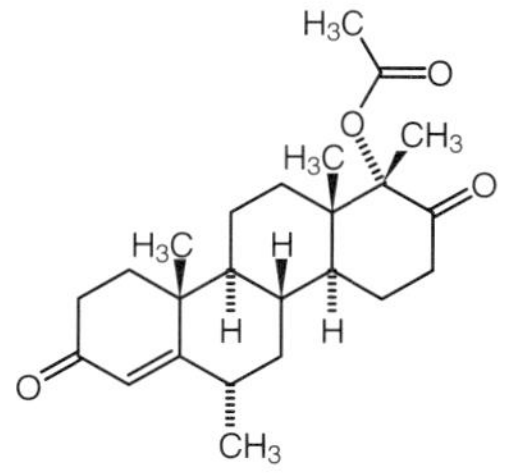

C. 6α,17β-Dimethyl-3,17-dioxo-*D*-homopregn-4-en-17α-yl-acetat

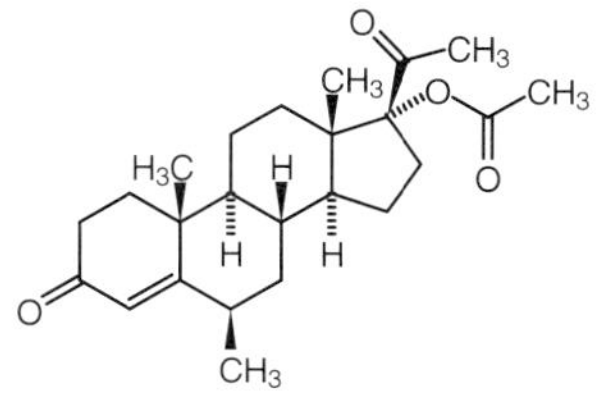

D. 6β-Methyl-3,20-dioxopregn-4-en-17-yl-acetat
(6-Epimedroxyprogesteronacetat)

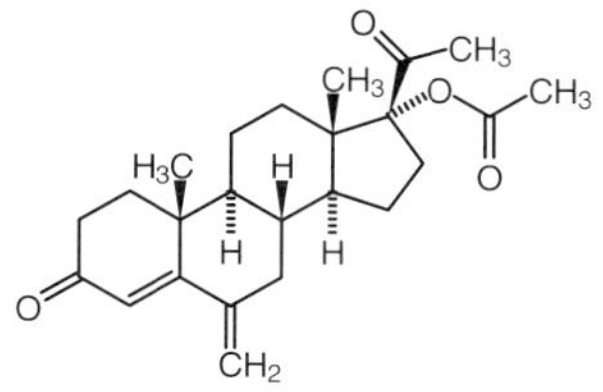

E. 6-Methylen-3,20-dioxopregn-4-en-17-yl-acetat
(6-Methylenhydroxyprogesteronacetat)

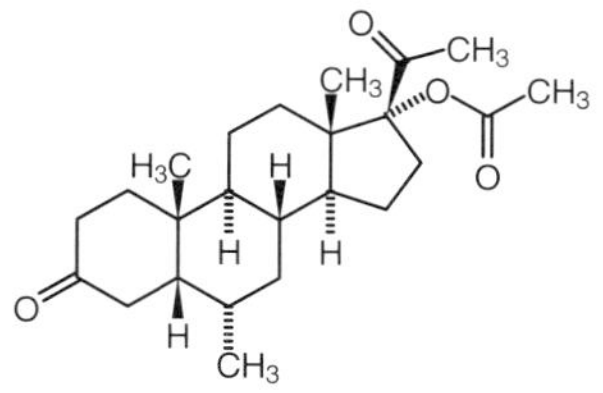

F. 6α-Methyl-3,20-dioxo-5β-pregnan-17-yl-acetat
(4,5β-Dihydromedroxyprogesteronacetat)

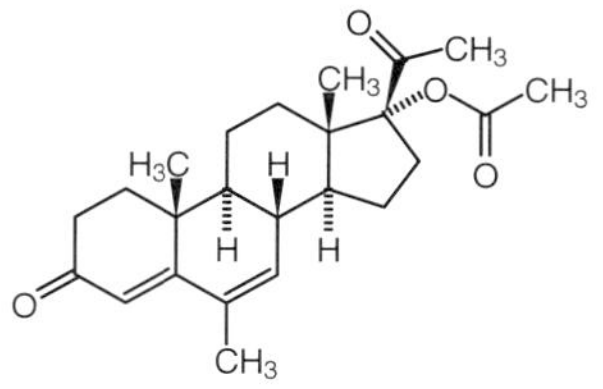

G. 6-Methyl-3,20-dioxopregna-4,6-dien-17-yl-acetat.

1999, 1240

Mefenaminsäure

Acidum mefenamicum

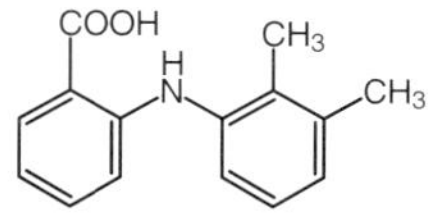

$C_{15}H_{15}NO_2$ — M_r 241,3

Definition

Mefenaminsäure enthält mindestens 99,0 und höchstens 100,5 Prozent 2-[(2,3-Dimethylphenyl)amino]benzoesäure, berechnet auf die getrocknete Substanz.

Eigenschaften

Weißes bis fast weißes, mikrokristallines Pulver; praktisch unlöslich in Wasser, schwer löslich in Dichlormethan und Ethanol. Die Substanz löst sich in verdünnten Alkalihydroxid-Lösungen.

Die Substanz zeigt Polymorphie.

Prüfung auf Identität

1: B.
2: A, C, D.

A. 20 mg Substanz werden in einer Mischung von 1 Volumteil Salzsäure (1 mol · l^{-1}) und 99 Volumteilen

Methanol *R* zu 100 ml gelöst. 5 ml Lösung werden mit einer Mischung von 1 Volumteil Salzsäure ($1 mol \cdot l^{-1}$) und 99 Volumteilen Methanol *R* zu 50 ml verdünnt. Diese Lösung, zwischen 250 und 380 nm gemessen, zeigt Absorptionsmaxima (2.2.25) bei 279 und 350 nm. Das Verhältnis der Absorption im Maximum bei 279 nm zu der im Maximum bei 350 nm beträgt 1,1 bis 1,3.

B. Die Prüfung erfolgt mit Hilfe der IR-Spektroskopie (2.2.24) durch Vergleich des Spektrums der Substanz mit dem von Mefenaminsäure *CRS*. Die Prüfung erfolgt mit Hilfe von Preßlingen. Wenn die Spektren unterschiedlich sind, werden Substanz und Referenzsubstanz getrennt in Ethanol 96 % *R* gelöst. Nach Eindampfen der Lösungen zur Trockne werden mit den Rückständen erneut Spektren aufgenommen.

C. Etwa 25 mg Substanz werden in 15 ml Dichlormethan *R* gelöst. Die Lösung, im ultravioletten Licht bei 365 nm ausgewertet, zeigt eine intensive, grünlichgelbe Fluoreszenz. Vorsichtig werden tropfenweise 0,5 ml einer gesättigten Lösung von Trichloressigsäure *R* zugesetzt. Die Lösung, im ultravioletten Licht bei 365 nm ausgewertet, zeigt keine Fluoreszenz.

D. Etwa 5 mg Substanz werden in 2 ml Schwefelsäure *R* gelöst. Wird die Lösung mit 0,05 ml Kaliumdichromat-Lösung *R* 1 versetzt, entsteht eine intensive, blaue Färbung, die schnell bräunlichgrün wird.

Prüfung auf Reinheit

Verwandte Substanzen: Die Prüfung erfolgt mit Hilfe der Dünnschichtchromatographie (2.2.27) unter Verwendung einer DC-Platte mit Kieselgel GF_{254} *R*.

Untersuchungslösung: 0,125 g Substanz werden in einer Mischung von 1 Volumteil Methanol *R* und 3 Volumteilen Dichlormethan *R* zu 5 ml gelöst.

Referenzlösung a: 1 ml Untersuchungslösung wird mit einer Mischung von 1 Volumteil Methanol *R* und 3 Volumteilen Dichlormethan *R* zu 50 ml verdünnt. 1 ml dieser Lösung wird mit einer Mischung von 1 Volumteil Methanol *R* und 3 Volumteilen Dichlormethan *R* zu 10 ml verdünnt.

Referenzlösung b: 5 mg Flufenaminsäure *R* und 5 mg Mefenaminsäure *CRS* werden in einer Mischung von 1 Volumteil Methanol *R* und 3 Volumteilen Dichlormethan *R* zu 10 ml gelöst.

Auf die Platte werden 20 µl jeder Lösung aufgetragen. Die Chromatographie erfolgt mit einer Mischung von 1 Volumteil Essigsäure 98 % *R*, 25 Volumteilen Dioxan *R* und 90 Volumteilen Toluol *R* über eine Laufstrecke von 15 cm. Die Platte wird im Warmluftstrom getrocknet, 5 min lang Iodgas ausgesetzt und anschließend im ultravioletten Licht bei 254 nm ausgewertet. Kein im Chromatogramm der Untersuchungslösung auftretender Nebenfleck darf größer oder intensiver sein als der Fleck im Chromatogramm der Referenzlösung a (0,2 Prozent). Die Prüfung darf nur ausgewertet werden, wenn das Chromatogramm der Referenzlösung b deutlich voneinander getrennt 2 Flecke zeigt.

2,3-Dimethylanilin:

Lösung a: 0,250 g Substanz werden in einer Mischung von 1 Volumteil Methanol *R* und 3 Volumteilen Dichlormethan *R* zu 10 ml gelöst. Die Lösung wird zur Herstellung der Untersuchungslösung verwendet.

Lösung b: 50 mg 2,3-Dimethylanilin *R* werden in einer Mischung von 1 Volumteil Methanol *R* und 3 Volumteilen Dichlormethan *R* zu 100 ml gelöst. 1 ml Lösung wird mit einer Mischung von 1 Volumteil Methanol *R* und 3 Volumteilen Dichlormethan *R* zu 100 ml verdünnt. Diese Lösung wird zur Herstellung der Referenzlösung verwendet.

3 Reagenzgläser mit flachem Boden werden wie folgt beschickt:
- das erste Reagenzglas mit 2 ml Lösung a
- das zweite Reagenzglas mit 1 ml Lösung b und 1 ml einer Mischung von 1 Volumteil Methanol *R* und 3 Volumteilen Dichlormethan *R*
- das dritte Reagenzglas mit 2 ml einer Mischung von 1 Volumteil Methanol *R* und 3 Volumteilen Dichlormethan *R* (zur Herstellung einer Blindlösung).

In jedes der Reagenzgläser wird 1 ml einer frisch hergestellten Lösung von Dimethylaminobenzaldehyd *R* ($10 g \cdot l^{-1}$) in Methanol *R* und 2 ml Essigsäure 98 % *R* gegeben. Anschließend wird 10 min lang bei Raumtemperatur stehengelassen. Die Intensität der Gelbfärbung der Untersuchungslösung muß zwischen der der Blindlösung und der der Referenzlösung liegen (100 ppm).

Kupfer: Höchstens 10 ppm Cu. Der Gehalt an Kupfer wird mit Hilfe der Atomabsorptionsspektroskopie (2.2.23, Methode I) bestimmt.

Untersuchungslösung: 1,00 g Substanz wird in einem Quarztiegel mit Schwefelsäure *R* angefeuchtet und 30 min lang vorsichtig über offener Flamme erhitzt. Anschließend wird die Temperatur allmählich auf 650 °C gesteigert und so lange geglüht, bis keine schwarzen Partikel mehr vorhanden sind. Nach dem Erkalten wird der Rückstand in Salzsäure ($0,1 mol \cdot l^{-1}$) zu 25,0 ml gelöst.

Referenzlösungen: Die Referenzlösungen werden aus der Kupfer-Lösung (0,1 Prozent Cu) *R* falls erforderlich durch Verdünnen mit Salpetersäure ($0,1 mol \cdot l^{-1}$) hergestellt.

Die Absorption wird bei 324,8 nm unter Verwendung einer Kupfer-Hohlkathodenlampe als Strahlungsquelle und einer Luft-Acetylen-Flamme bestimmt.

Trocknungsverlust (2.2.32): Höchstens 0,5 Prozent, mit 1,000 g Substanz durch Trocknen im Trockenschrank bei 100 bis 105 °C bestimmt.

Sulfatasche (2.4.14): Höchstens 0,1 Prozent, mit 1,0 g Substanz bestimmt.

Gehaltsbestimmung

0,200 g Substanz werden mit Hilfe von Ultraschall in 100 ml warmem, wasserfreiem Ethanol *R* gelöst, das zuvor gegen Phenolrot-Lösung *R* neutralisiert wurde. Nach Zusatz von 0,1 ml Phenolrot-Lösung *R* wird mit Natriumhydroxid-Lösung ($0,1 mol \cdot l^{-1}$) titriert.

1 ml Natriumhydroxid-Lösung (0,1 mol · l^{-1}) entspricht 24,13 mg $C_{15}H_{15}NO_2$.

Verunreinigungen

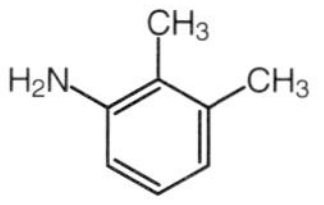

A. 2,3-Dimethylanilin

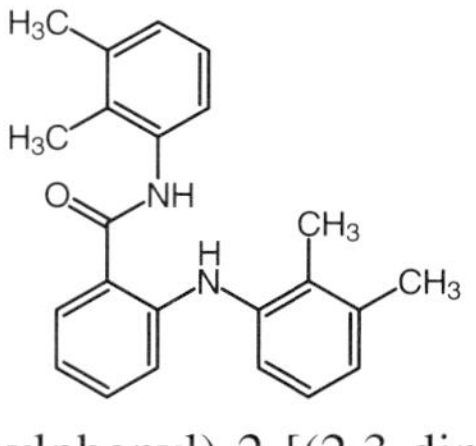

B. *N*-(2,3-Dimethylphenyl)-2-[(2,3-dimethylphenyl)=amino]benzamid.

2001, 1241

Mefloquinhydrochlorid

Mefloquini hydrochloridum

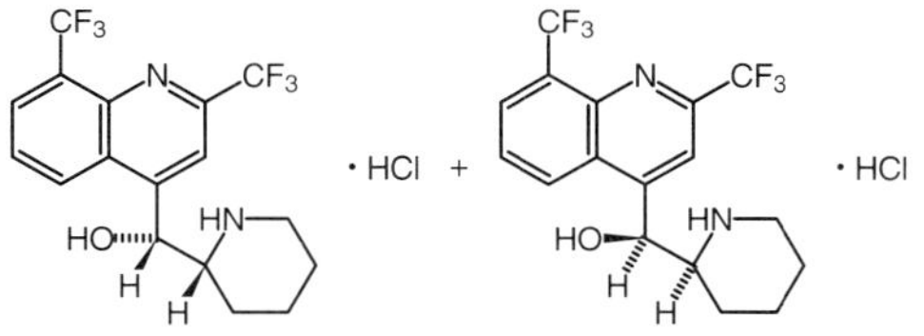

$C_{17}H_{17}ClF_6N_2O$ M_r 414,8

Definition

Mefloquinhydrochlorid enthält mindestens 99,0 und höchstens 101,0 Prozent (*RS*)-[2,8-Bis(trifluormethyl)=chinolin-4-yl][(2*SR*)-piperidin-2-yl]methanol-hydrochlo=rid, berechnet auf die wasserfreie Substanz.

Eigenschaften

Weißes bis schwach gelbes, kristallines Pulver; sehr schwer löslich in Wasser, leicht löslich in Methanol, löslich in Ethanol.

Die Substanz schmilzt bei etwa 260 °C unter Zersetzung.

Die Substanz zeigt Polymorphie.

Prüfung auf Identität

1: A, E.
2: B, C, D, E.

A. Die Prüfung erfolgt mit Hilfe der IR-Spektroskopie (2.2.24) durch Vergleich des Spektrums der Substanz mit dem von Mefloquinhydrochlorid *CRS*. Wenn die Spektren unterschiedlich sind, werden Substanz und Referenzsubstanz getrennt in Methanol *R* gelöst. Nach Eindampfen der Lösungen zur Trockne werden mit den Rückständen erneut Spektren aufgenommen.

B. Die Prüfung erfolgt mit Hilfe der Dünnschichtchromatographie (2.2.27) unter Verwendung einer DC-Platte mit Kieselgel F_{254} *R*. Vor der Verwendung wird die Platte mit einer Mischung von 20 Volumteilen Methanol *R* und 80 Volumteilen Dichlormethan *R* entwickelt und 15 min lang bei 100 bis 105 °C getrocknet.

Untersuchungslösung: 8 mg Substanz werden in Methanol *R* zu 5 ml gelöst.

Referenzlösung a: 8 mg Mefloquinhydrochlorid *CRS* werden in Methanol *R* zu 5 ml gelöst.

Referenzlösung b: 2,5 ml Untersuchungslösung werden mit Methanol *R* zu 100 ml verdünnt.

Referenzlösung c: 1 ml Referenzlösung b wird mit 1 ml einer Lösung von Chinidinsulfat *R* (16 mg · l^{-1}) in Methanol *R* gemischt.

Auf die Platte werden 20 µl jeder Lösung aufgetragen. Die Chromatographie erfolgt mit einer Mischung von 10 Volumteilen wasserfreier Essigsäure *R*, 10 Volumteilen Methanol *R* und 80 Volumteilen Dichlormethan *R* über eine Laufstrecke von 10 cm. Die Platte wird 15 min lang im Warmluftstrom getrocknet und anschließend im ultravioletten Licht bei 254 nm ausgewertet. Die Platte wird sparsam mit einer frisch hergestellten Mischung von 1 Volumteil Schwefelsäure *R* und 40 Volumteilen Iodplatin-Reagenz *R* und anschließend mit Wasserstoffperoxid-Lösung 30 % *R* besprüht. Der Hauptfleck im Chromatogramm der Untersuchungslösung entspricht in bezug auf Lage, Farbe und Größe dem Hauptfleck im Chromatogramm der Referenzlösung a. Die Prüfung darf nur ausgewertet werden, wenn das Chromatogramm der Referenzlösung c deutlich voneinander getrennt 2 Flecke zeigt.

C. Etwa 10 mg Substanz werden in einem Tiegel mit 45 mg schwerem Magnesiumoxid *R* gemischt. Die Mischung wird so lange geglüht, bis der Rückstand fast weiß ist. Nach dem Erkalten werden 2 ml Wasser *R*, 0,05 ml Phenolphthalein-Lösung *R* 1 und etwa 1 ml verdünnte Salzsäure *R* zugesetzt, so daß die Lösung farblos ist. Die Mischung wird filtriert. Das Filtrat wird mit einer frisch hergestellten Mischung von 0,1 ml Alizarin-S-Lösung *R* und 0,1 ml Zirconiumnitrat-Lösung *R* versetzt. Nach dem Mischen wird 5 min lang stehengelassen und die Färbung mit der einer unter gleichen Bedingungen hergestellten Blindlösung verglichen. Die Lösung ist gelb, die Blindlösung rot gefärbt.

D. Werden etwa 20 mg Substanz mit 0,2 ml Schwefelsäure *R* versetzt, entsteht im ultravioletten Licht bei 365 nm betrachtet eine blaue Fluoreszenz.

E. Die Substanz gibt die Identitätsreaktion b auf Chlorid (2.3.1).

Prüfung auf Reinheit

Prüflösung: 2,50 g Substanz werden in Methanol *R* zu 50,0 ml gelöst.

Aussehen der Lösung: Die Prüflösung muß klar (2.2.1) und darf nicht stärker gefärbt sein als die Farbvergleichslösung BG_7 (2.2.2, Methode I).

Optische Drehung (2.2.7): Der Drehungswinkel, an der Prüflösung bestimmt, muß zwischen –0,2 und +0,2° liegen.

Verwandte Substanzen: Die Prüfung erfolgt mit Hilfe der Flüssigchromatographie (2.2.29).

Untersuchungslösung: 0,10 g Substanz werden in der mobilen Phase zu 25,0 ml gelöst.

Referenzlösung a: 1,0 ml Untersuchungslösung wird mit der mobilen Phase zu 50,0 ml verdünnt. 1,0 ml dieser Lösung wird mit der mobilen Phase zu 20,0 ml verdünnt.

Referenzlösung b: 8 mg Mefloquinhydrochlorid *CRS* und 8 mg Chinidinsulfat *R* werden in der mobilen Phase zu 50,0 ml gelöst. 5,0 ml Lösung werden mit der mobilen Phase zu 100,0 ml verdünnt.

Die Chromatographie kann durchgeführt werden mit

- einer Vorsäule aus rostfreiem Stahl von 0,025 m Länge und 4 mm innerem Durchmesser und einer Säule aus rostfreiem Stahl von 0,25 m Länge und 4 mm innerem Durchmesser, beide gepackt mit nachsilanisiertem, octadecylsilyliertem Kieselgel zur Chromatographie *R* (5 µm)
- mit einer Mischung von 200 Volumteilen Methanol *R*, 400 Volumteilen einer Lösung von Natriumhydrogensulfat *R* (1,5 g · l^{-1}) und 400 Volumteilen Acetonitril *R*, in der 1 g Tetraheptylammoniumbromid *R* gelöst ist, als mobile Phase bei einer Durchflußrate von 0,8 ml je Minute
- einem Spektrometer als Detektor bei einer Wellenlänge von 280 nm.

Die Säule wird etwa 30 min lang mit der mobilen Phase bei einer Durchflußrate von 2 ml je Minute äquilibriert.

20 µl Referenzlösung a werden eingespritzt. Die Empfindlichkeit des Systems wird so eingestellt, daß die Höhe des Hauptpeaks im Chromatogramm mindestens 50 Prozent des maximalen Ausschlags beträgt.

20 µl Referenzlösung b werden eingespritzt. Werden die Chromatogramme unter den vorgeschriebenen Bedingungen aufgezeichnet, betragen die Retentionszeiten für Chinidin etwa 2 min, für Mefloquin etwa 4 min, für Verunreinigung B etwa 15 min und für Verunreinigung A etwa 36 min.

Die Prüfung darf nur ausgewertet werden, wenn im Chromatogramm der Referenzlösung b die Auflösung zwischen den Peaks von Chinidin und Mefloquin mindestens 8,5 beträgt.

Je 20 µl Untersuchungslösung und Referenzlösung a werden eingespritzt. Die Chromatographie erfolgt über eine Dauer, die der 10fachen Retentionszeit des Hauptpeaks im Chromatogramm der Untersuchungslösung entspricht. Im Chromatogramm der Untersuchungslösung darf die Fläche eines Peaks mit einer relativen Retention von etwa 0,7, bezogen auf Mefloquin, nicht größer sein als das 2fache der Fläche des Hauptpeaks im Chromatogramm der Referenzlösung a (0,2 Prozent), und keine weitere Peakfläche darf größer sein als die Fläche des Hauptpeaks im Chromatogramm der Referenzlösung a (0,1 Prozent). Die Summe aller Peakflächen, mit Ausnahme der des Hauptpeaks, darf nicht größer sein als das 5fache der Fläche des Hauptpeaks im Chromatogramm der Referenzlösung a (0,5 Prozent). Peaks, deren Fläche kleiner ist als das 0,2fache der Fläche des Hauptpeaks im Chromatogramm der Referenzlösung a, werden nicht berücksichtigt (0,02 Prozent).

Schwermetalle (2.4.8): 1,0 g Substanz muß der Grenzprüfung C auf Schwermetalle entsprechen (20 ppm). Zur Herstellung der Referenzlösung werden 2 ml Blei-Lösung (10 ppm Pb) *R* verwendet.

Wasser (2.5.12): Höchstens 3,0 Prozent, mit 1,000 g Substanz nach der Karl-Fischer-Methode bestimmt.

Sulfatasche (2.4.14): Höchstens 0,1 Prozent, mit 1,0 g Substanz bestimmt.

Gehaltsbestimmung

0,350 g Substanz, in 15 ml wasserfreier Ameisensäure *R* gelöst, werden nach Zusatz von 40 ml Acetanhydrid *R* mit Perchlorsäure (0,1 mol · l^{-1}) titriert. Der Endpunkt wird mit Hilfe der Potentiometrie (2.2.20) bestimmt.

1 ml Perchlorsäure (0,1 mol · l^{-1}) entspricht 41,48 mg $C_{17}H_{17}ClF_6N_2O$.

Lagerung

Gut verschlossen, vor Licht geschützt.

Verunreinigungen

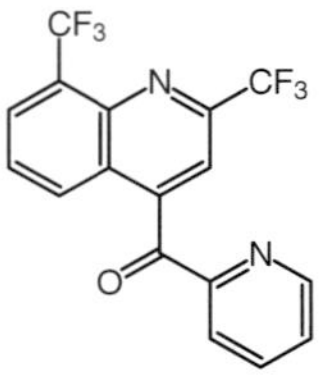

A. [2,8-Bis(trifluormethyl)chinolin-4-yl](pyridin-2-yl)methanon

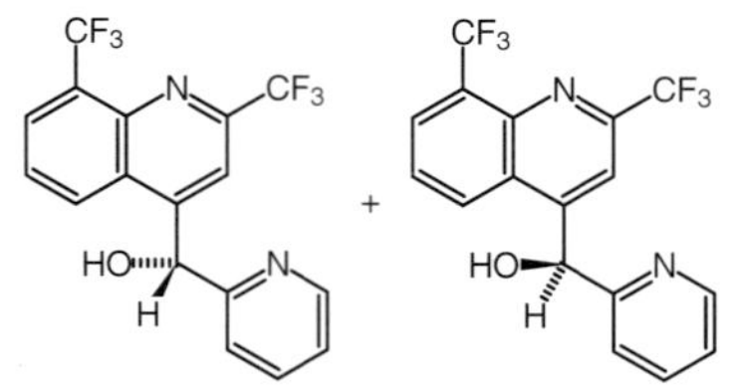

B. (*RS*)-[2,8-Bis(trifluormethyl)chinolin-4-yl](pyridin-2-yl)methanol

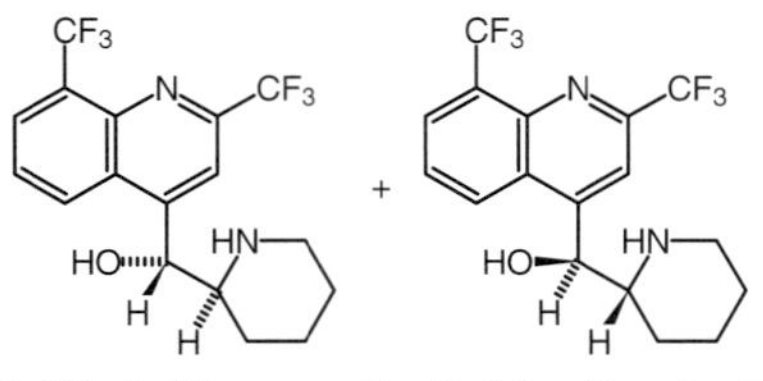

C. (*RS*)-[2,8-Bis(trifluormethyl)chinolin-4-yl][(2*RS*)-piperidin-2-yl]methanol.

2000, 1447

Melissenblätter

Melissae folium

Definition

Melissenblätter bestehen aus den getrockneten Laubblättern von *Melissa officinalis* L. Sie enthalten mindestens 4,0 Prozent Hydroxyzimtsäure-Derivate, berechnet als Rosmarinsäure ($C_{18}H_{16}O_8$, M_r 360,3) und bezogen auf die getrocknete Droge.

Eigenschaften

Melissenblätter haben einen zitronenartigen Geruch.

Die Droge weist die unter „Prüfung auf Identität, A und B" beschriebenen makroskopischen und mikroskopischen Merkmale auf.

Prüfung auf Identität

A. Die Droge ist mehr oder weniger lang gestielt. Die Blattspreite ist oval, herzförmig, bis 8 cm lang und 5 cm breit, dünn und zeigt an der Unterseite eine deutlich sichtbare, hervortretende, netzartige Nervatur; der Blattrand ist grob gezähnt oder gekerbt, die Blattoberseite kräftig grün, die Unterseite heller gefärbt.

B. Die Droge wird pulverisiert (355). Das Pulver ist grünlich. Die Prüfung erfolgt unter dem Mikroskop, wobei Chloralhydrat-Lösung *R* verwendet wird. Das Pulver zeigt Bruchstücke der Blattepidermis mit welligen Wänden; kurze, gerade, einzellige, kegelförmige Deckhaare mit feingestreifter Kutikula; mehrzellige, einreihige Deckhaare mit spitzem Ende und einer dicken, warzigen Kutikula; achtzellige Drüsenhaare vom Laminaceen-Typ; Drüsenhaare mit ein- bis dreizelligem Stiel und einzelligem, seltener zweizelligem Köpfchen; nur auf der Blattunterseite Spaltöffnungen vom diacytischen Typ (2.8.3).

C. Die Prüfung erfolgt mit Hilfe der Dünnschichtchromatographie (2.2.27) unter Verwendung einer DC-Platte mit Kieselgel *R*.

Untersuchungslösung: 2,0 g pulverisierte Droge (355) und 100 ml Wasser *R* werden in einen 250-ml-Rundkolben gegeben. Unter Verwendung der Apparatur zur Gehaltsbestimmung des ätherischen Öls in Drogen (2.8.12) und nach Zusatz von 0,5 ml Xylol *R* in das Meßrohr wird 1 h lang destilliert. Nach der Destillation wird die organische Phase in einen 1-ml-Meßkolben überführt, das Meßrohr mit einer kleinen Menge Xylol *R* gespült und der Inhalt des Kolbens mit Xylol *R* zu 1,0 ml verdünnt.

Referenzlösung: 1,0 µl Citronellal *R* und 10,0 µl Citral *R* werden in 25 ml Xylol *R* gelöst.

Auf die Platte werden 10 µl Referenzlösung und 20 µl Untersuchungslösung bandförmig aufgetragen. Die Chromatographie erfolgt mit einer Mischung von 10 Volumteilen Ethylacetat *R* und 90 Volumteilen Hexan *R* über eine Laufstrecke von 15 cm. Die Platte wird an der Luft trocknen gelassen, mit Anisaldehyd-Reagenz *R* besprüht, 10 bis 15 min lang bei 100 bis 105 °C erhitzt und im Tageslicht ausgewertet. Das Chromatogramm der Referenzlösung zeigt im unteren Drittel eine grauviolette bis bläulichviolette Doppelzone (Citral) und darüber eine graue bis grauviolette Zone (Citronellal). Das Chromatogramm der Untersuchungslösung zeigt Zonen, die denen im Chromatogramm der Referenzlösung in bezug auf Lage und Farbe ähnlich sind, und zwischen diesen Zonen eine rötlichviolette Zone (Epoxycaryophyllen). Weitere Zonen können vorhanden sein.

Prüfung auf Reinheit

Fremde Bestandteile (2.8.2): Höchstens 10 Prozent Stengelanteile, deren Durchmesser größer als 1 mm ist und höchstens 2 Prozent andere fremde Bestandteile, mit 20 g Droge bestimmt.

Trocknungsverlust (2.2.32): Höchstens 10,0 Prozent, mit 1,000 g pulverisierter Droge (355) durch 2 h langes Trocknen im Trockenschrank bei 100 bis 105 °C bestimmt.

Asche (2.4.16): Höchstens 12,0 Prozent.

Gehaltsbestimmung

Stammlösung: 0,200 g pulverisierte Droge (355) werden mit 190 ml Ethanol 50 % *R* übergossen. Die Mischung wird 30 min lang im Wasserbad unter Rückflußkühlung erhitzt. Nach dem Erkalten wird filtriert und das Filter mit 10 ml Ethanol 50 % *R* gewaschen. Filtrat und Waschflüssigkeit werden in einem Meßkolben vereinigt und mit Ethanol 50 % *R* zu 200,0 ml verdünnt.

Untersuchungslösung: 1,0 ml Stammlösung wird in einem Meßkolben mit 2 ml Salzsäure (0,5 mol · l^{-1}), 2 ml einer Lösung, die durch Lösen von 10 g Natriumnitrit *R* und 10 g Natriummolybdat *R* in 100 ml Wasser *R* erhalten worden ist, sowie mit 2 ml verdünnter Natriumhydroxid-Lösung *R* versetzt und mit Wasser *R* zu 10,0 ml verdünnt.

Kompensationsflüssigkeit: In einem Meßkolben wird 1,0 ml Stammlösung mit 2 ml Salzsäure (0,5 mol · l^{-1}) und 2 ml verdünnter Natriumhydroxid-Lösung *R* versetzt und mit Wasser *R* zu 10,0 ml verdünnt.

Die Absorption (2.2.25) der Untersuchungslösung wird umgehend bei 505 nm gegen die Kompensationsflüssigkeit gemessen.

Der Prozentgehalt an Hydroxyzimtsäure-Derivaten, berechnet als Rosmarinsäure, errechnet sich nach der Formel

$$\frac{A \cdot 5}{m}$$

wobei eine spezifische Absorption der Rosmarinsäure $A_{1\,cm}^{1\%} = 400$ bei 505 nm zugrunde gelegt wird.

A = gemessene Absorption der Untersuchungslösung bei 505 nm

m = Einwaage der Droge in Gramm.

Lagerung

Gut verschlossen, vor Licht geschützt.

M

Monographien

1998, 1242

Mepivacainhydrochlorid

Mepivacaini hydrochloridum

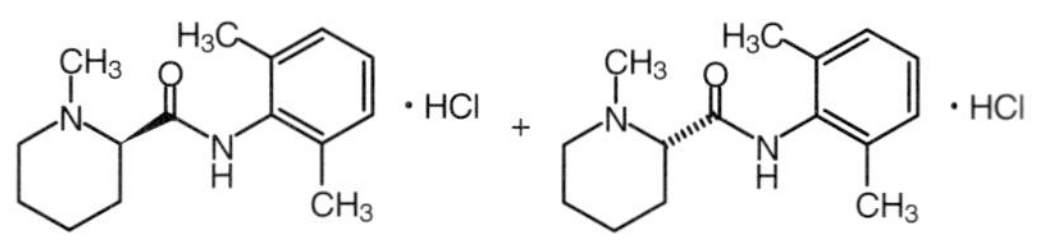

$C_{15}H_{23}ClN_2O$ M_r 282,8

Definition

Mepivacainhydrochlorid enthält mindestens 98,5 und höchstens 101,0 Prozent (*RS*)-*N*-(2,6-Dimethylphenyl)-1-methylpiperidin-2-carboxamid-hydrochlorid, berechnet auf die getrocknete Substanz.

Eigenschaften

Weißes, kristallines Pulver; leicht löslich in Wasser und Ethanol, sehr schwer löslich in Dichlormethan.

Die Substanz schmilzt bei etwa 260 °C unter Zersetzung.

Prüfung auf Identität

1: A, B, D.
2: B, C, D.

A. Die Prüfung erfolgt mit Hilfe der IR-Spektroskopie (2.2.24) durch Vergleich des Spektrums der Substanz mit dem von Mepivacainhydrochlorid *CRS*. Die Prüfung erfolgt mit Hilfe von Preßlingen.

B. Die Prüfung erfolgt mit Hilfe der Dünnschichtchromatographie (2.2.27) unter Verwendung einer Schicht eines geeigneten Kieselgels, das einen Fluoreszenzindikator mit intensivster Anregung der Fluoreszenz bei 254 nm enthält.

Untersuchungslösung: 20 mg Substanz werden in Ethanol 96 % *R* zu 5 ml gelöst.

Referenzlösung a: 20 mg Mepivacainhydrochlorid *CRS* werden in Ethanol 96 % *R* zu 5 ml gelöst.

Referenzlösung b: 20 mg Mepivacainhydrochlorid *CRS* und 20 mg Lidocainhydrochlorid *CRS* werden in Ethanol 96 % *R* zu 5 ml gelöst.

Auf die Platte werden 10 µl jeder Lösung aufgetragen. Die Chromatographie erfolgt mit einer Mischung von 1 Volumteil konzentrierter Ammoniak-Lösung *R*, 5 Volumteilen Methanol *R* und 100 Volumteilen Ether *R* über eine Laufstrecke von 12 cm. Die Platte wird an der Luft trocknen gelassen und anschließend im ultravioletten Licht bei 254 nm ausgewertet. Der Hauptfleck im Chromatogramm der Untersuchungslösung entspricht in bezug auf Lage und Größe dem Hauptfleck im Chromatogramm der Referenzlösung a. Die Prüfung darf nur ausgewertet werden, wenn das Chromatogramm der Referenzlösung b deutlich voneinander getrennt 2 Flecke zeigt.

C. 5 ml Prüflösung (siehe „Prüfung auf Reinheit") werden nach Zusatz von 1 ml verdünnter Natriumhydroxid-Lösung *R* 2mal mit je 10 ml Ether *R* ausgeschüttelt. Die vereinigten oberen Phasen werden über wasserfreiem Natriumsulfat *R* getrocknet und anschließend filtriert. Der Ether wird auf dem Wasserbad abgedampft und der Rückstand 2 h lang bei 100 bis 105 °C getrocknet. Der Rückstand schmilzt (2.2.14) zwischen 151 und 155 °C.

D. Die Substanz gibt die Identitätsreaktion a auf Chlorid (2.3.1).

Prüfung auf Reinheit

Prüflösung: 1,5 g Substanz werden in kohlendioxidfreiem Wasser *R* zu 30 ml gelöst.

Aussehen der Lösung: Die Prüflösung muß klar (2.2.1) und darf nicht stärker gefärbt sein als die Farbvergleichslösung B_7 (2.2.2, Methode II).

***p*H-Wert** (2.2.3): 2 ml Prüflösung werden mit kohlendioxidfreiem Wasser *R* zu 5 ml verdünnt. Der *p*H-Wert dieser Lösung muß zwischen 4,0 und 5,0 liegen.

Optische Drehung (2.2.7): Der Drehungswinkel, an der Prüflösung bestimmt, muß zwischen −0,10 und +0,10° liegen.

Verwandte Substanzen: Die Prüfung erfolgt mit Hilfe der Flüssigchromatographie (2.2.29).

Untersuchungslösung: 20,0 mg Substanz werden in der mobilen Phase zu 10,0 ml gelöst.

Referenzlösung a: 20,0 mg Substanz und 30,0 mg Mepivacain-Verunreinigung B *CRS* werden in der mobilen Phase zu 100,0 ml gelöst. 1,0 ml Lösung wird mit der mobilen Phase zu 100,0 ml verdünnt.

Referenzlösung b: 1,0 ml Untersuchungslösung wird mit der mobilen Phase zu 100,0 ml verdünnt. 1,0 ml dieser Lösung wird mit der mobilen Phase zu 10,0 ml verdünnt.

Die Chromatographie kann durchgeführt werden mit

- einer Säule aus rostfreiem Stahl von 0,125 m Länge und 4,6 mm innerem Durchmesser, gepackt mit desaktiviertem, octadecylsilyliertem Kieselgel zur Chromatographie *R* (5 µm)
- einer Mischung von 35 Volumteilen Acetonitril *R* und 65 Volumteilen Phosphorsäure (0,02 mol · l^{-1}), die zuvor mit konzentrierter Natriumhydroxid-Lösung *R* auf einen *p*H-Wert von 7,6 eingestellt wurde, als mobile Phase bei einer Durchflußrate von 1 ml je Minute
- einem Spektrometer als Detektor bei einer Wellenlänge von 220 nm.

20 µl Referenzlösung a werden eingespritzt. Die Empfindlichkeit des Systems wird so eingestellt, daß die Höhe der beiden Hauptpeaks im Chromatogramm mindestens 20 Prozent des maximalen Ausschlags beträgt. Die Prüfung darf nur ausgewertet werden, wenn die Auflösung zwischen den Peaks der Mepivacain-Verunreinigung B und von Mepivacain mindestens 2,5 beträgt.

Je 20 µl Untersuchungslösung und Referenzlösung b werden eingespritzt. Die Chromatographie der Untersuchungslösung erfolgt über eine Dauer, die der 3fachen Retentionszeit von Mepivacain entspricht. Im Chromatogramm der Untersuchungslösung darf keine Peakfläche, mit Ausnahme der des Hauptpeaks, größer sein als das 2fache der Fläche des Hauptpeaks im Chromatogramm der Referenzlösung b (0,2 Prozent), und höchstens eine dieser Peakflächen darf größer sein als die Fläche des Hauptpeaks im Chromatogramm der Referenzlösung b (0,1 Prozent). Im Chromatogramm der Untersuchungslösung darf die Summe aller Peakflächen, mit Ausnahme der des Hauptpeaks, nicht größer sein als das 5fache der Fläche des Hauptpeaks im Chromatogramm der Referenzlösung b (0,5 Prozent). Peaks, deren Fläche kleiner ist als das 0,2fache der Fläche des Hauptpeaks im Chromatogramm der Referenzlösung b, werden nicht berücksichtigt.

2,6-Dimethylanilin: 0,50 g Substanz werden in Methanol *R* zu 10 ml gelöst. 2 ml Lösung werden mit 1 ml einer frisch hergestellten Lösung von Dimethylaminobenzaldehyd *R* (10 g · l^{-1}) in Methanol *R* und 2 ml Essigsäure 98 % *R* versetzt und 10 min lang stehengelassen. Die Lösung darf nicht stärker gelb gefärbt sein als eine gleichzeitig und unter gleichen Bedingungen hergestellte Referenzlösung. Hierzu werden 2 ml einer Lösung von 2,6-Dimethylanilin *R* (5 mg · l^{-1}) in Methanol *R* verwendet (100 ppm).

Schwermetalle (2.4.8): 1,0 g Substanz wird in Wasser *R* zu 25 ml gelöst. Die Lösung wird vorfiltriert. 10 ml Filtrat müssen der Grenzprüfung E auf Schwermetalle entsprechen (5 ppm). Zur Herstellung der Referenzlösung werden 2 ml Blei-Lösung (1 ppm Pb) *R* verwendet.

Trocknungsverlust (2.2.32): Höchstens 1,0 Prozent, mit 1,000 g Substanz durch Trocknen im Trockenschrank bei 100 bis 105 °C bestimmt.

Sulfatasche (2.4.14): Höchstens 0,1 Prozent, mit 1,0 g Substanz bestimmt.

Gehaltsbestimmung

0,250 g Substanz, in einer Mischung von 5,0 ml Salzsäure (0,01 mol · l^{-1}) und 50 ml Ethanol 96 % *R* gelöst, werden mit Natriumhydroxid-Lösung (0,1 mol · l^{-1}) titriert. Das zwischen den beiden mit Hilfe der Potentiometrie ermittelten Wendepunkten (2.2.20) zugesetzte Volumen wird abgelesen.

1 ml Natriumhydroxid-Lösung (0,1 mol · l^{-1}) entspricht 28,28 mg $C_{15}H_{23}ClN_2O$.

Lagerung

Gut verschlossen.

Verunreinigungen

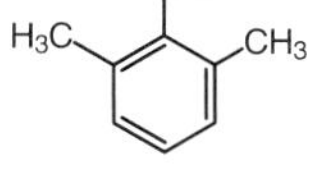

A. 2,6-Dimethylanilin
(2,6-Dimethylbenzolamin)

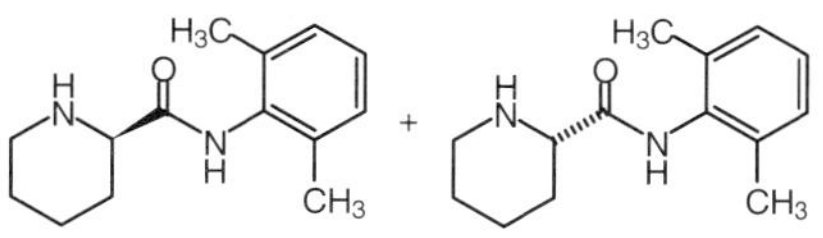

B. (*RS*)-*N*-(2,6-Dimethylphenyl)piperidin-2-carboxamid

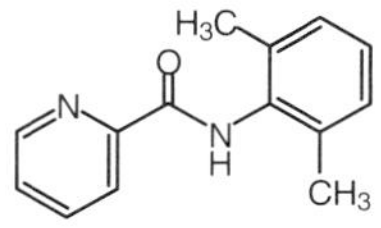

C. *N*-(2,6-Dimethylphenyl)pyridin-2-carboxamid

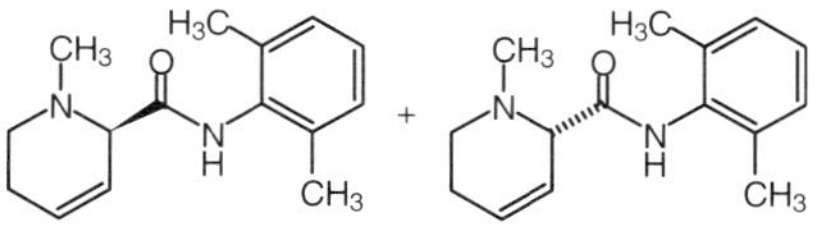

D. (*RS*)-*N*-(2,6-Dimethylphenyl)-1-methyl-1,2,5,6-tetrahydropyridin-2-carboxamid

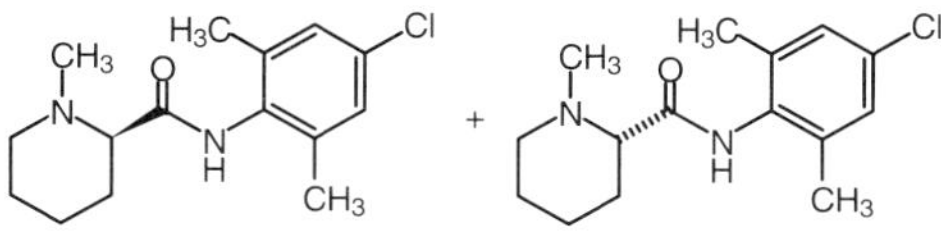

E. (*RS*)-*N*-(4-Chlor-2,6-dimethylphenyl)-1-methylpiperidin-2-carboxamid.

2000, 1346

Metamizol-Natrium

Metamizolum natricum

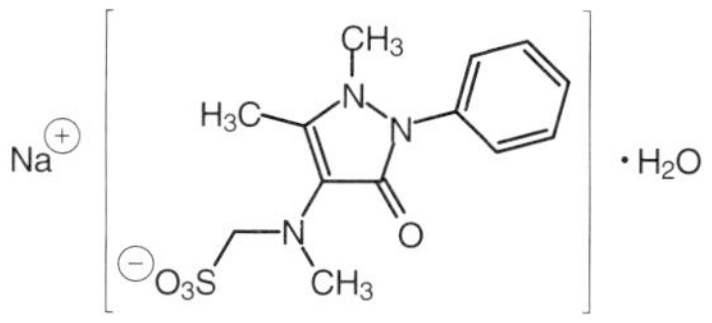

$C_{13}H_{16}N_3NaO_4S \cdot H_2O$ M_r 351,4

Definition

Metamizol-Natrium enthält mindestens 99,0 und höchstens 100,5 Prozent [(1,5-Dimethyl-3-oxo-2-phenyl-2,3-dihydro-1*H*-pyrazol-4-yl)-*N*-methylamino]methansulfonsäure, Natriumsalz, berechnet auf die getrocknete Substanz.

Eigenschaften

Weißes bis fast weißes, kristallines Pulver; sehr leicht löslich in Wasser, löslich in Ethanol.

Prüfung auf Identität

1: A, D.
2: B, C, D.

A. Die Prüfung erfolgt mit Hilfe der IR-Spektroskopie (2.2.24) durch Vergleich des Spektrums der Substanz mit dem von Metamizol-Natrium *CRS*.

B. Die Lösung von 50 mg Substanz in 1 ml Wasserstoffperoxid-Lösung 30 % *R* färbt sich zunächst blau und nach schnellem Verblassen innerhalb weniger Minuten intensiv rot.

C. 0,10 g Substanz werden in einem Reagenzglas mit einigen Glasperlen in 1,5 ml Wasser *R* gelöst. Nach Zusatz von 1,5 ml verdünnter Salzsäure *R* wird ein Filterpapier, das mit einer Lösung von 20 mg Kaliumiodat *R* in 2 ml Stärke-Lösung *R* befeuchtet wurde, auf die Öffnung des Reagenzglases gelegt. Bei Erwärmen der Lösung färbt das dabei entstehende Schwefeldioxid das Filterpapier blau. Nach weiterem, 1 min langem Erwärmen wird ein Glasstab mit einem Tropfen einer Lösung von Chromotropsäure-Natrium *R* ($10\ g \cdot l^{-1}$) in Schwefelsäure *R* in die Öffnung des Reagenzglases gehalten. Innerhalb von 10 min färbt sich der Tropfen blauviolett.

D. 0,5 ml Prüflösung (siehe „Prüfung auf Reinheit") geben die Identitätsreaktion a auf Natrium (2.3.1).

Prüfung auf Reinheit

Prüflösung: 2,0 g Substanz werden in kohlendioxidfreiem Wasser *R* zu 40 ml gelöst.

Aussehen der Lösung: Die Prüflösung muß klar (2.2.1) und darf unmittelbar nach der Herstellung nicht stärker gefärbt sein als die Farbvergleichslösung BG_6 (2.2.2, Methode I).

Sauer oder alkalisch reagierende Substanzen: Werden 5 ml Prüflösung mit 0,1 ml Phenolphthalein-Lösung *R* 1 versetzt, ist die Lösung farblos. Bis zum Umschlag nach Rosa dürfen höchstens 0,1 ml Natriumhydroxid-Lösung ($0{,}02\ mol \cdot l^{-1}$) verbraucht werden.

Verwandte Substanzen: Die Prüfung erfolgt mit Hilfe der Flüssigchromatographie (2.2.29).

Die Lösungen müssen unmittelbar vor Gebrauch hergestellt werden.

Untersuchungslösung: 50,0 mg Substanz werden in Methanol *R* zu 10,0 ml gelöst.

Referenzlösung a: 10,0 mg Metamizol-Verunreinigung A *CRS* werden in Methanol *R* zu 20,0 ml gelöst.

Referenzlösung b: 1,0 ml Referenzlösung a wird mit Methanol *R* zu 20,0 ml verdünnt.

Referenzlösung c: 40 mg Metamizol-Natrium *CRS* werden in Methanol *R* zu 20,0 ml gelöst.

Referenzlösung d: 10 ml Referenzlösung c werden 10 min lang zum Rückfluß erhitzt. Nach dem Erkalten wird mit Methanol *R* zu 20,0 ml verdünnt.

Referenzlösung e: 6 ml Referenzlösung a werden mit 1 ml Referenzlösung c versetzt.

Die Chromatographie kann durchgeführt werden mit

- einer Säule aus rostfreiem Stahl von 0,25 m Länge und 4,6 mm innerem Durchmesser, gepackt mit desaktiviertem, octadecylsilyliertem Kieselgel zur Chromatographie *R* (5 µm)
- einer Mischung von 28 Volumteilen Methanol *R* und 72 Volumteilen einer Pufferlösung, hergestellt aus 1000 Volumteilen einer Lösung von Natriumdihydrogenphosphat *R* ($6{,}0\ g \cdot l^{-1}$) und 1 Volumteil Triethylamin *R* und mit konzentrierter Natriumhydroxid-Lösung *R* auf einen *p*H-Wert von 7,0 eingestellt, als mobile Phase bei einer Durchflußrate von 1,0 ml je Minute
- einem Spektrometer als Detektor bei einer Wellenlänge von 254 nm.

Werden die Chromatogramme unter den vorgeschriebenen Bedingungen aufgezeichnet, werden die Substanzen in folgender Reihenfolge eluiert: Verunreinigung A, Metamizol, Verunreinigung B, Verunreinigung C und Verunreinigung D.

10 µl Referenzlösung b werden eingespritzt. Die Empfindlichkeit des Systems wird so eingestellt, daß die Höhe des Hauptpeaks im Chromatogramm mindestens 50 Prozent des maximalen Ausschlags beträgt.

10 µl Referenzlösung d werden eingespritzt. Das Chromatogramm zeigt 2 Hauptpeaks, die dem Metamizol und der Verunreinigung C entsprechen.

10 µl Referenzlösung e werden eingespritzt. Die Prüfung darf nur ausgewertet werden, wenn im Chromatogramm die Auflösung zwischen den Peaks von Verunreinigung A und Metamizol mindestens 2,5 beträgt.

Je 10 µl Untersuchungslösung und Referenzlösung b werden eingespritzt. Die Chromatographie erfolgt über eine Dauer, die der 3,5fachen Retentionszeit von Metamizol entspricht. Im Chromatogramm der Untersuchungslösung darf eine der Verunreinigung C entsprechende Peakfläche nicht größer sein als die des Hauptpeaks im Chromatogramm der Referenzlösung b (0,5 Prozent). Im Chromatogramm der Untersuchungslösung darf keine Peakfläche, mit Ausnahme der des Hauptpeaks und der der Verunreinigung C, größer sein als das 0,4fache der Fläche des Hauptpeaks im Chromatogramm der Referenzlösung b (0,2 Prozent). Im Chromatogramm der Untersuchungslösung darf die Summe aller Peakflächen, mit Ausnahme der des Hauptpeaks, nicht größer sein als die Fläche des Hauptpeaks im Chromatogramm der Referenzlösung b (0,5 Prozent). Peaks, deren Fläche kleiner ist als das 0,05fache der Fläche des Hauptpeaks im Chromatogramm der Referenzlösung b, werden nicht berücksichtigt.

Sulfat (2.4.13): 0,150 g Substanz, in destilliertem Wasser *R* zu 15 ml gelöst, müssen der Grenzprüfung auf Sulfat entsprechen (0,1 Prozent).

Schwermetalle (2.4.8): 2,0 g Substanz werden in Wasser *R* zu 20 ml gelöst. 12 ml der frisch hergestellten Lösung müssen der Grenzprüfung A auf Schwermetalle entsprechen (20 ppm). Zur Herstellung der Referenzlösung wird die Blei-Lösung (2 ppm Pb) *R* verwendet.

Trocknungsverlust (2.2.32): 4,9 bis 5,3 Prozent, mit 1,000 g Substanz durch Trocknen im Trockenschrank bei 100 bis 105 °C bestimmt.

Gehaltsbestimmung

0,200 g Substanz, in 10 ml einer in einer Eis-Wasser-Mischung gekühlten Salzsäure ($0{,}01\ mol \cdot l^{-1}$) gelöst, werden sofort tropfenweise mit Iod-Lösung (0,05 mol · l^{-1}) titriert. Vor jedem weiteren Zusatz von Iod-Lösung (0,05 mol · l^{-1}) wird der entstandene Niederschlag durch Schütteln gelöst. Gegen Ende der Titration werden 2 ml Stärke-Lösung *R* zugesetzt und bis zur mindestens 2 min lang bestehenbleibenden Blaufärbung titriert. Während der Titration darf die Temperatur der Lösung 10 °C nicht übersteigen.

1 ml Iod-Lösung (0,05 mol · l^{-1}) entspricht 16,67 mg $C_{13}H_{16}N_3NaO_4S$.

Lagerung

Vor Licht geschützt.

Verunreinigungen

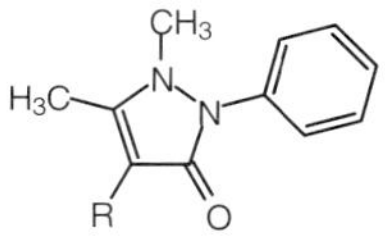

A. R = NHCHO:
4-Formylamino-1,5-dimethyl-2-phenyl-1,2-dihydro-3*H*-pyrazol-3-on

B. R = NH_2:
4-Amino-1,5-dimethyl-2-phenyl-1,2-dihydro-3*H*-pyrazol-3-on

C. R = $NHCH_3$:
4-Methylamino-1,5-dimethyl-2-phenyl-1,2-dihydro-3*H*-pyrazol-3-on

D. R = $N(CH_3)_2$:
4-Dimethylamino-1,5-dimethyl-2-phenyl-1,2-dihydro-3*H*-pyrazol-3-on.

1998, 931

Metforminhydrochlorid

Metformini hydrochloridum

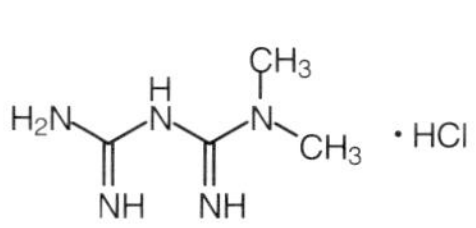

$C_4H_{12}ClN_5$ M_r 165,6

Definition

Metforminhydrochlorid enthält mindestens 98,5 und höchstens 101,0 Prozent 1,1-Dimethylbiguanid-hydrochlorid, berechnet auf die getrocknete Substanz.

Eigenschaften

Weiße Kristalle; leicht löslich in Wasser, schwer löslich in Ethanol, praktisch unlöslich in Aceton und Dichlormethan.

Prüfung auf Identität

1: B, E.
2: A, C, D, E.

A. Schmelztemperatur (2.2.14): 222 bis 226 °C.

B. Die Prüfung erfolgt mit Hilfe der IR-Spektroskopie (2.2.24) durch Vergleich des Spektrums der Substanz mit dem von Metforminhydrochlorid *CRS*. Die Prüfung erfolgt mit Hilfe von Preßlingen unter Verwendung von Kaliumchlorid *R*.

C. Die Prüfung erfolgt mit Hilfe der Dünnschichtchromatographie (2.2.27) unter Verwendung einer Schicht von Kieselgel G *R*.

Untersuchungslösung: 20 mg Substanz werden in Wasser *R* zu 5 ml gelöst.

Referenzlösung: 20 mg Metforminhydrochlorid *CRS* werden in Wasser *R* zu 5 ml gelöst.

Auf die Platte werden 5 µl jeder Lösung aufgetragen. Die Chromatographie erfolgt mit einer Mischung von 10 Volumteilen Essigsäure 98 % *R*, 40 Volumteilen 1-Butanol *R* und 50 Volumteilen Wasser *R* über eine Laufstrecke von 15 cm. Die Platte wird 15 min lang bei 100 bis 105 °C getrocknet und mit einer 20 min vor Gebrauch hergestellten Mischung gleicher Volumteile einer Lösung von Natriumpentacyanonitrosylferrat *R* (100 g · l^{-1}), einer Lösung von Kaliumhexacyanoferrat(III) *R* (100 g·l^{-1}) und einer Lösung von Natriumhydroxid *R* (100 g · l^{-1}) besprüht. Der Hauptfleck im Chromatogramm der Untersuchungslösung entspricht in bezug auf Lage, Farbe und Größe dem Hauptfleck im Chromatogramm der Referenzlösung.

D. Etwa 5 mg Substanz werden in Wasser *R* zu 100 ml gelöst. 2 ml Lösung werden mit 0,25 ml konzentrierter Natriumhydroxid-Lösung *R* und 0,10 ml 1-Naphthol-Lösung *R* versetzt. Nach Schütteln und 15 min langem Stehenlassen in einer Eis-Wasser-Mischung werden 0,5 ml Natriumhypobromit-Lösung *R* zugesetzt. Nach Schütteln entsteht eine Rosafärbung.

E. Die Substanz gibt die Identitätsreaktion a auf Chlorid (2.3.1).

Prüfung auf Reinheit

Prüflösung: 2,0 g Substanz werden in Wasser *R* zu 20 ml gelöst.

Aussehen der Lösung: Die Prüflösung muß klar (2.2.1) und farblos (2.2.2, Methode II) sein.

Verwandte Substanzen: Die Prüfung erfolgt mit Hilfe der Flüssigchromatographie (2.2.29).

Untersuchungslösung: 0,50 g Substanz werden in der mobilen Phase zu 100,0 ml gelöst.

Referenzlösung a: 20,0 mg Cyanguanidin *R* werden in Wasser *R* zu 100,0 ml gelöst. 1,0 ml Lösung wird mit der mobilen Phase zu 200,0 ml verdünnt.

Referenzlösung b: 1,0 ml Untersuchungslösung wird mit der mobilen Phase zu 50,0 ml verdünnt. 1,0 ml dieser Lösung wird mit der mobilen Phase zu 20,0 ml verdünnt.

Referenzlösung c: 10,0 mg Melamin *R* werden in etwa 90 ml Wasser *R* gelöst. Nach Zusatz von 5,0 ml Untersuchungslösung wird mit Wasser *R* zu 100,0 ml verdünnt. 1,0 ml dieser Lösung wird mit der mobilen Phase zu 50,0 ml verdünnt.

Die Chromatographie kann durchgeführt werden mit
- einer Säule aus rostfreiem Stahl von 0,25 m Länge und 4,6 mm innerem Durchmesser, gepackt mit unregelmäßig gekörntem Kieselgel (10 µm), an das Benzolsulfonsäure-Gruppen chemisch gebunden sind, oder einer Säule aus rostfreiem Stahl von 0,11 m Länge und 4,7 mm innerem Durchmesser, gepackt mit regelmäßig gekörntem Kieselgel (5 µm), an das Benzolsulfonsäure-Gruppen chemisch gebunden sind
- einer Lösung von Ammoniumdihydrogenphosphat *R* (17 g · l^{-1}), die mit Phosphorsäure 85 % *R* auf einen *p*H-Wert von 3,0 eingestellt wurde, als mobile Phase bei einer Durchflußrate von 1 ml je Minute
- einem Spektrometer als Detektor bei einer Wellenlänge von 218 nm.

20 µl Referenzlösung a werden eingespritzt. Die Empfindlichkeit des Systems wird so eingestellt, daß die Höhe des Hauptpeaks im Chromatogramm mindestens 50 Prozent des maximalen Ausschlags beträgt.

20 µl Referenzlösung c werden eingespritzt. Die Prüfung darf nur ausgewertet werden, wenn die Auflösung zwischen den Peaks von Melamin und Metforminhydrochlorid mindestens 10 beträgt.

Je 20 µl Untersuchungslösung, Referenzlösung a und Referenzlösung b werden eingespritzt. Die Chromatographie erfolgt über eine Dauer, die der 2fachen Retentionszeit der Substanz entspricht. Im Chromatogramm der Untersuchungslösung darf die dem Cyanguanidin entsprechende Peakfläche nicht größer sein als diejenige im Chromatogramm der Referenzlösung a (0,02 Prozent). Im Chromatogramm der Untersuchungslösung darf keine Peakfläche, mit Ausnahme der des Hauptpeaks und der des Cyanguanidin-Peaks, größer sein als die Fläche des Hauptpeaks im Chromatogramm der Referenzlösung b (0,1 Prozent).

Schwermetalle (2.4.8): 12 ml Prüflösung müssen der Grenzprüfung A auf Schwermetalle entsprechen (10 ppm). Zur Herstellung der Referenzlösung wird die Blei-Lösung (1 ppm Pb) *R* verwendet.

Trocknungsverlust (2.2.32): Höchstens 0,5 Prozent, mit 1,000 g Substanz durch 5 h langes Trocknen im Trockenschrank bei 100 bis 105 °C bestimmt.

Sulfatasche (2.4.14): Höchstens 0,1 Prozent, mit 1,0 g Substanz bestimmt.

Gehaltsbestimmung

Um eine Überhitzung im Reaktionsmedium zu vermeiden, wird während des Titrierens gründlich gemischt und die Titration unmittelbar nach Erreichen des Endpunkts beendet.

60,0 mg Substanz, in 4 ml wasserfreier Ameisensäure *R* gelöst, werden nach Zusatz von 50 ml Acetanhydrid *R* mit Perchlorsäure (0,1 mol · l^{-1}) titriert. Der Endpunkt wird mit Hilfe der Potentiometrie (2.2.20) bestimmt.

1 ml Perchlorsäure (0,1 mol · l^{-1}) entspricht 8,28 mg $C_4H_{12}ClN_5$.

Lagerung

Gut verschlossen.

Verunreinigungen

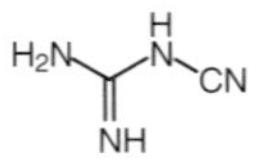

A. Cyanguanidin

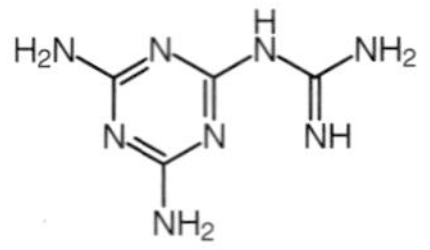

B. (4,6-Diamino-1,3,5-triazin-2-yl)guanidin

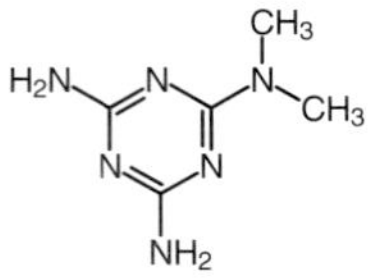

C. *N,N*-Dimethyl-1,3,5-triazin-2,4,6-triamin

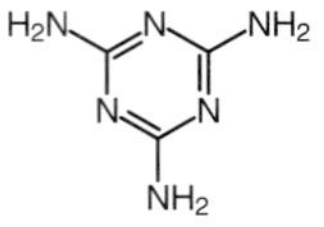

D. 1,3,5-Triazin-2,4,6-triamin (Melamin)

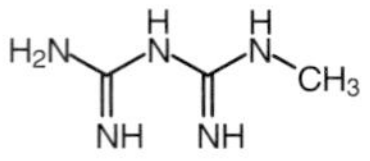

E. 1-Methylbiguanid.

2001, 1128

Methacrylsäure-Ethylacrylat-Copolymer (1:1)

Acidum methacrylicum et ethylis acrylas polymerisatum 1:1

Definition

Methacrylsäure-Ethylacrylat-Copolymer (1:1) ist ein Copolymer von Methacrylsäure und Ethylacrylat, dessen mittlere relative Molekülmasse etwa 250 000 beträgt. Das Verhältnis von Carboxyl-Gruppen zu Ester-Gruppen beträgt etwa 1:1. Die Substanz kann geeignete oberflächenaktive Substanzen wie Natriumdodecylsulfat oder Polysorbat 80 enthalten. Die Substanz enthält mindestens 46,0 und höchstens 50,6 Prozent (*m/m*) Methacrylsäure-Einheiten, berechnet auf die getrocknete Substanz.

Eigenschaften

Weißes, leicht fließendes Pulver; praktisch unlöslich in Wasser, leicht löslich in wasserfreiem Ethanol und 2-Propanol, praktisch unlöslich in Ethylacetat. Die Substanz löst sich leicht in einer Lösung von Natriumhydroxid ($40\ g \cdot l^{-1}$).

Prüfung auf Identität

A. Die Prüfung erfolgt mit Hilfe der IR-Spektroskopie (2.2.24) durch Vergleich des Spektrums der Substanz mit dem Referenzspektrum von Methacrylsäure-Ethylacrylat-Copolymer (1:1) der Ph. Eur.

B. Die Substanz entspricht der „Gehaltsbestimmung".

Prüfung auf Reinheit

Viskosität: In einer Mischung von 7,9 g Wasser *R* und 254,6 g 2-Propanol *R* wird eine 37,5 g getrockneter Substanz entsprechende Menge gelöst. Die Viskosität (2.2.10) wird mit Hilfe eines Rotationsviskosimeters bei einem Schergefälle von $10\ s^{-1}$ bestimmt. Die Viskosität muß zwischen 100 und 200 mPa · s liegen.

Aussehen als Film: Wird 1 ml Lösung, die zur Bestimmung der Viskosität hergestellt wurde, auf eine Glasplatte gegossen und trocknen gelassen, bildet sich ein klarer, spröder Film.

Ethylacrylat, Methacrylsäure: Gesamtgehalt höchstens 0,1 Prozent, mit Hilfe der Flüssigchromatographie (2.2.29) bestimmt.

Blindlösung: 25,0 ml mobile Phase und 50,0 ml Methanol *R* werden gemischt.

Untersuchungslösung: 40 mg Substanz werden in 50,0 ml Methanol *R* gelöst. Die Lösung wird mit 25,0 ml mobiler Phase verdünnt.

Referenzlösung: 10 mg Ethylacrylat *R* und 10 mg Methacrylsäure *R* werden in Methanol *R* zu 50,0 ml gelöst. 0,1 ml Lösung werden mit Methanol *R* zu 50,0 ml verdünnt und mit 25,0 ml mobiler Phase gemischt.

Die Chromatographie kann durchgeführt werden mit

- einer Säule aus rostfreiem Stahl von 0,10 m Länge und 4 mm innerem Durchmesser, gepackt mit octadecylsilyliertem Kieselgel zur Chromatographie *R* (5 µm)
- einer Mischung von 30 Volumteilen Methanol *R* und 70 Volumteilen Phosphat-Pufferlösung *p*H 2,0 *R* als mobile Phase bei einer Durchflußrate von 2,5 ml je Minute
- einem Spektrometer als Detektor bei einer Wellenlänge von 202 nm.

50 µl jeder Lösung werden eingespritzt. Die Prüfung darf nur ausgewertet werden, wenn die Auflösung zwischen dem Ethylacrylat-Peak und dem Methacrylsäure-Peak im Chromatogramm der Referenzlösung mindestens 2,0 beträgt. Die Prüfung darf nicht ausgewertet werden, wenn das Chromatogramm der Blindlösung Peaks mit den gleichen Retentionszeiten wie Ethylacrylat oder Methacrylsäure aufweist.

Der Prozentgehalt an Monomeren wird mit Hilfe der Peakflächen in den Chromatogrammen der Untersuchungslösung und der Referenzlösung sowie aus dem Monomerengehalt der Referenzlösung berechnet.

Trocknungsverlust (2.2.32): Höchstens 5,0 Prozent, mit 1,000 g Substanz durch 6 h langes Trocknen im Trockenschrank bei 100 bis 105 °C bestimmt.

Sulfatasche (2.4.14): Höchstens 0,4 Prozent, mit 1,0 g Substanz bestimmt.

Gehaltsbestimmung

1,000 g Substanz, in einer Mischung von 40 ml Wasser *R* und 60 ml 2-Propanol *R* gelöst, wird nach Zusatz von Phenolphthalein-Lösung *R* langsam und unter Rühren mit Natriumhydroxid-Lösung ($0,5\ mol \cdot l^{-1}$) titriert.

1 ml Natriumhydroxid-Lösung ($0,5\ mol \cdot l^{-1}$) entspricht 43,05 mg $C_4H_6O_2$ (Methacrylsäure-Einheit).

Beschriftung

Die Beschriftung gibt insbesondere, falls zutreffend, Namen und Konzentration der oberflächenaktiven Substanzen an.

2001, 1129

Methacrylsäure-Ethylacrylat-Copolymer-(1:1)-Dispersion 30 %

Acidum methacrylicum et ethylis acrylas polymerisatum 1:1 dispersio 30 per centum

Definition

Methacrylsäure-Ethylacrylat-Copolymer-(1:1)-Dispersion 30 % ist eine wäßrige Dispersion eines Copolymers von Methacrylsäure und Ethylacrylat, dessen mittlere relative Molekülmasse etwa 250 000 beträgt. Das Verhältnis von Carboxyl-Gruppen zu Ester-Gruppen beträgt etwa 1:1. Die Substanz kann geeignete oberflächenaktive Substanzen wie Natriumdodecylsulfat oder Polysorbat 80 enthalten. Die Substanz enthält mindestens 46,0 und höchstens 50,6 Prozent (*m/m*) Methacrylsäure-Einheiten, berechnet auf den Verdampfungsrückstand.

Eigenschaften

Undurchsichtige, weiße, schwach viskose Flüssigkeit; mischbar mit Wasser. Beim Zusatz von Lösungsmitteln wie Aceton, wasserfreiem Ethanol oder 2-Propanol bildet sich ein Niederschlag, der sich im Überschuß des Lösungsmittels auflöst. Die Substanz ist mischbar mit einer Lösung von Natriumhydroxid ($40\ g \cdot l^{-1}$).

Die Substanz ist anfällig für mikrobielle Kontamination.

M

Monographien

Prüfung auf Identität

A. Die Prüfung erfolgt mit Hilfe der IR-Spektroskopie (2.2.24) durch Vergleich des Spektrums der Substanz mit dem Referenzspektrum von Methacrylsäure-Ethylacrylat-Copolymer-(1:1)-Dispersion 30 % der Ph. Eur.

B. Die Substanz entspricht der „Gehaltsbestimmung".

Prüfung auf Reinheit

Viskosität: Die Viskosität (2.2.10) der Substanz wird mit Hilfe eines Rotationsviskosimeters bei einem Schergefälle von 50 s^{-1} bestimmt. Die Viskosität darf höchstens 15 mPa · s betragen.

Aussehen als Film: Wird 1 ml der Substanz auf eine Glasplatte gegossen und trocknen gelassen, bildet sich ein klarer, spröder Film.

Größere Teilchen: 100,0 g Substanz werden durch ein gewogenes Sieb (90) aus rostfreiem Stahl gegeben. Mit Wasser *R* wird so lange gespült, bis die Waschflüssigkeit klar ist. Das Sieb mit Rückstand wird bei 100 bis 105 °C getrocknet. Der Rückstand darf höchstens 1,00 g betragen.

Ethylacrylat, Methacrylsäure: Gesamtgehalt höchstens 0,1 Prozent, berechnet auf den Verdampfungsrückstand. Die Bestimmung erfolgt mit Hilfe der Flüssigchromatographie (2.2.29).

Blindlösung: 25,0 ml mobile Phase und 50,0 ml Methanol *R* werden gemischt.

Untersuchungslösung: 40 mg Substanz werden in 50,0 ml Methanol *R* gelöst. Die Lösung wird mit 25,0 ml mobiler Phase verdünnt.

Referenzlösung: 10 mg Ethylacrylat *R* und 10 mg Methacrylsäure *R* werden in Methanol *R* zu 50,0 ml gelöst. 0,1 ml Lösung werden mit Methanol *R* zu 50,0 ml verdünnt und mit 25,0 ml mobiler Phase gemischt.

Die Chromatographie kann durchgeführt werden mit

- einer Säule aus rostfreiem Stahl von 0,10 m Länge und 4 mm innerem Durchmesser, gepackt mit octadecylsilyliertem Kieselgel zur Chromatographie *R* (5 µm)
- einer Mischung von 30 Volumteilen Methanol *R* und 70 Volumteilen Phosphat-Pufferlösung *p*H 2,0 *R* als mobile Phase bei einer Durchflußrate von 2,5 ml je Minute
- einem Spektrometer als Detektor bei einer Wellenlänge von 202 nm.

50 µl jeder Lösung werden eingespritzt. Die Prüfung darf nur ausgewertet werden, wenn die Auflösung zwischen dem Ethylacrylat-Peak und dem Methacrylsäure-Peak im Chromatogramm der Referenzlösung mindestens 2,0 beträgt. Die Prüfung darf nicht ausgewertet werden, wenn das Chromatogramm der Blindlösung Peaks mit den gleichen Retentionszeiten wie Ethylacrylat oder Methacrylsäure aufweist.

Der Prozentgehalt an Monomeren wird mit Hilfe der Peakflächen in den Chromatogrammen der Untersuchungslösung und der Referenzlösung sowie aus dem Monomerengehalt der Referenzlösung berechnet.

Verdampfungsrückstand: 1,000 g Substanz wird 5 h lang bei 110 °C getrocknet. Der Rückstand muß mindestens 0,285 g und darf höchstens 0,315 g betragen.

Sulfatasche (2.4.14): Höchstens 0,2 Prozent, mit 1,0 g Substanz bestimmt.

Mikrobielle Verunreinigung:
Keimzahl (2.6.12): Höchstens 10^3 koloniebildende, aerobe Einheiten je Gramm Substanz, durch Auszählen auf Agarplatten bestimmt.

Gehaltsbestimmung

1,500 g Substanz, in einer Mischung von 40 ml Wasser *R* und 60 ml 2-Propanol *R* gelöst, werden nach Zusatz von Phenolphthalein-Lösung *R* langsam und unter Rühren mit Natriumhydroxid-Lösung (0,5 mol · l^{-1}) titriert.

1 ml Natriumhydroxid-Lösung (0,5 mol · l^{-1}) entspricht 43,05 mg $C_4H_6O_2$ (Methacrylsäure-Einheit).

Lagerung

Vor Gefrieren geschützt.

Beim Umgang mit der Substanz ist das Risiko einer mikrobiellen Kontamination möglichst gering zu halten.

Beschriftung

Die Beschriftung gibt insbesondere, falls zutreffend, Namen und Konzentration der oberflächenaktiven Substanzen an.

2001, 1127

Methacrylsäure-Methylmethacrylat-Copolymer (1:1)

Acidum methacrylicum et methylis methacrylas polymerisatum 1:1

Definition

Methacrylsäure-Methylmethacrylat-Copolymer (1:1) ist ein Copolymer von Methacrylsäure und Methylmethacrylat, dessen mittlere relative Molekülmasse etwa 135 000 beträgt. Das Verhältnis von Carboxyl-Gruppen zu Ester-Gruppen beträgt etwa 1:1. Die Substanz enthält mindestens 46,0 und höchstens 50,6 Prozent (*m/m*) Methacrylsäure-Einheiten, berechnet auf die getrocknete Substanz.

Eigenschaften

Weißes, leicht fließendes Pulver; praktisch unlöslich in Wasser, leicht löslich in wasserfreiem Ethanol und 2-Propanol, praktisch unlöslich in Ethylacetat. Die Substanz löst sich leicht in einer Lösung von Natriumhydroxid (40 g · l^{-1}).

Prüfung auf Identität

A. Die Prüfung erfolgt mit Hilfe der IR-Spektroskopie (2.2.24) durch Vergleich des Spektrums der Substanz mit dem Referenzspektrum von Methacrylsäure-Methylmethacrylat-Copolymer (1:1) der Ph. Eur.

B. Die Substanz entspricht der „Gehaltsbestimmung".

Prüfung auf Reinheit

Viskosität: In einer Mischung von 7,9 g Wasser *R* und 254,6 g 2-Propanol *R* wird eine 37,5 g getrockneter Substanz entsprechende Menge gelöst. Die Viskosität (2.2.10) wird mit Hilfe eines Rotationsviskosimeters bei einem Schergefälle von 10 s^{-1} bestimmt. Die Viskosität muß zwischen 50 und 200 mPa · s liegen.

Aussehen als Film: Wird 1 ml Lösung, die zur Bestimmung der Viskosität hergestellt wurde, auf eine Glasplatte gegossen und trocknen gelassen, bildet sich ein klarer, spröder Film.

Methylmethacrylat, Methacrylsäure: Gesamtgehalt höchstens 0,1 Prozent, mit Hilfe der Flüssigchromatographie (2.2.29) bestimmt.

Blindlösung: 25,0 ml mobile Phase und 50,0 ml Methanol *R* werden gemischt.

Untersuchungslösung: 40 mg Substanz werden in 50,0 ml Methanol *R* gelöst. Die Lösung wird mit 25,0 ml mobiler Phase verdünnt.

Referenzlösung: 10 mg Methylmethacrylat *R* und 10 mg Methacrylsäure *R* werden in Methanol *R* zu 50,0 ml gelöst. 0,1 ml Lösung werden mit Methanol *R* zu 50,0 ml verdünnt und mit 25,0 ml mobiler Phase gemischt.

Die Chromatographie kann durchgeführt werden mit

- einer Säule aus rostfreiem Stahl von 0,10 m Länge und 4 mm innerem Durchmesser, gepackt mit octadecylsilyliertem Kieselgel zur Chromatographie *R* (5 µm)
- einer Mischung von 30 Volumteilen Methanol *R* und 70 Volumteilen Phosphat-Pufferlösung *p*H 2,0 *R* als mobile Phase bei einer Durchflußrate von 2,5 ml je Minute
- einem Spektrometer als Detektor bei einer Wellenlänge von 202 nm.

50 µl jeder Lösung werden eingespritzt. Die Prüfung darf nur ausgewertet werden, wenn die Auflösung zwischen dem Methylmethacrylat-Peak und dem Methacrylsäure-Peak im Chromatogramm der Referenzlösung mindestens 2,0 beträgt. Die Prüfung darf nicht ausgewertet werden, wenn das Chromatogramm der Blindlösung Peaks mit den gleichen Retentionszeiten wie Methylmethacrylat oder Methacrylsäure aufweist.

Der Prozentgehalt an Monomeren wird mit Hilfe der Peakflächen in den Chromatogrammen der Untersuchungslösung und der Referenzlösung sowie aus dem Monomerengehalt der Referenzlösung berechnet.

Trocknungsverlust (2.2.32): Höchstens 5,0 Prozent, mit 1,000 g Substanz durch 6 h langes Trocknen im Trockenschrank bei 100 bis 105 °C bestimmt.

Sulfatasche (2.4.14): Höchstens 0,1 Prozent, mit 1,0 g Substanz bestimmt.

Gehaltsbestimmung

1,000 g Substanz, in einer Mischung von 40 ml Wasser *R* und 60 ml 2-Propanol *R* gelöst, wird nach Zusatz von Phenolphthalein-Lösung *R* langsam und unter Rühren mit Natriumhydroxid-Lösung (0,5 mol · l^{-1}) titriert.

1 ml Natriumhydroxid-Lösung (0,5 mol · l^{-1}) entspricht 43,05 mg $C_4H_6O_2$ (Methacrylsäure-Einheit).

2001, 1130

Methacrylsäure-Methylmethacrylat-Copolymer (1:2)

Acidum methacrylicum et methylis methacrylas polymerisatum 1:2

Definition

Methacrylsäure-Methylmethacrylat-Copolymer (1:2) ist ein Copolymer von Methacrylsäure und Methylmethacrylat, dessen mittlere relative Molekülmasse etwa 135 000 beträgt. Das Verhältnis von Carboxyl-Gruppen zu Ester-Gruppen beträgt etwa 1:2. Die Substanz enthält mindestens 27,6 und höchstens 30,7 Prozent (*m/m*) Methacrylsäure-Einheiten, berechnet auf die getrocknete Substanz.

Eigenschaften

Weißes, leicht fließendes Pulver; praktisch unlöslich in Wasser, leicht löslich in wasserfreiem Ethanol und 2-Propanol, praktisch unlöslich in Ethylacetat. Die Substanz löst sich leicht in einer Lösung von Natriumhydroxid (40 g · l^{-1}).

Prüfung auf Identität

A. Die Prüfung erfolgt mit Hilfe der IR-Spektroskopie (2.2.24) durch Vergleich des Spektrums der Substanz mit dem Referenzspektrum von Methacrylsäure-Methylmethacrylat-Copolymer (1:2) der Ph. Eur.

B. Die Substanz entspricht der „Gehaltsbestimmung".

Prüfung auf Reinheit

Viskosität: In einer Mischung von 7,9 g Wasser *R* und 254,6 g 2-Propanol *R* wird eine 37,5 g getrockneter Substanz entsprechende Menge gelöst. Die Viskosität (2.2.10) wird mit Hilfe eines Rotationsviskosimeters bei einem Schergefälle von 10 s^{-1} bestimmt. Die Viskosität muß zwischen 50 und 200 mPa · s liegen.

Aussehen als Film: Wird 1 ml Lösung, die zur Bestimmung der Viskosität hergestellt wurde, auf eine Glasplatte gegossen und trocknen gelassen, bildet sich ein klarer, spröder Film.

Methylmethacrylat, Methacrylsäure: Gesamtgehalt höchstens 0,1 Prozent, mit Hilfe der Flüssigchromatographie (2.2.29) bestimmt.

Blindlösung: 25,0 ml mobile Phase und 50,0 ml Methanol *R* werden gemischt.

Untersuchungslösung: 40 mg Substanz werden in 50,0 ml Methanol *R* gelöst. Die Lösung wird mit 25,0 ml mobiler Phase verdünnt.

Referenzlösung: 10 mg Methylmethacrylat *R* und 10 mg Methacrylsäure *R* werden in Methanol *R* zu 50,0 ml gelöst. 0,1 ml Lösung werden mit Methanol *R* zu 50,0 ml verdünnt. Die Lösung wird mit 25,0 ml mobiler Phase gemischt.

Die Chromatographie kann durchgeführt werden mit
- einer Säule aus rostfreiem Stahl von 0,10 m Länge und 4 mm innerem Durchmesser, gepackt mit octadecylsilyliertem Kieselgel zur Chromatographie *R* (5 µm)
- einer Mischung von 30 Volumteilen Methanol *R* und 70 Volumteilen Phosphat-Pufferlösung *p*H 2,0 *R* als mobile Phase bei einer Durchflußrate von 2,5 ml je Minute
- einem Spektrometer als Detektor bei einer Wellenlänge von 202 nm.

50 µl jeder Lösung werden eingespritzt. Die Prüfung darf nur ausgewertet werden, wenn die Auflösung zwischen dem Methylmethacrylat-Peak und dem Methacrylsäure-Peak im Chromatogramm der Referenzlösung mindestens 2,0 beträgt. Die Prüfung darf nicht ausgewertet werden, wenn das Chromatogramm der Blindlösung Peaks mit den gleichen Retentionszeiten wie Methylmethacrylat oder Methacrylsäure aufweist.

Der Prozentgehalt an Monomeren wird mit Hilfe der Peakflächen in den Chromatogrammen der Untersuchungslösung und der Referenzlösung sowie aus dem Monomerengehalt der Referenzlösung berechnet.

Trocknungsverlust (2.2.32): Höchstens 5,0 Prozent, mit 1,000 g Substanz durch 6 h langes Trocknen im Trockenschrank bei 100 bis 105 °C bestimmt.

Sulfatasche (2.4.14): Höchstens 0,1 Prozent, mit 1,0 g Substanz bestimmt.

Gehaltsbestimmung

1,000 g Substanz, in einer Mischung von 40 ml Wasser *R* und 60 ml 2-Propanol *R* gelöst, wird nach Zusatz von Phenolphthalein-Lösung *R* langsam und unter Rühren mit Natriumhydroxid-Lösung (0,5 mol · l^{-1}) titriert.

1 ml Natriumhydroxid-Lösung (0,5 mol · l^{-1}) entspricht 43,05 mg $C_4H_6O_2$ (Methacrylsäure-Einheit).

2001, 1545

Methenamin

Methenaminum

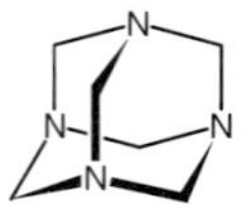

$C_6H_{12}N_4$ M_r 140,2

Definition

Methenamin enthält mindestens 99,0 und höchstens 100,5 Prozent 1,3,5,7-Tetra-azatricyclo[3.3.1.1^{3,7}]decan, berechnet auf die getrocknete Substanz.

Eigenschaften

Weißes, kristallines Pulver oder farblose Kristalle; leicht löslich in Wasser, löslich in Dichlormethan und Ethanol.

Prüfung auf Identität

1: A.
2: B, C, D.

A. Die Prüfung erfolgt mit Hilfe der IR-Spektroskopie (2.2.24) durch Vergleich des Spektrums der Substanz mit dem Methenamin-Referenzspektrum der Ph. Eur.

B. 1 ml Prüflösung (siehe „Prüfung auf Reinheit") wird mit 1 ml Schwefelsäure *R* versetzt und sofort zum Sieden erhitzt. Nach dem Erkalten wird 1 ml dieser Lösung nach Zusatz von 4 ml Wasser *R* und 5 ml Acetylaceton-Lösung *R* 1 auf dem Wasserbad 5 min lang erhitzt, wobei eine intensive gelbe Färbung entsteht.

C. 1 ml Prüflösung wird mit 1 ml verdünnter Schwefelsäure *R* versetzt und sofort zum Sieden erhitzt. Die Lösung gibt die Identitätsreaktion auf Ammoniumsalze und Salze flüchtiger Basen (2.3.1).

D. 10 mg Substanz werden in 5 ml Wasser *R* gelöst. Die Lösung wird mit verdünnter Salzsäure *R* angesäuert. Nach Zusatz von 1 ml Dragendorffs Reagenz *R* entsteht sofort ein orangefarbener Niederschlag.

Prüfung auf Reinheit

Prüflösung: 10,0 g Substanz werden in kohlendioxidfreiem Wasser *R*, das aus destilliertem Wasser *R* hergestellt wurde, zu 100 ml gelöst.

Aussehen der Lösung: Die Prüflösung muß klar (2.2.1) und farblos (2.2.2, Methode II) sein.

Sauer oder alkalisch reagierende Substanzen: 5 ml Prüflösung werden mit 0,1 ml Phenolphthalein-Lösung *R* versetzt. Bis zum Farbumschlag dürfen höchstens 0,2 ml Salzsäure (0,1 mol · l^{-1}) oder Natriumhydroxid-Lösung (0,1 mol · l^{-1}) verbraucht werden.

Freier Formaldehyd: 0,8 g Substanz werden in Wasser *R* zu 8 ml gelöst. Die Lösung wird mit 2 ml ammoniakalischer Silbernitrat-Lösung *R* versetzt. Nach 5 min darf die zu untersuchende Lösung nicht stärker grau gefärbt sein als eine gleichzeitig und unter gleichen Bedingungen hergestellte Referenzlösung aus 8 ml frisch hergestellter Formaldehyd-Lösung (5 ppm CH_2O) *R* und 2 ml ammoniakalischer Silbernitrat-Lösung *R* (50 ppm).

Chlorid (2.4.4): 5 ml Prüflösung, mit Wasser *R* zu 15 ml verdünnt, müssen der Grenzprüfung auf Chlorid entsprechen (100 ppm).

Sulfat (2.4.13): 15 ml Prüflösung müssen der Grenzprüfung auf Sulfat entsprechen (100 ppm).

Ammonium (2.4.1): 2 ml frisch hergestellte Prüflösung werden mit Wasser *R* zu 13 ml verdünnt und mit 2 ml verdünnter Natriumhydroxid-Lösung *R* versetzt. Diese Lösung muß der Grenzprüfung auf Ammonium entsprechen (50 ppm).

Schwermetalle (2.4.8): 12 ml Prüflösung müssen der Grenzprüfung A auf Schwermetalle entsprechen (20 ppm). Zur Herstellung der Referenzlösung wird die Blei-Lösung (2 ppm Pb) *R* verwendet.

Trocknungsverlust (2.2.32): Höchstens 2,0 Prozent, mit 1,000 g Substanz durch Trocknen im Exsikkator bestimmt.

Gehaltsbestimmung

0,100 g Substanz, in 30 ml Methanol *R* gelöst, werden mit Perchlorsäure (0,1 mol · l^{-1}) titriert. Der Endpunkt wird mit Hilfe der Potentiometrie (2.2.20) bestimmt.

1 ml Perchlorsäure (0,1 mol · l^{-1}) entspricht 14,02 mg $C_6H_{12}N_4$.

Lagerung

Gut verschlossen, vor Licht geschützt.

2000, 1027

Methionin

Methioninum

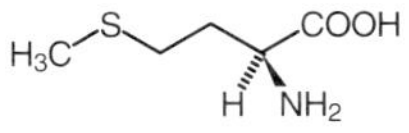

$C_5H_{11}NO_2S$ M_r 149,2

Definition

Methionin enthält mindestens 99,0 und höchstens 101,0 Prozent (*S*)-2-Amino-4-(methylthio)butansäure, berechnet auf die getrocknete Substanz.

Herstellung

Wird die Substanz durch ein Verfahren hergestellt, das Fermentationsschritte beinhaltet, muß sie zusätzlich den Anforderungen der Monographie **Fermentationsprodukte (Producta ab fermentatione)** entsprechen.

Eigenschaften

Weißes bis fast weißes, kristallines Pulver oder farblose Kristalle; löslich in Wasser, sehr schwer löslich in Ethanol, praktisch unlöslich in Ether.

Prüfung auf Identität

1: A, B.

2: A, C, D.

A. Die Substanz entspricht der Prüfung „Spezifische Drehung" (siehe „Prüfung auf Reinheit").

B. Die Prüfung erfolgt mit Hilfe der IR-Spektroskopie (2.2.24) durch Vergleich des Spektrums der Substanz mit dem von Methionin *CRS*. Die Prüfung erfolgt mit Hilfe von Preßlingen.

C. Die bei der Prüfung „Mit Ninhydrin nachweisbare Substanzen" (siehe „Prüfung auf Reinheit") erhaltenen Chromatogramme werden ausgewertet. Der Hauptfleck im Chromatogramm der Untersuchungslösung b entspricht in bezug auf Lage, Farbe und Größe dem Hauptfleck im Chromatogramm der Referenzlösung a.

D. 0,1 g Substanz und 0,1 g Glycin *R* werden in 4,5 ml verdünnter Natriumhydroxid-Lösung *R* gelöst. Nach Zusatz von 1 ml einer Lösung von Natriumpentacyanonitrosylferrat *R* (25 g · l^{-1}) wird 10 min lang bei 40 °C erwärmt und anschließend erkalten gelassen. Nach Zusatz von 2 ml einer Mischung von 1 Volumteil Phosphorsäure 85 % *R* und 9 Volumteilen Salzsäure *R* entsteht eine dunkelrote Färbung.

Prüfung auf Reinheit

Prüflösung: 2,5 g Substanz werden in kohlendioxidfreiem Wasser *R* zu 100 ml gelöst.

Aussehen der Lösung: Die Prüflösung muß klar (2.2.1) und farblos (2.2.2, Methode II) sein.

***p*H-Wert** (2.2.3): Der *p*H-Wert der Prüflösung muß zwischen 5,5 und 6,5 liegen.

Spezifische Drehung (2.2.7): 1,00 g Substanz wird in Salzsäure *R* 1 zu 50,0 ml gelöst. Die spezifische Drehung muß zwischen +22,5 und +24,0° liegen, berechnet auf die getrocknete Substanz.

Mit Ninhydrin nachweisbare Substanzen: Die Prüfung erfolgt mit Hilfe der Dünnschichtchromatographie (2.2.27) unter Verwendung einer DC-Platte mit Kieselgel *R*.

Untersuchungslösung a: 0,10 g Substanz werden in verdünnter Salzsäure *R* zu 10 ml gelöst.

Untersuchungslösung b: 1 ml Untersuchungslösung a wird mit Wasser *R* zu 50 ml verdünnt.

Referenzlösung a: 10 mg Methionin *CRS* werden in einer Lösung von Salzsäure *R* (10 g · l^{-1}) zu 50 ml gelöst.

Referenzlösung b: 5 ml Untersuchungslösung b werden mit Wasser *R* zu 20 ml verdünnt.

Referenzlösung c: 10 mg Methionin *CRS* und 10 mg Serin *CRS* werden in einer Lösung von Salzsäure *R* (10 g · l^{-1}) zu 25 ml gelöst.

Auf die Platte werden 5 µl jeder Lösung aufgetragen. Die Chromatographie erfolgt mit einer Mischung von 20 Volumteilen Essigsäure 98 % *R*, 20 Volumteilen Wasser *R* und 60 Volumteilen 1-Butanol *R* über eine Laufstrecke von 15 cm. Die Platte wird an der Luft trocknen gelassen, mit Ninhydrin-Lösung *R* besprüht und 15 min lang bei 100 bis 105 °C erhitzt. Kein im Chromatogramm der Untersuchungslösung a auftretender Nebenfleck darf größer oder stärker gefärbt sein als der Fleck im Chromatogramm der Referenzlösung b (0,5 Prozent). Die Prüfung darf nur ausgewertet werden, wenn das Chromatogramm der Referenzlösung c deutlich voneinander getrennt 2 Hauptflecke zeigt.

Chlorid: 10 ml Prüflösung werden mit 25 ml Wasser *R*, 5 ml verdünnter Salpetersäure *R* und 10 ml Silbernitrat-Lösung *R* 2 versetzt. Nach 5 min langem Stehenlassen unter Lichtschutz darf die Lösung nicht stärker opaleszieren als eine mit 10 ml Chlorid-Lösung (5 ppm Cl) *R* gleichzeitig unter gleichen Bedingungen hergestellte Referenzlösung (200 ppm). Die Beurteilung erfolgt in horizontaler Durchsicht gegen einen schwarzen Hintergrund.

Sulfat (2.4.13): 0,5 g Substanz werden in 3 ml verdünnter Salzsäure *R* gelöst. Die Lösung, mit destilliertem Wasser *R* zu 15 ml verdünnt, muß der Grenzprüfung auf Sulfat entsprechen (300 ppm).

Ammonium (2.4.1): 0,10 g Substanz müssen der Grenzprüfung B auf Ammonium entsprechen (200 ppm). Zur Herstellung der Referenzmischung werden 0,2 ml Ammonium-Lösung (100 ppm NH_4) *R* verwendet.

Eisen (2.4.9): In einem Scheidetrichter wird 1,0 g Substanz in 10 ml verdünnter Salzsäure *R* gelöst. Die Lösung wird 3mal je 3 min lang mit je 10 ml Isobutylmethylketon *R* 1 ausgeschüttelt. Die vereinigten organischen Phasen werden 3 min lang mit 10 ml Wasser *R* ausgeschüttelt. Die wäßrige Phase muß der Grenzprüfung auf Eisen entsprechen (10 ppm).

Schwermetalle (2.4.8): 2,0 g Substanz müssen der Grenzprüfung C auf Schwermetalle entsprechen (10 ppm). Zur Herstellung der Referenzlösung werden 2 ml Blei-Lösung (10 ppm Pb) *R* verwendet.

Trocknungsverlust (2.2.32): Höchstens 0,5 Prozent, mit 1,000 g Substanz durch Trocknen im Trockenschrank bei 100 bis 105 °C bestimmt.

Sulfatasche (2.4.14): Höchstens 0,1 Prozent, mit 1,0 g Substanz bestimmt.

Gehaltsbestimmung

0,125 g Substanz, in 5 ml wasserfreier Ameisensäure *R* gelöst, werden nach Zusatz von 30 ml wasserfreier Essigsäure *R* mit Perchlorsäure (0,1 mol · l^{-1}) titriert. Der Endpunkt wird mit Hilfe der Potentiometrie (2.2.20) bestimmt.

1 ml Perchlorsäure (0,1 mol · l^{-1}) entspricht 14,92 mg $C_5H_{11}NO_2S$.

Lagerung

Gut verschlossen, vor Licht geschützt.

2000, 560

Methotrexat

Methotrexatum

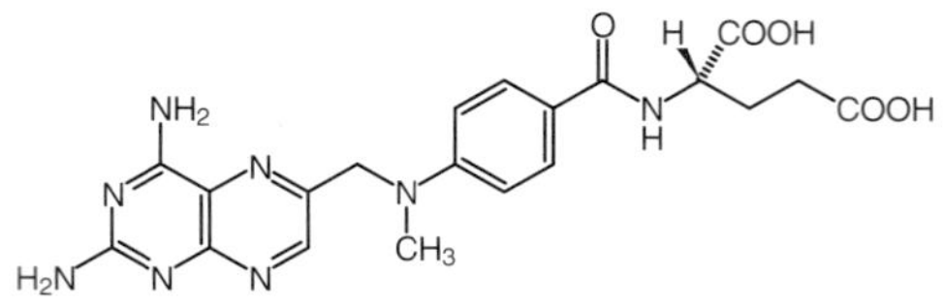

$C_{20}H_{22}N_8O_5$ M_r 454,4

Definition

Methotrexat enthält mindestens 98,0 und höchstens 102,0 Prozent (*S*)-2-[4-[[(2,4-Diaminopteridin-6-yl)methyl]methylamino]benzoylamino]pentandisäure, berechnet auf die wasserfreie Substanz.

Eigenschaften

Gelbes bis orangefarbenes, kristallines, hygroskopisches Pulver; praktisch unlöslich in Wasser, Dichlormethan und Ethanol. Die Substanz löst sich in verdünnten Mineralsäuren und in verdünnten Lösungen von Alkalihydroxiden und -carbonaten.

Prüfung auf Identität

A. 0,250 g Substanz werden in einer Lösung von Natriumcarbonat *R* (14 g · l^{-1}) zu 25,0 ml gelöst. Die spezifische Drehung (2.2.7) der Lösung liegt zwischen +19 und +24°, berechnet auf die wasserfreie Substanz.

B. 10 mg Substanz werden in einer Lösung von Natriumhydroxid *R* (4 g · l^{-1}) zu 100 ml gelöst. 10 ml Lösung werden mit einer Lösung von Natriumhydroxid *R* (4 g · l^{-1}) zu 100 ml verdünnt. Diese Lösung, zwischen 230 und 380 nm gemessen, zeigt Absorptionsmaxima (2.2.25) bei 258, 302 und 371 nm. Das Verhältnis der Absorption im Maximum bei 302 nm zu der im Maximum bei 371 nm liegt zwischen 2,8 und 3,3.

C. Die Prüfung erfolgt mit Hilfe der IR-Spektroskopie (2.2.24) durch Vergleich des Spektrums der Substanz mit dem von Methotrexat *CRS*.

Prüfung auf Reinheit

Verwandte Substanzen: Die Prüfung erfolgt mit Hilfe der Flüssigchromatographie (2.2.29) wie unter „Gehaltsbestimmung" beschrieben, wobei das Spektrometer auf 265 nm eingestellt wird.

20 µl Referenzlösung c werden eingespritzt. Die Prüfung darf nur ausgewertet werden, wenn im Chromatogramm die Auflösung zwischen den Peaks der Verunreinigung C und Methotrexat mindestens 2,0 beträgt.

Je 20 µl Untersuchungslösung und Referenzlösung b werden eingespritzt. Die Chromatographie erfolgt über eine Dauer, die der 3fachen Retentionszeit von Methotrexat entspricht. Werden die Chromatogramme unter den vorgeschriebenen Bedingungen aufgezeichnet, betragen die relativen Retentionen, bezogen auf Methotrexat, für

Verunreinigung A	etwa 0,4
Verunreinigung B	etwa 0,3
Verunreinigung C	etwa 0,8
Verunreinigung D	etwa 2,3
Verunreinigung E	etwa 0,2.

Im Chromatogramm der Untersuchungslösung dürfen höchstens 5 Peakflächen, mit Ausnahme der des Hauptpeaks, größer sein als das 0,2fache der Fläche des Hauptpeaks im Chromatogramm der Referenzlösung b (0,1 Prozent) und keine dieser Peakflächen darf größer sein als die Fläche des Hauptpeaks im Chromatogramm der Referenzlösung b (0,5 Prozent). Im Chromatogramm der Untersuchungslösung darf die Summe aller Peakflächen, mit Ausnahme der des Hauptpeaks, nicht größer sein als das 2,6fache der Fläche des Hauptpeaks im Chromatogramm der Referenzlösung b (1,3 Prozent). Peaks, deren Fläche kleiner ist als das 0,05fache der Fläche des Hauptpeaks im Chromatogramm der Referenzlösung b, werden nicht berücksichtigt.

(*R*)-Methotrexat: Höchstens 3,0 Prozent. Die Prüfung erfolgt mit Hilfe der Flüssigchromatographie (2.2.29).

Untersuchungslösung: 20,0 mg Substanz werden in der mobilen Phase zu 100,0 ml gelöst.

Referenzlösung a: 1,0 ml Untersuchungslösung wird mit der mobilen Phase zu 100,0 ml verdünnt.

Referenzlösung b: 4,0 mg (*RS*)-Methotrexat *R* werden in der mobilen Phase zu 100,0 ml gelöst.

Die Chromatographie kann durchgeführt werden mit

- einer Säule aus rostfreiem Stahl von 0,15 m Länge und 4,0 mm innerem Durchmesser, gepackt mit Rinderalbumin *R*, das an Kieselgel zur Chromatographie *R* gebunden ist (Filmdicke 7 µm; Porengröße 30 nm)
- einer Mischung als mobile Phase bei einer Durchflußrate von 1,5 ml je Minute, die wie folgt hergestellt wird: 500 ml einer Lösung von wasserfreiem Natriummonohydrogenphosphat *R* ($7{,}1\ g \cdot l^{-1}$) werden mit 600 ml einer Lösung von Natriumdihydrogenphosphat-Monohydrat *R* ($6{,}9\ g \cdot l^{-1}$) versetzt und gemischt; der *p*H-Wert der Mischung wird mit verdünnter Natriumhydroxid-Lösung *R* auf 6,9 eingestellt; 920 ml dieser Mischung werden mit 80 ml 1-Propanol *R* gemischt
- einem Spektrometer als Detektor bei einer Wellenlänge von 302 nm.

Je 20 µl jeder Lösung werden eingespritzt. Die Prüfung darf nur ausgewertet werden, wenn im Chromatogramm der Referenzlösung b die Auflösung zwischen den Peaks von (*S*)-Methotrexat und (*R*)-Methotrexat mindestens 3,0 beträgt.

Im Chromatogramm der Untersuchungslösung darf ein dem (*R*)-Methotrexat entsprechender Peak nicht größer sein als das 3fache der Fläche des Hauptpeaks im Chromatogramm der Referenzlösung a (3,0 Prozent).

Schwermetalle (2.4.8): 1,0 g Substanz muß der Grenzprüfung C auf Schwermetalle entsprechen (50 ppm). Zur Herstellung der Referenzlösung werden 5 ml Blei-Lösung (10 ppm Pb) *R* verwendet.

Wasser (2.5.12): Höchstens 13,0 Prozent, mit 0,10 g Substanz nach der Karl-Fischer-Methode bestimmt.

Sulfatasche (2.4.14): Höchstens 0,1 Prozent, mit 1,0 g Substanz bestimmt.

Gehaltsbestimmung

Die Bestimmung erfolgt mit Hilfe der Flüssigchromatographie (2.2.29).

Untersuchungslösung: 25,0 mg Substanz werden in der mobilen Phase zu 250,0 ml gelöst.

Referenzlösung a: 25,0 mg Methotrexat *CRS* werden in der mobilen Phase zu 250,0 ml gelöst.

Referenzlösung b: 0,5 ml Referenzlösung a werden mit der mobilen Phase zu 100,0 ml verdünnt.

Referenzlösung c: 25,0 mg Substanz und 25,0 mg Methotrexat-Verunreinigung C *CRS* werden in der mobilen Phase zu 250,0 ml gelöst.

Die Chromatographie kann durchgeführt werden mit

- einer Säule aus rostfreiem Stahl von 0,25 m Länge und 4,6 mm innerem Durchmesser, gepackt mit desaktiviertem, octadecylsilyliertem Kieselgel zur Chromatographie *R* (5 µm)
- einer Mischung als mobile Phase bei einer Durchflußrate von 1,2 ml je Minute, die wie folgt hergestellt wird: 7 Volumteile Acetonitril *R* und 93 Volumteile einer Lösung, die wie folgt hergestellt wird, werden gemischt: 7,8 g Citronensäure *R* und 17,9 g wasserfreies Natriummonohydrogenphosphat *R* werden in Wasser *R* zu 1000 ml gelöst
- einem Spektrometer als Detektor bei einer Wellenlänge von 302 nm.

Die Referenzlösung a wird 6mal eingespritzt. Die Bestimmung darf nur ausgewertet werden, wenn die relative Standardabweichung der Fläche des Methotrexat-Peaks höchstens 2,0 Prozent beträgt.

Je 20 µl Untersuchungslösung und Referenzlösung a werden eingespritzt.

Der Prozentgehalt an Methotrexat wird mit Hilfe der Chromatogramme der Untersuchungslösung und der Referenzlösung a berechnet.

Lagerung

Dicht verschlossen, vor Licht geschützt.

Verunreinigungen

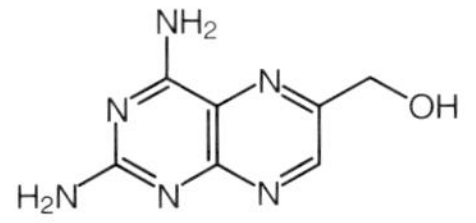

A. (2,4-Diaminopteridin-6-yl)methanol

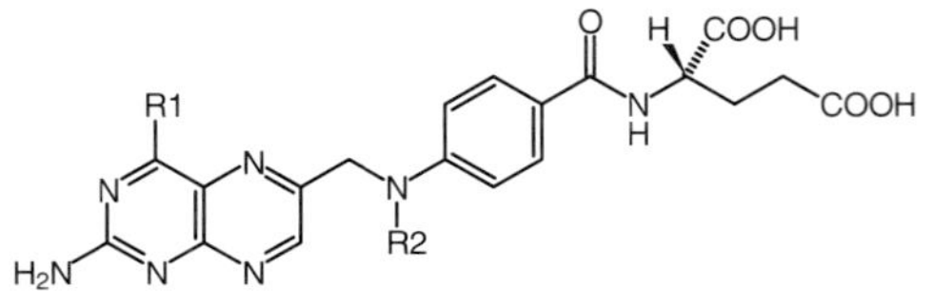

B. R1 = NH_2, R2 = H:
(*S*)-2-[4-[[(2,4-Diaminopteridin-6-yl)methyl]amino]benzoylamino]pentandisäure
(4-Aminofolsäure, Aminopterin)

C. R1 = OH, R2 = CH_3:
(*S*)-2-[4-[[(2-Amino-4-hydroxypteridin-6-yl)methyl]methylamino]benzoylamino]pentandisäure
(*N*-Methylfolsäure, Methopterin)

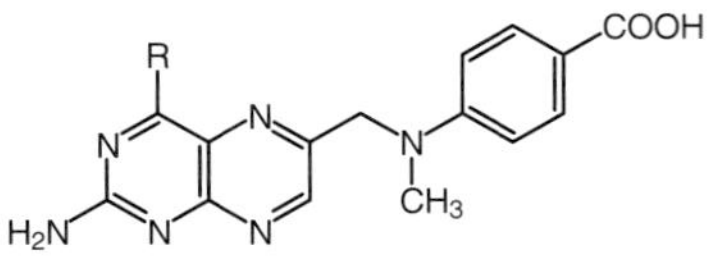

D. R = OH:
4-[[(2-Amino-4-hydroxypteridin-6-yl)methyl]methylamino]benzoesäure
(N^{10}-Methylptersäure)

E. R = NH_2:
4-[[(2,4-Diaminopteridin-6-yl)methyl]methylamino]benzoesäure
(2,4-Diamino-N^{10}-methylptersäure, APA)

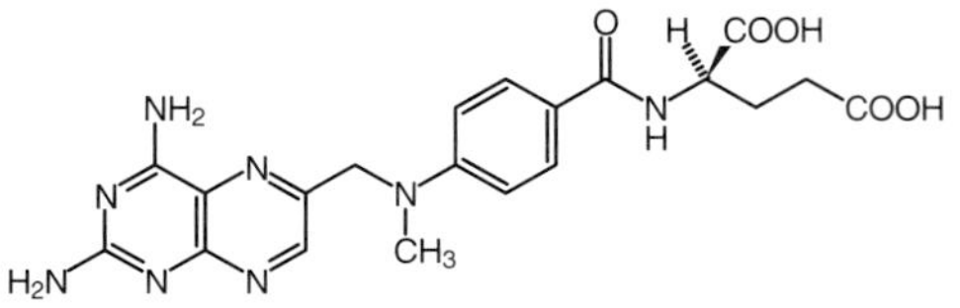

F. (*R*)-2-[4-[[(2,4-Diaminopteridin-6-yl)methyl]methylamino]benzoylamino]pentandisäure
((*R*)-Methotrexat).

1999, 409

Methyl-4-hydroxybenzoat

Methylis parahydroxybenzoas

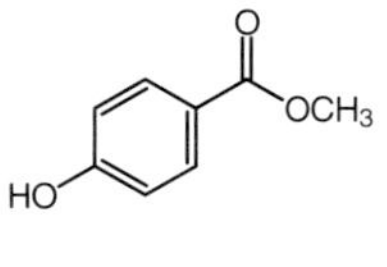

$C_8H_8O_3$ M_r 152,1

Definition

Methyl-4-hydroxybenzoat enthält mindestens 99,0 und höchstens 100,5 Prozent Methyl(4-hydroxybenzoat).

Eigenschaften

Weißes, kristallines Pulver oder farblose Kristalle; sehr schwer löslich in Wasser, leicht löslich in Ethanol und Methanol.

Prüfung auf Identität

1: A, B.
2: A, C, D.

A. Schmelztemperatur (2.2.14): 125 bis 128 °C.

B. Die Prüfung erfolgt mit Hilfe der IR-Spektroskopie (2.2.24) durch Vergleich des Spektrums der Substanz mit dem von Methyl-4-hydroxybenzoat *CRS*.

C. Die bei der Prüfung „Verwandte Substanzen" (siehe „Prüfung auf Reinheit") erhaltenen Chromatogramme werden ausgewertet. Der Hauptfleck im Chromatogramm der Untersuchungslösung b entspricht in bezug auf Lage und Intensität dem Hauptfleck im Chromatogramm der Referenzlösung b.

D. Etwa 10 mg Substanz werden in einem Reagenzglas mit 1 ml Natriumcarbonat-Lösung *R* versetzt, 30 s lang zum Sieden erhitzt und abgekühlt (Lösung a). In einem weiteren gleichen Reagenzglas werden etwa 10 mg Substanz mit 1 ml Natriumcarbonat-Lösung *R* versetzt. Die Substanz löst sich teilweise (Lösung b). Den Lösungen a und b werden gleichzeitig je 5 ml Aminopyrazolon-Lösung *R* und je 1 ml Kaliumhexacyanoferrat(III)-Lösung *R* zugesetzt. Nach dem Mischen ist die Färbung der Lösung b gelb bis orangebraun. Die Färbung der Lösung a ist orange bis rot und deutlich intensiver als eine möglicherweise auftretende ähnliche Färbung der Lösung b.

Prüfung auf Reinheit

Prüflösung: 1,0 g Substanz wird in Ethanol 96 % *R* zu 10 ml gelöst.

Aussehen der Lösung: Die Prüflösung muß klar (2.2.1) und darf nicht stärker gefärbt sein als die Farbvergleichslösung BG_6 (2.2.2, Methode II).

Sauer reagierende Substanzen: 2 ml Prüflösung werden mit 3 ml Ethanol 96 % *R*, 5 ml kohlendioxidfreiem Wasser *R* und 0,1 ml Bromcresolgrün-Lösung *R* versetzt. Bis zum Farbumschlag nach Blau dürfen höchstens 0,1 ml Natriumhydroxid-Lösung (0,1 mol · l^{-1}) verbraucht werden.

Verwandte Substanzen: Die Prüfung erfolgt mit Hilfe der Dünnschichtchromatographie (2.2.27) unter Verwendung einer Schicht eines geeigneten octadecylsilylierten Kieselgels, das einen Fluoreszenzindikator mit intensivster Anregung der Fluoreszenz bei 254 nm enthält.

Untersuchungslösung a: 0,10 g Substanz werden in Aceton *R* zu 10 ml gelöst.

Untersuchungslösung b: 1 ml Untersuchungslösung a wird mit Aceton *R* zu 10 ml verdünnt.

Referenzlösung a: 0,5 ml Untersuchungslösung a werden mit Aceton *R* zu 100 ml verdünnt.

Referenzlösung b: 10 mg Methyl-4-hydroxybenzoat *CRS* werden in Aceton *R* zu 10 ml gelöst.

Referenzlösung c: 10 mg Ethyl-4-hydroxybenzoat *CRS* werden in 1 ml Untersuchungslösung a gelöst. Die Lösung wird mit Aceton *R* zu 10 ml verdünnt.

Auf die Platte werden 2 µl jeder Lösung aufgetragen. Die Chromatographie erfolgt mit einer Mischung von 1 Volumteil Essigsäure 98 % *R*, 30 Volumteilen Wasser *R* und 70 Volumteilen Methanol *R* über eine Laufstrecke von 15 cm. Die Platte wird an der Luft trocknen gelassen und im ultravioletten Licht bei 254 nm ausgewertet. Kein im Chromatogramm der Untersuchungslösung a auftretender Nebenfleck darf größer oder intensiver sein als der Fleck im Chromatogramm der Referenzlösung a (0,5 Prozent). Die Prüfung darf nur ausgewertet werden, wenn das Chromatogramm der Referenzlösung c deutlich voneinander getrennt 2 Flecke zeigt.

Sulfatasche (2.4.14): Höchstens 0,1 Prozent, mit 1,0 g Substanz bestimmt.

Gehaltsbestimmung

2,000 g Substanz werden in einem Erlenmeyerkolben mit Rückflußkühler mit 40,0 ml Natriumhydroxid-Lösung (1 mol · l^{-1}) versetzt. 1 h lang wird vorsichtig zum Rückfluß erhitzt. Nach dem Erkalten wird der Kühler mit Wasser *R* gespült. Der Überschuß an Natriumhydroxid wird mit Schwefelsäure (0,5 mol · l^{-1}) bis zum zweiten Wendepunkt titriert. Der Endpunkt wird mit Hilfe der Potentiometrie (2.2.20) bestimmt. Ein Blindversuch wird durchgeführt.

1 ml Natriumhydroxid-Lösung (1 mol · l^{-1}) entspricht 0,1521 g $C_8H_8O_3$.

Verunreinigungen

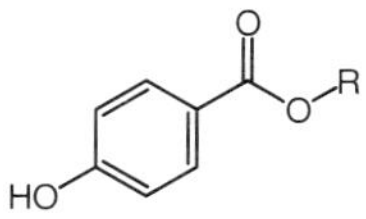

A. R = H:
4-Hydroxybenzoesäure
B. R = $CH_2–CH_3$:
Ethyl(4-hydroxybenzoat)
C. R = $CH_2–CH_2–CH_3$:
Propyl(4-hydroxybenzoat)
D. R = $CH_2–CH_2–CH_2–CH_3$:
Butyl(4-hydroxybenzoat).

Dieser Text enthält für die englisch- und/oder französischsprachige 4. Ausgabe 2002 vorgesehene Berichtigungen.

2001, 511

Methylatropiniumbromid

Methylatropini bromidum

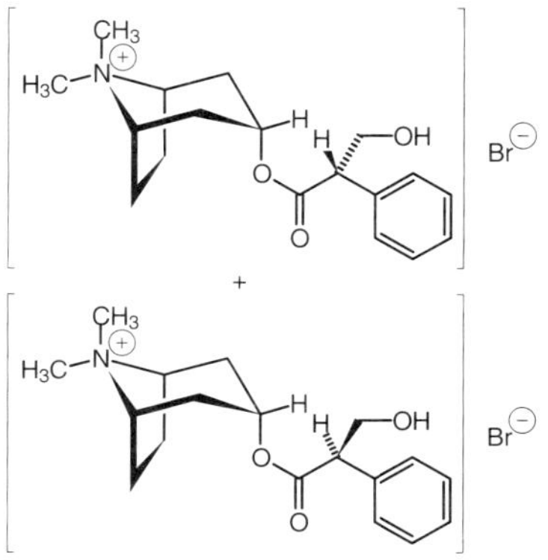

$C_{18}H_{26}BrNO_3$ M_r 384,3

Definition

Methylatropiniumbromid enthält mindestens 99,0 und höchstens 101,0 Prozent (1*R*,3*r*,5*S*)-3-[(*RS*)-(3-Hydroxy-2-phenylpropionyl)oxy]-8,8-dimethyl-8-azoniabicyclo[3.2.1]octan-bromid, berechnet auf die getrocknete Substanz.

Eigenschaften

Weißes, kristallines Pulver oder farblose Kristalle; leicht löslich in Wasser, wenig löslich in Ethanol.

Die Substanz schmilzt bei etwa 219 °C unter Zersetzung.

Prüfung auf Identität

1: B, E.
2: A, C, D, E.

A. Die Substanz entspricht der Prüfung „Optische Drehung" (siehe „Prüfung auf Reinheit").

B. Die Prüfung erfolgt mit Hilfe der IR-Spektroskopie (2.2.24) durch Vergleich des Spektrums der Substanz mit dem von Methylatropiniumbromid *CRS*.

C. Werden 5 ml Prüflösung (siehe „Prüfung auf Reinheit") mit 2 ml verdünnter Natriumhydroxid-Lösung *R* versetzt, entsteht kein Niederschlag.

D. Etwa 1 mg Substanz wird mit 0,2 ml rauchender Salpetersäure *R* auf dem Wasserbad zur Trockne eingedampft. Wird der Rückstand in 2 ml Aceton *R* gelöst und die Lösung mit 0,1 ml einer Lösung von Kaliumhydroxid *R* (30 g · l^{-1}) in Methanol *R* versetzt, entsteht eine Violettfärbung.

E. Die Substanz gibt die Identitätsreaktion a auf Bromid (2.3.1).

M

Monographien

Prüfung auf Reinheit

Prüflösung: 1,25 g Substanz werden in kohlendioxidfreiem Wasser *R* zu 25 ml gelöst.

Aussehen der Lösung: Die Prüflösung muß klar (2.2.1) und darf nicht stärker gefärbt sein als die Farbvergleichslösung B_9 (2.2.2, Methode II).

Sauer oder alkalisch reagierende Substanzen: Werden 10 ml Prüflösung mit 0,1 ml Phenolphthalein-Lösung *R* versetzt, muß die Lösung farblos bleiben. Nach Zusatz von 0,5 ml Natriumhydroxid-Lösung (0,01 mol · l^{-1}) muß die Lösung rot gefärbt sein.

Optische Drehung (2.2.7): 2,50 g Substanz werden in Wasser *R* zu 25,0 ml gelöst. Der Drehungswinkel muß zwischen –0,25 und +0,05° liegen, in einer Schichtdicke von 2 dm gemessen.

Verwandte Substanzen: Die Prüfung erfolgt mit Hilfe der Dünnschichtchromatographie (2.2.27) unter Verwendung einer DC-Platte mit Kieselgel G *R*.

Untersuchungslösung: 0,2 g Substanz werden in einer Mischung von 1 Volumteil Wasser *R* und 9 Volumteilen Methanol *R* zu 5 ml gelöst.

Referenzlösung: 0,5 ml Untersuchungslösung werden mit einer Mischung von 1 Volumteil Wasser *R* und 9 Volumteilen Methanol *R* zu 100 ml verdünnt.

Auf die Platte werden 5 µl jeder Lösung aufgetragen. Die Chromatographie erfolgt mit einer Mischung von 10 Volumteilen Methanol *R*, 15 Volumteilen wasserfreier Ameisensäure *R*, 15 Volumteilen Wasser *R* und 60 Volumteilen Ethylacetat *R* über eine Laufstrecke von 15 cm. Die Platte wird bei 100 bis 105 °C getrocknet, bis das Lösungsmittel verdunstet ist, anschließend erkalten gelassen und so lange mit verdünntem Dragendorffs Reagenz *R* besprüht, bis Flecke erscheinen. Kein im Chromatogramm der Untersuchungslösung auftretender Nebenfleck darf größer oder stärker gefärbt sein als der Fleck im Chromatogramm der Referenzlösung (0,5 Prozent).

Apomethylatropin: 0,10 g Substanz werden in Salzsäure (0,01 mol · l^{-1}) zu 100,0 ml gelöst. Die Absorption (2.2.25) der Lösung wird in den Maxima bei 252 und 257 nm gemessen. Das Verhältnis der Absorption bei 257 nm zu der bei 252 nm muß mindestens 1,19 betragen.

Trocknungsverlust (2.2.32): Höchstens 0,5 Prozent, mit 0,500 g Substanz durch Trocknen im Trockenschrank bei 100 bis 105 °C bestimmt.

Sulfatasche (2.4.14): Höchstens 0,1 Prozent, mit dem unter „Trocknungsverlust" erhaltenen Rückstand bestimmt.

Gehaltsbestimmung

0,300 g Substanz, falls erforderlich unter Erwärmen in 50 ml wasserfreier Essigsäure *R* gelöst, werden mit Perchlorsäure (0,1 mol · l^{-1}) titriert. Der Endpunkt wird mit Hilfe der Potentiometrie (2.2.20) bestimmt.

1 ml Perchlorsäure (0,1 mol · l^{-1}) entspricht 38,43 mg $C_{18}H_{26}BrNO_3$.

Lagerung

Gut verschlossen, vor Licht geschützt.

1999, 561

Methylprednisolon

Methylprednisolonum

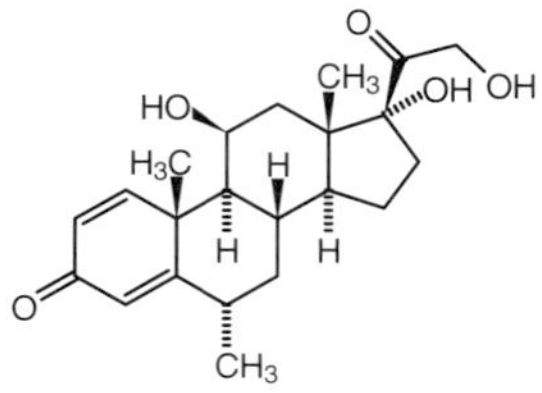

$C_{22}H_{30}O_5$ M_r 374,5

Definition

Methylprednisolon enthält mindestens 97,0 und höchstens 103,0 Prozent 11β,17,21-Trihydroxy-6α-methylpregna-1,4-dien-3,20-dion, berechnet auf die getrocknete Substanz.

Eigenschaften

Weißes bis fast weißes, kristallines Pulver; praktisch unlöslich in Wasser, wenig löslich in Ethanol, schwer löslich in Aceton und Dichlormethan.

Die Substanz zeigt Polymorphie.

Prüfung auf Identität

1: A, B.
2: C, D.

A. Die Prüfung erfolgt mit Hilfe der IR-Spektroskopie (2.2.24) durch Vergleich des Spektrums der Substanz mit dem von Methylprednisolon *CRS*. Wenn die Spektren bei der Prüfung in fester Form unterschiedlich sind, werden Substanz und Referenzsubstanz getrennt in der eben notwendigen Menge Aceton *R* gelöst. Nach Eindampfen der Lösungen auf dem Wasserbad werden mit den Rückständen erneut Spektren aufgenommen.

B. Die Prüfung erfolgt mit Hilfe der Dünnschichtchromatographie (2.2.27) unter Verwendung einer DC-Platte mit Kieselgel F_{254} *R*.

Untersuchungslösung: 10 mg Substanz werden in einer Mischung von 1 Volumteil Methanol *R* und 9 Volumteilen Dichlormethan *R* zu 10 ml gelöst.

Referenzlösung a: 20 mg Methylprednisolon *CRS* werden in einer Mischung von 1 Volumteil Methanol *R* und 9 Volumteilen Dichlormethan *R* zu 20 ml gelöst.

Referenzlösung b: 10 mg Hydrocortison *CRS* werden in der Referenzlösung a zu 10 ml gelöst.

Auf die Platte werden 5 µl jeder Lösung aufgetragen. Die Chromatographie erfolgt mit einer Mischung von 1,2 Volumteilen Wasser *R* und 8 Volumteilen Methanol *R*, die einer Mischung von 15 Volumteilen Ether *R* und 77 Volumteilen Dichlormethan *R* zugesetzt wird, über eine Laufstrecke von 15 cm. Eine zweite Chromatographie erfolgt mit einer Mischung von 5 Volumteilen mit Wasser *R* gesättigtem 1-Butanol *R*, 15 Volumteilen Toluol *R* und 80 Volumteilen Ether *R* über eine Laufstrecke von 15 cm. Die Platte wird an der Luft trocknen gelassen und im ultravioletten Licht bei 254 nm ausgewertet. Der Hauptfleck im Chromatogramm der Untersuchungslösung entspricht in bezug auf Lage und Größe dem Hauptfleck im Chromatogramm der Referenzlösung a. Die Platte wird mit ethanolischer Schwefelsäure *R* besprüht, 10 min lang oder bis zum Erscheinen von Flecken bei 120 °C erhitzt und erkalten gelassen. Die Auswertung erfolgt im Tageslicht und im ultravioletten Licht bei 365 nm. Der Hauptfleck im Chromatogramm der Untersuchungslösung entspricht in bezug auf Lage, Farbe im Tageslicht, Fluoreszenz im ultravioletten Licht bei 365 nm und Größe dem Hauptfleck im Chromatogramm der Referenzlösung a. Die Prüfung darf nur ausgewertet werden, wenn das Chromatogramm der Referenzlösung b deutlich voneinander getrennt 2 Flecke zeigt.

C. Die Prüfung erfolgt mit Hilfe der Dünnschichtchromatographie (2.2.27) unter Verwendung einer DC-Platte mit Kieselgel F_{254} *R*.

Untersuchungslösung a: 25 mg Substanz werden in Methanol *R* zu 5 ml gelöst (Stammlösung a). 2 ml Stammlösung a werden mit Dichlormethan *R* zu 10 ml verdünnt.

Untersuchungslösung b: 0,4 ml Stammlösung a werden in ein Reagenzglas aus Glas von 100 mm Länge und 20 mm Durchmesser mit Schliffstopfen oder einem Stopfen aus Polytetrafluorethylen gegeben. Das Lösungsmittel wird unter Erwärmen in einem Strom von Stickstoff *R* entfernt und der Rückstand mit 2 ml einer 15prozentigen Lösung (*V/V*) von Essigsäure 98 % *R* und 50 mg Natriumbismutat *R* versetzt. Das Reagenzglas wird verschlossen und die Suspension 1 h lang unter Lichtschutz mit Hilfe eines Schüttelgeräts kontinuierlich geschüttelt. Nach Zusatz von 2 ml einer 15prozentigen Lösung (*V/V*) von Essigsäure 98 % *R* wird in einen 50-ml-Scheidetrichter filtriert, wobei das Filter 2mal mit je 5 ml Wasser *R* gespült wird. Das klare Filtrat wird mit 10 ml Dichlormethan *R* geschüttelt. Die organische Phase wird mit 5 ml Natriumhydroxid-Lösung (1 mol · l^{-1}) sowie 2mal mit je 5 ml Wasser *R* gewaschen und anschließend über wasserfreiem Natriumsulfat *R* getrocknet.

Referenzlösung a: 25 mg Methylprednisolon *CRS* werden in Methanol *R* zu 5 ml gelöst (Stammlösung b). 2 ml Stammlösung b werden mit Dichlormethan *R* zu 10 ml verdünnt.

Referenzlösung b: 0,4 ml Stammlösung b werden in ein Reagenzglas aus Glas von 100 mm Länge und 20 mm Durchmesser mit Schliffstopfen oder einem Stopfen aus Polytetrafluorethylen gegeben. Das Lösungsmittel wird unter Erwärmen in einem Strom von Stickstoff *R* entfernt und der Rückstand mit 2 ml einer 15prozentigen Lösung (*V/V*) von Essigsäure 98 % *R* und 50 mg Natriumbismutat *R* versetzt. Das Reagenzglas wird verschlossen und die Suspension 1 h lang unter Lichtschutz mit Hilfe eines Schüttelgeräts kontinuierlich geschüttelt. Nach Zusatz von 2 ml einer 15prozentigen Lösung (*V/V*) von Essigsäure 98 % *R* wird in einen 50-ml-Scheidetrichter filtriert, wobei das Filter 2mal mit je 5 ml Wasser *R* gespült wird. Das klare Filtrat wird mit 10 ml Dichlormethan *R* geschüttelt. Die organische Phase wird mit 5 ml Natriumhydroxid-Lösung (1 mol · l^{-1}) sowie 2mal mit je 5 ml Wasser *R* gewaschen und anschließend über wasserfreiem Natriumsulfat *R* getrocknet.

Auf die Platte werden je 5 µl Untersuchungslösung a und Referenzlösung a sowie je 10 µl Untersuchungslösung b und Referenzlösung b aufgetragen, wobei die beiden letzten Lösungen in kleinen Anteilen aufgetragen werden, um kleine Flecke zu erhalten. Die Chromatographie erfolgt mit einer Mischung von 5 Volumteilen mit Wasser *R* gesättigtem 1-Butanol *R*, 10 Volumteilen Toluol *R* und 85 Volumteilen Ether *R* über eine Laufstrecke von 15 cm. Die Platte wird an der Luft trocknen gelassen und im ultravioletten Licht bei 254 nm ausgewertet. Der Hauptfleck in den Chromatogrammen der Untersuchungslösungen entspricht in bezug auf Lage und Größe dem Hauptfleck in den Chromatogrammen der entsprechenden Referenzlösungen. Die Platte wird mit ethanolischer Schwefelsäure *R* besprüht, 15 min lang bei 120 °C erhitzt und erkalten gelassen. Die Auswertung erfolgt im Tageslicht und im ultravioletten Licht bei 365 nm. Der Hauptfleck in den Chromatogrammen der Untersuchungslösungen entspricht in bezug auf Lage, Farbe im Tageslicht, Fluoreszenz im ultravioletten Licht bei 365 nm und Größe dem Hauptfleck in den Chromatogrammen der entsprechenden Referenzlösungen. Der Hauptfleck in den Chromatogrammen der Untersuchungslösung b und der Referenzlösung b hat einen deutlich größeren R_f-Wert als der Hauptfleck in den Chromatogrammen der Untersuchungslösung a und der Referenzlösung a.

D. Etwa 2 mg Substanz werden unter Schütteln in 2 ml Schwefelsäure *R* gelöst. Innerhalb von 5 min entwikkelt sich eine intensive, rote Färbung. Die Lösung zeigt im ultravioletten Licht bei 365 nm eine rötlichbraune Fluoreszenz. Wird die Lösung zu 10 ml Wasser *R* gegeben und gemischt, verblaßt die Färbung, und die Fluoreszenz im ultravioletten Licht bei 365 nm ist gelblichgrün.

Prüfung auf Reinheit

Spezifische Drehung (2.2.7): 0,250 g Substanz werden in Dioxan *R* zu 25,0 ml gelöst. Die spezifische Drehung muß zwischen +79 und +86° liegen, berechnet auf die getrocknete Substanz.

Verwandte Substanzen: Die Prüfung erfolgt mit Hilfe der Flüssigchromatographie (2.2.29).

Untersuchungslösung: 25,0 mg Substanz werden in einer Mischung gleicher Volumteile Acetonitril *R* und Methanol *R* zu 10,0 ml gelöst.

Referenzlösung a: 2 mg Methylprednisolon *CRS* und 2 mg Betamethason *CRS* werden in der mobilen Phase A zu 100,0 ml gelöst.

Referenzlösung b: 1,0 ml Untersuchungslösung wird mit der mobilen Phase A zu 100,0 ml verdünnt.

Die Chromatographie kann durchgeführt werden mit

- einer Säule aus rostfreiem Stahl von 0,25 m Länge und 4,6 mm innerem Durchmesser, gepackt mit octadecylsilyliertem Kieselgel zur Chromatographie *R* (5 µm)
- einer Mischung der mobilen Phasen A und B unter Einsatz der Gradientenelution bei einer Durchflußrate von 2,5 ml je Minute gemäß der Tabelle
  Mobile Phase A: In einem 1000-ml-Meßkolben werden 250 ml Acetonitril *R* und 700 ml Wasser *R* gemischt; die Mischung wird zum Äquilibrieren stehengelassen, mit Wasser *R* auf 1000 ml ergänzt und erneut gemischt
  Mobile Phase B: Acetonitril *R*

Zeit (min)	Mobile Phase A (% *V/V*)	Mobile Phase B (% *V/V*)	Erläuterungen
0	100	0	isokratisch
15	100	0	Beginn der linearen Gradientenelution
40	0	100	Ende des Chromatogramms, zurück auf 100 Prozent A
41	100	0	Beginn der Äquilibrierung mit A
46 = 0	100	0	Ende der Äquilibrierung, Beginn des nächsten Chromatogramms

- einem Spektrometer als Detektor bei einer Wellenlänge von 254 nm.

Die Temperatur der Säule wird bei 45 °C gehalten.

Die Säule wird mit der mobilen Phase B bei einer Durchflußrate von 2,5 ml je Minute mindestens 30 min lang und anschließend 5 min lang mit der mobilen Phase A äquilibriert. Für nachfolgende Chromatogramme wird wie in der Tabelle unter 40 bis 46 min beschrieben äquilibriert.

Die Empfindlichkeit des Systems wird so eingestellt, daß die Höhe des Hauptpeaks im Chromatogramm mit 20 µl Referenzlösung b mindestens 50 Prozent des maximalen Ausschlags beträgt.

20 µl Referenzlösung a werden eingespritzt. Werden die Chromatogramme unter den vorgeschriebenen Bedingungen aufgezeichnet, betragen die Retentionszeiten für Methylprednisolon etwa 11,5 min und für Betamethason etwa 12,5 min. Die Prüfung darf nur ausgewertet werden, wenn die Auflösung zwischen den Peaks von Methylprednisolon und Betamethason mindestens 1,5 beträgt. Falls erforderlich wird die Konzentration von Acetonitril in der mobilen Phase A geändert.

20 µl einer Mischung gleicher Volumteile Acetonitril *R* und Methanol *R* als Blindlösung und je 20 µl Untersuchungslösung und Referenzlösung b werden eingespritzt. Im Chromatogramm der Untersuchungslösung darf keine Peakfläche, mit Ausnahme der des Hauptpeaks, größer sein als das 0,5fache der Fläche des Hauptpeaks im Chromatogramm der Referenzlösung b (0,5 Prozent). Im Chromatogramm der Untersuchungslösung darf die Summe aller Peakflächen, mit Ausnahme der des Hauptpeaks, nicht größer sein als das 2fache der Fläche des Hauptpeaks im Chromatogramm der Referenzlösung b (2 Prozent). Peaks der Blindlösung und Peaks, deren Fläche kleiner ist als das 0,05fache der Fläche des Hauptpeaks im Chromatogramm der Referenzlösung b, werden nicht berücksichtigt.

Trocknungsverlust (2.2.32): Höchstens 1,0 Prozent, mit 0,500 g Substanz durch Trocknen im Trockenschrank bei 100 bis 105 °C bestimmt.

Gehaltsbestimmung

0,100 g Substanz werden in Ethanol 96 % *R* zu 100,0 ml gelöst. 2,0 ml Lösung werden mit Ethanol 96 % *R* zu 100,0 ml verdünnt. Die Absorption (2.2.25) wird im Maximum bei 243 nm gemessen.

Der Gehalt an $C_{22}H_{30}O_5$ wird mit Hilfe der spezifischen Absorption berechnet ($A^{1\%}_{1\,cm}$ = 395).

Lagerung

Vor Licht geschützt.

Verunreinigungen

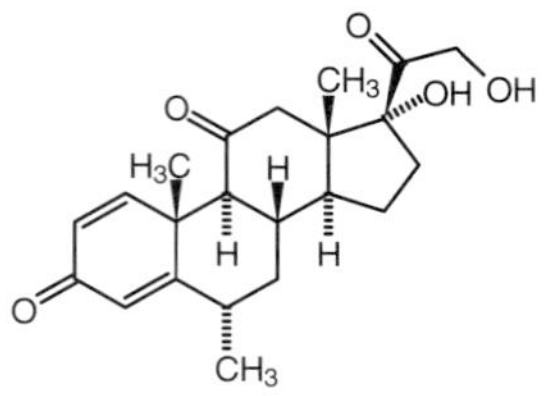

A. 17,21-Dihydroxy-6α-methylpregna-1,4-dien-3,11,20-trion

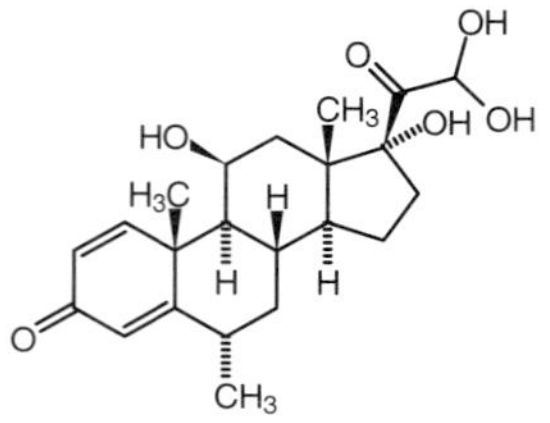

B. 11β,17,21,21-Tetrahydroxy-6α-methylpregna-1,4-dien-3,20-dion

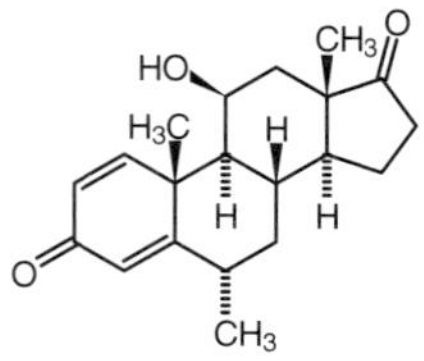

C. 11β-Hydroxy-6α-methylandrosta-1,4-dien-3,17-dion

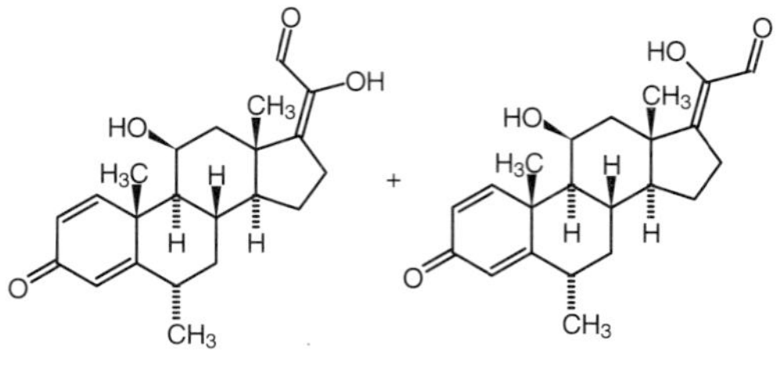

D. (*E*)- und (*Z*)-11β,20-Dihydroxy-6α-methylpregna-1,4,17(20)-trien-3,21-dion.

1999, 1131

Methylprednisolon-hydrogensuccinat
Methylprednisoloni hydrogenosuccinas

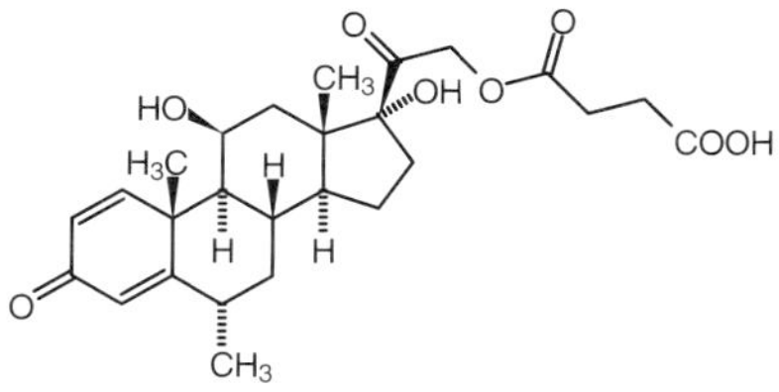

$C_{26}H_{34}O_8$ M_r 474,6

Definition

Methylprednisolonhydrogensuccinat enthält mindestens 97,0 und höchstens 103,0 Prozent 11β,17, 21-Trihydroxy-6α-methylpregna-1,4-dien-3,20-dion-21-hydrogensuccinat, berechnet auf die getrocknete Substanz.

Eigenschaften

Weißes bis fast weißes, hygroskopisches Pulver; praktisch unlöslich in Wasser, schwer löslich in Aceton und wasserfreiem Ethanol, praktisch unlöslich in Ether. Die Substanz löst sich in verdünnten Alkalihydroxid-Lösungen.

Prüfung auf Identität

1: A, B.
2: C, D.

A. Die Prüfung erfolgt mit Hilfe der IR-Spektroskopie (2.2.24) durch Vergleich des Spektrums der Substanz mit dem von Methylprednisolonhydrogensuccinat *CRS*.

B. Die Prüfung erfolgt mit Hilfe der Dünnschichtchromatographie (2.2.27) unter Verwendung einer DC-Platte mit Kieselgel F_{254} *R*.

Untersuchungslösung: 10 mg Substanz werden in einer Mischung von 1 Volumteil Methanol *R* und 9 Volumteilen Dichlormethan *R* zu 10 ml gelöst.

Referenzlösung a: 20 mg Methylprednisolonhydrogensuccinat *CRS* werden in einer Mischung von 1 Volumteil Methanol *R* und 9 Volumteilen Dichlormethan *R* zu 20 ml gelöst.

Referenzlösung b: 10 mg Hydrocortisonhydrogensuccinat *CRS* werden in der Referenzlösung a zu 10 ml gelöst.

Auf die Platte werden 10 µl jeder Lösung aufgetragen. Die Chromatographie erfolgt mit einer Mischung von 0,1 Volumteilen wasserfreier Ameisensäure *R*, 1 Volumteil wasserfreiem Ethanol *R* und 15 Volumteilen Dichlormethan *R* über eine Laufstrecke von 15 cm. Die Platte wird an der Luft trocknen gelassen und im ultravioletten Licht bei 254 nm ausgewertet. Der Hauptfleck im Chromatogramm der Untersuchungslösung entspricht in bezug auf Lage und Größe dem Hauptfleck im Chromatogramm der Referenzlösung a. Die Platte wird mit ethanolischer Schwefelsäure *R* besprüht, 10 min lang oder bis zum Erscheinen von Flecken bei 120 °C erhitzt und erkalten gelassen. Die Auswertung erfolgt im Tageslicht und im ultravioletten Licht bei 365 nm. Der Hauptfleck im Chromatogramm der Untersuchungslösung entspricht in bezug auf Lage, Farbe im Tageslicht, Fluoreszenz im ultravioletten Licht bei 365 nm und Größe dem Hauptfleck im Chromatogramm der Referenzlösung a. Die Prüfung darf nur ausgewertet werden, wenn das Chromatogramm der Referenzlösung b zwei Flecke zeigt, die möglicherweise nicht vollständig voneinander getrennt sind.

C. Die Prüfung erfolgt mit Hilfe der Dünnschichtchromatographie (2.2.27) unter Verwendung einer DC-Platte mit Kieselgel F_{254} *R*.

Untersuchungslösung a: 25 mg Substanz werden unter Erwärmen in Methanol *R* zu 5 ml gelöst (Stammlösung a). 2 ml Stammlösung a werden mit Dichlormethan *R* zu 10 ml verdünnt.

Untersuchungslösung b: 2 ml der unter „Untersuchungslösung a" erhaltenen Stammlösung a werden in ein Reagenzglas aus Glas von 15 ml Inhalt mit einem Schliffstopfen oder einem Stopfen aus Polytetrafluorethylen gegeben. Nach Zusatz von 10 ml einer Lösung von Natriumhydroxid *R* ($0{,}8\ g \cdot l^{-1}$) in Methanol *R* wird sofort 5 min lang ein Strom von Stickstoff *R* durch die Lösung geleitet. Das Reagenzglas wird verschlossen, 30 min lang unter Lichtschutz im Wasserbad von 45 °C erwärmt und anschließend erkalten gelassen.

Referenzlösung a: 25 mg Methylprednisolonhydrogensuccinat *CRS* werden unter Erwärmen in Methanol *R* zu 5 ml gelöst (Stammlösung b). 2 ml Stammlösung b werden mit Dichlormethan *R* zu 10 ml verdünnt.

Referenzlösung b: 2 ml der unter „Referenzlösung a" erhaltenen Stammlösung b werden in ein Reagenzglas aus Glas von 15 ml Inhalt mit Schliffstopfen oder einem Stopfen aus Polytetrafluorethylen gegeben. Nach Zusatz von 10 ml einer Lösung von Natriumhydroxid *R* ($0{,}8\ g \cdot l^{-1}$) in Methanol *R* wird sofort 5 min lang ein Strom von Stickstoff *R* durch die Lösung geleitet. Das Reagenzglas wird verschlossen, 30 min lang unter Lichtschutz im Wasserbad von 45 °C erwärmt und anschließend erkalten gelassen.

Auf die Platte werden 5 µl jeder Lösung aufgetragen. Die Chromatographie erfolgt mit einer Mischung von 1,2 Volumteilen Wasser *R* und 8 Volumteilen Methanol *R*, die einer Mischung von 15 Volumteilen Ether *R* und 77 Volumteilen Dichlormethan *R* zugesetzt wird, über eine Laufstrecke von 15 cm. Die Platte wird an der Luft trocknen gelassen und im ultravioletten Licht bei 254 nm ausgewertet. Der Hauptfleck in den Chromatogrammen der Untersuchungslösungen entspricht in bezug auf Lage und Größe dem

M

Monographien

Hauptfleck in den Chromatogrammen der entsprechenden Referenzlösungen. Die Platte wird mit ethanolischer Schwefelsäure *R* besprüht, 10 min lang oder bis zum Erscheinen von Flecken bei 120 °C erhitzt und erkalten gelassen. Die Auswertung erfolgt im Tageslicht und im ultravioletten Licht bei 365 nm. Der Hauptfleck in den Chromatogrammen der Untersuchungslösungen entspricht in bezug auf Lage, Farbe im Tageslicht, Fluoreszenz im ultravioletten Licht bei 365 nm und Größe dem Hauptfleck in den Chromatogrammen der entsprechenden Referenzlösungen. Der Hauptfleck in den Chromatogrammen der Untersuchungslösung b und der Referenzlösung b hat einen deutlich größeren R_f-Wert als der Hauptfleck in den Chromatogrammen der Untersuchungslösung a und der Referenzlösung a.

D. Etwa 2 mg Substanz werden unter Schütteln in 2 ml Schwefelsäure *R* gelöst. Innerhalb von 5 min entwikkelt sich eine rötlichbraune Färbung. Die Lösung wird zu 10 ml Wasser *R* gegeben. Nach dem Mischen verblaßt die Färbung, und ein Niederschlag bildet sich.

Prüfung auf Reinheit

Aussehen der Lösung: 0,100 g Substanz werden in 5 ml Natriumhydrogencarbonat-Lösung *R* gelöst. Die Lösung muß klar (2.2.1) sein.

Spezifische Drehung (2.2.7): 0,250 g Substanz werden in Dioxan *R* zu 25,0 ml gelöst. Die spezifische Drehung muß zwischen +87 und +95° liegen, berechnet auf die getrocknete Substanz.

Verwandte Substanzen: Die Prüfung erfolgt mit Hilfe der Flüssigchromatographie (2.2.29).

Untersuchungslösung: 25,0 mg Substanz werden in der mobilen Phase zu 10,0 ml gelöst.

Referenzlösung a: 25 mg Methylprednisolonhydrogensuccinat zur Eignungsprüfung *CRS* werden in der mobilen Phase zu 10,0 ml gelöst.

Referenzlösung b: 1,0 ml Untersuchungslösung wird mit der mobilen Phase zu 100,0 ml verdünnt.

Die Chromatographie kann durchgeführt werden mit
- einer Säule aus rostfreiem Stahl von 0,25 m Länge und 4,0 mm innerem Durchmesser, gepackt mit octadecylsilyliertem Kieselgel zur Chromatographie *R* (5 µm)
- einer Mischung von 33 Volumteilen Acetonitril *R* und 67 Volumteilen einer 3prozentigen Lösung (*V/V*) von Essigsäure 98 % *R* als mobile Phase bei einer Durchflußrate von 1 ml je Minute
- einem Spektrometer als Detektor bei einer Wellenlänge von 254 nm.

Die Säule wird mit der mobilen Phase bei einer Durchflußrate von 1 ml je Minute etwa 30 min lang äquilibriert.

Die Empfindlichkeit des Systems wird so eingestellt, daß die Höhe des Hauptpeaks im Chromatogramm mit 20 µl Referenzlösung b mindestens 50 Prozent des maximalen Ausschlags beträgt.

20 µl Referenzlösung a werden eingespritzt. Werden die Chromatogramme unter den vorgeschriebenen Bedingungen aufgezeichnet, betragen die Retentionszeiten für Methylprednisolonhydrogensuccinat etwa 22 min und für Methylhydrocortison-21-hydrogensuccinat etwa 24 min (die Verunreinigung eluiert unmittelbar nach dem Hauptpeak und zeigt eine Schulter). Von der Basislinie ausgehend werden die Höhe (A) des Methylhydrocortison-21-hydrogensuccinat-Peaks und die Höhe (B) des niedrigsten Punkts der Kurve zwischen diesem und dem Methylprednisolonhydrogensuccinat-Peak gemessen. Die Prüfung darf nur ausgewertet werden, wenn die Höhe (A) größer ist als das 4fache der Höhe (B). Falls erforderlich wird die Konzentration an Acetonitril in der mobilen Phase geändert.

Je 20 µl Untersuchungslösung und Referenzlösung b werden eingespritzt. Die Chromatographie erfolgt über eine Dauer, die der 2fachen Retentionszeit des Hauptpeaks entspricht. Im Chromatogramm der Untersuchungslösung darf keine Peakfläche, mit Ausnahme der des Hauptpeaks, größer sein als das 0,5fache der Fläche des Hauptpeaks im Chromatogramm der Referenzlösung b (0,5 Prozent). Im Chromatogramm der Untersuchungslösung darf die Summe aller Peakflächen, mit Ausnahme der des Hauptpeaks, nicht größer sein als die Fläche des Hauptpeaks im Chromatogramm der Referenzlösung b (1 Prozent). Lösungsmittelpeaks und Peaks, deren Fläche kleiner ist als das 0,05fache der Fläche des Hauptpeaks im Chromatogramm der Referenzlösung b, werden nicht berücksichtigt.

Trocknungsverlust (2.2.32): Höchstens 1,0 Prozent, mit 1,000 g Substanz durch Trocknen im Trockenschrank bei 100 bis 105 °C bestimmt.

Sulfatasche (2.4.14): Höchstens 0,1 Prozent, mit 1,0 g Substanz bestimmt.

Gehaltsbestimmung

50,0 mg Substanz werden in Ethanol 96 % *R* zu 100,0 ml gelöst. 2,0 ml Lösung werden mit Ethanol 96 % *R* zu 50,0 ml verdünnt. Die Absorption (2.2.25) wird im Maximum bei 243 nm gemessen.

Der Gehalt an $C_{26}H_{34}O_8$ wird mit Hilfe der spezifischen Absorption berechnet ($A_{1\,cm}^{1\%}$ = 316).

Lagerung

Dicht verschlossen, vor Licht geschützt.

Verunreinigungen

A. Methylprednisolon

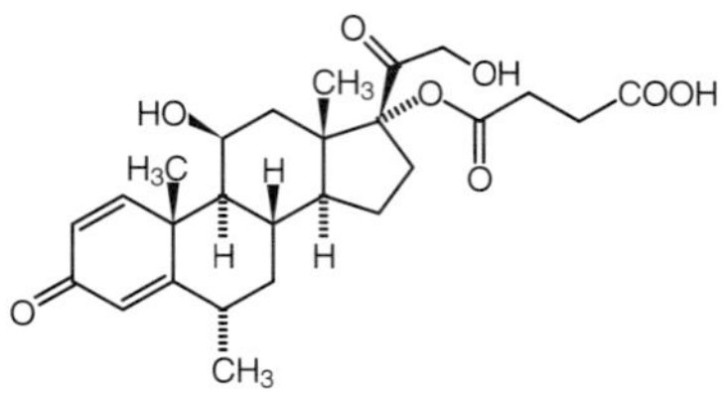

B. Methylprednisolon-17-hydrogensuccinat

C. Methylprednisolonacetat

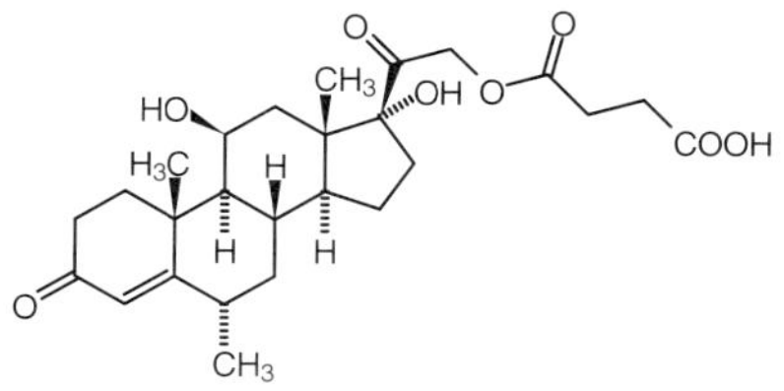

D. Methylhydrocortison-21-hydrogensuccinat.

2001, 1132

Methylthioniniumchlorid

Methylthioninii chloridum

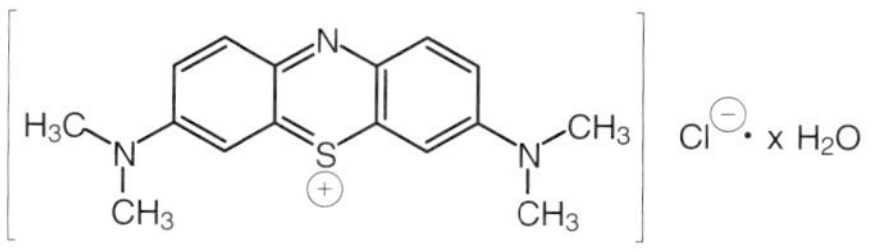

$C_{16}H_{18}ClN_3S \cdot x\ H_2O$ M_r 319,9 (wasserfreie Substanz)

Definition

Methylthioniniumchlorid (Methylenblau) enthält mindestens 95,0 und höchstens 101,0 Prozent 3,7-Bis(dimethylamino)phenothiazin-5-ylium-chlorid, berechnet auf die getrocknete Substanz.

Eigenschaften

Dunkelblaues, kristallines Pulver mit kupferfarbenem Glanz oder grüne Kristalle mit bronzefarbenem Glanz; löslich in Wasser, schwer löslich in Ethanol.

Prüfung auf Identität

A. 10 mg Substanz werden in verdünnter Salzsäure *R* zu 100 ml gelöst. 5 ml Lösung werden mit verdünnter Salzsäure *R* zu 100 ml verdünnt. Diese Lösung, zwischen 240 und 800 nm gemessen, zeigt Absorptionsmaxima (2.2.25) zwischen 255 und 260 nm, zwischen 285 und 290 nm, zwischen 675 und 685 nm sowie zwischen 740 und 750 nm.

B. Die Prüfung erfolgt mit Hilfe der Dünnschichtchromatographie (2.2.27) unter Verwendung einer DC-Platte mit Kieselgel *R*.

Untersuchungslösung: 10 mg Substanz werden in Methanol *R* zu 10 ml gelöst. 1 ml Lösung wird mit Methanol *R* zu 10 ml verdünnt.

Referenzlösung: 10 mg Methylthioniniumchlorid *CRS* werden in Methanol *R* zu 10 ml gelöst. 1 ml Lösung wird mit Methanol *R* zu 10 ml verdünnt.

Auf die Platte werden 2 µl jeder Lösung aufgetragen. Die Chromatographie erfolgt mit einer Mischung von 20 Volumteilen wasserfreier Ameisensäure *R* und 80 Volumteilen 1-Propanol *R* über eine Laufstrecke von 8 cm. Die Platte wird unter Lichtschutz an der Luft trocknen gelassen und im Tageslicht ausgewertet. Der Hauptfleck im Chromatogramm der Untersuchungslösung entspricht in bezug auf Lage und Größe dem Hauptfleck im Chromatogramm der Referenzlösung. In beiden Chromatogrammen kann oberhalb des Hauptflecks ein zweiter Fleck erscheinen.

C. Etwa 1 mg Substanz wird in 10 ml Wasser *R* gelöst. Nach Zusatz von 1 ml Essigsäure 98 % *R* und 0,1 g Zinkstaub *R* wird zum Sieden erhitzt, wobei die Lösung farblos wird. Nach dem Filtrieren wird das Filtrat geschüttelt und färbt sich an der Luft blau.

D. 50 mg Substanz werden mit 0,5 g wasserfreiem Natriumcarbonat *R* geglüht. Nach dem Abkühlen wird der Rückstand in 10 ml verdünnter Salpetersäure *R* gelöst. Die Lösung wird filtriert. Das Filtrat gibt ohne weiteren Zusatz von verdünnter Salpetersäure *R* die Identitätsreaktion a auf Chlorid (2.3.1).

Prüfung auf Reinheit

Methanolunlösliche Substanzen: 1,0 g Substanz wird mit 20 ml Methanol *R* versetzt. Die Mischung wird 5 min lang zum Rückfluß erhitzt und durch einen zuvor gewogenen Glassintertiegel (40) filtriert. Der Tiegel wird so lange mit Methanol *R* gewaschen, bis ein farbloses Filtrat erhalten wird, anschließend bei 100 °C getrocknet und gewogen. Der Rückstand darf höchstens 10,0 mg betragen (1,0 Prozent).

Verwandte Substanzen: Die Prüfung erfolgt mit Hilfe der Flüssigchromatographie (2.2.29).

Untersuchungslösung: 15,0 mg Substanz werden in der mobilen Phase zu 100,0 ml gelöst.

Referenzlösung a: 15,0 mg Methylthioninium-Verunreinigung A *CRS* werden in der mobilen Phase zu 100,0 ml gelöst. 1,0 ml Lösung wird mit 1,0 ml Untersuchungslösung versetzt und mit der mobilen Phase zu 10,0 ml verdünnt.

Referenzlösung b: 1,0 ml Untersuchungslösung wird mit der mobilen Phase zu 100,0 ml verdünnt.

Die Chromatographie kann durchgeführt werden mit

- einer Säule aus rostfreiem Stahl von 0,25 m Länge und 4 mm innerem Durchmesser, gepackt mit octadecylsilyliertem Kieselgel zu Chromatographie *R* (7 µm)
- einer Mischung von 27 Volumteilen Acetonitril *R* und 73 Volumteilen einer Mischung von 3,4 ml Phosphorsäure 85 % *R* und 1000 ml Wasser *R* als mobile Phase bei einer Durchflußrate von 1 ml je Minute
- einem Spektrometer als Detektor bei einer Wellenlänge von 246 nm.

20 µl jeder Lösung werden eingespritzt. Die Empfindlichkeit des Systems wird so eingestellt, daß die Höhe des dem Methylthioniniumchlorid entsprechenden Peaks im Chromatogramm der Referenzlösung a (Retentionszeit etwa 11 min) mindestens 80 Prozent des maximalen Ausschlags beträgt. Die Prüfung darf nur ausgewertet werden, wenn im Chromatogramm der Referenzlösung a die Auflösung zwischen den Peaks von Verunreinigung A und Methylthioniniumchlorid mindestens 1,5 beträgt. Falls erforderlich wird die Konzentration von Acetonitril in der mobilen Phase geändert.

Die Chromatographie der Untersuchungslösung erfolgt über eine Dauer, die der 2fachen Retentionszeit des Hauptpeaks entspricht.

Im Chromatogramm der Untersuchungslösung darf eine der Verunreinigung A entsprechende Peakfläche nicht größer sein als das 5fache der Fläche des Hauptpeaks im Chromatogramm der Referenzlösung b (5,0 Prozent). Im Chromatogramm der Untersuchungslösung darf keine Peakfläche, mit Ausnahme der des Hauptpeaks und der der Verunreinigung A, größer sein als das 0,5fache der Fläche des Hauptpeaks im Chromatogramm der Referenzlösung b (0,5 Prozent), und die Summe dieser Peakflächen darf nicht größer sein als die Fläche des Hauptpeaks im Chromatogramm der Referenzlösung b (1,0 Prozent). Peaks, deren Fläche kleiner ist als das 0,1fache der Fläche des Hauptpeaks im Chromatogramm der Referenzlösung b, werden nicht berücksichtigt (0,1 Prozent).

Metalle: Die Prüfung erfolgt mit Hilfe der Atomemissionsspektroskopie (2.2.22) in einem Argon-Plasma unter Verwendung eines herkömmlichen optischen Systems oder eines Massenspektrometers als Detektor. Bei Verwendung eines Massenspektrometers wird Indium als Interner Standard verwendet.

Untersuchungslösung: In einem 10-ml-Meßkolben werden 0,100 g Substanz in 9 ml Wasser *R* unter Schütteln gelöst. Die Lösung wird mit 100,0 µl einer Indium-Lösung (10 µg · ml^{-1}) versetzt und anschließend mit Wasser *R* zu 10,0 ml verdünnt. Die Indium-Lösung (10 µg · ml^{-1}) wird aus der (Indium-)Element-Lösung zur Atomspektroskopie (1,000 g · l^{-1}) *R* mit Hilfe von mit Wasser *R* verdünnter Salpetersäure *R* (1:50) hergestellt.

Referenzlösungen: In einen 100-ml-Meßkolben werden 10,0 ml einer Lösung gegeben, die 1,00 µg je Milliliter jedes zu bestimmenden Metalls enthält. Sie wird durch Verdünnen jeder Element-Lösung zur Atomspektroskopie (1,000 g · l^{-1}) *R* der entsprechenden Metalle mit Wasser *R* hergestellt. Die Lösung wird mit 1,00 ml einer Indium-Lösung (10 µg · ml^{-1}) versetzt und anschließend mit Wasser *R* zu 100,0 ml verdünnt. Die Indium-Lösung (10 µg · ml^{-1}) wird aus der (Indium-)Element-Lösung zur Atomspektroskopie (1,000 g · l^{-1}) *R* mit Hilfe von mit Wasser *R* verdünnter Salpetersäure *R* (1:50) hergestellt.

Blindlösung: Die Indium-Lösung (10 µg · ml^{-1}), die zur Herstellung der Untersuchungslösung und der Referenzlösungen verwendet wurde, wird 1:100 mit Wasser *R* verdünnt.

Element	Optische Detektion			Massendetektion
	Signal (nm)	Untergrundstrahlung 1 (nm)	Untergrundstrahlung 2 (nm)	Isotop
Aluminium	396,15	396,05	396,25	27
Blei	217,00[2)]	216,90	217,10	208
Cadmium	214,44	214,37	214,51	114
Chrom	283,56	283,49	283,64	[1)]
Eisen	238,20	238,27	238,14	[1)]
Kupfer	327,40	327,31	327,48	65
Mangan	260,57	260,50	260,64	55
Molybdän	202,03	202,02	202,04	95
Nickel	231,60	231,54	231,66	60
Quecksilber	253,70[3)]	253,60	253,80	200
Zink	213,86	213,80	213,91	66
Zinn	190,00[2)]	189,90	190,10	118
Indium				115

[1)] Element mit Hilfe eines Massenspektrometers als Detektor schwierig oder unmöglich zu bestimmen.

[2)] Mit herkömmlichen optischen Spektrometern eingeschränkte Empfindlichkeit.

[3)] Quecksilber häufig mit herkömmlichen optischen Spektrometern nicht bestimmbar; kann mit Hilfe einer Apparatur zur Bestimmung von Hydriden bestimmt werden.

Element	Maximalgehalt in ppm
Aluminium	100
Blei	10
Cadmium	1
Chrom	10
Eisen	100
Kupfer	100
Mangan	10
Molybdän	10
Nickel	10
Quecksilber	1
Zink	100
Zinn	10

Trocknungsverlust (2.2.32): 8,0 bis 22,0 Prozent, mit 1,000 g Substanz durch Trocknen im Trockenschrank bei 100 bis 105 °C bestimmt.

Sulfatasche (2.4.14): Höchstens 0,25 Prozent, mit 1,0 g Substanz bestimmt.

Gehaltsbestimmung

0,300 g Substanz werden unter Erhitzen in 30 ml Wasser *R* gelöst. Die Lösung wird abgekühlt, mit 50,0 ml Kaliumdichromat-Lösung *R* 1 versetzt und mit Wasser *R* zu 100,0 ml verdünnt. Die Lösung wird 10 min lang stehengelassen und anschließend filtriert, wobei die ersten 20 ml des Filtrats verworfen werden. 50,0 ml Filtrat werden in einen Schliffkolben gegeben, mit 50 ml verdünnter Schwefelsäure *R* sowie 8,0 ml Kaliumiodid-Lösung *R* versetzt und 5 min lang unter Lichtschutz stehengelassen. Nach Zusatz von 80 ml Wasser *R* wird mit Natriumthiosulfat-Lösung (0,1 mol · l^{-1}) titriert, wobei gegen Ende der Titration 2 ml Stärke-Lösung *R* zugesetzt werden. Ein Blindversuch wird durchgeführt.

1 ml Natriumthiosulfat-Lösung (0,1 mol · l^{-1}) entspricht 10,66 mg $C_{16}H_{18}ClN_3S$.

Lagerung

Dicht verschlossen, vor Licht geschützt.

Verunreinigungen

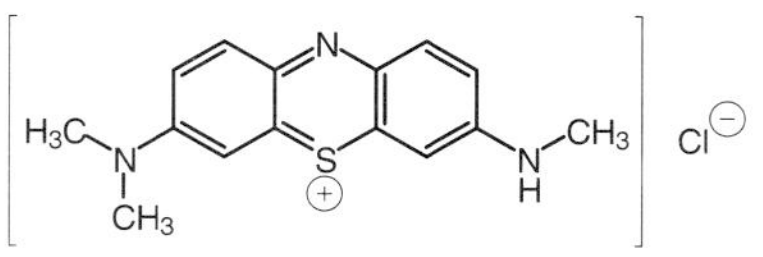

A. 3-(Dimethylamino)-7-(methylamino)phenothiazin-5-ylium-chlorid.

1999, 1347

Metixenhydrochlorid

Metixeni hydrochloridum

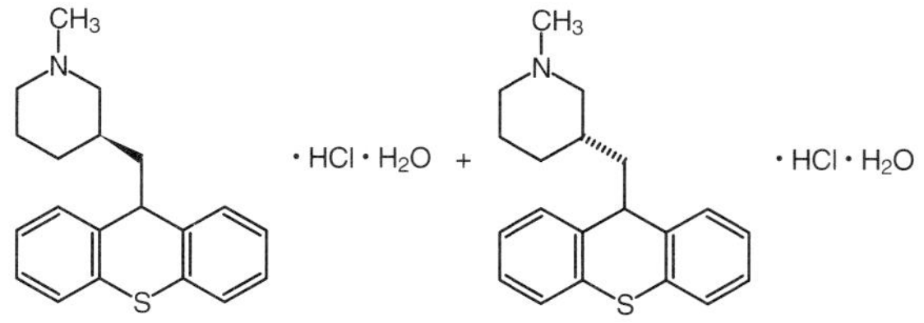

$C_{20}H_{24}ClNS \cdot H_2O$ M_r 363,9

Definition

Metixenhydrochlorid enthält mindestens 98,0 und höchstens 102,0 Prozent (*RS*)-1-Methyl-3-[(9*H*-thioxanthen-9-yl)methyl])piperidin-hydrochlorid, berechnet auf die getrocknete Substanz.

Eigenschaften

Weißes bis fast weißes, kristallines oder feinkristallines Pulver; löslich in Wasser, Dichlormethan und Ethanol, praktisch unlöslich in Ether.

Prüfung auf Identität

A. Die Prüfung erfolgt mit Hilfe der IR-Spektroskopie (2.2.24) durch Vergleich des Spektrums der Substanz mit dem von Metixenhydrochlorid *CRS*.

B. Die Substanz gibt die Identitätsreaktion a auf Chlorid (2.3.1).

Prüfung auf Reinheit

Aussehen der Lösung: 0,40 g Substanz werden in Methanol *R* zu 20,0 ml gelöst. Die Prüflösung muß klar (2.2.1) und darf nicht stärker gefärbt sein als die Farbvergleichslösung G_6 (2.2.2, Methode I).

***p*H-Wert** (2.2.3): 0,18 g Substanz werden in kohlendioxidfreiem Wasser *R*, falls erforderlich unter Erwärmen auf etwa 50 °C, gelöst. Nach dem Abkühlen wird die Lösung mit kohlendioxidfreiem Wasser *R* zu 10,0 ml verdünnt. Der *p*H-Wert der Lösung, unmittelbar nach der Herstellung gemessen, muß zwischen 4,4 und 5,8 liegen.

Verwandte Substanzen: Die Prüfung erfolgt mit Hilfe der Dünnschichtchromatographie (2.2.27) unter Verwendung einer DC-Platte mit Kieselgel *R*.

Die Prüfung muß unter Lichtschutz durchgeführt werden.

Untersuchungslösung: 50 mg Substanz werden in Dichlormethan *R* zu 5,0 ml gelöst.

Referenzlösung a: 5 mg Metixenhydrochlorid *CRS* werden in Dichlormethan *R* zu 100,0 ml gelöst.

Referenzlösung b: 20 mg Thioxanthen *CRS* werden in 50 ml Dichlormethan *R* gelöst. 1,0 ml Lösung wird mit Dichlormethan *R* zu 20,0 ml verdünnt.

Referenzlösung c: 5 mg Thioxanthon *CRS* werden in 50 ml Dichlormethan *R* gelöst. 1,0 ml Lösung wird mit Dichlormethan *R* zu 20,0 ml verdünnt.

Referenzlösung d: 4 ml Referenzlösung a werden mit Dichlormethan *R* zu 10,0 ml verdünnt.

Auf die Platte werden 5 µl jeder Lösung bandförmig aufgetragen. Die Chromatographie erfolgt mit einer Mischung von 10 Volumteilen Essigsäure 98 % *R*, 10 Volumteilen Methanol *R* und 80 Volumteilen Dichlormethan *R* über eine Laufstrecke von 10 cm. Die Platte wird im Kaltluftstrom getrocknet, mit einer Mischung von 1 Volumteil Schwefelsäure *R* und 9 Volumteilen Ethanol 96 % *R* besprüht und anschließend 10 min lang bei 100 °C erhitzt. Nach dem Erkalten wird die Platte im ultravioletten Licht bei 365 nm ausgewertet. Eine im Chromatogramm der Untersuchungslösung auftretende Thioxanthen-Zone darf nicht größer oder intensiver sein als die Zone im Chromatogramm der Referenzlösung b (0,2 Prozent). Eine auftretende Thioxanthon-Zone darf nicht größer oder intensiver sein als die Zone im Chromatogramm der Referenzlösung c (0,05 Prozent). Eine im Chromatogramm der Untersuchungslösung auftretende Nebenzone, mit Ausnahme der Thioxanthen-Zone und der Thioxanthon-Zone, darf nicht größer oder intensiver sein als die Zone im Chromatogramm der Referenzlösung a (0,5 Prozent), und höchstens eine dieser Nebenzonen darf größer oder intensiver sein als die Zone im Chromatogramm der Referenzlösung d (0,2 Prozent). Die Prüfung darf nur ausgewertet werden, wenn die Chromatogramme der Referenzlösungen b und c deutlich sichtbare und voneinander getrennte Zonen zeigen.

Trocknungsverlust (2.2.32): 4,0 bis 6,0 Prozent, mit 0,500 g Substanz durch Trocknen im Trockenschrank bei 138 bis 142 °C bestimmt.

Sulfatasche (2.4.14): Höchstens 0,1 Prozent, mit 1,0 g Substanz bestimmt.

Gehaltsbestimmung

0,250 g Substanz, in einer Mischung von 5,0 ml Salzsäure (0,01 mol · l^{-1}) und 50 ml Ethanol 96 % *R* gelöst, werden mit Natriumhydroxid-Lösung (0,1 mol · l^{-1}) titriert. Der Endpunkt wird mit Hilfe der Potentiometrie (2.2.20) bestimmt. Das zwischen den beiden Wendepunkten zugesetzte Volumen wird abgelesen.

1 ml Natriumhydroxid-Lösung (0,1 mol · l^{-1}) entspricht 34,59 mg $C_{20}H_{24}ClNS$.

Lagerung

Vor Licht geschützt.

Verunreinigungen

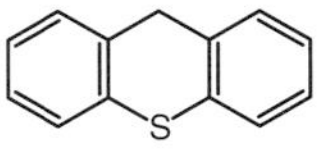

A. 9*H*-Thioxanthen

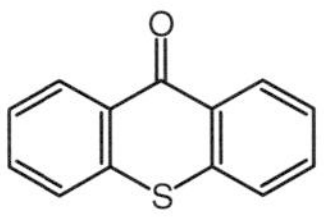

B. 9*H*-Thioxanthen-9-on (Thioxanthon).

2001, 1348

Metoclopramid

Metoclopramidum

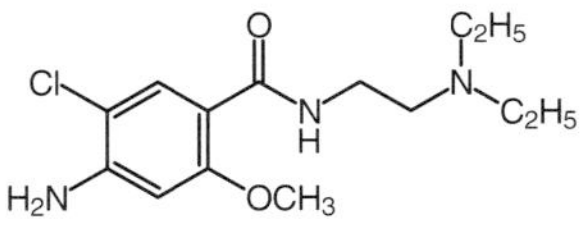

$C_{14}H_{22}ClN_3O_2$ M_r 299,8

Definition

Metoclopramid enthält mindestens 99,0 und höchstens 101,0 Prozent 4-Amino-5-chlor-*N*-(2-diethylamino-ethyl)-2-methoxybenzamid, berechnet auf die getrocknete Substanz.

Eigenschaften

Weißes bis fast weißes, feines Pulver; praktisch unlöslich in Wasser, wenig löslich in Dichlormethan, wenig bis schwer löslich in Ethanol.

Die Substanz zeigt Polymorphie.

Prüfung auf Identität

1: A, B.
2: A, C.

A. Schmelztemperatur (2.2.14): 145 bis 149 °C.

B. Die Prüfung erfolgt mit Hilfe der IR-Spektroskopie (2.2.24) durch Vergleich des Spektrums der Substanz mit dem von Metoclopramid *CRS*. Die Prüfung erfolgt mit Hilfe von Preßlingen.

C. Die bei der Prüfung „Verwandte Substanzen, Methode A" (siehe „Prüfung auf Reinheit") erhaltenen Chromatogramme werden vor dem Besprühen mit Dimethylaminobenzaldehyd-Lösung *R* 1 im ultravioletten Licht bei 254 nm ausgewertet. Der Hauptfleck im Chromatogramm der Untersuchungslösung a entspricht in bezug auf Lage und Größe dem Hauptfleck im Chromatogramm der Referenzlösung a.

Prüfung auf Reinheit

Aussehen der Lösung: 2,5 g Substanz werden in 25 ml Salzsäure (1 mol · l^{-1}) gelöst. Die frisch hergestellte Lösung muß klar (2.2.1) und darf nicht stärker gefärbt sein als die Farbvergleichslösung G_6 (2.2.2, Methode II).

Verwandte Substanzen:

A. Die Prüfung erfolgt mit Hilfe der Dünnschichtchromatographie (2.2.27) unter Verwendung einer DC-Platte mit Kieselgel F_{254} *R*.

Untersuchungslösung a: 40 mg Substanz werden in Methanol *R* zu 10 ml gelöst.

Untersuchungslösung b: 0,160 g Substanz werden in Methanol *R* zu 10 ml gelöst.

Referenzlösung a: 20 mg Metoclopramid *CRS* und 10 mg Sulpirid *CRS* werden in Methanol *R* zu 5 ml gelöst.

Referenzlösung b: 20 mg Diethylethylendiamin *R* werden in Methanol *R* zu 50 ml gelöst. 2 ml Lösung werden mit Methanol *R* zu 25 ml verdünnt.

Auf die Platte werden 10 µl jeder Lösung aufgetragen. Die Chromatographie erfolgt mit einer Mischung von 2 Volumteilen konzentrierter Ammoniak-Lösung *R*, 10 Volumteilen Dioxan *R*, 14 Volumteilen Methanol *R* und 90 Volumteilen Dichlormethan *R* über eine Laufstrecke von 12 cm. Die Platte wird an der Luft trocknen gelassen und im ultravioletten Licht bei 254 nm ausgewertet („Prüfung auf Identität, C"). Die Platte wird mit Dimethylaminobenzaldehyd-Lösung *R* 1 besprüht und an der Luft trocknen gelassen. Ein der Metoclopramid-Verunreinigung E entsprechender Fleck im Chromatogramm der Untersuchungslösung b (bei der Auswertung im ultravioletten Licht bei 254 nm nicht sichtbar) darf nicht größer oder stärker gefärbt sein als der Fleck im Chromatogramm der Referenzlösung b (0,2 Prozent). Die Prüfung darf nur ausgewertet werden, wenn das Chromatogramm der Referenzlösung a deutlich voneinander getrennt 2 Flecke zeigt.

B. Die Prüfung erfolgt mit Hilfe der Flüssigchromatographie (2.2.29).

Untersuchungslösung: 10,0 mg Substanz werden in der mobilen Phase zu 10,0 ml gelöst.

Referenzlösung a: 0,2 ml Untersuchungslösung werden mit der mobilen Phase zu 100,0 ml verdünnt.

Referenzlösung b: 10,0 mg Metoclopramid-Verunreinigung A *CRS* werden in der mobilen Phase zu 100,0 ml gelöst. 1,0 ml Lösung wird mit 0,1 ml Untersuchungslösung gemischt und mit der mobilen Phase zu 10,0 ml verdünnt.

Die Chromatographie kann durchgeführt werden mit

- einer Säule aus rostfreiem Stahl von 0,25 m Länge und 4,6 mm innerem Durchmesser, gepackt mit octylsilyliertem Kieselgel zur Chromatographie *R* (5 µm)
- folgender mobilen Phase bei einer Durchflußrate von 1,5 ml je Minute: 6,8 g Kaliumdihydrogenphosphat *R* werden in 700 ml Wasser *R* gelöst; nach Zusatz von

0,2 ml Dimethyloctylamin *R* wird mit Phosphorsäure 10 % *R* auf einen *p*H-Wert von 4,0 eingestellt; mit Wasser *R* wird zu 1000 ml verdünnt; nach Zusatz von 250 ml Acetonitril *R* wird gemischt
- einem Spektrometer als Detektor bei einer Wellenlänge von 240 nm.

10 µl jeder Lösung werden eingespritzt. Die Empfindlichkeit des Systems wird so eingestellt, daß die Höhe der Hauptpeaks im Chromatogramm der Referenzlösung b mindestens 50 Prozent des maximalen Ausschlags beträgt. Die Prüfung darf nur ausgewertet werden, wenn die Auflösung zwischen den 2 Hauptpeaks im Chromatogramm der Referenzlösung b mindestens 2,0 beträgt.

Die Chromatographie der Untersuchungslösung erfolgt über eine Dauer, die der 8fachen Retentionszeit des Metoclopramid-Peaks entspricht. Im Chromatogramm der Untersuchungslösung darf keine Peakfläche, mit Ausnahme der des Hauptpeaks, größer sein als die Fläche des Hauptpeaks im Chromatogramm der Referenzlösung a (0,2 Prozent), und die Summe dieser Peakflächen darf nicht größer sein als das 3fache der Fläche des Hauptpeaks im Chromatogramm der Referenzlösung a (0,6 Prozent). Peaks, deren Fläche kleiner ist als das 0,1fache der Fläche des Hauptpeaks im Chromatogramm der Referenzlösung a, werden nicht berücksichtigt.

Schwermetalle (2.4.8): 1,0 g Substanz muß der Grenzprüfung C auf Schwermetalle entsprechen (20 ppm). Zur Herstellung der Referenzlösung werden 2 ml Blei-Lösung (10 ppm Pb) *R* verwendet.

Trocknungsverlust (2.2.32): Höchstens 1,0 Prozent, mit 1,000 g Substanz durch Trocknen im Trockenschrank bei 100 bis 105 °C bestimmt.

Sulfatasche (2.4.14): Höchstens 0,1 Prozent, mit 1,0 g Substanz bestimmt.

Gehaltsbestimmung

0,250 g Substanz, in 50 ml wasserfreier Essigsäure *R* gelöst, werden nach Zusatz von 5 ml Acetanhydrid *R* mit Perchlorsäure (0,1 mol · l^{-1}) titriert. Der Endpunkt wird mit Hilfe der Potentiometrie (2.2.20) bestimmt.

1 ml Perchlorsäure (0,1 mol · l^{-1}) entspricht 29,98 mg $C_{14}H_{22}ClN_3O_2$.

Verunreinigungen

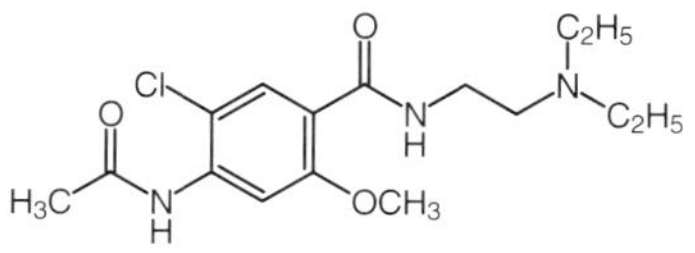

A. 4-(Acetylamino)-5-chlor-*N*-(2-diethylaminoethyl)-2-methoxybenzamid

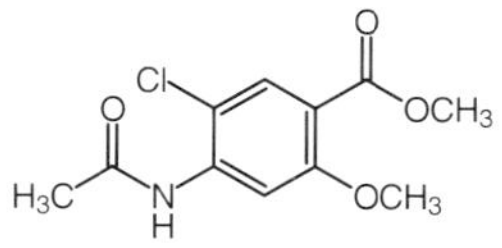

B. Methyl-4-(acetylamino)-5-chlor-2-methoxybenzoat

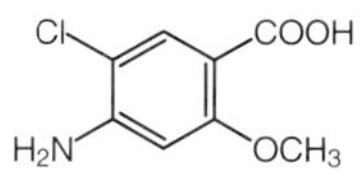

C. 4-Amino-5-chlor-2-methoxybenzoesäure

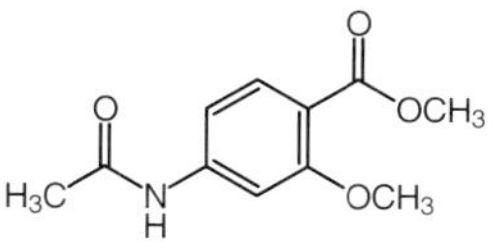

D. Methyl-4-(acetylamino)-2-methoxybenzoat

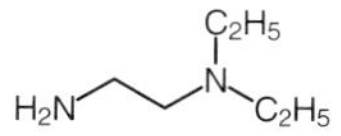

E. *N,N*-Diethylethan-1,2-diamin

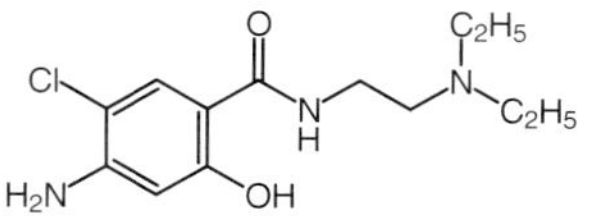

F. 4-Amino-5-chlor-*N*-(2-diethylaminoethyl)-2-hydroxybenzamid

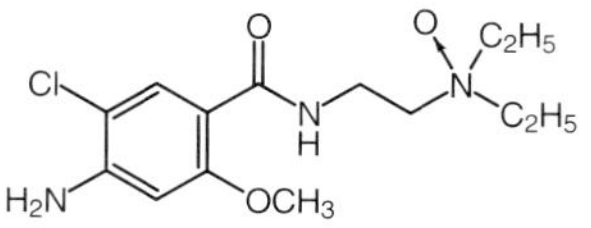

G. 4-Amino-5-chlor-*N*-(2-diethylaminoethyl)-2-methoxybenzamid-*N*-oxid

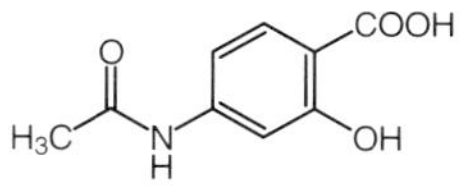

H. 4-(Acetylamino)-2-hydroxybenzoesäure.

1999, 674

Metoclopramidhydrochlorid

Metoclopramidi hydrochloridum

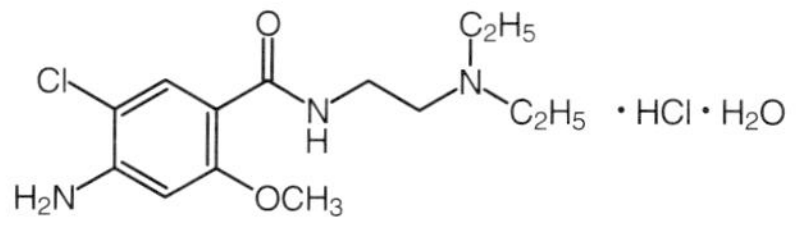

$C_{14}H_{23}Cl_2N_3O_2 \cdot H_2O$ M_r 354,3

Definition

Metoclopramidhydrochlorid enthält mindestens 99,0 und höchstens 101,0 Prozent 4-Amino-5-chlor-*N*-(2-diethylaminoethyl)-2-methoxybenzamid-hydrochlorid, berechnet auf die wasserfreie Substanz.

Eigenschaften

Weiße bis fast weiße Kristalle oder kristallines Pulver; sehr leicht löslich in Wasser, leicht löslich in Ethanol, wenig löslich in Dichlormethan, praktisch unlöslich in Ether.

Die Substanz schmilzt bei etwa 183 °C unter Zersetzung.

Prüfung auf Identität

1: A, B, D.
2: A, C, D, E.

A. Der *p*H-Wert (2.2.3) der Prüflösung (siehe „Prüfung auf Reinheit“) liegt zwischen 4,5 und 6,0.

B. Die Prüfung erfolgt mit Hilfe der IR-Spektroskopie (2.2.24) durch Vergleich des Spektrums der Substanz mit dem von Metoclopramidhydrochlorid *CRS*. Die Prüfung erfolgt mit Hilfe von Preßlingen unter Verwendung von Kaliumchlorid *R*.

C. Die bei der Prüfung „Verwandte Substanzen“ (siehe „Prüfung auf Reinheit“) erhaltenen Chromatogramme werden im ultravioletten Licht vor dem Besprühen mit Dimethylaminobenzaldehyd-Lösung *R* 1 ausgewertet. Der Hauptfleck im Chromatogramm der Untersuchungslösung b entspricht in bezug auf Lage und Größe dem Hauptfleck im Chromatogramm der Referenzlösung a.

D. 1 ml Prüflösung, mit Wasser *R* zu 2 ml verdünnt, gibt die Identitätsreaktion a auf Chlorid (2.3.1).

E. Die Lösung von etwa 2 mg Substanz in 2 ml Wasser *R* gibt die Identitätsreaktion auf primäre aromatische Amine (2.3.1).

Prüfung auf Reinheit

Prüflösung: 2,5 g Substanz werden in kohlendioxidfreiem Wasser *R* zu 25 ml gelöst.

Aussehen der Lösung: Die Prüflösung muß klar (2.2.1) und farblos (2.2.2, Methode II) sein.

Verwandte Substanzen: Die Prüfung erfolgt mit Hilfe der Dünnschichtchromatographie (2.2.27) unter Verwendung einer Schicht von Kieselgel HF_{254} *R*.

Untersuchungslösung a: 0,40 g Substanz werden in Methanol *R* zu 10 ml gelöst.

Untersuchungslösung b: 1 ml Untersuchungslösung a wird mit Methanol *R* zu 10 ml verdünnt.

Referenzlösung a: 20 mg Metoclopramidhydrochlorid *CRS* werden in Methanol *R* zu 5 ml gelöst.

Referenzlösung b: 5 ml Untersuchungslösung a werden mit Methanol *R* zu 100 ml verdünnt. 1 ml dieser Lösung wird mit Methanol *R* zu 10 ml verdünnt.

Referenzlösung c: 10 mg Diethylethylendiamin *R* werden in Methanol *R* zu 50 ml gelöst.

Auf die Platte werden 5 µl jeder Lösung aufgetragen. Die Chromatographie erfolgt mit einer Mischung von 2 Volumteilen konzentrierter Ammoniak-Lösung *R*, 10 Volumteilen Dioxan *R*, 14 Volumteilen Methanol *R* und 90 Volumteilen Dichlormethan *R* über eine Laufstrecke von 12 cm. Die Platte wird an der Luft trocknen gelassen und im ultravioletten Licht bei 254 nm ausgewertet. Kein im Chromatogramm der Untersuchungslösung a auftretender Nebenfleck darf größer oder intensiver sein als der Hauptfleck im Chromatogramm der Referenzlösung b (0,5 Prozent). Die Platte wird mit Dimethylaminobenzaldehyd-Lösung *R* 1 besprüht und an der Luft trocknen gelassen. Kein im Chromatogramm der Untersuchungslösung a auftretender Nebenfleck, der im ultravioletten Licht bei 254 nm nicht zu sehen war, darf größer oder intensiver sein als der Fleck im Chromatogramm der Referenzlösung c (0,5 Prozent).

Schwermetalle (2.4.8): 12 ml Prüflösung müssen der Grenzprüfung A auf Schwermetalle entsprechen (20 ppm). Zur Herstellung der Referenzlösung wird die Blei-Lösung (2 ppm Pb) *R* verwendet.

Wasser (2.5.12): 4,5 bis 5,5 Prozent, mit 0,500 g Substanz nach der Karl-Fischer-Methode bestimmt.

Sulfatasche (2.4.14): Höchstens 0,1 Prozent, mit 1,0 g Substanz bestimmt.

Gehaltsbestimmung

0,2500 g Substanz, in einer Mischung von 5,0 ml Salzsäure (0,01 mol · l^{-1}) und 50 ml Ethanol 96 % *R* gelöst, werden mit Natriumhydroxid-Lösung (0,1 mol · l^{-1}) titriert. Das zwischen den beiden mit Hilfe der Potentiometrie (2.2.20) bestimmten Wendepunkten zugesetzte Volumen an Natriumhydroxid-Lösung (0,1 mol · l^{-1}) wird abgelesen.

1 ml Natriumhydroxid-Lösung (0,1 mol · l^{-1}) entspricht 33,63 mg $C_{14}H_{23}Cl_2N_3O_2$.

Lagerung

Gut verschlossen, vor Licht geschützt.

2000, 1448

Metoprololsuccinat

Metoprololi succinas

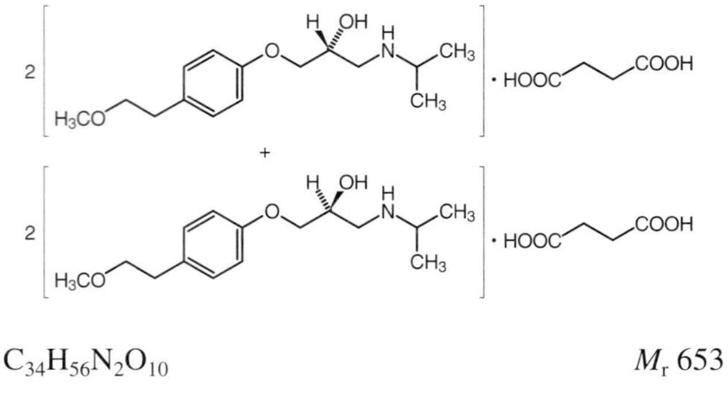

$C_{34}H_{56}N_2O_{10}$ M_r 653

Definition

Metoprololsuccinat enthält mindestens 99,0 und höchstens 101,0 Prozent Bis[(2*RS*)-1-[4-(2-methoxyethyl)=phenoxy]-3-[(1-methylethyl)amino]propan-2-ol]-butan=dioat, berechnet auf die getrocknete Substanz.

Eigenschaften

Weißes, kristallines Pulver; leicht löslich in Wasser, löslich in Methanol, wenig löslich in Ethanol, sehr schwer löslich in Ethylacetat.

Prüfung auf Identität

1: B.
2: A, C.

A. Schmelztemperatur (2.2.14): 137 bis 139 °C.

B. Die Prüfung erfolgt mit Hilfe der IR-Spektroskopie (2.2.24) durch Vergleich des Spektrums der Substanz mit dem von Metoprololsuccinat *CRS*. Die Prüfung erfolgt mit Hilfe von Preßlingen.

C. Die Prüfung erfolgt mit Hilfe der Dünnschichtchromatographie (2.2.27) unter Verwendung einer Schicht eines geeigneten octadecylsilylierten Kieselgels, das einen Fluoreszenzindikator mit intensivster Anregung der Fluoreszenz bei 254 nm enthält.

Untersuchungslösung: 15 mg Substanz werden in 2 ml Methanol *R* gelöst.

Referenzlösung a: 15 mg Metoprololsuccinat *CRS* werden in 2 ml Methanol *R* gelöst.

Referenzlösung b: 15 mg Oxprenololhydrochlorid *CRS* und 15 mg Metoprololsuccinat *CRS* werden in 2 ml Methanol *R* gelöst.

Auf die Platte werden 10 µl jeder Lösung aufgetragen. Die Chromatographie erfolgt in einer ungesättigten Kammer mit einer Mischung von 0,5 Volumteilen Perchlorsäure *R*, 50 Volumteilen Methanol *R* und 50 Volumteilen Wasser *R* über eine Laufstrecke von 10 cm. Die Platte wird im Warmluftstrom getrocknet und anschließend im ultravioletten Licht bei 254 nm ausgewertet. Der Hauptfleck im Chromatogramm der Untersuchungslösung entspricht in bezug auf Lage und Größe dem Hauptfleck im Chromatogramm der Referenzlösung a. Die Prüfung darf nur ausgewertet werden, wenn das Chromatogramm der Referenzlösung b deutlich voneinander getrennt 2 Flecke zeigt.

Prüfung auf Reinheit

Prüflösung: 0,500 g Substanz werden in kohlendioxidfreiem Wasser *R* zu 25,0 ml gelöst.

Aussehen der Lösung: Die Prüflösung darf nicht stärker opaleszieren als die Referenzsuspension II (2.2.1) und muß farblos (2.2.2, Methode II) sein.

***p*H-Wert** (2.2.3): Der *p*H-Wert der Prüflösung muß zwischen 7,0 und 7,6 liegen.

Optische Drehung (2.2.7): Der Drehungswinkel, an der Prüflösung bestimmt, muß zwischen –0,10 und +0,10° liegen.

Verwandte Substanzen:

A. Die Prüfung erfolgt mit Hilfe der Dünnschichtchromatographie (2.2.27) unter Verwendung einer DC-Platte mit Kieselgel *R*.

Untersuchungslösung: 0,50 g Substanz werden in Methanol *R* zu 10 ml gelöst.

Referenzlösung: 1 ml Untersuchungslösung wird mit Methanol *R* zu 50 ml verdünnt. 5 ml dieser Lösung werden mit Methanol *R* zu 50 ml verdünnt.

Auf die Platte werden 10 µl jeder Lösung aufgetragen. Auf den Boden einer Chromatographiekammer, die eine Mischung von 20 Volumteilen Methanol *R* und 80 Volumteilen Ethylacetat *R* enthält, werden zwei Schalen mit je 30 Volumteilen konzentrierter Ammoniak-Lösung *R* gestellt. Nach einer Sättigungszeit von mindestens 1 h erfolgt die Chromatographie über eine Laufstrecke von 12 cm. Die Platte wird mindestens 3 h lang an der Luft trocknen gelassen und mindestens 15 h lang Iodgas ausgesetzt. Kein im Chromatogramm der Untersuchungslösung auftretender Nebenfleck darf größer oder stärker gefärbt sein als der Fleck im Chromatogramm der Referenzlösung (0,2 Prozent).

B. Die Prüfung erfolgt mit Hilfe der Flüssigchromatographie (2.2.29).

Untersuchungslösung: 20,0 mg Substanz werden in der mobilen Phase zu 10,0 ml gelöst.

Referenzlösung a: 5,0 mg Metoprololsuccinat *CRS* und 3,0 mg Metoprolol-Verunreinigung D *CRS* werden in der mobilen Phase zu 100,0 ml gelöst.

Referenzlösung b: 1,0 ml Untersuchungslösung wird mit der mobilen Phase zu 100,0 ml verdünnt. 1,0 ml dieser Lösung wird mit der mobilen Phase zu 10,0 ml verdünnt.

Referenzlösung c: Falls diese Lösung erforderlich ist (siehe nachfolgenden Text), wird sie in einem Abzug hergestellt. Die Lösung dient nur zur Bestimmung der Retentionszeit der Verunreinigung C.

10 mg Metoprololsuccinat *CRS* werden in 10 ml Salzsäure (0,1 mol · l^{-1}) gelöst. Die Lösung wird in eine Kristallisierschale von 10 cm Durchmesser überführt. Die Kristallisierschale wird 6 h lang unter einer Lampe ultraviolettem Licht von 254 nm ausgesetzt (2.1.3), wobei der Abstand von der Oberfläche der Lösung bis zur Lampe 5 cm beträgt. Anschließend werden 0,5 ml Lösung mit der mobilen Phase zu 25 ml verdünnt.

Die Chromatographie kann durchgeführt werden mit
- einer Säule aus rostfreiem Stahl von 0,25 m Länge und 4,0 mm innerem Durchmesser, gepackt mit octadecylsilyliertem Kieselgel zur Chromatographie *R* (5 µm)
- folgender mobilen Phase bei einer Durchflußrate von 1 ml je Minute: 3,9 g Ammoniumacetat *R* werden in 810 ml Wasser *R* gelöst; nach Zusatz von 2,0 ml Triethylamin *R*, 10,0 ml Essigsäure 98 % *R*, 3,0 ml Phosphorsäure 85 % *R* und 190 ml Acetonitril *R* wird gemischt
- einem Spektrometer als Detektor bei einer Wellenlänge von 280 nm.

Die Empfindlichkeit des Systems wird so eingestellt, daß die Höhe des Hauptpeaks im Chromatogramm der Referenzlösung b mindestens 50 Prozent des maximalen Ausschlags beträgt.

20 µl Referenzlösung a werden eingespritzt. Werden die Chromatogramme unter den vorgeschriebenen Bedingungen aufgezeichnet, beträgt die Retentionszeit für

Metoprolol etwa 9 min und für Verunreinigung D etwa 12 min. Die Prüfung darf nur ausgewertet werden, wenn im Chromatogramm der Referenzlösung a die Auflösung zwischen den Peaks von Metoprolol und Verunreinigung D mindestens 4,0 beträgt. Falls erforderlich wird die Konzentration von Acetonitril in der mobilen Phase geringfügig geändert.

Je 20 µl Untersuchungslösung und Referenzlösung b werden eingespritzt. Die Chromatographie erfolgt über eine Dauer, die der 3fachen Retentionszeit des Hauptpeaks entspricht. Im Chromatogramm der Untersuchungslösung darf keine Peakfläche, mit Ausnahme der des Hauptpeaks, größer sein als die Fläche des Hauptpeaks im Chromatogramm der Referenzlösung b (0,1 Prozent). Im Chromatogramm der Untersuchungslösung darf die Summe aller Peakflächen, mit Ausnahme der des Hauptpeaks, nicht größer sein als das 5fache der Fläche des Hauptpeaks im Chromatogramm der Referenzlösung b (0,5 Prozent).

Wird eine der zuvor genannten Grenzen überschritten und tritt ein Peak mit einer Retentionszeit von etwa 4,5 min auf (Verunreinigung C), wird die Referenzlösung c hergestellt.

Je 20 µl Untersuchungslösung und Referenzlösung c werden eingespritzt. Im Chromatogramm der Untersuchungslösung wird die Fläche des Peaks, welcher dem Hauptpeak im Chromatogramm der Referenzlösung c entspricht (Verunreinigung C), durch 10 dividiert. Die errechnete Fläche darf nicht größer sein als die Fläche des Hauptpeaks im Chromatogramm der Referenzlösung b (0,1 Prozent). Im Chromatogramm der Untersuchungslösung darf die Summe aller Peakflächen, mit Ausnahme der des Hauptpeaks, nicht größer sein als das 5fache der Fläche des Hauptpeaks im Chromatogramm der Referenzlösung b (0,5 Prozent). Peaks, deren Fläche kleiner ist als das 0,3fache der Fläche des Hauptpeaks im Chromatogramm der Referenzlösung b, werden nicht berücksichtigt.

Schwermetalle (2.4.8): 2,0 g Substanz werden in 20 ml Wasser *R* gelöst. 12 ml Lösung müssen der Grenzprüfung A auf Schwermetalle entsprechen (10 ppm). Zur Herstellung der Referenzlösung wird die Blei-Lösung (1 ppm Pb) *R* verwendet.

Trocknungsverlust (2.2.32): Höchstens 0,5 Prozent, mit 1,000 g Substanz durch Trocknen im Trockenschrank bei 100 bis 105 °C bestimmt.

Sulfatasche (2.4.14): Höchstens 0,1 Prozent, mit 1,0 g Substanz bestimmt.

Gehaltsbestimmung

0,250 g Substanz, in 40 ml wasserfreier Essigsäure *R* gelöst, werden mit Perchlorsäure (0,1 mol · l^{-1}) titriert. Der Endpunkt wird mit Hilfe der Potentiometrie (2.2.20) bestimmt.

1 ml Perchlorsäure (0,1 mol · l^{-1}) entspricht 32,64 mg $C_{34}H_{56}N_2O_{10}$.

Lagerung

Gut verschlossen, vor Licht geschützt.

Verunreinigungen

Durch Flüssigchromatographie erfaßt

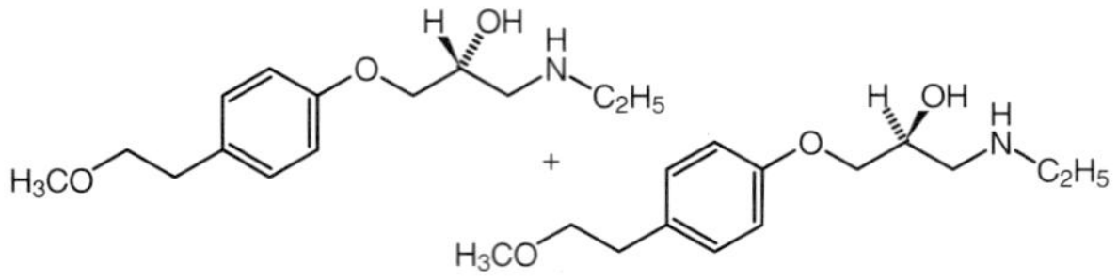

A. (2*RS*)-1-(Ethylamino)-3-[4-(2-methoxyethyl)phenoxy]propan-2-ol

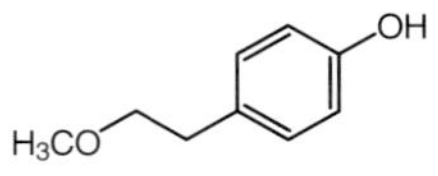

B. 4-(2-Methoxyethyl)phenol

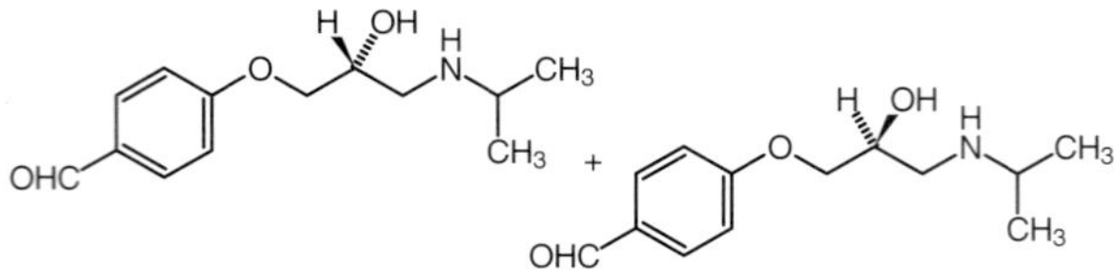

C. 4-[(2*RS*)-2-Hydroxy-3-[(1-methylethyl)amino]propoxy]benzaldehyd

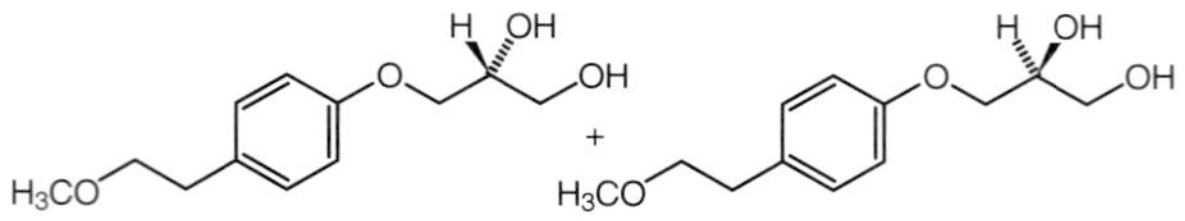

D. (2*RS*)-3-[4-(2-Methoxyethyl)phenoxy]propan-1,2-diol

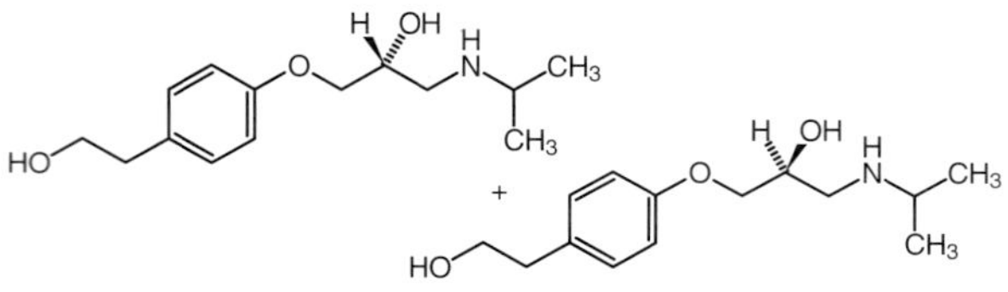

E. (2*RS*)-1-[4-(2-Hydroxyethyl)phenoxy]-3-[(1-methylethyl)amino]propan-2-ol

Durch Dünnschichtchromatographie erfaßt

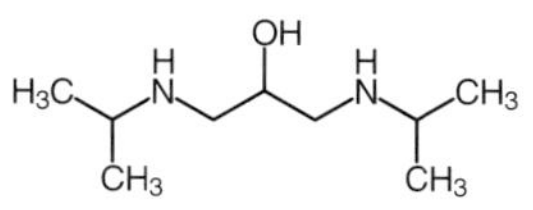

F. 1,3-Bis[(1-methylethyl)amino]propan-2-ol

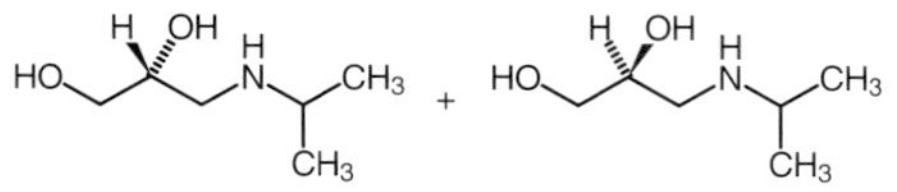

G. (2*RS*)-3-[(1-Methylethyl)amino]propan-1,2-diol

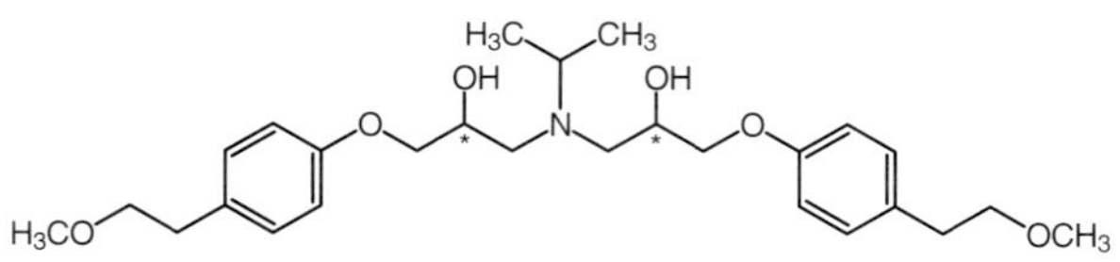

H. 1,1′-Bis[(1-methylethyl)imino]bis[3-[4-(2-methoxyethyl)phenoxy]propan-2-ol].

1999, 1133

Metrifonat

Metrifonatum

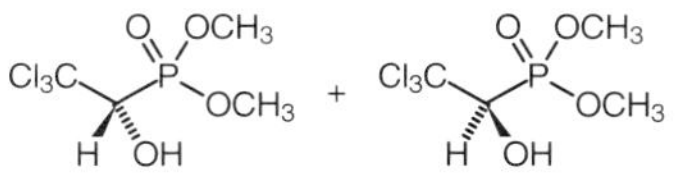

$C_4H_8Cl_3O_4P$ M_r 257,4

Definition

Metrifonat enthält mindestens 98,0 und höchstens 100,5 Prozent Dimethyl-(*RS*)-(2,2,2-trichlor-1-hydroxyethyl)phosphonat, berechnet auf die wasserfreie Substanz.

Eigenschaften

Weißes, kristallines Pulver; leicht löslich in Wasser, sehr leicht löslich in Dichlormethan, leicht löslich in Aceton und Ethanol.

Die Substanz schmilzt zwischen 76 und 81 °C.

Prüfung auf Identität

1: A, B.
2: B, C, D.

A. Die Prüfung erfolgt mit Hilfe der IR-Spektroskopie (2.2.24) durch Vergleich des Spektrums der Substanz mit dem von Metrifonat *CRS*. Die Prüfung erfolgt mit Hilfe von Preßlingen.

B. Die Prüfung erfolgt mit Hilfe der Dünnschichtchromatographie (2.2.27) unter Verwendung einer DC-Platte mit Kieselgel *R*.

Untersuchungslösung: 10 mg Substanz werden in Methanol *R* zu 10 ml gelöst.

Referenzlösung: 10 mg Metrifonat *CRS* werden in Methanol *R* zu 10 ml gelöst.

Auf die Platte werden 10 µl jeder Lösung aufgetragen. Die Chromatographie erfolgt in einer nicht gesättigten Kammer mit einer Mischung von 5 Volumteilen Essigsäure 98 % *R*, 25 Volumteilen Dioxan *R* und 70 Volumteilen Toluol *R* über eine Laufstrecke von 15 cm. Die Platte wird an der Luft trocknen gelassen, mit einer Lösung von 4-(4-Nitrobenzyl)pyridin *R* ($50 g \cdot l^{-1}$) in Aceton *R* besprüht und 15 min lang bei 120 °C erhitzt. Die noch heiße Platte wird mit einer Lösung von Tetraethylenpentamin *R* ($100 g \cdot l^{-1}$) in Aceton *R* besprüht und sofort ausgewertet. Der Hauptfleck im Chromatogramm der Untersuchungslösung entspricht in bezug auf Lage, Farbe und Größe dem Hauptfleck im Chromatogramm der Referenzlösung.

C. Etwa 20 mg Substanz werden in 1 ml verdünnter Natriumhydroxid-Lösung *R* gelöst. Wird die Lösung mit 1 ml Pyridin *R* versetzt, geschüttelt und 2 min lang im Wasserbad erhitzt, entwickelt sich in der oberen Phase eine rote Färbung.

D. 0,1 g Substanz werden mit 0,5 ml Salpetersäure *R*, 0,5 ml einer Lösung von Ammoniumnitrat *R* 1 ($500 g \cdot l^{-1}$) und 0,1 ml Wasserstoffperoxid-Lösung 30 % *R* versetzt. Die Mischung wird 10 min lang im Wasserbad und anschließend zum Sieden erhitzt. Nach Zusatz von 1 ml Ammoniummolybdat-Lösung *R* entsteht eine gelbe Färbung oder ein gelber Niederschlag.

Prüfung auf Reinheit

Aussehen der Lösung: 5,0 g Substanz werden in 20 ml Methanol *R* gelöst. Die Lösung muß klar (2.2.1) und darf nicht stärker gefärbt sein als die Farbvergleichslösung G_7 (2.2.2, Methode II).

Sauer reagierende Substanzen: 2,5 g Substanz werden in kohlendioxidfreiem Wasser *R* zu 50 ml gelöst. Nach Zusatz von 0,1 ml Methylrot-Lösung *R* darf höchstens 1,0 ml Natriumhydroxid-Lösung ($0,1 mol \cdot l^{-1}$) bis zum Farbumschlag nach Gelb verbraucht werden.

Optische Drehung (2.2.7): 0,1 g Substanz werden in Ethanol 96 % *R* zu 10,0 ml gelöst. Der Drehungswinkel muß zwischen −0,10 und +0,10° liegen.

Verwandte Substanzen: Die Prüfung erfolgt mit Hilfe der Flüssigchromatographie (2.2.29).

Lösungsmittelmischung: 10 Volumteile mobile Phase B und 90 Volumteile mobile Phase A werden gemischt.

Untersuchungslösung: 0,20 g Substanz werden in der Lösungsmittelmischung zu 10,0 ml gelöst.

Referenzlösung a: Die Lösung ist frisch herzustellen. 10,0 mg Demethylmetrifonat *CRS* werden in der Lösungsmittelmischung zu 20,0 ml gelöst. 1,0 ml Lösung wird mit der Lösungsmittelmischung zu 5,0 ml verdünnt.

Referenzlösung b: 0,10 g Dichlorvos *R* werden in der Lösungsmittelmischung zu 50,0 ml gelöst. 1,0 ml Lösung wird mit der Lösungsmittelmischung zu 50,0 ml verdünnt.

Referenzlösung c: 1,0 ml Untersuchungslösung wird mit der Lösungsmittelmischung zu 10,0 ml verdünnt. 5,0 ml dieser Lösung werden mit der Lösungsmittelmischung zu 100,0 ml verdünnt.

Referenzlösung d: Die Lösung ist frisch herzustellen. 1,0 ml Referenzlösung a, 1,0 ml Referenzlösung b und 0,025 ml Untersuchungslösung werden gemischt.

Referenzlösung e: 4,0 ml Untersuchungslösung werden mit der Lösungsmittelmischung zu 100,0 ml verdünnt. 1,0 ml dieser Lösung wird mit der Lösungsmittelmischung zu 10,0 ml verdünnt.

Die Chromatographie kann durchgeführt werden mit

- einer Säule aus rostfreiem Stahl von 0,25 m Länge und 4,6 mm innerem Durchmesser, gepackt mit einem geeigneten octadecylsilylierten Kieselgel zur Chromatographie (10 µm)
- einer Mischung der mobilen Phasen A und B unter Einsatz der Gradientenelution bei einer Durchflußrate von 1 ml je Minute gemäß der Tabelle
  Mobile Phase A: eine Lösung von Kaliumdihydrogenphosphat *R* ($1,36 g \cdot l^{-1}$), die mit Phosphorsäure 85 % *R* auf einen *p*H-Wert von 2,9 eingestellt wurde

Mobile Phase B: Acetonitril *R*

Zeit (min)	Mobile Phase A (% *V/V*)	Mobile Phase B (% *V/V*)
0 – 5	90	10
5 – 25	90 → 85	10 → 15
25 – Ende	85 → 45	15 → 55

– einem Spektrometer als Detektor bei einer Wellenlänge von 210 nm.

Die Säule wird 5 min lang mit der gleichen Mischung der mobilen Phasen, die für die ersten 5 min verwendet wird, äquilibriert, wobei die Temperatur bei 40 °C gehalten wird.

Werden die Chromatogramme unter den vorgeschriebenen Bedingungen aufgezeichnet, werden die Substanzen in nachstehender Reihenfolge eluiert: Demethylmetrifonat, Metrifonat und Dichlorvos.

10 µl Referenzlösung e werden eingespritzt. Die Empfindlichkeit des Systems wird so eingestellt, daß die Höhe des Hauptpeaks im Chromatogramm 50 bis 70 Prozent des maximalen Ausschlags beträgt.

50 µl Referenzlösung d werden eingespritzt. Die Prüfung darf nur ausgewertet werden, wenn die Auflösung zwischen den Peaks von Demethylmetrifonat und Metrifonat mindestens 3,0 und die zwischen Metrifonat und Dichlorvos mindestens 4,5 beträgt.

Je 50 µl Untersuchungslösung, Referenzlösung a, Referenzlösung b und Referenzlösung c werden eingespritzt. Die Chromatographie der Untersuchungslösung erfolgt über eine Dauer, die der 3fachen Retentionszeit von Metrifonat entspricht. Im Chromatogramm der Untersuchungslösung darf die Fläche eines Demethylmetrifonat-Peaks nicht größer sein als die Fläche des Hauptpeaks im Chromatogramm der Referenzlösung a (0,5 Prozent); die Fläche eines Dichlorvos-Peaks darf nicht größer sein als die Fläche des Hauptpeaks im Chromatogramm der Referenzlösung b (0,2 Prozent); keine Peakfläche, mit Ausnahme der des Hauptpeaks, der des Demethylmetrifonat-Peaks und der des Dichlorvos-Peaks, darf größer sein als die Fläche des Hauptpeaks im Chromatogramm der Referenzlösung c (0,5 Prozent); die Summe aller Peakflächen, mit Ausnahme der des Hauptpeaks und der des Demethylmetrifonat-Peaks sowie des Dichlorvos-Peaks, darf nicht größer sein als das 2fache der Fläche des Hauptpeaks im Chromatogramm der Referenzlösung c (1 Prozent). Peaks, deren Fläche kleiner ist als das 0,1fache der Fläche des Hauptpeaks im Chromatogramm der Referenzlösung e, werden nicht berücksichtigt.

Chlorid: Höchstens 500 ppm. 5,00 g Substanz werden in 30 ml Ethanol 96 % *R* gelöst. Nach Zusatz einer Mischung von 15 ml Salpetersäure *R* und 100 ml Wasser *R* wird unter Verwendung einer Silber-Elektrode mit Silbernitrat-Lösung (0,01 mol · l^{-1}) titriert. Der Endpunkt wird mit Hilfe der Potentiometrie (2.2.20) bestimmt.

1 ml Silbernitrat-Lösung (0,01 mol · l^{-1}) entspricht 0,3546 mg Cl.

Schwermetalle (2.4.8): 2,0 g Substanz werden in 20 ml Wasser *R* gelöst. 12 ml Lösung müssen der Grenzprüfung A auf Schwermetalle entsprechen (10 ppm). Zur Herstellung der Referenzlösung wird die Blei-Lösung (1 ppm Pb) *R* verwendet.

Wasser (2.5.12): Höchstens 0,3 Prozent, mit 3,000 g Substanz nach der Karl-Fischer-Methode bestimmt.

Gehaltsbestimmung

0,300 g Substanz werden in 30 ml Ethanol 96 % *R* gelöst. Nach Zusatz von 10 ml Ethanolamin *R* wird 1 h lang bei einer Temperatur zwischen 20 und 22 °C stehengelassen. Anschließend wird eine gekühlte Mischung von 15 ml Salpetersäure *R* und 100 ml Wasser *R* zugesetzt, wobei die Temperatur der Mischung zwischen 20 und 22 °C liegen soll. Unter Beibehaltung dieser Temperatur wird mit Silbernitrat-Lösung (0,1 mol · l^{-1}) unter Verwendung einer Silber-Elektrode titriert. Der Endpunkt wird mit Hilfe der Potentiometrie (2.2.20) bestimmt.

Der Prozentgehalt an $C_4H_8Cl_3O_4P$ wird unter Berücksichtigung des Chlorid-Gehalts nach folgender Formel berechnet:

$$\left[\frac{V_p}{M_p} - \frac{V_{Cl}}{M_{Cl}} \cdot 0{,}1\right] \cdot 25{,}74 \cdot 0{,}1$$

V_p = Volumen der bei der Gehaltsbestimmung verbrauchten Silbernitrat-Lösung in Milliliter

M_p = Masse der bei der Gehaltsbestimmung verwendeten Substanz in Gramm

V_{Cl} = Volumen der bei der Prüfung „Chlorid“ verbrauchten Silbernitrat-Lösung in Milliliter

M_{Cl} = Masse der bei der Prüfung „Chlorid“ verwendeten Substanz in Gramm.

Lagerung

Vor Licht geschützt.

Verunreinigungen

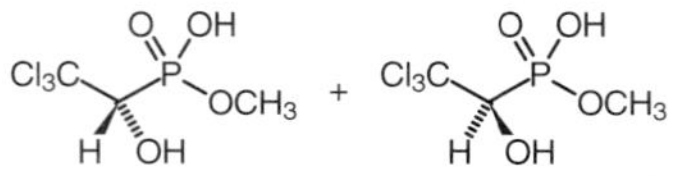

A. Methyl-(*RS*)-(2,2,2-trichlor-1-hydroxyethyl)phosphonat
(Demethylmetrifonat)

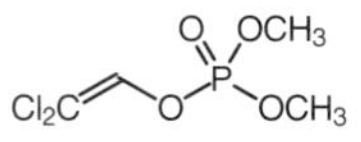

B. 2,2-Dichlorethenyl-dimethylphosphat
(Dichlorvos).

1999, 1030

Minocyclinhydrochlorid

Minocyclini hydrochloridum

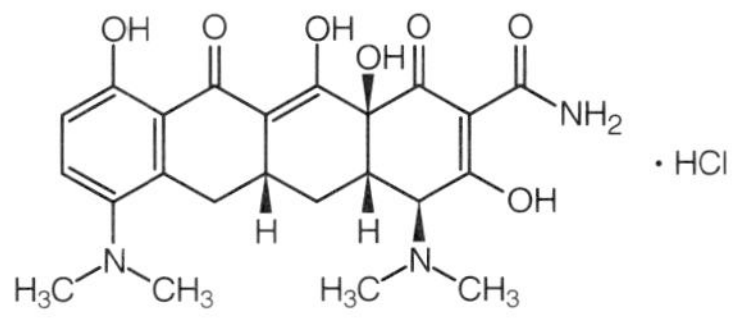

$C_{23}H_{28}ClN_3O_7$ M_r 493,9

Definition

Minocyclinhydrochlorid enthält mindestens 96,0 und höchstens 102,5 Prozent (4*S*,4a*S*,5a*R*,12a*S*)-4,7-Bis(dimethylamino)-3,10,12,12a-tetrahydroxy-1,11-dioxo-1,4,4a,5,5a,6,11,12a-octahydronaphthacen-2-carboxamid-hydrochlorid, berechnet auf die wasserfreie Substanz.

Eigenschaften

Gelbes, kristallines, hygroskopisches Pulver; wenig löslich in Wasser, schwer löslich in Ethanol, praktisch unlöslich in Ether. Die Substanz löst sich in Alkalihydroxid- und Alkalicarbonat-Lösungen.

Prüfung auf Identität

A. Die Prüfung erfolgt mit Hilfe der Dünnschichtchromatographie (2.2.27) unter Verwendung einer DC-Platte mit Kieselgel GF_{254} *R*. Eine Lösung von Natriumedetat *R* (100 g · l^{-1}) wird mit konzentrierter Natriumhydroxid-Lösung *R* auf einen *p*H-Wert von 9,0 eingestellt und gleichmäßig auf die Platte gesprüht (etwa 10 ml für eine 100-mm × 200-mm-Platte). Die Platte wird in waagrechter Lage mindestens 1 h lang trocknen gelassen. Vor Verwendung wird die Platte 1 h lang im Trockenschrank bei 110 °C getrocknet.

Untersuchungslösung: 5 mg Substanz werden in Methanol *R* zu 10 ml gelöst.

Referenzlösung a: 5 mg Minocyclinhydrochlorid *CRS* werden in Methanol *R* zu 10 ml gelöst.

Referenzlösung b: 5 mg Minocyclinhydrochlorid *CRS* und 5 mg Doxycyclinhyclat *CRS* werden in Methanol *R* zu 10 ml gelöst.

Auf die Platte werden 2 µl jeder Lösung aufgetragen. Die Chromatographie erfolgt mit einer Mischung von 6 Volumteilen Wasser *R*, 35 Volumteilen Methanol *R* und 59 Volumteilen Dichlormethan *R* über eine Laufstrecke von 15 cm. Die Platte wird im Luftstrom getrocknet und im ultravioletten Licht bei 254 nm ausgewertet. Der Fleck im Chromatogramm der Untersuchungslösung entspricht in bezug auf Lage und Größe dem Fleck im Chromatogramm der Referenzlösung a. Die Prüfung darf nur ausgewertet werden, wenn das Chromatogramm der Referenzlösung b deutlich voneinander getrennt 2 Flecke zeigt.

B. Werden etwa 2 mg Substanz mit 5 ml Schwefelsäure *R* versetzt, entsteht eine leuchtendgelbe Färbung. Beim Eingießen der Lösung in 2,5 ml Wasser *R* wird die Lösung blaßgelb.

C. Die Substanz gibt die Identitätsreaktion a auf Chlorid (2.3.1).

Prüfung auf Reinheit

Prüflösung: 0,100 g Substanz werden in kohlendioxidfreiem Wasser *R* zu 10,0 ml gelöst.

Aussehen der Lösung: 1,0 ml Prüflösung wird mit Wasser *R* zu 50,0 ml verdünnt. Die Lösung muß klar (2.2.1) und darf nicht stärker gefärbt sein als die Stufe 4 der am besten geeigneten Farbvergleichslösung (2.2.2, Methode II).

***p*H-Wert** (2.2.3): Der *p*H-Wert der Prüflösung muß zwischen 3,5 und 4,5 liegen.

Lichtabsorbierende Substanzen: *Die Messung ist innerhalb von 1 h nach Herstellung der Prüflösung durchzuführen.*

Die Absorption (2.2.25) der Prüflösung, bei 560 nm gemessen, darf höchstens 0,06 betragen.

Verwandte Substanzen: Die Prüfung erfolgt mit Hilfe der Flüssigchromatographie (2.2.29) wie unter „Gehaltsbestimmung" beschrieben.

Die Referenzlösungen b und c werden eingespritzt. Die Untersuchungslösung a wird eingespritzt. Die Chromatographie erfolgt über eine Dauer, die mindestens der 1,5fachen Retentionszeit des Hauptpeaks entspricht. Im Chromatogramm der Untersuchungslösung a darf die Fläche eines dem 4-*epi*-Minocyclin entsprechenden Peaks nicht größer sein als die Fläche des Hauptpeaks im Chromatogramm der Referenzlösung c (1,2 Prozent), und die Fläche keines Peaks zwischen dem Lösungsmittelpeak und dem 4-*epi*-Minocyclin-Peak oder die Fläche keines Peaks, der an der absteigenden Flanke des Hauptpeaks auftritt, darf größer sein als die Fläche des Hauptpeaks im Chromatogramm der Referenzlösung c (1,2 Prozent). Die Summe der Flächen aller dieser Peaks darf nicht größer sein als die Fläche des Hauptpeaks im Chromatogramm der Referenzlösung b (2 Prozent).

Schwermetalle (2.4.8): 0,5 g Substanz müssen der Grenzprüfung C auf Schwermetalle entsprechen (50 ppm). Zur Herstellung der Referenzlösung werden 2,5 ml Blei-Lösung (10 ppm Pb) *R* verwendet.

Wasser (2.5.12): 5,0 bis 8,0 Prozent, mit 0,500 g Substanz nach der Karl-Fischer-Methode bestimmt.

Sulfatasche (2.4.14): Höchstens 0,5 Prozent, mit 1,0 g Substanz bestimmt.

Sterilität (2.6.1): Minocyclinhydrochlorid zur Herstellung von Parenteralia, das dabei keinem weiteren geeigneten Sterilisationsverfahren unterworfen wird, muß der Prüfung entsprechen.

Bakterien-Endotoxine (2.6.14): Minocyclinhydrochlorid zur Herstellung von Parenteralia, das dabei keinem weiteren geeigneten Verfahren zur Beseitigung von Bakterien-Endotoxinen unterworfen wird, darf höchstens 1,25 I.E. Bakterien-Endotoxine je Milligramm Substanz enthalten.

Gehaltsbestimmung

Die Bestimmung erfolgt mit Hilfe der Flüssigchromatographie (2.2.29).

Die Gehaltsbestimmung muß unter Ausschluß direkter Lichteinwirkung durchgeführt werden. Die Lösungen sind bei einer Temperatur zwischen 2 und 8 °C zu lagern und müssen innerhalb von 3 h nach Herstellung verwendet werden.

Untersuchungslösung a: 25,0 mg Substanz werden in der mobilen Phase zu 100,0 ml gelöst.

Untersuchungslösung b: 10,0 ml Untersuchungslösung a werden mit der mobilen Phase zu 20,0 ml verdünnt.

Referenzlösung a: 12,5 mg Minocyclinhydrochlorid *CRS* werden in der mobilen Phase zu 100,0 ml gelöst.

Referenzlösung b: 2,0 ml Untersuchungslösung a werden mit der mobilen Phase zu 100,0 ml verdünnt.

Referenzlösung c: 1,2 ml Untersuchungslösung a werden mit der mobilen Phase zu 100,0 ml verdünnt.

Referenzlösung d: 10 mg Minocyclinhydrochlorid *CRS* werden in Wasser *R* zu 5 ml gelöst. 5 ml Lösung werden 60 min lang im Wasserbad erhitzt. Anschließend wird zur Trockne eingedampft und der Rückstand in 25 ml der mobilen Phase aufgenommen.

Die Chromatographie kann durchgeführt werden mit
- einer Säule von 0,20 m Länge und 4,6 mm innerem Durchmesser, gepackt mit octylsilyliertem Kieselgel zur Chromatographie *R* (5 µm)
- folgender mobilen Phase bei einer Durchflußrate von 1 ml je Minute: 25 Volumteile einer Lösung von Natriumedetat *R* (4 g · l^{-1}), 27 Volumteile Dimethylformamid *R* und 50 Volumteile einer Lösung von Ammoniumoxalat *R* (28 g · l^{-1}), die zuvor mit Tetrabutylammoniumhydroxid-Lösung *R* 1 auf einen *p*H-Wert von 7,0 eingestellt wurde, werden gemischt
- einem Spektrometer als Detektor bei einer Wellenlänge von 280 nm
- einer 20-µl-Probenschleife.

Die Referenzlösung d wird eingespritzt. Die Bestimmung darf nur ausgewertet werden, wenn die Auflösung zwischen den 2 Hauptpeaks mindestens 2 beträgt.

Die Referenzlösung a wird 6mal eingespritzt. Die Bestimmung darf nur ausgewertet werden, wenn die relative Standardabweichung der Peakfläche von Minocyclin höchstens 1,5 Prozent und die Anzahl der theoretischen Böden, vom Minocyclin-Peak berechnet, mindestens 15 000 je Meter beträgt.

Die Untersuchungslösung b und die Referenzlösung a werden abwechselnd eingespritzt.

Der Prozentgehalt an $C_{23}H_{28}ClN_3O_7$ wird berechnet.

Lagerung

Dicht verschlossen, vor Licht geschützt. Falls die Substanz steril ist, im Behältnis mit Sicherheitsverschluß.

Beschriftung

Die Beschriftung gibt insbesondere, falls zutreffend, an
- daß die Substanz steril ist
- daß die Substanz frei von Bakterien-Endotoxinen ist.

Verunreinigungen

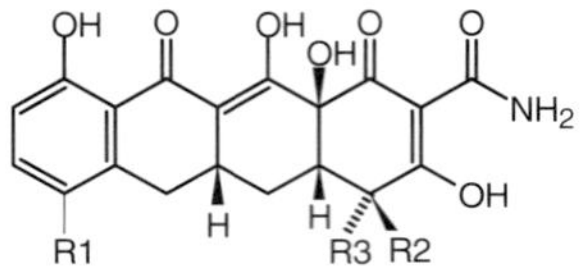

A. R1 = $N(CH_3)_2$, R2 = H, R3 = $N(CH_3)_2$:
(4*R*,4a*S*,5a*R*,12a*S*)-4,7-Bis(dimethylamino)-3,10,12,12a-tetrahydroxy-1,11-dioxo-1,4,4a,5,5a,6,11,12a-octahydronaphthacen-2-carboxamid
(4-*epi*-Minocyclin)

B. R1 = H, R2 = $N(CH_3)_2$, R3 = H:
(4*S*,4a*S*,5a*R*,12a*S*)-4-Dimethylamino-3,10,12,12a-tetrahydroxy-1,11-dioxo-1,4,4a,5,5a,6,11,12a-octahydronaphthacen-2-carboxamid
(Sancyclin)

C. R1 = $NHCH_3$, R2 = $N(CH_3)_2$, R3 = H:
(4*S*,4a*S*,5a*R*,12a*S*)-4-Dimethylamino-3,10,12,12a-tetrahydroxy-7-methylamino-1,11-dioxo-1,4,4a,5,5a,6,11,12a-octahydronaphthacen-2-carboxamid
(7-Monodemethylminocyclin).

1999, 1243

Mitoxantronhydrochlorid

Mitoxantroni hydrochloridum

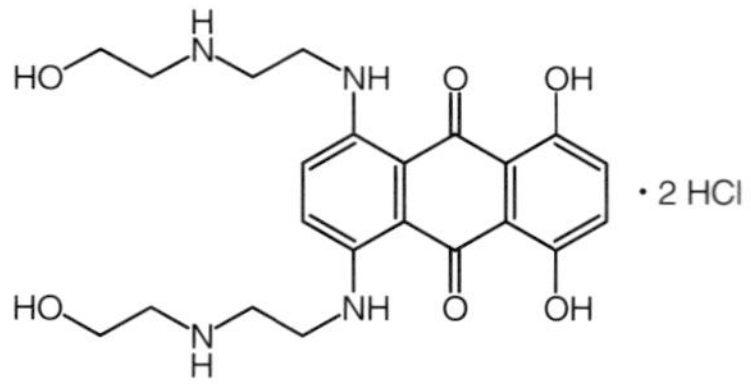

$C_{22}H_{30}Cl_2N_4O_6$ M_r 517,4

Definition

Mitoxantronhydrochlorid enthält mindestens 97,0 und höchstens 102,0 Prozent 1,4-Dihydroxy-5,8-bis[[2-[(2-hydroxyethyl)amino]ethyl]amino]anthracen-9,10-dion-dihydrochlorid, berechnet auf die wasser- und ethanolfreie Substanz.

Eigenschaften

Dunkelblaues, hygroskopisches Pulver, lädt sich elektrostatisch auf; wenig löslich in Wasser, schwer löslich in Methanol und praktisch unlöslich in Aceton.

Vorsicht: *Die Substanz und die Verunreinigung A laden sich elektrostatisch auf. Die Verwendung einer antistatischen Pistole oder einer anderen geeigneten Methode zum Entladen der festen Teilchen vor dem Wägen oder Handhaben ist zu empfehlen.*

Prüfung auf Identität

A. 2 bis 3 mg Substanz werden in 1 ml Methanol *R* unter Erwärmen im Wasserbad von 40 bis 50 °C gelöst. Die Lösung wird mit Hilfe eines Stroms von trockenem Stickstoff, falls erforderlich unter Erwärmen, zur Trockne eingedampft. Die Prüfung erfolgt mit Hilfe der IR-Spektroskopie (2.2.24) durch Vergleich des Spektrums der Substanz mit dem Mitoxantronhydrochlorid-Referenzspektrum der Ph. Eur.

B. Die Substanz gibt die Identitätsreaktion b auf Chlorid (2.3.1).

Prüfung auf Reinheit

Ethanol: Höchstens 1,6 Prozent (*m/m*). Die Prüfung erfolgt mit Hilfe der Gaschromatographie (2.2.28) unter Verwendung von 1-Propanol *R* als Interner Standard.

Interner-Standard-Lösung: 2,0 ml 1-Propanol *R* werden mit Wasser *R* zu 100 ml verdünnt. 5,0 ml Lösung werden mit Wasser *R* zu 100 ml verdünnt.

Untersuchungslösung: 0,100 g Substanz werden mit 2,0 ml Interner-Standard-Lösung gemischt. Die Mischung wird mit Wasser *R* zu 5,0 ml verdünnt. Der Erlenmeyerkolben wird 2 min lang in ein Ultraschallbad gestellt und danach 2 min lang geschüttelt. Falls erforderlich werden die Ultraschallbehandlung und das Schütteln wiederholt, bis die Substanz vollständig gelöst ist.

Referenzlösung: 2,0 ml wasserfreies Ethanol *R* werden mit Wasser *R* zu 100,0 ml verdünnt. 5,0 ml Lösung werden mit Wasser *R* zu 100,0 ml verdünnt. 10,0 ml dieser Lösung und 10,0 ml Interner-Standard-Lösung werden mit Wasser *R* zu 25,0 ml verdünnt.

Die Chromatographie kann durchgeführt werden mit
- einer Säule von 2 m Länge und 3 mm innerem Durchmesser, gepackt mit Ethylvinylbenzol-Divinylbenzol-Copolymer *R*
- Helium zur Chromatographie *R* als Trägergas bei einer Durchflußrate von 19 ml je Minute
- einem Flammenionisationsdetektor.

Die Temperatur der Säule wird bei 120 °C, die des Probeneinlasses bei 175 °C und die des Detektors bei 210 °C gehalten.

Je 1 µl Untersuchungslösung und Referenzlösung wird eingespritzt. Die Retentionszeiten betragen für Ethanol etwa 1 min und für 1-Propanol etwa 2 min. Die Prüfung darf nur ausgewertet werden, wenn die Auflösung zwischen den Peaks von Ethanol und 1-Propanol im Chromatogramm der Referenzlösung mindestens 6 beträgt. Der Gehalt an Ethanol wird berechnet, indem 0,790 g · ml^{-1} als Dichte (2.2.5) bei 20 °C angenommen wird.

Verwandte Substanzen: Die Prüfung erfolgt mit Hilfe der Flüssigchromatographie (2.2.29) wie unter „Gehaltsbestimmung" beschrieben. Im Chromatogramm der Untersuchungslösung darf keine Peakfläche, mit Ausnahme der des Hauptpeaks, größer sein als die des Peaks im Chromatogramm der Referenzlösung b (1 Prozent). Die Summe ihrer Peakflächen darf nicht größer sein als das 2fache der Peakfläche im Chromatogramm der Referenzlösung b (2 Prozent). Peaks, deren Fläche kleiner ist als die des Hauptpeaks im Chromatogramm der Referenzlösung d, werden nicht berücksichtigt.

Wasser (2.5.12): Höchstens 6,0 Prozent, mit 0,300 g Substanz nach der Karl-Fischer-Methode bestimmt.

Gehaltsbestimmung

Die Bestimmung erfolgt mit Hilfe der Flüssigchromatographie (2.2.29).

Untersuchungslösung: 20,0 mg Substanz werden in etwa 40 ml mobiler Phase, falls erforderlich mit Hilfe von Ultraschall, gelöst. Die Lösung wird mit der mobilen Phase zu 50,0 ml verdünnt.

Referenzlösung a: 20,0 mg Mitoxantronhydrochlorid *CRS* werden in etwa 40 ml mobiler Phase, falls erforderlich mit Hilfe von Ultraschall, gelöst. Die Lösung wird mit der mobilen Phase zu 50,0 ml verdünnt.

Referenzlösung b: 1 ml Untersuchungslösung wird mit der mobilen Phase zu 100 ml verdünnt.

Referenzlösung c: 2,0 mg Mitoxantron-Verunreinigung A *CRS* werden in 1,0 ml Referenzlösung a gelöst.

Referenzlösung d: 1 ml Referenzlösung b wird mit der mobilen Phase zu 10 ml verdünnt.

Die Chromatographie kann durchgeführt werden mit
- einer Säule von 0,30 m Länge und 3,0 mm innerem Durchmesser, gepackt mit phenylsilyliertem Kieselgel zur Chromatographie *R* (10 µm)
- als mobile Phase bei einer Durchflußrate von 3 ml je Minute eine Mischung von 750 Volumteilen Wasser *R*, 250 Volumteilen Acetonitril *R* und 25 Volumteilen einer wie folgt hergestellten Lösung: 22,0 g Natriumheptansulfonat *R* werden in etwa 150 ml Wasser *R* gelöst; die Lösung wird durch ein Filter von 0,45 µm Porenweite filtriert; das Filter wird mit Wasser *R* gewaschen; Filtrat und Waschflüssigkeiten werden vereinigt, mit 32,0 ml Essigsäure 98 % *R* versetzt und mit Wasser *R* zu 250 ml verdünnt
- einem Spektrometer als Detektor bei einer Wellenlänge von 254 nm
- einer Probenschleife.

50 µl jeder Lösung werden eingespritzt. Die Bestimmung darf nur ausgewertet werden, wenn die Auflösung zwischen den 2 Hauptpeaks im Chromatogramm der Referenzlösung c mindestens 3,0 beträgt. Die Chromatographie der Untersuchungslösung erfolgt über eine Dauer, die dem 3fachen der Retentionszeit des Hauptpeaks entspricht. Der Gehalt an $C_{22}H_{30}Cl_2N_4O_6$ wird aus der Fläche der Peaks in den Chromatogrammen der Untersuchungslösung und der Referenzlösung a sowie dem angegebenen Gehalt an $C_{22}H_{30}Cl_2N_4O_6$ des Mitoxantronhydrochlorids *CRS* errechnet.

Lagerung

Dicht verschlossen.

Verunreinigungen

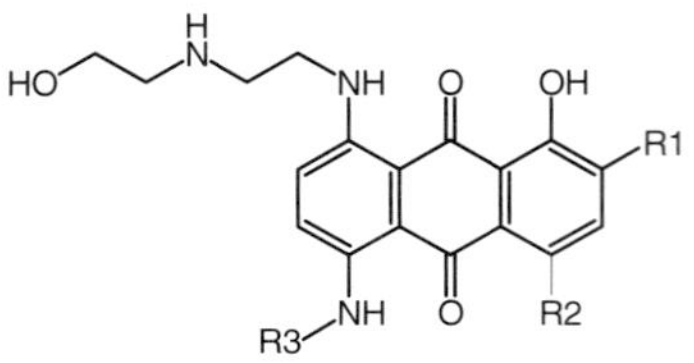

A. R1 = R3 = H, R2 = OH:
1-Amino-5,8-dihydroxy-4-[[2-[(2-hydroxyethyl)amino]ethyl]amino]anthracen-9,10-dion

B. R1 = R2 = H, R3 = CH_2–CH_2–NH–CH_2–CH_2OH:
5-Hydroxy-1,4-bis[[2-[(2-hydroxyethyl)amino]ethyl]amino]anthracen-9,10-dion

C. R1 = Cl, R2 = OH, R3 = CH_2–CH_2–NH–CH_2–CH_2OH:
2-Chlor-1,4-dihydroxy-5,8-bis[[2-[(2-hydroxyethyl)amino]ethyl]amino]anthracen-9,10-dion

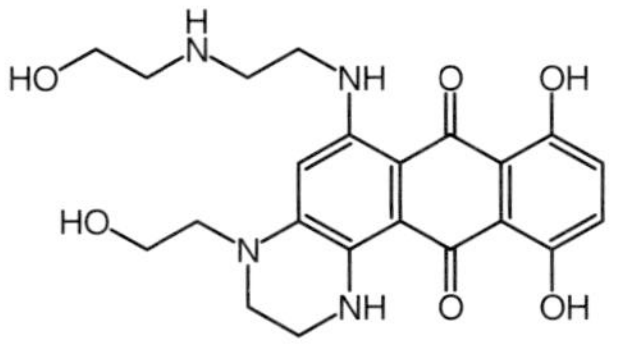

D. 8,11-Dihydroxy-4-(2-hydroxyethyl)-6-[[2-[(2-hydroxyethyl)amino]ethyl]amino]-1,2,3,4-tetrahydronaphtho[2,3-*f*]chinoxalin-7,12-dion.

2000, 1449

Mometasonfuroat

Mometasoni furoas

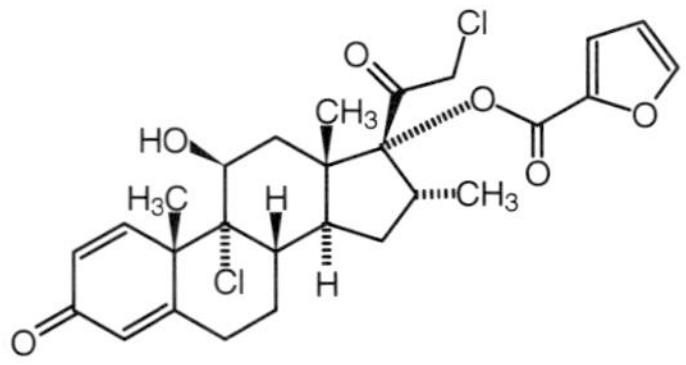

$C_{27}H_{30}Cl_2O_6$ M_r 521,4

Definition

Mometasonfuroat enthält mindestens 97,0 und höchstens 103,0 Prozent 9,21-Dichlor-11β,17-dihydroxy-16α-methylpregna-1,4-dien-3,20-dion-17-furan-2-carboxylat, berechnet auf die getrocknete Substanz.

Eigenschaften

Weißes bis fast weißes Pulver; praktisch unlöslich in Wasser, leicht löslich in Aceton und Dichlormethan, schwer löslich in Ethanol.

Die Substanz schmilzt bei etwa 220 °C unter Zersetzung.

Prüfung auf Identität

1: A, B.
2: B, C, D.

A. Die Prüfung erfolgt mit Hilfe der IR-Spektroskopie (2.2.24) durch Vergleich des Spektrums der Substanz mit dem von Mometasonfuroat *CRS*. Die Prüfung erfolgt mit Hilfe von Preßlingen.

B. Die Prüfung erfolgt mit Hilfe der Dünnschichtchromatographie (2.2.27) unter Verwendung einer DC-Platte mit Kieselgel F_{254} *R*.

Untersuchungslösung: 10 mg Substanz werden in Dichlormethan *R* zu 10 ml gelöst.

Referenzlösung a: 20 mg Mometasonfuroat *CRS* werden in Dichlormethan *R* zu 20 ml gelöst.

Referenzlösung b: 10 mg Beclomethasondipropionat *CRS* werden in der Referenzlösung a zu 10 ml gelöst.

Auf die Platte werden 5 µl jeder Lösung aufgetragen. Die Chromatographie erfolgt mit einer Mischung von 1,2 Volumteilen Wasser *R* und 8 Volumteilen Methanol *R*, die einer Mischung von 15 Volumteilen Ether *R* und 77 Volumteilen Dichlormethan *R* zugesetzt wird, über eine Laufstrecke von 15 cm. Die Platte wird an der Luft trocknen gelassen und anschließend im ultravioletten Licht bei 254 nm ausgewertet. Der Hauptfleck im Chromatogramm der Untersuchungslösung entspricht in bezug auf Lage und Größe dem Hauptfleck im Chromatogramm der Referenzlösung a. Die Platte wird mit ethanolischer Schwefelsäure *R* besprüht, 10 min lang oder bis zum Erscheinen von Flecken bei 120 °C erhitzt. Nach dem Erkalten wird im Tageslicht und im ultravioletten Licht bei 365 nm ausgewertet. Der Hauptfleck im Chromatogramm der Untersuchungslösung entspricht in bezug auf Lage, Farbe im Tageslicht, Fluoreszenz im ultravioletten Licht bei 365 nm und Größe dem Hauptfleck im Chromatogramm der Referenzlösung a. Die Prüfung darf nur ausgewertet werden, wenn das Chromatogramm der Referenzlösung b zwei Flecke zeigt, die, im ultravioletten Licht bei 365 nm betrachtet, möglicherweise nicht vollständig getrennt sind.

C. Etwa 2 mg Substanz werden unter Schütteln in 2 ml Schwefelsäure *R* gelöst. Innerhalb von 15 min entwickelt sich eine hellgelbe Färbung. Im ultravioletten Licht bei 365 nm betrachtet, zeigt die Lösung keine Fluoreszenz. Wird die Lösung zu 10 ml Wasser *R* gegeben und gemischt, verblaßt die Färbung und keine Fluoreszenz ist sichtbar.

D. 80 mg Substanz werden in einem Tiegel mit 0,30 g wasserfreiem Natriumcarbonat *R* gemischt und anschließend so lange geglüht, bis der Rückstand fast weiß ist. Nach dem Erkalten wird der Rückstand in 5 ml verdünnter Salpetersäure *R* gelöst und die Lösung filtriert. 1 ml Filtrat, mit 1 ml Wasser *R* verdünnt, gibt die Identitätsreaktion a auf Chlorid (2.3.1).

Prüfung auf Reinheit

Spezifische Drehung (2.2.7): 50,0 mg Substanz werden in Ethanol 96 % *R* zu 10,0 ml gelöst. Die spezifische

Drehung muß zwischen +50 und +55° liegen, berechnet auf die getrocknete Substanz.

Verwandte Substanzen: Die Prüfung erfolgt mit Hilfe der Flüssigchromatographie (2.2.29).

Die Lösungen müssen unmittelbar vor Gebrauch hergestellt werden.

Lösungsmittelmischung: Eine Mischung gleicher Volumteile Acetonitril *R* und Wasser *R* wird mit 0,1 Volumteil Essigsäure *R* versetzt.

Untersuchungslösung: 20,0 mg Substanz werden in der Lösungsmittelmischung zu 20,0 ml gelöst.

Referenzlösung a: 2 mg Mometasonfuroat *CRS* und 6 mg Beclomethasondipropionat *CRS* werden in der Lösungsmittelmischung zu 10,0 ml gelöst. 0,25 ml Lösung werden mit der Lösungsmittelmischung zu 10,0 ml verdünnt.

Referenzlösung b: 1,0 ml Untersuchungslösung wird mit der Lösungsmittelmischung zu 20,0 ml verdünnt. 1,0 ml dieser Lösung wird mit der Lösungsmittelmischung zu 10,0 ml verdünnt.

Die Chromatographie kann durchgeführt werden mit

- einer Säule aus rostfreiem Stahl von 0,25 m Länge und 4,6 mm innerem Durchmesser, gepackt mit octadecylsilyliertem Kieselgel zur Chromatographie *R* (5 µm)
- einer Mischung gleicher Volumteile Acetonitril *R* und Wasser *R* als mobile Phase bei einer Durchflußrate von 1 ml je Minute
- einem Spektrometer als Detektor bei einer Wellenlänge von 254 nm.

Die Empfindlichkeit des Systems wird so eingestellt, daß die Höhe des Hauptpeaks im Chromatogramm mit 20 µl Referenzlösung b mindestens 50 Prozent des maximalen Ausschlags beträgt.

20 µl Referenzlösung a werden eingespritzt. Werden die Chromatogramme unter den vorgeschriebenen Bedingungen aufgezeichnet, beträgt die Retentionszeit für Mometasonfuroat etwa 17 min und für Beclomethasondipropionat etwa 22 min. Die Prüfung darf nur ausgewertet werden, wenn die Auflösung zwischen den Peaks von Mometasonfuroat und Beclomethasondipropionat mindestens 6 beträgt. Falls erforderlich wird die Acetonitril-Konzentration der mobilen Phase geändert.

Je 20 µl Untersuchungslösung und Referenzlösung b werden eingespritzt. Die Chromatographie erfolgt über eine Dauer, die der 2fachen Retentionszeit des Hauptpeaks im Chromatogramm der Untersuchungslösung entspricht. Im Chromatogramm der Untersuchungslösung darf keine Peakfläche, mit Ausnahme der des Hauptpeaks, größer sein als das 0,6fache der Fläche des Hauptpeaks im Chromatogramm der Referenzlösung b (0,3 Prozent), und die Summe aller Peakflächen, mit Ausnahme der des Hauptpeaks, darf nicht größer sein als das 1,2fache der Fläche des Hauptpeaks im Chromatogramm der Referenzlösung b (0,6 Prozent). Lösungsmittelpeaks und Peaks, deren Fläche kleiner ist als das 0,1fache der Fläche des Hauptpeaks im Chromatogramm der Referenzlösung b, werden nicht berücksichtigt.

Trocknungsverlust (2.2.32): Höchstens 0,5 Prozent, mit 1,000 g Substanz durch Trocknen im Trockenschrank bei 100 bis 105 °C bestimmt.

Gehaltsbestimmung

50,0 mg Substanz werden in Ethanol 96 % *R* zu 100,0 ml gelöst. 2,0 ml Lösung werden mit Ethanol 96 % *R* zu 100,0 ml verdünnt. Die Absorption (2.2.25) wird im Maximum bei 249 nm gemessen.

Der Gehalt an $C_{27}H_{30}Cl_2O_6$ wird mit Hilfe der spezifischen Absorption berechnet ($A_{1\,cm}^{1\,\%}$ = 481).

Verunreinigungen

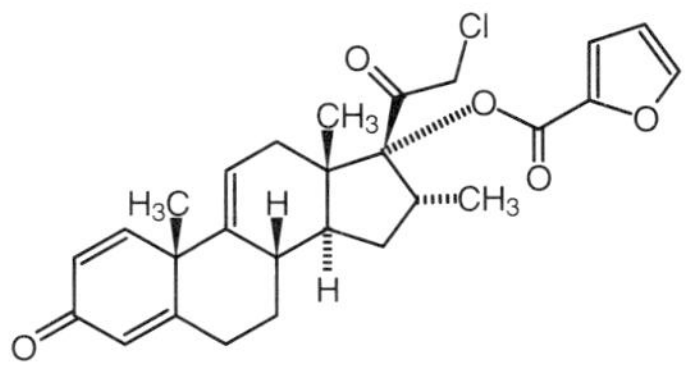

A. 21-Chlor-16α-methyl-3,20-dioxopregna-1,4,9(11)-trien-17-yl-furan-2-carboxylat

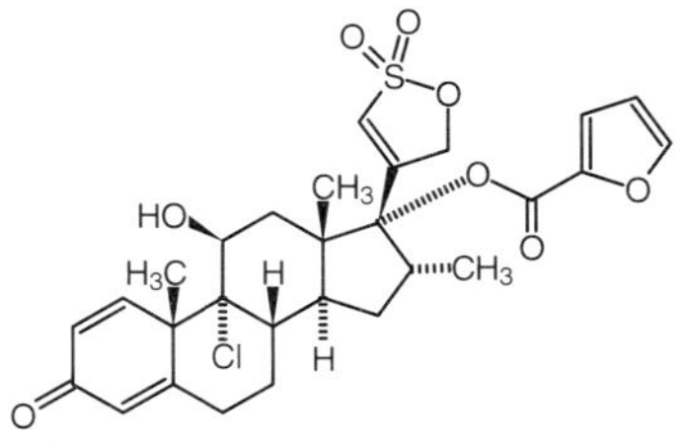

B. 9-Chlor-11β,17-dihydroxy-16α-methyl-17(5*H*-1,2-oxathiol-4-yl)androsta-1,4-dien-3-on-*S*,*S*-dioxid-17-furan-2-carboxylat

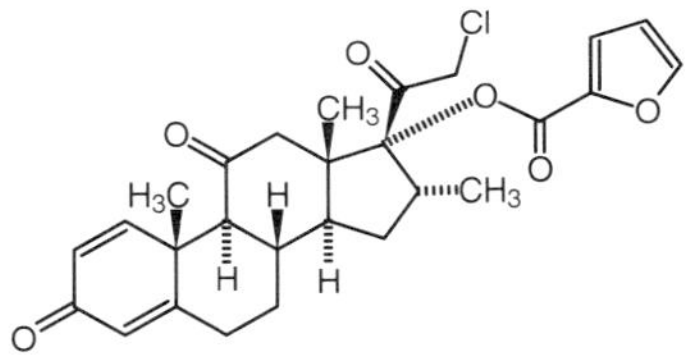

C. 21-Chlor-16α-methyl-3,11,20-trioxopregna-1,4-dien-17-yl-furan-2-carboxylat

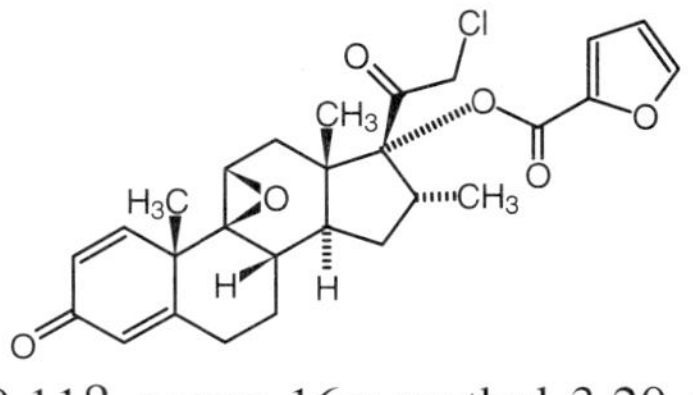

D. 21-Chlor-9,11β-epoxy-16α-methyl-3,20-dioxo-9β-pregna-1,4-dien-17-yl-furan-2-carboxylat

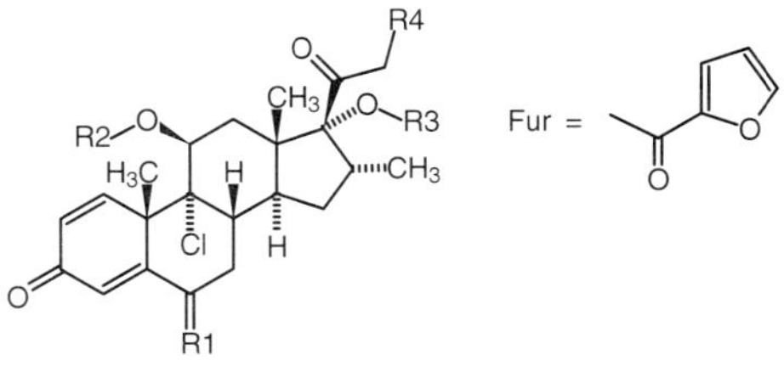

E. R1 = H_2, R2 = R3 = Fur, R4 = Cl:
9,21-Dichlor-11β,17-dihydroxy-16α-methylpregna-1,4-dien-3,20-dion-11,17-bis(furan-2-carboxylat)

F. R1 = O, R2 = H, R3 = Fur, R4 = Cl:
9,21-Dichlor-11β,17-dihydroxy-16α-methylpregna-1,4-dien-3,6,20-trion-17-furan-2-carboxylat

G. R1 = H_2, R2 = R3 = H, R4 = Cl:
9,21-Dichlor-11β,17-dihydroxy-16α-methylpregna-1,4-dien-3,20-dion
(Mometason)

H. R1 = H_2, R2 = H, R3 = Fur, R4 = OH:
9-Chlor-11β,17,21-trihydroxy-16α-methylpregna-1,4-dien-3,20-dion-17-furan-2-carboxylat

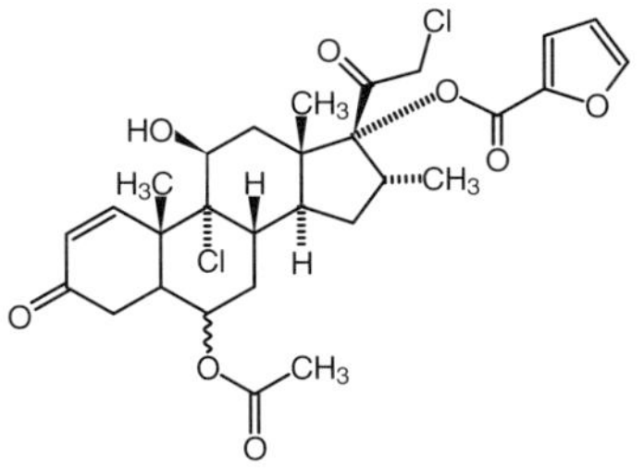

I. 6ξ-Acetoxy-9,21-dichlor-11β,17-dihydroxy-16α-methylpregn-1-en-3,20-dion-17-furan-2-carboxylat.

2001, 1546

Morantelhydrogentartrat

Moranteli hydrogenotartras

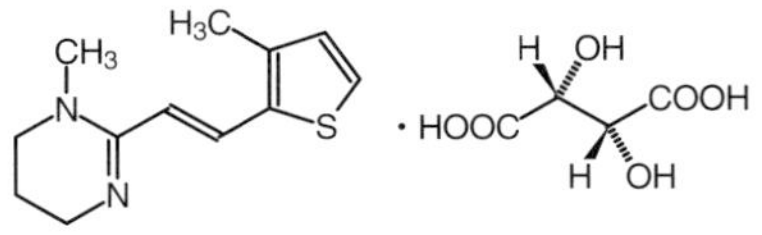

$C_{16}H_{22}N_2O_6S$ M_r 370,4

Definition

Morantelhydrogentartrat enthält mindestens 98,5 und höchstens 101,5 Prozent 1-Methyl-2-[(*E*)-2-(3-methylthiophen-2-yl)ethenyl]-1,4,5,6-tetrahydropyrimidin-hydrogentartrat, berechnet auf die getrocknete Substanz.

Eigenschaften

Weißes bis schwach gelbes, kristallines Pulver; sehr leicht löslich in Wasser und Ethanol, praktisch unlöslich in Ethylacetat.

Prüfung auf Identität

1: B.
2: A, C, D.

A. Schmelztemperatur (2.2.14): 167 bis 172 °C.

B. Die Prüfung erfolgt mit Hilfe der IR-Spektroskopie (2.2.24) durch Vergleich des Spektrums der Substanz mit dem von Morantelhydrogentartrat *CRS*.

C. Etwa 10 mg Substanz werden in 1 ml einer Lösung von Ammoniumvanadat *R* (5 g · l^{-1}) gelöst. Die Lösung wird zur Trockne eingedampft. Wird der Rückstand mit 0,1 ml Schwefelsäure *R* versetzt, entsteht eine Violettfärbung.

D. Etwa 10 mg Substanz werden in 1 ml Natriumhydroxid-Lösung (0,1 mol · l^{-1}) gelöst. Die Lösung wird in einen Scheidetrichter überführt und mit 5 ml Dichlormethan *R* ausgeschüttelt. Die organische Phase wird verworfen. Die wäßrige Phase, mit einigen Tropfen verdünnter Salzsäure *R* neutralisiert, gibt die Identitätsreaktion b auf Tartrat (2.3.1).

Prüfung auf Reinheit

Prüflösung: 0,25 g Substanz werden in kohlendioxidfreiem Wasser *R* zu 25,0 ml gelöst.

Aussehen der Lösung: Die Prüflösung muß klar (2.2.1) und darf nicht stärker gefärbt sein als die Farbvergleichslösung GG_6 oder G_6 (2.2.2, Methode II).

***p*H-Wert** (2.2.3): Der *p*H-Wert der Prüflösung muß zwischen 2,8 und 3,2 liegen.

Verwandte Substanzen:

A. Die Prüfung erfolgt mit Hilfe der Flüssigchromatographie (2.2.29).

Die Prüfung wird unter Ausschluß direkter Lichteinwirkung durchgeführt.

Untersuchungslösung: 50,0 mg Substanz werden in der mobilen Phase zu 100,0 ml gelöst.

Referenzlösung a: 1,0 ml Untersuchungslösung wird mit der mobilen Phase zu 100,0 ml verdünnt.

Referenzlösung b: 2,0 ml Referenzlösung a werden mit der mobilen Phase zu 100,0 ml verdünnt.

Referenzlösung c: 10 ml Referenzlösung a werden vor dem Einspritzen 15 min lang Tageslicht ausgesetzt.

Referenzlösung d: 15,0 mg Weinsäure *R* werden in der mobilen Phase zu 100,0 ml gelöst.

Die Chromatographie kann durchgeführt werden mit
- einer Säule aus rostfreiem Stahl von 0,25 m Länge und 4,6 mm innerem Durchmesser, gepackt mit desaktiviertem, nachsilanisiertem, octadecylsilyliertem Kieselgel zur Chromatographie *R* (5 μm)
- einer Mischung von 0,35 Volumteilen Triethylamin *R* und 85 Volumteilen Wasser *R*, die mit Phosphorsäure 85 % *R* auf einen *p*H-Wert von 2,5 eingestellt wurde, 5 Volumteilen Tetrahydrofuran *R* und 10 Volumteilen Methanol *R* als mobile Phase bei einer Durchflußrate von 0,75 ml je Minute
- einem Spektrometer als Detektor bei einer Wellenlänge von 226 nm.

20 μl jeder Lösung werden eingespritzt. Die Chromatographie erfolgt über eine Dauer, die der 2fachen Retentionszeit des Hauptpeaks im Chromatogramm der Untersuchungslösung entspricht. Die Prüfung darf nur ausgewertet werden, wenn im Chromatogramm der Referenzlösung c die Auflösung zwischen dem Hauptpeak und dem *Z*-Isomer-Peak, der vor dem Hauptpeak eluiert wird, mindestens 2 beträgt.

Im Chromatogramm der Untersuchungslösung darf keine Peakfläche, mit Ausnahme der des Hauptpeaks, der des Lösungsmittelpeaks und der des Weinsäure-Peaks, größer sein als das 0,5fache der Fläche des Hauptpeaks im Chromatogramm der Referenzlösung a (0,5 Prozent); die Summe dieser Peakflächen darf nicht größer sein als die Fläche des Hauptpeaks im Chromatogramm der Referenzlösung a (1 Prozent). Lösungsmittelpeaks einschließlich des Weinsäure-Peaks und Peaks, deren Fläche kleiner ist als die Fläche des Hauptpeaks im Chromatogramm der Referenzlösung b, werden nicht berücksichtigt (0,02 Prozent).

B. Die Prüfung erfolgt mit Hilfe der Dünnschichtchromatographie (2.2.27) unter Verwendung einer DC-Platte mit Kieselgel GF_{254} *R*.

Die Prüfung wird unter Ausschluß direkter Lichteinwirkung durchgeführt.

Untersuchungslösung: 0,200 g Substanz werden in Methanol *R* zu 10,0 ml gelöst.

Referenzlösung a: 1,0 mg Morantelhydrogentartrat-Verunreinigung F *CRS* wird in Methanol *R* zu 100,0 ml gelöst.

Referenzlösung b: 5,0 ml Untersuchungslösung werden mit Methanol *R* zu 100,0 ml verdünnt. 5,0 ml dieser Lösung werden mit Methanol *R* zu 50,0 ml verdünnt.

Referenzlösung c: 1,0 ml Untersuchungslösung wird mit Methanol *R* zu 100,0 ml verdünnt. 5 ml dieser Lösung werden vor dem Auftragen 1 h lang Tageslicht ausgesetzt.

Auf die Platte werden 10 µl jeder Lösung aufgetragen. Die Chromatographie erfolgt mit einer Mischung von 25 Volumteilen Essigsäure *R*, 25 Volumteilen Wasser *R* und 55 Volumteilen Ethylacetat *R* über eine Laufstrecke von 15 cm. Die Platte wird an der Luft trocknen gelassen und anschließend im ultravioletten Licht bei 365 nm ausgewertet. Kein im Chromatogramm der Untersuchungslösung auftretender Nebenfleck darf größer oder intensiver sein als der Hauptfleck im Chromatogramm der Referenzlösung a (0,05 Prozent). Anschließend wird die Platte im ultravioletten Licht bei 254 nm ausgewertet. Die Prüfung darf nur ausgewertet werden, wenn das Chromatogramm der Referenzlösung c deutlich voneinander getrennt 2 Flecke zeigt. Die Platte wird mit Dragendorffs Reagenz *R* besprüht und anschließend etwa 2 min lang im Warmluftstrom getrocknet. Kein im Chromatogramm der Untersuchungslösung auftretender Nebenfleck darf größer oder stärker gefärbt sein als der Hauptfleck im Chromatogramm der Referenzlösung b (0,5 Prozent).

Schwermetalle (2.4.8): 1,0 g Substanz muß der Grenzprüfung C auf Schwermetalle entsprechen (20 ppm). Zur Herstellung der Referenzlösung werden 2 ml Blei-Lösung (10 ppm Pb) *R* verwendet.

Trocknungsverlust (2.2.32): Höchstens 1,5 Prozent, mit 1,000 g Substanz durch Trocknen im Trockenschrank bei 100 bis 105 °C bestimmt.

Sulfatasche (2.4.14): Höchstens 0,1 Prozent, mit 1,0 g Substanz bestimmt.

Gehaltsbestimmung

0,280 g Substanz, in 40 ml wasserfreier Essigsäure *R* gelöst, werden mit Perchlorsäure (0,1 mol · l⁻¹) titriert. Der Endpunkt wird mit Hilfe der Potentiometrie (2.2.20) bestimmt.

1 ml Perchlorsäure (0,1 mol · l^{-1}) entspricht 37,04 mg $C_{16}H_{22}N_2O_6S$.

Lagerung

Vor Licht geschützt.

Verunreinigungen

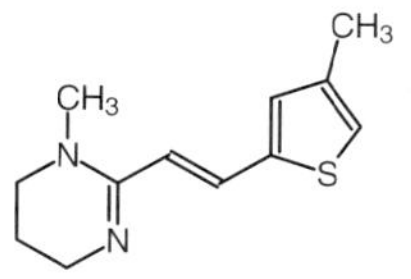

A. 1-Methyl-2-[(*E*)-2-(4-methylthiophen-2-yl)ethenyl]-1,4,5,6-tetrahydropyrimidin

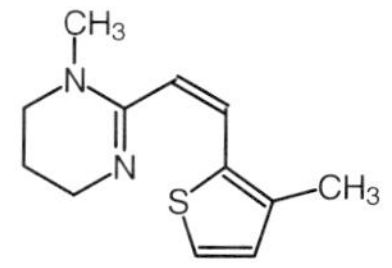

B. 1-Methyl-2-([(*Z*)-2-(3-methylthiophen-2-yl)ethenyl]-1,4,5,6-tetrahydropyrimidin

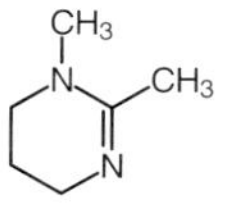

C. 1,2-Dimethyl-1,4,5,6-tetrahydropyrimidin

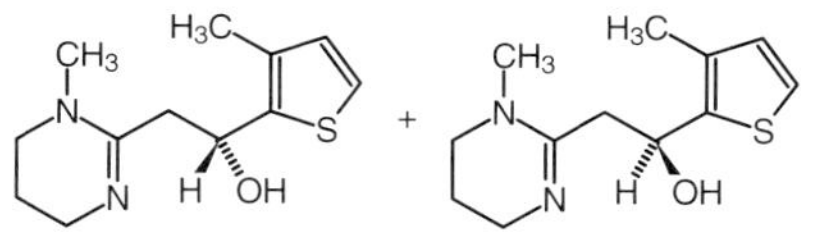

D. (1*RS*)-2-(1-Methyl-1,4,5,6-tetrahydropyrimidin-2-yl)-1-(3-methylthiophen-2-yl)ethanol

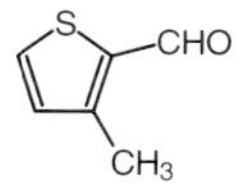

E. 3-Methylthiophen-2-carbaldehyd

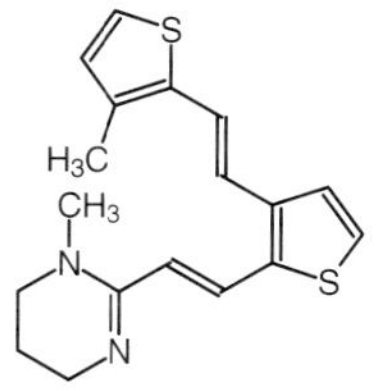

F. 1-Methyl-2-[(*E*)-2-[3-[(*E*)-2-(3-methylthiophen-2-yl)ethenyl]thiophen-2-yl]ethenyl]-1,4,5,6-tetrahydropyrimidin.

2001, 97

Morphinhydrochlorid

Morphini hydrochloridum

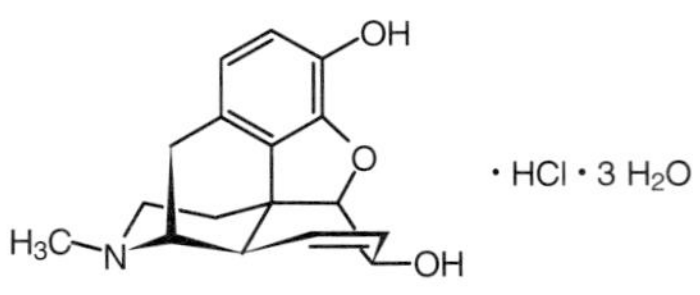

$C_{17}H_{20}ClNO_3 \cdot 3\ H_2O$ M_r 375,8

Definition

Morphinhydrochlorid enthält mindestens 98,0 und höchstens 101,0 Prozent 7,8-Didehydro-4,5α-epoxy-17-methylmorphinan-3,6α-diol-hydrochlorid, berechnet auf die getrocknete Substanz.

Eigenschaften

Weißes bis fast weißes, kristallines Pulver, farblose, seidenartige Nadeln oder würfelförmige Massen, verwitternd bei geringer Luftfeuchte; löslich in Wasser und Glycerol, schwer löslich in Ethanol.

Prüfung auf Identität

A. 10 mg Substanz werden in Wasser *R* zu 100,0 ml gelöst. Die Lösung, zwischen 250 und 350 nm gemessen, zeigt ein Absorptionsmaximum bei 285 nm. Die spezifische Absorption (2.2.25), im Maximum gemessen, beträgt etwa 41.

B. 10 mg Substanz werden in Natriumhydroxid-Lösung (0,1 mol · l^{-1}) zu 100,0 ml gelöst. Die Lösung, zwischen 265 und 350 nm gemessen, zeigt ein Absorptionsmaximum bei 298 nm. Die spezifische Absorption (2.2.25), im Maximum gemessen, beträgt etwa 70.

C. Etwa 1 mg pulverisierte Substanz wird in einer Porzellanschale mit 0,5 ml Formaldehyd-Schwefelsäure *R* versetzt, wobei sich eine Purpurfärbung entwickelt, die violett wird.

D. Etwa 5 mg Substanz werden in 5 ml Wasser *R* gelöst. Nach Zusatz von 0,15 ml einer frisch bereiteten Lösung von Kaliumhexacyanoferrat(III) *R* (10 g · l^{-1}) und 0,05 ml Eisen(III)-chlorid-Lösung *R* 1 entsteht sofort eine Blaufärbung.

E. Etwa 5 mg Substanz werden in 5 ml Wasser *R* gelöst. Nach Zusatz von 1 ml Wasserstoffperoxid-Lösung 3 % *R*, 1 ml verdünnter Ammoniak-Lösung *R* 1 und 0,05 ml einer Lösung von Kupfer(II)-sulfat *R* (40 g · l^{-1}) entsteht eine Rotfärbung.

F. Die Substanz gibt die Identitätsreaktion a auf Chlorid (2.3.1).

G. Die Substanz gibt die Identitätsreaktion auf Alkaloide (2.3.1).

Prüfung auf Reinheit

Prüflösung: 0,50 g Substanz werden in Wasser *R* zu 25,0 ml gelöst.

Aussehen der Lösung: Die Prüflösung muß klar (2.2.1) und darf nicht stärker gefärbt sein als die Farbvergleichslösung G_6 oder BG_6 (2.2.2, Methode II).

Sauer oder alkalisch reagierende Substanzen: 10 ml Prüflösung werden mit 0,05 ml Methylrot-Lösung *R* versetzt. Bis zum Farbumschlag dürfen höchstens 0,2 ml Natriumhydroxid-Lösung (0,02 mol · l^{-1}) oder 0,2 ml Salzsäure (0,02 mol · l^{-1}) verbraucht werden.

Spezifische Drehung (2.2.7): Die spezifische Drehung, an der Prüflösung bestimmt, muß zwischen –110 und –115° liegen, berechnet auf die getrocknete Substanz.

Verwandte Substanzen: Die Prüfung erfolgt mit Hilfe der Dünnschichtchromatographie (2.2.27) unter Verwendung einer DC-Platte mit Kieselgel G *R*.

Untersuchungslösung: 0,10 g Substanz werden in einer Mischung gleicher Volumteile Ethanol 96 % *R* und Wasser *R* zu 10 ml gelöst.

Referenzlösung: 50 mg Codeinphosphat *R* werden in 5 ml Untersuchungslösung gelöst. 0,1 ml Lösung werden mit einer Mischung gleicher Volumteile Ethanol 96 % *R* und Wasser *R* zu 10 ml verdünnt.

Auf die Platte werden 10 µl jeder Lösung aufgetragen. Die Chromatographie erfolgt mit einer frisch hergestellten Mischung von 2,5 Volumteilen konzentrierter Ammoniak-Lösung *R*, 32,5 Volumteilen Aceton *R*, 24,5 Volumteilen wasserfreiem Ethanol *R*, 10,5 Volumteilen Wasser *R* und 35 Volumteilen Toluol *R*, in der angegebenen Reihenfolge gemischt, über eine Laufstrecke von 15 cm. Nach Trocknen der Platte im Luftstrom wird mit Dragendorffs Reagenz *R* besprüht, 15 min lang im Luftstrom getrocknet und mit Wasserstoffperoxid-Lösung 3 % *R* besprüht. Der Codein-Fleck im Chromatogramm der Untersuchungslösung darf nicht größer oder intensiver sein als der entsprechende Fleck im Chromatogramm der Referenzlösung (1 Prozent). Im Chromatogramm der Untersuchungslösung auftretende Nebenflecke, mit Ausnahme des Codein-Flecks, dürfen nicht größer oder intensiver sein als der Morphin-Fleck im Chromatogramm der Referenzlösung (1 Prozent). Die Prüfung darf nur ausgewertet werden, wenn das Chromatogramm der Referenzlösung deutlich voneinander getrennt 2 Flecke zeigt.

Meconat: 10 ml Prüflösung werden mit 1 ml Salzsäure *R* und 0,1 ml Eisen(III)-chlorid-Lösung *R* 1 versetzt. Die Absorption (2.2.25) der Lösung bei 480 nm darf nicht größer als 0,05 sein (0,2 Prozent). Als Kompensationsflüssigkeit wird eine gleichzeitig und unter gleichen Bedingungen hergestellte Lösung, ausgehend von 10 ml Wasser *R*, verwendet.

Trocknungsverlust (2.2.32): 12,0 bis 15,0 Prozent, mit 0,500 g Substanz durch Trocknen im Trockenschrank bei 130 °C bestimmt.

Sulfatasche (2.4.14): Höchstens 0,1 Prozent, mit dem Rückstand unter „Trocknungsverlust" bestimmt.

Gehaltsbestimmung

0,350 g Substanz, in 30 ml wasserfreier Essigsäure *R*, falls erforderlich unter Erwärmen, gelöst, werden nach dem Abkühlen unter Zusatz von 6 ml Quecksilber(II)-acetat-Lösung *R* und 0,1 ml Kristallviolett-Lösung *R* mit Perchlorsäure (0,1 mol · l^{-1}) titriert.

1 ml Perchlorsäure (0,1 mol · l^{-1}) entspricht 32,18 mg $C_{17}H_{20}ClNO_3$.

Lagerung

Vor Licht geschützt.

Verunreinigungen

A. Codein

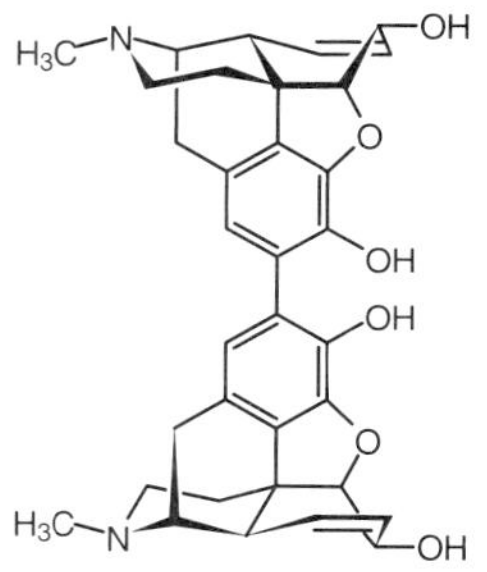

B. 2,2′-Bimorphin (Pseudomorphin)

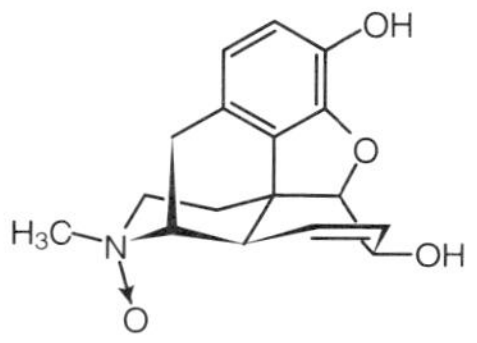

C. Morphin-*N*-oxid

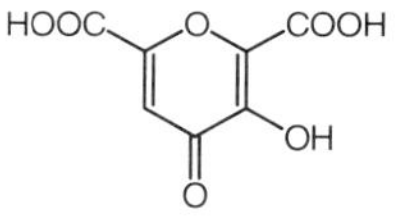

D. 3-Hydroxy-4-oxo-4*H*-pyran-2,6-dicarbonsäure (Meconsäure).

2001, 1244

Morphinsulfat

Morphini sulfas

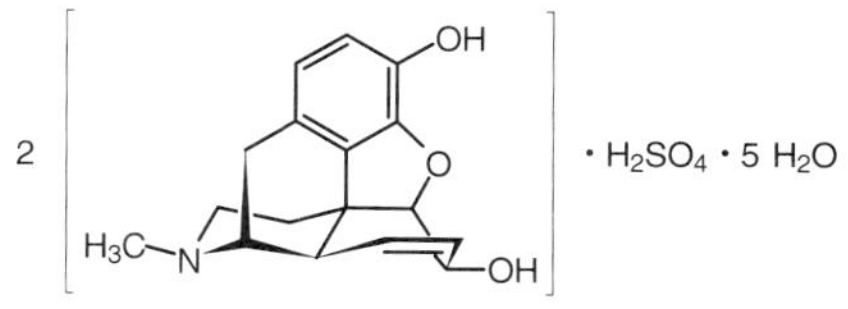

$C_{34}H_{40}N_2O_{10}S \cdot 5\ H_2O$ M_r 759

Definition

Morphinsulfat enthält mindestens 98,0 und höchstens 102,0 Prozent Di(7,8-didehydro-4,5α-epoxy-17-methylmorphinan-3,6α-diol)sulfat, berechnet auf die wasser- und ethanolfreie Substanz.

Eigenschaften

Weißes bis fast weißes, kristallines Pulver; löslich in Wasser, sehr schwer löslich in Ethanol, praktisch unlöslich in Toluol.

Prüfung auf Identität

1: A, E.

2: B, C, D, E.

A. Die Prüfung erfolgt mit Hilfe der IR-Spektroskopie (2.2.24) durch Vergleich des Spektrums der Substanz mit dem Morphinsulfat-Referenzspektrum der Ph. Eur. Die Substanz wird vorher 1 h lang bei 145 °C getrocknet.

B. 0,100 g Substanz werden in Wasser *R* zu 100,0 ml gelöst (Lösung A). 10,0 ml Lösung A werden mit Wasser *R* zu 100,0 ml verdünnt. Diese Lösung, zwischen 250 und 300 nm gemessen, zeigt ein Absorptionsmaximum (2.2.25) bei 285 nm. Die spezifische Absorption, im Maximum gemessen, liegt zwischen 37 und 43. 10,0 ml Lösung A werden mit Natriumhydroxid-Lösung (0,1 mol · l^{-1}) zu 100,0 ml verdünnt. Diese Lösung, zwischen 250 und 350 nm gemessen, zeigt ein Absorptionsmaximum (2.2.25) bei 298 nm. Die spezifische Absorption, im Maximum gemessen, liegt zwischen 64 und 72.

C. Etwa 1 mg pulverisierte Substanz wird in einer Porzellanschale mit 0,5 ml Formaldehyd-Schwefelsäure *R* versetzt, wobei sich eine Purpurfärbung entwickelt, die violett wird.

D. Die Substanz gibt die Identitätsreaktion auf Alkaloide (2.3.1).

E. Die Substanz gibt die Identitätsreaktionen auf Sulfat (2.3.1).

Prüfung auf Reinheit

Prüflösung: 0,500 g Substanz werden in Wasser *R* zu 25,0 ml gelöst.

Aussehen der Lösung: Die Prüflösung muß klar (2.2.1) und darf nicht stärker gefärbt sein als die Farbvergleichslösung G_6 oder BG_5 (2.2.2, Methode II).

Sauer oder alkalisch reagierende Substanzen: 10 ml Prüflösung werden mit 0,05 ml Methylrot-Lösung *R* versetzt. Bis zum Farbumschlag dürfen höchstens 0,2 ml Natriumhydroxid-Lösung ($0{,}02\ mol \cdot l^{-1}$) oder 0,2 ml Salzsäure ($0{,}02\ mol \cdot l^{-1}$) verbraucht werden.

Spezifische Drehung (2.2.7): Die spezifische Drehung, an der Prüflösung bestimmt, muß zwischen –107 und –110° liegen, berechnet auf die wasser- und ethanolfreie Substanz.

Verwandte Substanzen: Die Prüfung erfolgt mit Hilfe der Dünnschichtchromatographie (2.2.27) unter Verwendung einer DC-Platte mit Kieselgel G *R*.

Untersuchungslösung: 0,20 g Substanz werden in einer Mischung gleicher Volumteile Ethanol 96 % *R* und Wasser *R* zu 10 ml gelöst.

Referenzlösung a: 25 mg Codeinphosphat *R* werden in 5 ml Untersuchungslösung gelöst. 0,2 ml Lösung werden mit einer Mischung gleicher Volumteile Ethanol 96 % *R* und Wasser *R* zu 10 ml verdünnt.

Referenzlösung b: 0,1 ml Untersuchungslösung werden mit einer Mischung gleicher Volumteile Ethanol 96 % *R* und Wasser *R* zu 20 ml verdünnt.

Referenzlösung c: 2,0 ml Referenzlösung b werden mit einer Mischung gleicher Volumteile Ethanol 96 % *R* und Wasser *R* zu 5,0 ml verdünnt.

Referenzlösung d: 2,0 ml Referenzlösung b werden mit einer Mischung gleicher Volumteile Ethanol 96 % *R* und Wasser *R* zu 10,0 ml verdünnt.

Auf die Platte werden 10 µl jeder Lösung aufgetragen. Die Chromatographie erfolgt mit einer frisch hergestellten Mischung von 2,5 Volumteilen konzentrierter Ammoniak-Lösung *R*, 32,5 Volumteilen Aceton *R*, 24,5 Volumteilen wasserfreiem Ethanol *R*, 10,5 Volumteilen Wasser *R* und 35 Volumteilen Toluol *R* über eine Laufstrecke von 10 cm, wobei die Lösungsmittel in der angegebenen Reihenfolge zu mischen sind. Nach Trocknen der Platte im Luftstrom wird mit Dragendorffs Reagenz *R* besprüht, 15 min lang im Luftstrom getrocknet und mit Wasserstoffperoxid-Lösung 3 % *R* besprüht. Ein der Verunreinigung A entsprechender Fleck im Chromatogramm der Untersuchungslösung darf nicht größer oder intensiver sein als der entsprechende Fleck im Chromatogramm der Referenzlösung a (0,5 Prozent). Im Chromatogramm der Untersuchungslösung auftretende Nebenflecke, mit Ausnahme des der Verunreinigung A entsprechenden Flecks, dürfen nicht größer oder intensiver sein als der mit der Referenzlösung b erhaltene Fleck (0,5 Prozent), und höchstens 2 dieser Nebenflecke dürfen größer oder intensiver sein als der mit der Referenzlösung c erhaltene Fleck (0,2 Prozent). Die Prüfung darf nur ausgewertet werden, wenn das Chromatogramm der Referenzlösung a deutlich voneinander getrennt 2 Flecke zeigt und der Fleck im Chromatogramm der Referenzlösung d deutlich sichtbar ist.

Ethanol (2.4.24): Höchstens 0,5 Prozent.

Eisen (2.4.9): Der bei der Prüfung „Sulfatasche" erhaltene Rückstand wird in Wasser *R* zu 10,0 ml gelöst. Die Lösung muß der Grenzprüfung auf Eisen entsprechen (5 ppm).

Wasser (2.5.12): 10,4 bis 13,4 Prozent, mit 0,200 g Substanz nach der Karl-Fischer-Methode bestimmt.

Sulfatasche (2.4.14): Höchstens 0,1 Prozent, mit 2,0 g Substanz bestimmt.

Gehaltsbestimmung

0,500 g Substanz, in 120 ml wasserfreier Essigsäure *R* gelöst, werden mit Perchlorsäure ($0{,}1\ mol \cdot l^{-1}$) titriert. Der Endpunkt wird mit Hilfe der Potentiometrie (2.2.20) bestimmt.

1 ml Perchlorsäure ($0{,}1\ mol \cdot l^{-1}$) entspricht 66,88 mg $C_{34}H_{40}N_2O_{10}S$.

Lagerung

Vor Licht geschützt.

Verunreinigungen

A. Codein

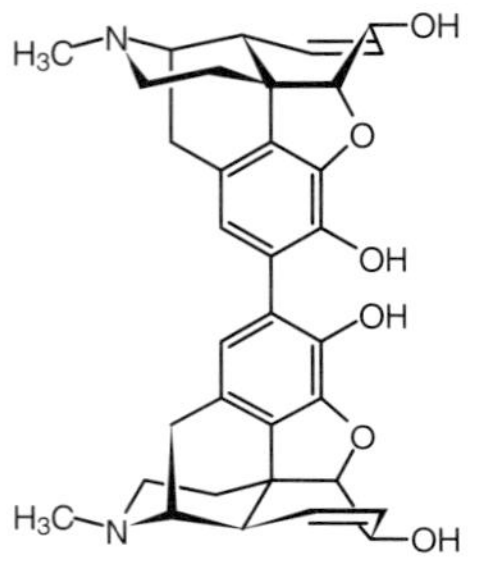

B. 2,2′-Bimorphin (Pseudomorphin)

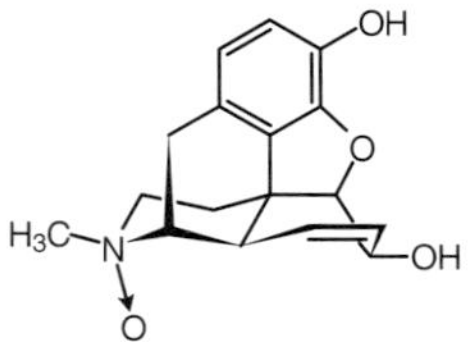

C. Morphin-*N*-oxid.

1999, 538

Mumps-Lebend-Impfstoff
Vaccinum parotitidis vivum

Definition

Mumps-Lebend-Impfstoff ist eine gefriergetrocknete Zubereitung aus einem geeigneten attenuierten Stamm des Mumps-Virus *(Paramyxovirus parotitidis)*. Der Impfstoff wird unmittelbar vor der Anwendung entsprechend den Angaben in der Beschriftung rekonstituiert und ergibt eine klare Flüssigkeit, die durch einen enthaltenen *p*H-Indikator gefärbt sein kann.

Herstellung

Die Herstellung des Impfstoffs beruht auf einem Virus-Saatgutsystem und, falls der Impfstoff auf diploiden Zellen vom Menschen vermehrt wird, auf einem Zellbanksystem. Das Herstellungsverfahren muß nachweislich konstant Mumps-Lebend-Impfstoff von angemessener Immunogenität und Unschädlichkeit für den Menschen ergeben. Abgesehen von begründeten und zugelassenen Fällen darf das Virus im fertigen Impfstoff nicht mehr Passagen vom Mastersaatgut entfernt sein als das Virus im Impfstoff, dessen Unschädlichkeit und Wirksamkeit sich in klinischen Studien als zufriedenstellend erwiesen hat.

Das Herstellungsverfahren wird einer Validierung unterzogen und muß gewährleisten, daß, falls der Impfstoff geprüft wird, daß die Zubereitung der „Prüfung auf anomale Toxizität, Prüfung von Immunsera und Impfstoffen für Menschen" (2.6.9) entspricht.

Substrat zur Virusvermehrung

Das Virus wird in diploiden Zellen vom Menschen (5.2.3), in Hühnerembryozellen oder in der Amnionhöhle von Hühnerembryonen, die aus SPF-Beständen stammen, vermehrt (5.2.2).

Saatgut

Der verwendete Stamm des Mumps-Virus wird anhand von Unterlagen identifiziert, die die Herkunft und die nachfolgenden Manipulationen belegen müssen. Um die unnötige Verwendung von Affen bei der Prüfung auf Neurovirulenz zu vermeiden, wird Saatgut in großen Mengen hergestellt und, falls gefriergetrocknet, bei Temperaturen unterhalb von −20 °C oder, falls nicht gefriergetrocknet, unterhalb von −60 °C gelagert.

Nur ein Saatgut, das den nachstehenden Prüfungen entspricht, darf für die Virusvermehrung verwendet werden.

Identität: Das Master- und das Arbeitssaatgut werden durch Serumneutralisation in Zellkultur unter Verwendung von spezifischen Antikörpern als Mumps-Virus identifiziert.

Viruskonzentration: Die Viruskonzentration des Master- und Arbeitssaatguts wird bestimmt, um die Gleichförmigkeit der Herstellung zu überprüfen.

Fremde Agenzien (2.6.16): Das Arbeitssaatgut muß der Prüfung entsprechen.

Neurovirulenz (2.6.18): Das Arbeitssaatgut muß der Prüfung entsprechen. Für das Mumps-Virus empfängliche *Macaca*- und *Cercopithecus*-Affen sind für die Prüfung geeignet.

Vermehrung und Ernte

Der Umgang mit der Zellbank und den folgenden Zellkulturen erfolgt unter aseptischen Bedingungen in einem Raum, in dem mit keinen anderen Zellen gearbeitet wird. Geeignetes Tierserum (Serum vom Menschen darf nicht verwendet werden) kann in den Zellkulturmedien verwendet werden. Bei der Zubereitung von Zellsuspensionen sowie von Zellkulturmedien verwendetes Serum und Trypsin müssen nachweislich frei sein von fremden Agenzien. Dem Nährmedium für die Zellkultur können ein *p*H-Indikator wie Phenolrot sowie geeignete Antibiotika in der eben noch wirksamen Konzentration zugesetzt werden. Das Substrat sollte, falls möglich, während der Herstellung frei von Antibiotika sein. Mindestens 500 ml der für die Impfstoffherstellung verwendeten Zellkultur werden als nicht infizierte Zellkultur (Kontrollzellen) aufbewahrt. Wird der Impfstoff auf Hühnerembryonen hergestellt, werden 2 Prozent, auf jeden Fall aber mindestens 20 Eier als nicht infizierte Kontrolleier aufbewahrt. Die Virussuspensionen werden zu einem für den verwendeten Virusstamm geeigneten Zeitpunkt geerntet.

Nur eine einzelne Ernte, die den nachstehenden Prüfungen entspricht, darf für die Zubereitung des Fertigimpfstoffs als Bulk verwendet werden.

Identität: Die einzelne Ernte enthält Virus, das durch Serumneutralisation in Zellkultur unter Verwendung von spezifischen Antikörpern als Mumps-Virus identifiziert wird.

Viruskonzentration: Die Viruskonzentration wird in der einzelnen Ernte wie unter „Bestimmung der Wirksamkeit" beschrieben bestimmt, um die Gleichförmigkeit der Herstellung zu überprüfen und um die Verdünnung für die Herstellung des fertigen Impfstoffs als Bulk zu ermitteln.

Fremde Agenzien (2.6.16): Die einzelne Ernte muß der Prüfung entsprechen.

Kontrollzellen, Kontrolleier: Falls diploide Zellen vom Menschen für die Herstellung verwendet werden, müssen die Kontrollzellen der „Prüfung auf Identität" entsprechen. Kontrollzellen und Kontrolleier müssen den Anforderungen der „Prüfung auf fremde Agenzien in Virus-Lebend-Impfstoffen für Menschen" (2.6.16) entsprechen.

Fertiger Impfstoff als Bulk

Einzelne Ernten, die den vorstehend beschriebenen Prüfungen entsprechen, werden vereinigt und geklärt, um Zellen zu entfernen. Ein geeigneter Stabilisator kann zugesetzt werden. Die vereinigten Ernten werden anschließend entsprechend verdünnt.

Nur ein fertiger Impfstoff als Bulk, der der nachstehenden Prüfung entspricht, darf zur Herstellung der Fertigzubereitung verwendet werden.

Verunreinigende Mikroorganismen: Der fertige Impfstoff als Bulk muß der „Prüfung auf Sterilität“ (2.6.1) entsprechen. 10 ml der Zubereitung werden für jedes Nährmedium verwendet.

Fertigzubereitung

Eine Mindestviruskonzentration wird für die Fertigzubereitung zur Freigabe festgelegt, die in Kenntnis der Stabilitätsdaten sicherstellt, daß bis zum Ende der Verwendbarkeit mindestens der in der Beschriftung angegebene Virustiter enthalten ist.

Nur ein Endprodukt, das der Mindestviruskonzentration zur Freigabe entspricht und das hinsichtlich Temperaturbeständigkeit zufriedenstellend ist und der „Prüfung auf Identität“ und der „Prüfung auf Reinheit“ entspricht, darf zur Anwendung freigegeben werden. Vorausgesetzt, daß die Prüfungen auf Rinderserumalbumin und, falls zutreffend, Ovalbumin mit befriedigenden Ergebnissen für den fertigen Impfstoff als Bulk erfolgt sind, können sie für die Fertigzubereitung entfallen.

Temperaturbeständigkeit: Proben der gefriergetrockneten Fertigzubereitungen werden im trockenen Zustand 7 Tage lang bei 37 °C erwärmt. Wie unter „Bestimmung der Wirksamkeit“ beschrieben, werden parallel die Viruskonzentrationen von Impfstoffproben des zuvor erwärmten und des nicht erwärmten, bei 5 ± 3 °C gelagerten Impfstoffs bestimmt. Die Viruskonzentration des zuvor erwärmten Impfstoffs darf nicht mehr als 1,0 log geringer sein als die des nicht erwärmten Impfstoffs.

Prüfung auf Identität

Wenn der entsprechend der Beschriftung rekonstituierte Impfstoff mit spezifischen Mumps-Antikörpern gemischt wird, werden empfängliche Zellkulturen nicht mehr infiziert.

Prüfung auf Reinheit

Verunreinigende Mikroorganismen: Der rekonstituierte Impfstoff muß der „Prüfung auf Sterilität“ (2.6.1) entsprechen.

Rinderserumalbumin: Höchstens 50 ng je Einzeldosis für den Menschen, mit Hilfe einer geeigneten immunchemischen Methode (2.7.1) bestimmt.

Ovalbumin: Höchstens 1 µg je Einzeldosis für den Menschen, bestimmt mit einer geeigneten immunchemischen Methode (2.7.1), falls der Impfstoff auf Hühnerembryonen hergestellt wird.

Wasser (2.5.12): Höchstens 3,0 Prozent, nach der Karl-Fischer-Methode bestimmt.

Bestimmung der Wirksamkeit

Im Impfstoff wird das infektiöse Virus unter Verwendung von mindestens 5 Zellkulturen für jeden Verdünnungsschritt (Verdünnungsfaktor 0,5 log) oder mit einem Verfahren gleicher Empfindlichkeit mindestens 3mal titriert. Eine geeignete Virusreferenzzubereitung wird verwendet, um jede Bestimmung zu validieren. Die Viruskonzentration muß, wie in der Beschriftung angegeben, mindestens $5 \cdot 10^3$ $ZKID_{50}$ je Dosis für den Menschen betragen. Die Bestimmung darf nur ausgewertet werden, wenn die Vertrauensgrenze ($P = 0{,}95$) des Logarithmus der Viruskonzentration höchstens ± 0,3 beträgt.

Lagerung

Entsprechend **Impfstoffe für Menschen (Vaccina ad usum humanum)**.

Beschriftung

Entsprechend **Impfstoffe für Menschen**.

Die Beschriftung gibt insbesondere an

- Virusstamm, der für die Zubereitung des Impfstoffs verwendet wurde
- daß für die Herstellung des Impfstoffs Hühnerembryonen verwendet wurden oder Art und Herkunft der für die Impfstoffherstellung benutzten Zellen
- Mindestviruskonzentration
- daß der Kontakt des Impfstoffs mit Desinfektionsmitteln zu meiden ist
- Zeitdauer, innerhalb welcher der rekonstituierte Impfstoff zu verbrauchen ist.

2000, 1450

Mupirocin

Mupirocinum

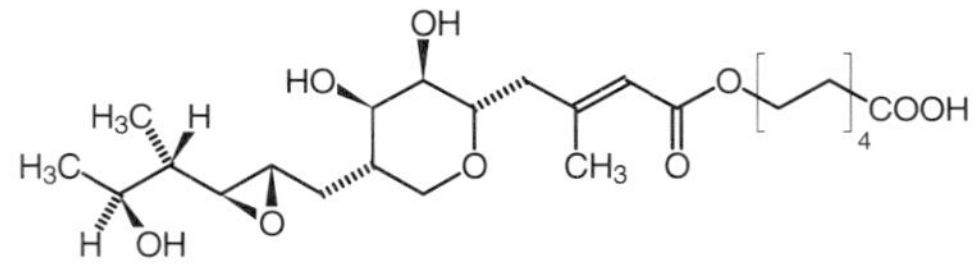

$C_{26}H_{44}O_9$ M_r 500,6

Definition

Mupirocin enthält mindestens 93,0 und höchstens 100,5 Prozent 9-[[(2*E*)-4-[(2*S*,3*R*,4*R*,5*S*)-5-[(2*S*,3*S*,4*S*,5*S*)-2,3-Epoxy-5-hydroxy-4-methylhexyl]-3,4-dihydroxy-3,4,5,6-tetrahydro-2*H*-pyran-2-yl]-3-methylbut-2-enoyl]oxy]nonansäure, berechnet auf die wasserfreie Substanz.

Herstellung

Wird die Substanz durch ein Verfahren hergestellt, das Fermentationsschritte beinhaltet, muß sie zusätzlich den Anforderungen der Monographie **Fermentationsprodukte (Producta ab fermentatione)** entsprechen.

Eigenschaften

Weißes bis fast weißes Pulver; schwer löslich in Wasser, leicht löslich in Aceton, Dichlormethan und wasserfreiem Ethanol.

Die Substanz zeigt Polymorphie.

Prüfung auf Identität

Die Prüfung erfolgt mit Hilfe der IR-Spektroskopie (2.2.24) durch Vergleich des Spektrums der Substanz mit dem Mupirocin-Referenzspektrum der Ph. Eur. Das Verhältnis der Transmission bei 840 cm^{-1} zu der bei 805 cm^{-1} und das Verhältnis der Transmissionen innerhalb des aufgesplitteten Peaks bei 1720 cm^{-1} entsprechen denen im Referenzspektrum.

Prüfung auf Reinheit

***p*H-Wert** (2.2.3): Der *p*H-Wert einer frisch hergestellten, gesättigten Lösung (etwa 10 g · l^{-1}) in kohlendioxidfreiem Wasser *R* muß zwischen 3,5 und 4,0 liegen.

Spezifische Drehung (2.2.7): 0,50 g Substanz werden in Methanol *R* zu 10,0 ml gelöst. Die spezifische Drehung muß zwischen –17 und –21° liegen, berechnet auf die wasserfreie Substanz.

Verwandte Substanzen: Die Prüfung erfolgt mit Hilfe der Flüssigchromatographie (2.2.29).

Untersuchungslösung: 50,0 mg Substanz werden in einer Mischung gleicher Volumteile einer Lösung von Natriumacetat *R* (13,6 g · l^{-1}), die mit Essigsäure *R* auf einen *p*H-Wert von 4,0 eingestellt wurde, und Methanol *R* zu 10,0 ml gelöst.

Referenzlösung a: 1,0 ml Untersuchungslösung wird mit einer Mischung gleicher Volumteile einer Lösung von Natriumacetat *R* (13,6 g · l^{-1}), die mit Essigsäure *R* auf einen *p*H-Wert von 4,0 eingestellt wurde, und Methanol *R* zu 50,0 ml verdünnt.

Referenzlösung b: 10 ml Referenzlösung a werden mit Salzsäure *R* auf einen *p*H-Wert von 2,0 eingestellt und 20 h lang stehengelassen.

Referenzlösung c: 25 mg Mupirocin-Lithium *CRS* werden in einer Mischung gleicher Volumteile einer Lösung von Natriumacetat *R* (13,6 g · l^{-1}), die mit Essigsäure *R* auf einen *p*H-Wert von 4,0 eingestellt wurde, und Methanol *R* zu 200,0 ml gelöst.

Die Chromatographie kann durchgeführt werden mit
- einer Säule von 0,25 m Länge und 4,6 mm innerem Durchmesser, gepackt mit octylsilyliertem Kieselgel zur Chromatographie *R* (5 µm)
- einer Mischung von 20 Volumteilen Wasser *R*, 30 Volumteilen Tetrahydrofuran *R* und 50 Volumteilen einer mit Essigsäure *R* auf einen *p*H-Wert von 5,7 eingestellten Lösung von Ammoniumacetat *R* (10,5 g · l^{-1}) als mobile Phase bei einer Durchflußrate von 1 ml je Minute
- einem Spektrometer als Detektor bei einer Wellenlänge von 240 nm.

20 µl Referenzlösung b werden eingespritzt. Die Prüfung darf nur ausgewertet werden, wenn im Chromatogramm die Auflösung zwischen dem zweiten der beiden Peaks, die den Hydrolyseprodukten entsprechen, und dem Mupirocin-Peak mindestens 7,0 beträgt.

20 µl Referenzlösung c werden eingespritzt. Wird das Chromatogramm unter den vorgeschriebenen Bedingungen aufgezeichnet, beträgt die relative Retention, bezogen auf Mupirocin, für die Verunreinigung C etwa 0,75.

Je 20 µl Untersuchungslösung und Referenzlösung a werden eingespritzt. Die Chromatographie der Untersuchungslösung erfolgt über eine Dauer, die der 3,5fachen Retentionszeit des Mupirocin-Peaks entspricht. Im Chromatogramm der Untersuchungslösung darf eine der Verunreinigung C entsprechende Peakfläche nicht größer sein als das 2fache der Fläche des Hauptpeaks im Chromatogramm der Referenzlösung a (4 Prozent). Im Chromatogramm der Untersuchungslösung darf keine Peakfläche, mit Ausnahme der des Hauptpeaks und eines der Verunreinigung C entsprechenden Peaks, größer sein als das 0,5fache der Fläche des Hauptpeaks im Chromatogramm der Referenzlösung a (1 Prozent). Die Summe aller Peakflächen, mit Ausnahme der des Hauptpeaks, darf nicht größer sein als das 3fache der Fläche des Hauptpeaks im Chromatogramm der Referenzlösung a (6 Prozent). Peaks, deren Fläche kleiner ist als das 0,05fache der Fläche des Hauptpeaks im Chromatogramm der Referenzlösung a, werden nicht berücksichtigt.

Wasser (2.5.12): Höchstens 1,0 Prozent, mit 0,500 g Substanz nach der Karl-Fischer-Methode bestimmt.

Gehaltsbestimmung

Die Bestimmung erfolgt mit Hilfe der Flüssigchromatographie (2.2.29).

Untersuchungslösung: 25,0 mg Substanz werden in 5 ml Methanol *R* gelöst. Die Lösung wird mit einer Lösung von Ammoniumacetat *R* (7,5 g · l^{-1}), die mit Essigsäure *R* auf einen *p*H-Wert von 5,7 eingestellt wurde, zu 200,0 ml verdünnt.

Referenzlösung a: 25,0 mg Mupirocin-Lithium *CRS* werden in 5 ml Methanol *R* gelöst. Die Lösung wird mit einer Lösung von Ammoniumacetat *R* (7,5 g · l^{-1}), die mit Essigsäure *R* auf einen *p*H-Wert von 5,7 eingestellt wurde, zu 200,0 ml verdünnt.

Referenzlösung b: 10 ml Untersuchungslösung werden mit Salzsäure *R* auf einen *p*H-Wert von 2,0 eingestellt und 20 h lang stehengelassen.

Die Chromatographie kann durchgeführt werden mit
- einer Säule von 0,25 m Länge und 4,6 mm innerem Durchmesser, gepackt mit octylsilyliertem Kieselgel zur Chromatographie *R* (5 µm)
- einer Mischung von 19 Volumteilen Wasser *R*, 32 Volumteilen Tetrahydrofuran *R* und 49 Volumteilen einer mit Essigsäure *R* auf einen *p*H-Wert von 5,7 eingestellten Lösung von Ammoniumacetat *R* (10,5 g · l^{-1}) als mobile Phase bei einer Durchflußrate von 1 ml je Minute
- einem Spektrometer als Detektor bei einer Wellenlänge von 230 nm.

20 µl Referenzlösung b werden eingespritzt. Die Bestimmung darf nur ausgewertet werden, wenn im Chromatogramm die Auflösung zwischen dem zweiten der beiden Peaks, die den Hydrolyseprodukten entsprechen, und dem Mupirocin-Peak mindestens 7,0 beträgt.

Die Referenzlösung a wird 6mal eingespritzt. Die Bestimmung darf nur ausgewertet werden, wenn die relative Standardabweichung der Fläche des Mupirocin-Peaks höchstens 1,0 Prozent beträgt.

Die Untersuchungslösung und die Referenzlösung a werden eingespritzt.

Lagerung

Vor Licht geschützt.

Verunreinigungen

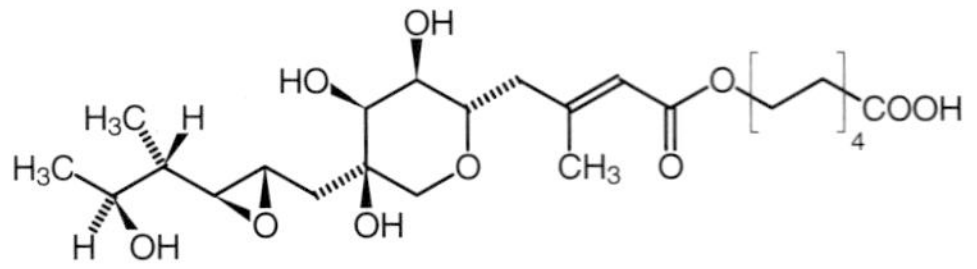

A. 9-[[(2*E*)-4-[(2*S*,3*R*,4*R*,5*S*)-5-[(2*S*,3*S*,4*S*,5*S*)-2,3-Epoxy-5-hydroxy-4-methylhexyl]-3,4-dihydroxy-5-methyl-3,4,5,6-tetrahydro-2*H*-pyran-2-yl]-3-methylbut-2-enoyl]oxy]nonansäure (Pseudomonassäure B)

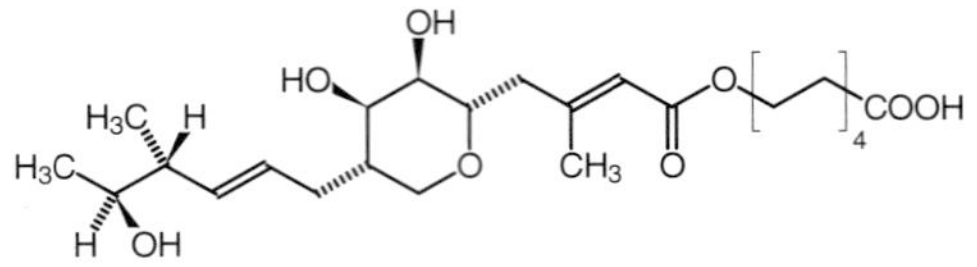

B. 9-[[(2*E*)-4-[(2*S*,3*R*,4*R*,5*S*)-3,4-Dihydroxy-5-[(*E*)-(4*S*,5*S*)-5-hydroxy-4-methylhex-2-enyl]-3,4,5,6-tetrahydro-2*H*-pyran-2-yl]-3-methylbut-2-enoyl]oxy]nonansäure (Pseudomonassäure C)

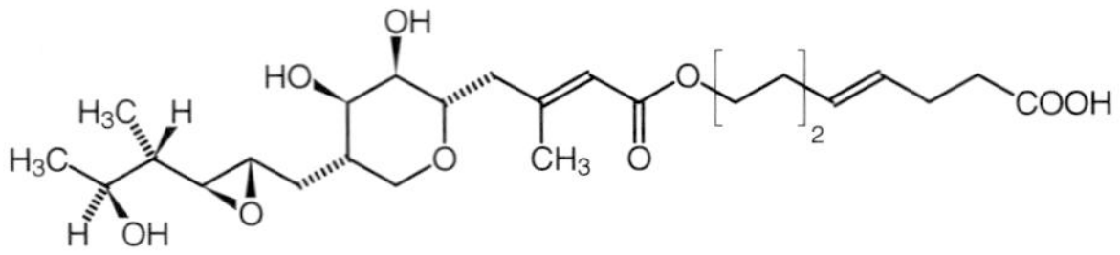

C. 9-[[(2*E*)-4-[(2*S*,3*R*,4*R*,5*S*)-5-[(2*S*,3*S*,4*S*,5*S*)-2,3-Epoxy-5-hydroxy-4-methylhexyl]-3,4-dihydroxy-3,4,5,6-tetrahydro-2*H*-pyran-2-yl]-3-methylbut-2-enoyl]oxy]nona-4-ensäure (Pseudomonassäure D)

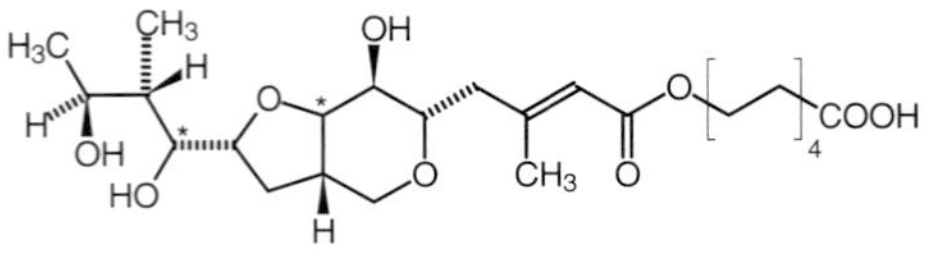

D. 9-[[(2*E*)-4-[(2*R*,3a*S*,6*S*,7*R*)-2-[(2*S*,3*S*)-1,3-Dihydroxy-2-methylbutyl]-7-hydroxy-2,3,3a,4,6,7,7a-heptahydro-4*H*-furo[3,2-*c*]pyran-6-yl]-3-methylbut-2-enoyl]oxy]nonansäure

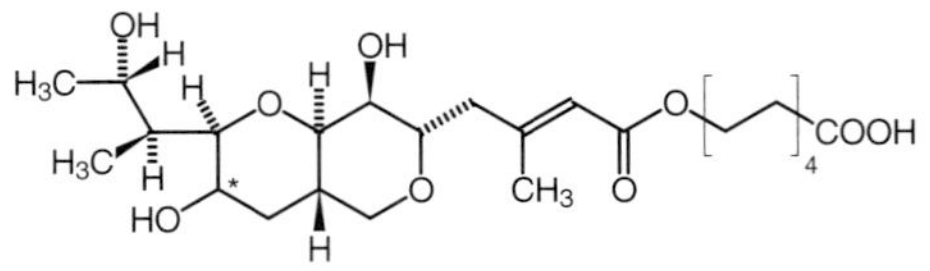

E. 9-[[(2*E*)-4-[(2*R*,3*RS*,4a*S*,7*S*,8*S*,8a*R*)-3,8-Dihydroxy-2-[(1*R*,2*S*)-2-hydroxy-1-methylpropyl]-3,4,4a,7,8,8a-hexahydro-2*H*,5*H*-pyrano[3,2-*c*]pyran-7-yl]-3-methylbut-2-enoyl]oxy]nonansäure

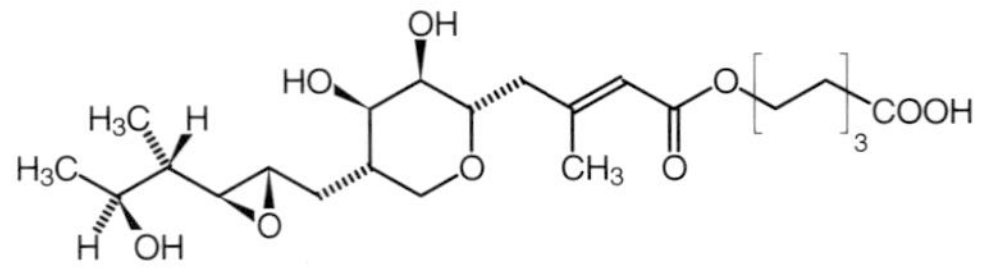

F. 7-[[(2*E*)-4-[(2*S*,3*R*,4*R*,5*S*)-5-[(2*S*,3*S*,4*S*,5*S*)-2,3-Epoxy-5-hydroxy-4-methylhexyl]-3,4-dihydroxy-3,4,5,6-tetrahydro-2*H*-pyran-2-yl]-3-methylbut-2-enoyl]oxy]heptansäure.

Dieser Text enthält für die englisch- und/oder französischsprachige 4. Ausgabe 2002 vorgesehene Berichtigungen.

2001, 1451

Mupirocin-Calcium

Mupirocinum calcicum

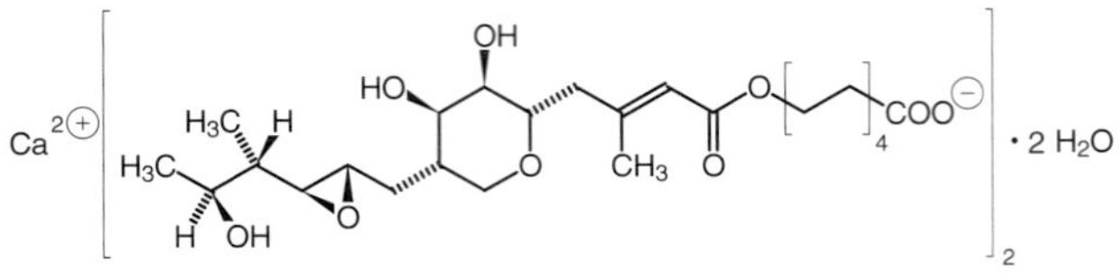

$C_{52}H_{86}O_{18}Ca \cdot 2\,H_2O$ M_r 1075

Definition

Mupirocin-Calcium enthält mindestens 93,0 und höchstens 100,5 Prozent Bis[9-[[(2*E*)-4-[(2*S*,3*R*,4*R*,5*S*)-5-[(2*S*,3*S*,4*S*,5*S*)-2,3-epoxy-5-hydroxy-4-methylhexyl]-3,4-dihydroxy-3,4,5,6-tetrahydro-2*H*-pyran-2-yl]-3-methylbut-2-enoyl]oxy]nonansäure], Calciumsalz, berechnet auf die wasserfreie Substanz.

Herstellung

Wird die Substanz durch ein Verfahren hergestellt, das Fermentationsschritte beinhaltet, muß sie zusätzlich den Anforderungen der Monographie **Fermentationsprodukte (Producta ab fermentatione)** entsprechen.

Eigenschaften

Weißes bis fast weißes Pulver, sehr schwer löslich in Wasser, wenig löslich in Dichlormethan und wasserfreiem Ethanol.

Prüfung auf Identität

A. Die Prüfung erfolgt mit Hilfe der IR-Spektroskopie (2.2.24) durch Vergleich des Spektrums der Substanz mit dem Mupirocin-Calcium-Referenzspektrum der Ph. Eur.

B. Die Substanz gibt die Identitätsreaktion a auf Calcium (2.3.1).

Prüfung auf Reinheit

Spezifische Drehung (2.2.7): 0,50 g Substanz werden in Methanol *R* zu 10,0 ml gelöst. Die spezifische Drehung muß zwischen –16 und –20° liegen, berechnet auf die wasserfreie Substanz.

Verwandte Substanzen: Die Prüfung erfolgt mit Hilfe der Flüssigchromatographie (2.2.29).

Untersuchungslösung: 50,0 mg Substanz werden in einer Mischung gleicher Volumteile einer Lösung von Natriumacetat *R* (13,6 g · l^{-1}), die mit Essigsäure *R* auf einen *p*H-Wert von 4,0 eingestellt wurde, und Methanol *R* zu 10,0 ml gelöst.

Referenzlösung a: 1,0 ml Untersuchungslösung wird mit einer Mischung gleicher Volumteile einer Lösung von Natriumacetat *R* (13,6 g · l^{-1}), die mit Essigsäure *R* auf einen *p*H-Wert von 4,0 eingestellt wurde, und Methanol *R* zu 50,0 ml verdünnt.

Referenzlösung b: 10 ml Referenzlösung a werden mit Salzsäure *R* auf einen *p*H-Wert von 2,0 eingestellt und 20 h lang stehengelassen.

Referenzlösung c: 25 mg Mupirocin-Lithium *CRS* werden in einer Mischung gleicher Volumteile einer Lösung von Natriumacetat *R* (13,6 g · l^{-1}), die mit Essigsäure *R* auf einen *p*H-Wert von 4,0 eingestellt wurde, und Methanol *R* zu 200,0 ml gelöst.

Die Chromatographie kann durchgeführt werden mit

- einer Säule von 0,25 m Länge und 4,6 mm innerem Durchmesser, gepackt mit octylsilyliertem Kieselgel zur Chromatographie *R* (5 µm)
- einer Mischung von 20 Volumteilen Wasser *R*, 30 Volumteilen Tetrahydrofuran *R* und 50 Volumteilen einer mit Essigsäure *R* auf einen *p*H-Wert von 5,7 eingestellten Lösung von Ammoniumacetat *R* (10,5 g · l^{-1}) als mobile Phase bei einer Durchflußrate von 1 ml je Minute
- einem Spektrometer als Detektor bei einer Wellenlänge von 240 nm.

20 µl Referenzlösung b werden eingespritzt. Die Prüfung darf nur ausgewertet werden, wenn im Chromatogramm die Auflösung zwischen dem zweiten der beiden Peaks, die den Hydrolyseprodukten entsprechen, und dem Mupirocin-Peak mindestens 7,0 beträgt.

20 µl Referenzlösung c werden eingespritzt. Wird das Chromatogramm unter den vorgeschriebenen Bedingungen aufgezeichnet, beträgt die relative Retention, bezogen auf Mupirocin, für die Verunreinigung C etwa 0,75.

Je 20 µl Untersuchungslösung und Referenzlösung a werden eingespritzt. Die Chromatographie der Untersuchungslösung erfolgt über eine Dauer, die der 3,5fachen Retentionszeit des Mupirocin-Peaks entspricht. Im Chromatogramm der Untersuchungslösung darf eine der Verunreinigung C entsprechende Peakfläche nicht größer sein als das 1,25fache der Fläche des Hauptpeaks im Chromatogramm der Referenzlösung a (2,5 Prozent). Im Chromatogramm der Untersuchungslösung darf keine Peakfläche, mit Ausnahme der des Hauptpeaks und eines der Verunreinigung C entsprechenden Peaks, größer sein als das 0,5fache der Fläche des Hauptpeaks im Chromatogramm der Referenzlösung a (1 Prozent). Die Summe aller Peakflächen, mit Ausnahme der des Hauptpeaks, darf nicht größer sein als das 2,25fache der Fläche des Hauptpeaks im Chromatogramm der Referenzlösung a (4,5 Prozent). Peaks, deren Fläche kleiner ist als das 0,05fache der Fläche des Hauptpeaks im Chromatogramm der Referenzlösung a, werden nicht berücksichtigt.

Chlorid (2.4.4): 10,0 mg Substanz werden in einer Mischung von 1 ml verdünnter Salpetersäure *R* und 15 ml Methanol *R* gelöst. Die Lösung muß der Grenzprüfung auf Chlorid entsprechen (0,5 Prozent).

Wasser (2.5.12): 3,0 bis 4,5 Prozent, mit 0,500 g Substanz nach der Karl-Fischer-Methode bestimmt.

Gehaltsbestimmung

Die Bestimmung erfolgt mit Hilfe der Flüssigchromatographie (2.2.29).

Untersuchungslösung: 25,0 mg Substanz werden in 5 ml Methanol *R* gelöst. Die Lösung wird mit einer Lösung von Ammoniumacetat *R* (7,5 g · l^{-1}), die mit Essigsäure *R* auf einen *p*H-Wert von 5,7 eingestellt wurde, zu 200,0 ml verdünnt.

Referenzlösung a: 25,0 mg Mupirocin-Lithium *CRS* werden in 5 ml Methanol *R* gelöst. Die Lösung wird mit einer Lösung von Ammoniumacetat *R* (7,5 g · l^{-1}), die mit Essigsäure *R* auf einen *p*H-Wert von 5,7 eingestellt wurde, zu 200,0 ml verdünnt.

Referenzlösung b: 10 ml Untersuchungslösung werden mit Salzsäure *R* auf einen *p*H-Wert von 2,0 eingestellt und 20 h lang stehengelassen.

Die Chromatographie kann durchgeführt werden mit

- einer Säule von 0,25 m Länge und 4,6 mm innerem Durchmesser, gepackt mit octylsilyliertem Kieselgel zur Chromatographie *R* (5 µm)
- einer Mischung von 19 Volumteilen Wasser *R*, 32 Volumteilen Tetrahydrofuran *R* und 49 Volumteilen einer mit Essigsäure *R* auf einen *p*H-Wert von 5,7 eingestellten Lösung von Ammoniumacetat *R* (10,5 g · l^{-1}) als mobile Phase bei einer Durchflußrate von 1 ml je Minute
- einem Spektrometer als Detektor bei einer Wellenlänge von 230 nm.

20 µl Referenzlösung b werden eingespritzt. Die Bestimmung darf nur ausgewertet werden, wenn im Chromatogramm die Auflösung zwischen dem zweiten der beiden Peaks, die den Hydrolyseprodukten entsprechen, und dem Mupirocin-Peak mindestens 7,0 beträgt.

Die Referenzlösung a wird 6mal eingespritzt. Die Bestimmung darf nur ausgewertet werden, wenn die relative Standardabweichung der Fläche des Mupirocin-Peaks höchstens 1,0 Prozent beträgt.

Die Untersuchungslösung und die Referenzlösung a werden eingespritzt.

Der Prozentgehalt an Mupirocin-Calcium wird durch Multiplikation des Prozentgehalts von Mupirocin-Lithium mit 1,038 berechnet.

Verunreinigungen

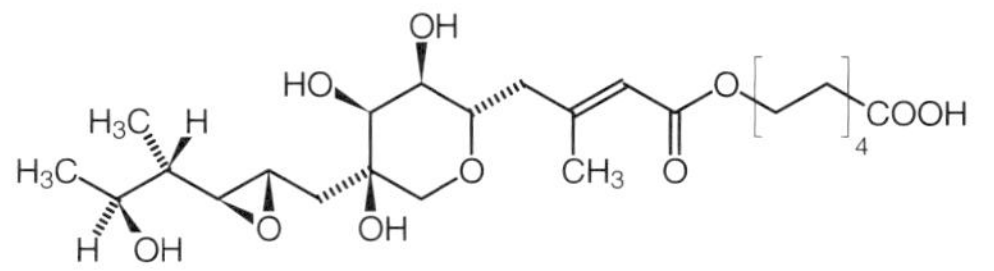

A. 9-[[(2*E*)-4-[(2*S*,3*R*,4*R*,5*S*)-5-[(2*S*,3*S*,4*S*,5*S*)-2,3-Epoxy-5-hydroxy-4-methylhexyl]-3,4-dihydroxy-5-methyl-3,4,5,6-tetrahydro-2*H*-pyran-2-yl]-3-methylbut-2-enoyl]oxy]nonansäure
(Pseudomonassäure B)

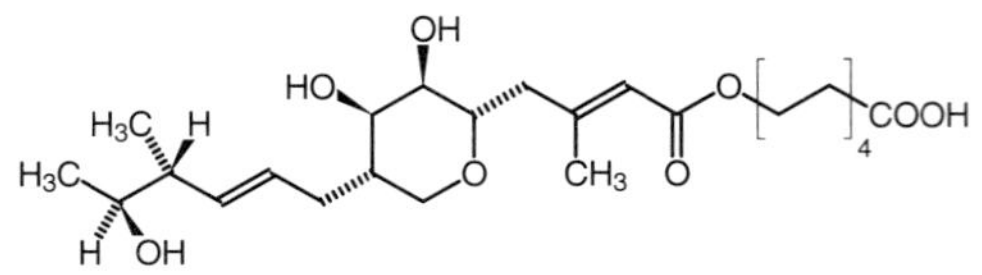

B. 9-[[(2*E*)-4-[(2*S*,3*R*,4*R*,5*S*)-3,4-Dihydroxy-5-[(*E*)-(4*S*,5*S*)-5-hydroxy-4-methylhex-2-enyl]-3,4,5,6-tetrahydro-2*H*-pyran-2-yl]-3-methylbut-2-enoyl]oxy]nonansäure
(Pseudomonassäure C)

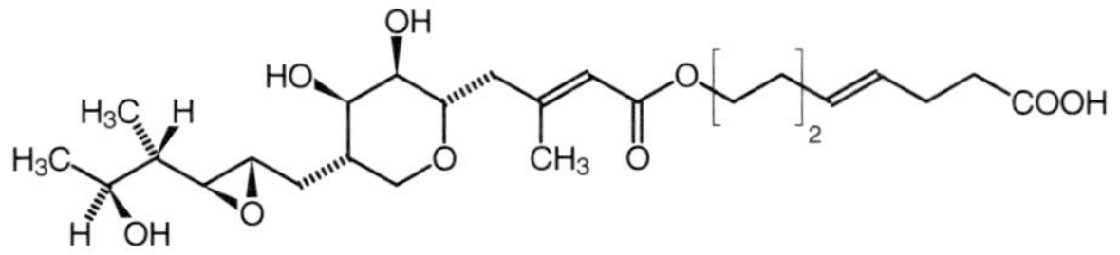

C. 9-[[(2*E*)-4-[(2*S*,3*R*,4*R*,5*S*)-5-[(2*S*,3*S*,4*S*,5*S*)-2,3-Epoxy-5-hydroxy-4-methylhexyl]-3,4-dihydroxy-3,4,5,6-tetrahydro-2*H*-pyran-2-yl]-3-methylbut-2-enoyl]oxy]nona-4-ensäure
(Pseudomonassäure D)

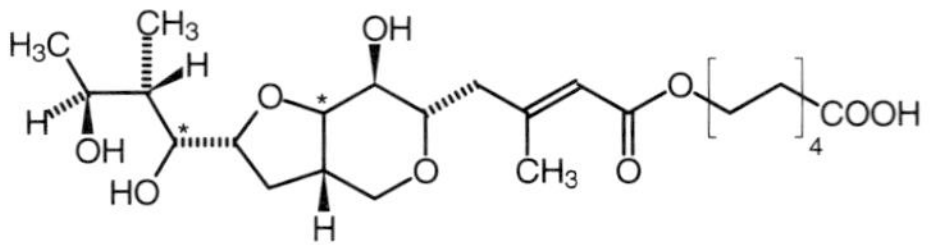

D. 9-[[(2*E*)-4-[(2*R*,3a*S*,6*S*,7*R*)-2-[(2*S*,3*S*)-1,3-Dihydroxy-2-methylbutyl]-7-hydroxy-2,3,3a,4,6,7,7a-heptahydro-4*H*-furo[3,2-*c*]pyran-6-yl]-3-methylbut-2-enoyl]oxy]nonansäure

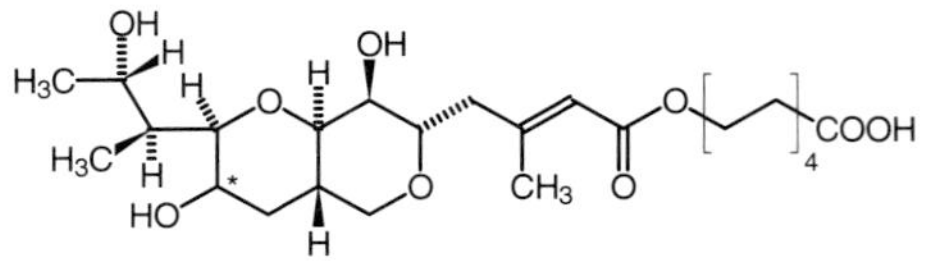

E. 9-[[(2*E*)-4-[(2*R*,3*RS*,4a*S*,7*S*,8*S*,8a*R*)-3,8-Dihydroxy-2-[(1*R*,2*S*)-2-hydroxy-1-methylpropyl]-3,4,4a,7,8,8a-hexahydro-2*H*,5*H*-pyrano[3,2-*c*]pyran-7-yl]-3-methylbut-2-enoyl]oxy]nonansäure

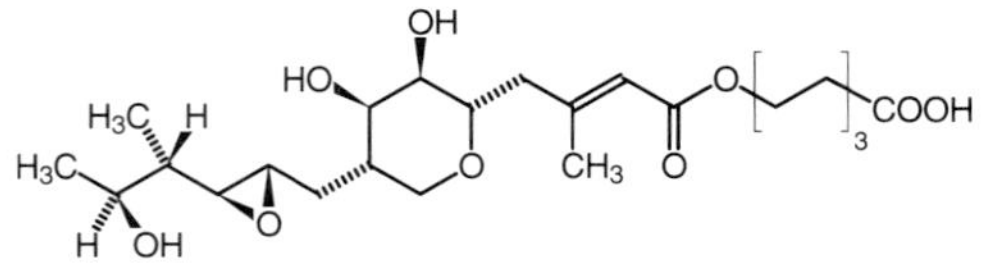

F. 7-[[2*E*)-4-[(2*S*,3*R*,4*R*,5*S*)-5-[(2*S*,3*S*,4*S*,5*S*)-2,3-Epoxy-5-hydroxy-4-methylhexyl]-3,4-dihydroxy-3,4,5,6-tetrahydro-2*H*-pyran-2-yl]-3-methylbut-2-enoyl]oxy]heptansäure

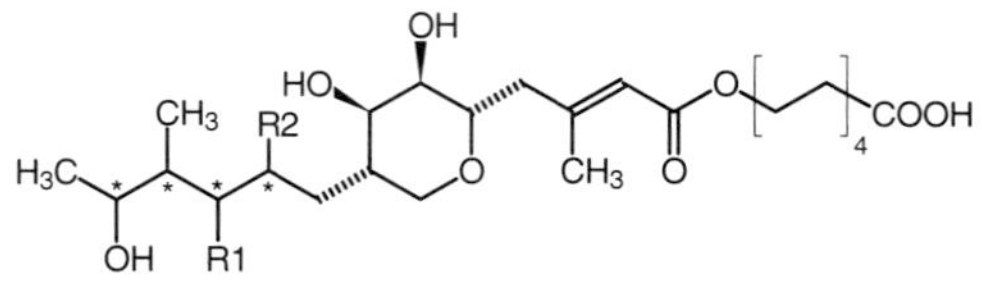

G. R1 = OH, R2 = Cl:
9-[[(2*E*)-4-[(2*S*,3*R*,4*R*,5*S*)-5-(2-Chlor-3,5-dihydroxy-4-methylhexyl)-3,4-dihydroxy-3,4,5,6-tetrahydro-2*H*-pyran-2-yl]-3-methylbut-2-enoyl]oxy]nonansäure

H. R1 = Cl, R2 = OH:
9-[[(2*E*)-4-[(2*S*,3*R*,4*R*,5*S*)-5-(3-Chlor-2,5-dihydroxy-4-methylhexyl)-3,4-dihydroxy-3,4,5,6-tetrahydro-2*H*-pyran-2-yl]-3-methylbut-2-enoyl]oxy]nonansäure

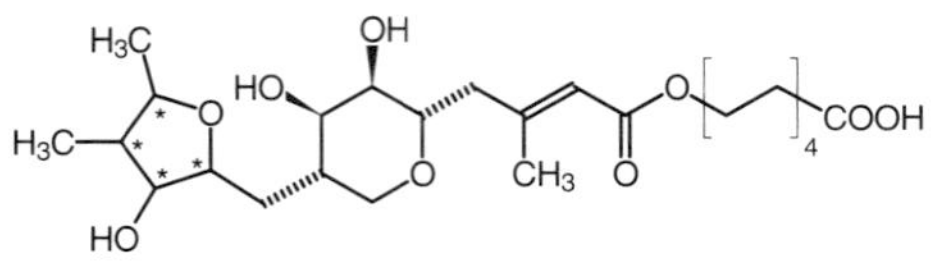

I. 9-[[(2*E*)-4-[3,4-Dihydroxy-5-(3-hydroxy-4,5-dimethyl-2,3,4,5-tetrahydrofuran-2-yl)-methyl-3,4,5,6-tetrahydro-2*H*-pyran-2-yl]-3-methylbut-2-enoyl]oxy]nonansäure.

2001, 1552

Muskatöl

Myristicae fragrantis aetheroleum

Definition

Muskatöl wird durch Wasserdampfdestillation aus den getrockneten und zerkleinerten Samenkernen von *Myristica fragrans* Houtt. erhalten.

Eigenschaften

Farblose bis schwach gelbe Flüssigkeit mit einem würzigen Geruch.

Prüfung auf Identität

1: B.
2: A.

A. Die Prüfung erfolgt mit Hilfe der Dünnschichtchromatographie (2.2.27) unter Verwendung einer DC-Platte mit Kieselgel *R*.

Untersuchungslösung: 1 ml Öl wird mit Toluol *R* zu 10 ml verdünnt.

Referenzlösung: 20 µl Myristicin *R* werden in 10 ml Toluol *R* gelöst.

Auf die Platte werden 10 µl jeder Lösung bandförmig aufgetragen. Die Chromatographie erfolgt mit einer Mischung von 5 Volumteilen Ethylacetat *R* und 95 Volumteilen Toluol *R* über eine Laufstrecke von 15 cm. Die Platte wird an der Luft trocknen gelassen, mit Vanillin-Reagenz *R* besprüht, 10 min lang bei 100 bis 105 °C erhitzt und im Tageslicht ausgewertet. Das Chromatogramm der Referenzlösung zeigt im oberen Drittel eine rosa bis rötlichbraune Zone (Myristicin). Das Chromatogramm der Untersuchungslösung zeigt eine Reihe von Zonen, von denen eine in bezug auf Lage und Farbe der Zone im Chromatogramm der Referenzlösung entspricht. Oberhalb dieser Zone sind eine bräunliche Zone (Safrol) sowie eine violette Zone (Kohlenwasserstoffe) vorhanden. Unterhalb der Myristicin-Zone befinden sich 5 blaue Zonen unterschiedlicher Intensität.

B. Die bei der Prüfung „Chromatographisches Profil" (siehe „Prüfung auf Reinheit") erhaltenen Chromatogramme werden ausgewertet. Die Hauptpeaks im Chromatogramm der Untersuchungslösung entsprechen in bezug auf ihre Retentionszeit den Peaks im Chromatogramm der Referenzlösung.

Prüfung auf Reinheit

Relative Dichte (2.2.5): 0,885 bis 0,905.

Brechungsindex (2.2.6): 1,475 bis 1,485.

Optische Drehung (2.2.7): +8 bis +18°.

Chromatographisches Profil: Die Prüfung erfolgt mit Hilfe der Gaschromatographie (2.2.28).

Untersuchungslösung: Das Öl.

Referenzlösung: 15 µl α-Pinen *R*, 15 µl β-Pinen *R*, 15 µl Sabinen *R*, 5 µl Car-3-en *R*, 5 µl Limonen *R*, 5 µl γ-Terpinen *R*, 5 µl Terpinen-4-ol *R*, 5 µl Safrol *R* und 10 µl Myristicin *R* werden in 1 ml Hexan *R* gelöst.

Die Chromatographie kann durchgeführt werden mit

- einer Kapillarsäule aus Quarzglas von 25 bis 60 m Länge und etwa 0,3 mm innerem Durchmesser, belegt mit Macrogol 20 000 *R* als stationäre Phase
- Helium zur Chromatographie *R* als Trägergas bei einer Durchflußrate von 1,5 ml je Minute
- einem Flammenionisationsdetektor
- einem Splitverhältnis von 1:100

und folgendem Temperaturprogramm

	Zeit (min)	**Temperatur (°C)**	**Rate (°C/min)**	**Erläuterungen**
Säule	0 – 10	50		isothermisch
	10 – 75	50 → 180	2	linearer Gradient
	75 – 130	180		isothermisch
Probeneinlaß		200 – 220		
Detektor		240 – 250		

0,2 µl Referenzlösung werden eingespritzt. Wird das Chromatogramm unter den vorgeschriebenen Bedingungen aufgezeichnet, werden die Substanzen in der gleichen Reihenfolge wie bei der Herstellung der Referenzlösung angegeben eluiert. Die Retentionszeiten werden aufgezeichnet.

Die Prüfung darf nur ausgewertet werden, wenn die Auflösung zwischen den Peaks von β-Pinen und Sabinen mindestens 1,5 beträgt.

Das folgende Chromatogramm dient zur Information.

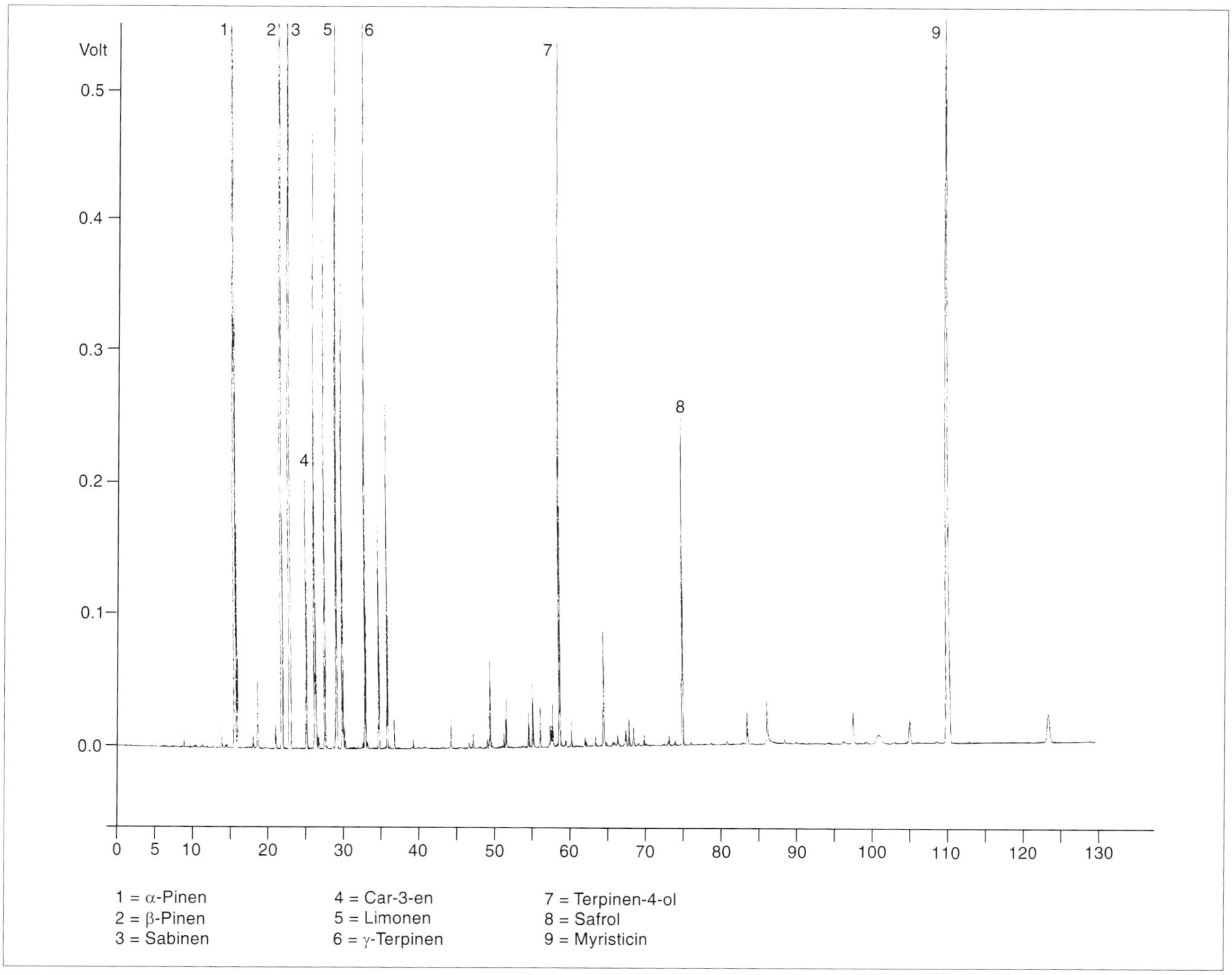

Abb. 1552-1: Chromatographisches Profil von Muskatöl

0,2 µl Untersuchungslösung werden eingespritzt. Mit Hilfe der im Chromatogramm der Referenzlösung erhaltenen Retentionszeiten werden im Chromatogramm der Untersuchungslösung die Bestandteile der Referenzlösung lokalisiert. Im Chromatogramm der Untersuchungslösung wird der Prozentgehalt der einzelnen Bestandteile mit Hilfe des Verfahrens „Normalisierung" berechnet.

Die Prozentgehalte müssen in folgenden Bereichen liegen:

α-Pinen	15 bis 28	Prozent
β-Pinen	13 bis 18	Prozent
Sabinen	14 bis 29	Prozent
Car-3-en	0,5 bis 2,0	Prozent
Limonen	2,0 bis 7,0	Prozent
γ-Terpinen	2,0 bis 6,0	Prozent
Terpinen-4-ol	2,0 bis 6,0	Prozent
Safrol	weniger als 2,5	Prozent
Myristicin	5,0 bis 12,0	Prozent.

Lagerung

Vor Licht und Wärme geschützt, in dicht verschlossenen, dem Verbrauch angemessenen, möglichst vollständig gefüllten Behältnissen.

2001, 1516

Mutterkraut

Tanaceti parthenii herba

Definition

Mutterkraut besteht aus den getrockneten, ganzen oder geschnittenen, oberirdischen Teilen von *Tanacetum parthenium* (L.) Schultz Bip. Die Droge enthält mindestens 0,20 Prozent Parthenolid ($C_{15}H_{20}O_3$; M_r 248,3), berechnet auf die getrocknete Droge.

Eigenschaften

Die Droge hat einen campherartigen Geruch.

Die Droge weist die unter „Prüfung auf Identität, A und B" beschriebenen makroskopischen und mikroskopischen Merkmale auf.

Prüfung auf Identität

A. Der beblätterte Stengel ist mehr oder weniger verzweigt, sein Durchmesser beträgt bis 5 mm; er ist fast 4kantig, längsgerillt und geringfügig behaart. Die eiförmigen Laubblätter sind 2 bis 5 cm, manchmal bis 10 cm lang, gelblichgrün, gestielt und wechselständig. Sie sind einfach oder doppelt gefiedert, zeigen 5 bis 9 tief eingeschnittene Fiederlappen, wobei jeder mit einem grob gekerbten Rand und einer stumpfen Spitze versehen ist. Beide Blattseiten sind etwas behaart, der Hauptnerv tritt an der Blattunterseite hervor. Vorhandene Blütenköpfchen haben einen Durchmesser von 12 bis 22 mm und sind langgestielt; sie sind zu einer breiten Doldentraube gebüschelt, die aus 5 bis 30 Blütenköpfchen besteht. Der halbkugelige Hüllkelch ist 6 bis 8 mm breit und besteht aus vielen, sich überlappenden Hochblättern, die ziemlich schmal, stumpf, dünn und trocken sind sowie einen häutigen Rand aufweisen. Die zentralen Blüten sind gelb, zwittrig, am Röhrenende mit 5 Zähnen versehen, die Blumenkrone hat 5 Staubgefäße; die Staubfäden sind frei, die Staubgefäße bilden jedoch miteinander eine Röhre, durch die der Griffel mit 2 Narbenästen führt. Die peripheren Blüten sind weiblich und haben eine weiße, 3zähnige Zunge von 2 bis 7 mm Länge. Die Frucht ist eine 1,2 bis 1,5 mm lange Achaene, hat 5 bis 10 weiße, längliche Rippen und ist im Reifezustand braun; sie ist drüsig und trägt eine kurze, gekerbte, häutige Krone.

B. Die Droge wird pulverisiert (355). Das Pulver ist gelblichgrün. Die Prüfung erfolgt unter dem Mikroskop, wobei Chloralhydrat-Lösung *R* verwendet wird. Das Pulver zeigt zahlreiche große, mehrzellige, einreihige Deckhaare, bestehend aus einer trapezförmigen Basalzelle, 3 bis 5 kleineren, dickwandigen, rechteckigen Zellen und einer sehr langen, flachen, schlanken Endzelle, oft rechtwinkelig zur Achse der Basalzelle gekrümmt; Drüsenhaare mit einem kurzen, 2reihigen, 2- bis 4zelligen Stiel und einem 2reihigen, 4zelligen Köpfchen, dessen Kutikula eine Blase bildet; Epidermiszellen mit sehr welligen, antiklinen Wänden, einer gestreiften Kutikula und Spaltöffnungen vom anomocytischen Typ (2.8.3); zahlreiche verdickte Spiral- und Ringgefäße; vielschichtiges Parenchym und Kollenchym. Vorhanden sein können Fragmente der Scheibenblüten mit fahlgelben, amorphen Massen und kleinen Kristallrosetten aus Calciumoxalat sowie etwa 25 µm große, kugelige Pollenkörner mit 3 Keimporen und einer stacheligen Exine.

C. Die Prüfung erfolgt mit Hilfe der Dünnschichtchromatographie (2.2.27) unter Verwendung einer DC-Platte mit Kieselgel *R*.

Untersuchungslösung: 1 g pulverisierte Droge (355) wird mit 20 ml Methanol *R* versetzt. Die Mischung wird 15 min lang im Wasserbad von 60 °C erhitzt und nach dem Erkalten filtriert. Das Filtrat wird unter vermindertem Druck zur Trockne eingedampft und der Rückstand in 2 ml Methanol *R* gelöst.

Referenzlösung: 5 mg Parthenolid *R* werden in Methanol *R* zu 5 ml gelöst.

Auf die Platte werden 20 µl jeder Lösung bandförmig aufgetragen. Die Chromatographie erfolgt mit einer Mischung von 15 Volumteilen Aceton *R* und 85 Volumteilen Toluol *R* über eine Laufstrecke von 10 cm. Die Platte wird an der Luft trocknen gelassen und mit einer Lösung von Vanillin *R* ($5\ g \cdot l^{-1}$) in einer Mischung von 20 Volumteilen wasserfreiem Ethanol *R* und 80 Volumteilen Schwefelsäure *R* besprüht. Nach 5 min wird im Tageslicht ausgewertet. Das Chromatogramm der Untersuchungslösung zeigt im mittleren Bereich eine blaue Hauptzone, die in bezug auf Lage, Farbe und Größe der Hauptzone im Chromatogramm der Referenzlösung entspricht, und kann etwas unterhalb der Hauptzone eine zweite blaue Zone zeigen. Es zeigt auch eine oder zwei blaue Zonen im unteren Drittel. Andere violette Zonen können vorhanden sein.

Prüfung auf Reinheit

Fremde Bestandteile (2.8.2): Höchstens 10,0 Prozent Stengelanteile mit einem Durchmesser von über 5 mm und höchstens 2,0 Prozent andere fremde Bestandteile.

Trocknungsverlust (2.2.32): Höchstens 10,0 Prozent, mit 1,000 g pulverisierter Droge (355) durch 2 h langes Trocknen im Trockenschrank bei 100 bis 105 °C bestimmt.

Asche (2.4.16): Höchstens 12,0 Prozent.

Gehaltsbestimmung

Die Bestimmung erfolgt mit Hilfe der Flüssigchromatographie (2.2.29).

Untersuchungslösung: Etwa 50 g Droge werden vollständig pulverisiert (355) und gründlich gemischt. 1,00 g Pulver wird in einem Kolben mit 40 ml Methanol *R* versetzt und 10 min lang im Wasserbad von 60 °C erhitzt. Nach dem Erkalten wird filtriert, das Filter mit 15 ml Methanol *R* nachgespült, der Rückstand mit 40 ml Methanol *R* versetzt und der Extraktionsvorgang wiederholt. Filtrate und Waschflüssigkeiten werden vereinigt und unter vermindertem Druck zur Trockne eingedampft. Der Rückstand wird in Methanol *R* zu 20,0 ml gelöst. 10,0 ml Lösung werden mit mobiler Phase zu 50,0 ml verdünnt. Anschließend wird filtriert (0,45 µm).

Referenzlösung: 5,0 mg Parthenolid *R* werden in Methanol *R* zu 10,0 ml gelöst. 2,0 ml Lösung werden mit mobiler Phase zu 50,0 ml verdünnt.

Die Chromatographie kann durchgeführt werden mit

- einer Säule aus rostfreiem Stahl von 0,25 m Länge und 4,6 mm innerem Durchmesser, gepackt mit octadecylsilyliertem Kieselgel zur Chromatographie *R* (5 µm)
- einer Mischung von 40 Volumteilen Acetonitril *R* und 60 Volumteilen Wasser *R* als mobile Phase bei einer Durchflußrate von 1 ml je Minute
- einem Spektrometer als Detektor bei einer Wellenlänge von 220 nm.

20 µl jeder Lösung werden eingespritzt. Die Retentionszeit für Parthenolid beträgt etwa 11,5 min.

Der Prozentgehalt an Parthenolid errechnet sich nach der Formel

$$\frac{A_1 \cdot m_2 \cdot 40}{A_2 \cdot m_1}$$

A_1 = Peakfläche des Hauptbestandteils im Chromatogramm der Untersuchungslösung

A_2 = Peakfläche des Hauptbestandteils im Chromatogramm der Referenzlösung

m_1 = Einwaage der Droge in der Untersuchungslösung in Gramm

m_2 = Einwaage des Parthenolids in der Referenzlösung in Gramm.

Lagerung

Gut verschlossen, vor Licht geschützt.

1999, 1349

Myrrhe

Myrrha

Definition

Myrrhe besteht aus dem an der Luft gehärteten Gummiharz, das aus Stamm und Ästen von *Commiphora molmol* Engler und/oder anderen *Commiphora*-Arten durch Anschneiden erhalten werden kann oder durch spontanes Austreten entsteht.

Eigenschaften

Myrrhe hat einen bitteren Geschmack.

Die Droge weist die unter „Prüfung auf Identität, A und B" beschriebenen makroskopischen und mikroskopischen Merkmale auf.

Prüfung auf Identität

A. Die hell- oder dunkelorangebraunen, unregelmäßigen oder rundlichen Körner oder Stücke unterschiedlicher Größe zeigen Anteile verschiedener Farbe. Ihre Oberfläche ist meistens mit einem grauen bis gelblichbraunen Staub bedeckt.

B. Die Droge wird pulverisiert (355). Das Pulver ist bräunlichgelb bis rötlichbraun. Die Prüfung erfolgt unter dem Mikroskop, wobei Chloralhydrat-Lösung *R* verwendet wird. Das Pulver zeigt nur wenige Gewebefragmente der Stammpflanzen einschließlich folgender: rötlichbraune Korkfragmente; einzelne oder zusammenhängende, polyedrische bis längliche Steinzellen mit teilweise stark verdickten, getüpfelten und verholzten Wänden und bräunlichem Inhalt; Bruchstücke von dünnwandigem Parenchym und Sklerenchymfasern; unregelmäßige, prismatische bis polyedrische, etwa 10 bis 25 µm große Calciumoxalatkristalle.

C. Die Chromatogramme der Prüfung *„Commiphora mukul"* werden im Tageslicht ausgewertet. Die Platte wird mit Anisaldehyd-Reagenz *R* besprüht und 10 min lang unter Beobachtung bei 100 bis 105 °C erhitzt. Das Chromatogramm der Referenzlösung zeigt im unteren Drittel eine orangerote Zone (Thymol) und im mittleren Drittel eine violette Zone (Anethol).

Das Chromatogramm der Untersuchungslösung zeigt eine alle anderen Zonen an Größe und Intensität übertreffende violette Zone (Furanoeudesma-1,3-dien) über der Zone des Anethols im Chromatogramm der Referenzlösung; ferner eine violette Zone in ähnlicher Lage wie die der Anethol-Zone im Chromatogramm der Referenzlösung sowie 2 intensiv violette Zonen in gleicher Lage wie die Zone des Thymols im Chromatogramm der Referenzlösung, wobei die obere dem Curzerenon und die untere dem 2-Methoxyfuranodien entspricht. Weitere, meist violette Zonen sind im Chromatogramm der Untersuchungslösung vorhanden.

Prüfung auf Reinheit

Fremde Bestandteile (2.8.2): Die Droge muß der Prüfung entsprechen.

Commiphora mukul: Die Prüfung erfolgt mit Hilfe der Dünnschichtchromatographie (2.2.27) unter Verwendung einer DC-Platte mit Kieselgel *R*.

Untersuchungslösung: 0,5 g pulverisierte Droge (355) werden 2 bis 3 min lang mit 5,0 ml Ethanol 96 % *R* auf dem Wasserbad erhitzt. Die Mischung wird abgekühlt und filtriert.

Referenzlösung: 10 mg Thymol *R* und 40 µl Anethol *R* werden in 10 ml Ethanol 96 % *R* gelöst.

Auf die Platte werden 10 µl jeder Lösung bandförmig aufgetragen. Die Chromatographie erfolgt mit einer Mischung von 2 Volumteilen Ethylacetat *R* und 98 Volumteilen Toluol *R* über eine Laufstrecke von 15 cm. Die Platte wird an der Luft trocknen gelassen. Im ultravioletten Licht bei 365 nm ausgewertet, darf das Chromatogramm der Untersuchungslösung im unteren Drittel keine blau bis violett fluoreszierenden Zonen zeigen.

Ethanolunlösliche Bestandteile: 1,00 g pulverisierte Droge (250) wird in einem Kolben 10 min lang mit 30 ml Ethanol 96 % *R* kräftig geschüttelt und danach die überstehende Flüssigkeit durch einen gewogenen Glassintertiegel (16) filtriert, wobei der Bodensatz im Kolben zurückbleiben soll. Die Extraktion wird 2mal mit je 20 ml Ethanol 96 % *R* wiederholt. Anschließend wird der Bodensatz unter Nachspülen mit Ethanol 96 % *R* quantitativ in den Glassintertiegel überführt. Nach dem Trocknen von Tiegel und Rückstand im Trockenschrank bei 100 bis 105 °C wird gewogen (höchstens 70 Prozent).

Trocknungsverlust (2.2.32): Höchstens 15,0 Prozent, mit 1,000 g pulverisierter Droge (355) durch 2 h langes Trocknen im Trockenschrank bei 100 bis 105 °C bestimmt.

Asche (2.4.16): Höchstens 7,0 Prozent.

Lagerung

Vor Licht geschützt.

N

Dieser Text wurde in der deutschsprachigen Ausgabe der Ph. Eur. – Nachtrag 2000 schon in dieser Fassung veröffentlicht.

2001, 1350

Nabumeton

Nabumetonum

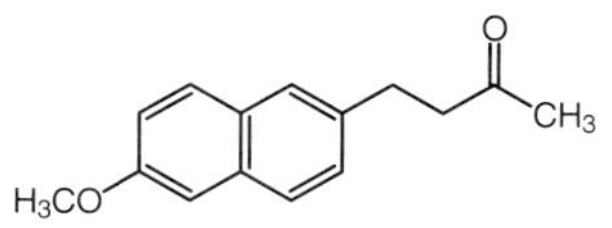

$C_{15}H_{16}O_2$ M_r 228,3

Definition

Nabumeton enthält mindestens 97,0 und höchstens 102,0 Prozent 4-(6-Methoxynaphthalin-2-yl)butan-2-on, berechnet auf die wasserfreie Substanz.

Eigenschaften

Weißes bis fast weißes, kristallines Pulver; praktisch unlöslich in Wasser, leicht löslich in Aceton, schwer löslich in Methanol.

Prüfung auf Identität

Die Prüfung erfolgt mit Hilfe der IR-Spektroskopie (2.2.24) durch Vergleich des Spektrums der Substanz mit dem von Nabumeton *CRS*.

Prüfung auf Reinheit

Verwandte Substanzen: Die Prüfung erfolgt mit Hilfe der Flüssigchromatographie (2.2.29) wie unter „Gehaltsbestimmung" beschrieben.

20 µl Untersuchungslösung a und je 20 µl Referenzlösung b und c werden eingespritzt. Im Chromatogramm der Untersuchungslösung a darf die Fläche eines der Verunreinigung F entsprechenden Peaks nicht größer sein als die Fläche des Hauptpeaks im Chromatogramm der Referenzlösung c (0,3 Prozent); die Summe der Flächen aller Peaks, mit Ausnahme des Hauptpeaks und des der Verunreinigung F entsprechenden Peaks, darf nicht größer sein als die Fläche des Hauptpeaks im Chromatogramm der Referenzlösung b (0,5 Prozent). Peaks, deren Fläche kleiner ist als das 0,1fache der Fläche des Hauptpeaks im Chromatogramm der Referenzlösung b, werden nicht berücksichtigt.

Schwermetalle (2.4.8): 2,0 g Substanz müssen der Grenzprüfung C auf Schwermetalle entsprechen (10 ppm). Zur Herstellung der Referenzlösung werden 2 ml Blei-Lösung (10 ppm Pb) *R* verwendet.

Wasser (2.5.12): Höchstens 0,2 Prozent, mit 1,000 g Substanz nach der Karl-Fischer-Methode bestimmt.

Sulfatasche (2.4.14): Höchstens 0,1 Prozent, mit 1,0 g Substanz bestimmt.

Gehaltsbestimmung

Die Bestimmung erfolgt mit Hilfe der Flüssigchromatographie (2.2.29).

Untersuchungslösung a: 50,0 mg Substanz werden in Acetonitril *R* zu 10,0 ml gelöst.

Untersuchungslösung b: 1,0 ml Untersuchungslösung a wird mit Acetonitril *R* zu 25,0 ml verdünnt. 1,0 ml dieser Lösung wird mit Acetonitril *R* zu 5,0 ml verdünnt.

Referenzlösung a: 20,0 mg Nabumeton *CRS* werden in Acetonitril *R* zu 10,0 ml gelöst. 1,0 ml Lösung wird mit Acetonitril *R* zu 50,0 ml verdünnt.

Referenzlösung b: 0,5 ml Untersuchungslösung a werden mit Acetonitril *R* zu 100,0 ml verdünnt.

Referenzlösung c: 1,5 mg Nabumeton-Verunreinigung F *CRS* werden in Acetonitril *R* zu 100,0 ml gelöst.

Referenzlösung d: 4 mg Nabumeton-Verunreinigung D *CRS* werden in Acetonitril *R* zu 100 ml gelöst. 5 ml Lösung werden mit 5 ml Untersuchungslösung b versetzt.

Die Chromatographie kann durchgeführt werden mit

- einer Säule aus rostfreiem Stahl von 0,15 m Länge und 4,6 mm innerem Durchmesser, gepackt mit desaktiviertem, octadecylsilyliertem Kieselgel zur Chromatographie *R* (4 µm)
- einer Mischung der mobilen Phasen A und B unter Einsatz der Gradientenelution bei einer Durchflußrate von 1 ml je Minute

  Mobile Phase A: eine Mischung von 12 Volumteilen Tetrahydrofuran *R*, 28 Volumteilen Acetonitril zur Chromatographie *R* und 60 Volumteilen einer 0,1prozentigen Lösung (*V/V*) von Essigsäure 98 % *R* in kohlendioxidfreiem Wasser *R*, das aus destilliertem Wasser *R* hergestellt wurde

  Mobile Phase B: eine Mischung von 24 Volumteilen Tetrahydrofuran *R*, 56 Volumteilen Acetonitril zur Chromatographie *R* und 20 Volumteilen einer 0,1prozentigen Lösung (*V/V*) von Essigsäure 98% *R* in kohlendioxidfreiem Wasser *R*, das aus destilliertem Wasser *R* hergestellt wurde

Zeit (min)	Mobile Phase A (% *V/V*)	Mobile Phase B (% *V/V*)	Erläuterungen
0 – 12	100	0	isokratisch
12 – 28	100 → 0	0 → 100	linearer Gradient
28 – 33	0	100	isokratisch
33 – 34	0 → 100	100 → 0	linearer Gradient
34 – 35	100	0	isokratisch

– einem Spektrometer als Detektor bei einer Wellenlänge von 254 nm.

Die Temperatur der Säule wird bei 40 °C gehalten.

Je 20 µl Referenzlösung b und d werden eingespritzt. Die Empfindlichkeit des Systems wird so eingestellt, daß die Höhe des Hauptpeaks im Chromatogramm der Referenzlösung b mindestens 70 Prozent des maximalen Ausschlags beträgt. Werden die Chromatogramme unter den vorgeschriebenen Bedingungen aufgezeichnet, beträgt die Retentionszeit für Nabumeton etwa 11 min. Die Bestimmung darf nur ausgewertet werden, wenn die Auflösung zwischen dem Nabumeton-Peak und dem der Verunreinigung D entsprechenden Peak im Chromatogramm der Referenzlösung d mindestens 1,5 beträgt.

Die Referenzlösung a wird 6mal eingespritzt. Die Bestimmung darf nur ausgewertet werden, wenn die relative Standardabweichung für die Fläche des Nabumeton-Peaks höchstens 1,0 Prozent beträgt.

Untersuchungslösung b und Referenzlösung a werden abwechselnd eingespritzt.

Der Prozentgehalt an Nabumeton wird unter Verwendung des Chromatogramms der Referenzlösung a berechnet.

Lagerung

Vor Licht geschützt.

Verunreinigungen

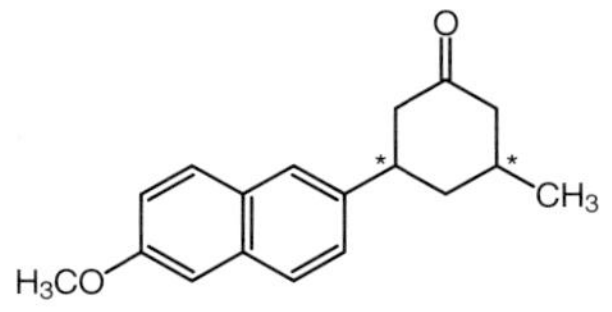

A. 3-(6-Methoxynaphthalin-2-yl)-5-methylcyclohexanon

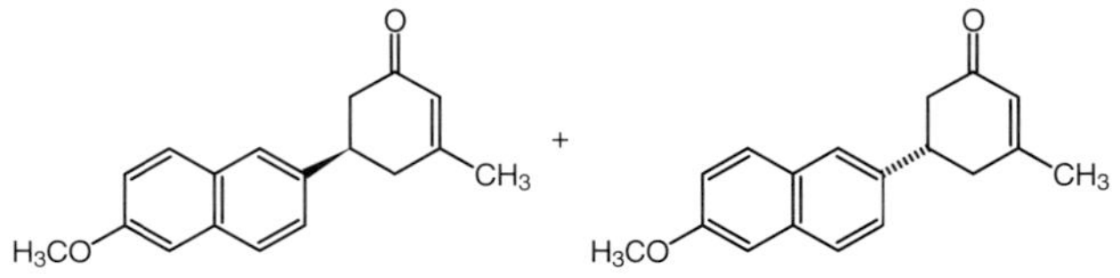

B. (5*RS*)-5-(6-Methoxynaphthalin-2-yl)-3-methylcyclohex-2-enon

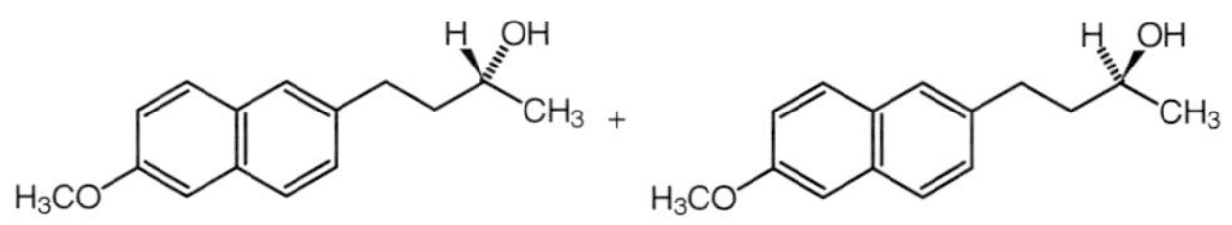

C. (2*RS*)-4-(6-Methoxynaphthalin-2-yl)butan-2-ol

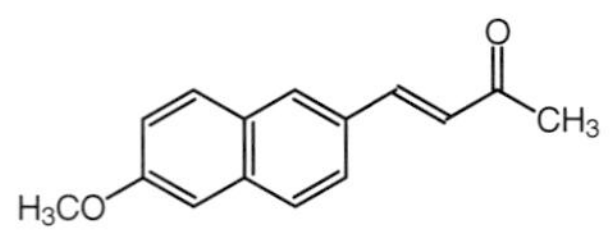

D. (*E*)-4-(6-Methoxynaphthalin-2-yl)but-3-en-2-on

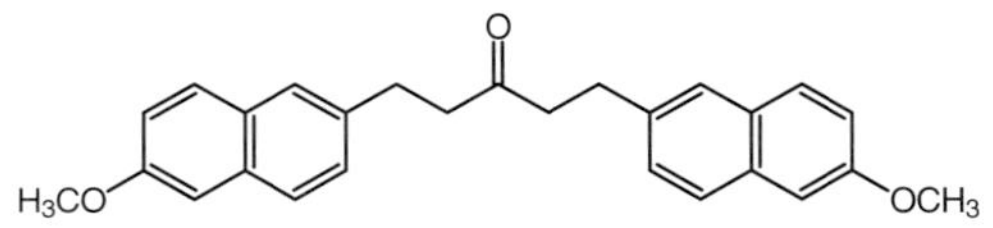

E. 1,5-Bis(6-methoxynaphthalin-2-yl)pentan-3-on

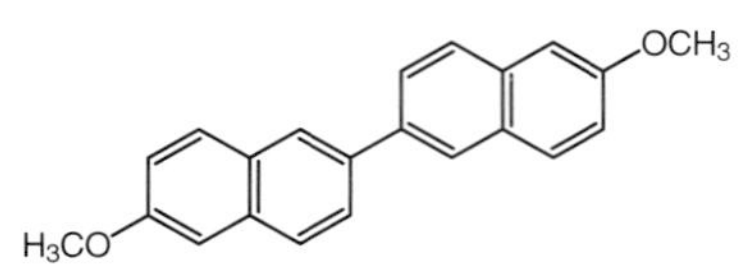

F. 6,6′-Dimethoxy-2,2′-binaphthyl.

1999, 1134

Nadroparin-Calcium

Nadroparinum calcicum

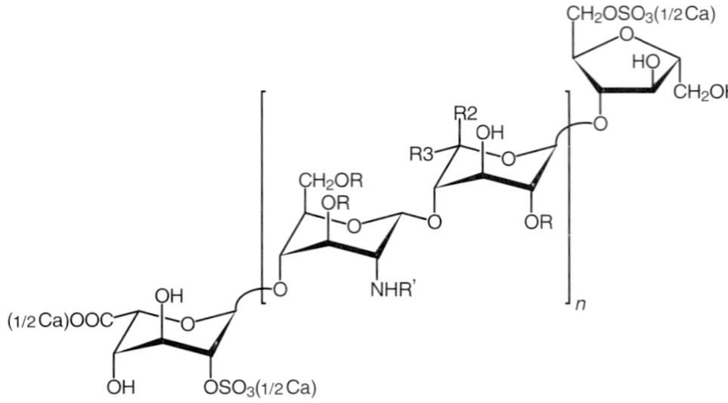

R = H oder SO_3(1/2Ca), R′ = H oder SO_3(1/2Ca) oder $COCH_3$
R2 = H und R3 = COO(1/2 Ca) oder R2 = COO(1/2 Ca) und R3 = H

Definition

Nadroparin-Calcium ist das Calciumsalz eines niedermolekularen Heparins, das durch Depolymerisierung von Heparin aus der Intestinalschleimhaut von Schweinen mit Hilfe von salpetriger Säure gewonnen wird und das von Molekülen mit einer relativen Molekülmasse von weniger als 2000 durch Fraktionierung zum größten Teil befreit worden ist. Die Substanz besteht mehrheitlich aus Molekülen, die am nicht reduzierenden Ende eine 2-*O*-Sulfo-α-L-idopyranosuronsäure-Struktur und am reduzierenden Ende eine 6-*O*-Sulfo-2,5-anhydro-D-mannitol-Struktur aufweisen.

Nadroparin-Calcium muß der Monographie ***Niedermolekulare Heparine (Heparina massae molecularis minoris)*** *entsprechen mit folgenden Änderungen und Ergänzungen:*

Die mittlere relative Molekülmasse liegt im Bereich von 3600 bis 5000, wobei der charakteristische Wert etwa 4300 beträgt.

Der Grad der Sulfatierung je Disaccharid-Einheit beträgt etwa 2.

Die Aktivität beträgt mindestens 95 und höchstens 130 I.E. Anti-Faktor-Xa-Aktivität je Milligramm, berechnet auf die getrocknete Substanz. Das Verhältnis der Anti-Faktor-Xa-Aktivität zur Anti-Faktor-IIa-Aktivität liegt zwischen 2,5 und 4,0.

Prüfung auf Identität

Die Substanz muß der „Prüfung auf Identität, C" der Monographie **Niedermolekulare Heparine** entsprechen.

Die Substanz muß folgenden Anforderungen entsprechen:

Die mittlere relative Molekülmasse liegt in Bereich von 3600 bis 5000. Der prozentuale Anteil (*m/m*) der Heparinketten mit einer mittleren relativen Molekülmasse von weniger als 2000 beträgt höchstens 15 Prozent. Der prozentuale Anteil (*m/m*) der Heparinketten mit einer mittleren relativen Molekülmasse zwischen 2000 und 8000 liegt im Bereich von 75 bis 95 Prozent. Der prozentuale Anteil (*m/m*) der Heparinketten mit einer mittleren relativen Molekülmasse zwischen 2000 und 4000 liegt im Bereich von 35 bis 55 Prozent.

Prüfung auf Reinheit

Aussehen der Lösung: 0,5 g Substanz werden in 10 ml Wasser *R* gelöst. Die Lösung darf nicht stärker opaleszieren als die Referenzsuspension II (2.2.1) und nicht stärker gefärbt sein als die Farbvergleichslösung G_5 (2.2.2, Methode II).

Ethanol: Höchstens 1,0 Prozent (*m/m*). Die Prüfung erfolgt mit Hilfe der Gaschromatographie (2.2.28, Dampfraumanalyse) unter Verwendung von 2-Propanol *R* als Interner Standard.

Interner-Standard-Lösung: 1,0 ml 2-Propanol *R* wird mit Wasser *R* zu 100,0 ml verdünnt. 1,0 ml Lösung wird mit Wasser *R* zu 50,0 ml verdünnt.

Referenzlösung: 1,0 ml wasserfreies Ethanol *R* wird mit Wasser *R* zu 100,0 ml verdünnt. 0,5 ml Lösung werden mit Wasser *R* zu 20,0 ml verdünnt.

Füllung der Probeflaschen: 4 Probeflaschen mit einem geeigneten Verschluß, die zu dem Einspritzsystem passen, werden versetzt mit

- 1,0 ml Wasser *R* (Blindprobe)
- 0,50 ml Referenzlösung und 0,50 ml Interner-Standard-Lösung (Referenzprobe)
- 10,0 mg Substanz und 1,0 ml Wasser *R* (Untersuchungsprobe A)
- 10,0 mg Substanz, 0,50 ml Wasser *R* und 0,50 ml Interner-Standard-Lösung (Untersuchungsprobe B).

Die Chromatographie kann durchgeführt werden mit

- einer Säule aus Nickel von 1,5 m Länge und 2 mm innerem Durchmesser, gepackt mit Ethylvinylbenzol-Divinylbenzol-Copolymer *R* (150 bis 180 µm)
- Helium zur Chromatographie *R* oder Stickstoff zur Chromatographie *R* als Trägergas bei einer Durchflußrate von 30 ml je Minute
- einem Flammenionisationsdetektor.

Die Temperatur der Säule wird bei 150 °C, die des Probeneinlasses und die des Detektors bei 250 °C gehalten.

Jede Probeflasche wird 15 min lang in der thermostatisierten Kammer bei 90 °C äquilibriert. Die Druckausgleichszeit vor dem Einspritzen beträgt 1 min.

Das Chromatogramm der Referenzprobe zeigt 2 Peaks, die dem Ethanol (etwa 2,5 min) und dem 2-Propanol (etwa 4 min) entsprechen. Zur Berechnung des Prozentgehalts (*m/m*) an Ethanol wird eine Dichte von 0,792 g je Milliliter bei 20 °C angenommen.

N–NO-Gruppen: Höchstens 0,25 ppm. Die Bestimmung erfolgt durch Spaltung der N–NO-Bindung mit Bromwasserstoffsäure in Ethylacetat unter Rückfluß und anschließender Bestimmung des NO-Gehalts durch Chemilumineszenz.

Apparatur (siehe Abb. 1134-1): Ein 500-ml-Dreihals-Rundkolben aus Quarzglas mit aufgesetztem Kühler, der ausgestattet ist mit

- einer Gaseinleitungsverbindung auf der einen Seite, die es ermöglicht, mit Hilfe einer Kanüle einen Strom von Argon *R* einzuleiten
- einer Schraubverbindung, versehen mit einem Septum auf der anderen Seite, die zum Einspritzen der Referenz- und Untersuchungslösung dient.

Der Rundkolben ist in Serie mit 3 Gaswaschflaschen, 2 Kühlfallen und anschließend mit einem Chemilumineszenz-Detektor so verbunden, daß die Apparatur gasdicht ist.

Vorbereitung des Chemilumineszenz-Detektors: Der Detektor und die Vakuumpumpe werden 48 h vor der Messung eingeschaltet. Das Vakuum muß kleiner als 0,07 kPa sein. Eine Stunde vor der Messung wird das Sauerstoff-Ventil geöffnet und auf 0,2 MPa bei einer Durchflußrate von 9,4 ml je Minute eingestellt.

Vorbereitung der Gaswaschflaschen: In jede Gaswaschflasche werden 30 ml einer Lösung von Natriumhydroxid *R* (300 g · l^{-1}) gegeben.

Vorbereitung der Kühlfallen:

- Kühlfalle bei einer Temperatur von –120 °C: In ein Isoliergefäß (Dewar-Gefäß) werden 250 ml wasserfreies Ethanol *R* gegeben. Unter Rühren mit einem Holzspatel wird langsam flüssiger Stickstoff zugegeben, bis eine Paste entsteht. Die Kühlfalle wird in das Isoliergefäß gestellt.
- Kühlfalle bei einer Temperatur von –160 °C: In ein Isoliergefäß (Dewar-Gefäß) werden 250 ml 2-Methylbutan *R* gegeben. Unter Rühren mit einem Holzspatel wird langsam flüssiger Stickstoff zugegeben, bis eine Paste entsteht. Die Kühlfalle wird in das Isoliergefäß gestellt.

Trocknen des 500-ml-Rundkolbens aus Borosilicat-Glas und des Kühlers: 50 ml Ethylacetat *R* werden 1 h lang unter Argon *R* zum Rückfluß erhitzt, ohne die Apparatur an den Chemilumineszenz-Detektor anzuschließen.

Untersuchungslösung: Die Substanz wird 12 h lang über Phosphor(V)-oxid *R* im Vakuum bei 60 °C getrocknet. 0,10 g getrocknete Substanz werden in 1,0 ml Formamid-Sulfaminsäure-Reagenz *R* gelöst. Die Lösung wird 30 min lang geschüttelt.

Referenzlösung: 0,1 ml Nitrosodipropylamin-Lösung *R* werden mit 6,0 ml wasserfreiem Ethanol *R* verdünnt. 0,1 ml Lösung werden mit 1,0 ml Formamid-Sulfaminsäure-Reagenz *R* verdünnt. (Diese Lösung entspricht 0,05 ppm N–NO-Gruppen.)

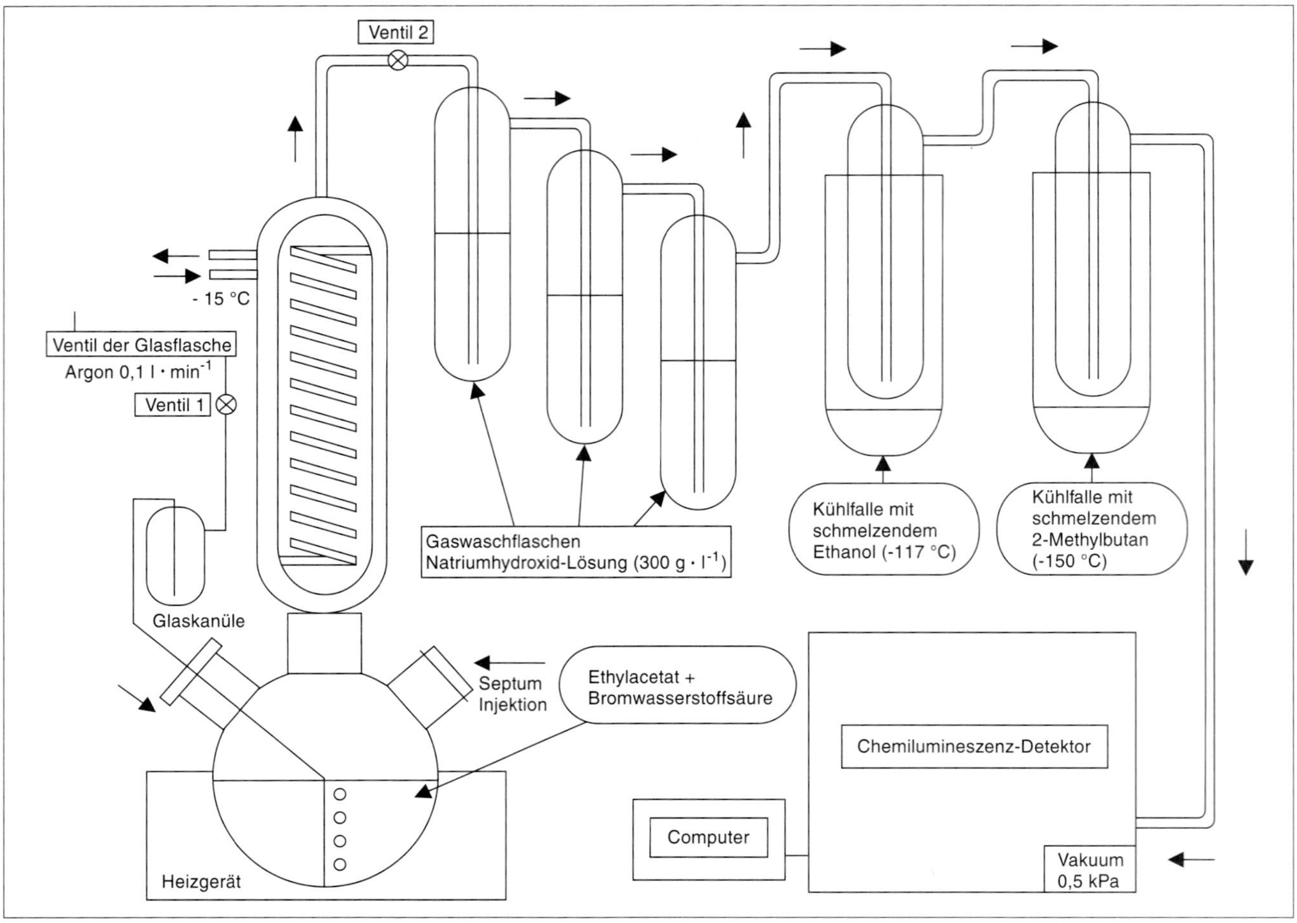

Abb. 1134-1: Apparatur zur Bestimmung der N–NO-Gruppen

Gaswaschflaschen: Höhe 240 mm, innerer Durchmesser 25 mm, innere Rohrlänge 230 mm bei einem inneren Durchmesser von 5 mm, mit einer zentralen Rotulex-Aufhängung. Die Gaswaschflaschen sind mit einem Einlaß und einem Auslaß versehen.

Chemilumineszenz-Detektor

Kühlfallen: Höhe 165 mm, innerer Durchmesser 40 mm, innere Rohrlänge 140 mm bei einem inneren Durchmesser von 13 mm. Die Kühlfallen sind mit einem Einlaß und einem Auslaß versehen.

Kühler: Höhe 210 mm, innerer Durchmesser 30 mm. Unten Schliffverbindung und oben Verbindung mit Auslaß.

Kolben: 3-Hals-Rundkolben aus Quarzglas mit einer Schliffverbindung in der Mitte, einer Verbindung auf der linken Seite und einer Schraubverbindung (15 mm) auf der rechten Seite.

Isoliergefäß: Innere Tiefe 220 mm, innerer Durchmesser 80 mm.

Septum: Septum aus Silicon, Durchmesser 14 mm, Dicke 3,5 mm.

Glas-Verbindung.

Apparatur-Verbindungen: Aus Teflon, innerer Durchmesser 3,2 mm, Dicke 0,8 mm.

50 ml Ethylacetat-Sulfaminsäure-Reagenz *R* werden in den getrockneten 500-ml-Rundkolben aus Borosilicatglas gegeben, der mit einem Septum ausgestattet ist. Der Kühler, der zuvor 2 h lang auf –15 °C gekühlt wurde, wird auf den Kolben aufgesetzt. Die Kanüle für Argon *R* wird eingebracht und die Durchflußrate auf 0,1 Liter je Minute eingestellt. Die Apparatur wird auf ihre Dichtigkeit überprüft. Nur das Ventil zum Chemilumineszenz-Detektor bleibt offen, um Überdruck zu vermeiden. Das Ethylacetat-Sulfaminsäure-Reagenz wird zum Rückfluß erhitzt. Das System wird durch langsames Drehen des Ventils am Chemilumineszenz-Detektor und gleichzeitiges Schließen des Einlasses des Chemilumineszenz-Detektors evakuiert. Das System ist äquilibriert, wenn ein Druck von 0,5 kPa erreicht ist. Der Nullwert des Chemilumineszenz-Detektors wird so eingestellt, daß der Ausschlag 10 Prozent des maximalen Ausschlags beträgt.

Durch das Septum am 500-ml-Rundkolben werden nacheinander 0,5 ml Wasser *R*, 2,0 ml und weitere 2,0 ml verdünnte Bromwasserstoffsäure *R* eingespritzt, wobei darauf geachtet wird, daß der Schreiber zwischen den Einspritzungen zur Basislinie zurückgekehrt ist.

50,0 µl Referenzlösung und anschließend, wenn der Schreiber zur Basislinie zurückgekehrt ist, 50,0 µl Untersuchungslösung werden eingespritzt.

Der Gehalt an N–NO-Gruppen der Substanz wird berechnet.

Sulfat-Ionen: Höchstens 0,5 Prozent. Die Prüfung erfolgt mit Hilfe der Flüssigchromatographie (2.2.29) unter Verwendung eines Geräts mit einem Leitfähigkeits-Detektor.

Untersuchungslösung: 30,0 mg Substanz werden in Wasser *R* zu 10,0 ml gelöst.

Referenzlösung: 1,4787 g wasserfreies Natriumsulfat *R* werden in Wasser *R* zu 1000,0 ml gelöst. 1,0 ml Lösung wird mit destilliertem Wasser *R* zu 200,0 ml verdünnt (5 ppm Sulfat-Ionen).

Die Chromatographie kann durchgeführt werden mit

- einer Anionentrennsäule von 0,05 m Länge und 4,6 mm innerem Durchmesser
- einem chemischen Neutralisations-System: eine Neutralisations-Mikromembran in Verbindung mit der mobilen Phase zur Anionen-Detektion
- einer Lösung von 1,91 g Natriumborat *R* in 1000 ml Wasser *R* als mobile Phase; mit dieser Lösung wird 15 min lang eluiert; anschließend wird innerhalb von 0,5 min zu 100 Prozent auf eine Natriumhydroxid-Lösung ($0{,}1\ mol \cdot l^{-1}$) gewechselt; mit dieser Lösung wird 10 min lang eluiert; anschließend wird innerhalb von 0,5 min zu den Anfangsbedingungen zurückgekehrt; die Durchflußrate beträgt 1,0 ml je Minute
- einem Detektor mit einer Empfindlichkeit von 30 µS.

Das chemische Neutralisations-System wird kontinuierlich im Gegenstrom mit einer Lösung von Schwefelsäure *R* ($2{,}45\ g \cdot l^{-1}$) bei einer Durchflußrate von 4 ml je Minute durch die Säule gepumpt.

50 µl jeder Lösung werden eingespritzt. Das Chromatogramm der Referenzlösung zeigt einen Hauptpeak, der dem Sulfat-Ion entspricht (Retentionszeit etwa 7,5 min). Falls erforderlich wird die Zusammensetzung der mobilen Phase verändert, um die vorgeschriebene Retentionszeit zu erhalten.

Der Gehalt an Sulfat wird berechnet.

2000, 701

Nalidixinsäure

Acidum nalidixicum

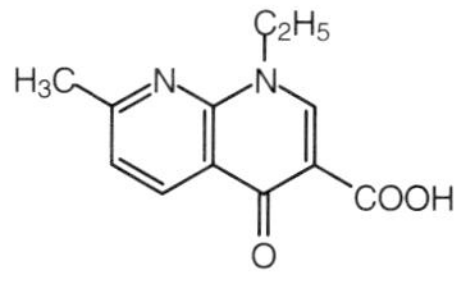

$C_{12}H_{12}N_2O_3$ M_r 232,2

Definition

Nalidixinsäure enthält mindestens 99,0 und höchstens 101,0 Prozent 1-Ethyl-7-methyl-4-oxo-1,4-dihydro-1,8-naphthyridin-3-carbonsäure, berechnet auf die getrocknete Substanz.

Eigenschaften

Fast weißes bis blaßgelbes, kristallines Pulver; praktisch unlöslich in Wasser, löslich in Dichlormethan, schwer löslich in Aceton und Ethanol. Die Substanz löst sich in verdünnten Alkalihydroxid-Lösungen.

Die Substanz schmilzt bei etwa 230 °C.

Prüfung auf Identität

1: B.

2: A, C, D.

A. 12,5 mg Substanz werden in Natriumhydroxid-Lösung ($0{,}1\ mol \cdot l^{-1}$) zu 50,0 ml gelöst. 2,0 ml Lösung werden mit Natriumhydroxid-Lösung ($0{,}1\ mol \cdot l^{-1}$) zu 100,0 ml verdünnt. Diese Lösung, zwischen 230 und 350 nm gemessen, zeigt Absorptionsmaxima (2.2.25) bei 258 und 334 nm. Das Verhältnis der Absorption bei 258 nm zu der bei 334 nm liegt zwischen 2,2 und 2,4.

B. Die Prüfung erfolgt mit Hilfe der IR-Spektroskopie (2.2.24) durch Vergleich des Spektrums der Substanz mit dem von Nalidixinsäure *CRS*. Die Prüfung erfolgt mit Hilfe von Preßlingen.

C. Die bei der Prüfung „Verwandte Substanzen" (siehe „Prüfung auf Reinheit") erhaltenen Chromatogramme werden ausgewertet. Der Hauptfleck im Chromatogramm der Untersuchungslösung b entspricht in bezug auf Lage und Größe dem Hauptfleck im Chromatogramm der Referenzlösung a.

D. 0,1 g Substanz werden in 2 ml Salzsäure *R* gelöst. Nach Zusatz von 0,5 ml einer Lösung von 2-Naphthol *R* ($100\ g \cdot l^{-1}$) in Ethanol 96 % *R* entsteht eine orangerote Färbung.

Prüfung auf Reinheit

Absorption: 1,50 g Substanz werden in Dichlormethan *R* zu 50,0 ml gelöst. Die Absorption (2.2.25), bei 420 nm gemessen, darf höchstens 0,10 betragen.

Verwandte Substanzen: Die Prüfung erfolgt mit Hilfe der Dünnschichtchromatographie (2.2.27) unter Verwendung einer DC-Platte mit Kieselgel F_{254} *R*.

Untersuchungslösung a: 0,20 g Substanz werden in Dichlormethan *R* zu 10 ml gelöst.

Untersuchungslösung b: 1 ml Untersuchungslösung a wird mit Dichlormethan *R* zu 20 ml verdünnt.

Referenzlösung a: 20 mg Nalidixinsäure *CRS* werden in Dichlormethan *R* zu 20 ml gelöst.

Referenzlösung b: 2 ml Untersuchungslösung b werden mit Dichlormethan *R* zu 10 ml verdünnt.

Referenzlösung c: 1 ml Referenzlösung b wird mit Dichlormethan *R* zu 10 ml verdünnt.

Referenzlösung d: 1 ml Referenzlösung b wird mit Dichlormethan *R* zu 25 ml verdünnt.

Auf die Platte werden 10 µl jeder Lösung aufgetragen. Die Chromatographie erfolgt mit einer Mischung von 10 Volumteilen verdünnter Ammoniak-Lösung *R* 1, 20 Volumteilen Dichlormethan *R* und 70 Volumteilen Ethanol 96 % *R* über eine Laufstrecke von 15 cm. Die Platte wird an der Luft trocknen gelassen und im ultravioletten Licht bei 254 nm ausgewertet. Kein im Chromatogramm der Untersuchungslösung a auftretender Nebenfleck darf größer oder intensiver sein als der Fleck im Chromatogramm der Referenzlösung c (0,1 Prozent), und höchstens ein Nebenfleck darf größer oder intensiver sein als der Fleck im Chromatogramm der Referenzlösung d.

Schwermetalle (2.4.8): 1,0 g Substanz muß der Grenzprüfung D auf Schwermetalle entsprechen (20 ppm). Zur Herstellung der Referenzlösung werden 2 ml Blei-Lösung (10 ppm Pb) *R* verwendet.

Trocknungsverlust (2.2.32): Höchstens 0,5 Prozent, mit 1,000 g Substanz durch Trocknen im Trockenschrank bei 100 bis 105 °C bestimmt.

Sulfatasche (2.4.14): Höchstens 0,1 Prozent, mit 1,0 g Substanz bestimmt.

Gehaltsbestimmung

0,150 g Substanz werden in 10 ml Dichlormethan *R* gelöst und mit 30 ml 2-Propanol *R* und 10 ml kohlendioxidfreiem Wasser *R* versetzt. Das Titrationsgefäß wird verschlossen gehalten und Stickstoff *R* während der Titration durch die Lösung geleitet. Die Temperatur der Lösung wird zwischen 15 und 20 °C gehalten. Die Titration erfolgt mit ethanolischer Natriumhydroxid-Lösung (0,1 mol · l^{-1}). Der Endpunkt wird mit Hilfe der Potentiometrie (2.2.20), unter Verwendung einer Silber-Silberchlorid-Bezugselektrode mit einem Schliffdiaphragma oder einer Kapillarspitze, gefüllt mit einer gesättigten Lösung von Lithiumchlorid *R* in wasserfreiem Ethanol *R* und einer Glaselektrode als Indikatorelektrode, bestimmt.

1 ml ethanolische Natriumhydroxid-Lösung (0,1 mol · l^{-1}) entspricht 23,22 mg $C_{12}H_{12}N_2O_3$.

Lagerung

Dicht verschlossen, vor Licht geschützt.

2000, 729

Naloxonhydrochlorid-Dihydrat

Naloxoni hydrochloridum dihydricum

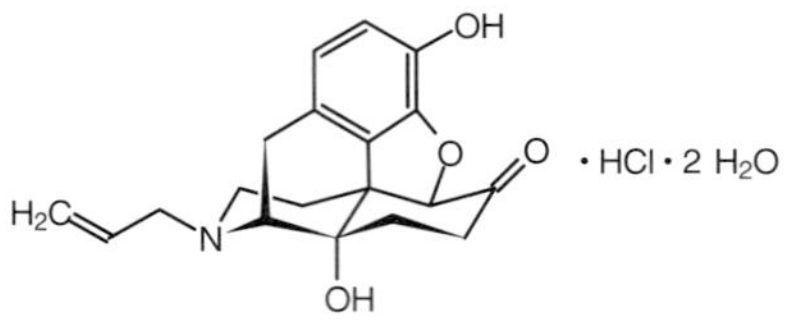

$C_{19}H_{22}ClNO_4 \cdot 2\ H_2O$ M_r 399,9

Definition

Naloxonhydrochlorid-Dihydrat enthält mindestens 98,0 und höchstens 102,0 Prozent 4,5α-Epoxy-3,14-dihydroxy-17-(prop-2-enyl)morphinan-6-on-hydrochlorid, berechnet auf die wasserfreie Substanz.

Eigenschaften

Weißes bis fast weißes, kristallines, hygroskopisches Pulver; leicht löslich in Wasser, löslich in Ethanol, praktisch unlöslich in Toluol.

Prüfung auf Identität

1: A, C.
2: B, C.

A. Die Prüfung erfolgt mit Hilfe der IR-Spektroskopie (2.2.24) durch Vergleich des Spektrums der Substanz mit dem von Naloxonhydrochlorid-Dihydrat *CRS*.

B. Die Prüfung erfolgt mit Hilfe der Dünnschichtchromatographie (2.2.27) unter Verwendung einer DC-Platte mit Kieselgel G *R*.

Untersuchungslösung: 8 mg Substanz werden in 0,5 ml Wasser *R* gelöst. Die Lösung wird mit Methanol *R* zu 1 ml verdünnt.

Referenzlösung: 8 mg Naloxonhydrochlorid-Dihydrat *CRS* werden in 0,5 ml Wasser *R* gelöst. Die Lösung wird mit Methanol *R* zu 1 ml verdünnt.

Auf die Platte werden 5 µl jeder Lösung aufgetragen. Die Chromatographie erfolgt unter Lichtschutz mit einer Mischung von 5 Volumteilen Methanol *R* und 95 Volumteilen der oberen Phase einer Mischung von 60 m verdünnter Ammoniak-Lösung *R* 2 und 100 ml 1-Butanol *R* über eine Laufstrecke von 10 cm. Nach Trocknen der Platte im Luftstrom wird mit einer frisch bereiteten Lösung von Kaliumhexacyanoferrat(III) *R* (5 g · l^{-1}) in Eisen(III)-chlorid-Lösung *R* 1 besprüht. Die Auswertung erfolgt im Tageslicht. Der Hauptfleck im Chromatogramm der Untersuchungslösung entspricht in bezug auf Lage, Farbe und Größe dem Hauptfleck im Chromatogramm der Referenzlösung.

C. Die Substanz gibt die Identitätsreaktion a auf Chlorid (2.3.1).

Prüfung auf Reinheit

Prüflösung: 0,50 g Substanz werden in kohlendioxidfreiem Wasser *R* zu 25,0 ml gelöst.

Aussehen der Lösung: Die Prüflösung muß klar (2.2.1) und farblos (2.2.2, Methode II) sein.

Sauer oder alkalisch reagierende Substanzen: 10,0 ml Prüflösung werden mit 0,05 ml Methylrot-Lösung *R* versetzt. Bis zum Farbumschlag dürfen höchstens 0,2 ml Natriumhydroxid-Lösung (0,02 mol · l^{-1}) oder Salzsäure (0,02 mol · l^{-1}) verbraucht werden.

Spezifische Drehung (2.2.7): –170 bis –181°, an der Prüflösung bestimmt und auf die wasserfreie Substanz berechnet.

Verwandte Substanzen: Die Prüfung erfolgt mit Hilfe der Flüssigchromatographie (2.2.29).

Untersuchungslösung: 0,125 g Substanz werden in Salzsäure (0,1 mol · l^{-1}) zu 25,0 ml gelöst.

Referenzlösung a: 10,0 mg Naloxonhydrochlorid-Dihydrat *CRS* und 10,0 mg Naloxon-Verunreinigung A *CRS* werden in Salzsäure (0,1 mol · l^{-1}) zu 10,0 ml gelöst. 1,0 ml Lösung wird mit Salzsäure (0,1 mol · l^{-1}) zu 100,0 ml verdünnt.

Referenzlösung b: 1,0 ml Untersuchungslösung wird mit Salzsäure (0,1 mol · l^{-1}) zu 20,0 ml verdünnt. 1,0 ml dieser Lösung wird mit Salzsäure (0,1 mol · l^{-1}) zu 10,0 ml verdünnt.

Die Chromatographie kann durchgeführt werden mit
- einer Säule aus rostfreiem Stahl von 0,125 m Länge und 4,0 mm innerem Durchmesser, gepackt mit nachsilanisiertem, octylsilyliertem Kieselgel zur Chromatographie *R* (5 µm)
- einer Mischung der mobilen Phasen A und B unter Einsatz der Gradientenelution bei einer Durchflußrate von 1,5 ml je Minute
  Mobile Phase A: eine Mischung von 20 ml Acetonitril *R*, 40 ml Tetrahydrofuran *R* und 940 ml der folgenden Lösung: 1,17 g Natriumoctansulfonat *R* werden in 1000 ml Wasser *R* gelöst; die Lösung wird mit 50prozentiger Lösung (*V/V*) von Phosphorsäure 85 % *R* auf einen *p*H-Wert von 2,0 eingestellt und filtriert (Octansulfonsäure-Lösung)
  Mobile Phase B: 170 ml Acetonitril *R*, 40 ml Tetrahydrofuran *R* und 790 ml Octansulfonsäure-Lösung werden gemischt

Zeit (min)	Mobile Phase A (% *V/V*)	Mobile Phase B (% *V/V*)	Erläuterungen
0 – 40	100 → 0	0 → 100	linearer Gradient
40 – 50	0	100	isokratisch

- einem Spektrometer als Detektor bei einer Wellenlänge von 230 nm.

Die Temperatur der Säule wird bei 40 °C gehalten.

20 µl jeder Lösung werden eingespritzt. Die Prüfung darf nur ausgewertet werden, wenn im Chromatogramm der Referenzlösung a der dem Naloxon entsprechende Peak ein Signal-Rausch-Verhältnis von mindestens 10 aufweist und die Auflösung zwischen den Peaks von Verunreinigung A und Naloxon mindestens 4 beträgt. Falls erforderlich werden die Chromatographiebedingungen geändert.

Werden die Chromatogramme unter den vorgeschriebenen Bedingungen aufgezeichnet, beträgt die Retentionszeit für Naloxon etwa 11 min und die relative Retention für die Verunreinigung A etwa 0,8, bezogen auf Naloxon.

Im Chromatogramm der Untersuchungslösung darf die Fläche keines Peaks, mit Ausnahme der des Hauptpeaks, größer sein als die Fläche des Hauptpeaks im Chromatogramm der Referenzlösung b (0,5 Prozent). Die Summe der Flächen aller Peaks, mit Ausnahme der des Hauptpeaks, darf nicht größer sein als das 2fache der Fläche des Hauptpeaks im Chromatogramm der Referenzlösung b (1 Prozent). Peaks, deren Fläche kleiner ist als das 0,1fache der Fläche des Hauptpeaks im Chromatogramm der Referenzlösung b, werden nicht berücksichtigt.

Wasser (2.5.12): 7,5 bis 11,0 Prozent, mit 0,200 g Substanz nach der Karl-Fischer-Methode bestimmt.

Sulfatasche (2.4.14): Höchstens 0,2 Prozent, mit 0,50 g Substanz bestimmt.

Gehaltsbestimmung

0,300 g Substanz, in 50 ml Ethanol 96 % *R* gelöst, werden nach Zusatz von 5,0 ml Salzsäure (0,01 mol · l^{-1}) mit ethanolischer Natriumhydroxid-Lösung (0,1 mol · l^{-1}) titriert. Das zwischen den beiden mit Hilfe der Potentiometrie (2.2.20) bestimmten Wendepunkten zugesetzte Volumen wird abgelesen.

1 ml ethanolische Natriumhydroxid-Lösung (0,1 mol·l^{-1}) entspricht 36,38 mg $C_{19}H_{22}ClNO_4$.

Lagerung

Dicht verschlossen, vor Licht geschützt.

Verunreinigungen

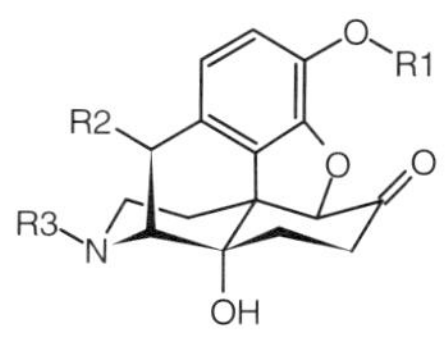

A. R1 = R2 = R3 = H:
4,5α-Epoxy-3,14-dihydroxymorphinan-6-on
(Noroxymorphon)

B. R1 = R3 = CH_2–CH=CH_2, R2 = H:
4,5α-Epoxy-14-hydroxy-17-(prop-2-enyl)-3-(prop-2-enyloxy)morphinan-6-on
(3-*O*-Allylnaloxon)

C. R1 = H, R2 = OH, R3 = CH_2–CH=CH_2:
4,5α-Epoxy-3,10α,14-trihydroxy-17-(prop-2-enyl)=morphinan-6-on
(10α-Hydroxynaloxon)

N

Monographien

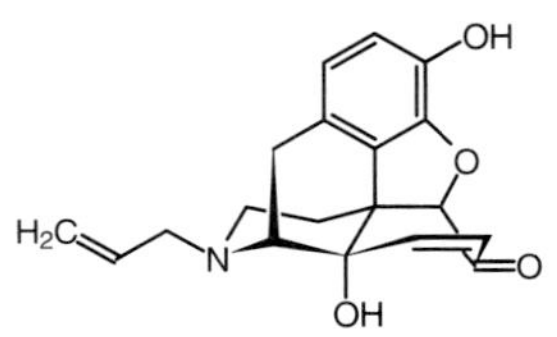

D. 7,8-Didehydro-4,5α-epoxy-3,14-dihydroxy-17-(prop-2-enyl)morphinan-6-on (7,8-Didehydronaloxon)

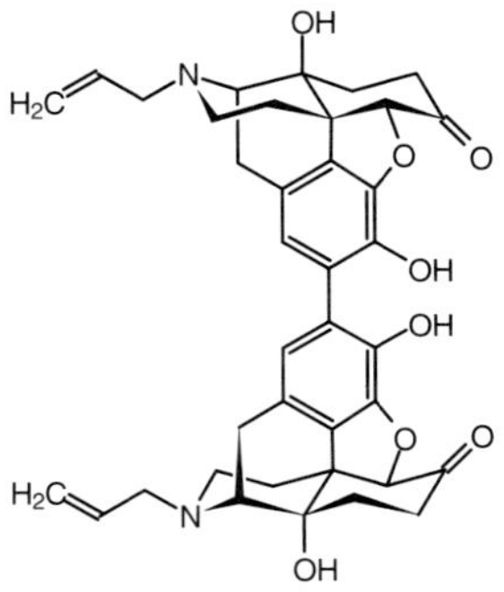

E. 4,5α:4′,5′α-Diepoxy-3,3′,14,14′-tetrahydroxy-17,17′-bis(prop-2-enyl)-2,2′-bimorphinanyl-6,6′-dion (2,2′-Bisnaloxon).

2000, 730

Naphazolinhydrochlorid

Naphazolini hydrochloridum

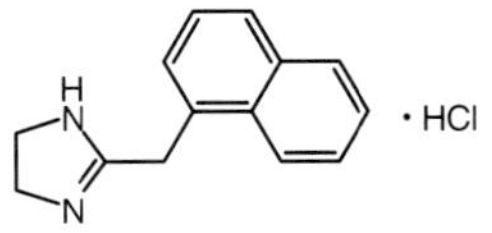

$C_{14}H_{15}ClN_2$ M_r 246,7

Definition

Naphazolinhydrochlorid enthält mindestens 99,0 und höchstens 101,0 Prozent 2-(Naphthalen-1-ylmethyl)-4,5-dihydro-1*H*-imidazol-hydrochlorid, berechnet auf die getrocknete Substanz.

Eigenschaften

Weißes bis fast weißes, kristallines Pulver; leicht löslich in Wasser, löslich in Ethanol.

Die Substanz schmilzt bei etwa 259 °C unter Zersetzung.

Prüfung auf Identität

1: B, D.
2: A, C, D.

A. 50,0 mg Substanz werden in Salzsäure (0,01 mol · l^{-1}) zu 250,0 ml gelöst. 10,0 ml Lösung werden mit Salzsäure (0,01 mol · l^{-1}) zu 100,0 ml verdünnt. Diese Lösung, zwischen 230 und 350 nm gemessen, zeigt Absorptionsmaxima (2.2.25) bei 270, 280, 287 und 291 nm. Die spezifischen Absorptionen, in den Maxima gemessen, liegen zwischen 230 und 245, 265 und 290, 190 und 200 sowie 180 und 195.

B. Die Prüfung erfolgt mit Hilfe der IR-Spektroskopie (2.2.24) durch Vergleich des Spektrums der Substanz mit dem von Naphazolinhydrochlorid *CRS*. Die Prüfung erfolgt mit Hilfe von Preßlingen.

C. Etwa 0,5 mg Substanz werden in 1 ml Methanol *R* gelöst. Die Lösung wird mit 0,5 ml einer frisch hergestellten Lösung von Natriumpentacyanonitrosylferrat *R* (50 g · l^{-1}) und 0,5 ml einer Lösung von Natriumhydroxid *R* (20 g · l^{-1}) versetzt und 10 min lang stehengelassen. Nach Zusatz von 1 ml einer Lösung von Natriumhydrogencarbonat *R* (80 g · l^{-1}) entsteht eine violette Färbung.

D. Die Substanz gibt die Identitätsreaktion a auf Chlorid (2.3.1).

Prüfung auf Reinheit

Prüflösung: 0,50 g Substanz werden in kohlendioxidfreiem Wasser *R* zu 50 ml gelöst.

Aussehen der Lösung: Die Prüflösung muß klar (2.2.1) und farblos (2.2.2, Methode II) sein.

Sauer oder alkalisch reagierende Substanzen: 20 ml Prüflösung werden mit 0,2 ml Natriumhydroxid-Lösung (0,01 mol · l^{-1}) und 0,1 ml Methylrot-Lösung *R* versetzt. Die Lösung muß gelb gefärbt sein. Bis zum Farbumschlag nach Rot dürfen höchstens 0,6 ml Salzsäure (0,01 mol · l^{-1}) verbraucht werden.

Naphthylacetylethylendiamin: Die Prüfung erfolgt mit Hilfe der Dünnschichtchromatographie (2.2.27) unter Verwendung einer DC-Platte mit Kieselgel G *R*.

Untersuchungslösung: 40 mg Substanz werden in 2 ml Methanol *R* gelöst.

Referenzlösung: 40 mg Naphazolinhydrochlorid *CRS* werden in 1 ml Methanol *R* gelöst (Lösung a). Getrennt davon werden 2 mg Naphthylacetylethylendiamin *CRS* in 10 ml Methanol *R* gelöst (Lösung b). 0,5 ml Lösung a und 0,5 ml Lösung b werden gemischt.

Auf die Platte werden 10 µl jeder Lösung aufgetragen. Die Chromatographie erfolgt mit einer Mischung von 1,5 Volumteilen konzentrierter Ammoniak-Lösung *R* und 100 Volumteilen Methanol *R* über eine Laufstrecke von 15 cm. Die Platte wird 5 min lang bei 100 bis 105 °C getrocknet, mit einer Lösung von Ninhydrin *R* (5 g · l^{-1}) in Methanol *R* besprüht und 10 min lang bei 100 bis 105 °C erhitzt. Ein dem Naphthylacetylethylendiamin entsprechender Fleck im Chromatogramm der Untersuchungslösung darf nicht größer oder stärker gefärbt sein als der entsprechende Fleck im Chromatogramm der Referenzlösung (0,5 Prozent). Die Prüfung darf nur ausgewertet werden, wenn das Chromatogramm der Referenzlösung deutlich voneinander getrennt 2 Flecke zeigt.

Trocknungsverlust (2.2.32): Höchstens 0,5 Prozent, mit 1,000 g Substanz durch Trocknen im Trockenschrank bei 100 bis 105 °C bestimmt.

Sulfatasche (2.4.14): Höchstens 0,1 Prozent, mit 1,0 g Substanz bestimmt.

Gehaltsbestimmung

0,200 g Substanz, in einer Mischung von 5,0 ml Salzsäure (0,01 mol · l^{-1}) und 50 ml Ethanol 96 % *R* gelöst, werden mit Natriumhydroxid-Lösung (0,1 mol · l^{-1}) titriert. Der Endpunkt wird mit Hilfe der Potentiometrie (2.2.20) bestimmt. Das zwischen den beiden Wendepunkten zugesetzte Volumen wird abgelesen.

1 ml Natriumhydroxid-Lösung (0,1 mol · l^{-1}) entspricht 24,67 mg $C_{14}H_{15}ClN_2$.

Lagerung

Vor Licht geschützt.

2000, 147

Naphazolinnitrat

Naphazolini nitras

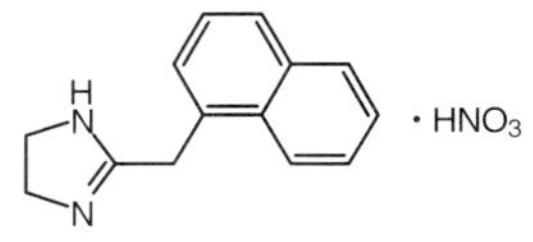

$C_{14}H_{15}N_3O_3$ M_r 273,3

Definition

Naphazolinnitrat enthält mindestens 99,0 und höchstens 101,0 Prozent 2-(Naphthalen-1-ylmethyl)-4,5-dihydro-1*H*-imidazol-nitrat, berechnet auf die getrocknete Substanz.

Eigenschaften

Weißes bis fast weißes, kristallines Pulver; wenig löslich in Wasser, löslich in Ethanol.

Prüfung auf Identität

1: A, C, E.
2: A, B, D, E.

A. Schmelztemperatur (2.2.14): 167 bis 170 °C.

B. 50 mg Substanz werden in Salzsäure (0,01 mol · l^{-1}) zu 250,0 ml gelöst. 10,0 ml Lösung werden mit Salzsäure (0,01 mol · l^{-1}) zu 100,0 ml verdünnt. Die Lösung, zwischen 230 und 350 nm gemessen, zeigt Absorptionsmaxima (2.2.25) bei 270, 280, 287 und 291 nm. Die spezifischen Absorptionen, in den Maxima gemessen, betragen etwa 215, 250, 175 und 170.

C. Die Prüfung erfolgt mit Hilfe der IR-Spektroskopie (2.2.24) durch Vergleich des Spektrums der Substanz mit dem von Naphazolinnitrat *CRS*.

D. Etwa 0,5 mg Substanz werden in 1 ml Methanol *R* gelöst. Die Lösung wird mit 0,5 ml einer frisch bereiteten Lösung von Natriumpentacyanonitrosylferrat *R* (50 g · l^{-1}) sowie mit 0,5 ml einer Lösung von Natriumhydroxid *R* (20 g · l^{-1}) versetzt und 10 min lang stehengelassen. Nach Zusatz von 1 ml einer Lösung von Natriumhydrogencarbonat *R* (80 g · l^{-1}) entsteht eine violette Färbung.

E. Etwa 10 mg Substanz, in 5 ml Wasser *R* gelöst, werden mit 0,2 g Magnesiumoxid *R* versetzt und 30 min lang mechanisch geschüttelt. Nach Zusatz von 10 ml Chloroform *R* wird kräftig geschüttelt. Nach der Phasentrennung wird filtriert und die wäßrige Phase zur Trockne eingedampft. Der Rückstand gibt die Identitätsreaktion auf Nitrat (2.3.1).

Prüfung auf Reinheit

Prüflösung: 0,5 g Substanz werden in kohlendioxidfreiem Wasser *R* unter Erwärmen zu 50 ml gelöst.

Aussehen der Lösung: Die Prüflösung muß klar (2.2.1) und farblos (2.2.2, Methode II) sein.

***p*H-Wert** (2.2.3): Der *p*H-Wert der Prüflösung muß zwischen 5,0 und 6,5 liegen.

Naphthylacetylethylendiamin: Die Prüfung erfolgt mit Hilfe der Dünnschichtchromatographie (2.2.27) unter Verwendung einer DC-Platte mit Kieselgel G *R*.

Untersuchungslösung: 40 mg Substanz werden in 2 ml Methanol *R* gelöst.

Referenzlösung: 40 mg Naphazolinnitrat *CRS* werden in 1 ml Methanol *R* gelöst (Lösung a). Getrennt davon werden 2 mg Naphthylacetylethylendiamin *CRS* in 10 ml Methanol *R* gelöst (Lösung b). 0,5 ml Lösung a werden mit 0,5 ml Lösung b gemischt.

Auf die Platte werden 10 µl jeder Lösung aufgetragen. Die Chromatographie erfolgt mit einer Mischung von 1,5 Volumteilen konzentrierter Ammoniak-Lösung *R* und 100 Volumteilen Methanol *R* über eine Laufstrecke von 15 cm. Die Platte wird 5 min lang bei 100 bis 105 °C getrocknet, mit einer Lösung von Ninhydrin *R* (5 g · l^{-1}) in Methanol *R* besprüht und 10 min lang bei 100 bis 105 °C erhitzt. Ein dem Naphthylacetylethylendiamin entsprechender Fleck im Chromatogramm der Untersuchungslösung darf nicht größer oder stärker gefärbt sein als der Fleck im Chromatogramm der Referenzlösung (0,5 Prozent). Die Prüfung darf nur ausgewertet werden, wenn das Chromatogramm der Referenzlösung deutlich voneinander getrennt 2 Flecke zeigt.

Chlorid (2.4.4): 15 ml Prüflösung müssen der Grenzprüfung auf Chlorid entsprechen (330 ppm).

Trocknungsverlust (2.2.32): Höchstens 0,5 Prozent, mit 1,000 g Substanz durch Trocknen im Trockenschrank bei 100 bis 105 °C bestimmt.

Sulfatasche (2.4.14): Höchstens 0,1 Prozent, mit 1,0 g Substanz bestimmt.

Gehaltsbestimmung

0,200 g Substanz, in 30 ml wasserfreier Essigsäure *R* gelöst, werden mit Perchlorsäure (0,1 mol · l^{-1}) titriert. Der Endpunkt wird mit Hilfe der Potentiometrie (2.2.20) bestimmt.

1 ml Perchlorsäure (0,1 mol · l^{-1}) entspricht 27,33 mg $C_{14}H_{15}N_3O_3$.

Lagerung

Vor Licht geschützt.

2001, 1564

Natriumalendronat

Natrii alendronas

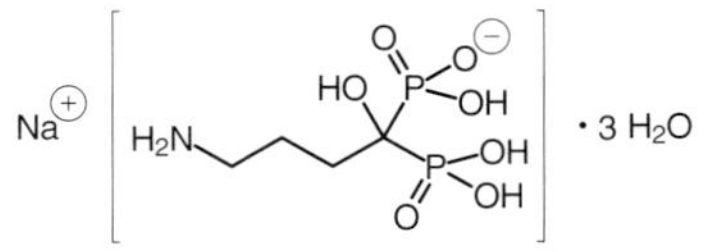

$C_4H_{12}NNaO_7P_2 \cdot 3\ H_2O$ M_r 325,1

Definition

Natriumalendronat enthält mindestens 98,0 und höchstens 102,0 Prozent (4-Amino-1-hydroxybutyliden)bi=phosphorsäure-Mononatriumsalz-Trihydrat, berechnet auf die getrocknete Substanz.

Eigenschaften

Weißes bis fast weißes, kristallines Pulver; löslich in Wasser, sehr schwer löslich in Methanol, praktisch unlöslich in Dichlormethan.

Prüfung auf Identität

A. Die Prüfung erfolgt mit Hilfe der IR-Spektroskopie (2.2.24) durch Vergleich des Spektrums der Substanz mit dem von Natriumalendronat *CRS*. Die Prüfung erfolgt mit Hilfe von Preßlingen.

B. Die Substanz gibt die Identitätsreaktion a auf Natrium (2.3.1).

Prüfung auf Reinheit

Prüflösung: 0,5 g Substanz werden in kohlendioxidfreiem Wasser *R*, das aus destilliertem Wasser *R* hergestellt wurde, zu 50 ml gelöst.

Aussehen der Lösung: Die Prüflösung muß klar (2.2.1) und darf nicht stärker gefärbt sein als die Farbvergleichslösung B_7 oder BG_7 (2.2.2, Methode II).

***p*H-Wert** (2.2.3): Der *p*H-Wert der Prüflösung muß zwischen 4,0 und 5,0 liegen.

4-Aminobutansäure: Die Prüfung erfolgt mit Hilfe der Dünnschichtchromatographie (2.2.27) unter Verwendung einer DC-Platte mit Kieselgel *R*.

Untersuchungslösung: 0,10 g Substanz werden in Wasser *R* zu 10 ml gelöst.

Referenzlösung a: 0,10 g 4-Aminobutansäure *R* werden in Wasser *R* zu 200 ml gelöst.

Referenzlösung b: 1 ml Referenzlösung a wird mit Wasser *R* zu 10 ml verdünnt.

Auf die Platte werden je 5 µl Untersuchungslösung und Referenzlösung b aufgetragen. Die Platte wird an der Luft trocknen gelassen. Die Chromatographie erfolgt mit einer Mischung von 20 Volumteilen Wasser *R*, 20 Volumteilen Essigsäure 98 % *R* und 60 Volumteilen 1-Butanol *R* über eine Laufstrecke von 15 cm. Die Platte wird im Warmluftstrom getrocknet, mit Ninhydrin-Lösung *R* besprüht und 15 min lang bei 100 bis 105 °C getrocknet. Ein im Chromatogramm der Untersuchungslösung auftretender 4-Aminobutansäure-Fleck darf nicht größer oder stärker gefärbt sein als der Fleck im Chromatogramm der Referenzlösung b (0,5 Prozent).

Phosphat, Phosphit: Die unter „Gehaltsbestimmung" erhaltenen Chromatogramme werden ausgewertet. Die Fläche eines im Chromatogramm der Untersuchungslösung auftretenden Phosphat-Peaks darf nicht größer sein als die des Phosphat-Peaks im Chromatogramm der Referenzlösung d (0,5 Prozent); die Fläche eines Phosphit-Peaks im Chromatogramm der Untersuchungslösung darf nicht größer sein als die des Phosphit-Peaks im Chromatogramm der Referenzlösung d (0,5 Prozent).

Schwermetalle (2.4.8): 1,0 g Substanz muß der Grenzprüfung F auf Schwermetalle entsprechen (20 ppm). Zur Herstellung der Referenzlösung werden 2 ml Blei-Lösung (10 ppm Pb) *R* verwendet.

Trocknungsverlust (2.2.32): 16,1 bis 17,1 Prozent, mit 1,000 g Substanz durch Trocknen im Trockenschrank bei 140 bis 145 °C bestimmt.

Gehaltsbestimmung

Die Bestimmung erfolgt mit Hilfe der Flüssigchromatographie (2.2.29).

Untersuchungslösung: 50,0 mg Substanz werden in Wasser *R* zu 25,0 ml gelöst.

Referenzlösung a: 50,0 mg Natriumalendronat *CRS* werden in Wasser *R* zu 25,0 ml gelöst.

Referenzlösung b: 3,0 g Phosphorsäure 85 % *R* werden in Wasser *R* zu 100,0 ml gelöst. 1,0 ml Lösung wird mit Wasser *R* zu 100,0 ml verdünnt.

Referenzlösung c: 2,5 g Phosphorige Säure *R* werden in Wasser *R* zu 100,0 ml gelöst. 1,0 ml Lösung wird mit Wasser *R* zu 100,0 ml verdünnt.

Referenzlösung d: 2,0 ml Referenzlösung b und 2,0 ml Referenzlösung c werden gemischt. Die Mischung wird mit Wasser *R* zu 50,0 ml verdünnt.

Die Chromatographie kann durchgeführt werden mit

- einer Säule von 0,15 m Länge und 4,6 mm innerem Durchmesser, gepackt mit Anionenaustauscher *R* 1 (5 µm)
- einer Lösung von 0,2 ml wasserfreier Ameisensäure *R* in 1000 ml Wasser *R*, die mit Natriumhydroxid-Lösung (2 mol · l^{-1}) auf einen *p*H-Wert von 3,5 eingestellt wurde, als mobile Phase bei einer Durchflußrate von 1,2 ml je Minute
- einem Refraktometer als Detektor
- einer 100-µl-Probenschleife.

Die Temperatur der Säule wird bei 35 °C gehalten.

Die Referenzlösung a wird 6mal eingespritzt. Die Bestimmung darf nur ausgewertet werden, wenn die relative Standardabweichung der Peakfläche von Natriumalendronat höchstens 1,0 Prozent beträgt.

Die Untersuchungslösung und die Referenzlösungen a und d werden eingespritzt. Die Retentionszeit für Natriumalendronat beträgt etwa 16 min, und die relativen Retentionen betragen für Phosphat etwa 1,3 und für Phosphit etwa 1,6. Die Chromatographie erfolgt über eine Dauer, die der 2fachen Retentionszeit des Hauptpeaks im Chromatogramm der Untersuchungslösung entspricht.

Der Prozentgehalt an Natriumalendronat wird aus den Peakflächen und dem angegebenen Gehalt an $C_4H_{12}NNaO_7P_2$ für Natriumalendronat *CRS* berechnet.

Lagerung

Gut verschlossen.

Verunreinigungen

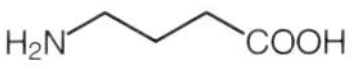

A. 4-Aminobutansäure
B. Phosphat
C. Phosphit.

1999, 625

Natriumalginat

Natrii alginas

Definition

Natriumalginat besteht hauptsächlich aus dem Natriumsalz der Alginsäure. Letzere ist ein Gemisch von Polyuronsäuren [$(C_6H_8O_6)_n$] mit wechselnden Anteilen β-(1→4)-D-Mannuronsäure und α-(1→4)-L-Guluronsäure und wird hauptsächlich aus Algen der Familie *Phaeophyceae* gewonnen.

Eigenschaften

Weißes bis blaß gelblichbraunes Pulver; langsam löslich in Wasser unter Bildung einer viskosen, kolloidalen Lösung, praktisch unlöslich in Ethanol und Ether.

Prüfung auf Identität

A. 0,2 g Substanz werden unter Schütteln in 20 ml Wasser *R* gelöst. Werden 5 ml Lösung mit 1 ml Calciumchlorid-Lösung *R* versetzt, entsteht eine voluminöse, gallertartige Masse.

B. Werden 10 ml der bei „Prüfung auf Identität, A" hergestellten Lösung mit 1 ml verdünnter Schwefelsäure *R* versetzt, entsteht eine gallertartige Masse.

C. 5 mg Substanz werden mit 5 ml Wasser *R*, 1 ml einer frisch hergestellten Lösung von Dihydroxynaphthalin *R* (10 g · l^{-1}) in Ethanol 96 % *R* und 5 ml Salzsäure *R* versetzt. Die Mischung wird 3 min lang zum Sieden erhitzt, anschließend abgekühlt, mit 5 ml Wasser *R* versetzt und mit 15 ml Diisopropylether *R* geschüttelt. Ein Blindversuch wird durchgeführt. Die mit der Substanz erhaltene obere Phase ist intensiver bläulichrot gefärbt als die der Blindlösung.

D. Die Substanz entspricht der Prüfung „Sulfatasche" (siehe „Prüfung auf Reinheit"). Der erhaltene Rückstand, in 2 ml Wasser *R* gelöst, gibt die Identitätsreaktion a auf Natrium (2.3.1).

Prüfung auf Reinheit

Prüflösung: 0,10 g Substanz werden unter ständigem Rühren in Wasser *R* zu 30 ml gelöst. Die Lösung wird 1 h lang stehengelassen.

Aussehen der Lösung: 1 ml Prüflösung wird mit Wasser *R* zu 10 ml verdünnt. Die Lösung darf nicht stärker opaleszieren als die Referenzsuspension II (2.2.1) und darf nicht stärker gefärbt sein als Stufe 6 der am besten geeigneten Farbvergleichslösung (2.2.2, Methode II).

Chlorid: Höchstens 1,0 Prozent. 2,50 g Substanz werden mit 50 ml verdünnter Salpetersäure *R* versetzt. Die Mischung wird 1 h lang geschüttelt, mit verdünnter Salpetersäure *R* zu 100,0 ml verdünnt und anschließend filtriert. 50,0 ml Filtrat werden mit 10,0 ml Silbernitrat-Lösung (0,1 mol · l^{-1}) und 5 ml Toluol *R* versetzt. Mit Ammoniumthiocyanat-Lösung (0,1 mol · l^{-1}) wird unter Zusatz von 2 ml Ammoniumeisen(III)-sulfat-Lösung *R* 2 titriert; in der Nähe des Umschlagspunkts wird kräftig geschüttelt.

1 ml Silbernitrat-Lösung (0,1 mol · l^{-1}) entspricht 3,545 mg Cl.

Calcium: Höchstens 1,5 Prozent Ca. Der Gehalt an Calcium wird mit Hilfe der Atomabsorptionsspektroskopie (2.2.23, Methode II) bestimmt.

Untersuchungslösung: 0,10 g Substanz werden unter Erwärmen auf dem Wasserbad in 50 ml verdünnter Ammoniak-Lösung *R* 2 gelöst. Nach dem Erkaltenlassen wird mit destilliertem Wasser *R* zu 100,0 ml verdünnt (Lösung a). 3,0 ml Lösung a werden mit destilliertem Wasser *R* zu 100,0 ml verdünnt.

Referenzlösungen: 3 Referenzlösungen werden in gleicher Weise wie die Untersuchungslösung, jedoch unter Zusatz von 0,75, 1,0 und 1,5 ml Calcium-Lösung (100 ppm Ca) *R* zu den 3,0 ml Lösung a, hergestellt.

Die Nulleinstellung des Geräts erfolgt mit einer Mischung von 1,5 Volumteilen verdünnter Ammoniak-Lösung *R* 2 und 98,5 Volumteilen destilliertem Wasser *R*.

Die Absorption wird bei 422,7 nm bestimmt unter Verwendung einer Calcium-Hohlkathodenlampe als Strahlungsquelle und einer Luft-Acetylen-Flamme.

Schwermetalle (2.4.8): 1,0 g Substanz muß der Grenzprüfung F auf Schwermetalle entsprechen (20 ppm). Zur Herstellung der Referenzlösung werden 2 ml Blei-Lösung (10 ppm Pb) *R* verwendet.

Trocknungsverlust (2.2.32): Höchstens 15,0 Prozent, mit 0,1000 g Substanz durch 4 h langes Trocknen im Trockenschrank bei 100 bis 105 °C bestimmt.

Sulfatasche (2.4.14): 30,0 bis 36,0 Prozent, mit 0,1000 g Substanz bestimmt, berechnet auf die getrocknete Substanz.

Mikrobielle Verunreinigung:
Keimzahl (2.6.12): Höchstens 10^3 koloniebildende, aerobe Einheiten je Gramm Substanz, durch Auszählen auf Agarplatten bestimmt.

Spezifizierte Mikroorganismen (2.6.13): *Escherichia coli* und Salmonellen dürfen nicht vorhanden sein.

2001, 1150

Natriumamidotrizoat

Natrii amidotrizoas

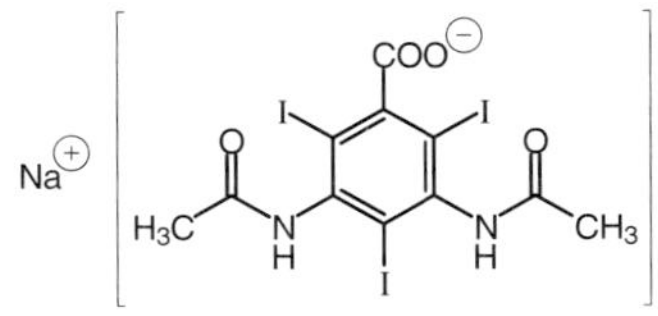

$C_{11}H_8I_3N_2NaO_4$ M_r 636

Definition

Natriumamidotrizoat enthält mindestens 98,0 und höchstens 101,0 Prozent 3,5-Bis(acetylamino)-2,4,6-triiodbenzoesäure, Natriumsalz, berechnet auf die wasserfreie Substanz.

Eigenschaften

Weißes bis fast weißes Pulver; leicht löslich in Wasser, schwer löslich in Ethanol, praktisch unlöslich in Aceton.

Die Substanz schmilzt bei etwa 261 °C unter Zersetzung.

Prüfung auf Identität

1: A, D.
2: B, C, D.

A. Die Prüfung erfolgt mit Hilfe der IR-Spektroskopie (2.2.24) durch Vergleich des Spektrums der Substanz mit dem von Natriumamidotrizoat *CRS*. Substanz und Referenzsubstanz werden zuvor 3 h lang bei 100 bis 105 °C getrocknet.

B. Die bei der Prüfung „Verwandte Substanzen" (siehe „Prüfung auf Reinheit") erhaltenen Chromatogramme werden ausgewertet. Der Hauptfleck im Chromatogramm der Untersuchungslösung b entspricht in bezug auf Lage und Größe dem Hauptfleck im Chromatogramm der Referenzlösung b.

C. Werden 50 mg Substanz in einer kleinen Porzellanschale vorsichtig über freier Flamme erhitzt, entwickelt sich violettes Gas.

D. Die Substanz gibt die Identitätsreaktion a auf Natrium (2.3.1).

Prüfung auf Reinheit

Prüflösung: 10 g Substanz werden in kohlendioxidfreiem Wasser *R* zu 20 ml gelöst.

Aussehen der Lösung: 1 ml Prüflösung wird mit Wasser *R* zu 10 ml verdünnt. Die Lösung muß klar (2.2.1) und farblos (2.2.2, Methode II) sein.

***p*H-Wert** (2.2.3): Der *p*H-Wert der Prüflösung muß zwischen 7,5 und 9,5 liegen.

Verwandte Substanzen: Die Prüfung erfolgt mit Hilfe der Dünnschichtchromatographie (2.2.27) unter Verwendung einer DC-Platte mit Kieselgel GF_{254} *R*.

Die Lösungen werden bei gedämpftem Licht hergestellt und die Chromatogramme unter Lichtschutz entwickelt.

Untersuchungslösung a: 0,50 g Substanz werden in einer 3prozentigen Lösung (*V/V*) von Ammoniak-Lösung *R* in Methanol *R* zu 10 ml gelöst.

Untersuchungslösung b: 1 ml Untersuchungslösung a wird mit einer 3prozentigen Lösung (*V/V*) von Ammoniak-Lösung *R* in Methanol *R* zu 10 ml verdünnt.

Referenzlösung a: 1 ml Untersuchungslösung b wird mit einer 3prozentigen Lösung (*V/V*) von Ammoniak-Lösung *R* in Methanol *R* zu 50 ml verdünnt.

Referenzlösung b: 50 mg Natriumamidotrizoat *CRS* werden in einer 3prozentigen Lösung (*V/V*) von Ammoniak-Lösung *R* in Methanol *R* zu 10 ml gelöst.

Auf die Platte werden 2 µl jeder Lösung aufgetragen. Die Chromatographie erfolgt mit einer Mischung von 20 Volumteilen wasserfreier Ameisensäure *R*, 25 Volumteilen Ethylmethylketon *R* und 60 Volumteilen Toluol *R* über eine Laufstrecke von 15 cm. Die Platte wird trocknen gelassen, bis das Fließmittel verdunstet ist, und anschließend im ultravioletten Licht bei 254 nm ausgewertet. Kein Nebenfleck im Chromatogramm der Untersuchungslösung a darf größer oder intensiver sein als der Fleck im Chromatogramm der Referenzlösung a (0,2 Prozent).

Freie aromatische Amine: *Die Lösungen und Reagenzien sind unter Lichtschutz in einer Eis-Wasser-Mischung aufzubewahren.*

In einem 50-ml-Meßkolben werden 0,50 g Substanz mit 15 ml Wasser *R* versetzt. Nach dem Umschütteln wird mit 1 ml verdünnter Natriumhydroxid-Lösung *R* versetzt. Die Mischung wird in einer Eis-Wasser-Mischung abgekühlt, mit 5 ml einer frisch hergestellten Lösung von Natriumnitrit *R* (5 g · l^{-1}) und 12 ml verdünnter Salzsäure *R* versetzt, vorsichtig umgeschüttelt und genau 2 min lang, vom Zusatz der Salzsäure an gerechnet, stehengelassen. Nach Zusatz von 10 ml einer Lösung von Ammoniumsulfamat *R* (20 g · l^{-1}) wird unter häufigem Umschütteln 5 min lang stehengelassen, anschließend mit 0,15 ml einer Lösung von 1-Naphthol *R* (100 g · l^{-1}) in Ethanol 96 % *R* versetzt, umgeschüttelt und erneut 5 min lang stehengelassen. Nach Zusatz von 3,5 ml Pufferlösung *p*H 10,9 *R* wird gemischt und mit Wasser *R* zu 50,0 ml verdünnt. Innerhalb von 20 min wird die Absorption (2.2.25) bei 485 nm gegen eine gleichzeitig und unter gleichen Bedingungen, aber ohne Zusatz der Substanz hergestellte Lösung als Kompensationsflüssigkeit gemessen. Die Absorption darf höchstens 0,30 betragen.

Freies Iod, Iodid: 1,0 g Substanz wird in destilliertem Wasser *R* zu 10 ml gelöst. Die Lösung wird tropfenweise mit verdünnter Salpetersäure *R* versetzt, bis die Fällung vollständig ist. Nach Zusatz von 3 ml verdünnter Salpetersäure *R* wird filtriert und der Niederschlag mit 5 ml Wasser *R* gewaschen. Filtrat und Waschflüssigkeit werden vereinigt. Nach Zusatz von 1 ml Wasserstoffperoxid-Lösung 30 % *R* und 1 ml Dichlormethan *R* wird geschüttelt. Die untere Phase darf nicht stärker gefärbt sein als eine gleichzeitig und unter gleichen Bedingungen hergestellte Referenzlösung unter Verwendung von 5 ml Iodid-Lösung (10 ppm I) *R*, 3 ml verdünnter Salpetersäure *R* und 15 ml Wasser *R* (50 ppm).

Schwermetalle (2.4.8): 4 ml Prüflösung werden mit Wasser *R* zu 20 ml verdünnt. 12 ml dieser Lösung müssen der Grenzprüfung A auf Schwermetalle entsprechen (20 ppm). Zur Herstellung der Referenzlösung wird die Blei-Lösung (2 ppm Pb) *R* verwendet.

Wasser (2.5.12): Höchstens 11,0 Prozent, mit 0,400 g Substanz nach der Karl-Fischer-Methode bestimmt.

Gehaltsbestimmung

0,150 g Substanz werden in einem 250-ml-Rundkolben mit 5 ml konzentrierter Natriumhydroxid-Lösung *R*, 20 ml Wasser *R*, 1 g Zinkstaub *R* und einigen Glasperlen versetzt. Die Mischung wird 30 min lang zum Rückfluß erhitzt. Nach dem Erkaltenlassen wird der Kühler mit 20 ml Wasser *R* gewaschen und die Waschflüssigkeit im Kolben gesammelt. Der Kolbeninhalt wird durch einen Glasfiltertiegel filtriert und das Filter wiederholt mit Wasser *R* gewaschen. Filtrat und Waschflüssigkeit werden vereinigt, mit 40 ml verdünnter Schwefelsäure *R* versetzt und sofort mit Silbernitrat-Lösung (0,1 mol · l^{-1}) titriert. Der Endpunkt wird mit Hilfe der Potentiometrie (2.2.20) unter Verwendung eines geeigneten Elektrodensystems, wie Silber/Quecksilber(I)-sulfat, bestimmt.

1 ml Silbernitrat-Lösung (0,1 mol · l^{-1}) entspricht 21,20 mg $C_{11}H_8I_3N_2NaO_4$.

Lagerung

Gut verschlossen, vor Licht geschützt.

Verunreinigungen

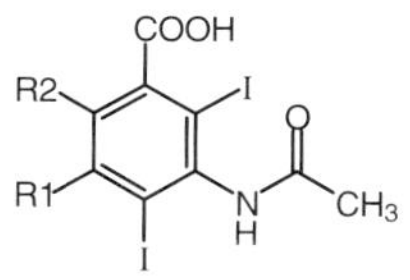

A. R1 = NH_2, R2 = I:
3-Acetylamino-5-amino-2,4,6-triiodbenzoesäure

B. R1 = $NHCOCH_3$, R2 = H:
3,5-Bis(acetylamino)-2,4-diiodbenzoesäure.

1999, 190

Natriumbromid

Natrii bromidum

NaBr M_r 102,9

Definition

Natriumbromid enthält mindestens 98,0 und höchstens 100,5 Prozent NaBr, berechnet auf die getrocknete Substanz.

Eigenschaften

Weißes, körniges Pulver oder kleine, farblose, durchsichtige oder durchscheinende Kristalle, schwach hygroskopisch; leicht löslich in Wasser, löslich in Ethanol.

Prüfung auf Identität

A. Die Substanz gibt die Identitätsreaktionen auf Bromid (2.3.1).

B. Die Prüflösung (siehe „Prüfung auf Reinheit“) gibt die Identitätsreaktionen auf Natrium (2.3.1).

Prüfung auf Reinheit

Prüflösung: 10,0 g Substanz werden in kohlendioxidfreiem Wasser *R*, das aus destilliertem Wasser *R* hergestellt wurde, zu 100 ml gelöst.

Aussehen der Lösung: Die Prüflösung muß klar (2.2.1) und farblos (2.2.2, Methode II) sein.

Sauer oder alkalisch reagierende Substanzen: 10 ml Prüflösung werden mit 0,1 ml Bromthymolblau-Lösung *R* 1 versetzt. Bis zum Farbumschlag dürfen höchstens 0,5 ml Salzsäure (0,01 mol · l^{-1}) oder Natriumhydroxid-Lösung (0,01 mol · l^{-1}) verbraucht werden.

Bromat: 10 ml Prüflösung werden mit 1 ml Stärke-Lösung *R*, 0,1 ml einer Lösung von Kaliumiodid *R* (100 g · l^{-1}) und 0,25 ml Schwefelsäure (0,5 mol · l^{-1}) versetzt und 5 min lang im Dunkeln stehengelassen. Weder eine blaue noch violette Färbung darf sich entwickeln.

Chlorid: 1,000 g Substanz wird in einem Erlenmeyerkolben in 20 ml verdünnter Salpetersäure *R* gelöst. Nach

Zusatz von 5 ml Wasserstoffperoxid-Lösung 30 % *R* wird auf dem Wasserbad bis zur vollständigen Entfärbung der Lösung erhitzt. Die Kolbenwände werden mit wenig Wasser *R* abgespült. Nach 15 min langem Erhitzen auf dem Wasserbad wird die Lösung erkalten gelassen, mit Wasser *R* auf 50 ml ergänzt, mit 5,0 ml Silbernitrat-Lösung (0,1 mol · l^{-1}) und 1 ml Dibutylphthalat *R* versetzt. Nach kräftigem Umschütteln wird die Lösung unter Zusatz von 5 ml Ammoniumeisen(III)-sulfat-Lösung *R* 2 mit Ammoniumthiocyanat-Lösung (0,1 mol · l^{-1}) titriert. Höchstens 1,7 ml Silbernitrat-Lösung (0,1 mol · l^{-1}) dürfen verbraucht werden (0,6 Prozent). Die verbrauchte Menge Silbernitrat-Lösung (0,1 mol · l^{-1}) wird für die „Gehaltsbestimmung" notiert.

Iodid: 5 ml Prüflösung werden mit 0,15 ml Eisen(III)-chlorid-Lösung *R* 1 und 2 ml Chloroform *R* versetzt und geschüttelt. Nach Trennung der Phasen muß die Chloroformschicht farblos (2.2.2, Methode I) sein.

Sulfat (2.4.13): 15 ml Prüflösung müssen der Grenzprüfung auf Sulfat entsprechen (100 ppm).

Barium: 5 ml Prüflösung werden mit 5 ml destilliertem Wasser *R* und 1 ml verdünnter Schwefelsäure *R* versetzt. Wenn sich nach 15 min eine Opaleszenz zeigt, darf sie höchstens so stark sein wie die einer Mischung von 5 ml Prüflösung und 6 ml destilliertem Wasser *R*.

Eisen (2.4.9): 5 ml Prüflösung, mit Wasser *R* zu 10 ml verdünnt, müssen der Grenzprüfung auf Eisen entsprechen (20 ppm).

Magnesium, Erdalkalimetalle (2.4.7): 10,0 g Substanz müssen der Grenzprüfung auf Magnesium, Erdalkalimetalle entsprechen. Die verbrauchte Menge Natriumedetat-Lösung (0,01 mol · l^{-1}) darf höchstens 5,0 ml betragen (200 ppm, berechnet als Ca).

Schwermetalle (2.4.8): 12 ml Prüflösung müssen der Grenzprüfung A auf Schwermetalle entsprechen (10 ppm). Zur Herstellung der Referenzlösung wird die Blei-Lösung (1 ppm Pb) *R* verwendet.

Trocknungsverlust (2.2.32): Höchstens 3,0 Prozent, mit 1,000 g Substanz durch 3 h langes Trocknen im Trockenschrank bei 100 bis 105 °C bestimmt.

Gehaltsbestimmung

2,000 g Substanz werden in Wasser *R* zu 100,0 ml gelöst. 10,0 ml dieser Lösung werden mit 50 ml Wasser *R*, 5 ml verdünnter Salpetersäure *R*, 25,0 ml Silbernitrat-Lösung (0,1 mol · l^{-1}) und 2 ml Dibutylphthalat *R* versetzt. Nach kräftigem Schütteln wird unter Zusatz von 2 ml Ammoniumeisen(III)-sulfat-Lösung *R* 2 mit Ammoniumthiocyanat-Lösung (0,1 mol · l^{-1}) titriert. In der Nähe des Umschlagspunkts wird kräftig geschüttelt. Das Resultat wird unter Berücksichtigung des Chloridgehalts (siehe „Prüfung auf Reinheit") korrigiert.

1 ml Silbernitrat-Lösung (0,1 mol · l^{-1}) entspricht 10,29 mg NaBr.

Lagerung

Gut verschlossen.

2001, 1471

Natriumcaprylat

Natrii caprylas

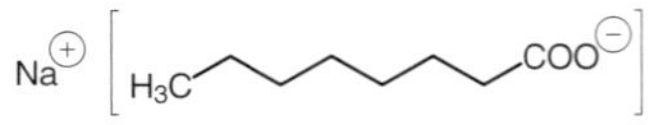

$C_8H_{15}NaO_2$ M_r 166,2

Definition

Natriumcaprylat enthält mindestens 99,0 und höchstens 101,0 Prozent Natriumoctanoat, berechnet auf die wasserfreie Substanz.

Eigenschaften

Weißes, kristallines Pulver; sehr leicht oder leicht löslich in Wasser, leicht löslich in Essigsäure, wenig löslich in Ethanol, praktisch unlöslich in Aceton.

Prüfung auf Identität

A. Die bei der Prüfung „Verwandte Substanzen" (siehe „Prüfung auf Reinheit") erhaltenen Chromatogramme werden ausgewertet. Der Hauptpeak im Chromatogramm der Untersuchungslösung entspricht in bezug auf Retentionszeit und ungefähre Größe dem Hauptpeak im Chromatogramm der Referenzlösung a.

B. Eine Mischung von 0,2 ml Prüflösung (siehe „Prüfung auf Reinheit") und 0,3 ml Wasser *R* gibt die Identitätsreaktion b auf Natrium (2.3.1).

Prüfung auf Reinheit

Prüflösung: 2,5 g Substanz werden in kohlendioxidfreiem Wasser *R* zu 25 ml gelöst.

Aussehen der Lösung: Die Prüflösung muß klar (2.2.1) und farblos (2.2.2, Methode II) sein.

***p*H-Wert** (2.2.3): Der *p*H-Wert der Prüflösung muß zwischen 8,0 und 10,5 liegen.

Verwandte Substanzen: Die Prüfung erfolgt mit Hilfe der Gaschromatographie (2.2.28).

Untersuchungslösung: 0,116 g Substanz werden in Wasser *R* zu 5 ml gelöst. Nach Zusatz von 1 ml einer 2,8prozentigen Lösung (*V/V*) von Schwefelsäure *R* wird mit 10 ml Ethylacetat *R* geschüttelt. Die organische Phase wird abgetrennt und mit wasserfreiem Natriumsulfat *R* getrocknet.

Referenzlösung a: 0,10 g Caprylsäure *CRS* werden in Ethylacetat *R* zu 10 ml gelöst.

Referenzlösung b: 1 ml Untersuchungslösung wird mit Ethylacetat *R* zu 100 ml verdünnt. 5 ml dieser Lösung werden mit Ethylacetat *R* zu 50 ml verdünnt.

Die Chromatographie kann durchgeführt werden mit
- einer Kapillarsäule aus Quarzglas von 30 m Länge und 0,25 mm innerem Durchmesser, belegt mit Macrogol-20 000-nitroterephthalat *R* (Filmdicke 0,25 µm)
- Helium zur Chromatographie *R* als Trägergas bei einer Durchflußrate von 1,5 ml je Minute
- einem Flammenionisationsdetektor
- einem Splitverhältnis von 1:100

und folgendem Temperaturprogramm

	Zeit (min)	**Temperatur (°C)**	**Rate ($°C \cdot min^{-1}$)**	**Erläuterungen**
Säule	0 – 1	100	–	isothermisch
	1 – 25	100 → 220	5	linearer Gradient
	25 – 35	220	–	isothermisch
Probeneinlaß		250		
Detektor		250		

1 µl Referenzlösung b wird eingespritzt. Die Prüfung darf nur ausgewertet werden, wenn der Hauptpeak im Chromatogramm ein Signal-Rausch-Verhältnis von mindestens 5 aufweist.

Je 1 µl Untersuchungslösung und Referenzlösung a wird eingespritzt. Der Prozentgehalt an verwandten Substanzen wird aus den Peakflächen des Chromatogramms der Untersuchungslösung mit Hilfe des Verfahrens „Normalisierung" berechnet. Lösungsmittelpeaks und Peaks, deren Fläche kleiner ist als das 0,5fache der Peakfläche im Chromatogramm der Referenzlösung b, werden nicht berücksichtigt. Der Gehalt an einer verwandten Substanz darf nicht größer als 0,3 Prozent und die Summe der Gehalte an verwandten Substanzen nicht größer als 0,5 Prozent sein.

Schwermetalle (2.4.8): 2,0 g Substanz werden in Essigsäure 98 % *R* zu 10 ml gelöst. Die Lösung wird mit 10 ml Ethanol 96 % *R* versetzt. 12 ml der Lösung müssen der Grenzprüfung B auf Schwermetalle entsprechen (10 ppm). Zur Herstellung der Referenzlösung werden 1 ml Blei-Lösung (10 ppm Pb) *R* und 9 ml einer Mischung gleicher Volumteile Essigsäure 98 % *R* und Ethanol 96 % *R* verwendet.

Wasser (2.5.12): Höchstens 3,0 Prozent, mit 1,000 g Substanz nach der Karl-Fischer-Methode bestimmt.

Gehaltsbestimmung

0,150 g Substanz, in 50 ml wasserfreier Essigsäure *R* gelöst, werden mit Perchlorsäure (0,1 mol · l^{-1}) titriert. Der Endpunkt wird mit Hilfe der Potentiometrie (2.2.20) bestimmt.

1 ml Perchlorsäure (0,1 mol · l^{-1}) entspricht 16,62 mg $C_8H_{15}NaO_2$.

Verunreinigungen

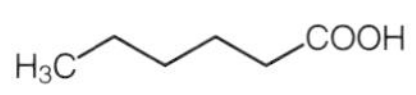

A. Hexansäure

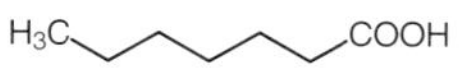

B. Heptansäure

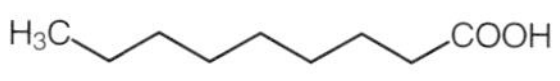

C. Nonansäure

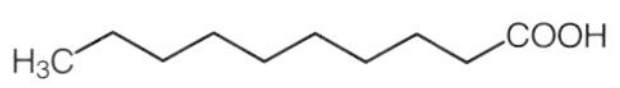

D. Decansäure

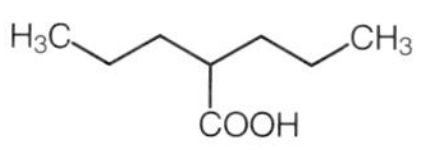

E. Valproinsäure

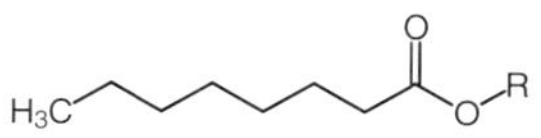

F. R = CH_3: Methyloctanoat
G. R = C_2H_5: Ethyloctanoat

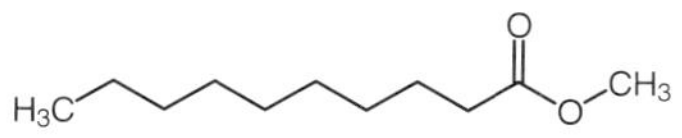

H. Methyldecanoat

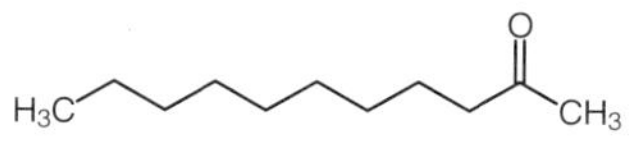

I. Undecan-2-on

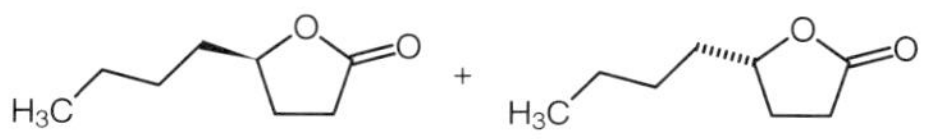

J. (*RS*)-5-Butyltetrahydrofuran-2-on (γ-Hydroxyoctansäurelacton).

1999, 847

Natriumcetylstearylsulfat

Natrii cetylo- et stearylosulfas

Definition

Natriumcetylstearylsulfat ist eine Mischung von Natriumcetylsulfat ($C_{16}H_{33}NaO_4S$; M_r 344,5) und Natriumstearylsulfat ($C_{18}H_{37}NaO_4S$; M_r 372,5) und enthält mindestens 90,0 Prozent Natriumcetylstearylsulfat sowie mindestens 40,0 Prozent Natriumcetylsulfat, beides berechnet auf die wasserfreie Substanz. Die Substanz kann einen geeigneten Puffer enthalten.

Eigenschaften

Weißes bis schwach gelbes, kristallines oder amorphes Pulver; löslich in heißem Wasser unter Bildung einer opaleszierenden Lösung, praktisch unlöslich in kaltem Wasser, teilweise löslich in Ethanol.

Prüfung auf Identität

1: B, D, F.
2: A, C, D, E, F.

A. Die Prüfung erfolgt mit Hilfe der Dünnschichtchromatographie (2.2.27) unter Verwendung einer DC-Platte mit silanisiertem Kieselgel *R*.

Untersuchungslösung: 50 mg Substanz werden in 10 ml Ethanol 70 % *R* durch Erwärmen auf dem Wasserbad gelöst.

Referenzlösung: 50 mg Natriumcetylstearylsulfat *CRS* werden in 10 ml Ethanol 70 % *R* durch Erwärmen auf dem Wasserbad gelöst.

Auf die Platte werden 2 µl jeder Lösung aufgetragen. Die Chromatographie erfolgt mit einer Mischung von 20 Volumteilen Wasser *R*, 40 Volumteilen Aceton *R* und 40 Volumteilen Methanol *R* über eine Laufstrecke von 12 cm. Die Platte wird an der Luft trocknen gelassen und mit einer Lösung von Molybdatophosphorsäure *R* (50 g · l^{-1}) in Ethanol 96 % *R* besprüht. Die Platte wird bei 120 °C erhitzt, bis Flecke erscheinen (etwa 3 h). Die Hauptflecke im Chromatogramm der Untersuchungslösung entsprechen in bezug auf Lage und Farbe den Hauptflecken im Chromatogramm der Referenzlösung.

B. Die bei der „Gehaltsbestimmung" erhaltenen Chromatogramme werden ausgewertet. Die 2 Hauptpeaks im Chromatogramm der Untersuchungslösung c entsprechen in bezug auf ihre Retentionszeiten den 2 Hauptpeaks im Chromatogramm der Referenzlösung.

C. 0,1 g Substanz werden in 10 ml Wasser *R* gelöst. Die Lösung schäumt beim Schütteln.

D. Die Substanz färbt die nichtleuchtende Flamme gelb.

E. 0,1 ml der bei der „Prüfung auf Identität, C" erhaltenen Lösung werden mit 0,1 ml einer Lösung von Methylenblau *R* (1 g · l^{-1}) und 2 ml verdünnter Schwefelsäure *R* versetzt. Nach Zusatz von 2 ml Dichlormethan *R* wird geschüttelt. Die Dichlormethanschicht färbt sich intensiv blau.

F. Die Mischung von etwa 10 mg Substanz mit 10 ml wasserfreiem Ethanol *R* wird unter häufigem Umschütteln im Wasserbad zum Sieden erhitzt und sofort filtriert. Nach dem Eindampfen zur Trockne wird der Rückstand in 7 ml Wasser *R* aufgenommen, mit 3 ml verdünnter Salzsäure *R* versetzt und die Lösung auf etwa die Hälfte ihres Volumens eingedampft. Nach dem Erkaltenlassen wird filtriert. Das Filtrat gibt nach Zusatz von 1 ml Bariumchlorid-Lösung *R* 1 einen weißen, kristallinen Niederschlag.

Prüfung auf Reinheit

Sauer oder alkalisch reagierende Substanzen: Eine unter Erwärmen hergestellte Lösung von 0,5 g Substanz in einer Mischung von 10 ml Wasser *R* und 15 ml Ethanol 90 % *R* muß nach Zusatz von 0,1 ml Phenolphthalein-Lösung *R* 1 farblos bleiben, sich jedoch nach Zusatz von 0,1 ml Natriumhydroxid-Lösung (0,1 mol · l^{-1}) rot färben.

Natriumchlorid, Natriumsulfat: Die Summe der Gehalte an Natriumchlorid und Natriumsulfat darf höchstens 8,0 Prozent betragen.

Natriumchlorid: 5,00 g Substanz werden in 50 ml Wasser *R* gelöst. Verdünnte Salpetersäure *R* wird tropfenweise zugesetzt, bis die Lösung gegen blaues Lackmuspapier *R* neutral reagiert; danach werden 2 ml Kaliumchromat-Lösung *R* zugegeben. Die Lösung wird mit Silbernitrat-Lösung (0,1 mol · l^{-1}) titriert.

1 ml Silbernitrat-Lösung (0,1 mol · l^{-1}) entspricht 5,844 mg NaCl.

Natriumsulfat: 0,500 g Substanz werden in 20 ml Wasser *R*, falls erforderlich unter vorsichtigem Erwärmen, gelöst. Die Lösung wird mit 1 ml einer Lösung von Dithizon *R* (0,5 g · l^{-1}) in Aceton *R* versetzt. Wenn die Lösung rot gefärbt ist, wird tropfenweise Salpetersäure (1 mol · l^{-1}) bis zum Farbumschlag nach Blaugrün zugesetzt. Nach Zusatz von 2,0 ml Dichloressigsäure-Reagenz *R* und 80 ml Aceton *R* wird mit Blei(II)-nitrat-Lösung (0,01 mol · l^{-1}) bis zum ersten bleibenden Farbumschlag nach Orangerot titriert.

1 ml Blei(II)-nitrat-Lösung (0,01 mol · l^{-1}) entspricht 1,420 mg Na_2SO_4.

Freier Cetylstearylalkohol: Höchstens 4,0 Prozent. Das bei der „Gehaltsbestimmung" erhaltene Chromatogramm der Untersuchungslösung a wird ausgewertet. Der Prozentgehalt an freiem Cetylstearylalkohol in der Substanz wird nach folgender Formel berechnet:

$$S \frac{100 \cdot m_H}{S_{Ha\,(corr)} \cdot m}$$

S = Summe der Peakflächen des Cetyl- und Stearylalkohols im Chromatogramm der Untersuchungslösung a

m_H = Menge des bei der Herstellung der Untersuchungslösung a zugesetzten Internen Standards in Milligramm

$S_{Ha\,(corr)}$ = korrigierte Peakfläche des Internen Standards im Chromatogramm der Untersuchungslösung a

m = Einwaage der Substanz, die bei der Herstellung der Untersuchungslösung a verwendet wurde, in Milligramm.

Wasser (2.5.12): Höchstens 1,5 Prozent, mit 5,00 g Substanz nach der Karl-Fischer-Methode bestimmt.

Gehaltsbestimmung

Die Bestimmung erfolgt mit Hilfe der Gaschromatographie (2.2.28).

Interner-Standard-Lösung: 0,20 g Heptadecanol *CRS* werden in wasserfreiem Ethanol *R* zu 50 ml gelöst.

Untersuchungslösung a: 0,300 g Substanz werden in 50 ml wasserfreiem Ethanol *R* gelöst. Nach Zusatz von 2 ml Interner-Standard-Lösung und 48 ml Wasser *R* wird 4mal mit je 25 ml Pentan *R* ausgeschüttelt, wobei falls erforderlich zur Erleichterung der Phasentrennung Natriumchlorid *R* zugesetzt wird. Die organischen Phasen werden vereinigt. Die wäßrig-ethanolische Phase dient zur Herstellung der Untersuchungslösungen c und d. Die organische Phase wird 2mal mit je 30 ml Wasser *R* gewaschen, über wasserfreiem Natriumsulfat *R* getrocknet und filtriert.

Untersuchungslösung b: 0,300 g Substanz werden in 50 ml wasserfreiem Ethanol *R* gelöst. Nach Zusatz von 50 ml Wasser *R* wird 4mal mit je 25 ml Pentan *R* ausgeschüttelt, wobei falls erforderlich zur Erleichterung der Phasentrennung Natriumchlorid *R* zugesetzt wird. Die vereinigten organischen Phasen werden 2mal mit je 30 ml Wasser *R* gewaschen, über wasserfreiem Natriumsulfat *R* getrocknet und filtriert.

Untersuchungslösung c: In einen 200-ml-Kolben mit Rückflußkühler werden 25 ml der wäßrig-ethanolischen Phase der Untersuchungslösung a gebracht. Nach Zusatz von 20 ml Salzsäure *R* und 10 ml Interner-Standard-Lösung wird 2 h lang zum Rückfluß erhitzt. Nach dem Erkalten wird 4mal mit je 20 ml Pentan *R* ausgeschüttelt. Die vereinigten organischen Phasen werden 2mal mit je 20 ml Wasser *R* gewaschen, über wasserfreiem Natriumsulfat *R* getrocknet und filtriert.

Untersuchungslösung d: In einen 200-ml-Kolben mit Rückflußkühler werden 25 ml der wäßrig-ethanolischen Phase der Untersuchungslösung a gebracht. Nach Zusatz von 20 ml Salzsäure *R* und 10 ml wasserfreiem Ethanol *R* wird 2 h lang zum Rückfluß erhitzt. Nach dem Erkalten wird 4mal mit je 20 ml Pentan *R* ausgeschüttelt. Die vereinigten organischen Phasen werden 2mal mit je 20 ml Wasser *R* gewaschen, über wasserfreiem Natriumsulfat *R* getrocknet und filtriert.

Referenzlösung: 50 mg Cetylalkohol *CRS* und 50 mg Stearylalkohol *CRS* werden in wasserfreiem Ethanol *R* zu 10 ml gelöst.

Die Chromatographie kann durchgeführt werden mit
- einer Kapillarsäule aus Quarzglas von 25 m Länge und 0,25 mm innerem Durchmesser, belegt mit Polydimethylsiloxan *R* oder einer anderen geeigneten polaren Phase
- Stickstoff zur Chromatographie *R* als Trägergas bei einer Durchflußrate von 1 ml je Minute
- einem Flammenionisationsdetektor
- einem Splitverhältnis von 1:100

und folgendem Temperaturprogramm

	Zeit (min)	Temperatur (°C)	Rate (°C · min^{-1})	Erläuterungen
Säule	0 – 20	150 → 250	5	linearer Gradient
Probeneinlaß		250		
Detektor		250		

Die Substanzen werden in folgender Reihenfolge eluiert: Cetylalkohol, Heptadecanol (Interner Standard) und Stearylalkohol.

Interferenzkorrektur: Je 1 µl Untersuchungslösung a und Untersuchungslösung b wird eingespritzt. Wenn ein Peak im Chromatogramm der Untersuchungslösung b mit der gleichen Retentionszeit wie der Peak des Internen Standards im Chromatogramm der Untersuchungslösung a erscheint, wird das Verhältnis *r* nach der folgenden Gleichung berechnet:

$$r = \frac{S_{ci}}{S_i}$$

S_{ci} = Peakfläche des Cetylalkohols im Chromatogramm der Untersuchungslösung b

S_i = Fläche des Peaks mit der gleichen Retentionszeit wie der Peak des Internen Standards im Chromatogramm der Untersuchungslösung a.

Wenn *r* kleiner als 300 ist, wird die korrigierte Fläche $S_{Ha\,(corr)}$ des Peaks des Internen Standards im Chromatogramm der Untersuchungslösung a nach folgender Gleichung berechnet:

$$S_{Ha\,(corr)} = S'_{Ha} - \frac{S_i \cdot S_c}{S_{ci}}$$

S'_{Ha} = Peakfläche des Internen Standards im Chromatogramm der Untersuchungslösung a

S_c = Peakfläche des Cetylalkohols im Chromatogramm der Untersuchungslösung a.

Je 1 µl Untersuchungslösung c und d wird eingespritzt. Die Interferenzkorrektur erfolgt in gleicher Weise wie für die Untersuchungslösung a. Die korrigierte Peakfläche $S_{Hc\,(corr)}$ des Internen Standards im Chromatogramm der Untersuchungslösung c wird berechnet.

Gleiche Mengen Referenzlösung, Untersuchungslösung c und Untersuchungslösung d werden eingespritzt. Die Peaks der Chromatogramme der Untersuchungslösungen werden durch Vergleich ihrer Retentionszeiten mit denjenigen der Peaks im Chromatogramm der Referenzlösung identifiziert. Die Fläche jedes Peaks wird bestimmt.

Der Prozentgehalt an Natriumcetylsulfat in der Substanz wird nach folgender Formel berechnet:

$$\frac{(A \cdot 1{,}421) \cdot m'_H \cdot 100}{S_{Hc\,(corr)} \cdot m'}$$

A = Peakfläche des Cetylalkohols im Chromatogramm der Untersuchungslösung c

m'_H = Menge des bei der Herstellung der Untersuchungslösung c zugesetzten Internen Standards in Milligramm

$S_{Hc\,(corr)}$ = korrigierte Peakfläche des Internen Standards im Chromatogramm der Untersuchungslösung c

m' = Einwaage der Substanz in der Untersuchungslösung c in Milligramm.

Der Prozentgehalt an Natriumstearylsulfat in der Substanz wird nach folgender Formel berechnet:

$$\frac{(B \cdot 1{,}377) \cdot m'_H \cdot 100}{S_{Hc\,(corr)} \cdot m'}$$

B = Peakfläche des Stearylalkohols im Chromatogramm der Untersuchungslösung c.

Der Prozentgehalt an Natriumcetylstearylsulfat entspricht der Summe der Prozentgehalte an Natriumcetylsulfat und Natriumstearylsulfat.

Beschriftung

Die Beschriftung gibt insbesondere, falls zutreffend, Namen und Konzentration des zugesetzten Puffers an.

2000, 193

Natriumchlorid

Natrii chloridum

NaCl M_r 58,44

Definition

Natriumchlorid enthält mindestens 99,0 und höchstens 100,5 Prozent NaCl, berechnet auf die getrocknete Substanz.

Eigenschaften

Weißes, kristallines Pulver oder farblose Kristalle; leicht löslich in Wasser, praktisch unlöslich in wasserfreiem Ethanol.

Prüfung auf Identität

A. Die Substanz gibt die Identitätsreaktionen auf Chlorid (2.3.1).

B. Die Substanz gibt die Identitätsreaktionen auf Natrium (2.3.1).

Prüfung auf Reinheit

Prüflösung: 20,0 g Substanz werden in kohlendioxidfreiem Wasser *R*, das aus destilliertem Wasser *R* hergestellt wurde, zu 100,0 ml gelöst.

Aussehen der Lösung: Die Prüflösung muß klar (2.2.1) und farblos (2.2.2, Methode II) sein.

Sauer oder alkalisch reagierende Substanzen: 20 ml Prüflösung werden mit 0,1 ml Bromthymolblau-Lösung *R* 1 versetzt. Bis zum Farbumschlag dürfen höchstens 0,5 ml Salzsäure (0,01 mol · l^{-1}) oder Natriumhydroxid-Lösung (0,01 mol · l^{-1}) verbraucht werden.

Bromid: 1,0 ml Prüflösung wird mit 4,0 ml Wasser *R*, 2,0 ml Phenolrot-Lösung *R* 2 und 1,0 ml Chloramin-T-Lösung *R* 1 versetzt und sofort gemischt. Nach genau 2 min wird die Lösung mit 0,15 ml Natriumthiosulfat-Lösung (0,1 mol · l^{-1}) versetzt, gemischt und mit Wasser *R* zu 10,0 ml verdünnt. Die Absorption (2.2.25) dieser Lösung, bei 590 nm gegen Wasser *R* als Kompensationsflüssigkeit gemessen, darf nicht größer sein als die einer Referenzlösung, die gleichzeitig und unter gleichen Bedingungen mit 5,0 ml einer Lösung von Kaliumbromid *R* (3,0 mg · l^{-1}) hergestellt wird (50 ppm).

Hexacyanoferrat(II): 2,0 g Substanz werden in 6 ml Wasser *R* gelöst. Die Lösung wird mit 0,5 ml einer Mischung von 5 ml einer Lösung von Ammoniumeisen(III)-sulfat *R* (10 g · l^{-1}) in einer Lösung von Schwefelsäure *R* (2,5 g · l^{-1}) und 95 ml einer Lösung von Eisen(II)-sulfat *R* (10 g · l^{-1}) versetzt. Innerhalb 10 min darf sich keine Blaufärbung entwickeln.

Iodid: 5 g Substanz werden tropfenweise mit einer frisch hergestellten Mischung von 0,15 ml Natriumnitrit-Lösung *R*, 2 ml Schwefelsäure (0,5 mol · l^{-1}), 25 ml iodidfreier Stärke-Lösung *R* und 25 ml Wasser *R* befeuchtet. Innerhalb von 5 min darf sich, im Tageslicht betrachtet, keine Blaufärbung zeigen.

Nitrit: 10 ml Prüflösung werden mit 10 ml Wasser *R* verdünnt. Die Absorption (2.2.25) der Lösung, bei 354 nm gemessen, darf höchstens 0,01 betragen.

Phosphat (2.4.11): 2 ml Prüflösung, mit Wasser *R* zu 100 ml verdünnt, müssen der Grenzprüfung auf Phosphat entsprechen (25 ppm).

Sulfat (2.4.13): 7,5 ml Prüflösung werden mit destilliertem Wasser *R* zu 30 ml verdünnt. 15 ml dieser Lösung müssen der Grenzprüfung auf Sulfat entsprechen (200 ppm).

Aluminium (2.4.17): Natriumchlorid zur Herstellung von Hämodialyse-, Hämofiltrations-, Hämodiafiltrations- und Peritonealdialyselösungen muß der Prüfung entsprechen. 20,0 g Substanz werden in 100 ml Wasser *R* gelöst und mit 10 ml Acetat-Pufferlösung *p*H 6,0 *R* versetzt. Die Lösung muß der Grenzprüfung auf Aluminium entsprechen (0,2 ppm). Als Referenzlösung wird eine Mischung von 2 ml Aluminium-Lösung (2 ppm Al) *R*, 10 ml Acetat-Pufferlösung *p*H 6,0 *R* und 98 ml Wasser *R* verwendet. Als Kompensationsflüssigkeit wird eine Mischung von 10 ml Acetat-Pufferlösung *p*H 6,0 *R* und 100 ml Wasser *R* verwendet.

Arsen (2.4.2): 5 ml Prüflösung müssen der Grenzprüfung A auf Arsen entsprechen (1 ppm).

Barium: 5 ml Prüflösung werden mit 5 ml destilliertem Wasser *R* verdünnt und mit 2 ml verdünnter Schwefelsäure *R* versetzt. Nach 2 h darf eine auftretende Opaleszenz nicht stärker sein als diejenige einer Mischung von 5 ml Prüflösung und 7 ml destilliertem Wasser *R*.

Eisen (2.4.9): 10 ml Prüflösung müssen der Grenzprüfung auf Eisen entsprechen (2 ppm). Zur Herstellung der Referenzlösung wird eine Mischung von 4 ml Eisen-Lösung (1 ppm Fe) *R* und 6 ml Wasser *R* verwendet.

Kalium: Höchstens 500 ppm K. Natriumchlorid zur Herstellung von Parenteralia oder Hämodialyse-, Hämofiltrations-, Hämodiafiltrations- sowie Peritonealdialyselösungen muß der Prüfung entsprechen. Der Gehalt an Kalium wird mit Hilfe der Atomemissionsspektroskopie (2.2.22, Methode I) bestimmt.

Untersuchungslösung: 1,00 g Substanz wird in Wasser *R* zu 100,0 ml gelöst.

Referenzlösungen: 1,144 g zuvor 3 h lang bei 100 bis 105 °C getrocknetes Kaliumchlorid *R* werden in Wasser *R* zu 1000,0 ml gelöst (600 µg K je Milliliter). Die Lösung wird wie erforderlich verdünnt.

Die Emissionsintensität wird bei 766,5 nm gemessen.

Magnesium, Erdalkalimetalle (2.4.7): 10,0 g Substanz müssen der Grenzprüfung auf Magnesium, Erdalkalimetalle entsprechen. Das verbrauchte Volumen Natriumedetat-Lösung (0,01 mol · l^{-1}) darf höchstens 2,5 ml betragen (100 ppm, berechnet als Ca).

Schwermetalle (2.4.8): 12 ml Prüflösung müssen der Grenzprüfung A auf Schwermetalle entsprechen (5 ppm). Zur Herstellung der Referenzlösung wird die Blei-Lösung (1 ppm Pb) *R* verwendet.

Trocknungsverlust (2.2.32): Höchstens 0,5 Prozent, mit 1,000 g Substanz durch 2 h langes Trocknen im Trockenschrank bei 100 bis 105 °C bestimmt.

Bakterien-Endotoxine (2.6.14): Natriumchlorid zur Herstellung von Parenteralia, das dabei keinem weiteren geeigneten Verfahren zur Beseitigung von Bakterien-Endotoxinen unterworfen wird, darf höchstens 5 I.E. Bakterien-Endotoxine je Gramm Substanz enthalten.

Gehaltsbestimmung

1,000 g Substanz wird in Wasser *R* zu 100 ml gelöst. 10,0 ml Lösung werden mit 50 ml Wasser *R*, 5 ml verdünnter Salpetersäure *R*, 25,0 ml Silbernitrat-Lösung (0,1 mol · l^{-1}) und 2 ml Dibutylphthalat *R* versetzt. Nach Umschütteln wird mit Ammoniumthiocyanat-Lösung (0,1 mol · l^{-1}) unter Zusatz von 2 ml Ammoniumeisen(III)-sulfat-Lösung *R* 2 titriert, wobei vor dem Umschlagpunkt kräftig geschüttelt wird.

1 ml Silbernitrat-Lösung (0,1 mol · l^{-1}) entspricht 5,844 mg NaCl.

Beschriftung

Die Beschriftung gibt insbesondere, falls zutreffend, an
- daß die Substanz für die Herstellung von Parenteralia bestimmt ist
- daß die Substanz frei von Bakterien-Endotoxinen ist
- daß die Substanz für die Herstellung von Hämodialyse-, Hämofiltrations-, Hämodiafiltrations- und Peritonealdialyselösungen bestimmt ist.

2000, 774

Natriumcyclamat

Natrii cyclamas

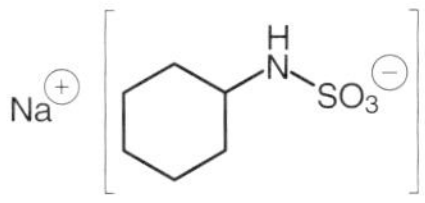

$C_6H_{12}NNaO_3S$ M_r 201,2

Definition

Natriumcyclamat enthält mindestens 98,5 und höchstens 101,0 Prozent *N*-Cyclohexylsulfaminsäure, Natriumsalz, berechnet auf die getrocknete Substanz.

Eigenschaften

Weißes, kristallines Pulver oder farblose Kristalle; leicht löslich in Wasser, schwer löslich in Ethanol.

Prüfung auf Identität

1: A, E.
2: B, C, D, E.

A. Die Prüfung erfolgt mit Hilfe der IR-Spektroskopie (2.2.24) durch Vergleich des Spektrums der Substanz mit dem von Natriumcyclamat *CRS*.

B. Die bei der Prüfung „Sulfaminsäure" (siehe „Prüfung auf Reinheit") erhaltenen Chromatogramme werden ausgewertet. Der Hauptfleck im Chromatogramm der Untersuchungslösung b entspricht in bezug auf Lage, Farbe und Größe dem Hauptfleck im Chromatogramm der Referenzlösung a.

C. Die Mischung von 1 ml Prüflösung (siehe „Prüfung auf Reinheit") und 1 ml Wasser *R* gibt nach Zusatz von 2 ml Silbernitrat-Lösung *R* 1 und Umschütteln einen weißen, kristallinen Niederschlag.

D. 1 ml Prüflösung wird mit 5 ml Wasser *R*, 2 ml verdünnter Salzsäure *R* und 4 ml Bariumchlorid-Lösung *R* 1 versetzt und gemischt. Die Lösung ist klar. Nach Zusatz von 2 ml Natriumnitrit-Lösung *R* entsteht unter Gasentwicklung ein weißer, voluminöser Niederschlag.

E. Eine Mischung von 1 ml Prüflösung und 1 ml Wasser *R* gibt die Identitätsreaktion a auf Natrium (2.3.1).

Prüfung auf Reinheit

Prüflösung: 5 g Substanz werden in kohlendioxidfreiem Wasser *R*, das aus destilliertem Wasser *R* hergestellt wurde, zu 50 ml gelöst.

Aussehen der Lösung: Die Prüflösung muß klar (2.2.1) und farblos (2.2.2, Methode II) sein.

***p*H-Wert** (2.2.3): Der *p*H-Wert der Prüflösung muß zwischen 5,5 und 7,5 liegen.

Absorption (2.2.25): Die Absorption der Prüflösung, bei 270 nm gemessen, darf höchstens 0,10 betragen.

Sulfaminsäure: Die Prüfung erfolgt mit Hilfe der Dünnschichtchromatographie (2.2.27) unter Verwendung einer DC-Platte mit Kieselgel G *R*.

Untersuchungslösung a: Die Prüflösung.

Untersuchungslösung b: 1 ml Untersuchungslösung a wird mit Wasser *R* zu 10 ml verdünnt.

Referenzlösung a: 0,10 g Natriumcyclamat *CRS* werden in Wasser *R* zu 10 ml gelöst.

Referenzlösung b: 10 mg Sulfaminsäure *R* werden in Wasser *R* zu 100 ml gelöst.

Auf die Platte werden 2 µl jeder Lösung aufgetragen. Die Chromatographie erfolgt mit einer Mischung von 10 Volumteilen Wasser *R*, 10 Volumteilen konzentrierter Ammoniak-Lösung *R*, 20 Volumteilen Ethylacetat *R* und 70 Volumteilen 1-Propanol *R* über eine Laufstrecke von 12 cm. Die Platte wird im Warmluftstrom getrocknet und 5 min lang bei 105 °C erhitzt. Die heiße Platte wird mit Natriumhypochlorit-Lösung *R*, die auf einen Gehalt an aktivem Chlor von 5 g · l^{-1} verdünnt ist, besprüht. Die Platte wird so lange in einen Kaltluftstrom gehalten, bis die Kieselgelschicht unterhalb der Startpunkte beim Aufbringen eines Tropfens Kalium-iodid-Stärke-Lösung *R* nur eine sehr schwache Blaufärbung zeigt. Eine zu lange Behandlung mit kalter Luft ist zu vermeiden. Die Platte wird mit Kaliumiodid-Stärke-Lösung *R* besprüht und innerhalb von 5 min ausgewertet. Der Sulfaminsäure-Fleck im Chromatogramm der Untersuchungslösung a darf nicht größer oder stärker gefärbt sein als der Fleck im Chromatogramm der Referenzlösung b (0,1 Prozent).

Anilin, Cyclohexylamin, Dicyclohexylamin: Höchstens 1 ppm Anilin, höchstens 10 ppm Cyclohexylamin und höchstens 1 ppm Dicyclohexylamin. Die Prüfung erfolgt mit Hilfe der Gaschromatographie (2.2.28) unter Verwendung von Tetradecan *R* als Interner Standard.

Interner-Standard-Lösung: 2 µl Tetradecan *R* werden in Dichlormethan *R* zu 100 ml gelöst.

Untersuchungslösung: 2,00 g Substanz werden in 20 ml Wasser *R* gelöst. Nach Zusatz von 0,5 ml konzentrierter Natriumhydroxid-Lösung *R* wird die Lösung mit 30 ml Toluol *R* geschüttelt. 20 ml der oberen Phase werden mit 4 ml einer Mischung gleicher Volumteile verdünnter Essigsäure *R* und Wasser *R* geschüttelt. Die untere Phase wird abgetrennt, mit 0,5 ml konzentrierter Natriumhydroxid-Lösung *R* und 0,5 ml Interner-Standard-Lösung versetzt und geschüttelt. Unmittelbar nach der Trennung der Phasen wird die untere Phase zur Chromatographie verwendet.

Referenzlösung: 10,0 mg (etwa 12 µl) Cyclohexylamin *R*, 1,0 mg (etwa 1,1 µl) Dicyclohexylamin *R* und 1,0 mg (etwa 1 µl) Anilin *R* werden in Wasser *R* zu 1000 ml gelöst. 10,0 ml Lösung werden mit Wasser *R* zu 100,0 ml verdünnt (Lösung A). 20,0 ml Lösung A werden nach Zusatz von 0,5 ml konzentrierter Natriumhydroxid-Lösung *R* mit 30 ml Toluol *R* geschüttelt. 20 ml der oberen Phase werden mit 4 ml einer Mischung von gleichen Volumteilen verdünnter Essigsäure *R* und Wasser *R* geschüttelt. Die untere Phase wird abgetrennt, mit 0,5 ml konzentrierter Natriumhydroxid-Lösung *R* und 0,5 ml Interner-Standard-Lösung versetzt und geschüttelt. Unmittelbar nach der Trennung der Phasen wird die untere Phase zur Chromatographie verwendet.

Die Chromatographie kann durchgeführt werden mit
- einer Kapillarsäule aus Quarzglas von 25 m Länge und 0,32 mm innerem Durchmesser, belegt mit Poly(dimethyl)(diphenyl)siloxan *R* (0,51 µm)
- Helium zur Chromatographie *R* als Trägergas bei einer Durchflußrate von 1,8 ml je Minute
- einem Flammenionisationsdetektor
- einem Splitinjektor bei einer Durchflußrate von 20 ml je Minute

und folgendem Temperaturprogramm

	Zeit (min)	Temperatur (°C)	Rate (°C·min^{-1})	Erläuterungen
Säule	0 – 1	85	–	isothermisch
	1 – 9	85 → 150	8	linearer Gradient
	9 – 13	150	–	isothermisch
Probeneinlaß		250		
Detektor		270		

Je 1,5 µl jeder Lösung werden eingespritzt. Werden die Chromatogramme unter den vorgeschriebenen Bedingungen aufgezeichnet, beträgt die relative Retention, bezogen auf Cyclohexylamin (etwa 2,3 min), für Tetradecan etwa 1,4, für Dicyclohexylamin etwa 4,3 und für Anilin etwa 4,5.

Sulfat (2.4.13): 1,5 ml Prüflösung, mit destilliertem Wasser *R* zu 15 ml verdünnt, müssen der Grenzprüfung auf Sulfat entsprechen (0,1 Prozent).

Schwermetalle (2.4.8): 12 ml Prüflösung müssen der Grenzprüfung A auf Schwermetalle entsprechen (10 ppm). Zur Herstellung der Referenzlösung wird die Blei-Lösung (1 ppm Pb) *R* verwendet.

Trocknungsverlust (2.2.32): Höchstens 1,0 Prozent, mit 1,000 g Substanz durch 4 h langes Trocknen im Trockenschrank bei 100 bis 105 °C bestimmt.

Gehaltsbestimmung

0,150 g Substanz, ohne Erwärmen in 60 ml wasserfreier Essigsäure *R* gelöst, werden mit Perchlorsäure (0,1 mol · l^{-1}) titriert. Der Endpunkt wird mit Hilfe der Potentiometrie (2.2.20) bestimmt.

1 ml Perchlorsäure (0,1 mol · l^{-1}) entspricht 20,12 mg $C_6H_{12}NNaO_3S$.

Verunreinigungen

$H_2N—SO_3H$

A. Sulfaminsäure

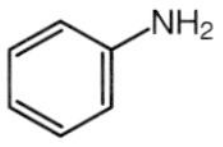

B. Anilin
(Phenylamin)

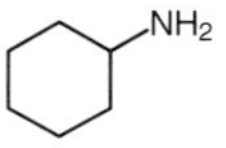

C. Cyclohexylamin

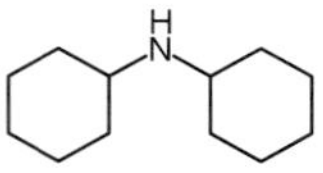

D. Dicyclohexylamin.

1998, 98

Natriumdodecylsulfat

Natrii laurilsulfas

Definition

Natriumdodecylsulfat ist ein Gemisch von Natriumalkylsulfaten, das hauptsächlich aus Dodecylsulfat, Natriumsalz ($C_{12}H_{25}NaO_4S$; M_r 288,4) besteht. Die Substanz enthält mindestens 85,0 Prozent Natriumalkylsulfat, berechnet als $C_{12}H_{25}NaO_4S$.

Eigenschaften

Pulver oder Kristalle, weiß bis blaßgelb; leicht löslich in Wasser unter Bildung einer opaleszierenden Lösung, teilweise löslich in Ethanol.

Prüfung auf Identität

A. 0,1 g Substanz bilden beim Schütteln mit 10 ml Wasser *R* reichlich Schaum.

B. 0,1 ml der bei der „Prüfung auf Identität, A" erhaltenen Lösung werden mit 0,1 ml einer Lösung von Methylenblau *R* (1 g · l^{-1}) und 2 ml verdünnter Schwefelsäure *R* versetzt. Nach Zusatz von 2 ml Dichlormethan *R* wird geschüttelt. Die Dichlormethanphase färbt sich intensiv blau.

C. Etwa 10 mg Substanz werden mit 10 ml wasserfreiem Ethanol *R* unter häufigem Schütteln im Wasserbad zum Sieden erhitzt. Die Lösung wird sofort filtriert und das Ethanol abgedampft. Der Rückstand wird in 8 ml Wasser *R* gelöst. Die Lösung wird mit 3 ml verdünnter Salzsäure *R* versetzt, auf die Hälfte ihres Volumens eingedampft und erkalten gelassen. Die erstarrten Fettalkohole werden abfiltriert. Wird das Filtrat mit 1 ml Bariumchlorid-Lösung *R* 1 versetzt, bildet sich ein weißer, kristalliner Niederschlag.

D. 0,5 g Substanz werden verascht. Der Rückstand gibt die Identitätsreaktion a auf Natrium (2.3.1).

Prüfung auf Reinheit

Alkalisch reagierende Substanzen: 1,0 g Substanz wird in 100 ml kohlendioxidfreiem Wasser *R* gelöst. Die Lösung wird mit 0,1 ml Phenolrot-Lösung *R* versetzt. Bis zum Farbumschlag dürfen höchstens 0,5 ml Salzsäure (0,1 mol · l^{-1}) verbraucht werden.

Unveresterte Alkohole: 10 g Substanz werden in 100 ml Wasser *R* gelöst. Die Lösung wird mit 100 ml Ethanol 96 % *R* versetzt und 3mal mit je 50 ml Pentan *R* ausgeschüttelt, falls erforderlich unter Zusatz von Natriumchlorid *R* zur Beschleunigung der Phasentrennung. Die vereinigten organischen Phasen werden 3mal mit je 50 ml Wasser *R* gewaschen, über wasserfreiem Natriumsulfat *R* getrocknet, filtriert und auf dem Wasserbad so lange eingedampft, bis kein Lösungsmittelgeruch mehr wahrnehmbar ist. Der Rückstand wird 15 min lang bei 105 °C erhitzt und abgekühlt. Die Masse des Rückstands darf höchstens 0,4 g (4 Prozent) betragen.

Natriumchlorid, Natriumsulfat: Die Summe der Gehalte an Natriumchlorid und Natriumsulfat darf höchstens 8,0 Prozent betragen.

Natriumchlorid: 5,00 g Substanz werden in 50 ml Wasser *R* gelöst. Die Lösung wird tropfenweise mit verdünnter Salpetersäure *R* gegen blaues Lackmuspapier *R* neutralisiert. Nach Zusatz von 2 ml Kaliumchromat-Lösung *R* wird mit Silbernitrat-Lösung (0,1 mol · l^{-1}) titriert.

1 ml Silbernitrat-Lösung (0,1 mol · l^{-1}) entspricht 5,844 mg NaCl.

Natriumsulfat: 0,500 g Substanz werden in 20 ml Wasser *R*, falls erforderlich unter schwachem Erwärmen, gelöst. Die Lösung wird mit 1 ml einer Lösung von Dithizon *R* 1 (0,5 g · l^{-1}) in Aceton *R* versetzt. Ist die Lösung rot gefärbt, wird sie tropfenweise mit Salpetersäure (1 mol · l^{-1}) bis zum Farbumschlag nach Blaugrün versetzt. Nach Zusatz von 2,0 ml Dichloressigsäure-Reagenz *R* und 80 ml Aceton *R* wird mit Blei(II)-nitrat-Lösung (0,01 mol · l^{-1}) bis zum bestehenbleibenden Farbumschlag nach Violettrot oder Orangerot titriert. Ein Blindversuch wird durchgeführt.

1 ml Blei(II)-nitrat-Lösung (0,01 mol · l^{-1}) entspricht 1,420 mg Na_2SO_4.

Gehaltsbestimmung

1,15 g Substanz werden mit Wasser *R* zu 1000,0 ml, falls erforderlich unter Erwärmen, gelöst. 20,0 ml Lösung werden mit 15 ml Chloroform *R* und 10 ml Dimidiumbromid-Sulfanblau-Reagenz *R* versetzt. Unter kräftigem Schütteln wird mit Benzethoniumchlorid-Lösung (0,004 mol · l^{-1}) titriert, wobei vor jeder neuerlichen Zugabe die Phasentrennung abgewartet wird. Der Endpunkt ist erreicht, wenn die Rosafärbung der Chloroformphase vollständig verschwunden und eine graublaue Farbe entstanden ist.

1 ml Benzethoniumchlorid-Lösung (0,004 mol · l^{-1}) entspricht 1,154 mg Natriumalkylsulfat, berechnet als $C_{12}H_{25}NaO_4S$.

Lagerung

Gut verschlossen.

Dieser Text enthält zusätzlich für die englisch- und/oder französischsprachige 4. Ausgabe 2002 vorgesehene Berichtigungen.

2001, 1472

Natriumhyaluronat

Natrii hyaluronas

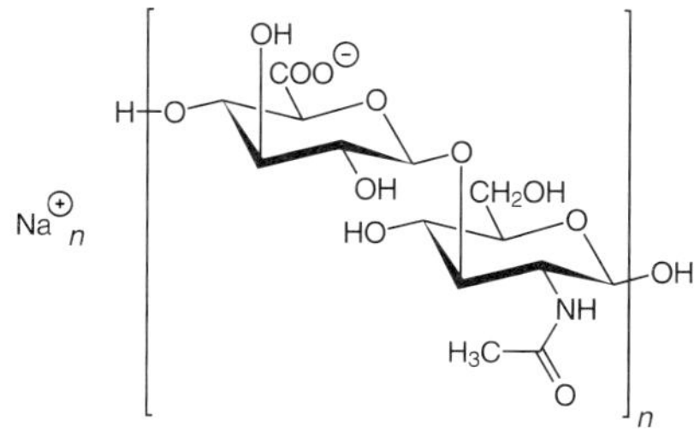

$(C_{14}H_{20}NNaO_{11})_n$

Definition

Natriumhyaluronat ist das Natriumsalz der Hyaluronsäure, einem Glucosaminoglucan, bestehend aus Disaccharid-Einheiten aus D-Glucuronsäure und *N*-Acetyl-D-glucosamin. Die Substanz enthält mindestens 95,0 und höchstens 105,0 Prozent Natriumhyaluronat, berechnet auf die getrocknete Substanz. Natriumhyaluronat hat eine Grenzviskosität von mindestens 90 und höchstens 120 Prozent des in der Beschriftung angegebenen Werts.

Herstellung

Natriumhyaluronat wird aus Hahnenkämmen extrahiert oder durch Fermentation mit *Streptococci*, Lancefield-Gruppen A und C, gewonnen. Die angewendeten Herstellungsverfahren müssen Infektionserreger nachweislich entfernen oder so gering wie möglich halten. Wird die Substanz durch Fermentation mit grampositiven Bakterien gewonnen, muß das Herstellungsverfahren nachweislich pyrogene oder entzündungsfördernde Komponenten der Zellwand entfernen oder so gering wie möglich halten.

Eigenschaften

Weißes bis fast weißes, sehr hygroskopisches Pulver oder faseriges Aggregat; wenig löslich bis löslich in Wasser, praktisch unlöslich in Aceton, wasserfreiem Ethanol und Ether.

Prüfung auf Identität

A. Die Prüfung erfolgt mit Hilfe der IR-Spektroskopie (2.2.24) durch Vergleich des Spektrums der Substanz mit dem Natriumhyaluronat-Referenzspektrum der Ph. Eur.

B. Die Substanz gibt die Identitätsreaktion a auf Natrium (2.3.1).

Prüfung auf Reinheit

Prüflösung: Eine 0,10 g getrockneter Substanz entsprechende Menge Substanz wird mit 30,0 ml einer Lösung von Natriumchlorid *R* ($9 \text{ g} \cdot \text{l}^{-1}$) versetzt. Die Mischung wird bis zur Auflösung der Substanz (etwa 12 h lang) auf einem Schüttelgerät schwach geschüttelt.

Aussehen der Lösung: Die Prüflösung muß klar (2.2.1) sein. Die Absorption (2.2.25) der Prüflösung, bei 600 nm gemessen, darf höchstens 0,01 betragen.

***p*H-Wert** (2.2.3): Die Substanz wird in kohlendioxidfreiem Wasser *R* gelöst, so daß eine Lösung erhalten wird, die 5 mg getrocknete Substanz je Milliliter enthält. Der *p*H-Wert der Lösung muß zwischen 5,0 und 8,5 liegen.

Grenzviskosität: *Natriumhyaluronat ist sehr hygroskopisch und muß während des Wägens vor Feuchtigkeit geschützt werden.*

Pufferlösung [Natriumchlorid ($0{,}15 \text{ mol} \cdot \text{l}^{-1}$) in Phosphat-Pufferlösung pH 7,0 ($0{,}01 \text{ mol} \cdot \text{l}^{-1}$)]: 0,78 g Natriumdihydrogenphosphat *R* und 4,50 g Natriumchlorid *R* werden in Wasser *R* zu 500,0 ml gelöst (Lösung A). 1,79 g Natriummonohydrogenphosphat *R* und 4,50 g Natriumchlorid *R* werden in Wasser *R* zu 500,0 ml gelöst (Lösung B). Die Lösungen A und B werden so gemischt, daß ein *p*H-Wert von 7,0 erreicht wird. Die Mischung wird durch einen Glassintertiegel (4) filtriert.

Untersuchungslösung a (Konzentration c_1 von Natriumhyaluronat): 0,200 g (m_{0p}) Substanz *(Hinweis: Dieser Wert ist nur ein Anhaltspunkt und muß nach der ersten Viskositätsmessung der Untersuchungslösung a angepaßt werden.)* werden eingewogen und 24 h lang mit 50,0 g (m_{0s}) Pufferlösung von 4 °C durch Schütteln bei 4 °C gemischt. 5,00 g (m_{1p}) Lösung werden eingewogen und 20 min lang mit 100,0 g (m_{1s}) Pufferlösung von 25 °C durch Schütteln gemischt. Die Mischung wird durch einen Glassintertiegel (100) filtriert, wobei die ersten 10 ml Filtrat verworfen werden.

Untersuchungslösung b (Konzentration c_2 von Natriumhyaluronat): 30,0 g (m_{2p}) Untersuchungslösung a werden eingewogen und 20 min lang mit 10,0 g (m_{2s}) Pufferlösung von 25 °C durch Schütteln gemischt. Die Mischung wird durch einen Glassintertiegel (100) filtriert, wobei die ersten 10 ml Filtrat verworfen werden.

Untersuchungslösung c (Konzentration c_3 von Natriumhyaluronat): 20,0 g (m_{3p}) Untersuchungslösung a werden eingewogen und 20 min lang mit 20,0 g (m_{3s}) Pufferlösung von 25 °C durch Schütteln gemischt. Die Mischung wird durch einen Glassintertiegel (100) filtriert, wobei die ersten 10 ml Filtrat verworfen werden.

Untersuchungslösung d (Konzentration c_4 von Natriumhyaluronat): 10,0 g (m_{4p}) Untersuchungslösung a werden eingewogen und 20 min lang mit 30,0 g (m_{4s}) Pufferlösung von 25 °C durch Schütteln gemischt. Die Mischung wird durch einen Glassintertiegel (100) filtriert, wobei die ersten 10 ml Filtrat verworfen werden.

Die Durchflußzeit der Pufferlösung (t_0) und die Durchflußzeiten der vier Untersuchungslösungen (t_1, t_2, t_3 und t_4), bei 25,00 ± 0,03 °C (2.2.9) werden, unter Verwendung eines geeigneten Viskosimeters mit hängendem Kugelniveau, bestimmt (Spezifikationen: Viskosimeter-Konstante: etwa $0{,}005 \text{ mm}^2 \cdot \text{s}^{-2}$, Meßbereich für die kinematische Viskosität: 1 bis $5 \text{ mm}^2 \cdot \text{s}^{-2}$, Innendurchmesser der Kapillare R: 0,53 mm, Volumen des Gefäßes C: 5,6 ml, Innendurchmesser des Rohres N: 2,8 bis 3,2 mm) mit einem trichterförmigen unteren Ende der Kapillare. Alle Messungen müssen mit demselben Viskosimeter durchgeführt werden. Alle Durchflußzeiten werden 3mal gemessen. Die Prüfung darf nur ausgewertet werden, wenn die Ergebnisse höchstens 0,35 Prozent vom Mittelwert abweichen und wenn die Durchflußzeit t_1 mindestens das 1,6fache und höchstens das 1,8fache von t_0 beträgt. Falls dies nicht zutrifft, muß der Wert von m_{0p} angepaßt und die Prüfung wiederholt werden.

Berechnung der relativen Viskositäten

Da die Dichte der Natriumhyaluronat-Lösungen und des Lösungsmittels praktisch gleich sind, kann die relative Viskosität η_{ri} (η_{r1}, η_{r2}, η_{r3}, η_{r4}) aus dem Verhältnis der Durchflußzeiten der entsprechenden Lösung t_i (t_1, t_2, t_3, t_4) zur Durchflußzeit des Lösungsmittels t_0 unter Berücksichtigung des kinetische-Energie-Korrekturfaktors der Kapillare ($B = 30\,800 \text{ s}^3$) nach folgender Gleichung berechnet werden

$$\eta_{ri} = \frac{t_i - \frac{B}{t_i^2}}{t_0 - \frac{B}{t_0^2}}$$

Berechnung der Konzentrationen

Berechnung der Konzentration c_1
(ausgedrückt in kg · m^{-3}) von Natriumhyaluronat in der Untersuchungslösung a

$$c_1 = m_{0p} \cdot \frac{x}{100} \cdot \frac{100-h}{100} \cdot \frac{1}{m_{0p}+m_{0s}} \cdot \frac{m_{1p}}{m_{1p}+m_{1s}} \varrho_{25}$$

x = Prozentgehalt an Natriumhyaluronat, wie unter „Gehaltsbestimmung" beschrieben bestimmt
h = Trocknungsverlust in Prozent
ϱ_{25} = 1005 kg · m^{-3} (Dichte der Untersuchungslösung bei 25 °C)

Berechnung der anderen Konzentrationen

$$c_2 = c_1 \cdot \frac{m_{2p}}{m_{2s}+m_{2p}}$$

$$c_3 = c_1 \cdot \frac{m_{3p}}{m_{3s}+m_{3p}}$$

$$c_4 = c_1 \cdot \frac{m_{4p}}{m_{4s}+m_{4p}}$$

Berechnung der Grenzviskosität

Die Grenzviskosität $[\eta]$ wird mit Hilfe der linearen Regression der kleinsten Quadrate nach der folgenden Gleichung von Martin berechnet

$$\log\left(\frac{\eta_r - 1}{c}\right) = \log[\eta] + k[\eta]c$$

Der dezimale Antilogarithmus des Ordinatenabschnitts am Schnittpunkt ist die Grenzviskosität, ausgedrückt in m^3 · kg^{-1}.

Glucosaminoglucansulfate: *Natriumhyaluronat, das aus Hahnenkämmen extrahiert wurde, muß folgender zusätzlicher Anforderung entsprechen. Das Arbeiten mit Perchlorsäure bei erhöhter Temperatur muß mit entsprechender Vorsicht erfolgen.*

Untersuchungslösung: Eine 50,0 mg getrockneter Substanz entsprechende Menge Substanz wird in einem Reagenzglas von 150 mm Länge und 16 mm innerem Durchmesser in 1,0 ml Perchlorsäure *R* gelöst.

Referenzlösung: 0,149 g Natriumsulfat *R* werden in Wasser *R* zu 100,0 ml gelöst. 10,0 ml Lösung werden mit Wasser *R* zu 100,0 ml verdünnt. 1,0 ml dieser Lösung wird in einem Reagenzglas von 150 mm Länge und 16 mm innerem Durchmesser in einem Heizblock bei 90 bis 95 °C eingedampft. Der Rückstand wird in 1,0 ml Perchlorsäure *R* gelöst.

Die beiden Reagenzgläser werden mit Glaswolle verschlossen. Die Reagenzgläser werden in einem Heizblock oder in einem Siliconölbad bei 180 °C so lange erhitzt, bis die Lösungen klar und farblos sind (etwa 12 h). Die Reagenzgläser werden auf Raumtemperatur abgekühlt. In jedes der Reagenzgläser werden 3,0 ml einer Lösung von Bariumchlorid *R* (33,3 g · l^{-1}) gegeben. Die Reagenzgläser werden verschlossen, kräftig geschüttelt und anschließend 30 min lang stehengelassen. Die beiden Reagenzgläser werden erneut geschüttelt und anschließend wird die Absorption (2.2.25) der Lösungen bei 660 nm, unter Verwendung von Wasser *R* als Kompensationsflüssigkeit, gemessen.

Die Absorption der Untersuchungslösung darf nicht größer sein als die der Referenzlösung (1 Prozent).

Nukleinsäuren: Die Absorption (2.2.25) der Prüflösung, bei 260 nm gemessen, darf höchstens 0,5 betragen.

Protein: Höchstens 0,3 Prozent. Ist die Substanz zur Herstellung von Parenteralia bestimmt, höchstens 0,1 Prozent.

Untersuchungslösung a: Die Substanz wird in Wasser *R* gelöst, so daß eine Lösung erhalten wird, die etwa 10 mg getrocknete Substanz je Milliliter enthält.

Untersuchungslösung b: Gleiche Volumteile Untersuchungslösung a und Wasser *R* werden gemischt.

Referenzlösungen: Aus einer Stammlösung von Rinderalbumin *R* (0,5 mg · l^{-1}) in Wasser *R* werden 5 Verdünnungen mit einem Gehalt zwischen 5 und 50 µg Rinderalbumin je Milliliter hergestellt.

2,5 ml Wasser *R* als Blindlösung, 2,5 ml Untersuchungslösung a oder b oder 2,5 ml der Referenzlösungen werden je mit 2,5 ml frisch hergestellter Fehlingscher Lösung *R* 3 versetzt und sofort gemischt. Nach etwa 10 min werden in jedes Reagenzglas 0,50 ml einer Mischung gleicher Volumteile Wasser *R* und Molybdat-Wolframat-Reagenz *R* gegeben und sofort gemischt. Nach 30 min wird die Absorption (2.2.25) jeder Lösung bei 750 nm gegen die Blindlösung als Kompensationsflüssigkeit gemessen. Mit Hilfe der mit den 5 Referenzlösungen erstellten Eichkurve wird der Proteingehalt der Untersuchungslösungen bestimmt.

Chlorid (2.4.4): 67 mg Substanz werden in 100 ml Wasser *R* gelöst. 15 ml Lösung müssen der Grenzprüfung auf Chlorid entsprechen (0,5 Prozent).

Eisen: Höchstens 80 ppm Fe. Der Gehalt an Eisen wird mit Hilfe der Atomabsorptionsspektroskopie (2.2.23, Methode II) bestimmt.

Untersuchungslösung: Eine 0,25 g getrockneter Substanz entsprechende Menge Substanz wird unter Erhitzen im Wasserbad in 1 ml Salpetersäure *R* gelöst. Nach dem Abkühlen wird die Lösung mit Wasser *R* zu 10,0 ml verdünnt.

Referenzlösungen: 2 Referenzlösungen werden in der gleichen Weise wie die Untersuchungslösung hergestellt. 1,0 ml oder 2,0 ml Eisen-Lösung (10 ppm Fe) *R* werden nach dem Auflösen der Substanz zugesetzt.

Die Absorption wird bei 248,3 nm unter Verwendung einer Eisen-Hohlkathodenlampe als Strahlungsquelle, einer Transmissionsbande von 0,2 nm und einer Luft-Acetylen-Flamme bestimmt.

Trocknungsverlust (2.2.32): Höchstens 20,0 Prozent, mit 0,500 g Substanz durch 6 h langes Trocknen bei 100 bis 110 °C über Phosphor(V)-oxid *R* bestimmt.

Mikrobielle Verunreinigung (2.6.12): Höchstens 10^2 koloniebildende, aerobe Einheiten je Gramm Substanz, mit 1 g Substanz bestimmt.

Sterilität (2.6.1): Natriumhyaluronat zur Herstellung von sterilen Darreichungsformen, das dabei keinem weiteren geeigneten Sterilisationsverfahren unterworfen wird, muß der Prüfung entsprechen.

Bakterien-Endotoxine (2.6.14): Natriumhyaluronat zur Herstellung von Parenteralia, das dabei keinem weiteren geeigneten Verfahren zur Beseitigung von Bakterien-Endotoxinen unterworfen wird, darf höchstens 0,5 I.E. Bakterien-Endotoxine je Milligramm enthalten.

Natriumhyaluronat zur Herstellung von Zubereitungen zur intraokulären oder zur intraartikulären Anwendung, das dabei keinem weiteren geeigneten Verfahren zur Beseitigung von Bakterien-Endotoxinen unterworfen wird, darf höchstens 0,05 I.E. Bakterien-Endotoxine je Milligramm enthalten.

Gehaltsbestimmung

Die Bestimmung von Glucuronsäure erfolgt nach Reaktion mit Carbazol wie nachstehend beschrieben.

Reagenz A: 0,95 g Natriumtetraborat *R* werden in 100,0 ml Schwefelsäure *R* gelöst.

Reagenz B: 0,125 g Carbazol *R* werden in 100,0 ml wasserfreiem Ethanol *R* gelöst.

Untersuchungslösung: Die Lösung wird 3fach hergestellt. 0,170 g Substanz werden in Wasser *R* zu 100,0 g gelöst. 10,0 g Lösung werden mit Wasser *R* zu 200,0 g verdünnt.

Referenz-Stammlösung: 0,100 g D-Glucuronsäure *R*, die zuvor im Vakuum über Phosphor(V)-oxid *R* bis zur Massekonstanz getrocknet wurde (2.2.32), werden in Wasser *R* zu 100,0 g gelöst.

Referenzlösungen: Aus der Referenz-Stammlösung werden 5 Verdünnungen hergestellt, die zwischen 6,5 und 65 µg D-Glucuronsäure je Gramm Lösung enthalten.

25 Reagenzgläser, von 1 bis 25 numeriert, werden in eine Eis-Wasser-Mischung gestellt. 1,0 ml jeder der 5 Referenzlösungen wird 3mal in die Reagenzgläser 1 bis 15 gegeben. 1,0 ml jeder der 3 Untersuchungslösungen wird 3mal in die Reagenzgläser 16 bis 24 gegeben. 1,0 ml Wasser *R* wird in das Reagenzglas 25 gegeben (Blindlösung). 5,0 ml frisch hergestelltes Reagenz A werden in jedes Reagenzglas gegeben. Die Reagenzgläser werden mit Verschlüssen aus Kunststoff dicht verschlossen, anschließend geschüttelt und genau 15 min lang in ein Wasserbad gestellt. Nach dem Abkühlen in einer Eis-Wasser-Mischung werden in jedes Reagenzglas 0,20 ml Reagenz B gegeben. Die Reagenzgläser werden erneut verschlossen, geschüttelt und genau 15 min lang in ein Wasserbad gestellt. Nach dem Abkühlen auf Raumtemperatur wird die Absorption (2.2.25) jeder Lösung bei 530 nm gegen die Blindlösung als Kompensationsflüssigkeit gemessen.

Mit Hilfe der Eichkurve, erstellt aus den Mittelwerten der mit den Referenzlösungen gemessenen Absorptionen, werden die Mittelwerte der Gehalte an D-Glucuronsäure der Untersuchungslösungen bestimmt.

Der Prozentgehalt an Natriumhyaluronat wird nach folgender Formel berechnet

$$\frac{c_g}{c_s} \cdot Z \cdot \frac{100}{100 - h} \cdot \frac{401{,}3}{194{,}1}$$

c_g = Mittelwert der Konzentrationen an D-Glucuronsäure in den Untersuchungslösungen in Milligramm je Gramm

c_s = Mittelwert der Konzentrationen der Substanz in den Untersuchungslösungen in Milligramm je Gramm

Z = ermittelter Gehalt an $C_6H_{10}O_7$ in D-Glucuronsäure *R*

h = Trocknungsverlust in Prozent

401,3 = relative Molekülmasse der Disaccharid-Einheit

194,1 = relative Molekülmasse von Glucuronsäure.

Lagerung

Dicht verschlossen, vor Licht und Feuchtigkeit geschützt. Falls die Substanz steril ist, in einem Behältnis mit Sicherheitsverschluß.

Beschriftung

Die Beschriftung gibt insbesondere an

- die Grenzviskosität
- die Herkunft der Substanz
- vorgesehener Verwendungszweck der Substanz
- falls zutreffend, daß die Substanz steril ist
- falls zutreffend, daß die Substanz für die Herstellung von Parenteralia bestimmt ist, aber nicht zur Herstellung von Produkten zur intraartikulären Anwendung verwendet werden darf
- falls zutreffend, daß die Substanz für die Herstellung von Parenteralia und die Herstellung von Produkten zur intraartikulären Anwendung bestimmt ist
- falls zutreffend, daß die Substanz zur intraokulären Anwendung bestimmt ist.

2001, 195

Natriumhydrogencarbonat

Natrii hydrogenocarbonas

$NaHCO_3$ M_r 84,0

Definition

Natriumhydrogencarbonat enthält mindestens 99,0 und höchstens 101,0 Prozent $NaHCO_3$.

Eigenschaften

Weißes, kristallines Pulver; löslich in Wasser, praktisch unlöslich in Ethanol.

Beim Erhitzen der Substanz oder der Substanzlösung entsteht allmählich Natriumcarbonat.

Prüfung auf Identität

A. Werden 5 ml Prüflösung (siehe „Prüfung auf Reinheit") mit 0,1 ml Phenolphthalein-Lösung *R* versetzt, entsteht eine schwache Rosafärbung. Beim Erhitzen entweicht Gas, und die Lösung färbt sich rot.

B. Die Substanz gibt die Identitätsreaktion auf Carbonat und Hydrogencarbonat (2.3.1).

C. Die Prüflösung gibt die Identitätsreaktion a auf Natrium (2.3.1).

Prüfung auf Reinheit

Prüflösung: 5,0 g Substanz werden in 90,0 ml kohlendioxidfreiem Wasser *R* gelöst. Die Lösung wird mit kohlendioxidfreiem Wasser *R* zu 100,0 ml verdünnt.

Aussehen der Lösung: Die Prüflösung muß klar (2.2.1) und farblos (2.2.2, Methode II) sein.

Carbonat: Der *p*H-Wert (2.2.3) der frisch hergestellten Prüflösung darf höchstens 8,6 betragen.

Chlorid (2.4.4): 7 ml Prüflösung werden mit 2 ml Salpetersäure *R* versetzt und mit Wasser *R* zu 15 ml verdünnt. Die Lösung muß der Grenzprüfung auf Chlorid entsprechen (150 ppm).

Sulfat (2.4.13): Eine Suspension von 1,0 g Substanz in 10 ml destilliertem Wasser *R* wird mit Salzsäure *R* bis zur neutralen Reaktion mit etwa 1 ml Überschuß versetzt und mit destilliertem Wasser *R* zu 15 ml verdünnt. Die Lösung muß der Grenzprüfung auf Sulfat entsprechen (150 ppm).

Ammonium (2.4.1): 10 ml Prüflösung werden mit Wasser *R* zu 15 ml verdünnt. Die Lösung muß der Grenzprüfung auf Ammonium entsprechen (20 ppm). Zur Herstellung der Referenzlösung wird eine Mischung von 5 ml Wasser *R* und 10 ml Ammonium-Lösung (1 ppm NH_4) *R* verwendet.

Arsen (2.4.2): 0,5 g Substanz müssen der Grenzprüfung A auf Arsen entsprechen (2 ppm).

Calcium (2.4.3): Eine Suspension von 1,0 g Substanz in 10 ml destilliertem Wasser *R* wird mit Salzsäure *R* bis zur neutralen Reaktion versetzt und mit destilliertem Wasser *R* zu 15 ml verdünnt. Die Lösung muß der Grenzprüfung auf Calcium entsprechen (100 ppm).

Eisen (2.4.9): 0,5 g Substanz werden in 5 ml verdünnter Salzsäure *R* gelöst. Die mit Wasser *R* zu 10 ml verdünnte Lösung muß der Grenzprüfung auf Eisen entsprechen (20 ppm).

Schwermetalle (2.4.8): 2,0 g Substanz werden in einer Mischung von 2 ml Salzsäure *R* und 18 ml Wasser *R* gelöst. 12 ml Lösung müssen der Grenzprüfung A auf Schwermetalle entsprechen (10 ppm). Zur Herstellung der Referenzlösung wird die Blei-Lösung (1 ppm Pb) *R* verwendet.

Gehaltsbestimmung

1,500 g Substanz, in 50 ml kohlendioxidfreiem Wasser *R* gelöst, werden nach Zusatz von 0,2 ml Methylorange-Lösung *R* mit Salzsäure (1 mol · l^{-1}) titriert.

1 ml Salzsäure (1 mol · l^{-1}) entspricht 84,0 mg $NaHCO_3$.

1999, 938

Natrium[^{131}I]iodid-Kapseln für diagnostische Zwecke

Natrii iodidi[^{131}I] capsulae ad usum diagnosticum

Definition

Natrium[^{131}I]iodid-Kapseln für diagnostische Zwecke enthalten Iod-131 in Form von Natriumiodid und einen geeigneten festen Trägerstoff. Sie enthalten ebenfalls Natriumthiosulfat oder ein anderes geeignetes Reduktionsmittel und können einen geeigneten Puffer enthalten. Iod-131 ist ein Radioisotop des Iods und kann durch Neutronenbestrahlung von Tellur oder durch Extraktion von Kernspaltprodukten des Urans erhalten werden. Jede Kapsel enthält mindestens 90,0 und höchstens 110,0 Prozent der deklarierten Iod-131-Radioaktivität zu dem in der Beschriftung angegebenen Zeitpunkt. Höchstens 0,1 Prozent der Gesamtradioaktivität entspricht anderen Radionukliden als Iod-131. Mindestens 95 Prozent des Iod-131 liegen in Form von Iodid vor. Die Kapseln sind so herzustellen, daß die spezifische Radioaktivität mindestens 185 GBq Iod-131 je Milligramm Iod beträgt. Die Kapseln müssen, ausgenommen in begründeten und zugelassenen Fällen, den Anforderungen an Hartkapseln der Monographie **Kapseln (Capsulae**, siehe **Darreichungsformen)** entsprechen.

Eigenschaften

Iod-131 hat eine Halbwertszeit von 8,04 Tagen und emittiert Beta- und Gammastrahlen.

Prüfung auf Identität

A. Das Spektrum der Gammastrahlen der Kapseln wird, wie in der Monographie **Radioaktive Arzneimittel (Radiopharmaceutica)** beschrieben, mit einem geeigneten Gerät gemessen. Das Spektrum weicht nicht signifikant von dem einer Iod-131-Referenzlösung ab. Iod-131-Referenzlösung kann von nationalen, autorisierten Laboratorien bezogen werden. Das wichtigste Gammaphoton des Iod-131 hat eine Energie von 0,365 MeV.

B. Die bei der Prüfung „Radiochemische Reinheit" (siehe „Prüfung auf Reinheit") erhaltenen Chromatogramme werden ausgewertet. Die Verteilung der Radioaktivität trägt zur Identifizierung der Kapseln bei.

Prüfung auf Reinheit

Radionukleare Reinheit: Das Spektrum der Gammastrahlen wird, wie in der Monographie **Radioaktive Arzneimittel** beschrieben, mit einem geeigneten Gerät gemessen. Das Spektrum darf nicht signifikant von dem einer Iod-131-Referenzlösung abweichen.

Die relativen Mengen Iod-131, Iod-133, Iod-135 und anderer radionuklearer Verunreinigungen werden bestimmt. Iod-133 hat eine Halbwertszeit von 20,8 h, und seine wichtigsten Gammaphotonen haben Energien von 0,530 und 0,875 MeV. Iod-135 hat eine Halbwertszeit von 6,55 h, und seine wichtigsten Gammaphotonen haben Energien von 0,527, 1,132 und 1,260 MeV. Mindestens 99,9 Prozent der Gesamtradioaktivität müssen Iod-131 entsprechen.

Für diese Prüfung wird ein geeignetes Volumen der bei der Prüfung „Zerfallszeit" erhaltenen Lösung verwendet.

Radiochemische Reinheit: Die Prüfung erfolgt mit Hilfe der aufsteigenden Papierchromatographie (2.2.26), wie in der Monographie **Radioaktive Arzneimittel** beschrieben.

Untersuchungslösung: Der Inhalt einer Kapsel wird in 5 ml Wasser *R* gelöst.

Auf einen Streifen geeigneten Papiers werden 10 µl Untersuchungslösung aufgetragen. Auf denselben Startfleck werden ohne vorheriges Trocknen 10 µl einer Lösung, die Kaliumiodid *R* ($1 g \cdot l^{-1}$), Kaliumiodat *R* ($2 g \cdot l^{-1}$) und Natriumhydrogencarbonat *R* ($10 g \cdot l^{-1}$) enthält, aufgetragen. Die Chromatographie erfolgt ohne vorheriges Trocknen mit einer Mischung von 30 Volumteilen Wasser *R* und 70 Volumteilen Methanol *R* über eine Laufstrecke von 10 cm. Das Papier wird trocknen gelassen und die Verteilung der Radioaktivität mit Hilfe eines geeigneten Detektors bestimmt. In dem mit der Untersuchungslösung erhaltenen Chromatogramm muß die Radioaktivität des dem Iodid entsprechenden Flecks mindestens 95 Prozent der Gesamtradioaktivität betragen. Das Papier wird mit Palladium(II)-chlorid-Lösung *R* besprüht und in einem Warmluftstrom getrocknet. Der dem Iodid entsprechende Fleck färbt sich braun, der dem Iodat entsprechende nach dem Erhitzen gelb.

Zerfallszeit: In einer kleinen Kristallisierschale werden 10 ml einer Lösung von Kaliumiodid *R* ($20 g \cdot l^{-1}$) im Wasserbad von 37 °C erwärmt. Eine Kapsel wird mit Hilfe eines Magnetrührers bei 20 Umdrehungen je Minute gelöst. Hülle und Inhalt müssen sich innerhalb von 15 min vollständig lösen.

Gleichförmigkeit des Gehalts: Die Radioaktivität von mindestens 10 Kapseln wird in einer geeigneten Zählvorrichtung unter konstanten geometrischen Bedingungen für jede Kapsel einzeln bestimmt. Die durchschnittliche Radioaktivität je Kapsel wird errechnet. Die Radioaktivität keiner Kapsel darf mehr als 10 Prozent vom Mittelwert abweichen. Die relative Standardabweichung darf höchstens 3,5 Prozent betragen.

Radioaktivität

Die durchschnittliche Radioaktivität, bestimmt unter „Gleichförmigkeit des Gehalts" (siehe „Prüfung auf Reinheit"), beträgt mindestens 90,0 und höchstens 110,0 Prozent der deklarierten Iod-131-Radioaktivität zum Zeitpunkt, der in der Beschriftung angegeben ist.

Lagerung

Entsprechend **Radioaktive Arzneimittel**.

Beschriftung

Entsprechend **Radioaktive Arzneimittel**.

2000, 1151

Natriumlactat-Lösung

Natrii lactatis solutio

Definition

Natriumlactat besteht aus einem Gemisch von Enantiomeren. Natriumlactat liegt meistens als Racemat vor; in einigen Fällen überwiegt das (+)-(*S*)-Isomer.

Natriumlactat-Lösung enthält mindestens 50,0 Prozent (*m/m*) Natrium-2-hydroxypropanoat ($C_3H_5NaO_3$; M_r 112,1) und mindestens 96,0 und höchstens 104,0 Prozent der in der Beschriftung angegebenen Menge Natriumlactat.

Eigenschaften

Klare, farblose, leicht sirupöse Flüssigkeit; mischbar mit Wasser und Ethanol.

Prüfung auf Identität

A. 0,1 ml Substanz werden mit 10 ml Wasser *R* verdünnt. 5 ml Lösung geben die Identitätsreaktion auf Lactat (2.3.1).

B. Die Substanz gibt die Identitätsreaktion a auf Natrium (2.3.1).

Prüfung auf Reinheit

Prüflösung: Eine 40,0 g Natriumlactat entsprechende Menge Substanz wird mit destilliertem Wasser *R* zu 200 ml verdünnt.

Aussehen der Lösung: Die Substanz muß klar (2.2.1) und darf nicht stärker gefärbt sein als die Farbvergleichslösung BG_7 (2.2.2, Methode II).

***p*H-Wert** (2.2.3): Der *p*H-Wert der Substanz muß zwischen 6,5 und 9,0 liegen.

Reduzierende Substanzen, Saccharose: 5 ml Substanz werden mit 2 ml verdünnter Natriumhydroxid-Lösung *R* und 0,2 ml Kupfer(II)-sulfat-Lösung *R* versetzt. Die Lösung muß auch nach Erhitzen zum Sieden blau und klar bleiben. Die heiße Lösung wird mit 4 ml Salzsäure *R* versetzt und 1 min lang zum Sieden erhitzt. Nach Zusatz von 6 ml konzentrierter Natriumhydroxid-Lösung *R* und erneutem Erhitzen zum Sieden muß die Lösung blau gefärbt und klar sein.

Lösungsmittel-Rückstände (2.4.24): Die Prüfung erfolgt mit Hilfe der Gaschromatographie (Dampfraumanalyse, 2.2.28).

Lösungsmittellösung: 0,5 g Methanol *R* und 1,0 g wasserfreies Ethanol *R* werden mit Wasser *R* zu 1000,0 ml verdünnt. 5,0 ml Lösung werden mit Wasser *R* zu 100,0 ml verdünnt.

Untersuchungs-Stammlösung: Eine 0,500 g Natriumlactat entsprechende Menge Substanz wird mit Wasser *R* zu 10,0 ml verdünnt.

Untersuchungslösung: In eine Probeflasche werden 2,0 ml Untersuchungs-Stammlösung und 1,0 ml Wasser *R* gegeben.

Referenzlösung: In eine Probeflasche werden 2,0 ml Untersuchungs-Stammlösung und 1,0 ml Lösungsmittellösung gegeben.

Die Probeflaschen werden in einer Eis-Wasser-Mischung gekühlt. In jede Probeflasche werden 3,0 ml einer Lösung von Natriumhydroxid *R* (500 g · l^{-1}) gegeben.

Je 1 ml Gasphase der Untersuchungslösung und der Referenzlösung werden eingespritzt. Die Fläche der Methanol- und Ethanol-Peaks im Chromatogramm der Untersuchungslösung darf höchstens das 0,5fache der Fläche der Methanol- und Ethanol-Peaks im Chromatogramm der Referenzlösung betragen (250 ppm Methanol und 500 ppm Ethanol, bezogen auf Natriumlactat).

Wird die Substanz zur Herstellung von Parenteralia, Dialyselösungen, Hämodialyse-, Hämofiltrations- oder Hämodiafiltrationslösungen verwendet, darf sie höchstens 50 ppm Methanol enthalten, bezogen auf Natriumlactat.

Chlorid (2.4.4): 5 ml Prüflösung, mit Wasser *R* zu 15 ml verdünnt, müssen der Grenzprüfung auf Chlorid entsprechen (50 ppm, bezogen auf Natriumlactat).

Oxalat, Phosphat: 1 ml Substanz wird mit 15 ml Ethanol 96 % *R* und 2 ml Calciumchlorid-Lösung *R* versetzt und 5 min lang bei 75 °C erhitzt. Zeigt die Lösung eine Trübung, darf sie nicht stärker sein als die einer gleichzeitig und unter gleichen Bedingungen hergestellten Referenzlösung aus einer Mischung von 1 ml Substanz, 15 ml Ethanol 96 % *R* und 2 ml Wasser *R*.

Sulfat (2.4.13): 7,5 ml Prüflösung, mit destilliertem Wasser *R* zu 15 ml verdünnt, müssen der Grenzprüfung auf Sulfat entsprechen (100 ppm, bezogen auf Natriumlactat).

Aluminium: Natriumlactat-Lösung zur Herstellung von Parenteralia, Dialyselösungen, Hämodialyse-, Hämofiltrations- oder Hämodiafiltrationslösungen darf höchstens 0,1 ppm Al enthalten, mit Hilfe der Atomabsorptionsspektroskopie (2.2.23, Methode I) bestimmt. Zur Herstellung der Lösungen ist aluminiumfreies Material oder Material, das Aluminium bei den Anwendungsbedingungen nicht abgibt (Glas, Polyethylen usw.), zu verwenden.

Matrixmodifikationslösung: 100,0 g Ammoniumnitrat *R* werden in einer Mischung von 50 ml Wasser *R* und 4 ml Salpetersäure *R* gelöst. Die Lösung wird mit Wasser *R* zu 200 ml verdünnt.

Blindlösung: 2,0 ml Matrixmodifikationslösung werden mit Wasser *R* zu 25,0 ml verdünnt.

Untersuchungslösung: 1,25 g Substanz werden mit 2,0 ml Matrixmodifikationslösung versetzt und mit Wasser *R* zu 25,0 ml verdünnt.

Referenzlösungen: Die Referenzlösungen (0,010 bis 0,050 ppm Aluminium) werden aus der Aluminium-Lösung (200 ppm Al) *R* frisch hergestellt.

Die Absorption wird bei 309,3 nm bestimmt unter Verwendung einer Aluminium-Hohlkathodenlampe als Strahlungsquelle, einem Graphitofen als Atomisierungseinrichtung und Argon *R* als Trägergas. Die Apparatur ist mit einem Korrektionssystem nicht spezifischer Absorption versehen. Der Ofen wird so viele Sekunden lang, wie sie der Anzahl Mikroliter der eingespritzten Lösung entsprechen, auf 120 °C erhitzt, dann 30 s lang auf 1000 °C und schließlich 6 s lang auf 2700 °C.

Barium: 10 ml Prüflösung werden mit 10 ml Calciumsulfat-Lösung *R* versetzt und 30 min lang stehengelassen. Eine Opaleszenz (2.2.1) der Lösung darf nicht stärker sein als die einer gleichzeitig und unter gleichen Bedingungen hergestellten Referenzlösung aus einer Mischung von 10 ml Prüflösung und 10 ml destilliertem Wasser *R*.

Eisen (2.4.9): 5 ml Prüflösung, mit Wasser *R* zu 10 ml verdünnt, müssen der Grenzprüfung auf Eisen entsprechen (10 ppm, bezogen auf Natriumlactat).

Schwermetalle (2.4.8): 12 ml Prüflösung müssen der Grenzprüfung A auf Schwermetalle entsprechen (10 ppm, bezogen auf Natriumlactat). Zur Herstellung der Referenzlösung wird die Blei-Lösung (2 ppm Pb) *R* verwendet.

Bakterien-Endotoxine (2.6.14): Natriumlactat-Lösung zur Herstellung von Parenteralia, die dabei keinem weiteren geeigneten Verfahren zur Beseitigung von Bakterien-Endotoxinen unterworfen wird, darf höchstens 5 I.E. Bakterien-Endotoxine je Gramm enthalten.

Gehaltsbestimmung

Eine 75,0 mg Natriumlactat entsprechende Menge Substanz, in einer Mischung von 10 ml wasserfreier Essigsäure *R* und 20 ml Acetanhydrid *R* gelöst, wird nach 15 min langem Stehenlassen mit Perchlorsäure (0,1 mol · l^{-1}) unter Zusatz von 1 ml Naphtholbenzein-Lösung *R* titriert.

1 ml Perchlorsäure (0,1 mol · l^{-1}) entspricht 11,21 mg $C_3H_5NaO_3$.

Lagerung

Gut verschlossen.

Beschriftung

Die Beschriftung gibt insbesondere an
- falls zutreffend, daß die Substanz zur Herstellung von Dialyse-, Hämodialyse- sowie Hämofiltrations- und Hämodiafiltrationslösungen bestimmt ist
- falls zutreffend, daß die Substanz zur Herstellung von Parenteralia bestimmt ist
- den angegebenen Gehalt an Natriumlactat.

1999, 1262

Natriummethyl-4-hydroxybenzoat

Methylis parahydroxybenzoas natricum

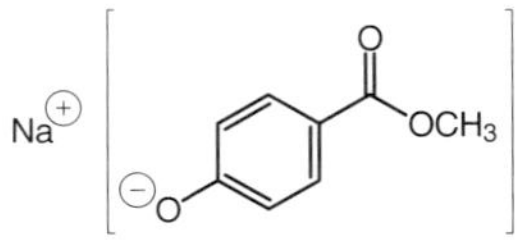

$C_8H_7NaO_3$ M_r 174,1

Definition

Natriummethyl-4-hydroxybenzoat enthält mindestens 99,0 und höchstens 102,0 Prozent Natrium-4-(methoxycarbonyl)phenolat, berechnet auf die wasserfreie Substanz.

Eigenschaften

Weißes, kristallines Pulver; leicht löslich in Wasser, wenig löslich in Ethanol, praktisch unlöslich in Dichlormethan.

Prüfung auf Identität

1: A, B, E.

2: A, C, D, E.

A. 0,5 g Substanz werden in 50 ml Wasser *R* gelöst. 5 ml Salzsäure *R* 1 werden sofort zugesetzt. Nach dem Filtrieren wird der Niederschlag mit Wasser *R* gewaschen und im Vakuum 2 h lang bei 80 °C getrocknet. Die Schmelztemperatur *(2.2.14)* des Niederschlags liegt zwischen 125 und 128 °C.

B. Die Prüfung erfolgt mit Hilfe der IR-Spektroskopie (2.2.24) durch Vergleich des Spektrums des bei der „Prüfung auf Identität, A" erhaltenen Niederschlags mit dem von Methyl-4-hydroxybenzoat *CRS*.

C. Die bei der Prüfung „Verwandte Substanzen" (siehe „Prüfung auf Reinheit") erhaltenen Chromatogramme werden ausgewertet. Der Hauptfleck im Chromatogramm der Untersuchungslösung b entspricht in bezug auf Lage und Größe dem Hauptfleck im Chromatogramm der Referenzlösung c.

D. Etwa 10 mg Substanz werden in einem Reagenzglas mit 1 ml Natriumcarbonat-Lösung *R* versetzt. Die Mischung wird 30 s lang zum Sieden erhitzt, abgekühlt und mit 5 ml Aminopyrazolon-Lösung *R* und 1 ml Kaliumhexacyanoferrat(III)-Lösung *R* versetzt. Nach dem Mischen entwickelt sich eine orange bis rote Färbung.

E. 1 ml Prüflösung (siehe „Prüfung auf Reinheit"), mit 1 ml Wasser *R* versetzt, gibt die Identitätsreaktion a auf Natrium (2.3.1).

Prüfung auf Reinheit

Prüflösung: 5,0 g Substanz werden in kohlendioxidfreiem Wasser *R*, das aus destilliertem Wasser *R* hergestellt wurde, zu 50 ml gelöst.

Aussehen der Lösung: Die Prüflösung, sofort nach der Herstellung geprüft, muß klar (2.2.1) und darf nicht stärker gefärbt sein als die Farbvergleichslösung BG_6 (2.2.2, Methode I).

***p*H-Wert** (2.2.3): 1 ml Prüflösung wird mit kohlendioxidfreiem Wasser *R* zu 100 ml verdünnt. Der *p*H-Wert dieser Lösung muß zwischen 9,5 und 10,5 liegen.

Verwandte Substanzen: Die Prüfung erfolgt mit Hilfe der Dünnschichtchromatographie (2.2.27) unter Verwendung einer Schicht eines geeigneten octadecylsilylierten Kieselgels, das einen Fluoreszenzindikator mit intensivster Anregung der Fluoreszenz bei 254 nm enthält.

Untersuchungslösung a: 0,100 g Substanz werden in 10 ml Wasser *R* gelöst. Sofort werden 2 ml Salzsäure *R* zugesetzt. Die Mischung wird mit 50 ml Ether *R* ausgeschüttelt. Die obere Phase wird zur Trockne eingedampft. Der Rückstand wird mit 10 ml Aceton *R* aufgenommen.

Untersuchungslösung b: 1 ml Untersuchungslösung a wird mit Aceton *R* zu 10 ml verdünnt.

Referenzlösung a: 34,3 mg 4-Hydroxybenzoesäure *R* werden in Aceton *R* zu 100 ml gelöst.

Referenzlösung b: 0,5 ml Untersuchungslösung a werden mit Aceton *R* zu 100 ml verdünnt.

Referenzlösung c: 10 mg Methyl-4-hydroxybenzoat *CRS* werden in Aceton *R* zu 10 ml gelöst.

Referenzlösung d: 10 mg Ethyl-4-hydroxybenzoat *CRS* werden in 1 ml Untersuchungslösung a gelöst. Die Lösung wird mit Aceton *R* zu 10 ml verdünnt.

Auf die Platte werden 5 µl jeder Lösung aufgetragen. Die Chromatographie erfolgt mit einer Mischung von 1 Volumteil Essigsäure 98 % *R*, 30 Volumteilen Wasser *R* und 70 Volumteilen Methanol *R* über eine Laufstrecke von 15 cm. Die Platte wird an der Luft trocknen gelassen und im ultravioletten Licht bei 254 nm ausgewertet. Ein im Chromatogramm der Untersuchungslösung a auftretender, dem Natrium-4-hydroxybenzoat entsprechender Fleck darf nicht größer oder intensiver sein als der Fleck im Chromatogramm der Referenzlösung a (4 Prozent). Kein Nebenfleck im Chromatogramm der Untersuchungslösung a, mit Ausnahme des dem Natrium-4-hydroxybenzoat entsprechenden Flecks, darf größer oder intensiver sein als der Fleck im Chromatogramm der Referenzlösung b (0,5 Prozent). Die Prüfung darf nur ausgewertet werden, wenn das Chromatogramm der Referenzlösung d deutlich voneinander getrennt 2 Hauptflecke zeigt.

Chlorid (2.4.4): 10 ml Prüflösung werden mit 30 ml Wasser *R* und 1 ml Salpetersäure *R* versetzt und mit Wasser *R* zu 50 ml verdünnt. Nach Umschütteln wird filtriert. 10 ml Filtrat, mit Wasser *R* zu 15 ml verdünnt, müssen der Grenzprüfung auf Chlorid entsprechen (350 ppm). Zur Herstellung der Referenzlösung werden 14 ml Chlorid-Lösung (5 ppm Cl) *R* und 1 ml Wasser *R* verwendet.

Sulfat (2.4.13): 25 ml Prüflösung werden mit 5 ml destilliertem Wasser *R* und 10 ml Salzsäure *R* versetzt und mit destilliertem Wasser *R* zu 50 ml verdünnt. Nach Umschütteln wird filtriert. 10 ml Filtrat, mit destilliertem

Wasser *R* zu 15 ml verdünnt, müssen der Grenzprüfung auf Sulfat entsprechen (300 ppm).

Schwermetalle (2.4.8): 2,0 g Substanz müssen der Grenzprüfung C auf Schwermetalle entsprechen (10 ppm). Zur Herstellung der Referenzlösung werden 2 ml Blei-Lösung (10 ppm Pb) *R* verwendet.

Wasser (2.5.12): Höchstens 5,0 Prozent, mit 0,500 g Substanz nach der Karl-Fischer-Methode bestimmt.

Gehaltsbestimmung

0,150 g Substanz, in 50 ml wasserfreier Essigsäure *R* gelöst, werden mit Perchlorsäure (0,1 mol · l^{-1}) titriert. Der Endpunkt wird mit Hilfe der Potentiometrie (2.2.20) bestimmt.

1 ml Perchlorsäure (0,1 mol · l^{-1}) entspricht 17,41 mg $C_8H_7NaO_3$.

Lagerung

Gut verschlossen.

Verunreinigungen

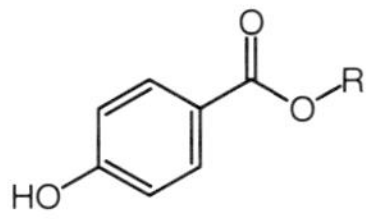

A. R = H:
4-Hydroxybenzoesäure

B. R = CH_2–CH_3:
Ethyl-4-hydroxybenzoat

C. R = CH_2–CH_2–CH_3:
Propyl-4-hydroxybenzoat

D. R = CH_2–CH_2–CH_2–CH_3:
Butyl-4-hydroxybenzoat.

2001, 1565

Natriummolybdat-Dihydrat

Natrii molybdas dihydricus

$Na_2MoO_4 \cdot 2H_2O$ M_r 241,9

Definition

Natriummolybdat-Dihydrat enthält mindestens 98,0 und höchstens 100,5 Prozent Na_2MoO_4, berechnet auf die getrocknete Substanz.

Eigenschaften

Weißes Pulver oder farblose Kristalle; leicht löslich in Wasser.

Prüfung auf Identität

A. Die Substanz entspricht der Prüfung „Trocknungsverlust" (siehe „Prüfung auf Reinheit").

B. 0,2 g Substanz werden in 5 ml einer Mischung gleicher Volumteile Salpetersäure *R* und Wasser *R* gelöst. Die Lösung wird mit 0,1 g Ammoniumchlorid *R* versetzt. Nach Zusatz von 0,3 ml Natriummonohydrogenphosphat-Lösung *R* wird die Lösung langsam auf 50 bis 60 °C erhitzt. Dabei entsteht ein gelber Niederschlag.

C. 0,15 g Substanz, in 2 ml Wasser *R* gelöst, geben die Identitätsreaktion a auf Natrium (2.3.1).

Prüfung auf Reinheit

Prüflösung: 10,0 g Substanz werden in Wasser *R* zu 50 ml gelöst.

Aussehen der Lösung: Die Prüflösung muß klar (2.2.1) und farblos (2.2.2, Methode II) sein.

Chlorid: 10 ml einer Mischung gleicher Volumteile Salpetersäure *R* und Wasser *R* werden unter Schütteln mit 10 ml Prüflösung und anschließend mit 1 ml Silbernitrat-Lösung (0,1 mol · l^{-1}) versetzt. Nach 5 min darf eine Opaleszenz der Prüflösung nicht intensiver sein als die einer Referenzlösung, die gleichzeitig und unter den gleichen Bedingungen mit 2 ml Chlorid-Lösung (50 ppm Cl) *R* hergestellt wurde (50 ppm).

Phosphat: 2,0 g Substanz werden unter Erhitzen in 13 ml Wasser *R* gelöst. In der noch heißen Lösung werden 8,0 g Ammoniumnitrat *R* 1 gelöst. Diese Lösung wird 27 ml einer Mischung gleicher Volumteile Salpetersäure *R* und Wasser *R* zugesetzt. Innerhalb von 3 h darf eine Gelbfärbung oder Opaleszenz der Prüflösung nicht intensiver sein als die der Referenzlösung, die gleichzeitig und unter gleichen Bedingungen hergestellt wurde mit einer Lösung von 1,0 g Substanz in 12 ml Wasser *R*, die mit 1 ml Phosphat-Lösung (200 ppm PO_4) *R* versetzt wurde (200 ppm).

Ammonium (2.4.1): 0,10 g Substanz müssen der Grenzprüfung B auf Ammonium entsprechen (10 ppm). Zur Herstellung der Referenzlösung wird 1 ml Ammonium-Lösung (1 ppm NH_4) *R* verwendet.

Schwermetalle: 10 ml Prüflösung werden mit 2 ml Wasser *R*, 6 ml Natriumhydroxid-Lösung (4 mol · l^{-1}) und 2 ml konzentrierter Ammoniak-Lösung *R* gemischt (Lösung A). 0,5 ml Thioacetamid-Reagenz *R* werden mit einer Mischung von 15 ml Lösung A und 5 ml Wasser *R* versetzt. Nach 2 min darf eine Färbung der Prüflösung nicht intensiver sein als die einer Referenzlösung, die gleichzeitig wie folgt hergestellt wird: 0,5 ml Thioacetamid-Reagenz *R* werden mit einer Mischung von 5 ml Lösung A, 1 ml Blei-Lösung (10 ppm Pb) *R* und 14 ml Wasser *R* versetzt (10 ppm).

Trocknungsverlust (2.2.32): 14,0 bis 16,0 Prozent, mit 1,000 g Substanz durch 3 h langes Trocknen im Trockenschrank bei 140 °C bestimmt.

Gehaltsbestimmung

0,100 g Substanz, in 30 ml Wasser *R* gelöst, werden nach Zusatz von 0,5 g Methenamin *R* und 0,1 ml einer Lösung von Salpetersäure *R* (250 g · l^{-1}) auf 60 °C erhitzt und mit Blei(II)-nitrat-Lösung (0,05 mol · l^{-1}) unter Verwendung von 4-(2-Pyridylazo)resorcin-Mononatriumsalz *R* als Indikator titriert.

1 ml Blei(II)-nitrat-Lösung (0,05 mol · l^{-1}) entspricht 10,30 mg Na_2MoO_4.

2001, 1509

Wasserfreies Natriummonohydrogenphosphat

Dinatrii phosphas anhydricus

Na_2HPO_4 M_r 142,0

Definition

Wasserfreies Natriummonohydrogenphosphat enthält mindestens 98,0 und höchstens 101,0 Prozent Na_2HPO_4, berechnet auf die getrocknete Substanz.

Eigenschaften

Weißes, hygroskopisches Pulver; löslich in Wasser, praktisch unlöslich in Ethanol.

Prüfung auf Identität

A. Die Prüflösung (siehe „Prüfung auf Reinheit") reagiert schwach alkalisch (2.2.4).

B. Die Substanz entspricht der Prüfung „Trocknungsverlust" (siehe „Prüfung auf Reinheit").

C. Die Prüflösung (siehe „Prüfung auf Reinheit") gibt die Identitätsreaktionen auf Phosphat (2.3.1).

D. Die Prüflösung (siehe „Prüfung auf Reinheit") gibt die Identitätsreaktionen auf Natrium (2.3.1).

Prüfung auf Reinheit

Prüflösung: 5,0 g Substanz werden in destilliertem Wasser *R* zu 100,0 ml gelöst.

Aussehen der Lösung: Die Prüflösung muß klar (2.2.1) und farblos (2.2.2, Methode II) sein.

Reduzierende Substanzen: Eine Mischung von 10 ml Prüflösung, 5 ml verdünnter Schwefelsäure *R* und 0,25 ml Kaliumpermanganat-Lösung (0,02 mol · l^{-1}) wird 5 min lang im Wasserbad erhitzt. Die Lösung muß schwach rot gefärbt bleiben.

Natriumdihydrogenphosphat: Bezogen auf die Menge Salzsäure (1 mol · l^{-1}) (25 ml) und Natriumhydroxid-Lösung (1 mol · l^{-1}) (n_1 ml und n_2 ml), welche bei der Gehaltsbestimmung verbraucht wurden, darf das Verhältnis

$$\frac{n_2 - 25}{25 - n_1}$$

höchstens 0,025 betragen.

Chlorid (2.4.4): 5 ml Prüflösung, mit verdünnter Salpetersäure *R* zu 15 ml verdünnt, müssen der Grenzprüfung auf Chlorid entsprechen (200 ppm).

Sulfat (2.4.13): 6 ml Prüflösung werden mit 0,5 ml verdünnter Salzsäure *R* versetzt und mit destilliertem Wasser *R* zu 15 ml verdünnt. Diese Lösung muß der Grenzprüfung auf Sulfat entsprechen (500 ppm).

Arsen (2.4.2): 10 ml Prüflösung müssen der Grenzprüfung A auf Arsen entsprechen (2 ppm).

Eisen (2.4.9): 10 ml Prüflösung müssen der Grenzprüfung auf Eisen entsprechen (20 ppm).

Schwermetalle (2.4.8): 12 ml Prüflösung müssen der Grenzprüfung A auf Schwermetalle entsprechen (10 ppm). Zur Herstellung der Referenzlösung werden 5 ml Blei-Lösung (1 ppm Pb) *R* und 5 ml Wasser *R* verwendet.

Trocknungsverlust (2.2.32): Höchstens 1,0 Prozent, mit 1,000 g Substanz durch 4 h langes Trocknen im Trockenschrank bei 100 bis 105 °C bestimmt.

Gehaltsbestimmung

1,600 g Substanz (*m* g), in 25,0 ml kohlendioxidfreiem Wasser *R* gelöst, werden nach Zusatz von 25,0 ml Salzsäure (1 mol · l^{-1}) mit Hilfe der Potentiometrie (2.2.20) mit Natriumhydroxid-Lösung (1 mol · l^{-1}) (n_1 ml) bis zum ersten Wendepunkt titriert. Anschließend wird mit Natriumhydroxid-Lösung (1 mol · l^{-1}) bis zum zweiten Wendepunkt weitertitriert. Das Gesamtvolumen an verbrauchter Natriumhydroxid-Lösung (1 mol · l^{-1}) entspricht n_2 ml.

Der Prozentgehalt an Na_2HPO_4 wird nach folgender Formel berechnet:

$$\frac{1420 \cdot (25 - n_1)}{m \cdot (100 - d)}$$

d = Trocknungsverlust in Prozent.

Lagerung

Dicht verschlossen.

1999, 118

Natriummonohydrogenphosphat-Dodecahydrat

Dinatrii phosphas dodecahydricus

$Na_2HPO_4 \cdot 12\ H_2O$ M_r 358,1

Definition

Natriummonohydrogenphosphat-Dodecahydrat enthält mindestens 98,0 und höchstens 101,0 Prozent Na_2HPO_4, berechnet auf die wasserfreie Substanz.

Eigenschaften

Farblose, durchsichtige, stark verwitternde Kristalle; sehr leicht löslich in Wasser, praktisch unlöslich in Ethanol.

Prüfung auf Identität

A. Die Prüflösung (siehe „Prüfung auf Reinheit“) gibt die Identitätsreaktionen auf Phosphat (2.3.1).

B. Die Prüflösung (siehe „Prüfung auf Reinheit“) gibt die Identitätsreaktionen auf Natrium (2.3.1).

Prüfung auf Reinheit

Prüflösung: 5,0 g Substanz werden in destilliertem Wasser *R* zu 50 ml gelöst.

Aussehen der Lösung: Die Prüflösung muß klar (2.2.1) und farblos (2.2.2, Methode II) sein.

Reduzierende Substanzen: Eine Mischung von 5 ml Prüflösung, 5 ml verdünnter Schwefelsäure *R* und 0,25 ml Kaliumpermanganat-Lösung (0,02 mol · l^{-1}) wird 5 min lang im Wasserbad erhitzt. Die Lösung muß schwach rot gefärbt bleiben.

Natriumdihydrogenphosphat: Bezogen auf die Menge Salzsäure (1 mol · l^{-1}) (25 ml) und Natriumhydroxid-Lösung (1 mol · l^{-1}) (n_1 ml und n_2 ml), welche bei der Gehaltsbestimmung verbraucht wurden, darf das Verhältnis

$$\frac{n_2 - 25}{25 - n_1}$$

höchstens 0,025 betragen.

Chlorid (2.4.4): 2,5 ml Prüflösung werden mit 10 ml verdünnter Salpetersäure *R* versetzt und mit Wasser *R* zu 15 ml verdünnt. Die Lösung muß der Grenzprüfung auf Chlorid entsprechen (200 ppm).

Sulfat (2.4.13): 3 ml Prüflösung werden mit 2 ml verdünnter Salzsäure *R* versetzt und mit destilliertem Wasser *R* zu 15 ml verdünnt. Die Lösung muß der Grenzprüfung auf Sulfat entsprechen (500 ppm).

Arsen (2.4.2): 5 ml Prüflösung müssen der Grenzprüfung A auf Arsen entsprechen (2 ppm).

Eisen (2.4.9): 5 ml Prüflösung, mit Wasser *R* zu 10 ml verdünnt, müssen der Grenzprüfung auf Eisen entsprechen (20 ppm).

Schwermetalle (2.4.8): 12 ml Prüflösung müssen der Grenzprüfung A auf Schwermetalle entsprechen (10 ppm). Zur Herstellung der Referenzlösung wird die Blei-Lösung (1 ppm Pb) *R* verwendet.

Wasser (2.5.12): 57,0 bis 61,0 Prozent, mit 50,0 mg Substanz nach der Karl-Fischer-Methode unter Verwendung einer Mischung von 10 Volumteilen wasserfreiem Methanol *R* und 40 Volumteilen Formamid *R* bestimmt.

Gehaltsbestimmung

4,00 g Substanz (*m* g), in 25 ml Wasser *R* gelöst, werden nach Zusatz von 25,0 ml Salzsäure (1 mol · l^{-1}) mit Hilfe der Potentiometrie (2.2.20) mit Natriumhydroxid-Lösung (1 mol · l^{-1}) bis zum ersten Wendepunkt (n_1 ml) titriert. Anschließend wird mit Natriumhydroxid-Lösung (1 mol · l^{-1}) bis zum zweiten Wendepunkt weiter titriert (n_2 ml, entspricht dem Gesamtverbrauch an Natriumhydroxid-Lösung (1 mol · l^{-1})).

Der Prozentgehalt an Na_2HPO_4 wird nach folgender Formel berechnet:

$$\frac{1420 \cdot (25 - n_1)}{m \cdot (100 - d)}$$

d = Wassergehalt in Prozent.

Lagerung

Gut verschlossen.

1999, 1263

Natriumpropyl-4-hydroxybenzoat

Propylis parahydroxybenzoas natricum

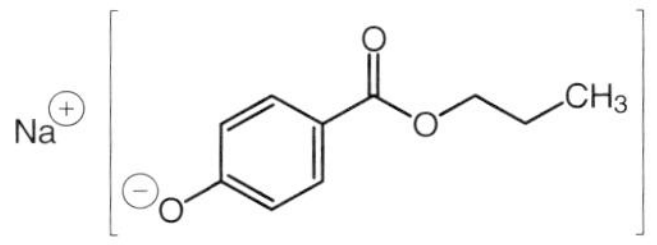

$C_{10}H_{11}NaO_3$ M_r 202,2

Definition

Natriumpropyl-4-hydroxybenzoat enthält mindestens 99,0 und höchstens 104,0 Prozent Natrium-4-(propoxycarbonyl)phenolat, berechnet auf die wasserfreie Substanz.

Eigenschaften

Weißes, kristallines Pulver; leicht löslich in Wasser, wenig löslich in Ethanol, praktisch unlöslich in Dichlormethan.

Prüfung auf Identität

1: A, B, E.
2: A, C, D, E.

A. 0,5 g Substanz werden in 50 ml Wasser *R* gelöst. Sofort werden 5 ml Salzsäure *R* 1 zugesetzt. Nach Filtrieren wird der Niederschlag mit Wasser *R* gewaschen und im Vakuum 2 h lang bei 80 °C getrocknet. Die Schmelztemperatur (2.2.14) des Niederschlags liegt zwischen 96 und 99 °C.

B. Die Prüfung erfolgt mit Hilfe der IR-Spektroskopie (2.2.24) durch Vergleich des Spektrums des bei der „Prüfung auf Identität, A“ erhaltenen Niederschlags mit dem von Propyl-4-hydroxybenzoat *CRS*.

C. Die bei der Prüfung „Verwandte Substanzen“ (siehe „Prüfung auf Reinheit“) erhaltenen Chromatogramme werden ausgewertet. Der Hauptfleck im Chromatogramm der Untersuchungslösung b entspricht in bezug auf Lage und Größe dem Hauptfleck im Chromatogramm der Referenzlösung c.

D. Etwa 10 mg Substanz werden in einem Reagenzglas mit 1 ml Natriumcarbonat-Lösung *R* versetzt. 30 s lang wird zum Sieden erhitzt. Nach dem Abkühlen werden 5 ml Aminopyrazolon-Lösung *R* und 1 ml Kaliumhexacyanoferrat(III)-Lösung *R* zugesetzt. Nach dem Mischen entwickelt sich eine orange bis rote Färbung.

E. 1 ml Prüflösung (siehe „Prüfung auf Reinheit"), mit 1 ml Wasser *R* versetzt, gibt die Identitätsreaktion a auf Natrium (2.3.1).

Prüfung auf Reinheit

Prüflösung: 5,0 g Substanz werden in kohlendioxidfreiem Wasser *R*, das aus destilliertem Wasser *R* hergestellt wurde, zu 50 ml gelöst.

Aussehen der Lösung: Die Prüflösung, sofort nach der Herstellung geprüft, muß klar (2.2.1) und darf nicht stärker gefärbt sein als die Farbvergleichslösung BG_6 (2.2.2, Methode II).

***p*H-Wert** (2.2.3): 1 ml Prüflösung wird mit kohlendioxidfreiem Wasser *R* zu 100 ml verdünnt. Der *p*H-Wert dieser Lösung muß zwischen 9,5 und 10,5 liegen.

Verwandte Substanzen: Die Prüfung erfolgt mit Hilfe der Dünnschichtchromatographie (2.2.27) unter Verwendung einer Schicht eines geeigneten octadecylsilylierten Kieselgels, das einen Fluoreszenzindikator mit intensivster Anregung der Fluoreszenz bei 254 nm enthält.

Untersuchungslösung a: 0,100 g Substanz werden in 10 ml Wasser *R* gelöst. Sofort werden 2 ml Salzsäure *R* zugesetzt und mit 50 ml Ether *R* ausgeschüttelt. Die obere Phase wird zur Trockne eingedampft. Der Rückstand wird mit 10 ml Aceton *R* aufgenommen.

Untersuchungslösung b: 1 ml Untersuchungslösung a wird mit Aceton *R* zu 10 ml verdünnt.

Referenzlösung a: 34,3 mg 4-Hydroxybenzoesäure *R* werden in Aceton *R* zu 100 ml gelöst.

Referenzlösung b: 0,5 ml Untersuchungslösung a werden mit Aceton *R* zu 100 ml verdünnt.

Referenzlösung c: 10 mg Propyl-4-hydroxybenzoat *CRS* werden in Aceton *R* zu 10 ml gelöst.

Referenzlösung d: 10 mg Ethyl-4-hydroxybenzoat *CRS* werden in 1 ml Untersuchungslösung a gelöst. Die Lösung wird mit Aceton *R* zu 10 ml verdünnt.

Auf die Platte werden 5 µl jeder Lösung aufgetragen. Die Chromatographie erfolgt mit einer Mischung von 1 Volumteil Essigsäure 98 % *R*, 30 Volumteilen Wasser *R* und 70 Volumteilen Methanol *R* über eine Laufstrecke von 15 cm. Die Platte wird an der Luft trocknen gelassen und im ultravioletten Licht bei 254 nm ausgewertet. Ein im Chromatogramm der Untersuchungslösung a auftretender, dem Natrium-4-hydroxybenzoat entsprechender Fleck darf nicht größer oder intensiver sein als der Fleck im Chromatogramm der Referenzlösung a (4 Prozent). Kein Nebenfleck, mit Ausnahme des dem Natrium-4-hydroxybenzoat entsprechenden Flecks, darf größer oder intensiver sein als der Fleck im Chromatogramm der Referenzlösung b (0,5 Prozent). Die Prüfung darf nur ausgewertet werden, wenn das Chromatogramm der Referenzlösung d deutlich voneinander getrennt 2 Hauptflecke zeigt.

Chlorid (2.4.4): 10 ml Prüflösung werden mit 30 ml Wasser *R* und 1 ml Salpetersäure *R* versetzt und mit Wasser *R* zu 50 ml verdünnt. Nach Umschütteln wird filtriert. 10 ml Filtrat, mit Wasser *R* zu 15 ml verdünnt, müssen der Grenzprüfung auf Chlorid entsprechen (350 ppm). Zur Herstellung der Referenzlösung werden 14 ml Chlorid-Lösung (5 ppm Cl) *R* mit 1 ml Wasser *R* versetzt.

Sulfat (2.4.13): 25 ml Prüflösung werden mit 5 ml destilliertem Wasser *R* und 10 ml Salzsäure *R* versetzt und mit destilliertem Wasser *R* zu 50 ml verdünnt. Nach Umschütteln wird filtriert. 10 ml Filtrat, mit destilliertem Wasser *R* zu 15 ml verdünnt, müssen der Grenzprüfung auf Sulfat entsprechen (300 ppm).

Schwermetalle (2.4.8): 2,0 g Substanz müssen der Grenzprüfung C auf Schwermetalle entsprechen (10 ppm). Zur Herstellung der Referenzlösung werden 2 ml Blei-Lösung (10 ppm Pb) *R* verwendet.

Wasser (2.5.12): Höchstens 5,0 Prozent, mit 0,500 g Substanz nach der Karl-Fischer-Methode bestimmt.

Gehaltsbestimmung

0,150 g Substanz, in 50 ml wasserfreier Essigsäure *R* gelöst, werden mit Perchlorsäure (0,1 mol · l^{-1}) titriert. Der Endpunkt wird mit Hilfe der Potentiometrie (2.2.20) bestimmt.

1 ml Perchlorsäure (0,1 mol · l^{-1}) entspricht 20,22 mg $C_{10}H_{11}NaO_3$.

Lagerung

Gut verschlossen.

Verunreinigungen

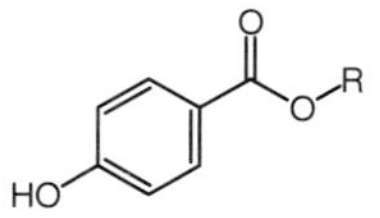

A. R = H:
4-Hydroxybenzoesäure

B. R = CH_3:
Methyl-4-hydroxybenzoat

C. R = CH_2–CH_3:
Ethyl-4-hydroxybenzoat

D. R = CH_2–CH_2–CH_2–CH_3:
Butyl-4-hydroxybenzoat.

N

Monographien

2000, 413

Natriumsalicylat

Natrii salicylas

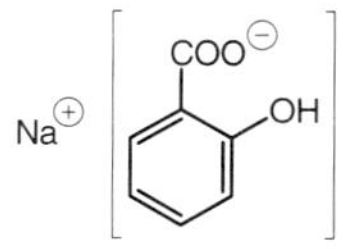

$C_7H_5NaO_3$ M_r 160,1

Definition

Natriumsalicylat enthält mindestens 99,0 und höchstens 101,0 Prozent 2-Hydroxybenzoesäure, Natriumsalz, berechnet auf die getrocknete Substanz.

Eigenschaften

Kleine, farblose Kristalle, glänzende Kristallschuppen oder weißes, kristallines Pulver; leicht löslich in Wasser, wenig löslich in Ethanol.

Prüfung auf Identität

1: A, C.
2: B, C.

A. Die Prüfung erfolgt mit Hilfe der IR-Spektroskopie (2.2.24) durch Vergleich des Spektrums der Substanz mit dem von Natriumsalicylat *CRS*.

B. Die Prüflösung (siehe „Prüfung auf Reinheit") gibt die Identitätsreaktionen auf Salicylat (2.3.1).

C. Die Substanz gibt die Identitätsreaktion b auf Natrium (2.3.1).

Prüfung auf Reinheit

Prüflösung: 5,0 g Substanz werden in kohlendioxidfreiem Wasser *R*, das aus destilliertem Wasser *R* hergestellt wurde, zu 50 ml gelöst.

Aussehen der Lösung: Die Prüflösung muß klar (2.2.1) und darf nicht stärker gefärbt sein als die Farbvergleichslösung BG_6 (2.2.2, Methode II).

Sauer reagierende Substanzen: 20 ml Prüflösung werden mit 0,1 ml Phenolrot-Lösung *R* versetzt. Die Lösung muß gelb gefärbt sein. Bis zum Farbumschlag nach Rötlichviolett dürfen höchstens 2,0 ml Natriumhydroxid-Lösung (0,01 mol · l^{-1}) verbraucht werden.

Chlorid (2.4.4): 5 ml Prüflösung werden mit 5 ml Wasser *R* und 10 ml verdünnter Salpetersäure *R* versetzt und filtriert. 10 ml Filtrat, mit Wasser *R* zu 15 ml verdünnt, müssen der Grenzprüfung auf Chlorid entsprechen (200 ppm).

Sulfat (2.4.13): 2,5 ml Prüflösung, mit destilliertem Wasser *R* zu 15 ml verdünnt, müssen der Grenzprüfung auf Sulfat entsprechen (600 ppm).

Schwermetalle (2.4.8): 1,6 g Substanz werden in 16 ml einer Mischung von 5 Volumteilen Wasser *R* und 10 Volumteilen Ethanol 96 % *R* gelöst. 12 ml Lösung müssen der Grenzprüfung B auf Schwermetalle entsprechen (20 ppm). Zur Herstellung der Referenzlösung wird eine Blei-Lösung (2 ppm Pb), die durch Verdünnen der Blei-Lösung (100 ppm Pb) *R* mit einer Mischung von 5 Volumteilen Wasser *R* und 10 Volumteilen Ethanol 96 % *R* erhalten wird, verwendet.

Trocknungsverlust (2.2.32): Höchstens 0,5 Prozent, mit 1,000 g Substanz durch Trocknen im Trockenschrank bei 100 bis 105 °C bestimmt.

Gehaltsbestimmung

0,130 g Substanz, in 30 ml wasserfreier Essigsäure *R* gelöst, werden mit Perchlorsäure (0,1 mol · l^{-1}) titriert. Der Endpunkt wird mit Hilfe der Potentiometrie (2.2.20) bestimmt.

1 ml Perchlorsäure (0,1 mol · l^{-1}) entspricht 16,01 mg $C_7H_5NaO_3$.

Lagerung

Dicht verschlossen, vor Licht geschützt.

2001, 1567

Natriumstearylfumarat

Natrii stearylis fumaras

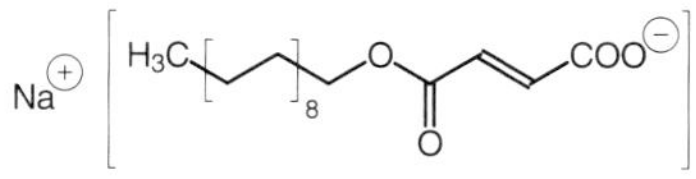

$C_{22}H_{39}NaO_4$ M_r 390,5

Definition

Natriumstearylfumarat enthält mindestens 99,0 und höchstens 101,5 Prozent Natriumoctadecyl-(*E*)-but-2-endioat, berechnet auf die wasserfreie Substanz.

Eigenschaften

Feines, weißes bis fast weißes Pulver, das sich in flache, runde Teilchen zusammenballt; praktisch unlöslich in Wasser, schwer löslich in Methanol, praktisch unlöslich in Aceton und wasserfreiem Ethanol.

Prüfung auf Identität

Die Prüfung erfolgt mit Hilfe der IR-Spektroskopie (2.2.24) durch Vergleich des Spektrums der Substanz mit dem von Natriumstearylfumarat *CRS*.

Prüfung auf Reinheit

Verwandte Substanzen: Die Prüfung erfolgt mit Hilfe der Gaschromatographie (2.2.28).

Silylierungslösung: 2 ml *N,O*-Bis(trimethylsilyl)trifluoracetamid *R* werden mit 0,02 ml Chlortrimethylsilan *R* versetzt und gemischt.

Untersuchungslösung: 15,0 mg Substanz werden in einer Probeflasche mit Schraubverschluß mit 1 ml Silylierungslösung versetzt. Die Probeflasche wird verschlossen und 1 h lang bei etwa 70 °C erhitzt. Nach erfolgter Reaktion verbleibt ein Rückstand in der Probeflasche. Die Lösung wird durch einen Nylonfilter (Porengröße 0,45 µm) filtriert.

Referenzlösung: Je 1,0 mg Natriumstearylmaleat *CRS* und Natriumstearylfumarat *CRS* werden in einer Probeflasche mit Schraubverschluß mit 1 ml Silylierungslösung versetzt. Die Probeflasche wird verschlossen und 1 h lang bei etwa 70 °C erhitzt.

Die Chromatographie kann durchgeführt werden mit
- einer Kapillarsäule aus Quarzglas von 15 m Länge und 0,53 mm innerem Durchmesser, belegt mit Poly(diphenyl)(dimethyl)siloxan *R* (Filmdicke 0,15 µm)
- Helium zur Chromatographie *R* als Trägergas bei einer Durchflußrate von 50 ml je Minute
- einem Flammenionisationsdetektor
- einem Splitverhältnis von 1:25

und folgendem Temperaturprogramm:

	Zeit (min)	Temperatur (°C)	Rate (°C · min^{-1})	Erläuterungen
Säule	0 – 1	180	–	isothermisch
	1 – 21	180 → 320	7	linearer Gradient
	21 – 26	320	–	isothermisch
Probeneinlaß		250		
Detektor		320		

2 µl jeder Lösung werden eingespritzt. Die Prüfung darf nur ausgewertet werden, wenn im Chromatogramm der Referenzlösung die Auflösung zwischen den Peaks mindestens 1,5 beträgt. Der Prozentgehalt der bekannten Verunreinigungen wird aus den Peakflächen im Chromatogramm der Untersuchungslösung nach dem Verfahren „Normalisierung" berechnet, wobei die entsprechenden Peaks mit Hilfe ihrer relativen Retentionen identifiziert werden (siehe Tab. 1567-1). Der Gehalt jeder einzelnen Verunreinigung darf höchstens 0,5 Prozent und die Summe der Gehalte aller Verunreinigungen höchstens 5,0 Prozent betragen.

Tabelle 1567-1

Verunreinigung	Ungefähre relative Retention
Stearylalkohol	0,30
Stearylalkohol-TMS-ether*	0,35
Monopalmitylfumarat-TMS-ester	0,80
Monoheptadecylfumarat-TMS-ester	0,85
Monostearylmaleat-TMS-ester	0,90
Monostearylfumarat-TMS-ester	1 (t_R 9,3 min)
Monononadecylfumarat-TMS-ester	1,05
Monoeicosenylfumarat-TMS-ester	1,15
Distearylfumarat	2,25

* TMS = Trimethylsilyl

Wasser (2.5.12): Höchstens 5,0 Prozent, mit 0,250 g Substanz nach der Karl-Fischer-Methode bestimmt.

Gehaltsbestimmung

0,250 g Substanz, in 10 ml Dichlormethan *R* gelöst, werden nach Zusatz von 30 ml wasserfreier Essigsäure *R* mit Perchlorsäure (0,1 mol · l^{-1}) titriert. Der Endpunkt wird mit Hilfe der Potentiometrie (2.2.20) bestimmt.

1 ml Perchlorsäure (0,1 mol · l^{-1}) entspricht 39,05 mg $C_{22}H_{39}NaO_4$.

2001, 13

Natriumtetraborat

Borax

$Na_2B_4O_7 \cdot 10\ H_2O$ M_r 381,4

Definition

Natriumtetraborat enthält mindestens 99,0 und höchstens 103,0 Prozent $Na_2B_4O_7 \cdot 10\ H_2O$.

Eigenschaften

Farblose Kristalle, kristalline Masse oder weißes, kristallines Pulver, verwitternd; löslich in Wasser, sehr leicht löslich in siedendem Wasser, leicht löslich in Glycerol.

Prüfung auf Identität

A. 1 ml Prüflösung (siehe „Prüfung auf Reinheit") wird mit 0,1 ml Schwefelsäure *R* und 5 ml Methanol *R* versetzt und angezündet. Die Lösung brennt mit grüngesäumter Flamme.

B. 5 ml Prüflösung geben mit 0,1 ml Phenolphthalein-Lösung *R* eine Rotfärbung, die auf Zusatz von 5 ml Glycerol 85 % *R* verschwindet.

C. Die Prüflösung gibt die Identitätsreaktionen auf Natrium (2.3.1).

Prüfung auf Reinheit

Prüflösung: 4,0 g Substanz werden in kohlendioxidfreiem Wasser *R*, das aus destilliertem Wasser *R* hergestellt wurde, zu 100 ml gelöst.

Aussehen der Lösung: Die Prüflösung muß klar (2.2.1) und farblos (2.2.2, Methode II) sein.

***p*H-Wert** (2.2.3): Der *p*H-Wert der Prüflösung muß zwischen 9,0 und 9,6 liegen.

Sulfat (2.4.13): 15 ml Prüflösung müssen der Grenzprüfung auf Sulfat entsprechen (50 ppm). 1,0 ml Essigsäure *R* wird anstelle der in der Methode vorgeschriebenen 0,5 ml verwendet. Zur Herstellung der Referenzlösung wird eine Mischung von 3 ml Sulfat-Lösung (10 ppm SO_4) *R* und 12 ml destilliertem Wasser *R* verwendet.

Ammonium (2.4.1): 6 ml Prüflösung, mit Wasser *R* zu 14 ml verdünnt, müssen der Grenzprüfung auf Ammonium entsprechen (10 ppm). Zur Herstellung der Referenzlösung wird eine Mischung von 2,5 ml Ammonium-Lösung (1 ppm NH_4) *R* und 7,5 ml Wasser *R* verwendet.

Arsen (2.4.2): 5 ml Prüflösung müssen der Grenzprüfung A auf Arsen entsprechen (5 ppm).

Calcium (2.4.3): 15 ml Prüflösung müssen der Grenzprüfung auf Calcium entsprechen (100 ppm). Zur Herstellung der Referenzlösung wird eine Mischung von 6 ml Calcium-Lösung (10 ppm Ca) *R* und 9 ml destilliertem Wasser *R* verwendet.

Schwermetalle (2.4.8): 12 ml Prüflösung müssen der Grenzprüfung A auf Schwermetalle entsprechen (25 ppm). Zur Herstellung der Referenzlösung wird die Blei-Lösung (1 ppm Pb) *R* verwendet.

Gehaltsbestimmung

20 g Mannitol *R* werden, falls erforderlich unter Erwärmen, in 100 ml Wasser *R* gelöst. Nach dem Abkühlen werden 0,5 ml Phenolphthalein-Lösung *R* zugesetzt. Mit Natriumhydroxid-Lösung (0,1 mol · l^{-1}) wird bis zur Rosafärbung neutralisiert. 3,00 g Substanz werden zugesetzt. Nach dem Erwärmen bis zur vollständigen Lösung wird abgekühlt und mit Natriumhydroxid-Lösung (1 mol · l^{-1}) bis zur erneuten Rosafärbung titriert.

1 ml Natriumhydroxid-Lösung (1 mol · l^{-1}) entspricht 0,1907 g $Na_2B_4O_7 \cdot 10\ H_2O$.

Lagerung

Gut verschlossen.

2001, 414

Natriumthiosulfat

Natrii thiosulfas

$Na_2S_2O_3 \cdot 5\ H_2O$ M_r 248,2

Definition

Natriumthiosulfat enthält mindestens 99,0 und höchstens 101,0 Prozent $Na_2S_2O_3 \cdot 5\ H_2O$.

Eigenschaften

Durchsichtige, farblose Kristalle, an trockener Luft verwitternd; sehr leicht löslich in Wasser, praktisch unlöslich in Ethanol.

Die Substanz löst sich in ihrem Kristallwasser bei etwa 49 °C.

Prüfung auf Identität

A. Die Substanz entfärbt Iod-Lösung *R*.

B. Werden 0,5 ml Prüflösung (siehe „Prüfung auf Reinheit") mit 0,5 ml Wasser *R* und 2 ml Silbernitrat-Lösung *R* 2 versetzt, bildet sich ein weißer Niederschlag, der rasch gelblich, dann schwarz wird.

C. Werden 2,5 ml Prüflösung mit 2,5 ml Wasser *R* und 1 ml Salzsäure *R* versetzt, bildet sich ein Niederschlag von Schwefel und entwickelt sich ein Gas, das Kaliumiodat-Stärke-Papier *R* blau färbt.

D. 1 ml Prüflösung (siehe „Prüfung auf Reinheit") gibt die Identitätsreaktion a auf Natrium (2.3.1).

Prüfung auf Reinheit

Prüflösung: 10,0 g Substanz werden in kohlendioxidfreiem Wasser *R*, das aus destilliertem Wasser *R* hergestellt wurde, zu 100 ml gelöst.

Aussehen der Lösung: Die Prüflösung muß klar (2.2.1) und farblos (2.2.2, Methode II) sein.

***p*H-Wert** (2.2.3): Der *p*H-Wert der Prüflösung muß zwischen 6,0 und 8,4 liegen.

Sulfat, Sulfit: 2,5 ml Prüflösung werden mit destilliertem Wasser *R* zu 10 ml verdünnt. 3 ml dieser Lösung werden zuerst mit 2 ml Iod-Lösung *R*, dann tropfenweise mit diesem Reagenz bis zur bleibenden, sehr schwachen Gelbfärbung versetzt. Diese Lösung, mit destilliertem Wasser *R* zu 15 ml verdünnt, muß der Grenzprüfung auf Sulfat (2.4.13) entsprechen (0,2 Prozent).

Sulfid: 10 ml Prüflösung werden mit 0,05 ml einer frisch hergestellten Lösung von Natriumpentacyanonitrosylferrat *R* (50 g · l^{-1}) versetzt. Die Lösung darf sich nicht violett färben.

Schwermetalle: 10 ml Prüflösung werden mit 0,05 ml Natriumsulfid-Lösung *R* versetzt. Gleichzeitig und unter gleichen Bedingungen wird eine Referenzlösung mit 10 ml Blei-Lösung (1 ppm Pb) *R* hergestellt. Nach 2 min darf eine Braunfärbung der Lösung mit der Substanz nicht stärker sein als diejenige der Referenzlösung (10 ppm).

Gehaltsbestimmung

0,500 g Substanz, in 20 ml Wasser *R* gelöst, werden mit Iod-Lösung (0,05 mol · l^{-1}) titriert, wobei gegen Ende der Titration 1 ml Stärke-Lösung *R* zugesetzt wird.

1 ml Iod-Lösung (0,05 mol · l^{-1}) entspricht 24,82 mg $Na_2S_2O_3 \cdot 5\ H_2O$.

Lagerung

Dicht verschlossen.

2000, 678

Natriumvalproat
Natrii valproas

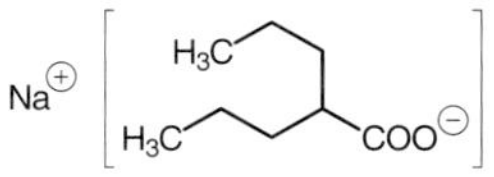

$C_8H_{15}NaO_2$ M_r 166,2

Definition

Natriumvalproat enthält mindestens 98,5 und höchstens 101,0 Prozent 2-Propylpentansäure, Natriumsalz, berechnet auf die getrocknete Substanz.

Eigenschaften

Weißes bis fast weißes, kristallines, hygroskopisches Pulver; sehr leicht löslich in Wasser, leicht bis schwer löslich in Ethanol.

Prüfung auf Identität

A. Die Prüfung erfolgt mit Hilfe der IR-Spektroskopie (2.2.24) durch Vergleich des Spektrums der Substanz mit dem von Natriumvalproat *CRS*. Wenn die Spektren der Substanz und der Referenzsubstanz bei der Prüfung in fester Form unterschiedlich sind, werden erneut Spektren mit Hilfe von Preßlingen aufgenommen, die wie folgt hergestellt werden: 50 µl einer Lösung der Substanz (100 g · l^{-1}) in Methanol *R* werden auf einen Preßling von Kaliumbromid *R* gebracht. Das Lösungsmittel wird im Vakuum verdunsten gelassen. Die Preßlinge werden sofort verwendet.

B. Die bei der Prüfung „Verwandte Substanzen" (siehe „Prüfung auf Reinheit") erhaltenen Chromatogramme werden ausgewertet. Der Hauptpeak im Chromatogramm der Untersuchungslösung b entspricht in bezug auf die Retentionszeit dem Hauptpeak im Chromatogramm der Referenzlösung b.

C. 2 ml Prüflösung (siehe „Prüfung auf Reinheit") geben die Identitätsreaktion a auf Natrium (2.3.1).

Prüfung auf Reinheit

Prüflösung: 1,25 g Substanz werden in einem Scheidetrichter in 20 ml destilliertem Wasser *R* gelöst. Nach Zusatz von 5 ml verdünnter Salpetersäure *R* wird umgeschüttelt und 12 h lang stehengelassen. Die untere Phase wird verwendet.

Aussehen der Lösung: 2,0 g Substanz werden in Wasser *R* zu 10 ml gelöst. Die Lösung darf nicht stärker opaleszieren als die Referenzsuspension II (2.2.1) und nicht stärker gefärbt sein als die Farbvergleichslösung G_6 (2.2.2, Methode II).

Sauer oder alkalisch reagierende Substanzen: 1,0 g Substanz wird in 10 ml Wasser *R* gelöst. Die Lösung wird mit 0,1 ml Phenolphthalein-Lösung *R* versetzt. Bis zum Farbumschlag dürfen höchstens 0,75 ml Salzsäure (0,1 mol · l^{-1}) oder Natriumhydroxid-Lösung (0,1 mol · l^{-1}) verbraucht werden.

Verwandte Substanzen: Die Prüfung erfolgt mit Hilfe der Gaschromatographie (2.2.28) unter Verwendung von Buttersäure *R* als Interner Standard.

Interner-Standard-Lösung: 10 mg Buttersäure *R* werden in Heptan *R* zu 200 ml gelöst.

Untersuchungslösung a: 0,500 g Substanz werden in 10 ml Wasser *R* gelöst. Nach Zusatz von 5 ml verdünnter Schwefelsäure *R* wird 3mal mit je 20 ml Heptan *R* ausgeschüttelt. Die vereinigten Heptanphasen werden mit 10,0 ml Interner-Standard-Lösung versetzt, mit wasserfreiem Natriumsulfat *R* geschüttelt und filtriert. Das Filtrat wird im Rotationsverdampfer bei höchstens 30 °C eingedampft. Der Rückstand wird in Heptan *R* zu 10,0 ml gelöst. 1,0 ml dieser Lösung wird mit Heptan *R* zu 10,0 ml verdünnt.

Untersuchungslösung b: 40 mg Substanz werden in 100 ml Wasser *R* gelöst. 10 ml Lösung werden mit 0,5 ml verdünnter Schwefelsäure *R* versetzt und 3mal mit je 5 ml Heptan *R* ausgeschüttelt. Die vereinigten Heptanphasen werden mit wasserfreiem Natriumsulfat *R* geschüttelt und filtriert. Das Filtrat wird im Rotationsverdampfer bei höchstens 30 °C auf ein Volumen von etwa 10 ml eingeengt.

Referenzlösung a: 20 mg 2-(1-Methylethyl)pentansäure *CRS* werden in 5,0 ml Untersuchungslösung b gelöst. Die Lösung wird mit Heptan *R* zu 10 ml verdünnt. 1 ml Lösung wird mit Heptan *R* zu 10 ml verdünnt.

Referenzlösung b: Die Lösung wird wie bei „Untersuchungslösung b" angegeben unter Verwendung von Natriumvalproat *CRS* anstelle der Substanz hergestellt.

Die Chromatographie kann durchgeführt werden mit

- einer wide-bore-Säule aus Quarzglas von 30 m Länge und 0,53 mm innerem Durchmesser, belegt mit Macrogol-20 000-nitroterephthalat *R* (Filmdicke 0,5 µm)
- Helium zur Chromatographie *R* als Trägergas bei einer Durchflußrate von 8 ml je Minute
- einem Flammenionisationsdetektor

und folgendem Temperaturprogramm

	Zeit (min)	**Temperatur (°C)**	**Rate (°C · min^{-1})**	**Erläuterungen**
Säule	0 – 10	130	–	isothermisch
	10 – 30	130 → 190	3	linearer Gradient
Probeneinlaß		220		
Detektor		220		

Je 1 µl jeder Lösung wird eingespritzt. Die Empfindlichkeit des Systems wird so eingestellt, daß die Höhe des dem Internen Standard entsprechenden Peaks im Chromatogramm mindestens 20 Prozent des maximalen Ausschlags beträgt. Die Prüfung darf nur ausgewertet werden, wenn im Chromatogramm der Referenzlösung a die Auflösung zwischen den Peaks von 2-(1-Methyl-

ethyl)pentansäure und Valproinsäure mindestens 3,0 beträgt.

Im Chromatogramm der Untersuchungslösung a darf die Summe aller Peakflächen, mit Ausnahme der des Hauptpeaks, nicht größer sein als das 3fache der Fläche des Interner-Standard-Peaks (0,3 Prozent). Keine Peakfläche, mit Ausnahme der des Hauptpeaks, darf größer sein als die des Interner-Standard-Peaks (0,1 Prozent). Peaks, deren Fläche kleiner ist als das 0,1fache der Fläche des Interner-Standard-Peaks, werden nicht berücksichtigt.

Chlorid (2.4.4): 5 ml Prüflösung, mit 10 ml Wasser *R* verdünnt, müssen der Grenzprüfung auf Chlorid entsprechen (200 ppm).

Sulfat (2.4.13): Die Prüflösung muß der Grenzprüfung auf Sulfat entsprechen (200 ppm).

Schwermetalle (2.4.8): 1,0 g Substanz muß der Grenzprüfung C auf Schwermetalle entsprechen (20 ppm). Zur Herstellung der Referenzlösung werden 2 ml Blei-Lösung (10 ppm Pb) *R* verwendet.

Trocknungsverlust (2.2.32): Höchstens 2,0 Prozent, mit 1,000 g Substanz durch Trocknen im Trockenschrank bei 100 bis 105 °C bestimmt.

Gehaltsbestimmung

0,1500 g Substanz, in 25 ml wasserfreier Essigsäure *R* gelöst, werden mit Perchlorsäure (0,1 mol · l^{-1}) titriert. Der Endpunkt wird mit Hilfe der Potentiometrie (2.2.20) bestimmt.

1 ml Perchlorsäure (0,1 mol · l^{-1}) entspricht 16,62 mg $C_8H_{15}NaO_2$.

Lagerung

Dicht verschlossen.

Verunreinigungen

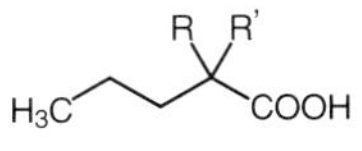

A. R = R′ = H:
Pentansäure
(Valeriansäure)
B. R = H, R′ = CH_2–CH_3:
(2*RS*)-2-Ethylpentansäure
C. R = H, R′ = $CH(CH_3)_2$:
(2*RS*)-2-(1-Methylethyl)pentansäure
D. R = R′ = CH_2–CH_2–CH_3:
2,2-Dipropylpentansäure

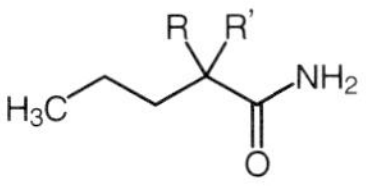

E. R = R′ = H:
Pentanamid
(Valeramid)
F. R = H, R′ = CH_2–CH_2–CH_3:
2-Propylpentanamid
G. R = R′ = CH_2–CH_2–CH_3:
2,2-Dipropylpentanamid

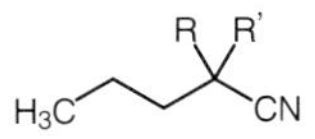

H. R = R′ = H:
Pentannitril
(Valeronitril)
I. R = H, R′ = CH_2–CH_2–CH_3:
2-Propylpentannitril
J. R = R′ = CH_2–CH_2–CH_3:
2,2-Dipropylpentannitril.

2001, 1547

Neohesperidindihydrochalcon

Neohesperidin-dihydrochalconum

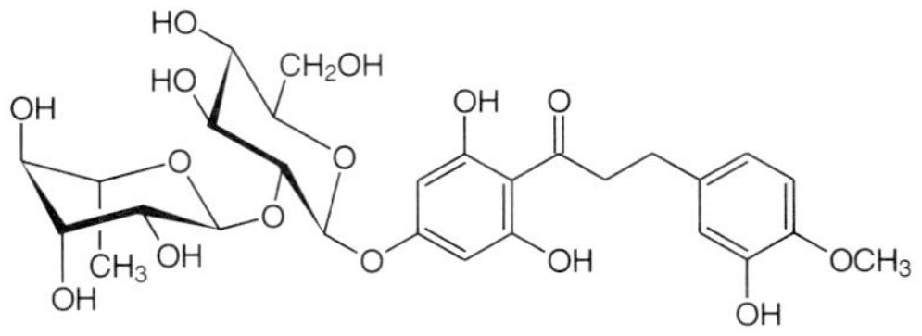

$C_{28}H_{36}O_{15}$ M_r 613

Definition

1-[4-[[2-*O*-(6-Desoxy-α-L-mannopyranosyl)-β-D-glucopyranosyl]oxy]-2,6-dihydroxyphenyl]-3-(3-hydroxy-4-methoxyphenyl)propan-1-on

Gehalt: 96,0 bis 101,0 Prozent (wasserfreie Substanz)

Eigenschaften

Aussehen: weißes bis gelblichweißes Pulver

Löslichkeit: praktisch unlöslich in Wasser, leicht löslich in Dimethylsulfoxid, löslich in Methanol, praktisch unlöslich in Dichlormethan

Prüfung auf Identität

A. IR-Spektroskopie (2.2.24)

Vergleich: Neohesperidindihydrochalcon *CRS*

B. Die unter „Gehaltsbestimmung" erhaltenen Chromatogramme werden ausgewertet.

Ergebnis: Der Hauptpeak im Chromatogramm der Untersuchungslösung b entspricht in bezug auf Retentionszeit und Größe dem Hauptpeak im Chromatogramm der Referenzlösung a.

Prüfung auf Reinheit

Aussehen der Lösung: 0,25 g Substanz werden in Methanol *R* zu 25 ml gelöst. Die Lösung muß klar (2.2.1) und darf nicht stärker gefärbt sein als die Farbvergleichslösung G_4 (2.2.2, Methode II).

Verwandte Substanzen: Flüssigchromatographie (2.2.29)

Untersuchungslösung a: 0,10 g Substanz werden in Dimethylsulfoxid *R* zu 50,0 ml gelöst.

Untersuchungslösung b: 10,0 ml Untersuchungslösung a werden mit Dimethylsulfoxid *R* zu 20,0 ml verdünnt.

Referenzlösung a: 50,0 mg Neohesperidindihydrochalcon *CRS* werden in Dimethylsulfoxid *R* zu 50,0 ml gelöst.

Referenzlösung b: 4,0 mg Neohesperidindihydrochalcon-Verunreinigung B *CRS* werden in Dimethylsulfoxid *R* zu 100,0 ml gelöst.

Referenzlösung c: 1,0 ml Untersuchungslösung a wird mit Dimethylsulfoxid *R* zu 100,0 ml verdünnt.

Referenzlösung d: Um die Verunreinigungen F und G in situ herzustellen, werden 0,10 g Substanz in 10,0 ml einer Lösung von Schwefelsäure *R* ($100 \text{ g} \cdot \text{l}^{-1}$) suspendiert. Die Suspension wird 5 min lang im Wasserbad erhitzt. 1,0 ml der erhaltenen Lösung wird sofort mit Dimethylsulfoxid *R* zu 50,0 ml verdünnt.

Säule

- Größe: $l = 0{,}15$ m, $\varnothing = 3{,}9$ mm
- Stationäre Phase: octadecylsilyliertes Kieselgel zur Chromatographie *R* (4 µm), sphärisch, mit 7 Prozent Kohlenstoff-Anteil
- Temperatur: 30 °C

Mobile Phase: 20 Volumteile Acetonitril *R* und 80 Volumteile einer Lösung, die durch Zusatz von 5,0 ml Essigsäure 98 % *R* zu 1000,0 ml Wasser *R* erhalten wurde, werden gemischt.

Durchflußrate: 1,0 ml/min

Detektion: Spektrometer bei 282 nm

Einspritzen: 10 µl; Untersuchungslösung a und Referenzlösungen a, b, c und d

Chromatographiedauer: 5fache Retentionszeit von Neohesperidindihydrochalcon (t_R: etwa 10 min)

Relative Retentionen (bezogen auf Neohesperidindihydrochalcon):
- Verunreinigung B: etwa 0,4
- Verunreinigung D: etwa 0,7
- Verunreinigung F: etwa 1,2
- Verunreinigung G: etwa 3,7

Eignungsprüfung

- Auflösung: mindestens 2,5 zwischen dem ersten Peak (Neohesperidindihydrochalcon) und dem zweiten Peak (Verunreinigung F) im Chromatogramm der Referenzlösung d
- Das Chromatogramm der Referenzlösung a entspricht dem mit Neohesperidindihydrochalcon *CRS* mitgelieferten Chromatogramm.

Grenzwerte

- Verunreinigung B: nicht größer als die Fläche des Hauptpeaks im Chromatogramm der Referenzlösung b (2 Prozent)
- Verunreinigung D: nicht größer als das 2fache der Fläche des Hauptpeaks im Chromatogramm der Referenzlösung c (2 Prozent)
- Jede weitere Verunreinigung: nicht größer als das 0,5fache der Fläche des Hauptpeaks im Chromatogramm der Referenzlösung c (0,5 Prozent)
- Summe aller Verunreinigungen ausgenommen Verunreinigung B: nicht größer als das 2,5fache der Fläche des Hauptpeaks im Chromatogramm der Referenzlösung c (2,5 Prozent)
- Ohne Berücksichtigung bleiben: Peaks, deren Fläche kleiner ist als das 0,05fache der Fläche des Hauptpeaks im Chromatogramm der Referenzlösung c (0,05 Prozent)

Schwermetalle (2.4.8): höchstens 10 ppm
2,0 g Substanz müssen der Grenzprüfung D entsprechen. Zur Herstellung der Referenzlösung werden 2 ml Blei-Lösung (10 ppm Pb) *R* verwendet.

Wasser (2.5.12): höchstens 12,0 Prozent, mit 0,200 g Substanz bestimmt

Sulfatasche (2.4.14): höchstens 0,2 Prozent, mit 1,0 g Substanz bestimmt

Gehaltsbestimmung

Flüssigchromatographie (2.2.29) wie unter „Verwandte Substanzen" (siehe „Prüfung auf Reinheit") beschrieben

Einspritzen: 10 µl; Untersuchungslösung b und Referenzlösungen a und d

Eignungsprüfung

- Auflösung: mindestens 2,5 zwischen dem ersten Peak (Neohesperidindihydrochalcon) und dem zweiten Peak (Verunreinigung F) im Chromatogramm der Referenzlösung d
- Wiederholpräzision: Referenzlösung a

Der Prozentgehalt an $C_{28}H_{36}O_{15}$ wird aus der Peakfläche im Chromatogramm der Referenzlösung a und dem angegebenen Gehalt an $C_{28}H_{36}O_{15}$ für Neohesperidindihydrochalcon *CRS* berechnet, wobei der Wassergehalt der Substanz berücksichtigt werden muß.

Lagerung

Vor Licht geschützt

Verunreinigungen

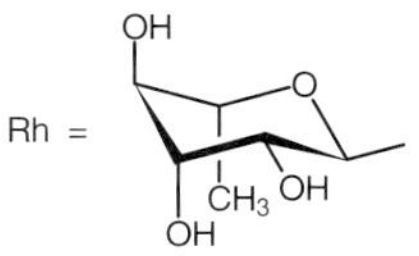

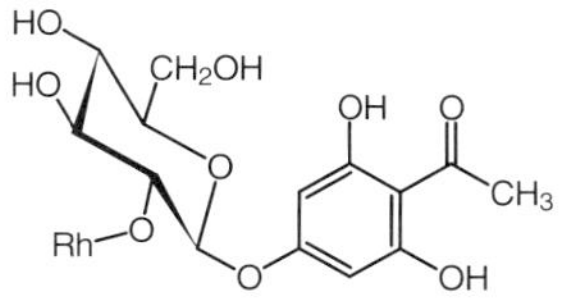

A. 1-[4-[[2-*O*-(6-Desoxy-α-L-mannopyranosyl)-β-D-glucopyranosyl]oxy]-2,6-dihydroxyphenyl]ethanon (Phloroacetophenonneohesperidosid)

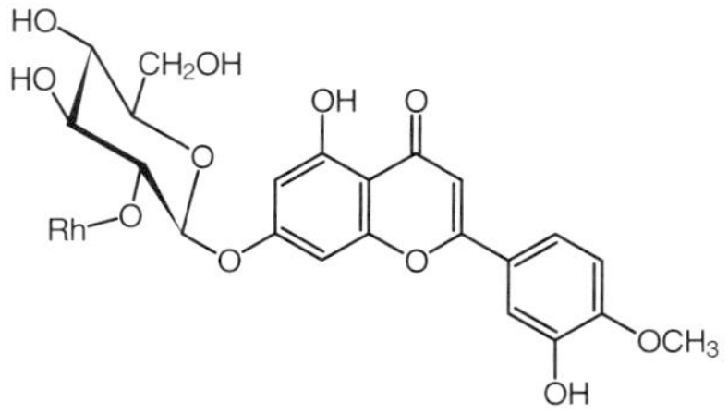

B. 7-[[2-*O*-(6-Desoxy-α-L-mannopyranosyl)-β-D-glucopyranosyl]oxy]-5-hydroxy-2-(3-hydroxy-4-methoxyphenyl)-4*H*-1-benzopyran-4-on (Neodiosmin)

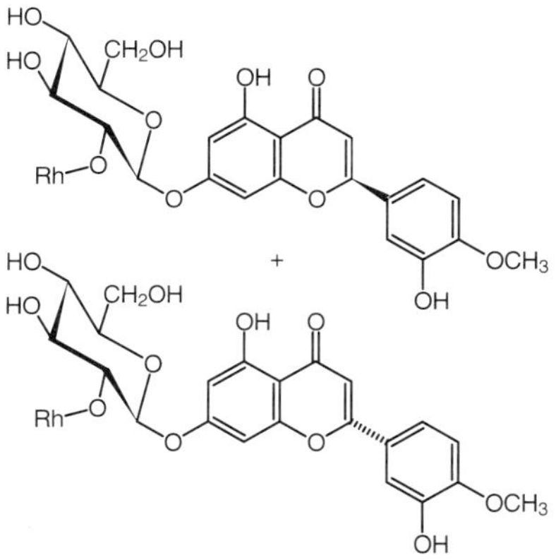

C. (2*RS*)-7-[[2-*O*-(6-Desoxy-α-L-mannopyranosyl)-β-D-glucopyranosyl]oxy]-5-hydroxy-2-(3-hydroxy-4-methoxyphenyl)-2,3-dihydro-4*H*-1-benzopyran-4-on (Neohesperidin)

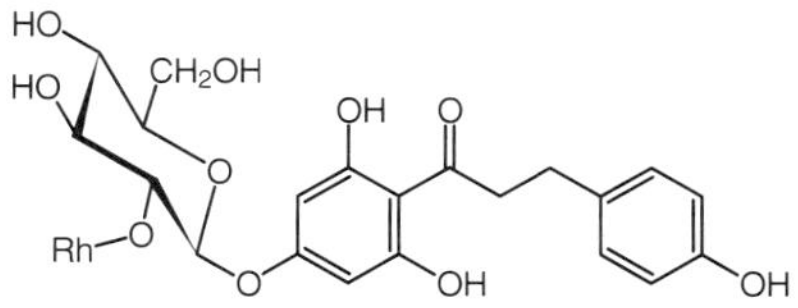

D. 1-[4-[[2-*O*-(6-Desoxy-α-L-mannopyranosyl)-β-D-glucopyranosyl]oxy]-2,6-dihydroxyphenyl]-3-(4-hydroxyphenyl)propan-1-on (Naringindihydrochalcon)

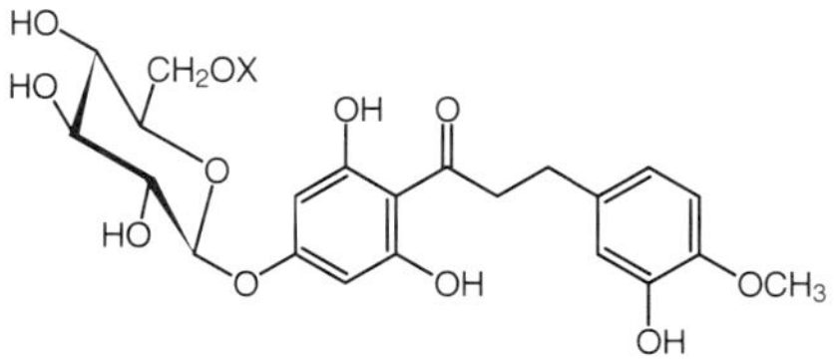

E. X = Rh:
1-[4-[[6-*O*-(6-Desoxy-α-L-mannopyranosyl)-β-D-glucopyranosyl]oxy]-2,6-dihydroxyphenyl]-3-(3-hydroxy-4-methoxyphenyl)propan-1-on (Hesperidindihydrochalcon)

F. X = H:
1-[4-(β-D-Glucopyranosyloxy)-2,6-dihydroxyphenyl]-3-(3-hydroxy-4-methoxyphenyl)propan-1-on (Hesperetindihydrochalcon-7′-glucosid)

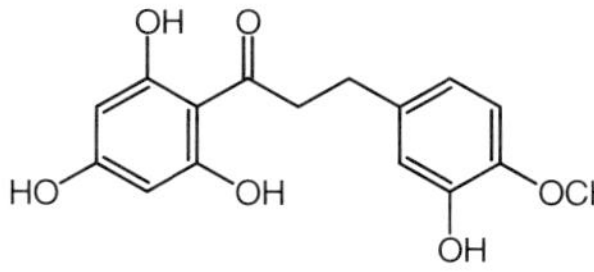

G. 3-(3-Hydroxy-4-methoxyphenyl)-1-(2,4,6-trihydroxyphenyl)propan-1-on (Hesperetindihydrochalcon).

2001, 197

Neomycinsulfat

Neomycini sulfas

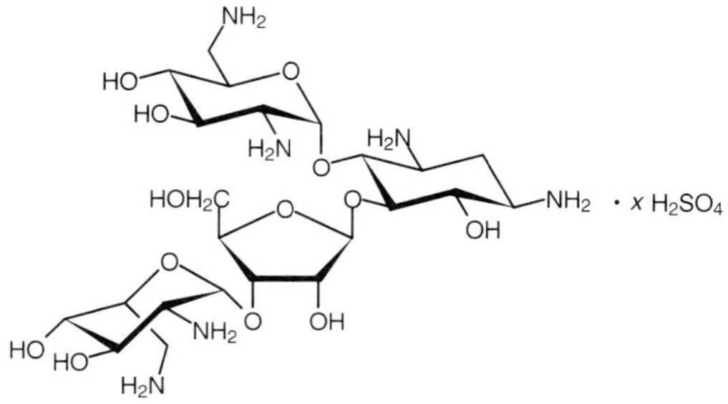

$C_{23}H_{46}N_6O_{13} \cdot x\ H_2SO_4$ M_r 615 (Base)

Definition

Neomycinsulfat ist ein Gemisch von Sulfaten verschiedener Substanzen, die aus bestimmten ausgewählten Stämmen von *Streptomyces fradiae* gewonnen werden. Die Hauptkomponente ist das Sulfat von 4-*O*-(2,6-Diamino-2,6-didesoxy-α-D-glucopyranosyl)-5-*O*-[3-*O*-(2,6-diamino-2,6-didesoxy-β-L-idopyranosyl)-β-D-ribofuranosyl]-2-desoxy-D-streptamin (Neomycin B). Die Wirksamkeit beträgt mindestens 680 I.E. je Milligramm Substanz, berechnet auf die getrocknete Substanz.

Eigenschaften

Weißes bis gelblichweißes, hygroskopisches Pulver; sehr leicht löslich in Wasser, sehr schwer löslich in Ethanol, praktisch unlöslich in Aceton.

Prüfung auf Identität

A. Die Substanz entspricht der Prüfung „Neomycin C" (siehe „Prüfung auf Reinheit").

B. Die Substanz gibt die Identitätsreaktion a auf Sulfat (2.3.1).

Prüfung auf Reinheit

***p*H-Wert** (2.2.3): 0,1 g Substanz werden in kohlendioxidfreiem Wasser *R* zu 10 ml gelöst. Der *p*H-Wert der Lösung muß zwischen 5,0 und 7,5 liegen.

Spezifische Drehung (2.2.7): 1,00 g Substanz wird in Wasser *R* zu 10,0 ml gelöst. Die spezifische Drehung muß zwischen +53,5 und +59,0° liegen, berechnet auf die getrocknete Substanz.

Neamin: Die Prüfung erfolgt mit Hilfe der Dünnschichtchromatographie (2.2.27) unter Verwendung einer Schicht von Kieselgel H *R*.

Untersuchungslösung: 0,250 g Substanz werden in Wasser *R* zu 10,0 ml gelöst.

Referenzlösung a: 0,5 mg Neamin *CRS* werden in 1,0 ml Wasser *R* gelöst.

Referenzlösung b: 0,5 ml Untersuchungslösung und 0,5 ml Referenzlösung a werden gemischt.

Auf die Platte werden 5 µl jeder Lösung bandförmig (5 mm) aufgetragen. Die Banden werden getrocknet. Die Chromatographie erfolgt mit einer Mischung von 10 Volumteilen Dichlormethan *R*, 20 Volumteilen konzentrierter Ammoniak-Lösung *R* und 30 Volumteilen Methanol *R* über eine Laufstrecke von mindestens 8 cm. Die Platte wird 10 min lang bei 100 bis 105 °C getrocknet, mit Ninhydrin-Reagenz *R* besprüht und 15 min lang bei 110 °C erhitzt. Die Platte wird erneut mit Ninhydrin-Reagenz *R* besprüht und 15 min lang bei 110 °C erhitzt. Eine dem Neamin entsprechende Zone im Chromatogramm der Untersuchungslösung darf nicht größer oder stärker gefärbt sein als die Zone im Chromatogramm der Referenzlösung a (2 Prozent). Die Prüfung darf nur ausgewertet werden, wenn das Chromatogramm der Referenzlösung b deutlich voneinander getrennt 2 Hauptzonen zeigt.

Neomycin C: Die Prüfung erfolgt mit Hilfe der Dünnschichtchromatographie (2.2.27) unter Verwendung einer Schicht eines geeigneten Kieselgels.

Untersuchungslösung: 40 mg Substanz werden in Wasser *R* zu 5,0 ml gelöst.

Referenzlösung a: 30 mg Framycetinsulfat *CRS* werden in Wasser *R* zu 25,0 ml gelöst.

Referenzlösung b: 5,0 ml Referenzlösung a werden mit Wasser *R* zu 25,0 ml verdünnt.

Referenzlösung c: 40 mg Neomycinsulfat *CRS* werden in Wasser *R* zu 5,0 ml gelöst.

Auf die Platte werden 5 µl jeder Lösung bandförmig (5 mm) aufgetragen. Die Chromatographie erfolgt mit einer Mischung von 20 Volumteilen Methanol *R* und 80 Volumteilen einer Lösung von Natriumchlorid *R* (200 g · l^{-1}) über eine Laufstrecke von mindestens 12 cm. Die Platte wird 10 min lang bei 100 bis 105 °C getrocknet, mit Ninhydrin-Lösung *R* 1 besprüht und 10 min lang bei 100 bis 105 °C erhitzt. Die Hauptzone im Chromatogramm der Untersuchungslösung entspricht in bezug auf Lage, Farbe und Größe der Hauptzone im Chromatogramm der Referenzlösung c. Die Neomycin-C-Zone im Chromatogramm der Untersuchungslösung, deren R_f-Wert nur wenig kleiner ist als der der Hauptzone, darf nicht größer oder stärker gefärbt sein als die Zone im Chromatogramm der Referenzlösung a (15 Prozent), aber sie muß größer oder stärker gefärbt sein als die Zone im Chromatogramm der Referenzlösung b (3 Prozent). Die Prüfung darf nur ausgewertet werden, wenn im Chromatogramm der Referenzlösung c eine Zone sichtbar ist, deren R_f-Wert nur wenig kleiner ist als der der Hauptzone.

Sulfat: Mindestens 27,0 und höchstens 31,0 Prozent Sulfat (SO_4), berechnet auf die getrocknete Substanz. 0,250 g Substanz werden in 100 ml Wasser *R* gelöst. Die Lösung wird mit konzentrierter Ammoniak-Lösung *R* auf einen *p*H-Wert von 11 eingestellt. Nach Zusatz von 10,0 ml Bariumchlorid-Lösung (0,1 mol · l^{-1}) und etwa 0,5 mg Phthaleinpurpur *R* wird mit Natriumedetat-Lösung (0,1 mol · l^{-1}) titriert. Beim beginnenden Farbumschlag des Indikators werden 50 ml Ethanol 96 % *R* zugesetzt. Die Titration wird bis zum Verschwinden der violettblauen Färbung fortgesetzt.

1 ml Bariumchlorid-Lösung (0,1 mol · l^{-1}) entspricht 9,606 mg Sulfat (SO_4).

Trocknungsverlust (2.2.32): Höchstens 8,0 Prozent, mit 1,00 g Substanz durch 3 h langes Trocknen über Phosphor(V)-oxid *R* bei 60 °C unterhalb 0,7 kPa bestimmt.

Sulfatasche (2.4.14): Höchstens 1,0 Prozent, mit 1,0 g Substanz bestimmt.

Wertbestimmung

Die Ausführung erfolgt nach „Mikrobiologische Wertbestimmung von Antibiotika" (2.7.2). Als Referenzsubstanz wird Neomycinsulfat zur mikrobiologischen Wertbestimmung *CRS* verwendet.

Lagerung

Dicht verschlossen, vor Licht geschützt.

Verunreinigungen

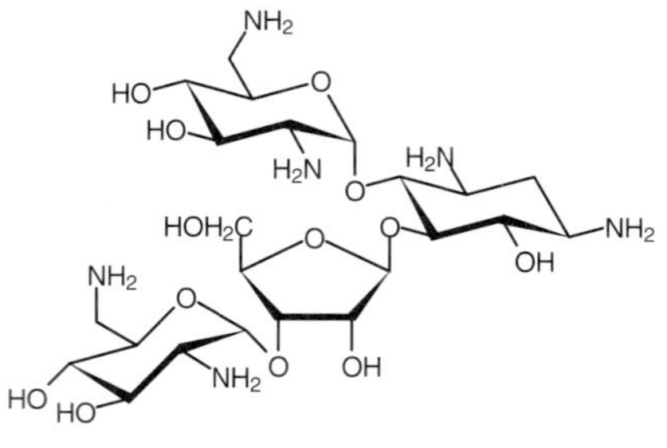

A. Neomycin C

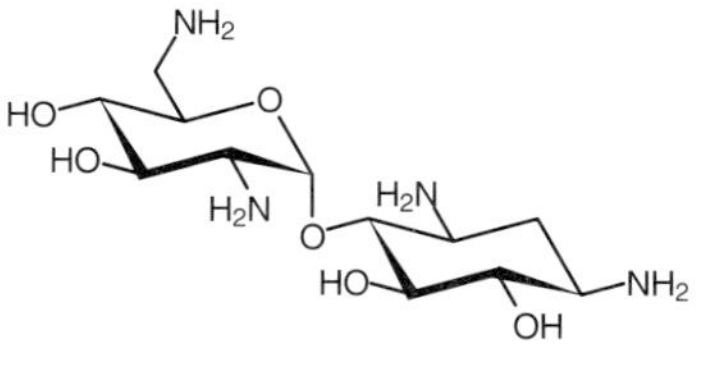

B. Neamin.

2000, 46

Neostigminbromid

Neostigmini bromidum

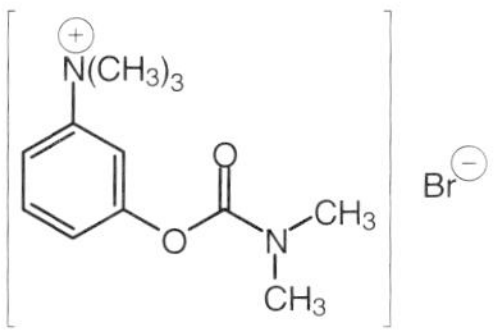

$C_{12}H_{19}BrN_2O_2$ M_r 303,2

Definition

Neostigminbromid enthält mindestens 98,5 und höchstens 101,0 Prozent (3-Dimethylcarbamoyloxyphenyl)trimethylammoniumbromid, berechnet auf die getrocknete Substanz.

Eigenschaften

Weißes, kristallines Pulver oder farblose Kristalle, hygroskopisch; sehr leicht löslich in Wasser, leicht löslich in Ethanol.

Prüfung auf Identität

1: B, D.
2: A, C, D.

A. 20 mg Substanz werden in Schwefelsäure (0,5 mol · l^{-1}) zu 100 ml gelöst. Die Lösung, zwischen 230 und 350 nm gemessen, zeigt Absorptionsmaxima (2.2.25) bei 260 und 266 nm. Die spezifischen Absorptionen, in den Maxima gemessen, betragen etwa 16 und etwa 14.

B. Die Prüfung erfolgt mit Hilfe der IR-Spektroskopie (2.2.24) durch Vergleich des Spektrums der Substanz mit dem von Neostigminbromid *CRS*.

C. Etwa 50 mg Substanz werden 3 min lang auf dem Wasserbad mit einer Mischung von 0,4 g Kaliumhydroxid *R* und 2 ml Ethanol 96 % *R* erhitzt, wobei das verdampfte Ethanol ersetzt wird. Werden nach dem Abkühlen 2 ml Wasser *R* und 2 ml Diazobenzolsulfonsäure-Lösung *R* 1 zugesetzt, entsteht eine orangerote Färbung.

D. Die Substanz gibt die Identitätsreaktionen auf Bromid (2.3.1).

Prüfung auf Reinheit

Prüflösung: 2,5 g Substanz werden in destilliertem Wasser *R* zu 50 ml gelöst.

Aussehen der Lösung: Die Prüflösung muß klar (2.2.1) und farblos (2.2.2, Methode II) sein.

(3-Hydroxyphenyl)trimethylammoniumbromid: 50 mg Substanz werden in einer Mischung von 1 ml Natriumcarbonat-Lösung *R* und 9 ml Wasser *R* gelöst. Die Absorption (2.2.25) der Lösung, unmittelbar nach der Herstellung bei 294 nm gemessen, darf nicht größer als 0,25 sein.

Sulfat (2.4.13): 15 ml Prüflösung müssen der Grenzprüfung auf Sulfat entsprechen (200 ppm).

Trocknungsverlust (2.2.32): Höchstens 1,0 Prozent, mit 1,00 g Substanz durch Trocknen im Trockenschrank bei 100 bis 105 °C bestimmt.

Sulfatasche (2.4.14): Höchstens 0,1 Prozent, mit 1,0 g Substanz bestimmt.

Gehaltsbestimmung

0,225 g Substanz, in 2 ml wasserfreier Ameisensäure *R* gelöst und mit 50 ml Acetanhydrid *R* versetzt, werden mit Perchlorsäure (0,1 mol · l^{-1}) titriert. Der Endpunkt wird mit Hilfe der Potentiometrie (2.2.20) bestimmt.

1 ml Perchlorsäure (0,1 mol · l^{-1}) entspricht 30,32 mg $C_{12}H_{19}BrN_2O_2$.

Lagerung

Gut verschlossen, vor Licht geschützt.

Verunreinigungen

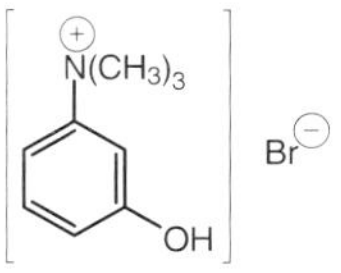

A. (3-Hydroxyphenyl)trimethylammoniumbromid.

Dieser Text wurde in der deutschsprachigen Ausgabe der Ph. Eur. – Nachtrag 2000 schon in dieser Fassung veröffentlicht.

2001, 1351

Netilmicinsulfat

Netilmicini sulfas

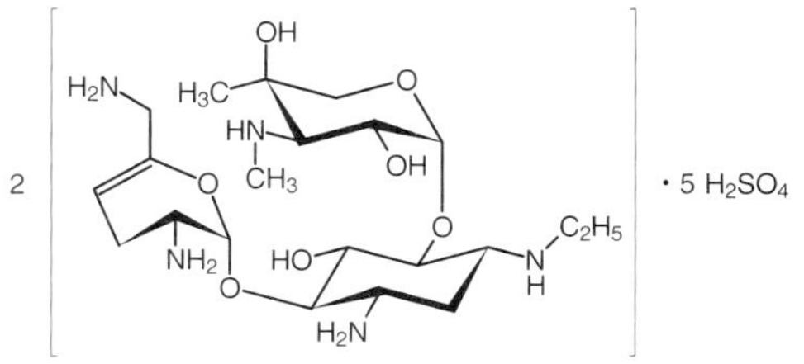

$C_{42}H_{92}N_{10}O_{34}S_5$ M_r 1442

Definition

Netilmicinsulfat ist 4-*O*-(2,6-Diamino-2,3,4,6-tetradesoxy-α-D-*glycero*-hex-4-enopyranosyl)-1-*N*-ethyl-6-*O*-[4-*C*-methyl-3-(methylamino)-3-desoxy-β-L-*arabino*-pyranosyl]-2-desoxy-D-streptamin-sulfat, eine Substanz, die aus Sisomicin durch Synthese hergestellt wird. Die

Wirksamkeit beträgt mindestens 650 I.E. je Milligramm, berechnet auf die getrocknete Substanz.

Eigenschaften

Weißes bis gelblichweißes, sehr hygroskopisches Pulver; sehr leicht löslich in Wasser, praktisch unlöslich in Aceton und Ethanol.

Prüfung auf Identität

A. Die bei der Prüfung „Verwandte Substanzen" (siehe „Prüfung auf Reinheit") erhaltenen Chromatogramme werden ausgewertet. Der Hauptfleck im Chromatogramm der Untersuchungslösung b entspricht in bezug auf Lage, Farbe und Größe dem Hauptfleck im Chromatogramm der Referenzlösung a.

B. Die Substanz gibt die Identitätsreaktion a auf Sulfat (2.3.1).

Prüfung auf Reinheit

Prüflösung: 0,80 g Substanz werden in kohlendioxidfreiem Wasser *R* zu 20,0 ml gelöst.

Aussehen der Lösung: Die Prüflösung muß klar (2.2.1) sein. Die Absorption (2.2.25) der Prüflösung, bei 400 nm gemessen, darf höchstens 0,08 betragen.

***p*H-Wert** (2.2.3): Der *p*H-Wert der Prüflösung muß zwischen 3,5 und 5,5 liegen.

Spezifische Drehung (2.2.7): 0,50 g Substanz werden in Wasser *R* zu 10,0 ml gelöst. Die spezifische Drehung muß zwischen +88,0 und +96,0° liegen, berechnet auf die getrocknete Substanz.

Verwandte Substanzen: Die Prüfung erfolgt mit Hilfe der Dünnschichtchromatographie (2.2.27) unter Verwendung einer DC-Platte mit Kieselgel *R*.

Untersuchungslösung a: 0,30 g Substanz werden in Wasser *R* zu 2,0 ml gelöst.

Untersuchungslösung b: 1,0 ml Untersuchungslösung a wird mit Wasser *R* zu 50 ml verdünnt.

Referenzlösung a: 30 mg Netilmicinsulfat *CRS* werden in Wasser *R* zu 10 ml gelöst.

Referenzlösung b: 5 ml Referenzlösung a werden mit Wasser *R* zu 10 ml verdünnt.

Referenzlösung c: 36 mg Sisomicinsulfat *CRS* werden in Wasser *R* zu 25 ml gelöst.

Referenzlösung d: 31 mg 1-*N*-Ethylgaraminsulfat *CRS* werden in Wasser *R* zu 25 ml gelöst.

Referenzlösung e: 20 mg Netilmicinsulfat *CRS*, 20 mg Sisomicinsulfat *CRS* und 20 mg 1-*N*-Ethylgaraminsulfat *CRS* werden in Wasser *R* zu 10 ml gelöst.

Auf die Platte werden 2 µl jeder Lösung aufgetragen. Die Chromatographie erfolgt mit einer Mischung von 20 Volumteilen konzentrierter Ammoniak-Lösung *R*, 40 Volumteilen Dichlormethan *R* und 40 Volumteilen Methanol *R* über eine Laufstrecke von 10 cm. Die Platte wird im Warmluftstrom getrocknet, mit Ninhydrin-Reagenz *R* besprüht und 20 min lang bei 110 °C erhitzt. Im Chromatogramm der Untersuchungslösung a darf ein dem Sisomicin entsprechender Fleck nicht größer oder stärker gefärbt sein als der Fleck im Chromatogramm der Referenzlösung c (1 Prozent), und ein dem 1-*N*-Ethylgaramin entsprechender Fleck darf nicht größer oder stärker gefärbt sein als der Fleck im Chromatogramm der Referenzlösung d (1 Prozent). Kein Nebenfleck mit einem größeren R_f-Wert als der des Hauptflecks darf größer oder stärker gefärbt sein als der Fleck im Chromatogramm der Referenzlösung a (2 Prozent). Kein weiterer Nebenfleck darf größer oder stärker gefärbt sein als der Fleck im Chromatogramm der Referenzlösung b (1 Prozent). Die Prüfung darf nur ausgewertet werden, wenn das Chromatogramm der Referenzlösung e deutlich voneinander getrennt 3 Flecke zeigt.

Sulfat: 31,5 bis 35,0 Prozent Sulfat (SO_4), berechnet auf die getrocknete Substanz. 0,12 g Substanz werden in 100 ml Wasser *R* gelöst. Die Lösung wird mit konzentrierter Ammoniak-Lösung *R* auf einen *p*H-Wert von 11 eingestellt. Nach Zusatz von 30,0 ml Bariumchlorid-Lösung (0,1 mol · l^{-1}) und etwa 0,5 mg Phthaleinpurpur *R* wird mit Natriumedetat-Lösung (0,1 mol · l^{-1}) titriert. Beim beginnenden Farbumschlag des Indikators werden 50 ml Ethanol 96 % *R* zugesetzt, und die Titration wird bis zum Verschwinden der violettblauen Färbung fortgesetzt.

1 ml Bariumchlorid-Lösung (0,1 mol · l^{-1}) entspricht 9,606 mg Sulfat (SO_4).

Trocknungsverlust (2.2.32): Höchstens 15,0 Prozent, mit 0,500 g Substanz durch 3 h langes Trocknen im Hochvakuum bei 110 °C bestimmt.

Sulfatasche (2.4.14): Höchstens 1,0 Prozent, mit 0,5 g Substanz bestimmt.

Sterilität (2.6.1): Netilmicinsulfat zur Herstellung von Parenteralia, das dabei keinem weiteren geeigneten Sterilisationsverfahren unterworfen wird, muß der Prüfung entsprechen.

Bakterien-Endotoxine (2.6.14): Netilmicinsulfat zur Herstellung von Parenteralia, das dabei keinem weiteren geeigneten Verfahren zur Beseitigung von Bakterien-Endotoxinen unterworfen wird, darf höchstens 1,25 I.E. Bakterien-Endotoxine je Milligramm Substanz enthalten.

Wertbestimmung

Die Ausführung erfolgt nach „Mikrobiologische Wertbestimmung von Antibiotika" (2.7.2) unter Anwendung der Diffusionsmethode.

Lagerung

Dicht verschlossen, vor Licht geschützt. Falls die Substanz steril ist, im Behältnis mit Sicherheitsverschluß.

Beschriftung

Die Beschriftung gibt insbesondere, falls zutreffend, an
- daß die Substanz steril ist
- daß die Substanz frei von Bakterien-Endotoxinen ist.

Verunreinigungen

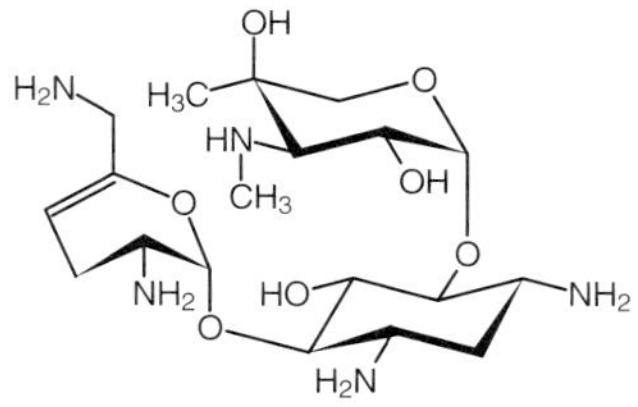

A. 4-*O*-(2,6-Diamino-2,3,4,6-tetradesoxy-α-D-*glycero*-hex-4-enopyranosyl)-6-*O*-[4-*C*-methyl-3-(methylamino)-3-desoxy-β-L-*arabino*-pyranosyl]-2-desoxy-D-streptamin
(Sisomicin)

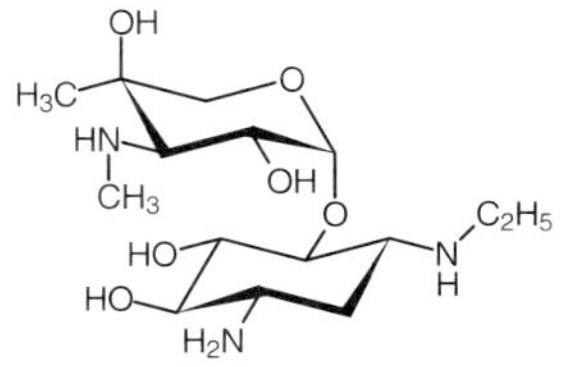

B. 1-*N*-Ethyl-6-*O*-[4-*C*-methyl-3-(methylamino)-3-desoxy-β-L-*arabino*-pyranosyl]-2-desoxy-D-streptamin
(1-*N*-Ethylgaramin).

2000, 870

Newcastle-Krankheit-Impfstoff (inaktiviert)

Vaccinum pseudopestis aviariae inactivatum

Definition

Newcastle-Krankheit-Impfstoff (inaktiviert), auch bekannt als Aviäres-Paramyxovirus-1-Impfstoff (inaktiviert) bei Impfstoffen, die für bestimmte Spezies vorgesehen sind, besteht aus einer Emulsion oder Suspension eines geeigneten Stamms des Newcastle-Krankheit-Virus (Aviäres-Paramyxovirus-1), das so inaktiviert wurde, daß die immunisierende Aktivität erhalten bleibt.

Herstellung

Entsprechend **Impfstoffe für Tiere (Vaccina ad usum veterinarium)**. Das Virus wird in Bruteiern von Hühnern aus gesundheitlich überwachten Beständen oder in geeigneten Zellkulturen (5.2.4) vermehrt.

Die Prüfung auf Inaktivierung wird in Bruteiern oder geeigneten Zellkulturen durchgeführt, und die Menge des verwendeten inaktivierten Virus muß mindestens 10 Impfstoffdosen entsprechen. Vermehrungsfähiges Virus darf nicht nachweisbar sein.

Der Impfstoff kann ein Adjuvans enthalten.

Auswahl des Impfstoffstamms

Für den Impfstoff muß nachgewiesen sein, daß er Unschädlichkeit (5.2.6) und eine befriedigende Immunogenität (5.2.7) für jede Spezies und Kategorie von Vögeln besitzt, für die er vorgesehen ist. Die folgenden Bestimmungen können zum Nachweis der Immunogenität des Impfstoffs verwendet werden.

Immunogenität: Für Hausgeflügel kann die Eignung des Impfstoffs hinsichtlich Immunogenität durch die unter „Bestimmung der Wirksamkeit“ beschriebene Virus-Belastung (Bestimmung B) nachgewiesen werden. Für andere Vogelspezies (wie Tauben oder Truthühner) kann die Eignung des Impfstoffs hinsichtlich Immunogenität durch die unter „Bestimmung der Wirksamkeit“ beschriebene Bestimmung C nachgewiesen werden.

Prüfungen an jeder Charge

Bestimmung der Wirksamkeit einer Charge:
Impfstoffe, die bei Hausgeflügel verwendet werden: Die unter „Bestimmung der Wirksamkeit“ beschriebene Bestimmung A wird durchgeführt. Wenn die Art des Produkts keine gültigen Ergebnisse mit Bestimmung A ermöglicht oder wenn die Charge der Bestimmung A nicht entspricht, wird Bestimmung B durchgeführt. Die Bestimmung kann mit weniger als 20 Vögeln je Gruppe und einem kürzeren Beobachtungszeitraum nach der Belastung durchgeführt werden, wenn belegt ist, daß dies zu einem gültigen Ergebnis der Bestimmung der Wirksamkeit führt.

Impfstoffe, die bei anderen Spezies als der der Hausgeflügel verwendet werden: Eine geeignete, validierte Bestimmung wird durchgeführt, für die eine befriedigende Korrelation zu der unter „Bestimmung der Wirksamkeit“ beschriebenen Bestimmung C gezeigt wurde, wobei die Akzeptanzkriterien in bezug auf eine Charge festgesetzt wurden, die zu zufriedenstellenden Ergebnissen in Bestimmung C geführt hat. Eine Bestimmung in SPF-Küken (5.2.2) durch Titration der serologischen Antwort auf abgestufte Mengen des Impfstoffs (wie 1/25, 1/50 und 1/100 Impfstoffdosis mit Serumnahme nach 17 bis 21 Tagen) kann durchgeführt werden.

Prüfung auf Identität

In Tiere injiziert, die frei sind von Antikörpern gegen das Newcastle-Krankheit-Virus, stimuliert der Impfstoff die Bildung von solchen Antikörpern.

Prüfung auf Reinheit

Unschädlichkeit: Wenn der Impfstoff zur Verwendung bei Hausgeflügel vorgesehen ist, werden 10 Küken aus SPF-Herden (5.2.2) geimpft. Wenn der Impfstoff nicht für Hausgeflügel vorgesehen ist, werden 10 Vögel einer der Arten verwendet, für die der Impfstoff vorgesehen ist und die keine Antikörper gegen das Newcastle-Krankheit-Virus aufweisen. 10 Vögeln, die 14 bis 28 Tage alt sind, wird die doppelte Impfstoffdosis auf eine der empfohlenen Applikationsarten injiziert. Die Vögel werden 21 Tage lang beobachtet. Anomale lokale oder systemische Reaktionen dürfen nicht auftreten.

Inaktivierung: In die Allantoishöhle von zehn 9 bis 11 Tage alten Bruteiern von Hühnern aus SPF-Herden (SPF-Eier, 5.2.2) werden je zwei Fünftel einer Impfstoffdosis injiziert und die Eier bebrütet. 6 Tage lang wird beobachtet und die Allantoisflüssigkeit aus den Eiern mit lebenden und mit toten Embryonen getrennt gesammelt, mit Ausnahme der Embryonen, die innerhalb von 24 h nach der Injektion sterben. Letztere werden auf Anwesenheit von Newcastle-Krankheit-Virus untersucht. Wenn dabei das Newcastle-Krankheit-Virus gefunden wird, entspricht der Impfstoff nicht der Prüfung.

In die Allantoishöhle von zehn 9 bis 11 Tage alten SPF-Eiern werden je 0,2 ml der von den lebenden Embryonen gesammelten Allantoisflüssigkeit und in 10 entsprechende Eier je 0,2 ml der von den toten Embryonen gesammelten Allantoisflüssigkeit injiziert und die Eier 5 bis 6 Tage lang bebrütet. Die Allantoisflüssigkeit jedes Eies wird unter Verwendung von Hühner-Erythrozyten auf das Vorhandensein von Hämagglutininen geprüft.

Der Impfstoff entspricht der Prüfung, wenn kein Hinweis auf hämagglutinierende Aktivität auftritt und wenn in beiden Stadien höchstens 20 Prozent der Embryonen sterben. Wenn mehr als 20 Prozent der Embryonen in einem Stadium der Prüfung sterben, muß dieses Stadium wiederholt werden. Dabei darf kein Hinweis auf hämagglutinierende Aktivität auftreten, und höchstens 20 Prozent der Embryonen dürfen in diesem Stadium sterben.

Bei der Prüfung dürfen Antibiotika verwendet werden, um eine Infektion durch Bakterien zu verhindern.

Fremde Agenzien: Zehn 14 bis 28 Tage alten Küken aus einer SPF-Herde (5.2.2) wird die doppelte Impfstoffdosis auf eine der empfohlenen Applikationsarten injiziert. Nach 3 Wochen wird jedem Küken eine Impfstoffdosis auf die gleiche Applikationsart injiziert. Nach 2 Wochen werden Serumproben von jedem Küken entnommen und mit den unter „SPF-Hühnerherden für die Herstellung und Qualitätskontrolle von Impfstoffen“ (5.2.2) vorgeschriebenen Methoden auf Antikörper gegen folgende Erreger untersucht: Aviäre-Enzephalomyelitis-Virus, Aviäre-infektiöse-Bronchitis-Virus, Aviäre-Leukose-Virus, Egg-Drop-Syndrom-Virus, Aviäre-infektiöse-Bursitis-Virus, Aviäre-infektiöse-Laryngotracheitis-Virus, Influenza-A-Virus, Mareksche-Krankheit-Virus. Der Impfstoff darf die Bildung von Antikörpern gegen diese Erreger nicht stimulieren.

Sterilität: Der Impfstoff muß der in der Monographie **Impfstoffe für Tiere** vorgeschriebenen Prüfung entsprechen.

Bestimmung der Wirksamkeit

Für Impfstoffe, die nur für Hausgeflügel bestimmt sind, wird die Bestimmung A durchgeführt. Liefert Bestimmung A kein zufriedenstellendes Ergebnis, aber Bestimmung B, entspricht der Impfstoff den Anforderungen. Für Impfstoffe, die nur für andere Spezies, wie Tauben, bestimmt sind, wird die Bestimmung C durchgeführt.

A. Mindestens zehn 21 bis 28 Tage alten Küken aus einer SPF-Herde (5.2.2) wird je ein Volumen, das 1/50 einer Impfstoffdosis entspricht, intramuskulär injiziert. 17 bis 21 Tage später werden Serumproben von jedem geimpften Küken und von jedem von mindestens 5 Kontrolltieren desselben Alters und derselben Herkunft entnommen. Die Antikörperspiegel der Sera werden mit Hilfe der Hämagglutinations-Hemmungs-(HI-)Prüfung mit Hilfe der nachfolgend beschriebenen oder einer gleichwertigen Methode mit derselben Anzahl an Hämagglutinin-Einheiten und roten Blutkörperchen gemessen. Die Bestimmung muß negative und positive Kontrollsera mitführen, wobei letztere mindestens einen HI-Titer zwischen 5,0 lg_2 und 6,0 lg_2 aufweisen müssen.

   Der Impfstoff entspricht der Bestimmung, wenn der Mittelwert der HI-Titer der Impfstoffgruppe 4,0 lg_2 oder größer und der nicht geimpften Gruppe 2,0 lg_2 oder kleiner ist. Wenn die HI-Titer nicht den Anforderungen entsprechen, ist Bestimmung B durchzuführen.

   Hämagglutinationshemmung: Die Prüfsera werden durch 30 min langes Erhitzen bei 56 °C inaktiviert. In die erste Reihe der Vertiefungen einer Mikrotiterplatte werden je 25 µl Serum, in die restlichen Vertiefungen je 25 µl einer gepufferten Lösung von Natriumchlorid *R* (9 g · l^{-1}) mit einem *p*H-Wert von 7,2 bis 7,4 gegeben. Auf der Platte wird eine Verdünnungsreihe der Sera jeweils im Verhältnis 1:2 hergestellt. In jede Vertiefung werden 25 µl einer Suspension, die 4 Hämagglutinin-Einheiten von inaktiviertem Newcastle-Krankheit-Virus enthält, gegeben. Die Platte wird 1 h lang bei 4 °C inkubiert. Danach werden 25 µl einer 1prozentigen Suspension (*V/V*) von roten Blutkörperchen von 3 bis 4 Wochen alten Küken, die frei von Antikörpern gegen Newcastle-Krankheit-Virus sind, zugesetzt. Die Platte wird 1 h lang bei 4 °C inkubiert. Der HI-Titer muß der größten Verdünnung, die eine vollständige Hemmung ergibt, entsprechen.

B. Küken aus einer SPF-Herde (5.2.2) im Alter von 21 bis 28 Tagen werden verwendet. Zur Impfung werden mindestens 3 Gruppen zu je mindestens 20 Tieren verwendet. 10 Küken werden als Kontrolltiere gehalten. Entsprechend der Anzahl der Gruppen wird eine Zahl verschiedener Volumen des Impfstoffs gewählt, zum Beispiel Volumen, die 1/25, 1/50 und 1/100 einer Impfstoffdosis entsprechen. Jeder Impfstoffgruppe wird ein anderes Volumen zugeordnet. Jedem Küken wird das seiner Gruppe zugeordnete Impfstoffvolumen intramuskulär injiziert. Nach 17 bis 21 Tagen werden alle Küken durch intramuskuläre Injektion von 6 log Embryo-LD_{50} des Herts-Stamms (Weybridge 33/56) des Newcastle-Krankheit-Virus belastet. Die Tiere werden 21 Tage lang beobachtet. Aus der Zahl der Küken, die in jeder Impfstoffgruppe 21 Tage lang ohne klinischen Befund von Newcastle-Krankheit überleben, wird die PD_{50} mit Hilfe üblicher statistischer Methoden berechnet. Der Impfstoff entspricht der Bestimmung, wenn die kleinste in der Beschriftung angegebene Dosis mindestens 50 PD_{50} entspricht und die untere Vertrauensgrenze mindestens 35 PD_{50} je Dosis beträgt. Wenn die untere Vertrauensgrenze weniger als 35 PD_{50} je Dosis beträgt, muß die Bestimmung wiederholt werden. In der Wiederholungsbestimmung muß nachgewiesen werden, daß der Impfstoff mindestens 50 PD_{50} enthält. Die Bestimmung darf nur ausgewertet werden, wenn alle Kontrolltiere innerhalb von 6 Tagen nach der Belastung sterben.

C. Mindestens 20 Vögel der für die Anwendung vorgesehenen Vogelart, die frei von Antikörpern gegen Aviäres-Paramyxovirus-1 sind, werden entsprechend der empfohlenen Art der Anwendung geimpft. Mindestens 10 Vögel des gleichen Alters und der gleichen Herkunft, die frei von Antikörpern gegen Aviäres-Paramyxovirus-1 sind, werden als ungeimpfte Kontrollen gehalten. Die Bestimmung ist nur gültig, wenn im Serum zum Zeitpunkt der ersten Impfung bei den geimpften und bei den Kontrolltieren sowie bei den Kontrolltieren auch zum Zeitpunkt der Belastungsinfektion keine Antikörper gegen Aviäres-Paramyxovirus-1 nachgewiesen werden. 4 Wochen nach der letzten Impfung werden alle Vögel intramuskulär mit einer ausreichenden Menge eines virulenten Aviären-Paramyxovirus-1 belastet. Die Bestimmung ist nur gültig, wenn mindestens 90 Prozent der Kontrolltiere sterben oder Zeichen einer schweren Newcastle-Erkrankung zeigen. Der Impfstoff entspricht der Bestimmung, wenn mindestens 90 Prozent der geimpften Vögel überleben und keine Zeichen einer schweren Aviäres-Paramyxovirus-1-Erkrankung zeigen.

Lagerung

Entsprechend **Impfstoffe für Tiere**.

Beschriftung

Entsprechend **Impfstoffe für Tiere**.

2000, 1452

Nicotin

Nicotinum

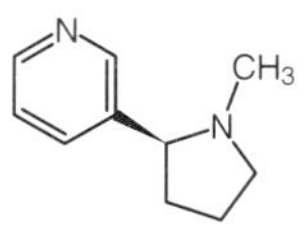

$C_{10}H_{14}N_2$ M_r 162,2

Definition

Nicotin enthält mindestens 99,0 und höchstens 101,0 Prozent 3-[(2*S*)-1-Methylpyrrolidin-2-yl]pyridin, berechnet auf die wasserfreie Substanz.

Eigenschaften

Farblose bis bräunliche, viskose, hygroskopische, flüchtige Flüssigkeit; löslich in Wasser, mischbar mit wasserfreiem Ethanol.

Prüfung auf Identität

A. Die Substanz entspricht der Prüfung „Spezifische Drehung" (siehe „Prüfung auf Reinheit").

B. Die Prüfung erfolgt mit Hilfe der IR-Spektroskopie (2.2.24) durch Vergleich des Spektrums der Substanz mit dem Nicotin-Referenzspektrum der Ph. Eur.

Prüfung auf Reinheit

Aussehen der Lösung: 1,0 g Substanz wird in Wasser *R* zu 10 ml gelöst. Die Lösung muß klar (2.2.1) und darf nicht stärker gefärbt sein als die Farbvergleichslösung G_5, BG_5 oder R_5 (2.2.2, Methode II).

Spezifische Drehung (2.2.7): 1,00 g Substanz wird in wasserfreiem Ethanol *R* zu 50,0 ml gelöst. Die spezifische Drehung muß zwischen –140 und –152° liegen.

Verwandte Substanzen: Die Prüfung erfolgt mit Hilfe der Flüssigchromatographie (2.2.29).

Untersuchungslösung: 20,0 mg Substanz werden in der mobilen Phase zu 25,0 ml gelöst.

Referenzlösung a: 4 mg Nicotinditartrat *CRS* und 2 mg Myosmin *R* werden in der mobilen Phase zu 50,0 ml gelöst.

Referenzlösung b: 0,4 ml Untersuchungslösung werden mit der mobilen Phase zu 100,0 ml verdünnt.

Die Chromatographie kann durchgeführt werden mit

- einer Säule aus rostfreiem Stahl von 0,10 m Länge und 8 mm innerem Durchmesser, gepackt mit octadecylsilyliertem Kieselgel zur Chromatographie *R* (4 µm)
- einer Mischung als mobile Phase bei einer Durchflußrate von 1,5 ml je Minute, die wie folgt hergestellt wird: 2,31 g Natriumdodecylsulfat *R* werden in einer Mischung von 250 ml Acetonitril *R* und 750 ml einer Lösung von Kaliumdihydrogenphosphat *R* ($13,6 g \cdot l^{-1}$), die zuvor mit Natriumhydroxid *R* oder Phosphorsäure 85 % *R* auf einen *p*H-Wert von 4,5 eingestellt wurde, gelöst
- einem Spektrometer als Detektor bei einer Wellenlänge von 254 nm.

25 µl Referenzlösung a werden eingespritzt. Werden die Chromatogramme unter den vorgeschriebenen Bedingungen aufgezeichnet, betragen die Retentionszeiten für Nicotin etwa 13 min und für Verunreinigung D etwa 11 min. Die Prüfung darf nur ausgewertet werden, wenn die Auflösung zwischen dem Peak der Verunreinigung D, der am nächsten zum Nicotin-Peak eluiert wird, und dem Nicotin-Peak mindestens 1,5 beträgt. Falls erforderlich wird die Konzentration an Acetonitril in der mobilen Phase geändert.

Die Empfindlichkeit des Systems wird so eingestellt, daß die Höhe des Hauptpeaks im Chromatogramm mit 25 µl Referenzlösung b mindestens 50 Prozent des maximalen Ausschlags beträgt.

Je 25 µl Untersuchungslösung und Referenzlösung b werden eingespritzt. Die Chromatographie erfolgt über eine Dauer, die der 2fachen Retentionszeit des Hauptpeaks entspricht. Im Chromatogramm der Untersuchungslösung darf keine Peakfläche, mit Ausnahme der des Hauptpeaks, größer sein als die Fläche des Hauptpeaks im Chromatogramm der Referenzlösung b (0,4 Prozent). Die Summe aller Peakflächen, mit Ausnahme der des Hauptpeaks, darf nicht größer sein als das 2fache der Fläche des Hauptpeaks im Chromatogramm der Referenzlösung b (0,8 Prozent). Peaks, deren Fläche kleiner ist als das 0,1fache der Fläche des Hauptpeaks im Chromatogramm der Referenzlösung b, werden nicht berücksichtigt.

Wasser (2.5.12): Höchstens 0,5 Prozent, mit 1,00 g Substanz nach der Karl-Fischer-Methode bestimmt.

Gehaltsbestimmung

60,0 mg Substanz, in 30 ml wasserfreier Essigsäure *R* gelöst, werden mit Perchlorsäure (0,1 mol · l^{-1}) titriert. Der Endpunkt wird mit Hilfe der Potentiometrie (2.2.20) bestimmt.

1 ml Perchlorsäure (0,1 mol · l^{-1}) entspricht 8,11 mg $C_{10}H_{14}N_2$.

Lagerung

Dicht verschlossen, unter Stickstoff, vor Licht geschützt.

Verunreinigungen

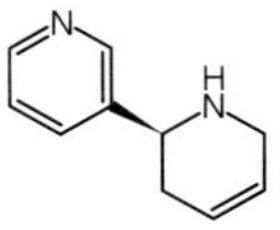

A. 3-[(2*S*)-1,2,3,6-Tetrahydropyridin-2-yl]pyridin (Anatabin)

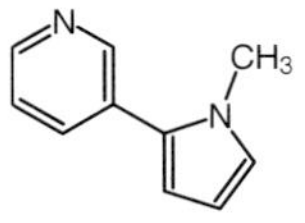

B. 3-(1-Methyl-1*H*-pyrrol-2-yl)pyridin (β-Nicotyrin)

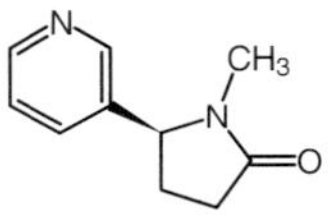

C. (5*S*)-1-Methyl-5-(pyridin-3-yl)pyrrolidin-2-on (Cotinin)

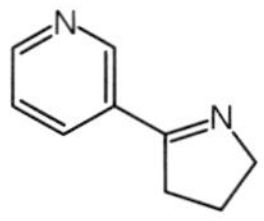

D. 3-(4,5-Dihydro-3*H*-pyrrol-2-yl)pyridin (Myosmin)

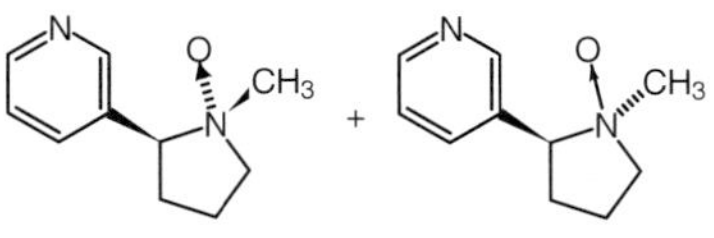

E. 3-[(1*RS*,2*S*)-1-Methylpyrrolidin-2-yl-1-oxid]pyridin (Nicotin-*N*-oxid).

2000, 47

Nicotinamid

Nicotinamidum

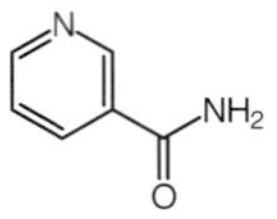

$C_6H_6N_2O$ M_r 122,1

Definition

Nicotinamid enthält mindestens 99,0 und höchstens 101,0 Prozent Pyridin-3-carboxamid, berechnet auf die getrocknete Substanz.

Eigenschaften

Weißes, kristallines Pulver oder farblose Kristalle; leicht löslich in Wasser und wasserfreiem Ethanol.

Prüfung auf Identität

1: A, B.
2: A, C, D.

A. Schmelztemperatur (2.2.14): 128 bis 131 °C.

B. Die Prüfung erfolgt mit Hilfe der IR-Spektroskopie (2.2.24) durch Vergleich des Spektrums der Substanz mit dem von Nicotinamid *CRS*.

C. Werden 0,1 g Substanz mit 1 ml verdünnter Natriumhydroxid-Lösung *R* zum Sieden erhitzt, entwickelt sich der Geruch von Ammoniak.

D. 2 ml Prüflösung (siehe „Prüfung auf Reinheit") werden mit Wasser *R* zu 100 ml verdünnt. Werden 2 ml dieser Lösung mit 2 ml Bromcyan-Lösung *R* sowie 3 ml einer Lösung von Anilin *R* (25 g · l^{-1}) versetzt und geschüttelt, entsteht eine gelbe Färbung.

Prüfung auf Reinheit

Prüflösung: 2,5 g Substanz werden in kohlendioxidfreiem Wasser *R* zu 50 ml gelöst.

Aussehen der Lösung: Die Prüflösung muß klar (2.2.1) und darf nicht stärker gefärbt sein als die Farbvergleichslösung BG_7 (2.2.2, Methode II).

***p*H-Wert** (2.2.3): Der *p*H-Wert der Prüflösung muß zwischen 6,0 und 7,5 liegen.

Verwandte Substanzen: Die Prüfung erfolgt mit Hilfe der Dünnschichtchromatographie (2.2.27) unter Verwendung einer DC-Platte mit Kieselgel GF_{254} *R*.

Untersuchungslösung: 0,4 g Substanz werden in einer Mischung von gleichen Volumteilen Ethanol 96 % *R* und Wasser *R* zu 5,0 ml gelöst.

Referenzlösung: 0,5 ml Untersuchungslösung werden mit einer Mischung von gleichen Volumteilen Ethanol 96 % *R* und Wasser *R* zu 200 ml verdünnt.

Auf die Platte werden 5 µl jeder Lösung aufgetragen. Die Chromatographie erfolgt mit einer Mischung von 4 Volumteilen Wasser *R*, 45 Volumteilen wasserfreiem Ethanol *R* und 48 Volumteilen Chloroform *R* über eine Laufstrecke von 10 cm. Die Platte wird an der Luft trocknen gelassen und im ultravioletten Licht bei 254 nm ausgewertet. Im Chromatogramm der Untersuchungslösung auftretende Nebenflecke dürfen nicht größer oder intensiver sein als der Fleck im Chromatogramm der Referenzlösung (0,25 Prozent).

Schwermetalle (2.4.8): 12 ml Prüflösung werden mit Wasser *R* zu 18 ml verdünnt. 12 ml dieser Lösung müssen der Grenzprüfung A auf Schwermetalle entsprechen (30 ppm). Zur Herstellung der Referenzlösung wird die Blei-Lösung (1 ppm Pb) *R* verwendet.

Trocknungsverlust (2.2.32): Höchstens 0,5 Prozent, mit 1,000 g Substanz durch 18 h langes Trocknen im Vakuum bestimmt.

Sulfatasche (2.4.14): Höchstens 0,1 Prozent, mit 1,0 g Substanz bestimmt.

Gehaltsbestimmung

0,250 g Substanz, falls erforderlich unter Erwärmen in 20 ml wasserfreier Essigsäure *R* gelöst, werden nach Zusatz von 5 ml Acetanhydrid *R* und Kristallviolett-Lösung *R* mit Perchlorsäure (0,1 mol · l^{-1}) bis zum Farbumschlag nach Grünlichblau titriert.

1 ml Perchlorsäure (0,1 mol · l^{-1}) entspricht 12,21 mg $C_6H_6N_2O$.

2001, 1548

Nimesulid

Nimesulidum

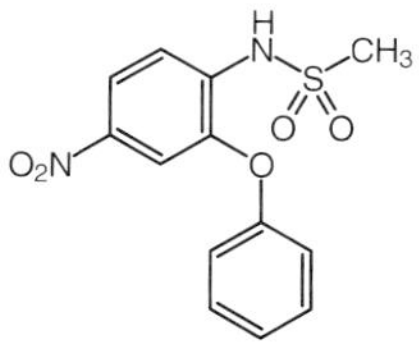

$C_{13}H_{12}N_2O_5S$ M_r 308,3

Definition

N-(4-Nitro-2-phenoxyphenyl)methansulfonamid

Gehalt: 98,5 bis 101,5 Prozent (getrocknete Substanz)

Eigenschaften

Aussehen: gelbliches, kristallines Pulver

Löslichkeit: praktisch unlöslich in Wasser, leicht löslich in Aceton, schwer löslich in wasserfreiem Ethanol

Schmelztemperatur: etwa 149 °C

Die Substanz zeigt Polymorphie.

Prüfung auf Identität

IR-Spektroskopie (2.2.24)

Probenvorbereitung: Preßling

Vergleich: Nimesulid *CRS*

Wenn die Spektren unterschiedlich sind, werden Substanz und Referenzsubstanz getrennt in Aceton *R* gelöst. Nach Eindampfen der Lösungen zur Trockne werden mit den Rückständen erneut Spektren aufgenommen.

Prüfung auf Reinheit

Absorption (2.2.25): höchstens 0,50 bei 450 nm
1,0 g Substanz wird in Aceton *R* zu 10,0 ml gelöst.

Verwandte Substanzen: Flüssigchromatographie (2.2.29)

Untersuchungslösung: 20 mg Substanz werden in 8 ml Acetonitril *R* gelöst. Die Lösung wird mit Wasser *R* zu 20,0 ml verdünnt.

Referenzlösung a: 10 mg Nimesulid-Verunreinigung C *CRS* und 10 mg Nimesulid-Verunreinigung D *CRS* werden in 20 ml Acetonitril *R* gelöst. Die Lösung wird mit Wasser *R* zu 50,0 ml verdünnt. 1,0 ml dieser Lösung wird mit der mobilen Phase zu 50,0 ml verdünnt.

Referenzlösung b: 1,0 ml Untersuchungslösung wird mit der mobilen Phase zu 10,0 ml verdünnt. 1,0 ml dieser Lösung wird mit der mobilen Phase zu 100,0 ml verdünnt.

Säule

- Größe: l = 0,125 m, ∅ = 4,0 mm
- Stationäre Phase: octadecylsilyliertes Kieselgel zur Chromatographie *R*

Mobile Phase: eine Mischung von 35 Volumteilen Acetonitril *R* und 65 Volumteilen einer Lösung von Ammoniumdihydrogenphosphat *R* (1,15 g · l^{-1}), die zuvor mit Ammoniak-Lösung *R* auf einen *p*H-Wert von 7,0 eingestellt wurde

Durchflußrate: 1,3 ml/min

Detektion: Spektrometer bei 230 nm

Einspritzen: 20 µl

Chromatographiedauer: 7fache Retentionszeit von Nimesulid

Eignungsprüfung

- Auflösung: mindestens 2,0 zwischen den 2 Hauptpeaks im Chromatogramm der Referenzlösung a

Grenzwerte

- Jede Verunreinigung: nicht größer als die Fläche des Hauptpeaks im Chromatogramm der Referenzlösung b (0,1 Prozent)
- Summe aller Verunreinigungen: nicht größer als das 5fache der Fläche des Hauptpeaks im Chromatogramm der Referenzlösung b (0,5 Prozent)
- Ohne Berücksichtigung bleiben: Peaks, deren Fläche kleiner ist als das 0,1fache der Fläche des Hauptpeaks im Chromatogramm der Referenzlösung b (0,01 Prozent)

N

Monographien

Schwermetalle (2.4.8): höchstens 20 ppm
1,0 g Substanz muß der Grenzprüfung D entsprechen. Zur Herstellung der Referenzlösung werden 2 ml Blei-Lösung (10 ppm Pb) *R* verwendet.

Trocknungsverlust (2.2.32): höchstens 0,5 Prozent, mit 1,000 g Substanz durch 4 h langes Trocknen im Trockenschrank bei 100 bis 105 °C bestimmt

Sulfatasche (2.4.14): höchstens 0,1 Prozent, mit 1,0 g Substanz bestimmt

Gehaltsbestimmung

0,240 g Substanz, in 30 ml Aceton *R* gelöst, das zuvor neutralisiert wurde, werden nach Zusatz von 20 ml Wasser *R* mit Natriumhydroxid-Lösung (0,1 mol · l^{-1}) titriert. Der Endpunkt wird mit Hilfe der Potentiometrie (2.2.20) bestimmt.

1 ml Natriumhydroxid-Lösung (0,1 mol · l^{-1}) entspricht 30,83 mg $C_{13}H_{12}N_2O_5S$.

Verunreinigungen

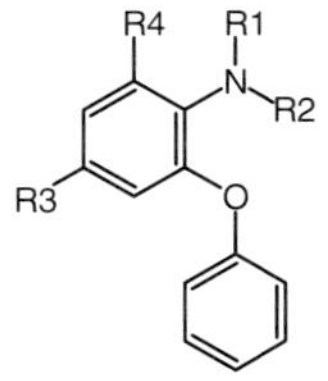

A. R1 = SO_2–CH_3, R2 = H, R3 = R4 = NO_2:
N-(2,4-Dinitro-6-phenoxyphenyl)methansulfonamid
B. R1 = SO_2–CH_3, R2 = R3 = R4 = H:
N-(2-Phenoxyphenyl)methansulfonamid
C. R1 = R2 = R3 = R4 = H:
2-Phenoxyanilin
D. R1 = R2 = R4 = H, R3 = NO_2:
4-Nitro-2-phenoxyanilin
E. R1 = R2 = SO_2–CH_3, R3 = R4 = H:
N,N-Bis(methylsulfonyl)-2-phenoxyanilin
F. R1 = R2 = SO_2–CH_3, R3 = NO_2, R4 = H:
N,N-Bis(methylsulfonyl)-4-nitro-2-phenoxyanilin

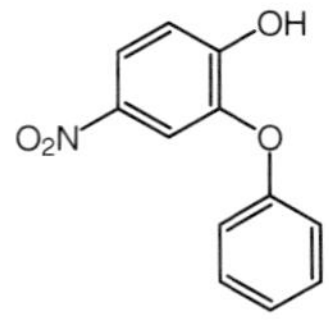

G. 4-Nitro-2-phenoxyphenol.

1998, 1245

Nimodipin

Nimodipinum

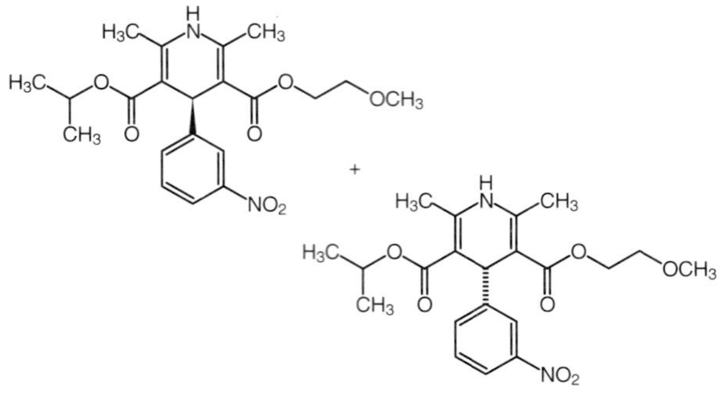

$C_{21}H_{26}N_2O_7$ M_r 418,4

Definition

Nimodipin enthält mindestens 98,5 und höchstens 101,5 Prozent 2-Methoxyethyl-1-methylethyl-(4*RS*)-2,6-dimethyl-4-(3-nitrophenyl)-1,4-dihydropyridin-3,5-dicarboxylat, berechnet auf die getrocknete Substanz.

Eigenschaften

Schwach gelbes bis gelbes, kristallines Pulver; praktisch unlöslich in Wasser, leicht löslich in Ethylacetat, wenig löslich in wasserfreiem Ethanol.

Die Substanz zeigt Polymorphie.

Die Substanz, ultraviolettem Licht ausgesetzt, wandelt sich in ein Nitrophenylpyridinderivat um.

Alle Lösungen sind unmittelbar vor Gebrauch unter Lichtschutz oder bei langwelligem Licht (>420 nm) herzustellen.

Prüfung auf Identität

Die Prüfung erfolgt mit Hilfe der IR-Spektroskopie (2.2.24) durch Vergleich des Spektrums der Substanz mit dem von Nimodipin *CRS*. Wenn die Spektren bei der Prüfung in fester Form unterschiedlich sind, werden mit Lösungen der Substanz und der Referenzsubstanz (20 g · l^{-1}) in Dichlormethan *R*, in einer Schichtdicke von 0,2 mm, erneut Spektren aufgenommen.

Prüfung auf Reinheit

Prüflösung: 1,0 g Substanz wird in Aceton *R* zu 20,0 ml gelöst.

Aussehen der Lösung: Die Prüflösung muß klar (2.2.1) sein.

Optische Drehung (2.2.7): Der Drehungswinkel, an der Prüflösung bestimmt, muß zwischen –0,10 und +0,10° liegen.

Verwandte Substanzen: Die Prüfung erfolgt mit Hilfe der Flüssigchromatographie (2.2.29).

Untersuchungslösung: 40,0 mg Substanz werden in 2,5 ml Tetrahydrofuran *R* gelöst. Die Lösung wird mit der mobilen Phase zu 25,0 ml verdünnt.

Referenzlösung a: 1,0 ml Untersuchungslösung wird mit der mobilen Phase zu 100,0 ml verdünnt. 2,0 ml dieser Lösung werden mit der mobilen Phase zu 10,0 ml verdünnt.

Referenzlösung b: 20,0 mg Nimodipin-Verunreinigung A *CRS* werden in 2,5 ml Tetrahydrofuran *R* gelöst. Die Lösung wird mit der mobilen Phase zu 25,0 ml verdünnt. 1,0 ml Lösung wird mit der mobilen Phase zu 20,0 ml verdünnt.

Referenzlösung c: 0,5 ml Untersuchungslösung werden mit der mobilen Phase zu 20,0 ml verdünnt.

Referenzlösung d: 1,0 ml Referenzlösung b und 1,0 ml Referenzlösung c werden gemischt. Die Mischung wird mit der mobilen Phase zu 25,0 ml verdünnt.

Die Chromatographie kann durchgeführt werden mit

- einer Säule aus rostfreiem Stahl von 0,125 m Länge und 4,6 mm innerem Durchmesser, gepackt mit octadecylsilyliertem Kieselgel zur Chromatographie *R* (5 µm)
- einer Mischung von 20 Volumteilen Methanol *R*, 20 Volumteilen Tetrahydrofuran *R* und 60 Volumteilen Wasser *R* als mobile Phase bei einer Durchflußrate von 2,0 ml je Minute
- einem Spektrometer als Detektor bei einer Wellenlänge von 235 nm.

Die Temperatur der Säule wird bei 40 °C gehalten.

Die Empfindlichkeit des Systems wird so eingestellt, daß die Höhe des Nimodipin-Peaks im Chromatogramm mit 20 µl Referenzlösung d mindestens 50 Prozent des maximalen Ausschlags beträgt.

20 µl Referenzlösung d werden eingespritzt. Werden die Chromatogramme unter den vorgeschriebenen Bedingungen aufgezeichnet, betragen die Retentionszeiten für die Verunreinigung A etwa 7 min und für Nimodipin etwa 8 min. Die Prüfung darf nur ausgewertet werden, wenn die Auflösung zwischen den Peaks der Verunreinigung A und von Nimodipin mindestens 1,5 beträgt.

Je 20 µl Untersuchungslösung und Referenzlösung a werden eingespritzt. Die Chromatographie der Untersuchungslösung erfolgt über eine Dauer, die der 4fachen Retentionszeit des Nimodipin-Peaks entspricht. Der Peak der Verunreinigung A darf nicht größer sein als der entsprechende Peak im Chromatogramm der Referenzlösung d (0,1 Prozent). Im Chromatogramm der Untersuchungslösung darf keine Peakfläche, mit Ausnahme der des Hauptpeaks und der des Peaks der Verunreinigung A, größer sein als die Fläche des Hauptpeaks im Chromatogramm der Referenzlösung a (0,2 Prozent).

Im Chromatogramm der Untersuchungslösung darf die Summe aller Peakflächen, mit Ausnahme der des Hauptpeaks, nicht größer sein als das 2,5fache der Fläche des Hauptpeaks im Chromatogramm der Referenzlösung a (0,5 Prozent). Peaks der Lösungsmittel und Peaks, deren Fläche kleiner ist als das 0,5fache der Fläche des Hauptpeaks im Chromatogramm der Referenzlösung d, werden nicht berücksichtigt.

Trocknungsverlust (2.2.32): Höchstens 0,5 Prozent, mit 1,000 g Substanz durch Trocknen im Trockenschrank bei 100 bis 105 °C bestimmt.

Sulfatasche (2.4.14): Höchstens 0,1 Prozent, mit 1,0 g Substanz bestimmt.

Gehaltsbestimmung

0,180 g Substanz, unter Erwärmen in einer Mischung von 25 ml *tert.* Butanol *R* und 25 ml Perchlorsäure-Lösung *R* gelöst, werden nach Zusatz von 0,1 ml Ferroin-Lösung *R* mit Cer(IV)-sulfat-Lösung (0,1 mol · l^{-1}) titriert. Gegen Ende der Titration wird langsam titriert. Ein Blindversuch wird durchgeführt.

1 ml Cer(IV)-sulfat-Lösung (0,1 mol · l^{-1}) entspricht 20,92 mg $C_{21}H_{26}N_2O_7$.

Lagerung

Vor Licht geschützt.

Verunreinigungen

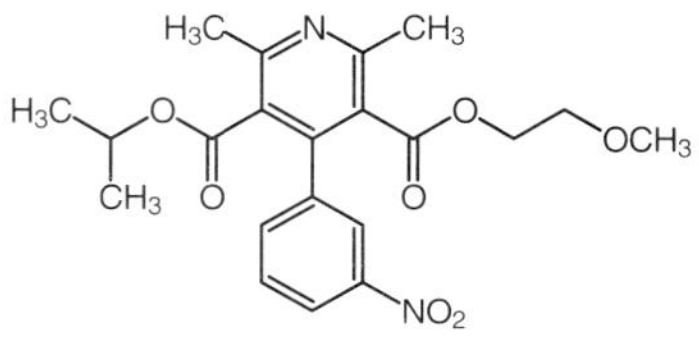

A. 2-Methoxyethyl-1-methylethyl-2,6-dimethyl-4-(3-nitrophenyl)pyridin-3,5-dicarboxylat

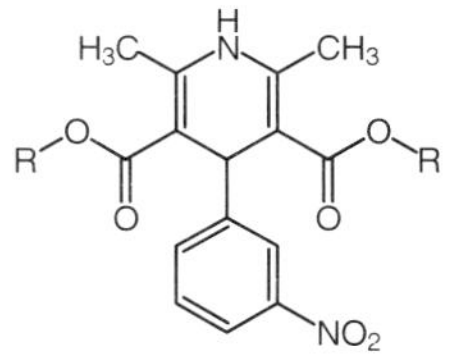

B. R = $CH(CH_3)_2$:
Bis(1-methylethyl)-2,6-dimethyl-4-(3-nitrophenyl)-1,4-dihydropyridin-3,5-dicarboxylat

C. R = CH_2–CH_2–OCH_3:
Bis(2-methoxyethyl)-2,6-dimethyl-4-(3-nitrophenyl)-1,4-dihydropyridin-3,5-dicarboxylat.

1998, 1246

Nitrendipin

Nitrendipinum

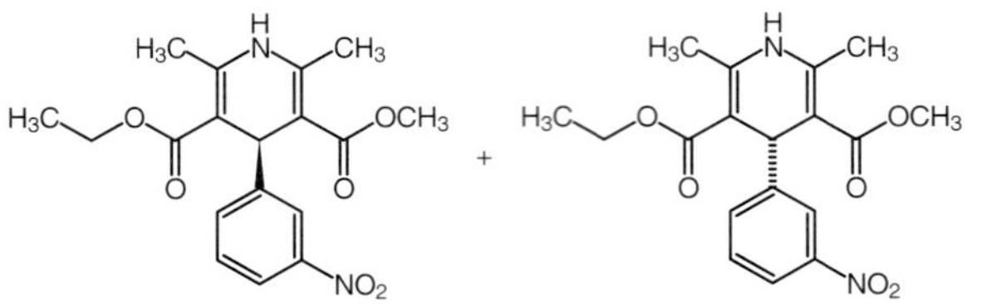

$C_{18}H_{20}N_2O_6$ M_r 360,4

Definition

Nitrendipin enthält mindestens 98,5 und höchstens 101,5 Prozent Ethyl-methyl-(4*RS*)-2,6-dimethyl-4-(3-nitrophenyl)-1,4-dihydropyridin-3,5-dicarboxylat, berechnet auf die getrocknete Substanz.

Eigenschaften

Gelbes, kristallines Pulver; praktisch unlöslich in Wasser, leicht löslich in Ethylacetat, wenig löslich in wasserfreiem Ethanol und Methanol.

Die Substanz zeigt Polymorphie.

Die Substanz, ultraviolettem Licht ausgesetzt, wandelt sich in ein Nitrophenylpyridinderivat um.

Alle Lösungen sind unmittelbar vor Gebrauch unter Lichtschutz oder bei langwelligem Licht (>420 nm) herzustellen.

Prüfung auf Identität

Die Prüfung erfolgt mit Hilfe der IR-Spektroskopie (2.2.24) durch Vergleich des Spektrums der Substanz mit dem von Nitrendipin *CRS*. Wenn die Spektren bei der Prüfung in fester Form unterschiedlich sind, werden mit Lösungen der Substanz und der Referenzsubstanz (20 g · l^{-1}) in Dichlormethan *R*, in einer Schichtdicke von 0,2 mm, erneut Spektren aufgenommen.

Prüfung auf Reinheit

Optische Drehung (2.2.7): 0,2 g Substanz werden in Aceton *R* zu 10,0 ml gelöst. Der Drehungswinkel muß zwischen −0,10 und +0,10° liegen.

Verwandte Substanzen: Die Prüfung erfolgt mit Hilfe der Flüssigchromatographie (2.2.29).

Untersuchungslösung: 40,0 mg Substanz werden in 2,5 ml Tetrahydrofuran *R* gelöst. Die Lösung wird mit der mobilen Phase zu 25,0 ml verdünnt.

Referenzlösung a: 2,0 ml Untersuchungslösung werden mit der mobilen Phase zu 10,0 ml verdünnt. 1,0 ml dieser Lösung wird mit der mobilen Phase zu 25,0 ml verdünnt.

Referenzlösung b: 20,0 mg Nitrendipin-Verunreinigung A *CRS* werden in 2,5 ml Tetrahydrofuran *R* gelöst. Die Lösung wird mit der mobilen Phase zu 25,0 ml verdünnt. 1,0 ml Lösung wird mit der mobilen Phase zu 20,0 ml verdünnt.

Referenzlösung c: 0,5 ml Untersuchungslösung werden mit der mobilen Phase zu 20,0 ml verdünnt.

Referenzlösung d: 1,0 ml Referenzlösung b und 1,0 ml Referenzlösung c werden gemischt. Die Mischung wird mit der mobilen Phase zu 25,0 ml verdünnt.

Die Chromatographie kann durchgeführt werden mit
- einer Säule aus rostfreiem Stahl von 0,125 m Länge und 4 mm innerem Durchmesser, gepackt mit octadecylsilyliertem Kieselgel zur Chromatographie *R* (5 µm)
- einer Mischung von 14 Volumteilen Acetonitril *R*, 22 Volumteilen Tetrahydrofuran *R* und 64 Volumteilen Wasser *R* als mobile Phase bei einer Durchflußrate von 1 ml je Minute
- einem Spektrometer als Detektor bei einer Wellenlänge von 235 nm.

Die Temperatur der Säule wird bei 40 °C gehalten.

Die Empfindlichkeit des Systems wird so eingestellt, daß die Höhe des Nitrendipin-Peaks im Chromatogramm mit 20 µl Referenzlösung d mindestens 50 Prozent des maximalen Ausschlags beträgt.

20 µl Referenzlösung d werden eingespritzt. Werden die Chromatogramme unter den vorgeschriebenen Bedingungen aufgezeichnet, betragen die Retentionszeiten für die Verunreinigung A etwa 6 min und für Nitrendipin etwa 8 min. Die Prüfung darf nur ausgewertet werden, wenn die Auflösung zwischen den Peaks der Verunreinigung A und von Nitrendipin mindestens 2,0 beträgt.

Je 20 µl Untersuchungslösung und Referenzlösung a werden eingespritzt. Die Chromatographie der Untersuchungslösung erfolgt über eine Dauer, die der 5fachen Retentionszeit des Hauptpeaks entspricht. Der Peak der Verunreinigung A darf nicht größer sein als der entsprechende Peak im Chromatogramm der Referenzlösung d (0,1 Prozent). Im Chromatogramm der Untersuchungslösung darf keine Peakfläche, mit Ausnahme der des Hauptpeaks und der des Peaks der Verunreinigung A, größer sein als die Fläche des Nitrendipin-Peaks im Chromatogramm der Referenzlösung a (0,8 Prozent). Im Chromatogramm der Untersuchungslösung darf die Summe aller Peakflächen, mit Ausnahme der des Hauptpeaks, nicht größer sein als das 1,5fache der Fläche des Hauptpeaks im Chromatogramm der Referenzlösung a (1,2 Prozent). Peaks, deren Fläche kleiner ist als das 0,5fache der Fläche des Nitrendipin-Peaks im Chromatogramm der Referenzlösung d, werden nicht berücksichtigt.

Trocknungsverlust (2.2.32): Höchstens 0,5 Prozent, mit 1,000 g Substanz durch Trocknen im Trockenschrank bei 100 bis 105 °C bestimmt.

Sulfatasche (2.4.14): Höchstens 0,1 Prozent, mit 1,0 g Substanz bestimmt.

Gehaltsbestimmung

0,160 g Substanz, falls erforderlich unter Erwärmen in einer Mischung von 25 ml *tert.* Butanol *R* und 25 ml Perchlorsäure-Lösung *R* gelöst, werden nach Zusatz von 0,1 ml Ferroin-Lösung *R* wird mit Cer(IV)-sulfat-Lösung

$(0,1\ mol \cdot l^{-1})$ titriert. Gegen Ende der Titration wird langsam titriert. Ein Blindversuch wird durchgeführt.

1 ml Cer(IV)-sulfat-Lösung $(0,1\ mol \cdot l^{-1})$ entspricht 18,02 mg $C_{18}H_{20}N_2O_6$.

Lagerung

Vor Licht geschützt.

Verunreinigungen

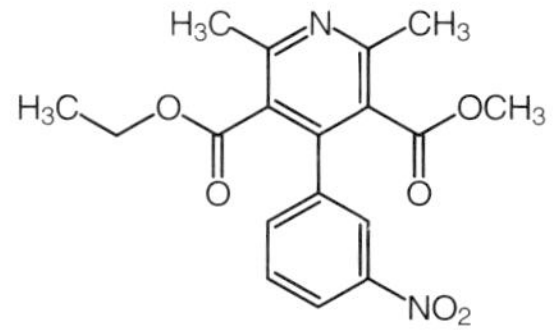

A. Ethyl-methyl-2,6-dimethyl-4-(3-nitrophenyl)pyridin-3,5-dicarboxylat

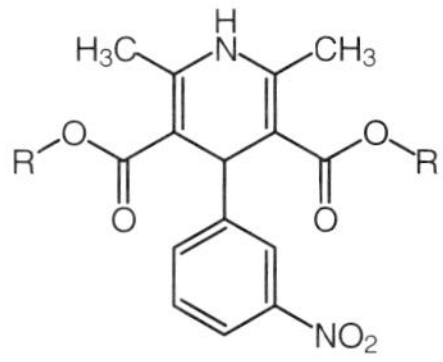

B. R = CH_3:
Dimethyl-2,6-dimethyl-4-(3-nitrophenyl)-1,4-dihydropyridin-3,5-dicarboxylat

C. R = CH_2–CH_3:
Diethyl-2,6-dimethyl-4-(3-nitrophenyl)-1,4-dihydropyridin-3,5-dicarboxylat.

1998, 565

Nitroprussidnatrium
Natrii nitroprussias

$Na_2[Fe(CN)_5NO] \cdot 2\ H_2O$ M_r 298,0

Definition

Nitroprussidnatrium enthält mindestens 99,0 und höchstens 100,5 Prozent Natriumpentacyanonitrosylferrat, berechnet auf die wasserfreie Substanz.

Eigenschaften

Pulver oder Kristalle, rötlichbraun; leicht löslich in Wasser, schwer löslich in Ethanol.

Prüfung auf Identität

A. 0,700 g Substanz werden in Wasser *R* zu 100,0 ml gelöst. Die Lösung, sofort nach der Herstellung zwischen 350 und 600 nm gemessen, zeigt ein Absorptionsmaximum (2.2.25) bei 395 nm, eine Schulter bei etwa 510 nm und ein Absorptionsminimum bei 370 nm. Die spezifische Absorption im Maximum liegt zwischen 0,65 und 0,80.

B. Etwa 20 mg Substanz werden in 2 ml Wasser *R* gelöst. Nach Zusatz von 0,1 ml Natriumsulfid-Lösung *R* entsteht eine intensive, violettrote Färbung.

C. 50 mg Substanz werden in 1 ml Wasser *R* gelöst. Die Lösung wird mit Salzsäure *R* angesäuert. Ein Tropfen der Lösung in der oxidierenden Flamme gibt eine anhaltende Gelbfärbung.

Prüfung auf Reinheit

Unlösliche Substanzen: 10 g Substanz werden in 50 ml Wasser *R* ohne Erwärmen gelöst. Nach 30 min langem Stehenlassen wird durch einen Glassintertiegel (16) filtriert. Mit kaltem Wasser *R* wird gewaschen, bis das Filtrat farblos ist. Der Rückstand wird bei 105 °C getrocknet. Seine Masse darf höchstens 1 mg (100 ppm) betragen.

Chlorid (2.4.4): In einem Nickeltiegel wird 1,0 g Substanz mit 8 ml einer Lösung von Natriumhydroxid *R* $(200\ g \cdot l^{-1})$ gemischt. Über kleiner Flamme wird unter Erwärmen vorsichtig zur Trockne eingedampft. 30 min lang wird bei Rotglut erhitzt. Nach dem Erkalten wird der feste Rückstand mit je 3mal 8 ml verdünnter Schwefelsäure *R* aufgenommen. Die sauren Fraktionen werden durch ein Papierfilter filtriert. Die gesammelten Filtrate werden falls erforderlich mit einigen Tropfen verdünnter Schwefelsäure *R* gegen Lackmus-Papier *R* angesäuert. Tiegel und Filterpapier werden 3mal mit je 10 ml Wasser *R* gewaschen. Die Waschflüssigkeiten werden der Schwefelsäure-Lösung zugesetzt, mit Wasser *R* zu 60 ml verdünnt und gemischt. 15 ml dieser Lösung müssen der Grenzprüfung auf Chlorid entsprechen (200 ppm).

Cyanoferrat(III): 1,25 g Substanz werden in Acetat-Pufferlösung *p*H 4,6 *R* zu 50,0 ml gelöst. Drei 50-ml-Meßkolben werden mit A, B und C bezeichnet. In den Meßkolben B wird 1,0 ml Cyanoferrat(III)-Lösung (50 ppm $Fe(CN)_6$) *R* gegeben. In die Meßkolben A und B wird je 1 ml einer Lösung von Ammoniumeisen(II)-sulfat *R* $(5\ g \cdot l^{-1})$ gegeben. In die 3 Meßkolben werden je 10,0 ml Lösung der Substanz gegeben und mit Wasser *R* zu 50,0 ml verdünnt. Nach 30 min langem Stehenlassen wird die Absorption (2.2.25) der Lösung A bei 720 nm unter Verwendung der Lösung C als Kompensationsflüssigkeit und die Absorption der Lösung B bei derselben Wellenlänge unter Verwendung der Lösung A als Kompensationsflüssigkeit gemessen. Die Absorption der Lösung A darf nicht größer als diejenige der Lösung B sein (200 ppm).

Cyanoferrat(II): 4,0 g Substanz werden in Wasser *R* zu 100,0 ml gelöst. Drei 50-ml-Meßkolben werden mit A, B und C bezeichnet. In den Meßkolben B werden 2,0 ml Cyanoferrat(II)-Lösung (100 ppm $Fe(CN)_6$) *R* gegeben. In die Meßkolben A und B wird je 1 ml Eisen(III)-chlorid-Lösung *R* 2 gegeben. In jeden der 3 Meßkolben werden 25,0 ml Lösung der Substanz gegeben und mit Wasser *R* zu 50,0 ml verdünnt. Nach 30 min langem Stehenlassen wird die Absorption (2.2.25) der Lösung A bei 695 nm unter Verwendung der Lösung C als Kompensationsflüssigkeit und die Absorption der Lösung B bei der gleichen Wellenlänge unter Verwendung der Lösung A als Kompensationsflüssigkeit gemessen. Die Absorption der Lösung A darf nicht größer als diejenige der Lösung B sein (200 ppm).

Sulfat: *Für Herstellung und Verdünnung der Lösungen muß destilliertes Wasser R verwendet werden.*

Untersuchungslösung: 3,6 g Substanz werden in 120 ml Wasser gelöst. 4 ml Sulfat-Lösung (10 ppm SO_4) *R* und 20 ml einer Lösung von Kupfer(II)-chlorid *R* (250 g · l) werden unter Mischen zugesetzt und mit Wasser zu 150,0 ml verdünnt. Nach 16 h langem Stehenlassen wird filtriert oder zentrifugiert, bis eine klare, hellblaue Lösung erhalten wird.

Referenzlösung: 40 ml Sulfat-Lösung (10 ppm SO_4) *R* werden mit 80 ml Wasser verdünnt, mit 12 bis 13 ml einer Lösung von Kupfer(II)-chlorid *R* ($250\ g \cdot l^{-1}$) versetzt und mit Wasser zu 150,0 ml verdünnt. Die Menge Kupfer(II)-chlorid-Lösung ist so zu wählen, daß die Färbung der Lösung mit derjenigen der Untersuchungslösung vergleichbar ist.

Nach Stehenlassen werden beide Lösungen getrennt filtriert, wobei die ersten 25 ml Filtrat jeweils verworfen werden. Je 100 ml Filtrat werden mit 0,5 ml Essigsäure *R* versetzt und gemischt. Nach Zusatz von 2 ml einer Lösung von Bariumchlorid *R* ($250\ g \cdot l^{-1}$) und erneutem Mischen darf die Trübung der Untersuchungslösung nicht stärker sein als diejenige der Referenzlösung (100 ppm).

Wasser (2.5.12): 9,0 bis 15,0 Prozent, mit 0,250 g Substanz nach der Karl-Fischer-Methode bestimmt.

Gehaltsbestimmung

0,250 g Substanz, in 100 ml Wasser *R* gelöst, werden nach Zusatz von 0,1 ml verdünnter Schwefelsäure *R* mit Silbernitrat-Lösung ($0,1\ mol \cdot l^{-1}$) titriert. Der Endpunkt wird mit Hilfe der Potentiometrie (2.2.20) unter Verwendung einer Silber-Quecksilber(I)-sulfat-Meßkette bestimmt.

1 ml Silbernitrat-Lösung ($0,1\ mol \cdot l^{-1}$) entspricht 13,10 mg $Na_2[Fe(CN)_5NO]$.

Lagerung

Gut verschlossen, vor Licht geschützt.

2000, 1453

Nizatidin

Nizatidinum

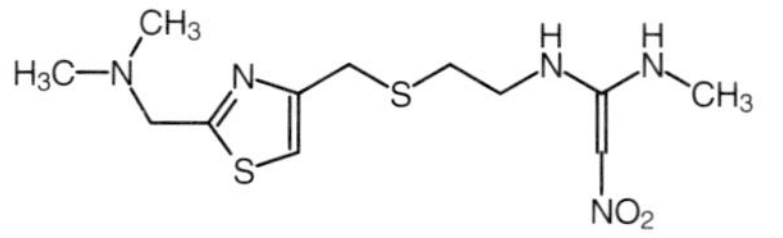

$C_{12}H_{21}N_5O_2S_2$ M_r 331,5

Definition

Nizatidin enthält mindestens 97,0 und höchstens 101,0 Prozent (*EZ*)-*N*-[2-[[[2-[(Dimethylamino)methyl]thiazol-4-yl]methyl]sulfanyl]ethyl]-*N'*-methyl-2-nitroethen-1,1-diamin, berechnet auf die getrocknete Substanz.

Eigenschaften

Fast weißes bis leicht bräunliches, kristallines Pulver; wenig löslich in Wasser, löslich in Methanol.

Prüfung auf Identität

1: C.
2: A, B, D.

A. Schmelztemperatur (2.2.14): 131 bis 134 °C.

B. 0,10 g Substanz werden in Methanol *R* zu 100,0 ml gelöst. 2,0 ml Lösung werden mit Methanol *R* zu 100,0 ml verdünnt. Diese Lösung, zwischen 220 und 350 nm gemessen, zeigt Absorptionsmaxima (2.2.25) bei 242 und 325 nm. Das Verhältnis der Absorption im Maximum bei 325 nm zu der bei 242 nm liegt zwischen 2,2 und 2,5.

C. Die Prüfung erfolgt mit Hilfe der IR-Spektroskopie (2.2.24) durch Vergleich des Spektrums der Substanz mit dem von Nizatidin *CRS*. Die Prüfung erfolgt mit Hilfe von Preßlingen.

D. Die Prüfung erfolgt mit Hilfe der Dünnschichtchromatographie (2.2.27) unter Verwendung einer DC-Platte mit Kieselgel *R*.

Untersuchungslösung: 50 mg Substanz werden in Methanol *R* zu 10 ml gelöst.

Referenzlösung a: 50 mg Nizatidin *CRS* werden in Methanol *R* zu 10 ml gelöst.

Referenzlösung b: 50 mg Nizatidin *CRS* und 50 mg Ranitidinhydrochlorid *CRS* werden in Methanol *R* zu 10 ml gelöst.

Auf die Platte werden 5 µl jeder Lösung aufgetragen. Die Chromatographie erfolgt mit einer Mischung von 2 Volumteilen Wasser *R*, 4 Volumteilen konzentrierter Ammoniak-Lösung *R* 1, 15 Volumteilen 2-Propanol *R* und 25 Volumteilen Ethylacetat *R* über eine Laufstrecke von zwei Dritteln der Platte. Die Platte wird an der Luft trocknen gelassen, so lange Iodgas ausgesetzt, bis die Flecke deutlich sichtbar sind, und im Tageslicht ausgewertet. Der Hauptfleck im Chromatogramm der Untersuchungslösung entspricht in bezug auf Lage und Größe dem Hauptfleck im Chromatogramm der Referenzlösung a. Die Prüfung darf nur ausgewertet werden, wenn das Chromatogramm der Referenzlösung b deutlich voneinander getrennt 2 Flecke zeigt.

Prüfung auf Reinheit

Aussehen der Lösung: 0,2 g Substanz werden in einer Lösung von Salzsäure *R* ($10\ g \cdot l^{-1}$) zu 20 ml gelöst. Die Lösung muß klar (2.2.1) und darf nicht stärker gefärbt sein als die Farbvergleichslösung G_5 (2.2.2, Methode II).

***p*H-Wert** (2.2.3): 0,2 g Substanz werden in kohlendioxidfreiem Wasser *R* zu 20 ml gelöst. Der *p*H-Wert der Lösung muß zwischen 8,5 und 10,0 liegen.

Verwandte Substanzen: Die Prüfung erfolgt mit Hilfe der Flüssigchromatographie (2.2.29) wie unter „Gehaltsbestimmung“ beschrieben, wobei die Mischung der mobilen Phasen durch folgende Gradientenelution ersetzt wird:

Zeit (min)	Mobile Phase A (% V/V)	Mobile Phase B (% V/V)	Erläuterungen
0 – 3	76	24	isokratisch
3 – 20	76 → 50	24 → 50	linearer Gradient
20 – 45	50	50	isokratisch
45 – 50	50 → 76	50 → 24	linearer Gradient
50 – 60	76	24	Re-Äquilibrierung

20 µl Referenzlösung a werden eingespritzt. Die Empfindlichkeit des Systems wird so eingestellt, daß die Höhe des Hauptpeaks im Chromatogramm mindestens 50 Prozent des maximalen Ausschlags beträgt. Die Prüfung darf nur ausgewertet werden, wenn die Retentionszeit für Nizatidin zwischen 10 und 20 min liegt und der Symmetriefaktor des Nizatidin-Peaks höchstens 2,0 beträgt.

20 µl Referenzlösung c werden eingespritzt. Die Prüfung darf nur ausgewertet werden, wenn die Auflösung zwischen dem ersten Peak (Nizatidin) und zweiten Peak (Verunreinigung F) mindestens 2,0 beträgt.

20 µl Untersuchungslösung a werden eingespritzt. Im Chromatogramm darf keine Peakfläche, mit Ausnahme der des Hauptpeaks, größer sein als das 0,3fache der Fläche des Hauptpeaks im Chromatogramm der Referenzlösung a (0,3 Prozent). Die Summe aller Peakflächen, mit Ausnahme der des Hauptpeaks, darf nicht größer sein als das 1,5fache der Fläche des Hauptpeaks im Chromatogramm der Referenzlösung a (1,5 Prozent). Peaks, deren Fläche kleiner ist als das 0,03fache der Fläche des Hauptpeaks im Chromatogramm der Referenzlösung a, werden nicht berücksichtigt.

Schwermetalle (2.4.8): 1,0 g Substanz muß der Grenzprüfung C auf Schwermetalle entsprechen (20 ppm). Zur Herstellung der Referenzlösung werden 2 ml Blei-Lösung (10 ppm Pb) *R* verwendet.

Trocknungsverlust (2.2.32): Höchstens 0,5 Prozent, mit 1,000 g Substanz durch Trocknen im Trockenschrank bei 100 bis 105 °C bestimmt.

Sulfatasche (2.4.14): Höchstens 0,1 Prozent, mit 1,0 g Substanz bestimmt.

Gehaltsbestimmung

Die Bestimmung erfolgt mit Hilfe der Flüssigchromatographie (2.2.29).

Untersuchungslösung a: 50,0 mg Substanz werden in einer Mischung von 24 Volumteilen mobiler Phase B und 76 Volumteilen mobiler Phase A zu 10,0 ml gelöst.

Untersuchungslösung b: 15,0 mg Substanz werden in einer Mischung von 24 Volumteilen mobiler Phase B und 76 Volumteilen mobiler Phase A zu 50,0 ml gelöst.

Referenzlösung a: 1,0 ml Untersuchungslösung a wird mit einer Mischung von 24 Volumteilen mobiler Phase B und 76 Volumteilen mobiler Phase A zu 100,0 ml verdünnt.

Referenzlösung b: 15,0 mg Nizatidin *CRS* werden in einer Mischung von 24 Volumteilen mobiler Phase B und 76 Volumteilen mobiler Phase A zu 50,0 ml gelöst.

Referenzlösung c: 5 mg Nizatidin *CRS* und 0,5 mg Nizatidin-Verunreinigung F *CRS* werden in einer Mischung von 24 Volumteilen mobiler Phase B und 76 Volumteilen mobiler Phase A zu 100,0 ml gelöst.

Die Chromatographie kann durchgeführt werden mit

- einer Säule aus rostfreiem Stahl von 0,25 m Länge und 4,6 mm innerem Durchmesser, gepackt mit octadecylsilyliertem Kieselgel zur Chromatographie *R* (5 µm)
- einer Mischung von 35 Volumteilen mobiler Phase B und 65 Volumteilen mobiler Phase A bei einer Durchflußrate von 1,0 ml je Minute:
  Mobile Phase A: 5,9 g Ammoniumacetat *R* werden in 760 ml Wasser *R* gelöst; die Lösung wird mit 1 ml Diethylamin *R* versetzt und mit Essigsäure *R* auf einen *p*H-Wert von 7,5 eingestellt
  Mobile Phase B: Methanol *R*
- einem Spektrometer als Detektor bei einer Wellenlänge von 254 nm.

20 µl Referenzlösung b werden eingespritzt. Die Bestimmung darf nur ausgewertet werden, wenn die Retentionszeit für Nizatidin zwischen 8 und 10 min liegt und der Symmetriefaktor des Nizatidin-Peaks höchstens 2,0 beträgt.

20 µl Referenzlösung b werden 6mal eingespritzt. Die Bestimmung darf nur ausgewertet werden, wenn die relative Standardabweichung des Nizatidin-Peaks höchstens 2,0 Prozent beträgt.

Je 20 µl Untersuchungslösung b und Referenzlösung b werden eingespritzt. Der Prozentgehalt an Nizatidin wird aus den Peakflächen und dem angegebenen Gehalt für Nizatidin *CRS* berechnet.

Lagerung

Gut verschlossen.

Verunreinigungen

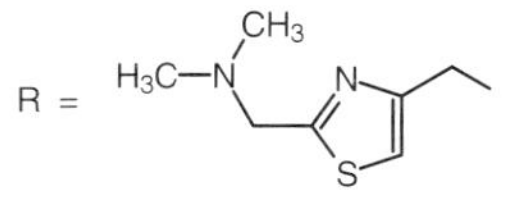

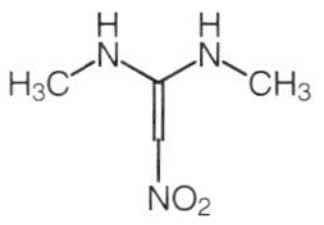

A. (*EZ*)-*N*,*N'*-Dimethyl-2-nitroethen-1,1-diamin

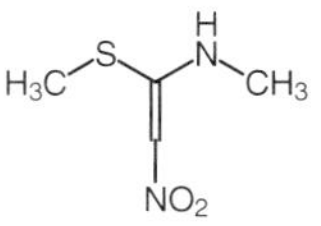

B. (*EZ*)-*N*-Methyl-1-(methylsulfanyl)-2-nitroethen-1-amin

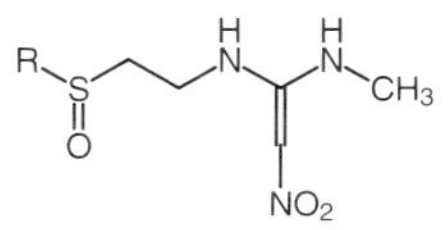

C. (*EZ*)-*N*-[2-[[[2-[(Dimethylamino)methyl]thiazol-4-yl]methyl]sulfinyl]ethyl]-*N'*-methyl-2-nitroethen-1,1-diamin

D. R–S–CH_2–CH_2–NH_2:
N,N-Dimethyl[4-[[(2-aminoethyl)sulfanyl]methyl]thiazol-2-yl]methanamin

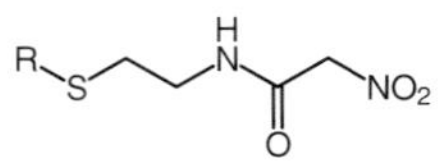

E. *N*-[2-[[[2-[(Dimethylamino)methyl]thiazol-4-yl]methyl]sulfanyl]ethyl]-2-nitroacetamid

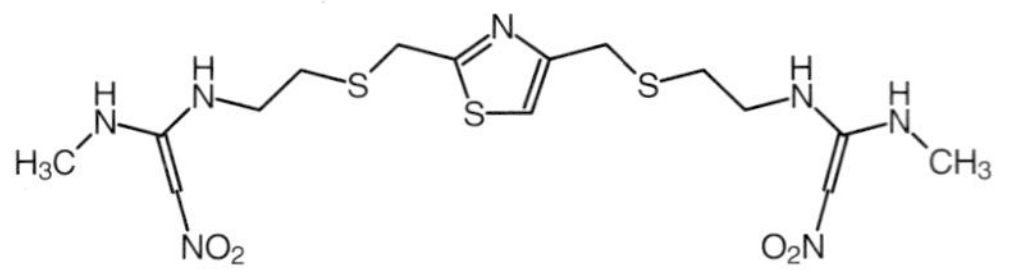

F. (*EZ*)-*N*[1],*N*[1]′-[Thiazol-2,4-diylbis(methylensulfandiylethylen)]bis(*N*′-methyl-2-nitroethen-1,1-diamin)

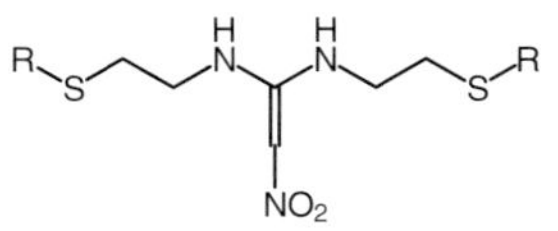

G. (*EZ*)-*N,N*′-Bis[2-[[[2-[(dimethylamino)methyl]thiazol-4-yl]methyl]sulfanyl]ethyl]-2-nitroethen-1,1-diamin

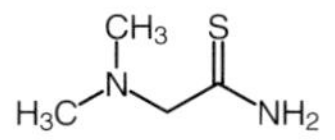

H. 2-(Dimethylamino)thioacetamid

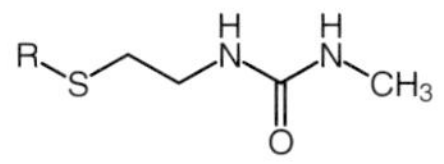

I. *N*-[2-[[[2-[(Dimethylamino)methyl]thiazol-4-yl]methyl]sulfanyl]ethyl]-*N*′-methylharnstoff

J. R–OH:
[2-[(Dimethylamino)methyl]thiazol-4-yl]methanol

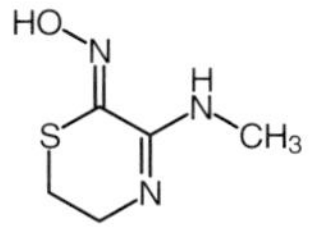

K. 3-(Methylamino)-5,6-dihydro-2*H*-1,4-thiazin-2-onoxim.

Dieser Text enthält für die englisch- und/oder französischsprachige 4. Ausgabe 2002 vorgesehene Berichtigungen.

2001, 1551

Nomegestrolacetat

Nomegestroli acetas

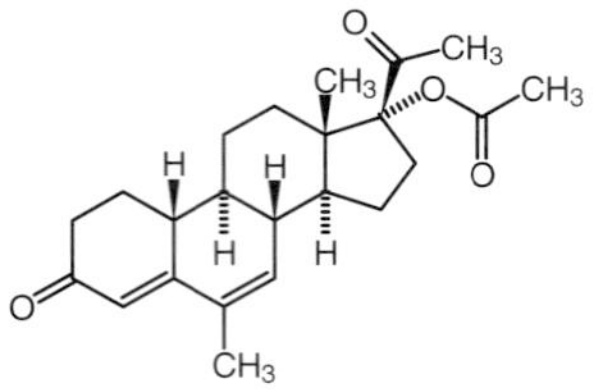

$C_{23}H_{30}O_4$ M_r 370,5

Definition

Nomegestrolacetat enthält mindestens 97,0 und höchstens 103,0 Prozent 6-Methyl-3,20-dioxo-19-norpregna-4,6-dien-17-ylacetat, berechnet auf die getrocknete Substanz.

Eigenschaften

Weißes bis fast weißes, kristallines Pulver; praktisch unlöslich in Wasser, leicht löslich in Aceton, löslich in Ethanol.

Prüfung auf Identität

Die Prüfung erfolgt mit Hilfe der IR-Spektroskopie (2.2.24) durch Vergleich des Spektrums der Substanz mit dem von Nomegestrolacetat *CRS*.

Prüfung auf Reinheit

Aussehen der Lösung: 1,0 g Substanz wird in Dichlormethan *R* zu 10 ml gelöst. Die Lösung muß klar (2.2.1) und darf nicht stärker gefärbt sein als die Farbvergleichslösung G_5 (2.2.2, Methode II).

Spezifische Drehung (2.2.7): 0,500 g Substanz werden in wasserfreiem Ethanol *R* zu 25,0 ml gelöst. Die spezifische Drehung muß zwischen –60,0 und –64,0° liegen, berechnet auf die getrocknete Substanz.

Verwandte Substanzen: Die Prüfung erfolgt mit Hilfe der Flüssigchromatographie (2.2.29).

Untersuchungslösung: 25,0 mg Substanz werden in Methanol *R* zu 50,0 ml gelöst.

Referenzlösung a: 1,0 ml Untersuchungslösung wird mit der mobilen Phase zu 200,0 ml verdünnt.

Referenzlösung b: 25,0 mg Nomegestrolacetat-Verunreinigung A *CRS* werden in Methanol *R* zu 50,0 ml gelöst.

Referenzlösung c: 25,0 mg Nomegestrolacetat *CRS* werden in 20 ml Methanol *R* gelöst. Die Lösung wird mit 0,25 ml Referenzlösung b versetzt und mit der mobilen Phase zu 50,0 ml verdünnt.

Die Chromatographie kann durchgeführt werden mit

- einer Säule aus rostfreiem Stahl von 0,25 m Länge und 4,6 mm innerem Durchmesser, gepackt mit octadecylsilyliertem Kieselgel zur Chromatographie *R* (5 µm)
- einer Mischung von 24 Volumteilen Acetonitril *R*, 38 Volumteilen Methanol *R* und 38 Volumteilen Wasser *R* als mobile Phase bei einer Durchflußrate von 1,3 ml je Minute
- einem Spektrometer mit variabler Wellenlänge als Detektor bei einer Wellenlänge von 245 und 290 nm.

10 µl Referenzlösung c werden eingespritzt und das Chromatogramm wird aufgezeichnet, wobei der Detektor auf eine Wellenlänge von 245 nm eingestellt wird.

Wird das Chromatogramm unter den vorgeschriebenen Bedingungen aufgezeichnet, beträgt die Retentionszeit für Nomegestrolacetat etwa 17 min und für die Verunreinigung A etwa 18,5 min. Die Empfindlichkeit des Systems bei 245 nm wird so eingestellt, daß die Höhe des der Verunreinigung A entsprechenden Peaks im Chromatogramm der Referenzlösung c mindestens 50 Prozent des maximalen Ausschlags beträgt.

Von der Basislinie ausgehend werden die Höhe H_p des Peaks der Verunreinigung A und die Höhe H_v des niedrigsten Punkts der Kurve, der zwischen diesem Peak und dem Nomegestrolacetat-Peak liegt, gemessen. Die Prüfung darf nur ausgewertet werden, wenn die Höhe H_p größer ist als das 5fache der Höhe H_v.

10 µl Referenzlösung a werden eingespritzt und das Chromatogramm wird aufgezeichnet, wobei der Detektor auf eine Wellenlänge von 290 nm eingestellt wird. Die Empfindlichkeit des Systems bei 290 nm wird so eingestellt, daß die Höhe des Hauptpeaks im Chromatogramm der Referenzlösung a mindestens 50 Prozent des maximalen Ausschlags beträgt.

10 µl Untersuchungslösung werden eingespritzt und das Chromatogramm wird bei 245 und 290 nm über eine Dauer, die der 1,5fachen Retentionszeit des Hauptpeaks entspricht, aufgezeichnet.

Im Chromatogramm der Untersuchungslösung bei 290 nm darf keine Peakfläche, mit Ausnahme der des Hauptpeaks, größer sein als das 0,2fache der Fläche des Hauptpeaks im Chromatogramm der Referenzlösung a (0,1 Prozent). Peaks, deren Fläche kleiner ist als das 0,04fache der Fläche des Hauptpeaks im Chromatogramm der Referenzlösung a, werden nicht berücksichtigt (0,02 Prozent).

Im Chromatogramm der Untersuchungslösung bei 245 nm darf eine der Verunreinigung A entsprechende Peakfläche nicht größer sein als das 0,4fache der Fläche des Peaks der Verunreinigung A im Chromatogramm der Referenzlösung c (0,2 Prozent); keine Peakfläche, mit Ausnahme der des Hauptpeaks und der der Verunreinigung A, darf größer sein als das 0,2fache der Fläche des Peaks der Verunreinigung A im Chromatogramm der Referenzlösung c (0,1 Prozent). Peaks, deren Fläche kleiner ist als das 0,1fache der Fläche des Peaks der Verunreinigung A im Chromatogramm der Referenzlösung c, werden nicht berücksichtigt (0,05 Prozent).

In den Chromatogrammen bei 290 und 245 nm darf die Summe an verwandten Substanzen, mit Ausnahme der Verunreinigung A, höchstens 0,3 Prozent betragen.

Trocknungsverlust (2.2.32): Höchstens 0,5 Prozent, mit 1,000 g Substanz durch Trocknen im Trockenschrank bei 100 bis 105 °C bestimmt.

Gehaltsbestimmung

50,0 mg Substanz werden in wasserfreiem Ethanol *R* zu 100,0 ml gelöst. 2,0 ml Lösung werden mit wasserfreiem Ethanol *R* zu 100,0 ml verdünnt. Die Absorption (2.2.25) wird im Maximum bei 287 nm gemessen.

Der Gehalt an $C_{23}H_{30}O_4$ wird mit Hilfe der spezifischen Absorption berechnet ($A_{1\,cm}^{1\,\%} = 685$).

Lagerung

Vor Licht geschützt.

Verunreinigungen

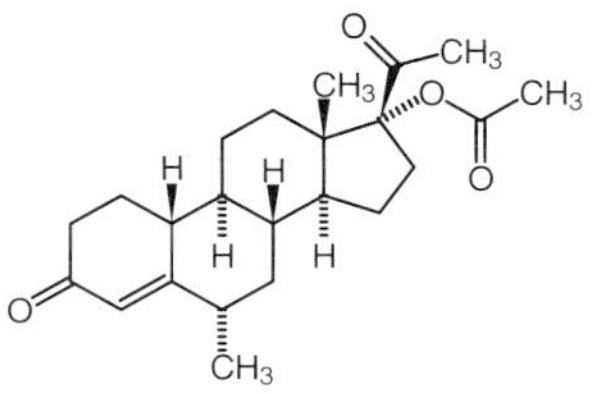

A. 6α-Methyl-3,20-dioxo-19-norpregn-4-en-17-ylacetat.

Dieser Text enthält zusätzlich für die englisch- und/oder französischsprachige 4. Ausgabe 2002 vorgesehene Berichtigungen.

2001, 1454

Nonoxinol 9

Nonoxinolum 9

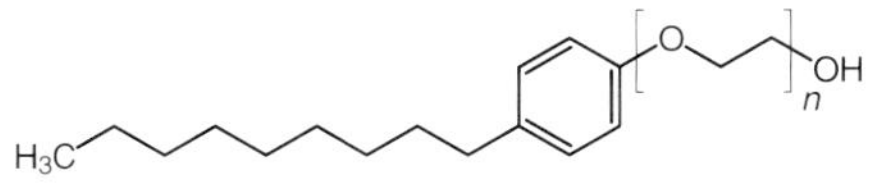

Definition

Nonoxinol 9 ist ein flüssiges Gemisch, das hauptsächlich aus Mononnonylphenylethern von Macrogolen besteht und der Formel $C_9H_{19}C_6H_4\text{–}(OCH_2\text{–}CH_2)_n\text{–}OH$ entspricht, wobei der durchschnittliche Wert für *n* etwa 9 ist, jedoch zwischen 4 und 16 liegen kann. Die Substanz enthält mindestens 95,0 und höchstens 105,0 Prozent α-(4-Nonylphenyl)-ω-hydroxynona(oxyethylen), berechnet auf die wasserfreie Substanz.

Eigenschaften

Klare, farblose bis hellgelbe, viskose Flüssigkeit; mischbar mit Wasser, Ethanol und Olivenöl.

Prüfung auf Identität

A. Die Prüfung erfolgt mit Hilfe der IR-Spektroskopie (2.2.24) durch Vergleich des Spektrums der Substanz mit dem von Nonoxinol 9 *CRS*. Substanz und Referenzsubstanz werden als dünner Film zwischen Plättchen aus Natriumchlorid *R* geprüft.

B. Die unter „Gehaltsbestimmung" erhaltenen Chromatogramme werden ausgewertet. Die Retentionszeiten der Peaks im Chromatogramm der Untersuchungslösung entsprechen denen der Peaks im Chromatogramm der Referenzlösung.

Prüfung auf Reinheit

Säurezahl (2.5.1): Höchstens 0,2, mit 10,0 g Substanz, gelöst in 50 ml der vorgeschriebenen Lösungsmittelmischung, bestimmt.

Macrogol: Höchstens 1,6 Prozent. Eine genau gewogene Menge von etwa 10 g Substanz wird in ein 250-ml-Becherglas gegeben. Nach Zusatz von 100 ml Ethylacetat *R* wird mit einem Magnetrührer ununterbrochen gerührt, bis sich die Substanz gelöst hat. Die Lösung wird mit 100 ml einer Lösung von Natriumchlorid *R* (292 g · l^{-1}) in einen 500-ml-Scheidetrichter mit Glasstopfen überführt. Der Scheidetrichter wird verschlossen und 1 min lang kräftig geschüttelt. Nach vorsichtigem Entfernen des Stopfens wird ein Thermometer in die Mischung getaucht und der Scheidetrichter so befestigt, daß er teilweise in ein Wasserbad von 50° C eintaucht. Der Scheidetrichter wird vorsichtig geschwenkt, bis die Innentemperatur auf 40 bis 45 °C angestiegen ist, und anschließend sofort aus dem Wasserbad herausgenommen. Nach dem Abtrocknen der äußeren Oberfläche des Scheidetrichters wird die untere Phase in einen anderen 500-ml-Scheidetrichter abgelassen. Unter den gleichen Bedingungen wird die Ethylacetat-Phase ein zweites Mal mit 100 ml einer frisch hergestellten Lösung von Natriumchlorid *R* (292 g · l^{-1}) extrahiert. Die beiden unteren Phasen werden vereinigt und mit 100 ml Ethylacetat *R* gewaschen. Die untere Phase wird in einen 500-ml-Scheidetrichter abgelassen und die Ethylacetat-Phase verworfen. Die untere Phase wird 2mal mit je 100 ml Dichlormethan *R* geschüttelt. Die unteren Phasen werden durch ein Faltenfilter filtriert, in einem 250-ml-Becherglas vereinigt und auf dem Wasserbad zur Trockne eingedampft. Das Erhitzen wird so lange fortgesetzt, bis das Dichlormethan verdunstet ist. Nach dem Erkalten des Becherglases werden 25 ml Aceton *R* zugesetzt. Der Rückstand wird unter Verwendung eines Magnetrührers gelöst. Die Lösung wird durch ein Faltenfilter in ein zuvor gewogenes 250-ml-Becherglas filtriert, wobei 2mal mit je 25 ml Aceton *R* gewaschen wird. Die Lösung wird auf dem Wasserbad zur Trockne eingedampft und der Rückstand unter vermindertem Druck 1 h lang bei 60 °C getrocknet. Das Becherglas wird erkalten gelassen und gewogen.

Trübungspunkt: Zwischen 52 und 56 °C. 1,0 g Substanz wird in ein 250-ml-Becherglas gegeben, mit 99 g Wasser *R* versetzt und bis zum Lösen gemischt. Etwa 30 ml Lösung werden in ein 70-ml-Reagenzglas gegeben und im Wasserbad unter ununterbrochenem Rühren mit einem Thermometer so lange erhitzt, bis die Lösung trübe wird. Das Reagenzglas wird sofort aus dem Wasserbad entnommen, so daß die Temperatur um höchstens weitere 2 °C ansteigt, und das Rühren wird fortgesetzt.

Der Trübungspunkt entspricht der Temperatur, bei der die Lösung so klar wird, daß das untere Ende des Thermometers eindeutig zu sehen ist.

Ethylenoxid, Dioxan (2.4.25): Höchstens 1 ppm Ethylenoxid und höchstens 50 ppm Dioxan.

Wasser (2.5.12): Höchstens 0,5 Prozent, mit 5,00 g Substanz nach der Karl-Fischer-Methode bestimmt.

Gehaltsbestimmung

Die Bestimmung erfolgt mit Hilfe der Flüssigchromatographie (2.2.29).

Untersuchungslösung: 50,0 mg Substanz werden in einer Mischung von 20 Volumteilen Ethylacetat *R* und 80 Volumteilen Hexan *R* zu 25,0 ml gelöst.

Referenzlösung: 50,0 mg Nonoxinol 9 *CRS* werden in einer Mischung von 20 Volumteilen Ethylacetat *R* und 80 Volumteilen Hexan *R* zu 25,0 ml gelöst.

Die Chromatographie kann durchgeführt werden mit

- einer Säule aus rostfreiem Stahl von 0,25 m Länge und 4 mm innerem Durchmesser, gepackt mit dihydroxypropylsilyliertem Kieselgel zur Chromatographie *R* (10 µm)
- einer Mischung der mobilen Phasen A und B unter Einsatz der Gradientenelution bei einer Durchflußrate von 1 ml je Minute gemäß der Tabelle
  Mobile Phase A: Eine Mischung von 20 Volumteilen Ethylacetat *R* und 80 Volumteilen Hexan *R*
  Mobile Phase B: Eine Mischung von 2,5 Volumteilen Methanol *R* und 97,5 Volumteilen Ethylacetat *R*

Zeit (min)	Mobile Phase A (% *V/V*)	Mobile Phase B (% *V/V*)	Erläuterungen
0 – 2	100	0	Äquilibrierung
2 – 10	100 → 84	0 → 16	linearer Gradient
10 – 20	84 → 70	16 → 30	linearer Gradient
20 – 30	70 → 62	30 → 38	linearer Gradient
30 – 40	62 → 57	38 → 43	linearer Gradient
40 – 50	57 → 54	43 → 46	linearer Gradient
50 – 70	54 → 50	46 → 50	linearer Gradient
70 – 75	50	50	isokratisch
75 – 76	50 → 100	50 → 0	Re-Äquilibrierung

- einem Spektrometer als Detektor bei einer Wellenlänge von 280 nm.

Je 100 µl Untersuchungs- und Referenzlösung werden eingespritzt. Die Nonoxinol-Oligomere werden als einzelne scharfe Peaks eluiert. Die Retentionszeiten werden zur Bestimmung der Oligomere verwendet. Jeder Peak wird gemessen.

Die Summe der Flächen aller Peaks, die Nonoxinolen mit einer Kettenlänge von $n < 4$ und $n > 16$ entsprechen, darf nicht größer sein als 1,0 Prozent der Summe der Flächen aller Peaks, die Nonoxinolen mit einer Kettenlänge von $n = 4$ bis $n = 16$ entsprechen.

Lagerung

Dicht verschlossen.

2001, 732

Norepinephrinhydrochlorid

Noradrenalini hydrochloridum

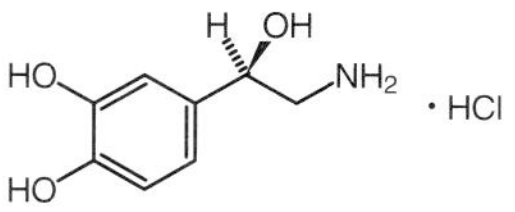

$C_8H_{12}ClNO_3$ M_r 205,6

Definition

Norepinephrinhydrochlorid enthält mindestens 98,5 und höchstens 101,0 Prozent (*R*)-2-Amino-1-(3,4-dihydroxyphenyl)ethanol-hydrochlorid, berechnet auf die wasserfreie Substanz.

Eigenschaften

Weißes bis bräunlichweißes, kristallines Pulver; sehr leicht löslich in Wasser, schwer löslich in Ethanol. Die Substanz verfärbt sich unter Luft- und Lichteinwirkung.

Prüfung auf Identität

1: A, D, F.
2: A, B, C, E, F.

A. Die Substanz entspricht der Prüfung „Spezifische Drehung" (siehe „Prüfung auf Reinheit").

B. Schmelztemperatur (2.2.16): 177 bis 179 °C.

C. 50,0 mg Substanz werden in Salzsäure ($0{,}01\ mol \cdot l^{-1}$) zu 100,0 ml gelöst. 10,0 ml Lösung werden mit Salzsäure ($0{,}01\ mol \cdot l^{-1}$) zu 100,0 ml verdünnt. Diese Lösung, zwischen 250 und 300 nm gemessen, zeigt ein Absorptionsmaximum (2.2.25) bei 279 nm. Die spezifische Absorption, im Maximum gemessen, liegt zwischen 128 und 136.

D. 2 g Substanz werden in 20 ml einer Lösung von Natriumdisulfit *R* ($5\ g \cdot l^{-1}$) gelöst. Die Lösung wird mit Ammoniak-Lösung *R* bis zur alkalischen Reaktion versetzt und 1 h lang in einer Eis-Wasser-Mischung gekühlt. Anschließend wird filtriert, der Niederschlag 3mal mit je 2 ml Wasser *R*, mit 5 ml Ethanol 96 % *R* und 5 ml Ether *R* gewaschen und 3 h lang im Vakuum getrocknet. Die Prüfung erfolgt mit Hilfe der IR-Spektroskopie (2.2.24) durch Vergleich des Spektrums der erhaltenen Norepinephrin-Base mit dem Spektrum einer unter denselben Bedingungen aus einer geeigneten Menge Norepinephrinhydrogentartrat *CRS* hergestellten Referenzsubstanz. Die Prüfung erfolgt mit Hilfe von Preßlingen.

E. 1 ml einer Lösung der Substanz ($1\ g \cdot l^{-1}$) wird mit 1 ml einer 1prozentigen Lösung (*V/V*) von Diethoxytetrahydrofuran *R* in Essigsäure 98 % *R* versetzt. Die Mischung wird 2 min lang auf 80 °C erhitzt, in einer Eis-Wasser-Mischung gekühlt und mit 3 ml einer Lösung von Dimethylaminobenzaldehyd *R* ($20\ g \cdot l^{-1}$) in einer Mischung von 1 Volumteil Salzsäure *R* und 19 Volumteilen Essigsäure 98 % *R* versetzt. Anschließend wird gemischt und 2 min lang stehengelassen. Die Lösung zeigt eine intensive Rosafärbung.

F. 0,2 ml Prüflösung (siehe „Prüfung auf Reinheit") geben die Identitätsreaktion a auf Chlorid (2.3.1).

Prüfung auf Reinheit

Prüflösung: 0,500 g Substanz werden in kohlendioxidfreiem Wasser *R* zu 25,0 ml gelöst.

Aussehen der Lösung: 0,2 g Substanz werden in kohlendioxidfreiem Wasser *R* zu 10 ml gelöst. Bei sofortiger Prüfung muß die Lösung klar (2.2.1) und darf nicht stärker gefärbt sein als eine Mischung von 0,2 ml Stamm-Lösung Blau, 0,4 ml Stamm-Lösung Gelb, 0,4 ml Stamm-Lösung Rot und 9 ml Salzsäure ($10\ g \cdot l^{-1}$ HCl) (2.2.2, Methode II).

***p*H-Wert** (2.2.3): Der *p*H-Wert der Prüflösung muß zwischen 3,5 und 4,5 liegen.

Spezifische Drehung (2.2.7): –37 bis –41°, an der Prüflösung bestimmt und auf die wasserfreie Substanz berechnet.

Noradrenalon: 30,0 mg Substanz werden in Salzsäure ($0{,}01\ mol \cdot l^{-1}$) zu 25,0 ml gelöst. Die Absorption (2.2.25) der Lösung, bei 310 nm gemessen, darf höchstens 0,20 betragen (0,12 Prozent).

Epinephrin: Die Prüfung erfolgt mit Hilfe der Dünnschichtchromatographie (2.2.27) unter Verwendung einer DC-Platte mit Kieselgel G *R*.

Untersuchungslösung: 0,15 g Substanz werden in Wasser *R* zu 10 ml gelöst.
Die Lösung ist vor Gebrauch frisch herzustellen.

Referenzlösung a: 12,5 mg Epinephrinhydrogentartrat *CRS* werden in Wasser *R* zu 10 ml gelöst.
Die Lösung ist vor Gebrauch frisch herzustellen.

Referenzlösung b: 2 ml Referenzlösung a werden mit Wasser *R* zu 10 ml verdünnt.

Referenzlösung c: Je 2 ml Untersuchungslösung und Referenzlösung b werden gemischt.

Auf die Platte werden je 6 µl Untersuchungslösung, Referenzlösung a und Referenzlösung b sowie 12 µl Referenzlösung c bandförmig (20 mm × 2 mm) aufgetragen. Nach dem Trocknenlassen werden die Zonen mit einer gesättigten Lösung von Natriumhydrogencarbonat *R* besprüht. Nach dem Trocknenlassen an der Luft werden die Zonen 2mal mit Acetanhydrid *R* besprüht, wobei nach dem ersten Aufsprühen getrocknet wird. Die Platte wird 90 min lang bei 50 °C erhitzt. Die Chromatographie erfolgt mit einer Mischung von 0,5 Volumteilen wasserfreier Ameisensäure *R*, 50 Volumteilen Aceton *R* und 50 Volumteilen Dichlormethan *R* über eine Laufstrecke von 15 cm. Die Platte wird an der Luft trocknen gelassen und mit einer frisch hergestellten Mischung von 2 Volumteilen Ethylendiamin *R* und 8 Volumteilen Methanol *R*, der 2 Volumteile einer Lösung von Kaliumhexacyanoferrat(III) *R* ($5\ g \cdot l^{-1}$) zugesetzt wurden, besprüht. Die Platte wird 10 min lang bei 60 °C getrocknet und im

N

Monographien

ultravioletten Licht bei 254 und 365 nm ausgewertet. Eine im Chromatogramm der Untersuchungslösung unmittelbar über der intensivsten Zone auftretende Zone darf nicht größer oder intensiver sein als die entsprechende Zone im Chromatogramm der Referenzlösung b (1,7 Prozent). Die Prüfung darf nur ausgewertet werden, wenn das Chromatogramm der Referenzlösung c oberhalb der intensivsten Zone eine deutlich getrennte Zone entsprechend der intensivsten Zone im Chromatogramm der Referenzlösung a zeigt.

Wasser (2.5.12): Höchstens 0,5 Prozent, mit 1,000 g Substanz nach der Karl-Fischer-Methode bestimmt.

Sulfatasche (2.4.14): Höchstens 0,1 Prozent, mit 0,50 g Substanz bestimmt.

Gehaltsbestimmung

0,180 g Substanz, in 50 ml Acetanhydrid *R* gelöst, werden nach Zusatz von 10 ml wasserfreier Ameisensäure *R* mit Perchlorsäure (0,1 mol · l^{-1}) titriert. Der Endpunkt wird mit Hilfe der Potentiometrie (2.2.20) bestimmt.

1 ml Perchlorsäure (0,1 mol · l^{-1}) entspricht 20,56 mg $C_8H_{12}ClNO_3$.

Lagerung

Dicht verschlossen, vorzugsweise in zugeschmolzenem Behältnis unter Vakuum oder Inertgas, vor Licht geschützt.

2000, 1248

Norfloxacin

Norfloxacinum

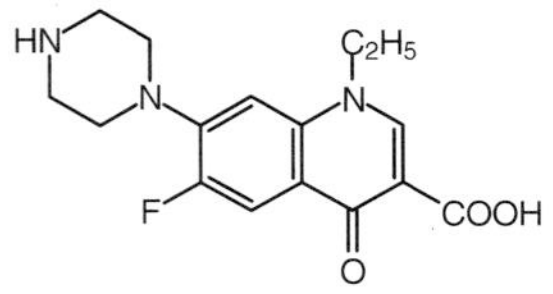

$C_{16}H_{18}FN_3O_3$ M_r 319,3

Definition

Norfloxacin enthält mindestens 99,0 und höchstens 101,0 Prozent 1-Ethyl-6-fluor-4-oxo-7-(piperazin-1-yl)-1,4-dihydrochinolin-3-carbonsäure, berechnet auf die getrocknete Substanz.

Eigenschaften

Weißes bis schwach gelbes, hygroskopisches, lichtempfindliches, kristallines Pulver; sehr schwer löslich in Wasser, schwer löslich in Aceton und Ethanol.

Prüfung auf Identität

Die Prüfung erfolgt mit Hilfe der IR-Spektroskopie (2.2.24) durch Vergleich des Spektrums der Substanz mit dem von Norfloxacin *CRS*. Die Prüfung erfolgt mit Hilfe von Preßlingen.

Prüfung auf Reinheit

Aussehen der Lösung: 0,5 g Substanz werden in einer zuvor filtrierten Lösung von Natriumhydroxid *R* (4 g · l^{-1}) in Methanol *R* zu 50 ml gelöst. Die Lösung darf nicht stärker opaleszieren als die Referenzsuspension II (2.2.1) und nicht stärker gefärbt sein als die Farbvergleichslösung B_7 (2.2.2, Methode II).

Verwandte Substanzen: Die Prüfung erfolgt mit Hilfe der Dünnschichtchromatographie (2.2.27) unter Verwendung einer zuvor mit Methanol *R* gewaschenen und an der Luft getrockneten DC-Platte mit Kieselgel GF_{254} *R*.

Untersuchungslösung a: 40 mg Substanz werden in einer Mischung von gleichen Volumteilen Dichlormethan *R* und Methanol *R* zu 5 ml gelöst.

Untersuchungslösung b: 1 ml Untersuchungslösung a wird mit einer Mischung von gleichen Volumteilen Dichlormethan *R* und Methanol *R* zu 10 ml verdünnt.

Referenzlösung a: 1 ml Untersuchungslösung b wird mit einer Mischung von gleichen Volumteilen Dichlormethan *R* und Methanol *R* zu 50 ml verdünnt.

Referenzlösung b: 4,0 mg Norfloxacin-Verunreinigung A *CRS* werden in einer Mischung von gleichen Volumteilen Dichlormethan *R* und Methanol *R* zu 5 ml gelöst. 1 ml Lösung wird mit Untersuchungslösung b zu 2 ml verdünnt.

Auf die Platte werden 5 µl Untersuchungslösung a und 5 µl jeder Referenzlösung aufgetragen. Die Chromatographie erfolgt mit einer Mischung von 8 Volumteilen Wasser *R*, 14 Volumteilen Diethylamin *R*, 20 Volumteilen Toluol *R*, 40 Volumteilen Chloroform *R* und 40 Volumteilen Methanol *R* über eine Laufstrecke von 18 cm. Die Platte wird im Luftstrom getrocknet und im ultravioletten Licht bei 254 und 365 nm ausgewertet. Kein Nebenfleck im Chromatogramm der Untersuchungslösung a darf größer oder intensiver sein als der Hauptfleck im Chromatogramm der Referenzlösung a (0,2 Prozent). Höchstens 3 Nebenflecke dürfen sichtbar sein. Die Prüfung darf nur ausgewertet werden, wenn im Chromatogramm der Referenzlösung b das Verhältnis des R_f-Werts von Verunreinigung A zum R_f-Wert von Norfloxacin mindestens 1,2 beträgt.

Schwermetalle (2.4.8): 2,0 g Substanz müssen der Grenzprüfung D auf Schwermetalle entsprechen (15 ppm). Zur Herstellung der Referenzlösung werden 3 ml Blei-Lösung (10 ppm Pb) *R* verwendet.

Trocknungsverlust (2.2.32): Höchstens 1,0 Prozent, mit 1,000 g Substanz durch 2 h langes Trocknen im Hochvakuum bei 100 bis 105 °C bestimmt.

Sulfatasche (2.4.14): Höchstens 0,1 Prozent, mit 1,0 g Substanz in einem Platintiegel bestimmt.

Gehaltsbestimmung

0,240 g Substanz, in 80 ml wasserfreier Essigsäure *R* gelöst, werden mit Perchlorsäure (0,1 mol · l^{-1}) titriert. Der Endpunkt wird mit Hilfe der Potentiometrie (2.2.20) bestimmt.

1 ml Perchlorsäure (0,1 mol · l⁻¹) entspricht 31,93 mg $C_{16}H_{18}FN_3O_3$.

Lagerung

Dicht verschlossen, vor Licht geschützt.

Verunreinigungen

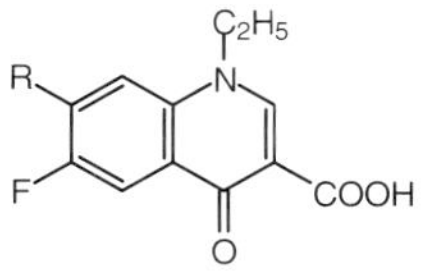

A. R = Cl:
7-Chlor-1-ethyl-6-fluor-4-oxo-1,4-dihydrochinolin-3-carbonsäure

B. R = $NH–CH_2–CH_2–NH_2$:
7-[(2-Aminoethyl)amino]-1-ethyl-6-fluor-4-oxo-1,4-dihydrochinolin-3-carbonsäure.

1999, 941

Nortriptylinhydrochlorid

Nortriptylini hydrochloridum

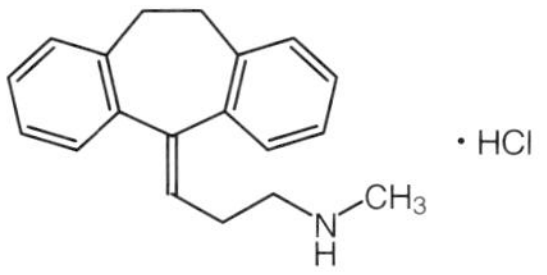

$C_{19}H_{22}ClN$ M_r 299,8

Definition

Nortriptylinhydrochlorid enthält mindestens 98,0 und höchstens 101,0 Prozent 3-(10,11-Dihydro-5*H*-dibenzo[*a,d*][7]annulen-5-yliden)-*N*-methylpropan-1-amin-hydrochlorid, berechnet auf die getrocknete Substanz.

Eigenschaften

Weißes bis fast weißes Pulver; wenig löslich in Wasser, löslich in Dichlormethan und Ethanol.

Prüfung auf Identität

1: C, E.
2: A, B, D, E.

A. Schmelztemperatur (2.2.14): 216 bis 220 °C.

B. 20,0 mg Substanz werden in Methanol *R* zu 100,0 ml gelöst. 5,0 ml Lösung werden mit Methanol *R* zu 100,0 ml verdünnt. Diese Lösung, zwischen 230 und 350 nm gemessen, zeigt ein Absorptionsmaximum (2.2.25) bei 239 nm. Die spezifische Absorption, im Maximum gemessen, liegt zwischen 465 und 495.

C. Die Prüfung erfolgt mit Hilfe der IR-Spektroskopie (2.2.24) durch Vergleich des Spektrums der Substanz mit dem Nortriptylinhydrochlorid-Referenzspektrum der Ph. Eur.

D. 50 mg Substanz werden in 3 ml heißem Wasser *R* gelöst. Wird die Lösung nach dem Abkühlen mit 0,05 ml einer Lösung von Chinhydron *R* (25 g · l⁻¹) in Methanol *R* versetzt, entwickelt sich langsam eine rote Färbung.

E. 50 mg Substanz geben die Identitätsreaktion b auf Chlorid (2.3.1).

Prüfung auf Reinheit

Aussehen der Lösung: 0,5 g Substanz werden in Wasser *R* unter Erwärmen zu 25 ml gelöst. Die Lösung muß klar (2.2.1) und darf nicht stärker gefärbt sein als die Farbvergleichslösung B_7 (2.2.2, Methode II).

Sauer oder alkalisch reagierende Substanzen: 0,2 g Substanz werden in kohlendioxidfreiem Wasser *R* unter Erwärmen zu 10 ml gelöst. Nach Zusatz von 0,1 ml Methylrot-Lösung *R* und 0,2 ml Natriumhydroxid-Lösung (0,01 mol · l⁻¹) muß die Lösung gelb gefärbt sein. Nach Zusatz von 0,4 ml Salzsäure (0,01 mol · l⁻¹) muß die Lösung rot gefärbt sein.

Verwandte Substanzen: Die Prüfung erfolgt mit Hilfe der Dünnschichtchromatographie (2.2.27) unter Verwendung einer DC-Platte mit Kieselgel *R*.

Die Lösungen sind vor direkter Lichteinwirkung geschützt herzustellen, und die Chromatogramme sind unter Lichtschutz zu entwickeln.

Untersuchungslösung a: 0,20 g Substanz werden in Ethanol 96 % *R* zu 10 ml gelöst.

Untersuchungslösung b: 1 ml Untersuchungslösung a wird mit Ethanol 96 % *R* zu 2 ml verdünnt.

Referenzlösung a: 10 mg Dibenzosuberon *CRS* werden in Ethanol 96 % *R* zu 10 ml gelöst. 1 ml Lösung wird mit Ethanol 96 % *R* zu 100 ml verdünnt.

Referenzlösung b: 10 mg Norcyclobenzaprin *CRS* werden in Ethanol 96 % *R* zu 10 ml gelöst. 1 ml Lösung wird mit Ethanol 96 % *R* zu 100 ml verdünnt.

Referenzlösung c: 0,1 ml Untersuchungslösung b werden mit 10 ml Referenzlösung b versetzt.

Auf die Platte werden 5 µl jeder Lösung aufgetragen. Die Chromatographie erfolgt in einer ungesättigten Kammer mit einer Mischung von 3 Volumteilen Diethylamin *R*, 15 Volumteilen Ethylacetat *R* und 85 Volumteilen Cyclohexan *R* über eine Laufstrecke von 15 cm. Die Platte wird an der Luft trocknen gelassen, mit einer frisch hergestellten Mischung von 4 Volumteilen Formaldehyd-Lösung *R* und 96 Volumteilen Schwefelsäure *R* besprüht und sofort im ultravioletten Licht bei 365 nm und anschließend bei 254 nm ausgewertet. Ein im Chromatogramm der Untersuchungslösung a auftretender Dibenzosuberon-Fleck darf nicht größer oder intensiver sein als der Fleck im Chromatogramm der Referenzlösung a (0,05 Prozent). Kein im Chromatogramm der Untersuchungslösung b auftretender Fleck, mit Ausnahme des Hauptflecks und des Dibenzosuberon-Flecks, darf größer oder intensiver sein als der Fleck im Chromatogramm der Referenzlösung b (0,1 Prozent). Die Prüfung darf nur ausgewertet werden, wenn das Chromatogramm der Referenzlösung c deutlich voneinander getrennt 2 Flecke zeigt.

Schwermetalle (2.4.8): 1,0 g Substanz muß der Grenzprüfung C auf Schwermetalle entsprechen (20 ppm). Zur Herstellung der Referenzlösung werden 2 ml Blei-Lösung (10 ppm Pb) *R* verwendet.

Trocknungsverlust (2.2.32): Höchstens 0,5 Prozent, mit 1,000 g Substanz durch 2 h langes Trocknen im Trockenschrank bei 100 bis 105 °C bestimmt.

Sulfatasche (2.4.14): Höchstens 0,1 Prozent, mit 1,0 g Substanz bestimmt.

Gehaltsbestimmung

0,250 g Substanz, in 30 ml Ethanol 96 % *R* gelöst, werden nach Zusatz von 1,0 ml Salzsäure (0,1 mol · l^{-1}) mit Natriumhydroxid-Lösung (0,1 mol · l^{-1}) titriert. Der Endpunkt wird mit Hilfe der Potentiometrie (2.2.20) bestimmt. Das Volumen der Natriumhydroxid-Lösung (0,1 mol · l^{-1}) zwischen den beiden Wendepunkten wird abgelesen.

1 ml Natriumhydroxid-Lösung (0,1 mol · l^{-1}) entspricht 29,98 mg $C_{19}H_{22}ClN$.

Lagerung

Vor Licht geschützt.

Verunreinigungen

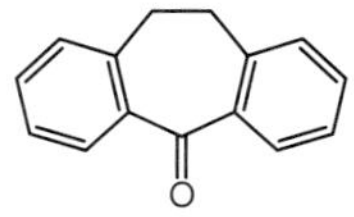

A. 10,11-Dihydro-5*H*-dibenzo[*a*,*d*][7]annulen-5-on (Dibenzosuberon)

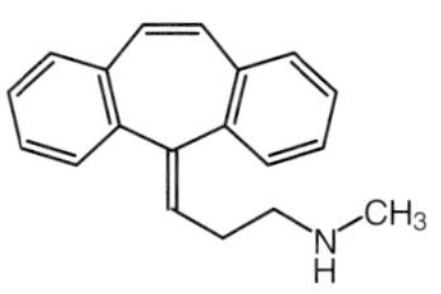

B. 3-(5*H*-Dibenzo[*a*,*d*][7]annulen-5-yliden)-*N*-methyl=propan-1-amin (Norcyclobenzaprin)

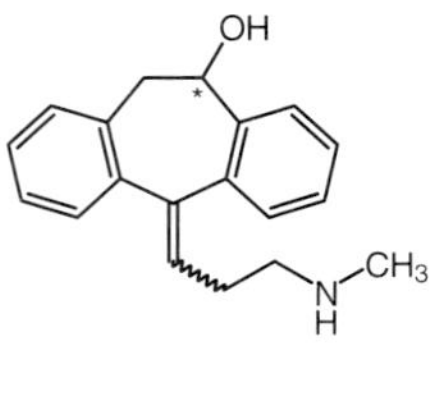

C. 10,11-Dihydro-5-[3-(methylamino)propyliden]-5*H*-dibenzo[*a*,*d*][7]annulen-10-ol.

2001, 515

Noscapinhydrochlorid-Monohydrat

Noscapini hydrochloridum

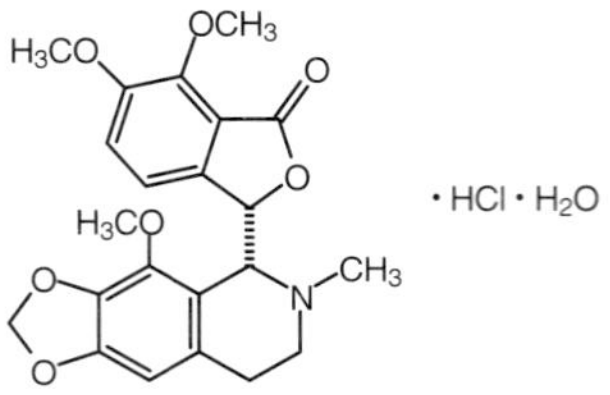

$C_{22}H_{24}ClNO_7 \cdot H_2O$ M_r 467,9

Definition

Noscapinhydrochlorid-Monohydrat enthält mindestens 98,5 und höchstens 100,5 Prozent (*S*)-6,7-Dimethoxy-3-[(*R*)-8-methoxy-2-methyl-6,7-methylendioxy-1,2,3,4-tetrahydro-1-isochinolyl]phthalid-hydrochlorid, berechnet auf die getrocknete Substanz.

Eigenschaften

Weißes, kristallines Pulver oder farblose Kristalle, hygroskopisch; leicht löslich in Wasser und Ethanol. Wäßrige Lösungen reagieren schwach sauer; beim Stehenlassen kann die Base mehr oder weniger schnell ausfallen.

Die Substanz schmilzt bei etwa 200 °C unter Zersetzung.

Prüfung auf Identität

1: C, E.
2: A, B, D, E.

A. Die Substanz entspricht der Prüfung „Spezifische Drehung" (siehe „Prüfung auf Reinheit").

B. 50 mg Substanz werden in Methanol *R*, das 17 ppm NH_3 enthält, zu 100,0 ml gelöst. 1,0 ml Lösung wird mit Methanol *R*, das 17 ppm NH_3 enthält, zu 10,0 ml verdünnt. Diese Lösung, zwischen 250 und 350 nm gemessen, zeigt Absorptionsmaxima (2.2.25) bei 291 und 310 nm. Das Verhältnis der Absorption im Maximum bei 310 nm zu der im Maximum bei 291 nm liegt zwischen 1,2 und 1,3.

C. Die Prüfung erfolgt mit Hilfe der IR-Spektroskopie (2.2.24) durch Vergleich des Spektrums des bei der „Prüfung auf Identität, E" erhaltenen Niederschlags mit dem von Noscapin *CRS*.

D. Der unter „Prüfung auf Identität, E" erhaltene Niederschlag schmilzt (2.2.14) bei 174 bis 177 °C.

E. Etwa 40 mg Substanz werden in einer Mischung von 2 ml Wasser *R* und 3 ml Ethanol 96 % *R* gelöst. Die Lösung wird mit 1 ml verdünnter Ammoniak-Lösung *R* 2 versetzt und bis zur vollständigen Lösung erwärmt. Nach dem Erkalten wird mit einem Glasstab an der Reagenzglaswand gerieben. Der Niederschlag wird abfiltriert. Das Filtrat gibt die Identitätsreaktion a auf Chlorid (2.3.1).

Der Niederschlag wird mit Wasser *R* gewaschen, bei 100 bis 105 °C getrocknet und für die Prüfungen auf Identität C und D verwendet.

Prüfung auf Reinheit

Aussehen der Lösung: 0,5 g Substanz werden in Wasser *R* gelöst. Die Lösung wird mit 0,3 ml Salzsäure (0,1 mol · l^{-1}) versetzt und mit Wasser *R* zu 25 ml verdünnt. Die Lösung muß klar (2.2.1) und darf nicht stärker gefärbt sein als die Farbvergleichslösung G_6 oder BG_6 (2.2.2, Methode II).

***p*H-Wert** (2.2.3): 0,2 g Substanz werden in 10 ml kohlendioxidfreiem Wasser *R* gelöst. Der *p*H-Wert der Lösung darf nicht kleiner als 3,0 sein.

Spezifische Drehung (2.2.7): 0,500 g Substanz werden in Salzsäure (0,01 mol · l^{-1}) zu 25,0 ml gelöst. Die spezifische Drehung muß zwischen +38,5 und +44,0° liegen, berechnet auf die getrocknete Substanz.

Verwandte Substanzen: Die Prüfung erfolgt mit Hilfe der Dünnschichtchromatographie (2.2.27) unter Verwendung einer DC-Platte mit Kieselgel G *R*.

Untersuchungslösung: 0,25 g Substanz werden in Ethanol 96 % *R* zu 10 ml gelöst.

Referenzlösung: 0,5 ml Untersuchungslösung werden mit Ethanol 96 % *R* zu 100 ml verdünnt.

Auf die Platte werden 10 µl jeder Lösung aufgetragen. Die Chromatographie erfolgt mit einer Mischung von 1 Volumteil konzentrierter Ammoniak-Lösung *R*, 3 Volumteilen Ethanol 96 % *R*, 20 Volumteilen Aceton *R* und 20 Volumteilen Toluol *R* über eine Laufstrecke von 15 cm. Die Platte wird im Luftstrom getrocknet und mit verdünntem Dragendorffs Reagenz *R* besprüht. Kein im Chromatogramm der Untersuchungslösung auftretender Nebenfleck darf größer oder stärker gefärbt sein als der Fleck im Chromatogramm der Referenzlösung (0,5 Prozent).

Trocknungsverlust (2.2.32): 2,5 bis 6,5 Prozent, mit 0,200 g Substanz durch Trocknen im Trockenschrank bei 100 bis 105 °C bestimmt.

Sulfatasche (2.4.14): Höchstens 0,1 Prozent, mit 1,0 g Substanz bestimmt.

Gehaltsbestimmung

0,400 g Substanz, in einer Mischung von 5,0 ml Salzsäure (0,01 mol · l^{-1}) und 50 ml Ethanol 96 % *R* gelöst, werden mit Natriumhydroxid-Lösung (0,1 mol · l^{-1}) titriert. Das zwischen den beiden mit Hilfe der Potentiometrie (2.2.20) bestimmten Wendepunkten zugesetzte Volumen wird abgelesen.

1 ml Natriumhydroxid-Lösung (0,1 mol · l^{-1}) entspricht 44,99 mg $C_{22}H_{24}ClNO_7$.

Lagerung

Dicht verschlossen, vor Licht geschützt.

2001, 517

Nystatin

Nystatinum

Definition

Nystatin ist eine fungizid wirkende Substanz, die aus bestimmten Stämmen von *Streptomyces noursei* gewonnen wird. Sie besteht zum größten Teil aus Tetraenen, deren Hauptbestandteil Nystatin A1 ist. Die Aktivität der Substanz beträgt mindestens 4400 I.E. je Milligramm, berechnet auf die getrocknete Substanz.

Herstellung

Falls die Substanz zur oralen Anwendung bestimmt ist, wird das Herstellungsverfahren einer Validierung unterzogen und muß gewährleisten, daß die Substanz, falls sie geprüft wird, folgender Prüfung entspricht:

Anomale Toxizität (2.6.9): Je Maus wird eine mindestens 600 I.E. entsprechende Menge der Substanz, suspendiert in 0,5 ml einer Lösung von arabischem Gummi *R* (5 g · l^{-1}), intraperitoneal injiziert.

Eigenschaften

Gelbes bis leicht bräunliches, hygroskopisches Pulver; sehr schwer löslich in Wasser, leicht löslich in Dimethylformamid, schwer löslich in Methanol, praktisch unlöslich in Ethanol und Ether.

Prüfung auf Identität

A. Die bei der Prüfung „Absorption“ (siehe „Prüfung auf Reinheit“) hergestellte Lösung, zwischen 220 und 350 nm gemessen, zeigt Absorptionsmaxima (2.2.25) bei 230, 291, 305 und 319 nm und eine Schulter bei 280 nm. Das Verhältnis zwischen der Absorption im Maximum bei 291 nm und der im Maximum bei 305 nm liegt zwischen 0,61 und 0,73. Das Verhältnis zwischen der Absorption im Maximum bei 319 nm und der im Maximum bei 305 nm liegt zwischen 0,83 und 0,96. Das Verhältnis zwischen der Absorption im Maximum bei 230 nm und der bei der Schulter bei 280 nm liegt zwischen 0,83 und 1,25.

B. Werden etwa 2 mg Substanz mit 0,1 ml Salzsäure *R* versetzt, entsteht eine braune Färbung.

C. Werden etwa 2 mg Substanz mit 0,1 ml Schwefelsäure *R* versetzt, entsteht eine braune Färbung, die bald nach Violett umschlägt.

Prüfung auf Reinheit

Absorption (2.2.25): 0,10 g Substanz werden in einer Mischung von 5,0 ml Essigsäure 98 % *R* und 50 ml Methanol *R* gelöst. Nach Verdünnen mit Methanol *R* zu 100,0 ml wird 1,0 ml dieser Lösung mit Methanol *R* zu 100,0 ml verdünnt. Innerhalb 30 min nach Herstellung der Lösung muß die Absorption, im Maximum bei 305 nm gemessen, mindestens 0,60 betragen.

Schwermetalle (2.4.8): 1,0 g Substanz muß der Grenzprüfung C auf Schwermetalle entsprechen (20 ppm). Zur Herstellung der Referenzlösung werden 2 ml Blei-Lösung (10 ppm Pb) *R* verwendet.

Trocknungsverlust (2.2.32): Höchstens 5,0 Prozent, mit 1,000 g Substanz durch 3 h langes Trocknen über Phosphor(V)-oxid *R* bei 60 °C unterhalb von 0,1 kPa bestimmt.

Sulfatasche (2.4.14): Höchstens 3,5 Prozent, mit 1,0 g Substanz bestimmt.

Wertbestimmung

Während der ganzen Bestimmung sind die Lösungen vor Licht zu schützen.

Die Ausführung erfolgt nach „Mikrobiologische Wertbestimmung von Antibiotika" (2.7.2). Substanz und Nystatin *CRS* werden in Dimethylformamid *R* gelöst und mit einer Mischung von 5 Volumteilen Dimethylformamid *R* und 95 Volumteilen Pufferlösung *p*H 6,0 verdünnt.

Lagerung

Dicht verschlossen, vor Licht geschützt, zwischen 2 und 8 °C.

O

2001, 1553

Octoxinol 10

Octoxinolum 10

$C_{14}H_{21}$–$[C_2H_4O]_n$–OH

Definition

Octoxinol 10 enthält mindestens 97,0 und höchstens 105,0 Prozent α-[4-(1,1,3,3-Tetramethylbutyl)phenyl]-ω-hydroxydeca(oxyethylen). Die Substanz ist ein wasserfreies, flüssiges Gemisch, das hauptsächlich aus Monooctylphenylethern von Macrogolen besteht und der allgemeinen Formel $C_{14}H_{21}$–$[OCH_2$–$CH_2]_n$–OH entspricht, wobei der durchschnittliche Wert für *n* gleich 10 ist, jedoch zwischen 5 und 15 liegen kann. Die Substanz kann freie Macrogole enthalten.

Eigenschaften

Klare, farblose bis hellgelbe, viskose Flüssigkeit; mischbar mit Wasser, wasserfreiem Ethanol und pflanzlichen Ölen.

Prüfung auf Identität

A. Die Prüfung erfolgt mit Hilfe der IR-Spektroskopie (2.2.24) durch Vergleich des Spektrums der Substanz mit dem von Octoxinol 10 *CRS*.

B. Die unter „Gehaltsbestimmung" erhaltenen Chromatogramme werden ausgewertet. Der Hauptpeak im Chromatogramm der Untersuchungslösung entspricht in bezug auf seine Retentionszeit ungefähr dem Hauptpeak im Chromatogramm der Referenzlösung.

Prüfung auf Reinheit

Sauer oder alkalisch reagierende Substanzen: 1,0 g Substanz wird 1 min lang mit 20 ml kohlendioxidfreiem Wasser *R* unter ununterbrochenem Rühren zum Sieden erhitzt. Nach dem Abkühlen wird die Mischung filtriert. 10 ml Filtrat werden mit 0,05 ml Bromthymolblau-Lösung *R* 1 versetzt. Bis zum Farbumschlag dürfen höchstens 0,5 ml Salzsäure (0,01 mol · l^{-1}) oder Natriumhydroxid-Lösung (0,01 mol · l^{-1}) verbraucht werden.

Hydroxylzahl (2.5.3, Methode A): 85 bis 101.

Trübungspunkt: Zwischen 63 und 69 °C. 1,0 g Substanz wird in 99 g Wasser *R* gelöst. Etwa 30 ml Lösung werden in ein Reagenzglas gegeben und im Wasserbad unter ununterbrochenem Rühren mit einem Glasstab so lange erhitzt, bis die Lösung trübe wird. Das Reagenzglas

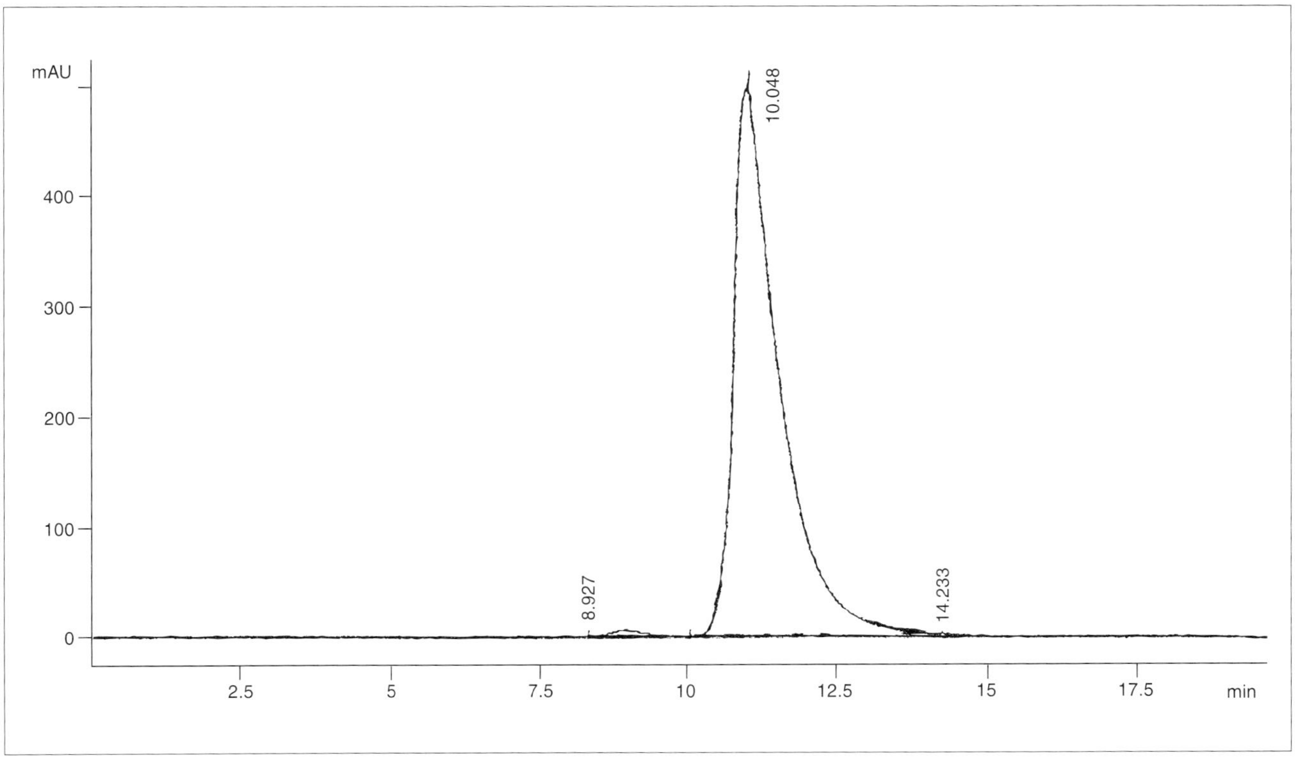

Abb. 1553-1: Chromatogramm für die Gehaltsbestimmung

wird sofort aus dem Wasserbad entnommen, so daß die Temperatur um höchstens weitere 2 °C ansteigt, und das Rühren wird fortgesetzt. Der Trübungspunkt entspricht der Temperatur, bei der die Lösung ausreichend klar wird.

Ethylenoxid, Dioxan (2.4.25): Höchstens 1 ppm Ethylenoxid und höchstens 10 ppm Dioxan. Bei der Berechnung des Dioxangehalts muß der Korrekturfaktor 0,2 angewendet werden.

Schwermetalle (2.4.8): 10,0 g Substanz werden in destilliertem Wasser *R* zu 100,0 ml gelöst. 12 ml Lösung müssen der Grenzprüfung A auf Schwermetalle entsprechen (10 ppm). Zur Herstellung der Referenzlösung wird die Blei-Lösung (1 ppm Pb) *R* verwendet.

Wasser (2.5.12): Höchstens 0,5 Prozent, mit 2,00 g Substanz nach der Karl-Fischer-Methode bestimmt.

Asche (2.4.16): Höchstens 0,4 Prozent, mit 1,0 g Substanz bestimmt.

Gehaltsbestimmung

Die Bestimmung erfolgt mit Hilfe der Flüssigchromatographie (2.2.29).

Untersuchungslösung: 0,250 g Substanz werden in der mobilen Phase zu 10,0 ml gelöst.

Referenzlösung: 0,250 g Octoxinol 10 *CRS* werden in der mobilen Phase zu 10,0 ml gelöst.

Die Chromatographie kann durchgeführt werden mit
- einer Säule aus rostfreiem Stahl von 0,25 m Länge und 4,0 mm innerem Durchmesser, gepackt mit octadecylsilyliertem Kieselgel zur Chromatographie *R* (5 µm)
- einer Mischung von 20 Volumteilen Wasser *R* und 80 Volumteilen Methanol *R* als mobile Phase bei einer Durchflußrate von 1 ml je Minute
- einem Spektrometer als Detektor bei einer Wellenlänge von 280 nm.

Je 10 µl Untersuchungslösung und Referenzlösung werden eingespritzt. Die Octoxinol-Oligomere werden als Hauptpeak eluiert, normalerweise mit Schultern und Unregelmäßigkeiten (siehe Abb. 1553-1). Die Fläche des Octoxinol-10-Peaks wird einschließlich der Schultern und Unregelmäßigkeiten bestimmt.

Der Prozentgehalt an Octoxinol 10 wird aus der Peakfläche im Chromatogramm der Untersuchungslösung sowie dem angegebenen Gehalt für Octoxinol 10 *CRS* errechnet.

Lagerung

Dicht verschlossen.

2000, 1455

Ofloxacin

Ofloxacinum

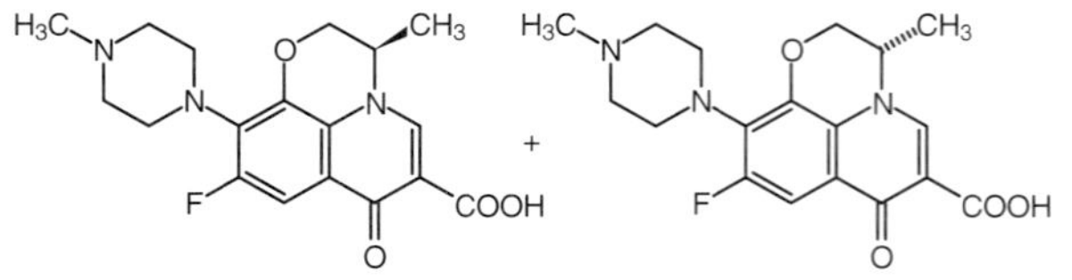

$C_{18}H_{20}FN_3O_4$ M_r 361,4

Definition

Ofloxacin enthält mindestens 99,0 und höchstens 101,0 Prozent (*RS*)-9-Fluor-3-methyl-10-(4-methylpiperazin-1-yl)-7-oxo-2,3-dihydro-7*H*-pyrido[1,2,3-*de*][1,4]benzoxazin-6-carbonsäure, berechnet auf die getrocknete Substanz.

Eigenschaften

Blaßgelbes bis hellgelbes, kristallines Pulver; schwer löslich in Wasser, löslich in Essigsäure 99 %, schwer löslich bis löslich in Dichlormethan, schwer löslich in Methanol.

Prüfung auf Identität

Die Prüfung erfolgt mit Hilfe der IR-Spektroskopie (2.2.24) durch Vergleich des Spektrums der Substanz mit dem von Ofloxacin *CRS*. Die Prüfung erfolgt mit Hilfe von Preßlingen.

Prüfung auf Reinheit

Absorption (2.2.25): 0,5 g Substanz werden in Salzsäure (0,1 mol · l^{-1}) zu 100 ml gelöst. Die Absorption der Lösung, bei 440 nm gemessen, darf höchstens 0,25 betragen.

Optische Drehung (2.2.7): 0,300 g Substanz werden in einer Mischung von 10 Volumteilen Methanol *R* und 40 Volumteilen Dichlormethan *R* zu 10 ml gelöst. Der Drehungswinkel muß zwischen −0,10 und +0,10° liegen.

Verunreinigung A: Die Prüfung erfolgt mit Hilfe der Dünnschichtchromatographie (2.2.27) unter Verwendung einer DC-Platte mit Kieselgel GF_{254} *R* (2 bis 10 µm).

Untersuchungslösung: 0,250 g Substanz werden in einer Mischung von 10 Volumteilen Methanol *R* und 40 Volumteilen Dichlormethan *R* zu 5,0 ml gelöst.

Referenzlösung: 10 mg Ofloxacin-Verunreinigung A *CRS* werden in einer Mischung von 10 Volumteilen Methanol *R* und 40 Volumteilen Dichlormethan *R* zu 100,0 ml gelöst.

Auf die Platte werden 10 µl jeder Lösung aufgetragen. Die Chromatographie erfolgt mit einer Mischung von 1 Volumteil Essigsäure 98 % *R*, 1 Volumteil Wasser *R* und 2 Volumteilen Ethylacetat *R* über eine Laufstrecke von 10 cm. Die Platte wird an der Luft trocknen gelassen und im ultravioletten Licht bei 254 nm ausgewertet. Ein der Verunreinigung A entsprechender Fleck im Chromatogramm der Untersuchungslösung darf nicht größer oder intensiver sein als der Fleck im Chromatogramm der Referenzlösung (0,2 Prozent).

Verwandte Substanzen: Die Prüfung erfolgt mit Hilfe der Flüssigchromatographie (2.2.29).

Die Lösungen sind unmittelbar vor Gebrauch herzustellen.

Untersuchungslösung: 10,0 mg Substanz werden in einer Mischung von 10 Volumteilen Acetonitril *R* und 60 Volumteilen Wasser *R* zu 50,0 ml gelöst.

Referenzlösung a: 1,0 ml Untersuchungslösung wird mit einer Mischung von 10 Volumteilen Acetonitril *R* und 60 Volumteilen Wasser *R* zu 50,0 ml verdünnt. 1,0 ml dieser Lösung wird mit einer Mischung von 10 Volumteilen Acetonitril *R* und 60 Volumteilen Wasser *R* zu 10,0 ml verdünnt.

Referenzlösung b: 10,0 mg Ofloxacin-Verunreinigung E *CRS* werden in einer Mischung von 10 Volumteilen Acetonitril *R* und 60 Volumteilen Wasser *R* zu 100,0 ml gelöst. 10,0 ml Lösung werden mit 5,0 ml Untersuchungslösung gemischt und mit einer Mischung von 10 Volumteilen Acetonitril *R* und 60 Volumteilen Wasser *R* zu 50,0 ml verdünnt. 1,0 ml dieser Lösung wird mit einer Mischung von 10 Volumteilen Acetonitril *R* und 60 Volumteilen Wasser *R* zu 50,0 ml verdünnt.

Die Chromatographie kann durchgeführt werden mit

- einer Säule aus rostfreiem Stahl von 0,15 m Länge und 4,6 mm innerem Durchmesser, gepackt mit octadecylsilyliertem Kieselgel zur Chromatographie *R* (5 µm)
- einer mobilen Phase, die wie folgt hergestellt wird: 4,0 g Ammoniumacetat *R* und 7,0 g Natriumperchlorat *R* werden in 1300 ml Wasser *R* gelöst; der *p*H-Wert der Lösung wird mit Phosphorsäure 85 % *R* auf 2,2 eingestellt; 240 ml Acetonitril *R* werden zugesetzt; die Durchflußrate wird so eingestellt, daß die Retentionszeit für Ofloxacin etwa 20 min beträgt
- einem Spektrometer als Detektor bei einer Wellenlänge von 294 nm.

Die Temperatur der Säule wird bei 45 °C gehalten.

10 µl Referenzlösung b werden eingespritzt. Die Empfindlichkeit des Systems wird so eingestellt, daß die Höhe der 2 Hauptpeaks im Chromatogramm mindestens 50 Prozent des maximalen Ausschlags beträgt. Die Prüfung darf nur ausgewertet werden, wenn die Auflösung zwischen den Peaks von Verunreinigung E und Ofloxazin mindestens 2,0 beträgt.

Je 10 µl Untersuchungslösung und Referenzlösung a werden eingespritzt. Die Chromatographie erfolgt über eine Dauer, die der 2,5fachen Retentionszeit des Hauptpeaks entspricht. Im Chromatogramm der Untersuchungslösung darf keine Peakfläche, mit Ausnahme der des Hauptpeaks, größer sein als die Fläche des Hauptpeaks im Chromatogramm der Referenzlösung a (0,2 Prozent). Die Summe aller Peakflächen, mit Ausnahme der des Hauptpeaks, darf nicht größer sein als das 2,5fache der Fläche des Hauptpeaks im Chromatogramm der Referenzlösung a (0,5 Prozent). Peaks, deren Fläche kleiner ist als das 0,1fache der Fläche des Hauptpeaks im Chromatogramm der Referenzlösung a, werden nicht berücksichtigt.

Schwermetalle (2.4.8): 2,0 g Substanz müssen der Grenzprüfung C auf Schwermetalle entsprechen (10 ppm). Zur Herstellung der Referenzlösung werden 2 ml Blei-Lösung (10 ppm Pb) *R* verwendet.

Trocknungsverlust (2.2.32): Höchstens 0,2 Prozent, mit 1,000 g Substanz durch 4 h langes Trocknen im Trockenschrank bei 100 bis 105 °C bestimmt.

Sulfatasche (2.4.14): Höchstens 0,1 Prozent, mit 1,0 g Substanz bestimmt.

Gehaltsbestimmung

0,300 g Substanz, in 100 ml wasserfreier Essigsäure *R* gelöst, werden mit Perchlorsäure ($0,1\ mol \cdot l^{-1}$) titriert. Der Endpunkt wird mit Hilfe der Potentiometrie (2.2.20) bestimmt.

1 ml Perchlorsäure ($0,1\ mol \cdot l^{-1}$) entspricht 36,14 mg $C_{18}H_{20}FN_3O_4$.

Lagerung

Dicht verschlossen, vor Licht geschützt.

Verunreinigungen

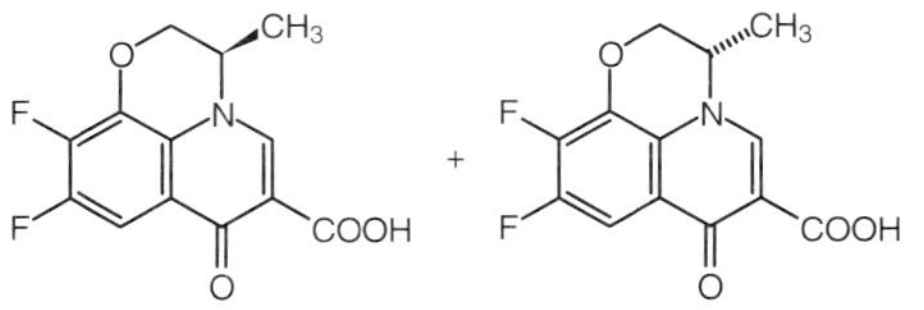

A. (*RS*)-9,10-Difluor-3-methyl-7-oxo-2,3-dihydro-7*H*-pyrido[1,2,3-*de*][1,4]benzoxazin-6-carbonsäure (FPA)

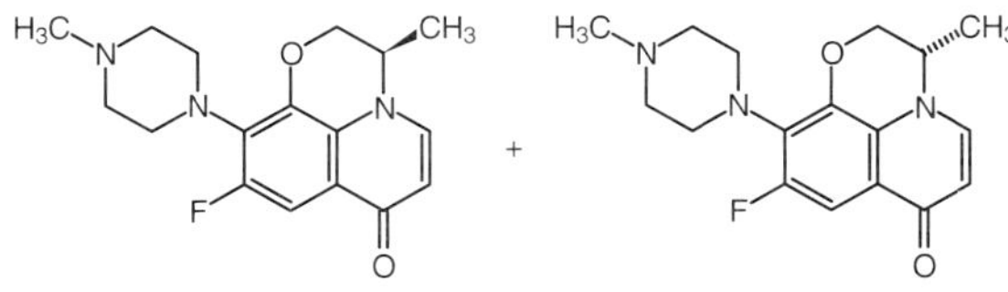

B. (*RS*)-9-Fluor-3-methyl-10-(4-methylpiperazin-1-yl)-2,3-dihydro-7*H*-pyrido[1,2,3-*de*][1,4]benzoxazin-7-on

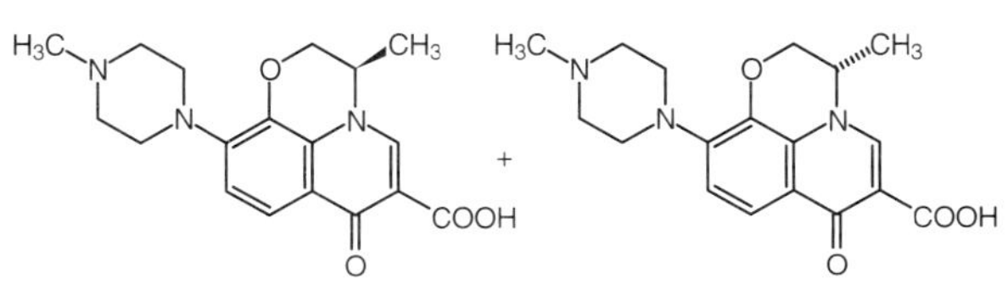

C. (*RS*)-3-Methyl-10-(4-methylpiperazin-1-yl)-7-oxo-2,3-dihydro-7*H*-pyrido[1,2,3-*de*][1,4]benzoxazin-6-carbonsäure

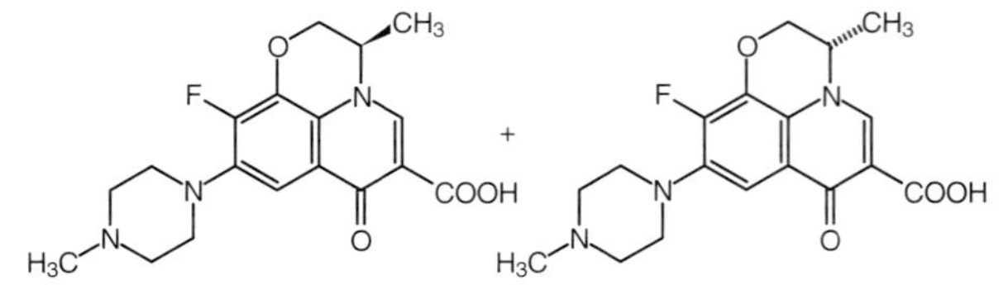

D. (*RS*)-10-Fluor-3-methyl-9-(4-methylpiperazin-1-yl)-7-oxo-2,3-dihydro-7*H*-pyrido[1,2,3-*de*][1,4]benzoxazin-6-carbonsäure

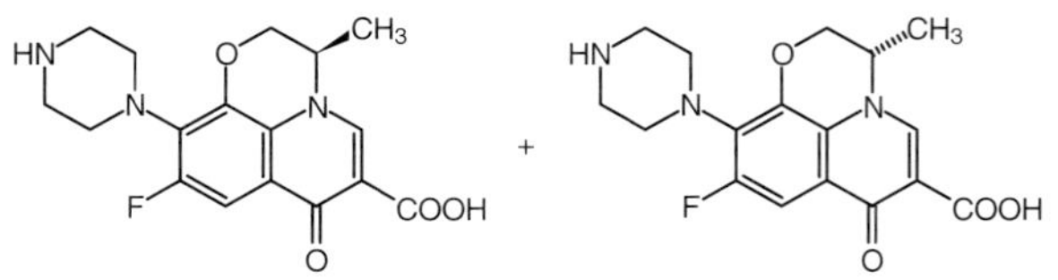

E. (*RS*)-9-Fluor-3-methyl-10-(piperazin-1-yl)-7-oxo-2,3-dihydro-7*H*-pyrido[1,2,3-*de*][1,4]benzoxazin-6-carbonsäure

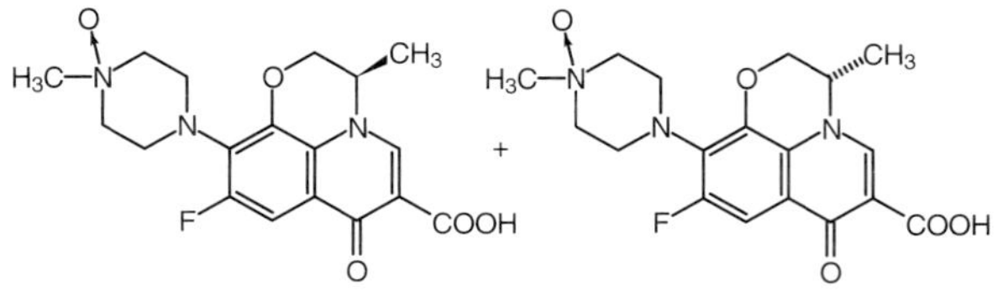

F. (*RS*)-9-Fluor-3-methyl-10-(4-methyl-4-oxopiperazin-1-yl)-7-oxo-2,3-dihydro-7*H*-pyrido[1,2,3-*de*][1,4]benzoxazin-6-carbonsäure.

2000, 518

Natives Olivenöl

Olivae oleum virginum

Definition

Natives Olivenöl ist das aus den reifen Steinfrüchten von *Olea europaea* L. durch Kaltpressung oder durch andere geeignete mechanische Verfahren gewonnene, fette Öl.

Eigenschaften

Klare, gelbe bis grünlichgelbe, durchscheinende Flüssigkeit von charakteristischem Geruch; praktisch unlöslich in Ethanol, mischbar mit Petroläther (Destillationsbereich 50 bis 70 °C).

Beim Abkühlen trübt sich die Substanz bei 10 °C und verfestigt bei etwa 0 °C zu einer weichen Masse.

Die relative Dichte beträgt etwa 0,913.

Prüfung auf Identität

Die Prüfung erfolgt nach „Identifizierung fetter Öle durch Dünnschichtchromatographie" (2.3.2). Das erhaltene Chromatogramm entspricht dem typischen Chromatogramm für Olivenöl. Bei bestimmten Olivenölen ist der Größenunterschied der Flecke E und F weniger ausgeprägt als in der Abbildung.

Prüfung auf Reinheit

Säurezahl (2.5.1): Höchstens 2,0, mit 5,0 g Substanz bestimmt.

Peroxidzahl (2.5.5, Methode A): Höchstens 20,0.

Unverseifbare Anteile: Höchstens 1,5 Prozent. In einem 150-ml-Kolben mit Rückflußkühler werden 5,0 g Substanz (*m* g) mit 50 ml ethanolischer Kaliumhydroxid-Lösung (2 mol · l^{-1}) *R* unter häufigem Umschütteln 1 h lang im Wasserbad erhitzt. Anschließend wird der Inhalt des Kolbens durch den Kühler mit 50 ml Wasser *R* versetzt, umgeschüttelt, erkalten gelassen und in einen Scheidetrichter überführt. Der Kolben wird mehrmals mit insgesamt 50 ml Petroläther *R* 1 gewaschen, wobei die Waschflüssigkeiten in den Scheidetrichter gegeben werden. Anschließend wird 1 min lang kräftig geschüttelt und nach Trennung der Phasen die wäßrige Phase in einen zweiten Scheidetrichter überführt. Bildet sich eine Emulsion, werden kleine Anteile Ethanol 96 % *R* oder einer konzentrierten Lösung von Kaliumhydroxid *R* zugesetzt. Die wäßrige Phase wird 2mal mit je 50 ml Petroläther *R* 1 geschüttelt. Die vereinigten Petroläther-Phasen werden in einen dritten Scheidetrichter überführt und 3mal mit je 50 ml Ethanol 50 % *R* gewaschen. Die Petroläther-Phase wird in einen gewogenen 250-ml-Kolben überführt, der Scheidetrichter mit geringen Mengen Petroläther *R* 1 gewaschen und die Waschflüssigkeit in den Kolben gegeben. Der Petroläther wird auf dem Wasserbad abgedampft und der Rückstand bei horizontaler Lage des Kolbens 15 min lang bei 100 bis 105 °C getrocknet. Nach dem Erkalten im Exsikkator wird gewogen (*a* g). Das Trocknen wird für jeweils 15 min wiederholt, bis die Massedifferenz des Rückstands zwischen 2 aufeinanderfolgenden Wägungen höchstens 0,1 Prozent beträgt. Der Rückstand wird in 20 ml zuvor unter Zusatz von 0,1 ml Bromphenolblau-Lösung *R* neutralisiertem Ethanol 96 % *R* gelöst. Falls erforderlich wird die Lösung mit Salzsäure (0,1 mol · l^{-1}) titriert (*b* ml).

Der Prozentgehalt an unverseifbaren Anteilen errechnet sich nach der Formel

$$\frac{100(a - 0{,}032\ b)}{m}$$

Wenn 0,032 *b* größer als 5 Prozent von *a* ist, darf die Prüfung nicht ausgewertet und muß wiederholt werden.

Absorption (2.2.25): 1,00 g Substanz wird in Cyclohexan *R* zu 100,0 ml gelöst. Die Absorption der Lösung, im Maximum bei 270 nm gemessen, darf höchstens 0,20 betragen. Das Verhältnis der Absorption bei 232 nm zu der bei 270 nm muß mindestens 8 betragen.

Fettsäurenzusammensetzung: Die „Prüfung fetter Öle auf fremde Öle durch Gaschromatographie" (2.4.22, Methode A) wird durchgeführt. Die Fettsäurenfraktion muß folgende Zusammensetzung haben:

- Gesättigte Fettsäuren mit einer Kettenlänge kleiner als C_{16}: höchstens 0,1 Prozent
- Palmitinsäure: 7,5 bis 20,0 Prozent
- Palmitoleinsäure (äquivalente Kettenlänge 16,3, auf Macrogoladipat bestimmt): höchstens 3,5 Prozent
- Stearinsäure: 0,5 bis 5,0 Prozent
- Ölsäure (äquivalente Kettenlänge 18,3, auf Macrogoladipat bestimmt): 56,0 bis 85,0 Prozent

- Linolsäure (äquivalente Kettenlänge 18,9, auf Macrogoladipat bestimmt): 3,5 bis 20,0 Prozent
- Linolensäure (äquivalente Kettenlänge 19,7, auf Macrogoladipat bestimmt): höchstens 1,2 Prozent
- Arachinsäure: höchstens 0,7 Prozent
- Eicosensäure (äquivalente Kettenlänge 20,3, auf Macrogoladipat bestimmt): höchstens 0,4 Prozent
- Behensäure: höchstens 0,2 Prozent
- Lignocerinsäure: höchstens 0,2 Prozent.

Sterole (2.4.23): Die Sterolfraktion der Substanz muß enthalten:
- Summe von β-Sitosterol, Δ5,23-Stigmastadienol, Clerosterol, Sitostanol, Δ5-Avenasterol und Δ5,24-Stigmastadienol: mindestens 93,0 Prozent
- Cholesterol: höchstens 0,5 Prozent
- Δ7-Stigmastenol: höchstens 0,5 Prozent
- Campesterol: höchstens 4,0 Prozent.

Der Gehalt an Δ7-Stigmastenol darf nicht größer sein als der an Campesterol.

Sesamöl: 10 ml Substanz werden in einem Mischzylinder mit Schliffstopfen etwa 1 min lang mit einer Mischung von 0,5 ml einer 0,35prozentigen Lösung (*V/V*) von Furfural *R* in Acetanhydrid *R* und 4,5 ml Acetanhydrid *R* geschüttelt und anschließend durch ein mit Acetanhydrid *R* befeuchtetes Filter filtriert. Wird das Filtrat mit 0,2 ml Schwefelsäure *R* versetzt, darf keine bläulichgrüne Färbung entstehen.

Lagerung

Vor Licht geschützt, in dicht verschlossenen, dem Verbrauch angemessenen, möglichst vollständig gefüllten Behältnissen, unterhalb von 25 °C.

2000, 1456

Raffiniertes Olivenöl

Olivae oleum raffinatum

Definition

Raffiniertes Olivenöl ist das aus den reifen Steinfrüchten von *Olea europaea* L. durch Kaltpressung oder durch andere geeignete mechanische Verfahren gewonnene und nachfolgend raffinierte, fette Öl. Ein geeignetes Antioxidans kann zugesetzt sein.

Eigenschaften

Klare, farblose bis grünlichgelbe, durchscheinende Flüssigkeit; praktisch unlöslich in Ethanol, mischbar mit Petroläther (Destillationsbereich 50 bis 70 °C).

Beim Abkühlen trübt sich die Substanz bei 10 °C und verfestigt bei etwa 0 °C zu einer weichen Masse.

Die relative Dichte beträgt etwa 0,913.

Prüfung auf Identität

A. Die Substanz muß der Prüfung „Absorption" (siehe „Prüfung auf Reinheit") entsprechen.

B. Die Prüfung erfolgt nach „Identifizierung fetter Öle durch Dünnschichtchromatographie" (2.3.2). Das erhaltene Chromatogramm entspricht dem typischen Chromatogramm für Olivenöl. Bei bestimmten raffinierten Olivenölen ist der Größenunterschied der Flecke E und F weniger ausgeprägt als in der Abbildung.

Prüfung auf Reinheit

Säurezahl (2.5.1): Höchstens 0,5, mit 10,0 g Substanz bestimmt.

Peroxidzahl (2.5.5, Methode A): Höchstens 10,0. Ist die Substanz zur Herstellung von Parenteralia vorgesehen, höchstens 5,0.

Unverseifbare Anteile: Höchstens 1,5 Prozent. In einem 150-ml-Kolben mit Rückflußkühler werden 5,0 g Substanz (*m* g) mit 50 ml ethanolischer Kaliumhydroxid-Lösung (2 mol · l^{-1}) *R* unter häufigem Umschütteln 1 h lang im Wasserbad erhitzt. Anschließend wird der Inhalt des Kolbens durch den Kühler mit 50 ml Wasser *R* versetzt, umgeschüttelt, erkalten gelassen und in einen Scheidetrichter überführt. Der Kolben wird mehrmals mit insgesamt 50 ml Petroläther *R* 1 gewaschen, wobei die Waschflüssigkeiten in den Scheidetrichter gegeben werden. Anschließend wird 1 min lang kräftig geschüttelt und nach Trennung der Phasen die wäßrige Phase in einen zweiten Scheidetrichter überführt. Bildet sich eine Emulsion, werden kleine Anteile Ethanol 96 % *R* oder einer konzentrierten Lösung von Kaliumhydroxid *R* zugesetzt. Die wäßrige Phase wird 2mal mit je 50 ml Petroläther *R* 1 geschüttelt. Die vereinigten Petroläther-Phasen werden in einen dritten Scheidetrichter überführt und 3mal mit je 50 ml Ethanol 50 % *R* gewaschen. Die Petroläther-Phase wird in einen gewogenen 250-ml-Kolben überführt, der Scheidetrichter mit geringen Mengen Petroläther *R* 1 gewaschen und die Waschflüssigkeit in den Kolben gegeben. Der Petroläther wird auf dem Wasserbad abgedampft und der Rückstand bei horizontaler Lage des Kolbens 15 min lang bei 100 bis 105 °C getrocknet. Nach dem Erkalten im Exsikkator wird gewogen (*a* g). Das Trocknen wird für jeweils 15 min wiederholt, bis die Massedifferenz des Rückstands zwischen 2 aufeinanderfolgenden Wägungen höchstens 0,1 Prozent beträgt. Der Rückstand wird in 20 ml zuvor unter Zusatz von 0,1 ml Bromphenolblau-Lösung *R* neutralisiertem Ethanol 96 % *R* gelöst. Falls erforderlich wird die Lösung mit Salzsäure (0,1 mol · l^{-1}) titriert (*b* ml).

Der Prozentgehalt an unverseifbaren Anteilen errechnet sich nach der Formel

$$\frac{100(a - 0{,}032\ b)}{m}$$

Wenn 0,032 *b* größer als 5 Prozent von *a* ist, darf die Prüfung nicht ausgewertet und muß wiederholt werden.

Alkalisch reagierende Substanzen in fetten Ölen (2.4.19): Die Substanz muß der Prüfung entsprechen.

Absorption (2.2.25): 1,00 g Substanz wird in Cyclohexan *R* zu 100,0 ml gelöst. Die Absorption der Lösung, im Maximum bei 270 nm gemessen, muß zwischen 0,20 und 1,20 liegen.

Fettsäurenzusammensetzung: Die „Prüfung fetter Öle auf fremde Öle durch Gaschromatographie" (2.4.22, Methode A) wird durchgeführt. Die Fettsäurenfraktion muß folgende Zusammensetzung haben:
- Gesättigte Fettsäuren mit einer Kettenlänge kleiner als C_{16}: höchstens 0,1 Prozent
- Palmitinsäure: 7,5 bis 20,0 Prozent
- Palmitoleinsäure (äquivalente Kettenlänge 16,3, auf Macrogoladipat bestimmt): höchstens 3,5 Prozent
- Stearinsäure: 0,5 bis 5,0 Prozent
- Ölsäure (äquivalente Kettenlänge 18,3, auf Macrogoladipat bestimmt): 56,0 bis 85,0 Prozent
- Linolsäure (äquivalente Kettenlänge 18,9, auf Macrogoladipat bestimmt): 3,5 bis 20,0 Prozent
- Linolensäure (äquivalente Kettenlänge 19,7, auf Macrogoladipat bestimmt): höchstens 1,2 Prozent
- Arachinsäure: höchstens 0,7 Prozent
- Eicosensäure (äquivalente Kettenlänge 20,3, auf Macrogoladipat bestimmt): höchstens 0,4 Prozent
- Behensäure: höchstens 0,2 Prozent
- Lignocerinsäure: höchstens 0,2 Prozent.

Sterole (2.4.23): Die Sterolfraktion der Substanz muß enthalten:
- Summe von β-Sitosterol, Δ5,23-Stigmastadienol, Clerosterol, Sitostanol, Δ5-Avenasterol und Δ5,24-Stigmastadienol: mindestens 93,0 Prozent
- Cholesterol: höchstens 0,5 Prozent
- Δ7-Stigmastenol: höchstens 0,5 Prozent
- Campesterol: höchstens 4,0 Prozent.

Der Gehalt an Δ7-Stigmastenol darf nicht größer sein als der an Campesterol.

Sesamöl: 10 ml Substanz werden in einem Mischzylinder mit Schliffstopfen etwa 1 min lang mit einer Mischung von 0,5 ml einer 0,35prozentigen Lösung (*V/V*) von Furfural *R* in Acetanhydrid *R* und 4,5 ml Acetanhydrid *R* geschüttelt und anschließend durch ein mit Acetanhydrid *R* befeuchtetes Filter filtriert. Wird das Filtrat mit 0,2 ml Schwefelsäure *R* versetzt, darf keine bläulichgrüne Färbung entstehen.

Wasser (2.5.32): Ist die Substanz zur Herstellung von Parenteralia bestimmt, höchstens 0,1 Prozent, mit 5,0 g Substanz nach der Mikrobestimmung von Wasser bestimmt. Als Lösungsmittel wird eine Mischung gleicher Volumteile von Decanol *R* und wasserfreiem Methanol *R* verwendet.

Lagerung

Vor Licht geschützt, in gut verschlossenen, dem Verbrauch angemessenen, möglichst vollständig gefüllten Behältnissen, unterhalb von 25 °C.

Raffiniertes Olivenöl zur Herstellung von Parenteralia wird in dicht verschlossenen Behältnissen unter Inertgas gelagert.

Beschriftung

Die Beschriftung gibt insbesondere, falls zutreffend, an
- daß die Substanz zur Herstellung von Parenteralia bestimmt ist
- Name und Konzentration zugesetzter Antioxidantien
- Name des verwendeten Inertgases.

2001, 1457

Olsalazin-Natrium

Olsalazinum natricum

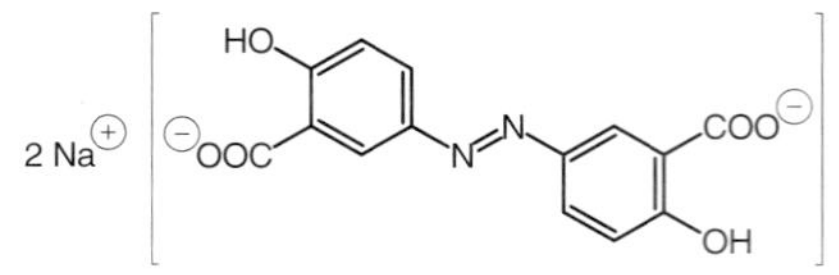

$C_{14}H_8N_2Na_2O_6$ M_r 346,2

Definition

Olsalazin-Natrium enthält mindestens 98,0 und höchstens 102,0 Prozent 3,3′-Diazoldiylbis(6-hydroxybenzoat), Dinatriumsalz, berechnet auf die getrocknete und acetatfreie Substanz.

Eigenschaften

Gelbes, feines, kristallines Pulver; wenig löslich in Wasser, löslich in Dimethylsulfoxid, sehr schwer löslich in Methanol.

Die Substanz zeigt Polymorphie.

Prüfung auf Identität

1: B, D.
2: A, C, D.

A. 40,0 mg Substanz werden in 5 ml Natriumhydroxid-Lösung (0,1 mol · l^{-1}) gelöst. Die Lösung wird mit einer Lösung von Natriumdihydrogenphosphat *R* (7,8 g · l^{-1}), die zuvor mit konzentrierter Natriumhydroxid-Lösung *R* auf einen *p*H-Wert von 7,2 eingestellt wurde (Pufferlösung), zu 100,0 ml verdünnt. 2,0 ml dieser Lösung, mit der Pufferlösung zu 100,0 ml verdünnt und zwischen 240 und 400 nm gemessen, zeigen Absorptionsmaxima (2.2.25) bei 255 und 362 nm. Das Verhältnis der Absorption im Maximum bei 255 nm zu der im Maximum bei 362 nm liegt zwischen 0,53 und 0,56.

B. Die Prüfung erfolgt mit Hilfe der IR-Spektroskopie (2.2.24) durch Vergleich des Spektrums der Substanz mit dem von Olsalazin-Natrium *CRS*. Wenn die Spektren bei der Prüfung in fester Form unterschiedlich sind, werden Substanz und Referenzsubstanz getrennt in Methanol *R* gelöst. Nach Eindampfen der Lösungen zur Trockne werden mit den Rückständen erneut Spektren aufgenommen.

C. Die Prüfung erfolgt mit Hilfe der Dünnschichtchromatographie (2.2.27) unter Verwendung einer DC-Platte mit Kieselgel F_{254} *R*.

Untersuchungslösung: 10 mg Substanz werden in einer Mischung von 1 Volumteil verdünnter Ammoniak-Lösung *R* 2 und 4 Volumteilen Ethanol 96 % *R* zu 10 ml gelöst.

Referenzlösung a: 10 mg Olsalazin-Natrium *CRS* werden in einer Mischung von 1 Volumteil verdünnter Ammoniak-Lösung *R* 2 und 4 Volumteilen Ethanol 96 % *R* zu 10 ml gelöst.

Referenzlösung b: 5 mg Sulfasalazin *CRS* werden in der Referenzlösung a zu 5 ml gelöst.

Auf die Platte werden 10 µl jeder Lösung aufgetragen. Die Chromatographie erfolgt mit einer Mischung von 5 Volumteilen wasserfreier Ameisensäure *R*, 50 Volumteilen Aceton *R* und 60 Volumteilen Dichlormethan *R* über eine Laufstrecke von 15 cm. Die Platte wird an der Luft trocknen gelassen und anschließend im ultravioletten Licht bei 254 nm ausgewertet. Der Hauptfleck im Chromatogramm der Untersuchungslösung entspricht in bezug auf Lage und Größe dem Hauptfleck im Chromatogramm der Referenzlösung a. Die Prüfung darf nur ausgewertet werden, wenn das Chromatogramm der Referenzlösung b voneinander getrennt 2 Flecke zeigt.

D. 0,5 g Substanz werden mit 2 ml Schwefelsäure *R* versetzt. Die Temperatur wird allmählich bis zum Glühen gesteigert. Das Glühen wird so lange fortgesetzt, bis der Rückstand fast weiß oder höchstens schwach grau ist, wobei die Temperatur 800 °C nicht übersteigen darf. Der Rückstand wird in 10 ml siedendem Wasser *R* gelöst und die Lösung filtriert. 2 ml Filtrat geben die Identitätsreaktion a auf Natrium (2.3.1).

Prüfung auf Reinheit

Acetat: Höchstens 1,0 Prozent. Die Prüfung erfolgt mit Hilfe der Flüssigchromatographie (2.2.29).

Untersuchungslösung: 0,125 g Substanz werden in 25,0 ml Wasser *R* gelöst. Die Lösung wird mit 1,0 ml verdünnter Salzsäure *R* versetzt. Die Mischung wird zentrifugiert, durch ein Filter von 0,45 µm und anschließend durch ein zur Entfernung von Chloriden geeignetes Filter filtriert.

Referenzlösung a: 0,140 g Natriumacetat *R*, 0,150 g Natriumformiat *R* und 0,180 g Kaliumsulfat *R* werden in 100,0 ml Wasser *R* gelöst. 1,0 ml Lösung wird mit Wasser *R* zu 100,0 ml verdünnt.

Referenzlösungen b: Mit geeigneten Mengen Natriumacetat *R* werden mindestens 5 Referenzlösungen hergestellt, die zwischen 10 und 50 µg Acetat je Milliliter enthalten.

Die Ionenchromatographie kann durchgeführt werden mit
- einer Säule von 0,25 m Länge und 6 mm innerem Durchmesser, gepackt mit Ionenaustauscher zur Chromatographie *R* mit einer Kapazität von etwa 27 meq/Säule
- einer Vorsäule
- Salzsäure (0,0001 mol · l^{-1}) als mobile Phase bei einer Durchflußrate von 0,9 ml je Minute
- einem Leitfähigkeits-Detektor, eingestellt auf 10 µS · cm^{-1}.

0,1 ml Referenzlösung a werden eingespritzt. Das Chromatogramm zeigt 3 getrennte Peaks.

0,1 ml Untersuchungslösung und je 0,1 ml der Referenzlösungen b werden eingespritzt. Aus den Mittelwerten der Messungen der Referenzlösungen wird eine Eichkurve erstellt. Mit Hilfe dieser Eichkurve wird der Gehalt an Acetat in der Untersuchungslösung berechnet.

Die Fläche des Acetat-Peaks wird bestimmt und der Prozentgehalt an Acetat nach folgender Formel berechnet:

$$\frac{2{,}6\,c}{m}$$

c = Konzentration an Acetat in der Untersuchungslösung (µg/ml), bestimmt durch lineare Interpolation der mit den Referenzlösungen b erstellten Eichkurve

m = Einwaage Substanz in Milligramm.

Methansulfonsäure: Die Prüfung erfolgt mit Hilfe der Flüssigchromatographie (2.2.29).

Untersuchungslösung: 0,25 g Substanz werden in 20 ml Wasser *R* gelöst. Die Lösung wird mit 1,0 ml verdünnter Salzsäure *R* versetzt und mit Wasser *R* zu 25,0 ml verdünnt. Die Mischung wird zentrifugiert, durch ein Filter von 0,45 µm und anschließend durch ein geeignetes Filter zum Entfernen von Chlorid filtriert.

Referenzlösung a: 0,25 g Methansulfonsäure *R* werden in 50 ml Wasser *R* gelöst. Nach Zusatz von 0,58 g Natriumacetat *R* und 0,08 g Natriumchlorid *R* wird die Lösung mit Wasser *R* zu 100,0 ml verdünnt. 1,0 ml dieser Lösung wird mit Wasser *R* zu 100,0 ml verdünnt.

Referenzlösung b: 0,10 g Methansulfonsäure *R* werden in Wasser *R* zu 100,0 ml gelöst. 3,0 ml Lösung werden mit Wasser *R* zu 100,0 ml verdünnt.

Die Umkehrphasen-Ionenchromatographie kann durchgeführt werden mit
- einer Vorsäule von 0,035 m Länge und 4 mm innerem Durchmesser, gepackt mit Umkehrphasen-Ionenaustauscher zur Chromatographie *R* (10 µm)
- einer Säule von 0,25 m Länge und 4 mm innerem Durchmesser, gepackt mit Ionenaustauscher zur Umkehrphasen-Chromatographie *R* (10 µm)
- einer Mischung von 10 Volumteilen Acetonitril zur Chromatographie *R* und 990 Volumteilen einer Lösung, die 1,6 g · l^{-1} Tetrabutylammoniumhydroxid *R* und 0,053 g · l^{-1} wasserfreies Natriumcarbonat *R* enthält, als mobile Phase bei einer Durchflußrate von 1,0 ml je Minute
- einem Leitfähigkeits-Detektor, eingestellt auf 50 µS · cm^{-1}.

100 µl Referenzlösung a werden eingespritzt. Die Prüfung darf nur ausgewertet werden, wenn das Chromatogramm 3 getrennte Peaks zeigt.

Je 100 µl Untersuchungslösung und Referenzlösung b werden eingespritzt. Im Chromatogramm der Untersuchungslösung darf eine der Methansulfonsäure entsprechende Peakfläche nicht größer sein als die Fläche des entsprechenden Peaks im Chromatogramm der Referenzlösung b (0,3 Prozent).

Verwandte Substanzen: Die Prüfung erfolgt mit Hilfe der Flüssigchromatographie (2.2.29).

Untersuchungslösung: 20,0 mg Substanz werden in der mobilen Phase A zu 25,0 ml gelöst.

Referenzlösung a: 0,5 ml Untersuchungslösung werden mit der mobilen Phase A zu 100,0 ml verdünnt.

Referenzlösung b: 20,0 mg Olsalazin-Natrium zur Eignungsprüfung *CRS* werden in der mobilen Phase A zu 25,0 ml gelöst.

Die Chromatographie kann durchgeführt werden mit
- einer Säule aus rostfreiem Stahl von 0,125 m Länge und 4,0 mm innerem Durchmesser, gepackt mit octadecylsilyliertem Kieselgel zur Chromatographie *R* (5 µm)
- einer Mischung der mobilen Phasen A und B unter Einsatz der Gradientenelution bei einer Durchflußrate von 1 ml je Minute
  Mobile Phase A: 2,38 g Tetrabutylammoniumhydrogensulfat *R* und 3,6 g Natriummonohydrogenphosphat-Dihydrat *R* werden in 900 ml Wasser *R* gelöst; der *p*H-Wert der Lösung wird mit verdünnter Natriumhydroxid-Lösung *R* auf 7,6 eingestellt, und die Lösung wird anschließend mit Wasser *R* zu 1000,0 ml verdünnt; 700 ml dieser Lösung werden mit 300 ml Methanol *R* gemischt
  Mobile Phase B: 4,75 g Tetrabutylammoniumhydrogensulfat *R* und 3,6 g Natriummonohydrogenphosphat-Dihydrat *R* werden in 900 ml Wasser *R* gelöst; der *p*H-Wert der Lösung wird mit verdünnter Natriumhydroxid-Lösung *R* auf 7,6 eingestellt, und die Lösung wird anschließend mit Wasser *R* zu 1000,0 ml verdünnt; 350 ml dieser Lösung werden mit 650 ml Methanol *R* gemischt

Zeit (min)	Mobile Phase A (% *V/V*)	Mobile Phase B (% *V/V*)	Erläuterungen
0 – 15	55	45	isokratisch
15 – 45	55 → 0	45 → 100	linearer Gradient
45 – 50	0 → 55	100 → 45	zurück zur Anfangszusammensetzung
50 – 65	55	45	Re-Äquilibrierung

- einem Spektrometer als Detektor bei einer Wellenlänge von 360 nm.

Die Temperatur der Säule wird bei 30 °C gehalten.

20 µl Referenzlösung a werden eingespritzt. Die Empfindlichkeit des Systems wird so eingestellt, daß die Höhe des Hauptpeaks im Chromatogramm mindestens 50 Prozent des maximalen Ausschlags beträgt.

20 µl Referenzlösung b werden eingespritzt. Die Prüfung darf nur ausgewertet werden, wenn das Chromatogramm mit dem Chromatogramm, das mit Olsalazin-Natrium zur Eignungsprüfung *CRS* erhalten wird, vergleichbar ist. Falls erforderlich wird der Anteil an mobiler Phase A in der mobilen Phase verändert (eine Erhöhung des Anteils an mobiler Phase A verlängert die Retentionszeit).

20 µl Untersuchungslösung werden eingespritzt. Im Chromatogramm der Untersuchungslösung darf keine Peakfläche, mit Ausnahme der des Hauptpeaks, größer sein als das 2fache der Fläche des Hauptpeaks im Chromatogramm der Referenzlösung a (1 Prozent); höchstens eine dieser Peakflächen darf größer sein als die Fläche des Hauptpeaks im Chromatogramm der Referenzlösung a (0,5 Prozent). Im Chromatogramm der Untersuchungslösung darf die Summe aller Peakflächen, mit Ausnahme der des Hauptpeaks, nicht größer sein als das 4fache der Fläche des Hauptpeaks im Chromatogramm der Referenzlösung a (2 Prozent). Peaks, deren Fläche kleiner ist als das 0,05fache der Fläche des Hauptpeaks im Chromatogramm der Referenzlösung a, werden nicht berücksichtigt (0,025 Prozent).

Schwermetalle (2.4.8): 1,0 g Substanz muß der Grenzprüfung D auf Schwermetalle entsprechen (20 ppm). Zur Herstellung der Referenzlösung werden 2 ml Blei-Lösung (10 ppm Pb) *R* verwendet.

Trocknungsverlust (2.2.32): Höchstens 2,0 Prozent, mit 1,000 g Substanz durch Trocknen im Trockenschrank bei 150 °C bestimmt.

Gehaltsbestimmung

0,100 g Substanz, in 15 ml Ethylenglycol *R* gelöst, werden nach Zusatz von 40 ml Dioxan *R* und 0,2 ml einer Lösung von Kaliumchlorid *R* (224 g · l^{-1}) mit Salzsäure (0,1 mol · l^{-1}) titriert. Der Endpunkt wird mit Hilfe der Potentiometrie (2.2.20) bestimmt. Ein Blindversuch wird durchgeführt.

Zur Korrektur des Volumens, das für die Bestimmung des Acetat-Gehalts verbraucht wird, wird eine relative Molekülmasse von 59,0 für Acetat angenommen.

1 ml Salzsäure (0,1 mol · l^{-1}) entspricht 17,31 mg $C_{14}H_8N_2Na_2O_6$.

Verunreinigungen

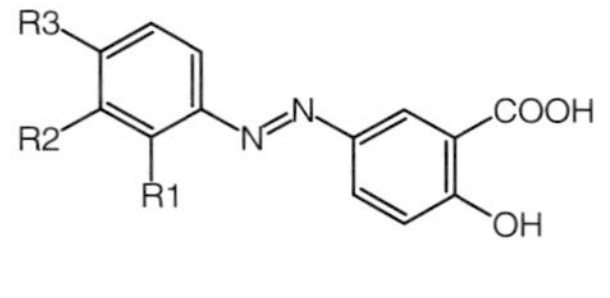

A. R1 = H, R2 = CO_2H, R3 = OCH_3:
6-Hydroxy-6′-methoxy-3,3′-diazoldiyldibenzoesäure

B. R1 = OH, R2 = CO_2H, R3 = H:
2,6′-Dihydroxy-3,3′-diazoldiyldibenzoesäure

C. R1 = R2 = H, R3 = OH:
2-Hydroxy-5-[(4-hydroxyphenyl)diazolyl]benzoesäure

D. R1 = H, R2 = CO_2H, R3 = Cl:
6-Chlor-6′-hydroxy-3,3′-diazoldiyldibenzoesäure

E. R1 = H, R2 = CO–CH_2–SO_3H, R3 = OH:
2-Hydroxy-5-[[4-hydroxy-3-(2-sulfoacetyl)phenyl]diazolyl]benzoesäure

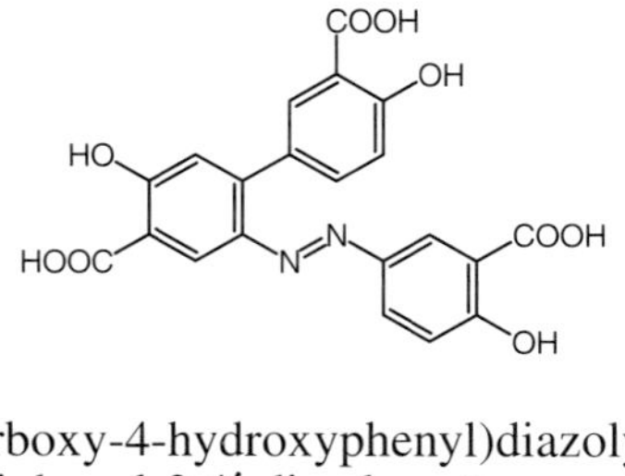

F. 2′-[(3-Carboxy-4-hydroxyphenyl)diazolyl]-4,5′-dihydroxybiphenyl-3,4′-dicarbonsäure

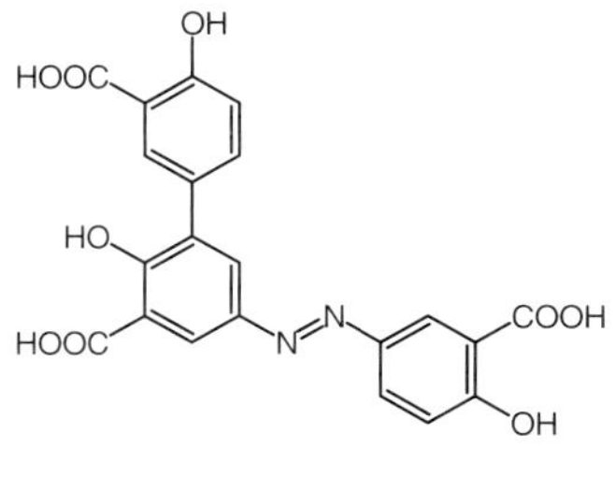

G. 5-[(3-Carboxy-4-hydroxyphenyl)diazolyl]-2,4′-di=hydroxybiphenyl-3,3′-dicarbonsäure

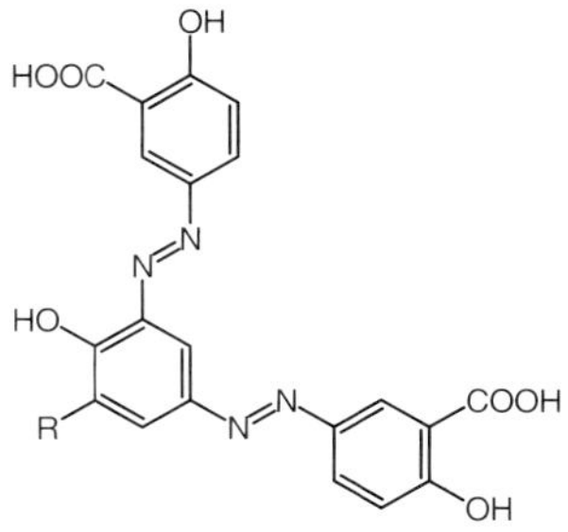

H. R = CO_2H:
3,3′-[5-Carboxy-4-hydroxy-1,3-phenylenbis(diazol=diyl)]bis(6-hydroxybenzoesäure)

I. R = H:
3,3′-[4-Hydroxy-1,3-phenylenbis(diazoldiyl)]bis=(6-hydroxybenzoesäure).

1998, 1250

Omega-3-Säurenethylester

Omega-3 acidorum esteri ethylici

Definition

Omega-3-Säurenethylester werden durch Veresterung des Öls fetter Fischspezies von Familien wie zum Beispiel *Engaulidae, Carangidae, Clupeidae, Osmaridae, Salmonidae* und *Scrombroidae* gewonnen. Ein anschließender physikalisch-chemischer Reinigungsprozeß umfaßt eine Fraktionierung mit Harnstoff mit nachfolgender Molekulardestillation. Die Omega-3-Säurenethylester sind als die Ethylester der alpha-Linolensäure (C 18:3 n-3), Stearidonsäure (C 18:4 n-3), C 20:4 n-3, Timnodonsäure (Eicosapentaensäure, C 20:5 n-3; EPA), C 21:5 n-3, Clupanodonsäure (C 22:5 n-3) und Cervonsäure (Docosahexaensäure, C 22:6 n-3; DHA) definiert. Der Gesamtgehalt an Omega-3-Säurenethylestern beträgt mindestens 90 Prozent, wobei der Gehalt an den Omega-3-Säurenethylestern der EPA und DHA mindestens 80 Prozent beträgt. Davon sind mindestens 40 Prozent EPA-Ethylester und mindestens 34 Prozent DHA-Ethylester.

Tocopherol kann als Antioxidans zugesetzt sein.

Eigenschaften

Schwach gelbliche Flüssigkeit mit schwachem fischähnlichem Geruch; praktisch unlöslich in Wasser, sehr leicht löslich in Aceton, wasserfreiem Ethanol, Heptan und Methanol.

Die Substanz hat eine relative Dichte von etwa 0,905.

Prüfung auf Identität

Die unter „EPA- und DHA-Ethylester" (siehe „Gehaltsbestimmung") erhaltenen Chromatogramme werden ausgewertet. Die Retentionszeit und die Größe der Eicosapentaensäure- und Docosahexaensäureethylester-Peaks im Chromatogramm der Untersuchungslösung entsprechen ungefähr denen der entsprechenden Peaks im Chromatogramm der Referenzlösung.

Prüfung auf Reinheit

Säurezahl (2.5.1): Höchstens 2,0, mit 10 g Substanz in 50 ml des vorgeschriebenen Lösungsmittelgemisches gelöst bestimmt.

Anisidinzahl: Höchstens 20,0.

Nach der im folgenden beschriebenen Methode ist die Anisidinzahl das 100fache der Absorption einer Lösung von 1 g Substanz in 100 ml einer Mischung von Lösungsmitteln und Reagenzien, gemessen in einer Schichtdicke von 1 cm.

Die Bestimmung muß so schnell wie möglich und unter Ausschluß direkter Lichteinwirkung durchgeführt werden.

Untersuchungslösung a: 0,500 g Substanz werden in Trimethylpentan *R* zu 25,0 ml gelöst.

Untersuchungslösung b: 5,0 ml Untersuchungslösung a werden mit 1,0 ml einer Lösung von *p*-Anisidin *R* ($2{,}5\ g \cdot l^{-1}$) in Essigsäure 98 % *R* versetzt, geschüttelt und unter Lichtschutz aufbewahrt.

Referenzlösung: 5,0 ml Trimethylpentan *R* werden mit 1,0 ml einer Lösung von *p*-Anisidin *R* ($2{,}5\ g \cdot l^{-1}$) in Essigsäure 98 % *R* versetzt, geschüttelt und unter Lichtschutz aufbewahrt.

Die Absorption der Untersuchungslösung a wird gegen Trimethylpentan *R* 1 als Kompensationsflüssigkeit bei 350 nm gemessen. Genau 10 min nach der Herstellung der Untersuchungslösung b wird die Absorption dieser Lösung bei 350 nm gegen die Referenzlösung als Kompensationsflüssigkeit gemessen. Die Anisidinzahl wird nach folgender Formel berechnet:

$$25 \cdot \frac{(1{,}2\ A_b - A_a)}{m}$$

A_b = Absorption der Untersuchungslösung b bei 350 nm
A_a = Absorption der Untersuchungslösung a bei 350 nm
m = Einwaage der Substanz für die Untersuchungslösung a in Gramm.

Peroxidzahl (2.5.5): Höchstens 10,0.

Oligomere: Höchstens 1,0 Prozent, mit Hilfe der Ausschlußchromatographie (2.2.30) bestimmt.

Untersuchungslösung: 10,0 mg Substanz werden in Tetrahydrofuran *R* zu 10,0 ml gelöst.

Referenzlösung: 15,0 mg Docosahexaensäureethylester *CRS* und 15,0 mg Polystyrol 900–1000 *R* werden in Tetrahydrofuran *R* zu 20,0 ml gelöst.

Die Chromatographie kann durchgeführt werden mit
- einer Gelpermeationssäule von 0,3 m Länge und 7,8 mm innerem Durchmesser, gepackt mit Styrol-Divinylbenzol-Copolymer *R* (Teilchengröße 7 µm, Porengröße 10 nm) und 2 Gelpermeationssäulen von 0,3 m Länge und 7,8 mm innerem Durchmesser, gepackt mit Styrol-Divinylbenzol-Copolymer *R* (Teilchengröße 7 µm, Porengröße 50 nm); letztere Säulen sind dem Injektor am nächsten angeordnet
- Tetrahydrofuran *R* als mobile Phase bei einer Durchflußrate von 0,8 ml je Minute
- einem Differential-Refraktometer als Detektor
- einem Integrator.

40 µl Untersuchungslösung werden eingespritzt. Der Prozentgehalt an Oligomeren wird nach folgender Formel berechnet:

$$\frac{B}{A} \cdot 100$$

A = Summe aller Peakfläche n im Chromatogramm
B = Summe der Flächen aller Peaks mit einer kleineren Retentionszeit als der des Ethylester-Peaks.

Der Ethylester-Peak, der in Form eines Einzelpeaks oder als nichtaufgelöster Doppelpeak auftreten kann, wird als Hauptpeak im Chromatogramm identifiziert (siehe Abb. 1250-1). Die Prüfung darf nur ausgewertet werden, wenn das Chromatogramm der Referenzlösung 2 Peaks zeigt, die dem Polystyrol und dem DHA-Ethylester entsprechen und mindestens 90 Prozent der Summe aller Peakflächen des Chromatogramms ausmachen.

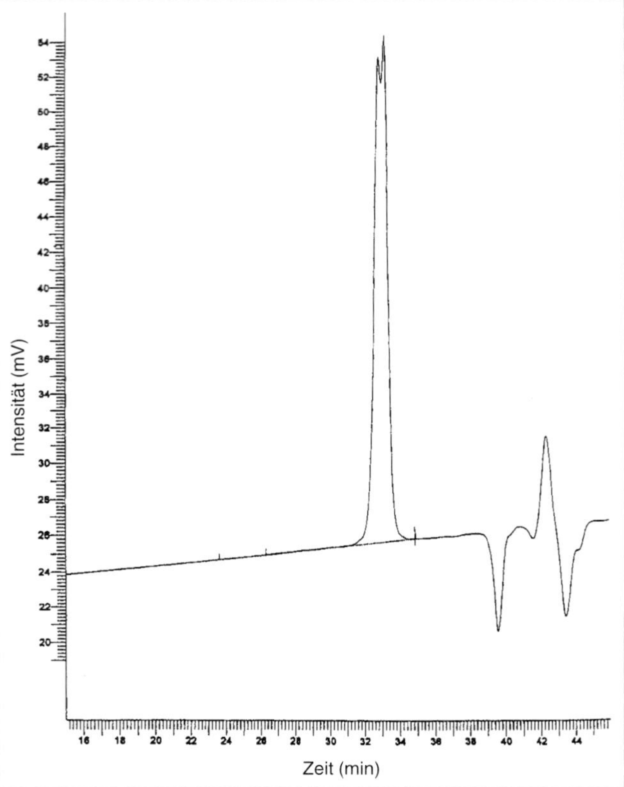

Abb. 1250-1: Oligomere

Falls die Standardadditionsmethode angewendet wird, ergibt sich eine mindestens 95prozentige Wiederfindungsrate für den zugesetzten Eicosapentaensäureethylester *CRS* oder Docosahexaensäureethylester *CRS*.

Lösungsmittelpeaks werden nicht berücksichtigt.

Konjugierte Diene: Höchstens 1,5 Prozent. Die Prüfung erfolgt mit Hilfe der UV-Vis-Spektroskopie (2.2.25).

Die Bestimmung muß so schnell wie möglich unter Ausschluß direkter Lichteinwirkung, oxidierender Substanzen, Oxidationskatalysatoren (wie zum Beispiel Kupfer und Eisen) sowie Luft durchgeführt werden.

Untersuchungslösung: 0,200 bis 0,800 g Substanz werden in Trimethylpentan *R* 1 zu 50,0 ml gelöst.

Die Absorption der Lösung wird mit Hilfe eines Spektrometers bei 233 nm gemessen. Falls erforderlich wird die Konzentration der Lösung so eingestellt, daß die Absorption im Bereich von 0,2 bis 0,8 liegt. Der Prozentgehalt an konjugierten Dienen wird nach folgender Formel berechnet:

$$0{,}91\left(\frac{A}{C} - 0{,}07\right)$$

A = Absorption bei 233 nm
C = Konzentration der Untersuchungslösung in Gramm je Liter
0,91 = Umrechnungsfaktor
0,07 = Korrekturfaktor für die Absorption von Estergruppen bei 233 nm.

Gehaltsbestimmung

EPA- und DHA-Ethylester: *Die Bestimmung muß so schnell wie möglich unter Ausschluß direkter Lichteinwirkung, oxidierender Substanzen, Oxidationskatalysatoren (wie zum Beispiel Kupfer und Eisen) sowie Luft durchgeführt werden.*

Die Bestimmung erfolgt mit Hilfe der Gaschromatographie (2.2.28).

Mit der Prüfung werden die Ethylester der all-*cis*-Eicosapenta-5,8,11,14,17-ensäure (EPA; C 20:5 n-3) und all-*cis*-Docosahexa-4,7,10,13,16,19-ensäure (DHA; C 22:6 n-3) in der Substanz bestimmt.

Interner Standard: Methyltricosanoat *R*.

Untersuchungslösung: 0,17 g Substanz und etwa 70,0 mg Interner Standard werden in Trimethylpentan *R*, das 50 mg Butylhydroxytoluol *R* je Liter enthält, zu 10,0 ml gelöst.

Referenzlösung: 55,0 mg Docosahexaensäureethylester *CRS*, etwa 70,0 mg Interner Standard und 88,0 mg Eicosapentaensäureethylester *CRS* werden in Trimethylpentan *R*, das 50 mg Butylhydroxytoluol *R* je Liter enthält, zu 10,0 ml gelöst.

Die Chromatographie kann durchgeführt werden mit
- einer Kapillarsäule aus Quarzglas von mindestens 30 m Länge und 0,25 mm innerem Durchmesser, belegt mit Macrogol 20 000 *R* (Filmdicke 0,25 µm)
- Wasserstoff zur Chromatographie *R* oder Helium zur Chromatographie *R* als Trägergas, wobei eine Waschflasche zur Entfernung von Sauerstoff verwendet wird
- einem Flammenionisationsdetektor

- einem geeigneten Integrator
- einem Injektor mit einem Splitverhältnis von 1:200.

Die Temperatur der Säule wird 0,5 min lang bei 170 °C gehalten, dann um 10 °C je Minute auf 240 °C erhöht und 22 min lang bei 240 °C gehalten. Die Temperatur des Probeneinlasses wird bei 250 °C und die des Detektors bei 280 °C gehalten.

1 µl jeder Lösung wird 2fach eingespritzt. Die Prüfung darf nur ausgewertet werden, wenn das Chromatogramm der Referenzlösung 3 Peaks zeigt, die dem EPA-Ethylester, Methyltricosanoat und dem DHA-Ethylester entsprechen (siehe Abb. 1250-2 und 1250-3). Falls die Standardadditionsmethode angewendet wird, ergibt sich eine mindestens 95prozentige Wiederfindungsrate für den zugesetzten Eicosapentaensäureethylester *CRS* oder Docosahexaensäureethylester *CRS* bei entsprechender Berücksichtigung der Korrektur durch den Internen Standard.

Der Prozentgehalt an EPA- und DHA-Ethylester wird nach folgender Formel unter Berücksichtigung der angegebenen Werte für Eicosapentaensäureethylester *CRS* und Docosahexaensäureethylester *CRS* berechnet:

$$A_x \cdot \frac{A_2}{m_3} \cdot \frac{m_1}{A_1} \cdot \frac{m_{x,r}}{A_{x,r}} \cdot \frac{1}{m_2} \cdot 100$$

$$= A_x \cdot \frac{m_1}{A_1} \cdot \frac{1}{R_{f,x}} \cdot \frac{1}{m_2} \cdot 100,$$

worin $R_{f,x}$ der Response-Faktor ist:

$$R_{f,x} = \frac{A_{x,r} \cdot m_3}{m_{x,r} \cdot A_2}$$

m_1 = Einwaage des Internen Standards in der Untersuchungslösung in Milligramm

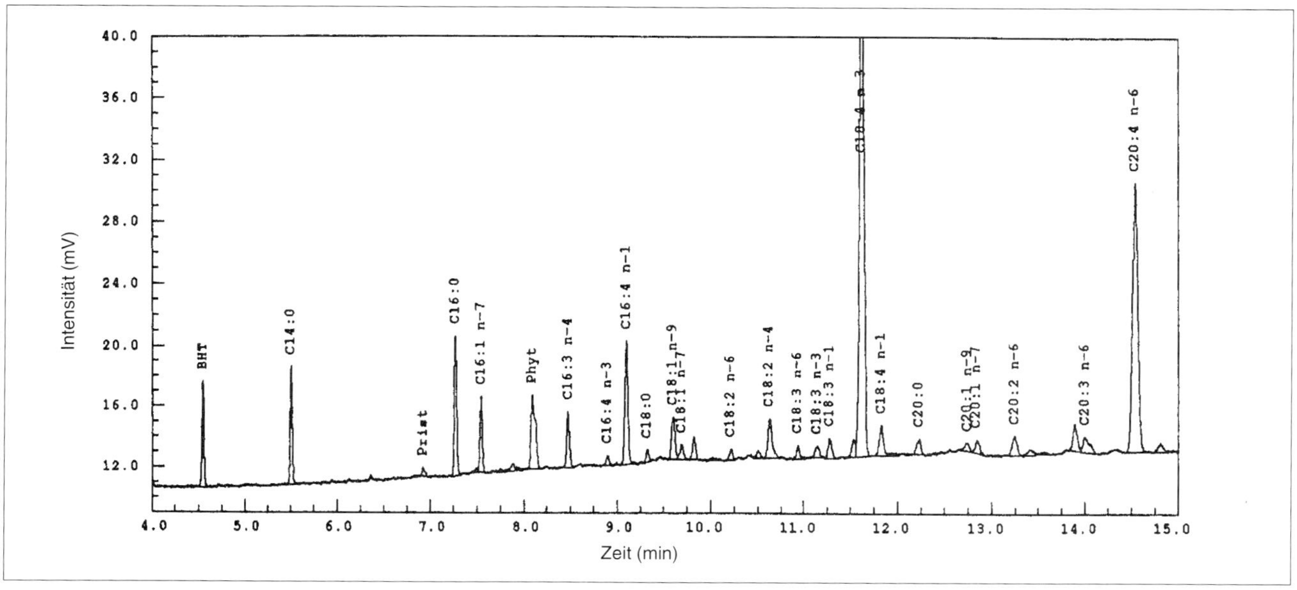

Abb. 1250-2: Gehaltsbestimmung von Omega-3-Säurenethylestern

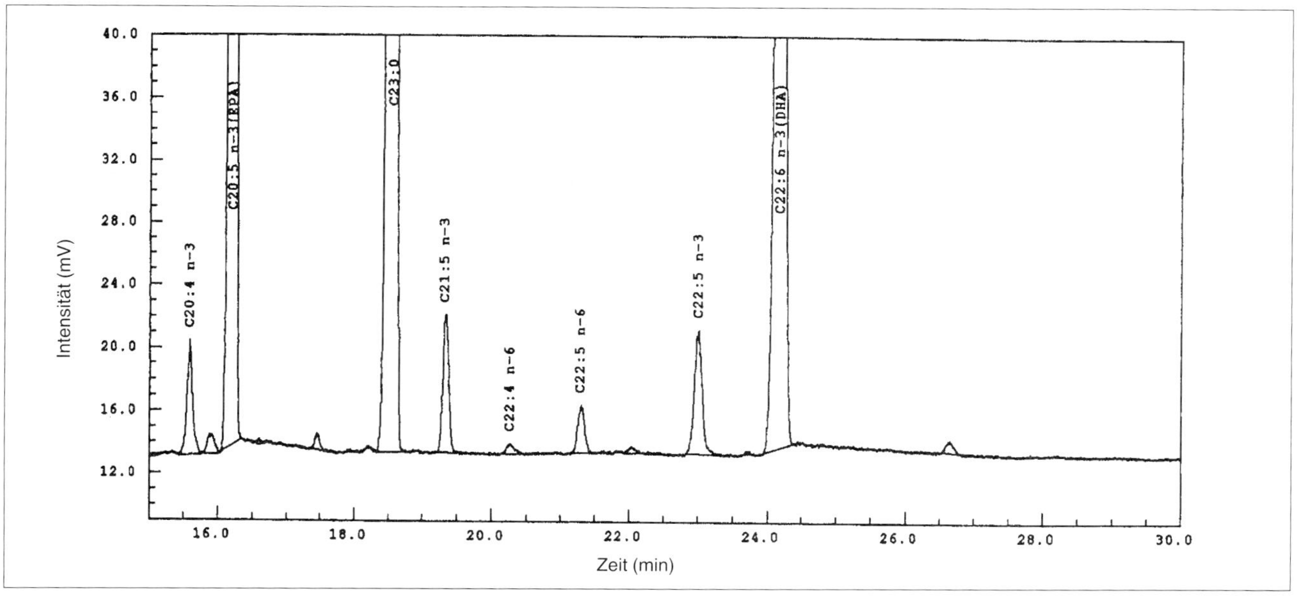

Abb. 1250-3: Gehaltsbestimmung von Omega-3-Säurenethylestern

m_2 = Einwaage der Substanz in der Untersuchungslösung in Milligramm
m_3 = Einwaage des Internen Standards in der Referenzlösung in Milligramm
$m_{x,r}$ = Einwaage von Eicosapentaensäureethylester *CRS* oder Docosahexaensäureethylester *CRS* in der Referenzlösung in Milligramm
A_x = Fläche des Eicosapentaensäureethylester-Peaks oder des Docohexaensäureethylester-Peaks in der Untersuchungslösung
$A_{x,r}$ = Fläche des Eicosapentaensäureethylester-Peaks oder des Docosahexaensäureethylester-Peaks in der Referenzlösung
A_1 = Fläche des Methyltricosanoat-Peaks in der Untersuchungslösung
A_2 = Fläche des Methyltricosanoat-Peaks in der Referenzlösung.

Gesamtmenge an Omega-3-Säurenethylestern: Aus dem Gehalt für den EPA- und DHA-Ethylester wird der Gesamtgehalt an Omega-3-Säurenethylestern nach folgender Formel berechnet:

$$\mathrm{EPA} + \mathrm{DHA} + \frac{A_{\mathrm{n\text{-}3}}(\mathrm{EPA} + \mathrm{DHA})}{A_{\mathrm{EPA}} + A_{\mathrm{DHA}}}$$

EPA = Prozentgehalt an EPA-Ethylester
DHA = Prozentgehalt an DHA-Ethylester
A_{n-3} = Summe der den C 18:3 n-3-, C 18:4 n-3-, C 20:4 n-3-, C 21:5 n-3- und C 22:5 n-3-Ethylestern entsprechenden Peakflächen im Chromatogramm der Untersuchungslösung
A_{EPA} = Peakfläche des EPA-Ethylesters im Chromatogramm der Untersuchungslösung
A_{DHA} = Peakfläche des DHA-Ethylesters im Chromatogramm der Untersuchungslösung.

Lagerung

Vor Licht geschützt, in dicht verschlossenen, dem Verbrauch angemessenen, möglichst vollständig gefüllten Behältnissen unter Inertgas.

Beschriftung

Die Beschriftung gibt insbesondere, falls zutreffend, an, daß die Substanz Tocopherol als Antioxidans enthält.

2001, 1352

Omega-3-Säurentriglyceride

Omega-3 acidorum triglycerida

Definition

Omega-3-Säurentriglyceride sind ein Gemisch von Mono-, Di- und Triestern von Omega-3-Säuren mit Glycerol, das hauptsächlich Triester enthält. Sie werden entweder durch Veresterung konzentrierter und gereinigter Omega-3-Säuren mit Glycerol oder durch Umesterung der Ethylester von Omega-3-Säuren auf Glycerol hergestellt. Die Omega-3-Säuren stammen aus dem Körperöl (Muskelöl) fetter Fischspezies von Familien wie *Engraulidae, Carangidae, Clupeidae, Osmeridae, Salmonidae* und *Scrombroidae*. Die Omega-3-Säuren sind definiert als die folgenden Säuren: α-Linolensäure (C 18:3 n-3), Moroctsäure (C 18:4 n-3), Eicosatetraensäure (C 20:4 n-3), Timnodonsäure (Eicosapentaensäure) (C 20:5 n-3; EPA), Heneicosapentaensäure (C 21:5 n-3), Clupanodonsäure (C 22:5 n-3) und Cervonsäure (Docosahexaensäure) (C 22:6 n-3; DHA). Die Gesamtkonzentration an Omega-3-Säuren, berechnet als Triglyceride, beträgt mindestens 60,0 Prozent. Die Gesamtkonzentration der Omega-3-Säuren EPA und DHA, berechnet als Triglyceride, beträgt mindestens 45,0 Prozent.

Als Antioxidans kann Tocopherol zugesetzt sein.

Eigenschaften

Schwach gelbe Flüssigkeit; praktisch unlöslich in Wasser, sehr leicht löslich in Aceton und Heptan, schwer löslich in wasserfreiem Ethanol.

Prüfung auf Identität

Die unter „EPA und DHA" (siehe „Gehaltsbestimmung") erhaltenen Chromatogramme werden ausgewertet. Die Peaks von Eicosapentaensäuremethylester und Docosahexaensäuremethylester im Chromatogramm der Untersuchungslösung b entsprechen in bezug auf Retentionszeit und Größe den Peaks im Chromatogramm der Referenzlösung a.

Prüfung auf Reinheit

Säurezahl (2.5.1): Höchstens 3,0, mit 10,0 g Substanz, gelöst in 50 ml der vorgeschriebenen Lösungsmittelmischung, bestimmt.

Anisidinzahl: Höchstens 30,0.

Die Anisidinzahl ist definiert als das 100fache der Absorption einer Lösung von 1 g Substanz in 100 ml einer Mischung von Lösungsmitteln und Reagenzien, gemessen in einer Schichtdicke von 1 cm, nach der im folgenden beschriebenen Methode.

Die Bestimmung muß so schnell wie möglich und unter Ausschluß direkter Lichteinwirkung durchgeführt werden.

Untersuchungslösung a: 1,0 g Substanz wird in Trimethylpentan *R* zu 25,0 ml gelöst.

Untersuchungslösung b: 5,0 ml Untersuchungslösung a werden mit 1,0 ml einer Lösung von *p*-Anisidin *R* ($2{,}5\ g \cdot l^{-1}$) in Essigsäure 98 % *R* versetzt, geschüttelt und unter Lichtschutz aufbewahrt.

Referenzlösung: 5,0 ml Trimethylpentan *R* werden mit 1,0 ml einer Lösung von *p*-Anisidin *R* ($2{,}5\ g \cdot l^{-1}$) in Essigsäure 98 % *R* versetzt, geschüttelt und unter Lichtschutz aufbewahrt.

Die Absorption (2.2.25) der Untersuchungslösung a wird bei 350 nm gegen Trimethylpentan *R* als Kompensationsflüssigkeit gemessen. Die Absorption der Untersuchungslösung b wird genau 10 min nach der Herstellung bei 350 nm gegen die Referenzlösung als Kompensationsflüssigkeit gemessen.

Die Anisidinzahl wird mit Hilfe folgender Formel berechnet:

$$\frac{25 \cdot (1{,}2\, A_b - A_a)}{m}$$

A_b = Absorption der Untersuchungslösung b
A_a = Absorption der Untersuchungslösung a
m = Einwaage der Substanz für die Untersuchungslösung a in Gramm.

Peroxidzahl (2.5.5, Methode A): Höchstens 10,0.

Oligomere, partielle Glyceride: Höchstens 3,0 Prozent Oligomere und höchstens 50,0 Prozent partielle Glyceride. Die Prüfung erfolgt mit Hilfe der Ausschlußchromatographie (2.2.30).

Untersuchungslösung: 10,0 mg Substanz werden in Tetrahydrofuran *R* zu 10,0 ml gelöst.

Die Chromatographie kann durchgeführt werden mit

- einer Säule von 0,3 m Länge und 7,8 mm innerem Durchmesser, gepackt mit Styrol-Divinylbenzol-Copolymer *R* (Teilchengröße 7 µm, Porengröße 10 nm), und zwei Säulen von 0,3 m Länge und 7,8 mm innerem Durchmesser, gepackt mit Styrol-Divinylbenzol-Copolymer *R* (Teilchengröße 7 µm, Porengröße 50 nm) (die letztgenannten Säulen sind dem Injektor am nächsten anzuordnen)
- Tetrahydrofuran *R* als mobile Phase bei einer Durchflußrate von 0,8 ml je Minute
- einem Differential-Refraktometer als Detektor.

40 µl Untersuchungslösung werden eingespritzt. Die Peaks werden mit Hilfe des typischen Chromatogramms (Abb. 1352-1) identifiziert.

Der Prozentgehalt an Oligomeren wird mit Hilfe folgender Formel berechnet:

$$\frac{B}{A} \cdot 100$$

A = Summe aller Peakflächen im Chromatogramm
B = Fläche des Peaks mit einer kleineren Retentionszeit als die des Peaks der partiellen Triglyceride.

Der Prozentgehalt an partiellen Glyceriden wird mit Hilfe folgender Formel berechnet:

Dieses typische Chromatogramm dient zur Information und als Anleitung zum Analysenverfahren. Es ist nicht Bestandteil der Anforderungen dieser Monographie.

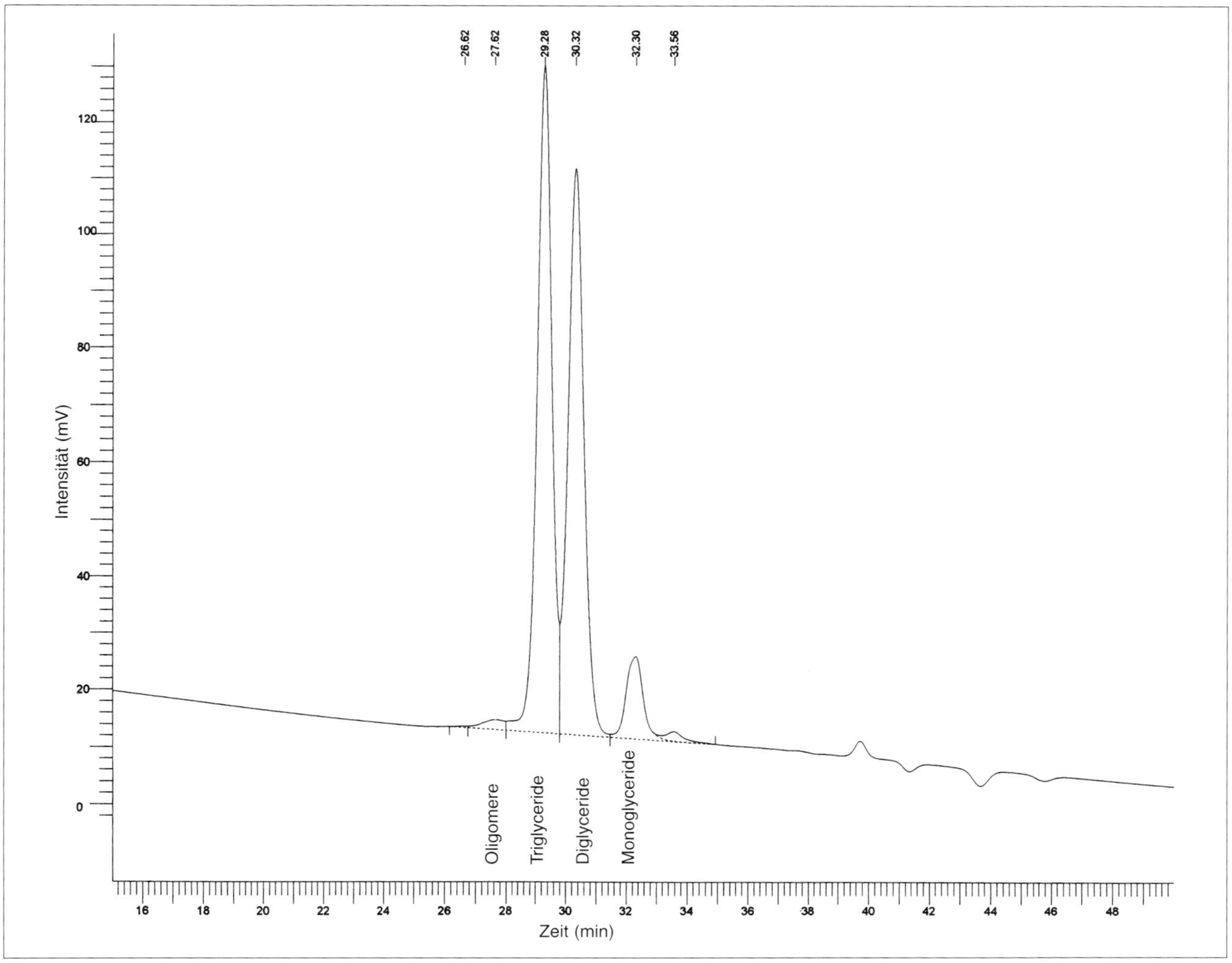

Abb. 1352-1: Typisches Chromatogramm für die Prüfung „Oligomere, partielle Glyceride"

$$\frac{C}{A} \cdot 100$$

C = (Summe der) Peakfläche(n) der Mono- und Diglyceride.

Konjugierte Diene: Höchstens 2,7 Prozent, bestimmt mit Hilfe der UV-Vis-Spektroskopie (2.2.25). *Die Bestimmungen müssen so schnell wie möglich durchgeführt werden.*

Untersuchungslösung: 0,200 bis 0,800 g Substanz werden in Trimethylpentan *R* 1 zu 50,0 ml gelöst.

Die Absorption wird bei einer Wellenlänge von 233 nm gemessen. Falls erforderlich wird die Konzentration der Lösung so eingestellt, daß die Absorption zwischen 0,2 und 0,8 liegt. Der Prozentgehalt an konjugierten Dienen wird mit Hilfe folgender Formel berechnet:

$$0{,}91 \cdot \left(\frac{A}{c} - 0{,}07\right)$$

A = Absorption der Untersuchungslösung
c = Konzentration der Untersuchungslösung (g · l^{-1})
0,91 = Umrechnungsfaktor
0,07 = Korrekturfaktor der Absorption der Estergruppe bei der Wellenlänge von 233 nm.

Diese typischen Chromatogramme dienen zur Information und als Anleitung zum Analysenverfahren. Sie sind nicht Bestandteil der Anforderungen dieser Monographie.

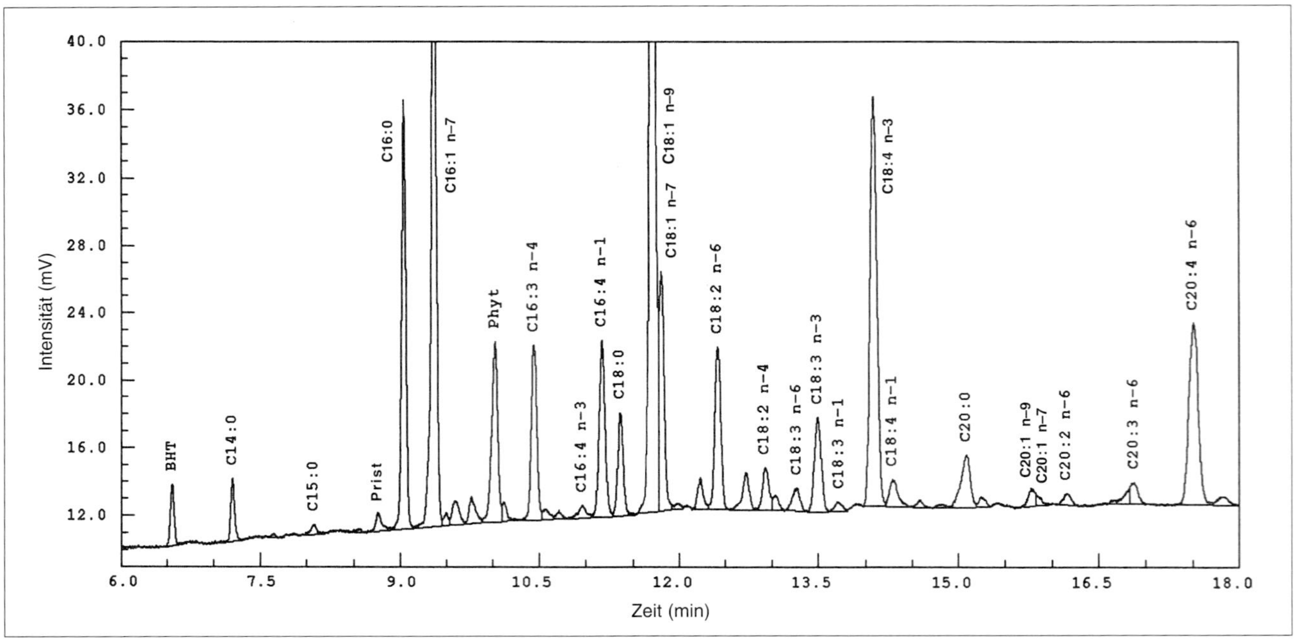

Abb. 1352-2: Typisches Chromatogramm für die Bestimmung des Gesamtgehalts an Omega-3-Säuren

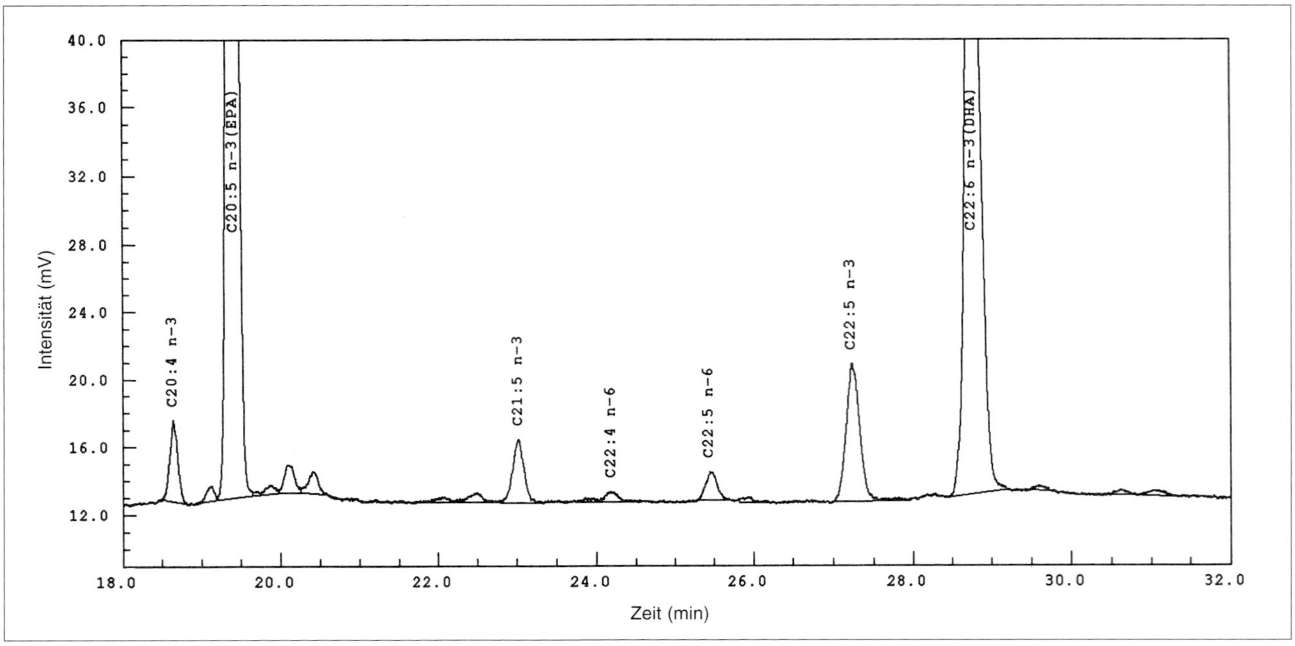

Abb. 1352-3: Typisches Chromatogramm für die Bestimmung des Gesamtgehalts an Omega-3-Säuren

Gehaltsbestimmung

EPA und DHA: *Die Bestimmung muß so schnell wie möglich durchgeführt werden, wobei der Einfluß von UV-haltigem Licht, oxidierenden Substanzen, Oxidationskatalysatoren (zum Beispiel Kupfer und Eisen) und von Luft zu vermeiden ist.*

Die Bestimmung erfolgt mit Hilfe der Gaschromatographie (2.2.28) unter Verwendung von Methyltricosanoat *R* als Interner Standard.

Die Bestimmung wird mit den Methylestern der in der Substanz enthaltenen all-*cis*-Eicosa-5,8,11,14,17-pentaensäure (EPA; 20:5 n-3) und all-*cis*-Docosa-4,7,10,13,16,19-hexaensäure (DHA; 22:6 n-3) durchgeführt.

Untersuchungslösung a: 0,300 g Substanz und etwa 70,0 mg Interner Standard werden in einer Lösung von Butylhydroxytoluol *R* (50 mg · l^{-1}) in Trimethylpentan *R* zu 10,0 ml gelöst. 2,0 ml Lösung werden in ein Reagenzglas aus Quarzglas gegeben und das Lösungsmittel durch einen schwachen Strom von Stickstoff *R* entfernt. 1,5 ml einer Lösung von Natriumhydroxid *R* (20 g · l^{-1}) in Methanol *R* werden zugesetzt, mit Stickstoff *R* überschichtet, das Reagenzglas mit einem Stopfen, der mit einer Polytetrafluorethylen-Membran beschichtet ist, fest verschlossen, gemischt und im Wasserbad 7 min lang erhitzt. Nach dem Erkalten werden 2 ml methanolische Bortrichlorid-Lösung *R* zugesetzt, mit Stickstoff *R* überschichtet, das Reagenzglas fest verschlossen, gemischt und 30 min lang im Wasserbad erhitzt. Nach dem Abkühlen auf 40 bis 50 °C wird 1 ml Trimethylpentan *R* zugesetzt, das Reagenzglas verschlossen und mindestens 30 s lang kräftig geschüttelt. Sofort werden 5 ml einer gesättigten Lösung von Natriumchlorid *R* zugesetzt, mit Stickstoff *R* überschichtet, das Reagenzglas verschlossen und mindestens 15 s lang gründlich geschüttelt. Die obere Phase wird in ein anderes Reagenzglas überführt. Die Methanolphase wird erneut mit 1 ml Trimethylpentan *R* ausgeschüttelt. Die vereinigten Trimethylpentan-Auszüge werden 2mal mit je 1 ml Wasser *R* gewaschen und über wasserfreiem Natriumsulfat *R* getrocknet. Von jeder Probe werden 2 Lösungen hergestellt.

Untersuchungslösung b: 0,300 g Substanz werden in einer Lösung von Butylhydroxytoluol *R* (50 mg · l^{-1}) in Trimethylpentan *R* zu 10,0 ml gelöst. Wie für Untersuchungslösung a angegeben wird fortgefahren.

Referenzlösung a: 60,0 mg Docosahexaensäureethylester *CRS*, etwa 70,0 mg Interner Standard und 90,0 mg Eicosapentaensäureethylester *CRS* werden in einer Lösung von Butylhydroxytoluol *R* (50 mg · l^{-1}) in Trimethylpentan *R* zu 10,0 ml gelöst. Wie für Untersuchungslösung a angegeben wird fortgefahren.

Referenzlösung b: 0,3 g Methylpalmitat *R*, 0,3 g Methylstearat *R*, 0,3 g Methylarachidat *R* und 0,3 g Methylbehenat *R* werden in einen Meßkolben gegeben und in einer Lösung von Butylhydroxytoluol *R* (50 mg · l^{-1}) in Trimethylpentan *R* zu 10,0 ml gelöst.

Die Chromatographie kann durchgeführt werden mit

- einer Kapillarsäule aus Quarzglas von mindestens 30 m Länge und 0,25 mm innerem Durchmesser, beschichtet mit Macrogol 20 000 *R* (Filmdicke 0,25 µm)
- Wasserstoff zur Chromatographie *R* oder Helium zur Chromatographie *R* als Trägergas, wobei eine Waschflasche zur Entfernung von Sauerstoff verwendet wird
- einem Flammenionisationsdetektor
- einem Splitverhältnis von 1:200.

Die Temperatur der Säule wird 0,5 min lang bei 170 °C gehalten, dann je Minute um 10 °C auf 240 °C erhöht und 22 min lang bei dieser Temperatur gehalten. Die Temperatur des Probeneinlasses wird bei 250 °C und die des Detektors bei 280 °C gehalten.

1 µl jeder Lösung wird je 2mal eingespritzt.

Die Bestimmung darf nur ausgewertet werden, wenn

- das Chromatogramm der Referenzlösung a drei Peaks zeigt, die dem EPA-Methylester, dem Methyltricosanoat und dem DHA-Methylester entsprechen
- im Chromatogramm der Referenzlösung b die prozentualen Anteile der Peakflächen in der folgenden Reihenfolge ansteigen: Methylpalmitat, Methylstearat, Methylarachidat und Methylbehenat; die Differenz zwischen den prozentualen Anteilen der Peakflächen des Methylpalmitats und des Methylbehenats darf höchstens 2 Prozent betragen
- Bestimmungen, die das Standardadditionsverfahren auf Untersuchungslösung a anwenden, eine Wiederfindungsrate von mindestens 95 Prozent für die zugesetzten Eicosapentaensäureethylester *CRS* und Docosahexaensäureethylester *CRS* zeigen, bei entsprechender Berücksichtigung der Korrektur durch den Internen Standard.

Der Prozentgehalt an EPA und DHA, berechnet als Triglyceride, wird nach der folgenden Formel berechnet, unter Berücksichtigung des angegebenen Gehalts der Referenzsubstanzen:

$$A_x \cdot \frac{A_3}{m_3} \cdot \frac{m_1}{A_1 - (A_2 \cdot C)} \cdot \frac{m_{x,r}}{A_{x,r}} \cdot \frac{1}{m_2} \cdot 0{,}955 \cdot 100$$

$(A_2 \cdot C)$ ist ein Korrekturfaktor für jeden Peak, der gemeinsam mit dem Internen Standard eluiert wird.

$$C = \frac{A_4}{A_5}$$

m_1 = Einwaage des Internen Standards in Untersuchungslösung a in Milligramm

m_2 = Einwaage der Substanz in Untersuchungslösung a in Milligramm

m_3 = Einwaage des Internen Standards in Referenzlösung a in Milligramm

$m_{x,r}$ = Einwaage des Eicosapentaensäureethylesters *CRS* oder Docosahexaensäureethylesters *CRS* in Referenzlösung a in Milligramm

A_x = Fläche des Peaks des Eicosapentaensäuremethylesters oder des Docosahexaensäuremethylesters im Chromatogramm der Untersuchungslösung a

$A_{x,r}$ = Fläche des Peaks des Eicosapentaensäuremethylesters oder des Docosahexaensäuremethylesters im Chromatogramm der Referenzlösung a

A_1 = Fläche des Peaks des Methyltricosanoats im Chromatogramm der Untersuchungslösung a

O

Monographien

A_2 = Fläche des Peaks des Eicosapentaensäuremethylesters im Chromatogramm der Untersuchungslösung a

A_3 = Fläche des Peaks des Internen Standards im Chromatogramm der Referenzlösung a

A_4 = Fläche des Peaks im Chromatogramm der Untersuchungslösung b mit einer Retentionszeit, die dem Peak des Internen Standards in den Chromatogrammen der Untersuchungslösung a und Referenzlösung a entspricht

A_5 = Fläche des Peaks des Eicosapentaensäuremethylesters im Chromatogramm der Untersuchungslösung b.

Gesamtgehalt an Omega-3-Säuren: Der Gesamt-Prozentgehalt an Omega-3-Säuren, ausgedrückt als Triglyceride, wird aus der „Gehaltsbestimmung, EPA und DHA" berechnet, wobei die folgende Formel benutzt wird und die Identifizierung der Peaks anhand der typischen Chromatogramme (Abb. 1352-2 und 1352-3) erfolgt:

$$EPA + DHA + \frac{A_{n-3}(EPA + DHA)}{A_{EPA} + A_{DHA}}$$

EPA = Prozentgehalt an EPA wie unter „Gehaltsbestimmung, EPA und DHA" bestimmt

DHA = Prozentgehalt an DHA wie unter „Gehaltsbestimmung, EPA und DHA" bestimmt

A_{n-3} = Summe der Peakflächen der Methylester von C 18:3 n-3, C 18:4 n-3, C 20:4 n-3, C 21:5 n-3 und C 22:5 n-3 im Chromatogramm der Untersuchungslösung b

A_{EPA} = Fläche des Peaks des EPA-Methylesters im Chromatogramm der Untersuchungslösung b

A_{DHA} = Fläche des Peaks des DHA-Methylesters im Chromatogramm der Untersuchungslösung b.

Lagerung

Vor Licht geschützt, in dicht verschlossenen, dem Verbrauch angemessenen, möglichst vollständig gefüllten Behältnissen, unter Inertgas.

Beschriftung

Die Beschriftung gibt insbesondere die Konzentration an zugesetztem Tocopherol an.

1999, 942

Omeprazol

Omeprazolum

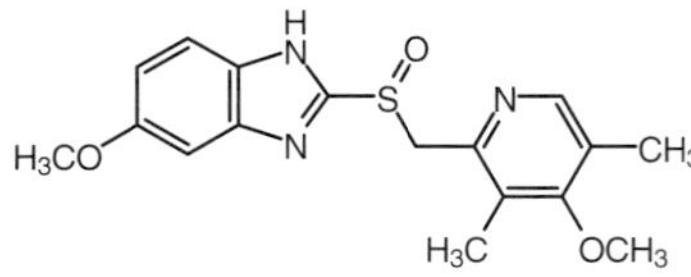

$C_{17}H_{19}N_3O_3S$ M_r 345,4

Definition

Omeprazol enthält mindestens 99,0 und höchstens 101,0 Prozent (*RS*)-5-Methoxy-2-[[(4-methoxy-3,5-dimethylpyridin-2-yl)methyl]sulfinyl]-1*H*-benzimidazol, berechnet auf die getrocknete Substanz.

Eigenschaften

Weißes bis fast weißes Pulver; sehr schwer löslich in Wasser, löslich in Dichlormethan, wenig löslich in Ethanol und Methanol. Die Substanz löst sich in verdünnten Alkalihydroxid-Lösungen.

Prüfung auf Identität

1: B.
2: A, C.

A. 2,0 mg Substanz werden in Natriumhydroxid-Lösung (0,1 mol · l^{-1}) zu 100,0 ml gelöst. Die Lösung, zwischen 230 und 350 nm gemessen, zeigt Absorptionsmaxima (2.2.25) bei 276 und 305 nm. Das Verhältnis der Absorption im Maximum bei 305 nm zu der im Maximum bei 276 nm liegt zwischen 1,6 und 1,8.

B. Die Prüfung erfolgt mit Hilfe der IR-Spektroskopie (2.2.24) durch Vergleich des Spektrums der Substanz mit dem von Omeprazol *CRS*.

C. Die bei der Prüfung „Verunreinigung C" (siehe „Prüfung auf Reinheit") erhaltenen Chromatogramme werden ausgewertet. Der Hauptfleck im Chromatogramm der Untersuchungslösung b entspricht in bezug auf Lage und Größe dem Hauptfleck im Chromatogramm der Referenzlösung a. Wird die Platte in eine Kammer gebracht, die mit Dämpfen von Essigsäure *R* gesättigt ist, färben sich die Flecke rasch braun.

Prüfung auf Reinheit

Prüflösung: 0,50 g Substanz werden in Dichlormethan *R* zu 25 ml gelöst.

Aussehen der Lösung: Die Prüflösung muß klar (2.2.1) sein.

Absorption (2.2.25): Die Absorption der Prüflösung, bei 440 nm gemessen, darf höchstens 0,10 betragen.

Dieser Grenzwert entspricht einem Gehalt von 0,035 Prozent an Verunreinigung F oder G.

Verunreinigung C: Die Prüfung erfolgt mit Hilfe der Dünnschichtchromatographie (2.2.27) unter Verwendung einer DC-Platte mit Kieselgel F_{254} *R*.

Untersuchungslösung a: 0,10 g Substanz werden in 2,0 ml einer Mischung von gleichen Volumteilen Dichlormethan *R* und Methanol *R* gelöst.

Untersuchungslösung b: 1,0 ml Untersuchungslösung a wird mit Methanol *R* zu 10 ml verdünnt.

Referenzlösung a: 10 mg Omeprazol *CRS* werden in 2,0 ml Methanol *R* gelöst.

Referenzlösung b: 1 ml Untersuchungslösung a wird mit einer Mischung von gleichen Volumteilen Dichlormethan *R* und Methanol *R* zu 10 ml verdünnt. 1 ml dieser

Lösung wird mit einer Mischung von gleichen Volumteilen Dichlormethan *R* und Methanol *R* zu 100 ml verdünnt.

Auf die Platte werden 10 µl jeder Lösung aufgetragen. Die Chromatographie erfolgt mit einer Mischung von 20 Volumteilen 2-Propanol *R*, 40 Volumteilen Dichlormethan *R*, das zuvor mit konzentrierter Ammoniak-Lösung *R* geschüttelt worden ist (in einem Scheidetrichter werden 100 ml Dichlormethan *R* mit 30 ml konzentrierter Ammoniak-Lösung *R* geschüttelt; nach der Phasentrennung wird die untere Phase verwendet), und 40 Volumteilen Dichlormethan *R* über eine Laufstrecke von 15 cm. Die Platte wird an der Luft trocknen gelassen und im ultravioletten Licht bei 254 nm ausgewertet. Kein Fleck im Chromatogramm der Untersuchungslösung a mit einem größeren R_f-Wert als der dem Omeprazol entsprechende Fleck darf größer oder intensiver sein als der Fleck im Chromatogramm der Referenzlösung b (0,1 Prozent).

Verwandte Substanzen: Die Prüfung erfolgt mit Hilfe der Flüssigchromatographie (2.2.29).

Untersuchungslösung: 3,0 mg Substanz werden in der mobilen Phase zu 25,0 ml gelöst.

Referenzlösung a: 1,0 mg Omeprazol *CRS* und 1,0 mg Omeprazol-Verunreinigung D *CRS* werden in der mobilen Phase zu 10,0 ml gelöst.

Referenzlösung b: 1,0 ml Untersuchungslösung wird mit der mobilen Phase zu 100,0 ml verdünnt. 1,0 ml dieser Lösung wird mit der mobilen Phase zu 10,0 ml verdünnt.

Die Chromatographie kann durchgeführt werden mit
- einer Säule aus rostfreiem Stahl von 0,15 m Länge und 4 mm innerem Durchmesser, gepackt mit octylsilyliertem Kieselgel zur Chromatographie *R* (5 µm)
- einer Mischung von 27 Volumteilen Acetonitril *R* und 73 Volumteilen einer Lösung von Natriummonohydrogenphosphat *R* ($1,4 g \cdot l^{-1}$), die mit Phosphorsäure 85 % *R* auf einen *p*H-Wert von 7,6 eingestellt worden ist, als mobile Phase bei einer Durchflußrate von 1 ml je Minute
- einem Spektrometer als Detektor bei einer Wellenlänge von 280 nm.

Werden die Chromatogramme unter den vorgeschriebenen Bedingungen aufgezeichnet, beträgt die Retentionszeit von Omeprazol etwa 9 min und die relative Retention von Verunreinigung D, bezogen auf Omeprazol, etwa 0,8.

40 µl jeder Lösung werden eingespritzt. Die Chromatographie erfolgt über eine Dauer, die der 3fachen Retentionszeit von Omeprazol entspricht. Die Empfindlichkeit des Systems wird so eingestellt, daß die Höhe des Hauptpeaks im Chromatogramm der Referenzlösung b mindestens 15 Prozent des maximalen Ausschlags beträgt. Die Prüfung darf nur ausgewertet werden, wenn im Chromatogramm der Referenzlösung a die Auflösung zwischen den Peaks von Verunreinigung D und Omeprazol mehr als 3 beträgt. Falls erforderlich wird der *p*H-Wert der mobilen Phase oder die Konzentration an Acetonitril *R* geändert. Ein Anstieg des *p*H-Werts verbessert die Auflösung.

Im Chromatogramm der Untersuchungslösung darf keine Peakfläche, mit Ausnahme der des Hauptpeaks, größer sein als die Fläche des Peaks im Chromatogramm der Referenzlösung b (0,1 Prozent).

Lösungsmittel-Rückstände: Die Prüfung erfolgt mit Hilfe der Gaschromatographie (2.2.28, Dampfraumanalyse) unter Anwendung der Methode b (Zusatzmethode). Der Gehalt an Chloroform darf höchstens 50 ppm, an Dichlormethan und Trichloroethylen jeweils höchstens 100 ppm betragen.

Die Chromatographie kann durchgeführt werden mit
- einer Kapillarsäule aus Quarzglas von 30 m Länge und 0,32 mm innerem Durchmesser, belegt mit quervernetztem Poly[(cyanopropyl)methylphenylmethyl]siloxan *R* (Filmdicke 1,8 µm)
- Stickstoff zur Chromatographie *R* als Trägergas
- einem Flammenionisationsdetektor
- einem geeigneten Probengeber zur Dampfraumanalyse.

0,50 g Substanz werden in eine geeignete 10-ml-Probeflasche gebracht. Nach Zusatz von 4,0 ml Dimethylacetamid *R* wird die Flasche verschlossen und 1 h lang bei 80 °C gehalten.

Trocknungsverlust (2.2.32): Höchstens 0,2 Prozent, mit 1,000 g Substanz durch 4 h langes Trocknen bei 60 °C im Hochvakuum bestimmt.

Sulfatasche (2.4.14): Höchstens 0,1 Prozent, mit 1,0 g Substanz bestimmt.

Gehaltsbestimmung

1,100 g Substanz, in einer Mischung von 10 ml Wasser *R* und 40 ml Ethanol 96 % *R* gelöst, werden mit Natriumhydroxid-Lösung ($0,5 mol \cdot l^{-1}$) titriert. Der Endpunkt wird mit Hilfe der Potentiometrie (2.2.20) bestimmt.

1 ml Natriumhydroxid-Lösung ($0,5 mol \cdot l^{-1}$) entspricht 0,1727 g $C_{17}H_{19}N_3O_3S$.

Lagerung

Dicht verschlossen, vor Licht geschützt, zwischen 2 und 8 °C.

Verunreinigungen

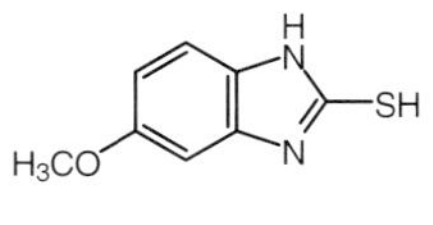

A. 5-Methoxy-1*H*-benzimidazol-2-thiol

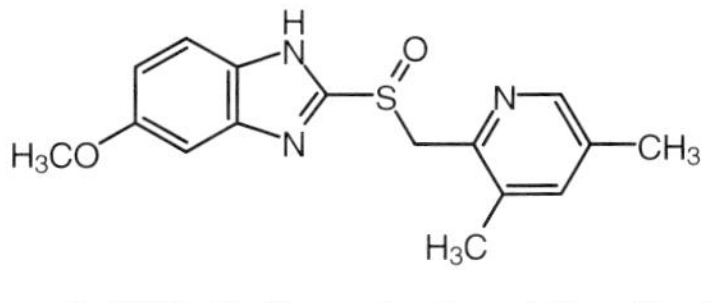

B. 5-Methoxy-2-[[(3,5-dimethylpyridin-2-yl)methyl]sulfinyl]-1*H*-benzimidazol

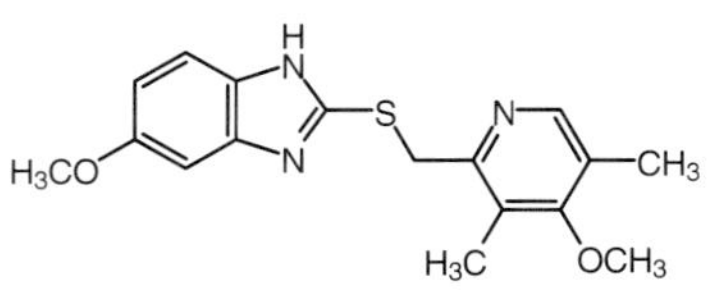

C. 5-Methoxy-2-[[(4-methoxy-3,5-dimethylpyridin-2-yl)methyl]sulfanyl]-1*H*-benzimidazol (Ufiprazol)

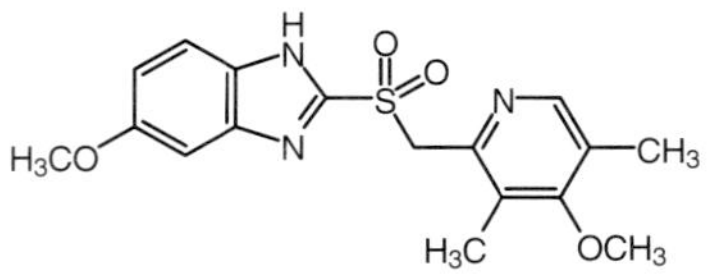

D. 5-Methoxy-2-[[(4-methoxy-3,5-dimethylpyridin-2-yl)methyl]sulfonyl]-1*H*-benzimidazol (Omeprazolsulfon)

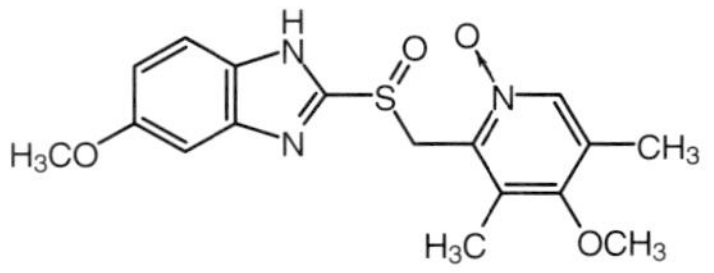

E. 5-Methoxy-2-[[(4-methoxy-3,5-dimethylpyridin-2-yl)methyl]sulfinyl]-1*H*-benzimidazol-1′-oxid

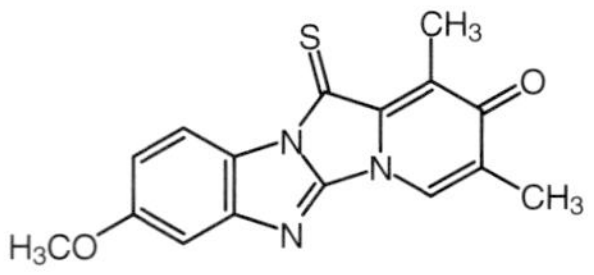

F. 2,12-Dihydro-1,3-dimethyl-8-methoxy-12-thioxo= benzo[4,5]pyrido[1,2-*c*]imidazo[1,2-*a*]imidazol-2-on

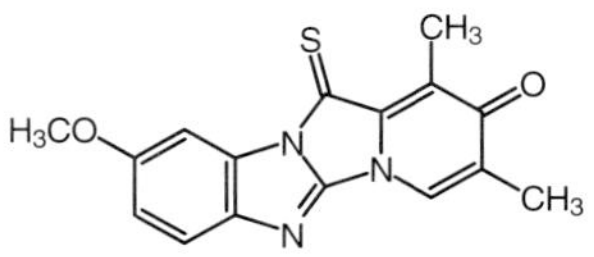

G. 2,12-Dihydro-1,3-dimethyl-9-methoxy-12-thioxo= benzo[4,5]pyrido[1,2-*c*]imidazo[1,2-*a*]imidazol-2-on.

2000, 1229

Orthosiphonblätter

Orthosiphonis folium

Definition

Orthosiphonblätter bestehen aus den zerkleinerten, getrockneten Laubblättern und Stengelspitzen von *Orthosiphon stamineus* Benth. (*O. aristatus* Miq.; *O. spicatus* Bak.).

Eigenschaften

Die Droge weist die unter „Prüfung auf Identität, A und B" beschriebenen makroskopischen und mikroskopischen Merkmale auf.

Prüfung auf Identität

A. Die Blätter sind brüchig und können bis 7,5 cm lang und 2,5 cm breit werden. Der Blattstiel ist kurz, die Blattspreite eiförmig bis lanzettlich, das Blatt lang zugespitzt und an der Basis keilförmig. Die Blattunterseite ist hellgraugrün, die Oberseite dunkel- bis bräunlichgrün. Die Nervatur ist fiederförmig und zeigt nur wenige Seitennerven. Unter der Lupe (10×) geprüft, sind die zunächst parallel zum Mittelnerv verlaufenden, dann aber im spitzen Winkel abzweigenden Seitennerven erkennbar. Der Blattrand ist unregelmäßig grob gezähnt, bisweilen gekerbt und nach der Blattunterseite etwas gebogen. Die dünnen, 4kantigen Blattstiele sind 4 bis 8 mm lang und wie die Hauptnerven gewöhnlich violett gefärbt. Gelegentlich finden sich traubige Blütenstände mit bläulichweißen bis violetten, noch nicht geöffneten Blüten.

B. Die Droge wird pulverisiert (355). Das Pulver ist dunkelgrün. Die Prüfung erfolgt unter dem Mikroskop, wobei Chloralhydrat-Lösung *R* verwendet wird. Das Pulver zeigt Epidermisfragmente aus Zellen mit wellig-buchtigen Wänden, 1- bis 2zelligen, kegelförmigen Deckhaaren sowie gegliederten einreihigen Haaren von einer Länge bis 450 µm, bestehend aus 3 bis 8 Zellen mit dicken, getüpfelten Wänden; Köpfchenhaare mit 1- bis 2zelligem Köpfchen; Drüsenhaare mit 1zelligem Stiel und meist 4zelligem Köpfchen; Spaltöffnungen vom diacytischen Typ (2.8.3), auf der unteren Epidermis besonders zahlreich.

C. Die Prüfung erfolgt mit Hilfe der Dünnschichtchromatographie (2.2.27) unter Verwendung einer Schicht eines geeigneten Kieselgels.

Untersuchungslösung: 1 g pulverisierte Droge (710) wird 5 min lang mit 10 ml Methanol *R* in einem Wasserbad von 60 °C unter Schütteln extrahiert und die abgekühlte Lösung filtriert.

Referenzlösung: 1 mg Sinensetin *R* wird in Methanol *R* zu 10 ml gelöst.

Auf die Platte werden 10 µl Untersuchungslösung und 5 µl Referenzlösung bandförmig aufgetragen. Die Chromatographie erfolgt mit einer Mischung von 5 Volumteilen Methanol *R*, 40 Volumteilen Ethylacetat *R* und 55 Volumteilen Toluol *R* über eine Laufstrecke von 10 cm. Die Platte wird an der Luft trocknen gelassen und im ultravioletten Licht bei 365 nm ausgewertet. Das Chromatogramm der Referenzlösung zeigt im mittleren Abschnitt die intensiv hellblau fluoreszierende Zone des Sinensetins. Das Chromatogramm der Untersuchungslösung zeigt im mittleren Abschnitt eine kräftige, blau fluoreszierende Hauptzone, die der Sinensetinzone im Chromatogramm der Referenzlösung entspricht. Darüber sind eine oder zwei mehr oder weniger intensiv blau bis blauviolett fluoreszierende Zonen sichtbar. 2 weitere, bläulich fluoreszierende Zonen befinden sich unterhalb der Sinensetinzone. Im unteren Drittel sowie im Bereich der Fließmittelfront sind rot fluoreszierende Zonen erkennbar.

Prüfung auf Reinheit

Fremde Bestandteile (2.8.2): Höchstens 5 Prozent Stengelanteile mit einem Durchmesser über 1 mm und höchstens 2 Prozent andere fremde Bestandteile.

Trocknungsverlust (2.2.32): Höchstens 11,0 Prozent, mit 1,000 g pulverisierter Droge (355) durch 2 h langes Trocknen im Trockenschrank bei 100 bis 105 °C bestimmt.

Asche (2.4.16): Höchstens 12,5 Prozent.

Lagerung

Gut verschlossen, vor Licht geschützt.

2000, 1458

Oxfendazol für Tiere

Oxfendazolum ad usum veterinarium

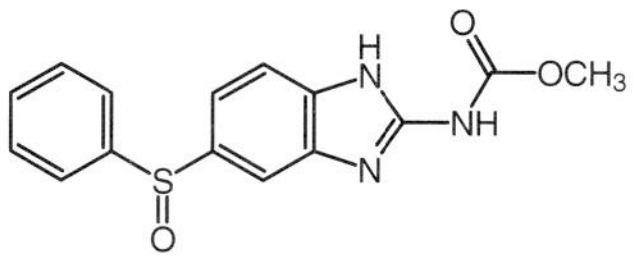

$C_{15}H_{13}N_3O_3S$ M_r 315,4

Definition

Oxfendazol für Tiere enthält mindestens 98,0 und höchstens 100,5 Prozent Methyl[5-(phenylsulfinyl)-1*H*-benzimidazol-2-yl]carbamat, berechnet auf die getrocknete Substanz.

Eigenschaften

Weißes bis fast weißes Pulver; praktisch unlöslich in Wasser, schwer löslich in Dichlormethan und Ethanol.

Die Substanz zeigt Polymorphie.

Prüfung auf Identität

A. Die Prüfung erfolgt mit Hilfe der IR-Spektroskopie (2.2.24) durch Vergleich des Spektrums der Substanz mit dem von Oxfendazol für Tiere *CRS*. Wenn die Spektren bei der Prüfung in fester Form unterschiedlich sind, werden Substanz und Referenzsubstanz getrennt in Ethanol 96 % *R* gelöst. Nach Eindampfen der Lösungen zur Trockne werden mit den Rückständen erneut Spektren aufgenommen.

B. Die bei der Prüfung „Verwandte Substanzen" (siehe „Prüfung auf Reinheit") erhaltenen Chromatogramme werden ausgewertet. Der Hauptfleck im Chromatogramm der Untersuchungslösung b entspricht in bezug auf Lage und Größe dem Hauptfleck im Chromatogramm der Referenzlösung a.

Prüfung auf Reinheit

Verwandte Substanzen: Die Prüfung erfolgt mit Hilfe der Dünnschichtchromatographie (2.2.27) unter Verwendung einer DC-Platte mit Kieselgel F_{254} *R*.

Untersuchungslösung a: 25 mg Substanz werden in einer Mischung von 1 Volumteil Essigsäure 98 % *R* und 4 Volumteilen Ethylacetat *R* zu 5 ml gelöst.

Untersuchungslösung b: 1 ml Untersuchungslösung a wird mit einer Mischung von 1 Volumteil Essigsäure 98 % *R* und 4 Volumteilen Ethylacetat *R* zu 100 ml verdünnt.

Referenzlösung a: 25 mg Oxfendazol für Tiere *CRS* werden in einer Mischung von 1 Volumteil Essigsäure 98 % *R* und 4 Volumteilen Ethylacetat *R* zu 5 ml gelöst. 1 ml Lösung wird mit einer Mischung von 1 Volumteil Essigsäure 98 % *R* und 4 Volumteilen Ethylacetat *R* zu 100 ml verdünnt.

Referenzlösung b: 5 mg Fenbendazol *CRS* werden in einer Mischung von 1 Volumteil Essigsäure 98 % *R* und 4 Volumteilen Ethylacetat *R* zu 100 ml gelöst.

Referenzlösung c: 5 ml Untersuchungslösung b werden mit 10 ml Referenzlösung b versetzt.

Auf die Platte werden 20 µl jeder Lösung aufgetragen. Die Chromatographie erfolgt mit einer Mischung von 5 Volumteilen Essigsäure 98 % *R* und 95 Volumteilen Ethylacetat *R* über eine Laufstrecke von 15 cm. Die Platte wird an der Luft trocknen gelassen und im ultravioletten Licht bei 254 nm ausgewertet. Ein im Chromatogramm der Untersuchungslösung a auftretender Fenbendazol-Fleck darf nicht größer oder intensiver sein als der Fleck im Chromatogramm der Referenzlösung b (1 Prozent). Ein im Chromatogramm der Untersuchungslösung a auftretender Nebenfleck, mit Ausnahme des dem Fenbendazol entsprechenden Flecks, darf nicht größer oder intensiver sein als der Fleck im Chromatogramm der Referenzlösung a (1 Prozent). Die Prüfung darf nur ausgewertet werden, wenn das Chromatogramm der Referenzlösung c deutlich voneinander getrennt 2 Hauptflekke zeigt.

Trocknungsverlust (2.2.32): Höchstens 0,5 Prozent, mit 1,000 g Substanz durch 2 h langes Trocknen im Vakuumtrockenschrank bei 100 bis 105 °C und höchstens 0,7 kPa bestimmt.

Sulfatasche (2.4.14): Höchstens 0,1 Prozent, mit 1,0 g Substanz bestimmt.

Gehaltsbestimmung

0,250 g Substanz, in 3 ml wasserfreier Ameisensäure *R* gelöst und mit 40 ml wasserfreier Essigsäure *R* versetzt, werden mit Perchlorsäure ($0{,}1\ mol \cdot l^{-1}$) titriert. Der Endpunkt wird mit Hilfe der Potentiometrie (2.2.20) bestimmt.

1 ml Perchlorsäure ($0{,}1\ mol \cdot l^{-1}$) entspricht 31,54 mg $C_{15}H_{13}N_3O_3S$.

Lagerung

Gut verschlossen, vor Licht geschützt.

Verunreinigungen

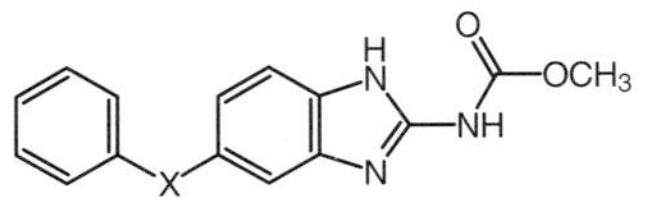

A. X = S:
Methyl[5-(phenylsulfanyl)-1*H*-benzimidazol-2-yl]carbamat
(Fenbendazol)

B. X = SO_2:
Methyl[5-(phenylsulfonyl)-1*H*-benzimidazol-2-yl]carbamat.

1999, 1353

Oxolinsäure

Acidum oxolinicum

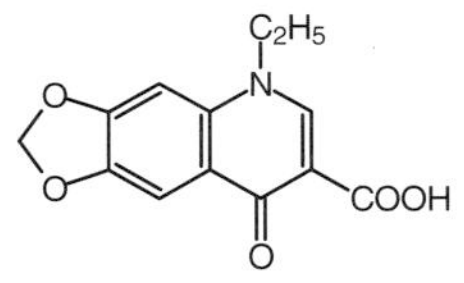

$C_{13}H_{11}NO_5$ M_r 261,2

Definition

Oxolinsäure enthält mindestens 98,0 und höchstens 102,0 Prozent 5-Ethyl-8-oxo-5,8-dihydro-1,3-dioxolo[4,5-*g*]chinolin-7-carbonsäure, berechnet auf die getrocknete Substanz.

Eigenschaften

Fast weißes bis schwach gelbes, kristallines Pulver; praktisch unlöslich in Wasser, sehr schwer löslich in Dichlormethan, praktisch unlöslich in Ethanol. Die Substanz löst sich in verdünnten Alkalihydroxid-Lösungen.

Prüfung auf Identität

1: B.
2: A, C.

A. 25,0 mg Substanz werden in 5 ml Natriumhydroxid-Lösung (0,1 mol · l^{-1}) unter Erhitzen im Wasserbad gelöst. Nach dem Erkalten wird mit Methanol *R* zu 100,0 ml verdünnt. 2,0 ml Lösung werden mit Salzsäure (0,1 mol · l^{-1}) zu 100,0 ml verdünnt. Die Lösung, zwischen 220 und 350 nm gemessen, zeigt Absorptionsmaxima (2.2.25) bei 260, 322 und 336 nm. Das Verhältnis der Absorption im Maximum bei 260 nm zu der im Maximum bei 336 nm liegt zwischen 4,9 und 5,2.

B. Die Prüfung erfolgt mit Hilfe der IR-Spektroskopie (2.2.24) durch Vergleich des Spektrums der Substanz mit dem von Oxolinsäure *CRS*. Die Prüfung erfolgt mit Hilfe von Preßlingen.

C. Die Prüfung erfolgt mit Hilfe der Dünnschichtchromatographie (2.2.27) unter Verwendung einer Schicht eines geeigneten Kieselgels.

Untersuchungslösung: 10 mg Substanz werden in 3 ml verdünnter Natriumhydroxid-Lösung *R* gelöst. Die Lösung wird mit Ethanol 96 % *R* zu 20 ml verdünnt.

Referenzlösung a: 10 mg Oxolinsäure *CRS* werden in 3 ml verdünnter Natriumhydroxid-Lösung *R* gelöst. Die Lösung wird mit Ethanol 96 % *R* zu 20 ml verdünnt.

Referenzlösung b: 5 mg Ciprofloxacinhydrochlorid *CRS* werden in Methanol *R* zu 10 ml gelöst. 1 ml Lösung wird mit Referenzlösung a zu 2 ml verdünnt.

Auf die Platte werden 10 µl jeder Lösung aufgetragen. In die Chromatographiekammer wird eine Kristallisierschale, die 50 ml konzentrierte Ammoniak-Lösung *R* enthält, gestellt. Die Kammer wird geschlossen. Die Platte wird 15 min lang Ammoniakgas ausgesetzt und anschließend in eine andere Kammer überführt. Die Chromatographie erfolgt mit einer Mischung von 10 Volumteilen Acetonitril *R*, 20 Volumteilen konzentrierter Ammoniak-Lösung *R*, 40 Volumteilen Dichlormethan *R* und 40 Volumteilen Methanol *R* über eine Laufstrecke von 15 cm. Die Platte wird an der Luft trocknen gelassen und im ultravioletten Licht bei 254 nm ausgewertet. Der Hauptfleck im Chromatogramm der Untersuchungslösung entspricht in bezug auf Lage, Fluoreszenz und Größe dem Hauptfleck im Chromatogramm der Referenzlösung a. Die Prüfung darf nur ausgewertet werden, wenn das Chromatogramm der Referenzlösung b deutlich voneinander getrennt 2 Flecke zeigt.

Prüfung auf Reinheit

Prüflösung: 0,6 g Substanz werden in 20 ml einer Lösung von Natriumhydroxid *R* (40 g · l^{-1}) gelöst.

Aussehen der Lösung: Die Prüflösung muß klar (2.2.1) und darf nicht stärker gefärbt sein als die Farbvergleichslösung B_7 (2.2.2, Methode II).

Verwandte Substanzen: Die Prüfung erfolgt mit Hilfe der Dünnschichtchromatographie (2.2.27) unter Verwendung einer geeigneten Cellulose mit einheitlicher Partikelgröße.

Untersuchungslösung: 50 mg Substanz werden in 3 ml verdünnter Natriumhydroxid-Lösung *R* gelöst. Die Lösung wird mit Ethanol 96 % *R* zu 10 ml verdünnt.

Referenzlösung a: 1 ml Untersuchungslösung wird mit Ethanol 96 % *R* zu 50,0 ml verdünnt. 1,0 ml Lösung wird mit Ethanol 96 % *R* zu 5,0 ml verdünnt.

Referenzlösung b: 2 mg Oxolinsäure-Verunreinigung B *CRS* werden in Ethanol 96 % *R* zu 10 ml gelöst. 0,5 ml Lösung werden mit Ethanol 96 % *R* zu 10 ml verdünnt.

Referenzlösung c: 5 mg Substanz und 5 mg Oxolinsäure-Verunreinigung A *CRS* werden in 2 ml verdünnter Natriumhydroxid-Lösung *R* gelöst. Die Lösung wird mit Ethanol 96 % *R* zu 40 ml verdünnt.

Auf die Platte werden 5 µl jeder Lösung in kleinen Portionen aufgetragen, um kleine Flecke zu erhalten. Die Chromatographie erfolgt mit einer Mischung von 15 Volumteilen Ammoniak-Lösung *R*, 30 Volumteilen Wasser *R* und 55 Volumteilen 1-Propanol *R* über eine Laufstrecke von 6 cm (entsprechend 2 Dritteln der Plattenhöhe). Die Platte wird an der Luft trocknen gelassen und im ultravioletten Licht bei 254 nm ausgewertet. Ein der Verunreinigung B entsprechender Fleck im Chromatogramm der Untersuchungslösung darf nicht größer oder intensiver sein als der Fleck im Chromatogramm der Referenzlösung b (0,2 Prozent); kein Nebenfleck, mit Ausnahme des der Verunreinigung B entsprechenden Flecks, darf größer oder intensiver sein als der Hauptfleck im Chromatogramm der Referenzlösung a (0,4 Prozent). Die Prüfung darf nur ausgewertet werden, wenn das Chromatogramm der Referenzlösung c deutlich voneinander getrennt 2 Hauptflecke zeigt.

Schwermetalle (2.4.8): 2,0 g Substanz müssen der Grenzprüfung D auf Schwermetalle entsprechen (10 ppm). Zur Herstellung der Referenzlösung werden 2 ml Blei-Lösung (10 ppm Pb) *R* verwendet.

Trocknungsverlust (2.2.32): Höchstens 0,5 Prozent, mit 1,000 g Substanz durch Trocknen im Trockenschrank bei 100 bis 105 °C bestimmt.

Sulfatasche (2.4.14): Höchstens 0,1 Prozent, mit 1,0 g Substanz bestimmt.

Gehaltsbestimmung

0,200 g Substanz, in 150 ml Dimethylformamid *R* gelöst, werden mit Tetrabutylammoniumhydroxid-Lösung (0,1 mol · l^{-1}) titriert. Der Endpunkt wird mit Hilfe der Potentiometrie (2.2.20) bestimmt. Als Meßelektrode wird eine Glas/Kalomel-Elektrode verwendet, die als Elektrolyt eine gesättigte Lösung von Kaliumchlorid *R* in Methanol *R* enthält. Ein Blindversuch wird durchgeführt.

1 ml Tetrabutylammoniumhydroxid-Lösung (0,1 mol · l^{-1}) entspricht 26,12 mg $C_{13}H_{11}NO_5$.

Lagerung

Gut verschlossen, vor Licht geschützt.

Verunreinigungen

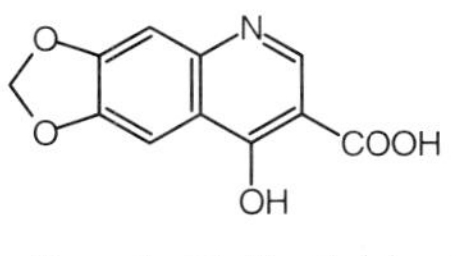

A. 8-Hydroxy-1,3-dioxolo[4,5-*g*]chinolin-7-carbonsäure

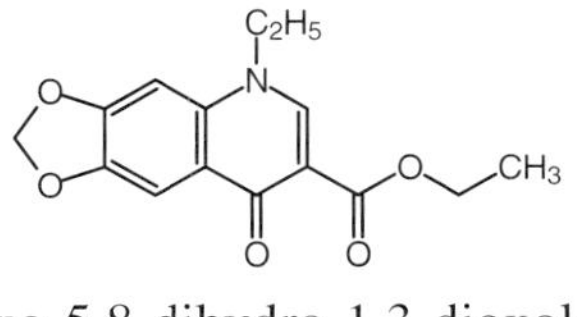

B. 5-Ethyl-8-oxo-5,8-dihydro-1,3-dioxolo[4,5-*g*]chinolin-7-ethylcarboxylat

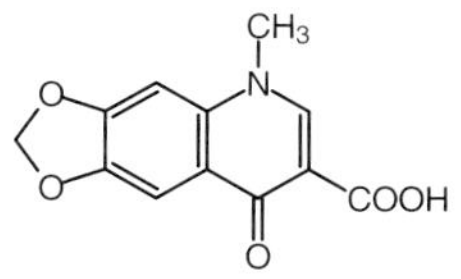

C. 5-Methyl-8-oxo-5,8-dihydro-1,3-dioxolo[4,5-*g*]chinolin-7-carbonsäure.

2001, 628

Oxprenololhydrochlorid

Oxprenololi hydrochloridum

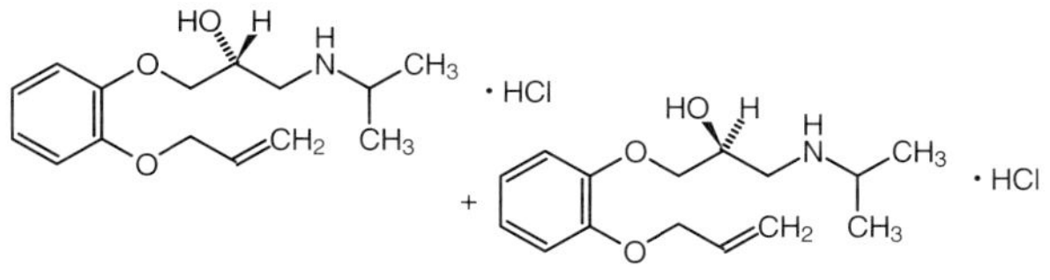

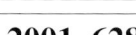

$C_{15}H_{24}ClNO_3$ M_r 301,8

Definition

Oxprenololhydrochlorid enthält mindestens 98,5 und höchstens 101,5 Prozent (*RS*)-1-(Isopropylamino)-3-[2-(2-propenyl)oxy]phenoxy-2-propanol-hydrochlorid, berechnet auf die getrocknete Substanz.

Eigenschaften

Weißes bis fast weißes, kristallines Pulver; sehr leicht löslich in Wasser, leicht löslich in Ethanol.

Prüfung auf Identität

1: B, D.
2: A, C, D.

A. Schmelztemperatur (2.2.14): 107 bis 110 °C.

B. Die Prüfung erfolgt mit Hilfe der IR-Spektroskopie (2.2.24) durch Vergleich des Spektrums der Substanz mit dem von Oxprenololhydrochlorid *CRS*. Wenn die Spektren unterschiedlich sind, werden Substanz und Referenzsubstanz getrennt in Ethylacetat *R* gelöst. Nach Eindampfen der Lösungen werden mit den Rückständen erneut Spektren aufgenommen.

C. Die bei der Prüfung „Verwandte Substanzen" (siehe „Prüfung auf Reinheit") erhaltenen Chromatogramme werden ausgewertet. Der Hauptfleck im Chromatogramm der Untersuchungslösung b entspricht in bezug auf Lage, Farbe und Größe dem Hauptfleck im Chromatogramm der Referenzlösung a.

D. Die Substanz gibt die Identitätsreaktion a auf Chlorid (2.3.1).

Prüfung auf Reinheit

Prüflösung: 2,0 g Substanz werden in kohlendioxidfreiem Wasser *R* zu 20 ml gelöst.

Aussehen der Lösung: Die Prüflösung muß klar (2.2.1) und darf nicht stärker gefärbt sein als die Farbvergleichslösung GG_6 (2.2.2, Methode II).

***p*H-Wert** (2.2.3): Der *p*H-Wert der frisch hergestellten Prüflösung muß zwischen 4,5 und 6,0 liegen.

Verwandte Substanzen: Die Prüfung erfolgt mit Hilfe der Dünnschichtchromatographie (2.2.27) unter Verwendung einer DC-Platte mit Kieselgel G *R*.

Untersuchungslösung a: 0,10 g Substanz werden in 2 ml einer Mischung von 1 Volumteil Methanol *R* und 9 Volumteilen Chloroform *R* gelöst.

Untersuchungslösung b: 1 ml Untersuchungslösung a wird mit einer Mischung von 1 Volumteil Methanol *R* und 9 Volumteilen Chloroform *R* zu 10 ml verdünnt.

Referenzlösung a: 10 mg Oxprenololhydrochlorid *CRS* werden in 2 ml einer Mischung von 1 Volumteil Methanol *R* und 9 Volumteilen Chloroform *R* gelöst.

Referenzlösung b: 0,4 ml Untersuchungslösung a werden mit einer Mischung von 1 Volumteil Methanol *R* und 9 Volumteilen Chloroform *R* zu 100 ml verdünnt.

Referenzlösung c: 5 ml Referenzlösung b werden mit einer Mischung von 1 Volumteil Methanol *R* und 9 Volumteilen Chloroform *R* zu 10 ml verdünnt.

Auf die Platte werden 2 µl jeder Lösung aufgetragen. Die Startflecke werden 15 min lang an der Luft trocknen gelassen. Die Chromatographie erfolgt mit einer Mischung von 2 Volumteilen konzentrierter Ammoniak-Lösung *R*, 12 Volumteilen Methanol *R* und 88 Volumteilen Chloroform *R* über eine Laufstrecke von 13 cm. Die Platte wird 10 min lang im Warmluftstrom getrocknet, erkalten gelassen, mit Anisaldehyd-Reagenz *R* besprüht und 5 bis 10 min lang bei 100 bis 105 °C erhitzt. Die Auswertung erfolgt im Tageslicht. Kein im Chromatogramm der Untersuchungslösung a auftretender Nebenfleck darf größer oder stärker gefärbt sein als der Fleck im Chromatogramm der Referenzlösung b (0,4 Prozent), und höchstens ein Nebenfleck darf größer oder stärker gefärbt sein als der Fleck im Chromatogramm der Referenzlösung c (0,2 Prozent).

Blei: Höchstens 5 ppm Pb. Der Gehalt an Blei wird mit Hilfe der Atomabsorptionsspektroskopie (2.2.23, Methode II) bestimmt.

Untersuchungslösung: 1,00 g Substanz wird in Wasser *R* zu 25,0 ml gelöst.

Referenzlösungen: Die Referenzlösungen werden durch Verdünnen von 0,5 und 1,0 ml Blei-Lösung (10 ppm Pb) *R* zu jeweils 25,0 ml hergestellt.

Die Absorption wird bei 217,0 nm unter Verwendung einer Blei-Hohlkathodenlampe als Strahlungsquelle bestimmt.

Trocknungsverlust (2.2.32): Höchstens 0,5 Prozent, mit 1,000 g Substanz durch 6 h langes Trocknen im Vakuum bei 60 °C bestimmt.

Sulfatasche (2.4.14): Höchstens 0,1 Prozent, mit 1,0 g Substanz bestimmt.

Gehaltsbestimmung

0,250 g Substanz, in einer Mischug von 5,0 ml Salzsäure (0,01 mol · l^{-1}) und 50 ml Ethanol 96 % *R* gelöst, werden mit Natriumhydroxid-Lösung (0,1 mol · l^{-1}) titriert. Das zwischen den beiden mit Hilfe der Potentiometrie (2.2.20) bestimmten Wendepunkten zugesetzte Volumen wird abgelesen.

1 ml Natriumhydroxid-Lösung (0,1 mol · l^{-1}) entspricht 30,18 mg $C_{15}H_{24}ClNO_3$.

Lagerung

Gut verschlossen, vor Licht geschützt.

1998, 1251

Oxybuprocainhydrochlorid

Oxybuprocaini hydrochloridum

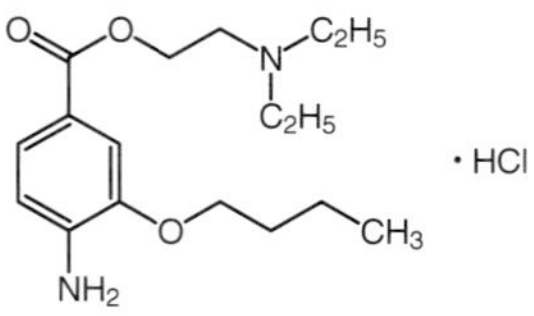

$C_{17}H_{29}ClN_2O_3$ M_r 344,9

Definition

Oxybuprocainhydrochlorid enthält mindestens 98,5 und höchstens 101,5 Prozent 2-(Diethylamino)ethyl-4-amino-3-butoxybenzoat-hydrochlorid, berechnet auf die getrocknete Substanz.

Eigenschaften

Weißes, kristallines Pulver oder farblose Kristalle; sehr leicht löslich in Wasser, leicht löslich in Ethanol.

Die Substanz zeigt Polymorphie.

Prüfung auf Identität

1: B, D.
2: A, C, D.

A. Schmelztemperatur (2.2.14): 158 bis 162 °C.

B. Die Prüfung erfolgt mit Hilfe der IR-Spektroskopie (2.2.24) durch Vergleich des Spektrums der Substanz mit dem von Oxybuprocainhydrochlorid *CRS*. Die Prüfung erfolgt mit Hilfe von Preßlingen. Wenn die Spektren unterschiedlich sind, werden Substanz und Referenzsubstanz getrennt in Methanol *R* gelöst.

Nach Eindampfen der Lösungen zur Trockne werden mit den Rückständen erneut Spektren aufgenommen.

C. Die Prüfung erfolgt mit Hilfe der Dünnschichtchromatographie (2.2.27) unter Verwendung einer Schicht eines geeigneten Kieselgels, das einen Fluoreszenzindikator mit intensivster Anregung der Fluoreszenz bei 254 nm enthält.

Untersuchungslösung: 40 mg Substanz werden in Methanol *R* zu 10 ml gelöst.

Referenzlösung a: 40 mg Oxybuprocainhydrochlorid *CRS* werden in Methanol *R* zu 10 ml gelöst.

Referenzlösung b: 20 mg Procainhydrochlorid *R* werden in der Referenzlösung a zu 5 ml gelöst.

Auf die Platte werden 5 µl jeder Lösung aufgetragen. Die Chromatographie erfolgt mit einer Mischung von 10 Volumteilen wasserfreier Ameisensäure *R*, 15 Volumteilen Methanol *R*, 15 Volumteilen Wasser *R* und 60 Volumteilen Ethylacetat *R* über eine Laufstrecke von 10 cm. Die Platte wird 10 min lang im Warmluftstrom getrocknet und im ultravioletten Licht bei 254 nm ausgewertet. Anschließend wird die Platte mit Dimethylaminobenzaldehyd-Lösung *R* 7 besprüht. Der Hauptfleck im Chromatogramm der Untersuchungslösung entspricht in bezug auf Lage, Farbe und Größe dem Hauptfleck im Chromatogramm der Referenzlösung a. Die Prüfung darf nur ausgewertet werden, wenn das Chromatogramm der Referenzlösung b deutlich voneinander getrennt 2 Flecke zeigt.

D. 0,2 ml Prüflösung (siehe „Prüfung auf Reinheit") werden mit Wasser *R* zu 2 ml verdünnt. Diese Lösung gibt die Identitätsreaktion a auf Chlorid (2.3.1).

Prüfung auf Reinheit

Prüflösung: 5,0 g Substanz werden in kohlendioxidfreiem Wasser *R* zu 50 ml gelöst.

Aussehen der Lösung: Die Prüflösung muß klar (2.2.1) und darf nicht stärker gefärbt sein als die Referenzlösung G_5 (2.2.2, Methode II).

***p*H-Wert** (2.2.3): Der *p*H-Wert der Prüflösung muß zwischen 4,5 und 6,0 liegen.

Verwandte Substanzen: Die Prüfung erfolgt mit Hilfe der Flüssigchromatographie (2.2.29).

Pufferlösung pH 2,5: 6 ml Perchlorsäure-Lösung *R* und 12 ml Phosphorsäure 10 % *R* werden zu 950 ml Wasser *R* gegeben. Der *p*H-Wert der Lösung wird mit einer Lösung von Natriumhydroxid *R* ($40 g \cdot l^{-1}$) auf 2,5 eingestellt. Anschließend wird die Lösung mit Wasser *R* zu 1000,0 ml verdünnt.

Untersuchungslösung: 10,0 mg Substanz werden in der mobilen Phase zu 25,0 ml gelöst.

Referenzlösung a: 1,0 ml Untersuchungslösung wird mit der mobilen Phase zu 20,0 ml verdünnt. 5,0 ml dieser Lösung werden mit der mobilen Phase zu 100,0 ml verdünnt.

Referenzlösung b: 1,0 ml Untersuchungslösung wird mit 1 ml einer Lösung von Natriumhydroxid *R* ($40 g \cdot l^{-1}$) gemischt. Die Mischung wird 20 min lang stehengelassen. Nach Zusatz von 1 ml Phosphorsäure 10 % *R* wird mit der mobilen Phase zu 100,0 ml verdünnt. 25 ml dieser Lösung werden mit der mobilen Phase zu 100,0 ml verdünnt.

Die Chromatographie kann durchgeführt werden mit

- einer Säule aus rostfreiem Stahl von 0,15 m Länge und 3,9 mm innerem Durchmesser, gepackt mit octadecylsilyliertem Kieselgel zur Chromatographie *R* 1 (5 µm)
- einer Mischung von 25 Volumteilen Acetonitril *R* und 75 Volumteilen Pufferlösung *p*H 2,5 als mobile Phase bei einer Durchflußrate von 1 ml je Minute
- einem Spektrometer als Detektor bei einer Wellenlänge von 309 nm.

Die Temperatur der Säule wird bei 35 °C gehalten.

Werden die Chromatogramme unter den vorgeschriebenen Bedingungen aufgezeichnet, beträgt die Retentionszeit für Oxybuprocainhydrochlorid etwa 9 min. Die Empfindlichkeit des Systems wird so eingestellt, daß die Höhe des Hauptpeaks im Chromatogramm der Referenzlösung a mindestens 50 Prozent des maximalen Ausschlags beträgt.

20 µl Referenzlösung b werden eingespritzt. Die Prüfung darf nur ausgewertet werden, wenn die Auflösung zwischen den Peaks von Oxybuprocain und Verunreinigung B (Hydrolyse-Produkt) mindestens 12 beträgt.

Je 20 µl Untersuchungslösung und Referenzlösung a werden eingespritzt. Die Chromatographie erfolgt über eine Dauer, die der 4fachen Retentionszeit des Hauptpeaks entspricht. Im Chromatogramm der Untersuchungslösung darf keine Peakfläche, mit Ausnahme der des Hauptpeaks, größer sein als das 0,4fache der Fläche des Hauptpeaks im Chromatogramm der Referenzlösung a (0,1 Prozent). Im Chromatogramm der Untersuchungslösung darf die Summe aller Peakflächen, mit Ausnahme der des Hauptpeaks, nicht größer sein als die Fläche des Hauptpeaks im Chromatogramm der Referenzlösung a (0,25 Prozent). Peaks, deren Fläche kleiner ist als das 0,05fache der Fläche des Oxybuprocainhydrochlorid-Peaks im Chromatogramm der Referenzlösung a, werden nicht berücksichtigt.

Schwermetalle (2.4.8): 12 ml Prüflösung müssen der Grenzprüfung A auf Schwermetalle entsprechen (10 ppm). Zur Herstellung der Referenzlösung wird die Blei-Lösung (1 ppm Pb) *R* verwendet.

Trocknungsverlust (2.2.32): Höchstens 0,5 Prozent, mit 1,000 g Substanz durch Trocknen im Trockenschrank bei 100 bis 105 °C bestimmt.

Sulfatasche (2.4.14): Höchstens 0,1 Prozent, mit 1,0 g Substanz bestimmt.

Gehaltsbestimmung

0,300 g Substanz, in einer Mischung von 20 ml wasserfreier Essigsäure *R* und 20 ml Acetanhydrid *R* gelöst, werden mit Perchlorsäure ($0,1 mol \cdot l^{-1}$) titriert. Der Endpunkt wird mit Hilfe der Potentiometrie (2.2.20) bestimmt.

1 ml Perchlorsäure ($0,1 mol \cdot l^{-1}$) entspricht 34,49 mg $C_{17}H_{29}ClN_2O_3$.

Lagerung

Gut verschlossen, vor Licht geschützt.

Verunreinigungen

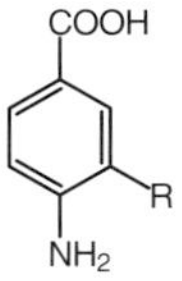

A. R = H:
4-Aminobenzoesäure

B. R = O–CH_2–CH_2–CH_2–CH_3:
4-Amino-3-butoxybenzoesäure

C. R = OH:
4-Amino-3-hydroxybenzoesäure.

1999, 1354

Oxybutyninhydrochlorid

Oxybutynini hydrochloridum

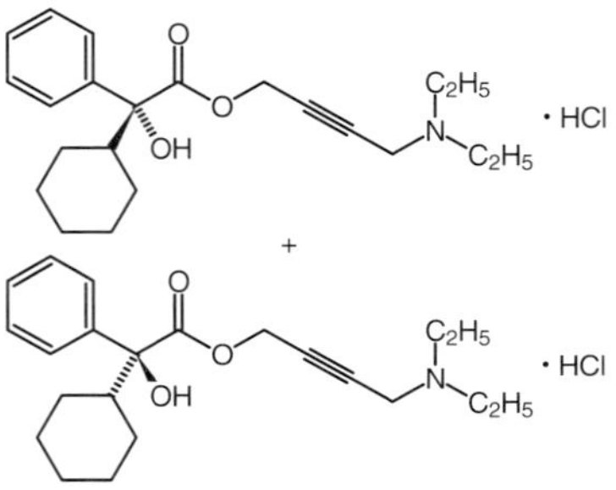

$C_{22}H_{32}ClNO_3$ M_r 394,0

Definition

Oxybutyninhydrochlorid enthält mindestens 99,0 und höchstens 102,0 Prozent 4-(Diethylamino)but-2-in-1-yl-(*R,S*)-2-cyclohexyl-2-hydroxy-2-phenylacetat-hydrochlorid, berechnet auf die getrocknete Substanz.

Eigenschaften

Weißes bis fast weißes, kristallines Pulver; leicht löslich in Wasser und Ethanol, löslich in Aceton, schwer löslich in Cyclohexan.

Prüfung auf Identität

1: B, D.
2: A, C, D.

A. Schmelztemperatur (2.2.14): 124 bis 129 °C.

B. Die Prüfung erfolgt mit Hilfe der IR-Spektroskopie (2.2.24) durch Vergleich des Spektrums der Substanz mit dem von Oxybutyninhydrochlorid *CRS*. Die Prüfung erfolgt mit Hilfe von Preßlingen.

C. Die Prüfung erfolgt mit Hilfe der Dünnschichtchromatographie (2.2.27) unter Verwendung einer DC-Platte mit Kieselgel *R*.

Untersuchungslösung: 50 mg Substanz werden in Ethanol 96 % *R* zu 10 ml gelöst.

Referenzlösung: 10 mg Oxybutyninhydrochlorid *CRS* werden in Ethanol 96 % *R* zu 2 ml gelöst.

Auf die Platte werden 5 µl jeder Lösung aufgetragen. Die Chromatographie erfolgt mit Methanol *R* über eine Laufstrecke von 15 cm. Die Platte wird an der Luft trocknen gelassen und anschließend 30 min lang Iodgas ausgesetzt. Der Hauptfleck im Chromatogramm der Untersuchungslösung entspricht in bezug auf Lage, Farbe und Größe dem Hauptfleck im Chromatogramm der Referenzlösung.

D. Die Substanz gibt die Identitätsreaktion a auf Chlorid (2.3.1).

Prüfung auf Reinheit

Prüflösung: 2,00 g Substanz werden in Wasser *R* zu 20,0 ml gelöst.

Aussehen der Lösung: Die Prüflösung muß klar (2.2.1) und darf nicht stärker gefärbt sein als die Farbvergleichslösung BG_5 (2.2.2, Methode II).

Optische Drehung (2.2.7): Der Drehungswinkel, an der Prüflösung bestimmt, muß zwischen –0,10 und +0,10° liegen.

Verwandte Substanzen: Die Prüfung erfolgt mit Hilfe der Flüssigchromatographie (2.2.29).

Untersuchungslösung: 50,0 mg Substanz werden in der mobilen Phase zu 10,0 ml gelöst.

Referenzlösung a: 50,0 mg Oxybutyninhydrochlorid *CRS* und 50,0 mg Oxybutynin-Verunreinigung A *CRS* werden in der mobilen Phase zu 100,0 ml gelöst. 10,0 ml Lösung werden mit der mobilen Phase zu 100,0 ml verdünnt.

Referenzlösung b: 1,0 ml Untersuchungslösung wird mit der mobilen Phase zu 200,0 ml verdünnt.

Die Chromatographie kann durchgeführt werden mit

- einer Säule aus rostfreiem Stahl von 0,15 m Länge und 3,9 mm innerem Durchmesser, gepackt mit octylsilyliertem Kieselgel zur Chromatographie *R* 2 (5 µm)
- einer Mischung von 49 Volumteilen einer Lösung, die Kaliumdihydrogenphosphat *R* (3,4 g · l^{-1}) und Kaliummonohydrogenphosphat *R* (4,36 g · l^{-1}) enthält und 51 Volumteilen Acetonitril *R* als mobile Phase bei einer Durchflußrate von 1 ml je Minute
- einem Spektrometer als Detektor bei einer Wellenlänge von 210 nm.

10 µl Referenzlösung a werden eingespritzt. Werden die Chromatogramme unter den vorgeschriebenen Bedingungen aufgezeichnet, beträgt die Retentionszeit für Oxybutyninhydrochlorid etwa 15 min und für Verunreinigung A etwa 24 min. Die Empfindlichkeit des Systems wird so eingestellt, daß die Höhe beider Peaks im Chromatogramm mindestens 20 Prozent des maximalen Ausschlags beträgt. Die Prüfung darf nur ausgewertet werden, wenn die Auflösung zwischen den Peaks von Oxy-

butyninhydrochlorid und Verunreinigung A mindestens 11,0 beträgt.

Je 10 µl Untersuchungslösung, Referenzlösung a und Referenzlösung b werden eingespritzt. Die Chromatographie erfolgt über eine Dauer, die der 2fachen Retentionszeit des Hauptpeaks entspricht. Im Chromatogramm der Untersuchungslösung darf eine der Verunreinigung A entsprechende Peakfläche nicht größer sein als das 1,5fache der Fläche des der Verunreinigung A entsprechenden Peaks im Chromatogramm der Referenzlösung a (1,5 Prozent). Im Chromatogramm der Untersuchungslösung darf die Summe aller Peakflächen, mit Ausnahme der des Hauptpeaks und der der Verunreinigung A entsprechenden Peaks, nicht größer sein als die Fläche des Hauptpeaks im Chromatogramm der Referenzlösung b (0,5 Prozent). Peaks, deren Fläche kleiner ist als das 0,05fache der Fläche des Hauptpeaks im Chromatogramm der Referenzlösung b, werden nicht berücksichtigt.

Schwermetalle (2.4.8): 12 ml Prüflösung müssen der Grenzprüfung A auf Schwermetalle entsprechen (20 ppm). Zur Herstellung der Referenzlösung wird die Blei-Lösung (2 ppm Pb) *R* verwendet.

Trocknungsverlust (2.2.32): Höchstens 3,0 Prozent, mit 1,000 g Substanz durch Trocknen im Trockenschrank bei 100 bis 105 °C bestimmt.

Sulfatasche (2.4.14): Höchstens 0,1 Prozent, mit 1,0 g Substanz bestimmt.

Gehaltsbestimmung

0,300 g Substanz, in einer Mischung von 5,0 ml Salzsäure (0,01 mol · l^{-1}) und 50 ml Ethanol 96 % *R* gelöst, werden mit Natriumhydroxid-Lösung (0,1 mol · l^{-1}) titriert. Der Endpunkt wird mit Hilfe der Potentiometrie (2.2.20) bestimmt. Das zwischen den beiden Wendepunkten zugesetzte Volumen wird abgelesen.

1 ml Natriumhydroxid-Lösung (0,1 mol · l^{-1}) entspricht 39,4 mg $C_{22}H_{32}ClNO_3$.

Lagerung

Vor Licht geschützt.

Verunreinigungen

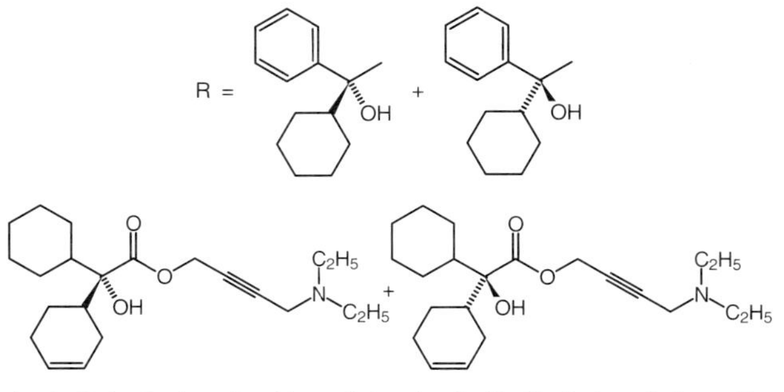

A. 4-(Diethylamino)but-2-in-1-yl-(*R,S*)-2-(cyclohex-3-enyl)-2-cyclohexyl-2-hydroxyacetat

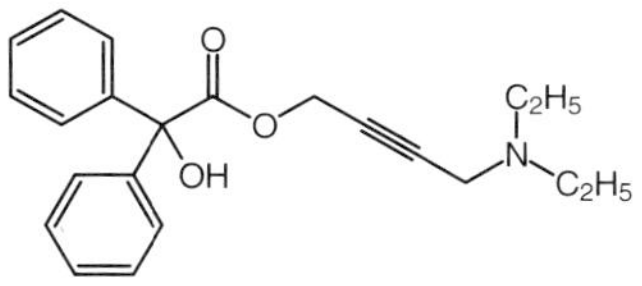

B. 4-(Diethylamino)but-2-in-1-yl-2-hydroxy-2,2-diphenylacetat
(Diphenyl-Analogon zu Oxybutynin)

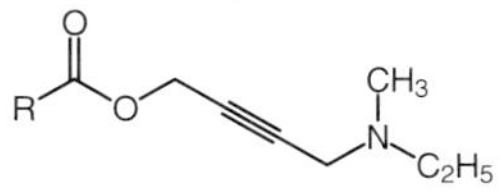

C. 4-(Ethylmethylamino)but-2-in-1-yl-(*R,S*)-2-cyclohexyl-2-hydroxy-2-phenylacetat
(Methylethyl-Analogon zu Oxybutynin)

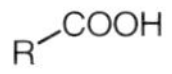

D. (*R,S*)-2-Cyclohexyl-2-hydroxy-2-phenylessigsäure
(Phenylcyclohexylglykolsäure)

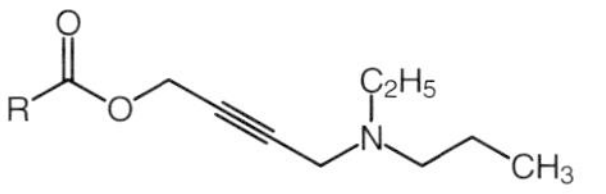

E. 4-(Ethylpropylamino)but-2-in-1-yl-(*R,S*)-2-cyclohexyl-2-hydroxy-2-phenylacetat
(Ethylpropyl-Analogon zu Oxybutynin).

2000, 199

Oxytetracyclin

Oxytetracyclinum

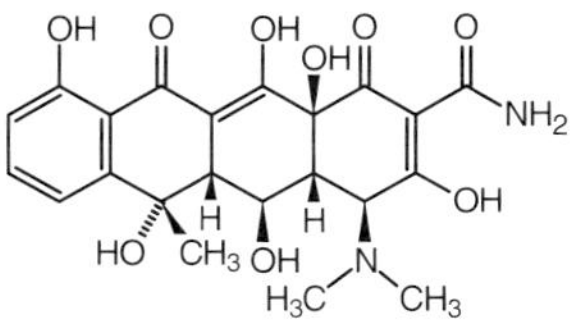

$C_{22}H_{24}N_2O_9$ M_r 460,4

Definition

Oxytetracyclin ist (4*S*,4a*R*,5*S*,5a*R*,6*S*,12a*S*)-4-Dimethylamino-1,4,4a,5,5a,6,11,12a-octahydro-3,5,6,10,12,12a-hexahydroxy-6-methyl-1,11-dioxonaphthacen-2-carboxamid, das aus bestimmten Stämmen von *Streptomyces rimosus* gewonnen oder durch andere Verfahren hergestellt wird. Die Substanz enthält wechselnde Mengen Wasser. Die Substanz enthält mindestens 95,0 und höchstens 100,5 Prozent Oxytetracyclin, berechnet auf die wasserfreie Substanz.

Eigenschaften

Gelbes, kristallines Pulver; sehr schwer löslich in Wasser. Die Substanz löst sich in verdünnten Säuren und Basen.

Prüfung auf Identität

A. Die Prüfung erfolgt mit Hilfe der Dünnschichtchromatographie (2.2.27) unter Verwendung einer Schicht von Kieselgel H *R*. Eine Lösung von Natriumedetat *R* (100 g · l^{-1}) wird mit konzentrierter Natriumhydroxid-Lösung *R* auf einen *p*H-Wert von 7,0 eingestellt und gleichmäßig auf die Platte gesprüht (etwa 10 ml für eine 100-mm × 200-mm-Platte). Die Platte wird in waagrechter Lage mindestens 1 h lang trocknen gelassen. Vor Verwendung wird die Platte 1 h lang im Trockenschrank bei 110 °C getrocknet.

Untersuchungslösung: 5 mg Substanz werden in Methanol *R* zu 10 ml gelöst.

Referenzlösung a: 5 mg Oxytetracyclin *CRS* werden in Methanol *R* zu 10 ml gelöst.

Referenzlösung b: 5 mg Oxytetracyclin *CRS* und 5 mg Demeclocyclinhydrochlorid *CRS* werden in Methanol *R* zu 10 ml gelöst.

Auf die Platte wird 1 µl jeder Lösung aufgetragen. Die Chromatographie erfolgt mit einer Mischung von 6 Volumteilen Wasser *R*, 35 Volumteilen Methanol *R* und 59 Volumteilen Dichlormethan *R* über eine Laufstrecke von 15 cm. Die Platte wird im Luftstrom getrocknet und im ultravioletten Licht bei 365 nm ausgewertet. Der Hauptfleck im Chromatogramm der Untersuchungslösung entspricht in bezug auf Lage, Farbe und Größe dem Hauptfleck im Chromatogramm der Referenzlösung a. Die Prüfung darf nur ausgewertet werden, wenn das Chromatogramm der Referenzlösung b deutlich voneinander getrennt 2 Flecke zeigt.

B. Werden etwa 2 mg Substanz mit 5 ml Schwefelsäure *R* versetzt, entsteht eine tiefrote Färbung. Beim Eingießen der Lösung in 2,5 ml Wasser *R* wird die Lösung gelb.

C. Etwa 10 mg Substanz werden in einer Mischung von 1 ml verdünnter Salpetersäure *R* und 5 ml Wasser *R* gelöst. Nach dem Umschütteln wird die Lösung mit 1 ml Silbernitrat-Lösung *R* 2 versetzt. Eine auftretende Opaleszenz darf nicht stärker sein als die einer Mischung von 1 ml verdünnter Salpetersäure *R*, 5 ml einer Lösung von Kaliumchlorid *R* (0,021 g · l^{-1}) und 1 ml Silbernitrat-Lösung *R* 2.

Prüfung auf Reinheit

***p*H-Wert** (2.2.3): 0,1 g Substanz werden in 10 ml kohlendioxidfreiem Wasser *R* suspendiert. Der *p*H-Wert der Suspension muß zwischen 4,5 und 7,5 liegen.

Spezifische Drehung (2.2.7): 0,250 g Substanz werden in Salzsäure (0,1 mol · l^{-1}) zu 25,0 ml gelöst. Die spezifische Drehung muß zwischen –203 und –216° liegen, berechnet auf die wasserfreie Substanz.

Absorption (2.2.25): 20,0 mg Substanz werden in Pufferlösung *p*H 2,0 *R* zu 100,0 ml gelöst. 10,0 ml Lösung werden mit Pufferlösung *p*H 2,0 *R* zu 100,0 ml verdünnt. Die spezifische Absorption, bei 353 nm bestimmt, muß zwischen 290 und 310 liegen, berechnet auf die wasserfreie Substanz.

Lichtabsorbierende Substanzen: 20,0 mg Substanz werden in einer Mischung von 1 Volumteil Salzsäure (1 mol · l^{-1}) und 99 Volumteilen Methanol *R* zu 10,0 ml gelöst. Die Absorption der Lösung (2.2.25), bei 430 nm bestimmt, darf höchstens 0,25 betragen, berechnet auf die wasserfreie Substanz.

0,100 g Substanz werden in einer Mischung von 1 Volumteil Salzsäure (1 mol · l^{-1}) und 99 Volumteilen Methanol *R* zu 10,0 ml gelöst. Die Absorption der Lösung, bei 490 nm bestimmt, darf höchstens 0,20 betragen, berechnet auf die wasserfreie Substanz.

Die Messungen sind innerhalb 1 h nach Herstellung der Lösungen durchzuführen.

Verwandte Substanzen: Die Prüfung erfolgt mit Hilfe der Flüssigchromatographie (2.2.29) wie unter „Gehaltsbestimmung“ beschrieben.

Die Untersuchungslösung und die Referenzlösung e werden eingespritzt. Im Chromatogramm der Untersuchungslösung darf die Fläche eines dem 4-*epi*-Oxytetracyclin oder Tetracyclin entsprechenden Peaks nicht größer sein als die entsprechenden Peakflächen im Chromatogramm der Referenzlösung e (0,5 beziehungsweise 2,0 Prozent). Im Chromatogramm der Untersuchungslösung darf die Fläche eines dem Hauptpeak nachfolgend aufsitzenden Nebenpeaks nicht größer sein als das 4,0fache der Peakfläche des 4-*epi*-Oxytetracyclins im Chromatogramm der Referenzlösung e (2,0 Prozent).

Schwermetalle (2.4.8): 0,5 g Substanz müssen der Grenzprüfung C auf Schwermetalle entsprechen (50 ppm). Zur Herstellung der Referenzlösung werden 2,5 ml Blei-Lösung (10 ppm Pb) *R* verwendet.

Wasser (2.5.12): 4,0 bis 8,0 Prozent, mit 0,250 g Substanz nach der Karl-Fischer-Methode bestimmt.

Sulfatasche (2.4.14): Höchstens 0,5 Prozent, mit 1,0 g Substanz bestimmt.

Gehaltsbestimmung

Die Bestimmung erfolgt mit Hilfe der Flüssigchromatographie (2.2.29).

Untersuchungslösung: 20,0 mg Substanz werden in Salzsäure (0,01 mol · l^{-1}) zu 25,0 ml gelöst.

Referenzlösung a: 20,0 mg Oxytetracyclin *CRS* werden in Salzsäure (0,01 mol · l^{-1}) zu 25,0 ml gelöst.

Referenzlösung b: 20,0 mg 4-*epi*-Oxytetracyclin *CRS* werden in Salzsäure (0,01 mol · l^{-1}) zu 25,0 ml gelöst.

Referenzlösung c: 20,0 mg Tetracyclinhydrochlorid *CRS* werden in Salzsäure (0,01 mol · l^{-1}) zu 25,0 ml gelöst.

Referenzlösung d: 1,5 ml Referenzlösung a, 1,0 ml Referenzlösung b und 3,0 ml Referenzlösung c werden gemischt und mit Salzsäure (0,01 mol · l^{-1}) zu 25,0 ml verdünnt.

Referenzlösung e: 1,0 ml Referenzlösung b und 4,0 ml Referenzlösung c werden gemischt und mit Salzsäure (0,01 mol · l^{-1}) zu 200,0 ml verdünnt.

Die Chromatographie kann durchgeführt werden mit

- einer Säule von 0,25 m Länge und 4,6 mm innerem Durchmesser, gepackt mit Styrol-Divinylbenzol-Copolymer *R* (8 bis 10 µm) bei einer Temperatur von 60 °C
- folgender Mischung als mobile Phase bei einer Durchflußrate von 1,0 ml je Minute: 60,0 g *tert.* Buta-

nol *R* werden mit Hilfe von 200 ml Wasser *R* in einen 1000-ml-Meßkolben gebracht; daraufhin werden 60 ml Phosphat-Pufferlösung *p*H 7,5 (0,33 mol · l^{-1}) *R*, 50 ml einer mit verdünnter Natriumhydroxid-Lösung *R* auf einen *p*H-Wert von 7,5 eingestellten Lösung von Tetrabutylammoniumhydrogensulfat *R* (10 g · l^{-1}) und 10 ml einer mit verdünnter Natriumhydroxid-Lösung *R* auf einen *p*H-Wert von 7,5 eingestellten Lösung von Natriumedetat *R* (0,4 g · l^{-1}) zugesetzt; mit Wasser *R* wird zu 1000 ml verdünnt

- einem Spektrometer als Detektor bei einer Wellenlänge von 254 nm
- einer 20-µl-Probenschleife.

Die Referenzlösung d wird eingespritzt. Die Empfindlichkeit des Systems wird so eingestellt, daß die Peakhöhen mindestens 50 Prozent des maximalen Ausschlags betragen. Die Bestimmung darf nur ausgewertet werden, wenn die Auflösung zwischen dem ersten (4-*epi*-Oxytetracyclin) und zweiten Peak (Oxytetracyclin) mindestens 4,0 und zwischen dem zweiten (Oxytetracyclin) und dritten Peak (Tetracyclin) mindestens 5,0 beträgt. Falls erforderlich wird der Anteil an *tert.* Butanol in der mobilen Phase geändert. Der Symmetriefaktor für den zweiten Peak darf höchstens 1,25 betragen.

Die Referenzlösung a wird 6mal eingespritzt. Die Bestimmung darf nur ausgewertet werden, wenn die relative Standardabweichung der Peakfläche von Oxytetracyclin höchstens 1,0 Prozent beträgt. Falls erforderlich werden die Parameter des Integrators angepaßt.

Die Untersuchungslösung und die Referenzlösung a werden abwechselnd eingespritzt. Der Prozentgehalt an Oxytetracyclin wird berechnet.

Lagerung

Dicht verschlossen, vor Licht geschützt.

Verunreinigungen

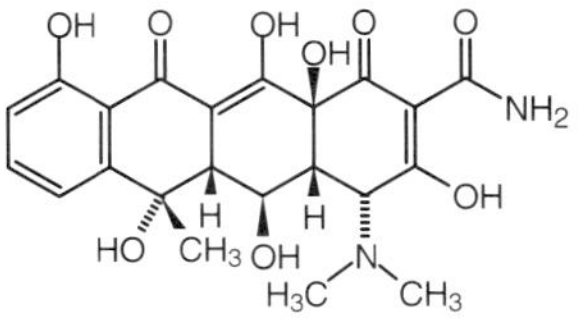

A. 4-*epi*-Oxytetracyclin

B. Tetracyclin

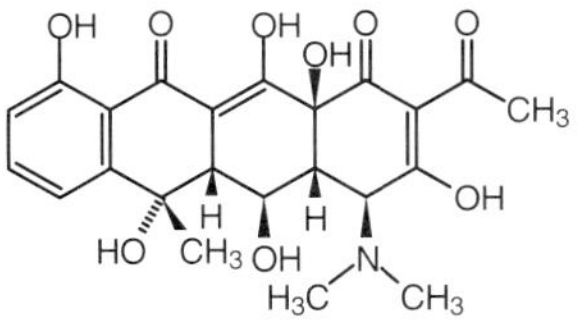

C. 2-Acetyl-2-decarboxamido-oxytetracyclin.

2001, 780

Oxytocin

Oxytocinum

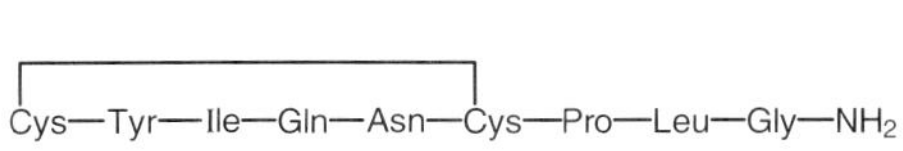

$C_{43}H_{66}N_{12}O_{12}S_2$ M_r 1007

Definition

Oxytocin ist ein synthetisches cyclisches Nonapeptid mit der Struktur des vom Hypophysenhinterlappen produzierten Hormons, das bei empfänglichen Säugetieren die Uteruskontraktion und die Milchabgabe stimuliert. Die Substanz ist in gefriergetrockneter Form als Acetat erhältlich. Die Substanz enthält mindestens 93,0 und höchstens 102,0 Prozent des Peptids $C_{43}H_{66}N_{12}O_{12}S_2$, berechnet auf die wasser- und essigsäurefreie Substanz.

Für die Beschriftung gilt vereinbarungsgemäß: 1 mg Peptid ($C_{43}H_{66}N_{12}O_{12}S_2$) entspricht der biologischen Aktivität von 600 I.E. Oxytocin.

Eigenschaften

Weißes bis fast weißes, hygroskopisches Pulver; sehr leicht löslich in Wasser sowie in verdünnten Lösungen von Essigsäure und von Ethanol.

Prüfung auf Identität

Die unter „Gehaltsbestimmung" erhaltenen Chromatogramme werden ausgewertet. Der Hauptpeak im Chromatogramm der Untersuchungslösung entspricht in bezug auf seine Retentionszeit ungefähr dem Hauptpeak im Chromatogramm der Referenzlösung.

Prüfung auf Reinheit

***p*H-Wert** (2.2.3): 0,200 g Substanz werden in kohlendioxidfreiem Wasser *R* zu 10,0 ml gelöst. Der *p*H-Wert der Lösung muß zwischen 3,0 und 6,0 liegen.

Aminosäuren: Die Prüfung erfolgt mit Hilfe eines Aminosäureanalysators. Das Gerät wird mit Hilfe einer Mischung eingestellt, die äquimolare Mengen Ammoniak, Glycin und folgender L-Aminosäuren

Lysin	Threonin	Alanin	Leucin
Histidin	Serin	Valin	Tyrosin
Arginin	Glutaminsäure	Methionin	Phenylalanin
Aspartinsäure	Prolin	Isoleucin	

sowie die halbe äquimolare Menge an L-Cystin enthält. Zur Validierung der Methode wird ein geeigneter Interner Standard wie DL-Norleucin *R* verwendet.

Untersuchungslösung: 1,0 mg Substanz wird in einer sorgfältig gereinigten Ampulle aus Hartglas von 100 mm Länge und 6 mm innerem Durchmesser mit einem geeigneten Volumen einer 50prozentigen Lösung (*V/V*) von Salzsäure *R* versetzt. Die Ampulle wird in eine Kältemischung von –5 °C getaucht, evakuiert, bis der Druck höchstens 133 Pa beträgt, und zugeschmolzen. Nach 16 h langem Erhitzen bei 110 bis 115 °C wird abgekühlt, die Ampulle geöffnet und der Inhalt mit 5mal je 0,2 ml Wasser *R* in einen 10-ml-Kolben überführt. Anschließend wird unter vermindertem Druck über Kaliumhydroxid *R* zur Trockne eingedampft. Der Rückstand wird in Wasser *R* aufgenommen und unter vermindertem Druck über Kaliumhydroxid *R* zur Trockne eingedampft; dieser Vorgang wird wiederholt. Der Rückstand wird in einer für den Aminosäureanalysator geeigneten Pufferlösung aufgenommen und mit dieser Pufferlösung auf ein geeignetes Volumen verdünnt.

Ein geeignetes Volumen der Untersuchungslösung wird in den Aminosäureanalysator gebracht.

Der Anteil jeder Aminosäure wird in Mol ausgedrückt. Die relativen Verhältnisse der Aminosäuren werden berechnet in der Annahme, daß ein Sechstel der Summe der Mole von Aspartinsäure, Glutaminsäure, Prolin, Glycin, Isoleucin und Leucin gleich 1 ist. Die Werte müssen innerhalb folgender Grenzen liegen: Aspartinsäure 0,95 bis 1,05; Glutaminsäure 0,95 bis 1,05; Prolin 0,95 bis 1,05; Glycin 0,95 bis 1,05; Leucin 0,90 bis 1,10; Isoleucin 0,90 bis 1,10; Tyrosin 0,7 bis 1,05; Halb-Cystin 1,4 bis 2,1. Andere Aminosäuren dürfen höchstens in Spuren vorhanden sein.

Verwandte Peptide: Die Prüfung erfolgt mit Hilfe der Flüssigchromatographie (2.2.29) wie unter „Gehaltsbestimmung" beschrieben.

50 µl Untersuchungslösung werden eingespritzt. Im Chromatogramm darf keine Peakfläche, mit Ausnahme der des Hauptpeaks, größer sein als 1,5 Prozent der Summe der Flächen aller Peaks. Die Summe der Flächen aller Peaks, mit Ausnahme der des Hauptpeaks, darf nicht größer sein als 5 Prozent der Summe der Flächen aller Peaks. Lösungsmittelpeaks und Peaks, deren Fläche kleiner ist als 0,1 Prozent der Fläche des Hauptpeaks, werden nicht berücksichtigt.

Essigsäure (2.5.34): 6,0 bis 10,0 Prozent.

Untersuchungslösung: 15,0 mg Substanz werden in einer Mischung von 5 Volumteilen mobiler Phase B und 95 Volumteilen mobiler Phase A zu 10,0 ml gelöst.

Wasser (2.5.12): Höchstens 5,0 Prozent, mit mindestens 50 mg Substanz nach der Karl-Fischer-Methode bestimmt.

Sterilität (2.6.1): Oxytocin zur Herstellung von Parenteralia, das dabei keinem weiteren geeigneten Sterilisationsverfahren unterworfen wird, muß der Prüfung entsprechen.

Bakterien-Endotoxine (2.6.14): Oxytocin zur Herstellung von Parenteralia, das dabei keinem weiteren geeigneten Verfahren zur Beseitigung von Bakterien-Endotoxinen unterworfen wird, darf höchstens 300 I.E. Bakterien-Endotoxine je Milligramm Oxytocin enthalten.

Gehaltsbestimmung

Die Bestimmung erfolgt mit Hilfe der Flüssigchromatographie (2.2.29).

Untersuchungslösung: Eine Lösung der Substanz in einer Lösung von Natriumdihydrogenphosphat *R* (15,6 g · l^{-1}), die 0,25 mg Oxytocin je Milliliter enthält.

Referenzlösung: Der Inhalt einer Ampulle mit Oxytocin *CRS* wird in einer Lösung von Natriumdihydrogenphosphat *R* (15,6 g · l^{-1}) zu 20,0 ml gelöst.

Lösung zur Bestimmung des Auflösungsvermögens: Der Inhalt einer Ampulle mit Oxytocin/Desmopressin-Mischung zur Eignungsprüfung *CRS* wird in 500 µl einer Lösung von Natriumdihydrogenphosphat *R* (15,6 g · l^{-1}) gelöst.

Die Chromatographie kann durchgeführt werden mit

- einer Säule aus rostfreiem Stahl von 0,12 m Länge und 4,6 mm innerem Durchmesser, gepackt mit octadecylsilyliertem Kieselgel zur Chromatographie *R* (5 µm)
- einer Mischung der mobilen Phasen A und B bei einer Durchflußrate von 1 ml je Minute
  Mobile Phase A: eine Lösung von Natriumdihydrogenphosphat *R* (15,6 g · l^{-1})
  Mobile Phase B: eine Mischung von je 1 Volumteil Acetonitril zur Chromatographie *R* und Wasser *R*

Zeit (min)	Mobile Phase A (% *V/V*)	Mobile Phase B (% *V/V*)	Erläuterungen
0 – 30	70 → 40	30 → 60	linearer Gradient
30 – 30,1	40 → 70	60 → 30	zurück zur Anfangszusammensetzung
30,1 – 45	70	30	Re-Äquilibrierung

- einem Spektrometer als Detektor bei einer Wellenlänge von 220 nm.

Die Säule wird mit einer Mischung von 30 Volumteilen mobiler Phase B und 70 Volumteilen mobiler Phase A äquilibriert.

25 µl Lösung zur Bestimmung des Auflösungsvermögens werden eingespritzt. Werden die Chromatogramme unter den vorgeschriebenen Bedingungen aufgezeichnet, beträgt die Retentionszeit für Oxytocin etwa 7,5 min und für Desmopressin etwa 10 min. Die Bestimmung darf nur ausgewertet werden, wenn die Auflösung zwischen den Peaks von Oxytocin und Desmopressin mindestens 5,0 beträgt.

Je 25 µl Untersuchungslösung und Referenzlösung werden eingespritzt.

Der Gehalt an Oxytocin ($C_{43}H_{66}N_{12}O_{12}S_2$) wird aus den Peakflächen in den Chromatogrammen der Untersuchungslösung und der Referenzlösung und dem angegebenen Gehalt an $C_{43}H_{66}N_{12}O_{12}S_2$ für Oxytocin *CRS* berechnet.

Lagerung

Dicht verschlossen, vor Licht geschützt, zwischen 2 und 8 °C. Falls die Substanz steril ist, in einem Behältnis mit Sicherheitsverschluß.

Beschriftung

Die Beschriftung gibt insbesondere an

- den Gehalt an Oxytocin-Peptid ($C_{43}H_{66}N_{12}O_{12}S_2$)
- falls zutreffend, daß die Substanz steril ist
- falls zutreffend, daß die Substanz frei von Bakterien-Endotoxinen ist.

2000, 779

Oxytocin-Lösung als Bulk

Oxytocini solutio

Definition

Oxytocin-Lösung als Bulk ist eine Lösung eines synthetischen cyclischen Nonapeptids mit der Struktur des vom Hypophysenhinterlappen produzierten Hormons, das bei empfänglichen Säugetieren die Uteruskontraktion und die Milchabgabe stimuliert. Die Zubereitung ist als Lösung erhältlich, die eine in der Beschriftung angegebene Konzentration von mindestens 0,25 mg Oxytocin je Milliliter hat. Das Lösungsmittel kann ein geeignetes Konservierungsmittel enthalten. Die Zubereitung enthält mindestens 95,0 und höchstens 105,0 Prozent des angegebenen Gehalts an Peptid $C_{43}H_{66}N_{12}O_{12}S_2$ je Milliliter[1)].

Eigenschaften

Klare, farblose Flüssigkeit.

Prüfung auf Identität

Die unter „Gehaltsbestimmung" erhaltenen Chromatogramme werden ausgewertet. Der Hauptpeak im Chromatogramm der Untersuchungslösung entspricht in bezug auf seine Retentionszeit dem Hauptpeak im Chromatogramm der Referenzlösung.

Prüfung auf Reinheit

***p*H-Wert** (2.2.3): Der *p*H-Wert der Zubereitung muß zwischen 3,0 und 5,0 liegen.

Aminosäuren: Die Prüfung erfolgt mit Hilfe eines Aminosäureanalysators. Das Gerät wird mit Hilfe einer Mischung eingestellt, die äquimolare Mengen Ammoniak, Glycin und folgender L-Aminosäuren

Lysin	Threonin	Alanin	Leucin
Histidin	Serin	Valin	Tyrosin
Arginin	Glutaminsäure	Methionin	Phenylalanin
Aspartinsäure	Prolin	Isoleucin	

sowie die halbe äquimolare Menge an L-Cystin enthält. Zur Validierung der Methode wird ein geeigneter Interner Standard wie DL-Norleucin *R* verwendet.

Untersuchungslösung: Eine 0,25 mg Peptid entsprechende Menge Zubereitung wird in eine sorgfältig gereinigte Ampulle aus Hartglas von 100 mm Länge und 6 mm innerem Durchmesser gegeben und zur Trockne eingedampft. Ein geeignetes Volumen einer 50 prozentigen Lösung (*V/V*) von Salzsäure *R* wird zugesetzt. Die Ampulle wird in eine Kältemischung von –5°C getaucht, evakuiert, bis der Druck höchstens 133 Pa beträgt, und zugeschmolzen. Nach 16 h langem Erhitzen bei 110 bis 115 °C wird abgekühlt, die Ampulle geöffnet und der Inhalt mit 5mal je 0,2 ml Wasser *R* in einen 10-ml-Kolben überführt. Anschließend wird unter vermindertem Druck über Kaliumhydroxid *R* zur Trockne eingedampft. Der Rückstand wird in Wasser *R* aufgenommen und unter vermindertem Druck über Kaliumhydroxid *R* zur Trockne eingedampft; dieser Vorgang wird wiederholt. Der Rückstand wird in einer für den Aminosäureanalysator geeigneten Pufferlösung aufgenommen und mit dieser Pufferlösung auf ein geeignetes Volumen verdünnt.

Ein geeignetes, genau gemessenes Volumen der Untersuchungslösung wird in den Aminosäureanalysator gebracht. Das Volumen sollte so bemessen sein, daß der Peak der Aminosäure, die in der größten Menge vorhanden ist, den Großteil der Diagrammhöhe einnimmt.

Der Anteil jeder Aminosäure wird in Mol ausgedrückt. Die relativen Verhältnisse der Aminosäuren werden berechnet in der Annahme, daß ein Sechstel der Summe der Mole von Aspartinsäure, Glutaminsäure, Prolin, Glycin, Isoleucin und Leucin gleich 1 ist, berechnet. Die Werte müssen innerhalb folgender Grenzen liegen: Aspartinsäure 0,95 bis 1,05; Glutaminsäure 0,95 bis 1,05; Prolin 0,95 bis 1,05; Glycin 0,95 bis 1,05; Leucin 0,90 bis 1,10; Isoleucin 0,90 bis 1,10; Tyrosin 0,7 bis 1,05; Halb-Cystin 1,4 bis 2,1. Andere Aminosäuren dürfen höchstens in Spuren vorhanden sein.

Verwandte Peptide: Die Prüfung erfolgt mit Hilfe der Flüssigchromatographie (2.2.29) wie unter „Gehaltsbestimmung" beschrieben.

50 µl Untersuchungslösung werden eingespritzt. Im Chromatogramm darf keine Peakfläche, mit Ausnahme der des Hauptpeaks, größer sein als 1,5 Prozent der Summe der Flächen aller Peaks. Die Summe der Flächen aller Peaks, mit Ausnahme der des Hauptpeaks, darf nicht größer sein als 5 Prozent der Summe der Flächen aller Peaks. Lösungsmittelpeaks, Konservierungsmittelpeaks und Peaks, deren Fläche kleiner ist als 0,1 Prozent der Fläche des Hauptpeaks, werden nicht berücksichtigt.

Sterilität (2.6.1): Oxytocin-Lösung als Bulk zur Herstellung von Parenteralia, die dabei keinem weiteren geeigneten Sterilisationsverfahren unterworfen wird, muß der Prüfung entsprechen.

Bakterien-Endotoxine (2.6.14): Oxytocin-Lösung als Bulk zur Herstellung von Parenteralia, die dabei keinem weiteren geeigneten Verfahren zur Beseitigung von Bakterien-Endotoxinen unterworfen wird, darf höchstens 300 I.E. Bakterien-Endotoxine je Milligramm Oxytocin enthalten.

Gehaltsbestimmung

Die Bestimmung erfolgt mit Hilfe der Flüssigchromatographie (2.2.29).

Untersuchungslösung: Die Zubereitung.

Referenzlösung: Der Inhalt einer Ampulle mit Oxytocin *CRS* wird in einer Lösung von Natriumdihydrogenphosphat *R* (15,6 g · l^{-1}) zu 20,0 ml gelöst.

Lösung zur Bestimmung des Auflösungsvermögens: Der Inhalt einer Ampulle mit Oxytocin/Desmopressin-Mischung zur Eignungsprüfung *CRS* wird in 500 µl einer Lösung von Natriumdihydrogenphosphat *R* (15,6 g · l^{-1}) gelöst.

[1)] 1 mg Oxytocin-Peptid ($C_{43}H_{66}N_{12}O_{12}S_2$) entspricht 600 I.E.

Die Chromatographie kann durchgeführt werden mit
- einer Säule aus rostfreiem Stahl von 0,12 m Länge und 4,6 mm innerem Durchmesser, gepackt mit octadecylsilyliertem Kieselgel zur Chromatographie *R* (5 µm)
- einer Mischung der mobilen Phasen A und B bei einer Durchflußrate von 1 ml je Minute
  Mobile Phase A: Eine Lösung von Natriumdihydrogenphosphat *R* (15,6 g · l^{-1})
  Mobile Phase B: Eine Mischung von je 1 Volumteil Acetonitril zur Chromatographie *R* und Wasser *R*

Zeit (min)	Mobile Phase A (% *V/V*)	Mobile Phase B (% *V/V*)	Erläuterungen
0 – 30	70 → 40	30 → 60	linearer Gradient
30 – 30,1	40 → 70	60 → 30	zurück zur Anfangszusammensetzung
30,1 – 45	70	30	Re-Äquilibrierung

- einem Spektrometer als Detektor bei einer Wellenlänge von 220 nm.

Die Säule wird mit einer Mischung von 30 Volumteilen mobiler Phase B und 70 Volumteilen mobiler Phase A äquilibriert.

25 µl Lösung zur Bestimmung des Auflösungsvermögens werden eingespritzt. Werden die Chromatogramme unter den vorgeschriebenen Bedingungen aufgezeichnet, beträgt die Retentionszeit für Oxytocin etwa 7,5 min und für Desmopressin etwa 10 min. Die Bestimmung darf nur ausgewertet werden, wenn die Auflösung zwischen den Peaks von Oxytocin und Desmopressin mindestens 5,0 beträgt.

Je 25 µl Untersuchungslösung und Referenzlösung werden eingespritzt.

Der Gehalt an Oxytocin ($C_{43}H_{66}N_{12}O_{12}S_2$) wird aus den Peakflächen in den Chromatogrammen der Untersuchungslösung und der Referenzlösung und dem angegebenen Gehalt an $C_{43}H_{66}N_{12}O_{12}S_2$ für Oxytocin *CRS* berechnet.

Lagerung

Vor Licht geschützt, zwischen 2 und 8 °C. Falls die Substanz steril ist, in einem Behältnis mit Sicherheitsverschluß.

Beschriftung

Die Beschriftung gibt insbesondere an
- den Gehalt an Oxytocin-Peptid $C_{43}H_{66}N_{12}O_{12}S_2$ in Milligramm je Milliliter
- falls zutreffend, daß die Substanz steril ist
- falls zutreffend, daß die Substanz frei von Bakterien-Endotoxinen ist
- Name jedes verwendeten Konservierungsmittels.

P

2001, 350

Pankreas-Pulver

Pancreatis pulvis

Definition

Pankreas-Pulver wird aus der frischen oder gefrorenen Pankreas von Säugetieren gewonnen. Die Substanz enthält Enzyme mit proteolytischer, lipolytischer und amylolytischer Aktivität.

1 Milligramm Substanz enthält mindestens 1,0 Ph. Eur. E. an proteolytischer Gesamtaktivität, 15 Ph. Eur. E. lipolytischer Aktivität und 12 Ph. Eur. E. amylolytischer Aktivität.

Die Substanz wird unter Bedingungen hergestellt, die eine mikrobielle Kontamination weitgehend ausschließen.

Eigenschaften

Schwach braunes, amorphes Pulver; teilweise löslich in Wasser, praktisch unlöslich in Ethanol und Ether.

Prüfung auf Identität

A. 0,5 g Substanz werden mit 10 ml Wasser *R* verrieben. Nach Zusatz von 0,1 ml Cresolrot-Lösung *R* wird mit Natriumhydroxid-Lösung (0,1 mol · l^{-1}) auf einen *p*H-Wert von 8 eingestellt und die Suspension in 2 gleiche Teile geteilt (Suspension a und Suspension b). Die Suspension a wird zum Sieden erhitzt. Jede der beiden Suspensionen wird mit einigen Stücken Kongorot-Fibrin *R* versetzt und 1 h lang bei 38 bis 40 °C erwärmt. Die Suspension a ist farblos bis schwach rosa, während Suspension b deutlich stärker rot gefärbt ist.

B. 0,25 g Substanz werden mit 10 ml Wasser *R* verrieben. Nach Zusatz von 0,1 ml Cresolrot-Lösung *R* wird mit Natriumhydroxid-Lösung (0,1 mol · l^{-1}) auf einen *p*H-Wert von 8 eingestellt und die Suspension in zwei gleiche Teile geteilt (Suspension a und Suspension b). Die Suspension a wird zum Sieden erhitzt. 0,1 g lösliche Stärke *R* werden in 100 ml siedendem Wasser *R* gelöst. Die Lösung wird 2 min lang gekocht und nach dem Abkühlen mit Wasser *R* zu 150 ml verdünnt. 75 ml der Stärkelösung werden mit Suspension a und die verbleibenden 75 ml mit Suspension b versetzt. Anschließend werden beide Mischungen 5 min lang bei 38 bis 40 °C erwärmt. 1 ml jeder Mischung wird mit 10 ml Iod-Lösung *R* 2 versetzt. Die Mischung mit Suspension a ist intensiv blauviolett gefärbt, während die Mischung mit Suspension b die Farbe der Iod-Lösung aufweist.

Prüfung auf Reinheit

Fettgehalt: 1,0 g Substanz wird in einer Soxhlet-Apparatur 3 h lang mit Petroläther *R* 1 extrahiert. Das Lösungsmittel wird abgedampft und der Rückstand 2 h lang bei 100 bis 105 °C getrocknet. Der Rückstand darf höchstens 50 mg betragen (5,0 Prozent).

Trocknungsverlust (2.2.32): Höchstens 5,0 Prozent, mit 0,50 g Substanz durch 4 h langes Trocknen bei 60 °C unterhalb 670 Pa bestimmt.

Mikrobielle Verunreinigung:
Keimzahl (2.6.12): Höchstens 10^4 koloniebildende, aerobe Einheiten je Gramm Substanz, durch Auszählen auf Agarplatten bestimmt.

Spezifizierte Mikroorganismen (2.6.13): *Escherichia coli* und Salmonellen dürfen nicht vorhanden sein.

Wertbestimmung

Proteolytische Gesamtaktivität: Die proteolytische Gesamtaktivität der Substanz wird bestimmt durch den Vergleich der Menge der mit einer Lösung von Trichloressigsäure *R* (50 g · l^{-1}) nicht fällbaren Proteine, die je Minute aus einer Casein-Lösung als Substrat freigesetzt werden, mit der Menge der Proteine, die aus demselben Substrat unter den gleichen Bedingungen durch Pankreas-Pulver (Protease) *BRS* freigesetzt werden.

Casein-Lösung: Eine 1,25 g getrockneter Substanz entsprechende Menge Casein *BRS* wird in 5 ml Wasser *R* suspendiert. Nach Zusatz von 10 ml Natriumhydroxid-Lösung (0,1 mol · l^{-1}) wird 1 min lang gerührt. (Die Bestimmung des Wassergehalts des Caseins *BRS* erfolgt vor der Untersuchung durch 4 h langes Erhitzen im Vakuum bei 60 °C.) Nach Zugabe von 60 ml Wasser *R* wird mit einem Magnetrührer gerührt, bis die Lösung praktisch klar ist. Nach Einstellen des *p*H-Werts auf 8,0 mit Natriumhydroxid-Lösung (0,1 mol · l^{-1}) oder Salzsäure (0,1 mol · l^{-1}) wird mit Wasser *R* zu 100,0 ml verdünnt. Die Lösung ist am Tag der Herstellung zu verwenden.

Enterokinase-Lösung: 50 mg Enterokinase *BRS* werden in Calciumchlorid-Lösung (0,02 mol · l^{-1}) *R* zu 50,0 ml gelöst. Die Lösung ist am Tag der Herstellung zu verwenden.

Die Untersuchungs- und Referenzsuspension sowie deren Verdünnungen werden bei 0 bis 4 °C hergestellt.

Untersuchungssuspension: 0,100 g Substanz werden 5 min lang unter allmählicher Zugabe von 25 ml Calciumchlorid-Lösung (0,02 mol · l^{-1}) *R* verrieben. Die Suspension wird quantitativ in einen Meßkolben überführt und mit Calciumchlorid-Lösung (0,02 mol · l^{-1}) *R* zu 100,0 ml verdünnt. 10,0 ml dieser Suspension werden mit 10,0 ml Enterokinase-Lösung versetzt und 15 min lang im Wasserbad von 35 ± 0,5 °C erwärmt. Nach dem Abkühlen wird mit einer auf 5 ± 3 °C abgekühlten Borat-

Pufferlösung *p*H 7,5 *R* so verdünnt, daß die Endkonzentration etwa 0,065 Ph. Eur. E. an proteolytischer Gesamtaktivität je Milliliter beträgt, unter Zugrundelegung der angegebenen Aktivität berechnet.

Referenzsuspension: Unter denselben Bedingungen, wie für die Untersuchungssuspension beschrieben, wird eine Suspension von Pankreas-Pulver (Protease) *BRS* ohne Zusatz von Enterokinase-Lösung so hergestellt, daß eine bekannte Endkonzentration von etwa 0,065 Ph. Eur. E. je Milliliter erhalten wird, unter Zugrundlegung der angegebenen Aktivität berechnet.

Eine Reihe von Reagenzgläsern, T, T_b, S_1, S_{1b}, S_2, S_{2b}, S_3 und S_{3b}, jeweils 2 für jede Suspension, wird verwendet. Ein Reagenzglas B wird hinzugefügt.

In die Reagenzgläser wird Borat-Pufferlösung *p*H 7,5 *R* wie folgt zugesetzt:

B:	3,0 ml
S_1 und S_{1b}:	2,0 ml
S_2, S_{2b}, T und T_b:	1,0 ml

Anschließend wird in die Reagenzgläser die Referenzsuspension wie folgt zugesetzt:

S_1 und S_{1b}:	1,0 ml
S_2 und S_{2b}:	2,0 ml
S_3 und S_{3b}:	3,0 ml

In die Reagenzgläser T und T_b werden jeweils 2,0 ml Untersuchungssuspension zugesetzt.

Die Reagenzgläser B, S_{1b}, S_{2b}, S_{3b} und T_b werden mit 5,0 ml einer Lösung von Trichloressigsäure *R* (50 g · l^{-1}) versetzt und geschüttelt.

Die Reagenzgläser und der Kolben mit der Casein-Lösung werden in ein Wasserbad von 35 ± 0,5 °C gebracht, wobei jedes Reagenzglas mit einem Glasstab versehen wird. Nach der Temperaturangleichung werden die Reagenzgläser B, S_{1b}, S_{2b}, S_{3b} und T_b mit jeweils 2,0 ml Casein-Lösung *R* versetzt. Der Inhalt wird gemischt. Zum Zeitpunkt Null werden 2,0 ml Casein-Lösung *R* in das Reagenzglas S_1 zugesetzt und anschließend in 30-s-Intervallen in die Reagenzgläser S_2, S_3 und T, wobei sofort nach der Zugabe gemischt wird.

Jedes der Reagenzgläser S_1, S_2, S_3 und T wird genau 30 min nach Zugabe der Casein-Lösung mit 5,0 ml einer Lösung von Trichloressigsäure *R* (50 g · l^{-1}) versetzt, wobei jedesmal sofort gemischt wird. Die Reagenzgläser werden aus dem Wasserbad entfernt und 20 min lang bei Raumtemperatur stehengelassen.

Der Inhalt jedes der Reagenzgläser wird 2mal durch dasselbe geeignete Filterpapier filtriert, das zuvor mit einer Lösung von Trichloressigsäure *R* (50 g · l^{-1}), anschließend mit Wasser *R* gewaschen und getrocknet wird.

Ein geeignetes Filterpapier muß folgender Prüfung entsprechen: 5 ml einer Lösung von Trichloressigsäure *R* (50 g · l^{-1}) werden durch ein weißes Filterpapier von 7 cm Durchmesser filtriert. Die Absorption (2.2.25) des Filtrats bei 275 nm darf höchstens 0,04 betragen. Als Kompensationsflüssigkeit wird die unfiltrierte Trichloressigsäure-Lösung verwendet.

Eine schematische Darstellung der beschriebenen Vorgänge zeigt die Tabelle.

Die Absorptionen (2.2.25) der Filtrate werden bei 275 nm, unter Verwendung des Filtrats von Reagenzglas B als Kompensationsflüssigkeit, gemessen.

Der Mittelwert der Absorptionen der Filtrate der Reagenzgläser S_1, S_2 und S_3 wird durch Subtraktion des Mittelwerts der Absorptionen der Filtrate der Reagenzgläser S_{1b}, S_{2b} und S_{3b} korrigiert. Ausgehend von den korrigierten Werten und den Volumen der verwendeten Referenzsuspension wird eine Eichkurve aufgestellt. Die Aktivität der Substanz wird durch Auftragen des korrigierten Absorptionswerts der Untersuchungssuspension ($T–T_b$) auf die Eichkurve bestimmt, wobei die verschiedenen Verdünnungsfaktoren zu berücksichtigen sind.

Die Bestimmung darf nur ausgewertet werden, wenn die korrigierten Absorptionen zwischen 0,15 und 0,60 liegen.

Lipolytische Aktivität: Die lipolytische Aktivität der Substanz wird bestimmt durch den Vergleich der Geschwindigkeit, mit der eine Suspension der Substanz eine als Substrat dienende Olivenöl-Emulsion hydrolysiert, mit der Geschwindigkeit, mit der eine Suspension von Pankreas-Pulver (Amylase und Lipase) *BRS* dasselbe Substrat unter denselben Bedingungen hydrolysiert.

Die Prüfung wird unter Stickstoff durchgeführt.

Olivenöl-Stamm-Emulsion: In ein 800-ml-Becherglas von 9 cm innerem Durchmesser werden 40 ml Olivenöl *R*, 330 ml Arabisches-Gummi-Lösung *R* und 30 ml Wasser *R* gegeben. Am Boden des Becherglases wird ein elektrischer Rührer angebracht. Das Becherglas wird in ein Gefäß, das Ethanol 96 % *R* und eine genügende Men-

Reagenzgläser	S_1	S_{1b}	S_2	S_{2b}	S_3	S_{3b}	T	T_b	B
Pufferlösung	2	2	1	1			1	1	3
Referenzsuspension	1	1	2	2	3	3			
Untersuchungssuspension							2	2	
Trichloressigsäure-Lösung		5		5		5		5	5
Mischen		+		+		+		+	+
Wasserbad, 35 °C	+	+	+	+	+	+	+	+	+
Casein-Lösung		2		2		2		2	2
Mischen		+		+		+		+	+
Casein-Lösung	2		2		2		2		
Mischen	+		+		+		+		
Wasserbad 35 °C, 30 min	+	+	+	+	+	+	+	+	+
Trichloressigsäure-Lösung	5		5		5		5		
Mischen	+		+		+		+		
Raumtemperatur, 20 min	+	+	+	+	+	+	+	+	+
Filtrieren	+	+	+	+	+	+	+	+	+

ge Eis als Kühlmischung enthält, gestellt. Mit Hilfe des Rührers wird mit einer mittleren Geschwindigkeit von 1000 bis 2000 U/min emulgiert. Die Mischung wird auf 5 bis 10 °C abgekühlt und die Geschwindigkeit auf 8000 U/min erhöht. Anschließend wird 30 min lang gerührt, wobei die Temperatur durch kontinuierlichen Zusatz von zerstoßenem Eis zur Kühlmischung unterhalb von 25 °C gehalten wird (eine Mischung von Calciumchlorid und zerstoßenem Eis kann gleichermaßen verwendet werden). Die Stamm-Emulsion muß im Kühlschrank aufbewahrt und innerhalb von 14 Tagen verwendet werden. Die Emulsion darf sich nicht in 2 deutlich unterscheidbare Schichten trennen. Bei der Prüfung des Durchmessers der Kügelchen der Emulsion unter dem Mikroskop müssen mindestens 90 Prozent einen Durchmesser von höchstens 3 µm aufweisen, und keines darf größer als 10 µm sein.

Vor der Herstellung der als Substrat dienenden Olivenöl-Emulsion wird kräftig geschüttelt.

Olivenöl-Emulsion: Für 10 Bestimmungen werden folgende Lösungen in der angegebenen Reihenfolge gemischt: 100 ml Stamm-Emulsion, 80 ml Trometamol-Lösung *R* 1, 20 ml frisch hergestellte Lösung von Natriumtaurocholat *BRS* (80 g · l^{-1}) und 95 ml Wasser *R*. Die Emulsion ist am Tag der Herstellung zu verwenden.

Apparatur: Verwendet wird ein etwa 50 ml fassendes Reaktionsgefäß, das versehen ist mit

- einer Vorrichtung, die die Einhaltung einer Temperatur von 37 ± 0,5 °C gewährleistet
- einem Magnetrührer
- einem Deckel mit Öffnungen zum Anbringen der Elektroden, der Bürettenspitze, eines Rohres zum Einleiten von Stickstoff und zum Einbringen der Reagenzien.

Ein automatisches oder manuelles Titrationsgerät kann verwendet werden. Im letzteren Fall muß die Bürette in 0,005 ml geteilt und das *p*H-Meter mit einer weiten Ableseskala und Glas-Kalomelelektrode versehen sein. Nach jeder Bestimmung wird das Reaktionsgefäß durch Absaugen entleert und mehrmals mit Wasser *R* gewaschen, wobei das Waschwasser jeweils durch Absaugen entfernt wird.

Untersuchungssuspension: In einer kleinen, auf 0 bis 4 °C abgekühlten Reibschale wird eine etwa 2500 Ph. Eur. E. lipolytischer Aktivität entsprechende Menge Substanz vorsichtig mit 1 ml gekühlter Maleat-Pufferlösung *p*H 7,0 *R* (Lipase-Lösungsmittel) so verrieben, daß eine sehr feine Suspension entsteht. Die Suspension wird mit kalter Maleat-Pufferlösung *p*H 7,0 *R* verdünnt, quantitativ in einen Meßkolben überführt und mit der kalten Pufferlösung zu 100,0 ml verdünnt.

Der Meßkolben mit der Untersuchungssuspension muß während der Dauer der Bestimmung in einer Eis-Wasser-Mischung gekühlt werden.

Referenzsuspension: Um eine Absorption von Kondenswasser zu vermeiden, sollte die Referenzzubereitung Raumtemperatur erreicht haben, bevor das Gefäß geöffnet wird.

Eine Suspension von Pankreas-Pulver (Amylase und Lipase) *BRS* wird, wie für die Untersuchungssuspension beschrieben, hergestellt unter Verwendung einer etwa 2500 Ph. Eur. E. entsprechenden Menge.

Die Titrationen müssen unmittelbar nach Herstellung der Untersuchungs- und Referenzsuspension durchgeführt werden. 29,5 ml Olivenöl-Emulsion werden in das auf 37 ± 0,5 °C temperierte Reaktionsgefäß gegeben. Das Gefäß wird mit den Elektroden, einem Rührer und der Bürette versehen, deren Spitze in die Olivenöl-Emulsion eintauchen muß.

Der Deckel wird aufgesetzt und die Apparatur eingeschaltet. Durch vorsichtigen Zusatz von Natriumhydroxid-Lösung (0,1 mol · l^{-1}) wird unter Rühren der *p*H-Wert auf 9,2 eingestellt. Unter Verwendung einer schnell auslaufenden Pipette wird ein bekanntes Volumen von etwa 0,5 ml der zuvor homogenisierten Referenzsuspension zugefügt. Die Zeitmessung wird eingeschaltet und durch kontinuierliche Zugabe von Natriumhydroxid-Lösung (0,1 mol · l^{-1}) der *p*H-Wert auf 9,0 gehalten. Nach genau 1 min wird das verbrauchte Volumen an Natriumhydroxid-Lösung (0,1 mol · l^{-1}) notiert. Die Messung wird 4mal wiederholt. Unter Außerachtlassung der ersten Ablesung wird der Mittelwert aus den 4 anderen gebildet (S_1). 2 weitere Bestimmungen werden durchgeführt (S_2 und S_3). Der Mittelwert von S_1, S_2 und S_3 wird errechnet. Das verbrauchte Volumen Natriumhydroxid-Lösung (0,1 mol · l^{-1}) soll im Mittel 0,12 ml je Minute betragen mit Grenzwerten von 0,08 bis 0,16 ml.

Unter denselben Bedingungen werden 3 Bestimmungen mit der Untersuchungssuspension durchgeführt (T_1, T_2 und T_3). Wenn das Volumen an verbrauchter Natriumhydroxid-Lösung (0,1 mol · l^{-1}) außerhalb der Grenzen von 0,08 bis 0,16 ml je Minute liegt, muß die Bestimmung mit einer geeigneteren Menge Untersuchungssuspension, die jedoch zwischen 0,4 und 0,6 ml liegen muß, wiederholt werden. Anderenfalls muß die Substanzmenge den Versuchsbedingungen angepaßt werden. Der Mittelwert von T_1, T_2 und T_3 wird errechnet. Die lipolytische Aktivität der Substanz, ausgedrückt in Ph. Eur. E. je Milligramm, errechnet sich nach der Formel:

$$\frac{n \cdot m_1}{n_1 \cdot m} \cdot A$$

n = mittleres Volumen Natriumhydroxid-Lösung (0,1 mol · l^{-1}), das je Minute bei der Titration der Untersuchungssuspension verbraucht wird
n_1 = mittleres Volumen Natriumhydroxid-Lösung (0,1 mol · l^{-1}), das je Minute bei der Titration der Referenzsuspension verbraucht wird
m = Masse der Substanz in Milligramm
m_1 = Masse der Referenzzubereitung in Milligramm
A = Aktivität von Pankreas-Pulver (Amylase und Lipase) *BRS* in Ph. Eur. E. je Milligramm.

Amylolytische Aktivität: Die amylolytische Aktivität der Substanz wird bestimmt durch den Vergleich der Geschwindigkeit, mit der eine Suspension der Substanz eine als Substrat dienende Stärke-Lösung hydrolysiert, mit der Geschwindigkeit, mit der eine Suspension von Pankreas-Pulver (Amylase und Lipase) *BRS* dasselbe Substrat unter denselben Bedingungen hydrolysiert.

Stärke-Lösung: Eine 2,0 g getrockneter Substanz entsprechende Menge Stärke *BRS*, deren Wassergehalt vor der Bestimmung durch 4 h langes Erhitzen bei 120 °C bestimmt wurde, wird mit 10 ml Wasser *R* versetzt und gemischt. Diese Suspension wird unter ständigem Rühren zu 160 ml siedendem Wasser *R* zugegeben. Das Be-

P

Monographien

hältnis wird mehrere Male mit je 10 ml Wasser *R* gewaschen. Die Waschflüssigkeiten werden der heißen Stärke-Lösung zugesetzt. Die Lösung wird unter ständigem Rühren zum Sieden erhitzt, anschließend auf Raumtemperatur abgekühlt und mit Wasser *R* zu 200 ml verdünnt. Die Lösung muß am Tag der Herstellung verwendet werden.

Untersuchungssuspension: Eine etwa 1500 Ph. Eur. E. amylolytischer Aktivität entsprechende Menge Substanz wird 15 min lang mit 60 ml Phosphat-Pufferlösung *p*H 6,8 *R* 1 verrieben. Die Mischung wird quantitativ in einen Meßkolben überführt und mit Phosphat-Pufferlösung *p*H 6,8 *R* 1 zu 100,0 ml verdünnt.

Referenzsuspension: Unter Verwendung einer etwa 1500 Ph. Eur. E. entsprechenden Menge von Pankreas-Pulver (Amylase und Lipase) *BRS* wird, wie für die Untersuchungssuspension beschrieben, eine Suspension hergestellt.

In ein Reagenzglas mit Schliffstopfen von 200 mm Länge und 22 mm innerem Durchmesser werden 25,0 ml Stärke-Lösung, die als Substrat dienen, 10,0 ml Phosphat-Pufferlösung *p*H 6,8 *R* 1 und 1,0 ml einer Lösung von Natriumchlorid *R* ($11{,}7\ g \cdot l^{-1}$) gegeben. Das Reagenzglas wird verschlossen, geschüttelt und anschließend in ein Wasserbad von 25,0 ± 0,1 °C gestellt. Nach Temperaturangleichung wird 1,0 ml der Untersuchungssuspension hinzugefügt und die Zeitmessung eingeschaltet. Nach dem Mischen wird das Reagenzglas in das Wasserbad gestellt. Nach genau 10 min werden 2 ml Salzsäure ($1\ mol \cdot l^{-1}$) hinzugefügt. Anschließend wird die Mischung quantitativ in einen 300-ml-Erlenmeyerkolben mit Schliffstopfen überführt. Unter fortdauerndem Umschütteln werden 10,0 ml Iod-Lösung ($0{,}05\ mol \cdot l^{-1}$) und unmittelbar danach 45 ml Natriumhydroxid-Lösung ($0{,}1\ mol \cdot l^{-1}$) zugesetzt. Die Mischung wird 15 min lang im Dunkeln bei einer Temperatur zwischen 15 und 25 °C stehengelassen. Nach Zusatz von 4 ml einer Mischung von 4 Volumteilen Wasser *R* und 1 Volumteil Schwefelsäure *R* wird der Iodüberschuß mit Natriumthiosulfat-Lösung ($0{,}1\ mol \cdot l^{-1}$) unter Verwendung einer Mikrobürette titriert. Ein Blindversuch wird durchgeführt, wobei die 2 ml Salzsäure ($1\ mol \cdot l^{-1}$) vor der Zugabe der Untersuchungssuspension zugefügt werden. Die Titration der Referenzsuspension wird in derselben Weise durchgeführt.

Die amylolytische Aktivität, ausgedrückt in Ph. Eur. E. je Milligramm, errechnet sich nach der Formel:

$$\frac{(n' - n)m_1}{(n'_1 - n_1)m} \cdot A$$

n = Anzahl verbrauchter Milliliter Natriumthiosulfat-Lösung ($0{,}1\ mol \cdot l^{-1}$) bei der Titration der Untersuchungssuspension

n_1 = Anzahl verbrauchter Milliliter Natriumthiosulfat-Lösung ($0{,}1\ mol \cdot l^{-1}$) bei der Titration der Referenzsuspension

n' = Anzahl verbrauchter Milliliter Natriumthiosulfat-Lösung ($0{,}1\ mol \cdot l^{-1}$) beim Blindversuch mit der Untersuchungssuspension

n'_1 = Anzahl verbrauchter Milliliter Natriumthiosulfat-Lösung ($0{,}1\ mol \cdot l^{-1}$) beim Blindversuch mit der Referenzsuspension

m = Masse der Substanz in Milligramm

m_1 = Masse der Referenzzubereitung in Milligramm

A = Aktivität von Pankreas-Pulver (Amylase und Lipase) *BRS* in Ph. Eur. E. je Milligramm.

Lagerung

Dicht verschlossen, unterhalb von 15 °C.

1999, 794

Panleukopenie-Impfstoff (inaktiviert) für Katzen

Vaccinum panleucopeniae infectivae felinae inactivatum

Definition

Panleukopenie-Impfstoff (inaktiviert) für Katzen ist eine flüssige oder gefriergetrocknete Zubereitung des Panleukopenie-Virus der Katze oder des Parvovirus des Hundes, das mit einer geeigneten Methode inaktiviert wurde.

Herstellung

Entsprechend **Impfstoffe für Tiere (Vaccina ad usum veterinarium)**. Das Virus wird in geeigneten Zellkulturen (5.2.4) gezüchtet. Das Virus wird geerntet und kann gereinigt und konzentriert werden.

Die Prüfung auf Inaktivierung wird mit einer mindestens 100 Impfstoffdosen entsprechenden Menge des inaktivierten Virus mit einer validierten Methode wie der folgenden durchgeführt: Die inaktivierte Ernte wird in geeignete, noch nicht vollständig geschlossene Zellrasen (nicht konfluierende Zellen) überimpft und 8 Tage lang bebrütet. Eine Subkultur wird unter Verwendung von mit Trypsin behandelten Zellen angelegt. Nach weiteren 8 Tagen Bebrütung sind die Kulturen mit einem Immunfluoreszenztest auf noch vorhandenes vermehrungsfähiges Parvovirus zu prüfen. Der Immunfluoreszenztest kann durch einen Hämagglutinationstest oder andere geeignete Prüfungen am Überstand der Zellkulturen ergänzt werden. Vermehrungsfähiges Virus darf nicht nachweisbar sein.

Der Impfstoff kann ein geeignetes Adjuvans enthalten und gefriergetrocknet sein.

Auswahl der Impfstoffzusammensetzung

Die Unschädlichkeit (5.2.6) und Immunogenität (5.2.7) des Impfstoffs für Katzen muß nachgewiesen werden. Die folgende Prüfung kann dem Nachweis der Immunogenität dienen.

Immunogenität: 10 empfängliche Katzen im Alter von 8 bis 12 Wochen werden verwendet. Jeder Katze wird eine

Blutprobe entnommen, die einzeln auf Antikörper gegen Panleukopenie-Virus der Katze und Parvovirus des Hundes untersucht wird, um ihre Empfänglichkeit festzustellen. 5 Katzen werden entsprechend dem empfohlenen Impfschema geimpft. 8 Tage und 4 Tage vor der Belastung werden Zählungen der Leukozyten durchgeführt, der Mittelwert der beiden Zählungen dient als Ausgangswert. 20 bis 22 Tage nach der letzten Impfung wird jede Katze durch intraperitoneale Injektion mit einer Suspension von pathogenem Panleukopenie-Virus der Katze belastet. Die Katzen werden 14 Tage lang beobachtet. Zählungen der Leukozyten werden am 4., 6., 8. und 10. Tag nach der Belastung durchgeführt. Die Prüfung ist nur gültig, wenn alle 5 Kontrolltiere mindestens bei einer Untersuchung eine Verringerung der Leukozytenzahl um mindestens 75 Prozent des ursprünglichen Werts zeigen; diese Tiere können an Panleukopenie verenden. Der Impfstoff entspricht der Prüfung, wenn die 5 geimpften Katzen bei bester Gesundheit bleiben und keine Anzeichen von Leukopenie aufweisen, das heißt die Verringerung der Leukozytenzahl beträgt in allen 4 Zählungen höchstens 50 Prozent des Ausgangswerts.

Prüfung der Charge

Bestimmung der Wirksamkeit der Charge: Falls eine befriedigende Korrelation mit der Prüfung auf Immunogenität nachgewiesen wurde, kann zur Routineprüfung der Chargen an Stelle der unter A und B in der „Bestimmung der Wirksamkeit" beschriebenen Methoden eine Bestimmung verwendet werden, die auf dem Nachweis von hämagglutinationshemmenden Antikörpern bei Meerschweinchen beruht.

Prüfung auf Identität

Nach Injektion regt der Impfstoff in Tieren die Bildung von Antikörpern gegen das im Impfstoff vorhandene Parvovirus an.

Prüfung auf Reinheit

Unschädlichkeit: 2 Katzen im für die Impfung empfohlenen Mindestalter, die keine Antikörper gegen das Panleukopenie-Virus der Katze oder das Parvovirus des Hundes haben, wird die 2fache Impfstoffdosis nach einer der in der Beschriftung empfohlenen Arten der Anwendung injiziert. Die Tiere werden 14 Tage lang beobachtet. Die Katzen müssen bei guter Gesundheit bleiben. Anomale lokale oder systemische Reaktionen dürfen nicht auftreten.

Sterilität: Der Impfstoff muß der Prüfung „Sterilität" der Monographie **Impfstoffe für Tiere** entsprechen.

Bestimmung der Wirksamkeit

Die Bestimmung erfolgt nach Methode A oder B.

A. 4 Katzen im Alter von 8 bis 12 Wochen werden verwendet. Jeder Katze wird eine Blutprobe entnommen, die einzeln auf Antikörper gegen Panleukopenie-Virus der Katze und Parvovirus des Hundes untersucht wird, um ihre Empfänglichkeit festzustellen. 2 Katzen werden jeweils mit einer Impfstoffdosis nach einer der in der Beschriftung empfohlenen Arten der Anwendung geimpft. Nach 21 Tagen wird jeder Katze eine Blutprobe entnommen und das Serum von jeder Probe abgetrennt. Jedes Serum wird durch 30 min langes Erhitzen bei 56 °C inaktiviert. 1 Volumteil jedes Serums wird mit 9 Volumteilen einer Suspension von leichtem Kaolin *R* (200 g · l^{-1}) in natriumchloridhaltiger Phosphat-Pufferlösung *p*H 7,4 *R* versetzt. Jede Mischung wird 20 min lang geschüttelt. Nach Zentrifugieren wird die überstehende Flüssigkeit entnommen und mit dem gleichen Volumteil einer konzentrierten Suspension von Erythrozyten vom Schwein gemischt. Die Mischung wird 60 min lang bei 4 °C stehengelassen und zentrifugiert. Die Verdünnung des erhaltenen Serums beträgt 1:10. Unter Verwendung jedes Serums wird eine Verdünnungsreihe mit Faktor 2 hergestellt. Zu 0,025 ml jeder dieser Verdünnungen werden 0,025 ml einer Suspension von Antigen des Parvovirus des Hundes oder des Panleukopenie-Virus der Katze, die 4 hämagglutinierende Einheiten (HAE) enthalten, gegeben. Die Mischungen werden 30 min lang bei 37 °C stehengelassen, mit 0,05 ml einer Suspension von Erythrozyten vom Schwein, die 30×10^6 Zellen je Milliliter enthält, versetzt und 90 min lang bei 4 °C stehengelassen. Die letzte Serumverdünnung, die die Hämagglutination noch vollständig hemmt, wird notiert.

Der Impfstoff entspricht der Bestimmung, wenn die beiden geimpften Katzen Antikörpertiter von mindestens 1:20 aufweisen. Die Bestimmung darf nur ausgewertet werden, wenn beide Kontrolltiere seronegativ geblieben sind.

B. 2 Katzen im Alter von 8 bis 12 Wochen, die Antikörpertiter unter 4 ND_{50} (50 Prozent neutralisierende Dosis) je 0,1 ml Serum haben, werden nach einem der in der Beschriftung angegebenen Impfschemata geimpft. Der Antikörpertiter wird bestimmt, indem 14 Tage nach der Impfung das Serum jedes Tieres wie folgt untersucht wird: Das Serum wird 30 min lang bei 56 °C erhitzt, und Verdünnungsreihen werden mit Hilfe eines für Katzenzellen geeigneten Nährmediums hergestellt. Jeder Verdünnung wird der gleiche Volumteil einer Virussuspension zugesetzt, der eine solche Menge Virus enthält, daß bei Überimpfung des Volumteils der für das Gehaltsbestimmungssystem geeigneten Serum-Virus-Mischung in Zellkulturen jede Kultur etwa 10^4 $ZKID_{50}$ erhält. Die Mischungen werden 1 h lang bei 37 °C bebrütet, dann wird ein geeigneter Volumteil jeder Mischung auf 4 Katzenzellkulturen überimpft. Die Zellkulturen werden 7 Tage lang bei 37 °C bebrütet, eine Subkultur wird angelegt und weitere 7 Tage lang bebrütet. Die Kulturen werden auf Anzeichen spezifischer zytopathischer Effekte untersucht, und der Antikörpertiter wird berechnet.

Der Impfstoff entspricht der Bestimmung, wenn der durchschnittliche Titer mindestens 32 ND_{50} je 0,1 ml Serum beträgt. Wenn bei einer Katze keine Reaktion erfolgt, wird die Bestimmung mit 2 weiteren Katzen wiederholt und das Ergebnis als Mittelwert der Titer berechnet, die bei allen 3 Katzen, bei denen eine Reaktion aufgetreten ist, erhalten wurden.

Lagerung

Entsprechend **Impfstoffe für Tiere**.

Beschriftung

Entsprechend **Impfstoffe für Tiere**.

1999, 251

Panleukopenie-Lebend-Impfstoff für Katzen

Vaccinum panleucopeniae infectivae felinae vivum

Definition

Panleukopenie-Lebend-Impfstoff für Katzen ist eine Zubereitung eines geeigneten Stamms des Panleukopenie-Virus der Katze.

Herstellung

Entsprechend **Impfstoffe für Tiere (Vaccina ad usum veterinarium)**. Das Virus wird in geeigneten Zellkulturen (5.2.4) vermehrt. Die Virussuspension wird geerntet, kann gereinigt und konzentriert sein und wird mit einer geeigneten Stabilisator-Lösung gemischt. Der Impfstoff kann gefriergetrocknet sein.

Auswahl der Impfstoffzusammensetzung

Für die Herstellung des Impfstoffs darf nur ein Virusstamm benutzt werden, der sich als zufriedenstellend im Hinblick auf Unschädlichkeit (einschließlich der Unschädlichkeit für trächtige Katzen, wenn für diese die Anwendung nicht kontraindiziert ist oder wenn das Virus über die Fäzes ausgeschieden wird), Stabilität der Virulenz-Attenuierung und Immunogenität erwiesen hat. Die folgenden Bestimmungen können verwendet werden, um die Unschädlichkeit (5.2.6) und die Immunogenität (5.2.7) nachzuweisen.

Unschädlichkeit: Jede Prüfung wird mit jeder empfohlenen Art der Anwendung durchgeführt.

5 Katzen im für die Impfung empfohlenen Mindestalter, die frei von spezifischen hämagglutinationshemmenden Antikörpern gegen das Panleukopenie-Virus der Katze sind, werden verwendet. 8 Tage und 4 Tage vor der Impfung werden im peripheren Blut Zählungen der Leukozyten durchgeführt, der Mittelwert der beiden Zählungen dient als Ausgangswert. Jeder Katze wird mit einer der empfohlenen Arten der Anwendung die mindestens 10fache Virusmenge des höchsten Virustiters und auf dem niedrigsten Niveau der Attenuierung der Impfstoffcharge injiziert. Die Tiere werden 21 Tage lang beobachtet. Die Zahl der Leukozyten wird am 4., 6., 8. und 10. Tag nach der Injektion bestimmt. Der Virusstamm entspricht der Prüfung, wenn:

- die Katzen bei guter Gesundheit bleiben
- keine anomalen lokalen oder systemischen Reaktionen auftreten
- für jede Katze und jede Zählung die Leukozytenzahl mindestens 50 Prozent des Ausgangswerts beträgt.

Stabilität der Virusattenuierung: 2 Katzen im für die Impfung empfohlenen Mindestalter, die frei von spezifischen hämagglutinationshemmenden Antikörpern gegen das Panleukopenie-Virus der Katze sind, werden verwendet. Jeder Katze wird mit einer der empfohlenen Arten der Anwendung die Impfvirusmenge verabreicht, die eine optimale Re-Isolation des Virus für nachfolgende Passagen erlaubt. Vom 2. bis 10. Tag nach der Verabreichung des Virus werden die Fäzes der Katzen gesammelt und auf das Vorhandensein von Virus untersucht. Fäzes, die Virus enthalten, werden vereint. Je 1 ml einer Suspension dieser vereinten Fäzes werden oronasal 2 weiteren Katzen gleichen Alters und gleicher Empfänglichkeit verabreicht. Dieser Prüfungsgang wird weitere 4 Male wiederholt. Nach jeder dieser Passagen muß auf Viruspräsenz geprüft werden. Wird dabei kein Virus gefunden, ist die Prüfung in einer zweiten Serie von Kulturpassagen zu wiederholen. Der Virusstamm entspricht der Prüfung, wenn in der zweiten Serie von Kulturpassagen kein Virus mehr nachweisbar ist und wenn

- keine Katze stirbt oder Anzeichen einer Schädigung, die auf den Impfstoff zurückzuführen sind, zeigt
- keine Anzeichen für einen Anstieg der Virulenz im Vergleich zum Ausgangsvirus erkennbar sind.

Dabei sind die Zahl der weißen Blutkörperchen, die Ergebnisse der histologischen Untersuchung des Thymus und der Titer des ausgeschiedenen Virus besonders zu berücksichtigen.

Immunogenität: Die unter „Bestimmung der Wirksamkeit" beschriebene Prüfung ist für den Nachweis der Immunogenität geeignet.

Prüfung der Charge

Sofern die Bestimmung der Wirksamkeit mit befriedigendem Ergebnis an einer repräsentativen Charge des Impfstoffs durchgeführt wurde, kann diese Prüfung als Routineprüfung für weitere Chargen aus demselben Saatgut entfallen, wenn die zuständige Behörde dem zustimmt.

Prüfung auf Identität

Das Impfstoffvirus wird in einer empfänglichen Zellinie in einem für Fluoreszenz-Antikörper- oder Immunperoxidase-Prüfungen geeigneten Substrat vermehrt. Geeignete Kontrollprüfungen werden durchgeführt. Ein Anteil der Zellen wird mit einem für das Panleukopenie-Virus der Katze spezifischen monoklonalen Antikörper und ein Anteil der Zellen mit einem für das Parvovirus des Hundes spezifischen monoklonalen Antikörper geprüft. Das Panleukopenie-Virus der Katze muß nachweisbar sein, das Parvovirus des Hundes darf jedoch in den mit dem Impfstoff inokulierten Zellen nicht nachweisbar sein.

Prüfung auf Reinheit

Unschädlichkeit: 2 Katzen im für die Impfung empfohlenen Mindestalter, die keine Antikörper gegen das Panleukopenie-Virus der Katze aufweisen, wird jeweils die 10fache Impfstoffdosis in einer der empfohlenen Arten der Anwendung verabreicht. Die Tiere werden 14 Tage lang beobachtet. Die Katzen müssen bei guter Gesundheit bleiben. Anomale lokale oder systemische Reaktionen dürfen nicht auftreten.

Fremdviren: Der Impfstoff wird mit einem geeigneten monospezifischen Antiserum gegen das Panleukopenie-Virus der Katze neutralisiert und in geeignete Zellkulturen inokuliert. Mindestens eine Passage wird angelegt. Die Kulturen werden 14 Tage lang bebrütet und auf zytopathische Effekte sowie auf hämadsorbierende Agenzien untersucht. Anzeichen für das Vorhandensein von Fremdviren dürfen sich nicht zeigen.

Bakterien und Pilze: Der Impfstoff, falls erforderlich rekonstituiert, muß der Prüfung „Sterilität" der Monographie **Impfstoffe für Tiere** entsprechen.

Mykoplasmen (2.6.7): Der Impfstoff muß der Prüfung entsprechen.

Virustiter: Der Impfstoff, falls erforderlich rekonstituiert, wird auf geeigneten Zellkulturen titriert. Eine Impfstoffdosis muß mindestens die Virusmenge enthalten, die der in der Beschriftung als Mindesttiter angegebenen entspricht.

Bestimmung der Wirksamkeit

10 empfängliche Katzen im Alter von 8 bis 12 Wochen werden verwendet. Jedem Tier wird eine Blutprobe entnommen und einzeln auf Antikörper gegen das Panleukopenie-Virus der Katze untersucht, um ihre Empfänglichkeit festzustellen. 5 Katzen werden dem empfohlenen Impfschema entsprechend geimpft. 8 und 4 Tage vor der Belastung werden Zählungen der Leukozyten durchgeführt. Der Mittelwert aus den beiden Zählungen dient als Ausgangswert. 20 bis 22 Tage nach der letzten Impfung wird jede Katze durch intraperitoneale Injektion mit einer Suspension von pathogenem Panleukopenie-Virus der Katze belastet. Die Katzen werden 14 Tage lang beobachtet. Zählungen der Leukozyten werden am 4., 6., 8. und 10. Tag nach der Belastung durchgeführt. Die Prüfung ist nur gültig, wenn alle 5 Kontrolltiere mindestens bei einer Untersuchung eine Verringerung der Leukozytenzahl um mindestens 75 Prozent des ursprünglichen Werts zeigen; diese Tiere können an Panleukopenie verenden. Der Impfstoff entspricht der Prüfung, wenn die 5 geimpften Katzen bei bester Gesundheit bleiben und keine Anzeichen von Leukopenie aufweisen; das heißt die Verringerung der Leukozytenzahl beträgt in allen 4 Zählungen höchstens 50 Prozent des Ausgangswerts.

Lagerung

Entsprechend **Impfstoffe für Tiere**.

Beschriftung

Entsprechend **Impfstoffe für Tiere**.

Die Beschriftung gibt insbesondere an

– daß der Impfstoff nicht bei trächtigen Katzen verwendet werden sollte (außer er hat sich unter diesen Voraussetzungen als sicher erwiesen).

Dieser Text enthält für die englisch- und/oder französischsprachige 4. Ausgabe 2002 vorgesehene Berichtigungen.

2001, 102

Papaverinhydrochlorid

Papaverini hydrochloridum

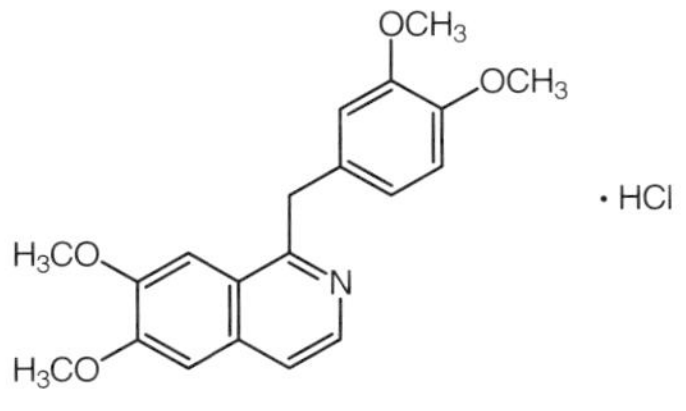

$C_{20}H_{22}ClNO_4$ M_r 375,9

Definition

Papaverinhydrochlorid enthält mindestens 99,0 und höchstens 101,0 Prozent 1-(3,4-Dimethoxybenzyl)-6,7-dimethoxyisochinolin-hydrochlorid, berechnet auf die getrocknete Substanz.

Eigenschaften

Weißes bis fast weißes, kristallines Pulver oder weiße bis fast weiße Kristalle; wenig löslich in Wasser, schwer löslich in Ethanol.

Prüfung auf Identität

A. 25 mg Substanz werden in Salzsäure (0,01 mol · l^{-1}) zu 100,0 ml gelöst. 5,0 ml Lösung werden mit Salzsäure (0,01 mol · l^{-1}) zu 250,0 ml verdünnt. Diese Lösung, zwischen 230 und 270 nm gemessen, zeigt ein Absorptionsmaximum (2.2.25) bei 250 nm. Die spezifische Absorption, im Maximum gemessen, liegt zwischen 1590 und 1670. 10,0 ml der ersten Lösung werden mit Salzsäure (0,01 mol · l^{-1}) zu 100,0 ml verdünnt. Diese Lösung, zwischen 270 und 350 nm gemessen, zeigt Absorptionsmaxima, bei 280 bis 290 nm und bei 303 bis 313 nm. Die spezifischen Absorptionen, in den beiden Maxima gemessen, liegen zwischen 140 und 200 beziehungsweise 200 und 250.

B. 10 ml Prüflösung (siehe „Prüfung auf Reinheit") werden tropfenweise mit Ammoniak-Lösung *R* versetzt und einige Zeit lang stehengelassen. Der mit Wasser gewaschene und anschließend getrocknete Niederschlag schmilzt (2.2.14) zwischen 146 und 149 °C.

C. Etwa 10 mg Substanz werden mit 3 ml Acetanhydrid *R* versetzt. Nach vorsichtigem Zufügen von 0,15 ml Schwefelsäure *R* wird 3 bis 4 min lang im Wasserbad erhitzt. Es tritt eine Gelbfärbung mit grüner Fluoreszenz auf.

D. Die Substanz gibt die Identitätsreaktion a auf Chlorid (2.3.1).

Prüfung auf Reinheit

Prüflösung: 0,4 g Substanz werden, falls erforderlich unter Erwärmen, in kohlendioxidfreiem Wasser *R* zu 20 ml gelöst.

Aussehen der Lösung: Die Prüflösung muß klar (2.2.1) und darf nicht stärker gefärbt sein als die Farbvergleichslösung GG_6 (2.2.2, Methode II).

***p*H-Wert** (2.2.3): Der *p*H-Wert der Prüflösung muß zwischen 3,0 und 4,0 liegen.

Fremde Alkaloide: Die Prüfung erfolgt mit Hilfe der Dünnschichtchromatographie (2.2.27) unter Verwendung einer DC-Platte mit Kieselgel GF_{254} *R*.

Untersuchungslösung: 0,5 g Substanz werden in Chloroform *R* zu 10 ml gelöst.

Referenzlösung: 50 mg Codein *R* werden in Chloroform *R* zu 100 ml gelöst.

Auf die Platte werden 10 µl jeder Lösung aufgetragen. Die Chromatographie erfolgt mit einer Mischung von 10 Volumteilen Diethylamin *R*, 20 Volumteilen Ethylacetat *R* und 70 Volumteilen Toluol *R* über eine Laufstrecke von 15 cm. Die Platte wird so lange unter Erwärmen getrocknet, bis das Diethylamin verdunstet ist. Die Auswertung erfolgt im ultravioletten Licht bei 254 nm. Kein im Chromatogramm der Untersuchungslösung auftretender Nebenfleck darf größer oder intensiver sein als der Fleck im Chromatogramm der Referenzlösung (1,0 Prozent). Ein Fleck am Startpunkt wird nicht berücksichtigt.

Verhalten gegen Schwefelsäure: Werden 50 mg Substanz mit 5 ml Schwefelsäure *R* versetzt, darf nach 15 min die Lösung nicht stärker gefärbt sein als die Farbvergleichslösung R_4 oder G_4 (2.2.2, Methode I).

Trocknungsverlust (2.2.32): Höchstens 1,0 Prozent, mit 1,000 g Substanz durch Trocknen im Trockenschrank bei 100 bis 105 °C bestimmt.

Sulfatasche (2.4.14): Höchstens 0,1 Prozent, mit dem unter „Trocknungsverlust" erhaltenen Rückstand bestimmt.

Gehaltsbestimmung

0,300 g Substanz, in einer Mischung von 5,0 ml Salzsäure (0,01 mol · l^{-1}) und 50 ml Ethanol 96 % *R* gelöst, werden mit Natriumhydroxid-Lösung (0,1 mol · l^{-1}) titriert. Das zwischen den beiden mit Hilfe der Potentiometrie (2.2.20) bestimmten Wendepunkten zugesetzte Volumen wird abgelesen.

1 ml Natriumhydroxid-Lösung (0,1 mol · l^{-1}) entspricht 37,59 mg $C_{20}H_{22}ClNO_4$.

1998, 49

Paracetamol

Paracetamolum

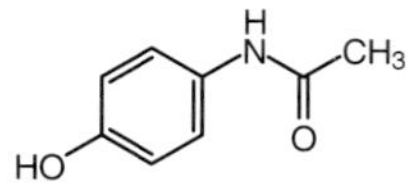

$C_8H_9NO_2$ M_r 151,2

Definition

Paracetamol enthält mindestens 99,0 und höchstens 101,0 Prozent *N*-(4-Hydroxyphenyl)acetamid, berechnet auf die getrocknete Substanz.

Eigenschaften

Weißes, kristallines Pulver; wenig löslich in Wasser, leicht löslich in Ethanol, sehr schwer löslich in Dichlormethan und Ether.

Prüfung auf Identität

1: A, C.
2: A, B, D, E.

A. Schmelztemperatur (2.2.14): 168 bis 172 °C.

B. 50 mg Substanz werden in Methanol *R* zu 100,0 ml gelöst. 1,0 ml Lösung wird mit 0,5 ml Salzsäure (0,1 mol · l^{-1}) versetzt und mit Methanol *R* zu 100,0 ml verdünnt. Die Lösung wird vor direkter Lichteinwirkung geschützt und die Absorption (2.2.25) sofort im Absorptionsmaximum bei 249 nm gemessen. Die spezifische Absorption, im Maximum gemessen, liegt zwischen 860 und 980.

C. Die Prüfung erfolgt mit Hilfe der IR-Spektroskopie (2.2.24) durch Vergleich des Spektrums der Substanz mit dem von Paracetamol *CRS*. Die Prüfung erfolgt mit Hilfe von Preßlingen.

D. 0,1 g Substanz werden 3 min lang mit 1 ml Salzsäure *R* zum Sieden erhitzt. Nach Zusatz von 10 ml Wasser *R* wird abgekühlt. Dabei darf kein Niederschlag entstehen. Nach Zugabe von 0,05 ml Kaliumdichromat-Lösung (0,0167 mol · l^{-1}) entsteht eine Violettfärbung, die nicht nach Rot umschlägt.

E. Die Substanz gibt die Identitätsreaktion auf Acetyl (2.3.1), wobei über der offenen Flamme erhitzt werden muß.

Prüfung auf Reinheit

Verwandte Substanzen: Die Prüfung erfolgt mit Hilfe der Dünnschichtchromatographie (2.2.27) unter Verwendung einer Schicht von Kieselgel HF_{254} *R*.

Untersuchungslösung a: In einem 15-ml-Zentrifugenbehältnis aus Glas oder Polytetrafluorethylen mit eingeschliffenem Stopfen wird 1,0 g fein pulverisierte Substanz mit 5,0 ml peroxidfreiem Ether *R* versetzt. 30 min lang wird mechanisch geschüttelt und anschließend etwa

15 min lang zentrifugiert oder bis eine klare, überstehende Flüssigkeit erhalten ist.

Untersuchungslösung b: 0,10 g Substanz werden in Methanol *R* zu 4,0 ml gelöst.

Referenzlösung a: 50 mg Chloracetanilid *R* werden in Methanol *R* zu 10,0 ml gelöst. 2,0 ml Lösung werden mit Methanol *R* zu 100 ml verdünnt.

Referenzlösung b: 5,0 ml Referenzlösung a werden mit Methanol *R* zu 8,0 ml verdünnt.

Referenzlösung c: 0,25 g Chloracetanilid *R* und 0,1 g Substanz werden in Methanol *R* zu 100 ml gelöst.

Auf die Platte werden 200 µl Untersuchungslösung a und je 20 µl Referenzlösung a, Untersuchungslösung b, Referenzlösung b und Referenzlösung c aufgetragen. Die Chromatographie erfolgt sofort ohne Kammersättigung mit einer Mischung von 10 Volumteilen Methanol *R*, 40 Volumteilen Trichlorethan *R* und 50 Volumteilen Diisopropylether *R* über eine Laufstrecke von 10 cm. Nach dem Trocknenlassen an der Luft wird die Platte im ultravioletten Licht bei 254 nm ausgewertet. Ein dem Chloracetanilid entsprechender, mit Untersuchungslösung a erhaltener Fleck darf nicht größer oder intensiver sein als der mit Referenzlösung a erhaltene Fleck (0,005 Prozent). Andere mit Untersuchungslösung b erhaltene Nebenflecke dürfen nicht größer oder intensiver sein als der mit Referenzlösung b erhaltene Fleck (0,25 Prozent). Die Prüfung darf nur ausgewertet werden, wenn das Chromatogramm der Referenzlösung c deutlich voneinander getrennt 2 Flecke zeigt.

4-Aminophenol: 0,50 g Substanz werden in einer Mischung von gleichen Volumteilen Methanol *R* und Wasser *R* zu 10,0 ml gelöst. Nach Zusatz von 0,2 ml einer frisch hergestellten Lösung, die Natriumpentacyanonitrosylferrat *R* ($10 g \cdot l^{-1}$) und wasserfreies Natriumcarbonat *R* ($10 g \cdot l^{-1}$) enthält, wird gemischt und 30 min lang stehengelassen. Die Lösung darf nicht stärker blau gefärbt sein als folgende, gleichzeitig unter gleichen Bedingungen hergestellte Referenzlösung: 0,50 g 4-aminophenolfreies Paracetamol *R* werden in einer Mischung von gleichen Volumteilen Methanol *R* und Wasser *R* gelöst. Die Lösung wird mit 0,5 ml einer Lösung von 4-Aminophenol *R* ($0{,}05 g \cdot l^{-1}$) in einer Mischung von gleichen Volumteilen Methanol *R* und Wasser *R* versetzt und mit dem gleichen Lösungsmittelgemisch zu 10,0 ml verdünnt (50 ppm).

Schwermetalle (2.4.8): 1,0 g Substanz wird in einer Mischung von 15 Volumteilen Wasser *R* und 85 Volumteilen Aceton *R* zu 20 ml gelöst. 12 ml Lösung müssen der Grenzprüfung B auf Schwermetalle entsprechen (20 ppm). Die Referenzlösung wird mit der Blei-Lösung (1 ppm Pb) hergestellt, die durch Verdünnen der Blei-Lösung (100 ppm Pb) *R* mit der Mischung von Aceton *R* und Wasser *R* erhalten wird.

Trocknungsverlust (2.2.32): Höchstens 0,5 Prozent, mit 1,000 g Substanz durch Trocknen im Trockenschrank bei 100 bis 105 °C bestimmt.

Sulfatasche (2.4.14): Höchstens 0,1 Prozent, mit 1,0 g Substanz bestimmt.

Gehaltsbestimmung

0,300 g Substanz werden 1 h lang mit einer Mischung von 10 ml Wasser *R* und 30 ml verdünnter Schwefelsäure *R* zum Rückfluß erhitzt. Nach dem Abkühlen wird mit Wasser *R* zu 100,0 ml verdünnt. 20,0 ml dieser Lösung werden mit 40 ml Wasser *R*, 40 g Eis, 15 ml verdünnter Salzsäure *R* und 0,1 ml Ferroin-Lösung *R* versetzt und mit Ammoniumcer(IV)-sulfat-Lösung ($0{,}1 mol \cdot l^{-1}$) bis zum Farbumschlag nach Gelb titriert. Ein Blindversuch wird durchgeführt.

1 ml Ammoniumcer(IV)-sulfat-Lösung ($0{,}1 mol \cdot l^{-1}$) entspricht 7,56 mg $C_8H_9NO_2$.

Lagerung

Gut verschlossen, vor Licht geschützt.

2001, 239

Dickflüssiges Paraffin

Paraffinum liquidum

Definition

Dickflüssiges Paraffin ist ein gereinigtes Gemisch flüssiger, gesättigter Kohlenwasserstoffe aus Erdöl.

Eigenschaften

Farblose, klare, ölige, am Tageslicht nicht fluoreszierende Flüssigkeit; praktisch unlöslich in Wasser, schwer löslich in Ethanol, mischbar mit Kohlenwasserstoffen.

Prüfung auf Identität

1: A, C.
2: B, C.

A. Die Prüfung erfolgt mit Hilfe der IR-Spektroskopie (2.2.24) durch Vergleich des Spektrums der Substanz mit dem Hartparaffin-Referenzspektrum der Ph. Eur.

B. In einem Reagenzglas wird 1 ml Substanz mit 1 ml Natriumhydroxid-Lösung ($0{,}1 mol \cdot l^{-1}$) unter andauerndem Schütteln etwa 30 s lang vorsichtig zum Sieden erhitzt. Beim Abkühlen auf Raumtemperatur entstehen 2 Phasen. Wird die wäßrige Phase mit 0,1 ml Phenolphthalein-Lösung *R* versetzt, entsteht eine Rotfärbung.

C. Die Substanz entspricht der Prüfung „Viskosität" (siehe „Prüfung auf Reinheit").

Prüfung auf Reinheit

Sauer oder alkalisch reagierende Substanzen: 10 ml Substanz werden mit 20 ml siedendem Wasser *R* versetzt und 1 min lang kräftig geschüttelt. Die wäßrige Schicht wird abgetrennt und filtriert. 10 ml Filtrat werden mit

0,1 ml Phenolphthalein-Lösung *R* versetzt. Die Lösung muß farblos sein. Bis zum Umschlag nach Rosa dürfen höchstens 0,1 ml Natriumhydroxid-Lösung ($0,1 mol \cdot l^{-1}$) verbraucht werden.

Relative Dichte (2.2.5): 0,827 bis 0,890.

Viskosität (2.2.9): 110 bis 230 mPa · s.

Aromatische, polycyclische Kohlenwasserstoffe: *Reagenzien zur Spektroskopie sind zu verwenden.*

25,0 ml Substanz und 25 ml Hexan *R* (Hexan *R* wird vor der Verwendung durch 2maliges Ausschütteln mit einem Fünftel seines Volumens an Dimethylsulfoxid *R* gewaschen) werden in einen 125-ml-Scheidetrichter, dessen Schliffteile (Stopfen, Hahn) nicht eingefettet sind, gegeben. Die Mischung wird mit 5,0 ml Dimethylsulfoxid *R* versetzt, 1 min lang kräftig geschüttelt und bis zur Bildung von 2 klaren Phasen stehengelassen. Die untere Phase wird in einen zweiten Scheidetrichter überführt. Nach Zusatz von 2 ml Hexan *R* und kräftigem Schütteln wird bis zur Bildung von 2 klaren Phasen stehengelassen. Die Absorption (2.2.25) der unteren Phase wird zwischen 260 und 420 nm gemessen, wobei die klare untere Phase, die durch kräftiges, 1 min langes Ausschütteln von 5,0 ml Dimethylsulfoxid *R* mit 25 ml Hexan *R* erhalten wurde, als Kompensationsflüssigkeit verwendet wird. Als Referenzlösung dient eine Lösung von Naphthalin *R* ($7,0 mg \cdot l^{-1}$) in Trimethylpentan *R*. Die Absorption dieser Lösung wird im Maximum bei 275 nm gegen Trimethylpentan *R* als Kompensationsflüssigkeit gemessen. Bei keiner Wellenlänge zwischen 260 und 420 nm darf die Absorption der Untersuchungslösung größer als ein Drittel der Absorption der Referenzlösung bei 275 nm sein.

Verhalten gegen Schwefelsäure: Ein Reagenzglas von etwa 125 mm Länge und etwa 18 mm innerem Durchmesser mit 2 Graduierungsmarken bei 5 und 10 ml und Schliffstopfen wird mit Chromschwefelsäure *R* gewaschen, mit Wasser *R* ausgespült und getrocknet. In dieses Reagenzglas werden 5 ml Substanz, dann 5 ml nitratfreie Schwefelsäure *R* (mit 95,0 bis 95,5 Prozent (*m/m*) H_2SO_4) gebracht. Das Reagenzglas wird verschlossen und in der Längsachse so kräftig wie möglich 5 s lang geschüttelt. Das geöffnete Reagenzglas wird sofort in ein Wasserbad gestellt, wobei ein Berühren des Bodens und der Wände des Wasserbads mit dem Reagenzglas zu vermeiden ist. 10 min lang wird erhitzt, wobei nach 2, 4, 6 und 8 min das Reagenzglas aus dem Wasserbad herausgenommen und in der Längsachse 5 s lang so kräftig wie möglich geschüttelt wird. Nach dem 10 min langen Erhitzen wird das Reagenzglas aus dem Wasserbad herausgenommen, 10 min lang stehengelassen und 5 min lang bei 2000 *g* zentrifugiert. 4 ml der oberen Phase werden in ein sauberes Reagenzglas überführt. Die Lösung darf nicht stärker gefärbt sein (2.2.2, Methode I) als 4 ml einer Mischung von 0,6 ml Farbreferenzlösung B und 9,4 ml einer Lösung von Salzsäure *R* ($10 g \cdot l^{-1}$). Die untere Phase darf nicht stärker gefärbt sein (2.2.2, Methode I) als eine Mischung von 0,5 ml Stammlösung Blau, 1,5 ml Stammlösung Rot, 3,0 ml Stammlösung Gelb und 2 ml einer Lösung von Salzsäure *R* ($10 g \cdot l^{-1}$).

Feste Paraffine: Eine geeignete Menge Substanz wird 2 h lang bei 100 °C getrocknet und im Exsikkator über Schwefelsäure *R* erkalten gelassen. Die Substanz wird in ein Reagenzglas von etwa 25 mm innerem Durchmesser gebracht. Dieses wird verschlossen und in eine Eis-Wasser-Mischung getaucht. Nach 4 h muß die Substanz noch so durchsichtig sein, daß ein auf weißes Papier aufgetragener, 0,5 mm breiter, schwarzer Strich in der Durchsicht deutlich erkennbar ist. Das Papier ist unmittelbar vertikal hinter das Reagenzglas zu halten.

Lagerung

Vor Licht geschützt.

2001, 240

Dünnflüssiges Paraffin

Paraffinum perliquidum

Definition

Dünnflüssiges Paraffin ist ein gereinigtes Gemisch flüssiger, gesättigter Kohlenwasserstoffe.

Eigenschaften

Die Substanz zeigt die in der Monographie **Dickflüssiges Paraffin (Paraffinum liquidum)** beschriebenen Eigenschaften.

Prüfung auf Identität

1: A, C.
2: B, C.

A. Die Prüfung erfolgt mit Hilfe der IR-Spektroskopie (2.2.24) durch Vergleich des Spektrums der Substanz mit dem Hartparaffin-Referenzspektrum der Ph. Eur.

B. In einem Reagenzglas wird 1 ml Substanz mit 1 ml Natriumhydroxid-Lösung ($0,1 mol \cdot l^{-1}$) unter andauerndem Schütteln etwa 30 s lang vorsichtig zum Sieden erhitzt. Beim Abkühlen auf Raumtemperatur entstehen 2 Phasen. Wird die wäßrige Phase mit 0,1 ml Phenolphthalein-Lösung *R* versetzt, entsteht eine Rotfärbung.

C. Die Substanz entspricht der Prüfung „Viskosität" (siehe „Prüfung auf Reinheit").

Prüfung auf Reinheit

Die Substanz muß der in der Monographie **Dickflüssiges Paraffin** beschriebenen „Prüfung auf Reinheit" mit folgenden Änderungen entsprechen:

Relative Dichte (2.2.5): 0,810 bis 0,875.

Viskosität (2.2.9): 25 bis 80 mPa · s.

Lagerung

Vor Licht geschützt.

1998, 1176

Parainfluenza-Virus-Lebend-Impfstoff (gefriergetrocknet) für Rinder

Vaccinum parainfluenzae viri bovini vivum cryodesiccatum

Definition

Parainfluenza-Virus-Lebend-Impfstoff (gefriergetrocknet) für Rinder ist eine Zubereitung aus einem geeigneten Stamm des bovinen Parainfluenza-Virus Typ 3.

Herstellung

Entsprechend **Impfstoffe für Tiere (Vaccina ad usum veterinarium)**. Der Virusstamm wird in geeigneten Zellkulturen gezüchtet (5.2.4). Die Virussuspension wird geerntet, mit einer geeigneten Stabilisatorlösung gemischt und gefriergetrocknet.

Saatvirus

Nur ein Virusstamm, der nachweislich den Prüfungen „Reversion zur Virulenz", „Unschädlichkeit" und „Immunogenität" entspricht, darf zur Impfstoffherstellung verwendet werden. Die folgenden Prüfungen können zum Nachweis der Unschädlichkeit (5.2.6) und der Wirksamkeit (5.2.7) des Impfstoffs verwendet werden:

Reversion zur Virulenz: 2 empfänglichen Kälbern, die keine Antikörper gegen das bovine Parainfluenza-3-Virus besitzen, wird intranasal eine Menge des Impfvirus verabreicht, die eine möglichst gute Reisolation des Virus für weitere Kulturpassagen (wie nachstehend angegeben) gewährleistet. Vom 3. bis zum 7. Tag nach der intranasalen Virusinokulation wird täglich bei den Kälbern ein Nasenabstrich genommen. Das Abstrichmaterial wird in höchstens 5 ml eines geeigneten Nährmediums aufgenommen. Mit diesen Suspensionen werden zum Nachweis des Virus Zellkulturen beimpft. 2 weiteren Kälbern gleichen Alters und gleicher Empfänglichkeit wird je etwa 1 ml der Suspension verabreicht, die nach Titrieren in Zellkulturen den höchsten Virustiter besitzt. Dieser Vorgang wird wiederholt, bis 5 Passagen mit Kälbern durchgeführt sind. Kein Kalb darf klinische Symptome entwickeln, die man dem Impfvirus zuschreiben könnte. Hinweise auf einen Anstieg der Virulenz im Vergleich zum ursprünglichen Impfvirus dürfen nicht erkennbar sein; bei der Beurteilung der Prüfung muß die im Nasenabstrich gefundene Viruskonzentration berücksichtigt werden.

Unschädlichkeit: Die Prüfung erfolgt mit jeder der vorgesehenen Arten der Anwendung und mit Kälbern im für die Impfung empfohlenen Mindestalter; die Tiere dürfen keine Antikörper gegen das bovine Parainfluenza-3-Virus besitzen; nur in begründeten Fällen dürfen Tiere mit sehr niedrigem Antikörpertiter verwendet werden. 5 Kälber erhalten die Virusmenge, die mindestens dem 10fachen des maximalen Virustiters der Impfstoffcharge entspricht. Die Tiere werden 21 Tage lang beobachtet. Die Rektaltemperatur der Tiere wird am Tag vor der Impfung, am Tag der Impfung und an den darauf folgenden 4 Tagen gemessen. Bei den Tieren dürfen weder anomale Temperaturschwankungen noch anomale lokale oder systemische Reaktionen auftreten.

Immunogenität: Die „Bestimmung der Wirksamkeit" ist geeignet, die Immunogenität des Virusstamms nachzuweisen.

Prüfung am Endprodukt

War das Ergebnis der „Bestimmung der Wirksamkeit" einer repräsentativen Impfstoffcharge zufriedenstellend, kann diese Bestimmung mit Zustimmung der zuständigen Behörde als Routinebestimmung für jede Charge aus demselben Virussaatgut entfallen.

Prüfung auf Identität

Die Prüfung wird mit monospezifischem Immunserum in geeigneten Zellkulturen mit Hilfe der Immunfluoreszenzmethode durchgeführt.

Prüfung auf Reinheit

Unschädlichkeit: Die Prüfung erfolgt mit einer der vorgesehenen Arten der Anwendung an 2 Kälbern im für die Impfung empfohlenen Mindestalter; die Tiere dürfen keine Antikörper gegen das bovine Parainfluenza-3-Virus besitzen; nur in begründeten Fällen dürfen Tiere mit sehr niedrigem Antikörpertiter verwendet werden. Jedes Kalb erhält 10 Dosen des rekonstituierten Impfstoffs. Die Tiere werden 21 Tage lang beobachtet. Anomale lokale oder systemische Reaktionen dürfen nicht auftreten.

Fremde Viren: Das Impfvirus wird mit monospezifischem Immunserum gegen das bovine Parainfluenza-3-Virus neutralisiert. Zellkulturen, die für pathogene bovine Viren geeignet sind, werden mit dieser Mischung beimpft. Die Kultur wird 14 Tage lang bebrütet, und während dieser Zeit wird mindestens eine Passage durchgeführt. Ein zytopathischer Effekt darf nicht auftreten, die Zellen dürfen keinen Hinweis auf das Vorhandensein hämadsorbierender Agenzien zeigen. Ein für Pestiviren spezifischer Test wird durchgeführt.

Verunreinigungen durch Bakterien und Pilze: Der Impfstoff muß der Prüfung „Sterilität" der Monographie **Impfstoffe für Tiere** entsprechen.

Mykoplasmen (2.6.7): Der Impfstoff muß der Prüfung entsprechen.

Viruskonzentration: Die Viruskonzentration des Impfstoffs wird in empfänglichen Zellkulturen bestimmt. Je Impfstoffdosis darf nicht weniger Virus enthalten sein, als dem auf der Beschriftung angegebenen Mindesttiter entspricht.

Bestimmung der Wirksamkeit

Mindestens 10 Kälber im für die Impfung empfohlenen Mindestalter, die keine Antikörper gegen das bovine Parainfluenza-3-Virus besitzen, werden verwendet; Kälber mit niedrigem Titer gegen das bovine Parainfluenza-3-Virus können dann in die Prüfung einbezogen werden, wenn nachgewiesen ist, daß verläßliche Ergebnisse erzielt werden können. Vor der Impfung, 7 und 14 Tage nach der Impfung und kurz vor der Belastungsinfektion werden Serumproben von den Kälbern genommen. Mindestens 5 Kälber werden nach der vorgesehenen Art der Anwendung geimpft. 5 Kälber dienen als Kontrolltiere. Nach 21 Tagen Beobachtung werden alle Tiere über den Respirationstrakt mit einer geeigneten Menge einer niedrigen Passage eines virulenten Stamms des bovinen Parainfluenza-3-Virus infiziert. Nach der Belastungsinfektion werden alle klinischen Symptome der Tiere 14 Tage lang überwacht, insbesondere respiratorische Symptome und die Virusausscheidung (durch Nasenabstrich oder Tracheobronchiallavage).

Der Impfstoff entspricht der Bestimmung, wenn bei den geimpften Kälbern im Vergleich zu den Kontrolltieren

- der durchschnittliche Virustiter und die durchschnittliche Dauer der Virusausscheidung signifikant niedriger sind und
- für systemische und lokale (falls das für die Belastungsinfektion verwendete Virus solche Symptome verursacht) Symptome eine deutliche Abschwächung feststellbar ist.

Die Bestimmung darf nur ausgewertet werden, wenn über die Untersuchungen auf Antikörper gegen das bovine Parainfluenza-3-Virus im Serum der Tiere eine interkurrente Virusinfektion während der Prüfungsphase ausgeschlossen ist und wenn mindestens 3 der 5 Kontrolltiere im Nasenabstrich oder in der Tracheobronchiallavage eine Virusausscheidung entwickeln.

Lagerung

Entsprechend **Impfstoffe für Tiere**.

Beschriftung

Entsprechend **Impfstoffe für Tiere**.

Dieser Text wurde in der deutschsprachigen Ausgabe der Ph. Eur. – Nachtrag 2000 schon in dieser Fassung veröffentlicht.

2001, 1252

Parnaparin-Natrium

Parnaparinum natricum

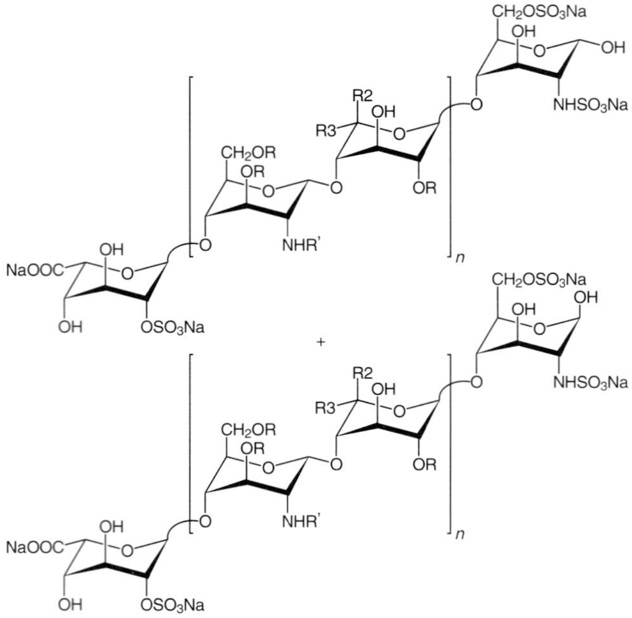

n = 1 bis 21, R = H oder SO_3Na, R' = SO_3Na oder $COCH_3$
R2 = H und R3 = COONa oder R2 = COONa und R3 = H

Definition

Parnaparin-Natrium ist das Natriumsalz eines niedermolekularen Heparins, das durch radikalkatalysierte Depolymerisierung von Heparin aus der Intestinalschleimhaut von Rindern oder Schweinen mit Wasserstoffperoxid und Kupfersalzen gewonnen wird. Der Hauptteil der Komponenten hat eine 2-*O*-Sulfo-α-L-idopyranosuronsäure-Struktur am nicht reduzierenden Ende und eine 2-*N*,6-*O*-Disulfo-D-glucosamin-Struktur am reduzierenden Ende ihrer Kette.

Parnaparin-Natrium muß der Monographie ***Niedermolekulare Heparine (Heparina massae molecularis minoris)*** *entsprechen mit folgenden Änderungen und Ergänzungen:*

Die mittlere relative Molekülmasse liegt im Bereich von 4000 bis 6000, wobei der charakteristische Wert etwa 5000 beträgt. Der Grad der Sulfatierung je Disaccharid-Einheit beträgt 2,0 bis 2,6.

Die Aktivität beträgt mindestens 75 und höchstens 110 I.E. Anti-Faktor-Xa-Aktivität je Milligramm, berechnet auf die getrocknete Substanz. Das Verhältnis der Anti-Faktor-Xa-Aktivität zur Anti-Faktor-IIa-Aktivität liegt zwischen 1,5 und 3,0.

Herstellung

Parnaparin-Natrium wird durch Depolymerisierung von Heparin gewonnen, das aus Schweine- oder Rindergewebe extrahiert und durch ein geeignetes Verfahren gereinigt wird.

Falls zutreffend muß die Substanz der Monographie **Produkte mit dem Risiko der Übertragung von Erregern der spongiformen Enzephalopathie tierischen Ursprungs (Producta cum possibili transmissione vectorium enkephalopathiarum spongiformium animalium)** entsprechen.

Die Tiere, von denen die Substanz gewonnen wird, müssen den lebensmittelrechtlichen, von der zuständigen Behörde überwachten Gesundheitsanforderungen an Tiere, die für den menschlichen Verzehr bestimmt sind, entsprechen.

Prüfung auf Identität

Die „Prüfung auf Identität, C" der Monographie **Niedermolekulare Heparine** wird durchgeführt, wobei die Substanz folgender Forderung entsprechen muß:

Die mittlere relative Molekülmasse liegt im Bereich von 4000 bis 6000. Der Gehalt an Ketten mit einer relativen Molekülmasse kleiner als 3000 beträgt höchstens 30 Prozent (*m/m*), und der Gehalt an Ketten mit einer relativen Molekülmasse zwischen 3000 und 8000 liegt im Bereich von 50 bis 60 Prozent (*m/m*).

Prüfung auf Reinheit

Aussehen der Lösung: 1,5 g Substanz werden in 10 ml Wasser *R* gelöst. Die Lösung muß klar (2.2.1) und darf nicht stärker gefärbt sein als die Farbvergleichslösung G_5 (2.2.2, Methode II).

Kupfer: Höchstens 10 ppm, mit Hilfe der Atomabsorptionsspektroskopie (2.2.23, Methode I) bestimmt und auf die getrocknete Substanz berechnet.

2000, 1459

Passionsblumenkraut

Passiflorae herba

Definition

Passionsblumenkraut besteht aus den getrockneten, zerkleinerten oder geschnittenen, oberirdischen Teilen von *Passiflora incarnata* L. Blüten und Früchte können vorhanden sein. Die Droge enthält mindestens 1,5 Prozent Flavonoide, berechnet als Vitexin ($C_{21}H_{20}O_{10}$; M_r 432,4) und bezogen auf die getrocknete Droge.

Eigenschaften

Die Droge weist die unter „Prüfung auf Identität, A und B" beschriebenen makroskopischen und mikroskopischen Merkmale auf.

Prüfung auf Identität

A. Der grüne bis grünlichgraue oder bräunliche Stengel ist verholzt, hohl, längsgestreift, kahl oder nur sehr schwach behaart; sein Durchmesser beträgt gewöhnlich weniger als 8 mm. Die grünen oder grünlichbraunen Blätter sind gegenständig, fein gezähnt und behaart, ausgeprägt in 3 spitz zulaufende Lappen geteilt, wobei der Mittellappen am größten ist. Der Mittelnerv tritt an der Blattunterseite viel stärker hervor. Der Blattstiel ist behaart und trägt nahe der Blattspreite 2 dunkelgefärbte Nektarien. Die zahlreichen, sehr feinen, glatten und runden Ranken wachsen aus den Blattachseln und enden in zylindrischen Spiralen. Vorhandene Blüten sind radiär, zeigen 3 Nebenblätter und eine Blumenkrone, die aus 5 weißen, länglichen Kronblättern mit einigen Reihen fadenförmiger, blattartiger Anhängsel besteht. Vorhandene Früchte sind grünlich bis bräunlich, flach und eiförmig; sie enthalten zahlreiche flache, braungelbe Samen mit Punkten auf der Oberfläche.

B. Die Droge wird pulverisiert (355). Das Pulver ist hellgrün. Die Prüfung erfolgt unter dem Mikroskop, wobei Chloralhydrat-Lösung *R* verwendet wird. Das Pulver zeigt Bruchstücke der Blattepidermis mit welligen Wänden und anomocytischen Spaltöffnungen (2.8.3); zahlreiche Calciumoxalatdrusen einzeln oder in einer Linie entlang der Blattnerven angeordnet; viele einzelne oder in Gruppen vorliegende Fasern aus dem Stengel, gemeinsam mit getüpfelten Gefäßen und Tracheiden; einreihige, gerade oder schwach gebogene Haare mit 1 bis 3 dünnwandigen Zellen; sie enden in einer Spitze, die gelegentlich zu einem Haken gebogen ist; wenn Blüten vorhanden sind, auch papillöse Zellen der Epidermen der Kronblätter und der Anhängsel; Pollenkörner mit netzartiger Exine; wenn reife Früchte vorhanden sind, verstreut braune Gerbstoffzellen und bräunlichgelbe, punktierte Bruchstükke der Samenschale.

C. Die bei der Prüfung „Andere *Passiflora*-Arten" (siehe „Prüfung auf Reinheit") erhaltenen Chromatogramme werden ausgewertet. Das Chromatogramm der Untersuchungslösung zeigt unterhalb der Rutosid-Zone im Chromatogramm der Referenzlösung eine intensiv gelb fluoreszierende Zone und darüber eine grün fluoreszierende Zone (Diglycosylflavone), unterhalb der Hyperosid-Zone im Chromatogramm der Referenzlösung eine gelb fluoreszierende Zone (Isoorientin) und darüber eine grün fluoreszierende Zone (Isovitexin), über der Hyperosid-Zone im Chromatogramm der Referenzlösung eine bräunlichgelb fluoreszierende Zone (Orientin) und über dieser eine grün fluoreszierende Zone (Vitexin). Die letztgenannten 2 Zonen können fehlen, weitere Zonen können vorhanden sein.

Prüfung auf Reinheit

Fremde Bestandteile (2.8.2): Die Droge muß der Prüfung entsprechen.

Andere *Passiflora*-Arten: Die Prüfung erfolgt mit Hilfe der Dünnschichtchromatographie (2.2.27) unter Verwendung einer DC-Platte mit Kieselgel *R*.

P

Monographien

Untersuchungslösung: 1,0 g pulverisierte Droge (355) wird mit 5 ml Methanol *R* versetzt. Die Mischung wird 10 min lang unter Rückflußkühlung zum Sieden erhitzt und nach dem Erkalten filtriert.

Referenzlösung: 2,0 mg Rutosid *R* und 2,0 mg Hyperosid *R* werden in 10 ml Methanol *R* gelöst.

Auf die Platte werden 10 µl jeder Lösung bandförmig aufgetragen. Die Chromatographie erfolgt mit einer Mischung von 10 Volumteilen wasserfreier Ameisensäure *R*, 10 Volumteilen Wasser *R*, 30 Volumteilen Ethylmethylketon *R* und 50 Volumteilen Ethylacetat *R* über eine Laufstrecke von 15 cm. Die Platte wird an der Luft trocknen gelassen, mit einer Lösung von Diphenylboryloxyethylamin *R* ($10\ g \cdot l^{-1}$) in Methanol *R* und anschließend mit einer Lösung von Macrogol 400 *R* ($50\ g \cdot l^{-1}$) in Methanol *R* besprüht. Nach 30 min langem Trocknenlassen an der Luft wird die Platte im ultravioletten Licht bei 365 nm ausgewertet. Das Chromatogramm der Referenzlösung zeigt im unteren Drittel die gelblichbraun fluoreszierende Zone des Rutosids und im mittleren Drittel die gelblichbraun fluoreszierende Zone des Hyperosids.

Das Chromatogramm der Untersuchungslösung darf zwischen der Zone der Diglycosylflavone und der des Isoorientins keine intensive, grünlichgelb oder orangegelb fluoreszierende Zone zeigen (*P. coerulea* und *P. edulis*).

Asche (2.4.16): Höchstens 13,0 Prozent.

Trocknungsverlust (2.2.32): Höchstens 10,0 Prozent, mit 1,000 g pulverisierter Droge (355) durch 2 h langes Trocknen im Trockenschrank bei 100 bis 105 °C bestimmt.

Gehaltsbestimmung

Stammlösung: In einem 100-ml-Rundkolben werden 0,200 g pulverisierte Droge (250) mit 40 ml Ethanol 60 % *R* versetzt und 30 min lang unter häufigem Schütteln im Wasserbad von 60 °C unter Rückflußkühlung erhitzt. Nach dem Erkalten wird die Mischung durch einen Wattebausch in einen 100-ml-Kolben filtriert. Der verwendete Wattebausch wird zum Rückstand im Rundkolben gegeben, 40 ml Ethanol 60 % *R* werden zugesetzt, und 10 min lang wird nochmals im Wasserbad von 60 °C unter Rückflußkühlung erhitzt. Nach dem Erkalten werden die Mischung und das erste Filtrat aus dem 100-ml-Kolben durch ein Papierfilter in einen 100-ml-Meßkolben filtriert. Mit Ethanol 60 % *R*, das zuvor zum Nachspülen von Kolben, Rundkolben und Filter dient, wird aufgefüllt.

Untersuchungslösung: 5,0 ml Stammlösung werden in einem Kolben bei vermindertem Druck zur Trockne eingedampft. Der Rückstand wird mit 10 ml einer Mischung von 10 Volumteilen Methanol *R* und 100 Volumteilen Essigsäure 98 % *R* aufgenommen. Nach Zusatz von 10 ml einer Lösung, die Borsäure *R* ($25\ g \cdot l^{-1}$) und Oxalsäure *R* ($20\ g \cdot l^{-1}$) in wasserfreier Ameisensäure *R* enthält, wird mit wasserfreier Essigsäure *R* zu 25,0 ml verdünnt.

Kompensationsflüssigkeit: In einem zweiten Kolben werden 5,0 ml Stammlösung unter vermindertem Druck zur Trockne eingedampft. Der Rückstand wird mit 10 ml einer Mischung von 10 Volumteilen Methanol *R* und 100 Volumteilen Essigsäure 98 % *R* aufgenommen. Nach Zusatz von 10 ml wasserfreier Ameisensäure *R* wird mit wasserfreier Essigsäure *R* zu 25,0 ml verdünnt.

Die Absorption (2.2.25) der Untersuchungslösung wird nach 30 min bei 401 nm gegen die Kompensationsflüssigkeit gemessen.

Der Prozentgehalt an Flavonoiden, berechnet als Vitexin, errechnet sich nach folgender Formel

$$\frac{A \cdot 0{,}8}{m}$$

wobei eine spezifische Absorption von $A_{1\,cm}^{1\,\%} = 628$ für Vitexin zugrunde gelegt wird.

A = gemessene Absorption der Untersuchungslösung bei 401 nm

m = Einwaage der Droge in Gramm.

Lagerung

Gut verschlossen, vor Licht geschützt.

2000, 1460

Pefloxacinmesilat-Dihydrat

Pefloxacini mesilas dihydricus

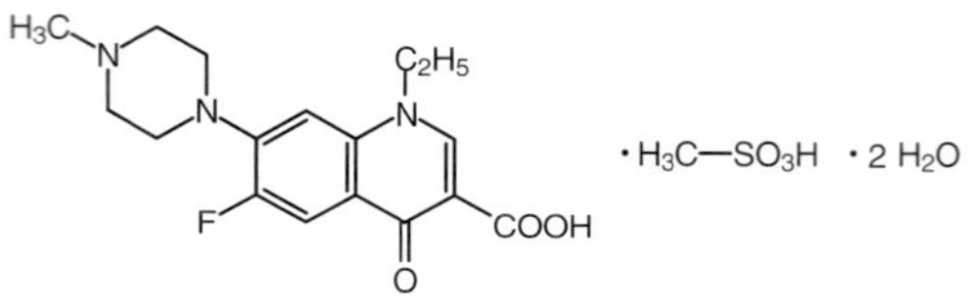

$C_{18}H_{24}FN_3O_6S \cdot 2\ H_2O$ M_r 465,5

Definition

Pefloxacinmesilat-Dihydrat enthält mindestens 98,5 und höchstens 101,5 Prozent 1-Ethyl-6-fluor-7-(4-methylpiperazin-1-yl)-4-oxo-1,4-dihydrochinolin-3-carbonsäure-methansulfonat, berechnet auf die wasserfreie Substanz.

Eigenschaften

Feines, weißes bis fast weißes Pulver; leicht löslich in Wasser, schwer löslich in Ethanol, sehr schwer löslich in Dichlormethan.

Prüfung auf Identität

A. 0,1 g Substanz und 0,1 g Pefloxacinmesilat-Dihydrat *CRS* werden getrennt in 10 ml Wasser *R* gelöst. Nach Zusatz von 5 ml Natriumhydroxid-Lösung ($1\ mol \cdot l^{-1}$) wird der *p*H-Wert der Lösungen mit Phosphorsäure 85 % *R* auf 7,4 ± 0,1 eingestellt und 2mal mit je 30 ml Dichlormethan *R* ausgeschüttelt. Die organischen Phasen werden vereinigt und über wasserfreiem Natriumsulfat *R* getrocknet. Nach dem Eindampfen der Lösungen zur Trockne werden mit den Rückständen Spektren aufgenommen. Die Prüfung erfolgt mit Hilfe der IR-Spektroskopie (2.2.24) durch Vergleich der erhaltenen Spektren. Die Prüfung erfolgt mit Hilfe von Preßlingen unter Verwendung von Kaliumbromid *R*.

B. Die Prüfung erfolgt mit Hilfe der Dünnschichtchromatographie (2.2.27) unter Verwendung einer DC-Platte mit Kieselgel *R*.

Untersuchungslösung: 40 mg Substanz werden in Wasser *R* zu 1 ml gelöst.

Referenzlösung: 60 mg Methansulfonsäure *R* werden in Wasser *R* zu 10 ml gelöst.

Auf die Platte werden 10 µl jeder Lösung aufgetragen. Die Chromatographie erfolgt mit einer Mischung von 5 Volumteilen Wasser *R*, 10 Volumteilen Ammoniak-Lösung *R*, 20 Volumteilen 1-Butanol *R* und 65 Volumteilen Aceton *R* über eine Laufstrecke von 15 cm. Die Platte wird an der Luft trocknen gelassen und mit einer Lösung von Bromcresolpurpur *R* ($0{,}4\ g \cdot l^{-1}$) in Ethanol 50 % *R*, die mit Natriumhydroxid-Lösung ($1\ mol \cdot l^{-1}$) auf einen *p*H-Wert von 10 eingestellt wurde, besprüht. Der Fleck im Chromatogramm der Untersuchungslösung entspricht in bezug auf Lage, Farbe und Größe dem Fleck im Chromatogramm der Referenzlösung.

Prüfung auf Reinheit

Prüflösung: 1,0 g Substanz wird in kohlendioxidfreiem Wasser *R* zu 10,0 ml gelöst.

Aussehen der Lösung: Die Prüflösung darf nicht stärker opaleszieren als die Referenzsuspension II (2.2.1) und nicht stärker gefärbt sein als Stufe 3 der am besten geeigneten Farbvergleichslösung (2.2.2, Methode II). Die Prüfung ist innerhalb 1 h nach Herstellung der Prüflösung durchzuführen.

***p*H-Wert** (2.2.3): 1 ml Prüflösung wird mit kohlendioxidfreiem Wasser *R* zu 10 ml verdünnt. Der *p*H-Wert der Lösung muß zwischen 3,5 und 4,5 liegen.

Verwandte Substanzen: Die Prüfung erfolgt mit Hilfe der Flüssigchromatographie (2.2.29).

Untersuchungslösung: 20,0 mg Substanz werden in der mobilen Phase zu 100,0 ml gelöst.

Referenzlösung a: 5,0 mg Pefloxacin-Verunreinigung B *CRS* und 25,0 mg Pefloxacin-Verunreinigung C *CRS* werden in der mobilen Phase zu 50,0 ml gelöst. 1,0 ml Lösung wird mit der mobilen Phase zu 100,0 ml verdünnt.

Referenzlösung b: 10,0 mg Norfloxacin-Verunreinigung A *CRS* (entspricht Pefloxacin-Verunreinigung F) werden in der mobilen Phase zu 100,0 ml gelöst. 1,0 ml Lösung wird mit der mobilen Phase zu 100,0 ml verdünnt.

Die Chromatographie kann durchgeführt werden mit

- einer Säule aus rostfreiem Stahl von 0,15 m Länge und 6 mm innerem Durchmesser, gepackt mit octadecylsilyliertem Vinylpolymer zur Chromatographie *R* (5 µm)
- folgender mobilen Phase bei einer Durchflußrate von 1 ml je Minute: eine Mischung von 30 Volumteilen Acetonitril *R*, 70 Volumteilen einer Lösung, die Cetrimoniumbromid *R* ($2{,}70\ g \cdot l^{-1}$) und Borsäure *R* ($6{,}18\ g \cdot l^{-1}$) enthält und mit Natriumhydroxid-Lösung ($1\ mol \cdot l^{-1}$) auf einen *p*H-Wert von genau 8,30 eingestellt wurde, und 0,2 Volumteilen Thiodiethylenglycol *R*
- einem Spektrometer als Detektor bei einer Wellenlänge von 258 und 273 nm.

20 µl Referenzlösung a werden eingespritzt. Das Chromatogramm wird bei 273 nm aufgezeichnet. Die Prüfung darf nur ausgewertet werden, wenn die Auflösung zwischen den Peaks von Verunreinigung B und C mindestens 1,5 beträgt.

Je 20 µl Untersuchungslösung und Referenzlösung b werden eingespritzt. Das Chromatogramm der Untersuchungslösung wird bei 258 und 273 nm aufgezeichnet. Die Chromatographie der Untersuchungslösung erfolgt über eine Dauer, die der 4fachen Retentionszeit von Pefloxacin entspricht (etwa 60 min). Das Chromatogramm der Referenzlösung b wird bei 258 nm aufgezeichnet. Werden die Chromatogramme unter den vorgeschriebenen Bedingungen aufgezeichnet, ergeben sich folgende relative Retentionen:

Tabelle 1460-1

Substanz	Ungefähre relative Retention	Korrekturfaktor
Verunreinigung E	0,2	–
Verunreinigung D	0,3	–
Verunreinigung A	0,5	–
Verunreinigung G	0,8	1,4
Pefloxacin	1	–
Verunreinigung C	1,7	2,4
Verunreinigung B	1,8	–
Verunreinigung H	2,4	1,8
Verunreinigung F	3,5	1,0

Der Prozentgehalt der Verunreinigungen C, F, G und H wird aus dem Chromatogramm der Untersuchungslösung bei 258 nm durch Vergleich mit der Fläche des Hauptpeaks im Chromatogramm der Referenzlösung b bei 258 nm ermittelt (externe Standardisierung), wobei die in der Tabelle angegebenen Korrekturfaktoren anzuwenden sind.

Der Prozentgehalt der Verunreinigungen A, B, D und E und von unbekannten Verunreinigungen wird aus den Peakflächen im Chromatogramm der Untersuchungslösung bei 273 nm mit Hilfe des Verfahrens „Normalisierung" ermittelt. Peaks, deren Fläche kleiner ist als das 0,0005fache der Fläche des Hauptpeaks im Chromatogramm der Untersuchungslösung, werden nicht berücksichtigt.

Keine Verunreinigung darf einen Gehalt von mehr als 0,5 Prozent und höchstens 3 Verunreinigungen dürfen einen Gehalt zwischen 0,2 und 0,5 Prozent haben. Die Summe der Gehalte an Verunreinigungen darf höchstens 1,0 Prozent betragen.

Schwermetalle (2.4.8): 0,250 g Substanz müssen der Grenzprüfung E auf Schwermetalle entsprechen

P

Monographien

(10 ppm). Zur Herstellung der Referenzlösung wird 1,0 ml Blei-Lösung (10 ppm Pb) *R* verwendet.

Wasser (2.5.12): 7,0 bis 8,5 Prozent, mit 50,0 mg Substanz nach der Karl-Fischer-Methode bestimmt. Als Lösungsmittel wird eine Mischung von 10 Volumteilen Methanol *R* und 50 Volumteilen Dichlormethan *R* verwendet.

Sulfatasche (2.4.14): Höchstens 0,1 Prozent, mit 1,0 g Substanz bestimmt.

Gehaltsbestimmung

0,200 g Substanz, in 15,0 ml wasserfreier Essigsäure *R* gelöst und mit 75,0 ml Acetanhydrid *R* versetzt, werden mit Perchlorsäure (0,1 mol · l^{-1}) titriert. Der Endpunkt wird mit Hilfe der Potentiometrie (2.2.20) bestimmt.

1 ml Perchlorsäure (0,1 mol · l^{-1}) entspricht 21,48 mg $C_{18}H_{24}FN_3O_6S$.

Lagerung

Dicht verschlossen, vor Licht geschützt.

Verunreinigungen

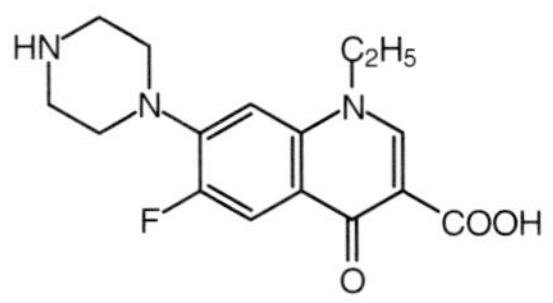

A. 1-Ethyl-6-fluor-4-oxo-7-(piperazin-1-yl)-1,4-dihydrochinolin-3-carbonsäure
(Demethyliertes Pefloxacin oder Norfloxacin)

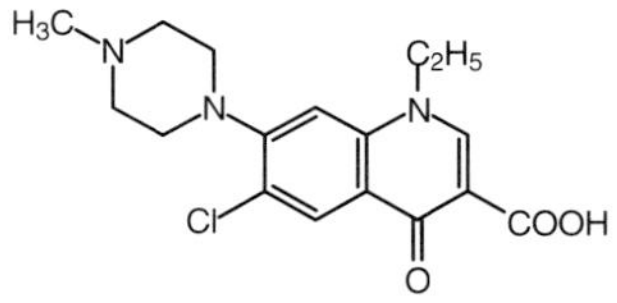

B. 1-Ethyl-6-chlor-7-(4-methylpiperazin-1-yl)-4-oxo-1,4-dihydrochinolin-3-carbonsäure
(Chloriertes Homologes von Pefloxacin)

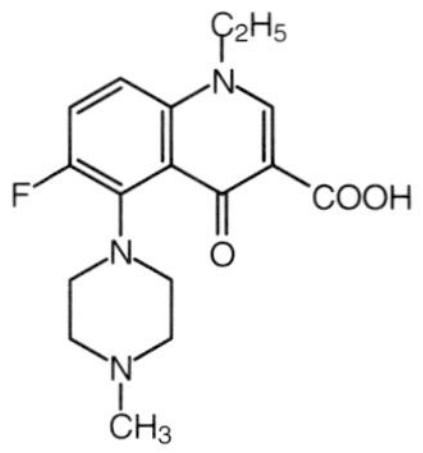

C. 1-Ethyl-6-fluor-5-(4-methylpiperazin-1-yl)-4-oxo-1,4-dihydrochinolin-3-carbonsäure
(Isopefloxacin)

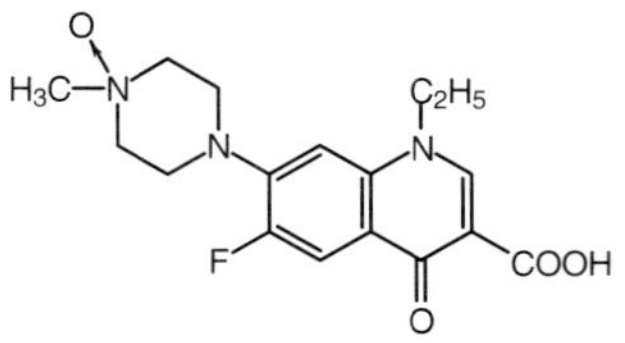

D. 1-Ethyl-6-fluor-7-(4-methyl-4-oxidpiperazin-1-yl)-4-oxo-1,4-dihydrochinolin-3-carbonsäure
(*N*-Oxid von Pefloxacin)

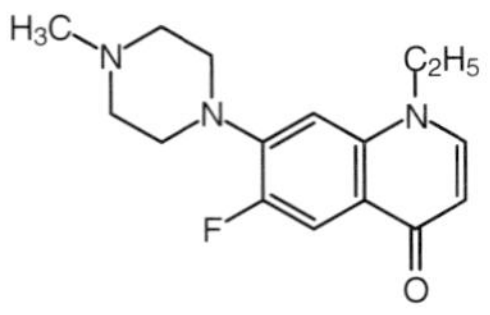

E. 1-Ethyl-6-fluor-7-(4-methylpiperazin-1-yl)chinolin-4(1*H*)-on
(Decarboxyliertes Pefloxacin)

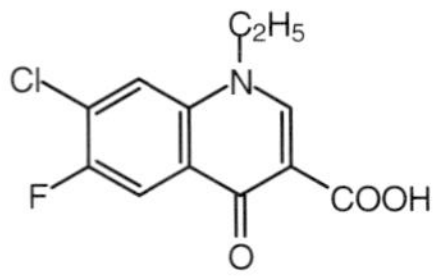

F. 7-Chlor-1-ethyl-6-fluor-4-oxo-1,4-dihydrochinolin-3-carbonsäure
(*N*-Ethylsäure; Norfloxacin-Verunreinigung A)

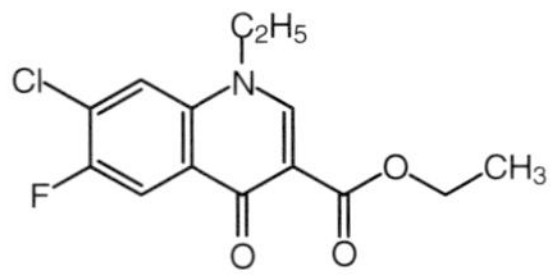

G. Ethyl-7-chlor-1-ethyl-6-fluor-4-oxo-1,4-dihydrochinolin-3-carboxylat
(*N*-Ethylester)

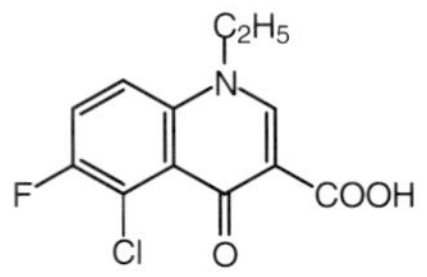

H. 5-Chlor-1-ethyl-6-fluor-4-oxo-1,4-dihydrochinolin-3-carbonsäure
(*iso*-*N*-Ethylsäure).

2000, 1461

Penbutololsulfat

Penbutololi sulfas

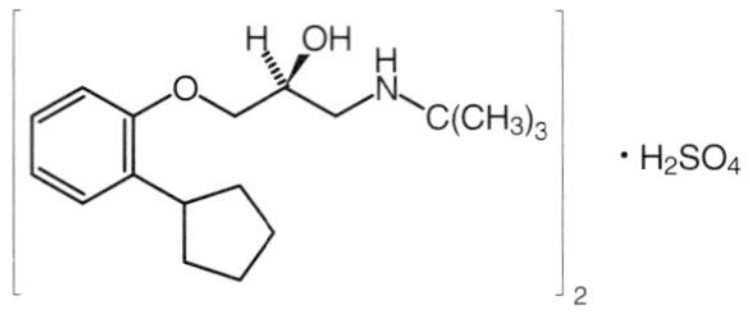

$C_{36}H_{60}N_2O_8S$ M_r 681

Definition

Penbutololsulfat enthält mindestens 99,0 und höchstens 101,0 Prozent Di[(2*S*)-1-(2-cyclopentylphenoxy)-3-[(1,1-dimethylethyl)amino]propan-2-ol]sulfat, berechnet auf die getrocknete Substanz.

Eigenschaften

Weißes bis fast weißes, kristallines Pulver; schwer löslich in Wasser, löslich in Methanol, praktisch unlöslich in Cyclohexan.

Prüfung auf Identität

1: A, C, D.
2: B, C, D.

A. Die Prüfung erfolgt mit Hilfe der IR-Spektroskopie (2.2.24) durch Vergleich des Spektrums der Substanz mit dem von Penbutololsulfat *CRS*.

B. Die Prüfung erfolgt mit Hilfe der Dünnschichtchromatographie (2.2.27) unter Verwendung einer DC-Platte mit Kieselgel F_{254} *R*.

Untersuchungslösung: 40 mg Substanz werden in 1 ml Methanol *R* gelöst.

Referenzlösung: 40 mg Penbutololsulfat *CRS* werden in 1 ml Methanol *R* gelöst.

Auf die Platte werden 5 µl jeder Lösung aufgetragen. Die Chromatographie erfolgt mit einer Mischung von 10 Volumteilen Essigsäure 98 % *R*, 20 Volumteilen Wasser *R*, 35 Volumteilen 1-Butanol *R* und 35 Volumteilen Ethylacetat *R* über eine Laufstrecke von 15 cm. Die Platte wird an der Luft trocknen gelassen und anschließend im ultravioletten Licht bei 254 nm ausgewertet. Der Hauptfleck im Chromatogramm der Untersuchungslösung entspricht in bezug auf Lage und Größe dem Hauptfleck im Chromatogramm der Referenzlösung.

C. 50 mg Substanz werden in einer Mischung von 5 ml Wasser *R* und 1 ml Salzsäure (0,1 mol · l^{-1}) gelöst. Die Lösung gibt die Identitätsreaktion a auf Sulfat (2.3.1).

D. Die Substanz entspricht der Prüfung „Spezifische Drehung" (siehe „Prüfung auf Reinheit").

Prüfung auf Reinheit

Prüflösung: 1,00 g Substanz wird in Methanol *R* zu 20,0 ml gelöst.

Sauer oder alkalisch reagierende Substanzen: 4 ml Prüflösung werden mit 4 ml kohlendioxidfreiem Wasser *R*, 0,1 ml Methylrot-Lösung *R* und 0,2 ml Natriumhydroxid-Lösung (0,01 mol · l^{-1}) versetzt. Die Lösung ist gelb gefärbt. Nach Zusatz von 0,4 ml Salzsäure (0,01 mol · l^{-1}) muß die Lösung rot gefärbt sein.

Spezifische Drehung (2.2.7): Die spezifische Drehung, an der Prüflösung bestimmt, muß zwischen –23 und –25° liegen, berechnet auf die getrocknete Substanz.

Verwandte Substanzen: Die Prüfung erfolgt mit Hilfe der Flüssigchromatographie (2.2.29).

Untersuchungslösung: 40,0 mg Substanz werden in einer Mischung von 40 Volumteilen der mobilen Phase B und 60 Volumteilen der mobilen Phase A zu 10,0 ml gelöst.

Referenzlösung a: 4,0 mg Substanz und 1,0 mg Penbutolol-Verunreinigung A *CRS* werden in 5,0 ml einer Mischung von 40 Volumteilen der mobilen Phase B und 60 Volumteilen der mobilen Phase A gelöst.

Referenzlösung b: 1,0 ml Untersuchungslösung wird mit einer Mischung von 40 Volumteilen der mobilen Phase B und 60 Volumteilen der mobilen Phase A zu 200,0 ml verdünnt.

Referenzlösung c: 1,0 ml Referenzlösung b wird mit einer Mischung von 40 Volumteilen der mobilen Phase B und 60 Volumteilen der mobilen Phase A zu 10,0 ml verdünnt.

Referenzlösung d: 5,0 mg Penbutolol-Verunreinigung A *CRS* werden in einer Mischung von 40 Volumteilen der mobilen Phase B und 60 Volumteilen der mobilen Phase A zu 50,0 ml gelöst. 2,0 ml Lösung werden mit einer Mischung von 40 Volumteilen der mobilen Phase B und 60 Volumteilen der mobilen Phase A zu 10,0 ml verdünnt.

Die Chromatographie kann durchgeführt werden mit
– einer Säule aus rostfreiem Stahl von 0,25 m Länge und 4,6 mm innerem Durchmesser, gepackt mit octadecylsilyliertem Kieselgel zur Chromatographie *R* (5 µm)
– einer Mischung der mobilen Phasen A und B bei einer Durchflußrate von 1,0 ml je Minute
Mobile Phase A: 39 Volumteile Acetonitril zur Chromatographie *R* und 61 Volumteile Methanol *R* werden gemischt
Mobile Phase B: 11 g Natriumheptansulfonat *R* werden in 1000 ml Wasser *R* gelöst; nach Zusatz von 5,0 ml Triethylamin *R* wird der *p*H-Wert mit Phosphorsäure 85 % *R* auf 2,7 eingestellt

Zeit (min)	Mobile Phase A (% *V/V*)	Mobile Phase B (% *V/V*)	Erläuterungen
0 – 15	60	40	isokratisch
15 – 35	60 → 80	40 → 20	linearer Gradient
35 – 36	80 → 60	20 → 40	linearer Gradient

– einem Spektrometer als Detektor bei einer Wellenlänge von 270 nm.

10 µl Referenzlösung b werden eingespritzt. Die Empfindlichkeit des Systems wird so eingestellt, daß die Höhe des zweiten Peaks (Penbutolol) im Chromatogramm mindestens 20 Prozent des maximalen Ausschlags beträgt. Die Auflösung zwischen den beiden Hauptpeaks muß mindestens 6,0 betragen.

10 µl Untersuchungslösung und je 10 µl Referenzlösung a, c und d werden eingespritzt. Im Chromatogramm der Untersuchungslösung darf eine der Verunreinigung A entsprechende Peakfläche nicht größer sein als die Fläche des Hauptpeaks im Chromatogramm der Referenzlösung d (0,5 Prozent). Eine im Chromatogramm der Untersuchungslösung auftretende Peakfläche, mit Ausnahme der des Hauptpeaks und der der Verunreinigung A, darf nicht größer sein als die Fläche des Hauptpeaks im Chromatogramm der Referenzlösung b (0,5 Prozent); die Summe aller Peakflächen, mit Ausnahme der des Hauptpeaks und der der Verunreinigung A, darf nicht größer sein als das 2fache der Fläche des Hauptpeaks im Chromatogramm der Referenzlösung b (1 Prozent). Peaks, deren Fläche kleiner ist als die des Hauptpeaks im Chroma-

togramm der Referenzlösung c, werden nicht berücksichtigt.

Schwermetalle (2.4.8): 1,0 g Substanz muß der Grenzprüfung F auf Schwermetalle entsprechen (10 ppm). Zur Herstellung der Referenzlösung wird 1 ml Blei-Lösung (10 ppm Pb) *R* verwendet.

Trocknungsverlust (2.2.32): Höchstens 0,5 Prozent, mit 1,000 g Substanz durch Trocknen im Trockenschrank bei 100 bis 105 °C bestimmt.

Sulfatasche (2.4.14): Höchstens 0,1 Prozent, mit 1,0 g Substanz bestimmt.

Gehaltsbestimmung

0,500 g Substanz, in 40 ml wasserfreier Essigsäure *R* gelöst, werden mit Perchlorsäure (0,1 mol · l^{-1}) titriert. Der Endpunkt wird mit Hilfe der Potentiometrie (2.2.20) bestimmt.

1 ml Perchlorsäure (0,1 mol · l^{-1}) entspricht 68,10 mg $C_{36}H_{60}N_2O_8S$.

Lagerung

Gut verschlossen, vor Licht geschützt.

Verunreinigungen

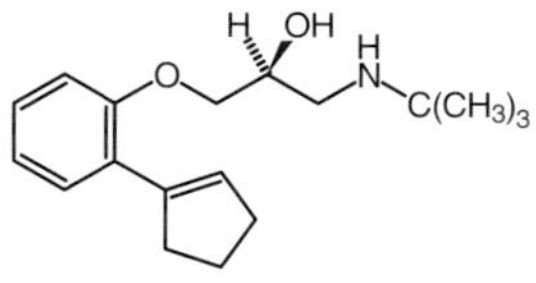

A. (2*S*)-1-[(2-Cyclopent-1-enyl)phenoxy]-3-[(1,1-dimethylethyl)amino]propan-2-ol.

2000, 566

Penicillamin

Penicillaminum

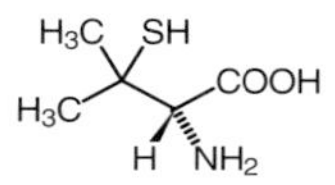

$C_5H_{11}NO_2S$ M_r 149,2

Definition

Penicillamin enthält mindestens 98,0 und höchstens 101,0 Prozent (2*S*)-2-Amino-3-methyl-3-sulfanylbutansäure, berechnet auf die getrocknete Substanz.

Eigenschaften

Weißes bis fast weißes, kristallines Pulver; leicht löslich in Wasser, schwer löslich in Ethanol, praktisch unlöslich in Ether.

Prüfung auf Identität

1: A, B, D.
2: A, C, D.

A. 0,5 g Substanz werden in einer Mischung von 0,5 ml Salzsäure *R* und 4 ml erwärmtem Aceton *R* gelöst. Anschließend wird in einer Eis-Wasser-Mischung gekühlt und die Kristallisation durch Reiben mit einem Glasstab an der Wand des Reagenzglases eingeleitet. Der weiße Niederschlag wird unter Vakuum abfiltriert, mit Aceton *R* gewaschen und durch weiteres Absaugen getrocknet. Eine Lösung des Niederschlags (10 g · l^{-1}) ist rechtsdrehend.

B. Die bei der Prüfung auf „Penicillamindisulfid" (siehe „Prüfung auf Reinheit") erhaltenen Chromatogramme werden ausgewertet. Der Hauptpeak im Chromatogramm der Untersuchungslösung entspricht in bezug auf Lage und ungefähre Größe dem Hauptpeak im Chromatogramm der Referenzlösung a.

C. Die Prüfung erfolgt mit Hilfe der Dünnschichtchromatographie (2.2.27) unter Verwendung einer Schicht von Kieselgel G *R*.

Untersuchungslösung: 10 mg Substanz werden in 4 ml Wasser *R* gelöst.

Referenzlösung: 10 mg Penicillamin *CRS* werden in 4 ml Wasser *R* gelöst.

Auf die Platte werden 2 µl jeder Lösung aufgetragen. Die Chromatographie erfolgt mit einer Mischung von 18 Volumteilen Essigsäure 98 % *R*, 18 Volumteilen Wasser *R* und 72 Volumteilen 1-Butanol *R* über eine Laufstrecke von 10 cm. Die Platte wird 5 bis 10 min lang bei 100 bis 105 °C getrocknet und anschließend 5 bis 10 min lang Iodgas ausgesetzt. Der Hauptfleck im Chromatogramm der Untersuchungslösung entspricht in bezug auf Lage, Farbe und Größe dem Hauptfleck im Chromatogramm der Referenzlösung.

D. 40 mg Substanz werden in 4 ml Wasser *R* gelöst. Wird die Lösung mit 2 ml Wolframatophosphorsäure-Lösung *R* versetzt und 5 min lang stehengelassen, entsteht eine Blaufärbung.

Prüfung auf Reinheit

Prüflösung: 2,5 g Substanz werden in kohlendioxidfreiem Wasser *R* zu 25 ml gelöst.

Aussehen der Lösung: Die Prüflösung muß klar (2.2.1) und darf nicht stärker gefärbt sein als Stufe 6 der am besten geeigneten Farbvergleichslösung (2.2.2, Methode II).

***p*H-Wert** (2.2.3): 1 ml Prüflösung wird mit kohlendioxidfreiem Wasser *R* zu 10 ml verdünnt. Der *p*H-Wert der Lösung muß zwischen 4,5 und 5,5 liegen.

Spezifische Drehung (2.2.7): 0,500 g Substanz werden in Natriumhydroxid-Lösung (1 mol · l^{-1}) zu 10,0 ml gelöst. Die spezifische Drehung muß zwischen –61,0 und –65,0° liegen, berechnet auf die getrocknete Substanz.

Penicillamindisulfid: Die Bestimmung erfolgt mit Hilfe der Flüssigchromatographie (2.2.29).

Untersuchungslösung: 40 mg Substanz werden in der mobilen Phase zu 10,0 ml gelöst.

Referenzlösung a: 40 mg Penicillamin *CRS* werden in der mobilen Phase zu 10,0 ml gelöst.

Referenzlösung b: 20 mg Penicillamindisulfid *CRS* werden in der mobilen Phase zu 50,0 ml gelöst. 1,0 ml Lösung wird mit der mobilen Phase zu 10,0 ml verdünnt.

Die Chromatographie kann durchgeführt werden mit
- einer Säule aus rostfreiem Stahl von 0,25 m Länge und 5 mm innerem Durchmesser, gepackt mit octylsilyliertem Kieselgel zur Chromatographie *R* (10 µm)
- einer Lösung, die Methansulfonsäure *R* (2 g · l^{-1}) und Natriumedetat *R* (0,1 g · l^{-1}) enthält, als mobile Phase bei einer Durchflußrate von 2,0 ml je Minute
- einem Spektrometer als Detektor bei einer Wellenlänge von 220 nm.

Im Chromatogramm der Untersuchungslösung darf die Fläche des Penicillamindisulfid-Peaks nicht größer sein als die des entsprechenden Peaks im Chromatogramm der Referenzlösung b (1 Prozent).

Absorption: 0,100 g Substanz werden in Wasser *R* zu 50,0 ml gelöst. Die Absorption (2.2.25) der Lösung, bei 268 nm gemessen, darf höchstens 0,07 betragen (etwa 0,5 Prozent Penillsäure).

Schwermetalle (2.4.8): 12 ml Prüflösung müssen der Grenzprüfung A auf Schwermetalle entsprechen (20 ppm). Zur Herstellung der Referenzlösung wird die Blei-Lösung (2 ppm Pb) *R* verwendet.

Quecksilber: Höchstens 10 ppm Hg. Der Quecksilbergehalt wird mit Hilfe der Atomabsorptionsspektroskopie (2.2.23, Methode I) bestimmt.

Untersuchungslösung: 1,00 g Substanz wird mit 10 ml Wasser *R* und 0,15 ml Perchlorsäure *R* versetzt. Anschließend wird bis zur vollständigen Auflösung gerührt, mit 1,0 ml einer Lösung von Ammoniumpyrrolidincarbodithioat *R* (10 g · l^{-1}), die unmittelbar vor Gebrauch 3mal jeweils mit dem gleichen Volumen Isobutylmethylketon *R* ausgeschüttelt wird, versetzt und gemischt. Nach Zusatz von 2,0 ml Isobutylmethylketon *R* wird 1 min lang geschüttelt, mit Wasser *R* zu 25,0 ml verdünnt und bis zur Trennung der Phasen stehengelassen. Die Isobutylmethylketon-Phase wird verwendet.

Referenzlösungen: Eine 0,108 g HgO entsprechende Menge Quecksilber(II)-oxid *R* wird im eben notwendigen Volumen verdünnter Salzsäure *R* gelöst. Die Lösung wird mit Wasser *R* zu 1000,0 ml verdünnt (100 ppm Hg). Die Referenzlösungen werden in der gleichen Weise wie die Untersuchungslösung hergestellt, wobei jedoch anstelle der Substanz geeignete Volumina der Quecksilber-Lösung (100 ppm Hg) verwendet werden.

Die Absorption wird bei 254 nm unter Verwendung einer Quecksilber-Hohlkathodenlampe als Strahlungsquelle und einer Luft-Acetylen-Flamme bestimmt. Der Nullpunkt des Gerätes wird mit Hilfe einer Isobutylmethylketon-Phase eingestellt, die wie für die Untersuchungslösung beschrieben, jedoch ohne Substanz, hergestellt wird.

Penicillin: *Die Bestimmung erfolgt in einer penicillinfreien Atmosphäre und mit Geräten, die nur für diese Prüfung vorgesehen sind. Die Geräte werden vor der Verwendung 3 h lang bei 180 °C und die Pufferlösungen 20 min lang bei 121 °C sterilisiert.*

Untersuchungslösung a: 1,000 g Substanz wird in 8 ml Pufferlösung *p*H 2,5 *R* gelöst. Die Lösung wird mit 8 ml Ether *R* versetzt und 1 min lang kräftig geschüttelt. Nach Abtrennen der Etherphase wird die Extraktion wiederholt. Die Etherphasen werden vereinigt. Nach Zusatz von 8 ml Pufferlösung *p*H 2,5 *R* wird 1 min lang geschüttelt, absetzen gelassen und die Etherphase quantitativ abgetrennt, wobei darauf zu achten ist, daß die wäßrige Phase vollständig entfernt wird *(Penicillin ist bei einem pH-Wert von 2,5 instabil; die Arbeitsvorgänge bei diesem pH-Wert müssen innerhalb von 6 bis 7 min durchgeführt werden).* Nach Zusatz von 8 ml Phosphat-Pufferlösung *p*H 6,0 *R* 2 wird 5 min lang geschüttelt, anschließend absetzen gelassen, die wäßrige Phase abgetrennt und überprüft, ob der *p*H-Wert 6,0 beträgt.

P

Monographien

Untersuchungslösung b: 2 ml Untersuchungslösung a werden mit 20 µl Penicillinase-Lösung *R* versetzt und 1 h lang bei 37 °C inkubiert.

Referenzlösung a: 5 mg Benzylpenicillin-Natrium *R* werden in 500 ml Phosphat-Pufferlösung *p*H 6,0 *R* 2 gelöst. 0,25 ml Lösung werden mit Pufferlösung *p*H 2,5 *R* zu 200,0 ml verdünnt. 8 ml dieser Lösung werden, wie bei der Untersuchungslösung a beschrieben, extrahiert.

Referenzlösung b: 2 ml Referenzlösung a werden mit 20 µl Penicillinase-Lösung *R* versetzt und 1 h lang bei 37 °C inkubiert.

Referenzlösung c: Die Lösung wird, wie bei der Untersuchungslösung a beschrieben, jedoch ohne Substanz, hergestellt (Blindlösung).

Ein geeignetes Nährmedium, wie das nachstehend beschriebene, wird verflüssigt und bei einer geeigneten Temperatur mit einer Kultur von *Micrococcus flavus* (ATCC 9341) so beimpft, daß $5 \cdot 10^4$ Mikroorganismen oder, falls erforderlich, eine davon abweichende Menge je Milliliter enthalten sind, um die notwendige Empfindlichkeit und die Bildung von klar definierten Hemmzonen mit geeignetem Durchmesser zu gewährleisten. Das beimpfte Nährmedium wird sofort in 5 Petrischalen mit einem Durchmesser von 10 cm gegossen, so daß gleichmäßige Schichten von 2 bis 5 mm Dicke erhalten werden. Das Nährmedium kann auch aus 2 Schichten bestehen, wobei nur die obere Schicht beimpft wird. Die Petrischalen sind so zu lagern, daß weder nennenswertes Wachstum noch Absterben der Mikroorganismen vor der Verwendung auftritt und daß die Oberfläche des Nährmediums bei der Verwendung trocken ist. In jede Petrischale werden 5 Hohlzylinder aus rostfreiem Stahl mit einem Durchmesser von 6 mm in gleichmäßigem Abstand auf einem zur Schale konzentrischen Kreis mit einem Radius von etwa 25 mm auf die Oberfläche des Agars gestellt. In die Zylinder jeder Petrischale werden getrennt je 0,15 ml der Untersuchungslösungen a und b und der Referenzlösungen a, b und c eingebracht. Anschließend wird mindestens 24 h lang bei 30 °C bebrütet. Der Durchmesser der Hemmzonen wird mit einer Genauigkeit von mindestens 0,1 mm gemessen. Die Prüfung darf nur ausgewertet werden, wenn die Referenzlösung a eine deutliche und die Referenzlösungen b und c keine Hemmzone zeigen. Zeigt die Untersuchungslösung a eine Hemmzone, dann ist diese nur dann von Penicillin hervorgerufen, wenn die Untersuchungslösung b keine Hemmzone zeigt. In diesem Fall muß der mittlere Durchmesser der Hemmzonen der Untersuchungslösung a in den 5 Petrischalen kleiner sein als der unter denselben Bedingungen gemessene mittlere Durchmesser der Hemmzonen der Referenzlösung a (0,1 ppm).

Nährmedium (*p*H 6,0)

Pepton	5	g
Hefeextrakt	1,5	g
Fleischextrakt	1,5	g
Natriumchlorid	3,5	g
Agar	15	g
Destilliertes Wasser *R*	1000	ml

Trocknungsverlust (2.2.32): Höchstens 0,5 Prozent, mit 1,000 g Substanz durch Trocknen über Phosphor(V)-oxid *R* bei 60 °C unterhalb von 670 Pa bestimmt.

Sulfatasche (2.4.14): Höchstens 0,1 Prozent, mit 1,0 g Substanz bestimmt.

Gehaltsbestimmung

0,1000 g Substanz, in 30 ml wasserfreier Essigsäure *R* gelöst, werden mit Perchlorsäure (0,1 mol · l^{-1}) titriert. Der Endpunkt wird mit Hilfe der Potentiometrie (2.2.20) bestimmt.

1 ml Perchlorsäure (0,1 mol · l^{-1}) entspricht 14,92 mg $C_5H_{11}NO_2S$.

Lagerung

Gut verschlossen.

Verunreinigungen

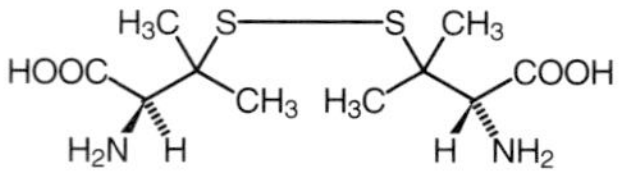

A. 3,3′-(Disulfandiyl)bis[(2*S*)-2-amino-3-methylbutan=säure]
(Penicillamindisulfid)

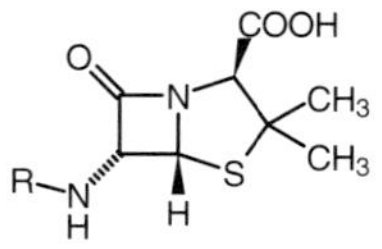

B. Penicillin.

1999, 1355

Pentaerythrityltetranitrat-Verreibung

Pentaerythrityli tetranitras dilutus

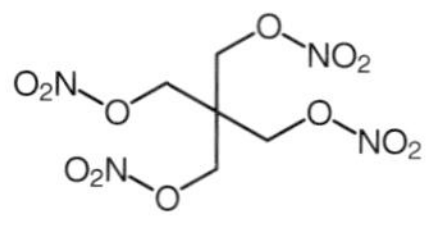

$C_5H_8N_4O_{12}$ M_r 316,1

Definition

Pentaerythrityltetranitrat-Verreibung ist eine trockene Mischung von Pentaerythrityltetranitrat und **Lactose-Monohydrat (Lactosum monohydricum)** oder **Mannitol (Mannitolum)**. Die Mischung enthält mindestens 95,0 und höchstens 105,0 Prozent (*m/m*) des jeweils angegebenen Gehalts an 2,2-Bis(hydroxymethyl)propan-1,3-diyltetranitrat.

Eigenschaften

Pentaerythrityltetranitrat ist ein weißes bis gelbliches Pulver; praktisch unlöslich in Wasser, löslich in Aceton, schwer löslich in Ethanol.

Die Löslichkeit der Verreibung hängt von dem Mittel zur Verreibung und dessen Konzentration ab.

Prüfung auf Identität

1: A, B, D.
2: A, C, D.

A. Die Schmelztemperatur (2.2.14) des Rückstands, der bei der „Prüfung auf Identität, B" erhalten wird, liegt zwischen 138 und 142 °C.

B. Je eine Menge Verreibung und Pentaerythrityltetranitrat-Verreibung *CRS*, die jeweils 25 mg Pentaerythrityltetranitrat entsprechen, werden 5 min lang mit 10 ml Aceton *R* geschüttelt. Nach dem Abfiltrieren und Eindampfen zur Trockne bei einer Temperatur unter 40 °C wird der Rückstand 16 h lang über Phosphor(V)-oxid *R* bei einem Druck von 0,7 kPa getrocknet. Die Prüfung erfolgt mit Hilfe der IR-Spektroskopie (2.2.24) durch Vergleich des Spektrums des mit der Verreibung erhaltenen Rückstands mit dem des Rückstands der Pentaerythrityltetranitrat-Verreibung *CRS*. Die Prüfung erfolgt mit Hilfe von Preßlingen.

C. Die Prüfung erfolgt mit Hilfe der Dünnschichtchromatographie (2.2.27) unter Verwendung einer DC-Platte mit Kieselgel G *R*.

Untersuchungslösung: Eine Menge Verreibung, die 10 mg Pentaerythrityltetranitrat entspricht, wird 5 min lang mit 10 ml Ethanol 96 % *R* geschüttelt. Die Lösung wird filtriert.

Referenzlösung: Eine Menge Pentaerythrityltetranitrat-Verreibung *CRS*, die 10 mg Pentaerythrityltetranitrat entspricht, wird 5 min lang mit 10 ml Ethanol 96 % *R* geschüttelt. Die Lösung wird filtriert.

Auf die Platte werden 10 µl jeder Lösung aufgetragen. Die Chromatographie erfolgt mit einer Mischung von 20 Volumteilen Ethylacetat *R* und 80 Volumteilen Toluol *R* über eine Laufstrecke von 15 cm. Die Platte wird im Luftstrom getrocknet, mit einer frisch hergestellten Kaliumiodid-Stärke-Lösung *R* besprüht und 15 min lang ultraviolettem Licht von 254 nm ausgesetzt. Die Auswertung erfolgt im Tageslicht. Der Hauptfleck im Chromatogramm der Untersuchungslösung entspricht in bezug auf Lage, Farbe und Größe dem Hauptfleck im Chromatogramm der Referenzlösung.

D. Die Prüfung erfolgt mit Hilfe der Dünnschichtchromatographie (2.2.27) unter Verwendung einer DC-Platte mit Kieselgel G *R*.

Untersuchungslösung: Eine Menge Verreibung, die 0,10 g Lactose oder Mannitol entspricht, wird mit 10 ml Wasser *R* geschüttelt. Die Lösung wird falls erforderlich filtriert.

Referenzlösung a: 0,10 g Lactose *R* werden in Wasser *R* zu 10 ml gelöst.

Referenzlösung b: 0,10 g Mannitol *R* werden in Wasser *R* zu 10 ml gelöst.

Referenzlösung c: Gleiche Volumteile Referenzlösung a und b werden gemischt.

Auf die Platte wird 1 µl jeder Lösung aufgetragen, wobei die Startpunkte sorgfältig getrocknet werden. Die Chromatographie erfolgt über eine Laufstrecke von 15 cm mit einer Mischung von 10 Volumteilen Wasser *R*, 15 Volumteilen Methanol *R*, 25 Volumteilen wasserfreier Essigsäure *R* und 50 Volumteilen Dichlorethan *R*, exakt gemessen, da ein kleiner Überschuß an Wasser Trübung hervorruft. Die Platte wird im Warmluftstrom getrocknet. Die Chromatographie wird sofort nach Erneuerung des Fließmittels wiederholt, die Platte im Warmluftstrom getrocknet und mit 4-Aminobenzoesäure-Lösung *R* besprüht. Die Platte wird im Luftstrom getrocknet, bis das Aceton verdunstet ist, und 15 min lang bei 100 °C erhitzt. Nach dem Erkalten wird die Platte mit einer Lösung von Natriumperiodat *R* ($2 g \cdot l^{-1}$) besprüht, im Luftstrom getrocknet und 15 min lang bei 100 °C erhitzt. Der Hauptfleck im Chromatogramm der Untersuchungslösung entspricht in bezug auf Lage, Farbe und Größe dem Hauptfleck im Chromatogramm der Referenzlösung a für Lactose oder dem Hauptfleck im Chromatogramm der Referenzlösung b für Mannitol. Die Prüfung darf nur ausgewertet werden, wenn das Chromatogramm der Referenzlösung c deutlich voneinander getrennt 2 Flecke zeigt.

Prüfung auf Reinheit

Anorganische Nitrate: Die Prüfung erfolgt mit Hilfe der Dünnschichtchromatographie (2.2.27) unter Verwendung einer DC-Platte mit Kieselgel *R*.

Untersuchungslösung: Eine Menge Verreibung, die 0,10 g Pentaerythrityltetranitrat entspricht, wird mit 5 ml Ethanol 96 % *R* geschüttelt. Die Lösung wird filtriert.

Referenzlösung: 10 mg Kaliumnitrat *R* werden in 1 ml Wasser *R* gelöst. Die Lösung wird mit Ethanol 96 % *R* zu 100 ml verdünnt.

Auf die Platte werden 10 µl jeder Lösung aufgetragen. Die Chromatographie erfolgt mit einer Mischung von 15 Volumteilen Essigsäure 98 % *R*, 30 Volumteilen Aceton *R* und 60 Volumteilen Toluol *R* über eine Laufstrecke von 15 cm. Die Platte wird im Luftstrom getrocknet, bis die Essigsäure vollständig entfernt ist, mit einer frisch hergestellten Kaliumiodid-Stärke-Lösung *R* reichlich besprüht und 15 min lang ultraviolettem Licht von 254 nm ausgesetzt. Die Auswertung erfolgt im Tageslicht. Ein dem Nitrat-Ion entsprechender Fleck im Chromatogramm der Untersuchungslösung darf nicht stärker gefärbt sein als der Fleck im Chromatogramm der Referenzlösung (0,5 Prozent, berechnet als Kaliumnitrat).

Verwandte Substanzen: Die Prüfung erfolgt mit Hilfe der Flüssigchromatographie (2.2.29) wie unter „Gehaltsbestimmung" beschrieben.

Die Empfindlichkeit des Systems wird so eingestellt, daß die Höhe des Hauptpeaks im Chromatogramm der Referenzlösung c mindestens 20 Prozent des maximalen Ausschlags beträgt. Die Prüfung darf nur ausgewertet werden, wenn im Chromatogramm der Referenzlösung e die Auflösung zwischen den Peaks des Glyceroltrinitrats und des Pentaerythrityltetranitrats mindestens 2,0 beträgt.

Je 20 µl Untersuchungslösung a und Referenzlösung c werden eingespritzt und die Chromatographie der Untersuchungslösung a über eine Dauer durchgeführt, die mindestens der 5fachen Retentionszeit von Pentaerythrityltetranitrat entspricht. Im Chromatogramm der Untersuchungslösung a darf keine Peakfläche, mit Ausnahme der des Hauptpeaks, größer sein als die Fläche des Hauptpeaks im Chromatogramm der Referenzlösung c (0,3 Prozent). Im Chromatogramm der Untersuchungslösung a darf die Summe der Flächen aller Nebenpeaks nicht größer sein als das 2fache der Fläche des Hauptpeaks im Chromatogramm der Referenzlösung c (0,6 Prozent). Peaks, deren Fläche kleiner ist als das 0,2fache der Fläche des Hauptpeaks im Chromatogramm der Referenzlösung c, werden nicht berücksichtigt.

Gehaltsbestimmung

Die Bestimmung erfolgt mit Hilfe der Flüssigchromatographie (2.2.29).

Untersuchungslösung a: Eine Menge Verreibung, die 25,0 mg Pentaerythrityltetranitrat entspricht, in 20 ml Methanol *R* wird 15 min lang mit Ultraschall behandelt. Die Lösung wird mit der mobilen Phase zu 25,0 ml verdünnt und durch ein geeignetes Membranfilter filtriert.

Untersuchungslösung b: 1,0 ml Untersuchungslösung a wird mit der mobilen Phase zu 10,0 ml verdünnt.

Referenzlösung a: Eine Menge Pentaerythrityltetranitrat-Verreibung *CRS*, die 25,0 mg Pentaerythrityltetranitrat entspricht, in 20 ml Methanol *R* wird 15 min lang mit Ultraschall behandelt. Die Lösung wird mit der mobilen

P

Monographien

Phase zu 25,0 ml verdünnt und durch ein geeignetes Membranfilter filtriert.

Referenzlösung b: 1,0 ml Referenzlösung a wird mit der mobilen Phase zu 10,0 ml verdünnt.

Referenzlösung c: 0,3 ml Referenzlösung b werden mit der mobilen Phase zu 10,0 ml verdünnt.

Referenzlösung d: Eine Menge Glyceroltrinitrat-Lösung *CRS*, die 20,0 mg Glyceroltrinitrat entspricht, in 20 ml Methanol *R* wird 15 min lang mit Ultraschall behandelt. Die Lösung wird mit der mobilen Phase zu 25,0 ml verdünnt und durch ein geeignetes Membranfilter filtriert. 1,0 ml Filtrat wird mit der mobilen Phase zu 10,0 ml verdünnt.

Referenzlösung e: 1 ml Referenzlösung b wird mit 1 ml Referenzlösung d versetzt. Die Lösung wird mit der mobilen Phase zu 10 ml verdünnt.

Die Chromatographie kann durchgeführt werden mit
- einer Säule aus rostfreiem Stahl von 0,25 m Länge und 4,6 mm innerem Durchmesser, gepackt mit octadecylsilyliertem Kieselgel zur Chromatographie *R* (10 µm)
- einer Mischung von 40 Volumteilen Wasser *R* und 60 Volumteilen Methanol *R* als mobile Phase bei einer Durchflußrate von 2 ml je Minute
- einem Spektrometer als Detektor bei einer Wellenlänge von 230 nm.

Werden die Chromatogramme unter den vorgeschriebenen Bedingungen aufgezeichnet, beträgt die Retentionszeit für Pentaerythrityltetranitrat etwa 8 min.

20 µl Referenzlösung b werden eingespritzt. Die Empfindlichkeit des Systems wird so eingestellt, daß die Höhe des Hauptpeaks im Chromatogramm mindestens 50 Prozent des maximalen Ausschlags beträgt.

Die Referenzlösung b wird 6mal eingespritzt. Die Bestimmung darf nur ausgewertet werden, wenn die relative Standardabweichung der Fläche des Hauptpeaks höchstens 2,0 Prozent beträgt.

Untersuchungslösung b und Referenzlösung b werden abwechselnd eingespritzt.

Lagerung

Vor Licht und Wärme geschützt.

Beschriftung

Die Beschriftung gibt insbesondere an
- den Gehalt an Pentaerythrityltetranitrat in Prozent
- das verwendete Mittel zur Verreibung.

Verunreinigungen

A. Anorganische Nitrate

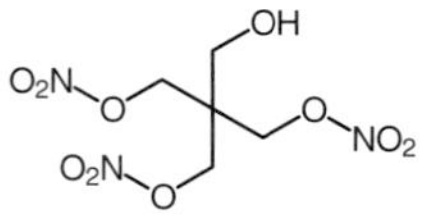

B. Pentaerythrityltrinitrat

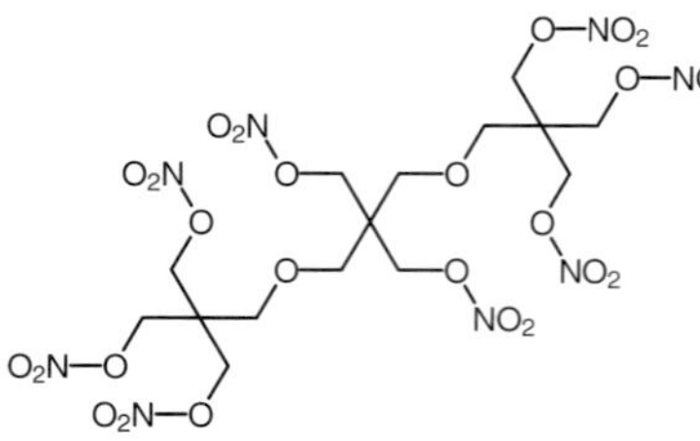

C. Tripentaerythrityloctanitrat

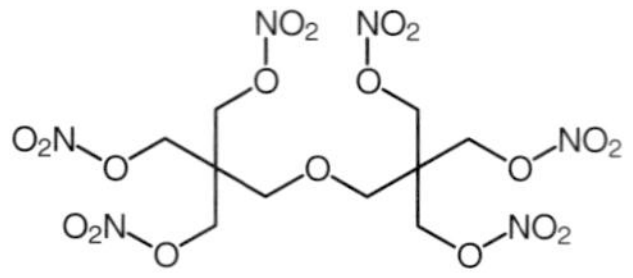

D. Dipentaerythritylhexanitrat.

1999, 1137

Pentamidindiisetionat

Pentamidini diisetionas

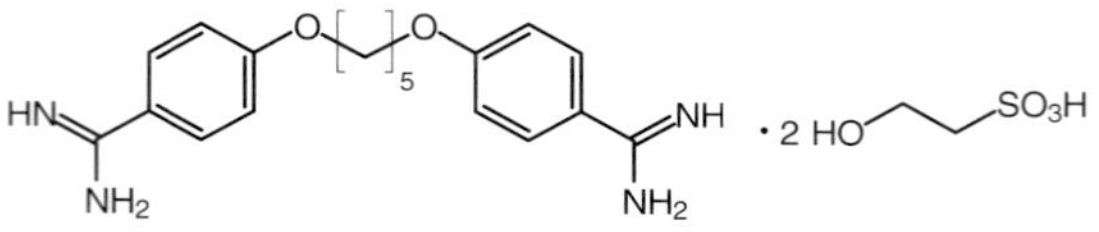

$C_{23}H_{36}N_4O_{10}S_2$ M_r 592,7

Definition

Pentamidindiisetionat enthält mindestens 98,5 und höchstens 101,5 Prozent 4,4′-[Pentan-1,5-diylbis(oxy)]dibenzamidin-di(2-hydroxyethansulfonat), berechnet auf die getrocknete Substanz.

Eigenschaften

Weißes bis fast weißes Pulver oder farblose Kristalle, hygroskopisch; leicht löslich in Wasser, wenig löslich in Ethanol, praktisch unlöslich in Dichlormethan.

Prüfung auf Identität

1: B, C, F.
2: A, C, D, E, F.

A. 20,0 mg Substanz werden in Ethanol 96 % *R* zu 100,0 ml gelöst. 5,0 ml Lösung werden mit Ethanol 96 % *R* zu 100,0 ml verdünnt. Diese Lösung, zwischen 230 und 340 nm gemessen, zeigt ein Absorptionsmaximum (2.2.25) bei 265 nm. Die spezifische Absorption, im Maximum gemessen und auf die getrocknete Substanz berechnet, liegt zwischen 520 und 560.

B. Die Prüfung erfolgt mit Hilfe der IR-Spektroskopie (2.2.24) durch Vergleich des Spektrums der Substanz mit dem von Pentamidindiisetionat *CRS*. Die Prüfung erfolgt mit Hilfe von Preßlingen.

C. Etwa 40 mg Substanz werden in 5 ml Wasser *R* gelöst. Die Lösung wird tropfenweise und unter Umschütteln mit 1 ml einer Lösung von Natriumchlorid *R* ($10\ g \cdot l^{-1}$) versetzt und 5 min lang stehengelassen. Die Lösung bleibt klar.

D. 0,5 g Substanz werden in 5 ml Wasser *R* unter Erhitzen auf etwa 80 °C gelöst. Die Lösung wird mit 10 ml Natriumhydroxid-Lösung ($1\ mol \cdot l^{-1}$) versetzt. Die Mischung wird in einer Eis-Wasser-Mischung abgekühlt und anschließend filtriert. Werden 2 ml Filtrat mit 0,2 ml Salpetersäure *R* und anschließend mit 0,2 ml einer Lösung von Ammoniumcer(IV)-nitrat *R* ($400\ g \cdot l^{-1}$) in verdünnter Salpetersäure *R* versetzt, entsteht eine orangerote Färbung. Eine gleichzeitig und unter gleichen Bedingungen hergestellte Blindlösung ist gelb gefärbt.

E. Etwa 30 mg Substanz und 30 mg Ninhydrin *R* werden in 5 ml Wasser *R* gelöst. Nach Zusatz von 1 ml einer Lösung von Natriumtetraborat *R* ($20\ g \cdot l^{-1}$) entsteht allmählich ein reichlicher, weißer Niederschlag.

F. 0,15 g Substanz werden nach der Schöniger-Methode (2.5.10) unter Verwendung von 10 ml Wasserstoffperoxid-Lösung 3 % *R* als Absorptionsflüssigkeit verbrannt. Die Lösung gibt die Identitätsreaktion a auf Sulfat (2.3.1).

Prüfung auf Reinheit

Aussehen der Lösung: 2,0 g Substanz werden in Wasser *R* zu 20 ml gelöst. Die Lösung darf nicht stärker opaleszieren als die Referenzsuspension II (2.2.1) und darf nicht stärker gefärbt sein als die Stufe 6 der am besten geeigneten Farbvergleichslösung (2.2.2, Methode II).

***p*H-Wert** (2.2.3): 0,5 g Substanz werden in kohlendioxidfreiem Wasser *R* zu 10 ml gelöst. Der *p*H-Wert der Lösung muß zwischen 4,5 und 6,5 liegen.

Verwandte Substanzen: Die Prüfung erfolgt mit Hilfe der Flüssigchromatographie (2.2.29).

Untersuchungslösung: 0,100 g Substanz werden in der mobilen Phase zu 100,0 ml gelöst.

Referenzlösung a: 2,0 ml Untersuchungslösung werden mit der mobilen Phase zu 100,0 ml verdünnt. 1,0 ml dieser Lösung wird mit der mobilen Phase zu 10,0 ml verdünnt.

Referenzlösung b: 0,1 g Substanz werden in einem Erlenmeyerkolben mit 40 ml Wasser *R* versetzt und nach Zusatz von Glasperlen mit verdünnter Natriumhydroxid-Lösung *R* auf einen *p*H-Wert von 10,5 eingestellt. Anschließend wird 20 min lang zum Rückfluß erhitzt. Die Lösung wird abgekühlt und mit Wasser *R* zu 50 ml verdünnt. 1 ml Lösung wird mit der mobilen Phase zu 50 ml verdünnt.

Die Chromatographie kann durchgeführt werden mit

- einer Säule aus rostfreiem Stahl von 0,25 m Länge und 4,6 mm innerem Durchmesser, gepackt mit octadecylsilyliertem Kieselgel zur Chromatographie *R* (5 µm)
- folgender mobilen Phase bei einer Durchflußrate von 1 ml je Minute: eine Mischung von 65 Volumteilen Methanol *R* und 35 Volumteilen einer Lösung von Ammoniumacetat *R* ($30\ g \cdot l^{-1}$), die zuvor mit Triethylamin *R* auf einen *p*H-Wert von 7,5 eingestellt worden ist
- einem Spektrometer als Detektor bei einer Wellenlänge von 265 nm.

10 µl Referenzlösung b werden eingespritzt. Die Prüfung darf nur ausgewertet werden, wenn das Chromatogramm 2 Hauptpeaks zeigt und die Auflösung zwischen diesen Peaks größer als 2,0 ist.

Je 10 µl Untersuchungslösung und Referenzlösung a werden eingespritzt. Die Chromatographie erfolgt über eine Dauer, die der 3,5fachen Retentionszeit des Hauptpeaks entspricht. Im Chromatogramm der Untersuchungslösung darf keine Peakfläche, mit Ausnahme der des Hauptpeaks, größer sein als die Peakfläche im Chromatogramm der Referenzlösung a (0,2 Prozent). Im Chromatogramm der Untersuchungslösung darf die Summe aller Peakflächen, mit Ausnahme der des Hauptpeaks, nicht größer sein als das 2fache der Peakfläche im Chromatogramm der Referenzlösung a (0,4 Prozent). Peaks, deren Fläche kleiner ist als das 0,1fache der Peakfläche im Chromatogramm der Referenzlösung a, werden nicht berücksichtigt.

Schwermetalle (2.4.8): 1,0 g Substanz muß der Grenzprüfung C auf Schwermetalle entsprechen (20 ppm). Zur Herstellung der Referenzlösung werden 2 ml Blei-Lösung (10 ppm Pb) *R* verwendet.

Trocknungsverlust (2.2.32): Höchstens 4,0 Prozent, mit 1,000 g Substanz durch Trocknen im Trockenschrank bei 100 bis 105 °C bestimmt.

Sulfatasche (2.4.14): Höchstens 0,1 Prozent, mit 1,0 g Substanz bestimmt.

Gehaltsbestimmung

0,250 g Substanz, in 50 ml Dimethylformamid *R* gelöst, werden nach Zusatz von 0,25 ml Thymolblau-Lösung *R* mit Tetrabutylammoniumhydroxid-Lösung ($0,1\ mol \cdot l^{-1}$) unter einem Strom von Stickstoff *R* bis zum Farbumschlag nach Blau titriert. Ein Blindversuch wird durchgeführt.

1 ml Tetrabutylammoniumhydroxid-Lösung ($0,1\ mol \cdot l^{-1}$) entspricht 29,63 mg $C_{23}H_{36}N_4O_{10}S_2$.

Lagerung

Dicht verschlossen.

Verunreinigungen

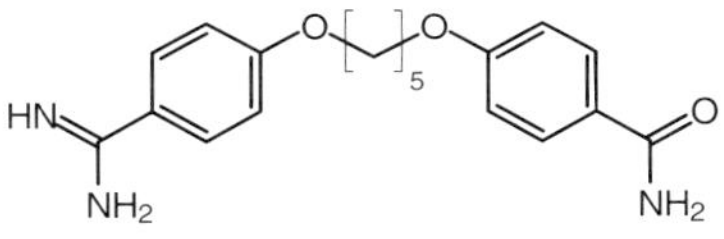

A. 4-[[5-(4-Amidinophenoxy)pentyl]oxy]benzolcarbox=amid.

P

Monographien

2000, 1462

Pentazocin

Pentazocinum

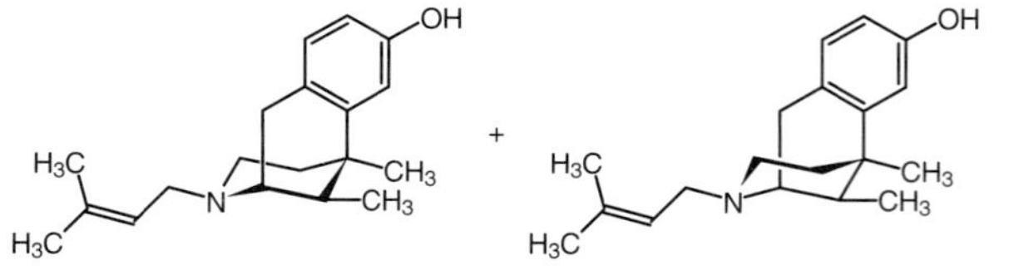

$C_{19}H_{27}NO$ M_r 285,4

Definition

Pentazocin enthält mindestens 99,0 und höchstens 101,0 Prozent (2*RS*,6*RS*,11*RS*)-6,11-Dimethyl-3-(3-methylbut-2-enyl)-1,2,3,4,5,6-hexahydro-2,6-methano-3-benzazocin-8-ol, berechnet auf die getrocknete Substanz.

Eigenschaften

Weißes bis fast weißes Pulver; praktisch unlöslich in Wasser, leicht löslich in Dichlormethan, löslich in Ethanol.

Die Substanz zeigt Polymorphie.

Prüfung auf Identität

Die Prüfung erfolgt mit Hilfe der IR-Spektroskopie (2.2.24) durch Vergleich des Spektrums der Substanz mit dem Pentazocin-(Form A)-Referenzspektrum der Ph. Eur.

Prüfung auf Reinheit

Absorption (2.2.25): 0,100 g Substanz werden in einer Mischung von 20 ml Wasser *R* und 1 ml Salzsäure (1 mol · l^{-1}) gelöst. Die Lösung wird mit Wasser *R* zu 100,0 ml verdünnt. 10,0 ml Lösung werden mit 1 ml Salzsäure (1 mol · l^{-1}) versetzt und mit Wasser *R* zu 100,0 ml verdünnt. Die Absorption, im Maximum bei 278 nm gemessen, muß zwischen 0,67 und 0,71 liegen, berechnet auf die getrocknete Substanz.

Verwandte Substanzen: Die Prüfung erfolgt mit Hilfe der Dünnschichtchromatographie (2.2.27) unter Verwendung einer DC-Platte mit Kieselgel F_{254} *R*.

Untersuchungslösung: 0,20 g Substanz werden in Dichlormethan *R* zu 10 ml gelöst.

Referenzlösung a: 1 ml Untersuchungslösung wird mit Dichlormethan *R* zu 100 ml verdünnt.

Referenzlösung b: 5 ml Referenzlösung a werden mit Dichlormethan *R* zu 10 ml verdünnt.

Referenzlösung c: 5 ml Referenzlösung a werden mit Dichlormethan *R* zu 20 ml verdünnt.

Auf die Platte werden 10 µl jeder Lösung aufgetragen. Die Chromatographie erfolgt mit einer Mischung von 3 Volumteilen Isopropylamin *R*, 3 Volumteilen Methanol *R* und 94 Volumteilen Dichlormethan *R* über eine Laufstrecke von zwei Dritteln der Plattenhöhe. Die Platte wird an der Luft trocknen gelassen und im ultravioletten Licht bei 254 nm ausgewertet. Anschließend wird die Platte 15 min lang bei 100 bis 105 °C erhitzt, nach dem Erkalten Iodgas ausgesetzt und erneut im ultravioletten Licht bei 254 nm ausgewertet. Für beide Methoden der Visualisierung gilt: Kein im Chromatogramm der Untersuchungslösung auftretender Nebenfleck darf größer oder intensiver sein als der Fleck im Chromatogramm der Referenzlösung a (1 Prozent), höchstens ein Nebenfleck darf größer oder intensiver sein als der Fleck im Chromatogramm der Referenzlösung b (0,5 Prozent), und höchstens 4 Nebenflecke dürfen größer oder intensiver sein als der Fleck im Chromatogramm der Referenzlösung c (0,25 Prozent).

Trocknungsverlust (2.2.32): Höchstens 0,5 Prozent, mit 1,000 g Substanz durch 4 h langes Trocknen bei 60 °C und höchstens 0,7 kPa bestimmt.

Sulfatasche (2.4.14): Höchstens 0,1 Prozent, mit 1,0 g Substanz bestimmt.

Gehaltsbestimmung

0,200 g Substanz, in 50 ml wasserfreier Essigsäure *R* gelöst, werden mit Perchlorsäure (0,1 mol · l^{-1}) titriert. Der Endpunkt wird mit Hilfe der Potentiometrie (2.2.20) bestimmt.

1 ml Perchlorsäure (0,1 mol · l^{-1}) entspricht 28,54 mg $C_{19}H_{27}NO$.

Lagerung

Gut verschlossen, vor Licht geschützt.

2000, 1463

Pentazocinhydrochlorid

Pentazocini hydrochloridum

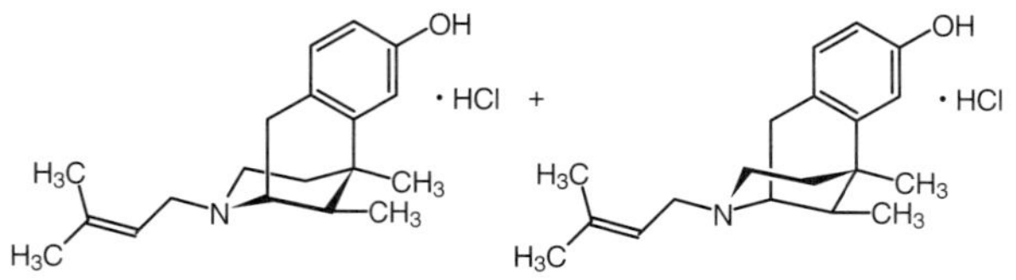

$C_{19}H_{28}ClNO$ M_r 321,9

Definition

Pentazocinhydrochlorid enthält mindestens 99,0 und höchstens 101,0 Prozent (2*RS*,6*RS*,11*RS*)-6,11-Dimethyl-3-(3-methylbut-2-enyl)-1,2,3,4,5,6-hexahydro-2,6-methano-3-benzazocin-8-ol-hydrochlorid, berechnet auf die getrocknete Substanz.

Eigenschaften

Weißes bis fast weißes Pulver; wenig löslich in Wasser, löslich in Ethanol, wenig löslich in Dichlormethan.

Die Substanz zeigt Polymorphie.

Prüfung auf Identität

A. Die Prüfung erfolgt mit Hilfe der IR-Spektroskopie (2.2.24) durch Vergleich des Spektrums der Substanz mit dem Pentazocinhydrochlorid-Referenzspektrum der Ph. Eur.

B. Die Substanz gibt die Identitätsreaktion a auf Chlorid (2.3.1).

Prüfung auf Reinheit

***p*H-Wert** (2.2.3): 0,1 g Substanz werden in 10 ml kohlendioxidfreiem Wasser *R* gelöst. Der *p*H-Wert der Lösung muß zwischen 4,0 und 6,0 liegen.

Absorption (2.2.25): 0,100 g Substanz werden in einer Mischung von 20 ml Wasser *R* und 1 ml Salzsäure (1 mol · l^{-1}) gelöst. Die Lösung wird mit Wasser *R* zu 100,0 ml verdünnt. 10,0 ml Lösung werden mit 1 ml Salzsäure (1 mol · l^{-1}) versetzt und mit Wasser *R* zu 100,0 ml verdünnt. Die Absorption, im Maximum bei 278 nm gemessen, muß zwischen 0,59 und 0,63 liegen, berechnet auf die getrocknete Substanz.

Verwandte Substanzen: Die Prüfung erfolgt mit Hilfe der Dünnschichtchromatographie (2.2.27) unter Verwendung einer DC-Platte mit Kieselgel F_{254} *R*.

Untersuchungslösung: 0,20 g Substanz werden in 3 ml Methanol *R* gelöst. Die Lösung wird mit Dichlormethan *R* zu 10 ml verdünnt.

Referenzlösung a: 1 ml Untersuchungslösung wird mit Dichlormethan *R* zu 100 ml verdünnt.

Referenzlösung b: 5 ml Referenzlösung a werden mit Dichlormethan *R* zu 10 ml verdünnt.

Referenzlösung c: 5 ml Referenzlösung a werden mit Dichlormethan *R* zu 20 ml verdünnt.

Auf die Platte werden 10 µl jeder Lösung aufgetragen. Die Chromatographie erfolgt mit einer Mischung von 3 Volumteilen Isopropylamin *R*, 3 Volumteilen Methanol *R* und 94 Volumteilen Dichlormethan *R* über eine Laufstrecke von zwei Dritteln der Plattenhöhe. Die Platte wird an der Luft trocknen gelassen und im ultravioletten Licht bei 254 nm ausgewertet. Anschließend wird die Platte 15 min lang bei 100 bis 105 °C erhitzt, nach dem Erkalten Iodgas ausgesetzt und erneut im ultravioletten Licht bei 254 nm ausgewertet. Für beide Methoden zur Visualisierung gilt: Kein im Chromatogramm der Untersuchungslösung auftretender Nebenfleck darf größer oder intensiver sein als der Fleck im Chromatogramm der Referenzlösung a (1 Prozent), höchstens ein Nebenfleck darf größer oder intensiver sein als der Fleck im Chromatogramm der Referenzlösung b (0,5 Prozent), und höchstens 4 Nebenflecke dürfen größer oder intensiver sein als der Fleck im Chromatogramm der Referenzlösung c (0,25 Prozent).

Trocknungsverlust (2.2.32): Höchstens 0,5 Prozent, mit 1,000 g Substanz durch 4 h langes Trocknen bei 60 °C und höchstens 0,7 kPa bestimmt.

Sulfatasche (2.4.14): Höchstens 0,1 Prozent, mit 1,0 g Substanz bestimmt.

Gehaltsbestimmung

0,250 g Substanz, in 50 ml Ethanol 96 % *R* gelöst, werden nach Zusatz von 5 ml Salzsäure (0,01 mol · l^{-1}) mit Natriumhydroxid-Lösung (0,1 mol · l^{-1}) titriert. Der Endpunkt wird mit Hilfe der Potentiometrie (2.2.20) bestimmt. Das zwischen den beiden Wendepunkten zugesetzte Volumen wird abgelesen.

1 ml Natriumhydroxid-Lösung (0,1 mol · l^{-1}) entspricht 32,19 mg $C_{19}H_{28}ClNO$.

Lagerung

Gut verschlossen, vor Licht geschützt.

P

Monographien

2000, 419

Pentobarbital-Natrium

Pentobarbitalum natricum

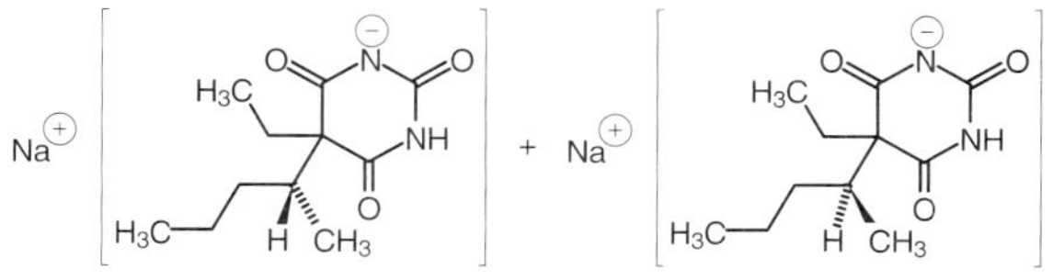

$C_{11}H_{17}N_2NaO_3$ M_r 248,3

Definition

Pentobarbital-Natrium enthält mindestens 99,0 und höchstens 101,5 Prozent (*RS*)-5-Ethyl-5-(1-methylbutyl)-1*H*,3*H*,5*H*-pyrimidin-2,4,6-trion, Natriumsalz, berechnet auf die getrocknete Substanz.

Eigenschaften

Weißes, kristallines, hygroskopisches Pulver; sehr leicht löslich in Wasser.

Prüfung auf Identität

A. 1 g Substanz wird in 10 ml Wasser *R* gelöst. Nach Zusatz von 5 ml verdünnter Essigsäure *R* entsteht ein weißer, kristalliner Niederschlag, der abfiltriert, mit Wasser *R* gewaschen und bei 100 bis 105 °C getrocknet wird. Die Schmelztemperatur (2.2.14) des Niederschlags wird bestimmt. Gleiche Teile Niederschlag und Pentobarbital *CRS* werden gemischt, und die Schmelztemperatur der Mischung wird bestimmt. Die Differenz zwischen den beiden Schmelztemperaturen bei etwa 131 °C beträgt höchstens 2 °C.

B. Die Prüfung erfolgt mit Hilfe der Dünnschichtchromatographie (2.2.27) unter Verwendung einer DC-Platte mit Kieselgel GF_{254} *R*.

Untersuchungslösung: 25 mg des bei der „Prüfung auf Identität, A" erhaltenen Niederschlags werden in Ethanol 96 % *R* zu 25 ml gelöst.

Referenzlösung: 25 mg Pentobarbital *CRS* werden in Ethanol 96 % *R* zu 25 ml gelöst.

Auf die Platte werden 10 µl jeder Lösung aufgetragen. Die Chromatographie erfolgt mit der unteren Phase einer Mischung von 5 Volumteilen konzentrierter Ammoniak-Lösung *R*, 15 Volumteilen Ethanol 96 % *R* und 80 Volumteilen Chloroform *R* über eine Laufstrecke von 18 cm. Die Platte wird sofort im ultravioletten Licht bei 254 nm ausgewertet. Der Hauptfleck im Chromatogramm der Untersuchungslösung entspricht in bezug auf Lage und Größe dem Hauptfleck im Chromatogramm der Referenzlösung.

C. Etwa 10 mg Substanz werden mit etwa 10 mg Vanillin *R* und 2 ml Schwefelsäure *R* versetzt. Wird nach dem Mischen 2 min lang im Wasserbad erhitzt, entsteht eine rötlichbraune Färbung. Werden nach dem Abkühlen vorsichtig 5 ml wasserfreies Ethanol *R* zugesetzt, wird die Farbe violett und dann blau.

D. 1 g Substanz wird verascht. Der Rückstand gibt die Identitätsreaktion a auf Natrium (2.3.1).

Prüfung auf Reinheit

***p*H-Wert** (2.2.3): 1,0 g Substanz wird in kohlendioxidfreiem Wasser *R* zu 10 ml gelöst. Der *p*H-Wert, unmittelbar nach Herstellung der Lösung gemessen, muß zwischen 9,6 und 11,0 liegen.

Verwandte Substanzen: Die Prüfung erfolgt mit Hilfe der Dünnschichtchromatographie (2.2.27) unter Verwendung einer DC-Platte mit Kieselgel GF_{254} *R*.

Untersuchungslösung: 0,2 g Substanz werden in Ethanol 96 % *R* zu 10 ml gelöst.

Referenzlösung: 0,5 ml Untersuchungslösung werden mit Ethanol 96 % *R* zu 100 ml verdünnt.

Auf die Platte werden 10 µl jeder Lösung aufgetragen. Die Chromatographie erfolgt mit der unteren Phase einer Mischung von 5 Volumteilen konzentrierter Ammoniak-Lösung *R*, 15 Volumteilen Ethanol 96 % *R* und 80 Volumteilen Chloroform *R* über eine Laufstrecke von 15 cm. Die Platte wird sofort im ultravioletten Licht bei 254 nm ausgewertet, mit Diphenylcarbazon-Quecksilber(II)-chlorid-Reagenz *R* besprüht und an der Luft trocknen gelassen. Die Platte wird anschließend mit frisch hergestellter ethanolischer Kaliumhydroxid-Lösung *R*, die mit aldehydfreiem Ethanol 96 % *R* im Verhältnis 1 zu 5 verdünnt ist, besprüht und 5 min lang bei 100 bis 105 °C erhitzt. Die Chromatogramme werden sofort im Tageslicht ausgewertet. Sowohl bei der Auswertung im ultravioletten Licht als auch nach dem Besprühen darf kein im Chromatogramm der Untersuchungslösung auftretender Nebenfleck größer oder intensiver sein als der Fleck im Chromatogramm der Referenzlösung (0,5 Prozent).

Freies Pentobarbital: Höchstens 3,5 Prozent. 2,00 g Substanz werden, falls erforderlich unter Erwärmen, in 75 ml Dimethylformamid *R* gelöst. Nach Zusatz von 0,25 ml einer Lösung von Thymolblau *R* ($10 g \cdot l^{-1}$) in Dimethylformamid *R* wird mit Natriummethanolat-Lösung ($0,1 mol \cdot l^{-1}$) bis zum Farbumschlag von Olivgrün nach Blau titriert. Ein Blindversuch wird durchgeführt.

1 ml Natriummethanolat-Lösung ($0,1 mol \cdot l^{-1}$) entspricht 22,63 mg Pentobarbital.

Isomere: 0,3 g Substanz werden in 5 ml einer Lösung von wasserfreiem Natriumcarbonat *R* ($50 g \cdot l^{-1}$) gelöst. Nach Zusatz einer Lösung von 0,3 g Nitrobenzylchlorid *R* in 10 ml Ethanol 96 % *R* wird 30 min lang zum Rückfluß erhitzt. Nach dem Abkühlen auf 25 °C wird falls erforderlich die Kristallisation durch Reiben mit einem Glasstab an der Wand des Gefäßes eingeleitet. Der Niederschlag wird abfiltriert und 5mal mit je 5 ml Wasser *R* gewaschen. Der Niederschlag wird in einem kleinen Kolben mit 25 ml Ethanol 96 % *R* zum Rückfluß erhitzt, bis er gelöst ist (etwa 10 min). Nach dem Abkühlen auf 25 °C wird falls erforderlich die Kristallisation durch Reiben mit einem Glasstab an der Gefäßwand eingeleitet. Der Niederschlag wird abfiltriert, 2mal mit je 5 ml Wasser *R* gewaschen und 30 min lang im Trockenschrank bei 100 bis 105 °C getrocknet. Die Schmelztemperatur (2.2.14) muß zwischen 136 und 148 °C liegen.

Schwermetalle (2.4.8): 1,0 g Substanz wird in Wasser *R* zu 10 ml gelöst. 9 ml Lösung werden mit 3 ml verdünnter Essigsäure *R* und 3 ml Pufferlösung *p*H 3,5 *R* versetzt. Anschließend wird filtriert und das Filtrat mit Wasser *R* zu 18 ml verdünnt. 12 ml dieser Lösung müssen der Grenzprüfung A auf Schwermetalle entsprechen (20 ppm). Bei der Herstellung der Untersuchungslösung wird anstelle der Pufferlösung Wasser *R* verwendet. Zur Herstellung der Referenzlösung wird die Blei-Lösung (1 ppm Pb) *R* verwendet.

Trocknungsverlust (2.2.32): Höchstens 3,0 Prozent, mit 1,00 g Substanz durch Trocknen im Trockenschrank bei 100 bis 105 °C bestimmt.

Gehaltsbestimmung

0,200 g Substanz, in 15 ml einer Lösung von Silbernitrat *R* ($127,5 g \cdot l^{-1}$) in Pyridin *R* gelöst, werden nach Zusatz von 0,5 ml Thymolphthalein-Lösung *R* mit ethanolischer Natriumhydroxid-Lösung ($0,1 mol \cdot l^{-1}$) bis zur reinen Blaufärbung titriert. Ein Blindversuch wird durchgeführt.

1 ml ethanolische Natriumhydroxid-Lösung ($0,1 mol \cdot l^{-1}$) entspricht 24,83 mg $C_{11}H_{17}N_2NaO_3$.

Lagerung

Dicht verschlossen.

2001, 682

Pepsin

Pepsini pulvis

Definition

Pepsin wird aus der Magenschleimhaut von Schweinen, Rindern oder Schafen gewonnen. Pepsin enthält Proteinasen des Magens, die im sauren Milieu (*p*H-Wert von 1 bis 5) aktiv sind. Die Aktivität des Pepsins beträgt mindestens 0,5 Ph. Eur. E. je Milligramm, berechnet auf die getrocknete Substanz.

Herstellung

Falls zutreffend muß die Substanz der Monographie **Produkte mit dem Risiko der Übertragung von Erregern der spongiformen Enzephalopathie tierischen Ursprungs (Producta cum possibili transmissione vectorium enkephalopathiarum spongiformium animalium)** entsprechen.

Die Tiere, von denen die Substanz gewonnen wird, müssen den lebensmittelrechtlichen, von der zuständigen Behörde überwachten Gesundheitsanforderungen an Tiere, die für den menschlichen Verzehr bestimmt sind, entsprechen.

Für das Herstellungsverfahren muß nachgewiesen worden sein, in welchem Maß es Viren oder andere infektiöse Agenzien eliminiert oder inaktiviert.

Eigenschaften

Weißes bis schwach gelbes, hygroskopisches, kristallines oder amorphes Pulver; löslich in Wasser, praktisch unlöslich in Ethanol. Wäßrige Lösungen der Substanz können schwach opaleszieren und reagieren schwach sauer.

Prüfung auf Identität

30 mg Fibrinblau *R* werden in einer Reibschale pulverisiert und anschließend in 20 ml verdünnter Salzsäure *R* 2 suspendiert. Die Suspension wird auf ein Papierfilter gegeben und das Filter bis zum Erhalt eines farblosen Filtrats mit verdünnter Salzsäure *R* 2 gewaschen. Das Filter wird durchbohrt und das Fibrinblau *R* unter Umschwenken mit 20 ml verdünnter Salzsäure *R* 2 in einen Erlenmeyerkolben gespült. Vor der Verwendung ist umzuschütteln. Eine Menge Substanz, die mindestens 20 Ph. Eur. E. entspricht, wird in 2 ml verdünnter Salzsäure *R* 2 gelöst und die Lösung auf einen *p*H-Wert von 1,6 ± 0,1 eingestellt. 1 ml Lösung wird in ein Reagenzglas, das 4 ml Fibrinblau-Suspension enthält, gegeben. Die Lösungen werden gemischt und unter schwachem Umschwenken in ein Wasserbad von 25 °C gestellt. Gleichzeitig und unter gleichen Bedingungen wird eine Blindlösung mit 1 ml Wasser *R* hergestellt. Nach 15 min ist die Blindlösung farblos und die Untersuchungslösung blau gefärbt.

Prüfung auf Reinheit

Trocknungsverlust (2.2.32): Höchstens 5,0 Prozent, mit 0,500 g Substanz durch 4 h langes Trocknen bei 60 °C über Phosphor(V)-oxid *R* bei höchstens 670 Pa bestimmt.

Mikrobielle Verunreinigung:

Keimzahl (2.6.12): Höchstens 10^4 koloniebildende, aerobe Einheiten je Gramm Substanz, durch Auszählen auf Agarplatten bestimmt.

Spezifizierte Mikroorganismen (2.6.13): *Escherichia coli* und Salmonellen dürfen nicht vorhanden sein.

Bestimmung der Aktivität

Die Aktivität der Substanz wird durch die Bestimmung der Menge der durch Trichloressigsäure-Lösung *R* nicht fällbaren Peptide ermittelt, die je Minute aus Hämoglobin-Lösung *R* (Substrat) freigesetzt werden. Diese Men-

P

Monographien

Tabelle 682-1

	Reagenzgläser								
	S_1	S_{1b}	S_2	S_{2b}	S_3	S_{3b}	T	T_b	B
Verdünnte Salzsäure *R* 2 (ml)	0,5	0,5	0,25	0,25			0,25	0,25	1,0
Referenzlösung (ml)	0,5	0,5	0,75	0,75	1,0	1,0			
Untersuchungslösung (ml)							0,75	0,75	
Trichloressigsäure-Lösung *R* (ml)		10,0		10,0		10,0		10,0	10,0
Mischen		+		+		+		+	+
Wasserbad von 25 °C	+	+	+	+	+	+	+	+	+
Hämoglobin-Lösung *R* (ml)		5,0		5,0		5,0		5,0	5,0
Mischen		+		+		+		+	+
Hämoglobin-Lösung *R* (ml)	5,0		5,0		5,0		5,0		
Mischen	+		+		+		+		
Wasserbad von 25 °C, 10 min	+	+	+	+	+	+	+	+	+
Trichloressigsäure-Lösung *R* (ml)	10,0		10,0		10,0		10,0		
Mischen	+		+		+		+		
Filtrieren	+	+	+	+	+	+	+	+	+

ge wird verglichen mit der Menge gleicher Peptide, die Pepsin *BRS* aus dem gleichen Substrat unter denselben Bedingungen freisetzt. Die Peptide werden mit Molybdat-Wolframat-Reagenz *R* bestimmt.

Schütteln und Schaumbildung bei der Herstellung der Untersuchungs- und Referenzlösungen müssen vermieden werden.

Untersuchungslösung: Unmittelbar vor Gebrauch wird eine Lösung der Substanz mit einer angenommenen Konzentration von 0,5 Ph. Eur. E. je Milliliter in verdünnter Salzsäure *R* 2 hergestellt. Vor Auffüllen zum vorgesehenen Volumen wird die Lösung falls erforderlich mit Salzsäure (1 mol · l^{-1}) auf einen *p*H-Wert von 1,6 ± 0,1 eingestellt.

Referenzlösung: Höchstens 15 min vor Gebrauch wird eine Lösung von Pepsin *BRS* mit 0,5 Ph. Eur. E. je Milliliter in verdünnter Salzsäure *R* 2 hergestellt. Vor Auffüllen zum vorgesehenen Volumen wird die Lösung falls erforderlich mit Salzsäure (1 mol · l^{-1}) auf einen *p*H-Wert von 1,6 ± 0,1 eingestellt.

Je 2 Reagenzgläser werden mit T, T_b, S_1, S_{1b}, S_2, S_{2b}, S_3, S_{3b}, ein Reagenzglas wird mit B gekennzeichnet.

In die einzelnen Reagenzgläser wird verdünnte Salzsäure *R* 2 wie folgt gegeben:

B:	1,0 ml
S_1 und S_{1b}:	0,5 ml
S_2, S_{2b} und T, T_b:	0,25 ml.

Die Referenzlösung wird wie folgt zugesetzt:

S_1 und S_{1b}:	0,5 ml
S_2 und S_{2b}:	0,75 ml
S_3 und S_{3b}:	1,0 ml.

In die Reagenzgläser T und T_b werden je 0,75 ml Untersuchungslösung gegeben.

Je 10,0 ml Trichloressigsäure-Lösung *R* werden in die Reagenzgläser S_{1b}, S_{2b}, S_{3b}, T_b und B gegeben. Der Inhalt wird durch Schütteln gemischt.

Die Reagenzgläser und die Hämoglobin-Lösung *R* werden bis zum Temperaturausgleich in ein Wasserbad von 25 ± 0,1 °C gestellt. Dann werden je 5,0 ml Hämoglobin-Lösung *R* in die Reagenzgläser B, S_{1b}, S_{2b}, S_{3b} und T_b gegeben. Der Inhalt wird gemischt.

Zum Zeitpunkt 0 und in Intervallen von 30 s werden fortlaufend je 5,0 ml Hämoglobin-Lösung *R* in die Reagenzgläser S_1, S_2, S_3 und T gegeben. Unmittelbar nach jedem Zusatz wird der Inhalt gemischt.

Genau 10 min nach Zusatz der Hämoglobin-Lösung *R* wird die Reaktion in Intervallen von 30 s durch Zusatz von je 10,0 ml Trichloressigsäure-Lösung *R* in die Reagenzgläser S_1, S_2, S_3 und T und anschließendes Mischen unterbrochen. *Das Benutzen einer schnellaufenden Pipette oder einer Pipette zum Ausblasen wird empfohlen.*

Der Inhalt jedes Reagenzglases (Proben und Blindlösungen) wird 2mal durch dasselbe geeignete Papierfilter filtriert. Das Filter wurde vorher mit einer Lösung von Trichloressigsäure *R* (50 g · l^{-1}), anschließend mit Wasser *R* gewaschen und getrocknet. Die ersten 5 ml Filtrat werden verworfen. Je 3,0 ml Filtrat werden in je ein Reagenzglas mit 20 ml Wasser *R* gegeben. Der Inhalt wird gemischt.

Ein Filterpapier ist geeignet, wenn es folgender Prüfung entspricht: 5 ml einer Lösung von Trichloressigsäure R (50 g · l^{-1}) werden durch ein weißes Papierfilter von 7 cm Durchmesser filtriert. Die Absorption (2.2.25) des Filtrats, bei 275 nm gegen eine nicht filtrierte Lösung von Trichloressigsäure R als Kompensationsflüssigkeit gemessen, muß weniger als 0,04 betragen.

In jedes Reagenzglas werden zuerst je 1,0 ml Natriumhydroxid-Lösung *R* und dann je 1,0 ml Molybdat-Wolframat-Reagenz *R* gegeben, beginnend mit den Blindlösungen und dann mit den Proben jeder Reihe in einer definierten Folge.

Eine schematische Darstellung der Abfolge der vorstehend beschriebenen Vorgänge ist in Tab. 682-1 wiedergegeben.

Nach 15 min wird die Absorption (2.2.25) der Lösungen S_1, S_2, S_3, S_{1b}, S_{2b}, S_{3b} und T bei 540 nm gegen das Filtrat aus dem Reagenzglas B als Kompensationsflüssigkeit gemessen. Die Mittelwerte der Absorptionen der Filtrate aus den Reagenzgläsern S_1, S_2 und S_3 wird durch Subtraktion des Mittelwerts der Absorptionen der Filtrate aus den Reagenzgläsern S_{1b}, S_{2b} und S_{3b} korrigiert.

Eine Eichkurve wird erstellt, indem die korrigierten Werte gegen das verbrauchte Volumen der Referenzlösung aufgetragen werden. Die Aktivität der zu untersuchenden Substanz wird aus der korrigierten Absorption für die Untersuchungslösung ($T - T_b$) unter Berücksichtigung der Verdünnungsfaktoren bestimmt.

Lagerung

Dicht verschlossen, vor Licht geschützt, zwischen 2 und 8 °C.

Beschriftung

Die Beschriftung gibt insbesondere die Aktivität in Ph.-Eur.-Einheiten je Milligramm an.

2001, 1555

Pergolidmesilat

Pergolidi mesilas

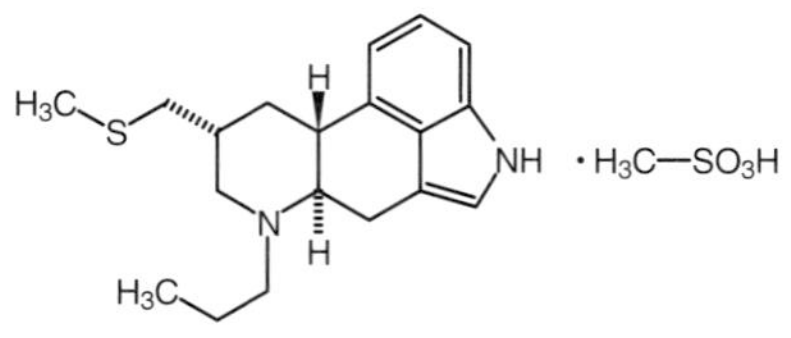

$C_{20}H_{30}N_2O_3S_2$ M_r 410,6

Definition

Pergolidmesilat enthält mindestens 97,5 und höchstens 102,0 Prozent (6a*R*,9*R*,10a*R*)-9-[(Methylsulfanyl)methyl]-7-propyl-4,6,6a,7,8,9,10,10a-octahydroindolo[4,3-*fg*]chinolin-monomethansulfonat, berechnet auf die getrocknete Substanz.

Eigenschaften

Weißes bis fast weißes, kristallines Pulver; schwer löslich in Wasser, wenig löslich in Methanol, schwer löslich in Dichlormethan und Ethanol, sehr schwer löslich in Aceton.

Prüfung auf Identität

A. Die spezifische Drehung (2.2.7) muß zwischen –17 und –23° liegen, berechnet auf die getrocknete Substanz und an folgender Lösung bestimmt: 0,25 g Substanz werden in Dimethylformamid *R* zu 25,0 ml gelöst.

B. Die Prüfung erfolgt mit Hilfe der IR-Spektroskopie (2.2.24) durch Vergleich des Spektrums der Substanz mit dem von Pergolidmesilat *CRS*. Die Prüfung erfolgt mit Hilfe von Preßlingen.

Prüfung auf Reinheit

Verwandte Substanzen: Die Prüfung erfolgt mit Hilfe der Flüssigchromatographie (2.2.29).

Untersuchungslösung: 30,0 mg Substanz werden in Methanol *R* zu 10,0 ml gelöst.

Referenzlösung a: 1,0 ml Untersuchungslösung wird mit Methanol *R* zu 100,0 ml verdünnt. 1,0 ml dieser Lösung wird mit Methanol *R* zu 10,0 ml verdünnt.

Referenzlösung b: 10 mg 4,4′-Dimethoxybenzophenon *R* werden in Methanol *R* zu 10 ml gelöst. 1 ml Lösung wird mit 2 ml Untersuchungslösung versetzt und mit Methanol *R* zu 100 ml verdünnt. 1 ml dieser Lösung wird mit Methanol *R* zu 10 ml verdünnt.

Die Chromatographie kann durchgeführt werden mit

- einer Säule aus rostfreiem Stahl von 0,25 m Länge und 4,6 mm innerem Durchmesser, gepackt mit desaktiviertem, octadecylsilyliertem Kieselgel zur Chromatographie *R* (5 µm)
- folgender Mischung als mobile Phase bei einer Durchflußrate von 1 ml je Minute:
  Mobile Phase A: 5,0 ml Morpholin zur Chromatographie *R* und 995 ml Wasser *R* werden gemischt; der *p*H-Wert der Mischung wird mit Phosphorsäure 85 % *R* auf 7,0 eingestellt. Die Lösung ist innerhalb von 24 h zu verwenden.
  Mobile Phase B: Gleiche Volumteile Acetonitril *R*, Methanol *R* und Tetrahydrofuran *R* werden gemischt.

Zeit (min)	Mobile Phase A (% *V/V*)	Mobile Phase B (% *V/V*)	Erläuterungen
0 – 35	70 → 0	30 → 100	linearer Gradient
35 – 40	0 → 70	100 → 30	zurück zur Anfangszusammensetzung
40 – 50	70	30	Re-Äquilibrierung

- einem Spektrometer als Detektor bei einer Wellenlänge von 280 nm.

Die Temperatur der Säule wird bei 40 °C gehalten.

20 µl Referenzlösung a werden eingespritzt. Die Empfindlichkeit des Systems wird so eingestellt, daß die Höhe des Hauptpeaks im Chromatogramm mindestens 90 Prozent des maximalen Ausschlags beträgt.

20 µl Referenzlösung b werden eingespritzt. Die Prüfung darf nur ausgewertet werden, wenn die Auflösung zwischen den Peaks von 4,4′-Dimethoxybenzophenon (erster Peak) und Pergolid (zweiter Peak) mindestens 2,0 beträgt.

Je 20 µl Untersuchungslösung und Referenzlösung a werden eingespritzt. Im Chromatogramm der Untersuchungslösung darf keine Peakfläche, mit Ausnahme der des Hauptpeaks, größer sein als die Fläche des Hauptpeaks im Chromatogramm der Referenzlösung a (0,1 Prozent), und die Summe dieser Peakflächen darf nicht größer sein als das 5fache der Fläche des Hauptpeaks im Chromatogramm der Referenzlösung a (0,5 Prozent). Peaks, deren Fläche kleiner ist als das 0,2fache der Fläche des Hauptpeaks im Chromatogramm der Referenzlösung a, werden nicht berücksichtigt (0,02 Prozent).

Trocknungsverlust (2.2.32): Höchstens 0,5 Prozent, mit 1,000 g Substanz durch 1 h langes Trocknen im Vakuum bei 100 bis 105 °C bestimmt.

Sulfatasche (2.4.14): Höchstens 0,1 Prozent, mit 1,0 g Substanz bestimmt.

Gehaltsbestimmung

Die Bestimmung erfolgt mit Hilfe der Flüssigchromatographie (2.2.29).

Lösung A: 5,0 mg racemisches Methionin *R* werden in 500 ml Salzsäure (0,01 mol · l^{-1}) gelöst. Nach Zusatz von 500 ml Methanol *R* wird gemischt.

Untersuchungslösung: 65,0 mg Substanz werden in Lösung A zu 100,0 ml gelöst. 10,0 ml dieser Lösung werden mit Lösung A zu 100,0 ml verdünnt.

Referenzlösung: 65,0 mg Pergolidmesilat *CRS* werden in Lösung A zu 100,0 ml gelöst. 10,0 ml dieser Lösung werden mit Lösung A zu 100,0 ml verdünnt.

Die Chromatographie kann durchgeführt werden mit

- einer Säule aus rostfreiem Stahl von 0,25 m Länge und 4,6 mm innerem Durchmesser, gepackt mit desaktiviertem, octylsilyliertem Kieselgel zur Chromatographie *R* (5 µm)
- folgender Mischung als mobile Phase bei einer Durchflußrate von 1 ml je Minute: 1 Volumteil Acetonitril *R*, 1 Volumteil Methanol *R* und 2 Volumteile einer Mischung, die wie folgt hergestellt wird, werden gemischt: 2,0 g Natriumoctansulfonat *R* werden in Wasser *R* gelöst; nach Zusatz von 1,0 ml wasserfreier Essigsäure *R* wird die Mischung mit Wasser *R* zu 1000 ml verdünnt
- einem Spektrometer als Detektor bei einer Wellenlänge von 280 nm.

Die Temperatur der Säule wird bei 40 °C gehalten.

20 µl Referenzlösung werden eingespritzt. Wird das Chromatogramm unter den vorgeschriebenen Bedingungen aufgezeichnet, beträgt die Retentionszeit für Pergolid etwa 9 min. Die Empfindlichkeit des Systems wird so eingestellt, daß die Höhe des Hauptpeaks im Chromatogramm mindestens 50 Prozent des maximalen Ausschlags beträgt.

Die Bestimmung darf nur ausgewertet werden, wenn der Symmetriefaktor des Pergolid-Peaks höchstens 1,5 beträgt.

20 µl Untersuchungslösung werden eingespritzt.

Der Prozentgehalt an $C_{20}H_{30}N_2O_3S_2$ wird aus den Peakflächen und dem angegebenen Gehalt für Pergolidmesilat *CRS* berechnet.

Lagerung

Vor Licht geschützt.

Verunreinigungen

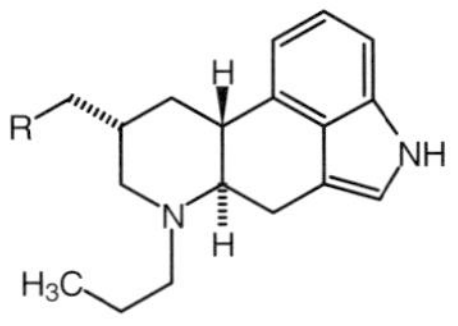

Qualifizierte Verunreinigungen

A. R = SO–CH_3:
(6a*R*,9*R*,10a*R*)-9-[(Methylsulfinyl)methyl]-7-propyl-4,6,6a,7,8,9,10,10a-octahydroindolo[4,3-*fg*]chinolin
(Pergolidsulfoxid)

Weitere bestimmbare Verunreinigungen

B. R = SO_2–CH_3:
(6a*R*,9*R*,10a*R*)-9-[(Methylsulfonyl)methyl]-7-propyl-4,6,6a,7,8,9,10,10a-octahydroindolo[4,3-*fg*]chinolin
(Pergolidsulfon).

2000, 862

Peritonealdialyselösungen

Solutiones ad peritonealem dialysim

Definition

Peritonealdialyselösungen sind sterile Zubereitungen zur intraperitonealen Anwendung, die Elektrolyte in einer Konzentration und Zusammensetzung enthalten, die annähernd denen des Plasmas entsprechen. Die Zubereitungen enthalten Glucose in unterschiedlichen Konzentrationen oder andere, geeignete osmotisch wirkende Substanzen.

Peritonealdialyselösungen werden in den Verkehr gebracht in

– festen oder halbfesten Kunststoffbehältnissen
– flexiblen Kunststoffbehältnissen mit einer besonderen Anschlußvorrichtung; diese Behältnisse werden im allgemeinen nicht vollständig gefüllt und in versiegelten Schutzhüllen in den Verkehr gebracht
– Glasbehältnissen.

Behältnisse und Verschlüsse entsprechen den Anforderungen an Behältnisse für Zubereitungen zur parenteralen Anwendung (3.2.1 und 3.2.2).

Verschieden zusammengesetzte Zubereitungen werden verwendet. Die Konzentration der Bestandteile liegt normalerweise in folgenden Bereichen:

Tabelle 862-1

	mmol · l^{-1}	mÄq · l^{-1}
Natrium	125 – 150	125 – 150
Kalium	0 – 4,5	0 – 4,5
Calcium	0 – 2,5	0 – 5,0
Magnesium	0,25 – 1,5	0,50 – 3,0
Acetat und/oder Lactat und/oder Hydrogencarbonat	30 – 60	30 – 60
Chlorid	90 – 120	90 – 120
Glucose	25 – 250	

Enthält die Zubereitung Hydrogencarbonat, wird die Lösung von Natriumhydrogencarbonat in einem getrennten Behältnis in den Verkehr gebracht. Sie wird unmittelbar vor der Anwendung der Elektrolytlösung zugesetzt.

Antioxidantien wie Metabisulfit dürfen den Zubereitungen nur in begründeten und zugelassenen Fällen zugesetzt werden.

Prüfung auf Identität

Entsprechend der angegebenen Zusammensetzung gibt die Zubereitung folgende Identitätsreaktionen (2.3.1):

– Kalium: Identitätsreaktion b
– Calcium: Identitätsreaktion a
– Natrium: Identitätsreaktion b
– Chlorid: Identitätsreaktion a
– Acetat: 5 ml Zubereitung werden in einem Reagenzglas mit Stopfen und aufgesetztem, gebogenem Überleitungsrohr mit 1 ml Salzsäure *R* versetzt. Die Lösung wird erhitzt, und einige Milliliter des Destillats werden gesammelt. Das Destillat gibt die Identitätsreaktion b auf Acetat.
– Lactat: Die „Prüfung auf Identität" wird gleichzeitig mit der „Gehaltsbestimmung" durchgeführt.
– Carbonat, Hydrogencarbonat: Die „Prüfung auf Identität" wird gleichzeitig mit der „Gehaltsbestimmung" durchgeführt.
– Magnesium: 0,1 ml Titangelb-Lösung *R* werden mit 10 ml Wasser *R*, 2 ml Zubereitung und 1 ml Natriumhydroxid-Lösung (1 mol · l^{-1}) versetzt. Eine rosa Färbung entsteht.
– Glucose: 5 ml Zubereitung werden mit 2 ml verdünnter Natriumhydroxid-Lösung *R* und 0,05 ml Kupfer(II)-sulfat-Lösung *R* versetzt. Die Lösung ist blau gefärbt und klar. Wird die Lösung zum Sieden erhitzt, bildet sich ein reichlicher, roter Niederschlag.

Prüfung auf Reinheit

Aussehen der Lösung: Die Zubereitung muß klar (2.2.1) und darf nicht stärker gefärbt sein als die Farbvergleichslösung G_4 (2.2.2, Methode I).

***p*H-Wert** (2.2.3): Der *p*H-Wert der Zubereitung muß zwischen 5,0 und 6,5 liegen; enthält sie Hydrogencarbonat muß der *p*H-Wert zwischen 6,5 und 8,0 liegen.

Aluminium (2.4.17): 400 ml Zubereitung werden auf einen *p*H-Wert von 6,0 eingestellt und mit 10 ml Acetat-Pufferlösung *p*H 6,0 *R* versetzt. Die Lösung muß der Grenzprüfung auf Aluminium entsprechen (15 µg · l^{-1}). Zur Herstellung der Referenzlösung wird eine Mischung von 3 ml Aluminium-Lösung (2 ppm Al) *R*, 10 ml Acetat-Pufferlösung *p*H 6,0 *R* und 9 ml Wasser *R* verwendet. Zur Herstellung der Kompensationsflüssigkeit wird eine Mischung von 10 ml Wasser *R* und 10 ml Acetat-Pufferlösung *p*H 6,0 *R* verwendet.

Hydroxymethylfurfural: Ein etwa 25 mg Glucose enthaltendes Volumen (*V*) der Zubereitung wird mit 5,0 ml einer Lösung von *p*-Toluidin *R* (100 g · l^{-1}) in 2-Propanol *R*, die 10 Prozent (*V/V*) Essigsäure 98 % *R* enthält, und 1,0 ml einer Lösung von Barbitursäure *R* (5 g · l^{-1}) versetzt. Die bei 550 nm nach 2 bis 3 min langem Stehenlassen der Mischung gemessene Absorption (2.2.25) darf nicht größer sein als die einer gleichzeitig unter gleichen Bedingungen hergestellten Referenzlösung, die mit einem Volumen (*V*) einer Lösung, das 10 µg Hydroxymethylfurfural *R* enthält, hergestellt wird. Enthält die Zubereitung Hydrogencarbonat wird als Referenzlösung eine Lösung verwendet, die in dem Volumen (*V*) 20 µg Hydroxymethylfurfural *R* enthält.

Partikelkontamination: Die Prüfung „Nichtsichtbare Partikel" (2.9.19) wird mit 50 ml Zubereitung durchgeführt.

Tabelle 862-2

Partikel größer als	10 µm	25 µm
maximale Anzahl je Milliliter	25	3

Entnehmbares Volumen (2.9.17): Die Zubereitung muß der Prüfung „Infusionslösungen" entsprechen.

Sterilität (2.6.1): Die Zubereitung muß der Prüfung entsprechen.

Bakterien-Endotoxine (2.6.14): Höchstens 0,25 I.E. Bakterien-Endotoxine je Milliliter Zubereitung.

Pyrogene (2.6.8): Zubereitungen, bei denen keine validierte Prüfung auf Bakterien-Endotoxine durchgeführt werden kann, müssen der Prüfung entsprechen. Je Kilogramm Körpermasse eines Kaninchens werden 10 ml Zubereitung injiziert.

Gehaltsbestimmung

Natrium: Mindestens 97,5 und höchstens 102,5 Prozent Na des in der Beschriftung angegebenen Gehalts. Der Gehalt an Natrium wird mit Hilfe der Atomabsorptionsspektroskopie (2.2.23, Methode II) bestimmt.

Untersuchungslösung: Falls erforderlich wird die Zubereitung mit Wasser *R* auf eine dem Gerät angepaßte Verdünnung gebracht.

Referenzlösungen: Die Referenzlösungen werden aus der Natrium-Lösung (200 ppm Na) *R* hergestellt.

Die Absorption wird bei 589,0 nm unter Verwendung einer Natrium-Hohlkathodenlampe als Strahlungsquelle und einer Luft-Acetylen- oder Luft-Propan-Flamme bestimmt.

Kalium: Mindestens 95,0 und höchstens 105,0 Prozent K des in der Beschriftung angegebenen Gehalts. Der Gehalt an Kalium wird mit Hilfe der Atomabsorptionsspektroskopie (2.2.23, Methode I) bestimmt.

Untersuchungslösung: Falls erforderlich wird die Zubereitung mit Wasser *R* auf eine dem Gerät angepaßte Verdünnung gebracht. 100 ml Verdünnung werden mit 10 ml einer Lösung von Natriumchlorid *R* (22 g · l^{-1}) versetzt.

Referenzlösungen: Die Referenzlösungen werden aus der Kalium-Lösung (100 ppm K) *R* hergestellt. 100 ml jeder Referenzlösung werden mit 10 ml einer Lösung von Natriumchlorid *R* (22 g · l^{-1}) versetzt.

Die Absorption wird bei 766,5 nm unter Verwendung einer Kalium-Hohlkathodenlampe als Strahlungsquelle und einer Luft-Acetylen- oder Luft-Propan-Flamme bestimmt.

Calcium: Mindestens 95,0 und höchstens 105,0 Prozent Ca des in der Beschriftung angegebenen Gehalts. Der Gehalt an Calcium wird mit Hilfe der Atomabsorptionsspektroskopie (2.2.23, Methode I) bestimmt.

Untersuchungslösung: Falls erforderlich wird die Zubereitung mit Wasser *R* auf eine dem Gerät angepaßte Verdünnung gebracht.

Referenzlösungen: Die Referenzlösungen werden aus der Calcium-Lösung (400 ppm Ca) *R* hergestellt.

Die Absorption wird bei 422,7 nm unter Verwendung einer Calcium-Hohlkathodenlampe als Strahlungsquelle und einer Luft-Acetylen- oder Luft-Propan-Flamme bestimmt.

Magnesium: Mindestens 95,0 und höchstens 105,0 Prozent Mg des in der Beschriftung angegebenen Gehalts. Der Gehalt an Magnesium wird mit Hilfe der Atomabsorptionsspektroskopie (2.2.23, Methode I) bestimmt.

Untersuchungslösung: Falls erforderlich wird die Zubereitung mit Wasser *R* auf eine dem Gerät angepaßte Verdünnung gebracht.

Referenzlösungen: Die Referenzlösungen werden aus der Magnesium-Lösung (100 ppm Mg) *R* hergestellt.

Die Absorption wird bei 285,2 nm unter Verwendung einer Magnesium-Hohlkathodenlampe als Strahlungsquelle und einer Luft-Acetylen- oder Luft-Propan-Flamme bestimmt.

Chlorid: Mindestens 95,0 und höchstens 105,0 Prozent Cl des in der Beschriftung angegebenen Gehalts.

Eine genau gewogene Menge Zubereitung, entsprechend etwa 60 mg Chlorid, wird mit Wasser *R* zu 50 ml verdünnt. Nach Zusatz von 5 ml verdünnter Salpetersäure *R*, 25,0 ml Silbernitrat-Lösung (0,1 mol · l^{-1}) und 2 ml Dibutylphthalat *R* wird geschüttelt und mit Ammoniumthiocyanat-Lösung (0,1 mol · l^{-1}) unter Zusatz von 2 ml

Ammoniumeisen(III)-sulfat-Lösung *R* 2 bis zur rötlichen Gelbfärbung titriert.

1 ml Silbernitrat-Lösung (0,1 mol · l^{-1}) entspricht 3,545 mg Cl.

Acetat: Mindestens 95,0 und höchstens 105,0 Prozent Acetat des in der Beschriftung angegebenen Gehalts.

Eine etwa 0,7 mmol Acetat entsprechende Menge Zubereitung wird mit 10,0 ml Salzsäure (0,1 mol · l^{-1}) versetzt. Die Lösung wird mit Natriumhydroxid-Lösung (0,1 mol · l^{-1}) titriert. Das zwischen den beiden mit Hilfe der Potentiometrie (2.2.20) ermittelten Wendepunkten zugesetzte Volumen wird abgelesen.

1 ml Natriumhydroxid-Lösung (0,1 mol · l^{-1}) entspricht 0,1 mmol Acetat.

Lactat: Mindestens 95,0 und höchstens 105,0 Prozent Lactat des in der Beschriftung angegebenen Gehalts.

Eine etwa 0,7 mmol Lactat entsprechende Menge Zubereitung wird mit 10,0 ml Salzsäure (0,1 mol · l^{-1}) und 50 ml Acetonitril *R* versetzt. Die Lösung wird mit Natriumhydroxid-Lösung (0,1 mol · l^{-1}) titriert. Das zwischen den beiden mit Hilfe der Potentiometrie (2.2.20) ermittelten Wendepunkten zugesetzte Volumen wird abgelesen.

1 ml Natriumhydroxid-Lösung (0,1 mol · l^{-1}) entspricht 0,1 mmol Lactat.

Natriumhydrogencarbonat: Mindestens 95,0 und höchstens 105,0 Prozent Natriumhydrogencarbonat des in der Beschriftung angegebenen Gehalts.

Eine etwa 0,1 g Natriumhydrogencarbonat entsprechende Menge Zubereitung wird mit Salzsäure (0,1 mol · l^{-1}) titriert. Der Endpunkt wird mit Hilfe der Potentiometrie (2.2.20) bestimmt.

1 ml Salzsäure (0,1 mol · l^{-1}) entspricht 8,40 mg $NaHCO_3$.

Lactat, Hydrogencarbonat: Mindestens 95,0 und höchstens 105,0 Prozent des in der Beschriftung angegebenen Gehalts an Lactat und/oder Hydrogencarbonat. Die Bestimmung erfolgt mit Hilfe der Flüssigchromatographie (2.2.29).

Untersuchungslösung: Die zu untersuchende Zubereitung.

Referenzlösungen: In 100 ml Wasser zur Chromatographie *R* werden Lactat und Hydrogencarbonat, genau gewogen, so gelöst, daß die erhaltenen Lösungen etwa 90, 100 und 110 Prozent des in der Beschriftung angegebenen Gehalts entsprechen.

Die Chromatographie kann durchgeführt werden mit

- einer Säule von 0,30 m Länge und 7,8 mm innerem Durchmesser, gepackt mit Kationenaustauscher *R* (9 µm),
- Schwefelsäure (0,005 mol · l^{-1}), mit Helium zur Chromatographie *R* entgast, als mobile Phase bei einer Durchflußrate von 0,6 ml je Minute
- einem Differential-Refraktometer als Detektor,

wobei die Temperatur der Säule bei 85 °C gehalten wird.

20 µl Untersuchungslösung sowie 20 µl jeder Referenzlösung werden 2mal eingespritzt. Werden die Chromatogramme unter den vorgeschriebenen Bedingungen aufgezeichnet, werden die Substanzen in folgender Reihenfolge eluiert: Lactat und Hydrogencarbonat.

Die Konzentrationen an Lactat und Hydrogencarbonat in der Untersuchungslösung werden mit Hilfe der Fläche des Lactat-Peaks und der Höhe des Hydrogencarbonat-Peaks bestimmt unter Verwendung des linearen Bereichs der Regressionskurve, die mit den Referenzlösungen erhalten wird.

Reduzierende Zucker (berechnet als wasserfreie Glucose): Mindestens 95,0 und höchstens 105,0 Prozent Glucose des in der Beschriftung angegebenen Gehalts.

Eine etwa 25 mg Glucose entsprechende Menge Zubereitung wird in einem 250-ml-Erlenmeyerkolben mit Schliff mit 25,0 ml Kupfer(II)-citrat-Lösung *R* versetzt. Nach Zusatz einiger Siedesteinchen wird ein Rückflußkühler aufgesetzt, die Lösung innerhalb von 2 min zum Sieden erhitzt und genau 10 min lang im Sieden gehalten. Nach dem Abkühlen wird eine Lösung von 3 g Kaliumiodid *R* in 3 ml Wasser *R* zugesetzt. In kleinen Mengen werden vorsichtig 25 ml einer 25prozentigen Lösung (*m/m*) von Schwefelsäure *R* zugesetzt. Die Lösung wird mit Natriumthiosulfat-Lösung (0,1 mol · l^{-1}) titriert. Gegen Ende der Titration wird Stärke-Lösung *R* zugesetzt. Ein Blindversuch wird mit 25,0 ml Wasser *R* durchgeführt.

Der Gehalt an reduzierenden Zuckern wird als wasserfreie Glucose ($C_6H_{12}O_6$) mit Hilfe folgender Tabelle berechnet:

Tabelle 862-3

Volumen Natriumthiosulfat-Lösung (0,1 mol · l^{-1}) in Milliliter	**Wasserfreie Glucose in Milligramm**
8	19,8
9	22,4
10	25,0
11	27,6
12	30,3
13	33,0
14	35,7
15	38,5
16	41,3

Lagerung

Nicht unterhalb von 4 °C.

Beschriftung

Die Beschriftung gibt insbesondere an

- die Zusammensetzung in Gramm je Liter und in Millimol je Liter
- die berechnete Osmolarität der Lösung, ausgedrückt in Milliosmol je Liter
- das Nennvolumen der Peritonealdialyselösung im Behältnis
- daß die Zubereitung frei von Bakterien-Endotoxinen oder, falls zutreffend, pyrogenfrei ist
- die Lagerungsbedingungen
- daß die Zubereitung nicht zur intravenösen Infusion dient
- daß jeder nicht verwendete Anteil zu verwerfen ist.

1999, 1356

Pertussis-Adsorbat-Impfstoff, azellulär, aus Komponenten

Vaccinum pertussis sine cellulis ex elementis praeparatum adsorbatum

Definition

Pertussis-Adsorbat-Impfstoff, azellulär, aus Komponenten ist eine Zubereitung aus einzeln hergestellten und gereinigten Antigen-Komponenten von *Bordetella pertussis*, die an einen mineralischen Träger, wie Aluminiumhydroxid oder hydratisiertes Aluminiumphosphat, adsorbiert sind.

Der Impfstoff enthält entweder Pertussis-Toxoid oder ein genetisch verändertes Pertussis-Toxin-ähnliches Protein, das keine toxischen Eigenschaften besitzt und durch Expression am entsprechenden Gen hergestellt wurde. Pertussis-Toxoid wird aus Pertussis-Toxin hergestellt unter Verwendung eines Verfahrens, bei dem das Toxin unschädlich gemacht wird, angemessene immunogene Eigenschaften aber erhalten bleiben und eine Reversion zum Toxin vermieden wird. Der Impfstoff kann außerdem filamentöses Hämagglutinin, Pertaktin (ein 69-kDa-Membranprotein) und andere definierte Komponenten von *B. pertussis*, wie Agglutinin-2 und Agglutinin-3, enthalten. Die beiden letztgenannten Antigene können gemeinsam gereinigt werden. Die Zusammensetzung und die Eigenschaften der Antigene beruhen auf dem Nachweis der Wirksamkeit und Unschädlichkeit in der Zielgruppe, für die der Impfstoff bestimmt ist.

Herstellung

Das Herstellungsverfahren muß nachweislich konstant Impfstoffe ergeben, die einem Impfstoff entsprechen, für den klinische Wirksamkeit und Unschädlichkeit beim Menschen belegt sind.

Wenn eine genetisch veränderte Form von *B. pertussis* für die Herstellung verwendet wird, muß die Gleichförmigkeit und die genetische Stabilität entsprechend den Anforderungen der Monographie **DNA-rekombinationstechnisch hergestellte Produkte (Producta ab ADN recombinante)** belegt werden.

Referenzimpfstoff: Eine Impfstoffcharge, die sich in klinischen Studien als wirksam erwiesen hat, oder eine repräsentative, davon abgeleitete Charge wird als Referenzimpfstoff verwendet. Zur Herstellung einer repräsentativen Charge muß der Produktionsprozeß, der zur Herstellung der in klinischen Studien geprüften Charge geführt hat, streng eingehalten werden. Der Referenzimpfstoff liegt vorzugsweise in einer stabilisierten Form vor. Das Verfahren zur Stabilisierung sollte im Vergleich zwischen stabilisierter und nicht stabilisierter Charge nachweislich keinen signifikanten Einfluß auf die „Bestimmung der Wirksamkeit" haben.

Charakterisierung der Komponenten

Während der Impfstoffentwicklung muß das Herstellungsverfahren validiert werden, wobei gezeigt wird, daß es nachweislich konstant einzelne Komponenten ergibt, die den nachstehenden Anforderungen entsprechen. Nachdem die Gleichförmigkeit der Herstellung belegt ist, müssen die Prüfungen nicht mehr routinemäßig an jeder Charge durchgeführt werden.

Adenylat-Cyclase: Höchstens 500 ng je Dosis-Äquivalent des fertigen Impfstoffs, bestimmt mit einer Immunoblot-Bestimmung oder einer anderen geeigneten Methode.

Tracheales Zytotoxin: Höchstens 2 pmol je Dosis-Äquivalent des fertigen Impfstoffs, bestimmt mit einer geeigneten Methode, zum Beispiel einer biologischen Wertbestimmung oder der Flüssigchromatographie (2.2.29).

Abwesenheit von restlichem dermonekrotischen Toxin: Die Menge der Antigen-Komponente oder Antigen-Fraktion, die einer Einzeldosis des fertigen Impfstoffs entspricht, wird in einem Volumen von 0,1 ml 3 Mäuse-Säuglingen intradermal injiziert. Die Mäuse werden 48 h lang beobachtet. Eine dermonekrotische Reaktion darf nicht sichtbar werden.

Spezifische Eigenschaften für einzelne Komponenten: Die Komponenten des Impfstoffs werden mit Hilfe einer oder mehrerer der nachstehend genannten Methoden analysiert, um ihre Identität und ihre spezifischen Eigenschaften (Aktivität je Masse-Einheit Protein) im Vergleich zu Referenzzubereitungen zu bestimmen.

Pertussis-Toxin: Zum Nachweis dienen die Verklumpung von Ovarialzellen chinesischer Hamster (CHO-Zellen) und die Hämagglutination als In-vitro-Methoden; die Lymphozytose-stimulierende Aktivität, die Histaminsensibilisierende Aktivität und die Insulin-sekretorische Aktivität als In-vivo-Methoden. Das Toxin zeigt ADP-Ribosyl-Transferase-Aktivität unter Verwendung von Transducin als Akzeptor.

Filamentöses Hämagglutinin: Hämagglutination und Hemmung durch spezifische Antikörper.

Pertaktin, Agglutinin-2- und Agglutinin-3-Antigene: Reaktivität mit spezifischen Antikörpern.

Pertussis-Toxoid: Das Toxoid induziert in Tieren die Produktion von Antikörpern, die alle Eigenschaften von Pertussis-Toxin hemmen können.

Gereinigte Komponenten

Die Herstellung einer jeden Komponente beruht auf einem Saatgutsystem. Die Saatkulturen, aus denen das Toxin gewonnen wird, werden so gehandhabt, daß die Toxin-produzierenden Eigenschaften bewahrt bleiben und falls erforderlich durch gezielte Reselektion wiederhergestellt werden.

Keines der an irgendeiner Stelle verwendeten Nährmedien enthält von Menschen stammendes Blut oder Blutprodukte. Medien, die zur Herstellung von Saatgut und Inokula eingesetzt werden, können von Tieren stammendes Blut oder Blutprodukte enthalten.

Pertussis-Toxin und falls zutreffend filamentöses Hämagglutinin und Pertaktin werden gereinigt und nach einer jeweils geeigneten Charakterisierung mit geeigneten chemischen Reagenzien entgiftet. Die Entgiftungs-Methode muß die Rückwandlung des Toxoids zum Toxin, besonders durch Lagerung oder Wärmeeinwirkung, verhindern. Andere Komponenten, wie Agglutinin-2 und Agglutinin-3, werden entweder getrennt oder gemeinsam gereinigt, charakterisiert und müssen nachweislich frei von toxischen Substanzen sein. Das Reinigungsverfahren ist so zu validieren, daß eine ausreichende Entfernung von Substanzen, die während der Kultivierung oder Reinigung eingesetzt wurden, gewährleistet ist.

Der Gehalt an Bakterien-Endotoxinen (2.6.14) wird bestimmt, um das Reinigungsverfahren zu überwachen und die Menge im fertigen Impfstoff zu begrenzen. Die Grenzwerte für die einzelnen Komponenten sind so festzulegen, daß der fertige Impfstoff höchstens 100 I.E. je Einzeldosis für den Menschen enthält.

Vor der Entgiftung wird die Reinheit der Komponenten mit einer geeigneten Methode, wie der Polyacrylamidgel-Elektrophorese (PAGE) oder der Flüssigchromatographie, bestimmt. Eine Polyacrylamidgel-Elektrophorese unter Einsatz von Natriumdodecylsulfat (SDS-PAGE) oder Immunoblot-Methoden mit spezifischen monoklonalen oder polyklonalen Antikörpern können zur Charakterisierung von Untereinheiten eingesetzt werden. Für jedes Produkt werden individuelle Anforderungen festgelegt.

Nur gereinigte Komponenten, die den nachstehenden Prüfungen entsprechen, dürfen zur Herstellung des fertigen Impfstoffs als Bulk verwendet werden.

Sterilität (2.6.1): Die Prüfung wird durchgeführt, indem für jedes Medium die Menge der gereinigten Komponente eingesetzt wird, die mindestens 100 Einzeldosen des Impfstoffs entspricht.

Abwesenheit von restlichem Pertussis-Toxin: *Diese Prüfung ist nicht erforderlich für Produkte, die durch genetische Modifikation gewonnen wurden.*

Eine Gruppe von mindestens 5 Histamin-sensitiven Mäusen mit einer Körpermasse von 18 bis 26 g wird eingesetzt. Jeder Maus wird das Äquivalent einer Einzeldosis für den Menschen intravenös oder die doppelte Einzeldosis für den Menschen intraperitoneal injiziert, wobei die Zubereitung auf höchstens 0,5 ml mit phosphatgepufferter Salzlösung, die $2\ g \cdot l^{-1}$ Gelatine enthält, verdünnt wird. Einer zweiten Gruppe von Kontrollmäusen wird das Verdünnungsmittel injiziert. Nach 5 Tagen werden allen Mäusen 2 mg Histamin-Base in einem Volumen von höchstens 0,5 ml intraperitoneal injiziert, und die Tiere werden 24 h lang beobachtet. Die Zubereitung entspricht der Prüfung, wenn kein Tier stirbt.

Die Histamin-Sensitivität des verwendeten Mäuse-Stamms wird in angemessenen Zeitabständen wie folgt verifiziert: Eine 3fache Verdünnung einer Referenzzubereitung von Pertussis-Toxin in phosphatgepufferter Salzlösung, die $2\ g \cdot l^{-1}$ Gelatine enthält, wird Mäusen injiziert, die dann wie oben beschrieben mit Histamin belastet werden. Der Stamm ist geeignet, wenn mehr als 50 Prozent der Tiere durch 50 ng Pertussis-Toxin sensibilisiert werden und keines der Kontrolltiere, denen nur das Verdünnungsmittel verabreicht wurde und die danach in gleicher Weise mit Histamin belastet wurden, Symptome einer Sensibilisierung zeigt.

Eine validierte Methode, die auf der Verklumpung von CHO-Zellen durch Pertussis-Toxin beruht, kann anstelle der Prüfung an Mäusen verwendet werden.

Restliche entgiftende Mittel und andere Reagenzien: Falls die Validierung des Herstellungsverfahrens nicht gezeigt hat, daß eine angemessene Entfernung stattfindet, muß der Gehalt an restlichen entgiftenden Mitteln und anderen Reagenzien bestimmt werden und unterhalb zugelassener Grenzwerte liegen.

Antigen-Gehalt: Der Antigen-Gehalt wird mit einer geeigneten immunchemischen Methode (2.7.1) und der Proteinstickstoff-Gehalt mittels Kjeldahl-Methode (2.5.9) oder einer anderen geeigneten Methode bestimmt. Das Verhältnis von Antigen-Gehalt zu Proteinstickstoff-Gehalt muß innerhalb der für das bestimmte Produkt festgelegten Grenzen liegen.

Fertiger Impfstoff als Bulk

Der Impfstoff wird durch Adsorption geeigneter Mengen der gereinigten Komponenten, getrennt oder gemeinsam, an Aluminiumhydroxid oder hydratisiertem Aluminiumphosphat, hergestellt. Ein geeignetes Konservierungsmittel kann zugesetzt werden.

Nur ein fertiger Impfstoff als Bulk, der den nachstehenden Prüfungen entspricht, darf für die Herstellung der Fertigzubereitung verwendet werden.

Konservierungsmittel: Falls zutreffend wird der Gehalt des Konservierungsmittels mit einer geeigneten chemischen oder physikalisch-chemischen Methode bestimmt. Der Gehalt muß mindestens 85 und darf höchstens 115 Prozent des vorgesehenen Gehalts betragen.

Sterilität (2.6.1): Der fertige Impfstoff als Bulk muß der Prüfung entsprechen, wobei für jedes Medium 10 ml eingesetzt werden.

Fertigzubereitung

Nur eine Fertigzubereitung, die den nachstehenden Anforderungen unter „Prüfung auf Identität", „Prüfung auf Reinheit" und „Bestimmung der Wirksamkeit" entspricht, darf zur Verwendung freigegeben werden. Falls die Prüfungen „Abwesenheit von restlichem Pertussis-Toxin", „Irreversibilität des Toxoids", „Konservierungsmittel", „Freier Formaldehyd" und die „Bestimmung der Wirksamkeit" mit zufriedenstellenden Ergebnissen am fertigen Impfstoff als Bulk durchgeführt wurden, kann auf die Durchführung dieser Prüfungen an der Fertigzubereitung verzichtet werden.

Prüfung auf Identität

Der Impfstoff wird einem geeigneten Desorptionsverfahren unterzogen, wie dem folgenden: Im zu prüfenden Impfstoff wird so viel Natriumcitrat *R* aufgelöst, daß eine Lösung von $10\ g \cdot l^{-1}$ erhalten wird. Diese wird etwa 16 h lang bei 37 °C gehalten und zentrifugiert, bis ein klarer, flüssiger Überstand erhalten wird. Dieser klare, flüssige Überstand muß unter Anwendung einer geeigneten immunchemischen Methode (2.7.1) mit spezifischen Antiseren gegen die in der Beschriftung angegebenen Komponenten reagieren.

Prüfung auf Reinheit

Abwesenheit von restlichem Pertussis-Toxin: *Diese Prüfung ist nicht erforderlich für Produkte, die durch genetische Modifikation gewonnen wurden.*

Einer Gruppe von mindestens 5 Histamin-sensitiven Mäusen (siehe unter „Herstellung“) wird das Doppelte einer Einzeldosis für den Menschen intraperitoneal injiziert. Einer zweiten Gruppe von Kontrollmäusen wird das Verdünnungsmittel injiziert. Nach 5 Tagen werden allen Mäusen 2 mg Histamin-Base in einem Volumen von höchstens 0,5 ml intraperitoneal injiziert, und die Tiere werden 24 h lang beobachtet. Der Impfstoff entspricht der Prüfung, wenn kein Tier eine Sensibilisierung auf Histamin zeigt.

Irreversibilität des Toxoids: *Diese Prüfung ist nicht erforderlich für Produkte, die durch genetische Modifikation gewonnen wurden.*

Die oben beschriebene Prüfung auf Abwesenheit von restlichem Pertussis-Toxin wird mit einer 4 Wochen lang bei 37 °C gelagerten Impfstoffprobe und einer parallel bei 2 bis 8 °C gelagerten Probe durchgeführt. Der Impfstoff entspricht der Prüfung, wenn kein Tier aus beiden Gruppen an einer Sensibilisierung auf Histamin stirbt.

Konservierungsmittel: Falls zutreffend wird der Gehalt des Konservierungsmittels mit einer geeigneten chemischen oder physikalisch-chemischen Methode bestimmt. Der Gehalt muß mindestens den minimal wirksamen Gehalt und darf höchstens 115 Prozent des in der Beschriftung angegebenen Gehalts betragen.

Aluminium: Wenn Aluminiumhydroxid oder hydratisiertes Aluminiumphosphat als Adsorbens verwendet wurde, muß der Impfstoff der in der Monographie **Impfstoffe für Menschen (Vaccina ad usum humanum)** vorgeschriebenen Prüfung entsprechen.

Freier Formaldehyd: Falls Formaldehyd bei der Impfstoffherstellung verwendet wurde, muß der Impfstoff der Prüfung „Freier Formaldehyd“ der Monographie **Impfstoffe für Menschen** entsprechen.

Sterilität (2.6.1): Der Impfstoff muß der Prüfung entsprechen.

Bestimmung der Wirksamkeit

Die Fähigkeit des Impfstoffs, die Bildung spezifischer Antikörper zu induzieren, wird mit der einer parallel zu prüfenden Referenzzubereitung verglichen; die Antikörper werden mit Hilfe geeigneter immunchemischer Methoden (2.7.1), wie zum Beispiel ELISA (enzyme-linked immunosorbent assay), bestimmt. Die nachstehend beschriebene Bestimmung in Mäusen besteht aus einem 3-Dosis-Verfahren. Für die Routinebestimmung kann jedoch, nach erfolgreicher Validierung, ein 1-Dosis-Verfahren angewandt werden.

Anforderung an die Wirksamkeit: Die Fähigkeit des Impfstoffs, die Bildung spezifischer Antikörper zu induzieren, darf nicht signifikant geringer sein ($P = 0{,}95$) als die der Referenzzubereitung.

Der nachstehende Text beschreibt als Beispiel eine Methode, die sich als zufriedenstellend erwiesen hat.

Auswahl und Verteilung der Versuchstiere: Für die Bestimmung werden gesunde Mäuse (zum Beispiel vom CD1-Stamm) aus derselben Zucht im Alter von 4 bis 8 Wochen verwendet. Die Mäuse werden in 6 Gruppen einer geeigneten Größe eingeteilt. Um den Anforderungen an die Validität der Bestimmung entsprechen zu können, werden je 3 Verdünnungen des zu prüfenden Impfstoffs und der Referenzzubereitung hergestellt. Jede Verdünnung wird einer Gruppe von Mäusen zugeordnet. Jeder Maus werden 0,5 ml der Verdünnung, die ihrer Gruppe zugeordnet war, intraperitoneal oder subkutan injiziert.

Gewinnung der Serumproben: 4 bis 5 Wochen nach der Immunisierung wird den Mäusen einzeln unter Narkose Blut abgenommen. Die Seren werden bei –20 °C bis zur Bestimmung des Antikörpergehalts gelagert.

Bestimmung des Antikörpergehalts: In den einzelnen Seren wird der Gehalt an spezifischen Antikörpern gegen jede Komponente unter Verwendung einer validierten Methode, wie der nachstehend beschriebene ELISA, bestimmt.

ELISA-Prüfung: Mikrotiterplatten (aus Polyvinylchlorid oder Polystyrol, je nach Eignung für ein spezifisches Antigen) werden mit gereinigtem Antigen in einer Konzentration von 100 ng je Kavität beschichtet. Nach einem Waschvorgang werden die nichtbesetzten Stellen blokkiert, indem mit einer Lösung von Rinderserumalbumin bebrütet und anschließend gewaschen wird. Eine Reihe von 2fach-Verdünnungen der Seren von Mäusen, die mit dem zu prüfenden Impfstoff oder dem Referenzimpfstoff immunisiert wurden, wird auf die Mikrotiterplatten gebracht. Nach einer 1 h langen Inkubation bei 22 bis 25 °C werden die Platten gewaschen. Eine geeignete Lösung eines Anti-Maus-IgG-Enzym-Konjugats wird in jede Kavität zugegeben, und die Platten werden 1 h lang bei 22 bis 25 °C inkubiert. Nach einem erneuten Waschvorgang wird ein chromogenes Substrat zugegeben, aus dem das gebundene Enzymkonjugat ein Chromophor freisetzt, das mittels UV-Vis-Spektroskopie (2.2.25) quantifiziert werden kann. Die Bedingungen der Bestimmung werden so gewählt, daß über den für die Messung relevanten Bereich des Antikörpergehalts ein linearer Anstieg der Absorption und Absorptionswerte zwischen 0,1 und 2,0 resultieren.

Neben einem standardisierten Kontrollserum wird bei der Bestimmung ein Referenzserum, dem eine bestimmte Wirksamkeit zugeordnet ist, als Basis für die Berechnung des Antikörpergehalts in den Testseren eingesetzt.

Die Bestimmung ist nur gültig, wenn

- der gefundene Wert für das Kontrollserum nicht mehr als des 2fache des Werts der Standardabweichung vom Nominalwert abweicht
- das Vertrauensintervall des Schätzwerts für die Wirksamkeit nicht größer als 50 bis 200 Prozent ist.

Auswertung: Die Antikörper-Titer in den Seren der Mäuse, die mit einem zu prüfenden Impfstoff oder einem Referenzimpfstoff immunisiert wurden, werden berechnet. Aus diesen Werten wird die Wirksamkeit eines zu prüfenden Impfstoffs in Relation zum Referenzimpfstoff mit Hilfe der üblichen statistischen Methoden berechnet.

Lagerung

Entsprechend **Impfstoffe für Menschen**.

Beschriftung

Entsprechend **Impfstoffe für Menschen**.

Die Beschriftung gibt insbesondere an
- Namen und Mengen der im Impfstoff enthaltenen Komponenten
- falls zutreffend, daß der Impfstoff ein Pertussis-Toxin-ähnliches Protein enthält, das durch genetische Modifikation hergestellt wurde
- Namen und Menge des Adsorbens
- daß der Impfstoff vor Gebrauch geschüttelt werden muß
- daß der Impfstoff nicht eingefroren werden darf.

Dieser Text entspricht der Eilresolution AP-CSP (00) 5

2001, 420

Pethidinhydrochlorid

Pethidini hydrochloridum

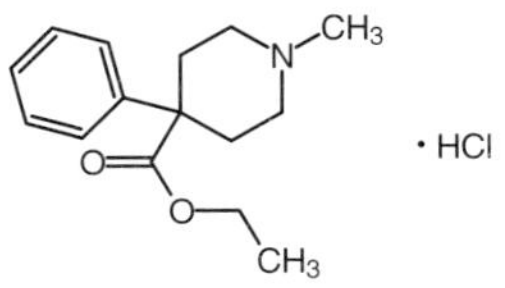

$C_{15}H_{22}ClNO_2$ M_r 283,8

Definition

Ethyl-1-methyl-4-phenylpiperidin-4-carboxylat-hydrochlorid

Gehalt: 99,0 bis 101,0 Prozent (getrocknete Substanz)

Eigenschaften

Aussehen: weißes, kristallines Pulver

Löslichkeit: sehr leicht löslich in Wasser, leicht löslich in Ethanol

Herstellung

Falls die Substanz zur Herstellung von Parenteralia bestimmt ist, wird das Herstellungsverfahren einer Validierung unterzogen, die sicherstellt, daß der Gehalt an Verunreinigung B höchstens 0,1 ppm beträgt.

Prüfung auf Identität

1: B, D
2: A, C, D

A. Schmelztemperatur (2.2.14): 187 bis 190 °C

B. IR-Spektroskopie (2.2.24)

Vergleich: Pethidinhydrochlorid-Referenzspektrum der Ph. Eur.

C. 0,1 g Substanz werden in 10 ml wasserfreiem Ethanol *R* gelöst. Nach Zusatz von 10 ml Pikrinsäure-Lösung *R* entsteht ein kristalliner Niederschlag, der nach Waschen mit Wasser *R* und Trocknen bei 100 bis 105 °C eine Schmelztemperatur (2.2.14) von 186 bis 193 °C hat. Gleiche Mengen Niederschlag und Substanz werden gemischt. Die Schmelztemperatur der Mischung ist mindestens 20 °C niedriger als die des Niederschlags.

D. 5 ml Prüflösung (siehe „Prüfung auf Reinheit“) werden mit 5 ml Wasser *R* versetzt. Die Lösung gibt die Identitätsreaktion a auf Chlorid (2.3.1).

Prüfung auf Reinheit

Prüflösung: 0,5 g Substanz werden in kohlendioxidfreiem Wasser *R* zu 25 ml gelöst.

Aussehen der Lösung: Die Prüflösung muß klar (2.2.1) und farblos (2.2.2, Methode II) sein.

Sauer oder alkalisch reagierende Substanzen: Werden 10 ml Prüflösung mit 0,2 ml Methylrot-Lösung *R* und 0,2 ml Natriumhydroxid-Lösung (0,01 mol · l^{-1}) versetzt, muß die Lösung gelb gefärbt sein. Nach Zusatz von 0,3 ml Salzsäure (0,01 mol · l^{-1}) muß die Lösung rot gefärbt sein.

Verunreinigung B: Ist die Substanz nicht zur Herstellung von Parenteralia bestimmt, höchstens 10 ppm.

Flüssigchromatographie (2.2.29)

Untersuchungslösung a: 0,100 g Substanz werden in einer Mischung von 20 Volumteilen Acetonitril *R* und 80 Volumteilen Wasser *R* zu 25,0 ml gelöst.

Untersuchungslösung b: 0,125 g Substanz werden in einer Mischung von 20 Volumteilen Acetonitril *R* und 80 Volumteilen Wasser *R* zu 10,0 ml gelöst.

Referenzlösung a: 0,5 ml Untersuchungslösung a werden mit einer Mischung von 20 Volumteilen Acetonitril *R* und 80 Volumteilen Wasser *R* zu 100,0 ml verdünnt.

Referenzlösung b: 10,0 mg Pethidin-Verunreinigung A *CRS* werden in einer Mischung von 20 Volumteilen Acetonitril *R* und 80 Volumteilen Wasser *R* zu 100,0 ml gelöst.

Referenzlösung c: 12,5 mg 1-Methyl-4-phenyl-1,2,3,6-tetrahydropyridin *R* werden in einer Mischung von 20 Volumteilen Acetonitril *R* und 80 Volumteilen Wasser *R* zu 10,0 ml gelöst. 1,0 ml Lösung wird mit einer Mischung von 20 Volumteilen Acetonitril *R* und 80 Volumteilen Wasser *R* zu 100,0 ml verdünnt.

Referenzlösung d: 5,0 ml Referenzlösung b und 1,0 ml Referenzlösung c werden mit einer Mischung von 20 Volumteilen Acetonitril *R* und 80 Volumteilen Wasser *R* zu 100,0 ml verdünnt.

Säule
- Größe: l = 0,25 m, ∅ = 4,0 mm
- Stationäre Phase: nachsilanisiertes, octadecylsilyliertes Kieselgel zur Chromatographie *R* (5 µm), sphärisch, mit einer spezifischen Oberfläche von 340 m^2/g, einer Porengröße von 10 nm und einem Kohlenstoffanteil von 19 Prozent

Mobile Phase: eine Mischung der mobilen Phasen A und B unter Einsatz der Gradientenelution

- *Mobile Phase A:* Gleiche Volumteile einer Lösung von Natriumperchlorat *R* (42,0 g · l^{-1}) und einer Lösung von Phosphorsäure 85 % *R* (11,6 g · l^{-1}) werden gemischt. Der *p*H-Wert der Mischung wird mit Triethylamin *R* auf 2,0 eingestellt.
- *Mobile Phase B:* Acetonitril *R*

Zeit (min)	Mobile Phase A (% *V/V*)	Mobile Phase B (% *V/V*)
0 – 15	80 → 75	20 → 25
15 – 31	75 → 55	25 → 45
31 – 40	55	45
40 – 41	55 → 80	45 → 20
41 – 50	80	20

Durchflußrate: 1,0 ml/min

Detektion: Spektrometer bei 210 nm

Einspritzen: 50 µl; Untersuchungslösung b, Referenzlösung d

Relative Retentionen (bezogen auf Pethidin, t_R etwa 24 min):
- Verunreinigung B: etwa 0,66
- Verunreinigung A: etwa 0,68

Eignungsprüfung: Referenzlösung d:
- Signal-Rausch-Verhältnis: für den ersten Peak mindestens 10
- Peak-Tal-Verhältnis: mindestens 4, wobei H_p = Höhe des der Verunreinigung B entsprechenden Peaks, von der Basislinie aus gemessen, und H_v = Höhe des niedrigsten Punkts der Kurve, von der Basislinie aus gemessen, die diesen Peak vom Peak der Verunreinigung A trennt.

Grenzwerte
- Verunreinigung B: nicht größer als die Fläche des entsprechenden Peaks im Chromatogramm der Referenzlösung d

Verwandte Substanzen: Flüssigchromatographie (2.2.29) wie unter „Verunreinigung B" beschrieben.

Einspritzen: 20 µl; Untersuchungslösung a, Referenzlösung a

Grenzwerte
- Jede Verunreinigung: nicht größer als die Fläche des Hauptpeaks im Chromatogramm der Referenzlösung a (0,5 Prozent)
- Summe aller Verunreinigungen: nicht größer als das 2fache der Fläche des Hauptpeaks im Chromatogramm der Referenzlösung a (1,0 Prozent)
- Ohne Berücksichtigung bleiben: Peaks, deren Fläche kleiner ist als das 0,1fache der Fläche des Hauptpeaks im Chromatogramm der Referenzlösung a (0,05 Prozent)

Trocknungsverlust (2.2.32): höchstens 0,5 Prozent, mit 1,000 g Substanz durch Trocknen im Trockenschrank bei 100 bis 105 °C bestimmt

Sulfatasche (2.4.14): höchstens 0,1 Prozent, mit 1,0 g Substanz bestimmt

Gehaltsbestimmung

0,200 g Substanz, in 30 ml wasserfreier Essigsäure *R* gelöst und mit 5 ml Quecksilber(II)-acetat-Lösung *R* versetzt, werden nach Zusatz von 0,1 ml Kristallviolett-Lösung *R* mit Perchlorsäure (0,1 mol · l^{-1}) bis zum Farbumschlag von Violettblau nach Grün titriert.

1 ml Perchlorsäure (0,1 mol · l^{-1}) entspricht 28,38 mg $C_{15}H_{22}ClNO_2$.

Lagerung

Dicht verschlossen, vor Licht geschützt

Beschriftung

Die Beschriftung gibt insbesondere, falls zutreffend, an, daß die Substanz zur Herstellung von Parenteralia bestimmt ist.

Verunreinigungen

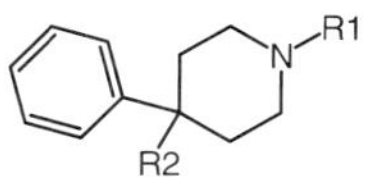

A. R1 = CH_3, R2 = H:
1-Methyl-4-phenylpiperidin
(MPP)

C. R1 = CH_3, R2 = CO_2H:
1-Methyl-4-phenylpiperidin-4-carbonsäure

D. R1 = CH_3, R2 = $CO_2–CH_3$:
Methyl-1-methyl-4-phenylpiperidin-4-carboxylat

E. R1 = H, R2 = $CO_2–CH_2–CH_3$:
Ethyl-4-phenylpiperidin-4-carboxylat

F. R1 = $CH_2–C_6H_5$, R2 = CO_2H:
1-Benzyl-4-phenylpiperidin-4-carbonsäure

G. R1 = CH_3, R2 = $CO_2–CH(CH_3)_2$:
(1-Methylethyl)-1-methyl-4-phenylpiperidin-4-carb=oxylat

H. R1 = $CH_2–C_6H_5$, R2 = $CO_2–CH_2–CH_3$:
Ethyl-1-benzyl-4-phenylpiperidin-4-carboxylat

J. R1 = $CH_2–CH_3$, R2 = $CO_2–CH_2–CH_3$:
Ethyl-1-ethyl-4-phenylpiperidin-4-carboxylat

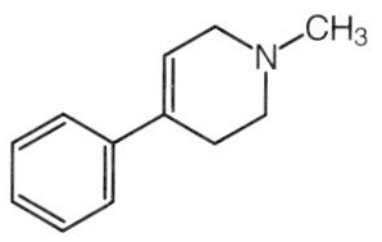

B. 1-Methyl-4-phenyl-1,2,3,6-tetrahydropyridin (MPTP)

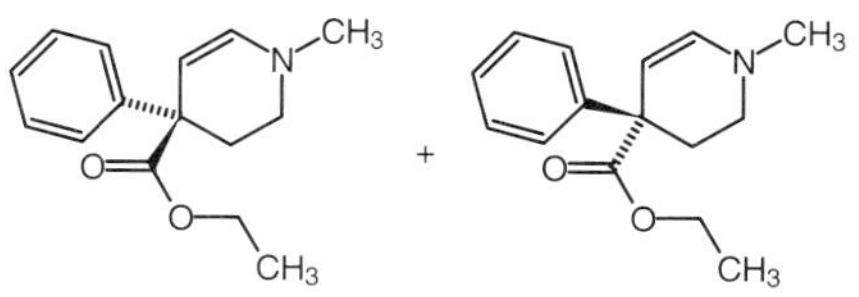

I. Ethyl-(4*RS*)-1-methyl-4-phenyl-1,2,3,4-tetrahydro=pyridin-4-carboxylat.

2000, 1433

Pflanzliche Drogen

Plantae medicinales

Die Bestimmungen dieser Monographie gelten im Zusammenhang mit den Einzelmonographien im Arzneibuch. Die Anforderungen betreffen nicht notwendigerweise Drogen, die nicht Gegenstand solcher Monographien sind.

Definition

Pflanzliche Drogen bestehen im allgemeinen aus noch unverarbeiteten ganzen, zerkleinerten oder geschnittenen Pflanzen, Pflanzenteilen, Algen, Pilzen oder Flechten und werden gewöhnlich in getrocknetem, manchmal auch in frischem Zustand verwendet. Bestimmte Ausscheidungen, die noch nicht weiter verarbeitet worden sind, werden auch als pflanzliche Drogen betrachtet. Pflanzliche Drogen werden durch den wissenschaftlichen botanischen Namen, der dem binominalen System (Gattung, Art, Varietät und Autor) entspricht, eindeutig definiert.

Herstellung

Pflanzliche Drogen können sowohl aus Pflanzenkulturen als auch von Wildpflanzen stammen. Fachgerechtes Sammeln, Kultivieren, Ernten, Trocknen und Zerkleinern sowie geeignete Lagerungsbedingungen sind ausschlaggebend für die Qualität pflanzlicher Drogen.

Pflanzliche Drogen müssen möglichst frei von Erde, Staub, Schmutz und anderen Verunreinigungen, wie Pilzen, Insekten und sonstigen tierischen Verunreinigungen, sein. Die pflanzlichen Drogen dürfen auch nicht verdorben sein.

Wird ein Entkeimungsverfahren verwendet, muß sichergestellt sein, daß die Pflanzeninhaltsstoffe nicht verändert werden und keine schädlichen Rückstände in der Droge verbleiben. Ethylenoxid darf zur Entkeimung von pflanzlichen Drogen nicht verwendet werden.

Prüfung auf Identität

Zur Identifizierung von pflanzlichen Drogen werden die makroskopischen und mikroskopischen Merkmale herangezogen. Weitere Prüfungen können erforderlich sein (zum Beispiel Dünnschichtchromatographie).

Prüfung auf Reinheit

Die Prüfung „Fremde Bestandteile" (2.8.2) ist durchzuführen, sofern in der Einzelmonographie nichts anderes vorgeschrieben ist.

Eine geeignete, spezifische Prüfung einer pflanzlichen Droge kann erforderlich sein, um mögliche Verfälschungen auszuschließen.

Je nach Beschaffenheit müssen pflanzliche Drogen auch anderen Prüfungen, wie „Asche" (2.4.16), „Salzsäureunlösliche Asche" (2.8.1), „Extrahierbare Stoffe", „Quellungszahl" (2.8.4) und „Bitterwert" entsprechen.

Die Prüfung „Trocknungsverlust" (2.2.32) ist durchzuführen, sofern in der Einzelmonographie nichts anderes vorgeschrieben ist. Bei Drogen mit einem hohen Gehalt an ätherischem Öl ist die „Bestimmung von Wasser durch Destillation" (2.2.13) durchzuführen.

Pflanzliche Drogen müssen den Anforderungen der Prüfung „Pestizid-Rückstände" (2.8.13) entsprechen. Die Anforderungen berücksichtigen die Art der Droge, falls erforderlich die Zubereitung, für die die Droge vorgesehen ist, und, falls Angaben vorliegen, die vollständige Dokumentation über die Behandlung der Charge. Der Gehalt an Pestizid-Rückständen kann nach den Methoden ermittelt werden, die im Anhang zu der allgemeinen Methode beschrieben sind.

Das Risiko der Verunreinigung pflanzlicher Drogen mit Schwermetallen muß auch in Betracht gezogen werden. Wenn eine Einzelmonographie keine Grenzwerte für Schwermetalle oder bestimmte Elemente vorschreibt, können, falls gerechtfertigt, Grenzwerte gefordert werden.

Empfehlungen hinsichtlich der mikrobiologischen Qualität von Zubereitungen, die nur eine oder mehrere pflanzliche Droge/n enthalten, finden sich im allgemeinen Text „Mikrobiologische Qualität pharmazeutischer Zubereitungen" (5.1.4, Kategorie 4).

Falls erforderlich können Grenzwerte für Aflatoxine gefordert werden.

In besonderen Fällen ist das Risiko einer radioaktiven Kontamination in Betracht zu ziehen.

Gehaltsbestimmung

Außer in begründeten und zugelassenen Fällen ist bei pflanzlichen Drogen eine Gehaltsbestimmung mit Hilfe einer geeigneten Methode durchzuführen.

Lagerung

Gut verschlossen, vor Licht geschützt.

2001, 1434

Zubereitungen aus pflanzlichen Drogen

Plantae medicinales praeparatore

Definition

Zur Herstellung von Zubereitungen aus pflanzlichen Drogen werden pflanzliche Drogen Verfahren wie Extraktion, Destillation, Pressung, Fraktionierung, Reinigung, Anreicherung oder Fermentation unterzogen. Zu den Zubereitungen aus pflanzlichen Drogen zählen fein zerkleinerte oder pulverisierte pflanzliche Drogen, Tinkturen, Extrakte, ätherische Öle, Preßsäfte und verarbeitete Ausscheidungen von Pflanzen.

Extrakte aus pflanzlichen Drogen müssen der Monographie **Extrakte (Extracta)** entsprechen.

Tinkturen aus pflanzlichen Drogen müssen der Monographie **Tinkturen (Tincturae)** entsprechen.

Teezubereitungen müssen der Monographie **Pflanzliche Drogen zur Teebereitung (Plantae ad ptisanam)** entsprechen.

Teeaufgußpulver bestehen aus einem Pulver oder einem Granulat einer oder mehrerer Zubereitung/en pflanzlicher Drogen und sind zur Herstellung einer trinkfertigen Lösung bestimmt, die unmittelbar vor dem Gebrauch zu bereiten ist.

2000, 1435

Pflanzliche Drogen zur Teebereitung

Plantae ad ptisanam

Definition

Pflanzliche Drogen zur Teebereitung bestehen ausschließlich aus einer oder mehreren pflanzlichen Droge/n; sie sind zur Herstellung wäßriger, trinkfertiger Zubereitungen vorgesehen und werden durch Abkochung, Aufguß oder Mazeration unmittelbar vor Gebrauch bereitet.

Pflanzliche Drogen zur Teebereitung werden gewöhnlich als Bulk oder als Teebeutel in Verkehr gebracht.

Die verwendeten pflanzlichen Drogen müssen den zugehörigen Einzelmonographien des Arzneibuchs oder, falls solche nicht vorhanden sind, der allgemeinen Monographie **Pflanzliche Drogen (Plantae medicinales)** entsprechen.

Die Empfehlungen hinsichtlich der mikrobiologischen Qualität pflanzlicher Drogen zur Teebereitung (5.1.4, Kategorie 4) berücksichtigen die jeweils vorgeschriebene Herstellungsmethode (Verwendung von siedendem oder nichtsiedendem Wasser).

Prüfung auf Identität

Die Identität der in pflanzlichen Drogen zur Teebereitung enthaltenen Drogen ist durch botanische Untersuchungen sicherzustellen.

Prüfung auf Reinheit

Enthalten pflanzliche Drogen zur Teebereitung mehrere Bestandteile, ist deren Anteil mit Hilfe geeigneter Methoden zu überprüfen.

In Teebeutel abgepackte pflanzliche Drogen zur Teebereitung müssen zusätzlich folgender Prüfung entsprechen:

Gleichförmigkeit der Masse: Die Durchschnittsmasse von 20 zufällig nach dem Stichprobenverfahren entnommenen Teebeuteln wird wie folgt bestimmt. Ein einzelner, voller Teebeutel wird gewogen und danach ohne Verlust von Fragmenten geöffnet. Der Teebeutel wird mit Hilfe eines Pinsels vollständig geleert. Der leere Teebeutel wird gewogen und die Masse des Inhalts durch Subtraktion berechnet. Der Vorgang wird mit den verbliebenen 19 Teebeuteln wiederholt. Außer in begründeten und zugelassenen Fällen darf bei höchstens 2 der 20 Teebeutel die Einzelmasse um einen höheren Prozentsatz, als in der nachstehenden Tabelle angegeben, von der Durchschnittsmasse abweichen, und bei keinem Teebeutel darf die Abweichung mehr als das 2fache des angegebenen Prozentsatzes betragen.

Durchschnittsmasse	Höchstzulässige Abweichung von der Durchschnittsmasse in Prozent
weniger als 1,5 g	15
1,5 bis 2,0 g	10
mehr als 2,0 g	7,5

Lagerung

Gut verschlossen, vor Licht geschützt.

2001, 1579

Pflanzliche fette Öle

Olea herbaria

Definition

Pflanzliche fette Öle sind hauptsächlich flüssige oder feste Triglyceride von Fettsäuren. Sie können kleine Mengen anderer Lipide, wie Wachse, freie Fettsäuren, Partialglyceride oder unverseifbare Anteile, enthalten. Pflanzliche fette Öle werden aus Samen, Früchten oder Steinfrüchten verschiedener Pflanzen durch Pressung und/oder Extraktion mit Lösungsmitteln erhalten und können dann raffiniert und hydriert werden. Falls erforderlich kann ein geeignetes Antioxidans zugesetzt sein.

Natives Öl: Öl, das aus Rohmaterialien besonderer Qualität durch mechanische Verfahren, wie Kaltpressen oder Zentrifugieren, erhalten wird.

Raffiniertes Öl: Öl, das durch Pressung und/oder Extraktion mit Lösungsmitteln erhalten und in der Folge entweder mit Alkalien (gefolgt von Bleichen und Desodorieren) oder durch ein physikalisches Verfahren raffiniert wird.

Hydriertes Öl: Öl, das durch Pressung und/oder Extraktion mit Lösungsmitteln erhalten, nachfolgend entweder mit Alkalien oder durch ein physikalisches Verfahren raffiniert, dann möglicherweise gebleicht, anschließend getrocknet, hydriert sowie später nochmals gebleicht und schließlich desodoriert wird.

Zur Herstellung parenteraler Zubereitungen werden nur mit Phosphorsäure oder Alkalien raffinierte Öle verwendet.

Herstellung

Gewinnung eines Rohöls

Bei Pflanzen mit einem hohen Ölgehalt wird das Öl gewöhnlich durch Pressung unter Erhitzen und nachfolgender Extraktion erhalten. Pflanzen mit niedrigem Ölgehalt werden im allgemeinen zur Ölgewinnung direkt extrahiert.

Mechanische Verfahren

A. Pressung

Hochdruck-Schraubenpressung: Die Methode besteht aus einigen oder allen der nachstehenden Verfahrensschritte: Reinigen, Trocknen, Schälen oder Entrinden, Zerkleinern, Kochen und zu Flocken verarbeiten.

Während der *Reinigung* werden fremde Bestandteile entfernt. *Trocknen* kann erforderlich sein, wenn der Feuchtigkeitsgehalt der Samen für die nachfolgenden Verfahrensschritte zu hoch ist. Durch *Entrinden* wird eine Verminderung der Fasern und damit ein proteinreiches Fruchtfleisch erzielt, auch werden die Verunreinigungen im Öl reduziert. *Kochen* vervollständigt das Aufbrechen der Ölzellen, setzt die Viskosität des Öls herab, koaguliert das Protein im Fruchtfleisch, reguliert den Feuchtigkeitsgehalt, sterilisiert die Samen, entgiftet unerwünschte Samenbestandteile (wie Gossypol im Baumwollsamen), bindet gewisse Phosphatide an den Ölkuchen und verringert damit Verluste bei nachfolgenden Raffinationsschritten. Die Effizienz des Preßverfahrens ist so, daß nur 3 bis 6 Prozent des Öls im Ölkuchen verbleiben.

Naß-Schraubenpressung: Die in Käfige eingebrachten Fruchtbündel (wie bei Palmfrüchten) werden in einer horizontalen Sterilisationseinrichtung mit Wasserdampf und Hitze behandelt. Zweck dieses Sterilisationsverfahrens ist die Inaktivierung der Enzyme, die Ablösung der Früchte vom Fruchtbündel, die Koagulation der Proteine und anderes mehr. Nach dem Erhitzen in einem Autoklaven kommt das Fruchtfleisch in eine Schraubenpresse. Das Öl wird durch Zentrifugieren geklärt und vakuumgetrocknet.

Vorpressung und anschließende Extraktion mit Lösungsmitteln: Die bereits beschriebene Schrittfolge wird eingehalten. Durch das Vorpressen soll vor allem eine gute Durchlässigkeit des Ölkuchens für die nachfolgende Extraktion mit Lösungsmitteln erreicht werden. Die Extraktion kann entweder mit einem Gerät auf Perkolationsbasis oder einem auf Immersionsbasis erfolgen. Die Effizienz des Extraktionsverfahrens ist so, daß im Ölkuchen im allgemeinen weniger als 1 Prozent des Öls verbleibt.

B. Zentrifugieren

Durch Zentrifugieren wird die Ölphase von der wäßrigen Phase, die neben Wasser noch wasserlösliche Bestandteile und feste Rückstandspartikel enthält, getrennt. Das Verfahren kann durchgeführt werden mit

- selbstreinigenden Schalen- oder Scheibenzentrifugen
- Super-Dekantiervorrichtungen: horizontale Turbinen, die jeweils mit einer zylindrischen, an einem Ende sich verjüngenden Schale ausgestattet sind, die eine sich kontinuierlich drehende Schraube enthält, welche an den Schalenseiten schabt. Schraube und Schale drehen sich mit unterschiedlicher Geschwindigkeit. Am sich verjüngenden Ende der Schale werden die festen Partikel abgesondert, während am anderen Ende das Öl ausfließt.

Extraktion mit Lösungsmitteln: Vor die Extraktion werden nachstehende Verfahrensschritte gesetzt. Die Samen werden etwa 1 Woche lang bei einer Temperatur von weniger als 24 °C gehalten, damit sich die Schalen von den Samen lösen und ein gleichbleibender Feuchtigkeitsgehalt der Samen erzielt wird. Anschließend werden die Samen gereinigt, zerkleinert, geschält oder entrindet und zu Flocken verarbeitet. Das meist gebrauchte Lösungsmittel ist eine Mischung von vorwiegend n-Hexan und Methylpentanen (Siedebereich 65 bis 70 °C), die jedoch üblicherweise nur als „Hexan“ bezeichnet wird. Wegen des großen Entzündungs- und Explosionsrisikos dieser Mischung können auch verflüssigte Gase und superkritische Gase Anwendung finden.

Raffination

Zweck des Raffinierens ist das Entfernen von Verunreinigungen und Kontaminanten des Öls bei größtmöglicher Schonung der Triglyceride und möglichst geringen Ölverlusten. Der Gehalt an folgenden Substanzen wird dabei reduziert:

- freie Fettsäuren, die zum Verderben des Öls durch Oxidation beitragen, einen rauchigen Geschmack beim Erhitzen und einen scharfen Beigeschmack bedingen können (Raffination mit Alkalien)
- Wasser, das enzymatische Hydrolyse fördert (Raffination mit Alkalien, Trocknung)
- Partialglyceride, die Schaumbildung und bitteren Geschmack verursachen können (Raffination durch Neutralisation, Waschen)
- Phosphatide und Phosphor-Verbindungen mit emulgierenden Eigenschaften, die Ablagerungen bilden können, Öle beim Erhitzen dunkel färben, für trübes Aussehen und schlechte organoleptische Stabilität verantwortlich sind (Raffination mit Alkalien)
- farbgebende Stoffe, wie Chlorophyll (Raffination mit Alkalien) und Karotinoide (Raffination durch Bleichen)
- Glycolipide, die mit Wasser kolloidale Lösungen bilden können
- freie Kohlenwasserstoffe, Paraffine, Wachse, harzartige Substanzen
- Metalle (wie Fe, Cu, Pb, Sn, Pt, Pd), die wirksame Katalysatoren für Oxidationsprozesse sind
- Pigmente, wie Gossypol (im Baumwollsamenöl), oder Mykotoxine, wie Aflatoxin (vorwiegend in Erdnußöl)
- Pestizide
- Oxidationsprodukte (Aldehyde, Peroxide)
- Proteine, die allergische Reaktionen hervorrufen können
- unverseifbare Anteile (wie Lignine, Sterole, Tocopherole und andere Vitamine)
- polycyclische, aromatische Kohlenwasserstoffe.

Raffination mit Alkalien: Das Verfahren umfaßt folgende Arbeitsschritte: Abtrennung, Neutralisation mit Alkalien, Waschen und Trocknen.

Abtrennung: Mit diesem Raffinationsschritt, nämlich der Behandlung mit Wasser und/oder Phosphorsäure und/oder Natriumchlorid, werden Phosphatide, Phosphor-Verbindungen und Metalle eliminiert. Seine Anwendung hängt von der Natur des Öls ab.

Neutralisation mit Alkalien: Dieser Schritt reduziert den Gehalt an freien Fettsäuren auf unter 0,1 Prozent; die Fettsäuren werden in fettunlösliche Seifen („Seifenstock") umgewandelt. Diese Seifen adsorbieren wieder andere Stoffe, wie schleimartige Substanzen, Phosphatide, Oxidationsprodukte, farbgebende Stoffe, die dadurch dem Öl entzogen werden. Alle Substanzen, die beim Hydratisieren in Öl unlöslich geworden sind, werden entfernt. Neutralisation mit Alkalien hat den Nachteil, daß neutrales Öl verseift werden kann, wenn nicht sorgfältig vorgegangen wird.

Waschen: Diese Maßnahme, bei der heißes Wasser zur Anwendung kommt, beseitigt sowohl den Überschuß an Seife und Alkalien als auch Spuren von Metallen, Phosphatiden und anderen Verunreinigungen.

Trocknen: Das verbliebene Wasser wird im Vakuum entfernt, ehe weitere Schritte, wie Bleichen, durchgeführt werden.

Physikalische Raffination: Das Verfahren besteht aus einer Dampfbehandlung des Öls im Hochvakuum bei einer Temperatur über 235 °C. Diese Technik ist bei Ölen anzuwenden, die arm an Phosphatiden und Metallen sind (wie Palmöl, Kokosnußöl, Olivenöl), oder bei Ölen, aus denen durch Säurebehandlung mit konzentrierter Phosphorsäure und anschließender Adsorption an aktivierter Bleich-Erde Phosphatide und Metalle bereits eliminiert worden sind (wie Sonnenblumenöl, Rapsöl, Sojaöl). Nicht angewendet werden kann das Verfahren hingegen bei hitzeempfindlichen Ölen, die sich dunkel färben würden (wie Baumwollsamenöl).

Bleichen: Gewöhnlich erfolgt der Bleichprozeß durch ein Adsorptionsverfahren, wobei das Öl in der Regel 30 min lang bei 90 °C im Vakuum mit Bleich-Erde (natürlich oder aktiviert) oder Kohle (aktiviert oder nicht aktiviert) behandelt wird; auch synthetische Adsorbentien auf Silicatbasis können zugesetzt werden. Substanzen, die während eines Raffinationsprozesses nicht vollständig entfernt worden sind, zum Beispiel Karotinoide und Chlorophyll, werden auf diese Weise eliminiert.

Desodorieren: Das Verfahren entfernt Gerüche, flüchtige Substanzen und Rückstände von Extraktionsmitteln. Zum Desodorieren wird das Öl unter Vakuum und bei hoher Temperatur trockenem Dampf ausgesetzt. Dem jeweiligen Öl entsprechend kommen unterschiedliche Temperaturen und Anwendungszeiten in Betracht: 1 h 30 min bis 3 h lang bei 200 bis 235 °C; 30 min lang bei Temperaturen über 240 °C.

Eine der häufigsten Nebenreaktionen ist die thermische Entfärbung durch die bei Temperaturen über 150 °C auftretende Zerstörung der Karotinoide. Das Verfahren verursacht auch einen Verlust der Substanzen, die destilliert werden können (wie freie Fettsäuren, Sterole, Tocopherole, Teile des raffinierten Öls), und kann zu einer *cis-trans*-Isomerisierung der Doppelbindung ungesättigter Fettsäuren führen.

Winterisieren

Darunter wird die Eliminierung von Feststoffen und Wachsen durch Filtration bei tiefen Temperaturen verstanden. Solche Feststoffe und Wachse können das Aussehen des Öls beeinträchtigen und zu Ablagerungen beitragen.

Hydrieren

Das Hydrieren des getrockneten und/oder gebleichten Öls wird mit Wasserstoff unter Anwendung von Katalysatoren (wie Ni, Pt, Pd) bei Temperaturen von etwa 100 bis 200 °C unter Druck vorgenommen. Die Katalysatoren werden anschließend durch Filtration bei 90 °C beseitigt. Der verwendete Wasserstoff muß besonders rein, insbesondere frei von Katalysatorgiften, wasserfrei und arm an Kohlendioxid, Methan und Stickstoff sein. Kleine Mengen an *trans*-Fettsäuren oder an Polymeren können dabei auftreten.

Chromatographische Reinigung

Um besonders reines Öl, wie es vorwiegend zur Herstellung von Parenteralia benötigt wird, zu erhalten, kann eine weitere Reinigung durch Säulenchromatographie an aktiven Erden erfolgen. Um die Effizienz des Verfahrens zu erhöhen, kann manchmal auch ein Lösungsmittel verwendet werden. Vorwiegend werden hochpolare Moleküle, wie oxidierte Substanzen, Säuren, Alkohole, Partialglyceride und freie Sterole, auf diese Weise entfernt.

Wird das Öl zur Herstellung von Parenteralia verwendet, können für dieses Öl in der jeweiligen Einzelmonographie andere Grenzwerte für die Säurezahl, die Peroxidzahl und den Wassergehalt festgelegt sein.

Beschriftung

Die Beschriftung gibt insbesondere an
- falls zutreffend, daß das Öl durch Pressung oder Extraktion erhalten wurde
- falls zutreffend, daß das Öl zur Herstellung von Parenteralia bestimmt ist
- Name und Konzentration jedes zugesetzten Antioxidans.

1999, 1357

Pheniraminhydrogenmaleat

Pheniramini maleas

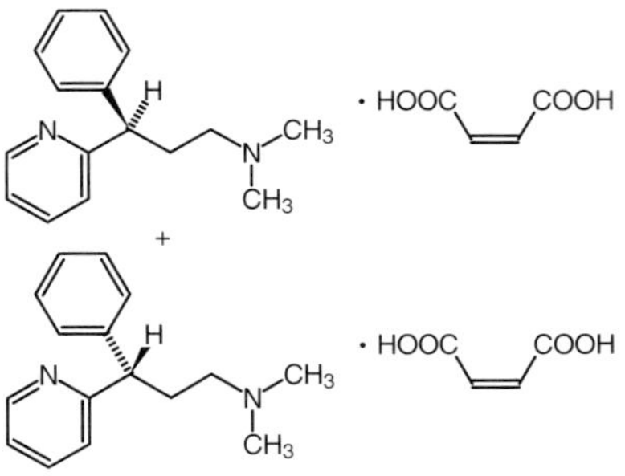

$C_{20}H_{24}N_2O_4$ M_r 356,4

Definition

Pheniraminhydrogenmaleat enthält mindestens 98,0 und höchstens 102,0 Prozent (3*RS*)-*N*,*N*-Dimethyl-3-phenyl-3-(pyridin-2-yl)propan-1-amin-(*Z*)-butendioat, berechnet auf die getrocknete Substanz.

Eigenschaften

Weißes, kristallines Pulver; sehr leicht löslich in Wasser, leicht löslich in Dichlormethan, Ethanol und Methanol.

Prüfung auf Identität

1: C, D.
2: A, B, D.

A. Schmelztemperatur (2.2.14): 106 bis 109 °C.

B. 40,0 mg Substanz werden in Salzsäure (0,1 mol · l^{-1}) zu 100,0 ml gelöst. 5,0 ml Lösung werden mit Salzsäure (0,1 mol · l^{-1}) zu 50,0 ml verdünnt. Diese Lösung, zwischen 220 und 320 nm gemessen, zeigt ein Absorptionsmaximum (2.2.25) bei 265 nm und eine Schulter bei 261 nm. Die spezifische Absorption, im Maximum gemessen, liegt zwischen 200 und 220.

C. Die Prüfung erfolgt mit Hilfe der IR-Spektroskopie (2.2.24) durch Vergleich des Spektrums der Substanz mit dem von Pheniraminhydrogenmaleat *CRS*. Die Prüfung erfolgt mit Hilfe von Preßlingen.

D. Die Prüfung erfolgt mit Hilfe der Dünnschichtchromatographie (2.2.27) unter Verwendung einer Schicht eines geeigneten Kieselgels, das einen Fluoreszenzindikator mit intensivster Anregung der Fluoreszenz bei 254 nm enthält.

Untersuchungslösung: 0,10 g Substanz werden in Methanol *R* zu 5,0 ml gelöst.

Referenzlösung a: 65 mg Maleinsäure *CRS* werden in Methanol *R* zu 10 ml gelöst.

Referenzlösung b: 0,10 g Pheniraminhydrogenmaleat *CRS* werden in Methanol *R* zu 5,0 ml gelöst.

Auf die Platte werden 5 µl jeder Lösung aufgetragen. Die Chromatographie erfolgt mit einer Mischung von 3 Volumteilen Wasser *R*, 7 Volumteilen wasserfreier Ameisensäure *R*, 20 Volumteilen Methanol *R* und 70 Volumteilen Diisopropylether *R* über eine Laufstrecke von 12 cm. Die Auswertung erfolgt im ultravioletten Licht bei 254 nm. Das Chromatogramm der Untersuchungslösung zeigt deutlich voneinander getrennt 2 Flecke. Der obere der beiden Flecke entspricht in bezug auf Lage und Größe dem Fleck im Chromatogramm der Referenzlösung a. Der untere der beiden Flecke entspricht in bezug auf Lage und Größe dem entsprechenden Fleck im Chromatogramm der Referenzlösung b.

Prüfung auf Reinheit

Prüflösung: 2,0 g Substanz werden in Wasser *R* zu 20 ml gelöst.

Aussehen der Lösung: Die Prüflösung muß klar (2.2.1) und darf nicht stärker gefärbt sein als die Farbvergleichslösung BG_6 (2.2.2, Methode II).

***p*H-Wert** (2.2.3): 0,20 g Substanz werden in 20,0 ml kohlendioxidfreiem Wasser *R* gelöst. Der *p*H-Wert der Lösung muß zwischen 4,5 und 5,5 liegen.

Optische Drehung (2.2.7): Der Drehungswinkel, an der Prüflösung bestimmt, muß zwischen −0,10 und +0,10° liegen.

Verwandte Substanzen: Die Prüfung erfolgt mit Hilfe der Flüssigchromatographie (2.2.29).

Untersuchungslösung: 20,0 mg Substanz werden in einer Mischung von 1 Volumteil Acetonitril *R* und 9 Volumteilen mobiler Phase A zu 20,0 ml gelöst.

Referenzlösung a: 10,0 mg 2-Benzylpyridin *R* werden in 10,0 ml Untersuchungslösung gelöst. Die Lösung wird mit einer Mischung von 1 Volumteil Acetonitril *R* und 9 Volumteilen mobiler Phase A zu 100,0 ml verdünnt.

Referenzlösung b: 2,0 ml Untersuchungslösung werden mit einer Mischung von 1 Volumteil Acetonitril *R* und 9 Volumteilen mobiler Phase A zu 100,0 ml verdünnt. 1,0 ml dieser Lösung wird mit einer Mischung von 1 Volumteil Acetonitril *R* und 9 Volumteilen mobiler Phase A zu 10,0 ml verdünnt.

Die Chromatographie kann durchgeführt werden mit

- einer Säule aus rostfreiem Stahl von 0,30 m Länge und 3,9 mm innerem Durchmesser, gepackt mit dimethyloctadecylsilyliertem Kieselgel zur Chromatographie *R* (10 µm)
- einer Mischung der mobilen Phase A und B unter Einsatz der Gradientenelution bei einer Durchflußrate von 1 ml je Minute:
  Mobile Phase A: Eine Lösung von Natriumheptansulfonat *R* (5,056 g · l^{-1}), die mit Phosphorsäure 85 % *R* auf einen *p*H-Wert von 2,5 eingestellt wurde
  Mobile Phase B: Acetonitril *R*

Zeit (min)	Mobile Phase A (% *V/V*)	Mobile Phase B (% *V/V*)	Erläuterungen
0	90	10	Äquilibrierung
0 – 35	90 → 62	10 → 38	linearer Gradient
35 – 37	62 → 90	38 → 10	linearer Gradient

– einem Spektrometer als Detektor bei einer Wellenlänge von 264 nm.

20 µl jeder Lösung werden eingespritzt. Die Empfindlichkeit des Systems wird so eingestellt, daß die Höhe des Hauptpeaks im Chromatogramm der Referenzlösung b mindestens 50 Prozent des maximalen Ausschlags beträgt. Die Prüfung darf nur ausgewertet werden, wenn das Chromatogramm der Referenzlösung a 3 Hauptpeaks zeigt (Maleinsäure, 2-Benzylpyridin und Pheniramin werden in dieser Reihenfolge eluiert) und die Auflösung zwischen den Peaks von 2-Benzylpyridin und Pheniramin mindestens 8 beträgt.

Im Chromatogramm der Untersuchungslösung darf keine Peakfläche, mit Ausnahme der des Hauptpeaks und der des Maleinsäure-Peaks, größer sein als der Hauptpeak im Chromatogramm der Referenzlösung b (0,2 Prozent). Die Summe aller Peakflächen, mit Ausnahme der des Hauptpeaks und der der Maleinsäure, darf nicht größer sein als das 5fache der Fläche des Hauptpeaks im Chromatogramm der Referenzlösung b (1 Prozent). Peaks, deren Fläche kleiner ist als das 0,5fache der Fläche des Hauptpeaks im Chromatogramm der Referenzlösung b, werden nicht berücksichtigt.

Schwermetalle (2.4.8): 1,0 g Substanz muß der Grenzprüfung C auf Schwermetalle entsprechen (20 ppm). Zur Herstellung der Referenzlösung werden 2 ml Blei-Lösung (10 ppm Pb) *R* verwendet.

Trocknungsverlust (2.2.32): Höchstens 0,5 Prozent, mit 1,000 g Substanz durch 3 h langes Trocknen im Vakuumtrockenschrank bei 60 °C bestimmt.

Sulfatasche (2.4.14): Höchstens 0,1 Prozent, mit 1,0 g Substanz bestimmt.

Gehaltsbestimmung

0,260 g Substanz, in 50 ml wasserfreier Essigsäure *R* gelöst, werden mit Perchlorsäure (0,1 mol · l^{-1}) titriert. Die Bestimmung des Endpunkts erfolgt mit Hilfe der Potentiometrie (2.2.20).

1 ml Perchlorsäure (0,1 mol · l^{-1}) entspricht 17,82 mg $C_{20}H_{24}N_2O_4$.

Lagerung

Vor Licht geschützt.

Verunreinigungen

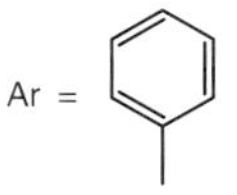

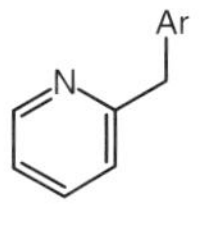

A. 2-Benzylpyridin

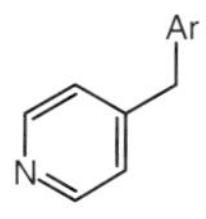

B. 4-Benzylpyridin

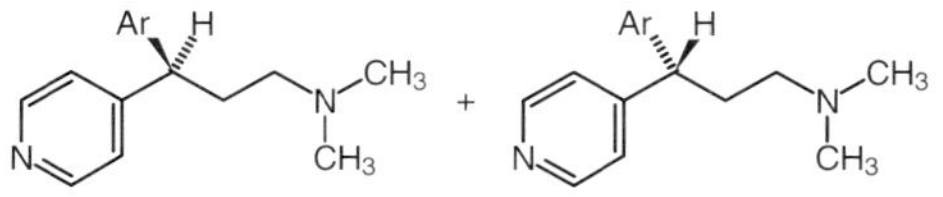

C. (3*RS*)-*N*,*N*-Dimethyl-3-phenyl-3-(pyridin-4-yl)propan-1-amin

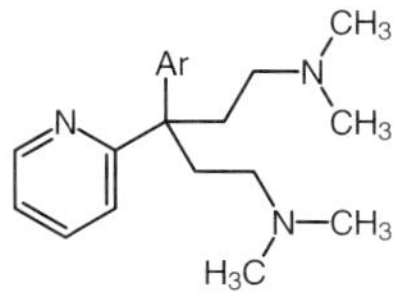

D. *N*,*N*,*N'*,*N'*-Tetramethyl-3-phenyl-3-(pyridin-2-yl)pentan-1,5-diamin.

2001, 1584

Phenolphthalein

Phenolphthaleinum

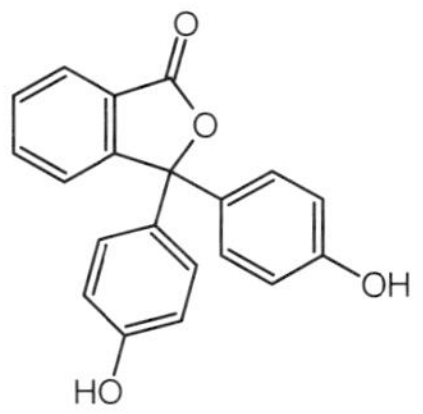

$C_{20}H_{14}O_4$ M_r 318,3

Definition

Phenolphthalein enthält mindestens 98,0 und höchstens 101,0 Prozent 3,3-Bis(4-hydroxyphenyl)-3*H*-isobenzofuran-1-on, berechnet auf die getrocknete Substanz.

Eigenschaften

Weißes bis fast weißes Pulver; praktisch unlöslich in Wasser, löslich in Ethanol.

Die Substanz schmilzt bei etwa 260 °C.

Prüfung auf Identität

A. 25,0 mg Substanz werden in Ethanol 96 % *R* zu 100,0 ml gelöst (Lösung A). 2,0 ml Lösung A werden mit 5,0 ml Salzsäure (1 mol · l^{-1}) versetzt und mit Ethanol 96 % *R* zu 50,0 ml verdünnt (Lösung A_1). 10,0 ml Lösung A werden mit 5,0 ml Salzsäure (1 mol · l^{-1}) versetzt und mit Ethanol 96 % *R* zu 50,0 ml verdünnt (Lösung A_2). 2,0 ml Lösung A werden mit 5,0 ml Natriumhydroxid-Lösung (1 mol · l^{-1}) versetzt und mit Ethanol 96 % *R* zu 50,0 ml verdünnt

(Lösung B). Die Lösung A_1, zwischen 220 und 250 nm gemessen, zeigt ein Absorptionsmaximum (2.2.25) bei 229 nm. Die spezifische Absorption, im Maximum gemessen, liegt zwischen 922 und 1018. Die Untersuchungslösung A_2, zwischen 250 und 300 nm gemessen, zeigt ein Absorptionsmaximum bei 276 nm. Die spezifische Absorption, im Maximum gemessen, liegt zwischen 142 und 158. Die Untersuchungslösung B, zwischen 230 und 270 nm gemessen, zeigt ein Absorptionsmaximum bei 249 nm. Die spezifische Absorption, im Maximum gemessen, liegt zwischen 744 und 822.

B. Etwa 10 mg Substanz werden in Ethanol 96 % *R* gelöst. Die Lösung wird mit 1 ml verdünnter Natriumhydroxid-Lösung *R* versetzt. Die Lösung ist rot gefärbt. Bei Zusatz von 5 ml verdünnter Schwefelsäure *R* verschwindet die Färbung.

Prüfung auf Reinheit

Prüflösung: 2,0 g Substanz werden mit 40 ml destilliertem Wasser *R* versetzt. Die Mischung wird zum Sieden erhitzt und nach dem Abkühlen filtriert.

Aussehen der Lösung: 0,20 g Substanz werden in 5 ml Ethanol 96 % *R* gelöst. Die Lösung muß klar (2.2.1) und darf nicht stärker gefärbt sein als die Farbvergleichslösung G_7 (2.2.2, Methode II).

Sauer oder alkalisch reagierende Substanzen: 10 ml Prüflösung werden mit 0,15 ml Bromthymolblau-Lösung *R* 1 versetzt. Nach Zusatz von 0,05 ml Salzsäure (0,01 mol · l^{-1}) muß die Lösung gelb gefärbt sein. Nach Zusatz von 0,10 ml Natriumhydroxid-Lösung (0,01 mol · l^{-1}) muß die Lösung blau gefärbt sein.

Verwandte Substanzen: Die Prüfung erfolgt mit Hilfe der Dünnschichtchromatographie (2.2.27) unter Verwendung einer DC-Platte mit Kieselgel F_{254} *R*.

Untersuchungslösung: 0,5 g Substanz werden in Ethanol 96 % *R* zu 10 ml gelöst.

Referenzlösung a: 1 ml Untersuchungslösung wird mit Ethanol 96 % *R* zu 10 ml verdünnt. 5 ml dieser Lösung werden mit Ethanol 96 % *R* zu 100 ml verdünnt.

Referenzlösung b: 25 mg Fluoren *R* werden in Ethanol 96 % *R* gelöst. Die Lösung wird mit 0,5 ml Untersuchungslösung versetzt und mit Ethanol 96 % *R* zu 10 ml verdünnt.

Auf die Platte werden 5 µl jeder Lösung aufgetragen. Die Chromatographie erfolgt mit einer Mischung von 50 Volumteilen Aceton *R* und 50 Volumteilen Dichlormethan *R* über eine Laufstrecke von zwei Dritteln der Platte. Die Platte wird an der Luft trocknen gelassen und im ultravioletten Licht bei 254 nm ausgewertet. Die Platte wird Ammoniakgas ausgesetzt und erneut ausgewertet. Kein im Chromatogramm der Untersuchungslösung auftretender Nebenfleck darf größer oder intensiver sein als der Fleck im Chromatogramm der Referenzlösung a (0,5 Prozent). Die Prüfung darf nur ausgewertet werden, wenn das Chromatogramm der Referenzlösung b deutlich voneinander getrennt 2 Flecke zeigt.

Chlorid (2.4.4): 10 ml Prüflösung werden mit Wasser *R* zu 15 ml verdünnt. Die Lösung muß der Grenzprüfung auf Chlorid entsprechen (100 ppm).

Sulfat (2.4.13): 15 ml Prüflösung müssen der Grenzprüfung auf Sulfat entsprechen (200 ppm).

Schwermetalle (2.4.8): 3 g Substanz werden mit 50 ml verdünnter Salzsäure *R* im Wasserbad 5 min lang erhitzt und abfiltriert. Das Filtrat wird bis fast zur Trockne eingedampft und der Rückstand in 30 ml Wasser *R* gelöst. 12 ml Lösung müssen der Grenzprüfung A auf Schwermetalle entsprechen (10 ppm). Zur Herstellung der Referenzlösung wird die Blei-Lösung (1 ppm Pb) *R* verwendet.

Trocknungsverlust (2.2.32): Höchstens 0,5 Prozent, mit 1,000 g Substanz durch Trocknen im Trockenschrank bei 100 bis 105 °C bestimmt.

Sulfatasche (2.4.14): Höchstens 0,1 Prozent, mit 1,0 g Substanz bestimmt.

Gehaltsbestimmung

Eine Lösung von 0,100 g Substanz in 5 ml Dimethylformamid *R* wird mit 5 ml Natriumcarbonat-Lösung *R*, 10 ml Natriumhydrogencarbonat-Lösung *R*, 35 ml Wasser *R* und 50,0 ml Iod-Lösung (0,05 mol · l^{-1}) versetzt. Nach Zusatz von 10 ml Dichlormethan *R* und 20 ml verdünnter Schwefelsäure *R* wird der Überschuß an Iod mit Natriumthiosulfat-Lösung (0,1 mol · l^{-1}) titriert unter Zusatz von 0,3 ml Stärke-Lösung *R* gegen Ende der Titration. Ein Blindversuch wird durchgeführt.

1 ml Iod-Lösung (0,05 mol · l^{-1}) entspricht 3,979 mg $C_{20}H_{14}O_4$.

Lagerung

Vor Licht geschützt.

1999, 148

Phenoxymethylpenicillin

Phenoxymethylpenicillinum

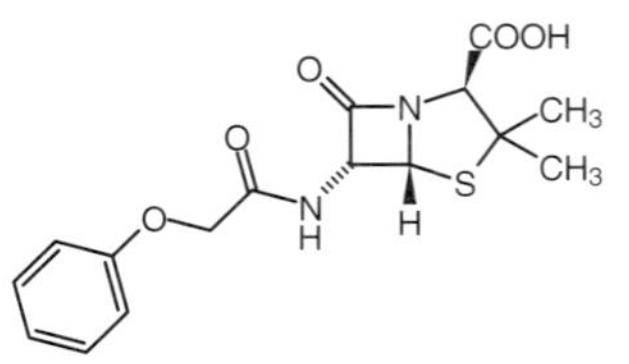

$C_{16}H_{18}N_2O_5S$ M_r 350,4

Definition

Phenoxymethylpenicillin ist (2*S*,5*R*,6*R*)-3,3-Dimethyl-7-oxo-6-[(phenoxyacetyl)amino]-4-thia-1-azabicyclo[3.2.0]heptan-2-carbonsäure, die aus bestimmten Stämmen von *Penicillium notatum* oder verwandten Organismen in einem Kulturmedium mit geeigneten Zusätzen als Vorstufe gewonnen oder durch andere Verfahren hergestellt wird. Die Summe der Prozentgehalte von Phenoxymethylpenicillin und 4-Hydroxyphenoxymethylpenicillin beträgt mindestens 95,0 und höchstens 100,5 Prozent, berechnet auf die wasserfreie Substanz.

Eigenschaften

Weißes, kristallines, schwach hygroskopisches Pulver; sehr schwer löslich in Wasser, löslich in Ethanol.

Prüfung auf Identität

1: B.
2: A, C, D.

A. Die Substanz entspricht der Prüfung „*p*H-Wert" (siehe „Prüfung auf Reinheit").

B. Die Prüfung erfolgt mit Hilfe der IR-Spektroskopie (2.2.24) durch Vergleich des Spektrums der Substanz mit dem von Phenoxymethylpenicillin *CRS*.

C. Die Prüfung erfolgt mit Hilfe der Dünnschichtchromatographie (2.2.27) unter Verwendung einer Schicht von silanisiertem Kieselgel H *R*.

Untersuchungslösung: 25 mg Substanz werden in 5 ml Aceton *R* gelöst.

Referenzlösung a: 25 mg Phenoxymethylpenicillin *CRS* werden in 5 ml Aceton *R* gelöst.

Referenzlösung b: 25 mg Benzylpenicillin-Kalium *CRS* und 25 mg Phenoxymethylpenicillin-Kalium *CRS* werden in 5 ml Wasser *R* gelöst.

Auf die Platte wird 1 µl jeder Lösung aufgetragen. Die Chromatographie erfolgt mit einer Mischung von 30 Volumteilen Aceton *R* und 70 Volumteilen einer Lösung von Ammoniumacetat *R* (154 g · l^{-1}), deren *p*H-Wert zuvor mit Essigsäure 98 % *R* auf 5,0 eingestellt wurde, über eine Laufstrecke von 15 cm. Die Platte wird an der Luft trocknen gelassen und anschließend Iodgas ausgesetzt, bis Flecke erscheinen. Die Auswertung erfolgt im Tageslicht. Der Hauptfleck im Chromatogramm der Untersuchungslösung entspricht in bezug auf Lage, Farbe und Größe dem Hauptfleck im Chromatogramm der Referenzlösung a. Die Prüfung darf nur ausgewertet werden, wenn das Chromatogramm der Referenzlösung b deutlich voneinander getrennt 2 Flecke zeigt.

D. Etwa 2 mg Substanz werden in einem Reagenzglas von etwa 150 mm Länge und 15 mm Durchmesser mit 0,05 ml Wasser *R* befeuchtet. Nach Zusatz von 2 ml Formaldehyd-Schwefelsäure *R* wird der Inhalt des Reagenzglases durch Schütteln gemischt. Die Lösung ist rötlichbraun. Wird das Reagenzglas 1 min lang in ein Wasserbad gestellt, entsteht eine intensive rotbraune Färbung.

Prüfung auf Reinheit

***p*H-Wert** (2.2.3): 50 mg Substanz werden in 10 ml kohlendioxidfreiem Wasser *R* suspendiert. Der *p*H-Wert der Suspension muß zwischen 2,4 und 4,0 liegen.

Spezifische Drehung (2.2.7): 0,250 g Substanz werden in 1-Butanol *R* zu 25,0 ml gelöst. Die spezifische Drehung muß zwischen +186 und +200° liegen, berechnet auf die wasserfreie Substanz.

Verwandte Substanzen: Die Prüfung erfolgt mit Hilfe der Flüssigchromatographie (2.2.29) wie unter „Gehaltsbestimmung" beschrieben.

20 µl Referenzlösung d werden eingespritzt und die isokratische Elution mit der gewählten mobilen Phase bis zum Auftreten des Phenoxymethylpenicillin-Peaks durchgeführt. Die Empfindlichkeit des Systems wird so eingestellt, daß ein Peak mit einem Signal-Rausch-Verhältnis von mindestens 3 erhalten wird.

20 µl Referenzlösung e werden eingespritzt.

20 µl Untersuchungslösung b werden eingespritzt und die Elution wird unter isokratischen Bedingungen begonnen. Unmittelbar nach dem Auftreten des Phenoxymethylpenicillin-Peaks wird wie nachfolgend beschrieben auf lineare Gradientenelution übergegangen.

Zeit (min)	Mobile Phase A (% *V/V*)	Mobile Phase B (% *V/V*)	Erläuterungen
0 – 20	60 → 0	40 → 100	linearer Gradient
20 – 35	0	100	isokratisch
35 – 50	0 → 60	100 → 40	Re-Äquilibrierung

Für einen Blindversuch wird die Lösungsmittelmischung eingespritzt und die Elution auf gleiche Weise durchgeführt. Im Chromatogramm der Untersuchungslösung b darf keine Peakfläche mit Ausnahme der des Hauptpeaks und des dem 4-Hydroxyphenoxymethylpenicillin entsprechenden Peaks größer sein als die Fläche des Hauptpeaks im Chromatogramm der Referenzlösung e (1 Prozent).

4-Hydroxyphenoxymethylpenicillin: Höchstens 4,0 Prozent, berechnet auf die wasserfreie Substanz. Die Prüfung erfolgt mit Hilfe der Flüssigchromatographie (2.2.29) wie unter „Gehaltsbestimmung" beschrieben.

Wasser (2.5.12): Höchstens 0,5 Prozent, mit 1,000 g Substanz nach der Karl-Fischer-Methode bestimmt.

Gehaltsbestimmung

Die Bestimmung erfolgt mit Hilfe der Flüssigchromatographie (2.2.29).

Lösungsmittelmischung: Zu 250 ml Kaliumdihydrogenphosphat-Lösung (0,2 mol · l^{-1}) *R* werden 500 ml Wasser *R* zugesetzt. Die Mischung wird mit einer Lösung von Natriumhydroxid *R* (8,4 g · l^{-1}) auf einen *p*H-Wert von 6,5 eingestellt und mit Wasser *R* zu 1000 ml verdünnt.

Untersuchungslösung a: 50,0 mg Substanz werden in der Lösungsmittelmischung zu 50,0 ml gelöst.

Untersuchungslösung b: Die Lösung ist unmittelbar vor Gebrauch herzustellen. 80,0 mg Substanz werden in der Lösungsmittelmischung zu 20,0 ml gelöst.

Referenzlösung a: 55,0 mg Phenoxymethylpenicillin-Kalium *CRS* werden in der Lösungsmittelmischung zu 50,0 ml gelöst.

Referenzlösung b: 20,0 mg 4-Hydroxyphenoxymethylpenicillin *CRS* werden in der Lösungsmittelmischung zu

P

Monographien

50,0 ml gelöst. 5,0 ml Lösung werden mit der Lösungsmittelmischung zu 100,0 ml verdünnt.

Referenzlösung c: 10 mg Phenoxymethylpenicillin-Kalium *CRS* und 10 mg Benzylpenicillin-Natrium *CRS* werden in der Lösungsmittelmischung zu 50 ml gelöst.

Referenzlösung d: 1,0 ml Referenzlösung a wird mit der Lösungsmittelmischung zu 20 ml verdünnt. 1,0 ml dieser Lösung wird mit der Lösungsmittelmischung zu 50 ml verdünnt.

Referenzlösung e: 1,0 ml Referenzlösung a wird mit der Lösungsmittelmischung zu 25,0 ml verdünnt.

Die Chromatographie kann durchgeführt werden mit
- einer Säule von 0,25 m Länge und 4,6 mm innerem Durchmesser, gepackt mit octadecylsilyliertem Kieselgel zur Chromatographie *R* (5 µm)
- einer Mischung der mobilen Phasen A und B bei einer Durchflußrate von 1,0 ml je Minute:

  Mobile Phase A: 10 Volumteile Phosphat-Pufferlösung *p*H 3,5 *R*, 30 Volumteile Methanol *R* und 60 Volumteile Wasser *R* werden gemischt

  Mobile Phase B: 10 Volumteile Phosphat-Pufferlösung *p*H 3,5 *R*, 35 Volumteile Wasser *R* und 55 Volumteile Methanol *R* werden gemischt
- einem Spektrometer als Detektor bei einer Wellenlänge von 254 nm.

Die Säule wird mit einer Mischung von 60 Volumteilen mobiler Phase A und 40 Volumteilen mobiler Phase B äquilibriert.

20 µl Referenzlösung c werden eingespritzt. Die Bestimmung darf nur ausgewertet werden, wenn die Auflösung zwischen den beiden Hauptpeaks mindestens 6,0 beträgt (falls erforderlich wird das Verhältnis von Phase A zu Phase B in der mobilen Phase geändert) und das Massenverteilungsverhältnis für den zweiten Peak (Phenoxymethylpenicillin) zwischen 5,0 und 7,0 liegt.

Die Referenzlösung a wird insgesamt 6mal eingespritzt. Die Bestimmung darf nur ausgewertet werden, wenn die relative Standardabweichung der Fläche des Hauptpeaks höchstens 1,0 Prozent beträgt.

Untersuchungslösung a, Referenzlösung a und Referenzlösung b werden abwechselnd eingespritzt.

Der Prozentgehalt an Phenoxymethylpenicillin wird durch Multiplikation des Prozentgehalts an Phenoxymethylpenicillin-Kalium mit 0,902 berechnet.

Der Prozentgehalt an 4-Hydroxyphenoxymethylpenicillin wird berechnet.

Lagerung

Vor Feuchtigkeit geschützt.

Verunreinigungen

A. Benzylpenicillin

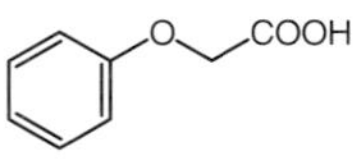

B. Phenoxyessigsäure

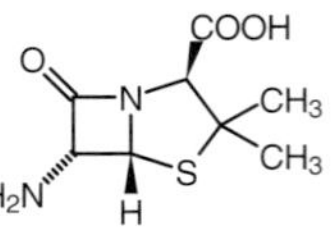

C. (2*S*,5*R*,6*R*)-6-Amino-3,3-dimethyl-7-oxo-4-thia-1-azabicyclo[3.2.0]heptan-2-carbonsäure (6-Aminopenicillansäure)

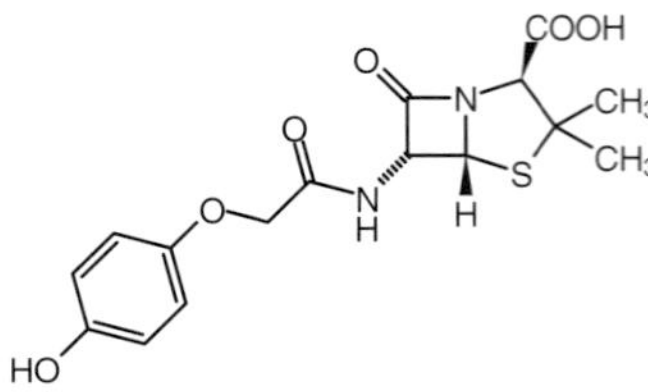

D. (2*S*,5*R*,6*R*)-3,3-Dimethyl-7-oxo-6-[[2-(4-hydroxyphenoxy)acetyl]amino]-4-thia-1-azabicyclo[3.2.0]heptan-2-carbonsäure (4-Hydroxyphenoxymethylpenicillin)

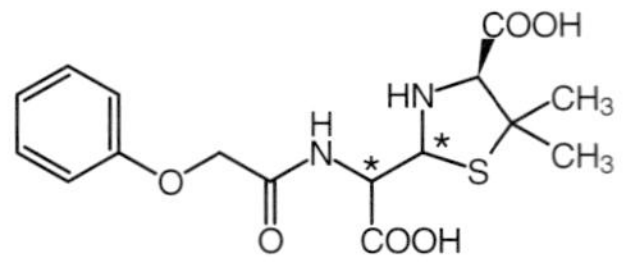

E. (4*S*)-2-[Carboxy[(phenoxyacetyl)amino]methyl]-5,5-dimethylthiazolidin-4-carbonsäure (Penicillosäuren des Phenoxymethylpenicillins)

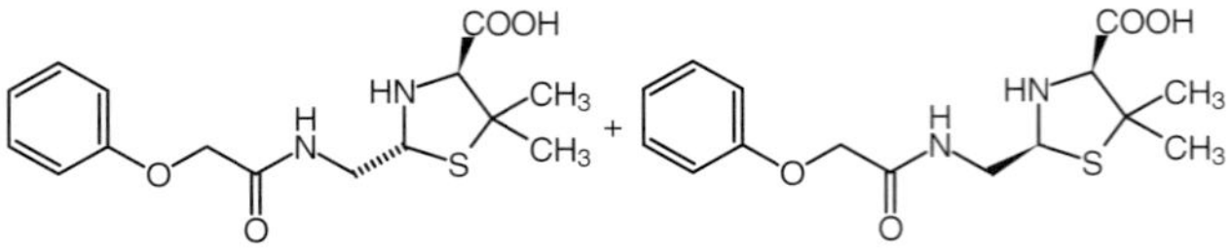

F. (2*RS*,4*S*)-5,5-Dimethyl-2-[[(phenoxyacetyl)amino]methyl]thiazolidin-4-carbonsäure (Penillosäuren des Phenoxymethylpenicillins).

1999, 149

Phenoxymethylpenicillin-Kalium

Phenoxymethylpenicillinum kalicum

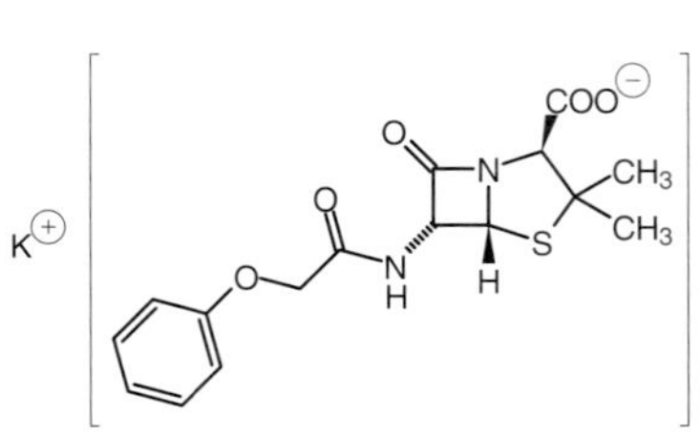

$C_{16}H_{17}KN_2O_5S$ M_r 388,5

Definition

Phenoxymethylpenicillin-Kalium ist das Kaliumsalz der (2*S*,5*R*,6*R*)-3,3-Dimethyl-7-oxo-6-[(phenoxyacetyl)amino]-4-thia-1-azabicyclo[3.2.0]heptan-2-carbonsäure, die aus bestimmten Stämmen von *Penicillium notatum* oder verwandten Organismen in einem Kulturmedium mit geeigneten Zusätzen als Vorstufe gewonnen oder durch andere Verfahren hergestellt wird. Die Summe der Prozentgehalte von Phenoxymethylpenicillin-Kalium und 4-Hydroxyphenoxymethylpenicillin-Kalium beträgt mindestens 95,0 und höchstens 100,5 Prozent, berechnet auf die wasserfreie Substanz.

Eigenschaften

Weißes, kristallines Pulver; leicht löslich in Wasser, praktisch unlöslich in Ethanol.

Prüfung auf Identität

1: A, D.

2: B, C, D.

A. Die Prüfung erfolgt mit Hilfe der IR-Spektroskopie (2.2.24) durch Vergleich des Spektrums der Substanz mit dem von Phenoxymethylpenicillin-Kalium *CRS*.

B. Die Prüfung erfolgt mit Hilfe der Dünnschichtchromatographie (2.2.27) unter Verwendung einer Schicht von silanisiertem Kieselgel H *R*.

Untersuchungslösung: 25 mg Substanz werden in 5 ml Wasser *R* gelöst.

Referenzlösung a: 25 mg Phenoxymethylpenicillin-Kalium *CRS* werden in 5 ml Wasser *R* gelöst.

Referenzlösung b: 25 mg Benzylpenicillin-Kalium *CRS* und 25 mg Phenoxymethylpenicillin-Kalium *CRS* werden in 5 ml Wasser *R* gelöst.

Auf die Platte wird 1 µl jeder Lösung aufgetragen. Die Chromatographie erfolgt mit einer Mischung von 30 Volumteilen Aceton *R* und 70 Volumteilen einer Lösung von Ammoniumacetat *R* (154 g · l^{-1}), deren *p*H-Wert zuvor mit Essigsäure 98 % *R* auf 5,0 eingestellt wurde, über eine Laufstrecke von 15 cm. Die Platte wird an der Luft trocknen gelassen und anschließend Iodgas ausgesetzt, bis Flecke erscheinen. Die Auswertung erfolgt im Tageslicht. Der Hauptfleck im Chromatogramm der Untersuchungslösung entspricht in bezug auf Lage, Farbe und Größe dem Hauptfleck im Chromatogramm der Referenzlösung a. Die Prüfung darf nur ausgewertet werden, wenn das Chromatogramm der Referenzlösung b deutlich voneinander getrennt 2 Flecke zeigt.

C. Etwa 2 mg Substanz werden in einem Reagenzglas von etwa 150 mm Länge und 15 mm Durchmesser mit 0,05 ml Wasser *R* befeuchtet. Nach Zusatz von 2 ml Formaldehyd-Schwefelsäure *R* wird der Inhalt des Reagenzglases durch Schütteln gemischt. Die Lösung ist rötlichbraun. Wird das Reagenzglas 1 min lang in ein Wasserbad gestellt, entsteht eine intensive rotbraune Färbung.

D. Die Substanz gibt die Identitätsreaktion a auf Kalium (2.3.1).

Prüfung auf Reinheit

***p*H-Wert** (2.2.3): 50 mg Substanz werden in kohlendioxidfreiem Wasser *R* zu 10 ml gelöst. Der *p*H-Wert der Lösung muß zwischen 5,5 und 7,5 liegen.

Spezifische Drehung (2.2.7): 0,250 g Substanz werden in kohlendioxidfreiem Wasser *R* zu 25,0 ml gelöst. Die spezifische Drehung muß zwischen +215 und +230° liegen, berechnet auf die wasserfreie Substanz.

Verwandte Substanzen: Die Prüfung erfolgt mit Hilfe der Flüssigchromatographie (2.2.29) wie unter „Gehaltsbestimmung“ beschrieben.

20 µl Referenzlösung d werden eingespritzt und die isokratische Elution mit der gewählten mobilen Phase bis zum Auftreten des Phenoxymethylpenicillin-Peaks durchgeführt. Die Empfindlichkeit des Systems wird so eingestellt, daß ein Peak mit einem Signal-Rausch-Verhältnis von mindestens 3 erhalten wird.

20 µl Referenzlösung e werden eingespritzt.

20 µl Untersuchungslösung b werden eingespritzt und die Elution wird unter isokratischen Bedingungen begonnen. Unmittelbar nach dem Auftreten des Phenoxymethylpenicillin-Peaks wird wie nachfolgend beschrieben auf lineare Gradientenelution übergegangen.

Zeit (min)	Mobile Phase A (% *V/V*)	Mobile Phase B (% *V/V*)	Erläuterungen
0 – 20	60 → 0	40 → 100	linearer Gradient
20 – 35	0	100	isokratisch
35 – 50	0 → 60	100 → 40	Re-Äquilibrierung

Für einen Blindversuch wird die Lösungsmittelmischung eingespritzt und die Elution auf gleiche Weise durchgeführt. Im Chromatogramm der Untersuchungslösung b darf keine Peakfläche mit Ausnahme der des Hauptpeaks und des dem 4-Hydroxyphenoxymethylpenicillin entsprechenden Peaks größer sein als die Fläche des Hauptpeaks im Chromatogramm der Referenzlösung e (1 Prozent).

4-Hydroxyphenoxymethylpenicillin-Kalium: Höchstens 4,0 Prozent, berechnet auf die wasserfreie Substanz. Die Prüfung erfolgt mit Hilfe der Flüssigchromatographie (2.2.29) wie unter „Gehaltsbestimmung“ beschrieben.

Wasser (2.5.12): Höchstens 1,0 Prozent, mit 1,000 g Substanz nach der Karl-Fischer-Methode bestimmt.

Gehaltsbestimmung

Die Bestimmung erfolgt mit Hilfe der Flüssigchromatographie (2.2.29).

Lösungsmittelmischung: Zu 250 ml Kaliumdihydrogenphosphat-Lösung (0,2 mol · l^{-1}) *R* werden 500 ml Wasser *R* zugesetzt. Die Mischung wird mit einer Lösung von Natriumhydroxid *R* (8,4 g · l^{-1}) auf einen *p*H-Wert von 6,5 eingestellt und mit Wasser *R* zu 1000 ml verdünnt.

Untersuchungslösung a: 50,0 mg Substanz werden in der Lösungsmittelmischung zu 50,0 ml gelöst.

Untersuchungslösung b: Die Lösung ist unmittelbar vor Gebrauch herzustellen. 80,0 mg Substanz werden in der Lösungsmittelmischung zu 20,0 ml gelöst.

Referenzlösung a: 50,0 mg Phenoxymethylpenicillin-Kalium *CRS* werden in der Lösungsmittelmischung zu 50,0 ml gelöst.

Referenzlösung b: 20,0 mg 4-Hydroxyphenoxymethylpenicillin *CRS* werden in der Lösungsmittelmischung zu 50,0 ml gelöst. 5,0 ml Lösung werden mit der Lösungsmittelmischung zu 100,0 ml verdünnt.

Referenzlösung c: 10 mg Phenoxymethylpenicillin-Kalium *CRS* und 10 mg Benzylpenicillin-Natrium *CRS* werden in der Lösungsmittelmischung zu 50 ml gelöst.

Referenzlösung d: 1,0 ml Referenzlösung a wird mit der Lösungsmittelmischung zu 20 ml verdünnt. 1,0 ml dieser Lösung wird mit der Lösungsmittelmischung zu 50 ml verdünnt.

Referenzlösung e: 1,0 ml Referenzlösung a wird mit der Lösungsmittelmischung zu 25,0 ml verdünnt.

Die Chromatographie kann durchgeführt werden mit

- einer Säule von 0,25 m Länge und 4,6 mm innerem Durchmesser, gepackt mit octadecylsilyliertem Kieselgel zur Chromatographie *R* (5 μm)
- einer mobilen Phase bei einer Durchflußrate von 1,0 ml je Minute:
  Mobile Phase A: 10 Volumteile Phosphat-Pufferlösung *p*H 3,5 *R*, 30 Volumteile Methanol *R* und 60 Volumteile Wasser *R* werden gemischt
  Mobile Phase B: 10 Volumteile Phosphat-Pufferlösung *p*H 3,5 *R*, 35 Volumteile Wasser *R* und 55 Volumteile Methanol *R* werden gemischt
- einem Spektrometer als Detektor bei einer Wellenlänge von 254 nm.

Die Säule wird mit einer Mischung von 60 Volumteilen mobiler Phase A und 40 Volumteilen mobiler Phase B äquilibriert.

20 μl Referenzlösung c werden eingespritzt. Die Bestimmung darf nur ausgewertet werden, wenn die Auflösung zwischen den beiden Hauptpeaks mindestens 6,0 beträgt (falls erforderlich wird das Verhältnis von Phase A zu Phase B in der mobilen Phase geändert) und das Massenverteilungsverhältnis für den zweiten Peak (Phenoxymethylpenicillin) zwischen 5,0 und 7,0 liegt.

Die Referenzlösung a wird insgesamt 6mal eingespritzt. Die Bestimmung darf nur ausgewertet werden, wenn die relative Standardabweichung der Fläche des Hauptpeaks höchstens 1,0 Prozent beträgt.

Untersuchungslösung a, Referenzlösung a und Referenzlösung b werden abwechselnd eingespritzt.

Der Prozentgehalt an Phenoxymethylpenicillin-Kalium wird berechnet. Der Prozentgehalt an 4-Hydroxyphenoxymethylpenicillin-Kalium wird durch Multiplikation des Prozentgehalts an 4-Hydroxyphenoxymethylpenicillin mit 1,104 berechnet.

Verunreinigungen

A. Benzylpenicillin

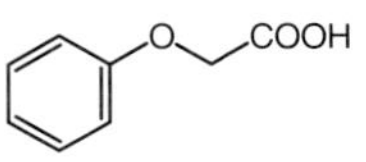

B. Phenoxyessigsäure

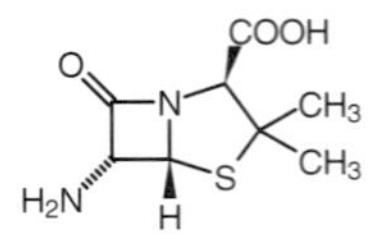

C. (2*S*,5*R*,6*R*)-6-Amino-3,3-dimethyl-7-oxo-4-thia-1-azabicyclo[3.2.0]heptan-2-carbonsäure (6-Aminopenicillansäure)

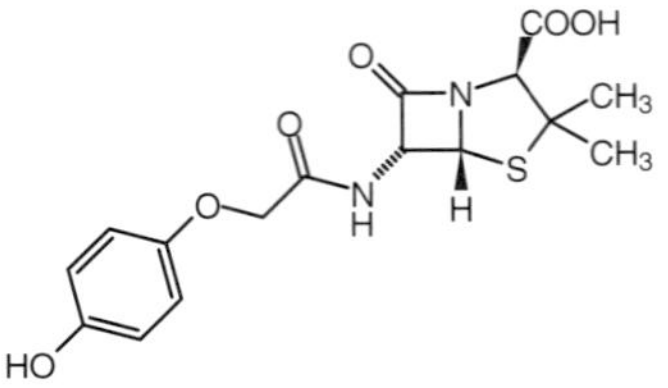

D. (2*S*,5*R*,6*R*)-3,3-Dimethyl-7-oxo-6-[[2-(4-hydroxyphenoxy)acetyl]amino]-4-thia-1-azabicyclo[3.2.0]heptan-2-carbonsäure (4-Hydroxyphenoxymethylpenicillin)

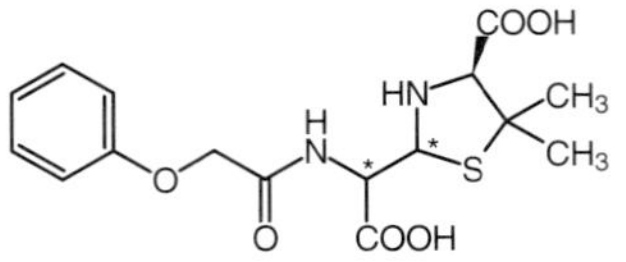

E. (4*S*)-2-[Carboxy[(phenoxyacetyl)amino]methyl]-5,5-dimethylthiazolidin-4-carbonsäure (Penicillosäuren des Phenoxymethylpenicillins)

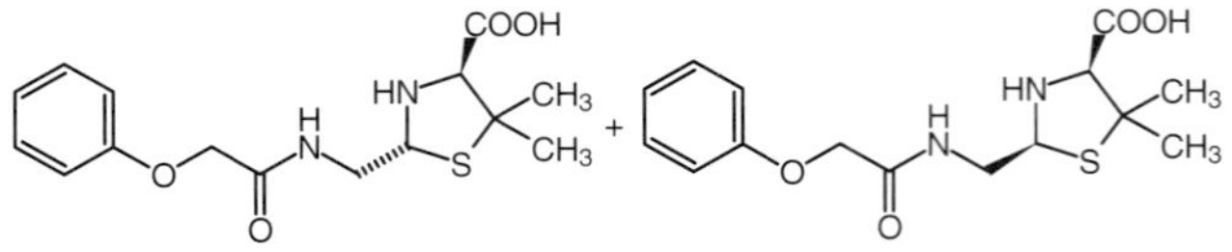

F. (2*RS*,4*S*)-5,5-Dimethyl-2-[[(phenoxyacetyl)amino]methyl]thiazolidin-4-carbonsäure (Penillosäuren des Phenoxymethylpenicillins).

2000, 782

Phenylalanin

Phenylalaninum

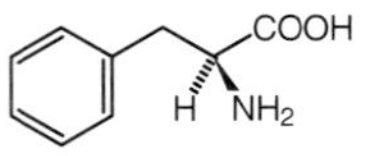

$C_9H_{11}NO_2$ M_r 165,2

Definition

Phenylalanin enthält mindestens 98,5 und höchstens 101,0 Prozent (*S*)-2-Amino-3-phenylpropansäure, berechnet auf die getrocknete Substanz.

Herstellung

Wird die Substanz durch ein Verfahren hergestellt, das Fermentationsschritte beinhaltet, muß sie zusätzlich den Anforderungen der Monographie **Fermentationsprodukte (Producta ab fermentatione)** entsprechen.

Eigenschaften

Weißes bis fast weißes, kristallines Pulver oder weiße, glänzende Flocken; wenig löslich in Wasser, sehr schwer löslich in Ethanol, praktisch unlöslich in Ether. Die Substanz löst sich in verdünnten Mineralsäuren und verdünnten Alkalihydroxid-Lösungen.

Prüfung auf Identität

1: A, B.

2: A, C, D.

A. Die Substanz entspricht der Prüfung „Spezifische Drehung" (siehe „Prüfung auf Reinheit").

B. Die Prüfung erfolgt mit Hilfe der IR-Spektroskopie (2.2.24) durch Vergleich des Spektrums der Substanz mit dem von Phenylalanin *CRS*. Die Prüfung erfolgt mit Hilfe von Preßlingen.

C. Die bei der Prüfung „Mit Ninhydrin nachweisbare Substanzen" (siehe „Prüfung auf Reinheit") erhaltenen Chromatogramme werden ausgewertet. Der Hauptfleck im Chromatogramm der Untersuchungslösung b entspricht in bezug auf Lage, Farbe und Größe dem Hauptfleck im Chromatogramm der Referenzlösung a.

D. Etwa 10 mg Substanz werden mit 0,5 g Kaliumnitrat *R* und 2 ml Schwefelsäure *R* versetzt. Nach 20 min langem Erhitzen im Wasserbad wird erkalten gelassen. Nach Zusatz von 5 ml einer Lösung von Hydroxylaminhydrochlorid *R* ($50 g \cdot l^{-1}$) wird 10 min lang in einer Eis-Wasser-Mischung stehengelassen. Nach Zusatz von 9 ml konzentrierter Natriumhydroxid-Lösung *R* entwickelt sich eine rot- bis braunviolette Färbung.

Prüfung auf Reinheit

Aussehen der Lösung: 0,5 g Substanz werden in Salzsäure ($1 mol \cdot l^{-1}$) zu 10 ml gelöst. Die Lösung muß klar (2.2.1) und darf nicht stärker gefärbt sein als die Farbvergleichslösung BG_6 (2.2.2, Methode II).

Spezifische Drehung (2.2.7): 0,50 g Substanz werden in Wasser *R* zu 25,0 ml gelöst. Die spezifische Drehung muß zwischen –33,0 und –35,5° liegen, berechnet auf die getrocknete Substanz.

Mit Ninhydrin nachweisbare Substanzen: Die Prüfung erfolgt mit Hilfe der Dünnschichtchromatographie (2.2.27) unter Verwendung einer DC-Platte mit Kieselgel *R*.

Untersuchungslösung a: 0,10 g Substanz werden in einer Mischung gleicher Volumteile Essigsäure 98 % *R* und Wasser *R* zu 10 ml gelöst.

Untersuchungslösung b: 1 ml Untersuchungslösung a wird mit einer Mischung gleicher Volumteile Essigsäure 98 % *R* und Wasser *R* zu 50 ml verdünnt.

Referenzlösung a: 10 mg Phenylalanin *CRS* werden in einer Mischung gleicher Volumteile Essigsäure 98 % *R* und Wasser *R* zu 50 ml gelöst.

Referenzlösung b: 5 ml Untersuchungslösung b werden mit einer Mischung gleicher Volumteile Essigsäure 98 % *R* und Wasser *R* zu 20 ml verdünnt.

Referenzlösung c: 10 mg Phenylalanin *CRS* und 10 mg Tyrosin *CRS* werden in einer Mischung gleicher Volumteile Essigsäure 98 % *R* und Wasser *R* zu 25 ml gelöst.

Auf die Platte werden 5 µl jeder Lösung aufgetragen. Die Chromatographie erfolgt mit einer Mischung von 20 Volumteilen Essigsäure 98 % *R*, 20 Volumteilen Wasser *R* und 60 Volumteilen 1-Butanol *R* über eine Laufstrecke von 15 cm. Die Platte wird an der Luft trocknen gelassen, mit Ninhydrin-Lösung *R* besprüht und 15 min lang bei 100 bis 105 °C erhitzt. Kein im Chromatogramm der Untersuchungslösung a auftretender Nebenfleck darf größer oder stärker gefärbt sein als der Fleck im Chromatogramm der Referenzlösung b (0,5 Prozent). Die Prüfung darf nur ausgewertet werden, wenn das Chromatogramm der Referenzlösung c deutlich voneinander getrennt 2 Flecke zeigt.

Chlorid (2.4.4): 0,25 g Substanz werden in 3 ml verdünnter Salpetersäure *R* gelöst. Die mit Wasser *R* zu 15 ml verdünnte Lösung muß ohne weiteren Zusatz von Salpetersäure der Grenzprüfung auf Chlorid entsprechen (200 ppm).

Sulfat (2.4.13): 0,5 g Substanz, in einer Mischung von 5 Volumteilen verdünnter Salzsäure *R* und 25 Volumteilen destilliertem Wasser *R* zu 15 ml gelöst, müssen der Grenzprüfung auf Sulfat entsprechen (300 ppm).

Ammonium: Mit 2 Uhrgläsern von 60 mm Durchmesser wird durch Aufeinanderlegen ein Hohlraum gebildet. An die Innenwand des oberen Uhrglases wird mit einigen Tropfen Wasser *R* ein Stück rotes Lackmuspapier *R* von 5 mm × 5 mm geklebt. Auf das untere Uhrglas werden 50 mg fein pulverisierte Substanz gebracht und in 0,5 ml Wasser *R* gelöst oder suspendiert. Nach Zusatz von 0,30 g schwerem Magnesiumoxid *R* wird kurz mit einem Glasstab verrieben und das obere Uhrglas sofort auf das untere Uhrglas gelegt. In gleicher Weise wird gleichzeitig eine Referenzmischung aus 0,1 ml Ammonium-Lösung (100 ppm NH_4) *R*, 0,5 ml Wasser *R* und 0,30 g schwerem Magnesiumoxid *R* angesetzt. Untersuchungs- und Referenzmischung werden 15 min lang bei 40 °C erwärmt. Das Lackmuspapier über der Untersuchungsmischung darf sich nicht intensiver blau färben als das Lackmuspapier über der Referenzmischung (200 ppm).

Eisen (2.4.9): In einem Scheidetrichter wird 1,0 g Substanz in 10 ml verdünnter Salzsäure *R* gelöst. Die Lösung wird 3mal je 3 min lang mit je 10 ml Isobutylmethylketon *R* 1 ausgeschüttelt. Die vereinigten organischen Phasen werden 3 min lang mit 10 ml Wasser *R* ausgeschüttelt. Die wäßrige Phase muß der Grenzprüfung auf Eisen entsprechen (10 ppm).

Schwermetalle (2.4.8): 2,0 g Substanz müssen der Grenzprüfung D auf Schwermetalle entsprechen

(10 ppm). Zur Herstellung der Referenzlösung werden 2 ml Blei-Lösung (10 ppm Pb) *R* verwendet.

Trocknungsverlust (2.2.32): Höchstens 0,5 Prozent, mit 1,000 g Substanz durch Trocknen im Trockenschrank bei 100 bis 105 °C bestimmt.

Sulfatasche (2.4.14): Höchstens 0,1 Prozent, mit 1,0 g Substanz bestimmt.

Gehaltsbestimmung

0,100 g Substanz, in 3 ml wasserfreier Ameisensäure *R* gelöst, werden nach Zusatz von 30 ml wasserfreier Essigsäure *R* und 0,1 ml Naphtholbenzein-Lösung *R* mit Perchlorsäure (0,1 mol · l^{-1}) bis zum Farbumschlag von Gelb nach Grün titriert.

1 ml Perchlorsäure (0,1 mol · l^{-1}) entspricht 16,52 mg $C_9H_{11}NO_2$.

Lagerung

Gut verschlossen, vor Licht geschützt.

2001, 103

Phenylmercuriborat

Phenylhydrargyri boras

Definition

Phenylmercuriborat besteht aus einem Gemisch aus äquimolaren Mengen von Phenylquecksilber(II)-orthoborat und Phenylquecksilber(II)-hydroxid ($C_{12}H_{13}BHg_2O_4$; M_r 633) oder der dehydratisierten Form (Metaborat, $C_{12}H_{11}BHg_2O_3$; M_r 615) oder einem Gemisch aus dem ersten Gemisch und dem Metaborat.

Die Substanz enthält mindestens 64,5 und höchstens 66,0 Prozent Quecksilber (Hg; A_r 200,6) sowie mindestens 9,8 und höchstens 10,3 Prozent Borat, berechnet als H_3BO_3, beides bezogen auf die getrocknete Substanz.

Eigenschaften

Weißes bis schwach gelbliches, kristallines Pulver oder farblose, glänzende Kristalle; schwer löslich in Wasser und Ethanol.

Prüfung auf Identität

A. Die Prüfung erfolgt mit Hilfe der IR-Spektroskopie (2.2.24) durch Vergleich des Spektrums der Substanz mit dem Phenylmercuriborat-Referenzspektrum der Ph. Eur. Die Prüfung erfolgt mit Hilfe eines Preßlings.

B. Werden 2 ml Prüflösung (siehe „Prüfung auf Reinheit") mit 8 ml Wasser *R* und 0,1 ml Natriumsulfid-Lösung *R* versetzt, entsteht ein weißer Niederschlag, der beim Erhitzen langsam schwarz wird.

C. Werden etwa 20 mg Substanz in 2 ml Methanol *R* gelöst, so entsteht eine klare und farblose Lösung. Angezündet brennt sie mit grün gesäumter Flamme.

Prüfung auf Reinheit

Prüflösung: 0,25 g Substanz werden durch Aufstreuen auf die Oberfläche von 25 ml siedendem Wasser *R* gelöst. Die Lösung wird abgekühlt und mit Wasser *R* zu 25 ml verdünnt.

Aussehen der Lösung: Die Prüflösung muß klar (2.2.1) und farblos (2.2.2, Methode II) sein.

Quecksilber-Ionen: 10 ml Prüflösung werden mit 2 ml Kaliumiodid-Lösung *R* sowie 3 ml verdünnter Salzsäure *R* versetzt und filtriert. Das Filtrat muß farblos sein. Der Niederschlag wird mit 3 ml Wasser *R* gewaschen. Filtrat und Waschflüssigkeit werden vereinigt, mit 2 ml verdünnter Natriumhydroxid-Lösung *R* versetzt und mit Wasser *R* zu 20 ml verdünnt. 12 ml Lösung müssen der Grenzprüfung A auf Schwermetalle entsprechen (2.4.8). Zur Herstellung der Referenzlösung wird eine Mischung von 2,5 ml Blei-Lösung (2 ppm Pb) *R* und 7,5 ml Wasser *R* verwendet.

Trocknungsverlust (2.2.32): Höchstens 3,5 Prozent, mit 0,50 g Substanz durch 15 ± 0,5 h langes Trocknen im Trockenschrank bei 45 °C bestimmt.

Gehaltsbestimmung

Quecksilber: 0,300 g Substanz, in 100 ml Wasser *R* gelöst, werden nach Zusatz von 3 ml Salpetersäure *R* und 2 ml Ammoniumeisen(III)-sulfat-Lösung *R* 2 mit Ammoniumthiocyanat-Lösung (0,1 mol · l^{-1}) bis zum Auftreten einer beständigen, rötlichgelben Färbung titriert.

1 ml Ammoniumthiocyanat-Lösung (0,1 mol · l^{-1}) entspricht 20,06 mg Hg.

Borat: 0,600 g Substanz werden unter Erhitzen in 25 ml Wasser *R* gelöst. Der heißen Lösung werden 10 g Sorbitol *R* zugesetzt. Die Lösung wird abgekühlt. Nach Zusatz von 0,5 ml Phenolphthalein-Lösung *R* wird mit Natriumhydroxid-Lösung (0,1 mol · l^{-1}) bis zum Auftreten einer beständigen Rosafärbung titriert. Ein Blindversuch wird durchgeführt.

1 ml Natriumhydroxid-Lösung (0,1 mol · l^{-1}) entspricht 6,18 mg H_3BO_3.

Lagerung

Vor Licht geschützt.

Dieser Text enthält zusätzlich für die englisch- und/oder französischsprachige 4. Ausgabe 2002 vorgesehene Berichtigungen.

2001, 683

Phenylpropanolamin-hydrochlorid

Phenylpropanolamini hydrochloridum

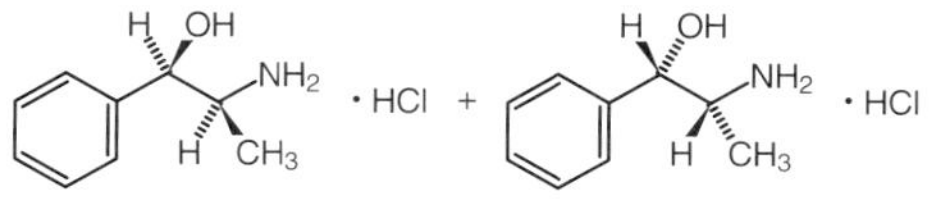

$C_9H_{14}ClNO$ M_r 187,7

Definition

Phenylpropanolaminhydrochlorid enthält mindestens 99,0 und höchstens 101,5 Prozent (1*RS*,2*SR*)-2-Amino-1-phenyl-1-propanol-hydrochlorid, berechnet auf die getrocknete Substanz.

Eigenschaften

Weißes bis fast weißes, kristallines Pulver; leicht löslich in Wasser und Ethanol, praktisch unlöslich in Dichlormethan.

Prüfung auf Identität

1: B, E.
2: A, C, D, E.

A. Schmelztemperatur (2.2.14): 194 bis 197 °C.

B. Die Prüfung erfolgt mit Hilfe der IR-Spektroskopie (2.2.24) durch Vergleich des Spektrums der Substanz mit dem von Phenylpropanolaminhydrochlorid *CRS*. Die Prüfung erfolgt mit Hilfe von Preßlingen, ohne vorheriges Umkristallisieren der Substanzen.

C. Die bei der Prüfung auf „Verwandte Substanzen" (siehe „Prüfung auf Reinheit") erhaltenen Chromatogramme werden ausgewertet. Der Hauptfleck im Chromatogramm der Untersuchungslösung b entspricht in bezug auf Lage, Farbe und Größe dem Hauptfleck im Chromatogramm der Referenzlösung a.

D. 50 mg Substanz werden in 5 ml Wasser *R* gelöst. Wird die Lösung mit 0,2 ml Kupfer(II)-sulfat-Lösung *R* und 0,3 ml verdünnter Natriumhydroxid-Lösung *R* versetzt, entsteht eine violette Färbung. Wird die Lösung mit 2 ml Ether *R* versetzt und geschüttelt, entsteht zwischen den beiden Schichten ein violetter Niederschlag.

E. Die Substanz gibt die Identitätsreaktion a auf Chlorid (2.3.1).

Prüfung auf Reinheit

Prüflösung: 1,25 g Substanz werden in Wasser *R* zu 25 ml gelöst.

Aussehen der Lösung: Die Prüflösung muß klar (2.2.1) und farblos (2.2.2, Methode II) sein.

Sauer oder alkalisch reagierende Substanzen: Werden 10 ml Prüflösung mit 0,1 ml Methylrot-Lösung *R* und 0,2 ml Natriumhydroxid-Lösung ($0{,}01\ mol \cdot l^{-1}$) versetzt, muß die Lösung gelb gefärbt sein. Nach Zusatz von 0,4 ml Salzsäure ($0{,}01\ mol \cdot l^{-1}$) muß die Lösung rot gefärbt sein.

Verwandte Substanzen: Die Prüfung erfolgt mit Hilfe der Dünnschichtchromatographie (2.2.27) unter Verwendung einer Schicht von Kieselgel H *R*.

Untersuchungslösung a: 0,20 g Substanz werden in Ethanol 96 % *R* zu 10 ml gelöst.

Untersuchungslösung b: 1 ml Untersuchungslösung a wird mit Ethanol 96 % *R* zu 10 ml verdünnt.

Referenzlösung a: 20 mg Phenylpropanolaminhydrochlorid *CRS* werden in Ethanol 96 % *R* zu 10 ml gelöst.

Referenzlösung b: 1 ml Referenzlösung a wird mit Ethanol 96 % *R* zu 10 ml verdünnt.

Referenzlösung c: 20 mg Norpseudoephedrinhydrochlorid *CRS* werden in Ethanol 96 % *R* gelöst. Nach Zusatz von 1 ml Untersuchungslösung a wird mit Ethanol 96 % *R* zu 10 ml verdünnt.

Referenzlösung d: 60 mg Ammoniumchlorid *R* werden in Methanol *R* zu 10 ml gelöst.

Die Platte wird vor dem Auftragen der Lösungen mit einer Lösung von Natriumtetraborat *R* ($20\ g \cdot l^{-1}$) besprüht (8 ml für eine 100-mm × 200-mm-Platte) und anschließend 30 min lang im Kaltluftstrom getrocknet. Auf die Platte werden 10 µl jeder Lösung bandförmig (10 mm × 3 mm) aufgetragen. Die Chromatographie erfolgt mit einer Lösung von Mischung von 6 Volumteilen konzentrierter Ammoniak-Lösung *R*, 24 Volumteilen Ethanol 96 % *R* und 70 Volumteilen 1-Butanol *R* über eine Laufstrecke von 10 cm. Die Platte wird im Warmluftstrom getrocknet, bis das Lösungsmittel verdunstet ist. Nach dem Erkalten wird mit einer Lösung von Ninhydrin *R* ($2\ g \cdot l^{-1}$) in Ethanol 96 % *R* besprüht und 15 min lang bei 110 °C erhitzt. Keine im Chromatogramm der Untersuchungslösung a auftretende Nebenzone, ausgenommen die dem Ammoniumchlorid entsprechende Zone, darf größer oder stärker gefärbt sein als die Zone im Chromatogramm der Referenzlösung b (1,0 Prozent). Die Prüfung darf nur ausgewertet werden, wenn das Chromatogramm der Referenzlösung c deutlich voneinander getrennt 2 Zonen zeigt.

Phenylpropanonamin: 1,0 g Substanz wird in Salzsäure ($0{,}01\ mol \cdot l^{-1}$) zu 50,0 ml gelöst. Die Absorption (2.2.25) der Lösung, bei 283 nm gemessen, darf höchstens 0,10 betragen.

Schwermetalle (2.4.8): 12 ml Prüflösung müssen der Grenzprüfung A auf Schwermetalle entsprechen (20 ppm). Zur Herstellung der Referenzlösung wird die Blei-Lösung (1 ppm Pb) *R* verwendet.

Trocknungsverlust (2.2.32): Höchstens 0,5 Prozent, mit 1,000 g Substanz durch Trocknen im Trockenschrank bei 100 bis 105 °C bestimmt.

Sulfatasche (2.4.14): Höchstens 0,1 Prozent, mit 1,0 g Substanz bestimmt.

Gehaltsbestimmung

0,1500 g Substanz, in einer Mischung von 5 ml Salzsäure (0,01 mol · l^{-1}) und 50 ml Ethanol 96 % *R* gelöst, werden mit Natriumhydroxid-Lösung (0,1 mol · l^{-1}) titriert. Das zwischen den beiden mit Hilfe der Potentiometrie (2.2.20) bestimmten Wendepunkten zugesetzte Volumen wird abgelesen.

1 ml Natriumhydroxid-Lösung (0,1 mol · l^{-1}) entspricht 18,77 mg $C_9H_{14}ClNO$.

1998, 1253

Phenytoin

Phenytoinum

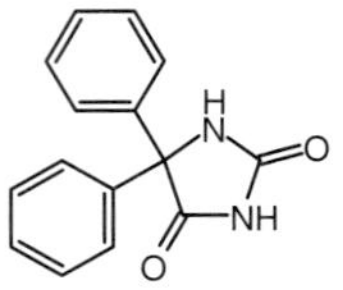

$C_{15}H_{12}N_2O_2$ M_r 252,3

Definition

Phenytoin enthält mindestens 99,0 und höchstens 101,0 Prozent 5,5-Diphenylimidazolidin-2,4-dion, berechnet auf die getrocknete Substanz.

Eigenschaften

Weißes bis fast weißes, kristallines Pulver; praktisch unlöslich in Wasser, wenig löslich in Ethanol, sehr schwer löslich in Dichlormethan. Die Substanz löst sich in verdünnten Lösungen von Alkalihydroxiden.

Prüfung auf Identität

1: A.
2: B, C, D.

A. Die Prüfung erfolgt mit Hilfe der IR-Spektroskopie (2.2.24) durch Vergleich des Spektrums der Substanz mit dem von Phenytoin *CRS*.

B. Die bei der Prüfung „Verwandte Substanzen“ (siehe „Prüfung auf Reinheit“) erhaltenen Chromatogramme werden ausgewertet. Der Hauptfleck im Chromatogramm der Untersuchungslösung b entspricht in bezug auf Lage und Größe dem Hauptfleck im Chromatogramm der Referenzlösung a.

C. Etwa 10 mg Substanz werden mit 1 ml Wasser *R* und 0,05 ml Ammoniak-Lösung *R* bis zum beginnenden Sieden erhitzt. Wird die Mischung mit 0,05 ml einer Lösung von Kupfer(II)-sulfat *R* (50 g · l^{-1}) in verdünnter Ammoniak-Lösung *R* 2 versetzt und geschüttelt, entsteht ein rosafarbener, kristalliner Niederschlag.

D. Die Substanz entspricht der Prüfung „Sulfatasche“ (siehe „Prüfung auf Reinheit“).

Prüfung auf Reinheit

Aussehen der Lösung: 1,0 g Substanz wird in einer Mischung von 5 ml Natriumhydroxid-Lösung (1 mol · l^{-1}) und 20 ml Wasser *R* gelöst. Die Lösung muß klar (2.2.1) und darf nicht stärker gefärbt sein als die Farbvergleichslösung BG_6 (2.2.2, Methode II).

Sauer oder alkalisch reagierende Substanzen: 1,0 g Substanz wird 2 min lang mit 45 ml Wasser *R* zum Sieden erhitzt. Nach dem Erkaltenlassen wird filtriert. Das Filter wird mit kohlendioxidfreiem Wasser *R* gewaschen. Filtrat und Waschflüssigkeit werden vereinigt und mit kohlendioxidfreiem Wasser *R* zu 50 ml verdünnt. 10 ml Lösung werden mit 0,15 ml Methylrot-Lösung *R* versetzt. Bis zum Farbumschlag nach Rot dürfen höchstens 0,5 ml Salzsäure (0,01 mol · l^{-1}) verbraucht werden. 10 ml Lösung werden mit 0,15 ml Bromthymolblau-Lösung *R* 1 versetzt. Bis zum Farbumschlag nach Blau dürfen höchstens 0,5 ml Natriumhydroxid-Lösung (0,01 mol · l^{-1}) verbraucht werden.

Verwandte Substanzen: Die Prüfung erfolgt mit Hilfe der Dünnschichtchromatographie (2.2.27) unter Verwendung einer Schicht eines geeigneten Kieselgels, das einen Fluoreszenzindikator mit intensivster Anregung der Fluoreszenz bei 254 nm enthält. Die Platte wird vor der Verwendung mit einer Mischung von 30 Volumteilen Dioxan *R* und 75 Volumteilen Hexan *R* gewaschen und an der Luft trocknen gelassen.

Untersuchungslösung a: 0,40 g Substanz werden in einer Mischung von gleichen Volumteilen Aceton *R* und Methanol *R* zu 10 ml gelöst.

Untersuchungslösung b: 1 ml Untersuchungslösung a wird mit einer Mischung von gleichen Volumteilen Aceton *R* und Methanol *R* zu 20 ml verdünnt.

Referenzlösung a: 20 mg Phenytoin *CRS* werden in einer Mischung von gleichen Volumteilen Aceton *R* und Methanol *R* zu 10 ml gelöst.

Referenzlösung b: 8 mg Benzophenon *R* werden in einer Mischung von gleichen Volumteilen Aceton *R* und Methanol *R* zu 100 ml gelöst.

Referenzlösung c: 8 mg Benzil *R* werden in einer Mischung von gleichen Volumteilen Aceton *R* und Methanol *R* zu 100 ml gelöst.

Referenzlösung d: 1 ml Untersuchungslösung a wird mit einer Mischung von gleichen Volumteilen Aceton *R* und Methanol *R* zu 100 ml verdünnt.

Referenzlösung e: 1 ml Referenzlösung b und 1 ml Referenzlösung c werden gemischt.

Auf die Platte werden 10 µl jeder Lösung aufgetragen. Die Platte wird 2 min lang im Kaltluftstrom getrocknet. Die Chromatographie erfolgt mit einer Mischung von 30 Volumteilen Dioxan *R* und 75 Volumteilen Hexan *R* über eine Laufstrecke von 15 cm. Die Platte wird an der Luft trocknen gelassen und im ultravioletten Licht bei

254 nm ausgewertet. Ein dem Benzophenon entsprechender Fleck im Chromatogramm der Untersuchungslösung a darf nicht größer oder intensiver sein als der Fleck im Chromatogramm der Referenzlösung b (0,2 Prozent). Ein dem Benzil entsprechender Fleck im Chromatogramm der Untersuchungslösung a darf nicht größer oder intensiver sein als der Fleck im Chromatogramm der Referenzlösung c (0,2 Prozent). Kein Nebenfleck im Chromatogramm der Untersuchungslösung a, mit Ausnahme des dem Benzophenon und des dem Benzil entsprechenden Flecks, darf größer oder intensiver sein als der Fleck im Chromatogramm der Referenzlösung d (1 Prozent). Die Prüfung darf nur ausgewertet werden, wenn das Chromatogramm der Referenzlösung e deutlich voneinander getrennt 2 Hauptflecke zeigt.

Schwermetalle (2.4.8): 2,0 g Substanz müssen der Grenzprüfung C auf Schwermetalle entsprechen (10 ppm). Zur Herstellung der Referenzlösung werden 2 ml Blei-Lösung (10 ppm Pb) *R* verwendet.

Trocknungsverlust (2.2.32): Höchstens 0,5 Prozent, mit 1,000 g Substanz durch Trocknen im Trockenschrank bei 100 bis 105 °C bestimmt.

Sulfatasche (2.4.14): Höchstens 0,1 Prozent, mit 1,0 g Substanz bestimmt.

Gehaltsbestimmung

0,200 g Substanz, in 50 ml Dimethylformamid *R* gelöst, werden mit Natriummethanolat-Lösung (0,1 mol · l^{-1}) titriert. Der Endpunkt wird mit Hilfe der Potentiometrie (2.2.20) bestimmt.

1 ml Natriummethanolat-Lösung (0,1 mol · l^{-1}) entspricht 25,23 mg $C_{15}H_{12}N_2O_2$.

Lagerung

Gut verschlossen.

Verunreinigungen

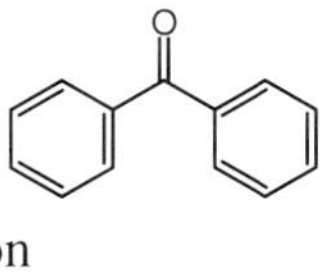

A. Diphenylmethanon (Benzophenon)

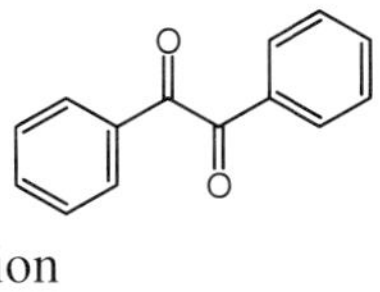

B. Diphenylethandion (Benzil).

1998, 352

Phthalylsulfathiazol

Phthalylsulfathiazolum

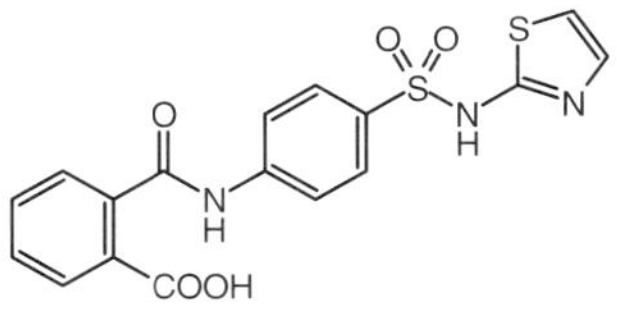

$C_{17}H_{13}N_3O_5S_2$ M_r 403,4

Definition

Phthalylsulfathiazol enthält mindestens 98,5 und höchstens 101,5 Prozent *N*-[4-(2-Thiazolylsulfamoyl)phenyl]phthalamidsäure, berechnet auf die getrocknete Substanz.

Eigenschaften

Weißes bis gelblichweißes, kristallines Pulver; praktisch unlöslich in Wasser und Ether, leicht löslich in Dimethylformamid, schwer löslich in Aceton und Ethanol.

Prüfung auf Identität

1: A, B, E.
2: B, C, D, E.

A. Die Prüfung erfolgt mit Hilfe der IR-Spektroskopie (2.2.24) durch Vergleich des Spektrums der Substanz mit dem von Phthalylsulfathiazol *CRS*.

B. 1 g Substanz wird mit 8,5 ml verdünnter Natriumhydroxid-Lösung *R* versetzt und 30 min lang zum Rückfluß erhitzt. Nach dem Abkühlen wird mit 17,5 ml verdünnter Salzsäure *R* versetzt, kräftig geschüttelt und filtriert. Das Filtrat wird mit verdünnter Natriumhydroxid-Lösung *R* neutralisiert, der Niederschlag abfiltriert und mit Wasser *R* gewaschen. Die Kristalle, aus Wasser *R* umkristallisiert und bei 100 bis 105 °C getrocknet, schmelzen (2.2.14) zwischen 200 und 203 °C.

C. Werden 0,1 g Substanz in einem Reagenzglas mit 3 ml verdünnter Schwefelsäure *R* und 0,5 g Zinkstaub *R* versetzt, entwickeln sich Dämpfe, die Blei(II)-acetat-Papier *R* schwärzen.

D. 0,1 g Substanz werden mit 0,5 g Resorcin *R* und 0,3 ml Schwefelsäure *R* versetzt und im Wasserbad erhitzt, bis eine homogene Mischung erhalten wird. Nach dem Abkühlen wird mit 5 ml verdünnter Natriumhydroxid-Lösung *R* versetzt. Werden 0,1 ml der bräunlichroten Mischung mit Wasser *R* zu 25 ml verdünnt, erscheint eine intensive, grüne Fluoreszenz, die beim Ansäuern verschwindet.

E. Etwa 10 mg der unter „Prüfung auf Identität, B" erhaltenen Kristalle werden in 200 ml Salzsäure (0,1 mol · l^{-1}) gelöst. 2 ml dieser Lösung geben die Identitätsreaktion auf primäre aromatische Amine (2.3.1) unter Bildung eines orangefarbenen Niederschlags.

Prüfung auf Reinheit

Aussehen der Lösung: 1,0 g Substanz wird in Natriumhydroxid-Lösung (1 mol · l^{-1}) zu 20 ml gelöst. Die Lösung muß klar (2.2.1) und darf nicht stärker gefärbt sein als die Farbvergleichslösung BG_5 (2.2.2, Methode II).

Sauer reagierende Substanzen: 2,0 g Substanz werden 30 min lang mit 20 ml Wasser *R* geschüttelt und abfiltriert. 10 ml Filtrat dürfen nach Zusatz von 0,1 ml Phenolphthalein-Lösung *R* bis zum Farbumschlag höchstens 0,2 ml Natriumhydroxid-Lösung (0,1 mol · l^{-1}) verbrauchen.

Sulfathiazol, andere primäre aromatische Amine: 5 mg Substanz werden in einer auf 15 °C gekühlten Mischung von 3,5 ml Wasser *R*, 6 ml verdünnter Salzsäure *R* und 25 ml Ethanol 96 % *R* gelöst. Die Lösung wird unverzüglich in einer Eis-Wasser-Mischung gekühlt, mit 1 ml einer Lösung von Natriumnitrit *R* (2,5 g · l^{-1}) versetzt und 3 min lang stehengelassen. Anschließend werden 2,5 ml einer Lösung von Sulfaminsäure *R* (40 g · l^{-1}) hinzugefügt und weitere 5 min lang stehengelassen. Nach Zusatz von 1 ml einer Lösung von Naphthylethylendiamindihydrochlorid *R* (4 g · l^{-1}) wird mit Wasser *R* zu 50 ml verdünnt. Die Absorption (2.2.25) der Lösung, bei 550 nm gemessen, darf nicht größer sein als die einer gleichzeitig, unter den gleichen Bedingungen hergestellten Referenzlösung, ausgehend von einer Mischung von 1 ml einer Lösung, die 10 mg Sulfathiazol *R* und 0,5 ml Salzsäure *R* in 100 ml enthält, 2,5 ml Wasser *R*, 6 ml verdünnter Salzsäure *R* und 25 ml Ethanol 96 % *R*.

Schwermetalle (2.4.8): 1,0 g Substanz muß der Grenzprüfung C auf Schwermetalle entsprechen (20 ppm). Zur Herstellung der Referenzlösung werden 2 ml Blei-Lösung (10 ppm Pb) *R* verwendet.

Trocknungsverlust (2.2.32): Höchstens 2 Prozent, mit 1,00 g Substanz durch Trocknen im Trockenschrank bei 100 bis 105 °C bestimmt.

Sulfatasche (2.4.14): Höchstens 0,1 Prozent, mit 1,0 g Substanz bestimmt.

Gehaltsbestimmung

0,300 g Substanz, in 40 ml Dimethylformamid *R* gelöst, werden nach Zusatz von 0,2 ml Thymolphthalein-Lösung *R* mit Natriumhydroxid-Lösung (0,1 mol · l^{-1}) bis zur Blaufärbung titriert. Ein Blindversuch wird durchgeführt.

1 ml Natriumhydroxid-Lösung (0,1 mol · l^{-1}) entspricht 20,17 mg $C_{17}H_{13}N_3O_5S_2$.

Lagerung

Vor Licht geschützt.

1999, 1036

Phytomenadion

Phytomenadionum

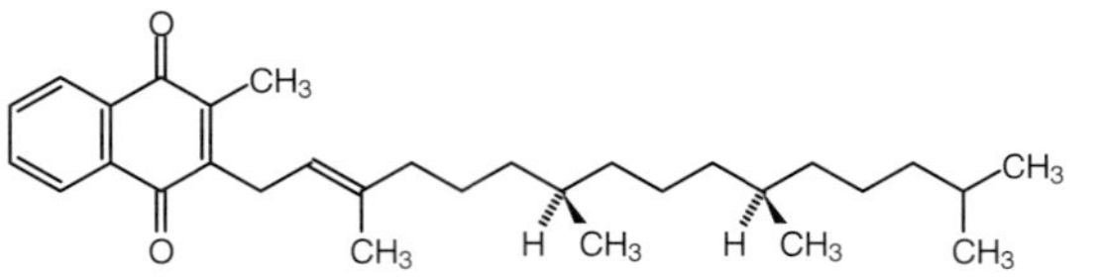

$C_{31}H_{46}O_2$ M_r 450,7

Definition

Phytomenadion ist ein Gemisch von 2-Methyl-3-[(2*E*)-(7*R*,11*R*)-3,7,11,15-tetramethylhexadec-2-enyl]naphthalin-1,4-dion (*trans*-Phytomenadion), 2-Methyl-3-[(2*Z*)-(7*R*,11*R*)-3,7,11,15-tetramethylhexadec-2-enyl]naphthalin-1,4-dion (*cis*-Phytomenadion) und 2,3-Epoxy-2-methyl-3-[(2*E*)-(7*R*,11*R*)-3,7,11,15-tetramethylhexadec-2-enyl]-2,3-dihydronaphthalin-1,4-dion (*trans*-Epoxyphytomenadion). Die Substanz enthält höchstens 4,0 Prozent *trans*-Epoxyphytomenadion und mindestens 75,0 Prozent *trans*-Phytomenadion. Die Summe der 3 Bestandteile beträgt mindestens 97,0 und höchstens 103,0 Prozent.

Eigenschaften

Klare, intensiv gelbe, viskose, ölige Flüssigkeit; praktisch unlöslich in Wasser, wenig löslich in Ethanol, mischbar mit Ether und fetten Ölen. Die Substanz zersetzt sich im Sonnenlicht.

Der Brechungsindex beträgt etwa 1,526.

Prüfung auf Identität

Alle Prüfungen sind so rasch wie möglich und vor direkter Lichteinwirkung geschützt durchzuführen.

A. 10,0 mg Substanz werden in Trimethylpentan *R* zu 100,0 ml gelöst. Die Lösung, zwischen 275 und 340 nm gemessen (2.2.25), zeigt ein Absorptionsmaximum bei 327 nm und ein Absorptionsminimum bei 285 nm. Die spezifische Absorption beträgt im Maximum 67 bis 73. 10,0 ml Lösung werden mit Trimethylpentan *R* zu 50,0 ml verdünnt. Diese Lösung, zwischen 230 und 280 nm gemessen, zeigt Absorptionsmaxima bei 243, 249, 261 und 270 nm.

B. Die bei der Prüfung „Menadion und andere verwandte Substanzen" (siehe „Prüfung auf Reinheit") erhaltenen Chromatogramme werden ausgewertet. Der Hauptfleck im Chromatogramm der Untersuchungslösung b entspricht in bezug auf Lage, Farbe und Größe dem Hauptfleck im Chromatogramm der Referenzlösung a.

C. Werden 50 mg Substanz in 10 ml Methanol *R* gelöst und wird die Lösung mit 1 ml einer Lösung von Kaliumhydroxid *R* (200 g · l^{-1}) in Methanol *R* versetzt, entsteht eine grüne Färbung, die beim Erwärmen im Wasserbad von 40 °C in Rotviolett übergeht und beim Stehenlassen dann rötlichbraun wird.

Prüfung auf Reinheit

Aussehen der Lösung: 2,5 g Substanz werden in Trimethylpentan *R* zu 25 ml gelöst. Die Lösung muß klar (2.2.1) sein.

Säurezahl (2.5.1): Höchstens 2,0, mit 2,00 g Substanz bestimmt.

Menadion und andere verwandte Substanzen: Die Prüfung erfolgt mit Hilfe der Dünnschichtchromatographie (2.2.27) unter Verwendung einer DC-Platte mit Kieselgel F_{254} *R*.

Untersuchungslösung a: 0,40 g Substanz werden in Cyclohexan *R* zu 10 ml gelöst.

Untersuchungslösung b: 1 ml Untersuchungslösung a wird mit Cyclohexan *R* zu 10 ml verdünnt.

Referenzlösung a: 40 mg Phytomenadion *CRS* werden in Cyclohexan *R* zu 10 ml gelöst.

Referenzlösung b: 1 ml Untersuchungslösung b wird mit Cyclohexan *R* zu 20 ml verdünnt.

Referenzlösung c: 4,0 mg Menadion *R* werden in Cyclohexan *R* zu 50 ml gelöst.

Auf die Platte werden 10 µl jeder Lösung aufgetragen. Die Chromatographie erfolgt mit einer Mischung von 20 Volumteilen Cyclohexan *R* und 80 Volumteilen Toluol *R* über eine Laufstrecke von 15 cm. Die Platte wird 5 min lang an der Luft trocknen gelassen. Die Auswertung erfolgt im ultravioletten Licht bei 254 nm. Die Platte wird mit einer Lösung von Molybdatophosphorsäure *R* ($100\ g \cdot l^{-1}$) in wasserfreiem Ethanol *R* besprüht und 5 min lang bei 120 °C erhitzt. Die Auswertung erfolgt im Tageslicht. Im Chromatogramm der Untersuchungslösung a darf ein dem Menadion entsprechender Fleck nicht größer oder stärker gefärbt sein als der Hauptfleck im Chromatogramm der Referenzlösung c (0,2 Prozent). Im Chromatogramm der Untersuchungslösung a darf kein Nebenfleck, mit Ausnahme des dem Menadion entsprechenden Flecks, größer oder stärker gefärbt sein als der Hauptfleck im Chromatogramm der Referenzlösung b (0,5 Prozent). Flecke unterhalb des Hauptflecks, die nicht vollständig vom Hauptfleck getrennt sein können, werden nicht berücksichtigt.

Sulfatasche (2.4.14): Höchstens 0,1 Prozent, mit 1,0 g Substanz bestimmt.

Gehaltsbestimmung

Die Bestimmung erfolgt mit Hilfe der Flüssigchromatographie (2.2.29).

Untersuchungslösung: 15,0 mg Substanz werden in der mobilen Phase zu 10,0 ml gelöst.

Referenzlösung a: 15,0 mg Phytomenadion *CRS* werden in der mobilen Phase zu 10,0 ml gelöst.

Referenzlösung b: 15,0 mg Phytomenadion *CRS* und 4,0 mg *trans*-Epoxyphytomenadion *CRS* werden in der mobilen Phase zu 10,0 ml gelöst.

Die Chromatographie kann durchgeführt werden mit
- einer Säule aus rostfreiem Stahl von 0,25 m Länge und 4,6 mm innerem Durchmesser, gepackt mit sphärischem Kieselgel zur Chromatographie *R* (5 µm) mit einer Porengröße von 8 nm
- einer Mischung von 0,67 Volumteilen Octanol *R*, 3,3 Volumteilen Diisopropylether *R* und 1000 Volumteilen Heptan *R* als mobile Phase bei einer Durchflußrate von 0,4 ml je Minute
- einem Spektrometer als Detektor bei einer Wellenlänge von 254 nm
- einer 20-µl-Probenschleife.

Die Referenzlösung b wird eingespritzt. Die Empfindlichkeit des Systems wird so eingestellt, daß die Höhe des Hauptpeaks im Chromatogramm mindestens 50 Prozent des maximalen Ausschlags beträgt. Die Prüfung darf nur ausgewertet werden, wenn die Peaks in der Reihenfolge *trans*-Epoxyphytomenadion, *cis*-Phytomenadion und *trans*-Phytomenadion eluiert werden.

Die Referenzlösung a wird 6mal eingespritzt. Die Bestimmung darf nur ausgewertet werden, wenn die relative Standardabweichung der Peakfläche des *trans*-Isomeren höchstens 1,0 Prozent beträgt und die Auflösung zwischen den Peaks, die dem *trans*-Phytomenadion und dem *cis*-Phytomenadion entsprechen, mindestens 2,5 beträgt.

Untersuchungslösung und Referenzlösung a werden eingespritzt. Der Prozentgehalt an *trans*-Phytomenadion, *cis*-Phytomenadion und *trans*-Epoxyphytomenadion wird nach folgenden Gleichungen berechnet:

$$\textit{trans}\text{-Phytomenadion} = \frac{m' \cdot A'_{trans} \cdot S_{trans}}{m \cdot S'_{trans}}$$

$$\textit{cis}\text{-Phytomenadion} = \frac{m' \cdot A'_{cis} \cdot S_{cis}}{m \cdot S'_{cis}}$$

$$\textit{trans}\text{-Epoxyphytomenadion} = \frac{m' \cdot A'_{epoxy} \cdot S_{epoxy}}{m \cdot S'_{epoxy}}$$

m' = Masse der Referenzsubstanz in der Referenzlösung a in Milligramm

m = Masse der Substanz in der Untersuchungslösung in Milligramm

A'_{trans} = Prozentgehalt an *trans*-Phytomenadion in Phytomenadion *CRS*

A'_{cis} = Prozentgehalt an *cis*-Phytomenadion in Phytomenadion *CRS*

A'_{epoxy} = Prozentgehalt an *trans*-Epoxyphytomenadion in Phytomenadion *CRS*

S_{trans} = Peakfläche, die dem *trans*-Isomeren im Chromatogramm der Untersuchungslösung entspricht

S_{cis} = Peakfläche, die dem *cis*-Isomeren im Chromatogramm der Untersuchungslösung entspricht

S_{epoxy} = Peakfläche, die dem *trans*-Epoxyphytomenadion im Chromatogramm der Untersuchungslösung entspricht

S'_{trans} = Peakfläche, die dem *trans*-Isomeren im Chromatogramm der Referenzlösung a entspricht

S'_{cis} = Peakfläche, die dem *cis*-Isomeren im Chromatogramm der Referenzlösung a entspricht

S'_{epoxy} = Peakfläche, die dem *trans*-Epoxyphytomenadion im Chromatogramm der Referenzlösung a entspricht.

Lagerung

Vor Licht geschützt.

Verunreinigungen

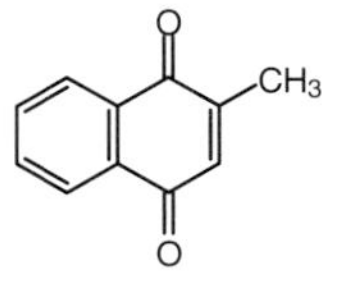

A. 2-Methylnaphthalin-1,4-dion.

1999, 1358

Picotamid-Monohydrat

Picotamidum monohydricum

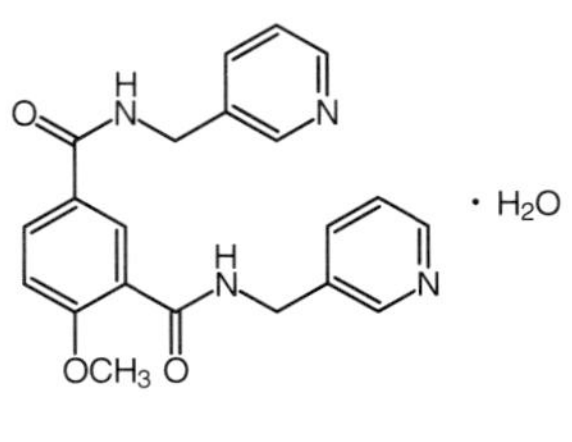

$C_{21}H_{20}N_4O_3 \cdot H_2O$ M_r 394,4

Definition

Picotamid-Monohydrat enthält mindestens 98,0 und höchstens 101,0 Prozent 4-Methoxy-*N,N'*-bis(pyridin-3-ylmethyl)benzol-1,3-dicarboxamid, berechnet auf die wasserfreie Substanz.

Eigenschaften

Weißes bis fast weißes, kristallines Pulver; schwer löslich in Wasser, löslich in Dichlormethan und wasserfreiem Ethanol. Die Substanz löst sich in verdünnten Mineralsäuren.

Die Substanz zeigt Polymorphie.

Prüfung auf Identität

Die Prüfung erfolgt mit Hilfe der IR-Spektroskopie (2.2.24) durch Vergleich des Spektrums der Substanz mit dem von Picotamid-Monohydrat *CRS*. Wenn die Spektren in fester Form unterschiedlich sind, werden Substanz und Referenzsubstanz getrennt in Aceton *R* gelöst. Nach Eindampfen der Lösungen zur Trockne werden mit den Rückständen erneut Spektren aufgenommen.

Prüfung auf Reinheit

Aussehen der Lösung: 2,5 g Substanz werden in Methanol *R* zu 50 ml gelöst. Die Lösung muß klar (2.2.1) und darf nicht stärker gefärbt sein als die Farbvergleichslösung G_6 (2.2.2, Methode II).

Verwandte Substanzen: Die Prüfung erfolgt mit Hilfe der Dünnschichtchromatographie (2.2.27) unter Verwendung einer DC-Platte mit Kieselgel F_{254} *R*.

Untersuchungslösung: 0,5 g Substanz werden in Methanol *R* zu 10 ml gelöst.

Referenzlösung a: 1 ml Untersuchungslösung wird mit Methanol *R* zu 10 ml verdünnt. 1 ml dieser Lösung wird mit Methanol *R* zu 20 ml verdünnt.

Referenzlösung b: 5 ml Referenzlösung a werden mit Methanol *R* zu 10 ml verdünnt.

Referenzlösung c: 0,5 g Substanz und 5 mg Picotamid-Verunreinigung A *CRS* werden in Methanol *R* zu 10 ml gelöst.

Auf die Platte werden 5 µl jeder Lösung aufgetragen. Die Chromatographie erfolgt mit einer Mischung von 0,8 Volumteilen Essigsäure 98 % *R*, 1 Volumteil Wasser *R*, 2,5 Volumteilen Methanol *R* und 8 Volumteilen 1-Butanol *R* über eine Laufstrecke von 15 cm. Die Platte wird an der Luft trocknen gelassen und im ultravioletten Licht bei 254 nm ausgewertet. Kein im Chromatogramm der Untersuchungslösung auftretender Nebenfleck darf größer oder intensiver sein als der mit der Referenzlösung a erhaltene Fleck (0,5 Prozent), und nur ein Nebenfleck darf größer oder intensiver sein als der mit der Referenzlösung b erhaltene Fleck (0,25 Prozent). Die Prüfung darf nur ausgewertet werden, wenn das Chromatogramm der Referenzlösung c deutlich voneinander getrennt 2 Hauptflecke zeigt.

Chlorid (2.4.4): 0,25 g Substanz werden in einer Mischung von 2,5 ml verdünnter Salpetersäure *R* und 12,5 ml Wasser *R* gelöst. Die Lösung muß der Grenzprüfung auf Chlorid entsprechen (200 ppm).

Schwermetalle (2.4.8): 1,0 g Substanz wird unter Erwärmen in einer Mischung von 15 Volumteilen Wasser *R* und 85 Volumteilen Methanol *R* zu 20 ml gelöst. 12 ml Lösung müssen der Grenzprüfung B auf Schwermetalle entsprechen (20 ppm). Zur Herstellung der Referenzlösung wird eine Blei-Lösung (1 ppm Pb) verwendet, die durch Verdünnen der Blei-Lösung (100 ppm Pb) *R* mit einer Mischung von 15 Volumteilen Wasser *R* und 85 Volumteilen Methanol *R* erhalten wird.

Wasser (2.5.12): 4,5 bis 5,0 Prozent, mit 0,300 g Substanz nach der Karl-Fischer-Methode bestimmt.

Sulfatasche (2.4.14): Höchstens 0,1 Prozent, mit 1,0 g Substanz bestimmt.

Gehaltsbestimmung

0,150 g Substanz, in einer Mischung von 20 ml wasserfreier Essigsäure *R* und 20 ml Acetanhydrid *R* gelöst, werden mit Perchlorsäure ($0,1 \text{ mol} \cdot l^{-1}$) titriert. Der Endpunkt wird mit Hilfe der Potentiometrie (2.2.20) bestimmt.

1 ml Perchlorsäure ($0,1 \text{ mol} \cdot l^{-1}$) entspricht 18,82 mg $C_{21}H_{20}N_4O_3$.

Verunreinigungen

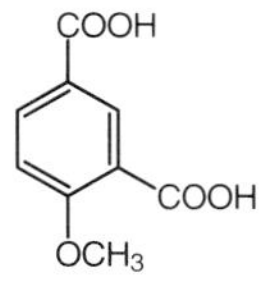

A. 4-Methoxybenzol-1,3-dicarbonsäure

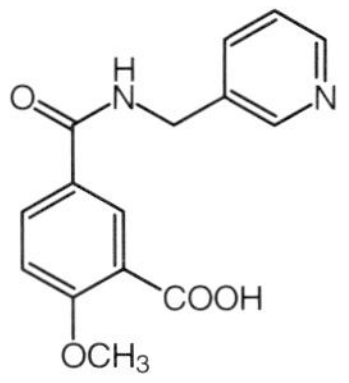

B. 2-Methoxy-5-[[(pyridin-3-ylmethyl)amino]carbonyl]benzoesäure

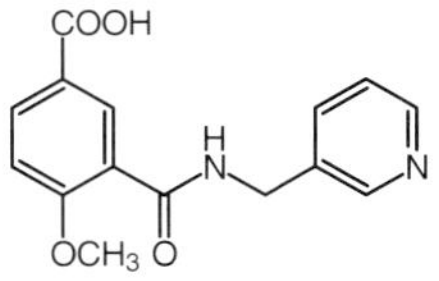

C. 4-Methoxy-3-[[(pyridin-3-ylmethyl)amino]carbonyl]benzoesäure

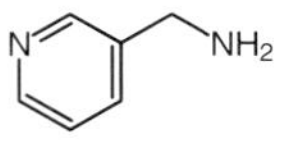

D. (Pyridin-3-yl)methanamin.

2000, 633

Pilocarpinhydrochlorid

Pilocarpini hydrochloridum

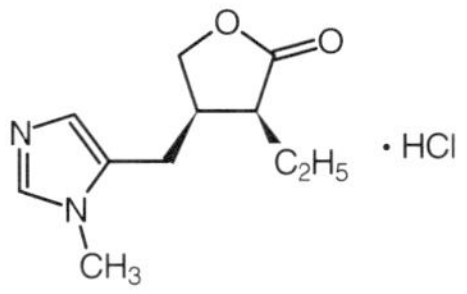

$C_{11}H_{17}ClN_2O_2$ M_r 244,7

Definition

Pilocarpinhydrochlorid enthält mindestens 99,0 und höchstens 101,0 Prozent (3*S*,4*R*)-3-Ethyl-4-[(1-methyl-1*H*-imidazol-5-yl)methyl]dihydrofuran-2(3*H*)-on-hydrochlorid, berechnet auf die getrocknete Substanz.

Eigenschaften

Weißes bis fast weißes, kristallines Pulver oder farblose Kristalle, hygroskopisch; sehr leicht löslich in Wasser und Ethanol.

Die Substanz schmilzt bei etwa 203 °C.

Prüfung auf Identität

1: A, B, E.
2: A, C, D, E.

A. Die Substanz entspricht der Prüfung „Spezifische Drehung" (siehe „Prüfung auf Reinheit").

B. Die Prüfung erfolgt mit Hilfe der IR-Spektroskopie (2.2.24) durch Vergleich des Spektrums der Substanz mit dem von Pilocarpinhydrochlorid *CRS*. Falls die Prüfung mit Hilfe von Preßlingen erfolgt, wird Kaliumchlorid *R* verwendet.

C. Die Prüfung erfolgt mit Hilfe der Dünnschichtchromatographie (2.2.27) unter Verwendung einer DC-Platte mit Kieselgel G *R*.

Untersuchungslösung: 10 mg Substanz werden in Methanol *R* zu 2 ml gelöst.

Referenzlösung: 10 mg Pilocarpinhydrochlorid *CRS* werden in Methanol *R* zu 2 ml gelöst.

Auf die Platte werden 2 µl jeder Lösung aufgetragen. Die Chromatographie erfolgt mit einer Mischung von 1 Volumteil konzentrierter Ammoniak-Lösung *R*, 14 Volumteilen Methanol *R* und 85 Volumteilen Dichlormethan *R* über eine Laufstrecke von 15 cm. Die Platte wird 10 min lang bei 100 bis 105 °C getrocknet. Nach dem Erkalten wird die Platte mit verdünntem Dragendorffs Reagenz *R* besprüht. Der Hauptfleck im Chromatogramm der Untersuchungslösung entspricht in bezug auf Lage, Farbe und Größe dem Hauptfleck im Chromatogramm der Referenzlösung.

D. 0,2 ml Prüflösung (siehe „Prüfung auf Reinheit") werden mit Wasser *R* zu 2 ml verdünnt. Nach Zusatz von 0,05 ml einer Lösung von Kaliumdichromat *R* ($50 g \cdot l^{-1}$), 1 ml Wasserstoffperoxid-Lösung 3 % *R* und 2 ml Dichlormethan *R* wird geschüttelt. Die organische Phase färbt sich violett.

E. Die Substanz gibt die Identitätsreaktion a auf Chlorid (2.3.1).

Prüfung auf Reinheit

Prüflösung: 2,50 g Substanz werden in kohlendioxidfreiem Wasser *R* zu 50,0 ml gelöst.

Aussehen der Lösung: Die Prüflösung muß klar (2.2.1) und darf nicht stärker gefärbt sein als die Farbvergleichslösung G_7 (2.2.2, Methode II).

***p*H-Wert** (2.2.3): Der *p*H-Wert der Prüflösung muß zwischen 3,5 und 4,5 liegen.

Spezifische Drehung (2.2.7): +89 bis +93°, an der Prüflösung bestimmt und auf die getrocknete Substanz berechnet.

Verwandte Substanzen: Die Prüfung erfolgt mit Hilfe der Flüssigchromatographie (2.2.29).

Untersuchungslösung: 0,100 g Substanz werden in Wasser *R* zu 100,0 ml gelöst.

Referenzlösung a: 5,0 ml Untersuchungslösung werden mit Wasser *R* zu 100,0 ml verdünnt. 2,0 ml dieser Lösung werden mit Wasser *R* zu 20,0 ml verdünnt.

Referenzlösung b: 10,0 mg Isopilocarpinnitrat *CRS* werden in Wasser *R* zu 10,0 ml gelöst. 1,0 ml Lösung wird mit Wasser *R* zu 100,0 ml verdünnt.

Referenzlösung c: 1,0 mg Isopilocarpinnitrat *CRS* wird in 1,0 ml Untersuchungslösung gelöst. Die Lösung wird mit Wasser *R* zu 20,0 ml verdünnt.

Referenzlösung d: 5 ml Untersuchungslösung werden mit 0,1 ml Ammoniak-Lösung *R* versetzt und 30 min lang im Trockenschrank bei 90 °C erhitzt. Nach dem Abkühlen wird mit Wasser *R* zu 25 ml verdünnt. 3 ml dieser Lösung werden mit Wasser *R* zu 25 ml verdünnt. Hauptsächlich Pilocarpinsäure hat sich gebildet.

Die Chromatographie kann durchgeführt werden mit

- einer Säule aus rostfreiem Stahl von 0,15 m Länge und 4,6 mm innerem Durchmesser, gepackt mit octadecylsilyliertem Kieselgel zur Chromatographie *R* 1 (5 µm)
- einer Mischung von 55 Volumteilen Methanol *R*, 60 Volumteilen Acetonitril *R* und 885 Volumteilen einer Lösung von Tetrabutylammoniumdihydrogenphosphat *R* (0,679 g · l^{-1}), die zuvor mit verdünnter Ammoniak-Lösung *R* 2 auf einen *p*H-Wert von 7,7 eingestellt wurde, als mobile Phase bei einer Durchflußrate von 1,2 ml je Minute
- einem Spektrometer als Detektor bei einer Wellenlänge von 220 nm.

20 µl jeder Lösung werden eingespritzt. Die Chromatographie erfolgt über eine Dauer, die der 2fachen Retentionszeit des Hauptpeaks entspricht (etwa 40 min). Werden die Chromatogramme unter den vorgeschriebenen Bedingungen aufgezeichnet, werden die Substanzen in folgender Reihenfolge eluiert: Pilocarpinsäure, Isopilocarpinsäure, Isopilocarpin, Pilocarpin. Die Prüfung darf nur ausgewertet werden, wenn im Chromatogramm der Referenzlösung c die Auflösung zwischen den Peaks von Isopilocarpin und Pilocarpin mindestens 1,6 beträgt.

Im Chromatogramm der Untersuchungslösung darf die Fläche eines Isopilocarpin-Peaks nicht größer sein als die Fläche des Hauptpeaks im Chromatogramm der Referenzlösung b (1 Prozent); die Summe der Flächen des Isopilocarpin-Peaks und des Pilocarpinsäure-Peaks darf nicht größer sein als das 3fache der Fläche des Hauptpeaks im Chromatogramm der Referenzlösung a (1,5 Prozent). Die Summe aller Peakflächen, mit Ausnahme der des Hauptpeaks, der des Isopilocarpins und der der Pilocarpinsäure, darf nicht größer sein als die Fläche des Hauptpeaks im Chromatogramm der Referenzlösung a (0,5 Prozent). Peaks, deren Fläche kleiner ist als das 0,4fache der Fläche des Hauptpeaks im Chromatogramm der Referenzlösung a, werden nicht berücksichtigt.

Eisen (2.4.9): 10 ml Prüflösung müssen der Grenzprüfung auf Eisen entsprechen (10 ppm). Zur Herstellung der Referenzlösung wird eine Mischung von 5 ml Eisen-Lösung (1 ppm Fe) *R* und 5 ml Wasser *R* verwendet.

Trocknungsverlust (2.2.32): Höchstens 0,5 Prozent, mit 1,000 g Substanz durch Trocknen im Trockenschrank bei 100 bis 105 °C bestimmt.

Sulfatasche (2.4.14): Höchstens 0,1 Prozent, mit 1,0 g Substanz bestimmt.

Gehaltsbestimmung

0,200 g Substanz, in 50 ml Ethanol 96 % *R* gelöst, werden nach Zusatz von 5 ml Salzsäure (0,01 mol · l^{-1}) mit Natriumhydroxid-Lösung (0,1 mol · l^{-1}) titriert. Der Endpunkt wird mit Hilfe der Potentiometrie (2.2.20) bestimmt. Das zwischen den beiden Wendepunkten zugesetzte Volumen wird abgelesen.

1 ml Natriumhydroxid-Lösung (0,1 mol · l^{-1}) entspricht 24,47 mg $C_{11}H_{17}ClN_2O_2$.

Lagerung

Dicht verschlossen, vor Licht geschützt.

Verunreinigungen

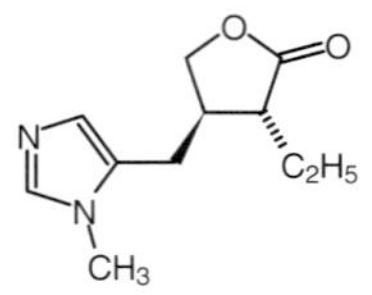

A. (3*R*,4*R*)-3-Ethyl-4-[(1-methyl-1*H*-imidazol-5-yl)methyl]dihydrofuran-2(3*H*)-on (Isopilocarpin)

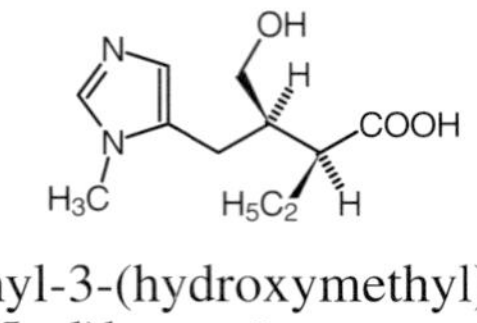

B. (2*S*,3*R*)-2-Ethyl-3-(hydroxymethyl)-4-(1-methyl-1*H*-imidazol-5-yl)butansäure (Pilocarpinsäure)

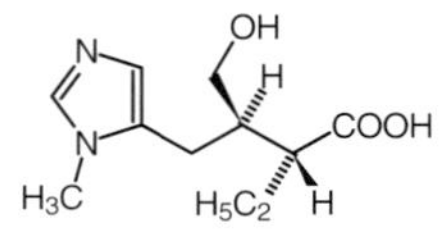

C. (2*R*,3*R*)-2-Ethyl-3-(hydroxymethyl)-4-(1-methyl-1*H*-imidazol-5-yl)butansäure (Isopilocarpinsäure).

2000, 104

Pilocarpinnitrat

Pilocarpini nitras

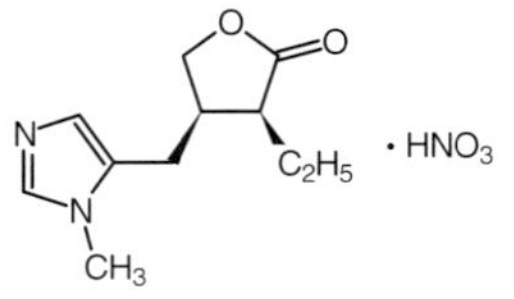

$C_{11}H_{17}N_3O_5$ M_r 271,3

Definition

Pilocarpinnitrat enthält mindestens 98,5 und höchstens 101,0 Prozent (3*S*,4*R*)-3-Ethyl-4-[(1-methyl-1*H*-imidazol-5-yl)methyl]dihydrofuran-2(3*H*)-on-nitrat, berechnet auf die getrocknete Substanz.

Eigenschaften

Weißes bis fast weißes, kristallines Pulver oder farblose Kristalle, lichtempfindlich; leicht löslich in Wasser, wenig löslich in Ethanol, praktisch unlöslich in Ether.

Die Substanz schmilzt unter Zersetzung bei etwa 174 °C.

Prüfung auf Identität

1: A, B, E.

2: A, C, D, E.

A. Die Substanz entspricht der Prüfung „Spezifische Drehung" (siehe „Prüfung auf Reinheit").

B. Die Prüfung erfolgt mit Hilfe der IR-Spektroskopie (2.2.24) durch Vergleich des Spektrums der Substanz mit dem von Pilocarpinnitrat *CRS*.

C. Die Prüfung erfolgt mit Hilfe der Dünnschichtchromatographie (2.2.27) unter Verwendung einer DC-Platte mit Kieselgel G *R*.

Untersuchungslösung: 10 mg Substanz werden in Wasser *R* zu 10 ml gelöst.

Referenzlösung: 10 mg Pilocarpinnitrat *CRS* werden in Wasser *R* zu 10 ml gelöst.

Auf die Platte werden 10 µl jeder Lösung aufgetragen. Die Chromatographie erfolgt mit einer Mischung von 1 Volumteil konzentrierter Ammoniak-Lösung *R*, 14 Volumteilen Methanol *R* und 85 Volumteilen Dichlormethan *R* über eine Laufstrecke von 15 cm. Die Platte wird 10 min lang bei 100 bis 105 °C getrocknet. Nach dem Erkalten wird die Platte mit Dragendorffs Reagenz *R* besprüht. Der Hauptfleck im Chromatogramm der Untersuchungslösung entspricht in bezug auf Lage, Farbe und Größe dem Hauptfleck im Chromatogramm der Referenzlösung.

D. 0,2 ml Prüflösung (siehe „Prüfung auf Reinheit") werden mit Wasser *R* zu 2 ml verdünnt. Nach Zusatz von 0,05 ml einer Lösung von Kaliumdichromat *R* (50 g · l^{-1}), 1 ml Wasserstoffperoxid-Lösung 3 % *R* und 2 ml Dichlormethan *R* wird geschüttelt. Die organische Phase ist violett gefärbt.

E. Die Substanz gibt die Identitätsreaktion auf Nitrat (2.3.1).

Prüfung auf Reinheit

Prüflösung: 2,50 g Substanz werden in kohlendioxidfreiem Wasser *R* zu 50,0 ml gelöst.

Die Prüflösung ist vor Gebrauch frisch herzustellen.

Aussehen der Lösung: Die Prüflösung muß klar (2.2.1) und darf nicht stärker gefärbt sein als die Farbvergleichslösung G_6 (2.2.2, Methode II).

***p*H-Wert** (2.2.3): Der *p*H-Wert der Prüflösung muß zwischen 3,5 und 4,5 liegen.

Spezifische Drehung (2.2.7): +80 bis +83°, an der Prüflösung bestimmt und auf die getrocknete Substanz berechnet.

Verwandte Substanzen: Die Prüfung erfolgt mit Hilfe der Flüssigchromatographie (2.2.29).

Untersuchungslösung: 0,100 g Substanz werden in Wasser *R* zu 100,0 ml gelöst.

Referenzlösung a: 5,0 ml Untersuchungslösung werden mit Wasser *R* zu 100,0 ml verdünnt. 2,0 ml dieser Lösung werden mit Wasser *R* zu 20,0 ml verdünnt.

Referenzlösung b: 10,0 mg Isopilocarpinnitrat *CRS* werden in Wasser *R* zu 10,0 ml gelöst. 1,0 ml Lösung wird mit Wasser *R* zu 100,0 ml verdünnt.

Referenzlösung c: 1,0 mg Isopilocarpinnitrat *CRS* wird in 1,0 ml Untersuchungslösung gelöst. Die Lösung wird mit Wasser *R* zu 20,0 ml verdünnt.

Referenzlösung d: 5 ml Untersuchungslösung werden mit 0,1 ml Ammoniak-Lösung *R* versetzt und 30 min lang im Trockenschrank bei 90 °C erhitzt. Nach dem Abkühlen wird mit Wasser *R* zu 25 ml verdünnt. 3 ml dieser Lösung werden mit Wasser *R* zu 25 ml verdünnt. Hauptsächlich Pilocarpinsäure hat sich gebildet.

Die Chromatographie kann durchgeführt werden mit

- einer Säule aus rostfreiem Stahl von 0,15 m Länge und 4,6 mm innerem Durchmesser, gepackt mit octadecylsilyliertem Kieselgel zur Chromatographie *R* 1 (5 µm)
- einer Mischung von 55 Volumteilen Methanol *R*, 60 Volumteilen Acetonitril *R* und 885 Volumteilen einer Lösung von Tetrabutylammoniumdihydrogenphosphat *R* (0,679 g · l^{-1}), die zuvor mit verdünnter Ammoniak-Lösung *R* 2 auf einen *p*H-Wert von 7,7 eingestellt wurde, als mobile Phase bei einer Durchflußrate von 1,2 ml je Minute
- einem Spektrometer als Detektor bei einer Wellenlänge von 220 nm.

20 µl jeder Lösung werden eingespritzt. Die Chromatographie erfolgt über eine Dauer, die der 2fachen Retentionszeit des Hauptpeaks entspricht (etwa 40 min). Werden die Chromatogramme unter den vorgeschriebenen Bedingungen aufgezeichnet, werden die Substanzen in folgender Reihenfolge eluiert: Pilocarpinsäure, Isopilocarpinsäure, Isopilocarpin, Pilocarpin. Die Prüfung darf nur ausgewertet werden, wenn im Chromatogramm der Referenzlösung c die Auflösung zwischen den Peaks von Isopilocarpin und Pilocarpin mindestens 1,6 beträgt.

Im Chromatogramm der Untersuchungslösung darf die Fläche eines Isopilocarpin-Peaks nicht größer sein als die Fläche des Hauptpeaks im Chromatogramm der Referenzlösung b (1 Prozent); die Summe der Flächen des Isopilocarpin-Peaks und des Pilocarpinsäure-Peaks darf nicht größer sein als das 3fache der Fläche des Hauptpeaks im Chromatogramm der Referenzlösung a (1,5 Prozent). Die Summe aller Peakflächen, mit Ausnahme der des Hauptpeaks, der des Isopilocarpins und der der Pilocarpinsäure, darf nicht größer sein als die Fläche des Hauptpeaks im Chromatogramm der Referenzlösung a (0,5 Prozent). Peaks, deren Fläche kleiner ist als das 0,4fache der Fläche des Hauptpeaks im Chromatogramm der Referenzlösung a, und ein Peak des Nitrat-Ions mit einer relativen Retention von etwa 0,3, bezogen auf Pilocarpin, werden nicht berücksichtigt.

Chlorid (2.4.4): 15 ml Prüflösung müssen der Grenzprüfung auf Chlorid entsprechen (70 ppm).

Eisen (2.4.9): 10 ml Prüflösung müssen der Grenzprüfung auf Eisen entsprechen (10 ppm). Zur Herstellung der Referenzlösung wird eine Mischung von 5 ml Eisen-Lösung (1 ppm Fe) *R* und 5 ml Wasser *R* verwendet.

Trocknungsverlust (2.2.32): Höchstens 0,5 Prozent, mit 1,000 g Substanz durch Trocknen im Trockenschrank bei 100 bis 105 °C bestimmt.

Sulfatasche (2.4.14): Höchstens 0,1 Prozent, mit 1,0 g Substanz bestimmt.

Gehaltsbestimmung

0,250 g Substanz, in 30 ml wasserfreier Essigsäure *R* gelöst, werden mit Perchlorsäure (0,1 mol · l^{-1}) titriert. Der Endpunkt wird mit Hilfe der Potentiometrie (2.2.20) bestimmt.

1 ml Perchlorsäure (0,1 mol · l^{-1}) entspricht 27,13 mg $C_{11}H_{17}N_3O_5$.

Lagerung

Vor Licht geschützt.

Verunreinigungen

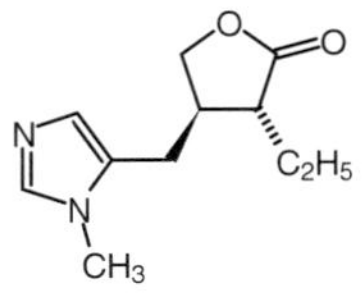

A. (3*R*,4*R*)-3-Ethyl-4-[(1-methyl-1*H*-imidazol-5-yl)methyl]dihydrofuran-2(3*H*)-on (Isopilocarpin)

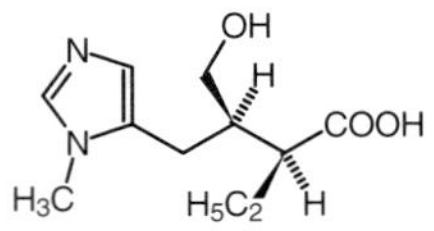

B. (2*S*,3*R*)-2-Ethyl-3-(hydroxymethyl)-4-(1-methyl-1*H*-imidazol-5-yl)butansäure (Pilocarpinsäure)

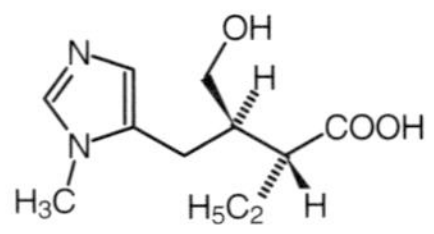

C. (2*R*,3*R*)-2-Ethyl-3-(hydroxymethyl)-4-(1-methyl-1*H*-imidazol-5-yl)butansäure (Isopilocarpinsäure).

2000, 1254

Pimozid

Pimozidum

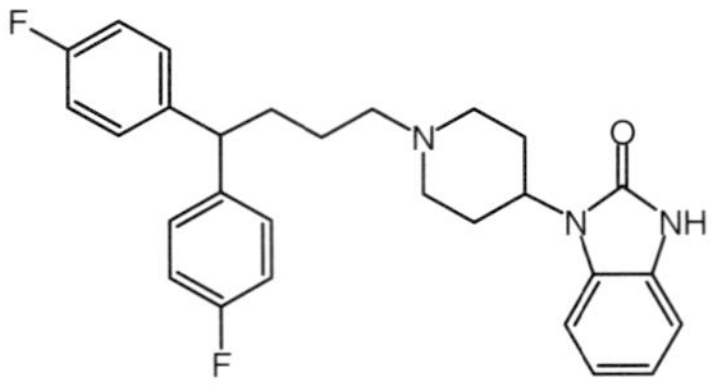

$C_{28}H_{29}F_2N_3O$ M_r 461,6

Definition

Pimozid enthält mindestens 99,0 und höchstens 101,0 Prozent 1-[1-[4,4-Bis(4-fluorphenyl)butyl]piperidin-4-yl]-1,3-dihydro-2*H*-benzimidazol-2-on, berechnet auf die getrocknete Substanz.

Eigenschaften

Weißes bis fast weißes Pulver; praktisch unlöslich in Wasser, löslich in Dichlormethan, wenig löslich in Methanol, schwer löslich in Ethanol.

Prüfung auf Identität

1: B.
2: A, C, D.

A. Schmelztemperatur (2.2.14): 216 bis 220 °C.

B. Die Prüfung erfolgt mit Hilfe der IR-Spektroskopie (2.2.24) durch Vergleich des Spektrums der Substanz mit dem von Pimozid *CRS*. Die Prüfung erfolgt mit Hilfe von Preßlingen.

C. Die Prüfung erfolgt mit Hilfe der Dünnschichtchromatographie (2.2.27) unter Verwendung einer Schicht eines geeigneten Kieselgels.

Untersuchungslösung: 30 mg Substanz werden in einer Mischung von 1 Volumteil Aceton *R* und 9 Volumteilen Methanol *R* zu 10 ml gelöst.

Referenzlösung a: 30 mg Pimozid *CRS* werden in einer Mischung von 1 Volumteil Aceton *R* und 9 Volumteilen Methanol *R* zu 10 ml gelöst.

Referenzlösung b: 30 mg Pimozid *CRS* und 30 mg Benperidol *CRS* werden in einer Mischung von 1 Volumteil Aceton *R* und 9 Volumteilen Methanol *R* zu 10 ml gelöst.

Auf die Platte werden 10 µl jeder Lösung aufgetragen. Die Chromatographie erfolgt mit einer Mischung von 1 Volumteil Aceton *R* und 9 Volumteilen Methanol *R* über eine Laufstrecke von 15 cm. Die Platte wird 15 min lang im Warmluftstrom getrocknet und anschließend Iodgas ausgesetzt, bis Flecke erscheinen. Der Hauptfleck im Chromatogramm der Untersuchungslösung entspricht in bezug auf Lage und Größe dem Hauptfleck im Chromatogramm der Referenzlösung a. Die Prüfung darf nur ausgewertet werden, wenn das Chromatogramm der Referenzlösung b deutlich voneinander getrennt 2 Flecke zeigt.

D. Etwa 5 mg Substanz werden in einem Tiegel mit 45 mg schwerem Magnesiumoxid *R* gemischt. Die Mischung wird so lange geglüht, bis der Rückstand fast weiß ist (normalerweise weniger als 5 min lang). Nach dem Erkalten werden 1 ml Wasser *R*, 0,05 ml Phenolphthalein-Lösung *R* 1 und etwa 1 ml verdünnte Salzsäure *R* zugesetzt, damit die Lösung farblos ist. Die Mischung wird filtriert. 1,0 ml Filtrat wird zu einer frisch hergestellten Mischung von 0,1 ml Alizarin-S-Lösung *R* und 0,1 ml Zirconiumnitrat-Lösung *R* gegeben. Nach dem Mischen wird 5 min lang stehengelassen und die Färbung mit der einer unter gleichen Bedingungen hergestellten Blindlösung verglichen. Die Lösung ist gelb, die Blindlösung rot gefärbt.

Prüfung auf Reinheit

Aussehen der Lösung: 0,2 g Substanz werden in Methanol *R* zu 20 ml gelöst. Die Lösung muß klar (2.2.1) und darf nicht stärker gefärbt sein als die Farbvergleichslösung G_7 (2.2.2, Methode II).

Verwandte Substanzen: Die Prüfung erfolgt mit Hilfe der Flüssigchromatographie (2.2.29).

Untersuchungslösung: 0,10 g Substanz werden in Methanol *R* zu 10,0 ml gelöst.

Referenzlösung a: 5,0 mg Pimozid *CRS* und 2,0 mg Mebendazol *CRS* werden in Methanol *R* zu 100,0 ml gelöst.

Referenzlösung b: 5,0 ml Untersuchungslösung werden mit Methanol *R* zu 100,0 ml verdünnt. 1,0 ml dieser Lösung wird mit Methanol *R* zu 10,0 ml verdünnt.

Die Chromatographie kann durchgeführt werden mit

- einer Säule aus rostfreiem Stahl von 0,1 m Länge und 4,6 mm innerem Durchmesser, gepackt mit octadecylsilyliertem Kieselgel zur Chromatographie *R* (3 µm)
- einer Mischung der mobilen Phasen A und B bei einer Durchflußrate von 2,0 ml je Minute:
  Mobile Phase A: eine Lösung, die Ammoniumacetat *R* (2,5 g · l^{-1}) und Tetrabutylammoniumhydrogensulfat *R* (8,5 g · l^{-1}) enthält
  Mobile Phase B: Acetonitril *R*

Zeit (min)	Mobile Phase A (% *V/V*)	Mobile Phase B (% *V/V*)	Erläuterungen
0 – 10	80 → 70	20 → 30	linearer Gradient
10 – 15	70	30	isokratisch
15 – 20	80	20	Umschalten auf die anfängliche Äquilibrierung
20 = 0	80	20	Start des nächsten Chromatogramms

- einem Spektrometer als Detektor bei einer Wellenlänge von 280 nm.

Die Säule wird mindestens 10 min lang mit der Anfangsmischung äquilibriert.

10 µl Referenzlösung b werden eingespritzt. Die Empfindlichkeit des Systems wird so eingestellt, daß die Höhe des Hauptpeaks im Chromatogramm mindestens 50 Prozent des maximalen Ausschlags beträgt.

10 µl Referenzlösung a werden eingespritzt. Wird das Chromatogramm unter den vorgeschriebenen Bedingungen aufgezeichnet, beträgt die Retentionszeit für Mebendazol etwa 7 min und die für Pimozid etwa 8 min. Die Prüfung darf nur ausgewertet werden, wenn die Auflösung zwischen den Peaks von Mebendazol und Pimozid im Chromatogramm mindestens 5,0 beträgt. Falls erforderlich wird der Anteil von Acetonitril in der mobilen Phase oder das Zeitprogramm für die Gradientenelution geändert.

Je 10 µl Methanol *R* (Blindlösung), Untersuchungslösung und Referenzlösung b werden eingespritzt. Im Chromatogramm der Untersuchungslösung darf keine Peakfläche, mit Ausnahme der des Hauptpeaks, größer sein als die Fläche des Hauptpeaks im Chromatogramm der Referenzlösung b (0,5 Prozent). Im Chromatogramm der Untersuchungslösung darf die Summe aller Peakflächen, mit Ausnahme der des Hauptpeaks, nicht größer sein als das 1,5fache der Fläche des Hauptpeaks im Chromatogramm der Referenzlösung b (0,75 Prozent). Peaks der Blindlösung und Peaks, deren Fläche kleiner ist als das 0,1fache der Fläche des Hauptpeaks im Chromatogramm der Referenzlösung b, werden nicht berücksichtigt.

Trocknungsverlust (2.2.32): Höchstens 0,5 Prozent, mit 1,000 g Substanz durch Trocknen im Trockenschrank bei 100 bis 105 °C bestimmt.

Sulfatasche (2.4.14): Höchstens 0,1 Prozent, mit 1,0 g Substanz in einem Platintiegel bestimmt.

Gehaltsbestimmung

0,300 g Substanz, in 50 ml einer Mischung von 1 Volumteil wasserfreier Essigsäure *R* und 7 Volumteilen Ethylmethylketon *R* gelöst, werden nach Zusatz von 0,2 ml Naphtholbenzein-Lösung *R* mit Perchlorsäure (0,1 mol · l^{-1}) titriert.

1 ml Perchlorsäure (0,1 mol · l^{-1}) entspricht 46,16 mg $C_{28}H_{29}F_2N_3O$.

Lagerung

Gut verschlossen, vor Licht geschützt.

Verunreinigungen

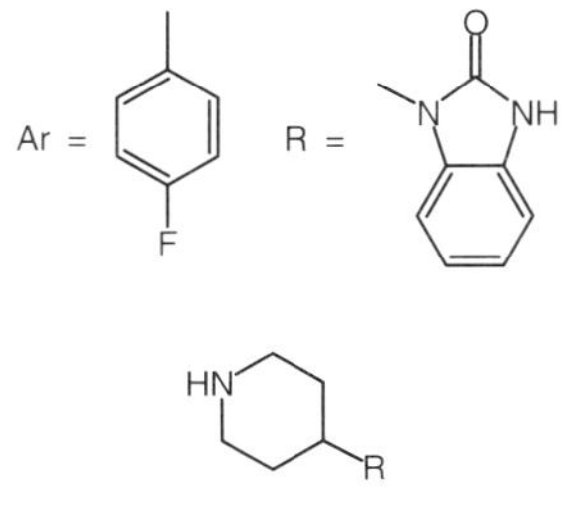

A. 1-(Piperidin-4-yl)-1,3-dihydro-2*H*-benzimidazol-2-on

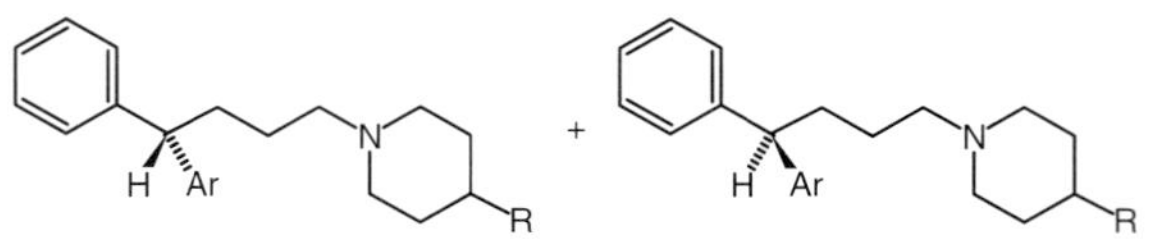

B. 1-[1-[(4*RS*)-4-(4-Fluorphenyl)-4-phenylbutyl]piperidin-4-yl]-1,3-dihydro-2*H*-benzimidazol-2-on

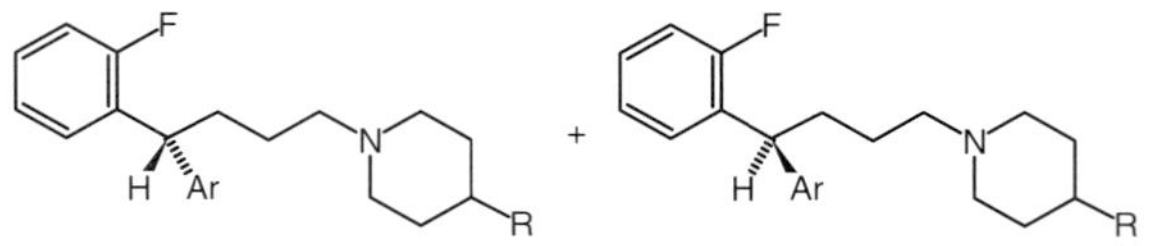

C. 1-[1-[(4*RS*)-4-(2-Fluorphenyl)-4-(4-fluorphenyl)butyl]piperidin-4-yl]-1,3-dihydro-2*H*-benzimidazol-2-on

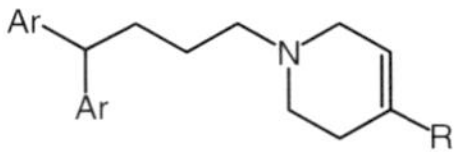

D. 1-[1-[4,4-Bis(4-fluorphenyl)butyl]-1,2,3,6-tetrahydropyridin-4-yl]-1,3-dihydro-2*H*-benzimidazol-2-on

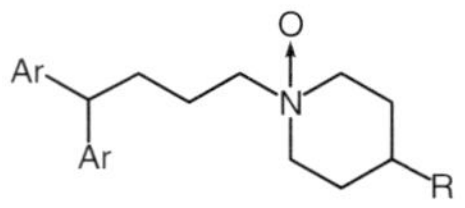

E. 1-[1-[4,4-Bis(4-fluorphenyl)butyl]piperidin-4-yl-1-oxid]-1,3-dihydro-2*H*-benzimidazol-2-on.

1999, 1169

Piperacillin

Piperacillinum

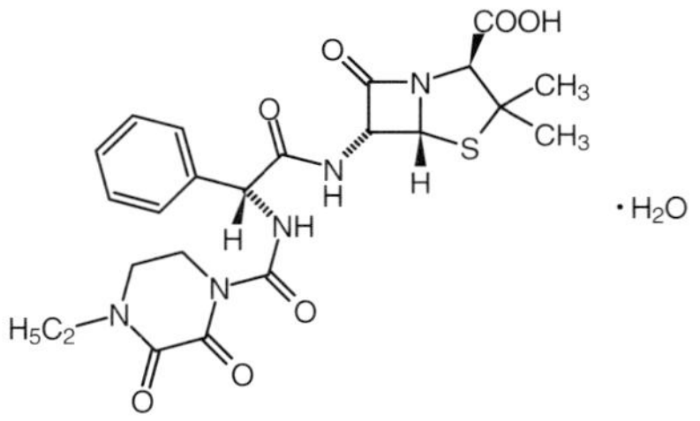

$C_{23}H_{27}N_5O_7S \cdot H_2O$ M_r 535,6

Definition

Piperacillin enthält mindestens 96,0 und höchstens 101,0 Prozent (2*S*,5*R*,6*R*)-6-[[(2*R*)-2-[[(4-Ethyl-2,3-dioxopiperazin-1-yl)carbonyl]amino]-2-phenylacetyl]amino]-3,3-dimethyl-7-oxo-4-thia-1-azabicyclo[3.2.0]heptan-2-carbonsäure, berechnet auf die wasserfreie Substanz.

Herstellung

Wird die Substanz nach einem Verfahren hergestellt, bei dem Rückstände von *N,N*-Dimethylanilin in der Substanz verbleiben können und/oder bei dem die Ausgangs- oder die Zwischenprodukte Rückstände von *N,N*-Dimethylanilin enthalten können, muß sie der folgenden Prüfung entsprechen:

***N,N*-Dimethylanilin:** Höchstens 20 ppm. Die Prüfung erfolgt mit Hilfe der Gaschromatographie (2.2.28) unter Anwendung einer geeigneten und validierten Methode.

Eigenschaften

Weißes bis fast weißes Pulver; schwer löslich in Wasser, leicht löslich in Methanol, schwer löslich in Ethylacetat.

Prüfung auf Identität

Die Prüfung erfolgt mit Hilfe der IR-Spektroskopie (2.2.24) durch Vergleich des Spektrums der Substanz mit dem von Piperacillin *CRS*.

Prüfung auf Reinheit

Prüflösung: 2,50 g Substanz werden in Natriumcarbonat-Lösung *R* zu 25 ml gelöst.

Aussehen der Lösung: Die Prüflösung darf nicht stärker opaleszieren als die Referenzsuspension II (2.2.1). Die Absorption (2.2.25) der Prüflösung, bei 430 nm gemessen, darf höchstens 0,10 betragen.

Spezifische Drehung (2.2.7): 0,250 g Substanz werden in Methanol *R* zu 25,0 ml gelöst. Die spezifische Drehung muß zwischen +160 und +170° liegen, berechnet auf die wasserfreie Substanz.

Verwandte Substanzen: Die Prüfung erfolgt mit Hilfe der Flüssigchromatographie (2.2.29) wie unter „Gehaltsbestimmung" beschrieben.

20 µl Referenzlösung b werden eingespritzt. Die Elution wird unter isokratischen Bedingungen mit der gewählten mobilen Phase durchgeführt.

20 µl Untersuchungslösung b werden eingespritzt. Die Elution wird unter isokratischen Bedingungen begonnen. Unmittelbar nach dem Auftreten des Piperacillin-Peaks wird wie nachfolgend beschrieben auf lineare Gradientenelution übergegangen.

Zeit (min)	Mobile Phase A (% *V/V*)	Mobile Phase B (% *V/V*)	Erläuterungen
0 – 30	88 → 0	12 → 100	linearer Gradient
30 – 45	0 → 88	100 → 12	Re-Äquilibrierung

Im Chromatogramm der Untersuchungslösung b darf keine Peakfläche, mit Ausnahme der des Hauptpeaks, größer sein als das 2fache der Fläche des Hauptpeaks im Chromatogramm der Referenzlösung b (2 Prozent). Lösungsmittel-Peaks werden nicht berücksichtigt.

Schwermetalle (2.4.8): 1,0 g Substanz muß der Grenzprüfung C auf Schwermetalle entsprechen (20 ppm). Zur Herstellung der Referenzlösung werden 2 ml Blei-Lösung (10 ppm Pb) *R* verwendet.

Wasser (2.5.12): 2,0 bis 4,0 Prozent, mit 0,500 g Substanz nach der Karl-Fischer-Methode bestimmt.

Gehaltsbestimmung

Die Bestimmung erfolgt mit Hilfe der Flüssigchromatographie (2.2.29).

Lösungsmittelmischung: 25 Volumteile Acetonitril *R* und 75 Volumteile einer Lösung von Natriumdihydrogenphosphat *R* (31,2 g · l^{-1}) werden gemischt.

Untersuchungslösung a: 25,0 mg Substanz werden in der Lösungsmittelmischung zu 50,0 ml gelöst.

Untersuchungslösung b: Die Lösung ist unmittelbar vor Gebrauch herzustellen. 40,0 mg Substanz werden in der Lösungsmittelmischung zu 20,0 ml gelöst.

Referenzlösung a: 25,0 mg Piperacillin *CRS* werden in der Lösungsmittelmischung zu 50,0 ml gelöst.

Referenzlösung b: 1,0 ml Referenzlösung a wird mit der Lösungsmittelmischung zu 25,0 ml verdünnt.

Referenzlösung c: 10,0 mg Piperacillin *CRS* und 10,0 mg wasserfreies Ampicillin *CRS* werden in der Lösungsmittelmischung zu 50,0 ml gelöst.

Referenzlösung d: 1,0 ml Referenzlösung a wird mit der Lösungsmittelmischung zu 100,0 ml verdünnt. 1,0 ml dieser Lösung wird mit der Lösungsmittelmischung zu 50,0 ml verdünnt.

Die Chromatographie kann durchgeführt werden mit
- einer Säule von 0,25 m Länge und 4,6 mm innerem Durchmesser, gepackt mit octadecylsilyliertem Kieselgel zur Chromatographie *R* (5 µm)
- einer Mischung von 88 Volumteilen mobiler Phase A und 12 Volumteilen mobiler Phase B bei einer Durchflußrate von 1,0 ml je Minute:
  Mobile Phase A: 576 ml Wasser *R*, 200 ml einer Lösung von Natriumdihydrogenphosphat *R* (31,2 g · l^{-1}) und 24 ml einer Lösung von Tetrabutylammoniumhydroxid *R* (80 g · l^{-1}) werden gemischt; falls erforderlich wird der *p*H-Wert mit Phosphorsäure 10 % *R* oder verdünnter Natriumhydroxid-Lösung *R* auf 5,5 eingestellt; anschließend werden 200 ml Acetonitril *R* zugesetzt
  Mobile Phase B: 126 ml Wasser *R*, 200 ml einer Lösung von Natriumdihydrogenphosphat *R* (31,2 g · l^{-1}) und 24 ml einer Lösung von Tetrabutylammoniumhydroxid *R* (80 g · l^{-1}) werden gemischt; falls erforderlich wird der *p*H-Wert mit Phosphorsäure 10 % *R* oder verdünnter Natriumhydroxid-Lösung *R* auf 5,5 eingestellt; anschließend werden 650 ml Acetonitril *R* zugesetzt
- einem Spektrometer als Detektor bei einer Wellenlänge von 220 nm.

20 µl Referenzlösung c werden eingespritzt. Die Bestimmung darf nur ausgewertet werden, wenn die Auflösung zwischen den Peaks von Ampicillin und Piperacillin mindestens 10 beträgt (falls erforderlich wird das Verhältnis von Phase A zu Phase B in der mobilen Phase geändert) und das Massenverteilungsverhältnis für den zweiten Peak (Piperacillin) zwischen 2,0 und 3,0 liegt.

20 µl Referenzlösung d werden eingespritzt. Die Empfindlichkeit des Systems wird so eingestellt, daß ein Peak mit einem Signal-Rausch-Verhältnis von mindestens 3 erhalten wird.

Die Referenzlösung a wird 6mal eingespritzt. Die Bestimmung darf nur ausgewertet werden, wenn die relative Standardabweichung der Peakfläche von Piperacillin höchstens 1,0 Prozent beträgt.

Die Untersuchungslösung a und die Referenzlösung a werden abwechselnd eingespritzt.

Verunreinigungen

A. (2*S*,5*R*,6*R*)-6-[[(2*R*)-2-Amino-2-phenylacetyl]amino]-3,3-dimethyl-7-oxo-4-thia-1-azabicyclo[3.2.0]heptan-2-carbonsäure
(Ampicillin)

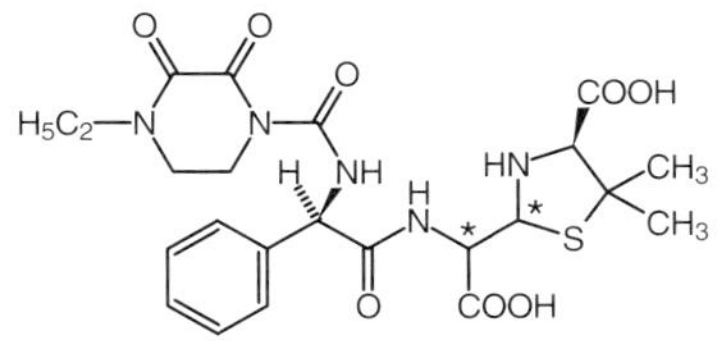

B. (4*S*)-2-[Carboxy[[(2*R*)-2-[[(4-ethyl-2,3-dioxopiperazin-1-yl)carbonyl]amino]-2-phenylacetyl]amino]methyl]-5,5-dimethylthiazolidin-4-carbonsäure
(Penicillosäuren des Piperacillins)

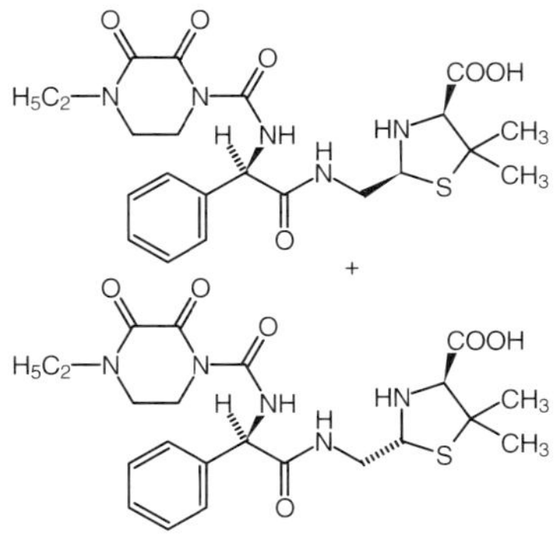

C. (2*RS*,4*S*)-2-[[[(2*R*)-2-[[(4-Ethyl-2,3-dioxopiperazin-1-yl)carbonyl]amino]-2-phenylacetyl]amino]methyl]-5,5-dimethylthiazolidin-4-carbonsäure
(Penillosäuren des Piperacillins)

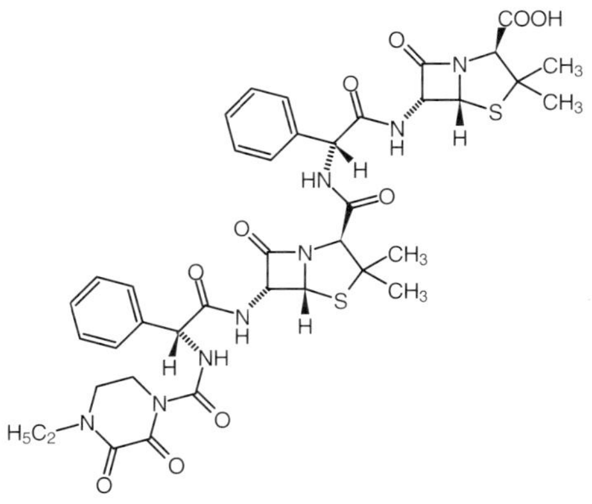

D. (2*S*,5*R*,6*R*)-6-[[(2*R*)-2-[[[(2*S*,5*R*,6*R*)-6-[[(2*R*)-2-[[(4-Ethyl-2,3-dioxopiperazin-1-yl)carbonyl]amino]-2-phenylacetyl]amino]-3,3-dimethyl-7-oxo-4-thia-1-azabicyclo[3.2.0]hept-2-yl]carbonyl]amino]-2-phenylacetyl]amino]-3,3-dimethyl-7-oxo-4-thia-1-azabicyclo[3.2.0]heptan-2-carbonsäure
(Piperacillinylampicillin)

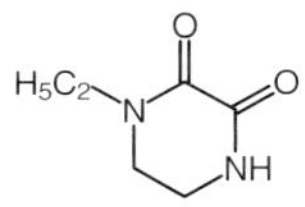

E. 1-Ethylpiperazin-2,3-dion

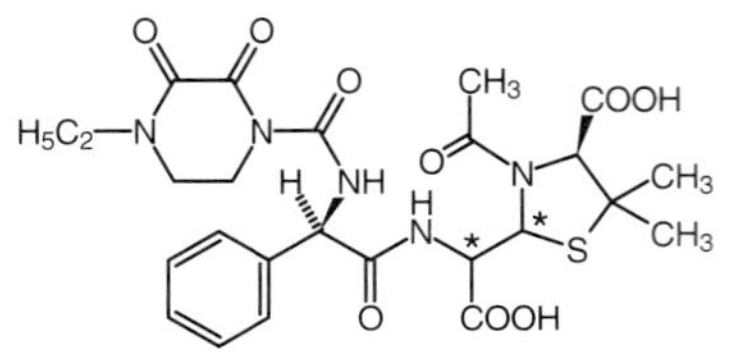

F. (4*S*)-3-Acetyl-2-[carboxy[[(2*R*)-2-[[(4-ethyl-2,3-dioxopiperazin-1-yl)carbonyl]amino]-2-phenylacetyl]amino]methyl]-5,5-dimethylthiazolidin-4-carbonsäure
(acetylierte Penicillosäuren des Piperacillins).

1999, 1168

Piperacillin-Natrium

Piperacillinum natricum

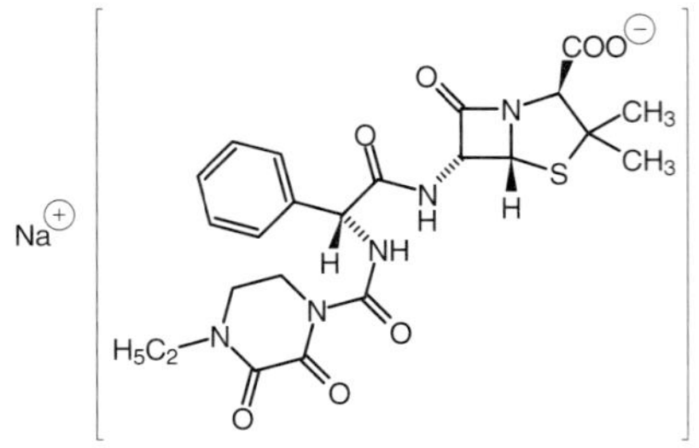

$C_{23}H_{26}N_5NaO_7S$ M_r 539,5

Definition

Piperacillin-Natrium enthält mindestens 95,0 und höchstens 101,0 Prozent (2*S*,5*R*,6*R*)-6-[[(2*R*)-2-[[(4-Ethyl-2,3-dioxopiperazin-1-yl)carbonyl]amino]-2-phenylacetyl]amino]-3,3-dimethyl-7-oxo-4-thia-1-azabicyclo[3.2.0]heptan-2-carbonsäure, Natriumsalz, berechnet auf die wasserfreie Substanz.

Herstellung

Wird die Substanz nach einem Verfahren hergestellt, bei dem Rückstände von *N,N*-Dimethylanilin in der Substanz verbleiben können und/oder bei dem die Ausgangs- oder die Zwischenprodukte Rückstände von *N,N*-Dimethylanilin enthalten können, muß sie der folgenden Prüfung entsprechen:

***N,N*-Dimethylanilin:** Höchstens 20 ppm. Die Prüfung erfolgt mit Hilfe der Gaschromatographie (2.2.28) unter Anwendung einer geeigneten und validierten Methode.

Eigenschaften

Weißes bis fast weißes, hygroskopisches Pulver; leicht löslich in Wasser und Methanol, praktisch unlöslich in Ethylacetat.

Prüfung auf Identität

A. 0,250 g Substanz werden in Wasser *R* gelöst. Nach Zusatz von 0,5 ml verdünnter Salzsäure *R* und 5 ml Ethylacetat *R* wird geschüttelt und 10 min lang in einer Eis-Wasser-Mischung stehengelassen. Die Kristalle werden unter Absaugen durch einen kleinen Glassintertiegel (40) abfiltriert, mit 5 ml Wasser *R* und 5 ml Ethylacetat *R* gewaschen und anschließend 60 min lang im Trockenschrank bei 60 °C getrocknet. Die Prüfung erfolgt mit Hilfe der IR-Spektroskopie (2.2.24) durch Vergleich des Spektrums der Substanzkristalle mit dem von Piperacillin *CRS*.

B. Die Substanz gibt die Identitätsreaktion a auf Natrium (2.3.1).

Prüfung auf Reinheit

Prüflösung: 2,50 g Substanz werden in kohlendioxidfreiem Wasser *R* zu 25 ml gelöst.

Aussehen der Lösung: Die Prüflösung muß klar (2.2.1) sein. Die Absorption (2.2.25) der Prüflösung, bei 430 nm gemessen, darf höchstens 0,10 betragen.

***p*H-Wert** (2.2.3): Der *p*H-Wert der Prüflösung muß zwischen 5,0 und 7,0 liegen.

Spezifische Drehung (2.2.7): 0,250 g Substanz werden in Wasser *R* zu 25,0 ml gelöst. Die spezifische Drehung muß zwischen +175 und +190° liegen, berechnet auf die wasserfreie Substanz.

Verwandte Substanzen: Die Prüfung erfolgt mit Hilfe der Flüssigchromatographie (2.2.29) wie unter Gehaltsbestimmung beschrieben.

20 µl Referenzlösung b werden eingespritzt. Die Elution wird unter isokratischen Bedingungen mit der gewählten mobilen Phase durchgeführt.

20 µl Untersuchungslösung b werden eingespritzt. Die Elution wird unter isokratischen Bedingungen begonnen. Unmittelbar nach dem Auftreten des Piperacillin-Peaks wird wie nachfolgend beschrieben auf lineare Gradientenelution übergegangen.

Zeit (min)	Mobile Phase A (% *V/V*)	Mobile Phase B (% *V/V*)	Erläuterungen
0 – 30	88 → 0	12 → 100	linearer Gradient
30 – 45	0 → 88	100 → 12	Re-Äquilibrierung

Im Chromatogramm der Untersuchungslösung b darf keine Peakfläche, mit Ausnahme der des Hauptpeaks, größer sein als das 2fache der Fläche des Hauptpeaks im Chromatogramm der Referenzlösung b (2 Prozent). Lösungsmittel-Peaks werden nicht berücksichtigt.

Schwermetalle (2.4.8): 1,0 g Substanz muß der Grenzprüfung C auf Schwermetalle entsprechen (20 ppm). Zur Herstellung der Referenzlösung werden 2 ml Blei-Lösung (10 ppm Pb) *R* verwendet.

Wasser (2.5.12): Höchstens 2,0 Prozent, mit 0,500 g Substanz nach der Karl-Fischer-Methode bestimmt.

Sterilität (2.6.1): Piperacillin-Natrium zur Herstellung von Parenteralia, das dabei keinem weiteren geeigneten

Sterilisationsverfahren unterworfen wird, muß der Prüfung entsprechen.

Bakterien-Endotoxine (2.6.14): Piperacillin-Natrium zur Herstellung von Parenteralia, das dabei keinem weiteren geeigneten Verfahren zur Beseitigung von Bakterien-Endotoxinen unterworfen wird, darf höchstens 0,07 I.E. Bakterien-Endotoxine je Milligramm Substanz enthalten.

Gehaltsbestimmung

Die Bestimmung erfolgt mit Hilfe der Flüssigchromatographie (2.2.29).

Lösungsmittelmischung: 25 Volumteile Acetonitril *R* und 75 Volumteile einer Lösung von Natriumdihydrogenphosphat *R* (31,2 g · l^{-1}) werden gemischt.

Untersuchungslösung a: 25,0 mg Substanz werden in der Lösungsmittelmischung zu 50,0 ml gelöst.

Untersuchungslösung b: Die Lösung ist unmittelbar vor Gebrauch herzustellen. 40,0 mg Substanz werden in der Lösungsmittelmischung zu 20,0 ml gelöst.

Referenzlösung a: 25,0 mg Piperacillin *CRS* werden in der Lösungsmittelmischung zu 50,0 ml gelöst.

Referenzlösung b: 1,0 ml Referenzlösung a wird mit der Lösungsmittelmischung zu 25,0 ml verdünnt.

Referenzlösung c: 10,0 mg Piperacillin *CRS* und 10,0 mg wasserfreies Ampicillin *CRS* werden in der Lösungsmittelmischung zu 50,0 ml gelöst.

Referenzlösung d: 1,0 ml Referenzlösung a wird mit der Lösungsmittelmischung zu 100,0 ml verdünnt. 1,0 ml dieser Lösung wird mit der Lösungsmittelmischung zu 50,0 ml verdünnt.

Die Chromatographie kann durchgeführt werden mit

- einer Säule von 0,25 m Länge und 4,6 mm innerem Durchmesser, gepackt mit octadecylsilyliertem Kieselgel zur Chromatographie *R* (5 µm)
- einer Mischung von 88 Volumteilen mobiler Phase A und 12 Volumteilen mobiler Phase B bei einer Durchflußrate von 1,0 ml je Minute:
  Mobile Phase A: 576 ml Wasser *R*, 200 ml einer Lösung von Natriumdihydrogenphosphat *R* (31,2 g · l^{-1}) und 24 ml einer Lösung von Tetrabutylammoniumhydroxid *R* (80 g · l^{-1}) werden gemischt; falls erforderlich wird der *p*H-Wert mit Phosphorsäure 10 % *R* oder verdünnter Natriumhydroxid-Lösung *R* auf 5,5 eingestellt; anschließend werden 200 ml Acetonitril *R* zugesetzt
  Mobile Phase B: 126 ml Wasser *R*, 200 ml einer Lösung von Natriumdihydrogenphosphat *R* (31,2 g · l^{-1}) und 24 ml einer Lösung von Tetrabutylammoniumhydroxid *R* (80 g · l^{-1}) werden gemischt; falls erforderlich wird der *p*H-Wert mit Phosphorsäure 10 % *R* oder verdünnter Natriumhydroxid-Lösung *R* auf 5,5 eingestellt; anschließend werden 650 ml Acetonitril *R* zugesetzt
- einem Spektrometer als Detektor bei einer Wellenlänge von 220 nm.

20 µl Referenzlösung c werden eingespritzt. Die Bestimmung darf nur ausgewertet werden, wenn die Auflösung zwischen den Peaks von Ampicillin und Piperacillin mindestens 10 beträgt (falls erforderlich wird das Verhältnis von Phase A zu Phase B in der mobilen Phase geändert) und das Massenverteilungsverhältnis für den zweiten Peak (Piperacillin) zwischen 2,0 und 3,0 liegt.

20 µl Referenzlösung d werden eingespritzt. Die Empfindlichkeit des Systems wird so eingestellt, daß ein Peak mit einem Signal-Rausch-Verhältnis von mindestens 3 erhalten wird.

Die Referenzlösung a wird 6mal eingespritzt. Die Bestimmung darf nur ausgewertet werden, wenn die relative Standardabweichung der Peakfläche von Piperacillin höchstens 1,0 Prozent beträgt.

Die Untersuchungslösung a und die Referenzlösung a werden abwechselnd eingespritzt. Der Prozentgehalt an Piperacillin-Natrium wird durch Multiplikation des Prozentgehalts an Piperacillin mit 1,042 berechnet.

Lagerung

Dicht verschlossen. Falls die Substanz steril ist, im Behältnis mit Sicherheitsverschluß.

Beschriftung

Die Beschriftung gibt insbesondere, falls zutreffend, an

- daß die Substanz steril ist
- daß die Substanz frei von Bakterien-Endotoxinen ist.

Verunreinigungen

A. (2*S*,5*R*,6*R*)-6-[[(2*R*)-2-Amino-2-phenylacetyl]amino]-3,3-dimethyl-7-oxo-4-thia-1-azabicyclo[3.2.0]heptan-2-carbonsäure
(Ampicillin)

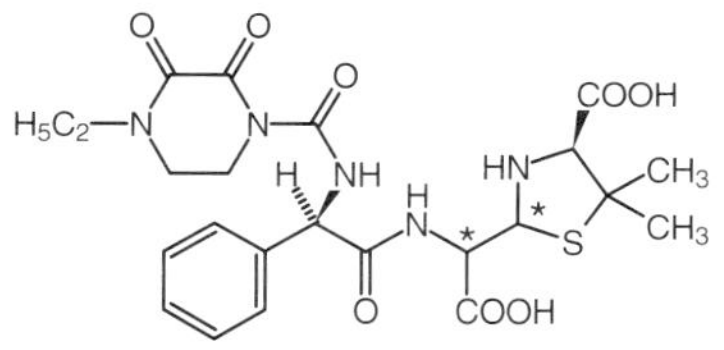

B. (4*S*)-2-[Carboxy[[(2*R*)-2-[[(4-ethyl-2,3-dioxopiperazin-1-yl)carbonyl]amino]-2-phenylacetyl]amino]methyl]-5,5-dimethylthiazolidin-4-carbonsäure
(Penicillosäuren des Piperacillins)

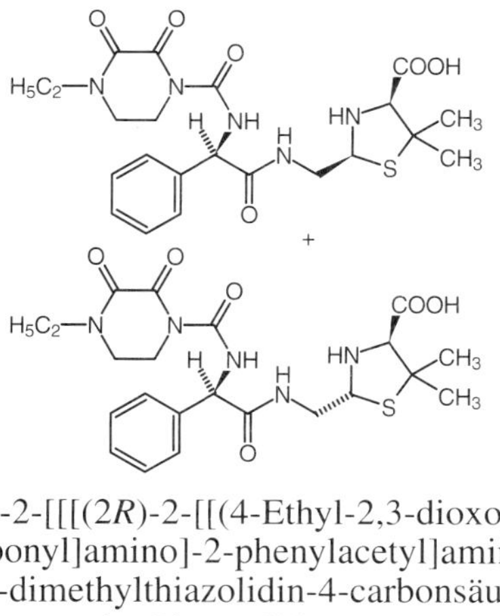

C. (2*RS*,4*S*)-2-[[[(2*R*)-2-[[(4-Ethyl-2,3-dioxopiperazin-1-yl)carbonyl]amino]-2-phenylacetyl]amino]methyl]-5,5-dimethylthiazolidin-4-carbonsäure
(Penillosäuren des Piperacillins)

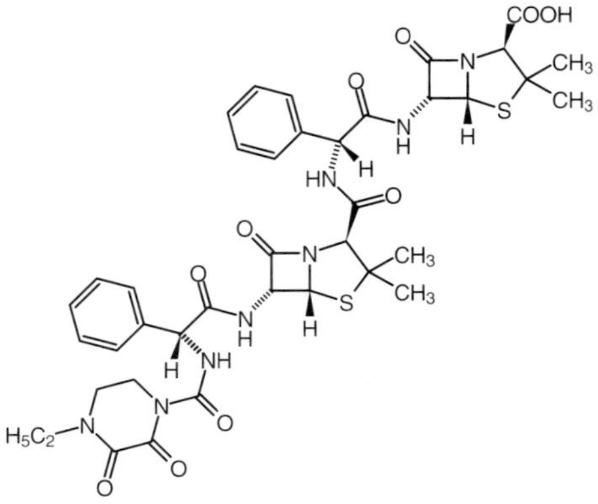

D. (2*S*,5*R*,6*R*)-6-[[(2*R*)-2-[[[(2*S*,5*R*,6*R*)-6-[[(2*R*)-2-[[(4-Ethyl-2,3-dioxopiperazin-1-yl)carbonyl]amino]-2-phenylacetyl]amino]-3,3-dimethyl-7-oxo-4-thia-1-azabicyclo[3.2.0]hept-2-yl]carbonyl]amino]-2-phenylacetyl]amino]-3,3-dimethyl-7-oxo-4-thia-1-azabicyclo[3.2.0]heptan-2-carbonsäure
(Piperacillinylampicillin)

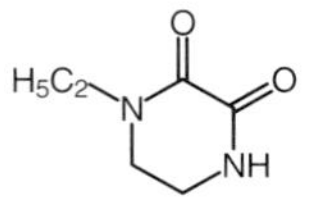

E. 1-Ethylpiperazin-2,3-dion

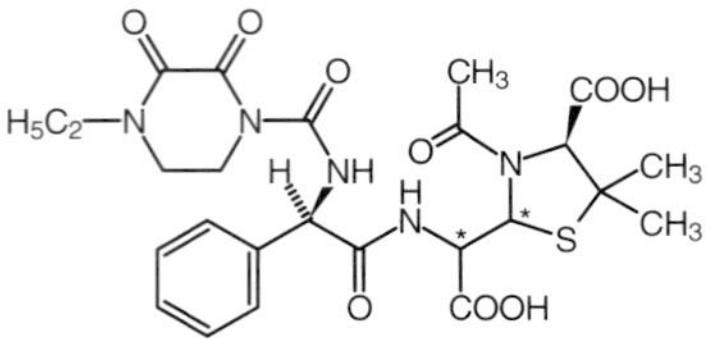

F. (4*S*)-3-Acetyl-2-[carboxy[[(2*R*)-2-[[(4-ethyl-2,3-dioxopiperazin-1-yl)carbonyl]amino]-2-phenylacetyl]amino]methyl]-5,5-dimethylthiazolidin-4-carbonsäure
(acetylierte Penicillosäuren des Piperacillins).

2001, 1556

Piretanid

Piretanidum

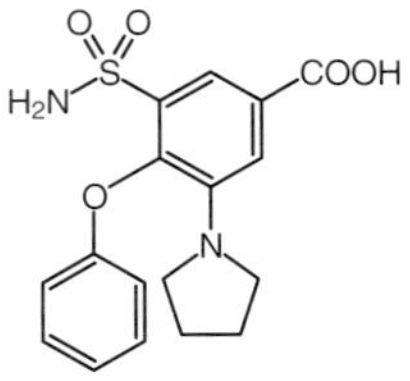

$C_{17}H_{18}N_2O_5S$ M_r 362,4

Definition

Piretanid enthält mindestens 99,0 und höchstens 101,0 Prozent 4-Phenoxy-3-(pyrrolidin-1-yl)-5-sulfamoylbenzoesäure, berechnet auf die getrocknete Substanz.

Eigenschaften

Gelblichweißes bis gelbliches Pulver; sehr schwer löslich in Wasser, wenig löslich in wasserfreiem Ethanol.

Die Substanz zeigt Polymorphie.

Prüfung auf Identität

Die Prüfung erfolgt mit Hilfe der IR-Spektroskopie (2.2.24) durch Vergleich des Spektrums der Substanz mit dem von Piretanid *CRS*. Die Prüfung erfolgt mit Hilfe von Preßlingen. Wenn die Spektren unterschiedlich sind, werden Substanz und Referenzsubstanz getrennt in Aceton *R* gelöst. Nach Eindampfen der Lösungen zur Trockne werden mit den Rückständen erneut Spektren aufgenommen.

Prüfung auf Reinheit

Aussehen der Lösung: 0,1 g Substanz werden in Methanol *R* zu 10 ml gelöst. Die Lösung muß klar (2.2.1) und darf nicht stärker gefärbt sein als die Farbvergleichslösung GG_4 (2.2.2, Methode II).

Verwandte Substanzen: Die Prüfung erfolgt mit Hilfe der Flüssigchromatographie (2.2.29).

Untersuchungslösung: 20 mg Substanz werden in einer Mischung von 10 Volumteilen wasserfreiem Ethanol *R*, 45 Volumteilen Acetonitril *R* und 45 Volumteilen Wasser *R* zu 20,0 ml gelöst.

Referenzlösung a: 10 mg Piretanid *CRS* und 3 mg Piretanid-Verunreinigung A *CRS* werden in einer Mischung von 10 Volumteilen wasserfreiem Ethanol *R*, 45 Volumteilen Acetonitril *R* und 45 Volumteilen Wasser *R* zu 10,0 ml gelöst.

Referenzlösung b: 0,3 ml Untersuchungslösung werden mit einer Mischung von 10 Volumteilen wasserfreiem Ethanol *R*, 45 Volumteilen Acetonitril *R* und 45 Volumteilen Wasser *R* zu 100,0 ml verdünnt.

Die Chromatographie kann durchgeführt werden mit

- einer Säule aus rostfreiem Stahl von 0,125 m Länge und 4 mm innerem Durchmesser, gepackt mit octylsilyliertem Kieselgel zur Chromatographie *R* (5 µm)
- einer Mischung von 35 Volumteilen Acetonitril *R* und 65 Volumteilen einer Lösung, die wie folgt hergestellt wird, als mobile Phase bei einer Durchflußrate von 1 ml je Minute: 500 ml Wasser *R* werden mit 1 ml Trifluoressigsäure *R* und 1 ml Triethylamin *R* versetzt und anschließend mit Wasser *R* zu 1000 ml verdünnt
- einem Spektrometer als Detektor bei einer Wellenlänge von 232 nm.

10 µl Referenzlösung a werden eingespritzt. Wird das Chromatogramm unter den vorgeschriebenen Bedingungen aufgezeichnet, beträgt die relative Retention für die Verunreinigung A etwa 0,9. Die Prüfung darf nur ausgewertet werden, wenn die Auflösung zwischen den Peaks der Verunreinigung A und Piretanid mindestens 2 beträgt.

Je 10 µl Untersuchungslösung und Referenzlösung b werden eingespritzt. Die Chromatographie der Untersuchungslösung erfolgt über eine Dauer, die der 5fachen Retentionszeit des Hauptpeaks entspricht. Im Chromatogramm der Untersuchungslösung darf keine Peakfläche, mit Ausnahme der des Hauptpeaks, größer sein als die

Fläche des Hauptpeaks im Chromatogramm der Referenzlösung b (0,3 Prozent), und die Summe dieser Peakflächen darf nicht größer sein als das 3,33fache der Fläche des Hauptpeaks im Chromatogramm der Referenzlösung b (1,0 Prozent). Peaks, deren Fläche kleiner ist als das 0,1fache der Fläche des Hauptpeaks im Chromatogramm der Referenzlösung b, werden nicht berücksichtigt (0,03 Prozent).

Schwermetalle (2.4.8): 2,0 g Substanz müssen der Grenzprüfung C auf Schwermetalle entsprechen (10 ppm). Zur Herstellung der Referenzlösung werden 2 ml Blei-Lösung (10 ppm Pb) *R* verwendet.

Trocknungsverlust (2.2.32): Höchstens 0,5 Prozent, mit 1,000 g Substanz durch 4 h langes Trocknen im Trockenschrank bei 100 bis 105 °C bestimmt.

Sulfatasche (2.4.14): Höchstens 0,1 Prozent, mit 1,0 g Substanz bestimmt.

Gehaltsbestimmung

0,300 g Substanz, in 25 ml wasserfreier Essigsäure *R* gelöst, werden mit Perchlorsäure (0,1 mol · l^{-1}) titriert. Der Endpunkt wird mit Hilfe der Potentiometrie (2.2.20) bestimmt.

1 ml Perchlorsäure (0,1 mol · l^{-1}) entspricht 36,24 mg $C_{17}H_{18}N_2O_5S$.

Lagerung

Vor Licht geschützt.

Verunreinigungen

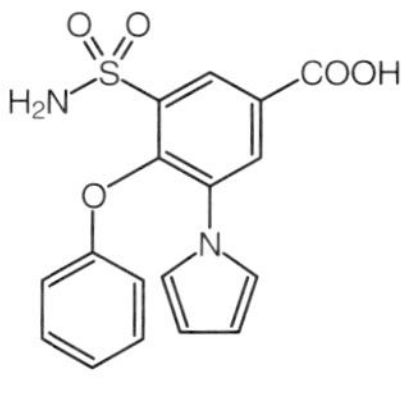

A. 4-Phenoxy-3-(1*H*-pyrrol-1-yl)-5-sulfamoylbenzoesäure

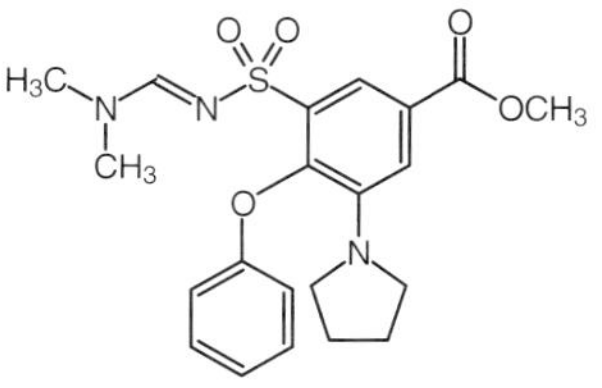

B. Methyl-3-[[(dimethylamino)methylen]sulfamoyl]-4-phenoxy-5-(pyrrolidin-1-yl)benzoat

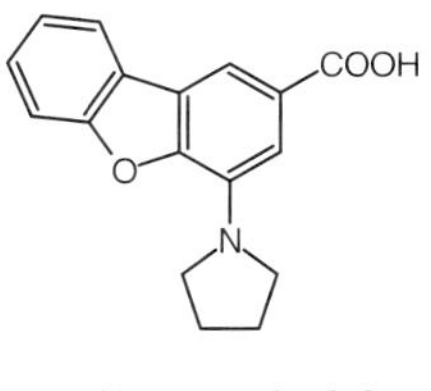

C. 4-(Pyrrolidin-1-yl)dibenzo[*b,d*]furan-2-carbonsäure.

Dieser Text entspricht der Eilresolution AP-CSP (00) 7.

2001, 944

Piroxicam

Piroxicamum

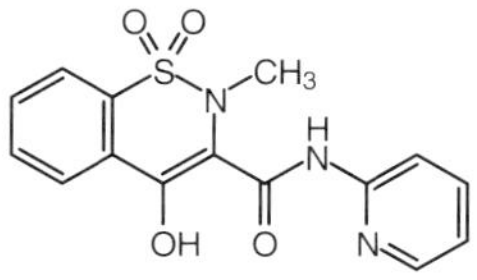

$C_{15}H_{13}N_3O_4S$ M_r 331,4

Definition

Piroxicam enthält mindestens 98,5 und höchstens 101,0 Prozent 4-Hydroxy-2-methyl-*N*-(pyridin-2-yl)-2*H*-1,2-benzothiazin-3-carboxamid-1,1-dioxid, berechnet auf die getrocknete Substanz.

Eigenschaften

Weißes bis schwach gelbes, kristallines Pulver; praktisch unlöslich in Wasser, löslich in Dichlormethan, schwer löslich in wasserfreiem Ethanol.

Die Substanz zeigt Polymorphie.

Prüfung auf Identität

Die Prüfung erfolgt mit Hilfe der IR-Spektroskopie (2.2.24) durch Vergleich des Spektrums der Substanz mit dem von Piroxicam *CRS*. Die Prüfung erfolgt mit Hilfe von Preßlingen unter Verwendung von Kaliumbromid *R*. Wenn die Spektren bei der Prüfung in fester Form unterschiedlich sind, werden Substanz und Referenzsubstanz getrennt in der eben notwendigen Menge Dichlormethan *R* gelöst. Nach Eindampfen der Lösungen auf dem Wasserbad zur Trockne werden mit den Rückständen erneut Spektren aufgenommen.

Prüfung auf Reinheit

Verwandte Substanzen: Die Prüfung erfolgt mit Hilfe der Flüssigchromatographie (2.2.29).

Untersuchungslösung: 75 mg Substanz werden in Acetonitril *R*, falls erforderlich unter Erwärmen, zu 50,0 ml gelöst.

Referenzlösung a: 10 mg Piroxicam zur Eignungsprüfung *CRS* werden in Acetonitril *R* zu 50,0 ml gelöst.

Referenzlösung b: 1,0 ml Untersuchungslösung wird mit Acetonitril *R* zu 10,0 ml verdünnt. 1,0 ml dieser Lösung wird mit Acetonitril *R* zu 50,0 ml verdünnt.

Die Chromatographie kann durchgeführt werden mit

- einer Säule aus rostfreiem Stahl von 0,25 m Länge und 4,6 mm innerem Durchmesser, gepackt mit desaktiviertem, octadecylsilyliertem Kieselgel zur Chromatographie *R* (5 µm)

Die folgenden typischen Chromatogramme dienen zur Information und als Anleitung zum Analysenverfahren. Sie sind nicht Bestandteil der Anforderungen dieser Monographie.

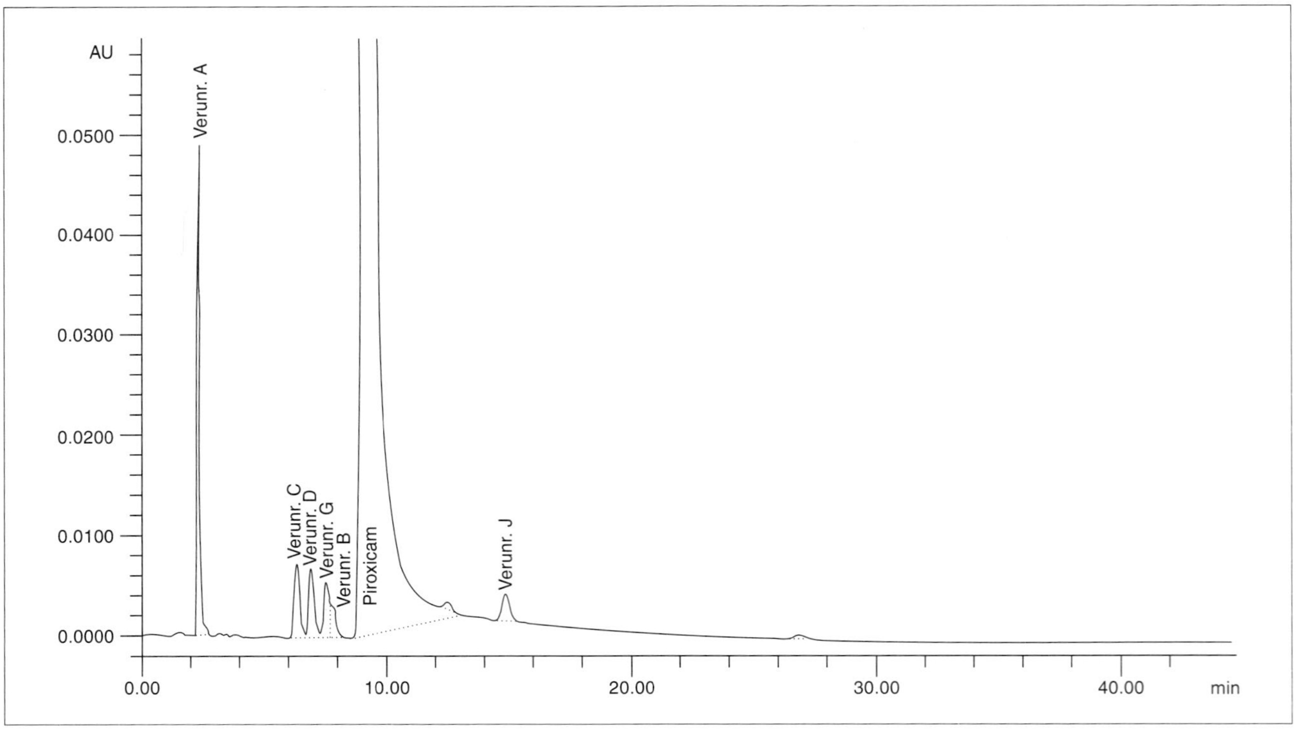

Abb. 944-1: Piroxicam-Muster, versetzt mit den Verunreinigungen der 3 Synthesewege und den Verunreinigungen der „Methyl-Gruppe"

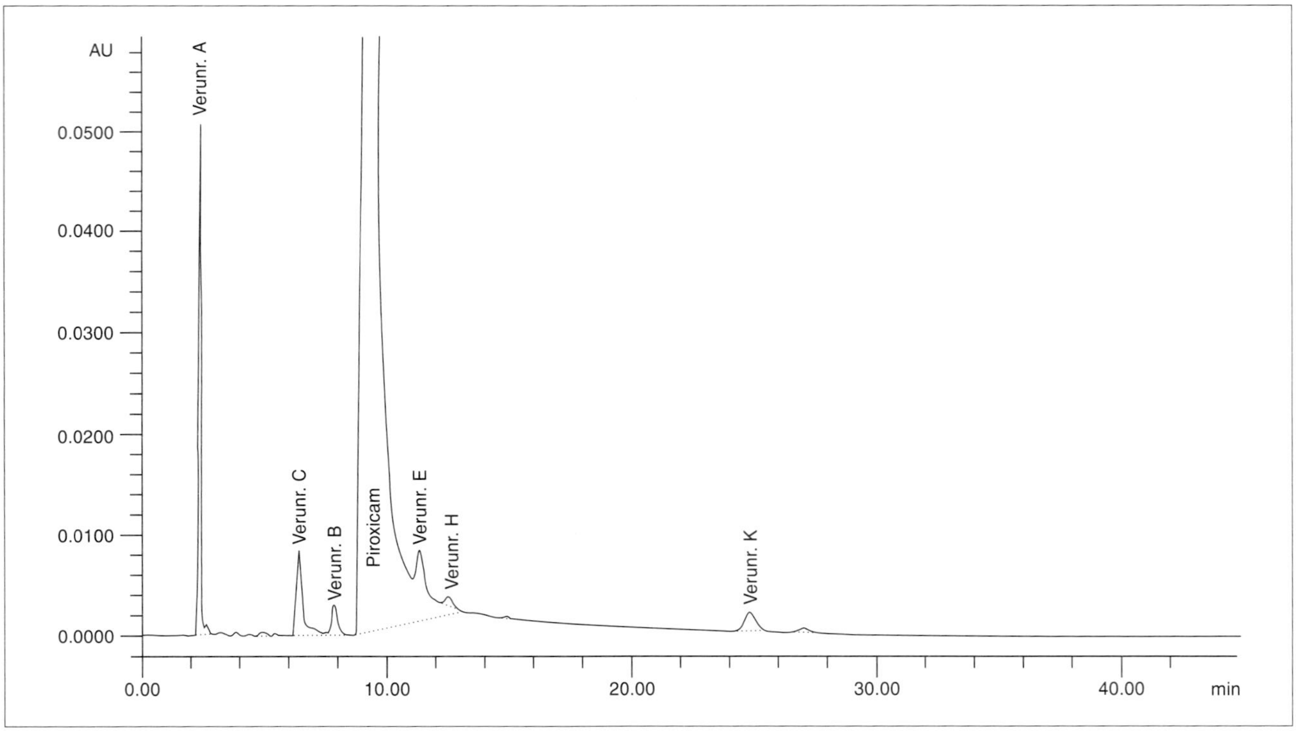

Abb. 944-2: Piroxicam-Muster, versetzt mit den Verunreinigungen der 3 Synthesewege und den Verunreinigungen der „Ethyl-Gruppe"

- einer Mischung von 40 Volumteilen Acetonitril *R* und 60 Volumteilen einer Lösung von Kaliumdihydrogenphosphat *R* (6,81 g · l^{-1}), die zuvor mit Phosphorsäure 85 % *R* auf einen *p*H-Wert von 3,0 eingestellt wurde, als mobile Phase bei einer Durchflußrate von 1 ml je Minute
- einem Spektrometer als Detektor bei einer Wellenlänge von 230 nm.

Die Temperatur der Säule wird bei 40 °C gehalten.

20 µl jeder Lösung werden eingespritzt. Die Chromatographie erfolgt über eine Dauer, die der 5fachen Retentionszeit von Piroxicam entspricht. Die Prüfung darf nur ausgewertet werden, wenn das Chromatogramm der Referenzlösung a ein ähnliches Profil hat wie das Chromatogramm, das mit Piroxicam zur Eignungsprüfung *CRS* mitgeliefert wird, und einen der Verunreinigung B entsprechenden Peak zeigt mit einer relativen Retention von etwa 0,85 und einem Symmetriefaktor von höchstens 1,5.

Im Chromatogramm der Untersuchungslösung darf keine Peakfläche, mit Ausnahme der des Hauptpeaks, größer sein als die Fläche des Hauptpeaks im Chromatogramm der Referenzlösung b (0,2 Prozent); die Summe dieser Peakflächen darf nicht größer sein als das 2fache der Fläche des Hauptpeaks im Chromatogramm der Referenzlösung b (0,4 Prozent). Peaks, deren Fläche kleiner ist als das 0,1fache der Fläche des Hauptpeaks im Chromatogramm der Referenzlösung b, werden nicht berücksichtigt.

Schwermetalle (2.4.8): 1,0 g Substanz muß der Grenzprüfung C auf Schwermetalle entsprechen (20 ppm). Zur Herstellung der Referenzlösung werden 2 ml Blei-Lösung (10 ppm Pb) *R* verwendet.

Trocknungsverlust (2.2.32): Höchstens 0,5 Prozent, mit 1,000 g Substanz durch 4 h langes Trocknen im Vakuum bei 100 bis 105 °C bestimmt.

Sulfatasche (2.4.14): Höchstens 0,1 Prozent, mit 1,0 g Substanz bestimmt.

Gehaltsbestimmung

0,250 g Substanz, in 60 ml einer Mischung gleicher Volumteile wasserfreier Essigsäure *R* und Acetanhydrid *R* gelöst, werden mit Perchlorsäure (0,1 mol · l^{-1}) titriert. Der Endpunkt wird mit Hilfe der Potentiometrie (2.2.20) bestimmt.

1 ml Perchlorsäure (0,1 mol · l^{-1}) entspricht 33,14 mg $C_{15}H_{13}N_3O_4S$.

Lagerung

Dicht verschlossen, vor Licht geschützt.

Verunreinigungen

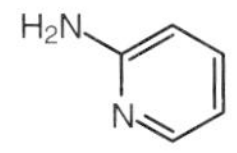

A. Pyridin-2-ylamin

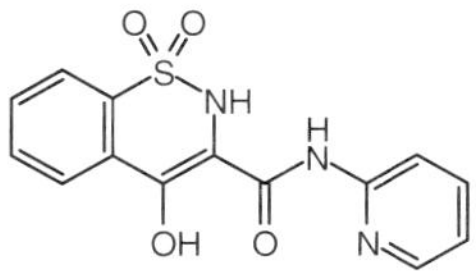

B. 4-Hydroxy-*N*-(pyridin-2-yl)-2*H*-1,2-benzothiazin-3-carboxamid-1,1-dioxid

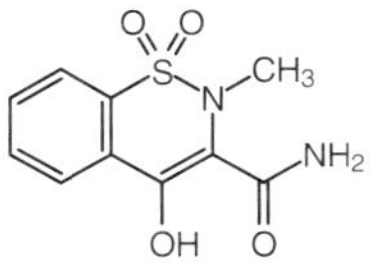

C. 4-Hydroxy-2-methyl-2*H*-1,2-benzothiazin-3-carboxamid-1,1-dioxid

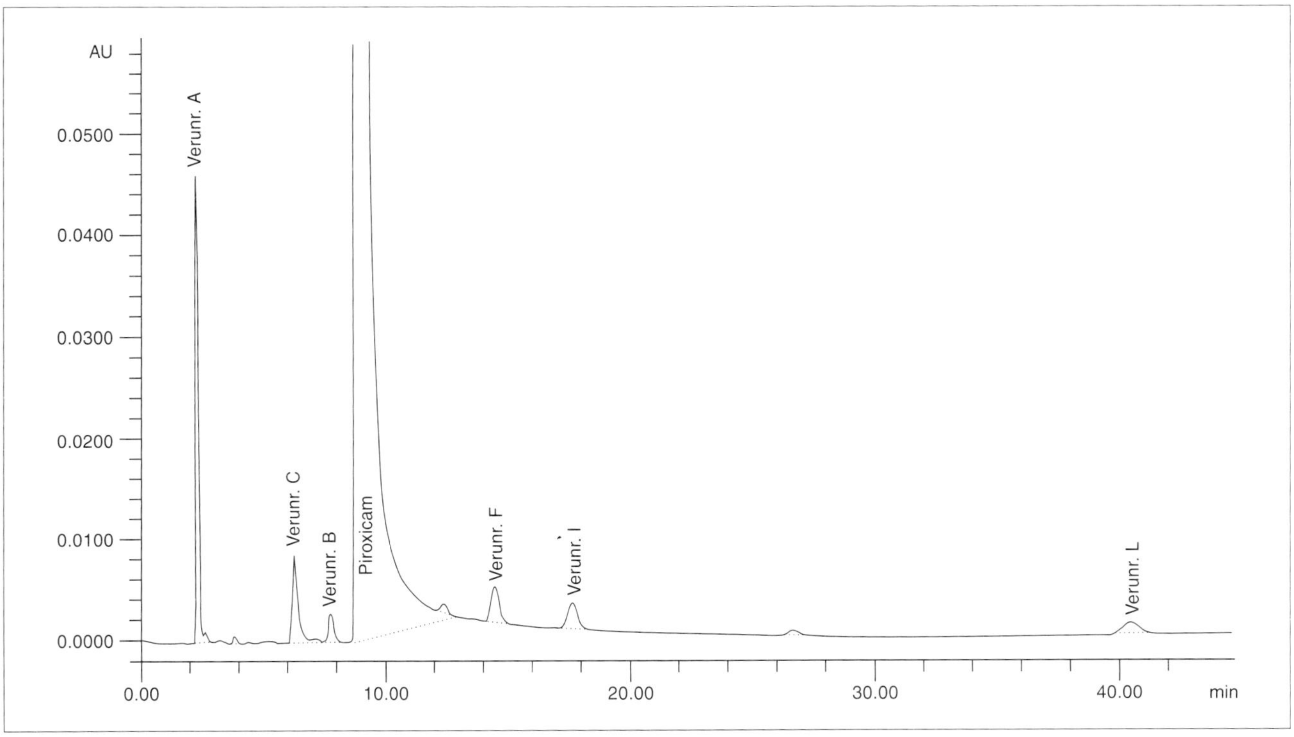

Abb. 944-3: Piroxicam-Muster, versetzt mit den Verunreinigungen der 3 Synthesewege und den Verunreinigungen der „Isopropyl-Gruppe"

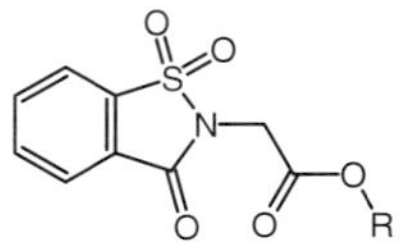

D. R = CH_3:
Methyl(3-oxo-2,3-dihydro-1,2-benzisothiazol-2-yl)acetat-1,1-dioxid

E. R = C_2H_5:
Ethyl(3-oxo-2,3-dihydro-1,2-benzisothiazol-2-yl)acetat-1,1-dioxid

F. R = $CH(CH_3)_2$:
Isopropyl(3-oxo-2,3-dihydro-1,2-benzisothiazol-2-yl)acetat-1,1-dioxid

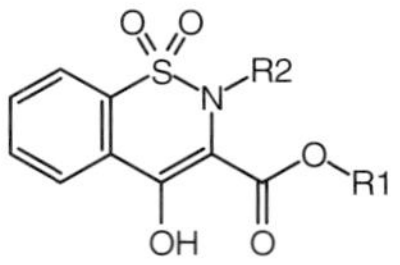

G. R1 = CH_3, R2 = H:
Methyl-4-hydroxy-2*H*-1,2-benzothiazin-3-carboxylat-1,1-dioxid

H. R1 = C_2H_5, R2 = H:
Ethyl-4-hydroxy-2*H*-1,2-benzothiazin-3-carboxylat-1,1-dioxid

I. R1 = $CH(CH_3)_2$, R2 = H:
Isopropyl-4-hydroxy-2*H*-1,2-benzothiazin-3-carboxylat-1,1-dioxid

J. R1 = CH_3, R2 = CH_3:
Methyl-4-hydroxy-2-methyl-2*H*-1,2-benzothiazin-3-carboxylat-1,1-dioxid

K. R1 = C_2H_5, R2 = CH_3:
Ethyl-4-hydroxy-2-methyl-2*H*-1,2-benzothiazin-3-carboxylat-1,1-dioxid

L. R1 = $CH(CH_3)_2$, R2 = CH_3:
Isopropyl-4-hydroxy-2-methyl-2*H*-1,2-benzothiazin-3-carboxylat-1,1-dioxid.

1998, 852

Pivampicillin

Pivampicillinum

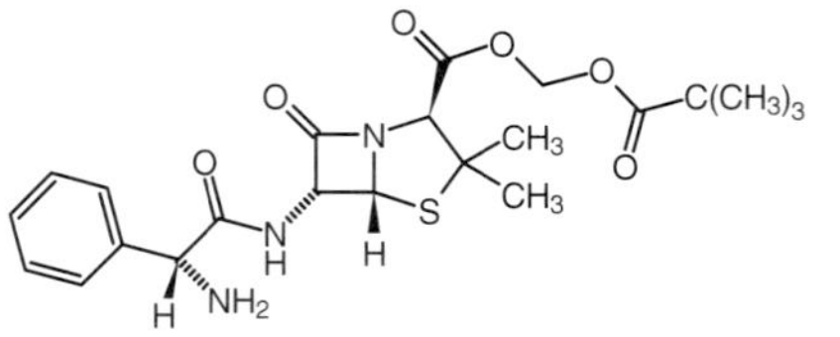

$C_{22}H_{29}N_3O_6S$ M_r 463,6

Definition

Pivampicillin enthält mindestens 95,0 und höchstens 101,0 Prozent Methylen-(2*S*,5*R*,6*R*)-6-[[(2*R*)-2-amino-2-phenylacetyl]amino]-3,3-dimethyl-7-oxo-4-thia-1-azabicyclo[3.2.0]heptan-2-carboxylat-2,2-dimethylpropanoat, berechnet auf die wasserfreie Substanz.

Eigenschaften

Weißes bis fast weißes, kristallines Pulver; praktisch unlöslich in Wasser, leicht löslich in Methanol, löslich in wasserfreiem Ethanol. Die Substanz löst sich in verdünnten Säuren.

Prüfung auf Identität

1: A.

2: B, C.

A. Die Prüfung erfolgt mit Hilfe der IR-Spektroskopie (2.2.24) durch Vergleich des Spektrums der Substanz mit dem von Pivampicillin *CRS*.

B. Die Prüfung erfolgt mit Hilfe der Dünnschichtchromatographie (2.2.27) unter Verwendung einer Schicht von silanisiertem Kieselgel H *R*.

Untersuchungslösung: 10 mg Substanz werden in 2 ml Methanol *R* gelöst.

Referenzlösung a: 10 mg Pivampicillin *CRS* werden in 2 ml Methanol *R* gelöst.

Referenzlösung b: Je 10 mg Pivampicillin *CRS*, Bacampicillinhydrochlorid *CRS* und Talampicillinhydrochlorid *CRS* werden in 2 ml Methanol *R* gelöst.

Auf die Platte wird 1 µl jeder Lösung aufgetragen. Die Chromatographie erfolgt mit einer Mischung von 10 Volumteilen einer Lösung von Natriumacetat *R* (272 g · l^{-1}), deren *p*H-Wert zuvor mit Essigsäure 98 % *R* auf 5,0 eingestellt wurde, 40 Volumteilen Wasser *R* und 50 Volumteilen Ethanol 96 % *R* über eine Laufstrecke von 15 cm. Die Platte wird im Warmluftstrom getrocknet, mit Ninhydrin-Lösung *R* 1 besprüht und 10 min lang bei 60 °C erhitzt. Der Hauptfleck im Chromatogramm der Untersuchungslösung entspricht in bezug auf Lage, Farbe und Größe dem Hauptfleck im Chromatogramm der Referenzlösung a. Die Prüfung darf nur ausgewertet werden, wenn das Chromatogramm der Referenzlösung b deutlich voneinander getrennt 3 Flecke zeigt.

C. Etwa 2 mg Substanz werden in einem Reagenzglas von etwa 150 mm Länge und 15 mm Durchmesser mit 0,05ml Wasser *R* befeuchtet. Nach Zusatz von 2 ml Formaldehyd-Schwefelsäure *R* wird der Inhalt des Reagenzglases durch Schütteln gemischt. Die Lösung ist praktisch farblos. Wird das Reagenzglas 1 min lang in ein Wasserbad gestellt, entsteht eine dunkle Gelbfärbung.

Prüfung auf Reinheit

Aussehen der Lösung: 50 mg Substanz werden in 12 ml Salzsäure (0,1 mol · l^{-1}) gelöst. Die Lösung darf nicht stärker opaleszieren als die Referenzsuspension II (2.2.1) und darf nicht stärker gefärbt sein als die Farbvergleichslösung B_7 (2.2.2, Methode I).

Spezifische Drehung (2.2.7): 0,100 g Substanz werden in 5,0 ml Ethanol 96 % *R* gelöst. Die Lösung wird mit Salzsäure (0,1 mol · l^{-1}) zu 10,0 ml verdünnt. Die spezifische Drehung muß zwischen +208 und +222° liegen, berechnet auf die wasserfreie Substanz.

Verwandte Substanzen: Die Prüfung erfolgt mit Hilfe der Flüssigchromatographie (2.2.29).

Die Lösungen sind unmittelbar vor Gebrauch herzustellen.

Untersuchungslösung: 50,0 mg Substanz werden in 10,0 ml Acetonitril *R* gelöst. Die Lösung wird mit einer Lösung von Phosphorsäure 85 % *R* (1 g · l^{-1}) zu 20 ml verdünnt.

Referenzlösung: 2,0 ml Untersuchungslösung werden mit 9,0 ml Acetonitril *R* und 9,0 ml einer Lösung von Phosphorsäure 85 % *R* (1 g · l^{-1}) gemischt.

Die Chromatographie kann durchgeführt werden mit

- einer Säule von 0,125 m Länge und 4 mm innerem Durchmesser, gepackt mit nachsilanisiertem, octylsilyliertem Kieselgel zur Chromatographie *R*
- einer Mischung der mobilen Phasen A und B unter Einsatz der Gradientenelution bei einer Durchflußrate von 1,5 ml je Minute gemäß der Tabelle:
  Mobile Phase A: 50 Volumteile einer Lösung von Ammoniummonohydrogenphosphat *R* (1,32 g · l^{-1}), die mit einer Lösung von Phosphorsäure 85 % *R* (100 g · l^{-1}) auf einen *p*H-Wert von 2,5 eingestellt wurde, und 50 Volumteile Acetonitril *R* werden gemischt.
  Mobile Phase B: 15 Volumteile einer Lösung von Ammoniummonohydrogenphosphat *R* (1,32 g · l^{-1}), die mit einer Lösung von Phosphorsäure 85 % *R* (100 g · l^{-1}) auf einen *p*H-Wert von 2,5 eingestellt wurde, und 85 Volumteile Acetonitril *R* werden gemischt.

Zeit (min)	Mobile Phase A (% *V/V*)	Mobile Phase B (% *V/V*)	Erläuterungen
0 – 10	100	0	isokratisch
10 – 12	0	100	isokratisch
12 – 17	100	0	Äquilibrierung

- einem Spektrometer als Detektor bei einer Wellenlänge von 220 nm.

Je 50 µl Untersuchungslösung und Referenzlösung werden eingespritzt. Die Prüfung darf nur ausgewertet werden, wenn das Verhältnis zwischen den Massenverteilungskoeffizienten von Pivampicillin-Dimer (mit einer Retentionszeit von etwa 5 min) zu dem von Pivampicillin (Hauptpeak) mindestens 12 beträgt. Im Chromatogramm der Untersuchungslösung darf die Summe aller Peakflächen, mit Ausnahme der des Hauptpeaks, höchstens das 0,3fache der Fläche des Hauptpeaks im Chromatogramm der Referenzlösung betragen (3 Prozent). Lösungsmittelpeaks und Peaks, deren Fläche kleiner ist als das 0,01fache der Fläche des Hauptpeaks im Chromatogramm der Referenzlösung, werden nicht berücksichtigt.

Dimethylanilin: Höchstens 20 ppm. Die Prüfung erfolgt mit Hilfe der Gaschromatographie (2.2.28) unter Verwendung von Naphthalin *R* als Interner Standard.

Interner-Standard-Lösung: 50,0 mg Naphthalin *R* werden in Cyclohexan *R* zu 50,0 ml gelöst. 5,0 ml Lösung werden mit Cyclohexan *R* zu 100,0 ml verdünnt.

Untersuchungslösung: 1,00 g Substanz wird in einem Reagenzglas mit Schliffstopfen mit 10 ml Schwefelsäure (0,5 mol · l^{-1}) versetzt, 10 min lang im Wasserbad erhitzt, abgekühlt und mit 15 ml Natriumhydroxid-Lösung (1 mol · l^{-1}) und 1,0 ml Interner-Standard-Lösung versetzt. Das Reagenzglas wird verschlossen und 1 min lang kräftig geschüttelt. Falls erforderlich wird zentrifugiert. Die obere Phase wird verwendet.

Referenzlösung: 50,0 mg *N,N*-Dimethylanilin *R* werden mit 2 ml Salzsäure *R* und 20 ml Wasser *R* versetzt. Die Mischung wird bis zur Auflösung der Substanz geschüttelt und mit Wasser *R* zu 50,0 ml verdünnt. 5,0 ml Lösung werden mit Wasser *R* zu 250,0 ml verdünnt. 1,0 ml dieser Lösung wird in einem Reagenzglas mit Schliffstopfen mit 5 ml Natriumhydroxid-Lösung (1 mol · l^{-1}) und 1,0 ml Interner-Standard-Lösung versetzt. Das Reagenzglas wird verschlossen und 1 min lang kräftig geschüttelt. Falls erforderlich wird zentrifugiert. Die obere Phase wird verwendet.

Die Chromatographie kann durchgeführt werden mit

- einer Säule aus Glas von 2 m Länge und 2 mm innerem Durchmesser, gepackt mit silanisiertem Kieselgur zur Gaschromatographie *R*, imprägniert mit 3 Prozent (*m/m*) Poly[methyl(50)phenyl(50)]siloxan *R*
- Stickstoff zur Chromatographie *R* als Trägergas bei einer Durchflußrate von 30 ml je Minute
- einem Flammenionisationsdetektor.

Die Temperatur der Säule wird bei 120 °C, die des Probeneinlasses und des Detektors bei 150 °C gehalten.

Je 1 µl Untersuchungslösung und Referenzlösung wird eingespritzt.

Triethanolamin: Die Prüfung erfolgt mit Hilfe der Dünnschichtchromatographie (2.2.27) unter Verwendung einer Schicht von Kieselgel H *R*.

Untersuchungslösung: 0,100 g Substanz werden in 1,0 ml einer Mischung von 1 Volumteil Wasser *R* und 9 Volumteilen Acetonitril *R* gelöst.

Referenzlösung: 5,0 mg Triethanolamin *R* werden in einer Mischung von 1 Volumteil Wasser *R* und 9 Volumteilen Acetonitril *R* zu 100 ml gelöst.

Auf die Platte werden 10 µl jeder Lösung aufgetragen. Die Chromatographie erfolgt mit einer Mischung von 5 Volumteilen Methanol *R*, 15 Volumteilen 1-Butanol *R*, 24 Volumteilen Phosphat-Pufferlösung *p*H 5,8 *R*, 40 Volumteilen Essigsäure 98 % *R* und 80 Volumteilen Butylacetat *R* über eine Laufstrecke von 12 cm. Die Platte wird 10 min lang bei 110 °C erhitzt und erkalten gelassen. In eine Chromatographiekammer wird eine Abdampfschale, die eine Mischung von 1 Volumteil Salzsäure *R* 1, 1 Volumteil Wasser *R* und 2 Volumteile einer Lösung von Kaliumpermanganat *R* (15 g · l^{-1}) enthält, gegeben. Die Kammer wird verschlossen und 15 min lang stehengelassen. Die getrocknete Platte wird in die Kammer gestellt und diese verschlossen. Die Platte wird 15 bis 20 min lang dem Chlorgas ausgesetzt, herausgenommen, 2 bis 3 min lang an der Luft stehengelassen und mit Tetramethyldiaminodiphenylmethan-Reagenz *R* besprüht. Ein dem Triethanolamin entsprechender Fleck im Chromatogramm der Untersuchungslösung darf nicht größer oder intensiver sein als der Fleck im Chromatogramm der Referenzlösung (0,05 Prozent).

Wasser (2.5.12): Höchstens 1,0 Prozent, mit 0,30 g Substanz nach der Karl-Fischer-Methode bestimmt.

Sulfatasche (2.4.14): Höchstens 0,5 Prozent, mit 1,0 g Substanz bestimmt.

Gehaltsbestimmung

Die Bestimmung erfolgt mit Hilfe der Flüssigchromatographie (2.2.29).

Die Lösungen sind innerhalb von 2 h nach der Herstellung zu verwenden.

Untersuchungslösung: 50,0 mg Substanz werden in der mobilen Phase zu 50,0 ml gelöst. 10,0 ml Lösung werden mit der mobilen Phase zu 50,0 ml verdünnt.

Referenzlösung a: 50,0 mg Pivampicillin *CRS* werden in der mobilen Phase zu 50,0 ml gelöst. 10,0 ml Lösung werden mit der mobilen Phase zu 50,0 ml verdünnt.

Referenzlösung b: 25,0 mg Propyl-4-hydroxybenzoat *CRS* werden in der mobilen Phase zu 50,0 ml gelöst. 10,0 ml Lösung werden mit der mobilen Phase zu 50,0 ml verdünnt. 5,0 ml dieser Lösung und 5,0 ml Referenzlösung a werden gemischt.

Die Chromatographie kann durchgeführt werden mit
- einer Säule aus rostfreiem Stahl von 0,125 m Länge und 4 mm innerem Durchmesser, gepackt mit octadecylsilyliertem Kieselgel zur Chromatographie *R* (5 µm)
- folgender mobilen Phase bei einer Durchflußrate von 1,5 ml je Minute: 40 Volumteile Acetonitril *R* und 60 Volumteile einer Lösung von Phosphorsäure 85 % *R* (2,22 g · l^{-1}), die mit Triethylamin *R* auf einen *p*H-Wert von 2,5 eingestellt wurde, werden gemischt.
- einem Spektrometer als Detektor bei einer Wellenlänge von 220 nm.

Je 20 µl Referenzlösung b werden eingespritzt. Die Empfindlichkeit des Systems wird so eingestellt, daß die Höhe der 2 Hauptpeaks mindestens 50 Prozent des maximalen Ausschlags beträgt. Die Bestimmung darf nur ausgewertet werden, wenn die Auflösung zwischen dem ersten Peak (Pivampicillin) und dem zweiten Peak (Propyl-4-hydroxybenzoat) mindestens 5,0 beträgt und der Symmetriefaktor für Pivampicillin höchstens 2,0 beträgt.

20 µl Referenzlösung a werden 6mal eingespritzt. Die Bestimmung darf nur ausgewertet werden, wenn die relative Standardabweichung der Fläche des Hauptpeaks höchstens 1,0 Prozent beträgt.

Untersuchungslösung und Referenzlösung a werden abwechselnd eingespritzt.

Lagerung

Dicht verschlossen.

Verunreinigungen

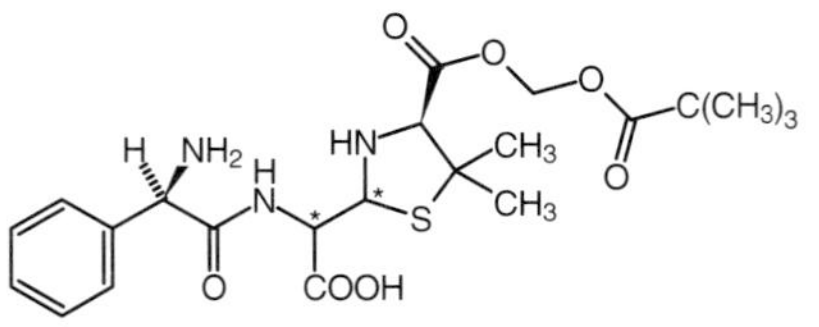

A. 2-[[(2*R*)-2-Amino-2-phenylacetyl]amino]-2-[(4*S*)-4-[[[(2,2-dimethylpropanoyl)oxy]methoxy]carbonyl]-5,5-dimethyl-thiazolidin-2-yl]-essigsäure (Penicillosäuren des Pivampicillins)

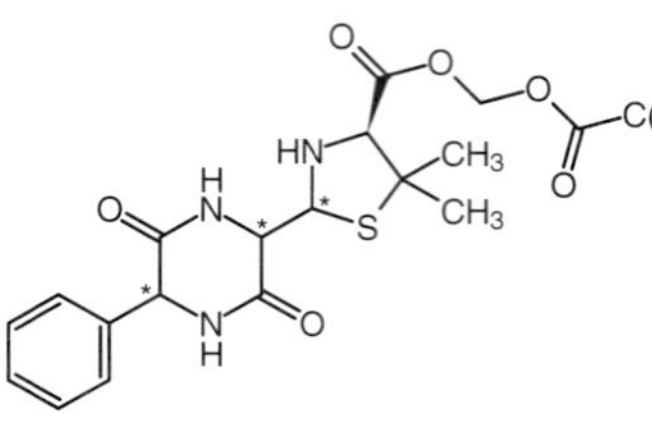

B. Methylen-(4*S*)-5,5-dimethyl-2-(3,6-dioxo-5-phenylpiperazin-2-yl)thiazolidin-4-carboxylat-2,2-dimethylpropanoat (Diketopiperazine des Pivampicillins)

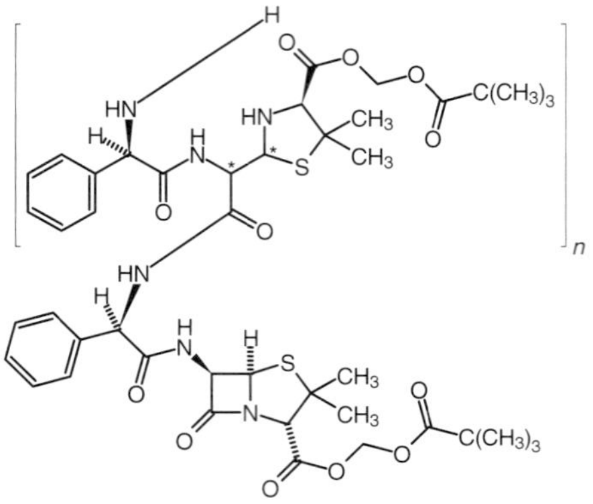

C. Co-Oligomere von Pivampicillin und Penicillosäuren des Pivampicillins.

1999, 1359

Pivmecillinamhydrochlorid

Pivmecillinami hydrochloridum

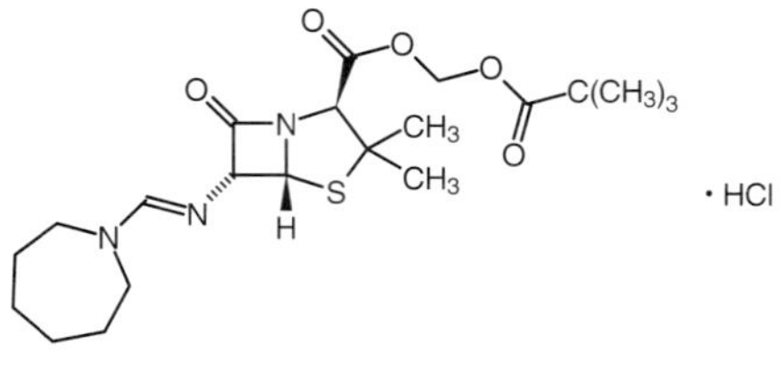

$C_{21}H_{34}ClN_3O_5S$ M_r 476,0

Definition

Pivmecillinamhydrochlorid enthält mindestens 97,0 und höchstens 101,5 Prozent Methylen-2,2-dimethylpropanoat-(2*S*,5*R*,6*R*)-6-[[(hexahydro-1*H*-azepin-1-yl)methylen]amino]-3,3-dimethyl-7-oxo-4-thia-1-azabicyclo[3.2.0]heptan-2-carboxylat-hydrochlorid, berechnet auf die wasserfreie Substanz.

Herstellung

Wird die Substanz nach einem Verfahren hergestellt, bei dem Rückstände von *N,N*-Dimethylanilin in der Substanz verbleiben können und/oder bei dem die Ausgangs- oder Zwischenprodukte Rückstände von *N,N*-Dimethylanilin enthalten können, muß sie der folgenden Prüfung entsprechen:

***N,N*-Dimethylanilin:** Höchstens 20 ppm. Die Bestimmung erfolgt mit Hilfe der Gaschromatographie (2.2.28) unter Anwendung einer geeigneten, validierten Methode.

Eigenschaften

Weißes bis fast weißes, kristallines Pulver; leicht löslich in Wasser, wasserfreiem Ethanol und in Methanol, schwer löslich in Aceton.

Prüfung auf Identität

A. Die Prüfung erfolgt mit Hilfe der IR-Spektroskopie (2.2.24) durch Vergleich des Spektrums der Substanz mit dem von Pivmecillinamhydrochlorid *CRS*. Die Prüfung erfolgt mit Hilfe von Preßlingen.

B. Die Substanz gibt die Identitätsreaktion a auf Chlorid (2.3.1).

Prüfung auf Reinheit

Aussehen der Lösung: 0,5 g Substanz werden in Wasser *R* zu 10 ml gelöst. Die Lösung darf nicht stärker opaleszieren als die Referenzsuspension II (2.2.1) und darf nicht stärker gefärbt sein als die Farbvergleichslösung B_8 (2.2.2, Methode I).

***p*H-Wert** (2.2.3): 1,0 g Substanz wird in kohlendioxidfreiem Wasser *R* zu 10 ml gelöst. Der *p*H-Wert der Lösung muß zwischen 2,8 und 3,8 liegen.

Verwandte Substanzen: Die Prüfung erfolgt mit Hilfe der Flüssigchromatographie (2.2.29) wie unter „Gehaltsbestimmung" beschrieben.

20 µl Referenzlösung b werden eingespritzt. Die Empfindlichkeit des Systems wird so eingestellt, daß die Höhe des Hauptpeaks im Chromatogramm mindestens 50 Prozent des maximalen Ausschlags beträgt.

20 µl Untersuchungslösung b werden eingespritzt. Die Chromatographie erfolgt über eine Dauer, die der 3fachen Retentionszeit des Hauptpeaks entspricht. Im Chromatogramm der Untersuchungslösung b darf keine Peakfläche, mit Ausnahme der des Hauptpeaks, größer sein als das 1,5fache der Fläche des Hauptpeaks im Chromatogramm der Referenzlösung b (1,5 Prozent). Die Summe aller Peakflächen, mit Ausnahme der Fläche des Hauptpeaks, darf nicht größer sein als das 3fache der Fläche des Hauptpeaks im Chromatogramm der Referenzlösung b (3 Prozent). Peaks, deren Fläche kleiner ist als das 0,1fache der Fläche des Hauptpeaks im Chromatogramm der Referenzlösung b, werden nicht berücksichtigt.

Schwermetalle (2.4.8): 1,0 g Substanz wird in Wasser *R* zu 20 ml gelöst. 12 ml Lösung müssen der Grenzprüfung A auf Schwermetalle entsprechen (20 ppm). Zur Herstellung der Referenzlösung wird die Blei-Lösung (1 ppm Pb) *R* verwendet.

Wasser (2.5.12): Höchstens 0,5 Prozent, mit 1,00 g Substanz nach der Karl-Fischer-Methode bestimmt.

Sulfatasche (2.4.14): Höchstens 0,1 Prozent, mit 1,0 g Substanz bestimmt.

Gehaltsbestimmung

Die Bestimmung erfolgt mit Hilfe der Flüssigchromatographie (2.2.29).

Die Untersuchungslösungen und die Referenzlösungen sind unmittelbar vor der Verwendung herzustellen.

Lösungsmittel-Mischung: Zu 45 Volumteilen Acetonitril *R* werden 55 Volumteile einer Lösung von Kaliumdihydrogenphosphat *R* (13,5 g · l^{-1}), die vorher mit Phosphorsäure 10 % *R* auf einen *p*H-Wert von 3,0 eingestellt wurde, zugesetzt.

Untersuchungslösung a: 20,0 mg Substanz werden in der Lösungsmittel-Mischung zu 200,0 ml gelöst.

Untersuchungslösung b: 25,0 mg Substanz werden in der Lösungsmittel-Mischung zu 25,0 ml gelöst.

Referenzlösung a: 20,0 mg Pivmecillinamhydrochlorid *CRS* werden in der Lösungsmittel-Mischung zu 200,0 ml gelöst.

Referenzlösung b: 5,0 ml Referenzlösung a werden mit der Lösungsmittel-Mischung zu 50,0 ml verdünnt.

Referenzlösung c: 5 mg Pivmecillinamhydrochlorid *CRS* und 5 mg Pivmecillinam-Verunreinigung C *CRS* werden in der Lösungsmittel-Mischung zu 50 ml gelöst.

Die Chromatographie kann durchgeführt werden mit

- einer Säule aus rostfreiem Stahl von 0,25 m Länge und 4,0 mm innerem Durchmesser, gepackt mit octadecylsilyliertem Kieselgel zur Chromatographie *R* (5 µm)
- folgender mobilen Phase bei einer Durchflußrate von 1,0 ml je Minute: 0,55 g Tetraethylammoniumhydrogensulfat *R* und 1,0 g Tetramethylammoniumhydrogensulfat *R* werden in der Lösungsmittel-Mischung zu 1000 ml gelöst
- einem Spektrometer als Detektor bei einer Wellenlänge von 220 nm.

20 µl Referenzlösung c werden eingespritzt. Die Empfindlichkeit des Systems wird so eingestellt, daß die Höhe der 2 Hauptpeaks im Chromatogramm mindestens 50 Prozent des maximalen Ausschlags beträgt. Die Bestimmung darf nur ausgewertet werden, wenn im Chromatogramm die Auflösung zwischen dem ersten Peak (Pivmecillinam) und dem zweiten Peak (Verunreinigung C) mindestens 3,5 beträgt.

Die Referenzlösung a wird 6mal eingespritzt. Die Bestimmung darf nur ausgewertet werden, wenn die relative Standardabweichung der Peakfläche von Pivmecillinam höchstens 1,0 Prozent beträgt.

Die Untersuchungslösung a und die Referenzlösung a werden abwechselnd eingespritzt.

Lagerung

Vor Licht geschützt, bei einer Temperatur zwischen 2 und 8 °C.

P

Monographien

Verunreinigungen

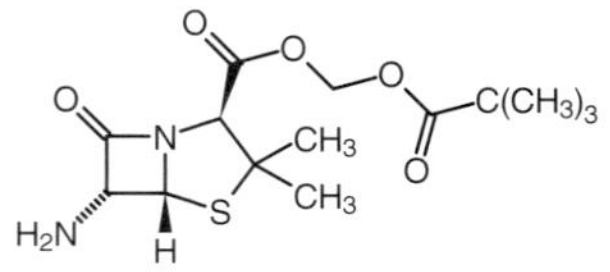

A. Methylen-(2*S*,5*R*,6*R*)-6-amino-3,3-dimethyl-7-oxo-4-thia-1-azabicyclo[3.2.0]heptan-2-carboxylat-2,2-dimethylpropanoat (Pivaloyloxymethyl-6-aminopenicillanat)

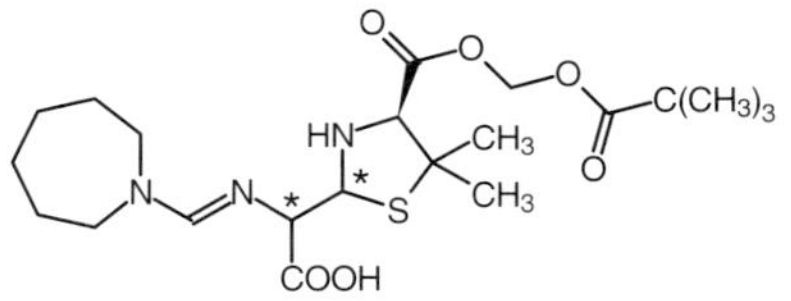

B. 2-[[(Hexahydro-1*H*-azepin-1-yl)methylen]amino]-2-[(4*S*)-4-[[[(2,2-dimethylpropanoyl)oxy]methoxy]carbonyl]-5,5-dimethylthiazolidin-2-yl]essigsäure (Penicillosäuren des Pivmecillinams)

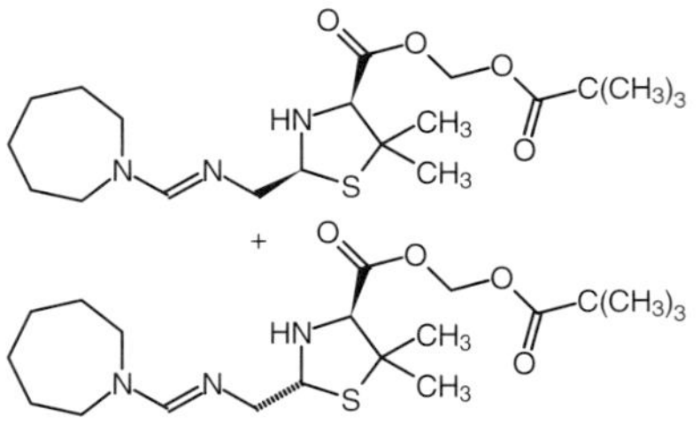

C. Methylen-2,2-dimethylpropanoat-(2*RS*,4*S*)-2-[[[(hexahydro-1*H*-azepin-1-yl)methylen]amino]methyl]-5,5-dimethylthiazolidin-4-carboxylat

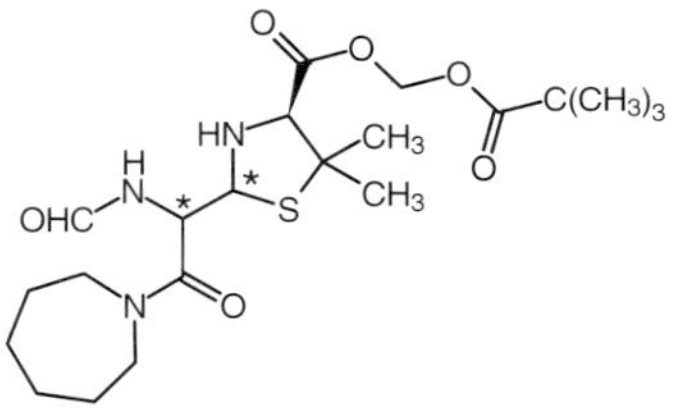

D. Methylen-2,2-dimethylpropanoat-(4*S*)-2-[1-(formylamino)-2-(hexahydro-1*H*-azepin-1-yl)-2-oxoethyl]-5,5-dimethylthiazolidin-4-carboxylat.

2001, 853

Plasma vom Menschen (Humanplasma) zur Fraktionierung

Plasma humanum ad separationem

Definition

Plasma vom Menschen (Humanplasma) zur Fraktionierung ist der flüssige Teil des menschlichen Blutes, der nach Abtrennung der zellulären Bestandteile verbleibt. Das Blut wird in Behältnissen gesammelt, die ein gerinnungshemmendes Mittel enthalten. Das Plasma kann auch durch kontinuierliche Filtration oder Zentrifugation von Blut, dem gerinnungshemmende Mittel zugesetzt wurden (Apherese-Verfahren), gewonnen werden. Plasma vom Menschen (Humanplasma) zur Fraktionierung ist zur Herstellung von Zubereitungen aus Blutprodukten vorgesehen.

Herstellung

Spender

Blut oder Plasma darf nur von einem gesunden, sorgfältig ausgewählten Spender stammen, der, soweit durch medizinische Untersuchung, Blutuntersuchung im Laboratorium und nach seiner medizinischen Vorgeschichte feststellbar, frei von nachweisbaren Infektionserregern sein muß, die durch Transfusion von Blut oder Blutbestandteilen übertragbar sind; Empfehlungen für diesen Bereich werden vom Europarat *(Recommendation No (95) 15 on the preparation, use and quality assurance of blood components,* oder spätere Fassung) und der Europäischen Union *(Council Recommendation of 29 June 1998 on the suitability of blood and plasma donors and the screening of donated blood in the European Community (98/463/EC))* herausgegeben.

Spender-Immunisierung: Die gezielte Spender-Immunisierung zur Gewinnung spezifischer Immunglobuline ist nur dann zulässig, wenn nicht genügend Material geeigneter Qualität von natürlich immunisierten Blutspendern zur Verfügung steht. Empfehlungen für solche Immunisierungen werden von der Weltgesundheitsorganisation herausgegeben *(Requirements for the collection, processing and quality control of blood, blood components and plasma derivatives*, WHO Technical Report Series, No. 840, 1994 oder spätere Fassung).

Dokumentation: Unter Wahrung der gebotenen Vertraulichkeit müssen alle relevanten Angaben über den Spender und seine Blutspenden so dokumentiert sein, daß die individuelle Herkunft jeder Einzelspende eines Plasmapools und die Prüfungen und Laboratoriumsuntersuchungen für die Zulassung der Spende zurückverfolgt werden können.

Laboratoriumsuntersuchungen: Jede Blutspende wird daraufhin untersucht, ob sie frei von folgenden Virus-Markern ist:

1. Antikörper gegen das HI-Virus 1 (anti-HIV-1)
2. Antikörper gegen das HI-Virus 2 (anti-HIV-2)
3. Hepatitis-B-Oberflächenantigen (HBsAg)
4. Antikörper gegen das Hepatitis-C-Virus (anti-HCV).

Solange noch keine vollständige Harmonisierung bezüglich der vorgeschriebenen Laboratoriumsuntersuchungen erreicht ist, kann die zuständige Behörde außerdem noch den Alanin-Aminotransferase-Test (ALT) verlangen.

Die Prüfungen werden mit einer Methode von geeigneter Empfindlichkeit und Spezifität durchgeführt. Sie ist von der zuständigen Behörde zu genehmigen. Wenn in einer der Prüfungen ein wiederholt positives Ergebnis erzielt wird, ist die Blutspende nicht zu verwenden.

Individuelle Plasmaeinheiten

Das Plasma wird mit einem Verfahren gewonnen, das Zellen und Zelltrümmer so vollständig wie möglich entfernt. Aus Vollblut vom Menschen oder durch Plasmapherese gewonnenes Plasma wird so von den Zellen abgetrennt, daß eine Verunreinigung mit Mikroorganismen ausgeschlossen ist. Antibakteriell oder fungizid wirkende Substanzen dürfen dem Plasma nicht zugesetzt werden. Die Behältnisse müssen den Anforderungen unter „Glasbehältnisse zur pharmazeutischen Verwendung“ (3.2.1) oder unter „Sterile Kunststoffbehältnisse für Blut und Blutprodukte vom Menschen“ (3.2.3) entsprechen. Die Behältnisse werden so verschlossen, daß eine mikrobielle Verunreinigung ausgeschlossen ist.

Plasma von zwei oder mehr Spendern darf vor dem Einfrieren nur dann gepoolt werden, wenn dazu sterile Überleitungssysteme benutzt werden oder aseptisch gearbeitet wird. Behältnisse, die für Mischungen von Plasma verwendet werden, dürfen vorher nicht benutzt worden sein.

Durch Plasmapherese gewonnenes Plasma, das für die Gewinnung von Proteinen bestimmt ist, die im Plasma labil sind, wird so bald wie möglich, spätestens aber innerhalb von 24 h nach der Blutspende, so schnell wie möglich auf –30 °C oder darunter eingefroren.

Aus Vollblut gewonnenes Plasma, das für die Gewinnung von Proteinen bestimmt ist, die im Plasma labil sind, wird von zellulären Bestandteilen getrennt und so bald wie möglich, spätestens aber innerhalb von 24 h nach der Blutspende, so schnell wie möglich auf –30 °C oder darunter eingefroren.

Aus Vollblut gewonnenes Plasma, das ausschließlich für die Gewinnung von Proteinen bestimmt ist, die im Plasma nicht labil sind, wird von zellulären Bestandteilen getrennt und so bald wie möglich, spätestens aber innerhalb von 72 h nach der Blutspende, auf –20 °C oder darunter eingefroren.

Die nachfolgend beschriebenen Bestimmungen des Gehalts an Gesamtprotein und an Blutgerinnungsfaktor VIII müssen nicht an jeder Einzelspende durchgeführt werden. Sie gelten vielmehr als Empfehlungen im Rahmen der Guten Herstellungspraxis (GMP). Die Bestimmung von Blutgerinnungsfaktor VIII ist hingegen für Plasma von Bedeutung, das zur Herstellung von Konzentraten labiler Proteine vorgesehen ist.

Der Gehalt an Gesamtprotein einer Einzelspende hängt vom Gehalt an Serumprotein des Spenders und vom dem Spendeverfahren eigenen Verdünnungsgrad ab. Wenn das Plasma von einem geeigneten Spender gewonnen und dabei der erforderliche Anteil an gerinnungshemmender Lösung verwendet wird, entspricht die Konzentration an Gesamtprotein einem Mindestgehalt von 50 g · l^{-1}. Wenn ein kleineres als das vorgesehene Blut- oder Plasmavolumen in der gerinnungshemmenden Lösung aufgefangen wird, kann das erhaltene Plasma trotzdem zum Poolen für die Fraktionierung geeignet sein. Durch Anwendung der GMP-Richtlinien muß der vorgeschriebene Grenzwert bei allen normalen Blutspenden erreicht werden.

Die funktionelle Konservierung des Blutgerinnungsfaktors VIII im Plasma hängt vom Gewinnungsverfahren und dem nachfolgenden Umgang mit dem Blut und dem Plasma ab. Bei guter Verfahrensweise kann normalerweise eine Konzentration von 0,7 I.E. je Milliliter erzielt werden. Plasmachargen mit niedrigerem Gehalt können dennoch zur Herstellung von Konzentraten von Blutgerinnungsfaktoren geeignet sein. Durch Anwendung der GMP-Richtlinien muß erreicht werden, daß die labilen Proteine soweit wie möglich unverändert erhalten bleiben.

Gesamtprotein: Die Bestimmung wird mit einer Mischung aus mindestens 10 Einzelspenden durchgeführt. Die Mischung wird mit einer Lösung von Natriumchlorid *R* (9 g · l^{-1}) so verdünnt, daß die Lösung etwa 15 mg Protein in 2 ml enthält. In einem Zentrifugenglas mit rundem Boden werden 2,0 ml dieser Lösung mit 2 ml einer Lösung von Natriummolybdat *R* (75 g · l^{-1}) und 2 ml einer Mischung von 1 Volumteil nitratfreier Schwefelsäure *R* und 30 Volumteilen Wasser *R* versetzt. Nach Umschütteln und 5 min langem Zentrifugieren wird die überstehende Flüssigkeit dekantiert. Das Zentrifugenglas wird umgedreht auf Filterpapier abtropfen gelassen. Im Rückstand wird der Stickstoff mit Hilfe der „Kjeldahl-Bestimmung“ (2.5.9) ermittelt und die Proteinmenge durch Multiplikation des Stickstoffgehalts mit 6,25 berechnet. Die Konzentration an Gesamtprotein muß mindestens 50 g · l^{-1} betragen.

Blutgerinnungsfaktor VIII: Die Bestimmung wird mit einer Mischung aus mindestens 10 Einzelspenden durchgeführt. Die Proben werden, falls erforderlich, bei 37 °C aufgetaut. Die „Wertbestimmung von Blutgerinnungsfaktor VIII“ (2.7.4) wird mit Hilfe eines Standardplasmas durchgeführt, das bezüglich der Blutgerinnungsfaktor-VIII-Aktivität im Plasma gegen die Internationale Standardzubereitung eingestellt wurde. Die Aktivität muß mindestens 0,7 I.E. je Milliliter betragen.

Gepooltes Plasma

Bei der Herstellung von Plasmaprodukten muß das erste, homogene, gepoolte Plasma (wie etwa nach der Entfernung des Kryopräzipitats) auf HBsAg, auf HCV- und HIV-Antikörper mit einer Methode von geeigneter Empfindlichkeit und Spezifität untersucht werden. Das Ergebnis muß negativ sein.

Das gepoolte Plasma wird auch auf Hepatitis-C-Virus-RNA geprüft. Ein validiertes Verfahren zur Amplifikation von Nukleinsäuren (2.6.21) wird angewendet.

Eine Positiv-Kontrolle, die 100 I.E. · ml^{-1} Hepatitis-C-Virus-RNA enthält, wird mitgeführt. Zur Prüfung auf Inhibitoren wird eine interne Probe des gepoolten Plasmas mit einem geeigneten Marker versetzt und ebenfalls in der Prüfung mitgeführt. Die Prüfung ist ungültig, wenn die Positiv-Kontrolle ein negatives Ergebnis zeigt oder das mit der internen Probe erhaltene Ergebnis das Vorhandensein von Inhibitoren anzeigt. Das gepoolte Plasma entspricht der Prüfung, wenn keine Hepatitis-C-Virus-RNA nachgewiesen wird.

Eigenschaften

Vor dem Einfrieren eine klare bis leicht trübe Flüssigkeit, die keinerlei sichtbare Zeichen einer Hämolyse zeigt; die Färbung variiert von Hellgelb bis Grün.

Lagerung

Gefrorenes Plasma wird bei –20 °C oder tiefer gelagert. Wenn diese Temperatur höchstens einmal und nicht länger als 72 h überschritten wurde und das Plasma bei der Temperaturüberschreitung keiner höheren Temperatur als –5 °C ausgesetzt war, darf es noch zur Fraktionierung verwendet werden.

Beschriftung

Die Beschriftung muß sicherstellen, daß jede einzelne Plasmaeinheit bis zum betreffenden Spender zurückverfolgt werden kann.

2000, 214

Poliomyelitis-Impfstoff (inaktiviert)

Vaccinum poliomyelitidis inactivatum

Definition

Poliomyelitis-Impfstoff (inaktiviert) ist eine flüssige Zubereitung geeigneter Stämme des humanen Poliomyelitis-Virus Typ 1, 2 und 3, gezüchtet in geeigneten Zellkulturen und inaktiviert durch ein validiertes Verfahren. Der Impfstoff ist eine klare Flüssigkeit, die durch einen enthaltenen *p*H-Indikator gefärbt sein kann.

Poliomyelitis-Impfstoff (inaktiviert) entspricht der Monographie **Impfstoffe für Menschen (Vaccina ad usum humanum)**.

Herstellung

Das Herstellungsverfahren muß nachweislich konstant Impfstoffe von angemessener Immunogenität und Unschädlichkeit für den Menschen ergeben.

Die Herstellung des Impfstoffs beruht auf einem Saatgutsystem. Zellinien werden entsprechend einem Zellbanksystem verwendet. Bei der Verwendung von primären, sekundären oder tertiären Affennierenzellen muß die Herstellung den nachstehenden Anforderungen entsprechen.

Abgesehen von begründeten und zugelassenen Fällen darf das Virus im fertigen Impfstoff nicht mehr Passagen vom Mastersaatgut entfernt sein als das Virus im Impfstoff, dessen Unschädlichkeit und Wirksamkeit sich in klinischen Studien als zufriedenstellend erwiesen hat.

Das Herstellungsverfahren wird einer Validierung unterzogen und muß gewährleisten, daß, falls der Impfstoff geprüft wird, die Zubereitung der „Prüfung auf anomale Toxizität, Sera und Impfstoffe für Menschen" (2.6.9) entspricht.

Substrat zur Virusvermehrung

Das Virus wird in diploiden Zellinien vom Menschen (5.2.3), in einer kontinuierlichen Zellinie (5.2.3) oder in primären, sekundären oder tertiären Affennierenzellen vermehrt.

Primäre, sekundäre oder tertiäre Affennierenzellen: Die folgenden besonderen Anforderungen an das Substrat zur Virusvermehrung gelten für primäre, sekundäre oder tertiäre Affennierenzellen.

Affen für die Zubereitung von Nierenzellkulturen zur Herstellung und Prüfung des Impfstoffs: Die verwendeten Tiere müssen zu einer von der zuständigen Behörde zugelassenen Art gehören, gesund sein und dürfen, abgesehen von begründeten und zugelassenen Fällen, vorher nicht zu experimentellen Zwecken eingesetzt worden sein. Die zur Herstellung und Prüfung von Impfstoffen eingesetzten Nierenzellen werden von in überwachten, geschlossenen Kolonien lebenden und in Gefangenschaft gezüchteten Affen, nicht von Tieren, die aus der Freiheit gefangen wurden, gewonnen. Ein bisher genehmigtes Virussaatgut, das mit Virus hergestellt wurde, welches in Zellen von aus der Freiheit gefangenen Tieren vermehrt wurde, kann zur Impfstoffherstellung verwendet werden, wenn Unterlagen die Unschädlichkeit belegen und die zuständige Behörde dies genehmigt.

Überwachte, geschlossene Affenkolonien: Die Affen werden gruppenweise in Käfigen gehalten. Die Abwesenheit von fremden Agenzien wird gewährleistet durch die Haltung der Affen in geschlossenen Kolonien und die kontinuierliche, systematische tierärztliche und Laboratoriums-Überwachung auf Abwesenheit von infektiösen Agenzien. Der Lieferant der Tiere muß von der zuständigen Behörde zertifiziert sein. Jeder Affe wird während einer auferlegten Quarantänezeit von mindestens 6 Wochen vor Eintritt in die Kolonie und während seines Aufenthalts in der Kolonie in regelmäßigen Abständen serologisch untersucht.

Die Affen müssen nachweislich Tuberkulin-negativ sein und frei von Antikörpern gegen Simianes-Virus 40 (SV 40) und Simianes-Immundefizienz-Virus (SIV). Wenn *Macaca sp.* für die Impfstoffherstellung verwendet werden, muß auch nachgewiesen werden, daß die Affen frei von Antikörpern gegen das Herpesvirus B (Cercopithecus-Herpesvirus 1) sind. Aufgrund der Gefahr im Umgang mit Herpesvirus B (Cercopithecus-Herpesvirus 1) wird humanes Herpesvirus 1 als Indikator für die Abwesenheit von Antikörpern gegen das Herpesvirus B verwendet.

Affen, deren Nieren entfernt werden, müssen gründlich untersucht werden, vor allem auf Anzeichen einer Tuberkulose- und einer Herpesvirus-B-Infektion (Cercopithecus-Herpesvirus 1).

Wenn ein Affe eine pathologische Läsion aufweist, welche für die Verwendung seiner Nieren bei der Herstellung eines Saatguts oder Impfstoffs relevant ist, darf er nicht verwendet werden. Das gilt auch für die restlichen Affen der betroffenen Gruppe, mit Ausnahme der Fälle, in denen ihre Verwendung die Unschädlichkeit des Produkts nachweislich nicht beeinträchtigt.

Alle in diesem Abschnitt beschriebenen Vorgänge werden außerhalb des Bereichs ausgeführt, in dem der Impfstoff hergestellt wird.

Zellkulturen aus Affennieren für die Impfstoffherstellung: Nur Nieren, die keine pathologischen Anzeichen aufweisen, werden für die Herstellung der Zellkulturen verwendet. Jede Zellkulturgruppe, die von einem einzelnen Affen abgeleitet ist, bildet eine separate Herstellungszellkultur, welche ihrerseits eine separate Einzelernte liefert.

Die primäre Affennieren-Zellsuspension entspricht der „Prüfung auf Mykobakterien" (2.6.2). Die Zellen müssen vor der Durchführung der Prüfung zerstört werden.

Wenn sekundäre oder tertiäre Zellen verwendet werden, muß in geeigneten Validierungsuntersuchungen belegt werden, daß auch Zellkulturen jenseits des Passageniveaus, das für die Impfstoffherstellung verwendet wurde, nicht tumorigen sind.

Saatgut

Jeder der 3 Stämme des Poliomyelitis-Virus wird anhand von Unterlagen, die Angaben über die Herkunft und anschließende Behandlung des Stamms enthalten, identifiziert.

Nur ein Arbeitssaatgut, das den nachfolgenden Prüfungen entspricht, darf für die Virusvermehrung verwendet werden.

Prüfung auf Identität: Jedes Arbeitssaatgut wird durch Virusneutralisation in einer Zellkultur mit Hilfe spezifischer Antikörper als humanes Poliomyelitis-Virus 1, 2 oder 3 identifiziert.

Viruskonzentration: Die Viruskonzentration eines jeden Arbeitssaatguts wird bestimmt, um die Menge festlegen zu können, die zur Beimpfung der Herstellungszellkultur eingesetzt wird.

Fremde Agenzien (2.6.16): Das Arbeitssaatgut entspricht der „Prüfung auf fremde Agenzien in Virus-Lebend-Impfstoffen für Menschen, Saatvirussystem".

Wenn primäre, sekundäre oder tertiäre Affennierenzellen zur Isolierung des Stamms verwendet wurden, müssen zusätzlich Maßnahmen ergriffen werden, um sicherzustellen, daß der Stamm nicht mit simianen Viren, wie Simianes-Immundefizienz-Virus, Simianes-Virus 40, Filoviren und Herpesvirus B (Cercopithecus-Herpesvirus 1), kontaminiert ist.

Wird das Arbeitssaatgut in primären, sekundären oder tertiären Affennierenzellen hergestellt, muß es den nachstehenden Anforderungen unter „Vermehrung und Ernte" für in solchen Zellen hergestellte Einzelernten entsprechen.

Vermehrung und Ernte

Alle Arbeiten mit der Zellbank und den Zellkulturen erfolgen unter aseptischen Bedingungen in einem Bereich, in dem mit keinen anderen Zellen oder Viren gearbeitet wird. Zugelassenes Tierserum (jedoch kein Serum vom Menschen) darf in den Zellkulturmedien verwendet werden. Serum und Trypsin, die zur Zubereitung von Zellsuspensionen und Zellkulturmedien verwendet werden, müssen nachweislich frei von fremden Agenzien sein. Das Zellkulturmedium kann einen *p*H-Indikator wie Phenolrot und zugelassene Antibiotika in der eben noch wirksamen Konzentration enthalten. Mindestens 500 ml der für die Impfstoffherstellung verwendeten Zellkulturen werden als nicht infizierte Zellkulturen (Kontrollzellen) zurückbehalten. Wenn kontinuierliche Zellinien in einem Fermenter für die Impfstoffherstellung eingesetzt werden, werden $200 \cdot 10^6$ Zellen als Kontrollzellen zurückbehalten. Wenn primäre, sekundäre oder tertiäre Affennierenzellen für die Impfstoffherstellung eingesetzt werden, wird eine Zellprobe von mindestens 500 ml, die der Konzentration entspricht, die zur Impfstoffherstellung vorgesehen ist, als Kontrollzellen zurückbehalten.

Nur eine Einzelernte, die den nachfolgenden Prüfungen entspricht, darf für die Herstellung des Impfstoffs verwendet werden. Die Prüfungen „Prüfung auf Identität" und „Verunreinigende Mikroorganismen" können statt dessen auch an den gereinigten, vereinten, monovalenten Ernten durchgeführt werden. Wenn Konsistenz in der Produktion auf der Stufe der Einzelernten belegt ist, kann die Prüfung „Viruskonzentration" auch an der gereinigten, vereinten, monovalenten Ernte durchgeführt werden.

Kontrollzellen: Die Kontrollzellen der Herstellungszellkultur müssen der „Prüfung auf Identität" (wenn ein Zellbanksystem zur Herstellung verwendet wird) und der „Prüfung auf fremde Agenzien in Virus-Lebend-Impfstoffen für Menschen" (2.6.16) entsprechen; wenn primäre, sekundäre und tertiäre Affennierenzellen verwendet werden, werden die Prüfungen wie nachstehend unter „Prüfung in Kaninchennieren-Zellkulturen" und „Prüfung in Cercopithecusnieren-Zellkulturen" angegeben durchgeführt.

- *Prüfung in Kaninchennieren-Zellkulturen:* Eine Probe von mindestens 10 ml der vereinigten Überstände der Kontrollzellkulturen wird auf die Abwesenheit von Herpesvirus B (Cercopithecus-Herpesvirus 1) und anderen Viren durch Verimpfen auf Kaninchennieren-Zellkulturen geprüft. Die Verdünnung des Überstands im Nährmedium beträgt nicht mehr als 1:4, und die Fläche des Zellrasens beträgt mindestens 3 cm² je Milliliter Inokulum. Ein oder mehrere Behältnisse von jeder Zellcharge mit dem gleichen Medium werden als nicht-beimpfte Kontrollzellen zurückbehalten. Die Kulturen werden bei einer Temperatur von 37 °C bebrütet und mindestens 2 Wochen lang beobachtet. Die Prüfung entspricht den Anforderungen, wenn höchstens 20 Prozent der Kontrollzellen aus nichtspezifischen, zufälligen Gründen verworfen werden.
- *Prüfung in Cercopithecusnieren-Zellkulturen:* Eine Probe von mindestens 10 ml der vereinigten Überstände der Kontrollzellkulturen wird auf die Abwesenheit von Simianes-Virus 40 (SV 40) und anderer fremder Agenzien durch Beimpfen von Zellkulturen,

P

Monographien

die aus Nieren von *Cercopithecus sp.* hergestellt wurden, oder aus anderen Zellen, die nachweislich mindestens die gleiche Empfindlichkeit für Simianes-Virus 40 aufweisen, nach der unter „Prüfung in Kaninchennieren-Zellkulturen" angegebenen Methode geprüft. Die Prüfung entspricht den Anforderungen, wenn höchstens 20 Prozent der Kontrollzellen aus nichtspezifischen, zufälligen Gründen verworfen werden.

Prüfung auf Identität: In jeder Einzelernte wird durch Virusneutralisation in einer Zellkultur mit Hilfe spezifischer Antikörper nachgewiesen, daß sie humanes Poliomyelitis-Virus 1, 2 oder 3 enthält.

Viruskonzentration: Die Viruskonzentration jeder Einzelernte wird durch eine Titration des infektiösen Virus in Zellkulturen bestimmt.

Verunreinigende Mikroorganismen: Jede Einzelernte muß der „Prüfung auf Sterilität" (2.6.1) entsprechen, wobei 10 ml Zubereitung für jedes Nährmedium eingesetzt werden.

Mykoplasmen (2.6.7): Jede Einzelernte muß der Prüfung entsprechen, wobei 10 ml Zubereitung für jedes Nährmedium eingesetzt werden.

Prüfung in Kaninchennieren-Zellkulturen: Wenn primäre, sekundäre oder tertiäre Affennierenzellen für die Herstellung verwendet werden, muß eine Probe von mindestens 10 ml der Einzelernte auf die Abwesenheit von Herpesvirus B (Cercopithecus-Herpesvirus 1) und anderen Viren durch Verimpfen auf Kaninchennieren-Zellkulturen, wie zuvor für die Kontrollzellen beschrieben, geprüft werden.

Prüfung in Cercopithecusnieren-Zellkulturen: Wenn primäre, sekundäre oder tertiäre Affennierenzellen für die Herstellung verwendet werden, muß eine Probe von mindestens 10 ml der Einzelernte auf die Abwesenheit von Simianes-Virus 40 (SV 40) und anderer fremder Agenzien geprüft werden. Die Probe wird durch ein hochtitriges, typspezifisches Poliomyelitis-Antiserum neutralisiert und in primären Cercopithecusnieren-Zellkulturen oder in anderen Zellen, die nachweislich mindestens die gleiche Empfindlichkeit für Simianes-Virus 40 aufweisen, geprüft. Die Kulturen werden bei einer Temperatur von 37 °C bebrütet und 14 Tage lang beobachtet. Am Ende dieses Zeitraums wird mindestens eine Subkultur der Flüssigkeit in demselben Zellkultursystem angelegt. Die primären Kulturen und die Subkulturen werden weitere 14 Tage lang beobachtet.

Reinigung und gereinigte, monovalente Ernte

Mehrere Einzelernten desselben Typs können vereinigt und konzentriert werden. Die monovalente Virusernte oder das monovalente Virusgemisch werden mit Hilfe von validierten Methoden gereinigt. Wenn kontinuierliche Zellinien für die Herstellung verwendet werden, muß nachweislich belegt werden, daß der Reinigungsprozeß konstant den Gehalt an Wirtszellen-DNA so weit reduziert, daß 100 pg je Einzeldosis für den Menschen nicht überschritten werden.

Nur eine gereinigte, monovalente Virusernte, die den nachfolgenden Prüfungen entspricht, darf zur Herstellung der inaktiven, monovalenten Virusernte verwendet werden.

Prüfung auf Identität: Das Virus wird durch Virusneutralisation in Zellkulturen mit Hilfe spezifischer Antikörper oder durch Bestimmung des D-Antigens identifiziert.

Viruskonzentration: Die Viruskonzentration wird mit Hilfe der Titration des infektiösen Virus bestimmt.

Spezifische Aktivität: Das Verhältnis von Viruskonzentration oder vom Gehalt an D-Antigen, der mit einer geeigneten immunchemischen Methode (2.7.1) bestimmt wurde, zum Gesamtproteingehalt („spezifische Aktivität") für die gereinigte, monovalente Virusernte muß innerhalb der für das bestimmte Produkt zugelassenen Grenzwerte liegen.

Inaktivierung und inaktivierte, monovalente Ernte

Mehrere gereinigte, monovalente Ernten des gleichen Typs können vor der Inaktivierung gemischt werden. Um ein Mißlingen der Inaktivierung aufgrund der Anwesenheit von Virusaggregaten zu vermeiden, wird vor und während der Inaktivierung eine Filtration durchgeführt. Nach der letzten Filtration wird die Inaktivierung innerhalb eines geeigneten Zeitraums, vorzugsweise höchstens 24 h und in jedem Fall höchstens 72 h, begonnen. Die Virussuspension wird mit Hilfe einer validierten Methode inaktiviert, welche nachweislich das Poliomyelitis-Virus inaktiviert, ohne seine Immunogenität zu zerstören. In Validierungsuntersuchungen wird eine Inaktivierungskurve mit mindestens 4 Zeitpunkten (zum Beispiel die Zeitpunkte 0, 24, 48 und 96 Stunden) aufgenommen, die die Abnahme der Konzentration von vermehrungsfähigem Virus über die Zeit zeigt. Wenn Formaldehyd zur Inaktivierung verwendet wird, muß nach der Inaktivierung ein Überschuß an Formaldehyd nachgewiesen werden.

Nur eine inaktivierte, monovalente Virusernte, die den nachfolgenden Prüfungen entspricht, darf für die Zubereitung eines trivalenten Gemischs von inaktivierten, monovalenten Virusernten oder eines fertigen Impfstoffs als Bulk verwendet werden.

Prüfung auf ausreichende Inaktivierung: Die Abwesenheit von restlichem vermehrungsfähigem Poliomyelitis-Virus wird durch Beimpfen von geeigneten Zellkulturen mit 2 Proben einer jeden inaktivierten, monovalenten Virusernte, die mindestens 1500 Einzeldosen für den Menschen entsprechen, geprüft. Falls zutreffend wird überschüssiges Formaldehyd vorher mit Natriumhydrogensulfit neutralisiert. Die eine Probe wird nicht später als nach $^3/_4$ des Inaktivierungszeitraums und die andere Probe am Ende des Inaktivierungszeitraums entnommen. Die Zellkulturen werden mit den Proben in einer Weise beimpft, daß die Verdünnung des Impfstoffs im Nährmedium höchstens 1 : 4 und die Fläche des Zellrasens mindestens 3 cm² je Milliliter Inokulum beträgt. Ein oder mehrere Behältnisse mit dem gleichen Medium werden zurückbehalten und dienen als nicht-beimpfte Kontrollzellen. Die Kulturen werden mindestens 3 Wochen lang beobachtet. Von jedem Behältnis werden mindestens 2 Passagen durchgeführt, eine am Ende des Beobachtungszeitraums und die andere 1 Woche davor. Für die Passagen wird der Zellkulturüberstand genommen und wie die ursprüngliche Probe inokuliert. Die Subkulturen werden mindestens 2 Wochen lang beobachtet. Die Zellkulturen dürfen keine Anzeichen von sich vermehrenden Poliomyelitis-Viren aufweisen. Am Ende des Beobachtungszeitraums wird die Empfindlichkeit der verwendeten Zellkultur durch Beimpfen mit vermehrungsfähigem Poliomyelitis-Virus desselben Typs, wie er in der inaktivierten, monovalenten Ernte vorhanden ist, geprüft.

Sterilität (2.6.1): Die inaktivierte, monovalente Virusernte muß der Prüfung entsprechen, wobei 10 ml Zubereitung für jedes Medium eingesetzt werden.

D-Antigen-Gehalt: Der Gehalt an D-Antigen, mit einer geeigneten immunchemischen Methode (2.7.1) bestimmt, muß innerhalb der für die bestimmte Zubereitung zugelassenen Grenzwerte liegen.

Fertiger Impfstoff als Bulk

Der fertige Impfstoff als Bulk wird direkt aus den inaktivierten, monovalenten Virusernten von humanen Poliomyelitis-Viren Typ 1, 2 oder 3 oder aus einem trivalenten Gemisch von inaktivierten, monovalenten Ernten hergestellt. Wenn ein trivalentes Gemisch von inaktivierten, monovalenten Ernten verwendet wird, muß die „Prüfung auf ausreichende Inaktivierung“ an diesem Gemisch und nicht am fertigen Impfstoff als Bulk durchgeführt werden. Ein Stabilisator und ein Konservierungsmittel können zugesetzt werden.

Nur ein fertiger Impfstoff als Bulk, der den nachfolgenden Prüfungen entspricht, darf für die Herstellung der Fertigzubereitung verwendet werden.

Sterilität (2.6.1): Der fertige Impfstoff als Bulk muß der Prüfung entsprechen, wobei 10 ml Zubereitung für jedes Medium eingesetzt werden.

Konservierungsmittel: Falls zutreffend wird der Gehalt an Konservierungsmittel mit einer geeigneten chemischen oder physikalisch-chemischen Methode bestimmt. Der Gehalt muß mindestens 85 und darf höchstens 115 Prozent des vorgesehenen Gehalts betragen.

Inaktivierung: Vor der Zugabe von Konservierungsmitteln wird eine Probe von mindestens 1500 ml oder, im Falle von gereinigten und konzentrierten Impfstoffen, ein Äquivalent von 1500 Einzeldosen auf restliches vermehrungsfähiges Poliomyelitis-Virus in Zellkulturen nach der für die inaktivierte, monovalente Virusernte beschriebenen Methode getestet. Wenn der fertige Impfstoff als Bulk aus einem trivalenten Gemisch von inaktivierten, monovalenten Ernten hergestellt wird, wird die „Prüfung auf ausreichende Inaktivierung“ eher an diesem Gemisch als am fertigen Impfstoff als Bulk durchgeführt.

Fertigzubereitung

Nur eine Fertigzubereitung, die den nachstehenden Anforderungen unter „Prüfung auf Identität“, „Prüfung auf Reinheit“ und „Bestimmung der Wirksamkeit“ entspricht, darf zur Verwendung freigegeben werden. Vorausgesetzt, die Prüfungen „Freier Formaldehyd“ und „Konservierungsmittel“ sowie die „Bestimmung der Wirksamkeit“ in vivo wurden mit zufriedenstellenden Ergebnissen am fertigen Impfstoff als Bulk durchgeführt, kann auf die Durchführung dieser Prüfungen an der Fertigzubereitung verzichtet werden. Vorausgesetzt, die Prüfung „Rinderserumalbumin“ wurde mit zufriedenstellenden Ergebnissen am trivalenten Gemisch von inaktivierten, monovalenten Virusernten oder am fertigen Impfstoff als Bulk durchgeführt, kann auf die Durchführung dieser Prüfung an der Fertigzubereitung verzichtet werden.

Prüfung auf Identität

Der Impfstoff muß unter Anwendung einer geeigneten immunchemischen Methode (2.7.1), wie die Bestimmung von D-Antigen mittels ELISA, nachweislich humane Poliomyelitis-Viren Typ 1, 2 und 3 enthalten.

Prüfung auf Reinheit

Freier Formaldehyd: Falls Formaldehyd zur Inaktivierung verwendet wurde, muß der Impfstoff der Prüfung „Freier Formaldehyd“ der Monographie **Impfstoffe für Menschen** entsprechen.

Konservierungsmittel: Falls zutreffend wird der Gehalt an Konservierungsmittel mit einer geeigneten chemischen oder physikalisch-chemischen Methode bestimmt. Der Gehalt muß mindestens den minimal wirksamen Gehalt und darf höchstens 115 Prozent des in der Beschriftung angegebenen Gehalts betragen.

Proteinstickstoffgehalt (Methode nach Lowry): Höchstens 10 µg Proteinstickstoff je Einzeldosis für den Menschen.

Rinderserumalbumin: Höchstens 50 ng je Einzeldosis für den Menschen, bestimmt mit einer geeigneten immunchemischen Methode (2.7.1).

Sterilität (2.6.1): Der Impfstoff muß der Prüfung entsprechen.

Bakterien-Endotoxine (2.6.14): Höchstens 5 I.E. Bakterien-Endotoxine je Einzeldosis für den Menschen.

Bestimmung der Wirksamkeit

D-Antigen-Gehalt: Als Maß für die Gleichförmigkeit der Herstellung wird der Gehalt an D-Antigen der humanen Poliomyelitis-Viren Typ 1, 2 und 3 mit einer geeigneten immunchemischen Methode (2.7.1) bestimmt. Dabei wird eine Referenzzubereitung verwendet, die in D-Antigen-Einheiten der Ph. Eur. kalibriert ist. Der Gehalt an D-Antigen, bezogen auf den in der Beschriftung angegebenen Gehalt, muß für jeden Typ innerhalb der für das bestimmte Produkt zugelassenen Grenzwerte liegen.

Poliomyelitis-Impfstoff (inaktiviert) *BRS* ist in Ph. Eur. Einheiten kalibriert und zur Verwendung bei der Bestimmung des D-Antigen-Gehalts vorgesehen. Die Ph. Eur. Einheiten entsprechen den Internationalen Einheiten.

Bestimmung der Wirksamkeit im Tier: Die Wirksamkeit wird in vivo mit einer der folgenden Methoden bestimmt:

Bestimmung in Küken oder Meerschweinchen: Eine geeignete Reihe von mindestens 3 Verdünnungen des zu prüfenden Impfstoffs wird mit einer geeigneten, gepufferten Salzlösung hergestellt. 0,5 ml der Verdünnungen werden intramuskulär injiziert in Gruppen von je 10 Küken im Alter von 3 Wochen oder Gruppen von je 10 Meerschweinchen mit einer Körpermasse von 250 bis 350 g, wobei je eine Gruppe für jede Impfstoffverdünnung benutzt wird. Die Tiere werden am 5. oder 6. Tag nach der Injektion entblutet und die Sera einzeln abgetrennt. Die Sera werden zur Prüfung auf das Vorhandensein von neutralisierenden Antikörpern in einer Verdünnung von 1:4 gegen jeden Poliomyelitis-Virus-Typ 1, 2 und 3 geprüft. Hierzu werden 100 $ZKID_{50}$ des Virus mit der Serumverdünnung gemischt und 4,5 bis 6 h lang bei 37 °C bebrütet. Die Proben werden 12 bis 18 h lang bei 5±3 °C stehengelassen. Die Mischungen werden in Zellkulturen verimpft, um nicht-neutralisiertes Virus festzustellen. Die Ergebnisse werden bis zu 7 Tage nach Beimpfung abgelesen. Für jede Tiergruppe wird die Anzahl der Sera mit neutralisierenden Antikörpern ermittelt und die Verdünnung des Impfstoffs errechnet, die bei 50 Prozent der Tiere zu einer Antikörperbildung geführt hat. Parallel wird eine Kontrollprüfung mit einer geeigneten Referenzzubereitung durchgeführt.

Der Impfstoff entspricht der Bestimmung, wenn eine Verdünnung von 1:100 oder eine größere Verdünnung eine Antikörperbildung bei 50 Prozent der Tiere für jeden der 3 Virustypen hervorruft.

Bestimmung in Ratten: Eine geeignete In-vivo-Methode zur Bestimmung der Immunogenität besteht in der intramuskulären Injektion von je 3 Verdünnungen des zu prüfenden Impfstoffs und eines Referenzimpfstoffs in eine Gruppe von mindestens 10 Ratten je Verdünnung. Der Bereich der Verdünnungen wird so gewählt, daß bei allen Tieren eine meßbare Antikörperantwort erwartet werden kann. Die neutralisierenden Antikörpertiter werden gemessen und das geometrische Mittel für jeden Virustyp ermittelt. Die Wirksamkeit wird durch Vergleich der Regressionsgeraden für den zu prüfenden Impfstoff und für den Referenzimpfstoff ermittelt. Für jeden der 3 Virustypen darf die Wirksamkeit nicht signifikant geringer als die der Referenzzubereitung sein.

Lagerung

Entsprechend **Impfstoffe für Menschen**.

Beschriftung

Entsprechend **Impfstoffe für Menschen**.

Die Beschriftung gibt insbesondere an

- die im Impfstoff enthaltenen Typen des Poliomyelitis-Virus
- die in jeder Einzeldosis für den Menschen nominal enthaltene Virusmenge eines jeden Typs (1, 2 und 3), ausgedrückt in D-Antigen-Einheiten der Ph. Eur.
- das für die Impfstoffzubereitung verwendete Zellsubstrat.

1998, 215

Poliomyelitis-Impfstoff (oral)

Vaccinum poliomyelitidis perorale

Definition

Poliomyelitis-Impfstoff (oral) ist eine Zubereitung aus zugelassenen Stämmen des lebenden, attenuierten Poliomyelitisvirus des Typs 1, 2 oder 3, der in zugelassenen Zellkulturen in vitro gezüchtet ist. Der Impfstoff kann jeden der drei Typen oder jede Kombination der drei Typen der Sabin-Stämme enthalten und wird in einer Form zubereitet, die für eine orale Verabreichung geeignet ist.

Der Impfstoff ist eine klare Flüssigkeit, die durch die Anwesenheit eines *p*H-Indikators gefärbt sein kann.

Herstellung

Die Impfstoffstämme und die Herstellungsmethode müssen nachweislich konstant orale Impfstoffe von angemessener Immunogenität und Unschädlichkeit für den Menschen ergeben.

Die Herstellung des Impfstoffs beruht auf einem Saatvirussystem. Zellinien werden entsprechend einem Zellbanksystem verwendet. Bei der Verwendung von primären Affennierenzellen muß die Herstellung den nachstehenden Anforderungen entsprechen. Abgesehen von begründeten und zugelassenen Fällen darf das Virus im fertigen Impfstoff nicht mehr als zwei Passagen vom Mastersaatgut entfernt sein.

Das Herstellungsverfahren wird einer Validierung unterzogen und muß gewährleisten, daß, falls der Impfstoff geprüft wird, die Zubereitung der „Prüfung auf anomale Toxizität, Sera und Impfstoffe für Menschen" (2.6.9) entspricht.

Substrat zur Virusvermehrung

Das Virus wird in diploiden Zellen vom Menschen (5.2.3), in kontinuierlichen Zellinien oder in Affennierenzellen vermehrt. Kontinuierliche Zellinien müssen von der zuständigen Behörde zugelassen sein.

Primäre Affenzellen: *Die folgenden Sonderanforderungen an das Substrat zur Virusvermehrung gelten für Impfstoffzubereitungen aus primären Affenzellen.*

Affen für die Zubereitung von Nierenzellkulturen und für die Prüfung auf Viren: Wird der Impfstoff in Kulturen von Affennierenzellen hergestellt, müssen Tiere einer von der zuständigen Behörde zugelassenen Art verwendet werden, die gesund sind und für keine vorherigen Prüfungen verwendet wurden.

Die Affen müssen in gut gebauten und ausreichend belüfteten Tierräumen in Käfigen gehalten werden, die möglichst weit voneinander entfernt sind. Mit geeigneten Maßnahmen muß einer Kreuzinfektion zwischen den Käfigen vorgebeugt werden. In einem Käfig dürfen höchstens zwei Affen gehalten werden. Tiere dürfen nicht zwischen den Käfigen ausgetauscht werden. Die Affen müssen im Herstellerland des Impfstoffs für einen Zeitraum von mindestens 6 Wochen vor der Verwendung in Quarantänegruppen gehalten werden. Eine Quarantänegruppe ist eine Kolonie ausgewählter, gesunder Affen, die in einem Raum mit getrennten Fütterungs- und Reinigungseinrichtungen gehalten werden und die während der Quarantänezeit keinen Kontakt mit anderen Affen haben. Wenn zu einem Zeitpunkt während der Quarantäne die Gesamtsterberate einer Lieferung, die aus einer oder mehr Gruppen besteht, 5 Prozent erreicht (ausgeschlossen sind Todesfälle durch Unfälle oder wenn die Todesursache eindeutig nicht auf einer Infektionskrankheit beruht), müssen die Affen dieser gesamten Lieferung von dem betreffenden Zeitpunkt an mindestens weitere 6 Wochen in Quarantäne bleiben. Bis zur Verwendung der Affen müssen die Gruppen auch nach Beendigung der Quarantänezeit weiter isoliert wie in Quarantäne gehalten werden. Nach der Verwendung des letzten Affen einer Gruppe muß der Raum, in dem die Gruppe untergebracht war, vor der Unterbringung einer neuen Gruppe gründlich gereinigt und dekontaminiert werden. Wenn Nieren von Affenföten verwendet werden, muß die Mutter während der gesamten Schwangerschaft in Quarantäne gehalten werden.

Affen, deren Nieren entfernt werden, müssen narkotisiert und gründlich untersucht werden, vor allem auf eine Infektion mit Tuberkulose- und Cercopithecus-Herpesvirus 1 (B-Virus).

Wenn ein Affe eine pathologische Läsion aufweist, welche für die Verwendung seiner Nieren bei der Herstellung eines Saatguts oder Impfstoffs relevant ist, darf er nicht verwendet werden. Das gilt auch für die restlichen Affen der betreffenden Quarantänegruppe, mit Ausnahme der Fälle, in denen ihre Verwendung die Unschädlichkeit des Produkts nachweislich nicht beeinträchtigt.

Alle in diesem Abschnitt beschriebenen Vorgänge werden außerhalb des Bereichs ausgeführt, in dem der Impfstoff hergestellt wird.

Die Affen müssen nachweislich frei sein von Antikörpern gegen Simianes-Virus 40 (SV40) und Simianes-Immundefizienz-Virus. Wenn *Macaca spp.* für die Herstellung verwendet werden, muß auch nachgewiesen werden, daß die Affen frei sind von Antikörpern gegen das Cercopithecus-Herpesvirus 1 (B-Virus). Aufgrund der Gefahr im Umgang mit Cercopithecus-Herpesvirus 1 (B-Virus) werden humane Herpesviren als Indikator für das Freisein von Antikörpern gegen das B-Virus verwendet.

Zellkulturen aus Affennieren für die Impfstoffherstellung: Nur Nieren, die keine pathologischen Anzeichen aufweisen, werden für die Herstellung der Zellkulturen verwendet. Stammen die Affen aus einer Kolonie, die für die Impfstoffherstellung aufrechterhalten wird, können fortlaufend passagierte Zellkulturen aus primären Affennierenzellen für die Virusvermehrung verwendet werden. Sonst werden Affennierenzellen nicht serienmäßig vermehrt.

Viren für die Impfstoffherstellung werden aseptisch in solchen Kulturen gezüchtet. Wenn bei der Zellvermehrung Tierserum verwendet wird, darf das Erhaltungsmedium nach der Beimpfung mit dem Virus keinen Serumzusatz enthalten.

Jede Zellkulturgruppe, die von einem einzigen Affen oder aus höchstens 10 Affenföten abgeleitet ist, wird als einzelne Gruppe hergestellt und geprüft.

Virussaatgut

Die verwendeten Stämme des Poliovirus werden anhand von Unterlagen, die Angaben über die Herkunft und anschließende Behandlung der Stämme enthalten, identifiziert.

Arbeitssaatgut wird durch eine einzige Passage vom Mastersaatgut und auf einem zugelassenen Passageniveau vom ursprünglichen Sabin-Virus hergestellt. Virussaatgut wird in großen Mengen hergestellt und bei einer Temperatur von –60 °C oder darunter gelagert.

Nur ein Virussaatgut, das den nachfolgenden Prüfungen entspricht, darf für die Virusvermehrung verwendet werden.

Prüfung auf Identität: Jedes Arbeitssaatgut muß mit Hilfe spezifischer Antikörper als Poliovirus des bestimmten Typs identifiziert werden.

Viruskonzentration: Die nach der nachstehend beschriebenen Methode bestimmte Viruskonzentration dient zur Festlegung der Virusmenge, die in der Prüfung auf Neurovirulenz verwendet wird.

Fremde Agenzien (2.6.16): Wird das Arbeitssaatgut in diploiden Zellen vom Menschen (5.2.3) oder in kontinuierlichen Zellinien hergestellt, muß es den Anforderungen für Saatgut für Virusimpfstoffe entsprechen. Wird das Arbeitssaatgut in primären Affennierenzellen hergestellt, muß es den nachstehenden Anforderungen entsprechen, die unter „Virusvermehrung und -ernte" und „Monovalentes Virusgemisch" angegeben sind. Das Arbeitssaatgut muß auch den unter „Prüfung auf fremde Agenzien in Virus-Lebend-Impfstoffen für Menschen" (2.6.16) angegebenen Prüfungen an erwachsenen Mäusen, Mäusejungen und Meerschweinchen entsprechen.

Neurovirulenz (2.6.19): Jedes Master- und jedes Arbeitssaatgut muß der Prüfung entsprechen. Außerdem darf Saatgut nicht mehr für die Impfstoffherstellung verwendet werden, wenn die Versagenshäufigkeit der monovalenten Virusgemische, die daraus gewonnen werden, größer ist als der statistisch vorhergesagte Wert. Referenzzubereitungen der drei Poliovirus-Typen auf dem Passageniveau Sabin-Original + 2 Passagen sind auf Anforderung von Biologicals, WHO, Genf, erhältlich. Diese statistische Vorhersage wird nach jeder Prüfung auf der Grundlage aller geprüften monovalenten Virusgemische berechnet. Sie entspricht der Wahrscheinlichkeit einer falschen Ablehnung bei einer Erstprüfung (z. B. 1 Prozent), wobei die Wahrscheinlichkeit einer falschen Ablehnung bei einer erneuten Prüfung vernachlässigbar klein ist. Wenn der Test nur vom Hersteller ausgeführt wird, müssen die Prüfungsobjektträger der zuständigen Behörde zur Bewertung vorgelegt werden.

Genetische Marker: Jedes Arbeitssaatgut wird bei Temperaturen zwischen 36 und 40 °C auf seine Vermehrungsfähigkeit, wie unter „Monovalentes Virusgemisch" beschrieben, geprüft.

Virusvermehrung und -ernte

Alle Arbeiten mit den Zellbänken und nachfolgenden Zellkulturen erfolgen unter aseptischen Bedingungen in einem Bereich, in dem mit keinen anderen Zellen gearbeitet wird. Zugelassenes Tierserum (jedoch kein Serum vom Menschen) darf in den Nährmedien verwendet werden, doch das letzte Nährmedium zur Erhaltung des Zellwachstums während der Virusvermehrung darf kein Tierserum enthalten. Serum und Trypsin, die zur Zubereitung von Zellsuspensionen und Nährmedien verwendet werden, müssen nachweislich frei von lebenden, fremden Agenzien sein. Das Zellkulturmedium kann einen *p*H-Indikator wie Phenolrot und geeignete Antibiotika in der eben noch wirksamen Konzentration enthalten. Das Substrat sollte während der Herstellung frei von Antibiotika sein. Mindestens 5 Prozent und höchstens 1000 ml der für die Impfstoffherstellung verwendeten Zellkulturen werden als nicht infizierte Zellkulturen (Kontrollzellen) zurückbehalten. Wird der Impfstoff in primären Affenzellen produziert, gelten für Kontrollzellen besondere nachstehende Anforderungen. Die Virussuspension wird spätestens 4 Tage nach der Beimpfung mit dem Virus geerntet. Nach der Beimpfung der Herstellungszellkulturen mit dem Virus-Arbeitssaatgut werden die beimpften Zellen bei einer nachweislich geeigneten, festgelegten Temperatur zwischen 33 und 35 °C gehalten; die Temperatur wird bis auf ± 0,5 °C konstant gehalten; die Kontrollzellkulturen werden für die jeweiligen Inkubationszeiten bei 33 bis 35 °C gehalten.

Nur eine einzelne Virusernte, die den nachfolgenden Prüfungen entspricht, darf für die Zubereitung des monovalenten Virusgemischs verwendet werden.

Viruskonzentration: Die Viruskonzentration der Virusernten wird, wie unter „Wertbestimmung" beschrieben, bestimmt, um die Gleichförmigkeit der Produktion zu überwachen und die für den fertigen Impfstoff als Bulk zu verwendende Verdünnung zu bestimmen.

Fremde Agenzien (2.6.16): Die Virusernte muß der Prüfung entsprechen.

Kontrollzellen: Die Kontrollzellen der Herstellungszellkultur, aus der die Virusernte abgeleitet wird, müssen der „Prüfung auf Identität" und den Anforderungen der „Prüfung auf fremde Agenzien in Virus-Lebend-Impfstoffen für Menschen" (2.6.16) oder, wo primäre Affenzellen verwendet werden, wie nachstehend angegeben, entsprechen.

Primäre Affenzellen: *Die nachfolgenden speziellen Anforderungen beziehen sich auf die Virusvermehrung und -ernte bei primären Affenzellen.*

Zellkulturen: Am Tag der Beimpfung mit Virussaatgut wird jede Zellkultur auf Degeneration durch infektiöse Agenzien untersucht. Wenn bei dieser Untersuchung ein Hinweis auf die Gegenwart fremder Agenzien in einer Zellkultur gefunden wird, muß die gesamte betreffende Kulturgruppe verworfen werden.

Am Tag der Beimpfung mit dem Virus-Arbeitssaatgut wird eine Probe von mindestens 30 ml der vereinigten Kulturflüssigkeiten, die von den Zellkulturen der Nieren von jedem Affen oder von höchstens 10 fast ausgetragenen Föten nach Kaiserschnitt genommen wird, in zwei gleiche Teile geteilt. Ein Teil der vereinigten Kulturflüssigkeiten wird in Kulturen von Affennierenzellen geprüft, die von derselben Spezies stammen, aber nicht von demselben Tier, wie die für die Impfstoffproduktion verwendete Spezies. Der andere Teil der vereinigten Kulturflüssigkeiten wird, falls erforderlich, in Affennieren-Zellkulturen von einer anderen Spezies geprüft, so daß Prüfungen an den vereinigten Kulturflüssigkeiten in Zellkulturen von wenigstens einer Spezies vorgenommen werden, die nachweislich für SV40 empfänglich ist. Die vereinigten Kulturflüssigkeiten werden so in Flaschen mit diesen Zellkulturen beimpft, daß die Verdünnung der vereinigten Kulturflüssigkeiten im Nährmedium nicht größer ist als 1 zu 4. Die Fläche des Zellrasens beträgt mindestens 3 cm² je Milliliter der vereinigten Kulturflüssigkeiten. Mindestens eine Flasche jeder Zellkulturart bleibt unbeimpft und dient als Kontrolle. Wenn die für die Impfstoffherstellung verwendete Affenspezies nachweislich für SV40 empfänglich ist, ist eine Prüfung mit einer zweiten Spezies nicht erforderlich. Tierserum kann bei der Zellvermehrung verwendet werden, vorausgesetzt, daß es keine SV40-Antikörper enthält; jedoch darf das Erhaltungsmedium nach der Beimpfung des Prüfungsmaterials keinen Serumzusatz außer dem nachstehend beschriebenen enthalten.

Die Kulturen werden bei einer Temperatur von 35 bis 37 °C bebrütet und über einen Gesamtzeitraum von 4 Wochen beobachtet. Während dieser Beobachtungszeit und nach einer mindestens 2wöchigen Bebrütung wird von jeder dieser Kulturen aus demselben Zellkultursystem mindestens eine Subkultur vom Überstand angelegt. Die Subkulturen werden ebenfalls mindestens 2 Wochen lang beobachtet.

Zum Zeitpunkt des Anlegens der Subkultur kann der ursprünglichen Kultur Serum zugesetzt werden, vorausgesetzt, daß das Serum keine SV40-Antikörper enthält.

Fluoreszenz-Antikörpertechniken können zur Entdekkung von SV40-Viren und anderen Viren in den Zellen dienen.

Eine weitere Probe von mindestens 10 ml der vereinigten Kulturflüssigkeiten wird auf Cercopithecus-Herpesvirus 1 (B-Virus) und andere Viren in Kaninchennieren-Zellkulturen geprüft. Serum, das im Nährmedium dieser Kulturen verwendet wird, muß nachweislich von Hemmstoffen für das B-Virus frei sein. Humane Herpesviren werden wegen der Gefahr im Umgang mit dem Cercopithecus-Herpesvirus 1 (B-Virus) als Indikator für das Freisein von B-Virus verwendet. Die Flaschen mit diesen Zellkulturen werden so mit der Probe beimpft, daß die Verdünnung der vereinigten Kulturflüssigkeiten im Nährmedium nicht größer ist als 1 zu 4. Die Fläche des Zellrasens muß mindestens 3 cm² je Milliliter der vereinigten Kulturflüssigkeiten betragen. Mindestens eine Flasche der Zellkulturen bleibt als Kontrolle unbeimpft.

Die Kulturen werden bei einer Temperatur von 35 bis 37 °C bebrütet und mindestens 2 Wochen lang beobachtet.

Eine weitere Probe mit 10 ml der vereinigten Kulturflüssigkeiten, die am Tag der Beimpfung mit dem Saatgutvirus von den Zellkulturen entnommen wird, wird durch die Beimpfung von Zellkulturen vom Menschen, die für das Masernvirus empfänglich sind, auf Gegenwart von fremden Agenzien geprüft.

Die Prüfungen entsprechen nicht den Anforderungen, wenn mehr als 20 Prozent der Kulturgefäße aus nichtspezifischen, zufälligen Gründen am Ende der jeweiligen Prüfungszeiträume verworfen werden.

Wenn bei diesen Prüfungen Hinweise auf das Vorhandensein eines fremden Mikroorganismus gefunden werden, muß die einzelne Ernte aus der gesamten betreffenden Zellkulturgruppe verworfen werden.

Wenn die Anwesenheit von Cercopithecus-Herpesvirus 1 (B-Virus) nachgewiesen wird, muß die Herstellung des oralen Poliomyelitis-Impfstoffs eingestellt und die zuständige Behörde informiert werden. Die Herstellung darf erst nach dem Abschluß einer genauen Untersuchung, wenn Vorkehrungen gegen jedes Wiederauftreten der Infektion getroffen wurden, und auch nur mit Genehmigung der zuständigen Behörde wiederaufgenommen werden.

Wenn diese Prüfungen nicht sofort durchgeführt werden, müssen die Proben der vereinigten Zellkultur-Flüssigkeiten bei einer Temperatur von –60 °C oder darunter gehalten werden, mit Ausnahme der Probe für die Prüfung auf B-Virus, die bei 4 °C gehalten werden kann, falls die Prüfung nicht später als 7 Tage nach der Probenahme erfolgt.

Kontrollzellkulturen: Am Tag der Beimpfung mit dem Arbeitssaatgut werden 25 Prozent (jedoch höchstens 2,5 Liter) der Zellsuspension, die aus den Nieren jedes Affen oder von höchstens 10 Affenföten hergestellt ist, zur Herstellung unbeimpfter Kontrollzellkulturen entnommen. Diese Kontrollzellkulturen werden mindestens 2 Wochen lang unter denselben Bedingungen inkubiert wie die beimpften Kulturen und während dieser Zeit auf zytopathische Veränderungen kontrolliert. Die Prüfungen entsprechen nicht den Anforderungen, wenn mehr als 20 Prozent der Kontrollzellkulturen aus unspezifischen, zufälligen Gründen verworfen werden. Am Ende des Beobachtungszeitraums werden die Kontrollzellkulturen auf Degeneration durch infektiöse Agenzien untersucht. Wenn diese Untersuchung oder eine andere der in diesem Abschnitt geforderten Prüfungen einen Hinweis auf die Gegenwart fremder Agenzien in einer Kontrollkultur ergibt, muß das in den entsprechenden beimpften Kulturen derselben Gruppe gezüchtete Poliovirus verworfen werden.

Hämadsorbierende Viren: Zum Zeitpunkt der Ernte oder innerhalb von 4 Tagen nach der Inokulation der Produktionszellkultur mit dem Arbeitssaatvirus wird eine Probe von 4 Prozent der Kontrollzellkulturen genommen und auf hämadsorbierende Viren geprüft. Am Ende des Beobachtungszeitraums werden die restlichen Kontrollzellkulturen entsprechend geprüft. Die Zellkulturen müssen den „Prüfungen auf fremde Agenzien in Virus-Impfstoffen für den Menschen" (2.6.16) entsprechen.

Fremde Agenzien: Zum Zeitpunkt der Ernte oder innerhalb von 7 Tagen nach der Inokulation der Produktionszellkulturen mit dem Arbeitssaatgut wird eine Probe von mindestens 20 ml der vereinigten Kulturflüssigkeiten aus jeder Gruppe der Kontrollkulturen genommen und, wie oben beschrieben, in zwei Arten Affennieren-Zellkulturen geprüft.

Am Ende des Beobachtungszeitraums für die ursprünglichen Kontrollzellkulturen werden entsprechende Proben der vereinigten Kulturflüssigkeiten entnommen, und die in diesem Abschnitt mit den 2 Arten Affennieren-Zellkulturen und Kaninchennieren-Zellkulturen beschriebenen Prüfungen werden, wie vorstehend unter Zellkulturen angegeben, wiederholt.

Wird die Anwesenheit von Cercopithecus-Herpesvirus 1 (B-Virus) nachgewiesen, dürfen die Produktionszellkulturen nicht verwendet werden. Die vorstehend beschriebenen Maßnahmen für die Impfstoffproduktion müssen angewendet werden.

Die zum Zeitpunkt der Virusernte und am Ende des Beobachtungszeitraums aus den Kontrollzellkulturen entnommenen Flüssigkeiten können vor der Prüfung auf fremde Agenzien gemischt werden. In jedem der angegebenen Zellkultursysteme wird eine Probe von 2 Prozent der vereinten Kulturflüssigkeiten geprüft.

Einzelernten

Prüfungen an neutralisierten Einzelernten in Affennieren-Zellkulturen: Eine Probe von mindestens 10 ml jeder Einzelernte wird durch ein typspezifisches Poliomyelitis-Antiserum neutralisiert, das in anderen Tieren als Affen hergestellt wurde. Bei der Herstellung von Antiserum für diesen Zweck werden die immunisierenden Antigene in Zellen produziert, die nicht vom Affen stammen.

Die eine Hälfte der neutralisierten Suspension (entsprechend mindestens 5 ml einer Einzelernte) wird in Affennieren-Zellkulturen geprüft, die von derselben Spezies, aber nicht von demselben Tier stammen, wie die für die Impfstoffproduktion verwendeten Kulturen. Die andere Hälfte der neutralisierten Suspension wird, falls nötig, in Affennieren-Zellkulturen einer anderen Art geprüft, so daß die Prüfungen an der neutralisierten Suspension in Zellkulturen von mindestens einer nachweislich für SV40-empfänglichen Art erfolgen.

Die neutralisierten Suspensionen werden in Flaschen mit diesen Zellkulturen so beimpft, daß die Verdünnung der Suspension in dem Nährmedium höchstens 1 zu 4 beträgt. Die Fläche des Zellrasens muß mindestens 3 Quadratzentimeter je Milliliter der neutralisierten Suspension betragen. Mindestens eine Flasche jedes Zellkulturtyps bleibt als Kontrolle unbeimpft und wird einem Nährmedium entnommen, das dieselbe Konzentration des spezifischen Antiserums enthält wie die für die Neutralisierung verwendete.

Tierserum kann bei der Zellvermehrung verwendet werden, falls es keine SV40-Antikörper enthält. Das Erhaltungsmedium darf außer bei der Subkultivierung nach der Beimpfung mit dem Prüfungsmaterial keinen Serumzusatz mit Ausnahme des Poliovirus-neutralisierenden Antiserums enthalten.

Die Kulturen werden bei einer Temperatur von 35 bis 37 °C inkubiert und über einen Gesamtzeitraum von mindestens 4 Wochen beobachtet. Während dieser Beobachtungszeit und nach einer Inkubationszeit von mindestens 2 Wochen wird von jeder dieser Kulturen aus demselben Zellkultursystem mindestens eine Subkultur der Flüssigkeit angelegt. Diese Subkulturen werden ebenfalls mindestens 2 Wochen lang beobachtet.

Zum Zeitpunkt der Subkultivierung kann den ursprünglichen Kulturen Serum zugesetzt werden, falls dieses keine SV40-Antikörper enthält.

An einer weiteren Probe der neutralisierten Einzelernten werden durch Beimpfen von 10 ml in Zellkulturen vom Menschen, die für das Masernvirus empfänglich sind, zusätzliche Prüfungen auf fremde Agenzien durchgeführt.

Fluoreszenz-Antikörpertechniken können zum Nachweis des SV40-Virus und anderer Viren in den Zellen dienen.

Die Prüfungen entsprechen nicht den Anforderungen, wenn bis zum Ende der jeweiligen Prüfungszeiträume mehr als 20 Prozent der Kulturgefäße aus unspezifischen, zufälligen Gründen verworfen wurden.

Wenn in einer der Kulturen zytopathische Veränderungen auftreten, müssen die Ursachen für diese Veränderung untersucht werden. Wenn die zytopathischen Veränderungen nachweislich auf das nicht neutralisierte Poliovirus zurückzuführen sind, muß die Prüfung wiederholt werden. Bei Hinweisen auf die Gegenwart von SV40 oder anderer fremder Agenzien, die auf die Einzelernte zurückzuführen sind, wird diese Einzelernte verworfen.

Monovalentes Virusgemisch

Monovalente Virusgemische werden durch die Mischung einer Anzahl zufriedenstellender Einzelernten desselben Virustyps erhalten. Monovalente Virusgemische aus kontinuierlichen Zellinien können gereinigt werden. Jedes monovalente Virusgemisch wird durch ein bakterienzurückhaltendes Filter gegeben.

Nur ein monovalentes Virusgemisch, das den nachstehenden Anforderungen entspricht, darf für die Zubereitung des fertigen Impfstoffs als Bulk verwendet werden.

Prüfung auf Identität: Jedes monovalente Virusgemisch muß unter Verwendung spezifischer Antikörper als Poliovirus des jeweiligen Typs identifiziert werden.

Viruskonzentration: Die Viruskonzentration wird durch die nachstehend beschriebene Methode bestimmt und dient als Berechnungsgrundlage der Verdünnungen für die Zubereitung des fertigen Impfstoffs als Bulk, für die in der Neurovirulenzprüfung verwendete Virusmenge und zur Feststellung und Überwachung der Gleichförmigkeit der Produktion.

Neurovirulenz (2.6.19): Jedes monovalente Virusgemisch muß der Prüfung entsprechen. Wenn die Prüfung nur vom Hersteller durchgeführt wird, müssen die Prüfungsobjektträger der zuständigen Behörde zur Bewertung vorgelegt werden.

Genetische Marker: Das Verhältnis zwischen der Vermehrungsfähigkeit des Virus im monovalenten Virusgemisch und in einer Referenzzubereitung wird im Temperaturbereich von 36 bis 40 °C parallel mit dem Saatgut oder einer Referenzzubereitung für die Prüfung „Genetische Marker" im Vergleich mit rct/40-negativen und rct/40-positiven Stämmen des Poliovirus desselben Typs bestimmt. Die bei dieser Prüfung verwendeten Inkubationstemperaturen müssen mit einer Abweichung von ± 0,1 °C zu regulieren sein. Das monovalente Virusgemisch entspricht der Prüfung, wenn für das Virus in der Ernte und in der Referenzzubereitung der bei 36 °C ermittelte Titer mindestens 5,0 log größer ist als der bei 40 °C ermittelte Titer. Wenn das Wachstum bei 40 °C so gering ist, daß ein gültiger Vergleich nicht erfolgen kann, wird eine Temperatur im Bereich von 39,0 bis 39,5 °C verwendet. Bei dieser Temperatur muß die Titerverringerung des Referenzmaterials im Bereich von 3,0 bis 5,0 log des bei 36 °C erhaltenen Wertes liegen. Die akzeptable Mindestverringerung wird für jeden Virusstamm bei einer gegebenen Temperatur bestimmt. Wenn die für einen Referenzvirus oder mehrere Referenzviren erhaltenen Titer nicht den erwarteten Werten entsprechen, muß die Prüfung wiederholt werden.

Primäre Affenzellen: *Die folgenden speziellen Anforderungen gelten für monovalente Virusgemische, die von primären Affenzellen abgeleitet sind.*

Prüfung an Kaninchen: Eine Probe des monovalenten Virusgemischs wird durch Injektion von mindestens 100 ml in mindestens 10 gesunde Kaninchen von jeweils 1,5 bis 2,5 kg Körpermasse auf Cercopithecus-Herpesvirus 1 (B-Virus) und andere Viren geprüft. Jedem Kaninchen werden mindestens 10 ml, höchstens aber 20 ml, verabreicht. 1 ml davon wird intradermal an verschiedenen Stellen, der Rest subkutan injiziert. Die Kaninchen werden mindestens 3 Wochen lang beobachtet, ob sie sterben oder Anzeichen einer Krankheit aufweisen.

Alle Kaninchen, die nach den ersten 24 h der Prüfung sterben, und alle, die Krankheitszeichen aufweisen, werden obduziert, Gehirn und Organe werden entnommen und zur Feststellung der Todesursache genau untersucht.

Die Prüfung entspricht nicht den Anforderungen, wenn mehr als 20 Prozent der geimpften Kaninchen während des Beobachtungszeitraums Anzeichen von interkurrierenden Infektionen aufweisen. Das monovalente Virusgemisch entspricht der Prüfung, wenn keines der Kaninchen Anzeichen einer Infektion mit B-Virus oder anderen fremden Agenzien oder Läsionen aufweist, die auf das monovalente Virusgemisch zurückzuführen sind.

Wenn die Gegenwart von B-Virus nachgewiesen wird, werden die oben unter „Zellkulturen" aufgeführten Maßnahmen hinsichtlich der Impfstoffproduktion ergriffen.

Prüfung am Meerschweinchen: Mindestens 5 Meerschweinchen von jeweils 350 bis 450 g Körpermasse werden 0,1 ml des monovalenten Virusgemischs intrazerebral und 0,5 ml intraperitoneal injiziert. Die Tiere werden 6 Wochen lang an jedem Werktag auf ihre rektale Körpertemperatur kontrolliert. Am Ende des Beobachtungszeitraums wird jedes Tier obduziert.

Außerdem werden mindestens 5 Meerschweinchen 0,5 ml intraperitoneal injiziert, und die Tiere werden, wie oben beschrieben, 2 bis 3 Wochen lang beobachtet. Am Ende des Beobachtungszeitraums wird mit Blut und einer Leber- oder Milzgewebesuspension eine Passage aus diesen Tieren an mindestens 5 Meerschweinchen durchgeführt. Bei diesen Meerschweinchen wird 2 bis 3 Wochen lang die rektale Körpertemperatur gemessen. Alle Tiere, die nach dem ersten Tag der Prüfung sterben oder getötet werden, weil sie Anzeichen einer Krankheit aufweisen oder an 3 aufeinanderfolgenden Tagen eine Körpertemperatur von mehr als 39 °C hatten, müssen obduziert und untersucht werden. Sie werden histologisch auf Infektion mit dem Marburg-Virus untersucht. Außerdem wird mindestens 3 Meerschweinchen eine Suspension aus Leber- oder Milzgewebe oder aus Blut intraperitoneal injiziert. Wenn Anzeichen einer Infektion mit dem Marburg-Virus auftreten, müssen zur Sicherung der Diagnose serologische Tests am Blut der betreffenden Tiere durchgeführt werden. Das monovalente Virusgemisch entspricht der Prüfung, wenn mindestens 80 Prozent der Meerschweinchen bis zum Ende des Beobachtungszeitraums überleben und gesund bleiben und kein Tier Anzeichen einer Infektion mit Marburg-Virus aufweist.

Fertiger Impfstoff als Bulk

Der fertige Impfstoff als Bulk wird aus einem zufriedenstellenden Virusgemisch oder mehreren zufriedenstellenden Virusgemischen hergestellt und kann mehr als einen Virustyp enthalten. Geeignete Geschmackskorrigentien und Stabilisatoren können zugesetzt werden.

Nur ein fertiger Impfstoff als Bulk, der den folgenden Anforderungen entspricht, kann für die Fertigzubereitung verwendet werden.

Verunreinigende Mikroorganismen: Mit 10 ml für jedes Medium wird die „Prüfung auf Sterilität" (2.6.1) durchgeführt.

Fertigzubereitung

Nur eine Fertigzubereitung, die der nachstehenden Prüfung „Wärmebeständigkeit" und allen unten angegebenen Anforderungen unter „Prüfung auf Identität", „Prüfung auf Reinheit" und „Wertbestimmung" entspricht, darf zur Verwendung freigegeben werden.

Wärmebeständigkeit: Proben der Fertigzubereitung werden 48 h lang bei 37 °C gehalten. Wie unter „Wertbestimmung" angegeben, wird die Viruskonzentration des erwärmten und des nicht erwärmten Impfstoffs parallel bestimmt. Die ermittelte Differenz zwischen der Viruskonzentration des erwärmten und des nicht erwärmten Impfstoffs darf höchstens 0,5 log infektiöse Viruseinheiten ($ZKID_{50}$) je Einzeldosis für den Menschen betragen.

Prüfung auf Identität

Der Impfstoff muß bei Verwendung spezifischer Antikörper nachweislich Poliovirus des in der Beschriftung angegebenen Typs enthalten.

Prüfung auf Reinheit

Verunreinigende Mikroorganismen: Der Impfstoff muß der „Prüfung auf Sterilität" (2.6.1) entsprechen.

Wertbestimmung

Das infektiöse Virus wird mindestens 3mal nach der nachstehend beschriebenen Methode titriert. Jede Wertbestimmung wird mit einer geeigneten Virusreferenzzubereitung validiert. Wenn der Impfstoff mehr als einen Poliovirustyp enthält, wird jeder Typ einzeln titriert, wobei ein geeignetes typspezifisches Antiserum (oder vorzugsweise ein monoklonaler Antikörper) verwendet wird, um jeden der anderen vorhandenen Typen zu neutralisieren.

Bei einem trivalenten Impfstoff müssen die ermittelten Virustiter mindestens $1 \times 10^{6,0}$ infektiöse Viruseinheiten ($ZKID_{50}$) je Einzeldosis für den Menschen für den Typ 1 betragen, mindestens $1 \times 10^{5,0}$ infektiöse Viruseinheiten ($ZKID_{50}$) für den Typ 2 und mindestens $1 \times 10^{5,5}$ infektiöse Viruseinheiten ($ZKID_{50}$) für den Typ 3.

Bei monovalentem oder bivalentem Impfstoff werden die Mindestvirustiter von der zuständigen Behörde festgelegt.

Methode: Gruppen von 8 bis 12 Mikrotiterplatten mit flachen Vertiefungen werden mit je 0,1 ml der gewählten Virusverdünnungen beimpft, gefolgt von einer geeigneten Zellsuspension der Linie Hep-2 (Cincinnati). Die Platten werden bei geeigneten Temperaturen bebrütet. Vom siebten bis neunten Tag werden die Kulturen untersucht. Die Bestimmung darf nicht ausgewertet werden, wenn die Vertrauensgrenzen ($P = 0,95$) des Logarithmus der Viruskonzentration größer als ± 0,3 sind.

Lagerung

Entsprechend **Impfstoffe für Menschen**.

Beschriftung

Entsprechend **Impfstoffe für Menschen**.

Die Beschriftung gibt insbesondere an

- die im Impfstoff enthaltenen Typen des Poliovirus
- die in jeder Einzeldosis für den Menschen enthaltene Mindestvirusmenge eines jeden Typs
- das für die Impfstoffzubereitung verwendete Zellsubstrat
- daß der Impfstoff nicht injiziert werden darf.

2000, 1464

Poloxamere

Poloxamera

Definition

Poloxamere sind aus Ethylenoxid und Propylenoxid gebildete, synthetische Copolymere. Sie werden durch folgende Formel dargestellt:

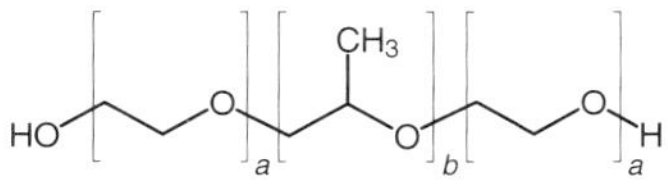

Poloxamer-Typ	Ethylenoxid-Einheiten (a)	Propylenoxid-Einheiten (b)	Gehalt an Ethylenoxid-Einheiten (%)	Mittlere relative Molekülmasse
124	10 – 15	18 – 23	44,8 – 48,6	2 090 – 2 360
182	6 – 10	27 – 33	26,9 – 30,7	2 200 – 2 800
184	10 – 15	27 – 33	37,5 – 41,3	2 600 – 3 200
188	75 – 85	25 – 30	79,9 – 83,7	7 680 – 9 510
237	60 – 68	35 – 40	70,5 – 74,3	6 840 – 8 830
331	5 – 10	52 – 57	14,5 – 18,3	3 400 – 4 200
338	137 – 146	42 – 47	81,4 – 84,9	12 700 – 17 400
407	95 – 105	54 – 60	71,5 – 74,9	9 840 – 14 600

Poloxamere können ein Antioxidans wie Butylhydroxytoluol enthalten.

Eigenschaften

Poloxamere 124, 182, 184 und 331 sind farblose bis fast farblose Flüssigkeiten. Poloxamere 188, 237, 338 und 407 sind Pulver, Kügelchen oder Schuppen, weiß bis fast weiß, wachsartig, mit einer Schmelztemperatur von etwa 50 °C.

Alle Poloxamere, ausgenommen Poloxamer 331, sind sehr leicht löslich in Wasser.

Alle Poloxamere sind sehr leicht löslich in Ethanol und praktisch unlöslich in Petroläther (Siedebereich: 50 bis 70 °C).

Prüfung auf Identität

A. Die Prüfung erfolgt mit Hilfe der IR-Spektroskopie (2.2.24) durch Vergleich des Spektrums der Substanz mit dem der entsprechenden Chemischen Referenzsubstanz (*CRS*).

B. Die Substanzen entsprechen der Prüfung „Mittlere relative Molekülmasse“ (siehe „Prüfung auf Reinheit“).

Prüfung auf Reinheit

Prüflösung:
Poloxamer 331: 10,0 g Poloxamer 331 werden in einer Mischung von 1 Volumteil kohlendioxidfreiem Wasser *R* und 2 Volumteilen Ethanol 96 % *R* zu 100 ml gelöst.

Andere Poloxamere: 10,0 g Substanz werden in kohlendioxidfreiem Wasser *R* zu 100 ml gelöst.

Aussehen der Lösung: Die Prüflösung muß klar (2.2.1) und darf nicht stärker gefärbt sein als die Farbvergleichslösung BG_7 (2.2.2, Methode II).

***p*H-Wert** (2.2.3): Der *p*H-Wert der Prüflösung muß zwischen 5,0 und 7,5 liegen.

Ethylenoxid, Propylenoxid, Dioxan: Höchstens 1 ppm Ethylenoxid, 5 ppm Propylenoxid und 5 ppm Dioxan. Die Prüfung erfolgt mit Hilfe der Gaschromatographie (2.2.28, Dampfraumanalyse).

Untersuchungszubereitung: 0,100 g Substanz werden in eine geeignete Probeflasche gebracht.

Referenzzubereitungen: Etwa 100 g Poloxamer 124 *CRS* werden in einen geeigneten 4-Hals-Kolben gebracht, der mit einem Rührer, einem Thermometer, einem Gaseinleitungsrohr, einer Falle mit Trockeneis und einer Vakuumpumpe versehen ist. Der Druck im Kolben wird schrittweise bis zu einem Druck unter 0,2 kPa vermindert, wobei eine zu starke Schaumbildung zu vermeiden ist. Sobald der Schaum abgenommen hat, wird Stickstoff *R* bis zu einem Druck von 2 kPa eingeleitet. Der Kolben wird auf 130 °C erhitzt, wobei der Druck auf 12 kPa ansteigt. Nach 4 h wird der Kolben auf Raumtemperatur abgekühlt und der Druck im ständigen Strom von Stickstoff *R* auf Atmosphärendruck gebracht. Das Poloxamer wird unter Stickstoff *R* gehalten (Zubereitung A). 50 g Zubereitung A werden in einer geeigneten Flasche mit geeigneten Mengen Propylenoxid *R* und Dioxan *R* versetzt. Die zugesetzten Mengen werden durch Differenzwägung bestimmt. Diese Mischung (B) wird wie folgt mit Ethylenoxid *R* versetzt: Etwa 5 ml Ethylenoxid *R* werden bei einer Temperatur zwischen 2 und 5 °C in einem eisgekühlten Becherglas mit einer dichten und gekühlten Spritze zur Chromatographie zu einer geeigneten Menge der Mischung (B) zugesetzt. Die Flasche wird verschlossen und geschüttelt. Die Menge des zugesetzten Ethylenoxids wird durch Differenzwägung bestimmt. Diese Mischung wird mit der Zubereitung A verdünnt, um Referenzzubereitungen zu erhalten, die angemessene Konzentrationen zwischen 1 und 20 ppm Ethylenoxid, Propylenoxid und Dioxan enthalten (zum Beispiel 1, 5, 10 und 20 ppm). Je 0,100 g jeder dieser Referenzzubereitungen werden in eine geeignete Probeflasche gegeben. Die Probeflaschen werden verschlossen.

Die Chromatographie kann durchgeführt werden mit
- einer Säule von 50 m Länge und 0,32 mm innerem Durchmesser, belegt mit einer Schicht von Poly(dimethyl)(diphenyl)siloxan *R* (Filmdicke 5 µm)
- Helium zur Chromatographie *R* als Trägergas bei einer Durchflußrate von 0,8 ml je Minute
- einem Flammenionisationsdetektor.

Die Temperatur der Säule wird bei 70 °C gehalten und danach um 10 °C je Minute bis auf 250 °C erhöht. Die Temperatur des Probeneinlasses wird bei 140 °C und die des Detektors bei 250 °C gehalten.

Eine geeignete Menge der Gasphase über den Referenzzubereitungen und über der Untersuchungszubereitung wird eingespritzt. Die Flaschen werden vor der Prüfung 30 min lang bei 110 °C gehalten. Werden die Chromatogramme unter den vorgeschriebenen Bedingungen aufgezeichnet, betragen die relativen Retentionen von Ethylenoxid, Propylenoxid und Dioxan 1,0 beziehungsweise etwa 1,3 und 3,1.

Die Prüfung darf nur ausgewertet werden, wenn die Auflösung zwischen den Peaks von Ethylenoxid und Propylenoxid in den Chromatogrammen der Untersuchungszubereitung mindestens 2,0 beträgt.

Mit Hilfe der Chromatogramme der Referenzzubereitungen werden getrennte Eichkurven für Ethylenoxid, Propylenoxid und Dioxan erstellt, wobei auf der Kurve die Fläche der Peaks als Funktion der Konzentration in ppm erscheint. Kein Punkt darf mehr als 10 Prozent von der Eichgeraden abweichen. Der Gehalt an Ethylenoxid, Propylenoxid und Dioxan der zu prüfenden Substanz wird aus der Fläche der entsprechenden Peaks im Chromatogramm der Untersuchungszubereitung und aus den 3 Eichkurven bestimmt.

Mittlere relative Molekülmasse: 15 g (*m*) Substanz werden in einen 250-ml-Schliffkolben gegeben und nach Zusatz von einigen Glasperlen mit 25,0 ml Phthalsäureanhydrid-Lösung *R* versetzt. Bis zur Lösung wird geschüttelt und 1 h lang vorsichtig zum Rückfluß erhitzt. Nach dem Erkalten werden 2mal 10 ml Pyridin *R* durch den Kühler zugesetzt. Nach Zusatz von 10 ml Wasser *R* wird gemischt und 10 min lang stehengelassen. Nach Zusatz von 70,0 ml Natriumhydroxid-Lösung ($0{,}5\ mol \cdot l^{-1}$) und 0,5 ml einer Lösung von Phenolphthalein *R* ($10\ g \cdot l^{-1}$) in Pyridin *R* wird mit Natriumhydroxid-Lösung ($0{,}5\ mol \cdot l^{-1}$) bis zur 15 s lang bestehenden schwachen Rosafärbung titriert. Die verbrauchte Menge Natriumhydroxid-Lösung (*S*) wird notiert. Ein Blindversuch wird durchgeführt. Die verbrauchte Menge Natriumhydroxid-Lösung (*B*) wird notiert.

Die mittlere relative Molekülmasse wird nach folgender Formel berechnet:

$$\frac{4000 \cdot m}{B - S}$$

Verhältnis Propylenoxid zu Ethylenoxid: Die Prüfung erfolgt mit Hilfe der Kernresonanzspektroskopie (2.2.33) unter Verwendung einer Lösung der Substanz ($100\ g \cdot l^{-1}$) in (D)Chloroform *R*. Aufgezeichnet werden die mittlere Fläche (A_1) des Dubletts, erhalten durch die Methylgruppen der Propylenoxid-Einheiten, das bei etwa 1,08 ppm erscheint, und die mittlere Fläche (A_2) der zusammengesetzten Bande zwischen 3,2 und 3,8 ppm, erhalten durch die CH_2O-Gruppen der Ethylenoxid- und Propylenoxid-Einheiten und durch die CHO-Gruppen der Propylenoxid-Einheiten im Verhältnis zur internen Referenzsubstanz.

Die Masse in Prozent an Ethylenoxid in der Probe wird mit Hilfe folgender Gleichung errechnet

$$\frac{3300\alpha}{33\alpha + 58} \quad \text{mit } \alpha = \frac{A_2}{A_1} - 1$$

Wasser (2.5.12): Höchstens 1,0 Prozent, mit 1,00 g Substanz nach der Karl-Fischer-Methode bestimmt.

Asche (2.4.16): Höchstens 0,4 Prozent, mit 1,0 g Substanz bestimmt.

Lagerung

Dicht verschlossen.

Beschriftung

Die Beschriftung gibt insbesondere an:
- Typ des Poloxamers
- Name und Konzentration eines zugesetzten Antioxidans.

2000, 733

Polyacrylat-Dispersion 30 %

Polyacrylatis dispersio 30 per centum

Definition

Polyacrylat-Dispersion 30 % ist eine wäßrige Dispersion eines Copolymerisats aus Ethylacrylat und Methylmethacrylat, dessen mittlere relative Molekülmasse etwa 800 000 beträgt. Die Substanz kann einen geeigneten Emulgator enthalten. Der Verdampfungsrückstand beträgt mindestens 28,5 und höchstens 31,5 Prozent (*m/m*).

Eigenschaften

Weiße, opake, schwach viskose Flüssigkeit; mischbar mit Wasser, löslich in Aceton, wasserfreiem Ethanol und 2-Propanol.

Prüfung auf Identität

1: A.
2: B, C, D, E.

A. Die Prüfung erfolgt mit Hilfe der IR-Spektroskopie (2.2.24) durch Vergleich des Spektrums der Substanz mit dem Polyacrylat-Referenzspektrum der Ph. Eur.

B. 1 g Substanz wird mit 5 ml Wasser *R* gemischt. Die Mischung bleibt opak. Je 1 g Substanz wird getrennt mit jeweils 5 g Aceton *R*, wasserfreiem Ethanol *R* und 2-Propanol *R* gemischt. Die Mischungen werden durchsichtig.

C. 1 g Substanz wird mit 10 ml Natriumhydroxid-Lösung (0,1 mol · l^{-1}) versetzt. Die Mischung bleibt opak.

D. Die Substanz entspricht der Prüfung „Aussehen als Film“ (siehe „Prüfung auf Reinheit“).

E. 4 g Substanz werden in einer Petrischale bei 60 °C in einem Trockenschrank 4 h lang getrocknet. Der erhaltene, durchsichtige Film wird in ein kleines Reagenzglas (100 mm Länge und 12 mm Durchmesser) überführt und über einer Flamme erhitzt. Die sich entwickelnden Dämpfe werden in einem zweiten Reagenzglas, das über die Öffnung des ersten Reagenzglases gehalten wird, gesammelt. Das Kondensat gibt die Identitätsreaktion auf Ester (2.3.1).

Prüfung auf Reinheit

Relative Dichte (2.2.5): 1,037 bis 1,047.

Viskosität: Die Viskosität der Substanz wird mit Hilfe eines Rotationsviskosimeters (2.2.10) bei 20 °C bestimmt. Bei einem Schergefälle von 10 s^{-1} darf die Viskosität höchstens 50 mPa · s betragen.

Aussehen als Film: 1 ml Substanz wird auf eine Glasplatte gegossen und trocknen gelassen. Ein durchsichtiger, elastischer Film muß sich bilden.

Partikel: 100,0 g Substanz werden durch ein gewogenes Sieb (90) aus rostfreiem Stahl gegeben. Mit Wasser *R* wird so lange gespült, bis die Waschflüssigkeit klar ist. Das Sieb mit Rückstand wird bei 80 °C bis zur Massekonstanz getrocknet. Der Rückstand darf höchstens 0,500 g betragen.

Monomere: Höchstens 100 ppm. Die Prüfung erfolgt mit Hilfe der Flüssigchromatographie (2.2.29).

Untersuchungslösung: 1,00 g Substanz wird in Tetrahydrofuran *R* zu 50,0 ml gelöst. Unter ständigem Rühren werden 10,0 ml Lösung tropfenweise zu 5,0 ml einer Lösung von Natriumperchlorat *R* (35 g · l^{-1}) gegeben. Die Mischung wird zentrifugiert. Die klare, überstehende Flüssigkeit wird filtriert. 5,0 ml Filtrat werden mit Wasser *R* zu 10,0 ml verdünnt.

Referenzlösung: Je 10 mg Ethylacrylat *R* und Methylmethacrylat *R* werden in Tetrahydrofuran *R* zu 50,0 ml gelöst. 1,0 ml Lösung wird mit Tetrahydrofuran *R* zu 100,0 ml verdünnt. 10,0 ml dieser Lösung werden mit 5,0 ml einer Lösung von Natriumperchlorat *R* (35 g · l^{-1}) versetzt und gemischt. 5,0 ml Mischung werden mit Wasser *R* zu 10,0 ml verdünnt.

Die Chromatographie kann durchgeführt werden mit
- einer Säule von 0,12 m Länge und 4,6 mm innerem Durchmesser, gepackt mit octadecylsilyliertem Kieselgel zur Chromatographie *R* (5 bis 10 µm)
- einer Mischung von 15 Volumteilen Acetonitril *R* und 85 Volumteilen Wasser *R* als mobile Phase bei einer Durchflußrate von 2 ml je Minute
- einem Spektrometer als Detektor bei einer Wellenlänge von 205 nm.

Gleiche Volumteile jeder Lösung (etwa 50 µl) werden eingespritzt.

Der Prozentgehalt an Monomeren wird aus der Fläche der Peaks in den Chromatogrammen, die mit der Untersuchungs- und Referenzlösung erhalten werden, und aus dem Gehalt an Monomeren in der Referenzlösung errechnet.

Schwermetalle (2.4.8): 1,0 g Substanz muß der Grenzprüfung C auf Schwermetalle entsprechen (20 ppm). Zur Herstellung der Referenzlösung werden 2 ml Blei-Lösung (10 ppm Pb) *R* verwendet.

Sulfatasche (2.4.14): Höchstens 0,4 Prozent, mit 1,0 g Substanz bestimmt.

Mikrobielle Verunreinigung:
Keimzahl (2.6.12): Höchstens 10^3 koloniebildende, aerobe Einheiten je Gramm Substanz, durch Auszählen auf Agarplatten bestimmt.

Gehaltsbestimmung

1,000 g Substanz wird 3 h lang bei 110 °C getrocknet. Der Rückstand wird gewogen.

Lagerung

Bei einer Temperatur zwischen 5 und 25 °C. Die Substanz darf nicht eingefroren werden.

Das Risiko einer mikrobiellen Verunreinigung ist möglichst gering zu halten.

Beschriftung

Die Beschriftung gibt insbesondere, falls zutreffend, Namen und Konzentration zugesetzter Emulgatoren an.

1998, 426

Polysorbat 20

Polysorbatum 20

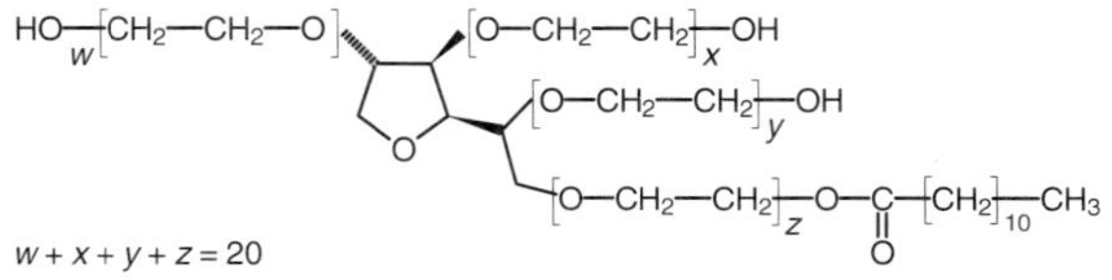

Definition

Polysorbat 20 ist ein Gemisch von Partialestern des Sorbitols und seiner Anhydride mit Laurinsäure, copolymerisiert mit etwa 20 Mol Ethylenoxid für jedes Mol Sorbitol und Sorbitolanhydrid. Die zur Veresterung verwendete Laurinsäure kann andere Fettsäuren enthalten.

Eigenschaften

Klare bis schwach opaleszierende, gelbliche bis bräunlichgelbe, ölige Flüssigkeit; mischbar mit Wasser, wasserfreiem Ethanol, Ethylacetat und Methanol, praktisch unlöslich in fetten Ölen und in flüssigem Paraffin.

Die relative Dichte beträgt etwa 1,10.

Prüfung auf Identität

A. 0,5 g Substanz werden in Wasser *R* von etwa 50 °C zu 10 ml gelöst. Beim Schütteln entsteht ein kräftiger Schaum. Nach Zusatz von 0,5 g Natriumchlorid *R* wird zum Sieden erhitzt. Die auftretende Trübung verschwindet beim Abkühlen auf etwa 50 °C.

B. 4 g Substanz werden 30 min lang im Wasserbad mit 40 ml einer Lösung von Kaliumhydroxid *R* (50 g · l^{-1}) zum Rückfluß erhitzt. Anschließend wird die Mischung auf 80 °C erkalten gelassen, mit 20 ml verdünnter Salpetersäure *R* versetzt und etwa 10 min lang zum Rückfluß erhitzt, um die Emulsion zu zerstören. Die Fettsäure scheidet sich an der Oberfläche als ölige Flüssigkeit ab. Nach dem Erkalten auf Raumtemperatur wird die Fettsäure in 50 ml Petroläther *R* gelöst, wobei kräftiges Schütteln zu vermeiden ist. Die organische Schicht wird in einem Scheidetrichter 3mal mit je 5 ml Wasser *R* gewaschen und auf dem Wasserbad zur Trockne eingedampft. Die Säurezahl (2.5.1), mit 0,30 g Rückstand bestimmt, liegt zwischen 245 und 300.

C. 0,1 g Substanz werden in 5 ml Chloroform *R* gelöst. Werden dieser Lösung 0,1 g Kaliumthiocyanat *R* und 0,1 g Cobalt(II)-nitrat *R* zugesetzt, entsteht nach Umrühren mit einem Glasstab eine blaue Färbung.

Prüfung auf Reinheit

Säurezahl (2.5.1): Höchstens 2,0, mit 5,0 g Substanz, gelöst in 50 ml des vorgeschriebenen Lösungsmittelgemisches, bestimmt.

Hydroxylzahl (2.5.3, Methode A): 96 bis 108, mit 2,0 g Substanz bestimmt.

Iodzahl (2.5.4): Höchstens 5,0.

Verseifungszahl (2.5.6): 40 bis 50. Zur Verseifung von 2,0 g Substanz werden 15,0 ml ethanolische Kaliumhydroxid-Lösung (0,5 mol · l^{-1}) verwendet. Vor der Titration wird die Lösung mit 50 ml Ethanol 96 % *R* versetzt.

Reduzierende Substanzen: 2,00 g Substanz werden in 25 ml heißem Wasser *R* gelöst. Die Lösung wird mit 25 ml verdünnter Schwefelsäure *R* sowie 0,1 ml Ferroin-Lösung *R* versetzt und unter dauerndem Schütteln mit Ammoniumcer(IV)-nitrat-Lösung (0,01 mol · l^{-1}) bis zum Farbumschlag von Rot nach Grünlichblau titriert. Die grünlichblaue Farbe muß 30 s lang bestehenbleiben. Ein Blindversuch wird durchgeführt. Höchstens 2,0 ml Ammoniumcer(IV)-nitrat-Lösung (0,01 mol · l^{-1}) dürfen verbraucht werden.

Schwermetalle (2.4.8): 2,0 g Substanz müssen der Grenzprüfung C auf Schwermetalle entsprechen (10 ppm). Zur Herstellung der Referenzlösung werden 2 ml Blei-Lösung (10 ppm Pb) *R* verwendet.

Wasser (2.5.12): Höchstens 3,0 Prozent, mit 1,00 g Substanz nach der Karl-Fischer-Methode bestimmt.

Sulfatasche: Höchstens 0,2 Prozent. In einem Quarz- oder Platintiegel werden 2,00 g Substanz mit 0,5 ml Schwefelsäure *R* versetzt und auf dem Wasserbad 2 h lang erhitzt. Bei niederer Temperatur wird sorgfältig so lange geglüht, bis die Verkohlung beendet ist. Nach Zusatz von 2 ml Salpetersäure *R* und 0,25 ml Schwefelsäure *R* wird sorgfältig so lange erhitzt, bis weiße Dämpfe entweichen. Bei 600 °C wird bis zum vollständigen Verschwinden aller Kohleteilchen geglüht. Nach dem Erkalten wird gewogen. Das Glühen wird bis zur Massekonstanz jeweils 15 min lang wiederholt.

Lagerung

Dicht verschlossen, vor Licht geschützt.

2001, 427

Polysorbat 60

Polysorbatum 60

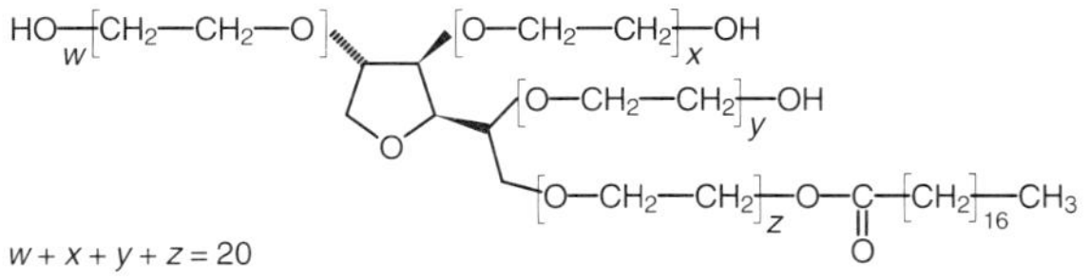

Definition

Polysorbat 60 ist ein Gemisch von Partialestern des Sorbitols und seiner Anhydride mit Stearinsäure, copolymerisiert mit etwa 20 Mol Ethylenoxid für jedes Mol Sorbitol und Sorbitolanhydrid. Die zur Veresterung verwendete Stearinsäure kann andere Fettsäuren, insbesondere Palmitinsäure, enthalten.

Herstellung

Falls zutreffend muß die Substanz der Monographie **Produkte mit dem Risiko der Übertragung von Erregern der spongiformen Enzephalopathie tierischen Ursprungs (Producta cum possibili transmissione vectorium enkephalopathiarum spongiformium animalium)** entsprechen.

Eigenschaften

Gelblichbraune, gelartige Masse, die bei über 25 °C flüssig und klar wird; mischbar mit Wasser, wasserfreiem Ethanol, Ethylacetat und Methanol, praktisch unlöslich in fetten Ölen und flüssigem Paraffin.

Die relative Dichte beträgt etwa 1,10.

Prüfung auf Identität

A. 0,5 g Substanz werden in Wasser *R* von etwa 50 °C zu 10 ml gelöst. Beim Schütteln entsteht ein kräftiger Schaum. Nach Zusatz von 0,5 g Natriumchlorid *R* wird zum Sieden erhitzt. Die auftretende Trübung verschwindet beim Abkühlen auf etwa 50 °C.

B. 4 g Substanz werden 60 min lang mit 40 ml einer Lösung von Kaliumhydroxid *R* (50 g · l^{-1}) zum Rückfluß erhitzt. Anschließend wird die Mischung auf etwa 80 °C erkalten gelassen, mit 20 ml verdünnter Salpetersäure *R* versetzt und etwa 10 min lang zum Rückfluß erhitzt, um die Emulsion zu zerstören. Die Fettsäure scheidet sich an der Oberfläche als ölige Flüssigkeit ab. Nach dem Erkalten auf Raumtemperatur wird die Fettsäure mit 100 ml Petroläther *R* in einen Scheidetrichter überführt, wobei kräftiges Schütteln zu vermeiden ist. Die organische Phase wird 3mal mit je 10 ml Wasser *R* gewaschen und auf dem Wasserbad zur Trockne eingedampft. Der Rückstand wird 2 h lang im Trockenschrank bei 100 bis 105 °C getrocknet, um Lösungsmittel-Rückstände zu entfernen. Die Säurezahl (2.5.1), mit 0,50 g Rückstand bestimmt, liegt zwischen 190 und 220.

C. 0,1 g Substanz werden in 5 ml Chloroform *R* gelöst. Werden dieser Lösung 0,1 g Kaliumthiocyanat *R* und 0,1 g Cobalt(II)-nitrat *R* zugesetzt, entsteht nach Umrühren mit einem Glasstab eine blaue Färbung.

Prüfung auf Reinheit

Säurezahl (2.5.1): Höchstens 2,0, mit 5,0 g Substanz, gelöst in 50 ml der vorgeschriebenen Lösungsmittelmischung, bestimmt.

Hydroxylzahl (2.5.3, Methode A): 81 bis 96, mit 2,0 g Substanz bestimmt.

Iodzahl (2.5.4): Höchstens 5,0.

Verseifungszahl (2.5.6): 45 bis 55. Zur Verseifung von 2,0 g Substanz werden 15,0 ml ethanolische Kaliumhydroxid-Lösung (0,5 mol · l^{-1}) verwendet. Vor der Titration wird die Lösung mit 50 ml Ethanol 96 % *R* verdünnt.

Reduzierende Substanzen: 2,00 g Substanz werden in 25 ml heißem Wasser *R* gelöst. Die Lösung wird mit 25 ml verdünnter Schwefelsäure *R* und 0,1 ml Ferroin-Lösung *R* versetzt und unter dauerndem Schütteln mit Ammoniumcer(IV)-nitrat-Lösung (0,01 mol · l^{-1}) bis zum Farbumschlag von Rot nach Grünlichblau titriert. Die grünlichblaue Farbe muß 30 s lang bestehenbleiben. Ein Blindversuch wird durchgeführt. Höchstens 2,0 ml Ammoniumcer(IV)-nitrat-Lösung (0,01 mol · l^{-1}) dürfen verbraucht werden.

Schwermetalle (2.4.8): 2,0 g Substanz müssen der Grenzprüfung C auf Schwermetalle entsprechen (10 ppm). Zur Herstellung der Referenzlösung werden 2 ml Blei-Lösung (10 ppm Pb) *R* verwendet.

Wasser (2.5.12): Höchstens 3,0 Prozent, mit 1,00 g Substanz nach der Karl-Fischer-Methode bestimmt.

Sulfatasche: Höchstens 0,2 Prozent. In einem Quarz- oder Platintiegel werden 2,00 g Substanz mit 0,5 ml Schwefelsäure *R* versetzt und auf dem Wasserbad 2 h lang erhitzt. Bei niedriger Temperatur wird sorgfältig so lange geglüht, bis die Verkohlung beendet ist. Nach Zusatz von 2 ml Salpetersäure *R* und 0,25 ml Schwefelsäure *R* wird sorgfältig so lange erhitzt, bis weiße Dämpfe entweichen. Bei 600 °C wird bis zum vollständigen Verschwinden aller Kohleteilchen geglüht. Nach dem Erkalten wird gewogen. Das Glühen wird bis zur Massekonstanz jeweils 15 min lang wiederholt.

Lagerung

Dicht verschlossen, vor Licht geschützt.

2001, 428

Polysorbat 80
Polysorbatum 80

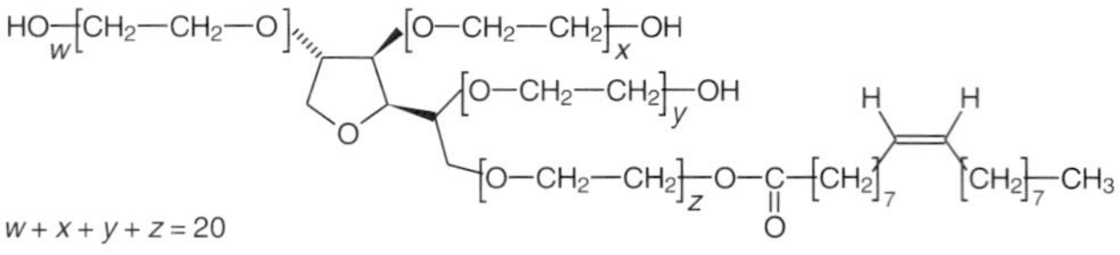

$w + x + y + z = 20$

Definition

Polysorbat 80 ist ein Gemisch von Partialestern des Sorbitols und seiner Anhydride mit verschiedenen Fettsäuren, hauptsächlich Ölsäure, copolymerisiert mit etwa 20 Mol Ethylenoxid für jedes Mol Sorbitol und Sorbitolanhydrid. Die Fettsäurenfraktion kann pflanzlicher oder tierischer Herkunft sein. Die Fettsäurenfraktion enthält mindestens 60,0 Prozent Ölsäure sowie mindestens 90,0 und höchstens 110,0 Prozent des in der Beschriftung angegebenen Gehalts.

Herstellung

Falls zutreffend muß die Substanz der Monographie **Produkte mit dem Risiko der Übertragung von Erregern der spongiformen Enzephalopathie tierischen Ursprungs (Producta cum possibili transmissione vectorium enkephalopathiarum spongiformium animalium)** entsprechen.

2-Chlorethanol, Ethylenglycol, Diethylenglycol: Höchstens 10 ppm 2-Chlorethanol und insgesamt höchstens 0,25 Prozent Ethylenglycol und Diethylenglycol. Die Prüfung erfolgt mit Hilfe der Gaschromatographie (2.2.28, Dampfraumanalyse, Zusatzmethode).

Untersuchungslösung: 50 mg Substanz werden in einer 20-ml-Probeflasche mit 2,0 µl 2-Propanol *R* versetzt. Die Probeflasche wird sofort verschlossen und etwa 2 min lang, jedoch in keinem Fall länger als 5 min stehengelassen.

Referenzlösung: 50 mg Substanz werden in einer 20-ml-Probeflasche mit 2,0 µl einer Lösung versetzt, die 0,25 mg · ml^{-1} 2-Chlorethanol *R*, 31,25 mg · ml^{-1} Ethylenglycol *R* und 31,25 mg · ml^{-1} Diethylenglycol *R* in 2-Propanol *R* enthält. Die Probeflasche wird sofort verschlossen und etwa 2 min lang, jedoch in keinem Fall länger als 5 min stehengelassen.

Die Chromatographie kann durchgeführt werden mit

- einem dynamischen Head-space-Probengeber (purge and trap), dem Chromatographiesystem vorgeschaltet, in den eine zur Anreicherung dienende Vorsäule (trap) aus rostfreiem Stahl von 13,6 mm Länge und 4 mm innerem Durchmesser eingebaut ist. Diese ist mit Ethylvinylbenzol-Divinylbenzol-Copolymer *R* gepackt. Helium zur Chromatographie *R* dient als Trägergas bei einer Durchflußrate von 20 ml je Minute und zusätzlich als Hilfsgas bei einer Durchflußrate von 20 ml je Minute. Die Probeflaschen werden nacheinander in ein Wasserbad von 110 °C gestellt. Innerhalb von 5 min wird mit dem Durchspülen der Probeflaschen begonnen. Dabei und während des insgesamt 40 min dauernden Spülvorgangs wird die Temperatur der Vorsäule bei 50 °C gehalten und anschließend auf 210 °C erhöht. Bei dieser Temperatur wird 5 min lang in das Chromatographiesystem eingespritzt.
- einer Kapillarsäule aus Quarzglas von 30 m Länge und 0,53 mm innerem Durchmesser, belegt mit Macrogol 20 000 *R* (Filmdicke 1 µm)
- Helium zur Chromatographie *R* als Trägergas bei einer linearen Geschwindigkeit von 60 cm je Sekunde
- einen Flammenionisationsdetektor.

	Zeit (min)	Temperatur (°C)	Rate (°C · min^{-1})	Erläuterungen
Säule	0 – 6	60		isothermisch
	6 – 16	60 → 110	5	linearer Gradient
	16 – 31	110 → 230	8	linearer Gradient
	31 – 36	230		isothermisch
Probeneinlaß		150		
Detektor		260		

Der Gehalt an 2-Chlorethanol, Ethylenglycol und Diethylenglycol wird aus den Peakflächen und der Konzentration der Lösungen berechnet.

Eigenschaften

Klare, gelbliche bis bräunlichgelbe, ölige Flüssigkeit; mischbar mit Wasser, wasserfreiem Ethanol, Ethylacetat und Methanol, praktisch unlöslich in fetten Ölen und flüssigem Paraffin.

Die relative Dichte beträgt etwa 1,08.

Die Viskosität beträgt etwa 400 mPa · s, bei 25 °C bestimmt.

Prüfung auf Identität

1: B, C.
2: A, D, E.

A. 0,5 g Substanz werden in Wasser *R* von etwa 50 °C zu 10 ml gelöst. Beim Schütteln entsteht ein kräftiger Schaum. Nach Zusatz von 0,5 g Natriumchlorid *R* wird zum Sieden erhitzt. Die auftretende Trübung verschwindet beim Abkühlen auf etwa 50 °C.

B. Die Prüfung erfolgt mit Hilfe der IR-Spektroskopie (2.2.24) durch Vergleich des Spektrums der Substanz mit dem Polysorbat-80-Referenzspektrum der Ph. Eur. bei folgenden Wellenzahlen: 720, 1110, 1250, 1300, 1350, 1640, 1740, 2850, 2920 und 3480 cm^{-1}.

C. Die Substanz entspricht den Grenzwerten der „Gehaltsbestimmung“.

D. 2 ml einer Lösung der Substanz (50 g · l^{-1}) werden mit 0,5 ml Bromwasser *R* versetzt. Die Lösung entfärbt sich.

E. 0,1 g Substanz werden in 5 ml Dichlormethan *R* gelöst. Werden der Lösung 0,1 g Kaliumthiocyanat *R* und 0,1 g Cobalt(II)-nitrat *R* zugesetzt, entsteht nach Umrühren mit einem Glasstab eine blaue Färbung.

Prüfung auf Reinheit

Säurezahl (2.5.1): Höchstens 2,0, mit 5,0 g Substanz, gelöst in 50 ml der vorgeschriebenen Lösungsmittelmischung, bestimmt.

Hydroxylzahl (2.5.3, Methode A): 65 bis 80, mit 2,0 g Substanz bestimmt.

Peroxidzahl (2.5.5): Höchstens 10.

Verseifungszahl (2.5.6): 45 bis 55. Zur Verseifung von 2,0 g Substanz werden 15,0 ml ethanolische Kaliumhydroxid-Lösung (0,5 mol · l^{-1}) verwendet. Vor der Titration wird die Lösung mit 50 ml Wasser *R* verdünnt.

Ethylenoxid- und Dioxan-Rückstände (2.4.25, System A): Höchstens 1 ppm Ethylenoxid und höchstens 10 ppm Dioxan. Bei der Bestimmung des Dioxangehalts muß der Korrekturfaktor 0,2 in der Berechnungsformel angewendet werden.

Schwermetalle (2.4.8): 2,0 g Substanz müssen der Grenzprüfung C auf Schwermetalle entsprechen (10 ppm). Zur Herstellung der Referenzlösung werden 2 ml Blei-Lösung (10 ppm Pb) *R* verwendet.

Wasser (2.5.12): Höchstens 3,0 Prozent, mit 1,000 g Substanz nach der Karl-Fischer-Methode bestimmt.

Sulfatasche: Höchstens 0,25 Prozent. In einem Quarz- oder Platintiegel werden 2,00 g Substanz mit 0,5 ml Schwefelsäure *R* versetzt und auf dem Wasserbad 2 h lang erhitzt. Bei niedriger Temperatur wird sorgfältig so lange geglüht, bis die Verkohlung beendet ist. Nach Zusatz von 2 ml Salpetersäure *R* und 0,25 ml Schwefelsäure *R* wird sorgfältig so lange erhitzt, bis weiße Dämpfe entweichen. Bei 600 °C wird bis zum vollständigen Verschwinden aller Kohleteilchen geglüht. Nach dem Erkalten wird gewogen. Das Glühen wird bis zur Massekonstanz jeweils 15 min lang wiederholt.

Pyrogene (2.6.8): Polysorbat 80 zur Herstellung von Parenteralia, das dabei keinem weiteren geeigneten Verfahren zur Beseitigung von Pyrogenen unterworfen wird, muß der Prüfung entsprechen. Je Kilogramm Körpermasse eines Kaninchens werden 5,0 ml einer Lösung von Natriumchlorid *R* (9 g · l^{-1}), die 2 mg Substanz je Milliliter enthält, injiziert.

Gehaltsbestimmung

Die Bestimmung erfolgt mit Hilfe der Gaschromatographie (2.2.28).

Untersuchungslösung: In einem 25-ml-Erlenmeyerkolben werden 0,10 g Substanz in 2 ml methanolischer Natriumhydroxid-Lösung *R* 1 gelöst. Die Lösung wird 30 min lang zum Rückfluß erhitzt. Nach Zusatz von 2,0 ml methanolischer Bortrifluorid-Lösung *R* durch den Kühler wird weitere 30 min lang und nach Zusatz von 4 ml Heptan *R* durch den Kühler 5 min lang zum Rückfluß erhitzt. Nach dem Abkühlen werden der Lösung 10,0 ml einer gesättigten Lösung von Natriumchlorid *R* zugesetzt. Die Lösung wird etwa 15 s lang geschüttelt und mit solch einem Volumen einer gesättigten Lösung von Natriumchlorid *R* versetzt, daß sich die obere Phase in dem Kolbenhals befindet. 1 ml der oberen Phase wird entnommen und über wasserfreiem Natriumsulfat *R* getrocknet.

Referenzlösung: 20 mg Methyloleat *R* werden in Heptan *R* zu 10 ml gelöst. 1 ml Lösung wird mit Heptan *R* zu 50,0 ml verdünnt.

Die Chromatographie kann durchgeführt werden mit
- einer Kapillarsäule aus Quarzglas von 30 m Länge und 0,32 mm innerem Durchmesser, belegt mit Macrogol 20 000 *R* (Filmdicke 0,5 µm)
- Helium zur Chromatographie *R* als Trägergas bei einer linearen Geschwindigkeit von 50 cm je Sekunde
- einem Flammenionisationsdetektor.

	Zeit (min)	Temperatur (°C)	Rate (°C · min^{-1})	Erläuterungen
Säule	0 – 4	70		isothermisch
	4 – 38	70 → 240	5	linearer Gradient
	38 – 53	240		isothermisch
Probeneinlaß		280		

Je 0,1 µl Untersuchungslösung und Referenzlösung werden eingespritzt. Die Retentionszeit des Methyloleats beträgt etwa 35 min. Die Chromatographie erfolgt über eine Dauer, die der 1,5fachen Retentionszeit des Hauptpeaks entspricht.

Der Prozentgehalt an Ölsäure wird aus den Peakflächen im Chromatogramm der Untersuchungslösung mit Hilfe des Verfahrens „Normalisierung" errechnet.

Peaks, deren Fläche kleiner ist als die des Peaks im Chromatogramm der Referenzlösung, werden nicht berücksichtigt (0,16 Prozent).

Lagerung

Dicht verschlossen, vor Licht geschützt.

Beschriftung

Die Beschriftung gibt insbesondere an
- den Gehalt an Ölsäure in der Fettsäurenfraktion
- falls zutreffend, daß die Substanz frei von Pyrogenen ist.

2001, 1466

Prazepam

Prazepamum

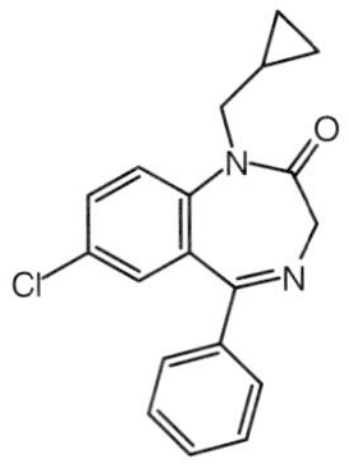

$C_{19}H_{17}ClN_2O$ M_r 324,8

Definition

Prazepam enthält mindestens 98,5 und höchstens 101,0 Prozent 7-Chlor-1-(cyclopropylmethyl)-5-phenyl-1,3-dihydro-2*H*-1,4-benzodiazepin-2-on, berechnet auf die getrocknete Substanz.

Eigenschaften

Weißes bis fast weißes, kristallines Pulver; praktisch unlöslich in Wasser, leicht löslich in Dichlormethan, wenig löslich in wasserfreiem Ethanol.

Die Substanz schmilzt bei etwa 145 °C.

Prüfung auf Identität

1: B.

2: A, C.

A. 30,0 mg Substanz werden in Ethanol 96 % *R* zu 100,0 ml gelöst. 20,0 ml Lösung werden mit Ethanol 96 % *R* zu 100,0 ml verdünnt (Lösung A), und 2,0 ml Lösung werden mit Ethanol 96 % *R* zu 100,0 ml verdünnt (Lösung B). Lösung A, zwischen 300 und 350 nm gemessen, zeigt ein Absorptionsmaximum (2.2.25) bei 312 nm. Lösung B, zwischen 210 und 300 nm gemessen, zeigt ein Absorptionsmaximum bei 228 nm und einen Wendepunkt bei 252 nm. Die spezifische Absorption, im Maximum bei 228 nm gemessen, liegt zwischen 900 und 940. Die spezifische Absorption, im Maximum bei 312 nm gemessen, liegt zwischen 59 und 63.

B. Die Prüfung erfolgt mit Hilfe der IR-Spektroskopie (2.2.24) durch Vergleich des Spektrums der Substanz mit dem von Prazepam *CRS*.

C. Die bei der Prüfung „Verwandte Substanzen" (siehe „Prüfung auf Reinheit") erhaltenen Chromatogramme werden ausgewertet. Der Hauptfleck im Chromatogramm der Untersuchungslösung b entspricht in bezug auf Lage, Fluoreszenz im ultravioletten Licht bei 365 nm und Größe dem Hauptfleck im Chromatogramm der Referenzlösung b.

Prüfung auf Reinheit

Aussehen der Lösung: 0,25 g Substanz werden in Ethanol 96 % *R* zu 10 ml gelöst. Die Lösung muß klar (2.2.1) und farblos (2.2.2, Methode II) sein.

Verwandte Substanzen: Die Prüfung erfolgt mit Hilfe der Dünnschichtchromatographie (2.2.27) unter Verwendung einer Schicht eines geeigneten Kieselgels, das einen Fluoreszenzindikator mit intensivster Anregung der Fluoreszenz bei 254 nm enthält.

Untersuchungslösung a: 0,50 g Substanz werden in Aceton *R* zu 5 ml gelöst.

Untersuchungslösung b: 1 ml Untersuchungslösung a wird mit Aceton *R* zu 100 ml verdünnt.

Referenzlösung a: 1 ml Untersuchungslösung b wird mit Aceton *R* zu 10 ml verdünnt.

Referenzlösung b: 10 mg Prazepam *CRS* werden in Aceton *R* zu 10 ml gelöst.

Referenzlösung c: 15 mg Nordazepam *CRS* werden in Aceton *R* zu 50 ml gelöst.

Referenzlösung d: 1 ml Referenzlösung a wird mit 1 ml Referenzlösung c gemischt.

Auf die Platte werden 5 µl jeder Lösung aufgetragen. Die Chromatographie erfolgt mit einer frisch hergestellten Mischung von 50 Volumteilen Ethylacetat *R* und 50 Volumteilen Heptan *R* über eine Laufstrecke von 10 cm. Die Platte wird im Luftstrom getrocknet und anschließend im ultravioletten Licht bei 254 und 365 nm ausgewertet. Im Chromatogramm der Untersuchungslösung a darf ein dem Nordazepam entsprechender Nebenfleck nicht größer oder intensiver sein als der Fleck im Chromatogramm der Referenzlösung c (0,3 Prozent). Höchstens 4 weitere Nebenflecke dürfen sichtbar sein; keiner dieser Nebenflecke darf größer oder intensiver sein als der Fleck im Chromatogramm der Referenzlösung a (0,1 Prozent). Die Prüfung darf nur ausgewertet werden, wenn das Chromatogramm der Referenzlösung d deutlich voneinander getrennt 2 Flecke zeigt.

Schwermetalle (2.4.8): 1,0 g Substanz muß der Grenzprüfung C auf Schwermetalle entsprechen (20 ppm). Zur Herstellung der Referenzlösung werden 2 ml Blei-Lösung (10 ppm Pb) *R* verwendet.

Trocknungsverlust (2.2.32): Höchstens 0,5 Prozent, mit 1,000 g Substanz durch Trocknen im Trockenschrank bei 100 bis 105 °C bestimmt.

Sulfatasche (2.4.14): Höchstens 0,1 Prozent, mit 1,0 g Substanz bestimmt.

Gehaltsbestimmung

0,250 g Substanz, in 25 ml wasserfreier Essigsäure *R* gelöst, werden mit Perchlorsäure (0,1 mol · l^{-1}) titriert. Der Endpunkt wird mit Hilfe der Potentiometrie (2.2.20) bestimmt.

1 ml Perchlorsäure (0,1 mol · l^{-1}) entspricht 32,48 mg $C_{19}H_{17}ClN_2O$.

Lagerung

Gut verschlossen, vor Licht geschützt.

Verunreinigungen

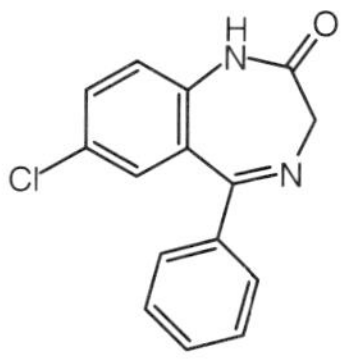

A. 7-Chlor-5-phenyl-1,3-dihydro-2*H*-1,4-benzodiazepin-2-on (Nordazepam)

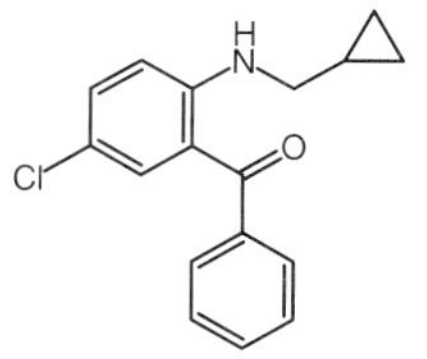

B. [5-Chlor-2-[(cyclopropylmethyl)amino]phenyl]phenylmethanon

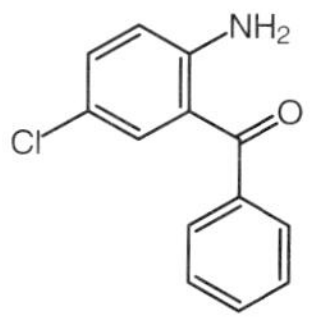

C. (2-Amino-5-chlorphenyl)phenylmethanon.

1998, 856

Prazosinhydrochlorid

Prazosini hydrochloridum

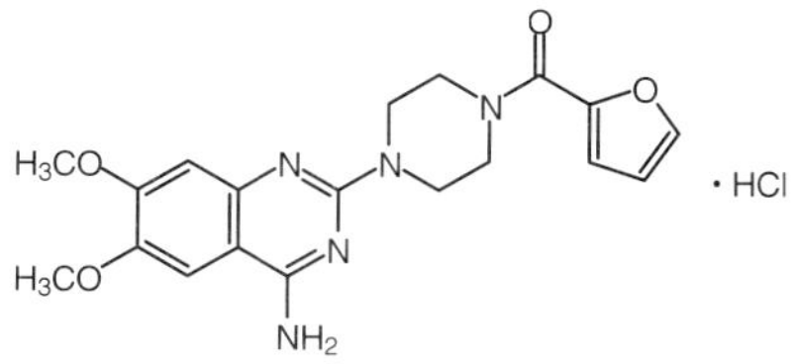

$C_{19}H_{22}ClN_5O_4$ M_r 419,9

Definition

Prazosinhydrochlorid enthält mindestens 98,5 und höchstens 101,0 Prozent 1-(4-Amino-6,7-dimethoxychinazolin-2-yl)-4-(furan-2-ylcarbonyl)piperazin-hydrochlorid, berechnet auf die wasserfreie Substanz.

Eigenschaften

Weißes bis fast weißes Pulver; sehr schwer löslich in Wasser, schwer löslich in Ethanol und Methanol, praktisch unlöslich in Aceton.

Prüfung auf Identität

1: B, D.
2: A, C, D.

A. 50,0 mg Substanz werden in einer 0,1prozentigen Lösung (*V/V*) von Salzsäure *R* in Methanol *R* zu 100,0 ml gelöst. Getrennt werden 1,0 und 5,0 ml Lösung mit der 0,1prozentigen Lösung (*V/V*) von Salzsäure *R* in Methanol *R* zu 100,0 ml verdünnt (Lösung A und Lösung B). Die Lösung A, zwischen 220 und 280 nm gemessen, zeigt ein Absorptionsmaximum (2.2.25) bei 247 nm. Die spezifische Absorption, im Maximum gemessen, liegt zwischen 1320 und 1400. Die Lösung B, zwischen 280 und 400 nm gemessen, zeigt Absorptionsmaxima bei 330 und 343 nm. Die spezifischen Absorptionen, in den Maxima gemessen, liegen zwischen 260 und 280 sowie zwischen 240 und 265.

B. Die Prüfung erfolgt mit Hilfe der IR-Spektroskopie (2.2.24) durch Vergleich des Spektrums der Substanz mit dem von Prazosinhydrochlorid *CRS*. Die Prüfung erfolgt mit Hilfe von Preßlingen unter Verwendung von Kaliumchlorid *R*. Wenn die Spektren unterschiedlich sind, werden getrennt 50 mg Substanz und 50 mg Prazosinhydrochlorid *CRS* in einer Mischung von 10 ml Wasser *R* und 10 ml Ethanol 96 % *R* gelöst. Nach Zusatz von 2 ml verdünnter Natriumhydroxid-Lösung *R* wird 2mal mit je 25 ml Dichlormethan *R* ausgeschüttelt. Die organischen Phasen werden vereinigt und eingedampft. Mit den bei 60 °C und höchstens 700 Pa getrockneten Rückständen werden erneut Spektren aufgenommen.

C. Die bei der Prüfung „Verwandte Substanzen" (siehe „Prüfung auf Reinheit") erhaltenen Chromatogramme werden im ultravioletten Licht bei 254 nm ausgewertet. Der Hauptfleck im Chromatogramm der Untersuchungslösung b entspricht in bezug auf Lage und Größe dem Hauptfleck im Chromatogramm der Referenzlösung a.

D. Etwa 2 mg Substanz werden in 2 ml Wasser *R* gelöst. Die Lösung gibt die Identitätsreaktion a auf Chlorid (2.3.1).

Prüfung auf Reinheit

Verwandte Substanzen: Die Prüfung erfolgt mit Hilfe der Dünnschichtchromatographie (2.2.27) unter Verwendung einer Schicht von Kieselgel GF_{254} *R*.

Untersuchungslösung a: 0,10 g Substanz werden in einer Mischung von 1 Volumteil Diethylamin *R*, 10 Volumteilen Dichlormethan *R* und 10 Volumteilen Methanol *R* zu 10 ml gelöst.

Untersuchungslösung b: 1 ml Untersuchungslösung a wird mit einer Mischung von 1 Volumteil Diethylamin *R*, 10 Volumteilen Dichlormethan *R* und 10 Volumteilen Methanol *R* zu 10 ml verdünnt.

Referenzlösung a: 10 mg Prazosinhydrochlorid *CRS* werden in einer Mischung von 1 Volumteil Diethylamin *R*, 10 Volumteilen Dichlormethan *R* und 10 Volumteilen Methanol *R* zu 10 ml gelöst.

Referenzlösung b: 1 ml Untersuchungslösung b wird mit einer Mischung von 1 Volumteil Diethylamin *R*, 10 Volumteilen Dichlormethan *R* und 10 Volumteilen Methanol *R* zu 50 ml verdünnt.

Auf die Platte werden 10 µl jeder Lösung aufgetragen. Die Chromatographie erfolgt mit einer Mischung von 5 Volumteilen Diethylamin *R* und 95 Volumteilen Ethylacetat *R* über eine Laufstrecke von 15 cm. Die Platte wird im Warmluftstrom getrocknet und im ultravioletten Licht bei 254 nm ausgewertet. Kein im Chromatogramm der Untersuchungslösung a auftretender Nebenfleck darf größer oder intensiver sein als der Fleck im Chromatogramm der Referenzlösung b (0,2 Prozent).

Eisen: Höchstens 100 ppm Fe. Der Gehalt an Eisen wird mit Hilfe der Atomabsorptionsspektroskopie (2.2.23, Methode I) bestimmt.

Untersuchungslösung: 1,0 g Substanz wird tropfenweise mit etwa 1,5 ml Salpetersäure *R* versetzt. Nach beendeter Dampfentwicklung wird auf dem Wasserbad erhitzt und anschließend durch langsame Erhöhung der Temperatur von 150 auf 1000 °C geglüht. Die Endtemperatur wird 1 h lang gehalten. Nach dem Abkühlen wird der Rückstand in 20 ml verdünnter Salzsäure *R* gelöst. Die Lösung wird bis auf etwa 5 ml eingedampft und mit verdünnter Salzsäure *R* zu 25,0 ml verdünnt.

Referenzlösungen: Die Referenzlösungen werden aus der Eisen-Lösung (8 ppm Fe) *R*, falls erforderlich durch Verdünnen mit Wasser *R*, hergestellt.

Die Absorption wird bei 248 nm unter Verwendung einer Eisen-Hohlkathodenlampe als Strahlungsquelle und einer Luft-Acetylen-Flamme bestimmt.

Nickel: Höchstens 50 ppm Ni. Der Gehalt an Nickel wird mit Hilfe der Atomabsorptionsspektroskopie (2.2.23, Methode I) bestimmt.

Untersuchungslösung: Die unter Prüfung „Eisen" hergestellte Untersuchungslösung wird verwendet.

Referenzlösungen: Die Referenzlösungen werden aus der Nickel-Lösung (10 ppm Ni) *R*, falls erforderlich durch Verdünnen mit Wasser *R*, hergestellt.

Die Absorption wird bei 232 nm unter Verwendung einer Nickel-Hohlkathodenlampe als Strahlungsquelle und einer Luft-Acetylen-Flamme bestimmt.

Wasser (2.5.12): Höchstens 0,5 Prozent, mit 1,00 g Substanz nach der Karl-Fischer-Methode bestimmt. Als Lösungsmittel wird eine Mischung gleicher Volumteile Dichlormethan *R* und Methanol *R* verwendet.

Sulfatasche (2.4.14): Höchstens 0,1 Prozent, mit 1,0 g Substanz bestimmt.

Gehaltsbestimmung

Um Überhitzung im Reaktionsmedium zu vermeiden, wird während des Titrierens gründlich gemischt und die Titration unmittelbar nach Erreichen des Endpunkts beendet.

0,350 g Substanz, in einer Mischung von 20 ml wasserfreier Ameisensäure *R* und 30 ml Acetanhydrid *R* gelöst, werden mit Perchlorsäure (0,1 mol · l^{-1}) titriert. Der Endpunkt wird mit Hilfe der Potentiometrie (2.2.20) bestimmt.

1 ml Perchlorsäure (0,1 mol · l^{-1}) entspricht 41,99 mg $C_{19}H_{22}ClN_5O_4$.

Lagerung

Gut verschlossen, vor Licht geschützt.

Verunreinigungen

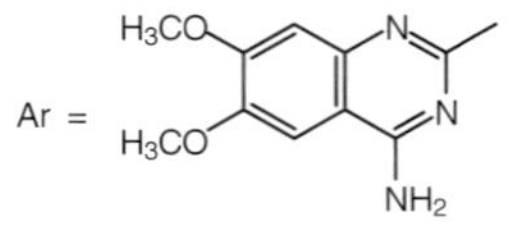

A. Ar-Cl: 2-Chlor-6,7-dimethoxychinazolin-4-amin

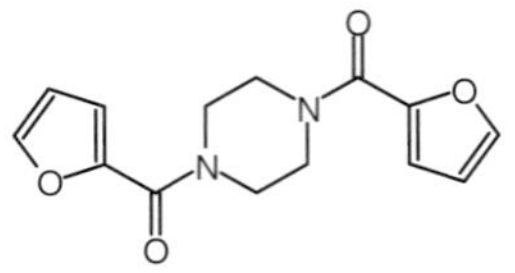

B. 1,4-Bis(furan-2-ylcarbonyl)piperazin

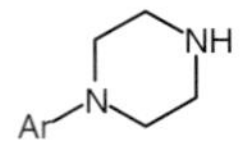

C. 6,7-Dimethoxy-2-(piperazin-1-yl)chinazolin-4-amin

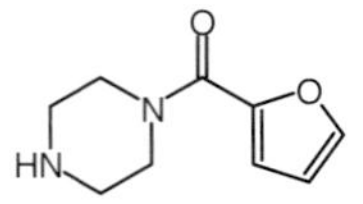

D. 1-(Furan-2-ylcarbonyl)piperazin

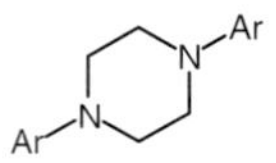

E. 2,2′-(Piperazin-1,4-diyl)bis(6,7-dimethoxychinazolin-4-amin).

2000, 1467

Prednicarbat

Prednicarbatum

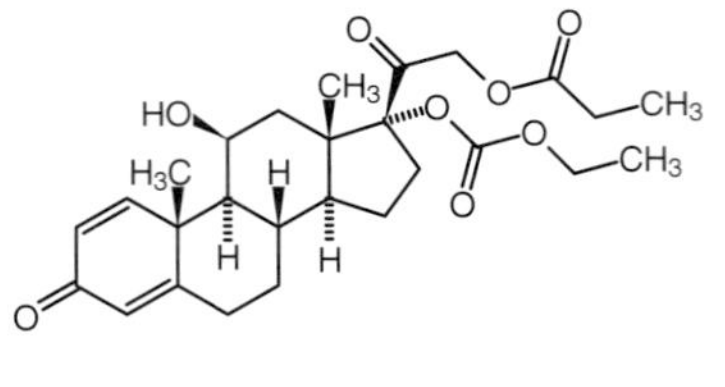

$C_{27}H_{36}O_8$ M_r 488,6

Definition

Prednicarbat enthält mindestens 97,0 und höchstens 102,0 Prozent 11β,17,21-Trihydroxypregna-1,4-dien-3,20-dion-17-ethylcarbonat-21-propionat, berechnet auf die getrocknete Substanz.

Eigenschaften

Weißes bis fast weißes, kristallines Pulver; praktisch unlöslich in Wasser, leicht löslich in Aceton und Ethanol, wenig löslich in Propylenglycol.

Die Substanz zeigt Polymorphie.

Prüfung auf Identität

A. Die Prüfung erfolgt mit Hilfe der IR-Spektroskopie (2.2.24) durch Vergleich des Spektrums der Substanz mit dem von Prednicarbat *CRS*. Wenn die Spektren bei der Prüfung in fester Form unterschiedlich sind, werden Substanz und Referenzsubstanz getrennt in der eben notwendigen Menge Ethanol 96 % *R* gelöst. Nach Eindampfen zur Trockne auf dem Wasserbad werden mit den Rückständen erneut Spektren aufgenommen.

B. Die Prüfung erfolgt mit Hilfe der Dünnschichtchromatographie (2.2.27) unter Verwendung einer DC-Platte mit Kieselgel F_{254} *R*.

Untersuchungslösung: 10 mg Substanz werden in einer Mischung von 1 Volumteil Methanol *R* und 9 Volumteilen Dichlormethan *R* zu 10 ml gelöst.

Referenzlösung a: 10 mg Prednicarbat *CRS* werden in einer Mischung von 1 Volumteil Methanol *R* und 9 Volumteilen Dichlormethan *R* zu 10 ml gelöst.

Referenzlösung b: 5 mg Prednisolonacetat *CRS* werden in 5 ml Referenzlösung a gelöst.

Auf die Platte werden 5 µl jeder Lösung aufgetragen. Die Chromatographie erfolgt mit einer Mischung von 1,2 Volumteilen Wasser *R* und 8 Volumteilen Methanol *R*, die einer Mischung von 15 Volumteilen Ether *R* und 77 Volumteilen Dichlormethan *R* zugesetzt wird, über eine Laufstrecke von 15 cm. Die Platte wird an der Luft trocknen gelassen und im ultravioletten Licht bei 254 nm ausgewertet. Der Hauptfleck im Chromatogramm der Untersuchungslösung entspricht in bezug auf Lage und Größe dem Hauptfleck im Chromatogramm der Referenzlösung a. Die Platte wird mit ethanolischer Schwefelsäure *R* besprüht, 10 min lang oder bis zum Erscheinen von Flecken bei 120 °C erhitzt und erkalten gelassen. Die Auswertung erfolgt im Tageslicht und im ultravioletten Licht bei 365 nm. Der Hauptfleck im Chromatogramm der Untersuchungslösung entspricht in bezug auf Lage, Farbe im Tageslicht, Fluoreszenz im ultravioletten Licht bei 365 nm und Größe dem Hauptfleck im Chromatogramm der Referenzlösung a. Die Prüfung darf nur ausgewertet werden, wenn das Chromatogramm der Referenzlösung b deutlich voneinander getrennt 2 Flecke zeigt.

Prüfung auf Reinheit

Spezifische Drehung (2.2.7): 0,250 g Substanz werden in Ethanol 96 % *R* zu 25,0 ml gelöst. Die spezifische Drehung muß zwischen +60 und +66° liegen, berechnet auf die getrocknete Substanz.

Verwandte Substanzen: Die Prüfung erfolgt mit Hilfe der Flüssigchromatographie (2.2.29) wie unter „Gehaltsbestimmung" beschrieben.

20 µl Referenzlösung a werden eingespritzt. Die Empfindlichkeit des Systems wird so eingestellt, daß die Höhe der beiden Hauptpeaks im Chromatogramm mindestens 50 Prozent des maximalen Ausschlags beträgt.

Werden die Chromatogramme unter den vorgeschriebenen Bedingungen aufgezeichnet, betragen die Retentionszeiten für Prednicarbat etwa 17 min und für Verunreinigung F etwa 19 min. Die Prüfung darf nur ausgewertet werden, wenn die Auflösung zwischen den Peaks von Prednicarbat und Verunreinigung F mindestens 3,0 beträgt. Falls erforderlich wird die Zusammensetzung der mobilen Phase geändert.

Je 20 µl Untersuchungslösung und Referenzlösung b werden eingespritzt. Die Chromatographie erfolgt über eine Dauer, die der 2fachen Retentionszeit des Hauptpeaks entspricht. Im Chromatogramm der Untersuchungslösung darf eine der Verunreinigung F entsprechende Peakfläche nicht größer sein als das 2fache der Fläche des Hauptpeaks im Chromatogramm der Referenzlösung b (1 Prozent). Keine Peakfläche, mit Ausnahme der des Hauptpeaks und der der Verunreinigung F, darf größer sein als die Fläche des Hauptpeaks im Chromatogramm der Referenzlösung b (0,5 Prozent). Die Summe aller Peakflächen, mit Ausnahme der des Hauptpeaks, darf nicht größer sein als das 4fache der Fläche des Hauptpeaks im Chromatogramm der Referenzlösung b (2 Prozent). Peaks, deren Fläche kleiner ist als das 0,025fache der Fläche des Hauptpeaks im Chromatogramm der Referenzlösung b, werden nicht berücksichtigt.

Trocknungsverlust (2.2.32): Höchstens 0,5 Prozent, mit 1,000 g Substanz durch Trocknen im Trockenschrank bei 100 bis 105 °C bestimmt.

Gehaltsbestimmung

Die Bestimmung erfolgt mit Hilfe der Flüssigchromatographie (2.2.29).

Die Lösungen werden unmittelbar vor Gebrauch hergestellt.

Untersuchungslösung: 30,0 mg Substanz werden in der mobilen Phase zu 50,0 ml gelöst.

Referenzlösung a: 3 mg Prednicarbat-Verunreinigung F *CRS* werden in der mobilen Phase gelöst. Nach Zusatz von 5,0 ml Untersuchungslösung wird mit der mobilen Phase zu 100,0 ml verdünnt. 1,0 ml dieser Lösung wird mit der mobilen Phase zu 10,0 ml verdünnt.

Referenzlösung b: 1,0 ml Untersuchungslösung wird mit der mobilen Phase zu 200,0 ml verdünnt.

Referenzlösung c: 30,0 mg Prednicarbat *CRS* werden in der mobilen Phase zu 50,0 ml gelöst.

Die Chromatographie kann durchgeführt werden mit

- einer Säule aus rostfreiem Stahl von 0,125 m Länge und 4 mm innerem Durchmesser, gepackt mit octadecylsilyliertem Kieselgel zur Chromatographie *R* (5 µm)
- einer Mischung von 5 Volumteilen Acetonitril *R* und 6 Volumteilen Wasser *R* als mobile Phase bei einer Durchflußrate von 0,7 ml je Minute
- einem Spektrometer als Detektor bei einer Wellenlänge von 243 nm.

20 µl Referenzlösung a werden eingespritzt. Werden die Chromatogramme unter den vorgeschriebenen Bedingungen aufgezeichnet, betragen die Retentionszeiten für Prednicarbat etwa 17 min und für Verunreinigung F etwa 19 min. Die Bestimmung darf nur ausgewertet werden, wenn die Auflösung zwischen den Peaks von Prednicarbat und Verunreinigung F mindestens 3,0 beträgt.

Falls erforderlich wird die Zusammensetzung der mobilen Phase geändert.

20 µl Referenzlösung c werden eingespritzt. Die Empfindlichkeit des Systems wird so eingestellt, daß die Höhe des Hauptpeaks im Chromatogramm mindestens 50 Prozent des maximalen Ausschlags beträgt.

20 µl Untersuchungslösung werden eingespritzt.

Der Prozentgehalt an Prednicarbat wird berechnet.

Lagerung

Vor Licht geschützt.

Verunreinigungen

A. Prednisolon

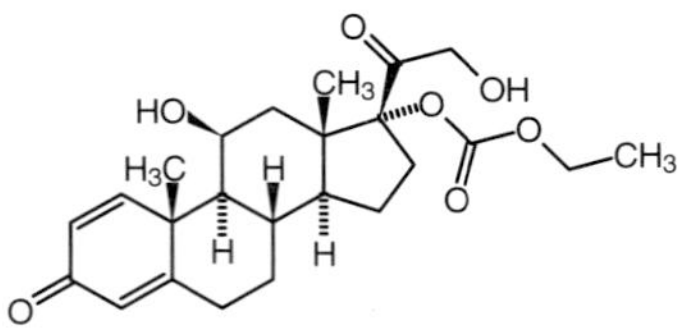

B. Prednisolon-17-ethylcarbonat

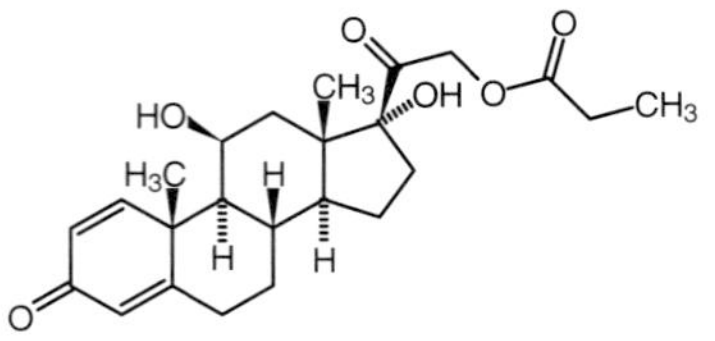

C. Prednisolon-21-propionat

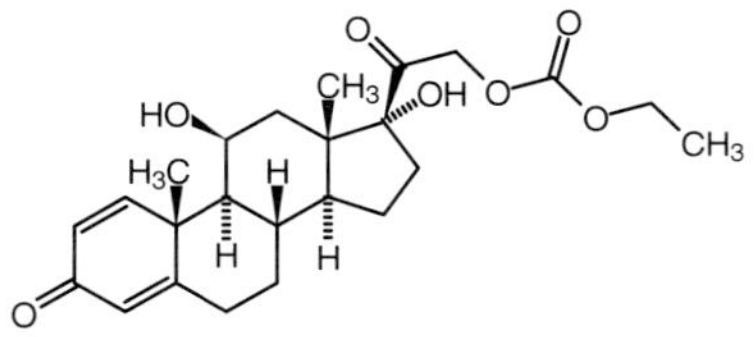

D. Prednisolon-21-ethylcarbonat

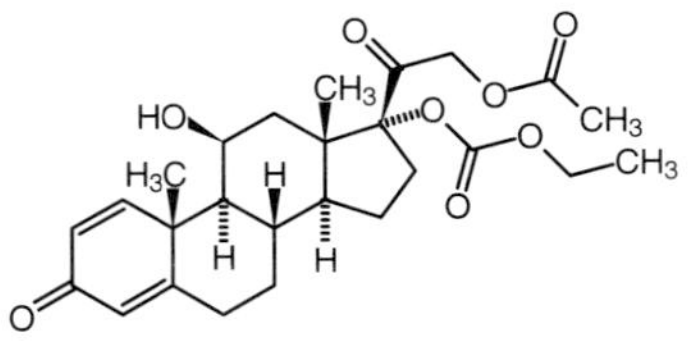

E. Prednisolon-17-ethylcarbonat-21-acetat

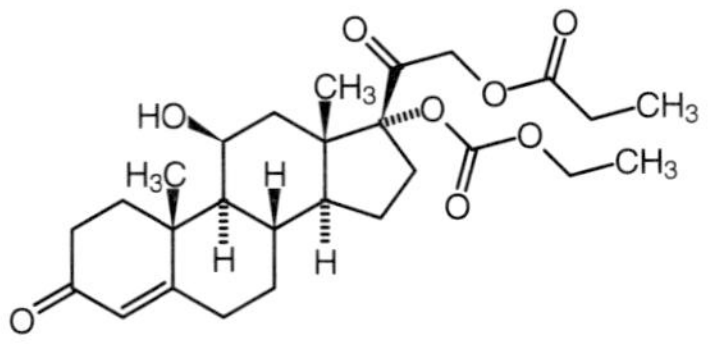

F. 1,2-Dihydroprednicarbat.

2000, 353

Prednisolon

Prednisolonum

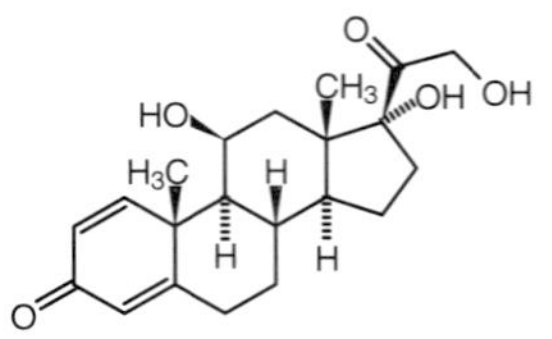

$C_{21}H_{28}O_5$ M_r 360,4

Definition

Prednisolon enthält mindestens 97,0 und höchstens 103,0 Prozent 11β,17,21-Trihydroxypregna-1,4-dien-3,20-dion, berechnet auf die getrocknete Substanz.

Eigenschaften

Weißes bis fast weißes, kristallines, hygroskopisches Pulver; sehr schwer löslich in Wasser, löslich in Ethanol und Methanol, wenig löslich in Aceton, schwer löslich in Dichlormethan.

Die Substanz zeigt Polymorphie.

Prüfung auf Identität

1: A, B.
2: C, D.

A. Die Prüfung erfolgt mit Hilfe der IR-Spektroskopie (2.2.24) durch Vergleich des Spektrums der Substanz mit dem von Prednisolon *CRS*. Wenn die Spektren bei der Prüfung in fester Form unterschiedlich sind, werden Substanz und Referenzsubstanz getrennt in der eben notwendigen Menge Aceton *R* gelöst. Nach Eindampfen der Lösungen auf dem Wasserbad zur Trockne werden mit den Rückständen erneut Spektren aufgenommen.

B. Die Prüfung erfolgt mit Hilfe der Dünnschichtchromatographie (2.2.27) unter Verwendung einer Schicht eines geeigneten Kieselgels, das einen Fluoreszenzindikator mit intensivster Anregung der Fluoreszenz bei 254 nm enthält.

Untersuchungslösung: 10 mg Substanz werden in einer Mischung von 1 Volumteil Methanol *R* und 9 Volumteilen Dichlormethan *R* zu 10 ml gelöst.

Referenzlösung a: 20 mg Prednisolon *CRS* werden in einer Mischung von 1 Volumteil Methanol *R* und 9 Volumteilen Dichlormethan *R* zu 20 ml gelöst.

Referenzlösung b: 10 mg Hydrocortison *CRS* werden in der Referenzlösung a zu 10 ml gelöst.

Auf die Platte werden 5 µl jeder Lösung aufgetragen. Die Chromatographie erfolgt mit einer Mischung von 1,2 Volumteilen Wasser *R* und 8 Volumteilen Methanol *R*, die einer Mischung von 15 Volumteilen Ether *R* und 77 Volumteilen Dichlormethan *R* zugesetzt wird, über eine Laufstrecke von 15 cm. Eine zweite Chromatographie erfolgt mit einer Mischung von 5 Volumteilen mit Wasser *R* gesättigtem 1-Butanol *R*, 15 Volumteilen Toluol *R* und 80 Volumteilen Ether *R* über eine Laufstrecke von 15 cm. Die Platte wird an der Luft trocknen gelassen und im ultravioletten Licht bei 254 nm ausgewertet. Der Hauptfleck im Chromatogramm der Untersuchungslösung entspricht in bezug auf Lage und Größe dem Hauptfleck im Chromatogramm der Referenzlösung a. Die Platte wird mit ethanolischer Schwefelsäure *R* besprüht, 10 min lang oder bis zum Erscheinen von Flecken bei 120 °C erhitzt und erkalten gelassen. Die Auswertung erfolgt im Tageslicht und im ultravioletten Licht bei 365 nm. Der Hauptfleck im Chromatogramm der Untersuchungslösung entspricht in bezug auf Lage, Farbe im Tageslicht, Fluoreszenz im ultravioletten Licht bei 365 nm und Größe dem Hauptfleck im Chromatogramm der Referenzlösung a. Die Prüfung darf nur ausgewertet werden, wenn das Chromatogramm der Referenzlösung b deutlich voneinander getrennt 2 Flecke zeigt.

C. Die Prüfung erfolgt mit Hilfe der Dünnschichtchromatographie (2.2.27) unter Verwendung einer Schicht eines geeigneten Kieselgels, das einen Fluoreszenzindikator mit intensivster Anregung der Fluoreszenz bei 254 nm enthält.

Untersuchungslösung a: 25 mg Substanz werden in Methanol *R* zu 5 ml gelöst (Stammlösung). 2 ml Stammlösung werden mit Dichlormethan *R* zu 10 ml verdünnt.

Untersuchungslösung b: 0,4 ml der unter „Untersuchungslösung a" erhaltenen Stammlösung werden in ein Reagenzglas aus Glas von 100 mm Länge und 20 mm Durchmesser mit einem Schliffstopfen oder einem Stopfen aus Polytetrafluorethylen gegeben. Das Lösungsmittel wird unter Erwärmen in einem Strom von Stickstoff *R* entfernt und der Rückstand mit 2 ml einer 15prozentigen Lösung (*V/V*) von Essigsäure 98 % *R* und 50 mg Natriumbismutat *R* versetzt. Das Reagenzglas wird verschlossen und die Suspension 1 h lang unter Lichtschutz mit Hilfe eines Schüttelgeräts kontinuierlich geschüttelt. Nach Zusatz von 2 ml einer 15prozentigen Lösung (*V/V*) von Essigsäure 98 % *R* wird in einen 50-ml-Scheidetrichter filtriert, wobei das Filter 2mal mit je 5 ml Wasser *R* gewaschen wird. Das klare Filtrat wird mit 10 ml Dichlormethan *R* ausgeschüttelt. Die organische Phase wird mit 5 ml Natriumhydroxid-Lösung ($1 \text{ mol} \cdot l^{-1}$) sowie 2mal mit je 5 ml Wasser *R* gewaschen und anschließend über wasserfreiem Natriumsulfat *R* getrocknet.

Referenzlösung a: 25 mg Prednisolon *CRS* werden in Methanol *R* zu 5 ml gelöst (Stammlösung). 2 ml Stammlösung werden mit Dichlormethan *R* zu 10 ml verdünnt.

Referenzlösung b: 0,4 ml der unter „Referenzlösung a" erhaltenen Stammlösung werden in ein Reagenzglas aus Glas von 100 mm Länge und 20 mm Durchmesser mit Schliffstopfen oder einem Stopfen aus Polytetrafluorethylen gegeben. Das Lösungsmittel wird unter Erwärmen in einem Strom von Stickstoff *R* entfernt und der Rückstand mit 2 ml einer 15prozentigen Lösung (*V/V*) von Essigsäure 98 % *R* und 50 mg Natriumbismutat *R* versetzt. Das Reagenzglas wird verschlossen und die Suspension 1 h lang unter Lichtschutz mit Hilfe eines Schüttelgeräts kontinuierlich geschüttelt. Nach Zusatz von 2 ml einer 15prozentigen Lösung (*V/V*) von Essigsäure 98 % *R* wird in einen 50-ml-Scheidetrichter filtriert, wobei das Filter 2mal mit je 5 ml Wasser *R* gewaschen wird. Das klare Filtrat wird mit 10 ml Dichlormethan *R* ausgeschüttelt. Die organische Phase wird mit 5 ml Natriumhydroxid-Lösung ($1 \text{ mol} \cdot l^{-1}$) sowie 2mal mit je 5 ml Wasser *R* gewaschen und anschließend über wasserfreiem Natriumsulfat *R* getrocknet.

Auf die Platte werden je 5 µl Untersuchungslösung a und Referenzlösung a sowie je 10 µl Untersuchungslösung b und Referenzlösung b aufgetragen, wobei die beiden letzten Lösungen in kleinen Anteilen aufgetragen werden, um kleine Flecke am Startpunkt zu erhalten. Die Chromatographie erfolgt mit einer Mischung von 1,2 Volumteilen Wasser *R* und 8 Volumteilen Methanol *R*, die einer Mischung von 15 Volumteilen Ether *R* und 77 Volumteilen Dichlormethan *R* zugesetzt wird, über eine Laufstrecke von 15 cm. Eine zweite Chromatographie erfolgt mit einer Mischung von 5 Volumteilen mit Wasser *R* gesättigtem 1-Butanol *R*, 15 Volumteilen Toluol *R* und 80 Volumteilen Ether *R* über eine Laufstrecke von 15 cm. Die Platte wird an der Luft trocknen gelassen und im ultravioletten Licht bei 254 nm ausgewertet. Die Hauptflecke in den Chromatogrammen der Untersuchungslösungen entsprechen in bezug auf Lage und Größe den Hauptflecken in den Chromatogrammen der entsprechenden Referenzlösungen. Die Platte wird mit ethanolischer Schwefelsäure *R* besprüht, 10 min lang oder bis zum Erscheinen von Flecken bei 120 °C erhitzt und erkalten gelassen. Die Auswertung erfolgt im Tageslicht und im ultravioletten Licht bei 365 nm. Die Hauptflecke in den Chromatogrammen der Untersuchungslösungen entsprechen in bezug auf Lage, Farbe im Tageslicht, Fluoreszenz im ultravioletten Licht bei 365 nm und Größe den Hauptflecken in den Chromatogrammen der entsprechenden Referenzlösungen. Die Hauptflecke in den Chromatogrammen der Untersuchungslösung b und der Referenzlösung b haben einen deutlich größeren R_f-Wert als die Hauptflecke in den Chromatogrammen der Untersuchungslösung a und der Referenzlösung a.

D. Etwa 2 mg Substanz werden unter Schütteln in 2 ml Schwefelsäure *R* gelöst. Innerhalb von 5 min entwickelt sich eine intensive Rotfärbung. Die Lösung zeigt im ultravioletten Licht bei 365 nm eine rötlichbraune Fluoreszenz. Nach 5 min wird die Lösung zu 10 ml Wasser *R* gegeben. Nach dem Mischen verblaßt die Färbung. Die Lösung zeigt im ultravioletten Licht bei 365 nm eine gelbe Fluoreszenz; ein grauer, flockiger Niederschlag bildet sich.

Prüfung auf Reinheit

Spezifische Drehung (2.2.7): 0,250 g Substanz werden in Dioxan *R* zu 25,0 ml gelöst. Die spezifische Drehung muß zwischen +96 und +102° liegen, berechnet auf die getrocknete Substanz.

Verwandte Substanzen: Die Prüfung erfolgt mit Hilfe der Flüssigchromatographie (2.2.29).

Untersuchungslösung: 25,0 mg Substanz werden in 2 ml Tetrahydrofuran *R* gelöst. Die Lösung wird mit Wasser *R* zu 10,0 ml verdünnt.

Referenzlösung a: 2 mg Prednisolon *CRS* und 2 mg Hydrocortison *CRS* werden in der mobilen Phase zu 100,0 ml gelöst.

Referenzlösung b: 1,0 ml Untersuchungslösung wird mit der mobilen Phase zu 100,0 ml verdünnt.

Die Chromatographie kann durchgeführt werden mit
- einer Säule aus rostfreiem Stahl von 0,25 m Länge und 4,6 mm innerem Durchmesser, gepackt mit desaktiviertem, nachsilanisiertem, octadecylsilyliertem Kieselgel zur Chromatographie *R* (5 µm)
- folgender mobilen Phase bei einer Durchflußrate von 1 ml je Minute: In einem 1000-ml-Meßkolben werden 220 ml Tetrahydrofuran *R* und 700 ml Wasser *R* gemischt; die Mischung wird zum Äquilibrieren stehengelassen, mit Wasser *R* zu 1000 ml verdünnt und erneut gemischt
- einem Spektrometer als Detektor bei einer Wellenlänge von 254 nm.

Die Säule wird bei einer Temperatur von 45 °C gehalten.

Die Säule wird mit der mobilen Phase bei einer Durchflußrate von 1 ml je Minute etwa 30 min lang äquilibriert.

Die Empfindlichkeit des Systems wird so eingestellt, daß die Höhe des Hauptpeaks im Chromatogramm mit 20 µl Referenzlösung b mindestens 50 Prozent des maximalen Ausschlags beträgt.

20 µl Referenzlösung a werden eingespritzt. Werden die Chromatogramme unter den vorgeschriebenen Bedingungen aufgezeichnet, betragen die Retentionszeiten für Prednisolon etwa 14 min und für Hydrocortison etwa 15,5 min. Die Prüfung darf nur ausgewertet werden, wenn die Auflösung zwischen den Peaks von Prednisolon und Hydrocortison mindestens 2,2 beträgt. Falls erforderlich wird die Konzentration von Tetrahydrofuran in der mobilen Phase geändert.

20 µl Lösungsmittelmischung der Untersuchungslösung als Blindlösung und je 20 µl Untersuchungslösung und Referenzlösung b werden eingespritzt. Die Chromatographie der Untersuchungslösung erfolgt über eine Dauer, die der 4,5fachen Retentionszeit des Hauptpeaks entspricht. Im Chromatogramm der Untersuchungslösung darf keine Peakfläche, mit Ausnahme der des Hauptpeaks, größer sein als die Fläche des Hauptpeaks im Chromatogramm der Referenzlösung b (1 Prozent), und höchstens eine dieser Peakflächen darf größer sein als das 0,5fache der Fläche des Hauptpeaks im Chromatogramm der Referenzlösung b (0,5 Prozent). Im Chromatogramm der Untersuchungslösung darf die Summe aller Peakflächen, mit Ausnahme der des Hauptpeaks, nicht größer sein als das 2,0fache der Fläche des Hauptpeaks im Chromatogramm der Referenzlösung b (2 Prozent). Peaks der Blindlösung und Peaks, deren Fläche kleiner ist als das 0,05fache der Fläche des Hauptpeaks im Chromatogramm der Referenzlösung b, werden nicht berücksichtigt.

Trocknungsverlust (2.2.32): Höchstens 1,0 Prozent, mit 0,500 g Substanz durch Trocknen im Trockenschrank bei 100 bis 105 °C bestimmt.

Gehaltsbestimmung

0,100 g Substanz werden in Ethanol 96 % *R* zu 100,0 ml gelöst. 2,0 ml Lösung werden mit Ethanol 96 % *R* zu 100,0 ml verdünnt. Die Absorption (2.2.25) wird im Maximum bei 243,5 nm gemessen.

Der Gehalt an $C_{21}H_{28}O_5$ wird mit Hilfe der spezifischen Absorption berechnet ($A_{1\,cm}^{1\,\%}$ = 415).

Lagerung

Dicht verschlossen, vor Licht geschützt.

Verunreinigungen

A. Hydrocortison.

1998, 734

Prednisolonacetat

Prednisoloni acetas

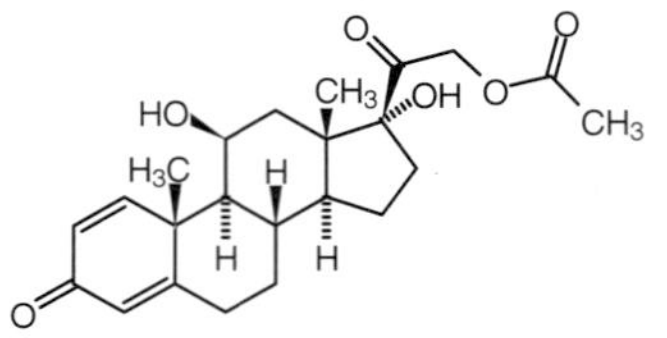

$C_{23}H_{30}O_6$ M_r 402,5

Definition

Prednisolonacetat enthält mindestens 97,0 und höchstens 103,0 Prozent 11β,17,21-Trihydroxypregna-1,4-dien-3,20-dion-21-acetat, berechnet auf die getrocknete Substanz.

Eigenschaften

Weißes bis fast weißes, kristallines Pulver; praktisch unlöslich in Wasser, schwer löslich in Dichlormethan und Ethanol.

Die Substanz schmilzt bei etwa 230 °C unter Zersetzung.

Prüfung auf Identität

1: A, B.

2: C, D, E.

A. Die Prüfung erfolgt mit Hilfe der IR-Spektroskopie (2.2.24) durch Vergleich des Spektrums der Substanz mit dem von Prednisolonacetat *CRS*. Die Prüfung erfolgt mit Hilfe von Preßlingen.

B. Die Prüfung erfolgt mit Hilfe der Dünnschichtchromatographie (2.2.27) unter Verwendung einer Schicht eines geeigneten Kieselgels, das einen Fluoreszenzindikator mit intensivster Anregung der Fluoreszenz bei 254 nm enthält.

Untersuchungslösung: 10 mg Substanz werden in einer Mischung von 1 Volumteil Methanol *R* und 9 Volumteilen Dichlormethan *R* zu 10 ml gelöst.

Referenzlösung a: 20 mg Prednisolonacetat *CRS* werden in einer Mischung von 1 Volumteil Methanol *R* und 9 Volumteilen Dichlormethan *R* zu 20 ml gelöst.

Referenzlösung b: 10 mg Prednisolonpivalat *CRS* werden in der Referenzlösung a zu 10 ml gelöst.

Auf die Platte werden 5 µl jeder Lösung aufgetragen. Die Chromatographie erfolgt mit einer Mischung von 1,2 Volumteilen Wasser *R* und 8 Volumteilen Methanol *R*, die einer Mischung von 15 Volumteilen Ether *R* und 77 Volumteilen Dichlormethan *R* zugesetzt wird, über eine Laufstrecke von 15 cm. Die Platte wird an der Luft trocknen gelassen und im ultravioletten Licht bei 254 nm ausgewertet. Der Hauptfleck im Chromatogramm der Untersuchungslösung entspricht in bezug auf Lage und Größe dem Hauptfleck im Chromatogramm der Referenzlösung a. Die Platte wird mit ethanolischer Schwefelsäure *R* besprüht, 10 min lang oder bis zum Erscheinen von Flecken bei 120 °C erhitzt und erkalten gelassen. Die Auswertung erfolgt im Tageslicht und im ultravioletten Licht bei 365 nm. Der Hauptfleck im Chromatogramm der Untersuchungslösung entspricht in bezug auf Lage, Farbe im Tageslicht, Fluoreszenz im ultravioletten Licht bei 365 nm und Größe dem Hauptfleck im Chromatogramm der Referenzlösung a. Die Prüfung darf nur ausgewertet werden, wenn das Chromatogramm der Referenzlösung b deutlich voneinander getrennt 2 Flecke zeigt.

C. Die Prüfung erfolgt mit Hilfe der Dünnschichtchromatographie (2.2.27) unter Verwendung einer Schicht eines geeigneten Kieselgels, das einen Fluoreszenzindikator mit intensivster Anregung der Fluoreszenz bei 254 nm enthält.

Untersuchungslösung a: 25 mg Substanz werden unter Erwärmen in Methanol *R* zu 5 ml gelöst (Stammlösung). 2 ml Stammlösung werden mit Dichlormethan *R* zu 10 ml verdünnt.

Untersuchungslösung b: 2 ml der bei der Herstellung der Untersuchungslösung a erhaltenen Stammlösung werden in ein Reagenzglas aus Glas von 15 ml Inhalt mit einem Schliffstopfen oder einem Stopfen aus Polytetrafluorethylen gegeben. Nach Zusatz von 10 ml gesättigter methanolischer Kaliumhydrogencarbonat-Lösung *R* wird sofort 5 min lang ein starker Strom von Stickstoff *R* durch die Lösung geleitet. Das Reagenzglas wird verschlossen, 2,5 h lang unter Lichtschutz im Wasserbad von 45 °C erwärmt und anschließend erkalten gelassen.

Referenzlösung a: 25 mg Prednisolonacetat *CRS* werden unter Erwärmen in Methanol *R* zu 5 ml gelöst (Stammlösung). 2 ml Stammlösung werden mit Dichlormethan *R* zu 10 ml verdünnt.

Referenzlösung b: 2 ml der bei der Herstellung der Referenzlösung a erhaltenen Stammlösung werden in ein Reagenzglas aus Glas von 15 ml Inhalt mit einem Schliffstopfen oder einem Stopfen aus Polytetrafluorethylen gegeben. Nach Zusatz von 10 ml gesättigter methanolischer Kaliumhydrogencarbonat-Lösung *R* wird sofort 5 min lang ein starker Strom von Stickstoff *R* durch die Lösung geleitet. Das Reagenzglas wird verschlossen, 2,5 h lang unter Lichtschutz im Wasserbad von 45 °C erwärmt und anschließend erkalten gelassen.

Auf die Platte werden 5 µl jeder Lösung aufgetragen. Die Chromatographie erfolgt mit einer Mischung von 1,2 Volumteilen Wasser *R* und 8 Volumteilen Methanol *R*, die einer Mischung von 15 Volumteilen Ether *R* und 77 Volumteilen Dichlormethan *R* zugesetzt wird, über eine Laufstrecke von 15 cm. Die Platte wird an der Luft trocknen gelassen und im ultravioletten Licht bei 254 nm ausgewertet. Die Hauptflecke in den Chromatogrammen der Untersuchungslösungen entsprechen in bezug auf Lage und Größe den Hauptflecken in den Chromatogrammen der entsprechenden Referenzlösungen. Die Platte wird mit ethanolischer Schwefelsäure *R* besprüht, 10 min lang oder bis zum Erscheinen der Flecke bei 120 °C erhitzt und erkalten gelassen. Die Auswertung erfolgt im Tageslicht und im ultravioletten Licht bei 365 nm. Die Hauptflecke in den Chromatogrammen der Untersuchungslösungen entsprechen in bezug auf Lage, Farbe im Tageslicht, Fluoreszenz im ultravioletten Licht bei 365 nm und Größe den Hauptflecken in den Chromatogrammen der entsprechenden Referenzlösungen. Die Hauptflecke in den Chromatogrammen der Untersuchungslösung b und der Referenzlösung b haben einen deutlich kleineren R_f-Wert als die Hauptflecke in den Chromatogrammen der Untersuchungslösung a und der Referenzlösung a.

D. Etwa 2 mg Substanz werden unter Schütteln in 2 ml Schwefelsäure *R* gelöst. Innerhalb von 5 min entwickelt sich eine intensive Rotfärbung. Die Lösung zeigt im ultravioletten Licht bei 365 nm eine rötlichbraune Fluoreszenz. Die Lösung wird zu 10 ml Wasser *R* gegeben und gemischt. Die Färbung verblaßt, und die Lösung zeigt im ultravioletten Licht bei 365 nm eine grünlichgelbe Fluoreszenz.

E. Etwa 10 mg Substanz geben die Identitätsreaktion auf Acetyl (2.3.1).

Prüfung auf Reinheit

Spezifische Drehung (2.2.7): 0,250 g Substanz werden in Dioxan *R* zu 25,0 ml gelöst. Die spezifische Drehung muß zwischen +112 und +119° liegen, berechnet auf die getrocknete Substanz.

Verwandte Substanzen: Die Prüfung erfolgt mit Hilfe der Flüssigchromatographie (2.2.29).

Untersuchungslösung: 25,0 mg Substanz werden in Methanol *R* zu 10,0 ml gelöst.

Referenzlösung a: 2 mg Prednisolonacetat *CRS* und 2 mg Hydrocortisonacetat *CRS* werden in der mobilen Phase zu 100,0 ml gelöst.

Referenzlösung b: 1,0 ml Untersuchungslösung wird mit der mobilen Phase zu 100,0 ml verdünnt.

Die Chromatographie kann durchgeführt werden mit

– einer Säule aus rostfreiem Stahl von 0,25 m Länge und 4,6 mm innerem Durchmesser, gepackt mit des-

P

Monographien

aktiviertem, nachsilanisiertem, octadecylsilyliertem Kieselgel zur Chromatographie *R* (5 µm)
- folgender mobilen Phase bei einer Durchflußrate von 1 ml je Minute: In einem 1000-ml-Meßkolben werden 350 ml Acetonitril *R* und 600 ml Wasser *R* gemischt; die Mischung wird zum Äquilibrieren stehengelassen, mit Wasser *R* zu 1000 ml verdünnt und erneut gemischt
- einem Spektrometer als Detektor bei einer Wellenlänge von 254 nm.

Die Säule wird mit der mobilen Phase bei einer Durchflußrate von 1 ml je Minute etwa 30 min lang äquilibriert.

Die Empfindlichkeit des Systems wird so eingestellt, daß die Höhe des Hauptpeaks im Chromatogramm mit 20 µl Referenzlösung b mindestens 50 Prozent des maximalen Ausschlags beträgt.

20 µl Referenzlösung a werden eingespritzt. Werden die Chromatogramme unter den vorgeschriebenen Bedingungen aufgezeichnet, betragen die Retentionszeiten für Prednisolonacetat etwa 24 min und für Hydrocortisonacetat etwa 26 min. Die Prüfung darf nur ausgewertet werden, wenn die Auflösung zwischen den Peaks von Prednisolonacetat und Hydrocortisonacetat mindestens 2,5 beträgt. Falls erforderlich wird die Konzentration von Acetonitril in der mobilen Phase geändert.

Je 20 µl Untersuchungslösung und Referenzlösung b werden eingespritzt. Die Chromatographie erfolgt über eine Dauer, die der 2,5fachen Retentionszeit des Hauptpeaks im Chromatogramm der Untersuchungslösung entspricht. Im Chromatogramm der Untersuchungslösung darf keine Peakfläche, mit Ausnahme der des Hauptpeaks, größer sein als die Fläche des Hauptpeaks im Chromatogramm der Referenzlösung b (1 Prozent), und höchstens eine dieser Peakflächen darf größer sein als das 0,5fache der Fläche des Hauptpeaks im Chromatogramm der Referenzlösung b (0,5 Prozent). Im Chromatogramm der Untersuchungslösung darf die Summe aller Peakflächen, mit Ausnahme der des Hauptpeaks, nicht größer sein als das 2fache der Fläche des Hauptpeaks im Chromatogramm der Referenzlösung b (2 Prozent). Lösungsmittelpeaks und Peaks, deren Fläche kleiner ist als das 0,05fache der Fläche des Hauptpeaks im Chromatogramm der Referenzlösung b, werden nicht berücksichtigt.

Trocknungsverlust (2.2.32): Höchstens 0,5 Prozent, mit 1,000 g Substanz durch Trocknen im Trockenschrank bei 100 bis 105 °C bestimmt.

Gehaltsbestimmung

0,100 g Substanz werden in Ethanol 96 % *R* zu 100,0 ml gelöst. 2,0 ml Lösung werden mit Ethanol 96 % *R* zu 100,0 ml verdünnt. Die Absorption (2.2.25) wird im Maximum bei 243 nm gemessen.

Der Gehalt an $C_{23}H_{30}O_6$ wird mit Hilfe der spezifischen Absorption errechnet ($A_{1\,cm}^{1\,\%}$ = 370).

Lagerung

Gut verschlossen, vor Licht geschützt.

Verunreinigungen

A. Hydrocortisonacetat

B. Prednisolon.

2001, 735

Prednisolondihydrogenphosphat-Dinatrium

Prednisoloni natrii phosphas

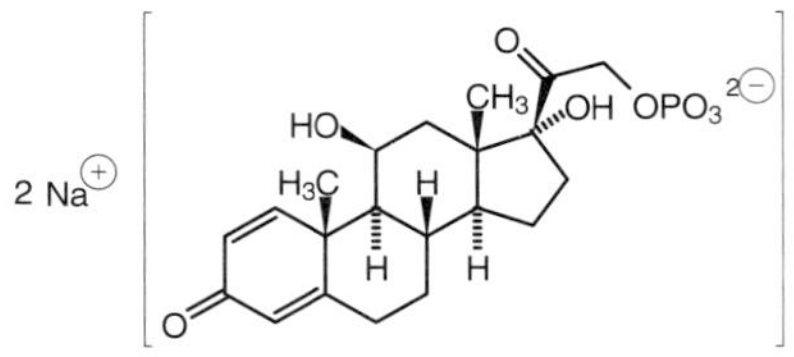

$C_{21}H_{27}Na_2O_8P$ M_r 484,4

Definition

Prednisolondihydrogenphosphat-Dinatrium enthält mindestens 96,0 und höchstens 103,0 Prozent 11β,17,21-Trihydroxypregna-1,4-dien-3,20-dion-21-dihydrogenphosphat, Dinatriumsalz, berechnet auf die wasserfreie Substanz.

Eigenschaften

Weißes bis fast weißes, kristallines, hygroskopisches Pulver; leicht löslich in Wasser, sehr schwer löslich in Ethanol.

Prüfung auf Identität

1: B, C.

2: A, C, D, E.

A. 10,0 mg Substanz werden in 5 ml Wasser *R* gelöst. Die Lösung wird mit wasserfreiem Ethanol *R* zu 100,0 ml verdünnt. 2,0 ml Lösung werden in einem Reagenzglas mit Schliff mit 10,0 ml Phenylhydrazin-Schwefelsäure *R* gemischt und 20 min lang im Wasserbad von 60 °C erhitzt. Die sofort abgekühlte Lösung zeigt ein Absorptionsmaximum (2.2.25) bei 415 nm mit einer Absorption zwischen 0,10 und 0,20.

B. Die Prüfung erfolgt mit Hilfe der IR-Spektroskopie (2.2.24) durch Vergleich des Spektrums der Substanz mit dem von Prednisolondihydrogenphosphat-Dinatrium *CRS*. Wenn die Spektren bei der Prüfung in fester Form unterschiedlich sind, werden Substanz und Referenzsubstanz getrennt in der eben notwendigen Menge Ethanol 96 % *R* gelöst. Nach Eindampfen der Lösungen auf dem Wasserbad werden mit den Rückständen erneut Spektren aufgenommen.

C. Die Prüfung erfolgt mit Hilfe der Dünnschichtchromatographie (2.2.27) unter Verwendung einer Schicht eines geeigneten Kieselgels, das einen Fluoreszenzindikator mit intensivster Anregung der Fluoreszenz bei 254 nm enthält.

Untersuchungslösung: 10 mg Substanz werden in Methanol *R* zu 10 ml gelöst.

Referenzlösung a: 10 mg Prednisolondihydrogenphosphat-Dinatrium *CRS* werden in Methanol *R* zu 10 ml gelöst.

Referenzlösung b: 10 mg Dexamethasondihydrogenphosphat-Dinatrium *CRS* werden in Methanol *R* zu 10 ml gelöst. 5 ml Lösung werden mit Referenzlösung a zu 10 ml verdünnt.

Auf die Platte werden 5 µl jeder Lösung aufgetragen. Die Chromatographie erfolgt mit einer Mischung von 20 Volumteilen Essigsäure 98 % *R*, 20 Volumteilen Wasser *R* und 60 Volumteilen 1-Butanol *R* über eine Laufstrecke von 15 cm. Die Platte wird an der Luft trocknen gelassen und im ultravioletten Licht bei 254 nm ausgewertet. Der Hauptfleck im Chromatogramm der Untersuchungslösung entspricht in bezug auf Lage und Größe dem Hauptfleck im Chromatogramm der Referenzlösung a. Die Platte wird mit ethanolischer Schwefelsäure *R* besprüht, 10 min lang oder bis zum Erscheinen von Flecken bei 120 °C erhitzt und erkalten gelassen. Die Auswertung erfolgt im Tageslicht und im ultravioletten Licht bei 365 nm. Der Hauptfleck im Chromatogramm der Untersuchungslösung entspricht in bezug auf Lage, Farbe im Tageslicht, Fluoreszenz im ultravioletten Licht bei 365 nm und Größe dem Hauptfleck im Chromatogramm der Referenzlösung a. Die Prüfung darf nur ausgewertet werden, wenn das Chromatogramm der Referenzlösung b zwei Flecke zeigt, die möglicherweise nicht vollständig voneinander getrennt sind.

D. Etwa 2 mg Substanz werden unter Schütteln in 2 ml Schwefelsäure *R* gelöst. Innerhalb von 5 min entwickelt sich eine intensive Rotfärbung. Die Lösung zeigt im ultravioletten Licht bei 365 nm eine rötlichbraune Fluoreszenz. Die Lösung wird zu 10 ml Wasser *R* gegeben und gemischt. Die Färbung verblaßt, und die Lösung zeigt im ultravioletten Licht bei 365 nm eine grünlichgelbe Fluoreszenz.

E. Etwa 40 mg Substanz werden mit 2 ml Schwefelsäure *R* bis zum Erscheinen weißer Dämpfe vorsichtig erhitzt. Dann wird tropfenweise mit Salpetersäure *R* versetzt und so lange weiter erhitzt, bis die Lösung fast farblos ist. Nach dem Abkühlen wird mit 2 ml Wasser *R* versetzt, erneut bis zum Erscheinen weißer Dämpfe erhitzt und abgekühlt. Nach Zusatz von 10 ml Wasser *R* wird mit verdünnter Ammoniak-Lösung *R* 1 gegen rotes Lackmuspapier *R* neutralisiert. Die Lösung gibt die Identitätsreaktion a auf Natrium (2.3.1) und die Identitätsreaktion b auf Phosphat (2.3.1).

Prüfung auf Reinheit

Prüflösung: 1,0 g Substanz wird in kohlendioxidfreiem Wasser *R* zu 20 ml gelöst.

Aussehen der Lösung: Die Prüflösung muß klar (2.2.1) und darf nicht stärker gefärbt sein als die Farbvergleichslösung B_7 (2.2.2, Methode II).

***p*H-Wert** (2.2.3): Der *p*H-Wert der Prüflösung muß zwischen 7,5 und 9,0 liegen.

Spezifische Drehung (2.2.7): 0,250 g Substanz werden in Wasser *R* zu 25,0 ml gelöst. Die spezifische Drehung muß zwischen +94 und +100° liegen, berechnet auf die wasserfreie Substanz.

Verwandte Substanzen: Die Prüfung erfolgt mit Hilfe der Flüssigchromatographie (2.2.29).

Untersuchungslösung: 62,5 mg Substanz werden in der mobilen Phase zu 25,0 ml gelöst.

Referenzlösung a: 25 mg Prednisolondihydrogenphosphat-Dinatrium *CRS* und 25 mg Prednisolon *CRS* werden in der mobilen Phase zu 25,0 ml gelöst. 1,0 ml Lösung wird mit der mobilen Phase zu 25,0 ml verdünnt.

Referenzlösung b: 1,0 ml Untersuchungslösung wird mit der mobilen Phase zu 50,0 ml verdünnt.

Die Chromatographie kann durchgeführt werden mit

- einer Säule aus rostfreiem Stahl von 0,15 m Länge und 4,6 mm innerem Durchmesser, gepackt mit octadecylsilyliertem Kieselgel zur Chromatographie *R* (5 µm)
- folgender Mischung als mobile Phase bei einer Durchflußrate von 1 ml je Minute: In einem 250-ml-Erlenmeyerkolben werden 1,360 g Kaliumdihydrogenphosphat *R* mit 0,600 g Hexylamin *R* gemischt; die Mischung wird 10 min lang stehengelassen, in 185 ml Wasser *R* gelöst und mit 65 ml Acetonitril *R* versetzt; nach dem Mischen wird durch ein Filter (0,45 µm) filtriert
- einem Spektrometer als Detektor bei einer Wellenlänge von 254 nm.

Die Säule wird mit der mobilen Phase bei einer Durchflußrate von 1 ml je Minute etwa 30 min lang äquilibriert.

20 µl Referenzlösung b werden eingespritzt. Die Empfindlichkeit des Systems wird so eingestellt, daß die Höhe des Hauptpeaks im Chromatogramm 70 bis 90 Prozent des maximalen Ausschlags beträgt.

20 µl Referenzlösung a werden eingespritzt. Werden die Chromatogramme unter den vorgeschriebenen Bedingungen aufgezeichnet, betragen die Retentionszeiten für Prednisolondihydrogenphosphat-Dinatrium etwa 6,5 min und für Prednisolon etwa 8,5 min. Die Prüfung darf nur ausgewertet werden, wenn die Auflösung zwischen den Peaks von Prednisolondihydrogenphosphat-Dinatrium und Prednisolon mindestens 4,5 beträgt. Falls diese Auflösung nicht erreicht wird, wird die Konzentration von Acetonitril *R* oder Wasser *R* in der mobilen Phase erhöht.

Je 20 µl Untersuchungslösung und Referenzlösung b werden eingespritzt. Die Chromatographie wird über eine Dauer, die der 3fachen Retentionszeit des Hauptpeaks entspricht, durchgeführt. Im Chromatogramm der Untersuchungslösung darf keine Peakfläche, mit Ausnahme der des Hauptpeaks, größer sein als die Fläche des Hauptpeaks im Chromatogramm der Referenzlösung b (2 Prozent), und höchstens eine dieser Peakflächen darf größer sein als das 0,5fache der Fläche des Hauptpeaks im Chromatogramm der Referenzlösung b (1 Prozent). Im Chromatogramm der Untersuchungslösung darf die Summe aller Peakflächen, mit Ausnahme der des Hauptpeaks, nicht größer sein als das 1,5fache der Fläche des Hauptpeaks im Chromatogramm der Referenzlösung b (3 Prozent). Lösungsmittelpeaks und Peaks, deren Fläche kleiner ist als das 0,025fache der Fläche des Hauptpeaks im Chromatogramm der Referenzlösung b, werden nicht berücksichtigt.

Anorganisches Phosphat: 50 mg Substanz werden in Wasser *R* zu 100 ml gelöst. 10 ml Lösung werden mit 5 ml Molybdat-Vanadat-Reagenz *R* gemischt und 5 min lang stehengelassen. Die Lösung darf nicht stärker gelb gefärbt sein als eine gleichzeitig unter gleichen Bedingungen mit 10 ml Phosphat-Lösung (5 ppm PO_4) *R* hergestellte Referenzlösung (1 Prozent).

Wasser (2.5.12): Höchstens 8,0 Prozent, mit 0,200 g Substanz nach der Karl-Fischer-Methode bestimmt.

Gehaltsbestimmung

0,100 g Substanz werden in Wasser *R* zu 100,0 ml gelöst. 5,0 ml Lösung werden mit Wasser *R* zu 250,0 ml verdünnt. Die Absorption (2.2.25) wird im Maximum bei 247 nm gemessen.

Der Gehalt an $C_{21}H_{27}Na_2O_8P$ wird mit Hilfe der spezifischen Absorption errechnet ($A_{1\,cm}^{1\,\%}$ = 312).

Lagerung

Gut verschlossen, vor Licht geschützt.

2000, 1362

Prilocain

Prilocainum

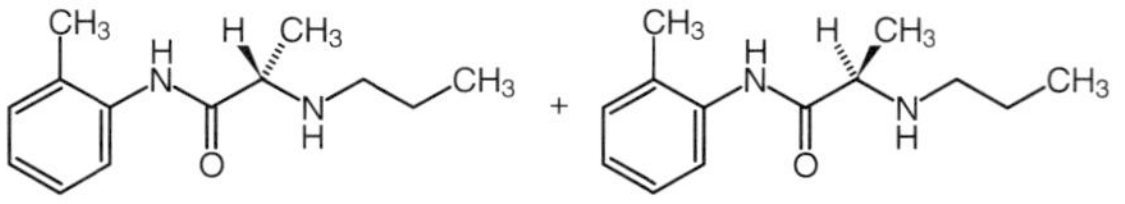

$C_{13}H_{20}N_2O$ M_r 220,3

Definition

Prilocain enthält mindestens 99,0 und höchstens 101,0 Prozent (*RS*)-*N*-(2-Methylphenyl)-2-(propylamino)propanamid, berechnet auf die wasserfreie Substanz.

Eigenschaften

Weißes bis fast weißes, kristallines Pulver; schwer löslich in Wasser, sehr leicht löslich in Aceton und Ethanol.

Prüfung auf Identität

1: B.
2: A, C.

A. Schmelztemperatur (2.2.14): 36 bis 39 °C, ohne vorheriges Trocknen der Substanz bestimmt.

B. Die Prüfung erfolgt mit Hilfe der IR-Spektroskopie (2.2.24) durch Vergleich des Spektrums der Substanz mit dem von Prilocain *CRS*. Die Prüfung erfolgt mit 50 µl einer Lösung der Substanz oder der Referenzsubstanz (30 g · l^{-1}) in Ether *R*, die auf einen Preßling aus Kaliumbromid *R* aufgebracht werden. Anschließend wird das Lösungsmittel verdampft.

C. Die Prüfung erfolgt mit Hilfe der Dünnschichtchromatographie (2.2.27) unter Verwendung einer DC-Platte mit Kieselgel GF_{254} *R*.

Untersuchungslösung: 20,0 mg Substanz werden in Ethanol 96 % *R* zu 5 ml gelöst.

Referenzlösung a: 20,0 mg Prilocain *CRS* werden in Ethanol 96 % *R* zu 5 ml gelöst.

Referenzlösung b: 20,0 mg Prilocain *CRS* und 20,0 mg Lidocain *CRS* werden in Ethanol 96 % *R* zu 5 ml gelöst.

Auf die Platte werden 10 µl jeder Lösung aufgetragen. Die Chromatographie erfolgt mit einer Mischung von 1 Volumteil konzentrierter Ammoniak-Lösung *R*, 5 Volumteilen Methanol *R* und 100 Volumteilen Ether *R* über eine Laufstrecke von 12 cm. Die Platte wird an der Luft trocknen gelassen und anschließend im ultravioletten Licht bei 254 nm ausgewertet. Der Hauptfleck im Chromatogramm der Untersuchungslösung entspricht in bezug auf Lage und Größe dem Hauptfleck im Chromatogramm der Referenzlösung a. Die Prüfung darf nur ausgewertet werden, wenn das Chromatogramm der Referenzlösung b deutlich voneinander getrennt 2 Flecke zeigt.

Prüfung auf Reinheit

Prüflösung: 2,50 g Substanz werden in 15 ml verdünnter Salzsäure *R* gelöst. Die Lösung wird mit Wasser *R* zu 50,0 ml verdünnt.

Aussehen der Lösung: Die Prüflösung muß klar (2.2.1) und farblos (2.2.2, Methode II) sein.

Optische Drehung (2.2.7): Der Drehungswinkel, an der Prüflösung bestimmt, muß zwischen –0,10 und +0,10° liegen.

Verwandte Substanzen: Die Prüfung erfolgt mit Hilfe der Flüssigchromatographie (2.2.29).

Untersuchungslösung: 25,0 mg Substanz werden in der mobilen Phase zu 10,0 ml gelöst.

Referenzlösung a: 2,5 mg Substanz und 3,0 mg Prilocain-Verunreinigung E *CRS* werden in der mobilen Phase zu 100,0 ml gelöst. 1,0 ml Lösung wird mit der mobilen Phase zu 10,0 ml verdünnt.

Referenzlösung b: 1,0 ml Untersuchungslösung wird mit der mobilen Phase zu 100,0 ml verdünnt. 1,0 ml dieser Lösung wird mit der mobilen Phase zu 10,0 ml verdünnt.

Die Chromatographie kann durchgeführt werden mit

- einer Säule aus rostfreiem Stahl von 0,125 m Länge und 4,6 mm innerem Durchmesser, gepackt mit octadecylsilyliertem Kieselgel zur Chromatographie *R* (5 µm)
- folgender Mischung als mobile Phase bei einer Durchflußrate von 1 ml je Minute: 40 Volumteile Acetonitril *R* und 60 Volumteile einer Lösung von 0,180 g Natriumdihydrogenphosphat-Monohydrat *R* und 2,89 g Natriummonohydrogenphosphat-Dihydrat *R*, die in 1000 ml Wasser *R* gelöst werden (*p*H 8,0)

- einem Spektrometer als Detektor bei einer Wellenlänge von 240 nm.

20 µl Referenzlösung a werden eingespritzt. Die Empfindlichkeit des Systems wird so eingestellt, daß die Höhe der beiden Hauptpeaks im Chromatogramm mindestens 20 Prozent des maximalen Ausschlags beträgt. Die Prüfung darf nur ausgewertet werden, wenn die Auflösung zwischen den Peaks von Verunreinigung E und Prilocain mindestens 3,0 beträgt.

Je 20 µl Untersuchungslösung und Referenzlösung b werden eingespritzt. Die Chromatographie der Untersuchungslösung erfolgt über eine Dauer, die der 2fachen Retentionszeit von Prilocain entspricht, welche etwa 7 min beträgt.

Im Chromatogramm der Untersuchungslösung darf keine Peakfläche, mit Ausnahme der des Hauptpeaks, größer sein als das 2fache der Fläche des Hauptpeaks im Chromatogramm der Referenzlösung b (0,2 Prozent), und höchstens eine dieser Peakflächen darf größer sein als die Fläche des Hauptpeaks im Chromatogramm der Referenzlösung b (0,1 Prozent). Im Chromatogramm der Untersuchungslösung darf die Summe aller Peakflächen, mit Ausnahme der des Hauptpeaks, nicht größer sein als das 5fache der Fläche des Hauptpeaks im Chromatogramm der Referenzlösung b (0,5 Prozent). Peaks, deren Fläche kleiner ist als das 0,2fache der Fläche des Hauptpeaks im Chromatogramm der Referenzlösung b, werden nicht berücksichtigt.

***o*-Toluidin:** Die Prüfung erfolgt mit Hilfe der Flüssigchromatographie (2.2.29).

Die Lösungen müssen unmittelbar vor Gebrauch hergestellt werden.

Untersuchungslösung: 0,100 g Substanz werden in der mobilen Phase zu 10,0 ml gelöst.

Referenzlösung: 10,0 mg *o*-Toluidinhydrochlorid *R* werden in der mobilen Phase zu 100,0 ml gelöst. 1,0 ml Lösung wird mit der mobilen Phase zu 100,0 ml verdünnt.

Die Chromatographie wird wie bei „Verwandte Substanzen" beschrieben durchgeführt.

20 µl Referenzlösung werden eingespritzt. Die Empfindlichkeit des Systems wird so eingestellt, daß die Höhe des Hauptpeaks im Chromatogramm mindestens 50 Prozent des maximalen Ausschlags beträgt.

20 µl Untersuchungslösung werden eingespritzt. Die Chromatographie erfolgt über eine Dauer, die der 2fachen Retentionszeit von Prilocain entspricht. Im Chromatogramm der Untersuchungslösung darf eine dem *o*-Toluidin entsprechende Peakfläche nicht größer sein als die Fläche des Hauptpeaks im Chromatogramm der Referenzlösung (100 ppm).

Schwermetalle (2.4.8): 1,0 g Substanz muß der Grenzprüfung C auf Schwermetalle entsprechen (20 ppm). Zur Herstellung der Referenzlösung werden 2 ml Blei-Lösung (10 ppm Pb) *R* verwendet.

Wasser (2.5.12): Höchstens 0,5 Prozent, mit 1,00 g Substanz nach der Karl-Fischer-Methode bestimmt.

Sulfatasche (2.4.14): Höchstens 0,1 Prozent, mit 1,0 g Substanz bestimmt.

Gehaltsbestimmung

0,400 g Substanz, in 20 ml wasserfreier Essigsäure *R* gelöst, werden mit Perchlorsäure (0,1 mol · l^{-1}) titriert. Der Endpunkt wird mit Hilfe der Potentiometrie (2.2.20) bestimmt.

1 ml Perchlorsäure (0,1 mol · l^{-1}) entspricht 22,03 mg $C_{13}H_{20}N_2O$.

Verunreinigungen

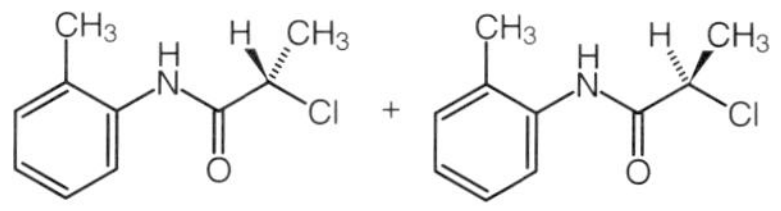

A. (*RS*)-2-Chlor-*N*-(2-methylphenyl)propanamid

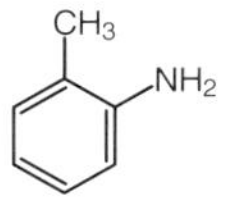

B. 2-Methylbenzolamin (*o*-Toluidin)

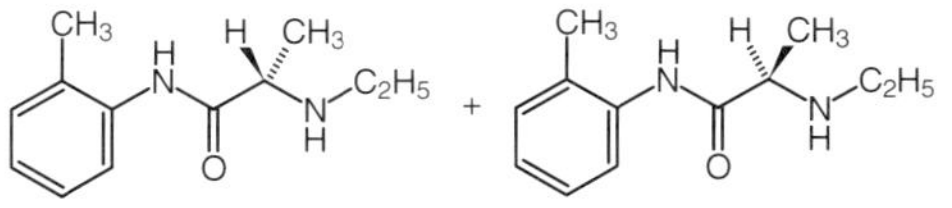

C. (*RS*)-2-(Ethylamino)-*N*-(2-methylphenyl)propanamid

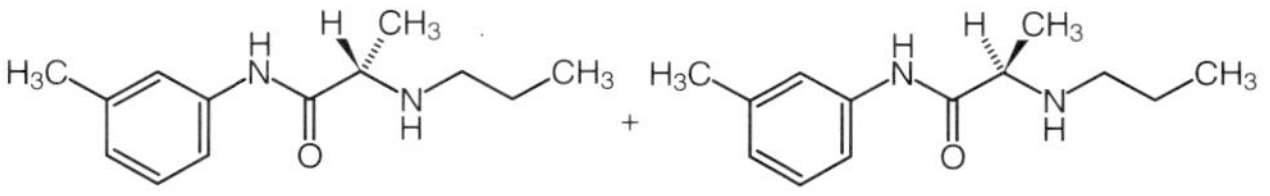

D. (*RS*)-*N*-(3-Methylphenyl)-2-(propylamino)propanamid

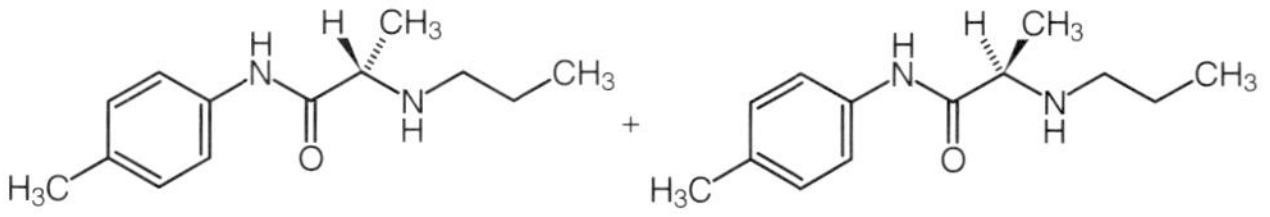

E. (*RS*)-*N*-(4-Methylphenyl)-2-(propylamino)propanamid

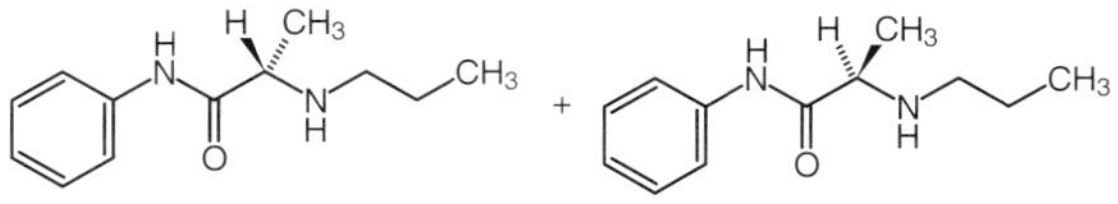

F. (*RS*)-*N*-Phenyl-2-(propylamino)propanamid.

1999, 1363

Prilocainhydrochlorid

Prilocaini hydrochloridum

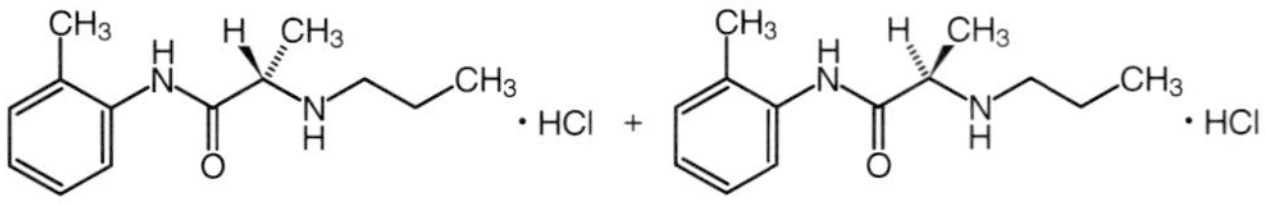

$C_{13}H_{21}ClN_2O$ M_r 256,8

Definition

Prilocainhydrochlorid enthält mindestens 99,0 und höchstens 101,0 Prozent (*RS*)-*N*-(2-Methylphenyl)-2-(propylamino)propanamid-hydrochlorid, berechnet auf die getrocknete Substanz.

Eigenschaften

Weißes, kristallines Pulver oder farblose Kristalle; leicht löslich in Wasser und Ethanol, sehr schwer löslich in Aceton.

Prüfung auf Identität

1: B, D.
2: A, C, D.

A. Schmelztemperatur (2.2.14): 168 bis 171 °C.

B. Die Prüfung erfolgt mit Hilfe der IR-Spektroskopie (2.2.24) durch Vergleich des Spektrums der Substanz mit dem von Prilocainhydrochlorid *CRS*. Die Prüfung erfolgt mit Hilfe von Preßlingen.

C. Die Prüfung erfolgt mit Hilfe der Dünnschichtchromatographie (2.2.27) unter Verwendung einer DC-Platte mit Kieselgel GF_{254} *R*.

Untersuchungslösung: 20,0 mg Substanz werden in Ethanol 96 % *R* zu 5 ml gelöst.

Referenzlösung a: 20,0 mg Prilocainhydrochlorid *CRS* werden in Ethanol 96 % *R* zu 5 ml gelöst.

Referenzlösung b: 20,0 mg Prilocainhydrochlorid *CRS* und 20,0 mg Lidocainhydrochlorid *CRS* werden in Ethanol 96 % *R* zu 5 ml gelöst.

Auf die Platte werden 10 µl jeder Lösung aufgetragen. Die Chromatographie erfolgt mit einer Mischung von 1 Volumteil konzentrierter Ammoniak-Lösung *R*, 5 Volumteilen Methanol *R* und 100 Volumteilen Ether *R* über eine Laufstrecke von 12 cm. Die Platte wird an der Luft trocknen gelassen und anschließend im ultravioletten Licht bei 254 nm ausgewertet. Der Hauptfleck im Chromatogramm der Untersuchungslösung entspricht in bezug auf Lage und Größe dem Hauptfleck im Chromatogramm der Referenzlösung a. Die Prüfung darf nur ausgewertet werden, wenn das Chromatogramm der Referenzlösung b deutlich voneinander getrennt 2 Flecke zeigt.

D. Die Substanz gibt die Identitätsreaktion a auf Chlorid (2.3.1).

Prüfung auf Reinheit

Prüflösung: 2,50 g Substanz werden in kohlendioxidfreiem Wasser *R* zu 50,0 ml gelöst.

Aussehen der Lösung: Die Prüflösung muß klar (2.2.1) und farblos (2.2.2, Methode II) sein.

Optische Drehung (2.2.7): Der Drehungswinkel, an der Prüflösung bestimmt, muß zwischen −0,10 und +0,10° liegen.

Sauer oder alkalisch reagierende Substanzen: 4 ml Prüflösung werden mit kohlendioxidfreiem Wasser *R* zu 10 ml verdünnt. Nach Zusatz von 0,1 ml Bromcresolgrün-Lösung *R* und 0,40 ml Natriumhydroxid-Lösung ($0{,}01\ mol \cdot l^{-1}$) muß die Lösung blau gefärbt sein. Nach Zusatz von 0,80 ml Salzsäure ($0{,}01\ mol \cdot l^{-1}$) muß die Lösung gelb gefärbt sein.

Verwandte Substanzen: Die Prüfung erfolgt mit Hilfe der Flüssigchromatographie (2.2.29).

Untersuchungslösung: 30,0 mg Substanz werden in der mobilen Phase zu 10,0 ml gelöst.

Referenzlösung a: 3,0 mg Substanz und 3,0 mg Prilocain-Verunreinigung E *CRS* werden in der mobilen Phase zu 100,0 ml gelöst. 1,0 ml Lösung wird mit der mobilen Phase zu 10,0 ml verdünnt.

Referenzlösung b: 1,0 ml Untersuchungslösung wird mit der mobilen Phase zu 100,0 ml verdünnt. 1,0 ml dieser Lösung wird mit der mobilen Phase zu 10,0 ml verdünnt.

Die Chromatographie kann durchgeführt werden mit
- einer Säule aus rostfreiem Stahl von 0,125 m Länge und 4,6 mm innerem Durchmesser, gepackt mit octadecylsilyliertem Kieselgel zur Chromatographie *R* (5 µm)
- folgender Mischung als mobile Phase bei einer Durchflußrate von 1 ml je Minute: 40 Volumteile Acetonitril *R* und 60 Volumteile einer Lösung von 0,180 g Natriumdihydrogenphosphat-Monohydrat *R* und 2,89 g Natriummonohydrogenphosphat-Dihydrat *R*, die in 1000 ml Wasser *R* gelöst werden (*p*H 8,0)
- einem Spektrometer als Detektor bei einer Wellenlänge von 240 nm.

20 µl Referenzlösung a werden eingespritzt. Die Empfindlichkeit des Systems wird so eingestellt, daß die Höhe der beiden Hauptpeaks im Chromatogramm mindestens 20 Prozent des maximalen Ausschlags beträgt. Die Prüfung darf nur ausgewertet werden, wenn die Auflösung zwischen den Peaks von Prilocain-Verunreinigung E und Prilocain mindestens 3,0 beträgt.

Je 20 µl Untersuchungslösung und Referenzlösung b werden eingespritzt. Die Chromatographie der Untersuchungslösung erfolgt über eine Dauer, die der 2fachen Retentionszeit von Prilocain entspricht, welche etwa 7 min beträgt.

Im Chromatogramm der Untersuchungslösung darf keine Peakfläche, mit Ausnahme der des Hauptpeaks, größer sein als das 2fache der Fläche des Hauptpeaks im Chromatogramm der Referenzlösung b (0,2 Prozent), und höchstens eine dieser Peakflächen darf größer sein als die Fläche des Hauptpeaks im Chromatogramm der Referenzlösung b (0,1 Prozent). Im Chromatogramm der Untersuchungslösung darf die Summe aller Peakflächen, mit Ausnahme der des Hauptpeaks, nicht größer sein als das 5fache der Fläche des Hauptpeaks im Chromatogramm der Referenzlösung b (0,5 Prozent). Peaks, deren Fläche kleiner ist als das 0,2fache der Fläche des Hauptpeaks im Chromatogramm der Referenzlösung b, werden nicht berücksichtigt.

***o*-Toluidin:** Die Prüfung erfolgt mit Hilfe der Flüssigchromatographie (2.2.29).

Die Lösungen müssen unmittelbar vor Gebrauch hergestellt werden.

Untersuchungslösung: 0,100 g Substanz werden in der mobilen Phase zu 10,0 ml gelöst.

Referenzlösung: 10,0 mg *o*-Toluidinhydrochlorid *R* werden in der mobilen Phase zu 100,0 ml gelöst. 1,0 ml Lösung wird mit der mobilen Phase zu 100,0 ml verdünnt.

Die Chromatographie wird wie bei „Verwandte Substanzen" beschrieben durchgeführt.

20 µl Referenzlösung werden eingespritzt. Die Empfindlichkeit des Systems wird so eingestellt, daß die Höhe des Hauptpeaks im Chromatogramm mindestens 50 Prozent des maximalen Ausschlags beträgt.

20 µl Untersuchungslösung werden eingespritzt. Die Chromatographie erfolgt über eine Dauer, die der 2fachen Retentionszeit von Prilocain entspricht. Im Chromatogramm der Untersuchungslösung darf eine dem *o*-Toluidin entsprechende Peakfläche nicht größer sein als die Fläche des Hauptpeaks im Chromatogramm der Referenzlösung (100 ppm).

Schwermetalle (2.4.8): 1,0 g Substanz muß der Grenzprüfung C auf Schwermetalle entsprechen (20 ppm). Zur Herstellung der Referenzlösung werden 2 ml Blei-Lösung (10 ppm Pb) *R* verwendet.

Trocknungsverlust (2.2.32): Höchstens 0,5 Prozent, mit 1,000 g Substanz durch Trocknen im Trockenschrank bei 100 bis 105 °C bestimmt.

Sulfatasche (2.4.14): Höchstens 0,1 Prozent, mit 1,0 g Substanz bestimmt.

Gehaltsbestimmung

0,400 g Substanz, in einer Mischung von 5,0 ml Salzsäure (0,01 mol · l^{-1}) und 50 ml Ethanol 96 % *R* gelöst, werden mit Natriumhydroxid-Lösung (0,1 mol · l^{-1}) titriert. Der Endpunkt wird mit Hilfe der Potentiometrie (2.2.20) bestimmt. Das zwischen den beiden Wendepunkten zugesetzte Volumen wird abgelesen.

1 ml Natriumhydroxid-Lösung (0,1 mol · l^{-1}) entspricht 25,68 mg $C_{13}H_{21}ClN_2O$.

Verunreinigungen

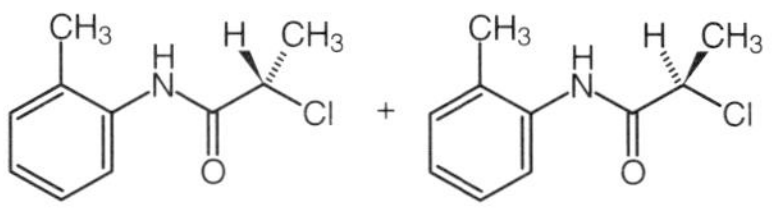

A. (*RS*)-2-Chlor-*N*-(2-methylphenyl)propanamid

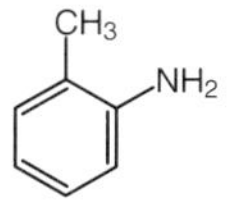

B. 2-Methylbenzolamin
(*o*-Toluidin)

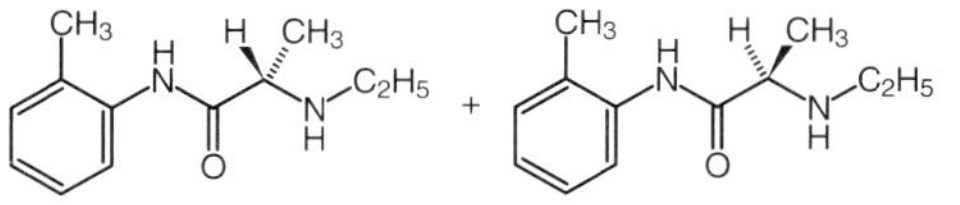

C. (*RS*)-2-(Ethylamino)-*N*-(2-methylphenyl)propanamid

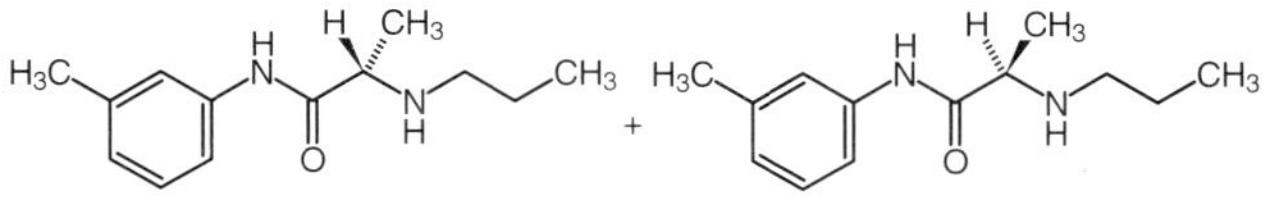

D. (*RS*)-*N*-(3-Methylphenyl)-2-(propylamino)propanamid

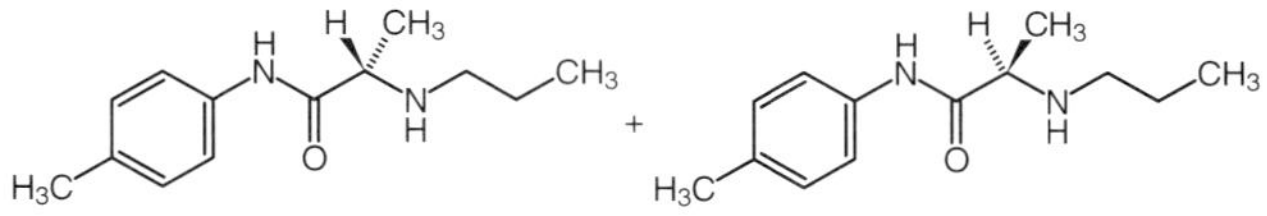

E. (*RS*)-*N*-(4-Methylphenyl)-2-(propylamino)propanamid

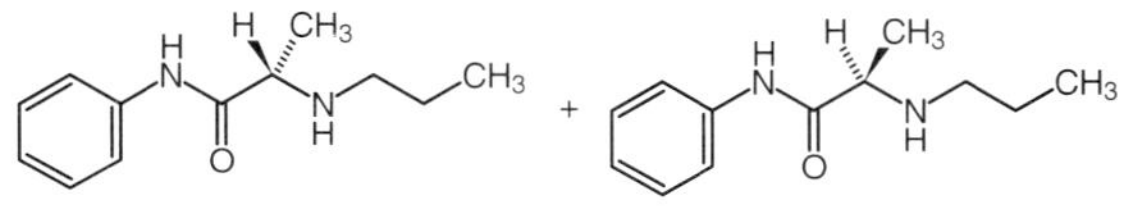

F. (*RS*)-*N*-Phenyl-2-(propylamino)propanamid.

2001, 635

Primaquinbisdihydrogenphosphat

Primaquini diphosphas

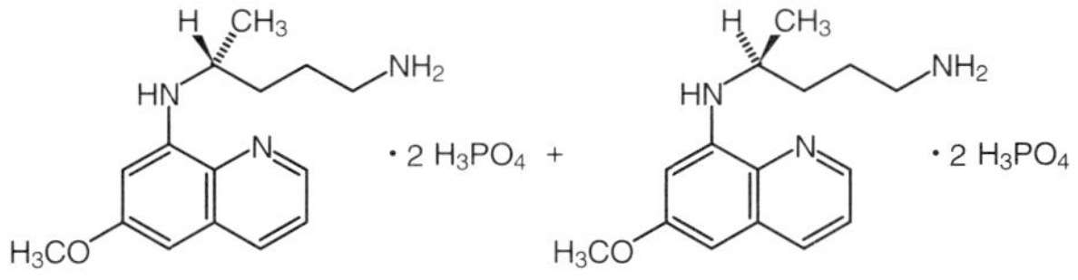

$C_{15}H_{27}N_3O_9P_2$ M_r 455,3

Definition

Primaquinbisdihydrogenphosphat enthält mindestens 98,5 und höchstens 101,5 Prozent (*RS*)-8-(4-Amino-1-methylbutylamino)-6-methoxychinolin-diphosphat, berechnet auf die getrocknete Substanz.

Eigenschaften

Orangefarbenes, kristallines Pulver; löslich in Wasser, praktisch unlöslich in Ethanol.

Die Substanz schmilzt bei etwa 200 °C unter Zersetzung.

Prüfung auf Identität

1: B, D.
2: A, C, D.

A. 15 mg Substanz werden in Salzsäure (0,01 mol · l^{-1}) zu 100,0 ml gelöst. Die Lösung, zwischen 310 und 450 nm gemessen, zeigt Absorptionsmaxima (2.2.25) bei 332 und 415 nm. Die spezifischen Absorptionen in den Maxima liegen zwischen 45 und 52 sowie 27 und 35. 5,0 ml Lösung werden mit Salzsäure (0,01 mol · l^{-1}) zu 50,0 ml verdünnt. Diese Lösung, zwischen 215 und 310 nm gemessen, zeigt Absorptionsmaxima bei 225, 265 und 282 nm. Die spezifischen Absorptionen in den Maxima liegen zwischen 495 und 515, 335 und 350 beziehungsweise 330 und 345.

B. Die Prüfung erfolgt mit Hilfe der IR-Spektroskopie (2.2.24) durch Vergleich des Spektrums der Substanz mit dem von Primaquinbisdihydrogenphosphat *CRS*. Die Prüfung erfolgt mit Hilfe von Preßlingen, die wie folgt hergestellt werden: Je 0,1 g Substanz und Referenzsubstanz werden getrennt in 5 ml Wasser *R* gelöst. Nach Zusatz von 2 ml verdünnter Ammoniak-Lösung *R* 2 und 5 ml Dichlormethan *R* wird geschüttelt. Die Dichlormethanphase wird über 0,5 g wasserfreiem Natriumsulfat *R* getrocknet. Unter Verwendung von 0,3 g Kaliumbromid *R* wird ein Preßling hergestellt, auf den 0,1 ml der Dichlormethanphase tropfenweise aufgebracht werden. Zwischen dem Auftropfen wird das Dichlormethan jeweils verdampfen gelassen; anschließend wird der Preßling 2 min lang bei 50 °C getrocknet.

C. Die Prüfung erfolgt mit Hilfe der Dünnschichtchromatographie (2.2.27) unter Verwendung einer DC-Platte mit Kieselgel GF_{254} *R*.

Alle Arbeiten sind so rasch wie möglich und unter Lichtschutz durchzuführen. Die Untersuchungs- und Referenzlösung sind unmittelbar vor Gebrauch herzustellen.

Untersuchungslösung: 0,20 g Substanz werden in 5 ml Wasser *R* gelöst. Die Lösung wird mit Methanol *R* zu 10 ml verdünnt. 1 ml dieser Lösung wird mit einer Mischung von gleichen Volumteilen Methanol *R* und Wasser *R* zu 10 ml verdünnt.

Referenzlösung: 20 mg Primaquinbisdihydrogenphosphat *CRS* werden in 5 ml Wasser *R* gelöst. Die Lösung wird mit Methanol *R* zu 10 ml verdünnt.

Die Platte wird mit einer Mischung von 1 Volumteil konzentrierter Ammoniak-Lösung *R*, 40 Volumteilen Methanol *R* und 60 Volumteilen Dichlormethan *R* vorgewaschen und an der Luft trocknen gelassen. Auf die Platte werden 5 µl jeder Lösung aufgetragen. Die Chromatographie erfolgt mit dem für das Vorwaschen der Platte beschriebenen Lösungsmittelgemisch über eine Laufstrecke von 15 cm. Die Platte wird an der Luft trocknen gelassen und im ultravioletten Licht bei 254 nm ausgewertet. Der Hauptfleck im Chromatogramm der Untersuchungslösung entspricht in bezug auf Lage und Größe dem Hauptfleck im Chromatogramm der Referenzlösung.

D. 50 mg Substanz werden in 5 ml Wasser *R* gelöst. Nach Zusatz von 2 ml verdünnter Natriumhydroxid-Lösung *R* wird die Lösung 2mal mit je 5 ml Dichlormethan *R* geschüttelt. Die wäßrige Phase, mit Salpetersäure *R* angesäuert, gibt die Identitätsreaktion b auf Phosphat (2.3.1).

Prüfung auf Reinheit

Verwandte Substanzen: Die Prüfung erfolgt mit Hilfe der Flüssigchromatographie (2.2.29).

Untersuchungslösung: 50 mg Substanz werden in Wasser *R* zu 5,0 ml gelöst. 1,0 ml Lösung wird mit 0,2 ml konzentrierter Ammoniak-Lösung *R* versetzt und mit 10,0 ml mobiler Phase geschüttelt. Die klare untere Phase wird verwendet.

Referenzlösung a: 50 mg Primaquinbisdihydrogenphosphat *CRS* werden in Wasser *R* zu 5,0 ml gelöst. 1,0 ml Lösung wird mit 0,2 ml konzentrierter Ammoniak-Lösung *R* versetzt und mit 10,0 ml mobiler Phase geschüttelt. Die klare untere Phase wird verwendet.

Referenzlösung b: 3,0 ml Untersuchungslösung werden mit der mobilen Phase zu 100,0 ml verdünnt.

Referenzlösung c: 1,0 ml Untersuchungslösung wird mit der mobilen Phase zu 10,0 ml verdünnt. 1,0 ml dieser Lösung wird mit der mobilen Phase zu 50,0 ml verdünnt.

Die Chromatographie kann durchgeführt werden mit

- einer Säule von 0,2 m Länge und 4,6 mm innerem Durchmesser, gepackt mit Kieselgel zur Chromatographie *R* (10 µm)
- einer Mischung von 0,1 Volumteilen konzentrierter Ammoniak-Lösung *R*, 10 Volumteilen Methanol *R*, 45 Volumteilen Dichlormethan *R* und 45 Volumteilen Hexan *R* als mobile Phase bei einer Durchflußrate von 3,0 ml je Minute
- einem Spektrometer als Detektor bei einer Wellenlänge von 261 nm
- einer Probenschleife.

20 µl jeder Lösung werden eingespritzt. Die Chromatographie erfolgt mindestens über eine Dauer, die der 2fachen Retentionszeit von Primaquin entspricht. Die Prüfung darf nur ausgewertet werden, wenn im Chromatogramm der Referenzlösung a unmittelbar vor dem Hauptpeak ein Peak auftritt, dessen Fläche etwa 6 Prozent der des Hauptpeaks und die Auflösung zwischen den beiden Peaks mindestens 2,0 beträgt. Im Chromatogramm der Referenzlösung c muß das Signal-Rausch-Verhältnis des Hauptpeaks mindestens 5 sein.

Im Chromatogramm der Untersuchungslösung darf die Summe aller Peakflächen, mit Ausnahme der des Hauptpeaks, nicht größer sein als die Fläche des Hauptpeaks im Chromatogramm der Referenzlösung b (3,0 Prozent). Lösungsmittelpeaks und Peaks, deren Fläche kleiner ist als die des Hauptpeaks im Chromatogramm der Referenzlösung c, werden nicht berücksichtigt.

Trocknungsverlust (2.2.32): Höchstens 0,5 Prozent, mit 1,000 g Substanz durch Trocknen im Trockenschrank bei 100 bis 105 °C bestimmt.

Gehaltsbestimmung

0,2000 g Substanz, unter Erwärmen in 40 ml wasserfreier Essigsäure *R* gelöst, werden nach dem Erkalten mit Perchlorsäure (0,1 mol · l^{-1}) titriert. Der Endpunkt wird mit Hilfe der Potentiometrie (2.2.20) bestimmt.

1 ml Perchlorsäure (0,1 mol · l^{-1}) entspricht 22,77 mg $C_{15}H_{27}N_3O_9P_2$.

Lagerung

Vor Licht geschützt.

1999, 1364

Primelwurzel

Primulae radix

Definition

Primelwurzel besteht aus dem ganzen oder geschnittenen, getrockneten Wurzelstock mit den Wurzeln von *Primula veris* L. oder *Primula elatior* (L.) Hill.

Eigenschaften

Primelwurzel hat einen bitteren Geschmack.

Die Droge weist die unter „Prüfung auf Identität, A und B" beschriebenen makroskopischen und mikroskopischen Merkmale auf.

Prüfung auf Identität

A. Der grobhöckerige, graubraune Wurzelstock ist gerade oder etwas gebogen, etwa 1 bis 5 cm lang und etwa 2 bis 4 mm dick. Am oberen Teil befinden sich oft Stengel- und Blattreste. Dem Wurzelstock entspringen zahlreiche brüchige, etwa 1 mm dicke und gewöhnlich 6 bis 8 cm lange Wurzeln, die bei *Primula elatior* hellbraun bis rötlichbraun, bei *Primula veris* hellgelb bis gelblichweiß sind. Der Bruch ist glatt.

B. Die Droge wird pulverisiert (355). Das Pulver ist graubraun. Die Prüfung erfolgt unter dem Mikroskop, wobei Chloralhydrat-Lösung *R* verwendet wird. Das Pulver zeigt folgende Merkmale: Parenchymfragmente der Wurzelrinde, des Marks und des Wurzelstocks, bestehend aus rundlichen Zellen mit verdickten und getüpfelten Wänden; bräunliche Bruchstücke des Oberflächengewebes der Wurzelhaare; Gefäße mit netzartigen Verdickungen. Für das Vorliegen von *Primula elatior* sind Gruppen stark getüpfelter, gelblichgrüner Steinzellen charakteristisch. Wird unter dem Mikroskop unter Verwendung einer 50prozentigen Lösung (*V/V*) von Glycerol *R* geprüft, zeigt das Pulver einzelne Stärkekörner oder Gruppen von Stärkekörnern verschiedener Größe und Gestalt.

C. Das Chromatogramm der Prüfung „*Vincetoxicum-hirundinaria-medicus*-Wurzel" wird verwendet. Die Platte wird mit Anisaldehyd-Reagenz *R* besprüht, 5 bis 10 min lang bei 100 bis 105 °C erhitzt und im Tageslicht ausgewertet. Die Hauptzone (Aescin) im Chromatogramm der Referenzlösung ist bläulichviolett und befindet sich an der Grenze zwischen unterem und mittlerem Drittel. Das Chromatogramm der Untersuchungslösung zeigt eine oder zwei kräftig dunkelviolette Zonen etwas unterhalb der Aescin-Zone im Chromatogramm der Referenzlösung; weitere hellviolette, gelbliche oder bräunlichgrüne Zonen können sichtbar sein.

Prüfung auf Reinheit

Fremde Bestandteile (2.8.2): Die Droge muß der Prüfung entsprechen.

***Vincetoxicum-hirundinaria-medicus*-Wurzel:** Die Prüfung erfolgt mit Hilfe der Dünnschichtchromatographie (2.2.27) unter Verwendung einer DC-Platte mit Kieselgel F_{254} *R*.

Untersuchungslösung: 1,0 g pulverisierte Droge (500) wird mit 10 ml Ethanol 70 % *R* übergossen, 15 min lang zum Rückfluß erhitzt und nach dem Abkühlen filtriert.

Referenzlösung: 10 mg Aescin *R* werden in 1,0 ml Ethanol 70 % *R* gelöst.

Auf die Platte werden 20 µl jeder Lösung bandförmig aufgetragen. Die Chromatographie erfolgt mit einer Mischung von 10 Volumteilen Essigsäure 98 % *R*, 40 Volumteilen Wasser *R* und 50 Volumteilen 1-Butanol *R* über eine Laufstrecke von 12 cm. Die Platte wird im Trockenschrank bei 100 bis 105 °C getrocknet und anschließend im ultravioletten Licht bei 254 nm ausgewertet. Die Chromatogramme von Referenz- und Untersuchungslösung zeigen an der Grenze zwischen unterem und mittlerem Drittel eine fluoreszenzmindernde Zone (Aescin). Die Zone wird gekennzeichnet. Im ultravioletten Licht bei 365 nm ausgewertet, dürfen im Chromatogramm der Untersuchungslösung keine hellblau oder grünlich fluoreszierenden Zonen unterhalb der Hauptzone des Aescins im Chromatogramm der Referenzlösung vorhanden sein.

Trocknungsverlust (2.2.32): Höchstens 10,0 Prozent, mit 1,000 g pulverisierter Droge (355) durch 2 h langes Trocknen im Trockenschrank bei 100 bis 105 °C bestimmt.

Asche (2.4.16): Höchstens 9,0 Prozent.

Salzsäureunlösliche Asche (2.8.1): Höchstens 3,0 Prozent.

Lagerung

Vor Licht geschützt.

2000, 584

Primidon

Primidonum

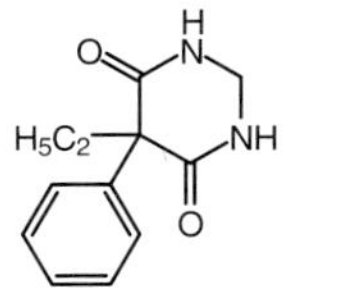

$C_{12}H_{14}N_2O_2$ M_r 218,3

Definition

Primidon enthält mindestens 98,0 und höchstens 102,0 Prozent 5-Ethyl-2,3-dihydro-5-phenyl-4,6(1*H*,5*H*)-pyrimidindion, berechnet auf die getrocknete Substanz.

Eigenschaften

Weißes bis fast weißes, kristallines Pulver; sehr schwer löslich in Wasser, schwer löslich in Ethanol, praktisch unlöslich in Ether.

Prüfung auf Identität

1: B.
2: A, C, D.

A. Die unter „Gehaltsbestimmung" hergestellte Lösung wird verwendet. Diese Lösung, zwischen 240 und 300 nm gemessen, zeigt Absorptionsmaxima (2.2.25) bei 252, 257 und 264 nm sowie Absorptionsminima bei 254 und 261 nm. Das Verhältnis der Absorption im Maximum bei 257 nm zu der im Minimum bei 261 nm liegt zwischen 2,00 und 2,20. Die Prüfung darf nur ausgewertet werden, wenn das Verhältnis der Absorptionen bei der Bestimmung des Auflösungsvermögens (2.2.25) mindestens 2,0 beträgt.

B. Die Prüfung erfolgt mit Hilfe der IR-Spektroskopie (2.2.24) durch Vergleich des Spektrums der Substanz mit dem von Primidon *CRS*. Die Prüfung erfolgt mit Hilfe von Preßlingen unter Verwendung von Kaliumbromid *R*.

C. 0,1 g Substanz werden in 5 ml einer Lösung von Chromotropsäure-Natrium *R* (5 g · l^{-1}) in einer Mischung von 4 Volumteilen Wasser *R* und 9 Volumteilen Schwefelsäure *R* gelöst. Beim Erhitzen der Lösung entsteht eine rosablaue Farbe.

D. 0,2 g Substanz werden mit 0,2 g wasserfreiem Natriumcarbonat *R* gemischt und bis zur Schmelze erhitzt. Das gebildete Ammoniakgas kann durch seinen Geruch und durch seine alkalische Reaktion (2.2.4) identifiziert werden.

Prüfung auf Reinheit

Wasserlösliche, ultraviolettes Licht absorbierende Substanzen: 2,0 g Substanz werden mit 50 ml Wasser *R* versetzt. Die Mischung wird 30 min lang unter gelegentlichem Schütteln im Wasserbad erhitzt, auf 20 °C abgekühlt und filtriert. Das Filter wird mit 10 ml Wasser *R* von 20 °C gewaschen. Filtrat und Waschflüssigkeit werden vereinigt und mit Wasser *R* zu 100,0 ml verdünnt. Die Absorption (2.2.25) dieser Lösung, im Maximum bei 257 nm gemessen, darf höchstens 0,35 betragen.

Schwermetalle (2.4.8): 2,0 g Substanz müssen der Grenzprüfung D auf Schwermetalle entsprechen (10 ppm). Zur Herstellung der Referenzlösung werden 2 ml Blei-Lösung (10 ppm Pb) *R* verwendet.

Trocknungsverlust: (2.2.32): Höchstens 0,5 Prozent, mit 1,000 g Substanz durch 2 h langes Trocknen im Trockenschrank bei 100 bis 105 °C bestimmt.

Sulfatasche (2.4.14): Höchstens 0,1 Prozent, mit 1,0 g Substanz bestimmt.

Gehaltsbestimmung

60,0 mg Substanz werden unter Erwärmen in 70 ml Ethanol 96 % *R* gelöst. Die Lösung wird abgekühlt und mit Ethanol 96 % *R* zu 100,0 ml verdünnt. Unter gleichen Bedingungen wird eine Referenzlösung mit 60,0 mg Primidon *CRS* hergestellt. Die Absorptionen (2.2.25) der Lösungen werden im Maximum bei 257 nm gemessen.

Der Gehalt an $C_{12}H_{14}N_2O_2$ wird mit Hilfe der Absorptionen und der Konzentrationen der Lösungen errechnet.

Dieser Text wurde in der deutschsprachigen Ausgabe der Ph. Eur. – Nachtrag 2000 schon in dieser Fassung veröffentlicht.

2001, 1483

Produkte mit dem Risiko der Übertragung von Erregern der spongiformen Enzephalopathie tierischen Ursprungs

Producta cum possibili transmissione vectorium enkephalopathiarum spongiformium animalium

Definition

Produkte mit dem Risiko der Übertragung von Erregern der spongiformen Enzephalopathie tierischen Ursprungs sind Produkte, die aus Gewebe oder Körperflüssigkeiten von Tieren gewonnen werden, die für die Übertragung der spongiformen Enzephalopathie, ausgenommen durch experimentelle Belastung, empfänglich sind. Die vorliegende Monographie betrifft alle Substanzen oder Zubereitungen, die von diesen Tieren gewonnen werden, sowie alle Substanzen oder Zubereitungen, die Produkte von diesen Tieren als Wirkstoff oder Hilfsstoff enthalten oder bei deren Herstellung solche Produkte, zum Beispiel als Roh- oder Ausgangsmaterialien, Ausgangsstoffe oder Reagenzien, verwendet wurden.

Herstellung

Die Herstellung muß dem Allgemeinen Text „5.2.8 Minimierung des Risikos der Übertragung von Erregern der spongiformen Enzephalopathie tierischen Ursprungs durch Arzneimittel" entsprechen.

2000, 785

Prolin

Prolinum

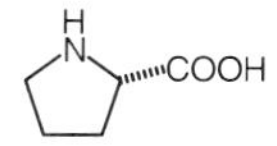

$C_5H_9NO_2$ M_r 115,1

Definition

Prolin enthält mindestens 98,5 und höchstens 101,0 Prozent (*S*)-Pyrrolidin-2-carbonsäure, berechnet auf die getrocknete Substanz.

Herstellung

Wird die Substanz durch ein Verfahren hergestellt, das Fermentationsschritte beinhaltet, muß sie zusätzlich den Anforderungen der Monographie **Fermentationsprodukte (Producta ab fermentatione)** entsprechen.

Eigenschaften

Weißes bis fast weißes, kristallines Pulver oder farblose Kristalle; sehr leicht löslich in Wasser, leicht löslich in Ethanol, praktisch unlöslich in Ether.

Prüfung auf Identität

1: A, B.
2: A, C.

A. Die Substanz entspricht der Prüfung „Spezifische Drehung" (siehe „Prüfung auf Reinheit").

B. Die Prüfung erfolgt mit Hilfe der IR-Spektroskopie (2.2.24) durch Vergleich des Spektrums der Substanz mit dem von Prolin *CRS*. Die Prüfung erfolgt mit Hilfe von Preßlingen.

C. Die bei der Prüfung „Mit Ninhydrin nachweisbare Substanzen" (siehe „Prüfung auf Reinheit") erhaltenen Chromatogramme werden ausgewertet. Der Hauptfleck im Chromatogramm der Untersuchungslösung b entspricht in bezug auf Lage, Farbe und Größe dem Hauptfleck im Chromatogramm der Referenzlösung a.

Prüfung auf Reinheit

Prüflösung: 2,5 g Substanz werden in destilliertem Wasser *R* zu 50 ml gelöst.

Aussehen der Lösung: Die Prüflösung muß klar (2.2.1) und farblos (2.2.2, Methode II) sein.

Spezifische Drehung (2.2.7): 1,00 g Substanz wird in Wasser *R* zu 25,0 ml gelöst. Die spezifische Drehung muß zwischen –84,0 und –86,0° liegen, berechnet auf die getrocknete Substanz.

Mit Ninhydrin nachweisbare Substanzen: Die Prüfung erfolgt mit Hilfe der Dünnschichtchromatographie (2.2.27) unter Verwendung einer DC-Platte mit Kieselgel *R*.

Untersuchungslösung a: 0,10 g Substanz werden in Salzsäure (0,1 mol · l^{-1}) zu 10 ml gelöst.

Untersuchungslösung b: 1 ml Untersuchungslösung a wird mit Wasser *R* zu 50 ml verdünnt.

Referenzlösung a: 10 mg Prolin *CRS* werden in Salzsäure (0,1 mol · l^{-1}) zu 50 ml gelöst.

Referenzlösung b: 5 ml Untersuchungslösung b werden mit Wasser *R* zu 20 ml verdünnt.

Referenzlösung c: 10 mg Prolin *CRS* und 10 mg Threonin *CRS* werden in Salzsäure (0,1 mol · l^{-1}) zu 25 ml gelöst.

Auf die Platte werden 5 µl jeder Lösung aufgetragen. Die Platte wird an der Luft trocknen gelassen. Die Chromatographie erfolgt mit einer Mischung von 20 Volumteilen Essigsäure 98 % *R*, 20 Volumteilen Wasser *R* und 60 Volumteilen 1-Butanol *R* über eine Laufstrecke von 15 cm. Die Platte wird an der Luft trocknen gelassen, mit Ninhydrin-Lösung *R* besprüht und 15 min lang bei 100 bis 105 °C erhitzt. Kein im Chromatogramm der Untersuchungslösung a auftretender Nebenfleck darf größer oder stärker gefärbt sein als der Fleck im Chromatogramm der Referenzlösung b (0,5 Prozent). Die Prüfung darf nur ausgewertet werden, wenn das Chromatogramm der Referenzlösung c deutlich voneinander getrennt 2 Flecke zeigt.

Chlorid (2.4.4): 5 ml Prüflösung, mit Wasser *R* zu 15 ml verdünnt, müssen der Grenzprüfung auf Chlorid entsprechen (200 ppm).

Sulfat (2.4.13): 10 ml Prüflösung, mit destilliertem Wasser *R* zu 15 ml verdünnt, müssen der Grenzprüfung auf Sulfat entsprechen (300 ppm).

Ammonium: Mit 2 Uhrgläsern von 60 mm Durchmesser wird durch Aufeinanderlegen ein Hohlraum gebildet. An die Innenwand des oberen Uhrglases wird mit einigen Tropfen Wasser *R* ein Stück rotes Lackmuspapier *R* von 5 mm × 5 mm geklebt. Auf das untere Uhrglas werden 50 mg fein pulverisierte Substanz gebracht und in 0,5 ml Wasser *R* gelöst. Nach Zusatz von 0,30 g schwerem Magnesiumoxid *R* wird kurz mit einem Glasstab verrieben und das obere Uhrglas sofort auf das untere Uhrglas gelegt. Gleichzeitig und in gleicher Weise wird eine Referenzmischung aus 0,1 ml Ammonium-Lösung

P

Monographien

(100 ppm NH_4) *R*, 0,5 ml Wasser *R* und 0,30 g schwerem Magnesiumoxid *R* angesetzt. Untersuchungs- und Referenzmischung werden 15 min lang bei 40 °C erwärmt. Das Lackmuspapier über der Untersuchungsmischung darf sich nicht intensiver blau färben als das Lackmuspapier über der Referenzmischung (200 ppm).

Eisen (2.4.9): In einem Scheidetrichter wird 1,0 g Substanz in 10 ml verdünnter Salzsäure *R* gelöst. Die Lösung wird 3mal je 3 min lang mit je 10 ml Isobutylmethylketon *R* 1 ausgeschüttelt. Die vereinigten organischen Phasen werden 3 min lang mit 10 ml Wasser *R* ausgeschüttelt. Die wäßrige Phase muß der Grenzprüfung auf Eisen entsprechen (10 ppm).

Schwermetalle (2.4.8): 2,0 g Substanz werden in Wasser *R* zu 20 ml gelöst. 12 ml Lösung müssen der Grenzprüfung A auf Schwermetalle entsprechen (10 ppm). Zur Herstellung der Referenzlösung wird die Blei-Lösung (1 ppm Pb) *R* verwendet.

Trocknungsverlust (2.2.32): Höchstens 0,5 Prozent, mit 1,000 g Substanz durch Trocknen im Trockenschrank bei 100 bis 105 °C bestimmt.

Sulfatasche (2.4.14): Höchstens 0,1 Prozent, mit 1,0 g Substanz bestimmt.

Gehaltsbestimmung

0,100 g Substanz, in 3 ml wasserfreier Ameisensäure *R* gelöst, werden nach Zusatz von 30 ml wasserfreier Essigsäure *R* und 0,1 ml Naphtholbenzein-Lösung *R* mit Perchlorsäure (0,1 mol · l^{-1}) bis zum Farbumschlag von Braungelb nach Grün titriert.

1 ml Perchlorsäure (0,1 mol · l^{-1}) entspricht 11,51 mg $C_5H_9NO_2$.

Lagerung

Gut verschlossen, vor Licht geschützt.

1999, 1365

Promazinhydrochlorid

Promazini hydrochloridum

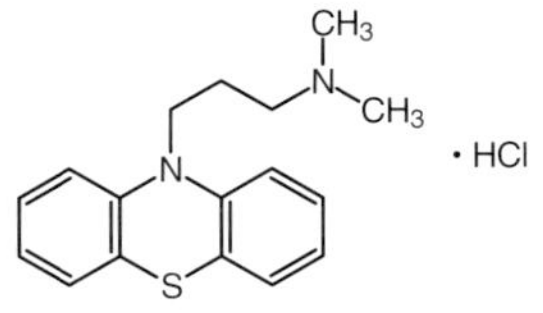

$C_{17}H_{21}ClN_2S$ M_r 320,9

Definition

Promazinhydrochlorid enthält mindestens 99,0 und höchstens 101,0 Prozent 3-(10*H*-Phenothiazin-10-yl)-*N*,*N*-dimethylpropan-1-amin-hydrochlorid, berechnet auf die getrocknete Substanz.

Eigenschaften

Weißes bis fast weißes, kristallines, leicht hygroskopisches Pulver; sehr leicht löslich in Wasser, Dichlormethan und Ethanol.

Die Substanz schmilzt bei etwa 179 °C.

Prüfung auf Identität

1: A, B, D.
2: B, C, D.

A. Die Prüfung erfolgt mit Hilfe der IR-Spektroskopie (2.2.24) durch Vergleich des Spektrums der Substanz mit dem von Promazinhydrochlorid *CRS*.

B. Die Substanz entspricht der Prüfung „Identifizierung von Phenothiazinen durch Dünnschichtchromatographie" (2.3.3). Zur Herstellung der Referenzlösung wird Promazinhydrochlorid *CRS* verwendet.

C. Etwa 5 mg Substanz werden in 2 ml Schwefelsäure *R* gelöst. Wird die Lösung 5 min lang stehengelassen, entsteht eine orange Färbung.

D. Die Substanz gibt die Identitätsreaktion b auf Chlorid (2.3.1).

Prüfung auf Reinheit

***p*H-Wert** (2.2.3): 0,5 g Substanz werden in kohlendioxidfreiem Wasser *R* zu 10 ml gelöst. Der *p*H-Wert der Lösung, sofort nach der Herstellung gemessen, muß zwischen 4,2 und 5,2 liegen.

Verwandte Substanzen: Die Prüfung erfolgt mit Hilfe der Dünnschichtchromatographie (2.2.27) unter Verwendung einer DC-Platte mit Kieselgel F_{254} *R*.

Die Prüfung ist unter Ausschluß direkter Lichteinwirkung durchzuführen. Die Lösungen sind unmittelbar vor Gebrauch herzustellen.

Untersuchungslösung: 0,10 g Substanz werden in einer Mischung von 5 Volumteilen Diethylamin *R* und 95 Volumteilen Methanol *R* zu 10 ml gelöst.

Referenzlösung a: 1 ml Untersuchungslösung wird mit einer Mischung von 5 Volumteilen Diethylamin *R* und 95 Volumteilen Methanol *R* zu 200 ml verdünnt.

Referenzlösung b: 10 mg Chlorprothixenhydrochlorid *CRS* werden in einer Mischung von 5 Volumteilen Diethylamin *R* und 95 Volumteilen Methanol *R* gelöst. Die Lösung wird nach Zusatz von 1 ml Untersuchungslösung mit einer Mischung von 5 Volumteilen Diethylamin *R* und 95 Volumteilen Methanol *R* zu 10 ml verdünnt.

Auf die Platte werden 10 µl jeder Lösung aufgetragen. Die Chromatographie erfolgt mit einer Mischung von 10 Volumteilen Aceton *R*, 10 Volumteilen Diethylamin *R* und 80 Volumteilen Cyclohexan *R* über eine Laufstrecke von 15 cm. Die Platte wird an der Luft trocknen gelassen und anschließend im ultravioletten Licht bei 254 nm ausgewertet. Kein im Chromatogramm der Untersuchungslösung auftretender Nebenfleck darf größer oder intensiver sein als der Fleck im Chromatogramm der Referenzlösung a (0,5 Prozent). Ein am Startpunkt verbleibender Fleck wird nicht berücksichtigt. Die Prüfung darf nur ausgewertet werden, wenn das Chromatogramm der Referenzlösung b deutlich voneinander getrennt 2 Hauptflecke zeigt.

Trocknungsverlust (2.2.32): Höchstens 0,5 Prozent, mit 1,000 g Substanz durch Trocknen im Trockenschrank bei 100 bis 105 °C bestimmt.

Sulfatasche (2.4.14): Höchstens 0,1 Prozent, mit 1,0 g Substanz bestimmt.

Gehaltsbestimmung

0,250 g Substanz, in einer Mischung von 5,0 ml Salzsäure (0,01 mol · l^{-1}) und 50 ml Ethanol 96 % *R* gelöst, werden mit Natriumhydroxid-Lösung (0,1 mol · l^{-1}) titriert. Der Endpunkt wird mit Hilfe der Potentiometrie (2.2.20) bestimmt. Das zwischen den beiden Wendepunkten zugesetzte Volumen wird abgelesen.

1 ml Natriumhydroxid-Lösung (0,1 mol · l^{-1}) entspricht 32,09 mg $C_{17}H_{21}ClN_2S$.

Lagerung

Vor Licht geschützt.

Verunreinigungen

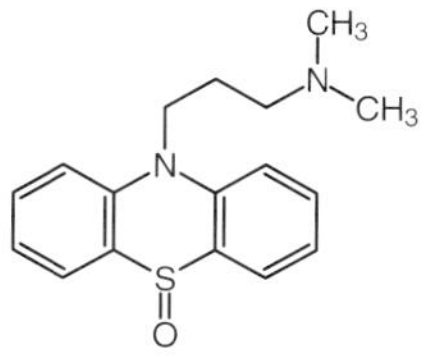

A. 3-(10*H*-Phenothiazin-10-yl)-*N,N*-dimethylpropan-1-amin-*S*-oxid (Promazinsulfoxid).

1998, 524

Promethazinhydrochlorid

Promethazini hydrochloridum

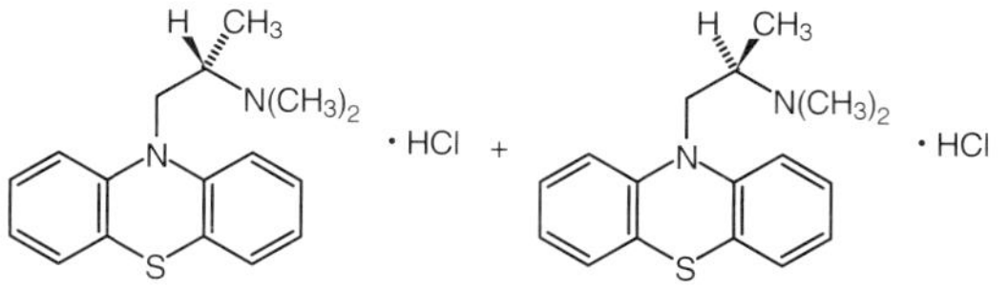

$C_{17}H_{21}ClN_2S$ M_r 320,9

Definition

Promethazinhydrochlorid enthält mindestens 99,0 und höchstens 101,0 Prozent (2*RS*)-*N,N*-Dimethyl-1-(10*H*-phenothiazin-10-yl)propan-2-amin-hydrochlorid, berechnet auf die getrocknete Substanz.

Eigenschaften

Weißes bis schwach gelbliches, kristallines Pulver; sehr leicht löslich in Wasser, leicht löslich in Dichlormethan und Ethanol.

Die Substanz schmilzt bei etwa 222 °C unter Zersetzung.

Prüfung auf Identität

1: A, B, D.
2: B, C, D.

A. Die Prüfung erfolgt mit Hilfe der IR-Spektroskopie (2.2.24) durch Vergleich des Spektrums der Substanz mit dem von Promethazinhydrochlorid *CRS*.

B. Die Substanz entspricht der Prüfung „Identifizierung von Phenothiazinen durch Dünnschichtchromatographie" (2.3.3).

C. 0,1 g Substanz werden in 3 ml Wasser *R* gelöst. 1 ml Salpetersäure *R* wird der Lösung tropfenweise zugesetzt. Zunächst entsteht ein Niederschlag, der sich rasch auflöst, wobei eine rote Lösung entsteht, die orange und schließlich gelb wird. Wird die Lösung zum Sieden erhitzt, färbt sie sich orange, und ein orangeroter Niederschlag entsteht.

D. Die Substanz gibt die Identitätsreaktion b auf Chlorid (2.3.1).

Prüfung auf Reinheit

***p*H-Wert** (2.2.3): 1,0 g Substanz wird in kohlendioxidfreiem Wasser *R* zu 10 ml gelöst. Der *p*H-Wert der Lösung, sofort nach Herstellung der Lösung gemessen, muß zwischen 4,0 und 5,0 liegen.

Verwandte Substanzen: Die Prüfung erfolgt mit Hilfe der Dünnschichtchromatographie (2.2.27) unter Verwendung einer Schicht eines geeigneten Kieselgels.
Die Prüfung ist unter Ausschluß direkter Lichteinwirkung durchzuführen. Die Lösungen sind unmittelbar vor Gebrauch herzustellen.

Untersuchungslösung: 0,20 g Substanz werden in einer Mischung von 5 Volumteilen Diethylamin *R* und 95 Volumteilen Methanol *R* zu 10 ml gelöst.

Referenzlösung a: 20 mg Isopromethazinhydrochlorid *CRS* werden in einer Mischung von 5 Volumteilen Diethylamin *R* und 95 Volumteilen Methanol *R* zu 100 ml gelöst.

Referenzlösung b: 0,5 ml Untersuchungslösung werden mit einer Mischung von 5 Volumteilen Diethylamin *R* und 95 Volumteilen Methanol *R* zu 100 ml verdünnt.

Referenzlösung c: 0,2 ml Untersuchungslösung werden mit einer Mischung von 5 Volumteilen Diethylamin *R* und 95 Volumteilen Methanol *R* zu 100 ml verdünnt.

Auf die Platte werden 10 µl jeder Lösung aufgetragen. Die Chromatographie erfolgt in einer ungesättigten Kammer mit einer Mischung von 5 Volumteilen Diethylamin *R*, 10 Volumteilen Aceton *R* und 85 Volumteilen Cyclohexan *R* über eine Laufstrecke von 12 cm. Die Platte wird an der Luft trocknen gelassen und im ultravioletten Licht bei 254 nm ausgewertet. Ein am Startpunkt verbleibender Fleck wird nicht berücksichtigt. Im Chromatogramm der Untersuchungslösung darf ein dem Isopromethazinhydrochlorid entsprechender Fleck nicht größer oder intensiver sein als der Fleck im Chromatogramm der Referenzlösung a (1 Prozent). Weitere Nebenflecke dürfen nicht größer oder intensiver sein als der Fleck im Chromatogramm der Referenzlösung b (0,5 Prozent), und höchstens 3 dieser Nebenflecke dürfen größer oder intensiver sein als der Fleck im Chromatogramm der Referenzlösung c (0,2 Prozent).

Schwermetalle (2.4.8): 1,0 g Substanz wird in 5 ml Wasser *R* gelöst. Nach Zusatz von 5 ml Aceton *R* und 5 ml Pufferlösung *p*H 3,5 *R* wird die Mischung vorfiltriert. Das Filtrat muß der Grenzprüfung E auf Schwermetalle entsprechen (10 ppm). Zur Herstellung der Referenzlösung werden 5 ml Blei-Lösung (2 ppm Pb) *R* verwendet.

Trocknungsverlust (2.2.32): Höchstens 0,5 Prozent, mit 1,000 g Substanz durch Trocknen im Trockenschrank bei 100 bis 105 °C bestimmt.

Sulfatasche (2.4.14): Höchstens 0,1 Prozent, mit 1,0 g Substanz bestimmt.

Gehaltsbestimmung

0,250 g Substanz, in einer Mischung von 5,0 ml Salzsäure (0,01 mol · l^{-1}) und 50 ml Ethanol 96 % *R* gelöst, werden mit Natriumhydroxid-Lösung (0,1 mol · l^{-1}) titriert. Das zwischen den beiden mit Hilfe der Potentiometrie (2.2.20) bestimmten Wendepunkten zugesetzte Volumen wird abgelesen.

1 ml Natriumhydroxid-Lösung (0,1 mol · l^{-1}) entspricht 32,09 mg $C_{17}H_{21}ClN_2S$.

Lagerung

Gut verschlossen, vor Licht geschützt.

Verunreinigungen

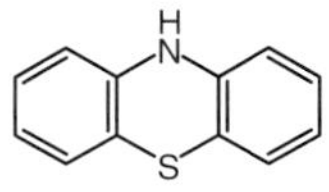

A. Phenothiazin

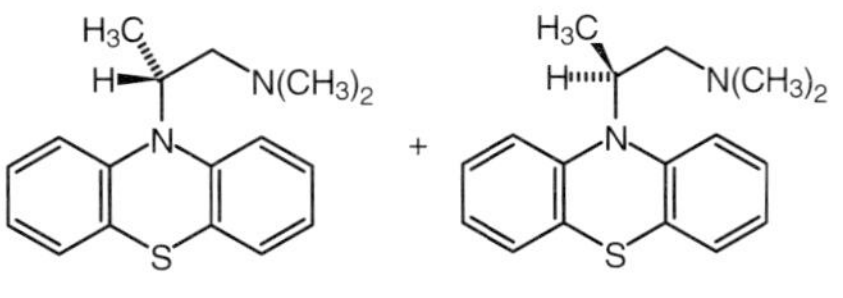

B. (2*RS*)-*N*,*N*-Dimethyl-2-(10*H*-phenothiazin-10-yl)=propan-1-amin (Isopromethazin)

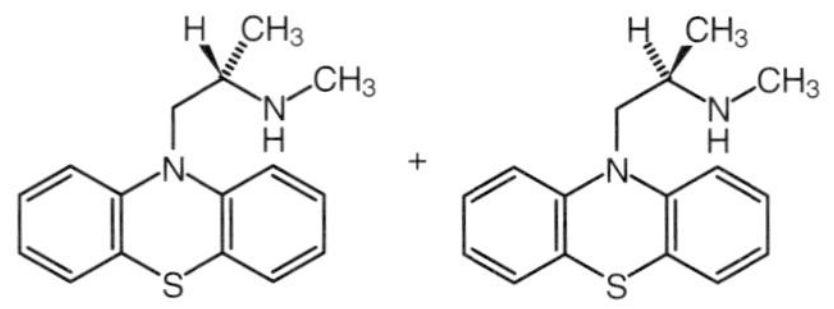

C. (2*RS*)-*N*-Methyl-1-(10*H*-phenothiazin-10-yl)propan-2-amin

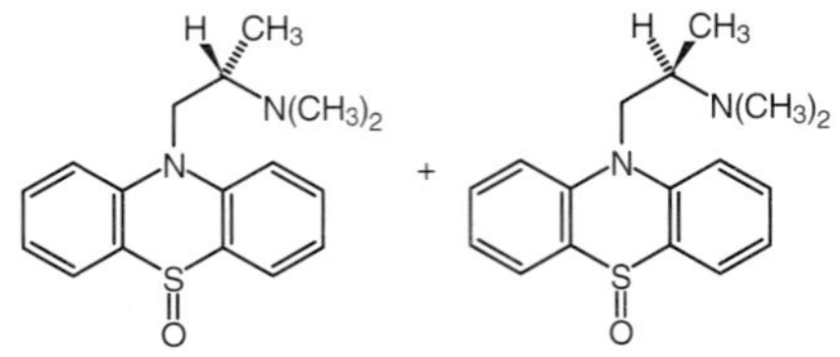

D. (2*RS*)-*N*,*N*-Dimethyl-1-(10*H*-phenothiazin-10-yl)=propan-2-amin-*S*-oxid.

1999, 1366

Propacetamolhydrochlorid

Propacetamoli hydrochloridum

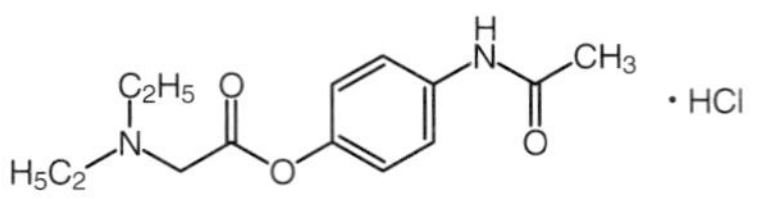

$C_{14}H_{21}ClN_2O_3$ M_r 300,8

Definition

Propacetamolhydrochlorid enthält mindestens 98,0 und höchstens 102,0 Prozent 4-(Acetylamino)phenyl(di=ethylamino)acetat-hydrochlorid, berechnet auf die getrocknete Substanz.

Eigenschaften

Weißes bis fast weißes, kristallines Pulver; leicht löslich in Wasser, schwer löslich in wasserfreiem Ethanol, praktisch unlöslich in Aceton.

Prüfung auf Identität

A. Die Prüfung erfolgt mit Hilfe der IR-Spektroskopie (2.2.24) durch Vergleich des Spektrums der Substanz mit dem Propacetamolhydrochlorid-Referenzspektrum der Ph. Eur.

B. Die Substanz gibt die Identitätsreaktion a auf Chlorid (2.3.1).

Prüfung auf Reinheit

Prüflösung: *Die Lösung muß unmittelbar vor Gebrauch hergestellt werden.* 1,75 g Substanz werden in Wasser *R* zu 10,0 ml gelöst.

Aussehen der Lösung: Die Prüflösung muß klar (2.2.1) und darf nicht stärker gefärbt sein als die Farbvergleichslösung G_6 oder BG_6 (2.2.2, Methode II).

Absorption (2.2.25): Die Absorption der Prüflösung, bei 390 nm gemessen, darf höchstens 0,05 betragen.

Verwandte Substanzen: Die Prüfung erfolgt mit Hilfe der Flüssigchromatographie (2.2.29).

Lösung A: 2,16 g Natriumoctansulfonat *R* werden in 900 ml Wasser *R* gelöst. Die Lösung wird mit Wasser *R* zu 1000 ml verdünnt und mit Essigsäure *R* auf einen *p*H-Wert von 3,0 eingestellt.

Untersuchungslösung: 1,00 g Substanz wird in 10,0 ml Acetonitril *R* suspendiert, 10 min lang geschüttelt und stehengelassen. 3,0 ml der überstehenden Lösung werden mit Lösung A zu 10,0 ml verdünnt. *Diese Lösung wird unmittelbar nach Herstellung eingespritzt.*

Referenzlösung a: 50 mg Paracetamol *R* werden in Acetonitril *R* zu 50,0 ml gelöst. 1,0 ml Lösung wird mit Acetonitril *R* zu 50,0 ml verdünnt. 3,0 ml dieser Lösung werden mit Lösung A zu 10,0 ml verdünnt.

Referenzlösung b: 10 mg Paracetamol *R* und 0,100 g 4-Aminophenol *R* werden in Acetonitril *R* zu 50,0 ml gelöst. 1,0 ml Lösung wird mit Acetonitril *R* zu 50,0 ml verdünnt. 3,0 ml dieser Lösung werden mit Lösung A zu 10,0 ml verdünnt.

Die Chromatographie kann durchgeführt werden mit

- einer Säule aus rostfreiem Stahl von 0,25 m Länge und 4,6 mm innerem Durchmesser, gepackt mit octadecylsilyliertem Kieselgel zur Chromatographie *R* (5 µm)
- einer Mischung von 30 Volumteilen Acetonitril *R* und 70 Volumteilen Lösung A als mobile Phase bei einer Durchflußrate von 1 ml je Minute
- einem Spektrometer als Detektor bei einer Wellenlänge von 246 nm.

20 µl Referenzlösung b werden eingespritzt. Das Chromatogramm zeigt einen Peak für Paracetamol (erster Peak) und einen Peak für 4-Aminophenol (zweiter Peak) mit einer relativen Retention von etwa 1,6 bezogen auf Paracetamol. Die Empfindlichkeit des Systems wird so eingestellt, daß die Höhe der beiden Hauptpeaks mindestens 20 Prozent des maximalen Ausschlags beträgt.

Je 20 µl Untersuchungslösung und Referenzlösung a werden eingespritzt. Die Chromatographie der Untersuchungslösung erfolgt über eine Dauer, die der 2fachen Retentionszeit des Hauptpeaks entspricht. Im Chromatogramm der Untersuchungslösung darf die Fläche eines dem Paracetamol entsprechenden Peaks nicht größer sein als die entsprechende Peakfläche im Chromatogramm der Referenzlösung a (200 ppm). Im Chromatogramm der Untersuchungslösung darf die Fläche keines Peaks, mit Ausnahme der des Hauptpeaks und der des Paracetamol-Peaks, größer sein als das 3,2fache der Fläche des Hauptpeaks im Chromatogramm der Referenzlösung a (0,1 Prozent, unter Berücksichtigung des Respons-Faktors von 1,6 für Paracetamol). Die Summe der Flächen aller Peaks, mit Ausnahme der des Hauptpeaks, darf nicht größer sein als das 6,4fache der Fläche des Paracetamol-Peaks im Chromatogramm der Referenzlösung a (0,2 Prozent, unter Berücksichtigung des Respons-Faktors von 1,6 für Paracetamol). Peaks, deren Fläche kleiner ist als das 0,01fache der Fläche des Hauptpeaks im Chromatogramm der Referenzlösung a, werden nicht berücksichtigt.

4-Aminophenol: Die Prüfung erfolgt mit Hilfe der Dünnschichtchromatographie (2.2.27) unter Verwendung einer DC-Platte mit Kieselgel F_{254} *R*.

Untersuchungslösung: 4,00 g Substanz werden in 8 ml Acetonitril *R* suspendiert. Die Suspension wird 30 min lang geschüttelt und anschließend filtriert. Das Filtrat wird mit Acetonitril *R* zu 10 ml verdünnt.

Referenzlösung a: 25 mg 4-Aminophenol *R* werden in Acetonitril *R* zu 50 ml gelöst. 10 ml Lösung werden mit Acetonitril *R* zu 50 ml verdünnt.

Referenzlösung b: 5 ml Referenzlösung a werden mit Acetonitril *R* zu 50 ml verdünnt.

Referenzlösung c: 0,2 ml Referenzlösung a werden mit der Untersuchungslösung zu 5 ml verdünnt.

Auf die Platte werden je 50 µl Untersuchungslösung, Referenzlösung b und Referenzlösung c aufgetragen. Die Chromatographie erfolgt mit einer Mischung von 3 Volumteilen wasserfreier Ameisensäure *R*, 4 Volumteilen Wasser *R*, 30 Volumteilen Methanol *R* und 64 Volumteilen Dichlormethan *R* über eine Laufstrecke von 15 cm. Die Platte wird an der Luft trocknen gelassen und im ultravioletten Licht bei 254 nm ausgewertet. Die Platte wird mit einer Lösung von Dimethylaminobenzaldehyd *R* ($10 g \cdot l^{-1}$) in Ethanol 96 % *R* besprüht. Das Chromatogramm der Referenzlösung c zeigt 2 Flecke: einen im ultravioletten Licht sichtbaren Fleck, der dem Propacetamolhydrochlorid entspricht, und einen anderen gelben Fleck, der nach dem Besprühen sichtbar wird und dem 4-Aminophenol entspricht. Im ultravioletten Licht kann ein weiterer Fleck sichtbar werden, der dem Paracetamol entspricht. Im Chromatogramm der Untersuchungslösung darf ein gelber Fleck, der dem 4-Aminophenol entspricht und im ultraviolettem Licht nicht sichtbar ist, nicht stärker gefärbt sein als der Hauptfleck im Chromatogramm der Referenzlösung b (25 ppm). Die Prüfung darf nur ausgewertet werden, wenn das Chromatogramm der Referenzlösung c deutlich voneinander getrennt 2 Flecke zeigt.

Methanol: Die Prüfung erfolgt mit Hilfe der Gaschromatographie (2.2.28) unter Verwendung von 1-Propanol *R* als Interner Standard.

Interner-Standard-Lösung: 2,0 ml 1-Propanol *R* werden mit Wasser *R* zu 20,0 ml verdünnt. 1,0 ml Lösung wird mit Wasser *R* zu 25,0 ml verdünnt. 1,0 ml dieser Lösung wird mit Wasser *R* zu 25,0 ml verdünnt.

Untersuchungslösung: 2,00 g Substanz werden nach Zusatz von 2,0 ml Interner-Standard-Lösung in Wasser *R* zu 10,0 ml gelöst.

Referenzlösung: 0,8 ml Methanol *R* werden mit Wasser *R* zu 50,0 ml verdünnt. 1,0 ml Lösung wird mit Wasser *R* zu 25,0 ml verdünnt. 2,0 ml dieser Lösung werden mit 2,0 ml Interner-Standard-Lösung versetzt und anschließend mit Wasser *R* zu 10,0 ml verdünnt.

Die Chromatographie kann durchgeführt werden mit

- einer Säule aus Glas von 2 m Länge und 2 mm innerem Durchmesser, gepackt mit Kohlenstoff-Molekularsieb, imprägniert mit 0,2 Prozent Macrogol 1500
- Stickstoff zur Chromatographie *R* als Trägergas
- einem Flammenionisationsdetektor

P

Monographien

und folgendem Temperaturprogramm:

	Zeit (min)	Temperatur (°C)	Rate ($°C \cdot min^{-1}$)	Erläuterungen
Säule	0 – 1,5	60	–	isothermisch
	1,5 – 5,5	60 → 80	5	linearer Gradient
	5,5 – 15,5	80	–	isothermisch
Probeneinlaß		170		
Detektor		220		

Je 2 µl Untersuchungslösung und Referenzlösung werden eingespritzt.

Für beide Chromatogramme wird das Verhältnis der Methanol-Peakfläche zur 1-Propanol-Peakfläche berechnet. Das für die Untersuchungslösung berechnete Verhältnis darf nicht größer sein als das für die Referenzlösung berechnete (500 ppm).

Schwermetalle (2.4.8): 2,0 g Substanz werden in Wasser *R* zu 20 ml gelöst. 12 ml Lösung müssen der Grenzprüfung A auf Schwermetalle entsprechen (10 ppm). Zur Herstellung der Referenzlösung wird Blei-Lösung (1 ppm Pb) *R* verwendet.

Trocknungsverlust (2.2.32): Höchstens 0,5 Prozent, mit 1,000 g Substanz durch 3 h langes Trocknen im Trockenschrank bei 100 bis 105 °C bestimmt.

Sulfatasche (2.4.14): Höchstens 0,1 Prozent, mit 1,0 g Substanz bestimmt.

Gehaltsbestimmung

0,250 g Substanz, in einer Mischung von 25 ml wasserfreier Essigsäure *R* und 25 ml Acetanhydrid *R* gelöst, werden mit Perchlorsäure ($0,1 mol \cdot l^{-1}$) titriert. Der Endpunkt wird mit Hilfe der Potentiometrie (2.2.20) bestimmt.

1 ml Perchlorsäure ($0,1 mol \cdot l^{-1}$) entspricht 30,08 mg $C_{14}H_{21}ClN_2O_3$.

Lagerung

Vor Feuchtigkeit geschützt.

Verunreinigungen

A. Paracetamol

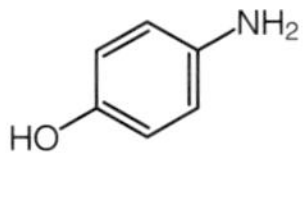

B. 4-Aminophenol.

2001, 970

2-Propanol

Alcohol isopropylicus

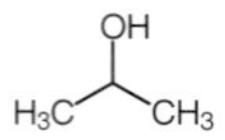

C_3H_8O M_r 60,1

Definition

2-Propanol ist Propan-2-ol (Isopropylalkohol).

Eigenschaften

Klare, farblose Flüssigkeit; mischbar mit Wasser und Ethanol.

Prüfung auf Identität

A. Relative Dichte (2.2.5): 0,785 bis 0,789.

B. Brechungsindex (2.2.6): 1,376 bis 1,379.

C. 1 ml Substanz wird mit 2 ml Kaliumdichromat-Lösung *R* und 1 ml verdünnter Schwefelsäure *R* versetzt. Die Lösung wird zum Sieden erhitzt. Die Dämpfe färben ein Stück Filterpapier, das mit Nitrobenzaldehyd-Lösung *R* imprägniert ist, grün. Wird das Filterpapier mit verdünnter Salzsäure *R* benetzt, schlägt die Färbung nach Blau um.

Prüfung auf Reinheit

Aussehen: Die Substanz muß klar (2.2.1) und farblos (2.2.2, Methode II) sein. 1 ml Substanz wird mit Wasser *R* zu 20 ml verdünnt. Nach 5 min muß die Lösung klar (2.2.1) sein.

Sauer oder alkalisch reagierende Substanzen: 25 ml Substanz werden 5 min lang zum schwachen Sieden erhitzt, mit 25 ml kohlendioxidfreiem Wasser *R* versetzt und unter Ausschluß von Kohlendioxid erkalten gelassen. Nach Zusatz von 0,1 ml Phenolphthalein-Lösung *R* muß die Lösung farblos sein. Bis zum Umschlag des Indikators nach Blaßrosa dürfen höchstens 0,6 ml Natriumhydroxid-Lösung ($0,01 mol \cdot l^{-1}$) verbraucht werden.

Benzol, verwandte Substanzen: Die Prüfung erfolgt mit Hilfe der Gaschromatographie (2.2.28).

Untersuchungslösung a: Die Substanz.

Untersuchungslösung b: 1,0 ml 2-Butanol *R* 1 wird mit der Untersuchungslösung a zu 50,0 ml verdünnt. 5,0 ml Lösung werden mit der Untersuchungslösung a zu 100,0 ml verdünnt.

Referenzlösung a: 0,5 ml 2-Butanol *R* 1 und 0,5 ml 1-Propanol *R* werden mit der Untersuchungslösung a zu 50,0 ml verdünnt. 5,0 ml Lösung werden mit der Untersuchungslösung a zu 50,0 ml verdünnt.

Referenzlösung b: 100 µl Benzol *R* werden mit der Untersuchungslösung a zu 100,0 ml verdünnt. 0,20 ml Lösung werden mit der Untersuchungslösung a zu 100,0 ml verdünnt.

Die Chromatographie kann durchgeführt werden mit
- einer Kapillarsäule aus Quarzglas von 30 m Länge und 0,32 mm innerem Durchmesser, belegt mit Poly[(cyanopropyl)(phenyl)][dimethyl]siloxan *R* (Filmdicke 1,8 µm)
- Helium zur Chromatographie *R* als Trägergas
- einem Splitverhältnis von 1:5 bei einer linearen Geschwindigkeit von 35 cm je Sekunde
- Stickstoff zur Chromatographie *R* oder Helium zur Chromatographie *R* als Hilfsgas
- einem Flammenionisationsdetektor

und folgendem Temperaturprogramm:

	Zeit (min)	Temperatur (°C)	Rate (°C · min⁻¹)	Erläuterungen
Säule	0 – 12	40	–	isothermisch
	12 – 32	40 → 240	10	linearer Gradient
	32 – 42	240	–	isothermisch
Probeneinlaß		280		
Detektor		280		

1 µl Referenzlösung a wird eingespritzt. Die Empfindlichkeit des Systems wird so eingestellt, daß die Höhe der 2 auf den Hauptpeak folgenden Peaks mindestens 50 Prozent des maximalen Ausschlags beträgt. Die Prüfung darf nur ausgewertet werden, wenn im Chromatogramm die Auflösung zwischen dem 1. Peak (1-Propanol) und dem 2. Peak (2-Butanol) mindestens 10 beträgt.

1 µl Untersuchungslösung b wird eingespritzt. Die Summe aller Peakflächen, mit Ausnahme der des Hauptpeaks und der des 2-Butanol-Peaks, darf höchstens das 3fache der Peakfläche des 2-Butanols (0,3 Prozent) betragen.

1 µl Referenzlösung b wird eingespritzt. Die Empfindlichkeit des Systems wird so eingestellt, daß die Höhe des Benzol-Peaks, dessen Retentionszeit etwa 10 min beträgt, mindestens 10 Prozent des maximalen Ausschlags beträgt.

1 µl Untersuchungslösung a wird eingespritzt. Die Fläche des Benzol-Peaks im Chromatogramm darf höchstens das 0,5fache der entsprechenden Peakfläche im Chromatogramm der Referenzlösung b betragen (2 ppm).

Peroxide: In einen 12-ml-Glasstopfenzylinder von etwa 15 mm Durchmesser werden 8 ml Kaliumiodid-Stärke-Lösung *R* eingefüllt. Mit der Substanz wird bis zum Rand aufgefüllt, kräftig geschüttelt und 30 min lang unter Lichtausschluß stehengelassen. Dabei darf keine Färbung auftreten.

Nichtflüchtige Bestandteile: 100 g Substanz, die der Prüfung „Peroxide" entsprechen, werden auf dem Wasserbad zur Trockne eingedampft. Der Rückstand, im Trockenschrank bei 100 bis 105 °C getrocknet, darf höchstens 2 mg betragen (20 ppm).

Wasser (2.5.12): Höchstens 0,5 Prozent, mit 5,0 g Substanz nach der Karl-Fischer-Methode bestimmt.

Lagerung

Vor Licht geschützt.

Verunreinigungen

A. Aceton

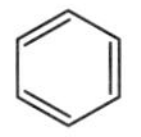

B. Benzol

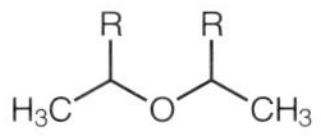

C. R = CH_3:
2-(1-Methylethoxy)propan
(Diisopropylether)

D. R = H:
Ethoxyethan
(Diethylether)

E. CH_3–OH:
Methanol

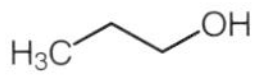

F. Propan-1-ol
(*n*-Propanol, 1-Propanol).

2001, 1558

Propofol

Propofolum

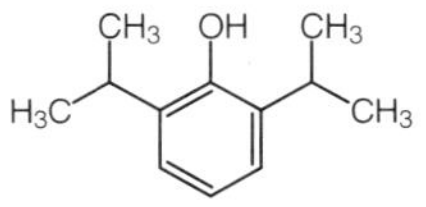

$C_{12}H_{18}O$ M_r 178,3

Definition

Propofol enthält mindestens 98,0 und höchstens 102,0 Prozent 2,6-Bis(1-methylethyl)phenol.

Eigenschaften

Farblose bis sehr hellgelbe, klare Flüssigkeit; sehr schwer löslich in Wasser, mischbar mit Hexan und Methanol.

Prüfung auf Identität

Die Prüfung erfolgt mit Hilfe der IR-Spektroskopie (2.2.24) durch Vergleich des Spektrums der Substanz mit dem von Propofol *CRS*. Die Prüfung erfolgt mit Hilfe eines dünnen Films zwischen Platten aus Kaliumbromid.

Prüfung auf Reinheit

Brechungsindex (2.2.6): Mindestens 1,5125 und höchstens 1,5145.

Verunreinigung J: Die Prüfung erfolgt mit Hilfe der Flüssigchromatographie (2.2.29).

Die Lösungen sind unmittelbar vor Gebrauch unter Lichtschutz herzustellen.

Untersuchungslösung: 0,5 g Substanz werden in Hexan *R* zu 10,0 ml gelöst.

Referenzlösung: 5 µl Propofol-Verunreinigung J *CRS* (entsprechend 5 mg) werden in Hexan *R* zu 50,0 ml gelöst. 5,0 ml Lösung werden mit Hexan *R* zu 100,0 ml verdünnt.

Die Chromatographie wird wie unter „Verwandte Substanzen" beschrieben durchgeführt; die Detektion erfolgt bei 254 nm anstatt bei 275 nm.

Je 20 µl Untersuchungslösung und Referenzlösung werden eingespritzt. Die Chromatographie erfolgt über eine Dauer, die der 6fachen Retentionszeit von Propofol entspricht.

Im Chromatogramm der Untersuchungslösung darf eine der Verunreinigung J entsprechende Peakfläche nicht größer sein als das 5fache der Fläche des entsprechenden Peaks im Chromatogramm der Referenzlösung (0,05 Prozent).

Verwandte Substanzen: Die Prüfung erfolgt mit Hilfe der Flüssigchromatographie (2.2.29) wie unter „Gehaltsbestimmung" beschrieben.

10 µl Referenzlösung a werden eingespritzt. Die Chromatographie erfolgt über eine Dauer von 15 min. Die Auflösung zwischen den 2 Hauptpeaks (Verunreinigung J, Retentionszeit etwa 2,5 min, und Propofol, Retentionszeit etwa 3 min) muß mindestens 4,0 betragen.

10 µl Referenzlösung b werden eingespritzt. Die Peaks der Verunreinigung G (relative Retention, bezogen auf Propofol, etwa 0,5) und der Verunreinigung E (relative Retention, bezogen auf Propofol, etwa 5) werden identifiziert.

10 µl Referenzlösung c werden eingespritzt. Die Empfindlichkeit des Systems wird so eingestellt, daß die Höhe des Propofol-Peaks im Chromatogramm mindestens 50 Prozent des maximalen Ausschlags beträgt.

Je 10 µl Untersuchungslösung a und Referenzlösung c werden eingespritzt. Die Chromatographie der Untersuchungslösung a erfolgt über eine Dauer, die der 6fachen Retentionszeit von Propofol entspricht. Im Chromatogramm der Untersuchungslösung a darf eine der Verunreinigung G entsprechende Peakfläche nicht größer sein als das 0,4fache der Fläche des Propofol-Peaks im Chromatogramm der Referenzlösung c (0,2 Prozent, unter Berücksichtigung eines Responsfaktors von 0,2); eine der Verunreinigung E entsprechende Peakfläche darf nicht größer sein als das 0,4fache der Fläche des Propofol-Peaks im Chromatogramm der Referenzlösung c (0,01 Prozent, unter Berücksichtigung eines Responsfaktors von 4,0). Keine Peakfläche, mit Ausnahme der des Propofol-Peaks und der der Verunreinigung E und G entsprechenden Peaks, darf größer sein als das 0,5fache der Fläche des Propofol-Peaks im Chromatogramm der Referenzlösung c (0,05 Prozent). Die Summe aller Verunreinigungen, inklusive Verunreinigung E und G, darf höchstens 0,3 Prozent betragen. Peaks, deren Fläche kleiner ist als das 0,25fache der Fläche des Propofol-Peaks im Chromatogramm der Referenzlösung c, werden nicht berücksichtigt (0,025 Prozent).

Gehaltsbestimmung

Die Bestimmung erfolgt mit Hilfe der Flüssigchromatographie (2.2.29).

Untersuchungslösung a: 1,00 g Substanz wird in Hexan *R* zu 10,0 ml gelöst.

Untersuchungslösung b: 0,240 g Substanz werden in Hexan *R* zu 100,0 ml gelöst.

Referenzlösung a: 5 µl Substanz und 15 µl Propofol-Verunreinigung J *CRS* werden in Hexan *R* zu 50,0 ml gelöst.

Referenzlösung b: 1,0 ml Propofol zur Eignungsprüfung *CRS* wird mit Hexan *R* zu 10,0 ml verdünnt.

Referenzlösung c: 1,0 ml Untersuchungslösung a wird mit Hexan *R* zu 100,0 ml verdünnt. 1,0 ml dieser Lösung wird mit Hexan *R* zu 10,0 ml verdünnt.

Referenzlösung d: 0,240 g Propofol *CRS* werden in Hexan *R* zu 100,0 ml gelöst.

Die Chromatographie kann durchgeführt werden mit

- einer Säule aus rostfreiem Stahl von 0,20 m Länge und 5 mm innerem Durchmesser, gepackt mit Kieselgel zur Chromatographie *R* (5 µm)
- einer Mischung von 1,0 Volumteilen wasserfreiem Ethanol *R*, 7,5 Volumteilen Acetonitril *R* und 990 Volumteilen Hexan *R* als mobile Phase bei einer Durchflußrate von 2,0 ml je Minute
- einem Spektrometer als Detektor bei einer Wellenlänge von 275 nm.

Je 10 µl Untersuchungslösung b und Referenzlösung d werden eingespritzt. Die Chromatographie erfolgt über eine Dauer, die der 5fachen Retentionszeit von Propofol entspricht.

Lagerung

Vor Licht geschützt, unter Inertgas.

Verunreinigungen

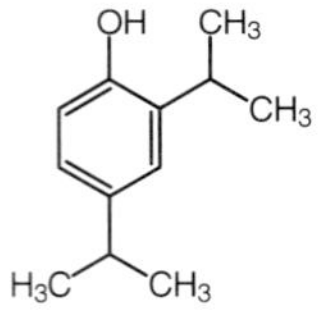

A. 2,4-Bis(1-methylethyl)phenol

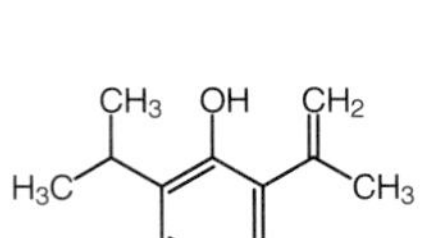

B. 2-(1-Methylethenyl)-6-(1-methylethyl)phenol

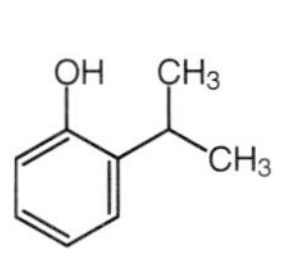

C. 2-(1-Methylethyl)phenol

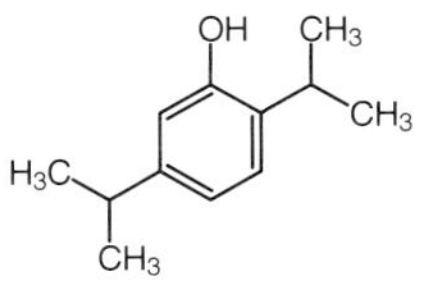

D. 2,5-Bis(1-methylethyl)phenol

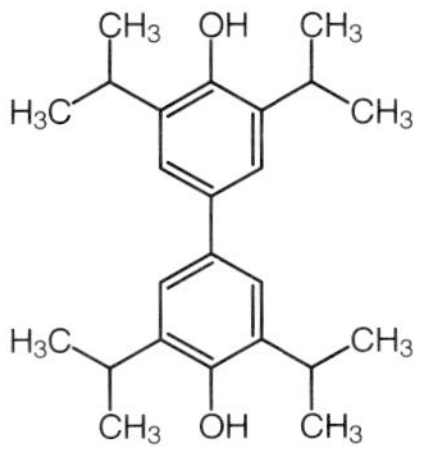

E. 3,3′,5,5′-Tetrakis(1-methylethyl)biphenyl-4,4′-diol

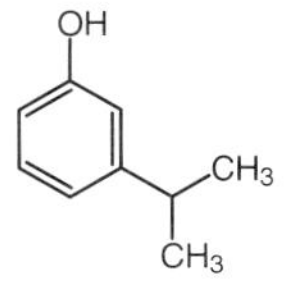

F. 3-(1-Methylethyl)phenol

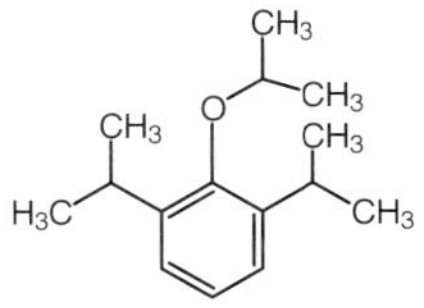

G. 2-(1-Methylethoxy)-1,3-bis(1-methylethyl)benzol

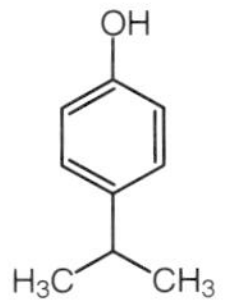

H. 4-(1-Methylethyl)phenol

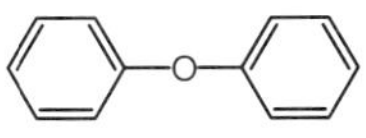

I. Oxydibenzol

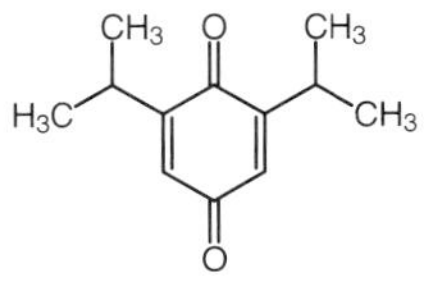

J. 2,6-Bis(1-methylethyl)-1,4-benzochinon.

1999, 568

Propranololhydrochlorid

Propranololi hydrochloridum

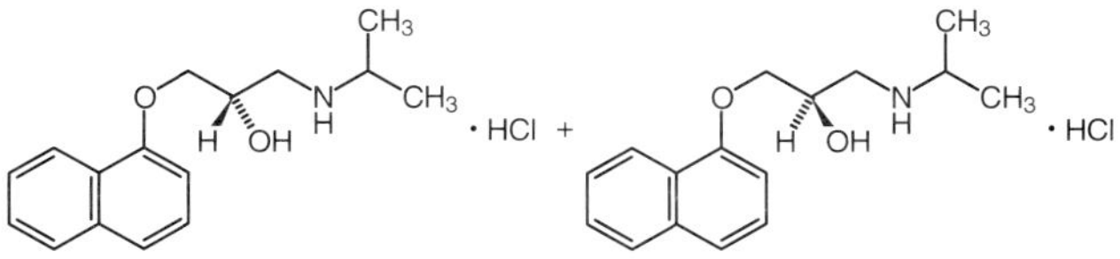

$C_{16}H_{22}ClNO_2$ M_r 295,8

Definition

Propranololhydrochlorid enthält mindestens 99,0 und höchstens 101,0 Prozent (2*RS*)-1-[(Methylethyl)amino]-3-(naphthalin-1-yloxy)propan-2-ol-hydrochlorid, berechnet auf die getrocknete Substanz.

Eigenschaften

Weißes bis fast weißes Pulver; löslich in Wasser und Ethanol.

Prüfung auf Identität

1: B, D.
2: A, C, D.

A. Schmelztemperatur (2.2.14): 163 bis 166 °C.

B. Die Prüfung erfolgt mit Hilfe der IR-Spektroskopie (2.2.24) durch Vergleich des Spektrums der Substanz mit dem von Propranololhydrochlorid *CRS*.

C. Die Prüfung erfolgt mit Hilfe der Dünnschichtchromatographie (2.2.27) unter Verwendung einer Schicht von Kieselgel G *R*.

Untersuchungslösung: 10 mg Substanz werden in 1 ml Methanol *R* gelöst.

Referenzlösung: 10 mg Propranololhydrochlorid *CRS* werden in 1 ml Methanol *R* gelöst.

Auf die Platte werden 10 µl jeder Lösung aufgetragen. Die Chromatographie erfolgt mit einer Mischung von 1 Volumteil konzentrierter Ammoniak-Lösung *R* 1 und 99 Volumteilen Methanol *R* über eine Laufstrecke von 15 cm. Die Platte wird bei 100 bis 105 °C getrocknet und mit Anisaldehyd-Reagenz *R* besprüht. Die Platte wird bei 100 bis 105 °C erhitzt, bis die Farbe der Flecke die größtmögliche Intensität erreicht hat (10 bis 15 min lang). Der Hauptfleck im Chromatogramm der Untersuchungslösung entspricht in bezug auf Lage, Farbe und Größe dem Hauptfleck im Chromatogramm der Referenzlösung.

D. Die Substanz gibt die Identitätsreaktion a auf Chlorid (2.3.1).

Prüfung auf Reinheit

Aussehen der Lösung: 2,0 g Substanz werden in Methanol *R* zu 20 ml gelöst. Die Lösung muß klar (2.2.1) und darf nicht stärker gefärbt sein als die Stufe 6 der am besten geeigneten Farbvergleichslösung (2.2.2, Methode II).

Sauer oder alkalisch reagierende Substanzen: 0,20 g Substanz werden in kohlendioxidfreiem Wasser *R* zu 20 ml gelöst. Nach Zusatz von 0,2 ml Methylrot-Lösung *R* und 0,2 ml Salzsäure (0,01 mol · l^{-1}) muß die Lösung rot gefärbt sein. Nach Zusatz von 0,4 ml Natriumhydroxid-Lösung (0,01 mol · l^{-1}) muß die Lösung gelb gefärbt sein.

Verwandte Substanzen: Die Prüfung erfolgt mit Hilfe der Flüssigchromatographie (2.2.29).

Untersuchungslösung: 20,0 mg Substanz werden in der mobilen Phase zu 10,0 ml gelöst.

Referenzlösung a: 10,0 mg Propranololhydrochlorid zur Eignungsprüfung *CRS* werden in der mobilen Phase zu 10,0 ml gelöst.

Referenzlösung b: 2,0 ml Untersuchungslösung werden mit der mobilen Phase zu 100,0 ml verdünnt. 1,0 ml dieser Lösung wird mit der mobilen Phase zu 10,0 ml verdünnt.

Die Chromatographie kann durchgeführt werden mit

- einer Säule aus rostfreiem Stahl von etwa 0,25 m Länge und 4,6 mm innerem Durchmesser, gepackt mit octadecylsilyliertem Kieselgel zur Chromatographie *R* (5 µm)
- folgender Mischung als mobile Phase bei einer Durchflußrate von 1,8 ml je Minute: 1,6 g Natriumdodecylsulfat *R* und 0,31 g Tetrabutylammoniumdihydrogenphosphat *R* werden in einer Mischung von 1 ml Schwefelsäure *R*, 450 ml Wasser *R* und 550 ml Acetonitril *R* gelöst; der *p*H-Wert wird mit verdünnter Natriumhydroxid-Lösung *R* auf 3,3 eingestellt
- einem Spektrometer als Detektor bei einer Wellenlänge von 292 nm.

Die Säule wird mindestens 30 min lang äquilibriert.

20 µl Referenzlösung a werden eingespritzt. Wird das Chromatogramm unter den vorgeschriebenen Bedingungen aufgezeichnet, müssen die Kriterien für Aussehen und Akzeptanz im Begleitdokument von Propranololhydrochlorid zur Eignungsprüfung *CRS* erfüllt sein.

20 µl Referenzlösung b werden eingespritzt. Die Empfindlichkeit des Systems wird so eingestellt, daß die Höhe des Hauptpeaks im Chromatogramm mindestens 50 Prozent des maximalen Ausschlags beträgt.

20 µl Untersuchungslösung werden eingespritzt. Die Chromatographie erfolgt über eine Dauer, die der 5fachen Retentionszeit des Hauptpeaks entspricht. Im Chromatogramm der Untersuchungslösung darf keine Peakfläche, mit Ausnahme der Fläche des Hauptpeaks, größer sein als das 0,5fache der Fläche des Hauptpeaks im Chromatogramm der Referenzlösung b (0,1 Prozent), und die Summe dieser Peakflächen darf nicht größer sein als das 2fache der Fläche des Hauptpeaks im Chromatogramm der Referenzlösung b (0,4 Prozent).

Schwermetalle (2.4.8): 1,0 g Substanz wird in einer Mischung von 15 Volumteilen Wasser *R* und 85 Volumteilen Methanol *R* zu 20 ml gelöst. 12 ml Lösung müssen der Grenzprüfung B auf Schwermetalle entsprechen (20 ppm). Zur Herstellung der Referenzlösung wird eine Blei-Lösung (1 ppm Pb) verwendet, die durch Verdünnen der Blei-Lösung (100 ppm Pb) *R* mit einer Mischung von 15 Volumteilen Wasser *R* und 85 Volumteilen Methanol *R* erhalten wird.

Trocknungsverlust (2.2.32): Höchstens 0,5 Prozent, mit 1,000 g Substanz durch Trocknen im Trockenschrank bei 100 bis 105 °C bestimmt.

Sulfatasche (2.4.14): Höchstens 0,1 Prozent, mit 1,0 g Substanz bestimmt.

Gehaltsbestimmung

0,250 g Substanz, in 25 ml Ethanol 96 % *R* gelöst, werden mit Natriumhydroxid-Lösung (0,1 mol · l^{-1}) titriert. Der Endpunkt wird mit Hilfe der Potentiometrie (2.2.20) bestimmt.

1 ml Natriumhydroxid-Lösung (0,1 mol · l^{-1}) entspricht 29,58 mg $C_{16}H_{22}ClNO_2$.

Verunreinigungen

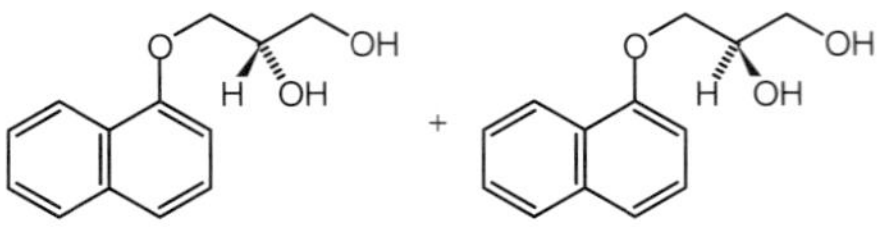

A. 3-(Naphthalin-1-yloxy)propan-1,2-diol (Diolderivat)

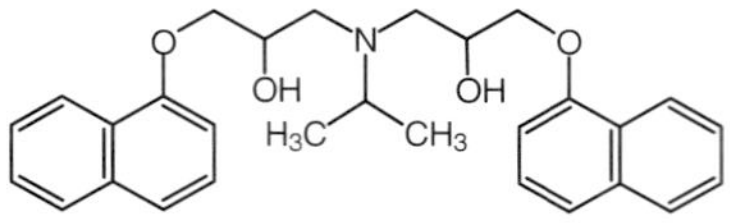

B. 1,1′-[(1-Methylethyl)imino]bis[3-(naphthalin-1-yloxy)propan-2-ol] (Tertiäres Aminderivat)

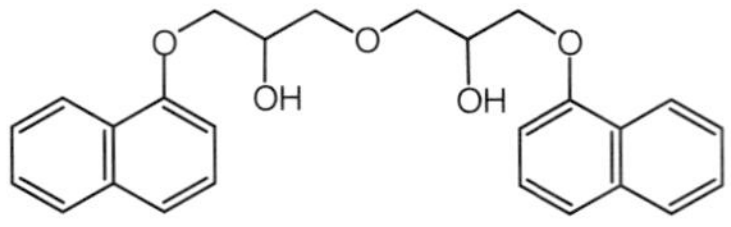

C. 1,1′-Oxybis[3-(naphthalin-1-yloxy)propan-2-ol] (Bis-Etherderivat).

Dieser Text wurde in der deutschsprachigen Ausgabe der Ph. Eur. – Nachtrag 2000 schon in dieser Fassung veröffentlicht.

2001, 1469

Propylenglycol-monopalmitostearat

Propylenglycoli monopalmitostearas

Definition

Propylenglycolmonopalmitostearat ist ein Gemisch von Mono- und Diestern des Propylenglycols mit Stearin- und Palmitinsäure. Die Substanz enthält mindestens 50,0 Prozent Monoester, durch Kondensation von Propylenglycol mit Stearinsäure 50 pflanzlicher oder tierischer Herkunft hergestellt.

Herstellung

Falls zutreffend muß die Substanz der Monographie **Produkte mit dem Risiko der Übertragung von Erregern der spongiformen Enzephalopathie tierischen Ursprungs (Producta cum possibili transmissione vectorium enkephalopathiarum spongiformium animalium)** entsprechen.

Eigenschaften

Weiße bis fast weiße, wachsartige, feste Substanz; praktisch unlöslich in Wasser, löslich in Aceton und heißem Ethanol.

Prüfung auf Identität

A. Die Substanz entspricht der Prüfung „Schmelztemperatur" (siehe „Prüfung auf Reinheit").

B. Die Substanz entspricht der Prüfung „Fettsäurenzusammensetzung" (siehe „Prüfung auf Reinheit").

C. Die Substanz entspricht der „Gehaltsbestimmung" (Gehalt an Monoestern).

Prüfung auf Reinheit

Schmelztemperatur (2.2.15): 33 bis 40 °C.

Säurezahl (2.5.1): Höchstens 4,0, mit 10,0 g Substanz bestimmt.

Iodzahl (2.5.4): Höchstens 3,0.

Verseifungszahl (2.5.6): 170 bis 180, mit 2,0 g Substanz bestimmt.

Fettsäurenzusammensetzung: Die Prüfung erfolgt mit Hilfe der „Prüfung fetter Öle auf fremde Öle durch Gaschromatographie" (2.4.22, Methode A). Die Fettsäurenfraktion muß folgende Zusammensetzung haben:

- Stearinsäure: 40,0 bis 60,0 Prozent
- Summe der Gehalte an Palmitin- und Stearinsäure: mindestens 90,0 Prozent.

Freies Propylenglycol: Höchstens 5,0 Prozent, wie unter „Gehaltsbestimmung" bestimmt.

Asche (2.4.16): Höchstens 0,1 Prozent, mit 1,0 g Substanz bestimmt.

Gehaltsbestimmung

Der Gehalt an freiem Propylenglycol und an Monoestern wird mit Hilfe der Ausschlußchromatographie (2.2.30) bestimmt.

Untersuchungslösung: Etwa 0,2 g Substanz (*m*) werden auf 0,1 mg genau in eine 15-ml-Probeflasche eingewogen. Nach Zusatz von 5,0 ml Tetrahydrofuran *R* wird bis zur Lösung geschüttelt und falls erforderlich erwärmt. Die Probeflasche wird erneut gewogen. Die Gesamtmasse (*M*) des Lösungsmittels und der Substanz wird berechnet.

Referenzlösungen: In vier 15-ml-Probeflaschen werden etwa 2,5 mg, 5,0 mg, 10,0 mg und 20,0 mg Propylenglycol *R*, auf 0,1 mg genau, eingewogen. Nach Zusatz von je 5,0 ml Tetrahydrofuran *R* wird bis zur Lösung geschüttelt. Die Probeflaschen werden erneut gewogen. Die Konzentration an Propylenglycol in Milligramm je Gramm wird für jede Referenzlösung berechnet.

Die Chromatographie kann durchgeführt werden mit

- einer Gelpermeationssäule von 0,6 m Länge und 7 mm innerem Durchmesser, gepackt mit Styrol-Divinylbenzol-Copolymer *R* (Teilchengröße 5 µm, Porengröße 10 nm)
- Tetrahydrofuran *R* als mobile Phase bei einer Durchflußrate von 1 ml je Minute
- einem Differential-Refraktometer als Detektor.

40 µl jeder Lösung werden eingespritzt. Werden die Chromatogramme unter den vorgeschriebenen Bedingungen aufgezeichnet, betragen die relativen Retentionen, bezogen auf Propylenglycol, für die Monoester etwa 0,84 und für die Diester etwa 0,78. Die Konzentration (*C*) an Propylenglycol der Untersuchungslösung in Milligramm je Gramm wird aus der Eichkurve, die mit den Referenzlösungen erstellt wurde, ermittelt.

Der Prozentgehalt an freiem Propylenglycol in der Substanz wird nach folgender Formel berechnet

$$\frac{C \cdot M}{m \cdot 10}$$

Aus den Peakflächen der Monoester (*A*) und der Diester (*B*) wird der Prozentgehalt an Monoestern nach folgender Formel berechnet

$$\frac{A}{A + B} \cdot (100 - D)$$

D = Prozentgehalt an freiem Propylenglycol und freien Fettsäuren.

P

Monographien

Der Prozentgehalt an freien Fettsäuren wird nach folgender Formel berechnet

$$\frac{SZ \cdot 270}{561{,}1}$$

SZ = Säurezahl.

Lagerung

Vor Licht geschützt.

1999, 1039

Propylgallat

Propylis gallas

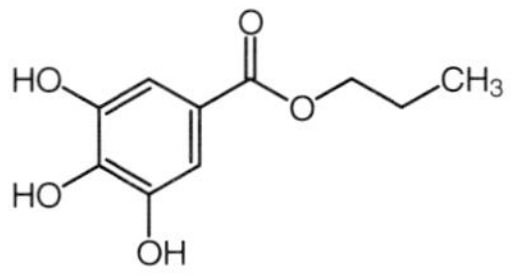

$C_{10}H_{12}O_5$ M_r 212,2

Definition

Propylgallat enthält mindestens 97,0 und höchstens 102,0 Prozent Propyl(3,4,5-trihydroxybenzoat), berechnet auf die getrocknete Substanz.

Eigenschaften

Weißes bis fast weißes, kristallines Pulver; sehr schwer löslich in Wasser, leicht löslich in Ethanol und Ether. Die Substanz löst sich in verdünnten Alkalihydroxid-Lösungen.

Prüfung auf Identität

1: B.

2: A, C, D.

A. Schmelztemperatur (2.2.14): 148 bis 151 °C.

B. Die Prüfung erfolgt mit Hilfe der IR-Spektroskopie (2.2.24) durch Vergleich des Spektrums der Substanz mit dem von Propylgallat *CRS*.

C. Die bei der Prüfung „Gallussäure" (siehe „Prüfung auf Reinheit") erhaltenen Chromatogramme werden ausgewertet. Der Hauptfleck im Chromatogramm der Untersuchungslösung b entspricht in bezug auf Lage, Farbe und Größe dem Hauptfleck im Chromatogramm der Referenzlösung a.

D. Etwa 10 mg Substanz werden in 10 ml Wasser *R* durch Erhitzen auf etwa 70 °C gelöst. Wird die Lösung nach dem Abkühlen mit 1 ml Bismutnitrat-Lösung *R* versetzt, entsteht ein hellgelber Niederschlag.

Prüfung auf Reinheit

Aussehen der Lösung: 1,0 g Substanz wird in Ethanol 96 % *R* zu 20 ml gelöst. Die Lösung muß klar (2.2.1) und darf nicht stärker gefärbt sein als die Farbvergleichslösung BG_5 (2.2.2, Methode II).

Gallussäure: Die Prüfung erfolgt mit Hilfe der Dünnschichtchromatographie (2.2.27) unter Verwendung einer Schicht von Kieselgel G *R*.

Untersuchungslösung a: 0,20 g Substanz werden in Aceton *R* zu 10 ml gelöst.

Untersuchungslösung b: 1 ml Untersuchungslösung a wird mit Aceton *R* zu 20 ml verdünnt.

Referenzlösung a: 10 mg Propylgallat *CRS* werden in Aceton *R* zu 10 ml gelöst.

Referenzlösung b: 20 mg Gallussäure *R* werden in Aceton *R* zu 20 ml gelöst. 1 ml Lösung wird mit Aceton *R* zu 10 ml verdünnt.

Referenzlösung c: 0,5 ml Untersuchungslösung b werden mit Referenzlösung b zu 5 ml verdünnt.

Auf die Platte werden 5 µl jeder Lösung aufgetragen. Die Chromatographie erfolgt mit einer Mischung von 10 Volumteilen wasserfreier Ameisensäure *R*, 40 Volumteilen Ethylformiat *R* und 50 Volumteilen Toluol *R* über eine Laufstrecke von 8 cm. Die Platte wird 10 min lang an der Luft trocknen gelassen und mit einer Mischung von 1 Volumteil Eisen(III)-chlorid-Lösung *R* 1 und 9 Volumteilen Ethanol 96 % *R* besprüht. Ein im Chromatogramm der Untersuchungslösung a auftretender, der Gallussäure entsprechender Fleck darf nicht größer oder stärker gefärbt sein als der Fleck im Chromatogramm der Referenzlösung b (0,5 Prozent). Die Prüfung darf nur ausgewertet werden, wenn das Chromatogramm der Referenzlösung c deutlich voneinander getrennt 2 Hauptflecke zeigt.

Gesamtchlor: Eine Mischung von 0,5 g Substanz und 2 g Calciumcarbonat *R* 1wird getrocknet und bei 700 °C geglüht. Der Rückstand wird mit 20 ml verdünnter Salpetersäure *R* aufgenommen und die Lösung mit Wasser *R* zu 30 ml verdünnt. 15 ml Lösung, ohne weiteren Zusatz von verdünnter Salpetersäure *R*, müssen der Grenzprüfung auf Chlorid (2.4.4) entsprechen (200 ppm).

Chlorid (2.4.4): 1,65 g Substanz werden 5 min lang mit 50 ml Wasser *R* geschüttelt. Danach wird filtriert. 15 ml Filtrat müssen der Grenzprüfung auf Chlorid entsprechen (100 ppm).

Schwermetalle (2.4.8): 2,0 g Substanz müssen der Grenzprüfung C auf Schwermetalle entsprechen (10 ppm). Zur Herstellung der Referenzlösung werden 2 ml Blei-Lösung (10 ppm Pb) *R* verwendet.

Zink: Höchstens 25 ppm Zn. Der Gehalt an Zink wird mit Hilfe der Atomabsorptionsspektroskopie (2.2.23, Methode II) bestimmt.

Untersuchungslösung: 2,5 ml der bei der Prüfung „Schwermetalle" erhaltenen Lösung werden mit 2,5 ml Wasser *R* versetzt.

Referenzlösungen: Die Referenzlösungen werden aus der Zink-Lösung (10 ppm Zn) *R*, falls erforderlich mit Wasser *R* verdünnt, hergestellt.

Die Absorption wird bei 213,9 nm unter Verwendung einer Zink-Hohlkathodenlampe als Strahlungsquelle und einer Luft-Acetylen-Flamme bestimmt.

Trocknungsverlust (2.2.32): Höchstens 0,5 Prozent, mit 1,000 g Substanz durch Trocknen im Trockenschrank bei 100 bis 105 °C bestimmt.

Sulfatasche (2.4.14): Höchstens 0,1 Prozent, mit 1,0 g Substanz bestimmt.

Gehaltsbestimmung

0,400 g Substanz werden in 150 ml Wasser *R*, das auf etwa 70 °C erhitzt wurde, gelöst. Die Lösung wird zum Sieden erhitzt und unter ständigem Rühren mit 50,0 ml Bismutnitrat-Lösung *R* versetzt. Nach dem Abkühlen wird die Mischung quantitativ in einen 250-ml-Meßkolben überführt und mit einer 0,5prozentigen Lösung (*V/V*) von Salpetersäure *R* aufgefüllt. Die Mischung wird filtriert, wobei die ersten 20 ml des Filtrats verworfen werden. In 100,0 ml Filtrat wird Bismut nach „Komplexometrische Titrationen" (2.5.11) bestimmt (n_1 ml). Ein Blindversuch wird durchgeführt (n_2 ml). Die Differenz ($n_2 - n_1$) ml zwischen den Volumen von Natriumedetat-Lösung (0,1 mol · l^{-1}) ist der im entnommenen Volumen enthaltenen Menge an $C_{10}H_{12}O_5$ äquivalent.

1 ml Natriumedetat-Lösung (0,1 mol · l^{-1}) entspricht 21,22 mg $C_{10}H_{12}O_5$.

Lagerung

Vor Licht geschützt.

Verunreinigungen

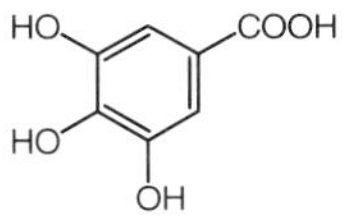

A. 3,4,5-Trihydroxybenzoesäure (Gallussäure).

1999, 431

Propyl-4-hydroxybenzoat

Propylis parahydroxybenzoas

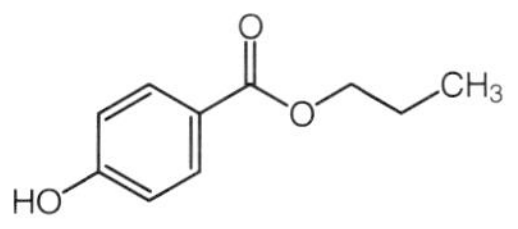

$C_{10}H_{12}O_3$ M_r 180,2

Definition

Propyl-4-hydroxybenzoat enthält mindestens 99,0 und höchstens 100,5 Prozent Propyl(4-hydroxybenzoat).

Eigenschaften

Weißes, kristallines Pulver; sehr schwer löslich in Wasser, leicht löslich in Ethanol und Methanol.

Prüfung auf Identität

1: A, B.
2: A, C, D.

A. Schmelztemperatur (2.2.14): 96 bis 99 °C.

B. Die Prüfung erfolgt mit Hilfe der IR-Spektroskopie (2.2.24) durch Vergleich des Spektrums der Substanz mit dem von Propyl-4-hydroxybenzoat *CRS*.

C. Die bei der Prüfung „Verwandte Substanzen" (siehe „Prüfung auf Reinheit") erhaltenen Chromatogramme werden ausgewertet. Der Hauptfleck im Chromatogramm der Untersuchungslösung b entspricht in bezug auf Lage und Größe dem Hauptfleck im Chromatogramm der Referenzlösung b.

D. Etwa 10 mg Substanz werden in einem Reagenzglas mit 1 ml Natriumcarbonat-Lösung *R* versetzt, 30 s lang zum Sieden erhitzt und abgekühlt (Lösung a). In einem weiteren gleichen Reagenzglas werden etwa 10 mg Substanz mit 1 ml Natriumcarbonat-Lösung *R* versetzt. Die Substanz löst sich teilweise (Lösung b). Den Lösungen a und b werden gleichzeitig je 5 ml Aminopyrazolon-Lösung *R* und 1 ml Kaliumhexacyanoferrat(III)-Lösung *R* zugesetzt. Nach dem Mischen ist die Färbung der Lösung b gelb bis orangebraun. Die Färbung der Lösung a ist orange bis rot und deutlich intensiver als eine möglicherweise auftretende ähnliche Färbung der Lösung b.

Prüfung auf Reinheit

Prüflösung: 1,0 g Substanz wird in Ethanol 96 % *R* zu 10 ml gelöst.

Aussehen der Lösung: Die Prüflösung muß klar (2.2.1) und darf nicht stärker gefärbt sein als die Farbvergleichslösung BG_6 (2.2.2, Methode II).

Sauer reagierende Substanzen: 2 ml Prüflösung werden mit 3 ml Ethanol 96 % *R*, 5 ml kohlendioxidfreiem Wasser *R* und 0,1 ml Bromcresolgrün-Lösung *R* versetzt. Bis zum Farbumschlag nach Blau dürfen höchstens 0,1 ml Natriumhydroxid-Lösung (0,1 mol · l^{-1}) verbraucht werden.

Verwandte Substanzen: Die Prüfung erfolgt mit Hilfe der Dünnschichtchromatographie (2.2.27) unter Verwendung einer Schicht eines geeigneten octadecylsilylierten Kieselgels, das einen Fluoreszenzindikator mit intensivster Anregung der Fluoreszenz bei 254 nm enthält.

Untersuchungslösung a: 0,10 g Substanz werden in Aceton *R* zu 10 ml gelöst.

Untersuchungslösung b: 1 ml Untersuchungslösung a wird mit Aceton *R* zu 10 ml verdünnt.

Referenzlösung a: 0,5 ml Untersuchungslösung a werden mit Aceton *R* zu 100 ml verdünnt.

Referenzlösung b: 10 mg Propyl-4-hydroxybenzoat *CRS* werden in Aceton *R* zu 10 ml gelöst.

Referenzlösung c: 10 mg Ethyl-4-hydroxybenzoat *CRS* werden in 1 ml Untersuchungslösung a gelöst. Die Lösung wird mit Aceton *R* zu 10 ml verdünnt.

Auf die Platte werden 2 µl jeder Lösung aufgetragen. Die Chromatographie erfolgt mit einer Mischung von 1 Volumteil Essigsäure 98 % *R*, 30 Volumteilen Wasser *R* und 70 Volumteilen Methanol *R* über eine Laufstrecke von 15 cm. Die Platte wird an der Luft trocknen gelassen und im ultravioletten Licht bei 254 nm ausgewertet. Kein im Chromatogramm der Untersuchungslösung a auftretender Nebenfleck darf größer oder intensiver sein als der Fleck im Chromatogramm der Referenzlösung a (0,5 Prozent). Die Prüfung darf nur ausgewertet werden, wenn das Chromatogramm der Referenzlösung c deutlich voneinander getrennt 2 Flecke zeigt.

Sulfatasche (2.4.14): Höchstens 0,1 Prozent, mit 1,0 g Substanz bestimmt.

Gehaltsbestimmung

2,000 g Substanz werden in einem Erlenmeyerkolben mit Rückflußkühler mit 40,0 ml Natriumhydroxid-Lösung (1 mol · l^{-1}) versetzt. Bei schwachem Sieden wird 1 h lang zum Rückfluß erhitzt. Nach dem Abkühlen auf Raumtemperatur wird der Kühler mit Wasser *R* gespült. Der Überschuß an Natriumhydroxid wird mit Schwefelsäure (0,5 mol · l^{-1}) bis zum zweiten Wendepunkt titriert. Der Endpunkt wird mit Hilfe der Potentiometrie (2.2.20) bestimmt. Ein Blindversuch wird durchgeführt.

1 ml Natriumhydroxid-Lösung (1 mol · l^{-1}) entspricht 0,1802 g $C_{10}H_{12}O_3$.

Verunreinigungen

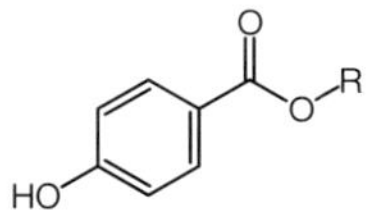

A. R = H:
4-Hydroxybenzoesäure

B. R = CH_3:
Methyl(4-hydroxybenzoat)

C. R = CH_2–CH_3:
Ethyl(4-hydroxybenzoat)

D. R = CH_2–CH_2–CH_2–CH_3:
Butyl(4-hydroxybenzoat).

2000, 525

Propylthiouracil

Propylthiouracilum

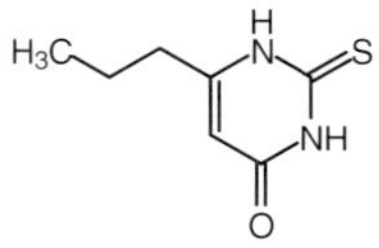

$C_7H_{10}N_2OS$ M_r 170,2

Definition

Propylthiouracil enthält mindestens 98,0 und höchstens 100,5 Prozent 2,3-Dihydro-6-propyl-2-thioxopyrimidin-4(1*H*)-on, berechnet auf die getrocknete Substanz.

Eigenschaften

Weißes bis fast weißes, kristallines Pulver oder Kristalle; sehr schwer löslich in Wasser, wenig löslich in Ethanol, sehr schwer löslich in Ether. Die Substanz löst sich in Alkalihydroxid-Lösungen.

Prüfung auf Identität

1: A, B.
2: A, C, D.

A. Schmelztemperatur (2.2.14): 217 bis 221 °C.

B. Die Prüfung erfolgt mit Hilfe der IR-Spektroskopie (2.2.24) durch Vergleich des Spektrums der Substanz mit dem von Propylthiouracil *CRS*. Die Prüfung erfolgt mit Hilfe von Preßlingen unter Verwendung von 1 mg Substanz und 0,3 g Kaliumbromid *R*.

C. Die bei der Prüfung „Thioharnstoff, verwandte Substanzen" (siehe „Prüfung auf Reinheit") erhaltenen Chromatogramme werden im ultravioletten Licht bei 254 nm ausgewertet, bevor die Platte Iodgas ausgesetzt wird. Der Hauptfleck im Chromatogramm der Untersuchungslösung b entspricht in bezug auf Lage und Größe dem Hauptfleck im Chromatogramm der Referenzlösung a.

D. Etwa 20 mg Substanz werden mit 8 ml Bromwasser *R* versetzt. Die Mischung wird einige Minuten lang geschüttelt, bis zur Entfärbung zum Sieden erhitzt, erkalten gelassen und filtriert. Wird das Filtrat mit 2 ml Bariumchlorid-Lösung *R* 1 versetzt, entsteht ein weißer Niederschlag, der sich auf Zusatz von 5 ml verdünnter Natriumhydroxid-Lösung *R* nicht violett färbt.

Prüfung auf Reinheit

Thioharnstoff, verwandte Substanzen: Die Prüfung erfolgt mit Hilfe der Dünnschichtchromatographie (2.2.27) unter Verwendung einer DC-Platte mit Kieselgel GF_{254} *R*.

Untersuchungslösung a: 0,1 g Substanz werden in Methanol *R* zu 10 ml gelöst.

Untersuchungslösung b: 1 ml Untersuchungslösung a wird mit Methanol *R* zu 10 ml verdünnt.

Referenzlösung a: 10 mg Propylthiouracil *CRS* werden in Methanol *R* zu 10 ml gelöst.

Referenzlösung b: 50 mg Thioharnstoff *R* werden in Methanol *R* zu 100 ml gelöst. 1 ml Lösung wird mit Methanol *R* zu 100 ml verdünnt.

Referenzlösung c: 1 ml Untersuchungslösung a wird mit Methanol *R* zu 100 ml verdünnt.

Auf die Platte werden 10 µl jeder Lösung aufgetragen. Die Chromatographie erfolgt mit einer Mischung von 0,1 Volumteilen Essigsäure 98 % *R*, 6 Volumteilen 2-Propanol *R* und 50 Volumteilen Chloroform *R* über eine Laufstrecke von 15 cm. Die Platte wird an der Luft trocknen gelassen, im ultravioletten Licht bei 254 nm ausgewertet und anschließend 10 min lang Iodgas ausgesetzt. Ein dem Thioharnstoff entsprechender Fleck im Chromatogramm der Untersuchungslösung a darf nicht größer oder intensiver sein als der Fleck im Chromatogramm der

Referenzlösung b (0,05 Prozent). Kein im Chromatogramm der Untersuchungslösung a auftretender Nebenfleck, mit Ausnahme des dem Thioharnstoff entsprechenden Flecks, darf größer oder intensiver sein als der Fleck im Chromatogramm der Referenzlösung c (1,0 Prozent).

Schwermetalle (2.4.8): 1,0 g Substanz muß der Grenzprüfung F auf Schwermetalle entsprechen (20 ppm). Zur Herstellung der Referenzlösung werden 2 ml Blei-Lösung (10 ppm Pb) *R* verwendet.

Trocknungsverlust (2.2.32): Höchstens 0,5 Prozent, mit 1,000 g Substanz durch Trocknen im Trockenschrank bei 100 bis 105 °C bestimmt.

Sulfatasche (2.4.14): Höchstens 0,1 Prozent, mit 1,0 g Substanz bestimmt.

Gehaltsbestimmung

0,300 g Substanz werden mit 30 ml Wasser *R* und 30,0 ml Natriumhydroxid-Lösung (0,1 mol · l^{-1}) versetzt und unter Umschütteln bis zur vollständigen Lösung zum Sieden erhitzt. Die Lösung wird unter Rühren mit 50 ml Silbernitrat-Lösung (0,1 mol · l^{-1}) versetzt, 5 min lang zum schwachen Sieden erhitzt, anschließend abgekühlt und mit Natriumhydroxid-Lösung (0,1 mol · l^{-1}) titriert. Der Endpunkt wird mit Hilfe der Potentiometrie (2.2.20) bestimmt. Das Volumen an verbrauchter Natriumhydroxid-Lösung (0,1 mol · l^{-1}) ist gleich der Summe des anfangs zugesetzten und des für die Endtitration verbrauchten Volumens.

1 ml Natriumhydroxid-Lösung (0,1 mol · l^{-1}) entspricht 8,511 mg $C_7H_{10}N_2OS$.

Lagerung

Vor Licht geschützt.

Verunreinigungen

A. Thioharnstoff.

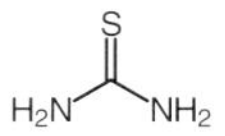

2000, 686

Protaminhydrochlorid

Protamini hydrochloridum

Definition

Protaminhydrochlorid besteht aus den Hydrochloriden basischer Peptide, die aus Sperma oder Rogen von Fischen (meist *Salmonidae* und *Clupeidae*) durch Extraktion gewonnen werden. In Lösung bindet die Substanz Heparin und hemmt dessen Antikoagulationswirkung. Unter den bei der „Gehaltsbestimmung“ beschriebenen Bedingungen verursacht die Substanz eine Ausfällung. 1 mg Substanz fällt mindestens 100 I.E. Heparin, berechnet auf die getrocknete Substanz.

Herstellung

Die Substanz wird unter Bedingungen hergestellt, die eine möglichst geringe mikrobielle Kontamination gewährleisten.

Das Herstellungsverfahren wird einer Validierung unterzogen und muß gewährleisten, daß, falls die Substanz geprüft wird, sie folgender Prüfung entspricht:

Anomale Toxizität (2.6.9): Die Substanz muß der Prüfung entsprechen. Je Maus werden 0,5 mg Substanz, gelöst in 0,5 ml Wasser für Injektionszwecke *R*, injiziert.

Eigenschaften

Weißes bis fast weißes, hygroskopisches Pulver; löslich in Wasser, praktisch unlöslich in Ethanol und Ether.

Prüfung auf Identität

A. 1,000 g Substanz wird in Salzsäure (0,1 mol · l^{-1}) zu 100,0 ml gelöst. Die spezifische Drehung (2.2.7) liegt zwischen −40 und −60°, berechnet auf die getrocknete Substanz.

B. Unter den bei „Gehaltsbestimmung“ beschriebenen Bedingungen bildet sich mit der Substanz ein Niederschlag.

C. 0,5 ml Prüflösung (siehe „Prüfung auf Reinheit“) werden mit 4,5 ml Wasser *R*, 1,0 ml einer Lösung von Natriumhydroxid *R* (100 g · l^{-1}) und 1,0 ml einer Lösung von 1-Naphthol *R* (0,2 g · l^{-1}) versetzt und gemischt. Die Mischung wird auf 5 °C abgekühlt. Nach Zusatz von 0,5 ml Natriumhypobromit-Lösung *R* entsteht eine intensive Rotfärbung.

D. 2 ml Prüflösung werden im Wasserbad von 60 °C erhitzt, mit 0,1 ml Quecksilber(II)-sulfat-Lösung *R* versetzt und gemischt, wobei kein Niederschlag entsteht. Nach dem Abkühlen in einer Eis-Wasser-Mischung entsteht ein Niederschlag.

E. Die Substanz gibt die Identitätsreaktion a auf Chlorid (2.3.1).

Prüfung auf Reinheit

Prüflösung: 0,50 g Substanz werden in Wasser *R* zu 25,0 ml gelöst.

Aussehen der Lösung: 2,5 ml Prüflösung werden mit 7,5 ml Wasser *R* versetzt. Die Lösung darf nicht stärker opaleszieren als die Referenzsuspension II (2.2.1) und nicht stärker gefärbt sein als die Farbvergleichslösung BG_6 oder G_6 (2.2.2, Methode II).

Absorption (2.2.25): 2,5 ml Prüflösung werden mit Wasser *R* zu 5,0 ml verdünnt. Die Absorption der Lösung, zwischen 260 und 280 nm gemessen, darf höchstens 0,1 betragen.

Chlorid: 12,3 bis 19,0 Prozent Chlorid (Cl), berechnet auf die getrocknete Substanz.

0,400 g Substanz werden in 50 ml Wasser *R* gelöst. Die Lösung wird mit 5 ml verdünnter Salpetersäure *R*, 25,0 ml Silbernitrat-Lösung (0,1 mol · l^{-1}) und 2 ml Dibutylphthalat *R* versetzt. Die Mischung wird umgeschüttelt und unter Zusatz von 2 ml Ammoniumeisen(III)-

sulfat-Lösung *R* 2 mit Ammoniumthiocyanat-Lösung (0,1 mol · l^{-1}) titriert. In der Nähe des Umschlagspunkts wird kräftig geschüttelt.

1 ml Silbernitrat-Lösung (0,1 mol · l^{-1}) entspricht 3,545 mg Chlorid (Cl).

Sulfat: Höchstens 4,0 Prozent Sulfat (SO_4), berechnet auf die getrocknete Substanz. 0,500 g Substanz werden in 200 ml destilliertem Wasser *R* gelöst. Die Lösung wird mit 5,0 ml verdünnter Salzsäure *R* versetzt und zum Sieden erhitzt. Diese Lösung wird unter Umrühren mit einem Glasstab tropfenweise mit 10 ml einer heißen Lösung von Bariumchlorid *R* (100 g · l^{-1}) versetzt, mit einem Uhrglas bedeckt und 2 h lang im Wasserbad stehengelassen, um einen grobkörnigen Niederschlag zu erhalten. Die klare überstehende Lösung wird mit 0,1 ml einer Lösung von Bariumchlorid *R* (100 g · l^{-1}) versetzt. Trübt sich die Lösung, wird der Fällungsvorgang wiederholt. Der Niederschlag wird quantitativ in einen zuvor geglühten und gewogenen Porzellanfiltertiegel überführt und so lange mit heißem, destilliertem Wasser *R* gewaschen, bis der Zusatz von Silbernitrat-Lösung *R* 1 in der Waschflüssigkeit keine Trübung mehr hervorruft. Der Niederschlag wird 1 h lang bei 600 °C geglüht, in einem Exsikkator erkalten gelassen und gewogen.

1 mg Rückstand entspricht 0,412 mg Sulfat (SO_4).

Barium: Höchstens 10 ppm Ba. Der Gehalt an Barium wird mit Hilfe der Atomabsorptionsspektroskopie (2.2.23, Methode I) bestimmt.

Untersuchungslösung: 1,0 g Substanz wird in destilliertem Wasser *R* gelöst. Die Lösung wird mit 1 ml einer Lösung von Caesiumchlorid *R* (250 g · l^{-1}) und 0,2 ml Salzsäure *R* versetzt und mit destilliertem Wasser *R* zu 20,0 ml verdünnt.

Referenzlösung: 1,0 ml Barium-Lösung (50 ppm Ba) *R* wird mit 5 ml einer Lösung von Caesiumchlorid *R* (250 g · l^{-1}) und 1 ml Salzsäure *R* versetzt und mit destilliertem Wasser *R* zu 100,0 ml verdünnt.

Die Absorption wird bei 553,3 nm unter Verwendung einer Barium-Hohlkathodenlampe als Strahlungsquelle und einer Flamme von Luft-Acetylen-Distickstoffmonoxid in geeigneter Mischung bestimmt.

Eisen (2.4.9): 1,0 g Substanz wird unter Erwärmen in Wasser *R* zu 10 ml gelöst. Die Lösung muß der Grenzprüfung auf Eisen entsprechen (10 ppm).

Quecksilber: Höchstens 10 ppm Hg. 2,0 g Substanz werden in einem 250-ml-Erlenmeyerkolben mit Schliffstopfen mit 20 ml einer Mischung von gleichen Volumteilen Salpetersäure *R* und Schwefelsäure *R* versetzt. Die Lösung wird 1 h lang zum Rückfluß erhitzt, gekühlt, vorsichtig mit Wasser *R* verdünnt und erneut so lange zum Sieden erhitzt, bis keine nitrosen Gase mehr entweichen. Nach dem Abkühlen wird vorsichtig mit Wasser *R* zu 200,0 ml verdünnt, gemischt und filtriert. 50,0 ml Filtrat werden in einem Scheidetrichter mit kleinen Mengen Chloroform *R* mehrmals ausgeschüttelt, bis die Chloroformphase farblos bleibt. Die Chloroformphasen werden verworfen. Die wäßrige Phase wird mit 25 ml verdünnter Schwefelsäure *R*, 115 ml Wasser *R* und 10 ml einer Lösung von Hydroxylaminhydrochlorid *R* (200 g · l^{-1}) versetzt und mit Dithizon-Lösung *R* 2 titriert. Nach jedem Zusatz wird die Mischung 20mal geschüttelt und gegen Ende der Titration nach Phasentrennung die Chloroformphase verworfen. Die Lösung wird so lange titriert, bis eine blaugrüne Färbung auftritt. Der bei der Einstellung der Dithizon-Lösung *R* 2 erhaltene Faktor für Quecksilber wird für die Berechnung verwendet.

Stickstoff: 23,0 bis 27,0 Prozent, berechnet auf die getrocknete Substanz. Die Bestimmung erfolgt unter Verwendung von 10,0 mg Substanz mit Hilfe der Kjeldahl-Bestimmung (2.5.9). Die Erhitzungsdauer beträgt 3 bis 4 h.

Schwermetalle (2.4.8): 1,0 g Substanz muß der Grenzprüfung D auf Schwermetalle entsprechen (20 ppm). Zur Herstellung der Referenzlösung werden 2 ml Blei-Lösung (10 ppm Pb) *R* verwendet.

Trocknungsverlust (2.2.32): Höchstens 5,0 Prozent, mit 1,000 g Substanz durch 3 h langes Trocknen im Trockenschrank bei 100 bis 105 °C bestimmt.

Sterilität (2.6.1): Protaminhydrochlorid zur Herstellung von Parenteralia, das dabei keinem weiteren geeigneten Sterilisationsverfahren unterworfen wird, muß der Prüfung entsprechen.

Pyrogene (2.6.8): Protaminhydrochlorid zur Herstellung von Parenteralia, das dabei keinem weiteren geeigneten Verfahren zur Beseitigung von Pyrogenen unterworfen wird, muß der Prüfung entsprechen. Je Kilogramm Körpermasse eines Kaninchens wird 1,0 ml einer Lösung, die 10 mg Substanz je Milliliter enthält, injiziert.

Gehaltsbestimmung

Untersuchungslösung a: 15,0 mg Substanz werden in Wasser *R* zu 100,0 ml gelöst.

Untersuchungslösung b: 2,0 ml Untersuchungslösung a werden mit Wasser *R* zu 3,0 ml verdünnt.

Untersuchungslösung c: 1,0 ml Untersuchungslösung a wird mit Wasser *R* zu 3,0 ml verdünnt.

Als Maßlösung wird eine im Verhältnis 1:6 verdünnte Lösung von Heparin-Natrium *BRS* verwendet (zum Beispiel 1,7 ml Heparin-Natrium *BRS* mit Wasser *R* zu 10,0 ml verdünnt). 2 Proben jeder Untersuchungslösung werden wie folgt titriert: Ein genau abgemessenes Volumen der zu titrierenden Lösung (zum Beispiel 1,5 ml) wird in die Küvette eines geeigneten Kolorimeters gegeben und das Gerät auf eine geeignete Wellenlänge (keine ist kritisch) im sichtbaren Bereich eingestellt. Kleine Mengen der Maßlösung werden zugegeben, bis die Absorption deutlich zunimmt. Die Menge der zugegebenen Maßlösung wird notiert.

3 voneinander unabhängige Bestimmungen werden durchgeführt. Für jede einzelne Titration wird die Anzahl der Internationalen Einheiten von Heparin im Volumen der Maßlösung je Milligramm der Substanz berechnet. Der Gehalt wird als Mittelwert aus den 18 Bestimmungen ermittelt. Die Linearität der Werte ist mit den üblichen statistischen Methoden zu überprüfen. Zu jedem der mit den 3 Untersuchungslösungen erhaltenen Ergebnisse und zu jeder der 3 voneinander unabhängigen Bestimmungen werden die 3 Standardabweichungen berechnet. Die Bestimmung darf nur ausgewertet werden, wenn jede der 6 Standardabweichungen höchstens 5 Prozent des Mittelwerts beträgt.

Lagerung

Dicht verschlossen; falls die Substanz steril ist, im Behältnis mit Sicherheitsverschluß.

Beschriftung

Die Beschriftung gibt insbesondere, falls zutreffend, an
- daß die Substanz steril ist
- daß die Substanz pyrogenfrei ist.

2000, 569

Protaminsulfat
Protamini sulfas

Definition

Protaminsulfat besteht aus den Sulfaten basischer Peptide, die aus Sperma oder Rogen von Fischen (meist *Salmonidae* und *Clupeidae*) durch Extraktion gewonnen werden. In Lösung bindet die Substanz Heparin und hemmt dessen Antikoagulationswirkung. Unter den bei der „Gehaltsbestimmung“ beschriebenen Bedingungen verursacht die Substanz eine Ausfällung. 1 mg Substanz fällt mindestens 100 I.E. Heparin, berechnet auf die getrocknete Substanz.

Herstellung

Die Substanz wird unter Bedingungen hergestellt, die eine möglichst geringe mikrobielle Kontamination gewährleisten.

Das Herstellungsverfahren wird einer Validierung unterzogen und muß gewährleisten, daß, falls die Substanz geprüft wird, sie folgender Prüfung entspricht:

Anomale Toxizität (2.6.9): Die Substanz muß der Prüfung entsprechen. Je Maus werden 0,5 mg Substanz, gelöst in 0,5 ml Wasser für Injektionszwecke *R*, injiziert.

Eigenschaften

Weißes bis fast weißes, hygroskopisches Pulver; wenig löslich in Wasser, praktisch unlöslich in Ethanol und Ether.

Prüfung auf Identität

A. 1,000 g Substanz wird in Salzsäure (0,1 mol · l^{-1}) zu 100,0 ml gelöst. Die spezifische Drehung (2.2.7) liegt zwischen –65 und –85°, berechnet auf die getrocknete Substanz.

B. Unter den bei „Gehaltsbestimmung“ beschriebenen Bedingungen bildet sich mit der Substanz ein Niederschlag.

C. 0,5 ml Prüflösung (siehe „Prüfung auf Reinheit“) werden mit 4,5 ml Wasser *R*, 1,0 ml einer Lösung von Natriumhydroxid *R* (100 g · l^{-1}) und 1,0 ml einer Lösung von 1-Naphthol *R* (0,2 g · l^{-1}) versetzt und gemischt. Die Mischung wird auf 5 °C abgekühlt. Nach Zusatz von 0,5 ml Natriumhypobromit-Lösung *R* entsteht eine intensive Rotfärbung.

D. 2 ml Prüflösung werden im Wasserbad von 60 °C erhitzt, mit 0,1 ml Quecksilber(II)-sulfat-Lösung *R* versetzt und gemischt, wobei kein Niederschlag entsteht. Nach dem Abkühlen in einer Eis-Wasser-Mischung entsteht ein Niederschlag.

E. Die Substanz gibt die Identitätsreaktion a auf Sulfat (2.3.1).

Prüfung auf Reinheit

Prüflösung: 0,20 g Substanz werden in Wasser *R* zu 10,0 ml gelöst.

Aussehen der Lösung: 2,5 ml Prüflösung werden mit 7,5 ml Wasser *R* versetzt. Die Lösung darf nicht stärker opaleszieren als die Referenzsuspension II (2.2.1) und nicht stärker gefärbt sein als die Farbvergleichslösung BG_6 oder G_6 (2.2.2, Methode II).

Absorption (2.2.25): 2,5 ml Prüflösung werden mit Wasser *R* zu 5,0 ml verdünnt. Die Absorption der Lösung, zwischen 260 und 280 nm gemessen, darf höchstens 0,1 betragen.

Eisen (2.4.9): 1,0 g Substanz wird unter Erwärmen in Wasser *R* zu 10 ml gelöst. Die Lösung muß der Grenzprüfung auf Eisen entsprechen (10 ppm).

Quecksilber: Höchstens 10 ppm Hg. 2,0 g Substanz werden in einem 250-ml-Erlenmeyerkolben mit Schliffstopfen mit 20 ml einer Mischung von gleichen Volumteilen Salpetersäure *R* und Schwefelsäure *R* versetzt. Die Lösung wird 1 h lang zum Rückfluß erhitzt, gekühlt, vorsichtig mit Wasser *R* verdünnt und erneut so lange zum Sieden erhitzt, bis keine nitrosen Gase mehr entweichen. Nach dem Abkühlen wird vorsichtig mit Wasser *R* zu 200,0 ml verdünnt, gemischt und filtriert. 50,0 ml Filtrat werden in einem Scheidetrichter mit kleinen Mengen Chloroform *R* mehrmals ausgeschüttelt, bis die Chloroformphase farblos bleibt. Die Chloroformphasen werden verworfen. Die wäßrige Phase wird mit 25 ml verdünnter Schwefelsäure *R*, 115 ml Wasser *R* und 10 ml einer Lösung von Hydroxylaminhydrochlorid *R* (200 g · l^{-1}) versetzt und mit Dithizon-Lösung *R* 2 titriert. Nach jedem Zusatz wird die Mischung 20mal geschüttelt und gegen Ende der Titration nach Phasentrennung die Chloroformphase verworfen. Die Lösung wird so lange titriert, bis eine blaugrüne Färbung auftritt. Der bei der Einstellung der Dithizon-Lösung *R* 2 erhaltene Faktor für Quecksilber wird für die Berechnung verwendet.

Sulfat: 16 bis 24 Prozent Sulfat (SO_4), berechnet auf die getrocknete Substanz. 0,150 g Substanz werden in einem Becherglas in 15 ml destilliertem Wasser *R* gelöst. Nach Zusatz von 5 ml verdünnter Salzsäure *R* wird zum Sieden erhitzt. Die siedende Lösung wird langsam mit 10 ml einer Lösung von Bariumchlorid *R* (100 g · l^{-1}) versetzt. Das Becherglas wird zugedeckt. Die Mischung wird 1 h lang im Wasserbad erhitzt und anschließend filtriert. Der Rückstand wird mehrmals mit kleinen Mengen heißem

P

Monographien

Wasser *R* ausgewaschen, getrocknet und bei 600 °C bis zur Massekonstanz geglüht.

1,0 g Rückstand entspricht 0,4117 g Sulfat (SO_4).

Stickstoff: 21,0 bis 26,0 Prozent, berechnet auf die getrocknete Substanz. Die Bestimmung erfolgt unter Verwendung von 10,0 mg Substanz mit Hilfe der Kjeldahl-Bestimmung (2.5.9). Die Erhitzungsdauer beträgt 3 bis 4 h.

Schwermetalle (2.4.8): 1,0 g Substanz muß der Grenzprüfung D auf Schwermetalle entsprechen (20 ppm). Zur Herstellung der Referenzlösung werden 2 ml Blei-Lösung (10 ppm Pb) *R* verwendet.

Trocknungsverlust (2.2.32): Höchstens 5,0 Prozent, mit 1,000 g Substanz durch 3 h langes Trocknen im Trockenschrank bei 100 bis 105 °C bestimmt.

Sterilität (2.6.1): Protaminsulfat zur Herstellung von Parenteralia, das dabei keinem weiteren geeigneten Sterilisationsverfahren unterworfen wird, muß der Prüfung entsprechen.

Pyrogene (2.6.8): Protaminsulfat zur Herstellung von Parenteralia, das dabei keinem weiteren geeigneten Verfahren zur Beseitigung von Pyrogenen unterworfen wird, muß der Prüfung entsprechen. Je Kilogramm Körpermasse eines Kaninchens wird 1,0 ml einer Lösung, die 10 mg Substanz je Milliliter enthält, injiziert.

Gehaltsbestimmung

Untersuchungslösung a: 15,0 mg Substanz werden in Wasser *R* zu 100,0 ml gelöst.

Untersuchungslösung b: 2,0 ml Untersuchungslösung a werden mit Wasser *R* zu 3,0 ml verdünnt.

Untersuchungslösung c: 1,0 ml Untersuchungslösung a wird mit Wasser *R* zu 3,0 ml verdünnt.

Als Maßlösung wird eine im Verhältnis 1:6 verdünnte Lösung von Heparin-Natrium *BRS* verwendet (zum Beispiel 1,7 ml Heparin-Natrium *BRS* mit Wasser *R* zu 10,0 ml verdünnt). 2 Proben jeder Untersuchungslösung werden wie folgt titriert: Ein genau abgemessenes Volumen der zu titrierenden Lösung (zum Beispiel 1,5 ml) wird in die Küvette eines geeigneten Kolorimeters gegeben und das Gerät auf eine geeignete Wellenlänge (keine ist kritisch) im sichtbaren Bereich eingestellt. Kleine Mengen der Maßlösung werden zugegeben, bis die Absorption deutlich zunimmt. Die Menge der zugegebenen Maßlösung wird notiert.

3 voneinander unabhängige Bestimmungen werden durchgeführt. Für jede einzelne Titration wird die Anzahl der Internationalen Einheiten von Heparin im Volumen der Maßlösung je Milligramm der Substanz berechnet. Der Gehalt wird als Mittelwert aus den 18 Bestimmungen ermittelt. Die Linearität der Werte ist mit den üblichen statistischen Methoden zu überprüfen. Zu jedem der mit den 3 Untersuchungslösungen erhaltenen Ergebnisse und zu jeder der 3 voneinander unabhängigen Bestimmungen werden die 3 Standardabweichungen berechnet. Die Bestimmung darf nur ausgewertet werden, wenn jede der 6 Standardabweichungen höchstens 5 Prozent des Mittelwerts beträgt.

Lagerung

Dicht verschlossen; falls die Substanz steril ist, im Behältnis mit Sicherheitsverschluß.

Beschriftung

Die Beschriftung gibt insbesondere, falls zutreffend, an

- daß die Substanz steril ist
- daß die Substanz pyrogenfrei ist.

1998, 554

Prothrombinkomplex vom Menschen (gefriergetrocknet)

Prothrombinum multiplex humanum cryodesiccatum

Definition

Prothrombinkomplex vom Menschen (gefriergetrocknet) ist eine Fraktion von Plasmaproteinen. Sie enthält Blutgerinnungsfaktor IX und je nach Fraktionierungsmethode unterschiedliche Mengen der Blutgerinnungsfaktoren II, VII und X. Prothrombinkomplex vom Menschen wird aus Plasma vom Menschen hergestellt, das der Monographie **Plasma vom Menschen zur Fraktionierung (Plasma humanum ad separationem)** entspricht.

Die Wirksamkeit der nach den Angaben in der Beschriftung gelösten Zubereitung beträgt mindestens 20 I.E. Blutgerinnungsfaktor IX je Milliliter.

Herstellung

Das Herstellungsverfahren muß die Aktivierung aller Gerinnungsfaktoren so gering wie möglich halten, um Gerinnungsstörungen soweit wie möglich zu begrenzen. Das Herstellungsverfahren umfaßt einen Schritt oder mehrere Schritte, die bekannte Infektionserreger nachweislich entfernen oder inaktivieren. Falls virusinaktivierende Substanzen während der Herstellung verwendet werden, muß das darauffolgende Reinigungsverfahren in bezug auf seine Fähigkeit, diese Substanzen auf eine geeignete Konzentration zu reduzieren, validiert werden. Rückstände müssen auf eine Konzentration reduziert werden, die die Sicherheit der Zubereitung für den Patienten gewährleistet.

Die spezifische Aktivität vor der Zugabe eines Proteinstabilisators beträgt mindestens 0,6 I.E. Blutgerinnungsfaktor IX je Milligramm Gesamtprotein.

Die den Prothrombinkomplex enthaltende Fraktion wird in einer geeigneten Flüssigkeit gelöst. Heparin, Antithrombin und Hilfsstoffe, wie zum Beispiel ein Stabilisator, können zugesetzt werden. Ein Konservierungsmittel darf nicht zugesetzt werden. Die Lösung wird über ein bakterienzurückhaltendes Filter in sterile Endbehältnisse abgefüllt und sofort eingefroren. Anschließend wird sie gefriergetrocknet. Die Behältnisse werden unter Vakuum oder Inertbegasung verschlossen.

Eigenschaften

Pulver oder brüchige Masse, weiß bis schwach gefärbt; sehr hygroskopisch.

Die gefriergetrocknete Zubereitung wird, wie in der „Beschriftung" angegeben, unmittelbar vor der „Prüfung auf Identität", der „Prüfung auf Reinheit" und der „Bestimmung der Wirksamkeit" gelöst, mit Ausnahme der Prüfungen „Löslichkeit" und „Wasser".

Prüfung auf Identität

A. Unter Verwendung einer geeigneten Reihe artspezifischer Antisera wird das Präzipitationsverhalten der Zubereitung geprüft. Die Prüfung soll unter Verwendung von spezifischen Antisera durchgeführt werden, die gegen die Plasmaproteine aller Arten von Haustieren gerichtet sind, welche für die Herstellung von Substanzen biologischer Herkunft verwendet werden. Die Zubereitung enthält Proteine vom Menschen und gibt negative Reaktionen mit Antisera gegen Plasmaproteine anderer Arten.

B. Die „Bestimmung der Wirksamkeit" trägt zur Identifizierung der Zubereitung bei.

Prüfung auf Reinheit

***p*H-Wert** (2.2.3): Der *p*H-Wert der Zubereitung muß zwischen 6,5 und 7,5 liegen.

Löslichkeit: Einem Behältnis mit der Zubereitung wird das in der Beschriftung angegebene Volumen Lösungsmittel bei der in der Beschriftung angegebenen Temperatur zugesetzt. Unter leichtem Umschwenken muß sich die Zubereitung innerhalb von 10 min vollständig lösen. Die Lösung muß klar und kann gefärbt sein.

Osmolalität (2.2.35): Mindestens 240 mosmol · kg^{-1}.

Gesamtprotein: Falls erforderlich wird ein genau gemessenes Volumen der Zubereitung mit einer Lösung von Natriumchlorid *R* (9 g · l^{-1}) so verdünnt, daß die Lösung etwa 15 mg Protein in 2 ml enthält. In einem Zentrifugenglas mit rundem Boden werden 2,0 ml dieser Lösung mit 2 ml einer Lösung von Natriummolybdat *R* (75 g · l^{-1}) und 2 ml einer Mischung von 1 Volumteil nitratfreier Schwefelsäure *R* und 30 Volumteilen Wasser *R* versetzt. Nach Umschütteln und 5 min langem Zentrifugieren wird die überstehende Flüssigkeit dekantiert. Das Zentrifugenglas wird umgedreht auf Filterpapier abtropfen gelassen. Im Rückstand wird der Stickstoff mit Hilfe der Kjeldahl-Bestimmung (2.5.9) ermittelt und die Proteinmenge durch Multiplikation mit 6,25 berechnet.

Aktivierte Gerinnungsfaktoren: Wenn die Zubereitung Heparin enthält, wird dessen Menge entsprechend der Prüfung „Heparin" bestimmt und durch Zusatz von Protaminsulfat *R* neutralisiert (10 µg Protaminsulfat neutralisieren 1 I.E. Heparin). Die Zubereitung wird 1:10 und 1:100 unter Verwendung von Trometamol-Pufferlösung *p*H 7,5 *R* verdünnt. Eine Reihe von Röhrchen aus Polystyrol wird in ein Wasserbad von 37 °C gestellt. In jedes Röhrchen werden 0,1 ml blutplättchenarmes Plasma *R* und 0,1 ml einer geeigneten Verdünnung von Cephalin-Reagenz *R* oder Blutplättchen-Ersatz *R* gegeben. Die Röhrchen bleiben 60 s lang stehen. Jedem Röhrchen werden entweder 0,1 ml einer der Verdünnungen oder 0,1 ml der Pufferlösung (Kontrolle) zugesetzt. Unmittelbar danach werden jedem Röhrchen 0,1 ml einer vorher auf 37 °C erwärmten Lösung von Calciumchlorid *R* (3,7 g · l^{-1}) zugesetzt. Innerhalb von 30 min nach Herstellung der Ausgangsverdünnung wird diejenige Zeit gemessen, die zwischen Zusatz der Calciumchlorid-Lösung und Bildung eines Gerinnsels vergeht. Für jede Verdünnung muß die Gerinnungszeit mindestens 150 s betragen. Die Prüfung darf nur ausgewertet werden, wenn die Gerinnungszeit für die Kontrolle zwischen 200 und 350 s liegt.

Heparin: Falls bei der Herstellung der Zubereitung Heparin zugesetzt wurde, wird die „Bestimmung von Heparin in Blutgerinnungsfaktoren" (2.7.12) durchgeführt. Die Zubereitung darf keinen höheren Gehalt an Heparin aufweisen als in der Beschriftung angegeben und höchstens 0,5 I.E. Heparin je I.E. Blutgerinnungsfaktor IX.

Thrombin: Wenn die Zubereitung Heparin enthält, wird dessen Menge entsprechend der Prüfung „Heparin" bestimmt und durch Zusatz von Protaminsulfat *R* neutralisiert (10 µg Protaminsulfat neutralisieren 1 I.E. Heparin). In jedem von 2 Röhrchen werden gleiche Volumteile der Zubereitung und einer Lösung von Fibrinogen *R* (3 g · l^{-1}) gemischt. Eines der Röhrchen wird 6 h lang bei 37 °C und das andere 24 h lang bei Raumtemperatur gehalten. In einem dritten Röhrchen wird ein Teil Fibrinogen-Lösung mit einem Teil einer Lösung von Thrombin vom Menschen *R*, die 1 I.E. je Milliliter enthält, gemischt und in ein Wasserbad von 37 °C gestellt. In den Röhrchen mit der Zubereitung kommt es nicht zur Gerinnung. Im Röhrchen mit Thrombin tritt die Gerinnung innerhalb von 30 s ein.

Wasser (2.5.12): Höchstens 3,0 Prozent. Einem Behältnis mit der Zubereitung wird ein geeignetes Volumen wasserfreies Methanol *R* zugegeben, umgeschüttelt und anschließend stehengelassen. Die Bestimmung erfolgt mit einem bekannten Volumen der überstehenden Lösung.

Sterilität (2.6.1): Die Zubereitung muß der Prüfung entsprechen.

Pyrogene (2.6.8): Die Zubereitung muß der Prüfung entsprechen. Je Kilogramm Körpermasse eines Kaninchens wird ein Volumen, das mindestens 30 I.E. Blutgerinnungsfaktor IX enthält, injiziert.

Bestimmung der Wirksamkeit

Blutgerinnungsfaktor IX: Die „Wertbestimmung von Blutgerinnungsfaktor IX" (2.7.11) wird durchgeführt.

Der ermittelte Wert muß mindestens 80 und darf höchstens 125 Prozent des angegebenen Werts betragen. Die Vertrauensgrenzen ($P = 0{,}95$) des ermittelten Werts müssen mindestens 80 und dürfen höchstens 125 Prozent betragen.

Blutgerinnungsfaktor VII: Falls die Zubereitung nach Angaben in der Beschriftung Faktor VII enthält, wird die „Wertbestimmung von Blutgerinnungsfaktor VII" (2.7.10) durchgeführt.

Der ermittelte Wert muß mindestens 80 und darf höchstens 125 Prozent des angegebenen Werts betragen. Die Vertrauensgrenzen ($P = 0{,}95$) des ermittelten Werts müssen mindestens 80 und dürfen höchstens 125 Prozent betragen.

Blutgerinnungsfaktoren II und X: Falls die Zubereitung nach Angaben in der Beschriftung die Faktoren II und X enthält, werden validierte Wertbestimmungen dieser Faktoren durchgeführt.

Der ermittelte Wert muß mindestens 80 und darf höchstens 125 Prozent des angegebenen Werts betragen. Die Vertrauensgrenzen ($P = 0{,}95$) des ermittelten Werts müssen mindestens 80 und dürfen höchstens 125 Prozent betragen.

Lagerung

Vor Licht geschützt.

Beschriftung

Die Beschriftung gibt insbesondere an
- Anzahl der Internationalen Einheiten an Blutgerinnungsfaktor IX und, falls zutreffend, der Blutgerinnungsfaktoren II, VII und X je Behältnis
- falls zutreffend, daß die Zubereitung Protein C und/oder Protein S enthält
- Proteinmenge je Behältnis
- Name und Menge einer jeden zugesetzten Substanz einschließlich des Heparins
- Name und Menge des Lösungsmittels, das für die Rekonstitution der Zubereitung verwendet werden muß
- Lagerungsbedingungen
- Verfallsdatum
- daß im Falle der Anwendung von Arzneimitteln aus Blut oder Plasma vom Menschen eine Übertragung von Infektionserregern nicht vollständig ausgeschlossen werden kann.

2001, 1144

Protirelin

Protirelinum

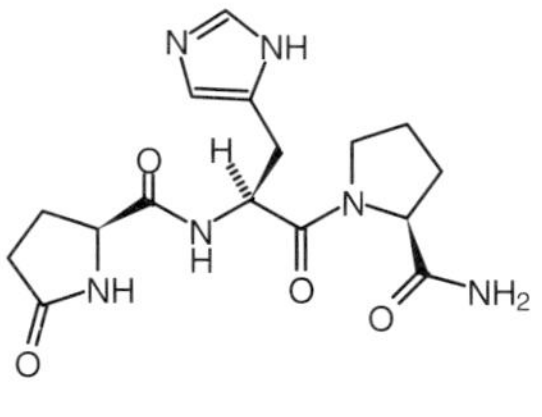

$C_{16}H_{22}N_6O_4$ M_r 362,4

Definition

Protirelin ist ein synthetisches Tripeptid, bei dem die Sequenz der Aminosäuren die gleiche ist wie bei dem natürlichen Hypothalamus-Neurohormon, welches die Biosynthese und Ausschüttung von Thyrotropin stimuliert. Die Substanz enthält mindestens 97,0 und höchstens 102,0 Prozent 5-Oxo-L-prolyl-L-histidyl-L-prolinamid, berechnet auf die wasser- und essigsäurefreie Substanz.

Eigenschaften

Weißes bis gelblichweißes, hygroskopisches Pulver; sehr leicht löslich in Wasser, leicht löslich in Methanol.

Prüfung auf Identität

A. Die Prüfung erfolgt mit Hilfe der IR-Spektroskopie (2.2.24) durch Vergleich des Spektrums der Substanz mit dem von Protirelin *CRS*.

B. Die unter „Gehaltsbestimmung" erhaltenen Chromatogramme werden ausgewertet. Der Hauptpeak im Chromatogramm der Untersuchungslösung entspricht in bezug auf Retentionszeit und Fläche dem Hauptpeak im Chromatogramm der Referenzlösung.

Prüfung auf Reinheit

Aussehen der Lösung: Eine Lösung der Substanz ($10\ g \cdot l^{-1}$) muß klar (2.2.1) und darf nicht stärker gefärbt sein als die Farbvergleichslösung G_5 (2.2.2, Methode II).

Spezifische Drehung (2.2.7): 10 mg Substanz werden in 1,0 ml Wasser *R* gelöst. Die spezifische Drehung muß zwischen –62 und –70° liegen, berechnet auf die wasser- und essigsäurefreie Substanz.

Verwandte Peptide: Die Prüfung erfolgt mit Hilfe der Flüssigchromatographie (2.2.29) wie unter „Gehaltsbestimmung" beschrieben.

Untersuchungslösung: 5,0 mg Substanz werden in der mobilen Phase A zu 5,0 ml gelöst.

Referenzlösung a: Der Inhalt einer Flasche D-His-Protirelin *CRS* wird in einem entsprechenden Volumen mobiler Phase A so gelöst, daß eine Konzentration von 1 mg je Milliliter erhalten wird. Gleiche Volumteile Lösung und Untersuchungslösung werden gemischt.

Referenzlösung b: 0,2 ml Untersuchungslösung werden mit mobiler Phase A zu 10,0 ml verdünnt.

10 µl Referenzlösung a werden eingespritzt. Mit Hilfe des mitgelieferten Chromatogramms von D-His-Protirelin *CRS* werden die Peaks von D-His-Protirelin und Protirelin identifiziert. Die Prüfung darf nur ausgewertet werden, wenn im Chromatogramm der Referenzlösung a die Auflösung zwischen dem Protirelin-Peak und dem D-His-Protirelin-Peak mindestens 2,5 beträgt und der Symmetriefaktor des Protirelin-Peaks zwischen 0,9 und 1,2 liegt. Falls erforderlich wird die Anfangszusammensetzung der mobilen Phase oder der Gradient geändert.

10 µl Referenzlösung b werden eingespritzt. Die Empfindlichkeit des Systems wird so eingestellt, daß die Höhe des Hauptpeaks im Chromatogramm der Referenzlösung b mindestens 50 Prozent des maximalen Ausschlags beträgt.

10 µl Untersuchungslösung werden eingespritzt, und das Chromatogramm wird 40 min lang aufgezeichnet. Im Chromatogramm der Untersuchungslösung darf keine Peakfläche, mit Ausnahme der des Hauptpeaks, größer sein als die Fläche des Hauptpeaks im Chromatogramm der Referenzlösung b (2 Prozent). Die Summe aller Peakflächen, mit Ausnahme der des Hauptpeaks, darf nicht größer sein als das 1,5fache der Fläche des Hauptpeaks im Chromatogramm der Referenzlösung b (3 Prozent). Lösungsmittelpeaks und Peaks, deren Fläche kleiner ist

als das 0,05fache der Fläche des Hauptpeaks im Chromatogramm der Referenzlösung b, werden nicht berücksichtigt (0,1 Prozent).

Essigsäure (2.5.34): Höchstens 2,0 Prozent.

Untersuchungslösung: 40,0 mg Substanz werden in einer Mischung von 5 Volumteilen mobiler Phase B und 95 Volumteilen mobiler Phase A zu 10,0 ml gelöst.

Wasser (2.5.12): Höchstens 7,0 Prozent, mit 0,200 g Substanz nach der Karl-Fischer-Methode bestimmt.

Sterilität (2.6.1): Protirelin zur Herstellung von Parenteralia, das dabei keinem weiteren geeigneten Sterilisationsverfahren unterworfen wird, muß der Prüfung entsprechen.

Bakterien-Endotoxine (2.6.14): Protirelin zur Herstellung von Parenteralia, das dabei keinem weiteren geeigneten Verfahren zur Beseitigung von Bakterien-Endotoxinen unterworfen wird, darf höchstens 0,7 I.E. Bakterien-Endotoxine je Milligramm Substanz enthalten.

Gehaltsbestimmung

Die Bestimmung erfolgt mit Hilfe der Flüssigchromatographie (2.2.29).

Untersuchungslösung: 5,0 mg Substanz werden in der mobilen Phase A zu 5,0 ml gelöst.

Referenzlösung: Der Inhalt einer Flasche Protirelin *CRS* wird in der mobilen Phase A so gelöst, daß eine Endkonzentration von 1,0 mg je Milliliter erhalten wird.

Die Chromatographie kann durchgeführt werden mit

- einer Säule aus rostfreiem Stahl von 0,25 m Länge und 4,0 mm innerem Durchmesser, gepackt mit octadecylsilyliertem Kieselgel zur Chromatographie *R* (5 µm) (Porengröße 12 nm)
- einer Mischung der mobilen Phasen A und B unter Einsatz der Gradientenelution bei einer Durchflußrate von 1 ml je Minute
  Mobile Phase A: Eine Mischung aus 100 ml Acetonitril zur Chromatographie *R*, 1900 ml Wasser *R* und 2,0 g Natriumoctansulfonat *R*, die Tetraethylammoniumhydroxid-Lösung *R* (2,5 ml · l^{-1}) enthält, wird hergestellt; der *p*H-Wert der Mischung wird mit Phosphorsäure 85 % *R* auf 3,5 eingestellt;
  Mobile Phase B: Eine Mischung aus 300 ml Acetonitril zur Chromatographie *R*, 1700 ml Wasser *R* und 2,0 g Natriumoctansulfonat *R*, die Tetraethylammoniumhydroxid-Lösung *R* (2,5 ml · l^{-1}) enthält, wird hergestellt; der *p*H-Wert der Mischung wird mit Phosphorsäure 85 % *R* auf 3,5 eingestellt;

Zeit (min)	Mobile Phase A (% *V/V*)	Mobile Phase B (% *V/V*)
0 – 30	74 → 41	26 → 59
30 – 35	41 → 74	59 → 26
35 – 50	74	26

- einem Spektrometer als Detektor bei einer Wellenlänge von 210 nm.

Die Säule wird mit einer Mischung von 74 Volumteilen mobiler Phase A und 26 Volumteilen mobiler Phase B äquilibriert.

Je 10 µl Untersuchungslösung und Referenzlösung werden eingespritzt. Die Chromatogramme werden etwa 40 min lang aufgezeichnet.

Der Gehalt an Protirelin ($C_{16}H_{22}N_6O_4$) wird aus den Peakflächen in den Chromatogrammen der Untersuchungslösung und der Referenzlösung und dem angegebenen Gehalt für Protirelin *CRS* berechnet.

Lagerung

Dicht verschlossen, vor Licht geschützt, zwischen 2 und 8 °C. Falls die Substanz steril ist, im Behältnis mit Sicherheitsverschluß.

Beschriftung

Die Beschriftung gibt insbesondere an

- die Masse des Peptids im Behältnis
- falls zutreffend, daß die Substanz frei von Bakterien-Endotoxinen ist
- falls zutreffend, daß die Substanz steril ist.

1998, 526

Proxyphyllin

Proxyphyllinum

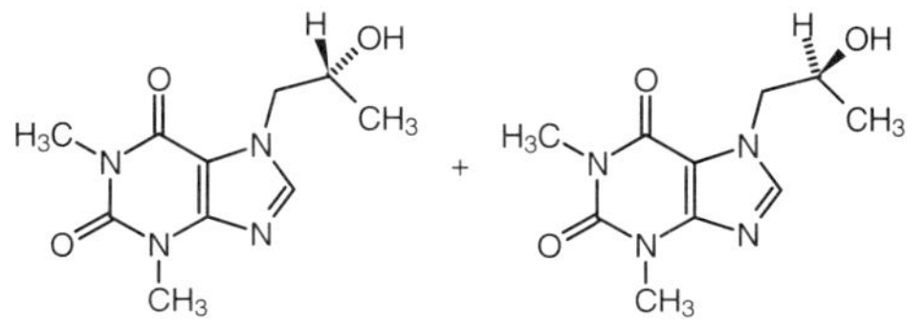

$C_{10}H_{14}N_4O_3$ M_r 238,2

Definition

Proxyphyllin enthält mindestens 98,5 und höchstens 101,0 Prozent 7-[(2*RS*)-2-Hydroxypropyl]-1,3-dimethyl-3,7-dihydro-1*H*-purin-2,6-dion, berechnet auf die getrocknete Substanz.

Eigenschaften

Weißes, kristallines Pulver; sehr leicht löslich in Wasser, löslich in Ethanol.

Prüfung auf Identität

1: B, C.
2: A, C, D.

A. Schmelztemperatur (2.2.14): 134 bis 136 °C.

B. Die Prüfung erfolgt mit Hilfe der IR-Spektroskopie (2.2.24) durch Vergleich des Spektrums der Substanz mit dem von Proxyphyllin *CRS*. Die Prüfung erfolgt mit Hilfe von Preßlingen unter Verwendung von 0,5 bis 1 mg Substanz und 0,3 g Kaliumbromid *R*.

C. 1 g Substanz wird in 5 ml Acetanhydrid *R* gelöst. Die Lösung wird 15 min lang zum Rückfluß erhitzt und anschließend erkalten gelassen. Nach Zusatz von 100 ml einer Mischung von 20 Volumteilen Ether *R* und 80 Volumteilen Petroläther *R* wird unter gelegentlichem Umschütteln mindestens 20 min lang in einer Eis-Wasser-Mischung gekühlt. Der Niederschlag wird abfiltriert, mit einer Mischung von 20 Volumteilen Ether *R* und 80 Volumteilen Petroläther *R* gewaschen und aus Ethanol 96 % *R* umkristallisiert. Nach dem Trocknen im Vakuum schmelzen (2.2.14) die Kristalle zwischen 87 und 92 °C.

D. Die Substanz gibt die Identitätsreaktion auf Xanthine (2.3.1).

Prüfung auf Reinheit

Prüflösung: 2,5 g Substanz werden in kohlendioxidfreiem Wasser *R* zu 50 ml gelöst.

Aussehen der Lösung: Die Prüflösung muß klar (2.2.1) und farblos (2.2.2, Methode II) sein.

Sauer oder alkalisch reagierende Substanzen: 10 ml Prüflösung werden mit 0,25 ml Bromthymolblau-Lösung *R* 1 versetzt. Die Lösung muß gelb oder grün gefärbt sein. Bis zum Farbumschlag nach Blau dürfen höchstens 0,4 ml Natriumhydroxid-Lösung (0,01 mol · l^{-1}) verbraucht werden.

Verwandte Substanzen: Die Prüfung erfolgt mit Hilfe der Dünnschichtchromatographie (2.2.27) unter Verwendung einer Schicht von Kieselgel HF_{254} *R*.

Untersuchungslösung: 0,3 g Substanz werden in einer Mischung von 20 Volumteilen Wasser *R* und 30 Volumteilen Methanol *R* zu 10 ml gelöst. Die Lösung ist unmittelbar vor Gebrauch herzustellen.

Referenzlösung a: 1 ml Untersuchungslösung wird mit Methanol *R* zu 100 ml verdünnt.

Referenzlösung b: 0,2 ml Untersuchungslösung werden mit Methanol *R* zu 100 ml verdünnt.

Referenzlösung c: 10 mg Theophyllin *R* werden in Methanol *R* gelöst. Die Lösung wird mit 0,3 ml Untersuchungslösung versetzt und mit Methanol *R* zu 10 ml verdünnt.

Auf die Platte werden 10 µl jeder Lösung aufgetragen. Die Chromatographie erfolgt mit einer Mischung von 1 Volumteil konzentrierter Ammoniak-Lösung *R*, 10 Volumteilen wasserfreiem Ethanol *R* und 90 Volumteilen Chloroform *R* über eine Laufstrecke von 15 cm. Die Platte wird an der Luft trocknen gelassen und im ultravioletten Licht bei 254 nm ausgewertet. Kein im Chromatogramm der Untersuchungslösung auftretender Nebenfleck darf größer oder intensiver sein als der Fleck im Chromatogramm der Referenzlösung a (1 Prozent), und höchstens einer dieser Flecke darf größer oder intensiver sein als der Fleck im Chromatogramm der Referenzlösung b (0,2 Prozent). Die Prüfung darf nur ausgewertet werden, wenn das Chromatogramm der Referenzlösung c deutlich voneinander getrennt 2 Flecke zeigt.

Chlorid (2.4.4): 2,5 ml Prüflösung, mit Wasser *R* zu 15 ml verdünnt, müssen der Grenzprüfung auf Chlorid entsprechen (400 ppm).

Schwermetalle (2.4.8): 12 ml Prüflösung müssen der Grenzprüfung A auf Schwermetalle entsprechen (20 ppm). Zur Herstellung der Referenzlösung wird die Blei-Lösung (1 ppm Pb) *R* verwendet.

Trocknungsverlust (2.2.32): Höchstens 0,5 Prozent, mit 1,000 g Substanz durch Trocknen im Trockenschrank bei 100 bis 105 °C bestimmt.

Sulfatasche (2.4.14): Höchstens 0,1 Prozent, mit 1,0 g Substanz bestimmt.

Gehaltsbestimmung

Um Überhitzung während der Titration zu vermeiden, wird während des Titrierens gründlich durchgemischt und die Titration unmittelbar nach Erreichen des Endpunkts beendet.

0,200 g Substanz, in 3,0 ml wasserfreier Ameisensäure *R* gelöst, werden nach Zusatz von 50,0 ml Acetanhydrid *R* mit Perchlorsäure (0,1 mol · l^{-1}) titriert. Der Endpunkt wird mit Hilfe der Potentiometrie (2.2.20) bestimmt.

1 ml Perchlorsäure (0,1 mol · l^{-1}) entspricht 23,82 mg $C_{10}H_{14}N_4O_3$.

Lagerung

Gut verschlossen, vor Licht geschützt.

1999, 1367

Pseudoephedrinhydrochlorid

Pseudoephedrini hydrochloridum

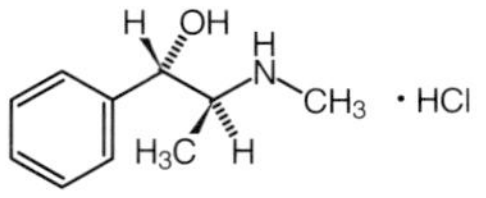

$C_{10}H_{16}ClNO$ M_r 201,7

Definition

Pseudoephedrinhydrochlorid enthält mindestens 99,0 und höchstens 101,0 Prozent (1*S*,2*S*)-2-(Methylamino)-1-phenylpropan-1-ol-hydrochlorid, berechnet auf die getrocknete Substanz.

Eigenschaften

Weißes, kristallines Pulver oder farblose Kristalle; leicht löslich in Wasser und Ethanol, wenig löslich in Dichlormethan.

Die Substanz schmilzt bei etwa 184 °C.

Prüfung auf Identität

1: A, B, D.
2: A, C, D.

A. Die Substanz entspricht der Prüfung „Spezifische Drehung" (siehe „Prüfung auf Reinheit").

B. Die Prüfung erfolgt mit Hilfe der IR-Spektroskopie (2.2.24) durch Vergleich des Spektrums der Substanz mit dem von Pseudoephedrinhydrochlorid *CRS*. Die Prüfung erfolgt mit Hilfe von Preßlingen.

C. Die Prüfung erfolgt mit Hilfe der Dünnschichtchromatographie (2.2.27) unter Verwendung einer Schicht eines geeigneten Kieselgels.

Untersuchungslösung: 20 mg Substanz werden in Methanol *R* zu 10 ml gelöst.

Referenzlösung a: 20 mg Pseudoephedrinhydrochlorid *CRS* werden in Methanol *R* zu 10 ml gelöst.

Referenzlösung b: 10 mg Ephedrinhydrochlorid *CRS* werden in der Referenzlösung a zu 5 ml gelöst.

Auf die Platte werden 10 µl jeder Lösung aufgetragen. Die Chromatographie erfolgt mit einer Mischung von 5 Volumteilen Dichlormethan *R*, 15 Volumteilen konzentrierter Ammoniak-Lösung *R* und 80 Volumteilen 2-Propanol *R* über eine Laufstrecke von 15 cm. Die Platte wird an der Luft trocknen gelassen, mit Ninhydrin-Lösung *R* besprüht und 5 min lang bei 110 °C erhitzt. Der Hauptfleck im Chromatogramm der Untersuchungslösung entspricht in bezug auf Lage, Farbe und Größe dem Hauptfleck im Chromatogramm der Referenzlösung a. Die Prüfung darf nur ausgewertet werden, wenn das Chromatogramm der Referenzlösung b deutlich voneinander getrennt 2 Flecke zeigt.

D. Die Prüflösung (siehe „Prüfung auf Reinheit") gibt die Identitätsreaktion a auf Chlorid (2.3.1).

Prüfung auf Reinheit

Prüflösung: 1,25 g Substanz werden in kohlendioxidfreiem Wasser *R* zu 25,0 ml gelöst.

Aussehen der Lösung: Die Prüflösung muß klar (2.2.1) und farblos (2.2.2, Methode II) sein.

Sauer oder alkalisch reagierende Substanzen: 2 ml Prüflösung, mit kohlendioxidfreiem Wasser *R* zu 10 ml verdünnt, werden mit 0,1 ml Methylrot-Lösung *R* und anschließend mit 0,1 ml Natriumhydroxid-Lösung (0,01 mol · l^{-1}) versetzt. Die Lösung ist gelb. Nach Zusatz von 0,2 ml Salzsäure (0,01 mol · l^{-1}) ist die Lösung rot.

Spezifische Drehung (2.2.7): Die spezifische Drehung, an der Prüflösung bestimmt, muß zwischen +61,0 und +62,5° liegen, berechnet auf die getrocknete Substanz.

Verwandte Substanzen: Die Prüfung erfolgt mit Hilfe der Flüssigchromatographie (2.2.29).

Untersuchungslösung: 50,0 mg Substanz werden in der mobilen Phase zu 25,0 ml gelöst.

Referenzlösung a: 20,0 mg Ephedrinhydrochlorid *CRS* werden in der mobilen Phase zu 20,0 ml gelöst. 1,0 ml Lösung wird mit der mobilen Phase zu 50,0 ml verdünnt.

Referenzlösung b: 1,0 ml Untersuchungslösung wird mit der mobilen Phase zu 200,0 ml verdünnt.

Referenzlösung c: 10 mg Ephedrinhydrochlorid *CRS* werden in 5 ml Untersuchungslösung gelöst. Die Lösung wird mit der mobilen Phase zu 100 ml verdünnt.

Die Chromatographie kann durchgeführt werden mit

- einer Säule aus rostfreiem Stahl von 0,25 m Länge und 4,6 mm innerem Durchmesser, gepackt mit phenylsilyliertem Kieselgel zur Chromatographie *R* (5 µm)
- einer Mischung von 6 Volumteilen Methanol *R* und 94 Volumteilen einer Lösung von Ammoniumacetat *R* (11,6 g · l^{-1}), die mit Essigsäure 98 % *R* auf einen *p*H-Wert von 4,0 eingestellt wurde, als mobile Phase bei einer Durchflußrate von 1 ml je Minute
- einem Spektrometer als Detektor bei einer Wellenlänge von 257 nm.

20 µl Referenzlösung c werden eingespritzt. Die Empfindlichkeit des Systems wird so eingestellt, daß die Höhe der 2 Hauptpeaks im Chromatogramm mindestens 50 Prozent des maximalen Ausschlags beträgt. Die Prüfung darf nur ausgewertet werden, wenn die Auflösung zwischen den Peaks von Ephedrin und Pseudoephedrin mindestens 2,0 beträgt. Falls erforderlich wird die Konzentration von Methanol in der mobilen Phase vermindert.

Je 20 µl Untersuchungslösung, Referenzlösung a und Referenzlösung b werden eingespritzt. Die Chromatographie der Untersuchungslösung erfolgt über eine Dauer, die der 1,5fachen Retentionszeit von Pseudoephedrin entspricht. Im Chromatogramm der Untersuchungslösung darf eine dem Ephedrin entsprechende Peakfläche nicht größer sein als die Fläche des Hauptpeaks im Chromatogramm der Referenzlösung a (1 Prozent); keine Peakfläche, mit Ausnahme der des Hauptpeaks und der des Ephedrin-Peaks, darf größer sein als die Fläche des Hauptpeaks im Chromatogramm der Referenzlösung b (0,5 Prozent), und die Summe dieser Peakflächen darf nicht größer sein als das 2fache der Fläche des Hauptpeaks im Chromatogramm der Referenzlösung b (1 Prozent). Peaks, deren Fläche kleiner ist als das 0,1fache der Fläche des Hauptpeaks im Chromatogramm der Referenzlösung b, werden nicht berücksichtigt.

Trocknungsverlust (2.2.32): Höchstens 0,5 Prozent, mit 1,000 g Substanz durch Trocknen im Trockenschrank bei 100 bis 105 °C bestimmt.

Sulfatasche (2.4.14): Höchstens 0,1 Prozent, mit 1,0 g Substanz bestimmt.

Gehaltsbestimmung

0,170 g Substanz, in 30 ml Ethanol 96 % *R* gelöst und mit 5,0 ml Salzsäure (0,01 mol · l^{-1}) versetzt, werden mit Natriumhydroxid-Lösung (0,1 mol · l^{-1}) titriert. Das zwischen den beiden mit Hilfe der Potentiometrie (2.2.20) bestimmten Wendepunkten zugesetzte Volumen wird abgelesen.

1 ml Natriumhydroxid-Lösung (0,1 mol · l^{-1}) entspricht 20,17 mg $C_{10}H_{16}ClNO$.

Lagerung

Vor Licht geschützt.

Verunreinigungen

A. Ephedrin.

P

Monographien

1998, 1255

Pyridostigminbromid

Pyridostigmini bromidum

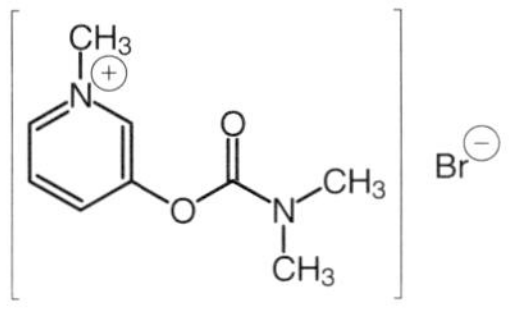

$C_9H_{13}BrN_2O_2$ M_r 261,1

Definition

Pyridostigminbromid enthält mindestens 98,5 und höchstens 101,0 Prozent 3-(Dimethylcarbamoyloxy)-1-methylpyridinium-bromid, berechnet auf die getrocknete Substanz.

Eigenschaften

Weißes bis fast weißes, kristallines, zerfließliches Pulver; sehr leicht löslich in Wasser und Ethanol, praktisch unlöslich in Ether.

Prüfung auf Identität

A. Die Prüfung erfolgt mit Hilfe der IR-Spektroskopie (2.2.24) durch Vergleich des Spektrums der Substanz mit dem von Pyridostigminbromid *CRS*.

B. Die Substanz gibt die Identitätsreaktion a auf Bromid (2.3.1).

Prüfung auf Reinheit

Prüflösung: 1,0 g Substanz wird in kohlendioxidfreiem Wasser *R* zu 100 ml gelöst.

Aussehen der Lösung: Die Prüflösung muß klar (2.2.1) und farblos (2.2.2, Methode II) sein.

Sauer oder alkalisch reagierende Substanzen: 40 ml Prüflösung werden mit einigen Tropfen Methylrot-Lösung *R* versetzt. Werden 20 ml dieser Lösung mit 0,2 ml Natriumhydroxid-Lösung (0,02 mol · l^{-1}) versetzt, muß die Lösung gelb gefärbt sein. Werden 20 ml der restlichen Lösung mit 0,2 ml Salzsäure (0,02 mol · l^{-1}) versetzt, muß die Lösung rot gefärbt sein.

Verwandte Substanzen: Die Prüfung erfolgt mit Hilfe der Flüssigchromatographie (2.2.29).

Untersuchungslösung: 50 mg Substanz werden in der auf etwa 40 °C erwärmten mobilen Phase gelöst. Nach dem Erkalten wird die Lösung mit der mobilen Phase zu 50,0 ml verdünnt.

Referenzlösung a: 4 mg Pyridostigmin-Verunreinigung A *CRS* und 4 mg Pyridostigminbromid *CRS* werden in der mobilen Phase zu 100,0 ml gelöst. 5,0 ml Lösung werden mit der mobilen Phase zu 100,0 ml verdünnt.

Referenzlösung b: 1,0 ml Untersuchungslösung wird mit der mobilen Phase zu 100,0 ml verdünnt. 10,0 ml dieser Lösung werden mit der mobilen Phase zu 50,0 ml verdünnt.

Referenzlösung c: 5,0 ml Referenzlösung b werden mit der mobilen Phase zu 20,0 ml verdünnt.

Die Chromatographie kann durchgeführt werden mit

- einer Säule aus rostfreiem Stahl von 0,25 m Länge und 4,0 mm innerem Durchmesser, gepackt mit desaktiviertem, octadecylsilyliertem Kieselgel zur Chromatographie *R* (5 bis 10 µm)
- einer Mischung von 30 Volumteilen Acetonitril *R* und 70 Volumteilen einer mit Phosphorsäure 85 % *R* auf einen *p*H-Wert von 2,0 eingestellten Lösung von Natriumdodecylsulfat *R* (4,33 g · l^{-1}) als mobile Phase bei einer Durchflußrate von 1,1 ml je Minute
- einem Spektrometer als Detektor bei einer Wellenlänge von 220 nm.

20 µl Referenzlösung b werden eingespritzt. Die Empfindlichkeit des Systems wird so eingestellt, daß die Höhe des Hauptpeaks mindestens 50 Prozent des maximalen Ausschlags beträgt.

20 µl Referenzlösung a werden eingespritzt. Die Prüfung darf nur ausgewertet werden, wenn im erhaltenen Chromatogramm die Auflösung zwischen den Peaks von Pyridostigmin und der Pyridostigmin-Verunreinigung A mindestens 1,5 beträgt.

Je 20 µl Untersuchungslösung, Referenzlösung b und Referenzlösung c werden eingespritzt. Die Chromatographie erfolgt über eine Dauer, die der 2fachen Retentionszeit von Pyridostigmin entspricht. Im Chromatogramm der Untersuchungslösung darf keine Peakfläche, mit Ausnahme der des Hauptpeaks, größer sein als das 2fache der Fläche des Hauptpeaks im Chromatogramm der Referenzlösung b (0,4 Prozent). Höchstens einer dieser Peaks darf eine Fläche haben, die größer ist als die des Hauptpeaks im Chromatogramm der Referenzlösung b (0,2 Prozent). Höchstens 1 weiterer Peak darf eine Fläche zeigen, die größer ist als das 0,5fache der Fläche des Hauptpeaks im Chromatogramm der Referenzlösung b (0,1 Prozent). Die Summe der Flächen aller Nebenpeaks darf nicht größer sein als das 2,5fache der Fläche des Hauptpeaks im Chromatogramm der Referenzlösung b (0,5 Prozent). Lösungsmittelpeaks und Peaks, deren Fläche kleiner ist als die Peakfläche im Chromatogramm der Referenzlösung c, werden nicht berücksichtigt.

Schwermetalle (2.4.8): 1,0 g Substanz muß der Grenzprüfung C auf Schwermetalle entsprechen (20 ppm). Zur Herstellung der Referenzlösung werden 2 ml Blei-Lösung (10 ppm Pb) *R* verwendet.

Trocknungsverlust (2.2.32): Höchstens 0,5 Prozent, mit 1,000 g Substanz durch Trocknen im Trockenschrank bei 100 bis 105 °C bestimmt.

Sulfatasche (2.4.14): Höchstens 0,1 Prozent, mit 1,0 g Substanz bestimmt.

Sterilität (2.6.1): Pyridostigminbromid zur Herstellung von Parenteralia, das dabei keinem weiteren geeigneten Sterilisationsverfahren unterworfen wird, muß der Prüfung entsprechen.

Gehaltsbestimmung

0,230 g Substanz, in 10 ml wasserfreier Essigsäure *R* gelöst und mit 40 ml Acetanhydrid *R* versetzt, werden mit Perchlorsäure (0,1 mol · l^{-1}) titriert. Der Endpunkt wird mit Hilfe der Potentiometrie (2.2.20) bestimmt.

1 ml Perchlorsäure (0,1 mol · l^{-1}) entspricht 26,11 mg $C_9H_{13}BrN_2O_2$.

Lagerung

Dicht verschlossen, vor Licht geschützt. Falls die Substanz steril ist, im Behältnis mit Sicherheitsverschluß.

Beschriftung

Die Beschriftung gibt insbesondere, falls zutreffend, an, daß die Substanz steril ist.

Verunreinigungen

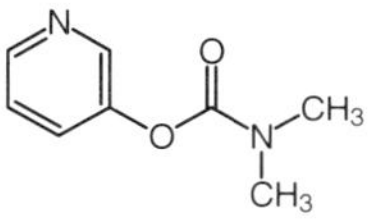

A. Pyridin-3-yl-dimethylcarbamat

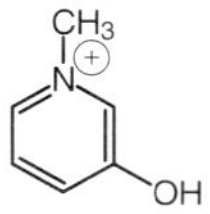

B. 3-Hydroxy-1-methylpyridinium.

2001, 245

Pyridoxinhydrochlorid

Pyridoxini hydrochloridum

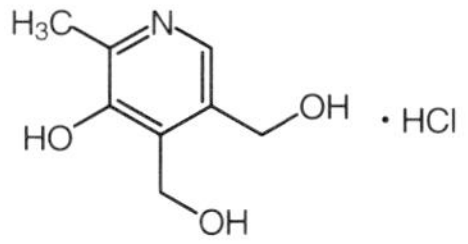

$C_8H_{12}ClNO_3$ M_r 205,6

Definition

Pyridoxinhydrochlorid enthält mindestens 99,0 und höchstens 101,0 Prozent (5-Hydroxy-6-methylpyridin-3,4-diyl)dimethanol-hydrochlorid, berechnet auf die getrocknete Substanz.

Eigenschaften

Weißes bis fast weißes, kristallines Pulver; leicht löslich in Wasser, schwer löslich in Ethanol.

Die Substanz schmilzt bei etwa 205 °C unter Zersetzung.

Prüfung auf Identität

1: B, D.
2: A, C, D.

A. 1,0 ml Prüflösung (siehe „Prüfung auf Reinheit") wird mit Salzsäure (0,1 mol · l^{-1}) zu 50,0 ml verdünnt (Lösung a). 1,0 ml Lösung a wird mit Salzsäure (0,1 mol · l^{-1}) zu 100,0 ml verdünnt. Diese Lösung, zwischen 250 und 350 nm gemessen, zeigt ein Absorptionsmaximum (2.2.25) zwischen 288 und 296 nm. Die spezifische Absorption im Maximum beträgt 425 bis 445. 1,0 ml Lösung a wird mit einer Mischung von gleichen Volumteilen Kaliumdihydrogenphosphat-Lösung (0,025 mol · l^{-1}) und Natriummonohydrogenphosphat-Lösung (0,025 mol · l^{-1}) zu 100,0 ml verdünnt. Diese Lösung, zwischen 220 und 350 nm gemessen, zeigt je ein Absorptionsmaximum bei 248 bis 256 nm und bei 320 bis 327 nm. Die spezifischen Absorptionen in diesen Maxima betragen 175 bis 195 beziehungsweise 345 bis 365.

B. Die Prüfung erfolgt mit Hilfe der IR-Spektroskopie (2.2.24) durch Vergleich des Spektrums der Substanz mit dem von Pyridoxinhydrochlorid *CRS*.

C. Die bei der Prüfung „Verwandte Substanzen" (siehe „Prüfung auf Reinheit") erhaltenen Chromatogramme werden ausgewertet. Der Hauptfleck im Chromatogramm der Untersuchungslösung b entspricht in bezug auf Lage, Farbe und Größe dem Hauptfleck im Chromatogramm der Referenzlösung a.

D. Die Prüflösung gibt die Identitätsreaktion a auf Chlorid (2.3.1).

Prüfung auf Reinheit

Prüflösung: 2,50 g Substanz werden in kohlendioxidfreiem Wasser *R* zu 50,0 ml gelöst.

Aussehen der Lösung: Die Prüflösung muß klar (2.2.1) und darf nicht stärker gefärbt sein als die Farbvergleichslösung G_7 (2.2.2, Methode II).

***p*H-Wert** (2.2.3): Der *p*H-Wert der Prüflösung muß zwischen 2,4 und 3,0 liegen.

Verwandte Substanzen: Die Prüfung erfolgt mit Hilfe der Dünnschichtchromatographie (2.2.27) unter Verwendung einer DC-Platte mit Kieselgel G *R*.

Untersuchungslösung a: 1,0 g Substanz wird in Wasser *R* zu 10 ml gelöst.

Untersuchungslösung b: 1 ml Untersuchungslösung a wird mit Wasser *R* zu 10 ml verdünnt.

Referenzlösung a: 0,10 g Pyridoxinhydrochlorid *CRS* werden in Wasser *R* zu 10 ml gelöst.

Referenzlösung b: 2,5 ml Untersuchungslösung a werden mit Wasser *R* zu 100 ml verdünnt. 1 ml dieser Lösung wird mit Wasser *R* zu 10 ml verdünnt.

Auf die Platte werden 2 µl jeder Lösung aufgetragen. Die Chromatographie erfolgt in einer nicht gesättigten Kammer mit einer Mischung von 9 Volumteilen konzentrierter Ammoniak-Lösung *R*, 13 Volumteilen Dichlormethan *R*, 13 Volumteilen Tetrahydrofuran *R* und 65 Volumteilen Aceton *R* über eine Laufstrecke von 15 cm. Die

Platte wird an der Luft trocknen gelassen und mit einer Lösung von Natriumcarbonat *R* (50 g · l^{-1}) in einer Mischung von 30 Volumteilen Ethanol 96 % *R* und 70 Volumteilen Wasser *R* besprüht. Die Platte wird im Luftstrom getrocknet und mit einer Lösung von Dichlorchinonchlorimid *R* (1 g · l^{-1}) in Ethanol 96 % *R* besprüht. Die Auswertung erfolgt sofort nach Besprühen. Kein im Chromatogramm der Untersuchungslösung a auftretender Nebenfleck darf größer oder stärker gefärbt sein als der Fleck im Chromatogramm der Referenzlösung b (0,25 Prozent). An den Startpunkten verbleibende Flecke werden nicht berücksichtigt.

Schwermetalle (2.4.8): 12 ml Prüflösung müssen der Grenzprüfung A auf Schwermetalle entsprechen (20 ppm). Zur Herstellung der Referenzlösung wird die Blei-Lösung (1 ppm Pb) *R* verwendet.

Trocknungsverlust (2.2.32): Höchstens 0,5 Prozent, mit 1,000 g Substanz durch Trocknen im Trockenschrank bei 100 bis 105 °C bestimmt.

Sulfatasche (2.4.14): Höchstens 0,1 Prozent, mit 1,0 g Substanz bestimmt.

Gehaltsbestimmung

0,150 g Substanz, in einer Mischung von 5,0 ml Salzsäure (0,01 mol · l^{-1}) und 50 ml Ethanol 96 % *R* gelöst, werden mit Natriumhydroxid-Lösung (0,1 mol · l^{-1}) titriert. Das zwischen den beiden mit Hilfe der Potentiometrie (2.2.20) bestimmten Wendepunkten zugesetzte Volumen wird abgelesen.

1 ml Natriumhydroxid-Lösung (0,1 mol · l^{-1}) entspricht 20,56 mg $C_8H_{12}ClNO_3$.

Lagerung

Vor Licht geschützt.

Q

1999, 1306

Queckenwurzelstock

Graminis rhizoma

Definition

Queckenwurzelstock besteht aus dem ganzen oder geschnittenen, von den Wurzeln befreiten, gewaschenen und getrockneten Wurzelstock von *Agropyron repens* (L.) Beauvois oder *Elymus repens* (L.) Gould.

Eigenschaften

Die Droge weist die unter „Prüfung auf Identität, A und B" beschriebenen makroskopischen und mikroskopischen Merkmale auf.

Prüfung auf Identität

A. Die glänzenden gelblichen, hellbraunen oder gelblichbraunen Rhizomstücke sind 2 bis 3 mm dick und längsgefurcht. An den Nodien finden sich Reste sehr dünner, mehr oder weniger verzweigter Wurzeln und weißlicher oder bräunlicher, schuppenförmiger Blätter; die bis zu 6 cm langen Internodien sind gefurcht und im Inneren hohl. Querschnitte durch die Nodien zeigen ein gelbliches Mark.

B. Die Droge wird pulverisiert (355). Das Pulver ist weißlichgelb. Die Prüfung erfolgt unter dem Mikroskop, wobei Chloralhydrat-Lösung *R* verwendet wird. Das Pulver zeigt folgende Merkmale: Epidermisfragmente, die mit einer dicken Kutikula versehen sind; sie bestehen aus rechteckigen, gestreckten, dickwandigen Zellen mit getüpfelten, leicht welligen Wänden sowie kleinen, rundlichen bis rechteckigen Zellen, die mit den gestreckten Zellen abwechseln; U-förmig verdickte Endodermiszellen; zahlreiche Bruchstücke mäßig verdickter Fasern sowie Gruppen von Tüpfel-, Spiral- und Ringgefäßen.

Prüfung auf Reinheit

Cynodon dactylon, Imperata cylindrica: Die Prüfung erfolgt unter dem Mikroskop, wobei Iod-Lösung *R* 1 verwendet wird. Weder blau gefärbte Stärkekörner noch U-förmig verdickte Endodermiszellen dürfen vorhanden sein.

Fremde Bestandteile (2.8.2): Höchstens 15 Prozent grauschwarze Rhizomstücke dürfen in der geschnittenen Droge vorhanden sein.

Mit Wasser extrahierbare Substanzen: 5,0 g pulverisierte Droge (355) werden mit 200 ml siedendem Wasser *R* übergossen und unter gelegentlichem Schütteln 10 min lang stehengelassen. Nach dem Erkalten wird mit Wasser *R* zu 200,0 ml verdünnt und anschließend filtriert. 20,0 ml des Filtrats werden auf dem Wasserbad zur Trockne eingedampft. Der Rückstand wird im Trockenschrank bei 100 bis 105 °C getrocknet. Seine Masse muß mindestens 0,125 g betragen (25 Prozent).

Trocknungsverlust (2.2.32): Höchstens 12,0 Prozent, mit 1,000 g pulverisierter Droge (355) durch 2 h langes Trocknen im Trockenschrank bei 100 bis 105 °C bestimmt.

Asche (2.4.16): Höchstens 5,0 Prozent.

Salzsäureunlösliche Asche (2.8.1): Höchstens 1,5 Prozent.

Lagerung

Gut verschlossen, vor Licht geschützt.

R

2000, 125

Radioaktive Arzneimittel

Radiopharmaceutica

Die Angaben in dieser Monographie beziehen sich auf die Einzelmonographien des Arzneibuchs über radioaktive Arzneimittel.

Definition

Ein radioaktives Arzneimittel im Sinne der vorliegenden allgemeinen Monographie ist:

- Radioaktives Arzneimittel: jedes Arzneimittel, das in verwendungsfertiger Form ein oder mehrere Radionuklide (radioaktive Isotope) zu medizinischen Zwekken enthält
- Radionuklid-Generator: Jedes System, das ein bestimmtes Mutter-Radionuklid enthält, aus dem ein Tochter-Radionuklid als Zerfallsprodukt entsteht, das durch Elution oder andere Verfahren gewonnen wird und in einem radioaktiven Arzneimittel verwendet wird
- Kit für ein radioaktives Arzneimittel: jede Zubereitung, die mit Radionukliden im radiopharmazeutischen Endprodukt meistens vor der Anwendung rekonstituiert und/oder kombiniert werden muß
- Radiopharmazeutische Vorläufersubstanz: jedes andere Radionuklid, das vor der Anwendung zur Markierung einer anderen Substanz hergestellt wird.

Ein Nuklid ist eine Atomart, die durch die Zahl der Protonen und Neutronen des Kerns (und damit durch seine Ordnungszahl Z und seine Massenzahl M) und durch das Energieniveau des Kerns charakterisiert wird. Isotope eines Elements sind Nuklide mit der gleichen Ordnungszahl, aber verschiedener Massenzahl. Nuklide, die aus einer instabilen Anordnung von Protonen und Neutronen bestehen, wandeln sich spontan mit einer konstanten statistischen Wahrscheinlichkeit in eine andere stabile oder instabile Anordnung von Protonen und Neutronen um. Diese Nuklide sind radioaktiv und werden als Radionuklide bezeichnet. Das instabile Ausgangsnuklid wird als Mutter-Radionuklid und das Zerfallsprodukt als Tochter-Radionuklid bezeichnet.

Der radioaktive Zerfall oder die radioaktive Umwandlung tritt durch Emission geladener Teilchen, Elektroneneinfang oder als isomerer Übergang in Erscheinung. Die geladenen Teilchen, die aus dem Atomkern emittiert werden, können Alphateilchen (Heliumkern der Massenzahl 4) oder Betateilchen mit negativer Ladung (als Elektronen bezeichnet) oder Betateilchen mit positiver Ladung (als Positronen bezeichnet) sein. Die Emission geladener Teilchen aus dem Atomkern kann von einer Emission von Gammastrahlen begleitet sein. Gammastrahlen werden auch beim isomeren Übergang emittiert. Diese Emission von Gammastrahlen kann teilweise durch eine Emission von Elektronen, bezeichnet als interne Konversionselektronen, ersetzt sein. Dieses Phänomen ebenso wie das Phänomen des Elektroneneinfangs führt zu einer Sekundäremission von Röntgenstrahlen (herrührend von der Änderung der Anordnung der Elektronen im Atom). Diese Sekundäremission kann teilweise durch die Emission von Elektronen, als Auger-Elektronen bezeichnet, ersetzt sein. Radionuklide mit einer zu geringen Anzahl von Neutronen können unter Emission von Positronen zerfallen. Sie werden als Positronenstrahler bezeichnet. Die Positronen werden beim Zusammentreffen mit Elektronen vernichtet. Dieser Vorgang ist meistens von der Emission von 2 Gammaphotonen mit einer Energie von jeweils 511 keV (Vernichtungsenergie) in einem Winkel von 180° begleitet.

Der Zerfall eines Radionuklids mit einer charakteristischen Zerfallskonstante unterliegt den Gesetzen der Wahrscheinlichkeit und folgt einem exponentiellen Gesetz. Die Zeitspanne, in der eine gegebene Menge eines Radionuklids auf die Hälfte des Ausgangswerts zerfällt, wird Halbwertszeit ($T_{1/2}$) genannt.

Die Reichweite der Strahlung variiert entsprechend der Strahlenart und ihrer Energie beträchtlich. Alphateilchen werden in Materie mit Schichtdicken von wenigen Mikrometern bis zu einigen 10 Mikrometern vollständig absorbiert. Betateilchen werden in Materie mit Schichtdikken von wenigen Millimetern bis zu einigen 10 Zentimetern vollständig absorbiert. Gammastrahlen werden nicht vollständig absorbiert, sondern nur abgeschwächt. Eine Schwächung auf ein Zehntel ihrer Intensität kann zum Beispiel eine mehrere Zentimeter dicke Bleischicht erfordern. Je größer die Dichte der absorbierenden Materie, um so kürzer ist die Reichweite der Alpha- und Betateilchen und um so größer die Abschwächung der Gammastrahlen.

Jedes Radionuklid wird charakterisiert durch eine konstante Halbwertszeit, ausgedrückt in einer Zeiteinheit und durch Art und Energie der emittierten Strahlung(en). Die Energie wird ausgedrückt in Elektronenvolt (eV), Kiloelektronenvolt (keV) oder Megaelektronenvolt (MeV).

Im allgemeinen wird der Begriff „Radioaktivität" verwendet, um das Phänomen des radioaktiven Zerfalls und dessen physikalische Größe (Aktivität) zu beschreiben. Die Radioaktivität einer Zubereitung ist die Zahl der nuklearen Zerfälle oder Umwandlungen je Zeiteinheit in dieser Zubereitung.

Im Internationalen Einheitensystem (SI) wird die Radioaktivität in Becquerel (Bq) ausgedrückt, entsprechend einer Kernumwandlung je Sekunde. Die absolute Messung der Radioaktivität kann nur in einem dafür spezialisierten Laboratorium durchgeführt werden. Die Identifizierung und das Messen der Strahlung jedoch können durch Vergleich mit einer Referenzzubereitung, wie sie von national autorisierten Laboratorien zur Verfügung gestellt werden kann, relativ erfolgen.

Radionukleare Reinheit: Für ein bestimmtes Radionuklid das in Prozent ausgedrückte Verhältnis der Radioaktivität des Radionuklids, bezogen auf die Gesamtradioaktivität des radioaktiven Arzneimittels. Eine Liste der relevanten Radionuklid-Verunreinigungen ist in jeder Einzelmonographie mit entsprechenden Grenzwerten angegeben.

Radiochemische Reinheit: Für ein bestimmtes Radionuklid das in Prozent ausgedrückte Verhältnis der Radioaktivität des Radionuklids in der angegebenen chemischen Form, bezogen auf die Gesamtradioaktivität des Radionuklids im radioaktiven Arzneimittel. Eine Liste der relevanten radiochemischen Verunreinigungen ist in jeder Einzelmonographie mit entsprechenden Grenzwerten angegeben.

Chemische Reinheit: In den Monographien über radioaktive Arzneimittel sind die Anforderungen an die chemische Reinheit durch Spezifizierung von Grenzwerten für die chemischen Verunreinigungen festgelegt.

Trägersubstanz in Form eines Isotops: Ein stabiles Isotop des vorliegenden Elements, das in dem radioaktiven Arzneimittel in der gleichen chemischen Form wie das Radionuklid vorliegt. Das Isotop kann dem radioaktiven Arzneimittel in der chemischen Form des Radionuklids auch zugesetzt sein.

Spezifische Radioaktivität: Radioaktivität eines Radionuklids je Masseeinheit des Elements oder der vorliegenden chemischen Form.

Radioaktivitätskonzentration: Radioaktivität eines Radionuklids je Volumeinheit.

Gesamtradioaktivität: Radioaktivität eines Radionuklids je Einheit (zum Beispiel Flasche, Kapsel, Ampulle, Generator).

Ausgangsmaterial: Jeder Bestandteil, der für die Herstellung eines radioaktiven Arzneimittels verwendet wird.

Dauer der Verwendbarkeit: Dauer, während der das radioaktive Arzneimittel alle Anforderungen der Monographie erfüllen muß. Das Verfallsdatum und falls erforderlich die Uhrzeit müssen deutlich sichtbar angegeben sein.

Herstellung

Jede Monographie über ein radioaktives Arzneimittel beschreibt so genau wie möglich das Verfahren, mit dem das Radionuklid hergestellt wird. Dieses kann im radioaktiven Arzneimittel in unterschiedlicher Form vorliegen:

- als Element in Form von Atomen oder Molekülen wie [^{133}Xe], [^{15}O]O_2
- als Ion wie [^{131}I]Iodid, [^{99m}Tc]Pertechnetat
- assoziiert oder gebunden an ein organisches Molekül, durch Komplexbildung wie in [^{111}In]Oxin oder in kovalenter Bindung wie in 2-[^{18}F]Fluor-2-desoxy-D-glucose.

In der Praxis können Radionuklide, die in radioaktiven Arzneimitteln oder als solche verwendet werden, durch verschiedene Prozesse erzeugt werden:

- Beschuß von Target-Material mit Neutronen (im allgemeinen im Kernreaktor)
- Beschuß von Target-Material mit geladenen Teilchen (im Beschleuniger, Zyklotron)
- Kernspaltung von schweren Nukliden in Target-Material (im allgemeinen nach Beschuß mit Neutronen oder geladenen Teilchen)
- in einem Radionuklidgenerator.

Beschuß mit Neutronen oder geladenen Teilchen

Die Kernreaktion und die Wahrscheinlichkeit ihres Auftretens je Zeiteinheit sind von Art und physikalischen Eigenschaften des Target-Materials sowie von Art, Energie und Menge der auftreffenden Teilchen abhängig.

Die Kernumwandlung als Folge eines Teilchenbeschusses kann wie folgt dargestellt werden:

Kern des beschossenen Target-Materials (auftreffendes Teilchen, emittiertes Teilchen oder emittierte Strahlung), resultierender Kern

Beispiele: $^{58}Fe(n,\gamma)^{59}Fe$
$^{18}O(p,n)^{18}F$

Zusätzlich zu der erwünschten Kernreaktion können Nebenreaktionen auftreten. Sie hängen von der Energie der auftreffenden Teilchen und der Reinheit des beschossenen Target-Materials ab. Sie können zur Entstehung von Radionuklid-Verunreinigungen führen.

Kernspaltung

Eine kleine Anzahl von Radionukliden mit großer Ordnungszahl ist spaltbar. Die am häufigsten angewendete Reaktion ist die Spaltung von Uran-235 durch Neutronen in einem Kernreaktor. Iod-131, Molybdän-99 und Xenon-133 können durch Kernspaltung von Uran-235 hergestellt werden. Ihre Extraktion aus einem Gemisch von mehr als 200 entstehenden Radionukliden muß sorgfältig überwacht werden, um die Radionuklid-Verunreinigungen so gering wie möglich zu halten.

Radionuklid-Generatoren

Radionuklid-Generatorsysteme verwenden ein Mutter-Radionuklid mit relativ langer Halbwertszeit, bei dessen Zerfall ein Tochter-Radionuklid mit meist kürzerer Halbwertszeit entsteht.

Das Tochter-Radionuklid wird vom Mutter-Radionuklid mit Hilfe eines chemischen oder physikalischen Verfahrens getrennt. Trotz der kurzen Halbwertszeit gestattet diese Herstellungsweise die Verwendung des Tochter-Radionuklids in größerer Entfernung vom Ort der Herstellung des Generators.

Target-Material

Die Isotopen-Zusammensetzung und die Reinheit des Target-Materials bestimmen die relativen Verhältnisse von Hauptradionuklid zu den möglichen Radionuklid-Verunreinigungen. Die Verwendung von angereichertem Target-Material, bei der der Anteil des Targetnuklids künstlich erhöht wurde, ermöglicht, die Ausbeute bei der Herstellung und die Reinheit des gewünschten Radionuklids zu verbessern.

Die chemische Form, die Reinheit und der physikalische Zustand des Target-Materials, die chemischen Zusatzstoffe sowie die Bedingungen des Beschusses und die unmittelbare chemische und physikalische Umgebung bestimmen den chemischen Zustand und die chemische Reinheit der hergestellten Radionuklide.

Bei der Herstellung von Radionukliden, insbesondere derjenigen mit kurzer Halbwertszeit, kann es unter Umständen nicht möglich sein, die Qualitätskriterien vor einer weiteren Verarbeitung und der Herstellung des radioaktiven Arzneimittels festzulegen. Folgerichtig wird jede Charge des Target-Materials vor der Herstellung in einem Probelauf geprüft werden müssen, bevor sie in der routinemäßigen Herstellung des gewünschten Radionuklids und damit des radioaktiven Arzneimittels verwendet wird. Auf diese Weise wird sichergestellt, daß das unter gut definierten Bedingungen verwendete Target-Material gestattet, ein Radionuklid der gewünschten Spezifikation in bezug auf Qualität und Quantität herzustellen.

Das Target-Material ist als Gas, in flüssiger oder fester Form in einem Gefäß enthalten, bevor es durch einen Teilchenstrahl getroffen wird. Im Falle des Beschusses mit Neutronen werden üblicherweise Quarzampullen oder Gefäße aus Aluminium oder Titan von hohem Reinheitsgrad verwendet. Eine Wechselwirkung zwischen Gefäß und dessen Inhalt muß unter den Bedingungen der Bestrahlung (Temperatur, Druck, Zeit) ausgeschlossen werden.

Für den Beschuß mit geladenen Teilchen wird im allgemeinen eine Halterung für das Target-Material aus Aluminium oder einem anderen geeigneten Metall mit Ein- und Austrittsöffnungen, einem umgebenden Kühlsystem und meistens einem Target-Fenster aus dünner Metallfolie verwendet. Art und Dicke des Fensters haben einen wesentlichen Einfluß auf die Ausbeute der Kernreaktion und können auch die Radionuklid-Reinheit beeinflussen.

Die Beschreibung des Herstellungsprozesses muß klar folgende Aspekte spezifizieren:

- Art des Target-Materials
- Aufbau der Halterung für das Target-Material
- Einbringen des Target-Materials in die Beschußvorrichtung
- Verfahren der Bestrahlung (des Beschusses)
- Abtrennen des gewünschten Radionuklids.

Alle Einflüsse auf die Wirksamkeit der Herstellung hinsichtlich Qualität und Menge des hergestellten Radionuklids werden bewertet.

Der chemische Zustand des abgetrennten Radionuklids kann eine entscheidende Rolle in der Gesamtheit der nachfolgenden Behandlungen spielen.

Vorläufersubstanzen für die Synthese

Im allgemeinen werden die Vorläufersubstanzen für die Synthese nicht im großen Maßstab hergestellt. Einige werden in einem Laboratorium für die Herstellung von radioaktiven Arzneimitteln synthetisiert, andere werden von spezialisierten Herstellern oder Laboratorien geliefert.

Die Prüfungen zur Identifizierung, der Nachweis der chemischen Reinheit und die Gehaltsbestimmung müssen mit validierten Methoden durchgeführt werden.

Wenn die Chargen der Vorläufersubstanzen aufgrund der Angaben im Analysenzertifikat angenommen werden, müssen geeignete Nachweise erbracht werden, daß die vom Hersteller verwendeten Analysenverfahren geeignet und reproduzierbar sind. Mindestens eine Prüfung auf Identität muß durchgeführt werden. Die Vorläufersubstanz sollte in Vorversuchen geprüft werden, bevor sie routinemäßig bei der Herstellung der radioaktiven Arzneimittel verwendet werden kann. So kann sichergestellt werden, daß unter den spezifizierten Herstellungsbedingungen mit dieser Vorläufersubstanz ein radioaktives Arzneimittel mit den gewünschten qualitativen und quantitativen Spezifikationen erhalten wird.

Kontrolle des Herstellungssystems

Alle Abläufe von der Herstellung des Target-Materials bis zur Abgabe des fertigen radioaktiven Arzneimittels müssen klar beschrieben und dokumentiert sein, einschließlich ihrer Auswirkungen auf die Reinheit des Endprodukts und die Wirksamkeit der Vorgehensweise. Wenn möglich sind in jedem Stadium In-Prozeß-Kontrollen vorzunehmen und die Ergebnisse aufzuzeichnen, um den Grund für Abweichungen vom normalen Verlauf des Herstellungsprozesses erfassen zu können.

a) Die Herstellung von radioaktiven Arzneimitteln kann gewisse mechanische oder automatisierte Abläufe, wie sie in der pharmazeutischen Industrie verwendet werden, umfassen, vorausgesetzt, daß diese Abläufe an die Besonderheiten der radioaktiven Ausgangsstoffe angepaßt sind und den Anforderungen des Strahlenschutzes genügen.
b) Bei radioaktiven Arzneimitteln, die Radionuklide mit kurzer Halbwertszeit wie gewisse Positronenstrahler enthalten, sind Produktionssysteme meistens ferngesteuert und die Radionuklidsynthese ist automatisiert. Bei Radionukliden mit sehr kurzer Halbwertszeit (weniger als 20 min) stellt die Kontrolle der Zuverlässigkeit des Herstellungssystems ein wichtiges Mittel der Qualitätssicherung des radioaktiven Arzneimittels vor dessen Freigabe dar.
c) Jeder Herstellungsprozeß muß vor seinem routinemäßigen Einsatz durch mehrere Vorversuche validiert sein, um sicherzustellen, daß mit diesem Verfahren unter genau definierten Bedingungen ein radioaktives Arzneimittel der gewünschten Spezifikation in bezug auf Qualität und Quantität erhalten werden kann.
d) Die Herstellung der Menge einer Zubereitung, die einem Patienten in der Nuklearmedizin verabreicht wird, erfolgt im allgemeinen in Form einer begrenzten Menge Radioaktivität aus radioaktiven Arzneimitteln in verwendungsfertiger Form, aus Generatoren, Kits und radioaktiven Vorläufersubstanzen. Alle Faktoren mit Auswirkungen auf die Qualität des Produkts (zum Beispiel radiochemische Reinheit und Sterilität) müssen eindeutig identifiziert und geeignete Strahlenschutzmaßnahmen getroffen werden.

Prüfung auf Identität

Radioaktiver Zerfall: Radioaktiver Zerfall erfolgt exponentiell mit einer charakteristischen Zerfallskonstanten für jedes Radionuklid.

Die Kurve des exponentiellen Zerfalls (Zerfallskurve) wird durch folgende Gleichung beschrieben:

$$A_t = A_0 e^{-\lambda t}$$

A_t = die Radioaktivität zur Zeit t
A_0 = die Radioaktivität zur Zeit $t = 0$

R

Monographien

λ = die Zerfallskonstante, die für jedes Radionuklid charakteristisch ist
e = die Basis des natürlichen Logarithmus.

Die Halbwertszeit ($T_{1/2}$) steht nach folgender Gleichung in Beziehung zur Zerfallskonstanten (λ):

$$T_{1/2} = \frac{\ln 2}{\lambda} \qquad (\ln 2 \approx 0{,}693)$$

Das Radionuklid wird durch seine Halbwertszeit oder durch Art und Energie seiner Strahlung oder durch beide wie in der Monographie vorgeschrieben identifiziert.

Messung der Halbwertszeit: Die Halbwertszeit wird mit einem geeigneten Gerät wie einer Ionisationskammer, einem Geiger-Müller-Zähler, einem Szintillationszähler (Festkörperkristall- oder Flüssigszintillationszähler) oder mit Hilfe eines Halbleiter-Detektors gemessen. Das radioaktive Arzneimittel wird entweder als solches, verdünnt oder getrocknet in einem Gefäß nach geeigneter Verdünnung untersucht. Die im Hinblick auf die experimentellen Bedingungen gewählte Menge der Radioaktivität muß ausreichend hoch sein, um den Nachweis während mehrerer ermittelter Halbwertszeiten zu erlauben. Aber sie sollte nicht zu hoch sein, um Zählverluste, zum Beispiel durch Totzeit, möglichst gering zu halten.

Die radioaktive Quelle muß so hergestellt werden, daß ein Verlust an Substanz während der Handhabung vermieden wird. Flüssige Quellen (Lösungen) werden in Probeflaschen oder versiegelte Röhrchen gegeben. Feste Substanzen (Rückstand nach Trocknen in einem Gefäß) werden mit einer Klebfolie aus Celluloseacetat oder aus einem anderen Material geschützt.

Die gleiche Quelle wird unter denselben geometrischen Bedingungen und in Zeitintervallen von gewöhnlich der Hälfte der Halbwertszeit über eine Dauer von etwa 3 Halbwertszeiten gemessen. Das korrekte Funktionieren der Meßeinrichtung wird geprüft, indem eine Quelle langer Halbwertszeit benutzt wird; falls erforderlich werden Schwankungen der Zählrate dieser Quellen korrigiert (siehe „Messung der Radioaktivität").

Eine Kurve wird mit der Zeit als Abszisse und dem Logarithmus der relativen Geräteablesung (zum Beispiel der Zählrate) als Ordinate erstellt. Falls nichts anderes angegeben ist, sollte sich die errechnete Halbwertszeit um höchstens 5 Prozent von der im Arzneibuch angegebenen Halbwertszeit unterscheiden.

Bestimmung von Art und Energie der Strahlung: Art und Energie der emittierten Strahlung können durch verschiedene Methoden, vor allem durch Erstellung einer Schwächungskurve und durch Spektrometrie bestimmt werden. Die Schwächungskurve kann zur Analyse von Elektronenstrahlung verwendet werden; die Spektrometrie wird meist zur Identifizierung von Gammastrahlung und nachweisbarer Röntgenstrahlung benutzt.

Die *Schwächungskurve* wird für reine Elektronenstrahler erstellt, wenn kein Spektrometer für Betastrahlung verfügbar ist, oder für Beta-/Gammastrahler, wenn kein Spektrometer für Gammastrahlung verfügbar ist. Diese Methode zur Abschätzung der Maximalenergie von Betastrahlung ergibt nur einen Näherungswert. Die Quelle, die zur Sicherstellung konstanter geometrischer Bedingungen in geeigneter Weise angeordnet sein muß, wird vor dem dünnen Fenster eines Geiger-Müller-Zählers oder eines entsprechenden Proportionalzählers angebracht. Die Quelle wird wie vorstehend beschrieben geschützt. Die Zählrate der Quelle wird gemessen. Zwischen der Quelle und dem Zähler werden nacheinander mindestens 6 Aluminiumscheiben mit zunehmender Masse je Flächeneinheit bis zu der Grenze angebracht, bei deren Überschreiten die Zählrate im Fall eines reinen Betastrahlers durch Hinzufügen weiterer Scheiben nicht mehr beeinflußt wird. Die Scheiben sind so angebracht, daß konstante geometrische Bedingungen erhalten bleiben. Eine Kurve mit der Masse je Flächeneinheit der Scheibe in Milligramm je Quadratzentimeter als Abszisse und dem Logarithmus der Zählrate für jede gemessene Scheibe als Ordinate wird erstellt. Für eine Referenzzubereitung wird in der gleichen Weise eine Kurve erstellt. Die Masseabschwächungskoeffizienten werden mit Hilfe der mittleren Teile der Kurven, welche praktisch geradlinig sind, ermittelt.

Der in Quadratzentimetern je Milligramm ausgedrückte *Massenabschwächungskoeffizient* μ_m hängt vom Spektrum der Energie der Betastrahlung sowie von der Art und den physikalischen Eigenschaften der Scheibe ab. Er erlaubt daher die Identifizierung von Betastrahlern und wird mit Hilfe folgender Gleichung ermittelt:

$$\mu_m = \frac{\ln A_1 - \ln A_2}{m_2 - m_1}$$

m_1 = Masse je Flächeneinheit der leichtesten Scheibe
m_2 = Masse je Flächeneinheit der schwersten Scheibe
m_1 und m_2 müssen im linearen Kurvenabschnitt liegen
A_1 = Zählrate für Masse je Flächeneinheit m_1
A_2 = Zählrate für Masse je Flächeneinheit m_2.

Der so ermittelte Massenabschwächungskoeffizient μ_m darf höchstens 10 Prozent von dem unter identischen Bedingungen ermittelten Koeffizienten einer Referenzzubereitung des gleichen Radionuklids abweichen.

Die Reichweite der Betateilchen ist ein weiterer Faktor zur Bestimmung der Betaenergie. Sie wird mit Hilfe der vorstehend beschriebenen Kurve ermittelt als die Masse je Flächeneinheit, die dem Schnittpunkt des nach unten verlängerten linearen Teils der Schwächungskurve mit der horizontalen Linie der Untergrundzählrate entspricht.

Flüssigszintillationszähler können verwendet werden, um Spektren von α- und β^--Strahlern aufzuzeichnen (siehe „Messung der Radioaktivität").

Gammaspektrometrie wird zur Identifizierung von Radionukliden mit Hilfe der Energie und Intensität ihrer Gamma- und Röntgenstrahlung verwendet.

Der bevorzugte Detektor für die Gamma- und Röntgen-Spektrometrie ist ein Germanium-Halbleiterdetektor. Ein mit Thallium aktivierter Natriumiodid-Szintillationsdetektor wird auch verwendet. Dieser hat jedoch eine viel geringere Energieauflösung.

Das Detektionssystem muß mit Hilfe einer Referenzquelle eingestellt sein, weil die Zählausbeute sowohl eine Funktion der Energie von Gamma- und Röntgenstrahlung als auch abhängig von der Form der Quelle und dem Abstand zwischen Quelle und Detektor ist. Die Zählausbeute kann gemessen werden, indem eine eingestellte Quelle des zu messenden Radionuklids verwendet wird, oder allgemein durch Erstellen einer Kurve, in der die Zählausbeute gegen die Gamma- und Röntgenenergie einer Serie von eingestellten Quellen verschiedener Radionuklide aufgetragen ist.

Das Spektrum eines Radionuklids, das Gamma- und Röntgenstrahlung emittiert, ist typisch für dieses Nuklid und ist charakterisiert durch die Energie und die Zahl der Photonen, die bei Übergängen im Kern von einem gut definierten Energieniveau auf ein anderes Energieniveau emittiert werden. Diese Eigenschaften tragen zur Identifizierung und Quantifizierung der in einer Quelle vorhandenen Radionuklide bei. Sie erlauben das Abschätzen des Anteils an Radionuklid-Verunreinigungen durch den Nachweis von anderen als den erwarteten Photonenlinien.

Die Zerfallsrate der Radioaktivität kann durch Gammaspektrometrie bestimmt werden, da die Impulsrate der Photonenlinien als Funktion der Halbwertszeit abnimmt. Wenn in einer solchen Quelle eine Radionuklid-Verunreinigung mit unterschiedlicher Halbwertszeit vorhanden ist, ist dies festzustellen, indem diejenigen charakteristischen Photonenlinien identifiziert werden, deren Impulsraten im Vergleich zu denen des erwarteten Radionuklids unterschiedlich abnehmen. Die Bestimmung der Halbwertszeiten an den zusätzlichen Photonenlinien durch wiederholte Messungen der Probe kann dazu beitragen, die Verunreinigung zu identifizieren.

In der „Tabelle mit physikalischen Eigenschaften der im Arzneibuch erwähnten Radionuklide“ (5.7) sind die allgemein anerkannten physikalischen Eigenschaften der Radionuklide zusammengestellt, die in radioaktiven Arzneimitteln, die in Monographien des Arzneibuchs beschrieben sind, enthalten sind. Zusätzlich enthält die Tabelle Angaben über physikalische Eigenschaften der möglichen Hauptverunreinigungen der in den Monographien erwähnten Radionuklide.

Übergangswahrscheinlichkeit bezeichnet die Wahrscheinlichkeit der Umwandlung eines Kerns in einem gegebenen Energiezustand, bezogen auf den zu betrachtenden Übergang. Anstelle von „Wahrscheinlichkeit“ werden gelegentlich die Ausdrücke „Intensität“ oder „Häufigkeit“ verwendet.

Emissionswahrscheinlichkeit bezeichnet die Wahrscheinlichkeit, mit der ein Atom eines Radionuklids entsprechende Teilchen oder Strahlung emittiert.

Unabhängig von der einen oder anderen Bedeutung wird die Wahrscheinlichkeit gewöhnlich in Einheiten je 100 Zerfälle gemessen.

Messung der Radioaktivität

Die Radioaktivität eines radioaktiven Arzneimittels wird im allgemeinen für ein bestimmtes Datum und, falls erforderlich, eine bestimmte Uhrzeit angegeben.

Die absolute Messung der Radioaktivität einer gegebenen Probe kann dann durchgeführt werden, wenn das Zerfallsschema des Radionuklids bekannt ist, aber in der Praxis sind viele Korrekturen erforderlich, um genaue Ergebnisse zu erhalten. Deshalb werden Messungen häufig mit Hilfe einer Primärquelle durchgeführt. Primärquellen für Radionuklide mit kurzer Halbwertszeit wie Positronenstrahler stehen jedoch häufig nicht zur Verfügung. Die Geräte werden mit Hilfe geeigneter Referenzsubstanzen kalibriert. Referenzsubstanzen werden von national autorisierten Laboratorien zur Verfügung gestellt. Ionisationskammern und Geiger-Müller-Zähler werden zur Messung von Beta- sowie Beta-/Gammastrahlern verwendet. Szintillations- und Halbleiterzähler oder Ionisationskammern werden für die Messung von Gammastrahlern verwendet; niederenergetische Betastrahler erfordern einen Flüssigkeit-Szintillationszähler. Für die Detektion und Messung von Alphastrahlern sind spezielle Meßeinrichtungen und -techniken erforderlich. Um die radioaktiven Quellen exakt miteinander vergleichen zu können, ist es wichtig, die Proben und Referenzsubstanzen unter den gleichen Bedingungen zu messen.

Niederenergetische Betastrahler können durch Flüssigkeit-Szintillationszählung gemessen werden. Die Probe wird in eine Lösung gebracht, die eine oder mehrere, oft 2 fluoreszierende, organische Substanzen (primäre und sekundäre Szintillatoren) enthält. Diese wandeln einen Teil der abgestrahlten Energie in Photonen (Licht) um, die mit Hilfe eines Photomultipliers nachgewiesen und in elektrische Impulse umgewandelt werden. Wird ein Flüssigkeit-Szintillationszähler verwendet, müssen vergleichende Messungen hinsichtlich der Lichtlöscheffekte (quenching) korrigiert werden. Direkte Messungen müssen wenn möglich unter gleichen Bedingungen (zum Beispiel identisches Volumen und Art der Lösung) für die zu prüfende Quelle und die Referenzquelle durchgeführt werden.

Alle Radioaktivitätsmessungen müssen durch Subtraktion der durch die Radioaktivität in der Umgebung bedingten Untergrundaktivität und der in der Meßeinrichtung selbst erzeugten Rauschsignale korrigiert werden.

Bei der Messung hoher Radioaktivitäten kann bei bestimmten Meßeinrichtungen eine Korrektur notwendig sein, um Koinzidenzverluste zu vermeiden. Diese beruhen auf der begrenzten Auflösungszeit des Detektors und seiner mit ihm verbundenen elektronischen Ausrüstung. Für ein Zählsystem mit einer nach jedem Zählimpuls festgelegten Totzeit τ beträgt die Korrektur:

$$N = \frac{N_{\mathrm{m}}}{1 - N_{\mathrm{m}} \cdot \tau}$$

N = die wahre Zählrate je Sekunde
N_{m} = die beobachtete Zählrate je Sekunde
τ = die Totzeit in Sekunden.

Bei manchen Geräten wird diese Korrektur automatisch durchgeführt. Koinzidenzverlustkorrekturen müssen vor der Korrektur aufgrund der Untergrundstrahlung durchgeführt werden.

Wenn die Zeit einer einzelnen Messung t_{m} im Vergleich zur Halbwertszeit $T_{1/2}$ nicht vernachlässigbar kurz ist, muß der Zerfall während dieser Meßzeit eingerechnet werden. Nachdem die Anzeigewerte des Geräts (wie Zählrate oder Ionisationsstrom) hinsichtlich der Untergrundaktivität und, falls erforderlich, der Verluste durch elektronische Effekte korrigiert worden sind, erfolgt die Zerfallskorrektur während der Meßzeit t_{m} nach der Gleichung:

$$R_{\mathrm{corr}} = \frac{R \frac{t_{\mathrm{m}} \ln 2}{T_{1/2}}}{1 - \exp\left(-\frac{t_{\mathrm{m}} \ln 2}{T_{1/2}}\right)}$$

R_{corr} = Anzeigewert des Geräts, der auf den Beginn der Einzelmessung korrigiert wurde

R

Monographien

R = Anzeigewert des Geräts vor der Zerfallskorrektur, aber nach der Korrektur aufgrund der Untergrundaktivität.

Die Ergebnisse von Radioaktivitätsmessungen schwanken hauptsächlich aufgrund der Zufälligkeit der Kernumwandlungen. Eine ausreichende Anzahl von Impulsen muß registriert werden, um Schwankungen in der Anzahl der Umwandlungen je Zeiteinheit zu kompensieren. Die Standardabweichung ist die Quadratwurzel aus der Anzahl der Zählimpulse. Eine Anzahl von mindestens 10 000 ist notwendig, um eine relative Standardabweichung von höchstens 1 Prozent zu erhalten (Vertrauensintervall: 1 σ).

Alle Angaben des Radioaktivitätsgehalts sollten mit einer Datumsangabe versehen sein und falls erforderlich die Uhrzeit, zu der die Messung durchgeführt wurde, enthalten. Die Angaben des Radioaktivitätsgehalts müssen zudem mit einer Angabe der Zeitzone (GMT, Greenwich Mean Time; MEZ, Mitteleuropäische Zeit) versehen sein. Die Radioaktivität zu anderen Zeiten kann mit Hilfe des exponentiellen Zerfallsgesetzes oder aus Tabellen ermittelt werden.

Die Radioaktivität einer Lösung wird je Volumeinheit ausgedrückt, um die radioaktive Konzentration anzugeben.

Radionukleare Reinheit

Um die radionukleare Reinheit eines radioaktiven Arzneimittels angeben zu können, müssen die Radioaktivität und daher auch die Identität jedes vorhandenen Radionuklids bekannt sein. Die im allgemeinen am besten geeignete Methode zur Bestimmung der radionuklearen Reinheit ist die Gammaspektrometrie. Sie ist keine vollkommen zuverlässige Methode, weil Verunreinigungen mit Alpha- und Betastrahlern im allgemeinen nicht leicht nachzuweisen sind und bei der Anwendung eines Natriumiodid-Detektors die Photonenlinien von Verunreinigungen durch Gammastrahler oft durch das Spektrum des Hauptradionuklids überlagert sind.

In den einzelnen Monographien ist die erforderliche radionukleare Reinheit vorgeschrieben (zum Beispiel sollte sich das Gammaspektrum nicht signifikant von dem einer Referenzzubereitung unterscheiden), und Grenzwerte für spezifische radionukleare Verunreinigungen können festgelegt sein (zum Beispiel Kobalt-60 in Kobalt-57). Obwohl diese Anforderungen notwendig sind, stellen sie allein noch nicht ausreichend sicher, daß die radionukleare Reinheit für die Anwendung eines radioaktiven Arzneimittels beim Menschen ausreichend ist. Der Hersteller muß deshalb das radioaktive Arzneimittel gründlicher überprüfen. Er muß insbesondere Arzneimittel mit Radionukliden kurzer Halbwertszeit nach Ablauf einer geeigneten Zerfallszeit auf langlebige Verunreinigungen prüfen. Auf diese Weise können Informationen über die Qualität der Herstellungsverfahren und die Wirksamkeit der vorgenommenen Kontrollen gewonnen werden. Wenn 2 oder mehr Radionuklide als Positronenstrahler identifiziert oder unterschieden werden müssen, wie zum Beispiel ^{18}F-Verunreinigungen in radioaktiven Arzneimitteln mit ^{13}N, müssen zusätzlich zur Gammaspektrometrie die Halbwertszeiten bestimmt werden.

Da die in einem radioaktiven Arzneimittel vorliegenden Radionuklide verschiedene Halbwertszeiten haben, ändert sich die radionukleare Reinheit mit der Zeit. Alle Anforderungen an die radionukleare Reinheit müssen während der gesamten Dauer der Verwendbarkeit erfüllt sein. Ist die Halbwertszeit des Radionuklids in dem radioaktiven Arzneimittel kurz, können sich Schwierigkeiten ergeben, die Prüfungen vor der Chargenfreigabe durchzuführen. In diesem Fall besteht die Prüfung in der Qualitätskontrolle des Herstellungsprozesses.

Radiochemische Reinheit

Die radiochemische Reinheit wird bestimmt, indem die verschiedenen das Radionuklid enthaltenden chemischen Substanzen getrennt und die mit der chemischen Substanz assoziierte, in der Beschriftung angegebene Radioaktivität ermittelt wird. Die radiochemischen Verunreinigungen können verschiedene Ursachen haben:
- Herstellung des Radionuklids
- nachfolgende chemische Behandlungen
- unvollständige präparative Trennung
- chemische Veränderungen während der Lagerung.

Jede Angabe der radiochemischen Reinheit muß während der gesamten Dauer der Verwendbarkeit gültig sein.

Grundsätzlich kann die Bestimmung der radiochemischen Reinheit mit Hilfe eines analytischen Trennverfahrens durchgeführt werden. In den Monographien über radioaktive Arzneimittel können zum Beispiel Trennverfahren wie Papierchromatographie (2.2.26), Dünnschichtchromatographie (2.2.27), Elektrophorese (2.2.31), Ausschlußchromatographie (2.2.30), Gaschromatographie (2.2.28) sowie Flüssigchromatographie (2.2.29) vorgeschrieben sein. Die anzuwendenden Analysenverfahren sind in den Einzelmonographien beschrieben. Darüber hinaus sind gewisse spezifische Vorsichtsmaßnahmen des Strahlenschutzes zu beachten.

In Krankenhäusern werden die Dünnschichtchromatographie und die Papierchromatographie am häufigsten angewendet. Bei beiden ist das in der Monographie vorgeschriebene Volumen der Untersuchungslösung wie in den allgemeinen Methoden der Chromatographie angegeben auf die Startlinie aufzutragen. Empfehlenswert ist, das zu prüfende radioaktive Arzneimittel nicht zu verdünnen; wichtig ist allerdings auch, das Auftragen einer zu großen Radioaktivitätsmenge zu vermeiden, damit keine durch Koinzidenz bedingten Zählverluste während der Messung der Radioaktivität vorkommen. Wegen der sehr kleinen Auftragsmenge von radioaktivem Material darf ein Träger zugesetzt werden, sofern die Monographie dies zuläßt. Das entwickelte Chromatogramm wird getrocknet, die Lage der radioaktiven Zonen durch Autoradiographie oder durch Messen der Radioaktivität über die gesamte Laufstrecke des Chromatogramms bestimmt. Das geschieht durch Zähler mit geeignetem Kollimator oder indem das Chromatogramm in Streifen geschnitten und für jeden Streifen die Radioaktivität getrennt gemessen wird. Die Lage der Flecken oder Zonen erlaubt eine chemische Identifizierung durch Vergleich mit Lösungen der gleichen nicht radioaktiven chemischen Substanzen mit Hilfe einer geeigneten Nachweismethode.

Die Messung der Radioaktivität kann durch Integration mit Hilfe eines automatischen Schreibers oder einer digitalen Zähleinrichtung erfolgen. Das Verhältnis der Peakflächen gibt das Verhältnis der Radioaktivitätskonzentrationen in den chemischen Substanzen wieder. Die auf den Streifen gemessenen Radioaktivitätswerte geben die Konzentrationsverhältnisse der radioaktiven chemischen Substanzen wieder.

Spezifische Radioaktivität

Die spezifische Radioaktivität wird gewöhnlich unter Berücksichtigung der Radioaktivitätskonzentration (Radioaktivität je Volumeinheit) und der Konzentration der zu prüfenden chemischen Substanz berechnet. Vorher ist sicherzustellen, daß die Radioaktivität nur dem betreffenden Radionuklid (radionukleare Reinheit) und nur der betreffenden chemischen Substanz (radiochemische Reinheit) zuzuschreiben ist.

Die spezifische Radioaktivität ändert sich mit der Zeit. Jede Angabe der spezifischen Radioaktivität muß deshalb mit einer Angabe des Datums und falls erforderlich der Uhrzeit versehen sein. Sie muß während der gesamten Dauer der Verwendbarkeit gültig sein.

Chemische Reinheit

Die chemische Reinheit wird bestimmt, indem die in der Monographie spezifizierten Verunreinigungen quantitativ erfaßt werden.

Stereochemische Reinheit

In bestimmten Fällen muß die stereochemische Reinheit nachgewiesen werden.

Physiologische Verteilung

Falls erforderlich ist eine Prüfung der physiologischen Verteilung für bestimmte radioaktive Arzneimittel vorgeschrieben. Die Beobachtung des Verteilungsprofils der Radioaktivität in definierten Organen, Geweben oder physiologischen Kompartimenten bei einer geeigneten Tierspezies (meistens Ratte oder Maus) kann zuverlässige Angaben über die erwartete Verteilung der Radioaktivität beim Menschen liefern. Gestützt auf diese Beobachtungen, läßt sich die Substanz an die vorgesehene Anwendung anpassen.

Einzelheiten über die Durchführung der Prüfung und die Anforderungen an die physiologische Verteilung sind in der Einzelmonographie über das radioaktive Arzneimittel aufgeführt.

Eine physiologische Verteilung beim Tier, die den Anforderungen entspricht, erlaubt eine Beurteilung, ob der radioaktive Bestandteil beim Menschen in geeigneter Weise in die Zielorgane verteilt wird und die Verteilung in andere Organe und Gewebe sich in Grenzen hält.

Üblicherweise wird die Prüfung wie folgt durchgeführt:

Das zu prüfende Arzneimittel wird 3 Tieren intravenös injiziert. Falls von Bedeutung, werden in der Monographie die Spezies, das Geschlecht, der Stamm und die Körpermasse und/oder das Alter angegeben. Die injizierte Lösung ist das radioaktive Arzneimittel, das zur Anwendung am Menschen bestimmt ist. Die Produkte werden, wenn nichts anderes angegeben ist, vor der Anwendung nach den Angaben des Herstellers rekonstituiert. In bestimmten Fällen kann es notwendig sein, die Zubereitung unmittelbar vor der Anwendung zu verdünnen.

Die Verabreichung erfolgt normalerweise intravenös in eine Schwanzvene. In speziellen Fällen kann die Injektion in die Vena saphena, die Vena femoralis, die Vena jugularis oder eine Penisvene erfolgen. Tiere mit Anzeichen, daß sich die Lösung in das umliegende Gewebe außerhalb der Gefäße verteilt hat (beobachtet während der Injektion oder im Verlauf der nachfolgenden Messungen der Radioaktivität im Gewebe), werden vom Versuch ausgeschlossen.

Unmittelbar nach der Injektion wird jedes Tier getrennt in einen Käfig gebracht, der die Exkremente zu sammeln erlaubt und eine Kontamination der Körperoberfläche des Tieres ausschließt.

Nach einer festgelegten Zeitspanne, gerechnet vom Zeitpunkt der Injektion, werden die Tiere auf eine geeignete Art getötet und seziert. Die Radioaktivität der betroffenen Organe und Gewebe wird wie bereits in dieser Monographie beschrieben mit einem geeigneten Gerät gemessen. Die physiologische Verteilung wird berechnet und die gemessene Radioaktivität für jedes entnommene Organ oder Gewebe in Prozentanteilen ausgedrückt. Zu diesem Zweck kann die für ein untersuchtes Organ gemessene Radioaktivität auf die injizierte Gesamtaktivität bezogen werden. Diese wiederum wird berechnet aus der Differenz der vor und nach der Injektion in der Spritze gemessenen Radioaktivitäten. Für bestimmte radioaktive Arzneimittel kann von Interesse sein, das Verhältnis von Radioaktivität zu Masse zu bestimmen. Zu diesem Zweck werden Proben von entnommenem Gewebe gewogen.

Ein radioaktives Arzneimittel entspricht der Prüfung, wenn die beobachtete Verteilung der Radioaktivität bei mindestens 2 der 3 Tiere alle spezifizierten Anforderungen erfüllt.

Sterilität

Radioaktive Arzneimittel zur parenteralen Anwendung müssen unter Bedingungen, die jede mikrobielle Kontamination ausschließen und Sterilität gewährleisten, hergestellt werden. Die „Prüfung auf Sterilität" wird nach der allgemeinen Methode (2.6.1) durchgeführt. Besondere Schwierigkeiten ergeben sich bei radioaktiven Arzneimitteln wegen der kurzen Halbwertszeit einiger Radionuklide, des geringen Umfangs der Chargen und der durch die Strahlung bedingten Risiken. Nicht immer können die Ergebnisse der „Prüfung auf Sterilität" abgewartet werden, bevor die Freigabe der betreffenden Charge für die Anwendung erteilt wird. In diesem Fall ist die parametrische Freigabe (5.1.1) eines mit einem vollständig validierten Verfahren hergestellten Produkts die Methode der Wahl. Die „Prüfung auf Sterilität" muß als zusätzliche Qualitätskontrolle bei der aseptischen Herstellung durchgeführt werden.

Wenn der Chargenumfang eines radioaktiven Arzneimittels auf ein Muster oder eine kleine Anzahl von Mustern beschränkt ist (zum Beispiel radioaktive Arzneimittel für therapeutische Zwecke oder radioaktive Arzneimittel mit Radionukliden von kurzer Halbwertszeit), können keine Stichproben der Charge, wie bei „Prüfung auf Sterilität" beschrieben, gezogen werden. Ist das radioaktive Arzneimittel durch ein Bakterien zurückhaltendes Filter filtriert und/oder nach einem aseptischen Verfahren hergestellt worden (5.1.1), ist die Validierung des Herstellungsverfahrens essentiell.

Ist die Halbwertszeit des Radionuklids sehr kurz (zum Beispiel kleiner als 20 min), erfolgt die Verabreichung des radioaktiven Arzneimittels an den Patienten üblicherweise unmittelbar innerhalb eines validierten Herstellungssystems („on-line").

Aus Sicherheitsgründen (erhöhte Radioaktivität) besteht bei radioaktiven Arzneimitteln keine Möglichkeit, die für die „Prüfung auf Sterilität" vorgesehene Probenmenge einzusetzen. Die Membranfilter-Methode ist die Methode der Wahl, um das strahlenbedingte Risiko für das die Prüfung ausführende Personal zu vermindern.

Entgegen den Vorschriften für die Verwendung von Konservierungsmitteln in der Monographie **Parenteralia (Parenteralia)** ist das Zusetzen von Konservierungsmitteln zu den radioaktiven Arzneimitteln in Mehrdosenbehältnissen nicht verpflichtend, außer der Zusatz ist ausdrücklich in der Einzelmonographie vorgeschrieben.

Bakterien-Endotoxine, Pyrogene

Eine Prüfung auf Bakterien-Endotoxine ist für bestimmte radioaktive Arzneimittel vorgeschrieben. Die Prüfung erfolgt nach der allgemeinen Methode (2.6.14), wobei die notwendigen Vorsichtsmaßnahmen getroffen werden, um das strahlenbedingte Risiko für das die Prüfung ausführende Personal zu vermindern.

Die Grenzkonzentration für Bakterien-Endotoxine ist in der Einzelmonographie festgelegt.

Beeinflußt das radioaktive Arzneimittel die Prüfung auf Bakterien-Endotoxine im Sinne einer Hemmung oder Aktivierung und lassen sich die Störfaktoren nicht entfernen, kann die Prüfung auf Pyrogene (2.6.8) ausdrücklich vorgeschrieben sein.

Die Durchführung dieser Prüfungen vor der Freigabe der Charge ist manchmal schwierig, wenn die Halbwertszeit des Radionuklids im Arzneimittel kurz ist. Die Prüfung besteht dann in der Qualitätskontrolle des Herstellungsprozesses.

Lagerung

Die Lagerung in einem dicht verschlossenen Behältnis und an einem ausreichend abgeschirmten Platz ist so vorzunehmen, daß das Personal vor Bestrahlung durch primäre oder sekundäre Emissionen geschützt ist und die nationalen und internationalen Vorschriften über die Lagerung radioaktiver Substanzen erfüllt sind. Während der Lagerung können sich die Behältnisse infolge der Strahlung dunkel färben. Diese Verfärbung bedeutet nicht notwendigerweise eine Zersetzung des Arzneimittels.

Radioaktive Arzneimittel sind zur Anwendung innerhalb einer kurzen Zeit bestimmt. Das Verfallsdatum muß eindeutig angegeben sein.

Beschriftung

Die Beschriftung radioaktiver Arzneimittel entspricht den nationalen und europäischen Vorschriften.

Die Beschriftung auf dem Behältnis gibt insbesondere an

- Name und/oder eindeutige Kurzbezeichnung des Arzneimittels
- Name des Herstellers
- eine Identifikationsnummer
- für flüssige und gasförmige Arzneimittel die Gesamtradioaktivität im Behältnis oder die Radioaktivitätskonzentration je Milliliter an einem bestimmten Datum und falls erforderlich zu einer bestimmten Uhrzeit und das Volumen der Flüssigkeit im Behältnis
- für feste Arzneimittel (zum Beispiel gefriergetrocknete) die Gesamtradioaktivität an einem bestimmten Datum und falls erforderlich zu einer bestimmten Uhrzeit; das Arzneimittel gilt als Flüssigkeit, sobald es mit einer geeigneten Lösung rekonstituiert worden ist
- für Kapseln die Radioaktivität je Kapsel an einem bestimmten Datum und falls erforderlich zu einer bestimmten Uhrzeit sowie die Anzahl der Kapseln im Behältnis.

Die Beschriftung kann in bestimmten Fällen geändert werden, zum Beispiel, wenn radioaktive Arzneimittel Radionuklide mit kurzer Halbwertszeit enthalten.

Die Beschriftung auf der Verpackung gibt zusätzlich insbesondere an

- Art der Verabreichung
- Dauer der Verwendbarkeit oder Verfallsdatum
- Name und Konzentration eines zugesetzten Konservierungsmittels
- falls zutreffend besondere Lagerungsbedingungen.

2000, 1368

Ramipril

Ramiprilum

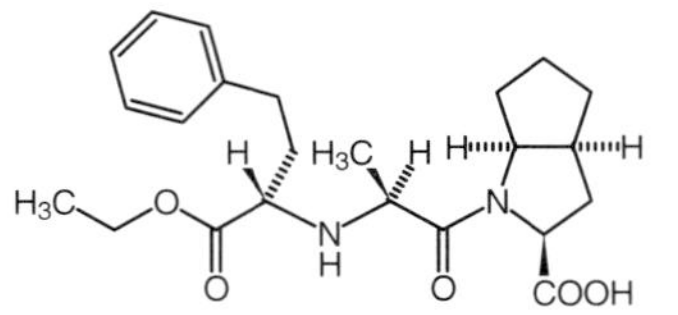

$C_{23}H_{32}N_2O_5$ M_r 416,5

Definition

Ramipril enthält mindestens 98,0 und höchstens 101,0 Prozent (2*S*,3a*S*,6a*S*)-1-[(*S*)-2-[[(*S*)-1-(Ethoxycarbonyl)-3-phenylpropyl]amino]propanoyl]octahydrocyclopenta=[*b*]pyrrol-2-carbonsäure, berechnet auf die getrocknete Substanz.

Eigenschaften

Weißes bis fast weißes, kristallines Pulver; wenig löslich in Wasser, leicht löslich in Methanol.

Prüfung auf Identität

A. Die Substanz entspricht der Prüfung „Spezifische Drehung" (siehe „Prüfung auf Reinheit").

B. Die Prüfung erfolgt mit Hilfe der IR-Spektroskopie (2.2.24) durch Vergleich des Spektrums der Substanz mit dem von Ramipril *CRS*.

Prüfung auf Reinheit

Aussehen der Lösung: 0,1 g Substanz werden in Methanol *R* zu 10 ml gelöst. Die Lösung muß klar (2.2.1) und farblos (2.2.2, Methode II) sein.

Spezifische Drehung (2.2.7): 0,250 g Substanz werden in einer Mischung von 14 Volumteilen Salzsäure *R* 1 und 86 Volumteilen Methanol *R* zu 25,0 ml gelöst. Die spezifische Drehung muß zwischen +32,0 und +38,0° liegen, berechnet auf die getrocknete Substanz.

Verwandte Substanzen: Die Prüfung erfolgt mit Hilfe der Flüssigchromatographie (2.2.29).

Untersuchungslösung: 20,0 mg Substanz werden in der mobilen Phase A zu 20,0 ml gelöst.

Referenzlösung a: Je 5 mg Ramipril-Verunreinigung A *CRS*, Ramipril-Verunreinigung B *CRS*, Ramipril-Verunreinigung C *CRS* und Ramipril-Verunreinigung D *CRS* werden gemeinsam in 5 ml Untersuchungslösung gelöst. Die Lösung wird mit der mobilen Phase B zu 10 ml verdünnt.

Referenzlösung b: 5,0 ml Untersuchungslösung werden mit der mobilen Phase B zu 100,0 ml verdünnt. 5,0 ml dieser Lösung werden mit der mobilen Phase B zu 50,0 ml verdünnt.

Referenzlösung c: 1,0 ml Referenzlösung b wird mit der mobilen Phase B zu 10,0 ml verdünnt.

Die Chromatographie kann durchgeführt werden mit

- einer Säule aus rostfreiem Stahl von 0,25 m Länge und 4,0 mm innerem Durchmesser, gepackt mit octadecylsilyliertem Kieselgel zur Chromatographie *R* (3 µm)
- einer Mischung der mobilen Phasen A und B bei einer Durchflußrate von 1,0 ml je Minute
  Mobile Phase A: 2,0 g Natriumperchlorat *R* werden in einer Mischung von 0,5 ml Triethylamin *R* und 800 ml Wasser *R* gelöst; die Lösung wird mit Phosphorsäure 85 % *R* auf einen *p*H-Wert von 3,6 eingestellt und mit 200 ml Acetonitril *R* versetzt
  Mobile Phase B: 2,0 g Natriumperchlorat *R* werden in einer Mischung von 0,5 ml Triethylamin *R* und 300 ml Wasser *R* gelöst; die Lösung wird mit Phosphorsäure 85 % *R* auf einen *p*H-Wert von 2,6 eingestellt und mit 700 ml Acetonitril *R* versetzt
- einem Spektrometer als Detektor bei einer Wellenlänge von 210 nm.

Zeit (min)	Mobile Phase A (% *V/V*)	Mobile Phase B (% *V/V*)	Erläuterungen
0 – 6	90	10	isokratisch
6 – 7	90 → 75	10 → 25	linearer Gradient
7 – 20	75 → 65	25 → 35	linearer Gradient
20 – 30	65 → 25	35 → 75	linearer Gradient
30 – 40	25	75	isokratisch
40 – 45	25 → 90	75 → 10	linearer Gradient
45 – 55	90	10	Re-Äquilibrierung

Dieses typische Chromatogramm dient zur Information und als Anleitung zum Analysenverfahren. Es ist nicht Bestandteil der Anforderungen dieser Monographie.

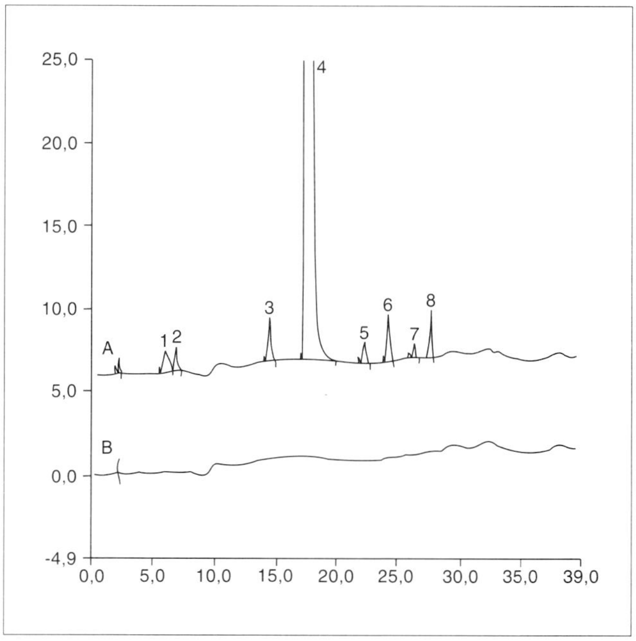

Abb. 1368-1: Typisches Chromatogramm für Ramipril

A. Chromatogramm der Untersuchungslösung, versetzt mit den angeführten Verunreinigungen
B. Chromatogramm der Blindlösung

	Retentionszeit (min)
1. Verunreinigung E	6,01
2. Verunreinigung F	6,90
3. Verunreinigung A	14,44
4. Ramipril	17,50
5. Verunreinigung B	22,32
6. Toluol (Verunreinigung G)	24,34
7. Verunreinigung C	26,37
8. Verunreinigung D	27,70

Die Temperatur der Säule wird bei 65 °C gehalten.

Die Säule wird mindestens 35 min lang mit einer Mischung von 90 Prozent mobiler Phase A und 10 Prozent mobiler Phase B äquilibriert. Wenn keine geeignete Basislinie erhalten werden kann, wird eine andere Qualität von Triethylamin verwendet.

10 µl Referenzlösung c werden eingespritzt. Die Empfindlichkeit des Systems wird so eingestellt, daß das Chromatogramm einen sichtbaren Peak zeigt.

Je 10 µl Referenzlösung a, Referenzlösung b und Untersuchungslösung werden eingespritzt. Die Prüfung darf nur ausgewertet werden, wenn im Chromatogramm der Referenzlösung a die Auflösung zwischen den Peaks von Verunreinigung A und Ramipril mindestens 3,0 beträgt, im Chromatogramm der Referenzlösung c der Hauptpeak ein Signal-Rausch-Verhältnis von mindestens 3 aufweist und im Chromatogramm der Untersuchungslösung der Symmetriefaktor des Hauptpeaks zwischen 0,8 und 2,0 liegt.

Werden die Chromatogramme unter den vorgeschriebenen Bedingungen aufgezeichnet, beträgt die Retentionszeit für Verunreinigung A etwa 14 min, für Ramipril etwa 18 min, für Verunreinigung B etwa 22 min, für Toluol etwa 24 min, für Verunreinigung C etwa 26 min und für Verunreinigung D etwa 28 min.

Im Chromatogramm der Untersuchungslösung wird die Fläche eines der Verunreinigung C entsprechenden Peaks mit einem Korrekturfaktor von 2,4 multipliziert.

Im Chromatogramm der Untersuchungslösung darf keine der Verunreinigung A, der Verunreinigung B, der Verunreinigung C und der Verunreinigung D entsprechende Peakfläche größer sein als die Fläche des Hauptpeaks im Chromatogramm der Referenzlösung b (0,5 Prozent), und die Fläche keines Peaks, mit Ausnahme der des Hauptpeaks und der den Verunreinigungen A, B, C und D entsprechenden Peaks, darf größer sein als das 0,2fache der Fläche des Hauptpeaks im Chromatogramm der Referenzlösung b (0,1 Prozent). Die Summe der Flächen aller Peaks, mit Ausnahme der des Hauptpeaks, darf nicht größer sein als das 2fache der Fläche des Hauptpeaks im Chromatogramm der Referenzlösung b (1 Prozent). Peaks, deren Fläche kleiner ist als die des Hauptpeaks im Chromatogramm der Referenzlösung c, werden nicht berücksichtigt.

Palladium: Höchstens 20 ppm Pd. Der Gehalt an Palladium wird mit Hilfe der Atomabsorptionsspektroskopie (2.2.23, Methode I) bestimmt.

Untersuchungslösung: 0,200 g Substanz werden in einer Mischung von 0,3 Volumteilen Salpetersäure *R* und 99,7 Volumteilen Wasser *R* zu 100,0 ml gelöst.

Referenzlösungen: Als Referenzlösungen werden Lösungen verwendet, die 0,02, 0,03 und 0,05 µg Palladium je Milliliter enthalten und durch Verdünnen der Palladium-Lösung (0,5 ppm Pd) *R* mit einer Mischung von 0,3 Volumteilen Salpetersäure *R* und 99,7 Volumteilen Wasser *R* frisch hergestellt werden.

Matrixmodifikationslösung: 0,150 g Magnesiumnitrat *R* werden in einer Mischung von 0,3 Volumteilen Salpetersäure *R* und 99,7 Volumteilen Wasser *R* zu 100,0 ml gelöst.

20 µl Untersuchungslösung, 20 µl Referenzlösung und 10 µl Matrixmodifikationslösung werden eingespritzt. Die Absorption wird bei 247,6 nm unter Verwendung einer Palladium-Hohlkathodenlampe als Strahlungsquelle, einer Transmissionsbande von vorzugsweise 1 nm und einer Graphitrohr-Küvette gemessen.

Trocknungsverlust (2.2.32): Höchstens 0,2 Prozent, mit 1,000 g Substanz durch 4 h langes Trocknen im Hochvakuum bei 60 °C bestimmt.

Sulfatasche (2.4.14): Höchstens 0,1 Prozent, mit 1,0 g Substanz bestimmt.

Gehaltsbestimmung

0,300 g Substanz, in 25 ml Methanol *R* gelöst, werden nach Zusatz von 25 ml Wasser *R* mit Natriumhydroxid-Lösung (0,1 mol · l^{-1}) titriert. Der Endpunkt wird mit Hilfe der Potentiometrie (2.2.20) bestimmt. Ein Blindversuch wird durchgeführt.

1 ml Natriumhydroxid-Lösung (0,1 mol · l^{-1}) entspricht 41,65 mg $C_{23}H_{32}N_2O_5$.

Lagerung

Gut verschlossen, vor Licht geschützt.

Verunreinigungen

Qualifizierte Verunreinigungen

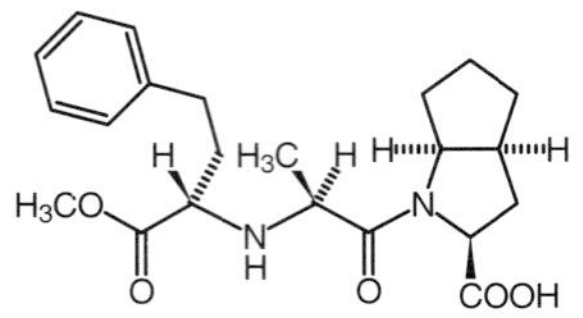

A. (2*S*,3a*S*,6a*S*)-1-[(*S*)-2-[[(*S*)-1-(Methoxycarbonyl)-3-phenylpropyl]amino]propanoyl]octahydrocyclopenta[*b*]pyrrol-2-carbonsäure (Ramiprilmethylester)

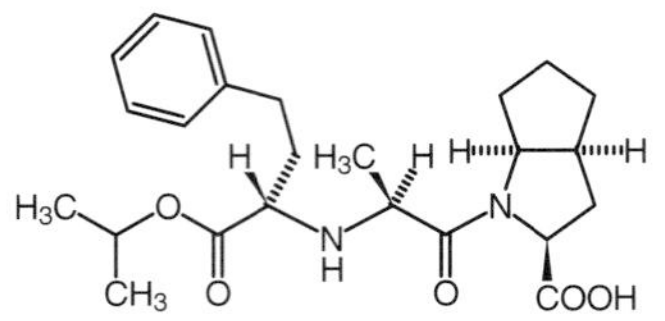

B. (2*S*,3a*S*,6a*S*)-1-[(*S*)-2-[[(*S*)-1-[(1-Methylethoxy)carbonyl]-3-phenylpropyl]amino]propanoyl]octahydrocyclopenta[*b*]pyrrol-2-carbonsäure (Ramiprilisopropylester)

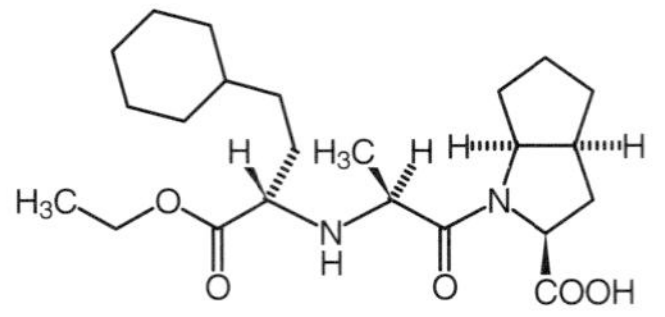

C. (2*S*,3a*S*,6a*S*)-1-[(*S*)-2-[[(*S*)-1-(Ethoxycarbonyl)-3-cyclohexylpropyl]amino]propanoyl]octahydrocyclopenta[*b*]pyrrol-2-carbonsäure (Hexahydroramipril)

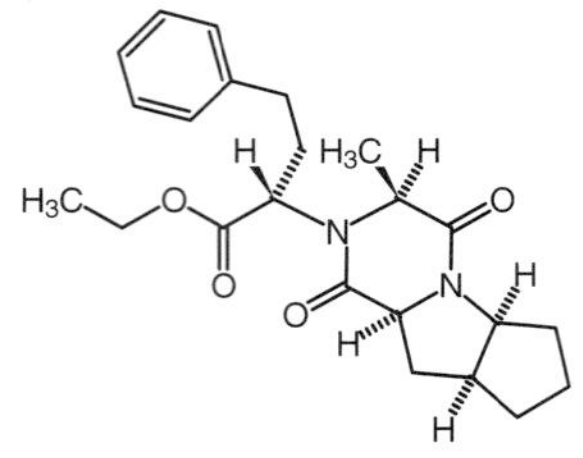

D. Ethyl-(2*S*)-2-[(3*S*,5a*S*,8a*S*,9a*S*)-3-methyl-1,4-dioxodecahydro-1*H*-cyclopenta[*e*]pyrrolo[1,2-*a*]pyrazin-2-yl]-4-phenylbutanoat (Ramiprildiketopiperazin)

Andere bestimmbare Verunreinigungen

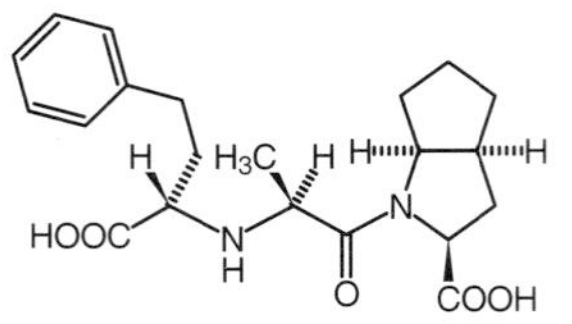

E. (2*S*,3a*S*,6a*S*)-1-[(*S*)-2-[[(*S*)-1-Carboxy-3-phenylpropyl]amino]propanoyl]octahydrocyclopenta[*b*]pyrrol-2-carbonsäure (Ramiprildiacid)

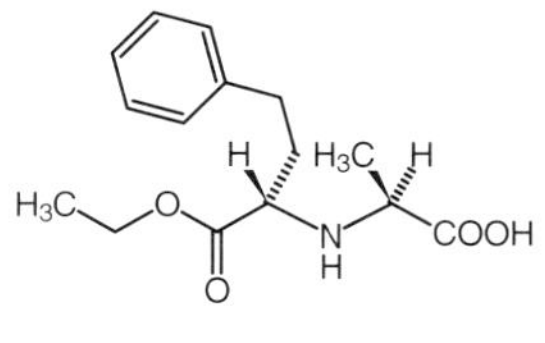

F. (*S*)-2-[[(*S*)-1-(Ethoxycarbonyl)-3-phenylpropyl]amino]propansäure

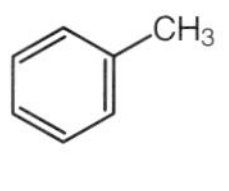

G. Toluol

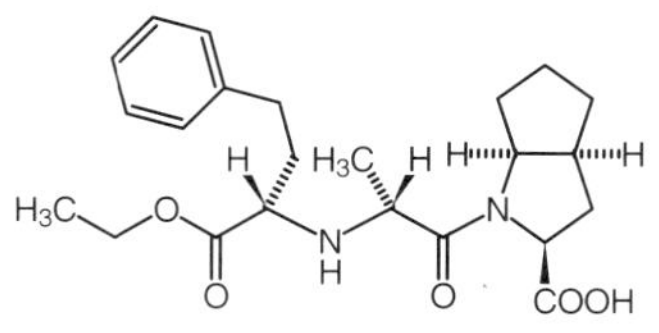

H. (2*S*,3a*S*,6a*S*)-1-[(*R*)-2-[[(*S*)-1-(Ethoxycarbonyl)-3-phenylpropyl]amino]propanoyl]octahydrocyclopenta[*b*]pyrrol-2-carbonsäure
((*R*,*S*-*S*,*S*,*S*)-Isomer von Ramipril)

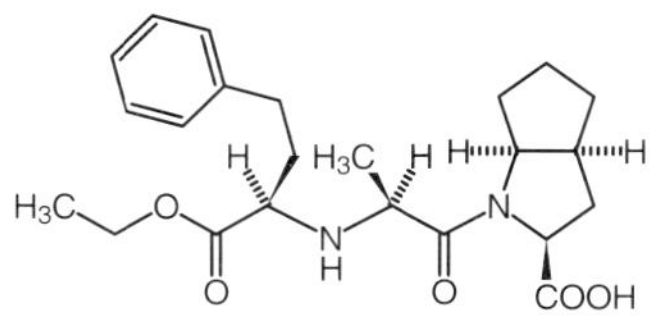

I. (2*S*,3a*S*,6a*S*)-1-[(*S*)-2-[[(*R*)-1-(Ethoxycarbonyl)-3-phenylpropyl]amino]propanoyl]octahydrocyclopenta[*b*]pyrrol-2-carbonsäure
((*S*,*R*-*S*,*S*,*S*)-Isomer von Ramipril)

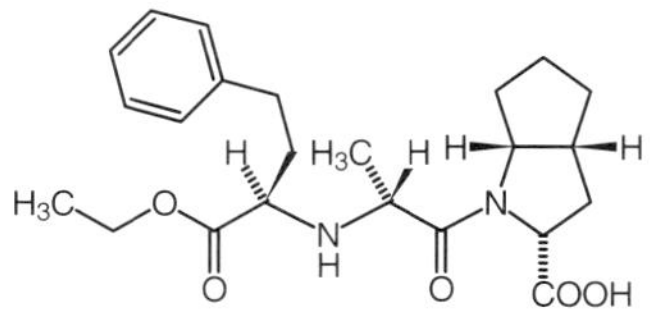

J. (2*R*,3a*R*,6a*R*)-1-[(*R*)-2-[[(*R*)-1-(Ethoxycarbonyl)-3-phenylpropyl]amino]propanoyl]octahydrocyclopenta[*b*]pyrrol-2-carbonsäure
((*R*,*R*-*R*,*R*,*R*)-Isomer von Ramipril)

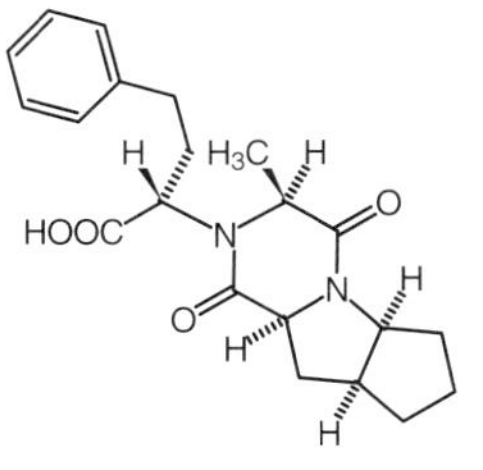

K. (2*S*)-2-[(3*S*,5a*S*,8a*S*,9a*S*)-3-Methyl-1,4-dioxodecahydro-1*H*-cyclopenta[*e*]pyrrolo[1,2-*a*]pyrazin-2-yl]-4-phenylbutansäure
(Ramiprildiketopiperazinsäure)

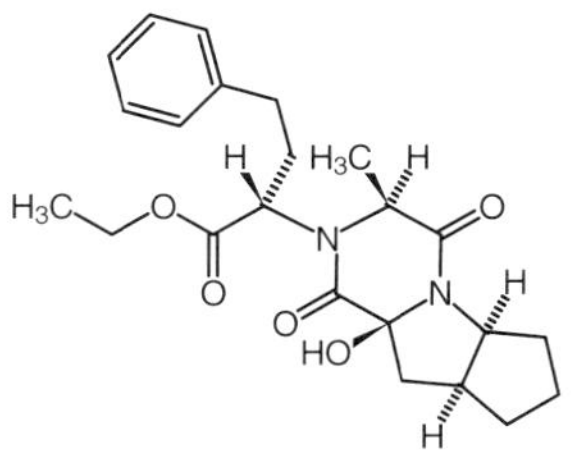

L. Ethyl-(2*S*)-2-[(3*S*,5a*S*,8a*S*,9a*S*)-9a-hydroxy-3-methyl-1,4-dioxodecahydro-1*H*-cyclopenta[*e*]pyrrolo[1,2-*a*]pyrazin-2-yl]-4-phenylbutanoat
(Ramiprilhydroxydiketopiperazin)

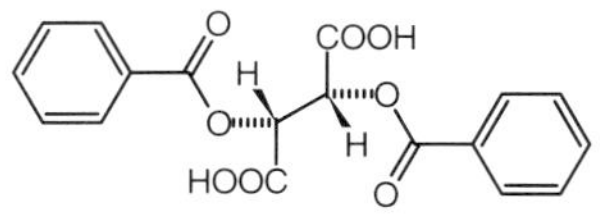

M. (2*R*,3*R*)-2,3-Di(benzoyloxy)butandicarbonsäure
(Dibenzoylweinsäure)

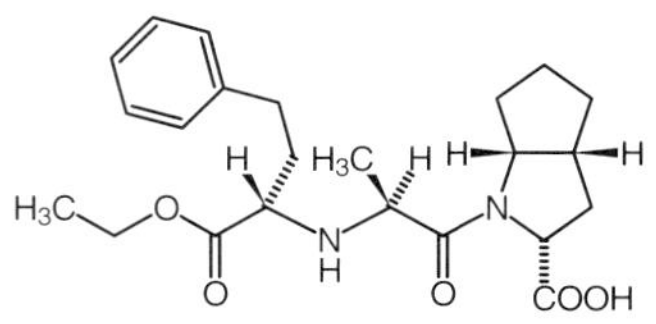

N. (2*R*,3a*R*,6a*R*)-1-[(*S*)-2-[[(*S*)-1-(Ethoxycarbonyl)-3-phenylpropyl]amino]propanoyl]octahydrocyclopenta[*b*]pyrrol-2-carbonsäure
((*S*,*S*-*R*,*R*,*R*)-Isomer von Ramipril).

1999, 1369

Raffiniertes Rapsöl

Rapae oleum raffinatum

Definition

Raffiniertes Rapsöl ist das aus den Samen von *Brassica napus* L. und *Brassica campestris* L. durch mechanisches Auspressen oder durch Extraktion und anschließende Raffination gewonnene fette Öl.

Ein geeignetes Antioxidans kann zugesetzt sein.

Eigenschaften

Klare, hellgelbe Flüssigkeit; praktisch unlöslich in Wasser und Ethanol, mischbar mit Petroläther (Destillationsbereich 40 bis 60 °C).

Die relative Dichte der Substanz beträgt etwa 0,917 und der Brechungsindex etwa 1,473.

Prüfung auf Identität

Die Prüfung erfolgt nach „Identifizierung fetter Öle durch Dünnschichtchromatographie“ (2.3.2). Das erhaltene Chromatogramm entspricht dem typischen Chromatogramm für Rapsöl.

Prüfung auf Reinheit

Säurezahl (2.5.1): Höchstens 0,5, mit 10,0 g Substanz bestimmt.

Peroxidzahl (2.5.5): Höchstens 10,0.

Unverseifbare Anteile (2.5.7): Höchstens 1,5 Prozent, mit 5,0 g Substanz bestimmt.

Alkalisch reagierende Substanzen (2.4.19): Die Substanz muß der Prüfung „Alkalisch reagierende Substanzen in fetten Ölen“ entsprechen.

Fettsäurenzusammensetzung: Die Prüfung erfolgt nach „Prüfung fetter Öle auf fremde Öle durch Gaschromatographie“ (2.4.22). Die Fettsäurenfraktion des Öls muß folgende Zusammensetzung haben:

– Palmitinsäure:	2,5 bis	6,0 Prozent
– Stearinsäure:	höchstens	3,0 Prozent
– Ölsäure:	50,0 bis	67,0 Prozent
– Linolsäure:	16,0 bis	30,0 Prozent
– Linolensäure:	6,0 bis	14,0 Prozent
– Eicosensäure:	höchstens	5,0 Prozent
– Erucasäure:	höchstens	2,0 Prozent.

Lagerung

Vor Licht geschützt, in dicht verschlossenen, dem Verbrauch angemessenen, möglichst vollständig gefüllten Behältnissen.

Beschriftung

Die Beschriftung gibt insbesondere an
- Name und Konzentration zugesetzter Antioxidantien
- ob das Öl durch mechanisches Auspressen oder durch Extraktion gewonnen wurde.

2000, 289

Ratanhiawurzel

Ratanhiae radix

Definition

Ratanhiawurzel, bekannt als Peru-Ratanhia, besteht aus den getrockneten, meist zerbrochenen, unterirdischen Organen von *Krameria triandra* Ruiz und Pavon. Die Droge enthält mindestens 5,0 Prozent Gerbstoffe, berechnet als Pyrogallol ($C_6H_6O_3$; M_r 126,1) und bezogen auf die getrocknete Droge.

Eigenschaften

Die Droge weist die unter „Prüfung auf Identität, A und B“ beschriebenen makroskopischen und mikroskopischen Merkmale auf.

Prüfung auf Identität

A. Die Hauptwurzel ist rotbraun und hat einen dicken, knotigen Wurzelschopf. Die Seitenwurzeln haben dieselbe Farbe und sind fast gerade oder schwach wellig gebogen. Die Rinde der älteren Teile ist rauh bis schuppig, die der jüngeren Teile glatt, mit ausgeprägten Querrissen, sich leicht vom Holz ablösend. Der Bruch ist faserig in der Rinde, splitternd im Holz. Die geglättete Oberfläche eines Querschnitts zeigt eine dunkel-braunrote Rinde, die etwa ein Drittel des Radius dick ist. Das dichte blaß-rotbraune und fein poröse Holz hat zahlreiche feine Markstrahlen. Das Kernholz ist oft dunkler gefärbt.

B. Die Droge wird pulverisiert (355). Das Pulver ist braunrot. Die Prüfung erfolgt unter dem Mikroskop, wobei Chloralhydrat-Lösung *R* verwendet wird. Das Pulver zeigt folgende Merkmale: Korkzellen, die dunkelbraune Phlobaphene enthalten; Fragmente von unverholzten Fasern mit einem Durchmesser von 12 bis 30 µm mit mäßig verdickten Wänden; Reihen von Siebparenchym, die Prismen und kleine Kristalle von Calciumoxalat enthalten; Fragmente von Gefäßen mit einem Durchmesser von normalerweise 20 bis 60 µm, die Hoftüpfel aufweisen; Fragmente von bis zu 20 µm breiten Tracheiden mit spaltförmigen Tüpfeln. Die Prüfung erfolgt unter dem Mikroskop, wobei eine 50prozentige Lösung (*V/V*) von Glycerol *R* verwendet wird. Das Pulver zeigt abgerundete Stärkekörner, einzeln oder aus 2 bis 4 Elementen zusammengesetzt, die Einzelkörner mit einem Durchmesser bis zu 30 µm; einige Körner befinden sich in den Markstrahlen und in den Parenchymzellen.

C. Die Prüfung erfolgt mit Hilfe der Dünnschichtchromatographie (2.2.27) unter Verwendung einer DC-Platte mit Kieselgel *R*.

Untersuchungslösung: 1,0 g pulverisierte Droge (355) wird mit 10 ml einer Mischung von 3 Volumteilen Wasser *R* und 7 Volumteilen Ethanol 96 % *R* versetzt, 10 min lang geschüttelt und anschließend abfiltriert. Das Filtrat wird mit 10 ml Petroläther *R* ausgeschüttelt. Die Petrolätherphase wird abgetrennt, mit 2 g wasserfreiem Natriumsulfat *R* versetzt, geschüttelt und filtriert. Das Filtrat wird zur Trockne eingedampft und der Rückstand in 0,5 ml Methanol *R* gelöst.

Referenzlösung: 5,0 mg Sudanrot G *R* werden in 10 ml Methanol *R* gelöst.

Auf die Platte werden 10 µl jeder Lösung bandförmig aufgetragen. Die Chromatographie erfolgt mit einer Mischung von 2 Volumteilen Ethylacetat *R* und 98 Volumteilen Toluol *R* über eine Laufstrecke von 15 cm. Die Platte wird an der Luft trocknen gelassen und mit einer Lösung von Echtblausalz B *R* ($5 g \cdot l^{-1}$) besprüht. Die Platte wird erneut an der Luft trocknen gelassen, mit ethanolischer Natriumhydroxid-Lösung ($0,1 mol \cdot l^{-1}$) besprüht und im Tageslicht ausgewertet. Das Chromatogramm der Referenzlösung zeigt im unteren Drittel die rote Sudanrot-G-Zone. Das Chromatogramm der Untersuchungslösung zeigt etwa in Höhe der Sudanrot-G-Zone im Chromatogramm der Referenzlösung eine violette, dem Ratanhia-Phenol I entsprechende Zone, unterhalb dieser eine bräunliche, dem Ratanhia-Phenol II entsprechende und weiter unterhalb eine bläulichgraue, dem Ratanhia-Phenol III entsprechende Zone. Weitere Zonen können vorhanden sein.

Prüfung auf Reinheit

Fremde Bestandteile (2.8.2): Höchstens 2 Prozent fremde Bestandteile und höchstens 5 Prozent Fragmente des Wurzelschopfs oder der Wurzeln mit einem Durchmesser über 25 mm. Wurzeln ohne Rinde dürfen nur in sehr geringen Mengen vorhanden sein.

Trocknungsverlust (2.2.32): Höchstens 12,0 Prozent, mit 1,000 g pulverisierter Droge (355) durch Trocknen im Trockenschrank bei 100 bis 105 °C bestimmt.

Asche (2.4.16): Höchstens 5,5 Prozent.

Gehaltsbestimmung

Die Bestimmung wird nach „Bestimmung des Gerbstoffgehalts pflanzlicher Drogen" (2.8.14) mit 0,750 g pulverisierter Droge (180) durchgeführt.

Lagerung

Gut verschlossen, vor Licht geschützt.

2000, 361

Rauschbrand-Impfstoff für Tiere

Vaccinum clostridii chauvoei ad usum veterinarium

Definition

Rauschbrand-Impfstoff für Tiere wird aus einer Flüssigkultur eines geeigneten Stamms oder mehrerer geeigneter Stämme von *Clostridium chauvoei* hergestellt. Die Kultur wird in einer Weise inaktiviert, daß die Toxizität eliminiert wird, die immunogene Wirksamkeit jedoch erhalten bleibt.

Die inaktivierten Kulturen können mit einem geeigneten Adjuvans versetzt werden.

Prüfung auf Identität

Der Impfstoff schützt empfängliche Tiere gegen Infektion mit *Cl. chauvoei*.

Prüfung auf Reinheit

Unschädlichkeit: 2 gesunden, empfänglichen Tieren einer Art, für welche der Impfstoff bestimmt ist, wird je die doppelte Höchstdosis entsprechend der Beschriftung auf die empfohlene Weise an einer einzelnen Injektionsstelle injiziert. Die Tiere werden 7 Tage lang beobachtet. Anomale lokale oder systemische Reaktionen dürfen nicht auftreten.

Sterilität: Der Impfstoff muß der Prüfung „Sterilität" der Monographie **Impfstoffe für Tiere (Vaccina ad usum veterinarium)** entsprechen.

Bestimmung der Wirksamkeit

Mindestens 10 gesunden Meerschweinchen von je 350 bis 450 g Körpermasse wird als erste Dosis eine Menge Impfstoff subkutan injiziert, die höchstens der in der Beschriftung angegebenen Mindestdosis entspricht. Nach 28 Tagen wird den gleichen Tieren als zweite Dosis eine Menge Impfstoff injiziert, die höchstens der in der Beschriftung angegebenen Mindestdosis entspricht. 14 Tage nach der zweiten Injektion wird jedem geimpften Meerschweinchen und jedem von 5 Kontrolltieren eine geeignete Menge einer virulenten Kultur oder einer Sporensuspension von *Cl. chauvoei* intramuskulär verabfolgt, wenn erforderlich mit einer aktivierenden Substanz wie Calciumchlorid. Der Impfstoff entspricht der Bestimmung, wenn nicht mehr als 10 Prozent der geimpften Meerschweinchen innerhalb von 5 Tagen an der Infektion durch *Cl. chauvoei* verenden, während alle Kontrolltiere an dieser Infektion innerhalb 48 h nach Belastung verenden oder, wenn eine Sporensuspension als Belastung benutzt wurde, innerhalb von 72 h. Falls mehr als 10 Prozent, aber nicht mehr als 20 Prozent der geimpften Tiere sterben, ist die Bestimmung zu wiederholen. Der Impfstoff entspricht der Bestimmung, wenn aus der zweiten Gruppe der geimpften Tiere nicht mehr als 10 Prozent innerhalb von 5 Tagen verenden, während aus der zweiten Kontrollgruppe alle Tiere innerhalb 48 h nach Belastung oder innerhalb 72 h verenden, wenn für die Belastung eine Sporensuspension verwendet wurde.

Um unnötiges Leiden nach der virulenten Belastungsinfektion zu vermeiden, werden moribunde Tiere getötet und als an der Infektion durch *Cl. chauvoei* gestorben bewertet.

Lagerung

Entsprechend **Impfstoffe für Tiere**.

Beschriftung

Entsprechend **Impfstoffe für Tiere**.

Die Beschriftung gibt insbesondere an, daß der Impfstoff vor Gebrauch zu schütteln ist.

1998, 1177

Respiratorisches-Syncytial-Virus-Lebend-Impfstoff (gefriergetrocknet) für Rinder

Vaccinum viri syncytialis meatus spiritus bovini vivum cryodesiccatum

Definition

Respiratorisches-Syncytial-Virus-Lebend-Impfstoff (gefriergetrocknet) für Rinder ist eine Zubereitung aus einem geeigneten Stamm des bovinen Respiratorisches-Syncytial-Virus.

Herstellung

Entsprechend **Impfstoffe für Tiere (Vaccina ad usum veterinarium)**. Die Vermehrung des Impfstamms erfolgt in geeigneten Zellkulturen (5.2.4). Die geerntete Virussuspension wird mit einer geeigneten Stabilisatorlösung gemischt und gefriergetrocknet.

Saatvirus

Für die Impfstoffherstellung darf nur ein Virusstamm, der den Prüfungen „Unschädlichkeit", „Reversion zur Virulenz" und „Immunogenität" entspricht, verwendet werden. Die folgenden Prüfungen können zum Nachweis der Unschädlichkeit (5.2.6) und der Wirksamkeit (5.2.7) des Impfstoffs verwendet werden:

Reversion zur Virulenz: 2 empfänglichen Kälbern, die keine spezifischen Antikörper gegen das bovine Respiratorisches-Syncytial-Virus besitzen, wird intranasal eine Impfstoffmenge verabreicht, die eine möglichst gute Reisolation des Virus für weitere Kulturpassagen gewährleistet. Vom 3. bis zum 7. Tag nach der Virus-Inokulation wird bei den Kälbern täglich ein Nasenabstrich genommen. Das Abstrichmaterial wird einzeln in höchstens 5 ml eines geeigneten Nährmediums aufgenommen. Mit dieser Suspension werden Zellkulturen beimpft und auf vermehrungsfähiges Virus untersucht. Von der Zellkultursuspension mit dem höchsten Virustiter, wie in der Titration der Zellkulturen bestimmt, wird 2 weiteren, empfänglichen, gleichaltrigen Kälbern etwa 1 ml auf gleiche Weise verabreicht.

Dieser Vorgang wird wiederholt, bis 5 Passagen mit den Kälbern durchgeführt sind. Kein Kalb darf klinische Symptome entwickeln, die dem Impfvirus zuzuschreiben sind. Anzeichen einer erhöhten Virulenz gegenüber dem ursprünglichen Impfvirus dürfen nicht erkennbar sein. Bei der Beurteilung der Prüfung muß die im Nasenabstrich gefundene Viruskonzentration berücksichtigt werden.

Unschädlichkeit: Die Prüfung erfolgt mit jeder der vorgesehenen Arten der Anwendung und mit Kälbern im für die Impfung empfohlenen Mindestalter.

A. 5 Kälber, die keine spezifischen Antikörper gegen das bovine Respiratorisches-Syncytial-Virus besitzen, werden nach einer der vorgesehenen Arten der Anwendung mit einer Menge Virus, die mindestens der 10fachen maximalen Viruskonzentration der Charge entspricht, geimpft. Die Tiere werden 21 Tage lang beobachtet. Die Rektaltemperatur der Tiere wird am Tag vor der Impfung, am Tag der Impfung und an den darauffolgenden 7 Tagen gemessen. Bei den Tieren dürfen weder anomale Temperaturschwankungen noch anomale lokale oder systemische Reaktionen auftreten.

B. Tiere, die für Feldversuche verwendet wurden, werden auch für die Prüfung auf Überempfindlichkeitsreaktionen geimpfter Tiere verwendet, welche erneut dem Impf- oder Wildvirus ausgesetzt werden. Der Impfstoff entspricht der Prüfung, wenn keine anomalen Überempfindlichkeitsreaktionen vom Soforttyp auftreten.

Immunogenität: Die „Bestimmung der Wirksamkeit" ist geeignet, die Immunogenität des Virusstamms nachzuweisen.

Prüfung am Endprodukt

War das Ergebnis der „Bestimmung der Wirksamkeit" einer repräsentativen Impfstoffcharge zufriedenstellend, kann diese Bestimmung mit Zustimmung der zuständigen Behörde als Routineprüfung für jede weitere Charge aus demselben Virussaatgut entfallen.

Prüfung auf Identität

Die Prüfung wird mit monospezifischem Immunserum in geeigneten Zellkulturen mit Hilfe der Immunfluoreszenzmethode durchgeführt.

Prüfung auf Reinheit

Unschädlichkeit: Die Prüfung erfolgt mit einer der vorgesehenen Arten der Anwendung und mit 2 Kälbern im für die Impfung empfohlenen Mindestalter. Die Tiere dürfen keine Antikörper gegen das bovine Respiratorisches-Syncytial-Virus besitzen. Jedes Kalb erhält 10 Dosen des rekonstituierten Impfstoffs. Die Tiere werden 21 Tage lang beobachtet. Anomale lokale oder systemische Reaktionen dürfen nicht auftreten.

Fremde Viren: Das Impfvirus wird mit monospezifischem Immunserum gegen das bovine Respiratorisches-Syncytial-Virus neutralisiert. Zellkulturen, die für pathogene bovine Viren geeignet sind, werden mit dieser Mischung beimpft. Die Kultur wird 14 Tage lang bebrütet, und während dieser Zeit wird mindestens 1 Passage durchgeführt. Ein zytopathischer Effekt darf nicht auftreten, die Zellen dürfen keinen Hinweis auf das Vorhandensein hämadsorbierender Agenzien zeigen. Ein für Pestiviren spezifischer Test wird durchgeführt.

Verunreinigungen durch Bakterien und Pilze: Der Impfstoff muß der Prüfung „Sterilität" der Monographie **Impfstoffe für Tiere** entsprechen.

Mykoplasmen (2.6.7): Der Impfstoff muß der Prüfung entsprechen.

Viruskonzentration: Die Viruskonzentration des Impfstoffs wird in empfänglichen Zellkulturen bestimmt. Je Impfstoffdosis darf nicht weniger Virus enthalten sein als der in der Beschriftung angegebene Mindesttiter.

Bestimmung der Wirksamkeit

Mindestens 10 Kälber im für die Impfung empfohlenen Mindestalter, die keine Antikörper gegen das bovine Respiratorisches-Syncytial-Virus besitzen, werden verwendet. Vor der Impfung, 7 und 14 Tage nach der Impfung und kurz vor der Belastungsinfektion werden Serumproben von den Kälbern genommen. Mindestens 5 Kälber werden nach der vorgesehenen Art der Anwendung geimpft. 5 Kälber dienen als Kontrolltiere. Nach 21 Tagen Beobachtung werden alle Tiere über den Respirationstrakt mit einer geeigneten Menge einer niedrigen Passage eines virulenten Stammes des bovinen Respiratorisches-Syncytial-Virus infiziert. Nach der Belastungsinfektion werden alle klinischen Symptome der Tiere 14 Tage lang überwacht, insbesondere respiratorische Symptome und die Virusausscheidung (durch Nasenabstrich oder Tracheobronchiallavage).

Der Impfstoff entspricht der Bestimmung, wenn bei den geimpften Kälbern im Vergleich zu den Kontrolltieren

- der durchschnittliche Virustiter und die durchschnittliche Dauer der Virusausscheidung signifikant niedriger und
- für systemische und lokale (falls das für die Belastungsinfektion verwendete Virus solche Symptome verursacht) Symptome eine deutliche Abschwächung feststellbar ist.

Die Bestimmung darf nur ausgewertet werden, wenn in keinem Serum der Kontrolltiere vor der Belastungsinfektion Antikörper gegen das bovine Respiratorisches-Syncytial-Virus nachgewiesen werden und wenn mindestens 3 der 5 Kontrolltiere im Nasenabstrich oder der Tracheobronchiallavage eine Virusausscheidung entwickeln.

Lagerung

Entsprechend **Impfstoffe für Tiere**.

Beschriftung

Entsprechend **Impfstoffe für Tiere**.

1998, 291

Rhabarberwurzel

Rhei radix

Definition

Rhabarberwurzel besteht aus den getrockneten, ganzen oder geschnittenen, unterirdischen Teilen von *Rheum palmatum* L., *Rheum officinale* Baillon, aus Hybriden der beiden Arten oder deren Mischung. Die unterirdischen Teile sind häufig geteilt. Die Droge ist vom Stengel und weitgehend von der Außenrinde mit den Wurzelfasern befreit. Die Droge enthält mindestens 2,2 Prozent Hydroxyanthracen-Derivate, berechnet als Rhein ($C_{15}H_8O_6$; M_r 284,2) und bezogen auf die getrocknete Droge.

Eigenschaften

Die Droge hat einen charakteristischen aromatischen Geruch.

Die Droge weist die unter „Prüfung auf Identität, A und B" beschriebenen makroskopischen und mikroskopischen Merkmale auf.

Prüfung auf Identität

A. Das Aussehen ist unterschiedlich: scheibenförmige, bis zu 10 cm im Durchmesser große und 1 bis 5 cm dicke Stücke; zylindrische, rundlich ovale oder plankonvexe Stücke. Die Oberfläche ist blaßrosa getönt und gewöhnlich mit einer Schicht bräunlichgelben Pulvers bedeckt. Sie zeigt, besonders nach dem Befeuchten, ein Netz dunkler Linien. Diese Struktur bedingt das marmorierte Aussehen der Droge. Der Bruch ist körnig. Der Querschnitt durch das Rhizom zeigt eine schmale äußere Zone von radialen, bräunlichroten Linien. Diese Markstrahlen werden im rechten Winkel von einem dunklen Kambiumring gekreuzt. Innerhalb der Zone befindet sich ein Ring von kleinen, sternförmig angeordneten Leitbündeln. Die Wurzel besitzt eine mehr radiale Struktur.

B. Die Droge wird pulverisiert (355). Das Pulver ist orange bis bräunlichgelb. Die Prüfung erfolgt unter dem Mikroskop, wobei Chloralhydrat-Lösung *R* verwendet wird. Das Pulver zeigt folgende Merkmale: große, bis über 100 µm messende Oxalatdrusen und deren Bruchstücke; netzartig verdickte, nicht verholzte, bis zu 175 µm weite Gefäße; zahlreiche Gruppen runder oder polygonaler, dünnwandiger Parenchymzellen. Steinzellen und Fasern fehlen. Erfolgt die mikroskopische Prüfung in einer 50prozentigen Lösung (*V/V*) von Glycerol *R*, so zeigt das Pulver einfache, abgerundete oder zusammengesetzte (2 bis 4) Stärkekörner mit sternförmigem Nabel.

C. Die Prüfung erfolgt mit Hilfe der Dünnschichtchromatographie (2.2.27) unter Verwendung einer Schicht von geeignetem Kieselgel.

Untersuchungslösung: 50 mg pulverisierte Droge (180) werden 15 min lang im Wasserbad mit einer Mischung von 1 ml Salzsäure *R* und 30 ml Wasser *R* erhitzt. Nach dem Erkaltenlassen wird mit 25 ml Ether *R* ausgeschüttelt. Die Etherphase wird über wasserfreiem Natriumsulfat *R* getrocknet und filtriert. Das Filtrat wird zur Trockne eingedampft und der Rückstand in 0,5 ml Ether *R* gelöst.

Referenzlösung: 5 mg Emodin *R* werden in 5 ml Ether *R* gelöst.

Auf die Platte werden bandförmig 20 µl jeder Lösung aufgetragen. Die Chromatographie erfolgt mit einer Mischung von 1 Volumteil wasserfreier Ameisensäure *R*, 25 Volumteilen Ethylacetat *R* und 75 Volumteilen Petroläther *R* über eine Laufstrecke von 10 cm. Die Platte wird an der Luft trocknen gelassen

R

Monographien

und im ultravioletten Licht bei 365 nm ausgewertet. Das Chromatogramm der Referenzlösung zeigt im mittleren Bereich eine orange fluoreszierende Zone (Emodin). Das Chromatogramm der Untersuchungslösung zeigt auch im mittleren Bereich eine orange fluoreszierende Zone (Emodin); außerdem darüber 2 Zonen mit ähnlicher Fluoreszenz, bei denen es sich, nach aufsteigenden R_f-Werten geordnet, um Physcion und Chrysophanol handelt. Unter der Emodin-Zone befinden sich ebenfalls zwei Zonen ähnlicher Fluoreszenz; nach absteigenden R_f-Werten geordnet, handelt es sich dabei um Rhein und Aloeemodin. Beim Besprühen der Platte mit einer Lösung von Kaliumhydroxid *R* (100 g · l^{-1}) in Methanol *R* müssen sich alle Zonen rot bis violett färben.

D. Etwa 50 mg pulverisierte Droge (180) werden mit 25 ml verdünnter Salzsäure *R* versetzt und 15 min lang im Wasserbad erhitzt. Nach dem Erkalten wird mit 20 ml Ether *R* ausgeschüttelt. Die Etherphase wird abgetrennt und mit 10 ml verdünnter Ammoniak-Lösung *R* 1 geschüttelt. Die wäßrige Phase färbt sich rot bis violett.

Prüfung auf Reinheit

Rheum rhaponticum: Die Prüfung erfolgt mit Hilfe der Dünnschichtchromatographie (2.2.27) unter Verwendung einer Schicht von Kieselgel G *R*.

Untersuchungslösung: 0,2 g pulverisierte Droge (180) werden 5 min lang mit 2 ml Methanol *R* zum Rückfluß erhitzt. Nach dem Erkalten wird filtriert. Das Filtrat wird als Untersuchungslösung verwendet.

Referenzlösung: 10 mg Rhaponticin *R* werden in 10 ml Methanol *R* gelöst.

Auf die Platte werden bandförmig (20 mm × 3 mm) 20 µl jeder Lösung aufgetragen. Die Chromatographie erfolgt mit einer Mischung von 20 Volumteilen Methanol *R* und 80 Volumteilen Dichlormethan *R* über eine Laufstrecke von 12 cm. Die Platte wird an der Luft trocknen gelassen und mit Molybdatophosphorsäure-Lösung *R* besprüht. Im Chromatogramm der Untersuchungslösung darf nahe der Startlinie keine blau gefärbte Zone (Rhaponticin) sichtbar sein, die der Zone im Chromatogramm der Referenzlösung entspricht.

Fremde Bestandteile (2.8.2): Die Droge muß der Prüfung entsprechen.

Trocknungsverlust (2.2.32): Höchstens 12,0 Prozent, mit 1,000 g pulverisierter Droge (180) durch Trocknen im Trockenschrank bei 100 bis 105 °C bestimmt.

Asche (2.4.16): Höchstens 12,0 Prozent.

Salzsäureunlösliche Asche (2.8.1): Höchstens 2,0 Prozent.

Gehaltsbestimmung

Die Bestimmung wird unter Ausschluß direkter Lichteinwirkung durchgeführt.

0,100 g pulverisierte Droge (180) werden in einem 100-ml-Rundkolben mit 30,0 ml Wasser *R* versetzt und gemischt. Der Kolben wird gewogen und anschließend 15 min lang im Wasserbad zum Rückfluß erhitzt. Nach dem Erkalten werden 50 mg Natriumhydrogencarbonat *R* zugesetzt. Die Mischung wird mit Wasser *R* auf die ursprüngliche Masse ergänzt und anschließend zentrifugiert. 10,0 ml Flüssigkeit werden in einen 100-ml-Schliffkolben überführt, mit 20 ml Eisen(III)-chlorid-Lösung *R* 1 versetzt, gemischt und 20 min lang im Wasserbad zum Rückfluß erhitzt. Anschließend wird 1 ml Salzsäure *R* zugesetzt und weitere 20 min lang unter häufigem Umschütteln erhitzt. Nach dem Erkalten wird die Mischung in einen Scheidetrichter überführt und 3mal mit je 25 ml Ether *R*, die zuvor zum Waschen des Schliffkolbens verwendet wurden, ausgeschüttelt. Die vereinigten Etherextrakte werden 2mal mit je 15 ml Wasser *R* gewaschen. Der Etherextrakt wird durch Watte in einen Meßkolben filtriert und mit Ether *R* zu 100,0 ml verdünnt. 10,0 ml Lösung werden auf dem Wasserbad vorsichtig zur Trockne eingedampft, der Rückstand wird in 10,0 ml einer Lösung von Magnesiumacetat *R* (5 g · l^{-1}) in Methanol *R* aufgenommen. Die Absorption (2.2.25) der Lösung wird bei 515 nm, unter Verwendung von Methanol *R* als Kompensationsflüssigkeit, gemessen. Der Prozentgehalt an Rhein errechnet sich nach der Formel

$$\frac{A \cdot 0{,}64}{m}$$

wobei eine spezifische Absorption bei 515 nm von ($A_{1\,\mathrm{cm}}^{1\%}$ = 468), berechnet auf der Basis der spezifischen Absorption von Barbaloin, zugrunde gelegt wird.

A = Absorption bei 515 nm
m = Einwaage der Droge in Gramm.

Lagerung

Gut verschlossen, vor Licht geschützt.

1999, 1361

Progressive-Rhinitis-atrophicans-Impfstoff (inaktiviert) für Schweine

Vaccinum rhinitidis atrophicantis ingravescentis suillae inactivatum

Definition

Progressive-Rhinitis-atrophicans-Impfstoff (inaktiviert) für Schweine ist eine Zubereitung, die entweder das dermonekrotische Exotoxin von *Pasteurella multocida*, das so behandelt wurde, daß bei Aufrechterhaltung angemessener immunogener Aktivität keine schädlichen Wirkungen auftreten, enthält oder eine genetisch veränderte Form des dermonekrotischen Exotoxins, das frei von toxischen Wirkungen ist und dabei angemessene immunogene Aktivität besitzt. Darüber hinaus kann der Impfstoff Zellen und/oder antigene Komponenten eines geeigneten Stamms oder mehrerer geeigneter Stämme von *P. multocida* und/oder *Bordetella bronchiseptica* enthalten. Der Impfstoff wird Zuchtschweinen verabreicht, um die Nachzucht zu schützen.

Herstellung

Entsprechend **Impfstoffe für Tiere (Vaccina ad usum veterinarium)** und falls zutreffend den Anforderungen der Monographie **DNA-rekombinationstechnisch hergestellte Produkte (Producta ab ADN recombinante)**. Die für die Herstellung verwendeten Bakterienstämme werden einzeln in geeigneten Medien kultiviert. Die Toxine und/oder Zellen werden so behandelt, daß sie keine schädliche Wirkung mehr haben.

Entgiftung: Unmittelbar nach der Entgiftung des dermonekrotischen Exotoxins von *P. multocida* wird eine Prüfung auf Entgiftung durchgeführt. Dabei ist die Konzentration des entgifteten Exotoxins nicht geringer als im fertigen Impfstoff. Die Suspension entspricht der Prüfung, wenn kein toxisches dermonekrotisches Exotoxin festgestellt wird. Diese Prüfung ist nicht erforderlich, wenn Toxin-ähnliches Protein, das keine toxischen Eigenschaften besitzt und durch Expression einer modifizierten Form des entsprechenden Gens hergestellt wurde, zur Herstellung verwendet wird.

Antigen-Gehalt: Der Gehalt an dermonekrotischem Exotoxin von *P. multocida* in der entgifteten Suspension oder an Toxin-ähnlichem Protein in der Ernte wird mit Hilfe einer geeigneten immunchemischen Methode (2.7.1), wie einem ELISA (enzyme-linked immunosorbent assay), bestimmt, und der gefundene Wert wird bei der Formulierung des Impfstoffs verwendet. Der Gehalt an anderen in der Beschriftung angegebenen Antigenen wird ebenfalls bestimmt (2.7.1).

Der Impfstoff kann ein geeignetes Adjuvans enthalten.

Auswahl des Impfstoffstamms

Die zur Impfstoffherstellung verwendeten Stämme müssen sich als zufriedenstellend im Hinblick auf die Produktion von dermonekrotischem Exotoxin und der anderen Antigene, die für den Schutz wesentlich erscheinen, erwiesen haben. Der Impfstoff muß sich als zufriedenstellend im Hinblick auf die Unschädlichkeit (5.2.6) und die Wirksamkeit (5.2.7) erweisen.

Herstellung der Antigene: Die Herstellung der Antigene, die für den Schutz wesentlich erscheinen, wird mit einer geeigneten biologischen Wertbestimmung oder einer geeigneten immunchemischen Methode (2.7.1) überprüft. Die Bestimmungen werden an den Antigenen eines jeden Impfstoffstamms unter den Bedingungen, die bei der Impfstoffherstellung gelten, durchgeführt.

Die folgenden Bestimmungen können verwendet werden, um die Unschädlichkeit und die Wirksamkeit zu zeigen.

Unschädlichkeit: Die Prüfung wird für jede der in der Beschriftung angegebenen Arten der Anwendung durchgeführt.

Ausgewachsene Sauen oder Jungsauen im für die Impfung empfohlenen Mindestalter werden verwendet. Sie müssen frei von Antikörpern gegen die Komponenten des Impfstoffs sein und aus einer Herde oder Herden stammen, in denen keine Anzeichen einer Rhinitis atrophicans vorliegen und die nicht gegen Rhinitis atrophicans geimpft wurden. Wenn der Impfstoff zur Anwendung an trächtigen Sauen vorgesehen ist, wird die Prüfung in trächtigen Tieren durchgeführt, die zum empfohlenen Zeitpunkt der Trächtigkeit und nach dem empfohlenen Impfschema geimpft werden. Eine doppelte Impfstoffdosis wird an jedes von mindestens 20 Schweinen in der empfohlenen Weise verabreicht. Eine weitere Einzeldosis wird nach dem in der Beschriftung angegebenen Intervall auf die gleiche Weise verabreicht. Die Schweine werden bis einen Tag nach dem Werfen beobachtet. Anomale lokale oder systemische Reaktionen und anomale Effekte auf die Trächtigkeit oder die Jungen dürfen nicht festzustellen sein.

Immunogenität: Die unter „Bestimmung der Wirksamkeit“ beschriebene Prüfung ist für den Nachweis der Immunogenität geeignet.

Prüfung der Charge

Bestimmung der Wirksamkeit: Die unter „Bestimmung der Wirksamkeit“ beschriebene Prüfung wird bei der routinemäßigen Prüfung von Impfstoffchargen nicht durchgeführt. Entsprechend einer Entscheidung oder einer Vereinbarung mit der zuständigen Behörde wird die Bestimmung bei einem bestimmten Impfstoff ein- oder mehrmals durchgeführt. Wenn die Bestimmung nicht durchgeführt wird, muß eine geeignete, validierte Methode angewendet werden, wobei sich die Akzeptanzkriterien nach einer Impfstoffcharge richten, die in der unter „Bestimmung der Wirksamkeit“ beschriebenen Prüfung zufriedenstellende Ergebnisse erzielte. Die folgende Bestimmung kann durchgeführt werden, wenn eine zufriedenstellende Korrelation mit der unter „Bestimmung der Wirksamkeit“ beschriebenen Prüfung nachgewiesen wurde.

Für die Bestimmung werden mindestens 5 Ferkel verwendet, die mindestens 3 Wochen alt sind und keine spezifischen Antikörper gegen die Komponenten des Impfstoffs besitzen.

Jedes Ferkel wird nach einer der empfohlenen Arten der Anwendung und nach dem empfohlenen Impfschema geimpft. Mindestens 2 Ferkel der gleichen Herkunft werden als ungeimpfte Kontrolltiere unter identischen Bedingungen gehalten.

Wenn die Art der Antigene reproduzierbare Ergebnisse erlaubt, kann als Alternative eine Bestimmung an empfänglichen Labortieren durchgeführt werden. Um zu einer gültigen Bestimmung zu kommen, kann es erforderlich sein, mehrere Tiergruppen zu verwenden, denen jeweils unterschiedliche Dosen des Impfstoffs verabreicht werden. Für jede Dosis wird die Bestimmung wie folgt durchgeführt: Mindestens 5 Tiere werden mit einer geeigneten Dosis geimpft. Mindestens 2 Tiere der gleichen Spezies und Herkunft werden als ungeimpfte Kontrolltiere gehalten. Wenn das in der Beschriftung angegebene Impfschema eine zweite Injektion vorsieht, kann der empfohlene Impfplan bei den Labortieren befolgt werden, vorausgesetzt, daß das Prüfsystem nachweislich noch empfindlich genug ist.

Zu einem bestimmten Zeitpunkt innerhalb von 14 bis 21 Tagen nach der letzten Injektion wird jedem Tier Blut entnommen, und Serumproben werden hergestellt. Zur Messung der Antikörperantwort auf jedes in der Beschriftung angegebene Antigen wird eine geeignete, validierte Methode, wie ein ELISA, durchgeführt. Die Bestimmung ist nicht gültig und muß wiederholt werden, wenn ein signifikanter Antikörpertiter in den Kontrolltieren festgestellt wird.

Der Impfstoff entspricht der Bestimmung, wenn die Antikörperantwort in den geimpften Tieren nicht signifikant geringer ist als jene, die mit einer Impfstoffcharge induziert wurde, welche in der unter „Bestimmung der Wirksamkeit“ beschriebenen Prüfung (oder falls zutreffend Bestimmungen) zu zufriedenstellenden Ergebnissen geführt hat.

Wenn keine Tiere zur Verfügung stehen, die bezüglich der in der Beschriftung angegebenen Antigene seronegativ sind, können in der vorstehend genannten Prüfung auch seropositive Tiere verwendet werden. Bei der Entwicklung einer Prüfung mit seropositiven Tieren ist besondere Sorgfalt bei der Validierung des Prüfsystems erforderlich, um zu gewährleisten, daß die Prüfung empfindlich genug ist, und um akzeptable Kriterien für die Erfüllung, Nichterfüllung oder Wiederholung der Prüfung festzulegen. Die Höhe der Antikörpertiter vor der Impfung muß berücksichtigt werden, und der akzeptable Mindestanstieg des Titers nach der Impfung in bezug auf den Ausgangstiter muß festgelegt werden.

Bakterien-Endotoxine: Die „Prüfung auf Bakterien-Endotoxine“ (2.6.14) wird an jeder Charge durchgeführt. Wenn die Art des Adjuvans die Durchführung einer zufriedenstellenden Prüfung verhindert, wird die Prüfung unmittelbar vor dem Zusetzen des Adjuvans am Antigen als Bulk oder an der Mischung der Antigene als Bulk durchgeführt. Der Impfstoff darf höchstens $1 \cdot 10^6$ I.E. Bakterien-Endotoxine je Dosis enthalten, es sei denn, eine größere Endotoxinmenge wurde für einen bestimmten Impfstoff als unschädlich nachgewiesen.

Prüfung auf Identität

Bei Tieren ohne spezifische Antikörper gegen die in der Beschriftung angegebenen Antigene stimuliert der Impfstoff die Bildung spezifischer Antikörper gegen diese Antigene.

Prüfung auf Reinheit

Unschädlichkeit: Für die Prüfung werden mindestens 2 Schweine verwendet, die keine Antikörper gegen *P. multocida* und vorzugsweise auch keine Antikörper gegen *Bordetella bronchiseptica* aufweisen. Jedem Schwein wird eine doppelte Impfstoffdosis nach einer der empfohlenen Arten der Anwendung verabreicht. Die Schweine werden 14 Tage lang beobachtet. Anschließend wird jedem Schwein eine Einzeldosis verabreicht. Die Schweine werden weitere 14 Tage lang beobachtet. Die Prüfung ist nicht gültig und muß wiederholt werden, wenn während der Beobachtungszeiträume ein Schwein aus Gründen, die nicht dem Impfstoff zuzuordnen sind, stirbt. Anomale lokale oder systemische Reaktionen dürfen nicht auftreten.

Sterilität (2.6.1): Der Impfstoff muß der Prüfung „Sterilität“ der Monographie **Impfstoffe für Tiere** entsprechen.

Bestimmung der Wirksamkeit

Für die Bestimmung werden Schweine verwendet, die frei von Antikörpern gegen die Komponenten des Impfstoffs sind und aus einer Herde oder Herden stammen, in denen keine Anzeichen einer progressiven Rhinitis atrophicans vorliegen und die nicht gegen progressive Rhinitis atrophicans geimpft wurden.

A. Impfstoffe, die dermonekrotisches Exotoxin von *P. multocida* (mit oder ohne Zellen von *P. multocida*) enthalten.

Für die Bestimmung werden mindestens 12 Zuchtschweine eingesetzt. Mindestens 6 Schweine werden nach dem Zufallsprinzip ausgewählt und im Stadium der Trächtigkeit oder Nicht-Trächtigkeit und nach dem Applikationsweg und Impfschema, wie in der Beschriftung angegeben, geimpft. Mindestens 6 der übrigen Schweine werden unter identischen Bedingungen als ungeimpfte Kontrolltiere gehalten. Von Geburt an wird für alle Ferkel der geimpften und ungeimpften Zuchtschweine sichergestellt, daß sie bei ihrer Muttersau saugen.

Aus der Nachkommenschaft werden 2 Belastungsgruppen mit jeweils mindestens 30 nach dem Zufallsprinzip ausgewählten Ferkeln zusammengestellt, wobei mindestens 3 Ferkel aus jedem Wurf genommen werden müssen. An den 2 aufeinanderfolgenden Tagen vor der Belastung kann die Nasenschleimhaut der Ferkel durch Instillation von 0,5 ml einer Lösung von Essigsäure ($10\ g \cdot l^{-1}$ $C_2H_4O_2$) in isotonischer, gepufferter Salzlösung (*p*H 7,2) behandelt werden.

Jedes Ferkel wird im Alter von 10 Tagen intranasal mit einer ausreichenden Menge eines toxigenen Stamms von *P. multocida* belastet.

Im Alter von 42 Tagen werden die Ferkel beider Gruppen getötet und bei jedem der Ferkel die Nase transversal auf Höhe des Prämolar-1 durchtrennt. Die ventralen und dorsalen Nasenmuscheln und das nasale Septum werden nach Anzeichen einer Atrophie oder Distorsion untersucht, und die Beobachtungen nach der folgenden Skala bewertet:

Nasenmuscheln

0 keine Atrophie
1 geringfügige Atrophie
2 mittlere Atrophie
3 starke Atrophie
4 sehr starke Atrophie mit fast vollständigem Verschwinden der Nasenmuschel.

Die maximale Bewertungsziffer für jede Nasenmuschel ist 4 und die für die Summe der beiden dorsalen und ventralen Nasenmuscheln 16.

Nasales Septum

0 keine Abweichung
1 sehr geringfügige Abweichung
2 Abweichung des Septums

Die maximale Gesamtbewertungsziffer für die Nasenmuscheln und das nasale Septum ist 18.

Die Bestimmung ist nicht gültig und muß wiederholt werden, wenn weniger als 80 Prozent der Nachkommenschaft eines jeden Wurfs der ungeimpften Zuchtschweine eine Gesamtbewertungsziffer von mindestens 10 haben. Der Impfstoff entspricht der Bestimmung, wenn in der Gruppe, die von den geimpften Zuchtschweinen stammt, ein signifikanter Rückgang ($P = 0{,}95$) in der Gesamtbewertungsziffer im Vergleich zu derjenigen der ungeimpften Zuchtschweine nachgewiesen werden kann.

B. Impfstoffe, die dermonekrotisches Exotoxin von *P. multocida* (mit oder ohne Zellen von *P. multocida*) und Zellen und/oder antigene Komponenten von *B. bronchiseptica* enthalten.

Für die Bestimmung werden mindestens 24 Zuchtschweine eingesetzt. Mindestens 12 nach dem Zufallsprinzip ausgewählte Schweine werden im Stadium der Trächtigkeit oder Nicht-Trächtigkeit und nach dem Applikationsweg und Impfschema, wie in der Beschriftung angegeben, geimpft. Mindestens 12 der übrigen Schweine werden unter identischen Bedingungen als ungeimpfte Kontrolltiere gehalten. Von Geburt an wird für alle Ferkel der geimpften und ungeimpften Zuchtschweine sichergestellt, daß sie bei ihrer Muttersau saugen.

Aus der Nachkommenschaft von Gruppen von mindestens 6 Schweinen werden 2 Belastungsgruppen, die von geimpften Schweinen stammen, und 2 Belastungsgruppen, die von ungeimpften Schweinen stammen, zusammengestellt. Dabei muß jede Belastungsgruppe aus mindestens 30 nach dem Zufallsprinzip ausgewählten Ferkeln bestehen, wobei mindestens 3 Ferkel aus jedem Wurf genommen werden müssen. An den 2 aufeinanderfolgenden Tagen vor der Belastung kann die Nasenschleimhaut der Ferkel durch Instillation von 0,5 ml einer Lösung von Essigsäure ($10\ g \cdot l^{-1}\ C_2H_4O_2$) in isotonischer, gepufferter Salzlösung (*p*H 7,2) behandelt werden.

Jedes Ferkel von einer der Gruppen, die von mindestens 6 geimpften Zuchtschweinen stammen, und von einer der Gruppen, die von mindestens 6 Kontrolltieren stammen, wird im Alter von 10 Tagen intranasal mit einer ausreichenden Menge eines toxigenen Stamms von *P. multocida* belastet.

Jedes Ferkel der andere Gruppe, die von mindestens 6 geimpften Zuchtschweinen stammt, und der weiteren Gruppe, die von mindestens 6 Kontrolltieren stammt, wird im Alter von 7 Tagen intranasal mit einer ausreichenden Menge von *B. bronchiseptica* belastet. Zusätzlich wird jedes Ferkel im Alter von 10 Tagen intranasal mit einer ausreichenden Menge eines toxigenen Stamms von *P. multocida* belastet.

Im Alter von 42 Tagen werden die Ferkel aller 4 Gruppen getötet und bei jedem Ferkel die Nase transversal auf Höhe des Prämolar-1 durchtrennt. Die ventralen und dorsalen Nasenmuscheln und das nasale Septum werden nach Anzeichen einer Atrophie oder Distorsion untersucht und die Beobachtungen nach der vorstehend beschriebenen Skala bewertet.

Die Bestimmung ist nicht gültig und muß wiederholt werden, wenn weniger als 80 Prozent der Nachkommenschaft eines jeden Wurfs der ungeimpften Zuchtschweine eine Gesamtbewertungsziffer von mindestens 10 haben. Der Impfstoff entspricht der Bestimmung, wenn in den Gruppen, die von den geimpften Zuchtschweinen stammen, ein signifikanter Rückgang ($P = 0{,}95$) in der Gesamtbewertungsziffer im Vergleich zu der jeweils entsprechenden Gruppe mit den ungeimpften Zuchtschweinen nachgewiesen werden kann.

Lagerung

Entsprechend **Impfstoffe für Tiere**.

Beschriftung

Entsprechend **Impfstoffe für Tiere**.

Die Beschriftung gibt insbesondere die Antigene an, die im Impfstoff enthalten sind und eine schützende Immunantwort hervorrufen.

R

Monographien

1998, 1207

Rhinotracheitis-Virus-Impfstoff (inaktiviert) für Katzen

Vaccinum rhinotracheitidis viralis felinae inactivatum

Definition

Rhinotracheitis-Virus-Impfstoff (inaktiviert) für Katzen ist eine Zubereitung eines geeigneten Stamms des Rhinotracheitis-Virus der Katze (Herpesvirus Typ 1 der Katze). Das Virus wird unter Beibehaltung einer ausreichenden Immunogenität inaktiviert, oder Fragmente inaktivierter Viren mit ausreichender Immunogenität werden verwendet.

Herstellung

Entsprechend **Impfstoffe für Tiere (Vaccina ad usum veterinarium)**. Der Impfstamm wird in geeigneten Zellkulturen gezüchtet (5.2.4). Die Virussuspension wird geerntet und inaktiviert.

Die Prüfung der Inaktivierung erfolgt entweder in der Zellkultur, die für die Impfstoffherstellung verwendet wurde, oder in einer Zellkultur, für die eine mindestens gleich große Sensitivität (zum Nachweis des Herpesvirus Typ 1 der Katze) nachgewiesen ist. 2 Passagen werden durchgeführt. Für die Beimpfung wird eine Menge verwendet, die mindestens 25 Dosen des Impfstoffs entspricht. Vermehrungsfähiges Virus darf nicht nachgewiesen werden.

Das Virus kann in Fragmente zerlegt werden. Die Fragmente können gereinigt und konzentriert werden. Der Impfstoff kann Adjuvantien enthalten. Er kann gefriergetrocknet sein.

Impfstoffzusammensetzung

Der Impfstoff muß für Katzen nachweislich unschädlich und hinreichend immunogen sein. Die nachstehend beschriebene Prüfung kann zum Wirksamkeitsnachweis durchgeführt werden (5.2.7).

Immunogenität: Die unter „Bestimmung der Wirksamkeit" beschriebene Prüfung dient dem Nachweis der Immunogenität. Der am höchsten attenuierte Virusstamm, der für die Produktion eingesetzt wird, wird verwendet.

Prüfung am Endprodukt

Die unter „Bestimmung der Wirksamkeit" beschriebene Prüfung erfolgt nicht notwendigerweise bei der routinemäßigen Bestimmung von Impfstoffchargen. Entsprechend der Entscheidung oder nach Zustimmung durch die zuständige Behörde wird die Bestimmung für den Impfstoff einmal oder mehrmals durchgeführt. Wenn die Bestimmung nicht durchgeführt wird, muß eine geeignete, validierte, alternative Methode angewendet werden, wobei sich die Akzeptanzkriterien nach einer Impfstoffcharge richten, die nach der unter „Bestimmung der Wirksamkeit" beschriebenen Methode zufriedenstellende Ergebnisse erzielte. Die nachstehend beschriebene „Bestimmung der Wirksamkeit der Charge" kann durchgeführt werden, wenn die Korrelation zu der „Bestimmung der Wirksamkeit" zufriedenstellend ist.

Bestimmung der Wirksamkeit der Charge: 15 seronegativen Mäusen werden 2mal im Abstand von 7 Tagen jeweils eine halbe Impfstoffdosis verabreicht. 21 Tage nach der ersten Impfung werden Blutproben genommen. Mit einer geeigneten immunchemischen Methode (2.7.1), wie etwa der Immunfluoreszenz (wobei vereinigte Seren von je 3 Mäusen verwendet werden), wird der Antikörperspiegel gegen das Rhinotracheitis-Virus der Katze bestimmt. Der Antikörpertiter darf nicht signifikant niedriger sein als derjenige, der mit einer Impfstoffcharge induziert wurde, welche der „Bestimmung der Wirksamkeit" entspricht.

Prüfung auf Identität

In dafür empfänglichen Tieren, denen der Impfstoff injiziert wurde, werden spezifische Antikörper gegen das zur Impfstoffherstellung benutzte Rhinotracheitis-Virus der Katze oder die Fragmente des Virus gebildet.

Prüfung auf Reinheit

Unschädlichkeit: 2 Katzen, 8 bis 12 Wochen alt, wird in einer der vorgesehenen Arten der Anwendung jeweils die doppelte Impfstoffdosis verabreicht. Die Tiere werden 14 Tage lang beobachtet. Die Tiere müssen gesund bleiben. Anomale lokale oder systemische Reaktionen dürfen nicht auftreten.

Inaktivierung: Die Prüfung auf restliche infektiöse Viren der Katzen-Rhinotracheitis wird in Zellkulturen des gleichen Typs wie bei der Impfstoffherstellung verwendet oder in einer anderen empfänglichen Zellkultur durchgeführt. Eine 10 Impfstoffdosen entsprechende Menge wird inokuliert. Die Kultur wird über 2 Passagen geführt. Vermehrungsfähiges Virus darf nicht nachgewiesen werden. Enthält der Impfstoff Adjuvans, welches die Prüfung stört, so wird das Adjuvans möglichst von der flüssigen Phase mit einer Methode getrennt, die das Virus nicht inaktiviert und den Nachweis vermehrungsfähiger Viren nicht stört.

Sterilität: Der rekonstituierte Impfstoff muß der Prüfung „Sterilität" der Monographie **Impfstoffe für Tiere** entsprechen.

Bestimmung der Wirksamkeit

Für die Bestimmung werden 8 bis 12 Wochen alte Katzen verwendet, die keine Antikörper gegen das Rhinotracheitis-Virus der Katze oder die Fragmente des Virus besitzen. 10 Katzen werden der Anleitung zur Anwendung entsprechend geimpft. 10 weitere Katzen dienen als Kontrolltiere. 4 Wochen nach der letzten Impfung werden die 20 Katzen intranasal mit einer Menge des Rhinotracheitis-Virus der Katze belastet, die ausreicht, um bei empfänglichen Katzen die typischen Krankheitssymptome, wie Fieber, Nasenausfluß, Husten, auszulösen. Die Katzen werden 14 Tage lang beobachtet. Vom 2. bis zum 14. Tag nach der Virusinokulation werden bei den Tieren täglich Nasenspülungen vorgenommen, um in der Spülflüssigkeit die Virusausscheidung zu bestimmen. Die Körpertemperatur wird täglich gemessen, und die klinischen Symptome, welche in der folgenden Bewertungs-Tabelle aufgeführt sind, werden erfaßt. Wird ein Symptom über mehrere Tage beobachtet, wird dies nur einmal in der Tabelle registriert. Der Impfstoff entspricht der Bestimmung, wenn die Summe der Bewertungspunkte der geimpften Katzen signifikant kleiner ist als die der Kontrolltiere.

Klinisches Symptom	Bewertungspunkte
Tod	10
Störung des Allgemeinbefindens	2
Körpertemperatur:	
39,5 – 40,0 °C	1
≥ 40,0 °C	2
≤ 37,0 °C	3
Entzündung der Zunge	3
Leichter Nasenausfluß	1
Starker Nasenausfluß	2
Husten	2
Niesen	1
Niesanfälle	2
Leichtes Augentränen	1
Starkes Augentränen	2
Bindehautentzündung	2
Gewichtsverlust ≥ 5,0 %	5
Virusausscheidung (Gesamtdauer):	
≤ 4 Tage	1
5 – 7 Tage	2
> 7 Tage	3

Lagerung

Entsprechend **Impfstoffe für Tiere**.

Beschriftung

Entsprechend **Impfstoffe für Tiere**.

1998, 1206

Rhinotracheitis-Virus-Lebend-Impfstoff (gefriergetrocknet) für Katzen

Vaccinum rhinotracheitidis viralis felinae vivum cryodesiccatum

Definition

Rhinotracheitis-Virus-Lebend-Impfstoff (gefriergetrocknet) für Katzen ist eine Zubereitung aus einem geeigneten Stamm des Rhinotracheitis-Virus der Katze (Herpesvirus Typ 1 der Katze).

Herstellung

Entsprechend **Impfstoffe für Tiere (Vaccina ad usum veterinarium)**. Der Saatvirusstamm wird in geeigneten Zellkulturen vermehrt (5.2.4). Die Virussuspension wird geerntet, mit einer geeigneten Stabilisatorlösung gemischt und gefriergetrocknet.

Saatvirus

Für die Impfstoffherstellung darf nur ein Virusstamm, der den Prüfungen „Unschädlichkeit", „Reversion zur Virulenz" und „Immunogenität" entspricht, verwendet werden. Falls der Impfstoff für die Anwendung bei trächtigen Katzen nicht kontraindiziert ist, ist die Unschädlichkeit für diese Anwendung nachzuweisen. Die folgenden Prüfungen können zum Nachweis der Unschädlichkeit (5.2.6) und der Wirksamkeit (5.2.7) des Impfstoffs verwendet werden:

Unschädlichkeit: 10 Katzen des jüngsten für die Impfung empfohlenen Alters, die keine Antikörper gegen das Rhinotracheitis-Virus der Katze besitzen, wird in der empfohlenen Art der Anwendung die 10fache Virusmenge des höchsten Virustiters der Impfstoffcharge geimpft. Die Katzen werden 21 Tage lang beobachtet. Die Tiere müssen gesund bleiben, anomale lokale oder systemische Reaktionen dürfen nicht auftreten.

Reversion zur Virulenz: 2 Katzen, die keine Antikörper gegen das Rhinotracheitis-Virus der Katze besitzen, wird in der empfohlenen Art der Anwendung eine Impfstoffmenge geimpft, die eine möglichst gute Reisolation des Virus für weitere Kulturpassagen (wie nachstehend beschrieben) gewährleistet. Das 10fache des in der Beschriftung angegebenen Mindesttiters hat sich als geeignet erwiesen. Die Katzen werden 2 bis 4 Tage nach der Impfung getötet. Der nasale Schleim, die Tonsillen, die regionalen Lymphknoten und die Trachea werden entnommen, gemischt und in 10 ml gepufferter Salzlösung homogenisiert. Nach Sedimentierung wird 2 Katzen je 1 ml der überstehenden Flüssigkeit intranasal verabreicht. Dieser Vorgang wird mindestens 5mal wiederholt. Nach jeder Passage muß auf das Vorhandensein des Virus geprüft werden. Wird das Virus nicht mehr nachgewiesen, wird eine zweite Serie von Passagen durchgeführt. Die Katzen, die den Suspensionsüberstand der letzten Passage erhalten haben, werden 21 Tage lang beobachtet. Die Reaktionen werden mit denen der Tiere aus der oben beschriebenen „Prüfung auf Unschädlichkeit" verglichen. Anzeichen einer erhöhten Virulenz gegenüber dem ursprünglichen Impfvirus dürfen nicht auftreten.

Immunogenität: Die „Bestimmung der Wirksamkeit" ist geeignet, die Immunogenität des Virusstamms nachzuweisen.

Prüfung am Endprodukt

War das Ergebnis der „Bestimmung der Wirksamkeit" einer repräsentativen Impfstoffcharge zufriedenstellend, kann diese Bestimmung mit Zustimmung der zuständigen Behörde als Routineprüfung für jede weitere Charge aus demselben Virussaatgut entfallen.

Prüfung auf Identität

Der rekonstituierte Impfstoff, durch Mischen mit monospezifischem Immunserum neutralisiert, kann geeignete Zellkulturen nach Inokulation nicht mehr mit dem Impfvirus infizieren.

Prüfung auf Reinheit

Unschädlichkeit: 2 Katzen, 8 bis 12 Wochen alt, die keine Antikörper gegen das Rhinotracheitis-Virus der Katze besitzen, wird in einer empfohlenen Art der Anwendung die 10fache Impfdosis in einem geeigneten Volumen geimpft. Die Tiere werden 14 Tage lang beobachtet. Die Tiere müssen gesund bleiben, anomale lokale oder systemische Reaktionen dürfen nicht auftreten.

Verunreinigende Mikroorganismen: Der rekonstituierte Impfstoff muß der Prüfung „Sterilität" der Monographie **Impfstoffe für Tiere** entsprechen.

Mykoplasmen (2.6.7): Der rekonstituierte Impfstoff muß der Prüfung entsprechen.

Fremde Viren: Das Impfvirus wird mit monospezifischem Immunserum neutralisiert. Geeignete Zellkulturen werden mit dieser Mischung beimpft. Mindestens 1 Passage wird angelegt und 14 Tage lang bebrütet. Ein zytopathischer Effekt darf nicht auftreten. Die Zellen dürfen keinen Hinweis auf das Vorhandensein hämadsorbierender Agenzien oder auf eine Viruskontamination zeigen.

Viruskonzentration: Die Viruskonzentration des rekonstituierten Impfstoffs wird in empfänglichen Zellkulturen bei für die Virusvermehrung optimalen Temperaturen bestimmt. Je Impfdosis muß mindestens der in der Beschriftung angegebene Mindesttiter an Viren enthalten sein.

Bestimmung der Wirksamkeit

Für die Bestimmung der Wirksamkeit werden 8 bis 12 Wochen alte Katzen verwendet, die keine Antikörper gegen das Rhinotracheitis-Virus der Katze besitzen. 10 Katzen werden in einer empfohlenen Art der Anwendung und Dosierung geimpft. 10 weitere Katzen dienen als Kontrolltiere. 4 Wochen nach der letzten Impfung werden alle 20 Katzen intranasal mit einer Menge des Rhinotracheitis-Virus der Katze belastet, die ausreicht, um bei empfänglichen Katzen die typischen Krankheitssymptome, wie Fieber, Nasenausfluß, Husten, auszulösen. Die Katzen werden 14 Tage lang beobachtet. Vom 2. bis zum 14. Tag nach der Virus-Inokulation werden bei den Tieren täglich Nasenspülungen vorgenommen, um in der Spülflüssigkeit die Virusausscheidung zu bestimmen. Die Körpertemperatur wird täglich gemessen. Die klinischen Symptome, welche in der folgenden Bewertungs-Tabelle aufgeführt sind, werden erfaßt. Wird ein Symptom über mehrere Tage beobachtet, wird dies nur einmal in der Tabelle registriert. Der Impfstoff entspricht der Bestimmung, wenn die Summe der Bewertungspunkte der geimpften Katzen signifikant kleiner ist als die der Kontrolltiere.

Klinisches Symptom	**Bewertungspunkte**
Tod	10
Störung des Allgemeinbefindens	2
Körpertemperatur:	
39,5 – 40,0 °C	1
≥ 40,0 °C	2
≤ 37,0 °C	3
Entzündung der Zunge	3
Leichter Nasenausfluß	1
Starker Nasenausfluß	2
Husten	2
Niesen	1
Niesanfälle	2
Leichtes Augentränen	1
Starkes Augentränen	2
Bindehautentzündung	2
Gewichtsverlust ≥ 5,0 %	5
Virusausscheidung (Gesamtdauer):	
≤ 4 Tage	1
5 – 7 Tage	2
> 7 Tage	3

Lagerung

Entsprechend **Impfstoffe für Tiere**.

Beschriftung

Entsprechend **Impfstoffe für Tiere**.

1998, 786

Riboflavinphosphat-Natrium

Riboflavini natrii phosphas

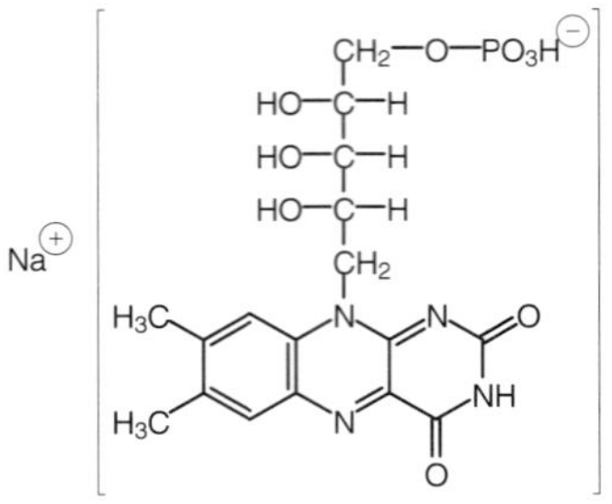

$C_{17}H_{20}N_4NaO_9P$ M_r 478,3

Definition

Riboflavinphosphat-Natrium ist eine Mischung, die Riboflavin-5′-natriumhydrogenphosphat als Hauptbestandteil und andere Riboflavin-Natriummonophosphate enthält. Die Substanz enthält mindestens 73,0 und höchstens 79,0 Prozent Riboflavin ($C_{17}H_{20}N_4O_6$; M_r 376,4), berechnet auf die getrocknete Substanz. Die Substanz enthält unterschiedliche Mengen Wasser.

Eigenschaften

Gelbes bis orangegelbes, kristallines, hygroskopisches Pulver; löslich in Wasser, sehr schwer löslich in Ethanol, praktisch unlöslich in Ether.

Prüfung auf Identität

A. 50,0 mg Substanz werden in Phosphat-Pufferlösung *p*H 7,0 *R* zu 100,0 ml gelöst. 2,0 ml Lösung werden mit Phosphat-Pufferlösung *p*H 7,0 *R* zu 100,0 ml verdünnt. Diese Lösung, zwischen 230 und 350 nm gemessen, zeigt ein Absorptionsmaximum (2.2.25) bei 266 nm. Die spezifische Absorption, im Maximum gemessen, liegt zwischen 580 und 640.

B. Die bei der Prüfung „Verwandte Substanzen" (siehe „Prüfung auf Reinheit") erhaltenen Chromatogramme werden ausgewertet. Der Hauptpeak im Chromatogramm der Untersuchungslösung entspricht in bezug auf Lage und ungefähre Größe dem Hauptpeak im Chromatogramm der Referenzlösung b.

C. Etwa 10 mg Substanz werden in verdünnter Natriumhydroxid-Lösung *R* zu 100 ml gelöst. 1 ml Lösung wird 5 min lang ultraviolettem Licht von 254 nm ausgesetzt. Anschließend wird so viel Essigsäure *R* zugesetzt, bis die Lösung gegen blaues Lackmuspapier *R* sauer reagiert. Nach Schütteln mit 2 ml Dichlormethan *R* zeigt die untere Schicht eine gelbe Fluoreszenz.

D. 0,5 g Substanz werden mit 10 ml Salpetersäure *R* versetzt. Die Mischung wird im Wasserbad zur Trockne eingedampft. Der Rückstand wird so lange geglüht, bis der Kohlenstoff entfernt ist. Der Rückstand wird in 5 ml Wasser *R* gelöst und die Lösung filtriert. Das Filtrat gibt die Identitätsreaktion a auf Natrium und die Identitätsreaktion b auf Phosphat (2.3.1).

Prüfung auf Reinheit

pH-Wert (2.2.3): 0,5 g Substanz werden in kohlendioxidfreiem Wasser *R* zu 50 ml gelöst. Der *p*H-Wert der Lösung muß zwischen 5,0 und 6,5 liegen.

Spezifische Drehung (2.2.7): 0,300 g Substanz werden in 18,2 ml Salzsäure *R* 1 gelöst. Die Lösung wird mit Wasser *R* zu 25,0 ml verdünnt. Die spezifische Drehung muß zwischen +38,0 und +43,0° liegen, berechnet auf die getrocknete Substanz.

Lumiflavin: Etwa 35 mg Substanz werden 5 min lang mit 10 ml Dichlormethan *R* geschüttelt. Die Mischung wird filtriert. Das Filtrat darf nicht stärker gefärbt sein als die Farbvergleichslösung BG_6 (2.2.2, Methode II).

Verwandte Substanzen: Die Prüfung erfolgt mit Hilfe der Flüssigchromatographie (2.2.29).

Die Prüfung wird unter Ausschluß direkter Lichteinwirkung durchgeführt.

Untersuchungslösung: 0,100 g Substanz werden in 50 ml Wasser *R* gelöst. Die Lösung wird mit der mobilen Phase zu 100,0 ml verdünnt. 8,0 ml Lösung werden mit der mobilen Phase zu 50,0 ml verdünnt.

Referenzlösung a: 60,0 mg Riboflavin *CRS* werden in 1 ml Salzsäure *R* gelöst. Die Lösung wird mit Wasser *R* zu 250,0 ml verdünnt. 4,0 ml Lösung werden mit der mobilen Phase zu 100,0 ml verdünnt.

Referenzlösung b: 0,100 g Riboflavinphosphat-Natrium *CRS* werden in 50 ml Wasser *R* gelöst. Die Lösung wird mit der mobilen Phase zu 100,0 ml verdünnt. 8,0 ml Lösung werden mit der mobilen Phase zu 50,0 ml verdünnt.

Die Chromatographie kann durchgeführt werden mit

- einer Säule aus rostfreiem Stahl von 0,25 m Länge und 4,6 mm innerem Durchmesser, gepackt mit octadecylsilyliertem Kieselgel zur Chromatographie *R* (5 µm)
- einer Mischung von 850 Volumteilen einer Lösung von Kaliumdihydrogenphosphat *R* (7,35 g · l^{-1}) und 150 Volumteilen Methanol *R* als mobile Phase bei einer Durchflußrate von 2 ml je Minute
- einem Spektrometer als Detektor bei einer Wellenlänge von 266 nm.

Werden die Chromatogramme unter den vorgeschriebenen Bedingungen aufgezeichnet, beträgt die Retentionszeit von Riboflavin-5′-monophosphat etwa 20 min. Die relativen Retentionen betragen: für Riboflavin-3′,4′-diphosphat etwa 0,2, für Riboflavin-3′,5′-diphosphat etwa 0,3, für Riboflavin-4′,5′-diphosphat etwa 0,5, für Riboflavin-3′-monophosphat etwa 0,7, für Riboflavin-4′-monophosphat etwa 0,9, für Riboflavin-5′-monophosphat 1,0 und für Riboflavin etwa 2.

100 µl Referenzlösung a werden eingespritzt. Die Empfindlichkeit des Systems wird so eingestellt, daß die Höhe des Hauptpeaks im erhaltenen Chromatogramm mindestens 50 Prozent des maximalen Ausschlags beträgt.

100 µl Referenzlösung b werden eingespritzt. Die Chromatographie erfolgt über eine Dauer, so daß der Riboflavin-Peak eindeutig ausgewertet werden kann. Die Prüfung darf nur ausgewertet werden, wenn im Chromatogramm der Referenzlösung b die Auflösung zwischen den Peaks von Riboflavin-4′-monophosphat und Riboflavin-5′-monophosphat mindestens 1,5 beträgt.

Je 100 µl Untersuchungslösung, Referenzlösung a und b werden eingespritzt. Der Prozentgehalt an freiem Riboflavin und an Riboflavin in Form der Diphosphate wird mittels der Peakflächen im Chromatogramm der Untersuchungslösung und des Anteils an freiem Riboflavin im Chromatogramm der Referenzlösung a berechnet. Der Gehalt an freiem Riboflavin darf nicht größer als 6,0 Prozent und der Gehalt an Riboflavin in Form der Diphosphate nicht größer als 6,0 Prozent sein, beides berechnet auf die getrocknete Substanz.

Anorganisches Phosphat: 0,10 g Substanz werden in Wasser *R* zu 100 ml gelöst. 5 ml Lösung werden mit 10 ml Wasser *R*, 5 ml Kupfersulfat-Pufferlösung *p*H 4,0 *R*, 2 ml einer Lösung von Ammoniummolybdat *R* (30 g · l^{-1}), 1 ml einer frisch hergestellten Lösung, die 4-(Methylamino)phenolsulfat *R* (20 g · l^{-1}) und Natriumdisulfit *R* (50 g · l^{-1}) enthält, sowie 1 ml einer 3prozentigen Lösung (*V/V*) von Perchlorsäure *R* versetzt. Mit Wasser *R* wird zu 25,0 ml verdünnt und die Absorption (2.2.25) der Lösung bei 800 nm innerhalb 15 min nach der Herstellung gegen eine Kompensationsflüssigkeit, die in gleicher Weise, jedoch ohne die Substanz, hergestellt wurde, gemessen. Die Absorption darf nicht größer sein als die einer folgendermaßen hergestellten Lösung: 15 ml Phosphat-Lösung (5 ppm PO_4) *R* werden mit 5 ml Kupfersulfat-Pufferlösung *p*H 4,0 *R*, 2 ml einer Lösung von Ammoniummolybdat *R* (30 g · l^{-1}), 1 ml einer frisch hergestellten Lösung, die 4-(Methylamino)phenolsulfat *R* (20 g · l^{-1}) und Natriumdisulfit *R* (50 g · l^{-1}) enthält, sowie 1 ml einer 3prozentigen Lösung (*V/V*) von Perchlorsäure *R* versetzt. Die Lösung wird mit Wasser *R* zu 25,0 ml verdünnt (1,5 Prozent).

Schwermetalle (2.4.8): In einem Quarztiegel werden 2,0 g Substanz tropfenweise mit 2 ml Salpetersäure *R* und anschließend mit 0,25 ml Schwefelsäure *R* versetzt. Die Mischung wird vorsichtig erhitzt, bis weiße Dämpfe entweichen, und anschließend geglüht. Nach dem Abkühlen wird der Rückstand 2mal mit je 2 ml Salzsäure *R* extrahiert. Die vereinigten Extrakte werden zur Trockne eingedampft. Der Rückstand wird in 2 ml verdünnter Essigsäure *R* gelöst und die Lösung mit Wasser *R* zu 20 ml verdünnt. 12 ml dieser Lösung müssen der Grenzprüfung A auf Schwermetalle entsprechen (10 ppm). Zur Herstellung der Referenzlösung wird die Blei-Lösung (1 ppm Pb) *R* verwendet.

Trocknungsverlust (2.2.32): Höchstens 8,0 Prozent, mit 1,000 g Substanz durch 5 h langes Trocknen im Trockenschrank bei 100 bis 105 °C und höchstens 0,7 kPa bestimmt.

Gehaltsbestimmung

Die Gehaltsbestimmung wird unter Lichtschutz durchgeführt.

0,100 g Substanz werden in 150 ml Wasser *R* gelöst. Die Lösung wird mit 2 ml Essigsäure 98 % *R* versetzt und mit Wasser *R* zu 1000,0 ml verdünnt. 10,0 ml dieser Lösung werden mit 3,5 ml einer Lösung von Natriumacetat *R* (14 g · l^{-1}) versetzt und mit Wasser *R* zu 50,0 ml verdünnt. Die Absorption (2.2.25) wird im Maximum bei 444 nm gemessen.

Der Gehalt an $C_{17}H_{20}N_4O_6$ wird mit Hilfe der spezifischen Absorption berechnet ($A^{1\%}_{1\,cm}$ = 328).

Lagerung

Dicht verschlossen, vor Licht geschützt.

Verunreinigungen

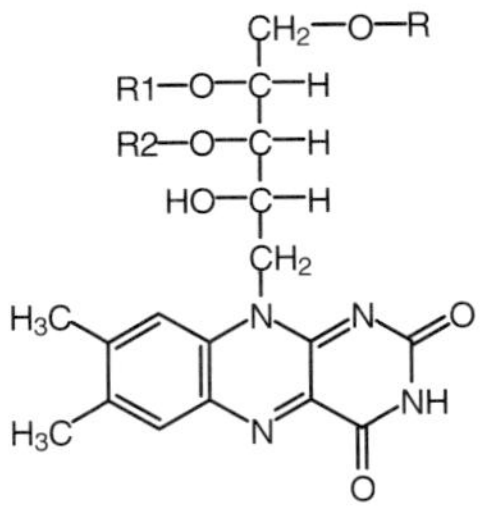

A. R = H, R1 = R2 = PO_3H_2:
Riboflavin-3′,4′-diphosphat
B. R1 = H, R = R2 = PO_3H_2:
Riboflavin-3′,5′-diphosphat
C. R2 = H, R = R1 = PO_3H_2:
Riboflavin-4′,5′-diphosphat
D. R = R1 = R2 = H:
Riboflavin

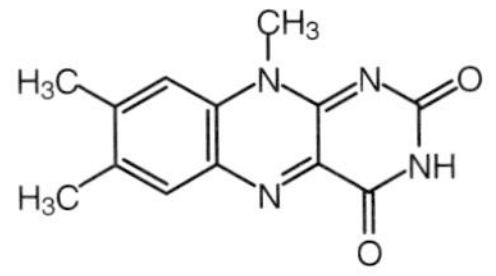

E. Lumiflavin.

1998, 432

Rifamycin-Natrium

Rifamycinum natricum

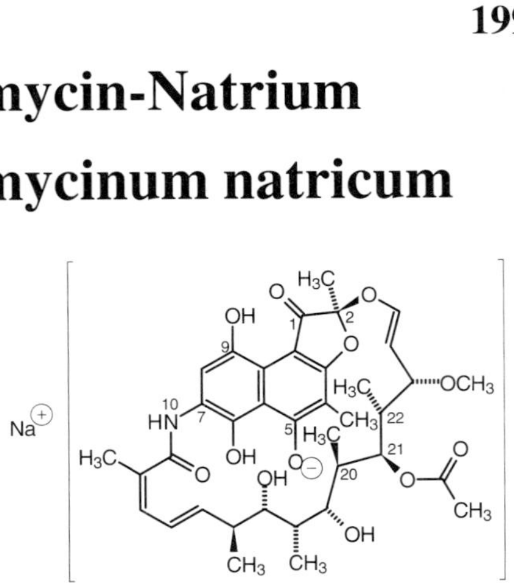

$C_{37}H_{46}NNaO_{12}$ M_r 720

Definition

Rifamycin-Natrium ist Natrium-(12*Z*,14*E*,24*E*)-(2*S*,16*S*,17*S*,18*R*,19*R*,20*R*,21*S*,22*R*,23*S*)-21-(acetyloxy)-6,9,17,19-tetrahydroxy-23-methoxy-2,4,12,16,18,20,22-heptamethyl-1,11-dioxo-1,2-dihydro-2,7-(epoxypentadeca[1,11,13]trienimino)naphtho[2,1-*b*]furan-5-olat; es ist das Mononatriumsalz von Rifamycin SV, einer Substanz, die durch chemische Umwandlung von Rifamycin B erhalten wird. Diese wird beim Wachstum bestimmter Stämme von *Amycolatopsis mediterranei* gebildet. Rifamycin SV kann auch von bestimmten *A.-mediterranei*-Mutanten direkt erhalten werden. Die Wirksamkeit beträgt mindestens 900 I.E. je Milligramm, berechnet auf die wasserfreie Substanz.

Herstellung

Die Herstellungsverfahren müssen darauf abzielen, die Anwesenheit blutdrucksenkender Substanzen auszuschließen oder möglichst gering zu halten. Das Herstellungsverfahren wird einer Validierung unterzogen und muß gewährleisten, daß, falls die Substanz geprüft wird, sie der folgenden Prüfung entspricht

Anomale Toxizität (2.6.9): Je Maus werden 4 mg Substanz, gelöst in 0,5 ml Wasser für Injektionszwecke *R*, injiziert.

Eigenschaften

Feines oder leicht körniges, rotes Pulver; löslich in Wasser, leicht löslich in wasserfreiem Ethanol, praktisch unlöslich in Ether.

Prüfung auf Identität

A. Die Prüfung erfolgt mit Hilfe der IR-Spektroskopie (2.2.24) durch Vergleich des Spektrums der Substanz mit dem von Rifamycin-Natrium *CRS*. Die Prüfung erfolgt mit Hilfe von Preßlingen unter Verwendung von Kaliumbromid *R*.

B. Die Substanz gibt die Identitätsreaktion a auf Natrium (2.3.1).

Prüfung auf Reinheit

***p*H-Wert** (2.2.3): 0,5 g Substanz werden in kohlendioxidfreiem Wasser *R* zu 10 ml gelöst. Der *p*H-Wert der Lösung muß zwischen 6,5 und 8,0 liegen.

Absorption (2.2.25): 20,0 mg Substanz werden in 5 ml Methanol *R* gelöst. Die Lösung wird mit frisch hergestellter Phosphat-Pufferlösung *p*H 7,0 *R* 1 zu 100,0 ml verdünnt. Der Phosphat-Pufferlösung *p*H 7,0 *R* 1 wird unmittelbar vor Gebrauch soviel Ascorbinsäure *R* zugesetzt, um eine Konzentration von 1 g · l^{-1} Ascorbinsäure zu erhalten. 5,0 ml Lösung werden mit der gleichen Phosphat-Pufferlösung zu 50,0 ml verdünnt und 30 min lang stehengelassen. Die Lösung zeigt ein Absorptionsmaximum bei 445 nm. Die spezifische Absorption im Maximum muß zwischen 190 und 210 liegen, berechnet auf die wasserfreie Substanz.

Rifamycin B, Rifamycin S und andere verwandte Substanzen: Die Bestimmung erfolgt mit Hilfe der Flüssigchromatographie (2.2.29).

Die Lösungen werden unmittelbar vor Gebrauch hergestellt.

Untersuchungslösung: 50,0 mg Substanz werden in einer Mischung gleicher Volumteile einer Lösung von Natriumdihydrogenphosphat *R* (3,9 g · l^{-1}), die mit Phosphorsäure 85 % *R* auf einen *p*H-Wert von 3,0 eingestellt wurde, und Acetonitril *R* zu 50,0 ml gelöst.

Referenzlösung a: 10,0 mg Rifamycin B *CRS* und 40,0 mg Rifamycin S *CRS* werden in einer Mischung gleicher Volumteile einer Lösung von Natriumdihydrogenphosphat *R* (3,9 g · l^{-1}), die mit Phosphorsäure 85 % *R* auf einen *p*H-Wert von 3,0 eingestellt wurde, und Acetonitril *R* zu 200,0 ml gelöst. 5,0 ml Lösung werden mit dem gleichen Lösungsmittelgemisch zu 50,0 ml verdünnt.

Referenzlösung b: 25 mg Substanz und 8 mg Rifamycin S *CRS* werden in einer Mischung gleicher Volumteile einer Lösung von Natriumdihydrogenphosphat *R* (3,9 g · l^{-1}), die mit Phosphorsäure 85 % *R* auf einen *p*H-Wert von 3,0 eingestellt wurde, und Acetonitril *R* zu 250,0 ml gelöst.

Die Chromatographie kann durchgeführt werden mit

- einer Säule aus rostfreiem Stahl von 0,25 m Länge und 4,6 mm innerem Durchmesser, gepackt mit octadecylsilyliertem Kieselgel zur Chromatographie *R* (5 µm)
- einer mobilen Phase, die nicht unterhalb von 20 °C hergestellt und aufbewahrt werden darf, bei einer Durchflußrate von 1 ml je Minute:
  Mobile Phase A: 10 Volumteile Acetonitril *R* und 90 Volumteile einer Lösung von Natriumdihydrogenphosphat *R* (3,9 g · l^{-1}), die mit verdünnter Natriumhydroxid-Lösung *R* auf einen *p*H-Wert von 7,5 eingestellt wurde, werden gemischt
  Mobile Phase B: 70 Volumteile Acetonitril *R* und 30 Volumteile einer Lösung von Natriumdihydrogenphosphat *R* (3,9 g · l^{-1}), die mit verdünnter Natriumhydroxid-Lösung *R* auf einen *p*H-Wert von 7,5 eingestellt wurde, werden gemischt

Zeit (min)	**Mobile Phase A (% *V/V*)**	**Mobile Phase B (% *V/V*)**	**Erläuterungen**
0 – 40	80→20	20→80	linearer Gradient
40 – 45	20	80	isokratisch
45 – 47	20→80	80→20	linearer Gradient
47 – 55	80	20	Äquilibrierung

- einem Spektrometer als Detektor bei einer Wellenlänge von 254 nm
- einer 20-µl-Probenschleife.

Die Referenzlösung a wird eingespritzt. Werden die Chromatogramme unter den vorgeschriebenen Bedingungen aufgezeichnet, werden die Substanzen in folgender Reihenfolge eluiert: Rifamycin B, Rifamycin SV, Rifamycin S.

Die Referenzlösung b wird eingespritzt. Die Empfindlichkeit des Systems wird so eingestellt, daß die Höhe des Rifamycin-S-Peaks mindestens 50 Prozent des maximalen Ausschlags beträgt. Die Prüfung darf nur ausgewertet werden, wenn die Auflösung zwischen dem Rifamycin-SV- und dem Rifamycin-S-Peak mindestens 5,0 beträgt.

Die Untersuchungslösung und die Referenzlösung a werden eingespritzt. Im Chromatogramm der Untersuchungslösung darf eine dem Rifamycin B entsprechende Peakfläche nicht größer sein als die Fläche des Rifamycin-B-Peaks im Chromatogramm der Referenzlösung a (0,5 Prozent) und eine dem Rifamycin S entsprechende Peakfläche darf nicht größer sein als die Fläche des Rifamycin-S-Peaks im Chromatogramm der Referenzlösung a (2 Prozent). Die Summe der Flächen aller Peaks mit Ausnahme der des Hauptpeaks, des Rifamycin-B- und des Rifamycin-S-Peaks darf nicht größer sein als die Fläche des Rifamycin-S-Peaks im Chromatogramm der Referenzlösung a (2 Prozent). Peaks, deren Fläche kleiner ist als das 0,05fache der Fläche des Rifamycin-S-Peaks im Chromatogramm der Referenzlösung a, werden nicht berücksichtigt.

Schwermetalle (2.4.8): 2,0 g Substanz müssen der Grenzprüfung C auf Schwermetalle entsprechen (10 ppm). Zur Herstellung der Referenzlösung werden 2 ml Blei-Lösung (10 ppm Pb) *R* verwendet.

Wasser (2.5.12): 12,0 bis 17,0 Prozent, mit 0,200 g Substanz nach der Karl-Fischer-Methode bestimmt.

Sterilität (2.6.1): Rifamycin-Natrium zur Herstellung von Parenteralia, das dabei keinem weiteren geeigneten Sterilisationsverfahren unterworfen wird, muß der Prüfung entsprechen.

Bakterien-Endotoxine (2.6.14): Rifamycin-Natrium zur Herstellung von Parenteralia, das dabei keinem weiteren geeigneten Verfahren zur Beseitigung von Bakterien-Endotoxinen unterworfen wird, darf höchstens 0,50 I.E. Bakterien-Endotoxine je Milligramm Substanz enthalten.

Wertbestimmung

Die Ausführung erfolgt nach „Mikrobiologische Wertbestimmung von Antibiotika" (2.7.2).

Lagerung

Dicht verschlossen, vor Licht geschützt, zwischen 2 und 8 °C. Falls die Substanz steril ist, in einem Behältnis mit Sicherheitsverschluß.

Beschriftung

Die Beschriftung gibt insbesondere, falls zutreffend, an

- daß die Substanz steril ist
- daß die Substanz frei von Bakterien-Endotoxinen ist.

Verunreinigungen

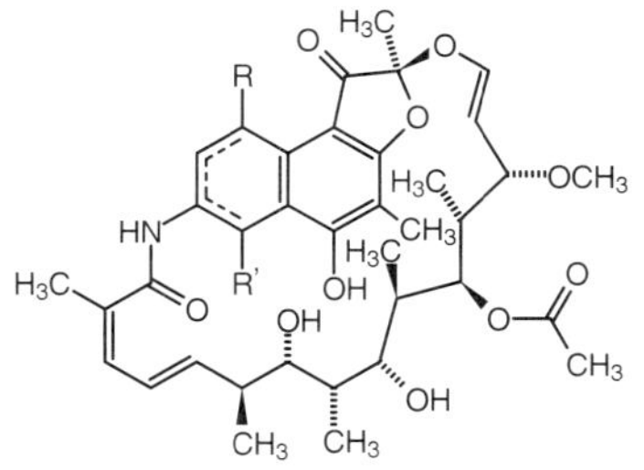

A. R = O–CH_2–CO_2H, R′ = OH:
Rifamycin B

B. R = =O, R′ = =O:
Rifamycin S

C. R = –O–CO–CH_2–O–, R′ = =O:
Rifamycin O.

1999, 1297

Ringelblumenblüten

Calendulae flos

Definition

Ringelblumenblüten bestehen aus den ganzen oder geschnittenen, völlig entfalteten, getrockneten und vom Blütenstandboden befreiten Einzelblüten der kultivierten, gefüllten Varietät von *Calendula officinalis* L. Sie enthalten mindestens 0,4 Prozent Flavonoide, berechnet als Hyperosid ($C_{21}H_{20}O_{12}$; M_r 464,4) und bezogen auf die getrocknete Droge.

Eigenschaften

Die Droge weist die unter „Prüfung auf Identität, A und B" beschriebenen makroskopischen und mikroskopischen Merkmale auf.

Prüfung auf Identität

A. Die Zungenblüten bestehen aus einer gelben oder orangegelben, etwa 3 bis 5 mm, im Mittelabschnitt etwa 7 mm breiten, an der Spitze 3zähnigen Zunge, einer behaarten, teilweise sichelförmigen, gelblichbraunen bis orangebraunen Röhre mit herausragendem Griffel und 2teiliger Narbe sowie gelegentlich noch mit einem teilweise gekrümmten, gelblichbraunen bis orangebraunen Fruchtknoten. Die vorhandenen, etwa 5 mm langen Röhrenblüten bestehen aus einer gelben, orangeroten oder rotvioletten, 5lappigen Blumenkrone und einer gelblichbraunen oder orangebraunen Röhre, die im unteren Teil behaart ist und der meist noch der teilweise gekrümmte, gelblichbraune bis orangebraune Fruchtknoten anhaftet.

B. Die Droge wird pulverisiert (355). Das Pulver ist gelblichbraun. Die Prüfung erfolgt unter dem Mikroskop, wobei Chloralhydrat-Lösung *R* verwendet wird. Das Pulver zeigt folgende Merkmale: Fragmente der Blumenkrone mit hellgelben Öltröpfchen, einige der Fragmente mit ziemlich großen Spaltöffnungen vom anomocytischen Typ (2.8.3), andere mit Prismen und sehr kleinen Drusen aus Calciumoxalat; 2reihige, vielzellige und kegelförmige Deckhaare sowie Drüsenhaare mit einem 1- oder 2reihigen, vielzelligen Stiel und einem großen, eiförmigen, 2reihigen, vielzelligen Köpfchen; rundliche Pollenkörner mit einem Durchmesser, der bis zu 40 µm betragen kann, einer spitzstacheligen Exine und 3 Keimporen; gelegentlich Bruchstücke der Narbe mit kurzen, knollenförmigen Papillen.

C. Die Prüfung erfolgt mit Hilfe der Dünnschichtchromatographie (2.2.27) unter Verwendung einer Schicht eines geeigneten Kieselgels.

Untersuchungslösung: 1,0 g pulverisierte Droge (500) wird 10 min lang mit 10 ml Methanol *R* auf dem Wasserbad zum Rückfluß erhitzt. Nach dem Abkühlen wird filtriert.

Referenzlösung: 1,0 mg Kaffeesäure *R* und 1,0 mg Chlorogensäure *R* sowie 2,5 mg Rutosid *R* werden in 10 ml Methanol *R* gelöst.

Auf die Platte werden 20 µl Untersuchungslösung und 10 µl Referenzlösung bandförmig aufgetragen. Die Chromatographie erfolgt mit einer Mischung von 10 Volumteilen wasserfreier Ameisensäure *R*, 10 Volumteilen Wasser *R* und 80 Volumteilen Ethylacetat *R* über eine Laufstrecke von 10 cm. Die Platte wird bei 100 bis 105 °C getrocknet und noch warm mit einer Lösung von Diphenylboryloxyethylamin *R* (10 g · l^{-1}) in Methanol *R* und anschließend mit einer Lösung von Macrogol 400 *R* (50 g · l^{-1}) in Methanol *R* besprüht. Die Platte wird 30 min lang an der Luft trocknen gelassen und im ultravioletten Licht bei 365 nm ausgewertet. Das Chromatogramm der Referenzlösung zeigt im unteren Teil die gelblichbraun fluoreszierende Zone des Rutosids, im mittleren Teil die hell bläulich fluoreszierende Zone der Chlorogensäure und im oberen Teil die ebenfalls hell bläulich fluoreszierende Kaffeesäure-Zone. Das Chromatogramm der Untersuchungslösung zeigt eine gelblichbraun fluoreszierende Zone, die in bezug auf ihre Lage der Rutosid-Zone im Chromatogramm der Referenzlösung entspricht, darunter und direkt darüber je eine gelblichgrün fluoreszierende Zone, ferner eine hell bläulich fluoreszierende Zone, die der Chlorogensäure im Chromatogramm der Referenzlösung entspricht, darüber eine gelblichgrün fluoreszierende Zone sowie knapp unterhalb der Zone, die der Kaffeesäure im Chromatogramm der Referenzlösung entspricht, eine hell bläulich fluoreszierende Zone. Weitere Zonen können vorhanden sein.

Prüfung auf Reinheit

Fremde Bestandteile (2.8.2): Höchstens 5 Prozent Hüllkelchblätter und höchstens 2 Prozent andere fremde Bestandteile.

Trocknungsverlust (2.2.32): Höchstens 12,0 Prozent, mit 1,000 g pulverisierter Droge (500) durch 2 h langes Trocknen im Trockenschrank bei 100 bis 105 °C bestimmt.

Asche (2.4.16): Höchstens 10,0 Prozent.

Gehaltsbestimmung

Stammlösung: In einem 100-ml-Rundkolben werden 0,800 g pulverisierte Droge (500), 1 ml einer Lösung von Methenamin *R* (5 g · l^{-1}), 20 ml Aceton *R* und 7 ml Salzsäure *R* 1 zum Rückfluß 30 min lang erhitzt. Die Flüssigkeit wird durch einen Wattebausch in einen 100-ml-Kolben filtriert. Der Wattebausch wird zum Rückstand im Rundkolben gebracht und 2mal jeweils 10 min lang mit je 20 ml Aceton *R* zum Rückfluß erhitzt. Nach dem Abkühlen auf Raumtemperatur wird die Flüssigkeit durch einen Wattebausch filtriert. Alle Acetonauszüge werden vereinigt und durch ein Papierfilter in einen Meßkolben filtriert. Mit Aceton *R*, das als Spülflüssigkeit für Kolben und Filter dient, wird im Meßkolben zu 100,0 ml verdünnt. 20,0 ml Lösung werden in einem Scheidetrichter mit 20 ml Wasser *R* versetzt. Die Mischung wird einmal mit 15 ml und 3mal mit je 10 ml Ethylacetat *R* geschüttelt. Die Ethylacetatauszüge werden in einem Scheidetrichter vereinigt, 2mal mit je 50 ml Wasser *R* gewaschen, durch 10 g wasserfreies Natriumsulfat *R* in einen Meßkolben filtriert und mit Ethylacetat *R* zu 50,0 ml verdünnt.

Untersuchungslösung: 10,0 ml Stammlösung werden mit 1 ml Aluminiumchlorid-Reagenz *R* versetzt und mit einer 5prozentigen Lösung (*V/V*) von Essigsäure 98 % *R* in Methanol *R* zu 25,0 ml verdünnt.

Kompensationsflüssigkeit: 10,0 ml Stammlösung werden mit einer 5prozentigen Lösung (*V/V*) von Essigsäure 98 % *R* in Methanol *R* zu 25,0 ml verdünnt.

Die Absorption (2.2.25) der Untersuchungslösung wird nach 30 min bei 425 nm gegen die Kompensationsflüssigkeit gemessen.

Der Gehalt an Flavonoiden, berechnet als Hyperosid, errechnet sich aus der Formel

$$A \cdot \frac{1,25}{m}$$

wobei eine spezifische Absorption des Hyperosids $A_{1\,cm}^{1\%} = 500$ zugrunde gelegt wird.

A = gemessene Absorption bei 425 nm
m = Einwaage der Droge in Gramm.

Lagerung

Gut verschlossen, vor Licht geschützt.

Dieser Text enthält für die englisch- und/oder französischsprachige 4. Ausgabe 2002 vorgesehene Berichtigungen.

2001, 1559

Risperidon

Risperidonum

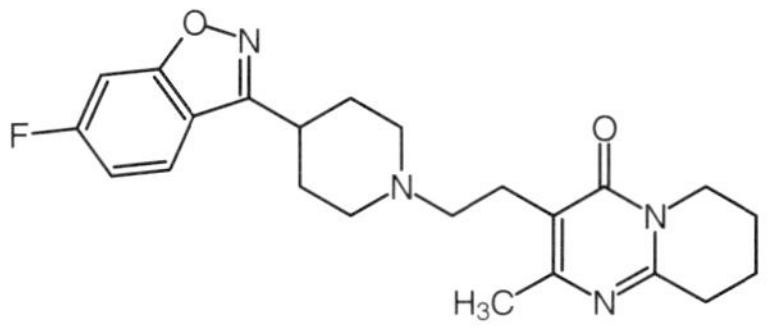

$C_{23}H_{27}FN_4O_2$ M_r 410,5

Definition

Risperidon enthält mindestens 99,0 und höchstens 101,0 Prozent 3-[2-[4-(6-Fluor-1,2-benzisoxazol-3-yl)piperidin-1-yl]ethyl]-2-methyl-6,7,8,9-tetrahydro-4*H*-pyrido[1,2-*a*]pyrimidin-4-on, berechnet auf die getrocknete Substanz.

Eigenschaften

Weißes bis fast weißes Pulver; praktisch unlöslich in Wasser, leicht löslich in Dichlormethan, wenig löslich in Ethanol. Die Substanz löst sich in verdünnten Säuren.

Die Substanz zeigt Polymorphie.

Prüfung auf Identität

Die Prüfung erfolgt mit Hilfe der IR-Spektroskopie (2.2.24) durch Vergleich des Spektrums der Substanz mit dem von Risperidon *CRS*. Die Prüfung erfolgt mit Hilfe von Preßlingen. Wenn die Spektren unterschiedlich sind, werden Substanz und Referenzsubstanz getrennt in der eben notwendigen Menge Aceton *R* gelöst. Nach Eindampfen der Lösungen zur Trockne werden mit den Rückständen erneut Spektren aufgenommen.

Prüfung auf Reinheit

Aussehen der Lösung: 0,1 g Substanz werden in einer Lösung von Weinsäure *R* (7,5 g · l⁻¹) zu 100 ml gelöst. Die Lösung muß klar (2.2.1) und farblos (2.2.2, Methode II) sein.

Verwandte Substanzen: Die Prüfung erfolgt mit Hilfe der Flüssigchromatographie (2.2.29).

Untersuchungslösung: 0,10 g Substanz werden in Methanol *R* zu 10,0 ml gelöst.

Referenzlösung a: 5,0 mg Risperidon *CRS* und 5,0 mg Haloperidol *CRS* werden in Methanol *R* zu 250,0 ml gelöst.

Referenzlösung b: 1,0 ml Untersuchungslösung wird mit Methanol *R* zu 100,0 ml verdünnt. 5,0 ml dieser Lösung werden mit Methanol *R* zu 25,0 ml verdünnt.

Die Chromatographie kann durchgeführt werden mit

– einer Säule aus rostfreiem Stahl von 0,10 m Länge und 4,6 mm innerem Durchmesser, gepackt mit desaktiviertem, octadecylsilyliertem Kieselgel zur Chromatographie *R* (3 µm)
– einer Mischung der mobilen Phasen A und B unter Einsatz der Gradientenelution bei einer Durchflußrate von 1,5 ml je Minute
  Mobile Phase A: eine Lösung von Ammoniumacetat *R* (5 g · l^{-1})
  Mobile Phase B: Methanol *R*

Zeit (min)	Mobile Phase A (% *V/V*)	Mobile Phase B (% *V/V*)	Erläuterungen
0 – 15	70 → 30	30 → 70	linearer Gradient
15 – 20	30	70	isokratisch
20 – 21	30 → 70	70 → 30	zurück zur Anfangszusammensetzung
21 – 25	70	30	Re-Äquilibrierung
25 = 0	70	30	Neubeginn des Gradienten

– einem Spektrometer als Detektor bei einer Wellenlänge von 260 nm.

Die Säule wird mindestens 10 min lang mit der mobilen Phase in der Anfangszusammensetzung bei einer Durchflußrate von 1 ml je Minute äquilibriert.

R

Monographien

10 µl Referenzlösung a werden eingespritzt. Die Empfindlichkeit des Systems wird so eingestellt, daß die Höhe der beiden Peaks im Chromatogramm mindestens 50 Prozent des maximalen Ausschlags beträgt. Werden die Chromatogramme unter den vorgeschriebenen Bedingungen aufgezeichnet, betragen die Retentionszeiten für Risperidon etwa 10,5 min und für Haloperidol etwa 11 min. Die Prüfung darf nur ausgewertet werden, wenn die Auflösung zwischen den Peaks von Risperidon und Haloperidol mindestens 3,0 beträgt. Falls erforderlich wird die Konzentration von Methanol in der mobilen Phase oder das Zeitprogramm der linearen Gradientenelution geändert.

10 µl Methanol *R* als Blindlösung und je 10 µl Untersuchungslösung und Referenzlösung b werden eingespritzt. Im Chromatogramm der Untersuchungslösung darf keine Peakfläche, mit Ausnahme der des Hauptpeaks, größer sein als die Fläche des Hauptpeaks im Chromatogramm der Referenzlösung b (0,2 Prozent), und die Summe dieser Peakflächen darf nicht größer sein als das 1,5fache der Fläche des Hauptpeaks im Chromatogramm der Referenzlösung b (0,3 Prozent). Peaks der Blindlösung und Peaks, deren Fläche kleiner ist als das 0,25fache der Fläche des Hauptpeaks im Chromatogramm der Referenzlösung b, werden nicht berücksichtigt.

Trocknungsverlust (2.2.32): Höchstens 0,5 Prozent, mit 1,000 g Substanz durch 4 h langes Trocknen im Trockenschrank bei 100 bis 105 °C bestimmt.

Sulfatasche (2.4.14): Höchstens 0,1 Prozent, mit 1,0 g Substanz unter Verwendung eines Platintiegels bestimmt.

Gehaltsbestimmung

0,160 g Substanz, in 70 ml einer Mischung von 1 Volumteil wasserfreier Essigsäure *R* und 7 Volumteilen Ethylmethylketon *R* gelöst, werden mit Perchlorsäure (0,1 mol · l^{-1}) titriert. Der Endpunkt wird mit Hilfe der Potentiometrie (2.2.20) bestimmt.

1 ml Perchlorsäure (0,1 mol · l^{-1}) entspricht 20,53 mg $C_{23}H_{27}FN_4O_2$.

Lagerung

Vor Licht geschützt.

Verunreinigungen

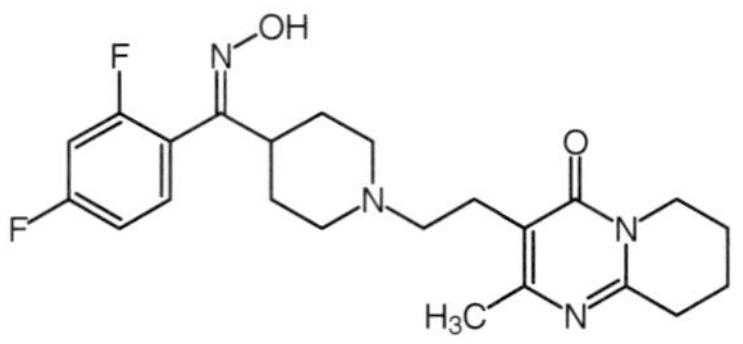

A. 3-[2-[4-[(*E*)-(2,4-Difluorphenyl)(hydroxyimino)methyl]piperidin-1-yl]ethyl]-2-methyl-6,7,8,9-tetrahydro-4*H*-pyrido[1,2-*a*]pyrimidin-4-on

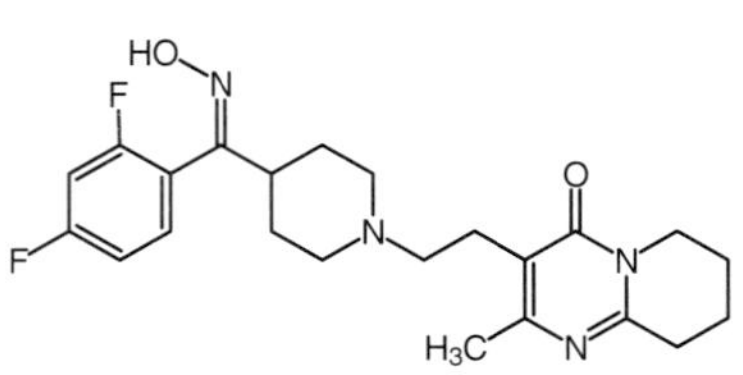

B. 3-[2-[4-[(*Z*)-(2,4-Difluorphenyl)(hydroxyimino)methyl]piperidin-1-yl]ethyl]-2-methyl-6,7,8,9-tetrahydro-4*H*-pyrido[1,2-*a*]pyrimidin-4-on

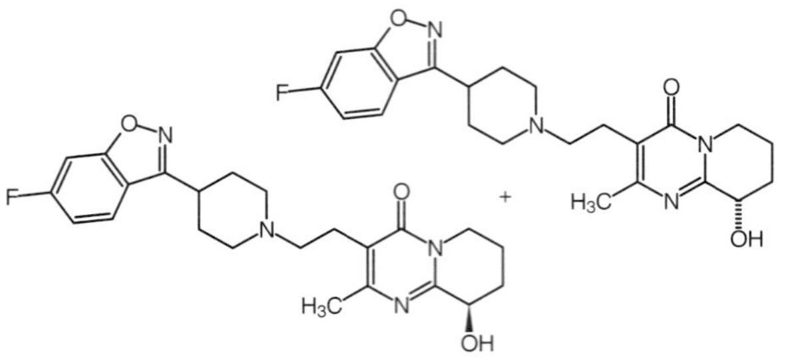

C. (9*RS*)-3-[2-[4-(6-Fluor-1,2-benzisoxazol-3-yl)piperidin-1-yl]ethyl]-9-hydroxy-2-methyl-6,7,8,9-tetrahydro-4*H*-pyrido[1,2-*a*]pyrimidin-4-on

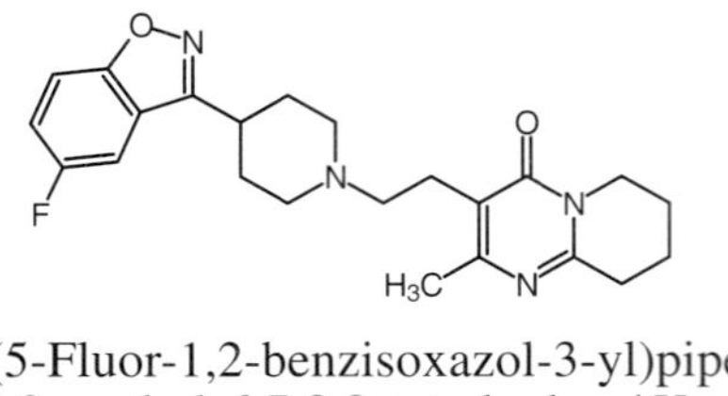

D. 3-[2-[4-(5-Fluor-1,2-benzisoxazol-3-yl)piperidin-1-yl]ethyl]-2-methyl-6,7,8,9-tetrahydro-4*H*-pyrido[1,2-*a*]pyrimidin-4-on

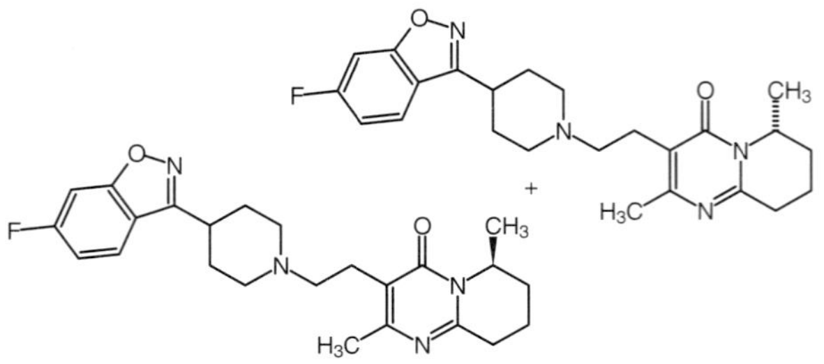

E. (6*RS*)-3-[2-[4-(6-Fluor-1,2-benzisoxazol-3-yl)piperidin-1-yl]ethyl]-2,6-dimethyl-6,7,8,9-tetrahydro-4*H*-pyrido[1,2-*a*]pyrimidin-4-on.

Dieser Text enthält für die englisch- und/oder französischsprachige 4. Ausgabe 2002 vorgesehene Berichtigungen.

2001, 1497

Hydriertes Rizinusöl

Ricini oleum hydrogenatum

Definition

Hydriertes Rizinusöl ist das durch Hydrieren von **Nativem Rizinusöl (Ricini oleum virginum)** erhaltene Öl. Die Substanz besteht hauptsächlich aus dem Triglycerid der 12-Hydroxystearinsäure.

Eigenschaften

Feines, fast weißes bis hellgelbes Pulver oder fast weiße bis hellgelbe Masse oder Flocken; praktisch unlöslich in

Wasser, leicht löslich in Dichlormethan, schwer löslich in Petroläther, sehr schwer löslich in wasserfreiem Ethanol.

Prüfung auf Identität

A. Schmelztemperatur (2.2.14): 83 bis 88 °C.

B. Die Substanz entspricht der Prüfung „Hydroxylzahl" (siehe „Prüfung auf Reinheit").

C. Die Substanz entspricht der Prüfung „Fettsäurenzusammensetzung" (siehe „Prüfung auf Reinheit").

Prüfung auf Reinheit

Säurezahl (2.5.1): Höchstens 4,0, mit 10,0 g Substanz, in 75 ml heißem Ethanol 96 % *R* gelöst, bestimmt.

Hydroxylzahl (2.5.3, Methode A): 145 bis 165. Die noch warme Lösung wird titriert.

Iodzahl (2.5.4): Höchstens 5,0.

Alkalisch reagierende Substanzen: 1,0 g Substanz wird unter Erwärmen in einer Mischung von 1,5 ml Ethanol 96 % *R* und 3 ml Toluol *R* gelöst. Nach Zusatz von 0,05 ml einer Lösung von Bromphenolblau *R* ($0,4 \text{ g} \cdot l^{-1}$) in Ethanol 96 % *R* dürfen bis zum Farbumschlag nach Gelb höchstens 0,2 ml Salzsäure ($0,01 \text{ mol} \cdot l^{-1}$) verbraucht werden.

Fettsäurenzusammensetzung: Die „Prüfung fetter Öle auf fremde Öle durch Gaschromatographie" (2.4.22, Methode A) wird durchgeführt.

Untersuchungslösung: 75 mg Substanz werden in ein 10-ml-Zentrifugenglas mit Schraubverschluß gegeben und unter Schütteln und Erhitzen auf 50 bis 60 °C in 2 ml *tert*-Butylmethylether *R* 1 gelöst. Der noch warmen Mischung wird 1 ml einer Lösung von Natrium *R* ($12 \text{ g} \cdot l^{-1}$) in wasserfreiem Methanol *R*, die unter den notwendigen Vorsichtsmaßnahmen hergestellt wurde, zugesetzt. Die Mischung wird mindestens 5 min lang kräftig geschüttelt, mit 5 ml destilliertem Wasser *R* versetzt, etwa 30 s lang kräftig geschüttelt und 15 min lang bei 1500 *g* zentrifugiert. Die oberen Phase wird verwendet.

Referenzlösung: 50 mg Methyl-12-hydroxystearat *CRS* und 50 mg Methylstearat *CRS* werden in 10,0 ml *tert*-Butylmethylether *R* 1 gelöst.

Die Chromatographie kann durchgeführt werden mit

- einer Kapillarsäule aus Quarzglas von 30 m Länge und 0,25 mm innerem Durchmesser, belegt mit Macrogol 20 000 *R* (Filmdicke 0,25 µm)
- Helium zur Chromatographie *R* als Trägergas bei einer Durchflußrate von 0,9 ml je Minute
- einem Flammenionisationsdetektor
- einem Splitverhältnis von 1:100.

Die Temperatur der Säule wird 55 min lang bei 215 °C und die des Probeneinlasses und des Detektors bei 250 °C gehalten.

1 µl jeder Lösung wird eingespritzt.

Der Prozentgehalt (*m/m*) jeder Fettsäure wird nach folgender Formel berechnet:

$$\frac{A_{x,s,c}}{\Sigma A_{x,s,c}} \cdot 100$$

$A_{x,s,c}$ = korrigierte Peakfläche der Fettsäure im Chromatogramm der Untersuchungslösung: $A_{x,s,c} = A_{x,s} \cdot R_c$

R_c = relativer Korrekturfaktor für die dem Methyl-12-hydroxystearat und dem Methyl-9,10-dihydroxystearat entsprechenden Peaks:

$$R_c = \frac{m_{1,r} \cdot A_{2,r}}{A_{1,r} \cdot m_{2,r}}$$

R_c = 1 für Peaks, die allen anderen spezifizierten oder nicht spezifizierten Fettsäuren entsprechen

$m_{1,r}$ = Einwaage von Methyl-12-hydroxystearat in der Referenzlösung

$m_{2,r}$ = Einwaage von Methylstearat in der Referenzlösung

$A_{1,r}$ = Fläche des Methyl-12-hydroxystearat-Peaks im Chromatogramm der Referenzlösung

$A_{2,r}$ = Fläche des Methylstearat-Peaks im Chromatogramm der Referenzlösung

$A_{x,s}$ = Fläche der Peaks, die den spezifizierten oder nicht spezifizierten Methylestern der Fettsäuren entsprechen.

Die Fettsäurenfraktion der Substanz muß folgende Zusammensetzung haben:

– Palmitinsäure:	höchstens 2,0 Prozent
– Stearinsäure:	7,0 bis 14,0 Prozent
– Arachidinsäure:	höchstens 0,5 Prozent
– 12-Oxostearinsäure (äquivalente Kettenlänge auf Macrogol 20 000: 22,7):	höchstens 5,0 Prozent
– 12-Hydroxystearinsäure (äquivalente Kettenlänge auf Macrogol 20 000: 23,9):	78,0 bis 91,0 Prozent
– 9,10-Dihydroxystearinsäure (äquivalente Kettenlänge auf Macrogol 20 000: 25,8):	0,3 bis 0,7 Prozent
– Jede andere Fettsäure:	höchstens 3,0 Prozent.

Nickel (2.4.27): Höchstens 1 ppm Ni.

Lagerung

In dem Verbrauch angemessenen, möglichst vollständig gefüllten Behältnissen.

Verunreinigungen

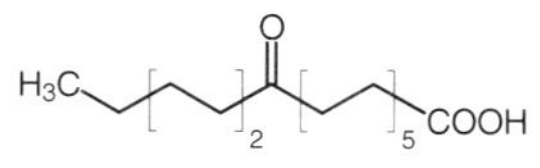

A. 12-Oxostearinsäure.

Dieser Text enthält für die englisch- und/oder französischsprachige 4. Ausgabe 2002 vorgesehene Berichtigungen.

2001, 51

Natives Rizinusöl

Ricini oleum virginum

Definition

Natives Rizinusöl ist das aus den Samen von *Ricinus communis* L. durch Kaltpressung gewonnene fette Öl. Ein geeignetes Antioxidans kann zugesetzt sein.

Eigenschaften

Klare, fast farblose bis schwach gelbe, viskose, hygroskopische Flüssigkeit; schwer löslich in Petroläther, mischbar mit Essigsäure 99 % und Ethanol.

Der Brechungsindex beträgt etwa 1,479, die relative Dichte etwa 0,958.

Prüfung auf Identität

1: D.
2: A, B, C.

A. Die Substanz entspricht der Prüfung „Optische Drehung" (siehe „Prüfung auf Reinheit").

B. Die Substanz entspricht der Prüfung „Hydroxylzahl" (siehe „Prüfung auf Reinheit").

C. Die Substanz entspricht der Prüfung „Iodzahl" (siehe „Prüfung auf Reinheit").

D. Die Substanz entspricht der Prüfung „Fettsäurenzusammensetzung" (siehe „Prüfung auf Reinheit").

Prüfung auf Reinheit

Optische Drehung (2.2.7): +3,5 bis +6,0°.

Absorption (2.2.25): 1,0 g Substanz wird in Ethanol 96 % *R* zu 100,0 ml gelöst. Die spezifische Absorption der Lösung, im Absorptionsmaximum bei 269 nm gemessen, darf höchstens 1,5 betragen.

Säurezahl (2.5.1): Höchstens 2,0, mit 5,0 g Substanz, in 25 ml der vorgeschriebenen Lösungsmittelmischung gelöst, bestimmt.

Hydroxylzahl (2.5.3, Methode A): Mindestens 150.

Iodzahl (2.5.4): 82 bis 90.

Peroxidzahl (2.5.5): Höchstens 10,0.

Unverseifbare Anteile (2.5.7): Höchstens 0,8 Prozent, mit 5,0 g Substanz bestimmt.

Fettsäurenzusammensetzung: Die „Prüfung fetter Öle auf fremde Öle durch Gaschromatographie" (2.4.22, Methode A) wird durchgeführt.

Untersuchungslösung: 75 mg Substanz werden in ein 10-ml-Zentrifugenglas mit Schraubverschluß gegeben und unter Schütteln und Erhitzen auf 50 bis 60 °C in 2 ml *tert*-Butylmethylether *R* 1 gelöst. Der noch warmen Mischung wird 1 ml einer Lösung von Natrium *R* (12 g · l^{-1}) in wasserfreiem Methanol *R*, die unter den notwendigen Vorsichtsmaßnahmen hergestellt wurde, zugesetzt. Die Mischung wird mindestens 5 min lang kräftig geschüttelt, mit 5 ml destilliertem Wasser *R* versetzt, etwa 30 s lang kräftig geschüttelt und 15 min lang bei 1500 *g* zentrifugiert. Die obere Phase wird verwendet.

Referenzlösung: 50 mg Methylricinolat *CRS* und 50 mg Methylstearat *CRS* werden in 10,0 ml *tert*-Butylmethylether *R* 1 gelöst.

Die Chromatographie kann durchgeführt werden mit

- einer Kapillarsäule aus Quarzglas von 30 m Länge und 0,25 mm innerem Durchmesser, belegt mit Macrogol 20 000 *R* (Filmdicke 0,25 µm)
- Helium zur Chromatographie *R* als Trägergas bei einer Durchflußrate von 0,9 ml je Minute
- einem Flammenionisationsdetektor
- einem Splitverhältnis von 1:100.

Die Temperatur der Säule wird 55 min lang bei 215 °C und die des Probeneinlasses und des Detektors bei 250 °C gehalten.

1 µl jeder Lösung wird eingespritzt.

Der Prozentgehalt (*m/m*) jeder Fettsäure wird nach folgender Formel berechnet:

$$\frac{A_{x,s,c}}{\Sigma A_{x,s,c}} \cdot 100$$

$A_{x,s,c}$ = korrigierte Peakfläche der Fettsäure im Chromatogramm der Untersuchungslösung:
$A_{x,s,c} = A_{x,s} \cdot R_c$

R_c = relativer Korrekturfaktor:
$$R_c = \frac{m_{1,r} \cdot A_{2,r}}{A_{1,r} \cdot m_{2,r}}$$
für die dem Methylricinolat und dem Methyl-9,10-dihydroxystearat entsprechenden Peaks.

R_c = 1 für Peaks, die allen anderen spezifizierten oder nicht spezifizierten Fettsäuren entsprechen

$m_{1,r}$ = Einwaage von Methylricinolat in der Referenzlösung

$m_{2,r}$ = Einwaage von Methylstearat in der Referenzlösung

$A_{1,r}$ = Fläche des Methylricinolat-Peaks im Chromatogramm der Referenzlösung

$A_{2,r}$ = Fläche des Methylstearat-Peaks im Chromatogramm der Referenzlösung

$A_{x,s}$ = Fläche der Peaks, die den spezifizierten oder nicht spezifizierten Methylestern der Fettsäuren entsprechen.

Die Fettsäurenfraktion des Öls muß folgende Zusammensetzung haben:

- Palmitinsäure: höchstens 2,0 Prozent
- Stearinsäure: höchstens 2,5 Prozent
- Ölsäure und deren Isomere ($C_{18:1}$ äquivalente Kettenlänge auf Macrogol 20 000: 18,3): 2,5 bis 6,0 Prozent
- Linolsäure ($C_{18:2}$ äquivalente Kettenlänge auf Macrogol 20 000: 18,8): 2,5 bis 7,0 Prozent

- Linolensäure
  ($C_{18:3}$ äquivalente Kettenlänge
  auf Macrogol 20 000: 19,2): höchstens 1,0 Prozent
- Eicosensäure
  ($C_{20:1}$ äquivalente Kettenlänge
  auf Macrogol 20 000: 20,2): höchstens 1,0 Prozent
- Ricinolsäure
  (äquivalente Kettenlänge
  auf Macrogol 20 000: 23,9): 85,0 bis 92,0 Prozent
- 9,10-Dihydroxystearinsäure
  (äquivalente Kettenlänge
  auf Macrogol 20 000: 25,8): 0,3 bis 0,7 Prozent
- Jede andere Fettsäure: höchstens 1,0 Prozent.

Wasser (2.5.12): Höchstens 0,3 Prozent, mit 5,0 g Substanz nach der Karl-Fischer-Methode bestimmt.

Lagerung

Vor Licht geschützt, in dem Verbrauch angemessenen, möglichst vollständig gefüllten Behältnissen, unterhalb von 25 °C.

Beschriftung

Die Beschriftung gibt insbesondere Namen und Konzentration jedes zugesetzten Antioxidans an.

1999, 162

Röteln-Lebend-Impfstoff

Vaccinum rubellae vivum

Definition

Röteln-Lebend-Impfstoff ist eine gefriergetrocknete Zubereitung aus einem geeigneten attenuierten Stamm des Röteln-Virus. Der Impfstoff wird unmittelbar vor der Anwendung entsprechend den Angaben in der Beschriftung rekonstituiert und ergibt eine klare Flüssigkeit, die durch einen enthaltenen *p*H-Indikator gefärbt sein kann.

Herstellung

Die Herstellung des Impfstoffs beruht auf einem Saatgutsystem und auf einem Zellbanksystem. Die Herstellungsmethode muß nachweislich konstant Röteln-Lebend-Impfstoff von angemessener Immunogenität und Unschädlichkeit für den Menschen ergeben. Abgesehen von begründeten und zugelassenen Fällen darf das Virus im fertigen Impfstoff nicht mehr Passagen vom Mastersaatgut entfernt sein als das Virus im Impfstoff, dessen Unschädlichkeit und Wirksamkeit sich in klinischen Studien als zufriedenstellend erwiesen hat.

Das Herstellungsverfahren wird einer Validierung unterzogen und muß gewährleisten, daß, falls der Impfstoff geprüft wird, die Zubereitung der „Prüfung auf anomale Toxizität, Prüfung von Sera und Impfstoffen für Menschen" (2.6.9) entspricht.

Substrat zur Virusvermehrung

Das Virus wird in diploiden Zellen vom Menschen, die den Anforderungen an „Diploide Zellen für die Herstellung von Impfstoffen für Menschen" (5.2.3) entsprechen, vermehrt.

Saatgut

Der verwendete Stamm des Röteln-Virus wird anhand von Unterlagen identifiziert, die die Herkunft und die nachfolgenden Manipulationen belegen müssen. Um die unnötige Verwendung von Affen bei der Prüfung auf Neurovirulenz zu vermeiden, wird Saatgut in großen Mengen hergestellt und, falls gefriergetrocknet, bei Temperaturen unterhalb von –20 °C oder, falls nicht gefriergetrocknet, unterhalb von –60 °C gelagert.

Nur ein Saatgut, das den nachstehenden Prüfungen entspricht, darf für die Virusvermehrung verwendet werden.

Identität: Das Master- und das Arbeitssaatgut werden durch Serumneutralisation in Zellkultur unter Verwendung von spezifischen Antikörpern als Röteln-Virus identifiziert.

Viruskonzentration: Die Viruskonzentration des Master- und Arbeitssaatguts wird bestimmt, um die Gleichförmigkeit der Herstellung zu überprüfen.

Fremde Agenzien (2.6.16): Das Arbeitssaatgut muß der Prüfung entsprechen.

Neurovirulenz (2.6.18): Das Arbeitssaatgut muß der Prüfung entsprechen. Für das Röteln-Virus empfängliche *Macaca*- und *Cercopithecus*-Affen sind für die Prüfung geeignet.

Vermehrung und Ernte

Der Umgang mit der Zellbank und den folgenden Zellkulturen erfolgt unter aseptischen Bedingungen in einem Raum, in dem mit keinen anderen Zellen gearbeitet wird. Geeignetes Tierserum (Serum vom Menschen darf nicht verwendet werden) kann in den Zellkulturmedien verwendet werden. Das letzte Nährmedium für die Erhaltung des Zellwachstums während der Virusvermehrung darf jedoch kein Tierserum enthalten. Bei der Zubereitung von Zellsuspensionen sowie von Zellkulturmedien verwendetes Serum und Trypsin müssen nachweislich frei sein von fremden Agenzien. Dem Nährmedium für die Zellkultur können ein *p*H-Indikator wie Phenolrot sowie geeignete Antibiotika in der eben noch wirksamen Konzentration zugesetzt werden. Das Substrat sollte, falls möglich, während der Herstellung frei von Antibiotika sein. Mindestens 500 ml der für die Impfstoffherstellung verwendeten Zellkultur werden als nicht infizierte Zellkultur (Kontrollzellen) aufbewahrt. Während des Wachstums der Viren wird die Inkubationstemperatur überwacht. Die Virussuspension wird ein- oder mehrfach innerhalb von 28 Tagen nach Beimpfung geerntet. Mehrfachernten derselben Herstellzellkultur können vereinigt und wie eine Einfachernte behandelt werden.

Nur eine einzelne Ernte, die den nachstehenden Prüfungen entspricht, darf für die Zubereitung des Fertigimpfstoffs als Bulk verwendet werden.

Identität: Die einzelne Ernte enthält Virus, das durch Serumneutralisation in Zellkultur unter Verwendung von

R

Monographien

spezifischen Antikörpern als Röteln-Virus identifiziert wird.

Viruskonzentration: Die Viruskonzentration wird in der einzelnen Ernte wie unter „Bestimmung der Wirksamkeit" beschrieben bestimmt, um die Gleichförmigkeit der Herstellung zu überprüfen und um die Verdünnung für die Herstellung des fertigen Impfstoffs als Bulk zu ermitteln.

Fremde Agenzien (2.6.16): Die einzelne Ernte muß der Prüfung entsprechen.

Kontrollzellen: Die Kontrollzellen müssen der „Prüfung auf Identität" und den Anforderungen der „Prüfung auf fremde Agenzien in Virus-Lebend-Impfstoffen für Menschen" (2.6.16) entsprechen.

Fertiger Impfstoff als Bulk

Einzelne Ernten, die den vorstehend beschriebenen Prüfungen entsprechen, werden vereinigt und geklärt, um Zellen zu entfernen. Ein geeigneter Stabilisator kann zugesetzt werden. Die vereinigten Ernten werden anschließend entsprechend verdünnt.

Nur ein fertiger Impfstoff als Bulk, der der nachstehenden Prüfung entspricht, darf zur Herstellung der Fertigzubereitung verwendet werden.

Verunreinigende Mikroorganismen: Der fertige Impfstoff als Bulk muß der „Prüfung auf Sterilität" (2.6.1) entsprechen. 10 ml der Zubereitung werden für jedes Nährmedium verwendet.

Fertigzubereitung

Eine Mindestviruskonzentration wird für das Produkt zur Freigabe festgelegt, die in Kenntnis der Stabilitätsdaten sicherstellt, daß bis zum Ende der Verwendbarkeit mindestens der in der Beschriftung angegebene Virustiter enthalten ist.

Nur ein Endprodukt, das der Mindestviruskonzentration zur Freigabe entspricht und das hinsichtlich Temperaturbeständigkeit zufriedenstellend ist und der „Prüfung auf Identität" und der „Prüfung auf Reinheit" entspricht, darf zur Anwendung freigegeben werden. Vorausgesetzt, daß die Prüfung auf Rinderserumalbumin mit befriedigenden Ergebnissen für den fertigen Impfstoff als Bulk erfolgt ist, kann sie für die Fertigzubereitung entfallen.

Temperaturbeständigkeit: Proben der gefriergetrockneten Fertigzubereitung werden im trockenen Zustand 7 Tage lang bei 37 °C erwärmt. Wie unter „Bestimmung der Wirksamkeit" beschrieben, werden parallel die Viruskonzentrationen von Impfstoffproben des zuvor erwärmten und des nicht erwärmten, bei 5 ± 3 °C gelagerten Impfstoffs bestimmt. Die Viruskonzentration des zuvor erwärmten Impfstoffs darf nicht mehr als 1,0 log geringer sein als die des nicht erwärmten Impfstoffs.

Prüfung auf Identität

Wenn der entsprechend der Beschriftung rekonstituierte Impfstoff mit spezifischen Röteln-Antikörpern gemischt wird, werden empfängliche Zellkulturen nicht mehr infiziert.

Prüfung auf Reinheit

Verunreinigende Mikroorganismen: Der rekonstituierte Impfstoff muß der „Prüfung auf Sterilität" (2.6.1) entsprechen.

Rinderserumalbumin: Höchstens 50 ng je Dosis für den Menschen, mit Hilfe einer geeigneten immunchemischen Methode (2.7.1) bestimmt.

Wasser (2.5.12): Höchstens 3,0 Prozent, nach der Karl-Fischer-Methode bestimmt.

Bestimmung der Wirksamkeit

Im Impfstoff wird das infektiöse Virus unter Verwendung von mindestens 5 Zellkulturen für jeden Verdünnungsschritt (Verdünnungsfaktor 0,5 log) oder mit einem Verfahren gleicher Empfindlichkeit mindestens 3mal titriert. Eine geeignete Virusreferenzzubereitung wird verwendet, um jede Bestimmung zu validieren. Die Viruskonzentration muß, wie in der Beschriftung angegeben, mindestens $1 \cdot 10^3$ $ZKID_{50}$ je Dosis für den Menschen betragen. Die Bestimmung darf nur ausgewertet werden, wenn die Vertrauensgrenze ($P = 0,95$) des Logarithmus der Viruskonzentration höchstens ± 0,3 beträgt.

Lagerung

Entsprechend **Impfstoffe für Menschen (Vaccina ad usum humanum)**.

Beschriftung

Entsprechend **Impfstoffe für Menschen**.

Die Beschriftung gibt insbesondere an

- Virusstamm, der für die Zubereitung des Impfstoffs verwendet wurde
- Art und Herkunft der für die Impfstoffherstellung benutzten Zellen
- Mindestviruskonzentration
- daß der Kontakt des Impfstoffs mit Desinfektionsmitteln zu meiden ist
- Zeitdauer, innerhalb welcher der rekonstituierte Impfstoff zu verbrauchen ist
- daß der Impfstoff schwangeren Frauen nicht verabreicht werden darf und daß Frauen nach der Impfung zwei Monate lang eine Schwangerschaft verhüten müssen.

2001, 1560

Rosmarinblätter

Rosmarini folium

Definition

Rosmarinblätter bestehen aus den ganzen oder geschnittenen, getrockneten Laubblättern von *Rosmarinus officinalis* L. Die Droge enthält mindestens 12 ml · kg^{-1} ätherisches Öl, berechnet auf die wasserfreie Droge.

Eigenschaften

Die Droge hat einen stark aromatischen Geruch.

Die Droge weist die unter „Prüfung auf Identität, A und B“ beschriebenen makroskopischen und mikroskopischen Merkmale auf.

Prüfung auf Identität

A. Die sitzenden, zähen, linealen bis lineal-lanzettlichen Blätter sind 10 bis 40 mm lang, 2 bis 4 mm breit und am Rand nach unten eingerollt. Die Blattoberseite ist dunkelgrün und kahl, die Blattunterseite, an der eine Mittelrippe stark hervortritt, ist graugrün und dicht filzig behaart.

B. Die Droge wird pulverisiert (355). Das Pulver ist graugrün bis gelblichgrün. Die Prüfung erfolgt unter dem Mikroskop, wobei Chloralhydrat-Lösung *R* verwendet wird. Das Pulver zeigt Fragmente der unteren Epidermis mit perlschnurartig aufgereihten Zellen mit geraden bis wellig-buchtigen Zellwänden und zahlreichen Spaltöffnungen vom diacytischen Typ (2.8.3); Fragmente der oberen Epidermis mit geradwandigen Zellen, leicht verdickt und getüpfelt, darunter liegend ein Hypoderm, bestehend aus einer Reihe oder mehreren Reihen großer, unregelmäßiger Zellen mit verdickten, antiklinen Wänden; unter dem Hypoderm eine bis zwei Lagen Palisadenzellen, zu einer großen sichelförmigen Fläche angeordnet; zahlreiche vielzellige, meist verzweigte Deckhaare; 2 Arten von Drüsenhaaren, die Mehrzahl mit kurzem, einzelligem Stiel und einem aus 8 strahlenförmig angeordneten Zellen bestehenden Köpfchen, die anderen, weniger reichlich vorhandenen Drüsenhaare mit einzelligem Stiel und einem kugelförmigen, 1 oder 2zelligen Köpfchen.

C. Die Prüfung erfolgt mit Hilfe der Dünnschichtchromatographie (2.2.27) unter Verwendung einer DC-Platte mit Kieselgel G *R*.

Untersuchungslösung: 20 µl des unter „Gehaltsbestimmung“ erhaltenen Öls werden in 1 ml Hexan *R* gelöst.

Referenzlösung: 5 mg Borneol *R*, 5 mg Bornylacetat *R* und 10 µl Cineol *R* werden in 1 ml Hexan *R* gelöst.

Auf die Platte werden 10 µl jeder Lösung bandförmig aufgetragen. Die Chromatographie erfolgt mit einer Mischung von 5 Volumteilen Ethylacetat *R* und 95 Volumteilen Toluol *R* über eine Laufstrecke von 15 cm. Die Platte wird an der Luft trocknen gelassen, mit Vanillin-Reagenz *R* besprüht, 10 min lang bei 100 bis 105 °C erhitzt und innerhalb von 10 min im Tageslicht ausgewertet. Das Chromatogramm der Referenzlösung zeigt im unteren Drittel die violettblaue Zone des Borneols, darüber die blaue Zone des Cineols und im mittleren Drittel die bläulichgraue Zone des Bornylacetats. Das Chromatogramm der Untersuchungslösung zeigt 3 Zonen, die in bezug auf Lage und Farbe den Zonen im Chromatogramm der Referenzlösung entsprechen. Das Chromatogramm der Untersuchungslösung zeigt ferner einige violettblaue bis violettgraue Zonen im unteren Drittel, eine violettrosa Zone im mittleren Drittel, eine violettgraue Zone im oberen Drittel und eine intensiv violette Zone nahe der Fließmittelfront.

Prüfung auf Reinheit

Fremde Bestandteile (2.8.2): Höchstens 5 Prozent Stengelanteile und höchstens 2 Prozent andere fremde Bestandteile.

Wasser (2.2.13): Höchstens 100 ml · kg^{-1}, mit pulverisierter Droge (355) durch Destillation bestimmt.

Asche (2.4.16): Höchstens 9 Prozent.

Gehaltsbestimmung

Die Bestimmung erfolgt nach „Gehaltsbestimmung des ätherischen Öls in Drogen“ (2.8.12) unter Verwendung von 25,0 g zerkleinerter Droge, einem 1000-ml-Rundkolben und 300 ml Wasser *R* als Destillationsflüssigkeit. 3 h lang wird mit einer Geschwindigkeit von 2 bis 3 ml je Minute destilliert.

Lagerung

Gut verschlossen, vor Licht geschützt.

R

Monographien

1999, 1146

Roxithromycin

Roxithromycinum

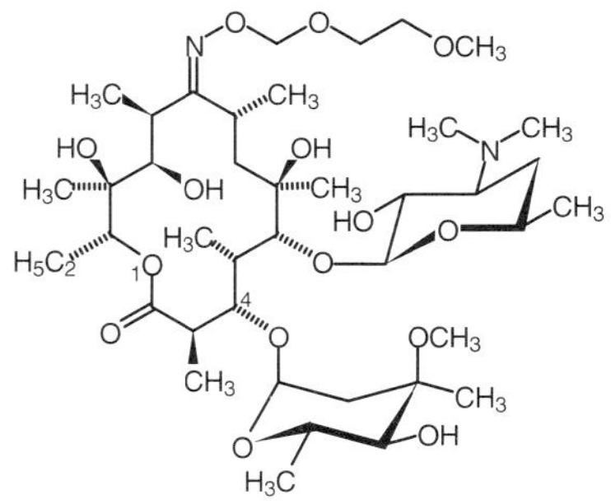

$C_{41}H_{76}N_2O_{15}$ M_r 837

Definition

Roxithromycin enthält mindestens 97,0 und höchstens 101,0 Prozent (3*R*,4*S*,5*S*,6*R*,7*R*,9*R*,11*S*,12*R*,13*S*,14*R*)-4-[(2,6-Didesoxy-3-*C*-methyl-3-*O*-methyl-α-L-*ribo*-hexopyranosyl)oxy]-14-ethyl-7,12,13-trihydroxy-10-[(*E*)-[(2-methoxyethoxy)methoxy]imino]-3,5,7,9,11,13-hexamethyl-6-[[3,4,6-tridesoxy-3-(dimethylamino)-β-D-*xylo*-hexopyranosyl]oxy]oxacyclotetradecan-2-on, berechnet auf die wasser- und lösungsmittelfreie Substanz.

Eigenschaften

Weißes, kristallines Pulver; sehr schwer löslich in Wasser, leicht löslich in Aceton, Dichlormethan und Ethanol. Die Substanz ist in verdünnter Salzsäure schwer löslich.

Die Substanz zeigt Polymorphie.

Prüfung auf Identität

A. Die Prüfung erfolgt mit Hilfe der IR-Spektroskopie (2.2.24) durch Vergleich des Spektrums der Substanz mit dem von Roxithromycin *CRS*. Wenn die Spektren bei der Prüfung unterschiedlich sind, werden mit Lösungen der Substanz und der Referenzsubstanz (90 g · l^{-1}) in Dichlormethan *R* erneut Spektren aufgenommen.

B. Die unter „Gehaltsbestimmung" erhaltenen Chromatogramme werden ausgewertet. Der Hauptpeak im Chromatogramm der Untersuchungslösung b ist in bezug auf Retentionszeit und Größe vergleichbar mit dem Hauptpeak im Chromatogramm der Referenzlösung a.

Prüfung auf Reinheit

Aussehen der Lösung: 0,2 g Substanz werden in Methanol *R* zu 20 ml gelöst. Die Lösung muß klar (2.2.1) und farblos (2.2.2, Methode II) sein.

Spezifische Drehung (2.2.7): 0,500 g Substanz werden in Aceton *R* zu 50,0 ml gelöst. Die spezifische Drehung muß zwischen −93 und −96° liegen, berechnet auf die wasser- und lösungsmittelfreie Substanz.

Verwandte Substanzen: Die Prüfung erfolgt mit Hilfe der Flüssigchromatographie (2.2.29) wie unter „Gehaltsbestimmung" beschrieben.

Die Chromatographie kann durchgeführt werden mit

– einer Mischung der mobilen Phasen A und B unter Einsatz der Gradientenelution bei einer Durchflußrate von 1,0 ml je Minute gemäß Tabelle

Mobile Phase A: 510 ml Wasser *R* werden mit 200 ml einer Lösung von Ammoniumdihydrogenphosphat *R* (170 g · l^{-1}) versetzt; die Lösung wird mit verdünnter Natriumhydroxid-Lösung *R* auf einen *p*H-Wert von 5,3 eingestellt und mit 315 ml Acetonitril *R* versetzt

Mobile Phase B: Eine Mischung von 300 Volumteilen Wasser *R* und 700 Volumteilen Acetonitril *R*

Zeit (min)	Mobile Phase A (% *V/V*)	Mobile Phase B (% *V/V*)	Erläuterungen
	100	0	Äquilibrierung
0 – 38	100	0	isokratisch
38 – 39	100 → 90	0 → 10	linearer Gradient
39 – 80	90	10	isokratisch

Vor jeder Prüfung wird das System 20 min lang mit der mobilen Phase A äquilibriert.

Werden die Chromatogramme unter den vorgeschriebenen Bedingungen aufgezeichnet, betragen die Retentionszeiten für *N*-Demethylroxithromycin (Roxithromycin-Verunreinigung F) 15 bis 17 min und für Roxithromycin 20 bis 22 min. 20 µl Referenzlösung c werden eingespritzt. Die Prüfung darf nur ausgewertet werden, wenn im Chromatogramm der Referenzlösung c die Auflösung zwischen den Peaks von *N*-Demethylroxithromycin und Roxithromycin mindestens 6,0 und der Symmetriefaktor des Roxithromycin-Peaks höchstens 1,5 beträgt. Falls erforderlich wird die Durchflußrate der mobilen Phase geändert.

Je 20 µl Untersuchungslösung a und Referenzlösung b werden eingespritzt. Im Chromatogramm der Untersuchungslösung a darf keine Peakfläche, mit Ausnahme der des Hauptpeaks, größer sein als die Fläche des Hauptpeaks im Chromatogramm der Referenzlösung b (0,5 Prozent), und die Summe aller Peakflächen, mit Ausnahme der des Hauptpeaks, darf nicht größer sein als das 6fache der Fläche des Hauptpeaks im Chromatogramm der Referenzlösung b (3,0 Prozent). Peaks, deren Fläche kleiner ist als das 0,1fache der Fläche des Hauptpeaks im Chromatogramm der Referenzlösung b, werden nicht berücksichtigt. Falls bei der Verwendung der mobilen Phase B ein dem Toluol entsprechender Peak mit einer relativen Retention von 3 (bezogen auf den Roxithromycin-Peak) eluiert wird, wird dieser Peak für die Prüfung „Verwandte Substanzen" nicht berücksichtigt.

Ethanol, Toluol (2.4.24): Höchstens 0,2 Prozent Ethanol und 0,1 Prozent Toluol.

Schwermetalle (2.4.8): 2,0 g Substanz werden in einer Mischung von 15 Volumteilen Wasser *R* und 85 Volumteilen Aceton *R* zu 20 ml gelöst. 12 ml Lösung müssen der Grenzprüfung B auf Schwermetalle entsprechen (10 ppm). Als Referenzlösung wird eine Blei-Lösung (1 ppm Pb) verwendet, die durch Verdünnen der Blei-Lösung (100 ppm Pb) *R* mit einer Mischung von 15 Volumteilen Wasser *R* und 85 Volumteilen Aceton *R* hergestellt wird.

Wasser (2.5.12): Höchstens 3,0 Prozent, mit 0,200 g Substanz nach der Karl-Fischer-Methode bestimmt.

Sulfatasche (2.4.14): Höchstens 0,1 Prozent, mit 1,0 g Substanz bestimmt.

Gehaltsbestimmung

Die Bestimmung erfolgt mit Hilfe der Flüssigchromatographie (2.2.29).

Untersuchungslösung a: 40,0 mg Substanz werden in der mobilen Phase A zu 10,0 ml gelöst.

Untersuchungslösung b: 5,0 ml Untersuchungslösung a werden mit der mobilen Phase A zu 10,0 ml verdünnt.

Referenzlösung a: 20,0 mg Roxithromycin *CRS* werden in der mobilen Phase A zu 10,0 ml gelöst.

Referenzlösung b: 1,0 ml Referenzlösung a wird mit der mobilen Phase A zu 100,0 ml verdünnt.

Referenzlösung c: 5,0 mg Roxithromycin *CRS* und 5,0 mg *N*-Demethylroxithromycin *CRS* werden in der mobilen Phase A zu 50,0 ml gelöst.

Die Chromatographie kann durchgeführt werden mit

– einer Säule aus rostfreiem Stahl von 0,25 m Länge und 4,6 mm innerem Durchmesser, gepackt mit octadecylsilyliertem Kieselgel zur Chromatographie *R* (5 µm)

- folgender mobilen Phase bei einer Durchflußrate von 1,5 ml je Minute: 510 ml Wasser *R* werden mit 200 ml einer Lösung von Ammoniumdihydrogenphosphat *R* (170 g · l^{-1}) versetzt; die Lösung wird mit verdünnter Natriumhydroxid-Lösung *R* auf einen *p*H-Wert von 5,3 eingestellt und mit 315 ml Acetonitril *R* versetzt
- einem Spektrometer als Detektor bei einer Wellenlänge von 205 nm.

Werden die Chromatogramme unter den vorgeschriebenen Bedingungen aufgezeichnet, betragen die Retentionszeiten für *N*-Demethylroxithromycin 7 bis 10 min und für Roxithromycin 10 bis 13 min.

20 µl Referenzlösung c werden eingespritzt. Die Bestimmung darf nur ausgewertet werden, wenn im Chromatogramm der Referenzlösung c die Auflösung zwischen den Peaks von *N*-Demethylroxithromycin und Roxithromycin mindestens 6,0 und der Symmetriefaktor des Roxithromycin-Peaks höchstens 1,5 beträgt. Falls erforderlich wird die Durchflußrate der mobilen Phase geändert.

Die Untersuchungslösung b und die Referenzlösung a werden abwechselnd eingespritzt.

Lagerung

Dicht verschlossen.

Verunreinigungen

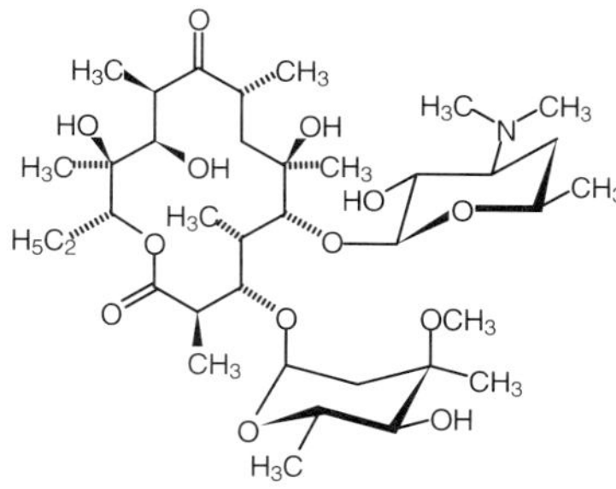

A. Erythromycin A

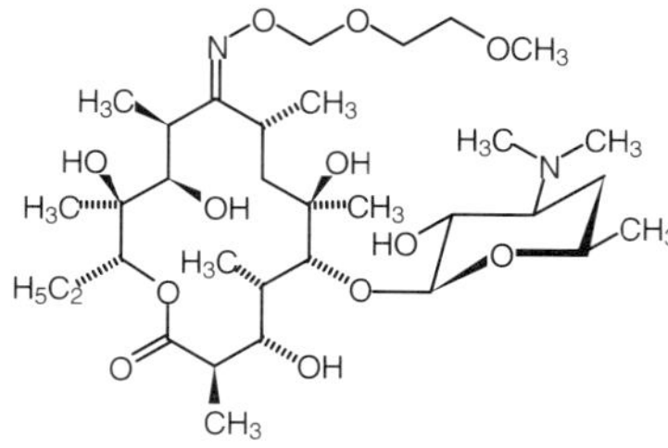

B. 4-*O*-De(2,6-didesoxy-3-*C*-methyl-3-*O*-methyl-α-*ribo*-hexopyranosyl)erythromycin-10-(*E*)-[*O*-[(2-methoxyethoxy)methyl]oxim]

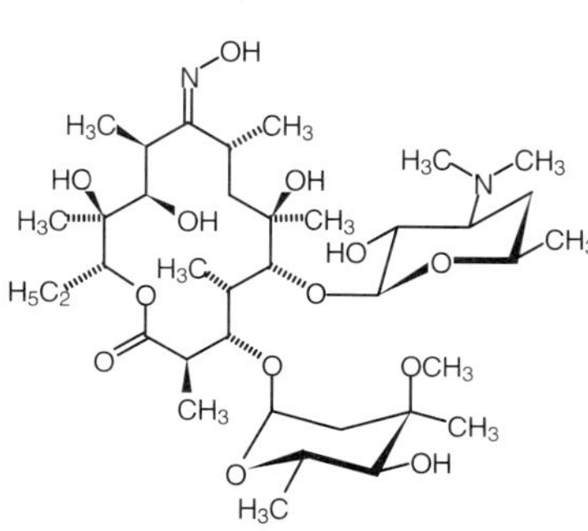

C. Erythromycin-10-(*E*)-oxim

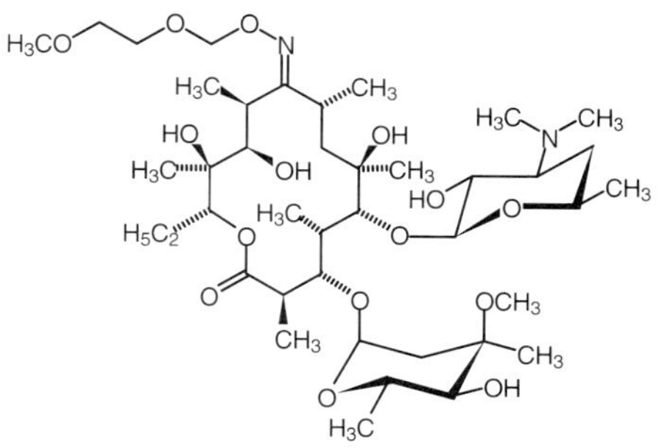

D. Erythromycin-10-(*Z*)-[[(2-methoxyethoxy)methyl]oxim]

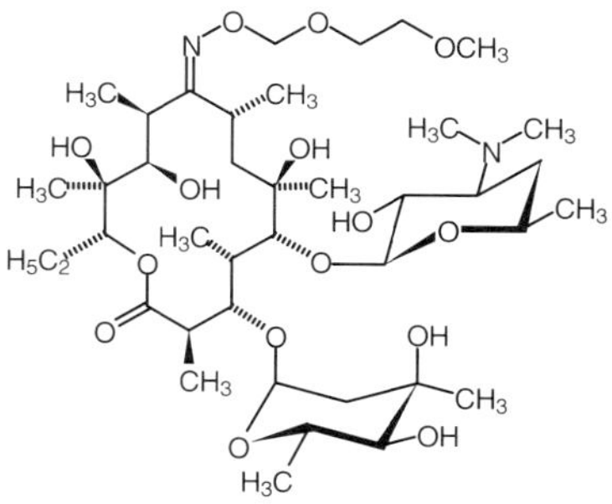

E. 3-*O*-Demethylerythromycin-10-(*E*)-[*O*-[(2-methoxyethoxy)methyl]oxim] (Roxithromycin C)

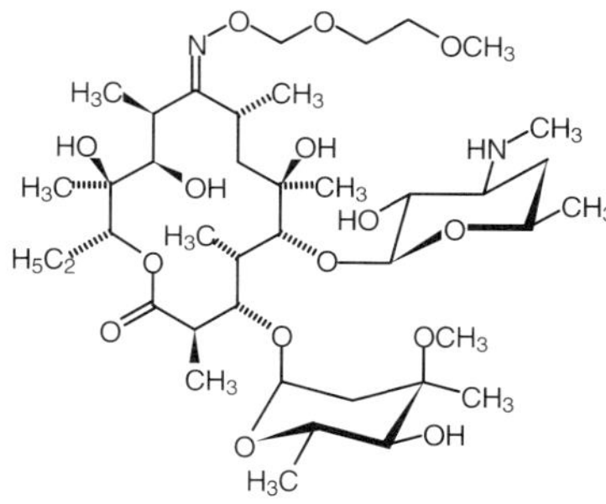

F. *N*-Demethylerythromycin-10-(*E*)-[[*O*-(2-methoxyethoxy)methyl]oxim]

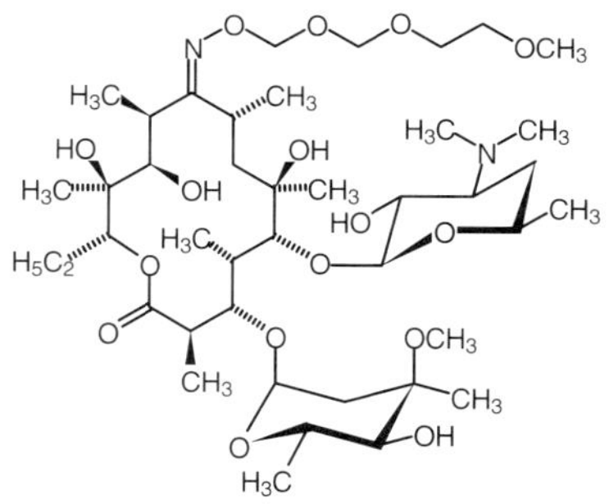

G. Erythromycin-10-(*E*)-[*O*-[[(2-methoxyethoxy)methoxy]methyl]oxim]

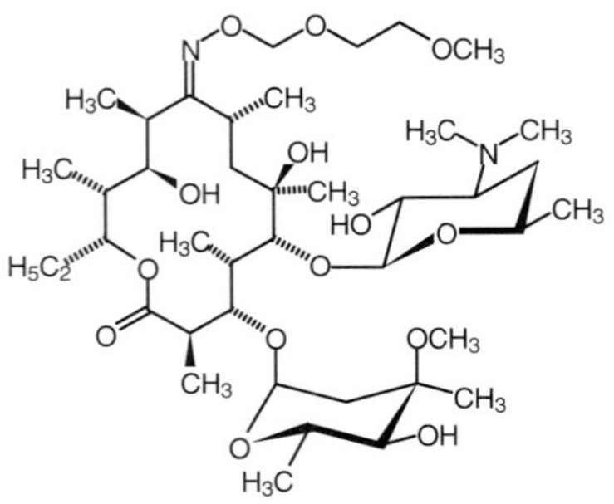

H. 13-Desoxyerythromycin-10-(*E*)-[*O*-[(2-methoxy=
ethoxy)methyl]oxim]
(Roxithromycin B)

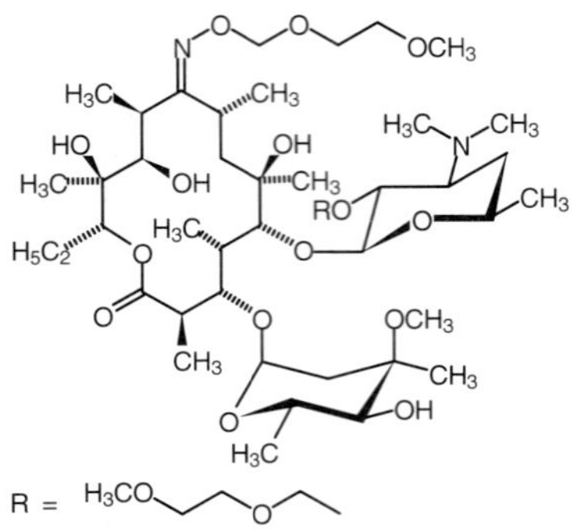

I. 2-*O*-[(2-Methoxyethoxy)methyl]erythromycin-10-(*E*)-[*O*-[(2-methoxyethoxy)methyl]oxim].

S

1998, 204

Saccharose

Saccharum

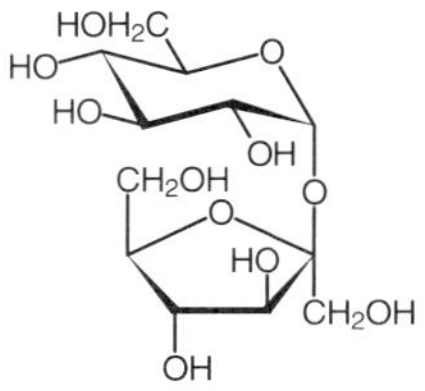

$C_{12}H_{22}O_{11}$ M_r 342,3

Definition

Saccharose ist β-D-Fructofuranosyl-α-D-glucopyranosid. Die Substanz enthält keinen Zusatzstoff.

Eigenschaften

Weißes, kristallines Pulver oder trockene, farblose bis weiße, glänzende Kristalle; sehr leicht löslich in Wasser, schwer löslich in Ethanol, praktisch unlöslich in wasserfreiem Ethanol.

Prüfung auf Identität

1: A.
2: B, C.

A. Die Prüfung erfolgt mit Hilfe der IR-Spektroskopie (2.2.24) durch Vergleich des Spektrums der Substanz mit dem von Saccharose *CRS*.

B. Die Prüfung erfolgt mit Hilfe der Dünnschichtchromatographie (2.2.27) unter Verwendung einer Schicht von Kieselgel G *R*.

Untersuchungslösung: 10 mg Substanz werden in einer Mischung von 2 Volumteilen Wasser *R* und 3 Volumteilen Methanol *R* zu 20 ml gelöst.

Referenzlösung a: 10 mg Saccharose *CRS* werden in einer Mischung von 2 Volumteilen Wasser *R* und 3 Volumteilen Methanol *R* zu 20 ml gelöst.

Referenzlösung b: Je 10 mg Fructose *CRS*, Glucose *CRS*, Lactose *CRS* und Saccharose *CRS* werden in einer Mischung von 2 Volumteilen Wasser *R* und 3 Volumteilen Methanol *R* zu 20 ml gelöst.

Auf die Platte werden 2 µl jeder Lösung aufgetragen. Nach sorgfältigem Trocknen erfolgt die Chromatographie mit einer Mischung von 10 Volumteilen Wasser *R*, 15 Volumteilen Methanol *R*, 25 Volumteilen wasserfreier Essigsäure *R* und 50 Volumteilen Dichlorethan *R* über eine Laufstrecke von 15 cm. Die Lösungsmittel müssen genau abgemessen werden, denn ein geringer Überschuß von Wasser kann die Mischung trüben. Die Platte wird im Warmluftstrom getrocknet. Die Chromatographie wird sofort unter Erneuerung des Fließmittels wiederholt. Die Platte wird im Warmluftstrom getrocknet, mit einer Lösung von 0,5 g Thymol *R* in einer Mischung von 5 ml Schwefelsäure *R* und 95 ml Ethanol 96 % *R* gleichmäßig besprüht und 10 min lang bei 130 °C erhitzt. Der Hauptfleck im Chromatogramm der Untersuchungslösung entspricht in bezug auf Lage, Farbe und Größe dem Hauptfleck im Chromatogramm der Referenzlösung a. Die Prüfung darf nur ausgewertet werden, wenn das Chromatogramm der Referenzlösung b deutlich voneinander getrennt 4 Flecke zeigt.

C. 1 ml Prüflösung (siehe „Prüfung auf Reinheit") wird mit Wasser *R* zu 100 ml verdünnt. 5 ml dieser Lösung werden mit 0,15 ml einer frisch hergestellten Kupfer(II)-sulfat-Lösung *R* und 2 ml einer frisch hergestellten verdünnten Natriumhydroxid-Lösung *R* versetzt. Die Lösung ist auch nach dem Erhitzen zum Sieden blau und klar. Die heiße Lösung wird mit 4 ml verdünnter Salzsäure *R* versetzt und 1 min lang zum Sieden erhitzt. Nach Zusatz von 4 ml verdünnter Natriumhydroxid-Lösung *R* bildet sich sofort ein orangefarbener Niederschlag.

Prüfung auf Reinheit

Prüflösung: 50,0 g Substanz werden in kohlendioxidfreiem Wasser *R*, das aus destilliertem Wasser *R* hergestellt wurde, zu 100 ml gelöst.

Aussehen der Lösung: Die Prüflösung muß klar (2.2.1) und darf nicht stärker gefärbt sein als die Farbvergleichslösung G_6 (2.2.2, Methode II).

Sauer oder alkalisch reagierende Substanzen: 10 ml Prüflösung werden mit 0,3 ml Phenolphthalein-Lösung *R* versetzt. Die Lösung muß farblos sein. Bis zum Umschlag nach Rosa dürfen höchstens 0,3 ml Natriumhydroxid-Lösung (0,01 mol · l^{-1}) verbraucht werden.

Leitfähigkeit (2.2.38): Höchstens 35 µS · cm^{-1}. 31,3 g Substanz werden in kohlendioxidfreiem Wasser *R*, das aus destilliertem Wasser *R* hergestellt wurde, zu 100,0 ml gelöst. Die Leitfähigkeit der Lösung (C_1) und des zur Herstellung der Lösung verwendeten Wassers (C_2) werden gemessen, wobei die Lösung während der Dauer der Messung mit einem Magnetrührer schwach gerührt wird. Die Streuung der über eine Dauer von 30 s gemessenen Werte darf höchstens 1 Prozent betragen. Die Leitfähigkeit der Lösung wird nach folgender Formel berechnet

$$C_1 - 0{,}35\ C_2$$

S

Monographien

Spezifische Drehung (2.2.7): 26,0 g Substanz werden in Wasser *R* zu 100,0 ml gelöst. Die spezifische Drehung muß zwischen +66,3 und +67,0° liegen.

Dextrine: Saccharose zur Herstellung von Parenteralia in großen Volumen muß folgender Prüfung entsprechen: Werden 2 ml Prüflösung mit 8 ml Wasser *R*, 0,05 ml verdünnter Salzsäure *R* und 0,05 ml Iod-Lösung (0,05 mol · l^{-1}) versetzt, muß die Lösung gelb gefärbt bleiben.

Glucose, Invertzucker: 5 ml Prüflösung werden in einem Reagenzglas von etwa 150 mm Länge und etwa 16 mm Durchmesser mit 5 ml Wasser *R* verdünnt und mit 1,0 ml Natriumhydroxid-Lösung (1 mol · l^{-1}) sowie 1,0 ml einer Lösung von Methylenblau *R* (1 g · l^{-1}) versetzt. Nach Durchmischen der Lösungen wird das Reagenzglas ins Wasserbad gestellt. Nach genau 2 min wird das Reagenzglas herausgenommen und die Lösung sofort beurteilt. Die blaue Farbe darf nicht vollständig verschwunden sein (0,04 Prozent). Die blaue Färbung in der Grenzschicht Luft/Lösung wird nicht berücksichtigt.

Sulfit: 5,0 g Substanz werden in 40 ml Wasser *R* gelöst. Die Lösung wird mit 2,0 ml Natriumhydroxid-Lösung (0,1 mol · l^{-1}) versetzt und mit Wasser *R* zu 50,0 ml verdünnt. 10,0 ml Lösung werden mit 1 ml Salzsäure (3 mol · l^{-1}), 2,0 ml Schiffs Reagenz *R* 1 und 2,0 ml einer 0,5prozentigen Lösung (*V/V*) von Formaldehyd-Lösung *R* versetzt. Nach 30 min langem Stehenlassen wird die Absorption (2.2.25) im Maximum bei 583 nm gemessen. Die Referenzlösung wird wie folgt hergestellt: 76 mg Natriumdisulfit *R* werden in Wasser *R* zu 50,0 ml gelöst. 5,0 ml Lösung werden mit Wasser *R* zu 100,0 ml verdünnt. 3,0 ml dieser Lösung werden mit 4,0 ml Natriumhydroxid-Lösung (0,1 mol · l^{-1}) versetzt und mit Wasser *R* zu 100,0 ml verdünnt. 10,0 ml dieser Lösung werden sofort mit 1 ml Salzsäure (3 mol · l^{-1}), 2,0 ml Schiffs Reagenz *R* 1 und 2,0 ml einer 0,5prozentigen Lösung (*V/V*) von Formaldehyd-Lösung *R* versetzt. Nach 30 min langem Stehenlassen wird die Absorption im Maximum bei 583 nm gemessen. Für beide Messungen wird als Kompensationsflüssigkeit eine unter gleichen Bedingungen hergestellte Lösung, ausgehend von 10,0 ml Wasser *R*, verwendet. Die Absorption der zu untersuchenden Lösung darf nicht größer als diejenige der Referenzlösung sein (15 ppm, berechnet als SO_2). Die Prüfung darf nur ausgewertet werden, wenn die Referenzlösung deutlich violettrot gefärbt ist.

Blei: Höchstens 0,5 ppm Pb. Der Gehalt an Blei wird mit Hilfe der Atomabsorptionsspektroskopie (2.2.23, Methode II) unter Verwendung eines Graphitrohrofens bestimmt.

Untersuchungslösung: 50 mg Substanz werden in 0,5 ml bleifreier Salpetersäure *R* in einer Polyfluorcarbonatbombe gelöst und 5 h lang bei 150 °C erhitzt. Nach dem Erkaltenlassen wird die Lösung mit Wasser *R* zu 5,0 ml verdünnt.

Die Absorption wird bei 283,3 nm gemessen. Zur Trocknung wird die Temperatur bei 110 °C, zum Glühen bei 600 °C und zur Atomisierung bei 2100 °C gehalten.

Trocknungsverlust (2.2.32): Höchstens 0,1 Prozent, mit 2,000 g Substanz durch 3 h langes Erhitzen im Trockenschrank bei 105 °C bestimmt.

Bakterien-Endotoxine (2.6.14): Saccharose zur Herstellung von Parenteralia in großen Volumen, die dabei keinem weiteren geeigneten Verfahren zur Beseitigung von Bakterien-Endotoxinen unterworfen wird, darf höchstens 0,25 I.E. Bakterien-Endotoxine je Milligramm Substanz enthalten.

Lagerung

Gut verschlossen.

Beschriftung

Die Beschriftung gibt insbesondere, falls zutreffend, an, daß die Substanz zur Herstellung von Parenteralia in großen Volumen bestimmt ist.

2000, 1370

Salbeiblätter

Salviae officinalis folium

Definition

Salbeiblätter bestehen aus den ganzen oder geschnittenen, getrockneten Laubblättern von *Salvia officinalis* L. Die aus ganzen Blättern bestehende Droge enthält mindestens 15 ml · kg^{-1}, die geschnittene Droge mindestens 10 ml · kg^{-1} ätherisches Öl, jeweils bezogen auf die wasserfreie Droge.

Eigenschaften

Das ätherische Salbeiblätteröl ist reich an Thujon.

Die Droge weist die unter „Prüfung auf Identität, A und B" beschriebenen makroskopischen und mikroskopischen Merkmale auf.

Prüfung auf Identität

A. Die Blattspreite des ganzen Blattes ist etwa 2 bis 10 cm lang und etwa 1 bis 2 cm breit, länglich-eiförmig bis elliptisch. Der Blattrand ist fein gekerbt bis glatt. Die Blattspitze ist abgerundet oder kurz zugespitzt, das Blatt am Grunde in den Blattstiel verschmälert, abgerundet oder herzförmig. Die Blattoberseite ist grünlichgrau und feinkörnig, unterseits ist das Blatt weiß, behaart und zeigt ein dichtes Netzwerk hervortretender Äderchen.

B. Die Droge wird pulverisiert (355). Das Pulver ist hellgrau bis bräunlichgrün. Die Prüfung erfolgt unter dem Mikroskop, wobei Chloralhydrat-Lösung *R* verwendet wird. Das Pulver zeigt folgende Merkmale: sehr zahlreich vorhandene gekrümmte Gliederhaare aus schmalen, langen Zellen und einer stark verdickten Basalzelle sowie Bruchstücke solcher Haare; Fragmente der oberen Epidermis mit getüpfelten, mehr oder weniger polygonalen Zellen; Fragmente der unteren Epidermis mit welligbuchtigen Zellen und zahlreichen Spaltöffnungen vom diacytischen Typ (2.8.3); selten einzelne Drüsenhaare mit 1- oder 2zelligen Köpfchen auf 1- bis 4zelligem Stiel; reichlich Drüsenhaare mit 1zelligem Stiel und einem Köpfchen aus 8 strahlenförmig angeordneten Zellen mit abgehobener, gemeinsamer Kutikula.

C. Die Prüfung erfolgt mit Hilfe der Dünnschichtchromatographie (2.2.27) unter Verwendung einer Schicht eines geeigneten Kieselgels.

Untersuchungslösung: 0,30 g frisch pulverisierte Droge (355) werden 5 min lang mit 5,0 ml Ether *R* geschüttelt und über 2 g wasserfreiem Natriumsulfat *R* abfiltriert.

Referenzlösung: 5 µl Thujon *R* und 2 µl Cineol *R* werden in 20,0 ml Ether *R* gelöst.

Auf die Platte werden 20 µl jeder Lösung bandförmig aufgetragen. Die Chromatographie erfolgt mit einer Mischung von 5 Volumteilen Ethylacetat *R* und 95 Volumteilen Toluol *R* über eine Laufstrecke von 15 cm. Die Platte wird an der Luft trocknen gelassen, mit Anisaldehyd-Reagenz *R* besprüht und 10 min lang bei 100 bis 105 °C erhitzt. Die Auswertung erfolgt im ultravioletten Licht bei 365 nm. Im Chromatogramm der Referenzlösung erscheint im unteren Drittel die hell fluoreszierende Zone des Cineols und im mittleren Drittel die rot fluoreszierende Thujon-Zone. Im Chromatogramm der Untersuchungslösung sind diese Zonen ebenfalls vorhanden und entsprechen in bezug auf Größe und Fluoreszenzintensität annähernd den entsprechenden Zonen im Chromatogramm der Referenzlösung. Weitere Zonen sind vorhanden.

Prüfung auf Reinheit

Fremde Bestandteile (2.8.2): Höchstens 3 Prozent Stengelanteile und höchstens 2 Prozent sonstige fremde Bestandteile.

Wasser (2.2.13): Höchstens 100 ml · kg^{-1}, mit 20,0 g Droge durch Destillation bestimmt.

Asche (2.4.16): Höchstens 10,0 Prozent.

Gehaltsbestimmung

Die Bestimmung erfolgt nach „Gehaltsbestimmung des ätherischen Öls in Drogen" (2.8.12) unter Verwendung von 20,0 g, falls erforderlich unmittelbar vor der Bestimmung geschnittener Droge, einem 500-ml-Rundkolben, 250 ml Wasser *R* als Destillationsflüssigkeit und 0,5 ml Xylol *R* als Vorlage. 2 h lang wird mit einer Destillationsgeschwindigkeit von 2 bis 3 ml je Minute destilliert.

Lagerung

Gut verschlossen, vor Licht geschützt.

2001, 1561

Dreilappiger Salbei

Salviae trilobae folium

Definition

Dreilappiger Salbei besteht aus den ganzen oder geschnittenen, getrockneten Laubblättern von *Salvia fruticosa* Mill. (*S. triloba* L. fil.). Die aus ganzen Blättern bestehende Droge enthält mindestens 18 ml · kg^{-1} ätherisches Öl, die geschnittene Droge mindestens 12 ml · kg^{-1} ätherisches Öl, beide Angaben berechnet auf die wasserfreie Droge.

Eigenschaften

Die Droge hat beim Zerreiben einen würzigen, an Eucalyptusöl erinnernden Geruch.

Die Droge weist die unter „Prüfung auf Identität, A und B" beschriebenen makroskopischen und mikroskopischen Merkmale auf.

Prüfung auf Identität

A. Die unversehrte länglich-eiförmige bis lanzettliche Blattspreite ist etwa 8 bis 50 mm lang und 4 bis 20 mm breit. Der Rand ist fein gekerbt und gewellt, was jedoch nur undeutlich erkennbar ist, da beide Blattoberflächen dicht behaart sind. Der Blattgrund ist stumpf und trägt manchmal 1 bis 2 mehr oder weniger ausgebildete Läppchen. Die Blattoberseite ist graufilzig, die Unterseite dicht weißfilzig behaart, die Nervatur nur schwer erkennbar. Der dicht weißfilzig behaarte Blattstiel ist etwa 1 mm dick.

B. Die Droge wird pulverisiert (355). Das Pulver ist graugrün und filzig. Die Prüfung erfolgt unter dem Mikroskop, wobei Chloralhydrat-Lösung *R* verwendet wird. Das Pulver zeigt sehr zahlreich ganze und fragmentierte Deck- und Drüsenhaare, zerstreut und an Bruchstücken der Epidermis haftend; gegliederte Deckhaare, einreihig, derbwandig und stumpf verschmälert, an der oberen Epidermis gerade, an der unteren Epidermis länger, gedreht und dichter gepackt; einige Drüsenhaare mit 1- oder 2zelligem Köpfchen auf 1- bis 4zelligem Stiel, die Mehrzahl jedoch mit kurzem 1zelligen Stiel und einem Köpfchen aus 8 kreisförmig angeordneten Zellen mit angehobener, gemeinsamer Kutikula; die obere Epidermis mit getüpfelten, perlschnurartigen, mehr oder weniger polygonalen Zellen und nur wenigen Spaltöffnungen vom diacytischen Typ (2.8.3); die untere Epidermis mit wellig-buchtigen Zellen und zahlreichen Spaltöffnungen vom diacytischen Typ.

C. Die Chromatogramme der Prüfung „Thujon" (siehe „Prüfung auf Reinheit") werden ausgewertet. Das Chromatogramm der Untersuchungslösung zeigt eine blaue, dem Cineol entsprechende Zone, die in bezug auf ihre Größe und Farbe der Cineol-Zone im Chromatogramm der Referenzlösung entspricht, aber auch größer und stärker gefärbt sein kann. Weitere Zonen sind vorhanden.

Prüfung auf Reinheit

Thujon: Die Prüfung erfolgt mit Hilfe der Dünnschichtchromatographie (2.2.27) unter Verwendung einer DC-Platte mit Kieselgel *R*.

Untersuchungslösung: 0,3 g frisch pulverisierte Droge (355) werden 5 min lang mit 5,0 ml wasserfreiem Ethanol *R* geschüttelt.

Referenzlösung: 20 µl Thujon *R* und 25 µl Cineol *R* werden in 20 ml wasserfreiem Ethanol *R* gelöst.

Auf die Platte werden 20 µl jeder Lösung bandförmig aufgetragen. Die Chromatographie erfolgt mit einer Mischung von 5 Volumteilen Ethylacetat *R* und 95 Volumteilen Toluol *R* über eine Laufstrecke von 15 cm. Die Platte wird an der Luft trocknen gelassen, mit einer Lösung von Molybdatophosphorsäure *R* (200 g · l^{-1}) in wasserfreiem Ethanol *R* besprüht, 10 min lang bei 100 bis 105 °C erhitzt und im Tageslicht ausgewertet. Das Chromatogramm der Referenzlösung zeigt im mittleren Teil eine blaue Zone (Cineol) und im oberen Teil eine rosablaue Zone (Thujon). Das Chromatogramm der Untersuchungslösung darf keine oder nur eine sehr schwache, dem Thujon entsprechende rosablaue Zone zeigen.

Fremde Bestandteile (2.8.2): Höchstens 8 Prozent Stengelanteile und höchstens 2 Prozent andere fremde Bestandteile.

Wasser (2.2.13): Höchstens 100 ml · kg^{-1}, mit 20,0 g Droge durch Destillation bestimmt.

Asche (2.4.16): Höchstens 10,0 Prozent.

Gehaltsbestimmung

Die Bestimmung erfolgt nach „Gehaltsbestimmung des ätherischen Öls in Drogen" (2.8.12) unter Verwendung von 20,0 g, falls erforderlich unmittelbar vor der Bestimmung geschnittener, Droge, einem 500-ml-Rundkolben, 250 ml Wasser *R* als Destillationsflüssigkeit und 0,50 ml Xylol *R* als Vorlage. 2 h lang wird mit einer Destillationsgeschwindigkeit von 2 bis 3 ml je Minute destilliert.

Lagerung

Gut verschlossen, vor Licht geschützt.

1998, 529

Salbutamol

Salbutamolum

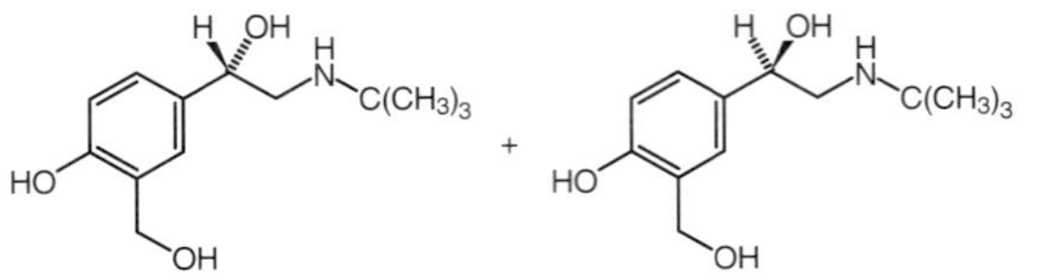

$C_{13}H_{21}NO_3$ M_r 239,3

Definition

Salbutamol enthält mindestens 98,0 und höchstens 101,0 Prozent (*RS*)-2-(1,1-Dimethyl)ethylamino-1-[4-hydroxy-3-(hydroxymethyl)phenyl]ethanol, berechnet auf die getrocknete Substanz.

Eigenschaften

Weißes bis fast weißes, kristallines Pulver; wenig löslich in Wasser, löslich in Ethanol, schwer löslich in Ether.

Die Substanz schmilzt bei etwa 155 °C unter Zersetzung.

Prüfung auf Identität

1: B.
2: A, C, D.

A. 80,0 mg Substanz werden in Salzsäure (0,1 mol · l^{-1}) zu 100,0 ml gelöst. 10,0 ml Lösung werden mit Salzsäure (0,1 mol · l^{-1}) zu 100,0 ml verdünnt. Die Lösung, zwischen 230 und 350 nm gemessen, zeigt ein Absorptionsmaximum (2.2.25) bei 276 nm. Die spezifische Absorption im Maximum liegt zwischen 66 und 75.

B. Die Prüfung erfolgt mit Hilfe der IR-Spektroskopie (2.2.24) durch Vergleich des Spektrums der Substanz mit dem von Salbutamol *CRS*.

C. Die bei der Prüfung „Verwandte Substanzen" (siehe „Prüfung auf Reinheit") erhaltenen Chromatogramme werden ausgewertet. Der Hauptfleck im Chromatogramm der Untersuchungslösung b entspricht in bezug auf Lage, Farbe und Größe dem Hauptfleck im Chromatogramm der Referenzlösung.

D. Etwa 10 mg Substanz werden in 50 ml einer Lösung von Natriumtetraborat *R* (20 g · l^{-1}) gelöst. Nach Zusatz von 1 ml einer Lösung von Aminopyrazolon *R* (30 g · l^{-1}), 10 ml einer Lösung von Kaliumhexacyanoferrat(III) *R* (20 g · l^{-1}) und 10 ml Dichlormethan *R* wird geschüttelt. Beim Stehenlassen entwickelt sich in der Dichlormethanphase eine orangerote Färbung.

Prüfung auf Reinheit

Aussehen der Lösung: 0,5 g Substanz werden in Methanol *R* zu 25 ml gelöst. Die Lösung muß klar (2.2.1) und darf nicht stärker gefärbt sein als die Farbvergleichslösung BG_5 (2.2.2, Methode II).

Verwandte Substanzen: Die Prüfung erfolgt mit Hilfe der Dünnschichtchromatographie (2.2.27) unter Verwendung einer Schicht von Kieselgel G *R*.

Untersuchungslösung a: 0,20 g Substanz werden in Methanol *R* zu 10 ml gelöst.

Untersuchungslösung b: 0,5 ml Untersuchungslösung a werden mit Methanol *R* zu 100 ml verdünnt.

Referenzlösung: 10 mg Salbutamol *CRS* werden in Methanol *R* zu 100 ml gelöst.

Auf die Platte werden 10 µl jeder Lösung aufgetragen. Die Chromatographie erfolgt mit einer Mischung von 3 Volumteilen konzentrierter Ammoniak-Lösung *R*, 18 Volumteilen Wasser *R*, 35 Volumteilen Ethylacetat *R*, 45 Volumteilen 2-Propanol *R* und 50 Volumteilen Isobutylmethylketon *R* über eine Laufstrecke von 18 cm. Die Platte wird an der Luft trocknen gelassen, bis der Geruch nach Lösungsmitteln nicht mehr wahrnehmbar ist. Die Platte wird mit einer Lösung von Methylbenzothiazolonhydrazonhydrochlorid *R* ($1\ g \cdot l^{-1}$) in einer 90prozentigen Lösung (*V/V*) von Methanol *R* besprüht, anschließend mit einer Lösung von Kaliumhexacyanoferrat(III) *R* ($20\ g \cdot l^{-1}$) in einer Mischung von 1 Volumteil konzentrierter Ammoniak-Lösung *R* 1 und 3 Volumteilen Wasser *R* und dann erneut mit der Methylbenzothiazolonhydrazonhydrochlorid-Lösung. Kein im Chromatogramm der Untersuchungslösung a auftretender Nebenfleck darf größer oder stärker gefärbt sein als der Fleck im Chromatogramm der Referenzlösung (0,5 Prozent).

Bor:

Untersuchungslösung: 50 mg Substanz werden mit 5 ml einer Lösung, die wasserfreies Natriumcarbonat *R* ($13\ g \cdot l^{-1}$) und Kaliumcarbonat *R* ($17\ g \cdot l^{-1}$) enthält, versetzt. Die Mischung wird im Wasserbad zur Trockne eingedampft. Der Rückstand wird anschließend bei 120 °C getrocknet und rasch bis zur Zerstörung der organischen Substanz geglüht. Nach dem Erkalten wird mit 0,5 ml Wasser *R* und 3,0 ml einer frisch hergestellten Lösung von Curcumin *R* ($1,25\ g \cdot l^{-1}$) in Essigsäure 98 % *R* versetzt und bis zur Lösung erwärmt. Nach dem Erkalten werden 3,0 ml einer Mischung zugesetzt, die durch langsamen Zusatz von 5 ml Schwefelsäure *R* zu 5 ml Essigsäure 98 % *R* unter Rühren hergestellt wurde. Nach dem Mischen wird 30 min lang stehengelassen und mit Ethanol 96 % *R* zu 100,0 ml verdünnt. Die Mischung wird filtriert und das Filtrat verwendet.

Referenzlösung: 0,572 g Borsäure *R* werden in 1000,0 ml Wasser *R* gelöst. 1,0 ml Lösung wird mit Wasser *R* zu 100,0 ml verdünnt. 2,5 ml dieser Lösung werden mit 5 ml einer Lösung, die wasserfreies Natriumcarbonat *R* ($13\ g \cdot l^{-1}$) und Kaliumcarbonat *R* ($17\ g \cdot l^{-1}$) enthält, versetzt und weiterbehandelt wie bei der Untersuchungslösung beschrieben.

Die Absorptionen (2.2.25) der Untersuchungslösung und der Referenzlösung werden im Maximum bei etwa 555 nm gemessen. Die Absorption der Untersuchungslösung darf nicht größer sein als die der Referenzlösung (50 ppm).

Trocknungsverlust (2.2.32): Höchstens 0,5 Prozent, mit 1,000 g Substanz durch Trocknen im Trockenschrank bei 100 bis 105 °C bestimmt.

Sulfatasche (2.4.14): Höchstens 0,1 Prozent, mit 1,0 g Substanz bestimmt.

Gehaltsbestimmung

0,200 g Substanz, in 30 ml wasserfreier Essigsäure *R* gelöst, werden mit Perchlorsäure ($0,1\ mol \cdot l^{-1}$) titriert. Der Endpunkt wird mit Hilfe der Potentiometrie (2.2.20) bestimmt.

1 ml Perchlorsäure ($0,1\ mol \cdot l^{-1}$) entspricht 23,93 mg $C_{13}H_{21}NO_3$.

Lagerung

Gut verschlossen, vor Licht geschützt.

1998, 687

Salbutamolsulfat

Salbutamoli sulfas

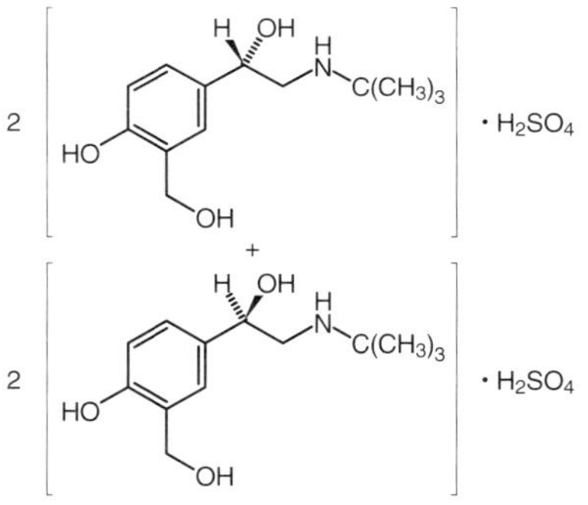

$C_{26}H_{44}N_2O_{10}S$ M_r 576,7

Definition

Salbutamolsulfat enthält mindestens 98,0 und höchstens 101,0 Prozent Di[(*RS*)-2-(1,1-dimethyl)ethylamino-1-[4-hydroxy-3-(hydroxymethyl)phenyl]ethanol]-sulfat, berechnet auf die getrocknete Substanz.

Eigenschaften

Weißes bis fast weißes, kristallines Pulver; leicht löslich in Wasser, schwer löslich in Ethanol und Ether, sehr schwer löslich in Dichlormethan.

Prüfung auf Identität

1: B, E.

2: A, C, D, E.

A. 80,0 mg Substanz werden in Salzsäure ($0,1\ mol \cdot l^{-1}$) zu 100,0 ml gelöst. 10,0 ml Lösung werden mit Salzsäure (0,1 mol · l^{-1}) zu 100,0 ml verdünnt. Diese Lösung, zwischen 230 und 350 nm gemessen, zeigt ein Absorptionsmaximum (2.2.25) bei 276 nm. Die spezifische Absorption im Maximum liegt zwischen 55 und 64.

B. Die Prüfung erfolgt mit Hilfe der IR-Spektroskopie (2.2.24) durch Vergleich des Spektrums der Substanz mit dem von Salbutamolsulfat *CRS*. Die Prüfung erfolgt mit Hilfe von Preßlingen unter Verwendung von Kaliumbromid *R*.

C. Die bei der Prüfung „Verwandte Substanzen" (siehe „Prüfung auf Reinheit") erhaltenen Chromatogramme werden ausgewertet. Der Hauptfleck im Chromatogramm der Untersuchungslösung b entspricht in bezug auf Lage, Farbe und Größe dem Hauptfleck im Chromatogramm der Referenzlösung.

D. Etwa 10 mg Substanz werden in 50 ml einer Lösung von Natriumtetraborat *R* (20 g · l^{-1}) gelöst. Nach Zusatz von 1 ml einer Lösung von Aminopyrazolon *R* (30 g · l^{-1}), 10 ml einer Lösung von Kaliumhexacyanoferrat(III) *R* (20 g · l^{-1}) und 10 ml Dichlormethan *R* wird geschüttelt. Nach dem Stehenlassen entwickelt sich in der Dichlormethanphase eine orangerote Färbung.

E. Die Substanz gibt die Identitätsreaktion a auf Sulfat (2.3.1).

Prüfung auf Reinheit

Prüflösung: 0,25 g Substanz werden in kohlendioxidfreiem Wasser *R* zu 25 ml gelöst.

Aussehen der Lösung: Die Prüflösung muß klar (2.2.1) und darf nicht stärker gefärbt sein als die Farbvergleichslösung BG_6 (2.2.2, Methode II).

Sauer oder alkalisch reagierende Substanzen: 10 ml Prüflösung werden mit 0,15 ml Methylrot-Lösung *R* und 0,2 ml Natriumhydroxid-Lösung (0,01 mol · l^{-1}) versetzt. Die Lösung muß gelb gefärbt sein. Bis zum Farbumschlag nach Rot dürfen höchstens 0,4 ml Salzsäure (0,01 mol · l^{-1}) verbraucht werden.

Verwandte Substanzen: Die Prüfung erfolgt mit Hilfe der Dünnschichtchromatographie (2.2.27) unter Verwendung einer Schicht von Kieselgel G *R*.

Untersuchungslösung a: 0,24 g Substanz werden in Wasser *R* zu 10 ml gelöst.

Untersuchungslösung b: 0,5 ml Untersuchungslösung a werden mit Wasser *R* zu 100 ml verdünnt.

Referenzlösung: 12 mg Salbutamolsulfat *CRS* werden in Wasser *R* zu 100 ml gelöst.

Auf die Platte werden 10 µl jeder Lösung aufgetragen. Die Chromatographie erfolgt mit einer Mischung von 3 Volumteilen konzentrierter Ammoniak-Lösung *R*, 18 Volumteilen Wasser *R*, 35 Volumteilen Ethylacetat *R*, 45 Volumteilen 2-Propanol *R* und 50 Volumteilen Isobutylmethylketon *R* über eine Laufstrecke von 18 cm. Die Platte wird an der Luft trocknen gelassen, bis der Geruch nach Lösungsmitteln nicht mehr wahrnehmbar ist. Die Platte wird mit einer Lösung von Methylbenzothiazolonhydrazonhydrochlorid *R* (1 g · l^{-1}) in einer 90prozentigen Lösung (*V/V*) von Methanol *R* besprüht, anschließend mit einer Lösung von Kaliumhexacyanoferrat(III) *R* (20 g · l^{-1}) in einer Mischung von 1 Volumteil konzentrierter Ammoniak-Lösung *R* 1 und 3 Volumteilen Wasser *R* und dann erneut mit der Methylbenzothiazolonhydrazonhydrochlorid-Lösung. Kein im Chromatogramm der Untersuchungslösung a auftretender Nebenfleck darf größer oder stärker gefärbt sein als der Fleck im Chromatogramm der Referenzlösung (0,5 Prozent).

Bor:
Untersuchungslösung: 50 mg Substanz werden mit 5 ml einer Lösung, die wasserfreies Natriumcarbonat *R* (13 g · l^{-1}) und Kaliumcarbonat *R* (17 g · l^{-1}) enthält, versetzt. Die Mischung wird im Wasserbad zur Trockne eingedampft. Der Rückstand wird anschließend bei 120 °C getrocknet und rasch bis zur Zerstörung der organischen Substanz geglüht. Nach dem Erkalten wird mit 0,5 ml Wasser *R* und 3,0 ml einer frisch hergestellten Lösung von Curcumin *R* (1,25 g · l^{-1}) in Essigsäure 98 % *R* versetzt und bis zur Lösung erwärmt. Nach dem Erkalten werden 3,0 ml einer Mischung zugesetzt, die durch langsamen Zusatz von 5 ml Schwefelsäure *R* zu 5 ml Essigsäure 98 % *R* unter Rühren hergestellt wurde. Nach dem Mischen wird 30 min lang stehengelassen und mit Ethanol 96 % *R* zu 100,0 ml verdünnt. Die Mischung wird filtriert und das Filtrat verwendet.

Referenzlösung: 0,572 g Borsäure *R* werden in 1000,0 ml Wasser *R* gelöst. 1,0 ml Lösung wird mit Wasser *R* zu 100,0 ml verdünnt. 2,5 ml dieser Lösung werden mit 5 ml einer Lösung, die wasserfreies Natriumcarbonat *R* (13 g · l^{-1}) und Kaliumcarbonat *R* (17 g · l^{-1}) enthält, versetzt und weiterbehandelt wie bei der Untersuchungslösung beschrieben.

Die Absorptionen (2.2.25) der Untersuchungslösung und der Referenzlösung werden im Maximum bei etwa 555 nm gemessen. Die Absorption der Untersuchungslösung darf nicht größer sein als die der Referenzlösung (50 ppm).

Trocknungsverlust (2.2.32): Höchstens 0,5 Prozent, mit 1,000 g Substanz durch Trocknen im Trockenschrank bei 100 bis 105 °C bestimmt.

Sulfatasche (2.4.14): Höchstens 0,1 Prozent, mit 1,0 g Substanz bestimmt.

Gehaltsbestimmung

0,400 g Substanz, in 5 ml wasserfreier Ameisensäure *R* gelöst, werden nach Zusatz von 35 ml wasserfreier Essigsäure *R* mit Perchlorsäure (0,1 mol · l^{-1}) titriert. Der Endpunkt wird mit Hilfe der Potentiometrie (2.2.20) bestimmt.

1 ml Perchlorsäure (0,1 mol · l^{-1}) entspricht 57,67 mg $C_{26}H_{44}N_2O_{10}S$.

Lagerung

Gut verschlossen, vor Licht geschützt.

2000, 366

Salicylsäure
Acidum salicylicum

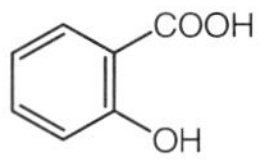

$C_7H_6O_3$ M_r 138,1

Definition

Salicylsäure enthält mindestens 99,0 und höchstens 100,5 Prozent 2-Hydroxybenzoesäure, berechnet auf die getrocknete Substanz.

Eigenschaften

Weißes, kristallines Pulver oder weiße bis farblose Kristallnadeln; schwer löslich in Wasser, leicht löslich in Ethanol und Ether, wenig löslich in Dichlormethan.

Prüfung auf Identität

1: A, B.
2: A, C.

A. Schmelztemperatur (2.2.14): 158 bis 161 °C.

B. Die Prüfung erfolgt mit Hilfe der IR-Spektroskopie (2.2.24) durch Vergleich des Spektrums der Substanz mit dem von Salicylsäure *CRS*.

C. Etwa 30 mg Substanz werden in 5 ml Natriumhydroxid-Lösung (0,05 mol · l^{-1}) gelöst. Falls erforderlich wird die Lösung neutralisiert und mit Wasser *R* zu 20 ml verdünnt. 1 ml Lösung gibt die Identitätsreaktion a auf Salicylat (2.3.1).

Prüfung auf Reinheit

Prüflösung: 2,5 g Substanz werden in 50 ml siedendem destilliertem Wasser *R* gelöst. Die Mischung wird abgekühlt und filtriert.

Aussehen der Lösung: 1 g Substanz wird in 10 ml Ethanol 96 % *R* gelöst. Die Lösung muß klar (2.2.1) und farblos (2.2.2, Methode II) sein.

Verwandte Substanzen: Die Prüfung erfolgt mit Hilfe der Flüssigchromatographie (2.2.29).

Untersuchungslösung: 0,50 g Substanz werden in der mobilen Phase zu 100,0 ml gelöst.

Referenzlösung a: 10 mg Phenol *R* werden in der mobilen Phase zu 100,0 ml gelöst.

Referenzlösung b: 25 mg 4-Hydroxyisophthalsäure *R* werden in der mobilen Phase zu 100,0 ml gelöst.

Referenzlösung c: 50 mg 4-Hydroxybenzoesäure *R* werden in der mobilen Phase zu 100,0 ml gelöst.

Referenzlösung d: 1,0 ml Referenzlösung a wird mit der mobilen Phase zu 10,0 ml verdünnt.

Referenzlösung e: Eine Mischung von je 1,0 ml Referenzlösung a, b und c wird mit der mobilen Phase zu 10,0 ml verdünnt.

Referenzlösung f: Eine Mischung von je 0,1 ml Referenzlösung a, b und c wird mit der mobilen Phase zu 10,0 ml verdünnt.

Die Chromatographie kann durchgeführt werden mit
- einer Säule aus rostfreiem Stahl von 0,15 m Länge und 4,6 mm innerem Durchmesser, gepackt mit nicht desaktiviertem octadecylsilyliertem Kieselgel zur Chromatographie *R* (5 µm)
- folgender mobilen Phase bei einer Durchflußrate von 0,5 ml je Minute: eine Mischung von 1 Volumteil Essigsäure 98 % *R*, 40 Volumteilen Methanol *R* und 60 Volumteilen Wasser *R*
- einem Spektrometer als Detektor bei einer Wellenlänge von 270 nm.

Je 10 µl Referenzlösung d und e werden eingespritzt. Werden die Chromatogramme unter den vorgeschriebenen Bedingungen aufgezeichnet, betragen die relativen Retentionen bezogen auf Phenol für 4-Hydroxybenzoesäure etwa 0,70 und für 4-Hydroxyisophthalsäure etwa 0,90. Die Empfindlichkeit des Systems wird so eingestellt, daß die Höhe des Hauptpeaks im Chromatogramm der Referenzlösung f mindestens 70 Prozent des maximalen Ausschlags beträgt. Die Prüfung darf nur ausgewertet werden, wenn im Chromatogramm der Referenzlösung e der dritte Peak dem Phenol-Peak im Chromatogramm der Referenzlösung d entspricht und wenn die Auflösung zwischen dem 4-Hydroxyisophthalsäure-Peak und dem Phenol-Peak mindestens 1,0 beträgt. Falls die Auflösung nicht erreicht wird, muß der Anteil an Essigsäure in der mobilen Phase geändert werden.

Je 10 µl Untersuchungslösung und Referenzlösung f werden eingespritzt. Im Chromatogramm der Untersuchungslösung dürfen die Flächen der Peaks von 4-Hydroxybenzoesäure, 4-Hydroxyisophthalsäure und Phenol nicht größer sein als die Flächen der entsprechenden Peaks im Chromatogramm der Referenzlösung f (0,1 Prozent 4-Hydroxybenzoesäure, 0,05 Prozent 4-Hydroxyisophthalsäure, 0,02 Prozent Phenol). Die Fläche keines Peaks, mit Ausnahme der des Hauptpeaks und der der Peaks von 4-Hydroxybenzoesäure, 4-Hydroxyisophthalsäure und Phenol im Chromatogramm der Untersuchungslösung darf größer sein als die Fläche des 4-Hydroxyisophthalsäure-Peaks im Chromatogramm der Referenzlösung f (0,05 Prozent). Die Summe der Flächen aller Peaks im Chromatogramm der Untersuchungslösung, mit Ausnahme der des Hauptpeaks, darf nicht größer sein als das 2fache der Fläche des 4-Hydroxybenzoesäure-Peaks im Chromatogramm der Referenzlösung f (0,2 Prozent). Peaks, deren Fläche kleiner ist als das 0,01fache der Fläche des Hauptpeaks im Chromatogramm der Referenzlösung f, werden nicht berücksichtigt.

Chlorid (2.4.4): 10 ml Prüflösung, mit Wasser *R* zu 15 ml verdünnt, müssen der Grenzprüfung auf Chlorid entsprechen (100 ppm).

Sulfat: 1,0 g Substanz wird in 5 ml Dimethylformamid *R* gelöst. Die Lösung wird mit 4 ml Wasser *R* versetzt, sorgfältig gemischt, mit 0,2 ml verdünnter Salzsäure *R* und 0,5 ml einer 25prozentigen Lösung (*m/m*) von Bariumchlorid *R* versetzt. Eine nach 15 min auftretende Opaleszenz darf nicht stärker sein als die einer wie folgt hergestellten Referenzlösung: 2 ml Sulfat-Lösung (100 ppm SO_4) *R* werden mit 0,2 ml verdünnter

S

Monographien

Salzsäure *R*, 0,5 ml einer 25prozentigen Lösung (*m/m*) von Bariumchlorid *R*, 3 ml Wasser *R* und 5 ml Dimethylformamid *R* versetzt (200 ppm).

Schwermetalle (2.4.8): 2,0 g Substanz werden in 15 ml Ethanol 96 % *R* gelöst. Die Lösung wird mit 5 ml Wasser *R* versetzt. 12 ml Lösung müssen der Grenzprüfung B auf Schwermetalle entsprechen (20 ppm). Zur Herstellung der Referenzlösung wird eine Blei-Lösung (2 ppm Pb), die durch Verdünnen der Blei-Lösung (100 ppm Pb) *R* mit einer Mischung von 5 Volumteilen Wasser *R* und 15 Volumteilen Ethanol 96 % *R* erhalten wird, verwendet.

Trocknungsverlust (2.2.32): Höchstens 0,5 Prozent, mit 1,000 g Substanz durch Trocknen im Exsikkator bestimmt.

Sulfatasche (2.4.14): Höchstens 0,1 Prozent, mit 2,0 g Substanz bestimmt.

Gehaltsbestimmung

0,120 g Substanz, in 30 ml Ethanol 96 % *R* gelöst, werden nach Zusatz von 20 ml Wasser *R* und 0,1 ml Phenolrot-Lösung *R* mit Natriumhydroxid-Lösung (0,1 mol · l^{-1}) titriert.

1 ml Natriumhydroxid-Lösung (0,1 mol · l^{-1}) entspricht 13,81 mg $C_7H_6O_3$.

Lagerung

Gut verschlossen, vor Licht geschützt.

Verunreinigungen

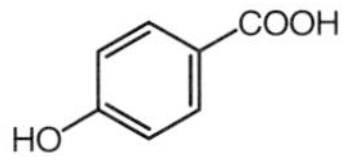

A. 4-Hydroxybenzoesäure

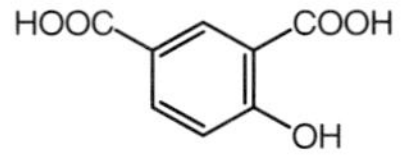

B. 4-Hydroxyisophthalsäure
C. Phenol.

2001, 1549

Salpetersäure

Acidum nitricum

HNO_3 M_r 63,0

Definition

Salpetersäure enthält mindestens 68,0 und höchstens 70,0 Prozent (*m/m*) HNO_3.

Eigenschaften

Klare, farblose bis fast farblose Flüssigkeit; mischbar mit Wasser.

Die relative Dichte beträgt etwa 1,41.

Prüfung auf Identität

A. 1 ml Substanz wird mit Wasser *R* zu 100 ml verdünnt. Die Lösung reagiert stark sauer (2.2.4).

B. 0,2 ml der unter „Prüfung auf Identität, A" erhaltenen Lösung geben die Identitätsreaktion auf Nitrat (2.3.1).

Prüfung auf Reinheit

Aussehen der Lösung: 2 ml Substanz werden mit Wasser *R* zu 10 ml verdünnt. Die Lösung muß klar (2.2.1) und darf nicht stärker gefärbt sein als die Farbvergleichslösung G_6 (2.2.2, Methode II).

Chlorid (2.4.4): 5 g Substanz werden mit 10 ml Wasser *R* und 0,3 ml Silbernitrat-Lösung *R* 2 versetzt und 2 min lang unter Lichtschutz stehengelassen. Die Lösung darf nicht stärker opaleszieren als eine Referenzlösung, die gleichzeitig und unter gleichen Bedingungen mit 13 ml Wasser *R*, 0,5 ml Salpetersäure *R*, 0,5 ml Chlorid-Lösung (5 ppm Cl) *R* und 0,3 ml Silbernitrat-Lösung *R* 2 hergestellt wird (0,5 ppm).

Sulfat (2.4.13): 15 g Substanz werden mit 0,2 g Natriumcarbonat *R* versetzt. Nach Beendigung der Kohlendioxid-Entwicklung wird zur Trockne eingedampft. Der Rückstand wird in 15 ml destilliertem Wasser *R* gelöst. Die Lösung muß der Grenzprüfung auf Sulfat entsprechen (10 ppm).

Eisen (2.4.9): Der bei der Prüfung „Sulfatasche" erhaltene Rückstand wird in 1 ml verdünnter Salzsäure *R* gelöst. Die Lösung wird mit Wasser *R* zu 20 ml verdünnt. 1 ml dieser Lösung, mit Wasser *R* zu 10 ml verdünnt, muß der Grenzprüfung auf Eisen entsprechen (10 ppm).

Schwermetalle (2.4.8): 10,0 g Substanz werden auf dem Wasserbad vorsichtig zur Trockne eingedampft. Der Rückstand wird mit einigen Tropfen verdünnter Salzsäure *R* angefeuchtet und mit Wasser *R* zu 20 ml gelöst. 12 ml Lösung müssen der Grenzprüfung A auf Schwermetalle entsprechen (2 ppm). Zur Herstellung der Referenzlösung wird die Blei-Lösung (2 ppm Pb) *R* verwendet.

Sulfatasche: 20,00 g Substanz werden vorsichtig zur Trockne eingedampft. Der Rückstand wird mit einigen Tropfen Schwefelsäure *R* angefeuchtet und zur Rotglut erhitzt. Dieser Rückstand darf höchstens 0,01 Prozent betragen.

Gehaltsbestimmung

0,750 g Substanz, mit 50 ml Wasser *R* versetzt, werden mit Natriumhydroxid-Lösung (1 mol · l^{-1}) titriert. Der Endpunkt wird mit Hilfe der Potentiometrie (2.2.20) bestimmt.

1 ml Natriumhydroxid-Lösung (1 mol · l^{-1}) entspricht 63,0 mg HNO_3.

Lagerung

Vor Licht geschützt.

2001, 2

Salzsäure 36 %

Acidum hydrochloridum concentratum

HCl M_r 36,46

Definition

Salzsäure 36 % enthält mindestens 35,0 und höchstens 39,0 Prozent (*m/m*) HCl.

Eigenschaften

Klare, farblose, an der Luft rauchende Flüssigkeit; mischbar mit Wasser.

Die relative Dichte beträgt etwa 1,18.

Prüfung auf Identität

A. Die mit Wasser *R* verdünnte Substanz reagiert stark sauer (2.2.4).

B. Die Substanz gibt die Identitätsreaktionen auf Chlorid (2.3.1).

C. Die Substanz entspricht der „Gehaltsbestimmung".

Prüfung auf Reinheit

Aussehen der Lösung: 2 ml Substanz werden mit 8 ml Wasser *R* verdünnt. Die Lösung muß klar (2.2.1) und farblos (2.2.2, Methode II) sein.

Freies Chlor: 15 ml Substanz werden mit 100 ml kohlendioxidfreiem Wasser *R*, 1 ml einer Lösung von Kaliumiodid *R* (100 g · l^{-1}) und 0,5 ml iodidfreier Stärke-Lösung *R* versetzt. Die Mischung wird 2 min lang im Dunkeln stehengelassen. Wenn eine Blaufärbung entsteht, so muß sie durch Zusatz von 0,2 ml Natriumthiosulfat-Lösung (0,01 mol · l^{-1}) verschwinden (4 ppm).

Sulfat (2.4.13): Eine Mischung von 6,4 ml Substanz und 10 mg Natriumhydrogencarbonat *R* wird im Wasserbad zur Trockne eingedampft. Der Rückstand wird in 15 ml destilliertem Wasser *R* gelöst. Die Lösung muß der Grenzprüfung auf Sulfat entsprechen (20 ppm).

Schwermetalle (2.4.8): Der unter „Verdampfungsrückstand" erhaltene Rückstand wird in 1 ml verdünnter Salzsäure *R* gelöst. Die Lösung wird mit Wasser *R* zu 25 ml verdünnt. 5 ml Lösung werden mit Wasser *R* zu 20 ml verdünnt. 12 ml dieser Lösung müssen der Grenzprüfung A auf Schwermetalle entsprechen (2 ppm). Zur Herstellung der Referenzlösung wird die Blei-Lösung (2 ppm Pb) *R* verwendet.

Verdampfungsrückstand: Höchstens 10 mg (0,01 Prozent), mit 100 g Substanz bestimmt.

Gehaltsbestimmung

Ein Erlenmeyerkolben mit Schliffstopfen, der 30 ml Wasser *R* enthält, wird genau gewogen. Nach Zusatz von 1,5 ml Substanz wird erneut genau gewogen und nach Zusatz von Methylrot-Lösung *R* mit Natriumhydroxid-Lösung (1 mol · l^{-1}) titriert.

1 ml Natriumhydroxid-Lösung (1 mol · l^{-1}) entspricht 36,46 mg HCl.

Lagerung

Unterhalb von 30 °C, in Glasflaschen mit Schliffstopfen oder Behältnissen aus anderem beständigem Material.

2001, 3

Salzsäure 10 %

Acidum hydrochloridum dilutum

Definition

Salzsäure 10 % enthält mindestens 9,5 und höchstens 10,5 Prozent (*m/m*) HCl (M_r 36,46).

Herstellung

274 g **Salzsäure 36 % (Acidum hydrochloridum concentratum)** werden mit 726 g Wasser *R* gemischt.

Prüfung auf Identität

A. Die Substanz reagiert stark sauer (2.2.4).

B. Die Substanz gibt die Identitätsreaktionen auf Chlorid (2.3.1).

C. Die Substanz entspricht der „Gehaltsbestimmung".

Prüfung auf Reinheit

Aussehen der Substanz: Die Substanz muß klar (2.2.1) und farblos (2.2.2, Methode II) sein.

Freies Chlor: 60 ml Substanz werden mit 50 ml kohlendioxidfreiem Wasser *R*, 1 ml einer Lösung von Kaliumiodid *R* (100 g · l^{-1}) und 0,5 ml iodidfreier Stärke-Lösung *R* versetzt. Die Mischung wird 2 min lang im Dunkeln stehengelassen. Wenn eine Blaufärbung entsteht, so muß sie durch Zusatz von 0,2 ml Natriumthiosulfat-Lösung (0,01 mol · l^{-1}) verschwinden (1 ppm).

Sulfat (2.4.13): Eine Mischung von 26 ml Substanz und 10 mg Natriumhydrogencarbonat *R* wird im Wasserbad zur Trockne eingedampft. Der Rückstand wird in 15 ml destilliertem Wasser *R* gelöst. Die Lösung muß der Grenzprüfung auf Sulfat entsprechen (5 ppm).

Schwermetalle (2.4.8): Der unter „Verdampfungsrückstand" erhaltene Rückstand wird in 1 ml verdünnter Salzsäure *R* gelöst. Die Lösung wird mit Wasser *R* zu 25 ml verdünnt. 5 ml Lösung werden mit Wasser *R* zu 20 ml verdünnt. 12 ml dieser Lösung müssen der Grenzprüfung A auf Schwermetalle entsprechen (2 ppm). Zur Herstellung der Referenzlösung wird die Blei-Lösung (2 ppm Pb) *R* verwendet.

Verdampfungsrückstand: Höchstens 10 mg (0,01 Prozent), mit 100 g Substanz bestimmt.

Gehaltsbestimmung

6,00 g Substanz, mit 30 ml Wasser *R* versetzt, werden nach Zusatz von Methylrot-Lösung *R* mit Natriumhydroxid-Lösung (1 mol · l^{-1}) titriert.

1 ml Natriumhydroxid-Lösung (1 mol · l^{-1}) entspricht 36,46 mg HCl.

2001, 417

Sauerstoff

Oxygenium

O_2 M_r 32,00

Definition

Sauerstoff enthält mindestens 99,5 Prozent (*V/V*) O_2.

Eigenschaften

Farb- und geruchloses Gas. Bei einer Temperatur von 20 °C und einem Druck von 101 kPa löst sich 1 Volumteil Gas in etwa 32 Volumteilen Wasser.

Herstellung

Kohlendioxid: Höchstens 300 ppm (*V/V*), mit Hilfe eines IR-Analysators bestimmt (2.5.24).

Untersuchungsgas: Das Gas. Zur Vermeidung von Streulichteffekten muß das Gas filtriert werden.

Referenzgas a: Sauerstoff *R*.

Referenzgas b: Ein Gemisch, das 300 ppm (*V/V*) Kohlendioxid *R* 1 in Stickstoff *R* 1 enthält.

Der Nullpunkt und die Empfindlichkeit des Geräts werden mit Hilfe der Referenzgase a und b eingestellt. Der Kohlendioxidgehalt im Untersuchungsgas wird bestimmt.

Kohlenmonoxid: Höchstens 5 ppm (*V/V*), mit Hilfe eines IR-Analysators bestimmt (2.5.25).

Untersuchungsgas: Das Gas. Zur Vermeidung von Streulichteffekten muß das Gas filtriert werden.

Referenzgas a: Sauerstoff *R*.

Referenzgas b: Ein Gemisch, das 5 ppm (*V/V*) Kohlenmonoxid *R* in Stickstoff *R* 1 enthält.

Der Nullpunkt und die Empfindlichkeit des Geräts werden mit Hilfe der Referenzgase a und b eingestellt. Der Kohlenmonoxidgehalt im Untersuchungsgas wird bestimmt.

Wasser: Höchstens 67 ppm (*V/V*), mit Hilfe eines Hygrometers mit elektrolytischem Meßprinzip bestimmt (2.5.28).

Gehaltsbestimmung: Die Sauerstoffkonzentration wird mit Hilfe eines Analysators mit paramagnetischem Meßprinzip bestimmt (2.5.27).

Prüfung auf Identität

1: C.
2: A, B.

A. Ein glühender Holzspan flammt in Gegenwart des Gases auf.

B. Das Gas wird beim Schütteln mit einer alkalischen Pyrogallol-Lösung *R* absorbiert. Die Lösung färbt sich dunkelbraun.

C. Das Gas entspricht den Anforderungen der „Gehaltsbestimmung" (siehe „Herstellung").

Prüfung auf Reinheit

Kohlendioxid: Höchstens 300 ppm (*V/V*), mit Hilfe eines Prüfröhrchens für Kohlendioxid (2.1.6) bestimmt.

Kohlenmonoxid: Höchstens 5 ppm (*V/V*), mit Hilfe eines Prüfröhrchens für Kohlenmonoxid (2.1.6) bestimmt.

Wasserdampf: Höchstens 67 ppm (*V/V*), mit Hilfe eines Prüfröhrchens für Wasserdampf (2.1.6) bestimmt.

Lagerung

Als komprimiertes Gas oder flüssig in geeigneten Behältnissen, den bestehenden Sicherheitsvorschriften entsprechend. Hähne und Ventile dürfen nicht geschmiert oder geölt werden.

Verunreinigungen

A. Kohlendioxid
B. Kohlenmonoxid
C. Wasser.

1999, 1382

Schafgarbenkraut

Millefolii herba

Definition

Schafgarbenkraut besteht aus den ganzen oder geschnittenen, getrockneten, blühenden Triebspitzen von *Achillea millefolium* L. Die Droge enthält mindestens

2 ml · kg^{-1} ätherisches Öl und mindestens 0,02 Prozent Proazulene, berechnet als Chamazulen ($C_{14}H_{16}$; M_r 184,3) und beides bezogen auf die getrocknete Droge.

Eigenschaften

Die Droge weist die unter „Prüfung auf Identität, A und B" beschriebenen makroskopischen und mikroskopischen Merkmale auf.

Prüfung auf Identität

A. Die Laubblätter sind grün oder graugrün, auf der Oberseite schwach und auf der Unterseite stärker behaart, 2- bis 3fach fiederschnittig und haben schmale, in eine weißliche Spitze auslaufende Zipfel. Die Blütenkörbchen sind trugdoldig angeordnet und befinden sich am Ende des Sprosses. Sie haben einen Durchmesser von 3 bis 5 mm und bestehen aus dem Hüllkelch, dem Blütenboden, meist 4 bis 5 randständigen Zungenblüten und 3 bis 20 Röhrenblüten im Zentrum. Der Hüllkelch besteht aus 3 Reihen dachziegelartig angeordneter grüner, lanzettlicher, behaarter Blättchen, die einen bräunlichen oder weißlichen, trockenhäutigen Rand haben. Der Blütenboden ist leicht gewölbt und trägt in den Achseln von Spreublättern die Zungenblüten mit weißlicher oder rötlicher, 3zipfeliger Zunge und die Röhrenblüten mit gelblicher oder hellbräunlicher, radiär gebauter, 5zipfeliger Blütenkrone. Der Stengel ist grün, teilweise braun oder violett überlaufen, behaart, längsrinnig, bis 3 mm dick und hat ein helles Mark.

B. Die Droge wird pulverisiert (355). Das Pulver ist grün oder graugrün. Die Prüfung erfolgt unter dem Mikroskop, wobei Chloralhydrat-Lösung *R* verwendet wird. Das Pulver zeigt folgende Merkmale: Stengel-, Blatt- und Hüllkelchbruchstücke, vereinzelt mit Drüsenhaaren, bestehend aus einem kurzen Stiel und einem Köpfchen aus 2 Reihen von 3 bis 5 Zellen, die von einer blasenförmigen Membran umschlossen sind, ferner Deckhaare mit einem einreihigen, aus 4 bis 6 kleinen, mehr oder weniger isodiametrischen Zellen bestehenden Stiel und einer dickwandigen, etwa 400 bis über 1000 µm langen, oft etwas gewundenen Endzelle; Bruchstücke der Zungenblüten mit papillöser Epidermis; kleinzelliges Parenchym der Blumenkronröhre mit Drusen aus Calciumoxalat; Gruppen verholzter und getüpfelter Zellen des Hüllkelchs; etwa 30 µm im Durchmesser betragende, rundliche Pollenkörner mit 3 Keimporen und einer stacheligen Exine; Faserbündel des Sklerenchyms sowie in Spiral- oder Ringform verdickte, kleine Gefäße des Stengels.

C. Zu 0,1 ml Prüflösung (siehe „Prüfung auf Reinheit") werden 2,5 ml Dimethylaminobenzaldehyd-Lösung *R* 8 gegeben. Die Mischung wird 2 min lang im Wasserbad erhitzt, erkalten gelassen und mit 5 ml Petroläther *R* versetzt. Die Mischung wird kräftig geschüttelt. Die wäßrige Phase ist blau oder grünlichblau gefärbt.

D. Die Prüfung erfolgt mit Hilfe der Dünnschichtchromatographie (2.2.27) unter Verwendung einer Schicht eines geeigneten Kieselgels.

Untersuchungslösung: Die unter „Prüfung auf Reinheit" hergestellte Prüflösung wird verwendet.

Referenzlösung: 10 mg Cineol *R* und 10 mg Guajazulen *R* werden in 20 ml Toluol *R* gelöst.

Auf die Platte werden 20 µl jeder Lösung bandförmig aufgetragen. Die Chromatographie erfolgt mit einer Mischung von 5 Volumteilen Ethylacetat *R* und 95 Volumteilen Toluol *R* über eine Laufstrecke von 10 cm. Die Platte wird an der Luft trocknen gelassen, mit Anisaldehyd-Reagenz *R* besprüht, unter Beobachtung 5 bis 10 min lang bei 100 bis 105 °C erhitzt und im Tageslicht ausgewertet. Das Chromatogramm der Referenzlösung zeigt im oberen Bereich die rote Zone des Guajazulens und im mittleren Bereich die blaue oder graublaue Zone des Cineols. Das Chromatogramm der Untersuchungslösung zeigt bei einer Steighöhe, die etwas über jener der Guajazulen-Zone im Chromatogramm der Referenzlösung liegt, eine violette Zone, darunter eine rötlichviolette Zone und unterhalb dieser eine oder 2 nicht scharf getrennte grauviolette bis graue Zonen (sie werden nach einigen Stunden grünlichgrau) sowie eine rötlichviolette Zone etwas oberhalb der Cineol-Zone im Chromatogramm der Referenzlösung. Weitere schwache Zonen können vorhanden sein.

Prüfung auf Reinheit

Prüflösung: 2,0 g pulverisierte Droge (710) werden 5 min lang mit 25 ml Ethylacetat *R* geschüttelt und dann abfiltriert. Das Filtrat wird auf dem Wasserbad zur Trockne eingedampft und der Rückstand in 0,5 ml Toluol *R* gelöst.

Fremde Bestandteile (2.8.2): Höchstens 5 Prozent Stengelstücke über 3 mm Durchmesser und höchstens 2 Prozent sonstige fremde Bestandteile.

Trocknungsverlust (2.2.32): Höchstens 12,0 Prozent, mit 0,500 g pulverisierter Droge (355) durch 2 h langes Trocknen im Trockenschrank bei 100 bis 105 °C bestimmt.

Asche (2.4.16): Höchstens 10,0 Prozent.

Salzsäureunlösliche Asche (2.8.1): Höchstens 2,5 Prozent.

Gehaltsbestimmung

Ätherisches Öl: Die Prüfung erfolgt nach „Gehaltsbestimmung des ätherischen Öls in Drogen" (2.8.12) unter Verwendung von 20,0 g geschnittener Droge, einem 1000-ml-Rundkolben, 500 ml einer Mischung von 1 Volumteil Wasser *R* und 9 Volumteilen Ethylenglycol *R* als Destillationsflüssigkeit sowie 0,2 ml Xylol *R* als Vorlage. 2 h lang wird mit einer Destillationsgeschwindigkeit von 2 bis 3 ml je Minute destilliert. Am Ende der Destillationszeit wird die Kühlung abgestellt und weiterdestilliert, bis die blaugefärbten, wasserdampfflüchtigen Bestandteile das untere Ende des Kühlers erreichen. Die Kühlung wird sofort wieder angestellt, eine Erwärmung des Abscheidungsraums ist zu vermeiden. Die Destillation wird nach 5 min beendet. Der 1000-ml-Rundkolben wird gegen einen 250-ml-Rundkolben, der eine Mischung von 0,4 ml Xylol *R* und 50 ml Wasser *R* enthält, ausgetauscht. 15 min lang wird destilliert und nach 10 min das Gesamtvolumen abgelesen. Zur Ermittlung des Blindwerts werden 0,2 ml Xylol *R* vorgelegt, und eine Mischung von 0,4 ml Xylol *R* und 50 ml Wasser *R* wird 15 min lang destilliert.

Proazulene: Das bei der Gehaltsbestimmung des ätherischen Öls erhaltene blaugefärbte Öl-Xylol-Gemisch wird in einem 50-ml-Meßkolben aufgefangen und unter Spülen des Meßrohrs der Destillationsapparatur mit Xylol *R* zu 50,0 ml verdünnt. Um dabei so wenig Wasser wie möglich in den Meßkolben mit zu überführen, erfolgt das Spülen mit Xylol in kleinen Portionen. Die Absorption (2.2.25) der Lösung wird bei 608 nm gegen Xylol *R* als Kompensationsflüssigkeit gemessen.

Der Prozentgehalt an Proazulenen, berechnet als Chamazulen, errechnet sich nach der Formel

$$A \cdot \frac{2{,}1}{m}$$

wobei eine spezifische Absorption des Chamazulens $A_{1\,\mathrm{cm}}^{1\%} = 23{,}8$ zugrunde gelegt wird.

A = gemessene Absorption bei 608 nm
m = Einwaage der Droge in Gramm.

Lagerung

Gut verschlossen, vor Licht geschützt.

2001, 1149

Schellack

Lacca

Definition

Schellack ist ein gereinigtes Produkt, das aus der harzigen Absonderung weiblicher Exemplare der Insektenspezies *Kerria lacca* (Kerr) Lindinger (*Laccifer lacca* Kerr) hergestellt wird. Abhängig vom Verfahren, dem das Rohprodukt unterworfen wird, lassen sich 4 Schellackarten unterscheiden. Es sind dies wachshaltiger Schellack, gebleichter Schellack, wachsfreier Schellack und gebleichter, wachsfreier Schellack.

Wachshaltiger Schellack wird in einem Reinigungsverfahren durch Filtration des geschmolzenen Rohprodukts und/oder durch Extraktion bei höherer Temperatur mit einem geeigneten Lösungsmittel hergestellt.

Zur Herstellung des gebleichten Schellacks wird das Rohprodukt in einem geeigneten alkalischen Lösungsmittel gelöst, die Lösung mit Natriumhypochlorit behandelt, danach mit verdünnter Säure versetzt und der erhaltene Niederschlag getrocknet.

Wachsfreier Schellack wird aus wachshaltigem Schellack oder aus dem Rohprodukt hergestellt, wobei mit einem geeigneten Lösungsmittel behandelt und anschließend das unlösliche Wachs abfiltriert wird.

Gebleichter, wachsfreier Schellack wird aus wachshaltigem Schellack oder aus dem Rohprodukt hergestellt, wobei nach Auflösen in einem geeigneten alkalischen Lösungsmittel mit Natriumhypochlorit behandelt wird. Das unlösliche Wachs wird abfiltriert. Das Filtrat wird mit verdünnter Säure versetzt, der erhaltene Niederschlag abfiltriert und getrocknet.

Eigenschaften

Schellack kann bräunlichorange oder gelbe, glänzende, durchsichtige, harte oder spröde, mehr oder weniger dünne Schuppen bilden (wachshaltiger und wachsfreier Schellack) oder ein cremig-weißes oder bräunlichgelbes Pulver darstellen (gebleichter Schellack und gebleichter, wachsfreier Schellack).

Schellack ist praktisch unlöslich in Wasser, teilweise löslich in Ether. Mit wasserfreiem Ethanol wird eine mehr oder weniger opaleszierende Lösung (wachshaltiger Schellack und gebleichter Schellack) oder eine klare Lösung (wachsfreier Schellack und gebleichter, wachsfreier Schellack) erhalten. Beim Erwärmen ist Schellack in alkalischen Lösungen wenig löslich bis löslich.

Prüfung auf Identität

A. Die Prüfung erfolgt mit Hilfe der Dünnschichtchromatographie (2.2.27) unter Verwendung einer Schicht eines geeigneten Kieselgels, das einen Fluoreszenzindikator mit intensivster Anregung der Fluoreszenz bei 254 nm enthält.

Untersuchungslösung: 0,25 g pulverisierte Substanz (500) werden 5 min lang mit 2 ml verdünnter Natriumhydroxid-Lösung *R* im Wasserbad erhitzt. Nach dem Abkühlen wird mit 5 ml Ethylacetat *R* und langsam unter Rühren mit 2 ml verdünnter Essigsäure *R* versetzt und geschüttelt. Die obere Phase wird über wasserfreies Natriumsulfat *R* filtriert.

Referenzlösung: 6,0 mg Aleuritinsäure *R* werden in 1,0 ml Methanol *R*, falls erforderlich durch schwaches Erwärmen, gelöst.

Auf die Platte werden 10 µl jeder Lösung bandförmig aufgetragen. Die Chromatographie erfolgt 2mal mit einer Mischung von 1 Volumteil Essigsäure *R*, 8 Volumteilen Methanol *R*, 32 Volumteilen Dichlormethan *R* und 60 Volumteilen Ethylacetat *R* über eine Laufstrecke von 15 cm. Die Platte wird an der Luft trocknen gelassen, mit Anisaldehyd-Reagenz *R* besprüht und 5 bis 10 min lang bei 100 bis 105 °C erhitzt. Die Chromatogramme werden im Tageslicht ausgewertet. Das Chromatogramm der Untersuchungslösung zeigt mehrere gefärbte Zonen, von denen eine in bezug auf Lage und Farbe der Zone im Chromatogramm der Referenzlösung entspricht. Oberhalb dieser Zone befindet sich im Chromatogramm der Untersuchungslösung eine rosa Zone, unterhalb liegen mehrere violette Zonen. Unterhalb der Aleuritinsäure-Zone ist eine hellblaue Zone (Schellolinsäure), die von Zonen der gleichen Farbe, aber geringerer Intensität begleitet ist. Andere schwach graue und violette Zonen können sichtbar sein.

B. Die bei der Prüfung „Colophonium" (siehe „Prüfung auf Reinheit") erhaltenen Chromatogramme werden ausgewertet. Bei wachshaltigem Schellack ist im Chromatogramm der Untersuchungslösung eine mehr oder weniger starke blaugraue Zone sichtbar, die knapp über der Steighöhe liegt, die das Thymolphthalein im Chromatogramm der Referenzlösung aufweist. Bei wachsfreiem Schellack fehlt diese Zone.

Prüfung auf Reinheit

Colophonium: Die Prüfung erfolgt mit Hilfe der Dünnschichtchromatographie (2.2.27) (siehe „Prüfung auf Identität, A“), jedoch mit folgenden Änderungen:

Untersuchungslösung: 50 mg pulverisierte Substanz (500) werden unter Erwärmen in einer Mischung von 0,5 ml Dichlormethan *R* und 0,5 ml Methanol *R* gelöst.

Referenzlösung: 2,0 mg Thymolphthalein *R* werden in 1,0 ml Methanol *R* gelöst.

Die Chromatogramme werden im ultravioletten Licht bei 254 nm ausgewertet. Die fluoreszenzmindernden Zonen im Chromatogramm der Untersuchungslösung, die einen ähnlichen R_f-Wert aufweisen wie die fluoreszenzmindernde Zone des Thymolphthaleins im Chromatogramm der Referenzlösung, werden markiert. Die Platte wird mit Anisaldehyd-Reagenz *R* besprüht, 5 bis 10 min lang bei 100 bis 105 °C erhitzt und im Tageslicht ausgewertet. Das Chromatogramm der Referenzlösung zeigt eine rötlichviolett gefärbte Hauptzone (Thymolphthalein). Keine der fluoreszenzmindernden Zonen im Chromatogramm der Untersuchungslösung, deren R_f-Wert dem des Thymolphthaleins im Chromatogramm der Referenzlösung ähnlich ist, darf mehr oder weniger stark violett oder braun gefärbt sein (Colophonium). Eine schwach violette Zone in diesem R_f-Bereich, die vor dem Besprühen und Erhitzen kein fluoreszenzminderndes Verhalten zeigte, wird nicht berücksichtigt.

Säurezahl (2.5.1): 65 bis 95, berechnet auf die getrocknete Substanz, mit 1,00 g grobkörniger Substanz bestimmt. Der Endpunkt wird mit Hilfe der Potentiometrie (2.2.20) bestimmt.

Arsen (2.4.2): 0,33 g Substanz werden zusammen mit 5 ml Schwefelsäure *R* in einen Kjeldahlkolben gebracht, vorsichtig mit einigen Millilitern konzentrierter Wasserstoffperoxid-Lösung *R* versetzt und so lange am Sieden gehalten, bis eine klare, farblose Lösung erhalten wird. Um das Wasser und soviel Schwefelsäure wie möglich zu entfernen, wird weiter erhitzt. Die erhaltene Lösung wird mit Wasser *R* zu 25 ml verdünnt. Die Lösung muß der Grenzprüfung A auf Arsen entsprechen (3 ppm).

Schwermetalle (2.4.8): 2,0 g Substanz müssen der Grenzprüfung D auf Schwermetalle entsprechen (10 ppm). Zur Herstellung der Referenzlösung werden 2 ml Blei-Lösung (10 ppm Pb) *R* verwendet.

Trocknungsverlust (2.2.32): Höchstens 2,0 Prozent für ungebleichten Schellack und höchstens 6,0 Prozent für gebleichten Schellack, mit 1,000 g pulverisierter Substanz (500) durch 24 h langes Trocknen im Trockenschrank bei 40 bis 45 °C bestimmt.

Lagerung

Gut verschlossen, vor Licht geschützt. Gebleichter und gebleichter, wachsfreier Schellack unterhalb von 15 °C.

Beschriftung

Die Beschriftung gibt insbesondere die Art des Schellacks an.

1998, 953

Schwefel zum äußerlichen Gebrauch

Sulfur ad usum externum

S A_r 32,07

Definition

Schwefel zum äußerlichen Gebrauch enthält mindestens 99,0 und höchstens 101,0 Prozent S.

Eigenschaften

Gelbes Pulver; praktisch unlöslich in Wasser, löslich in Schwefelkohlenstoff, schwer löslich in pflanzlichen Ölen.

Die Größe der meisten Teilchen beträgt höchstens 20 µm, und praktisch alle Teilchen sind kleiner als 40 µm.

Die Substanz schmilzt bei etwa 120 °C.

Prüfung auf Identität

A. Die Substanz verbrennt beim Erhitzen an der Luft mit blauer Flamme unter Entwicklung von Schwefeldioxid, das angefeuchtetes, blaues Lackmuspapier *R* rot färbt.

B. 0,1 g Substanz werden mit 0,5 ml Bromwasser *R* bis zur Entfärbung erhitzt. Nach Zusatz von 5 ml Wasser *R* wird filtriert. Die Lösung gibt die Identitätsreaktion a auf Sulfat (2.3.1).

Prüfung auf Reinheit

Prüflösung: 5 g Substanz werden mit 50 ml kohlendioxidfreiem Wasser *R*, das aus destilliertem Wasser *R* hergestellt wurde, versetzt und unter häufigem Umschütteln 30 min lang stehengelassen. Anschließend wird filtriert.

Aussehen der Lösung: Die Prüflösung muß farblos (2.2.2, Methode II) sein.

Geruch (2.3.4): Die Substanz darf nicht nach Schwefelwasserstoff riechen.

Sauer oder alkalisch reagierende Substanzen: 5 ml Prüflösung werden mit 0,1 ml Phenolphthalein-Lösung *R* 1 versetzt. Die Lösung muß farblos sein. Nach Zusatz von 0,2 ml Natriumhydroxid-Lösung ($0{,}01\ mol \cdot l^{-1}$) muß sich die Lösung rot färben. Nach Zusatz von 0,3 ml Salzsäure ($0{,}01\ mol \cdot l^{-1}$) muß die Lösung farblos sein. Nach Zusatz von 0,15 ml Methylrot-Lösung *R* muß sich die Lösung orangerot färben.

Chlorid (2.4.4): 5 ml Prüflösung, mit Wasser *R* zu 15 ml verdünnt, müssen der Grenzprüfung auf Chlorid entsprechen (100 ppm).

Sulfat (2.4.13): 15 ml Prüflösung müssen der Grenzprüfung auf Sulfat entsprechen (100 ppm).

Sulfid: 10 ml Prüflösung werden mit 2 ml Pufferlösung *p*H 3,5 *R* und 1 ml einer frisch hergestellten Lösung von

S

Monographien

Blei(II)-nitrat *R* (1,6 g · l^{-1}) in kohlendioxidfreiem Wasser *R* versetzt und geschüttelt. Nach 1 min darf die Mischung nicht stärker gefärbt sein als eine gleichzeitig hergestellte Referenzlösung aus 1 ml Blei-Lösung (10 ppm Pb) *R*, 9 ml kohlendioxidfreiem Wasser *R*, 2 ml Pufferlösung *p*H 3,5 *R* und 1,2 ml Thioacetamid-Reagenz *R*.

Sulfatasche (2.4.14): Höchstens 0,2 Prozent, mit 1,0 g Substanz bestimmt.

Gehaltsbestimmung

Die Bestimmung erfolgt nach der „Schöniger-Methode" (2.5.10) mit 60,0 mg Substanz in einem 1000-ml-Verbrennungskolben. Die Verbrennungsprodukte werden in einer Mischung von 5 ml Wasserstoffperoxid-Lösung 3 % *R* und 10 ml Wasser *R* absorbiert. Die Lösung wird zum Sieden erhitzt, 2 min lang in schwachem Sieden gehalten und abgekühlt. Nach Zusatz von 0,2 ml Phenolphthalein-Lösung *R* wird mit Natriumhydroxid-Lösung (0,1 mol · l^{-1}) bis zur Rotfärbung titriert. Unter den gleichen Bedingungen wird ein Blindversuch durchgeführt.

1 ml Natriumhydroxid-Lösung (0,1 mol · l^{-1}) entspricht 1,603 mg S.

Lagerung

Gut verschlossen, vor Licht geschützt.

2001, 1572

Schwefelsäure

Acidum sulfuricum

H_2SO_4 M_r 98,1

Definition

Schwefelsäure enthält mindestens 95,0 und höchstens 100,5 Prozent (*m/m*) H_2SO_4.

Eigenschaften

Farblose, ölige, sehr hygroskopische Flüssigkeit; mischbar mit Wasser und Ethanol unter starker Hitzeentwicklung.

Die relative Dichte der Substanz beträgt etwa 1,84.

Prüfung auf Identität

A. Zu 100 ml Wasser *R* wird vorsichtig 1 ml Substanz gegeben. Die Lösung reagiert stark sauer (2.2.4).

B. Die unter „Prüfung auf Identität, A" erhaltene Lösung gibt die Identitätsreaktion a auf Sulfat (2.3.1).

Prüfung auf Reinheit

Aussehen der Lösung: 5 ml Substanz werden vorsichtig und unter Kühlung in 30 ml Wasser *R* gegossen und mit Wasser *R* zu 50 ml verdünnt. Die Lösung muß klar (2.2.1) und farblos sein (2.2.2, Methode II).

Chlorid (2.4.4): 3,3 g Substanz werden unter Kühlung vorsichtig mit 30 ml Wasser *R* gemischt. Die Mischung wird mit Ammoniak-Lösung *R* neutralisiert und mit Wasser *R* zu 50 ml verdünnt. 15 ml Lösung müssen der Grenzprüfung auf Chlorid entsprechen (50 ppm).

Nitrat: 5 ml Substanz werden zu 5 ml Wasser *R* gegeben. Die Lösung wird auf Raumtemperatur abgekühlt und mit 0,5 ml Indigocarmin-Lösung *R* versetzt. Die Blaufärbung muß mindestens 1 min lang bestehenbleiben.

Arsen (2.4.2): 1 g Substanz wird unter Kühlung mit 20 ml Wasser *R* gemischt und mit Wasser *R* zu 25 ml verdünnt. Die Lösung muß der Grenzprüfung A auf Arsen entsprechen (1 ppm).

Eisen (2.4.9): 10,0 g Substanz werden vorsichtig zur Trockne eingedampft und zur Rotglut erhitzt. Der Glührückstand wird in 1 ml verdünnter Salzsäure *R* unter Erwärmen gelöst und mit Wasser *R* zu 25 ml verdünnt. 1 ml Lösung, mit Wasser *R* zu 10 ml verdünnt, muß der Grenzprüfung auf Eisen entsprechen (25 ppm).

Schwermetalle (2.4.8): 4,0 g Substanz müssen der Grenzprüfung F auf Schwermetalle entsprechen (5 ppm). Zur Herstellung der Referenzlösung werden 2 ml Blei-Lösung (10 ppm Pb) *R* verwendet.

Gehaltsbestimmung

Ein Erlenmeyerkolben mit Schliffstopfen, der 30 ml Wasser *R* enthält, wird genau gewogen. Nach Zusatz von 0,2 ml Substanz wird abgekühlt, erneut gewogen und mit Natriumhydroxid-Lösung (1 mol · l^{-1}) titriert. Der Endpunkt wird mit Hilfe der Potentiometrie (2.2.20) bestimmt.

1 ml Natriumhydroxid-Lösung (1 mol · l^{-1}) entspricht 49,04 mg H_2SO_4.

Lagerung

Dicht verschlossen.

2001, 64

Schweinerotlauf-Impfstoff (inaktiviert)

Vaccinum erysipelatis suillae inactivatum

Definition

Schweinerotlauf-Impfstoff (inaktiviert) ist eine nach einem geeigneten Verfahren inaktivierte Zubereitung aus einem geeigneten Stamm oder mehreren geeigneten Stämmen von *Erysipelothrix rhusiopathiae (E. insidio-*

sa). Diese Monographie ist für Impfstoffe anwendbar, die zur aktiven Immunisierung von Schweinen vorgesehen sind.

Herstellung

Entsprechend **Impfstoffe für Tiere (Vaccina ad usum veterinarium)**. Der Impfstoff kann ein Adjuvans enthalten.

Auswahl der Impfstoffzusammensetzung

Der Impfstoff muß im Hinblick auf Unschädlichkeit (5.2.6) und Immunogenität (5.2.7) zufriedenstellend sein.

Immunogenität: Die unter „Bestimmung der Wirksamkeit" beschriebene Prüfung dient dem Nachweis der Immunogenität des Impfstoffs in bezug auf *E.-rhusiopathiae*-Serotyp 1 und 2. Wenn ein anderer Serotyp deklariert ist, ist eine weitere Prüfung zum Nachweis von dessen Immunogenität durchzuführen.

Prüfungen an jeder Charge

Bestimmung der Wirksamkeit einer Charge: Die unter „Bestimmung der Wirksamkeit" beschriebene Bestimmung erfolgt nicht notwendigerweise bei der routinemäßigen Prüfung von Impfstoffchargen. Entsprechend den Vorgaben der oder nach Zustimmung durch die zuständige Behörde wird die Bestimmung für den Impfstoff einmal oder mehrmals durchgeführt. Wenn die Bestimmung nicht durchgeführt wird, muß eine geeignete, validierte, alternative Methode angewendet werden, wobei sich die Akzeptanzkriterien nach einer Impfstoffcharge richten, die nach der unter „Bestimmung der Wirksamkeit" beschriebenen Methode zufriedenstellende Ergebnisse erzielt hat. Die nachfolgende Bestimmung kann angewendet werden, wenn eine zufriedenstellende Korrelation zu der unter „Bestimmung der Wirksamkeit" beschriebenen Bestimmung sichergestellt wurde.

Mäuse derselben Zucht mit einer Körpermasse von 17 bis 20 g, die frei von Antikörpern gegen *E. rhusiopathiae* sind, werden verwendet. Der zu prüfende Impfstoff und die Referenzzubereitung werden auf Gruppen von jeweils 10 Mäusen verteilt, und jeder Maus wird eine geeignete Dosis (gewöhnlich innerhalb von $^1/_{25}$ und $^1/_{100}$ der Dosis für Schweine) subkutan injiziert. Eine Gruppe von 10 Mäusen wird als Kontrolle für die Belastungszubereitung eingesetzt.

Bei der Belastungsinfektion wird eine Menge einer virulenten, rasch wachsenden Kultur von *E. rhusiopathiae* oder eine Verdünnung davon verwendet, die ausreicht, die Mäuse innerhalb von 2 bis 5 Tagen zu töten. 21 Tage nach der Impfung werden 0,3 ml der Belastungszubereitung jeder Maus der 3 Gruppen intraperitoneal injiziert. Die Mäuse werden 8 Tage lang beobachtet und die Anzahl der verendeten Tiere registriert. Tiere mit schweren Krankheitssymptomen werden schmerzfrei getötet. Ihr Tod wird auf die Belastung zurückgeführt.

Die Bestimmung ist ungültig, wenn eine Maus oder mehrere Mäuse der Kontrollgruppe mehr als 5 Tage nach der Belastung überleben oder wenn die Anzahl der mit der Referenzzubereitung geimpften Mäuse, die die Belastung überleben, nicht innerhalb der für diese Referenzzubereitung festgelegten Grenzen liegt.

Der Impfstoff entspricht der Prüfung, wenn die Anzahl der mit der geprüften Charge geimpften Mäuse, die die Belastung überleben, gleich oder größer ist als eine entsprechende Anzahl bei einer entsprechenden Impfstoffcharge, die nach der unter „Bestimmung der Wirksamkeit" beschriebenen Methode zufriedenstellende Ergebnisse erzielt hat.

Prüfung auf Identität

Wird der Impfstoff Tieren injiziert, die keine Antikörper gegen *E. rhusiopathiae* aufweisen, stimuliert er die Bildung solcher Antikörper.

Prüfung auf Reinheit

Unschädlichkeit: Die doppelte Impfstoffdosis wird auf eine der empfohlenen Arten der Anwendung jedem von 2 Schweinen des für die Impfung empfohlenen Mindestalters injiziert, die keine Antikörper gegen *E. rhusiopathiae* besitzen. Die Tiere werden 14 Tage lang beobachtet. Anomale lokale oder systemische Reaktionen dürfen nicht auftreten.

Sterilität: Der Impfstoff muß der Prüfung „Sterilität" der Monographie **Impfstoffe für Tiere** entsprechen.

Bestimmung der Wirksamkeit

Mindestens 15 Schweine im Alter von mindestens 12 Wochen mit einer Körpermasse von mindestens 20 kg, die frei von Antikörpern gegen *E. rhusiopathiae* sind, werden verwendet. Die Tiere werden in 2 Gruppen aufgeteilt. Eine Gruppe von mindestens 10 Schweinen wird nach dem empfohlenen Impfschema geimpft. Eine Gruppe von mindestens 5 Tieren wird als ungeimpfte Kontrolle bestimmt. 3 Wochen nach der Impfung werden die geimpften Tiere und die Kontrolltiere durch separate intradermale Injektionen von 0,1 ml eines virulenten Stamms von Serotyp 1 und Serotyp 2 von *E. rhusiopathiae* belastet. Die Tiere werden 7 Tage lang beobachtet. Der Impfstoff entspricht der Bestimmung, wenn mindestens 90 Prozent der geimpften Tiere frei von Krankheitssymptomen bleiben. Die Bestimmung ist ungültig, wenn weniger als 90 Prozent der Kontrolltiere typische Krankheitssymptome, wie etwa karoförmige Hautläsionen an der Injektionsstelle, zeigen. Wenn ein Tier typische Krankheitssymptome aufweist, wird es entweder schmerzlos getötet oder auf geeignete Art behandelt, um unnötiges Leiden zu vermeiden.

Lagerung

Entsprechend **Impfstoffe für Tiere**.

Beschriftung

Entsprechend **Impfstoffe für Tiere**.

Die Beschriftung gibt insbesondere die Serotypen von *E. rhusiopathiae* an, die im Impfstoff enthalten sind.

Dieser Text enthält für die englisch- und/oder französischsprachige 4. Ausgabe 2002 vorgesehene Berichtigungen.

2001, 106

Scopolaminhydrobromid

Scopolamini hydrobromidum
Hyoscini hydrobromidum

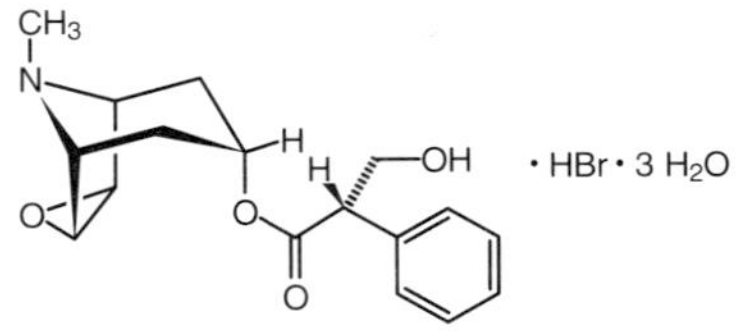

$C_{17}H_{22}BrNO_4 \cdot 3\ H_2O$ M_r 438,3

Definition

Scopolaminhydrobromid enthält mindestens 99,0 und höchstens 101,0 Prozent (1*S*,3*s*,5*R*,6*R*,7*S*)-6,7-Epoxy-3-[(*S*)-(3-hydroxy-2-phenylpropionyl)oxy]-8-methyl-8-azabicyclo[3.2.1]octan-hydrobromid, berechnet auf die wasserfreie Substanz.

Eigenschaften

Weißes, kristallines Pulver oder farblose Kristalle, verwitternd; leicht löslich in Wasser, löslich in Ethanol.

Die Substanz schmilzt unter Zersetzung bei etwa 197 °C. Die Substanz wird vorher 24 h lang im Vakuum und anschließend 2 h lang im Trockenschrank bei 100 bis 105 °C getrocknet.

Prüfung auf Identität

1: B, E.

2: A, C, D, E.

A. Die Substanz entspricht der Prüfung „Spezifische Drehung" (siehe „Prüfung auf Reinheit").

B. Die Prüfung erfolgt mit Hilfe der IR-Spektroskopie (2.2.24) durch Vergleich des Spektrums der Substanz mit dem von Scopolaminhydrobromid *CRS*. Wenn die Spektren bei der Prüfung in fester Form unterschiedlich sind, werden 3 mg Substanz in 1 ml Ethanol 96 % *R* gelöst und auf dem Wasserbad zur Trockne eingedampft. Der Rückstand wird in 0,5 ml Chloroform *R* gelöst. Die Lösung wird mit 0,2 g Kaliumbromid *R* und 15 ml Ether *R* versetzt und 5 min lang unter häufigem Schütteln stehengelassen. Nach dem Dekantieren wird der Rückstand auf dem Wasserbad getrocknet, bis das Lösungsmittel verdunstet ist. Aus dem Rückstand wird ein Preßling hergestellt und dieser 3 h lang im Trockenschrank bei 100 bis 105 °C getrocknet. Die Referenzsubstanz ist in gleicher Weise zu behandeln, bevor die Spektren aufgenommen werden.

C. Etwa 50 mg Substanz werden in 5 ml Wasser *R* gelöst und unter Umschütteln tropfenweise mit 5 ml Pikrinsäure-Lösung *R* versetzt. Der Niederschlag wird mit Wasser *R* gewaschen und 2 h lang im Trockenschrank bei 100 bis 105 °C getrocknet. Schmelztemperatur (2.2.14): 188 bis 193 °C.

D. Etwa 1 mg Substanz wird mit 0,2 ml rauchender Salpetersäure *R* auf dem Wasserbad zur Trockne eingedampft. Wird der Rückstand in 2 ml Aceton *R* gelöst und mit 0,1 ml einer Lösung von Kaliumhydroxid *R* (30 g · l^{-1}) in Methanol *R* versetzt, entsteht eine Violettfärbung.

E. Die Substanz gibt die Identitätsreaktionen auf Bromid (2.3.1).

Prüfung auf Reinheit

Prüflösung: 2,50 g Substanz werden in kohlendioxidfreiem Wasser *R* zu 50,0 ml gelöst.

***p*H-Wert** (2.2.3): Der *p*H-Wert der Prüflösung muß zwischen 4,0 und 5,5 liegen.

Spezifische Drehung (2.2.7): Die spezifische Drehung, an der Prüflösung bestimmt und berechnet auf die wasserfreie Substanz, muß zwischen –24 und –27° liegen.

Fremde Alkaloide, Zersetzungsprodukte: Die Prüfung erfolgt mit Hilfe der Dünnschichtchromatographie (2.2.27) unter Verwendung einer DC-Platte mit Kieselgel G *R*.

Untersuchungslösung: 0,2 g Substanz werden in Methanol *R* zu 10 ml gelöst.

Referenzlösung a: 1 ml Untersuchungslösung wird mit Methanol *R* zu 100 ml verdünnt.

Referenzlösung b: 5 ml Referenzlösung a werden mit Methanol *R* zu 10 ml verdünnt.

Auf die Platte werden 10 µl jeder Lösung aufgetragen. Die Chromatographie erfolgt mit einer Mischung von 2 Volumteilen konzentrierter Ammoniak-Lösung *R*, 10 Volumteilen Methanol *R*, 30 Volumteilen Aceton *R* und 50 Volumteilen Chloroform *R* über eine Laufstrecke von 10 cm. Die Platte wird 15 min lang im Trockenschrank bei 100 bis 105 °C getrocknet. Nach dem Erkalten wird mit verdünntem Dragendorffs Reagenz *R* besprüht, bis Flecke erscheinen. Kein im Chromatogramm der Untersuchungslösung auftretender Nebenfleck darf größer oder stärker gefärbt sein als der Fleck im Chromatogramm der Referenzlösung a (1,0 Prozent), und höchstens 1 Nebenfleck darf größer oder stärker gefärbt sein als der Fleck im Chromatogramm der Referenzlösung b (0,5 Prozent). Ein am Startpunkt auftretender gelber Fleck wird nicht berücksichtigt.

Aposcopolamin: 0,10 g Substanz werden in Salzsäure (0,01 mol · l^{-1}) zu 100,0 ml gelöst. Die spezifische Absorption (2.2.25) der Lösung, bei 245 nm bestimmt, darf höchstens 3,6 betragen, berechnet auf die wasserfreie Substanz (etwa 0,5 Prozent).

Wasser (2.5.12): 10,0 bis 13,0 Prozent, mit 0,20 g Substanz nach der Karl-Fischer-Methode bestimmt.

Sulfatasche (2.4.14): Höchstens 0,1 Prozent, mit 1,0 g Substanz bestimmt.

Gehaltsbestimmung

0,300 g Substanz, in einer Mischung von 5,0 ml Salzsäure (0,01 mol · l^{-1}) und 50 ml Ethanol 96 % *R* gelöst, werden mit Natriumhydroxid-Lösung (0,1 mol · l^{-1}) titriert. Das zwischen den beiden mit Hilfe der Potentiometrie (2.2.20) bestimmten Wendepunkten zugesetzte Volumen wird abgelesen.

1 ml Natriumhydroxid-Lösung (0,1 mol · l^{-1}) entspricht 38,43 mg $C_{17}H_{22}BrNO_4$.

Lagerung

In möglichst vollständig gefülltem, dicht verschlossenem, kleinem Behältnis, vor Licht geschützt, unterhalb von 15 °C.

2001, 1260

Selegilinhydrochlorid

Selegilini hydrochloridum

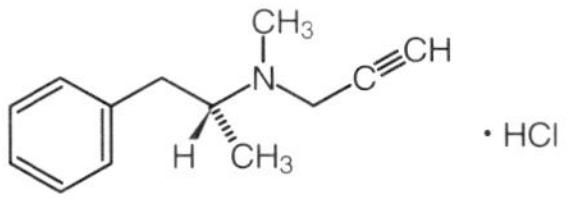

$C_{13}H_{18}ClN$ M_r 223,7

Definition

Selegilinhydrochlorid enthält mindestens 99,0 und höchstens 101,0 Prozent *N*-Methyl-*N*-[(1*R*)-1-methyl-2-phenylethyl]prop-2-in-1-amin-hydrochlorid, berechnet auf die getrocknete Substanz.

Eigenschaften

Weißes bis fast weißes, kristallines Pulver; leicht löslich in Wasser und Methanol, schwer löslich in Aceton.

Die Substanz schmilzt bei etwa 143 °C.

Prüfung auf Identität

A. 2,000 g Substanz werden in kohlendioxidfreiem Wasser *R* zu 20,0 ml gelöst. Die spezifische Drehung (2.2.7) der Lösung liegt zwischen –10,0 und –12,0°, berechnet auf die getrocknete Substanz.

B. Die Prüfung erfolgt mit Hilfe der IR-Spektroskopie (2.2.24) durch Vergleich des Spektrums der Substanz mit dem von Selegilinhydrochlorid *CRS*. Die Prüfung erfolgt mit Hilfe von Preßlingen unter Verwendung von Kaliumchlorid *R*.

C. Die Substanz gibt die Identitätsreaktion a auf Chlorid (2.3.1).

Prüfung auf Reinheit

***p*H-Wert** (2.2.3): 0,20 g Substanz werden in kohlendioxidfreiem Wasser *R* zu 10 ml gelöst. Der *p*H-Wert der Lösung muß zwischen 3,5 und 4,5 liegen.

Verwandte Substanzen: Die Prüfung erfolgt mit Hilfe der Flüssigchromatographie (2.2.29).

Untersuchungslösung: 20 mg Substanz werden in der mobilen Phase zu 10,0 ml gelöst.

Referenzlösung a: 50,0 mg Selegilinhydrochlorid *CRS* und 10,0 mg Butyl-4-hydroxybenzoat *R* werden in der mobilen Phase zu 50,0 ml gelöst. 1,0 ml Lösung wird mit der mobilen Phase zu 20,0 ml verdünnt.

Referenzlösung b: 1,0 ml Untersuchungslösung wird mit der mobilen Phase zu 10,0 ml verdünnt. 1,0 ml dieser Lösung wird mit der mobilen Phase zu 50,0 ml verdünnt.

Die Chromatographie kann durchgeführt werden mit

- einer Säule aus rostfreiem Stahl von 0,25 m Länge und 4,6 mm innerem Durchmesser, gepackt mit octylsilyliertem Kieselgel zur Chromatographie *R* (5 µm)
- folgender Mischung als mobile Phase bei einer Durchflußrate von 1 ml je Minute: 500 ml Acetonitril *R* werden mit einer Butylammoniumacetat-Pufferlösung *p*H 6,5, die wie folgt hergestellt wird, zu 1000,0 ml verdünnt: 4 ml Butylamin *R* werden in 900 ml Wasser *R* gelöst; der *p*H-Wert der Lösung wird mit Essigsäure *R* auf 6,5 eingestellt, und anschließend wird die Lösung mit Wasser *R* zu 1000,0 ml verdünnt
- einem Spektrometer als Detektor bei einer Wellenlänge von 215 nm.

20 µl Referenzlösung a werden eingespritzt. Die Prüfung darf nur ausgewertet werden, wenn im Chromatogramm der Referenzlösung a die Auflösung zwischen den Peaks von Selegilin und Butyl-4-hydroxybenzoat mindestens 3 beträgt.

Je 20 µl Untersuchungslösung und Referenzlösung b werden eingespritzt. Die Chromatographie erfolgt über eine Dauer, die der 1,7fachen Retentionszeit von Selegilin entspricht. Im Chromatogramm der Untersuchungslösung darf keine Peakfläche, mit Ausnahme der des Hauptpeaks, größer sein als die Fläche des Hauptpeaks im Chromatogramm der Referenzlösung b (0,2 Prozent), und die Summe dieser Peakflächen darf nicht größer sein als das 2,5fache der Fläche des Hauptpeaks im Chromatogramm der Referenzlösung b (0,5 Prozent). Der Chlorid-Peak und Peaks, deren Fläche kleiner ist als das 0,1fache der Fläche des Hauptpeaks im Chromatogramm der Referenzlösung b, werden nicht berücksichtigt (0,02 Prozent).

(*S*)-Selegilin: Die Prüfung erfolgt mit Hilfe der Flüssigchromatographie (2.2.29).

Untersuchungslösung: 20,0 mg Substanz werden in einer Mischung von 1 ml 2-Propanol *R* und 10 µl Butylamin *R* gelöst. Die Lösung wird mit der mobilen Phase zu 10,0 ml verdünnt.

Referenzlösung a: 8,0 mg (*RS*)-Selegilinhydrochlorid *CRS* werden in einer Mischung von 1 ml 2-Propanol *R* und 10 µl Butylamin *R* gelöst. Die Lösung wird mit der mobilen Phase zu 10,0 ml verdünnt.

Referenzlösung b: 0,5 ml Referenzlösung a werden mit der mobilen Phase zu 20,0 ml verdünnt.

Die Chromatographie kann durchgeführt werden mit

- einer Säule aus rostfreiem Stahl von 0,25 m Länge und 4,6 mm innerem Durchmesser, gepackt mit Kieselgel OD zur chiralen Trennung *R*
- einer Mischung von 0,2 Volumteilen 2-Propanol *R* und 99,8 Volumteilen Cyclohexan *R* als mobile Phase bei einer Durchflußrate von 1 ml je Minute
- einem Spektrometer als Detektor bei einer Wellenlänge von 220 nm.

20 µl jeder Lösung werden eingespritzt. Werden die Chromatogramme unter den vorgeschriebenen Bedingungen aufgezeichnet, beträgt die Retentionszeit für (*S*)-Selegilin etwa 10 min. Die Empfindlichkeit des Systems wird so eingestellt, daß die Höhe der Peaks im Chromatogramm der Referenzlösung b etwa 10 Prozent des maximalen Ausschlags beträgt. Die Prüfung darf nur ausgewertet werden, wenn im Chromatogramm der Referenzlösung a die Auflösung zwischen den Peaks von (*S*)-Selegilin und (*R*)-Selegilin mindestens 1,5 beträgt. Falls erforderlich wird die Konzentration von 2-Propanol in der mobilen Phase geändert. Im Chromatogramm der Untersuchungslösung darf eine dem (*S*)-Selegilin entsprechende Peakfläche nicht größer sein als die des entsprechenden Peaks im Chromatogramm der Referenzlösung b (0,5 Prozent).

Trocknungsverlust (2.2.32): Höchstens 0,5 Prozent, mit 1,000 g Substanz durch Trocknen bei 60 °C und höchstens 0,5 kPa bestimmt.

Sulfatasche (2.4.14): Höchstens 0,1 Prozent, mit 1,0 g Substanz bestimmt.

Gehaltsbestimmung

0,180 g Substanz, in 50 ml Acetanhydrid *R* gelöst, werden mit Perchlorsäure ($0{,}1\ mol \cdot l^{-1}$) titriert. Der Endpunkt wird mit Hilfe der Potentiometrie (2.2.20) bestimmt.

1 ml Perchlorsäure ($0{,}1\ mol \cdot l^{-1}$) entspricht 22,37 mg $C_{13}H_{18}ClN$.

Lagerung

Gut verschlossen, vor Licht geschützt.

Verunreinigungen

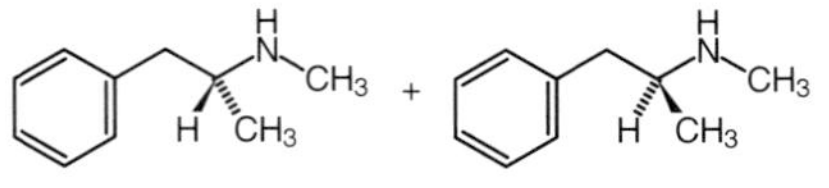

A. (2*RS*)-*N*-Methyl-1-phenylpropan-2-amin ((*RS*)-Metamphetamin)

B. (2*R*)-1-Phenylpropan-2-amin (Amphetamin)

C. (1*RS*,2*SR*)-2-Amino-1-phenylpropan-1-ol (Phenylpropanolamin)

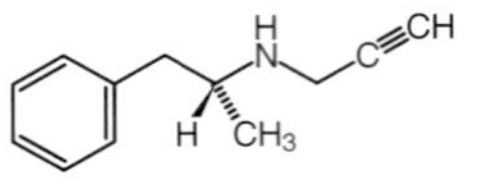

D. *N*-[(1*R*)-1-Methyl-2-phenylethyl]prop-2-in-1-amin (Demethylselegilin)

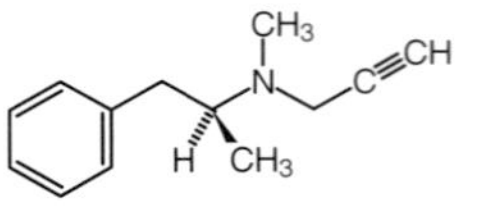

E. *N*-Methyl-*N*-[(1*S*)-1-methyl-2-phenylethyl]prop-2-in-1-amin ((*S*)-Selegilin).

Dieser Text enthält für die englisch- und/oder französischsprachige 4. Ausgabe 2002 vorgesehene Berichtigungen.

2001, 1147

Selendisulfid

Selenii disulfidum

SeS_2 M_r 143,1

Definition

Selendisulfid enthält mindestens 52,0 und höchstens 55,5 Prozent Se.

Eigenschaften

Grelloranges bis rotbraunes Pulver; praktisch unlöslich in Wasser.

Prüfung auf Identität

A. Etwa 50 mg Substanz werden 30 min lang mit 5 ml Salpetersäure *R* vorsichtig zum Sieden erhitzt. Die Mischung wird mit Wasser *R* zu 50 ml verdünnt und filtriert. 5 ml Filtrat werden mit 10 ml Wasser *R* und 5 g Harnstoff *R* versetzt. Nach Erhitzen zum Sieden wird abgekühlt. Nach Zusatz von 1,5 ml Kaliumiodid-Lösung *R* entsteht eine gelbe bis orange Färbung, die beim Stehenlassen rasch dunkel wird. Diese Lösung dient zur Prüfung auf Identität B.

B. Die farbige Lösung aus der Prüfung auf Identität A wird 10 min lang stehengelassen und durch Kieselgur-Filtrierhilfsmittel *R* filtriert. 5 ml Filtrat geben die Identitätsreaktion a auf Sulfat (2.3.1).

Prüfung auf Reinheit

Lösliche Selenverbindungen: 10 g Substanz werden mit 100 ml Wasser *R* versetzt. Nach gründlichem Mischen wird 1 h lang unter häufigem Schütteln stehengelassen und dann filtriert. 10 ml Filtrat werden mit 2 ml einer Lösung von wasserfreier Ameisensäure *R* ($115\ g \cdot l^{-1}$) versetzt und mit Wasser *R* zu 50 ml verdünnt.

Die Lösung wird mit einer Lösung von wasserfreier Ameisensäure *R* (115 g · l^{-1}) auf einen *p*H-Wert von 2,0 bis 3,0 eingestellt und mit 2 ml einer Lösung von 3,3′-Diaminobenzidintetrahydrochlorid *R* (5 g · l^{-1}) versetzt. Nach 45 min langem Stehenlassen wird die Lösung mit verdünnter Ammoniak-Lösung *R* 1 auf einen *p*H-Wert zwischen 6,0 und 7,0 eingestellt, 1 min lang mit 10 ml Toluol *R* geschüttelt und bis zur Phasentrennung stehengelassen. Die Absorption (2.2.25) der oberen Phase, bei 420 nm gemessen, darf nicht größer sein als die einer gleichzeitig und unter gleichen Bedingungen hergestellten Referenzlösung, wobei mit „2 ml einer Lösung von wasserfreier Ameisensäure *R* (115 g · l^{-1}) versetzt" begonnen wird, und unter Verwendung von 5 ml Selen-Lösung (1 ppm Se) *R* (5 ppm, berechnet als Se).

Gehaltsbestimmung

0,100 g Substanz werden mit 25 ml rauchender Salpetersäure *R* versetzt. Nach 1 h langem Erhitzen im Wasserbad kann ein kleiner unlöslicher Rückstand bleiben. Nach dem Abkühlen wird mit Wasser *R* zu 100,0 ml verdünnt. 25,0 ml Lösung werden mit 50 ml Wasser *R* und 5 g Harnstoff *R* versetzt und zum Sieden erhitzt. Nach dem Abkühlen wird mit 7 ml Kaliumiodid-Lösung *R* versetzt und sofort mit Natriumthiosulfat-Lösung (0,1 mol · l^{-1}) unter Zusatz von 3 ml Stärke-Lösung *R* titriert. Ein Blindversuch wird durchgeführt.

1 ml Natriumthiosulfat-Lösung (0,1 mol · l^{-1}) entspricht 1,974 mg Se.

Lagerung

Gut verschlossen.

1998, 206

Sennesblätter

Sennae folium

Definition

Sennesblätter bestehen aus den getrockneten Fiederblättern von *Cassia senna* L. (*Cassia acutifolia* Delile), bekannt als Alexandriner- oder Khartum-Senna, oder von *Cassia angustifolia* Vahl, bekannt als Tinnevelly-Senna, oder aus einer Mischung beider Arten. Sie enthalten mindestens 2,5 Prozent Hydroxyanthracen-Glykoside, berechnet als Sennosid B ($C_{42}H_{38}O_{20}$; M_r 863) und bezogen auf die getrocknete Droge.

Eigenschaften

Die Droge hat einen schwachen, aber charakteristischen Geruch.

Die Droge weist die unter „Prüfung auf Identität, A und B" beschriebenen makroskopischen und mikroskopischen Merkmale auf.

Prüfung auf Identität

A. *Cassia senna*: Die Fiederblättchen sind graugrün bis braungrün, dünn, brüchig, lanzettlich, stachelspitzig, am Grunde ungleichhälftig, im allgemeinen 15 bis 40 mm lang und 5 bis 15 mm breit, unterhalb der Mitte am breitesten. Die schwach gewellte Blattspreite zeigt eine fein behaarte Ober- und Unterseite mit feinen, kurzen Haaren und eine fiedrige Nervatur, die besonders unterseits hervortritt. Die mit dem Mittelnerv einen Winkel von etwa 60° bildenden Seitennerven anastomosieren am Rande.

Spaltöffnungsindex (2.8.3): 10 – **12,5** – 15.

Cassia angustifolia: Die gelbgrünen bis braungrünen Fiederblättchen sind länglichlanzettlich, am Grunde schwach ungleichhälftig, im allgemeinen 20 bis 50 mm lang und in der Mitte 7 bis 20 mm breit. Ober- und Unterseite sind glatt und durch querlaufende oder schräge Linien und eine kleine Anzahl von kurzen Haaren gekennzeichnet.

Spaltöffnungsindex (2.8.3): 14 – **17,5** – 20.

B. Die Droge wird pulverisiert (355). Das Pulver ist hellgrün bis grünlichgelb. Die Prüfung erfolgt unter dem Mikroskop, wobei Chloralhydrat-Lösung *R* verwendet wird. Das Pulver zeigt folgende Merkmale: polygonale Epidermiszellen mit Spaltöffnungen vom paracytischen Typ (2.8.3); einzellige, kegelige Haare mit warziger Kutikula, entweder allein oder noch mit anhängenden Epidermisfragmenten; Fasern begleitet von Calciumoxalat-Kristallzellreihen; Calciumoxalatdrusen isoliert oder in Parenchymfragmenten.

C. Die Prüfung erfolgt mit Hilfe der Dünnschichtchromatographie (2.2.27) unter Verwendung einer Schicht von Kieselgel G *R*.

Untersuchungslösung: 0,5 g pulverisierte Droge (180) werden mit 5 ml einer Mischung von gleichen Volumteilen Ethanol 96 % *R* und Wasser *R* zum Sieden erhitzt. Nach dem Zentrifugieren wird die überstehende Flüssigkeit verwendet.

Referenzlösung: 10 mg Sennaextrakt *CRS* werden in 1 ml einer Mischung von gleichen Volumteilen Ethanol 96 % *R* und Wasser *R* gelöst, wobei ein geringer Rückstand verbleibt.

Auf die Platte werden 10 µl jeder Lösung bandförmig (20 mm × 2 mm) aufgetragen. Die Chromatographie erfolgt mit einer Mischung von 1 Volumteil Essigsäure 98 % *R*, 30 Volumteilen Wasser *R*, 40 Volumteilen Ethylacetat *R* und 40 Volumteilen 1-Propanol *R* über eine Laufstrecke von 10 cm. Die Platte wird an der Luft trocknen gelassen, anschließend mit einer 20prozentigen Lösung (*V/V*) von Salpetersäure *R* besprüht und 10 min lang bei 120 °C erhitzt. Nach dem Erkalten wird bis zum Erscheinen der Zonen mit einer Lösung von Kaliumhydroxid *R* (50 g · l^{-1}) in Ethanol 50 % *R* besprüht. Die Hauptzonen im Chromatogramm der Untersuchungslösung entsprechen in bezug auf Lage, Farbe und Größe den Hauptzonen im Chromatogramm der Referenzlösung. Die Sennoside B, A, D und C erscheinen in der angegebenen Reihenfolge mit steigendem R_f-Wert. Zwischen den beiden Zonen, die dem Sennosid D und C entsprechen, kann eine rote, dem Rhein-8-glucosid entsprechende Zone sichtbar sein.

D. Etwa 25 mg pulverisierte Droge (180) werden in einem Erlenmeyerkolben mit 50 ml Wasser *R* und 2 ml Salzsäure *R* versetzt und im Wasserbad 15 min lang erhitzt. Nach dem Abkühlen wird mit 40 ml Ether *R* ausgeschüttelt, die Etherphase abgetrennt und über wasserfreiem Natriumsulfat *R* getrocknet. Werden 5 ml dieser Lösung zur Trockne eingedampft und der erkaltete Rückstand mit 5 ml verdünnter Ammoniak-Lösung *R* 1 versetzt, entsteht eine gelbe oder orange Färbung. Wird die Mischung 2 min lang im Wasserbad erhitzt, entsteht eine rötlichviolette Färbung.

Prüfung auf Reinheit

Fremde Bestandteile (2.8.2): Höchstens 3 Prozent fremde Pflanzenteile und höchstens 1 Prozent andere, fremde Bestandteile.

Trocknungsverlust (2.2.32): Höchstens 12,0 Prozent, mit 1,000 g pulverisierter Droge (355) durch 2 h langes Trocknen im Trockenschrank bei 100 bis 105 °C bestimmt.

Asche (2.4.16): Höchstens 12,0 Prozent.

Salzsäureunlösliche Asche (2.8.1): Höchstens 2,5 Prozent.

Gehaltsbestimmung

Die Bestimmung muß unter Ausschluß direkter Lichteinwirkung durchgeführt werden.

0,150 g pulverisierte Droge (180) werden in einem 100-ml-Kolben mit 30,0 ml Wasser *R* gemischt. Der Kolben wird gewogen und die Mischung im Wasserbad 15 min lang zum Rückfluß erhitzt. Nach dem Erkalten wird gewogen, mit Wasser *R* auf die ursprüngliche Masse ergänzt und zentrifugiert. 20,0 ml der überstehenden Flüssigkeit werden in einem 150-ml-Scheidetrichter mit 0,1 ml verdünnter Salzsäure *R* versetzt und 3mal mit je 15 ml Chloroform *R* ausgeschüttelt. Nach Trennung der Phasen wird das Chloroform verworfen. Die wäßrige Phase wird mit 0,10 g Natriumhydrogencarbonat *R* versetzt, 3 min lang geschüttelt und zentrifugiert. 10,0 ml der überstehenden Lösung werden in einem 100-ml-Kolben mit Schliff mit 20 ml Eisen(III)-chlorid-Lösung *R* 1 gemischt und 20 min lang im Wasserbad zum Rückfluß erhitzt, wobei der Wasserspiegel oberhalb des Flüssigkeitsspiegels im Kolben sein muß. Anschließend wird 1 ml Salzsäure *R* zugefügt und erneut 20 min lang unter häufigem Schütteln zum Rückfluß erhitzt, bis der Niederschlag gelöst ist. Nach dem Abkühlen wird die Mischung in einem Scheidetrichter 3mal mit je 25 ml Ether *R* ausgeschüttelt, wobei zuvor der Kolben mit dem Ether ausgespült wird. Die vereinigten Etherauszüge werden 2mal mit je 15 ml Wasser *R* gewaschen. Die Etherauszüge werden in einem Meßkolben mit Ether *R* zu 100,0 ml verdünnt und 10,0 ml dieser Lösung vorsichtig zur Trockne eingedampft. Der Rückstand wird in 10,0 ml einer Lösung von Magnesiumacetat *R* ($5 \text{ g} \cdot \text{l}^{-1}$) in Methanol *R* gelöst. Die Absorption (2.2.25) der Lösung wird bei 515 nm gegen Methanol *R* als Kompensationsflüssigkeit gemessen.

Der Prozentgehalt an Sennosid B wird nach folgender Formel errechnet

$$\frac{A \cdot 1{,}25}{m}$$

wobei eine spezifische Absorption ($A_{1\,\text{cm}}^{1\,\%} = 240$) für Sennosid B zugrunde gelegt wird.

A = gemessene Absorption bei 515 nm
m = Einwaage der Droge in Gramm.

Lagerung

Vor Licht geschützt.

1998, 1261

Eingestellter Sennesblätter-trockenextrakt

Sennae folii extractum siccum normatum

Definition

Eingestellter Sennesblättertrockenextrakt wird aus **Sennesblättern (Sennae folium)** hergestellt und enthält mindestens 5,5 und höchstens 8,0 Prozent Hydroxyanthracen-Glykoside, berechnet als Sennosid B ($C_{42}O_{20}H_{36}$; M_r 863) und bezogen auf den getrockneten Extrakt.

Der ermittelte Gehalt darf höchstens um ±10 Prozent von dem in der Beschriftung angegebenen Wert abweichen.

Herstellung

Der Extrakt wird aus der Droge und Ethanol (50 bis 80 Prozent *V/V*) durch ein geeignetes, mit der Monographie **Extrakte (Extracta)** übereinstimmendes Verfahren hergestellt.

Eigenschaften

Bräunliches bis braunes Pulver.

Prüfung auf Identität

A. Die Prüfung erfolgt mit Hilfe der Dünnschichtchromatographie (2.2.27) unter Verwendung einer Schicht eines geeigneten Kieselgels.

Untersuchungslösung: 0,1 g Extrakt werden mit 5 ml einer Mischung gleicher Volumteile Ethanol 96 % *R* und Wasser *R* zum Sieden erhitzt. Nach dem Abkühlen und Zentrifugieren wird die überstehende Lösung verwendet.

Referenzlösung: 10 mg Sennaextrakt *CRS* werden in 1 ml einer Mischung gleicher Volumteile Ethanol

96 % *R* und Wasser *R* gelöst, wobei ein geringer Rückstand verbleibt.

Auf die Platte werden 10 µl jeder Lösung bandförmig aufgetragen. Die Chromatographie erfolgt mit einer Mischung von 1 Volumteil Essigsäure 98 % *R*, 30 Volumteilen Wasser *R*, 40 Volumteilen Ethylacetat *R* und 40 Volumteilen 1-Propanol *R* über eine Laufstrecke von 10 cm. Die Platte wird an der Luft trocknen gelassen, anschließend mit einer 20prozentigen Lösung (*V/V*) von Salpetersäure *R* besprüht und 10 min lang bei 120 °C erhitzt. Nach dem Erkalten wird mit einer Lösung von Kaliumhydroxid *R* ($50\ g \cdot l^{-1}$) in Ethanol 50 % *R* besprüht, bis Zonen erscheinen. Die Hauptzonen im Chromatogramm der Untersuchungslösung entsprechen in bezug auf Lage, Farbe und Größe den Hauptzonen im Chromatogramm der Referenzlösung. Die Chromatogramme zeigen im unteren Drittel eine ausgeprägte braune Zone, die dem Sennosid B entspricht, und darüber eine gelbe Zone, auf die eine weitere, stark ausgeprägte braune, dem Sennosid A entsprechende Zone folgt. In der oberen Hälfte des Chromatogramms sind, nach aufsteigenden R_f-Werten geordnet, eine kräftige rötlichbraune, eine orangebraune und eine schwach rosa gefärbte Zone sowie 2 gelbe Zonen sichtbar. Nahe der Lösungsmittelfront erscheint eine dunkelrosa gefärbte Zone, die von einigen schwach gefärbten Zonen begleitet sein kann.

B. Etwa 25 mg Extrakt werden in einem Erlenmeyerkolben mit 50 ml Wasser *R* und 2 ml Salzsäure *R* im Wasserbad 15 min lang erhitzt. Nach dem Abkühlen wird mit 40 ml Ether *R* ausgeschüttelt. Die Etherphase wird abgetrennt und über wasserfreiem Natriumsulfat *R* getrocknet. 5 ml der Etherphase werden zur Trockne eingedampft. Wird der abgekühlte Rückstand mit 5 ml verdünnter Ammoniak-Lösung *R* 1 versetzt, entsteht eine gelbe oder orange Färbung. Wird die Mischung 2 min lang im Wasserbad erhitzt, entsteht eine rötlichviolette Färbung.

Prüfung auf Reinheit

Trocknungsverlust: Höchstens 5,0 Prozent. Die Prüfung wird wie für Trockenextrakte in der Monographie **Extrakte** beschrieben durchgeführt.

Mikrobielle Verunreinigung:
Keimzahl (2.6.12): Höchstens 10^4 koloniebildende, aerobe Einheiten und höchstens 10^2 Pilze je Gramm Substanz, durch Auszählen auf Agarplatten bestimmt.

Spezifizierte Mikroorganismen (2.6.13): *Escherichia coli* und Salmonellen dürfen nicht vorhanden sein.

Gehaltsbestimmung

Die Bestimmung muß unter Ausschluß direkter Lichteinwirkung durchgeführt werden.

0,150 g Extrakt werden in einem Meßkolben in Wasser *R* zu 100,0 ml gelöst. Die Lösung wird filtriert, die ersten 10 ml des Filtrats werden verworfen. 20,0 ml des Filtrats werden in einem 150-ml-Scheidetrichter mit 0,1 ml verdünnter Salzsäure *R* versetzt und 3mal mit je 15 ml Ether *R* ausgeschüttelt. Nach Phasentrennung wird die Etherphase verworfen. Die wäßrige Phase wird mit 0,10 g Natriumhydrogencarbonat *R* versetzt, 3 min lang geschüttelt und zentrifugiert. 10,0 ml der überstehenden Lösung werden in einem 100-ml-Kolben mit Schliff mit 20 ml Eisen(III)-chlorid-Lösung *R* 1 gemischt und 20 min lang im Wasserbad zum Rückfluß erhitzt, wobei der Wasserspiegel oberhalb des Flüssigkeitsspiegels im Kolben sein muß. Anschließend werden 3 ml Salzsäure *R* zugesetzt und erneut 30 min lang unter häufigem Schütteln zum Rückfluß erhitzt, bis der Niederschlag gelöst ist. Nach dem Abkühlen wird die Mischung in einem Scheidetrichter 3mal mit je 25 ml Ether *R* ausgeschüttelt, wobei zuvor der Kolben mit dem Ether ausgespült wird. Die vereinigten Etherauszüge werden 2mal mit je 15 ml Wasser *R* gewaschen. Die Etherauszüge werden in einem Meßkolben mit Ether *R* zu 100,0 ml verdünnt und 10,0 ml dieser Lösung vorsichtig zur Trockne eingedampft. Der Rückstand wird in 10,0 ml einer Lösung von Magnesiumacetat *R* ($5{,}0\ g \cdot l^{-1}$) in Methanol *R* gelöst. Die Absorption (2.2.25) der Lösung wird bei 515 nm gegen Methanol *R* als Kompensationsflüssigkeit gemessen.

Der Prozentgehalt an Hydroxyanthracen-Glycosiden, berechnet als Sennosid B, wird nach folgender Formel errechnet

$$\frac{A \cdot 4{,}167}{m}$$

wobei eine spezifische Absorption ($A^{1\%}_{1\,cm} = 240$) für Sennosid B zugrunde gelegt wird.

A = gemessene Absorption bei 515 nm
m = Einwaage des Extrakts in Gramm.

Lagerung

Dicht verschlossen, vor Licht geschützt.

Beschriftung

Entsprechend **Extrakte**.

Die Beschriftung gibt insbesondere den tatsächlichen Gehalt an Hydroxyanthracen-Glycosiden an.

1998, 207

Alexandriner-Sennesfrüchte

Sennae fructus acutifoliae

Definition

Alexandriner-Sennesfrüchte bestehen aus den getrockneten Früchten von *Cassia senna* L. (*Cassia acutifolia* Delile). Sie enthalten mindestens 3,4 Prozent Hydroxyanthracen-Glykoside, berechnet als Sennosid B ($C_{42}H_{38}O_{20}$; M_r 863) und bezogen auf die getrocknete Droge.

Eigenschaften

Die Droge hat einen schwachen Geruch.

Die Droge weist die unter „Prüfung auf Identität, A und B" beschriebenen makroskopischen und mikroskopischen Merkmale auf.

Prüfung auf Identität

A. Die Droge besteht aus flachen, nierenförmigen, grünen bis grünlichbraunen Hülsenfrüchten, die an den Stellen, wo die Samen liegen, braun gefärbt sind; sie sind im allgemeinen 40 bis 50 mm lang und mindestens 20 mm breit. Eines der Enden läuft in einen kurzen Stielansatz, das andere in einen Griffelansatz aus. Die Hülsen enthalten 6 oder 7 grüne bis hellbraune, flache, umgekehrt eiförmige Samen. Die Samenschale zeigt ein Netz hervortretender Falten.

B. Die Droge wird pulverisiert (355). Das Pulver ist braun. Die Prüfung erfolgt unter dem Mikroskop, wobei Chloralhydrat-Lösung *R* verwendet wird. Das Pulver zeigt folgende Merkmale: Fragmente der äußeren Fruchtwand mit polygonalen Zellen, mit wenigen kegelförmigen, warzigen Haaren und vereinzelten Spaltöffnungen vom anomocytischen oder paracytischen Typ (2.8.3), 2 Lagen sich kreuzender Fasern mit einer Calciumoxalatprismen führenden Zellschicht, charakteristische Palisadenzellen des Samens, geschichtete Zellen des Endosperms sowie Calciumoxalatprismen und -drusen.

C. Die Prüfung erfolgt mit Hilfe der Dünnschichtchromatographie (2.2.27) unter Verwendung einer Schicht von Kieselgel G *R*.

Untersuchungslösung: 0,5 g pulverisierte Droge (180) werden mit 5 ml einer Mischung von gleichen Volumteilen Ethanol 96 % *R* und Wasser *R* zum Sieden erhitzt. Nach dem Zentrifugieren wird die überstehende Flüssigkeit verwendet.

Referenzlösung: 10 mg Sennaextrakt *CRS* werden in 1 ml einer Mischung von gleichen Volumteilen Ethanol 96 % *R* und Wasser *R* gelöst, wobei ein geringer Rückstand verbleibt.

Auf die Platte werden 10 µl jeder Lösung bandförmig (20 mm × 2 mm) aufgetragen. Die Chromatographie erfolgt mit einer Mischung von 1 Volumteil Essigsäure 98 % *R*, 30 Volumteilen Wasser *R*, 40 Volumteilen Ethylacetat *R* und 40 Volumteilen 1-Propanol *R* über eine Laufstrecke von 10 cm. Die Platte wird an der Luft trocknen gelassen, anschließend mit einer 20prozentigen Lösung (*V/V*) von Salpetersäure *R* besprüht und 10 min lang bei 120 °C erhitzt. Nach dem Erkalten wird bis zum Erscheinen von Zonen mit einer Lösung von Kaliumhydroxid *R* ($50 \text{ g} \cdot \text{l}^{-1}$) in Ethanol 50 % *R* besprüht. Die Hauptzonen im Chromatogramm der Untersuchungslösung entsprechen in bezug auf Lage, Farbe und Größe den Hauptzonen im Chromatogramm der Referenzlösung. Die Sennoside B, A, D und C erscheinen in der angegebenen Reihenfolge mit steigendem R_f-Wert. Zwischen den beiden Zonen, die dem Sennosid D und C entsprechen, kann eine rote, dem Rhein-8-glucosid entsprechende Zone sichtbar sein. Im Chromatogramm der Untersuchungslösung sind die dem Sennosid D und C entsprechenden Zonen nur schwach sichtbar.

D. Etwa 25 mg pulverisierte Droge (180) werden in einem Erlenmeyerkolben mit 50 ml Wasser *R* und 2 ml Salzsäure *R* versetzt und im Wasserbad 15 min lang erhitzt. Nach dem Abkühlen wird mit 40 ml Ether *R* ausgeschüttelt, die Etherschicht abgetrennt und über wasserfreiem Natriumsulfat *R* getrocknet. Werden 5 ml dieser Lösung zur Trockne eingedampft und der erkaltete Rückstand mit 5 ml verdünnter Ammoniak-Lösung *R* 1 versetzt, entsteht eine gelbe oder orange Färbung. Wird die Mischung 2 min lang im Wasserbad erhitzt, entsteht eine rötlichviolette Färbung.

Prüfung auf Reinheit

Fremde Bestandteile (2.8.2): Höchstens 1 Prozent.

Trocknungsverlust (2.2.32): Höchstens 12,0 Prozent, mit 1,000 g pulverisierter Droge (355) durch 2 h langes Trocknen im Trockenschrank bei 100 bis 105 °C bestimmt.

Asche (2.4.16): Höchstens 9,0 Prozent.

Salzsäureunlösliche Asche (2.8.1): Höchstens 2,0 Prozent.

Gehaltsbestimmung

Die Bestimmung muß unter Ausschluß direkter Lichteinwirkung durchgeführt werden.

0,150 g pulverisierte Droge (180) werden in einem 100-ml-Kolben mit 30,0 ml Wasser *R* gemischt. Der Kolben wird gewogen und die Mischung im Wasserbad 15 min lang zum Rückfluß erhitzt. Nach dem Erkalten wird gewogen, mit Wasser *R* auf die ursprüngliche Masse ergänzt und zentrifugiert. 20,0 ml der überstehenden Flüssigkeit werden in einem 150-ml-Scheidetrichter mit 0,1 ml verdünnter Salzsäure *R* versetzt und 3mal mit je 15 ml Chloroform *R* ausgeschüttelt. Nach Trennung der Phasen wird die Chloroformphase verworfen. Die wäßrige Phase wird mit 0,10 g Natriumhydrogencarbonat *R* versetzt, 3 min lang geschüttelt und zentrifugiert. 10,0 ml der überstehenden Lösung werden in einem 100-ml-Kolben mit Schliff mit 20 ml Eisen(III)-chlorid-Lösung *R* 1 gemischt und 20 min lang im Wasserbad zum Rückfluß erhitzt, wobei der Wasserspiegel oberhalb des Flüssigkeitsspiegels im Kolben sein muß. Anschließend wird 1 ml Salzsäure *R* zugesetzt und erneut 20 min lang unter häufigem Schütteln zum Rückfluß erhitzt, bis der Niederschlag gelöst ist. Nach dem Abkühlen wird die Mischung in einem Scheidetrichter 3mal mit je 25 ml Ether *R* ausgeschüttelt, wobei zuvor der Kolben mit dem Ether ausgespült wird. Die vereinigten Etherauszüge werden 2mal mit je 15 ml Wasser *R* gewaschen. Die Etherauszüge werden in einem Meßkolben mit Ether *R* zu 100,0 ml verdünnt und 10,0 ml dieser Lösung vorsichtig zur Trockne eingedampft. Der Rückstand wird in 10,0 ml einer Lösung von Magnesiumacetat *R* ($5 \text{ g} \cdot \text{l}^{-1}$) in Methanol *R* gelöst. Die Absorption (2.2.25) der Lösung wird bei 515 nm gegen Methanol *R* als Kompensationsflüssigkeit gemessen.

Der Prozentgehalt an Sennosid B wird nach folgender Formel errechnet

$$\frac{A \cdot 1{,}25}{m}$$

wobei eine spezifische Absorption ($A_{1\,cm}^{1\,\%} = 240$) für Sennosid B zugrunde gelegt wird.

A = gemessene Absorption bei 515 nm
m = Einwaage der Droge in Gramm.

Lagerung

Vor Licht geschützt.

1998, 208

Tinnevelly-Sennesfrüchte

Sennae fructus angustifoliae

Definition

Tinnevelly-Sennesfrüchte bestehen aus den getrockneten Früchten von *Cassia angustifolia* Vahl. Sie enthalten mindestens 2,2 Prozent Hydroxyanthracen-Glykoside, berechnet als Sennosid B ($C_{42}H_{38}O_{20}$; M_r 863) und bezogen auf die getrocknete Droge.

Eigenschaften

Die Droge hat einen schwachen Geruch.

Die Droge weist die unter „Prüfung auf Identität, A und B" beschriebenen makroskopischen und mikroskopischen Merkmale auf.

Prüfung auf Identität

A. Die Droge besteht aus flachen, leicht nierenförmigen, gelblichbraunen bis braunen Hülsenfrüchten, die an den Stellen, wo die Samen liegen, dunkelbraun gefärbt sind; sie sind im allgemeinen 35 bis 60 mm lang und 14 bis 18 mm breit. Eines der Enden läuft in einen kurzen Stielansatz, das andere in einen Griffelansatz aus. Die Hülsen enthalten 5 bis 8 grüne bis hellbraune, flache, umgekehrt eiförmige Samen. Die Samenschale zeigt ein unzusammenhängendes Netz querlaufender und geschlängelter Falten.

B. Die Droge wird pulverisiert (355). Das Pulver ist braun. Die Prüfung erfolgt unter dem Mikroskop, wobei Chloralhydrat-Lösung *R* verwendet wird. Das Pulver zeigt folgende Merkmale: Fragmente der äußeren Fruchtwand mit polygonalen Zellen, mit wenigen kegelförmigen, warzigen Haaren und vereinzelten Spaltöffnungen vom anomocytischen oder paracytischen Typ (2.8.3), zwei Lagen sich kreuzender Fasern mit einer Calciumoxalatprismen führenden Zellschicht, charakteristische Palisadenzellen des Samens, geschichtete Zellen des Endosperms und Calciumoxalatprismen und -drusen.

C. Die Prüfung erfolgt mit Hilfe der Dünnschichtchromatographie (2.2.27) unter Verwendung einer Schicht von Kieselgel G *R*.

Untersuchungslösung: 0,5 g pulverisierte Droge (180) werden mit 5 ml einer Mischung von gleichen Volumteilen Ethanol 96 % *R* und Wasser *R* zum Sieden erhitzt. Nach dem Zentrifugieren wird die überstehende Flüssigkeit verwendet.

Referenzlösung: 10 mg Sennaextrakt *CRS* werden in 1 ml einer Mischung von gleichen Volumteilen Ethanol 96 % *R* und Wasser *R* gelöst, wobei ein geringer Rückstand verbleibt.

Auf die Platte werden 10 µl jeder Lösung bandförmig (20 mm × 2 mm) aufgetragen. Die Chromatographie erfolgt mit einer Mischung von 1 Volumteil Essigsäure 98 % *R*, 30 Volumteilen Wasser *R*, 40 Volumteilen Ethylacetat *R* und 40 Volumteilen 1-Propanol *R* über eine Laufstrecke von 10 cm. Die Platte wird an der Luft trocknen gelassen, anschließend mit einer 20prozentigen Lösung (*V/V*) von Salpetersäure *R* besprüht und 10 min lang bei 120 °C erhitzt. Nach dem Erkalten wird bis zum Erscheinen von Zonen mit einer Lösung von Kaliumhydroxid *R* (50 g · l^{-1}) in Ethanol 50 % *R* besprüht. Die Hauptzonen im Chromatogramm der Untersuchungslösung entsprechen in bezug auf Lage, Farbe und Größe den Hauptzonen im Chromatogramm der Referenzlösung. Die Sennoside B, A, D und C erscheinen in der angegebenen Reihenfolge mit steigendem R_f-Wert. Zwischen den beiden Zonen, die dem Sennosid D und C entsprechen, kann eine rote, dem Rhein-8-glucosid entsprechende Zone sichtbar sein. Im Chromatogramm der Untersuchungslösung sind die dem Sennosid D und C entsprechenden Zonen nur schwach sichtbar.

D. Etwa 25 mg pulverisierte Droge (180) werden in einem Erlenmeyerkolben mit 50 ml Wasser *R* und 2 ml Salzsäure *R* versetzt und im Wasserbad 15 min lang erhitzt. Nach dem Abkühlen wird mit 40 ml Ether *R* ausgeschüttelt, die Etherphase abgetrennt und über wasserfreiem Natriumsulfat *R* getrocknet. Werden 5 ml dieser Lösung zur Trockne eingedampft und der erkaltete Rückstand mit 5 ml verdünnter Ammoniak-Lösung *R* 1 versetzt, entsteht eine gelbe oder orange Färbung. Wird die Mischung 2 min lang im Wasserbad erhitzt, entsteht eine rötlichviolette Färbung.

Prüfung auf Reinheit

Fremde Bestandteile (2.8.2): Höchstens 1 Prozent.

Trocknungsverlust (2.2.32): Höchstens 12,0 Prozent, mit 1,000 g pulverisierter Droge (355) durch 2 h langes Trocknen im Trockenschrank bei 100 bis 105 °C bestimmt.

Asche (2.4.16): Höchstens 9,0 Prozent.

Salzsäureunlösliche Asche (2.8.1): Höchstens 2,0 Prozent.

Gehaltsbestimmung

Die Bestimmung muß unter Ausschluß direkter Lichteinwirkung durchgeführt werden.

0,150 g pulverisierte Droge (180) werden in einem 100-ml-Kolben mit 30,0 ml Wasser *R* gemischt. Der Kolben wird gewogen und die Mischung im Wasserbad

15 min lang zum Rückfluß erhitzt. Nach dem Erkalten wird gewogen, mit Wasser *R* auf die ursprüngliche Masse ergänzt und zentrifugiert. 20,0 ml der überstehenden Flüssigkeit werden in einem 150-ml-Scheidetrichter mit 0,1 ml verdünnter Salzsäure *R* versetzt und 3mal mit je 15 ml Chloroform *R* ausgeschüttelt. Nach Trennung der Phasen wird die Chloroformphase verworfen. Die wäßrige Phase wird mit 0,10 g Natriumhydrogencarbonat *R* versetzt, 3 min lang geschüttelt und zentrifugiert. 10,0 ml der überstehenden Lösung werden in einem 100-ml-Kolben mit Schliff mit 20 ml Eisen(III)-chlorid-Lösung *R* 1 gemischt und 20 min lang im Wasserbad zum Rückfluß erhitzt, wobei der Wasserspiegel oberhalb des Flüssigkeitsspiegels im Kolben sein muß. Anschließend wird 1 ml Salzsäure *R* zugesetzt und erneut 20 min lang unter häufigem Schütteln zum Rückfluß erhitzt, bis der Niederschlag gelöst ist. Nach dem Abkühlen wird die Mischung in einem Scheidetrichter 3mal mit je 25 ml Ether *R* ausgeschüttelt, wobei zuvor der Kolben mit dem Ether ausgespült wird. Die vereinigten Etherauszüge werden 2mal mit je 15 ml Wasser *R* gewaschen. Die Etherauszüge werden in einem Meßkolben mit Ether *R* zu 100,0 ml verdünnt und 10,0 ml dieser Lösung vorsichtig zur Trockne eingedampft. Der Rückstand wird in 10,0 ml einer Lösung von Magnesiumacetat *R* (5 g · l^{-1}) in Methanol *R* gelöst. Die Absorption (2.2.25) der Lösung wird bei 515 nm gegen Methanol *R* als Kompensationsflüssigkeit gemessen.

Der Prozentgehalt an Sennosid B wird nach folgender Formel errechnet

$$\frac{A \cdot 1{,}25}{m}$$

wobei eine spezifische Absorption ($A_{1\,cm}^{1\,\%}$ = 240) für Sennosid B zugrunde gelegt wird.

A = gemessene Absorption bei 515 nm
m = Einwaage der Droge in Gramm.

Lagerung

Vor Licht geschützt.

2000, 788

Serin

Serinum

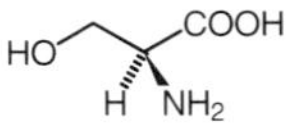

$C_3H_7NO_3$ M_r 105,1

Definition

Serin enthält mindestens 98,5 und höchstens 101,0 Prozent (*S*)-2-Amino-3-hydroxypropansäure, berechnet auf die getrocknete Substanz.

Herstellung

Wird die Substanz durch ein Verfahren hergestellt, das Fermentationsschritte beinhaltet, muß sie zusätzlich den Anforderungen der Monographie **Fermentationsprodukte (Producta ab fermentatione)** entsprechen.

Eigenschaften

Weißes bis fast weißes, kristallines Pulver oder farblose Kristalle; leicht löslich in Wasser, praktisch unlöslich in Ethanol und Ether.

Prüfung auf Identität

1: A, B.
2: A, C, D.

A. Die Substanz entspricht der Prüfung „Spezifische Drehung" (siehe „Prüfung auf Reinheit").

B. Die Prüfung erfolgt mit Hilfe der IR-Spektroskopie (2.2.24) durch Vergleich des Spektrums der Substanz mit dem von Serin *CRS*. Die Prüfung erfolgt mit Hilfe von Preßlingen.

C. Die bei der Prüfung „Mit Ninhydrin nachweisbare Substanzen" (siehe „Prüfung auf Reinheit") erhaltenen Chromatogramme werden ausgewertet. Der Hauptfleck im Chromatogramm der Untersuchungslösung b entspricht in bezug auf Lage, Farbe und Größe dem Hauptfleck im Chromatogramm der Referenzlösung a.

D. 1 ml einer Lösung der Substanz (10 g · l^{-1}) wird in einem Reagenzglas mit 5 ml einer Lösung von Natriumperiodat *R* (20 g · l^{-1}) versetzt. Das Reagenzglas wird mit Glaswolle, die mit Wasser *R* befeuchtet wurde, verschlossen. Das Reagenzglas wird im Wasserbad 5 min lang erhitzt. Wird die Glaswolle in ein Reagenzglas, das 1 ml einer Lösung von Chromotropsäure-Natrium *R* (15 g · l^{-1}) und 3 ml Schwefelsäure *R* enthält, gebracht und 10 min lang im Wasserbad erhitzt, entwickelt sich eine violettrote Färbung.

Prüfung auf Reinheit

Prüflösung: 2,5 g Substanz werden in destilliertem Wasser *R* zu 50 ml gelöst.

Aussehen der Lösung: Die Prüflösung muß klar (2.2.1) und darf nicht stärker gefärbt sein als die Farbvergleichslösung BG_6 (2.2.2, Methode II).

Spezifische Drehung (2.2.7): 2,50 g Substanz werden in verdünnter Salzsäure *R* zu 25,0 ml gelöst. Die spezifische Drehung muß zwischen +14,0 und +16,0° liegen, berechnet auf die getrocknete Substanz.

Mit Ninhydrin nachweisbare Substanzen: Die Prüfung erfolgt mit Hilfe der Dünnschichtchromatographie (2.2.27) unter Verwendung einer DC-Platte mit Kieselgel *R*.

Untersuchungslösung a: 0,10 g Substanz werden in Salzsäure (0,1 mol · l^{-1}) zu 10 ml gelöst.

Untersuchungslösung b: 1 ml Untersuchungslösung a wird mit Wasser *R* zu 50 ml verdünnt.

Referenzlösung a: 10 mg Serin *CRS* werden in Salzsäure (0,1 mol · l^{-1}) zu 50 ml gelöst.

Referenzlösung b: 5 ml Untersuchungslösung b werden mit Wasser *R* zu 20 ml verdünnt.

Referenzlösung c: 10 mg Methionin *CRS* und 10 mg Serin *CRS* werden in Salzsäure (0,1 mol · l^{-1}) zu 25 ml gelöst.

Auf die Platte werden 5 µl jeder Lösung aufgetragen. Die Chromatographie erfolgt mit einer Mischung von 20 Volumteilen Essigsäure 98 % *R*, 20 Volumteilen Wasser *R* und 60 Volumteilen 1-Butanol *R* über eine Laufstrecke von 15 cm. Die Platte wird an der Luft trocknen gelassen, mit Ninhydrin-Lösung *R* besprüht und 15 min lang bei 100 bis 105 °C erhitzt. Kein im Chromatogramm der Untersuchungslösung a auftretender Nebenfleck darf größer oder stärker gefärbt sein als der Fleck im Chromatogramm der Referenzlösung b (0,5 Prozent). Die Prüfung darf nur ausgewertet werden, wenn das Chromatogramm der Referenzlösung c deutlich voneinander getrennt 2 Flecke zeigt.

Chlorid (2.4.4): 5 ml Prüflösung, mit Wasser *R* zu 15 ml verdünnt, müssen der Grenzprüfung auf Chlorid entsprechen (200 ppm).

Sulfat (2.4.13): 10 ml Prüflösung, mit destilliertem Wasser *R* zu 15 ml verdünnt, müssen der Grenzprüfung auf Sulfat entsprechen (300 ppm).

Ammonium: Mit 2 Uhrgläsern von 60 mm Durchmesser wird durch Aufeinanderlegen ein Hohlraum gebildet. An die Innenwand des oberen Uhrglases wird mit einigen Tropfen Wasser *R* ein Stück rotes Lackmuspapier *R* von 5 mm × 5 mm geklebt. Auf das untere Uhrglas werden 50 mg fein pulverisierte Substanz gebracht und in 0,5 ml Wasser *R* gelöst. Nach Zusatz von 0,30 g schwerem Magnesiumoxid *R* wird kurz mit einem Glasstab verrieben und das obere Uhrglas sofort auf das untere Uhrglas gelegt. In gleicher Weise wird gleichzeitig eine Referenzmischung aus 0,1 ml Ammonium-Lösung (100 ppm NH_4) *R*, 0,5 ml Wasser *R* und 0,30 g schwerem Magnesiumoxid *R* angesetzt. Untersuchungs- und Referenzmischung werden 15 min lang bei 40 °C erwärmt. Das Lackmuspapier über der Untersuchungsmischung darf sich nicht intensiver blau färben als das Lackmuspapier über der Referenzmischung (200 ppm).

Eisen (2.4.9): In einem Scheidetrichter wird 1,0 g Substanz in 10 ml verdünnter Salzsäure *R* gelöst. Die Lösung wird 3mal je 3 min lang mit je 10 ml Isobutylmethylketon *R* 1 ausgeschüttelt. Die vereinigten organischen Phasen werden 3 min lang mit 10 ml Wasser *R* ausgeschüttelt, die wäßrige Phase muß der Grenzprüfung auf Eisen entsprechen (10 ppm).

Schwermetalle (2.4.8): 2,0 g Substanz werden in Wasser *R* zu 20 ml gelöst. 12 ml Lösung müssen der Grenzprüfung A auf Schwermetalle entsprechen (10 ppm). Zur Herstellung der Referenzlösung wird die Blei-Lösung (1 ppm Pb) *R* verwendet.

Trocknungsverlust (2.2.32): Höchstens 0,5 Prozent, mit 1,000 g Substanz durch Trocknen im Trockenschrank bei 100 bis 105 °C bestimmt.

Sulfatasche (2.4.14): Höchstens 0,1 Prozent, mit 1,0 g Substanz bestimmt.

Gehaltsbestimmung

0,100 g Substanz, in 3 ml wasserfreier Ameisensäure *R* gelöst, werden nach Zusatz von 30 ml wasserfreier Essigsäure *R* und 0,1 ml Naphtholbenzein-Lösung *R* mit Perchlorsäure (0,1 mol · l^{-1}) bis zum Farbumschlag von Braungelb nach Grün titriert.

1 ml Perchlorsäure (0,1 mol · l^{-1}) entspricht 10,51 mg $C_3H_7NO_3$.

Lagerung

Gut verschlossen, vor Licht geschützt.

1999, 433

Raffiniertes Sesamöl

Sesami oleum raffinatum

S

Monographien

Definition

Raffiniertes Sesamöl ist das aus den reifen Samen von *Sesamum indicum* L. durch Pressung oder durch Extraktion und anschließende Raffination erhaltene fette Öl. Eine Verbesserung der Farbe und des Geruchs kann durch weitere Raffination erzielt werden.

Die Substanz kann ein geeignetes Antioxidans enthalten.

Eigenschaften

Klare, hellgelbe, fast farblose Flüssigkeit; praktisch unlöslich in Ethanol, mischbar mit Petroläther.

Die relative Dichte der Substanz beträgt etwa 0,919.

Die Substanz erstarrt bei etwa −4 °C zu einer butterartigen Masse.

Prüfung auf Identität

1: C.
2: A, B.

A. Die Substanz entspricht der Prüfung „Brechungsindex" (siehe „Prüfung auf Reinheit").

B. Die Prüfung erfolgt nach „Identifizierung fetter Öle durch Dünnschichtchromatographie" (2.3.2). Das erhaltene Chromatogramm entspricht dem typischen Chromatogramm für Sesamöl.

C. Die Substanz entspricht der Prüfung „Triglycerid-Zusammensetzung" (siehe „Prüfung auf Reinheit").

Prüfung auf Reinheit

Brechungsindex (2.2.6): 1,470 bis 1,476.

Säurezahl (2.5.1): Höchstens 0,6, mit 10,0 g Substanz bestimmt. Raffiniertes Sesamöl zur Herstellung von Parenteralia höchstens 0,3.

Peroxidzahl (2.5.5): Höchstens 10,0. Raffiniertes Sesamöl zur Herstellung von Parenteralia höchstens 5,0.

Unverseifbare Anteile (2.5.7): Höchstens 2,0 Prozent, mit 5,0 g Substanz bestimmt.

Alkalisch reagierende Substanzen (2.4.19): Die Substanz muß der Prüfung „Alkalisch reagierende Substanzen in fetten Ölen" entsprechen.

Baumwollsamenöl: In einem Reagenzglas werden 5 ml Substanz mit 5 ml einer Mischung von gleichen Volumteilen Pentanol *R* und einer Lösung von Schwefel *R* ($10 g \cdot l^{-1}$) in Schwefelkohlenstoff *R* gemischt. Die Mischung wird vorsichtig erwärmt, bis der Schwefelkohlenstoff verdampft ist, und das Reagenzglas bis zu einem Drittel seiner Höhe in eine siedende, gesättigte Lösung von Natriumchlorid *R* getaucht. Innerhalb von 15 min darf sich keine rötliche Färbung entwickeln.

Triglycerid-Zusammensetzung: Die Prüfung erfolgt mit Hilfe der Flüssigchromatographie (2.2.29).

Untersuchungslösung: 0,200 g Substanz werden in einen Meßkolben eingewogen und mit der mobilen Phase zu 10,0 ml verdünnt.

Die Chromatographie kann durchgeführt werden mit
- zwei nacheinander angeordneten Säulen aus rostfreiem Stahl von 0,25 m Länge und 4,6 mm innerem Durchmesser, gepackt mit octadecylsilyliertem Kieselgel zur Chromatographie *R* (5 µm)
- einer Mischung von 1 Volumteil Dichlormethan *R* und 2 Volumteilen Acetonitril *R* als mobile Phase bei einer Durchflußrate von 1,0 ml je Minute
- einem Refraktometer als Detektor.

20 µl Untersuchungslösung werden eingespritzt und die Peaks durch Vergleich mit dem für Sesamöl typischen Chromatogramm (siehe Abb. 433-1) identifiziert. Die Fettsäurereste werden als Ln für Linolen-, L für Linol-, O für Öl-, P für Palmitin- und S für Stearinsäure bezeichnet.

Der Prozentgehalt der Triglyceride wird anhand der Peakflächen des Chromatogramms der Untersuchungslösung mit Hilfe des Verfahrens „Normalisierung" ermittelt.

Die Triglyceride müssen folgende Zusammensetzung haben:
- LLL: 7,0 bis 19,0 Prozent
- OLL: 13,0 bis 30,0 Prozent
- PLL: 5,0 bis 9,0 Prozent
- OOL: 14,0 bis 25,0 Prozent
- POL: 8,0 bis 16,0 Prozent
- OOO: 5,0 bis 14,0 Prozent
- SOL: 2,0 bis 8,0 Prozent
- POO: 2,0 bis 10,0 Prozent.

Wasser (2.5.12): Raffiniertes Sesamöl zur Herstellung von Parenteralia höchstens 0,05 Prozent, mit 5,0 g Substanz nach der Karl-Fischer-Methode bestimmt.

Lagerung

Vor Licht geschützt, in dicht verschlossenen, dem Verbrauch angemessenen, möglichst vollständig gefüllten Behältnissen.

Raffiniertes Sesamöl zur Herstellung von Parenteralia wird in dicht verschlossenen Behältnissen unter Inertgas gelagert.

Der Inhalt eines bereits geöffneten Behältnisses ist sobald als möglich zu verwenden. Der nicht sofort verwendete Anteil muß durch eine Inertgas-Atmosphäre geschützt werden.

Beschriftung

Die Beschriftung gibt insbesondere, falls zutreffend, an
- ob das Öl durch Pressung oder durch Extraktion gewonnen wurde
- Namen und Mengen zugesetzter Antioxidantien
- daß die Substanz zur Herstellung von Parenteralia geeignet ist
- Name des verwendeten Inertgases.

Dieses typische Chromatogramm dient zur Information und als Anleitung zum Analysenverfahren. Es ist nicht Bestandteil der Anforderungen dieser Monographie.

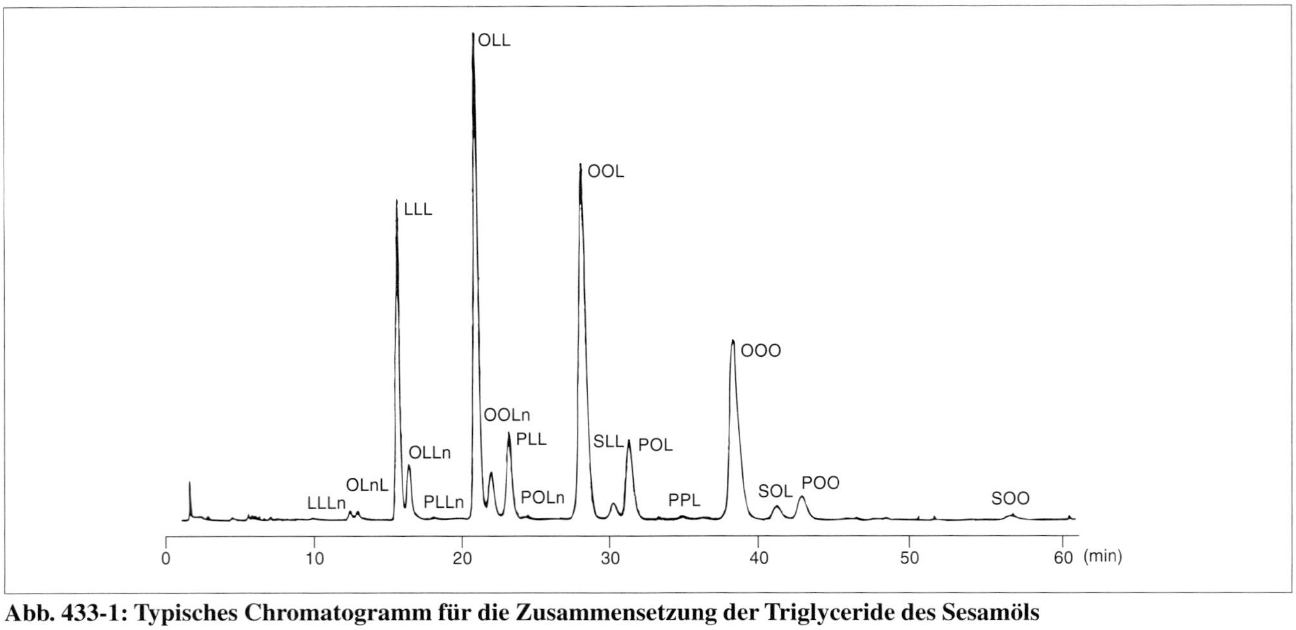

Abb. 433-1: Typisches Chromatogramm für die Zusammensetzung der Triglyceride des Sesamöls

2000, 434

Hochdisperses Siliciumdioxid

Silica colloidalis anhydrica

SiO_2 M_r 60,1

Definition

Hochdisperses Siliciumdioxid enthält mindestens 99,0 und höchstens 100,5 Prozent SiO_2, mit der geglühten Substanz bestimmt.

Eigenschaften

Weißes, feines, leichtes, amorphes Pulver mit einer Teilchengröße von etwa 15 nm; praktisch unlöslich in Wasser und Mineralsäuren, ausgenommen in Flußsäure. Die Substanz löst sich in heißen Alkalihydroxid-Lösungen.

Prüfung auf Identität

Etwa 20 mg Substanz geben die Identitätsreaktion auf Silicat (2.3.1).

Prüfung auf Reinheit

***p*H-Wert** (2.2.3): 1,0 g Substanz wird in 30 ml kohlendioxidfreiem Wasser *R* suspendiert. Der *p*H-Wert der Suspension muß zwischen 3,5 und 5,5 liegen.

Chlorid (2.4.4): 1,0 g Substanz wird mit einer Mischung von 20 ml verdünnter Salpetersäure *R* und 30 ml Wasser *R* versetzt. Im Wasserbad wird unter häufigem Schütteln 15 min lang erhitzt. Falls erforderlich wird die Mischung mit Wasser *R* zu 50 ml ergänzt und filtriert. 10 ml des erkalteten Filtrats, mit Wasser *R* zu 15 ml verdünnt, müssen der Grenzprüfung auf Chlorid entsprechen (250 ppm).

Schwermetalle (2.4.8): 2,5 g Substanz werden mit einer ausreichenden Menge Wasser *R* angerieben, um eine halbflüssige Paste zu erhalten, die bei 140 °C getrocknet wird. Wenn die getrocknete Masse weiß ist, wird sie mit einem Glasstab zerteilt. Nach Zusatz von 25 ml Salzsäure ($1\ mol \cdot l^{-1}$) wird 5 min lang unter häufigem Umrühren mit einem Glasstab sorgfältig zum Sieden erhitzt. 20 min lang wird zentrifugiert, die überstehende Flüssigkeit durch ein Membranfilter filtriert und der Rückstand mit 3 ml verdünnter Salzsäure *R* und 9 ml Wasser *R* versetzt. Nach dem Erhitzen zum Sieden wird 20 min lang zentrifugiert. Die überstehende Flüssigkeit wird über dasselbe Membranfilter filtriert. Der Rückstand wird mit kleinen Mengen Wasser *R* gewaschen. Filtrate und Waschwasser werden vereinigt und mit Wasser *R* zu 50 ml verdünnt. 20 ml dieser Lösung werden mit 50 mg Ascorbinsäure *R* und 1 ml konzentrierter Ammoniak-Lösung *R* versetzt. Mit verdünnter Ammoniak-Lösung *R* 2 wird neutralisiert und mit Wasser *R* zu 25 ml verdünnt. 12 ml Lösung müssen der Grenzprüfung A auf Schwermetalle entsprechen (25 ppm). Zur Herstellung der Referenzlösung wird die Blei-Lösung (1 ppm Pb) *R* verwendet.

Glühverlust: Höchstens 5,0 Prozent, mit 0,200 g Substanz durch 2 h langes Glühen bei 900 °C in einem Platintiegel und Erkaltenlassen im Exsikkator bestimmt.

Gehaltsbestimmung

Zum Rückstand bei „Glühverlust" werden 0,2 ml Schwefelsäure *R* und eine ausreichende Menge Ethanol 96 % *R* zugesetzt, um den Rückstand vollständig zu befeuchten. Nach Zusatz von 6 ml Flußsäure *R* wird auf einer Heizplatte bei 95 bis 105 °C zur Trockne eingedampft, wobei darauf zu achten ist, daß keine Substanz verspritzt. Die Wände des Tiegels werden mit 6 ml Flußsäure *R* abgespült. Nach dem Eindampfen zur Trockne wird bei 900 °C geglüht, im Exsikkator erkalten gelassen und gewogen. Die Differenz zwischen der Masse dieses Rückstands und der Masse des Rückstands aus dem „Glühverlust" entspricht der Masse an SiO_2 in der Einwaage.

2001, 1562

Siliciumdioxid zur dentalen Anwendung

Silica ad usum dentalem

Definition

Siliciumdioxid zur dentalen Anwendung ist ein amorphes Siliciumdioxid (als Präzipitat, als Gel oder durch Flammenhydrolyse erhalten). Es enthält mindestens 94,0 und höchstens 100,5 Prozent SiO_2, berechnet auf die geglühte Substanz.

Eigenschaften

Weißes bis fast weißes, leichtes, feines, amorphes Pulver; praktisch unlöslich in Wasser und Mineralsäuren. Die Substanz löst sich in Flußsäure und heißen Alkalihydroxid-Lösungen.

Prüfung auf Identität

Etwa 20 mg Substanz geben die Identitätsreaktion auf Silicat (2.3.1).

Prüfung auf Reinheit

Prüflösung: 2,5 g Substanz werden mit 50 ml Salzsäure *R* versetzt. Die Mischung wird im Wasserbad unter wiederholtem Rühren 30 min lang erhitzt und zur Trockne eingedampft. Der Rückstand wird mit einer Mischung von 8 ml verdünnter Salzsäure *R* und 24 ml Wasser *R* versetzt. Die Mischung wird zum Sieden erhitzt und unter vermindertem Druck durch einen Glassintertiegel (16) abgesaugt. Der Rückstand auf dem Tiegel wird mit einer heißen Mischung von 3 ml verdünnter Salzsäure *R* und 9 ml Wasser *R* gewaschen. Nach dem Waschen mit kleinen Mengen Wasser *R* wird das Filtrat mit den Waschflüssigkeiten vereinigt und mit Wasser *R* zu 50 ml verdünnt.

***p*H-Wert** (2.2.3): 5 g Substanz werden in einer Mischung von 5 ml einer Lösung von Kaliumchlorid *R* (7,46 g · l^{-1}) und 90 ml kohlendioxidfreiem Wasser *R* suspendiert. Der *p*H-Wert der Suspension muß zwischen 3,2 und 8,9 liegen.

Chlorid: Die Prüfung erfolgt mit Hilfe der Flüssigchromatographie (2.2.29), wie unter „Sulfat" beschrieben.

Je 25 µl Untersuchungslösung und Referenzlösung werden eingespritzt. Im Chromatogramm der Untersuchungslösung darf die Fläche eines dem Chlorid entsprechenden Peaks nicht größer sein als die entsprechende Peakfläche im Chromatogramm der Referenzlösung (0,3 Prozent).

Sulfat: Die Prüfung erfolgt mit Hilfe der Flüssigchromatographie (2.2.29).

Untersuchungslösung: 0,625 g Substanz werden mit 30 ml Wasser *R* versetzt. Die Mischung wird 2 h lang zum Sieden erhitzt, nach dem Erkalten quantitativ in einen 50-ml-Meßkolben überführt und mit Wasser *R* zu 50,0 ml verdünnt. 5,0 ml der überstehenden Flüssigkeit werden mit Wasser *R* zu 50,0 ml verdünnt und durch ein Membranfilter (Porengröße 0,45 µm) filtriert.

Referenzlösung: 0,50 g wasserfreies Natriumsulfat *R* und 62 mg Natriumchlorid *R* werden in Wasser *R* zu 1000,0 ml gelöst. 5,0 ml Lösung werden mit Wasser *R* zu 50,0 ml verdünnt.

Die Chromatographie kann durchgeführt werden mit
- einer nichtmetallischen Säule von 0,25 m Länge und 4,6 mm innerem Durchmesser, gepackt mit einem geeigneten Anionenaustauscher (30 bis 50 µm)
- folgender Lösung als mobile Phase bei einer Durchflußrate von 1,2 ml je Minute: 0,508 g Natriumcarbonat *R* und 50 mg Natriumhydrogencarbonat *R* werden in Wasser *R* zu 1000 ml gelöst
- einem Leitfähigkeitsdetektor
- einer Probenschleife.

Je 25 µl Untersuchungslösung und Referenzlösung werden eingespritzt. Werden die Chromatogramme unter den vorgeschriebenen Bedingungen aufgezeichnet, betragen die Retentionszeiten für Sulfat etwa 8 min und für Chlorid etwa 4 min.

Im Chromatogramm der Untersuchungslösung darf die Fläche eines dem Sulfat entsprechenden Peaks nicht größer sein als die entsprechende Peakfläche im Chromatogramm der Referenzlösung (4,0 Prozent, berechnet als Natriumsulfat).

Eisen (2.4.9): 2 ml Prüflösung werden mit Wasser *R* zu 40 ml verdünnt. 10 ml dieser Lösung müssen der Grenzprüfung auf Eisen entsprechen (400 ppm).

Schwermetalle (2.4.8): 20 ml Prüflösung werden mit 50 mg Hydroxylaminhydrochlorid *R* und 1 ml konzentrierter Ammoniak-Lösung *R* versetzt. Der *p*H-Wert der Lösung wird durch Zusatz von verdünnter Ammoniak-Lösung *R* 2 unter potentiometrischer Kontrolle auf 3,5 eingestellt. Die Lösung wird mit Wasser *R* zu 25 ml verdünnt. 12 ml dieser Lösung müssen der Grenzprüfung A auf Schwermetalle entsprechen (25 ppm). Zur Herstellung der Referenzlösung wird Blei-Lösung (1 ppm Pb) *R* verwendet.

Glühverlust: Höchstens 25,0 Prozent, mit 0,200 g Substanz durch 1 h langes Erhitzen im Platintiegel bei 100 bis 105 °C und 2 h langes Glühen bei 1000 °C bestimmt.

Gehaltsbestimmung

Der unter „Glühverlust" (siehe „Prüfung auf Reinheit") erhaltene Rückstand wird mit 0,2 ml Schwefelsäure *R* und einer ausreichenden Menge Ethanol 96 % *R* versetzt, um den Rückstand vollständig zu befeuchten. Nach Zusatz von 6 ml Flußsäure *R* wird bei 95 bis 105 °C zur Trockne eingedampft, wobei darauf zu achten ist, daß keine Substanz verspritzt. Die Innenseite des Tiegels wird mit 6 ml Flußsäure *R* gewaschen. Nach dem Eindampfen zur Trockne wird bei 900 °C geglüht, im Exsikkator erkalten gelassen und gewogen. Die Differenz zwischen der Masse dieses Rückstands und der des unter „Glühverlust" erhaltenen Rückstands entspricht der Masse an SiO_2 in der Einwaage.

Lagerung

Gut verschlossen.

2000, 1470

Simeticon

Simeticonum

Definition

Simeticon wird durch Einbau von 4 bis 7 Prozent Siliciumdioxid in Polydimethylsiloxan mit einem Polymerisationsgrad zwischen 20 und 400 erhalten. Die Substanz enthält 90,5 bis 99,0 Prozent Polydimethylsiloxan.

Herstellung

Polydimethylsiloxan wird durch Hydrolyse und Polykondensation von Dichlordimethylsilan und Chlortrimethylsilan erhalten. Das Siliciumdioxid wird an der Oberfläche durch Einbau von Methylsilyl-Gruppen verändert.

Eigenschaften

Viskose, grauweiße, opaleszierende Flüssigkeit; praktisch unlöslich in Wasser und Methanol, sehr schwer löslich bis praktisch unlöslich in wasserfreiem Ethanol, teilweise mischbar mit Dichlormethan, Ethylacetat, Ethylmethylketon und Toluol.

Prüfung auf Identität

A. Die Prüfung erfolgt mit Hilfe der IR-Spektroskopie (2.2.24), wie unter „Gehaltsbestimmung" beschrieben. Absorptionsmaxima treten bei 2964, 2905, 1412,

1260 und 1020 cm^{-1} auf. Außerdem ist das Spektrum mit dem der als Typmuster ausgewählten Substanz identisch. Die Prüfung der Substanz erfolgt als dünner Film zwischen Plättchen aus Natriumchlorid *R*.

B. 0,5 g Substanz werden in einem Reagenzglas auf kleiner Flamme bis zum Erscheinen weißer Dämpfe erhitzt. Das Reagenzglas wird so über ein zweites Reagenzglas, das 1 ml einer Lösung von Chromotropsäure-Natrium *R* (1 g · l^{-1}) in Schwefelsäure *R* enthält, gehalten, daß die Dämpfe die Lösung erreichen. Das zweite Reagenzglas wird etwa 10 s lang geschüttelt und 5 min lang im Wasserbad erhitzt. Die Lösung ist violett gefärbt.

C. Der bei der Bestimmung „Siliciumdioxid" (siehe „Gehaltsbestimmung") erhaltene Rückstand gibt die Identitätsreaktion auf Silicat (2.3.1).

Prüfung auf Reinheit

Sauer reagierende Substanzen: 2,0 g Substanz werden mit 25 ml einer Mischung gleicher Volumteile von wasserfreiem Ethanol *R* und Ether *R*, die zuvor gegen 0,2 ml Bromthymolblau-Lösung *R* 1 neutralisiert wurde, versetzt. Nach Schütteln der Lösung dürfen bis zum Umschlag nach Blau höchstens 3,0 ml Natriumhydroxid-Lösung (0,01 mol · l^{-1}) verbraucht werden.

Schaumbrechende Wirkung

Schäumende Lösung: 5,0 g Docusat-Natrium *R* werden in 1 l Wasser *R*, falls erforderlich auf 50 °C erwärmt, gelöst.

Schaumbrechende Lösung: 50 ml Ethylmethylketon *R* werden mit 0,250 g Substanz versetzt. Die Mischung wird unter Schütteln auf höchstens 50 °C erwärmt.

100 ml schäumende Lösung und 1 ml schaumbrechende Lösung werden in einen 250-ml-Zylinder von etwa 5 cm Durchmesser gegeben. Der Zylinder wird hermetisch verschlossen und in einem geeigneten Neigungsschüttler befestigt, der folgende Bedingungen erfüllt:

- 250 bis 300 Schwingungen je Minute
- Schwingungswinkel etwa 10 Grad
- Schwingungsradius etwa 10 cm.

10 s lang wird geschüttelt und die Zeit registriert, die von der Beendigung des Schüttelvorgangs bis zum Auftreten eines ersten schaumfreien Anteils auf der Flüssigkeitsoberfläche vergeht.

Diese Zeit darf höchstens 15 s betragen.

Mineralöle: 2,0 g Substanz werden in einem Reagenzglas im ultravioletten Licht bei 365 nm geprüft. Die Fluoreszenz darf nicht stärker als die einer unter gleichen Bedingungen geprüften Lösung von Chininsulfat *R* (0,1 ppm) in Schwefelsäure (0,005 mol · l^{-1}) sein.

Phenylierte Verbindungen: 5,0 g Substanz werden unter Schütteln in 10,0 ml Cyclohexan *R* gelöst. Die Absorption (2.2.25) wird zwischen 200 und 350 nm unter Verwendung von Cyclohexan *R* als Kompensationsflüssigkeit gemessen. Die korrigierte Absorption (die im Maximum zwischen 250 und 270 nm gemessene Absorption abzüglich der bei 300 nm gemessenen Absorption) darf höchstens 0,2 betragen.

Schwermetalle: 1,0 g Substanz wird mit Dichlormethan *R* gemischt. Die Mischung wird mit Dichlormethan *R* zu 20 ml verdünnt. 1,0 ml einer frisch hergestellten Lösung von Dithizon *R* (0,02 g · l^{-1}) in Dichlormethan *R*, 0,5 ml Wasser *R* und 0,5 ml einer Mischung von 1 Volumteil verdünnter Ammoniak-Lösung *R* 2 und 9 Volumteilen einer Lösung von Hydroxylaminhydrochlorid *R* (2 g · l^{-1}) werden zugesetzt. Gleichzeitig wird folgende Referenzlösung hergestellt: 20 ml Dichlormethan *R* werden mit 1,0 ml einer frisch hergestellten Lösung von Dithizon *R* (0,02 g · l^{-1}) in Dichlormethan *R*, 0,5 ml Blei-Lösung (10 ppm Pb) *R* und 0,5 ml einer Mischung von 1 Volumteil verdünnter Ammoniak-Lösung *R* 2 und 9 Volumteilen einer Lösung von Hydroxylaminhydrochlorid *R* (2 g · l^{-1}) versetzt. Jede Lösung wird sofort 1 min lang kräftig geschüttelt. Die in der zu untersuchenden Lösung auftretende Rotfärbung darf nicht stärker sein als diejenige der Referenzlösung (5 ppm).

Flüchtige Bestandteile: Höchstens 1,0 Prozent, mit 1,00 g Substanz durch 2 h langes Erhitzen in einer Schale von 60 mm Durchmesser und 10 mm Höhe im Trockenschrank bei 150 °C bestimmt.

S

Monographien

Gehaltsbestimmung

Siliciumdioxid: Höchstens 7 Prozent, mit 20,0 mg Substanz mit Hilfe der Thermogravimetrie (2.2.34) bestimmt. Die Substanz wird in einem Strom von Stickstoff *R* bei einer Durchflußrate von 200 ml je Minute auf 800 °C erhitzt, wobei die Temperatur um 20 °C je Minute erhöht wird.

Dimeticon:

Untersuchungslösung: Etwa 50 mg (*E*) Substanz werden in einen 125-ml-Zylinder mit Schraubverschluß gegeben, mit 25,0 ml Toluol *R* versetzt, zum Dispergieren geschwenkt und mit 50 ml verdünnter Salzsäure *R* versetzt. Der Zylinder wird verschlossen und auf einem Vortex-Mischer befestigt. Nach 5 min langem Schütteln wird der Inhalt des Zylinders in einen Scheidetrichter gegeben und zur Phasentrennung stehengelassen. 5 ml der oberen Phase werden in ein Reagenzglas mit Schraubverschluß gegeben, das 0,5 g wasserfreies Natriumsulfat *R* enthält. Das Reagenzglas wird verschlossen und nach kräftigem manuellem Schütteln zentrifugiert, um eine klare Untersuchungslösung zu erhalten.

Referenzlösung: Etwa 0,20 g Dimeticon *CRS* werden in 100,0 ml Toluol *R* gegeben. Die Referenzlösung wird unter den gleichen Bedingungen wie die Untersuchungslösung hergestellt, wobei 25,0 ml der zuvor erhaltenen Dimeticon-Lösung verwendet werden.

Eine Blindlösung wird durch Schütteln von 10 ml Toluol *R* mit 1 g wasserfreiem Natriumsulfat *R* und Zentrifugieren der erhaltenen Suspension hergestellt.

Das IR-Spektrum der Untersuchungslösung und der Referenzlösung wird zwischen 1330 und 1180 cm^{-1} in einer 0,5-mm-Küvette aufgenommen und die Absorption (2.2.24) der Bande bei 1260 cm^{-1} bestimmt.

Der Prozentgehalt an Dimeticon wird nach folgender Formel berechnet:

$$\frac{25C \cdot A_M \cdot 100}{A_E \cdot E}$$

A_M = Absorption der Untersuchungslösung
A_E = Absorption der Referenzlösung
C = Konzentration der Referenzlösung in Milligramm je Milliliter
E = Einwaage der Substanz in Milligramm.

2001, 1563

Simvastatin

Simvastatinum

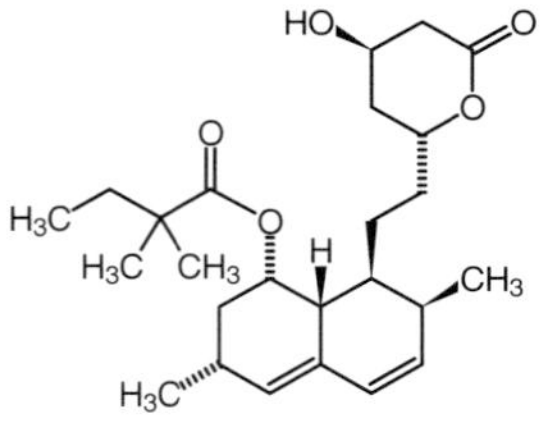

$C_{25}H_{38}O_5$ M_r 418,6

Definition

Simvastatin enthält mindestens 97,0 und höchstens 102,0 Prozent (1*S*,3*R*,7*S*,8*S*,8a*R*)-8-[2-[(2*R*,4*R*)-4-Hydroxy-6-oxotetrahydro-2*H*-pyran-2-yl]ethyl]-3,7-dimethyl-1,2,3,7,8,8a-hexahydronaphthalin-1-yl-2,2-dimethylbutanoat, berechnet auf die getrocknete Substanz. Ein geeignetes Antioxidans kann zugesetzt sein.

Eigenschaften

Weißes bis fast weißes, kristallines Pulver; praktisch unlöslich in Wasser, sehr leicht löslich in Dichlormethan, leicht löslich in Ethanol.

Prüfung auf Identität

A. Die Substanz entspricht der Prüfung „Spezifische Drehung" (siehe „Prüfung auf Reinheit").

B. Die Prüfung erfolgt mit Hilfe der IR-Spektroskopie (2.2.24) durch Vergleich des Spektrums der Substanz mit dem von Simvastatin *CRS*. Die Prüfung erfolgt mit Hilfe von Preßlingen.

Prüfung auf Reinheit

Aussehen der Lösung: 0,200 g Substanz werden in Methanol *R* zu 20 ml gelöst. Die Lösung muß klar (2.2.1) und darf nicht stärker gefärbt sein als die Farbvergleichslösung BG_7 (2.2.2, Methode II).

Spezifische Drehung (2.2.7): 0,125 g Substanz werden in Acetonitril *R* zu 25,0 ml gelöst. Die spezifische Drehung muß zwischen +285 und +300° liegen, berechnet auf die getrocknete Substanz.

Verwandte Substanzen: Die Prüfung erfolgt mit Hilfe der Flüssigchromatographie (2.2.29) wie unter „Gehaltsbestimmung" beschrieben.

5 µl Referenzlösung b werden eingespritzt. Die Empfindlichkeit des Systems wird so eingestellt, daß die Höhe des Hauptpeaks im Chromatogramm mindestens 20 Prozent des maximalen Ausschlags beträgt.

5 µl Untersuchungslösung a werden eingespritzt. Die Chromatographie erfolgt über eine Dauer, die der 5fachen Retentionszeit von Simvastatin entspricht. Werden die Chromatogramme unter den vorgeschriebenen Bedingungen aufgezeichnet, ergeben sich folgende relative Retentionen (die Retentionszeit von Simvastatin beträgt etwa 2,6 min): für Verunreinigung A etwa 0,45, für Lovastatin (Verunreinigung E) und Epilovastatin (Verunreinigung F) etwa 0,60, für Verunreinigung G etwa 0,80, für Verunreinigung B etwa 2,38, für Verunreinigung C etwa 2,42 und für Verunreinigung D etwa 3,80. Im Chromatogramm der Untersuchungslösung a darf eine dem Lovastatin entsprechende Peakfläche nicht größer sein als das 2fache der Fläche des Hauptpeaks im Chromatogramm der Referenzlösung b (1,0 Prozent); keine Peakfläche, mit Ausnahme der des Hauptpeaks und der von Lovastatin, darf größer sein als das 0,8fache der Fläche des Hauptpeaks im Chromatogramm der Referenzlösung b (0,4 Prozent), und die Summe dieser Peakflächen darf nicht größer sein als das 2fache der Fläche des Hauptpeaks im Chromatogramm der Referenzlösung b (1,0 Prozent). Peaks, deren Fläche kleiner ist als das 0,1fache der Fläche des Hauptpeaks im Chromatogramm der Referenzlösung b, werden nicht berücksichtigt (0,05 Prozent).

Schwermetalle (2.4.8): 1,0 g Substanz muß der Grenzprüfung C auf Schwermetalle entsprechen (20 ppm). Zur Herstellung der Referenzlösung werden 2 ml Blei-Lösung (10 ppm Pb) *R* verwendet.

Trocknungsverlust (2.2.32): Höchstens 0,5 Prozent, mit 1,000 g Substanz durch 3 h langes Trocknen im Exsikkator bei 60 °C unter Hochvakuum bestimmt.

Sulfatasche (2.4.14): Höchstens 0,1 Prozent, mit 1,0 g Substanz bestimmt.

Gehaltsbestimmung

Die Bestimmung erfolgt mit Hilfe der Flüssigchromatographie (2.2.29).

Die Lösungen sind unmittelbar vor Gebrauch herzustellen.

Lösungsmittelmischung: 40 Volumteile einer Lösung von Kaliumdihydrogenphosphat *R* (1,4 g · l^{-1}), die mit Phosphorsäure 85 % *R* auf einen *p*H-Wert von 4,0 eingestellt wurde, und 60 Volumteile Acetonitril *R* werden gemischt. Die Mischung wird filtriert.

Untersuchungslösung a: 75,0 mg Substanz werden in der Lösungsmittelmischung zu 50,0 ml gelöst.

Untersuchungslösung b: 40,0 mg Substanz werden in der Lösungsmittelmischung zu 50,0 ml gelöst.

Referenzlösung a: 1,0 mg Simvastatin *CRS* und 1,0 mg Lovastatin *CRS* werden in der Lösungsmittelmischung zu 50,0 ml gelöst.

Referenzlösung b: 0,5 ml Untersuchungslösung a werden mit der Lösungsmittelmischung zu 100,0 ml verdünnt.

Referenzlösung c: 40,0 mg Simvastatin *CRS* werden in der Lösungsmittelmischung zu 50,0 ml gelöst.

Die Chromatographie kann durchgeführt werden mit
- einer Säule aus rostfreiem Stahl von 0,033 m Länge und 4,6 mm innerem Durchmesser, gepackt mit nachsilanisiertem, octadecylsilyliertem Kieselgel zur Chromatographie *R* (3 µm)
- einer Mischung der mobilen Phasen A und B unter Einsatz der Gradientenelution bei einer Durchflußrate von 3,0 ml je Minute gemäß der Tabelle
  Mobile Phase A: 50 Volumteile Acetonitril *R* und 50 Volumteile einer 0,1prozentigen Lösung (*V/V*) von Phosphorsäure 85 % *R* werden gemischt
  Mobile Phase B: eine 0,1prozentige Lösung (*V/V*) von Phosphorsäure 85 % *R* in Acetonitril *R*

Zeit (min)	Mobile Phase A (% *V/V*)	Mobile Phase B (% *V/V*)	Erläuterungen
0 – 4,5	100	0	isokratisch
4,5 – 4,6	100 → 95	0 → 5	linearer Gradient
4,6 – 8,0	95 → 25	5 → 75	linearer Gradient
8,0 – 11,5	25	75	isokratisch
11,5 – 11,6	25 → 100	75 → 0	linearer Gradient
11,6 – 13	100	0	Re-Äquilibrierung

- einem Spektrometer als Detektor bei einer Wellenlänge von 238 nm.

5 µl Referenzlösung a werden eingespritzt. Die Prüfung und die Bestimmung dürfen nur ausgewertet werden, wenn die Auflösung zwischen den Peaks von Lovastatin und Simvastatin mindestens 5,0 beträgt. Werden die Chromatogramme unter den vorgeschriebenen Bedingungen aufgezeichnet, beträgt die Retentionszeit von Lovastatin etwa 1,6 min und die von Simvastatin etwa 2,6 min.

5 µl Referenzlösung c werden eingespritzt. Die Empfindlichkeit des Systems wird so eingestellt, daß die Höhe des Hauptpeaks im Chromatogramm mindestens 50 Prozent des maximalen Ausschlags beträgt.

5 µl Untersuchungslösung b werden eingespritzt.

Der Prozentgehalt an Simvastatin wird aus den Peakflächen in den Chromatogrammen der Untersuchungslösung b und der Referenzlösung c sowie dem angegebenen Gehalt für Simvastatin *CRS* errechnet.

Lagerung

Dicht verschlossen, unter Stickstoff, vor Licht geschützt.

Beschriftung

Die Beschriftung gibt insbesondere, falls zutreffend, Name und Konzentration jedes zugesetzten Antioxidans an.

Verunreinigungen

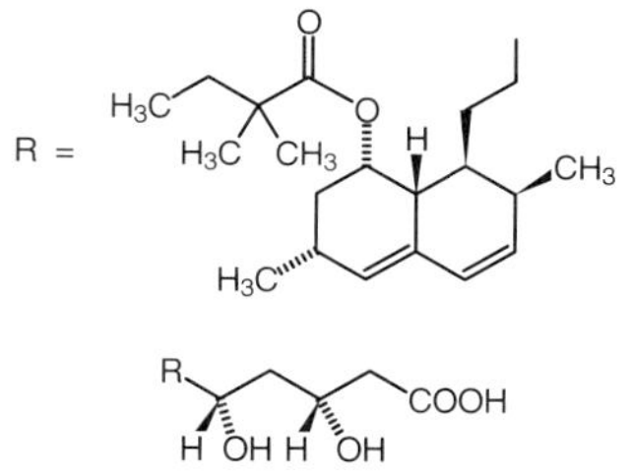

A. (3*R*,5*R*)-7-[(1*S*,2*S*,6*R*,8*S*,8a*R*)-8-[(2,2-Dimethylbutanoyl)oxy]-2,6-dimethyl-1,2,6,7,8,8a-hexahydronaphthalin-1-yl]-3,5-dihydroxyheptansäure
(Hydroxysäure)

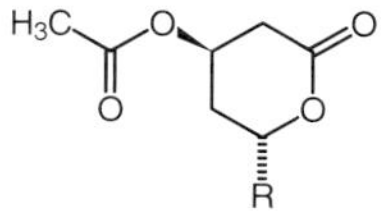

B. (1*S*,3*R*,7*S*,8*S*,8a*R*)-8-[2-[(2*R*,4*R*)-4-(Acetyloxy)-6-oxotetrahydro-2*H*-pyran-2-yl]ethyl]-3,7-dimethyl-1,2,3,7,8,8a-hexahydronaphthalin-1-yl-2,2-dimethylbutanoat
(Acetatester)

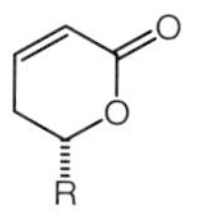

C. (1*S*,3*R*,7*S*,8*S*,8a*R*)-3,7-Dimethyl-8-[2-[(2*R*)-6-oxo-3,6-dihydro-2*H*-pyran-2-yl]ethyl]-1,2,3,7,8,8a-hexahydronaphthalin-1-yl-2,2-dimethylbutanoat
(Anhydrosimvastatin)

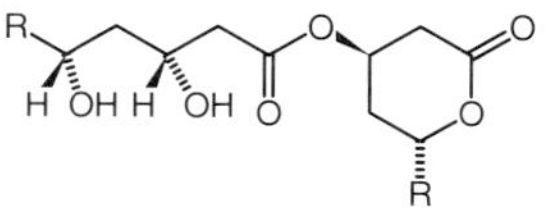

D. (2*R*,4*R*)-2-[[(1*S*,2*S*,6*R*,8*S*,8a*R*)-8-[(2,2-Dimethylbutanoyl)oxy]-2,6-dimethyl-1,2,6,7,8,8a-hexahydronaphthalin-1-yl]ethyl]-6-oxotetrahydro-2*H*-pyran-4-yl-(3*R*,5*R*)-7-[(1*S*,2*S*,6*R*,8*S*,8a*R*)-8-[(2,2-dimethylbutanoyl)oxy]-2,6-dimethyl-1,2,6,7,8,8a-hexahydronaphthalin-1-yl]-3,5-dihydroxyheptanoat
(Dimer)

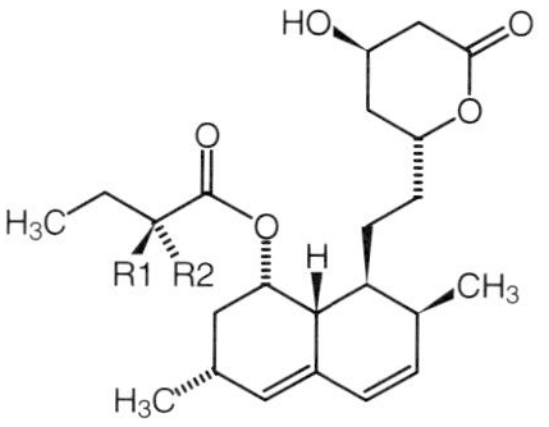

E. R1 = CH_3, R2 = H:
(1*S*,3*R*,7*S*,8*S*,8a*R*)-8-[2-[(2*R*,4*R*)-4-Hydroxy-6-oxotetrahydro-2*H*-pyran-2-yl]ethyl]-3,7-dimethyl-1,2,3,7,8,8a-hexahydronaphthalin-1-yl-(2*S*)-2-methylbutanoat
(Lovastatin)

F. R1 = H, R2 = CH_3:
(1*S*,3*R*,7*S*,8*S*,8a*R*)-8-[2-[(2*R*,4*R*)-4-Hydroxy-6-oxotetrahydro-2*H*-pyran-2-yl]ethyl]-3,7-dimethyl-

S

Monographien

1,2,3,7,8,8a-hexahydronaphthalin-1-yl-(2*R*)-2-methylbutanoat
(Epilovastatin)

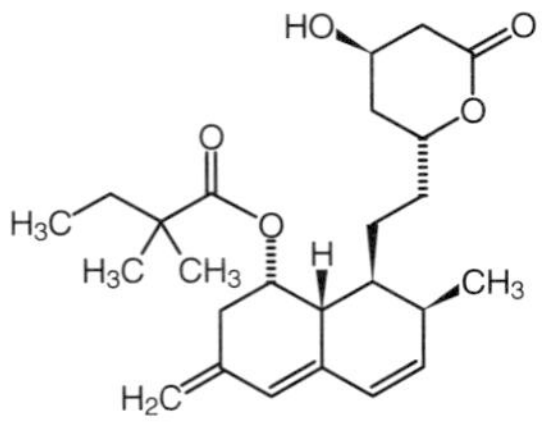

G. (1*S*,7*S*,8*S*,8a*R*)-8-[2-[(2*R*,4*R*)-4-Hydroxy-6-oxotetrahydro-2*H*-pyran-2-yl]ethyl]-7-methyl-3-methylen-1,2,3,7,8,8a-hexahydronaphthalin-1-yl-2,2-dimethylbutanoat.

2000, 1265

Hydriertes Sojaöl

Sojae oleum hydrogenatum

Definition

Hydriertes Sojaöl ist ein durch Reinigen, Bleichen, Hydrieren und Desodorieren erhaltenes Öl, das aus dem Samen von *Glycine soja* Sieb. et Zucc. und *Glycine max* (L.) Merr. [*G. hispida* (Moench) Maxim.] gewonnen wird. Das Öl besteht hauptsächlich aus Triglyceriden der Palmitin- und Stearinsäure.

Eigenschaften

Weiße Masse oder Pulver, die beim Erhitzen zu einer klaren, hellgelben Flüssigkeit schmelzen; praktisch unlöslich in Wasser, leicht löslich in Dichlormethan und in Toluol, nach Erwärmen in Petroläther (Destillationsbereich 65 bis 70 °C), sehr schwer löslich in Ethanol.

Prüfung auf Identität

A. Die Substanz entspricht der Prüfung „Schmelztemperatur" (siehe „Prüfung auf Reinheit").

B. Die Substanz entspricht der Prüfung „Fremde fette Öle" (siehe „Prüfung auf Reinheit").

Prüfung auf Reinheit

Schmelztemperatur (2.2.15): 66 bis 72 °C.

Säurezahl (2.5.1): Höchstens 0,5, mit 10,0 g Substanz bestimmt. Die Substanz wird in 50 ml einer heißen Mischung gleicher Volumteile Ethanol 96 % *R* und Toluol *R*, die zuvor mit Kaliumhydroxid-Lösung (0,1 mol · l^{-1}) unter Verwendung von 0,5 ml Phenolphthalein-Lösung *R* 1 neutralisiert wurde, gelöst. Die Titration wird unmittelbar nach Herstellung der Lösung mit der noch heißen Lösung durchgeführt.

Peroxidzahl (2.5.5): Höchstens 5,0.

Unverseifbare Anteile (2.5.7): Höchstens 1,0 Prozent, mit 5,0 g Substanz bestimmt.

Alkalisch reagierende Substanzen in fetten Ölen (2.4.19): 2,0 g Substanz werden unter Erwärmen in einer Mischung von 1,5 ml Ethanol 96 % *R* und 3 ml Toluol *R* gelöst. Nach Zusatz von 0,05 ml einer Lösung von Bromphenolblau *R* (0,4 g · l^{-1}) in Ethanol 96 % *R* dürfen bis zum Farbumschlag nach Gelb höchstens 0,4 ml Salzsäure (0,01 mol · l^{-1}) verbraucht werden.

Fremde fette Öle: Die Prüfung erfolgt mit Hilfe der „Prüfung fetter Öle auf fremde Öle durch Gaschromatographie" (2.4.22).

Die Chromatographie kann durchgeführt werden mit
- einer Kapillarsäule aus Quarzglas von 25 m Länge und 0,25 mm innerem Durchmesser, belegt mit Poly(cyanopropyl)siloxan *R* (Filmdicke 0,2 µm)
- Helium zur Chromatographie *R* als Trägergas bei einer Durchflußrate von 0,65 ml je Minute
- einem Flammenionisationsdetektor
- einem Splitverhältnis von 1:100.

Die Temperatur der Säule wird 20 min lang bei 180 °C, die des Probeneinlasses und des Detektors bei 250 °C gehalten.

Die Fettsäurenfraktion des Öls muß folgende Zusammensetzung haben:
- Gesättigte Fettsäuren mit einer Kettenlänge kleiner als C_{14}: höchstens 0,1 Prozent
- Myristinsäure: höchstens 0,5 Prozent
- Palmitinsäure: 9,0 bis 16,0 Prozent
- Stearinsäure: 79,0 bis 89,0 Prozent
- Ölsäure und Isomere ($C_{18:1}$ äquivalente Kettenlänge auf Poly(cyanopropyl)siloxan 18,5 bis 18,8): höchstens 4,0 Prozent)
- Linolsäure und Isomere ($C_{18:2}$ äquivalente Kettenlänge auf Poly(cyanopropyl)siloxan 19,4 bis 19,8): höchstens 1,0 Prozent
- Linolensäure und Isomere ($C_{18:3}$ äquivalente Kettenlänge auf Poly(cyanopropyl)siloxan 20,3 bis 20,7): höchstens 0,2 Prozent
- Arachinsäure: höchstens 1,0 Prozent
- Behensäure: höchstens 1,0 Prozent.

Nickel: Höchstens 1 ppm Ni. Der Gehalt an Nickel wird mit Hilfe der Atomabsorptionsspektroskopie (2.2.23, Methode II) bestimmt.

Untersuchungslösung: In einen zuvor nach Glühen gewogenen Platin- oder Quarztiegel werden 5,0 g Substanz gegeben. Nach vorsichtigem Erhitzen wird ein Docht aus einem eingerollten, aschefreien Filterpapier in die Substanz gesteckt. Der Docht wird angezündet. Sobald die Substanz selbst brennt, wird nicht mehr erhitzt. Nach der Verbrennung wird in einem Muffelofen bei etwa 600 °C geglüht. Die Veraschung wird fortgesetzt, bis die Asche weiß ist. Nach dem Abkühlen wird der Rückstand 2mal mit je 2 ml verdünnter Salzsäure *R* aufgenommen und in einen 25-ml-Meßkolben gebracht. Nach Zusatz von 0,3 ml Salpetersäure *R* wird mit Wasser *R* zu 25,0 ml verdünnt.

Referenzlösungen: 3 Referenzlösungen werden hergestellt durch Zusatz von 1,0 ml, 2,0 ml sowie 4,0 ml Nickel-Lösung (0,2 ppm Ni) *R* zu 2,0 ml Untersuchungslösung und Verdünnen mit Wasser *R* zu 10,0 ml.

Die Absorption wird bei 232 nm unter Verwendung einer Nickel-Hohlkathodenlampe als Strahlungsquelle, einem Graphitofen als Atomisierungseinrichtung und Argon *R* als Trägergas bestimmt.

Wasser (2.5.12): Höchstens 0,3 Prozent, mit 1,000 g Substanz nach der Karl-Fischer-Methode bestimmt.

Lagerung

Gut verschlossen, vor Licht geschützt.

2001, 1473

Raffiniertes Sojaöl

Sojae oleum raffinatum

Definition

Raffiniertes Sojaöl ist das durch Extraktion gewonnene und nachfolgend raffinierte fette Öl aus den Samen von *Glycine soja* Sieb. et Zucc. und *Glycine max* (L.) Merr. (*Glycine hispida* (Moench) Maxim.). Ein geeignetes Antioxidans kann zugesetzt sein.

Eigenschaften

Klare, blaßgelbe Flüssigkeit; mischbar mit Petroläther (Destillationsbereich 50 bis 70 °C), praktisch unlöslich in Ethanol.

Die relative Dichte beträgt etwa 0,922, der Brechungsindex etwa 1,475.

Prüfung auf Identität

Die Prüfung erfolgt nach „Identifizierung fetter Öle durch Dünnschichtchromatographie" (2.3.2). Das erhaltene Chromatogramm entspricht dem typischen Chromatogramm für Sojaöl.

Prüfung auf Reinheit

Säurezahl (2.5.1): Höchstens 0,5, mit 10,0 g Substanz bestimmt.

Peroxidzahl (2.5.5, Methode A): Höchstens 10,0. Ist die Substanz zur Herstellung von Parenteralia bestimmt, höchstens 5,0.

Unverseifbare Anteile (2.5.7): Höchstens 1,5 Prozent, mit 5,0 g Substanz bestimmt.

Alkalisch reagierende Substanzen in fetten Ölen (2.4.19): Die Substanz muß der Prüfung entsprechen.

Fettsäurenzusammensetzung: Die „Prüfung fetter Öle auf fremde Öle durch Gaschromatographie" (2.4.22, Methode A) wird durchgeführt. Die Fettsäurenfraktion der Substanz muß folgende Zusammensetzung haben:

- Gesättigte Fettsäuren mit einer Kettenlänge kleiner als C_{14}: höchstens 0,1 Prozent
- Myristinsäure: höchstens 0,2 Prozent
- Palmitinsäure: 9,0 bis 13,0 Prozent
- Palmitoleinsäure (äquivalente Kettenlänge auf Macrogoladipat 16,3): höchstens 0,3 Prozent
- Stearinsäure: 3,0 bis 5,0 Prozent
- Ölsäure (äquivalente Kettenlänge auf Macrogoladipat 18,3): 17,0 bis 30,0 Prozent
- Linolsäure (äquivalente Kettenlänge auf Macrogoladipat 18,9): 48,0 bis 58,0 Prozent
- Linolensäure (äquivalente Kettenlänge auf Macrogoladipat 19,7): 5,0 bis 11,0 Prozent
- Arachinsäure: höchstens 1,0 Prozent
- Eicosensäure (äquivalente Kettenlänge auf Macrogoladipat 20,3): höchstens 1,0 Prozent
- Behensäure: höchstens 1,0 Prozent.

Brassicasterol (2.4.23): Die Sterolfraktion des Öls darf höchstens 0,3 Prozent Brassicasterol enthalten.

Wasser (2.5.32): Ist die Substanz zur Herstellung von Parenteralia bestimmt, höchstens 0,1 Prozent, mit 5,00 g Substanz nach der Mikrobestimmung von Wasser bestimmt. Als Lösungsmittel wird eine Mischung von gleichen Volumteilen Decanol *R* und wasserfreiem Methanol *R* verwendet.

Lagerung

Vor Licht geschützt, in gut verschlossenen, dem Verbrauch angemessenen, möglichst vollständig gefüllten Behältnissen, unterhalb von 25 °C.

Beschriftung

Die Beschriftung gibt insbesondere, falls zutreffend, an
- daß die Substanz zur Herstellung von Parenteralia bestimmt ist
- Name und Konzentration zugesetzter Antioxidantien.

1999, 951

Somatropin

Somatropinum

$C_{990}H_{1528}N_{262}O_{300}S_7$ M_r 22 125

Definition

Somatropin ist ein Protein aus 191 Aminosäuren, das die Struktur des von der Hypophyse des Menschen produzierten Hauptbestandteils des Wachstumshormons besitzt. Der Gehalt beträgt mindestens 91,0 und höchstens 105,0 Prozent Somatropin[1)] ($C_{990}H_{1528}N_{262}O_{300}S_7$), be-

[1)] 1 mg wasserfreies Somatropin ($C_{990}H_{1528}N_{262}O_{300}S_7$) entspricht der biologischen Aktivität von 3,0 I.E.

rechnet auf die wasserfreie Substanz. Somatropin muß den Anforderungen der Monographie **DNA-rekombinationstechnisch hergestellte Produkte (Producta ab ADN recombinante)** entsprechen.

Herstellung

Somatropin wird nach einem Verfahren der DNA-Rekombinationstechnik hergestellt. Im Verlauf der Entwicklung des Herstellungsverfahrens muß nachgewiesen werden, daß das Herstellungsverfahren eine Substanz ergibt, die eine biologische Aktivität von mindestens 2,5 I.E. je Milligramm besitzt, wobei eine geeignete, validierte, biologische Wertbestimmung, die auf Wachstumsförderung beruht, angewendet wird. Die Bestimmungsmethode muß von der zuständigen Behörde zugelassen sein.

Die Substanz muß folgenden zusätzlichen Prüfungen entsprechen:

Von Wirtszellen abgeleitete Proteine: Der Grenzwert wird von der zuständigen Behörde zugelassen.

Von Wirtszellen und Vektoren abgeleitete DNA: Der Grenzwert wird von der zuständigen Behörde zugelassen.

Eigenschaften

Weißes bis fast weißes Pulver.

Prüfung auf Identität

A. Die bei der Prüfung „Verteilung der Isoformen" (siehe „Prüfung auf Reinheit") erhaltenen Elektropherogramme werden ausgewertet. Die Hauptzone im Elektropherogramm der Untersuchungslösung a entspricht in bezug auf die Lage der Hauptzone im Elektropherogramm der Referenzlösung a.

B. Die bei der Prüfung „Verwandte Proteine" (siehe „Prüfung auf Reinheit") erhaltenen Chromatogramme werden ausgewertet. Der Hauptpeak im Chromatogramm der Untersuchungslösung entspricht in bezug auf die Retentionszeit etwa dem Hauptpeak im Chromatogramm der Referenzlösung.

C. Die Prüfung erfolgt durch tryptische Peptidkartierung.

Untersuchungslösung: Eine Lösung der Zubereitung in Trometamol-Pufferlösung *p*H 7,5 (0,05 mol · l^{-1}) *R*, die 2,0 mg Somatropin je Milliliter enthält, wird hergestellt. Etwa 1,0 ml Lösung wird in ein Röhrchen aus geeignetem Material, wie Polypropylen, überführt. Eine Lösung von Trypsin zur Proteinsequenzierung *R* (1 mg · ml^{-1}) wird mit Trometamol-Pufferlösung *p*H 7,5 (0,05 mol · l^{-1}) *R* hergestellt. 30 µl dieser Lösung werden zu der Lösung der Substanz gegeben. Das Röhrchen wird verschlossen und 4 h lang im Wasserbad von 37 °C gehalten. Nach der Entnahme aus dem Wasserbad wird die Reaktion sofort abgebrochen, zum Beispiel durch Einfrieren.

Wird die Prüfung sofort mit einer automatischen Einspritzvorrichtung durchgeführt, muß deren Temperatur zwischen 2 und 8 °C gehalten werden.

Referenzlösung: Gleichzeitig und unter gleichen Bedingungen wie bei der Untersuchungslösung wird eine Lösung mit Somatropin *CRS* anstelle der Substanz hergestellt.

Die Prüfung erfolgt mit Hilfe der Flüssigchromatographie (2.2.29).

Die Chromatographie kann durchgeführt werden mit
- einer Säule aus rostfreiem Stahl von 0,25 m Länge und 4,6 mm innerem Durchmesser, gepackt mit octylsilyliertem Kieselgel zur Chromatographie *R* (5 bis 10 µm)
- einer Mischung der mobilen Phasen A und B unter Einsatz der Gradientenelution bei einer Durchflußrate von 1 ml je Minute
  Mobile Phase A: 1 ml Trifluoressigsäure *R* wird mit Wasser *R* zu 1000 ml verdünnt
  Mobile Phase B: 100 ml Wasser *R* werden mit 1 ml Trifluoressigsäure *R* versetzt und mit Acetonitril zur Chromatographie *R* zu 1000 ml verdünnt.
  Die Elutionsbedingungen sind in der nachfolgenden Tabelle beschrieben. Falls erforderlich wird der Gradient oder die Temperatur der Säule geändert, um die Trennung des Hydrolysats zu verbessern.

Zeit (min)	**Mobile Phase A** (*% V/V*)	**Mobile Phase B** (*% V/V*)
0 – 20	100 → 80	0 → 20
20 – 40	80 → 75	20 → 25
40 – 65	75 → 50	25 → 50
65 – 70	50 → 20	50 → 80
70 – 71	20 → 100	80 → 0
71 – 85	100	0

- einem Spektrometer als Detektor bei einer Wellenlänge von 214 nm.

Die Temperatur der Säule wird bei 30 °C gehalten.

Die Säule wird mindestens 15 min lang mit der mobilen Phase A äquilibriert. Unter Anwendung des oben angegebenen Gradienten wird ein Leerdurchlauf durchgeführt.

Je 100 µl Untersuchungslösung und Referenzlösung werden eingespritzt. Die Prüfung darf nur ausgewertet werden, wenn die Chromatogramme beider Lösungen dem Somatropin-Hydrolysat-Referenzchromatogramm der Ph. Eur. qualitativ entsprechen. Das Profil des Chromatogramms der Untersuchungslösung entspricht dem des Chromatogramms der Referenzlösung.

D. Die bei der „Gehaltsbestimmung" erhaltenen Chromatogramme werden ausgewertet. Der Hauptpeak im Chromatogramm der Untersuchungslösung entspricht in bezug auf die Retentionszeit dem Hauptpeak im Chromatogramm der Referenzlösung.

Prüfung auf Reinheit

Verwandte Proteine: Die Prüfung erfolgt mit Hilfe der Flüssigchromatographie (2.2.29).

Untersuchungslösung: Eine Lösung der Substanz in Trometamol-Pufferlösung *p*H 7,5 (0,05 mol · l^{-1}) *R*, die 2,0 mg Somatropin je Milliliter enthält, wird hergestellt.

Referenzlösung: Eine Lösung von Somatropin *CRS* in Trometamol-Pufferlösung *p*H 7,5 (0,05 mol · l^{-1}) *R*, die 2,0 mg Somatropin je Milliliter enthält, wird hergestellt.

Lösung zur Bestimmung des Auflösungsvermögens (Somatropin-/Desamido-Somatropin-Mischung): Eine Lösung von Somatropin *CRS* in Trometamol-Pufferlösung *p*H 7,5 (0,05 mol · l^{-1}) *R*, die 2,0 mg Somatropin je Milliliter enthält, wird bereitet, entweder durch ein Sterilfilter filtriert oder mit soviel Natriumazid *R* versetzt, daß eine Konzentration von 0,1 mg je Milliliter Lösung vorliegt. Die Lösung wird 24 h lang bei Raumtemperatur stehengelassen.

Die Lösungen werden zwischen 2 und 8 °C gelagert und innerhalb von 24 h verwendet. Bei Verwendung einer automatischen Einspritzvorrichtung wird deren Temperatur zwischen 2 und 8 °C gehalten.

Die Chromatographie kann durchgeführt werden mit
- einer Säule aus rostfreiem Stahl von 0,25 m Länge und 4,6 mm innerem Durchmesser, gepackt mit einem geeigneten nachsilanisierten, butylsilylierten Kieselgel zur Chromatographie (Teilchengröße 5 µm, Porengröße 30 nm); eine Kieselgel-Vorsäule wird zwischen die Pumpe und den Probeneinlaß geschaltet
- einer Mischung von 29 Volumteilen 1-Propanol *R* und 71 Volumteilen Trometamol-Pufferlösung *p*H 7,5 (0,05 mol · l^{-1}) *R* als mobile Phase bei einer Durchflußrate von 0,5 ml je Minute
- einem Spektrometer als Detektor bei einer Wellenlänge von 220 nm.

Die Temperatur der Säule wird bei 45 °C gehalten.

Vor dem Gebrauch ist die Säule mit 200 bis 500 ml einer 0,1prozentigen Lösung (*V/V*) von Trifluoressigsäure *R* in einer 50prozentigen Lösung (*V/V*) von Acetonitril *R* zu spülen. Falls erforderlich wird der Vorgang wiederholt, um die Trennleistung zu verbessern.

20 µl Referenzlösung werden eingespritzt. Falls erforderlich wird die 1-Propanol-Konzentration in der mobilen Phase so verändert, daß die Retentionszeit des Hauptpeaks etwa 33 min beträgt.

20 µl Lösung zur Bestimmung des Auflösungsvermögens werden eingespritzt. Desamido-Somatropin erscheint als kleiner Peak mit einer relativen Retention von etwa 0,85, bezogen auf den Hauptpeak. Die Prüfung darf nur ausgewertet werden, wenn die Auflösung zwischen den Peaks von Somatropin und Desamido-Somatropin mindestens 1,0 und der Symmetriefaktor des Somatropin-Peaks 0,9 bis 1,8 beträgt.

20 µl Untersuchungslösung werden eingespritzt. Im Chromatogramm darf die Summe der Flächen aller Peaks, mit Ausnahme der des Hauptpeaks, nicht größer sein als 6,0 Prozent der Gesamtfläche der Peaks. Lösungsmittel-Peaks werden nicht berücksichtigt.

Dimer und verwandte Substanzen mit größerer Molekülmasse: Die Prüfung erfolgt mit Hilfe der Ausschlußchromatographie (2.2.30) wie unter „Gehaltsbestimmung" beschrieben.

20 µl Untersuchungslösung werden eingespritzt. Im erhaltenen Chromatogramm darf die Summe aller Peakflächen mit einer geringeren Retentionszeit als die des Hauptpeaks nicht größer sein als 4,0 Prozent der Gesamtfläche der Peaks. Lösungsmittel-Peaks werden nicht berücksichtigt.

Verteilung der Isoformen: Die Prüfung erfolgt mit Hilfe der Isoelektrischen Fokussierung.

Untersuchungslösung a: Eine Lösung der Substanz in Phosphat-Pufferlösung *p*H 7,0 (0,025 mol · l^{-1}) *R*, die 2,0 mg Somatropin je Milliliter enthält, wird hergestellt.

Untersuchungslösung b: 0,1 ml Untersuchungslösung a werden zu 1,9 ml Phosphat-Pufferlösung *p*H 7,0 (0,025 mol · l^{-1}) *R* gegeben.

Referenzlösung a: Eine Lösung von Somatropin *CRS* in Phosphat-Pufferlösung *p*H 7,0 (0,025 mol · l^{-1}) *R*, die 2,0 mg Somatropin je Milliliter enthält, wird hergestellt.

Referenzlösung b: Eine Kalibrierlösung für den isoelektrischen Punkt (*p*H-Wert 2,5 bis 6,5) wird entsprechend den Angaben des Herstellers zubereitet und verwendet.

Das Gerät wird entsprechend den Angaben des Herstellers bedient. Das isoelektrische Fokussierungsverfahren kann unter Verwendung eines vorgefertigten Gels von 245 mm × 110 mm × 1 mm durchgeführt werden, das einen *p*H-Wert zwischen 4,0 und 6,5 aufweist.

15 µl jeder Lösung werden auf das Gel aufgetragen. Als Anodenlösung wird eine Lösung von Glutaminsäure *R* (14,7 g · l^{-1}) in Phosphorsäure (50 g · l^{-1} H_3PO_4) und als Kathodenlösung eine Lösung von β-Alanin *R* (89,1 g · l^{-1}) verwendet. Als Arbeitsbedingungen werden 2000 V und 25 mA eingestellt. Die Fokussierung wird 2,5 h lang bei gleichbleibender Spannung und einer Leistung von höchstens 25 W durchgeführt.

Das Gel wird 30 min lang in einer Lösung, die 115 g · l^{-1} Trichloressigsäure *R* und 34,5 g · l^{-1} Sulfosalicylsäure *R* enthält, belassen und anschließend 5 min lang in eine Mischung von 8 Volumteilen Essigsäure *R*, 25 Volumteilen wasserfreiem Ethanol *R* und 67 Volumteilen entmineralisiertem Wasser *R* getaucht (Entfärberlösung). Das Gel wird 10 min lang bei 60 °C in einer Lösung von Säureblau 83 *R* (1,15 g · l^{-1}) in Entfärberlösung gebeizt und anschließend in Entfärberlösung gelegt, bis die überschüssige Farbe entfernt ist.

Die Prüfung darf nur ausgewertet werden, wenn die Verteilung der Zonen im Elektropherogramm der Referenzlösung b den Angaben des Herstellers entspricht. Das Elektropherogramm der Referenzlösung a enthält eine Hauptzone mit einem isoelektrischen Punkt von etwa 5 und eine Nebenzone von etwa 4,8. Im Elektropherogramm der Untersuchungslösung a darf keine Zone, mit Ausnahme der Hauptzone, intensiver sein als die Hauptzone im Elektropherogramm der Untersuchungslösung b (5 Prozent).

Wasser (2.5.32): Höchstens 10,0 Prozent, nach der Mikrobestimmung von Wasser bestimmt.

Sterilität (2.6.1): Somatropin zur Herstellung von Parenteralia, das dabei keinem weiteren geeigneten Sterilisationsverfahren unterworfen wird, muß der Prüfung entsprechen.

Bakterien-Endotoxine (2.6.14): Somatropin zur Herstellung von Parenteralia, das dabei keinem weiteren geeigneten Verfahren zur Beseitigung von Bakterien-Endotoxinen unterworfen wird, darf höchstens 5 I.E. Bakterien-Endotoxine je Milligramm Substanz enthalten.

Gehaltsbestimmung

Die Bestimmung erfolgt mit Hilfe der Ausschlußchromatographie (2.2.30).

Untersuchungslösung: Eine Lösung der Substanz in Phosphat-Pufferlösung *p*H 7,0 (0,025 mol · l^{-1}) *R*, die 1,0 mg Somatropin je Milliliter enthält, wird hergestellt.

Referenzlösung: Der Inhalt eines Fläschchens Somatropin *CRS* wird in soviel Phosphat-Pufferlösung *p*H 7,0 (0,025 mol · l^{-1}) *R* gelöst, daß eine Konzentration von 1,0 mg Somatropin je Milliliter erhalten wird.

Lösung zur Bestimmung des Auflösungsvermögens: Ein Fläschchen Somatropin *CRS* wird im Trockenschrank bei 50 °C so lange erwärmt (12 bis 24 h), daß sich 1 bis 2 Prozent dimere Substanz bildet. Danach wird der Inhalt in soviel Phosphat-Pufferlösung *p*H 7,0 (0,025 mol·l^{-1}) *R* gelöst, daß eine Konzentration von 1,0 mg Somatropin je Milliliter vorliegt.

Die Chromatographie kann durchgeführt werden mit

- einer Säule aus rostfreiem Stahl von 0,30 m Länge und 7,8 mm innerem Durchmesser, gepackt mit hydrophilem Kieselgel zur Chromatographie *R* geeigneter Qualität zur Fraktionierung globulärer Proteine mit einer relativen Molekülmasse zwischen 5000 und 150 000
- einer filtrierten und entgasten Mischung von 3 Volumteilen 2-Propanol *R* und 97 Volumteilen Phosphat-Pufferlösung *p*H 7,0 (0,063 mol · l^{-1}) *R* als mobile Phase bei einer Durchflußrate von 0,6 ml je Minute
- einem Spektrometer als Detektor bei einer Wellenlänge von 214 nm.

20 µl Lösung zur Bestimmung des Auflösungsvermögens werden eingespritzt. Im Chromatogramm erscheinen der Hauptpeak mit einer Retentionszeit von 12 bis 17 min und die Peaks für das Somatropin-Dimer sowie die höhermolekularen Proteine mit relativen Retentionen von 0,90 beziehungsweise 0,65, bezogen auf den Hauptpeak. Die Auflösung, definiert als das Verhältnis der Distanz zwischen der Basislinie und dem tiefsten Punkt des Tals zwischen dem Monomeren- und dem Dimeren-Peak und der Peakhöhe des Dimeren, darf nicht größer als 0,4 sein.

Je 20 µl Untersuchungslösung und Referenzlösung werden eingespritzt.

Der Gehalt an Somatropin ($C_{990}H_{1528}N_{262}O_{300}S_7$) wird aus den Peakflächen in den Chromatogrammen der Untersuchungslösung und der Referenzlösung sowie dem deklarierten Gehalt von Somatropin ($C_{990}H_{1528}N_{262}O_{300}S_7$) in Somatropin *CRS* berechnet.

Lagerung

Dicht verschlossen, zwischen 2 und 8 °C. Falls die Substanz steril ist, im Behältnis mit Sicherheitsverschluß.

Beschriftung

Die Beschriftung gibt insbesondere, falls zutreffend, an

- daß die Substanz steril ist
- daß die Substanz frei von Bakterien-Endotoxinen ist.

1999, 952

Somatropin zur Injektion

Somatropinum ad iniectabilium

Definition

Somatropin zur Injektion ist eine gefriergetrocknete, sterile Zubereitung eines Proteins aus 191 Aminosäuren, das die Struktur des von der Hypophyse des Menschen produzierten Hauptbestandteils des Wachstumshormons besitzt. Der Gehalt beträgt mindestens 89,0 und höchstens 105,0 Prozent Somatropin[1] ($C_{990}H_{1528}N_{262}O_{300}S_7$). Somatropin zur Injektion muß den Anforderungen der Monographien **Parenteralia (Parenteralia)** und **DNA-rekombinationstechnisch hergestellte Produkte (Producta ab ADN recombinante)** entsprechen.

Herstellung

Somatropin zur Injektion wird entweder aus **Somatropin (Somatropinum)** oder **Somatropin-Lösung zur Herstellung von Zubereitungen (Somatropini solutio ad praeparationem)** hergestellt oder nach einem Verfahren der DNA-Rekombinationstechnik, bei der die injizierbare Zubereitung ohne die Isolierung einer festen oder flüssigen Zwischenstufe hergestellt wird. In diesem Fall muß im Verlauf der Entwicklung der Zubereitung nachgewiesen werden, daß das Herstellungsverfahren eine Zubereitung ergibt, die eine biologische Aktivität von mindestens 2,5 I.E. je Milligramm Somatropin besitzt, wobei eine geeignete, validierte, biologische Wertbestimmung, die auf Wachstumsförderung beruht, angewendet wird. Die Bestimmungsmethode muß von der zuständigen Behörde zugelassen sein.

Die gereinigte Zubereitung, der Hilfsstoffe wie Puffersubstanzen und Stabilisatoren zugesetzt werden können, wird durch ein bakterienzurückhaltendes Filter filtriert, auf sterile Behältnisse der Glasart I (3.2.1) verteilt und gefriergetrocknet. Die Behältnisse werden sofort so verschlossen, daß eine mikrobielle Kontamination und Eindringen von Feuchtigkeit ausgeschlossen sind.

Die Zubereitung muß folgenden zusätzlichen Prüfungen entsprechen:

Von Wirtszellen abgeleitete Proteine: Der Grenzwert wird von der zuständigen Behörde zugelassen.

Von Wirtszellen und Vektoren abgeleitete DNA: Der Grenzwert wird von der zuständigen Behörde zugelassen.

Wenn Somatropin zur Injektion aus Somatropin oder Somatropin-Lösung zur Herstellung von Zubereitungen hergestellt wird, braucht der Hersteller für nachfolgende Zubereitungen die Bestimmung der Grenzwerte für von Wirtszellen abgeleitete Proteine und für von Wirtszellen und Vektoren abgeleitete DNA sowie die „Prüfung auf Identität, C" für Somatropin zur Injektion nicht durchzuführen.

[1] 1 mg wasserfreies Somatropin ($C_{990}H_{1528}N_{262}O_{300}S_7$) entspricht der biologischen Aktivität von 3,0 I.E.

Eigenschaften

Weißes bis fast weißes Pulver.

Prüfung auf Identität

A. Die bei der Prüfung „Verteilung der Isoformen" (siehe „Prüfung auf Reinheit") erhaltenen Elektropherogramme werden ausgewertet. Die Hauptzone im Elektropherogramm der Untersuchungslösung a entspricht in bezug auf die Lage der Hauptzone im Elektropherogramm der Referenzlösung a.

B. Die bei der Prüfung „Verwandte Proteine" (siehe „Prüfung auf Reinheit") erhaltenen Chromatogramme werden ausgewertet. Der Hauptpeak im Chromatogramm der Untersuchungslösung entspricht in bezug auf die Retentionszeit etwa dem Hauptpeak im Chromatogramm der Referenzlösung.

C. Die Prüfung erfolgt durch tryptische Peptidkartierung.

Untersuchungslösung: Eine Lösung der Zubereitung in Trometamol-Pufferlösung *p*H 7,5 (0,05 mol · l^{-1}) *R*, die 2,0 mg Somatropin je Milliliter enthält, wird hergestellt. Etwa 1,0 ml Lösung wird in ein Röhrchen aus geeignetem Material, wie Polypropylen, überführt. Eine Lösung von Trypsin zur Proteinsequenzierung *R* (1 mg · ml^{-1}) in Trometamol-Pufferlösung *p*H 7,5 (0,05 mol · l^{-1}) *R* wird hergestellt. 30 µl dieser Lösung werden zu der Lösung der Zubereitung gegeben. Das Röhrchen wird verschlossen und 4 h lang im Wasserbad von 37 °C gehalten. Nach der Entnahme aus dem Wasserbad wird die Reaktion sofort abgebrochen, zum Beispiel durch Einfrieren.

Wird die Prüfung sofort mit einer automatischen Einspritzvorrichtung durchgeführt, muß deren Temperatur zwischen 2 und 8 °C gehalten werden.

Referenzlösung: Gleichzeitig und unter gleichen Bedingungen wie bei der Untersuchungslösung wird eine Lösung mit Somatropin *CRS* anstelle der Zubereitung hergestellt.

Die Prüfung erfolgt mit Hilfe der Flüssigchromatographie (2.2.29).

Die Chromatographie kann durchgeführt werden mit

- einer Säule aus rostfreiem Stahl von 0,25 m Länge und 4,6 mm innerem Durchmesser, gepackt mit octylsilyliertem Kieselgel zur Chromatographie *R* (5 bis 10 µm)
- einer Mischung der mobilen Phasen A und B unter Einsatz der Gradientenelution bei einer Durchflußrate von 1 ml je Minute

  Mobile Phase A: 1 ml Trifluoressigsäure *R* wird mit Wasser *R* zu 1000 ml verdünnt

  Mobile Phase B: 100 ml Wasser *R* werden mit 1 ml Trifluoressigsäure *R* versetzt und mit Acetonitril zur Chromatographie *R* zu 1000 ml verdünnt.

  Die Elutionsbedingungen sind in der nachfolgenden Tabelle beschrieben. Falls erforderlich wird der Gradient oder die Temperatur der Säule geändert, um die Trennung des Hydrolysats zu verbessern.

Zeit (min)	**Mobile Phase A** (*% V/V*)	**Mobile Phase B** (*% V/V*)
0 – 20	100 → 80	0 → 20
20 – 40	80 → 75	20 → 25
40 – 65	75 → 50	25 → 50
65 – 70	50 → 20	50 → 80
70 – 71	20 → 100	80 → 0
71 – 85	100	0

- einem Spektrometer als Detektor bei einer Wellenlänge von 214 nm.

Die Temperatur der Säule wird bei 30 °C gehalten. Die Säule wird mindestens 15 min lang mit der mobilen Phase A äquilibriert.

Unter Anwendung des oben angegebenen Gradienten wird ein Leerdurchlauf durchgeführt.

Je 100 µl Untersuchungslösung und Referenzlösung werden eingespritzt. Die Prüfung darf nur ausgewertet werden, wenn die Chromatogramme beider Lösungen dem Somatropin-Hydrolysat-Referenzchromatogramm der Ph. Eur. qualitativ entsprechen. Das Profil des Chromatogramms der Untersuchungslösung entspricht dem des Chromatogramms der Referenzlösung.

D. Die bei der „Gehaltsbestimmung" erhaltenen Chromatogramme werden ausgewertet. Der Hauptpeak im Chromatogramm der Untersuchungslösung entspricht in bezug auf die Retentionszeit dem Hauptpeak im Chromatogramm der Referenzlösung.

Prüfung auf Reinheit

Verwandte Proteine: Die Prüfung erfolgt mit Hilfe der Flüssigchromatographie (2.2.29).

Untersuchungslösung: Eine Lösung der Zubereitung in Trometamol-Pufferlösung *p*H 7,5 (0,05 mol · l^{-1}) *R*, die 2,0 mg Somatropin je Milliliter enthält, wird hergestellt.

Referenzlösung: Eine Lösung von Somatropin *CRS* in Trometamol-Pufferlösung *p*H 7,5 (0,05 mol · l^{-1}) *R*, die 2,0 mg Somatropin je Milliliter enthält, wird hergestellt.

Lösung zur Bestimmung des Auflösungsvermögens (Somatropin-/Desamido-Somatropin-Mischung): Eine Lösung von Somatropin *CRS* in Trometamol-Pufferlösung *p*H 7,5 (0,05 mol · l^{-1}) *R*, die 2,0 mg Somatropin je Milliliter enthält, wird bereitet, entweder durch ein Sterilfilter filtriert oder mit soviel Natriumazid *R* versetzt, daß eine Konzentration von 0,1 mg je Milliliter Lösung vorliegt. Die Lösung wird 24 h lang bei Raumtemperatur stehengelassen.

Die Lösungen werden zwischen 2 und 8 °C gelagert und innerhalb von 24 h verwendet. Bei Verwendung einer automatischen Einspritzvorrichtung wird deren Temperatur zwischen 2 und 8 °C gehalten.

Die Chromatographie kann durchgeführt werden mit

- einer Säule aus rostfreiem Stahl von 0,25 m Länge und 4,6 mm innerem Durchmesser, gepackt mit einem geeigneten nachsilanisierten, butylsilylierten Kieselgel zur Chromatographie (Teilchengröße 5 µm, Po-

S

Monographien

rengröße 30 nm); eine Kieselgel-Vorsäule wird zwischen die Pumpe und den Probeneinlaß geschaltet
- einer Mischung von 29 Volumteilen 1-Propanol *R* und 71 Volumteilen Trometamol-Pufferlösung *p*H 7,5 (0,05 mol · l^{-1}) *R* als mobile Phase bei einer Durchflußrate von 0,5 ml je Minute
- einem Spektrometer als Detektor bei einer Wellenlänge von 220 nm.

Die Temperatur der Säule wird bei 45 °C gehalten.

Vor dem Gebrauch ist die Säule mit 200 bis 500 ml einer 0,1prozentigen Lösung (*V/V*) von Trifluoressigsäure *R* in einer 50prozentigen Lösung (*V/V*) von Acetonitril *R* zu spülen. Falls erforderlich wird der Vorgang wiederholt, um die Trennleistung zu verbessern.

20 µl Referenzlösung werden eingespritzt. Falls erforderlich wird die 1-Propanol-Konzentration in der mobilen Phase so verändert, daß die Retentionszeit des Hauptpeaks etwa 33 min beträgt.

20 µl Lösung zur Bestimmung des Auflösungsvermögens werden eingespritzt. Desamido-Somatropin erscheint als kleiner Peak mit einer relativen Retention von etwa 0,85, bezogen auf den Hauptpeak. Die Prüfung darf nur ausgewertet werden, wenn die Auflösung zwischen den Peaks von Somatropin und Desamido-Somatropin mindestens 1,0 und der Symmetriefaktor des Somatropin-Peaks 0,9 bis 1,8 beträgt.

20 µl Untersuchungslösung werden eingespritzt. Im Chromatogramm darf die Summe der Flächen aller Peaks, mit Ausnahme der des Hauptpeaks, nicht größer sein als 13 Prozent der Gesamtfläche der Peaks. Lösungsmittel-Peaks werden nicht berücksichtigt.

Dimer und verwandte Substanzen mit größerer Molekülmasse: Die Prüfung erfolgt mit Hilfe der Ausschlußchromatographie (2.2.30) wie unter „Gehaltsbestimmung" beschrieben.

20 µl Untersuchungslösung werden eingespritzt. Im erhaltenen Chromatogramm darf die Summe aller Peakflächen mit einer geringeren Retentionszeit als die des Hauptpeaks nicht größer sein als 6,0 Prozent der Gesamtfläche der Peaks. Lösungsmittel-Peaks werden nicht berücksichtigt.

Verteilung der Isoformen: Die Prüfung erfolgt mit Hilfe der Isoelektrischen Fokussierung.

Untersuchungslösung a: Eine Lösung der Zubereitung in Phosphat-Pufferlösung *p*H 7,0 (0,025 mol · l^{-1}) *R*, die 2,0 mg Somatropin je Milliliter enthält, wird hergestellt.

Untersuchungslösung b: 0,1 ml Untersuchungslösung a werden zu 1,5 ml Phosphat-Pufferlösung *p*H 7,0 (0,025 mol · l^{-1}) *R* gegeben.

Referenzlösung a: Eine Lösung von Somatropin *CRS* in Phosphat-Pufferlösung *p*H 7,0 (0,025 mol · l^{-1}) *R*, die 2,0 mg Somatropin je Milliliter enthält, wird hergestellt.

Referenzlösung b: Eine Kalibrierlösung für den isoelektrischen Punkt (*p*H-Wert 2,5 bis 6,5) wird entsprechend den Angaben des Herstellers zubereitet und verwendet.

Das Gerät wird entsprechend den Angaben des Herstellers bedient. Das isoelektrische Fokussierungsverfahren kann unter Verwendung eines vorgefertigten Gels von 245 mm × 110 mm × 1 mm durchgeführt werden, das einen *p*H-Wert zwischen 4,0 und 6,5 aufweist.

15 µl jeder Lösung werden auf das Gel aufgetragen. Als Anodenlösung wird eine Lösung von Glutaminsäure *R* (14,7 g · l^{-1}) in Phosphorsäure (50 g · l^{-1} H_3PO_4) und als Kathodenlösung eine Lösung von β-Alanin *R* (89,1 g · l^{-1}) verwendet. Als Arbeitsbedingungen werden 2000 V und 25 mA eingestellt. Die Fokussierung wird 2,5 h lang bei gleichbleibender Spannung und einer Leistung von höchstens 25 W durchgeführt.

Das Gel wird 30 min lang in einer Lösung, die 115 g · l^{-1} Trichloressigsäure *R* und 34,5 g · l^{-1} Sulfosalicylsäure *R* enthält, belassen und anschließend 5 min lang in eine Mischung von 8 Volumteilen Essigsäure *R*, 25 Volumteilen wasserfreiem Ethanol *R* und 67 Volumteilen entmineralisiertem Wasser *R* getaucht (Entfärberlösung). Das Gel wird 10 min lang bei 60 °C in einer Lösung von Säureblau 83 *R* (1,15 g · l^{-1}) in Entfärberlösung gebeizt und anschließend in Entfärberlösung gelegt, bis die überschüssige Farbe entfernt ist.

Die Prüfung darf nur ausgewertet werden, wenn die Verteilung der Zonen im Elektropherogramm der Referenzlösung b den Angaben des Herstellers entspricht. Das Elektropherogramm der Referenzlösung a enthält eine Hauptzone mit einem isoelektrischen Punkt von etwa 5 und eine Nebenzone von etwa 4,8. Im Elektropherogramm der Untersuchungslösung a darf keine Zone, mit Ausnahme der Hauptzone, intensiver sein als die Hauptzone im Elektropherogramm der Untersuchungslösung b (6,25 Prozent).

Wasser (2.5.32): Höchstens 3,0 Prozent, außer in begründeten und zugelassenen Fällen, nach der Mikrobestimmung von Wasser bestimmt.

Bakterien-Endotoxine (2.6.14): Höchstens 5 I.E. Bakterien-Endotoxine je Milligramm Somatropin.

Gehaltsbestimmung

Die Bestimmung erfolgt mit Hilfe der Ausschlußchromatographie (2.2.30).

Untersuchungslösung: Eine Lösung der Zubereitung in Phosphat-Pufferlösung *p*H 7,0 (0,025 mol · l^{-1}) *R*, die 1,0 mg Somatropin je Milliliter enthält, wird hergestellt.

Referenzlösung: Der Inhalt eines Fläschchens Somatropin *CRS* wird in soviel Phosphat-Pufferlösung *p*H 7,0 (0,025 mol · l^{-1}) *R* gelöst, daß eine Konzentration von 1,0 mg Somatropin je Milliliter erhalten wird.

Lösung zur Bestimmung des Auflösungsvermögens: Ein Fläschchen Somatropin *CRS* wird im Trockenschrank bei 50 °C so lange erwärmt (12 bis 24 h), daß sich 1 bis 2 Prozent dimere Substanz bildet. Danach wird der Inhalt in soviel Phosphat-Pufferlösung *p*H 7,0 (0,025 mol · l^{-1}) *R* gelöst, daß eine Konzentration von 1,0 mg Somatropin je Milliliter vorliegt.

Die Chromatographie kann durchgeführt werden mit
- einer Säule aus rostfreiem Stahl von 0,30 m Länge und 7,8 mm innerem Durchmesser, gepackt mit hydrophilem Kieselgel zur Chromatographie *R* geeigneter Qualität zur Fraktionierung globulärer Proteine mit einer relativen Molekülmasse zwischen 5000 und 150 000
- einer filtrierten und entgasten Mischung von 3 Volumteilen 2-Propanol *R* und 97 Volumteilen Phosphat-

Pufferlösung *p*H 7,0 (0,063 mol · l^{-1}) *R* als mobile Phase bei einer Durchflußrate von 0,6 ml je Minute
- einem Spektrometer als Detektor bei einer Wellenlänge von 214 nm.

20 µl Lösung zur Bestimmung des Auflösungsvermögens werden eingespritzt. Im Chromatogramm erscheinen der Hauptpeak mit einer Retentionszeit von 12 bis 17 min und die Peaks für das Somatropin-Dimer sowie die höhermolekularen Proteine mit relativen Retentionen von 0,90 beziehungsweise 0,65, bezogen auf den Hauptpeak. Die Auflösung, definiert als das Verhältnis der Distanz zwischen der Basislinie und dem tiefsten Punkt des Tals zwischen dem Monomeren- und dem Dimeren-Peak und der Peakhöhe des Dimeren, darf nicht größer als 0,4 sein.

Je 20 µl Untersuchungslösung und Referenzlösung werden eingespritzt.

Der Gehalt an Somatropin ($C_{990}H_{1528}N_{262}O_{300}S_7$) wird aus den Peakflächen in den Chromatogrammen der Untersuchungslösung und der Referenzlösung sowie dem deklarierten Gehalt von Somatropin ($C_{990}H_{1528}N_{262}O_{300}S_7$) in Somatropin *CRS* berechnet.

Lagerung

Im sterilen Behältnis mit Sicherheitsverschluß, zwischen 2 und 8 °C.

Beschriftung

Die Beschriftung gibt insbesondere an
- Gehalt an Somatropin in Milligramm
- Zusammensetzung und Volumen der Flüssigkeit, die zum Rekonstituieren verwendet wird
- Haltbarkeitsdauer und Lagerungsbedingungen der rekonstituierten Zubereitung
- Namen und Menge aller zugesetzten Substanzen
- Lagerungstemperatur
- daß die Zubereitung während des Rekonstituierens nicht geschüttelt werden darf.

1999, 950

Somatropin-Lösung zur Herstellung von Zubereitungen

Somatropini solutio ad praeparationem

Definition

Somatropin-Lösung zur Herstellung von Zubereitungen ist eine Lösung eines Proteins aus 191 Aminosäuren, das die Struktur des von der Hypophyse des Menschen produzierten Hauptbestandteils des Wachstumshormons besitzt. Die Lösung kann Puffersubstanzen und weitere Hilfsstoffe enthalten. Der Gehalt beträgt mindestens 91,0 und höchstens 105,0 Prozent der in der Beschriftung angegebenen Menge Somatropin[1] ($C_{990}H_{1528}N_{262}O_{300}S_7$). Somatropin-Lösung zur Herstellung von Zubereitungen muß den Anforderungen der Monographie **DNA-rekombinationstechnisch hergestellte Produkte (Producta ab ADN recombinante)** entsprechen.

Herstellung

Somatropin-Lösung zur Herstellung von Zubereitungen wird nach einem Verfahren der DNA-Rekombinationstechnik hergestellt. Im Verlauf der Entwicklung des Herstellungsverfahrens muß nachgewiesen werden, daß das Herstellungsverfahren eine Lösung ergibt, die eine biologische Aktivität von mindestens 2,5 I.E. je Milligramm Somatropin besitzt, wobei eine geeignete, validierte, biologische Wertbestimmung, die auf Wachstumsförderung beruht, angewendet wird. Die Bestimmungsmethode muß von der zuständigen Behörde zugelassen sein.

Die Substanz muß folgenden zusätzlichen Prüfungen entsprechen:

Von Wirtszellen abgeleitete Proteine: Der Grenzwert wird von der zuständigen Behörde zugelassen.

Von Wirtszellen und Vektoren abgeleitete DNA: Der Grenzwert wird von der zuständigen Behörde zugelassen.

Eigenschaften

Klare bis schwach trübe, farblose Lösung.

Prüfung auf Identität

A. Die bei der Prüfung „Verteilung der Isoformen“ (siehe „Prüfung auf Reinheit“) erhaltenen Elektropherogramme werden ausgewertet. Die Hauptzone im Elektropherogramm der Untersuchungslösung a entspricht in bezug auf die Lage der Hauptzone im Elektropherogramm der Referenzlösung a.

B. Die bei der Prüfung „Verwandte Proteine“ (siehe „Prüfung auf Reinheit“) erhaltenen Chromatogramme werden ausgewertet. Der Hauptpeak im Chromatogramm der Untersuchungslösung entspricht in bezug auf die Retentionszeit etwa dem Hauptpeak im Chromatogramm der Referenzlösung.

C. Die Prüfung erfolgt durch tryptische Peptidkartierung.

Untersuchungslösung: Die Lösung wird mit Trometamol-Pufferlösung *p*H 7,5 (0,05 mol · l^{-1}) *R* so verdünnt, daß sie 2,0 mg Somatropin je Milliliter enthält. Etwa 1,0 ml Verdünnung wird in ein Röhrchen aus geeignetem Material, wie Polypropylen, überführt. Eine Lösung von Trypsin zur Proteinsequenzierung *R* (1 mg · ml^{-1}) wird mit Trometamol-Pufferlösung *p*H 7,5 (0,05 mol · l^{-1}) *R* hergestellt. 30 µl dieser Lösung werden zur Verdünnung gegeben. Das Röhrchen wird verschlossen und 4 h lang im Wasserbad von 37 °C gehalten. Nach der Entnahme aus dem Wasserbad wird die Reaktion sofort abgebrochen, zum Beispiel durch Einfrieren.

[1] 1 mg wasserfreies Somatropin ($C_{990}H_{1528}N_{262}O_{300}S_7$) entspricht der biologischen Aktivität von 3,0 I.E.

S

Monographien

Wird die Prüfung sofort mit einer automatischen Einspritzvorrichtung durchgeführt, muß deren Temperatur zwischen 2 und 8 °C gehalten werden.

Anmerkung: Wenn die Konzentration von 2 mg Somatropin je Milliliter nicht erreicht werden kann, darf ein ähnliches Hydrolysat-Verhältnis verwendet werden (Mikrogramm Trypsin je Milligramm Somatropin).

Referenzlösung: Gleichzeitig und unter gleichen Bedingungen wie bei der Untersuchungslösung wird eine Lösung mit Somatropin *CRS* in Trometamol-Pufferlösung *p*H 7,5 (0,05 mol · l^{-1}) *R*, die 2,0 mg Somatropin je Milliliter enthält, hergestellt.

Die Prüfung erfolgt mit Hilfe der Flüssigchromatographie (2.2.29).

Die Chromatographie kann durchgeführt werden mit

- einer Säule aus rostfreiem Stahl von 0,25 m Länge und 4,6 mm innerem Durchmesser, gepackt mit octylsilyliertem Kieselgel zur Chromatographie *R* (5 bis 10 µm)
- einer Mischung der mobilen Phasen A und B unter Einsatz der Gradientenelution bei einer Durchflußrate von 1 ml je Minute
  Mobile Phase A: 1 ml Trifluoressigsäure *R* wird mit Wasser *R* zu 1000 ml verdünnt
  Mobile Phase B: 100 ml Wasser *R* werden mit 1 ml Trifluoressigsäure *R* versetzt und mit Acetonitril zur Chromatographie *R* zu 1000 ml verdünnt.
  Die Elutionsbedingungen sind in der nachfolgenden Tabelle beschrieben. Falls erforderlich wird der Gradient oder die Temperatur der Säule geändert, um die Trennung des Hydrolysats zu verbessern.

Zeit (min)	Mobile Phase A (% *V/V*)	Mobile Phase B (% *V/V*)
0 – 20	100 → 80	0 → 20
20 – 40	80 → 75	20 → 25
40 – 65	75 → 50	25 → 50
65 – 70	50 → 20	50 → 80
70 – 71	20 → 100	80 → 0
71 – 85	100	0

- einem Spektrometer als Detektor bei einer Wellenlänge von 214 nm.

Die Temperatur der Säule wird bei 30 °C gehalten.

Die Säule wird mindestens 15 min lang mit der mobilen Phase A äquilibriert. Unter Anwendung des oben angegebenen Gradienten wird ein Leerdurchlauf durchgeführt.

Je 100 µl Untersuchungslösung und Referenzlösung werden eingespritzt. Die Prüfung darf nur ausgewertet werden, wenn die Chromatogramme beider Lösungen dem Somatropin-Hydrolysat-Referenzchromatogramm der Ph. Eur. qualitativ entsprechen. Das Profil des Chromatogramms der Untersuchungslösung entspricht dem des Chromatogramms der Referenzlösung.

D. Die bei der „Gehaltsbestimmung" erhaltenen Chromatogramme werden ausgewertet. Der Hauptpeak im Chromatogramm der Untersuchungslösung entspricht in bezug auf die Retentionszeit dem Hauptpeak im Chromatogramm der Referenzlösung.

Prüfung auf Reinheit

Verwandte Proteine: Die Prüfung erfolgt mit Hilfe der Flüssigchromatographie (2.2.29).

Untersuchungslösung: Eine Lösung der Substanz in Trometamol-Pufferlösung *p*H 7,5 (0,05 mol · l^{-1}) *R*, die 2,0 mg Somatropin je Milliliter enthält, wird hergestellt. Bei einem geringeren Gehalt wird das einzuspritzende Volumen entsprechend geändert.

Referenzlösung: Eine Lösung von Somatropin *CRS* in Trometamol-Pufferlösung *p*H 7,5 (0,05 mol · l^{-1}) *R*, die 2,0 mg Somatropin je Milliliter enthält, wird hergestellt.

Lösung zur Bestimmung des Auflösungsvermögens (Somatropin-/Desamido-Somatropin-Mischung): Eine Lösung von Somatropin *CRS* in Trometamol-Pufferlösung *p*H 7,5 (0,05 mol · l^{-1}) *R*, die 2,0 mg Somatropin je Milliliter enthält, wird bereitet, entweder durch ein Sterilfilter filtriert oder mit soviel Natriumazid *R* versetzt, daß eine Konzentration von 0,1 mg je Milliliter Lösung vorliegt. Die Lösung wird 24 h lang bei Raumtemperatur stehengelassen.

Die Lösungen werden zwischen 2 und 8 °C gelagert und innerhalb von 24 h verwendet. Bei Verwendung einer automatischen Einspritzvorrichtung wird deren Temperatur bei 2 bis 8 °C gehalten.

Die Chromatographie kann durchgeführt werden mit

- einer Säule aus rostfreiem Stahl von 0,25 m Länge und 4,6 mm innerem Durchmesser, gepackt mit einem geeigneten nachsilanisierten, butylsilylierten Kieselgel zur Chromatographie (Teilchengröße 5 µm, Porengröße 30 nm); eine Kieselgel-Vorsäule wird zwischen die Pumpe und den Probeneinlaß geschaltet
- einer Mischung von 29 Volumteilen 1-Propanol *R* und 71 Volumteilen Trometamol-Pufferlösung *p*H 7,5 (0,05 mol · l^{-1}) *R* als mobile Phase bei einer Durchflußrate von 0,5 ml je Minute
- einem Spektrometer als Detektor bei einer Wellenlänge von 220 nm.

Die Temperatur der Säule wird bei 45 °C gehalten.

Vor dem Gebrauch ist die Säule mit 200 bis 500 ml einer 0,1prozentigen Lösung (*V/V*) von Trifluoressigsäure *R* in einer 50prozentigen Lösung (*V/V*) von Acetonitril *R* zu spülen. Falls erforderlich wird der Vorgang wiederholt, um die Trennleistung zu verbessern.

20 µl Referenzlösung werden eingespritzt. Falls erforderlich wird die 1-Propanol-Konzentration in der mobilen Phase so verändert, daß die Retentionszeit des Hauptpeaks etwa 33 min beträgt.

20 µl Lösung zur Bestimmung des Auflösungsvermögens werden eingespritzt. Desamido-Somatropin erscheint als kleiner Peak mit einer relativen Retention von etwa 0,85, bezogen auf den Hauptpeak. Die Prüfung darf nur ausgewertet werden, wenn die Auflösung zwischen den Peaks von Somatropin und Desamido-Somatropin mindestens 1,0 und der Symmetriefaktor des Somatropin-Peaks 0,9 bis 1,8 beträgt.

20 µl Untersuchungslösung werden eingespritzt. Im Chromatogramm darf die Summe der Flächen aller Peaks, mit Ausnahme der des Hauptpeaks, nicht größer sein als 6,0 Prozent der Gesamtfläche der Peaks. Lösungsmittel-Peaks werden nicht berücksichtigt.

Dimer und verwandte Substanzen mit größerer Molekülmasse: Die Prüfung erfolgt mit Hilfe der Ausschlußchromatographie (2.2.30) wie unter „Gehaltsbestimmung" beschrieben.

20 µl Untersuchungslösung werden eingespritzt. Im erhaltenen Chromatogramm darf die Summe aller Peakflächen mit einer geringeren Retentionszeit als die des Hauptpeaks nicht größer sein als 4,0 Prozent der Gesamtfläche der Peaks. Lösungsmittel-Peaks werden nicht berücksichtigt.

Verteilung der Isoformen: Die Prüfung erfolgt mit Hilfe der Isoelektrischen Fokussierung.

Untersuchungslösung a: Eine Lösung der Substanz in Phosphat-Pufferlösung *p*H 7,0 (0,025 mol · l^{-1}) *R*, die 2,0 mg Somatropin je Milliliter enthält, wird hergestellt.

Untersuchungslösung b: 0,1 ml Untersuchungslösung a werden zu 1,9 ml Phosphat-Pufferlösung *p*H 7,0 (0,025 mol · l^{-1}) *R* gegeben.

Referenzlösung a: Eine Lösung von Somatropin *CRS* in Phosphat-Pufferlösung *p*H 7,0 (0,025 mol · l^{-1}) *R*, die 2,0 mg Somatropin je Milliliter enthält, wird hergestellt.

Referenzlösung b: Eine Kalibrierlösung für den isoelektrischen Punkt (*p*H-Wert 2,5 bis 6,5) wird entsprechend den Angaben des Herstellers zubereitet und verwendet.

Das Gerät wird entsprechend den Angaben des Herstellers bedient. Das isoelektrische Fokussierungsverfahren kann unter Verwendung eines vorgefertigten Gels von 245 mm × 110 mm × 1 mm durchgeführt werden, das einen *p*H-Wert zwischen 4,0 und 6,5 aufweist.

15 µl jeder Lösung werden auf das Gel aufgetragen. Als Anodenlösung wird eine Lösung von Glutaminsäure *R* (14,7 g · l^{-1}) in Phosphorsäure (50 g · l^{-1} H_3PO_4) und als Kathodenlösung eine Lösung von β-Alanin *R* (89,1 g · l^{-1}) verwendet. Als Arbeitsbedingungen werden 2000 V und 25 mA eingestellt. Die Fokussierung wird 2,5 h lang bei gleichbleibender Spannung und einer Leistung von höchstens 25 W durchgeführt.

Das Gel wird 30 min lang in einer Lösung, die 115 g · l^{-1} Trichloressigsäure *R* und 34,5 g · l^{-1} Sulfosalicylsäure *R* enthält, belassen und anschließend 5 min lang in eine Mischung von 8 Volumteilen Essigsäure *R*, 25 Volumteilen wasserfreiem Ethanol *R* und 67 Volumteilen entmineralisiertem Wasser *R* getaucht (Entfärberlösung). Das Gel wird 10 min lang bei 60 °C in einer Lösung von Säureblau 83 *R* (1,15 g · l^{-1}) in Entfärberlösung gebeizt und anschließend in Entfärberlösung gelegt, bis die überschüssige Farbe entfernt ist.

Die Prüfung darf nur ausgewertet werden, wenn die Verteilung der Zonen im Elektropherogramm der Referenzlösung b den Angaben des Herstellers entspricht. Das Elektropherogramm der Referenzlösung a enthält eine Hauptzone mit einem isoelektrischen Punkt von etwa 5 und eine Nebenzone von etwa 4,8. Im Elektropherogramm der Untersuchungslösung a darf keine Zone, mit Ausnahme der Hauptzone, intensiver sein als die Hauptzone im Elektropherogramm der Untersuchungslösung b (5 Prozent).

Sterilität (2.6.1): Somatropin-Lösung zur Herstellung von Parenteralia, die dabei keinem weiteren geeigneten Sterilisationsverfahren unterworfen wird, muß der Prüfung entsprechen.

Bakterien-Endotoxine (2.6.14): Somatropin-Lösung zur Herstellung von Parenteralia, die dabei keinem weiteren geeigneten Verfahren zur Beseitigung von Bakterien-Endotoxinen unterworfen wird, darf höchstens 5 I.E. Bakterien-Endotoxine je Milligramm Somatropin enthalten.

Gehaltsbestimmung

Die Bestimmung erfolgt mit Hilfe der Ausschlußchromatographie (2.2.30).

Untersuchungslösung: Eine Lösung der Substanz in Phosphat-Pufferlösung *p*H 7,0 (0,025 mol · l^{-1}) *R*, die 1,0 mg Somatropin je Milliliter enthält, wird hergestellt.

Referenzlösung: Der Inhalt eines Fläschchens Somatropin *CRS* wird in soviel Phosphat-Pufferlösung *p*H 7,0 (0,025 mol · l^{-1}) *R* gelöst, daß eine Konzentration von 1,0 mg Somatropin je Milliliter erhalten wird.

Lösung zur Bestimmung des Auflösungsvermögens: Ein Fläschchen Somatropin *CRS* wird im Trockenschrank bei 50 °C so lange erwärmt (12 bis 24 h), daß sich 1 bis 2 Prozent dimere Substanz bildet. Danach wird der Inhalt in soviel Phosphat-Pufferlösung *p*H 7,0 (0,025 mol · l^{-1}) *R* gelöst, daß eine Konzentration von 1,0 mg Somatropin je Milliliter vorliegt.

Die Chromatographie kann durchgeführt werden mit

- einer Säule aus rostfreiem Stahl von 0,30 m Länge und 7,8 mm innerem Durchmesser, gepackt mit hydrophilem Kieselgel zur Chromatographie *R* geeigneter Qualität zur Fraktionierung globulärer Proteine mit einer relativen Molekülmasse zwischen 5000 und 150 000
- einer filtrierten und entgasten Mischung von 3 Volumteilen 2-Propanol *R* und 97 Volumteilen Phosphat-Pufferlösung *p*H 7,0 (0,063 mol · l^{-1}) *R* als mobile Phase bei einer Durchflußrate von 0,6 ml je Minute
- einem Spektrometer als Detektor bei einer Wellenlänge von 214 nm.

20 µl Lösung zur Bestimmung des Auflösungsvermögens werden eingespritzt. Im Chromatogramm erscheinen der Hauptpeak mit einer Retentionszeit von 12 bis 17 min und die Peaks für das Somatropin-Dimer sowie die höhermolekularen Proteine mit relativen Retentionen von 0,90 beziehungsweise 0,65, bezogen auf den Hauptpeak. Die Auflösung, definiert als das Verhältnis der Distanz zwischen der Basislinie und dem tiefsten Punkt des Tals zwischen dem Monomeren- und dem Dimeren-Peak und der Peakhöhe des Dimeren, darf nicht größer als 0,4 sein.

Je 20 µl Untersuchungslösung und Referenzlösung werden eingespritzt.

Der Gehalt an Somatropin ($C_{990}H_{1528}N_{262}O_{300}S_7$) wird aus den Peakflächen in den Chromatogrammen der Untersuchungslösung und der Referenzlösung sowie dem deklarierten Gehalt von Somatropin ($C_{990}H_{1528}N_{262}O_{300}S_7$) in Somatropin *CRS* berechnet.

Lagerung

Dicht verschlossen, bei –20 °C. Mehrfaches Einfrieren und Auftauen sind zu vermeiden. Falls die Substanz steril ist, im Behältnis mit Sicherheitsverschluß.

Beschriftung

Die Beschriftung gibt insbesondere an
- den Somatropingehalt in Milligramm je Milliliter
- die Bezeichnung und Konzentration von Hilfsstoffen falls zutreffend,
- daß die Substanz steril ist
- daß die Substanz frei von Bakterien-Endotoxinen ist.

1999, 1371

Raffiniertes Sonnenblumenöl

Helianthi annui oleum raffinatum

Definition

Raffiniertes Sonnenblumenöl ist das aus den Samen von *Helianthus annuus* C. durch mechanisches Auspressen oder Extraktion und anschließende Raffination gewonnene fette Öl.

Ein geeignetes Antioxidans kann zugesetzt sein.

Eigenschaften

Klare, hellgelbe Flüssigkeit; praktisch unlöslich in Wasser und Ethanol, mischbar mit Petroläther (Destillationsbereich 40 bis 60 °C).

Die relative Dichte der Substanz beträgt etwa 0,921 und der Brechungsindex etwa 1,474.

Prüfung auf Identität

Die Prüfung erfolgt nach „Identifizierung fetter Öle durch Dünnschichtchromatographie" (2.3.2). Das erhaltene Chromatogramm entspricht dem typischen Chromatogramm für Sonnenblumenöl.

Prüfung auf Reinheit

Säurezahl (2.5.1): Höchstens 0,5, mit 10,0 g Substanz bestimmt.

Peroxidzahl (2.5.5): Höchstens 10,0.

Unverseifbare Anteile (2.5.7): Höchstens 1,5 Prozent, mit 5,0 g Substanz bestimmt.

Alkalisch reagierende Substanzen (2.4.19): Die Substanz muß der Prüfung „Alkalisch reagierende Substanzen in fetten Ölen" entsprechen.

Fettsäurenzusammensetzung: Die Prüfung erfolgt nach „Prüfung fetter Öle auf fremde Öle durch Gaschromatographie" (2.4.22). Die Fettsäurenfraktion des Öls muß folgende Zusammensetzung haben:

– Palmitinsäure:	4,0 bis 9,0 Prozent
– Stearinsäure:	1,0 bis 7,0 Prozent
– Ölsäure:	14,0 bis 40,0 Prozent
– Linolsäure:	48,0 bis 74,0 Prozent.

Lagerung

Vor Licht geschützt, in dicht verschlossenen, dem Verbrauch angemessenen, möglichst vollständig gefüllten Behältnissen.

Beschriftung

Die Beschriftung gibt insbesondere an
- Namen und Konzentration zugesetzter Antioxidantien
- ob das Öl durch mechanisches Auspressen oder durch Extraktion gewonnen wurde.

2001, 435

Sorbitol

Sorbitolum

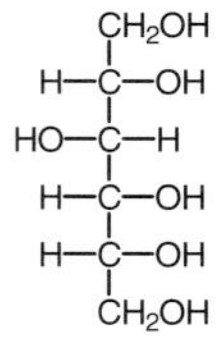

$C_6H_{14}O_6$ M_r 182,2

Definition

Sorbitol enthält mindestens 97,0 und höchstens 102,0 Prozent D-Glucitol (D-Sorbitol), berechnet auf die wasserfreie Substanz.

Eigenschaften

Weißes bis fast weißes, kristallines Pulver; sehr leicht löslich in Wasser, praktisch unlöslich in Ethanol.

Die Substanz zeigt Polymorphie.

Prüfung auf Identität

1: A.

2: B, C, D.

A. Die Prüfung erfolgt mit Hilfe der IR-Spektroskopie (2.2.24) durch Vergleich des Spektrums der Substanz mit dem von Sorbitol *CRS*. Die Prüfung erfolgt mit Hilfe von Preßlingen. Wenn die Spektren unterschiedlich sind, werden Substanz und Referenzsubstanz getrennt in Wasser *R* gelöst. Nach Eindampfen der Lösungen zur Trockne werden mit den Rückständen erneut Spektren aufgenommen.

B. 0,5 g Substanz werden in einer Mischung von 0,5 ml Pyridin *R* und 5 ml Acetanhydrid *R* unter Erwärmen gelöst. Nach 10 min wird die Lösung in 25 ml Wasser *R* gegossen und 2 h lang in einer Eis-Wasser-Mischung stehengelassen. Der Niederschlag wird aus wenig Ethanol 96 % *R* umkristallisiert und im Vakuum getrocknet. Die Schmelztemperatur (2.2.14) der Kristalle liegt zwischen 98 und 104 °C.

C. Die Prüfung erfolgt mit Hilfe der Dünnschichtchromatographie (2.2.27) unter Verwendung einer DC-Platte mit Kieselgel G *R*.

Untersuchungslösung: 25 mg Substanz werden in Wasser *R* zu 10 ml gelöst.

Referenzlösung a: 25 mg Sorbitol *CRS* werden in Wasser *R* zu 10 ml gelöst.

Referenzlösung b: 25 mg Mannitol *CRS* und 25 mg Sorbitol *CRS* werden in Wasser *R* zu 10 ml gelöst.

Auf die Platte werden 2 µl jeder Lösung aufgetragen. Die Chromatographie erfolgt mit einer Mischung von 10 Volumteilen Wasser *R*, 20 Volumteilen Ethylacetat *R* und 70 Volumteilen 1-Propanol *R* über eine Laufstrecke von 17 cm. Die Platte wird an der Luft trocknen gelassen und mit Aminobenzoesäure-Lösung *R* besprüht. Die Platte wird im Kaltluftstrom bis zum Verschwinden des Acetons getrocknet. Nach 15 min langem Erhitzen bei 100 °C wird die Platte erkalten gelassen und mit einer Lösung von Natriumperiodat *R* (2 g · l^{-1}) besprüht. Die Platte wird im Kaltluftstrom getrocknet und 15 min lang bei 100 °C erhitzt. Der Hauptfleck im Chromatogramm der Untersuchungslösung entspricht in bezug auf Lage, Farbe und Größe dem Hauptfleck im Chromatogramm der Referenzlösung a. Die Prüfung darf nur ausgewertet werden, wenn das Chromatogramm der Referenzlösung b deutlich voneinander getrennt 2 Flecke zeigt.

D. 5,00 g Substanz und 6,4 g Natriumtetraborat *R* werden in 40 ml Wasser *R* gelöst. Die Lösung wird unter gelegentlichem Schütteln 1 h lang stehengelassen, mit Wasser *R* zu 50,0 ml verdünnt und falls erforderlich filtriert. Die spezifische Drehung (2.2.7) liegt zwischen +4,0 und +7,0°, berechnet auf die wasserfreie Substanz.

Prüfung auf Reinheit

Aussehen der Lösung: 5 g Substanz werden in Wasser *R* zu 50 ml gelöst. Die Lösung muß klar (2.2.1) und farblos (2.2.2, Methode II) sein.

Leitfähigkeit (2.2.38): Höchstens 20 µS · cm^{-1}. 20,0 g Substanz werden in kohlendioxidfreiem Wasser *R*, das aus destilliertem Wasser *R* hergestellt wurde, zu 100,0 ml gelöst. Die Leitfähigkeit der Lösung wird bei 20 °C gemessen, wobei die Lösung während der Messung mit einem Magnetrührer schwach gerührt wird.

Reduzierende Zucker: 5,0 g Substanz werden unter Erwärmen in 6 ml Wasser *R* gelöst. Nach Abkühlen sowie Zusatz von 20 ml Kupfer(II)-citrat-Lösung *R* und einigen Glasperlen wird die Lösung so erhitzt, daß sie nach 4 min zu sieden beginnt. Anschließend wird sie 3 min lang im Sieden gehalten. Nach schnellem Abkühlen werden 100 ml einer 2,4prozentigen Lösung (*V/V*) von Essigsäure 98 % *R* und 20,0 ml Iod-Lösung (0,025 mol · l^{-1}) zugesetzt. Unter ständigem Schütteln werden 25 ml einer Mischung von 6 Volumteilen Salzsäure *R* und 94 Volumteilen Wasser *R* zugesetzt. Nach dem Lösen des Niederschlags wird der Iodüberschuß mit Natriumthiosulfat-Lösung (0,05 mol · l^{-1}) unter Zusatz von 1 ml Stärke-Lösung *R* gegen Ende der Titration titriert. Mindestens 12,8 ml Natriumthiosulfat-Lösung (0,05 mol · l^{-1}) müssen verbraucht werden (0,2 Prozent, berechnet als Glucose-Äquivalent).

Verwandte Substanzen: Die Prüfung erfolgt mit Hilfe der Flüssigchromatographie (2.2.29) wie unter „Gehaltsbestimmung" beschrieben.

20 µl Referenzlösung b werden eingespritzt. Die Empfindlichkeit des Systems wird so eingestellt, daß die Höhe des Sorbitol-Peaks im Chromatogramm mindestens 50 Prozent des maximalen Ausschlags beträgt.

Je 20 µl Untersuchungslösung und Referenzlösung c werden eingespritzt. Die Chromatographie erfolgt über eine Dauer, die der 2fachen Retentionszeit von Sorbitol entspricht. Im Chromatogramm der Untersuchungslösung darf keine Peakfläche, mit Ausnahme der des Hauptpeaks, größer sein als die Fläche des Hauptpeaks im Chromatogramm der Referenzlösung b (2 Prozent), und die Summe dieser Peakflächen darf nicht größer sein als das 1,5fache der Fläche des Hauptpeaks im Chromatogramm der Referenzlösung b (3 Prozent). Peaks, deren Fläche kleiner ist als die Fläche des Hauptpeaks im Chromatogramm der Referenzlösung c, werden nicht berücksichtigt (0,1 Prozent).

Blei (2.4.10): Die Substanz muß der Grenzprüfung „Blei in Zuckern" entsprechen (0,5 ppm).

Nickel (2.4.15): Die Substanz muß der Grenzprüfung „Nickel in Polyolen" entsprechen (1 ppm). Die Substanz wird in 150,0 ml der vorgeschriebenen Lösungsmittelmischung gelöst.

Wasser (2.5.12): Höchstens 1,5 Prozent, mit 1,00 g Substanz nach der Karl-Fischer-Methode bestimmt.

Mikrobielle Verunreinigung: Sorbitol zur Herstellung von Parenteralia muß den folgenden Prüfungen entsprechen:

Keimzahl (2.6.12): Höchstens 10^2 koloniebildende, aerobe Bakterien und 10^2 Pilze je Gramm Substanz, durch Auszählen auf Agarplatten bestimmt.

Spezifizierte Mikroorganismen (2.6.13): *Escherichia coli* und Salmonellen dürfen nicht vorhanden sein.

Bakterien-Endotoxine (2.6.14): Sorbitol zur Herstellung von Parenteralia, das dabei keinem weiteren geeigneten Verfahren zur Beseitigung von Bakterien-Endotoxinen unterworfen wird, darf höchstens 4 I.E. Bakterien-Endotoxine je Gramm für Zubereitungen mit einer Konzentration von weniger als 100 g · l^{-1} Sorbitol und höchstens 2,5 I.E. Bakterien-Endotoxine je Gramm für Zubereitungen mit einer Konzentration von 100 g · l^{-1} und mehr Sorbitol enthalten.

Gehaltsbestimmung

Die Bestimmung erfolgt mit Hilfe der Flüssigchromatographie (2.2.29).

Untersuchungslösung: 5,0 g Substanz werden in 20 ml Wasser *R* gelöst. Die Lösung wird mit Wasser *R* zu 100,0 ml verdünnt.

Referenzlösung a: 0,5 g Sorbitol *CRS* werden in 2 ml Wasser *R* gelöst. Die Lösung wird mit Wasser *R* zu 10,0 ml verdünnt.

Referenzlösung b: 2,0 ml Untersuchungslösung werden mit Wasser *R* zu 100,0 ml verdünnt.

Referenzlösung c: 5,0 ml Referenzlösung b werden mit Wasser *R* zu 100,0 ml verdünnt.

Referenzlösung d: 0,5 g Sorbitol *CRS* und 0,5 g Mannitol *CRS* werden in 5 ml Wasser *R* gelöst. Die Lösung wird mit Wasser *R* zu 10,0 ml verdünnt.

Die Chromatographie kann durchgeführt werden mit
- einer Säule aus rostfreiem Stahl von 0,3 m Länge und 7,8 mm innerem Durchmesser, gepackt mit stark saurem Kationenaustauscher, Calciumsalz *R* (9 µm); die Temperatur der Säule wird bei 85 ± 1 °C gehalten
- entgastem Wasser *R* als mobile Phase bei einer Durchflußrate von 0,5 ml je Minute
- einem Refraktometer als Detektor, bei einer konstanten Temperatur gehalten.

20 µl Referenzlösung d werden eingespritzt. Die Chromatographie erfolgt über eine Dauer, die der 3fachen Retentionszeit von Sorbitol entspricht.

Wird das Chromatogramm unter den vorgeschriebenen Bedingungen aufgezeichnet, beträgt die Retentionszeit für Sorbitol etwa 27 min, und die relativen Retentionen, bezogen auf Sorbitol, betragen für Maltitol etwa 0,6, für Mannitol etwa 0,8 und für Iditol etwa 1,1. Die Bestimmung darf nur ausgewertet werden, wenn die Auflösung zwischen den Peaks von Sorbitol und Mannitol im Chromatogramm der Referenzlösung d mindestens 2 beträgt.

Je 20 µl Untersuchungslösung und Referenzlösung a werden eingespritzt. Die Chromatographie erfolgt über eine Dauer, die der 2fachen Retentionszeit von Sorbitol entspricht.

Der Prozentgehalt an D-Sorbitol wird aus den Peakflächen und dem angegebenen Gehalt für Sorbitol *CRS* berechnet.

Beschriftung

Die Beschriftung gibt insbesondere, falls zutreffend, an
- die Höchstkonzentration an Bakterien-Endotoxinen
- daß die Substanz zur Herstellung von Parenteralia bestimmt ist.

Verunreinigungen

A. Mannitol

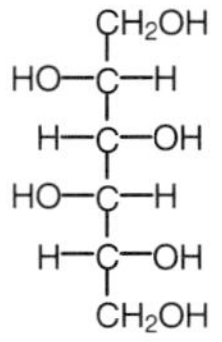

B. Iditol

C. Maltitol.

2001, 436

Sorbitol-Lösung 70 % (kristallisierend)

Sorbitolum liquidum cristallisabile

Definition

Sorbitol-Lösung 70 % (kristallisierend) ist eine wäßrige Lösung eines hydrierten, partiellen Hydrolysats von Stärke, die mindestens 68,0 und höchstens 72,0 Prozent (*m/m*) wasserfreie Substanz und mindestens 92,0 und höchstens 101,0 Prozent D-Glucitol (D-Sorbitol, $C_6H_{14}O_6$) enthält, berechnet auf die wasserfreie Substanz.

Eigenschaften

Farblose, klare, sirupartige Flüssigkeit; mischbar mit Wasser und Ethanol.

Prüfung auf Identität

1: A, B, E.

2: B, C, D, E.

A. Die unter „Gehaltsbestimmung" erhaltenen Chromatogramme werden ausgewertet. Der Hauptpeak im Chromatogramm der Untersuchungslösung entspricht in bezug auf seine Retentionszeit dem Hauptpeak im Chromatogramm der Referenzlösung a.

B. 7,0 g Substanz werden mit 40 ml Wasser *R* und 6,4 g Natriumtetraborat *R* versetzt. Nach 1 h langem Stehenlassen unter gelegentlichem Schütteln wird die Mischung mit Wasser *R* zu 50,0 ml verdünnt. Falls erforderlich wird filtriert. Der Drehungswinkel (2.2.7) der Lösung liegt zwischen 0 und +1,5°.

C. 1 g Substanz wird im Vakuum bei 80 °C getrocknet. 0,5 g Rückstand werden in einer Mischung von 0,5 ml Pyridin *R* und 5 ml Acetanhydrid *R* unter Erwärmen gelöst. Nach 10 min wird die Lösung in 25 ml Wasser *R* gegossen und 2 h lang in einer Eis-Wasser-Mischung stehengelassen. Der Niederschlag wird aus wenig Ethanol 96 % *R* umkristallisiert und im Vakuum getrocknet. Die Schmelztemperatur (2.2.14) der Kristalle liegt zwischen 98 und 104 °C.

D. Die Prüfung erfolgt mit Hilfe der Dünnschichtchromatographie (2.2.27) unter Verwendung einer DC-Platte mit Kieselgel G *R*.

Untersuchungslösung: 70 mg Substanz werden mit Wasser *R* zu 20 ml gelöst.

Referenzlösung a: 25 mg Sorbitol *CRS* werden in Wasser *R* zu 10 ml gelöst.

Referenzlösung b: 5 mg Mannitol *CRS* und 50 mg Sorbitol *CRS* werden in Wasser *R* zu 10 ml gelöst.

Auf die Platte werden 2 µl jeder Lösung aufgetragen. Die Chromatographie erfolgt mit einer Mischung von 10 Volumteilen Wasser *R*, 20 Volumteilen Ethylacetat *R* und 70 Volumteilen 1-Propanol *R* über eine Laufstrecke von 17 cm. Die Platte wird an der Luft trocknen gelassen und mit Aminobenzoesäure-Lösung *R* besprüht. Die Platte wird bis zum Verschwinden des Acetons im Kaltluftstrom getrocknet. Nach 15 min langem Erhitzen bei 100 °C wird die Platte erkalten gelassen und mit einer Lösung von Natriumperiodat *R* (2 g · l^{-1}) besprüht. Die Platte wird im Kaltluftstrom getrocknet und 15 min lang bei 100 °C erhitzt. Der Hauptfleck im Chromatogramm der Untersuchungslösung entspricht in bezug auf Lage, Farbe und Größe dem Hauptfleck im Chromatogramm der Referenzlösung a. Die Prüfung darf nur ausgewertet werden, wenn das Chromatogramm der Referenzlösung b deutlich voneinander getrennt 2 Flecke zeigt.

E. Die Substanz ist bei 25 °C eine klare, sirupartige Flüssigkeit.

Prüfung auf Reinheit

Aussehen der Lösung: 7,0 g Substanz werden mit Wasser *R* zu 50 ml verdünnt. Die Lösung muß klar (2.2.1) und farblos (2.2.2, Methode II) sein.

Leitfähigkeit (2.2.38): Höchstens 10 µS · cm^{-1}. Die Leitfähigkeit der unverdünnten Substanz wird bei 20 °C gemessen, wobei während der Messung mit einem Magnetrührer schwach gerührt wird.

Reduzierende Zucker: 5,0 g Substanz werden mit 6 ml Wasser *R*, 20 ml Kupfer(II)-citrat-Lösung *R* und einigen Glasperlen so erhitzt, daß die Lösung nach 4 min zu sieden beginnt. Anschließend wird sie 3 min lang im Sieden gehalten. Nach schnellem Abkühlen werden 100 ml einer 2,4prozentigen Lösung (*V/V*) von Essigsäure 98 % *R* und 20,0 ml Iod-Lösung (0,025 mol · l^{-1}) zugesetzt. Unter ständigem Schütteln werden 25 ml einer Mischung von 6 Volumteilen Salzsäure *R* und 94 Volumteilen Wasser *R* zugesetzt. Nach dem Lösen des Niederschlags wird der Iodüberschuß mit Natriumthiosulfat-Lösung (0,05 mol · l^{-1}) unter Zusatz von 1 ml Stärke-Lösung *R* gegen Ende der Titration titriert. Mindestens 12,8 ml Natriumthiosulfat-Lösung (0,05 mol · l^{-1}) müssen verbraucht werden (0,2 Prozent, berechnet als Glucose-Äquivalent).

Blei (2.4.10): Die Substanz muß der Grenzprüfung „Blei in Zuckern" entsprechen (0,5 ppm).

Nickel (2.4.15): Die Substanz muß der Grenzprüfung „Nickel in Polyolen" entsprechen (1 ppm).

Wasser (2.5.12): Mindestens 28,0 und höchstens 32,0 Prozent (*m/m*), mit 0,1 g Substanz nach der Karl-Fischer-Methode bestimmt.

Gehaltsbestimmung

Die Bestimmung erfolgt mit Hilfe der Flüssigchromatographie (2.2.29).

Untersuchungslösung: 1,00 g Substanz wird mit 20 ml Wasser *R* gemischt. Die Mischung wird mit Wasser *R* zu 50,0 ml verdünnt.

Referenzlösung a: 65,0 mg Sorbitol *CRS* werden in 2 ml Wasser *R* gelöst. Die Lösung wird mit Wasser *R* zu 5,0 ml verdünnt.

Referenzlösung b: 65 mg Mannitol *CRS* und 65 mg Sorbitol *CRS* werden in 2 ml Wasser *R* gelöst. Die Lösung wird mit Wasser *R* zu 5,0 ml verdünnt.

Die Chromatographie kann durchgeführt werden mit

- einer Säule aus rostfreiem Stahl von 0,3 m Länge und 7,8 mm innerem Durchmesser, gepackt mit stark saurem Kationenaustauscher, Calciumsalz *R* (9 µm); die Temperatur der Säule wird bei 85 ± 1 °C gehalten
- entgastem Wasser *R* als mobile Phase bei einer Durchflußrate von 0,5 ml je Minute
- einem Refraktometer als Detektor, bei einer konstanten Temperatur gehalten.

20 µl Referenzlösung b werden eingespritzt. Die Chromatographie erfolgt über eine Dauer, die der 3fachen Retentionszeit von Sorbitol entspricht.

Wird das Chromatogramm unter den vorgeschriebenen Bedingungen aufgezeichnet, beträgt die Retentionszeit für Sorbitol etwa 27 min und die relative Retention für Mannitol, bezogen auf Sorbitol, etwa 0,8. Die Bestimmung darf nur ausgewertet werden, wenn die Auflösung zwischen den Peaks von Sorbitol und Mannitol im Chromatogramm der Referenzlösung b mindestens 2 beträgt.

Je 20 µl Untersuchungslösung und Referenzlösung a werden eingespritzt. Die Chromatographie erfolgt über eine Dauer, die der 3fachen Retentionszeit von Sorbitol entspricht.

Der Prozentgehalt an D-Sorbitol wird aus den Peakflächen und dem angegebenen Gehalt für Sorbitol *CRS* berechnet.

2001, 437

Sorbitol-Lösung 70 % (nicht kristallisierend)

Sorbitolum liquidum non cristallisabile

Definition

Sorbitol-Lösung 70 % (nicht kristallisierend) ist eine wäßrige Lösung eines hydrierten, partiellen Hydrolysats von Stärke, die mindestens 68,0 und höchstens 72,0 Prozent (*m/m*) wasserfreie Substanz und mindestens 72,0 und höchstens 92,0 Prozent D-Glucitol (D-Sorbitol, $C_6H_{14}O_6$) enthält, berechnet auf die wasserfreie Substanz.

Eigenschaften

Farblose, klare, sirupartige Flüssigkeit; mischbar mit Wasser und Ethanol.

Prüfung auf Identität

1: A, B, E.
2: B, C, D, E.

A. Die unter „Gehaltsbestimmung" erhaltenen Chromatogramme werden ausgewertet. Der Hauptpeak im Chromatogramm der Untersuchungslösung entspricht in bezug auf seine Retentionszeit dem Hauptpeak im Chromatogramm der Referenzlösung a.

B. 7,0 g Substanz werden mit 40 ml Wasser *R* und 6,4 g Natriumtetraborat *R* versetzt. Nach 1 h langem Stehenlassen unter gelegentlichem Schütteln wird die Mischung mit Wasser *R* zu 50,0 ml verdünnt. Falls erforderlich wird filtriert. Der Drehungswinkel (2.2.7) liegt zwischen +1,5 und +3,5°.

C. 1 g Substanz wird im Vakuum bei 80 °C getrocknet. 0,5 g Rückstand werden in einer Mischung von 0,5 ml Pyridin *R* und 5 ml Acetanhydrid *R* unter Erwärmen gelöst. Nach 10 min wird die Lösung in 25 ml Wasser *R* gegossen und 2 h lang in einer Eis-Wasser-Mischung stehengelassen. Der Niederschlag wird aus wenig Ethanol 96 % *R* umkristallisiert und im Vakuum getrocknet. Die Schmelztemperatur (2.2.14) der Kristalle liegt zwischen 98 und 104 °C.

D. Die Prüfung erfolgt mit Hilfe der Dünnschichtchromatographie (2.2.27) unter Verwendung einer DC-Platte mit Kieselgel G *R*.

Untersuchungslösung: 70 mg Substanz werden mit Wasser *R* zu 20 ml gelöst.

Referenzlösung a: 25 mg Sorbitol *CRS* werden in Wasser *R* zu 10 ml gelöst.

Referenzlösung b: 5 mg Mannitol *CRS* und 50 mg Sorbitol *CRS* werden in Wasser *R* zu 10 ml gelöst.

Auf die Platte werden 2 µl jeder Lösung aufgetragen. Die Chromatographie erfolgt mit einer Mischung von 10 Volumteilen Wasser *R*, 20 Volumteilen Ethylacetat *R* und 70 Volumteilen 1-Propanol *R* über eine Laufstrecke von 17 cm. Die Platte wird an der Luft trocknen gelassen und mit Aminobenzoesäure-Lösung *R* besprüht. Die Platte wird bis zum Verschwinden des Acetons im Kaltluftstrom getrocknet. Nach 15 min langem Erhitzen bei 100 °C wird die Platte erkalten gelassen und mit einer Lösung von Natriumperiodat *R* (2 g · l^{-1}) besprüht. Die Platte wird im Kaltluftstrom getrocknet und 15 min lang bei 100 °C erhitzt. Der Hauptfleck im Chromatogramm der Untersuchungslösung entspricht in bezug auf Lage, Farbe und Größe dem Hauptfleck im Chromatogramm der Referenzlösung a. Die Prüfung darf nur ausgewertet werden, wenn das Chromatogramm der Referenzlösung b deutlich voneinander getrennt 2 Flecke zeigt.

E. Die Substanz ist bei 25 °C eine klare, sirupartige Flüssigkeit.

Prüfung auf Reinheit

Aussehen der Lösung: 7,0 g Substanz werden mit Wasser *R* zu 50 ml verdünnt. Die Lösung muß klar (2.2.1) und farblos (2.2.2, Methode II) sein.

Leitfähigkeit (2.2.38): Höchstens 10 µS · cm^{-1}. Die Leitfähigkeit der unverdünnten Substanz wird bei 20 °C gemessen, wobei während der Messung mit einem Magnetrührer schwach gerührt wird.

Reduzierende Zucker: 5,0 g Substanz werden mit 6 ml Wasser *R*, 20 ml Kupfer(II)-citrat-Lösung *R* und einigen Glasperlen so erhitzt, daß die Lösung nach 4 min zu sieden beginnt. Anschließend wird sie 3 min lang im Sieden gehalten. Nach schnellem Abkühlen werden 100 ml einer 2,4prozentigen Lösung (*V/V*) von Essigsäure 98 % *R* und 20,0 ml Iod-Lösung (0,025 mol · l^{-1}) zugesetzt. Unter ständigem Schütteln werden 25 ml einer Mischung von 6 Volumteilen Salzsäure *R* und 94 Volumteilen Wasser *R* zugesetzt. Nach dem Lösen des Niederschlags wird der Iodüberschuß mit Natriumthiosulfat-Lösung (0,05 mol · l^{-1}) unter Zusatz von 1 ml Stärke-Lösung *R* gegen Ende der Titration titriert. Mindestens 12,8 ml Natriumthiosulfat-Lösung (0,05 mol · l^{-1}) müssen verbraucht werden (0,2 Prozent, berechnet als Glucose-Äquivalent).

Reduzierende Zucker nach Hydrolyse: 6,0 g Substanz werden in 35 ml Wasser *R*, 40 ml Salzsäure (1 mol · l^{-1}) und einigen Glasperlen 4 h lang zum Rückfluß erhitzt. Nach dem Abkühlen wird mit verdünnter Natriumhydroxid-Lösung *R* gegen Bromthymolblau neutralisiert, abgekühlt und mit Wasser *R* zu 100,0 ml verdünnt. 3,0 ml dieser Lösung werden mit 5 ml Wasser *R*, 20 ml Kupfer(II)-citrat-Lösung *R* und einigen Glasperlen so erhitzt, daß die Lösung nach 4 min zu sieden beginnt. Anschließend wird sie 3 min lang im Sieden gehalten. Nach schnellem Abkühlen werden 100 ml einer 2,4prozentigen Lösung (*V/V*) von Essigsäure 98 % *R* und 20,0 ml Iod-Lösung (0,025 mol · l^{-1}) zugesetzt. Unter ständigem Schütteln werden 25 ml einer Mischung von 6 Volumteilen Salzsäure *R* und 94 Volumteilen Wasser *R* zugesetzt. Nach dem Lösen des Niederschlags wird der Iodüberschuß mit Natriumthiosulfat-Lösung (0,05 mol · l^{-1}) unter Zusatz von 1 ml Stärke-Lösung *R* gegen Ende der Titration titriert. Mindestens 8,0 ml Natriumthiosulfat-Lösung (0,05 mol · l^{-1}) müssen verbraucht werden (9,3 Prozent, berechnet als Glucose-Äquivalent).

Blei (2.4.10): Die Substanz muß der Grenzprüfung „Blei in Zuckern" entsprechen (0,5 ppm).

Nickel (2.4.15): Die Substanz muß der Grenzprüfung „Nickel in Polyolen" entsprechen (1 ppm).

Wasser (2.5.12): Mindestens 28,0 und höchstens 32,0 Prozent (*m/m*), mit 0,1 g Substanz nach der Karl-Fischer-Methode bestimmt.

Gehaltsbestimmung

Die Bestimmung erfolgt mit Hilfe der Flüssigchromatographie (2.2.29).

Untersuchungslösung: 1,00 g Substanz wird mit 20 ml Wasser *R* gemischt. Die Mischung wird mit Wasser *R* zu 50,0 ml verdünnt.

Referenzlösung a: 55,0 mg Sorbitol *CRS* werden in 2 ml Wasser *R* gelöst. Die Lösung wird mit Wasser *R* zu 5,0 ml verdünnt.

Referenzlösung b: 55 mg Mannitol *CRS* und 55 mg Sorbitol *CRS* werden in 2 ml Wasser *R* gelöst. Die Lösung wird mit Wasser *R* zu 5,0 ml verdünnt.

Die Chromatographie kann durchgeführt werden mit

- einer Säule aus rostfreiem Stahl von 0,3 m Länge und 7,8 mm innerem Durchmesser, gepackt mit stark saurem Kationenaustauscher, Calciumsalz *R* (9 µm); die Temperatur der Säule wird bei 85 ± 1 °C gehalten
- entgastem Wasser *R* als mobile Phase bei einer Durchflußrate von 0,5 ml je Minute
- einem Refraktometer als Detektor, bei einer konstanten Temperatur gehalten.

20 µl Referenzlösung b werden eingespritzt. Die Chromatographie erfolgt über eine Dauer, die der 3fachen Retentionszeit von Sorbitol entspricht.

Wird das Chromatogramm unter den vorgeschriebenen Bedingungen aufgezeichnet, beträgt die Retentionszeit für Sorbitol etwa 27 min und die relative Retention für Mannitol, bezogen auf Sorbitol, etwa 0,8. Die Bestimmung darf nur ausgewertet werden, wenn die Auflösung zwischen den Peaks von Sorbitol und Mannitol im Chromatogramm der Referenzlösung b mindestens 2 beträgt.

Je 20 µl Untersuchungslösung und Referenzlösung a werden eingespritzt. Die Chromatographie erfolgt über eine Dauer, die der 3fachen Retentionszeit von Sorbitol entspricht.

Der Prozentgehalt an D-Sorbitol wird aus den Peakflächen und dem angegebenen Gehalt für Sorbitol *CRS* berechnet.

2001, 293

Spiramycin

Spiramycinum

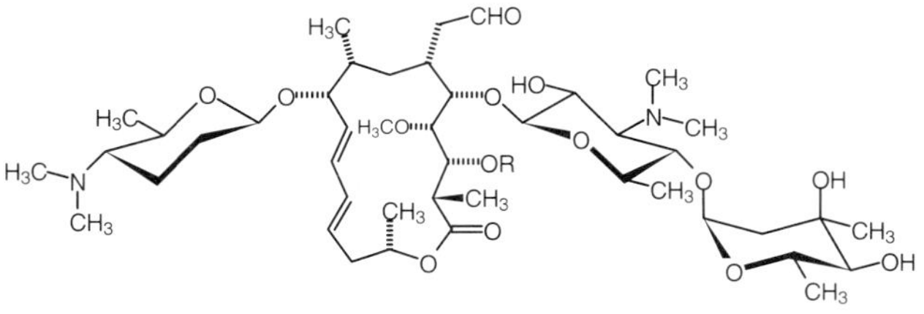

Spiramycin I R = H
Spiramycin II R = $COCH_3$
Spiramycin III R = $CO{-}CH_2{-}CH_3$

$C_{43}H_{74}N_2O_{14}$

Definition

Spiramycin ist ein Makrolid-Antibiotikum, das aus bestimmten Stämmen von *Streptomyces ambofaciens* gewonnen oder nach anderen Verfahren hergestellt wird. Die Hauptkomponente ist (4*R*,5*S*,6*S*,7*R*,9*R*,10*R*,16*R*)-(11*E*,13*E*)-6-[*O*-2,6-Didesoxy-3-*C*-methyl-α-L-*ribo*-hexopyranosyl-(1→ 4)-(3,6-didesoxy-3-dimethylamino-β-D-glucopyranosyl)oxy]-7-formylmethyl-4-hydroxy-5-methoxy-9,16-dimethyl-10-[(2,3,4,6-tetradesoxy-4-dimethylamino-D-*erythro*-hexopyranosyl)oxy]oxacyclohexadeca-11,13-dien-2-on (Spiramycin I, M_r 843). Spiramycin II (4-*O*-Acetylspiramycin I) und Spiramycin III (4-*O*-Propanoylspiramycin I) sind auch vorhanden. Die Wirksamkeit beträgt mindestens 4100 I.E. je Milligramm Substanz, berechnet auf die getrocknete Substanz.

Eigenschaften

Weißes bis schwach gelbliches, schwach hygroskopisches Pulver; schwer löslich in Wasser, leicht löslich in Aceton, Ethanol und Methanol.

Prüfung auf Identität

A. 0,10 g Substanz werden in Methanol *R* zu 100,0 ml gelöst. 1,0 ml Lösung wird mit Methanol *R* zu 100,0 ml verdünnt. Diese Lösung, zwischen 220 und 350 nm gemessen, zeigt ein Absorptionsmaximum (2.2.25) bei 232 nm. Die spezifische Absorption, im Maximum gemessen, beträgt etwa 340.

B. Die Prüfung erfolgt mit Hilfe der Dünnschichtchromatographie (2.2.27) unter Verwendung einer DC-Platte mit Kieselgel G *R*.

Untersuchungslösung: 40 mg Substanz werden in Methanol *R* zu 10 ml gelöst.

Referenzlösung a: 40 mg Spiramycin *CRS* werden in Methanol *R* zu 10 ml gelöst.

Referenzlösung b: 40 mg Erythromycin A *CRS* werden in Methanol *R* zu 10 ml gelöst.

Auf die Platte werden 5 µl jeder Lösung aufgetragen. Die Chromatographie erfolgt mit der Oberphase einer Mischung von 4 Volumteilen 2-Propanol *R*, 8 Volumteilen einer mit konzentrierter Natriumhydroxid-Lösung *R* auf einen *p*H-Wert von 9,6 eingestellten Lösung von Ammoniumacetat *R* (150 g · l^{-1}) und 9 Volumteilen Ethylacetat *R* über eine Laufstrecke von 15 cm. Die Platte wird an der Luft trocknen gelassen, mit Anisaldehyd-Reagenz *R* 1 besprüht und 5 min lang bei 110 °C erhitzt. Der Hauptfleck im Chromatogramm der Untersuchungslösung entspricht in bezug auf Lage, Farbe und Größe dem Hauptfleck im Chromatogramm der Referenzlösung a. Treten im Chromatogramm der Untersuchungslösung 1 oder 2 Flecke mit einem etwas größeren R_f-Wert als der des Hauptflecks auf, entsprechen sie in bezug auf Lage und Farbe den Nebenflecken im Chromatogramm der Referenzlösung a und unterscheiden sich von den Flecken im Chromatogramm der Referenzlösung b.

C. 0,5 g Substanz werden in 10 ml Schwefelsäure (0,05 mol · l^{-1}) gelöst. Die Lösung wird mit 25 ml Wasser *R* versetzt, mit Natriumhydroxid-Lösung (0,1 mol · l^{-1}) auf einen *p*H-Wert von etwa 8 eingestellt und mit Wasser *R* zu 50 ml verdünnt. Werden 5 ml dieser Lösung mit 2 ml einer Mischung von 1 Volumteil Wasser *R* und 2 Volumteilen Schwefelsäure *R* versetzt, entsteht eine Braunfärbung.

S

Monographien

Prüfung auf Reinheit

***p*H-Wert** (2.2.3): 0,5 g Substanz werden in 5 ml Methanol *R* gelöst. Die Lösung wird mit kohlendioxidfreiem Wasser *R* zu 100 ml verdünnt. Der *p*H-Wert der Lösung muß zwischen 8,5 und 10,5 liegen.

Spezifische Drehung (2.2.7): 1,00 g Substanz wird in einer 10prozentigen Lösung (*V/V*) von verdünnter Essigsäure *R* zu 50,0 ml gelöst. Die spezifische Drehung muß zwischen –80 und –85° liegen, berechnet auf die getrocknete Substanz.

Zusammensetzung: Spiramycin muß mindestens 80,0 Prozent Spiramycin I und darf höchstens 5,0 Prozent Spiramycin II und höchstens 10,0 Prozent Spiramycin III enthalten. Die Summe der Gehalte an Spiramycin I, Spiramycin II und Spiramycin III muß mindestens 90,0 Prozent betragen, wobei alle Gehalte auf die getrocknete Substanz berechnet werden. Die Prüfung erfolgt mit Hilfe der Flüssigchromatographie (2.2.29) wie unter „Verwandte Substanzen" beschrieben.

Die Referenzlösung a wird 6mal eingespritzt. Die Prüfung darf nur ausgewertet werden, wenn die relative Standardabweichung der Peakfläche von Spiramycin I höchstens 1,0 Prozent beträgt.

Die Untersuchungslösung und die Referenzlösung a werden abwechselnd eingespritzt. Die Chromatographie der Untersuchungslösung erfolgt über eine Dauer, die der 3fachen Retentionszeit von Spiramycin I entspricht. Der Prozentgehalt an Spiramycin I, Spiramycin II und Spiramycin III wird berechnet.

Verwandte Substanzen: Die Prüfung erfolgt mit Hilfe der Flüssigchromatographie (2.2.29).

Die Lösungen werden unmittelbar vor Gebrauch hergestellt.

Untersuchungslösung: 25,0 mg Substanz werden in einer Mischung von 3 Volumteilen Acetonitril *R* und 7 Volumteilen Wasser *R* zu 100,0 ml gelöst.

Referenzlösung a: 25,0 mg Spiramycin *CRS* werden in einer Mischung von 3 Volumteilen Acetonitril *R* und 7 Volumteilen Wasser *R* zu 100,0 ml gelöst.

Referenzlösung b: 2,0 ml Referenzlösung a werden mit einer Mischung von 3 Volumteilen Acetonitril *R* und 7 Volumteilen Wasser *R* zu 100,0 ml verdünnt.

Referenzlösung c: 5,0 ml Referenzlösung a werden mit einer Mischung von 3 Volumteilen Acetonitril *R* und 7 Volumteilen Wasser *R* zu 100,0 ml verdünnt.

Referenzlösung d: 5 mg Spiramycin *CRS* werden in 25 ml mobiler Phase gelöst. Die Lösung wird 30 min lang im Wasserbad von 60 °C erhitzt.

Die Chromatographie kann durchgeführt werden mit

– einer Säule aus rostfreiem Stahl von 0,25 m Länge und 4,6 mm innerem Durchmesser, gepackt mit einem sphärischen, octylsilylierten Kieselgel zur Chromato-

Dieses typische Chromatogramm dient zur Information und als Anleitung zum Analysenverfahren. Es ist nicht Bestandteil der Anforderungen dieser Monographie.

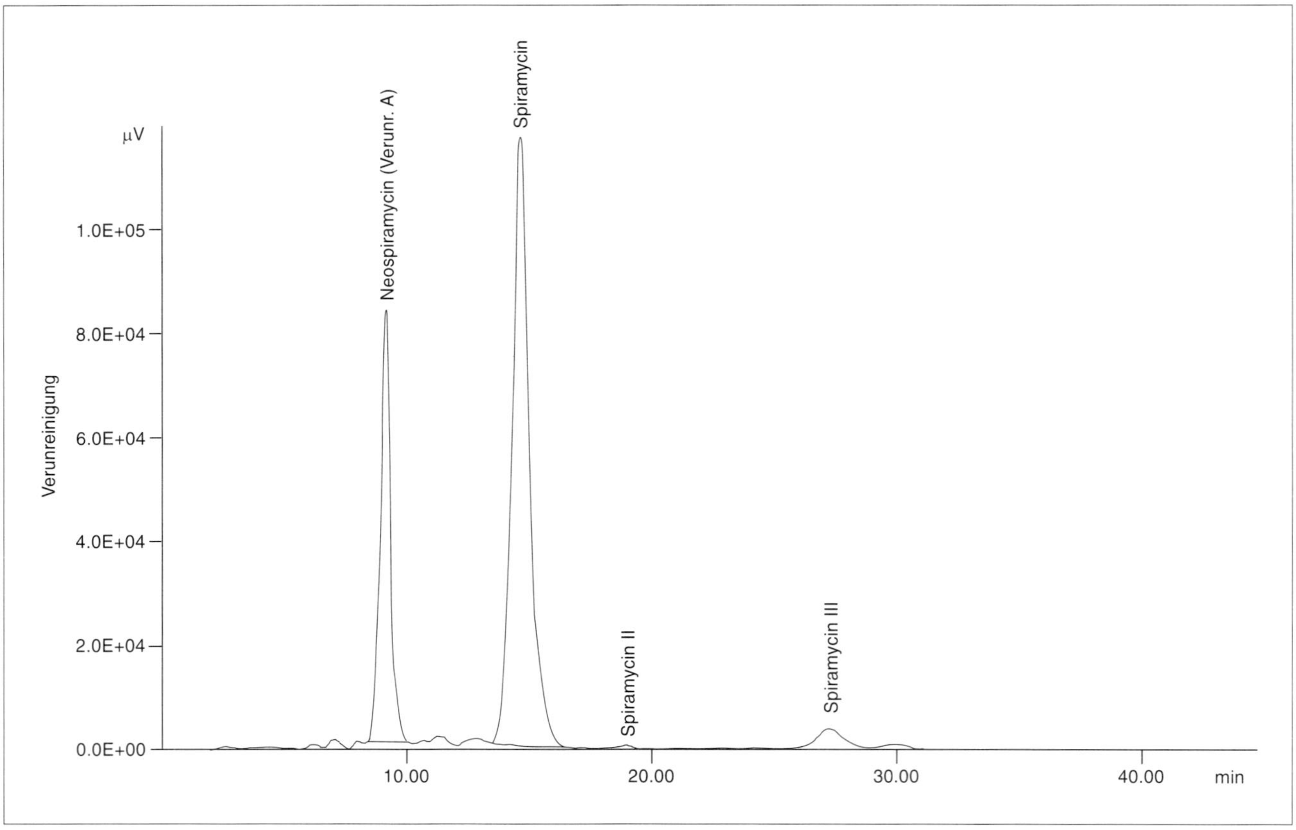

Abb. 293-1: Typisches Chromatogramm von Spiramycin

graphie (5 µm) mit einer spezifischen Oberfläche von 350 $m^2 \cdot g^{-1}$ und einer Porengröße von 0,01 µm
- einer Mischung von 30 Volumteilen Acetonitril *R* und 70 Volumteilen Pufferlösung *p*H 2,2 *R*, die 9,3 $g \cdot l^{-1}$ Natriumperchlorat *R* enthält, als mobile Phase bei einer Durchflußrate von 0,8 ml je Minute
- einem Spektrometer als Detektor bei einer Wellenlänge von 232 nm.

20 µl Referenzlösung b werden eingespritzt. Die Empfindlichkeit des Systems wird so eingestellt, daß die Höhe des Hauptpeaks im Chromatogramm mindestens 50 Prozent des maximalen Ausschlags beträgt. Je 20 µl Referenzlösung c und d werden eingespritzt. Die Prüfung darf nur ausgewertet werden, wenn im Chromatogramm der Referenzlösung c kein deutlicher Peak mit einer relativen Retention, bezogen auf Spiramycin I, von etwa 1,1 vorhanden ist und im Chromatogramm der Referenzlösung d die Auflösung zwischen den Peaks der Verunreinigung A (wird zuerst eluiert) und Spiramycin I (wird zwischen 13 und 17 min eluiert) mindestens 6,3 beträgt. Falls erforderlich wird der Anteil von Acetonitril in der mobilen Phase geändert (eine Erhöhung der Konzentration führt zu einer Abnahme, eine Erniedrigung der Konzentration zu einer Erhöhung der Retentionszeit).

Je 20 µl Untersuchungslösung und Referenzlösung b werden eingespritzt. Die Chromatographie der Untersuchungslösung erfolgt über eine Dauer, die der 3fachen Retentionszeit von Spiramycin I entspricht. Im Chromatogramm der Untersuchungslösung darf keine Peakfläche, mit Ausnahme der Peakflächen von Spiramycin I, Spiramycin II und Spiramycin III, größer sein als die Fläche des Hauptpeaks im Chromatogramm der Referenzlösung b (2 Prozent). Peaks, deren Fläche kleiner ist als das 0,05fache der Fläche des Hauptpeaks im Chromatogramm der Referenzlösung b, werden nicht berücksichtigt.

Schwermetalle (2.4.8): 1,0 g Substanz muß der Grenzprüfung C auf Schwermetalle entsprechen (20 ppm). Zur Herstellung der Referenzlösung werden 2 ml Blei-Lösung (10 ppm Pb) *R* verwendet.

Trocknungsverlust (2.2.32): Höchstens 3,5 Prozent, mit 0,50 g Substanz durch 6 h langes Trocknen über Phosphor(V)-oxid *R* bei 80 °C unterhalb von 670 Pa bestimmt.

Sulfatasche (2.4.14): Höchstens 0,1 Prozent, mit 1,0 g Substanz bestimmt.

Wertbestimmung

Die Bestimmung erfolgt nach „Mikrobiologische Wertbestimmung von Antibiotika" (2.7.2).

Lagerung

Dicht verschlossen.

Verunreinigungen

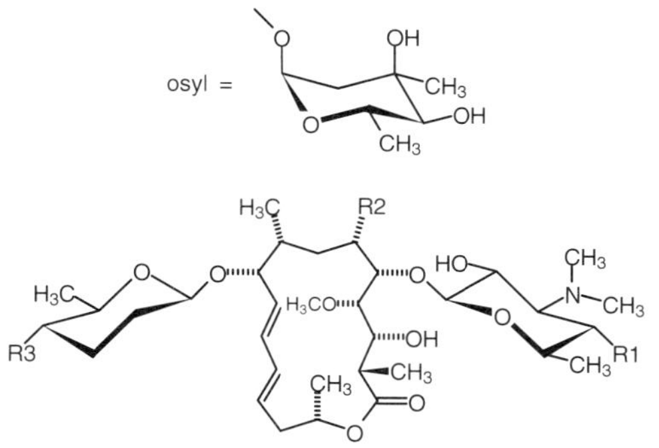

A. R1 = OH, R2 = CH_2–CHO, R3 = $N(CH_3)_2$ (Neospiramycin I)
B. R1 = osyl, R2 = CH_2–CH_2–OH, R3 = $N(CH_3)_2$
C. R1 = osyl, R2 = $C(CH_2)$–CHO, R3 = $N(CH_3)_2$
D. R1 = osyl, R2 = CH_2–CHO, R3 = OH
E. R1 = osyl, R2 = CH_2–CH_3, R3 = $N(CH_3)_2$

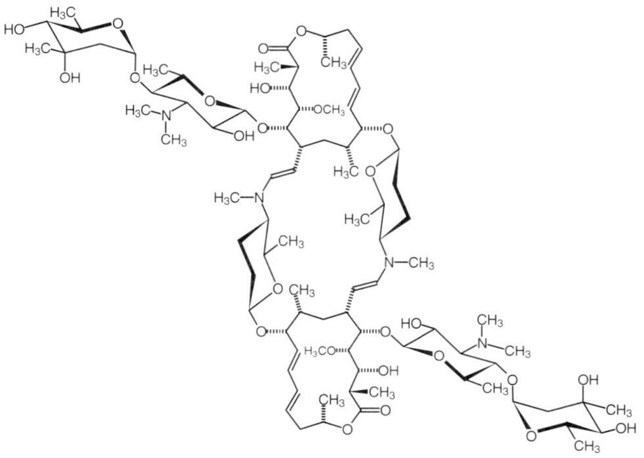

F. Spiramycin-Dimer.

1998, 1267

Vorverkleisterte Stärke

Amylum pregelificatum

Definition

Vorverkleisterte Stärke wird aus Stärke, mit Ausnahme von Weizenstärke, durch mechanische Verarbeitung in Gegenwart von Wasser mit oder ohne Anwendung von Hitze, wobei alle oder ein Teil der Stärkekörner platzen, und anschließendes Trocknen hergestellt. Sie enthält keine Zusätze, kann aber modifiziert sein, um sie kompaktierbar zu machen und ihre Fließeigenschaften zu verbessern.

Eigenschaften

Weißes bis gelblichweißes Pulver; in kaltem Wasser quellbar.

Prüfung auf Identität

A. Die Prüfung erfolgt unter dem Mikroskop unter Verwendung einer Mischung von gleichen Volumteilen Glycerol *R* und Wasser *R*. Das Pulver zeigt unregelmäßige, lichtdurchlässige, weiße bis gelblichweiße Flocken oder Stücke mit unebener Oberfläche. Im polarisierten Licht (zwischen gekreuzten Nicolschen Prismen) können Stärkekörner mit einem ausgeprägten schwarzen Kreuz, dessen Balken sich über dem Spalt schneiden, gesehen werden.

B. Werden 0,5 g Substanz in 2 ml Wasser *R* ohne Erhitzen aufgeschlämmt und mit 0,05 ml Iod-Lösung *R* 1 versetzt, entsteht eine rötlichviolette bis blaue Färbung.

Prüfung auf Reinheit

***p*H-Wert** (2.2.3): 5,0 g Substanz werden 60 s lang mit 25,0 ml kohlendioxidfreiem Wasser *R* geschüttelt und anschließend 15 min lang stehengelassen. Der *p*H-Wert der Lösung muß zwischen 4,5 und 7,0 liegen.

Eisen (2.4.9): 0,75 g Substanz werden mit 15 ml verdünnter Salzsäure *R* geschüttelt und anschließend abfiltriert. Das Filtrat muß der Grenzprüfung auf Eisen entsprechen (20 ppm).

Oxidierende Substanzen (2.5.30): Die Substanz muß der Prüfung entsprechen.

Schwefeldioxid (2.5.29): Höchstens 50 ppm.

Fremde Bestandteile (2.8.2): Die Prüfung erfolgt unter dem Mikroskop unter Verwendung einer Mischung von gleichen Volumteilen Glycerol *R* und Wasser *R*. Zellwand- und Protoplasmafragmente dürfen nur in Spuren vorhanden sein.

Trocknungsverlust (2.2.32): Höchstens 15,0 Prozent, mit 1,000 g Substanz durch 90 min langes Trocknen im Trockenschrank bei 130 °C bestimmt.

Sulfatasche (2.4.14): Höchstens 0,6 Prozent, mit 1,0 g Substanz bestimmt.

Mikrobielle Verunreinigung:
Keimzahl (2.6.12): Höchstens 10^3 Bakterien und höchstens 10^2 Pilze je Gramm Substanz durch Auszählen auf Agarplatten bestimmt.

Spezifizierte Mikroorganismen (2.6.13): *Escherichia coli* darf nicht vorhanden sein.

Lagerung

Gut verschlossen.

Beschriftung

Die Stärkeart zur Herstellung vorverkleisterter Stärke ist anzugeben.

2001, 1568

Stanozolol

Stanozololum

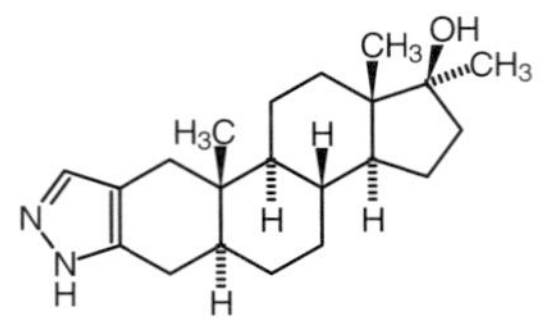

$C_{21}H_{32}N_2O$ M_r 328,5

Definition

Stanozolol enthält mindestens 98,5 und höchstens 101,0 Prozent 17-Methyl-2′*H*-5α-androst-2-eno[3,2-*c*]pyrazol-17β-ol, berechnet auf die getrocknete Substanz.

Eigenschaften

Weißes bis fast weißes, kristallines, hygroskopisches Pulver; praktisch unlöslich in Wasser, löslich in Dimethylformamid, schwer löslich in Ethanol, sehr schwer löslich in Dichlormethan.

Die Substanz zeigt Polymorphie.

Prüfung auf Identität

A. Die Prüfung erfolgt mit Hilfe der IR-Spektroskopie (2.2.24) durch Vergleich des Spektrums der Substanz mit dem von Stanozolol *CRS*. Wenn die Spektren bei der Prüfung in fester Form unterschiedlich sind, werden Substanz und Referenzsubstanz getrennt in der eben notwendigen Menge Dichlormethan *R* gelöst. Nach Eindampfen der Lösungen zur Trockne bei Raumtemperatur unter einem Luftstrom werden mit den Rückständen erneut Spektren aufgenommen.

B. Die bei der Prüfung „Verwandte Substanzen“ (siehe „Prüfung auf Reinheit“) erhaltenen Chromatogramme werden ausgewertet. Der Hauptfleck im Chromatogramm der Untersuchungslösung b entspricht in bezug auf Lage, Farbe und Größe dem Hauptfleck im Chromatogramm der Referenzlösung c.

Prüfung auf Reinheit

Spezifische Drehung (2.2.7): 0,10 g Substanz werden in Chloroform *R* zu 10,0 ml gelöst. Die spezifische Drehung muß zwischen +34 und +40° liegen, berechnet auf die getrocknete Substanz.

Verwandte Substanzen: Die Prüfung erfolgt mit Hilfe der Dünnschichtchromatographie (2.2.27) unter Verwendung einer DC-Platte mit Kieselgel F_{254} *R*.

Untersuchungslösung a: 0,10 g Substanz werden in einer Mischung von 1 Volumteil Methanol *R* und 9 Volumteilen Dichlormethan *R* zu 5 ml gelöst.

Untersuchungslösung b: 1 ml Untersuchungslösung a wird mit einer Mischung von 1 Volumteil Methanol *R* und 9 Volumteilen Dichlormethan *R* zu 10 ml verdünnt.

Referenzlösung a: 1,0 ml Untersuchungslösung a wird mit einer Mischung von 1 Volumteil Methanol *R* und 9 Volumteilen Dichlormethan *R* zu 200 ml verdünnt.

Referenzlösung b: 5 mg Stanozolol-Verunreinigung A *CRS* werden in der Referenzlösung a zu 50 ml gelöst.

Referenzlösung c: 10 mg Stanozolol *CRS* werden in einer Mischung von 1 Volumteil Methanol *R* und 9 Volumteilen Dichlormethan *R* zu 5 ml gelöst.

Auf die Platte werden 5 µl jeder Lösung aufgetragen. Die Chromatographie erfolgt mit einer Mischung von 10 Volumteilen Methanol *R* und 90 Volumteilen Dichlormethan *R* über eine Laufstrecke, die zwei Dritteln der Platte entspricht. Die Platte wird an der Luft trocknen gelassen, mit ethanolischer Schwefelsäure *R* besprüht, 15 min lang bei 105 °C erhitzt und anschließend im ultravioletten Licht bei 365 nm ausgewertet. Ein im Chromatogramm der Untersuchungslösung a auftretender Nebenfleck darf nicht größer oder intensiver sein als der Fleck im Chromatogramm der Referenzlösung a (0,5 Prozent). Die Prüfung darf nur ausgewertet werden, wenn das Chromatogramm der Referenzlösung b deutlich voneinander getrennt 2 Flecke zeigt.

Trocknungsverlust (2.2.32): Höchstens 1,0 Prozent, mit 1,000 g Substanz durch Trocknen im Vakuumtrockenschrank bei 100 °C und höchstens 0,7 kPa bestimmt.

Gehaltsbestimmung

0,250 g Substanz, in 50 ml wasserfreier Essigsäure *R* gelöst, werden mit Perchlorsäure (0,1 mol · l^{-1}) titriert. Der Endpunkt wird mit Hilfe der Potentiometrie (2.2.20) bestimmt.

1 ml Perchlorsäure (0,1 mol · l^{-1}) entspricht 32,85 mg $C_{21}H_{32}N_2O$.

Lagerung

Dicht verschlossen, vor Licht geschützt.

Verunreinigungen

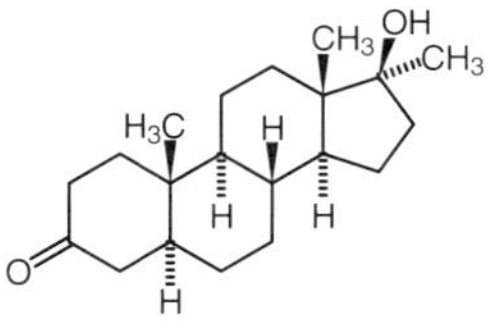

A. 17β-Hydroxy-17-methyl-5α-androstan-3-on (Mestanolon)

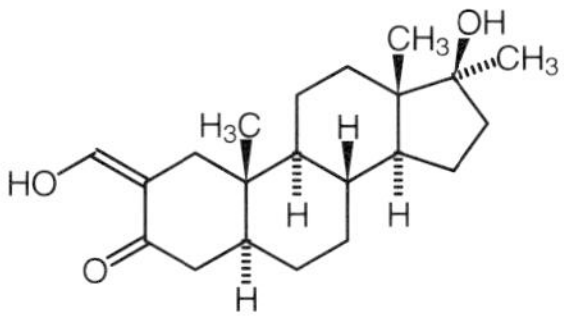

B. 17β-Hydroxy-2-(hydroxymethylen)-17-methyl-5α-androstan-3-on (Oxymetholon).

2001, 449

Staupe-Lebend-Impfstoff (gefriergetrocknet) für Frettchen und Nerze

Vaccinum morbi Carrei vivum cryodesiccatum ad mustelidas

Definition

Staupe-Lebend-Impfstoff (gefriergetrocknet) für Frettchen und Nerze ist eine Zubereitung eines für Frettchen attenuierten Stamms des Staupe-Virus.

Herstellung

Entsprechend **Impfstoffe für Tiere (Vaccina ad usum veterinarium).** Der attenuierte Stamm wird in geeigneten Zellkulturen (5.2.4) oder in Bruteiern von Hühnern gezüchtet, die in beiden Fällen von gesunden Tieren stammen müssen.

Auswahl des Impfstoffstamms

Für die Herstellung des Impfstoffs darf nur ein Virusstamm verwendet werden, der sich im Hinblick auf Attenuierung und Immunogenität als zufriedenstellend erwiesen hat. Die folgende Bestimmung kann verwendet werden, um die Unschädlichkeit (5.2.6) und die Immunogenität (5.2.7) zu zeigen.

Attenuierung: 2 empfänglichen Frettchen wird eine Virussuspension, die dem 5fachen einer Impfstoffdosis entspricht, intramuskulär injiziert. Der Virusstamm darf innerhalb von 21 Tagen keine pathogene Wirkung hervorrufen.

Immunogenität: Die unter „Bestimmung der Wirksamkeit" beschriebene Bestimmung ist geeignet, die Immunogenität des Stamms nachzuweisen.

Prüfungen an jeder Charge

Sofern die Bestimmung der Wirksamkeit mit befriedigendem Ergebnis an einer repräsentativen Charge des Impfstoffs durchgeführt wurde, kann diese Prüfung als Routinekontrolle für weitere Chargen aus demselben Saatgut entfallen, wenn die zuständige Behörde dem zustimmt.

Prüfung auf Identität

Der nach den Angaben in der Beschriftung rekonstituierte Impfstoff ist nach Neutralisation durch ein spezifisches Staupe-Antiserum nicht mehr in der Lage, einen zytopathischen Effekt in empfänglichen Zellkulturen oder Läsionen auf der Chorioallantois-Membran von 9 bis 11 Tage alten Bruteiern von Hühnern hervorzurufen.

S

Monographien

Prüfung auf Reinheit

Unschädlichkeit: 2 empfänglichen Frettchen, die frei von Staupe-Virus neutralisierenden Antikörpern sind, wird jeweils die doppelte Dosis des rekonstituierten Impfstoffs auf die in der Beschriftung angegebene Art der Anwendung injiziert. Die Tiere werden 21 Tage lang beobachtet. Sie müssen bei guter Gesundheit bleiben, anomale lokale oder systemische Reaktionen dürfen nicht auftreten.

Fremdviren: Nach Mischen mit einem monospezifischen Antiserum ist der rekonstituierte Impfstoff nicht mehr in der Lage, einen zytopathischen Effekt in empfänglichen Zellkulturen hervorzurufen. Er gibt keinen Hinweis auf hämagglutinierende oder hämadsorbierende Substanzen.

Verunreinigung durch Bakterien und Pilze: Der rekonstituierte Impfstoff muß der Prüfung „Sterilität" der Monographie **Impfstoffe für Tiere** entsprechen.

Mykoplasmen (2.6.7): Der rekonstituierte Impfstoff muß der Prüfung entsprechen.

Virustiter: Der rekonstituierte Impfstoff wird in geeigneten Zellkulturen oder 9 bis 11 Tage alten Bruteiern von Hühnern titriert. Eine Impfstoffdosis muß mindestens die Virusmenge enthalten, die dem Mindesttiter in der Beschriftung entspricht.

Bestimmung der Wirksamkeit

7 empfängliche Frettchen, die frei von Staupe-Virus neutralisierenden Antikörpern sind, werden verwendet. 5 dieser Tiere werden auf die in der Beschriftung angegebene Art der Anwendung geimpft. Die beiden anderen Tiere dienen als Kontrollen. Alle Tiere werden 21 Tage lang beobachtet. Danach wird jedem Tier eine Menge an Staupe-Virus intramuskulär injiziert, die ausreicht, ein empfängliches Frettchen zu töten.

Die Tiere werden weitere 21 Tage lang beobachtet. Die Bestimmung ist ungültig, wenn eines oder beide der Kontrolltiere nicht an Staupe sterben. Der Impfstoff entspricht der Bestimmung, wenn die geimpften Tiere gesund bleiben.

Lagerung

Entsprechend **Impfstoffe für Tiere**.

Beschriftung

Entsprechend **Impfstoffe für Tiere**.

1999, 448

Staupe-Lebend-Impfstoff (gefriergetrocknet) für Hunde

Vaccinum morbi Carrei vivum cryodesiccatum ad canem

Definition

Staupe-Lebend-Impfstoff (gefriergetrocknet) für Hunde ist eine Zubereitung eines für den Hund attenuierten Stamms des Staupe-Virus.

Herstellung

Entsprechend **Impfstoffe für Tiere (Vaccina ad usum veterinarium)**. Das Virus wird in geeigneten Zellkulturen (5.2.4) oder in SPF-Bruteiern (5.2.2) vermehrt. Die Virussuspension wird geerntet und titriert. Sie kann mit einer geeigneten Stabilisatorlösung gemischt werden. Der Impfstoff wird anschließend gefriergetrocknet.

Auswahl des Impfstoffstamms

Der Virusstamm muß sich im Hinblick auf Unschädlichkeit (5.2.6), Stabilität der Virulenz-Attenuierung und Immunogenität (5.2.7) als zufriedenstellend erwiesen haben. Die folgenden Prüfungen können angewendet werden, um Unschädlichkeit, Stabilität der Virulenz-Attenuierung und Immunogenität nachzuweisen.

Unschädlichkeit: Die Prüfung wird mit jeder der empfohlenen Arten der Anwendung durchgeführt. 5 empfängliche Welpen im für die Impfung empfohlenen Mindestalter, die frei von Antikörpern gegen das Staupe-Virus des Hundes sind, werden verwendet. Jedem Welpen wird mit einer der empfohlenen Arten der Anwendung die mindestens 10fache Virusmenge des höchsten Virustiters der Impfstoffcharge injiziert. Die Tiere werden 42 Tage lang beobachtet. Die Welpen müssen bei guter Gesundheit bleiben, anomale lokale oder systemische Reaktionen dürfen nicht auftreten.

Ist der Impfstoff für die Anwendung bei trächtigen Hündinnen vorgesehen, wird der Impfstoff 5 Hündinnen entsprechend dem empfohlenen Impfschema im für die Impfung empfohlenen Trächtigkeitsstadium oder im Bereich der empfohlenen Trächtigkeitsstadien verabreicht. Der Beobachtungszeitraum wird bis auf einen Tag nach der Geburt ausgedehnt. Die Hunde müssen bei guter Gesundheit bleiben, anomale lokale oder systemische Reaktionen dürfen nicht auftreten. Schädliche Wirkungen auf Schwangerschaft und neugeborene Welpen dürfen sich nicht zeigen.

Stabilität der Virus-Attenuierung: 2 Welpen im Alter von 5 bis 7 Wochen, die frei von Antikörpern gegen das Staupe-Virus des Hundes sind, wird mit einer der empfohlenen Arten der Anwendung eine Virusmenge verabreicht, die einer Impfstoffdosis entspricht.

5 bis 10 Tage später werden die Welpen getötet und von allen Tieren Gewebeproben von Nasenschleimhaut, Ton-

sillen, Thymus, Milz und Lunge, einschließlich ihrer regionalen Lymphknoten, entnommen. Die Proben werden vereinigt. Je 1 ml der vereinigten Organsuspensionen werden 2 weiteren Welpen gleichen Alters und gleicher Empfänglichkeit intranasal verabreicht. Der Prüfungsgang wird mindestens 5mal wiederholt. Nach jeder dieser Passagen muß, direkt oder indirekt, auf Viruspräsenz geprüft werden. Ist das Virus nicht mehr nachweisbar, wird eine zweite Serie von Kulturpassagen durchgeführt. Virus der höchsten Passage, in der noch Virus nachweisbar war, wird Welpen verabreicht. Die Tiere werden 42 Tage lang beobachtet. Die Reaktionen werden mit denen verglichen, die in der Prüfung auf Unschädlichkeit (wie oben beschrieben) beobachtet wurden. Eine Erhöhung der Virulenz gegenüber dem nicht passagierten Virus darf nicht beobachtet werden.

Immunogenität: Die unter „Bestimmung der Wirksamkeit" beschriebene Bestimmung kann zum Nachweis der Immunogenität des Stamms verwendet werden.

Prüfung am Endprodukt

Sofern die Bestimmung der Wirksamkeit mit befriedigendem Ergebnis an einer repräsentativen Charge des Impfstoffs durchgeführt wurde, kann diese Prüfung als Routinekontrolle für weitere Chargen aus dem gleichen Saatgut entfallen.

Prüfung auf Identität

Der nach den Angaben in der Beschriftung rekonstituierte Impfstoff ist nach Neutralisation durch ein monospezifisches Staupe-Antiserum nicht mehr in der Lage, einen zytopathischen Effekt in empfänglichen Zellkulturen hervorzurufen.

Prüfung auf Reinheit

Unschädlichkeit: 2 Welpen im für die Impfung empfohlenen Mindestalter, die frei von Antikörpern gegen das Staupe-Virus des Hundes sind, werden verwendet. Jedem Welpen wird auf eine der empfohlenen Arten der Anwendung die 10fache Impfstoffdosis injiziert. Die Tiere werden 14 Tage lang beobachtet. Die Hunde müssen bei guter Gesundheit bleiben, anomale lokale oder systemische Reaktionen dürfen nicht auftreten.

Fremdviren: Der Impfstoff wird mit einem geeigneten monospezifischen Antiserum gegen das Staupe-Virus des Hundes gemischt und eine Zellkultur, die empfänglich für Viren ist, die für Hunde pathogen sind, wird beimpft. Nach 6 bis 8 Tagen wird eine Passage durchgeführt und die Kulturen 14 Tage lang gehalten. Ein zytopathischer Effekt darf nicht auftreten. Die Zellen dürfen keine Anzeichen hämadsorbierender Substanzen zeigen.

Verunreinigung durch Bakterien und Pilze: Der rekonstituierte Impfstoff muß der Prüfung „Sterilität" der Monographie **Impfstoffe für Tiere** entsprechen.

Mykoplasmen (2.6.7): Der rekonstituierte Impfstoff muß der „Prüfung auf Mykoplasmen" entsprechen.

Virustiter: Der rekonstituierte Impfstoff wird in geeigneten Zellkulturen titriert. Eine Impfstoffdosis muß mindestens die Virusmenge enthalten, die dem Mindest-Virustiter in der Beschriftung entspricht.

Bestimmung der Wirksamkeit

7 empfängliche Welpen im Alter von 8 bis 16 Wochen, die frei von Antikörpern gegen das Staupe-Virus des Hundes sind, werden verwendet. 5 dieser Tiere werden auf die in der Beschriftung angegebene Art der Anwendung geimpft. Die beiden anderen Tiere dienen als Kontrolle. Alle Tiere werden 21 Tage lang beobachtet. Danach wird jedem Tier eine Menge des Staupe-Virus des Hundes intravenös injiziert, die ausreicht, einen empfänglichen Hund zu töten oder typische Staupe-Symptome hervorzurufen.

Die Tiere werden weitere 21 Tage lang beobachtet. Hunde, die typische Anzeichen einer schweren Infektion mit Staupe-Virus des Hundes zeigen, werden schmerzlos getötet, um unnötiges Leiden zu vermeiden. Die Bestimmung ist nicht gültig und muß wiederholt werden, wenn mindestens eines der Kontrolltiere nicht an Staupe stirbt oder keine typischen Symptome einer schweren Infektion aufweist. Der Impfstoff entspricht der Bestimmung, wenn die geimpften Tiere bei guter Gesundheit bleiben.

Lagerung

Entsprechend **Impfstoffe für Tiere**.

Beschriftung

Entsprechend **Impfstoffe für Tiere**.

Dieser Text wurde in der deutschsprachigen Ausgabe der Ph. Eur. – Nachtrag 2000 schon in dieser Fassung veröffentlicht.

2001, 1474

Stearinsäure

Acidum stearicum

Definition

Stearinsäure wird aus Fetten oder fetten Ölen pflanzlicher oder tierischer Herkunft gewonnen und ist eine Mischung von Fettsäuren, die hauptsächlich Stearinsäure ($C_{18}H_{36}O_2$; M_r 284,5) und Palmitinsäure ($C_{16}H_{32}O_2$; M_r 256,4) enthält. Die Substanz enthält $C_{18}H_{36}O_2$ in unterschiedlichen nominalen Mengen. Stearinsäure 50 enthält 40,0 bis 60,0 Prozent, Stearinsäure 70 enthält 60,0 bis 80,0 Prozent und Stearinsäure 95 enthält mindestens 90,0 Prozent $C_{18}H_{36}O_2$.

Für Stearinsäure 50 und für Stearinsäure 70 muß die Summe der Gehalte an $C_{18}H_{36}O_2$ und $C_{16}H_{32}O_2$ mindestens 90,0 Prozent und für Stearinsäure 95 mindestens 96,0 Prozent betragen.

Herstellung

Falls zutreffend muß die Substanz der Monographie **Produkte mit dem Risiko der Übertragung von Erregern der spongiformen Enzephalopathie tierischen Ursprungs (Producta cum possibili transmissione vecto-**

S

Monographien

rium enkephalopathiarum spongiformium animalium) entsprechen.

Eigenschaften

Weiße, wachsartige, flockige Kristalle, weiße harte Masse oder weißes bis gelblichweißes Pulver; unlöslich in Wasser, löslich in Ethanol und Petroläther (Destillationsbereich 50 bis 70 °C).

Prüfung auf Identität

A. Die Substanz entspricht der Prüfung „Erstarrungstemperatur" (siehe „Prüfung auf Reinheit").

B. Säurezahl (2.5.1): 194 bis 212, mit 0,1 g Substanz bestimmt.

C. Die bei der „Gehaltsbestimmung" erhaltenen Chromatogramme werden ausgewertet. Die Hauptpeaks im Chromatogramm der Untersuchungslösung entsprechen in bezug auf die Retentionszeiten den Hauptpeaks im Chromatogramm der Referenzlösung.

Prüfung auf Reinheit

Aussehen der Substanz: Die Substanz wird auf etwa 75 °C erhitzt. Die erhaltene Flüssigkeit darf nicht stärker gefärbt sein als die Farbvergleichslösung G_7 oder BG_7 (2.2.2, Methode I).

Sauer reagierende Substanzen: 5,0 g Substanz werden geschmolzen, 2 min lang mit 10 ml heißem kohlendioxidfreiem Wasser *R* geschüttelt, langsam abgekühlt und filtriert. Das Filtrat wird mit 0,05 ml Methylorange-Lösung *R* versetzt, wobei sich keine rote Färbung entwickeln darf.

Iodzahl (2.5.4): Siehe Tab. 1474-1.

Erstarrungstemperatur (2.2.18): Siehe Tab. 1474-1.

Tabelle 1474-1

Nominaler Gehalt an $C_{18}H_{36}O_2$ (%)	Iodzahl	Erstarrungspunkt (°C)
50	höchstens 4,0	53 – 59
70	höchstens 4,0	57 – 64
95	höchstens 1,5	64 – 69

Nickel (2.4.27): Höchstens 1 ppm.

Gehaltsbestimmung

Die Bestimmung erfolgt mit Hilfe der Gaschromatographie (2.2.28).

Untersuchungslösung: In einem Erlenmeyerkolben mit Rückflußkühler werden 0,100 g Substanz in 5 ml methanolischer Bortrifluorid-Lösung *R* gelöst. Die Lösung wird 10 min lang zum Rückfluß erhitzt. Nach Zusatz von 4,0 ml Heptan *R* durch den Kühler wird die Mischung erneut 10 min lang zum Rückfluß erhitzt. Nach dem Erkalten werden 20 ml einer gesättigten Lösung von Natriumchlorid *R* zugesetzt. Nach Ausschütteln und Phasentrennung werden etwa 2 ml der organischen Phase entnommen und über 0,2 g wasserfreiem Natriumsulfat *R* getrocknet. 1,0 ml Lösung wird mit Heptan *R* zu 100,0 ml verdünnt.

Referenzlösung: Die Referenzlösung wird in gleicher Weise wie die Untersuchungslösung hergestellt, unter Verwendung von 50,0 mg Palmitinsäure *CRS* und 50,0 mg Stearinsäure *CRS* anstelle der Substanz.

Die Chromatographie kann durchgeführt werden mit
- einer Kapillarsäule aus Quarzglas von 30 m Länge und 0,32 mm innerem Durchmesser, belegt mit Macrogol 20 000 *R* (Filmdicke 0,5 µm)
- Helium zur Chromatographie *R* als Trägergas bei einer Durchflußrate von 2,4 ml je Minute
- einem Flammenionisationsdetektor

und folgendem Temperaturprogramm

	Zeit (min)	Temperatur (°C)	Rate (°C · min^{-1})	Erläuterungen
Säule	0 – 2	70		isothermisch
	2 – 36	70 → 240	5	linearer Gradient
	36 – 41	240		isothermisch
Probeneinlaß		220		
Detektor		260		

1 µl Referenzlösung wird eingespritzt. Werden die Chromatogramme unter den vorgeschriebenen Bedingungen aufgezeichnet, beträgt die relative Retention, bezogen auf Methylstearat, für Methylpalmitat etwa 0,88. Die Bestimmung darf nur ausgewertet werden, wenn im Chromatogramm der Referenzlösung die Auflösung zwischen den Peaks von Methylstearat und Methylpalmitat mindestens 5,0 beträgt.

1 µl Untersuchungslösung wird eingespritzt. Der Prozentgehalt an Palmitinsäure und Stearinsäure wird aus den Peakflächen im Chromatogramm der Untersuchungslösung nach dem Verfahren „Normalisierung" berechnet. Lösungsmittelpeaks werden nicht berücksichtigt.

Beschriftung

Die Beschriftung gibt den nominalen Prozentgehalt an Stearinsäure ($C_{18}H_{36}O_2$) an.

2000, 1247

Stickstoff

Nitrogenium

N_2 M_r 28,01

Definition

Stickstoff enthält mindestens 99,5 Prozent (*V/V*) N_2.

Eigenschaften

Farb- und geruchloses Gas. Bei einer Temperatur von 20 °C und einem Druck von 101 kPa ist ein Volumteil Stickstoff in etwa 62 Volumteilen Wasser und etwa 10 Volumteilen Ethanol löslich.

Herstellung

Kohlendioxid: Höchstens 300 ppm (*V/V*), mit Hilfe eines Infrarot-Analysators bestimmt (2.5.24).

Untersuchungsgas: Das Gas. Zur Vermeidung von Streulichteffekten muß das Gas filtriert werden.

Referenzgas a: Stickstoff *R* 1.

Referenzgas b: Ein Gemisch von 300 ppm (*V/V*) Kohlendioxid *R* 1 in Stickstoff *R* 1.

Der Nullpunkt und die Empfindlichkeit des Geräts werden mit Hilfe der Referenzgase a und b eingestellt. Der Gehalt an Kohlendioxid im Untersuchungsgas wird bestimmt.

Kohlenmonoxid: Höchstens 5 ppm (*V/V*), mit Hilfe eines Infrarot-Analysators bestimmt (2.5.25).

Untersuchungsgas: Das Gas. Zur Vermeidung von Streulichteffekten muß das Gas filtriert werden.

Referenzgas a: Stickstoff *R* 1.

Referenzgas b: Ein Gemisch von 5 ppm (*V/V*) Kohlenmonoxid *R* in Stickstoff *R* 1.

Der Nullpunkt und die Empfindlichkeit des Geräts werden mit Hilfe der Referenzgase a und b eingestellt. Der Gehalt an Kohlenmonoxid im Untersuchungsgas wird bestimmt.

Sauerstoff: Höchstens 50 ppm (*V/V*), mit Hilfe eines Sauerstoff-Analysators, der mit einer Nachweisskala im Bereich von 0 bis 100 ppm (*V/V*) und einer elektrochemischen Zelle versehen ist, bestimmt.

Das Untersuchungsgas durchströmt die Detektionszelle, die eine wäßrige Elektrolytlösung, im allgemeinen Kaliumhydroxid, enthält. Der im Untersuchungsgas vorhandene Sauerstoff bewirkt eine Veränderung des am Ausgang der Zelle aufgezeichneten elektrischen Signals, die dem Sauerstoffgehalt proportional ist.

Der Analysator wird nach der Gebrauchsanweisung des Herstellers eingestellt. Das Untersuchungsgas wird mit Hilfe eines geeigneten Druckregulators und eines luftdichten Metallrohrs durch den Analysator geleitet, wobei die vorgeschriebene Durchflußrate bis zum Erhalt konstanter Ablesungen eingehalten wird.

Wasser: Höchstens 67 ppm (*V/V*), mit Hilfe eines Hygrometers mit elektrolytischem Meßprinzip bestimmt (2.5.28).

Gehaltsbestimmung: Die Bestimmung wird mit Hilfe der Gaschromatographie (2.2.28) durchgeführt.

Untersuchungsgas: Das Gas.

Referenzgas a: Umgebungsluft.

Referenzgas b: Stickstoff *R* 1.

Die Chromatographie kann durchgeführt werden mit

- einer Säule aus rostfreiem Stahl von 2 m Länge und 2 mm innerem Durchmesser, gepackt mit einem geeigneten Molekularsieb zur Chromatographie (Porengröße 0,5 nm)
- Helium zur Chromatographie *R* als Trägergas bei einer Durchflußrate von 40 ml je Minute
- einem Wärmeleitfähigkeitsdetektor
- einer Probenschleife.

Die Temperatur der Säule wird bei 50 °C und die des Detektors bei 130 °C gehalten.

Das Referenzgas a wird eingespritzt. Das Einspritzvolumen und die Versuchsbedingungen werden so eingestellt, daß die Höhe des Stickstoff-Peaks im Chromatogramm des Referenzgases mindestens 35 Prozent des maximalen Ausschlags beträgt. Die Bestimmung darf nur ausgewertet werden, wenn das erhaltene Chromatogramm eine deutliche Trennung von Sauerstoff und Stickstoff zeigt.

Das Untersuchungsgas und das Referenzgas b werden eingespritzt. Im Chromatogramm des Untersuchungsgases muß die Fläche des Hauptpeaks mindestens 99,5 Prozent der Fläche des Hauptpeaks im Chromatogramm des Referenzgases b betragen.

Prüfung auf Identität

1: A.
2: B, C.

A. Die unter „Gehaltsbestimmung“ (siehe „Herstellung“) erhaltenen Chromatogramme werden ausgewertet. Die Retentionszeit des Hauptpeaks im Chromatogramm des Untersuchungsgases entspricht etwa der des Hauptpeaks im Chromatogramm des Referenzgases b.

B. In einem 250-ml-Erlenmeyerkolben wird die Luft durch das zu prüfende Gas verdrängt. Wird ein brennender oder glühender Holzspan in den Kolben eingeführt, so erlischt er.

C. 0,1 g Magnesium *R* als Späne werden in ein geeignetes Reagenzglas gegeben. Das Glas wird mit einem 2fach durchbohrten Stopfen, der mit einem bis etwa 1 cm oberhalb der Späne reichenden Glasrohr versehen ist, verschlossen. Das Gas wird 1 min lang ohne Erhitzen und anschließend 15 min lang unter Erhitzen des Reagenzglases bis zur Rotglut durch das Glasrohr geleitet. Nach dem Erkalten werden 5 ml verdünnte Natriumhydroxid-Lösung *R* zugesetzt. Das sich dabei entwickelnde Gas färbt angefeuchtetes rotes Lackmuspapier *R* blau.

Prüfung auf Reinheit

Kohlendioxid: Höchstens 300 ppm (*V/V*), mit Hilfe eines Prüfröhrchens für Kohlendioxid (2.1.6) bestimmt.

Kohlenmonoxid: Höchstens 5 ppm (*V/V*), mit Hilfe eines Prüfröhrchens für Kohlenmonoxid (2.1.6) bestimmt.

Wasserdampf: Höchstens 67 ppm (*V/V*), mit Hilfe eines Prüfröhrchens für Wasserdampf (2.1.6) bestimmt.

Lagerung

Als komprimiertes Gas oder verflüssigt in geeigneten Behältnissen, den bestehenden Sicherheitsvorschriften entsprechend.

Verunreinigungen

A. Kohlendioxid
B. Kohlenmonoxid
C. Sauerstoff
D. Wasser.

2001, 1550

Stickstoffmonoxid

Nitrogenii oxidum

NO M_r 30,01

Definition

Stickstoffmonoxid enthält mindestens 99,0 Prozent (*V/V*) NO.

Eigenschaften

Farbloses Gas, das an der Luft braun wird. Bei einer Temperatur von 20 °C und einem Druck von 101 kPa ist 1 Volumteil Gas in etwa 21 Volumteilen Wasser löslich.

Herstellung

Kohlendioxid: Höchstens 0,3 Prozent (*V/V*), mit Hilfe der Gaschromatographie (2.2.28) bestimmt.

Untersuchungsgas: Das Gas.

Referenzgas: Eine Mischung, die 3000 ppm (*V/V*) Kohlendioxid *R* 1 in Stickstoff *R* enthält.

Die Chromatographie kann durchgeführt werden mit
- einer Säule aus rostfreiem Stahl von 3,5 m Länge und 2 mm innerem Durchmesser, gepackt mit Ethylvinylbenzol-Divinylbenzol-Copolymer *R*
- Helium zur Chromatographie *R* als Trägergas bei einer Durchflußrate von 15 ml je Minute
- einem Wärmeleitfähigkeitsdetektor
- einer Probenschleife.

Die Temperatur der Säule wird bei 50 °C gehalten.

Das Untersuchungsgas und das Referenzgas werden eingespritzt. Die Bestimmung darf nur ausgewertet werden, wenn die erhaltenen Chromatogramme eine deutliche Trennung von Kohlendioxid und Stickstoffmonoxid zeigen.

Der Gehalt an Kohlendioxid im Untersuchungsgas wird aus der Peakfläche von Kohlendioxid im Chromatogramm des Referenzgases berechnet.

Stickstoff: Höchstens 0,3 Prozent (*V/V*), mit Hilfe der Gaschromatographie (2.2.28) bestimmt.

Untersuchungsgas: Das Gas.

Referenzgas: Eine Mischung, die 3000 ppm (*V/V*) Stickstoff *R* in Helium zur Chromatographie *R* enthält.

Die Chromatographie kann durchgeführt werden mit
- einer Säule aus rostfreiem Stahl von 3,5 m Länge und 2 mm innerem Durchmesser, gepackt mit Molekularsieb zur Chromatographie *R* (Porengröße 0,5 nm)
- Helium zur Chromatographie *R* als Trägergas bei einer Durchflußrate von 15 ml je Minute
- einem Wärmeleitfähigkeitsdetektor
- einer Probenschleife.

Die Temperatur der Säule wird bei 50 °C gehalten.

Das Untersuchungsgas und das Referenzgas werden eingespritzt. Die Bestimmung darf nur ausgewertet werden, wenn die erhaltenen Chromatogramme eine deutliche Trennung von Stickstoff und Stickstoffmonoxid zeigen.

Der Gehalt an Stickstoff im Untersuchungsgas wird aus der Peakfläche von Stickstoff im Chromatogramm des Referenzgases berechnet.

Stickstoffdioxid: Höchstens 400 ppm (*V/V*), mit Hilfe eines UV-Vis-Analysators bestimmt.

Untersuchungsgas: Das Gas.

Referenzgas a: Stickstoff *R* 1.

Referenzgas b: Eine Mischung, die 400 ppm (*V/V*) Stickstoffdioxid *R* in Stickstoff *R* enthält.

Die Apparatur besteht aus
- einer Lichtquelle für den ultravioletten und sichtbaren Bereich mit einer Wellenlänge von etwa 400 nm
- einer Reaktionskammer, durch die das Untersuchungsgas geleitet wird
- einer geschlossenen Reaktionskammer, die Stickstoff *R* 1 enthält und parallel zur Reaktionskammer für das Untersuchungsgas angeordnet ist
- einer rotierenden Blende, die das Licht alternativ durch die Reaktionskammer für das Referenzgas und das Untersuchungsgas leitet
- einem Halbleiter-Detektor, der ein frequenzmoduliertes Signal erzeugt, dessen Amplitude ein Maß für die Absorptionsdifferenz zwischen dem Untersuchungsgas und dem Referenzgas darstellt.

Die Untersuchung wird folgendermaßen durchgeführt:
- Der Nullpunkt des Geräts wird eingestellt, indem das Referenzgas a bei einer Durchflußrate von 1 l je Minute durch die Reaktionskammer für das Untersuchungsgas geleitet wird
- Die Empfindlichkeit wird eingestellt, indem das Referenzgas b bei einer Durchflußrate von 1 l je Minute durch die Reaktionskammer für das Untersuchungsgas geleitet wird.
- Das Untersuchungsgas wird bei einer Durchflußrate von 1 l je Minute durch die Reaktionskammer für das Untersuchungsgas geleitet, der vom Gerät angezeigte Wert wird abgelesen und falls erforderlich die Konzentration an Stickstoffdioxid berechnet.

Distickstoffmonoxid: Höchstens 0,3 Prozent (*V/V*), mit Hilfe der Gaschromatographie (2.2.28) bestimmt.

Untersuchungsgas: Das Gas.

Referenzgas: Eine Mischung, die 3000 ppm (*V/V*) Distickstoffmonoxid *R* in Stickstoff *R* enthält.

Die Chromatographie kann durchgeführt werden mit
- einer Säule aus rostfreiem Stahl von 3,5 m Länge und 2 mm innerem Durchmesser, gepackt mit Ethylvinylbenzol-Divinylbenzol-Copolymer *R*
- Helium zur Chromatographie *R* als Trägergas bei einer Durchflußrate von 15 ml je Minute
- einem Wärmeleitfähigkeitsdetektor
- einer Probenschleife.

Die Temperatur der Säule wird bei 50 °C gehalten.

Das Untersuchungsgas und das Referenzgas werden eingespritzt. Die Bestimmung darf nur ausgewertet werden, wenn die erhaltenen Chromatogramme eine deutliche Trennung von Distickstoffmonoxid und Stickstoffmonoxid zeigen.

Der Gehalt an Distickstoffmonoxid im Untersuchungsgas wird aus der Fläche des Distickstoffmonoxid-Peaks im Chromatogramm des Referenzgases berechnet.

Wasser: Höchstens 100 ppm (*V/V*), mit Hilfe eines Hygrometers mit elektrolytischem Meßprinzip (2.5.28) bestimmt.

Gehaltsbestimmung: Der Gehalt an Stickstoffmonoxid wird aus der Differenz der Massen nach Bestimmung der Summe der Verunreinigungen, die unter „Herstellung" beschrieben sind, errechnet.

Prüfung auf Identität

Die Prüfung erfolgt mit Hilfe der IR-Spektroskopie (2.2.24) durch Vergleich des Spektrums des Gases mit dem Stickstoffmonoxid-Referenzspektrum der Ph. Eur.

Lagerung

Unter Druck als komprimiertes Gas, nicht über 2,5 MPa (25 bar), bei 15 °C gemessen, in geeigneten Behältnissen, entsprechend den bestehenden Vorschriften.

Verunreinigungen

A. Kohlendioxid
B. Stickstoff
C. Stickstoffdioxid
D. Distickstoffmonoxid
E. Wasser.

2000, 1475

[^{89}Sr]Strontiumchlorid-Injektionslösung

Strontii[^{89}Sr] chloridi solutio iniectabilis

Definition

[^{89}Sr]Strontiumchlorid-Injektionslösung ist eine sterile Lösung von [^{89}Sr]Strontiumchlorid. Strontium-89 ist ein Radioisotop des Strontiums und kann durch Neutronenbestrahlung von Strontium, das mit Strontium-88 angereichert ist, hergestellt werden. Die Injektionslösung enthält mindestens 90,0 und höchstens 110,0 Prozent der deklarierten Strontium-89-Radioaktivität zu dem in der Beschriftung angegebenen Zeitpunkt. Die Radioaktivität anderer Radionuklide als die des Strontium-89 beträgt höchstens 0,6 Prozent der Gesamtradioaktivität. Die spezifische Radioaktivität beträgt mindestens 1,8 MBq Strontium-89 je Milligramm Strontium. Die Injektionslösung enthält 6,0 bis 12,5 mg Strontium je Milliliter.

Eigenschaften

Klare, farblose Lösung.

Strontium-89 hat eine Halbwertszeit von 50,5 Tagen und emittiert Betastrahlen mit einer maximalen Energie von 1,492 MeV.

Prüfung auf Identität

A. Das Spektrum der Gamma- und Röntgenstrahlen wird, wie in der Monographie **Radioaktive Arzneimittel (Radiopharmaceutica)** beschrieben, mit einem geeigneten Gerät gemessen. Das Spektrum weicht nicht signifikant von dem einer Strontium-89-Referenzlösung ab. Die Messung erfolgt durch direkten Vergleich oder durch Messung mit einem Gerät, das mit Hilfe einer solchen Lösung eingestellt wurde. Strontium-89-Referenzlösungen können von nationalen, autorisierten Laboratorien bezogen werden. Das nachgewiesene Gammaphoton von Strontium-89 hat eine Energie von 0,909 MeV und entspricht dem kurzlebigen Zerfallsprodukt Yttrium-89m (wird in 0,01 Prozent der Zerfälle gebildet), im Gleichgewicht mit Strontium-89.

B. 0,1 ml Injektionslösung werden mit 1 ml einer frisch hergestellten Lösung von Natriumrhodizonat *R* ($1\ g \cdot l^{-1}$) versetzt. Wird die Lösung gemischt und 1 min lang stehengelassen, entsteht ein rötlichbrauner Niederschlag.

C. Werden 0,1 ml Silbernitrat-Lösung *R* 2 mit 50 µl Injektionslösung versetzt, entsteht ein weißer Niederschlag.

Prüfung auf Reinheit

***p*H-Wert** (2.2.3): Der *p*H-Wert der Injektionslösung muß zwischen 4,0 und 7,5 liegen.

Radionukleare Reinheit:

a. Gammastrahler. Das Spektrum der Gamma- und Röntgenstrahlen der Injektionslösung wird, wie in der Monographie **Radioaktive Arzneimittel** beschrieben, mit einem geeigneten Gerät gemessen. Die Radioaktivität, die nicht dem Yttrium-89m zuzuordnen ist und anderen Gammastrahlen emittierenden Radionukliden entspricht, darf höchstens 0,4 Prozent der Gesamtradioaktivität betragen.

b. Betastrahler. 100 µl Injektionslösung werden unter einem Wärmestrahler zur Trockne eingedampft. Der Rückstand wird in 2 ml Bromwasserstoffsäure 47 % *R* gelöst und anschließend erneut unter einem Wärmestrahler zur Trockne eingedampft. Der Rückstand wird in 2 ml verdünnter Bromwasserstoffsäure-Lösung *R* 1 gelöst. Die Lösung wird auf eine Säule von 5 bis 6 mm Durchmesser gebracht, die etwa 2 ml Kationenaustauscher *R* 1 (100 bis 250 µm) enthält und zuvor mit verdünnter Bromwasserstoffsäure-Lösung *R* 1 vorbehandelt wurde. Anschließend wird mit verdünnter Bromwasserstoffsäure-Lösung *R* 1 so lange eluiert, bis 10 ml Eluat erhalten werden. Das Eluat wird in einem Gefäß gesammelt, das 50 µl einer Lösung von wasserfreiem Natriumsulfat *R* (15 g · l^{-1}) in Salzsäure (1 mol · l^{-1}) enthält.

In einer zur Flüssigszintillation geeigneten Probeflasche wird ein geeignetes Volumen Szintillationsflüssigkeit nacheinander mit 1 ml Wasser *R*, 0,1 ml einer Lösung von wasserfreiem Natriumsulfat *R* (15 g · l^{-1}) in Salzsäure (1 mol · l^{-1}) und 100 µl Eluat versetzt. Die Mischung wird geschüttelt, um eine klare Lösung zu erhalten. Die Radioaktivität, die dem Schwefel-35 und dem Phosphor-32 entspricht, wird wie in der Monographie **Radioaktive Arzneimittel** beschrieben, mit Hilfe eines geeigneten Zählers gemessen.

Unter Berücksichtigung der Wiederfindungsrate im Eluat, der Zählausbeute und des radioaktiven Zerfalls, wird die Radioaktivität von Schwefel-35 und Phosphor-32 in der Probe gemessen und mit Hilfe des Ergebnisses der Gesamtprozentgehalt an betastrahlenden Verunreinigungen in der Injektionslösung berechnet. Die Summe der Radioaktivität von Schwefel-35 und Phosphor-32 darf höchstens 0,2 Prozent der Gesamtradioaktivität betragen.

Die Prüfungen „Aluminium", „Blei" und „Eisen" können gleichzeitig mit der Prüfung „Strontium" durchgeführt werden. Falls dies nicht der Fall ist, müssen die Referenzlösungen so hergestellt werden, daß sie etwa die gleiche Menge Strontium enthalten wie die Untersuchungslösung.

Aluminium: Höchstens 2 µg · ml^{-1}. Die Prüfung erfolgt mit Hilfe der Atomemissionsspektroskopie (2.2.22, Methode I; Plasma- oder Lichtbogen-Methode).

Untersuchungslösung: 0,2 ml Injektionslösung werden mit verdünnter Salpetersäure *R* auf ein geeignetes Volumen verdünnt.

Referenzlösungen: Die Referenzlösungen werden aus der Aluminium-Lösung (10 ppm Al) *R* durch Verdünnen mit der erforderlichen Menge verdünnter Salpetersäure *R* hergestellt.

Blei: Höchstens 5 µg · ml^{-1}. Die Prüfung erfolgt mit Hilfe der Atomemissionsspektroskopie (2.2.22, Methode I; Plasma- oder Lichtbogen-Methode).

Untersuchungslösung: 0,2 ml Injektionslösung werden mit verdünnter Salpetersäure *R* auf ein geeignetes Volumen verdünnt.

Referenzlösungen: Die Referenzlösungen werden aus der Blei-Lösung (10 ppm Pb) *R* durch Verdünnen mit der erforderlichen Menge verdünnter Salpetersäure *R* hergestellt.

Eisen: Höchstens 0,5 µg · ml^{-1}. Die Prüfung erfolgt mit Hilfe der Atomemissionsspektroskopie (2.2.22, Methode I; Plasma- oder Lichtbogen-Methode).

Untersuchungslösung: 0,2 ml Injektionslösung werden mit verdünnter Salpetersäure *R* auf ein geeignetes Volumen verdünnt.

Referenzlösungen: Die Referenzlösungen werden aus der Eisen-Lösung (20 ppm Fe) *R* durch Verdünnen mit der erforderlichen Menge verdünnter Salpetersäure *R* hergestellt.

Strontium: 6,0 bis 12,5 mg · ml^{-1}. Die Prüfung erfolgt mit Hilfe der Atomemissionsspektroskopie (2.2.22, Methode I).

Untersuchungslösung: 0,2 ml Injektionslösung werden mit verdünnter Salpetersäure *R* auf ein geeignetes Volumen verdünnt.

Referenzlösungen: Die Referenzlösungen werden aus der Strontium-Lösung (1,0 % Sr) *R* durch Verdünnen mit der erforderlichen Menge verdünnter Salpetersäure *R* hergestellt.

Sterilität: Die Injektionslösung muß der Prüfung „Sterilität" der Monographie **Radioaktive Arzneimittel** entsprechen.

Radioaktivität

Die Radioaktivität wird, wie in der Monographie **Radioaktive Arzneimittel** beschrieben, mit einem geeigneten Gerät durch Vergleich mit einer Strontium-89-Referenzlösung oder durch Messung mit einem Gerät, das mit Hilfe einer solchen Lösung eingestellt wurde, bestimmt.

Lagerung

Entsprechend **Radioaktive Arzneimittel**.

Beschriftung

Entsprechend **Radioaktive Arzneimittel**.

1998, 277

Süßholzwurzel
Liquiritiae radix

Definition

Süßholzwurzel besteht aus den getrockneten, ungeschälten oder geschälten, ganzen oder zerschnittenen Wurzeln und Ausläufern von *Glycyrrhiza glabra* L. und enthält mindestens 4,0 Prozent Glycyrrhizinsäure ($C_{42}H_{62}O_{16}$; M_r 823), berechnet auf die getrocknete Droge.

Beschreibung

Die Droge weist die unter „Prüfung auf Identität, A und B" beschriebenen makroskopischen und mikroskopischen Merkmale auf.

Prüfung auf Identität

A. Die Wurzel ist wenig verzweigt. Ihre bräunlichgraue bis braune, längsgestreifte Rinde trägt Narben von Nebenwurzeln. Die zylindrischen Ausläufer sind 1 bis 2 cm dick. Sie zeigen die gleichen äußeren Merkmale wie die Wurzel, tragen aber gelegentlich kleine Knospen. Der Bruch von Wurzel und Ausläufer ist körnig und faserig. Die Korkschicht ist schmal, der sekundäre Siebteil dick, hellgelb gefärbt und radial gestreift. Der gelbe Holzkörper ist kompakt und von radialer Struktur. Die Ausläufer besitzen ein zentrales Mark, das in der Wurzel fehlt. Der geschälten Wurzel fehlt der äußere Teil der Rinde.

B. Die Droge wird pulverisiert (355). Das Pulver ist hellgelb bis schwach grau. Die Prüfung erfolgt unter dem Mikroskop, wobei Chloralhydrat-Lösung *R* verwendet wird. Das Pulver zeigt Fragmente von gelben, dickwandigen Fasern. Diese sind 700 bis 1200 µm lang, 10 bis 20 µm dick und mit einem reduzierten Lumen versehen. Sie werden häufig von kristallführenden Zellen begleitet, die 10 bis 35 µm lange und 2 bis 5 µm breite Calciumoxalatkristalle enthalten. Die Wände der großen Gefäße sind gelb, 5 bis 10 µm dick, verholzt und weisen zahlreiche Holztüpfel mit schlitzförmigen Öffnungen auf. Korkfragmente aus dünnwandigen Zellen und vereinzelte Prismen von Calciumoxalat finden sich ebenso wie Fragmente von parenchymatösem Gewebe. Korkfragmente fehlen bei der geschälten Wurzel. Unter dem Mikroskop bei Verwendung einer Mischung gleicher Teile von Glycerol *R* und Wasser *R* geprüft, zeigt das Pulver einfache, runde oder ovale Stärkekörner mit einem Durchmesser von 2 bis 20 µm.

C. Die Prüfung erfolgt mit Hilfe der Dünnschichtchromatographie (2.2.27) unter Verwendung einer Schicht eines geeigneten Kieselgels, das einen Fluoreszenzindikator mit intensivster Anregung der Fluoreszenz bei 254 nm enthält.

Untersuchungslösung: 0,50 g pulverisierte Droge (180) werden in einem 50-ml-Rundkolben mit 16,0 ml Wasser *R* und 4,0 ml Salzsäure *R* 1 versetzt und 30 min lang im Wasserbad zum Rückfluß erhitzt. Nach dem Abkühlen und Filtrieren werden Filter und Rundkolben 60 min lang bei 105 °C getrocknet. Anschließend wird das Filter in den Rundkolben gebracht. Nach Zusatz von 20,0 ml Ether *R* wird 5 min lang in einem Wasserbad von 40 °C zum Rückfluß erhitzt. Nach dem Abkühlen und Filtrieren wird das Filtrat zur Trockne eingedampft und der Rückstand in 5,0 ml Ether *R* gelöst.

Referenzlösung: 5,0 mg Glycyrrhetinsäure *R* und 5,0 mg Thymol *R* werden in Ether *R* zu 5,0 ml gelöst.

Auf die Platte werden 10 µl jeder Lösung bandförmig aufgetragen. Die Chromatographie erfolgt mit einer Mischung von 1 Volumteil konzentrierter Ammoniak-Lösung *R*, 9 Volumteilen Wasser *R*, 25 Volumteilen Ethanol 96 % *R* und 65 Volumteilen Ethylacetat *R* über eine Laufstrecke von 15 cm. Die Platte wird 5 min lang an der Luft trocknen gelassen und anschließend im ultravioletten Licht bei 254 nm ausgewertet. Die Chromatogramme von Untersuchungs- und Referenzlösung zeigen in der unteren Hälfte die löschende Zone der Glycyrrhetinsäure. Die Platte wird mit Anisaldehyd-Reagenz *R* besprüht, 5 bis 10 min lang bei 100 bis 105 °C erhitzt und anschließend im Tageslicht ausgewertet. Das Chromatogramm der Referenzlösung zeigt in der unteren Hälfte die violette Zone der Glycyrrhetinsäure und im oberen Drittel die rote Zone des Thymols. Das Chromatogramm der Untersuchungslösung zeigt in der unteren Hälfte eine violette Zone, die mit der Glycyrrhetin-Zone im Chromatogramm der Referenzlösung übereinstimmt, sowie im oberen Drittel die gelbe Zone des Isoliquiridigenins, die unterhalb der des Thymols im Chromatogramm der Referenzlösung liegt. Weitere Zonen können anwesend sein.

Prüfung auf Reinheit

Trocknungsverlust (2.2.32): Höchstens 10,0 Prozent, mit 1,000 g pulverisierter Droge (355) durch 2 h langes Trocknen im Trockenschrank bei 100 bis 105 °C bestimmt.

Asche (2.4.16): Höchstens 10,0 Prozent für die ungeschälte und höchstens 6,0 Prozent für die geschälte Droge.

Säureunlösliche Asche (2.8.1): Höchstens 2,0 Prozent für die ungeschälte und höchstens 0,5 Prozent für die geschälte Droge.

Gehaltsbestimmung

Die Prüfung erfolgt mit Hilfe der Flüssigchromatographie (2.2.29).

Untersuchungslösung: 1,000 g pulverisierte Droge (180) wird in einem 150-ml-Erlenmeyerkolben mit 100,0 ml einer Lösung von Ammoniak-Lösung *R* ($8\ g \cdot l^{-1}$) versetzt und 30 min lang im Ultraschallbad behandelt. Ein Teil der überstehenden Phase wird zentrifugiert. 1,0 ml des Zentrifugats wird mit der gleichen Ammoniak-Lösung zu 5,0 ml verdünnt. Die Lösung wird durch ein Filter (0,45 µm) filtriert und das Filtrat als Untersuchungslösung verwendet.

Stammlösung: 0,130 g Monoammoniumglycyrrhizinat *CRS* werden in einer Lösung von Ammoniak-Lösung *R* ($8\ g \cdot l^{-1}$) zu 100,0 ml gelöst.

Referenzlösung a: 5,0 ml Stammlösung werden mit einer Lösung von Ammoniak-Lösung *R* ($8\ g \cdot l^{-1}$) zu 100,0 ml verdünnt.

Referenzlösung b: 10,0 ml Stammlösung werden mit einer Lösung von Ammoniak-Lösung *R* ($8\ g \cdot l^{-1}$) zu 100,0 ml verdünnt.

Referenzlösung c: 15,0 ml Stammlösung werden mit einer Lösung von Ammoniak-Lösung *R* ($8\ g \cdot l^{-1}$) zu 100,0 ml verdünnt.

Die Chromatographie kann durchgeführt werden mit

- einer Säule aus rostfreiem Stahl von 0,10 m Länge und 4 mm innerem Durchmesser, gepackt mit octadecylsilyliertem Kieselgel zur Chromatographie *R* (5 µm)
- einer Mischung von 6 Volumteilen Essigsäure *R*, 30 Volumteilen Acetonitril *R* und 64 Volumteilen Wasser *R* als mobile Phase bei einer Durchflußrate von 1,5 ml je Minute
- einem Spektrometer als Detektor bei einer Wellenlänge von 254 nm
- einer 10-µl-Probenschleife.

Die Referenzlösung c wird eingespritzt. Die Empfindlichkeit des Systems wird so eingestellt, daß die Peakhöhen mindestens 50 Prozent des maximalen Ausschlags betragen. Jede Referenzlösung wird zur Ermittlung der Peakflächen eingespritzt.

Eine Eichkurve wird angelegt, wobei auf der Abszisse die Konzentrationen der Referenzlösungen ($g \cdot 100\ ml^{-1}$) und auf der Ordinate die entsprechenden Peakflächen eingetragen werden.

Die Untersuchungslösung wird eingespritzt. Unter Verwendung der mit den Chromatogrammen der Referenzlösungen erhaltenen Retentionszeiten und Peakflächen wird die Peakfläche der Glycyrrhizinsäure im Chromatogramm der Untersuchungslösung lokalisiert und ermittelt.

Der Prozentgehalt an Glycyrrhizinsäure errechnet sich nach der Formel

$$A \cdot \frac{5}{m} \cdot B \cdot \frac{823}{840}$$

A = Konzentration des Monoammoniumglycyrrhizinats in der Untersuchungslösung in $g \cdot 100\ ml^{-1}$, bestimmt mit Hilfe der Eichkurve
B = angegebener Prozentgehalt des verwendeten Monoammoniumglycyrrhizinats *CRS*
m = Einwaage der Droge in Gramm
823 = relative Molekülmasse der Glycyrrhizinsäure
840 = relative Molekülmasse des Monoammoniumglycyrrhizinats (ohne Kristallwasser).

Lagerung

Gut verschlossen, vor Licht geschützt.

Beschriftung

Die Beschriftung gibt insbesondere an, ob die Droge geschält oder ungeschält vorliegt.

2001, 1536

Eingestellter, ethanolischer Süßholzwurzelfluidextrakt

Liquiritiae extractum fluidum ethanolicum normatum

Definition

Eingestellter, ethanolischer Süßholzwurzelfluidextrakt wird aus **Süßholzwurzel (Liquiritiae radix)** hergestellt und enthält mindestens 3,0 und höchstens 5,0 Prozent Glycyrrhizinsäure ($C_{42}H_{62}O_{16}$; M_r 823).

Herstellung

Der Fluidextrakt wird aus der Droge mit Ethanol 70 % (*V/V*) nach einem geeigneten, mit den Angaben der Monographie **Extrakte (Extracta)** übereinstimmenden Verfahren hergestellt.

Eigenschaften

Dunkelbraune, klare Flüssigkeit mit einem schwachen, charakteristischen Geruch und einem süßen Geschmack.

Prüfung auf Identität

Die Prüfung erfolgt mit Hilfe der Dünnschichtchromatographie (2.2.27) unter Verwendung einer DC-Platte mit Kieselgel F_{254} *R*.

Untersuchungslösung: 1,0 g Fluidextrakt wird in einem 50-ml-Rundkolben mit 16,0 ml Wasser *R* und 4,0 ml Salzsäure *R* 1 versetzt und 30 min lang im Wasserbad zum Rückfluß erhitzt. Nach dem Erkalten wird filtriert. Filter und Rundkolben werden 60 min lang bei 105 °C getrocknet. Das Filter wird in den Rundkolben gegeben. Nach Zusatz von 20 ml Ether *R* wird 5 min lang im Wasserbad von 40 °C zum Rückfluß erwärmt. Nach dem Erkalten wird filtriert, das Filtrat zur Trockne eingedampft und der Rückstand in 5,0 ml Ether *R* gelöst.

Referenzlösung: 5,0 mg Glycyrrhetinsäure *R* und 5,0 mg Thymol *R* werden in 5 ml Ether *R* gelöst.

Auf die Platte werden 10 µl jeder Lösung bandförmig aufgetragen. Die Chromatographie erfolgt mit einer Mischung von 1 Volumteil konzentrierter Ammoniak-Lösung *R*, 9 Volumteilen Wasser *R*, 25 Volumteilen Ethanol 96 % *R* und 65 Volumteilen Ethylacetat *R* über eine Laufstrecke von 15 cm. Die Platte wird 5 min lang an der Luft trocknen gelassen und im ultravioletten Licht bei 254 nm ausgewertet. Die Chromatogramme von Untersuchungs- und Referenzlösung zeigen in der unteren Hälfte die fluoreszenzlöschende Zone der Glycyrrhetinsäure. Die Platte wird mit Anisaldehyd-Reagenz *R* besprüht, 5 bis 10 min lang bei 100 bis 105 °C erhitzt und anschließend im Tageslicht ausgewertet. Das Chromatogramm der Referenzlösung zeigt in der unteren Hälfte die violette Zone der Glycyrrhetinsäure und im oberen Drittel die rote

Zone des Thymols. Das Chromatogramm der Untersuchungslösung zeigt in der unteren Hälfte eine violette Zone, die der Glycyrrhetin-Zone im Chromatogramm der Referenzlösung entspricht, sowie im oberen Drittel die gelbe Zone des Isoliquiritigenins, die unterhalb der des Thymols im Chromatogramm der Referenzlösung liegt. Weitere Zonen können vorhanden sein.

Prüfung auf Reinheit

Ethanolgehalt (2.9.10): 52 bis 65 Prozent (*V/V*).

Methanol, 2-Propanol (2.9.11): Der Extrakt entspricht der in der Monographie **Extrakte** für Fluidextrakte angegebenen Prüfung.

Gehaltsbestimmung

Die Bestimmung erfolgt mit Hilfe der Flüssigchromatographie (2.2.29).

Untersuchungslösung: 1,000 g Fluidextrakt wird mit einer Mischung von 8 Volumteilen verdünnter Ammoniak-Lösung *R* 1 und 92 Volumteilen Wasser *R* zu 100 ml verdünnt und zentrifugiert. 2,0 ml der überstehenden Flüssigkeit werden mit einer Mischung von 8 Volumteilen verdünnter Ammoniak-Lösung *R* 1 und 92 Volumteilen Wasser *R* zu 100,0 ml verdünnt.

Stammlösung: 0,130 g Monoammoniumglycyrrhizinat *CRS* werden in einer Mischung von 8 Volumteilen verdünnter Ammoniak-Lösung *R* 1 und 92 Volumteilen Wasser *R* zu 100,0 ml gelöst.

Referenzlösung a: 5,0 ml Stammlösung werden mit einer Mischung von 8 Volumteilen verdünnter Ammoniak-Lösung *R* 1 und 92 Volumteilen Wasser *R* zu 100,0 ml verdünnt.

Referenzlösung b: 10,0 ml Stammlösung werden mit einer Mischung von 8 Volumteilen verdünnter Ammoniak-Lösung *R* 1 und 92 Volumteilen Wasser *R* zu 100,0 ml verdünnt.

Referenzlösung c: 15,0 ml Stammlösung werden mit einer Mischung von 8 Volumteilen verdünnter Ammoniak-Lösung *R* 1 und 92 Volumteilen Wasser *R* zu 100,0 ml verdünnt.

Die Chromatographie kann durchgeführt werden mit
- einer Säule aus rostfreiem Stahl von 0,10 m Länge und 4 mm innerem Durchmesser, gepackt mit octadecylsilyliertem Kieselgel zur Chromatographie *R* (5 µm)
- einer Mischung von 6 Volumteilen Essigsäure *R*, 30 Volumteilen Acetonitril *R* und 64 Volumteilen Wasser *R* als mobile Phase bei einer Durchflußrate von 1,5 ml je Minute
- einem Spektrometer als Detektor bei einer Wellenlänge von 254 nm.

10 µl Referenzlösung c werden eingespritzt. Die Empfindlichkeit des Systems wird so eingestellt, daß die Peakhöhen mindestens 50 Prozent des maximalen Ausschlags betragen.

Jede Referenzlösung wird zur Ermittlung der Peakflächen eingespritzt. Eine Eichkurve wird erstellt, wobei auf der Abszisse die Konzentrationen der Referenzlösungen (Gramm je 100 ml) und auf der Ordinate die entsprechenden Peakflächen aufgetragen werden.

10 µl Untersuchungslösung werden eingespritzt. Unter Verwendung der mit den Chromatogrammen der Referenzlösungen erhaltenen Retentionszeiten und Peakflächen wird die Peakfläche der Glycyrrhizinsäure im Chromatogramm der Untersuchungslösung lokalisiert und ermittelt.

Der Prozentgehalt an Glycyrrhizinsäure errechnet sich nach der Formel

$$A \cdot \frac{5}{m} \cdot B \cdot \frac{822}{840}$$

A = Konzentration des Monoammoniumglycyrrhizinats in der Untersuchungslösung in Gramm je 100 ml, bestimmt aus der Eichkurve
B = angegebener Prozentgehalt des verwendeten Monoammoniumglycyrrhizinats *CRS*
m = Einwaage des Fluidextrakts in Gramm
822 = relative Molekülmasse der Glycyrrhizinsäure
840 = relative Molekülmasse des Monoammoniumglycyrrhizinats (ohne Kristallwasser).

Lagerung

Vor Licht geschützt.

S

Monographien

2001, 1569

Sufentanil

Sufentanilum

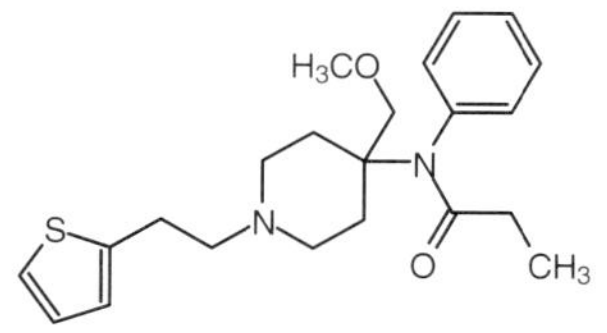

$C_{22}H_{30}N_2O_2S$ M_r 386,6

Definition

Sufentanil enthält mindestens 99,0 und höchstens 101,0 Prozent *N*-[4-(Methoxymethyl)-1-[2-(thiophen-2-yl)ethyl]piperidin-4-yl]-*N*-phenylpropanamid, berechnet auf die getrocknete Substanz.

Eigenschaften

Weißes bis fast weißes Pulver; praktisch unlöslich in Wasser, leicht löslich in Ethanol und Methanol.

Die Substanz schmilzt bei etwa 98 °C.

Prüfung auf Identität

Die Prüfung erfolgt mit Hilfe der IR-Spektroskopie (2.2.24) durch Vergleich des Spektrums der Substanz mit dem Sufentanil-Referenzspektrum der Ph. Eur.

Prüfung auf Reinheit

Aussehen der Lösung: 0,10 g Substanz werden in Methanol *R* zu 20 ml gelöst. Die Lösung muß klar (2.2.1) und farblos (2.2.2, Methode II) sein.

Verwandte Substanzen: Die Prüfung erfolgt mit Hilfe der Flüssigchromatographie (2.2.29).

Untersuchungslösung: 0,100 g Substanz werden in Methanol *R* zu 10,0 ml gelöst.

Referenzlösung a: Zur Herstellung in situ des Zerfallsprodukts (Sufentanil-Verunreinigung E) werden 10 mg Substanz in 10,0 ml verdünnter Salzsäure *R* gelöst. Die Lösung wird im Wasserbad 4 h lang zum Rückfluß erhitzt. Nach Zusatz von 10,0 ml verdünnter Natriumhydroxid-Lösung *R* wird im Wasserbad zur Trockne eingedampft. Nach dem Abkühlen wird der Rückstand in 10 ml Methanol *R* aufgenommen. Die Lösung wird filtriert.

Referenzlösung b: 1,0 ml Untersuchungslösung wird mit Methanol *R* zu 100,0 ml verdünnt. 5,0 ml dieser Lösung werden mit Methanol *R* zu 20,0 ml verdünnt.

Die Chromatographie kann durchgeführt werden mit
- einer Säule aus rostfreiem Stahl von 0,1 m Länge und 4,6 mm innerem Durchmesser, gepackt mit octadecylsilyliertem Kieselgel zur Chromatographie *R* (3 µm)
- einer Mischung der mobilen Phasen A und B unter Einsatz der Gradientenelution bei einer Durchflußrate von 1,5 ml je Minute gemäß der Tabelle
  Mobile Phase A: Eine Lösung von Ammoniumcarbonat *R* (5 g · l^{-1}) in einer Mischung von 10 Volumteilen Tetrahydrofuran *R* und 90 Volumteilen Wasser *R*
  Mobile Phase B: Acetonitril *R*

Zeit (min)	Mobile Phase A (% *V/V*)	Mobile Phase B (% *V/V*)	Erläuterungen
0 – 15	90 → 40	10 → 60	linearer Gradient
15 – 20	40	60	isokratisch
20 – 21	40 → 90	60 → 10	zurück zur Anfangszusammensetzung
21 – 25	90	10	Re-Äquilibrierung

- einem Spektrometer als Detektor bei einer Wellenlänge von 220 nm.

Die Säule wird mindestens 30 min lang mit Acetonitril *R* äquilibriert, worauf zur Anfangszusammensetzung zurückgekehrt und mindestens 5 min lang äquilibriert wird.

Die Empfindlichkeit des Systems wird so eingestellt, daß die Höhe des Hauptpeaks im Chromatogramm mit 10 µl Referenzlösung b mindestens 50 Prozent des maximalen Ausschlags beträgt.

10 µl Referenzlösung a werden eingespritzt. Wird das Chromatogramm unter den vorgeschriebenen Bedingungen aufgezeichnet, beträgt die Retentionszeit für Verunreinigung E etwa 12 min und für Sufentanil etwa 13 min. Die Prüfung darf nur ausgewertet werden, wenn die Auflösung zwischen den Peaks von Sufentanil und der Verunreinigung E mindestens 4,0 beträgt. Falls erforderlich wird die Konzentration an Acetonitril in der mobilen Phase oder das Zeitprogramm für den linearen Elutionsgradienten geändert.

Je 10 µl Methanol *R* (Blindlösung), Untersuchungslösung und Referenzlösung b werden eingespritzt. Im Chromatogramm der Untersuchungslösung darf keine Peakfläche, mit Ausnahme der des Hauptpeaks, größer sein als die Fläche des Hauptpeaks im Chromatogramm der Referenzlösung b (0,25 Prozent), und die Summe dieser Peakflächen darf nicht größer sein als das 2fache der Fläche des Hauptpeaks im Chromatogramm der Referenzlösung b (0,5 Prozent). Peaks der Blindlösung und Peaks, deren Fläche kleiner ist als das 0,2fache der Fläche des Hauptpeaks im Chromatogramm der Referenzlösung b, werden nicht berücksichtigt (0,05 Prozent).

Trocknungsverlust (2.2.32): Höchstens 0,5 Prozent, mit 1,000 g Substanz durch 2 h langes Trocknen im Vakuum bei 60 °C bestimmt.

Gehaltsbestimmung

0,300 g Substanz, in 50 ml einer Mischung von 1 Volumteil wasserfreier Essigsäure *R* und 7 Volumteilen Ethylmethylketon *R* gelöst, werden nach Zusatz von 0,2 ml Naphtholbenzein-Lösung *R* mit Perchlorsäure (0,1 mol · l^{-1}) titriert.

1 ml Perchlorsäure (0,1 mol · l^{-1}) entspricht 38,66 mg $C_{22}H_{30}N_2O_2S$.

Lagerung

Gut verschlossen, vor Licht geschützt.

Verunreinigungen

Qualifizierte Verunreinigungen: D, F, H.

Andere bestimmbare Verunreinigungen: A, B, C, E, G, I.

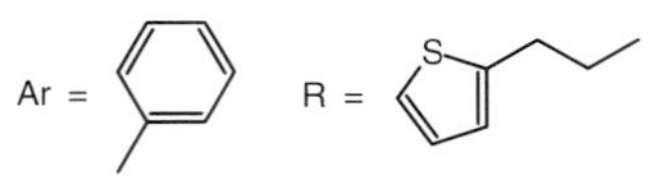

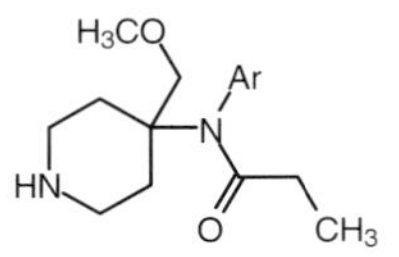

A. *N*-[4-(Methoxymethyl)piperidin-4-yl]-*N*-phenylpropanamid

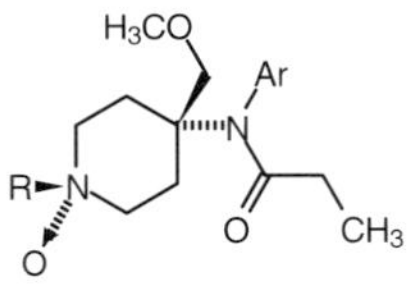

B. *cis*-*N*-[4-(Methoxymethyl)-1-[2-(thiophen-2-yl)ethyl]piperidin-4-yl-1-oxid]-*N*-phenylpropanamid

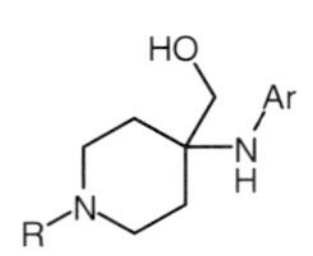

C. [4-(Phenylamino)-1-[2-(thiophen-2-yl)ethyl]piperidin-4-yl]methanol

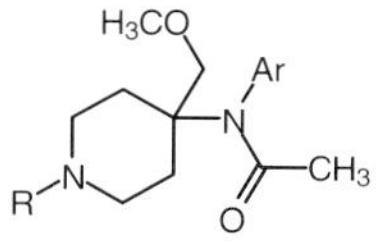

D. *N*-[4-(Methoxymethyl)-1-[2-(thiophen-2-yl)ethyl]piperidin-4-yl]-*N*-phenylacetamid

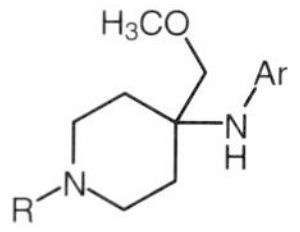

E. 4-(Methoxymethyl)-*N*-phenyl-1-[2-(thiophen-2-yl)ethyl]piperidin-4-amin

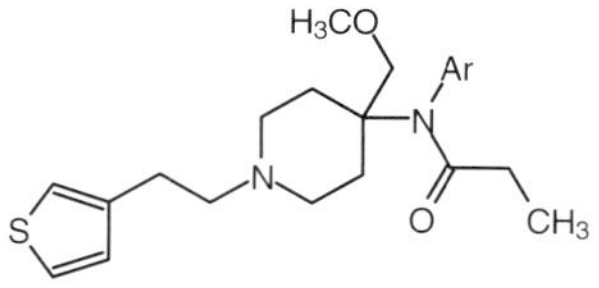

F. *N*-[4-(Methoxymethyl)-1-[2-(thiophen-3-yl)ethyl]piperidin-4-yl]-*N*-phenylpropanamid

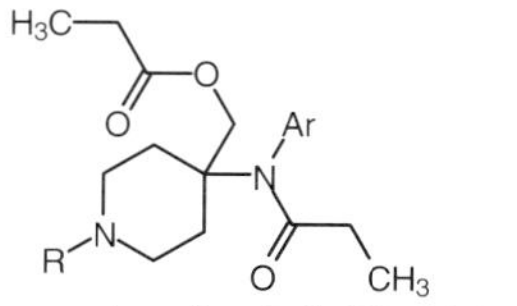

G. [4-(Phenylpropanoylamino]-1-[2-(thiophen-2-yl)ethyl]piperidin-4-yl]methylpropanoat

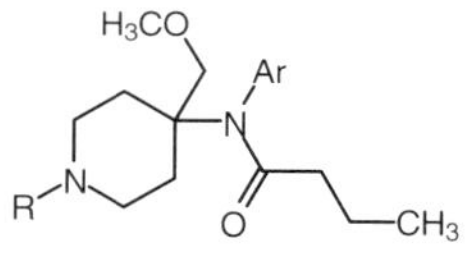

H. *N*-[4-(Methoxymethyl)-1-[2-(thiophen-2-yl)ethyl]piperidin-4-yl]-*N*-phenylbutanamid

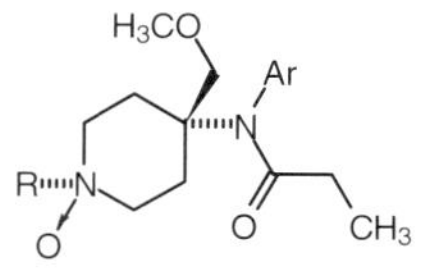

I. *trans*-*N*-[4-(Methoxymethyl)-1-[2-(thiophen-2-yl)ethyl]piperidin-4-yl-1-oxid]-*N*-phenylpropanamid.

2001, 1269

Sufentanilcitrat

Sufentanili citras

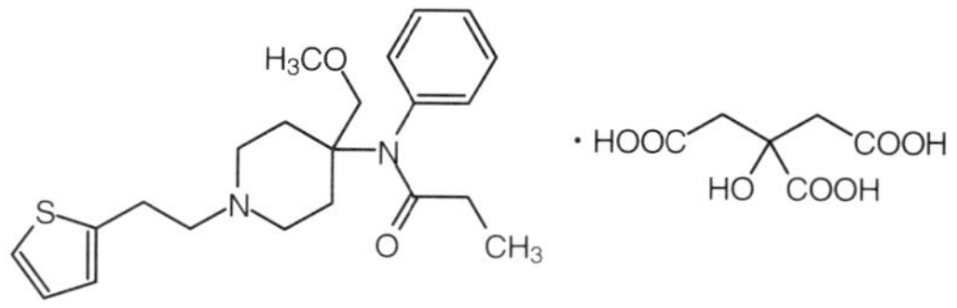

$C_{28}H_{38}N_2O_9S$ M_r 578,7

Definition

Sufentanilcitrat enthält mindestens 99,0 und höchstens 101,0 Prozent *N*-[4-(Methoxymethyl)-1-[2-(thiophen-2-yl)ethyl]piperidin-4-yl]-*N*-phenylpropanamid-citrat, berechnet auf die getrocknete Substanz.

Eigenschaften

Weißes bis fast weißes Pulver; löslich in Wasser und Ethanol, leicht löslich in Methanol.

Die Substanz schmilzt bei etwa 140 °C unter Zersetzung.

Prüfung auf Identität

Die Prüfung erfolgt mit Hilfe der IR-Spektroskopie (2.2.24) durch Vergleich des Spektrums der Substanz mit dem Sufentanilcitrat-Referenzspektrum der Ph. Eur.

Prüfung auf Reinheit

Aussehen der Lösung: 0,2 g Substanz werden in Wasser *R* zu 20 ml gelöst. Die Lösung muß klar (2.2.1) und farblos (2.2.2, Methode II) sein.

Verwandte Substanzen: Die Prüfung erfolgt mit Hilfe der Flüssigchromatographie (2.2.29).

Untersuchungslösung: 0,100 g Substanz werden in Methanol *R* zu 10,0 ml gelöst.

Referenzlösung a: Zur Herstellung des Zerfallsprodukts (Sufentanil-Verunreinigung E) in situ werden 10 mg Substanz in 10,0 ml verdünnter Salzsäure *R* gelöst. Im Wasserbad wird 4 h lang zum Rückfluß erhitzt. Nach Zusatz von 10,0 ml verdünnter Natriumhydroxid-Lösung *R* wird im Wasserbad zur Trockne eingedampft. Nach dem Abkühlen wird der Rückstand in 10 ml Methanol *R* aufgenommen. Die Lösung wird filtriert.

Referenzlösung b: 5,0 ml Untersuchungslösung werden mit Methanol *R* zu 100,0 ml verdünnt. 1,0 ml dieser Lösung wird mit Methanol *R* zu 10,0 ml verdünnt.

Die Chromatographie kann durchgeführt werden mit

- einer Säule aus rostfreiem Stahl von 0,1 m Länge und 4,6 mm innerem Durchmesser, gepackt mit octadecylsilyliertem Kieselgel zur Chromatographie *R* (3 µm)

– einer Mischung der mobilen Phasen A und B unter Einsatz der Gradientenelution bei einer Durchflußrate von 1,5 ml je Minute gemäß der Tabelle
Mobile Phase A: eine Lösung von Ammoniumcarbonat *R* (5 g · l^{-1}) in einer Mischung von 10 Volumteilen Tetrahydrofuran *R* und 90 Volumteilen Wasser *R*
Mobile Phase B: Acetonitril *R*

Zeit (min)	Mobile Phase A (% *V/V*)	Mobile Phase B (% *V/V*)	Erläuterungen
0 – 15	90 → 40	10 → 60	linearer Gradient
15 – 20	40	60	isokratisch
20 – 25	90	10	Rückkehr zur Anfangszusammensetzung
25 = 0	90	10	Neubeginn des Gradienten

– einem Spektrometer als Detektor bei einer Wellenlänge von 220 nm.

Die Säule wird mindestens 30 min lang mit Acetonitril *R* äquilibriert, worauf zur Anfangszusammensetzung zurückgekehrt und mindestens 5 min lang äquilibriert wird.

Die Empfindlichkeit des Systems wird so eingestellt, daß die Höhe des Hauptpeaks im Chromatogramm mit 10 µl Referenzlösung b mindestens 50 Prozent des maximalen Ausschlags beträgt.

10 µl Referenzlösung a werden eingespritzt. Werden die Chromatogramme unter den vorgeschriebenen Bedingungen aufgezeichnet, beträgt die Retentionszeit für Verunreinigung E etwa 12 min und für Sufentanil etwa 13 min. Die Prüfung darf nur ausgewertet werden, wenn die Auflösung zwischen den Peaks von Sufentanil und Verunreinigung E mindestens 4,0 beträgt. Falls erforderlich wird die Konzentration an Acetonitril in der mobilen Phase oder das Zeitprogramm für den linearen Elutionsgradienten geändert.

Je 10 µl Methanol *R* (Blindlösung), Untersuchungslösung und Referenzlösung b werden eingespritzt. Im Chromatogramm der Untersuchungslösung darf keine Peakfläche, mit Ausnahme der des Hauptpeaks, größer sein als die Fläche des Hauptpeaks im Chromatogramm der Referenzlösung b (0,5 Prozent). Die Summe aller Peakflächen, mit Ausnahme der des Hauptpeaks, darf nicht größer sein als das 2fache der Fläche des Hauptpeaks im Chromatogramm der Referenzlösung b (1 Prozent). Peaks der Blindlösung, Peaks mit einer relativen Retention von 0,05 oder kleiner, bezogen auf den Hauptpeak, und Peaks, deren Fläche kleiner ist als das 0,1fache der Fläche des Hauptpeaks im Chromatogramm der Referenzlösung b, werden nicht berücksichtigt.

Trocknungsverlust (2.2.32): Höchstens 0,5 Prozent, mit 1,000 g Substanz durch Trocknen im Vakuum bei 60 °C bestimmt.

Gehaltsbestimmung

0,400 g Substanz, in 50 ml einer Mischung von 1 Volumteil wasserfreier Essigsäure *R* und 7 Volumteilen Ethylmethylketon *R* gelöst, werden nach Zusatz von 0,2 ml Naphtholbenzein-Lösung *R* mit Perchlorsäure (0,1 mol · l^{-1}) titriert.

1 ml Perchlorsäure (0,1 mol · l^{-1}) entspricht 57,87 mg $C_{28}H_{38}N_2O_9S$.

Lagerung

Gut verschlossen, vor Licht geschützt.

Verunreinigungen

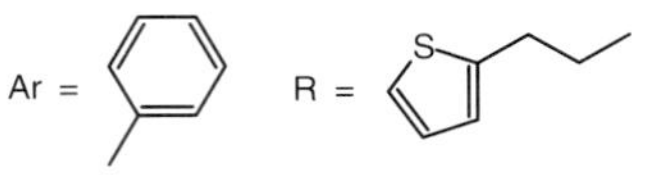

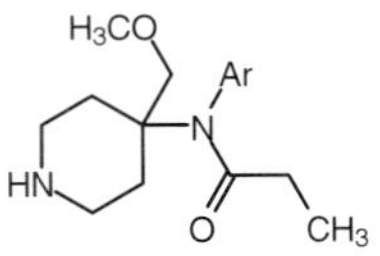

A. *N*-[4-(Methoxymethyl)piperidin-4-yl]-*N*-phenylpropanamid

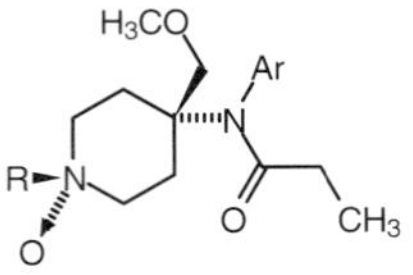

B. *cis*-*N*-[4-(Methoxymethyl)-1-[2-(thiophen-2-yl)ethyl]piperidin-4-yl-1-oxid]-*N*-phenylpropanamid

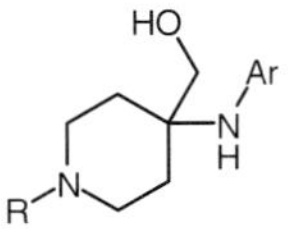

C. [4-(Phenylamino)-1-[2-(thiophen-2-yl)ethyl]piperidin- 4-yl]methanol

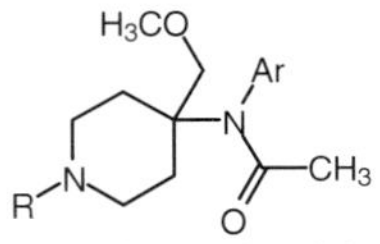

D. *N*-[4-(Methoxymethyl)-1-[2-(thiophen-2-yl)ethyl]piperidin-4-yl]-*N*-phenylacetamid

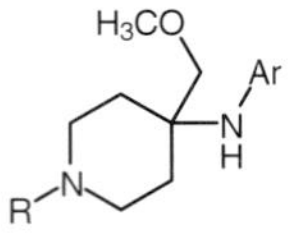

E. 4-(Methoxymethyl)-*N*-phenyl-1-[2-(thiophen-2-yl)ethyl]piperidin-4-amin

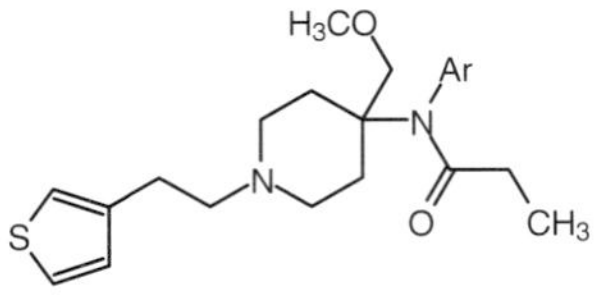

F. *N*-[4-(Methoxymethyl)-1-[2-(thiophen-3-yl)ethyl]piperidin-4-yl]-*N*-phenylpropanamid

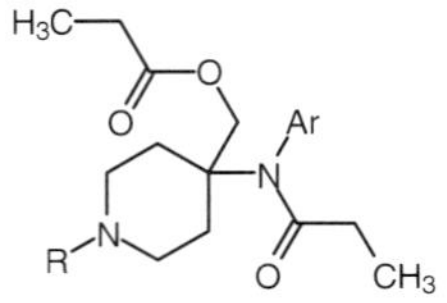

G. [4-(Phenylpropanoylamino)-1-[2-(thiophen-2-yl)ethyl]piperidin-4-yl]methylpropanoat

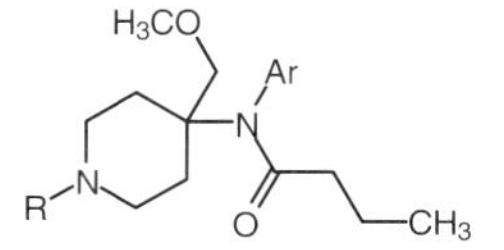

H. *N*-[4-(Methoxymethyl)-1-[2-(thiophen-2-yl)ethyl]=piperidin-4-yl]-*N*-phenylbutanamid

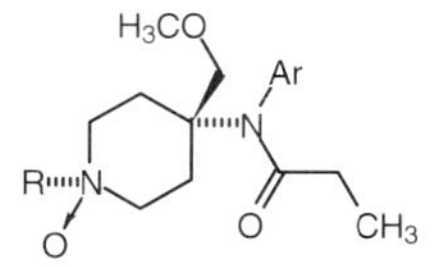

I. *trans*-*N*-[4-(Methoxymethyl)-1-[2-(thiophen-2-yl)=ethyl]piperidin-4-yl-1-oxid]-*N*-phenylpropanamid.

1999, 107

Sulfacetamid-Natrium

Sulfacetamidum natricum

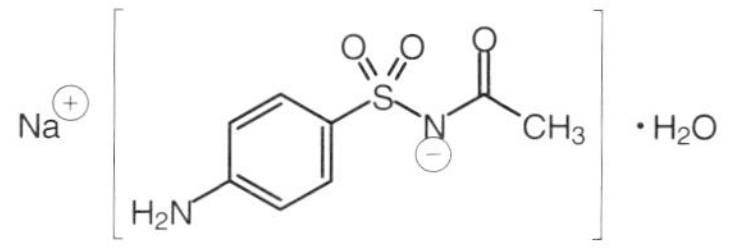

$C_8H_9N_2NaO_3S \cdot H_2O$ M_r 254,2

Definition

Sulfacetamid-Natrium enthält mindestens 99,0 und höchstens 101,0 Prozent *N*-[(4-Aminophenyl)sulfonyl]=acetamid, Natriumsalz, berechnet auf die wasserfreie Substanz.

Eigenschaften

Weißes bis gelblichweißes, kristallines Pulver; leicht löslich in Wasser, schwer löslich in Ethanol, praktisch unlöslich in Ether.

Prüfung auf Identität

1: B, F.
2: A, C, D, E, F.

A. 0,1 g Substanz werden in Phosphat-Pufferlösung *p*H 7,0 *R* zu 100,0 ml gelöst. 1,0 ml Lösung wird mit Phosphat-Pufferlösung *p*H 7,0 *R* zu 100,0 ml verdünnt. Diese Lösung, zwischen 230 und 350 nm gemessen, zeigt ein Absorptionsmaximum bei 255 nm. Die spezifische Absorption (2.2.25), im Maximum gemessen, liegt zwischen 660 und 720, berechnet auf die wasserfreie Substanz.

B. Die Prüfung erfolgt mit Hilfe der IR-Spektroskopie (2.2.24) durch Vergleich des Spektrums der Substanz mit dem von Sulfacetamid-Natrium *CRS*.

C. 1 g Substanz wird in 10 ml Wasser *R* gelöst und mit 6 ml verdünnter Essigsäure *R* versetzt. Der entstandene Niederschlag wird abfiltriert, mit einer kleinen Menge Wasser *R* gewaschen und 4 h lang bei 100 bis 105 °C getrocknet. Er schmilzt (2.2.14) zwischen 181 und 185 °C.

D. 0,1 g des bei der „Prüfung auf Identität, C" erhaltenen Niederschlags werden in 5 ml Ethanol 96 % *R* gelöst. Wird nach Zusatz von 0,2 ml Schwefelsäure *R* erhitzt, so tritt der Geruch nach Ethylacetat auf.

E. Etwa 1 mg des bei der „Prüfung auf Identität, C" erhaltenen Niederschlags wird unter Erhitzen in 1 ml Wasser *R* gelöst. Die Lösung gibt die Identitätsreaktion auf primäre aromatische Amine (2.3.1) unter Bildung eines orangeroten Niederschlags.

F. Die Prüflösung (siehe „Prüfung auf Reinheit") gibt die Identitätsreaktionen auf Natrium (2.3.1).

Prüfung auf Reinheit

Prüflösung: 1,25 g Substanz werden in kohlendioxidfreiem Wasser *R* zu 25 ml gelöst.

Aussehen der Lösung: Die Prüflösung muß klar (2.2.1) und darf nicht stärker gefärbt sein als die Farbvergleichslösung GG_4 (2.2.2, Methode II).

***p*H-Wert** (2.2.3): Der *p*H-Wert der Prüflösung muß zwischen 8,0 und 9,5 liegen.

Verwandte Substanzen: Die Prüfung erfolgt mit Hilfe der Dünnschichtchromatographie (2.2.27) unter Verwendung einer Schicht von Kieselgel HF_{254} *R*.

Untersuchungslösung: 1,5 g Substanz werden in Wasser *R* zu 15 ml gelöst.

Referenzlösung a: 5 mg Sulfanilamid *R* werden in Wasser *R* zu 10 ml gelöst.

Referenzlösung b: 5 ml Referenzlösung a werden mit Wasser *R* zu 10 ml verdünnt.

Referenzlösung c: 5 mg Sulfanilamid *R* werden in 10 ml Untersuchungslösung gelöst.

Auf die Platte werden 5 µl jeder Lösung aufgetragen. Die Chromatographie erfolgt mit einer Mischung von 10 Volumteilen konzentrierter Ammoniak-Lösung *R*, 25 Volumteilen Wasser *R*, 25 Volumteilen wasserfreiem Ethanol *R* und 50 Volumteilen 1-Butanol *R* über eine Laufstrecke von 15 cm. Die Platte wird an der Luft trocknen gelassen und mit Dimethylaminobenzaldehyd-Lösung *R* 2 besprüht. Kein im Chromatogramm der Untersuchungslösung auftretender Nebenfleck darf größer oder stärker gefärbt sein als der mit der Referenzlösung a erhaltene Fleck (0,5 Prozent), und nur einer von ihnen darf größer oder stärker gefärbt sein als der mit der Referenzlösung b erhaltene Fleck (0,25 Prozent). Die Prüfung darf nur ausgewertet werden, wenn das Chromatogramm der Referenzlösung c deutlich voneinander getrennt 2 Flecke zeigt.

Sulfat (2.4.13): 2,5 g Substanz werden in destilliertem Wasser *R* zu 25 ml gelöst. Nach Zusatz von 25 ml verdünnter Essigsäure *R* wird 30 min lang geschüttelt und filtriert. 15 ml des Filtrats müssen der Grenzprüfung auf Sulfat entsprechen (200 ppm).

Schwermetalle (2.4.8): 12 ml des bei der Prüfung auf „Sulfat" erhaltenen Filtrats müssen der Grenzprüfung A auf Schwermetalle entsprechen (20 ppm). Zur Herstellung der Referenzlösung wird die Blei-Lösung (1 ppm Pb) *R* verwendet.

Wasser (2.5.12): 6,0 bis 8,0 Prozent, mit 0,200 g Substanz nach der Karl-Fischer-Methode bestimmt.

Gehaltsbestimmung

0,500 g Substanz werden in einer Mischung von 50 ml Wasser *R* und 20 ml verdünnter Salzsäure *R* gelöst. Die Lösung wird in einer Eis-Wasser-Mischung gekühlt und die Bestimmung nach „Stickstoff in primären aromatischen Aminen" (2.5.8) durchgeführt. Der Endpunkt wird elektrometrisch bestimmt.

1 ml Natriumnitrit-Lösung ($0{,}1\ mol \cdot l^{-1}$) entspricht 23,62 mg $C_8H_9N_2NaO_3S$.

Lagerung

Gut verschlossen, vor Licht geschützt.

2000, 1476

Sulfaguanidin

Sulfaguanidinum

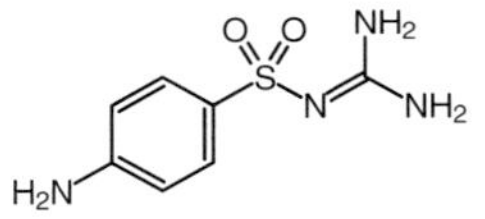

$C_7H_{10}N_4O_2S$ M_r 214,3

Definition

Sulfaguanidin enthält mindestens 99,0 und höchstens 101,0 Prozent (4-Aminophenylsulfonyl)guanidin, berechnet auf die getrocknete Substanz.

Eigenschaften

Weißes bis fast weißes, feines, kristallines Pulver; sehr schwer löslich in Wasser, schwer löslich in Aceton, sehr schwer löslich in Ethanol, praktisch unlöslich in Dichlormethan. Die Substanz löst sich in verdünnten Mineralsäuren.

Prüfung auf Identität

1: A, B.
2: A, C, D, E.

A. Schmelztemperatur (2.2.14): 189 bis 193 °C, an der getrockneten Substanz bestimmt.

B. Die Prüfung erfolgt mit Hilfe der IR-Spektroskopie (2.2.24) durch Vergleich des Spektrums der Substanz mit dem von Sulfaguanidin *CRS*.

C. Die bei der Prüfung „Verwandte Substanzen" (siehe „Prüfung auf Reinheit") erhaltenen Chromatogramme werden ausgewertet. Der Hauptfleck im Chromatogramm der Untersuchungslösung b entspricht in bezug auf Lage und Größe dem Hauptfleck im Chromatogramm der Referenzlösung a.

D. Etwa 5 mg Substanz werden in 10 ml Salzsäure ($1\ mol \cdot l^{-1}$) gelöst. 1 ml Lösung wird mit Wasser *R* zu 10 ml verdünnt. Diese Lösung gibt ohne weiteren Säurezusatz die Identitätsreaktion auf primäre aromatische Amine (2.3.1).

E. 0,1 g Substanz werden in 2 ml Wasser *R* suspendiert. Nach Zusatz von 1 ml 1-Naphthol-Lösung *R* und 2 ml einer Mischung von gleichen Volumteilen Wasser *R* und Natriumhypochlorit-Lösung *R* entsteht eine Rotfärbung.

Prüfung auf Reinheit

Prüflösung: 2,5 g Substanz werden mit 40 ml kohlendioxidfreiem Wasser *R* versetzt. Die Mischung wird 5 min lang bei etwa 70 °C erhitzt. 15 min lang wird unter Rühren in einer Eis-Wasser-Mischung gekühlt, filtriert und mit kohlendioxidfreiem Wasser *R* zu 50 ml verdünnt.

Sauer reagierende Substanzen: 20 ml Prüflösung werden mit 0,1 ml Bromthymolblau-Lösung *R* 1 versetzt. Bis zum Farbumschlag dürfen höchstens 0,2 ml Natriumhydroxid-Lösung ($0{,}1\ mol \cdot l^{-1}$) verbraucht werden.

Verwandte Substanzen: Die Prüfung erfolgt mit Hilfe der Dünnschichtchromatographie (2.2.27) unter Verwendung einer DC-Platte mit Kieselgel GF_{254} *R*.

Untersuchungslösung a: 50 mg Substanz werden in Aceton *R* zu 5 ml gelöst.

Untersuchungslösung b: 2 ml Untersuchungslösung a werden mit Aceton *R* zu 10 ml verdünnt.

Referenzlösung a: 10 mg Sulfaguanidin *CRS* werden in Aceton *R* zu 5 ml gelöst.

Referenzlösung b: 5 ml Untersuchungslösung b werden mit Aceton *R* zu 200 ml verdünnt.

Referenzlösung c: 5 ml Referenzlösung b werden mit Aceton *R* zu 10 ml verdünnt.

Referenzlösung d: 10 mg Sulfanilamid *R* werden in Untersuchungslösung b zu 5 ml gelöst.

Auf die Platte werden 10 µl jeder Lösung aufgetragen. Die Chromatographie erfolgt mit einer Mischung von 10 Volumteilen wasserfreier Ameisensäure *R*, 20 Volumteilen Methanol *R* und 70 Volumteilen Dichlormethan *R* über eine Laufstrecke von 15 cm. Die Platte wird an der Luft trocknen gelassen und im ultravioletten Licht bei 254 nm ausgewertet. Kein Nebenfleck im Chromatogramm der Untersuchungslösung a darf größer oder intensiver sein als der Fleck im Chromatogramm der Referenzlösung b (0,5 Prozent), und höchstens einer dieser Flecke darf größer oder intensiver sein als der Fleck im Chromatogramm der Referenzlösung c (0,25 Prozent). Die Prüfung darf nur ausgewertet werden, wenn das

Chromatogramm der Referenzlösung d deutlich voneinander getrennt 2 Hauptflecke zeigt.

Schwermetalle (2.4.8): 12 ml Prüflösung müssen der Grenzprüfung A auf Schwermetalle entsprechen (20 ppm). Zur Herstellung der Referenzlösung wird die Blei-Lösung (1 ppm Pb) *R* verwendet.

Trocknungsverlust (2.2.32): Höchstens 8,0 Prozent, mit 1,000 g Substanz durch Trocknen im Trockenschrank bei 100 bis 105 °C bestimmt.

Sulfatasche (2.4.14): Höchstens 0,1 Prozent, mit 1,0 g Substanz bestimmt.

Gehaltsbestimmung

0,175 g Substanz werden in 50 ml verdünnter Salzsäure *R* gelöst. Die Lösung wird in einer Eis-Wasser-Mischung abgekühlt. Die Bestimmung erfolgt nach „Stickstoff in primären aromatischen Aminen" (2.5.8), wobei der Endpunkt elektrometrisch bestimmt wird.

1 ml Natriumnitrit-Lösung (0,1 mol · l^{-1}) entspricht 21,42 mg $C_7H_{10}N_4O_2S$.

Lagerung

Gut verschlossen, vor Licht geschützt.

Verunreinigungen

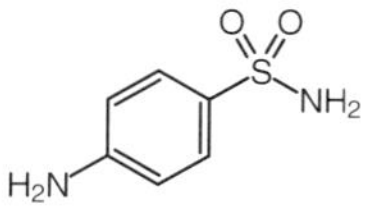

A. Sulfanilamid

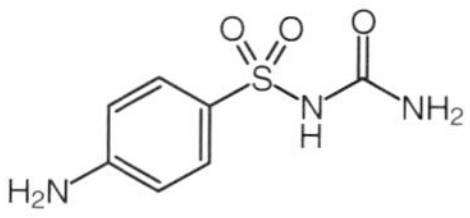

B. Sulfacarbamid.

2001, 1571

Sulfanilamid

Sulfanilamidum

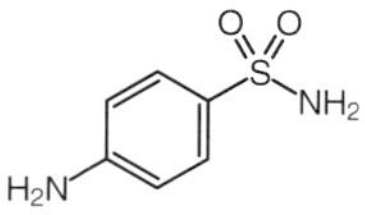

$C_6H_8N_2O_2S$ M_r 172,2

Definition

Sulfanilamid enthält mindestens 99,0 und höchstens 101,0 Prozent 4-Aminobenzolsulfonamid, berechnet auf die getrocknete Substanz.

Eigenschaften

Feines Pulver oder Kristalle, weiß bis gelblichweiß; schwer löslich in Wasser, leicht löslich in Aceton, wenig löslich in Ethanol, praktisch unlöslich in Dichlormethan. Die Substanz löst sich in Alkalihydroxid-Lösungen und verdünnten Mineralsäuren.

Prüfung auf Identität

1: B.
2: A, C, D.

A. Schmelztemperatur (2.2.14): 164,5 bis 166,0 °C.

B. Die Prüfung erfolgt mit Hilfe der IR-Spektroskopie (2.2.24) durch Vergleich des Spektrums der Substanz mit dem von Sulfanilamid *CRS*. Die Prüfung erfolgt mit Hilfe von Preßlingen.

C. Die unter „Verwandte Substanzen" (siehe „Prüfung auf Reinheit") erhaltenen Chromatogramme werden ausgewertet. Der Hauptfleck im Chromatogramm der Untersuchungslösung a entspricht in bezug auf Lage und Größe dem Hauptfleck im Chromatogramm der Referenzlösung a.

D. Etwa 5 mg Substanz werden in 10 ml Salzsäure (1 mol · l^{-1}) gelöst. 1 ml Lösung wird mit Wasser *R* zu 10 ml verdünnt. Diese Lösung gibt, ohne zusätzliches Ansäuern, die Identitätsreaktion auf primäre aromatische Amine (2.3.1).

Prüfung auf Reinheit

Prüflösung: 2,5 g Substanz werden 5 min lang mit 50 ml kohlendioxidfreiem Wasser *R* bei etwa 70 °C erhitzt. Nach etwa 15 min langem Abkühlen in einer Eis-Wasser-Mischung wird filtriert.

Sauer reagierende Substanzen: 20 ml Prüflösung dürfen nach Zusatz von 0,1 ml Bromthymolblau-Lösung *R* 1 höchstens 0,2 ml Natriumhydroxid-Lösung (0,1 mol·l^{-1}) bis zum Farbumschlag verbrauchen.

Verwandte Substanzen: Die Prüfung erfolgt mit Hilfe der Dünnschichtchromatographie (2.2.27) unter Verwendung einer DC-Platte mit Kieselgel F_{254} *R*.

Untersuchungslösung a: 20 mg Substanz werden in 3 ml einer Mischung von 2 Volumteilen konzentrierter Ammoniak-Lösung *R* und 48 Volumteilen Methanol *R* zu 5 ml gelöst.

Untersuchungslösung b: 0,10 g Substanz werden in 0,5 ml konzentrierter Ammoniak-Lösung *R* gelöst. Die Lösung wird mit Methanol *R* zu 5 ml verdünnt. Falls die Lösung nicht klar ist, wird bis zur vollständigen Lösung erwärmt.

Referenzlösung a: 20 mg Sulfanilamid *CRS* werden in 3 ml einer Mischung von 2 Volumteilen konzentrierter Ammoniak-Lösung *R* und 48 Volumteilen Methanol *R* zu 5 ml gelöst.

Referenzlösung b: 1,25 ml Untersuchungslösung a werden mit einer Mischung von 2 Volumteilen konzentrierter Ammoniak-Lösung *R* und 48 Volumteilen Methanol *R* zu 50 ml verdünnt.

Referenzlösung c: 20 mg Substanz und 20 mg Sulfamerazin *CRS* werden in 3 ml einer Mischung von 2 Volumteilen konzentrierter Ammoniak-Lösung *R* und 48 Volumteilen Methanol *R* zu 5 ml gelöst.

Auf die Platte werden 5 µl jeder Lösung aufgetragen. Die Chromatographie erfolgt mit einer Mischung von 3 Volumteilen verdünnter Ammoniak-Lösung *R* 1, 5 Volumteilen Wasser *R*, 40 Volumteilen Nitromethan *R* und 50 Volumteilen Dioxan *R* über eine Laufstrecke von zwei Dritteln der Platte. Die Platte wird bei 100 bis 105 °C getrocknet und im ultravioletten Licht bei 254 nm ausgewertet. Kein im Chromatogramm der Untersuchungslösung b auftretender Nebenfleck darf größer oder intensiver sein als der Fleck im Chromatogramm der Referenzlösung b (0,5 Prozent). Die Prüfung darf nur ausgewertet werden, wenn das Chromatogramm der Referenzlösung c deutlich voneinander getrennt 2 Hauptflecke zeigt.

Schwermetalle (2.4.8): 12 ml Prüflösung müssen der Grenzprüfung A auf Schwermetalle entsprechen (20 ppm). Zur Herstellung der Referenzlösung wird die Blei-Lösung (1 ppm Pb) *R* verwendet.

Trocknungsverlust (2.2.32): Höchstens 0,5 Prozent, mit 1,000 g Substanz durch Trocknen im Trockenschrank bei 100 bis 105 °C bestimmt.

Sulfatasche (2.4.14): Höchstens 0,1 Prozent, mit 1,0 g Substanz bestimmt.

Gehaltsbestimmung

Die Bestimmung erfolgt mit 0,140 g Substanz nach „Stickstoff in primären aromatischen Aminen" (2.5.8). Der Endpunkt wird elektrometrisch bestimmt.

1 ml Natriumnitrit-Lösung (0,1 mol · l⁻¹) entspricht 17,22 mg $C_6H_8N_2O_2S$.

Lagerung

Gut verschlossen, vor Licht geschützt.

2000, 863

Sulfasalazin

Sulfasalazinum

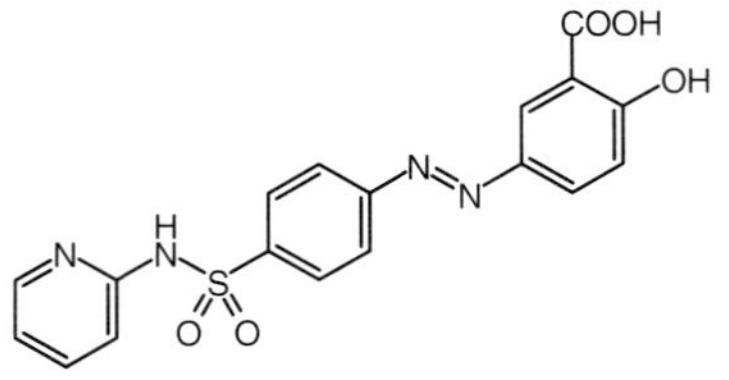

$C_{18}H_{14}N_4O_5S$ M_r 398,4

Definition

Sulfasalazin enthält mindestens 97,0 und höchstens 101,5 Prozent 2-Hydroxy-5-[[4-[[(pyridin-2-yl)amino]=sulfonyl]phenyl]azo]benzoesäure, berechnet auf die getrocknete Substanz.

Eigenschaften

Glänzend gelbes bis bräunlichgelbes, feines Pulver; praktisch unlöslich in Wasser, sehr schwer löslich in Ethanol, praktisch unlöslich in Dichlormethan. Die Substanz löst sich in verdünnten Alkalihydroxid-Lösungen.

Prüfung auf Identität

Die Prüfung erfolgt mit Hilfe der IR-Spektroskopie (2.2.24) durch Vergleich des Spektrums der Substanz mit dem von Sulfasalazin *CRS*. Die Prüfung erfolgt mit Hilfe von Preßlingen.

Prüfung auf Reinheit

Verwandte Substanzen: Die Prüfung erfolgt mit Hilfe der Flüssigchromatographie (2.2.29).

Untersuchungslösung: 25,0 mg Substanz werden in verdünnter Ammoniak-Lösung *R* 3 zu 25,0 ml gelöst.

Referenzlösung a: 1,0 ml Untersuchungslösung wird mit verdünnter Ammoniak-Lösung *R* 3 zu 100,0 ml verdünnt.

Referenzlösung b: 1,0 mg Sulfasalazin-Derivat zur Bestimmung des Auflösungsvermögens *CRS* wird in 10,0 ml Referenzlösung a gelöst. 1,0 ml Lösung wird mit der Referenzlösung a zu 10,0 ml verdünnt.

Die Chromatographie kann durchgeführt werden mit
- einer Säule aus rostfreiem Stahl von 0,25 m Länge und 4,6 mm innerem Durchmesser, gepackt mit octadecylsilyliertem Kieselgel zur Chromatographie *R* (5 µm)
- einer Mischung der mobilen Phasen A und B bei einer Durchflußrate von 1 ml je Minute
  Mobile Phase A: In einem 1000-ml-Meßkolben werden 1,13 g Natriumdihydrogenphosphat *R* und 2,5 g Natriumacetat *R* in 900 ml Wasser *R* gelöst; der *p*H-Wert der Lösung wird mit Essigsäure 98 % *R* auf 4,8 eingestellt, und die Lösung wird anschließend mit Wasser *R* zu 1000 ml verdünnt
  Mobile Phase B: 1 Volumteil der mobilen Phase A wird mit 4 Volumteilen Methanol *R* gemischt

Zeit (min)	Mobile Phase A (% *V/V*)	Mobile Phase B (% *V/V*)	Erläuterungen
0 – 15	60 → 45	40 → 55	linearer Gradient
15 – 25	45	55	isokratisch
25 – 60	45 → 0	55 → 100	linearer Gradient
60 – 65	0	100	isokratisch
65 – 67	0 → 60	100 → 40	zurück zur Anfangszusammensetzung
67 – 77	60	40	Re-Äquilibrierung

- einem Spektrometer als Detektor bei einer Wellenlänge von 320 nm.

20 µl Referenzlösung a werden eingespritzt. Die Empfindlichkeit des Systems wird so eingestellt, daß die Höhe des Hauptpeaks im Chromatogramm mindestens 50 Prozent des maximalen Ausschlags beträgt. 20 µl Referenzlösung b werden eingespritzt. Die Prüfung darf nur ausgewertet werden, wenn die Auflösung zwischen den Peaks von Sulfasalazin und Sulfasalazin-Derivat mindestens 3,0 beträgt.

Je 20 µl Untersuchungslösung und Referenzlösung a werden eingespritzt. Werden die Chromatogramme unter den vorgeschriebenen Bedingungen aufgezeichnet, betragen die relativen Retentionen, bezogen auf Sulfasalazin:

Verunreinigung	Relative Retention
A	2,00
B	1,85
C	0,80
D	1,90
E	1,63
F	0,85
G	1,39
H	0,16
I	0,28

Im Chromatogramm der Untersuchungslösung darf keine Peakfläche, mit Ausnahme der des Hauptpeaks, größer sein als die Fläche des Hauptpeaks im Chromatogramm der Referenzlösung a (1 Prozent); die Summe aller Peakflächen, mit Ausnahme der des Hauptpeaks, darf nicht größer sein als das 4fache der Fläche des Hauptpeaks im Chromatogramm der Referenzlösung a (4 Prozent). Peaks mit einer kürzeren Retentionszeit als 6 min (Salicylsäure und Sulfapyridin) und Peaks, deren Fläche kleiner ist als das 0,05fache der Fläche des Hauptpeaks im Chromatogramm der Referenzlösung a, werden nicht berücksichtigt.

Salicylsäure, Sulfapyridin: Die Prüfung erfolgt mit Hilfe der Flüssigchromatographie (2.2.29).

Untersuchungslösung: 25,0 mg Substanz werden in verdünnter Ammoniak-Lösung *R* 3 zu 25,0 ml gelöst.

Referenzlösung a: 5,0 mg Salicylsäure *R* und 5,0 mg Sulfapyridin *CRS* werden in verdünnter Ammoniak-Lösung *R* 3 zu 10,0 ml gelöst.

Referenzlösung b: 2,0 ml Referenzlösung a werden mit verdünnter Ammoniak-Lösung *R* 3 zu 100,0 ml verdünnt.

Die Chromatographie kann durchgeführt werden mit
- einer Säule aus rostfreiem Stahl von 0,25 m Länge und 4,6 mm innerem Durchmesser, gepackt mit octadecylsilyliertem Kieselgel zur Chromatographie *R* (5 µm)
- einer Mischung von 70 Volumteilen mobiler Phase A (siehe „Verwandte Substanzen") und 30 Volumteilen mobiler Phase B (siehe „Verwandte Substanzen") als mobile Phase bei einer Durchflußrate von 1 ml je Minute
- einem Spektrometer als Detektor bei einer Wellenlänge von 300 nm.

20 µl Referenzlösung b werden eingespritzt. Die Empfindlichkeit des Systems wird so eingestellt, daß die Höhe der Hauptpeaks im Chromatogramm mindestens 50 Prozent des maximalen Ausschlags beträgt. Wird das Chromatogramm unter den vorgeschriebenen Bedingungen aufgezeichnet, beträgt die Retentionszeit für Salicylsäure etwa 6 min und für Sulfapyridin etwa 7 min. Die Prüfung darf nur ausgewertet werden, wenn die Auflösung zwischen den Peaks von Salicylsäure und Sulfapyridin mindestens 2 beträgt.

Je 20 µl Untersuchungslösung und Referenzlösung b werden eingespritzt. Die Chromatographie erfolgt über eine Dauer von 10 min. Die Fläche des Salicylsäure-Peaks im Chromatogramm der Untersuchungslösung darf nicht größer sein als das 0,5fache der Fläche des ersten Peaks im Chromatogramm der Referenzlösung b (0,5 Prozent) und die Fläche des Sulfapyridin-Peaks darf nicht größer sein als das 0,5fache der Fläche des zweiten Peaks im Chromatogramm der Referenzlösung b (0,5 Prozent). Peaks, deren Fläche kleiner ist als das 0,05fache der Fläche des Hauptpeaks im Chromatogramm der Referenzlösung b, werden nicht berücksichtigt.

Chlorid (2.4.4): 1,25 g Substanz werden mit 50 ml destilliertem Wasser *R* versetzt. Die Mischung wird 5 min lang bei etwa 70 °C erhitzt, abgekühlt und filtriert. 20 ml Filtrat werden mit 1 ml Salpetersäure *R* versetzt. Nach 5 min langem Stehenlassen wird filtriert, um eine klare Lösung zu erhalten. 15 ml Filtrat müssen der Grenzprüfung auf Chlorid entsprechen (140 ppm).

Sulfat (2.4.13): 20 ml des für die Prüfung „Chlorid" hergestellten Filtrats werden mit 1 ml verdünnter Salzsäure *R* versetzt. Nach 5 min langem Stehenlassen wird filtriert. 15 ml Filtrat müssen der Grenzprüfung auf Sulfat entsprechen (400 ppm).

Schwermetalle (2.4.8): 2,0 g Substanz müssen der Grenzprüfung D auf Schwermetalle entsprechen (10 ppm). Zur Herstellung der Referenzlösung werden 2 ml Blei-Lösung (10 ppm Pb) *R* verwendet.

Trocknungsverlust (2.2.32): Höchstens 1,0 Prozent, mit 1,000 g Substanz durch 2 h langes Trocknen im Trockenschrank bei 100 bis 105 °C bestimmt.

Sulfatasche (2.4.14): Höchstens 0,5 Prozent, mit 1,0 g Substanz bestimmt.

Gehaltsbestimmung

0,150 g Substanz werden in Natriumhydroxid-Lösung (0,1 mol · l^{-1}) zu 100,0 ml gelöst. 5,0 ml Lösung werden in einen 1000-ml-Meßkolben überführt, der etwa 750 ml Wasser *R* enthält. Nach Zusatz von 20,0 ml Essigsäure (0,1 mol · l^{-1}) wird mit Wasser *R* zu 1000,0 ml verdünnt. Gleichzeitig und unter gleichen Bedingungen wird eine Referenzlösung mit 0,150 g Sulfasalazin *CRS* hergestellt. Die Absorptionen (2.2.25) der beiden Lösungen werden im Maximum bei 359 nm gemessen.

Der Gehalt an $C_{18}H_{14}N_4O_5S$ wird mit Hilfe der Absorptionen und der Konzentrationen der Lösungen berechnet.

Lagerung

Vor Licht geschützt.

Verunreinigungen

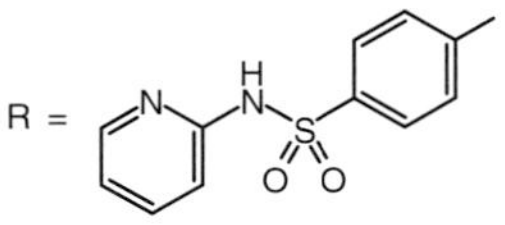

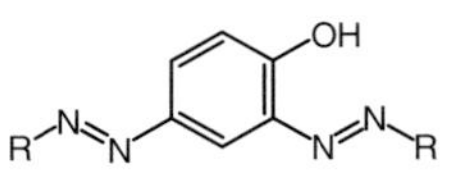

A. 2,4-Bis[[4-[[(pyridin-2-yl)amino]sulfonyl]phenyl]azo]phenol

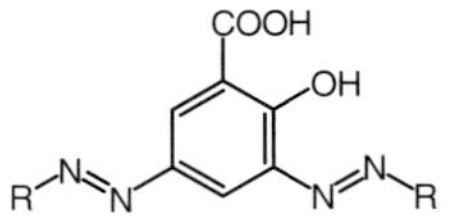

B. 2-Hydroxy-3,5-bis[[4-[[(pyridin-2-yl)amino]sulfonyl]phenyl]azo]benzoesäure

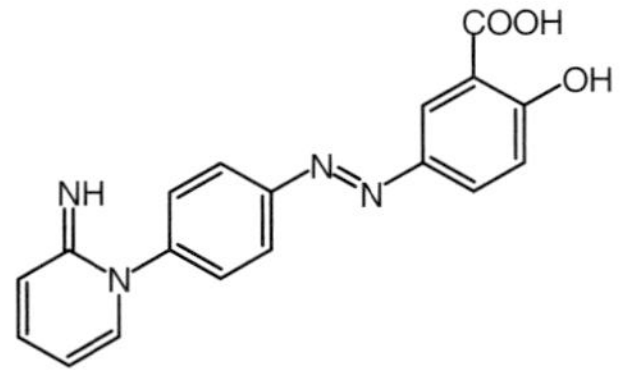

C. 2-Hydroxy-5-[[4-(2-iminopyridin-1-yl)phenyl]azo]benzoesäure

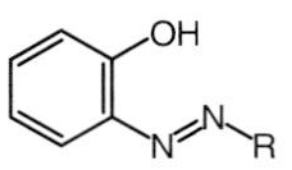

D. 2-[[4-[[(Pyridin-2-yl)amino]sulfonyl]phenyl]azo]phenol

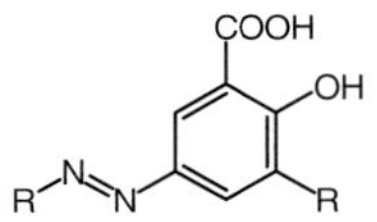

E. 2-Hydroxy-3-[4-[[(pyridin-2-yl)amino]sulfonyl]phenyl]-5-[[4-[[(pyridin-2-yl)amino]sulfonyl]phenyl]azo]benzoesäure

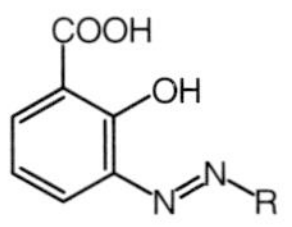

F. 2-Hydroxy-3-[[4-[[(pyridin-2-yl)amino]sulfonyl]phenyl]azo]benzoesäure

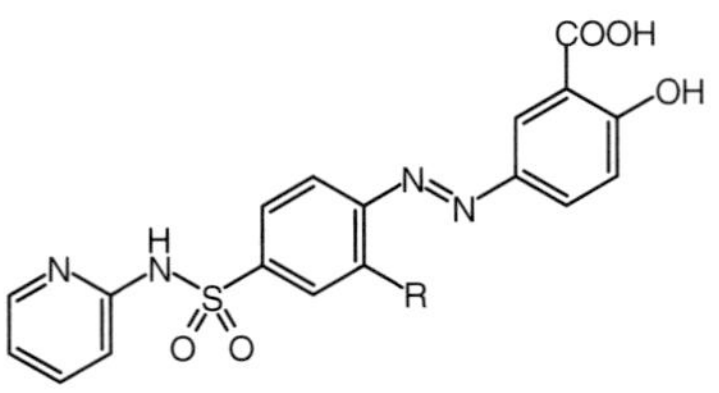

G. 2-Hydroxy-3-[4-[[(pyridin-3-yl)amino]sulfonyl]phenyl]-5-[[4-[[(pyridin-2-yl)amino]sulfonyl]phenyl]azo]benzoesäure

H. 2-Hydroxybenzoesäure (Salicylsäure)

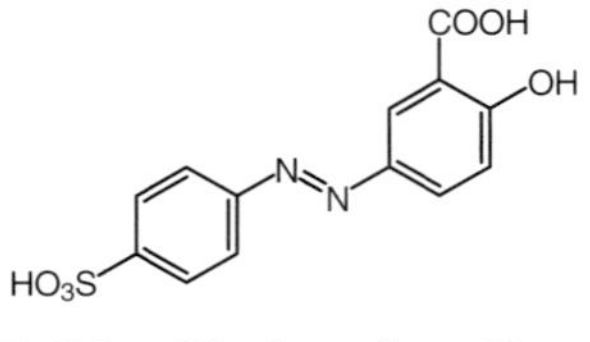

I. 2-Hydroxy-5-[(4-sulfophenyl)azo]benzoesäure.

1998, 864

Sulindac

Sulindacum

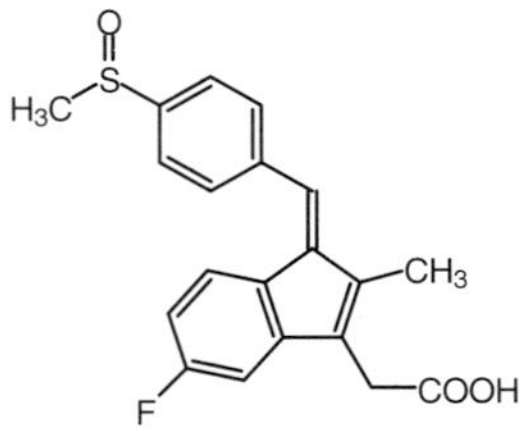

$C_{20}H_{17}FO_3S$ M_r 356,4

Definition

Sulindac enthält mindestens 99,0 und höchstens 101,0 Prozent (*Z*)-[5-Fluor-2-methyl-1-[4-(methylsulfinyl)benzyliden]-1*H*-inden-3-yl]essigsäure, berechnet auf die getrocknete Substanz.

Eigenschaften

Gelbes, kristallines Pulver; sehr schwer löslich in Wasser, löslich in Dichlormethan, wenig löslich in Ethanol, sehr schwer löslich in Ether. Die Substanz löst sich in verdünnten Alkalihydroxid-Lösungen.

Die Substanz zeigt Polymorphie.

Prüfung auf Identität

1: C.
2: A, B, D, E.

A. Schmelztemperatur (2.2.14): 182 bis 186 °C.

B. 50 mg Substanz werden in einer 0,3prozentigen Lösung (*V*/*V*) von Salzsäure *R* in Methanol *R* zu 100 ml gelöst. 2 ml Lösung werden mit einer 0,3prozentigen Lösung (*V*/*V*) von Salzsäure *R* in Methanol *R* zu 50 ml verdünnt. Diese Lösung, zwischen 230 und 350 nm gemessen, zeigt Absorptionsmaxima (2.2.25) bei 284 und 327 nm sowie eine Schulter bei etwa 258 nm. Das Verhältnis der Absorption im Maximum bei 284 nm zu der im Maximum bei 327 nm liegt zwischen 1,10 und 1,20.

C. Die Prüfung erfolgt mit Hilfe der IR-Spektroskopie (2.2.24) durch Vergleich des Spektrums der Substanz mit dem von Sulindac *CRS*. Die Prüfung erfolgt mit Hilfe von Preßlingen. Wenn die Spektren bei der Prüfung in fester Form unterschiedlich sind, werden Substanz und Referenzsubstanz getrennt in der eben notwendigen Menge heißem Methanol *R* gelöst. Nach Eindampfen der Lösungen werden mit den Rückständen erneut Spektren aufgenommen.

D. Die Prüfung erfolgt mit Hilfe der Dünnschichtchromatographie (2.2.27) unter Verwendung einer Schicht von Kieselgel GF_{254} *R*.

Untersuchungslösung: 10 mg Substanz werden in Dichlormethan *R* zu 10 ml gelöst.

Referenzlösung a: 10 mg Sulindac *CRS* werden in Dichlormethan *R* zu 10 ml gelöst.

Referenzlösung b: 10 mg Diflunisal *CRS* werden in Dichlormethan *R* zu 10 ml gelöst. 1 ml Lösung wird mit Referenzlösung a zu 2 ml verdünnt.

Auf die Platte werden 5 µl jeder Lösung aufgetragen. Die Chromatographie erfolgt mit einer Mischung von 1 Volumteil Essigsäure 98 % *R*, 49 Volumteilen Dichlormethan *R* und 50 Volumteilen Aceton *R* über eine Laufstrecke von 15 cm. Die Platte wird im Warmluftstrom getrocknet und im ultravioletten Licht bei 254 nm ausgewertet. Der Hauptfleck im Chromatogramm der Untersuchungslösung entspricht in bezug auf Lage und Größe dem Hauptfleck im Chromatogramm der Referenzlösung a. Die Prüfung darf nur ausgewertet werden, wenn das Chromatogramm der Referenzlösung b deutlich voneinander getrennt 2 Flecke zeigt.

E. Etwa 5 mg Substanz werden in einem Tiegel mit 45 mg schwerem Magnesiumoxid *R* gemischt. Die Mischung wird so lange geglüht, bis der Rückstand fast weiß ist (normalerweise weniger als 5 min lang). Nach dem Erkalten werden 1 ml Wasser *R*, 0,05 ml Phenolphthalein-Lösung *R* 1 und etwa 1 ml verdünnte Salzsäure *R* zugesetzt, damit die Lösung farblos ist. Die Mischung wird filtriert. Eine frisch hergestellte Mischung von 0,1 ml Alizarin-S-Lösung *R* und 0,1 ml Zirconiumnitrat-Lösung *R* wird mit 1,0 ml Filtrat versetzt. Nach dem Mischen wird 5 min lang stehengelassen und die Färbung mit der einer unter gleichen Bedingungen hergestellten Blindlösung verglichen. Die Lösung ist gelb, die Blindlösung rot gefärbt.

Prüfung auf Reinheit

Verwandte Substanzen: Die Prüfung erfolgt mit Hilfe der Flüssigchromatographie (2.2.29).

Untersuchungslösung: 0,10 g Substanz werden in der mobilen Phase zu 50,0 ml gelöst.

Referenzlösung a: 1,0 ml Untersuchungslösung wird mit der mobilen Phase zu 100,0 ml verdünnt. 5,0 ml dieser Lösung werden mit der mobilen Phase zu 10,0 ml verdünnt.

Referenzlösung b: 20,0 mg Sulindac *CRS* (enthält 0,5 % (*m/m*) *E*-Isomer) werden in der mobilen Phase zu 10,0 ml gelöst.

Die Chromatographie kann durchgeführt werden mit

- einer Säule aus rostfreiem Stahl von 0,25 m Länge und 4,6 mm innerem Durchmesser, gepackt mit Kieselgel zur Chromatographie *R* (10 µm)
- einer Mischung von 1 Volumteil Essigsäure 98 % *R*, 4 Volumteilen Ethanol 96 % *R*, 100 Volumteilen Ethylacetat *R* und 400 Volumteilen ethanolfreiem Chloroform *R* als mobile Phase bei einer Durchflußrate von 2 ml je Minute
- einem Spektrometer als Detektor bei einer Wellenlänge von 280 nm.

20 µl Referenzlösung a werden eingespritzt. Die Empfindlichkeit des Systems wird so eingestellt, daß die Höhe des Hauptpeaks mindestens 50 Prozent des maximalen Ausschlags beträgt.

20 µl Referenzlösung b werden eingespritzt. Die Chromatographie erfolgt über eine Dauer, die der 2fachen Retentionszeit des Hauptpeaks entspricht. Das Chromatogramm zeigt einen dem Sulindac entsprechenden Hauptpeak und einen dem *E*-Isomer entsprechenden Peak mit einer relativen Retention von etwa 1,75, bezogen auf den Peak von Sulindac.

Je 20 µl Untersuchungslösung, Referenzlösung a und Referenzlösung b werden eingespritzt. Im Chromatogramm der Untersuchungslösung darf die Fläche eines dem *E*-Isomer entsprechenden Peaks nicht größer sein als die Fläche des entsprechenden Peaks im Chromatogramm der Referenzlösung b (0,5 Prozent), und keine Peakfläche, mit Ausnahme des Hauptpeaks und eines dem *E*-Isomer entsprechenden Peaks, darf größer sein als die Fläche des Hauptpeaks im Chromatogramm der Referenzlösung a (0,5 Prozent). Im Chromatogramm der Untersuchungslösung darf die Summe aller Peakflächen, mit Ausnahme der des Hauptpeaks, nicht größer sein als das 2fache der Fläche des Hauptpeaks im Chromatogramm der Referenzlösung a (1 Prozent).

Schwermetalle (2.4.8): 2,0 g Substanz müssen der Grenzprüfung D auf Schwermetalle entsprechen (10 ppm). Zur Herstellung der Referenzlösung werden 2 ml Blei-Lösung (10 ppm Pb) *R* verwendet.

Trocknungsverlust (2.2.32): Höchstens 0,5 Prozent, mit 1,000 g Substanz durch Trocknen im Vakuumtrockenschrank bei 100 bis 105 °C und höchstens 700 Pa bestimmt.

Sulfatasche (2.4.14): Höchstens 0,1 Prozent, mit 1,0 g Substanz bestimmt.

Gehaltsbestimmung

0,300 g Substanz, in 50 ml Methanol *R* gelöst, werden mit Natriumhydroxid-Lösung (0,1 mol · l^{-1}) titriert. Die Bestimmung des Endpunkts erfolgt mit Hilfe der Potentiometrie (2.2.20).

1 ml Natriumhydroxid-Lösung (0,1 mol · l^{-1}) entspricht 35,64 mg $C_{20}H_{17}FO_3S$.

Lagerung

Gut verschlossen, vor Licht geschützt.

Verunreinigungen

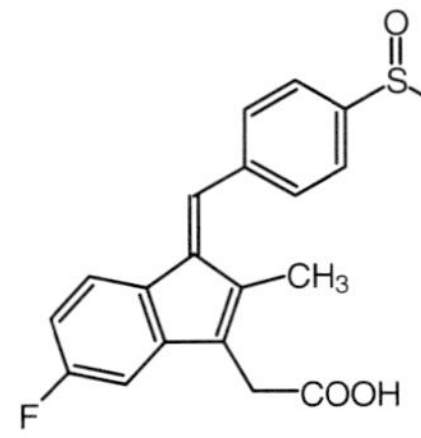

A. (*E*)-[5-Fluor-2-methyl-1-[4-(methylsulfinyl)benzyliden]-1*H*-inden-3-yl]essigsäure

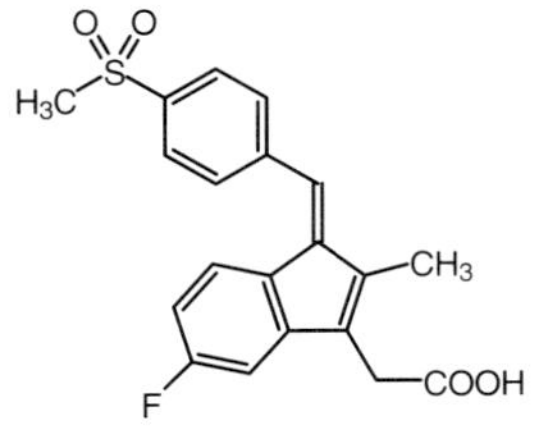

B. (*Z*)-[5-Fluor-2-methyl-1-[4-(methylsulfonyl)benzyliden]-1*H*-inden-3-yl]essigsäure

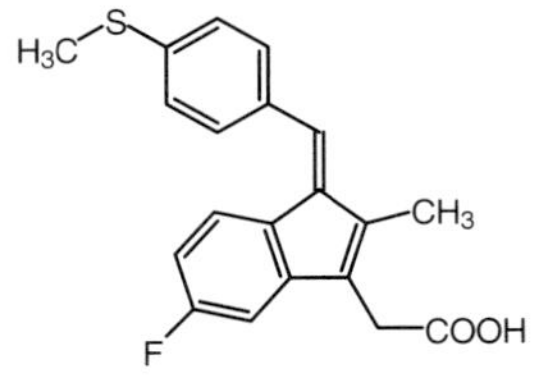

C. (*Z*)-[5-Fluor-2-methyl-1-[4-(methylsulfanyl)benzyliden]-1*H*-inden-3-yl]essigsäure.

2000, 1045

Sulpirid

Sulpiridum

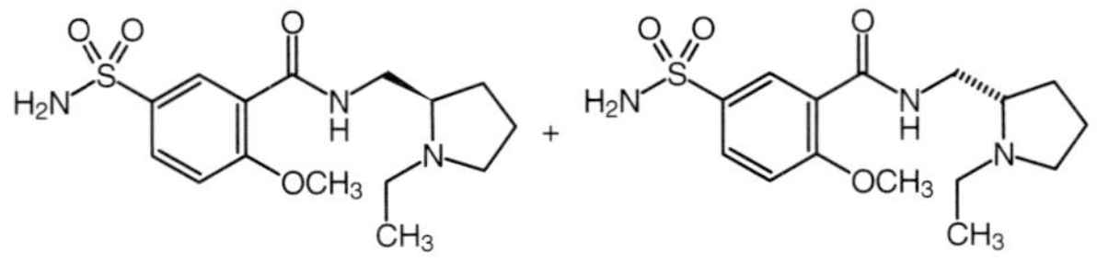

$C_{15}H_{23}N_3O_4S$ M_r 341,4

Definition

Sulpirid enthält mindestens 98,5 und höchstens 101,0 Prozent (*RS*)-*N*-[(1-Ethylpyrrolidin-2-yl)methyl]-2-methoxy-5-sulfamoylbenzamid, berechnet auf die getrocknete Substanz.

Eigenschaften

Weißes bis fast weißes, kristallines Pulver; praktisch unlöslich in Wasser, wenig löslich in Methanol, schwer löslich in Dichlormethan und Ethanol. Die Substanz löst sich in verdünnten Mineralsäuren und verdünnten Alkalihydroxid-Lösungen.

Prüfung auf Identität

1: A, B.
2: A, C, D.

A. Schmelztemperatur (2.2.14): 177 bis 181 °C.

B. Die Prüfung erfolgt mit Hilfe der IR-Spektroskopie (2.2.24) durch Vergleich des Spektrums der Substanz mit dem von Sulpirid *CRS*. Die Prüfung erfolgt mit Hilfe von Preßlingen.

C. Die bei der Prüfung „Verwandte Substanzen, A“ (siehe „Prüfung auf Reinheit“) erhaltenen Chromatogramme werden im ultravioletten Licht bei 254 nm ausgewertet. Der Hauptfleck im Chromatogramm der Untersuchungslösung b entspricht in bezug auf Lage und Größe dem Hauptfleck im Chromatogramm der Referenzlösung a.

D. Etwa 1 mg Substanz wird in einer Porzellanschale mit 0,5 ml Schwefelsäure *R* und 0,05 ml Formaldehyd-Lösung *R* versetzt. Im ultravioletten Licht bei 365 nm zeigt die Mischung eine blaue Fluoreszenz.

Prüfung auf Reinheit

Aussehen der Lösung: 1,0 g Substanz wird in verdünnter Essigsäure *R* zu 10 ml gelöst. Die Lösung muß klar (2.2.1) und darf nicht stärker gefärbt sein als die Farbvergleichslösung G_6 (2.2.2, Methode I).

Verwandte Substanzen:
A. Die Prüfung erfolgt mit Hilfe der Dünnschichtchromatographie (2.2.27) unter Verwendung einer Schicht von Kieselgel HF_{254} *R*.

Untersuchungslösung a: 0,20 g Substanz werden in Methanol *R* zu 10 ml gelöst.

Untersuchungslösung b: 1 ml Untersuchungslösung a wird mit Methanol *R* zu 10 ml verdünnt.

Referenzlösung a: 20 mg Sulpirid *CRS* werden in Methanol *R* zu 10 ml gelöst.

Referenzlösung b: 5 mg Sulpirid-Verunreinigung A *CRS* werden in Methanol *R* zu 25 ml gelöst.

Referenzlösung c: 1,0 ml Referenzlösung b wird mit Methanol *R* zu 10 ml verdünnt.

Auf die Platte werden 10 µl jeder Lösung aufgetragen. Die Chromatographie erfolgt mit einer Mischung von 2 Volumteilen konzentrierter Ammoniak-Lösung *R*, 10 Volumteilen Dioxan *R*, 14 Volumteilen Methanol *R* und 90 Volumteilen Dichlormethan *R* über eine Laufstrecke von 10 cm. Die Platte wird an der Luft trocknen gelassen und für die „Prüfung auf Identität, C“ im ultravioletten Licht bei 254 nm ausgewertet. Die Platte wird mit Ninhydrin-Lösung *R* besprüht, 15 min lang bei 100 bis 105 °C erhitzt und anschließend im Tageslicht ausgewertet. Ein im Chromatogramm der Untersuchungslösung a auftretender Fleck entsprechend dem Hauptfleck im Chromatogramm der Referenzlösung b darf nicht größer oder stärker gefärbt sein als der Fleck im Chromatogramm der Referenzlösung c (0,1 Prozent).

B. Die Prüfung erfolgt mit Hilfe der Flüssigchromatographie (2.2.29).

Untersuchungslösung: 0,100 g Substanz werden in der mobilen Phase zu 100,0 ml gelöst.

Referenzlösung a: 3,0 ml Untersuchungslösung werden mit der mobilen Phase zu 100,0 ml verdünnt. 1,0 ml dieser Lösung wird mit der mobilen Phase zu 10,0 ml verdünnt.

Referenzlösung b: 10 mg Sulpirid *CRS* und 10 mg Sulpirid-Verunreinigung B *CRS* werden in der mobilen Phase zu 100,0 ml gelöst.

Die Chromatographie kann durchgeführt werden mit
- einer Säule von 0,25 m Länge und 4,6 mm innerem Durchmesser, gepackt mit octylsilyliertem Kieselgel zur Chromatographie *R* in sphärischen Mikropartikeln (5 µm)
- folgender mobilen Phase bei einer Durchflußrate von 1,5 ml je Minute: 10 Volumteile Acetonitril *R*, 10 Volumteile Methanol *R* und 80 Volumteile einer Lösung, die Kaliumdihydrogenphosphat *R* ($6{,}8\ g \cdot l^{-1}$) und Natriumoctansulfonat *R* ($1\ g \cdot l^{-1}$) enthält und mit Phosphorsäure 85 % *R* auf einen *p*H-Wert von 3,3 eingestellt wurde, werden gemischt
- einem Spektrometer als Detektor bei einer Wellenlänge von 240 nm
- einer Probenschleife.

Die Empfindlichkeit des Systems wird so eingestellt, daß die Höhe des Hauptpeaks im Chromatogramm der Referenzlösung a mindestens 5 Prozent des maximalen Ausschlags beträgt.

10 µl Referenzlösung b werden eingespritzt. Die Prüfung darf nur ausgewertet werden, wenn die Auflösung zwischen den beiden Hauptpeaks mindestens 2,5 beträgt.

Je 10 µl Untersuchungslösung und Referenzlösung a werden eingespritzt. Die Chromatographie erfolgt über eine Dauer, die der 2,5fachen Retentionszeit von Sulpirid entspricht. Im Chromatogramm der Untersuchungslösung darf die Summe aller Peakflächen, mit Ausnahme der des Hauptpeaks, nicht größer sein als die Fläche des Peaks im Chromatogramm der Referenzlösung a (0,3 Prozent).

Chlorid (2.4.4): 1,0 g Substanz wird mit 20 ml Wasser *R* geschüttelt. Die Mischung wird durch einen Glassintertiegel (40) filtriert. 10 ml Lösung, mit 5 ml Wasser *R* versetzt, müssen der Grenzprüfung auf Chlorid entsprechen (100 ppm).

Eisen (2.4.9): 1,0 g Substanz wird in einem Quarztiegel verascht. Der Rückstand wird mit 1 ml Salzsäure ($1\ mol \cdot l^{-1}$), 3 ml Wasser *R* und 0,1 ml Salpetersäure *R* aufgenommen. Die Mischung wird einige Minuten lang auf dem Wasserbad erhitzt. Die Lösung wird unter Nachwaschen mit 4 ml Wasser *R* in ein Reagenzglas überführt und mit Wasser *R* zu 10 ml verdünnt. Die Lösung muß der Grenzprüfung auf Eisen entsprechen (10 ppm).

Schwermetalle (2.4.8): 1,0 g Substanz muß der Grenzprüfung C auf Schwermetalle entsprechen (10 ppm). Zur Herstellung der Referenzlösung wird 1 ml Blei-Lösung (10 ppm Pb) *R* verwendet.

Trocknungsverlust (2.2.32): Höchstens 0,5 Prozent, mit 1,000 g Substanz durch Trocknen im Trockenschrank bei 100 bis 105 °C bestimmt.

Sulfatasche (2.4.14): Höchstens 0,1 Prozent, mit 1,0 g Substanz bestimmt.

Gehaltsbestimmung

0,250 g Substanz, in 80 ml wasserfreier Essigsäure *R* gelöst, werden mit Perchlorsäure ($0{,}1\ mol \cdot l^{-1}$) titriert. Der Endpunkt wird mit Hilfe der Potentiometrie (2.2.20) bestimmt.

1 ml Perchlorsäure ($0{,}1\ mol \cdot l^{-1}$) entspricht 34,14 mg $C_{15}H_{23}N_3O_4S$.

Verunreinigungen

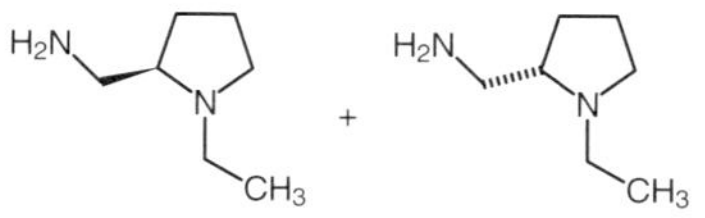

A. (2*RS*)-2-(Aminomethyl)-1-ethylpyrrolidin

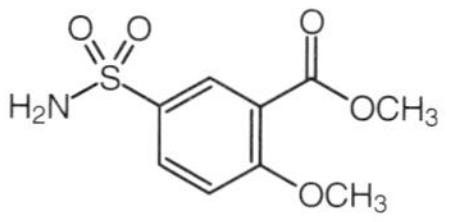

B. 2-Methoxy-5-sulfamoylbenzoesäuremethylester

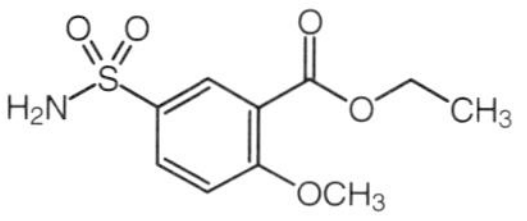

C. 2-Methoxy-5-sulfamoylbenzoesäureethylester

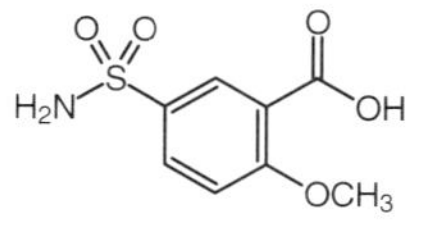

D. 2-Methoxy-5-sulfamoylbenzoesäure

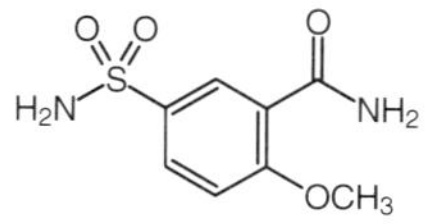

E. 2-Methoxy-5-sulfamoylbenzamid

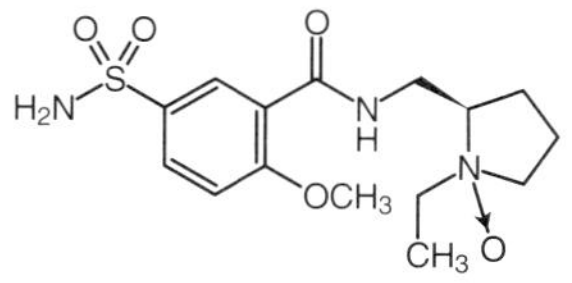

F. *N*-[(1-Ethylpyrrolidin-2-yl)methyl]-2-methoxy-5-sulfamoylbenzamid-1-oxid

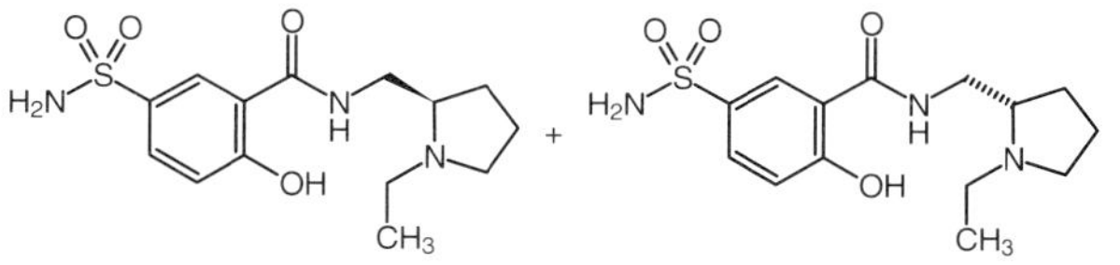

G. (*RS*)-*N*-[(1-Ethylpyrrolidin-2-yl)methyl]-2-hydroxy-5-sulfamoylbenzamid.

2001, 1573

Sumatriptansuccinat
Sumatriptani succinas

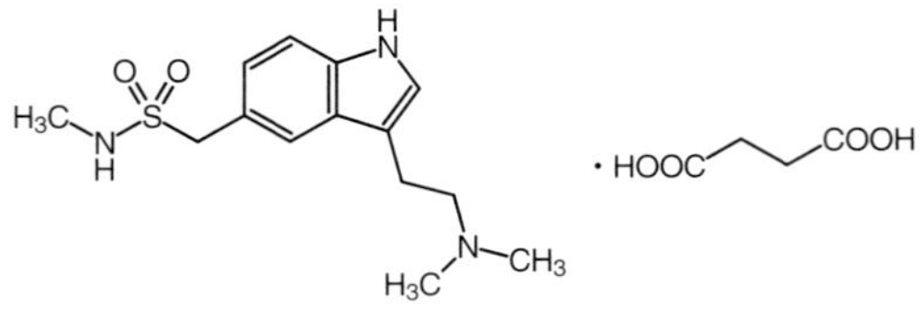

$C_{18}H_{27}N_3O_6S$ M_r 413,5

Definition

Sumatriptansuccinat enthält mindestens 97,5 und höchstens 102,0 Prozent [3-[2-(Dimethylamino)ethyl]-1*H*-indol-5-yl]-*N*-methylmethansulfonamid-hydrogenbutandioat, berechnet auf die wasserfreie Substanz.

Eigenschaften

Weißes bis fast weißes Pulver; leicht löslich in Wasser, wenig löslich in Methanol, praktisch unlöslich in Dichlormethan.

Prüfung auf Identität

Die Prüfung erfolgt mit Hilfe der IR-Spektroskopie (2.2.24) durch Vergleich des Spektrums der Substanz mit dem von Sumatriptansuccinat *CRS*. Die Prüfung erfolgt mit Hilfe von Preßlingen.

Prüfung auf Reinheit

Prüflösung: 1,0 g Substanz wird in kohlendioxidfreiem Wasser *R* zu 25,0 ml gelöst.

Absorption (2.2.25): Die Absorption der Prüflösung, bei 440 nm gemessen, beträgt höchstens 0,10.

***p*H-Wert** (2.2.3): 2,5 ml Prüflösung werden mit kohlendioxidfreiem Wasser *R* zu 10 ml verdünnt. Der *p*H-Wert dieser Lösung muß zwischen 4,5 und 5,3 liegen.

Verwandte Substanzen:

A. Die Prüfung erfolgt mit Hilfe der Flüssigchromatographie (2.2.29).

Untersuchungslösung: 30,0 mg Substanz werden in der mobilen Phase zu 10,0 ml gelöst.

Referenzlösung a: 2 mg Sumatriptan-Verunreinigung A *CRS* werden in der mobilen Phase gelöst. Nach Zusatz von 1 ml Untersuchungslösung wird die Lösung mit der mobilen Phase zu 100 ml verdünnt. 1 ml dieser Lösung wird mit der mobilen Phase zu 10 ml verdünnt.

Referenzlösung b: 1,0 ml Untersuchungslösung wird mit der mobilen Phase zu 100,0 ml verdünnt. 1,0 ml dieser Lösung wird mit der mobilen Phase zu 10,0 ml verdünnt.

Referenzlösung c: 3 mg Sumatriptan zur Eignungsprüfung *CRS* werden in der mobilen Phase zu 1 ml gelöst.

Die Chromatographie kann durchgeführt werden mit
- einer Säule aus rostfreiem Stahl von 0,25 m Länge und 4,6 mm innerem Durchmesser, gepackt mit Kieselgel zur Chromatographie *R* (5 µm)
- einer Mischung von 10 Volumteilen einer Lösung von Ammoniumacetat *R* ($771 \text{ g} \cdot \text{l}^{-1}$) und 90 Volumteilen Methanol *R* als mobile Phase bei einer Durchflußrate von 2,0 ml je Minute
- einem Spektrometer als Detektor bei einer Wellenlänge von 282 nm.

20 µl Referenzlösung b werden eingespritzt. Die Empfindlichkeit des Systems wird so eingestellt, daß die Höhe des Hauptpeaks im Chromatogramm mindestens 20 Prozent des maximalen Ausschlags beträgt.

20 µl Referenzlösung c werden eingespritzt. Das Chromatogramm entspricht dem mit Sumatriptan zur Eignungsprüfung *CRS* erhaltenen Chromatogramm.

20 µl Referenzlösung a werden eingespritzt. Die Prüfung darf nur ausgewertet werden, wenn im Chromatogramm die Auflösung zwischen den Peaks von Sumatriptan (Retentionszeit etwa 3 min) und der Verunreinigung A (relative Retention etwa 2,5) mindestens 1,5 beträgt.

20 µl Untersuchungslösung werden eingespritzt. Die Chromatographie erfolgt über eine Dauer, die der 5fachen Retentionszeit des Hauptpeaks entspricht. Im Chromatogramm der Untersuchungslösung darf eine der Verunreinigung A entsprechende Peakfläche nicht größer sein als das 6fache der Fläche des Hauptpeaks im Chromatogramm der Referenzlösung b (0,6 Prozent); eine der Verunreinigung H (relative Retention etwa 3,5) entsprechende Peakfläche darf nicht größer sein als das 3fache der Fläche des Hauptpeaks im Chromatogramm der Referenzlösung b (0,3 Prozent); keine Peakfläche, mit Ausnahme der des Hauptpeaks und der der Verunreinigung A und H entsprechenden Peaks, darf größer sein als die Fläche des Hauptpeaks im Chromatogramm der Referenzlösung b (0,1 Prozent). Im Chromatogramm der Untersuchungslösung darf die Summe aller Peakflächen, mit Ausnahme der des Hauptpeaks, nicht größer sein als das 9fache der Fläche des Hauptpeaks im Chromatogramm der Referenzlösung b (0,9 Prozent). Peaks, deren Fläche kleiner ist als das 0,5fache der Fläche des Hauptpeaks im Chromatogramm der Referenzlösung b, werden nicht berücksichtigt (0,05 Prozent).

B. Die Prüfung erfolgt mit Hilfe der Flüssigchromatographie (2.2.29) wie unter „Gehaltsbestimmung" beschrieben.

Untersuchungslösung: 30,0 mg Substanz werden in der mobilen Phase zu 10,0 ml gelöst.

Referenzlösung a: 2 mg Sumatriptan-Verunreinigung C *CRS* werden in der mobilen Phase gelöst. Nach Zusatz von 1 ml Untersuchungslösung wird die Lösung mit der mobilen Phase zu 100 ml verdünnt. 1 ml dieser Lösung wird mit der mobilen Phase zu 10 ml verdünnt.

Referenzlösung b: 1,0 ml Untersuchungslösung wird mit der mobilen Phase zu 100,0 ml verdünnt. 1,0 ml dieser Lösung wird mit der mobilen Phase zu 10,0 ml verdünnt.

Referenzlösung c: 30 mg Sumatriptan-Verunreinigungsmischung *CRS* werden in der mobilen Phase zu 10 ml gelöst.

10 µl Referenzlösung b werden eingespritzt. Die Empfindlichkeit des Systems wird so eingestellt, daß die Höhe des Hauptpeaks im Chromatogramm mindestens 50 Prozent des maximalen Ausschlags beträgt. Die Retentionszeit von Sumatriptan wird bestimmt.

10 µl Referenzlösung a werden eingespritzt. Die Prüfung darf nur ausgewertet werden, wenn im Chromatogramm die Auflösung zwischen den Peaks von Sumatriptan und der Verunreinigung C mindestens 1,5 beträgt.

10 µl Referenzlösung c werden eingespritzt. Das Chromatogramm zeigt 5 Hauptpeaks. Die Fläche des Peaks der Verunreinigung E entspricht etwa dem 2fachen der Fläche der Verunreinigung B, C oder D (die Retentionszeit der Verunreinigung E ist abhängig von der verwendeten Säule). Die relative Retention, bezogen auf Sumatriptan, beträgt für die Verunreinigung B etwa 0,6, für die Verunreinigung C etwa 0,9 und für die Verunreinigung D etwa 0,3. Die Retentionszeiten der Verunreinigungen E, B, C und D werden bestimmt.

10 µl Untersuchungslösung werden eingespritzt. Die Chromatographie erfolgt über eine Dauer, die der 4fachen Retentionszeit des Hauptpeaks entspricht. Eine der Verunreinigung B, C oder D entsprechende Peakfläche darf nicht größer sein als das 5fache der Fläche des Hauptpeaks im Chromatogramm der Referenzlösung b (0,5 Prozent). Eine der Verunreinigung E entsprechende Peakfläche und jede weitere Peakfläche, mit Ausnahme der des Hauptpeaks und der der Verunreinigung B, C oder D, darf nicht größer sein als die Fläche des Hauptpeaks im Chromatogramm der Referenzlösung b (0,1 Prozent); die Summe aller Peakflächen, mit Ausnahme der des Hauptpeaks, darf nicht größer sein als das 6fache der Fläche des Hauptpeaks im Chromatogramm der Referenzlösung b (0,6 Prozent). Peaks, deren Fläche kleiner ist als das 0,5fache der Fläche des Hauptpeaks im Chromatogramm der Referenzlösung b, werden nicht berücksichtigt (0,05 Prozent).

Wasser (2.5.12): Höchstens 1,0 Prozent, mit 0,500 g Substanz nach der Karl-Fischer-Methode bestimmt.

Sulfatasche (2.4.14): Höchstens 0,1 Prozent, mit 1,0 g Substanz bestimmt.

Gehaltsbestimmung

Die Bestimmung erfolgt mit Hilfe der Flüssigchromatographie (2.2.29).

Lösung A: 2,925 g Natriumdihydrogenphosphat *R* werden in 600 ml Wasser *R* gelöst. Der *p*H-Wert der Lösung wird mit konzentrierter Natriumhydroxid-Lösung *R* auf 6,5 eingestellt. Die Lösung wird mit Wasser *R* zu 750 ml verdünnt, mit 250 ml Acetonitril *R* versetzt und gemischt.

Untersuchungslösung: 15,0 mg Substanz werden in Lösung A zu 100,0 ml gelöst.

Referenzlösung a: 15,0 mg Sumatriptansuccinat *CRS* werden in Lösung A zu 100,0 ml gelöst.

Referenzlösung b: 3 mg Sumatriptan-Verunreinigung C *CRS* werden in Lösung A gelöst. Die Lösung wird mit 40 ml Referenzlösung a versetzt und anschließend mit Lösung A zu 100 ml verdünnt.

Die Chromatographie kann durchgeführt werden mit

- einer Säule aus rostfreiem Stahl von 0,25 m Länge und 4 mm innerem Durchmesser, gepackt mit octadecylsilyliertem Kieselgel zur Chromatographie *R* (5 µm)
- einer mobilen Phase bei einer Durchflußrate von 1,5 ml je Minute, bestehend aus einer Mischung von 25 Volumteilen Acetonitril *R* und 75 Volumteilen einer Lösung, die wie folgt hergestellt wird: 0,970 g Dibutylamin *R*, 0,735 g Phosphorsäure 85 % *R* und 2,93 g Natriumdihydrogenphosphat *R* werden in 750 ml Wasser *R* gelöst; der *p*H-Wert der Lösung wird mit konzentrierter Natriumhydroxid-Lösung *R* auf 6,5 eingestellt; anschließend wird die Lösung mit Wasser *R* zu 1000 ml verdünnt
- einem Spektrometer als Detektor bei einer Wellenlänge von 282 nm.

10 µl Referenzlösung a werden eingespritzt. Die Empfindlichkeit des Systems wird so eingestellt, daß die Höhe des Hauptpeaks im Chromatogramm mindestens 50 Prozent des maximalen Ausschlags beträgt.

Die Referenzlösung b wird eingespritzt. Die Bestimmung darf nur ausgewertet werden, wenn die Auflösung zwischen den Peaks von Sumatriptan und der Verunreinigung C mindestens 1,5 beträgt.

Je 10 µl Untersuchungslösung und Referenzlösung a werden eingespritzt, und der Prozentgehalt an Sumatriptansuccinat wird bestimmt.

Lagerung

Vor Licht geschützt.

Verunreinigungen

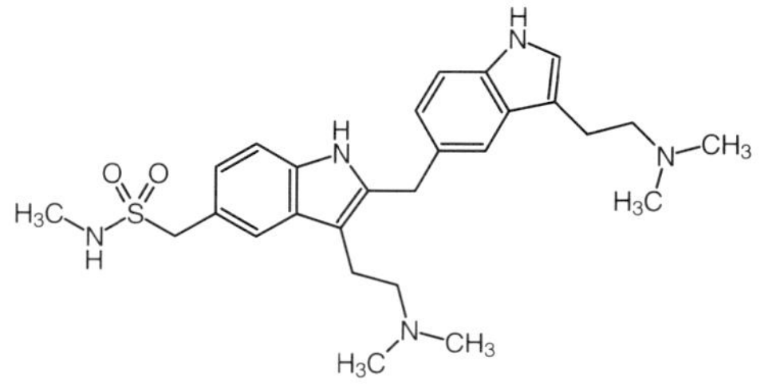

A. [3-[2-(Dimethylamino)ethyl]-2-[[3-[2-(dimethylamino)ethyl]-1*H*-indol-5-yl]methyl]-1*H*-indol-5-yl]-*N*-methylmethansulfonamid

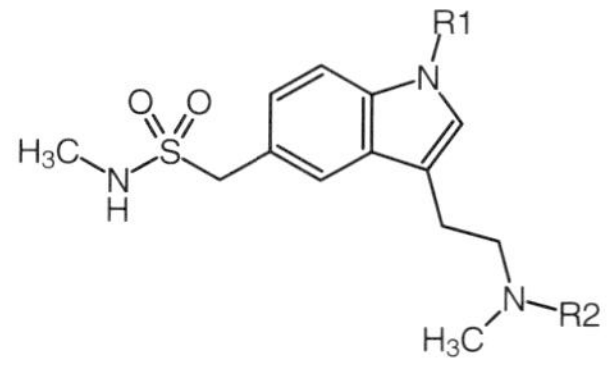

B. R1 = R2 = H:
[3-[2-(Methylamino)ethyl]-1*H*-indol-5-yl]-*N*-methylmethansulfonamid

C. R1 = CH_2–OH, R2 = CH_3:
[3-[2-(Dimethylamino)ethyl]-1-(hydroxymethyl)-1*H*-indol-5-yl]-*N*-methylmethansulfonamid

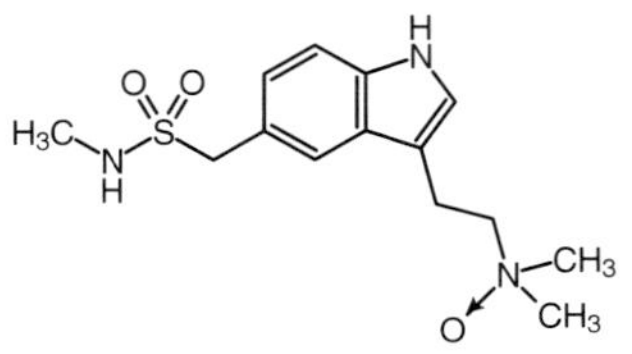

D. [3-[2-(Dimethylamino-*N*-oxid)ethyl]-1*H*-indol-5-yl]-*N*-methylmethansulfonamid

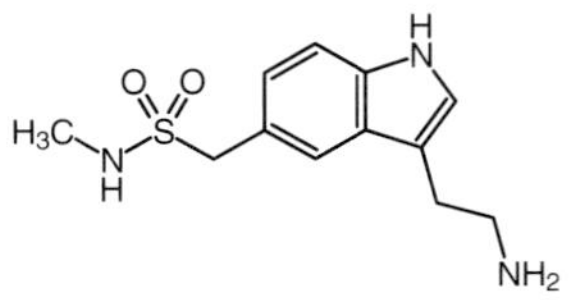

E. [3-(2-Aminoethyl)-1*H*-indol-5-yl]-*N*-methylmethansulfonamid

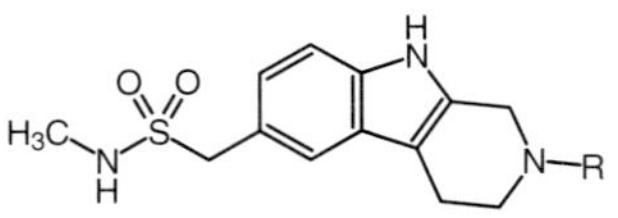

F. R = H:
N-Methyl(2,3,4,9-tetrahydro-1*H*-pyrido[3,4-*b*]indol-6-yl)methansulfonamid

G. R = CH_3:
N-Methyl(2-methyl-2,3,4,9-tetrahydro-1*H*-pyrido[3,4-*b*]indol-6-yl)methansulfonamid

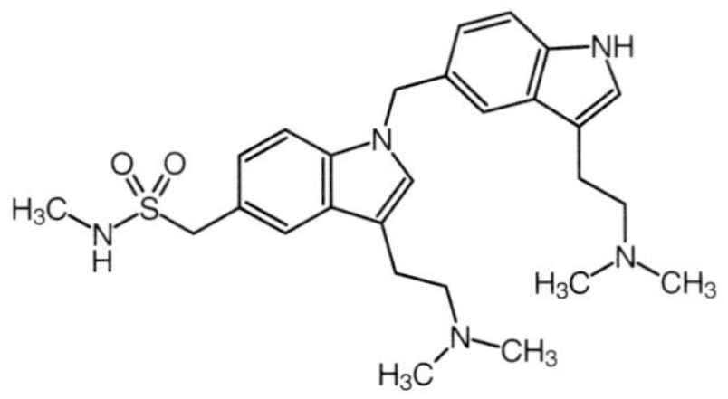

H. [3-[2-(Dimethylamino)ethyl]-1-[[3-[2-(dimethylamino)ethyl]-1*H*-indol-5-yl]methyl]-1*H*-indol-5-yl]-*N*-methylmethansulfonamid.

2001, 248

Suxamethoniumchlorid

Suxamethonii chloridum

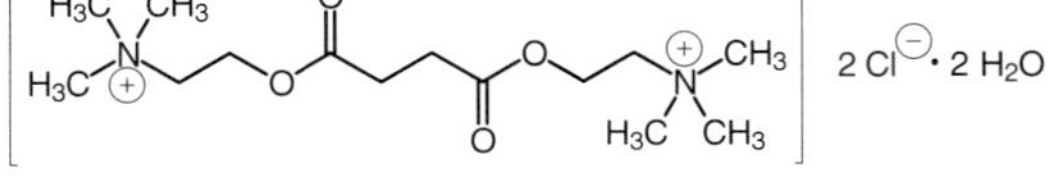

$C_{14}H_{30}Cl_2N_2O_4 \cdot 2\ H_2O$ M_r 397,3

Definition

Suxamethoniumchlorid enthält mindestens 98,0 und höchstens 102,0 Prozent 2,2′-(Succinyldioxybis(*N,N,N*-ethyltrimethylammonium)dichlorid, berechnet auf die wasserfreie Substanz.

Eigenschaften

Weißes bis fast weißes, kristallines, hygroskopisches Pulver; leicht löslich in Wasser, schwer löslich in Ethanol.

Die nicht getrocknete Substanz schmilzt bei etwa 160 °C.

Prüfung auf Identität

1: A, D.
2: B, C, D.

A. Die Prüfung erfolgt mit Hilfe der IR-Spektroskopie (2.2.24) durch Vergleich des Spektrums der Substanz mit dem von Suxamethoniumchlorid *CRS*. Die Prüfung erfolgt mit Hilfe von Preßlingen.

B. 1 ml Prüflösung (siehe „Prüfung auf Reinheit") wird mit 9 ml Wasser *R*, 10 ml verdünnter Schwefelsäure *R* und 30 ml Reineckesalz-Lösung *R* versetzt. Dabei entsteht ein rosa Niederschlag, der nach 30 min abfiltriert, nacheinander mit Wasser *R*, Ethanol 96 % *R* und Ether *R* gewaschen und bei 80 °C getrocknet wird. Der Niederschlag schmilzt (2.2.14) zwischen 180 und 185 °C.

C. Etwa 25 mg Substanz werden in 1 ml Wasser *R* gelöst. Nach Zusatz von 0,1 ml einer Lösung von Cobalt(II)-chlorid *R* (10 g · l^{-1}) und 0,1 ml Kaliumhexacyanoferrat(II)-Lösung *R* entsteht eine Grünfärbung.

D. Etwa 20 mg Substanz geben die Identitätsreaktion a auf Chlorid (2.3.1).

Prüfung auf Reinheit

Prüflösung: 1,0 g Substanz wird in kohlendioxidfreiem Wasser *R* zu 20 ml gelöst.

Aussehen der Lösung: Die Prüflösung muß klar (2.2.1) sein. 4 ml Prüflösung werden mit Wasser *R* zu 10 ml verdünnt. Diese Lösung muß farblos (2.2.2, Methode II) sein.

***p*H-Wert** (2.2.3): 1 ml Prüflösung wird mit kohlendioxidfreiem Wasser *R* zu 10 ml verdünnt. Der *p*H-Wert dieser Lösung muß zwischen 4,0 und 5,0 liegen.

Cholinchlorid: Die Prüfung erfolgt mit Hilfe der Dünnschichtchromatographie (2.2.27) unter Verwendung einer Schicht von Cellulose zur Chromatographie *R* 1.

Untersuchungslösung: 0,4 g Substanz werden in Methanol *R* zu 10 ml gelöst.

Referenzlösung: 0,4 g Suxamethoniumchlorid *CRS* und 2 mg Cholinchlorid *R* werden in Methanol *R* zu 10 ml gelöst.

Auf die Platte werden 5 µl jeder Lösung aufgetragen. Das Fließmittel wird wie folgt hergestellt: 10 Volumteile wasserfreie Ameisensäure *R*, 40 Volumteile Wasser *R* und 50 Volumteile 1-Butanol *R* werden 10 min lang geschüttelt. Nach Phasentrennung wird die obere Phase verwendet. Die Chromatographie erfolgt über eine Laufstrecke von 15 cm. Die Platte wird im Luftstrom getrocknet und mit Dragendorffs Reagenz *R* besprüht. Kein im Chromatogramm der Untersuchungslösung auftretender Nebenfleck darf größer oder stärker gefärbt sein als der dem Cholinchlorid entsprechende Fleck im Chromatogramm der Referenzlösung (0,5 Prozent). Die Prüfung darf nur ausgewertet werden, wenn das Chromatogramm der Referenzlösung deutlich voneinander getrennt 2 Flecke zeigt.

Wasser (2.5.12): 8,0 bis 10,0 Prozent, mit 0,30 g Substanz nach der Karl-Fischer-Methode bestimmt.

Sulfatasche (2.4.14): Höchstens 0,1 Prozent, mit 1,0 g Substanz bestimmt.

Gehaltsbestimmung

0,150 g Substanz, in 50 ml Acetanhydrid *R* gelöst, werden mit Perchlorsäure (0,1 mol · l^{-1}) titriert. Der Endpunkt wird mit Hilfe der Potentiometrie (2.2.20) bestimmt.

1 ml Perchlorsäure (0,1 mol · l^{-1}) entspricht 18,07 mg $C_{14}H_{30}Cl_2N_2O_4$.

Lagerung

Dicht verschlossen, vor Licht geschützt.

2001, 1574

Suxibuzon

Suxibuzonum

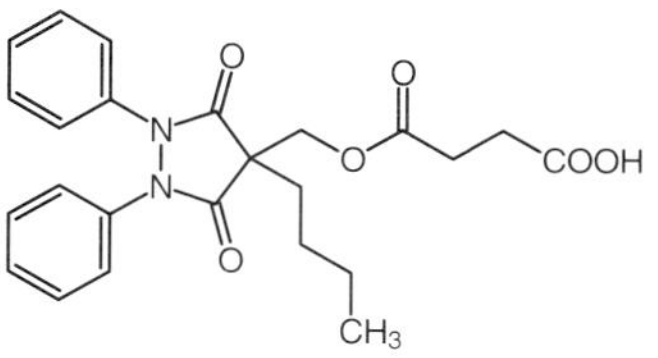

$C_{24}H_{26}N_2O_6$ M_r 438,5

Definition

4-[(4-Butyl-3,5-dioxo-1,2-diphenylpyrazolidin-4-yl)methoxy]-4-oxobutansäure

Gehalt: 99,0 bis 101,0 Prozent (getrocknete Substanz)

Eigenschaften

Aussehen: weißes, kristallines Pulver

Löslichkeit: praktisch unlöslich in Wasser, leicht löslich in Aceton, löslich in Ethanol, praktisch unlöslich in Cyclohexan

Prüfung auf Identität

IR-Spektroskopie (2.2.24)

Vergleich: Suxibuzon *CRS*

Prüfung auf Reinheit

Aussehen der Lösung: Die Lösung muß klar (2.2.1) und farblos (2.2.2, Methode II) sein.

1 g Substanz wird in wasserfreiem Ethanol *R* zu 20 ml gelöst.

Verwandte Substanzen: Flüssigchromatographie (2.2.29)

Untersuchungslösung: 0,10 g Substanz werden in Acetonitril *R* zu 25,0 ml gelöst.

Referenzlösung a: 2,8 mg Suxibuzon-Verunreinigung B *CRS* und 2,8 mg Suxibuzon-Verunreinigung C *CRS* werden in Acetonitril *R* zu 10,0 ml gelöst. 1,0 ml Lösung wird mit Acetonitril *R* zu 10,0 ml verdünnt.

Referenzlösung b: 4 mg Phenylbutazon *CRS* (Suxibuzon-Verunreinigung A) werden in Acetonitril *R* zu 100,0 ml gelöst. 1,0 ml Lösung wird mit Acetonitril *R* zu 10,0 ml verdünnt.

Referenzlösung c: 10 mg Phenylbutazon *CRS* werden in Acetonitril *R* zu 25,0 ml gelöst. Eine Mischung von 10,0 ml Lösung und 1,0 ml Untersuchungslösung wird mit Acetonitril *R* zu 25,0 ml verdünnt.

Säule

- Größe: l = 0,125 m, ∅ = 4,0 mm
- Stationäre Phase: octadecylsilyliertes Kieselgel zur Chromatographie *R* (5 µm)

Mobile Phase: 44 Volumteile Acetonitril *R* und 56 Volumteile einer Lösung, die wie folgt hergestellt wird: 6,7 g Citronensäure *R* und 2,4 g Trometamol *R* werden in 950 ml Wasser *R* gelöst. Der *p*H-Wert der Lösung wird mit Citronensäure *R* auf 3,0 eingestellt. Die Lösung wird mit Wasser *R* zu 1000 ml verdünnt.

Durchflußrate: 1 ml/min

Detektion: Spektrometer bei 250 nm

Einspritzen: 10 µl

Relative Retentionen (bezogen auf Suxibuzon, t_R etwa 7 min):
- Verunreinigung C: 0,7
- Verunreinigung A: 1,4
- Verunreinigung B: 3,3

Eignungsprüfung

- Auflösung: mindestens 2,0 zwischen den Peaks von Suxibuzon und der Verunreinigung A im Chromatogramm der Referenzlösung c

Grenzwerte

- Verunreinigung A: nicht größer als die Fläche des Hauptpeaks im Chromatogramm der Referenzlösung b (0,1 Prozent)
- Verunreinigung B: nicht größer als die Fläche des Hauptpeaks im Chromatogramm der Referenzlösung a (0,7 Prozent)
- Verunreinigung C: nicht größer als die Fläche des Hauptpeaks im Chromatogramm der Referenzlösung a (0,7 Prozent)
- Jede weitere Verunreinigung: nicht größer als die Fläche des Hauptpeaks im Chromatogramm der Referenzlösung b (0,1 Prozent)

S

Monographien

- Summe aller Verunreinigungen: höchstens das 10fache der Fläche des Hauptpeaks im Chromatogramm der Referenzlösung b (1,0 Prozent)
- Ohne Berücksichtigung bleiben: Peaks, deren Fläche kleiner ist als das 0,1fache der Fläche des Hauptpeaks im Chromatogramm der Referenzlösung a (0,07 Prozent)

Schwermetalle (2.4.8): höchstens 10 ppm
2,0 g Substanz müssen der Grenzprüfung C auf Schwermetalle entsprechen. Zur Herstellung der Referenzlösung werden 2 ml Blei-Lösung (10 ppm Pb) *R* verwendet.

Trocknungsverlust (2.2.32): höchstens 0,5 Prozent, mit 1,000 g Substanz durch Trocknen im Trockenschrank bei 60 °C bestimmt

Sulfatasche (2.4.14): höchstens 0,1 Prozent, mit 1,0 g Substanz bestimmt

Gehaltsbestimmung

0,400 g Substanz, in zuvor neutralisiertem wasserfreiem Ethanol *R* zu 10 ml gelöst, werden mit Natriumhydroxid-Lösung (0,1 mol · l^{-1}) titriert. Der Endpunkt wird mit Hilfe der Potentiometrie (2.2.20) bestimmt.

1 ml Natriumhydroxid-Lösung (0,1 mol · l^{-1}) entspricht 43,85 mg $C_{24}H_{26}N_2O_6$.

Lagerung

Vor Licht geschützt

Verunreinigungen

Qualifizierte Verunreinigungen: B, C

Andere bestimmbare Verunreinigungen: A

A. Phenylbutazon

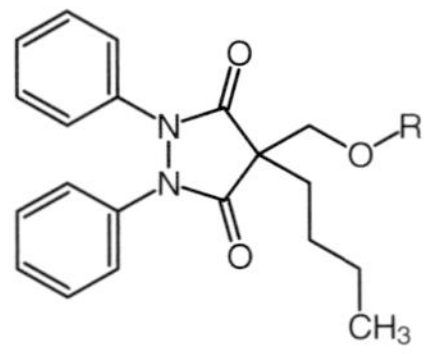

B. R = $CO–CH_2–CH_2–CO–O–CH_2–CH_3$:
(4-Butyl-3,5-dioxo-1,2-diphenylpyrazolidin-4-yl)=methylethylbutandioat

C. R = H:
4-Butyl-4-(hydroxymethyl)-1,2-diphenyl-1,2-dihy=dro-4*H*-pyrazol-3,5-dion.

T

2000, 1419

Taigawurzel

Eleutherococci radix

Definition

Taigawurzel besteht aus den ganzen oder geschnittenen, getrockneten unterirdischen Teilen von *Eleutherococcus senticosus* (Rupr. et Maxim.) Maxim.

Eigenschaften

Die Droge weist die unter „Prüfung auf Identität, A und B“ beschriebenen makroskopischen und mikroskopischen Merkmale auf.

Prüfung auf Identität

A. Das im Durchmesser 1,5 bis 4,0 cm betragende Rhizom ist knotig und von unregelmäßig zylindrischer Gestalt. Die Oberfläche ist rauh, längsgefurcht und graubraun bis schwarzbraun. Die etwa 2 mm dicke Rinde schließt eng an das Xylem an. Das Kernholz ist hellbraun, der saftführende Teil des Holzes ist blaßgelb. Der Bruch zeigt im Rindenteil kurze, dünne Fasern und ist besonders im inneren Teil des Xylems grobfaserig. Die Rhizomunterseite zeigt zahlreiche Wurzeln. Die Wurzeln sind zylindrisch, knotig, 3,5 bis 15 cm lang, ihr Durchmesser beträgt 0,3 bis 1,5 cm. Die glatte Oberfläche ist graubraun bis schwarzbraun. Die etwa 0,5 mm dicke Wurzelrinde ist eng mit dem blaßgelben Xylem verbunden. Der Bruch ist schwach faserig. An geschälten Stellen ist die Wurzel gelblichbraun.

B. Die Droge wird pulverisiert (355). Das Pulver ist gelblich. Die Prüfung erfolgt unter dem Mikroskop, wobei Chloralhydrat-Lösung *R* verwendet wird. Das Pulver zeigt zahlreiche Gruppen dickwandiger, verholzter Fasern; Fragmente weitlumiger Netz- und Hoftüpfelgefäße; Gruppen von Sekretgängen, deren Durchmesser bis 20 µm beträgt, mit braunem Inhalt; Parenchymzellen mit 10 bis 50 µm großen Calciumoxalatdrusen. Unter dem Mikroskop bei Verwendung einer 50prozentigen Lösung (*V/V*) von Glycerol *R* geprüft, zeigt das Pulver kleine, im Umriß abgerundete bis schwach eckige, einzeln, zu zweit oder zu dritt vorliegende Stärkekörner.

C. Die Prüfung erfolgt mit Hilfe der Dünnschichtchromatographie (2.2.27) unter Verwendung einer DC-Platte mit Kieselgel *R*.

Untersuchungslösung: 1,0 g pulverisierte Droge (500) wird mit 10 ml Ethanol 50 % *R* versetzt. Die Mischung wird 1 h lang unter Rückflußkühlung zum Sieden erhitzt. Nach dem Abkühlen wird filtriert und das Filtrat auf dem Wasserbad zur Trockne eingedampft. Der Rückstand wird in 2,5 ml einer Mischung von 5 Volumteilen Wasser *R* und 20 Volumteilen Ethanol 50 % *R* gelöst. Die Lösung wird filtriert.

Referenzlösung: 2,0 mg Aesculin *R* werden in 10 ml einer Mischung von 2 Volumteilen Wasser *R* und 8 Volumteilen Ethanol 50 % *R* gelöst.

Auf die Platte werden 20 µl Untersuchungslösung und 10 µl Referenzlösung bandförmig aufgetragen. Die Chromatographie erfolgt mit einer Mischung von 4 Volumteilen Wasser *R*, 30 Volumteilen Methanol *R* und 70 Volumteilen Dichlormethan *R* über eine Laufstrecke von 10 cm. Die Platte wird an der Luft trocknen gelassen und im ultravioletten Licht bei 365 nm ausgewertet. Das Chromatogramm der Referenzlösung zeigt in der oberen Hälfte eine blau fluoreszierende Zone (Aesculin). Die Platte wird mit Anisaldehyd-Reagenz *R* besprüht, 5 bis 10 min lang bei 100 bis 105 °C erhitzt und im Tageslicht ausgewertet. Das Chromatogramm der Untersuchungslösung zeigt unterhalb der Aesculin-Zone im Chromatogramm der Referenzlösung eine rötliche Zone (Eleutherosid E) und unmittelbar oberhalb der Aesculin-Zone im Chromatogramm der Referenzlösung eine braune Zone (Eleutherosid B). Weitere Zonen sind vorhanden.

Prüfung auf Reinheit

Fremde Bestandteile (2.8.2): Höchstens 3 Prozent.

Trocknungsverlust (2.2.32): Höchstens 10,0 Prozent, mit 1,000 g pulverisierter Droge (500) durch 2 h langes Trocknen im Trockenschrank bei 100 bis 105 °C bestimmt.

Asche (2.4.16): Höchstens 8,0 Prozent.

Extraktgehalt: 1,00 g pulverisierte Droge (500) wird in einem 250-ml-Rundkolben mit 50 ml einer Mischung von 1 Volumteil Wasser *R* und 4 Volumteilen Ethanol 50 % *R* versetzt, 1 h lang stehengelassen und anschließend 2 h lang unter Rückflußkühlung zum Sieden erhitzt. Nach dem Abkühlen wird die Mischung in einen 50-ml-Meßkolben abfiltriert. Rundkolben und Filter werden mit der gleichen Lösungsmittelmischung gespült. Die Spülflüssigkeit wird filtriert und zum Auffüllen des Meßkolbens verwendet. 25,0 ml dieser Lösung werden im Wasserbad zur Trockne eingedampft und der Rückstand 3 h lang im Trockenschrank bei 100 bis 105 °C getrocknet. Der Rückstand muß mindestens 30 mg betragen (6,0 Prozent).

Lagerung

Gut verschlossen, vor Licht geschützt.

1999, 438

Talkum

Talcum

Definition

Talkum ist ausgewähltes, pulverisiertes, natürliches, hydratisiertes Magnesiumsilikat. Die chemische Zusammensetzung der reinen Substanz ist $Mg_3Si_4O_{10}(OH)_2$; M_r 379,3. Die Substanz kann unterschiedliche Mengen vergesellschafteter Mineralien enthalten, unter welchen Chlorite (hydratisierte Aluminium- und Magnesiumsilikate), Magnesit (Magnesiumcarbonat), Calcit (Calciumcarbonat) und Dolomit (Calcium- und Magnesiumcarbonat) vorherrschen.

Herstellung

Talkum aus Lagerstätten, die für mit Asbest vergesellschaftete Substanzen bekannt sind, eignet sich nicht für pharmazeutische Zwecke. Der Hersteller muß nachweisen, daß die Substanz frei von Asbest ist (Nachweis von Hornblende und Serpentin). Die Anwesenheit von Hornblende und Serpentin kann mit Hilfe der IR-Spektroskopie oder Röntgendiffraktion (siehe A und B) nachgewiesen werden. Im Falle eines positiven Nachweises wird nach spezifischen morphologischen Merkmalen mit Hilfe geeigneter mikroskopischer Methoden gesucht, um zu bestimmen, welche asbestführende Varietät (Chrysotil- oder Tremolitasbest) vorliegt. Die Untersuchungen werden wie nachstehend beschrieben durchgeführt:

A. Die Prüfung erfolgt mit Hilfe der IR-Spektroskopie (2.2.24). Zwischen 740 und 760 cm^{-1} wird unter Ausnutzung des Skalenbereichs geprüft; eine Absorptionsbande bei 758 ± 1 cm^{-1} kann auf die Anwesenheit von Tremolit oder Chlorit hinweisen. Die Anwesenheit dieser Bande nach mindestens 30 min langem Glühen der Substanz bei 850 °C weist auf Tremolit hin. Zwischen 600 und 650 cm^{-1} wird unter Ausnutzung des Skalenbereichs geprüft; Absorptionsbanden oder Schultern können auf Serpentine hinweisen. Die Prüfung erfolgt mit Hilfe von Preßlingen unter Verwendung von Kaliumbromid *R*.

B. Die Prüfung erfolgt mit Hilfe der Röntgendiffraktion unter folgenden Bedingungen:
   - Strahlung: Cu Kα monochromatisch, 40 kV, 24 bis 30 mA
   - Einfallsspalte: 1°
   - Erfassungsspalte: 0,2°
   - Abtastgeschwindigkeit des Goniometers: 1/10° 2θ/min
   - Abtastbereich: 10 bis 13° 2θ und 24 bis 26° 2θ
   - nicht gerichtetes Muster.

   Die zu untersuchende Substanz wird auf den Träger gelegt und festgedrückt. Die Oberfläche wird mit einem polierten Glasplättchen geglättet. Die Diffraktogramme werden aufgezeichnet.

   Hornblende wird nachgewiesen mit einem Diffraktions-Peak bei 10,5 ± 0,1° 2θ, Serpentin mit Diffraktions-Peaks bei 24,3 ± 0,1° 2θ bis 12,1 ± 0,1° 2θ.

Wenn durch eine der beiden Methoden Hornblende und/oder Serpentin nachgewiesen wird, wird die Substanz mit Hilfe einer mikroskopischen Methode, die geeignet ist, Asbestfasern nachzuweisen, geprüft.

Die Prüfung erfolgt mikroskopisch. Die Anwesenheit von Asbest ist erwiesen, wenn folgende 2 Kriterien erfüllt sind:
- Verhältnis Länge zu Breite von 20 zu 1 bis 100 zu 1 oder größer für Fasern von mehr als 5 µm Länge
- Fähigkeit, sich in sehr feine Fäserchen zu teilen

und wenn 2 oder mehr der folgenden 4 Kriterien erfüllt sind:
- parallel laufende Fasern in Bündeln
- Faserbündel mit zerfasernden Enden
- Fasern in Form feiner Nadeln
- einzeln verfilzte Fasern und/oder gekrümmte Fasern.

Eigenschaften

Leichtes, weißes bis fast weißes, homogenes, fettig anzufühlendes (nicht scheuerndes) Pulver; praktisch unlöslich in Wasser, Ethanol, verdünnten Säuren und verdünnten Alkalihydroxid-Lösungen.

Prüfung auf Identität

1: A.
2: B, C.

A. Die Prüfung erfolgt mit Hilfe der IR-Spektroskopie (2.2.24). Das Spektrum zeigt Banden bei 3677 ± 2 cm^{-1}, 1018 ± 2 cm^{-1} und 669 ± 2 cm^{-1}. Die Prüfung erfolgt mit Hilfe von Preßlingen unter Verwendung von Kaliumbromid *R*.

B. In einem Platintiegel wird eine Mischung von 0,2 g wasserfreiem Natriumcarbonat *R* und 2,0 g Kaliumcarbonat *R* geschmolzen. 0,1 g Substanz werden der geschmolzenen Masse zugesetzt. Bis zur vollständigen Schmelze der Mischung wird erhitzt, erkalten gelassen und mit 50 ml heißem Wasser *R* in ein Becherglas gespült. Salzsäure *R* wird zugesetzt, bis die Lösung nicht mehr schäumt. Nach Zusatz von 10 ml Salzsäure *R* wird im Wasserbad zur Trockne eingedampft. Nach dem Erkalten werden 20 ml Wasser *R* zugesetzt, bis zum Sieden erhitzt und filtriert. (Der Rückstand wird für die „Prüfung auf Identität, C" verwendet.) 5 ml Filtrat werden mit 1 ml Ammoniak-Lösung *R* und 1 ml Ammoniumchlorid-Lösung *R* versetzt und filtriert. Wird dem Filtrat 1 ml Natriummonohydrogenphosphat-Lösung *R* zugesetzt, bildet sich ein weißer, kristalliner Niederschlag.

C. Der bei der „Prüfung auf Identität, B" erhaltene Rückstand gibt die Identitätsreaktion auf Silicat (2.3.1).

Prüfung auf Reinheit

Prüflösung I: 10,0 g Substanz werden in einem Erlenmeyerkolben mit aufgesetztem Rückflußkühler unter ständigem Umschwenken portionsweise mit 50 ml Salzsäure (0,5 mol · l^{-1}) versetzt. Die Mischung wird im Wasserbad 30 min lang erhitzt. Nach dem Erkalten wird die Mischung in ein Becherglas gebracht. Nach dem Absetzenlassen der nicht gelösten Substanz wird die überstehende Flüssigkeit durch ein Papierfilter mittlerer Stärke in einen 100-ml-Meßkolben filtriert, wobei der unlösliche Rückstand im Becherglas möglichst zurückbehalten wird. Der Rückstand und das Becherglas werden 3mal mit je 10 ml heißem Wasser *R* gewaschen. Das Filter wird mit 15 ml heißem Wasser *R* gewaschen. Das Filtrat wird erkalten gelassen und mit Wasser *R* zu 100,0 ml verdünnt.

Prüflösung II: In einer 100-ml-Schale aus Polytetrafluorethylen werden 0,5 g Substanz mit je 5 ml Salzsäure *R*, bleifreier Salpetersäure *R* und Perchlorsäure *R* versetzt. Nach sorgfältigem Mischen werden 35 ml Fluorwasserstoffsäure *R* zugesetzt. Die Mischung wird auf einer Heizplatte langsam zur Trockne eingedampft. Der Rückstand wird mit 5 ml Salzsäure *R* versetzt. Nach Bedecken der Schale mit einem Uhrglas wird zum Sieden erhitzt und erkalten gelassen. Uhrglas und Schale werden mit Wasser *R* abgespült. Die Lösung wird in einen Meßkolben überführt, der 5 ml einer Lösung von Caesiumchlorid *R* (25,34 g · l^{-1}) enthält. Nach Spülen der Schale mit Wasser *R* wird mit Wasser *R* zu 50,0 ml verdünnt.

***p*H-Wert** (2.2.3): Der *p*H-Wert des bei der Prüfung „Wasserlösliche Substanzen" erhaltenen Filtrats muß zwischen 7,0 und 9,0 liegen. Der Wert wird 1 min nach Einführen der Elektrode abgelesen.

Wasserlösliche Substanzen: 10,0 g Substanz werden mit 50 ml kohlendioxidfreiem Wasser *R* versetzt. 30 min lang wird zum Rückfluß erhitzt, erkalten gelassen, durch ein Papierfilter mittlerer Stärke filtriert und mit kohlendioxidfreiem Wasser *R* zu 50,0 ml verdünnt. 25,0 ml Filtrat werden zur Trockne eingedampft und 1 h lang bei 105 °C getrocknet. Die Masse des Rückstands darf höchstens 10 mg betragen (0,2 Prozent).

Aluminium: Höchstens 2,0 Prozent Al. Der Gehalt an Aluminium wird mit Hilfe der Atomabsorptionsspektroskopie (2.2.23, Methode I) bestimmt.

Untersuchungslösung: 5,0 ml Prüflösung II werden mit 10 ml einer Lösung von Caesiumchlorid *R* (25,34 g · l^{-1}) und 10,0 ml Salzsäure *R* versetzt und mit Wasser *R* zu 100,0 ml verdünnt.

Referenzlösungen: In 4 gleiche Meßkolben, die je 10,0 ml Salzsäure *R* und 10 ml einer Lösung von Caesiumchlorid *R* (25,34 g · l^{-1}) enthalten, werden 5,0, 10,0, 15,0 beziehungsweise 20,0 ml Aluminium-Lösung (100 ppm Al) *R* gegeben und mit Wasser *R* zu je 100,0 ml verdünnt.

Die Absorption wird bei 309,3 nm unter Verwendung einer Aluminium-Hohlkathodenlampe als Strahlungsquelle und einer Distickstoffmonoxid-Acetylen-Flamme gemessen.

Calcium: Höchstens 0,9 Prozent Ca. Der Gehalt an Calcium wird mit Hilfe der Atomabsorptionsspektroskopie (2.2.23, Methode I) bestimmt.

Untersuchungslösung: 5,0 ml Prüflösung II werden mit 10,0 ml Salzsäure *R* und 10 ml Lanthanchlorid-Lösung *R* versetzt und mit Wasser *R* zu 100,0 ml verdünnt.

Referenzlösungen: In 4 gleiche Meßkolben, die je 10,0 ml Salzsäure *R* und 10 ml Lanthanchlorid-Lösung *R* enthalten, werden 1,0, 2,0, 3,0 beziehungsweise 4,0 ml Calcium-Lösung (100 ppm Ca) *R* 1 gegeben und mit Wasser *R* zu 100,0 ml verdünnt.

Die Absorption wird bei 422,7 nm unter Verwendung einer Calcium-Hohlkathodenlampe als Strahlungsquelle und einer Distickstoffmonoxid-Acetylen-Flamme gemessen.

Eisen: Höchstens 0,25 Prozent Fe. Der Gehalt an Eisen wird mit Hilfe der Atomabsorptionsspektroskopie (2.2.23, Methode I) bestimmt.

Untersuchungslösung: 2,5 ml Prüflösung I werden mit 50,0 ml Salzsäure (0,5 mol · l^{-1}) versetzt und mit Wasser *R* zu 100,0 ml verdünnt.

Referenzlösungen: In 4 gleiche Meßkolben, die je 50,0 ml Salzsäure (0,5 mol · l^{-1}) enthalten, werden 2,0, 2,5, 3,0 beziehungsweise 4,0 ml Eisen-Lösung (250 ppm Fe) *R* gegeben und mit Wasser *R* zu 100,0 ml verdünnt.

Die Absorption wird bei 248,3 nm unter Verwendung einer Eisen-Hohlkathodenlampe als Strahlungsquelle und einer Luft-Acetylen-Flamme gemessen. Eine Korrektur wird mit Hilfe einer Deuteriumlampe durchgeführt.

Magnesium: Mindestens 17,0 und höchstens 19,5 Prozent Mg. Der Gehalt an Magnesium wird mit Hilfe der Atomabsorptionsspektroskopie (2.2.23, Methode I) bestimmt.

Untersuchungslösung: 0,5 ml Prüflösung II werden mit Wasser *R* zu 100,0 ml verdünnt. 4,0 ml dieser Lösung werden mit 10,0 ml Salzsäure *R* und 10 ml Lanthanchlorid-Lösung *R* versetzt und mit Wasser *R* zu 100,0 ml verdünnt.

Referenzlösungen: In 4 gleiche Meßkolben, die je 10,0 ml Salzsäure *R* und 10 ml Lanthanchlorid-Lösung *R* enthalten, werden 2,5, 3,0, 4,0 beziehungsweise 5,0 ml einer Magnesium-Lösung (10 ppm Mg) *R* 1 gegeben und mit Wasser *R* zu 100,0 ml verdünnt.

Die Absorption wird bei 285,2 nm unter Verwendung einer Magnesium-Hohlkathodenlampe als Strahlungsquelle und einer Luft-Acetylen-Flamme gemessen.

Blei: Höchstens 10 ppm Pb. Der Gehalt an Blei wird mit Hilfe der Atomabsorptionsspektroskopie (2.2.23, Methode I) bestimmt.

Untersuchungslösung: Die Prüflösung I wird verwendet.

Referenzlösungen: In 4 gleiche Meßkolben, die je 50,0 ml Salzsäure (0,5 mol · l^{-1}) enthalten, werden 5,0, 7,5, 10,0 beziehungsweise 12,5 ml Blei-Lösung (10 ppm Pb) *R* 1 gegeben und mit Wasser *R* zu 100,0 ml verdünnt.

Die Absorption wird bei 217,0 nm unter Verwendung einer Blei-Hohlkathodenlampe als Strahlungsquelle und einer Luft-Acetylen-Flamme gemessen.

Glühverlust: Höchstens 7,0 Prozent, mit 1,00 g Substanz durch Glühen bei 1050 bis 1100 °C bis zur Massekonstanz.

Mikrobielle Verunreinigung:
Keimzahl (2.6.12): Höchstens 10^2 koloniebildende, aerobe Bakterien und Pilze je Gramm, wenn die Substanz zur kutanen Anwendung bestimmt ist. Höchstens 10^3 koloniebildende, aerobe Bakterien und höchstens 10^2 Pilze je

Gramm, wenn die Substanz zur oralen Anwendung bestimmt ist.

Beschriftung

Die Beschriftung gibt insbesondere, falls zutreffend, an, ob die Substanz zur oralen oder kutanen Anwendung bestimmt ist.

2000, 1426

Tang

Fucus

Definition

Tang besteht aus dem zerkleinerten oder pulverisierten, getrockneten Thallus von *Fucus vesiculosus* L. oder *F. serratus* L. oder *Ascophyllum nodosum* Le Jolis. Die Droge enthält mindestens 0,03 und höchstens 0,2 Prozent Gesamt-Iod (A_r 126,9), bezogen auf die getrocknete Droge.

Eigenschaften

Die Droge hat einen salzigen und schleimigen Geschmack und einen unangenehmen, fischartigen Geruch.

Die Droge weist die unter „Prüfung auf Identität, A und B" beschriebenen makroskopischen und mikroskopischen Merkmale auf.

Prüfung auf Identität

A. Die Droge besteht aus schwarzbraunen bis grünlichbraunen Bruchstücken von hornartiger Konsistenz und ist gelegentlich mit weißlichen Ausblühungen bedeckt. Der Thallus besteht aus einer bandförmigen, gabelästig verzweigten Lamina mit hervortretenden Mittelrippen (Pseudonerven). *F. vesiculosus* zeigt typische, blattartige, glattrandige Spreiten, die gelegentlich, einzeln oder paarig, ovale Schwimmblasen tragen. Die Enden bestimmter Thallusäste sind von ovaler Gestalt und etwas verbreitert. Sie tragen zahlreiche Reproduktionsorgane, sogenannte Konzeptakel. Die blattartige Spreite von *F. serratus* hat einen gezackten Rand und keine Schwimmblasen, seine Konzeptakel tragenden Thallusäste sind nur gering verdickt. Der Thallus von *A. nodosum* ist unregelmäßig verzweigt und ohne Mittelrippen. Er zeigt einzelne, ovale Schwimmblasen; sichelförmige Konzeptakel befinden sich am Ende kleiner Thallusäste.

B. Die Droge wird pulverisiert (355). Das Pulver ist grünlichbraun. Die Prüfung erfolgt unter dem Mikroskop, wobei Chloralhydrat-Lösung *R* verwendet wird. Das Pulver zeigt Bruchstücke des Oberflächengewebes, das aus regelmäßigen, isodiametrischen Zellen mit braunem Inhalt besteht, ferner Fragmente des tiefer liegenden Gewebes aus farblosen, länglichen, in langen Fäden angeordneten Zellen und, dazwischen liegend, große, mit Schleim gefüllte Räume. Dickwandige, von den Pseudonerven stammende Zellen, die in Reihen und dicht gepackten Gruppen vorliegen, sind gelegentlich sichtbar.

C. 5 g pulverisierte Droge (355) werden mit 20 ml einer 2prozentigen Lösung (*V/V*) von Salzsäure *R* kräftig geschüttelt und abfiltriert. Der Rückstand wird mit 10 ml Wasser *R* gewaschen, abfiltriert und sodann mit 10 ml einer Lösung von Natriumcarbonat *R* ($200 g \cdot l^{-1}$) versetzt und geschüttelt. Danach wird zentrifugiert, die überstehende Flüssigkeit mit Schwefelsäure *R* auf einen *p*H-Wert von 1,5 eingestellt. Langsam bildet sich ein weißer, flockiger Niederschlag.

Prüfung auf Reinheit

Fremde Bestandteile (2.8.2): Die Droge muß der Prüfung entsprechen.

Schwermetalle: Gesamtgehalt an Blei, Cadmium, Eisen, Kupfer, Nickel und Zink höchstens 10 ppm, aber höchstens 0,2 ppm Cadmium.

Apparatur: Die apparative Ausstattung besteht aus

- einem luftdicht verschließbaren Kolben aus Polytetrafluorethylen mit einem Fassungsvermögen von etwa 120 ml als Mineralisationsgefäß, dessen Verschluß mit einem Ventil zur Regelung des Innendrucks sowie einem Rohr aus Polytetrafluorethylen, durch das Gas entweichen kann, ausgestattet ist; diese Art des Verschlusses mit einem vorgegebenen Drehmoment soll den Kolben luftdicht verschließen
- einem Mikrowellenherd mit einer Frequenz von 2450 MHz und einer Regelungsvorrichtung, die es gestattet, die Leistung von 0 bis 630 ± 70 Watt jeweils um 1 Prozent zu steigern; einem programmierbaren Computer; einer mit Polytetrafluorethylen ausgekleideten Mineralisationskammer; einem Drehtisch-System; einem Ventilator mit regulierbarer Geschwindigkeit und einem Gasabzugsrohr
- einem Atomabsorptions-Spektrometer, ausgestattet mit Hohlkathodenlampen als Strahlungsquelle, einem Graphitofen als Atomgenerator und einer Deuteriumlampe zur Hintergrundkorrektur.

Untersuchungsmethode

Vor Gebrauch sind die benötigten Glas- und Laborgeräte mit einer Lösung von Salpetersäure *R* ($10 g \cdot l^{-1}$) in Wasser *R* zu reinigen.

Untersuchungslösung: In einem geeigneten Mineralisationsgefäß wird die vorgeschriebene Probenmenge (etwa 0,50 g pulverisierte Droge (1400)) mit 6 ml Salpetersäure *R* und 4 ml Salzsäure *R* versetzt. Das Gefäß wird mit einem Verschluß mit vorgegebenem Drehmoment luftdicht verschlossen. 6 Untersuchungslösungen werden hergestellt.

Blindlösung: 6 ml Salpetersäure *R* und 4 ml Salzsäure *R* werden gemischt.

Die Mineralisationsgefäße werden in den Mikrowellenherd gestellt. Das Mineralisationsverfahren erfolgt nach einem wie folgt vorgegebenen Programm in 3 Schritten mit 6 Ansätzen an Untersuchungslösung und einem Ansatz mit Blindlösung.

1. 15 min lang bei 80prozentiger Leistung
2. 5 min lang bei 100prozentiger Leistung
3. 20 min lang bei 80prozentiger Leistung.

Nach beendetem Programm werden die Mineralisationsgefäße erkalten gelassen; jedes Gefäß wird mit 4 ml Schwefelsäure *R* versetzt und das beschriebene Mineralisationsprogramm wiederholt. Die Gefäße werden an der Luft erkalten gelassen und anschließend mit je 1,0 ml einer Lösung von Magnesiumnitrat *R* (10 g · l^{-1}) und 1,0 ml einer Lösung von Ammoniumdihydrogenphosphat *R* (100 g · l^{-1}) versetzt und jeweils mit bidestilliertem Wasser *R* zu 50,0 ml verdünnt.

Die Gehalte an Blei, Cadmium, Eisen, Kupfer, Nickel und Zink werden mit Hilfe der Atomabsorptionsspektroskopie, Zusatzmethode (2.2.23, Methode II) bestimmt, wobei Referenzlösungen von jedem zu bestimmenden Element verwendet werden und das Gerät wie in Tab. 1426-1 angegeben eingestellt wird.

Tabelle 1426-1

		Pb	Cd	Fe	Cu	Ni	Zn
Wellenlänge	nm	283,3	228,8	248,3	324,8	232	213,9
Spaltbreite	nm	0,5	0,5	0,2	0,5	0,2	0,5
Stromstärke der Lampe	mA	5	6	5	7	10	7
Verbrennungs-temperatur	°C	800	800	800	800	800	800
Atomisierungs-temperatur	°C	2200	1800	2300	2300	2500	2000
Hintergrund		–	+	–	–	–	–
Stickstoffstrom	$l \cdot min^{-1}$	3	3	3	3	3	3

Arsen (2.4.2): 1 g pulverisierte Droge muß der Grenzprüfung A auf Arsen entsprechen (1 ppm). Zur Herstellung der Referenzlösung wird 1 ml Arsen-Lösung (1 ppm As) *R* verwendet.

Quellungszahl (2.8.4): Mindestens 6.

Trocknungsverlust (2.2.32): Höchstens 15,0 Prozent, mit 1,000 g Droge durch 2 h langes Trocknen im Trockenschrank bei 100 bis 105 °C bestimmt.

Asche (2.4.16): Höchstens 24 Prozent.

Salzsäureunlösliche Asche (2.8.1): Höchstens 3,0 Prozent.

Gehaltsbestimmung

Gesamt-Iod: In einem hohen Quarztiegel wird 1,000 g pulverisierte Droge genau eingewogen, mit 5 ml Wasser *R* und 5 g Kaliumhydroxid *R* versetzt, mit einem Glasstab verrührt und auf dem Wasserbad erhitzt. Nach Zusatz von 1 g Kaliumcarbonat *R* wird gemischt, zunächst im Wasserbad, dann über offener Flamme getrocknet und schließlich bei steigender Temperatur, jedoch nicht über 600 °C, verascht. Nach dem Erkalten werden 20 ml Wasser *R* zugesetzt. Unter Rühren mit einem Glasstab wird schwach zum Sieden erhitzt. Die heiße Mischung wird durch ein glattes Filter in einen Erlenmeyerkolben filtriert. Der Rückstand wird 4mal mit je 20 ml heißem Wasser *R* gewaschen. Filter und Quarztiegel werden mit 50 ml heißem Wasser *R* gewaschen. Die Lösungen werden vereinigt und erkalten gelassen. In Anwesenheit von Methylorange-Lösung *R* wird mit verdünnter Schwefelsäure *R* neutralisiert und die neutrale Lösung mit 3 ml verdünnter Schwefelsäure *R* sowie mit 1 ml Bromwasser *R* versetzt. Die Lösung muß gelb gefärbt sein. Nach 5 min werden 0,6 ml einer Lösung von Phenol *R* (50 g · l^{-1}) zugesetzt. Die Lösung muß klar sein. Sie wird mit 5 ml Phosphorsäure 85 % *R* angesäuert, mit 0,2 g Kaliumiodid *R* versetzt, 5 min lang vor Licht geschützt stehengelassen und nach Zusatz von Stärke-Lösung *R* mit Natriumthiosulfat-Lösung (0,01 mol · l^{-1}) titriert.

1 ml Natriumthiosulfat-Lösung (0,01 mol · l^{-1}) entspricht 0,2115 mg Iod.

Lagerung

Gut verschlossen, vor Licht geschützt.

2000, 1477

Tannin

Tanninum

Definition

Tannin ist ein Gemisch von Estern der Glucose mit Gallussäure und 3-Galloylgallussäure.

Eigenschaften

Gelblichweißes bis leicht braunes, amorphes, leichtes Pulver oder glänzende Plättchen; sehr leicht löslich in Wasser, leicht löslich in Aceton, Ethanol und Glycerol 85 %, praktisch unlöslich in Dichlormethan.

Prüfung auf Identität

A. 0,1 ml Prüflösung (siehe „Prüfung auf Reinheit") werden mit Wasser *R* zu 5 ml verdünnt. Nach Zusatz von 0,1 ml Eisen(III)-chlorid-Lösung *R* 1 entsteht eine schwarzblaue Färbung, die auf Zusatz von 1 ml verdünnter Schwefelsäure *R* grün wird.

B. 1 ml Prüflösung wird mit 3 ml einer Lösung von Gelatine *R* (1 g · l^{-1}) versetzt. Die Mischung trübt sich, und ein flockiger Niederschlag entsteht.

C. 0,1 ml Prüflösung werden mit Wasser *R* zu 5 ml verdünnt. Nach Zusatz von 0,3 ml Bariumhydroxid-Lösung *R* entsteht ein grünlichblauer Niederschlag.

Prüfung auf Reinheit

Prüflösung: 4,0 g Substanz werden in kohlendioxidfreiem Wasser *R* zu 20 ml gelöst.

Aussehen der Lösung: Die Prüflösung darf nicht stärker opaleszieren als die Referenzsuspension II (2.2.1).

Dextrine, Gummi, Salze, Zucker: 2 ml Prüflösung werden mit 2 ml Ethanol 96 % *R* versetzt. Die Lösung muß klar sein und nach Zusatz von 1 ml Ether *R* mindestens 10 min lang klar bleiben.

Harze: 5 ml Prüflösung werden mit 5 ml Wasser *R* versetzt. Die Mischung muß mindestens 15 min lang klar (2.2.1) bleiben.

Trocknungsverlust (2.2.32): Höchstens 12,0 Prozent, mit 0,200 g Substanz durch Trocknen im Trockenschrank bei 100 bis 105 °C bestimmt.

Sulfatasche (2.4.14): Höchstens 0,1 Prozent, mit 1,0 g Substanz bestimmt.

Lagerung

Gut verschlossen, vor Licht geschützt.

1999, 1301

Tausendgüldenkraut

Centaurii herba

Definition

Tausendgüldenkraut besteht aus den ganzen oder geschnittenen, getrockneten, oberirdischen Teilen blühender Pflanzen von *Centaurium erythraea* Rafn. [*Centaurium minus* Moench, *Centaurium umbellatum* Gilib., *Erythraea centaurium* (L.) Pers.].

Eigenschaften

Die Droge hat einen stark bitteren Geschmack.

Die Droge weist die unter „Prüfung auf Identität, A und B" beschriebenen makroskopischen und mikroskopischen Merkmale auf.

Prüfung auf Identität

A. Der hohle, zylindrische Stengel ist hellgrün bis dunkelbraun, zeigt Längsleisten und ist nur im oberen Teil verzweigt. Die sitzenden, ganzrandigen, kreuzgegenständig angeordneten Blätter sind eiförmig bis lanzettlich und bis 3 cm lang, beiderseits grün bis bräunlichgrün und kahl. Der Blütenstand ist diaxial verzweigt. Der röhrenförmige Kelch ist grün und besitzt 5 lanzettliche, zugespitzte Zähne. Die Blumenkrone besteht aus einer weißlichen Kronröhre, die sich in 5 längliche, rosafarbene, etwa 5 bis 8 mm lange Zipfel teilt. Dem Schlund der Kronröhre entspringen 5 Staubgefäße. Der oberständige Fruchtknoten trägt einen kurzen Griffel mit einer breiten, 2lappigen Narbe und weist zahlreiche Samenanlagen auf. Häufig finden sich zylindrische, etwa 7 bis 10 mm lange Kapseln mit kleinen, braunen, gemusterten, rauhen Samen.

B. Die Droge wird pulverisiert (355). Das Pulver ist grünlichgelb bis bräunlich. Die Prüfung erfolgt unter dem Mikroskop, wobei Chloralhydrat-Lösung *R* verwendet wird. Das Pulver zeigt folgende Merkmale: zahlreiche Stengelstücke mit Sklerenchymfasern und englumigen Spiral-, Netz- und Hoftüpfelgefäßen sowie rechteckigen, getüpfelten Zellen des Marks und der Markstrahlen; Blattfragmente mit welligbuchtigen Epidermiszellen und gestreifter Kutikula, insbesondere über den Rändern und in der Umgebung der Spaltöffnungen, Spaltöffnungen vom anisocytischen Typ (2.8.3) und Zellen des Mesophylls mit Calciumoxalatkristallen unterschiedlicher Form; Bruchstücke vom Kelch und der Blumenkrone, die des Kelches mit geradwandigen Epidermiszellen, die der Blumenkrone mit stumpfpapillösen Epidermiszellen und radiärstreifiger Kutikula; Teile des Endotheziums mit netz- oder leistenförmigen Wandverdickungen; dreieckig abgerundete bis elliptische, gelbe Pollenkörner mit einem Durchmesser von etwa 30 µm, einer feinpunktierten Exine und 3 Keimporen; Fragmente der Fruchtkapselwand, die aus gekreuzten Lagen faserähnlicher Zellen besteht; kleine gelbbraune Samen mit dunkelbrauner, erhabener Netzstruktur, die von den derben Seitenwänden der Epidermiszellen gebildet wird.

C. Die Prüfung erfolgt mit Hilfe der Dünnschichtchromatographie (2.2.27) unter Verwendung einer DC-Platte mit Kieselgel F_{254} *R*.

Untersuchungslösung: 1,0 g pulverisierte Droge (355) wird 10 min lang mit 20 ml Methanol *R* zum Rückfluß erhitzt und nach dem Abkühlen abfiltriert.

Referenzlösung: 10 mg Rutosid *R* werden in 10 ml Methanol *R* gelöst.

Auf die Platte werden 30 µl Untersuchungslösung und 10 µl Referenzlösung bandförmig aufgetragen. Die Chromatographie erfolgt mit einer Mischung von 16 Volumteilen Wasser *R*, 16 Volumteilen wasserfreier Essigsäure *R* und 68 Volumteilen Ethylacetat *R*, wobei 2mal mit der gleichen mobilen Phase über eine Laufstrecke von 12 cm, mit Zwischentrocknung im Kaltluftstrom, entwickelt wird. Nach der Entwicklung und dem Entfernen der mobilen Phase im Kaltluftstrom wird die Platte im ultravioletten Licht bei 254 nm ausgewertet. Das Chromatogramm der Untersuchungslösung zeigt die stark fluoreszenzmindernde Swertiamarin-Zone, die in bezug auf die Lage etwa der fluoreszenzmindernden Zone des Rutosids im Chromatogramm der Referenzlösung entspricht. Weitere, schwach fluoreszenzmindernde Zonen können vorhanden sein. Die Platte wird anschließend mit Anisaldehyd-Reagenz *R* besprüht und 5 bis 10 min lang unter Beobachtung bei 100 bis 105 °C erhitzt. Im Tageslicht ausgewertet zeigt das Chromatogramm der Referenzlösung eine gelblichbraune Zone (Rutosid). Das Chromatogramm der Untersuchungslösung zeigt eine violettbraune Zone (Swertiamarin), etwas darüber eine schwache, gelblichbraune Zone und über dieser, bis zu der rötlichvioletten Zone an der Fließmittelfront, einige wenige sehr schwache, meist graue Zonen. Die Platte wird anschließend im ultravioletten Licht bei 365 nm ausgewertet. Im Chromatogramm der Untersuchungslösung fluoresziert die Swertiamarin-Zone stark braun bis bräunlichgelb, die etwas darüberliegende Zone blau bis gelblichgrün, die wenigen über dieser liegenden schwachen Zonen fluoreszieren blau bis gelb, und die an der Fließmittelfront liegende Zone fluoresziert schwach rötlichviolett. Unterhalb der Swertiamarin-Zone treten zum Teil intensive, hellgrün bis gelbgrün fluoreszierende Zonen sowie ein paar schwach bräunlich fluoreszierende Zonen auf.

Prüfung auf Reinheit

Fremde Bestandteile (2.8.2): Höchstens 3 Prozent.

Bitterwert: Mindestens 2000. Der Bitterwert wird durch Vergleich mit Chininhydrochlorid bestimmt, dessen Bitterwert mit 200 000 festgesetzt ist. Der Bitterwert ist definiert als der reziproke Wert jener Verdünnung, die gerade noch bitter schmeckt.

Chininhydrochlorid-Stammlösung: 0,100 g Chininhydrochlorid *R* werden in Wasser *R* zu 100,0 ml gelöst. 1,0 ml Lösung wird mit Wasser *R* zu 100,0 ml verdünnt.

Tausendgüldenkraut-Auszug: 1,0 g pulverisierte Droge (355) wird mit 1000 ml siedendem Wasser *R* übergossen und 30 min lang unter fortwährendem Rühren im Wasserbad erhitzt. Nach dem Erkalten wird mit Wasser *R* zu 1000 ml ergänzt, die Mischung kräftig geschüttelt und filtriert, wobei die ersten 20 ml des Filtrats verworfen werden.

Eine Reihe von Verdünnungen der Chininhydrochlorid-Stammlösung wird hergestellt, wobei in das erste Reagenzglas 4,2 ml Stammlösung gegeben werden. In den folgenden Reagenzgläsern wird das Volumen der Stammlösung um jeweils 0,2 ml des vorherigen Volumens vermehrt. Mit einem Volumen an Chininhydrochlorid-Stammlösung von 5,8 ml wird die Verdünnungsreihe beendet; der Inhalt jedes Reagenzglases wird mit Wasser *R* zu 10,0 ml verdünnt.

Die niedrigste Konzentration, die noch bitter schmeckt, wird wie folgt ermittelt: 10,0 ml der schwächsten Verdünnung werden in den Mund genommen und 30 s lang in der Gegend des Zungengrundes hin und her bewegt. Wird die Lösung nicht als bitter empfunden, wird sie ausgespuckt und 1 min lang gewartet. Nun wird der Mund mit Wasser *R* ausgespült. Nach 10 min wird der Vorgang mit der nächsten Verdünnung in der Reihenfolge der ansteigenden Konzentrationen wiederholt.

Der Korrekturfaktor k wird wie folgt errechnet:

$$k = \frac{5{,}00}{n}$$

n = Anzahl der Milliliter Chininhydrochlorid-Stammlösung in der Verdünnung der niedrigsten Konzentration, die bitter schmeckt.

$10/k$ ml Tausendgüldenkraut-Auszug werden mit Wasser *R* zu 20,0 ml verdünnt. 10,0 ml dieser Lösung müssen bitter schmecken.

Trocknungsverlust (2.2.32): Höchstens 10,0 Prozent, mit 1,000 g pulverisierter Droge (355) durch 2 h langes Trocknen im Trockenschrank bei 100 bis 105 °C bestimmt.

Asche (2.4.16): Höchstens 6,0 Prozent.

Lagerung

Gut verschlossen, vor Licht geschützt.

1998, 641

[^{99m}Tc]Technetium-Medronat-Injektionslösung

Technetii[^{99m}Tc] medronati solutio iniectabilis

Definition

[^{99m}Tc]Technetium-Medronat-Injektionslösung ist eine sterile Lösung, die durch Mischen einer Natriummethylendiphosphonat-Lösung und einer Zinn(II)-salz-Lösung mit einer Natrium[^{99m}Tc]pertechnetat-Injektionslösung (aus Kernspaltprodukten oder nicht aus Kernspaltprodukten) hergestellt werden kann. Die Injektionslösung enthält unterschiedliche Mengen an Zinn (Sn), jedoch höchstens 3 mg Sn je Milliliter; sie kann Konservierungsmittel, Antioxidantien, Stabilisatoren und Puffer enthalten. Die Injektionslösung enthält mindestens 90,0 und höchstens 110,0 Prozent der deklarierten Technetium-99m-Radioaktivität zu dem in der Beschriftung angegebenen Zeitpunkt. Der Anteil an Radioaktivität, der nicht als Technetium-99m-Medronat-Komplex, sondern in anderen chemischen Formen vorliegt, darf höchstens 5,0 Prozent der Gesamtradioaktivität betragen.

Die Injektionslösung wird aus **Natrium[^{99m}Tc]pertechnetat-Injektionslösung aus Kernspaltprodukten (Natrii pertechnetatis[^{99m}Tc] fissione formati solutio iniectabilis)** oder aus **Natrium[^{99m}Tc]pertechnetat-Injektionslösung nicht aus Kernspaltprodukten (Natrii pertechnetatis[^{99m}Tc] sine fissione formati solutio iniectabilis)** unter Verwendung geeigneter, steriler Substanzen hergestellt. Der Anteil radionuklearer Verunreinigungen ist auf den Zeitpunkt der Anwendung zu beziehen.

Eigenschaften

Klare, farblose Lösung.

Technetium-99m hat eine Halbwertszeit von 6,02 h und emittiert Gammastrahlen.

Prüfung auf Identität

A. Das Spektrum der Gammastrahlen wird, wie in der Monographie **Radioaktive Arzneimittel (Radiopharmaceutica)** beschrieben, mit Hilfe eines geeigneten Geräts gemessen. Das Spektrum weicht nicht signifikant von dem einer Technetium-99m-Referenzlösung ab, entweder durch direkten Vergleich oder durch Messung mit einem Gerät bestimmt, das mit Hilfe einer derartigen Lösung eingestellt wurde. Technetium-99m- und Molybdän-99-Referenzlösungen können von nationalen, autorisierten Laboratorien bezogen werden. Das wichtigste Gammaphoton von Technetium-99m hat eine Energie von 0,140 MeV.

B. Das bei der Prüfung „Radiochemische Reinheit" (siehe „Prüfung auf Reinheit") erhaltene Chromatogramm wird ausgewertet. Die Verteilung der Radio-

T

Monographien

aktivität trägt zur Identifizierung der Injektionslösung bei.

C. Die Prüfung erfolgt mit Hilfe der Dünnschichtchromatographie (2.2.27), wie in der Monographie **Radioaktive Arzneimittel** beschrieben, unter Verwendung einer Schicht von Cellulose.

Untersuchungslösung: Die Injektionslösung wird mit Wasser *R* bis zu einer Konzentration von etwa 0,1 bis 0,5 mg Natriummedronat je Milliliter verdünnt.

Referenzlösung: Eine geeignete Menge Medronsäure *CRS* (1 bis 5 mg) wird in einer Mischung von Wasser *R* und einer Lösung von Natriumchlorid *R* (9 g · l^{-1}) so zu 10 ml gelöst, daß vergleichbare Medronat- und Natriumchlorid-Konzentrationen wie in der Untersuchungslösung erhalten werden.

Auf die Platte werden 10 µl jeder Lösung aufgetragen. Die Chromatographie erfolgt mit einer Mischung von 20 Volumteilen 2-Propanol *R*, 30 Volumteilen Salzsäure (1 mol · l^{-1}) und 60 Volumteilen Ethylmethylketon *R* über eine Laufstrecke von 12 bis 14 cm (Entwicklungszeit etwa 4 h). Die Platte wird an der Luft trocknen gelassen und anschließend mit Ammoniummolybdat-Lösung *R* 4 besprüht. Die Platte wird etwa 10 min lang ultraviolettem Licht von 254 nm ausgesetzt. Der Hauptfleck im Chromatogramm der Untersuchungslösung entspricht in bezug auf Lage und Farbe dem Fleck im Chromatogramm der Referenzlösung.

Prüfung auf Reinheit

***p*H-Wert** (2.2.3): Der *p*H-Wert der Injektionslösung muß zwischen 3,5 und 7,5 liegen.

Radiochemische Reinheit: Die Prüfung erfolgt mit Hilfe der Dünnschichtchromatographie (2.2.27), wie in der Monographie **Radioaktive Arzneimittel** beschrieben. Als stationäre Phase wird Kieselgel auf einer Glasfiberplatte verwendet. Die verwendeten Platten sollen so beschaffen sein, daß die mobile Phase während der Entwicklung des Chromatogramms in etwa 10 min eine Laufstrecke von 10 bis 15 cm zurücklegt. Hydrolysiertes Technetium und Technetium in kolloidaler Form werden durch Prüfung A, das Pertechnetat-Ion durch Prüfung B bestimmt.

A. Auf die Platte werden 5 bis 10 µl Injektionslösung aufgetragen. Die Chromatographie erfolgt sofort mit einer Lösung von Natriumacetat *R* (136 g · l^{-1}) über eine Laufstrecke von 10 bis 15 cm. Nach dem Trocknen der Platte an der Luft wird die Verteilung der Radioaktivität mit Hilfe eines geeigneten Detektors ermittelt. Hydrolysiertes Technetium und Technetium in kolloidaler Form bleiben am Startpunkt zurück. Der Technetium-Medronat-Komplex und das Pertechnetat-Ion wandern nahe an der Lösungsmittelfront.

B. Auf die Platte werden 5 bis 10 µl Injektionslösung aufgetragen. Anschließend wird rasch getrocknet. Die Chromatographie erfolgt mit Ethylmethylketon *R* über eine Laufstrecke von 10 bis 15 cm. Nach dem Trocknen der Platte wird die Verteilung der Radioaktivität mit Hilfe eines geeigneten Detektors ermittelt. Das Pertechnetat-Ion wandert nahe an der Lösungsmittelfront. Der Technetium-Medronat-Komplex und Technetium in kolloidaler Form bleiben am Startpunkt zurück.

Der dem Pertechnetat-Ion entsprechende Prozentanteil der Radioaktivität im Chromatogramm b darf höchstens 2,0 Prozent und die Summe der allen Verunreinigungen in den Chromatogrammen a und b entsprechenden Prozentanteile der Radioaktivität (einschließlich des Pertechnetat-Ions) darf höchstens 5,0 Prozent betragen.

Zinn:
Untersuchungslösung: 1,0 ml Injektionslösung wird mit Salzsäure (1 mol · l^{-1}) zu 50,0 ml verdünnt.

Referenzlösung: 0,115 g Zinn(II)-chlorid *R* werden in Salzsäure (1 mol · l^{-1}) zu 1000,0 ml gelöst.

1,0 ml jeder Lösung wird mit 0,4 ml einer Lösung von Natriumdodecylsulfat *R* (20 g · l^{-1}), 0,05 ml Thioglycolsäure *R*, 0,1 ml Dithiol-Reagenz *R* und 3,0 ml Salzsäure (0,2 mol · l^{-1}) versetzt und gemischt. Unter Verwendung von Salzsäure (0,2 mol · l^{-1}) als Kompensationsflüssigkeit wird die Absorption (2.2.25) jeder Lösung bei 540 nm gemessen. Die Absorption der Untersuchungslösung darf nicht größer sein als die der Referenzlösung (3 mg Sn je Milliliter).

Physiologische Verteilung: In eine geeignete Vene, wie die Schwanz- oder Beinvene, von 3 Ratten mit je einer Körpermasse zwischen 150 und 250 g, werden höchstens 0,2 ml Injektionslösung, die höchstens 0,05 mg Natriummedronat enthalten, injiziert. Die Radioaktivität in der Spritze wird vor und nach der Injektion gemessen. Die Ratten werden 2 h nach der Injektion getötet. Ein Oberschenkelknochen, die Leber und etwas Blut werden entnommen. Das Blut wird gewogen. Der Schwanz wird entfernt, falls eine Schwanzvene für die Injektion verwendet wurde. Die Radioaktivität in Oberschenkelknochen, Leber, Blut und Schwanz, falls eine Schwanzvene für die Injektion verwendet wurde, wird mit einem geeigneten Gerät, wie in der Monographie **Radioaktive Arzneimittel** beschrieben, gemessen. Der Prozentanteil der Radioaktivität in jedem Organ wird mit Hilfe folgender Formel errechnet:

$$\frac{A}{B} \cdot 100$$

A = Radioaktivität des betreffenden Organs
B = Gesamtradioaktivität, entsprechend der Differenz der beiden Messungen an der Spritze, abzüglich der Radioaktivität im Schwanz, falls eine Schwanzvene für die Injektion verwendet wurde.

Die Radioaktivität im Blut wird je Masseeinheit berechnet. Die Blutkonzentration wird mit Hilfe des Faktors $m \cdot 200^{-1}$ korrigiert, wobei m der Körpermasse der Ratte in Gramm entspricht.

Bei mindestens 2 der 3 Ratten müssen mindestens 1,5 Prozent der Radioaktivität im Oberschenkelknochen und dürfen höchstens 1,0 Prozent in der Leber sowie höchstens 0,05 Prozent je Gramm im Blut gefunden werden.

Sterilität: Die Injektionslösung muß der Prüfung „Sterilität" der Monographie **Radioaktive Arzneimittel** entsprechen. Die Injektionslösung darf vor Abschluß der Prüfung angewendet werden.

Radioaktivität

Die Radioaktivität wird, wie in der Monographie **Radioaktive Arzneimittel** beschrieben, mit einem geeigneten Gerät durch Vergleich mit einer Technetium-99m-Referenzlösung oder durch Messung mit einem Gerät, das mit Hilfe einer derartigen Lösung eingestellt wurde, bestimmt.

Lagerung

Entsprechend **Radioaktive Arzneimittel**.

Beschriftung

Entsprechend **Radioaktive Arzneimittel**.

1999, 1372

[^{99m}Tc]Technetium-Mertiatid-Injektionslösung

Technetii[^{99m}Tc] mertiatidi solutio iniectabilis

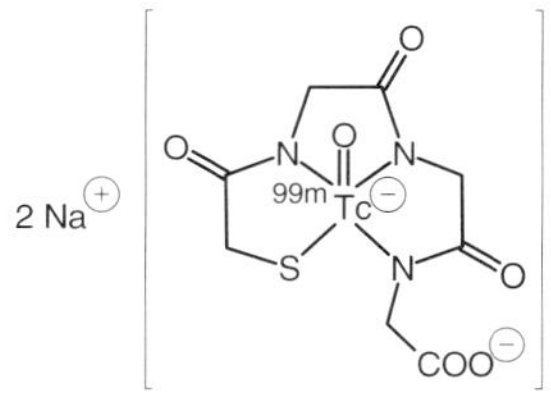

Definition

[^{99m}Tc]Technetium-Mertiatid-Injektionslösung ist eine sterile Lösung, die durch Erhitzen einer Mischung von *S*-Benzoylmercaptoacetyltriglycin (Betiatid) mit einer schwach komplexbildenden Substanz wie Tartrat, einem Zinn(II)-salz und einer Natrium[^{99m}Tc]pertechnetat-Injektionslösung (aus Kernspaltprodukten oder nicht aus Kernspaltprodukten) oder durch Mischen der Lösungen von Mercaptoacetyltriglycin (Mertiatid), einem Zinn(II)-salz und einer Natrium[^{99m}Tc]pertechnetat-Injektionslösung (aus Kernspaltprodukten oder nicht aus Kernspaltprodukten) im alkalischen Milieu hergestellt werden kann. Die Injektionslösung kann Stabilisatoren und einen Puffer enthalten. Die Injektionslösung enthält mindestens 90,0 und höchstens 110,0 Prozent der deklarierten Technetium-99m-Radioaktivität zu dem in der Beschriftung angegebenen Zeitpunkt. Mindestens 94 Prozent der Radioaktivität entsprechen dem Komplex von Technetium-99m in Form von [^{99m}Tc]Technetium-Mertiatid.

Eigenschaften

Klare, farblose Lösung.

Technetium-99m hat eine Halbwertszeit von 6,02 h und emittiert Gammastrahlen.

Prüfung auf Identität

A. Das Spektrum der Gammastrahlen wird, wie in der Monographie **Radioaktive Arzneimittel (Radiopharmaceutica)** beschrieben, mit Hilfe eines geeigneten Geräts gemessen. Das Spektrum weicht nicht signifikant von dem einer Technetium-99m-Referenzlösung ab, entweder durch direkten Vergleich oder durch Messung mit einem Gerät bestimmt, das mit Hilfe einer derartigen Lösung eingestellt wurde. Technetium-99m-Referenzlösungen können von nationalen, autorisierten Laboratorien bezogen werden. Das wichtigste Gammaphoton von Technetium-99m hat eine Energie von 0,140 MeV.

B. Die bei der Prüfung „Radiochemische Reinheit, B" (siehe „Prüfung auf Reinheit") erhaltenen Chromatogramme werden ausgewertet. Der Hauptpeak im Chromatogramm der Untersuchungslösung entspricht in bezug auf die Retentionszeit dem Hauptpeak im Chromatogramm der Referenzlösung.

Prüfung auf Reinheit

***p*H-Wert** (2.2.3): Der *p*H-Wert der Injektionslösung muß zwischen 5,0 und 7,5 liegen.

Radiochemische Reinheit

A. Die Prüfung erfolgt mit Hilfe der aufsteigenden Papierchromatographie (2.2.26) wie in der Monographie **Radioaktive Arzneimittel** beschrieben.

Untersuchungslösung: Die Injektionslösung.

Auf das Papier werden 2 µl Injektionslösung aufgetragen. Die Chromatographie erfolgt mit einer Mischung von 40 Volumteilen Wasser *R* und 60 Volumteilen Acetonitril *R* über eine Laufstrecke von 15 cm. Nach dem Trocknenlassen des Papiers wird die Verteilung der Radioaktivität mit Hilfe eines geeigneten Detektors ermittelt. Die Radioaktivität am Startpunkt (R_f 0,0 bis 0,1) darf höchstens 2,0 Prozent der Gesamtradioaktivität betragen.

B. Die Prüfung erfolgt mit Hilfe der Flüssigchromatographie (2.2.29).

Untersuchungslösung: Die Injektionslösung.

Referenzlösung: 5 mg *S*-Benzoylmercaptoacetyltriglycin *CRS* werden in 5 ml Wasser *R* unter Erhitzen im Wasserbad gelöst. 1 ml Lösung wird in einer verschlossenen, mit Stickstoff *R* gefüllten Probeflasche mit 0,5 ml einer Lösung von Kaliumnatriumtartrat *R* (40 g · l^{-1}), 25 µl einer Lösung von Zinn(II)-chlorid *R* (4 g · l^{-1}) in Salzsäure (0,05 mol · l^{-1}) und 370 bis 740 MBq Natrium[^{99m}Tc]-pertechnetat-Injektionslösung (aus Kernspaltprodukten oder nicht aus Kernspaltprodukten) in einem Volumen von höchstens 3 ml versetzt. Die Mischung wird 10 min lang im Wasserbad erhitzt und anschließend erkalten gelassen.

Die Chromatographie kann durchgeführt werden mit

- einer Säule aus rostfreiem Stahl von 0,25 m Länge und 4,0 mm innerem Durchmesser, gepackt mit octadecylsilyliertem Kieselgel zur Chromatographie *R* (5 µm)
- einer Mischung der mobilen Phasen A und B bei einer Durchflußrate von 1,0 ml je Minute

T

Monographien

Mobile Phase A: 7 Volumteile wasserfreies Ethanol *R* und 93 Volumteile einer Lösung von Kaliumdihydrogenphosphat *R* (1,36 g · l^{-1}), die zuvor mit Natriumhydroxid-Lösung (0,1 mol · l^{-1}) auf einen *p*H-Wert von 6,0 eingestellt wurde, werden gemischt
Mobile Phase B: 10 Volumteile Wasser *R* und 90 Volumteile Methanol *R* werden gemischt
- einem geeigneten Detektor zur Messung der Radioaktivität
- einer 20-µl-Probenschleife.

Die Säule wird 20 min lang mit der mobilen Phase A äquilibriert.
Die Untersuchungslösung und die Referenzlösung werden eingespritzt. Jeweils 10 min nach dem Einspritzen wird von der mobilen Phase A zur mobilen Phase B gewechselt und die Chromatographie weitere 15 min lang durchgeführt.
Die Prüfung darf nur ausgewertet werden, wenn der Hauptpeak im Chromatogramm der Untersuchungslösung ungefähr die gleiche Retentionszeit aufweist wie der Hauptpeak im Chromatogramm der Referenzlösung.
Im Chromatogramm der Untersuchungslösung darf die Summe aller Flächen der Peaks, die vor dem Hauptpeak eluiert werden (hydrophile Verunreinigungen, einschließlich [^{99m}Tc]Pertechnetat-Ionen), nicht größer sein als 3,0 Prozent der Summe der Flächen aller Peaks. Die Summe aller Flächen der Peaks, die nach dem Hauptpeak eluiert werden (lipophile Verunreinigungen), darf nicht größer sein als 4,0 Prozent der Summe der Flächen aller Peaks.
Mindestens 94 Prozent der Gesamtradioaktivität müssen [^{99m}Tc]Technetium-Mertiatid entsprechen.

Sterilität: Die Injektionslösung muß der Prüfung „Sterilität“ der Monographie **Radioaktive Arzneimittel** entsprechen. Sie darf vor Abschluß der Prüfung angewendet werden.

Radioaktivität

Die Radioaktivität wird, wie in der Monographie **Radioaktive Arzneimittel** beschrieben, mit einem geeigneten Gerät durch Vergleich mit einer Technetium-99m-Referenzlösung oder durch Messung mit einem Gerät, das mit Hilfe einer derartigen Lösung eingestellt wurde, bestimmt.

Lagerung

Entsprechend **Radioaktive Arzneimittel**.

Beschriftung

Entsprechend **Radioaktive Arzneimittel**.

2000, 954

Temazepam

Temazepamum

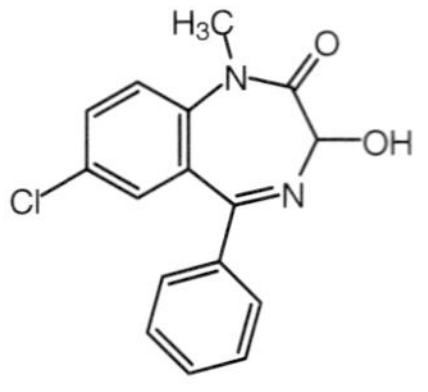

$C_{16}H_{13}ClN_2O_2$ M_r 300,7

Definition

Temazepam enthält mindestens 99,0 und höchstens 101,0 Prozent (*RS*)-7-Chlor-2,3-dihydro-3-hydroxy-1-methyl-5-phenyl-1*H*-1,4-benzodiazepin-2-on, berechnet auf die getrocknete Substanz.

Eigenschaften

Weißes bis fast weißes, kristallines Pulver; praktisch unlöslich in Wasser, leicht löslich in Dichlormethan, wenig löslich in Ethanol.

Prüfung auf Identität

1: C.
2: A, B, D.

A. Schmelztemperatur (2.2.14): 157 bis 160 °C.

B. *Die Lösungen sind unmittelbar vor Gebrauch herzustellen. Die Prüfung ist unter Ausschluß direkter Lichteinwirkung durchzuführen.*

40,0 mg Substanz werden in Ethanol 96 % *R* zu 100,0 ml gelöst. 1,0 ml Lösung wird mit Ethanol 96 % *R* zu 50,0 ml verdünnt. Diese Lösung, zwischen 220 und 350 nm gemessen, zeigt ein Absorptionsmaximum (2.2.25) bei 230 nm, eine Schulter bei etwa 250 nm und kann ein breites Absorptionsmaximum bei etwa 315 nm sowie eine kleine Beugung bei 275 nm aufweisen. Die spezifische Absorption, im Maximum bei 230 nm gemessen, liegt zwischen 1040 und 1140.

C. Die Prüfung erfolgt mit Hilfe der IR-Spektroskopie (2.2.24) durch Vergleich des Spektrums der Substanz mit dem von Temazepam *CRS*. Die Prüfung erfolgt mit Hilfe von Preßlingen.

D. Die Prüfung erfolgt mit Hilfe der Dünnschichtchromatographie (2.2.27) unter Verwendung einer Schicht eines geeigneten Kieselgels, das einen Fluoreszenzindikator mit intensivster Anregung der Fluoreszenz bei 254 nm enthält.

Untersuchungslösung: 10 mg Substanz werden in Ethanol 96 % *R* zu 10 ml gelöst.

Referenzlösung a: 10 mg Temazepam *CRS* werden in Ethanol 96 % *R* zu 10 ml gelöst.

Referenzlösung b: 10 mg Temazepam *CRS* und 10 mg Flunitrazepam *CRS* werden in Ethanol 96 % *R* zu 10 ml gelöst.

Auf die Platte werden 5 µl jeder Lösung aufgetragen. Die Chromatographie erfolgt mit einer Mischung von 10 Volumteilen Diethylamin *R* und 90 Volumteilen Ether *R* über eine Laufstrecke von 15 cm. Die Platte wird im Luftstrom getrocknet und im ultravioletten Licht bei 254 nm ausgewertet. Der Hauptfleck im Chromatogramm der Untersuchungslösung entspricht in bezug auf Lage und Größe dem Hauptfleck im Chromatogramm der Referenzlösung a. Die Prüfung darf nur ausgewertet werden, wenn das Chromatogramm der Referenzlösung b deutlich voneinander getrennt 2 Hauptflecke zeigt.

Prüfung auf Reinheit

Verwandte Substanzen: Die Prüfung erfolgt mit Hilfe der Dünnschichtchromatographie (2.2.27) unter Verwendung einer Schicht von Kieselgel GF_{254} *R*.

Die Lösungen sind unmittelbar vor Gebrauch herzustellen. Die Prüfung ist unter Ausschluß direkter Lichteinwirkung durchzuführen.

Untersuchungslösung: 0,20 g Substanz werden in einer Mischung von gleichen Volumteilen Methanol *R* und Dichlormethan *R* zu 5 ml gelöst.

Referenzlösung a: 0,5 ml Untersuchungslösung werden mit einer Mischung von gleichen Volumteilen Methanol *R* und Dichlormethan *R* zu 100 ml verdünnt.

Referenzlösung b: 2 ml Referenzlösung a werden mit einer Mischung von gleichen Volumteilen Methanol *R* und Dichlormethan *R* zu 5 ml verdünnt.

Auf die Platte werden 5 µl jeder Lösung aufgetragen. Die Chromatographie erfolgt mit einer Mischung von 2 Volumteilen Methanol *R* und 98 Volumteilen Dichlormethan *R* über eine Laufstrecke von 15 cm. Die Platte wird an der Luft trocknen gelassen und im ultravioletten Licht bei 254 nm ausgewertet. Kein im Chromatogramm der Untersuchungslösung auftretender Nebenfleck darf größer oder intensiver sein als der Fleck im Chromatogramm der Referenzlösung a (0,5 Prozent), und höchstens ein Nebenfleck darf größer oder intensiver sein als der Fleck im Chromatogramm der Referenzlösung b (0,2 Prozent).

Trocknungsverlust (2.2.32): Höchstens 0,5 Prozent, mit 1,000 g Substanz durch 4 h langes Trocknen im Trockenschrank bei 100 bis 105 °C bestimmt.

Sulfatasche (2.4.14): Höchstens 0,1 Prozent, mit 1,0 g Substanz bestimmt.

Gehaltsbestimmung

0,250 g Substanz werden in 50 ml Nitroethan *R* gelöst und mit Perchlorsäure (0,1 mol · l^{-1}) titriert. Der Endpunkt wird mit Hilfe der Potentiometrie (2.2.20) bestimmt.

1 ml Perchlorsäure (0,1 mol · l^{-1}) entspricht 30,07 mg $C_{16}H_{13}ClN_2O_2$.

Lagerung

Gut verschlossen, vor Licht geschützt.

Verunreinigungen

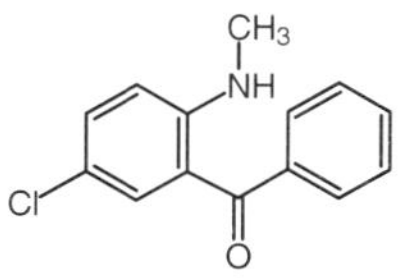

A. 5-Chlor-2-methylaminobenzophenon.

1998, 1156

Tenoxicam

Tenoxicamum

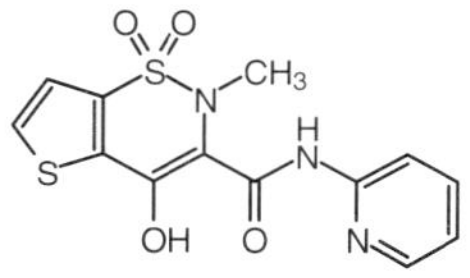

$C_{13}H_{11}N_3O_4S_2$ M_r 337,4

Definition

Tenoxicam enthält mindestens 99,0 und höchstens 101,0 Prozent 4-Hydroxy-2-methyl-*N*-(pyridin-2-yl)-2*H*-thieno[2,3-*e*]1,2-thiazin-3-carboxamid-1,1-dioxid, berechnet auf die wasserfreie Substanz.

Eigenschaften

Gelbes, kristallines Pulver; praktisch unlöslich in Wasser, wenig löslich in Dichlormethan, sehr schwer löslich in wasserfreiem Ethanol. Die Substanz löst sich in Lösungen von Säuren und Alkalien.

Die Substanz zeigt Polymorphie.

Prüfung auf Identität

Die Prüfung erfolgt mit Hilfe der IR-Spektroskopie (2.2.24) durch Vergleich des Spektrums der Substanz mit dem von Tenoxicam *CRS*. Wenn die Spektren bei der Prüfung in fester Form unterschiedlich sind, werden Substanz und Referenzsubstanz getrennt in der eben notwendigen Menge Dichlormethan *R* gelöst. Nach Eindampfen der Lösungen auf dem Wasserbad werden mit den Rückständen erneut Spektren aufgenommen.

Prüfung auf Reinheit

Aussehen der Lösung: 0,10 g Substanz werden in 20 ml Dichlormethan *R* gelöst. Die Lösung muß klar (2.2.1) sein.

Verwandte Substanzen: Die Prüfung erfolgt mit Hilfe der Dünnschichtchromatographie (2.2.27) unter Verwendung einer Schicht von Kieselgel GF_{254} *R*.

Untersuchungslösung: 0,4 g Substanz werden in einer Mischung von 4 Volumteilen konzentrierter Ammoniak-Lösung *R* und 96 Volumteilen Methanol *R* zu 5 ml gelöst.

Referenzlösung a: 1 ml Untersuchungslösung wird mit einer Mischung von 4 Volumteilen konzentrierter Ammoniak-Lösung *R* und 96 Volumteilen Methanol *R* zu 20 ml verdünnt. 1 ml dieser Lösung wird mit einer Mischung von 4 Volumteilen konzentrierter Ammoniak-Lösung *R* und 96 Volumteilen Methanol *R* zu 20 ml verdünnt.

Referenzlösung b: 20 mg Tenoxicam *CRS* und 20 mg Salicylsäure *CRS* werden in einer Mischung von 4 Volumteilen konzentrierter Ammoniak-Lösung *R* und 96 Volumteilen Methanol *R* zu 5 ml gelöst.

Referenzlösung c: 20 mg 2-Pyridylamin *R* werden in einer Mischung von 4 Volumteilen konzentrierter Ammoniak-Lösung *R* und 96 Volumteilen Methanol *R* zu 5 ml gelöst. 2 ml Lösung werden mit einer Mischung von 4 Volumteilen konzentrierter Ammoniak-Lösung *R* und 96 Volumteilen Methanol *R* zu 50 ml verdünnt.

Auf die Platte werden 10 µl jeder Lösung aufgetragen. Die Chromatographie erfolgt mit einer Mischung von 5 Volumteilen wasserfreier Ameisensäure *R*, 5 Volumteilen Methanol *R*, 20 Volumteilen Aceton *R* und 70 Volumteilen Dichlormethan *R* über eine Laufstrecke von 15 cm. Die Platte wird an der Luft trocknen gelassen und im ultravioletten Licht bei 254 nm ausgewertet. Ein 2-Pyridylamin-Fleck im Chromatogramm der Untersuchungslösung darf nicht größer oder intensiver sein als der Fleck im Chromatogramm der Referenzlösung c (0,2 Prozent). Kein im Chromatogramm der Untersuchungslösung auftretender Nebenfleck, mit Ausnahme des 2-Pyridylamin-Flecks, darf größer oder intensiver sein als der Nebenfleck im Chromatogramm der Referenzlösung a (0,25 Prozent). Die Prüfung darf nur ausgewertet werden, wenn das Chromatogramm der Referenzlösung b deutlich voneinander getrennt 2 Flecke zeigt.

Schwermetalle (2.4.8): 0,5 g Substanz müssen der Grenzprüfung C auf Schwermetalle entsprechen (20 ppm). Zur Herstellung der Referenzlösung werden 5 ml Blei-Lösung (2 ppm Pb) *R* verwendet.

Wasser (2.5.12): Höchstens 0,5 Prozent, mit 1,000 g Substanz nach der Karl-Fischer-Methode bestimmt.

Sulfatasche (2.4.14): Höchstens 0,1 Prozent, mit 1,0 g Substanz bestimmt.

Gehaltsbestimmung

0,250 g Substanz, in 5 ml wasserfreier Ameisensäure *R* gelöst, werden mit 70 ml wasserfreier Essigsäure *R* versetzt und mit Perchlorsäure (0,1 mol · l^{-1}) titriert. Der Endpunkt wird mit Hilfe der Potentiometrie (2.2.20) bestimmt.

1 ml Perchlorsäure (0,1 mol · l^{-1}) entspricht 33,74 mg $C_{13}H_{11}N_3O_4S_2$.

Lagerung

Gut verschlossen, vor Licht geschützt.

Verunreinigungen

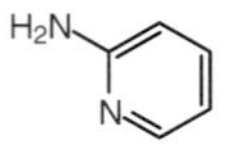

A. 2-Pyridylamin

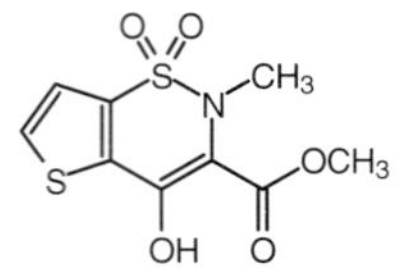

B. Methyl-4-hydroxy-2-methyl-2*H*-thieno[2,3-*e*]-1,2-thiazin-3-carboxylat-1,1-dioxid.

1999, 690

Terbutalinsulfat

Terbutalini sulfas

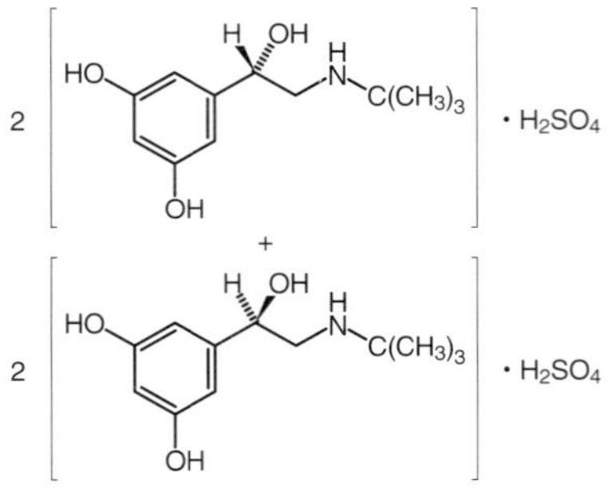

$C_{24}H_{40}N_2O_{10}S$ M_r 548,7

Definition

Terbutalinsulfat enthält mindestens 98,0 und höchstens 101,0 Prozent Bis[(1*RS*)-1-(3,5-dihydroxyphenyl)-2-[(1,1-dimethylethyl)amino]ethanol]-sulfat, berechnet auf die getrocknete Substanz.

Eigenschaften

Weißes bis fast weißes, kristallines Pulver; leicht löslich in Wasser, schwer löslich in Ethanol.

Die Substanz zeigt Polymorphie.

Prüfung auf Identität

A. Die Prüfung erfolgt mit Hilfe der IR-Spektroskopie (2.2.24) durch Vergleich des Spektrums der Substanz mit dem von Terbutalinsulfat *CRS*. Wenn die Spektren der Substanz und der Referenzsubstanz bei der Prüfung in fester Form unterschiedlich sind, werden Substanz und Referenzsubstanz getrennt in aldehydfreiem Methanol *R* gelöst. Nach Eindampfen der Lösungen zur Trockne werden mit den Rückständen erneut Spektren aufgenommen.

B. 5 ml Prüflösung (siehe „Prüfung auf Reinheit") geben die Identitätsreaktion a auf Sulfat (2.3.1).

Prüfung auf Reinheit

Prüflösung: 1,0 g Substanz wird in kohlendioxidfreiem Wasser *R* zu 50 ml gelöst.

Aussehen der Lösung: Die Prüflösung muß klar (2.2.1) sein. Die Absorption (2.2.25) der Prüflösung, bei 400 nm und einer Schichtdicke von 2 cm gemessen, darf höchstens 0,11 betragen.

Sauer reagierende Substanzen: 10 ml Prüflösung werden mit 0,05 ml Methylrot-Lösung *R* versetzt. Bis zum Farbumschlag nach Gelb dürfen höchstens 1,2 ml Natriumhydroxid-Lösung (0,01 mol · l^{-1}) verbraucht werden.

Optische Drehung (2.2.7): Der Drehungswinkel, an der Prüflösung bestimmt, muß zwischen −0,10 und +0,10° liegen.

Verwandte Substanzen: Die Prüfung erfolgt mit Hilfe der Flüssigchromatographie (2.2.29).

Untersuchungslösung: 75,0 mg Substanz werden in der mobilen Phase zu 50,0 ml gelöst.

Referenzlösung a: 7,5 mg Terbutalin-Verunreinigung C *CRS* und 22,5 mg Terbutalinsulfat *CRS* werden in der mobilen Phase zu 50,0 ml gelöst. 1,0 ml Lösung wird mit der mobilen Phase zu 100,0 ml verdünnt.

Referenzlösung b: 1,0 ml Untersuchungslösung wird mit der mobilen Phase zu 50,0 ml verdünnt. 2,0 ml dieser Lösung werden mit der mobilen Phase zu 20,0 ml verdünnt.

Die Chromatographie kann durchgeführt werden mit
- einer Säule aus rostfreiem Stahl von 0,15 m Länge und 4,6 mm innerem Durchmesser, gepackt mit desaktiviertem, octadecylsilyliertem Kieselgel zur Chromatographie *R* (5 µm)
- folgender mobilen Phase bei einer Durchflußrate von 1,0 ml je Minute: 4,23 g Natriumhexansulfonat *R* werden in 770 ml einer Ammoniumformiat-Lösung (0,050 mol · l^{-1}), die wie folgt hergestellt wird, gelöst: 3,15 g Ammoniumformiat *R* werden in etwa 980 ml Wasser *R* gelöst; der *p*H-Wert der Lösung wird mit etwa 8 ml wasserfreier Ameisensäure *R* auf 3,0 eingestellt und die Lösung mit Wasser *R* zu 1000 ml verdünnt; diese Lösung wird mit 230 ml Methanol *R* versetzt
- einem Spektrometer als Detektor bei einer Wellenlänge von 276 nm.

Die Empfindlichkeit des Systems wird so eingestellt, daß die Höhe des Hauptpeaks im Chromatogramm der Referenzlösung b mindestens 50 Prozent des maximalen Ausschlags beträgt.

20 µl Referenzlösung a werden eingespritzt. Werden die Chromatogramme unter den vorgeschriebenen Bedingungen aufgezeichnet, betragen die Retentionszeiten für Verunreinigung C etwa 9 min und für Terbutalinsulfat etwa 11 min. Die Prüfung darf nur ausgewertet werden, wenn die Auflösung zwischen den Peaks von Terbutalinsulfat und Verunreinigung C mindestens 2,0 beträgt. Falls erforderlich wird die Zusammensetzung der mobilen Phase geändert. Wird die Konzentration von Methanol herabgesetzt, erhöhen sich die Retentionszeiten.

Je 20 µl Untersuchungslösung, Referenzlösung a und b werden eingespritzt. Die Chromatographie erfolgt über eine Dauer, die der 2,5fachen Retentionszeit von Terbutalinsulfat entspricht. Im Chromatogramm der Untersuchungslösung darf die Fläche eines der Verunreinigung C entsprechenden Peaks nicht größer sein als das 2fache der Fläche des entsprechenden Peaks im Chromatogramm der Referenzlösung a (0,2 Prozent); keine weitere Peakfläche, mit Ausnahme der des Hauptpeaks, darf größer sein als die Fläche des Hauptpeaks im Chromatogramm der Referenzlösung b (0,2 Prozent). Im Chromatogramm der Untersuchungslösung darf die Summe aller Peakflächen, mit Ausnahme der des Hauptpeaks und der der Verunreinigung C, nicht größer sein als das 2fache der Fläche des Hauptpeaks im Chromatogramm der Referenzlösung b (0,4 Prozent). Peaks der mobilen Phase und Peaks, deren Fläche kleiner ist als das 0,1fache der Fläche des Hauptpeaks im Chromatogramm der Referenzlösung b, werden nicht berücksichtigt.

Trocknungsverlust (2.2.32): Höchstens 0,5 Prozent, mit 1,000 g Substanz durch 3 h langes Trocknen im Trockenschrank bei 100 bis 105 °C bestimmt.

Gehaltsbestimmung

0,400 g Substanz, unter Erwärmen in 70 ml wasserfreier Essigsäure *R* gelöst, werden mit Perchlorsäure (0,1 mol · l^{-1}) titriert. Der Endpunkt wird mit Hilfe der Potentiometrie (2.2.20) bestimmt.

1 ml Perchlorsäure (0,1 mol · l^{-1}) entspricht 54,87 mg $C_{24}H_{40}N_2O_{10}S$.

Lagerung

Gut verschlossen.

Verunreinigungen

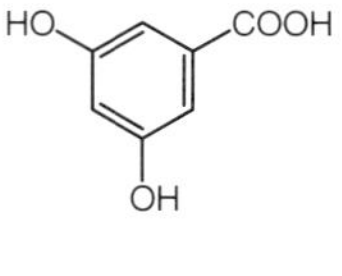

A. 3,5-Dihydroxybenzoesäure (α-Resorcylsäure)

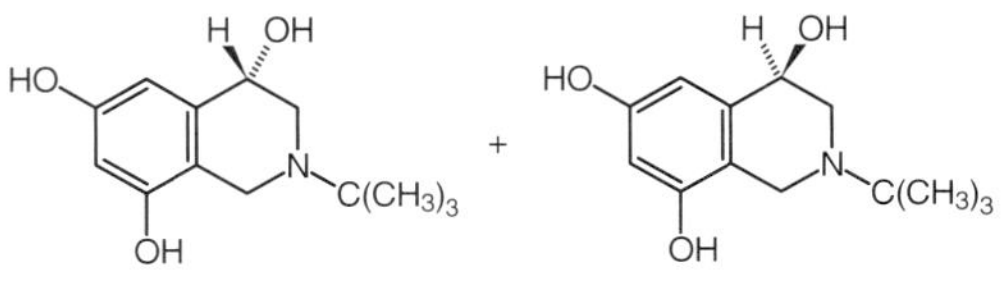

B. (4*RS*)-2-(1,1-Dimethylethyl)-1,2,3,4-tetrahydroisochinolin-4,6,8-triol

T

Monographien

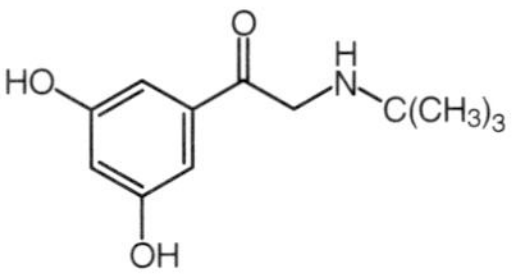

C. 1-(3,5-Dihydroxyphenyl)-2-[(1,1-dimethylethyl)amino]ethanon.

2000, 1270

Terconazol

Terconazolum

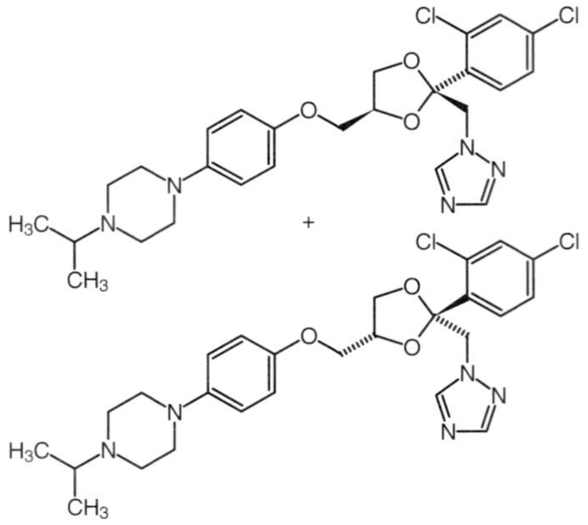

$C_{26}H_{31}Cl_2N_5O_3$ M_r 532,5

Definition

Terconazol enthält mindestens 99,0 und höchstens 101,0 Prozent 1-[4-[[(2*RS*,4*SR*)-2-(2,4-Dichlorphenyl)-2-[(1*H*-1,2,4-triazol-1-yl)methyl]-1,3-dioxolan-4-yl]methoxy]phenyl]-4-(1-methylethyl)piperazin, berechnet auf die getrocknete Substanz.

Eigenschaften

Weißes bis fast weißes Pulver; praktisch unlöslich in Wasser, leicht löslich in Dichlormethan, löslich in Aceton, wenig löslich in Ethanol.

Die Substanz zeigt Polymorphie.

Prüfung auf Identität

1: A.
2: B, C.

A. Die Prüfung erfolgt mit Hilfe der IR-Spektroskopie (2.2.24) durch Vergleich des Spektrums der Substanz mit dem von Terconazol *CRS*. Wenn die Spektren bei der Prüfung in fester Form unterschiedlich sind, werden Substanz und Referenzsubstanz getrennt in der eben notwendigen Menge Aceton *R* gelöst. Nach Eindampfen der Lösungen zur Trockne im Luftstrom werden mit den Rückständen erneut Spektren aufgenommen.

B. Die Prüfung erfolgt mit Hilfe der Dünnschichtchromatographie (2.2.27) unter Verwendung einer Schicht eines geeigneten octadecylsilylierten Kieselgels.

Untersuchungslösung: 30 mg Substanz werden in Methanol *R* zu 5 ml gelöst.

Referenzlösung a: 30 mg Terconazol *CRS* werden in Methanol *R* zu 5 ml gelöst.

Referenzlösung b: 30 mg Terconazol *CRS* und 30 mg Ketoconazol *CRS* werden in Methanol *R* zu 5 ml gelöst.

Auf die Platte werden 5 µl jeder Lösung aufgetragen. Die Chromatographie erfolgt ohne Kammersättigung mit einer Mischung von 20 Volumteilen Ammoniumacetat-Lösung *R*, 40 Volumteilen Dioxan *R* und 40 Volumteilen Methanol *R* über eine Laufstrecke von 10 cm. Die Platte wird 15 min lang im Warmluftstrom getrocknet und anschließend Iodgas ausgesetzt, bis Flecke erscheinen. Die Auswertung erfolgt im Tageslicht. Der Hauptfleck im Chromatogramm der Untersuchungslösung entspricht in bezug auf Lage, Farbe und Größe dem Hauptfleck im Chromatogramm der Referenzlösung a. Die Prüfung darf nur ausgewertet werden, wenn das Chromatogramm der Referenzlösung b deutlich voneinander getrennt 2 Flecke zeigt.

C. Etwa 30 mg Substanz werden in einem Porzellantiegel 10 min lang mit 0,3 g wasserfreiem Natriumcarbonat *R* über offener Flamme erhitzt und erkalten gelassen. Der Rückstand wird in 5 ml verdünnter Salpetersäure *R* aufgenommen und die Mischung filtriert. 1 ml Filtrat, mit 1 ml Wasser *R* verdünnt, gibt die Identitätsreaktion a auf Chlorid (2.3.1).

Prüfung auf Reinheit

Optische Drehung (2.2.7): 1,0 g Substanz wird in Dichlormethan *R* zu 10 ml gelöst. Der Drehungswinkel muß zwischen −0,10 und +0,10° liegen.

Verwandte Substanzen: Die Prüfung erfolgt mit Hilfe der Flüssigchromatographie (2.2.29).

Untersuchungslösung: 0,100 g Substanz werden in Methanol *R* zu 10,0 ml gelöst.

Referenzlösung a: 2,5 mg Terconazol *CRS* und 2,0 mg Ketoconazol *CRS* werden in Methanol *R* zu 100,0 ml gelöst.

Referenzlösung b: 1,0 ml Untersuchungslösung wird mit Methanol *R* zu 100,0 ml verdünnt. 50,0 ml dieser Lösung werden mit Methanol *R* zu 20,0 ml verdünnt.

Die Chromatographie kann durchgeführt werden mit

- einer Säule aus rostfreiem Stahl von 0,1 m Länge und 4,6 mm innerem Durchmesser, gepackt mit desaktiviertem, octadecylsilyliertem Kieselgel zur Chromatographie *R* (3 µm)
- einer Mischung der mobilen Phasen A und B bei einer Durchflußrate von 2 ml je Minute

Mobile Phase A: Eine Lösung von Tetrabutylammoniumhydrogensulfat *R* (3,4 g · l^{-1})

Mobile Phase B: Acetonitril *R*

Zeit (min)	Mobile Phase A (% *V/V*)	Mobile Phase B (% *V/V*)	Erläuterungen
0 – 10	95 → 50	5 → 50	linearer Gradient
10 – 15	50	50	isokratisch
15 – 20	95	5	Rückkehr zur Anfangszusammensetzung
20 = 0	95	5	Neubeginn des Gradienten

– einem Spektrometer als Detektor bei einer Wellenlänge von 220 nm.

Die Säule wird mindestens 30 min lang mit Acetonitril *R* bei einer Durchflußrate von 2 ml je Minute und anschließend mit der Anfangsmischung mindestens 5 min lang äquilibriert.

10 µl Referenzlösung b werden eingespritzt. Die Empfindlichkeit des Systems wird so eingestellt, daß die Höhe des Hauptpeaks im Chromatogramm mindestens 50 Prozent des maximalen Ausschlags beträgt.

10 µl Referenzlösung a werden eingespritzt. Wird das Chromatogramm unter den vorgeschriebenen Bedingungen aufgezeichnet, beträgt die Retentionszeit für Ketoconazol etwa 6 min und die für Terconazol etwa 7,5 min. Die Prüfung darf nur ausgewertet werden, wenn die Auflösung zwischen den Peaks von Ketoconazol und Terconazol im Chromatogramm der Referenzlösung a mindestens 13 beträgt. Falls erforderlich wird der Anteil von Acetonitril in der mobilen Phase oder das Zeitprogramm für die Gradientenelution geändert.

Je 10 µl Methanol *R* (Blindlösung), Untersuchungslösung und Referenzlösung b werden eingespritzt. Im Chromatogramm der Untersuchungslösung darf keine Peakfläche, mit Ausnahme der des Hauptpeaks, größer sein als die Fläche des Hauptpeaks im Chromatogramm der Referenzlösung b (0,25 Prozent). Im Chromatogramm der Untersuchungslösung darf die Summe aller Peakflächen, mit Ausnahme der des Hauptpeaks, nicht größer sein als das 2fache der Fläche des Hauptpeaks im Chromatogramm der Referenzlösung b (0,5 Prozent). Peaks der Blindlösung und Peaks, deren Fläche kleiner ist als das 0,2fache der Fläche des Hauptpeaks im Chromatogramm der Referenzlösung b, werden nicht berücksichtigt.

Trocknungsverlust (2.2.32): Höchstens 0,5 Prozent, mit 1,000 g Substanz durch Trocknen im Trockenschrank bei 100 bis 105 °C bestimmt.

Sulfatasche (2.4.14): Höchstens 0,1 Prozent, mit 1,0 g Substanz bestimmt.

Gehaltsbestimmung

0,150 g Substanz, in 70 ml einer Mischung von 1 Volumteil wasserfreier Essigsäure *R* und 7 Volumteilen Ethylmethylketon *R* gelöst, werden mit Perchlorsäure (0,1 mol · l^{-1}) bis zum zweiten Wendepunkt titriert. Der Endpunkt wird mit Hilfe der Potentiometrie (2.2.20) bestimmt.

1 ml Perchlorsäure (0,1 mol · l^{-1}) entspricht 17,75 mg $C_{26}H_{31}Cl_2N_5O_3$.

Lagerung

Gut verschlossen, vor Licht geschützt.

Verunreinigungen

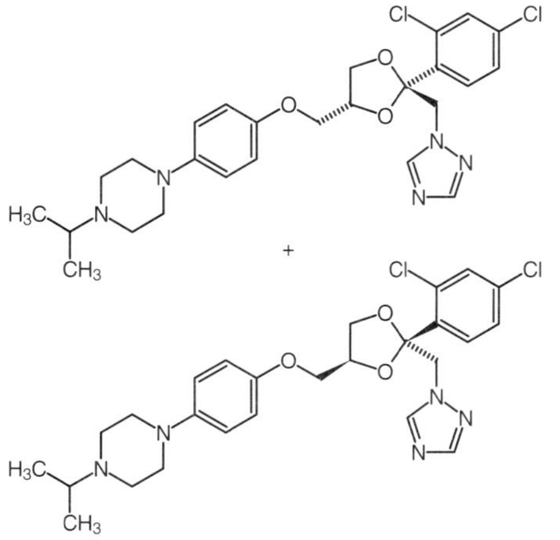

A. 1-[4-[[(2*RS*,4*RS*)-2-(2,4-Dichlorphenyl)-2-[(1*H*-1,2,4-triazol-1-yl)methyl]-1,3-dioxolan-4-yl]methoxy]phenyl]-4-(1-methylethyl)piperazin

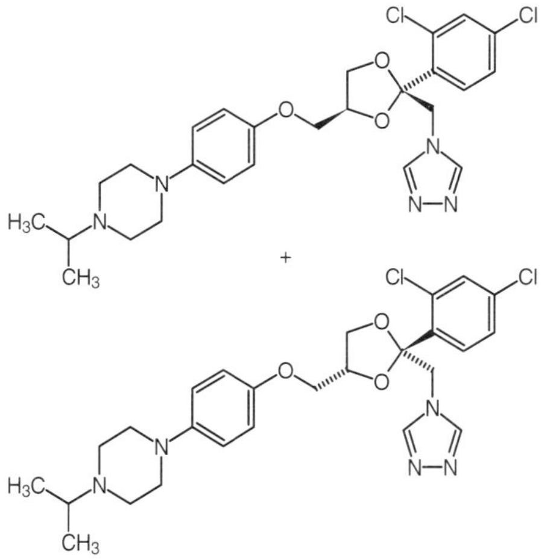

B. 1-[4-[[(2*RS*,4*SR*)-2-(2,4-Dichlorphenyl)-2-[(4*H*-1,2,4-triazol-4-yl)methyl]-1,3-dioxolan-4-yl]methoxy]phenyl]-4-(1-methylethyl)piperazin.

1999, 1373

Testosteron
Testosteronum

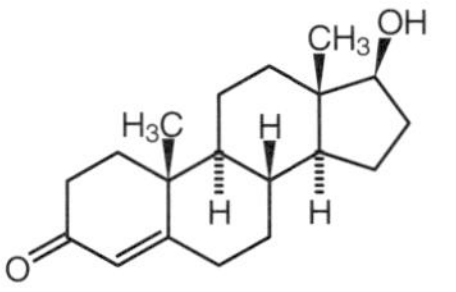

$C_{19}H_{28}O_2$ M_r 288,4

Definition

Testosteron enthält mindestens 97,0 und höchstens 103,0 Prozent 17β-Hydroxyandrost-4-en-3-on, berechnet auf die getrocknete Substanz.

Eigenschaften

Weißes, kristallines Pulver oder farblose bis gelblichweiße Kristalle; praktisch unlöslich in Wasser, leicht löslich in Dichlormethan und Ethanol, praktisch unlöslich in fetten Ölen.

Die Substanz schmilzt bei etwa 155 °C.

Prüfung auf Identität

A. Die Prüfung erfolgt mit Hilfe der IR-Spektroskopie (2.2.24) durch Vergleich des Spektrums der Substanz mit dem von Testosteron *CRS*.

B. Die unter Prüfung „Verwandte Substanzen" (siehe „Prüfung auf Reinheit") erhaltenen Chromatogramme werden ausgewertet. Der Hauptfleck im Chromatogramm der Untersuchungslösung b entspricht in bezug auf Lage und Größe dem Hauptfleck im Chromatogramm der Referenzlösung b.

Prüfung auf Reinheit

Spezifische Drehung (2.2.7): 0,250 g Substanz werden in wasserfreiem Ethanol *R* zu 25,0 ml gelöst. Die spezifische Drehung muß zwischen +106 und +114° liegen, berechnet auf die getrocknete Substanz.

Verwandte Substanzen: Die Prüfung erfolgt mit Hilfe der Dünnschichtchromatographie (2.2.27) unter Verwendung einer DC-Platte mit Kieselgel F_{254} *R*.

Untersuchungslösung a: 0,25 g Substanz werden in Dichlormethan *R* zu 10 ml gelöst.

Untersuchungslösung b: 1 ml Untersuchungslösung a wird mit Dichlormethan *R* zu 10 ml verdünnt.

Referenzlösung a: 1 ml Untersuchungslösung a wird mit Dichlormethan *R* zu 100 ml verdünnt.

Referenzlösung b: 12,5 mg Testosteron *CRS* werden in Dichlormethan *R* zu 5 ml gelöst.

Referenzlösung c: 10 mg Testosteron-Verunreinigung A *CRS* werden in Dichlormethan *R* zu 10 ml gelöst. 1 ml Lösung wird mit der Untersuchungslösung a zu 5 ml verdünnt.

Auf die Platte werden 5 µl jeder Lösung aufgetragen. Die Chromatographie erfolgt mit einer Mischung gleicher Volumteile Ethylacetat *R* und Toluol *R* über eine Laufstrecke von 15 cm. Die Platte wird an der Luft trocknen gelassen und anschließend im ultravioletten Licht bei 254 nm ausgewertet. Kein im Chromatogramm der Untersuchungslösung a auftretender Nebenfleck darf größer oder intensiver sein als der Hauptfleck im Chromatogramm der Referenzlösung a (1 Prozent). Die Prüfung darf nur ausgewertet werden, wenn das Chromatogramm der Referenzlösung c deutlich voneinander getrennt 2 Flecke zeigt.

Trocknungsverlust (2.2.32): Höchstens 1,0 Prozent, mit 0,500 g Substanz durch 2 h langes Trocknen im Trockenschrank bei 100 bis 105 °C bestimmt.

Gehaltsbestimmung

50,0 mg Substanz werden in Ethanol 96 % *R* zu 100,0 ml gelöst. 2,0 ml Lösung werden mit Ethanol 96 % *R* zu 100,0 ml verdünnt. Die Absorption (2.2.25) dieser Lösung wird im Maximum bei 241 nm gemessen.

Der Gehalt an $C_{19}H_{28}O_2$ wird mit Hilfe der spezifischen Absorption berechnet ($A_{1\,cm}^{1\,\%}$ = 569).

Lagerung

Vor Licht geschützt.

Verunreinigungen

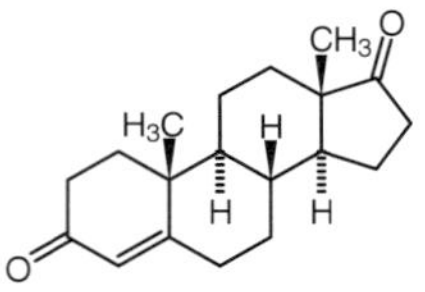

A. Androst-4-en-3,17-dion (Androstendion)

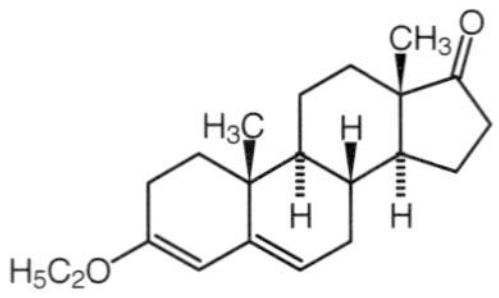

B. 3-Ethoxyandrosta-3,5-dien-17-on (Androstendion-enolether).

2001, 57

Tetracainhydrochlorid

Tetracaini hydrochloridum

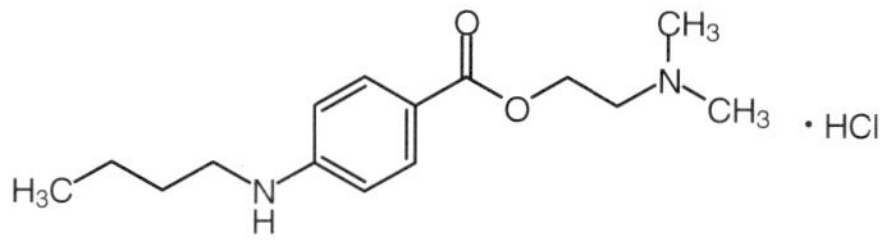

$C_{15}H_{25}ClN_2O_2$ M_r 300,8

Definition

Tetracainhydrochlorid enthält mindestens 99,0 und höchstens 101,0 Prozent 2-Dimethylaminoethyl-(4-butylaminobenzoat)hydrochlorid, berechnet auf die getrocknete Substanz.

Eigenschaften

Weißes, kristallines, schwach hygroskopisches Pulver; leicht löslich in Wasser, löslich in Ethanol.

Die Substanz schmilzt bei etwa 148 °C; sie kann auch in 2 polymorphen Modifikationen vorkommen, die bei 134 beziehungsweise 139 °C schmelzen; Mischungen dieser Formen schmelzen zwischen 134 und 147 °C.

Prüfung auf Identität

1: A, B, D.

2: B, C, D.

A. Die Prüfung erfolgt mit Hilfe der IR-Spektroskopie (2.2.24) durch Vergleich des Spektrums der Substanz mit dem von Tetracainhydrochlorid *CRS*.

B. Werden 10 ml Prüflösung (siehe „Prüfung auf Reinheit“) mit 1 ml Ammoniumthiocyanat-Lösung *R* versetzt, entsteht ein weißer, kristalliner Niederschlag, der nach Umkristallisieren aus Wasser *R* bei 80 °C 2 h lang getrocknet wird. Er schmilzt (2.2.14) bei etwa 131 °C.

C. Etwa 5 mg Substanz werden mit 0,5 ml rauchender Salpetersäure *R* auf dem Wasserbad zur Trockne eingedampft. Der Rückstand wird nach dem Erkalten in 5 ml Aceton *R* gelöst. Nach Zusatz von 1 ml ethanolischer Kaliumhydroxid-Lösung (0,1 mol · l^{-1}) entwickelt sich eine Violettfärbung.

D. Die Prüflösung gibt die Identitätsreaktion a auf Chlorid (2.3.1).

Prüfung auf Reinheit

Prüflösung: 5,0 g Substanz werden in kohlendioxidfreiem Wasser *R* zu 50 ml gelöst.

Aussehen der Lösung: 2 ml Prüflösung werden mit Wasser *R* zu 10 ml verdünnt. Die Lösung muß klar (2.2.1) und farblos (2.2.2, Methode II) sein.

***p*H-Wert** (2.2.3): 1 ml Prüflösung wird mit kohlendioxidfreiem Wasser *R* zu 10 ml verdünnt. Der *p*H-Wert der Lösung muß zwischen 4,5 und 6,5 liegen.

Verwandte Substanzen: Die Prüfung erfolgt mit Hilfe der Dünnschichtchromatographie (2.2.27) unter Verwendung einer DC-Platte mit Kieselgel GF_{254} *R*. Die Platte wird über eine Laufstrecke von 12 cm mit einer Mischung von 4 Volumteilen Essigsäure 98 % *R*, 16 Volumteilen Hexan *R* und 80 Volumteilen Dibutylether *R* vorbehandelt, einige Minuten lang in einem warmen Luftstrom getrocknet und vor Gebrauch erkalten gelassen.

Untersuchungslösung: 1,0 g Substanz wird in Wasser *R* zu 10 ml gelöst.

Referenzlösung: 50 mg Aminobenzoesäure *R* werden in Wasser *R* zu 100 ml gelöst. 1 ml Lösung wird mit Wasser *R* zu 10 ml verdünnt.

Auf die Platte werden 5 µl jeder Lösung aufgetragen. Die Chromatographie erfolgt mit einer Mischung von 4 Volumteilen Essigsäure 98 % *R*, 16 Volumteilen Hexan *R* und 80 Volumteilen Dibutylether *R* über eine Laufstrecke von 10 cm. Die Platte wird 10 min lang bei 100 bis 105 °C getrocknet. Die Chromatogramme werden im ultravioletten Licht bei 254 nm ausgewertet. Kein im Chromatogramm der Untersuchungslösung auftretender Nebenfleck darf größer oder intensiver sein als der Fleck im Chromatogramm der Referenzlösung (0,05 Prozent). Der Hauptfleck im Chromatogramm der Untersuchungslösung verbleibt am Start.

Schwermetalle (2.4.8): 12 ml Prüflösung müssen der Grenzprüfung A auf Schwermetalle entsprechen (10 ppm). Zur Herstellung der Referenzlösung wird die Blei-Lösung (1 ppm Pb) *R* verwendet.

Trocknungsverlust (2.2.32): Höchstens 1,0 Prozent, mit 1,000 g Substanz durch Trocknen im Trockenschrank bei 100 bis 105 °C bestimmt.

Sulfatasche (2.4.14): Höchstens 0,1 Prozent, mit 1,0 g Substanz bestimmt.

Gehaltsbestimmung

0,250 g Substanz, in 50 ml Ethanol 96 % *R* gelöst und mit 5,0 ml Salzsäure (0,01 mol · l^{-1}) versetzt, werden mit Natriumhydroxid-Lösung (0,1 mol · l^{-1}) titriert. Das zwischen den beiden mit Hilfe der Potentiometrie (2.2.20) bestimmten Wendepunkten zugesetzte Volumen wird abgelesen.

1 ml Natriumhydroxid-Lösung (0,1 mol · l^{-1}) entspricht 30,08 mg $C_{15}H_{25}ClN_2O_2$.

Lagerung

Vor Licht geschützt.

T

Monographien

2001, 644

Tetracosactid

Tetracosactidum

Ser—Tyr—Ser—Met—Glu—His—Phe—Arg—Trp—Gly—Lys—Pro—
(10 = Gly)
Val—Gly—Lys—Lys—Arg—Arg—Pro—Val—Lys—Val—Tyr—Pro
(20 = Val)

$C_{136}H_{210}N_{40}O_{31}S$ M_r 2933

Definition

Tetracosactid ist ein synthetisches Tetracosapeptid, bei dem die Sequenz der Aminosäuren mit der der ersten 24 Aminosäuren von Corticotrophin vom Menschen identisch ist. Die Substanz liegt als Acetat vor und enthält Wasser. Sie steigert die Ausschüttung von Corticoidhormonen aus den Nebennieren. Die Aktivität beträgt mindestens 800 Internationale Einheiten je Milligramm, berechnet auf die wasser- und essigsäurefreie Substanz.

Eigenschaften

Weißes bis gelbes, amorphes Pulver; wenig löslich in Wasser.

Prüfung auf Identität

A. Die Substanz steigert die Menge von Corticosteron, das unter den Bedingungen der „Wertbestimmung" von isolierten Zellen der Rattennebennieren gebildet wird.

B. Die Prüfung erfolgt mit Hilfe der Elektrophorese (2.2.31) und der Dünnschichtchromatographie (2.2.27), als zweidimensionale Trennung. Zwei mit Cellulose zur Chromatographie *R* 1 beschichtete Platten werden verwendet.

Untersuchungslösung: 1 mg Substanz wird in 0,2 ml einer Lösung von Ammoniumacetat *R* ($15,4 g \cdot l^{-1}$) gelöst, deren *p*H-Wert mit verdünnter Ammoniak-Lösung *R* 2 auf 8,2 eingestellt wurde. 10 µl einer Lösung von Trypsin *R* ($2 g \cdot l^{-1}$) werden zugesetzt. Die Mischung wird 40 min lang bei 37 bis 38 °C erwärmt, 3 min lang im Wasserbad erhitzt und mit 5 µl Essigsäure 98 % *R* versetzt. Die Lösung wird bei 40 °C und einem Druck von höchstens 3 kPa zur Trockne eingedampft. Der glasige Rückstand wird 1 h lang bei 40 °C getrocknet und in 0,1 ml Essigsäure 98 % *R* gelöst. Die Lösung wird gefriergetrocknet, der Rückstand in 0,1 ml Wasser *R* gelöst und erneut gefriergetrocknet. Der Rückstand wird 1 h lang bei 45 °C und einem Druck von höchstens 3 kPa getrocknet und in 50 µl Wasser *R* gelöst.

Referenzlösung: Die Lösung wird gleichzeitig und unter gleichen Bedingungen wie die Untersuchungslösung unter Verwendung von Tetracosactid *CRS* anstelle der Substanz hergestellt.

Die Platten werden mit einer Elektrolytlösung besprüht, die 0,2 Prozent (*V/V*) Essigsäure 98 % *R* und 0,2 Prozent (*V/V*) Pyridin *R* enthält. Die Platten werden mit Filterpapierstreifen so mit den entsprechenden Teilen des Elektrophoresegerätes verbunden, daß die Streifen jeweils an einem Ende der Platte einen etwa 1,5 cm breiten Bereich abdecken. Das Gerät wird geschlossen und 30 min lang stehengelassen. Die Lösungen werden auf der Seite der Anode aufgebracht. Auf die erste Platte werden in einer Ecke etwa 2,5 cm von den Kanten entfernt 4 µl Untersuchungslösung aufgetragen. Auf die zweite Platte werden an vergleichbarer Stelle 4 µl Referenzlösung aufgetragen. Beide Platten werden einer Spannung von 280 V für 200 mm Kantenlänge ausgesetzt. Die Elektrophorese erfolgt über 90 min. Die Platten werden 30 min lang an der Luft trocknen gelassen und anschließend 30 min lang im Luftstrom von 30 °C getrocknet. Mittels Dünnschichtchromatographie wird auf jeder Platte eine zweite Trennung im rechten Winkel zur Richtung der Elektrophorese durchgeführt. Die Chromatographie erfolgt mit einer Mischung von 8 Volumteilen Essigsäure 98 % *R*, 24 Volumteilen Pyridin *R*, 30 Volumteilen Wasser *R* und 38 Volumteilen 1-Butanol *R* über eine Laufstrecke von 15 cm. Die Platte wird im Luftstrom getrocknet und mit Ninhydrin-Lösung *R* 1 besprüht. Die Hauptflecke im Chromatogramm der Untersuchungslösung entsprechen in bezug auf ihre Lage denen im Chromatogramm der Referenzlösung, wobei ihre Intensität unterschiedlich sein kann.

Prüfung auf Reinheit

Spezifische Drehung (2.2.7): 10,0 mg Substanz werden in 1,0 ml einer Mischung von 1 Volumteil Essigsäure 98 % *R* und 99 Volumteilen Wasser *R* gelöst. Die spezifische Drehung muß zwischen –99 und –109° liegen, berechnet auf die wasser- und essigsäurefreie Substanz.

Absorption (2.2.25): 1,0 mg Substanz wird in Salzsäure ($0,1 mol \cdot l^{-1}$) zu 5,0 ml gelöst. Die Lösung, zwischen 240 und 280 nm gemessen, zeigt ein Maximum bei 276 nm. Die Absorption im Maximum muß zwischen 0,51 und 0,61 liegen, berechnet auf die wasser- und essigsäurefreie Substanz. Das Verhältnis der Absorption im Maximum von 276 nm zur Absorption bei 248 nm muß 2,4 bis 2,9 betragen.

Aminosäuren: Die Prüfung erfolgt mit Hilfe eines Aminosäureanalysators. Das Gerät wird mit Hilfe einer Mischung eingestellt, die äquimolare Mengen Ammoniak, Glycin und folgende L-Aminosäuren

Lysin	Alanin
Histidin	Valin
Arginin	Methionin
Aspartinsäure	Isoleucin
Threonin	Leucin
Serin	Tyrosin
Glutaminsäure	Phenylalanin
Prolin	

sowie die halbe äquimolare Menge an L-Cystin enthält.

Die Methode wird mit einem geeigneten Internen Standard wie DL-Norleucin *R* validiert.

Untersuchungslösung: 1,0 mg Substanz wird in eine sorgfältig gereinigte Ampulle aus Hartglas von 100 mm

Länge und 6 mm innerem Durchmesser gegeben. Ein geeignetes Volumen einer 50prozentigen Lösung (*V/V*) von Salzsäure *R* wird zugesetzt. Die Ampulle wird in eine Kältemischung von –5 °C getaucht, evakuiert, bis der Druck höchstens 133 Pa beträgt, und zugeschmolzen. Nach 16 h langem Erhitzen bei 110 bis 115 °C wird abgekühlt, die Ampulle geöffnet und der Inhalt mit 5mal 0,2 ml Wasser *R* in einen 10-ml-Kolben überführt. Anschließend wird unter vermindertem Druck über Kaliumhydroxid *R* zur Trockne eingedampft. Der Rückstand wird in Wasser *R* gelöst und unter vermindertem Druck über Kaliumhydroxid *R* zur Trockne eingedampft. Dieser Vorgang wird nochmals wiederholt. Der Rückstand wird in einer für den Aminosäureanalysator geeigneten Pufferlösung aufgenommen und mit der gleichen Pufferlösung auf ein geeignetes Volumen verdünnt.

Ein geeignetes Volumen wird auf den Aminosäureanalysator gegeben.

Der Anteil jeder Aminosäure wird in Mol ausgedrückt. Die relativen Verhältnisse der Aminosäuren werden unter der Annahme berechnet, daß der Anteil von Valin gleich 3 ist. Die Werte müssen sich innerhalb der folgenden Grenzen bewegen: Lysin 3,5 bis 4,7; Histidin 0,9 bis 1,1; Arginin 2,7 bis 3,3; Serin 1,1 bis 2,2; Glutaminsäure 0,9 bis 1,1; Prolin 2,5 bis 3,5; Glycin 1,8 bis 2,2; Methionin 0,9 bis 1,1; Tyrosin 1,7 bis 2,2; Phenylalanin 0,9 bis 1,1. Von Tryptophan abgesehen dürfen andere Aminosäuren höchstens in Spuren in dem Hydrolysat vorhanden sein.

Verwandte Peptide:

A. Die Prüfung erfolgt mit Hilfe der Flüssigchromatographie (2.2.29) unter Verwendung entgaster Lösungsmittel.

Untersuchungslösung: 1,0 mg Substanz wird in 1 ml Wasser *R* gelöst.

Referenzlösung a: 1,0 mg Substanz wird in 1 ml einer 1prozentigen Lösung (*V/V*) von Essigsäure 98 % *R* gelöst. 50 µl einer Mischung von 1 Volumteil Wasserstoffperoxid-Lösung 30 % *R* und 999 Volumteilen Wasser *R* werden zugesetzt und 2 h lang stehengelassen.

Referenzlösung b: 1,0 mg Tetracosactid *CRS* wird in 1 ml Wasser gelöst.

Die Chromatographie kann durchgeführt werden mit

- einer Säule aus rostfreiem Stahl von 0,25 m Länge und 4,6 mm innerem Durchmesser, gepackt mit octadecylsilyliertem Kieselgel zur Chromatographie *R* (10 µm)
- einer Mischung von 365 ml Acetonitril *R*, 10,0 ml Essigsäure 98 % *R* und 10,0 g Ammoniumsulfat *R*, mit Wasser *R* zu 2000 ml verdünnt, als mobile Phase bei einer Durchflußrate von 2,0 ml je Minute
- einem Spektrometer als Detektor bei einer Wellenlänge von 280 nm.

20 µl jeder Lösung werden eingespritzt, wobei darauf zu achten ist, daß die Spritze, die für die Untersuchungslösung benutzt wird, nicht mit Spuren von Peroxid verunreinigt ist. Das mit der Referenzlösung a erhaltene Chromatogramm zeigt den Tetracosactid-Peak, der dem Hauptpeak im Chromatogramm der Untersuchungslösung entspricht, sowie einen Peak mit einer geringeren Retentionszeit, der dem Tetracosactidsulfoxid entspricht und eine wesentlich größere Fläche aufweist als alle entsprechenden Peaks im Chromatogramm der Untersuchungslösung. Die Prüfung darf nur ausgewertet werden, wenn die Auflösung zwischen den Peaks von Tetracosactid und Tetracosactidsulfoxid im Chromatogramm der Referenzlösung a mindestens 7 beträgt. Im Chromatogramm der Untersuchungslösung darf die Fläche des Tetracosactidsulfoxid-Peaks höchstens 4 Prozent der Summe der Peakflächen mit Ausnahme der durch Lösungsmittel und Reagenzien verursachten Peaks betragen.

B. Die Prüfung erfolgt mit Hilfe der Dünnschichtchromatographie (2.2.27) unter Verwendung einer Schicht von Cellulose zur Chromatographie *R*.

Untersuchungslösung: 3,0 mg Substanz werden in 1,5 ml einer Mischung gleicher Volumteile verdünnter Essigsäure *R* und Wasser *R* gelöst.

Referenzlösung a: 0,5 ml Untersuchungslösung werden mit einer Mischung gleicher Volumteile verdünnter Essigsäure *R* und Wasser *R* zu 10 ml verdünnt.

Referenzlösung b: 5 ml Referenzlösung a werden mit einer Mischung gleicher Volumteile verdünnter Essigsäure *R* und Wasser *R* zu 10 ml verdünnt.

Referenzlösung c: 0,5 ml Untersuchungslösung werden mit 50 µl einer Mischung von 1 Volumteil Wasserstoffperoxid-Lösung 30 % *R* und 999 Volumteilen Wasser *R* versetzt. Anschließend wird 2 h lang stehengelassen.

Auf die Platte werden 10 µl jeder Lösung bandförmig (10 mm) aufgetragen. Die Chromatographie erfolgt mit einer Mischung von 4 Volumteilen Essigsäure 98 % *R*, 24 Volumteilen Pyridin *R*, 30 Volumteilen Wasser *R* und 42 Volumteilen 1-Butanol *R* über eine Laufstrecke von 15 cm. Die Platte wird im Luftstrom getrocknet und mit Ninhydrin-Lösung *R* 1 besprüht. Im Chromatogramm der Referenzlösung c sind Größe und Färbung der Zone, deren Lage der Hauptzone im Chromatogramm der Untersuchungslösung entspricht, geringer, und eine größere oder stärker gefärbte Zone mit einem kleineren R_f-Wert tritt auf, die dem Tetracosactidsulfoxid entspricht. Im Chromatogramm der Untersuchungslösung darf keine Zone mit Ausnahme der Hauptzone und der dem Tetracosactidsulfoxid entsprechenden Zone größer oder stärker gefärbt sein als die Zone im Chromatogramm der Referenzlösung a (5,0 Prozent). Höchstens eine dieser Zonen darf größer oder stärker gefärbt sein als die Zone im Chromatogramm der Referenzlösung b (2,5 Prozent).

Peptid: Mindestens 85,0 Prozent Peptide, bezogen auf $C_{136}H_{210}N_{40}O_{31}S$ und berechnet auf die wasser- und essigsäurefreie Substanz.

Die bei der Prüfung „Verwandte Peptide, A" erhaltenen Chromatogramme werden ausgewertet. Der Prozentgehalt an $C_{136}H_{210}N_{40}O_{31}S$ wird aus den Flächen oder den Höhen der Peaks in den Chromatogrammen der Untersuchungslösung und der Referenzlösung b und dem für Tetracosactid *CRS* angegebenen Gehalt an $C_{136}H_{210}N_{40}O_{31}S$ errechnet.

Essigsäure (2.5.34): 8,0 bis 13,0 Prozent.

Untersuchungslösung: 10,0 mg Substanz werden in einer Mischung von 5 Volumteilen mobiler Phase B und 95 Volumteilen mobiler Phase A zu 10,0 ml gelöst.

Wasser (2.5.12): 5,0 bis 16,0 Prozent, mit 80,0 mg Substanz nach der Karl-Fischer-Methode bestimmt.

Wertbestimmung

Die Aktivität der Substanz wird durch Vergleich ihrer Fähigkeit, die Menge des von isolierten Rattennebennierenzellen produzierten Corticosterons zu steigern, mit der der Internationalen Standardzubereitung von Tetracosactid oder einer in Internationalen Einheiten eingestellten Standardzubereitung unter festgelegten Bedingungen ermittelt.

Die Internationale Einheit ist die Aktivität, die in einer festgelegten Menge der Internationalen Standardzubereitung, die aus synthetischem Tetracosactid und Mannitol besteht, enthalten ist. Die Aktivität der Internationalen Standardzubereitung, ausgedrückt in Internationalen Einheiten, wird von der Weltgesundheitsorganisation festgelegt.

Die ermittelte Aktivität muß mindestens 80 und darf höchstens 125 Prozent der angegebenen Aktivität betragen. Die Vertrauensgrenzen der ermittelten Aktivität ($P = 0{,}95$) müssen mindestens 64 und dürfen höchstens 156 Prozent der angegebenen Aktivität betragen.

Verwendet werden siliconisierte Glasgeräte, die vor Gebrauch gründlich mit Wasser *R* gespült sind. 4 männliche Ratten mit einer Körpermasse zwischen 200 und 400 g werden durch Ausbluten getötet. Die Nebennieren werden entnommen, sorgfältig von Fettgewebe befreit und in Lösung B eingelegt, die bei 4 °C gehalten wird. Die Drüsen werden in 4 gleiche Teile geschnitten und in eine geeignete Kunststoff-Rührvorrichtung gegeben (siehe Abb. 644-1), die 5 ml Lösung C enthält, die bei 37 °C gehalten wird. Die Nebennierenzellen werden durch Rühren der Mischung mit 500 U/min dispergiert. Nach 20 min wird die überstehende Flüssigkeit entfernt. Die Mischung wird auf 4 °C abgekühlt, 5 ml Lösung C werden zugegeben, und der Dispersionsprozeß wird wiederholt. Der Vorgang wird weitere 3 Male wiederholt. Die 5 überstehenden Flüssigkeiten werden gemischt, bei 4 °C in einem Polyethylenröhrchen nach langsamer Beschleunigung auf 100 *g* 30 min lang zentrifugiert. Der Rückstand wird in 8 ml Lösung D suspendiert und 30 min lang bei 100 *g* zentrifugiert. Der Rückstand wird erneut in 8 ml Lösung D suspendiert. Die Mischung wird durch Nylongaze mit Poren von 100 µm in einen Polyethylenbecher filtriert. Eine geeignete Menge Lösung D wird dem Filtrat zugesetzt (ein Gesamtvolumen von 65 bis 105 ml hat sich als geeignet erwiesen). Die entstandene Suspension wird bei 4 °C gehalten.

Aus Lösungen der Substanz und der Standardzubereitung werden in geeigneter Konzentration unter Verwendung von Lösung E als Verdünnungsmittel je 4 Lösungen in geometrischer Reihe mit Verdünnungsfaktor 2 hergestellt. 0,1 ml jeder Lösung werden in je eines von 4 Polystyrolröhrchen pipettiert, und 1,0 ml der zuvor beschriebenen Zellsuspension wird in jedes Röhrchen gegeben. Anschließend wird 2 h lang bei 37 °C inkubiert und auf 4 °C abgekühlt. 1 ml des Inhalts von jedem Röhrchen wird in Reagenzgläser gegeben, die 1,4 ml Dichlormethan *R* enthalten. In einem Vortex-Mischer wird 10 s gemischt und 5 min lang bei 3000 *g* zentrifugiert. 1 ml von jeder Dichlormethanphase wird unter Vermeidung der Aufnahme von wäßriger Phase in ein Reagenzglas gegeben, das 0,6 ml einer Mischung aus 15 Volumteilen Ethanol 96 % *R* und 35 Volumteilen Schwefelsäure *R* enthält. In einem Vortex-Mischer wird 10 s lang gemischt und 5 min lang bei 1500 *g* zentrifugiert. Anschließend wird jedes Reagenzglas 30 min lang stehengelassen. Die Prüfung erfolgt mit Hilfe der Fluorimetrie (2.2.21), wobei die untere Phase mit einer Anregungsstrahlung geeigneter Wellenlänge, beispielsweise 436 oder 470 nm, bestrahlt und die Fluoreszenz im Maximum zwischen 530 und 545 nm gemessen wird. Wenn die Lösungen nicht in Meßzellen überführt werden, sind Reagenzgläser auszuwählen, deren Fluoreszenzwerte für ein Referenz-Corticosteron um höchstens 5 Prozent voneinander abweichen. Unter Einsatz der üblichen statistischen Methoden und unter Verwendung des linearen Abschnitts der logarithmischen Dosis-Wirkungs-Kurve wird das Ergebnis der Wertbestimmung berechnet.

Lösung A:

Natriumchlorid *R*	6,60 g
Kaliumchlorid *R*	0,353 g
Natriumhydrogencarbonat *R*	0,840 g
Kaliumdihydrogenphosphat *R*	0,161 g
Magnesiumsulfat *R*	0,291 g
Calciumchlorid *R*	0,373 g
HEPES *R*	4,77 g

Die Substanzen werden in etwa 950 ml Wasser *R* gelöst. Mit Natriumhydroxid-Lösung (1 mol · l^{-1}) wird auf einen *p*H-Wert von 7,4 eingestellt. 60 mg Benzylpenicillin-Natrium *R* und eine 100 mg Streptomycin entsprechende Menge Streptomycinsulfat *R* werden zugesetzt. Mit Wasser *R* wird zu 1000 ml verdünnt.

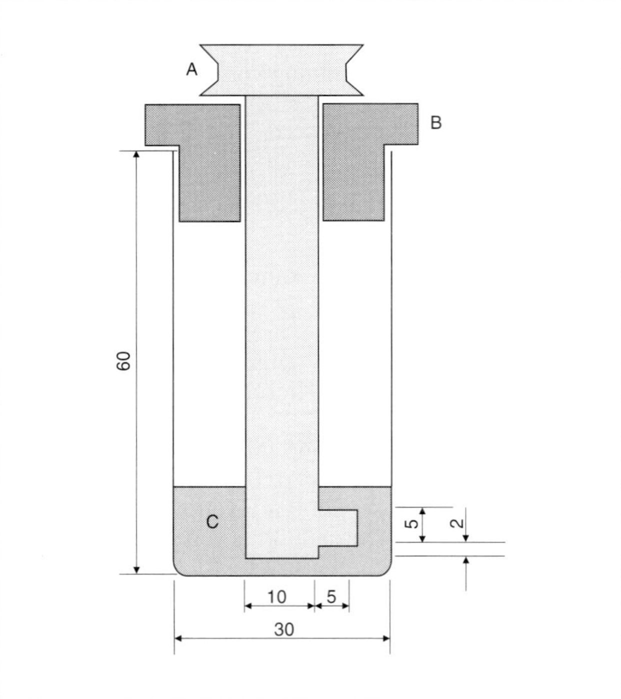

Abb. 644-1: Rührvorrichtung
Längenangaben in Millimeter

A = Rillenscheibe und Rührblatt
B = Lager
C = Inkubationsmedium

Lösung B: Glucose *R* (2 g · l^{-1}) wird der Lösung A zugesetzt.

Lösung C: Der Lösung B wird eine aus *Clostridium histolyticum* gewonnene Collagenase-Zubereitung (1 g · l^{-1}), deren Qualität für die Herstellung einer Zelldispersion geeignet ist, zugesetzt.

Lösung D: Rinderalbumin *R* (5 g · l^{-1}) wird der Lösung B zugesetzt.

Lösung E: Einer sterilen Lösung von Natriumchlorid *R* (9 g · l^{-1}) wird Rinderalbumin *R* (1 g · l^{-1}) zugesetzt. Mit Salzsäure (1 mol · l^{-1}) wird auf einen *p*H-Wert von 2,0 eingestellt.

Lagerung

Vor Licht geschützt, zwischen 2 und 8 °C, unter Stickstoffatmosphäre.

Beschriftung

Die Beschriftung gibt insbesondere an
- die Aktivität in Internationalen Einheiten je Milligramm
- die Peptidmenge je Behältnis
- die Lagerungsbedingungen.

2001, 211

Tetracyclin
Tetracyclinum

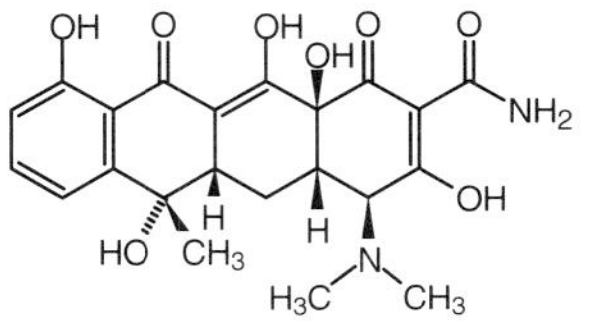

$C_{22}H_{24}N_2O_8$ M_r 444,4

Definition

Tetracyclin enthält mindestens 88,0 und höchstens 100,5 Prozent (4*S*,4a*S*,5a*S*,6*S*,12a*S*)-4-Dimethylamino-3,6,10,12,12a-pentahydroxy-6-methyl-1,11-dioxo-1,4,4a,5,5a,6,11,12a-octahydrotetracen-2-carboxamid, berechnet auf die getrocknete Substanz.

Eigenschaften

Gelbes, kristallines Pulver; sehr schwer löslich in Wasser, löslich in Ethanol und Methanol, wenig löslich in Aceton, praktisch unlöslich in Ether. Die Substanz löst sich in verdünnten Säuren und alkalischen Lösungen.

Prüfung auf Identität

A. Die Prüfung erfolgt mit Hilfe der Dünnschichtchromatographie (2.2.27) unter Verwendung einer Schicht von Kieselgel H *R*. Der *p*H-Wert einer Lösung von Natriumedetat *R* (100 g · l^{-1}) wird mit konzentrierter Natriumhydroxid-Lösung *R* auf 8,0 eingestellt. Die Lösung wird gleichmäßig auf die Platte gesprüht (etwa 10 ml für eine 100-mm × 200-mm-Platte), anschließend wird die Platte in waagerechter Stellung mindestens 1 h lang trocknen gelassen und unmittelbar vor der Verwendung 1 h lang im Trockenschrank bei 110 °C erhitzt.

Untersuchungslösung: 5 mg Substanz werden in Methanol *R* zu 10 ml gelöst.

Referenzlösung a: 5 mg Tetracyclinhydrochlorid *CRS* werden in Methanol *R* zu 10 ml gelöst.

Referenzlösung b: 5 mg Tetracyclinhydrochlorid *CRS*, 5 mg Chlortetracyclinhydrochlorid *CRS* und 5 mg Doxycyclinhyclat *CRS* werden in Methanol *R* zu 10 ml gelöst.

Auf die Platte wird 1 µl jeder Lösung aufgetragen. Die Chromatographie erfolgt mit einer Mischung von 6 Volumteilen Wasser *R*, 35 Volumteilen Methanol *R* und 59 Volumteilen Dichlormethan *R* über eine Laufstrecke von 15 cm. Die Platte wird im Kaltluftstrom getrocknet und im ultravioletten Licht bei 365 nm ausgewertet. Der Hauptfleck im Chromatogramm der Untersuchungslösung entspricht in bezug auf Lage, Farbe und Größe dem Hauptfleck im Chromatogramm der Referenzlösung a. Die Prüfung darf nur ausgewertet werden, wenn das Chromatogramm der Referenzlösung b deutlich voneinander getrennt 3 Flecke zeigt.

B. Werden etwa 2 mg Substanz mit 5 ml Schwefelsäure *R* versetzt, entsteht eine rotviolette Färbung. Beim Eingießen der Lösung in 2,5 ml Wasser *R* wird die Lösung gelb.

C. Etwa 10 mg Substanz werden in einer Mischung von 1 ml verdünnter Salpetersäure *R* und 5 ml Wasser *R* gelöst. Nach dem Umschütteln wird die Lösung mit 1 ml Silbernitrat-Lösung *R* 2 versetzt. Eine auftretende Opaleszenz darf nicht stärker sein als die einer Mischung von 1 ml verdünnter Salpetersäure *R*, 5 ml Wasser *R* und 1 ml Silbernitrat-Lösung *R* 2.

Prüfung auf Reinheit

***p*H-Wert** (2.2.3): 0,1 g Substanz werden in 10 ml kohlendioxidfreiem Wasser *R* suspendiert. Der *p*H-Wert der Suspension muß zwischen 3,5 und 6,0 liegen.

Spezifische Drehung (2.2.7): 0,250 g Substanz werden in Salzsäure (0,1 mol · l^{-1}) zu 50,0 ml gelöst. Die spezifische Drehung muß zwischen –260 und –280° liegen, berechnet auf die getrocknete Substanz.

Verwandte Substanzen: Die Prüfung erfolgt mit Hilfe der Flüssigchromatographie (2.2.29) wie unter „Gehaltsbestimmung“ angegeben.

Die Referenzlösung g wird eingespritzt. Die Prüfung darf nur ausgewertet werden, wenn der Anhydrotetracyclin-Peak ein Signal-Rausch-Verhältnis von mindestens 3 aufweist.

Die Untersuchungslösung und die Referenzlösung f werden eingespritzt. Im Chromatogramm der Untersuchungslösung darf die Fläche der Peaks von 4-*epi*-Tetracyclin, 4-*epi*-Anhydrotetracyclin oder Anhydrotetracyclin nicht größer sein als die Fläche der entsprechenden Peaks im Chromatogramm der Referenzlösung f (5,0 bzw. 0,5 und 1,0 Prozent). Im Chromatogramm der Untersuchungslösung darf die Fläche eines dem Hauptpeak nachfolgend aufsitzenden Nebenpeaks nicht größer sein als das 0,4fache der Peakfläche des 4-*epi*-Tetracyclin-Peaks im Chromatogramm der Referenzlösung f (2,0 Prozent).

Schwermetalle (2.4.8): 0,5 g Substanz müssen der Grenzprüfung C auf Schwermetalle entsprechen (50 ppm). Zur Herstellung der Referenzlösung werden 2,5 ml Blei-Lösung (10 ppm Pb) *R* verwendet.

Trocknungsverlust (2.2.32): Höchstens 13,0 Prozent, mit 1,000 g Substanz durch Trocknen im Trockenschrank bei 100 bis 105 °C bestimmt.

Sulfatasche (2.4.14): Höchstens 0,5 Prozent, mit 1,0 g Substanz bestimmt.

Gehaltsbestimmung

Die Prüfung erfolgt mit Hilfe der Flüssigchromatographie (2.2.29).

Untersuchungslösung: 25,0 mg Substanz werden in Salzsäure (0,01 mol · l^{-1}) zu 25,0 ml gelöst.

Referenzlösung a: 25,0 mg Tetracyclinhydrochlorid *CRS* werden in Salzsäure (0,01 mol · l^{-1}) zu 25,0 ml gelöst.

Referenzlösung b: 12,5 mg 4-*epi*-Tetracyclinhydrochlorid *CRS* werden in Salzsäure (0,01 mol · l^{-1}) zu 50,0 ml gelöst.

Referenzlösung c: 10,0 mg Anhydrotetracyclinhydrochlorid *CRS* werden in Salzsäure (0,01 mol · l^{-1}) zu 100,0 ml gelöst.

Referenzlösung d: 10,0 mg 4-*epi*-Anhydrotetracyclinhydrochlorid *CRS* werden in Salzsäure (0,01 mol · l^{-1}) zu 50,0 ml gelöst.

Referenzlösung e: 1,0 ml Referenzlösung a, 2,0 ml Referenzlösung b und 5,0 ml Referenzlösung d werden gemischt und mit Salzsäure (0,01 mol · l^{-1}) zu 25,0 ml verdünnt.

Referenzlösung f: 40,0 ml Referenzlösung b, 20,0 ml Referenzlösung c und 5,0 ml Referenzlösung d werden gemischt und mit Salzsäure (0,01 mol · l^{-1}) zu 200,0 ml verdünnt.

Referenzlösung g: 1,0 ml Referenzlösung c wird mit Salzsäure (0,01 mol · l^{-1}) zu 50,0 ml verdünnt.

Die Chromatographie kann durchgeführt werden mit
- einer Säule von 0,25 m Länge und 4,6 mm innerem Durchmesser, gepackt mit Styrol-Divinylbenzol-Copolymer *R* (8 bis 10 µm)
- folgender Mischung als mobile Phase bei einer Durchflußrate von 1,0 ml je Minute: 80,0 g *tert.* Butanol *R* werden mit Hilfe von 200 ml Wasser *R* in einen 1000-ml-Meßkolben überführt. 100 ml einer Lösung von Kaliummonohydrogenphosphat *R* (35 g · l^{-1}), die mit Phosphorsäure 10 % *R* auf einen *p*H-Wert von 9,0 eingestellt wird, 200 ml einer Lösung von Tetrabutylammoniumhydrogensulfat *R* (10 g · l^{-1}), die mit verdünnter Natriumhydroxid-Lösung *R* auf einen *p*H-Wert von 9,0 eingestellt wird, und 10 ml einer Lösung von Natriumedetat *R* (40 g · l^{-1}), die mit verdünnter Natriumhydroxid-Lösung *R* auf einen *p*H-Wert von 9,0 eingestellt wird, werden zugesetzt. Nach dem Mischen wird mit Wasser *R* zu 1000,0 ml verdünnt
- einem Spektrometer als Detektor bei einer Wellenlänge von 254 nm
- einer 20-µl-Probenschleife.

Die Temperatur der Säule wird bei 60 °C gehalten.

Die Referenzlösung e wird eingespritzt. Die Empfindlichkeit des Systems wird so eingestellt, daß die Höhe der Peaks mindestens 50 Prozent des maximalen Ausschlags beträgt. Die Prüfung darf nur ausgewertet werden, wenn die Auflösung zwischen dem ersten Peak (4-*epi*-Tetracyclin) und dem zweiten Peak (Tetracyclin) mindestens 2,5 und die Auflösung zwischen dem zweiten Peak und dem dritten Peak (4-*epi*-Anhydrotetracyclin) mindestens 8,0 beträgt. Falls erforderlich wird der Anteil an *tert.* Butanol in der mobilen Phase geändert. Die Prüfung darf nur ausgewertet werden, wenn der Symmetriefaktor des zweiten Peaks nicht größer als 1,25 ist.

Die Referenzlösung a wird 6mal eingespritzt. Die Prüfung darf nur ausgewertet werden, wenn die relative Standardabweichung der Peakfläche von Tetracyclin höchstens 1,0 Prozent beträgt. Falls erforderlich sind die Integratorparameter einzustellen.

Die Untersuchungslösung und die Referenzlösung a werden abwechselnd eingespritzt.

Der Prozentgehalt an Tetracyclin wird berechnet.

Lagerung

Gut verschlossen, vor Licht geschützt.

Verunreinigungen

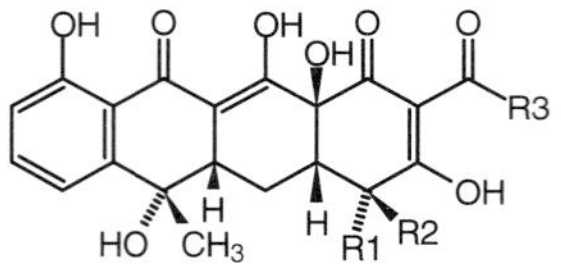

A. R1 = $N(CH_3)_2$, R2 = H, R3 = NH_2:
4-*epi*-Tetracyclin

B. R1 = H, R2 = $N(CH_3)_2$, R3 = CH_3:
2-Acetyl-2-decarboxamidotetracyclin

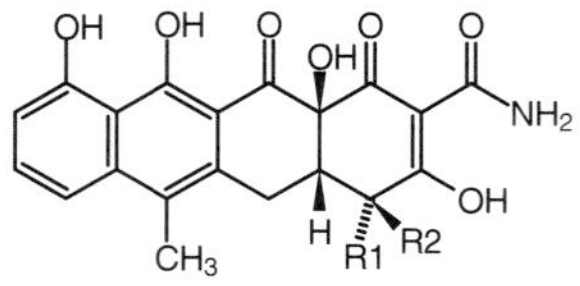

C. R1 = H, R2 = $N(CH_3)_2$:
Anhydrotetracyclin

D. R1 = $N(CH_3)_2$, R2 = H:
4-*epi*-Anhydrotetracyclin.

1998, 1095

Teufelskrallenwurzel

Harpagophyti radix

Definition

Teufelskrallenwurzel besteht aus geschnittenen, getrockneten, knollenförmigen, sekundären Wurzeln von *Harpagophytum procumbens* D.C. Die Droge enthält mindestens 1,2 Prozent Harpagosid ($C_{24}H_{30}O_{11}$, M_r 494,5), berechnet auf die getrocknete Droge.

Eigenschaften

Die Droge ist graubraun bis dunkelbraun und schmeckt bitter. Sie weist die unter „Prüfung auf Identität, A und B" beschriebenen makroskopischen und mikroskopischen Merkmale auf.

Prüfung auf Identität

A. Die Droge besteht aus dicken, fächerförmigen oder runden Stücken oder aus rauhen, zerkleinerten Scheiben. Die dunkle Außenseite ist mit gewundenen, länglichen Runzeln versehen. Die fahle Oberfläche der Schnittstellen zeigt eine dunkle Kambiumzone und deutlich radial ausgerichtete Reihen von Xylembündeln. Der Zentralzylinder weist eine feine, konzentrische Streifung auf. Mit der Lupe betrachtet zeigt die Oberfläche der Schnittstellen gelbe bis bräunlichrote Körner.

B. Die Droge wird pulverisiert (355). Das Pulver ist bräunlichgelb. Die Prüfung erfolgt unter dem Mikroskop, wobei Chloralhydrat-Lösung *R* verwendet wird. Das Pulver zeigt folgende Merkmale: aus gelblichbraunen, dünnwandigen Zellen bestehende Fragmente der Korkschicht; Fragmente des Rindenparenchyms, das aus großen, dünnwandigen Zellen besteht, die manchmal rotbraune, körnige Einschlüsse und abgesonderte gelbe Tröpfchen enthalten; Fragmente netzartig verdickter Tracheen und Tracheiden mit anhaftendem Holzparenchym aus dem Zentralzylinder; im Parenchym finden sich kleine Nadeln und Kristalle aus Calciumoxalat. Das Pulver kann rechteckige oder polygonale, getüpfelte Steinzellen mit dunklem, rötlichbraunem Inhalt enthalten. Eine Lösung von Phloroglucin in Salzsäure färbt die Parenchymzellen grün.

C. Die Prüfung erfolgt mit Hilfe der Dünnschichtchromatographie (2.2.27) unter Verwendung einer Schicht eines geeigneten Kieselgels.

Untersuchungslösung: 1,0 g pulverisierte Droge (355) wird 10 min lang mit 10 ml Methanol *R* im Wasserbad von 60 °C erhitzt. Nach dem Abfiltrieren wird das Filtrat im Vakuum bei einer 40 °C nicht überschreitenden Temperatur auf 2 ml eingeengt.

Referenzlösung: 1 mg Harpagosid *R* wird in 1 ml Methanol *R* gelöst.

Auf die Platte werden 20 µl jeder Lösung bandförmig aufgetragen. Die Chromatographie erfolgt mit einer Mischung von 8 Volumteilen Wasser *R*, 15 Volumteilen Methanol *R* und 77 Volumteilen Ethylacetat *R* über eine Laufstrecke von 10 cm. Die Platte wird im Warmluftstrom getrocknet. Im ultravioletten Licht bei 254 nm betrachtet, zeigen sowohl das Chromatogramm der Untersuchungslösung als auch das der Referenzlösung im mittleren Teil eine fluoreszenzmindernde Zone (Harpagosid). Das Chromatogramm der Untersuchungslösung zeigt auch andere Zonen, meist oberhalb der dem Harpagosid entsprechenden Zone. Die Platte wird mit einer Lösung von Phloroglucin *R* ($10\ g \cdot l^{-1}$) in Ethanol 96 % *R* und anschließend mit Salzsäure *R* besprüht. Danach wird die Platte 5 bis 10 min lang auf 80 °C erhitzt. Das Chromatogramm der Referenzlösung und das der Untersuchungslösung zeigen je eine grüne, dem Harpagosid entsprechende Zone. Das Chromatogramm der Untersuchungslösung zeigt oberhalb und unterhalb der Harpagosidzone noch einige weitere gelbe bis braune Zonen.

Prüfung auf Reinheit

Stärke: Die Prüfung der pulverisierten Droge erfolgt unter dem Mikroskop, wobei Wasser *R* verwendet wird. Nach Zusatz von Iod-Lösung *R* 1 darf keine Blaufärbung entstehen.

Fremde Bestandteile (2.8.2): Die Droge muß der Prüfung entsprechen.

Trocknungsverlust (2.2.32): Höchstens 12,0 Prozent, mit 1,000 g pulverisierter Droge (355) durch Trocknen im Trockenschrank bei 100 bis 105 °C bestimmt.

Asche (2.4.16): Höchstens 8,0 Prozent.

Gehaltsbestimmung

Die Prüfung erfolgt mit Hilfe der Flüssigchromatographie (2.2.29) unter Verwendung von Methylcinnamat *R* als Interner Standard.

Interner-Standard-Lösung: 0,130 g Methylcinnamat *R* werden in Methanol *R* zu 100,0 ml gelöst.

Untersuchungslösung: 0,500 g pulverisierte Droge (355) werden mit 50 ml Methanol *R* versetzt und 1 h lang geschüttelt. Danach wird filtriert. Das Filter wird mit dem Rückstand in einen 100-ml-Kolben gebracht. Nach Zusatz von 50 ml Methanol *R* wird 1 h lang zum Rückfluß erhitzt. Nach dem Abkühlen wird filtriert und der Kolben mit dem Filter 2mal mit je 5 ml Methanol *R* gewaschen. Filtrate und Waschflüssigkeiten werden vereinigt und im Vakuum bei einer 40 °C nicht überschreitenden Temperatur zur Trockne eingedampft. Der Rückstand wird mit 3 Portionen zu je 5 ml Methanol *R* aufgenommen, die Auszüge werden in einen 25-ml-Meßkolben filtriert und unter gleichzeitigem Waschen des Filters mit Methanol *R* bis zur Marke aufgefüllt. 10,0 ml Lösung werden mit 1,0 ml Interner-Standard-Lösung versetzt und mit Methanol *R* zu 25,0 ml verdünnt.

Referenzlösung: 0,5 ml der bei „Prüfung auf Identität, C" beschriebenen Referenzlösung werden mit Methanol *R* zu 2,0 ml verdünnt.

Die Chromatographie kann durchgeführt werden mit
- einer Säule aus rostfreiem Stahl von 0,10 m Länge und 4 mm innerem Durchmesser, gepackt mit octadecylsilyliertem Kieselgel zur Chromatographie *R* (5 µm)
- einer Mischung gleicher Volumteile Methanol *R* und Wasser *R* als mobile Phase bei einer Durchflußrate von 1,5 ml je Minute
- einem Spektrometer als Detektor bei einer Wellenlänge von 278 nm
- einer 10-µl-Probenschleife.

Die Untersuchungslösung wird eingespritzt. Die Empfindlichkeit des Systems wird so eingestellt, daß die Höhe des Methylcinnamat-Peaks etwa 50 Prozent des maximalen Ausschlags beträgt. Die Retentionszeit von Harpagosid wird mit 10 µl Referenzlösung unter den gleichen Bedingungen wie bei der Untersuchungslösung bestimmt.

Der Prozentgehalt an Harpagosid wird nach folgender Formel berechnet:

$$\frac{m_2 \cdot F_1 \cdot 7{,}622}{F_2 \cdot m_1}$$

m_1 = Masse der Droge in Gramm
m_2 = Masse des Methylcinnamats *R* in Gramm je 100,0 ml Interner-Standard-Lösung
F_1 = Peakfläche, die dem Harpagosid im Chromatogramm der Untersuchungslösung entspricht
F_2 = Peakfläche, die dem Methylcinnamat im Chromatogramm der Untersuchungslösung entspricht.

Lagerung

Gut verschlossen, vor Licht geschützt.

1999, 299

Theophyllin

Theophyllinum

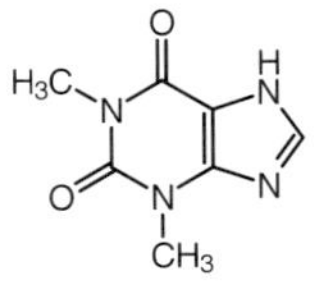

$C_7H_8N_4O_2$ M_r 180,2

Definition

Theophyllin enthält mindestens 99,0 und höchstens 101,0 Prozent 1,3-Dimethyl-3,7-dihydro-1*H*-purin-2,6-dion, berechnet auf die getrocknete Substanz.

Eigenschaften

Weißes, kristallines Pulver; schwer löslich in Wasser, wenig löslich in wasserfreiem Ethanol. Die Substanz löst sich in Alkalihydroxid-Lösungen, in Ammoniak-Lösung und Mineralsäuren.

Prüfung auf Identität

1: A, B, D.
2: A, C, D, E.

A. Schmelztemperatur (2.2.14): 270 bis 274 °C, mit der zuvor bei 100 bis 105 °C getrockneten Substanz bestimmt.

B. Die Prüfung erfolgt mit Hilfe der IR-Spektroskopie (2.2.24) durch Vergleich des Spektrums der Substanz mit dem von Theophyllin *CRS*.

C. 10 mg Substanz werden 3 min lang mit 1,0 ml einer Lösung von Kaliumhydroxid *R* (360 g · l^{-1}) im Wasserbad von 90 °C erhitzt. Wird die Mischung mit 1,0 ml Diazobenzolsulfonsäure-Lösung *R* 1 versetzt, entsteht allmählich eine rote Färbung. Ein Blindversuch wird durchgeführt.

D. Die Substanz entspricht der Prüfung „Trocknungsverlust" (siehe „Prüfung auf Reinheit").

E. Die Substanz gibt die Identitätsreaktion auf Xanthine (2.3.1).

Prüfung auf Reinheit

Prüflösung: 0,5 g Substanz werden unter Erhitzen in kohlendioxidfreiem Wasser *R* gelöst. Nach dem Abkühlen wird mit kohlendioxidfreiem Wasser *R* zu 75 ml verdünnt.

Aussehen der Lösung: Die Prüflösung muß klar (2.2.1) und farblos (2.2.2, Methode II) sein.

Sauer reagierende Substanzen: Werden 50 ml Prüflösung mit 0,1 ml Methylrot-Lösung *R* versetzt, muß die Lösung rot gefärbt sein. Bis zum Farbumschlag nach Gelb darf höchstens 1,0 ml Natriumhydroxid-Lösung (0,01 mol · l^{-1}) verbraucht werden.

Verwandte Substanzen: Die Prüfung erfolgt mit Hilfe der Dünnschichtchromatographie (2.2.27) unter Verwendung einer Schicht eines geeigneten Kieselgels, das einen Fluoreszenzindikator mit intensivster Anregung der Fluoreszenz bei 254 nm enthält.

Untersuchungslösung: 0,2 g Substanz werden in einer Mischung von 4 Volumteilen Methanol *R* und 6 Volumteilen Chloroform *R* zu 10 ml gelöst.

Referenzlösung: 0,5 ml Untersuchungslösung werden mit einer Mischung von 4 Volumteilen Methanol *R* und 6 Volumteilen Chloroform *R* zu 100 ml verdünnt.

Auf die Platte werden 10 µl jeder Lösung aufgetragen. Die Chromatographie erfolgt mit einer Mischung von 10 Volumteilen konzentrierter Ammoniak-Lösung *R*, 30 Volumteilen Aceton *R*, 30 Volumteilen Chloroform *R* und 40 Volumteilen 1-Butanol *R* über eine Laufstrecke von 15 cm. Die Platte wird an der Luft trocknen gelassen und im ultravioletten Licht bei 254 nm ausgewertet. Kein im Chromatogramm der Untersuchungslösung auftretender Nebenfleck darf größer oder intensiver sein als der Fleck im Chromatogramm der Referenzlösung (0,5 Prozent).

Schwermetalle (2.4.8): 1,0 g Substanz muß der Grenzprüfung C auf Schwermetalle entsprechen (20 ppm). Zur

Herstellung der Referenzlösung werden 2 ml Blei-Lösung (10 ppm Pb) *R* verwendet.

Trocknungsverlust (2.2.32): Höchstens 0,5 Prozent, mit 1,00 g Substanz durch Trocknen im Trockenschrank bei 100 bis 105 °C bestimmt.

Sulfatasche (2.4.14): Höchstens 0,1 Prozent, mit 1,0 g Substanz bestimmt.

Gehaltsbestimmung

0,150 g Substanz werden in 100 ml Wasser *R* gelöst. Nach Zusatz von 20 ml Silbernitrat-Lösung (0,1 mol · l^{-1}) wird die Mischung geschüttelt, mit 1 ml Bromthymolblau-Lösung *R* 1 versetzt und mit Natriumhydroxid-Lösung (0,1 mol · l^{-1}) titriert.

1 ml Natriumhydroxid-Lösung (0,1 mol · l^{-1}) entspricht 18,02 mg $C_7H_8N_4O_2$.

1999, 300

Theophyllin-Ethylendiamin

Theophyllinum et ethylendiaminum

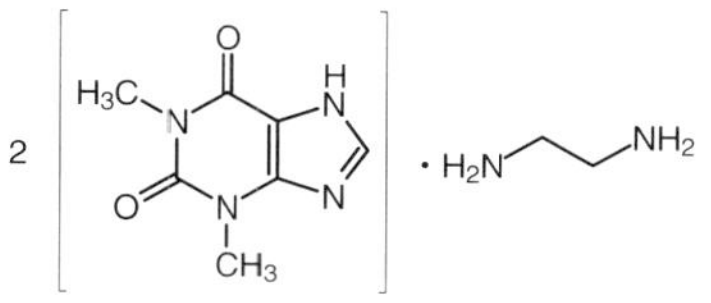

$C_{16}H_{24}N_{10}O_4$ M_r 420,4

Definition

Theophyllin-Ethylendiamin enthält mindestens 84,0 und höchstens 87,4 Prozent Theophyllin ($C_7H_8N_4O_2$; M_r 180,2) und mindestens 13,5 und höchstens 15,0 Prozent Ethylendiamin ($C_2H_8N_2$; M_r 60,1), beide berechnet auf die wasserfreie Substanz.

Eigenschaften

Weißes bis schwach gelbliches, manchmal körniges Pulver; leicht löslich in Wasser (die Lösung trübt sich durch Absorption von Kohlendioxid), praktisch unlöslich in wasserfreiem Ethanol.

Prüfung auf Identität

1: B, C, E.
2: A, C, D, E, F.

1,0 g Substanz wird in 10 ml Wasser *R* gelöst und die Lösung tropfenweise und unter Schütteln mit 2 ml verdünnter Salzsäure *R* versetzt. Der Niederschlag wird abfiltriert und für die Prüfungen A, B, D und F verwendet; das Filtrat wird zur Prüfung C verwendet.

A. Schmelztemperatur (2.2.14): 270 bis 274 °C, mit dem zuvor mit Wasser *R* gewaschenen und bei 100 bis 105 °C getrockneten Niederschlag bestimmt.

B. Die Prüfung erfolgt mit Hilfe der IR-Spektroskopie (2.2.24) durch Vergleich des Spektrums des zuvor mit Wasser *R* gewaschenen und bei 100 bis 105 °C getrockneten Niederschlags mit dem von Theophyllin *CRS*.

C. Das Filtrat wird nach Zusatz von 0,2 ml Benzoylchlorid *R* mit verdünnter Natriumhydroxid-Lösung *R* bis zur alkalischen Reaktion versetzt und kräftig geschüttelt. Der Niederschlag wird abfiltriert, mit 10 ml Wasser *R* gewaschen und in 5 ml heißem Ethanol 96 % *R* gelöst. Nach Zusatz von 5 ml Wasser *R* bildet sich ein Niederschlag, der nach Waschen und Trocknen bei 100 bis 105 °C eine Schmelztemperatur (2.2.14) von 248 bis 252 °C hat.

D. Etwa 10 mg Niederschlag werden 3 min lang mit 1,0 ml einer Lösung von Kaliumhydroxid *R* (360 g · l^{-1}) im Wasserbad von 90 °C erhitzt. Wird die Mischung mit 1,0 ml Diazobenzolsulfonsäure-Lösung *R* 1 versetzt, entsteht allmählich eine rote Färbung. Ein Blindversuch wird durchgeführt.

E. Die Substanz entspricht der Prüfung „Wasser" (siehe „Prüfung auf Reinheit").

F. Die Substanz gibt die Identitätsreaktion auf Xanthine (2.3.1).

Prüfung auf Reinheit

Aussehen der Lösung: 0,5 g Substanz werden unter Erwärmen in 10 ml kohlendioxidfreiem Wasser *R* gelöst. Die Lösung darf nicht stärker opaleszieren als die Referenzsuspension II (2.2.1) und nicht stärker gefärbt sein als die Farbvergleichslösung GG_6 (2.2.2, Methode II).

Verwandte Substanzen: Die Prüfung erfolgt mit Hilfe der Dünnschichtchromatographie (2.2.27) unter Verwendung einer Schicht eines geeigneten Kieselgels, das einen Fluoreszenzindikator mit intensivster Anregung der Fluoreszenz bei 254 nm enthält.

Untersuchungslösung: 0,2 g Substanz werden unter Erhitzen in 2 ml Wasser *R* gelöst. Die Lösung wird mit Methanol *R* zu 10 ml verdünnt.

Referenzlösung: 0,5 ml Untersuchungslösung werden mit Methanol *R* zu 100 ml verdünnt.

Auf die Platte werden 10 µl jeder Lösung aufgetragen. Die Chromatographie erfolgt mit einer Mischung von 10 Volumteilen konzentrierter Ammoniak-Lösung *R*, 30 Volumteilen Aceton *R*, 30 Volumteilen Chloroform *R* und 40 Volumteilen 1-Butanol *R* über eine Laufstrecke von 15 cm. Die Platte wird an der Luft trocknen gelassen und im ultravioletten Licht bei 254 nm ausgewertet. Kein im Chromatogramm der Untersuchungslösung auftretender Nebenfleck darf größer oder intensiver sein als der Fleck im Chromatogramm der Referenzlösung (0,5 Prozent).

Schwermetalle (2.4.8): 1,0 g Substanz muß der Grenzprüfung C auf Schwermetalle entsprechen (20 ppm). Zur Herstellung der Referenzlösung werden 2 ml Blei-Lösung (10 ppm Pb) *R* verwendet.

Wasser (2.5.12): Höchstens 1,5 Prozent, mit 2,00 g Substanz, in 20 ml wasserfreiem Pyridin *R* gelöst, nach der Karl-Fischer-Methode bestimmt.

Sulfatasche (2.4.14): Höchstens 0,1 Prozent, mit 1,0 g Substanz bestimmt.

Gehaltsbestimmung

Ethylendiamin: 0,250 g Substanz, in 30 ml Wasser *R* gelöst, werden nach Zusatz von 0,1 ml Bromcresolgrün-Lösung *R* mit Salzsäure (0,1 mol · l^{-1}) bis zum Farbumschlag nach Grün titriert.

1 ml Salzsäure (0,1 mol · l^{-1}) entspricht 3,005 mg $C_2H_8N_2$.

Theophyllin: 0,200 g Substanz werden im Trockenschrank bei 135 °C bis zur Massekonstanz getrocknet. Der Rückstand wird unter Erhitzen in 100 ml Wasser *R* gelöst. Die Lösung wird erkalten gelassen, mit 20 ml Silbernitrat-Lösung (0,1 mol · l^{-1}) versetzt und geschüttelt. Nach Zusatz von 1 ml Bromthymolblau-Lösung *R* 1 wird mit Natriumhydroxid-Lösung (0,1 mol · l^{-1}) titriert.

1 ml Natriumhydroxid-Lösung (0,1 mol · l^{-1}) entspricht 18,02 mg $C_7H_8N_4O_2$.

Lagerung

Dicht verschlossen, vor Licht geschützt.

2001, 303

Thiaminchloridhydrochlorid

Thiamini hydrochloridum

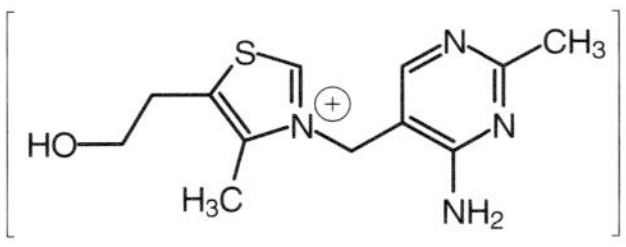

$C_{12}H_{18}Cl_2N_4OS$ M_r 337,3

Definition

Thiaminchloridhydrochlorid enthält mindestens 98,5 und höchstens 101,5 Prozent 3-[(4-Amino-2-methylpyrimidin-5-yl)methyl]-5-(2-hydroxyethyl)-4-methylthiazoliumchlorid-hydrochlorid, berechnet auf die wasserfreie Substanz.

Eigenschaften

Weißes bis fast weißes, kristallines Pulver oder farblose Kristalle; leicht löslich in Wasser, löslich in Glycerol, schwer löslich in Ethanol.

Prüfung auf Identität

1: A, C.
2: B, C.

A. Die Prüfung erfolgt mit Hilfe der IR-Spektroskopie (2.2.24) durch Vergleich des Spektrums der Substanz mit dem von Thiaminchloridhydrochlorid *CRS*. Wenn die Spektren unterschiedlich sind, werden Substanz und Referenzsubstanz getrennt in Wasser *R* gelöst. Nach Eindampfen der Lösungen zur Trockne werden mit den erhaltenen Rückständen erneut Spektren aufgenommen.

B. Etwa 20 mg Substanz werden in 10 ml Wasser *R* gelöst. Die Lösung wird mit 1 ml verdünnter Essigsäure *R* und 1,6 ml Natriumhydroxid-Lösung (1 mol · l^{-1}) versetzt und 30 min lang im Wasserbad erhitzt. Nach dem Erkalten wird die Lösung mit 5 ml verdünnter Natriumhydroxid-Lösung *R*, 10 ml Kaliumhexacyanoferrat(III)-Lösung *R* und 10 ml 1-Butanol *R* versetzt und 2 min lang kräftig geschüttelt. Die alkoholische Phase zeigt eine intensive hellblaue Fluoreszenz, besonders im ultravioletten Licht bei 365 nm. Die Prüfung wird mit 0,9 ml Natriumhydroxid-Lösung (1 mol · l^{-1}) und 0,2 g Natriumsulfit *R* anstelle der 1,6 ml Natriumhydroxid-Lösung (1 mol · l^{-1}) wiederholt. Dabei tritt praktisch keine Fluoreszenz auf.

C. Die Substanz gibt die Identitätsreaktion a auf Chlorid (2.3.1).

Prüfung auf Reinheit

Prüflösung: 2,5 g Substanz werden in kohlendioxidfreiem Wasser *R*, das aus destilliertem Wasser *R* hergestellt wurde, zu 25 ml gelöst.

Aussehen der Lösung: 2,5 ml Prüflösung werden mit Wasser *R* zu 5 ml verdünnt. Die Lösung muß klar (2.2.1) und darf nicht stärker gefärbt sein als die Farbvergleichslösung G_7 oder GG_7 (2.2.2, Methode II).

***p*H-Wert** (2.2.3): 2,5 ml Prüflösung werden mit kohlendioxidfreiem Wasser *R* zu 10 ml verdünnt. Der *p*H-Wert der Lösung muß zwischen 2,7 und 3,3 liegen.

Nitrat: 0,4 ml Prüflösung werden mit 1,6 ml Wasser *R* und 2 ml Schwefelsäure *R* versetzt. Die Lösung wird abgekühlt und mit 2 ml einer frisch hergestellten Lösung von Eisen(II)-sulfat *R* (80 g · l^{-1}) in kohlendioxidfreiem Wasser *R* überschichtet. An der Grenzschicht der beiden Flüssigkeiten darf keine braune Färbung auftreten.

Sulfat (2.4.13): 5 ml Prüflösung, mit destilliertem Wasser *R* zu 15 ml verdünnt, müssen der Grenzprüfung auf Sulfat entsprechen (300 ppm).

Schwermetalle (2.4.8): 12 ml Prüflösung müssen der Grenzprüfung A auf Schwermetalle entsprechen (20 ppm). Zur Herstellung der Referenzlösung wird die Blei-Lösung (2 ppm Pb) *R* verwendet.

Wasser (2.5.12): Höchstens 5,0 Prozent, mit 0,40 g Substanz nach der Karl-Fischer-Methode bestimmt.

Sulfatasche (2.4.14): Höchstens 0,1 Prozent, mit 1,0 g Substanz bestimmt.

Gehaltsbestimmung

0,150 g Substanz, in einer Mischung von 5,0 ml Salzsäure (0,01 mol · l^{-1}) und 50 ml Ethanol 96 % *R* gelöst, werden mit Natriumhydroxid-Lösung (0,1 mol · l^{-1}) titriert.

Das zwischen den beiden mit Hilfe der Potentiometrie (2.2.20) bestimmten Wendepunkten zugesetzte Volumen wird abgelesen.

1 ml Natriumhydroxid-Lösung (0,1 mol · l^{-1}) entspricht 16,86 mg $C_{12}H_{18}Cl_2N_4OS$.

Lagerung

Gut verschlossen, im nicht metallischen Behältnis, vor Licht geschützt.

2000, 1049

Threonin

Threoninum

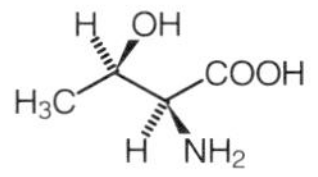

$C_4H_9NO_3$ M_r 119,1

Definition

Threonin enthält mindestens 99,0 und höchstens 101,0 Prozent (2*S*,3*R*)-2-Amino-3-hydroxybutansäure, berechnet auf die getrocknete Substanz.

Herstellung

Wird die Substanz durch ein Verfahren hergestellt, das Fermentationsschritte beinhaltet, muß sie zusätzlich den Anforderungen der Monographie **Fermentationsprodukte (Producta ab fermentatione)** entsprechen.

Eigenschaften

Weißes, kristallines Pulver oder farblose Kristalle; löslich in Wasser, praktisch unlöslich in Ethanol und Ether.

Prüfung auf Identität

1: A, B.
2: A, C, D.

A. Die Substanz entspricht der Prüfung „Spezifische Drehung" (siehe „Prüfung auf Reinheit").

B. Die Prüfung erfolgt mit Hilfe der IR-Spektroskopie (2.2.24) durch Vergleich des Spektrums der Substanz mit dem von Threonin *CRS*. Die Prüfung erfolgt mit Hilfe von Preßlingen.

C. Die bei der Prüfung „Mit Ninhydrin nachweisbare Substanzen" (siehe „Prüfung auf Reinheit") erhaltenen Chromatogramme werden ausgewertet. Der Hauptfleck im Chromatogramm der Untersuchungslösung b entspricht in bezug auf Lage, Farbe und Größe dem Hauptfleck im Chromatogramm der Referenzlösung a.

D. 1 ml einer Lösung der Substanz (2 g · l^{-1}) wird mit 1 ml einer Lösung von Natriumperiodat *R* (20 g · l^{-1}) gemischt. Nach Zusatz von 0,2 ml Piperidin *R* und 0,1 ml einer Lösung von Natriumpentacyanonitrosylferrat *R* (25 g · l^{-1}) entsteht eine blaue Färbung, die nach einigen Minuten gelb wird.

Prüfung auf Reinheit

Prüflösung: 2,5 g Substanz werden in kohlendioxidfreiem Wasser *R* zu 100 ml gelöst.

Aussehen der Lösung: Die Prüflösung muß klar (2.2.1) und farblos (2.2.2, Methode II) sein.

***p*H-Wert** (2.2.3): Der *p*H-Wert der Prüflösung muß zwischen 5,0 und 6,5 liegen.

Spezifische Drehung (2.2.7): 1,50 g Substanz werden in Wasser *R* zu 25,0 ml gelöst. Die spezifische Drehung muß zwischen –27,6 und –29,0° liegen, berechnet auf die getrocknete Substanz.

Mit Ninhydrin nachweisbare Substanzen: Die Prüfung erfolgt mit Hilfe der Dünnschichtchromatographie (2.2.27) unter Verwendung einer DC-Platte mit Kieselgel *R*.

Untersuchungslösung a: 0,10 g Substanz werden in verdünnter Salzsäure *R* zu 10 ml gelöst.

Untersuchungslösung b: 1 ml Untersuchungslösung a wird mit Wasser *R* zu 50 ml verdünnt.

Referenzlösung a: 10 mg Threonin *CRS* werden in einer 1prozentigen Lösung (*V/V*) von Salzsäure *R* zu 50 ml gelöst.

Referenzlösung b: 5 ml Untersuchungslösung b werden mit Wasser *R* zu 20 ml verdünnt.

Referenzlösung c: 10 mg Threonin *CRS* und 10 mg Prolin *CRS* werden in einer 1prozentigen Lösung (*V/V*) von Salzsäure *R* zu 25 ml gelöst.

Auf die Platte werden 5 µl jeder Lösung aufgetragen. Die Platte wird an der Luft trocknen gelassen. Die Chromatographie erfolgt mit einer Mischung von 20 Volumteilen Essigsäure 98 % *R*, 20 Volumteilen Wasser *R* und 60 Volumteilen 1-Butanol *R* über eine Laufstrecke von 15 cm. Die Platte wird an der Luft trocknen gelassen, mit Ninhydrin-Lösung *R* besprüht und 15 min lang bei 100 bis 105 °C erhitzt. Kein im Chromatogramm der Untersuchungslösung a auftretender Nebenfleck darf größer oder stärker gefärbt sein als der Fleck im Chromatogramm der Referenzlösung b (0,5 Prozent). Die Prüfung darf nur ausgewertet werden, wenn das Chromatogramm der Referenzlösung c deutlich voneinander getrennt 2 Hauptflecke zeigt.

Chlorid (2.4.4): 10 ml Prüflösung, mit Wasser *R* zu 15 ml verdünnt, müssen der Grenzprüfung auf Chlorid entsprechen (200 ppm).

Sulfat (2.4.13): 0,5 g Substanz, in destilliertem Wasser *R* zu 15 ml gelöst, müssen der Grenzprüfung auf Sulfat entsprechen (300 ppm).

Ammonium (2.4.1): 0,10 g Substanz müssen der Grenzprüfung B auf Ammonium entsprechen (200 ppm). Zur

Herstellung der Referenzmischung werden 0,2 ml Ammonium-Lösung (100 ppm NH_4) *R* verwendet.

Eisen (2.4.9): In einem Scheidetrichter wird 1,0 g Substanz in 10 ml verdünnter Salzsäure *R* gelöst. Die Lösung wird 3mal je 3 min lang mit je 10 ml Isobutylmethylketon *R* 1 ausgeschüttelt. Die vereinigten organischen Phasen werden 3 min lang mit 10 ml Wasser *R* ausgeschüttelt. Die wäßrige Phase muß der Grenzprüfung auf Eisen entsprechen (10 ppm).

Schwermetalle (2.4.8): 2,0 g Substanz müssen der Grenzprüfung C auf Schwermetalle entsprechen (10 ppm). Zur Herstellung der Referenzlösung werden 2 ml Blei-Lösung (10 ppm Pb) *R* verwendet.

Trocknungsverlust (2.2.32): Höchstens 0,5 Prozent, mit 1,000 g Substanz durch Trocknen im Trockenschrank bei 100 bis 105 °C bestimmt.

Sulfatasche (2.4.14): Höchstens 0,1 Prozent, mit 1,0 g Substanz bestimmt.

Gehaltsbestimmung

0,100 g Substanz, in 5 ml wasserfreier Ameisensäure *R* gelöst, werden nach Zusatz von 30 ml wasserfreier Essigsäure *R* mit Perchlorsäure ($0{,}1\ mol \cdot l^{-1}$) titriert. Der Endpunkt wird mit Hilfe der Potentiometrie (2.2.20) bestimmt.

1 ml Perchlorsäure ($0{,}1\ mol \cdot l^{-1}$) entspricht 11,91 mg $C_4H_9NO_3$.

Lagerung

Gut verschlossen, vor Licht geschützt.

1999, 865

Thymian

Thymi herba

Definition

Thymian besteht aus den ganzen, von den getrockneten Stengeln abgestreiften Blättern und Blüten von *Thymus vulgaris* L., *Thymus zygis* L. oder von beiden Arten. Die Droge enthält mindestens 12 ml · kg^{-1} ätherisches Öl und mindestens 0,5 Prozent (*m/m*) wasserdampfflüchtige Phenole, berechnet als Thymol ($C_{10}H_{14}O$; M_r 150,2), jeweils bezogen auf die wasserfreie Droge.

Eigenschaften

Die Droge hat einen kräftigen, aromatischen, an Thymol erinnernden Geruch.

Die Droge weist die unter „Prüfung auf Identität, A und B" beschriebenen makroskopischen und mikroskopischen Merkmale auf.

Prüfung auf Identität

A. Das Blatt von *Thymus vulgaris* ist meist 4 bis 12 mm lang, bis 3 mm breit und ungestielt bis sehr kurz gestielt. Die Spreite ist derb, ganz, lanzettlich bis eiförmig und auf beiden Seiten filzig, grau bis grünlichgrau; der Rand ist gegen die Blattunterseite hin stark eingerollt. Der Mittelnerv ist auf der Blattoberseite eingesenkt, auf der Blattunterseite stark hervortretend. Der Kelch ist grün, oft violett überlaufen, röhrig, an der Spitze zweilippig mit einer dreizipfligen, meist zurückgebogenen Oberlippe und einer längeren, aus zwei bewimperten Zähnen bestehenden Unterlippe. Der Kelchschlund ist nach dem Abblühen durch einen Kranz langer, steifer Haare verschlossen. Die Krone ist etwa doppelt so lang wie der Kelch, schwach zweilippig und in getrocknetem Zustand meist bräunlich. Das Blatt von *Thymus zygis* ist meist 1,7 bis 6,5 mm lang und 0,4 bis 1,2 mm breit, nadelförmig bis lineallanzettlich mit stark zur Blattunterseite hin eingerollten Rändern. Die Blattfläche ist beidseits gleichfarbig grün bis graugrün, zuweilen am Mittelnerv violett überlaufen und weist am Blattrand, vor allem an der Basis, lange weiße Haare auf. Die getrockneten Blüten sind denen von *Thymus vulgaris* sehr ähnlich.

B. Die Droge wird pulverisiert (355). Das Pulver beider Arten ist graugrün bis grünbraun. Die Prüfung erfolgt unter dem Mikroskop, wobei Chloralhydrat-Lösung *R* verwendet wird. Das Pulver zeigt folgende Merkmale: Epidermen der Blätter mit antiklinen, welligen Zellwänden mit rosenkranzartigen Verdickungen und Spaltöffnungen vom diacytischen Typ (2.8.3); zahlreiche Drüsenhaare aus 12 Exkretzellen mit durch das Exkret abgehobener Kutikula, welche die Form eines rundlichen bis eiförmigen Bläschens annimmt; Drüsenhaare mit einzelligem Stiel und rundlichem bis eiförmigem Köpfchen; Deckhaare der Epidermis der Blattoberseite kommen in beiden Arten vor: sie haben warzige Wände und die Form spitzer Zähne; verschiedene warzige Deckhaare der Epidermis der Blattunterseite: einzellige, aufrechte oder leicht gekrümmte Haare sowie zwei- oder dreizellige Gliederhaare, meist abgewinkelt *(Thymus vulgaris)*; zwei- oder dreizellige, mehr oder weniger aufrechte Gliederhaare *(Thymus zygis)*. Die Fragmente des Kelchs tragen zahlreiche fünf- bis sechszellige Gliederhaare mit schwach gestreifter Kutikula. Die Fragmente der Krone tragen zahlreiche, oft kollabierte, einreihige Gliederhaare und Drüsenhaare mit meist 12 Zellen. Relativ spärlich sind kugelige, glatte, etwa 35 µm große Pollenkörner mit 6 schlitzförmigen Keimporen. Das Pulver von *Thymus zygis* enthält außerdem zahlreiche derbe Faserbündel aus den Hauptnerven und den Stengelanteilen.

C. Die Prüfung erfolgt mit Hilfe der Dünnschichtchromatographie (2.2.27) unter Verwendung einer Schicht eines geeigneten Kieselgels mit einem Fluoreszenzindikator mit intensivster Anregung der Fluoreszenz bei 254 nm.

Untersuchungslösung: 1,0 g pulverisierte Droge (355) wird 3 min lang mit 5 ml Dichlormethan *R* geschüttelt. Die Mischung wird über etwa 2 g wasserfreies Natriumsulfat *R* filtriert. Das Filtrat dient als Untersuchungslösung.

Referenzlösung: 5 mg Thymol *R* und 10 µl Carvacrol *R* werden in 10 ml Dichlormethan *R* gelöst.

Auf die Platte werden 20 µl jeder Lösung bandförmig aufgetragen. Die Chromatographie erfolgt 2mal mit Dichlormethan *R* über eine Laufstrecke von 12 cm. Die Platte wird an der Luft trocknen gelassen und im ultravioletten Licht bei 254 nm ausgewertet. Die fluoreszenzmindernden Zonen werden gekennzeichnet. Die Chromatogramme der Referenz- und der Untersuchungslösung zeigen in der Mitte eine dem Thymol entsprechende fluoreszenzmindernde Zone. Das Chromatogramm der Untersuchungslösung zeigt etwas darüber eine viel stärker ausgeprägte fluoreszenzmindernde Zone und im unteren Drittel weitere solche Zonen. Die Platte wird mit 10 ml Anisaldehyd-Reagenz *R* (für eine 200 mm × 200 mm-Platte) besprüht und 10 min lang bei 100 bis 105 °C erhitzt. Das Chromatogramm der Referenzlösung zeigt in der Mitte eine rosabraune, dem Thymol entsprechende und unmittelbar darunter eine hellviolette, dem Carvacrol entsprechende Zone. Das Chromatogramm der Untersuchungslösung zeigt diese beiden Zonen, je nach der untersuchten Art mehr oder weniger ausgeprägt. Zwischen diesen Zonen und der Startlinie sind 4 etwa gleich stark gefärbte Zonen sichtbar: nach absteigenden R_f-Werten eine rosarote, eine violette (Cineol und Linalool), eine graubraune (Borneol) und eine blauviolette Zone. Nahe der Fließmittelfront ist eine intensive, rotviolette bis grauviolette Zone sichtbar. Nahe der Startlinie sind weitere Zonen sichtbar.

Prüfung auf Reinheit

Fremde Bestandteile (2.8.2): Höchstens 10 Prozent Stengelanteile, wobei der Durchmesser höchstens 1 mm und die Länge höchstens 15 mm betragen darf. Blätter, die am Grund lange Haare tragen, sonst aber schwach behaart sind, dürfen nicht vorkommen (*Thymus serpyllum* L.).

Wasser (2.2.13): Höchstens 10,0 Prozent, mit 20,0 g pulverisierter Droge (355) durch Destillation bestimmt.

Asche (2.4.16): Höchstens 15,0 Prozent.

Salzsäureunlösliche Asche (2.8.1): Höchstens 3,0 Prozent.

Gehaltsbestimmung

Ätherisches Öl (2.8.12): Die Bestimmung erfolgt unter Verwendung von 30,0 g Droge, einem 1000-ml-Rundkolben, 400 ml Wasser *R* als Destillationsflüssigkeit und ohne Vorlage von Xylol *R*. 2 h lang wird mit einer Destillationsgeschwindigkeit von 2 bis 3 ml je Minute destilliert.

Phenole: Das bei der Destillation erhaltene ätherische Öl wird möglichst ohne Wasser und unter Nachspülen des Meßrohrs mit kleinen Mengen Ethanol 90 % *R* vollständig in einen 50-ml-Meßkolben überführt und mit Ethanol 90 % *R* zu 50,0 ml verdünnt. 5,0 ml Lösung werden mit 40 ml Ethanol 90 % *R* versetzt und mit Wasser *R* zu 100,0 ml verdünnt. 5,0 ml dieser Lösung werden in einem Scheidetrichter mit 45 ml Wasser *R*, 0,5 ml verdünnter Ammoniak-Lösung *R* 2 und 1 ml einer Lösung von Aminopyrazolon *R* (20 g · l^{-1}) versetzt. Nach Mischen wird mit 4 ml einer frisch hergestellten Lösung von Kaliumhexacyanoferrat(III) *R* (20 g · l^{-1}) versetzt und erneut gemischt. Nach 5 min langem Stehenlassen wird mit 25 ml Dichlormethan *R* ausgeschüttelt. Die Dichlormethanphase wird durch einen mit Dichlormethan *R* befeuchteten Wattebausch in einen 100-ml-Meßkolben filtriert. Die wäßrige Phase wird noch 2mal mit je 25 ml und einmal mit 10 ml Dichlormethan *R* ausgeschüttelt. Die vereinigten Dichlormethanauszüge werden durch einen Wattebausch filtriert und unter Nachwaschen des Wattebauschs mit Dichlormethan *R* zu 100,0 ml verdünnt. Die Absorption (2.2.25) der Lösung wird bei 450 nm gegen Dichlormethan *R* als Kompensationsflüssigkeit gemessen. Der Gehalt an Phenolen, berechnet als Thymol, wird mit Hilfe der spezifischen Absorption berechnet ($A_{1\,\mathrm{cm}}^{1\,\%} = 805$).

Lagerung

Gut verschlossen, vor Licht und Feuchtigkeit geschützt.

T

Monographien

2000, 1374

Thymianöl

Thymi aetheroleum

Definition

Thymianöl ist das durch Destillation mit Wasserdampf gewonnene ätherische Öl aus den frischen, blühenden, oberirdischen Teilen von *Thymus vulgaris* L., *Thymus zygis* Loefl. ex L. oder aus einer Mischung dieser Teile beider Arten.

Eigenschaften

Klare, gelbe bis sehr dunkel rötlichbraune, leicht bewegliche Flüssigkeit von charakteristisch aromatischem, würzigem, an Thymol erinnerndem Geruch; mischbar mit wasserfreiem Ethanol, Ether und Petroläther.

Prüfung auf Identität

1: B.
2: A.

A. Die Prüfung erfolgt mit Hilfe der Dünnschichtchromatographie (2.2.27) unter Verwendung einer Schicht eines geeigneten Kieselgels.

   Untersuchungslösung: 0,2 g Öl werden in Pentan *R* zu 10 ml gelöst.

Referenzlösung: 0,15 g Thymol *R*, 25 µl Terpinen-4-ol *R* und 40 µl Linalool *R* werden in Pentan *R* zu 10 ml gelöst.

Auf die Platte werden 20 µl jeder Lösung bandförmig aufgetragen. Die Chromatographie erfolgt mit einer Mischung von 5 Volumteilen Ethylacetat *R* und 95 Volumteilen Toluol *R* über eine Laufstrecke von 15 cm. Die Platte wird an der Luft trocknen gelassen, mit Anisaldehyd-Reagenz *R* besprüht und 5 bis 10 min lang unter Beobachtung bei 100 bis 105 °C erhitzt. Die Auswertung erfolgt im Tageslicht. Im Chromatogramm der Untersuchungslösung zeigen sich 3 Zonen, die in bezug auf Lage und Farbe den im Chromatogramm der Referenzlösung aufgetretenen Zonen ähnlich sind, nämlich die violette Zone des Terpinen-4-ols, die ebenfalls violette des Linalools und die bräunlichrosa gefärbte Zone des Thymols. Unmittelbar unterhalb dieser befindet sich eine blaßviolette, dem Carvacrol entsprechende Zone und an der Fließmittelfront eine breite, violette Zone, die von Kohlenwasserstoffen stammt.

B. Die bei der Prüfung „Chromatographisches Profil" (siehe „Prüfung auf Reinheit") erhaltenen Chromatogramme werden ausgewertet. Die Hauptpeaks im Chromatogramm der Untersuchungslösung entsprechen in bezug auf die Retentionszeiten den Hauptpeaks im Chromatogramm der Referenzlösung.

Prüfung auf Reinheit

Relative Dichte (2.2.5): 0,915 bis 0,935.

Brechungsindex (2.2.6): 1,490 bis 1,505.

Chromatographisches Profil: Die Prüfung erfolgt mit Hilfe der Gaschromatographie (2.2.28).

Untersuchungslösung: Das Öl.

Referenzlösung: 0,15 g β-Myrcen *R*, 0,1 g γ-Terpinen *R*, 0,1 g *p*-Cymen *R*, 0,1 g Linalool *R*, 0,2 g Terpinen-4-ol *R*, 0,2 g Thymol *R* und 0,05 g Carvacrol *R* werden in 5 ml Hexan *R* gelöst.

Die Chromatographie kann durchgeführt werden mit
- einer Kapillarsäule aus Quarzglas von 25 bis 60 m Länge und etwa 0,3 mm innerem Durchmesser, belegt mit Macrogol 20 000 *R*
- Helium zur Chromatographie *R* als Trägergas
- einem Flammenionisationsdetektor
- einem Splitverhältnis von 1:100.

Die Temperatur der Säule wird 15 min lang bei 60 °C gehalten, dann um 3 °C je Minute auf 180 °C erhöht und

Dieses typische Chromatogramm dient zur Information und als Anleitung zum Analysenverfahren. Es ist nicht Bestandteil der Anforderungen dieser Monographie.

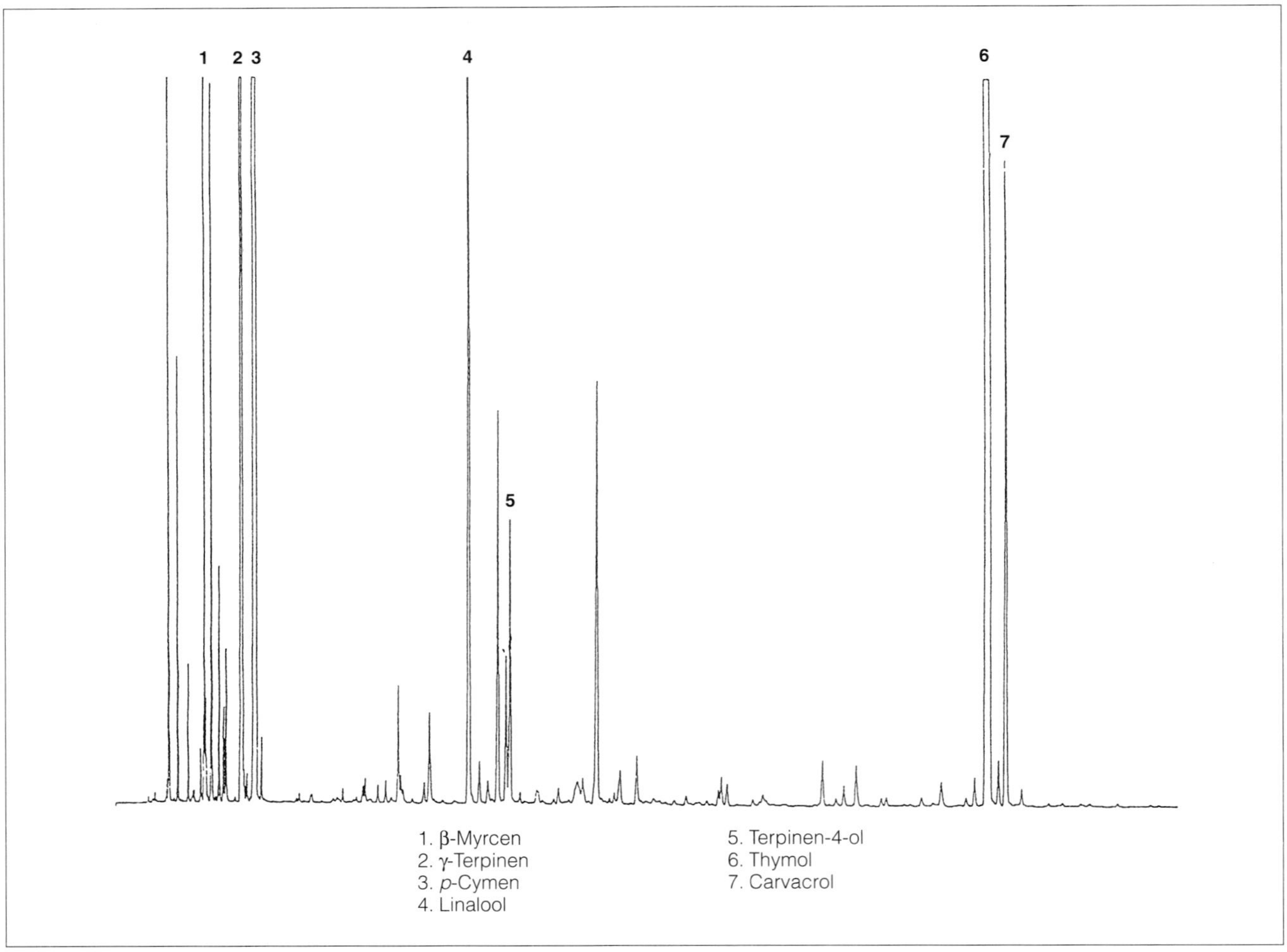

Abb. 1374-1: Typisches Chromatogramm von Thymianöl (für die Prüfung „Chromatographisches Profil")

bei dieser Temperatur gehalten. Die Temperatur des Probeneinlasses wird bei 200 °C, die des Detektors bei 220 °C gehalten.

Etwa 0,2 µl Referenzlösung werden eingespritzt. Werden die Chromatogramme unter den vorgeschriebenen Bedingungen aufgezeichnet, erfolgt die Elution der Bestandteile in der Reihenfolge, in der auch die Zusammensetzung der Referenzlösung angegeben ist. Die Retentionszeiten der Substanzen werden aufgezeichnet. Die Prüfung darf nur ausgewertet werden, wenn die Zahl der theoretischen Böden, berechnet vom Peak des *p*-Cymens bei 80 °C, mindestens 30 000 und die Auflösung zwischen den Peaks von Thymol und Carvacrol mindestens 1,5 beträgt.

Etwa 0,2 µl Untersuchungslösung werden eingespritzt. Unter Verwendung der im Chromatogramm der Referenzlösung ermittelten Retentionszeiten werden die Bestandteile der Referenzlösung im Chromatogramm der Untersuchungslösung festgelegt. Der Hexan-Peak wird nicht berücksichtigt.

Der Prozentgehalt der Bestandteile wird mit Hilfe des Verfahrens „Normalisierung" berechnet.

Die Prozentgehalte müssen in folgenden Bereichen liegen:

β-Myrcen	1,0 bis 3,0 Prozent
γ-Terpinen	5,0 bis 10,0 Prozent
p-Cymen	15,0 bis 28,0 Prozent
Linalool	4,0 bis 6,5 Prozent
Terpinen-4-ol	0,2 bis 2,5 Prozent
Thymol	36,0 bis 55,0 Prozent
Carvacrol	1,0 bis 4,0 Prozent.

Lagerung

Vor Licht und Wärme geschützt, in dicht verschlossenen, dem Verbrauch angemessenen, möglichst vollständig gefüllten Behältnissen.

2001, 1575

Tiapridhydrochlorid

Tiapridi hydrochloridum

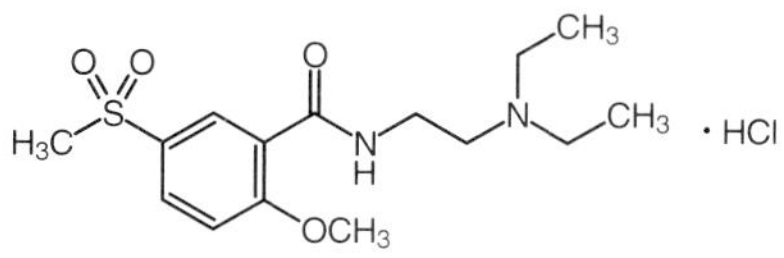

$C_{15}H_{25}ClN_2O_4S$ — M_r 364,9

Definition

Tiapridhydrochlorid enthält mindestens 98,5 und höchstens 101,0 Prozent *N*-[2-(Diethylamino)ethyl]-2-methoxy-5-(methylsulfonyl)benzamid-hydrochlorid, berechnet auf die getrocknete Substanz.

Eigenschaften

Weißes bis fast weißes, kristallines Pulver; sehr leicht löslich in Wasser, löslich in Methanol, schwer löslich in wasserfreiem Ethanol.

Prüfung auf Identität

A. Die Prüfung erfolgt mit Hilfe der IR-Spektroskopie (2.2.24) durch Vergleich des Spektrums der Substanz mit dem von Tiapridhydrochlorid *CRS*. Die Prüfung erfolgt mit Hilfe von Preßlingen.

B. Die Prüflösung (siehe „Prüfung auf Reinheit") gibt die Identitätsreaktion a auf Chlorid (2.3.1).

Prüfung auf Reinheit

Prüflösung: 2,5 g Substanz werden in kohlendioxidfreiem Wasser *R* zu 50,0 ml gelöst.

Aussehen der Lösung: Die Prüflösung muß klar (2.2.1) sein. Die Absorption (2.2.25) der Prüflösung, bei 450 nm gemessen, darf höchstens 0,030 betragen.

***p*H-Wert** (2.2.3): Der *p*H-Wert der Prüflösung muß zwischen 4,0 und 6,0 liegen.

Verunreinigung C: Die Prüfung erfolgt mit Hilfe der Dünnschichtchromatographie (2.2.27) unter Verwendung einer DC-Platte mit Kieselgel G *R*.

Untersuchungslösung: 0,400 g Substanz werden in Methanol *R* zu 10 ml gelöst.

Referenzlösung: 20,0 mg Metoclopramid-Verunreinigung E *CRS* (Tiaprid-Verunreinigung C) werden in Methanol *R* zu 50 ml gelöst. 2,0 ml Lösung werden mit Methanol *R* zu 20 ml verdünnt.

Auf die Platte werden 10 µl jeder Lösung aufgetragen. Die Chromatographie erfolgt mit einer Mischung von 2 Volumteilen konzentrierter Ammoniak-Lösung *R*, 10 Volumteilen Dioxan *R*, 14 Volumteilen Methanol *R* und 90 Volumteilen Dichlormethan *R* über eine Laufstrecke von 12 cm. Die Platte wird an der Luft trocknen gelassen, anschließend mit einer Lösung von Ninhydrin *R* ($2\ g \cdot l^{-1}$) in 1-Butanol *R* besprüht und 15 min lang bei 100 °C erhitzt. Im Chromatogramm der Untersuchungslösung darf ein der Verunreinigung C entsprechender Fleck nicht größer oder stärker gefärbt sein als der Fleck im Chromatogramm der Referenzlösung (0,1 Prozent).

Verwandte Substanzen: Die Prüfung erfolgt mit Hilfe der Flüssigchromatographie (2.2.29).

Untersuchungslösung: 0,100 g Substanz werden in der mobilen Phase zu 100,0 ml gelöst.

Referenzlösung a: 1,0 ml Untersuchungslösung wird mit der mobilen Phase zu 10,0 ml verdünnt. 1,0 ml dieser Lösung wird mit der mobilen Phase zu 100,0 ml verdünnt.

Referenzlösung b: 5,0 mg Tiapridhydrochlorid *CRS* und 5,0 mg Tiaprid-*N*-oxid *CRS* werden in der mobilen Phase zu 100,0 ml gelöst.

Die Chromatographie kann durchgeführt werden mit
- einer Säule aus rostfreiem Stahl von 0,25 m Länge und 4,6 mm innerem Durchmesser, gepackt mit octylsilyliertem Kieselgel zur Chromatographie *R* (5 µm)
- einer Mischung als mobile Phase bei einer Durchflußrate von 1,5 ml je Minute, die wie folgt hergestellt wird: 5,44 g Kaliumdihydrogenphosphat *R* und 80 mg Natriumoctansulfonat *R* werden in 780 ml Wasser *R* gelöst; der *p*H-Wert der Lösung wird mit Phosphorsäure 85 % *R* auf 2,7 eingestellt, die Lösung wird mit Wasser *R* zu 800 ml verdünnt, anschließend mit 150 ml Methanol *R* und 50 ml Acetonitril *R* versetzt und gemischt
- einem Spektrometer als Detektor bei einer Wellenlänge von 240 nm.

Die Temperatur der Säule wird bei 40 °C gehalten.

10 µl Referenzlösung b werden eingespritzt. Die Prüfung darf nur ausgewertet werden, wenn die Auflösung zwischen den Peaks von Tiaprid (Retentionszeit etwa 9 min) und Tiaprid-*N*-oxid (Retentionszeit etwa 13 min) mindestens 4,0 beträgt.

10 µl Untersuchungslösung werden eingespritzt. Die Chromatographie erfolgt über eine Dauer, die der 3fachen Retentionszeit von Tiaprid entspricht. Im Chromatogramm der Untersuchungslösung darf keine Peakfläche, mit Ausnahme der des Hauptpeaks, größer sein als die Fläche des Hauptpeaks im Chromatogramm der Referenzlösung a (0,1 Prozent), und Summe dieser Peakflächen darf nicht größer sein als das 3fache der Fläche des Hauptpeaks im Chromatogramm der Referenzlösung a (0,3 Prozent). Peaks, deren Fläche kleiner ist als das 0,5fache der Fläche des Hauptpeaks im Chromatogramm der Referenzlösung a, werden nicht berücksichtigt (0,05 Prozent).

Schwermetalle (2.4.8): 1,0 g Substanz muß der Grenzprüfung A auf Schwermetalle entsprechen (20 ppm). Zur Herstellung der Referenzlösung wird die Blei-Lösung (2 ppm Pb) *R* verwendet.

Trocknungsverlust (2.2.32): Höchstens 0,5 Prozent, mit 1,000 g Substanz durch Trocknen im Trockenschrank bei 100 bis 105 °C bestimmt.

Sulfatasche (2.4.14): Höchstens 0,1 Prozent, mit 1,0 g Substanz bestimmt.

Gehaltsbestimmung

0,300 g Substanz, in 20 ml wasserfreier Essigsäure *R* gelöst, werden nach Zusatz von 20 ml Acetanhydrid *R* mit Perchlorsäure (0,1 mol · l^{-1}) titriert. Der Endpunkt wird mit Hilfe der Potentiometrie (2.2.20) bestimmt.

1 ml Perchlorsäure (0,1 mol · l^{-1}) entspricht 36,49 mg $C_{15}H_{25}ClN_2O_4S$.

Verunreinigungen

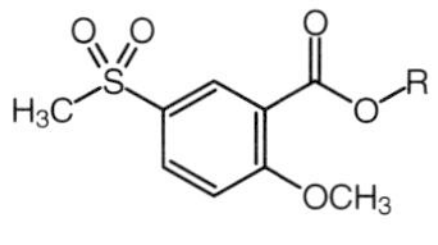

A. R = CH_3:
Methyl-2-methoxy-5-(methylsulfonyl)benzoat

B. R = H:
2-Methoxy-5-(methylsulfonyl)benzoesäure

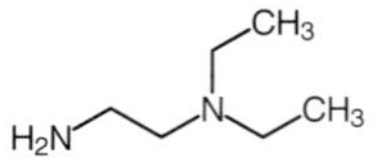

C. *N,N*-Diethylethan-1,2-diamin.

2000, 1157

Tiaprofensäure
Acidum tiaprofenicum

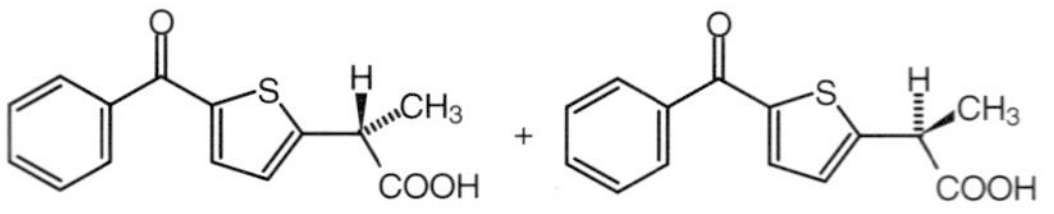

$C_{14}H_{12}O_3S$ M_r 260,3

Definition

Tiaprofensäure enthält mindestens 99,0 und höchstens 101,0 Prozent (*RS*)-2-(5-Benzoyl-2-thienyl)propansäure, berechnet auf die getrocknete Substanz.

Eigenschaften

Weißes bis fast weißes, kristallines Pulver; praktisch unlöslich in Wasser, leicht löslich in Aceton, Dichlormethan und Ethanol.

Prüfung auf Identität

1: C.
2: A, B, D.

A. Schmelztemperatur (2.2.14): 95 bis 99 °C.

B. 25,0 mg Substanz werden in ethanolischer Salzsäure *R* zu 50,0 ml gelöst. 1,0 ml Lösung wird mit ethanolischer Salzsäure *R* zu 50,0 ml verdünnt. Diese Lösung, zwischen 220 und 350 nm gemessen (2.2.25), zeigt eine Schulter bei 262 nm und ein Absorptionsmaximum bei 305 nm. Die spezifische Absorption, im Maximum gemessen, liegt zwischen 550 und 590.

C. Die Prüfung erfolgt mit Hilfe der IR-Spektroskopie (2.2.24) durch Vergleich des Spektrums der Substanz mit dem von Tiaprofensäure *CRS*.

D. Die Prüfung erfolgt mit Hilfe der Dünnschichtchromatographie (2.2.27) unter Verwendung einer DC-Platte mit Kieselgel F_{254} *R*.

Untersuchungslösung: 10 mg Substanz werden in Dichlormethan *R* zu 10 ml gelöst.

Referenzlösung a: 10 mg Tiaprofensäure *CRS* werden in Dichlormethan *R* zu 10 ml gelöst.

Referenzlösung b: 10 mg Ketoprofen *CRS* werden in Dichlormethan *R* zu 10 ml gelöst. 1 ml Lösung wird mit Referenzlösung a zu 2 ml verdünnt.

Auf die Platte werden 10 µl jeder Lösung aufgetragen. Die Chromatographie erfolgt mit einer Mischung von 1 Volumteil Essigsäure *R*, 20 Volumteilen Dichlormethan *R* und 80 Volumteilen Aceton *R* über eine Laufstrecke von 15 cm. Die Platte wird an der Luft trocknen gelassen und im ultravioletten Licht bei 254 nm ausgewertet. Der Hauptfleck im Chromatogramm der Untersuchungslösung entspricht in bezug auf Lage und Größe dem Hauptfleck im Chromatogramm der Referenzlösung a. Die Prüfung darf nur ausgewertet werden, wenn das Chromatogramm der Referenzlösung b deutlich voneinander getrennt 2 Hauptflecke zeigt.

Prüfung auf Reinheit

Aussehen der Lösung: 2,0 g Substanz werden in Ethanol 96 % *R* zu 20 ml gelöst. Die Lösung muß klar (2.2.1) und darf nicht stärker gefärbt sein als die Farbvergleichslösung G_6 (2.2.2, Methode II).

Optische Drehung (2.2.7): 0,50 g Substanz werden in Ethylacetat *R* zu 10,0 ml gelöst. Der Drehungswinkel muß zwischen –0,10 und +0,10° liegen.

Verwandte Substanzen: Die Prüfung erfolgt mit Hilfe der Flüssigchromatographie (2.2.29).

Untersuchungslösung: 20,0 mg Substanz werden in der mobilen Phase zu 20,0 ml gelöst.

Referenzlösung a: 1,0 ml Untersuchungslösung wird mit der mobilen Phase zu 50,0 ml verdünnt. 1,0 ml dieser Lösung wird mit der mobilen Phase zu 10,0 ml verdünnt.

Referenzlösung b: 5,0 ml Referenzlösung a werden mit der mobilen Phase zu 10,0 ml verdünnt.

Referenzlösung c: 10,0 mg Tiaprofensäure-Verunreinigung C *CRS* werden in der mobilen Phase zu 100,0 ml gelöst. 1,0 ml Lösung wird mit der mobilen Phase zu 50,0 ml verdünnt.

Referenzlösung d: 1,0 ml Referenzlösung a wird mit Referenzlösung c zu 2,0 ml verdünnt.

Die Chromatographie kann durchgeführt werden mit
- einer Säule aus rostfreiem Stahl von 0,25 m Länge und einem inneren Durchmesser von 4,6 mm, gepackt mit Kieselgel zur Chromatographie *R* (5 µm)
- folgender mobilen Phase bei einer Durchflußrate von 1 ml je Minute: 20 Volumteile Essigsäure 98 % *R* werden mit 0,25 Volumteilen Wasser *R* versetzt; nach Zusatz von 500 Volumteilen Hexan *R* und 500 Volumteilen Dichlormethan *R* wird 2 min lang im Ultraschallbad gemischt; während der Prüfung darf nicht mit Helium entgast werden
- einem Spektrometer als Detektor bei einer Wellenlänge von 250 nm.

20 µl Referenzlösung d werden eingespritzt. Werden die Chromatogramme unter den vorgeschriebenen Bedingungen aufgezeichnet, betragen die relativen Retentionen bezogen auf Tiaprofensäure: für Verunreinigung A 0,19, für Verunreinigung B 0,43 und für Verunreinigung C 0,86.

Die Empfindlichkeit des Systems wird so eingestellt, daß die Höhe der Hauptpeaks im Chromatogramm der Referenzlösung d jeweils mindestens 50 Prozent des maximalen Ausschlags beträgt. Die Prüfung darf nur ausgewertet werden, wenn die Auflösung zwischen den Peaks von Tiaprofensäure und Verunreinigung C mindestens 3,0 beträgt.

Je 20 µl Untersuchungslösung, Referenzlösung a, b und c werden eingespritzt. Die Chromatographie der Untersuchungslösung erfolgt über eine Dauer, die der 2fachen Retentionszeit der Tiaprofensäure entspricht. Im Chromatogramm der Untersuchungslösung darf die Fläche eines der Verunreinigung C entsprechenden Peaks nicht größer sein als die Fläche des entsprechenden Peaks im Chromatogramm der Referenzlösung c (0,2 Prozent). Keine Peakfläche, mit Ausnahme der des Hauptpeaks und der des Peaks der Verunreinigung C, darf größer sein als die Fläche des Hauptpeaks im Chromatogramm der Referenzlösung b (0,1 Prozent). Im Chromatogramm der Untersuchungslösung darf die Summe aller Peakflächen, mit Ausnahme der des Hauptpeaks und der des Peaks der Verunreinigung C, nicht größer sein als das 1,5fache der Fläche des Hauptpeaks im Chromatogramm der Referenzlösung a (0,3 Prozent). Peaks, deren Fläche kleiner ist als das 0,5fache der Fläche des Hauptpeaks im Chromatogramm der Referenzlösung b, werden nicht berücksichtigt.

Schwermetalle (2.4.8): 2,0 g Substanz müssen der Grenzprüfung C auf Schwermetalle entsprechen (10 ppm). Zur Herstellung der Referenzlösung werden 2 ml Blei-Lösung (10 ppm Pb) *R* verwendet.

Trocknungsverlust (2.2.32): Höchstens 0,5 Prozent, mit 1,000 g Substanz durch 3 h langes Trocknen im Vakuumtrockenschrank bei 60 °C und höchstens 0,7 kPa bestimmt.

Sulfatasche (2.4.14): Höchstens 0,1 Prozent, mit 1,0 g Substanz bestimmt.

Gehaltsbestimmung

0,250 g Substanz, in 25 ml Ethanol 96 % *R* gelöst, werden nach Zusatz von 25 ml Wasser *R* und 0,5 ml Phenolphthalein-Lösung *R* mit Natriumhydroxid-Lösung (0,1 mol · l^{-1}) titriert.

1 ml Natriumhydroxid-Lösung (0,1 mol · l^{-1}) entspricht 26,03 mg $C_{14}H_{12}O_3S$.

Lagerung

Vor Licht geschützt.

Verunreinigungen

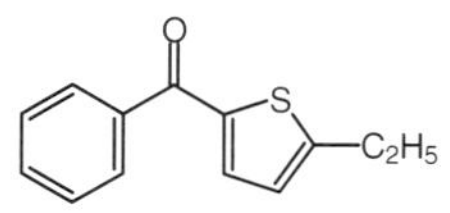

A. (5-Ethyl-2-thienyl)phenylmethanon

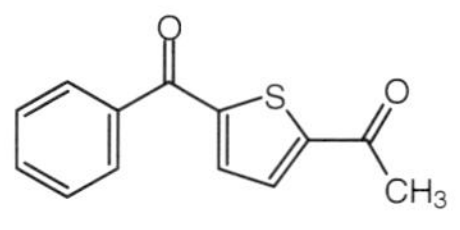

B. (5-Acetyl-2-thienyl)phenylmethanon

T

Monographien

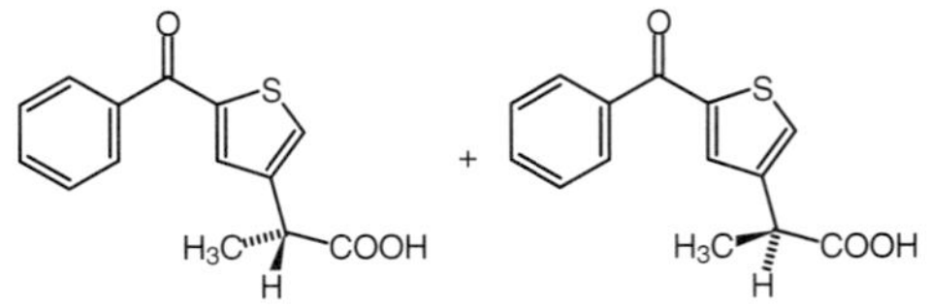

C. (*RS*)-2-(5-Benzoyl-3-thienyl)propansäure

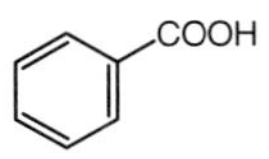

D. Benzoesäure

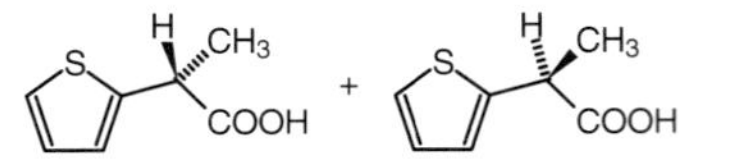

E. (*RS*)-2-(2-Thienyl)propansäure

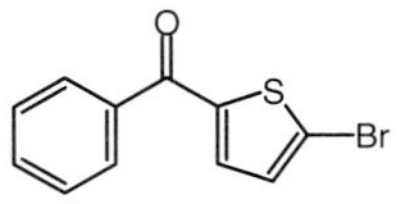

F. (5-Brom-2-thienyl)phenylmethanon.

1998, 956

Ticarcillin-Natrium

Ticarcillinum natricum

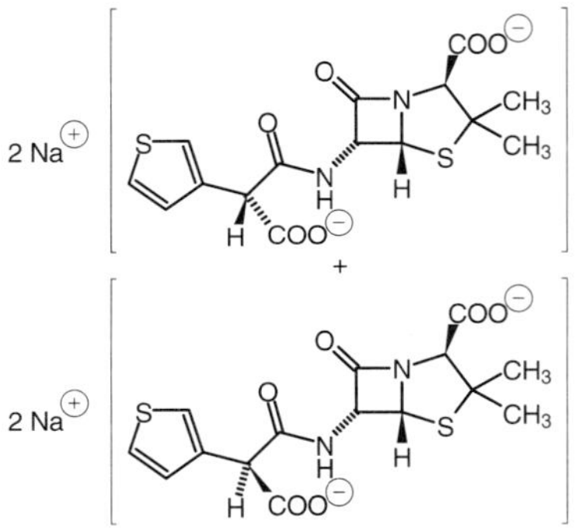

$C_{15}H_{14}N_2Na_2O_6S_2$ M_r 428,4

Definition

Ticarcillin-Natrium enthält mindestens 89,0 und höchstens 100,5 Prozent (2*S*,5*R*,6*R*)-6-[[(2*RS*)-2-Carboxylato-2-(thiophen-3-yl)acetyl]amino]-3,3-dimethyl-7-oxo-4-thia-1-azabicyclo[3.2.0]heptan-2-carbonsäure, Dinatriumsalz, berechnet auf die wasserfreie Substanz.

Herstellung

Falls die Substanz so hergestellt ist, daß Rückstände von 2-Ethylhexansäure bleiben, muß sie folgender Prüfung entsprechen:

2-Ethylhexansäure: Die Prüfung erfolgt mit Hilfe der Gaschromatographie (2.2.28) unter Anwendung einer geeigneten und validierten Methode. Die Substanz darf höchstens 0,5 Prozent (*m*/*m*) 2-Ethylhexansäure enthalten.

Eigenschaften

Weißes bis schwach gelbes, hygroskopisches Pulver; leicht löslich in Wasser, löslich in Methanol, praktisch unlöslich in Ether.

Prüfung auf Identität

1: A, D.
2: B, C, D.

A. Die Prüfung erfolgt mit Hilfe der IR-Spektroskopie (2.2.24) durch Vergleich des Spektrums der Substanz mit dem von Ticarcillin-Natrium *CRS*.

B. Die Prüfung erfolgt mit Hilfe der Dünnschichtchromatographie (2.2.27) unter Verwendung einer Schicht von silanisiertem Kieselgel H *R*.

Untersuchungslösung: 25 mg Substanz werden in Methanol *R* zu 5 ml gelöst.

Referenzlösung a: 25 mg Ticarcillin-Natrium *CRS* werden in Methanol *R* zu 5 ml gelöst.

Referenzlösung b: 25 mg Carbenicillin-Dinatrium *CRS* und 25 mg Ticarcillin-Natrium *CRS* werden in Methanol *R* zu 5 ml gelöst.

Auf die Platte wird 1 µl jeder Lösung aufgetragen. Die Chromatographie erfolgt mit einer Mischung von 10 Volumteilen Aceton *R* und 90 Volumteilen einer Lösung von Ammoniumacetat *R* (154 g · l^{-1}), deren *p*H-Wert mit Essigsäure 98 % *R* auf 5,0 eingestellt wird, über eine Laufstrecke von 12 cm. Die Platte wird im Warmluftstrom getrocknet und Iodgas ausgesetzt. Der Hauptfleck im Chromatogramm der Untersuchungslösung entspricht in bezug auf Lage, Farbe und Größe dem Hauptfleck im Chromatogramm der Referenzlösung a. Die Prüfung darf nur ausgewertet werden, wenn das Chromatogramm der Referenzlösung b deutlich voneinander getrennt 2 Flecke zeigt.

C. Etwa 2 mg Substanz werden in einem Reagenzglas von etwa 15 cm Länge und 15 mm Durchmesser mit 0,05 ml Wasser *R* befeuchtet und mit 2 ml Formaldehyd-Schwefelsäure *R* versetzt. Durch Schütteln entsteht eine braune Lösung. Wird die Lösung 1 min lang im Wasserbad erhitzt, färbt sie sich dunkelrotbraun.

D. Die Substanz gibt die Identitätsreaktion a auf Natrium (2.3.1).

Prüfung auf Reinheit

Prüflösung: 2,50 g Substanz werden in kohlendioxidfreiem Wasser *R* zu 50 ml gelöst.

Aussehen der Lösung: Die Prüflösung muß klar (2.2.1) und darf nicht stärker gefärbt sein als die Farbvergleichslösung G_5 (2.2.2, Methode II).

***p*H-Wert** (2.2.3): Der *p*H-Wert der Prüflösung muß zwischen 5,5 und 7,5 liegen.

Spezifische Drehung (2.2.7): 0,250 g Substanz werden in Wasser *R* zu 25,0 ml gelöst. Die spezifische Drehung muß zwischen +172 und +187° liegen, berechnet auf die wasserfreie Substanz.

Verwandte Substanzen: Die Prüfung erfolgt mit Hilfe der Flüssigchromatographie (2.2.29).

Untersuchungslösung: 25,0 mg Substanz werden in der mobilen Phase A zu 25,0 ml gelöst.

Referenzlösung a: 20,0 mg Ticarcillin-Verunreinigung A *CRS* werden in der mobilen Phase A zu 100,0 ml gelöst. 5,0 ml Lösung werden mit der mobilen Phase A zu 50,0 ml verdünnt.

Referenzlösung b: 1 ml Untersuchungslösung wird mit der mobilen Phase A zu 50 ml verdünnt.

Die Chromatographie kann durchgeführt werden mit

- einer Säule aus rostfreiem Stahl von 0,25 m Länge und 4 mm innerem Durchmesser, gepackt mit octadecylsilyliertem Kieselgel zur Chromatographie *R* (5 µm)
- einer Mischung der mobilen Phasen A und B bei einer Durchflußrate von 1,0 ml je Minute:
  Mobile Phase A: Eine Lösung von Ammoniummonohydrogenphosphat *R* (1,3 g · l^{-1}), deren *p*H-Wert mit Phosphorsäure 85 % *R* auf 7,0 eingestellt wurde
  Mobile Phase B: Eine Mischung gleicher Volumteile mobiler Phase A und Methanol *R*

Zeit (min)	Mobile Phase A (% *V/V*)	Mobile Phase B (% *V/V*)	Erläuterungen
0 – 30	100 → 30	0 → 70	linearer Gradient
			isokratisch
30 – 40	30	70	Äquilibrierung
40 – 45	100	0	

- einem Spektrometer als Detektor bei einer Wellenlänge von 220 nm.

20 µl Referenzlösung b werden eingespritzt. Die Empfindlichkeit des Systems wird so eingestellt, daß die Höhe der 2 Hauptpeaks mindestens 50 Prozent des maximalen Ausschlags beträgt. Die Prüfung darf nur ausgewertet werden, wenn die Auflösung zwischen den 2 Hauptpeaks (Diastereoisomere) mindestens 2,0 beträgt.

Je 20 µl Untersuchungslösung und Referenzlösung a werden eingespritzt. Die im Chromatogramm der Untersuchungslösung der Verunreinigung A entsprechende Peakfläche darf höchstens das 2fache der Fläche des Hauptpeaks im Chromatogramm der Referenzlösung a betragen (4 Prozent). Die Fläche von Peaks, ausgenommen den 2 Hauptpeaks und dem Peak der Verunreinigung A, darf höchstens der 1,25fachen Fläche des Hauptpeaks im Chromatogramm der Referenzlösung a betragen (2,5 Prozent).

Dimethylanilin: Höchstens 20 ppm, mit Hilfe der Gaschromatographie (2.2.28) unter Verwendung von Naphthalin *R* als Interner Standard bestimmt.

Interner-Standard-Lösung: 50,0 mg Naphthalin *R* werden in Cyclohexan *R* zu 50,0 ml gelöst. 5,0 ml Lösung werden mit Cyclohexan *R* zu 100,0 ml verdünnt.

Untersuchungslösung: 1,00 g Substanz wird in einem Reagenzglas mit Schliffstopfen mit 5 ml Natriumhydroxid-Lösung (1 mol · l^{-1}) und 1,0 ml Interner-Standard-Lösung versetzt. Das Reagenzglas wird verschlossen und 1 min lang kräftig geschüttelt. Falls erforderlich wird zentrifugiert. Die obere Phase wird verwendet.

Referenzlösung: 50,0 mg *N,N*-Dimethylanilin *R* werden mit 2 ml Salzsäure *R* und 20 ml Wasser *R* versetzt. Anschließend wird bis zur Auflösung der Substanz geschüttelt und mit Wasser *R* zu 50,0 ml verdünnt. 5,0 ml Lösung werden mit Wasser *R* zu 250,0 ml verdünnt. 1,0 ml dieser Lösung wird in einem Reagenzglas mit Schliffstopfen mit 5 ml Natriumhydroxid-Lösung (1 mol · l^{-1}) und 1,0 ml Interner-Standard-Lösung versetzt. Das Reagenzglas wird verschlossen und 1 min lang geschüttelt. Falls erforderlich wird zentrifugiert. Die obere Phase wird verwendet.

Die Chromatographie kann durchgeführt werden mit

- einer Säule aus Glas von 2 m Länge und 2 mm innerem Durchmesser, gepackt mit silanisiertem Kieselgur zur Gaschromatographie *R*, imprägniert mit 3 Prozent (*m/m*) Poly[methyl(50)phenyl(50)]siloxan *R*
- Stickstoff zur Chromatographie *R* als Trägergas bei einer Durchflußrate von 30 ml je Minute
- einem Flammenionisationsdetektor.

Die Temperatur der Säule wird bei 120 °C, die des Probeneinlasses und die des Detektors bei 150 °C gehalten.

Je 1 µl Untersuchungslösung und Referenzlösung wird eingespritzt.

Wasser (2.5.12): Höchstens 5,5 Prozent, mit 0,150 g Substanz nach der Karl-Fischer-Methode bestimmt.

Sterilität (2.6.1): Ticarcillin-Natrium zur Herstellung von Parenteralia, das dabei keinem weiteren geeigneten Sterilisationsverfahren unterworfen wird, muß der Prüfung entsprechen.

Bakterien-Endotoxine (2.6.14): Ticarcillin-Natrium zur Herstellung von Parenteralia, das dabei keinem weiteren geeigneten Verfahren zur Beseitigung von Bakterien-Endotoxinen unterworfen wird, darf höchstens 0,05 I.E. Bakterien-Endotoxine je Milligramm Substanz enthalten.

Gehaltsbestimmung

Die Bestimmung erfolgt mit Hilfe der Flüssigchromatographie (2.2.29).

Untersuchungslösung: 50,0 mg Substanz werden in der mobilen Phase zu 100,0 ml gelöst. 10,0 ml Lösung werden mit der mobilen Phase zu 50,0 ml verdünnt.

Referenzlösung: 50,0 mg Ticarcillin-Natrium *CRS* werden in der mobilen Phase zu 100,0 ml gelöst. 10,0 ml Lösung werden mit der mobilen Phase zu 50,0 ml verdünnt.

Die Chromatographie kann durchgeführt werden mit

- einer Säule aus rostfreiem Stahl von 0,25 m Länge und 4 mm innerem Durchmesser, gepackt mit octadecylsilyliertem Kieselgel zur Chromatographie *R* (5 µm).
- folgender mobilen Phase bei einer Durchflußrate von 1 ml je Minute: eine Mischung von 20 Volumteilen Methanol *R* und 80 Volumteilen einer Lösung von Ammoniummonohydrogenphosphat *R* (1,3 g · l^{-1}), deren *p*H-Wert mit Phosphorsäure 85 % *R* auf 7,0 eingestellt wurde
- einem Spektrometer als Detektor bei einer Wellenlänge von 220 nm.

20 µl Referenzlösung werden eingespritzt. Die Empfindlichkeit des Systems wird so eingestellt, daß die

T

Monographien

Höhe der 2 Hauptpeaks im Chromatogramm mindestens 50 Prozent des maximalen Ausschlags beträgt. Die Bestimmung darf nur ausgewertet werden, wenn die Auflösung zwischen den 2 Hauptpeaks mindestens 2,5 beträgt.

Die Referenzlösung wird 6mal eingespritzt. Die Bestimmung darf nur ausgewertet werden, wenn die relative Standardabweichung der 2 Peakflächen des Ticarcillins höchstens 1,0 Prozent beträgt. Abwechselnd werden die Untersuchungslösung und die Referenzlösung eingespritzt.

Der Prozentgehalt an Ticarcillin-Natrium wird als Summe der Flächen der 2 Peaks berechnet.

Lagerung

Dicht verschlossen, zwischen 2 und 8 °C. Falls die Substanz steril ist, im Behältnis mit Sicherheitsverschluß.

Beschriftung

Die Beschriftung gibt insbesondere, falls zutreffend, an
- daß die Substanz steril ist
- daß die Substanz frei von Bakterien-Endotoxinen ist.

Verunreinigungen

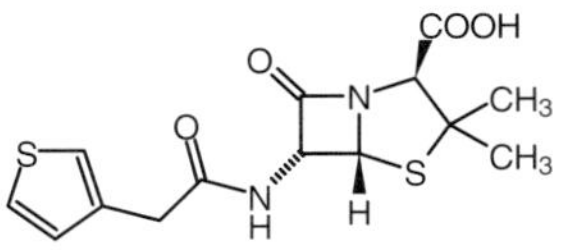

A. (2*S*,5*R*,6*R*)-3,3-Dimethyl-7-oxo-6-[[thiophen-3-yl)acetyl]amino]-4-thia-1-azabicyclo[3.2.0]heptan-2-carbonsäure
(Decarboxyticarcillin)

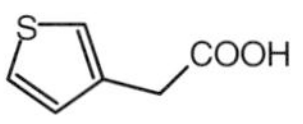

B. (Thiophen-3-yl)essigsäure

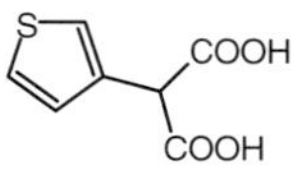

C. 2-(Thiophen-3-yl)propandicarbonsäure
(3-Thienylmalonsäure)

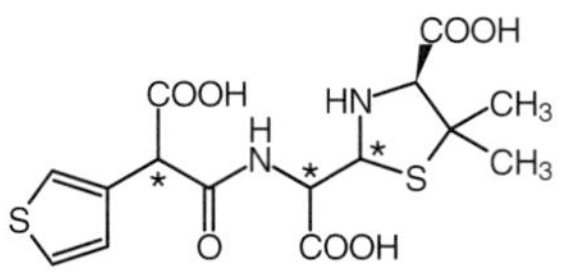

D. (4*S*)-2-[Carboxy[[2-carboxy-2-(thiophen-3-yl)acetyl]amino]methyl]-5,5-dimethylthiazolidin-4-carbonsäure
(Ticarcillinpenicillosäuren)

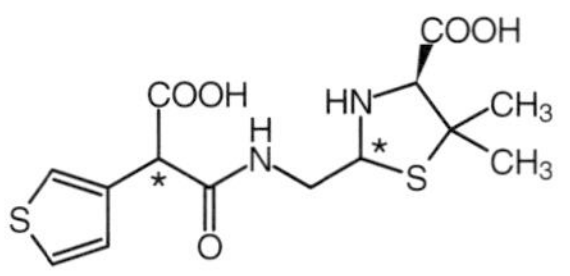

E. (4*S*)-2-[[[2-Carboxy-2-(thiophen-3-yl)acetyl]amino]methyl]-5,5-dimethylthiazolidin-4-carbonsäure
(Ticarcillinpenillosäuren).

2001, 1050

Ticlopidinhydrochlorid

Ticlopidini hydrochloridum

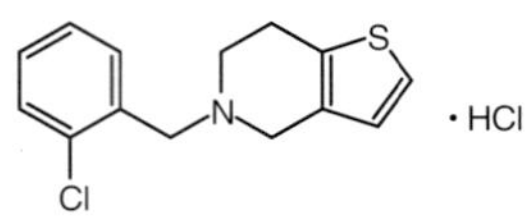

$C_{14}H_{15}Cl_2NS$ M_r 300,2

Definition

Ticlopidinhydrochlorid enthält mindestens 99,0 und höchstens 101,0 Prozent 5-(2-Chlorbenzyl)-4,5,6,7-tetrahydrothieno[3,2-*c*]pyridin-hydrochlorid, berechnet auf die wasserfreie Substanz.

Eigenschaften

Weißes bis fast weißes, kristallines Pulver; wenig löslich in Wasser und wasserfreiem Ethanol, sehr schwer löslich in Ethylacetat.

Prüfung auf Identität

1: B, D.
2: A, C, D.

A. 40 mg Substanz werden in Wasser *R* zu 100,0 ml gelöst (Lösung A). 5,0 ml Lösung A werden mit Wasser *R* zu 100,0 ml verdünnt (Lösung B). Lösung B, zwischen 200 und 350 nm gemessen, zeigt Absorptionsmaxima (2.2.25) bei 214 und 232 nm. Lösung A, zwischen 250 und 350 nm gemessen, zeigt Absorptionsmaxima bei 268 und 275 nm. Das Verhältnis zwischen der Absorption im Maximum bei 268 nm zu der im Maximum bei 275 nm liegt zwischen 1,1 und 1,2.

B. Die Prüfung erfolgt mit Hilfe der IR-Spektroskopie (2.2.24) durch Vergleich des Spektrums der Substanz mit dem von Ticlopidinhydrochlorid *CRS*. Die Prüfung erfolgt mit Hilfe von Preßlingen.

C. Etwa 6 mg Citronensäure *R* werden mit 0,3 ml Acetanhydrid *R* gemischt. Wird die Mischung nach Zusatz von etwa 5 mg Substanz im Wasserbad von 80 °C erhitzt, entsteht eine rote Färbung.

D. Etwa 20 mg Substanz geben die Identitätsreaktion a auf Chlorid (2.3.1).

Prüfung auf Reinheit

Aussehen der Lösung: 0,5 g Substanz werden in einer 1prozentigen Lösung (*V/V*) von Salzsäure *R* zu 20 ml gelöst. Die Lösung muß klar (2.2.1) und farblos (2.2.2, Methode II) sein.

***p*H-Wert** (2.2.3): 0,5 g Substanz werden in kohlendioxidfreiem Wasser *R* zu 20 ml gelöst. Der *p*H-Wert der Lösung muß zwischen 3,5 und 4,0 liegen.

Verwandte Substanzen: Die Prüfung erfolgt mit Hilfe der Flüssigchromatographie (2.2.29).

Untersuchungslösung: 0,250 g Substanz werden in einer Mischung von 20 Volumteilen mobiler Phase B und 80 Volumteilen mobiler Phase A zu 50,0 ml gelöst.

Referenzlösung: 5,0 mg Ticlopidin-Verunreinigung F *CRS* werden in einer Mischung von 20 Volumteilen mobiler Phase B und 80 Volumteilen mobiler Phase A gelöst. Nach Zusatz von 1,00 ml Untersuchungslösung wird die Lösung mit einer Mischung von 20 Volumteilen mobiler Phase B und 80 Volumteilen mobiler Phase A zu 100,0 ml verdünnt. 1,0 ml dieser Lösung wird mit einer Mischung von 20 Volumteilen mobiler Phase B und 80 Volumteilen mobiler Phase A zu 10,0 ml verdünnt.

Die Chromatographie kann durchgeführt werden mit

- einer Säule aus rostfreiem Stahl von 0,15 m Länge und 4,6 mm innerem Durchmesser, gepackt mit desaktiviertem, octadecylsilyliertem Kieselgel zur Chromatographie *R* (5 µm)
- einer Mischung der mobilen Phasen A und B unter Einsatz der Gradientenelution bei einer Durchflußrate von 1,3 ml je Minute
  Mobile Phase A: eine Lösung von Natriumpentansulfonat-Monohydrat *R* (0,95 g · l^{-1}), die mit einer 50prozentigen Lösung (*V/V*) von Phosphorsäure 85 % *R* auf einen *p*H-Wert von 3,4 eingestellt wurde
  Mobile Phase B: Methanol *R*

Zeit (min)	Mobile Phase A (% *V/V*)	Mobile Phase B (% *V/V*)	Erläuterungen
0 – 45	80 → 20	20 → 80	linearer Gradient
45 – 50	20	80	isokratisch
50 – 55	20 → 80	80 → 20	linearer Gradient

- einem Spektrometer als Detektor bei einer Wellenlänge von 220 nm.

Die Temperatur der Säule wird bei 40 °C gehalten.

10 µl einer Mischung von 20 Volumteilen mobiler Phase B und 80 Volumteilen mobiler Phase A werden eingespritzt (Blindlösung).

10 µl Referenzlösung werden eingespritzt. Wird das Chromatogramm unter den vorgeschriebenen Bedingungen aufgezeichnet, beträgt die Retentionszeit für Ticlopidin etwa 15 min (siehe Abb. 1050-1). Die Empfindlichkeit des Systems wird so eingestellt, daß die Höhe des Ticlopidin-Peaks im Chromatogramm mindestens 50 Prozent des maximalen Ausschlags beträgt. Die Prüfung darf nur ausgewertet werden, wenn die Auflösung zwischen den Peaks von Ticlopidin und der Verunreinigung F mindestens 2,0 beträgt (falls erforderlich wird der *p*H-Wert der mobilen Phase A verändert) und wenn das Signal-Rausch-Verhältnis für den Ticlopidin-Peak mindestens 50 beträgt.

Je 10 µl Untersuchungslösung und Referenzlösung werden eingespritzt. Im Chromatogramm der Untersuchungslösung darf eine der Verunreinigung F entsprechende Peakfläche nicht größer sein als das 0,5fache der Fläche des entsprechenden Peaks im Chromatogramm der Referenzlösung (0,05 Prozent); keine Peakfläche, mit Ausnahme der des Hauptpeaks und der der Verunreinigung F, darf größer sein als das 0,5fache der Fläche des Hauptpeaks im Chromatogramm der Referenzlösung (0,05 Prozent); die Summe aller Peakflächen, mit Ausnahme der des Ticlopidin-Peaks, darf nicht größer sein als die Fläche des Ticlopidin-Peaks im Chromatogramm der Referenzlösung (0,1 Prozent). Peaks, deren Fläche kleiner ist als das 0,1fache der Fläche des Ticlopidin-Peaks im Chromatogramm der Referenzlösung, werden nicht berücksichtigt.

Formaldehyd: 0,200 g Substanz werden in 4,0 ml Wasser *R* gelöst. Die Lösung wird mit 0,4 ml verdünnter Natriumhydroxid-Lösung *R* versetzt und zentrifugiert. Die überstehende Flüssigkeit wird durch Watte aus Baumwolle, die mit Wasser *R* befeuchtet worden ist, filtriert. Das Filtrat wird mit Wasser *R* zu 5,0 ml verdünnt, in ein Reagenzglas überführt und mit 5,0 ml Acetylaceton-Lösung *R* 1 versetzt. Das Reagenzglas wird 40 min lang im Wasserbad von 40 °C erwärmt. Diese Lösung darf in senkrechter Durchsicht nicht stärker gefärbt sein als eine Referenzlösung, die gleichzeitig unter gleichen Bedingungen mit 5,0 ml einer Lösung, die 0,8 ppm Formaldehyd (CH_2O) enthält, hergestellt wurde (20 ppm). Zur Herstellung der Referenzlösung wird die Formaldehyd-Lösung (5 ppm CH_2O) *R* verwendet.

Schwermetalle (2.4.8): 2,0 g Substanz werden in einer 85prozentigen Lösung (*V/V*) von Methanol *R* zu 20,0 ml gelöst. 12 ml Lösung müssen der Grenzprüfung B auf Schwermetalle entsprechen (10 ppm). Zur Herstellung der Referenzlösung wird eine Blei-Lösung (1 ppm Pb) verwendet, die durch Verdünnen der Blei-Lösung (100 ppm Pb) *R* mit einer 85prozentigen Lösung (*V/V*) von Methanol *R* erhalten wird.

Wasser (2.5.12): Höchstens 0,5 Prozent, mit 0,500 g Substanz nach der Karl-Fischer-Methode bestimmt.

Sulfatasche (2.4.14): Höchstens 0,1 Prozent, mit 1,0 g Substanz bestimmt.

Gehaltsbestimmung

0,150 g Substanz, in 15 ml wasserfreier Essigsäure *R* gelöst, werden nach Zusatz von 35 ml Acetanhydrid *R* mit Perchlorsäure (0,1 mol · l^{-1}) titriert. Der Endpunkt wird mit Hilfe der Potentiometrie (2.2.20) bestimmt.

1 ml Perchlorsäure (0,1 mol · l^{-1}) entspricht 30,02 mg $C_{14}H_{15}Cl_2NS$.

Verunreinigungen

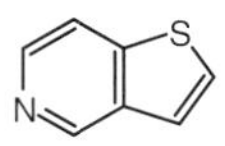

A. Thieno[3,2-*c*]pyridin

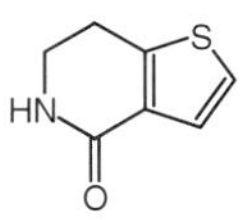

B. 6,7-Dihydrothieno[3,2-*c*]pyridin-4(5*H*)-on

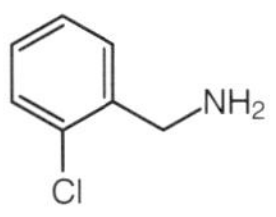

C. (2-Chlorphenyl)methanamin

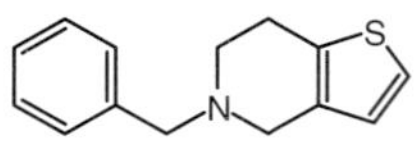

D. 5-Benzyl-4,5,6,7-tetrahydrothieno[3,2-*c*]pyridin

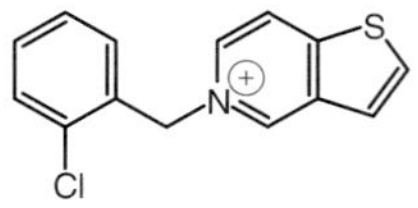

E. 5-(2-Chlorbenzyl)thieno[3,2-*c*]pyridinium

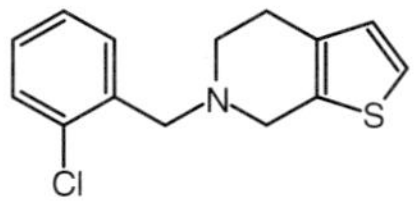

F. 6-(2-Chlorbenzyl)-4,5,6,7-tetrahydrothieno[2,3-*c*]pyridin

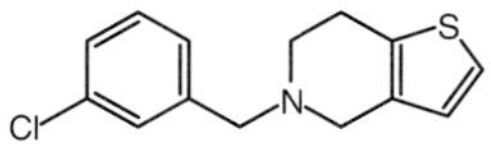

G. 5-(3-Chlorbenzyl)-4,5,6,7-tetrahydrothieno[3,2-*c*]pyridin

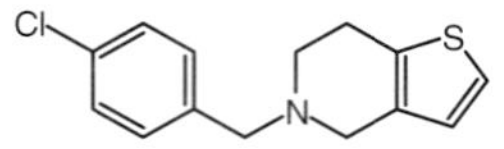

H. 5-(4-Chlorbenzyl)-4,5,6,7-tetrahydrothieno[3,2-*c*]pyridin

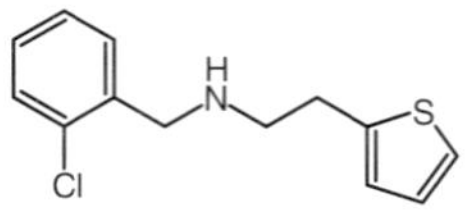

I. *N*-(2-Chlorbenzyl)-2-(thiophen-2-yl)ethanamin

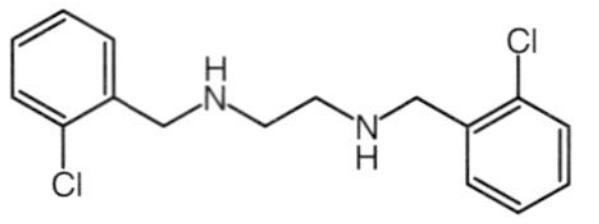

J. *N,N'*-Bis(2-chlorbenzyl)ethan-1,2-diamin

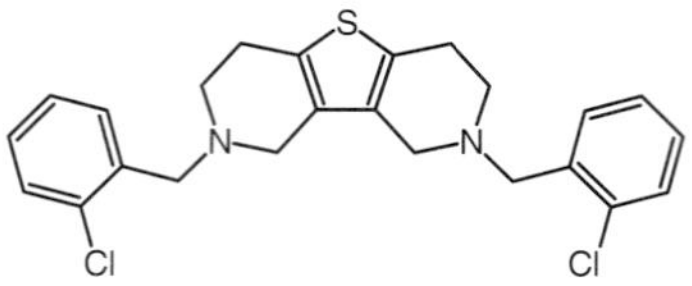

K. 2,8-Bis(2-chlorbenzyl)-1,2,3,4,6,7,8,9-octahydrothieno[3,2-*c*: 4,5-*c'*]dipyridin
(Bis-Ticlopidin)

Dieses typische Chromatogramm dient zur Information und als Anleitung zum Analysenverfahren. Es ist nicht Bestandteil der Anforderungen dieser Monographie.

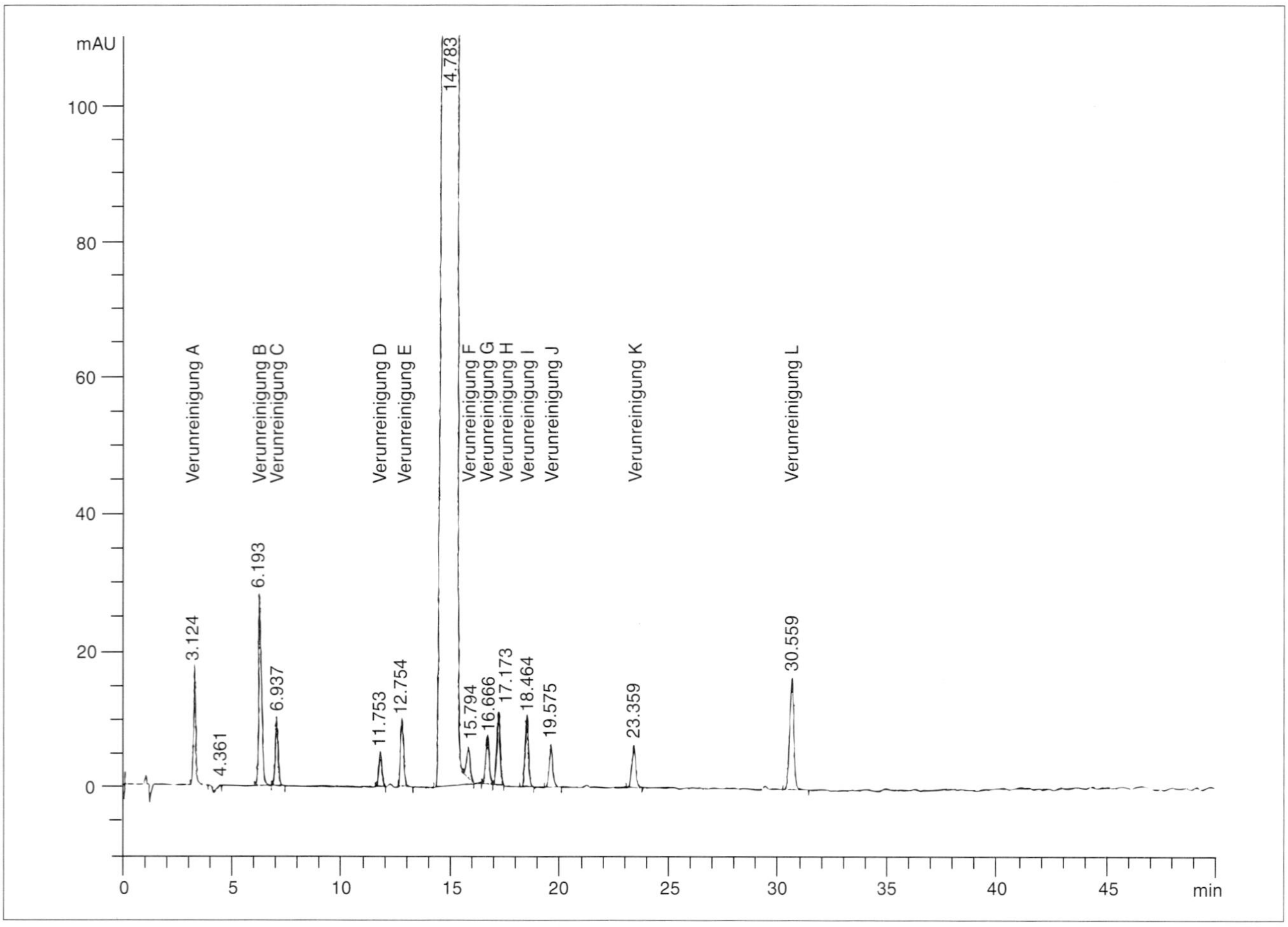

Abb. 1050-1: Typisches Chromatogramm (Verwandte Substanzen)

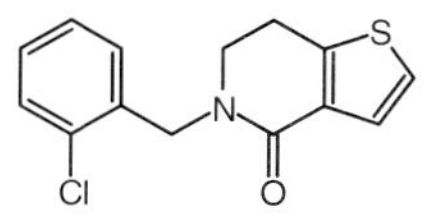

L. 5-(2-Chlorbenzyl)-6,7-dihydrothieno[3,2-*c*]pyridin-4(5*H*)-on.

2001, 572

Timololhydrogenmaleat

Timololi maleas

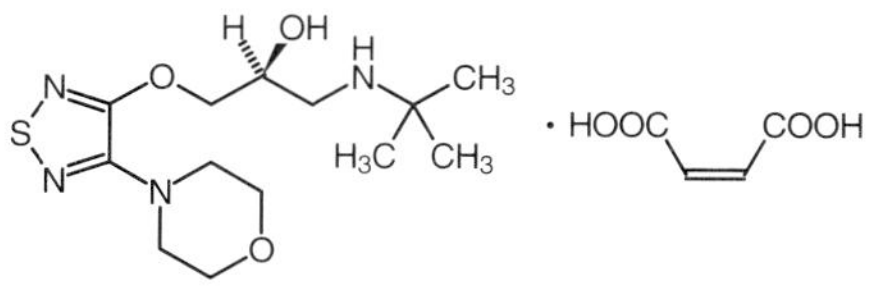

$C_{17}H_{28}N_4O_7S$ M_r 432,5

Definition

Timololhydrogenmaleat enthält mindestens 98,5 und höchstens 101,0 Prozent (2*S*)-1-[(1,1-Dimethylethyl)amino]-3-[[4-(morpholin-4-yl)-1,2,5-thiadiazol-3-yl]oxy]propan-2-ol-(*Z*)-butendioat, berechnet auf die getrocknete Substanz.

Eigenschaften

Weißes bis fast weißes, kristallines Pulver oder farblose Kristalle; löslich in Wasser und Ethanol, praktisch unlöslich in Ether.

Die Substanz schmilzt bei etwa 199 °C unter Zersetzung.

Prüfung auf Identität

1: A, B.
2: A, C, D.

A. 1,000 g Substanz wird in Salzsäure (1 mol · l^{-1}) zu 10,0 ml gelöst. Die spezifische Drehung (2.2.7) liegt zwischen –5,7 und –6,2°.

B. Die Prüfung erfolgt mit Hilfe der IR-Spektroskopie (2.2.24) durch Vergleich des Spektrums der Substanz mit dem von Timololhydrogenmaleat *CRS*.

C. Die bei der Prüfung „Verwandte Substanzen" (siehe „Prüfung auf Reinheit") erhaltenen Chromatogramme werden nach der Behandlung mit Iodgas ausgewertet. Der Hauptfleck im Chromatogramm der Untersuchungslösung b entspricht in bezug auf Lage, Farbe und Größe dem Hauptfleck im Chromatogramm der Referenzlösung a.

D. 0,1 g Substanz werden mit einer Mischung von 1 ml verdünnter Natriumhydroxid-Lösung *R* und 3 ml Wasser *R* verrieben. Die Mischung wird 3mal mit je 5 ml Ether *R* ausgeschüttelt. 0,1 ml der wäßrigen Phase werden mit einer Lösung von 10 mg Resorcin *R* in 3 ml Schwefelsäure *R* versetzt. Während 15 min langen Erhitzens im Wasserbad darf sich keine violettrote Färbung entwickeln.

Die restliche wäßrige Phase wird mit verdünnter Schwefelsäure *R* neutralisiert und mit 1 ml Bromwasser *R* versetzt. Nach 15 min langem Erhitzen im Wasserbad wird zum Sieden erhitzt und anschließend abgekühlt. 0,2 ml dieser Lösung werden mit einer Lösung von 10 mg Resorcin *R* in 3 ml Schwefelsäure *R* versetzt. Nach 15 min langem Erhitzen im Wasserbad entsteht eine violettrote Färbung. Werden 0,2 ml einer Lösung von Kaliumbromid *R* (100 g · l^{-1}) zugesetzt, entsteht während 5 min langen Erhitzens im Wasserbad eine violettblaue Färbung.

Prüfung auf Reinheit

Prüflösung: 0,5 g Substanz werden in kohlendioxidfreiem Wasser *R* zu 25 ml gelöst.

Aussehen der Lösung: Die Prüflösung muß klar (2.2.1) und darf nicht stärker gefärbt sein als die Farbvergleichslösung B_8 (2.2.2, Methode II).

***p*H-Wert** (2.2.3): Der *p*H-Wert der Prüflösung muß zwischen 3,8 und 4,3 liegen.

Enantiomere: Die Prüfung erfolgt mit Hilfe der Flüssigchromatographie (2.2.29).

Die Prüfung ist unter Ausschluß direkter Lichteinwirkung durchzuführen.

Untersuchungslösung: 30,0 mg Substanz werden in einer Mischung von 1 Volumteil Dichlormethan *R* und 3 Volumteilen 2-Propanol *R* zu 10,0 ml gelöst.

Referenzlösung a: 30 mg Timololhydrogenmaleat *CRS* werden in einer Mischung von 1 Volumteil Dichlormethan *R* und 3 Volumteilen 2-Propanol *R* zu 10 ml gelöst.

Referenzlösung b: 15,0 mg (*R*)-Timololhydrogenmaleat *CRS* werden in einer Mischung von 1 Volumteil Dichlormethan *R* und 3 Volumteilen 2-Propanol *R* zu 10,0 ml gelöst. 1,0 ml Lösung wird mit einer Mischung von 1 Volumteil Dichlormethan *R* und 3 Volumteilen 2-Propanol *R* zu 50,0 ml verdünnt.

Referenzlösung c: 1 ml Referenzlösung a wird mit einer Mischung von 1 Volumteil Dichlormethan *R* und 3 Volumteilen 2-Propanol *R* zu 100 ml verdünnt. 1 ml dieser Lösung wird mit 1 ml Referenzlösung b gemischt.

Die Chromatographie kann durchgeführt werden mit

- einer Säule aus rostfreiem Stahl von 0,25 m Länge und 4,6 mm innerem Durchmesser, gepackt mit Kieselgel OD zur chiralen Trennung *R* (5 µm)
- einer Mischung von 2 ml Diethylamin *R*, 40 ml 2-Propanol *R* und 960 ml Hexan *R* als mobile Phase bei einer Durchflußrate von 1 ml je Minute
- einem Spektrometer als Detektor bei einer Wellenlänge von 297 nm.

Unter diesen Bedingungen erscheint der (*R*)-Isomer-Peak zuerst.

5 µl Referenzlösung b werden eingespritzt. Die Empfindlichkeit des Systems wird so eingestellt, daß die

Höhe des Hauptpeaks im Chromatogramm mindestens 50 Prozent des maximalen Ausschlags beträgt.

5 µl jeder Lösung werden eingespritzt. Die Prüfung darf nur ausgewertet werden, wenn im Chromatogramm der Referenzlösung c die Auflösung zwischen dem (*R*)-Enantiomer-Peak und dem (*S*)-Enantiomer-Peak mindestens 4,0 beträgt und die Retentionszeiten der Hauptpeaks ((*S*)-Enantiomer) in den Chromatogrammen der Untersuchungslösung und der Referenzlösung a identisch sind. Im Chromatogramm der Untersuchungslösung darf eine dem (*R*)-Enantiomer entsprechende Peakfläche nicht größer sein als die des Hauptpeaks im Chromatogramm der Referenzlösung b (1 Prozent).

Verwandte Substanzen: Die Prüfung erfolgt mit Hilfe der Dünnschichtchromatographie (2.2.27) unter Verwendung einer DC-Platte mit Kieselgel GF_{254} *R*.

Untersuchungslösung a: 0,50 g Substanz werden in Methanol *R* zu 10 ml gelöst.

Untersuchungslösung b: 1 ml Untersuchungslösung a wird mit Methanol *R* zu 50 ml verdünnt.

Referenzlösung a: 10 mg Timololhydrogenmaleat *CRS* werden in Methanol *R* zu 10 ml gelöst.

Referenzlösung b: 10 ml Untersuchungslösung b werden mit Methanol *R* zu 50 ml verdünnt.

Auf die Platte werden 10 µl jeder Lösung aufgetragen. Die Chromatographie erfolgt mit einer Mischung von 1 Volumteil konzentrierter Ammoniak-Lösung *R*, 20 Volumteilen Methanol *R* und 80 Volumteilen Dichlormethan *R* über eine Laufstrecke von 15 cm. Die Platte wird an der Luft trocknen gelassen und im ultravioletten Licht bei 254 nm ausgewertet. Kein im Chromatogramm der Untersuchungslösung a auftretender Nebenfleck darf größer oder intensiver sein als der Fleck im Chromatogramm der Referenzlösung b (0,4 Prozent). Flecke auf den Startpunkten werden nicht berücksichtigt. Die Platte wird 2 h lang Iodgas ausgesetzt. Kein im Chromatogramm der Untersuchungslösung a auftretender Nebenfleck darf größer oder intensiver sein als der Fleck im Chromatogramm der Referenzlösung b (0,4 Prozent). Flecke auf den Startpunkten werden nicht berücksichtigt.

Trocknungsverlust (2.2.32): Höchstens 0,5 Prozent, mit 1,000 g Substanz durch Trocknen im Trockenschrank bei 100 bis 105 °C bestimmt.

Sulfatasche (2.4.14): Höchstens 0,1 Prozent, mit 1,0 g Substanz bestimmt.

Gehaltsbestimmung

0,350 g Substanz, in 60 ml wasserfreier Essigsäure *R* gelöst, werden mit Perchlorsäure (0,1 mol · l^{-1}) titriert. Der Endpunkt wird mit Hilfe der Potentiometrie (2.2.20) bestimmt.

1 ml Perchlorsäure (0,1 mol · l^{-1}) entspricht 43,25 mg $C_{17}H_{28}N_4O_7S$.

Lagerung

Gut verschlossen, vor Licht geschützt.

Verunreinigungen

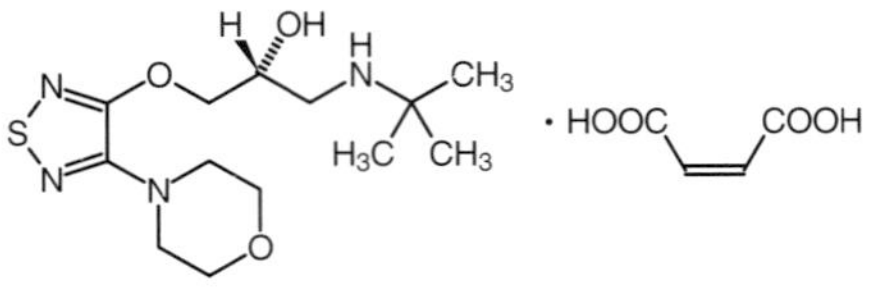

A. (2*R*)-1-[(1,1-Dimethylethyl)amino]-3-[[4-(morpholin-4-yl)-1,2,5-thiadiazol-3-yl]oxy]propan-2-ol-(*Z*)-butendioat.

1998, 1271

Tinzaparin-Natrium

Tinzaparinum natricum

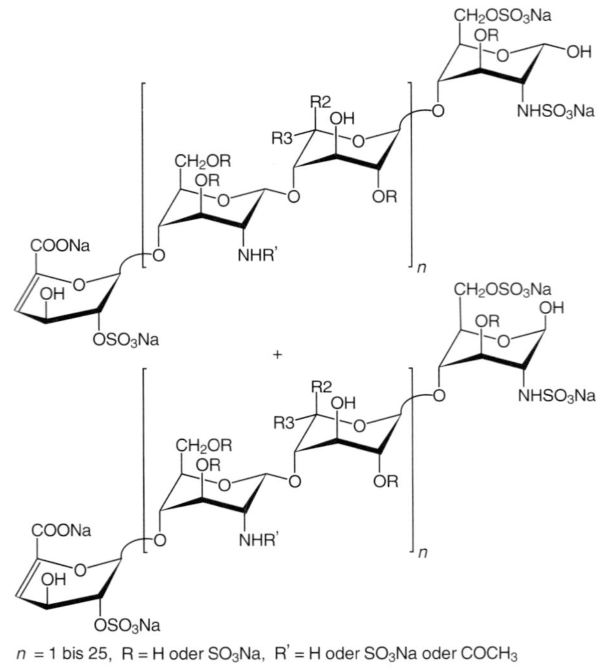

n = 1 bis 25, R = H oder SO_3Na, R' = H oder SO_3Na oder $COCH_3$
R2 = H und R3 = COONa oder R2 = COONa und R3 = H

Definition

Tinzaparin-Natrium ist das Natriumsalz eines niedermolekularen Heparins, das durch kontrollierte enzymatische Depolymerisierung von Heparin aus der Intestinalschleimhaut von Schweinen mit Hilfe der Heparinlyase von *Flavobacterium heparinum* gewonnen wird. Der Hauptteil der Komponenten hat eine 2-*O*-Sulfo-4-enopyranosuronsäure-Struktur am nicht reduzierenden Ende und eine 2-*N*,6-*O*-Disulfo-D-glucosamin-Struktur am reduzierenden Ende ihrer Kette.

Tinzaparin-Natrium muß der Monographie ***Niedermolekulare Heparine (Heparina massae molecularis minoris)*** *entsprechen mit folgenden Änderungen und Ergänzungen:*

Die mittlere Molekülmasse liegt im Bereich von 5500 bis 7500, wobei der charakteristische Wert etwa 6500 beträgt. Der Grad der Sulfatierung je Disaccharid-Einheit beträgt 1,8 bis 2,5.

Die Aktivität beträgt mindestens 70 und höchstens 120 I.E. Anti-Faktor-Xa-Aktivität je Milligramm, berechnet auf die getrocknete Substanz. Das Verhältnis der Anti-Faktor-Xa-Aktivität zur Anti-Faktor-IIa-Aktivität liegt zwischen 1,5 und 2,5.

Prüfung auf Identität

Die „Prüfung auf Identität, C" der Monographie **Niedermolekulare Heparine** wird durchgeführt, wobei die Substanz folgender Forderung entsprechen muß:

Die mittlere Molekülmasse liegt im Bereich von 5500 bis 7500. Der Gehalt an Ketten mit einer Molekülmasse kleiner als 2000 beträgt höchstens 10,0 Prozent (*m/m*), und der Gehalt an Ketten mit einer Molekülmasse zwischen 2000 und 8000 liegt im Bereich von 60,0 bis 72,0 Prozent (*m/m*). Der Gehalt an Ketten mit einer Molekülmasse über 8000 liegt im Bereich von 22,0 bis 36,0 Prozent (*m/m*).

Prüfung auf Reinheit

Aussehen der Lösung: 1,0 g Substanz wird in 10 ml Wasser *R* gelöst. Die Lösung muß klar (2.2.1) und darf nicht stärker gefärbt sein als die Stufe 5 der am besten geeigneten Farbvergleichslösung (2.2.2, Methode II).

Absorption (2.2.25): 50,0 mg Substanz werden in 100 ml Salzsäure (0,01 mol · l^{-1}) gelöst. Die spezifische Absorption, bei 231 nm gemessen, muß zwischen 8,0 und 12,5 liegen, berechnet auf die getrocknete Substanz.

1999, 645

Tobramycin

Tobramycinum

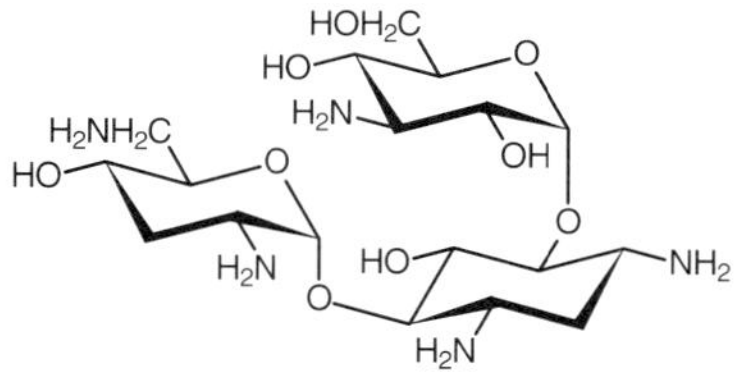

$C_{18}H_{37}N_5O_9$ M_r 467,5

Definition

Tobramycin ist *O*-3-Amino-3-desoxy-α-D-glucopyranosyl-(1→4)-*O*-[2,6-diamino-2,3,6-tridesoxy-α-D-*ribo*-hexopyranosyl-(1→6)]-2-desoxy-L-streptamin, eine antimikrobiell wirksame Substanz, die aus *Streptomyces tenebrarius* gewonnen oder durch andere Verfahren hergestellt wird. Die Wirksamkeit beträgt mindestens 930 I.E. je Milligramm, berechnet auf die wasserfreie und 2-Methylpropanol-freie Substanz.

Herstellung

Die angewendeten Herstellungsmethoden müssen darauf abzielen, die Anwesenheit blutdrucksenkender Substanzen auszuschließen oder möglichst gering zu halten.

Eigenschaften

Weißes bis fast weißes Pulver; leicht löslich in Wasser, sehr schwer löslich in Ethanol, praktisch unlöslich in Ether.

Prüfung auf Identität

1: A.
2: B, C.

A. Das Kernresonanzspektrum (2.2.33) einer Lösung der Substanz (100 g · l^{-1}) in [D_2]Wasser *R* zeigt Übereinstimmung mit dem einer gleichen Lösung von Tobramycin *CRS*.

B. Die Prüfung erfolgt mit Hilfe der Dünnschichtchromatographie (2.2.27) unter Verwendung einer Schicht von Kieselgel H *R*.

Untersuchungslösung: 20 mg Substanz werden in Wasser *R* zu 5 ml gelöst.

Referenzlösung a: 20 mg Tobramycin *CRS* werden in Wasser *R* zu 5 ml gelöst.

Referenzlösung b: 4 mg Neomycinsulfat *CRS* und 4 mg Kanamycinmonosulfat *CRS* werden in 1 ml Referenzlösung a gelöst.

Auf die Platte werden 5 µl jeder Lösung aufgetragen. Die Chromatographie erfolgt mit einer Mischung von 10 Volumteilen Chloroform *R*, 20 Volumteilen konzentrierter Ammoniak-Lösung *R* und 30 Volumteilen Methanol *R* über eine Laufstrecke von 15 cm. Die Platte wird im Warmluftstrom getrocknet und mit einer Mischung von gleichen Volumteilen einer Lösung von Dihydroxynaphthalin *R* (2 g · l^{-1}) in Ethanol 96 % *R* und einer Lösung von Schwefelsäure *R* (460 g · l^{-1}) besprüht. Anschließend wird 5 bis 10 min lang bei 105 °C erhitzt. Der Hauptfleck im Chromatogramm der Untersuchungslösung entspricht in bezug auf Lage, Farbe und Größe dem Hauptfleck im Chromatogramm der Referenzlösung a. Die Prüfung darf nur ausgewertet werden, wenn das Chromatogramm der Referenzlösung b deutlich voneinander getrennt 3 Hauptflecke zeigt.

C. Etwa 5 mg Substanz werden in 5 ml Wasser *R* gelöst. Nach Zusatz von 5 ml einer Lösung von Ninhydrin *R* (1 g · l^{-1}) in Ethanol 96 % *R* und 3 min langem Erhitzen im Wasserbad entsteht eine violettblaue Färbung.

Prüfung auf Reinheit

***p*H-Wert** (2.2.3): 1,0 g Substanz wird in 10 ml kohlendioxidfreiem Wasser *R* gelöst. Der *p*H-Wert der Lösung muß zwischen 9,0 und 11,0 liegen.

Spezifische Drehung (2.2.7): 1,00 g Substanz wird in Wasser *R* zu 25,0 ml gelöst. Die spezifische Drehung muß zwischen +138 und +148° liegen, berechnet auf die wasserfreie und 2-Methylpropanol-freie Substanz.

Verwandte Substanzen: Die Prüfung erfolgt mit Hilfe der Dünnschichtchromatographie (2.2.27) unter Verwendung einer Schicht von Kieselgel H *R*.

Untersuchungslösung: 80 mg Substanz werden in einer Mischung von 1 Volumteil verdünnter Ammoniak-Lösung *R* 2 und 99 Volumteilen Wasser *R* zu 10 ml gelöst.

Referenzlösung: 1 ml Untersuchungslösung wird mit einer Mischung von 1 Volumteil verdünnter Ammoniak-Lösung *R* 2 und 99 Volumteilen Wasser *R* zu 100 ml verdünnt.

Auf die Platte werden 5 µl jeder Lösung aufgetragen. Die Chromatographie erfolgt mit einer Mischung von gleichen Volumteilen konzentrierter Ammoniak-Lösung *R*, Ethanol 96 % *R* und Ethylmethylketon *R* über eine Laufstrecke von 15 cm. Die Platte wird an der Luft trocknen gelassen und anschließend 10 min lang bei 110 °C erhitzt. Die heiße Platte wird mit einer unmittelbar vor Verwendung hergestellten Lösung, die durch Verdünnen von Natriumhypochlorit-Lösung *R* mit Wasser *R* auf einen Gehalt von 0,5 Prozent freiem Chlor erhalten wird, besprüht. Die Platte wird so lange im Kaltluftstrom getrocknet, bis eine besprühte Fläche unterhalb der Startpunkte mit einem Tropfen Kaliumiodid-Stärke-Lösung *R* höchstens eine schwachblaue Färbung gibt. Die Platte soll dem Kaltluftstrom nicht zu lange ausgesetzt sein. Anschließend wird mit Kaliumiodid-Stärke-Lösung *R* besprüht. Kein Nebenfleck im Chromatogramm der Untersuchungslösung darf größer oder stärker gefärbt sein als der Hauptfleck im Chromatogramm der Referenzlösung (1,0 Prozent).

2-Methyl-1-propanol: Höchstens 1,0 Prozent (*m/m*). Die Prüfung erfolgt mit Hilfe der Gaschromatographie (2.2.28) unter Verwendung von 1-Propanol *R* als Interner Standard.

Interner-Standard-Lösung: 2,0 ml 1-Propanol *R* werden mit Wasser *R* zu 500,0 ml verdünnt.

Untersuchungslösung a: 0,10 g Substanz werden in 1,0 ml Wasser *R* gelöst.

Untersuchungslösung b: 0,20 g Substanz werden in 1,0 ml Interner-Standard-Lösung gelöst. Die Lösung wird mit 1,0 ml Wasser *R* versetzt.

Referenzlösung: 0,500 g 2-Methyl-1-propanol *R* werden mit 1,0 ml 1-Propanol *R* versetzt. Die Mischung wird mit Wasser *R* zu 500,0 ml verdünnt.

Die Chromatographie kann durchgeführt werden mit
- einer Säule von 1,5 m Länge und 4 mm innerem Durchmesser, gepackt mit Ethylvinylbenzol-Divinylbenzol-Copolymer *R* (150 bis 180 µm)
- Stickstoff zur Chromatographie *R* als Trägergas
- einem Flammenionisationsdetektor.

Die Temperatur der Säule wird bei 165 °C gehalten.

Die gewählten Volumina der Untersuchungslösungen und der Referenzlösung werden eingespritzt.

Wasser (2.5.12): Höchstens 8,0 Prozent, mit 0,300 g Substanz nach der Karl-Fischer-Methode bestimmt.

Sulfatasche (2.4.14): Höchstens 0,3 Prozent, mit 1,0 g Substanz bestimmt.

Sterilität (2.6.1): Tobramycin zur Herstellung von Parenteralia oder von Zubereitungen zur Anwendung am Auge, das dabei keinem weiteren geeigneten Sterilisationsverfahren unterworfen wird, muß der Prüfung entsprechen.

Bakterien-Endotoxine (2.6.14): Tobramycin zur Herstellung von Parenteralia, das dabei keinem weiteren geeigneten Verfahren zur Beseitigung von Bakterien-Endotoxinen unterworfen wird, darf höchstens 2,0 I.E. Bakterien-Endotoxine je Milligramm Substanz enthalten.

Wertbestimmung

Die Ausführung erfolgt nach „Mikrobiologische Wertbestimmung von Antibiotika" (2.7.2).

Lagerung

Gut verschlossen, unterhalb von 25 °C. Falls die Substanz steril ist, im Behältnis mit Sicherheitsverschluß.

Beschriftung

Die Beschriftung gibt insbesondere, falls zutreffend, an
- daß die Substanz steril ist
- daß die Substanz frei von Bakterien-Endotoxinen ist.

1999, 692

α-Tocopherol

α-Tocopherolum

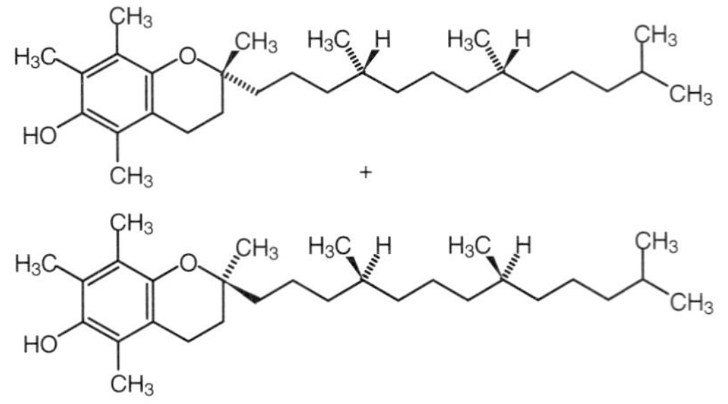

$C_{29}H_{50}O_2$ M_r 430,7

Definition

α-Tocopherol enthält mindestens 96,0 und höchstens 102,0 Prozent (2*RS*)-2,5,7,8-Tetramethyl-2-[(4*RS*,8*RS*)-4,8,12-trimethyltridecyl]chroman-6-ol.

Eigenschaften

Klare, farblose bis gelblichbraune, viskose, ölige Flüssigkeit; praktisch unlöslich in Wasser, leicht löslich in Aceton, Dichlormethan, wasserfreiem Ethanol, Ether und fetten Ölen.

Prüfung auf Identität

1: B, D.
2: A, C, D.

A. Die Substanz entspricht der Prüfung „Absorption" (siehe „Prüfung auf Reinheit").

B. Die Prüfung erfolgt mit Hilfe der IR-Spektroskopie (2.2.24) durch Vergleich des Spektrums der Substanz mit dem von α-Tocopherol *CRS*.

C. Die Prüfung erfolgt mit Hilfe der Dünnschichtchromatographie (2.2.27) unter Verwendung einer Schicht von Kieselgel HF_{254} *R*.

Untersuchungslösung: 10 mg Substanz werden in 2 ml Cyclohexan *R* gelöst.

Referenzlösung: 10 mg α-Tocopherol *CRS* werden in 2 ml Cyclohexan *R* gelöst.

Auf die Platte werden 10 µl jeder Lösung aufgetragen. Die Chromatographie erfolgt mit einer Mischung von 20 Volumteilen Ether *R* und 80 Volumteilen Cyclohexan *R* über eine Laufstrecke von 15 cm. Die Platte wird im Luftstrom getrocknet und im ultravioletten Licht bei 254 nm ausgewertet. Der Hauptfleck im Chromatogramm der Untersuchungslösung entspricht in bezug auf Lage und Größe dem Hauptfleck im Chromatogramm der Referenzlösung. Die Platte wird mit einer Mischung von 10 Volumteilen Salzsäure *R*, 40 Volumteilen einer Lösung von Eisen(III)-chlorid *R* ($2,5\ g \cdot l^{-1}$) in Ethanol 96 % *R* und 40 Volumteilen einer Lösung von Phenanthrolinhydrochlorid *R* ($10\ g \cdot l^{-1}$) in Ethanol 96 % *R* besprüht. Die Hauptflecke färben sich nach 1 bis 2 h orange.

D. Die Substanz entspricht der Prüfung „Optische Drehung" (siehe „Prüfung auf Reinheit").

Prüfung auf Reinheit

Optische Drehung (2.2.7): 2,50 g Substanz werden in wasserfreiem Ethanol *R* zu 25,0 ml gelöst. Der Drehungswinkel muß zwischen – 0,01 und + 0,01° liegen.

Absorption (2.2.25): 0,100 g Substanz werden in wasserfreiem Ethanol *R* zu 100,0 ml gelöst (Lösung a). 10,0 ml Lösung a werden mit wasserfreiem Ethanol *R* zu 100,0 ml verdünnt (Lösung b). Die Absorption der Lösung b wird im Maximum bei 292 nm und die der Lösung a im Minimum bei 255 nm gemessen. Die spezifische Absorption muß im Maximum zwischen 72,0 und 76,0 und im Minimum zwischen 6,0 und 8,0 liegen.

Säurezahl (2.5.1): Höchstens 2, mit 2,00 g Substanz bestimmt.

Schwermetalle (2.4.8): 0,50 g Substanz müssen der Grenzprüfung D auf Schwermetalle entsprechen (20 ppm). Zur Herstellung der Referenzlösung wird 1 ml Blei-Lösung (10 ppm Pb) *R* verwendet.

Sulfatasche (2.4.14): Höchstens 0,1 Prozent, mit 1,0 g Substanz bestimmt. Anstelle von verdünnter Schwefelsäure *R* wird Schwefelsäure *R* verwendet.

Gehaltsbestimmung

Die Bestimmung erfolgt mit Hilfe der Gaschromatographie (2.2.28), unter Verwendung von Dotriacontan *R* als Interner Standard.

Interner-Standard-Lösung: 0,20 g Dotriacontan *R* werden in Hexan *R* zu 100,0 ml gelöst.

Untersuchungslösung: 0,100 g Substanz werden in Interner-Standard-Lösung zu 50,0 ml gelöst.

Referenzlösung: 0,100 g α-Tocopherol *CRS* werden in Interner-Standard-Lösung zu 50,0 ml gelöst.

Die Chromatographie kann durchgeführt werden mit
- einer Säule aus silanisiertem Glas von 2,0 bis 3,0 m Länge und einem inneren Durchmesser von 2,2 bis 4,0 mm, gepackt mit silanisiertem Kieselgur zur Gaschromatographie *R* (125 bis 150 µm oder 150 bis 180 µm), imprägniert mit 1 bis 5 Prozent (*m/m*) Polydimethylsiloxan *R*; die Säule ist an beiden Enden mit einem Pfropfen aus silanisierter Glaswolle abgedichtet
- Stickstoff zur Chromatographie *R* als Trägergas bei einer Durchflußrate von 25 bis 90 ml je Minute
- einem Flammenionisationsdetektor.

Die Temperatur der Säule wird konstant zwischen 245 und 280 °C gehalten, die des Probeneinlasses und des Detektors konstant zwischen 270 und 320 °C. Die Temperatur der Säule und die Durchflußrate des Trägergases werden so eingestellt, daß die geforderte Auflösung erhalten wird.

Eingespritzt wird entweder direkt auf die Säule oder über einen vorzugsweise mit Glas ausgekleideten Probeneinlaß unter Verwendung einer automatischen Einspritzvorrichtung oder mit Hilfe einer anderen reproduzierbaren Einspritzmethode. Die Peakflächen werden mit Hilfe eines elektronischen Integrators gemessen.

Auflösung: 1 µl Referenzlösung wird eingespritzt. Der Vorgang wird so lange wiederholt, bis der Respons-Faktor (RF), der wie nachstehend beschrieben bestimmt wird, innerhalb von ± 2 Prozent konstant ist. Die Auflösung (R_s) zwischen dem Dotriacontan-Peak und dem α-Tocopherol-Peak muß mindestens 2,6 betragen.

Prüfung auf Interferenz: 0,100 g Substanz werden in Hexan *R* zu 50,0 ml gelöst. 1 µl Lösung wird eingespritzt und das Chromatogramm aufgezeichnet, wobei die Abschwächung so gewählt wird, daß die Höhe des α-Tocopherol-Peaks größer ist als 50 Prozent des maximalen Ausschlags. Während der Aufzeichnung wird die Abschwächung so geändert, daß ein beim selben t_R-Wert wie der des Dotriacontans auftretender Peak mindestens mit der 8fachen Empfindlichkeit aufgezeichnet wird wie der α-Tocopherol-Peak. Wenn ein Peak mit einer Höhe von mindestens 5 mm (bei einer Papierbreite von 250 mm) mit demselben t_R-Wert wie Dotriacontan auftritt, wird für die Endberechnung die korrigierte Peakfläche $S'_{D\,(korr.)}$ verwendet.

$$S'_{D\,(korr.)} = S'_D - \frac{S_I \cdot S'_T}{f \cdot S_{TI}}$$

S'_D = Peakfläche des Internen Standards im Chromatogramm der Untersuchungslösung

T

Monographien

S_I = Peakfläche in dem bei der „Prüfung auf Interferenz" erhaltenen Chromatogramm mit demselben t_R-Wert wie der Interne Standard
S'_T = Peakfläche von α-Tocopherol im Chromatogramm der Untersuchungslösung
S_{TI} = Peakfläche von α-Tocopherol in dem bei der „Prüfung auf Interferenz" erhaltenen Chromatogramm
f = Faktor, um welchen die Abschwächung geändert wurde.

1 µl Referenzlösung wird eingespritzt und das Chromatogramm aufgezeichnet, wobei die Abschwächung so gewählt wird, daß der α-Tocopherol-Peak größer als 50 Prozent des maximalen Ausschlags ist. Die Peakflächen von α-Tocopherol (S_T) und Dotriacontan (S_D) werden gemessen und der Respons-Faktor (RF) wie nachstehend beschrieben bestimmt.

1 µl Untersuchungslösung wird in gleicher Weise eingespritzt. Die Peakflächen von α-Tocopherol (S'_T) und Dotriacontan (S'_D) werden gemessen.

Der Respons-Faktor (RF) für α-Tocopherol im Chromatogramm der Referenzlösung wird mit Hilfe der Peakflächen von α-Tocopherol und Dotriacontan unter Verwendung nachstehender Formel bestimmt:

$$RF = \frac{S_D \cdot m_T}{S_T \cdot m_D}$$

Der Prozentgehalt an α-Tocopherol wird mit nachstehender Formel errechnet:

$$\frac{100(S'_T \cdot m_D \cdot RF)}{S'_{D\,(korr.)} \cdot m}$$

S_D = Peakfläche des Internen Standards im Chromatogramm der Referenzlösung
$S'_{D\,(korr.)}$ = korrigierte Peakfläche des Internen Standards im Chromatogramm der Untersuchungslösung
S_T = Peakfläche von α-Tocopherol *CRS* im Chromatogramm der Referenzlösung
S'_T = Peakfläche von α-Tocopherol im Chromatogramm der Untersuchungslösung
m_D = Masse Interner Standard in der Untersuchungslösung und in der Referenzlösung in Milligramm
m_T = Masse α-Tocopherol *CRS* in der Referenzlösung in Milligramm
m = Masse Substanz in der Untersuchungslösung in Milligramm.

Lagerung

Dicht verschlossen, unter Inertgas, vor Licht geschützt.

2000, 1256

RRR-α-Tocopherol

RRR-α-Tocopherolum

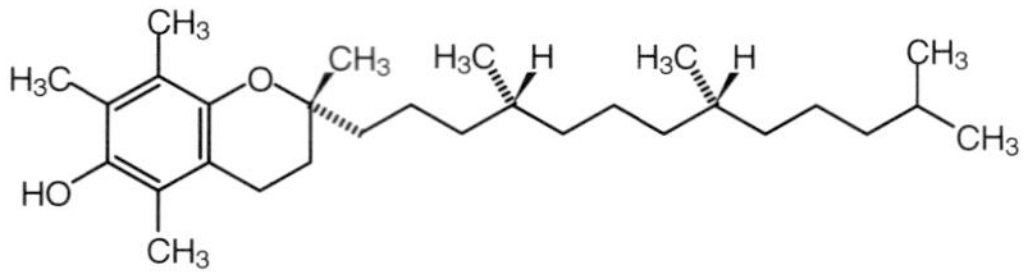

$C_{29}H_{50}O_2$ M_r 430,7

Definition

RRR-α-Tocopherol enthält mindestens 96,0 und höchstens 102,0 Prozent (2*R*)-2,5,7,8-Tetramethyl-2-[(4*R*, 8*R*)-4,8,12-trimethyltridecyl]chroman-6-ol.

Eigenschaften

Klare, farblose bis gelblichbraune, viskose, ölige Flüssigkeit; praktisch unlöslich in Wasser, leicht löslich in Aceton, Dichlormethan, wasserfreiem Ethanol und fetten Ölen.

Prüfung auf Identität

1: B, D.
2: A, C, D.

A. Die Substanz entspricht der Prüfung „Absorption" (siehe „Prüfung auf Reinheit").

B. Die Prüfung erfolgt mit Hilfe der IR-Spektroskopie (2.2.24) durch Vergleich des Spektrums der Substanz mit dem von α-Tocopherol *CRS*.

C. Die Prüfung erfolgt mit Hilfe der Dünnschichtchromatographie (2.2.27) unter Verwendung einer DC-Platte mit Kieselgel F_{254} *R*.

Untersuchungslösung: 10 mg Substanz werden in 2 ml Cyclohexan *R* gelöst.

Referenzlösung: 10 mg α-Tocopherol *CRS* werden in 2 ml Cyclohexan *R* gelöst.

Auf die Platte werden 10 µl jeder Lösung aufgetragen. Die Chromatographie erfolgt mit einer Mischung von 20 Volumteilen Ether *R* und 80 Volumteilen Cyclohexan *R* über eine Laufstrecke von 15 cm. Die Platte wird im Luftstrom getrocknet und im ultravioletten Licht bei 254 nm ausgewertet. Der Hauptfleck im Chromatogramm der Untersuchungslösung entspricht in bezug auf Lage und Größe dem Hauptfleck im Chromatogramm der Referenzlösung. Die Platte wird mit einer Mischung von 10 Volumteilen Salzsäure *R*, 40 Volumteilen einer Lösung von Eisen(III)-chlorid *R* ($2{,}5\ g \cdot l^{-1}$) in Ethanol 96 % *R* und 40 Volumteilen einer Lösung von Phenanthrolinhydrochlorid *R* ($10\ g \cdot l^{-1}$) in Ethanol 96 % *R* besprüht. Die Hauptflecke färben sich nach 1 bis 2 h orange.

D. *RRR*-α-Tocopherol ist rechtsdrehend (2.2.7). Die spezifische Drehung nach der Oxidation in die Chinon-Form beträgt mindestens +24°.

1,0 g Substanz wird in 50 ml Ether *R* gelöst. 20 ml einer Lösung von Kaliumhexacyanoferrat(III) *R* ($100\ g \cdot l^{-1}$) in einer Lösung von Natriumhydroxid *R* ($8\ g \cdot l^{-1}$) werden zugegeben. Die Mischung wird 3 min lang geschüttelt. Die Ether-Lösung wird 4mal mit je 50 ml Wasser *R* gewaschen. Die Waschflüssigkeiten werden verworfen. Die Etherphase wird über wasserfreiem Natriumsulfat *R* getrocknet. Der Ether wird auf dem Wasserbad unter vermindertem Druck oder unter Stickstoff auf einige Milliliter eingeengt. Anschließend wird der restliche Ether ohne Erwärmen entfernt. Der Rückstand wird sofort in 5,0 ml Trimethylpentan *R* gelöst und anschließend die optische Drehung an dieser Lösung bestimmt.

Zur Berechnung der spezifischen Drehung der Substanz in der Untersuchungslösung wird als *c* die Anzahl Gramm *RRR*-α-Tocopherol in 1000 ml Lösung angenommen.

Prüfung auf Reinheit

Absorption (2.2.25): 0,100 g Substanz werden in wasserfreiem Ethanol *R* zu 100 ml gelöst (Lösung a). 10,0 ml Lösung a werden mit wasserfreiem Ethanol *R* zu 100,0 ml verdünnt (Lösung b). Die Absorption der Lösung b wird im Maximum bei 292 nm, die der Lösung a im Minimum bei 255 nm gemessen. Die spezifische Absorption muß im Maximum zwischen 72,0 und 76,0 und im Minimum zwischen 5,5 und 8,0 liegen.

Säurezahl (2.5.1): Höchstens 2,0, mit 2,00 g Substanz bestimmt.

Schwermetalle (2.4.8): 0,50 g Substanz müssen der Grenzprüfung D auf Schwermetalle entsprechen (20 ppm). Zur Herstellung der Referenzlösung wird 1 ml Blei-Lösung (10 ppm Pb) *R* verwendet.

Sulfatasche (2.4.14): Höchstens 0,1 Prozent, mit 1,0 g Substanz bestimmt. Anstelle von verdünnter Schwefelsäure *R* wird Schwefelsäure *R* verwendet.

Gehaltsbestimmung

Die Bestimmung erfolgt mit Hilfe der Gaschromatographie (2.2.28) unter Verwendung von Dotriacontan *R* als Interner Standard.

Interner-Standard-Lösung: 0,300 g Dotriacontan *R* werden in Hexan *R* zu 100,0 ml gelöst.

Untersuchungslösung: 0,100 g Substanz werden in 10,0 ml Interner-Standard-Lösung gelöst. Die Lösung wird mit Hexan *R* zu 50,0 ml verdünnt und gemischt.

Referenzlösung: 0,100 g α-Tocopherol *CRS* werden in 10,0 ml Interner-Standard-Lösung gelöst. Die Lösung wird mit Hexan *R* zu 50,0 ml verdünnt und gemischt.

Die Chromatographie kann durchgeführt werden mit

- einer Kapillarsäule aus Quarzglas von 15 m Länge und 0,32 mm innerem Durchmesser, belegt mit Polydimethylsiloxan *R* (Filmdicke 0,25 µm)
- Helium zur Chromatographie *R* als Trägergas bei einer Durchflußrate von 3 bis 6 ml je Minute
- einem Flammenionisationsdetektor.

Die Temperatur des Probeneinlasses wird bei 300 °C und die des Detektors bei 330 °C gehalten. Das Split-Verhältnis beträgt zwischen 1 : 10 und 1 : 20. Die Temperatur der Säule wird bei 200 °C gehalten, anschließend um 5 °C je Minute auf 250 °C erhöht und 10 min lang bei dieser Temperatur gehalten.

Eingespritzt wird entweder direkt auf die Säule oder über einen mit Glas ausgekleideten Probeneinlaß unter Verwendung einer automatischen Einspritzvorrichtung oder mit Hilfe einer anderen reproduzierbaren Einspritzmethode. Die Peakflächen werden mit Hilfe eines elektronischen Integrators gemessen. Die Bestimmung darf nur ausgewertet werden, wenn im Chromatogramm der Referenzlösung die Auflösung zwischen den Peaks von Dotriacontan und α-Tocopherol mindestens 9,0 beträgt.

Prüfung auf Interferenz: 0,100 g Substanz werden in Hexan *R* zu 50,0 ml gelöst. 1 µl Lösung wird eingespritzt und das Chromatogramm aufgezeichnet. Wenn ein Peak mit demselben t_R-Wert wie der für Dotriacontan auftritt, wird die relative Peakfläche bezogen auf die Peakfläche von α-Tocopherol berechnet. Falls die relative Peakfläche größer als 0,5 Prozent ist, wird für die Endberechnung die korrigierte Peakfläche $S'_{D\,(korr.)}$ verwendet.

$$S'_{D\,(korr.)} = S'_D - \frac{S_I \cdot S'_T}{S_{TI}}$$

S'_D = Peakfläche des Internen Standards im Chromatogramm der Untersuchungslösung

S_I = Peakfläche des interferierenden Peaks in dem bei der „Prüfung auf Interferenz" erhaltenen Chromatogramm mit demselben t_R-Wert wie der für den Internen Standard

S'_T = Peakfläche von α-Tocopherol im Chromatogramm der Untersuchungslösung

S_{TI} = Peakfläche von α-Tocopherol in dem bei der „Prüfung auf Interferenz" erhaltenen Chromatogramm.

Nachdem die geeigneten Bedingungen für das System ermittelt wurden, wird 1 µl Referenzlösung eingespritzt und das Chromatogramm aufgezeichnet. Die Peakflächen von α-Tocopherol (S_T) und Dotriacontan (S_D) werden gemessen. Der Respons-Faktor (RF) wird wie nachstehend beschrieben bestimmt.

Der Respons-Faktor (RF) für α-Tocopherol im Chromatogramm der Referenzlösung wird mit Hilfe der Peakflächen von α-Tocopherol und Dotriacontan unter Verwendung nachstehender Formel bestimmt:

$$RF = \frac{S_D \cdot m_T}{S_T \cdot m_D}$$

1 µl Untersuchungslösung wird unter den gleichen Bedingungen eingespritzt. Die Peakflächen von α-Tocopherol (S'_T) und Dotriacontan (S'_D) werden gemessen.

Der Prozentgehalt an *RRR*-α-Tocopherol wird mit nachstehender Formel berechnet:

$$\frac{100\,(S'_T \cdot m_D \cdot RF)}{S'_{D\,(korr.)} \cdot m}$$

S_D = Peakfläche des Internen Standards im Chromatogramm der Referenzlösung

$S'_{D\,(korr.)}$ = korrigierte Peakfläche des Internen Standards im Chromatogramm der Untersuchungslösung

T

Monographien

S_T = Peakfläche von α-Tocopherol *CRS* im Chromatogramm der Referenzlösung

S'_T = Peakfläche von α-Tocopherol im Chromatogramm der Untersuchungslösung

m_D = Masse des Internen Standards in der Untersuchungslösung und in der Referenzlösung in Milligramm

m_T = Masse des α-Tocopherols *CRS* in der Referenzlösung in Milligramm

m = Masse der Substanz in der Untersuchungslösung in Milligramm.

Lagerung

Dicht verschlossen, unter Inertgas, vor Licht geschützt.

1999, 439

α-Tocopherolacetat

α-Tocopherylis acetas

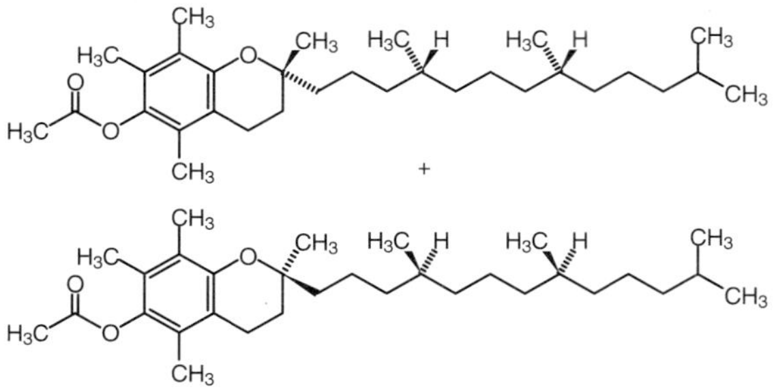

$C_{31}H_{52}O_3$ M_r 472,7

Definition

α-Tocopherolacetat enthält mindestens 96,0 und höchstens 102,0 Prozent (2*RS*)-2,5,7,8-Tetramethyl-2-[(4*RS*, 8*RS*)-4,8,12-trimethyltridecyl]chroman-6-yl-acetat.

Eigenschaften

Klare, schwach grünlichgelbe, viskose, ölige Flüssigkeit; praktisch unlöslich in Wasser, leicht löslich in Aceton, wasserfreiem Ethanol, Ether und fetten Ölen, löslich in Ethanol.

Prüfung auf Identität

1: B, D.

2: A, C, D.

A. 10 mg Substanz werden in wasserfreiem Ethanol *R* zu 100 ml gelöst. Die Lösung, zwischen 230 und 350 nm gemessen (2.2.25), zeigt ein Absorptionsmaximum bei 284 nm, eine Schulter bei 278 nm und ein Absorptionsminimum bei 254 nm.

B. Die Prüfung erfolgt mit Hilfe der IR-Spektroskopie (2.2.24) durch Vergleich des Spektrums der Substanz mit dem von α-Tocopherolacetat *CRS*.

C. Die Prüfung erfolgt mit Hilfe der Dünnschichtchromatographie (2.2.27) unter Verwendung einer Schicht von Kieselgel HF_{254} *R*.

Untersuchungslösung a: Etwa 10 mg Substanz werden in 2 ml Cyclohexan *R* gelöst.

Untersuchungslösung b: In einem Reagenzglas mit Schliffstopfen werden etwa 10 mg Substanz in 2 ml ethanolischer Schwefelsäure (2,5 mol · l^{-1}) *R* gelöst. Die Lösung wird 5 min lang im Wasserbad erhitzt, nach dem Abkühlen mit 2 ml Wasser *R* und 2 ml Cyclohexan *R* versetzt und anschließend 1 min lang geschüttelt. Die obere Phase wird verwendet.

Referenzlösung a: Etwa 10 mg α-Tocopherolacetat *CRS* werden in 2 ml Cyclohexan *R* gelöst.

Referenzlösung b: Die Herstellung erfolgt wie bei Untersuchungslösung b beschrieben, wobei anstelle der zu prüfenden Substanz α-Tocopherolacetat *CRS* verwendet wird.

Auf die Platte werden 10 µl jeder Lösung aufgetragen. Die Chromatographie erfolgt mit einer Mischung von 20 Volumteilen Ether *R* und 80 Volumteilen Cyclohexan *R* über eine Laufstrecke von 15 cm. Die Platte wird im Luftstrom getrocknet und im ultravioletten Licht bei 254 nm ausgewertet. Der Hauptfleck im Chromatogramm der Untersuchungslösung a entspricht in bezug auf Lage und Größe dem Hauptfleck im Chromatogramm der Referenzlösung a. Die Chromatogramme der Untersuchungslösung b und der Referenzlösung b zeigen jeweils 2 Flecke: Der Fleck mit dem größeren R_f-Wert ist dem α-Tocopherolacetat zuzuordnen und entspricht dem Fleck im Chromatogramm der Referenzlösung a; der Fleck mit dem kleineren R_f-Wert ist dem α-Tocopherol zuzuordnen. Die Platte wird mit einer Mischung von 10 Volumteilen Salzsäure *R*, 40 Volumteilen einer Lösung von Eisen(III)-chlorid *R* (2,5 g · l^{-1}) in Ethanol 96 % *R* und 40 Volumteilen einer Lösung von Phenanthrolinhydrochlorid *R* (10 g · l^{-1}) in Ethanol 96 % *R* besprüht. In den Chromatogrammen der Untersuchungslösung b und der Referenzlösung b färben sich die α-Tocopherol-Flecke orange.

D. Die Substanz entspricht der Prüfung „Optische Drehung“ (siehe „Prüfung auf Reinheit“).

Prüfung auf Reinheit

Optische Drehung (2.2.7): 2,50 g Substanz werden in wasserfreiem Ethanol *R* zu 25,0 ml gelöst. Der Drehungswinkel muß zwischen – 0,01 und +0,01° liegen.

Absorption (2.2.25): 0,150 g Substanz werden in wasserfreiem Ethanol *R* zu 100,0 ml gelöst. 10,0 ml Lösung werden mit wasserfreiem Ethanol *R* zu 100,0 ml verdünnt (Lösung a). 20,0 ml der Ausgangslösung werden mit wasserfreiem Ethanol *R* zu 50,0 ml verdünnt (Lösung b). Die Absorption der Lösung a wird im Maximum bei 284 nm und die der Lösung b im Minimum bei 254 nm gemessen. Die spezifische Absorption muß im Maximum zwischen 42,0 und 45,0 und im Minimum zwischen 7,0 und 9,0 liegen.

Säurezahl (2.5.1): Höchstens 2,0, mit 2,00 g Substanz bestimmt.

Freies Tocopherol: Höchstens 1,0 Prozent. 0,500 g Substanz werden in 100 ml ethanolischer Schwefelsäure (0,25 mol · l^{-1}) *R* gelöst. Nach Zusatz von 20 ml Wasser *R* und 0,1 ml einer Lösung von Diphenylamin *R* (2,5 g · l^{-1}) in Schwefelsäure *R* wird mit Ammoniumcer(IV)-sulfat-Lösung (0,01 mol · l^{-1}) bis zur mindestens 5 s lang bestehenbleibenden Blaufärbung titriert. Ein Blindversuch wird durchgeführt.

1 ml Ammoniumcer(IV)-sulfat-Lösung (0,01 mol · l^{-1}) entspricht 2,154 mg Tocopherol.

Schwermetalle (2.4.8): 0,5 g Substanz müssen der Grenzprüfung D auf Schwermetalle entsprechen (20 ppm). Zur Herstellung der Referenzlösung wird 1 ml Blei-Lösung (10 ppm Pb) *R* verwendet.

Sulfatasche (2.4.14): Höchstens 0,1 Prozent, mit 1,0 g Substanz bestimmt.

Gehaltsbestimmung

Die Bestimmung erfolgt mit Hilfe der Gaschromatographie (2.2.28), unter Verwendung von Dotriacontan *R* als Interner Standard.

Interner-Standard-Lösung: 1,0 g Dotriacontan *R* wird in Hexan *R* zu 100,0 ml gelöst.

Untersuchungslösung: 0,100 g Substanz werden in 10,0 ml Interner-Standard-Lösung gelöst. Die Lösung wird mit Hexan *R* zu 50,0 ml verdünnt und gemischt.

Referenzlösung: 0,100 g α-Tocopherolacetat *CRS* werden in 10,0 ml Interner-Standard-Lösung gelöst. Die Lösung wird mit Hexan *R* zu 50,0 ml verdünnt und gemischt.

Die Chromatographie kann durchgeführt werden mit
- einer Säule aus silanisiertem Glas von 2,0 bis 3,0 m Länge und einem inneren Durchmesser von 2,2 bis 4,0 mm, gepackt mit silanisiertem Kieselgur zur Gaschromatographie *R* (125 bis 150 µm oder 150 bis 180 µm), imprägniert mit 1 bis 5 Prozent (*m/m*) Polydimethylsiloxan *R*; die Säule ist an beiden Enden mit einem Pfropfen aus silanisierter Glaswolle versehen
- Stickstoff zur Chromatographie *R* als Trägergas bei einer Durchflußrate von 25 bis 90 ml je Minute
- einem Flammenionisationsdetektor.

Die Temperatur der Säule wird konstant zwischen 245 und 280 °C gehalten, die des Probeneinlasses und des Detektors konstant zwischen 270 und 320 °C. Die Temperatur der Säule und die Durchflußrate des Trägergases werden so eingestellt, daß die geforderte Auflösung erhalten wird.

Eingespritzt wird entweder direkt auf die Säule oder über einen vorzugsweise mit Glas ausgekleideten Probeneinlaß unter Verwendung einer automatischen Einspritzvorrichtung oder mit Hilfe einer anderen reproduzierbaren Einspritzmethode. Die Peakflächen werden mit Hilfe eines elektronischen Integrators gemessen.

Auflösung: 1 µl Referenzlösung wird eingespritzt. Der Vorgang wird so lange wiederholt, bis der Respons-Faktor (RF), der wie nachstehend beschrieben bestimmt wird, innerhalb von ± 2 Prozent konstant ist. Die Auflösung (R_s) muß größer als 1,4 sein.

Prüfung auf Interferenz: 0,100 g Substanz werden in Hexan *R* zu 50,0 ml gelöst. 1 µl Lösung wird eingespritzt und das Chromatogramm aufgezeichnet, wobei die Abschwächung so gewählt wird, daß die Höhe des α-Tocopherolacetat-Peaks größer ist als 50 Prozent des maximalen Ausschlags. Während der Aufzeichnung wird die Abschwächung so geändert, daß ein beim selben t_R-Wert wie der des Dotriacontans auftretender Peak mindestens mit der 8fachen Empfindlichkeit aufgezeichnet wird wie der α-Tocopherolacetat-Peak. Wenn ein Peak mit einer Höhe von mindestens 5 mm (bei einer Papierbreite von 250 mm) mit demselben t_R-Wert wie Dotriacontan auftritt, wird falls erforderlich für die Endberechnung die korrigierte Peakfläche $S'_{D\,(korr.)}$ verwendet.

$$S'_{D\,(korr.)} = S'_D - \frac{S_I \cdot S'_T}{f \cdot S_{TI}}$$

S'_D = Peakfläche des Internen Standards im Chromatogramm der Untersuchungslösung

S_I = Peakfläche in dem bei der „Prüfung auf Interferenz" erhaltenen Chromatogramm mit demselben t_R-Wert wie der Interne Standard

S'_T = Peakfläche von α-Tocopherolacetat im Chromatogramm der Untersuchungslösung

S_{TI} = Peakfläche von α-Tocopherolacetat in dem bei der „Prüfung auf Interferenz" erhaltenen Chromatogramm

f = Faktor, um welchen die Abschwächung geändert wurde.

Nach Überprüfung der Trennleistung der Säule wird 1 µl Referenzlösung eingespritzt und das Chromatogramm aufgezeichnet, wobei die Abschwächung so gewählt wird, daß der α-Tocopherolacetat-Peak größer als 50 Prozent des maximalen Ausschlags ist. Die Peakflächen von α-Tocopherolacetat (S_T) und Dotriacontan (S_D) werden gemessen und der Respons-Faktor (RF) bestimmt.

1 µl Untersuchungslösung wird in derselben Weise eingespritzt. Die Peakflächen von α-Tocopherolacetat (S'_T) und Dotriacontan (S'_D) werden gemessen. Der Respons-Faktor (RF) für α-Tocopherolacetat im Chromatogramm der Referenzlösung wird mit Hilfe der Peakflächen von α-Tocopherolacetat und Dotriacontan unter Verwendung nachstehender Formel bestimmt:

$$RF = \frac{S_D \cdot m_T}{S_T \cdot m_D}$$

Der Prozentgehalt an α-Tocopherolacetat wird mit nachstehender Formel errechnet:

$$\frac{100(S'_T \cdot m_D \cdot RF)}{S'_{D\,(korr.)} \cdot m}$$

S_D = Peakfläche des Internen Standards im Chromatogramm der Referenzlösung

$S'_{D\,(korr.)}$ = korrigierte Peakfläche des Internen Standards im Chromatogramm der Untersuchungslösung

S_T = Peakfläche von α-Tocopherolacetat *CRS* im Chromatogramm der Referenzlösung

T

Monographien

S'_T = Peakfläche von α-Tocopherolacetat im Chromatogramm der Untersuchungslösung
m_D = Masse Interner Standard in der Untersuchungslösung und in der Referenzlösung in Milligramm
m_T = Masse α-Tocopherolacetat *CRS* in der Referenzlösung in Milligramm
m = Masse Substanz in der Untersuchungslösung in Milligramm.

Lagerung

Gut verschlossen, vor Licht geschützt.

2000, 1257

RRR-α-Tocopherolacetat

RRR-α-Tocopherylis acetas

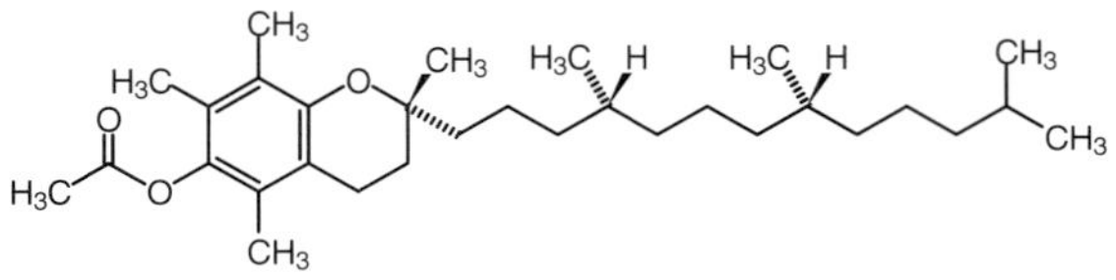

$C_{31}H_{52}O_3$ M_r 472,7

Definition

RRR-α-Tocopherolacetat enthält mindestens 96,0 und höchstens 102,0 Prozent (2*R*)-2,5,7,8-Tetramethyl-2-[(4*R*,8*R*)-4,8,12-trimethyltridecyl]chroman-6-yl-acetat.

Eigenschaften

Klare, schwach grünlichgelbe, viskose, ölige Flüssigkeit; praktisch unlöslich in Wasser, leicht löslich in Aceton, wasserfreiem Ethanol und fetten Ölen, löslich in Ethanol.

Prüfung auf Identität

1: B, D.
2: A, C, D.

A. Die Substanz entspricht der Prüfung „Absorption" (siehe „Prüfung auf Reinheit").

B. Die Prüfung erfolgt mit Hilfe der IR-Spektroskopie (2.2.24) durch Vergleich des Spektrums der Substanz mit dem von α-Tocopherolacetat *CRS*.

C. Die Prüfung erfolgt mit Hilfe der Dünnschichtchromatographie (2.2.27) unter Verwendung einer DC-Platte mit Kieselgel F_{254} *R*.

Untersuchungslösung a: 10 mg Substanz werden in 2 ml Cyclohexan *R* gelöst.

Untersuchungslösung b: In einem Reagenzglas mit Schliffstopfen werden 10 mg Substanz in 2 ml ethanolischer Schwefelsäure (2,5 mol · l^{-1}) *R* gelöst. Die Lösung wird 5 min lang im Wasserbad erhitzt, nach dem Abkühlen mit 2 ml Wasser *R* und 2 ml Cyclohexan *R* versetzt und anschließend 1 min lang geschüttelt. Die obere Phase wird verwendet.

Referenzlösung a: 10 mg α-Tocopherolacetat *CRS* werden in 2 ml Cyclohexan *R* gelöst.

Referenzlösung b: Die Herstellung erfolgt wie bei der Untersuchungslösung b beschrieben, wobei anstelle der Substanz α-Tocopherolacetat *CRS* verwendet wird.

Auf die Platte werden 10 µl jeder Lösung aufgetragen. Die Chromatographie erfolgt mit einer Mischung von 20 Volumteilen Ether *R* und 80 Volumteilen Cyclohexan *R* über eine Laufstrecke von 15 cm. Die Platte wird im Luftstrom getrocknet und anschließend im ultravioletten Licht bei 254 nm ausgewertet. Der Hauptfleck im Chromatogramm der Untersuchungslösung a entspricht in bezug auf Lage und Größe dem Hauptfleck im Chromatogramm der Referenzlösung a. Die Chromatogramme der Untersuchungslösung b und der Referenzlösung b zeigen jeweils 2 Flecke: Der Fleck mit dem größeren R_f-Wert ist dem α-Tocopherolacetat zuzuordnen und entspricht dem Fleck im Chromatogramm der Referenzlösung a; der Fleck mit dem kleineren R_f-Wert ist dem α-Tocopherol zuzuordnen. Die Platte wird mit einer Mischung von 10 Volumteilen Salzsäure *R*, 40 Volumteilen einer Lösung von Eisen(III)-chlorid *R* (2,5 g · l^{-1}) in Ethanol 96 % *R* und 40 Volumteilen einer Lösung von Phenanthrolinhydrochlorid *R* (10 g · l^{-1}) in Ethanol 96 % *R* besprüht. In den Chromatogrammen der Untersuchungslösung b und der Referenzlösung b färben sich die dem α-Tocopherol entsprechenden Flecke orange.

D. Nach Verseifung der Substanz ist das erhaltene *RRR*-α-Tocopherol rechtsdrehend (2.2.7). Die spezifische Drehung nach der Oxidation in die Chinon-Form beträgt mindestens +24°.

Die Prüfung wird unter Ausschluß direkter Lichteinwirkung durchgeführt.

1,0 g Substanz wird in einem 250-ml-Rundkolben mit Schliffstopfen in 30 ml wasserfreiem Ethanol *R* gelöst und die Lösung 3 min lang zum Rückfluß erhitzt. Während die Lösung im Sieden gehalten wird, werden 20 ml ethanolische Kaliumhydroxid-Lösung (2 mol · l^{-1}) *R* durch den Kühler gegeben. Anschließend wird weitere 20 min lang zum Rückfluß erhitzt. Ohne die Lösung abzukühlen, werden 4,0 ml Salzsäure *R* tropfenweise durch den Kühler zugesetzt. Nach dem Abkühlen wird der Kühler mit 10 ml wasserfreiem Ethanol *R* gespült. Der Kolbeninhalt wird in einen 500-ml-Scheidetrichter überführt. Der Kolben wird mit 4mal je 25 ml Wasser *R* und anschließend mit 4mal je 25 ml Ether *R* nachgewaschen. Die Waschflüssigkeiten werden in den Scheidetrichter überführt. Die Mischung wird 2 min lang kräftig geschüttelt und bis zur Phasentrennung stehengelassen. Die beiden Phasen werden in 2 separate Scheidetrichter abgelassen. Die wäßrige Phase wird mit 2mal je 50 ml Ether *R* geschüttelt. Diese Etherphasen werden zum Ether-Extrakt im Scheidetrichter gegeben. Die vereinigten Etherphasen werden 4mal mit je 100 ml Wasser *R* gewaschen. Die Waschflüssigkeiten werden verworfen.

Die Ether-Lösung wird mit 40 ml einer Lösung von Kaliumhexacyanoferrat(III) *R* (100 g · l^{-1}) in einer Lösung von Natriumhydroxid *R* (8 g · l^{-1}) versetzt und die Mischung 3 min lang geschüttelt. Die Ether-Lösung wird 4mal mit je 50 ml Wasser *R* gewaschen. Die Waschflüssigkeiten werden verworfen. Die Etherphase wird über wasserfreiem Natriumsulfat *R* getrocknet. Der Ether wird auf dem Wasserbad unter vermindertem Druck oder unter Stickstoff auf einige Milliliter eingeengt. Anschließend wird der restliche Ether ohne Erwärmen entfernt. Der Rückstand wird sofort in 25,0 ml Trimethylpentan *R* gelöst. Anschließend wird die optische Drehung an dieser Lösung bestimmt.

Zur Berechnung der spezifischen Drehung der Substanz in der Untersuchungslösung wird als *c* die Anzahl Gramm *RRR*-α-Tocopherol (Faktor 0,911) in 1000 ml Lösung angenommen.

Prüfung auf Reinheit

Absorption (2.2.25): 0,150 g Substanz werden in wasserfreiem Ethanol *R* zu 100 ml gelöst. 10,0 ml Lösung werden mit wasserfreiem Ethanol *R* zu 100,0 ml verdünnt (Lösung a). 20,0 ml Ausgangslösung werden mit wasserfreiem Ethanol *R* zu 50,0 ml verdünnt (Lösung b). Die Absorption der Lösung a wird im Maximum bei 284 nm, die der Lösung b im Minimum bei 254 nm gemessen. Die spezifische Absorption muß im Maximum zwischen 42,0 und 45,0 und im Minimum zwischen 7,0 und 9,0 liegen.

Säurezahl (2.5.1): Höchstens 2,0, mit 2,00 g Substanz bestimmt.

Freies Tocopherol: Höchstens 1,0 Prozent. 0,500 g Substanz werden in 100 ml ethanolischer Schwefelsäure (0,25 mol · l^{-1}) *R* gelöst. Nach Zusatz von 20 ml Wasser *R* und 0,1 ml einer Lösung von Diphenylamin *R* (2,5 g · l^{-1}) in Schwefelsäure *R* wird mit Ammoniumcer(IV)-sulfat-Lösung (0,01 mol · l^{-1}) bis zur mindestens 5 s lang bestehenbleibenden Blaufärbung titriert. Ein Blindversuch wird durchgeführt.

1 ml Ammoniumcer(IV)-sulfat-Lösung (0,01 mol · l^{-1}) entspricht 2,154 mg freiem Tocopherol.

Schwermetalle (2.4.8): 0,5 g Substanz müssen der Grenzprüfung D auf Schwermetalle entsprechen (20 ppm). Zur Herstellung der Referenzlösung wird 1 ml Blei-Lösung (10 ppm Pb) *R* verwendet.

Sulfatasche (2.4.14): Höchstens 0,1 Prozent, mit 1,0 g Substanz bestimmt. Anstelle von verdünnter Schwefelsäure *R* wird Schwefelsäure *R* verwendet.

Gehaltsbestimmung

Die Bestimmung erfolgt mit Hilfe der Gaschromatographie (2.2.28) unter Verwendung von Dotriacontan *R* als Interner Standard.

Interner-Standard-Lösung: 0,300 g Dotriacontan *R* werden in Hexan *R* zu 100,0 ml gelöst.

Untersuchungslösung: 0,100 g Substanz werden in 10,0 ml Interner-Standard-Lösung gelöst. Die Lösung wird mit Hexan *R* zu 50,0 ml verdünnt und gemischt.

Referenzlösung: 0,100 g α-Tocopherolacetat *CRS* werden in 10,0 ml Interner-Standard-Lösung gelöst. Die Lösung wird mit Hexan *R* zu 50,0 ml verdünnt und gemischt.

Die Chromatographie kann durchgeführt werden mit

- einer Kapillarsäule aus Quarzglas von 15 m Länge und 0,32 mm innerem Durchmesser, belegt mit Polydimethylsiloxan *R* (Filmdicke 0,25 μm)
- Helium zur Chromatographie *R* als Trägergas bei einer Durchflußrate von 3 bis 6 ml je Minute
- einem Flammenionisationsdetektor.

Die Temperatur des Probeneinlasses wird bei 300 °C und die des Detektors bei 330 °C gehalten. Das Split-Verhältnis beträgt zwischen 1 : 10 und 1 : 20. Die Temperatur der Säule wird bei 200 °C gehalten, anschließend um 5 °C je Minute auf 250 °C erhöht und 10 min lang bei dieser Temperatur gehalten.

Eingespritzt wird entweder direkt auf die Säule oder über einen mit Glas ausgekleideten Probeneinlaß unter Verwendung einer automatischen Einspritzvorrichtung oder mit Hilfe einer anderen reproduzierbaren Einspritzmethode. Die Peakflächen werden mit Hilfe eines elektronischen Integrators gemessen. Die Bestimmung darf nur ausgewertet werden, wenn im Chromatogramm der Referenzlösung die Auflösung zwischen den Peaks von Dotriacontan und α-Tocopherolacetat mindestens 4,0 beträgt.

Prüfung auf Interferenz: 0,100 g Substanz werden in Hexan *R* zu 50,0 ml gelöst. 1 μl Lösung wird eingespritzt und das Chromatogramm aufgezeichnet. Wenn ein Peak mit demselben t_R-Wert wie der für Dotriacontan auftritt, wird die relative Peakfläche bezogen auf die Peakfläche von α-Tocopherolacetat berechnet. Falls die relative Peakfläche größer als 0,5 Prozent ist, wird für die Endberechnung die korrigierte Peakfläche $S'_{D\,(korr.)}$ verwendet.

$$S'_{D\,(korr.)} = S'_D - \frac{S_I \cdot S'_T}{S_{TI}}$$

S'_D = Peakfläche des Internen Standards im Chromatogramm der Untersuchungslösung

S_I = Peakfläche des interferierenden Peaks in dem bei der „Prüfung auf Interferenz" erhaltenen Chromatogramm mit demselben t_R-Wert wie der für den Internen Standard

S'_T = Peakfläche von α-Tocopherolacetat im Chromatogramm der Untersuchungslösung

S_{TI} = Peakfläche von α-Tocopherolacetat in dem bei der „Prüfung auf Interferenz" erhaltenen Chromatogramm.

Nachdem die geeigneten Bedingungen für das System ermittelt wurden, wird 1 μl Referenzlösung eingespritzt und das Chromatogramm aufgezeichnet. Die Peakflächen von α-Tocopherolacetat (S_T) und Dotriacontan (S_D) werden gemessen. Der Respons-Faktor (RF) wird wie nachstehend beschrieben bestimmt.

Der Respons-Faktor (RF) für α-Tocopherolacetat im Chromatogramm der Referenzlösung wird mit Hilfe der Peakflächen von α-Tocopherolacetat und Dotriacontan unter Verwendung nachstehender Formel bestimmt:

$$RF = \frac{S_D \cdot m_T}{S_T \cdot m_D}$$

1 µl Untersuchungslösung wird unter den gleichen Bedingungen eingespritzt. Die Peakflächen von α-Tocopherolacetat (S'_T) und Dotriacontan (S'_D) werden gemessen.

Der Prozentgehalt an *RRR*-α-Tocopherolacetat wird mit nachstehender Formel berechnet:

$$\frac{100\,(S'_T \cdot m_D \cdot RF)}{S'_{D\,(korr.)} \cdot m}$$

S_D = Peakfläche des Internen Standards im Chromatogramm der Referenzlösung

$S'_{D\,(korr.)}$ = korrigierte Peakfläche des Internen Standards im Chromatogramm der Untersuchungslösung

S_T = Peakfläche von α-Tocopherolacetat *CRS* im Chromatogramm der Referenzlösung

S'_T = Peakfläche von α-Tocopherolacetat im Chromatogramm der Untersuchungslösung

m_D = Masse des Internen Standards in der Untersuchungslösung und in der Referenzlösung in Milligramm

m_T = Masse des α-Tocopherolacetats *CRS* in der Referenzlösung in Milligramm

m = Masse der Substanz in der Untersuchungslösung in Milligramm.

Lagerung

Gut verschlossen, vor Licht geschützt.

1998, 1258

DL-α-Tocopherolhydrogen-succinat

DL-α-Tocopherylis hydrogenosuccinas

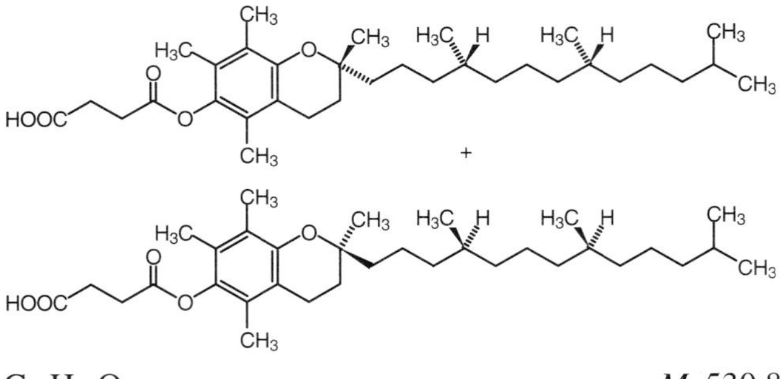

$C_{33}H_{54}O_5$ M_r 530,8

Definition

DL-α-Tocopherolhydrogensuccinat enthält mindestens 96,0 und höchstens 102,0 Prozent (2*RS*)-2,5,7,8-Tetramethyl-2-[(4*RS*,8*RS*)-4,8,12-trimethyltridecyl]chroman-6-yl-hydrogensuccinat.

Eigenschaften

Weißes bis fast weißes, kristallines Pulver; praktisch unlöslich in Wasser, sehr leicht löslich in Dichlormethan, löslich in Aceton, wasserfreiem Ethanol und Ether.

Prüfung auf Identität

1: B, D.
2: A, C, D.

A. Die Substanz entspricht der Prüfung „Absorption" (siehe „Prüfung auf Reinheit").

B. Die Prüfung erfolgt mit Hilfe der IR-Spektroskopie (2.2.24) durch Vergleich des Spektrums der Substanz mit dem von *RRR*-α-Tocopherolhydrogensuccinat *CRS*.

C. Die Prüfung erfolgt mit Hilfe der Dünnschichtchromatographie (2.2.27) unter Verwendung einer Schicht von Kieselgel HF_{254} *R*.

Untersuchungslösung a: 10 mg Substanz werden in 2 ml Cyclohexan *R* gelöst.

Untersuchungslösung b: In einem Reagenzglas mit Schliffstopfen werden 10 mg Substanz in 2 ml ethanolischer Schwefelsäure (2,5 mol · l^{-1}) *R* gelöst. Die Lösung wird 5 min lang im Wasserbad erhitzt, nach dem Abkühlen mit 2 ml Wasser *R* und 2 ml Cyclohexan *R* versetzt und anschließend 1 min lang geschüttelt. Die obere Phase wird verwendet.

Referenzlösung a: 10 mg *RRR*-α-Tocopherolhydrogensuccinat *CRS* werden in 2 ml Cyclohexan *R* gelöst.

Referenzlösung b: Die Herstellung erfolgt wie bei der Untersuchungslösung b beschrieben, wobei anstelle der Substanz *RRR*-α-Tocopherolhydrogensuccinat *CRS* verwendet wird.

Auf die Platte werden 10 µl jeder Lösung aufgetragen. Die Chromatographie erfolgt mit einer Mischung von 0,2 ml Essigsäure 98 % *R*, 20 Volumteilen Ether *R* und 80 Volumteilen Cyclohexan *R* über eine Laufstrecke von 15 cm. Die Platte wird im Luftstrom getrocknet und anschließend im ultravioletten Licht bei 254 nm ausgewertet. Der Hauptfleck im Chromatogramm der Untersuchungslösung a entspricht in bezug auf Lage und Größe dem Hauptfleck im Chromatogramm der Referenzlösung a. Die Chromatogramme der Untersuchungslösung b und der Referenzlösung b zeigen jeweils 2 Flecke: Der Fleck mit dem höheren R_f-Wert ist dem α-Tocopherol zuzuordnen; der Fleck mit dem niedrigeren R_f-Wert ist dem α-Tocopherolhydrogensuccinat zuzuordnen und entspricht dem Fleck im Chromatogramm der Referenzlösung a. Je nach Hydrolyse-Grad kann der Fleck mit dem niedrigeren R_f-Wert nur schwach sichtbar sein oder sogar ganz fehlen. Die Platte wird mit einer Mischung von 10 Volumteilen Salzsäure *R*, 40 Volumteilen einer Lösung von Eisen(III)-chlorid *R* (2,5 g · l^{-1}) in Ethanol 96 % *R* und 40 Volumteilen einer Lösung von Phenanthrolinhydrochlorid *R* (10 g · l^{-1}) in Ethanol 96 % *R* besprüht. In den Chromatogrammen der Untersuchungslösung b und der Referenzlösung b färben sich die dem α-Tocopherol entsprechenden Flecke orange.

D. Die Substanz entspricht der Prüfung „Optische Drehung" (siehe „Prüfung auf Reinheit").

Prüfung auf Reinheit

Optische Drehung (2.2.7): 2,50 g Substanz werden in wasserfreiem Ethanol *R* zu 25,0 ml gelöst. Der Drehungswinkel der Lösung muß zwischen −0,01 und +0,01° liegen.

Absorption (2.2.25): 0,150 g Substanz werden in wasserfreiem Ethanol *R* zu 100 ml gelöst. 10,0 ml Lösung werden mit wasserfreiem Ethanol *R* zu 100,0 ml verdünnt (Lösung a). 20,0 ml Ausgangslösung werden mit wasserfreiem Ethanol *R* zu 50,0 ml verdünnt (Lösung b). Die Absorption der Lösung a wird im Maximum bei 284 nm, die der Lösung b im Minimum bei 254 nm gemessen. Die spezifische Absorption muß im Maximum zwischen 35 und 38 und im Minimum zwischen 6,0 und 8,0 liegen.

Säurezahl (2.5.1): Zwischen 101 und 108, mit 1,00 g Substanz bestimmt.

Freies Tocopherol: Höchstens 1,0 Prozent. 0,500 g Substanz werden in 100 ml ethanolischer Schwefelsäure (0,25 mol · l^{-1}) *R* gelöst. Nach Zusatz von 20 ml Wasser *R* und 0,1 ml einer Lösung von Diphenylamin *R* (2,5 g · l^{-1}) in Schwefelsäure *R* wird mit Ammoniumcer(IV)-sulfat-Lösung (0,01 mol · l^{-1}) bis zur mindestens 5 s lang bestehenbleibenden Blaufärbung titriert. Ein Blindversuch wird durchgeführt.

1 ml Ammoniumcer(IV)-sulfat-Lösung (0,01 mol · l^{-1}) entspricht 2,154 mg freiem Tocopherol.

Schwermetalle (2.4.8): 0,50 g Substanz müssen der Grenzprüfung D auf Schwermetalle entsprechen (20 ppm). Zur Herstellung der Referenzlösung wird 1 ml Blei-Lösung (10 ppm Pb) *R* verwendet.

Sulfatasche (2.4.14): Höchstens 0,1 Prozent, mit 1,0 g Substanz bestimmt. Anstelle von verdünnter Schwefelsäure *R* wird Schwefelsäure *R* verwendet.

Gehaltsbestimmung

Die Bestimmung erfolgt mit Hilfe der Gaschromatographie (2.2.28) unter Verwendung von Dotriacontan *R* als Interner Standard.

Interner-Standard-Lösung: 0,300 g Dotriacontan *R* werden in Hexan *R* zu 100,0 ml gelöst.

Untersuchungslösung: 30,0 mg Substanz werden in eine 20-ml-Probeflasche eingewogen. 2,0 ml Methanol *R*, 1,0 ml Dimethoxypropan *R* und 0,1 ml Salzsäure *R* werden zupipettiert. Die Probeflasche wird dicht verschlossen und mit Ultraschall behandelt. Anschließend wird die Probeflasche 1 h lang (± 5 min) im Dunkeln stehengelassen. Die Probeflasche wird aus dem Dunkeln entfernt und 10 min lang in ein Dampfbad unter Stickstoff gestellt. 10,0 ml Interner-Standard-Lösung werden in die Probeflasche pipettiert und unter kräftigem Umschwenken in die Lösung eingebracht.

Referenzlösung: 30,0 mg *RRR*-α-Tocopherolhydrogensuccinat *CRS* werden in eine 20-ml-Probeflasche eingewogen (auf 0,01 mg genau). 2,0 ml Methanol *R*, 1,0 ml Dimethoxypropan *R* und 0,1 ml Salzsäure *R* werden zupipettiert. Die Probeflasche wird dicht verschlossen und mit Ultraschall behandelt. Anschließend wird die Probeflasche 1 h lang (± 5 min) im Dunkeln stehengelassen. Die Probeflasche wird aus dem Dunkeln entfernt und 10 min lang in ein Dampfbad unter Stickstoff gestellt. 10,0 ml Interner-Standard-Lösung werden in die Probeflasche pipettiert und unter kräftigem Umschwenken in die Lösung eingebracht.

Die Chromatographie kann durchgeführt werden mit

- einer Kapillarsäule aus Quarzglas von 15 m Länge und 0,32 mm innerem Durchmesser, belegt mit Polydimethylsiloxan *R* (Filmdicke 0,25 µm)
- Helium zur Chromatographie *R* als Trägergas bei einer Durchflußrate von 3 bis 6 ml je Minute
- einem Flammenionisationsdetektor.

Die Temperatur des Probeneinlasses wird bei 300 °C und die des Detektors bei 330 °C gehalten. Das Split-Verhältnis beträgt zwischen 1 : 10 und 1 : 20. Die Temperatur der Säule wird bei 200 °C gehalten, anschließend um 5 °C je Minute auf 250 °C erhöht und 10 min lang bei dieser Temperatur gehalten.

Eingespritzt wird entweder direkt auf die Säule oder über einen vorzugsweise mit Glas ausgekleideten Probeneinlaß unter Verwendung einer automatischen Einspritzvorrichtung oder mit Hilfe einer anderen reproduzierbaren Einspritzmethode. Die Peakflächen werden mit Hilfe eines elektronischen Integrators gemessen. Die Bestimmung darf nur ausgewertet werden, wenn im Chromatogramm der Referenzlösung die Auflösung zwischen den Peaks von Dotriacontan und α-Tocopherolhydrogensuccinat mindestens 12,0 beträgt.

Prüfung auf Interferenz: 0,100 g Substanz werden in Hexan *R* zu 50,0 ml gelöst. 1 µl Lösung wird eingespritzt und das Chromatogramm aufgezeichnet. Wenn ein Peak mit demselben t_R-Wert wie der für Dotriacontan auftritt, wird die relative Peakfläche bezogen auf die Peakfläche von α-Tocopherolhydrogensuccinat berechnet. Falls die relative Peakfläche größer als 0,5 Prozent ist, wird für die Endberechnung die korrigierte Peakfläche $S'_{D\,(korr.)}$ verwendet.

$$S'_{D\,(korr.)} = S'_D - \frac{S_I \cdot S'_T}{S_{TI}}$$

S'_D = Peakfläche des Internen Standards im Chromatogramm der Untersuchungslösung

S_I = Peakfläche in dem bei der „Prüfung auf Interferenz" erhaltenen Chromatogramm mit demselben t_R-Wert wie der für den Internen Standard

S'_T = Peakfläche von α-Tocopherolhydrogensuccinat im Chromatogramm der Untersuchungslösung

S_{TI} = Peakfläche von α-Tocopherolhydrogensuccinat in dem bei der „Prüfung auf Interferenz" erhaltenen Chromatogramm.

Nachdem die geeigneten Bedingungen für das System ermittelt wurden, wird 1 µl der Referenzlösung eingespritzt und das Chromatogramm aufgezeichnet. Die Flächen der Peaks von α-Tocopherolhydrogensuccinat (S_T) und Dotriacontan (S_D) werden gemessen. Der Respons-Faktor (RF) wird wie nachstehend beschrieben bestimmt.

Der Respons-Faktor (RF) für α-Tocopherolhydrogensuccinat im Chromatogramm der Referenzlösung wird mit Hilfe der Peakflächen von α-Tocopherolhydrogen-

T

Monographien

succinat und Dotriacontan unter Verwendung nachstehender Formel bestimmt:

$$RF = \frac{S_D \cdot m_T}{S_T \cdot m_D}$$

1 µl Untersuchungslösung wird unter den gleichen Bedingungen eingespritzt. Die Peakflächen von α-Tocopherolhydrogensuccinat (S'_T) und Dotriacontan (S'_D) werden gemessen.

Der Prozentgehalt an α-Tocopherolhydrogensuccinat wird mit nachstehender Formel berechnet:

$$\frac{100\,(S'_T \cdot m_D \cdot RF)}{S'_{D\,(korr.)} \cdot m}$$

S_D = Peakfläche des Internen Standards im Chromatogramm der Referenzlösung

$S'_{D\,(korr.)}$ = korrigierte Peakfläche des Internen Standards im Chromatogramm der Untersuchungslösung

S_T = Peakfläche von *RRR*-α-Tocopherolhydrogensuccinat *CRS* im Chromatogramm der Referenzlösung

S'_T = Peakfläche von DL-α-Tocopherolhydrogensuccinat im Chromatogramm der Untersuchungslösung

m_D = Masse des Internen Standards in der Untersuchungslösung und in der Referenzlösung in Milligramm

m_T = Masse des *RRR*-α-Tocopherolhydrogensuccinats *CRS* in der Referenzlösung in Milligramm

m = Masse der Substanz in der Untersuchungslösung in Milligramm.

Lagerung

Gut verschlossen, vor Licht geschützt.

1998, 1259

RRR-α-Tocopherolhydrogensuccinat

RRR-α-Tocopherylis hydrogenosuccinas

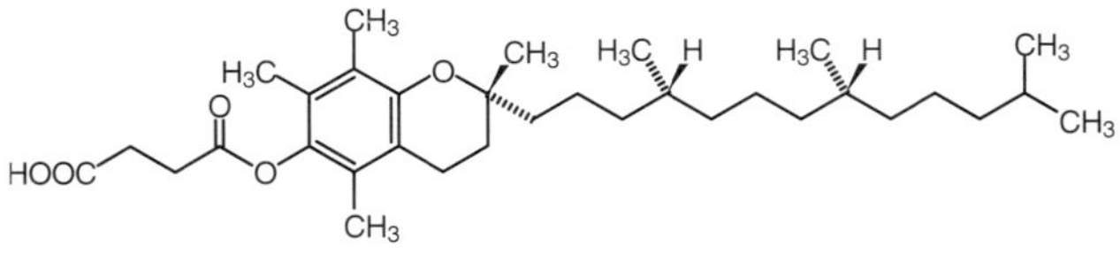

$C_{33}H_{54}O_5$ M_r 530,8

Definition

RRR-α-Tocopherolhydrogensuccinat enthält mindestens 96,0 und höchstens 102,0 Prozent (2*R*)-2,5,7,8-Tetramethyl-2-[(4*R*,8*R*)-4,8,12-trimethyltridecyl]chroman-6-ylhydrogensuccinat.

Eigenschaften

Weißes bis fast weißes, kristallines Pulver; praktisch unlöslich in Wasser, sehr leicht löslich in Dichlormethan, löslich in Aceton, wasserfreiem Ethanol und Ether.

Prüfung auf Identität

1: B, D.
2: A, C, D.

A. Die Substanz entspricht der Prüfung „Absorption" (siehe „Prüfung auf Reinheit").

B. Die Prüfung erfolgt mit Hilfe der IR-Spektroskopie (2.2.24) durch Vergleich des Spektrums der Substanz mit dem von *RRR*-α-Tocopherolhydrogensuccinat *CRS*.

C. Die Prüfung erfolgt mit Hilfe der Dünnschichtchromatographie (2.2.27) unter Verwendung einer Schicht von Kieselgel HF_{254} *R*.

Untersuchungslösung a: 10 mg Substanz werden in 2 ml Cyclohexan *R* gelöst.

Untersuchungslösung b: In einem Reagenzglas mit Schliffstopfen werden 10 mg Substanz in 2 ml ethanolischer Schwefelsäure (2,5 mol · l^{-1}) *R* gelöst. Die Lösung wird 5 min lang im Wasserbad erhitzt, nach dem Abkühlen mit 2 ml Wasser *R* und 2 ml Cyclohexan *R* versetzt und anschließend 1 min lang geschüttelt. Die obere Phase wird verwendet.

Referenzlösung a: 10 mg *RRR*-α-Tocopherolhydrogensuccinat *CRS* werden in 2 ml Cyclohexan *R* gelöst.

Referenzlösung b: Die Herstellung erfolgt wie bei der Untersuchungslösung b beschrieben, wobei anstelle der Substanz *RRR*-α-Tocopherolhydrogensuccinat *CRS* verwendet wird.

Auf die Platte werden 10 µl jeder Lösung aufgetragen. Die Chromatographie erfolgt mit einer Mischung von 0,2 ml Essigsäure 98 % *R*, 20 Volumteilen Ether *R* und 80 Volumteilen Cyclohexan *R* über eine Laufstrecke von 15 cm. Die Platte wird im Luftstrom getrocknet und anschließend im ultravioletten Licht bei 254 nm ausgewertet. Der Hauptfleck im Chromatogramm der Untersuchungslösung a entspricht in bezug auf Lage und Größe dem Hauptfleck im Chromatogramm der Referenzlösung a. Die Chromatogramme der Untersuchungslösung b und der Referenzlösung b zeigen jeweils 2 Flecke: Der Fleck mit dem höheren R_f-Wert ist dem α-Tocopherol zuzuordnen; der Fleck mit dem niedrigeren R_f-Wert ist dem α-Tocopherolhydrogensuccinat zuzuordnen und entspricht dem Fleck im Chromatogramm der Referenzlösung a. Je nach Hydrolyse-Grad kann der Fleck mit dem niedrigeren R_f-Wert nur schwach sichtbar sein oder sogar ganz fehlen. Die Platte wird mit einer Mischung von 10 Volumteilen Salzsäure *R*, 40 Volumteilen einer Lösung von Eisen(III)-chlorid *R* (2,5 g · l^{-1}) in Ethanol 96 % *R* und 40 Volumteilen einer Lösung von Phenanthrolinhydrochlorid *R* (10 g · l^{-1}) in Ethanol 96 % *R* besprüht. In den Chromatogrammen der

Untersuchungslösung b und der Referenzlösung b färben sich die dem α-Tocopherol entsprechenden Flecke orange.

D. Nach Verseifung der Substanz ist das erhaltene *RRR*-α-Tocopherol rechtsdrehend (2.2.7). Die spezifische Drehung nach der Oxidation in die Chinon-Form beträgt mindestens +24°.

Die Prüfung wird unter Ausschluß direkter Lichteinwirkung durchgeführt.

1,0 g Substanz wird in einem 250-ml-Rundkolben mit Schliffstopfen in 30 ml wasserfreiem Ethanol *R* gelöst, und die Lösung wird 3 min lang zum Rückfluß erhitzt. Während die Lösung im Sieden gehalten wird, werden 20 ml ethanolische Kaliumhydroxid-Lösung (2 mol · l^{-1}) *R* durch den Kühler gegeben. Anschließend wird weitere 20 min lang zum Rückfluß erhitzt. Ohne die Lösung abzukühlen, werden 4,0 ml Salzsäure *R* tropfenweise durch den Kühler zugesetzt. Nach dem Abkühlen wird der Kühler mit 10 ml wasserfreiem Ethanol *R* gespült. Der Kolbeninhalt wird in einen 500-ml-Scheidetrichter übergeführt. Der Kolben wird 4mal mit je 25 ml Wasser *R* und anschließend 4mal mit je 25 ml Ether *R* nachgewaschen. Die Waschflüssigkeiten werden in den Scheidetrichter gegeben. Die Mischung wird 2 min lang kräftig geschüttelt, bis zur Phasentrennung stehengelassen und die beiden Phasen in 2 separate Scheidetrichter abgelassen. Die wäßrige Phase wird 2mal mit je 50 ml Ether *R* geschüttelt. Diese Etherphasen werden zum Ether-Extrakt im Scheidetrichter gegeben. Die vereinigten Etherphasen werden 4mal mit je 100 ml Wasser *R* gewaschen. Die Waschflüssigkeiten werden verworfen.

Die Ether-Lösung wird mit 40 ml einer Lösung von Kaliumhexacyanoferrat(III) *R* (100 g · l^{-1}) in einer Lösung von Natriumhydroxid *R* (8 g · l^{-1}) versetzt und die Mischung 3 min lang geschüttelt. Die Ether-Lösung wird 4mal mit je 50 ml Wasser *R* gewaschen. Die Waschflüssigkeiten werden verworfen. Die Etherphase wird über wasserfreiem Natriumsulfat *R* getrocknet. Der Ether wird auf dem Wasserbad unter vermindertem Druck oder unter Stickstoff auf einige Milliliter eingeengt. Anschließend wird der restliche Ether ohne Erwärmen entfernt. Der Rückstand wird sofort in 25,0 ml Trimethylpentan *R* gelöst. Anschließend wird die optische Drehung an dieser Lösung bestimmt.

Zur Berechnung der spezifischen Drehung der Substanz in der Untersuchungslösung wird als *c* die Anzahl Gramm α-Tocopherol (Faktor 0,811) in 1000 ml Lösung angenommen.

Prüfung auf Reinheit

Absorption (2.2.25): 0,150 g Substanz werden in wasserfreiem Ethanol *R* zu 100 ml gelöst. 10,0 ml Lösung werden mit wasserfreiem Ethanol *R* zu 100,0 ml verdünnt (Lösung a). 20,0 ml Ausgangslösung werden mit wasserfreiem Ethanol *R* zu 50,0 ml verdünnt (Lösung b). Die Absorption der Lösung a wird im Maximum bei 284 nm, die der Lösung b im Minimum bei 254 nm gemessen. Die spezifische Absorption muß im Maximum zwischen 35 und 38 und im Minimum zwischen 6,0 und 8,0 liegen.

Säurezahl (2.5.1): 101 bis 108, mit 1,00 g Substanz bestimmt.

Freies Tocopherol: Höchstens 1,0 Prozent. 0,500 g Substanz werden in 100 ml ethanolischer Schwefelsäure (0,25 mol · l^{-1}) *R* gelöst. Nach Zusatz von 20 ml Wasser *R* und 0,1 ml einer Lösung von Diphenylamin *R* (2,5 g · l^{-1}) in Schwefelsäure *R* wird mit Ammoniumcer(IV)-sulfat-Lösung (0,01 mol · l^{-1}) bis zur mindestens 5 s lang bestehenbleibenden Blaufärbung titriert. Ein Blindversuch wird durchgeführt.

1 ml Ammoniumcer(IV)-sulfat-Lösung (0,01 mol · l^{-1}) entspricht 2,154 mg freiem Tocopherol.

Schwermetalle (2.4.8): 0,50 g Substanz müssen der Grenzprüfung D auf Schwermetalle entsprechen (20 ppm). Zur Herstellung der Referenzlösung wird 1 ml Blei-Lösung (10 ppm Pb) *R* verwendet.

Sulfatasche (2.4.14): Höchstens 0,1 Prozent, mit 1,0 g Substanz bestimmt. Anstelle von verdünnter Schwefelsäure *R* wird Schwefelsäure *R* verwendet.

Gehaltsbestimmung

Die Bestimmung erfolgt mit Hilfe der Gaschromatographie (2.2.28) unter Verwendung von Dotriacontan *R* als Interner Standard.

Interner-Standard-Lösung: 0,300 g Dotriacontan *R* werden in Hexan *R* zu 100,0 ml gelöst.

Untersuchungslösung: 30,0 mg Substanz werden in eine 20-ml-Probeflasche eingewogen. 2,0 ml Methanol *R*, 1,0 ml Dimethoxypropan *R* und 0,1 ml Salzsäure *R* werden zupipettiert. Die Probeflasche wird dicht verschlossen und mit Ultraschall behandelt. Anschließend wird die Probeflasche 1 h lang (± 5 min) im Dunkeln stehengelassen. Die Probeflasche wird aus dem Dunkeln entfernt und 10 min lang in ein Dampfbad unter Stickstoff gestellt. 10,0 ml Interner-Standard-Lösung werden in die Probeflasche pipettiert und unter kräftigem Umschwenken in die Lösung eingebracht.

Referenzlösung: 30,0 mg *RRR*-α-Tocopherolhydrogensuccinat *CRS* werden in eine 20-ml-Probeflasche eingewogen. 2,0 ml Methanol *R*, 1,0 ml Dimethoxypropan *R* und 0,1 ml Salzsäure *R* werden zupipettiert. Die Probeflasche wird dicht verschlossen und mit Ultraschall behandelt. Anschließend wird die Probeflasche 1 h lang (± 5 min) im Dunkeln stehengelassen. Die Probeflasche wird aus dem Dunkeln entfernt und 10 min lang in ein Dampfbad unter Stickstoff gestellt. 10,0 ml Interner-Standard-Lösung werden in die Probeflasche pipettiert und unter kräftigem Umschwenken in die Lösung eingebracht.

Die Chromatographie kann durchgeführt werden mit

- einer Kapillarsäule aus Quarzglas von 15 m Länge und 0,32 mm innerem Durchmesser, belegt mit Polydimethylsiloxan *R* (Filmdicke 0,25 µm)
- Helium zur Chromatographie *R* als Trägergas bei einer Durchflußrate von 3 bis 6 ml je Minute
- einem Flammenionisationsdetektor.

Die Temperatur des Probeneinlasses wird bei 300 °C und die des Detektors bei 330 °C gehalten. Das Split-Verhältnis beträgt zwischen 1:10 und 1:20. Die Temperatur der Säule wird bei 200 °C gehalten, anschließend um 5 °C je Minute auf 250 °C erhöht und 10 min lang bei dieser Temperatur gehalten.

Eingespritzt wird entweder direkt auf die Säule oder über einen vorzugsweise mit Glas ausgekleideten Probeneinlaß unter Verwendung einer automatischen Einspritzvorrichtung oder mit Hilfe einer anderen reproduzierbaren Einspritzmethode. Die Peakflächen werden mit Hilfe eines elektronischen Integrators gemessen. Die Bestimmung darf nur ausgewertet werden, wenn im Chromatogramm der Referenzlösung die Auflösung zwischen den Peaks von Dotriacontan und α-Tocopherolhydrogensuccinat mindestens 12,0 beträgt.

Prüfung auf Interferenz: 0,100 g Substanz werden in Hexan *R* zu 50,0 ml gelöst. 1 µl Lösung wird eingespritzt und das Chromatogramm aufgezeichnet. Wenn ein Peak mit demselben t_R-Wert wie der für Dotriacontan auftritt, wird die relative Peakfläche bezogen auf die Peakfläche von α-Tocopherolhydrogensuccinat berechnet. Falls die relative Peakfläche größer als 0,5 Prozent ist, wird für die Endberechnung die korrigierte Peakfläche $S'_{D\,(korr.)}$ verwendet.

$$S'_{D\,(korr.)} = S'_D - \frac{S_I \cdot S'_T}{S_{TI}}$$

S'_D = Peakfläche des Internen Standards im Chromatogramm der Untersuchungslösung

S_I = Peakfläche in dem bei der „Prüfung auf Interferenz" erhaltenen Chromatogramm mit demselben t_R-Wert wie der für den Internen Standard

S'_T = Peakfläche von α-Tocopherolhydrogensuccinat im Chromatogramm der Untersuchungslösung

S_{TI} = Peakfläche von α-Tocopherolhydrogensuccinat in dem bei der „Prüfung auf Interferenz" erhaltenen Chromatogramm.

Nachdem die geeigneten Bedingungen für das System ermittelt wurden, wird 1 µl der Referenzlösung eingespritzt und das Chromatogramm aufgezeichnet. Die Peakflächen von α-Tocopherolhydrogensuccinat (S_T) und Dotriacontan (S_D) werden gemessen. Der Respons-Faktor (RF) wird wie nachstehend beschrieben bestimmt.

Der Respons-Faktor (RF) für α-Tocopherolhydrogensuccinat im Chromatogramm der Referenzlösung wird mit Hilfe der Peakflächen von α-Tocopherolhydrogensuccinat und Dotriacontan unter Verwendung nachstehender Formel bestimmt:

$$RF = \frac{S_D \cdot m_T}{S_T \cdot m_D}$$

1 µl Untersuchungslösung wird unter den gleichen Bedingungen eingespritzt. Die Peakflächen von α-Tocopherolhydrogensuccinat (S'_T) und Dotriacontan (S'_D) werden gemessen.

Der Prozentgehalt an α-Tocopherolhydrogensuccinat wird mit nachstehender Formel berechnet:

$$\frac{100\,(S'_T \cdot m_D \cdot RF)}{S'_{D\,(korr.)} \cdot m}$$

S_D = Peakfläche des Internen Standards im Chromatogramm der Referenzlösung

$S'_{D\,(korr.)}$ = korrigierte Peakfläche des Internen Standards im Chromatogramm der Untersuchungslösung

S_T = Peakfläche von *RRR*-α-Tocopherolhydrogensuccinat *CRS* im Chromatogramm der Referenzlösung

S'_T = Peakfläche von α-Tocopherolhydrogensuccinat im Chromatogramm der Untersuchungslösung

m_D = Masse des Internen Standards in der Untersuchungslösung und in der Referenzlösung in Milligramm

m_T = Masse des *RRR*-α-Tocopherolhydrogensuccinats *CRS* in der Referenzlösung in Milligramm

m = Masse der Substanz in der Untersuchungslösung in Milligramm.

Lagerung

Gut verschlossen, vor Licht geschützt.

2000, 216

Tollwut-Impfstoff aus Zellkulturen für Menschen

Vaccinum rabiei ex cellulis ad usum humanum

Definition

Tollwut-Impfstoff aus Zellkulturen für Menschen ist eine gefriergetrocknete Zubereitung eines geeigneten Stamms von Tollwut-Virus fixe, das in Zellkulturen gezüchtet wird und durch eine validierte Methode inaktiviert ist.

Der Impfstoff wird unmittelbar vor der Anwendung entsprechend den Angaben in der Beschriftung rekonstituiert und ergibt eine klare Flüssigkeit, die durch einen enthaltenen *p*H-Indikator gefärbt sein kann.

Der Impfstoff entspricht den Anforderungen der Monographie **Impfstoffe für Menschen (Vaccina ad usum humanum)**.

Herstellung

Die Herstellung des Impfstoffs beruht auf einem Saatgutsystem. Wird der Impfstoff in einer Zellinie hergestellt, beruht das Verfahren auf einem Zellbanksystem. Das Herstellungsverfahren muß nachweislich konstant Impfstoffe ergeben, die den Anforderungen an Immunogenität, Unschädlichkeit und Stabilität entsprechen. Abgesehen von begründeten und zugelassenen Fällen darf das Virus im fertigen Impfstoff nicht mehr Passagen vom Mastersaatgut entfernt sein als das Virus im Impfstoff, dessen Unschädlichkeit und Wirksamkeit sich in klinischen Studien als zufriedenstellend erwiesen hat; selbst in begründeten und zugelassenen Fällen darf die Anzahl der Passagen, die über die Passagehäufigkeit für klinische Untersuchungen hinausgeht, höchstens 5 betragen.

Das Herstellungsverfahren wird einer Validierung unterzogen und muß gewährleisten, daß, falls der Impfstoff geprüft wird, die Zubereitung der „Prüfung auf anomale Toxizität, Sera und Impfstoffe für Menschen" (2.6.9) entspricht.

Substrat für die Virusvermehrung

Das Virus wird in Diploidzellen vom Menschen (5.2.3), in kontinuierlichen Zellinien, die von der zuständigen Behörde genehmigt wurden, oder in Kulturen von Embryozellen von Hühnern aus einem SPF-Bestand vermehrt (5.2.2).

Saatgut

Der verwendete Stamm des Tollwut-Virus wird anhand von Unterlagen identifiziert, die Angaben über die Herkunft des Stamms und die nachfolgende Behandlung enthalten.

Das Arbeitssaatgut darf höchstens 5 Passagen vom Mastersaatgut entfernt sein.

Nur ein Arbeitssaatgut, das den nachstehenden Prüfungen entspricht, darf für die Virusvermehrung verwendet werden.

Prüfung auf Identität: Jedes Arbeitssaatgut wird unter Verwendung spezifischer Antikörper als Tollwut-Virus fixe identifiziert.

Viruskonzentration: Die Viruskonzentration jedes Arbeitssaatguts wird durch eine Zellkulturmethode mit Hilfe von Immunfluoreszenz bestimmt, um die Konstanz des Herstellungsverfahrens zu kontrollieren.

Fremde Agenzien (2.6.16): Das Arbeitssaatgut muß den Anforderungen für Virussaatgut entsprechen. Wenn das Virus in Mäusehirn passagiert wurde, werden spezifische Prüfungen auf Mäuseviren durchgeführt.

Vermehrung und Ernte

Der Umgang mit der Zellbank und nachfolgenden Zellkulturen erfolgt unter aseptischen Bedingungen in einem Bereich, in dem mit keinen anderen Zellen umgegangen wird. Im Nährmedium kann zugelassenes Serum von Tieren verwendet werden. Serum vom Menschen darf nicht verwendet werden. Das letzte Nährmedium für die Erhaltung des Zellwachstums bei der Virusvermehrung darf kein Serum von Tieren enthalten. Das Medium darf Albumin vom Menschen enthalten, das der Monographie **Albuminlösung vom Menschen (Albumini humani solutio)** entspricht. Serum und Trypsin, die für die Zubereitung der Zellsuspensionen und Nährmedien verwendet werden, müssen nachweislich frei von fremden Agenzien sein; Trypsin muß der Monographie **Trypsin (Trypsinum)** entsprechen. Das Nährmedium für die Zellkultur kann hierfür zugelassene Antibiotika in der geringsten wirksamen Konzentration und einen *p*H-Indikator wie Phenolrot enthalten. Mindestens 500 ml der für die Impfstoffproduktion verwendeten Zellkulturen werden als nicht infizierte Zellkulturen (Kontrollzellen) mitgeführt. Die Virussuspension wird während der Bebrütung einmal oder mehrmals abgeerntet. Mehrfachernten von derselben Produktionszellkultur können vereinigt und als einheitliche Virusernte betrachtet werden.

Nur eine einheitliche Virusernte, die den nachstehenden Prüfungen entspricht, darf für die Zubereitung der inaktivierten Virusernte verwendet werden.

Identität: Die Virusernte enthält Viren, die unter Verwendung von spezifischen Antikörpern als Tollwut-Viren identifiziert werden.

Viruskonzentration: Die Konzentration infektiöser Viren in den Zellkulturen wird durch Titration bestimmt. Der Titer dient der Kontrolle der Konstanz der Produktion.

Kontrollzellen: Die Kontrollzellen der Produktionszellkultur, die aus einer Virusernte stammt, müssen einer Prüfung auf Identität und den Anforderungen der Prüfung „Fremde Agenzien" (2.6.16) entsprechen.

Reinigung und Inaktivierung

Die Virusernte kann durch geeignete Methoden konzentriert und/oder gereinigt werden. Die Virusernte wird mit Hilfe einer validierten Methode in einem festgelegten, genau bestimmten Stadium des Prozesses inaktiviert, das vor, während oder nach Konzentrieren oder Reinigung liegen kann. Die Methode muß das Tollwut-Virus nachweislich inaktivieren, ohne seine Immunogenität zu zerstören. Wenn β-Propiolacton verwendet wird, darf die Konzentration zu keinem Zeitpunkt das Verhältnis von 1:3500 überschreiten.

Nur eine inaktivierte Virussuspension, die den nachstehenden Prüfungen entspricht, darf für die Zubereitung des fertigen Impfstoffs als Bulk verwendet werden.

Virusinaktivierung: Unmittelbar nach der Inaktivierung oder anhand einer unmittelbar nach der Inaktivierung eingefrorenen und bei –70 °C gelagerten Probe muß eine Amplifikationsprüfung auf restliches infektiöses Tollwut-Virus durchgeführt werden. Zellkulturen, die den für die Impfstoffherstellung verwendeten Kulturen entsprechen, werden mit einer Menge der inaktivierten Virussuspension beimpft, die mindestens 25 Dosen des Impfstoffs entspricht. Eine Passage erfolgt nach 7 Tagen. Nach weiteren 14 Tagen werden die Zellkulturen mit Hilfe eines Immunfluoreszenztests auf Tollwut-Virus geprüft. Tollwut-Virus darf nicht nachgewiesen werden.

Restliche aus Wirtszellen stammende DNA: Wenn für die Virusvermehrung eine kontinuierliche Zellinie verwendet wird, darf die Konzentration an restlicher aus Wirtszellen stammender DNA, die durch eine geeignete Methode entsprechend **DNA-rekombinationstechnisch hergestellte Produkte (Producta ab ADN recombinante)** bestimmt wird, 100 pg je Einzeldosis für den Menschen nicht überschreiten.

Fertiger Impfstoff als Bulk

Der fertige Impfstoff als Bulk wird aus einer oder mehreren inaktivierten Virussuspensionen hergestellt. Um die Aktivität des Produkts während und nach der Gefriertrocknung zu erhalten, kann ein hierfür zugelassener Stabilisator zugesetzt werden.

Nur ein fertiger Impfstoff als Bulk, der den nachstehenden Prüfungen entspricht, darf bei der Herstellung der fertigen Zubereitung verwendet werden.

Glykoprotein-Gehalt: Die Bestimmung des Glykoprotein-Gehalts erfolgt durch eine geeignete immunchemische Methode (2.7.1), zum Beispiel eine einfache radiale Immundiffusion, ELISA (enzyme-linked immunosorbent assay) oder einen Antikörperbindungstest. Der Gehalt muß innerhalb der für das bestimmte Produkt zugelassenen Grenzwerte liegen.

Sterilität (2.6.1): Der fertige Impfstoff als Bulk muß der Prüfung entsprechen, die mit 10 ml Impfstoff für jedes Medium durchgeführt wird.

Fertigzubereitung

Fertiger Impfstoff als Bulk wird aseptisch in sterile Behältnisse mit Sicherheitsverschluß abgefüllt und bis zu einer Restfeuchte getrocknet, die nachweislich für die Stabilität des Impfstoffs günstig ist. Anschließend werden die Behältnisse so verschlossen, daß eine Verunreinigung und ein Eindringen von Feuchtigkeit ausgeschlossen sind.

Nur eine Fertigzubereitung, die der nachstehenden „Prüfung auf Identität", „Prüfung auf Reinheit" und „Bestimmung der Wirksamkeit" entspricht, darf zum Gebrauch freigegeben werden. Nur wenn die Prüfung auf Virusinaktivierung an der inaktivierten Virussuspension zufriedenstellende Ergebnisse aufweist und die Prüfung auf Rinderserumalbumin am fertigen Impfstoff als Bulk zufriedenstellende Ergebnisse aufweist, können sie an der Fertigzubereitung entfallen.

Prüfung auf Identität

Unter Verwendung von Antikörpern, vorzugsweise monoklonalen Antikörpern, wird der Gehalt an Tollwut-Virus-Antigen im Impfstoff mit Hilfe einer geeigneten immunchemischen Methode (2.7.1) nachgewiesen. Die Bestimmung der Wirksamkeit kann auch zum Nachweis der Identität dienen.

Prüfung auf Reinheit

Virusinaktivierung: Zellkulturen derselben Art, wie sie für die Impfstoffherstellung verwendet wurden, werden mit einer Impfstoffmenge beimpft, die mindestens 25 Dosen entspricht. Eine Passage erfolgt nach 7 Tagen, nach weiteren 14 Tagen werden die Zellkulturen mit Hilfe eines Immunfluoreszenztests auf Tollwut-Virus geprüft. Tollwut-Virus darf nicht nachgewiesen werden.

Rinderserumalbumin: Höchstens 50 ng je Einzeldosis für den Menschen, bestimmt mit Hilfe einer geeigneten immunchemischen Methode (2.7.1).

Sterilität (2.6.1): Der Impfstoff muß der Prüfung entsprechen.

Bakterien-Endotoxine (2.6.14): Höchstens 25 I.E. Bakterien-Endotoxine je Einzeldosis für den Menschen.

Pyrogene (2.6.8): Der Impfstoff muß der Prüfung entsprechen. Abgesehen von begründeten und zugelassenen Fällen wird jedem Kaninchen eine 1 zu 10 verdünnte Einzeldosis für den Menschen injiziert.

Wasser (2.5.12): Höchstens 3,0 Prozent, nach der Karl-Fischer-Methode bestimmt.

Bestimmung der Wirksamkeit

Die Wirksamkeit des Impfstoffs wird bestimmt durch den Vergleich derjenigen Dosis, die notwendig ist, um Mäuse gegen die Wirkung einer intrazerebral verabreichten tödlichen Dosis des Tollwut-Virus zu schützen, mit der Menge einer Standardzubereitung von Tollwutimpfstoff, die den gleichen Schutz verleiht. Für diesen Vergleich werden eine Standardzubereitung von Tollwutimpfstoff, eingestellt in Internationalen Einheiten, und eine geeignete Zubereitung von Tollwutimpfstoff für die Belastung benötigt.

Die Internationale Einheit ist die Aktivität, die in einer festgelegten Menge der Internationalen Standardzubereitung enthalten ist. Der Gehalt der Internationalen Standardzubereitung in Internationalen Einheiten wird von der Weltgesundheitsorganisation festgelegt.

Bei der nachstehend beschriebenen Bestimmung wird ein Parallelenmodell mit mindestens 3 Punkten für den Impfstoff und die Standardzubereitung verwendet. Sofern Erfahrungen mit der Methode für einen bestimmten Impfstoff vorliegen, kann eine vereinfachte Prüfung mit einer einzelnen Verdünnung durchgeführt werden. Anhand einer solchen Prüfung kann bestimmt werden, ob der Impfstoff eine Wirksamkeit hat, die signifikant über dem notwendigen Minimum liegt, die Prüfung gibt jedoch keine vollständige Auskunft über die Validität jeder einzelnen Bestimmung der Wirksamkeit. Die Verwendung von nur einer Verdünnung ermöglicht eine beträchtliche Verringerung der Anzahl der für die Prüfung verwendeten Tiere und muß in jedem Labor gemäß den Bestimmungen der Europäischen Konvention für den Schutz von Wirbeltieren, die für wissenschaftliche und experimentelle Zwecke verwendet werden, in Betracht gezogen werden.

Auswahl und Verteilung der Versuchstiere: Für die Prüfung werden gesunde weibliche Mäuse im Alter von etwa 4 Wochen mit einer Körpermasse von 11 bis 15 g aus derselben Zucht verwendet. Die Mäuse werden in 6 Gruppen einer geeigneten Größe eingeteilt, um den Anforderungen der Validität der Prüfung zu entsprechen; für die Titration der Belastungssuspension werden 4 Gruppen von 5 Mäusen eingeteilt.

Herstellung der Belastungssuspension: Mäuse werden intrazerebral mit dem CVS-Stamm des Tollwut-Virus beimpft; beim Auftreten von Tollwutsymptomen, jedoch vor dem Verenden, werden die Mäuse getötet, das Gehirn wird entnommen und ein Hirngewebshomogenat in einem geeigneten Suspendiermittel hergestellt. Nach dem Entfernen grober Partikel durch Zentrifugieren wird die überstehende Flüssigkeit als Belastungssuspension verwendet. Die Suspension wird in kleinen Volumen in Ampullen gefüllt. Die Ampullen werden zugeschmolzen und bei einer Temperatur unterhalb von −60 °C aufbewahrt. Eine Ampulle wird aufgetaut und eine Verdünnungsreihe mit einem geeigneten Lösungsmittel angelegt. Jede Verdünnung wird einer Gruppe von 5 Mäusen zugeordnet. Jeder Maus werden intrazerebral 0,03 ml der Verdünnung injiziert, die ihrer Gruppe zugeordnet war. Die Mäuse werden 14 Tage lang beobachtet. Nach der Anzahl der Tiere in jeder Gruppe, die zwischen dem 5. und 14. Tag verenden oder Tollwutsymptome entwickeln, wird die LD_{50} der unverdünnten Suspension berechnet.

Bestimmung der Wirksamkeit des Prüfimpfstoffs: 3 Fünfer-Verdünnungsreihen des Impfstoffs und 3 Fünfer-Verdünnungsreihen der Standardzubereitung werden angelegt. Die Verdünnungen werden so gewählt, daß die Suspensionen mit der höchsten Konzentration erwartungsgemäß mindestens 50 Prozent der Tiere schützen, denen sie verabreicht werden, und daß die Suspensionen mit der geringsten Konzentration erwartungsgemäß höchstens 50 Prozent der Tiere schützen, denen sie verabreicht werden. Die 6 Verdünnungsreihen werden den 6 Gruppen zugeordnet und jeder Maus intraperitoneal 0,5 ml der Verdünnung injiziert, die ihrer Gruppe zugeordnet war. Nach 7 Tagen werden 3 identische Verdünnungen des Impfstoffs und der Standardzubereitung hergestellt und die Impfungen wiederholt. 7 Tage nach der zweiten Injektion wird eine Suspension des Belastungsvirus so hergestellt, daß sie auf der Grundlage der vorangegangenen Titration in 0,03 ml je etwa 50 LD_{50} enthält. Jeder geimpften Maus werden 0,03 ml dieser Suspension intrazerebral injiziert. Von der Belastungssuspension werden 3 geeignete Verdünnungsreihen angelegt. Die Belastungssuspension und die 3 Verdünnungen werden den 4 Gruppen von 5 Kontrollmäusen zugeordnet, und jeder Maus werden 0,03 ml der ihrer Gruppe zugeordneten Suspension oder der Verdünnung intrazerebral injiziert. Die Tiere aller Gruppen werden 14 Tage lang beobachtet. In jeder Gruppe wird die Zahl der Tiere registriert, die im Zeitraum von 5 bis 14 Tagen nach der Belastung verenden oder Tollwutsymptome aufweisen.

Die Bestimmung darf nur ausgewertet werden, wenn sowohl beim Impfstoff als auch bei der Standardzubereitung die 50-Prozent-Schutzdosis zwischen der höchsten und der niedrigsten Dosis liegt, die den Mäusen verabreicht wurde, wenn die Titration der Belastungssuspension zeigt, daß in 0,03 ml der Suspension mindestens 10 LD_{50} enthalten waren, wenn die statistische Analyse einen signifikanten Anstieg zeigt und keine signifikanten Abweichungen von Linearität oder Parallelität der Dosis-Wirkungs-Kurven aufweist und wenn die Vertrauensgrenzen für die ermittelte Wirksamkeit ($P = 0,95$) mindestens 25 und höchstens 400 Prozent betragen.

Der Impfstoff entspricht der Bestimmung, wenn die ermittelte Wirksamkeit mindestens 2,5 I.E. je Einzeldosis für den Menschen beträgt.

Lagerung

Entsprechend **Impfstoffe für Menschen**.

Beschriftung

Entsprechend **Impfstoffe für Menschen**.

Die Beschriftung enthält Angaben über die biologische Herkunft der für die Zubereitung des Impfstoffs verwendeten Zellen.

1998, 451

Tollwut-Impfstoff (inaktiviert) für Tiere

Vaccinum rabiei inactivatum ad usum veterinarium

Definition

Tollwut-Impfstoff (inaktiviert) für Tiere ist eine flüssige oder gefriergetrocknete Zubereitung des Tollwut-Virus fixe, das durch eine geeignete Methode inaktiviert ist.

Herstellung

Entsprechend **Impfstoffe für Tiere (Vaccina ad usum veterinarium)**. Der Impfstoff wird mit einem Virus hergestellt, das entweder in geeigneten Zellinien oder in primären Zellkulturen gesunder Tiere vermehrt wurde (5.2.4). Die Virussuspension wird einmal oder mehrere Male innerhalb von 28 Tagen nach der Beimpfung geerntet. Mehrere Ernten derselben Zellkultur können vereinigt und als eine Ernte betrachtet werden. Das Tollwut-Virus wird mit einem geeigneten Verfahren inaktiviert.

Inaktivierung: Zur Prüfung auf restliches infektiöses Tollwut-Virus wird das inaktivierte Virus auf eine Zellkultur gleichen Typs wie zur Impfstoffherstellung oder Kulturen, die erwiesenermaßen ebenso empfindlich sind, beimpft. Die zur Beimpfung verwendete Menge inaktivierten Virus entspricht mindestens 25 Impfdosen. Nach viertägiger Bebrütung werden die Zellen mit Trypsin behandelt, und eine Subkultur wird angelegt. Die Subkultur wird weitere 4 Tage lang bebrütet. Mit einer Immunfluoreszenzmethode wird auf restliches infektiöses Tollwut-Virus geprüft. Vermehrungsfähiges Virus darf nicht nachgewiesen werden.

Antigengehalt: Der Gehalt an Tollwut-Virus-Glykoprotein wird mit einer geeigneten immunchemischen Methode (2.7.1) bestimmt. Der Glykoproteingehalt liegt innerhalb der für das jeweilige Produkt festgelegten Grenzen.

Der Impfstoff kann ein Adjuvans oder mehrere Adjuvantien enthalten.

Auswahl des Impfstoffstamms

Der Impfstoff muß nachweislich eine zufriedenstellende Immunogenität für jede Tierspezies besitzen, für die die Anwendung vorgesehen ist. Die Eignung des Impfstoffs zur Immunisierung von Carnivoren (Katzen und Hunde) wird im direkten Belastungsversuch belegt. Ist ein Belastungsversuch für Katzen und Hunde durchgeführt worden, kann für andere Spezies eine indirekte Prüfung durchgeführt werden. An mindestens 20 Tieren, die zuvor entsprechend dem vorgesehenen Impfschema immunisiert wurden, wird der Antikörpertiter bestimmt. Der Impfstoff entspricht der Prüfung, wenn am Ende des Zeitraums, für den die Impfung schützen soll, der Mittelwert des Antikörperspiegels der Tiere mindestens 0,5 I.E. je Milliliter beträgt und wenn höchstens 10 Prozent der Tiere einen Antikörpertiter von weniger als 0,1 I.E. je Milliliter aufweisen. Die nachstehend beschriebene Prüfung kann dem Nachweis der Immunogenität bei Katzen und Hunden dienen.

Immunogenität: Mindestens 35 empfängliche Hunde des jüngsten für die Impfung vorgesehenen Alters werden verwendet. Zum Nachweis der Empfindlichkeit werden von jedem Tier Blutproben entnommen und die Seren einzeln auf das Vorhandensein von Tollwutantikörpern untersucht. Mindestens 25 Tiere werden in der vorgesehenen Art der Anwendung mit einer Dosis des Impfstoffs geimpft. Mindestens 10 Tiere werden als Kontrolle gehalten. Die Tiere werden für den Zeitraum beobachtet, für den die Impfung schützen soll. Kein Tier darf Anzeichen von Tollwut zeigen. Am letzten Tage des Zeitraums, für den die Impfung schützen soll, oder danach werden alle Tiere intramuskulär mit einem virulenten Tollwut-Virusstamm, der von der zuständigen Behörde genehmigt wurde, infiziert. Die Tiere werden 90 Tage lang beobachtet. Tiere, die aus anderen Gründen als an Tollwut sterben, werden nicht berücksichtigt.

Die Prüfung darf nur ausgewertet werden, wenn die verbleibende Zahl der Tiere mindestens 25 beträgt, mindestens 8 der Kontrolltiere (oder eine statistisch vergleichbare Anzahl, wenn mehr als 10 Kontrolltiere infiziert wurden) Anzeichen von Tollwut zeigen und im Gehirn dieser Tiere Tollwut-Virus nachgewiesen wird. Ein Immunfluoreszenz-Antikörper-Test oder eine andere geeignete Methode kann verwendet werden.

Der Impfstoff entspricht der Prüfung, wenn höchstens 2 der 25 geimpften Tiere (oder eine statistisch vergleichbare Anzahl, wenn mehr als 25 geimpfte Tiere infiziert wurden) Anzeichen von Tollwut zeigen.

Prüfung am Endprodukt

Die unter „Bestimmung der Wirksamkeit" beschriebene Prüfung erfolgt nicht notwendigerweise bei der routinemäßigen Bestimmung von Impfstoffchargen. Entsprechend der Vorgaben oder nach Zustimmung durch die zuständige Behörde wird die Bestimmung für den Impfstoff ein oder mehrmals durchgeführt. Wenn die Bestimmung nicht durchgeführt wird, muß eine geeignete, validierte, alternative Methode angewendet werden, wobei sich die Akzeptanzkriterien nach einer Impfstoffcharge richten, die nach der vorstehend beschriebenen Prüfung „Immunogenität" oder nach der unter „Bestimmung der Wirksamkeit" beschriebenen Methode zufriedenstellende Ergebnisse erzielte. Die nachfolgend beschriebene „Bestimmung der Wirksamkeit der Charge" kann angewendet werden, wenn die Korrelation zu der vorstehend beschriebenen Prüfung „Immunogenität" oder „Bestimmung der Wirksamkeit" belegt ist.

Bestimmung der Wirksamkeit der Charge: 5 Mäusen, mit je 18 bis 20 g Körpermasse, werden subkutan oder intramuskulär 1/5 des Volumens der empfohlenen Impfstoffdosis injiziert. Nach 14 Tagen werden den Tieren Blutproben entnommen. Die Seren werden einzeln auf das Vorhandensein von Tollwut-Virus-Antikörpern untersucht. Die Bestimmung der Wirksamkeit wird, wie für **Tollwut-Immunglobulin vom Menschen (Immunglobulinum humanum rabicum)** unter „Bestimmung der Wirksamkeit" beschrieben, durchgeführt. Dabei wird die Anwesenheit von nicht neutralisierten Viren in der Zellkultur durch Immunfluoreszenz nachgewiesen (rapid fluorescent focus inhibition test – RFFIT). Die nachgewiesene Antikörpermenge darf nicht geringer sein als diejenige, die mit einem Impfstoff erzielt wurde, der den Anforderungen der vorstehend beschriebenen Prüfung „Immunogenität" oder der „Bestimmung der Wirksamkeit" entspricht.

Antigengehalt: Der Tollwut-Virus-Glykoproteingehalt je Impfstoffdosis wird mit einer geeigneten immunchemischen Methode bestimmt (2.7.1); er darf nicht geringer sein als derjenige einer Impfstoffcharge, die den Anforderungen der vorstehend beschriebenen Prüfung „Immunogenität" oder der „Bestimmung der Wirksamkeit" entspricht.

Prüfung auf Identität

Der Impfstoff ruft in Tieren nach der Injektion die Bildung spezifischer, neutralisierender Antikörper hervor.

Prüfung auf Reinheit

Unschädlichkeit: Ist der Impfstoff für mehr als eine Tierart einschließlich Carnivoren bestimmt, wird die Prüfung am Hund durchgeführt. Sonst wird eine der Tierarten verwendet, für welche der Impfstoff bestimmt ist. Der Anwendungsart in der Beschriftung entsprechend wird die doppelte Impfstoffdosis 2 seronegativen Tieren injiziert. Die Tiere werden 14 Tage lang beobachtet. Anomale lokale oder systemische Reaktionen dürfen nicht auftreten.

Inaktivierung: Die Prüfung wird mit dem vereinigten Inhalt von 5 Behältnissen durchgeführt.

Enthält der Impfstoff kein Adjuvans, wird eine geeignete Vermehrungsprüfung auf restliches infektiöses Tollwut-Virus auf einer Zellkultur gleichen Typs, wie er zur Impfstoffherstellung verwendet wurde, oder auf Kulturen, die erwiesenermaßen ebenso empfindlich sind, durchgeführt. Vermehrungsfähiges Virus darf nicht nachgewiesen werden.

Enthält der Impfstoff ein Adjuvans, werden mindestens 10 Mäusen von 11 bis 15 g Körpermasse je 0,03 ml des vereinigten Inhalts von 5 Behältnissen, der mindestens der 5fachen angegebenen Mindestdosis entspricht, intrazerebral injiziert. Um eine Beeinflussung durch Konservierungsmittel oder Adjuvans zu vermeiden, darf der Impfstoff vor der Injektion höchstens 10fach verdünnt werden. In diesem Fall und wenn der Impfstoffstamm nur für saugende Mäuse pathogen ist, wird die Prüfung an 1 bis 4 Tage alten Mäusen durchgeführt. Die Tiere werden 21 Tage lang beobachtet. Wenn mehr als 2 Tiere innerhalb der ersten 48 h sterben, muß die Prüfung wiederholt werden. Die Tiere dürfen vom 3. bis 21. Tag nach der Injektion keine Anzeichen von Tollwut aufweisen. Zum Nachweis von Tollwutviren wird eine Immunfluoreszenzuntersuchung des Gehirns der Tiere durchgeführt. Tollwut-Virus darf nicht nachweisbar sein.

Sterilität: Der Impfstoff muß der Prüfung „Sterilität" der Monographie **Impfstoffe für Tiere** entsprechen.

Bestimmung der Wirksamkeit

Die Wirksamkeit des Tollwut-Impfstoffs wird bestimmt durch den Vergleich derjenigen Dosis, die notwendig ist,

Mäuse gegen die klinische Wirkung der nachstehend angegebenen Dosis Tollwut-Virus, intrazerebral injiziert, zu schützen mit der Menge einer Standardzubereitung, eingestellt in Internationalen Einheiten, die den gleichen Schutz verleiht. Die Internationale Einheit ist die Aktivität einer angegebenen Menge des Internationalen Standards. Der Gehalt des Internationalen Standards, angegeben in Internationalen Einheiten, wird von der Weltgesundheitsorganisation festgelegt. Tollwut-Impfstoff (inaktiviert) für Tiere *BRS* wird gegen den Internationalen Standard in Internationalen Einheiten wertbemessen.

Bei der nachstehend beschriebenen Bestimmung wird ein Parallellinienmodell mit mindestens je 3 Punkten für den Impfstoff und die Standardzubereitung verwendet. Sofern Erfahrungen mit der Methode für einen bestimmten Impfstoff vorliegen, kann eine vereinfachte Prüfung mit einer einzelnen Verdünnung des zu prüfenden Impfstoffs durchgeführt werden. Anhand einer solchen Prüfung kann bestimmt werden, ob der Impfstoff eine Wirksamkeit hat, die signifikant über dem notwendigen Minimum liegt, die Prüfung gibt jedoch keine vollständige Auskunft über die Validität jeder einzelnen Bestimmung der Wirksamkeit. Die Verwendung von nur einer Verdünnung ermöglicht eine beträchtliche Verringerung der Anzahl der für die Prüfung verwendeten Tiere und muß in jedem Laboratorium gemäß den Bestimmungen der Europäischen Konvention für den Schutz von Wirbeltieren, die für wissenschaftliche und experimentelle Zwecke verwendet werden, in Betracht gezogen werden.

Auswahl und Verteilung der Prüftiere: Für die Bestimmung werden gesunde, weibliche Mäuse im Alter von etwa 4 Wochen aus derselben Zucht verwendet. Die Mäuse werden in mindestens 10 Gruppen von mindestens 10 Mäusen eingeteilt.

Herstellung der Belastungssuspension: Eine Gruppe von Mäusen wird intrazerebral mit dem CVS-Stamm des Tollwut-Virus geimpft. Bei Auftreten von Anzeichen der Tollwut, jedoch vor dem Verenden, werden die Mäuse getötet, das Gehirn entnommen und ein Hirngewebs-Homogenisat in einem geeigneten Lösungsmittel hergestellt. Nach Entfernen von groben Partikeln durch Zentrifugieren wird die überstehende Flüssigkeit als Belastungssuspension verwendet. Die Suspension wird in kleinen Volumen in Ampullen gefüllt, die zugeschmolzen und bei einer Temperatur unterhalb −60 °C aufbewahrt werden. Eine Ampulle wird aufgetaut und eine Verdünnungsreihe in einem geeigneten Lösungsmittel angelegt. Jede Verdünnung wird einer Gruppe von Mäusen zugeordnet; jeder Maus werden intrazerebral 0,03 ml der Verdünnung injiziert, die ihrer Gruppe zugeordnet war. Die Mäuse werden 14 Tage lang beobachtet und in jeder Gruppe die Anzahl Tiere registriert, die zwischen dem 5. und 14. Tag Tollwutsymptome entwickeln. Danach wird die ID_{50} der unverdünnten Suspension errechnet.

Bestimmung der Wirksamkeit des Impfstoffs: Mindestens 3 Verdünnungsreihen des Impfstoffs und 3 gleichartige Verdünnungen der Standardzubereitung werden angelegt. Die Verdünnungen sind so auszuwählen, daß die mit der höchsten Impfstoffkonzentration erwartungsgemäß mehr als 50 Prozent der Tiere schützen, denen sie verabfolgt werden, und daß die mit den niedrigsten Impfstoffkonzentrationen weniger als 50 Prozent der Tiere schützen, denen sie verabfolgt werden. Jede Verdünnung wird einer anderen Gruppe von Mäusen zugeordnet, denen je 0,5 ml der ihnen zugeordneten Verdünnung intraperitoneal injiziert werden. 14 Tage nach der Injektion wird eine Suspension des Belastungsvirus so hergestellt, daß sie auf der Grundlage der vorhergegangenen Titration in 0,03 ml je 50 ID_{50} enthält. Jeder geimpften Maus werden 0,03 ml der Suspension intrazerebral injiziert. Außerdem wird eine geeignete Verdünnungsreihe von 3 Konzentrationen der Belastungssuspension angelegt. Die Belastungssuspension und die 3 Verdünnungen werden je einer von 4 Gruppen von 10 ungeimpften Mäusen zugeordnet und jeder Maus 0,03 ml der ihrer Gruppe zugeordneten Suspension oder deren Verdünnung intrazerebral injiziert. Die Tiere jeder Gruppe werden 14 Tage lang beobachtet. Die Bestimmung darf nur ausgewertet werden, wenn höchstens 2 Mäuse in jeder Gruppe innerhalb der ersten 4 Tage nach der Belastung verendet sind. Für jede Gruppe wird die Tierzahl registriert, die im Zeitraum zwischen dem 5. und 14. Tag nach der Belastung Tollwutsymptome aufweist.

Die Bestimmung darf nur ausgewertet werden, wenn
- sowohl für den Impfstoff als auch für die Standardzubereitung die 50-Prozent-Schutzdosis zwischen der kleinsten und größten Dosis liegt, die den Mäusen verabfolgt wurde
- die Titration der Belastungssuspension anzeigt, daß in 0,03 ml der Suspension mindestens 10 ID_{50} enthalten waren
- die Vertrauensgrenzen ($P = 0{,}95$) mindestens 25 und höchstens 400 Prozent der ermittelten Wirksamkeit umfassen
- die statistische Analyse einen signifikanten Anstieg und keine signifikante Abweichung von Linearität und Parallelität der Dosis-Wirkungs-Kurven ergibt.

Der Impfstoff entspricht der Bestimmung, wenn die ermittelte Wirksamkeit mindestens 1 I.E. in der kleinsten angegebenen Dosis beträgt.

Lagerung

Entsprechend **Impfstoffe für Tiere**.

Beschriftung

Entsprechend **Impfstoffe für Tiere**.

Die Beschriftung gibt insbesondere an
- die Art der Zellkultur und die Spezies von der die Zellkultur stammt, in der der Impfstoff hergestellt wurde
- die Mindestmenge in Internationalen Einheiten je Dosis
- die Mindestdauer des Impfschutzes.

2000, 1478

Tormentillwurzelstock

Tormentillae rhizoma

Definition

Tormentillwurzelstock besteht aus dem von den Wurzeln befreiten und getrockneten, ganzen oder geschnittenen Rhizom von *Potentilla erecta* (L.) Raeusch. (*P. tormentilla* Stokes). Die Droge enthält mindestens 7 Prozent Gerbstoffe, berechnet als Pyrogallol ($C_6H_6O_3$; M_r 126,1), bezogen auf die getrocknete Droge.

Eigenschaften

Die Droge weist die unter „Prüfung auf Identität, A und B" beschriebenen makroskopischen und mikroskopischen Merkmale auf.

Prüfung auf Identität

A. Das zylindrische, spindelförmige, bis 10 cm lange und 1 bis 2 cm dicke Rhizom ist von sehr unregelmäßigem Aussehen, bildet oft gekrümmte, knotige Knollen, ist sehr hart und kaum verzweigt. Die braune bis rötlichbraune Oberfläche ist rauh und trägt Reste der Wurzeln sowie quergestreckte, vertiefte, weißliche Sproßnarben. Am oberen Ende der Rhizomstücke sind oft noch Reste zahlreicher oberirdischer Achsen zu finden. Der Bruch ist kurz, körnig, dunkelrot bis bräunlichgelb. Der glatte Querschnitt zeigt eine Kambiumzone, die die schmale äußere Zone vom undeutlich strahligen Xylem trennt, das aus weit auseinanderliegenden, in konzentrischen Ringen angeordneten kleinen Gruppen von verholztem Gewebe besteht, welche ein großes zentrales Mark umgeben.

B. Die Droge wird pulverisiert (355). Das Pulver ist rötlichbraun. Die Prüfung erfolgt unter dem Mikroskop, wobei Chloralhydrat-Lösung *R* verwendet wird. Das Pulver zeigt folgende Merkmale: bis 60 µm große, grobgezackte Calciumoxalatdrusen; Fragmente des dünnwandigen Parenchyms mit rötlichbraunem Gerbstoff; Gruppen schmaler Hoftüpfelgefäße mit seitlichen Poren; dickwandige, getüpfelte, polygonale Parenchymzellen; Gruppen und Bruchstücke dickwandiger Sklerenchymfasern; vereinzelt Korkgewebefragmente mit dünnwandigen, braunen, tafelförmigen Zellen. Unter dem Mikroskop bei Verwendung einer 50prozentigen Lösung (*V/V*) von Glycerol *R* geprüft, zeigt das Pulver bis etwa 20 µm große, runde oder elliptische Stärkekörner.

C. Die Prüfung erfolgt mit Hilfe der Dünnschichtchromatographie (2.2.27) unter Verwendung einer DC-Platte mit Kieselgel *R*.

Untersuchungslösung: 0,5 g pulverisierte Droge (355) werden 10 min lang mit 10 ml Wasser *R* geschüttelt und abfiltriert. Das Filtrat wird 2mal mit je 10 ml Ethylacetat *R* ausgeschüttelt und die vereinigten oberen Phasen über 6 g wasserfreiem Natriumsulfat *R* filtriert. Das Filtrat wird unter vermindertem Druck zur Trockne eingeengt und der Rückstand in 1,0 ml Ethylacetat *R* gelöst.

Referenzlösung: 1,0 mg Catechin *R* wird in 1,0 ml Methanol *R* gelöst.

Auf die Platte werden 10 µl jeder Lösung bandförmig aufgetragen. Die Chromatographie erfolgt mit einer Mischung von 20 Volumteilen Essigsäure 98 % *R*, 20 Volumteilen Ether *R*, 20 Volumteilen Hexan *R* und 40 Volumteilen Ethylacetat *R* über eine Laufstrecke von 10 cm. Die Platte wird 10 bis 15 min lang an der Luft trocknen gelassen und mit einer frisch hergestellten Lösung von Echtblausalz B *R* ($5\ g \cdot l^{-1}$) besprüht. Rötliche Zonen treten auf, die beim nachfolgenden Begasen der Schicht mit Ammoniak intensiver werden und eine rötlichbraune Farbe annehmen. Die Auswertung erfolgt im Tageslicht. Das Chromatogramm der Referenzlösung zeigt im oberen Drittel eine stark ausgeprägte Zone (Catechin). Das Chromatogramm der Untersuchungslösung zeigt auch eine dem Catechin entsprechende Zone, die jedoch meist stärker ausgeprägt ist als die Catechin-Zone im Chromatogramm der Referenzlösung; unterhalb liegen eine weitere intensive Zone sowie andere, schwächere Zonen.

Prüfung auf Reinheit

Fremde Bestandteile (2.8.2): Höchstens 3 Prozent Wurzel- und Stengelanteile sowie Rhizome mit schwarzem Bruch und höchstens 2 Prozent sonstige fremde Bestandteile.

Trocknungsverlust (2.2.32): Höchstens 12,0 Prozent, mit 1,000 g pulverisierter Droge (355) durch 2 h langes Trocknen im Trockenschrank bei 100 bis 105 °C bestimmt.

Asche (2.4.16): Höchstens 5,0 Prozent.

Gehaltsbestimmung

Die Bestimmung wird nach „Bestimmung des Gerbstoffgehalts pflanzlicher Drogen" (2.8.14) mit 0,500 g pulverisierter Droge (180) durchgeführt.

Lagerung

Gut verschlossen, vor Licht geschützt.

2000, 532

Tragant

Tragacantha

Definition

Tragant ist die an der Luft erhärtete, gummiartige Ausscheidung, die natürlich oder nach Einschneiden aus Stamm und Ästen von *Astragalus gummifer* Labill. und von bestimmten anderen westasiatischen Arten der Gattung *Astragalus* ausfließt.

Eigenschaften

Die Droge weist die unter „Prüfung auf Identität, A und B“ beschriebenen makroskopischen und mikroskopischen Merkmale auf.

Prüfung auf Identität

A. Die Droge besteht aus dünnen, abgeflachten, mehr oder weniger bogenartigen, weißen bis blaßgelblichen, durchscheinenden Bändern. Die Bänder sind etwa 30 mm lang, 10 mm breit und bis 1 mm dick, hornig mit kurzem Bruch. Die Oberfläche weist feine Längsstreifen und querverlaufende, konzentrische Rippen auf. Die Droge kann auch etwas dickere, stärker opake und schwieriger zu brechende Stücke enthalten.

B. Die Droge wird pulverisiert (355). Das Pulver ist weiß bis fast weiß und bildet mit der etwa 10fachen Menge Wasser *R* ein schleimiges Gel. Die Prüfung erfolgt unter dem Mikroskop, wobei eine 50prozentige Lösung (*V/V*) von Glycerol *R* verwendet wird. Das Pulver weist in der gummösen Masse zahlreich gestreifte Zellwände auf, die sich mit iodhaltiger Zinkchlorid-Lösung *R* langsam violett färben. In der gummösen Masse finden sich einzeln oder in kleinen Gruppen rundliche, gelegentlich deformierte Stärkekörner, die 4 bis 10 µm, ausnahmsweise bis 20 µm messen. Diese weisen einen zentralen, im polarisierten Licht sichtbaren Spalt auf.

C. Die bei der Prüfung „Arabisches Gummi“ (siehe „Prüfung auf Reinheit“) erhaltenen Chromatogramme werden ausgewertet. Das Chromatogramm der Untersuchungslösung zeigt die 3 der Galactose, der Arabinose und der Xylose entsprechenden Zonen. Eine schwache gelbliche Zone kann an der Fließmittelfront und eine graugrüne Zone kann zwischen den Zonen der Galactose und der Arabinose vorhanden sein.

D. 0,5 g pulverisierte Droge (355) werden mit 1 ml Ethanol 96 % *R* benetzt und in kleinen Anteilen und unter Schütteln mit 50 ml Wasser *R* versetzt, bis ein homogener Schleim entstanden ist. 5 ml Schleim werden mit 5 ml Wasser *R* und 2 ml Bariumhydroxid-Lösung *R* versetzt, wobei ein leichter, flockiger Niederschlag entsteht. Wird die Mischung 10 min lang im Wasserbad erhitzt, entsteht eine intensive Gelbfärbung.

Prüfung auf Reinheit

Arabisches Gummi: Die Prüfung erfolgt mit Hilfe der Dünnschichtchromatographie (2.2.27) unter Verwendung einer DC-Platte mit Kieselgel *R*.

Untersuchungslösung: 100 mg pulverisierte Droge (355) werden in einem dickwandigen Zentrifugenröhrchen mit 2 ml einer Lösung von Trifluoressigsäure *R* (100 g · l^{-1}) versetzt. Das entstandene Gel wird durch kräftiges Schütteln verflüssigt und das verschlossene Röhrchen mit der Mischung 1 h lang bei 120 °C erhitzt. Das Hydrolysat wird zentrifugiert, die klare, überstehende Flüssigkeit sorgfältig in einen 50-ml-Kolben überführt, mit 10 ml Wasser *R* versetzt und die Lösung bei reduziertem Druck zur Trockne eingedampft. Der entstandene klare Film wird mit 0,1 ml Wasser *R* und 0,9 ml Methanol *R* versetzt. Anschließend wird zentrifugiert, um den amorphen Niederschlag abzutrennen, und die überstehende Flüssigkeit falls erforderlich mit Methanol *R* zu 1 ml ergänzt.

Referenzlösung: Je 10 mg Arabinose *R*, Galactose *R*, Rhamnose *R* und Xylose *R* werden in 1 ml Wasser *R* gelöst. Die Lösung wird mit Methanol *R* zu 10 ml verdünnt.

Auf die Platte werden 10 µl jeder Lösung bandförmig aufgetragen. Die Chromatographie erfolgt mit einer Mischung von 10 Volumteilen einer Lösung von Natriumdihydrogenphosphat *R* (16 g · l^{-1}), 40 Volumteilen 1-Butanol *R* und 50 Volumteilen Aceton *R* über eine Laufstrecke von 10 cm. Die Platte wird einige Minuten lang im Warmluftstrom getrocknet. Anschließend wird mit dem gleichen Fließmittel über eine Laufstrecke von 15 cm chromatographiert. Die Platte wird 10 min lang bei 110 °C getrocknet, mit Anisaldehyd-Reagenz *R* besprüht und nochmals 10 min lang bei 110 °C erhitzt. Das Chromatogramm der Referenzlösung zeigt 4 deutlich getrennte, gefärbte Zonen, die in der Reihenfolge der zunehmenden R_f-Werte der Galactose (graugrün bis grün), der Arabinose (gelblichgrün), der Xylose (grünlichgrau oder gelblichgrau) und der Rhamnose (gelblichgrün) entsprechen. Das Chromatogramm der Untersuchungslösung darf keine gelblichgrüne Zone zeigen, die der Zone der Rhamnose im Chromatogramm der Referenzlösung entspricht.

Methylcellulose: Die bei der Prüfung „Arabisches Gummi“ erhaltenen Chromatogramme werden ausgewertet. Im Chromatogramm der Untersuchungslösung darf nahe der Fließmittelfront keine rote Zone sichtbar sein.

***Sterculia*-Gummi:**

A. In einem 10-ml-Meßzylinder mit Schliffstopfen (Einteilung in 0,1 ml) werden 0,2 g pulverisierte Droge (355) mit 10 ml Ethanol 60 % *R* geschüttelt. Das Volumen des Schleims darf höchstens 1,5 ml betragen.

B. 1,0 g pulverisierte Droge (355) wird mit 100 ml Wasser *R* versetzt und geschüttelt. Nach Zusatz von 0,1 ml Methylrot-Lösung *R* dürfen höchstens 5,0 ml Natriumhydroxid-Lösung (0,01 mol · l^{-1}) bis zum Farbumschlag verbraucht werden.

Fremde Substanzen: In einem 250-ml-Rundkolben werden 2,0 g pulverisierte Droge (355) mit 95 ml Methanol *R* versetzt. Das durch Umschwenken des Kolbens befeuchtete Drogenpulver wird mit 60 ml Salzsäure *R* 1 versetzt. Nach Zusatz einiger Glasperlen mit einem Durchmesser von etwa 4 mm wird unter gelegentlichem Umschütteln 3 h lang im Wasserbad unter Rückflußkühlung zum Sieden erhitzt. Nach Entfernung der Glasperlen wird die heiße Suspension durch einen zuvor gewogenen Glassintertiegel (160) abgesaugt. Der Rundkolben wird mit einer kleinen Menge Wasser *R* ausgespült und die Waschflüssigkeit ebenfalls abgesaugt. Der Rückstand im Glassintertiegel wird mit etwa 40 ml Methanol *R* gewaschen und etwa 1 h lang bei 110 °C bis zur Massekonstanz getrocknet. Nach dem Erkalten im Exsikkator wird gewogen. Der Rückstand darf höchstens 20 mg (1,0 Prozent) betragen.

Durchflußzeit: Mindestens 10 s. Wird die Substanz zur Herstellung von Emulsionen verwendet, mindestens 50 s. In einem 1000-ml-Rundkolben mit Schliffstopfen wird 1,0 g pulverisierte Droge (125 bis 250) mit 8,0 ml Ethanol 96 % *R* versetzt und nach dem Verschließen des Kolbens die Suspension, ohne mit dem Stopfen in Berührung gebracht zu werden, durch Umschwenken über die innere Oberfläche des Kolbens verteilt. Nach dem Öffnen des Kolbens werden auf einmal 72,0 ml Wasser *R* zugesetzt. Nach dem Verschließen wird der Kolben 3 min lang kräftig geschüttelt. Nach 24 h langem Stehenlassen wird erneut 3 min lang kräftig geschüttelt. Luftblasen werden durch 5 min langes Anlegen eines Vakuums entfernt. Ein 50-ml-Meßzylinder wird mit dem Schleim gefüllt. In den Schleim wird ein 200 mm langes Glasrohr getaucht, dessen innerer Durchmesser 6,0 mm beträgt und das 20 mm sowie 120 mm vom unteren Ende entfernt jeweils eine Marke trägt. Das Glasrohr darf nicht mit oberflächenaktiven Substanzen gereinigt worden sein. Sobald der Schleim im Glasrohr die obere Marke erreicht hat, wird das Rohr mit dem Finger verschlossen und aus dem Meßzylinder genommen. Mit einer Stoppuhr wird die Zeit gemessen, die der Schleim nach Entfernen des Fingers braucht, um mit seinem Meniskus die untere Marke zu erreichen. Die Prüfung wird 4mal durchgeführt und der Mittelwert der letzten 3 Messungen errechnet.

Asche (2.4.16): Höchstens 4,0 Prozent.

Mikrobielle Verunreinigung:
Keimzahl (2.6.12): Höchstens 10^4 koloniebildende, aerobe Einheiten je Gramm Droge, durch Auszählen auf Agarplatten bestimmt.

Spezifizierte Mikroorganismen (2.6.13): *Escherichia coli* und Salmonellen dürfen nicht vorhanden sein.

Lagerung

Gut verschlossen, vor Licht geschützt.

Beschriftung

Die Beschriftung gibt insbesondere an, ob die Substanz für die Herstellung von Emulsionen bestimmt ist oder nicht.

Dieser Text enthält für die englisch- und/oder französischsprachige 4. Ausgabe 2002 vorgesehene Berichtigungen.

2001, 875

Tranexamsäure

Acidum tranexamicum

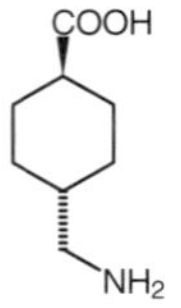

$C_8H_{15}NO_2$ M_r 157,2

Definition

trans-4-(Aminomethyl)cyclohexancarbonsäure

Gehalt: 99,0 bis 101,0 Prozent (getrocknete Substanz)

Eigenschaften

Aussehen: weißes, kristallines Pulver

Löslichkeit: leicht löslich in Wasser und Essigsäure 99 %, praktisch unlöslich in Aceton und Ethanol

Prüfung auf Identität

IR-Spektroskopie (2.2.24)

Probenvorbereitung: Preßlinge

Vergleich: Tranexamsäure *CRS*

Prüfung auf Reinheit

***p*H-Wert** (2.2.3): 7,0 bis 8,0
2,5 g Substanz werden in kohlendioxidfreiem Wasser *R* zu 50 ml gelöst.

Verwandte Substanzen: Flüssigchromatographie (2.2.29)

Untersuchungslösung: 0,20 g Substanz werden in Wasser *R* zu 20,0 ml gelöst.

Referenzlösung a: 5,0 ml Untersuchungslösung werden mit Wasser *R* zu 100,0 ml verdünnt. 1,0 ml dieser Lösung wird mit Wasser *R* zu 10,0 ml verdünnt.

Referenzlösung b: 10 mg Tranexamsäure-Verunreinigung C *CRS* werden in Wasser *R* zu 100,0 ml gelöst. 1,0 ml Lösung wird mit 1,0 ml Untersuchungslösung versetzt und mit Wasser *R* zu 50,0 ml verdünnt.

Säule

- Größe: l = 0,25 m, ∅ = 4,6 mm oder l = 0,25 m, ∅ = 6,0 mm
- Stationäre Phase: octadecylsilyliertes Kieselgel zur Chromatographie *R* (5 µm)

Mobile Phase: 11,0 g wasserfreies Natriumdihydrogenphosphat *R* werden in 500 ml Wasser *R* gelöst. Die Lösung wird mit 5 ml Triethylamin *R* und 1,4 g Natriumdodecylsulfat *R* versetzt, mit Phosphorsäure 10 % *R* auf einen *p*H-Wert von 2,5 eingestellt und mit Wasser *R* zu 600 ml verdünnt. Nach Zusatz von 400 ml Methanol *R* wird gemischt.

Durchflußrate: 0,9 ml/min

Detektion: Spektrometer bei 220 nm

Einspritzen: 20 µl

Chromatographiedauer: 3fache Retentionszeit von Tranexamsäure

Relative Retention (bezogen auf Tranexamsäure, t_R etwa 13 min):
- Verunreinigung C: etwa 1,1
- Verunreinigung D: etwa 1,3
- Verunreinigung B: etwa 1,5
- Verunreinigung A: etwa 2,1

Eignungsprüfung

- Auflösung: mindestens 2,0 zwischen den Peaks der Tranexamsäure und der Verunreinigung C im Chromatogramm der Referenzlösung b

Grenzwerte
- Korrekturfaktoren: Zur Berechnung der Gehalte wird die Peakfläche folgender Verunreinigungen mit dem entsprechenden Korrekturfaktor multipliziert:
  Verunreinigung B = 1,2
  Verunreinigung C = 0,005
  Verunreinigung D = 0,006
- Verunreinigung A: nicht größer als das 0,2fache der Fläche des Hauptpeaks im Chromatogramm der Referenzlösung a (0,1 Prozent)
- Verunreinigung B: nicht größer als das 0,4fache der Fläche des Hauptpeaks im Chromatogramm der Referenzlösung a (0,2 Prozent)
- Jede weitere Verunreinigung: nicht größer als das 0,2fache der Fläche des Hauptpeaks im Chromatogramm der Referenzlösung a (0,1 Prozent)
- Summe aller weiteren Verunreinigungen: nicht größer als das 0,4fache der Fläche des Hauptpeaks im Chromatogramm der Referenzlösung a (0,2 Prozent)
- Ohne Berücksichtigung bleiben: Peaks, deren Fläche kleiner ist als das 0,05fache der Fläche des Hauptpeaks im Chromatogramm der Referenzlösung a (0,025 Prozent)

Halogenid, berechnet als Chlorid (2.4.4): höchstens 140 ppm
1,2 g Substanz werden in Wasser *R* zu 50 ml gelöst. 15 ml Lösung müssen der Grenzprüfung auf Chlorid entsprechen.

Schwermetalle (2.4.8): höchstens 10 ppm
2,0 g Substanz werden in Wasser *R* zu 20 ml gelöst. 12 ml Lösung müssen der Grenzprüfung A auf Schwermetalle entsprechen. Zur Herstellung der Referenzlösung wird die Blei-Lösung (1 ppm Pb) *R* verwendet.

Trocknungsverlust (2.2.32): höchstens 0,5 Prozent, mit 1,000 g Substanz durch 2 h langes Trocknen im Trockenschrank bei 100 bis 105 °C bestimmt

Sulfatasche (2.4.14): höchstens 0,1 Prozent, mit 1,0 g Substanz bestimmt

Gehaltsbestimmung

0,140 g Substanz, in 20 ml wasserfreier Essigsäure *R* gelöst, werden mit Perchlorsäure (0,1 mol · l^{-1}) titriert. Der Endpunkt wird mit Hilfe der Potentiometrie (2.2.20) bestimmt.

1 ml Perchlorsäure (0,1 mol · l^{-1}) entspricht 15,72 mg $C_8H_{15}NO_2$.

Verunreinigungen

Qualifizierte Verunreinigungen: A, B

Andere bestimmbare Verunreinigungen: C, D

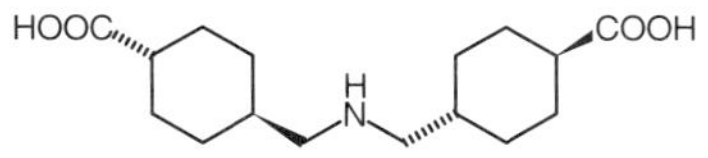

A. *trans,trans*-4,4′-(Iminodimethylen)di(cyclohexancarbonsäure)

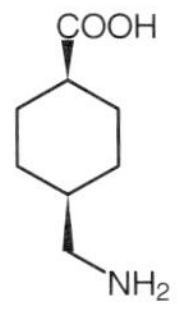

B. *cis*-4-(Aminomethyl)cyclohexancarbonsäure

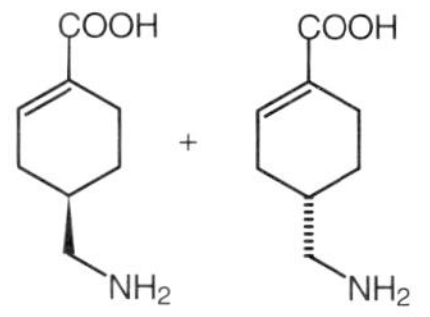

C. (*RS*)-4-(Aminomethyl)cyclohex-1-encarbonsäure

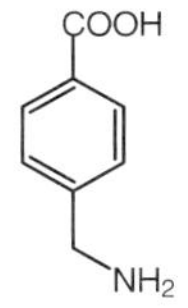

D. 4-Aminomethylbenzoesäure.

2001, 1576

Trapidil

Trapidilum

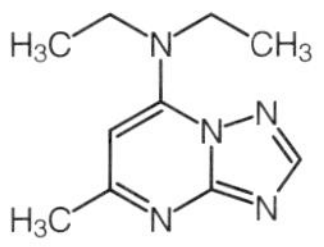

$C_{10}H_{15}N_5$ M_r 205,3

Definition

N,N-Diethyl-5-methyl-[1,2,4]triazolo[1,5-*a*]pyrimidin-7-amin

Gehalt: 99,0 bis 101,0 Prozent (getrocknete Substanz)

Eigenschaften

Aussehen: weißes bis fast weißes, kristallines Pulver

Löslichkeit: leicht löslich in Wasser, löslich in Dichlormethan und wasserfreiem Ethanol

Schmelztemperatur: etwa 102 °C

Prüfung auf Identität

IR-Spektroskopie (2.2.24)

Vergleich: Trapidil *CRS*

Prüfung auf Reinheit

Prüflösung: 2,0 g Substanz werden in kohlendioxidfreiem Wasser *R* zu 100 ml gelöst.

Aussehen der Lösung: Die Prüflösung muß klar (2.2.1) und farblos (2.2.2, Methode II) sein.

Sauer oder alkalisch reagierende Substanzen: 10 ml Prüflösung werden mit 0,2 ml Methylrot-Lösung *R* und 0,2 ml Salzsäure ($0,01 \text{ mol} \cdot l^{-1}$) versetzt. Die Lösung muß rot gefärbt sein. Nach Zusatz von 0,4 ml Natriumhydroxid-Lösung ($0,01 \text{ mol} \cdot l^{-1}$) muß die Lösung gelb gefärbt sein.

Verwandte Substanzen: Flüssigchromatographie (2.2.29)

Untersuchungslösung: 20,0 mg Substanz werden in der mobilen Phase zu 10,0 ml gelöst.

Referenzlösung a: 5,0 mg Trapidil-Verunreinigung A *CRS* werden in der mobilen Phase zu 50,0 ml gelöst. 1,0 ml Lösung wird mit der mobilen Phase zu 50,0 ml verdünnt.

Referenzlösung b: 5,0 mg Trapidil-Verunreinigung B *CRS* werden in der mobilen Phase zu 50,0 ml gelöst. 1,0 ml Lösung wird mit der mobilen Phase zu 50,0 ml verdünnt.

Referenzlösung c: Gleiche Volumteile Referenzlösung a und b werden gemischt.

Säule

- Größe: $l = 0,125$ m, $\varnothing = 4,0$ mm
- Stationäre Phase: desaktiviertes, octadecylsilyliertes Kieselgel zur Chromatographie *R* (5 µm)

Mobile Phase: 50 ml Methanol *R*, 75 ml Acetonitril *R* und 800 ml einer Lösung von Kaliumdihydrogenphosphat *R* ($1,7 \text{ g} \cdot l^{-1}$), die zuvor mit Phosphorsäure 85 % *R* auf einen *p*H-Wert von 2,45 eingestellt wurde, werden gemischt und mit Wasser *R* zu 1000 ml verdünnt.

Durchflußrate: 1,0 ml/min

Detektion: Spektrometer bei 205 nm

Einspritzen: 10 µl

Chromatographiedauer: 3fache Retentionszeit von Trapidil

Eignungsprüfung

- Auflösung: mindestens 4,0 zwischen den Peaks von Verunreinigung A und B im Chromatogramm der Referenzlösung c

Grenzwerte

- Verunreinigung A: nicht größer als die Fläche des Hauptpeaks im Chromatogramm der Referenzlösung a (0,1 Prozent)
- Verunreinigung B: nicht größer als die Fläche des Hauptpeaks im Chromatogramm der Referenzlösung b (0,1 Prozent)
- Jede weitere Verunreinigung: nicht größer als die Fläche des Hauptpeaks im Chromatogramm der Referenzlösung a (0,1 Prozent)
- Summe aller Verunreinigungen: höchstens das 5fache der Fläche des Hauptpeaks im Chromatogramm der Referenzlösung a (0,5 Prozent)
- Ohne Berücksichtigung bleiben: Peaks, deren Fläche kleiner ist als das 0,1fache der Fläche des Hauptpeaks im Chromatogramm der Referenzlösung a (0,01 Prozent)

Chlorid (2.4.4): höchstens 100 ppm

0,25 g Substanz werden in 10 ml Wasser *R* gelöst. Die Lösung, mit Wasser *R* zu 15 ml verdünnt, muß der Grenzprüfung auf Chlorid entsprechen. Zur Herstellung der Referenzlösung werden 5 ml Chlorid-Lösung (5 ppm Cl) *R* verwendet.

Ammonium (2.4.1): höchstens 20 ppm

0,50 g Substanz müssen der Grenzprüfung A auf Ammonium entsprechen. Zur Herstellung der Referenzlösung werden 0,1 ml Ammonium-Lösung (100 ppm NH_4) *R* verwendet.

Schwermetalle (2.4.8): höchstens 10 ppm

2,0 g Substanz werden in 20 ml Wasser *R* gelöst. 12 ml Lösung müssen der Grenzprüfung A auf Schwermetalle entsprechen. Zur Herstellung der Referenzlösung wird die Blei-Lösung (1 ppm Pb) *R* verwendet.

Trocknungsverlust (2.2.32): höchstens 0,5 Prozent, mit 1,000 g Substanz durch 3 h langes Trocknen im Vakuum bei 60 °C bestimmt

Sulfatasche (2.4.14): höchstens 0,1 Prozent, mit 1,0 g Substanz bestimmt

Gehaltsbestimmung

0,180 g Substanz, in 50 ml wasserfreier Essigsäure *R* gelöst, werden mit Perchlorsäure ($0,1 \text{ mol} \cdot l^{-1}$) titriert. Der Endpunkt wird mit Hilfe der Potentiometrie (2.2.20) bestimmt.

1 ml Perchlorsäure ($0,1 \text{ mol} \cdot l^{-1}$) entspricht 20,53 mg $C_{10}H_{15}N_5$.

Lagerung

Vor Licht geschützt

Verunreinigungen

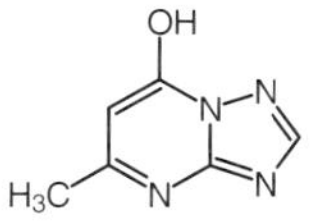

A. 5-Methyl-[1,2,4]triazolo[1,5-*a*]pyrimidin-7-ol

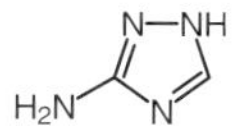

B. 1,2,4-Triazol-3-amin.

2000, 693

Tretinoin

Tretinoinum

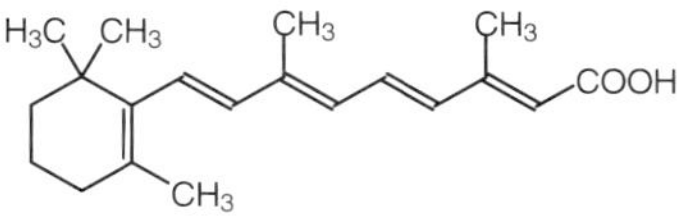

$C_{20}H_{28}O_2$ M_r 300,4

Definition

Tretinoin enthält mindestens 98,0 und höchstens 102,0 Prozent (2*E*,4*E*,6*E*,8*E*)-3,7-Dimethyl-9-(2,6,6-trimethylcyclohex-1-enyl)nona-2,4,6,8-tetraensäure, berechnet auf die getrocknete Substanz.

Eigenschaften

Gelbes bis schwach orangefarbenes, kristallines Pulver; praktisch unlöslich in Wasser, löslich in Dichlormethan, schwer löslich in Ethanol.

Die Substanz ist gegen Luft, Wärme und Licht empfindlich, besonders in Lösung.

Die Substanz schmilzt bei etwa 182 °C unter Zersetzung.

Alle Prüfungen müssen so rasch wie möglich und unter Ausschluß direkter Lichteinwirkung durchgeführt werden; die Lösungen sind frisch herzustellen.

Prüfung auf Identität

1: A, B.
2: A, C, D.

A. 75,0 mg Substanz werden in 5 ml Dichlormethan *R* gelöst. Die Lösung wird sofort mit angesäuertem 2-Propanol (hergestellt durch Verdünnen von 1 ml Salzsäure (0,01 mol · l^{-1}) mit 2-Propanol *R* zu 1000 ml) zu 100,0 ml verdünnt. 5,0 ml dieser Lösung werden mit angesäuertem 2-Propanol zu 100,0 ml verdünnt. 5,0 ml letzterer Lösung werden mit angesäuertem 2-Propanol zu 50,0 ml verdünnt. Die Lösung, zwischen 300 und 400 nm gemessen, zeigt ein Absorptionsmaximum (2.2.25) bei 353 nm. Die spezifische Absorption, im Maximum gemessen, liegt zwischen 1455 und 1545.

B. Die Prüfung erfolgt mit Hilfe der IR-Spektroskopie (2.2.24) durch Vergleich des Spektrums der Substanz mit dem von Tretinoin *CRS*. Die Prüfung erfolgt mit Hilfe von Preßlingen.

C. Die Prüfung erfolgt mit Hilfe der Dünnschichtchromatographie (2.2.27) unter Verwendung einer DC-Platte mit Kieselgel GF_{254} *R*.

Untersuchungslösung: 10 mg Substanz werden in Dichlormethan *R* zu 10 ml gelöst.

Referenzlösung: 10 mg Tretinoin *CRS* werden in Dichlormethan *R* zu 10 ml gelöst.

Auf die Platte werden 5 µl jeder Lösung aufgetragen. Die Chromatographie erfolgt mit einer Mischung von 2 Volumteilen Essigsäure 98 % *R*, 4 Volumteilen Aceton *R*, 40 Volumteilen peroxidfreiem Ether *R* und 54 Volumteilen Cyclohexan *R* über eine Laufstrecke von 15 cm. Die Platte wird an der Luft trocknen gelassen und im ultravioletten Licht bei 254 nm ausgewertet. Der Hauptfleck im Chromatogramm der Untersuchungslösung entspricht in bezug auf Lage und Größe dem Hauptfleck im Chromatogramm der Referenzlösung.

D. Werden etwa 5 mg Substanz in 2 ml Antimon(III)-chlorid-Lösung *R* gelöst, entsteht eine intensive Rotfärbung, die später violett wird.

Prüfung auf Reinheit

Verwandte Substanzen: Die Prüfung erfolgt mit Hilfe der Flüssigchromatographie (2.2.29).

Untersuchungslösung: 0,100 g Substanz werden in Methanol *R* zu 50,0 ml gelöst.

Referenzlösung a: 10,0 mg Isotretinoin *CRS* werden in Methanol *R* zu 10,0 ml gelöst.

Referenzlösung b: 1,0 ml Referenzlösung a wird mit Methanol *R* zu 25,0 ml verdünnt.

Referenzlösung c: 1,0 ml Referenzlösung a und 0,5 ml Untersuchungslösung werden gemischt. Die Lösung wird mit Methanol *R* zu 25,0 ml verdünnt.

Referenzlösung d: 0,5 ml Untersuchungslösung werden mit Methanol *R* zu 100,0 ml verdünnt.

Die Chromatographie kann durchgeführt werden mit

- einer Säule aus rostfreiem Stahl von 0,15 m Länge und 4,6 mm innerem Durchmesser, gepackt mit octadecylsilyliertem Kieselgel zur Chromatographie *R* (3 µm)
- einer Mischung von 5 Volumteilen Essigsäure 98 % *R*, 225 Volumteilen Wasser *R* und 770 Volumteilen Methanol *R* als mobile Phase bei einer Durchflußrate von 1,0 ml je Minute

– einem Spektrometer als Detektor bei einer Wellenlänge von 355 nm.

Je 10 µl Referenzlösung b, c und d sowie Untersuchungslösung werden eingespritzt. Die Empfindlichkeit des Systems wird so eingestellt, daß die Höhe des Hauptpeaks im Chromatogramm der Referenzlösung b mindestens 70 Prozent des maximalen Ausschlags beträgt. Die Prüfung darf nur ausgewertet werden, wenn die Auflösung zwischen den Peaks des Isotretinoins und des Tretinoins im Chromatogramm der Referenzlösung c mindestens 2,0 beträgt.

Im Chromatogramm der Untersuchungslösung darf die Fläche eines dem Isotretinoin entsprechenden Peaks nicht größer sein als die des Hauptpeaks im Chromatogramm der Referenzlösung b (2,0 Prozent). Im Chromatogramm der Untersuchungslösung darf die Summe aller Peakflächen, mit Ausnahme der des Hauptpeaks und des Isotretinoin-Peaks, nicht größer sein als die Fläche des Hauptpeaks im Chromatogramm der Referenzlösung d (0,5 Prozent).

Schwermetalle (2.4.8): 0,5 g Substanz müssen der Grenzprüfung D auf Schwermetalle entsprechen (20 ppm). Zur Herstellung der Referenzlösung wird 1 ml Blei-Lösung (10 ppm Pb) *R* verwendet.

Trocknungsverlust (2.2.32): Höchstens 0,5 Prozent, mit 1,000 g Substanz durch Trocknen im Trockenschrank bei 100 bis 105 °C bestimmt.

Sulfatasche (2.4.14): Höchstens 0,1 Prozent, mit 1,0 g Substanz bestimmt.

Gehaltsbestimmung

0,200 g Substanz, in 70 ml Aceton *R* gelöst, werden mit Tetrabutylammoniumhydroxid-Lösung (0,1 mol · l^{-1}) titriert. Der Endpunkt wird mit Hilfe der Potentiometrie (2.2.20) bestimmt.

1 ml Tetrabutylammoniumhydroxid-Lösung (0,1 mol · l^{-1}) entspricht 30,04 mg $C_{20}H_{28}O_2$.

Lagerung

Dicht verschlossen, vor Licht geschützt, unterhalb von 25 °C. Der Inhalt eines geöffneten Behältnisses sollte so schnell wie möglich verbraucht werden. Der nicht sofort verwendete Anteil muß unter Inertgas gelagert werden.

Verunreinigungen

A. Isotretinoin

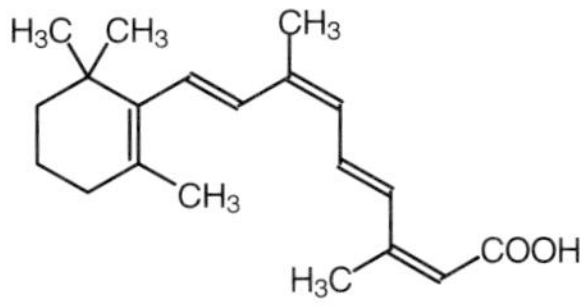

B. (2*Z*,4*E*,6*Z*,8*E*)-3,7-Dimethyl-9-(2,6,6-trimethyl=cyclohex-1-enyl)nona-2,4,6,8-tetraensäure (9,13-Di-*cis*-retinsäure)

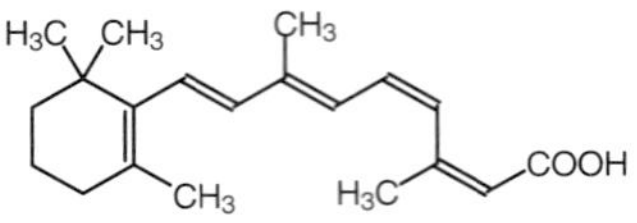

C. (2*Z*,4*Z*,6*E*,8*E*)-3,7-Dimethyl-9-(2,6,6-trimethyl=cyclohex-1-enyl)nona-2,4,6,8-tetraensäure (11,13-Di-*cis*-retinsäure)

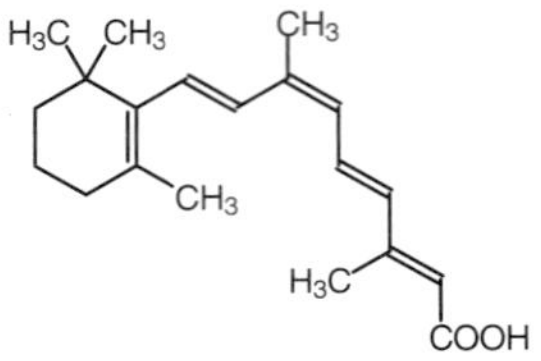

D. (2*Z*,4*E*,6*Z*,8*E*)-3,7-Dimethyl-9-(2,6,6-trimethyl=cyclohex-1-enyl)nona-2,4,6,8-tetraensäure (9-*cis*-Retinsäure)

E. Oxidationsprodukte von Tretinoin.

1999, 1376

Triamcinolon

Triamcinolonum

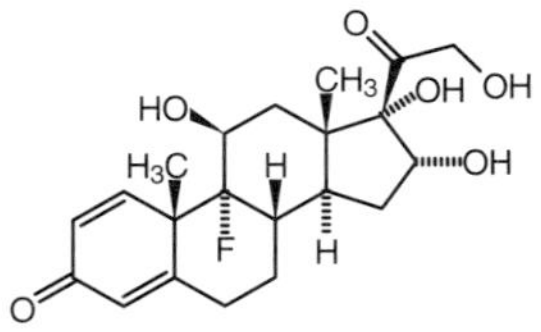

$C_{21}H_{27}FO_6$ M_r 394,4

Definition

Triamcinolon enthält mindestens 97,0 und höchstens 103,0 Prozent 9-Fluor-11β,16α,17,21-tetrahydroxypreg=na-1,4-dien-3,20-dion, berechnet auf die wasserfreie Substanz.

Eigenschaften

Weißes bis fast weißes, kristallines Pulver; praktisch unlöslich in Wasser, schwer löslich in Methanol, praktisch unlöslich in Dichlormethan.

Die Substanz zeigt Polymorphie.

Prüfung auf Identität

A. Die Prüfung erfolgt mit Hilfe der IR-Spektroskopie (2.2.24) durch Vergleich des Spektrums der Substanz mit dem von Triamcinolon *CRS*. Wenn die Spektren bei der Prüfung unterschiedlich sind, werden Substanz und Referenzsubstanz getrennt in Methanol *R* gelöst. Nach dem Eindampfen der Lösungen zur Trockne werden die Rückstände bei 60 °C und höchstens 0,7 kPa getrocknet. Anschließend werden mit den Rückständen erneut Spektren aufgenommen.

B. Die Prüfung erfolgt mit Hilfe der Dünnschichtchromatographie (2.2.27) unter Verwendung einer Schicht eines geeigneten Kieselgels, das einen Fluoreszenzindikator mit intensivster Anregung der Fluoreszenz bei 254 nm enthält.

Die Lösungen werden unmittelbar vor der Verwendung hergestellt und vor Licht geschützt. Die Platte wird sofort nach der Chromatographie im ultravioletten Licht ausgewertet.

Untersuchungslösung: 10 mg Substanz werden in Methanol *R* zu 10 ml gelöst.

Referenzlösung a: 20 mg Triamcinolon *CRS* werden in Methanol *R* zu 20 ml gelöst.

Referenzlösung b: 10 mg Dexamethason *CRS* werden in der Referenzlösung a zu 10 ml gelöst.

Auf die Platte werden 5 µl jeder Lösung aufgetragen. Die Chromatographie erfolgt mit einer Mischung von 1,2 Volumteilen Wasser *R* und 8 Volumteilen Methanol *R*, die einer Mischung von 15 Volumteilen Ether *R* und 77 Volumteilen Dichlormethan *R* zugesetzt wird, über eine Laufstrecke von 15 cm. Die Platte wird an der Luft trocknen gelassen und anschließend im ultravioletten Licht bei 254 nm ausgewertet. Der Hauptfleck im Chromatogramm der Untersuchungslösung entspricht in bezug auf Lage und Größe dem Hauptfleck im Chromatogramm der Referenzlösung a. Die Prüfung darf nur ausgewertet werden, wenn das Chromatogramm der Referenzlösung b deutlich voneinander getrennt 2 Flecke zeigt.

Prüfung auf Reinheit

Spezifische Drehung (2.2.7): 0,10 g Substanz werden in Dimethylformamid *R* zu 10,0 ml gelöst. Die spezifische Drehung muß zwischen +65 und +72° liegen, berechnet auf die wasserfreie Substanz.

Verwandte Substanzen: Die Prüfung erfolgt mit Hilfe der Flüssigchromatographie (2.2.29).

Die Lösungen werden unmittelbar vor der Verwendung hergestellt und vor Licht geschützt.

Untersuchungslösung: 20,0 mg Substanz werden in Methanol *R* zu 20,0 ml gelöst.

Referenzlösung: 1,0 ml Untersuchungslösung wird mit Methanol *R* zu 100,0 ml verdünnt.

Die Chromatographie kann durchgeführt werden mit
- einer Säule aus rostfreiem Stahl von 0,25 m Länge und 4,6 mm innerem Durchmesser, gepackt mit octadecylsilyliertem Kieselgel zur Chromatographie *R* (5 µm)
- einer Mischung gleicher Volumteile Wasser *R* und Methanol *R* als mobile Phase bei einer Durchflußrate von 2 ml je Minute
- einem Spektrometer als Detektor bei einer Wellenlänge von 238 nm.

20 µl Referenzlösung werden eingespritzt. Die Empfindlichkeit des Systems wird so eingestellt, daß die Höhe des Hauptpeaks im Chromatogramm mindestens 50 Prozent des maximalen Ausschlags beträgt. Wird das Chromatogramm unter den vorgeschriebenen Bedingungen aufgezeichnet, beträgt die Retentionszeit für Triamcinolon etwa 5 min. Die Prüfung darf nur ausgewertet werden, wenn die Anzahl der theoretischen Böden, berechnet für den Triamcinolon-Peak, mindestens 5000 beträgt.

20 µl Untersuchungslösung werden eingespritzt. Die Chromatographie erfolgt über eine Dauer, die der 4fachen Retentionszeit des Hauptpeaks entspricht. Im Chromatogramm der Untersuchungslösung darf keine Peakfläche, mit Ausnahme der des Hauptpeaks, größer sein als das 2fache der Fläche des Hauptpeaks im Chromatogramm der Referenzlösung (2 Prozent), und höchstens eine dieser Peakflächen darf größer sein als die des Hauptpeaks im Chromatogramm der Referenzlösung (1 Prozent). Im Chromatogramm der Untersuchungslösung darf die Summe aller Peakflächen, mit Ausnahme der des Hauptpeaks, nicht größer sein als das 4fache der Fläche des Hauptpeaks im Chromatogramm der Referenzlösung (4 Prozent). Peaks, deren Fläche kleiner ist als das 0,05fache der Fläche des Hauptpeaks im Chromatogramm der Referenzlösung, werden nicht berücksichtigt.

Wasser (2.5.12): Höchstens 1,0 Prozent, mit 0,500 g Substanz nach der Karl-Fischer-Methode bestimmt.

Gehaltsbestimmung

Die Lösungen werden unmittelbar vor der Verwendung hergestellt und vor Licht geschützt.

20,0 mg Substanz werden in Ethanol 96 % *R* zu 100,0 ml gelöst. 10,0 ml Lösung werden mit Ethanol 96 % *R* zu 100,0 ml verdünnt. Die Absorption (2.2.25) wird im Maximum bei 238 nm gemessen.

Der Gehalt an $C_{21}H_{27}FO_6$ wird mit Hilfe der spezifischen Absorption berechnet ($A_{1\,cm}^{1\%}$ = 389).

Lagerung

Gut verschlossen, vor Licht geschützt.

Verunreinigungen

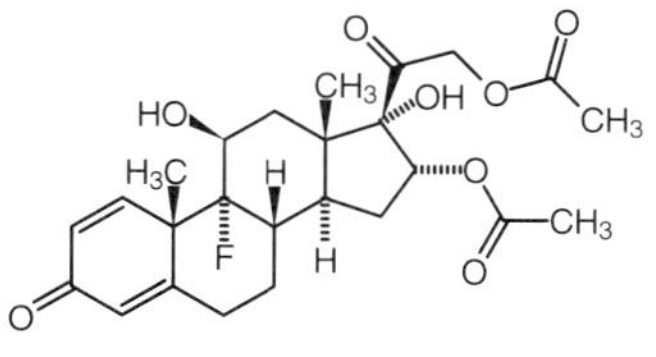

A. Triamcinolon-16,21-diacetat

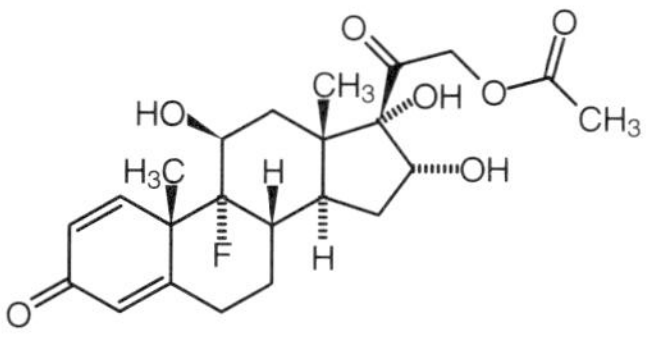

B. Triamcinolon-21-acetat.

1998, 533

Triamcinolonacetonid

Triamcinoloni acetonidum

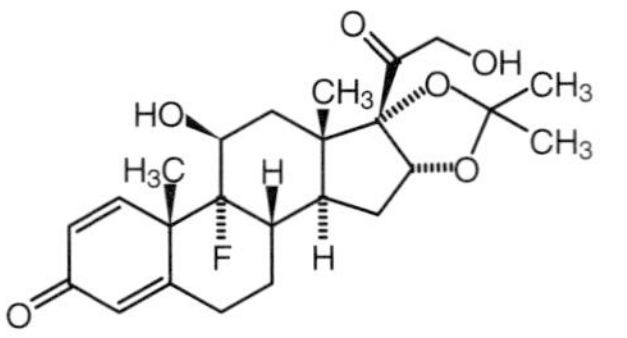

$C_{24}H_{31}FO_6$ M_r 434,5

Definition

Triamcinolonacetonid enthält mindestens 97,0 und höchstens 103,0 Prozent 9-Fluor-11β,21-dihydroxy-16α,17-(1-methylethylidendioxy)pregna-1,4-dien-3,20-dion, berechnet auf die wasserfreie Substanz.

Eigenschaften

Weißes bis fast weißes, kristallines Pulver; praktisch unlöslich in Wasser, wenig löslich in Ethanol, sehr schwer löslich in Ether.

Die Substanz zeigt Polymorphie.

Prüfung auf Identität

1: A, B.
2: C, D.

A. Die Prüfung erfolgt mit Hilfe der IR-Spektroskopie (2.2.24) durch Vergleich des Spektrums der Substanz mit dem von Triamcinolonacetonid *CRS*. Wenn die Spektren bei der Prüfung in fester Form unterschiedlich sind, werden Substanz und Referenzsubstanz getrennt in der eben notwendigen Menge Methanol *R* gelöst. Nach dem Eindampfen der Lösungen werden aus den Rückständen Preßlinge unter Verwendung eines Halogensalzes oder Pasten unter Verwendung von flüssigem Paraffin *R* hergestellt und erneut Spektren aufgenommen.

B. Die Prüfung erfolgt mit Hilfe der Dünnschichtchromatographie (2.2.27) unter Verwendung einer Schicht eines geeigneten Kieselgels, das einen Fluoreszenzindikator mit intensivster Anregung der Fluoreszenz bei 254 nm enthält.

Die Lösungen werden unmittelbar vor der Verwendung hergestellt und vor Licht geschützt. Die Platte wird sofort nach der Chromatographie im ultravioletten Licht ausgewertet.

Untersuchungslösung: 10 mg Substanz werden in Methanol *R* zu 10 ml gelöst.

Referenzlösung a: 20 mg Triamcinolonacetonid *CRS* werden in Methanol *R* zu 20 ml gelöst.

Referenzlösung b: 10 mg Triamcinolonhexacetonid *CRS* werden in der Referenzlösung a zu 10 ml gelöst.

Auf die Platte werden 5 µl jeder Lösung aufgetragen. Die Chromatographie erfolgt mit einer Mischung von 1,2 Volumteilen Wasser *R* und 8 Volumteilen Methanol *R*, die einer Mischung von 15 Volumteilen Ether *R* und 77 Volumteilen Dichlormethan *R* zugesetzt wird, über eine Laufstrecke von 15 cm. Die Platte wird an der Luft trocknen gelassen und im ultravioletten Licht bei 254 nm ausgewertet. Der Hauptfleck im Chromatogramm der Untersuchungslösung entspricht in bezug auf Lage und Größe dem Hauptfleck im Chromatogramm der Referenzlösung a. Die Prüfung darf nur ausgewertet werden, wenn das Chromatogramm der Referenzlösung b deutlich voneinander getrennt 2 Flecke zeigt.

C. Die Prüfung erfolgt mit Hilfe der Dünnschichtchromatographie (2.2.27) unter Verwendung einer Schicht eines geeigneten Kieselgels, das einen Fluoreszenzindikator mit intensivster Anregung der Fluoreszenz bei 254 nm enthält.

Die Lösungen werden unmittelbar vor der Verwendung hergestellt und vor Licht geschützt. Die Platte wird sofort nach der Chromatographie im ultravioletten Licht ausgewertet.

Untersuchungslösung a: 10 mg Substanz werden in Methanol *R* zu 10 ml gelöst.

Untersuchungslösung b: 10 mg Substanz werden in einem Scheidetrichter in 1,5 ml Essigsäure 98 % *R* gelöst. Die Lösung wird mit 0,5 ml einer Lösung von Chrom(VI)-oxid *R* ($20\ g \cdot l^{-1}$) versetzt und 60 min lang stehengelassen. Nach Zusatz von 5 ml Wasser *R* und 2 ml Dichlormethan *R* wird 2 min lang kräftig geschüttelt und nach Trennung der Phasen die untere Phase verwendet.

Referenzlösung a: 10 mg Triamcinolonacetonid *CRS* werden in Methanol *R* zu 10 ml gelöst.

Referenzlösung b: 10 mg Triamcinolonacetonid *CRS* werden in einem Scheidetrichter in 1,5 ml Essigsäure 98 % *R* gelöst. Die Lösung wird mit 0,5 ml einer Lösung von Chrom(VI)-oxid *R* ($20\ g \cdot l^{-1}$) versetzt und 60 min lang stehengelassen. Nach Zusatz von 5 ml Wasser *R* und 2 ml Dichlormethan *R* wird 2 min lang kräftig geschüttelt und nach Trennung der Phasen die untere Phase verwendet.

Auf die Platte werden 5 µl jeder Lösung aufgetragen. Die Chromatographie erfolgt mit einer Mischung von 1,2 Volumteilen Wasser *R* und 8 Volumteilen Methanol *R*, die einer Mischung von 15 Volumteilen Ether *R* und 77 Volumteilen Dichlormethan *R* zugesetzt wird, über eine Laufstrecke von 15 cm. Die Platte wird an der Luft trocknen gelassen und im ultravioletten Licht bei 254 nm ausgewertet. Der Hauptfleck in den Chromatogrammen der Untersuchungslösungen entspricht in bezug auf Lage und Größe dem Hauptfleck im Chromatogramm der entsprechenden Referenzlösung. Die Hauptflecke in den Chromatogrammen der Untersuchungslösung b und der Referenzlösung b haben einen deutlich größeren R_f-Wert als die Hauptflecke in den Chromatogrammen der Untersuchungslösung a und der Referenzlösung a.

D. Etwa 5 mg Substanz werden in einem Tiegel mit 45 mg schwerem Magnesiumoxid *R* gemischt. Die Mischung wird so lange geglüht, bis der Rückstand fast weiß ist (normalerweise weniger als 5 min lang). Nach dem Erkalten werden 1 ml Wasser *R*, 0,05 ml

Phenolphthalein-Lösung *R* 1 und etwa 1 ml verdünnte Salzsäure *R* zugesetzt, so daß die Lösung farblos ist. Die Mischung wird filtriert. Eine frisch hergestellte Mischung von 0,1 ml Alizarin-S-Lösung *R* und 0,1 ml Zirconiumnitrat-Lösung *R* wird mit 1,0 ml Filtrat versetzt. Nach dem Mischen wird 5 min lang stehengelassen und die Färbung mit der einer unter gleichen Bedingungen hergestellten Blindlösung verglichen. Die Lösung ist gelb, die Blindlösung rot gefärbt.

Prüfung auf Reinheit

Spezifische Drehung (2.2.7): 0,100 g Substanz werden in Dioxan *R* zu 10,0 ml gelöst. Die spezifische Drehung muß zwischen +100 und +107° liegen, berechnet auf die wasserfreie Substanz.

Verwandte Substanzen: Die Prüfung erfolgt mit Hilfe der Flüssigchromatographie (2.2.29).

Die Prüfungen werden unter Lichtschutz durchgeführt.

Untersuchungslösung: 25,0 mg Substanz werden in 7 ml Methanol *R* gelöst. Die Lösung wird mit Wasser *R* zu 10,0 ml verdünnt.

Referenzlösung a: 2 mg Triamcinolonacetonid *CRS* und 2 mg Triamcinolon *R* werden in der mobilen Phase zu 100,0 ml gelöst.

Referenzlösung b: 1,0 ml Untersuchungslösung wird mit der mobilen Phase zu 100,0 ml verdünnt.

Die Chromatographie kann durchgeführt werden mit

- einer Säule aus rostfreiem Stahl von 0,25 m Länge und 4,6 mm innerem Durchmesser, gepackt mit octadecylsilyliertem Kieselgel zur Chromatographie *R* (5 µm)
- folgender mobiler Phase bei einer Durchflußrate von 1,5 ml je Minute: In einem 1000-ml-Meßkolben werden 525 ml Methanol *R* und 400 ml Wasser *R* gemischt; die Mischung wird zum Äquilibrieren stehengelassen, mit Wasser *R* zu 1000 ml verdünnt und erneut gemischt
- einem Spektrometer als Detektor bei einer Wellenlänge von 254 nm.

Die Säule wird mit der mobilen Phase bei einer Durchflußrate von 1,5 ml je Minute etwa 10 min lang äquilibriert.

Die Empfindlichkeit des Systems wird so eingestellt, daß die Höhe des Hauptpeaks im Chromatogramm mit 20 µl Referenzlösung b mindestens 50 Prozent des maximalen Ausschlags beträgt.

20 µl Referenzlösung a werden eingespritzt. Werden die Chromatogramme unter den vorgeschriebenen Bedingungen aufgezeichnet, betragen die Retentionszeiten für Triamcinolon etwa 5 min und für Triamcinolonacetonid etwa 17 min. Die Prüfung darf nur ausgewertet werden, wenn die Auflösung zwischen den Peaks von Triamcinolon und Triamcinolonacetonid mindestens 15 beträgt. Falls erforderlich wird die Konzentration von Methanol in der mobilen Phase geändert.

Je 20 µl Untersuchungslösung und Referenzlösung b werden eingespritzt. Die Chromatographie erfolgt über eine Dauer, die der 3,5fachen Retentionszeit des Hauptpeaks im Chromatogramm der Untersuchungslösung entspricht. Im Chromatogramm der Untersuchungslösung darf keine Peakfläche, mit Ausnahme der des Hauptpeaks, größer sein als das 0,25fache der Fläche des Hauptpeaks im Chromatogramm der Referenzlösung b (0,25 Prozent). Im Chromatogramm der Untersuchungslösung darf die Summe aller Peakflächen, mit Ausnahme der des Hauptpeaks, nicht größer sein als das 0,5fache der Fläche des Hauptpeaks im Chromatogramm der Referenzlösung b (0,5 Prozent). Lösungsmittelpeaks und Peaks, deren Fläche kleiner ist als das 0,05fache der Fläche des Hauptpeaks im Chromatogramm der Referenzlösung b, werden nicht berücksichtigt.

Wasser (2.5.12): Höchstens 2,0 Prozent, mit 0,500 g Substanz nach der Karl-Fischer-Methode bestimmt.

Gehaltsbestimmung

Die Lösungen werden während der Bestimmung vor Licht geschützt.

50,0 mg Substanz werden in Ethanol 96 % *R* zu 50,0 ml gelöst. 2,0 ml Lösung werden mit Ethanol 96 % *R* zu 100,0 ml verdünnt. Die Absorption (2.2.25) wird im Maximum bei 238,5 nm gemessen.

Der Gehalt an $C_{24}H_{31}FO_6$ wird mit Hilfe der spezifischen Absorption errechnet ($A_{1\,cm}^{1\,\%}$ = 355).

Lagerung

Gut verschlossen, vor Licht geschützt.

Verunreinigungen

A. Triamcinolon.

T

Monographien

1998, 867

Triamcinolonhexacetonid

Triamcinoloni hexacetonidum

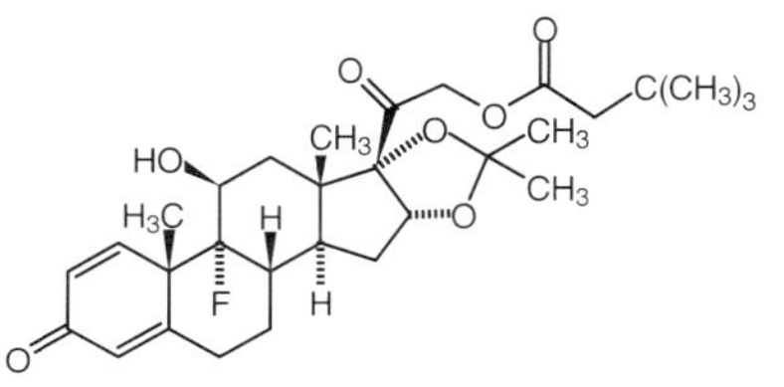

$C_{30}H_{41}FO_7$ M_r 532,6

Definition

Triamcinolonhexacetonid enthält mindestens 97,0 und höchstens 103,0 Prozent 9-Fluor-11β,21-dihydroxy-16α,17-(1-methylethylidendioxy)pregna-1,4-dien-3,20-dion-21-(3,3-dimethylbutanoat), berechnet auf die wasserfreie Substanz.

Eigenschaften

Weißes bis fast weißes, kristallines Pulver; praktisch unlöslich in Wasser, wenig löslich in wasserfreiem Ethanol und in Methanol.

Prüfung auf Identität

A. Die Prüfung erfolgt mit Hilfe der IR-Spektroskopie (2.2.24) durch Vergleich des Spektrums der Substanz mit dem von Triamcinolonhexacetonid *CRS*.

B. Die Prüfung erfolgt mit Hilfe der Dünnschichtchromatographie (2.2.27) unter Verwendung einer Schicht eines geeigneten Kieselgels, das einen Fluoreszenzindikator mit intensivster Anregung der Fluoreszenz bei 254 nm enthält.

Die Lösungen werden unmittelbar vor der Verwendung hergestellt und vor Licht geschützt. Die Platte wird sofort nach der Chromatographie im ultravioletten Licht ausgewertet.

Untersuchungslösung: 10 mg Substanz werden in Methanol *R* zu 10 ml gelöst.

Referenzlösung a: 20 mg Triamcinolonacetonid *CRS* werden in Methanol *R* zu 20 ml gelöst.

Referenzlösung b: 10 mg Triamcinolonacetonid *CRS* werden in der Referenzlösung a zu 10 ml gelöst.

Auf die Platte werden 5 µl jeder Lösung aufgetragen. Die Chromatographie erfolgt mit einer Mischung von 1,2 Volumteilen Wasser *R* und 8 Volumteilen Methanol *R*, die einer Mischung von 15 Volumteilen Ether *R* und 77 Volumteilen Dichlormethan *R* zugesetzt wird, über eine Laufstrecke von 15 cm. Die Platte wird an der Luft trocknen gelassen und im ultravioletten Licht bei 254 nm ausgewertet. Der Hauptfleck im Chromatogramm der Untersuchungslösung entspricht in bezug auf Lage und Größe dem Hauptfleck im Chromatogramm der Referenzlösung a. Die Prüfung darf nur ausgewertet werden, wenn das Chromatogramm der Referenzlösung b deutlich voneinander getrennt 2 Flecke zeigt.

Prüfung auf Reinheit

Spezifische Drehung (2.2.7): 0,100 g Substanz werden in Dichlormethan *R* zu 10,0 ml gelöst. Die spezifische Drehung muß zwischen +92 und +98° liegen, berechnet auf die wasserfreie Substanz.

Verwandte Substanzen: Die Prüfung erfolgt mit Hilfe der Flüssigchromatographie (2.2.29).

Die Prüfung ist unter Lichtschutz durchzuführen.

Untersuchungslösung: 25,0 mg Substanz werden in Methanol *R* zu 10,0 ml gelöst.

Referenzlösung a: 2 mg Triamcinolonhexacetonid *CRS* und 2 mg Triamcinolonacetonid *CRS* werden in der mobilen Phase zu 100,0 ml gelöst.

Referenzlösung b: 1,0 ml Untersuchungslösung wird mit der mobilen Phase zu 100,0 ml verdünnt.

Die Chromatographie kann durchgeführt werden mit

- einer Säule aus rostfreiem Stahl von 0,25 m Länge und 4,6 mm innerem Durchmesser, gepackt mit octadecylsilyliertem Kieselgel zur Chromatographie *R* (5 µm)
- folgender mobiler Phase bei einer Durchflußrate von 2 ml je Minute: In einem 1000-ml-Meßkolben werden 750 ml Methanol *R* und 200 ml Wasser *R* gemischt; die Mischung wird zum Äquilibrieren stehengelassen, mit Wasser *R* zu 1000 ml verdünnt und erneut gemischt
- einem Spektrometer als Detektor bei einer Wellenlänge von 254 nm.

Die Säule wird mit der mobilen Phase bei einer Durchflußrate von 2 ml je Minute etwa 10 min lang äquilibriert.

Die Empfindlichkeit des Systems wird so eingestellt, daß die Höhe des Hauptpeaks im Chromatogramm mit 20 µl Referenzlösung b mindestens 50 Prozent des maximalen Ausschlags beträgt.

20 µl Referenzlösung a werden eingespritzt. Werden die Chromatogramme unter den vorgeschriebenen Bedingungen aufgezeichnet, so betragen die Retentionszeiten für Triamcinolonacetonid etwa 3 min und für Triamcinolonhexacetonid etwa 12 min. Die Prüfung darf nur ausgewertet werden, wenn die Auflösung zwischen den Peaks von Triamcinolonhexacetonid und Triamcinolonacetonid mindestens 20,0 beträgt. Falls erforderlich wird die Konzentration von Methanol in der mobilen Phase geändert.

Je 20 µl Untersuchungslösung und Referenzlösung b werden eingespritzt. Die Chromatographie erfolgt über eine Dauer, die der 3fachen Retentionszeit des Hauptpeaks im Chromatogramm der Untersuchungslösung entspricht. Im Chromatogramm der Untersuchungslösung darf keine Peakfläche, mit Ausnahme der des Hauptpeaks, größer sein als das 0,5fache der Fläche des Hauptpeaks im Chromatogramm der Referenzlösung b (0,5 Prozent). Im Chromatogramm der Untersuchungslösung darf die Summe aller Peakflächen, mit Ausnahme der des Hauptpeaks, nicht größer sein als die Fläche des Hauptpeaks im Chromatogramm der Referenzlösung b (1 Prozent). Lösungsmittelpeaks und Peaks, deren Fläche kleiner ist als das 0,05fache der Fläche des Hauptpeaks im Chromatogramm der Referenzlösung b, werden nicht berücksichtigt.

Wasser (2.5.12): Höchstens 2,0 Prozent, mit 0,50 g Substanz nach der Karl-Fischer-Methode bestimmt.

Gehaltsbestimmung

50,0 mg Substanz werden in Ethanol 96 % *R* zu 50,0 ml gelöst. 2,0 ml Lösung werden mit Ethanol 96 % *R* zu 100,0 ml verdünnt. Die Absorption (2.2.25) wird im Maximum bei 238 nm gemessen.

Der Gehalt an $C_{30}H_{41}FO_7$ wird mit Hilfe der spezifischen Absorption errechnet ($A_{1\,cm}^{1\,\%} = 291$).

Lagerung

Gut verschlossen, vor Licht geschützt.

Verunreinigungen

A. Triamcinolonacetonid.

2001, 1052

Tricalciumphosphat

Tricalcii phosphas

Definition

Tricalciumphosphat ist ein Gemisch von Calciumphosphaten. Die Substanz enthält mindestens 35,0 und höchstens 40,0 Prozent Ca (A_r 40,08).

Eigenschaften

Weißes bis fast weißes Pulver; praktisch unlöslich in Wasser. Die Substanz löst sich in verdünnter Salzsäure und verdünnter Salpetersäure.

Prüfung auf Identität

A. 0,1 g Substanz werden in 5 ml einer 25prozentigen Lösung (*V/V*) von Salpetersäure *R* gelöst. Die Lösung gibt die Identitätsreaktion b auf Phosphat (2.3.1).

B. Die Substanz gibt die Identitätsreaktion b auf Calcium (2.3.1). Vor Zusatz der Kaliumhexacyanoferrat(II)-Lösung *R* wird filtriert.

C. Die Substanz entspricht der „Gehaltsbestimmung".

Prüfung auf Reinheit

Prüflösung: 2,50 g Substanz werden in 20 ml verdünnter Salzsäure *R* gelöst. Wenn die Lösung nicht klar ist, wird filtriert. Tropfenweise wird verdünnte Ammoniak-Lösung *R* 1 bis zur Bildung eines Niederschlags zugesetzt. Der Niederschlag wird durch Zusatz von verdünnter Salzsäure *R* gelöst. Die Lösung wird mit destilliertem Wasser *R* zu 50 ml verdünnt.

Chlorid (2.4.4): 0,22 g Substanz werden in einer Mischung von 1 ml Salpetersäure *R* und 10 ml Wasser *R* gelöst. Die Lösung wird mit Wasser *R* zu 100 ml verdünnt. 15 ml Lösung müssen der Grenzprüfung auf Chlorid entsprechen (0,15 Prozent).

Fluorid: Höchstens 75 ppm F. Die Prüfung erfolgt mit Hilfe der Bestimmung der Ionenkonzentration unter Verwendung einer fluoridselektiven Indikatorelektrode und einer Silber-Silberchlorid-Referenzelektrode (2.2.36, Methode I).

Untersuchungslösung: In einem 50-ml-Meßkolben werden 0,250 g Substanz in Salzsäure (0,1 mol · l^{-1}) gelöst. Nach Zusatz von 5,0 ml Fluorid-Lösung (1 ppm F) *R* wird mit Salzsäure (0,1 mol · l^{-1}) zu 50,0 ml verdünnt. 20,0 ml Lösung werden mit 20,0 ml Pufferlösung zur Einstellung der Gesamtionenstärke *R* und 3 ml einer Lösung von wasserfreiem Natriumacetat *R* (82 g · l^{-1}) versetzt. Die Mischung wird mit Ammoniak-Lösung *R* auf einen *p*H-Wert von 5,2 eingestellt und mit destilliertem Wasser *R* zu 50,0 ml verdünnt.

Referenzlösungen: Je 5,0 ml, 2,0 ml, 1,0 ml, 0,5 ml und 0,25 ml Fluorid-Lösung (10 ppm F) *R* werden jeweils mit 20,0 ml Pufferlösung zur Einstellung der Gesamtionenstärke *R* versetzt und mit destilliertem Wasser *R* zu 50,0 ml verdünnt.

In 20,0 ml jeder Lösung wird gemessen. Die Konzentration des Fluorids wird mit Hilfe der Eichgeraden unter Berücksichtigung des Fluoridzusatzes zur Untersuchungslösung berechnet.

Sulfat (2.4.13): 1 ml Prüflösung wird mit destilliertem Wasser *R* zu 25 ml verdünnt. 15 ml Lösung müssen der Grenzprüfung auf Sulfat entsprechen (0,5 Prozent).

Arsen (2.4.2): 5 ml Prüflösung müssen der Grenzprüfung A auf Arsen entsprechen (4 ppm).

Eisen (2.4.9): 0,5 ml Prüflösung, mit Wasser *R* zu 10 ml verdünnt, müssen der Grenzprüfung auf Eisen entsprechen (400 ppm).

Schwermetalle (2.4.8): 13 ml Prüflösung werden mit Wasser *R* zu 20 ml verdünnt. 12 ml Lösung müssen der Grenzprüfung A auf Schwermetalle entsprechen (30 ppm). Zur Herstellung der Referenzlösung wird die Blei-Lösung (1 ppm Pb) *R* verwendet.

Säureunlösliche Substanzen: 5,0 g Substanz werden in einer Mischung von 10 ml Salzsäure *R* und 30 ml Wasser *R* gelöst. Nach dem Abfiltrieren wird der Rückstand mit Wasser *R* gewaschen und bei 100 bis 105 °C bis zur Massekonstanz getrocknet. Die Masse des Rückstands darf höchstens 10 mg betragen (0,2 Prozent).

Glühverlust: Höchstens 8,0 Prozent, mit 1,000 g Substanz durch 30 min langes Glühen bei 800 °C bestimmt.

Gehaltsbestimmung

0,200 g Substanz werden in einer Mischung von 1 ml Salzsäure *R* 1 und 5 ml Wasser *R* gelöst. Nach Zusatz von 25,0 ml Natriumedetat-Lösung (0,1 mol · l^{-1}) wird mit Wasser *R* zu 200 ml verdünnt. Mit konzentrierter Ammoniak-Lösung *R* wird der *p*H-Wert auf etwa 10 eingestellt. Nach Zusatz von 10 ml Ammoniumchlorid-Pufferlösung *p*H 10,0 *R* und einigen Milligramm Eriochromschwarz-T-Verreibung *R* wird der Überschuß an Natriumedetat mit Zinksulfat-Lösung (0,1 mol · l^{-1}) bis zum Farbumschlag von Blau nach Violett titriert.

1 ml Natriumedetat-Lösung (0,1 mol · l^{-1}) entspricht 4,008 mg Ca.

Lagerung

Gut verschlossen.

2001, 1479

Triethylcitrat
Triethylis citras

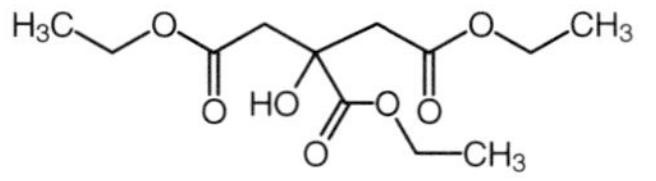

$C_{12}H_{20}O_7$ M_r 276,3

Definition

Triethylcitrat enthält mindestens 98,5 und höchstens 101,0 Prozent Triethyl-2-hydroxypropan-1,2,3-tricarboxylat, berechnet auf die wasserfreie Substanz.

Eigenschaften

Farblose bis praktisch farblose, klare, viskose, hygroskopische Flüssigkeit; löslich in Wasser, mischbar mit Ethanol und Ether, schwer löslich in fetten Ölen.

Prüfung auf Identität

1: A, B.
2: A, C, D.

A. Die Substanz entspricht der Prüfung „Brechungsindex" (siehe „Prüfung auf Reinheit").

B. Die Prüfung erfolgt mit Hilfe der IR-Spektroskopie (2.2.24) durch Vergleich des Spektrums der Substanz mit dem Triethylcitrat-Referenzspektrum der Ph. Eur.

C. Die Substanz gibt die Identitätsreaktion auf Ester (2.3.1).

D. 0,5 ml Substanz werden mit 5 ml Ethanol 96 % *R* und 4 ml verdünnter Natriumhydroxid-Lösung *R* versetzt. Die Mischung wird etwa 10 min lang zum Rückfluß erhitzt. 2 ml Lösung geben die Identitätsreaktion auf Citrat (2.3.1).

Prüfung auf Reinheit

Aussehen der Substanz: Die Substanz muß klar (2.2.1) und darf nicht stärker gefärbt sein als die Farbvergleichslösung BG_6 (2.2.2, Methode II).

Sauer reagierende Substanzen: 10 g Substanz werden mit 10 ml zuvor neutralisiertem Ethanol 96 % *R* verdünnt und mit 0,5 ml Bromthymolblau-Lösung *R* 2 versetzt. Bis zum Farbumschlag nach Blau dürfen höchstens 0,3 ml Natriumhydroxid-Lösung ($0,1 \ mol \cdot l^{-1}$) verbraucht werden.

Brechungsindex (2.2.6): 1,440 bis 1,446.

Verwandte Substanzen: Die Prüfung erfolgt mit Hilfe der Gaschromatographie (2.2.28).

Untersuchungslösung: 1,0 ml Substanz wird in Dichlormethan *R* zu 50,0 ml gelöst.

Referenzlösung: 1,0 ml Substanz und 0,5 ml Methyltridecanoat *R* werden in Dichlormethan *R* zu 50,0 ml gelöst.

Die Chromatographie kann durchgeführt werden mit
- einer Kapillarsäule aus Quarzglas von 30 m Länge und 0,32 mm innerem Durchmesser, belegt mit Polydimethylsiloxan *R* (Filmdicke 5 µm)
- Helium zur Chromatographie *R* als Trägergas bei einer linearen Geschwindigkeit von etwa 26 cm je Sekunde
- einem Splitverhältnis von 1:50
- einem Flammenionisationsdetektor.

Die Temperatur der Säule wird bei 200 °C, diejenige des Probeneinlasses und des Detektors bei 220 °C gehalten.

1,0 µl jeder Lösung wird eingespritzt. Die Chromatographie erfolgt über eine Dauer, die der 2fachen Retentionszeit von Triethylcitrat entspricht, welche etwa 13,6 min beträgt.

Die Prüfung darf nur ausgewertet werden, wenn im Chromatogramm der Referenzlösung die Auflösung zwischen den Peaks des Triethylcitrats und des Methyltridecanoats mindestens 1,5 beträgt.

Der Prozentgehalt an verwandten Substanzen wird aus der Fläche der Peaks im Chromatogramm der Untersuchungslösung unter Verwendung des Verfahrens „Normalisierung" berechnet. Peaks, deren Fläche kleiner ist als 0,04 Prozent der Fläche des Hauptpeaks, werden nicht berücksichtigt. Keine verwandte Substanz darf einen höheren Gehalt als 0,2 Prozent aufweisen, und die Summe der Gehalte der verwandten Substanzen darf 0,5 Prozent nicht überschreiten.

Schwermetalle (2.4.8): 4,0 g Substanz werden in 8 ml Ethanol 96 % *R* gelöst. Die Lösung wird mit Wasser *R* zu 20 ml verdünnt. 12 ml dieser Lösung müssen der Grenzprüfung B auf Schwermetalle entsprechen (5 ppm). Zur Herstellung der Referenzlösung wird eine Blei-Lösung (1 ppm Pb) verwendet, die durch Verdünnen der Blei-Lösung (100 ppm Pb) *R* mit einer Mischung gleicher Volumteile Ethanol 96 % *R* und Wasser *R* erhalten wird.

Wasser (2.5.12): Höchstens 0,25 Prozent, mit 1,000 g Substanz nach der Karl-Fischer-Methode bestimmt.

Sulfatasche (2.4.14): Höchstens 0,1 Prozent, mit 1,0 g Substanz bestimmt.

Gehaltsbestimmung

In einem 250-ml-Erlenmeyerkolben aus Borosilicatglas mit Rückflußkühler werden 1,500 g Substanz mit 25 ml 2-Propanol *R*, 50 ml Wasser *R*, 25,0 ml Natriumhydroxid-Lösung ($1 \ mol \cdot l^{-1}$) und einigen Glasperlen versetzt und 1 h lang zum Rückfluß erhitzt. Nach dem Erkalten wird 1 ml Phenolphthalein-Lösung *R* 1 zugesetzt und mit Salzsäure ($1 \ mol \cdot l^{-1}$) titriert. Ein Blindversuch wird durchgeführt.

1 ml Natriumhydroxid-Lösung ($1 \ mol \cdot l^{-1}$) entspricht 92,1 mg $C_{12}H_{20}O_7$.

Lagerung

Dicht verschlossen.

Verunreinigungen

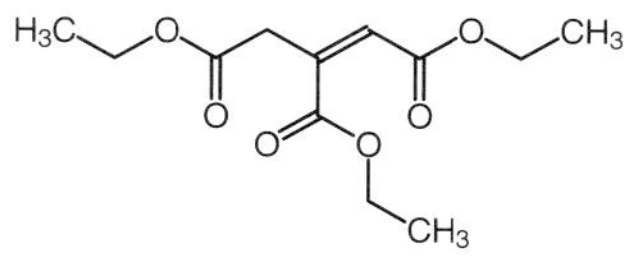

A. Triethylpropen-1,2,3-tricarboxylat (Triethylaconitat).

2001, 59

Trifluoperazindihydrochlorid

Trifluoperazini hydrochloridum

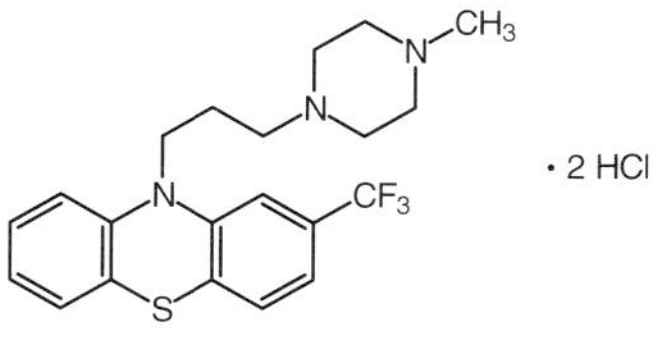

$C_{21}H_{26}Cl_2F_3N_3S$ M_r 480,4

Definition

Trifluoperazindihydrochlorid enthält mindestens 99,0 und höchstens 101,0 Prozent 10-[3-(4-Methylpiperazin-1-yl)propyl]-2-trifluormethylphenothiazin-dihydrochlorid, berechnet auf die getrocknete Substanz.

Eigenschaften

Weißes bis blaßgelbes, kristallines, hygroskopisches Pulver; leicht löslich in Wasser, löslich in Ethanol.

Die Substanz schmilzt bei etwa 242 °C unter Zersetzung.

Prüfung auf Identität

A. *Die Lösungen sind unter Ausschluß direkter Lichteinwirkung herzustellen, und die Absorption ist sofort zu messen.*

50 mg Substanz werden in Salzsäure (0,1 mol · l^{-1}) zu 500 ml gelöst. Die Lösung, zwischen 280 und 350 nm gemessen, zeigt ein Absorptionsmaximum (2.2.25) bei 305 nm. 5 ml Lösung werden mit Salzsäure (0,1 mol · l^{-1}) zu 100 ml verdünnt. Diese Lösung, zwischen 230 und 280 nm gemessen, zeigt ein Absorptionsmaximum bei 255 nm. Die spezifische Absorption, im Maximum gemessen, beträgt etwa 650.

B. Die Substanz muß der Prüfung „Identifizierung von Phenothiazinen durch Dünnschichtchromatographie" (2.3.3) entsprechen.

C. 0,25 g Substanz werden in einem 100-ml-Scheidetrichter mit 5 ml Wasser *R* und 2 ml verdünnter Natriumhydroxid-Lösung *R* versetzt und mit 20 ml Ether *R* kräftig geschüttelt. Die Etherschicht wird mit 5 ml Wasser *R* gewaschen, mit 0,15 g Maleinsäure *R* versetzt und der Ether abgedampft. Der Rückstand wird aus 30 ml Ethanol 96 % *R* umkristallisiert und getrocknet. Er schmilzt (2.2.14) bei etwa 192 °C.

D. Etwa 0,5 mg Substanz werden in 1 ml Wasser *R* gelöst. Die Lösung wird mit 0,1 ml Bromwasser *R* versetzt und etwa 1 min lang geschüttelt. Wird unter ständigem, kräftigem Schütteln tropfenweise 1 ml Schwefelsäure *R* zugesetzt, entwickelt sich eine rote Färbung.

E. Werden etwa 50 mg Substanz in 5 ml Wasser *R* gelöst, und wird die Lösung mit 2 ml Salpetersäure *R* versetzt, entsteht eine dunkelrote Färbung, die in Fahlgelb übergeht. Die Lösung gibt die Identitätsreaktion a auf Chlorid (2.3.1).

Prüfung auf Reinheit

***p*H-Wert** (2.2.3): 2,0 g Substanz werden in kohlendioxidfreiem Wasser *R* zu 20 ml gelöst. Der *p*H-Wert der Lösung muß zwischen 1,6 und 2,5 liegen.

Verwandte Substanzen: Die Prüfung erfolgt mit Hilfe der Dünnschichtchromatographie (2.2.27) unter Verwendung einer DC-Platte mit Kieselgel GF_{254} *R*.

Die Prüfung ist unter Ausschluß direkter Lichteinwirkung durchzuführen.

Untersuchungslösung: 0,2 g Substanz werden in einer Mischung von 5 Volumteilen Diethylamin *R* und 95 Volumteilen Methanol *R* zu 10 ml gelöst. Die Lösung ist unmittelbar vor Gebrauch herzustellen.

Referenzlösung: 1 ml Untersuchungslösung wird mit einer Mischung von 5 Volumteilen Diethylamin *R* und 95 Volumteilen Methanol *R* zu 200 ml verdünnt.

Auf die Platte werden 10 µl jeder Lösung aufgetragen. Die Chromatographie erfolgt mit einer Mischung von 10 Volumteilen Aceton *R*, 10 Volumteilen Diethylamin *R* und 80 Volumteilen Cyclohexan *R* über eine Laufstrecke von 12 cm. Die Platte wird an der Luft trocknen gelassen und im ultravioletten Licht bei 254 nm ausgewertet. Kein im Chromatogramm der Untersuchungslösung auftretender Nebenfleck darf größer oder intensiver sein als der Fleck im Chromatogramm der Referenzlösung (0,5 Prozent).

Trocknungsverlust (2.2.32): Höchstens 1,5 Prozent, mit 1,000 g Substanz durch Trocknen im Trockenschrank bei 100 bis 105 °C bestimmt.

Sulfatasche (2.4.14): Höchstens 0,1 Prozent, mit 1,0 g Substanz bestimmt.

Gehaltsbestimmung

0,200 g Substanz, in 50 ml Ethanol 96 % *R* gelöst und mit 5,0 ml Salzsäure (0,01 mol · l^{-1}) versetzt, werden mit Natriumhydroxid-Lösung (0,1 mol · l^{-1}) titriert. Das zwischen den beiden mit Hilfe der Potentiometrie (2.2.20) bestimmten Wendepunkten zugesetzte Volumen wird abgelesen.

1 ml Natriumhydroxid-Lösung (0,1 mol · l^{-1}) entspricht 24,02 mg $C_{21}H_{26}Cl_2F_3N_3S$.

Lagerung

Dicht verschlossen, vor Licht geschützt.

2001, 1377

Triflusal

Triflusalum

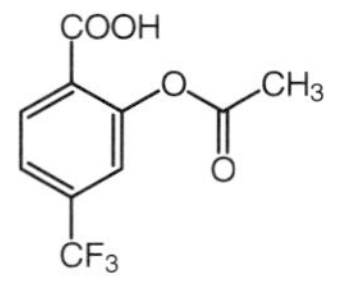

$C_{10}H_7F_3O_4$ M_r 248,2

Definition

Triflusal enthält mindestens 98,5 und höchstens 101,5 Prozent 2-(Acetyloxy)-4-(trifluormethyl)benzoesäure, berechnet auf die getrocknete Substanz.

Eigenschaften

Weißes bis fast weißes, kristallines Pulver; praktisch unlöslich in Wasser, sehr leicht löslich in wasserfreiem Ethanol, leicht löslich in Dichlormethan.

Die Substanz schmilzt bei etwa 118 °C unter Zersetzung.

Prüfung auf Identität

1: B, D.
2: A, C, D.

A. 50,0 mg Substanz werden in wasserfreiem Ethanol *R* zu 100,0 ml gelöst. 1,0 ml Lösung wird mit wasserfreiem Ethanol *R* zu 20,0 ml verdünnt. Diese Lösung, unmittelbar vor Gebrauch hergestellt und zwischen 220 und 300 nm gemessen, zeigt Absorptionsmaxima (2.2.25) bei 223 und 278 nm. Die spezifischen Absorptionen, in den Maxima gemessen, liegen zwischen 63 und 73 sowie zwischen 350 und 370.

B. Die Prüfung erfolgt mit Hilfe der IR-Spektroskopie (2.2.24) durch Vergleich des Spektrums der Substanz mit dem von Triflusal *CRS*. Die Prüfung erfolgt mit Hilfe von Preßlingen.

C. 0,2 g Substanz werden mit 2,0 ml verdünnter Natriumhydroxid-Lösung *R* versetzt. Die Mischung wird zum Sieden erhitzt, 15 min lang im Sieden gehalten und anschließend erkalten gelassen. Nach Zusatz von 25,0 ml verdünnter Schwefelsäure *R* entsteht ein kristalliner Niederschlag. Der Niederschlag wird abfiltriert, mit Wasser *R* gewaschen und anschließend bei 100 bis 105 °C getrocknet. Die Kristalle schmelzen (2.2.14) zwischen 176 und 178 °C.

D. Etwa 5 mg Substanz werden in einem Tiegel mit 45 mg schwerem Magnesiumoxid *R* gemischt. Die Mischung wird so lange geglüht, bis der Rückstand fast weiß ist (normalerweise weniger als 5 min). Nach dem Erkalten werden 1 ml Wasser *R*, 0,05 ml Phenolphthalein-Lösung *R* 1 und etwa 1 ml verdünnte Salzsäure *R* zugesetzt, so daß die Lösung farblos ist. Die Mischung wird filtriert. Eine frisch hergestellte Mischung von 0,1 ml Alizarin-S-Lösung *R* und 0,1 ml Zirconiumnitrat-Lösung *R* wird zu 1,0 ml Filtrat zugesetzt. Nach dem Mischen wird 5 min lang stehengelassen und die Färbung mit der einer unter gleichen Bedingungen hergestellten Blindlösung verglichen. Die Lösung ist gelb, die Blindlösung rot gefärbt.

Prüfung auf Reinheit

Aussehen der Lösung: 1,0 g Substanz wird in Ethanol 96 % *R* zu 20 ml gelöst. Die Lösung muß klar (2.2.1) und darf nicht stärker gefärbt sein als die Farbvergleichslösung B_7 (2.2.2, Methode II).

2-Acetoxyterephthalsäure: Die Prüfung erfolgt mit Hilfe der Flüssigchromatographie (2.2.29).

Untersuchungslösung: 0,10 g Substanz werden in der mobilen Phase zu 25,0 ml gelöst.

Referenzlösung: 40,0 mg Triflusal-Verunreinigung A *CRS* werden in der mobilen Phase zu 100,0 ml gelöst. 1,0 ml Lösung wird mit der mobilen Phase zu 100,0 ml verdünnt.

Die Chromatographie kann durchgeführt werden mit
- einer Säule aus rostfreiem Stahl von 0,25 m Länge und 4,6 mm innerem Durchmesser, gepackt mit aminopropylsilyliertem Kieselgel zur Chromatographie *R* (5 µm)
- einer Mischung von 25 Volumteilen Phosphat-Pufferlösung *p*H 4,5 (0,05 mol · l^{-1}) *R* und 75 Volumteilen Acetonitril *R* als mobile Phase bei einer Durchflußrate von 1,2 ml je Minute
- einem Spektrometer als Detektor bei einer Wellenlänge von 250 nm.

Je 20 µl Untersuchungslösung und Referenzlösung werden eingespritzt. Werden die Chromatogramme unter den vorgeschriebenen Bedingungen aufgezeichnet, beträgt die Retentionszeit für Triflusal etwa 2,4 min und die relative Retention, bezogen auf Triflusal, für 2-Acetoxyterephthalsäure (Triflusal-Verunreinigung A) etwa 5. Die Chromatographie erfolgt über eine Dauer von 20 min.

Im Chromatogramm der Untersuchungslösung darf eine der 2-Acetoxyterephthalsäure entsprechende Peakfläche nicht größer sein als die Fläche des Hauptpeaks im Chromatogramm der Referenzlösung (0,1 Prozent).

4-Trifluormethylsalicylsäure: 0,10 g Substanz werden in 15 ml Ethanol 96 % *R* gelöst. Nach Zusatz von 15 ml kaltem Wasser *R* und 0,5 ml einer Lösung von Ammoniumeisen(III)-sulfat *R* (5 g · l^{-1}) wird die Lösung 1 min lang stehengelassen. Die Lösung darf nicht stärker gefärbt sein (2.2.2, Methode II) als eine Referenzlösung, die wie folgt hergestellt wird: 10,0 mg Triflusal-Verunreinigung B *CRS* werden in 100 ml Ethanol 96 % *R* gelöst. 3 ml Lösung werden nacheinander mit 0,1 ml Essigsäure 98 % *R*, 0,5 ml einer Lösung von Ammoniumeisen(III)-sulfat *R* (5 g · l^{-1}), 12 ml Ethanol 96 % *R* und 15 ml Wasser *R* versetzt (0,3 Prozent).

Schwermetalle (2.4.8): 2,0 g Substanz werden in 9 ml Ethanol 96 % *R* gelöst. Die Lösung wird mit Wasser *R* zu 20 ml verdünnt. 12 ml dieser Lösung müssen der Grenzprüfung B auf Schwermetalle entsprechen (10 ppm). Zur Herstellung der Referenzlösung wird eine Blei-Lösung (1 ppm Pb) verwendet, die durch Verdünnen der Blei-Lösung (100 ppm Pb) *R* mit einer Mischung von 6 Volumteilen Wasser *R* und 9 Volumteilen Ethanol 96 % *R* hergestellt wird.

Trocknungsverlust (2.2.32): Höchstens 0,5 Prozent, mit 1,000 g Substanz durch Trocknen im Exsikkator im Vakuum über Phosphor(V)-oxid *R* bestimmt.

Sulfatasche (2.4.14): Höchstens 0,1 Prozent, mit 1,0 g Substanz und unter Verwendung eines Platintiegels bestimmt.

Gehaltsbestimmung

0,200 g Substanz, in 50,0 ml wasserfreiem Ethanol *R* gelöst, werden mit Natriumhydroxid-Lösung (0,1 mol · l^{-1}) titriert. Der Endpunkt wird mit Hilfe der Potentiometrie (2.2.20) bestimmt.

1 ml Natriumhydroxid-Lösung (0,1 mol · l^{-1}) entspricht 24,82 mg $C_{10}H_7F_3O_4$.

Lagerung

Dicht verschlossen, bei höchstens 25 °C.

Verunreinigungen

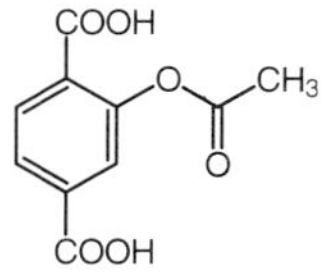

A. 2-(Acetyloxy)benzol-1,4-dicarbonsäure (2-Acetoxyterephthalsäure)

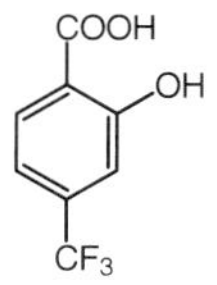

B. 2-Hydroxy-4-(trifluormethyl)benzoesäure (4-Trifluormethylsalicylsäure).

2001, 868

Mittelkettige Triglyceride

Triglycerida saturata media

Definition

Mittelkettige Triglyceride werden aus Öl hergestellt, das aus dem festen und getrockneten Teil des Endosperms von *Cocos nucifera* L. gewonnen wird, oder aus Öl, das aus dem getrockneten Endosperm von *Elaeis guineensis* Jacq. extrahiert wird. Die Substanz besteht aus einem Gemisch von Triglyceriden gesättigter Fettsäuren, hauptsächlich Caprylsäure ($C_8H_{16}O_2$) und Caprinsäure ($C_{10}H_{20}O_2$). Die Substanz enthält mindestens 95 Prozent gesättigte Fettsäuren mit 8 oder 10 Kohlenstoff-Atomen.

Eigenschaften

Farblose bis schwach gelbliche, ölige Flüssigkeit; praktisch unlöslich in Wasser, mischbar mit Dichlormethan, Ethanol, Petroläther und fetten Ölen.

Prüfung auf Identität

1: B, C.
2: A, D.

A. 3,0 g Substanz werden 30 min lang mit 50 ml einer Mischung gleicher Volumteile von ethanolischer Kaliumhydroxid-Lösung (2 mol · l^{-1}) *R* und Ethanol 96 % *R* zum Rückfluß erhitzt. 10 ml Mischung werden für die „Prüfung auf Identität" D verwendet. 40 ml Mischung werden mit 30 ml Wasser *R* versetzt. Nach Abdampfen des Ethanols wird die heiße Lösung mit 25 ml verdünnter Salzsäure *R* angesäuert. Nach dem Abkühlen wird mit 50 ml peroxidfreiem Ether *R* ausgeschüttelt. Die Etherphase wird 3mal mit je 10 ml Natriumchlorid-Lösung *R* gewaschen, über wasserfreiem Natriumsulfat *R* getrocknet und filtriert. Nach Abdampfen des Ethers wird mit 0,300 g Rückstand die Säurezahl (2.5.1) bestimmt. Sie liegt zwischen 350 und 390.

B. Die Substanz entspricht der Prüfung „Verseifungszahl" (siehe „Prüfung auf Reinheit").

C. Die Substanz entspricht der Prüfung „Fettsäurenzusammensetzung" (siehe „Prüfung auf Reinheit").

D. 10 ml der ethanolischen, bei der „Prüfung auf Identität, A" erhaltenen Mischung werden im Wasserbad zur Trockne eingedampft. Der Rückstand wird in ein Reagenzglas gebracht und mit 0,3 ml Schwefelsäure *R* versetzt. Das Reagenzglas wird mit einem Stopfen verschlossen, der mit einem U-förmig gebogenen Glasrohr durchbohrt ist. Das andere Ende des Rohrs taucht in 3 ml einer Lösung von Tryptophan *R* (10 g · l^{-1}) in einer Mischung gleicher Volumteile Wasser *R* und Schwefelsäure *R*. Das Reagenzglas wird in einem Siliconölbad 10 min lang bei 180 °C erhitzt, wobei die entweichenden Dämpfe im Tryptophan-Reagenz aufgefangen werden. Während 1 min langem Erhitzen des Tryptophan-Reagenzes im Wasserbad entwickelt sich eine Violettfärbung.

Prüfung auf Reinheit

Aussehen der Substanz: Die Substanz muß klar (2.2.1) und darf nicht stärker gefärbt sein als die Farbvergleichslösung G_3 (2.2.2, Methode I).

Alkalisch reagierende Substanzen: 2,00 g Substanz werden in einer Mischung von 1,5 ml Ethanol 96 % *R* und 3,0 ml Ether *R* gelöst. Die Lösung wird mit 0,05 ml Bromphenolblau-Lösung *R* versetzt. Bis zum Farbumschlag nach Gelb dürfen höchstens 0,15 ml Salzsäure ($0{,}01\ mol \cdot l^{-1}$) verbraucht werden.

Relative Dichte (2.2.5): 0,93 bis 0,96.

Brechungsindex (2.2.6): 1,440 bis 1,452.

Viskosität (2.2.9): 25 bis 33 mPa · s.

Säurezahl (2.5.1): Höchstens 0,2.

Hydroxylzahl (2.5.3, Methode A): Höchstens 10.

Iodzahl (2.5.4): Höchstens 1,0.

Peroxidzahl (2.5.5, Methode A): Höchstens 1,0.

Verseifungszahl (2.5.6): 310 bis 360, mit 1,000 g Substanz bestimmt.

Unverseifbare Anteile (2.5.7): Höchstens 0,5 Prozent, mit 5,0 g Substanz bestimmt.

Fettsäurenzusammensetzung: Die „Prüfung fetter Öle auf fremde Öle durch Gaschromatographie" (2.4.22, Methode C) wird durchgeführt.

Die Chromatographie kann durchgeführt werden mit
- einer Kapillarsäule aus Quarzglas von 30 m Länge und 0,32 mm innerem Durchmesser, belegt mit Macrogol 20 000 *R* (Filmdicke 0,5 µm)
- Helium zur Chromatographie *R* als Trägergas bei einer Durchflußrate von 1,3 ml je Minute
- einem Flammenionisationsdetektor
- einem Splitverhältnis von 1:100

und folgendem Temperaturprogramm:

	Zeit (min)	Temperatur (°C)	Rate ($°C \cdot min^{-1}$)	Erläuterungen
Säule	0 – 1	70		isothermisch
	1 – 35	70 → 240	5	linearer Gradient
	35 – 50	240		isothermisch
Probeneinlaß		250		
Detektor		250		

Die Fettsäurenfraktion muß folgende Zusammensetzung haben:
- Capronsäure: höchstens 2,0 Prozent
- Caprylsäure: 50,0 bis 80,0 Prozent
- Caprinsäure: 20,0 bis 50,0 Prozent
- Laurinsäure: höchstens 3,0 Prozent
- Myristinsäure: höchstens 1,0 Prozent.

Schwermetalle (2.4.8): Mittelkettige Triglyceride, die nicht zur parenteralen Ernährung bestimmt sind, müssen folgender Prüfung entsprechen: 2,0 g Substanz müssen der Grenzprüfung D auf Schwermetalle entsprechen (10 ppm). Zur Herstellung der Referenzlösung werden 2 ml Blei-Lösung (10 ppm Pb) *R* verwendet.

Wasser (2.5.12): Höchstens 0,2 Prozent, mit 10,00 g Substanz nach der Karl-Fischer-Methode bestimmt.

Asche (2.4.16): Höchstens 0,1 Prozent, mit 2,0 g Substanz bestimmt.

Blei: Mittelkettige Triglyceride zur parenteralen Ernährung dürfen höchstens 0,1 ppm Pb enthalten. Der Gehalt an Blei wird mit Hilfe der Atomabsorptionsspektroskopie (2.2.23, Methode II) bestimmt.

Untersuchungslösung: 2,0 g Substanz werden in Diisobutylketon *R* zu 10,0 ml gelöst.

Referenzlösungen: 3 Referenzlösungen werden durch Lösen von je 2,0 g Substanz in einer möglichst kleinen Menge Diisobutylketon *R* und unter Zusatz von 1,0 oder 2,0 oder 4,0 ml Blei-Lösung (0,1 ppm Pb) *R* hergestellt. Die Lösungen werden mit Diisobutylketon *R* zu je 10,0 ml verdünnt.

Die Absorption wird bei 283,3 nm unter Verwendung einer Blei-Hohlkathodenlampe als Strahlungsquelle, eines Graphitrohrofens, der innen mit Palladiumcarbid ausgekleidet ist, als Atomisierungseinrichtung und Argon *R* als Trägergas bestimmt. Die Atomisierung erfolgt bei einer Temperatur unterhalb von 800 °C in Gegenwart von Sauerstoff.

Chrom: Mittelkettige Triglyceride zur parenteralen Ernährung dürfen höchstens 0,05 ppm Cr enthalten. Der Gehalt an Chrom wird mit Hilfe der Atomabsorptionsspektroskopie (2.2.23, Methode II) bestimmt.

Untersuchungslösung: 2,0 g Substanz werden in Diisobutylketon *R* zu 10,0 ml gelöst.

Referenzlösungen: 3 Referenzlösungen werden durch Lösen von je 2,0 g Substanz in einer möglichst kleinen Menge Diisobutylketon *R* und unter Zusatz von 0,5 oder 1,0 oder 2,0 ml Chrom-Lösung (0,1 ppm Cr) *R* hergestellt. Die Lösungen werden mit Diisobutylketon *R* zu je 10,0 ml verdünnt.

Die Absorption wird bei 357,8 nm unter Verwendung einer Chrom-Hohlkathodenlampe als Strahlungsquelle, eines Graphitrohrofens als Atomisierungseinrichtung und Argon *R* als Trägergas bestimmt.

Kupfer: Mittelkettige Triglyceride zur parenteralen Ernährung dürfen höchstens 0,1 ppm Cu enthalten. Der Gehalt an Kupfer wird mit Hilfe der Atomabsorptionsspektroskopie (2.2.23, Methode II) bestimmt.

Untersuchungslösung: 2,0 g Substanz werden in Diisobutylketon *R* zu 10,0 ml gelöst.

Referenzlösungen: 3 Referenzlösungen werden durch Lösen von je 2,0 g Substanz in einer möglichst kleinen Menge Diisobutylketon *R* und unter Zusatz von 1,0 oder 2,0 oder 4,0 ml Kupfer-Lösung (0,1 ppm Cu) *R* hergestellt. Die Lösungen werden mit Diisobutylketon *R* zu je 10,0 ml verdünnt.

Die Absorption wird bei 324,7 nm unter Verwendung einer Kupfer-Hohlkathodenlampe als Strahlungsquelle, eines Graphitrohrofens als Atomisierungseinrichtung und Argon *R* als Trägergas bestimmt.

Nickel: Mittelkettige Triglyceride zur parenteralen Ernährung dürfen höchstens 0,1 ppm Ni enthalten. Der Gehalt an Nickel wird mit Hilfe der Atomabsorptionsspektroskopie (2.2.23, Methode II) bestimmt.

Untersuchungslösung: 2,0 g Substanz werden in Diisobutylketon *R* zu 10,0 ml gelöst.

Referenzlösungen: 3 Referenzlösungen werden durch Lösen von je 2,0 g Substanz in einer möglichst kleinen Menge Diisobutylketon *R* und unter Zusatz von 1,0 oder 2,0 oder 4,0 ml Nickel-Lösung (0,1 ppm Ni) *R* hergestellt. Die Lösungen werden mit Diisobutylketon *R* zu je 10,0 ml verdünnt.

Die Absorption wird bei 232 nm unter Verwendung einer Nickel-Hohlkathodenlampe als Strahlungsquelle, eines Graphitrohrofens als Atomisierungseinrichtung und Argon *R* als Trägergas bestimmt.

Zinn: Mittelkettige Triglyceride zur parenteralen Ernährung dürfen höchstens 0,1 ppm Sn enthalten. Der Gehalt an Zinn wird mit Hilfe der Atomabsorptionsspektroskopie (2.2.23, Methode II) bestimmt.

Untersuchungslösung: 2,0 g Substanz werden in Diisobutylketon *R* zu 10,0 ml gelöst.

Referenzlösungen: 3 Referenzlösungen werden durch Lösen von je 2,0 g Substanz in einer möglichst kleinen Menge Diisobutylketon *R* und unter Zusatz von 1,0 oder 2,0 oder 4,0 ml Zinn-Lösung (0,1 ppm Sn) *R* hergestellt. Die Lösungen werden mit Diisobutylketon *R* zu je 10,0 ml verdünnt.

Die Absorption wird bei 286,3 nm unter Verwendung einer Zinn-Hohlkathodenlampe als Strahlungsquelle, eines Graphitrohrofens, der innen mit Palladiumcarbid ausgekleidet ist, als Atomisierungseinrichtung und Argon *R* als Trägergas bestimmt.

Lagerung

Vor Licht geschützt, in möglichst vollständig gefüllten, dem Verbrauch angemessenen Behältnissen.

Beschriftung

Die Beschriftung gibt insbesondere, falls zutreffend, an, daß die Substanz für die parenterale Ernährung bestimmt ist.

2000, 60

Trimethoprim

Trimethoprimum

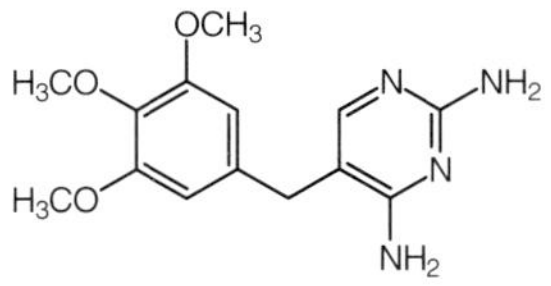

$C_{14}H_{18}N_4O_3$ M_r 290,3

Definition

Trimethoprim enthält mindestens 98,5 und höchstens 101,0 Prozent 5-(3,4,5-Trimethoxybenzyl)pyrimidin-2,4-diamin, berechnet auf die getrocknete Substanz.

Eigenschaften

Weißes bis gelblichweißes Pulver; sehr schwer löslich in Wasser, schwer löslich in Ethanol.

Die Substanz zeigt Polymorphie.

Prüfung auf Identität

1: A, C.
2: A, B, D.

A. Schmelztemperatur (2.2.14): 199 bis 203 °C.

B. Etwa 20 mg Substanz werden in Natriumhydroxid-Lösung (0,1 mol · l^{-1}) zu 100,0 ml gelöst. 1,0 ml Lösung wird mit Natriumhydroxid-Lösung (0,1 mol · l^{-1}) zu 10,0 ml verdünnt. Diese Lösung, zwischen 230 und 350 nm gemessen, zeigt ein Absorptionsmaximum bei 287 nm. Die spezifische Absorption (2.2.25), im Maximum gemessen, liegt zwischen 240 und 250.

C. Die Prüfung erfolgt mit Hilfe der IR-Spektroskopie (2.2.24) durch Vergleich des Spektrums der Substanz mit dem von Trimethoprim *CRS*.

D. Etwa 25 mg Substanz werden, falls erforderlich unter Erhitzen, in 5 ml Schwefelsäure (0,005 mol · l^{-1}) gelöst und mit 2 ml einer Lösung von Kaliumpermanganat *R* (16 g · l^{-1}) in Natriumhydroxid-Lösung (0,1 mol · l^{-1}) versetzt. Nach dem Erhitzen zum Sieden werden zur heißen Lösung 0,4 ml Formaldehyd-Lösung *R* zugefügt. Die Lösung wird gemischt, mit 1 ml Schwefelsäure (0,5 mol · l^{-1}) versetzt, nochmals gemischt und wieder zum Sieden erhitzt. Nach dem Abkühlen wird filtriert, das Filtrat mit 2 ml Dichlormethan *R* versetzt und kräftig geschüttelt. Die organische Phase zeigt im ultravioletten Licht bei 365 nm eine grüne Fluoreszenz.

Prüfung auf Reinheit

Aussehen der Lösung: 0,5 g Substanz werden in 10 ml einer Mischung von 1 Volumteil Wasser *R*, 4,5 Volumteilen Methanol *R* und 5 Volumteilen Dichlormethan *R* gelöst. Die Lösung darf nicht stärker gefärbt sein als die Farbvergleichslösung BG_7 (2.2.2, Methode II).

Verwandte Substanzen:

A. Die Prüfung erfolgt mit Hilfe der Flüssigchromatographie (2.2.29).

Untersuchungslösung: 25,0 mg Substanz werden in der mobilen Phase zu 25,0 ml gelöst.

Referenzlösung a: 1,0 ml Untersuchungslösung wird mit der mobilen Phase zu 200,0 ml verdünnt.

Referenzlösung b: 5,0 mg Trimethoprim *CRS* und 2,5 mg Trimethoprim-Verunreinigung E *CRS* werden in der mobilen Phase zu 100,0 ml gelöst. 1,0 ml Lösung wird mit der mobilen Phase zu 10,0 ml verdünnt.

Die Chromatographie kann durchgeführt werden mit

- einer Säule aus rostfreiem Stahl von 0,250 m Länge und 4,0 mm innerem Durchmesser, gepackt mit desaktiviertem, octadecylsilyliertem Kieselgel zur Chromatographie *R* (5 µm)

T Monographien

- folgender mobilen Phase bei einer Durchflußrate von 1,3 ml je Minute: einer Mischung von 30 Volumteilen Methanol *R* und 70 Volumteilen einer Lösung von Natriumperchlorat *R* (1,4 g · l^{-1}), die mit Phosphorsäure 85 % *R* auf einen *p*H-Wert von 3,6 eingestellt wurde
- einem Spektrometer als Detektor bei einer Wellenlänge von 280 nm.

20 µl Referenzlösung a werden eingespritzt. Die Empfindlichkeit des Systems wird so eingestellt, daß die Höhe des Hauptpeaks im Chromatogramm mindestens 50 Prozent des maximalen Ausschlags beträgt.

Je 20 µl Untersuchungslösung und Referenzlösung b werden eingespritzt. Die Chromatographie der Untersuchungslösung erfolgt über eine Dauer, die der 11fachen Retentionszeit von Trimethoprim entspricht. Werden die Chromatogramme unter den vorgeschriebenen Bedingungen aufgezeichnet, betragen die relativen Retentionen:

Substanz	Ungefähre relative Retention	Korrekturfaktor
Trimethoprim	1 (t_R = 5,2 min)	1
Verunreinigung A	1,5	–
Verunreinigung B	2,3	0,43
Verunreinigung C	0,8	–
Verunreinigung D	2,0	–
Verunreinigung E	0,9	0,53
Verunreinigung F	4,0	–
Verunreinigung G	2,1	–
Verunreinigung J	2,7	0,66

Die Prüfung darf nur ausgewertet werden, wenn die Auflösung zwischen den 2 Hauptpeaks im Chromatogramm der Referenzlösung b mindestens 2,5 beträgt. Im Chromatogramm der Untersuchungslösung darf keine Peakfläche, mit Ausnahme der des Hauptpeaks, größer sein als das 0,2fache der Fläche des Hauptpeaks im Chromatogramm der Referenzlösung a (0,1 Prozent), wobei für die Verunreinigungen B, E und J die in der Tabelle angegebenen Korrekturfaktoren anzuwenden sind. Die Summe aller Peakflächen, mit Ausnahme der des Hauptpeaks, darf nicht größer sein als das 0,4fache der Fläche des Hauptpeaks im Chromatogramm der Referenzlösung a (0,2 Prozent), wobei für die Verunreinigungen B, E und J die in der Tabelle angegebenen Korrekturfaktoren anzuwenden sind. Peaks, deren Fläche kleiner ist als das 0,04fache der Fläche des Hauptpeaks im Chromatogramm der Referenzlösung a, und ein der Verunreinigung H entsprechender Peak (relative Retention etwa 10,3) werden nicht berücksichtigt.

B. Die Prüfung erfolgt mit Hilfe der Flüssigchromatographie (2.2.29).

Untersuchungslösung: 25,0 mg Substanz werden in der mobilen Phase zu 25,0 ml gelöst.

Referenzlösung a: 1,0 ml Untersuchungslösung wird mit der mobilen Phase zu 200,0 ml verdünnt.

Referenzlösung b: 5,0 mg Trimethoprim *CRS* und 5,0 mg Trimethoprim-Verunreinigung B *CRS* werden in der mobilen Phase zu 100,0 ml gelöst.

Die Chromatographie kann durchgeführt werden mit
- einer Säule aus rostfreiem Stahl von 0,250 m Länge und 4,6 mm innerem Durchmesser, gepackt mit cyanopropylsilyliertem Kieselgel zur Chromatographie *R* (5 µm) mit einer spezifischen Oberfläche von 350 $m^2 \cdot g^{-1}$ und einem Porendurchmesser von 10 nm
- folgender mobilen Phase bei einer Durchflußrate von 0,8 ml je Minute: 1,14 g Natriumhexansulfonat *R* werden in 600 ml einer Lösung von Kaliumdihydrogenphosphat *R* (13,6 g · l^{-1}) gelöst; mit Phosphorsäure 85 % *R* wird auf einen *p*H-Wert von 3,1 eingestellt und mit 400 Volumteilen Methanol *R* gemischt
- einem Spektrometer als Detektor bei einer Wellenlänge von 280 nm.

20 µl Referenzlösung a werden eingespritzt. Die Empfindlichkeit des Systems wird so eingestellt, daß die Höhe der Hauptpeaks im Chromatogramm mindestens 50 Prozent des maximalen Ausschlags beträgt.

Je 20 µl Untersuchungslösung und Referenzlösung b werden eingespritzt. Die Chromatographie der Untersuchungslösung erfolgt über eine Dauer, die der 6fachen Retentionszeit von Trimethoprim entspricht. Werden die Chromatogramme unter den vorgeschriebenen Bedingungen aufgezeichnet, betragen die relativen Retentionen:

Substanz	Ungefähre relative Retention	Korrekturfaktor
Trimethoprim	1 (t_R = 4,3 min)	1
Verunreinigung B	1,3	–
Verunreinigung H	1,8	0,50
Verunreinigung I	4,9	0,28

Die Prüfung darf nur ausgewertet werden, wenn die Auflösung zwischen den 2 Hauptpeaks im Chromatogramm der Referenzlösung b mindestens 2,0 beträgt. Im Chromatogramm der Untersuchungslösung darf keine Peakfläche, mit Ausnahme der des Hauptpeaks, größer sein als das 0,2fache der Fläche des Hauptpeaks im Chromatogramm der Referenzlösung a (0,1 Prozent), wobei für die Verunreinigungen H und I die in der Tabelle angegebenen Korrekturfaktoren anzuwenden sind. Die Summe aller Peakflächen, mit Ausnahme der des Hauptpeaks, darf nicht größer sein als das 0,4fache der Fläche des Hauptpeaks im Chromatogramm der Referenzlösung a (0,2 Prozent), wobei für die Verunreinigungen H und I die in der Tabelle angegebenen Korrekturfaktoren anzuwenden sind. Peaks, deren Fläche kleiner ist als 0,04fache der Fläche des Hauptpeaks im Chromatogramm der Referenzlösung a, werden nicht berücksichtigt.

Schwermetalle (2.4.8): 1,0 g Substanz muß der Grenzprüfung C auf Schwermetalle entsprechen (20 ppm). Zur Herstellung der Referenzlösung werden 2 ml Blei-Lösung (10 ppm Pb) *R* verwendet.

Trocknungsverlust (2.2.32): Höchstens 1,0 Prozent, mit 1,000 g Substanz durch Trocknen im Trockenschrank bei 100 bis 105 °C bestimmt.

Sulfatasche (2.4.14): Höchstens 0,1 Prozent, mit 1,0 g Substanz bestimmt.

Gehaltsbestimmung

0,250 g Substanz, in 50 ml wasserfreier Essigsäure *R* gelöst, werden mit Perchlorsäure (0,1 mol · l^{-1}) titriert. Der Endpunkt wird mit Hilfe der Potentiometrie (2.2.20) bestimmt.

1 ml Perchlorsäure (0,1 mol · l^{-1}) entspricht 29,03 mg $C_{14}H_{18}N_4O_3$.

Verunreinigungen

Mit Hilfe der Flüssigchromatographie A bestimmbar

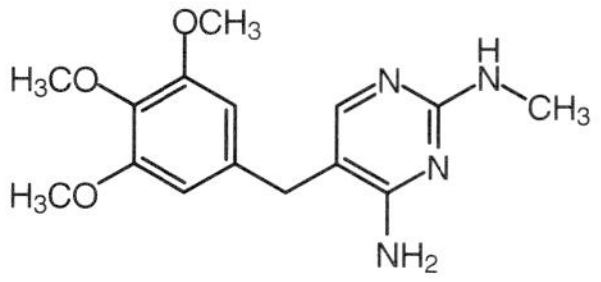

A. N^2-Methyl-5-(3,4,5-trimethoxybenzyl)pyrimidin-2,4-diamin

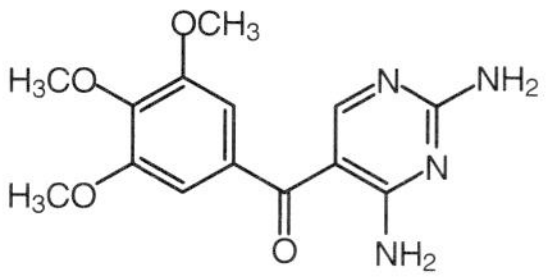

B. (2,4-Diaminopyrimidin-5-yl)(3,4,5-trimethoxyphenyl)methanon

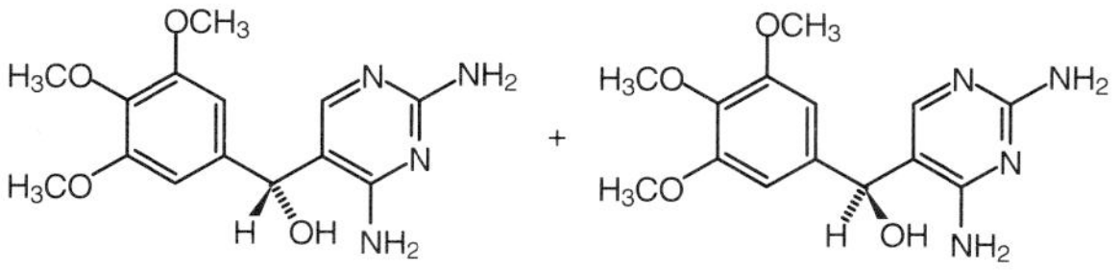

C. (*RS*)-(2,4-Diaminopyrimidin-5-yl)(3,4,5-trimethoxyphenyl)methanol

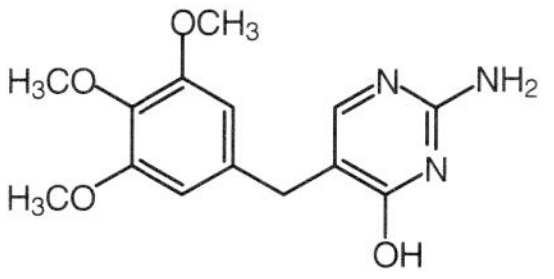

D. 2-Amino-5-(3,4,5-trimethoxybenzyl)pyrimidin-4-ol

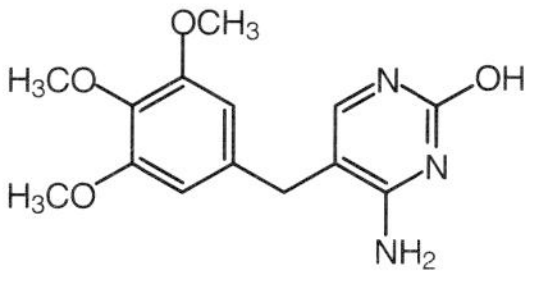

E. 4-Amino-5-(3,4,5-trimethoxybenzyl)pyrimidin-2-ol

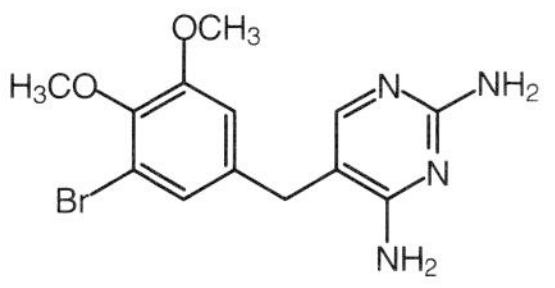

F. 5-(3-Brom-4,5-dimethoxybenzyl)pyrimidin-2,4-diamin

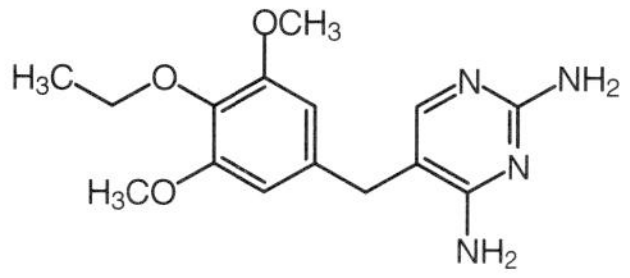

G. 5-(4-Ethoxy-3,5-dimethoxybenzyl)pyrimidin-2,4-diamin

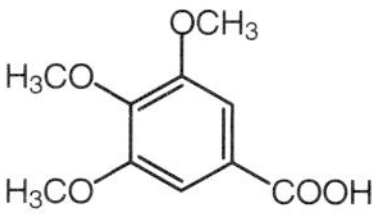

J. 3,4,5-Trimethoxybenzoesäure

Mit Hilfe der Flüssigchromatographie B bestimmbar

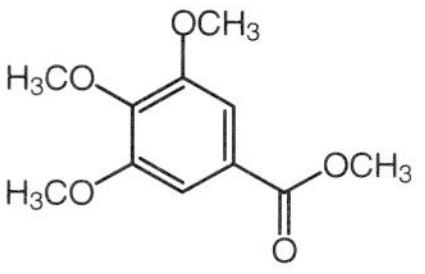

H. Methyl-3,4,5-trimethoxybenzoat (wird bei der Durchführung der Flüssigchromatographie A ebenfalls detektiert)

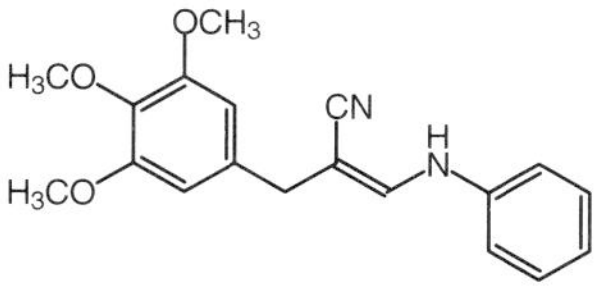

I. 3-(Phenylamino)-2-(3,4,5-trimethoxybenzyl)prop-2-ennitril.

2001, 1577

Trolamin

Trolaminum

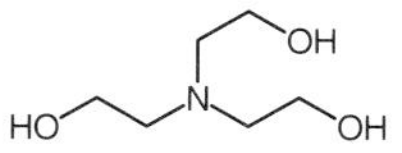

$C_6H_{15}NO_3$ M_r 149,2

Definition

Trolamin enthält mindestens 99,0 und höchstens 103,0 Prozent (*m/m*) Basen, berechnet als 2,2′,2″-Nitrilotriethanol und bezogen auf die wasserfreie Substanz.

Eigenschaften

Klare, viskose, farblose bis schwach gelbliche, stark hygroskopische Flüssigkeit; mischbar mit Wasser und Ethanol, löslich in Dichlormethan, schwer löslich in Ether.

Prüfung auf Identität

1: B, C.
2: A, B, D.

A. Relative Dichte (2.2.5): 1,120 bis 1,130.

B. Brechungsindex (2.2.6): 1,482 bis 1,485.

C. Die bei der Prüfung „Verwandte Substanzen“ (siehe „Prüfung auf Reinheit“) erhaltenen Chromatogramme werden ausgewertet. Der Hauptpeak im Chromatogramm der Untersuchungslösung entspricht in bezug auf Retentionszeit und Fläche ungefähr dem Hauptpeak im Chromatogramm der Referenzlösung.

D. Wird 1 ml Substanz mit 0,3 ml Kupfer(II)-sulfat-Lösung *R* versetzt, entsteht eine blaue Färbung. Nach Zusatz von 2,5 ml verdünnter Natriumhydroxid-Lösung *R* wird die Lösung zum Sieden erhitzt. Die blaue Färbung bleibt bestehen.

Prüfung auf Reinheit

Prüflösung: 12 g Substanz werden mit Wasser *R* zu 20 ml verdünnt.

Aussehen der Lösung: Die Prüflösung muß klar (2.2.1) und darf nicht stärker gefärbt sein als die Farbvergleichslösung B_6 (2.2.2, Methode II).

Verwandte Substanzen: Die Prüfung erfolgt mit Hilfe der Gaschromatographie (2.2.28).

Untersuchungslösung: 0,100 g Substanz werden in einer Mischung gleicher Volumteile Acetanhydrid *R* und wasserfreiem Pyridin *R* zu 10,0 ml gelöst. Die Lösung wird 30 min lang bei 50 °C erwärmt.

Referenzlösung: 50 mg Diethanolamin *R*, 50 mg Ethanolamin *R* und 0,400 g Trolamin *CRS* werden in einer Mischung gleicher Volumteile Acetanhydrid *R* und wasserfreiem Pyridin *R* zu 50,0 ml gelöst. Die Lösung wird 30 min lang bei 50 °C erwärmt.

Die Chromatographie kann durchgeführt werden mit
- einer Säule von 2 m Länge und 2,2 mm innerem Durchmesser, gepackt mit silanisiertem Kieselgur zur Gaschromatographie *R*, imprägniert mit 5 Prozent (*m/m*) Poly[(cyanopropyl)methylphenylmethyl]siloxan *R*
- Helium zur Chromatographie *R* als Trägergas bei einer Durchflußrate von 35 ml je Minute
- einem Flammenionisationsdetektor

und folgendem Temperaturprogramm:

	Zeit (min)	**Temperatur (°C)**	**Rate (°C · min^{-1})**	**Erläuterungen**
Säule	0 – 10	140	–	isothermisch
	10 – 40	140 → 200	2	linearer Gradient
	40 – 45	200	–	isothermisch
Probeneinlaß		250		
Detektor		250		

Je 1 µl Untersuchungslösung und Referenzlösung wird eingespritzt. Die Retentionszeit beträgt für Ethanolamin etwa 7 min, für Trolamin etwa 19 min und für Diethanolamin etwa 23 min.

Der Prozentgehalt an verwandten Substanzen wird aus den Peakflächen im Chromatogramm der Untersuchungslösung mit Hilfe des Verfahrens „Normalisierung“ berechnet. Lösungsmittelpeaks werden nicht berücksichtigt. Der Gehalt an Ethanolamin darf höchstens 0,2 Prozent, der an Diethanolamin höchstens 1,0 Prozent und die Summe aller weiteren verwandten Substanzen darf höchstens 0,5 Prozent betragen. Die Prüfung darf nur ausgewertet werden, wenn das Chromatogramm der Referenzlösung deutlich voneinander getrennt 3 Peaks zeigt.

***N*-Nitrosodiethanolamin:** Höchstens 25 ppb. Die Prüfung erfolgt mit Hilfe der Gaschromatographie (2.2.28).

Die Prüfung muß im Abzug, unter Tragen von Schutzhandschuhen und Schutzbrille durchgeführt werden.

Untersuchungslösung: In einer geeigneten Destillationsapparatur werden 100,0 g Substanz mit 100,0 ml Ethylenglycol *R* gemischt. Vorsichtig werden 10,0 ml unter Vakuum bei höchstens 1,3 kPa destilliert. 1 ml Destillat wird redestilliert.

Referenzlösung: 25,0 mg *N*-Nitrosodiethanolamin *R* werden in Ethylenglycol *R* zu 100,0 ml gelöst. 5,0 ml Lösung werden mit Ethylenglycol *R* zu 50,0 ml verdünnt. 5,0 ml dieser Lösung werden mit Ethylenglycol *R* zu 50,0 ml verdünnt.

Die Chromatographie kann durchgeführt werden mit
- einer Kapillarsäule aus Quarzglas von 30 m Länge und 0,25 mm innerem Durchmesser, belegt mit Macrogol 20 000 *R* (Filmdicke 0,25 µm)
- Helium zur Chromatographie *R* als Trägergas bei einer Durchflußrate von 0,75 ml je Minute
- einem Splitverhältnis von 1:15
- einem Massenspektrometer als Detektor bei 72 *m*/*e*

und folgendem Temperaturprogramm:

	Zeit (min)	**Temperatur (°C)**	**Rate (°C · min^{-1})**	**Erläuterungen**
Säule	0 – 2	180	–	isothermisch
	2 – 8	180 → 240	10	linearer Gradient
	8 – 25	240	–	isothermisch
Probeneinlaß		240		
Detektor		250		

Je 3 µl Untersuchungslösung und Referenzlösung werden eingespritzt. Eine im Chromatogramm der Untersuchungslösung dem *N*-Nitrosodiethanolamin (Retentionszeit etwa 20 min) entsprechende Peakfläche darf nicht größer sein als die Fläche des entsprechenden Peaks im Chromatogramm der Referenzlösung.

Schwermetalle (2.4.8): 5 ml Prüflösung werden mit Wasser *R* zu 30 ml verdünnt. Diese Lösung muß der Grenzprüfung A auf Schwermetalle entsprechen (10 ppm). Zur Herstellung der Referenzlösung wird die Blei-Lösung (1 ppm Pb) *R* verwendet.

Wasser (2.5.12): Höchstens 1,0 Prozent, mit 1,000 g Substanz nach der Karl-Fischer-Methode bestimmt. Das Titriergefäß wird geöffnet, die Substanz direkt in das zuvor titrierte Lösungsmittel gegeben und das Titriergefäß sofort wieder verschlossen.

Sulfatasche (2.4.14): Höchstens 0,1 Prozent, mit 1,0 g Substanz bestimmt, ohne zu Beginn auf dem Wasserbad zu erhitzen.

Gehaltsbestimmung

1,200 g Substanz, in 75 ml kohlendioxidfreiem Wasser *R* gelöst, werden nach Zusatz von 0,3 ml Methylrot-Lösung *R* mit Salzsäure (1 mol · l^{-1}) titriert.

1 ml Salzsäure (1 mol · l^{-1}) entspricht 149,2 mg $C_6H_{15}NO_3$.

Lagerung

Dicht verschlossen, vor Licht geschützt.

Verunreinigungen

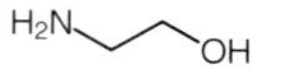

A. 2-Aminoethanol (Ethanolamin)

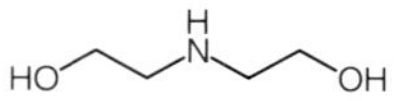

B. 2,2′-Iminodiethanol (Diethanolamin)

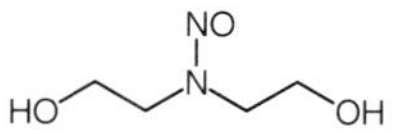

C. 2,2′-(Nitrosoimino)diethanol (*N*-Nitrosodiethanolamin).

Dieser Text wurde in der deutschsprachigen Ausgabe der Ph. Eur. – Nachtrag 2000 schon in dieser Fassung veröffentlicht.

2001, 694

Trypsin

Trypsinum

Definition

Trypsin ist ein proteolytisches Enzym, das durch Aktivierung des aus Pankreas von gesunden Säugetieren extrahierten Trypsinogens gewonnen wird und eine Aktivität von mindestens 0,5 Mikrokatal je Milligramm, berechnet auf die getrocknete Substanz, aufweist. Die maximale Enzymaktivität wird in Lösung bei einem *p*H-Wert von 8 erreicht; bei einem *p*H-Wert von 3 ist die Aktivität reversibel gehemmt; bei diesem *p*H-Wert ist die Substanz am stabilsten.

Herstellung

Falls zutreffend muß die Substanz der Monographie **Produkte mit dem Risiko der Übertragung von Erregern der spongiformen Enzephalopathie tierischen Ursprungs (Producta cum possibili transmissione vectorium enkephalopathiarum spongiformium animalium)** entsprechen.

Die Tiere, von denen die Substanz gewonnen wird, müssen den lebensmittelrechtlichen, von der zuständigen Behörde überwachten Gesundheitsanforderungen an Tiere, die für den menschlichen Verzehr bestimmt sind, entsprechen.

Für das Herstellungsverfahren muß nachgewiesen worden sein, in welchem Maß es Viren oder andere infektiöse Agenzien eliminiert oder inaktiviert.

Das Herstellungsverfahren wird einer Validierung unterzogen und muß gewährleisten, daß, falls die Substanz geprüft wird, sie folgender Prüfung entspricht:

Histamin (2.6.10): Höchstens 1 µg (berechnet als Histaminbase) je 0,2 Mikrokatal Trypsin-Aktivität. Eine Lösung der Substanz (10 g · l^{-1}) in Borat-Pufferlösung *p*H 8,0 (0,0015 mol · l^{-1}) *R* wird vor der Prüfung durch 30 min langes Erhitzen im Wasserbad inaktiviert. Verdünnungen werden mit einer Lösung von Natriumchlorid *R* (9 g · l^{-1}) hergestellt.

Eigenschaften

Weißes bis fast weißes, kristallines oder amorphes Pulver; wenig löslich in Wasser. Die amorphe Form ist hygroskopisch.

Prüfung auf Identität

A. 1 ml Prüflösung (siehe „Prüfung auf Reinheit") wird mit Wasser *R* zu 100 ml verdünnt. Werden in einer Vertiefung einer weißen Tüpfelplatte 0,1 ml dieser Lösung mit 0,2 ml Tosylargininmethylesterhydrochlorid-Lösung *R* versetzt, entsteht innerhalb von 3 min eine rotviolette Färbung.

B. 0,5 ml Prüflösung werden mit Wasser *R* zu 5 ml verdünnt. Nach Zusatz von 0,1 ml einer Lösung von Tosyllysinchlormethanhydrochlorid *R* (20 g · l^{-1}) wird der *p*H-Wert auf 7,0 eingestellt, die Mischung 2 h lang geschüttelt und mit Wasser *R* zu 50 ml verdünnt. Werden in einer Vertiefung einer weißen Tüpfelplatte 0,1 ml dieser Lösung mit 0,2 ml Tosylargininmethylesterhydrochlorid-Lösung *R* gemischt, entsteht innerhalb von 3 min keine rotviolette Färbung.

Prüfung auf Reinheit

Prüflösung: 0,10 g Substanz werden in kohlendioxidfreiem Wasser *R* zu 10,0 ml gelöst.

Aussehen der Lösung: Die Prüflösung darf nicht stärker opaleszieren als die Referenzsuspension III (2.2.1).

***p*H-Wert** (2.2.3): Der *p*H-Wert der Prüflösung muß zwischen 3,0 und 6,0 liegen.

Absorption (2.2.25): 30,0 mg Substanz werden in Salzsäure (0,001 mol · l^{-1}) zu 100,0 ml gelöst. Die Lösung zeigt ein Absorptionsmaximum bei 280 nm und ein Minimum bei 250 nm. Die spezifische Absorption, im Maximum gemessen, muß zwischen 13,5 und 16,5 liegen, die im Minimum darf höchstens 7,0 betragen.

Chymotrypsin: Zu 1,8 ml Pufferlösung *p*H 8,0 *R* werden 7,4 ml Wasser *R* und 0,5 ml Acetyltyrosinethylester-

Lösung (0,2 mol · l^{-1}) *R* gegeben. Unter Schütteln der Lösung werden 0,3 ml Prüflösung zugesetzt. Mit einer Stoppuhr wird die Zeit gemessen. Nach genau 5 min wird der *p*H-Wert (2.2.3) gemessen (Untersuchungslösung). Eine Referenzlösung wird unter denselben Bedingungen hergestellt, indem die Prüflösung durch 0,3 ml einer Lösung von Chymotrypsin *BRS* (0,5 g · l^{-1}) ersetzt wird. Der *p*H-Wert (2.2.3) wird genau 5 min nach Zusatz des Chymotrypsins gemessen. Der *p*H-Wert der Untersuchungslösung muß größer sein als der der Referenzlösung.

Trocknungsverlust (2.2.32): Höchstens 5,0 Prozent, mit 0,500 g Substanz durch 2 h langes Trocknen bei 60 °C und höchstens 670 Pa bestimmt.

Mikrobielle Verunreinigung:
Keimzahl (2.6.12): Höchstens 10^4 koloniebildende, aerobe Einheiten je Gramm Substanz, durch Auszählen auf Agarplatten bestimmt.

Spezifizierte Mikroorganismen (2.6.13): *Escherichia coli* und Salmonellen dürfen nicht vorhanden sein.

Wertbestimmung

Die Aktivität wird durch den Vergleich der Geschwindigkeit, mit der die Substanz Benzoylargininethylesterhydrochlorid *R* hydrolysiert, mit der Geschwindigkeit, mit der Trypsin *BRS* das gleiche Substrat unter gleichen Bedingungen hydrolysiert, bestimmt.

Apparatur: Verwendet wird ein etwa 30 ml fassendes Reaktionsgefäß, das versehen ist mit
- einer Vorrichtung, mit der eine Temperatur von 25,0 ± 0,1 °C eingehalten werden kann
- einer Rührvorrichtung, zum Beispiel einem Magnetrührer
- einem Deckel mit Öffnungen zum Anbringen der Elektroden, der Bürettenspitze, einem Einleitungsrohr für Stickstoff sowie für den Zusatz der Reagenzien.

Eine automatische oder manuell zu bedienende Titrierapparatur kann verwendet werden. Im letzteren Fall muß die Bürette eine Einteilung in 0,005 ml aufweisen und das *p*H-Meter mit einer gedehnten Skala und Glas-Kalomel-Elektroden versehen sein.

Untersuchungslösung: Eine geeignete Menge Substanz, um eine Lösung von etwa 700 Nanokatal je Milliliter zu erhalten, wird in Salzsäure (0,001 mol · l^{-1}) zu 25,0 ml gelöst.

Referenzlösung: 25,0 mg Trypsin *BRS* werden in Salzsäure (0,001 mol · l^{-1}) zu 25,0 ml gelöst.

Beide Lösungen werden bei einer Temperatur zwischen 0 und 5 °C gelagert. 1 ml jeder Lösung wird innerhalb von 15 min auf etwa 25 °C erwärmt. Davon werden jeweils 50 µl für die Titration verwendet, die unter Stickstoffatmosphäre ausgeführt wird. In das Reaktionsgefäß werden unter ständigem Rühren 10,0 ml Borat-Pufferlösung *p*H 8,0 (0,0015 mol · l^{-1}) *R* und 1,0 ml einer frisch hergestellten Lösung von Benzoylargininethylesterhydrochlorid *R* (6,86 g · l^{-1}) eingebracht. Sobald die Temperatur 25,0 ± 0,1 °C beträgt (nach etwa 5 min), wird der *p*H-Wert mit Natriumhydroxid-Lösung (0,1 mol · l^{-1}) auf genau 8,0 eingestellt. Nach Zusatz von 50 µl Untersuchungslösung wird mit der Zeitmessung begonnen. Durch Zusatz von Natriumhydroxid-Lösung (0,1 mol · l^{-1}) wird der *p*H-Wert bei 8,0 gehalten. Die Mikrobürettenspitze bleibt immer in die Lösung eingetaucht, und das zugesetzte Volumen wird in den folgenden 8 min alle 30 s notiert. Das je Sekunde verbrauchte Volumen Natriumhydroxid-Lösung (0,1 mol · l^{-1}) wird berechnet. Die Bestimmung wird in gleicher Weise mit der Referenzlösung durchgeführt und das je Sekunde verbrauchte Volumen Natriumhydroxid-Lösung (0,1 mol · l^{-1}) berechnet.

Die Aktivität der Substanz wird in Mikrokatal je Milligramm nach folgender Formel berechnet:

$$\frac{m' \cdot V}{m \cdot V'} \cdot A$$

m = Einwaage der Substanz in Milligramm
m' = Einwaage Trypsin *BRS* in Milligramm
V = je Sekunde verbrauchtes Volumen an Natriumhydroxid-Lösung (0,1 mol · l^{-1}) bei der Untersuchungslösung
V' = je Sekunde verbrauchtes Volumen an Natriumhydroxid-Lösung (0,1 mol · l^{-1}) bei der Referenzlösung
A = Aktivität von Trypsin *BRS* in Mikrokatal je Milligramm.

Lagerung

Dicht verschlossen, vor Licht geschützt, zwischen 2 und 8 °C.

Beschriftung

Die Beschriftung gibt insbesondere die Aktivität in Mikrokatal je Milligramm an.

2000, 1272

Tryptophan

Tryptophanum

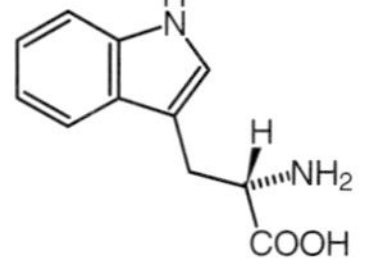

$C_{11}H_{12}N_2O_2$ M_r 204,2

Definition

Tryptophan enthält mindestens 98,5 und höchstens 101,0 Prozent (*S*)-2-Amino-3-(1*H*-indol-3-yl)propansäure, berechnet auf die getrocknete Substanz.

Herstellung

Wird die Substanz durch ein Verfahren hergestellt, das Fermentationsschritte beinhaltet, muß sie zusätzlich den Anforderungen der Monographie **Fermentationsprodukte (Producta ab fermentatione)** entsprechen.

Eigenschaften

Weißes bis fast weißes, kristallines oder amorphes Pulver; wenig löslich in Wasser, schwer löslich in Ethanol, praktisch unlöslich in Ether. Die Substanz löst sich in verdünnten Alkalihydroxid-Lösungen und verdünnten Mineralsäuren.

Prüfung auf Identität

1: A, B.

2: A, C, D.

A. Die Substanz entspricht der Prüfung „Spezifische Drehung" (siehe „Prüfung auf Reinheit").

B. Die Prüfung erfolgt mit Hilfe der IR-Spektroskopie (2.2.24) durch Vergleich des Spektrums der Substanz mit dem von Tryptophan *CRS*. Die Prüfung erfolgt mit Hilfe von Preßlingen.

C. Die bei der Prüfung „Mit Ninhydrin nachweisbare Substanzen" (siehe „Prüfung auf Reinheit") erhaltenen Chromatogramme werden ausgewertet. Der Hauptfleck im Chromatogramm der Untersuchungslösung b entspricht in bezug auf Lage, Farbe und Größe dem Hauptfleck im Chromatogramm der Referenzlösung a.

D. Etwa 20 mg Substanz werden in 10 ml Wasser *R* gelöst. Nach Zusatz von 5 ml Dimethylaminobenzaldehyd-Lösung *R* 6 und 2 ml Salzsäure *R* 1 wird die Mischung auf dem Wasserbad erhitzt. Eine purpurblaue Farbe entwickelt sich.

Prüfung auf Reinheit

Aussehen der Lösung: 0,1 g Substanz werden in Salzsäure (1 mol · l^{-1}) zu 10 ml gelöst. Die Lösung muß klar (2.2.1) und darf nicht stärker gefärbt sein als die Farbvergleichslösung BG_6 (2.2.2, Methode II).

Spezifische Drehung (2.2.7): 0,25 g Substanz werden, falls erforderlich unter Erhitzen im Wasserbad, in Wasser *R* zu 25,0 ml gelöst. Die spezifische Drehung muß zwischen −30,0 und −33,0° liegen, berechnet auf die getrocknete Substanz.

Mit Ninhydrin nachweisbare Substanzen: Die Prüfung erfolgt mit Hilfe der Dünnschichtchromatographie (2.2.27) unter Verwendung einer DC-Platte mit Kieselgel *R*.

Untersuchungslösung a: 0,10 g Substanz werden in einer Mischung gleicher Volumteile Essigsäure 98 % *R* und Wasser *R* zu 10 ml gelöst.

Untersuchungslösung b: 1 ml Untersuchungslösung a wird mit einer Mischung gleicher Volumteile Essigsäure 98 % *R* und Wasser *R* zu 50 ml verdünnt.

Referenzlösung a: 10 mg Tryptophan *CRS* werden in einer Mischung gleicher Volumteile Essigsäure 98 % *R* und Wasser *R* zu 50 ml gelöst.

Referenzlösung b: 5 ml Untersuchungslösung b werden mit einer Mischung gleicher Volumteile Essigsäure 98 % *R* und Wasser *R* zu 20 ml verdünnt.

Referenzlösung c: 10 mg Tryptophan *CRS* und 10 mg Tyrosin *CRS* werden in einer Mischung gleicher Volumteile Essigsäure 98 % *R* und Wasser *R* zu 25 ml gelöst.

Auf die Platte werden 5 µl jeder Lösung aufgetragen. Die Chromatographie erfolgt mit einer Mischung von 20 Volumteilen Essigsäure 98 % *R*, 20 Volumteilen Wasser *R* und 60 Volumteilen 1-Butanol *R* über eine Laufstrecke von 15 cm. Die Platte wird an der Luft trocknen gelassen, mit Ninhydrin-Lösung *R* besprüht und 15 min lang bei 100 bis 105 °C erhitzt. Kein im Chromatogramm der Untersuchungslösung a auftretender Nebenfleck darf größer oder stärker gefärbt sein als der Fleck im Chromatogramm der Referenzlösung b (0,5 Prozent). Die Prüfung darf nur ausgewertet werden, wenn das Chromatogramm der Referenzlösung c deutlich voneinander getrennt 2 Flecke zeigt.

1,1′-Ethylidenbis(tryptophan), andere verwandte Substanzen: Die Prüfung erfolgt mit Hilfe der Flüssigchromatographie (2.2.29).

Pufferlösung pH 2,3: 3,90 g Natriumdihydrogenphosphat *R* werden in 1000 ml Wasser *R* gelöst. Nach Zusatz von etwa 700 ml einer Lösung von Phosphorsäure 85 % *R* (2,9 g · l^{-1}) wird mit der gleichen Lösung auf einen *p*H-Wert von 2,3 eingestellt.

Die Lösungen sind unmittelbar vor Gebrauch herzustellen.

Standardlösung: 10,0 mg *N*-Acetyltryptophan *R* werden in einer Mischung von 10 Volumteilen Acetonitril *R* und 90 Volumteilen Wasser *R* zu 100,0 ml gelöst. 2,0 ml Lösung werden mit der gleichen Lösungsmittelmischung zu 100,0 ml verdünnt.

Untersuchungslösung a: 0,10 g Substanz werden in einer Mischung von 10 Volumteilen Acetonitril *R* und 90 Volumteilen Wasser *R* zu 10,0 ml gelöst.

Untersuchungslösung b: 0,10 g Substanz werden in der Standardlösung zu 10,0 ml gelöst.

Referenzlösung a: 1,0 mg 1,1′-Ethylidenbis(tryptophan) *CRS* wird in einer Mischung von 10 Volumteilen Acetonitril *R* und 90 Volumteilen Wasser *R* zu 100,0 ml gelöst.

Referenzlösung b: 10,0 ml Referenzlösung a werden mit der Standardlösung zu 50,0 ml verdünnt.

Referenzlösung c: 10,0 ml Referenzlösung a werden mit einer Mischung von 10 Volumteilen Acetonitril *R* und 90 Volumteilen Wasser *R* zu 50,0 ml verdünnt.

Referenzlösung d: 0,10 g Substanz werden in Referenzlösung c zu 10,0 ml gelöst.

Referenzlösung e: 1,0 ml Referenzlösung c wird mit einer Mischung von 10 Volumteilen Acetonitril *R* und 90 Volumteilen Wasser *R* zu 10,0 ml verdünnt.

Die Chromatographie kann durchgeführt werden mit

- einer Säule aus rostfreiem Stahl von 0,25 m Länge und 4,6 mm innerem Durchmesser, gepackt mit octadecylsilyliertem Kieselgel zur Chromatographie *R* (5 µm)
- einer Mischung der mobilen Phasen A und B bei einer Durchflußrate von 0,7 ml je Minute unter Einsatz der Gradientenelution

Mobile Phase A: eine Mischung von 115 Volumteilen Acetonitril *R* und 885 Volumteilen Pufferlösung *p*H 2,3
Mobile Phase B: eine Mischung von 350 Volumteilen Acetonitril *R* und 650 Volumteilen Pufferlösung *p*H 2,3

Zeit (min)	Mobile Phase A (% *V/V*)	Mobile Phase B (% *V/V*)	Erläuterungen
0 – 10	100	0	isokratisch
10 – 45	100 → 0	0 → 100	linearer Gradient
45 – 65	0	100	isokratisch
65 – 66	0 → 100	100 → 0	linearer Gradient
66 – 80	100	0	Re-Äquilibrierung

- einem Spektrometer als Detektor bei einer Wellenlänge von 220 nm.

Die Temperatur der Säule wird bei 40 °C gehalten.

Je 20 µl Referenzlösung b, d und e werden eingespritzt. Werden die Chromatogramme unter den vorgeschriebenen Bedingungen aufgezeichnet, betragen die Retentionszeiten für Tryptophan etwa 8 min, für *N*-Acetyltryptophan etwa 29 min und für 1,1′-Ethylidenbis(tryptophan) etwa 34 min. Die Empfindlichkeit des Systems wird so eingestellt, daß die Höhe des *N*-Acetyltryptophan-Peaks im Chromatogramm der Referenzlösung b mindestens 50 Prozent des maximalen Ausschlags beträgt. Die Prüfung darf nur ausgewertet werden, wenn die Auflösung zwischen den Peaks von *N*-Acetyltryptophan und 1,1′-Ethylidenbis(tryptophan) im Chromatogramm der Referenzlösung b mindestens 8,0 beträgt. Falls erforderlich wird das Zeitprogramm der Gradientenelution verändert. Eine Verlängerung der Elutionsdauer mit der mobilen Phase A ergibt längere Retentionszeiten und eine bessere Auflösung. Im Chromatogramm der Referenzlösung e muß das Signal-Rausch-Verhältnis mindestens 15 betragen.

Je 20 µl Untersuchungslösung a und b werden eingespritzt. Das Chromatogramm der Untersuchungslösung a ist daraufhin zu überprüfen, daß kein Peak mit der gleichen Retentionszeit wie die des *N*-Acetyltryptophans auftritt (in diesem Fall muß die Fläche des *N*-Acetyltryptophan-Peaks korrigiert werden). Im Chromatogramm der Untersuchungslösung b darf die Fläche des 1,1′-Ethylidenbis(tryptophan)-Peaks nicht größer sein als das 0,5fache der Fläche des Hauptpeaks im Chromatogramm der Referenzlösung e (10 ppm). Im Chromatogramm der Untersuchungslösung b darf die Summe der Flächen aller Peaks mit kleineren Retentionszeiten als die des Trytophans nicht größer sein als das 0,6fache der Fläche des *N*-Acetyltryptophan-Peaks im Chromatogramm der Referenzlösung b (100 ppm). Im Chromatogramm der Untersuchungslösung b darf die Summe der Flächen aller Peaks, mit Ausnahme der Fläche des *N*-Acetyltryptophan-Peaks, mit einer größeren Retentionszeit als Tryptophan und mit Retentionszeiten, die bis zum 1,8fachen der Retentionszeit des *N*-Acetyltryptophans betragen, nicht größer sein als das 1,9fache der Fläche des *N*-Acetyltryptophan-Peaks im Chromatogramm der Referenzlösung b (300 ppm). Lösungsmittelpeaks und Peaks, deren Fläche kleiner ist als das 0,02fache der Fläche des *N*-Acetyltryptophan-Peaks im Chromatogramm der Referenzlösung b, werden nicht berücksichtigt.

Chlorid (2.4.4): 0,25 g Substanz werden in 3 ml verdünnter Salpetersäure *R* gelöst. Die Lösung wird mit Wasser *R* zu 15 ml verdünnt. Ohne weiteren Zusatz von Salpetersäure muß die Lösung der Grenzprüfung auf Chlorid entsprechen (200 ppm).

Sulfat (2.4.13): 0,5 g Substanz, in einer Mischung von 5 Volumteilen verdünnter Salzsäure *R* und 25 Volumteilen destilliertem Wasser *R* zu 15 ml gelöst, müssen der Grenzprüfung auf Sulfat entsprechen (300 ppm).

Ammonium (2.4.1): 0,10 g Substanz müssen der Grenzprüfung B auf Ammonium entsprechen (200 ppm). Zur Herstellung der Referenzmischung werden 0,2 ml Ammonium-Lösung (100 ppm NH_4) *R* verwendet.

Eisen (2.4.9): In einem Scheidetrichter werden 0,50 g Substanz in 10 ml verdünnter Salzsäure *R* gelöst. Die Lösung wird 3mal je 3 min lang mit je 10 ml Isobutylmethylketon *R* 1 geschüttelt. Die vereinigten organischen Phasen werden 3 min lang mit 10 ml Wasser *R* ausgeschüttelt. Die wäßrige Phase muß der Grenzprüfung auf Eisen entsprechen (20 ppm).

Schwermetalle (2.4.8): 2,0 g Substanz müssen der Grenzprüfung D auf Schwermetalle entsprechen (10 ppm). Zur Herstellung der Referenzlösung werden 2 ml Blei-Lösung (10 ppm Pb) *R* verwendet.

Trocknungsverlust (2.2.32): Höchstens 0,5 Prozent, mit 1,000 g Substanz durch Trocknen im Trockenschrank bei 100 bis 105 °C bestimmt.

Sulfatasche (2.4.14): Höchstens 0,1 Prozent, mit 1,0 g Substanz bestimmt.

Gehaltsbestimmung

0,150 g Substanz, in 3 ml wasserfreier Ameisensäure *R* gelöst, werden nach Zusatz von 30 ml wasserfreier Essigsäure *R* und 0,1 ml Naphtholbenzein-Lösung *R* mit Perchlorsäure (0,1 mol · l^{-1}) titriert.

1 ml Perchlorsäure (0,1 mol · l^{-1}) entspricht 20,42 mg $C_{11}H_{12}N_2O_2$.

Lagerung

Gut verschlossen, vor Licht geschützt.

Verunreinigungen

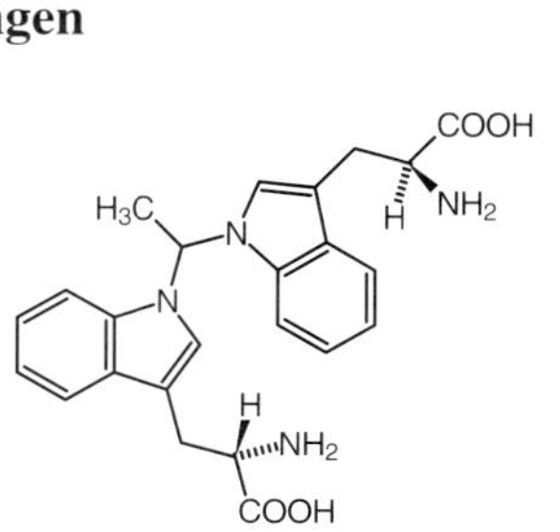

A. 3,3′-[Ethylidenbis(1*H*-indol-1,3-diyl)]bis[(2*S*)-2-aminopropansäure]
(1,1′-Ethylidenbis(tryptophan))

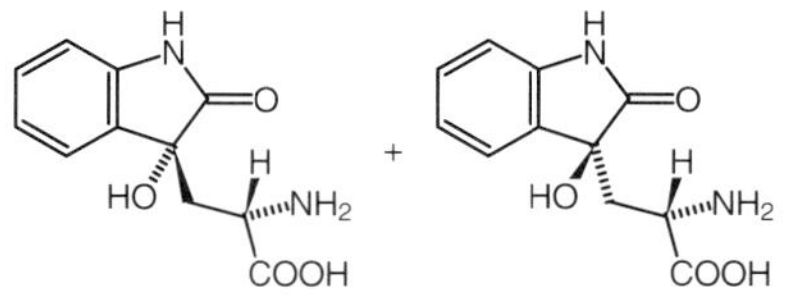

B. (*S*)-2-Amino-3-[(3*RS*)-3-hydroxy-2-oxo-2,3-dihydro-1*H*-indol-3-yl]propansäure
(Dioxyindolylalanin)

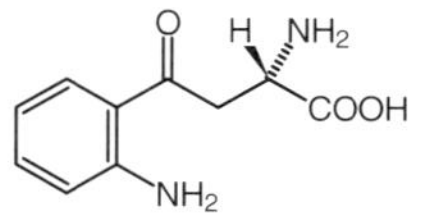

C. (*S*)-2-Amino-4-(2-aminophenyl)-4-oxobutansäure
(Kynurenin)

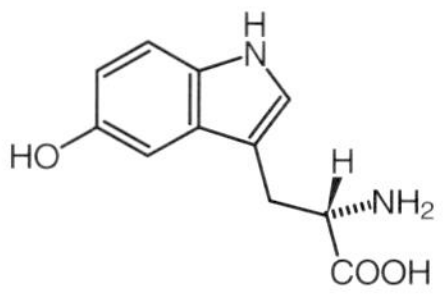

D. (*S*)-2-Amino-3-(5-hydroxy-1*H*-indol-3-yl)propansäure
(5-Hydroxytryptophan)

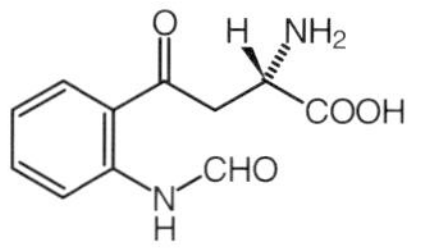

E. (*S*)-2-Amino-4-[2-(formylamino)phenyl]-4-oxobutansäure
(*N*-Formylkynurenin)

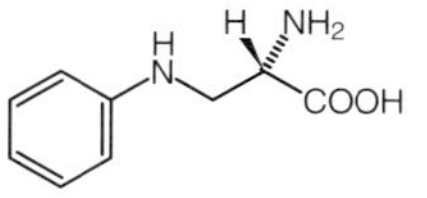

F. (*S*)-2-Amino-3-(phenylamino)propansäure
(3-Phenylaminoalanin)

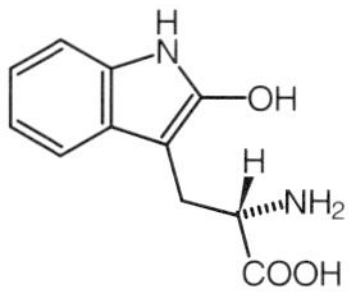

G. (*S*)-2-Amino-3-(2-hydroxy-1*H*-indol-3-yl)propansäure
(2-Hydroxytryptophan)

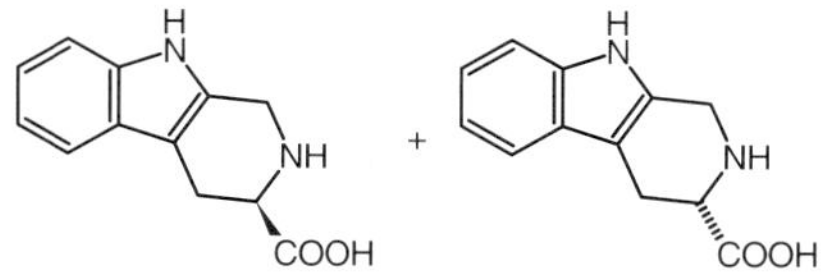

H. (3*RS*)-1,2,3,4-Tetrahydro-9*H*-β-carbolin-3-carbonsäure

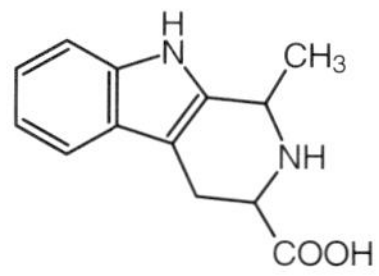

I. 1-Methyl-1,2,3,4-tetrahydro-9*H*-β-carbolin-3-carbonsäure

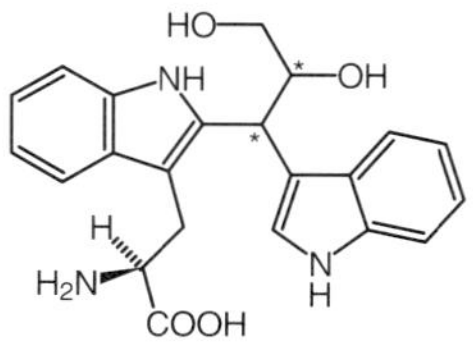

J. (*S*)-2-Amino-3-[2-[2,3-dihydroxy-1-(1*H*-indol-3-yl)propyl]-1*H*-indol-3-yl]propansäure

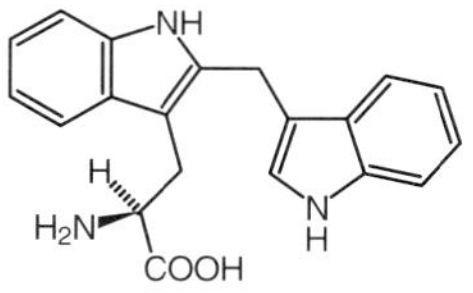

K. (*S*)-2-Amino-3-[2-(1*H*-indol-3-ylmethyl)-1*H*-indol-3-yl]propansäure

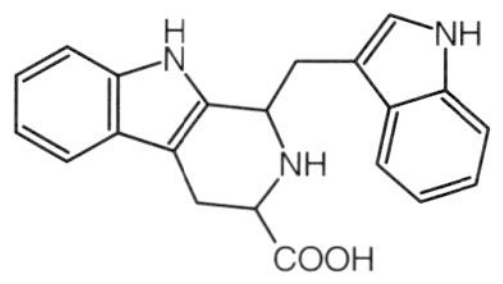

L. 1-(1*H*-Indol-3-ylmethyl)-1,2,3,4-tetrahydro-9*H*-β-carbolin-3-carbonsäure.

1999, 151

Gereinigtes Tuberkulin zur Anwendung am Menschen

Tuberculini derivatum proteinosum purificatum ad usum humanum

Definition

Gereinigtes Tuberkulin zur Anwendung am Menschen wird durch Präzipitation aus den hitzebehandelten Wachstums- und Lyseprodukten eines Stammes oder mehrerer Stämme von *Mycobacterium bovis* und/oder *Mycobacterium tuberculosis* gewonnen und ruft bei Tieren, die zuvor gegen die Mikroorganismen derselben

Spezies sensibilisiert wurden, eine allergische Hautreaktion vom verzögerten Typ hervor.

Gereinigtes Tuberkulin zur Anwendung am Menschen ist eine farblose bis schwach gelbe Flüssigkeit. Die verdünnte Zubereitung kann als gefriergetrocknetes Pulver vorliegen, das beim Lösen eine farblose bis schwach gelbe Flüssigkeit ergibt.

Herstellung

Allgemeine Beschaffenheit

Die Herstellung des Gereinigten Tuberkulins zur Anwendung am Menschen beruht auf einem Saatgutsystem. Das Herstellungsverfahren muß nachweislich konstant Gereinigtes Tuberkulin zur Anwendung am Menschen von ausreichender Wirksamkeit und Unschädlichkeit beim Menschen ergeben. Eine Charge, deren Wirksamkeit wie unter „Bestimmung der Wirksamkeit“ beschrieben in Internationalen Einheiten eingestellt ist, dient als Standardzubereitung. Die klinische Wirksamkeit der Standardzubereitung muß beim Menschen ausreichend belegt sein.

Die Internationale Einheit ist die Wirksamkeit einer festgelegten Menge des Internationalen Standards. Der Wert in Internationalen Einheiten des Internationalen Standards wird von der Weltgesundheitsorganisation festgelegt.

Saatgut

Für die Identifizierung des verwendeten Mykobakterien-Stamms oder der verwendeten Mykobakterien-Stämme müssen Unterlagen vorliegen, die Informationen über die Herkunft und nachfolgende Manipulationen enthalten. Das Arbeitssaatgut, das zur Inokulation der Herstellungsmedien für die konzentrierte Ernte dient, darf höchstens 4 Subkulturen vom Mastersaatgut entfernt sein.

Nur ein Saatgut, das den nachfolgenden Prüfungen entspricht, darf für die Vermehrung verwendet werden.

Identität: Die Spezies der für Mastersaatgut und Arbeitssaatgut verwendeten Mykobakterien muß identifiziert werden.

Verunreinigende Mikroorganismen: Das Arbeitssaatgut entspricht, mit Ausnahme der Anwesenheit von Mykobakterien, der Prüfung „Sterilität“ (2.6.1). Die Prüfung wird mit 10 ml Zubereitung für jedes Nährmedium durchgeführt.

Vermehrung und Ernte

Die Bakterien werden in einem flüssigen, synthetischen Medium gezüchtet. Das Wachstum muß für den Stamm typisch sein. Die Kulturen werden durch ein geeignetes Verfahren, wie Autoklavieren (mindestens 30 min lang bei 121 °C) oder durch mindestens 1 h langes Erhitzen im strömenden Dampf bei 100 °C, inaktiviert. Anschließend wird filtriert. Die wirksame Fraktion des Filtrats, die vorwiegend aus Protein besteht, wird durch Fällung isoliert, gewaschen und wieder gelöst. Die Zubereitung ist frei von Mykobakterien. Die konzentrierte Ernte muß der Prüfung auf Mykobakterien (2.6.2) entsprechen, bevor ein Konservierungsmittel oder andere Substanzen, die den Test stören könnten, hinzugefügt werden. Phenol ($5 g \cdot l^{-1}$) oder ein anderes geeignetes Konservierungsmittel, das keine falsch-positiven Reaktionen verursacht, darf zugesetzt werden. Eine geeignete Substanz zur Vermeidung einer Adsorption an Glas- oder Kunststoffoberflächen darf zugesetzt werden. Die konzentrierte Ernte kann gefriergetrocknet werden. Zubereitungen, die gefriergetrocknet werden sollen, darf kein Phenol zugesetzt werden.

Nur eine konzentrierte Ernte, die den nachfolgenden Prüfungen entspricht, darf für die Herstellung des fertigen Tuberkulins als Bulk verwendet werden.

Konservierungsmittel: Falls vorhanden, wird der Gehalt des Konservierungsmittels mit einer geeigneten chemischen oder physikalisch-chemischen Methode bestimmt. Der Gehalt muß mindestens 85 und darf höchstens 115 Prozent des vorgesehenen Gehalts betragen. Wenn Phenol bei der Herstellung verwendet wurde, darf die Konzentration höchstens $5 g \cdot l^{-1}$ betragen (2.5.15).

Sensibilisierung: Die konzentrierte Ernte wird wie unter „Prüfung auf Reinheit“ beschrieben geprüft.

Sterilität (2.6.1): Die konzentrierte Ernte muß der Prüfung entsprechen. Die Prüfung wird mit 10 ml für jedes Nährmedium durchgeführt.

Bestimmung der Wirksamkeit: Die konzentrierte Ernte wird wie unter „Bestimmung der Wirksamkeit“ beschrieben geprüft.

Fertiges Tuberkulin als Bulk

Die konzentrierte Ernte wird aseptisch, falls erforderlich nach Rekonstitution, verdünnt.

Nur ein fertiges Tuberkulin als Bulk, das der nachfolgenden Prüfung entspricht, darf für die Herstellung der Fertigzubereitung verwendet werden.

Sterilität (2.6.1): Das fertige Tuberkulin als Bulk muß der Prüfung entsprechen. Die Prüfung wird mit 10 ml für jedes Nährmedium durchgeführt.

Fertigzubereitung

Das fertige Tuberkulin als Bulk wird aseptisch in sterile Behältnisse mit Sicherheitsverschluß abgefüllt, um eine Verunreinigung zu vermeiden. Die Zubereitung kann gefriergetrocknet werden.

Nur eine Fertigzubereitung, die allen nachfolgenden Prüfungen unter „Prüfung auf Identität“, „Prüfung auf Reinheit“ und „Bestimmung der Wirksamkeit“ entspricht, darf für den Gebrauch freigegeben werden.

Wenn die nachfolgenden Prüfungen auf der genannten Stufe durchgeführt wurden, können sie an der Fertigzubereitung entfallen:

Vermehrungsfähige Mykobakterien	konzentrierte Ernte
Sensibilisierung	konzentrierte Ernte
Toxizität	konzentrierte Ernte oder fertiges Tuberkulin als Bulk
Konservierungsmittel	fertiges Tuberkulin als Bulk

Prüfung auf Identität

Gesunden weißen oder hellfarbigen Meerschweinchen, die spezifisch sensibilisiert (zum Beispiel wie unter „Bestimmung der Wirksamkeit“ beschrieben) sind, werden steigende Dosen der Zubereitung intradermal verabreicht. Dadurch wird an der Injektionsstelle eine Reaktion hervorgerufen, die zu einer Rötung oder bis zu einer Nekrose führen kann. Bei nicht sensibilisierten Meerschweinchen rufen vergleichbare Injektionen keine Reaktion hervor. Die Bestimmung der Wirksamkeit kann auch zur Prüfung auf Identität dienen.

Prüfung auf Reinheit

Gereinigtes Tuberkulin zur Anwendung am Menschen in konzentrierter Form ($\geq$ 100 000 I.E. · ml^{-1}) entspricht jeder der nachstehenden Prüfungen; das verdünnte Produkt entspricht den Prüfungen „pH-Wert", „Konservierungsmittel" und „Sterilität".

***p*H-Wert** (2.2.3): Der *p*H-Wert der, falls erforderlich entsprechend den Angaben der Beschriftung aufgelösten, Zubereitung muß zwischen 6,5 und 7,5 liegen.

Toxizität: 2 gesunden Meerschweinchen von je 250 bis 350 g Körpermasse, die zuvor keinerlei Behandlung erhalten haben, die die Prüfung stören könnte, wird jeweils eine Menge der Zubereitung, die 50 000 I.E. entspricht, subkutan injiziert. Die Tiere werden 7 Tage lang beobachtet. Schädliche Wirkungen dürfen sich nicht zeigen.

Sensibilisierung: Etwa 500 I.E. der Zubereitung in einem Volumen von 0,1 ml werden 3 Meerschweinchen, die zuvor keinerlei Behandlung erhalten haben, die die Prüfung stören könnte, 3mal in Abständen von 5 Tagen intradermal injiziert. 2 bis 3 Wochen nach der dritten Injektion wird denselben Tieren und einer Gruppe von Meerschweinchen gleicher Körpermasse, aber ohne vorhergehende Tuberkulin-Injektion, dieselbe Dosis intradermal injiziert. Nach 24 bis 72 h dürfen die Reaktionen bei beiden Gruppen nicht wesentlich unterschiedlich sein.

Konservierungsmittel: Falls vorhanden wird der Gehalt des Konservierungsmittels mit einer geeigneten chemischen oder physikalisch-chemischen Methode bestimmt. Der Gehalt muß mindestens den minimal wirksamen Gehalt und darf höchstens 115 Prozent des in der Beschriftung angegebenen Gehalts betragen. Wenn Phenol bei der Herstellung verwendet wurde, darf die Konzentration höchstens 5 g · l^{-1} betragen (2.5.15).

Mykobakterien (2.6.2): Die Zubereitung muß der „Prüfung auf Mykobakterien" entsprechen.

Sterilität (2.6.1): Die Zubereitung muß der Prüfung entsprechen.

Bestimmung der Wirksamkeit

Methode A wird angewendet; falls die Zubereitung 1 oder 2 I.E. enthält, wird Methode B angewendet.

Methode A

Die Bestimmung der Wirksamkeit der Zubereitung erfolgt bei sensibilisierten Meerschweinchen im Vergleich der Reaktionen nach intradermalen Injektionen steigender Dosen der Zubereitung mit den Reaktionen nach intradermalen Injektionen bekannter Konzentrationen einer Standardzubereitung.

Eine Suspension, die eine ausreichende Menge (0,1 bis 0,4 mg · ml^{-1}) hitzeinaktivierter, getrockneter Mykobakterien eines Stammes derselben Spezies, wie er zur Herstellung der Zubereitung verwendet wurde, enthält, wird in Mineralöl mit oder ohne Emulgator zubereitet. Damit werden mindestens 6 hellfarbige Meerschweinchen von je mindestens 300 g Körpermasse durch intramuskuläre oder intradermale Injektion eines Gesamtvolumens von etwa 0,5 ml Suspension, falls nötig auf verschiedene Injektionsstellen verteilt, sensibilisiert. Die Bestimmung wird nach dem Zeitraum durchgeführt, der eine optimale Sensibilisierung gewährleistet (etwa 4 bis 8 Wochen). Die Flanken der Tiere werden enthaart, um mindestens 3 Injektionen an jeder Seite und höchstens insgesamt 12 Injektionsstellen je Tier zu ermöglichen. Die Zubereitung und die Referenzzubereitung werden mit isotoner phosphatgepufferter Salzlösung (*p*H-Wert 6,5 bis 7,5), die 50 mg · l^{-1} Polysorbat 80 *R* enthält, verdünnt. Falls die Zubereitung gefriergetrocknet ist und keinen Stabilisator enthält, wird sie in der oben beschriebenen Flüssigkeit gelöst. Mindestens jeweils 3 unterschiedliche Dosen der Standardzubereitung und der Zubereitung werden verwendet, wobei die höchste Dosis etwa 10mal so stark wie die niedrigste ist. Die Dosen werden so gewählt, daß die nach ihrer Injektion entstehenden Läsionen einen Durchmesser von mindestens 8 und höchstens 25 mm haben. Bei jeder Bestimmung wird die Anordnung der an jeder Stelle injizierten Verdünnungen nach dem Schema eines lateinischen Quadrats gewählt. Die Dosen werden in einem konstanten Volumen von 0,1 oder 0,2 ml intradermal injiziert. Nach 24 bis 48 h werden die Durchmesser der Läsionen abgelesen. Das Ergebnis wird mit Hilfe der üblichen statistischen Methoden unter der Annahme errechnet, daß die Durchmesser der Läsionen dem Logarithmus der Konzentration der Zubereitung direkt proportional sind.

Die so ermittelte Wirksamkeit muß mindestens 80 und darf höchstens 125 Prozent der angegebenen Wirksamkeit betragen. Die Vertrauensgrenzen ($P = 0{,}95$) müssen mindestens 64 und dürfen höchstens 156 Prozent der angegebenen Wirksamkeit betragen.

Methode B

Die Bestimmung der Wirksamkeit der Zubereitung erfolgt bei sensibilisierten Meerschweinchen im Vergleich der Reaktionen nach intradermalen Injektionen der Zubereitung mit den Reaktionen nach intradermalen Injektionen bekannter Konzentrationen einer Standardzubereitung.

Eine Suspension, die eine ausreichende Menge (0,1 bis 0,4 mg · ml^{-1}) hitzeinaktivierter, getrockneter Mykobakterien eines Stammes derselben Spezies, wie er zur Herstellung der Zubereitung verwendet wurde, enthält, wird in Mineralöl mit oder ohne Emulgator zubereitet. Damit werden mindestens 6 hellfarbige Meerschweinchen von je mindestens 300 g Körpermasse durch intramuskuläre oder intradermale Injektion eines Gesamtvolumens von etwa 0,5 ml Suspension, falls nötig auf verschiedene Injektionsstellen verteilt, sensibilisiert. Die Bestimmung wird nach dem Zeitraum durchgeführt, der eine optimale Sensibilisierung gewährleistet (etwa 4 bis 8 Wochen). Die Flanken der Tiere werden enthaart, um mindestens 3 Injektionen an jeder Seite und höchstens insgesamt 12 Injektionsstellen je Tier zu ermöglichen. Die Standardzubereitung wird mit isotoner phosphatgepufferter Salzlösung (*p*H-Wert 6,5 bis 7,5), die 50 mg · l^{-1} Polysorbat 80 *R* enthält, verdünnt. Mindestens jeweils 3 unterschiedliche Dosen der Standardzubereitung werden verwendet, wobei die höchste Dosis etwa 10mal so stark wie die niedrigste ist. Die mittlere Dosis entspricht der zu prüfenden Zubereitung. Bei jeder Bestimmung wird die Anordnung der an jeder Stelle injizierten Verdünnungen nach dem Schema eines lateinischen Quadrats gewählt. Die zu prüfende Zubereitung und die Dosen der Standardzubereitung werden in einem konstanten Volumen von 0,1 oder 0,2 ml intradermal injiziert. Nach 24 bis 48 h werden die Durchmesser der Läsionen abgelesen. Das Ergebnis wird mit Hilfe der üblichen statistischen Methoden unter der Annahme errechnet, daß die Durchmesser der Läsionen dem Logarithmus der Konzentration der Zubereitung direkt proportional sind. (Dieses Dosis-Wirkungs-Verhältnis ist auf die hier beschriebene Bestimmung der Wirksamkeit anwendbar. Es ist nicht notwendigerweise auf andere Prüfsysteme übertragbar.)

Die so ermittelte Wirksamkeit muß mindestens 80 und darf höchstens 125 Prozent der angegebenen Wirksamkeit betragen. Die Vertrauensgrenzen ($P = 0{,}95$) müssen mindestens 64 und dürfen höchstens 156 Prozent der angegebenen Wirksamkeit betragen.

Lagerung

Vor Licht geschützt.

Beschriftung

Die Beschriftung gibt insbesondere an
- die Anzahl der Internationalen Einheiten je Behältnis
- die Mykobakterien-Spezies, die zur Herstellung der Zubereitung verwendet wurden
- Name und Menge des Konservierungsmittels oder anderer Substanzen, die der Zubereitung zugesetzt wurden
- die Dauer der Verwendbarkeit
- für gefriergetrocknete Zubereitungen, daß die Zubereitung mit dem vom Hersteller vorgesehenen Lösungsmittel zu rekonstituieren ist
- falls zutreffend, daß Gereinigtes Tuberkulin zur Anwendung am Menschen nicht unverdünnt angewendet werden darf und daß Verdünnungen zur Anwendung höchstens 100 I.E. je Dosis enthalten dürfen.

Wenn die äußere Umhüllung keine Packungsbeilage mit Warnhinweis enthält, daß die Inhalation von konzentriertem Gereinigtem Tuberkulin zur Anwendung am Menschen toxische Effekte hervorrufen kann, muß diese Warnung gemeinsam mit dem Hinweis, daß das Pulver vorsichtig gehandhabt werden muß, in der Beschriftung des Behältnisses enthalten sein.

2000, 1273

Tylosin für Tiere

Tylosinum ad usum veterinarium

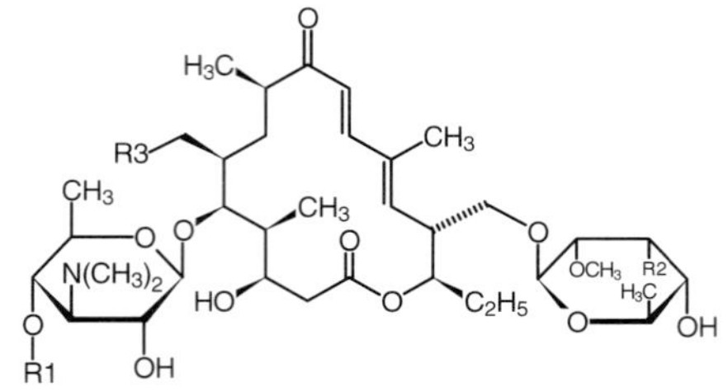

Name	Summenformel	R1	R2	R3
Tylosin A	$C_{46}H_{77}NO_{17}$	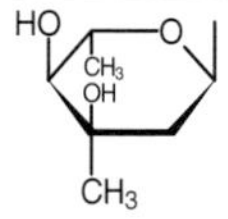	OCH_3	CHO
Tylosin C	$C_{45}H_{75}NO_{17}$		OH	CHO
Tylosin D	$C_{46}H_{79}NO_{17}$		OCH_3	CH_2OH
Tylosin B	$C_{39}H_{65}NO_{14}$	H	OCH_3	CHO

Definition

Tylosin für Tiere ist ein Gemisch von Makrolid-Antibiotika, das von einem Stamm von *Streptomyces fradiae* gewonnen oder durch andere Verfahren hergestellt wird. Die Hauptkomponente des Gemisches ist (11*E*,13*E*)-(4*R*,5*S*,6*S*,7*R*,9*R*,15*R*,16*R*)-15-[[(6-Desoxy-2,3-di-*O*-methyl-β-D-allopyranosyl)oxy]methyl]-6-[[3,6-didesoxy-4-*O*-(2,6-didesoxy-3-*C*-methyl-α-L-*ribo*-hexopyranosyl)-3-(dimethylamino)-β-D-glucopyranosyl]oxy]-16-ethyl-4-hydroxy-5,9,13-trimethyl-7-(2-oxoethyl)oxacyclohexadeca-11,13-dien-2,10-dion (Tylosin A, M_r 916). Tylosin B (Desmycosin, M_r 772), Tylosin C (Macrocin, M_r 902) und Tylosin D (Relomycin, M_r 918) können vorhanden sein. Die Wirksamkeit der Substanz, wozu auch die Nebenkomponenten beitragen, beträgt mindestens 900 I.E. je Milligramm, berechnet auf die getrocknete Substanz.

Herstellung

Wird die Substanz durch ein Verfahren hergestellt, das Fermentationsschritte beinhaltet, muß sie zusätzlich den Anforderungen der Monographie **Fermentationsprodukte (Producta ab fermentatione)** entsprechen.

Eigenschaften

Fast weißes bis schwach gelbes Pulver; schwer löslich in Wasser, leicht löslich in Dichlormethan und wasserfreiem Ethanol. Die Substanz löst sich in verdünnten Mineralsäuren.

Prüfung auf Identität

A. Die Prüfung erfolgt mit Hilfe der IR-Spektroskopie (2.2.24) durch Vergleich des Spektrums der Substanz mit dem von Tylosin *CRS*.

B. Die bei der Prüfung „Zusammensetzung" (siehe „Prüfung auf Reinheit") erhaltenen Chromatogramme werden ausgewertet. Der Hauptpeak im Chromatogramm der Untersuchungslösung entspricht in bezug auf Retentionszeit und Größe dem Hauptpeak im Chromatogramm der Referenzlösung a.

C. Werden etwa 30 mg Substanz in einer Mischung von 0,15 ml Wasser *R*, 2,5 ml Acetanhydrid *R* und 7,5 ml Pyridin *R* gelöst und etwa 10 min lang stehengelassen, entsteht keine Grünfärbung.

Prüfung auf Reinheit

***p*H-Wert** (2.2.3): 0,25 g Substanz werden in 10 ml kohlendioxidfreiem Wasser *R* suspendiert. Der *p*H-Wert der Suspension muß zwischen 8,5 und 10,5 liegen.

Zusammensetzung: Die Prüfung erfolgt mit Hilfe der Flüssigchromatographie (2.2.29).

Der Gehalt an Tylosin A muß mindestens 80,0 Prozent und die Summe der Gehalte an Tylosin A, Tylosin B, Tylosin C und Tylosin D muß mindestens 95,0 Prozent betragen.

Die Lösungen sind unmittelbar vor Gebrauch herzustellen.

Untersuchungslösung: 20,0 mg Substanz werden in einer Mischung gleicher Volumteile Acetonitril *R* und Wasser *R* zu 100,0 ml gelöst.

Referenzlösung a: 20,0 mg Tylosin *CRS* werden in einer Mischung gleicher Volumteile Acetonitril *R* und Wasser *R* zu 100,0 ml gelöst.

Referenzlösung b: 2 mg Tylosin *CRS* und 2 mg Tylosin D *CRS* werden in einer Mischung gleicher Volumteile Acetonitril *R* und Wasser *R* zu 10 ml gelöst.

Die Chromatographie kann durchgeführt werden mit

- einer Säule aus rostfreiem Stahl von 0,20 m Länge und 4,6 mm innerem Durchmesser, gepackt mit octadecylsilyliertem Kieselgel zur Chromatographie *R* (5 µm)
- folgender mobilen Phase bei einer Durchflußrate von 1,0 ml je Minute: eine Mischung von 40 Volumteilen Acetonitril *R* und 60 Volumteilen einer Lösung von Natriumperchlorat *R* (200 g · l^{-1}), die zuvor mit Salzsäure (1 mol · l^{-1}) auf einen *p*H-Wert von 2,5 eingestellt wurde
- einem Spektrometer als Detektor bei einer Wellenlänge von 290 nm.

Die Temperatur der Säule wird bei 35 °C gehalten.

20 µl Referenzlösung b werden eingespritzt. Wird das Chromatogramm unter den vorgeschriebenen Bedingungen aufgezeichnet, beträgt die Retentionszeit von Tylosin A etwa 12 min. Die Prüfung darf nur ausgewertet werden, wenn die Auflösung zwischen den Peaks von Tylosin A und Tylosin D mindestens 2,0 beträgt.

Je 20 µl Untersuchungslösung und Referenzlösung a werden eingespritzt. Der Prozentgehalt der Bestandteile wird mit Hilfe des Verfahrens „Normalisierung" durch Auswertung der Peakflächen im Chromatogramm der Untersuchungslösung berechnet.

Tyramin: 50,0 mg Substanz werden in einem 25-ml-Meßkolben in 5,0 ml einer Lösung von Phosphorsäure 85% *R* (3,4 g · l^{-1}) gelöst. Nach Zusatz von 1,0 ml Pyridin *R* und 2,0 ml einer gesättigten Lösung von Ninhydrin *R* (etwa 40 g · l^{-1}) wird der Kolben mit einer Aluminiumfolie verschlossen und 30 min lang im Wasserbad von 85 °C erhitzt. Nach dem raschen Abkühlen wird mit Wasser *R* zu 25,0 ml verdünnt, gemischt und sofort die Absorption (2.2.25) der Lösung bei 570 nm unter Verwendung einer Blindlösung als Kompensationsflüssigkeit gemessen. Die Absorption darf nicht größer sein als die einer Referenzlösung, die gleichzeitig und unter gleichen Bedingungen unter Verwendung von 5,0 ml einer Lösung von Tyramin *R* (35 mg · l^{-1}) in einer Lösung von Phosphorsäure 85% *R* (3,4 g · l^{-1}) hergestellt wurde (0,35 Prozent).

Falls die Substanz zur Herstellung von Parenteralia bestimmt ist, darf die Absorption nicht größer sein als die einer Referenzlösung, die gleichzeitig und unter gleichen Bedingungen unter Verwendung von 5,0 ml einer Lösung von Tyramin *R* (15 mg · l^{-1}) in einer Lösung von Phosphorsäure 85 % *R* (3,4 g · l^{-1}) hergestellt wurde (0,15 Prozent).

Trocknungsverlust (2.2.32): Höchstens 5,0 Prozent, mit 1,000 g Substanz durch 3 h langes Trocknen im Trockenschrank bei 60 °C und höchstens 0,7 kPa bestimmt.

Sulfatasche (2.4.14): Höchstens 3,0 Prozent, mit 1,0 g Substanz bestimmt.

Wertbestimmung

Die Bestimmung erfolgt nach „Mikrobiologische Wertbestimmung von Antibiotika" (2.7.2) unter Verwendung von Tylosin *CRS* als Referenzsubstanz.

Lagerung

Gut verschlossen, vor Licht geschützt.

Verunreinigungen

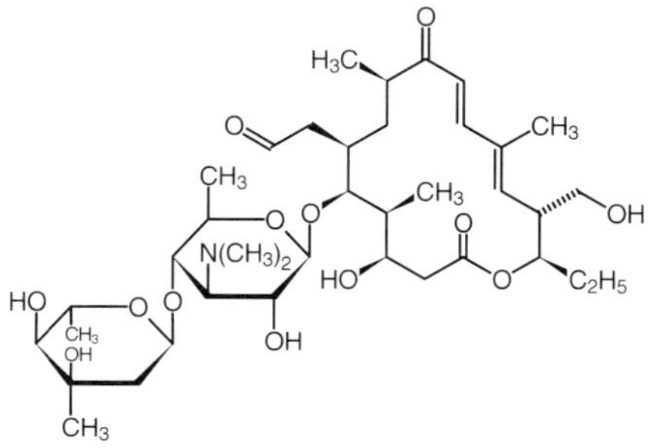

A. Desmycinosyltylosin

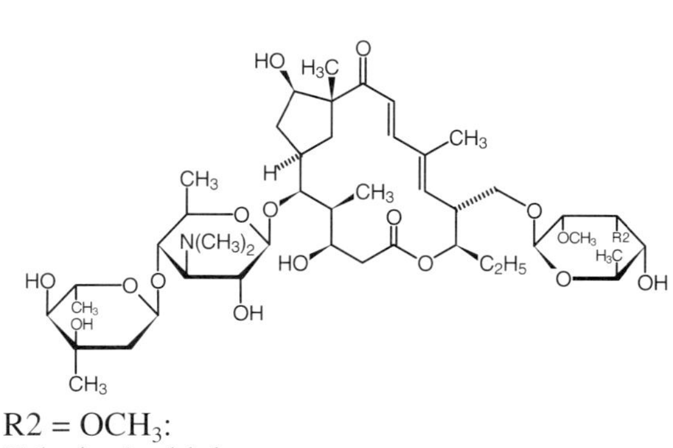

B. R2 = OCH_3:
Tylosin-A-aldol.

2000, 1274

Tylosintartrat für Tiere

Tylosini tartras ad usum veterinarium

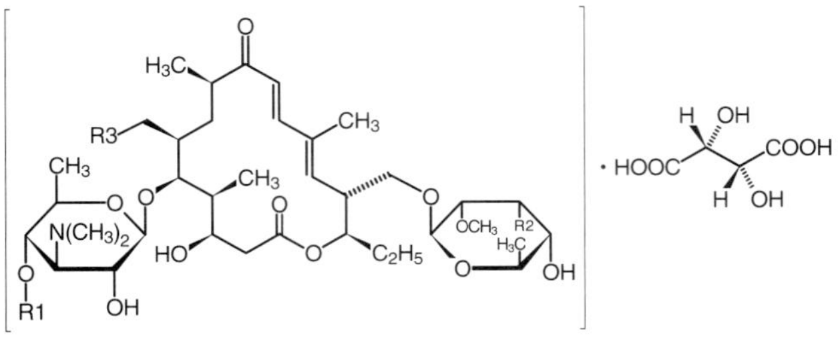

Name	Summenformel	R1	R2	R3
Tylosin A	$C_{46}H_{77}NO_{17}$	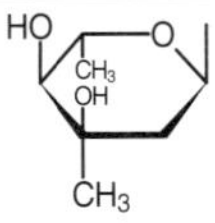	OCH_3	CHO
Tylosin C	$C_{45}H_{75}NO_{17}$		OH	CHO
Tylosin D	$C_{46}H_{79}NO_{17}$		OCH_3	CH_2OH
Tylosin B	$C_{39}H_{65}NO_{14}$	H	OCH_3	CHO

Definition

Tylosintartrat für Tiere ist ein Gemisch der Tartrate von Makrolid-Antibiotika, das von einem Stamm von *Streptomyces fradiae* gewonnen oder durch andere Verfahren hergestellt wird. Die Hauptkomponente des Gemisches ist das Tartrat von (11*E*,13*E*)-(4*R*,5*S*,6*S*,7*R*,9*R*,15*R*,16*R*)-15-[[(6-Desoxy-2,3-di-*O*-methyl-β-D-allopyranosyl)oxy]methyl]-6-[[3,6-didesoxy-4-*O*-(2,6-didesoxy-3-*C*-methyl-α-L-*ribo*-hexopyranosyl)-3-(dimethylamino)-β-D-glucopyranosyl]oxy]-16-ethyl-4-hydroxy-5,9,13-trimethyl-7-(2-oxoethyl)oxacyclohexadeca-11,13-dien-2,10-dion (Tylosin-A-tartrat, M_r 1982). Tylosin-B-tartrat (Desmycosintartrat, M_r 1694), Tylosin-C-tartrat (Macrocintartrat, M_r 1954) und Tylosin-D-tartrat (Relomycintartrat, M_r 1986) können vorhanden sein. Die Wirksamkeit der Substanz, wozu auch die Nebenkomponenten beitragen, beträgt mindestens 800 I.E. je Milligramm, berechnet auf die getrocknete Substanz.

Herstellung

Wird die Substanz durch ein Verfahren hergestellt, das Fermentationsschritte beinhaltet, muß sie zusätzlich den Anforderungen der Monographie **Fermentationsprodukte (Producta ab fermentatione)** entsprechen.

Eigenschaften

Fast weißes bis schwach gelbes, hygroskopisches Pulver; leicht löslich in Wasser und Dichlormethan, schwer löslich in wasserfreiem Ethanol. Die Substanz löst sich in verdünnten Mineralsäuren.

Prüfung auf Identität

A. Die Prüfung erfolgt mit Hilfe der IR-Spektroskopie (2.2.24) durch Vergleich des Spektrums der Substanz mit dem Tylosintartrat-Referenzspektrum der Ph. Eur.

B. Die bei der Prüfung „Zusammensetzung" (siehe „Prüfung auf Reinheit") erhaltenen Chromatogramme werden ausgewertet. Der Hauptpeak im Chromatogramm der Untersuchungslösung entspricht in bezug auf Retentionszeit und Größe dem Hauptpeak im Chromatogramm der Referenzlösung a.

C. Werden etwa 30 mg Substanz in einer Mischung von 0,15 ml Wasser *R*, 2,5 ml Acetanhydrid *R* und 7,5 ml Pyridin *R* gelöst und etwa 10 min lang stehengelassen, entsteht eine Grünfärbung.

Prüfung auf Reinheit

***p*H-Wert** (2.2.3): 0,25 g Substanz werden in 10 ml kohlendioxidfreiem Wasser *R* gelöst. Der *p*H-Wert der Lösung muß zwischen 5,0 und 7,2 liegen.

Zusammensetzung: Die Prüfung erfolgt mit Hilfe der Flüssigchromatographie (2.2.29).

Der Gehalt an Tylosin A muß mindestens 80,0 Prozent und die Summe der Gehalte an Tylosin A, Tylosin B, Tylosin C und Tylosin D muß mindestens 95,0 Prozent betragen.

Die Lösungen sind unmittelbar vor Gebrauch herzustellen.

Untersuchungslösung: 20,0 mg Substanz werden in einer Mischung gleicher Volumteile Acetonitril *R* und Wasser *R* zu 100,0 ml gelöst.

Referenzlösung a: 20,0 mg Tylosin *CRS* werden in einer Mischung gleicher Volumteile Acetonitril *R* und Wasser *R* zu 100,0 ml gelöst.

Referenzlösung b: 2 mg Tylosin *CRS* und 2 mg Tylosin D *CRS* werden in einer Mischung gleicher Volumteile Acetonitril *R* und Wasser *R* zu 10 ml gelöst.

Die Chromatographie kann durchgeführt werden mit

- einer Säule aus rostfreiem Stahl von 0,20 m Länge und 4,6 mm innerem Durchmesser, gepackt mit octadecylsilyliertem Kieselgel zur Chromatographie *R* (5 µm)
- folgender mobilen Phase bei einer Durchflußrate von 1,0 ml je Minute: eine Mischung von 40 Volumteilen Acetonitril *R* und 60 Volumteilen einer Lösung von Natriumperchlorat *R* (200 g · l^{-1}), die zuvor mit Salzsäure (1 mol · l^{-1}) auf einen *p*H-Wert von 2,5 eingestellt wurde
- einem Spektrometer als Detektor bei einer Wellenlänge von 290 nm.

Die Temperatur der Säule wird bei 35 °C gehalten.

20 µl Referenzlösung b werden eingespritzt. Wird das Chromatogramm unter den vorgeschriebenen Bedingungen aufgezeichnet, beträgt die Retentionszeit von Tylosin A etwa 12 min. Die Prüfung darf nur ausgewertet werden, wenn die Auflösung zwischen den Peaks von Tylosin A und Tylosin D mindestens 2,0 beträgt.

Je 20 µl Untersuchungslösung und Referenzlösung a werden eingespritzt. Der Prozentgehalt der Bestandteile wird mit Hilfe des Verfahrens „Normalisierung" durch Auswertung der Peakflächen im Chromatogramm der Untersuchungslösung berechnet.

Tyramin: 50,0 mg Substanz werden in einem 25-ml-Meßkolben in 5,0 ml einer Lösung von Phosphorsäure 85 % *R* (3,4 g · l^{-1}) gelöst. Nach Zusatz von 1,0 ml Pyridin *R* und 2,0 ml einer gesättigten Lösung von Ninhydrin *R* (etwa 40 g · l^{-1}) wird der Kolben mit einer Aluminiumfolie verschlossen und 30 min lang im Wasserbad von 85 °C erhitzt. Nach dem raschen Abkühlen wird mit Wasser *R* zu 25,0 ml verdünnt, gemischt und sofort die Absorption (2.2.25) der Lösung bei 570 nm unter Verwendung einer Blindlösung als Kompensationsflüssigkeit gemessen. Die Absorption darf nicht größer sein als die einer Referenzlösung, die gleichzeitig und unter gleichen Bedingungen unter Verwendung von 5,0 ml einer Lösung von Tyramin *R* (35 mg · l^{-1}) in einer Lösung von Phosphorsäure 85 % *R* (3,4 g · l^{-1}) hergestellt wurde (0,35 Prozent).

Falls die Substanz zur Herstellung von Parenteralia bestimmt ist, darf die Absorption nicht größer sein als die einer Referenzlösung, die gleichzeitig und unter gleichen Bedingungen unter Verwendung von 5,0 ml einer Lösung von Tyramin *R* (15 mg · l^{-1}) in einer Lösung von Phosphorsäure 85 % *R* (3,4 g · l^{-1}) hergestellt wurde (0,15 Prozent).

Trocknungsverlust (2.2.32): Höchstens 4,5 Prozent, mit 1,000 g Substanz durch 3 h langes Trocknen im Trockenschrank bei 60 °C und höchstens 0,7 kPa bestimmt.

Sulfatasche (2.4.14): Höchstens 2,5 Prozent, mit 1,0 g Substanz bestimmt.

Wertbestimmung

Die Bestimmung erfolgt nach „Mikrobiologische Wertbestimmung von Antibiotika" (2.7.2) unter Verwendung von Tylosin *CRS* als Referenzsubstanz.

Lagerung

Dicht verschlossen, vor Licht geschützt.

Verunreinigungen

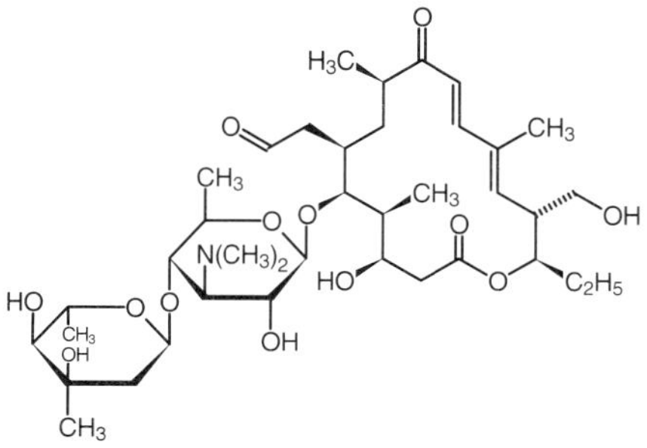

A. Desmycinosyltylosin

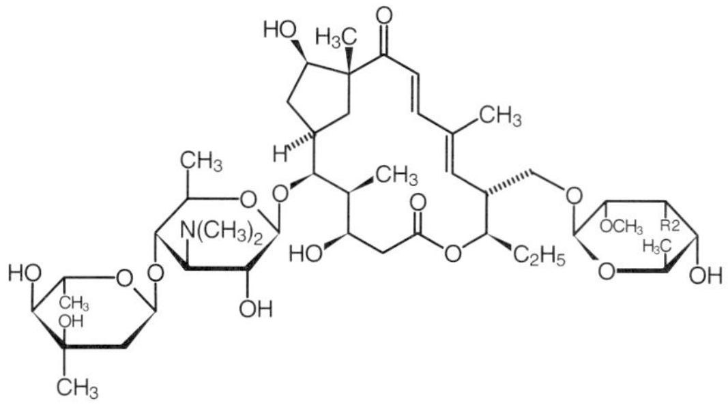

B. R2 = OCH_3:
Tylosin-A-aldol.

2001, 1160

Typhus-Polysaccharid-Impfstoff

Vaccinum febris typhoidis polysaccharidicum

Definition

Typhus-Polysaccharid-Impfstoff ist eine Zubereitung aus gereinigtem Vi-Kapselpolysaccharid, das aus einem Stamm von *Salmonella typhi* Ty2 oder einem anderen geeigneten Stamm gewonnen wird, von dem erwiesen ist, daß er in der Lage ist, Vi-Polysaccharide zu bilden.

Vi-Kapselpolysaccharid besteht aus teilweise 3-*O*-acetylierten, sich wiederholenden Einheiten von 2-Acetylamino-2-desoxy-D-galactopyranuronsäure mit α-(1→4) Bindungen.

Herstellung

Die Herstellung des Vi-Polysaccharids beruht auf einem Saatgutsystem. Das Herstellungsverfahren muß nachweislich konstant Typhus-Polysaccharid-Impfstoff von angemessener Immunogenität und Unschädlichkeit für den Menschen ergeben.

Das Herstellungsverfahren wird einer Validierung unterzogen und muß gewährleisten, daß, falls der Impfstoff geprüft wird, die Zubereitung der „Prüfung auf anomale Toxizität, Prüfung von Sera und Impfstoffen für Menschen" (2.6.9) entspricht.

Bakterien-Saatgut

Die Identität des Stamms von *S. typhi*, der für das Mastersaatgut verwendet wird, muß durch Unterlagen über seine Vorgeschichte belegt werden, die Informationen über seine Herkunft enthalten, und anhand seiner biochemischen und serologischen Eigenschaften. Kulturen aus dem Arbeitssaatgut müssen dieselben Merkmale aufweisen wie der Stamm, der für die Herstellung des Mastersaatguts verwendet wurde.

Für die Zubereitung des Impfstoffs darf nur ein Stamm verwendet werden, der den folgenden Merkmalen entspricht: a) gefärbte Ausstriche aus einer Kultur sind typisch für Enterobakterien; b) die Kultur verwendet Glucose ohne Entwicklung von Gas; c) Kolonien auf Agar sind Oxidase-negativ; d) eine Suspension der Kultur agglutiniert in Gegenwart eines geeigneten Vi-Antiserums, oder Kolonien bilden auf einer Agarplatte mit einem geeigneten Vi-Antiserum kreisförmige Präzipitationszonen.

Kultur und Ernte

Das Arbeitssaatgut wird auf einem festen Medium, das Blutgruppensubstanzen enthalten kann, oder in einem flüssigen Medium gezüchtet; das erhaltene Inokulum wird auf ein flüssiges Medium der Sekundärkultur übertragen, das wiederum als Inokulum für das Herstellungsmedium dient. Das flüssige Medium (Sekundärkultur) und das Herstellungsmedium sind halbsynthetisch und frei von Substanzen, die von Cetrimoniumbromid gefällt werden. Die Nährmedien dürfen keine Blutgruppensubstanzen oder Polysaccharide mit größerer relativer Molekülmasse enthalten, außer wenn diese nachweislich durch den Reinigungsvorgang beseitigt werden.

Die bakterielle Reinheit der Kultur wird durch mikroskopische Untersuchung des gramgefärbten Ausstrichs und durch Inokulation in ein geeignetes Medium sichergestellt; mehrere Felder werden bei starker Vergrößerung betrachtet, so daß mindestens 10 000 Organismen untersucht werden. Danach wird die Kultur zu Beginn der stationären Phase durch Zusatz von Formaldehyd inaktiviert. Bakterienzellen werden durch Zentrifugieren beseitigt; das Polysaccharid wird durch Zusatz von Hexadecyltrimethylammoniumbromid (Cetrimoniumbromid) aus dem Kulturmedium gefällt. Das Präzipitat wird geerntet und kann vor der Reinigung bei –20 °C gelagert werden.

Gereinigtes Vi-Polysaccharid

Nach Spaltung des Polysaccharid/Cetrimoniumbromid-Komplexes wird das Polysaccharid gereinigt. Geeignete Verfahren werden verwendet, um nacheinander Nukleinsäuren, Proteine und Lipopolysaccharide zu entfernen. Anschließend wird das Polysaccharid als Calciumsalz in Gegenwart von Ethanol gefällt und zwischen 2 und 8 °C getrocknet; das so erhaltene Pulver ist das gereinigte Vi-Polysaccharid. Der Trocknungsverlust wird mit Hilfe der Thermogravimetrie (2.2.34) bestimmt und dient dazu, die Ergebnisse der nachstehenden chemischen Prüfungen, bezogen auf die Trockensubstanz, zu errechnen.

Nur ein gereinigtes Vi-Polysaccharid, das den nachstehenden Prüfungen entspricht, darf zur Herstellung des fertigen Impfstoffs als Bulk verwendet werden.

Protein (2.5.16): Höchstens 10 mg je Gramm Polysaccharid, bezogen auf die getrocknete Substanz.

Nukleinsäuren (2.5.17): Höchstens 20 mg je Gramm Polysaccharid, bezogen auf die getrocknete Substanz.

***O*-Acetyl-Gruppen** (2.5.19): Mindestens 2 mmol je Gramm Polysaccharid, bezogen auf die getrocknete Substanz.

Molekülgröße: Die Bestimmung erfolgt durch „Ausschlußchromatographie" (2.2.30) unter Verwendung von quervernetzter Agarose zur Chromatographie *R*. Eine Säule von 0,9 m Länge und 16 mm innerem Durchmesser wird mit einem Lösungsmittel mit der Ionenstärke von 0,2 mol je Kilogramm und einem *p*H-Wert von 7,0 bis 7,5 äquilibriert. Auf die Säule werden etwa 5 mg Polysaccharid in einem Volumen von 1 ml aufgebracht und bei einer Durchflußrate von 20 ml je Stunde eluiert. Fraktionen von etwa 2,5 ml werden aufgefangen. Der Punkt, der dem Verteilungskoeffizienten $K_D = 0{,}25$ entspricht, wird bestimmt. Die Fraktionen, die vor und nach diesem Punkt eluiert wurden, werden jeweils gepoolt. Die *O*-Acetyl-Gruppen dieser beiden gepoolten Lösungen werden jeweils bestimmt (2.5.19). Mindestens 50 Prozent des Polysaccharids müssen in der Lösung gefunden werden, die Fraktionen enthält, die vor $K_D = 0{,}25$ eluiert wurden.

Identität: Die Prüfung erfolgt mit Hilfe einer geeigneten immunchemischen Methode (2.7.1).

Bakterien-Endotoxine (2.6.14, Methode D): Höchstens 150 I.E. Bakterien-Endotoxine je Mikrogramm gereinigtes Polysaccharid.

Fertiger Impfstoff als Bulk

Eine Charge oder mehrere Chargen des gereinigten Vi-Polysaccharids werden in einem geeigneten Lösungsmittel gelöst, das ein Konservierungsmittel enthalten kann, so daß das Volumen, das einer Dosis entspricht, 25 µg Polysaccharid enthält und die Lösung blutisotonisch ist (250 bis 350 mosm/kg).

Nur fertiger Impfstoff als Bulk, der den nachstehenden Prüfungen entspricht, darf zur Herstellung der Fertigzubereitung verwendet werden.

Sterilität (2.6.1): Die Prüfung wird mit 10 ml Zubereitung je Nährmedium durchgeführt.

Konservierungsmittel: Falls zutreffend wird der Gehalt des Konservierungsmittels mit einer geeigneten physikalisch-chemischen Methode bestimmt. Der Gehalt muß mindestens 85 und darf höchstens 115 Prozent des vorgesehenen Gehalts betragen.

Fertigzubereitung

Der fertige Impfstoff als Bulk wird unter aseptischen Bedingungen in sterile Behältnisse mit Sicherheitsverschluß abgefüllt.

Nur eine Fertigzubereitung, die allen nachstehenden Anforderungen unter „Prüfung auf Identität", „Prüfung auf Reinheit" und „Bestimmung der Wirksamkeit" entspricht, darf zur Verwendung freigegeben werden. Haben die Prüfungen „Freier Formaldehyd" und „Konservierungsmittel" beim fertigen Impfstoff als Bulk zufriedenstellende Ergebnisse erzielt, können sie bei der Fertigzubereitung entfallen.

Eigenschaften

Klare, farblose Flüssigkeit, frei von sichtbaren Partikeln.

Prüfung auf Identität

Die Prüfung erfolgt mit Hilfe einer geeigneten immunchemischen Methode (2.7.1).

Prüfung auf Reinheit

***p*H-Wert** (2.2.3): Der *p*H-Wert des Impfstoffs muß zwischen 6,5 und 7,5 liegen.

***O*-Acetyl-Gruppen:** 0,085 µmol (± 25 Prozent) je Dosis (25 µg Polysaccharid).

Untersuchungslösung: In 3 Teströhrchen (eine Korrektur- und zwei Reaktionslösungen) werden je 3 ml Substanz gegeben.

Referenzlösungen: 0,150 g Acetylcholinchlorid *R* werden in 10 ml Wasser *R* gelöst (die Stammlösung enthält 15 g · l^{-1} Acetylcholinchlorid). Unmittelbar vor Gebrauch werden 0,5 ml Stammlösung mit Wasser *R* zu 50 ml verdünnt (die Arbeitsverdünnung beträgt 150 µg · ml^{-1} Acetylcholinchlorid). In 10 Teströhrchen werden jeweils 2mal (Reaktionslösung und Korrekturlösung) 0,1 ml, 0,2 ml, 0,5 ml, 1,0 ml und 1,5 ml der Arbeitsverdünnung gegeben. Außerdem wird eine Blindlösung mit 3 ml Wasser *R* hergestellt.

Alle Teströhrchen werden mit Wasser *R* zu 3 ml aufgefüllt. In die Teströhrchen mit der Blindlösung und mit den Korrekturlösungen werden jeweils 0,5 ml einer Mischung von 1 Volumteil Wasser *R* und 2 Volumteilen verdünnter Salzsäure *R* gegeben. In alle Teströhrchen wird je 1,0 ml alkalische Hydroxylamin-Lösung *R* gegeben. Nach genau 2 min werden jeweils 0,5 ml einer Mischung von 1 Volumteil Wasser *R* und 2 Volumteilen verdünnter Salzsäure *R* in die Teströhrchen mit den Reaktionslösungen gegeben. In alle Teströhrchen werden jeweils 0,5 ml einer Lösung von Eisen(III)-chlorid *R* (200 g · l^{-1}) in Salzsäure (0,2 mol · l^{-1}) gegeben. Die Röhrchen werden verschlossen und kräftig geschüttelt, um Blasen zu entfernen.

Die Absorption (2.2.25) jeder Lösung wird gegen die Blindlösung als Kompensationsflüssigkeit bei 540 nm gemessen. Von der Absorption jeder Reaktionslösung wird die Absorption der entsprechenden Korrekturlösung abgezogen. Aus den korrigierten Absorptionswerten der 5 Referenzlösungen und den entsprechenden Gehalten an Acetylcholinchlorid wird eine Eichkurve erstellt. Mit Hilfe der Eichkurve wird der Gehalt an Acetylcholinchlorid in den Untersuchungslösungen für beide Volumen ermittelt. Ein Mittelwert aus beiden Werten wird errechnet.

1 mol Acetylcholinchlorid (181,7 g) entspricht 1 mol *O*-Acetyl (43,05 g).

Freier Formaldehyd: Der Impfstoff muß der in der Monographie **Impfstoffe für Menschen (Vaccina ad usum humanum)** vorgeschriebenen Prüfung entsprechen.

Konservierungsmittel: Falls zutreffend muß der Gehalt an Konservierungsmittel durch eine geeignete physikalisch-chemische Methode bestimmt werden. Der Gehalt muß mindestens dem gerade noch wirksamen Gehalt entsprechen und darf höchstens 115 Prozent des in der Beschriftung angegebenen Gehalts betragen. Wenn Phenol in der Herstellung verwendet wurde, darf der Gehalt (2.5.15) höchstens 2,5 g · l^{-1} betragen.

Sterilität (2.6.1): Der Impfstoff muß der Prüfung entsprechen.

Bakterien-Endotoxine (2.6.14, Methode D): Höchstens 3750 I.E. Bakterien-Endotoxine je Dosis für den Menschen.

Bestimmung der Wirksamkeit

Das Vi-Polysaccharid wird mit Hilfe einer geeigneten immunchemischen Methode (2.7.1) unter Verwendung eines gereinigten Polysaccharids als Referenzsubstanz bestimmt. Der ermittelte Gehalt an Vi-Polysaccharid je Dosis Impfstoff muß mindestens 80 und darf höchstens 120 Prozent des in der Beschriftung angegebenen Gehalts entsprechen. Die Vertrauensgrenzen (P = 0,95) des ermittelten Gehalts an Polysaccharid müssen mindestens 80 und dürfen höchstens 120 Prozent betragen.

Lagerung

Entsprechend **Impfstoffe für Menschen**.

Beschriftung

Entsprechend **Impfstoffe für Menschen**.

Die Beschriftung gibt insbesondere an

- die Menge des Polysaccharids in Mikrogramm je Dosis für den Menschen (25 µg)
- die Gesamtmenge an Polysaccharid im Behältnis.

Dieser Text wurde in der deutschsprachigen Ausgabe der Ph. Eur. – Nachtrag 2000 schon in dieser Fassung veröffentlicht.

2001, 1161

Tyrosin

Tyrosinum

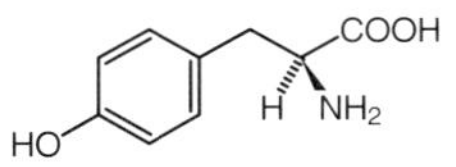

$C_9H_{11}NO_3$ M_r 181,2

Definition

Tyrosin enthält mindestens 99,0 und höchstens 101,0 Prozent (*S*)-2-Amino-3-(4-hydroxyphenyl)propansäure, berechnet auf die getrocknete Substanz.

Herstellung

Wird die Substanz durch ein Verfahren hergestellt, das Fermentationsschritte beinhaltet, muß sie zusätzlich den Anforderungen der Monographie **Fermentationsprodukte (Producta ab fermentatione)** entsprechen.

Eigenschaften

Weißes, kristallines Pulver oder farblose Kristalle; sehr schwer löslich in Wasser, praktisch unlöslich in Ethanol. Die Substanz löst sich in verdünnten Mineralsäuren und verdünnten Alkalihydroxid-Lösungen.

Prüfung auf Identität

1: A, B.
2: A, C, D, E.

A. Die Substanz entspricht der Prüfung „Spezifische Drehung" (siehe „Prüfung auf Reinheit").

B. Die Prüfung erfolgt mit Hilfe der IR-Spektroskopie (2.2.24) durch Vergleich des Spektrums der Substanz mit dem von Tyrosin *CRS*. Die Prüfung erfolgt mit Hilfe von Preßlingen.

C. Die bei der Prüfung „Mit Ninhydrin nachweisbare Substanzen" (siehe „Prüfung auf Reinheit") erhaltenen Chromatogramme werden ausgewertet. Der Hauptfleck im Chromatogramm der Untersuchungslösung b entspricht in bezug auf Lage, Farbe und Größe dem Hauptfleck im Chromatogramm der Referenzlösung a.

D. Werden etwa 50 mg Substanz mit 1 ml verdünnter Salpetersäure *R* versetzt, entsteht innerhalb von 15 min eine dunkelrote Färbung.

E. Etwa 30 mg Substanz werden in 2 ml verdünnter Natriumhydroxid-Lösung *R* gelöst und mit 3 ml einer frisch hergestellten Mischung gleicher Volumteile einer Lösung von Natriumnitrit *R* (100 g · l^{-1}) und einer Lösung von 0,5 g Sulfanilsäure *R* in einer Mischung von 94 ml Wasser *R* und 6 ml Salzsäure *R* 1 versetzt. Eine orangerote Färbung entsteht.

Prüfung auf Reinheit

Aussehen der Lösung: 0,5 g Substanz werden in verdünnter Salzsäure *R* zu 20 ml gelöst. Die Lösung muß klar (2.2.1) und darf nicht stärker gefärbt sein als die Farbvergleichslösung G_7 (2.2.2, Methode II).

Spezifische Drehung (2.2.7): 1,25 g Substanz werden in einer Mischung von gleichen Volumteilen verdünnter Salzsäure *R* und Wasser *R* zu 25,0 ml gelöst. Die spezifische Drehung muß zwischen –11,0 und –12,3° liegen, berechnet auf die getrocknete Substanz.

Mit Ninhydrin nachweisbare Substanzen: Die Prüfung erfolgt mit Hilfe der Dünnschichtchromatographie (2.2.27) unter Verwendung einer DC-Platte mit Kieselgel *R*.

Untersuchungslösung a: 0,10 g Substanz werden in verdünnter Ammoniak-Lösung *R* 2 zu 10 ml gelöst.

Untersuchungslösung b: 1 ml Untersuchungslösung a wird mit Wasser *R* zu 50 ml verdünnt.

Referenzlösung a: 10 mg Tyrosin *CRS* werden in 1 ml verdünnter Ammoniak-Lösung *R* 2 gelöst. Die Lösung wird mit Wasser *R* zu 50 ml verdünnt.

Referenzlösung b: 5 ml Untersuchungslösung b werden mit Wasser *R* zu 20 ml verdünnt.

Referenzlösung c: 10 mg Tyrosin *CRS* und 10 mg Phenylalanin *CRS* werden in 1 ml verdünnter Ammoniak-Lösung *R* 2 gelöst. Die Lösung wird mit Wasser *R* zu 25 ml verdünnt.

Auf die Platte werden 5 µl jeder Lösung aufgetragen. Die Chromatographie erfolgt mit einer Mischung von 30 Volumteilen konzentrierter Ammoniak-Lösung *R* 1 und 70 Volumteilen 1-Propanol *R* über eine Laufstrecke von 15 cm. Die Platte wird an der Luft trocknen gelassen, mit Ninhydrin-Lösung *R* besprüht und 15 min lang bei 100 bis 105 °C erhitzt. Kein im Chromatogramm der Untersuchungslösung a auftretender Nebenfleck darf größer oder stärker gefärbt sein als der Fleck im Chromatogramm der Referenzlösung b (0,5 Prozent). Die Prüfung darf nur ausgewertet werden, wenn das Chromatogramm der Referenzlösung c deutlich voneinander getrennt 2 Flecke zeigt.

Chlorid (2.4.4): 0,25 g Substanz werden in 3 ml verdünnter Salpetersäure *R* gelöst. Die Lösung, mit Wasser *R* zu 15 ml verdünnt, muß ohne weiteren Zusatz von Salpetersäure der Grenzprüfung auf Chlorid entsprechen (200 ppm).

Sulfat (2.4.13): 0,5 g Substanz werden unter Erwärmen in 5 ml verdünnter Salzsäure *R* gelöst. Die Lösung, mit destilliertem Wasser *R* zu 15 ml verdünnt, muß der Grenzprüfung auf Sulfat entsprechen (300 ppm).

Ammonium (2.4.1): 0,10 g Substanz müssen der Grenzprüfung B auf Ammonium entsprechen (200 ppm). Zur Herstellung der Referenzmischung werden 0,2 ml Ammonium-Lösung (100 ppm NH_4) *R* verwendet. Das schwere Magnesiumoxid *R* wird durch 2,0 ml konzentrierte Natriumhydroxid-Lösung *R* ersetzt.

Eisen (2.4.9): In einem Scheidetrichter wird 1,0 g Substanz in 10 ml verdünnter Salzsäure *R* gelöst. Die Lösung wird 3mal je 3 min lang mit je 10 ml Isobutylmethylketon *R* 1 ausgeschüttelt. Die vereinigten organischen Phasen werden 3 min lang mit 10 ml Wasser *R* ausgeschüttelt. Die wäßrige Phase muß der Grenzprüfung auf Eisen entsprechen (10 ppm).

Schwermetalle (2.4.8): 2,0 g Substanz müssen der Grenzprüfung C auf Schwermetalle entsprechen (10 ppm). Zur Herstellung der Referenzlösung werden 2 ml Blei-Lösung (10 ppm Pb) *R* verwendet.

Trocknungsverlust (2.2.32): Höchstens 0,5 Prozent, mit 1,000 g Substanz durch Trocknen im Trockenschrank bei 100 bis 105 °C bestimmt.

Sulfatasche (2.4.14): Höchstens 0,1 Prozent, mit 1,0 g Substanz bestimmt.

Gehaltsbestimmung

0,150 g Substanz, in 5 ml wasserfreier Ameisensäure *R* gelöst, werden nach Zusatz von 30 ml wasserfreier Essigsäure *R* mit Perchlorsäure (0,1 mol · l^{-1}) titriert. Der Endpunkt wird mit Hilfe der Potentiometrie (2.2.20) bestimmt.

1 ml Perchlorsäure (0,1 mol · l^{-1}) entspricht 18,12 mg $C_9H_{11}NO_3$.

Lagerung

Gut verschlossen, vor Licht geschützt.

U

2001, 1578

Ubidecarenon

Ubidecarenonum

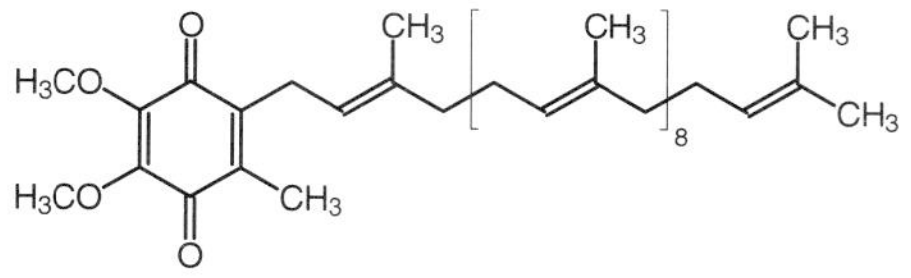

$C_{59}H_{90}O_4$ M_r 863

Definition

Ubidecarenon enthält mindestens 97,0 und höchstens 103,0 Prozent 2-[(all-*E*)-3,7,11,15,19,23,27,31,35,39-Decamethyltetraconta-2,6,10,14,18,22,26,30,34,38-decaenyl]-5,6-dimethoxy-3-methylbenzol-1,4-dion.

Herstellung

Falls zutreffend muß die Substanz den Anforderungen der Monographie **Fermentationsprodukte (Producta ab fermentatione)** entsprechen.

Eigenschaften

Gelbes bis orangefarbenes, kristallines Pulver; praktisch unlöslich in Wasser, löslich in Aceton, sehr schwer löslich in wasserfreiem Ethanol.

Die Substanz wird unter Lichteinfluß langsam dunkler und zersetzt sich.

Die Substanz schmilzt bei etwa 48 °C.

Alle Prüfungen sind unter Lichtschutz auszuführen.

Prüfung auf Identität

A. Die Prüfung erfolgt mit Hilfe der IR-Spektroskopie (2.2.24) durch Vergleich des Spektrums der Substanz mit dem von Ubidecarenon *CRS*. Die Prüfung erfolgt mit Hilfe von Preßlingen unter Verwendung von Kaliumbromid *R*.

B. Die bei der Prüfung „Verwandte Substanzen“ (siehe „Prüfung auf Reinheit“) erhaltenen Chromatogramme werden ausgewertet. Der Hauptpeak im Chromatogramm der Untersuchungslösung entspricht in bezug auf die Retentionszeit dem Hauptpeak im Chromatogramm der Referenzlösung a.

Prüfung auf Reinheit

Verwandte Substanzen: Die Prüfung erfolgt mit Hilfe der Flüssigchromatographie (2.2.29).

Untersuchungslösung: 25,0 mg Substanz werden in 25,0 ml wasserfreiem Ethanol *R* durch 2 min langes Erhitzen bei etwa 50 °C gelöst. Die Lösung wird erkalten gelassen.

Referenzlösung a: 5 mg Ubidecarenon *CRS* werden in 5 ml wasserfreiem Ethanol *R* durch 2 min langes Erhitzen bei etwa 50 °C gelöst. Die Lösung wird erkalten gelassen.

Referenzlösung b: 2 mg Ubidecarenon-Verunreinigung D *CRS* werden in 2 ml Untersuchungslösung durch 2 min langes Erhitzen bei etwa 50 °C gelöst. Nach dem Erkalten wird 1 ml Lösung mit wasserfreiem Ethanol *R* zu 50 ml verdünnt.

Referenzlösung c: 1,0 ml Untersuchungslösung wird mit wasserfreiem Ethanol *R* zu 100,0 ml verdünnt.

Die Chromatographie kann durchgeführt werden mit

- einer Säule aus rostfreiem Stahl von 0,15 m Länge und 4,6 mm innerem Durchmesser, gepackt mit octadecylsilyliertem Kieselgel zur Chromatographie *R* (5 µm)
- einer Mischung von 20 Volumteilen wasserfreiem Ethanol *R* und 80 Volumteilen Methanol *R* 2 als mobile Phase bei einer Durchflußrate von 2 ml je Minute
- einem Spektrometer als Detektor bei einer Wellenlänge von 275 nm.

Die Empfindlichkeit des Systems wird so eingestellt, daß die Höhe des Hauptpeaks im Chromatogramm mit 10 µl Referenzlösung c mindestens 30 Prozent des maximalen Ausschlags beträgt.

10 µl Referenzlösung b werden eingespritzt. Wird das Chromatogramm unter den vorgeschriebenen Bedingungen aufgezeichnet, betragen die Retentionszeiten für die Verunreinigung D etwa 8 min und für Ubidecarenon etwa 12 min. Die Prüfung darf nur ausgewertet werden, wenn die Auflösung zwischen den Peaks von Verunreinigung D und Ubidecarenon mindestens 6,5 beträgt.

Je 10 µl Untersuchungslösung und Referenzlösung c werden eingespritzt. Das Chromatogramm der Untersuchungslösung wird über eine Dauer, die der 2fachen Retentionszeit von Ubidecarenon entspricht, aufgezeichnet. Im Chromatogramm der Untersuchungslösung darf keine Peakfläche, mit Ausnahme der des Hauptpeaks, größer sein als das 0,5fache der Fläche des Hauptpeaks im Chromatogramm der Referenzlösung c (0,5 Prozent), und die Summe dieser Peakflächen darf nicht größer sein als die Fläche des Hauptpeaks im Chromatogramm der Referenzlösung c (1,0 Prozent). Peaks, deren Fläche kleiner ist als das 0,05fache der Fläche des Hauptpeaks im Chromatogramm der Referenzlösung c, werden nicht berücksichtigt (0,05 Prozent).

Verunreinigung F: Die Prüfung erfolgt mit Hilfe der Flüssigchromatographie (2.2.29).

Untersuchungslösung: 25,0 mg Substanz werden in 25,0 ml Hexan *R* gelöst.

U

Monographien

Referenzlösung a: 10,0 mg Ubidecarenon zur Eignungsprüfung *CRS* werden in 10,0 ml Hexan *R* gelöst.

Referenzlösung b: 1 ml Untersuchungslösung wird mit Hexan *R* zu 100,0 ml verdünnt.

Die Chromatographie kann durchgeführt werden mit
- einer Säule aus rostfreiem Stahl von 0,25 m Länge und 4,0 mm innerem Durchmesser, gepackt mit Kieselgel zur Chromatographie *R* (7 µm)
- einer Mischung von 3 Volumteilen Ethylacetat *R* und 97 Volumteilen Hexan *R* als mobile Phase bei einer Durchflußrate von 2 ml je Minute
- einem Spektrometer als Detektor bei einer Wellenlänge von 275 nm.

20 µl Referenzlösung b werden eingespritzt. Die Empfindlichkeit des Systems wird so eingestellt, daß die Höhe des Hauptpeaks im Chromatogramm mindestens 50 Prozent des maximalen Ausschlags beträgt.

20 µl Referenzlösung a werden eingespritzt. Wird das Chromatogramm unter den vorgeschriebenen Bedingungen aufgezeichnet, betragen die Retentionszeiten für die Verunreinigung F etwa 8,5 min und für Ubidecarenon etwa 10 min. Die Prüfung darf nur ausgewertet werden, wenn zwischen den Peaks von Verunreinigung F und Ubidecarenon eine Basislinientrennung vorliegt.

20 µl Untersuchungslösung werden eingespritzt. Eine der Verunreinigung F entsprechende Peakfläche darf nicht größer sein als das 0,1fache der Fläche des Hauptpeaks im Chromatogramm der Referenzlösung b (0,1 Prozent).

Sulfatasche (2.4.14): Höchstens 0,1 Prozent, mit 1,0 g Substanz bestimmt.

Gehaltsbestimmung

50,0 mg Substanz werden in 1,0 ml Hexan *R* gelöst und mit wasserfreiem Ethanol *R* zu 50,0 ml verdünnt. 2,0 ml Lösung werden mit wasserfreiem Ethanol *R* zu 50,0 ml verdünnt. Die Absorption (2.2.25) wird im Maximum bei 275 nm gemessen. Der Gehalt an $C_{59}H_{90}O_4$ wird mit Hilfe der spezifischen Absorption errechnet ($A_{1\,cm}^{1\%}$ = 169).

Lagerung

Dicht verschlossen, vor Licht geschützt.

Verunreinigungen

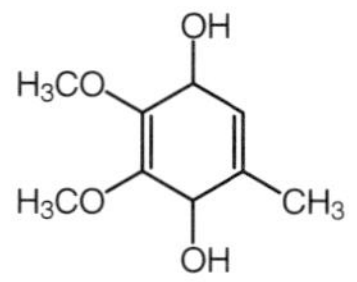

A. 2,3-Dimethoxy-5-methylbenzol-1,4-diol

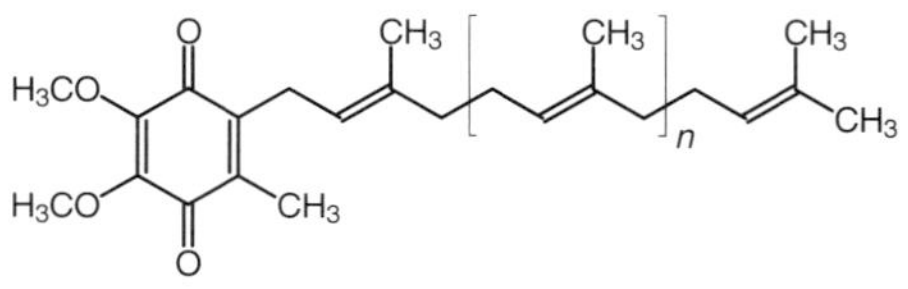

B. *n* = 5:
2-[(all-*E*)-3,7,11,15,19,23,27-Heptamethyloctadocosa-2,6,10,14,18,22,26-heptaenyl]-5,6-dimethoxy-3-methylbenzol-1,4-dion
(Ubichinon-7)

C. *n* = 6:
5,6-Dimethoxy-3-methyl-2-[(all-*E*)-3,7,11,15,19,23,27,31-octamethyldotriaconta-2,6,10,14,18,22,26, 30-octaenyl]benzol-1,4-dion
(Ubichinon-8)

D. *n* = 7:
5,6-Dimethoxy-3-methyl-2-[(all-*E*)-3,7,11,15,19,23,27,31,35-nonamethylhexatriaconta-2,6,10,14,18,22,26,30,34-nonaenyl]benzol-1,4-dion
(Ubichinon-9)

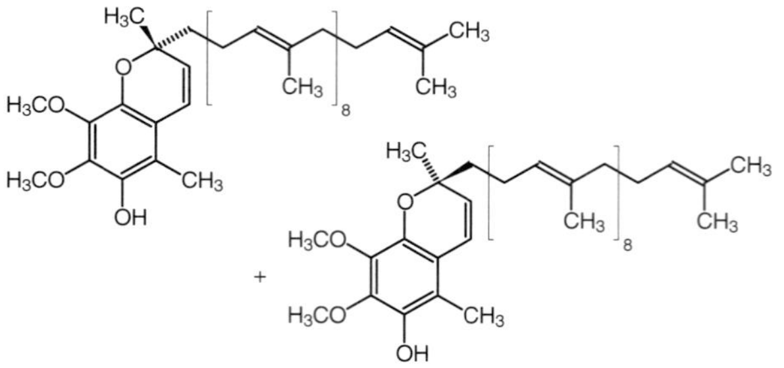

E. (2*RS*)-7,8-Dimethoxy-2,5-dimethyl-2-[(all-*E*)-4,8,12,16,20,24,28,32,36-nonamethylheptatriaconta-3,7,11,15,19,23,27,31,35-nonaenyl]-2*H*-1-benzopyran-6-ol
(Ubichromenol)

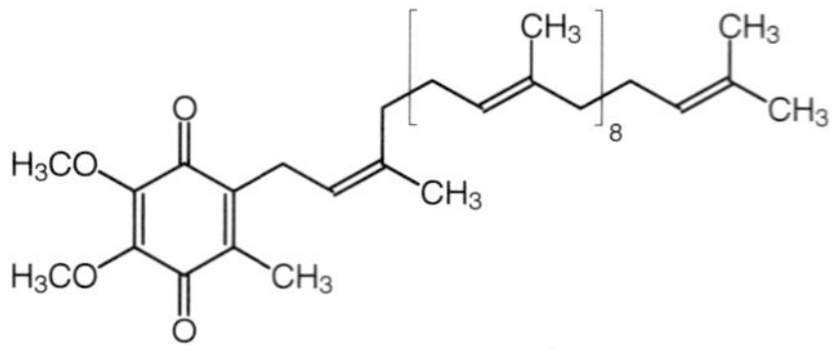

F. 2-[(2*Z*,6*E*,10*E*,14*E*,18*E*,22*E*,26*E*,30*E*,34*E*,38*E*)-3,7,11,15,19,23,27,31,35,39-Decamethyl-2,6,10,14,18,22,26,30,34,38-tetracontadecaenyl]-5,6-dimethoxy-3-methylbenzol-1,4-dion
(Ubidecarenon-(*Z*)-Isomer).

2000, 461

Undecylensäure

Acidum undecylenicum

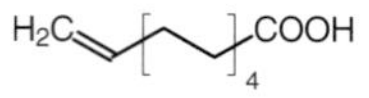

$C_{11}H_{20}O_2$ M_r 184,3

Definition

Undecylensäure enthält mindestens 97,0 und höchstens 102,0 Prozent Undec-10-ensäure.

Eigenschaften

Weiße bis sehr schwach gelbliche, kristalline Masse oder farblose bis schwach gelbliche Flüssigkeit; praktisch unlöslich in Wasser, leicht löslich in Ethanol, Ether, fetten und ätherischen Ölen.

Prüfung auf Identität

A. Brechungsindex (2.2.6): 1,447 bis 1,450, bei 25 ± 0,5 °C bestimmt.

B. Erstarrungstemperatur (2.2.18): 21 bis 24 °C.

C. 2,0 g Substanz werden 10 min lang in 2 ml frisch destilliertem Anilin *R* zum Rückfluß erhitzt. Nach dem Erkalten werden 30 ml Ether *R* zugesetzt. 3mal wird mit je 20 ml verdünnter Salzsäure *R*, danach mit 20 ml Wasser *R* geschüttelt. Die organische Phase wird auf dem Wasserbad zur Trockne eingedampft. Der Rückstand wird 2mal aus Ethanol 70 % *R* umkristallisiert. Die Kristalle werden 3 h lang im Vakuum getrocknet. Die Schmelztemperatur (2.2.14) liegt zwischen 66 und 68 °C.

D. 0,1 g Substanz werden in einer Mischung von 2 ml verdünnter Schwefelsäure *R* und 5 ml Essigsäure 98 % *R* gelöst. Werden tropfenweise 0,25 ml Kaliumpermanganat-Lösung *R* zugesetzt, entfärbt sich die Kaliumpermanganat-Lösung.

Prüfung auf Reinheit

Peroxidzahl (2.5.5): Höchstens 10.

Wasserlösliche Säuren: 1,0 g Substanz wird 2 min lang mit 20 ml 35 bis 45 °C warmem Wasser *R* geschüttelt. Nach dem Abkühlen wird die wäßrige Phase durch ein angefeuchtetes Filter filtriert. 10 ml Filtrat werden mit 0,1 ml Phenolphthalein-Lösung *R* versetzt. Bis zum Farbumschlag dürfen höchstens 0,1 ml Natriumhydroxid-Lösung (0,1 mol · l^{-1}) verbraucht werden.

Fette, Mineralöle: 1,0 g Substanz wird 3 min lang mit 5 ml Natriumcarbonat-Lösung *R* und 25 ml Wasser *R* zum Sieden erhitzt. Die heiße Lösung darf nicht stärker opaleszieren als die Referenzsuspension II (2.2.1).

Grad der Ungesättigtheit: 85,0 mg Substanz werden in einer Mischung von 5 ml verdünnter Salzsäure *R* und 30 ml Essigsäure 98 % *R* gelöst. Die Lösung wird mit Bromid-Bromat-Lösung (0,0167 mol · l^{-1}) unter Zusatz von 0,05 ml Indigocarmin-Lösung *R* 1 gegen Ende der Titration bis zum Farbumschlag von Blau nach Gelb titriert. Der Verbrauch an Bromid-Bromat-Lösung (0,0167 mol · l^{-1}) muß mindestens 8,9 und darf höchstens 9,4 ml betragen.

Ein Blindversuch wird durchgeführt.

Sulfatasche (2.4.14): Höchstens 0,1 Prozent, mit 0,50 g Substanz bestimmt.

Gehaltsbestimmung

0,750 g Substanz, in 10 ml Ethanol 96 % *R* gelöst, werden nach Zusatz von 0,1 ml Phenolphthalein-Lösung *R* mit Natriumhydroxid-Lösung (0,5 mol · l^{-1}) bis zur Rosafärbung titriert.

1 ml Natriumhydroxid-Lösung (0,5 mol · l^{-1}) entspricht 92,14 mg $C_{11}H_{20}O_2$.

Lagerung

Gut verschlossen, vor Licht geschützt, kühl, im nichtmetallischen Behältnis.

1998, 1275

Ursodeoxycholsäure

Acidum ursodeoxycholicum

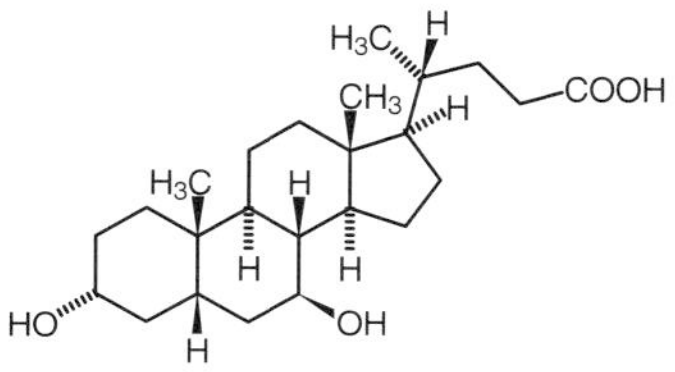

$C_{24}H_{40}O_4$ M_r 392,6

Definition

Ursodeoxycholsäure enthält mindestens 99,0 und höchstens 101,0 Prozent 3α,7β-Dihydroxy-5β-cholan-24-säure, berechnet auf die getrocknete Substanz.

Eigenschaften

Weißes bis fast weißes Pulver; sehr schwer löslich in Wasser, leicht löslich in Ethanol, schwer löslich in Aceton und Dichlormethan.

Die Substanz schmilzt bei etwa 202 °C.

Prüfung auf Identität

1: A.
2: B, C.

A. Die Prüfung erfolgt mit Hilfe der IR-Spektroskopie (2.2.24) durch Vergleich des Spektrums der Substanz mit dem von Ursodeoxycholsäure *CRS*. Die Prüfung erfolgt mit Hilfe von Preßlingen unter Verwendung von Kaliumbromid *R*.

B. Die bei der Prüfung „Verwandte Substanzen“ (siehe „Prüfung auf Reinheit“) erhaltenen Chromatogramme werden ausgewertet. Der Hauptfleck im Chromatogramm der Untersuchungslösung b entspricht in bezug auf Lage, Farbe und Größe dem Hauptfleck im Chromatogramm der Referenzlösung a.

C. Etwa 10 mg Substanz werden in 1 ml Schwefelsäure *R* gelöst. Die Lösung wird mit 0,1 ml Formaldehyd-Lösung *R* versetzt und 5 min lang stehengelassen. Nach Zusatz von 5 ml Wasser *R* färbt sich die entstandene Suspension grünlichblau.

Prüfung auf Reinheit

Spezifische Drehung (2.2.7): 0,500 g Substanz werden in Ethanol 96 % *R* zu 25,0 ml gelöst. Die spezifische Drehung muß zwischen +58,0 und +62,0° liegen, berechnet auf die getrocknete Substanz.

Verwandte Substanzen: Die Prüfung erfolgt mit Hilfe der Dünnschichtchromatographie (2.2.27) unter Verwendung einer Schicht eines geeigneten Kieselgels.

Untersuchungslösung a: 0,40 g Substanz werden in einer Mischung von 1 Volumteil Wasser *R* und 9 Volumteilen Aceton *R* zu 10 ml gelöst.

Untersuchungslösung b: 1 ml Untersuchungslösung a wird mit einer Mischung von 1 Volumteil Wasser *R* und 9 Volumteilen Aceton *R* zu 10 ml verdünnt.

Referenzlösung a: 40 mg Ursodeoxycholsäure *CRS* werden in einer Mischung von 1 Volumteil Wasser *R* und 9 Volumteilen Aceton *R* zu 10 ml gelöst.

Referenzlösung b: 20 mg Lithocholsäure *CRS* werden in einer Mischung von 1 Volumteil Wasser *R* und 9 Volumteilen Aceton *R* zu 10 ml gelöst. 2 ml Lösung werden mit einer Mischung von 1 Volumteil Wasser *R* und 9 Volumteilen Aceton *R* zu 100 ml verdünnt.

Referenzlösung c: 20 mg Chenodeoxycholsäure *CRS* werden in einer Mischung von 1 Volumteil Wasser *R* und 9 Volumteilen Aceton *R* zu 50 ml gelöst.

Referenzlösung d: 20 mg Cholsäure *CRS* werden in einer Mischung von 1 Volumteil Wasser *R* und 9 Volumteilen Aceton *R* zu 100 ml verdünnt.

Referenzlösung e: 0,5 ml Untersuchungslösung a werden mit einer Mischung von 1 Volumteil Wasser *R* und 9 Volumteilen Aceton *R* zu 20 ml verdünnt. 1 ml dieser Lösung wird mit einer Mischung von 1 Volumteil Wasser *R* und 9 Volumteilen Aceton *R* zu 10 ml verdünnt.

Referenzlösung f: 10 mg Ursodeoxycholsäure *CRS* werden mit der Referenzlösung c zu 25 ml verdünnt.

Auf die Platte werden 5 µl jeder Lösung aufgetragen. Die Chromatographie erfolgt ohne Kammersättigung mit einer Mischung von 1 Volumteil Essigsäure 98 % *R*, 30 Volumteilen Aceton *R* und 60 Volumteilen Dichlormethan *R* über eine Laufstrecke von 15 cm. Die Platte wird 10 min lang bei 120 °C getrocknet, unmittelbar danach mit einer Lösung von Molybdatophosphorsäure *R* (47,6 g · l^{-1}) in einer Mischung von 1 Volumteil Schwefelsäure *R* und 20 Volumteilen Essigsäure 98 % *R* besprüht und nochmals bei 120 °C erhitzt, bis blaue Flecke auf einem helleren Hintergrund erscheinen. Im Chromatogramm der Untersuchungslösung a darf kein der Lithocholsäure entsprechender Fleck größer oder stärker gefärbt sein als der Hauptfleck im Chromatogramm der Referenzlösung b (0,1 Prozent) und kein der Chenodeoxycholsäure entsprechender Fleck größer oder stärker gefärbt sein als der Hauptfleck im Chromatogramm der Referenzlösung c (1 Prozent). Im Chromatogramm der Untersuchungslösung a darf kein der Cholsäure entsprechender Fleck größer oder stärker gefärbt sein als der Hauptfleck im Chromatogramm der Referenzlösung d (0,5 Prozent), und kein Fleck, mit Ausnahme des Hauptflecks und der der Lithocholsäure, der Chenodeoxycholsäure oder der Cholsäure entsprechenden Flecke, darf größer oder stärker gefärbt sein als der Hauptfleck im Chromatogramm der Referenzlösung e (0,25 Prozent). Die Prüfung darf nur ausgewertet werden, wenn das Chromatogramm der Referenzlösung f deutlich voneinander getrennt 2 Hauptflecke zeigt.

Schwermetalle (2.4.8): 1,0 g Substanz muß der Grenzprüfung C auf Schwermetalle entsprechen (20 ppm). Zur Herstellung der Referenzlösung werden 2 ml Blei-Lösung (10 ppm Pb) *R* verwendet.

Trocknungsverlust (2.2.32): Höchstens 1,0 Prozent, mit 1,000 g Substanz durch Trocknen im Trockenschrank bei 100 bis 105 °C bestimmt.

Sulfatasche (2.4.14): Höchstens 0,1 Prozent, mit 1,0 g Substanz bestimmt.

Gehaltsbestimmung

0,350 g Substanz, in 50 ml Ethanol 96 % *R*, das vorher gegen 0,2 ml Phenolphthalein-Lösung *R* neutralisiert wurde, gelöst, werden nach Zusatz von 50 ml Wasser *R* mit Natriumhydroxid-Lösung (0,1 mol · l^{-1}) bis zum Umschlag nach Rosa tiriert.

1 ml Natriumhydroxid-Lösung (0,1 mol · l^{-1}) entspricht 39,26 mg $C_{24}H_{40}O_4$.

Verunreinigungen

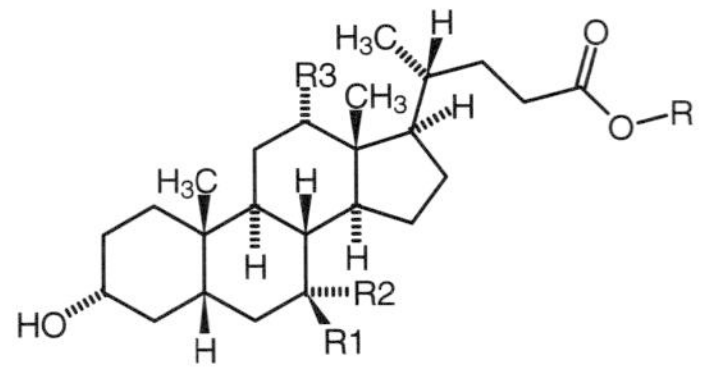

A. R = H, R1 = H, R2 = OH, R3 = H:
Chenodeoxycholsäure

B. R = H, R1 = H, R2 = OH, R3 = OH:
3α,7α,12α-Trihydroxy-5β-cholan-24-säure
(Cholsäure)

C. R = H, R1 = H, R2 = H, R3 = H:
3α-Hydroxy-5β-cholan-24-säure
(Lithocholsäure)

D. R = H, R1 = OH, R2 = H, R3 = OH:
3α,7β,12α-Trihydroxy-5β-cholan-24-säure
(Ursocholsäure)

E. R = H, R1 = H, R2 = H, R3 = OH:
3α,12α-Dihydroxy-5β-cholan-24-säure
(Desoxycholsäure)

F. R = H, R1, R2 = =O, R3 = H:
3α-Hydroxy-7-oxo-5β-cholan-24-säure

G. R = CH_3, R1 = OH, R2 = H, R3 = H:
3α,7β-Dihydroxy-5β-cholan-24-säuremethylester.

V

2000, 796

Valin

Valinum

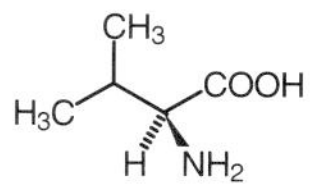

$C_5H_{11}NO_2$ M_r 117,1

Definition

Valin enthält mindestens 98,5 und höchstens 101,0 Prozent (*S*)-2-Amino-3-methylbutansäure, berechnet auf die getrocknete Substanz.

Herstellung

Wird die Substanz durch ein Verfahren hergestellt, das Fermentationsschritte beinhaltet, muß sie zusätzlich den Anforderungen der Monographie **Fermentationsprodukte (Producta ab fermentatione)** entsprechen.

Eigenschaften

Weißes bis fast weißes, kristallines Pulver oder farblose Kristalle; löslich in Wasser, sehr schwer löslich in Ethanol, praktisch unlöslich in Ether.

Prüfung auf Identität

1: A, B.
2: A, C.

A. Die Substanz entspricht der Prüfung „Spezifische Drehung" (siehe „Prüfung auf Reinheit").

B. Die Prüfung erfolgt mit Hilfe der IR-Spektroskopie (2.2.24) durch Vergleich des Spektrums der Substanz mit dem von Valin *CRS*. Die Prüfung erfolgt mit Hilfe von Preßlingen.

C. Die bei der Prüfung „Mit Ninhydrin nachweisbare Substanzen" (siehe „Prüfung auf Reinheit") erhaltenen Chromatogramme werden ausgewertet. Der Hauptfleck im Chromatogramm der Untersuchungslösung b entspricht in bezug auf Lage, Farbe und Größe dem Hauptfleck im Chromatogramm der Referenzlösung a.

Prüfung auf Reinheit

Prüflösung: 2,5 g Substanz werden in Wasser *R* zu 100 ml gelöst.

Aussehen der Lösung: Die Prüflösung muß klar (2.2.1) und darf nicht stärker gefärbt sein als die Farbvergleichslösung BG_6 (2.2.2, Methode II).

Spezifische Drehung (2.2.7): 2,00 g Substanz werden in Salzsäure *R* 1 zu 25,0 ml gelöst. Die spezifische Drehung muß zwischen +26,5 und +29,0° liegen, berechnet auf die getrocknete Substanz.

Mit Ninhydrin nachweisbare Substanzen: Die Prüfung erfolgt mit Hilfe der Dünnschichtchromatographie (2.2.27) unter Verwendung einer DC-Platte mit Kieselgel *R*.

Untersuchungslösung a: 0,10 g Substanz werden in verdünnter Salzsäure *R* zu 10 ml gelöst.

Untersuchungslösung b: 1 ml Untersuchungslösung a wird mit Wasser *R* zu 50 ml verdünnt.

Referenzlösung a: 10 mg Valin *CRS* werden in Salzsäure (0,1 mol · l^{-1}) zu 50 ml gelöst.

Referenzlösung b: 5 ml Untersuchungslösung b werden mit Wasser *R* zu 20 ml verdünnt.

Referenzlösung c: 10 mg Phenylalanin *CRS* und 10 mg Valin *CRS* werden in Salzsäure (0,1 mol · l^{-1}) zu 25 ml gelöst.

Auf die Platte werden 5 µl jeder Lösung aufgetragen. Die Chromatographie erfolgt mit einer Mischung von 20 Volumteilen Essigsäure 98 % *R*, 20 Volumteilen Wasser *R* und 60 Volumteilen 1-Butanol *R* über eine Laufstrecke von 15 cm. Die Platte wird an der Luft trocknen gelassen, mit Ninhydrin-Lösung *R* besprüht und 15 min lang bei 100 bis 105 °C erhitzt. Kein im Chromatogramm der Untersuchungslösung a auftretender Nebenfleck darf größer oder stärker gefärbt sein als der Fleck im Chromatogramm der Referenzlösung b (0,5 Prozent). Die Prüfung darf nur ausgewertet werden, wenn das Chromatogramm der Referenzlösung c deutlich voneinander getrennt 2 Flecke zeigt.

Chlorid (2.4.4): 10 ml Prüflösung, mit Wasser *R* zu 15 ml verdünnt, müssen der Grenzprüfung auf Chlorid entsprechen (200 ppm).

Sulfat (2.4.13): 0,5 g Substanz, in destilliertem Wasser *R* zu 15 ml gelöst, müssen der Grenzprüfung auf Sulfat entsprechen (300 ppm).

Ammonium: Mit 2 Uhrgläsern von 60 mm Durchmesser wird durch Aufeinanderlegen ein Hohlraum gebildet. An die Innenwand des oberen Uhrglases wird mit einigen Tropfen Wasser *R* ein Stück rotes Lackmuspapier *R* von 5 mm × 5 mm geklebt. Auf das untere Uhrglas werden 50 mg fein pulverisierte Substanz gebracht und in 0,5 ml Wasser *R* gelöst. Nach Zusatz von 0,30 g schwerem Magnesiumoxid *R* wird kurz mit einem Glasstab verrieben und das obere Uhrglas sofort auf das untere Uhrglas gelegt. In gleicher Weise wird gleichzeitig eine Referenzmischung aus 0,1 ml Ammonium-Lösung (100 ppm NH_4) *R*, 0,5 ml Wasser *R* und 0,30 g schwerem Magnesiumoxid *R* angesetzt. Untersuchungs- und Referenzmischung werden 15 min lang bei 40 °C erwärmt. Das Lackmuspapier über der Untersuchungsmischung

V

Monographien

darf sich nicht intensiver blau färben als das Lackmuspapier über der Referenzmischung (200 ppm).

Eisen (2.4.9): In einem Scheidetrichter wird 1,0 g Substanz in 10 ml verdünnter Salzsäure *R* gelöst. Die Lösung wird 3mal je 3 min lang mit je 10 ml Isobutylmethylketon *R* 1 ausgeschüttelt. Die vereinigten organischen Phasen werden 3 min lang mit 10 ml Wasser *R* ausgeschüttelt. Die wäßrige Phase muß der Grenzprüfung auf Eisen entsprechen (10 ppm).

Schwermetalle (2.4.8): 2,0 g Substanz müssen der Grenzprüfung D auf Schwermetalle entsprechen (10 ppm). Zur Herstellung der Referenzlösung werden 2 ml Blei-Lösung (10 ppm Pb) *R* verwendet.

Trocknungsverlust (2.2.32): Höchstens 0,5 Prozent, mit 1,000 g Substanz durch Trocknen im Trockenschrank bei 100 bis 105 °C bestimmt.

Sulfatasche (2.4.14): Höchstens 0,1 Prozent, mit 1,0 g Substanz bestimmt.

Gehaltsbestimmung

0,100 g Substanz, in 3 ml wasserfreier Ameisensäure *R* gelöst, werden nach Zusatz von 30 ml wasserfreier Essigsäure *R* und 0,1 ml Naphtholbenzein-Lösung *R* mit Perchlorsäure (0,1 mol · l^{-1}) bis zum Farbumschlag von Braungelb nach Grün titriert.

1 ml Perchlorsäure (0,1 mol · l^{-1}) entspricht 11,71 mg $C_5H_{11}NO_2$.

Lagerung

Gut verschlossen, vor Licht geschützt.

1999, 1378

Valproinsäure

Acidum valproicum

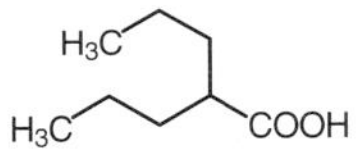

$C_8H_{16}O_2$ M_r 144,2

Definition

Valproinsäure enthält mindestens 99,0 und höchstens 101,0 Prozent 2-Propylpentansäure.

Eigenschaften

Farblose bis sehr schwach gelbliche, klare, schwach viskose Flüssigkeit; sehr schwer löslich in Wasser, mischbar mit Dichlormethan und Ethanol. Die Substanz löst sich in verdünnten Alkalihydroxid-Lösungen.

Prüfung auf Identität

1: B.
2: A, C, D.

A. Brechungsindex (2.2.5): 1,422 bis 1,425.

B. Die Prüfung erfolgt mit Hilfe der IR-Spektroskopie (2.2.24) durch Vergleich des Spektrums der Substanz mit dem von Valproinsäure *CRS*.

C. Die Prüfung erfolgt mit Hilfe der Dünnschichtchromatographie (2.2.27) unter Verwendung einer DC-Platte mit Kieselgel *R*.

Untersuchungslösung: 50 mg Substanz werden in Methanol *R* zu 5 ml gelöst.

Referenzlösung: 50 mg Valproinsäure *CRS* werden in Methanol *R* zu 5 ml gelöst.

Auf die Platte werden 2 µl jeder Lösung aufgetragen. Die Chromatographie erfolgt mit einer Mischung gleicher Volumteile Dichlormethan *R* und Ether *R* über eine Laufstrecke von 15 cm. Die Platte wird an der Luft trocknen gelassen und anschließend mit Bromcresolgrün-Lösung *R* besprüht. Der Hauptfleck im Chromatogramm der Untersuchungslösung entspricht in bezug auf Lage, Farbe und Größe dem Hauptfleck im Chromatogramm der Referenzlösung.

D. 1 ml Substanz wird mit 3 ml verdünnter Natriumhydroxid-Lösung *R* versetzt. Nach Zusatz von 3 ml Wasser *R* und 1 ml einer Lösung von Cobalt(II)-nitrat *R* (100 g · l^{-1}) entsteht ein violetter Niederschlag. Der abfiltrierte Niederschlag löst sich in Dichlormethan *R*.

Prüfung auf Reinheit

Aussehen der Lösung: 2,0 g Substanz werden in verdünnter Natriumhydroxid-Lösung *R* zu 10 ml gelöst. Die Lösung muß klar (2.2.1) und darf nicht stärker gefärbt sein als die Farbvergleichslösung G_5 (2.2.2, Methode II).

Verwandte Substanzen: Die Prüfung erfolgt mit Hilfe der Gaschromatographie (2.2.28) unter Verwendung von Buttersäure *R* als Interner Standard.

Interner-Standard-Lösung: 10 mg Buttersäure *R* werden in Heptan *R* zu 200 ml gelöst.

Untersuchungslösung: 0,250 g Substanz werden in Interner-Standard-Lösung zu 5,0 ml gelöst. 1,0 ml Lösung wird mit Heptan *R* zu 10,0 ml verdünnt.

Referenzlösung: 20 mg Substanz und 20 mg 2-(1-Methylethyl)pentansäure *CRS* werden in Heptan *R* zu 10 ml gelöst. 1 ml Lösung wird mit Heptan *R* zu 10 ml verdünnt.

Die Chromatographie kann durchgeführt werden mit
- einer Wide-bore-Säule aus Quarzglas von 30 m Länge und einem inneren Durchmesser von 0,53 mm, belegt mit Macrogol-20 000-nitroterephthalat *R* (Filmdicke 0,5 µm)
- Helium zur Chromatographie *R* als Trägergas bei einer Durchflußrate von 8 ml je Minute
- einem Flammenionisationsdetektor

und folgendem Temperaturprogramm

	Zeit (min)	**Temperatur (°C)**	**Rate (°C · min^{-1})**	**Erläuterungen**
Säule	0 – 10	130	–	isothermisch
	10 – 30	130 → 190	3	linearer Gradient
Probeneinlaß		220		
Detektor		220		

Je 1 µl jeder Lösung wird eingespritzt. Die Prüfung darf nur ausgewertet werden, wenn im Chromatogramm der Referenzlösung die Auflösung zwischen den Peaks von 2-(1-Methylethyl)pentansäure und Valproinsäure mindestens 3,0 beträgt.

Im Chromatogramm der Untersuchungslösung darf die Summe aller Peakflächen, mit Ausnahme der des Hauptpeaks, nicht größer sein als das 3fache der Fläche des Interner-Standard-Peaks (0,3 Prozent). Keine Peakfläche, mit Ausnahme der des Hauptpeaks, darf größer sein als die des Interner-Standard-Peaks (0,1 Prozent). Peaks, deren Fläche kleiner ist als das 0,1fache der Fläche des Interner-Standard-Peaks, werden nicht berücksichtigt.

Schwermetalle (2.4.8): 2,0 g Substanz werden in Ethanol 80 % *R* zu 20 ml gelöst. 12 ml Lösung müssen der Grenzprüfung B auf Schwermetalle entsprechen (20 ppm). Zur Herstellung der Referenzlösung wird eine Blei-Lösung (2 ppm Pb) verwendet, die durch Verdünnen der Blei-Lösung (100 ppm Pb) *R* mit Ethanol 80 % *R* erhalten wird.

Sulfatasche (2.4.14): Höchstens 0,1 Prozent, mit 1,0 g Substanz bestimmt.

Gehaltsbestimmung

0,100 g Substanz, in 25 ml Ethanol 96 % *R* gelöst, werden nach Zusatz von 2 ml Wasser *R* mit Natriumhydroxid-Lösung (0,1 mol · l^{-1}) titriert. Der Endpunkt wird mit Hilfe der Potentiometrie (2.2.20) bestimmt.

1 ml Natriumhydroxid-Lösung (0,1 mol · l^{-1}) entspricht 14,42 mg $C_8H_{16}O_2$.

Lagerung

Dicht verschlossen.

Verunreinigungen

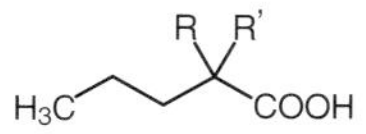

A. R = R′ = H:
Pentansäure
(Valeriansäure)

B. R = H, R′ = CH_2–CH_3:
(2*RS*)-2-Ethylpentansäure

C. R = H, R′ = $CH(CH_3)_2$:
(2*RS*)-2-(1-Methylethyl)pentansäure

D. R = R′ = CH_2–CH_2–CH_3:
2,2-Dipropylpentansäure

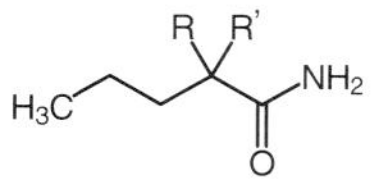

E. R = R′ = H:
Pentanamid
(Valeramid)

F. R = H, R′ = CH_2–CH_2–CH_3:
2-Propylpentanamid

G. R = R′ = CH_2–CH_2–CH_3:
2,2-Dipropylpentanamid

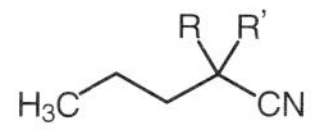

H. R = R′ = H:
Pentannitril
(Valeronitril)

I. R = H, R′ = CH_2–CH_2–CH_3:
2-Propylpentannitril

J. R = R′ = CH_2–CH_2–CH_3:
2,2-Dipropylpentannitril.

2001, 1528

Varizellen-Immunglobulin vom Menschen zur intravenösen Anwendung

Immunoglobulinum humanum varicellae ad usum intravenosum

Definition

Varizellen-Immunglobulin vom Menschen zur intravenösen Anwendung ist eine flüssige oder gefriergetrocknete Zubereitung, die Immunglobuline, vorwiegend Immunglobulin G, enthält. Es wird aus Plasma von ausgewählten Spendern gewonnen, die Antikörper gegen das Herpes-Virus 3 vom Menschen haben (Varizella-Zoster-Virus 1). **Immunglobulin vom Menschen zur intravenösen Anwendung (Immunglobulinum humanum normale ad usum intravenosum)** kann zugesetzt sein.

Varizellen-Immunglobulin vom Menschen zur intravenösen Anwendung entspricht der Monographie **Immunglobulin vom Menschen zur intravenösen Anwendung** mit Ausnahme der Mindestanzahl von Spendern, des Mindestgehalts an Gesamtprotein und des Osmolalitätsgrenzwerts.

Bestimmung der Wirksamkeit

Die Wirksamkeit wird durch Vergleich des Antikörpertiters des zu prüfenden Immunglobulins mit dem einer Standardzubereitung, eingestellt in Internationalen Einheiten, bestimmt. Die Bestimmung erfolgt durch ein Immunassay mit entsprechender Empfindlichkeit und Genauigkeit (2.7.1).

Die Internationale Einheit ist die Wirksamkeit einer festgelegten Menge des Internationalen Standards für Varizellen-Immunglobulin vom Menschen. Die Wirksamkeit des Internationalen Standards, angegeben in Internationalen Einheiten, wird von der Weltgesundheitsorganisation festgelegt.

Die angegebene Wirksamkeit muß mindestens 25 I.E. je Milliliter betragen. Die ermittelte Wirksamkeit muß mindestens so groß sein wie die in der Beschriftung angegebene Wirksamkeit. Die Vertrauensgrenzen ($P = 0,95$) der ermittelten Wirksamkeit müssen mindestens 80 und dürfen höchstens 125 Prozent betragen.

Lagerung

Entsprechend **Immunglobulin vom Menschen zur intravenösen Anwendung**.

Beschriftung

Entsprechend **Immunglobulin vom Menschen zur intravenösen Anwendung**.

Die Beschriftung gibt insbesondere die Anzahl der Internationalen Einheiten je Behältnis an.

2001, 1554

Gelbes Vaselin

Vaselinum flavum

Definition

Gelbes Vaselin ist ein gereinigtes Gemisch halbfester Kohlenwasserstoffe aus Erdöl. Die Substanz kann ein geeignetes Antioxidans enthalten.

Eigenschaften

Gelbe, durchschimmernde, salbenartige Masse, die im Tageslicht in geschmolzenem Zustand schwach fluoresziert; praktisch unlöslich in Wasser, löslich in Dichlormethan, praktisch unlöslich in Ethanol und Glycerol.

Prüfung auf Identität

1: A, B, D.
2: A, C, D.

A. Der Tropfpunkt (2.2.17) liegt zwischen 40 und 60 °C und weicht um höchstens 5 °C von dem in der Beschriftung angegebenen Wert ab. Der Nippel wird mit folgender Abänderung gefüllt: Die Substanz wird auf 118 bis 122 °C erhitzt, wobei umgerührt wird, um Gleichmäßigkeit zu gewährleisten; dann wird auf 100 bis 107 °C abgekühlt. Der Metallnippel wird im Trokkenschrank auf 103 bis 107 °C erhitzt, aus dem Trokkenschrank herausgenommen, auf eine saubere Platte oder Keramikkachel gestellt und mit der geschmolzenen Substanz vollständig gefüllt. Der gefüllte Nippel wird 30 min lang auf der Keramikkachel erkalten gelassen und 30 bis 40 min lang in ein Wasserbad von 24 bis 26 °C eingebracht. Die Oberfläche der Substanz wird in einem Zug mit Hilfe eines Messers oder einer Rasierklinge geebnet, ohne einen Druck auf die Substanz auszuüben.

B. Die Prüfung erfolgt mit Hilfe der IR-Spektroskopie (2.2.24) durch Vergleich des Spektrums der Substanz mit dem Referenzspektrum der Ph. Eur. von Gelbem Vaselin. Das Spektrum der Substanz zeigt Hauptbanden, die in bezug auf Lage und Intensität denen des Referenzspektrums entsprechen.

C. 2 g Substanz werden geschmolzen, und wenn eine homogene Phase erhalten ist, werden 2 ml Wasser *R* und 0,2 ml Iod-Lösung (0,05 mol · l^{-1}) zugesetzt. Nach dem Umschütteln wird erkalten gelassen. Die feste, obere Schicht ist violettrosa gefärbt.

D. Die Substanz entspricht der Prüfung „Aussehen der Substanz" (siehe „Prüfung auf Reinheit").

Prüfung auf Reinheit

Aussehen der Substanz: Die Substanz muß gelb gefärbt sein. 12 g Substanz werden auf dem Wasserbad geschmolzen. Die geschmolzene Substanz darf nicht stärker gefärbt sein als eine Mischung von 7,6 Volumteilen Stammlösung Gelb und 2,4 Volumteilen Stammlösung Rot (2.2.2, Methode II).

Sauer oder alkalisch reagierende Substanzen: 10 g Substanz werden 1 min lang mit 20 ml siedendem Wasser *R* kräftig geschüttelt. Nach dem Erkalten wird dekantiert. 10 ml der wäßrigen Phase werden mit 0,1 ml Phenolphthalein-Lösung *R* versetzt. Die Lösung muß farblos sein. Bis zum Umschlag nach Rot dürfen höchstens 0,5 ml Natriumhydroxid-Lösung (0,01 mol · l^{-1}) verbraucht werden.

Konsistenz (2.9.9): 100 bis 300.

Aromatische, polycyclische Kohlenwasserstoffe: *Reagenzien zur UV-Spektroskopie sind zu verwenden.*

1,0 g Substanz und 50 ml Hexan *R* (Hexan *R* wird vor der Verwendung durch 2maliges Ausschütteln mit einem Fünftel seines Volumens an Dimethylsulfoxid *R* gewaschen) werden in einen 125-ml-Scheidetrichter, dessen Schliffteile (Stopfen, Hahn) nicht gefettet sind, gegeben. Die Lösung wird mit 20 ml Dimethylsulfoxid *R* versetzt, 1 min lang kräftig geschüttelt und bis zur Bildung von 2 klaren Phasen stehengelassen. Die untere Phase wird in einen zweiten Scheidetrichter überführt und das Ausschütteln mit weiteren 20 ml Dimethylsulfoxid *R* wiederholt. Die vereinigten unteren Phasen werden 1 min lang kräftig mit 20 ml Hexan *R* ausgeschüttelt und bis zur Bildung von 2 klaren Phasen stehengelassen. Die abgetrennte untere Phase wird mit Dimethylsulfoxid *R* zu 50,0 ml verdünnt. Die Absorption (2.2.25) wird zwischen 260 und 420 nm in einer Schichtdicke von 4 cm gemessen, wobei die klare untere Phase, die durch kräftiges, 1 min langes Ausschütteln von 10 ml Dimethylsulfoxid *R* mit 25 ml Hexan *R* erhalten wurde, als Kompensationsflüssigkeit verwendet wird. Als Referenzlösung dient eine Lösung von Naphthalin *R* (9,0 mg · l^{-1}) in Dimethylsulfoxid *R*. Die Absorption dieser Lösung wird im Maximum bei 278 nm in einer Schichtdicke von 4 cm gegen Dimethylsulfoxid *R* als Kompensationsflüssigkeit gemessen. Bei keiner Wellenlänge zwischen 260 und 420 nm darf die Absorption der Untersuchungslösung größer sein als die der Referenzlösung bei 278 nm.

Sulfatasche (2.4.14): Höchstens 0,05 Prozent, mit 2,0 g Substanz bestimmt.

Lagerung

Vor Licht geschützt.

Beschriftung

Die Beschriftung gibt insbesondere an
- den Tropfpunkt
- falls zutreffend, Namen und Konzentration jedes zugesetzten Antioxidans.

1999, 573

Verapamilhydrochlorid

Verapamili hydrochloridum

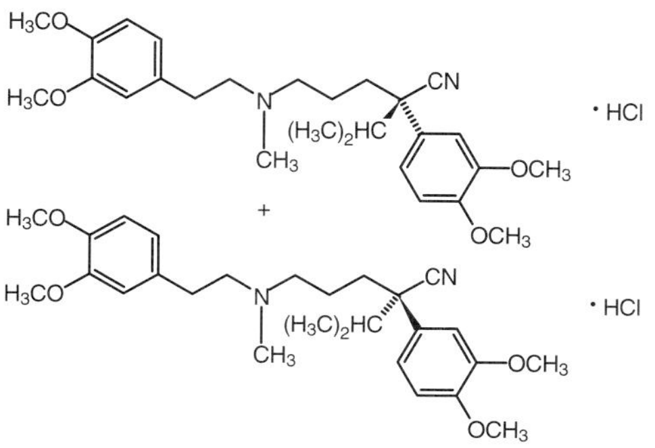

$C_{27}H_{39}ClN_2O_4$ M_r 491,1

Definition

Verapamilhydrochlorid enthält mindestens 99,0 und höchstens 101,0 Prozent (2*RS*)-2-(3,4-Dimethoxyphenyl)-5-[[2-(3,4-dimethoxyphenyl)ethyl](methyl)amino]-2-(1-methylethyl)pentannitril-hydrochlorid, berechnet auf die getrocknete Substanz.

Eigenschaften

Weißes, kristallines Pulver; löslich in Wasser, leicht löslich in Methanol, wenig löslich in Ethanol.

Die Substanz schmilzt bei etwa 144 °C.

Prüfung auf Identität

1: B, D.
2: A, C, D.

A. 20,0 mg Substanz werden in Salzsäure (0,01 mol·l⁻¹) zu 100,0 ml gelöst. 5,0 ml Lösung werden mit Salzsäure (0,01 mol · l⁻¹) zu 50,0 ml verdünnt. Die Lösung, zwischen 210 und 340 nm gemessen, zeigt Absorptionsmaxima (2.2.25) bei 229 und 278 nm und eine Schulter bei 282 nm. Das Verhältnis der Absorption im Maximum bei 278 nm zu der im Maximum bei 229 nm beträgt 0,35 bis 0,39.

B. Die Prüfung erfolgt mit Hilfe der IR-Spektroskopie (2.2.24) durch Vergleich des Spektrums der Substanz mit dem von Verapamilhydrochlorid *CRS*. Die Prüfung erfolgt mit Hilfe von Preßlingen.

C. Die Prüfung erfolgt mit Hilfe der Dünnschichtchromatographie (2.2.27) unter Verwendung einer Schicht eines geeigneten Kieselgels, das einen Fluoreszenzindikator mit intensivster Anregung der Fluoreszenz bei 254 nm enthält.

Untersuchungslösung: 10 mg Substanz werden in Dichlormethan *R* zu 5 ml gelöst.

Referenzlösung a: 20 mg Verapamilhydrochlorid *CRS* werden in Dichlormethan *R* zu 10 ml gelöst.

Referenzlösung b: 5 mg Papaverinhydrochlorid *CRS* werden in Referenzlösung a zu 5 ml gelöst.

Auf die Platte werden 5 µl jeder Lösung aufgetragen. Die Chromatographie erfolgt mit einer Mischung von 15 Volumteilen Diethylamin *R* und 85 Volumteilen Cyclohexan *R* über eine Laufstrecke von 15 cm. Die Platte wird an der Luft trocknen gelassen und im ultravioletten Licht bei 254 nm ausgewertet. Der Hauptfleck im Chromatogramm der Untersuchungslösung entspricht in bezug auf Lage und Größe dem Hauptfleck im Chromatogramm der Referenzlösung a. Die Prüfung darf nur ausgewertet werden, wenn das Chromatogramm der Referenzlösung b deutlich voneinander getrennt 2 Hauptflecke zeigt.

D. Die Substanz gibt die Identitätsreaktion b auf Chlorid (2.3.1).

Prüfung auf Reinheit

Prüflösung: 1,0 g Substanz wird unter Erwärmen in kohlendioxidfreiem Wasser *R* zu 20,0 ml gelöst.

Aussehen der Lösung: Die Prüflösung muß klar (2.2.1) und farblos (2.2.2, Methode II) sein.

***p*H-Wert** (2.2.3): Der *p*H-Wert der Prüflösung muß zwischen 4,5 und 6,0 liegen.

Optische Drehung (2.2.7): Der Drehungswinkel, an der Prüflösung bestimmt, muß –0,10 bis +0,10° betragen.

Verwandte Substanzen: Die Prüfung erfolgt mit Hilfe der Flüssigchromatographie (2.2.29).

Untersuchungslösung: 25,0 mg Substanz werden in der mobilen Phase der Anfangszusammensetzung zu 10,0 ml gelöst.

Referenzlösung a: 5 mg Verapamilhydrochlorid *CRS*, 5 mg Verapamil-Verunreinigung I *CRS* und 5 mg Verapamil-Verunreinigung M *CRS* werden in der mobilen Phase der Anfangszusammensetzung zu 20 ml gelöst. 1 ml Lösung wird mit der mobilen Phase der Anfangszusammensetzung zu 10 ml verdünnt.

Referenzlösung b: 1,0 ml Untersuchungslösung wird in der mobilen Phase der Anfangszusammensetzung zu 100,0 ml verdünnt. 1,0 ml dieser Lösung wird mit der mobilen Phase der Anfangszusammensetzung zu 10,0 ml verdünnt.

Die Chromatographie kann durchgeführt werden mit
- einer Säule aus rostfreiem Stahl von 0,25 m Länge und 4,6 mm innerem Durchmesser, gepackt mit octa-

V

Monographien

decanoylaminopropylsilyliertem Kieselgel zur Chromatographie *R* (5 µm)

– einer mobilen Phase bei einer Durchflußrate von 1,5 ml je Minute unter Einsatz eines isokratischen Programms in 2 Stufen unter folgenden Bedingungen:
Mobile Phase A: eine Lösung von Kaliummonohydrogenphosphat *R* (6,97 g · l^{-1}), die zuvor mit Phosphorsäure 85 % *R* auf einen *p*H-Wert von 7,20 eingestellt wurde
Mobile Phase B: Acetonitril *R*

Zeit (min)	Mobile Phase A (% *V/V*)	Mobile Phase B (% *V/V*)	Erläuterungen
0 – 22	63	37	erster isokratischer Schritt
22 – 27	63 → 35	37 → 65	Übergang zum zweiten isokratischen Schritt
27 – 35	35	65	zweiter isokratischer Schritt
35 – 36	35 → 63	65 → 37	Rückkehr zur Anfangszusammensetzung
36 – 50	63	37	Äquilibrierung

– einem Spektrometer als Detektor bei einer Wellenlänge von 278 nm.

Die Säule wird mit der mobilen Phase der Anfangszusammensetzung etwa 60 min lang äquilibriert.

10 µl Referenzlösung a werden eingespritzt. Wird das Chromatogramm unter den vorgeschriebenen Bedingungen aufgezeichnet, so betragen die Retentionszeiten für Verapamil etwa 16 min, für Verapamil-Verunreinigung I etwa 21 min und für Verapamil-Verunreinigung M, die einen Doppelpeak ergibt, etwa 32 min.

Die Prüfung darf nur ausgewertet werden, wenn die Auflösung zwischen den Peaks von Verapamil und Verapamil-Verunreinigung I mindestens 5,0 beträgt und wenn Verapamil-Verunreinigung M von der Säule eluiert ist.

Die Empfindlichkeit des Systems wird so eingestellt, daß die Höhe des Hauptpeaks im Chromatogramm mit 10 µl Referenzlösung b mindestens 15 Prozent des maximalen Ausschlags beträgt.

Je 10 µl Untersuchungslösung und Referenzlösung b werden eingespritzt.

Im Chromatogramm der Untersuchungslösung darf keine Peakfläche, mit Ausnahme der des Hauptpeaks, größer sein als die Fläche des Hauptpeaks im Chromatogramm der Referenzlösung b (0,1 Prozent). Im Chromatogramm der Untersuchungslösung darf die Summe aller Peakflächen, mit Ausnahme der des Hauptpeaks, nicht größer sein als das 3fache der Fläche des Hauptpeaks im Chromatogramm der Referenzlösung b (0,3 Prozent). Peaks, deren Fläche kleiner ist als das 0,1fache der Fläche des Hauptpeaks im Chromatogramm der Referenzlösung b, werden nicht berücksichtigt.

Schwermetalle (2.4.8): 1,0 g Substanz muß der Grenzprüfung C auf Schwermetalle entsprechen (10 ppm). Zur Herstellung der Referenzlösung wird 1 ml Blei-Lösung (10 ppm Pb) *R* verwendet.

Trocknungsverlust (2.2.32): Höchstens 0,5 Prozent, mit 1,000 g Substanz durch Trocknen im Trockenschrank bei 100 bis 105 °C bestimmt.

Sulfatasche (2.4.14): Höchstens 0,1 Prozent, mit 1,0 g Substanz bestimmt.

Gehaltsbestimmung

0,400 g Substanz, in einer Mischung von 50 ml wasserfreiem Ethanol *R* und 5,0 ml Salzsäure (0,01 mol · l^{-1}) gelöst, werden mit Natriumhydroxid-Lösung (0,1 mol · l^{-1}) titriert. Der Endpunkt wird mit Hilfe der Potentiometrie (2.2.20) bestimmt.

Das zwischen den beiden Wendepunkten zugesetzte Volumen wird abgelesen.

1 ml Natriumhydroxid-Lösung (0,1 mol · l^{-1}) entspricht 49,11 mg $C_{27}H_{39}ClN_2O_4$.

Lagerung

Gut verschlossen, vor Licht geschützt.

Verunreinigungen

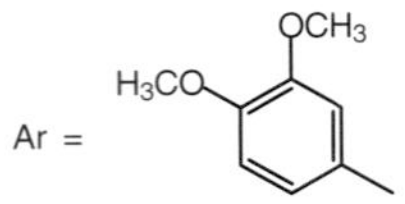

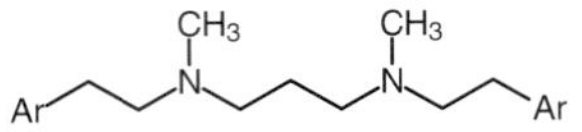

A. *N,N′*-Bis[2-(3,4-dimethoxyphenyl)ethyl]-*N,N′*-dimethylpropan-1,3-diamin

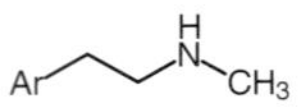

B. 2-(3,4-Dimethoxyphenyl)-*N*-methylethylamin

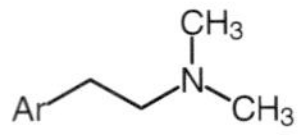

C. 2-(3,4-Dimethoxyphenyl)-*N,N*-dimethylethylamin

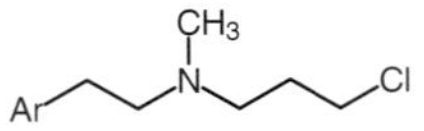

D. 3-Chlor-*N*-[2-(3,4-dimethoxyphenyl)ethyl]-*N*-methylpropyl-1-amin

E. Ar–CH_2OH:
(3,4-Dimethoxyphenyl)methanol

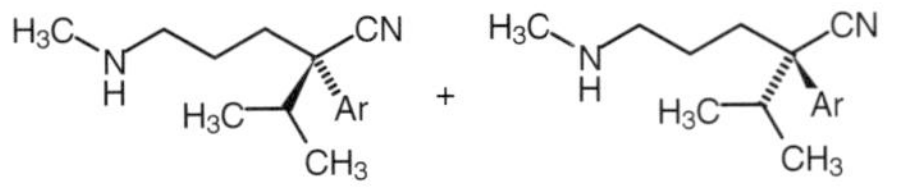

F. (2*RS*)-2-(3,4-Dimethoxyphenyl)-5-(methylamino)-2-(1-methylethyl)pentylnitril

G. Ar–CHO:
3,4-Dimethoxybenzaldehyd

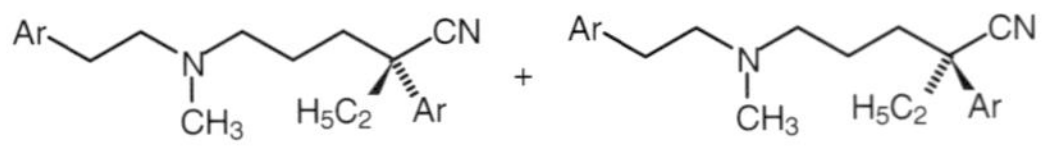

H. (2*RS*)-5-[[2-(3,4-Dimethoxyphenyl)ethyl](methyl)amino]-2-(3,4-dimethoxyphenyl)-2-ethylpentylnitril

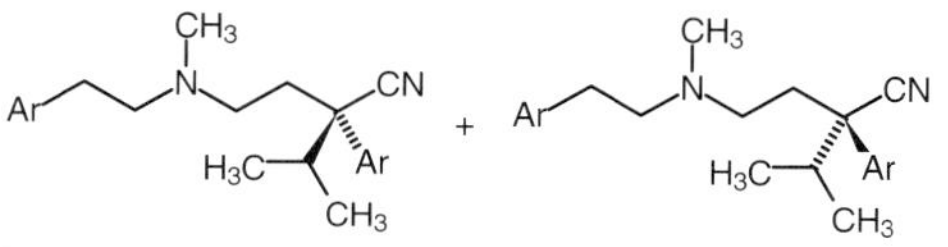

I. (2*RS*)-2-(3,4-Dimethoxyphenyl)-2-[2-[[2-(3,4-dimethoxyphenyl)ethyl](methyl)amino]ethyl]-3-methylbutylnitril

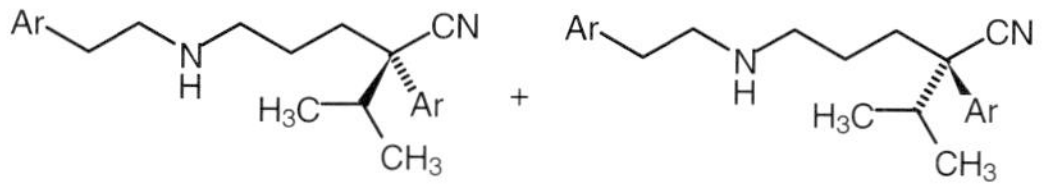

J. (2*RS*)-2-(3,4-Dimethoxyphenyl)-5-[[2-(3,4-dimethoxyphenyl)ethyl]amino]-2-(1-methylethyl)pentylnitril (*N*-Norverapamil)

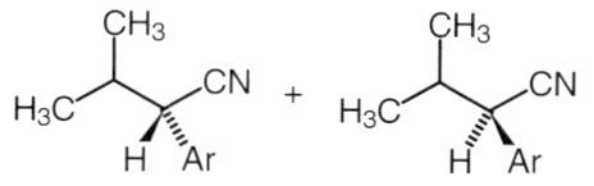

K. (2*RS*)-2-(3,4-Dimethoxyphenyl)-3-methylbutylnitril

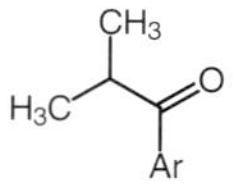

L. 1-(3,4-Dimethoxyphenyl)-2-methylpropan-1-on

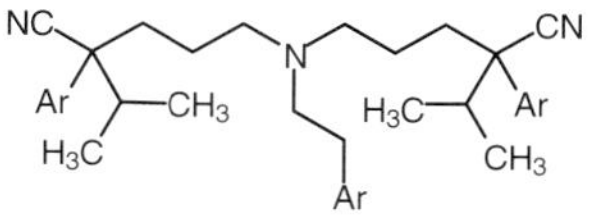

M. 5,5′-[[2-(3,4-Dimethoxyphenyl)ethyl]imino]bis[2-(3,4-dimethoxyphenyl)-2-(1-methylethyl)pentylnitril

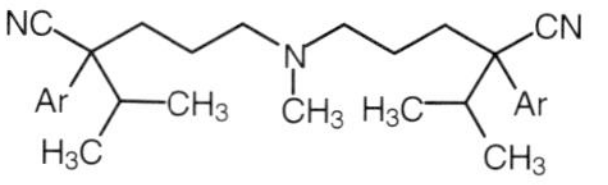

N. 5,5′-(Methylimino)bis[2-(3,4-dimethoxyphenyl)-2-(1-methylethyl)pentylnitril]

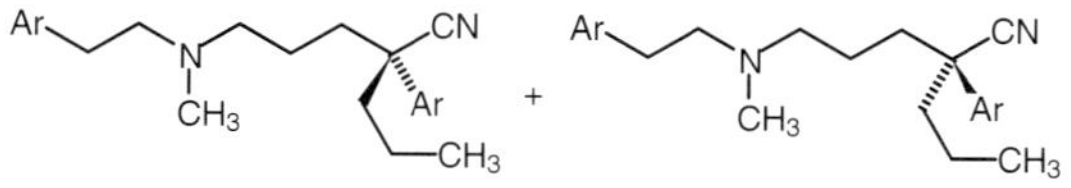

O. (2*RS*)-2-(3,4-Dimethoxyphenyl)-5-[2-[[2-(3,4-dimethoxyphenyl)ethyl](methyl)amino]ethyl]-2-propylpentylnitril

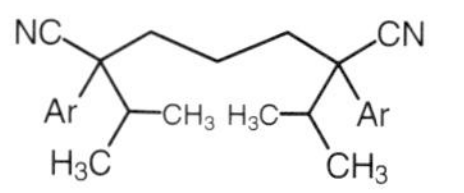

P. 2,6-Bis(3,4-Dimethoxyphenyl)-2,6-bis(1-methylethyl)heptan-1,7-dinitril.

2001, 36

Verbandwatte aus Baumwolle

Lanugo gossypii absorbens

Definition

Verbandwatte aus Baumwolle besteht aus gereinigten, entfetteten, gebleichten und sorgfältig kardierten neuen Fasern oder Kämmlingen guter Qualität, die von der Samenschale verschiedener Arten der Gattung *Gossypium* L. stammen. Verbandwatte aus Baumwolle darf keine Schönungsmittel enthalten.

Eigenschaften

Verbandwatte aus Baumwolle ist weiß. Sie setzt sich zusammen aus Fasern mit einer mittleren Länge von mindestens 10 mm, bestimmt mit Hilfe einer geeigneten Methode. Sie enthält nur Spuren von Blattresten, Frucht- oder Samenschalen sowie anderen Verunreinigungen. Sie bietet beim Auseinanderziehen einen deutlichen Widerstand und darf bei leichtem Schütteln nicht merklich stäuben.

Prüfung auf Identität

A. Unter dem Mikroskop betrachtet, besteht jede Faser aus einer einzigen Zelle von bis zu etwa 4 cm Länge und 40 µm Breite in Form einer abgeflachten Röhre mit dicken und abgerundeten Wänden, häufig um die eigene Achse gedreht.

B. Die Fasern färben sich auf Zusatz von iodhaltiger Zinkchlorid-Lösung *R* violett.

C. 0,1 g Verbandwatte werden mit 10 ml Zinkchlorid-Ameisensäure *R* versetzt und auf 40 °C erwärmt. Unter gelegentlichem Umschütteln wird 2,5 h lang stehengelassen. Die Verbandwatte löst sich nicht auf.

Prüfung auf Reinheit

Prüflösung: 15,0 g Verbandwatte werden in einem geeigneten Gefäß mit 150 ml Wasser *R* versetzt. Das Gefäß wird verschlossen 2 h lang stehengelassen. Die Lösung wird abgegossen, die Verbandwatte mit einem Glasstab sorgfältig ausgepreßt und die Flüssigkeiten werden gemischt. 10 ml Lösung werden zur Prüfung auf Tenside entnommen. Der Rest der Lösung wird filtriert.

Sauer oder alkalisch reagierende Substanzen: 25 ml Prüflösung werden mit 0,1 ml Phenolphthalein-Lösung *R* und weitere 25 ml Prüflösung mit 0,05 ml Methylorange-Lösung *R* versetzt. Keine der Lösungen darf sich rosa färben.

Fremde Fasern: Unter dem Mikroskop betrachtet, besteht Verbandwatte ausschließlich aus typischen Baumwollfasern. Vereinzelte fremde Fasern können gefunden werden.

Fluoreszenz: Die Verbandwatte wird in einer Schicht von etwa 5 mm Dicke im ultravioletten Licht bei 365 nm geprüft. Sie darf nur eine schwach bräunlichviolette Fluoreszenz und einige gelbe Partikel zeigen, darf jedoch, mit Ausnahme einzelner Fasern, nicht intensiv blau fluoreszieren.

Noppen: Zwischen zwei farblosen, durchsichtigen Platten von 10 cm Kantenlänge wird etwa 1 g Verbandwatte gleichmäßig ausgebreitet. Im durchfallenden Licht wird die Verbandwatte mit dem Referenzmuster (RM) der Ph. Eur. für Verbandwatte aus Baumwolle verglichen. Die Verbandwatte darf keine größere Anzahl von Noppen aufweisen als das Referenzmuster.

Saugfähigkeit:
Gerät: Ein zuvor getrockneter, zylindrischer Korb, welcher aus Kupferdraht von etwa 0,4 mm Durchmesser besteht, wird verwendet. Dieser Korb ist 8,0 cm hoch und hat einen Durchmesser von 5,0 cm. Die Maschenweite beträgt 1,5 bis 2,0 cm und die Masse 2,7 ± 0,3 g.

Absinkdauer: Höchstens 10 s. Der Korb wird auf Zentigramm genau gewogen (m_1). An 5 verschiedenen Stellen der Verbandwatte werden Proben ungefähr gleicher Menge in der Gesamtmasse von 5,00 g entnommen und lose in den Korb gelegt. Dann wird dieser auf Zentigramm genau gewogen (m_2). Ein Becherglas von 11 bis 12 cm Durchmesser wird mit Wasser von etwa 20 °C bis zu einer Höhe von 10 cm gefüllt. Der gefüllte Korb wird aus einer Höhe von 10 mm horizontal auf das Wasser fallen gelassen. Mit einer Stoppuhr wird die Zeit bis zum Absinken unter die Wasseroberfläche bestimmt. Die Absinkdauer wird als Mittelwert aus 3 Bestimmungen errechnet.

Wasserhaltevermögen: Mindestens 23,0 g Wasser je Gramm Verbandwatte. Nach Bestimmung der Absinkdauer wird der Korb aus dem Wasser gehoben, zum Abtropfen genau 30 s lang horizontal über das Becherglas gehalten, in ein vorher gewogenes Becherglas (m_3) gebracht und auf Zentigramm genau gewogen (m_4). Das Wasserhaltevermögen wird als Mittelwert aus 3 Bestimmungen errechnet.

Das Wasserhaltevermögen je Gramm wird nach folgender Formel berechnet:

$$\frac{m_4 - (m_2 + m_3)}{m_2 - m_1}$$

Etherlösliche Substanzen: Höchstens 0,50 Prozent. 5,00 g Verbandwatte werden in einer Soxhlet-Apparatur 4 h lang bei mindestens 4 Überläufen in der Stunde mit Ether *R* extrahiert. Der Etherauszug wird eingedampft und der Rückstand bei 100 bis 105 °C bis zur Massekonstanz getrocknet.

Extrahierbare Farbstoffe: 10,0 g Verbandwatte werden in einem engen Perkolator langsam mit Ethanol 96 % *R* extrahiert, bis 50 ml Extrakt vorliegen. Der Extrakt darf nicht stärker gefärbt sein (2.2.2, Methode II) als die Farbvergleichslösungen G_5, GG_6 oder die folgende Vergleichslösung: 3,0 ml Stammlösung Blau (2.2.2) werden mit 7,0 ml Salzsäure ($10\ g \cdot l^{-1}$) versetzt. 0,5 ml dieser Lösung werden mit Salzsäure ($10\ g \cdot l^{-1}$) zu 10,0 ml verdünnt.

Tenside: 10 ml unfiltrierte Prüflösung werden in einem graduierten, zuvor 3mal mit Schwefelsäure *R*, dann mit Wasser *R* gereinigten 25-ml-Mischzylinder mit Schliffstopfen, dessen äußerer Durchmesser 20 mm und dessen Wandstärke höchstens 1,5 mm betragen, 30mal in 10 s kräftig geschüttelt. Nach 1 min langem Stehenlassen wird das Schütteln wiederholt. Falls Schaum auftritt, darf dieser nach 5 min die Oberfläche der Flüssigkeit nicht vollständig bedecken.

Wasserlösliche Substanzen: Höchstens 0,50 Prozent. 5,000 g Verbandwatte werden 30 min lang in 500 ml Wasser *R* unter häufigem Umrühren gekocht. Das verdampfte Wasser wird ersetzt. Der heiße Auszug wird dekantiert, die Verbandwatte mit einem Glasstab sorgfältig ausgepreßt und der vereinigte Auszug heiß filtriert. 400 ml des Filtrats (entsprechend $^4/_5$ der Masse der Probe) werden zur Trockne eingedampft. Der Rückstand wird bei 100 bis 105 °C bis zur Massekonstanz getrocknet.

Trocknungsverlust (2.2.32): Höchstens 8,0 Prozent, mit 5,000 g Verbandwatte durch Trocknen im Trockenschrank bei 100 bis 105 °C bestimmt.

Sulfatasche: Höchstens 0,40 Prozent. In einen zuvor erhitzten, abgekühlten und danach gewogenen Tiegel werden 5,00 g Verbandwatte eingewogen. Über einer offenen Flamme wird vorsichtig bis zur schwachen Rotglut (600 °C) erhitzt. Nach dem Erkalten wird der Rückstand mit einigen Tropfen verdünnter Schwefelsäure *R* versetzt, erneut erhitzt und bis zum Verschwinden schwarzer Teilchen verascht. Nach dem Erkalten werden einige Tropfen Ammoniumcarbonat-Lösung *R* zugesetzt. Die Mischung wird zur Trockne eingedampft und der Rückstand vorsichtig verascht. Nach dem Erkalten wird gewogen. Das Glühen wird in Zeitabständen von 5 min bis zur Massekonstanz wiederholt.

Lagerung

Vor Staub geschützt, an einem trockenen Ort.

2001, 34

Verbandwatte aus Viskose

Lanugo cellulosi absorbens

Definition

Verbandwatte aus Viskose besteht aus frischen, gebleichten, sorgfältig kardierten Fasern regenerierter Cellulose, die nach dem Viskoseverfahren mit oder ohne Titandioxidzusatz hergestellt werden. Sie sind auf eine geeignete, einheitliche Stapellänge geschnitten und weisen eine Fadenmasse von 1,0 bis 8,9 dtex (dtex = Masse von 10 000 m Faden, ausgedrückt in Gramm) auf. Verbandwatte aus Viskose darf keine Schönungsmittel enthalten.

Eigenschaften

Verbandwatte aus Viskose ist weiß bis sehr schwach gelblich und kann glänzend oder matt sein. Sie fühlt sich beim Berühren weich an.

Prüfung auf Identität

A. Die Fasern können massiv oder hohl sein; die hohlen Fasern können ein durchgehendes oder in Kammern geteiltes Lumen haben. Die Fasern haben eine mittlere Länge von 25 bis 80 mm. Unter dem Mikroskop, in trockenem Zustand oder in Ethanol 96 % *R* und Wasser *R* eingelegt betrachtet, zeigen die Fasern folgende Eigenschaften: sie sind gewöhnlich von mehr oder weniger gleichmäßiger Breite, sie weisen viele parallele, ungleichmäßig über die ganze Breite verteilte Längsstreifen auf. Die Schnittenden sind mehr oder weniger gerade. Die matten Fasern enthalten zahlreiche Pigmente mit einem mittleren Durchmesser von etwa 1 µm.

   Massive Fasern. Die Oberfläche der Fasern in der Längsansicht kann unregelmäßig oder gewellt erscheinen. Der Durchmesser der Fasern, deren Querschnitt annähernd rund oder elliptisch ist, beträgt etwa 10 bis 20 µm. Die abgeflachten Fasern in Form von gedrehten Bändern haben eine Breite von etwa 15 bis 20 µm und eine Dicke von etwa 4 µm. Die Drehung des Fadens zeigt sich vorab an der Hauptachse und danach an der Sekundärachse. Andere massive Fasern, die im Schnitt eine Y-Form aufweisen, zeigen Höcker, deren Hauptachse 5 bis 25 µm lang und deren Nebenachse 2 bis 8 µm breit sind.

   Hohlfasern. Die Fasern mit einem ununterbrochenen Hohlraum können einen Durchmesser von bis zu etwa 30 µm und eine Wandstärke von etwa 5 µm haben. Das Lumen einer in Ethanol 96 % *R* und in Wasser *R* eingelegten Faser ist deutlich erkennbar, weil in vielen Fasern zahlreiche Luftblasen eingeschlossen sind.

   Fasern mit Kammern. Der Durchmesser dieser Fasern kann 80 µm erreichen. Die Fasern sind hohl, das zentrale Lumen ist in mehrere Kammern unterteilt. Die einzelnen Kammern können in den Abmessungen variieren, jedoch erreichen sie typisch etwa 60 µm Länge. Auch kann mehr als eine Kammer je Breite jeder Faser vorhanden sein. Luftblasen können in einzelnen Kammern eingeschlossen sein, wenn die Fasern in Ethanol 96 % *R* und in Wasser *R* eingelegt werden.

B. Verbandwatte färbt sich auf Zusatz iodhaltiger Zinkchlorid-Lösung *R* violett.

C. 0,1 g Verbandwatte werden mit 10 ml Zinkchlorid-Ameisensäure *R* versetzt und auf 40 °C erwärmt. Unter gelegentlichem Umschütteln wird 2,5 h lang stehengelassen. Die Verbandwatte löst sich vollständig auf, ausgenommen die matte Qualität, bei welcher sich das Titandioxid nicht löst.

D. Der Rückstand unter „Sulfatasche" (siehe „Prüfung auf Reinheit") wird in 5 ml Schwefelsäure *R* unter Erwärmen gelöst. Nach dem Erkalten werden der Lösung 0,2 ml Wasserstoffperoxid-Lösung 3 % *R* zugesetzt. Bei glänzender Verbandwatte tritt in der Lösung keine Farbveränderung auf, bei matter Verbandwatte färbt sich die Lösung mehr oder weniger orangegelb. Die Intensität hängt von der Menge des zugesetzten Titandioxids ab.

Prüfung auf Reinheit

Prüflösung: 15,0 g Verbandwatte werden in einem geeigneten Gefäß mit 150 ml Wasser *R* versetzt. Das Gefäß wird verschlossen 2 h lang stehengelassen. Die Lösung wird abgegossen, die Verbandwatte mit einem Glasstab sorgfältig ausgepreßt und die Flüssigkeiten werden gemischt. 10 ml Lösung werden zur Prüfung auf Tenside entnommen. Der Rest der Lösung wird filtriert.

Sauer oder alkalisch reagierende Substanzen: 25 ml Prüflösung werden mit 0,1 ml Phenolphthalein-Lösung *R* und weitere 25 ml Prüflösung mit 0,05 ml Methylorange-Lösung *R* versetzt. Keine der Lösungen darf sich rosa färben.

Fremde Fasern: Unter dem Mikroskop betrachtet, besteht Verbandwatte ausschließlich aus Viskosefasern. Vereinzelt können fremde Fasern gefunden werden.

Fluoreszenz: Die Verbandwatte wird in einer Schicht von etwa 5 mm Dicke im ultravioletten Licht bei 365 nm geprüft. Sie darf nur eine schwache, bräunlichviolette Fluoreszenz zeigen, darf jedoch, mit Ausnahme einzelner Fasern, nicht intensiv blau fluoreszieren.

Saugfähigkeit:
Gerät: Ein zuvor getrockneter, zylindrischer Korb, welcher aus Kupferdraht von etwa 0,4 mm Durchmesser besteht, wird verwendet. Dieser Korb ist 8,0 cm hoch und hat einen Durchmesser von 5,0 cm. Die Maschenweite beträgt 1,5 bis 2,0 cm und die Masse 2,7 ± 0,3 g.

Absinkdauer: Höchstens 10 s. Der Korb wird auf Zentigramm genau gewogen (m_1). An 5 verschiedenen Stellen der Verbandwatte werden Proben ungefähr gleicher Menge in der Gesamtmasse von 5,00 g entnommen und lose in den Korb gelegt. Dann wird dieser auf Zentigramm genau gewogen (m_2). Ein Becherglas von 11 bis 12 cm Durchmesser wird mit Wasser von etwa 20 °C bis zu einer Höhe von 10 cm gefüllt. Der gefüllte Korb wird aus einer Höhe von 10 mm horizontal auf das Wasser fallen gelassen. Mit einer Stoppuhr wird die Zeit bis zum Absinken unter die Wasseroberfläche bestimmt. Die Absinkdauer wird als Mittelwert aus 3 Bestimmungen errechnet.

Wasserhaltevermögen: Mindestens 18,0 g Wasser je Gramm Verbandwatte. Nach Bestimmung der „Absinkdauer" wird der Korb aus dem Wasser gehoben, zum Abtropfen genau 30 s horizontal über das Becherglas gehalten, in ein vorher gewogenes Becherglas (m_3) gebracht und auf Zentigramm genau gewogen (m_4). Das Wasserhaltevermögen wird als Mittelwert aus 3 Bestimmungen errechnet.

Das Wasserhaltevermögen je Gramm wird nach folgender Formel berechnet:

$$\frac{m_4 - (m_2 + m_3)}{m_2 - m_1}$$

Etherlösliche Substanzen: Höchstens 0,30 Prozent. 5,00 g Verbandwatte werden in einer Soxhlet-Apparatur 4 h lang bei mindestens 4 Überläufen in der Stunde mit

V

Monographien

Ether *R* extrahiert. Der Etherauszug wird eingedampft und der Rückstand bei 100 bis 105 °C bis zur Massekonstanz getrocknet.

Extrahierbare Farbstoffe: 10,0 g Verbandwatte werden in einem engen Perkolator langsam mit Ethanol 96 % *R* extrahiert, bis 50 ml Extrakt vorliegen. Der Extrakt darf nicht stärker gefärbt sein (2.2.2, Methode II) als die Farbvergleichslösungen G_5, GG_6 oder die folgende Vergleichslösung: 3,0 ml Stammlösung Blau (2.2.2) werden mit 7,0 ml Salzsäure ($10\ g \cdot l^{-1}$) versetzt. 0,5 ml dieser Lösung werden mit Salzsäure ($10\ g \cdot l^{-1}$) zu 10,0 ml verdünnt.

Tenside: 10 ml unfiltrierte Prüflösung werden in einem graduierten, zuvor 3mal mit Schwefelsäure *R*, dann mit Wasser *R* gereinigtem 25-ml-Mischzylinder mit Schliffstopfen, dessen äußerer Durchmesser 20 mm und dessen Wandstärke höchstens 1,5 mm betragen, 30mal in 10 s kräftig geschüttelt. Nach 1 min langem Stehenlassen wird das Schütteln wiederholt. Falls Schaum auftritt, darf dieser nach 5 min die Oberfläche der Flüssigkeit nicht vollständig bedecken.

Wasserlösliche Substanzen: Höchstens 0,70 Prozent. 5,00 g Verbandwatte werden 30 min lang in 500 ml Wasser *R* unter häufigem Umrühren gekocht. Das verdampfte Wasser wird ersetzt. Der heiße Auszug wird dekantiert, die Verbandwatte mit einem Glasstab sorgfältig ausgepreßt und der vereinigte Auszug heiß filtriert. 400 ml des Filtrats (entsprechend $^4/_5$ der Masse der Probe) werden zur Trockne eingedampft. Der Rückstand wird bei 100 bis 105 °C bis zur Massekonstanz getrocknet.

Sulfid: 10 ml Prüflösung werden mit 1,9 ml Wasser *R*, 0,15 ml verdünnter Essigsäure *R* und 1 ml Blei(II)-acetat-Lösung *R* versetzt. Nach 2 min darf die Lösung nicht stärker gefärbt sein als eine gleichzeitig hergestellte Referenzlösung aus 0,15 ml verdünnter Essigsäure *R*, 1,2 ml Thioacetamid-Reagenz *R*, 1,7 ml Blei-Lösung (10 ppm Pb) *R* und 10 ml Prüflösung.

Trocknungsverlust (2.2.32): Höchstens 13,0 Prozent, mit 5,000 g Verbandwatte durch Trocknen im Trockenschrank bei 100 bis 105 °C bestimmt.

Sulfatasche: Höchstens 0,45 Prozent für die glänzende und höchstens 1,7 Prozent für die matte Verbandwatte. In einen zuvor erhitzten, abgekühlten und danach gewogenen Tiegel werden 5,00 g Verbandwatte eingewogen. Über einer offenen Flamme wird vorsichtig bis zur schwachen Rotglut (600 °C) erhitzt. Nach dem Erkalten wird der Rückstand mit einigen Tropfen verdünnter Schwefelsäure *R* versetzt, erneut erhitzt und bis zum Verschwinden schwarzer Teilchen verascht. Nach dem Erkalten werden einige Tropfen Ammoniumcarbonat-Lösung *R* zugesetzt. Die Mischung wird zur Trockne eingedampft und der Rückstand vorsichtig verascht. Nach dem Erkalten wird gewogen. Das Glühen wird in Zeitabständen von 5 min bis zur Massekonstanz wiederholt.

Lagerung

Vor Staub geschützt, an einem trockenen Ort.

2001, 1581

Vibriose-Impfstoff (inaktiviert) für Salmoniden

Vaccinum vibriosidis ad salmonideos inactivatum

Definition

Vibriose-Impfstoff (inaktiviert) für Salmoniden wird aus Kulturen eines geeigneten Stamms oder mehrerer geeigneter Stämme oder Serovare von *Vibrio anguillarum* hergestellt; er kann ebenfalls *Vibrio ordalii* enthalten.

Herstellung

Entsprechend **Impfstoffe für Tiere (Vaccina ad usum veterinarium)**. Die Stämme von *V. anguillarum* und *V. ordalii* werden getrennt voneinander gezüchtet und geerntet. Die Ernten werden mit einer geeigneten Methode inaktiviert. Sie können gereinigt und konzentriert werden. Ganze oder lysierte Zellen können verwendet werden. Der Impfstoff kann extrazelluläre Produkte des Bakteriums, die in das Wachstumsmedium abgegeben werden, enthalten.

Auswahl der Impfstoffzusammensetzung

Die verwendeten Stämme von *V. anguillarum* und *V. ordalii* müssen in bezug auf die Produktion von immunologisch bedeutsamen Antigenen nachweislich geeignet sein. Der Impfstoff muß nachweislich für die Spezies von Fischen, für die er bestimmt ist, in bezug auf Unschädlichkeit (5.2.6) und Immunogenität (5.2.7) zufriedenstellend sein. Die folgenden Prüfungen sind zum Nachweis von Unschädlichkeit und Immunogenität geeignet.

Unschädlichkeit

Die Unschädlichkeit wird an 3 verschiedenen Chargen mit Hilfe der Prüfung A, der Prüfung B oder beiden, abhängig von der empfohlenen Art der Anwendung, geprüft.

A. *Impfstoffe, die für die Verabreichung durch Injektion bestimmt sind:* Eine Prüfung wird an jeder Fischspezies durchgeführt, für die der Impfstoff bestimmt ist. Die verwendeten Fische stammen aus einer Population, die keine spezifischen Antikörper gegen die relevanten Serovare von *V. anguillarum* oder falls zutreffend gegen *V. ordalii* aufweist, die nicht gegen Vibriose geimpft ist und nicht der Erkrankung ausgesetzt war. Die Prüfung wird unter den für die Anwendung des Impfstoffs empfohlenen Bedingungen bei einer Wassertemperatur von mindestens 10 °C durchgeführt. Eine Menge Impfstoff, die der doppelten empfohlenen Dosis je Masseneinheit für Fische mit einer für die Impfung empfohlenen Mindestkörpermasse entspricht, wird mindestens 50 Fischen mit der für die Impfung empfohlenen Mindestkörpermasse intraperitoneal verabreicht. Die Fische werden 21 Tage lang beobachtet. Anomale lokale oder systemische Reaktionen dürfen nicht auftreten. Die Prüfung ist ungültig, wenn mehr als 6 Prozent der Fische aus Gründen, die nicht dem Impfstoff zuzuschreiben sind, sterben.

B. *Impfstoffe, die für die Verabreichung durch Tauchen bestimmt sind:* Eine Prüfung wird an jeder Fischspezies durchgeführt, für die der Impfstoff bestimmt ist. Die verwendeten Fische stammen aus einer Population, die keine spezifischen Antikörper gegen die relevanten Serovare von *V. anguillarum* oder falls zutreffend gegen *V. ordalii* aufweist, die nicht gegen Vibriose geimpft ist und nicht der Erkrankung ausgesetzt war. Die Prüfung wird unter den für die Anwendung des Impfstoffs empfohlenen Bedingungen bei einer Wassertemperatur von mindestens 10 °C durchgeführt. Ein Tauchbad mit der doppelten empfohlenen Konzentration wird vorbereitet. Mindestens 50 Fische mit der für die Impfung empfohlenen Mindestkörpermasse werden verwendet. Die Fische werden für die doppelte empfohlene Zeit in dem Tauchbad belassen und anschließend 21 Tage lang beobachtet. Anomale lokale oder systemische Reaktionen dürfen nicht auftreten. Die Prüfung ist ungültig, wenn mehr als 6 Prozent der Fische aus Gründen, die nicht dem Impfstoff zuzuschreiben sind, sterben.

C. Die Unschädlichkeit wird zusätzlich in Feldversuchen durch Verabreichen der vorgesehenen Dosis an eine ausreichende Anzahl von Fischen nachgewiesen, die auf mindestens 2 Fischhaltungsbetriebe verteilt sind. Keine anomale Reaktion darf auftreten.

Immunogenität: Die unter „Bestimmung der Wirksamkeit" für alle empfohlenen Arten der Verabreichung beschriebene Bestimmung dient dem Nachweis der Immunogenität des Impfstoffs.

Prüfungen an jeder Charge

Bestimmung der Wirksamkeit einer Charge: Die unter „Bestimmung der Wirksamkeit" beschriebene Bestimmung erfolgt bei der routinemäßigen Prüfung von Impfstoffchargen mit Gruppen von mindestens 30 Fischen einer Spezies, für die der Impfstoff bestimmt ist. Alternativ dazu kann eine geeignete, validierte Bestimmung, basierend auf einer Antikörperantwort, durchgeführt werden. Die Akzeptanzkriterien richten sich nach einer Impfstoffcharge, die nach der unter „Bestimmung der Wirksamkeit" beschriebenen Methode zufriedenstellende Ergebnisse erzielt hatte. Die folgende Bestimmung kann durchgeführt werden, wenn eine zufriedenstellende Korrelation mit der „Bestimmung der Wirksamkeit" nachgewiesen wurde.

Fische einer Population, die keine spezifischen Antikörper gegen die relevanten Serovare von *V. anguillarum* oder falls zutreffend gegen *V. ordalii* aufweisen und die innerhalb festgelegter Körpermassegrenzen liegen, werden verwendet. Die Bestimmung wird bei einer festgelegten Temperatur durchgeführt. Mindestens 25 Fischen wird auf die empfohlene Art der Anwendung eine Impfstoffdosis injiziert. Einer Kontrollgruppe von mindestens 10 Fischen wird ein Pseudoimpfstoff verabreicht. Nach einer festgelegten Zeit werden Blutproben entnommen. Der Gehalt an spezifischen Antikörpern gegen die verschiedenen Serovare von *V. anguillarum* oder *V. ordalii* wird für jede einzelne Blutprobe mit Hilfe einer geeigneten immunchemischen Methode (2.7.1) bestimmt. Der Impfstoff entspricht den Anforderungen, wenn der mittlere Antikörpertiter nicht signifikant geringer ist als der einer Charge, die in der unter „Bestimmung der Wirksamkeit" beschriebenen Bestimmung zufriedenstellende Ergebnisse erzielte. Die Bestimmung ist ungültig, wenn das Blut der Tiere aus der Kontrollgruppe Antikörper gegen relevante Serovare von *V. anguillarum* oder falls zutreffend gegen *V. ordalii* enthält.

Prüfung auf Identität

Wird der Impfstoff Fischen injiziert, die keine spezifischen Antikörper gegen *V. anguillarum* oder falls zutreffend gegen *V. ordalii* aufweisen, regt er die Bildung solcher Antikörper an.

Prüfung auf Reinheit

Unschädlichkeit: Mindestens 10 Fische einer Spezies, für die der Impfstoff bestimmt ist und die möglichst die für die Impfung empfohlene Mindestkörpermasse besitzen, werden verwendet. Wenn Fische mit der Mindestkörpermasse nicht erhältlich sind, werden Fische verwendet, die höchstens das Doppelte dieser Körpermasse haben. Fische einer Population werden verwendet, die keine spezifischen Antikörper gegen die relevanten Serovare von *V. anguillarum* oder falls zutreffend gegen *V. ordalii* aufweisen und die weder gegen Vibriose geimpft wurden noch der Erkrankung ausgesetzt waren. Die Prüfung wird unter den für die Anwendung des Impfstoffs empfohlenen Bedingungen bei einer Wassertemperatur von mindestens 10 °C durchgeführt. Für Impfstoffe, die für die Verabreichung durch Injektion oder Tauchen vorgesehen sind, wird jedem Fisch intraperitoneal eine Impfstoffmenge injiziert, die der doppelten empfohlenen Dosis je Körpermasseeinheit entspricht. Für Impfstoffe, die ausschließlich für das Tauchen vorgesehen sind, wird ein Bad mit der doppelten empfohlenen Konzentration verwendet. Die Fische werden für die doppelte empfohlene Zeit in dem Tauchbad belassen und anschließend 21 Tage lang beobachtet. Anomale lokale oder systemische Reaktionen, die auf den Impfstoff zurückzuführen sind, dürfen nicht auftreten. Die Prüfung ist ungültig, wenn mehr als 10 Prozent der Fische aus Gründen, die nicht auf den Impfstoff zurückzuführen sind, sterben.

Sterilität: Der Impfstoff muß der Prüfung „Sterilität" der Monographie **Impfstoffe für Tiere** entsprechen.

Bestimmung der Wirksamkeit

Für jede im Impfstoff enthaltene Spezies und jeden Serovar werden getrennte Bestimmungen durchgeführt. Die Bestimmung wird entsprechend einem Protokoll mit definierten Grenzwerten für Körpermasse der Fische, Herkunft des Wassers, Fließgeschwindigkeit und Temperaturbereich und mit einer standardisierten Zubereitung für die Belastungsinfektion durchgeführt. Mindestens 100 Fische werden auf eine der in der Beschriftung empfohlenen Arten der Anwendung geimpft. Einer Kontrollgruppe von mindestens 100 Fischen wird ein Pseudoimpfstoff verabreicht. Zur Unterscheidung werden die geimpften Tiere und die Kontrolltiere mit einer Markierung versehen. Alle Fische werden in denselben Tank gesetzt. Wenn mehr als ein Tank verwendet wird, werden die geimpften Tiere und die Kontrolltiere gleichmäßig gemischt auf die Tanks verteilt. Eine Belastungsinjektion erfolgt zu einem festgelegten Zeitpunkt nach der Impfung. Der Zeitpunkt ergibt sich aus den Aussagen zur Entwicklung der Immunität. Für die Belastung wird eine Kultur von *V. anguillarum* oder *V. ordalii* verwendet, deren Virulenz bereits nachgewiesen ist. Die Fische werden täglich beobachtet, bis die spezifische Sterblichkeit von mindestens 60 Prozent in der Kontrollgruppe erreicht ist.

Für die geimpften Tiere und die Kontrolltiere wird je eine Kurve erstellt, indem die spezifische Sterblichkeit gegen die Zeit nach der Belastungsinfektion aufgetragen wird. Der Zeitpunkt, der genau 60 Prozent Sterblichkeit in der Kontrollgruppe entspricht, wird durch Interpolation bestimmt. Die Bestimmung ist ungültig, wenn die spezifische Sterblichkeit in der Kontrollgruppe 21 Tage nach dem Tod des ersten Fischs weniger als 60 Prozent beträgt. Aus der Kurve für die geimpften Tiere wird die Sterblichkeit (M) zu dem Zeitpunkt ermittelt, der einer Sterblichkeit von 60 Prozent der Kontrolltiere entspricht. Die relative prozentuale Überlebensrate RPS (relative percentage survival) wird wie folgt berechnet:

$$\left(1 - \frac{M}{60}\right) \cdot 100$$

Der Impfstoff entspricht der Bestimmung, wenn die RPS mindestens 60 Prozent für zum Tauchen vorgesehene Impfstoffe beträgt und mindestens 75 Prozent für zur Injektion vorgesehene Impfstoffe.

Lagerung

Entsprechend **Impfstoffe für Tiere**.

Beschriftung

Entsprechend **Impfstoffe für Tiere**.

Die Beschriftung gibt insbesondere an

- den oder die im Impfstoff enthaltenen Serovar/e von *V. anguillarum*
- falls zutreffend, daß der Impfstoff *V. ordalii* enthält
- wie lange nach der Impfung unter einer Reihe von festgelegten Bedingungen gemäß der empfohlenen Art der Anwendung eine Immunität erzielt wird.

2001, 1580

Kaltwasser-Vibriose-Impfstoff (inaktiviert) für Salmoniden

Vaccinum vibriosidis aquae frigidae inactivatum ad salmonideos

Definition

Kaltwasser-Vibriose-Impfstoff (inaktiviert) für Salmoniden wird aus Kulturen eines geeigneten Stamms oder mehrerer geeigneter Stämme von *Vibrio salmonicida* hergestellt.

Herstellung

Entsprechend **Impfstoffe für Tiere (Vaccina ad usum veterinarium)**. Die Stämme von *V. salmonicida* werden getrennt voneinander gezüchtet und geerntet. Die Ernten werden mit einer geeigneten Methode inaktiviert. Sie können gereinigt und konzentriert werden. Ganze oder lysierte Zellen können verwendet werden. Der Impfstoff kann extrazelluläre Produkte des Bakteriums, die in das Wachstumsmedium abgegeben werden, enthalten.

Auswahl der Impfstoffzusammensetzung

Der verwendete Stamm oder die verwendeten Stämme von *V. salmonicida* müssen in bezug auf die Produktion von immunologisch bedeutsamen Antigenen nachweislich geeignet sein. Der Impfstoff muß nachweislich für die Spezies von Fischen, für die er bestimmt ist, in bezug auf Unschädlichkeit (5.2.6) und Immunogenität (5.2.7) zufriedenstellend sein. Die folgenden Prüfungen sind zum Nachweis von Unschädlichkeit und Immunogenität geeignet.

Unschädlichkeit

Die Unschädlichkeit wird an 3 verschiedenen Chargen mit Hilfe der Prüfung A, der Prüfung B oder beiden, abhängig von der empfohlenen Art der Anwendung, geprüft.

A. *Impfstoffe, die für die Verabreichung durch Injektion bestimmt sind:* Eine Prüfung wird an jeder Fischspezies durchgeführt, für die der Impfstoff bestimmt ist. Die verwendeten Fische stammen aus einer Population, die keine spezifischen Antikörper gegen *V. salmonicida* aufweist, die nicht gegen Kaltwasser-Vibriose geimpft ist und nicht der Erkrankung ausgesetzt war. Die Prüfung wird unter den für die Anwendung des Impfstoffs empfohlenen Bedingungen bei einer Wassertemperatur von mindestens 10 °C durchgeführt. Eine Menge Impfstoff, die der doppelten empfohlenen Dosis je Masseneinheit für Fische mit einer für die Impfung empfohlenen Mindestkörpermasse entspricht, wird mindestens 50 Fischen mit der für die Impfung empfohlenen Mindestkörpermasse intraperitoneal verabreicht. Die Fische werden 21 Tage lang beobachtet. Anomale lokale oder systemische Reaktionen dürfen nicht auftreten. Die Prüfung ist ungültig, wenn mehr als 6 Prozent der Fische aus Gründen, die nicht dem Impfstoff zuzuschreiben sind, sterben.

B. *Impfstoffe, die für die Verabreichung durch Tauchen bestimmt sind:* Eine Prüfung wird an jeder Fischspezies durchgeführt, für die der Impfstoff bestimmt ist. Die verwendeten Fische stammen aus einer Population, die keine spezifischen Antikörper gegen *V. salmonicida* aufweist, die nicht gegen Kaltwasser-Vibriose geimpft ist und nicht der Erkrankung ausgesetzt war. Die Prüfung wird unter den für die Anwendung des Impfstoffs empfohlenen Bedingungen bei einer Wassertemperatur von mindestens 10 °C durchgeführt. Ein Tauchbad mit der doppelten empfohlenen Konzentration wird vorbereitet. Mindestens 50 Fische mit der für die Impfung empfohlenen Mindestkörpermasse werden verwendet. Die Fische werden für die doppelte empfohlene Zeit in dem Tauchbad belassen und anschließend 21 Tage lang beobachtet. Anomale lokale oder systemische Reaktionen dürfen nicht auftreten. Die Prüfung ist ungültig, wenn mehr als 6 Prozent der Fische aus Gründen, die nicht dem Impfstoff zuzuschreiben sind, sterben.

C. Die Unschädlichkeit wird zusätzlich in Feldversuchen durch Verabreichen der vorgesehenen Dosis an eine ausreichende Anzahl von Fischen nachgewiesen, die auf mindestens 2 Fischhaltungsbetriebe verteilt sind. Keine anomale Reaktion darf auftreten.

Immunogenität: Die unter „Bestimmung der Wirksamkeit" für alle empfohlenen Arten der Verabreichung beschriebene Bestimmung dient dem Nachweis der Immunogenität des Impfstoffs.

Prüfungen an jeder Charge

Bestimmung der Wirksamkeit einer Charge: Die unter „Bestimmung der Wirksamkeit" beschriebene Bestimmung erfolgt bei der routinemäßigen Prüfung von Impfstoffchargen mit Gruppen von mindestens 30 Fischen einer Spezies, für die der Impfstoff bestimmt ist. Alternativ dazu kann eine geeignete, validierte Bestimmung, basierend auf einer Antikörperantwort, durchgeführt werden. Die Akzeptanzkriterien richten sich nach einer Impfstoffcharge, die nach der unter „Bestimmung der Wirksamkeit" beschriebenen Methode zufriedenstellende Ergebnisse erzielt hatte. Die folgende Bestimmung kann durchgeführt werden, wenn eine zufriedenstellende Korrelation mit der „Bestimmung der Wirksamkeit" nachgewiesen wurde.

Fische einer Population, die keine spezifischen Antikörper gegen *V. salmonicida* aufweisen und die innerhalb festgelegter Körpermassegrenzen liegen, werden verwendet. Die Bestimmung wird bei einer festgelegten Temperatur durchgeführt. Mindestens 25 Fischen wird auf die empfohlene Art der Anwendung eine Impfstoffdosis injiziert. Einer Kontrollgruppe von mindestens 10 Fischen wird ein Pseudoimpfstoff verabreicht. Nach einer festgelegten Zeit werden Blutproben entnommen. Der Gehalt an spezifischen Antikörpern gegen *V. salmonicida* wird für jede einzelne Blutprobe mit Hilfe einer geeigneten immunchemischen Methode (2.7.1) bestimmt. Der Impfstoff entspricht den Anforderungen, wenn der mittlere Antikörpertiter nicht signifikant geringer ist als der einer Charge, die in der unter „Bestimmung der Wirksamkeit" beschriebenen Bestimmung zufriedenstellende Ergebnisse erzielte. Die Bestimmung ist ungültig, wenn das Blut der Tiere aus der Kontrollgruppe Antikörper gegen *V. salmonicida* aufweist.

Prüfung auf Identität

Wird der Impfstoff Fischen injiziert, die keine spezifischen Antikörper gegen *V. salmonicida* aufweisen, regt er die Bildung solcher Antikörper an.

Prüfung auf Reinheit

Unschädlichkeit: Mindestens 10 Fische einer Spezies, für die der Impfstoff bestimmt ist und die möglichst die für die Impfung empfohlene Mindestkörpermasse besitzen, werden verwendet. Wenn Fische mit der Mindestkörpermasse nicht erhältlich sind, werden Fische verwendet, die höchstens das Doppelte dieser Körpermasse haben. Fische einer Population werden verwendet, die keine spezifischen Antikörper gegen *V. salmonicida* haben und die weder gegen Kaltwasser-Vibriose geimpft wurden noch der Erkrankung ausgesetzt waren. Die Prüfung wird unter den für die Anwendung des Impfstoffs empfohlenen Bedingungen bei einer Wassertemperatur von mindestens 10 °C durchgeführt. Für Impfstoffe, die für die Verabreichung durch Injektion oder Tauchen vorgesehen sind, wird jedem Fisch intraperitoneal eine Impfstoffmenge injiziert, die der doppelten empfohlenen Dosis je Körpermasseeinheit entspricht. Für Impfstoffe, die ausschließlich für das Tauchen vorgesehen sind, wird ein Bad mit der doppelten empfohlenen Konzentration verwendet. Die Fische werden für die doppelte empfohlene Zeit in dem Tauchbad belassen und anschließend 21 Tage lang beobachtet. Anomale lokale oder systemische Reaktionen, die auf den Impfstoff zurückzuführen sind, dürfen nicht auftreten. Die Prüfung ist ungültig, wenn mehr als 10 Prozent der Fische aus Gründen, die nicht auf den Impfstoff zurückzuführen sind, sterben.

Sterilität: Der Impfstoff muß der Prüfung „Sterilität" der Monographie **Impfstoffe für Tiere** entsprechen.

Bestimmung der Wirksamkeit

Die Bestimmung wird entsprechend einem Protokoll mit definierten Grenzwerten für Körpermasse der Fische, Herkunft des Wassers, Fließgeschwindigkeit und Temperaturbereich und mit einer standardisierten Zubereitung für die Belastungsinfektion durchgeführt. Mindestens 100 Fische werden auf eine der in der Beschriftung empfohlenen Arten der Anwendung geimpft. Einer Kontrollgruppe von mindestens 100 Fischen wird ein Pseudoimpfstoff verabreicht. Zur Unterscheidung werden die geimpften Tiere und die Kontrolltiere mit einer Markierung versehen. Alle Fische werden in denselben Tank gesetzt. Wenn mehr als ein Tank verwendet wird, werden die geimpften Tiere und die Kontrolltiere gleichmäßig gemischt auf die Tanks verteilt. Eine Belastungsinjektion erfolgt zu einem festgelegten Zeitpunkt nach der Impfung. Der Zeitpunkt ergibt sich aus den Aussagen zur Entwicklung der Immunität. Für die Belastung wird eine Kultur von *V. salmonicida* verwendet, deren Virulenz bereits nachgewiesen ist. Die Fische werden täglich beobachtet, bis die spezifische Sterblichkeit von mindestens 60 Prozent in der Kontrollgruppe erreicht ist.

Für die geimpften Tiere und die Kontrolltiere wird je eine Kurve erstellt, indem die spezifische Sterblichkeit gegen die Zeit nach der Belastungsinfektion aufgetragen wird. Der Zeitpunkt, der genau 60 Prozent Sterblichkeit in der Kontrollgruppe entspricht, wird durch Interpolation bestimmt. Die Bestimmung ist ungültig, wenn die spezifische Sterblichkeit in der Kontrollgruppe 21 Tage nach dem Tod des ersten Fischs weniger als 60 Prozent beträgt. Aus der Kurve für die geimpften Tiere wird die Sterblichkeit (*M*) zu dem Zeitpunkt ermittelt, der einer Sterblichkeit von 60 Prozent der Kontrolltiere entspricht. Die relative prozentuale Überlebensrate RPS (relative percentage survival) wird wie folgt berechnet:

$$\left(1 - \frac{M}{60}\right) \cdot 100$$

Der Impfstoff entspricht der Bestimmung, wenn die RPS mindestens 60 Prozent für zum Tauchen vorgesehene Impfstoffe beträgt und mindestens 90 Prozent für zur Injektion vorgesehene Impfstoffe.

Lagerung

Entsprechend **Impfstoffe für Tiere**.

Beschriftung

Entsprechend **Impfstoffe für Tiere**.

Die Beschriftung gibt insbesondere an, wie lange nach der Impfung unter einer Reihe von festgelegten Bedingungen gemäß der empfohlenen Art der Anwendung eine Immunität erzielt wird.

2000, 748

Vinblastinsulfat

Vinblastini sulfas

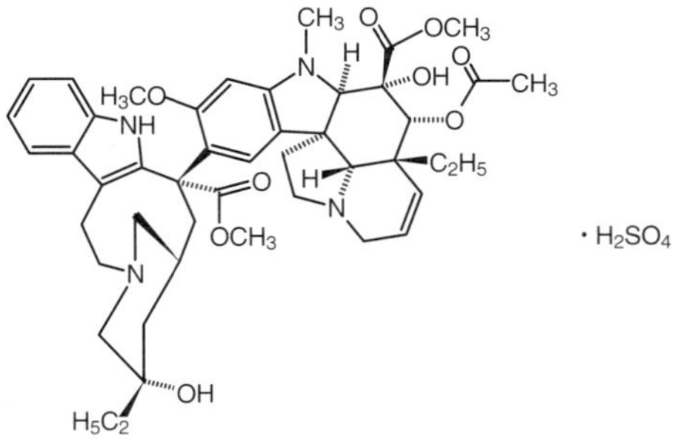

$C_{46}H_{60}N_4O_{13}S$ M_r 909

Definition

Vinblastinsulfat enthält mindestens 95,0 und höchstens 104,0 Prozent Methyl-(3a*R*,4*R*,5*S*,5a*R*,10b*R*,13a*R*)-4-acetoxy-3a-ethyl-9-[(5*S*,7*R*,9*S*)-5-ethyl-5-hydroxy-9-(methoxycarbonyl)-1,4,5,6,7,8,9,10-octahydro-2*H*-3,7-methano-azacyclo-undecino[5,4-*b*]indol-9-yl]-5-hydroxy-8-methoxy-6-methyl-3a,4,5,5a,6,11,12,13a-octahydro-1*H*-indolizino[8,1-*cd*]carbazol-5-carboxylat-sulfat, berechnet auf die getrocknete Substanz.

Eigenschaften

Weißes bis schwach gelbliches, kristallines, sehr hygroskopisches Pulver; leicht löslich in Wasser, praktisch unlöslich in Ethanol und Ether.

Prüfung auf Identität

A. Die Prüfung erfolgt mit Hilfe der IR-Spektroskopie (2.2.24) durch Vergleich des Spektrums der Substanz mit dem Vinblastinsulfat-Referenzspektrum der Ph. Eur.

B. Die bei der „Gehaltsbestimmung" erhaltenen Chromatogramme werden ausgewertet. Der Hauptpeak im Chromatogramm der Untersuchungslösung entspricht in bezug auf Lage und ungefähre Größe dem Hauptpeak im Chromatogramm der Referenzlösung a.

Prüfung auf Reinheit

Prüflösung: 50,0 mg Substanz werden in kohlendioxidfreiem Wasser *R* zu 10,0 ml gelöst.

Aussehen der Lösung: Die Prüflösung muß klar (2.2.1) und darf nicht stärker gefärbt sein als die Farbvergleichslösung G_7 (2.2.2, Methode I).

***p*H-Wert** (2.2.3): 3 ml Prüflösung werden mit kohlendioxidfreiem Wasser *R* zu 10 ml verdünnt. Der *p*H-Wert der Lösung muß zwischen 3,5 und 5,0 liegen.

Verwandte Substanzen: Die bei der „Gehaltsbestimmung" erhaltenen Chromatogramme werden ausgewertet. Im Chromatogramm der Untersuchungslösung darf die Fläche keines Nebenpeaks größer sein als die Fläche des Hauptpeaks im Chromatogramm der Referenzlösung c (2,0 Prozent), und die Summe der Flächen der Nebenpeaks darf nicht größer sein als das 2,5fache der Fläche des Hauptpeaks im Chromatogramm der Referenzlösung c (5,0 Prozent). Peaks, deren Fläche kleiner ist als die Fläche des Hauptpeaks im Chromatogramm der Referenzlösung d, werden nicht berücksichtigt.

Trocknungsverlust: Höchstens 15,0 Prozent, mit 3 mg Substanz mit Hilfe der Thermogravimetrie (2.2.34) bestimmt. Unter einem Strom von Stickstoff zur Chromatographie *R* bei einer Durchflußrate von 40 ml je Minute wird auf 200 °C erhitzt, wobei die Temperatur um 5 °C je Minute erhöht wird.

Sterilität (2.6.1): Vinblastinsulfat zur Herstellung von Parenteralia, das dabei keinem weiteren geeigneten Sterilisationsverfahren unterworfen wird, muß der Prüfung entsprechen.

Gehaltsbestimmung

Die Bestimmung erfolgt mit Hilfe der Flüssigchromatographie (2.2.29).

Die Lösungen werden vor der Verwendung in einer Eis-Wasser-Mischung aufbewahrt.

Untersuchungslösung: 1,0 ml Prüflösung (siehe „Prüfung auf Reinheit“) wird mit Wasser *R* zu 5,0 ml verdünnt.

Referenzlösung a: 5,0 mg Vinblastinsulfat *CRS* werden in Wasser *R* zu 5,0 ml gelöst.

Referenzlösung b: 1,0 mg Vincristinsulfat *CRS* wird in 1,0 ml Referenzlösung a gelöst.

Referenzlösung c: 1,0 ml Referenzlösung a wird mit Wasser *R* zu 50,0 ml verdünnt.

Referenzlösung d: 1,0 ml Referenzlösung c wird mit Wasser *R* zu 20,0 ml verdünnt.

Die Chromatographie kann durchgeführt werden mit

- einer Säule aus rostfreiem Stahl von 0,25 m Länge und 4,6 mm innerem Durchmesser, gepackt mit octylsilyliertem Kieselgel zur Chromatographie *R* (5 µm); zwischen Probeneinlaß und Säule wird eine Vorsäule, gepackt mit einem geeigneten Kieselgel, angebracht
- einer Mischung von 38 Volumteilen einer 1,5prozentigen Lösung (*V/V*) von Diethylamin *R*, deren *p*H-Wert mit Phosphorsäure 85 % *R* auf 7,5 eingestellt wurde, 12 Volumteilen Acetonitril *R* und 50 Volumteilen Methanol *R* als mobile Phase bei einer Durchflußrate von 1,0 ml je Minute
- einem Spektrometer als Detektor bei einer Wellenlänge von 262 nm
- einer Probenschleife.

10 µl jeder Lösung werden eingespritzt. Die Chromatographie wird über eine Dauer, die der 3fachen Retentionszeit des Vinblastin-Peaks entspricht, durchgeführt. Die Bestimmung darf nur ausgewertet werden, wenn im Chromatogramm der Referenzlösung b die Auflösung zwischen den Peaks von Vincristin und Vinblastin mindestens 4 beträgt und der Peak im Chromatogramm der Referenzlösung d ein Signal-Rausch-Verhältnis von mindestens 5 hat.

Der Prozentgehalt an $C_{46}H_{60}N_4O_{13}S$ wird aus den Flächen der Hauptpeaks in den Chromatogrammen der Untersuchungslösung und der Referenzlösung a sowie dem angegebenen Gehalt für Vinblastinsulfat *CRS* berechnet.

Lagerung

In einem dicht verschlossenen Glasbehältnis, vor Licht geschützt, unterhalb von –20 °C. Falls die Substanz steril ist, in einem Behältnis mit Sicherheitsverschluß.

Beschriftung

Die Beschriftung gibt insbesondere, falls zutreffend, an, daß die Substanz steril ist.

2000, 749

Vincristinsulfat

Vincristini sulfas

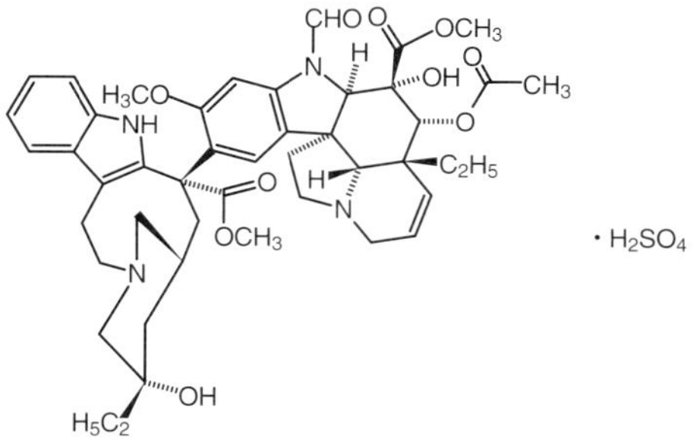

$C_{46}H_{58}N_4O_{14}S$ M_r 923

Definition

Vincristinsulfat enthält mindestens 95,0 und höchstens 104,0 Prozent Methyl-(3a*R*,4*R*,5*S*,5a*R*,10b*R*,13a*R*)-4-acetoxy-3a-ethyl-9-[(5*S*,7*R*,9*S*)-5-ethyl-5-hydroxy-9-(methoxycarbonyl)-1,4,5,6,7,8,9,10-octahydro-2*H*-3,7-methano-azacyclo-undecino[5,4-*b*]indol-9-yl]-5-hydroxy-8-methoxy-6-oxo-3a,4,5,5a,6,11,12,13a-octahydro-1*H*-indolizino[8,1-*cd*]carbazol-5-carboxylat-sulfat, berechnet auf die getrocknete Substanz.

Eigenschaften

Weißes bis schwach gelbliches, kristallines, sehr hygroskopisches Pulver; leicht löslich in Wasser, schwer löslich in Ethanol, praktisch unlöslich in Ether.

Prüfung auf Identität

A. Die Prüfung erfolgt mit Hilfe der IR-Spektroskopie (2.2.24) durch Vergleich des Spektrums der Substanz mit dem Vincristinsulfat-Referenzspektrum der Ph. Eur.

B. Die bei der „Gehaltsbestimmung“ erhaltenen Chromatogramme werden ausgewertet. Der Hauptpeak im Chromatogramm der Untersuchungslösung entspricht in bezug auf Lage und ungefähre Größe dem Hauptpeak im Chromatogramm der Referenzlösung a.

Prüfung auf Reinheit

Prüflösung: 50,0 mg Substanz werden in kohlendioxidfreiem Wasser *R* zu 10,0 ml gelöst.

Aussehen der Lösung: Die Prüflösung muß klar (2.2.1) und darf nicht stärker gefärbt sein als die Farbvergleichslösung G_7 (2.2.2, Methode I).

***p*H-Wert** (2.2.3): 2 ml Prüflösung werden mit kohlendioxidfreiem Wasser *R* zu 10 ml verdünnt. Der *p*H-Wert der Lösung muß zwischen 3,5 und 4,5 liegen.

Verwandte Substanzen: Die bei der „Gehaltsbestimmung“ erhaltenen Chromatogramme werden ausgewertet. Im Chromatogramm der Untersuchungslösung darf die Fläche keines Nebenpeaks größer sein als die

Fläche des Hauptpeaks im Chromatogramm der Referenzlösung c (2,0 Prozent), und die Summe der Flächen der Nebenpeaks darf nicht größer sein als das 2,5fache der Fläche des Hauptpeaks im Chromatogramm der Referenzlösung c (5,0 Prozent). Peaks, deren Fläche kleiner ist als die Fläche des Hauptpeaks im Chromatogramm der Referenzlösung d, werden nicht berücksichtigt.

Trocknungsverlust: Höchstens 12,0 Prozent, mit 3 mg Substanz mit Hilfe der Thermogravimetrie (2.2.34) bestimmt. Unter einem Strom von Stickstoff zur Chromatographie *R* bei einer Durchflußrate von 40 ml je Minute wird auf 200 °C erhitzt, wobei die Temperatur um 5 °C je Minute erhöht wird.

Sterilität (2.6.1): Vincristinsulfat zur Herstellung von Parenteralia, das dabei keinem weiteren geeigneten Sterilisationsverfahren unterworfen wird, muß der Prüfung entsprechen.

Gehaltsbestimmung

Die Bestimmung erfolgt mit Hilfe der Flüssigchromatographie (2.2.29).

Die Lösungen werden vor der Verwendung in einer Eis-Wasser-Mischung aufbewahrt.

Untersuchungslösung: 1,0 ml Prüflösung (siehe „Prüfung auf Reinheit“) wird mit Wasser *R* zu 5,0 ml verdünnt.

Referenzlösung a: 5,0 mg Vincristinsulfat *CRS* werden in Wasser *R* zu 5,0 ml gelöst.

Referenzlösung b: 1,0 mg Vinblastinsulfat *CRS* wird in 1,0 ml Referenzlösung a gelöst.

Referenzlösung c: 1,0 ml Referenzlösung a wird mit Wasser *R* zu 50,0 ml verdünnt.

Referenzlösung d: 1,0 ml Referenzlösung c wird mit Wasser *R* zu 20,0 ml verdünnt.

Die Chromatographie kann durchgeführt werden mit

- einer Säule aus rostfreiem Stahl von 0,25 m Länge und 4,6 mm innerem Durchmesser, gepackt mit octylsilyliertem Kieselgel zur Chromatographie *R* (5 µm); zwischen Probeneinlaß und Säule wird eine Vorsäule, gepackt mit einem geeigneten Kieselgel, angebracht
- einer Mischung von 30 Volumteilen einer 1,5prozentigen Lösung (*V/V*) von Diethylamin *R*, deren *p*H-Wert mit Phosphorsäure 85 % *R* auf 7,5 eingestellt wurde, und 70 Volumteilen Methanol *R* als mobile Phase bei einer Durchflußrate von 1,0 ml je Minute
- einem Spektrometer als Detektor bei einer Wellenlänge von 297 nm
- einer Probenschleife.

10 µl jeder Lösung werden eingespritzt. Die Chromatographie wird über eine Dauer, die der 3fachen Retentionszeit des Vincristin-Peaks entspricht, durchgeführt. Die Prüfung darf nur ausgewertet werden, wenn im Chromatogramm der Referenzlösung b die Auflösung zwischen den Peaks von Vincristin und Vinblastin mindestens 4 beträgt und der Peak im Chromatogramm der Referenzlösung d ein Signal-Rausch-Verhältnis von mindestens 5 hat.

Der Prozentgehalt an $C_{46}H_{58}N_4O_{14}S$ wird aus den Flächen der Hauptpeaks in den Chromatogrammen der Untersuchungslösung und der Referenzlösung a sowie dem angegebenen Gehalt für Vincristinsulfat *CRS* berechnet.

Lagerung

In einem dicht verschlossenen Glasbehältnis, vor Licht geschützt, unterhalb von –20 °C. Falls die Substanz steril ist, in einem Behältnis mit Sicherheitsverschluß.

Beschriftung

Die Beschriftung gibt insbesondere, falls zutreffend, an, daß die Substanz steril ist.

1999, 1276

Vindesinsulfat

Vindesini sulfas

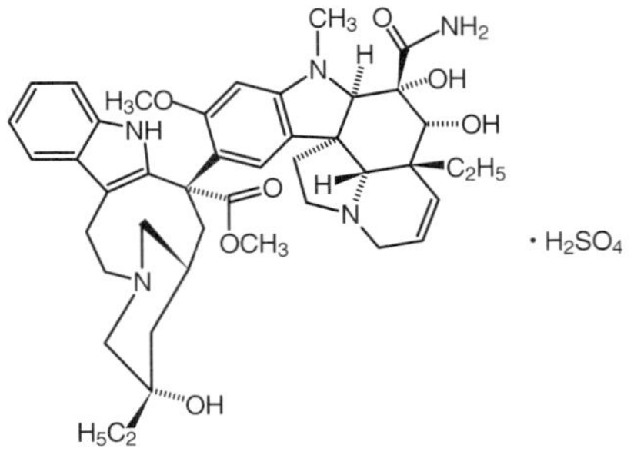

$C_{43}H_{57}N_5O_{11}S$ M_r 852

Definition

Vindesinsulfat enthält mindestens 96,0 und höchstens 103,0 Prozent Methyl-(5*S*,7*R*,9*S*)-9-[(3a*R*,4*R*,5*S*,5a*R*,10b*R*,13a*R*)-5-carbamoyl-3a-ethyl-4,5-dihydroxy-8-methoxy-6-methyl-3a,4,5,5a,6,11,12,13a-octahydro-1*H*-indolizino[8,1-*cd*]carbazol-9-yl]-5-ethyl-5-hydroxy-1,4,5,6,7,8,9,10-octahydro-2*H*-3,7-methanoazacyclo=undecino[4,5-*b*]indol-9-carboxylat-sulfat, berechnet auf die getrocknete Substanz.

Eigenschaften

Weiße bis fast weiße, amorphe, hygroskopische Substanz; leicht löslich in Wasser und Methanol, praktisch unlöslich in Cyclohexan.

Prüfung auf Identität

Die Prüfung erfolgt mit Hilfe der IR-Spektroskopie (2.2.24) durch Vergleich des Spektrums der Substanz mit dem Vindesinsulfat-Referenzspektrum der Ph. Eur.

Prüfung auf Reinheit

Prüflösung: 50 mg Substanz werden in kohlendioxidfreiem Wasser *R* zu 10 ml gelöst.

Aussehen der Lösung: Die Prüflösung muß klar (2.2.1) und darf nicht stärker gefärbt sein als die Farbvergleichslösung G_7 (2.2.2, Methode I).

***p*H-Wert** (2.2.3): Der *p*H-Wert der Prüflösung muß zwischen 3,5 und 5,5 liegen.

Verwandte Substanzen: Die Prüfung erfolgt mit Hilfe der Flüssigchromatographie (2.2.29).

Die Lösungen werden vor der Verwendung in einer Eis-Wasser-Mischung aufbewahrt.

Untersuchungslösung: 10,0 mg Substanz werden in Wasser *R* zu 10,0 ml gelöst.

Referenzlösung a: 1,0 ml Untersuchungslösung wird mit Wasser *R* zu 50,0 ml verdünnt.

Referenzlösung b: 1,0 mg Desacetylvinblastin *CRS* wird in Wasser *R* gelöst; nach Zusatz von 1,0 ml Untersuchungslösung wird mit Wasser *R* zu 50,0 ml verdünnt.

Referenzlösung c: 1,0 ml Referenzlösung a wird mit Wasser *R* zu 200,0 ml verdünnt.

Die Chromatographie kann durchgeführt werden mit

- einer Säule aus rostfreiem Stahl von 0,15 m Länge und 4,6 mm innerem Durchmesser, gepackt mit octadecylsilyliertem Kieselgel zur Chromatographie *R* (5 µm)
- einer Mischung der mobilen Phasen A und B bei einer Durchflußrate von 2 ml je Minute
  Mobile Phase A: eine 1,5prozentige Lösung (*V/V*) von Diethylamin *R* wird mit Phosphorsäure 85 % *R* auf einen *p*H-Wert von 7,4 eingestellt
  Mobile Phase B: Methanol *R*

Zeit (min)	Mobile Phase A (% *V/V*)	Mobile Phase B (% *V/V*)	Erläuterungen
	49	51	Äquilibrierung
0 – 40	49	51	isokratisch
40 – 49	49 → 30	51 → 70	linearer Gradient
49 – Ende	30	70	isokratisch

- einem Spektrometer als Detektor bei 270 nm.

Je 200 µl Untersuchungslösung, Referenzlösung a, Referenzlösung b und Referenzlösung c werden eingespritzt. Die Chromatographie erfolgt mit der End-Elutionsmischung über eine Dauer, die der 2fachen Retentionszeit des Hauptpeaks im Chromatogramm der Untersuchungslösung entspricht. Die Prüfung darf nur ausgewertet werden, wenn im Chromatogramm der Referenzlösung b die Retentionszeit für Vindesin höchstens 40 min, der Symmetriefaktor für den Vindesin-Peak höchstens 2,0 und die Auflösung zwischen den Peaks von Vindesin und Desacetylvinblastin mindestens 2,0 beträgt.

Im Chromatogramm der Untersuchungslösung darf keine Peakfläche, mit Ausnahme der des Hauptpeaks, größer sein als das 0,5fache der Fläche des Hauptpeaks im Chromatogramm der Referenzlösung a (1 Prozent). Die Summe der Flächen aller Nebenpeaks darf nicht größer sein als die Fläche des Hauptpeaks im Chromatogramm der Referenzlösung a (2 Prozent). Peaks, deren Fläche kleiner ist als die Fläche des Hauptpeaks im Chromatogramm der Referenzlösung c, werden nicht berücksichtigt.

Acetonitril: Höchstens 1,5 Prozent (*m/m*).

Die Prüfung erfolgt mit Hilfe der Gaschromatographie (2.2.28).

Interner-Standard-Lösung a: 0,500 g 1-Propanol *R* werden mit Wasser *R* zu 100 ml verdünnt.

Interner-Standard-Lösung b: 10,0 ml Interner-Standard-Lösung a werden mit Wasser *R* zu 50,0 ml verdünnt.

Referenzlösung: 10,0 g Acetonitril *R* werden mit Wasser *R* zu 1000 ml verdünnt. 3,0 ml Lösung werden mit 10,0 ml Interner-Standard-Lösung a versetzt und mit Wasser *R* zu 50,0 ml verdünnt.

Untersuchungslösung: 40 mg Substanz werden in 1,0 ml Interner-Standard-Lösung b gelöst.

Die Chromatographie kann durchgeführt werden mit

- einer Säule aus Glas von 1,25 m Länge und 3 mm innerem Durchmesser, gepackt mit Ethylvinylbenzol-Divinylbenzol-Copolymer *R*
- Helium zur Chromatographie *R* als Trägergas bei einer Durchflußrate von 60 ml je Minute
- einem Flammenionisationsdetektor.

Die Temperatur der Säule wird bei 170 °C, die des Probeneinlasses und des Detektors bei 250 °C gehalten.

3 µl Referenzlösung werden eingespritzt. Die Prüfung darf nur ausgewertet werden, wenn die Auflösung zwischen den Peaks von Acetonitril und 1-Propanol größer als 1,5 ist und der Symmetriefaktor für den Acetonitril-Peak höchstens 1,6 beträgt.

Je 3 µl Referenzlösung und Untersuchungslösung werden eingespritzt.

Trocknungsverlust: Höchstens 10,0 Prozent. Die Prüfung erfolgt mit Hilfe der Thermogravimetrie (2.2.34). 9,00 mg Substanz werden unter einem Strom von Stickstoff zur Chromatographie *R* bei einer Durchflußrate von 40 ml je Minute auf 200 °C erhitzt, wobei die Temperatur um 5 °C je Minute erhöht wird.

Sterilität (2.6.1): Vindesinsulfat zur Herstellung von Parenteralia, das dabei keinem weiteren geeigneten Sterilisationsverfahren unterworfen wird, muß der Prüfung entsprechen.

Gehaltsbestimmung

Die Bestimmung erfolgt mit Hilfe der Flüssigchromatographie (2.2.29).

Die Lösungen werden vor der Verwendung in einer Eis-Wasser-Mischung aufbewahrt.

Untersuchungslösung: 5,0 mg Substanz werden in Wasser *R* zu 10,0 ml gelöst.

Referenzlösung a: Der Inhalt einer Durchstechflasche Vindesinsulfat *CRS* wird in soviel Wasser *R* gelöst, daß eine Konzentration von etwa 0,50 mg je Milliliter erhalten wird.

Referenzlösung b: 1,0 mg Desacetylvinblastin *CRS* wird in 2,0 ml Referenzlösung a gelöst.

Die Chromatographie kann durchgeführt werden mit

- einer Säule aus rostfreiem Stahl von 0,15 m Länge und 4,6 mm innerem Durchmesser, gepackt mit octa-

decylsilyliertem Kieselgel zur Chromatographie *R* (5 µm)

- folgender mobilen Phase bei einer Durchflußrate von 1 ml je Minute: eine Mischung von 38 Volumteilen einer 1,5prozentigen Lösung (*V/V*) von Diethylamin *R*, die mit Phosphorsäure 85 % *R* auf einen *p*H-Wert von 7,4 eingestellt wurde, und 62 Volumteilen Methanol *R*
- einem Spektrometer als Detektor bei einer Wellenlänge von 270 nm.

Je 20 µl Referenzlösung b werden 5mal eingespritzt. Die Bestimmung darf nur ausgewertet werden, wenn im Chromatogramm die Auflösung zwischen den Peaks von Vindesin und Desacetylvinblastin mindestens 1,5, der Symmetriefaktor für den Vindesin-Peak höchstens 2,0 und die relative Standardabweichung der Fläche des dem Vindesin entsprechenden Peaks höchstens 1,5 Prozent beträgt, berechnet auf 5 Einspritzungen.

Je 20 µl Untersuchungslösung und Referenzlösung a werden eingespritzt.

Der Gehalt an Vindesinsulfat ($C_{43}H_{57}N_5O_{11}S$) wird mit Hilfe des angegebenen Gehalts für Vindesinsulfat *CRS* berechnet.

Lagerung

Dicht verschlossen, in einem Polypropylen-Behältnis mit einem Polypropylen-Verschluß, unterhalb von −50 °C. Falls die Substanz steril ist, in einem sterilen Behältnis mit Sicherheitsverschluß.

Beschriftung

Die Beschriftung gibt insbesondere, falls zutreffend, an, daß die Substanz steril ist.

Verunreinigungen

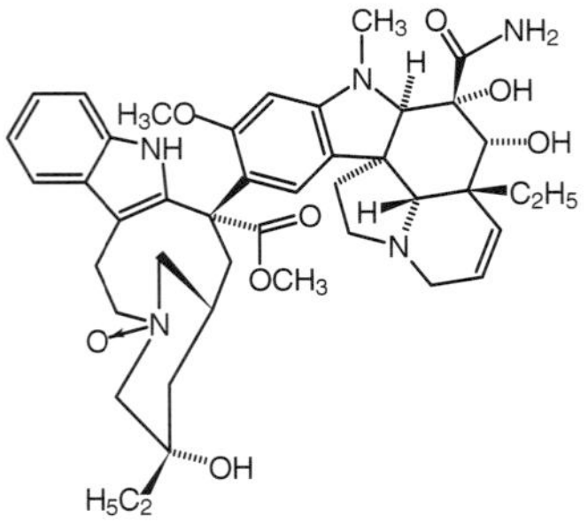

A. Vindesin-3′-*N*-oxid

B. Vinblastin

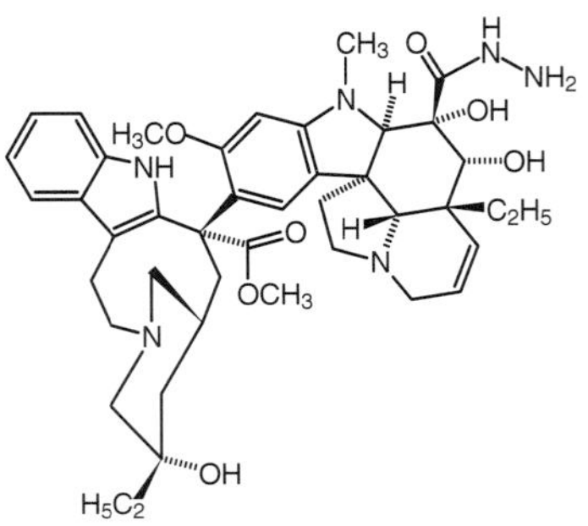

C. Desacetylvinblastinhydrazid.

2001, 217

Vitamin A

Vitaminum A

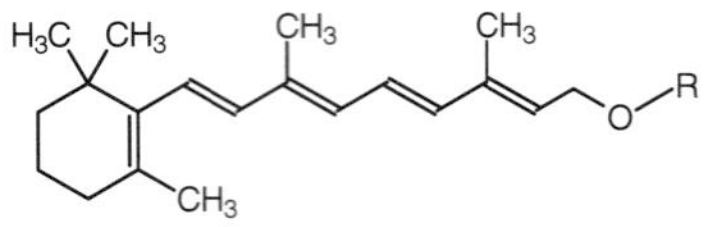

R = H	$C_{20}H_{30}O$	M_r 286,5
R = CO–CH_3	$C_{22}H_{32}O_2$	M_r 328,5
R = CO–C_2H_5	$C_{23}H_{34}O_2$	M_r 342,5
R = CO–$C_{15}H_{31}$	$C_{36}H_{60}O_2$	M_r 524,9

Definition

Unter der Bezeichnung Vitamin A ist eine Reihe von Stoffen sehr ähnlicher Struktur zusammengefaßt (einschließlich von (*Z*)-Isomeren), die in tierischen Geweben vorkommen und die eine vergleichbare Wirkung zeigen. Der wichtigste und biologisch aktivste Stoff ist das all-(*E*)-Retinol (all-(*E*)-3,7-Dimethyl-9-(2,6,6-trimethylcyclohex-1-enyl)nona-2,4,6,8-tetraen-1-ol; $C_{20}H_{30}O$). Vitamin A wird allgemein in Form von Estern wie Acetat, Propionat und Palmitat angewandt.

Als „Synthetischer Retinolester" werden Ester des synthetischen Retinols (Acetat, Propionat oder Palmitat) oder eine Mischung synthetischer Retinolester bezeichnet.

Die biologische Aktivität von Vitamin A wird in Retinol-Äquivalenten (R.Ä.) ausgedrückt. 1 mg R.Ä. entspricht der Aktivität von 1 mg all-(*E*)-Retinol. Die Aktivität der Retinolester errechnet sich stöchiometrisch, so daß 1 mg R.Ä. Vitamin A der Aktivität von

1,147 mg all-(*E*)-Retinolacetat
1,195 mg all-(*E*)-Retinolpropionat
1,832 mg all-(*E*)-Retinolpalmitat

entspricht.

Üblich ist auch der Gebrauch von Internationalen Einheiten (I.E.). 1 I.E. Vitamin A entspricht der Aktivität von 0,300 µg all-(*E*)-Retinol. Die Aktivität der Retinolester errechnet sich stöchiometrisch, so daß 1 I.E. Vitamin A der Aktivität von

0,344 µg all-(*E*)-Retinolacetat
0,359 µg all-(*E*)-Retinolpropionat
0,550 µg all-(*E*)-Retinolpalmitat

entspricht.

1 mg Retinol-Äquivalent entspricht 3333 I.E.

Eigenschaften

Retinolacetat: blaßgelbe Kristalle (Schmelztemperatur etwa 60 °C). Einmal geschmolzenes Retinolacetat neigt zur Bildung einer unterkühlten Schmelze.

Retinolpropionat: rötlichbraune, ölige Flüssigkeit.

Retinolpalmitat: hellgelbe, fettartige Masse oder in geschmolzenem Zustand gelbe, ölige Flüssigkeit (Schmelztemperatur etwa 26 °C).

Alle Retinolester sind praktisch unlöslich in Wasser, löslich oder teilweise löslich in wasserfreiem Ethanol und mischbar mit organischen Lösungsmitteln. Vitamin A und seine Ester sind sehr empfindlich gegen Einwirkung von Luft, oxidierenden Substanzen, Säuren, Licht und Wärme.

Die Gehaltsbestimmung und alle Prüfungen auf Reinheit müssen so schnell wie möglich durchgeführt werden, wobei der Einfluß von UV-haltigem Licht, von Luft, oxidierenden Substanzen, Oxidationskatalysatoren (wie Kupfer, Eisen), Säuren und von Wärme zu vermeiden ist. Die Lösungen sind frisch herzustellen.

Prüfung auf Identität

A. Die Prüfung erfolgt mit Hilfe der Dünnschichtchromatographie (2.2.27) unter Verwendung einer DC-Platte mit Kieselgel F_{254} *R*.

Untersuchungslösung: Eine Lösung der Substanz in Cyclohexan *R*, stabilisiert mit Butylhydroxytoluol *R* ($1 g \cdot l^{-1}$), die etwa 3,3 I.E. Vitamin A je Mikroliter enthält, wird hergestellt.

Referenzlösung: Eine Lösung von Retinolestern *CRS* in Cyclohexan *R*, stabilisiert mit Butylhydroxytoluol *R* ($1 g \cdot l^{-1}$), die etwa 0,01 mg Retinolester *CRS* je Mikroliter enthält (entsprechend 3,3 I.E. eines jeden Esters je Mikroliter), wird hergestellt.

Auf die Platte werden 3 µl jeder Lösung aufgetragen. Die Chromatographie erfolgt sofort mit einer Mischung von 20 Volumteilen Ether *R* und 80 Volumteilen Cyclohexan *R* über eine Laufstrecke von $^2/_3$ der Platte. Die Platte wird an der Luft trocknen gelassen und im ultravioletten Licht bei 254 nm ausgewertet. Die Prüfung darf nur ausgewertet werden, wenn das Chromatogramm der Referenzlösung die einzelnen Flecke der entsprechenden Ester zeigt. Die Elutionsfolge von unten nach oben lautet: Retinolacetat, Retinolpropionat, Retinolpalmitat. Die Zusammensetzung der Untersuchungslösung ergibt sich aus dem Vergleich mit dem/n entsprechenden Hauptfleck(en) im Chromatogramm der Referenzlösung.

B. Die Substanz entspricht der Prüfung „Verwandte Substanzen“ (siehe „Prüfung auf Reinheit“).

Prüfung auf Reinheit

Retinol: Die Prüfung erfolgt mit Hilfe der Dünnschichtchromatographie (2.2.27) unter Verwendung einer DC-Platte mit Kieselgel F_{254} *R*.

Untersuchungslösung: Eine Lösung der Substanz in Cyclohexan *R*, stabilisiert mit Butylhydroxytoluol *R* ($1 g \cdot l^{-1}$), die etwa 330 I.E. Vitamin A je Mikroliter enthält, wird hergestellt.

Referenzlösung: 1 ml Untersuchungslösung wird 2 min lang mit 20 ml Tetrabutylammoniumhydroxid-Lösung ($0,1 mol \cdot l^{-1}$) in 2-Propanol unter Schütteln gemischt und mit Cyclohexan *R* zu 100 ml verdünnt. Die Lösung ist mit Butylhydroxytoluol *R* ($1 g \cdot l^{-1}$) stabilisiert.

Je 3 µl jeder Lösung werden auf die Platte aufgetragen. Die Chromatographie erfolgt sofort mit einer Mischung von 20 Volumteilen Ether *R* und 80 Volumteilen Cyclohexan *R* über eine Laufstrecke von 15 cm. Die Platte wird an der Luft trocknen gelassen und anschließend im ultravioletten Licht bei 254 nm ausgewertet.

Im Chromatogramm der Referenzlösung dürfen keine Retinolester oder nur Spuren davon zu erkennen sein. Ein dem Retinol entsprechender Fleck im Chromatogramm der Untersuchungslösung darf nicht intensiver sein als der Fleck im Chromatogramm der Referenzlösung (1,0 Prozent).

Verwandte Substanzen: Die Prüfung erfolgt mit Hilfe der UV-Vis-Spektroskopie (2.2.25). Das Absorptionsmaximum der unter „Bestimmung der Aktivität“ hergestellten Lösung wird bestimmt. Die Lösung zeigt ein Absorptionsmaximum zwischen 325 und 327 nm. Die Absorptionen werden bei 300, 350 und 370 nm gemessen.

Für jede dieser Wellenlängen wird das Verhältnis $\frac{A_\lambda}{A_{326}}$ errechnet.

Keines der Verhältnisse $\frac{A_\lambda}{A_{326}}$ darf folgende Werte überschreiten:

0,593 bei 300 nm
0,537 bei 350 nm
0,142 bei 370 nm.

Bestimmung der Aktivität

Die biologische Aktivität muß bestimmt werden, um bei der Herstellung von Konzentraten Berücksichtigung zu finden.

Die Bestimmung erfolgt mit Hilfe der UV-Vis-Spektroskopie (2.2.25). 25 bis 100 mg Substanz, mit einer Genauigkeit von 0,1 Prozent gewogen, werden in 5 ml Pentan *R* gelöst. Die Lösung wird mit 2-Propanol *R* 1 zu einer angenommenen Konzentration von 10 bis 15 I.E. je Milliliter verdünnt. Diese Lösung wird auch für die Prüfung „Verwandte Substanzen“ (siehe „Prüfung auf Reinheit“) verwendet.

Das Absorptionsmaximum bei 326 nm wird bestimmt. Die Vitamin-A-Aktivität, ausgedrückt in Internationalen Einheiten je Gramm Substanz, wird nach folgender Formel berechnet:

$$\frac{A_{326} \cdot V \cdot 1900}{100 \cdot m}$$

A_{326} = Absorption bei 326 nm
m = Masse der Substanz in Gramm
V = Gesamtvolumen, zu dem die Substanz verdünnt wurde, um eine Konzentration von 10 bis 15 I.E. je Milliliter zu erhalten
1900 = Faktor zur Umrechnung der spezifischen Absorption der Retinolester in Internationale Einheiten je Gramm Substanz.

Lagerung

Vor Licht geschützt, in dicht verschlossenen, dem Verbrauch angemessenen, möglichst vollständig gefüllten Behältnissen.

Der Inhalt eines geöffneten Behältnisses muß so schnell wie möglich verbraucht werden. Die nicht benötigte Menge muß durch Inertgasatmosphäre geschützt werden.

Beschriftung

Die Beschriftung gibt insbesondere an
- Anzahl der Internationalen Einheiten je Gramm
- Name des/der Retinolester(s).

Verunreinigungen

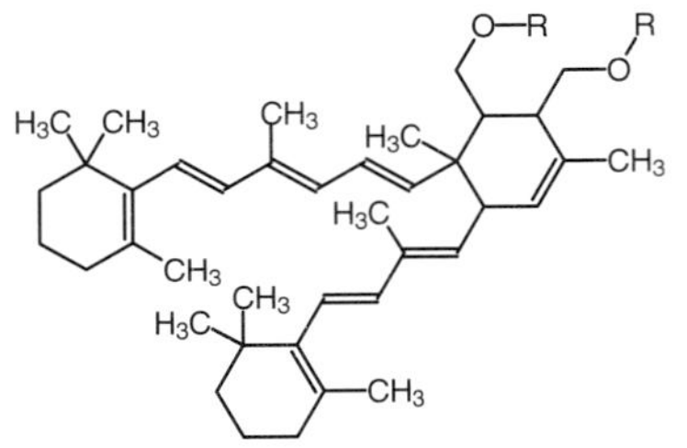

A. R = H, $COCH_3$:
Kitole (Dimere Diels-Alder-Produkte von Vitamin A)

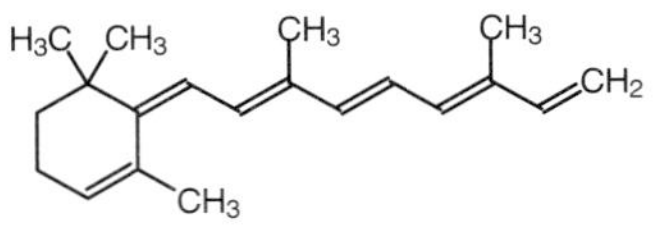

B. (3*E*,5*E*,7*E*)-3,7-Dimethyl-9-[(1*Z*)-2,6,6-trimethyl=cyclohex-2-enyliden)nona-1,3,5,7-tetraen (Anhydro-Vitamin A)

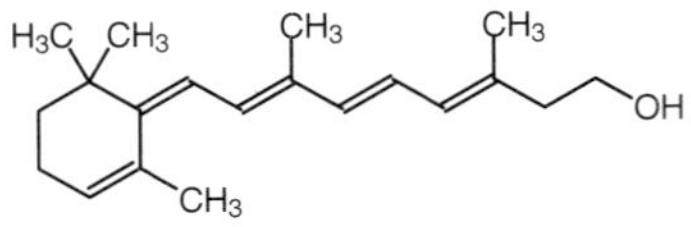

C. (3*E*,5*E*,7*E*)-3,7-Dimethyl-9-[(1*Z*)-2,6,6-trimethyl=cyclohex-2-enyliden)nona-3,5,7-trien-1-ol (*retro*-Vitamin A)

D. Oxidationsprodukte von Vitamin A.

2001, 219

Ölige Lösung von Vitamin A

Vitaminum A densatum oleosum

Definition

Ölige Lösung von Vitamin A wird aus einem Ester des synthetischen Retinols als solchem oder einer Verdünnung mit einem geeigneten pflanzlichen fetten Öl hergestellt.

Das Konzentrat kann geeignete Stabilisatoren, wie Antioxidantien, enthalten.

Der Gehalt an Vitamin A muß mindestens 500 000 I.E. je Gramm betragen, und das Konzentrat enthält mindestens 95,0 und höchstens 110,0 Prozent des in der Beschriftung angegebenen Gehalts.

Eigenschaften

Gelbe bis bräunlichgelbe, ölige Flüssigkeit; praktisch unlöslich in Wasser, löslich oder teilweise löslich in wasserfreiem Ethanol, mischbar mit organischen Lösungsmitteln.

In sehr konzentrierten Lösungen kann eine partielle Kristallisation erfolgen.

Prüfung auf Identität

Die Prüfung erfolgt mit Hilfe der Dünnschichtchromatographie (2.2.27) unter Verwendung einer DC-Platte mit Kieselgel F_{254} *R*.

Untersuchungslösung: Eine Lösung der Substanz in Cyclohexan *R*, stabilisiert mit Butylhydroxytoluol *R* ($1 g \cdot l^{-1}$), die etwa 3,3 I.E. Vitamin A je Mikroliter enthält, wird hergestellt.

Referenzlösung: Eine Lösung von Retinolestern *CRS* in Cyclohexan *R*, stabilisiert mit Butylhydroxytoluol *R* ($1 g \cdot l^{-1}$), die etwa 0,01 mg Retinolester *CRS* je Mikroliter enthält (entsprechend 3,3 I.E. eines jeden Esters je Mikroliter), wird hergestellt.

Auf die Platte werden 3 µl jeder Lösung aufgetragen. Die Chromatographie erfolgt sofort mit einer Mischung von 20 Volumteilen Ether *R* und 80 Volumteilen Cyclohexan *R* über eine Laufstrecke von 15 cm. Die Platte wird an der Luft trocknen gelassen und im ultravioletten Licht bei 254 nm ausgewertet. Die Prüfung darf nur ausgewertet werden, wenn das Chromatogramm der Referenzlösung die einzelnen Flecke der entsprechenden Ester zeigt. Die Elutionsfolge von unten nach oben lautet: Retinolacetat, Retinolpropionat, Retinolpalmitat. Die Zusammensetzung der Untersuchungslösung ergibt sich aus dem Vergleich mit dem/n entsprechenden Hauptfleck(en) im Chromatogramm der Referenzlösung.

Prüfung auf Reinheit

Säurezahl (2.5.1): Höchstens 2,0, mit 2,0 g Substanz bestimmt.

Peroxidzahl (2.5.5): Höchstens 10,0.

Gehaltsbestimmung

Die Gehaltsbestimmung muß so schnell wie möglich durchgeführt werden, wobei der Einfluß von UV-haltigem Licht, von Luft, oxidierenden Substanzen, Oxidationskatalysatoren (wie Kupfer, Eisen), Säuren und längeres Erwärmen zu vermeiden sind. Die Lösungen sind frisch herzustellen. Wenn die Substanz teilweise auskristallisiert ist, wird sie bei einer Temperatur von etwa 65 °C homogenisiert, wobei längeres Erhitzen zu vermeiden ist.

Die Gehaltsbestimmung wird nach Methode A durchgeführt. Wird kein gültiges Ergebnis erhalten, muß Methode B angewendet werden.

Methode A: Die Bestimmung erfolgt mit Hilfe der UV-Vis-Spektroskopie (2.2.25).

25 bis 100 mg Substanz, mit einer Genauigkeit von 0,1 Prozent gewogen, werden in 5 ml Pentan *R* gelöst. Die Lösung wird mit 2-Propanol *R* 1 zu einer angenommenen Konzentration von 10 bis 15 I.E. Vitamin A je Milliliter verdünnt.

Liegt das Absorptionsmaximum der Lösung zwischen 325 und 327 nm, werden die Absorptionen bei 300, 326, 350 und 370 nm gemessen. Das Messen der Absorptionen wird bei jeder Wellenlänge mehrmals wiederholt und der Mittelwert errechnet.

Für jede Wellenlänge wird das Verhältnis $\frac{A_\lambda}{A_{326}}$ errechnet.

Wenn das Verhältnis nicht größer ist als

0,593 bei 300 nm
0,537 bei 350 nm
0,142 bei 370 nm,

wird der Gehalt an Vitamin A in I.E. je Gramm Substanz nach folgender Formel berechnet:

$$\frac{A_{326} \cdot V \cdot 1900}{100 \cdot m}$$

A_{326} = Absorption bei 326 nm
m = Masse der Substanz in Gramm
V = Gesamtvolumen, zu dem die Substanz verdünnt wurde, um eine Konzentration von 10 bis 15 I.E. je Milliliter zu erhalten
1900 = Faktor zur Umrechnung der spezifischen Absorption der Retinolester in Internationale Einheiten je Gramm Substanz.

Wenn eines oder mehrere der Verhältnisse $\frac{A_\lambda}{A_{326}}$ die oben angegebenen Werte überschreitet/en oder wenn die Wellenlänge des Absorptionsmaximums nicht zwischen 325 und 327 nm liegt, muß Methode B angewendet werden.

Methode B: Die Bestimmung erfolgt mit Hilfe der Flüssigchromatographie (2.2.29).

Untersuchungslösung a: In einem 50-ml-Meßkolben wird eine etwa 120 000 I.E. Vitamin A entsprechende Menge Substanz mit einer Genauigkeit von 0,1 Prozent eingewogen und sofort in 5 ml Pentan *R* gelöst. Nach Zusatz von 20 bis 30 mg Butylhydroxytoluol *R* und 20 ml Tetrabutylammoniumhydroxid-Lösung ($0{,}1 \text{ mol} \cdot l^{-1}$) in 2-Propanol wird 5 min lang leicht geschüttelt. (Die Verwendung eines Ultraschallbads wird empfohlen.) Die Mischung wird mit 2-Propanol *R* zu 50,0 ml verdünnt und unter Vermeidung von Luftblasen sorgfältig homogenisiert.

Untersuchungslösung b: In einem 50-ml-Meßkolben werden 20 bis 30 mg Butylhydroxytoluol *R* mit 5 ml 2-Propanol *R* und 5,0 ml Untersuchungslösung a versetzt. Die Mischung wird mit 2-Propanol *R* zu 50,0 ml verdünnt und unter Vermeidung von Luftblasen sorgfältig homogenisiert.

Referenzlösung a: In einen 50-ml-Meßkolben werden etwa 0,120 g Retinolacetat *CRS* mit einer Genauigkeit von 0,1 Prozent eingewogen. Weitere Schritte erfolgen wie für Untersuchungslösung a beschrieben.

Referenzlösung b: In einem 50-ml-Meßkolben werden 20 bis 30 mg Butylhydroxytoluol *R* mit 5 ml 2-Propanol *R* und 5,0 ml Referenzlösung a versetzt. Die Mischung wird mit 2-Propanol *R* zu 50,0 ml verdünnt und unter Vermeidung von Luftblasen sorgfältig homogenisiert.

Die Chromatographie kann durchgeführt werden mit

- einer Säule aus rostfreiem Stahl von 0,125 m Länge und 4 mm innerem Durchmesser, gepackt mit octadecylsilyliertem Kieselgel zur Chromatographie *R* (5 µm)
- einer Mischung von 5 Volumteilen Wasser *R* und 95 Volumteilen Methanol *R* als mobile Phase bei einer Durchflußrate von 1 ml je Minute
- einem Spektrometer als Detektor bei einer Wellenlänge von 325 nm
- einer Probenschleife.

Die Bestimmung darf nur ausgewertet werden, wenn das Chromatogramm der Referenzlösung b bei einer Retentionszeit von etwa 3 min einen dem all-(*E*)-Retinol entsprechenden Hauptpeak aufweist und im Chromatogramm der Referenzlösung b bei einer Retentionszeit von etwa 6 min kein dem unverseiften Retinolacetat entsprechender Peak auftritt.

Ein geeignetes Volumen an Referenzlösung b wird eingespritzt, um eine Absorption zwischen 0,5 und 1,0 bei 325 nm zu erhalten.

Die Empfindlichkeit des Systems wird so eingestellt, daß die Höhe des Vitamin-A-Peaks mindestens 50 Prozent des maximalen Ausschlags beträgt.

Insgesamt wird 6mal eingespritzt. Die relative Standardabweichung der Peakfläche im Chromatogramm der Referenzlösung b darf höchstens 1 Prozent betragen.

Das gleiche Volumen Untersuchungslösung b wird eingespritzt und das Chromatogramm auf die gleiche Weise aufgezeichnet.

Der Gehalt an Vitamin A wird nach folgender Formel berechnet:

$$\frac{A_1 \cdot C \cdot m_2}{A_2 \cdot m_1}$$

A_1 = Peakfläche des all-(*E*)-Retinols im Chromatogramm der Untersuchungslösung b
A_2 = Peakfläche des all-(*E*)-Retinols im Chromatogramm der Referenzlösung b
C = Konzentration an Retinolacetat *CRS* in Internationalen Einheiten je Gramm Referenzsubstanz, bestimmt nach „Methode A"; die Verhältnisse der Absorptionen A_λ/A_{326} müssen denen unter „Methode A" entsprechen.
m_1 = Masse der Substanz in der Untersuchungslösung a in Milligramm
m_2 = Masse an Retinolacetat *CRS* in der Referenzlösung a in Milligramm.

Lagerung

Vor Licht geschützt, in dicht verschlossenen, dem Verbrauch angemessenen, möglichst vollständig gefüllten Behältnissen.

Der Inhalt eines geöffneten Behältnisses muß so schnell wie möglich verbraucht werden. Die nicht benötigte Menge muß durch Inertgasatmosphäre geschützt werden.

Beschriftung

Die Beschriftung gibt insbesondere an

- Anzahl der Internationalen Einheiten je Gramm
- Name des/der Retinolester(s)
- Name jedes Stabilisators, der der Lösung zugesetzt ist
- wie die Lösung zu homogenisieren ist, wenn teilweise Kristallisation eintritt.

2001, 218

Vitamin-A-Pulver

Vitaminum A pulvis

Definition

Vitamin-A-Pulver wird durch Dispersion eines synthetischen Retinolesters in einer Matrix von Gelatine, Arabischem Gummi oder einer anderen geeigneten Substanz erhalten.

Der Gehalt an Vitamin A muß mindestens 250 000 I.E. je Gramm betragen. Die Zubereitung enthält mindestens 95,0 und höchstens 115,0 Prozent des in der Beschriftung angegebenen Gehalts.

Die Substanz kann geeignete Stabilisatoren, wie Antioxidantien, enthalten.

Eigenschaften

Gelbliches Pulver, im allgemeinen in Form gleich großer Partikel; je nach Zusammensetzung praktisch unlöslich in Wasser, quellbar in Wasser oder mit Wasser eine Emulsion bildend.

Prüfung auf Identität

Die Prüfung erfolgt mit Hilfe der Dünnschicht-Chromatographie (2.2.27) unter Verwendung einer DC-Platte mit Kieselgel F_{254} *R*.

Untersuchungslösung: Eine Substanzmenge, die etwa 17 000 I.E. Vitamin A entspricht, wird in ein 20 ml fassendes Reagenzglas mit Schliffstopfen gegeben. Nach Zusatz von 20 mg Bromelain *R*, 2 ml Wasser *R* und etwa 150 µl 2-Propanol *R* wird die Mischung 2 bis 5 min lang im Wasserbad von 60 bis 65 °C leicht gerührt. Nach Abkühlen auf eine Temperatur unter 30 °C wird die Mischung mit 5 ml 2-Propanol *R* versetzt, das mit Butylhydroxytoluol *R* ($1\ g \cdot l^{-1}$) stabilisiert ist, und 1 min lang kräftig geschüttelt. Nach einigen Minuten langem Stehenlassen wird die überstehende Lösung verwendet.

Referenzlösung: Eine Lösung von Retinolestern *CRS* in 2-Propanol *R*, stabilisiert mit Butylhydroxytoluol *R* ($1\ g \cdot l^{-1}$), die etwa 0,01 mg Retinolester *CRS* je Mikroliter enthält (entsprechend 3,3 I.E. eines jeden Esters je Mikroliter), wird hergestellt.

Auf die Platte werden 3 µl jeder Lösung aufgetragen. Die Chromatographie erfolgt sofort mit einer Mischung von 20 Volumteilen Ether *R* und 80 Volumteilen Cyclohexan *R* über eine Laufstrecke von 15 cm. Die Platte wird an der Luft trocknen gelassen und im ultravioletten Licht bei 254 nm ausgewertet. Die Prüfung darf nur ausgewertet werden, wenn das Chromatogramm der Referenzlösung die einzelnen Flecke der entsprechenden Ester zeigt. Die Elutionsfolge von unten nach oben lautet: Retinolacetat, Retinolpropionat, Retinolpalmitat. Die Zusammensetzung der Untersuchungslösung ergibt sich aus dem Vergleich mit dem/n entsprechenden Hauptfleck(en) im Chromatogramm der Referenzlösung.

Gehaltsbestimmung

Die Gehaltsbestimmung muß so schnell wie möglich durchgeführt werden, wobei der Einfluß von UV-haltigem Licht, von Luft, oxidierenden Substanzen, Oxidationskatalysatoren (wie Kupfer, Eisen), Säuren und längeres Erwärmen zu vermeiden sind.

Die Bestimmung erfolgt mit Hilfe der Flüssigchromatographie (2.2.29).

Untersuchungslösung a: In einen 50-ml-Meßkolben wird eine etwa 120 000 I.E. Vitamin A entsprechende Menge Substanz mit einer Genauigkeit von 0,1 Prozent eingewogen. Nach Zusatz von 20 bis 30 mg Bromelain *R*, 20 bis 30 mg Butylhydroxytoluol *R*, 2,0 ml Wasser *R* und 150 µl 2-Propanol *R* wird die Mischung 2 bis 5 min lang im Wasserbad von 60 bis 65 °C vorsichtig erhitzt. Nach dem Abkühlen auf eine Temperatur unter 30 °C werden 20 ml Tetrabutylammoniumhydroxid-Lösung ($0{,}1\ mol \cdot l^{-1}$) in 2-Propanol zugesetzt, und die Mischung wird 5 min lang leicht geschüttelt. (Die Verwendung eines Ultraschallbads wird empfohlen.) Die Mischung wird mit 2-Propanol *R* zu 50,0 ml verdünnt und unter Vermeidung von Luftblasen sorgfältig homogenisiert. Der Rückstand der Matrix kann eine mehr oder weniger starke Trübung der Lösung verursachen.

Untersuchungslösung b: In einem 50-ml-Meßkolben werden 20 bis 30 mg Butylhydroxytoluol *R* mit 5 ml 2-Propanol *R* und 5,0 ml Untersuchungslösung a versetzt. Die Mischung wird mit 2-Propanol *R* zu 50,0 ml verdünnt und unter Vermeidung von Luftblasen sorgfältig homogenisiert. Die Lösung muß vor dem Einspritzen filtriert werden.

Referenzlösung a: In einen 50-ml-Meßkolben werden etwa 0,120 g Retinolacetat *CRS*, mit einer Genauigkeit von 0,1 Prozent eingewogen und sofort in 5 ml Pentan *R* gelöst. Nach Zusatz von 20 bis 30 mg Butylhydroxytoluol *R* und 20 ml Tetrabutylammoniumhydroxid-Lösung ($0{,}1\ mol \cdot l^{-1}$) in 2-Propanol wird die Mischung 5 min lang leicht geschüttelt. (Die Verwendung eines Ultraschallbads wird empfohlen.) Die Mischung wird mit 2-Propanol *R* zu 50,0 ml verdünnt und unter Vermeidung von Luftblasen sorgfältig homogenisiert.

Referenzlösung b: In einem 50-ml-Meßkolben werden 20 bis 30 mg Butylhydroxytoluol *R* mit 5 ml 2-Propanol *R* und 5,0 ml Referenzlösung a versetzt. Die Mischung wird mit 2-Propanol *R* zu 50,0 ml verdünnt und unter Vermeidung von Luftblasen sorgfältig homogenisiert.

Die Chromatographie kann durchgeführt werden mit

- einer Säule aus rostfreiem Stahl von 0,125 m Länge und 4 mm innerem Durchmesser, gepackt mit octadecylsilyliertem Kieselgel zur Chromatographie *R* (5 µm)
- einer Mischung von 5 Volumteilen Wasser *R* und 95 Volumteilen Methanol *R* als mobile Phase bei einer Durchflußrate von 1 ml je Minute
- einem Spektrometer als Detektor bei einer Wellenlänge von 325 nm
- einer Probenschleife.

Die Bestimmung darf nur ausgewertet werden, wenn das Chromatogramm der Referenzlösung b bei einer Retentionszeit von etwa 3 min einen dem all-(*E*)-Retinol entsprechenden Hauptpeak aufweist und im Chromatogramm der Referenzlösung b bei einer Retentionszeit von etwa 6 min kein dem unverseiften Retinolacetat entsprechender Peak auftritt.

Ein geeignetes Volumen an Referenzlösung b wird eingespritzt, um eine Absorption zwischen 0,5 und 1,0 bei 325 nm zu erhalten.

Die Empfindlichkeit des Systems wird so eingestellt, daß die Höhe des Vitamin-A-Peaks mindestens 50 Prozent des maximalen Ausschlags beträgt.

Insgesamt wird 6mal eingespritzt. Die relative Standardabweichung der Peakfläche im Chromatogramm der Referenzlösung b darf höchstens 1 Prozent betragen.

Das gleiche Volumen Untersuchungslösung b wird eingespritzt und das Chromatogramm auf die gleiche Weise aufgezeichnet.

Der Gehalt an Vitamin A wird nach folgender Formel berechnet:

$$\frac{A_1 \cdot C \cdot m_2}{A_2 \cdot m_1}$$

A_1 = Peakfläche des all-(*E*)-Retinols im Chromatogramm der Untersuchungslösung b

A_2 = Peakfläche des all-(*E*)-Retinols im Chromatogramm der Referenzlösung b

C = Konzentration an Retinolacetat *CRS* in Internationalen Einheiten je Gramm Referenzsubstanz, bestimmt nach der nachstehenden Methode

m_1 = Masse der Substanz in der Untersuchungslösung a in Milligramm

m_2 = Masse an Retinolacetat *CRS* in der Referenzlösung a in Milligramm.

Die genaue Konzentration an Retinolacetat *CRS* wird mit Hilfe der UV-Vis-Spektroskopie (2.2.25) bestimmt. 25 bis 100 mg Retinolacetat *CRS*, mit einer Genauigkeit von 0,1 Prozent gewogen, werden in 5 ml Pentan *R* gelöst. Die Lösung wird mit 2-Propanol *R* 1 auf eine angenommene Konzentration von 10 bis 15 I.E. Vitamin A je Milliliter verdünnt.

Liegt das Absorptionsmaximum der Lösung zwischen 325 und 327 nm, werden die Absorptionen bei 300, 326, 350 und 370 nm gemessen. Das Messen der Absorptionen wird bei jeder Wellenlänge mehrmals wiederholt und der Mittelwert errechnet.

Für jede Wellenlänge wird das Verhältnis $\frac{A_\lambda}{A_{326}}$ errechnet.

Wenn das Verhältnis nicht größer ist als
0,593 bei 300 nm
0,537 bei 350 nm
0,142 bei 370 nm,
wird der Gehalt an Vitamin A in I.E. je Gramm Substanz nach folgender Formel berechnet:

$$\frac{A_{326} \cdot V \cdot 1900}{100 \cdot m}$$

A_{326} = Absorption bei 326 nm

m = Masse der Referenzsubstanz in Gramm

V = Gesamtvolumen, zu dem die Referenzsubstanz verdünnt wurde, um eine Konzentration von 10 bis 15 I.E. je Milliliter zu erhalten

1900 = Faktor zur Umrechnung der spezifischen Absorption der Retinolester in Internationale Einheiten je Gramm Substanz.

Die Verhältnisse der Absorptionen A_λ/A_{326} müssen übereinstimmen.

Lagerung

Vor Licht geschützt, in dicht verschlossenen, dem Verbrauch angemessenen, möglichst vollständig gefüllten Behältnissen.

Der Inhalt eines geöffneten Behältnisses muß so schnell wie möglich verbraucht werden. Die nicht benötigte Menge muß durch Inertgasatmosphäre geschützt werden.

Beschriftung

Die Beschriftung gibt insbesondere an
- Anzahl der Internationalen Einheiten je Gramm
- Name des/der Retinolester(s)
- Name des/der Haupt-Hilfsstoffs/e und Name jedes Stabilisators, der/die der Lösung zugesetzt ist/sind.

2001, 220

Wasserdispergierbares Vitamin A

Vitaminum A in aqua dispergibile

Definition

Wasserdispergierbares Vitamin A ist eine flüssige Zubereitung (Wasser als Lösungsmittel) eines synthetischen Retinolesters mit einem geeigneten Lösungsvermittler.

Der Gehalt an Vitamin A muß mindestens 100 000 I.E. je Gramm betragen. Die Zubereitung enthält mindestens 95,0 und höchstens 115,0 Prozent des in der Beschriftung angegebenen Gehalts. Die Substanz kann geeignete Stabilisatoren wie antimikrobiell wirksame Substanzen und Antioxidantien enthalten.

Eigenschaften

Gelbe bis gelbliche, mehr oder weniger zähflüssige, mehr oder weniger opaleszierende Flüssigkeit. Sehr konzentrierte Lösungen können bei tiefen Temperaturen trübe werden oder sogar bei Raumtemperatur ein Gel bilden.

1 g Substanz wird mit 10 ml auf 50 °C vorgewärmtem Wasser *R* gemischt. Sofort nach dem Abkühlen auf 20 °C entsteht eine homogene, schwach opaleszierende, schwach gelbe Dispersion.

Prüfung auf Identität

Die Prüfung erfolgt mit Hilfe der Dünnschichtchromatographie (2.2.27) unter Verwendung einer DC-Platte mit Kieselgel F_{254} *R*.

Untersuchungslösung: Eine Substanzmenge, die etwa 17 000 I.E. Vitamin A entspricht, wird in ein 20 ml fassendes Reagenzglas mit Schliffstopfen gegeben. Nach

Zusatz von 5 ml 2-Propanol *R*, das mit Butylhydroxytoluol *R* (1 g · l^{-1}) stabilisiert ist, wird gründlich gemischt.

Referenzlösung: Eine Lösung von Retinolestern *CRS* in 2-Propanol *R*, stabilisiert mit Butylhydroxytoluol *R* (1 g · l^{-1}), die etwa 0,01 mg Retinolester *CRS* je Mikroliter enthält (entsprechend 3,3 I.E. eines jeden Esters je Mikroliter), wird hergestellt.

Auf die Platte werden 3 µl jeder Lösung aufgetragen. Die Chromatographie erfolgt sofort mit einer Mischung von 20 Volumteilen Ether *R* und 80 Volumteilen Cyclohexan *R* über eine Laufstrecke von 15 cm. Die Platte wird an der Luft trocknen gelassen und im ultravioletten Licht bei 254 nm ausgewertet. Die Prüfung darf nur ausgewertet werden, wenn das Chromatogramm der Referenzlösung die einzelnen Flecke der entsprechenden Ester zeigt. Die Elutionsfolge von unten nach oben lautet: Retinolacetat, Retinolpropionat, Retinolpalmitat. Die Zusammensetzung der Untersuchungslösung ergibt sich aus dem Vergleich mit dem/n entsprechenden Hauptfleck(en) im Chromatogramm der Referenzlösung.

Gehaltsbestimmung

Die Gehaltsbestimmung muß so schnell wie möglich durchgeführt werden, wobei der Einfluß von UV-haltigem Licht, von Luft, oxidierenden Substanzen, Oxidationskatalysatoren (wie Kupfer, Eisen), Säuren und längeres Erwärmen zu vermeiden sind.

Die Bestimmung erfolgt mit Hilfe der Flüssigchromatographie (2.2.29).

Untersuchungslösung a: In einen 50-ml-Meßkolben wird eine etwa 120 000 I.E. Vitamin A entsprechende Menge Substanz mit einer Genauigkeit von 0,1 Prozent eingewogen und sofort in 5 ml 2-Propanol *R* gelöst. Nach Zusatz von 20 bis 30 mg Butylhydroxytoluol *R* und 20 ml Tetrabutylammoniumhydroxid-Lösung (0,1 mol · l^{-1}) in 2-Propanol wird 5 min lang leicht geschüttelt. (Die Verwendung eines Ultraschallbads wird empfohlen.) Die Mischung wird mit 2-Propanol *R* zu 50,0 ml verdünnt und unter Vermeidung von Luftblasen sorgfältig homogenisiert.

Untersuchungslösung b: In einem 50-ml-Meßkolben werden 20 bis 30 mg Butylhydroxytoluol *R* mit 5 ml 2-Propanol *R* und 5,0 ml Untersuchungslösung a versetzt. Die Mischung wird mit 2-Propanol *R* zu 50,0 ml verdünnt und unter Vermeidung von Luftblasen sorgfältig homogenisiert.

Referenzlösung a: In einen 50-ml-Meßkolben werden etwa 0,120 g Retinolacetat *CRS*, mit einer Genauigkeit von 0,1 Prozent eingewogen. Weitere Schritte erfolgen wie für Untersuchungslösung a beschrieben.

Referenzlösung b: In einem 50-ml-Meßkolben werden 20 bis 30 mg Butylhydroxytoluol *R* mit 5 ml 2-Propanol *R* und 5,0 ml Referenzlösung a versetzt. Die Mischung wird mit 2-Propanol *R* zu 50,0 ml verdünnt und unter Vermeidung von Luftblasen sorgfältig homogenisiert.

Die Chromatographie kann durchgeführt werden mit

- einer Säule aus rostfreiem Stahl von 0,125 m Länge und 4 mm innerem Durchmesser, gepackt mit octadecylsilyliertem Kieselgel zur Chromatographie *R* (5 µm)
- einer Mischung von 5 Volumteilen Wasser *R* und 95 Volumteilen Methanol *R* als mobile Phase bei einer Durchflußrate von 1 ml je Minute
- einem Spektrometer als Detektor bei einer Wellenlänge von 325 nm
- einer Probenschleife.

Die Bestimmung darf nur ausgewertet werden, wenn das Chromatogramm der Referenzlösung b bei einer Retentionszeit von etwa 3 min einen dem all-(*E*)-Retinol entsprechenden Hauptpeak aufweist und im Chromatogramm der Referenzlösung b bei einer Retentionszeit von etwa 6 min kein dem unverseiften Retinolacetat entsprechender Peak auftritt.

Ein geeignetes Volumen an Referenzlösung b wird eingespritzt, um eine Absorption zwischen 0,5 und 1,0 bei 325 nm zu erhalten.

Die Empfindlichkeit des Systems wird so eingestellt, daß die Höhe des Vitamin-A-Peaks mindestens 50 Prozent des maximalen Ausschlags beträgt.

Insgesamt wird 6mal eingespritzt. Die relative Standardabweichung der Peakfläche im Chromatogramm der Referenzlösung b darf höchstens 1 Prozent betragen.

Das gleiche Volumen Untersuchungslösung b wird eingespritzt und das Chromatogramm auf die gleiche Weise aufgezeichnet.

Der Gehalt an Vitamin A wird nach folgender Formel berechnet:

$$\frac{A_1 \cdot C \cdot m_2}{A_2 \cdot m_1}$$

A_1 = Peakfläche des all-(*E*)-Retinols im Chromatogramm der Untersuchungslösung b

A_2 = Peakfläche des all-(*E*)-Retinols im Chromatogramm der Referenzlösung b

C = Konzentration an Retinolacetat *CRS* in Internationalen Einheiten je Gramm Referenzsubstanz, bestimmt nach der nachstehenden Methode

m_1 = Masse der Substanz in der Untersuchungslösung a, in Milligramm

m_2 = Masse an Retinolacetat *CRS* in der Referenzlösung a in Milligramm.

Die genaue Konzentration an Retinolacetat *CRS* wird mit Hilfe der UV-Vis-Spektroskopie (2.2.25) bestimmt. 25 bis 100 mg Retinolacetat *CRS*, mit einer Genauigkeit von 0,1 Prozent gewogen, werden in 5 ml Pentan *R* gelöst. Die Lösung wird mit 2-Propanol *R* 1 auf eine angenommene Konzentration von 10 bis 15 I.E. Vitamin A je Milliliter verdünnt.

Liegt das Absorptionsmaximum der Lösung zwischen 325 und 327 nm, werden die Absorptionen bei 300, 326, 350 und 370 nm gemessen. Das Messen der Absorptionen wird bei jeder Wellenlänge mehrmals wiederholt und der Mittelwert errechnet.

Für jede Wellenlänge wird das Verhältnis $\frac{A_\lambda}{A_{326}}$ errechnet.

Wenn das Verhältnis nicht größer ist als

0,593 bei 300 nm
0,537 bei 350 nm
0,142 bei 370 nm,

wird der Gehalt an Vitamin A in I.E. je Gramm Substanz nach folgender Formel berechnet:

$$\frac{A_{326} \cdot V \cdot 1900}{100 \cdot m}$$

A_{326} = Absorption bei 326 nm
m = Masse der Referenzsubstanz in Gramm
V = Gesamtvolumen, zu dem die Referenzsubstanz verdünnt wurde, um eine Konzentration von 10 bis 15 I.E. je Milliliter zu erhalten
1900 = Faktor zur Umrechnung der spezifischen Absorption der Retinolester in Internationale Einheiten je Gramm Substanz.

Die Verhältnisse der Absorptionen A_{λ}/A_{326} müssen übereinstimmen.

Lagerung

Vor Licht geschützt, in dicht verschlossenen, dem Verbrauch angemessenen, möglichst vollständig gefüllten Behältnissen, bei der auf dem Behältnis angegebenen Temperatur.

Der Inhalt eines geöffneten Behältnisses muß so schnell wie möglich verbraucht werden. Die nicht benötigte Menge muß durch Inertgasatmosphäre geschützt werden.

Beschriftung

Die Beschriftung gibt insbesondere an
- Anzahl der Internationalen Einheiten je Gramm
- Name des/der Retinolester(s)
- Name des/der Haupt-Lösungsvermittler(s) und Name jedes Stabilisators, der/die der Lösung zugesetzt ist/sind
- Lagerungstemperatur.

V

Monographien

W

2001, 1532

Wacholderbeeren

Juniperi pseudo-fructus

Definition

Wacholderbeeren bestehen aus den getrockneten, reifen Beerenzapfen von *Juniperus communis* L. Die Droge enthält mindestens 10 ml · kg^{-1} ätherisches Öl, berechnet auf die wasserfreie Droge.

Eigenschaften

Die Droge hat einen stark aromatischen Geruch, besonders beim Zerdrücken.

Sie weist die unter „Prüfung auf Identität, A und B" beschriebenen makroskopischen und mikroskopischen Merkmale auf.

Prüfung auf Identität

A. Der beerenförmige Zapfen ist kugelig, bis 10 mm groß, violettbraun bis schwarzbraun und häufig bläulich bereift. Er besteht aus 3 fleischigen Fruchtschuppen. Am Scheitel findet sich ein 3strahliger, geschlossener Spalt mit 3 undeutlichen Höckern, an der Basis häufig noch ein Stielrest. Der fleischige Teil ist krümelig und bräunlich. Er enthält 3, selten 2 kleine, längliche, sehr harte, scharf 3kantige Samen, die an der Rückseite etwas abgerundet und nach oben zugespitzt sind. Die Samen sind im unteren Teil an der Außenseite ihrer Basis mit dem fleischigen Teil des Beerenzapfens verwachsen. Auf der Außenfläche der Samen liegen sehr große, eiförmige Öldrüsen mit harzig-klebrigem Inhalt.

B. Die Droge wird pulverisiert (355). Das Pulver ist braun. Die Prüfung erfolgt unter dem Mikroskop, wobei Chloralhydrat-Lösung *R* verwendet wird. Das Pulver zeigt Epidermisbruchstücke des Beerenzapfens mit Zellen, die farblose, dicke, getüpfelte Zellwände und einen braunen, harzigen Inhalt aufweisen, gelegentlich finden sich auch Spaltöffnungen vom anomocytischen Typ (2.8.3); Fragmente des 3strahligen Spalts des Fruchtscheitels des Beerenzapfens mit Zwischenräumen und papillös verzahnten Epidermiszellen; Fragmente des Kollenchyms der Hypodermis mit verdickten Zellen; Mesokarpfragmente aus großen, dünnwandigen, gewöhnlich rundlichen, parenchymatischen Zellen, großen Interzellularräumen und unregelmäßigen, großen, meist spärlich getüpfelten, gelben Idioblasten (Tonnenzellen); Fragmente schizogener Ölzellen; Samenschalenfragmente mit farblosen, dickwandigen, getüpfelten Steinzellen, die ein Calciumoxalatprisma oder mehrere Calciumoxalatprismen enthalten; Bruchstücke des Endosperms und des Embryogewebes, bestehend aus dünnwandigen Zellen, in denen fettes Öl und Aleuronkörner vorkommen.

C. Die Prüfung erfolgt mit Hilfe der Dünnschichtchromatographie (2.2.27) unter Verwendung einer DC-Platte mit Kieselgel *R*.

Untersuchungslösung: Die unter „Gehaltsbestimmung" erhaltene Öl-Xylol-Mischung wird mit Hexan *R* zu 5,0 ml verdünnt.

Referenzlösung: 4,0 mg Guajazulen *R* und 50 µl Cineol *R* werden in 10 ml Hexan *R* gelöst.

Auf die Platte werden 20 µl Untersuchungslösung und 10 µl Referenzlösung bandförmig aufgetragen. Die Chromatographie erfolgt mit einer Mischung von 5 Volumteilen Ethylacetat *R* und 95 Volumteilen Toluol *R* über eine Laufstrecke von 15 cm. Die Platte wird an der Luft trocknen gelassen, mit Anisaldehyd-Reagenz *R* besprüht, anschließend 5 bis 10 min lang unter Beobachtung bei 100 bis 105 °C erhitzt und im Tageslicht sofort ausgewertet. Das Chromatogramm der Referenzlösung zeigt in der oberen Hälfte eine rote Zone (Guajazulen) und in der unteren Hälfte eine bräunlichviolette bis grauviolette Zone (Cineol). Im Chromatogramm der Untersuchungslösung befindet sich etwa in Höhe der Guajazulen-Zone im Chromatogramm der Referenzlösung eine stark violette Zone (Mono- und Sesquiterpen-Kohlenwasserstoffe), etwas oberhalb der Cineol-Zone im Chromatogramm der Referenzlösung eine rötlichviolette Zone, etwas unterhalb der Cineol-Zone im Chromatogramm der Referenzlösung eine grauviolette Zone (Terpinen-4-ol) und unmittelbar darunter eine blaue Zone. Etwa in Höhe der Cineol-Zone im Chromatogramm der Referenzlösung kann eine schwach violette Zone vorhanden sein. Weitere Zonen sind vorhanden.

Prüfung auf Reinheit

Fremde Bestandteile (2.8.2): Höchstens 5 Prozent unreife oder mißfarbige Beerenzapfen und höchstens 2 Prozent sonstige fremde Bestandteile.

Wasser (2.2.13): Höchstens 120 ml · kg^{-1}, mit 20,0 g gequetschter Droge durch Destillation bestimmt.

Asche (2.4.16): Höchstens 4,0 Prozent.

Gehaltsbestimmung

Die Bestimmung erfolgt nach „Gehaltsbestimmung des ätherischen Öls in Drogen" (2.8.12) unter Verwendung von 20,0 g unmittelbar vor der Bestimmung gequetschter Droge, einem 500-ml-Rundkolben, 200 ml Wasser *R* als Destillationsflüssigkeit und 0,5 ml Xylol *R* als Vorlage. 90 min lang wird mit einer Geschwindigkeit von 3 bis 4 ml je Minute destilliert.

Lagerung

Gut verschlossen, vor Licht geschützt.

2001, 69

Gebleichtes Wachs

Cera alba

Definition

Gebleichtes Wachs wird durch Bleichen von gelbem Bienenwachs gewonnen.

Eigenschaften

Stücke oder Platten, weiß bis gelblichweiß, in dünner Schicht durchscheinend. Der Bruch ist feinkörnig, matt, aber nicht kristallin. Bei Handwärme entsteht eine weiche, knetbare Masse. Im Geruch ähnlich wie gelbes Wachs, nur schwächer und niemals ranzig. Die Substanz ist ohne Geschmack und bleibt nicht an den Zähnen haften. Sie ist praktisch unlöslich in Wasser, teilweise löslich in heißem Ethanol 90 % (*V/V*) und vollständig löslich in fetten und ätherischen Ölen.

Die relative Dichte beträgt etwa 0,960.

Prüfung auf Reinheit

Tropfpunkt (2.2.17): 61 bis 65 °C. Die Substanz wird durch Erhitzen im Wasserbad geschmolzen, auf eine Glasplatte gegossen und bis zur halbfesten Konsistenz erkalten gelassen. Der Metallnippel wird durch Eindrücken seiner weiten Öffnung in das Wachs gefüllt und dieser Vorgang so lange wiederholt, bis Wachs aus der engen Öffnung des Nippels austritt. Der Überschuß wird mittels Spatels entfernt und unmittelbar danach das Thermometer angebracht. Überschüssiges Wachs wird entfernt und die so vorbereitete Apparatur vor der Bestimmung des Tropfpunkts mindestens 12 h lang bei Raumtemperatur stehengelassen.

Säurezahl: 17 bis 24. In einem mit Rückflußkühler versehenen 250-ml-Erlenmeyerkolben werden 2,00 g (*m* g) Substanz mit 40 ml Xylol *R* und einigen Glasperlen versetzt und bis zur Lösung erhitzt. Nach Zusatz von 20 ml Ethanol 96 % *R* und 0,5 ml Phenolphthalein-Lösung *R* 1 wird die heiße Lösung mit ethanolischer Kaliumhydroxid-Lösung (0,5 mol · l^{-1}) titriert. Der Endpunkt ist erreicht, wenn die rote Färbung mindestens 10 s lang bestehenbleibt (n_1 ml). Ein Blindversuch ist durchzuführen (n_2 ml).

$$\text{Säurezahl} = \frac{28{,}05(n_1 - n_2)}{m}$$

Esterzahl (2.5.2): 70 bis 80.

Verhältnis von Esterzahl zu Säurezahl: 3,3 bis 4,3.

Verseifungszahl: 87 bis 104. In einem mit Rückflußkühler versehenen 250-ml-Erlenmeyerkolben werden 2,00 g (*m* g) Substanz mit 30 ml einer Mischung von gleichen Volumteilen Ethanol 96 % *R* und Xylol *R* sowie einigen Glasperlen versetzt und bis zur Lösung erhitzt. Nach Zusatz von 25,0 ml ethanolischer Kaliumhydroxid-Lösung (0,5 mol · l^{-1}) wird 3 h lang zum Rückfluß erhitzt. Die noch heiße Lösung wird nach Zusatz von 1 ml Phenolphthalein-Lösung *R* 1 sofort mit Salzsäure (0,5 mol · l^{-1}) titriert (n_1 ml). Während der Titration wird die Lösung einige Male zum Sieden erhitzt. Ein Blindversuch ist durchzuführen (n_2 ml).

$$\text{Verseifungszahl} = \frac{28{,}05(n_2 - n_1)}{m}$$

Ceresin, Paraffine und andere Wachse: In einem 100-ml-Rundkolben werden 3,0 g Substanz mit 30 ml einer Lösung von Kaliumhydroxid *R* (40 g · l^{-1}) in aldehydfreiem Ethanol 96 % *R* versetzt und 2 h lang unter Rückfluß in schwachem Sieden gehalten. Der Kühler wird entfernt und sofort ein Thermometer eingebracht. Der Kolben wird in ein Wasserbad von 80 °C gestellt und unter ständigem Umschwenken erkalten gelassen. Oberhalb von 65 °C darf sich kein Niederschlag bilden, aber die Lösung darf leicht opaleszieren. Zwischen 65 und 59 °C kann die Lösung trüb werden und ein Niederschlag sich bilden. Bei 59 °C muß die Lösung trüb sein.

Glycerol und andere Polyole: 0,20 g Substanz werden mit 10 ml ethanolischer Kaliumhydroxid-Lösung *R* im Wasserbad 30 min lang zum Rückfluß erhitzt. Nach Zusatz von 50 ml verdünnter Schwefelsäure *R* wird abgekühlt und filtriert. Kolben und Filter werden mit verdünnter Schwefelsäure *R* gewaschen, Filtrat und Waschflüssigkeit vereinigt und mit verdünnter Schwefelsäure *R* zu 100,0 ml verdünnt. 1,0 ml Lösung wird in einem Reagenzglas mit 0,5 ml einer Lösung von Natriumperiodat *R* (10,7 g · l^{-1}) gemischt und 5 min lang stehengelassen. Nach Zusatz von 1,0 ml Schiffs Reagenz *R* wird gemischt, wobei jeglicher Niederschlag verschwindet. Das Reagenzglas wird in ein Becherglas mit Wasser von 40 °C gestellt und während des Abkühlens 10 bis 15 min lang beobachtet. Eine auftretende bläulichviolette Färbung darf nicht stärker sein als die einer gleichzeitig und unter gleichen Bedingungen hergestellten Referenzlösung mit 1,0 ml einer Lösung von Glycerol *R* (10 mg · l^{-1}) in verdünnter Schwefelsäure *R* (0,5 Prozent (*m/m*), berechnet als Glycerol).

2001, 70

Gelbes Wachs

Cera flava

Definition

Gelbes Wachs ist das durch Ausschmelzen der entleerten Waben der Honigbiene (*Apis mellifera* L.) mit heißem Wasser gewonnene und von fremden Bestandteilen gereinigte Wachs.

Eigenschaften

Stücke oder Platten, gelblich bis hellbraun, mit feinkörnigem, mattem, aber nicht kristallinem Bruch. Bei Handwärme entsteht eine weiche, knetbare Masse. Ihr Geruch ist schwach und charakteristisch nach Honig. Die Substanz ist ohne Geschmack und bleibt nicht an den Zähnen haften. Sie ist praktisch unlöslich in Wasser, teilweise löslich in heißem Ethanol 90 % (*V/V*) und in Ether, vollständig löslich in fetten und ätherischen Ölen.

Die relative Dichte beträgt etwa 0,960.

Prüfung auf Reinheit

Tropfpunkt (2.2.17): 61 bis 65 °C. Die Substanz wird durch Erhitzen im Wasserbad geschmolzen, auf eine Glasplatte gegossen und bis zur halbfesten Konsistenz erkalten gelassen. Der Metallnippel wird durch Eindrücken seiner weiten Öffnung in das Wachs gefüllt und dieser Vorgang so lange wiederholt, bis Wachs aus der engen Öffnung des Nippels austritt. Der Überschuß wird mittels Spatels entfernt und unmittelbar danach das Thermometer angebracht. Überschüssiges Wachs wird entfernt und die so vorbereitete Apparatur vor der Bestimmung des Tropfpunkts mindestens 12 h lang bei Raumtemperatur stehengelassen.

Säurezahl: 17 bis 22. In einem mit Rückflußkühler versehenen 250-ml-Erlenmeyerkolben werden 2,00 g (*m* g) Substanz mit 40 ml Xylol *R* und einigen Glasperlen versetzt und bis zur Lösung erhitzt. Nach Zusatz von 20 ml Ethanol 96 % *R* und 0,5 ml Phenolphthalein-Lösung *R* 1 wird die heiße Lösung mit ethanolischer Kaliumhydroxid-Lösung (0,5 mol · l^{-1}) titriert. Der Endpunkt ist erreicht, wenn die rote Färbung mindestens 10 s lang bestehenbleibt (n_1 ml). Ein Blindversuch ist durchzuführen (n_2 ml).

$$\text{Säurezahl} = \frac{28{,}05(n_1 - n_2)}{m}$$

Esterzahl (2.5.2): 70 bis 80.

Verhältnis von Esterzahl zu Säurezahl: 3,3 bis 4,3.

Verseifungszahl: 87 bis 102. In einem mit Rückflußkühler versehenen 250-ml-Erlenmeyerkolben werden 2,00 g (*m* g) Substanz mit 30 ml einer Mischung von gleichen Volumteilen Ethanol 96 % *R* und Xylol *R* sowie einigen Glasperlen versetzt und bis zur Lösung erhitzt. Nach Zusatz von 25,0 ml ethanolischer Kaliumhydroxid-Lösung (0,5 mol · l^{-1}) wird 3 h lang zum Rückfluß erhitzt. Die noch heiße Lösung wird nach Zusatz von 1 ml Phenolphthalein-Lösung *R* 1 sofort mit Salzsäure (0,5 mol · l^{-1}) titriert (n_1 ml). Während der Titration wird die Lösung einige Male zum Sieden erhitzt. Ein Blindversuch ist durchzuführen (n_2 ml).

$$\text{Verseifungszahl} = \frac{28{,}05(n_2 - n_1)}{m}$$

Ceresin, Paraffine und andere Wachse: In einem 100-ml-Rundkolben werden 3,0 g Substanz mit 30 ml einer Lösung von Kaliumhydroxid *R* (40 g · l^{-1}) in aldehydfreiem Ethanol 96 % *R* versetzt und 2 h lang unter Rückfluß in schwachem Sieden gehalten. Der Kühler wird entfernt und sofort ein Thermometer eingebracht. Der Kolben wird in ein Wasserbad von 80 °C gestellt und unter ständigem Umschwenken erkalten gelassen. Oberhalb von 65 °C darf sich kein Niederschlag bilden, aber die Lösung darf leicht opaleszieren. Zwischen 65 und 59 °C kann die Lösung trüb werden und ein Niederschlag sich bilden. Bei 59 °C muß die Lösung trüb sein.

Glycerol und andere Polyole: 0,20 g Substanz werden mit 10 ml ethanolischer Kaliumhydroxid-Lösung *R* im Wasserbad 30 min lang zum Rückfluß erhitzt. Nach Zusatz von 50 ml verdünnter Schwefelsäure *R* wird abgekühlt und filtriert. Kolben und Filter werden mit verdünnter Schwefelsäure *R* gewaschen, Filtrat und Waschflüssigkeit vereinigt und mit verdünnter Schwefelsäure *R* zu 100,0 ml verdünnt. 1,0 ml Lösung wird in einem Reagenzglas mit 0,5 ml einer Lösung von Natriumperiodat *R* (10,7 g · l^{-1}) gemischt und 5 min lang stehengelassen. Nach Zusatz von 1,0 ml Schiffs Reagenz *R* wird gemischt, wobei jeglicher Niederschlag verschwindet. Das Reagenzglas wird in ein Becherglas mit Wasser von 40 °C gestellt und während des Abkühlens 10 bis 15 min lang beobachtet. Eine auftretende bläulichviolette Färbung darf nicht stärker sein als die einer gleichzeitig und unter gleichen Bedingungen hergestellten Referenzlösung mit 1,0 ml einer Lösung von Glycerol *R* (10 mg · l^{-1}) in verdünnter Schwefelsäure *R* (0,5 Prozent (*m/m*), berechnet als Glycerol).

2000, 8

Gereinigtes Wasser
Aqua purificata

H_2O M_r 18,02

Definition

Gereinigtes Wasser ist, außer in begründeten und zugelassenen Fällen, für die Herstellung von Zubereitungen bestimmt, die weder steril noch pyrogenfrei sein müssen.

Gereinigtes Wasser als Bulk

Herstellung

Gereinigtes Wasser als Bulk wird aus Wasser, das den von der zuständigen Behörde festgelegten Anforderungen an Trinkwasser entspricht, durch Destillation, unter Verwendung von Ionenaustauschern oder nach einer anderen, geeigneten Methode hergestellt.

Bei Herstellung und Lagerung sind geeignete Maßnahmen zu ergreifen, um die Zahl der gesamten koloniebildenden aeroben Keime unter wirksame Kontrolle zu bringen. Kritische Grenzwerte für Alarm und Eingreifen werden aufgestellt, um jede unerwünschte Entwicklung aufzuspüren. Unter normalen Bedingungen gilt als angemessener kritischer Grenzwert zum Eingreifen eine Zahl gesamter koloniebildender aerober Keime (2.6.12) von 100 Mikroorganismen je Milliliter, bestimmt durch Membranfiltration und unter Verwendung von Agarmedium B. Das Volumen der Probe wird in Abhängigkeit vom erwarteten Ergebnis gewählt.

Zusätzlich wird die Prüfung „Gesamter organischer Kohlenstoff in Wasser zum pharmazeutischen Gebrauch" (2.2.44) durchgeführt (höchstens 0,5 mg · l^{-1}) oder folgende Prüfung auf oxidierbare Substanzen: Eine Mischung von 100 ml Substanz, 10 ml verdünnter Schwefelsäure *R* und 0,1 ml Kaliumpermanganat-Lösung

(0,02 mol · l^{-1}) wird 5 min lang zum Sieden erhitzt. Die Lösung muß schwach rosa gefärbt bleiben.

Die Leitfähigkeit (2.2.38, höchstens 4,3 µS · cm^{-1} bei 20 °C) wird ebenfalls geprüft.

Gereinigtes Wasser wird unter Bedingungen gelagert und abgegeben, die das Wachstum von Mikroorganismen verhindern und jede weitere Kontamination vermeiden.

Eigenschaften

Klare, farblose Flüssigkeit, ohne Geruch und Geschmack.

Prüfung auf Reinheit

Nitrat: In einem Reagenzglas, das in eine Eis-Wasser-Mischung taucht, werden 5 ml Substanz mit 0,4 ml einer Lösung von Kaliumchlorid *R* (100 g · l^{-1}), 0,1 ml Diphenylamin-Lösung *R* und tropfenweise unter Umschütteln mit 5 ml nitratfreier Schwefelsäure *R* versetzt. Das Reagenzglas wird in ein Wasserbad von 50 °C gestellt. Nach 15 min darf eine Blaufärbung nicht stärker sein als diejenige einer gleichzeitig unter gleichen Bedingungen hergestellten Referenzlösung aus einer Mischung von 4,5 ml nitratfreiem Wasser *R* und 0,5 ml Nitrat-Lösung (2 ppm NO_3) *R* (0,2 ppm).

Schwermetalle (2.4.8): 200 ml Substanz werden in einer Abdampfschale im Wasserbad auf 20 ml eingeengt. 12 ml der eingeengten Flüssigkeit müssen der Grenzprüfung A auf Schwermetalle entsprechen (0,1 ppm). Zur Herstellung der Referenzlösung wird die Blei-Lösung (1 ppm Pb) *R* verwendet.

Aluminium (2.4.17): Gereinigtes Wasser zur Herstellung von Dialyselösungen muß der Grenzprüfung auf Aluminium entsprechen. 400 ml Substanz werden mit 10 ml Acetat-Pufferlösung *p*H 6,0 *R* und 100 ml destilliertem Wasser *R* versetzt. Die Lösung muß der Grenzprüfung auf Aluminium entsprechen (10 µg · l^{-1}). Zur Herstellung der Referenzlösung wird eine Mischung von 2 ml Aluminium-Lösung (2 ppm Al) *R*, 10 ml Acetat-Pufferlösung *p*H 6,0 *R* und 98 ml destilliertem Wasser *R* und zur Herstellung der Kompensationsflüssigkeit eine Mischung von 10 ml Acetat-Pufferlösung *p*H 6,0 *R* und 100 ml destilliertem Wasser *R* verwendet.

Bakterien-Endotoxine (2.6.14): Gereinigtes Wasser zur Herstellung von Dialyselösungen, das dabei keinem weiteren geeigneten Verfahren zur Beseitigung von Bakterien-Endotoxinen unterworfen wird, darf höchstens 0,25 I.E. Bakterien-Endotoxine je Milliliter Substanz enthalten.

Beschriftung

Die Beschriftung gibt insbesondere, falls zutreffend, an, daß die Substanz für die Herstellung von Dialyselösungen bestimmt ist.

In Behältnissen abgefülltes Gereinigtes Wasser

In Behältnissen abgefülltes Gereinigtes Wasser ist Gereinigtes Wasser als Bulk, das in Behältnisse abgefüllt und unter Bedingungen gelagert wird, die die erforderliche mikrobiologische Qualität sicherstellen. Es muß frei von Zusatzstoffen sein.

Eigenschaften

Klare, farblose Flüssigkeit, ohne Geruch und Geschmack.

Prüfung auf Reinheit

Die Substanz muß den unter „Gereinigtes Wasser als Bulk“ vorgeschriebenen Prüfungen auf Reinheit und zusätzlich folgenden Prüfungen entsprechen:

Sauer oder alkalisch reagierende Substanzen: 10 ml frisch ausgekochte und in einem Gefäß aus Borosilicatglas abgekühlte Substanz werden mit 0,05 ml Methylrot-Lösung *R* versetzt. Die Lösung darf sich nicht rot färben.

10 ml Substanz werden mit 0,1 ml Bromthymolblau-Lösung *R* 1 versetzt. Die Lösung darf sich nicht blau färben.

Oxidierbare Substanzen: 100 ml Substanz werden 5 min lang mit 10 ml verdünnter Schwefelsäure *R* und 0,1 ml Kaliumpermanganat-Lösung (0,02 mol · l^{-1}) zum Sieden erhitzt. Die Lösung muß schwach rosa gefärbt bleiben.

Chlorid: 10 ml Substanz werden mit 1 ml verdünnter Salpetersäure *R* und 0,2 ml Silbernitrat-Lösung *R* 2 versetzt. Das Aussehen der Lösung darf sich mindestens 15 min lang nicht verändern.

Sulfat: 10 ml Substanz werden mit 0,1 ml verdünnter Salzsäure *R* und 0,1 ml Bariumchlorid-Lösung *R* 1 versetzt. Das Aussehen der Lösung darf sich mindestens 1 h lang nicht verändern.

Ammonium: 20 ml Substanz werden mit 1 ml Neßlers Reagenz *R* versetzt. Nach 5 min wird die Lösung im Reagenzglas in vertikaler Durchsicht geprüft. Die Lösung darf nicht stärker gefärbt sein als eine gleichzeitig hergestellte Lösung von 1 ml Neßlers Reagenz *R* in einer Mischung von 4 ml Ammonium-Lösung (1 ppm NH_4) *R* und 16 ml ammoniumfreiem Wasser *R* (0,2 ppm).

Calcium, Magnesium: Werden 100 ml Substanz mit 2 ml Ammoniumchlorid-Pufferlösung *p*H 10,0 *R*, 50 mg Eriochromschwarz-T-Verreibung *R* und 0,5 ml Natriumedetat-Lösung (0,01 mol · l^{-1}) versetzt, muß eine reine Blaufärbung entstehen.

Verdampfungsrückstand: 100 ml Substanz werden im Wasserbad eingedampft. Die Masse des im Trockenschrank bei 100 bis 105 °C getrockneten Rückstands darf höchstens 1 mg betragen (0,001 Prozent).

Mikrobielle Verunreinigung:

Keimzahl (2.6.12): Höchstens 10^2 koloniebildende, aerobe Mikroorganismen je Milliliter, bestimmt durch Membranfiltration unter Verwendung von Agarmedium B als Nährboden.

Beschriftung

Die Beschriftung gibt insbesondere, falls zutreffend, an, daß die Substanz für die Herstellung von Dialyselösungen bestimmt ist.

2000, 169

Wasser für Injektionszwecke

Aqua ad iniectabilia

H_2O M_r 18,02

Definition

Wasser für Injektionszwecke ist Wasser, das zur Herstellung von Arzneimitteln zur parenteralen Anwendung bestimmt ist, deren Lösungsmittel Wasser ist (Wasser für Injektionszwecke als Bulk), oder das zum Lösen oder Verdünnen von Substanzen oder Zubereitungen zur parenteralen Anwendung dient (Sterilisiertes Wasser für Injektionszwecke).

Wasser für Injektionszwecke als Bulk

Herstellung

Wasser für Injektionszwecke als Bulk wird aus Wasser, das den von der zuständigen Behörde festgelegten Anforderungen an Trinkwasser entspricht, oder aus Gereinigtem Wasser gewonnen, und zwar durch Destillation in einer Apparatur, bei der die mit dem Wasser in Berührung kommenden Teile aus Neutralglas, Quarz oder geeignetem Metall bestehen. Die Apparatur muß so beschaffen sein, daß ein Mitreißen von Wassertröpfchen vermieden wird. Die sachgemäße Pflege der Apparatur muß gewährleistet sein. Der erste Anteil des Destillats nach Inbetriebnahme wird verworfen. Anschließend wird das Destillat aufgefangen.

Bei Herstellung und Lagerung sind geeignete Maßnahmen zu ergreifen, um die Zahl der gesamten koloniebildenden, aeroben Keime unter wirksame Kontrolle zu bringen. Angemessene Grenzwerte für Alarm und Eingreifen werden aufgestellt, um jede unerwünschte Entwicklung aufzuspüren. Unter normalen Bedingungen gilt als angemessener Grenzwert zum Eingreifen eine Zahl gesamter koloniebildender, aerober Keime (2.6.12) von 10 Mikroorganismen je 100 ml, bestimmt durch Membranfiltration unter Verwendung von Agarmedium B und mindestens 200 ml des zu prüfenden Wassers. Bei aseptisch herzustellenden Präparaten können strengere Grenzwerte für den Alarm notwendig sein.

Die Leitfähigkeit (2.2.38, höchstens 1,1 $\mu S \cdot cm^{-1}$ bei 20 °C) und der Gehalt an gesamtem organischem Kohlenstoff (2.2.44, höchstens 0,5 $mg \cdot l^{-1}$) werden ebenfalls überprüft.

Um eine geeignete Wasserqualität zu garantieren, werden validierte Methoden angewendet. Die elektrische Leitfähigkeit wird kontinuierlich bestimmt und die mikrobiologische Reinheit im Laufe der Herstellung regelmäßig kontrolliert.

Wasser für Injektionszwecke als Bulk wird unter Bedingungen gelagert und abgegeben, die das Wachstum von Mikroorganismen verhindern und jede weitere Kontamination vermeiden.

Eigenschaften

Klare, farblose Flüssigkeit, ohne Geruch und Geschmack.

Prüfung auf Reinheit

Die Substanz muß den in der Monographie **Gereinigtes Wasser (Aqua purificata)** vorgeschriebenen Prüfungen auf Reinheit und zusätzlich folgender Prüfung entsprechen.

Bakterien-Endotoxine (2.6.14): Höchstens 0,25 I.E. Bakterien-Endotoxine je Milliliter.

Sterilisiertes Wasser für Injektionszwecke

Sterilisiertes Wasser für Injektionszwecke ist Wasser für Injektionszwecke als Bulk in geeigneten Behältnissen, die anschließend verschlossen und durch Hitze sterilisiert werden. Dabei sind Bedingungen einzuhalten, die sicherstellen, daß das Wasser der Prüfung „Bakterien-Endotoxine" entspricht. Die Substanz muß frei von Zusatzstoffen sein.

Unter geeigneten visuellen Bedingungen geprüft, muß die Substanz klar und farblos sein.

Jedes Behältnis muß eine ausreichende Menge Substanz enthalten, um die Entnahme des Nennvolumens zu erlauben.

Prüfung auf Reinheit

Die Substanz muß den im Abschnitt „In Behältnissen abgefülltes Gereinigtes Wasser" der Monographie **Gereinigtes Wasser** vorgeschriebenen Prüfungen auf Reinheit entsprechen mit Änderungen in den Prüfungen „Sauer oder alkalisch reagierende Substanzen", „Oxidierbare Substanzen", „Chlorid" (bei Behältnissen mit einem Nennvolumen von höchstens 100 ml) und „Verdampfungsrückstand". Die Substanz muß zusätzlich den Prüfungen „Partikelkontamination", „Sterilität" und „Bakterien-Endotoxine" entsprechen.

Sauer oder alkalisch reagierende Substanzen: 20 ml Substanz werden mit 0,05 ml Phenolrot-Lösung *R* versetzt. Wenn die Lösung gelb gefärbt ist, muß ein Farbumschlag nach Rot durch Zusatz von 0,1 ml Natriumhydroxid-Lösung (0,01 $mol \cdot l^{-1}$) erfolgen. Wenn die Lösung rot gefärbt ist, muß ein Farbumschlag nach Gelb durch Zusatz von 0,15 ml Salzsäure (0,01 $mol \cdot l^{-1}$) erfolgen.

Leitfähigkeit (2.2.38): Bei Behältnissen mit einem Nennvolumen von höchstens 10 ml darf die Leitfähigkeit höchstens 25 $\mu S \cdot cm^{-1}$ betragen. Bei Behältnissen mit einem Nennvolumen über 10 ml darf die Leitfähigkeit höchstens 5 $\mu S \cdot cm^{-1}$ betragen.

Oxidierbare Substanzen: 100 ml Substanz werden mit 10 ml verdünnter Schwefelsäure *R* versetzt und zum Sieden erhitzt. Nach Zusatz von 0,2 ml Kaliumpermanganat-Lösung (0,02 $mol \cdot l^{-1}$) wird 5 min lang zum Sieden erhitzt. Die Lösung muß schwach rosa gefärbt bleiben.

Chlorid (2.4.4): Bei Behältnissen mit einem Nennvolumen von höchstens 100 ml müssen 15 ml Substanz der Grenzprüfung auf Chlorid entsprechen (0,5 ppm). Zur Herstellung der Referenzlösung wird eine Mischung von

1,5 ml Chlorid-Lösung (5 ppm Cl) *R* und 13,5 ml Wasser *R* verwendet. Die Lösungen werden in vertikaler Durchsicht geprüft.

Verdampfungsrückstand: 100 ml Substanz werden im Wasserbad zur Trockne eingedampft. Der Rückstand wird im Trockenschrank bei 100 bis 105 °C getrocknet. Bei Behältnissen mit einem Nennvolumen von höchstens 10 ml darf die Masse des Rückstands höchstens 4 mg betragen (0,004 Prozent). Bei Behältnissen mit einem Nennvolumen über 10 ml darf die Masse des Rückstands höchstens 3 mg betragen (0,003 Prozent).

Partikelkontamination – Nichtsichtbare Partikel (2.9.19): Die Substanz muß in Abhängigkeit von der Größe des Behältnisses der Prüfung A oder der Prüfung B entsprechen.

Sterilität (2.6.1): Die Substanz muß der Prüfung entsprechen.

Bakterien-Endotoxine (2.6.14): Höchstens 0,25 I.E. Bakterien-Endotoxine je Milliliter.

2001, 1582

[^{15}O]Wasser-Injektionslösung

Aquae[^{15}O] solutio iniectabilis

Definition

[^{15}O]Wasser-Injektionslösung ist eine sterile Lösung von [^{15}O]Wasser für diagnostische Zwecke. Die Injektionslösung enthält mindestens 90,0 und höchstens 110,0 Prozent der deklarierten Sauerstoff-15-Radioaktivität zu dem in der Beschriftung angegebenen Zeitpunkt. Mindestens 99 Prozent der Gesamtradioaktivität entsprechen Sauerstoff-15 in Form von Wasser.

Herstellung

Herstellung des Radionuklids

Sauerstoff-15 ist ein radioaktives Isotop von Sauerstoff und kann durch verschiedene nukleare Reaktionen wie Protonenbestrahlung von Stickstoff-15 oder Deuteronenbestrahlung von Stickstoff-14 erzeugt werden.

Radiochemische Synthese

Um molekularen Sauerstoff-15 aus Stickstoffgas als Target zu gewinnen, wird Sauerstoff als Trägergas im allgemeinen in einer Konzentration von 0,2 bis 1,0 Prozent (*V/V*) zugesetzt. [^{15}O]Wasser kann aus [^{15}O]Sauerstoff durch Reaktion mit Wasserstoff in Gegenwart eines geeigneten Katalysators hergestellt werden.

Eine Alternative zur vorstehend beschriebenen Methode ist die Herstellung von [^{15}O]Wasser „in-target", indem Wasserstoff in einer Konzentration von im allgemeinen 2 bis 5 Prozent (*V/V*) zum bestrahlten Target-Gas gegeben wird.

Der im Gasstrom enthaltene Dampf von [^{15}O]Wasser wird entweder direkt oder durch Austausch an einer Dialysemembran in eine sterile Lösung von Natriumchlorid *R* (9 g · l^{-1}) eingeleitet.

Ammoniak ist eine der möglichen chemischen Verunreinigungen in [^{15}O]Wasser. Ammoniak kann bei der katalytischen Umwandlung von Wasserstoff und Stickstoff am Katalysator oder durch Radiolyse bei der Herstellung durch die „in-target-Methode" entstehen. Zudem besteht die Möglichkeit der Verunreinigung durch mit Sauerstoff-15 markierten Stickstoffoxiden. Obwohl alle diese Verunreinigungen durch Adsorption an Kalk oder Aktivkohle aus der Gasphase wirksam abgetrennt werden können, sind sie bei unvollständiger Adsorption möglicherweise in der Injektionslösung vorhanden.

Die verwendeten Herstellungssysteme und ihre Leistung müssen den Anforderungen der Monographie **Radioaktive Arzneimittel (Radiopharmaceutica)** entsprechen.

Vorläufersubstanzen

Das Target-Material muß den Anforderungen der Monographie **Radioaktive Arzneimittel** entsprechen.

Eigenschaften

Klare, farblose Lösung.

Sauerstoff-15 hat eine Halbwertszeit von 2,04 min und emittiert Positronen mit einer maximalen Energie von 1,732 MeV, gefolgt von Vernichtungsgammastrahlung von 0,511 MeV.

Prüfung auf Identität

A. Das Spektrum der Gammastrahlen der Injektionslösung wird, wie in der Monographie **Radioaktive Arzneimittel** beschrieben, mit einem geeigneten Gerät gemessen. Die Gammaphotonen haben eine Energie von 0,511 MeV, und in Abhängigkeit von der Meßgeometrie, kann ein Summenpeak von 1,022 MeV beobachtet werden.

B. Die Injektionslösung muß der Prüfung „Radionukleare Reinheit" (siehe „Prüfung auf Reinheit") entsprechen.

C. Die bei der Prüfung „Radiochemische Reinheit" (siehe „Prüfung auf Reinheit") erhaltenen Chromatogramme werden ausgewertet. Die Retentionszeit des zweiten Peaks im Chromatogramm ist auf die Radioaktivität zurückzuführen, die mit dem Totvolumen eluiert wurde.

Prüfung auf Reinheit

***p*H-Wert** (2.2.3): Der *p*H-Wert der Injektionslösung muß zwischen 5,5 und 8,5 liegen.

Chemische Reinheit:

a) Ammonium (2.4.1): 1 ml Injektionslösung muß der Grenzprüfung auf Ammonium entsprechen (10 ppm).

b) Nitrat: 1 ml Injektionslösung wird mit 49 ml nitratfreiem Wasser *R* verdünnt. 5 ml dieser Lösung werden in ein Reagenzglas gegeben, das in ein Eis-Wasser-Bad getaucht ist. Nacheinander werden 0,4 ml einer Lösung von Kaliumchlorid *R* ($100 g \cdot l^{-1}$), 0,1 ml Diphenylamin-Lösung *R* und tropfenweise unter Umschütteln 5 ml Schwefelsäure *R* zugesetzt. Das Reagenzglas wird in ein Wasserbad von 50 °C getaucht. Nach 15 min langem Erwärmen darf die Lösung nicht stärker blau gefärbt sein als eine Referenzlösung, die gleichzeitig und unter gleichen Bedingungen mit einer Mischung von 4,5 ml nitratfreiem Wasser *R* und 0,5 ml Nitratlösung (2 ppm NO_3) *R* hergestellt wurde (10 ppm).

Die Injektionslösung darf vor Abschluß der Prüfungen a) und b) angewendet werden.

Radionukleare Reinheit: Das Spektrum der Gammastrahlen wird, wie in der Monographie **Radioaktive Arzneimittel** beschrieben, mit einem geeigneten Gerät gemessen. Das Spektrum darf nicht signifikant von dem einer Fluor-18-Referenzlösung abweichen. Fluor-18-Referenzlösungen können von nationalen, autorisierten Laboratorien bezogen werden.

Die Halbwertszeit, die wie in der Monographie **Radioaktive Arzneimittel** beschrieben gemessen wird, liegt zwischen 1,9 und 2,2 min. Mindestens 99 Prozent der Gesamtradioaktivität entsprechen Sauerstoff-15.

Die Injektionslösung darf vor Abschluß der Prüfung angewendet werden.

Radiochemische Reinheit: Die Prüfung erfolgt mit Hilfe der Flüssigchromatographie (2.2.29).

Untersuchungslösung: Die Injektionslösung.

Die Chromatographie kann durchgeführt werden mit

- einer Säule von 0,25 m Länge und 4,0 mm innerem Durchmesser, gepackt mit aminopropylsilyliertem Kieselgel zur Chromatographie *R* (10 µm)
- einer Lösung von Kaliumdihydrogenphosphat *R* ($10 g \cdot l^{-1}$), die mit Phosphorsäure 85 % *R* auf einen *p*H-Wert von 3 eingestellt wurde, als mobile Phase bei einer Durchflußrate von 1 ml je Minute
- einem geeigneten Detektor zur Messung der Radioaktivität
- einer Probenschleife
- einem kalibrierten, internen Detektionssystem zur Bestimmung der Zählausbeute, bestehend aus einer Schleife zwischen Injektor und Säule, wobei die Schleife direkt mit einem Radioaktivitätsdetektor verbunden ist.

Die Säule wird bei einer konstanten Temperatur zwischen 20 und 30 °C gehalten.

Die Untersuchungslösung wird eingespritzt. Die Chromatographie erfolgt über eine Dauer von 10 min. Der erste Peak im Chromatogramm entspricht der eingespritzten Radioaktivität der Untersuchungslösung. Der zweite Peak entspricht dem Gehalt an Radioaktivität als [^{15}O]Wasser. Der Prozentgehalt an [^{15}O]Wasser wird aus den Peakflächen im Chromatogramm der Untersuchungslösung berechnet. Mindestens 99 Prozent der eingespritzten Gesamtradioaktivität müssen Sauerstoff-15 in Form von Wasser entsprechen.

Die Injektionslösung darf vor Abschluß der Prüfung angewendet werden.

Sterilität: Die Injektionslösung muß der Prüfung „Sterilität“ der Monographie **Radioaktive Arzneimittel** entsprechen. Die Injektionslösung darf vor Abschluß der Prüfung angewendet werden.

Bakterien-Endotoxine (2.6.14): Höchstens 175/*V* I.E. Bakterien-Endotoxine je Milliliter Injektionslösung, wobei *V* die empfohlene Maximaldosis ausgedrückt in Millilitern ist. Die Injektionslösung darf vor Abschluß der Prüfung angewendet werden.

Radioaktivität

Die Radioaktivität wird, wie in der Monographie **Radioaktive Arzneimittel** beschrieben, mit einem geeigneten Gerät durch Vergleich mit einer Fluor-18-Referenzlösung oder durch Messung mit einem Gerät, das mit Hilfe einer derartigen Lösung eingestellt wurde, bestimmt.

Lagerung

Entsprechend **Radioaktive Arzneimittel**.

Beschriftung

Entsprechend **Radioaktive Arzneimittel**.

2001, 1498

Asiatisches Wassernabelkraut

Centellae asiaticae herba

Definition

Asiatisches Wassernabelkraut besteht aus den getrockneten, zerkleinerten, oberirdischen Teilen von *Centella asiatica* (L.) Urban. Die Droge enthält mindestens 6,0 Prozent Gesamt-Triterpenderivate, berechnet als Asiaticosid ($C_{48}H_{78}O_{19}$; M_r 959) und bezogen auf die getrocknete Droge.

Eigenschaften

Die Droge weist die unter „Prüfung auf Identität, A und B“ beschriebenen makroskopischen und mikroskopischen Merkmale auf. Die Blätter sind von sehr unterschiedlicher Größe; der Blattstiel ist gewöhnlich 5- bis 10mal, gelegentlich 15mal länger als die Blattspreite, die 10 bis 40 mm lang und 20 bis 40 mm, manchmal bis 70 mm breit ist.

Prüfung auf Identität

A. Die wechselständigen, manchmal in Gruppen an den Knoten auftretenden Blätter sind nierenförmig, kreisförmig oder länglich elliptisch; sie besitzen eine handförmige Nervatur, gewöhnlich mit 7 Blattnerven, und einen gekerbten Rand. Junge Blätter zeigen an der Blattunterseite einige wenige Haare, ältere Blätter sind kahl. Der Blütenstand, so vorhanden, ist eine einfache Dolde, die gewöhnlich aus 3, selten aus 2 oder 4 Blüten besteht; die sehr kleinen, etwa 2 mm großen, 5gliedrigen Blüten besitzen einen unterständigen Fruchtknoten; die Frucht, eine bräunlichgraue, kugelförmige, bis 5 mm lange Trockenfrucht, ist seitlich stark abgeflacht und zeigt 7 bis 9 vorspringende, gekrümmte Rippen.

B. Die Droge wird pulverisiert (355). Das Pulver ist grünlichgrau. Die Prüfung erfolgt unter dem Mikroskop, wobei Chloralhydrat-Lösung *R* verwendet wird. Das Pulver zeigt zahlreiche Bruchstücke der Blattepidermis mit polygonalen Zellen, deren Kutikula unregelmäßig gestreift ist; Spaltöffnungen vom paracytischen Typ (2.8.3) treten auf der Blattunterseite vermehrt auf; Fragmente der Blattstielepidermis mit länglichen Zellen; einreihige, lange, gebogene, einzellige, gelegentlich auch mehrzellige Deckhaare von jungen Blättern; Spiralgefäße; Harzgänge; Calciumoxalat als kleine Prismen oder Drusen mit einem Durchmesser bis zu 40 µm; Bündel schmaler Kammerfasern des Stengels; Bruchstücke der Frucht: Schichten breiter Zellen in parkettförmiger Anordnung, Ringgefäße und Parenchymzellen mit einzelnen oder zusammengesetzten Stärkekörnern.

C. Die Prüfung erfolgt mit Hilfe der Dünnschichtchromatographie (2.2.27) unter Verwendung einer DC-Platte mit Kieselgel G *R*.

Untersuchungslösung: 5,0 g pulverisierte Droge (355) werden mit 50 ml Ethanol 30 % *R* unter Rückflußkühlung zum Sieden erhitzt und zentrifugiert.

Referenzlösung: 5 mg Asiaticosid *R* werden in Methanol *R* zu 10 ml gelöst.

Auf die Platte werden 10 µl jeder Lösung bandförmig aufgetragen. Die Chromatographie erfolgt mit einer Mischung von 11 Volumteilen Essigsäure *R*, 11 Volumteilen Ameisensäure *R*, 27 Volumteilen Wasser *R* und 100 Volumteilen Ethylacetat *R* über eine Laufstrecke von 15 cm. Die Platte wird an der Luft trocknen gelassen, mit Anisaldehyd-Reagenz *R* besprüht, bei 100 bis 105 °C erhitzt und im Tageslicht ausgewertet. Die Chromatogramme von Referenz- und Untersuchungslösung zeigen im unteren Drittel eine grünlichblaue Zone (Asiaticosid). Das Chromatogramm der Untersuchungslösung zeigt zusätzlich unterhalb dieser Zone eine violette Zone (Madecassosid), nahe der Fließmittelfront eine hellblaue Zone (Asiatsäure) und knapp darunter eine rosaviolette Zone (Madecassäure); in der unteren Hälfte, zwischen der Startzone und der Madecassosid-Zone, zeigt das Chromatogramm braune, graue und bräunlichgrüne Zonen und oberhalb der Asiaticosid-Zone weitere bräunlichgelbe oder hellgelbe Zonen.

Prüfung auf Reinheit

Fremde Bestandteile (2.8.2): Höchstens 7 Prozent, davon höchstens 5 Prozent unterirdische Organe und höchstens 2 Prozent andere fremde Bestandteile.

Trocknungsverlust (2.2.32): Höchstens 10,0 Prozent, mit 1,000 g pulverisierter Droge (355) durch 2 h langes Trocknen im Trockenschrank bei 100 bis 105 °C bestimmt.

Asche (2.4.16): Höchstens 12,0 Prozent.

Gehaltsbestimmung

Die Bestimmung erfolgt mit Hilfe der Flüssigchromatographie (2.2.29).

Untersuchungslösung: 5,0 g pulverisierte Droge (355) werden in einer Extraktionshülse aus Cellulose in eine Soxhlet-Apparatur eingebracht. Nach Zusatz von 100 ml Methanol *R* wird 8 h lang erhitzt. Nach dem Abkühlen wird der Auszug mit Methanol *R* zu 100,0 ml verdünnt und durch ein 0,45-µm-Filter filtriert. 2,0 ml Filtrat werden mit Methanol *R* zu 20,0 ml verdünnt.

Referenzlösung: 20,0 mg Asiaticosid *R* werden in Methanol *R*, falls erforderlich mit Hilfe von Ultraschall, zu 20,0 ml gelöst. 2,0 ml Lösung werden mit Methanol *R* zu 100,0 ml verdünnt.

Die Chromatographie kann durchgeführt werden mit
- einer Säule aus rostfreiem Stahl von 0,25 m Länge und 4 mm innerem Durchmesser, gepackt mit octadecylsilyliertem Kieselgel zur Chromatographie *R* (5 µm)
- folgender Mischung der mobilen Phasen A und B bei einer Durchflußrate von 1,0 ml je Minute:
  Mobile Phase A: Acetonitril zur Chromatographie *R*
  Mobile Phase B: 3 ml Phosphorsäure 85 % *R* werden mit Wasser *R* zu 1000 ml verdünnt

Zeit (min)	**Mobile Phase A (% *V/V*)**	**Mobile Phase B (% *V/V*)**
0 – 65	22	78
65 – 66	55	45
66 – 76	95	5
76 – 85	22	78

- einem Spektrometer als Detektor bei einer Wellenlänge von 200 nm.

20 µl jeder Lösung werden eingespritzt.

Der Responsfaktor für Asiaticosid wird nach folgender Gleichung errechnet:

$$R_f = \frac{A_1 \cdot V_1 \cdot 100}{m_1 \cdot HPLC_p}$$

A_1 = Fläche des Asiaticosid-Peaks im Chromatogramm der Referenzlösung

V_1 = Volumen der Referenzlösung in Milliliter

m_1 = Einwaage Asiaticosid in der Referenzlösung in Milligramm

$HPLC_p$ = Gehalt des Asiaticosids *R*.

Der durchschnittliche Responsfaktor für Asiaticosid wird nach folgender Gleichung berechnet:

$$\overline{R_f} = \frac{\sum_{i=1}^{N} R_{fi}}{N}$$

$\sum_{i=1}^{N} R_{fi}$ = Summe der Responsfaktoren von Asiaticosid für die Chromatogramme der Referenzlösung

N = Zahl der Einspritzungen der Referenzlösung (N = mindestens 4)

Der Prozentgehalt an Gesamt-Triterpenderivaten, ausgedrückt als Asiaticosid, errechnet sich nach der Formel

$$\frac{V}{m}\left[\frac{A + (B \cdot 1,017) + (C \cdot 0,526) + (D \cdot 0,509)}{\overline{R}_f}\right]$$

V = Volumen der Untersuchungslösung in Milliliter
m = Masse der Droge in der Untersuchungslösung in Milligramm
A = Peakfläche des Asiaticosids im Chromatogramm der Untersuchungslösung
B = Peakfläche des Madecassosids im Chromatogramm der Untersuchungslösung
C = Peakfläche der Madecasssäure im Chromatogramm der Untersuchungslösung
D = Peakfläche der Asiatsäure im Chromatogramm der Untersuchungslösung
$\overline{R}_f$ = Durchschnittlicher Responsfaktor von Asiaticosid.

Relative Retention, bezogen auf das Lösungsmittel: Madecassosid: etwa 5,8; Asiaticosid: etwa 8,1; Madecasssäure: etwa 17,6; Asiatsäure: etwa 21,7.

Lagerung

Vor Licht geschützt.

Das folgende Chromatogramm dient zur Information.

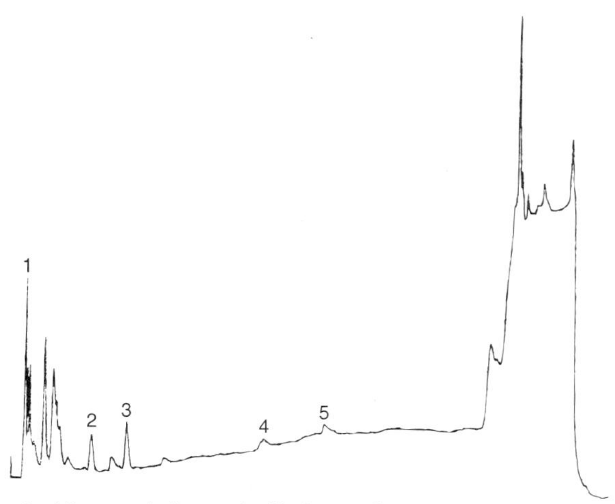

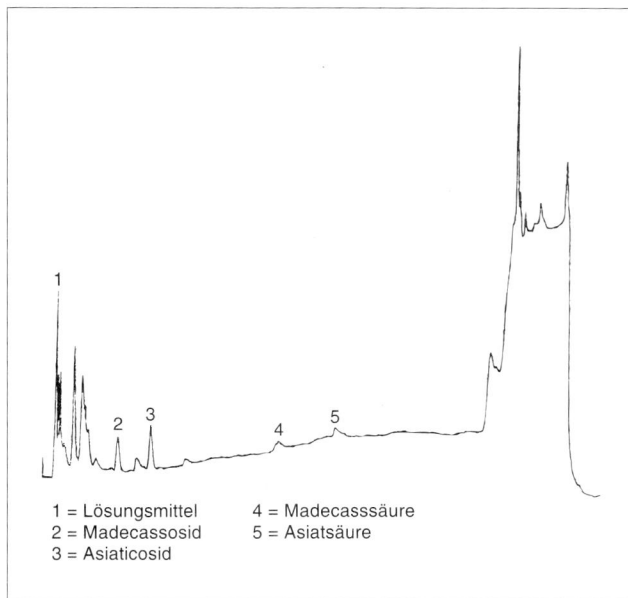

Abb. 1498-1: Chromatogramm von Asiatischem Wassernabelkraut

2001, 395

Wasserstoffperoxid-Lösung 3 %

Hydrogenii peroxidum 3 per centum

Definition

Wasserstoffperoxid-Lösung 3 % enthält mindestens 2,5 und höchstens 3,5 Prozent (*m/m*) H_2O_2 (M_r 34,01). Ein Volumteil Lösung entspricht etwa 10 Volumteilen Sauerstoff. Die Lösung kann einen geeigneten Stabilisator enthalten.

Eigenschaften

Klare, farblose Flüssigkeit.

Prüfung auf Identität

A. Werden 2 ml Substanz mit 0,2 ml verdünnter Schwefelsäure *R* und 0,2 ml Kaliumpermanganat-Lösung (0,02 mol · l^{-1}) versetzt, wird die Lösung innerhalb von 2 min farblos bis schwach rosa.

B. Werden 0,5 ml Substanz mit 1 ml verdünnter Schwefelsäure *R*, 2 ml Ether *R* und 0,1 ml Kaliumchromat-Lösung *R* geschüttelt, färbt sich die Etherschicht blau.

C. Die Substanz entspricht der Gehaltsanforderung an H_2O_2.

Prüfung auf Reinheit

Sauer reagierende Substanzen: 10 ml Substanz werden mit 20 ml Wasser *R* und 0,25 ml Methylrot-Lösung *R* versetzt. Bis zum Farbumschlag müssen mindestens 0,05 ml und darf höchstens 1,0 ml Natriumhydroxid-Lösung (0,1 mol · l^{-1}) verbraucht werden.

Organische Stabilisatoren: 20 ml Substanz werden mit 10 ml Chloroform *R* und 2mal mit je 5 ml Chloroform *R* ausgeschüttelt. Die vereinigten Chloroformauszüge werden im Vakuum bei einer 25 °C nicht übersteigenden Temperatur eingedampft. Der im Exsikkator getrocknete Rückstand darf höchstens 5 mg wiegen (250 ppm).

Nichtflüchtige Substanzen: 10 ml Substanz werden in einem Platintiegel stehengelassen, bis die Gasentwicklung beendet ist. Die Lösung wird im Wasserbad zur Trockne eingedampft. Der bei 100 bis 105 °C getrocknete Rückstand darf höchstens 20 mg wiegen (2 g · l^{-1}).

Gehaltsbestimmung

10,0 g Substanz werden mit Wasser *R* zu 100,0 ml verdünnt. 10,0 ml Lösung werden mit 20 ml verdünnter Schwefelsäure *R* versetzt und mit Kaliumpermanganat-Lösung (0,02 mol · l^{-1}) bis zur Rosafärbung titriert.

1 ml Kaliumpermanganat-Lösung (0,02 mol · l^{-1}) entspricht 1,701 mg H_2O_2 oder 0,56 ml Sauerstoff.

Lagerung

Vor Licht geschützt; wenn die Substanz keinen Stabilisator enthält, unterhalb von 15 °C.

Beschriftung

Wenn die Substanz einen Stabilisator enthält, muß dies in der Beschriftung angegeben sein. Die zuständige Behörde kann verlangen, daß der Name jedes Stabilisators in der Beschriftung angegeben wird.

Hinweis

Die Substanz zersetzt sich bei Berührung mit oxidierbaren, organischen Substanzen, beim Kontakt mit bestimmten Metallen und in alkalischer Lösung.

2001, 1583

Weidenrinde

Salicis cortex

Definition

Weidenrinde besteht aus der ganzen oder geschnittenen, getrockneten Rinde junger Zweige oder aus ganzen, getrockneten Stücken junger Zweige des laufenden Jahrs verschiedener Arten der Gattung *Salix*, einschließlich *S. purpurea* L., *S. daphnoides* Vill. und *S. fragilis* L. Die Droge enthält mindestens 1,5 Prozent Gesamt-Salicylsäure-Derivate, berechnet als Salicin ($C_{13}H_{18}O_7$; M_r 286,3) und bezogen auf die getrocknete Droge.

Eigenschaften

Die Droge hat einen deutlich bitteren Geschmack.

Sie weist die unter „Prüfung auf Identität, A und B" beschriebenen makroskopischen und mikroskopischen Merkmale auf.

Prüfung auf Identität

A. Die Rinde ist 1 bis 2 mm dick und liegt in biegsamen, länglichen, rinnenförmigen oder gebogenen Stücken vor. Die grünlichgelbe bis bräunlichgraue Außenseite ist glatt oder schwach längsgerunzelt. Die Innenseite ist glatt oder fein längsgestreift und je nach Art weiß, blaßgelb oder rötlichbraun. Der Bruch ist in den äußeren Rindenteilen kurz, in den inneren Rindenteilen grobfaserig. Der Durchmesser der jungen Zweige des laufenden Jahrs beträgt höchstens 10 mm. Das Holz ist weiß oder blaßgelb.

B. Die Droge wird pulverisiert (355). Das Pulver ist blaßgelb, grünlichgelb oder hellbraun. Die Prüfung erfolgt unter dem Mikroskop, wobei Chloralhydrat-Lösung *R* verwendet wird. Das Pulver zeigt Bündel schmaler Fasern, bis etwa 600 µm lang, mit stark verdickten Wänden und begleitet von Kristallzellreihen mit Calciumoxalatprismen; Rindenparenchym mit derben, getüpfelten, stark perlschnurartig verdickten Wänden und großen Calciumoxalatdrusen; einreihige Markstrahlen; verdickte, suberinhaltige Korkzellen. Fragmente eines bräunlichen Kollenchyms aus der Knospe können vorhanden sein. Junge Zweige zeigen zusätzlich Fragmente verholzter Fasern und Gefäße aus dem Xylem.

C. Die Prüfung erfolgt mit Hilfe der Dünnschichtchromatographie (2.2.27) unter Verwendung einer DC-Platte mit Kieselgel *R*.

Untersuchungslösung a: 1,0 g pulverisierte Droge (500) wird 10 min lang mit 20 ml Methanol *R* im Wasserbad von etwa 50 °C unter häufigem Schütteln erwärmt. Nach dem Erkalten wird die Mischung filtriert.

Untersuchungslösung b: 5,0 ml Untersuchungslösung a werden mit 1,0 ml einer Lösung von wasserfreiem Natriumcarbonat *R* (50 g · l^{-1}) 10 min lang im Wasserbad von etwa 60 °C erhitzt. Falls erforderlich wird die Mischung nach dem Erkalten filtriert.

Referenzlösung: 2,0 mg Salicin *R* werden in 1,0 ml Methanol *R* gelöst.

Auf die Platte werden 20 µl jeder Lösung bandförmig aufgetragen. Die Chromatographie erfolgt mit einer Mischung von 8 Volumteilen Wasser *R*, 15 Volumteilen Methanol *R* und 77 Volumteilen Ethylacetat *R* über eine Laufstrecke von 15 cm. Die Platte wird an der Luft trocknen gelassen, mit einer Mischung von 5 Volumteilen Schwefelsäure *R* und 95 Volumteilen Methanol *R* besprüht, 5 min lang bei 100 bis 105 °C erhitzt und im Tageslicht ausgewertet. Das Chromatogramm der Referenzlösung zeigt im mittleren Drittel eine rötlichviolette Zone, die dem Salicin entspricht. Im Chromatogramm der Untersuchungslösung a erscheint die Salicin-Zone nur mit schwacher bis mäßiger Intensität. Im Chromatogramm der Untersuchungslösung b ist die Salicin-Zone deutlich intensiver, und oberhalb der Salicin-Zone zeigt sich eine Zone (Salicortin oder 2′-*O*-Acetylsalicortin), möglicherweise noch eine zweite Zone (Tremulacin), beide schwach rötlichviolett. In beiden Chromatogrammen können weitere blaue, gelbe oder braune Zonen vorhanden sein.

Prüfung auf Reinheit

Fremde Bestandteile (2.8.2): Höchstens 3 Prozent Zweigstücke mit einem Durchmesser von mehr als 10 mm und höchstens 2 Prozent andere fremde Bestandteile.

Trocknungsverlust (2.2.32): Höchstens 11 Prozent, mit 1,000 g pulverisierter Droge (355) durch 2 h langes Trocknen im Trockenschrank bei 100 bis 105 °C bestimmt.

Asche (2.4.16): Höchstens 10 Prozent.

Gehaltsbestimmung

Die Bestimmung erfolgt mit Hilfe der Flüssigchromatographie (2.2.29), wobei Resorcin *R* als Interner Standard verwendet wird.

Interner-Standard-Lösung: 50 mg Resorcin *R* werden in 10 ml Methanol *R* gelöst.

Untersuchungslösung: 0,5 g pulverisierte Droge (355) werden 30 min lang mit 50 ml Methanol *R* unter Rückflußkühlung erhitzt. Nach dem Erkalten wird die Mischung filtriert. Der Rückstand wird mit 50 ml Methanol *R* versetzt und der beschriebene Vorgang wiederholt. Die Filtrate werden vereinigt und bei vermindertem Druck zur Trockne eingedampft. Der Rückstand wird mit 5,0 ml Methanol *R* aufgenommen und mit 5,0 ml Natriumhydroxid-Lösung (0,1 mol · l^{-1}) versetzt. Die Mischung wird 1 h lang unter häufigem Schütteln im Wasserbad von etwa 60 °C unter Rückflußkühlung erhitzt, nach dem Abkühlen mit 0,5 ml Salzsäure (1 mol · l^{-1}) versetzt und mit einer Mischung von 50 Volumteilen Methanol *R* und 50 Volumteilen Wasser *R* zu 20,0 ml verdünnt. 10,0 ml dieser Lösung werden mit 1,0 ml Interner-Standard-Lösung versetzt. Anschließend wird durch ein Membranfilter filtriert.

Referenzlösung a: 18,5 mg Salicin *R* werden in 10,0 ml einer Mischung von 20 Volumteilen Wasser *R* und 80 Volumteilen Methanol *R* gelöst. Die Lösung wird mit 1,0 ml Interner-Standard-Lösung versetzt.

Referenzlösung b: 1,0 mg Picein *R* wird in 1,0 ml Referenzlösung a gelöst.

Die Chromatographie kann durchgeführt werden mit

- einer Säule aus rostfreiem Stahl von 0,10 m Länge und 3 oder 4 mm innerem Durchmesser, gepackt mit octadecylsilyliertem Kieselgel zur Chromatographie *R* (3 µm)
- einer Mischung von 1,8 Volumteilen Tetrahydrofuran *R* und 98,2 Volumteilen Wasser *R*, die 0,5 Prozent (*V/V*) Phosphorsäure 85 % *R* enthält, als mobile Phase bei einer Durchflußrate von 1,0 ml je Minute
- einem Spektrometer als Detektor bei einer Wellenlänge von 270 nm
- einer Probenschleife.

10 µl Referenzlösung b werden eingespritzt. Die Bestimmung darf nur ausgewertet werden, wenn die Auflösung zwischen den Peaks von Salicin und Picein und jene zwischen den Peaks von Picein und Resorcin jeweils mindestens 1,5 beträgt.

10 µl Referenzlösung a werden 5mal eingespritzt.

10 µl Untersuchungslösung werden 3mal eingespritzt. Die Chromatographie erfolgt über eine Dauer, die der 4fachen Retentionszeit des Salicin-Peaks entspricht.

Das folgende Chromatogramm dient zur Information.

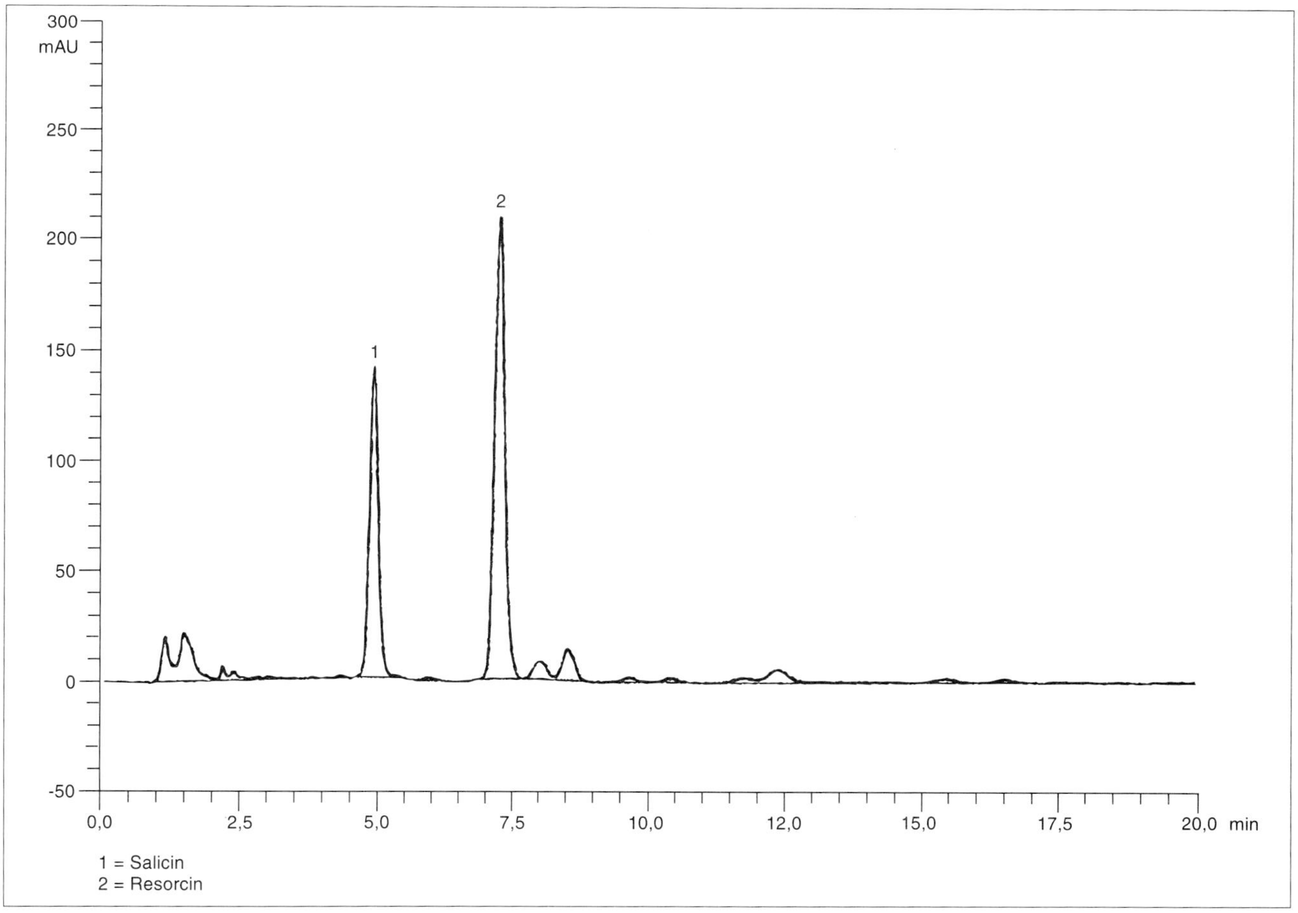

Abb. 1583-1: Typisches Chromatogramm von Salicylsäure-Derivaten aus Weidenrinde mit Resorcin als Interner Standard

W

Monographien

Der Gehalt der Droge an Gesamt-Salicylsäure-Derivaten in Prozent wird als Salicin nach folgender Formel berechnet

$$\frac{S_1 \cdot S_4 \cdot m_2 \cdot p \cdot 2}{S_2 \cdot S_3 \cdot m_1}$$

S_1 = Peakfläche des Salicins im Chromatogramm der Untersuchungslösung

S_2 = Peakfläche des Resorcins im Chromatogramm der Untersuchungslösung

S_3 = Peakfläche des Salicins im Chromatogramm der Referenzlösung a

S_4 = Peakfläche des Resorcins im Chromatogramm der Referenzlösung a

m_1 = Einwaage der Droge in der Untersuchungslösung, in Milligramm

m_2 = Einwaage des Salicins in der Referenzlösung a, in Milligramm

p = Prozentgehalt des Salicins in der Referenzsubstanz.

Lagerung

Gut verschlossen, vor Licht geschützt.

2001, 1432

Weißdornblätter mit Blüten

Crataegi folium cum flore

Definition

Weißdornblätter mit Blüten bestehen aus den ganzen oder geschnittenen, getrockneten, Blüten tragenden Zweigen von *Crataegus monogyna* Jacq. (Lindm.), *C. laevigata* (Poiret) D. C. (*C. oxyacanthoides* Thuill.) oder ihrer Hybride, seltener von anderen europäischen *Crataegus*-Arten wie *C. pentagyna* Waldst. et Kit. ex Willd., *C. nigra* Waldst. et Kit., *C. azarolus* L. Sie enthalten mindestens 1,5 Prozent Flavonoide, berechnet als Hyperosid ($C_{21}H_{20}O_{12}$; M_r 464,4) und bezogen auf die getrocknete Droge.

Eigenschaften

Die Droge weist die unter „Prüfung auf Identität, A und B" beschriebenen makroskopischen und mikroskopischen Merkmale auf.

Prüfung auf Identität

A. Die dunkelbraunen, holzigen, etwa 1 bis 2,5 mm dicken Zweige tragen in wechselständiger Anordnung gestielte Laubblätter mit kleinen, oft abgefallenen Nebenblättern und zahlreiche, in Trugdolden angeordnete, kleine, weiße Blüten. Die Blätter sind mehr oder weniger stark gelappt und am Rand leicht bis kaum gesägt; bei *C. laevigata* sind sie fiederartig gelappt oder gefiedert mit 3, 5 oder 7 stumpfen Lappen, bei *C. monogyna* sind sie fiederschnittig mit 3 oder 5 spitzen Lappen. Die Blattoberseite ist dunkelgrün bis bräunlichgrün, die Unterseite heller graugrün mit einer hervortretenden dichten Netznervatur. Die Blätter von *C. laevigata, C. monogyna* und *C. pentagyna* sind kahl oder zeigen nur vereinzelt Haare, die von *C. azarolus* und *C. nigra* sind dicht behaart.

Die Blüten besitzen einen bräunlichgrünen, röhrenförmigen Kelch aus 5 freien, zurückgebogenen Kelchblättern, eine Blumenkrone aus 5 freien, gelblichweißen bis bräunlichen, rundlichen oder breit eiförmigen, kurz genagelten Kronblättern und zahlreiche Staubblätter. Der mit dem Kelch verwachsene Fruchtknoten trägt 1 bis 5 lange Griffel und enthält ebenso viele Fruchtknotenfächer mit nur je einer fruchtbaren Samenanlage. *C. monogyna* besitzt 1 Fruchtblatt, *C. laevigata* 2 oder 3, *C. azarolus* 2 oder 3, mitunter nur eines und *C. pentagyna* 5 oder selten 4 Fruchtblätter.

B. Die Droge wird pulverisiert (355). Das Pulver ist gelblichgrün. Die Prüfung erfolgt unter dem Mikroskop, wobei Chloralhydrat-Lösung *R* verwendet wird. Das Pulver zeigt einzellige Deckhaare, gewöhnlich mit dicken Wänden und breitem Lumen, fast gerade bis schwach gebogen und an der Basis getüpfelt; Fragmente der Blattepidermis, deren Zellen wellige bis polygonale antikline Wände sowie große, von 4 bis 7 Nebenzellen umgebene Spaltöffnungen vom anomocytischen Typ (2.8.3) zeigen; Parenchymzellen des Mesophylls mit meist 10 bis 20 µm großen Drusen aus Calciumoxalat, zusammen mit Gefäßen, die Gruppen von kleinen prismatischen Einzelkristallen enthalten; Bruchstücke von Kronblättern mit abgerundeten, polygonalen, stark papillösen Epidermiszellen, deren Zellwände derb sind und deren Kutikula deutlich wellig gestreift ist; Fragmente der Antheren, die ein Endothecium mit einem gewölbten und regelmäßig verdickten Rand zeigen; Stengelbruchstücke mit kollenchymatischen Zellen, Hoftüpfelgefäßen und Gruppen von verholzten, englumigen Sklerenchymfasern; zahlreiche kugelige bis elliptische oder dreieckige, bis 45 µm große Pollenkörner mit 3 Keimporen und einer feinkörnigen Exine.

C. Die Prüfung erfolgt mit Hilfe der Dünnschichtchromatographie (2.2.27) unter Verwendung einer DC-Platte mit Kieselgel *R*.

Untersuchungslösung: 1,0 g pulverisierte Droge (355) wird 5 min lang mit 10 ml Methanol *R* im Wasserbad von 65 °C geschüttelt. Die abgekühlte Mischung wird filtriert.

Referenzlösung: 1,0 mg Chlorogensäure *R*, 2,5 mg Hyperosid *R* und 2,5 mg Rutosid *R* werden in 10 ml Methanol *R* gelöst.

Auf die Platte werden 20 µl Untersuchungslösung und 10 µl Referenzlösung bandförmig aufgetragen. Die Chromatographie erfolgt mit einer Mischung von 10 Volumteilen wasserfreier Ameisensäure *R*, 10 Volumteilen Wasser *R*, 30 Volumteilen Ethylmethylketon *R* und 50 Volumteilen Ethylacetat *R* über eine Laufstrecke von 15 cm. Nach dem Trocknen bei 100 bis 105 °C wird die noch warme Platte mit einer Lösung von Diphenylboryloxyethylamin *R* ($10 \text{ g} \cdot \text{l}^{-1}$) in

Methanol *R* und anschließend mit einer Lösung von Macrogol 400 *R* ($50\ g \cdot l^{-1}$) in Methanol *R* besprüht. Die Platte wird etwa 30 min lang trocknen gelassen. Die Auswertung erfolgt im ultravioletten Licht bei 365 nm. Das Chromatogramm der Referenzlösung zeigt im mittleren Drittel eine gelblichbraun fluoreszierende Zone (Rutosid), darüber eine hellblau fluoreszierende (Chlorogensäure) und über dieser eine gelblichbraun fluoreszierende Zone (Hyperosid). Das Chromatogramm der Untersuchungslösung zeigt insbesondere, von unten nach oben: eine gelblichbraun fluoreszierende Zone, etwa in Höhe der Rutosid-Zone im Chromatogramm der Referenzlösung; unmittelbar darüber eine gelblichgrün fluoreszierende Zone (Vitexin-2″-rhamnosid); über dieser eine hellblaue Zone, möglicherweise überlagert von einer gelb fluoreszierenden Zone, etwa in Höhe der Chlorogensäure-Zone im Chromatogramm der Referenzlösung; nach oben folgt eine intensiv gelblichbraun fluoreszierende Zone, etwa in Höhe der Hyperosid-Zone im Chromatogramm der Referenzlösung und unmittelbar darüber eine gelblichbraun fluoreszierende Zone, die oft nicht von der des Hyperosids getrennt ist; unmittelbar darüber eine meist schwach gelblichgrün fluoreszierende Zone (Vitexin) und nahe der Fließmittelfront eine hellblau fluoreszierende Zone. Weitere Zonen mit schwächeren Fluoreszenzen sind vorhanden.

Prüfung auf Reinheit

Fremde Bestandteile (2.8.2): Höchstens 8 Prozent verholzte Zweige mit einem Durchmesser von mehr als 2,5 mm und höchstens 2 Prozent andere fremde Bestandteile.

Trocknungsverlust (2.2.32): Höchstens 10,0 Prozent, mit 1,000 g pulverisierter Droge (355) durch 2 h langes Trocknen im Trockenschrank bei 100 bis 105 °C bestimmt.

Asche (2.4.16): Höchstens 10,0 Prozent.

Gehaltsbestimmung

Stammlösung: 0,400 g pulverisierte Droge (250) und 40 ml Ethanol 60 % *R* werden in einem 200-ml-Kolben 10 min lang unter häufigem Schütteln im Wasserbad von 60 °C erhitzt. Nach dem Erkalten wird durch einen Wattebausch in einen 100-ml-Meßkolben filtriert. Der Wattebausch wird zum Drogenrückstand in den 200-ml-Kolben gegeben, dem 40 ml Ethanol 60 % *R* zugesetzt werden; erneut wird 10 min lang im Wasserbad von 60 °C unter häufigem Schütteln erhitzt. Nach dem Erkalten wird wie zuvor in denselben 100-ml-Meßkolben filtriert. Kolben und Filter werden mit etwas Ethanol 60 % *R* gewaschen. Die Waschflüssigkeit wird in den 100-ml-Meßkolben überführt, dessen Inhalt mit Ethanol 60 % *R* zu 100,0 ml verdünnt und filtriert.

Untersuchungslösung: 5,0 ml Stammlösung werden in einem Rundkolben unter vermindertem Druck zur Trockne eingedampft. Der Rückstand wird mit 8 ml einer Mischung von 10 Volumteilen Methanol *R* und 100 Volumteilen Essigsäure 98 % *R* aufgenommen und in einen 25-ml-Meßkolben überführt. Der Rundkolben wird mit 3 ml einer Mischung von 10 Volumteilen Methanol *R* und 100 Volumteilen Essigsäure 98 % *R* ausgespült und die Spülflüssigkeit dem Meßkolbeninhalt zugesetzt. 10,0 ml einer Lösung, die Borsäure *R* ($25{,}0\ g \cdot l^{-1}$) und Oxalsäure *R* ($20{,}0\ g \cdot l^{-1}$) in wasserfreier Ameisensäure *R* enthält, werden zugesetzt. Die Lösung wird mit wasserfreier Essigsäure *R* zu 25,0 ml verdünnt.

Kompensationsflüssigkeit: 5,0 ml Stammlösung werden in einem Rundkolben unter vermindertem Druck zur Trockne eingedampft. Der Rückstand wird mit 8 ml einer Mischung von 10 Volumteilen Methanol *R* und 100 Volumteilen Essigsäure 98 % *R* aufgenommen und in einen 25-ml-Meßkolben überführt. Der Rundkolben wird mit 3 ml einer Mischung von 10 Volumteilen Methanol *R* und 100 Volumteilen Essigsäure 98 % *R* ausgespült und die Spülflüssigkeit dem Meßkolbeninhalt zugesetzt. 10,0 ml wasserfreie Ameisensäure *R* werden zugesetzt. Die Lösung wird mit wasserfreier Essigsäure *R* zu 25,0 ml verdünnt.

Nach 30 min wird bei 410 nm die Absorption (2.2.25) der Untersuchungslösung gegen die Kompensationsflüssigkeit gemessen.

Der Prozentgehalt an Flavonoiden, berechnet als Hyperosid, errechnet sich nach der Formel

$$\frac{A \cdot 1{,}235}{m}$$

wobei eine spezifische Absorption von $A_{1\,cm}^{1\%} = 405$ zugrunde gelegt wird.

A = gemessene Absorption bei 410 nm
m = Einwaage der Droge in Gramm.

Lagerung

Gut verschlossen, vor Licht geschützt.

1999, 1220

Weißdornfrüchte

Crataegi fructus

Definition

Weißdornfrüchte bestehen aus den getrockneten Scheinfrüchten von *Crataegus monogyna* Jacq. (Lindm.), von *Crataegus laevigata* (Poir.) D.C. (Synonym: *Crataegus oxyacantha* L.), ihren Hybriden oder einem Gemisch dieser Scheinfrüchte. Die Droge enthält mindestens 1,0 Prozent Procyanidine, berechnet als Cyanidinchlorid ($C_{15}H_{11}ClO_6$; M_r 322,7) und bezogen auf die getrocknete Droge.

Eigenschaften

Die Scheinfrüchte schmecken schleimig süß.

Die Droge weist die unter „Prüfung auf Identität, A und B“ beschriebenen makroskopischen und mikroskopischen Merkmale auf.

Prüfung auf Identität

A. Die Scheinfrucht von *Crataegus monogyna* ist eiförmig bis kugelig. Sie ist gewöhnlich 6 bis 10 mm lang, 4 bis 8 mm breit und rötlichbraun bis dunkelrot. Die Oberfläche ist grubig oder seltener netzartig. Das obere Fruchtende ist von den Resten der 5 zurückgeschlagenen Kelchblätter gekrönt, die eine kleine, vertiefte Scheibe mit einem flach angehobenen Rand umgeben. Im Zentrum der Scheibe befinden sich die Reste des Griffels, der an der Basis Büschel steifer, farbloser Haare aufweist. Am unteren Fruchtende befindet sich ein kurzes Stück vom Fruchtstiel, häufiger aber eine kleine, blasse, runde Narbe, die Stielabbruchstelle. Der Blütenboden ist fleischig und umgibt eine gelblichbraune, eiförmige, harte, dickwandige Frucht, die einen länglichen, hellbraunen, glatten und glänzenden Samen enthält.

   Die Scheinfrucht von *Crataegus laevigata* ist bis 13 mm lang. Sie enthält 2 bis 3 Steinfrüchte, die bauchseitig abgeflacht sind und an der Spitze kurze Haare tragen. Häufig befinden sich im Zentrum der scheibenförmigen Vertiefung die Reste zweier Griffel.

B. Die Droge wird pulverisiert (355). Das Pulver ist graurot. Die Prüfung erfolgt unter dem Mikroskop, wobei Chloralhydrat-Lösung *R* verwendet wird. Das Pulver zeigt vom Inneren der Scheibe stammende lange, einzellige, häufig geknickte, spitz zulaufende Deckhaare mit glatten, sehr verdickten und verholzten Wänden; ferner parenchymatöse Fragmente der äußeren Schicht des rot gefärbten Blütenbodens sowie einige Zellen der inneren Schicht mit kleinen Calciumoxalatdrusen; gelegentlich Fragmente mit Gruppen von Steinzellen und Gefäßbündeln gemeinsam mit Zellsträngen, die prismatische Calciumoxalatkristalle enthalten; Perikarpfragmente, bestehend aus großen, dickwandigen, zahlreich getüpfelten Steinzellen, einige davon deutlich sichtbar verzweigt; einige wenige Fragmente der Samenschale mit einer epidermalen Schicht aus hexagonalen, mucilaginösen Zellen, unter der sich eine gelblichbraune Pigmentschicht mit zahlreichen länglichen Prismen aus Calciumoxalat befindet; dünnwandiges Parenchym des Endosperms und der Keimblätter mit Aleuronkörnern und Öltröpfchen.

C. Die Prüfung erfolgt mit Hilfe der Dünnschichtchromatographie (2.2.27) unter Verwendung einer Schicht eines geeigneten Kieselgels.

   Untersuchungslösung: 1,0 g pulverisierte Droge (355) wird 5 min lang unter häufigem Schütteln mit 10 ml Methanol *R* im Wasserbad von 65 °C zum Rückfluß erhitzt. Nach dem Erkalten auf Raumtemperatur wird filtriert und das Filtrat mit Methanol *R* zu 10 ml verdünnt.

   Referenzlösung: 2 mg Chlorogensäure *R*, 2 mg Kaffeesäure *R*, 5 mg Hyperosid *R* und 5 mg Rutosid *R* werden in 20 ml Methanol *R* gelöst.

   Auf die Platte werden 30 µl Untersuchungslösung und 10 µl Referenzlösung bandförmig aufgetragen. Die Chromatographie erfolgt mit einer Mischung von 10 Volumteilen wasserfreier Ameisensäure *R*, 10 Volumteilen Wasser *R*, 30 Volumteilen Ethylmethylketon *R* und 50 Volumteilen Ethylacetat *R* über eine Laufstrecke von 15 cm. Nach dem Trocknen bei 100 bis 105 °C wird die noch warme Platte mit einer Lösung von Diphenylboryloxyethylamin *R* ($10 \text{ g} \cdot \text{l}^{-1}$) in Methanol *R* und anschließend mit einer Lösung von Macrogol 400 *R* ($50 \text{ g} \cdot \text{l}^{-1}$) in Methanol *R* besprüht. Die Platte wird etwa 30 min lang trocknen gelassen und im ultravioletten Licht bei 365 nm ausgewertet. Das Chromatogramm der Referenzlösung zeigt in der unteren Hälfte, nach aufsteigenden R_f-Werten geordnet, die gelblichbraun fluoreszierende Zone des Rutosids, die hellblau fluoreszierende Zone der Chlorogensäure und die gelblichbraun fluoreszierende Zone des Hyperosids. Im oberen Drittel erscheint die hellblau fluoreszierende Zone der Kaffeesäure. Das Chromatogramm der Untersuchungslösung zeigt 3 Zonen, die in bezug auf Lage und Fluoreszenz den Zonen der Chlorogensäure, des Hyperosids und der Kaffeesäure im Chromatogramm der Referenzlösung entsprechen, sowie 3 schwach rötlich fluoreszierende Zonen, von denen eine dem Rutosid im Chromatogramm der Referenzlösung entspricht, während die beiden anderen über der Hyperosidzone liegen. Ober- und unterhalb der Zone der Kaffeesäure erscheinen einige hellblau fluoreszierende Zonen.

Prüfung auf Reinheit

Fremde Bestandteile (2.8.2): Höchstens 2 Prozent und höchstens 5 Prozent verdorbene Scheinfrüchte. Die Droge darf keine Früchte anderer *Crataegus*-Arten (*C. nigra* Waldst. et Kit., *C. pentagyna* Waldst. et Kit. ex Willd. und *C. azarolus* L.) enthalten, die daran zu erkennen sind, daß sie mehr als 3 harte Steinsamen enthalten.

Trocknungsverlust (2.2.32): Höchstens 12,0 Prozent, mit 1,000 g pulverisierter Droge (355) durch 2 h langes Trocknen im Trockenschrank bei 100 bis 105 °C bestimmt.

Asche (2.4.16): Höchstens 5,0 Prozent.

Gehaltsbestimmung

2,50 g pulverisierte Droge (355) werden mit 30 ml Ethanol 70 % *R* versetzt. Die Mischung wird 30 min lang zum Rückfluß erhitzt und anschließend filtriert. Der Rückstand wird mit 10,0 ml Ethanol 70 % *R* gewaschen. Das Filtrat wird mit 15,0 ml Salzsäure *R* 1 und 10,0 ml Wasser *R* versetzt und 80 min lang zum Rückfluß erhitzt. Nach dem Erkaltenlassen wird filtriert, der Rückstand mit Ethanol 70 % *R* bis zur Farblosigkeit des Filtrats gewaschen und das Filtrat mit Ethanol 70 % *R* zu 250,0 ml verdünnt. 50,0 ml Lösung werden in einem Rundkolben auf etwa 3 ml eingeengt und in einen Scheidetrichter überführt. Der Rundkolben wird nacheinander mit 10 und 5 ml Wasser *R* ausgespült und die Waschflüssigkeit in den Scheidetrichter überführt. Die so erhaltene Lösung wird 3mal mit je 15 ml 1-Butanol *R* ausgeschüttelt. Die organischen Phasen werden vereinigt und mit 1-Butanol *R* zu 100,0 ml verdünnt. Die Absorption (2.2.25) der Lösung wird bei 545 nm gemessen.

Der Prozentgehalt an Procyanidinen, berechnet als Cyanidinchlorid, errechnet sich nach der Formel

$$\frac{A \cdot 500}{75 \cdot m}$$

wobei eine spezifische Absorption des Cyanidinchlorids $A_{1\,cm}^{1\%} = 75$ zugrunde gelegt wird.

A = gemessene Absorption bei 545 nm
m = Einwaage der Droge in Gramm.

Lagerung

Gut verschlossen, vor Licht geschützt.

2000, 1480

Natives Weizenkeimöl

Tritici aestivi oleum virginale

Definition

Natives Weizenkeimöl ist das aus den Keimen der Samen von *Triticum aestivum* L. durch Kaltpressung oder mit Hilfe anderer geeigneter mechanischer Verfahren gewonnene fette Öl.

Eigenschaften

Klare, hellgelbe bis goldgelbe Flüssigkeit; praktisch unlöslich in Wasser und Ethanol, mischbar mit Petroläther (Destillationsbereich 40 bis 60 °C).

Die relative Dichte der Substanz beträgt etwa 0,925 und der Brechungsindex etwa 1,475.

Prüfung auf Identität

A. Die Prüfung erfolgt nach „Identifizierung fetter Öle durch Dünnschichtchromatographie" (2.3.2). Das erhaltene Chromatogramm entspricht dem typischen Chromatogramm von Weizenkeimöl.

B. Die Substanz entspricht der Prüfung „Fettsäurenzusammensetzung" (siehe „Prüfung auf Reinheit").

Prüfung auf Reinheit

Säurezahl (2.5.1): Höchstens 20,0, mit 10,0 g Substanz bestimmt.

Peroxidzahl (2.5.5): Höchstens 15,0.

Unverseifbare Anteile (2.5.7): Höchstens 5,0 Prozent, mit 5,0 g Substanz bestimmt.

Fettsäurenzusammensetzung: Die Prüfung erfolgt nach „Prüfung fetter Öle auf fremde Öle durch Gaschromatographie" (2.4.22, Methode C). Die Fettsäurenfraktion des Öls muß folgende Zusammensetzung haben:

- Palmitinsäure: 14,0 bis 19,0 Prozent
- Stearinsäure: höchstens 2,0 Prozent
- Ölsäure: 12,0 bis 23,0 Prozent
- Linolsäure: 52,0 bis 59,0 Prozent
- Linolensäure: 3,0 bis 10,0 Prozent
- Eicosensäure: höchstens 2,0 Prozent.

Brassicasterol (2.4.23): Die Sterolfraktion des Öls darf höchstens 0,3 Prozent Brassicasterol enthalten.

Wasser (2.5.32): Höchstens 0,1 Prozent, mit 5,00 g Substanz nach „Mikrobestimmung von Wasser – Coulometrische Titration" bestimmt. Als Lösungsmittel wird eine Mischung gleicher Volumteile Dichlormethan *R* und Methanol *R* verwendet.

Lagerung

Vor Licht geschützt, in dicht verschlossenen, dem Verbrauch angemessenen, möglichst vollständig gefüllten Behältnissen.

2001, 1379

Raffiniertes Weizenkeimöl

Tritici aestivi oleum raffinatum

Definition

Raffiniertes Weizenkeimöl ist das aus den Keimen der Samen von *Triticum aestivum* L. durch Kaltpressung oder mit Hilfe anderer geeigneter mechanischer Verfahren und anschließende Raffination gewonnene fette Öl.

Ein geeignetes Antioxidans kann zugesetzt sein.

Eigenschaften

Klare, hellgelbe Flüssigkeit; praktisch unlöslich in Wasser und Ethanol, mischbar mit Petroläther (Destillationsbereich 40 bis 60 °C).

Die relative Dichte der Substanz beträgt etwa 0,925 und der Brechungsindex etwa 1,475.

Prüfung auf Identität

A. Die Prüfung erfolgt nach „Identifizierung fetter Öle durch Dünnschichtchromatographie" (2.3.2). Das erhaltene Chromatogramm entspricht dem typischen Chromatogramm für raffiniertes Weizenkeimöl.

B. Die Substanz entspricht der Prüfung „Fettsäurenzusammensetzung" (siehe „Prüfung auf Reinheit").

Prüfung auf Reinheit

Säurezahl (2.5.1): Höchstens 0,5, mit 10,0 g Substanz bestimmt. Raffiniertes Weizenkeimöl zur Herstellung von Parenteralia höchstens 0,3.

Peroxidzahl (2.5.5): Höchstens 10,0. Raffiniertes Weizenkeimöl zur Herstellung von Parenteralia höchstens 5,0.

Unverseifbare Anteile (2.5.7): Höchstens 5,0 Prozent, mit 5,0 g Substanz bestimmt.

Alkalisch reagierende Substanzen (2.4.19): Die Substanz muß der Prüfung „Alkalisch reagierende Substanzen in fetten Ölen" entsprechen.

Fettsäurenzusammensetzung: Die Prüfung erfolgt nach „Prüfung fetter Öle auf fremde Öle durch Gaschromatographie" (2.4.22, Methode C). Die Fettsäurenfraktion des Öls muß folgende Zusammensetzung haben:
- Palmitinsäure: 14,0 bis 19,0 Prozent
- Stearinsäure: höchstens 2,0 Prozent
- Ölsäure: 12,0 bis 23,0 Prozent
- Linolsäure: 52,0 bis 59,0 Prozent
- Linolensäure: 3,0 bis 10,0 Prozent
- Eicosensäure: höchstens 2,0 Prozent.

Brassicasterol (2.4.23): Die Sterolfraktion des Öls darf höchstens 0,3 Prozent Brassicasterol enthalten.

Wasser (2.5.32): Höchstens 0,1 Prozent für Raffiniertes Weizenkeimöl zur Herstellung von Parenteralia, mit 5,00 g Substanz nach der Mikrobestimmung von Wasser bestimmt. Als Lösungsmittel wird eine Mischung gleicher Volumteile Dichlormethan *R* und Methanol *R* verwendet.

Lagerung

Vor Licht geschützt, in dicht verschlossenen, dem Verbrauch angemessenen, möglichst vollständig gefüllten Behältnissen.

Beschriftung

Die Beschriftung gibt insbesondere, falls zutreffend, an
- daß die Substanz zur Herstellung von Parenteralia geeignet ist
- Namen und Konzentration zugesetzter Antioxidantien.

1998, 359

Weizenstärke

Tritici amylum

Definition

Weizenstärke wird aus den Kernfrüchten von *Triticum aestivum* L. (*T. vulgare* Vill.) gewonnen.

Eigenschaften

Sehr feines, weißes Pulver, das beim Reiben zwischen den Fingern knirscht; praktisch unlöslich in kaltem Wasser und in Ethanol. Weizenstärke darf keine Stärkekörner anderer Herkunft enthalten. Allenfalls dürfen Gewebsfragmente der Stammpflanze in geringen Mengen vorhanden sein.

Prüfung auf Identität

A. Die Prüfung erfolgt unter dem Mikroskop unter Verwendung einer Mischung gleicher Volumteile Glycerol *R* und Wasser *R*. Die Droge zeigt große und kleine Körner und sehr selten Körner von mittlerer Größe. Die Großkörner von 10 bis 45 µm Durchmesser sind in der Flächenansicht scheibenförmig oder seltener nierenförmig. Spalt und Schichtungen sind nicht oder kaum sichtbar. Die Körner zeigen manchmal Risse in den Rändern. In der Seitenansicht sind die Körner elliptisch, spindelförmig und an der Längsachse aufgespalten. Die Kleinkörner sind rundlich oder polyedrisch und haben einen Durchmesser von 2 bis 10 µm. Im polarisierten Licht erscheint über dem Spalt ein ausgeprägtes Kreuz.

B. Wird 1 g Droge 1 min lang in 50 ml Wasser *R* zum Sieden erhitzt und anschließend abgekühlt, bildet sich ein trüber, flüssiger Kleister.

C. Wird 1 ml des unter „Prüfung auf Identität, B" erhaltenen Kleisters mit 0,05 ml Iod-Lösung *R* 1 versetzt, entsteht eine tiefblaue Färbung, die beim Erhitzen verschwindet und beim Abkühlen wieder auftritt.

Prüfung auf Reinheit

***p*H-Wert** (2.2.3): 5,0 g Droge werden 60 s lang mit 25,0 ml kohlendioxidfreiem Wasser *R* geschüttelt und anschließend 15 min lang stehengelassen. Der *p*H-Wert der Lösung muß zwischen 5,0 und 8,0 liegen.

Eisen (2.4.9): 1,5 g Droge werden mit 15 ml verdünnter Salzsäure *R* geschüttelt und anschließend abfiltriert. Das Filtrat muß der Grenzprüfung auf Eisen (10 ppm) entsprechen.

Fremde Bestandteile (2.8.2): Die Prüfung erfolgt unter dem Mikroskop unter Verwendung einer Mischung von gleichen Volumteilen Glycerol *R* und Wasser *R*. Höchstens Spuren von Zellwand- und Protoplasmafragmenten dürfen vorhanden sein.

Proteine: Höchstens 0,3 Prozent (entsprechend 0,048 Prozent N_2, Umrechnungsfaktor: 5,7) mit 6,0 g Droge mit Hilfe der Kjeldahl-Bestimmung, Halbmikro-Methode (2.5.9), mit folgender Änderung bestimmt:

Im Kolbenhals haftende Teilchen werden mit 25 ml Schwefelsäure *R* in den Kolben gespült. Das Erhitzen wird so lange fortgesetzt, bis eine klare Lösung vorliegt. 45 ml konzentrierte Natriumhydroxid-Lösung *R* werden zugesetzt.

Oxidierende Substanzen (2.5.30): Die Droge muß der Prüfung entsprechen.

Schwefeldioxid (2.5.29): Höchstens 50 ppm.

Mikrobielle Verunreinigung:
Keimzahl (2.6.12): Höchstens 10^3 koloniebildende, aerobe Bakterien und höchstens 10^2 Pilze je Gramm Droge, durch Auszählen auf Agarplatten bestimmt.

Spezifizierte Mikroorganismen (2.6.13): *Escherichia coli* darf nicht vorhanden sein.

Trocknungsverlust (2.2.32): Höchstens 15,0 Prozent, mit 1,000 g Droge durch 90 min langes Trocknen im Trockenschrank bei 130 °C bestimmt.

Sulfatasche (2.4.14): Höchstens 0,6 Prozent, mit 1,0 g Droge bestimmt.

Lagerung

Gut verschlossen.

1999, 1380

Wermutkraut

Absinthii herba

Definition

Wermutkraut besteht aus den ganzen oder geschnittenen, getrockneten, basalen Laubblättern oder den getrockneten, zur Blütezeit gesammelten, oberen Sproßteilen und Laubblättern oder einer Mischung der angeführten Pflanzenteile von *Artemisia absinthium* L. Die Droge enthält mindestens 2 ml · kg^{-1} ätherisches Öl, bezogen auf die getrocknete Droge.

Eigenschaften

Die Droge weist die unter „Prüfung auf Identität, A und B" beschriebenen makroskopischen und mikroskopischen Merkmale auf.

Prüfung auf Identität

A. Die Laubblätter sind grau bis grünlich und beidseitig dicht behaart. Die unteren Blätter sind langgestielt, die Blattspreiten dreieckig bis eiförmig, 2- bis 3fach fiederschnittig mit rundlichen bis lanzettlichen Abschnitten. Die Stengelblätter sind weniger geteilt, die Blätter an der Sproßspitze lanzettlich. Im blütentragenden Bereich ist der Stengel grünlichgrau und behaart, zeigt gewöhnlich 5 flache Längsrillen, und sein Durchmesser kann 2,5 mm betragen. Die einzeln stehenden Blütenkörbchen sind im Bereich der lanzettlichen bis schwach fiederschnittigen Laubblätter blattachselständig und in Rispenform angeordnet; kugelig bis flach halbkugelig mit einem Durchmesser von 2 bis 4 mm, bestehen sie aus einem grau behaarten Hüllkelch, dessen äußere Blätter linear, dessen innere eiförmig und an der Spitze abgerundet sind und einen breithäutigen Rand besitzen, ferner aus einem dicht mit bis über 1 mm langen Spreuhaaren besetzten Blütenstandboden, aus zahlreichen gelben, zwittrigen, bis 2 mm langen Röhrenblüten und einigen wenigen gelben, weiblichen Randblüten.

B. Die Droge wird pulverisiert (355). Das Pulver ist grünlichgrau. Die Prüfung erfolgt unter dem Mikroskop, wobei Chloralhydrat-Lösung *R* verwendet wird. Das Pulver zeigt folgende Merkmale: zahlreiche T-förmige Deckhaare mit einem kurzen, einreihigen Stiel aus 1 bis 5 kleinen Zellen und quer darüberliegender, sehr langer, beiderseits zugespitzter Endzelle; Bruchstücke der Epidermen mit welligbuchtigen Seitenwänden, Spaltöffnungen vom anomocytischen Typ (2.8.3) sowie Drüsenhaaren mit einem kurzen, 2reihigen, 2zelligen Stiel und 2reihigem, aus 2 bis 4 Zellen bestehenden Köpfchen; Fragmente der Röhren- und Randblüten, einige mit kleinen Drusen aus Calciumoxalat; zahlreiche Spreuhaare mit wenigen kurzen Basalzellen und einer sehr langen, zylindrischen Endzelle, deren Länge etwa 1 bis 1,5 mm beträgt; kugelige Pollenkörner mit 3 Keimporen, einem Durchmesser von etwa 30 µm und einer feinwarzigen Exine; Faserbündel und kleine, in Spiral- oder Ringform verdickte Gefäße sowie größere Gefäße mit Hoftüpfel; Parenchymgewebe vom Stengel mit mäßig verdickten und getüpfelten Wänden.

C. Die Prüfung erfolgt mit Hilfe der Dünnschichtchromatographie (2.2.27) unter Verwendung einer Schicht eines geeigneten Kieselgels.

Untersuchungslösung: 2 g pulverisierte Droge (355) werden in 50 ml siedendes Wasser *R* eingetragen. Unter mehrmaligem Schütteln des Kolbens wird 5 min lang stehengelassen. Nach dem Abkühlen werden 5 ml einer Lösung von Bleiacetat *R* (100 g · l^{-1}) zugegeben. Nach dem Mischen wird filtriert. Kolben und Filterrückstand werden mit 20 ml Wasser *R* gewaschen. Das Filtrat wird mit 50 ml Dichlormethan *R* geschüttelt. Die organische Phase wird abgetrennt, über wasserfreiem Natriumsulfat *R* getrocknet, filtriert und das Filtrat auf dem Wasserbad zur Trockne eingedampft. Der Rückstand wird in 0,5 ml Ethanol 96 % *R* gelöst.

Referenzlösung: 2 mg Methylrot *R* und 2 mg Resorcin *R* werden in 10,0 ml Methanol *R* gelöst.

Auf die Platte werden 10 µl jeder Lösung bandförmig aufgetragen. Die Chromatographie erfolgt mit einer Mischung von 10 Volumteilen Aceton *R*, 10 Volumteilen Essigsäure 98 % *R*, 30 Volumteilen Toluol *R* und 50 Volumteilen Dichlormethan *R* über eine Laufstrecke von 15 cm. Die Platte wird an der Luft trocknen gelassen und mit Acetanhydrid-Schwefelsäure-Lösung *R* besprüht. Die Chromatogramme werden im Tageslicht ausgewertet. Das Chromatogramm der Untersuchungslösung zeigt etwas oberhalb der roten Zone des Methylrots im Chromatogramm der Referenzlösung die blaue Artabsin-Zone. Anschließend wird 5 min lang unter Beobachtung im Tageslicht auf 100 bis 105 °C erhitzt. Das Chromatogramm der Referenzlösung zeigt im mittleren Drittel die rote Methylrot-Zone und darunter die hellrosa Zone des Resorcins. Das Chromatogramm der Untersuchungslösung zeigt bei einem R_f-Wert, der dem der Resorcin-Zone im Chromatogramm der Referenzlösung ähnlich ist, die intensiv rote bis bräunlichrote Zone des Absinthins. Weitere Zonen, jedoch von geringerer Intensität als die der Absinthin-Zone, sind zu erkennen.

Prüfung auf Reinheit

Fremde Bestandteile (2.8.2): Höchstens 5 Prozent Stengelstücke über 4 mm Durchmesser und höchstens 2 Prozent andere fremde Bestandteile.

Bitterwert: Mindestens 10 000. Der Bitterwert wird durch Vergleich mit Chininhydrochlorid bestimmt, dessen Bitterwert mit 200 000 festgesetzt ist. Der Bitterwert ist definiert als der reziproke Wert jener Verdünnung, die gerade noch bitter schmeckt.

Chininhydrochlorid-Stammlösung: 0,100 g Chininhydrochlorid *R* werden in Wasser *R* zu 100,0 ml gelöst. 1,0 ml Lösung wird mit Wasser *R* zu 100,0 ml verdünnt.

Wermutkraut-Auszug: 1,0 g pulverisierte Droge (710) wird mit 1000 ml siedendem Wasser *R* übergossen und 30 min lang unter fortwährendem Rühren im Wasserbad erhitzt. Nach dem Erkalten wird mit Wasser *R* zu 1000 ml verdünnt, die Mischung kräftig geschüttelt und filtriert, wobei die ersten 20 ml des Filtrats verworfen werden.

Eine Reihe von Verdünnungen der Chininhydrochlorid-Stammlösung wird hergestellt, wobei in das erste Reagenzglas 4,2 ml Stammlösung gegeben werden. In den folgenden Reagenzgläsern wird das Volumen der Stammlösung um jeweils 0,2 ml des vorherigen Volumens vermehrt. Mit einem Volumen an Chininhydrochlorid-Stammlösung von 5,8 ml wird die Verdünnungsreihe beendet; der Inhalt jedes Reagenzglases wird mit Wasser *R* zu 10,0 ml verdünnt.

Die niedrigste Konzentration, die noch bitter schmeckt, wird wie folgt ermittelt: 10,0 ml der schwächsten Verdünnung werden in den Mund genommen und 30 s lang in der Gegend des Zungengrundes hin und her bewegt. Wird die Lösung nicht als bitter empfunden, wird sie ausgespuckt und 1 min lang gewartet. Nun wird der Mund mit Wasser *R* ausgespült. Nach 10 min wird der Vorgang mit der nächsten Verdünnung in der Reihenfolge der ansteigenden Konzentrationen wiederholt.

Der Korrekturfaktor k wird wie folgt errechnet:

$$k = \frac{5{,}00}{n}$$

n = Anzahl der Milliliter Chininhydrochlorid-Stammlösung in der Verdünnung der niedrigsten Konzentration, die bitter schmeckt.

$10/k$ ml Wermutkraut-Auszug werden mit Wasser *R* zu 100,0 ml verdünnt. 10,0 ml dieser Lösung müssen bitter schmecken.

Trocknungsverlust (2.2.32): Höchstens 10,0 Prozent, mit 1,000 g pulverisierter Droge (355) durch 2 h langes Trocknen im Trockenschrank bei 100 bis 105 °C bestimmt.

Asche (2.4.16): Höchstens 12,0 Prozent.

Salzsäureunlösliche Asche (2.8.1): Höchstens 1,0 Prozent.

Gehaltsbestimmung

Die Bestimmung erfolgt nach „Gehaltsbestimmung des ätherischen Öls in Drogen" (2.8.12) unter Verwendung von 50,0 g geschnittener Droge, einem 1000-ml-Rundkolben, 500 ml Wasser *R* als Destillationsflüssigkeit und 0,5 ml Xylol *R* als Vorlage. 3 h lang wird mit einer Destillationsgeschwindigkeit von 2 bis 3 ml je Minute destilliert.

Lagerung

Gut verschlossen, vor Licht geschützt.

2001, 134

Wollwachs

Adeps lanae

Definition

Wollwachs ist eine gereinigte, wachsartige, wasserfreie Substanz, welche aus der Wolle des Schafs *(Ovis aries)* gewonnen wird. Die Substanz darf höchstens 200 ppm Butylhydroxytoluol enthalten.

Eigenschaften

Blaßgelbe Substanz von salbenartiger Konsistenz mit charakteristischem Geruch. In geschmolzenem Zustand ist Wollwachs eine klare bis fast klare, gelbe Flüssigkeit; praktisch unlöslich in Wasser, löslich in Ether, schwer löslich in siedendem, wasserfreiem Ethanol. Die Lösung der Substanz in Petroläther opalesziert.

Prüfung auf Identität

A. 0,5 g Substanz werden in einem Reagenzglas in 5 ml Chloroform *R* gelöst. Nach Zusatz von 1 ml Acetanhydrid *R* und 0,1 ml Schwefelsäure *R* entwickelt sich eine grüne Färbung.

B. 50 mg Substanz werden in 5 ml Chloroform *R* gelöst. Nach Zusatz von 5 ml Schwefelsäure *R* und Schütteln entwickelt sich eine rote Färbung, wobei die untere Phase eine intensive, grüne Fluoreszenz zeigt.

Prüfung auf Reinheit

Sauer oder alkalisch reagierende wasserlösliche Substanzen: 5,0 g Substanz werden auf dem Wasserbad geschmolzen und 2 min lang mit 75 ml 90 bis 95 °C heißem Wasser *R* kräftig geschüttelt. Nach dem Erkalten wird durch ein zuvor mit Wasser *R* angefeuchtetes Papierfilter filtriert. 60 ml Filtrat, welches nicht klar sein muß, werden mit 0,25 ml Bromthymolblau-Lösung *R* 1 versetzt. Bis zum Farbumschlag dürfen höchstens 0,2 ml Salzsäure (0,02 mol · l^{-1}) oder 0,15 ml Natriumhydroxid-Lösung (0,02 mol · l^{-1}) verbraucht werden.

Tropfpunkt (2.2.17): 38 bis 44 °C. Zum Füllen des Metallnippels wird die Substanz auf dem Wasserbad geschmolzen und auf etwa 50 °C abgekühlt, in den Nippel gegossen und 24 h lang bei 15 bis 20 °C stehengelassen.

Wasseraufnahmevermögen: Mindestens 20 ml Wasser *R*. 10 g Substanz werden in einer Reibschale mit Anteilen von 0,2 bis 0,5 ml Wasser *R* aus einer Bürette versetzt; nach jeder Zugabe wird kräftig gerührt, um das Wasser *R* einzuarbeiten. Der Sättigungsgrad ist erreicht, wenn sich die Wassertröpfchen nicht mehr in die Masse einarbeiten lassen.

Säurezahl (2.5.1): Höchstens 1,0, mit 5,0 g Substanz, in 25 ml der vorgeschriebenen Lösungsmittelmischung gelöst, bestimmt.

Peroxidzahl (2.5.5): Höchstens 20.

Verseifungszahl (2.5.6): 90 bis 105, mit 2,00 g Substanz durch 4 h langes Erhitzen zum Rückfluß bestimmt.

Wasserlösliche, oxidierbare Substanzen: 10 ml des unter „Sauer oder alkalisch reagierende wasserlösliche Substanzen" erhaltenen Filtrats werden mit 1 ml verdünnter Schwefelsäure *R* und 0,1 ml Kaliumpermanganat-Lösung (0,02 mol · l^{-1}) versetzt. Nach 10 min darf die Lösung nicht vollständig entfärbt sein.

Butylhydroxytoluol: Höchstens 200 ppm. Die Prüfung erfolgt mit Hilfe der Gaschromatographie (2.2.28) unter Verwendung von Methyldecanoat *R* als Interner Standard.

Interner-Standard-Lösung: 0,2 g Methyldecanoat *R* werden in Schwefelkohlenstoff *R* zu 100,0 ml gelöst. 1,0 ml Lösung wird mit Schwefelkohlenstoff *R* zu 10,0 ml verdünnt.

Untersuchungslösung a: 1,0 g Substanz wird in Schwefelkohlenstoff *R* zu 10,0 ml gelöst.

Untersuchungslösung b: 1,0 g Substanz wird in Schwefelkohlenstoff *R* gelöst. Die Lösung wird mit 1,0 ml Interner-Standard-Lösung versetzt und mit Schwefelkohlenstoff *R* zu 10,0 ml verdünnt.

Referenzlösung: 0,2 g Butylhydroxytoluol *R* werden in Schwefelkohlenstoff *R* zu 100,0 ml gelöst. 1,0 ml Lösung wird mit Schwefelkohlenstoff *R* zu 10,0 ml verdünnt. 1,0 ml dieser Lösung wird mit 1,0 ml Interner-Standard-Lösung versetzt und mit Schwefelkohlenstoff *R* zu 10,0 ml verdünnt.

Die Chromatographie kann durchgeführt werden mit
- einer Säule von 1,5 m Länge und 4 mm innerem Durchmesser, gepackt mit silanisiertem Kieselgur zur Gaschromatographie *R*, imprägniert mit 10 Prozent (*m/m*) Polydimethylsiloxan *R*; der Säule vorgeschaltet ist eine mit silanisierter Glaswolle gefüllte Säule
- Stickstoff zur Chromatographie *R* als Trägergas bei einer Durchflußrate von 40 ml je Minute
- einem Flammenionisationsdetektor.

Die Temperatur der Säule wird bei 150 °C, die des Probeneinlasses bei 180 °C und die des Detektors bei 300 °C gehalten.

Die gewählten Volumen der Untersuchungslösungen a und b sowie der Referenzlösung werden eingespritzt.

Paraffine:
Hahn und Wattepfropfen müssen fettfrei sein. Eine Säule mit wasserfreiem Aluminiumoxid *R* von 0,23 m Länge und 20 mm innerem Durchmesser wird hergestellt, indem in eine Glasröhre mit Hahn, die Petroläther *R* 1 enthält, eine Paste aus wasserfreiem Aluminiumoxid *R* (das zuvor durch 3 h langes Erhitzen im Trockenschrank bei 600 °C getrocknet wird) mit Petroläther *R* 1 eingefüllt wird. Die Mischung wird so lange stehengelassen, bis die überstehende Flüssigkeit auf der Säule etwa 40 mm hoch ist. 3,0 g Substanz werden in 50 ml warmem Petroläther *R* 1 gelöst. Die Lösung wird abgekühlt und mit einer Abtropfgeschwindigkeit von 3 ml je Minute durch die Säule fließen gelassen. Die Säule wird mit 250 ml Petroläther *R* 1 gewaschen. Eluat und Waschflüssigkeit werden vereint, durch Destillation auf ein kleines Volumen eingeengt und auf dem Wasserbad zur Trockne eingedampft. Der Rückstand wird in Perioden von je 10 min bei 105 °C erhitzt, bis die Massendifferenz zweier aufeinanderfolgender Wägungen höchstens 1 mg beträgt. Der Rückstand darf höchstens 30 mg betragen (1,0 Prozent).

Pestizid-Rückstände: Höchstens 0,05 ppm für jedes Organochlor-Pestizid, höchstens 0,5 ppm für jedes andere Pestizid und höchstens 1 ppm für die Summe aller Pestizide.

Vor der Verwendung werden alle Glasapparaturen gründlich mit einem phosphatfreien Detergens wie folgt gereinigt: Die Glasapparaturen werden 24 h lang in eine 5prozentige Lösung des Detergens in entmineralisiertem Wasser gelegt. Anschließend wird mit reichlich Aceton und Hexan zur Pestizid-Bestimmung gründlich gespült, um alle Detergens-Reste zu entfernen. Glasapparaturen zur Pestizid-Bestimmung dürfen nicht für andere Zwecke gebraucht werden. Sie müssen frei sein von chlorierten Lösungsmitteln, Kunststoffen und Gummi, insbesondere Weichmachern auf Phthalat-Basis, von sauerstoffhaltigen Bestandteilen sowie stickstoffhaltigen Lösungsmitteln wie Acetonitril. Hexan, Toluol und Aceton zur Pestizid-Bestimmung sowie Ethylacetat, Cyclohexan und Wasser in HPLC-Qualität müssen verwendet werden.

Die Prüfung besteht aus einer Isolierung der Pestizid-Rückstände durch Ausschlußchromatographie, gefolgt von einer Festphasen-Extraktion und einer Identifizierung mit Hilfe der Gaschromatographie, gekoppelt mit einem Elektroneneinfang-Detektor (ECD, electron capture detector) oder einem thermoionischen Detektor.

Isolierung der Pestizid-Rückstände: Zur Kalibrierung der Gelpermeationssäule wird als Detektor ein UV-Vis-Spektrometer bei einer Wellenlänge von 254 nm verwendet.

Die Kalibrierung ist bei der Gelpermeationschromatographie ausgesprochen wichtig, um sicherzustellen, daß Druck, Durchflußrate und Zusammensetzung der mobilen Phase sowie Temperatur und Beschaffenheit der Säule konstant bleiben. Die Säule wird in regelmäßigen Abständen mit einer Kalibrier-Mischung, die wie folgt hergestellt wird, kalibriert: In einen 1000-ml-Meßkolben werden 50,00 g Maisöl *R*, 2,00 g Diethylhexylphthalat *R*, 0,20 g Methoxychlor *R*, 50,0 mg Perylen *R*, 50,0 mg Naphthalin *R* und 80,0 mg Schwefel *R* gegeben. Die Mischung wird mit einer Mischung gleicher Volumteile Cyclohexan *R* und Ethylacetat *R* zu 1000,0 ml verdünnt.

Um die Säule zu kalibrieren, wird die Durchflußrate der mobilen Phase, bestehend aus einer Mischung gleicher Volumteile Cyclohexan *R* und Ethylacetat *R*, auf 5 ml je Minute eingestellt. 5 ml Kalibrier-Mischung werden eingespritzt und das Chromatogramm wird aufgezeichnet. Die Retentionszeiten der zu bestimmenden Substanzen dürfen bei den verschiedenen Kalibrier-Durchgängen um höchstens ± 5 Prozent voneinander abweichen. Wenn die Retentionszeiten um mehr als ± 5 Prozent voneinander abweichen, werden Korrektur-Maßnahmen ergriffen. Übergroße Abweichungen können verursacht werden durch:
- Temperatur-Schwankungen im Laboratorium
- Luft in der Pumpe; dieser Fehler kann durch Messen der Durchflußrate erkannt werden: 25 ml Säulen-Eluat werden in einem Meßkolben aufgefangen und die Dauer wird aufgezeichnet (300 ± 5 s)
- ein Leck im System.

W

Monographien

Änderungen beim Druck, bei der Durchflußrate der mobilen Phase, der Temperatur der Säule oder eine Kontamination der Säule können Einfluß auf die Retentionszeiten der Pestizide haben und müssen daher überwacht werden. Wenn die Durchflußrate oder der Druck der Säule außerhalb des vorgesehenen Bereichs liegt, muß die Vorsäule oder die Säule ersetzt werden.

Untersuchungslösung: 1 g Substanz, genau gewogen, wird in einem Meßkolben in einer Mischung von 1 Volumteil Ethylacetat *R* und 7 Volumteilen Cyclohexan *R* gelöst. Nach Zusatz von 1 ml Isodrin *R* oder Ditalimphos *R* als Interner Standard (2 ppm) wird die Lösung zu 20 ml verdünnt.

Durch die Interner-Standard-Lösungen kann überprüft werden, ob die Wiederfindungsraten der zu bestimmenden Substanzen nach den Reinigungsschritten durch Gelpermeationschromatographie (GPC), Eindampfen und Festphasen-Extraktion ausreichend hoch sind. Die Wiederfindungsraten der Interner-Standard-Lösungen aus dem Wollwachs werden bestimmt durch Vergleich der Peakflächen im Chromatogramm der Wollwachs-Extrakte mit den Peakflächen im Chromatogramm der Interner-Standard-Lösungen.

Die Chromatographie kann durchgeführt werden mit

- einer Vorsäule von 0,075 m Länge und 21,2 mm innerem Durchmesser und einer Gelpermeationshauptsäule von 0,3 m Länge und 21,2 mm innerem Durchmesser, beide gepackt mit Styrol-Divinylbenzol-Copolymer *R* (5 µm)
- einer Mischung von 1 Volumteil Ethylacetat *R* und 7 Volumteilen Cyclohexan *R* als mobile Phase bei einer Durchflußrate von 5 ml je Minute
- einem Spektrometer als Detektor bei einer Wellenlänge von 254 nm.

5 ml Untersuchungslösung werden eingespritzt. Die ersten 95 ml Eluat (19 min), welche die Substanz enthalten, werden verworfen. Die weiteren 155 ml Eluat (31 min), welche die Pestizid-Rückstände enthalten, werden in einer Kristallisierschale aufgefangen. Die Schale wird in eine automatische Eindampfvorrichtung gestellt, wobei die Temperatur des Wasserbads bei 45 °C und der Stickstoffdruck bei 55 kPa gehalten wird. Das Eluat wird auf 0,5 ml eingeengt.

Um die vorbehandelten Festphasen-Extraktionskartuschen vorzubereiten, wird Magnesiumsilicat zur Pestizid-Rückstandsanalyse *R* in einem Muffelofen von 700 °C 4 h lang erhitzt, um Feuchtigkeit und polychlorierte Biphenyle zu entfernen. Nach 2 h wird das Magnesiumsilicat direkt in einen Trockenschrank von 100 bis 105 °C überführt und 30 min lang erkalten gelassen. Anschließend wird das Magnesiumsilicat in ein Glasgefäß mit Stopfen überführt und 48 h lang äquilibrieren gelassen. Das so behandelte Magnesiumsilicat kann 2 Wochen lang verwendet werden, nach dieser Zeit muß es durch 2 h langes Erhitzen im Muffelofen von 600 °C reaktiviert werden. Es wird aus dem Muffelofen genommen, erkalten gelassen und in einem Glasgefäß mit Stopfen aufbewahrt. Unmittelbar vor Gebrauch wird das Magnesiumsilicat zur Desaktivierung mit 1 Prozent Wasser *R* versetzt und 15 min lang mit Unterbrechungen geschüttelt. Desaktiviertes Magnesiumsilicat darf 1 Woche lang verwendet werden.

Nur desaktiviertes Magnesiumsilicat darf verwendet werden.

1 g desaktiviertes Magnesiumsilicat wird in eine leere 6-ml-Festphasen-Extraktionskartusche eingewogen.

In diesem Stadium enthält die GPC-Fraktion noch etwa 10 Prozent Wollwachs, eine weitere Aufreinigung ist also notwendig. 2 verschiedene Isolierungsverfahren werden für a) Organochlor- und synthetische Pyrethroid-Pestizide beziehungsweise für b) Organophosphor-Pestizide angewendet. Eine der vorbehandelten Extraktionskartuschen mit 1 g Magnesiumsilicat zur Pestizid-Rückstandsanalyse *R* (desaktiviert) wird auf eine evakuierbare Auffangapparatur aufgesetzt.

Die Kartusche wird vorbehandelt, indem 10 ml Toluol *R* darauf gegeben und eluiert werden. Die 0,5 ml der GPC-Fraktion aus der Kristallisierschale werden auf die vorbehandelte Kartusche gegeben. Die Pestizid-Fraktionen werden von den Kartuschen mit 20 ml einer der folgenden mobilen Phasen eluiert:

a) Toluol *R*, um Organochlor- und synthetische Pyrethroid-Pestizide zu bestimmen. Eine sehr kleine Menge Wollwachs-Bestandteile wird miteluiert.

b) eine Mischung von 2 Volumteilen Aceton *R* und 98 Volumteilen Toluol *R*, um Organophosphor-Pestizide zu bestimmen. Diese Mischung wird zur Trennung aller Pestizide, einschließlich der polareren Organophosphor-Pestizide, verwendet. Leider wird ein gewisser Anteil an Wollwachs-Bestandteilen miteluiert. Dieser kann das ECD-Signal verfälschen.

Das Eluat wird jeweils in 25-ml-Glasfläschchen aufgefangen und anschließend quantitativ in eine Kristallisierschale überführt, wobei das Glasfläschchen 3mal mit je 10 ml Hexan *R* gespült wird.

Die Schale wird in eine automatische Eindampfvorrichtung gestellt und die Festphasen-Extraktions-Fraktionen werden auf je 0,5 ml eingeengt. Die Temperatur des Wasserbads wird bei 45 °C und der Stickstoffdruck bei 55 kPa gehalten.

Die Rückstände werden mit Hilfe der Gaschromatographie unter Verwendung eines ECD und eines thermoionischen Detektors wie nachstehend beschrieben geprüft.

Wiederfindung: Der Korrekturfaktor für die Wiederfindung R_{cf} des Internen Standards (Ditalimphos *R* oder Isodrin *R*), der der Untersuchungslösung zugesetzt wurde, wird nach folgender Formel berechnet:

$$\frac{\text{Peakfläche des Internen Standards, aus der Untersuchungslösung extrahiert}}{\text{Peakfläche des Internen Standards in Lösung (1 ppm)}} \cdot 100$$

5 ml Untersuchungslösung, die in 20 ml 1 ml Interner-Standard-Lösung (2 ppm) enthält, auf 0,5 ml eingeengt, müssen 1 ppm Internem Standard in Lösung entsprechen.

Die Prüfung darf nur ausgewertet werden, wenn die Wiederfindung zwischen 70 und 110 Prozent beträgt.

Referenzlösungen: Die Pestizid-Referenzlösungen werden in einer Konzentration von 0,5 ppm (siehe Tab. 134-1, Zusammensetzung der Referenzlösungen A bis F) aus zertifizierten Pestizid-Referenzlösungen hergestellt. Zertifizierte Pestizid-Referenzlösungen sind im Handel erhältlich und müssen eine Konzentration von 10 ppm haben.

Tab. 134-1: Zusammensetzung der Referenzlösungen

Referenzlösung A (0,5 ppm oder 0,5 mg · l⁻¹) (Organochlor- und synthetische Pyrethroid-Pestizide)	**Referenzlösung B (0,5 ppm oder 0,5 mg · l⁻¹) (Organochlor- und synthetische Pyrethroid-Pestizide)**
Cyhalothrin *R* Cypermethrin *R* *o,p'*-DDE *R* *p,p'*-DDE *R* *p,p'*-DDT *R* Deltamethrin *R* Endrin *R* Heptachlor *R* Heptachlorepoxid *R* Hexachlorbenzol *R* Lindan *R* Tecnazen *R*	Aldrin *R* *o,p'*-DDT *R* *o,p'*-DDD *R* *p,p'*-DDD *R* Dieldrin *R* α-Endosulfan *R* β-Endosulfan *R* Fenvalerat *R* α-Hexachlorcyclohexan *R* β-Hexachlorcyclohexan *R* δ-Hexachlorcyclohexan *R* Methoxychlor *R* Permethrin *R*
Referenzlösung C (0,5 ppm oder 0,5 mg · l⁻¹) (Organophosphor-Pestizide)	**Referenzlösung D (0,5 ppm oder 0,5 mg · l⁻¹) (Organophosphor-Pestizide)**
Bromophos-ethyl *R* Carbophenothion *R* Chlorfenvinphos *R* Diazinon *R* Dichlofenthion *R* Ethion *R* Fenchlorphos *R* Malathion *R* Propetamphos *R*	Bromophos *R* Chlorpyriphos *R* Chlorpyriphos-methyl *R* Coumaphos *R* Phosalon *R* Pirimiphos-ethyl *R* Tetrachlorvinphos *R*
Referenzlösung E (2 ppm oder 2,0 mg · l⁻¹) (Organochlor-Pestizide)	**Referenzlösung F (2 ppm oder 2,0 mg · l⁻¹) (Organochlor-Pestizide)**
Chlordan *R*	Toxaphen *R*
Referenzlösung G (Kalibriermischung für ECD)	**Referenzlösung H (Kalibriermischung für thermoionischen Detektor)**
Aldrin *R* (0,01 mg · l⁻¹) Cypermethrin *R* (0,1 mg · l⁻¹) *o,p'*-DDD *R* (0,01 mg · l⁻¹) Deltamethrin *R* (0,1 mg · l⁻¹) Endrin *R* (0,01 mg · l⁻¹) β-Hexachlorcyclohexan *R* (0,01 mg · l⁻¹)	Chlorfenvinphos *R* (0,05 mg · l⁻¹) Diazinon *R* (0,05 mg · l⁻¹) Ethion *R* (0,05 mg · l⁻¹) Fenchlorphos *R* (0,05 mg · l⁻¹) Propetamphos *R* (0,05 mg · l⁻¹)
Referenzlösung I (Interner Standard für Organophosphor-Pestizide)	**Referenzlösung J (Interner Standard für Organochlor-Pestizide)**
Ditalimphos *R* (2 ppm oder 2,0 mg · l⁻¹) Ditalimphos *R* (1 ppm oder 1,0 mg · l⁻¹)	Isodrin *R* (2 ppm oder 2,0 mg · l⁻¹) Isodrin *R* (1 ppm oder 1,0 mg · l⁻¹)

Gleichzeitig werden Pestizid-Lösungen hergestellt, deren Konzentration der Nachweisgrenze der Methode entspricht (siehe empfohlene Zusammensetzungen, Tab. 134-1). Diese Referenzlösungen müssen verwendet werden, um die Funktion des ECD und des thermoionischen Detektors zu optimieren. So können die Nachweisgrenzen der Methode erreicht werden (Referenzlösungen G und H).

Um die Referenzlösungen mit den verschiedenen Konzentrationen herzustellen, werden eine kalibrierte Pipette und Meßkolben verwendet. Um die Referenzlösungen I und J herzustellen, werden eine Waage mit einer Genauigkeit von 4 Dezimalstellen, eine Pipette und Meßkolben verwendet.

Identifizierung und Quantifizierung der Pestizid-Rückstände: Um die Pestizid-Rückstände zu identifizieren, werden die erhaltenen Chromatogramme mit den Chromatogrammen der Referenzlösungen A bis F verglichen.

Die Identität der Pestizide kann bestätigt werden durch Analyse einer Probe, der das jeweilige Pestizid zugesetzt wurde, oder indem die Chromatogramme mit Hilfe eines Integrationsprogramms des Computers übereinandergelegt werden. Die Interpretation von Spurenanalysen von Pestizid-Rückständen ist ausgesprochen komplex. Die Detektoren, insbesondere der ECD, können leicht beeinträchtigt werden, sowohl vom zu untersuchenden Wollwachs als auch von den zur Extraktion verwendeten Lösungsmitteln, Reagenzien und Apparaturen. Solche Peaks können leicht falsch interpretiert werden oder zu falsch positiven Ergebnissen führen. Die Anwesenheit von Pestiziden kann bestätigt werden, indem Proben und Referenzlösungen mit verschiedenen Kapillarsäulen geprüft werden (siehe die unten beschriebenen Chromatographiesysteme A und B). Die Peaks können mit Hilfe der Tab. 134-2 identifiziert werden.

Die Kenntnis der verschiedenen Signale, welche die Pestizide mit den beiden Detektoren zeigen, ist zur Identifizierung unbekannter Peaks nützlich.

Nachdem die Pestizide identifiziert wurden, wird der Gehalt jedes einzelnen mit Hilfe folgender Formel errechnet:

$$C_p = \frac{P_p \cdot D \cdot C_e}{P_e} \cdot \frac{100}{R_{cf}}$$

C_p = Konzentration des identifizierten Pestizids (ppm)

P_p = Peakfläche des einzelnen Pestizids im Chromatogramm der erhaltenen Probe

C_e = Konzentration des einzelnen Pestizids im Externen Standard (ppm)

P_e = Peakfläche des einzelnen Pestizids im Externen Standard

D = Verdünnungsfaktor

R_{cf} = Korrekturfaktor für die Wiederfindung.

Der Verdünnungsfaktor *D* wird wie folgt definiert:

$$\frac{\text{Volumen der Probe nach dem zweiten Eindampfen}}{\text{Einwaage der Probe} \cdot \dfrac{\text{GPC-Einspritzvolumen}}{\text{Volumen des Meßkolbens mit der Probe}}}$$

Die Chromatographie kann unter Verwendung des Chromatographiesystems A durchgeführt werden mit:

- einer Vorsäule aus desaktiviertem Quarzglas von 4,5 m Länge und 0,53 mm innerem Durchmesser und einer Kapillarsäule aus Quarzglas von 60 m Länge und 0,25 mm innerem Durchmesser, belegt mit Poly(dimethyl)(diphenyl)siloxan *R* (Filmdicke 0,25 µm)
- Helium zur Chromatographie *R* als Trägergas bei einer linearen Durchflußgeschwindigkeit von 25 cm je Sekunde und einem Druck von 180 kPa

	Zeit (min)	Temperatur (°C)	Rate (°C · min^{-1})	Erläuterungen
Säule	0 – 1	75		isothermisch
	1 – 5	75 → 175	25	linearer Gradient
	5 – 30	175 → 275	4	linearer Gradient
	30 – 40	275 → 285	1	linearer Gradient
	40 – 55	285		isothermisch
Probeneinlaß		300		
Detektor		350		

– einem ECD oder einem spezifischen thermoionischen Detektor.

2 µl jeder Lösung werden eingespritzt.

Die Analyse zur Bestätigung kann unter Verwendung des Chromatographiesystems B durchgeführt werden mit:

– einer Vorsäule aus desaktiviertem Quarzglas von 4,5 m Länge und 0,53 mm innerem Durchmesser und einer Kapillarsäule aus Quarzglas von 60 m Länge und 0,25 mm innerem Durchmesser, belegt mit Poly[cyanopropyl(7)phenyl(7)methyl(86)]siloxan *R* (Filmdicke 0,25 µm)
– Helium zur Chromatographie *R* als Trägergas bei einer linearen Durchflußgeschwindigkeit von 25 cm je Sekunde und einem Druck von 180 kPa

	Zeit (min)	Temperatur (°C)	Rate (°C · min^{-1})	Erläuterungen
Säule	0 – 1	75		isothermisch
	1 – 5	75 → 175	25	linearer Gradient
	5 – 30	175 → 275	4	linearer Gradient
	30 – 40	275 → 285	1	linearer Gradient
	40 – 55	285		isothermisch
Probeneinlaß		300		
Detektor		350		

– einem ECD oder einem spezifischen thermoionischen Detektor.

2 µl jeder Lösung werden eingespritzt.

Tab. 134-2: Elutions-Reihenfolge der Pestizide mit den Chromatographiesystemen A und B

Chromatographiesystem A	Chromatographiesystem B
Tecnazen	Tecnazen
α-Hexachlorcyclohexan	Hexachlorbenzol
Hexachlorbenzol	α-Hexachlorcyclohexan
β-Hexachlorcyclohexan	Diazinon
Lindan	Lindan
Propetamphos	Propetamphos
δ-Hexachlorcyclohexan	Heptachlor
Diazinon	Dichlofenthion
Dichlofenthion	Aldrin
Chlorpyriphos-methyl	Chlorpyriphos-methyl
Heptachlor	Fenchlorphos
Fenchlorphos	β-Hexachlorcyclohexan
Aldrin	δ-Hexachlorcyclohexan
Malathion	Pirimiphos-ethyl
Chlorpyriphos-ethyl	Chlorpyriphos-ethyl
Bromophos	Bromophos
Pirimiphos-ethyl	Malathion
Heptachlorepoxid	Heptachlorepoxid
Chlorfenvinphos (*E*)	*o,p′*-DDE
Chlorfenvinphos (*Z*)	Chlorfenvinphos (*E*)
Bromophos-ethyl	α-Endosulfan
o,p′-DDE	Chlorfenvinphos (*Z*)
α-Endosulfan	Bromophos-ethyl
Tetrachlorvinphos	*p,p′*-DDE
Dieldrin	Dieldrin
p,p′-DDE	Tetrachlorvinphos
o,p′-DDT	*o,p′*-DDT
Endrin	Endrin
β-Endosulfan	*o,p′*-DDD
o,p′-DDD	*p,p′*-DDD
p,p′-DDD	β-Endosulfan
Ethion	Ethion
Carbophenothion	*p,p′*-DDT
p,p′-DDT	Carbophenothion
Methoxychlor	Methoxychlor
Phosalon	Cyhalothrin
Cyhalothrin (2 Isomere)	*cis*-Permethrin
cis-Permethrin	Phosalon
trans-Permethrin	*trans*-Permethrin
Coumaphos	Cypermethrin (4 Isomere)
Cypermethrin (4 Isomere)	Coumaphos
Fenvalerat (2 Isomere)	Fenvalerat (2 Isomere)
Deltamethrin	Deltamethrin

Chlorid: 1,0 g Substanz wird in einem Rundkolben, versehen mit einem Rückflußkühler, 5 min lang mit 20 ml Ethanol 90 % *R* zum Rückfluß erhitzt. Nach dem Abkühlen wird die Mischung mit 40 ml Wasser *R* und 0,5 ml Salpetersäure *R* versetzt und filtriert. Das Filtrat wird mit 0,15 ml einer Lösung von Silbernitrat *R* (10 g · l^{-1}) in Ethanol 90 % *R* versetzt. Nach 5 min langem Stehenlassen unter Lichtschutz darf die Lösung nicht stärker opaleszieren als eine gleichzeitig hergestellte Referenzlösung, die durch Zusatz von 0,15 ml einer Lösung von Silbernitrat *R* (10 g · l^{-1}) in Ethanol 90 % *R* zu einer Mischung von 0,2 ml Salzsäure (0,02 mol · l^{-1}), 20 ml Ethanol 90 % *R*, 40 ml Wasser *R* und 0,5 ml Salpetersäure *R* hergestellt wird (150 ppm).

Trocknungsverlust (2.2.32): Höchstens 0,5 Prozent, mit 1,00 g Substanz durch 1 h langes Trocknen im Trockenschrank bei 100 bis 105 °C bestimmt.

Sulfatasche (2.4.14): Höchstens 0,15 Prozent. 5,0 g Substanz werden verascht, mit dem Rückstand wird die Sulfatasche bestimmt.

Lagerung

Unterhalb von 25 °C.

Beschriftung

Die Beschriftung gibt insbesondere, falls zutreffend, die Konzentration des zugesetzten Butylhydroxytoluols an.

2001, 969

Hydriertes Wollwachs

Adeps lanae hydrogenatus

Definition

Hydriertes Wollwachs ist ein Gemisch von Sterolen und höheren aliphatischen Alkoholen, das durch direkte Hydrierung von **Wollwachs (Adeps lanae)** bei hohem Druck und hoher Temperatur unter Bedingungen, die die Ester und Säuren zu den entsprechenden Alkoholen reduzieren, erhalten wird. Die Substanz darf höchstens 200 ppm Butylhydroxytoluol enthalten.

Eigenschaften

Weiße bis blaßgelbe Substanz von salbenartiger Konsistenz; praktisch unlöslich in Wasser, löslich in siedendem Ethanol und in Petroläther.

Prüfung auf Identität

1: B.
2: A, C.

A. Die Substanz entspricht der Prüfung „Steigschmelzpunkt“ (siehe „Prüfung auf Reinheit“).

B. Die bei der Prüfung „Fettalkohole, Sterole“ (siehe „Prüfung auf Reinheit“) erhaltenen Chromatogramme werden ausgewertet. Die Hauptpeaks im Chromatogramm der Untersuchungslösung entsprechen in bezug auf Retentionszeiten und Größen annähernd den Hauptpeaks im Chromatogramm der Referenzlösung a.

C. 50 mg Substanz werden in 5 ml Dichlormethan *R* gelöst. Nach Zusatz von 1 ml Acetanhydrid *R* und 0,1 ml Schwefelsäure *R* entwickelt sich eine Grünfärbung.

Prüfung auf Reinheit

Steigschmelzpunkt (2.2.15): 45 bis 55 °C. Die Substanz wird 16 h lang bei 20 °C stehengelassen.

Säurezahl (2.5.1): Höchstens 1,0, mit 5,0 g Substanz bestimmt.

Hydroxylzahl (2.5.3, Methode A): 140 bis 180.

Verseifungszahl (2.5.6): Höchstens 8,0, durch 4 h langes Erhitzen zum Rückfluß bestimmt.

Butylhydroxytoluol: Höchstens 200 ppm. Die Prüfung erfolgt mit Hilfe der Gaschromatographie (2.2.28) unter Verwendung von 2,4-Dimethyl-6-*tert*-butylphenol *R* als Interner Standard.

Interner-Standard-Lösung: 0,2500 g 2,4-Dimethyl-6-*tert*-butylphenol *R* werden in Hexan *R* zu 250,0 ml gelöst.

Stammlösung: 0,2500 g Butylhydroxytoluol *R* werden in Hexan *R* zu 250,0 ml gelöst.

Untersuchungslösung:
Die Lösung muß innerhalb von 3 h nach ihrer Herstellung verwendet werden.

Etwa 100,0 g Substanz werden in einem Mikrowellenherd geschmolzen. 10,0 g (*m*) geschmolzene Substanz werden in einen 100-ml-Meßkolben gegeben und mit einer zum Lösen der Substanz ausreichenden Menge Hexan *R* (einige Milliliter) versetzt. Die Lösung wird sorgfältig gemischt, mit 2,0 ml Interner-Standard-Lösung versetzt und anschließend mit Hexan *R* zu 100,0 ml verdünnt. Der Meßkolben wird 1 h lang in einen Inkubator von 10 °C gestellt.

Eine Festphasen-Extraktionskartusche wird auf eine evakuierbare Auffangapparatur aufgesetzt. Unter den Auslaß der Kartusche wird ein 30-ml-Glasgefäß gestellt. Eine Festphasen-Extraktionskartusche von 5 g wird vorbehandelt, indem 10 ml einer Mischung gleicher Volumteile Hexan *R* und Toluol *R* eluieren gelassen werden. Bevor die Kartusche trockenläuft, werden 2,5 ml der vorbereiteten Lösung darauf gegeben und mit 20 ml einer Mischung gleicher Volumteile Hexan *R* und Toluol *R* eluiert. Das aufgefangene Eluat wird quantitativ in einen birnenförmigen Kolben überführt und am Rotationsverdampfer auf 1 ml eingedampft. Dieses konzentrierte Eluat ist die Untersuchungslösung.

Referenzlösung:
Die Lösung muß innerhalb von 3 h nach ihrer Herstellung verwendet werden.

Etwa 100,0 g Butylhydroxytoluol-freies, hydriertes Wollwachs *CRS* werden in einem Mikrowellenherd geschmolzen. 10,0 g geschmolzene Referenzsubstanz werden in einen 100-ml-Meßkolben gegeben und mit einer zum Lösen der Substanz ausreichenden Menge Hexan *R* (einige Milliliter) versetzt. Die Lösung wird sorgfältig gemischt, mit 2,0 ml Interner-Standard-Lösung und 2,0 ml Stammlösung versetzt und anschließend mit Hexan *R* zu 100,0 ml verdünnt. 2,5 ml dieser Lösung werden auf eine Festphasen-Extraktionskartusche gegeben, die zuvor mit 10 ml einer Mischung gleicher Volumteile Hexan *R* und Toluol *R* vorbehandelt wurde. Der Interne Standard und das Butylhydroxytoluol werden mit 20 ml einer Mischung gleicher Volumteile Hexan *R* und Toluol *R* eluiert. Das aufgefangene Eluat wird quantitativ in einen birnenförmigen Kolben überführt und am Rotationsverdampfer auf 1 ml eingedampft. Dieses konzentrierte Eluat ist die Referenzlösung.

Die Chromatographie kann durchgeführt werden mit
- einer Säule von 12 m Länge und 0,22 mm innerem Durchmesser, belegt mit Polydimethylsiloxan *R* (Filmdicke 0,25 µm)
- Stickstoff zur Chromatographie *R* als Trägergas bei einer Durchflußrate von 40 ml je Minute
- einem Flammenionisationsdetektor

und folgendem Temperaturprogramm:

	Zeit (min)	Temperatur (°C)	Rate (°C · min^{-1})	Erläuterungen
Säule	0 – 2	100		isothermisch
	2 – 5	100 → 180	25	linearer Gradient
	5 – 7	180		isothermisch
	7 – 10	180 → 250	25	linearer Gradient
	10 – 30	250		isothermisch
Probeneinlaß	0	210		
	0 – 1	210 → 350		
	1 – 4	350 → 0		
Detektor		300		

W

Monographien

Je 1 µl Untersuchungslösung und Referenzlösung wird eingespritzt. Die Chromatographie der Untersuchungslösung erfolgt über eine Dauer von 30 min. Werden die Chromatogramme unter den vorgeschriebenen Bedingungen aufgezeichnet, betragen die Retentionszeiten für den Internen Standard etwa 3,5 min und für Butylhydroxytoluol etwa 4,6 min.

Die Konzentration in ppm an Butylhydroxytoluol in der Substanz wird nach folgender Formel berechnet:

$$\frac{200 \cdot A_{\mathrm{BHT}}}{A} \cdot \frac{K}{K_{\mathrm{BHT}}} \cdot \frac{10}{m}$$

A_{BHT} = Peakfläche von Butylhydroxytoluol im Chromatogramm der Untersuchungslösung

A = Peakfläche des Internen Standards im Chromatogramm der Untersuchungslösung

K_{BHT} = Peakfläche von Butylhydroxytoluol im Chromatogramm der Referenzlösung

K = Peakfläche des Internen Standards im Chromatogramm der Referenzlösung

m = Einwaage der Substanz in der Untersuchungslösung in Gramm.

Fettalkohole, Sterole: Die Prüfung erfolgt mit Hilfe der Gaschromatographie (2.2.28).

Untersuchungslösung: 0,25 g Substanz werden in 60 ml wasserfreiem Ethanol *R* gelöst. Die Lösung wird mit wasserfreiem Ethanol *R* zu 100,0 ml verdünnt.

Referenzlösung a: 0,25 g hydriertes Wollwachs *CRS* werden in 60 ml wasserfreiem Ethanol *R* gelöst. Die Lösung wird mit wasserfreiem Ethanol *R* zu 100,0 ml verdünnt.

Referenzlösung b: 50 mg Cetylalkohol *CRS* und 50 mg Stearylalkohol *CRS* werden in 60 ml wasserfreiem Ethanol *R* gelöst. Die Lösung wird mit wasserfreiem Ethanol *R* zu 100,0 ml verdünnt.

Die Chromatographie kann durchgeführt werden mit

- einer Kapillarsäule aus Quarzglas von 30 m Länge und 0,25 mm innerem Durchmesser, belegt mit Polydimethylsiloxan *R* oder einer anderen nichtpolaren Phase (Filmdicke 0,25 µm)
- Helium zur Chromatographie *R* als Trägergas bei einem Druck von 100 kPa
- einem Flammenionisationsdetektor

und folgendem Temperaturprogramm

	Zeit (min)	**Temperatur (°C)**	**Rate (°C · min^{-1})**	**Erläuterungen**
Säule	0 – 5	100		isothermisch
	5 – 45	100 → 300	5	linearer Gradient
	45 – 60	300		isothermisch
Probeneinlaß		325		
Detektor		350		

1 µl jeder Lösung wird eingespritzt. Das Chromatogramm der Untersuchungslösung darf sich nicht signifikant vom Chromatogramm der Referenzlösung a (siehe

Das folgende Chromatogramm dient zur Information.

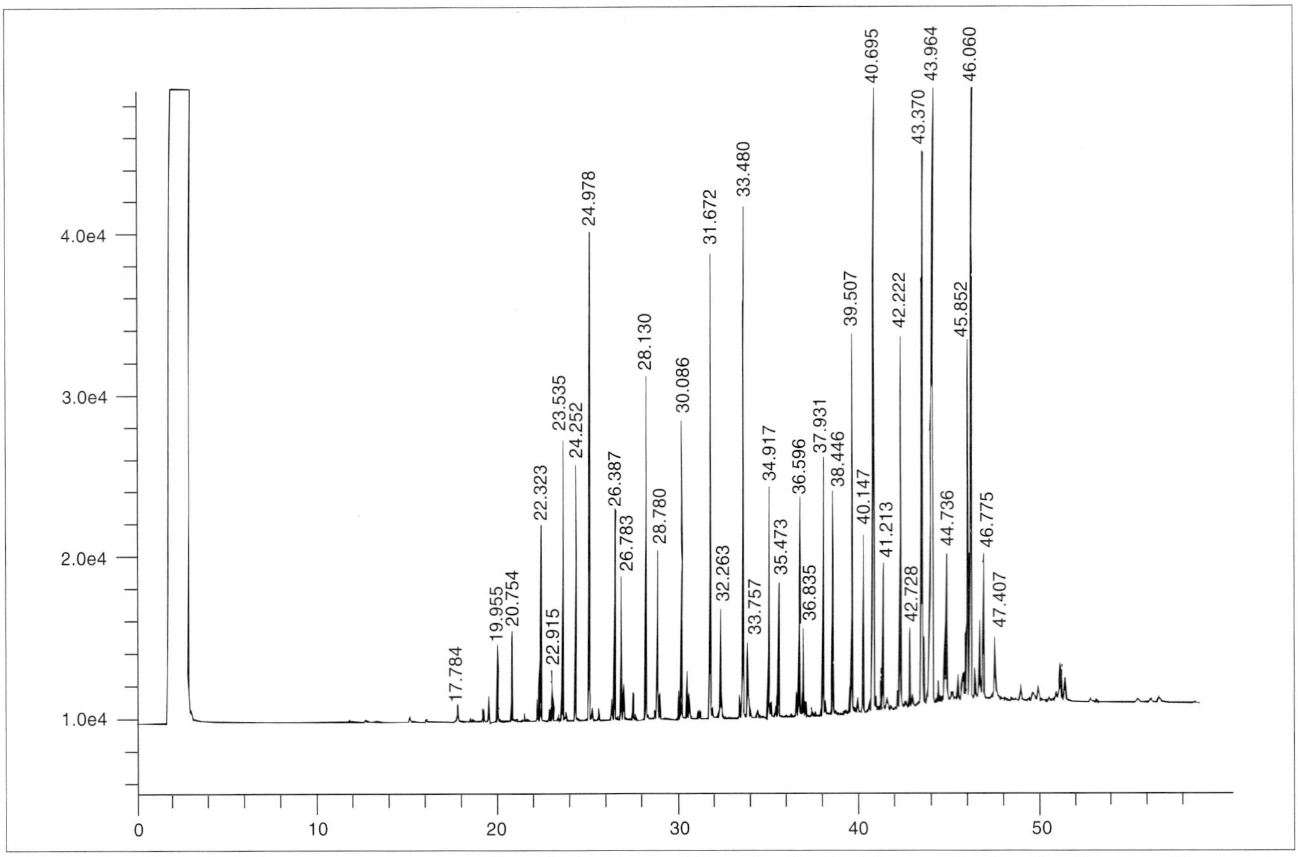

Abb. 969-1: Typisches Chromatogramm von Fettalkoholen und Sterolen im hydrierten Wollwachs (Referenzlösung a)

typisches Chromatogramm, Abb. 969-1) unterscheiden und darf keine größeren Peaks mit Retentionszeiten, die denen von Cetylalkohol und Stearylalkohol im Chromatogramm der Referenzlösung b entsprechen, aufweisen.

Schwermetalle (2.4.8): 2,0 g Substanz müssen der Grenzprüfung C auf Schwermetalle entsprechen (10 ppm). Zur Herstellung der Referenzlösung werden 2 ml Blei-Lösung (10 ppm Pb) *R* verwendet.

Trocknungsverlust (2.2.32): Höchstens 3,0 Prozent, mit 2,000 g Substanz durch 1 h langes Trocknen im Trockenschrank bei 100 bis 105 °C bestimmt.

Asche (2.4.16): Höchstens 0,1 Prozent, mit 5,0 g Substanz bestimmt.

Lagerung

Vor Licht geschützt, in dem Verbrauch angemessenen, möglichst vollständig gefüllten Behältnissen.

Beschriftung

Die Beschriftung gibt insbesondere, falls zutreffend, die Konzentration von zugesetztem Butylhydroxytoluol an.

X

1999, 1277

Xanthangummi

Xanthani gummi

Definition

Xanthangummi ist ein hochmolekulares, anionisches Polysaccharid, das durch Fermentation von Kohlenhydraten mit *Xanthomonas campestris* gewonnen wird. Xanthangummi besteht aus einer Hauptkette von β(1→4)-verknüpften D-Glucoseeinheiten. Jede zweite Glucoseeinheit ist mit einer Trisaccharidseitenkette verknüpft, die aus α-D-Mannose, β-D-Glucuronsäure und einer β-D-Mannose besteht. Die meisten der endständigen Einheiten liegen als Pyruvatketale vor. Die mit der Hauptkette verknüpfte Mannoseeinheit kann an C-6 acetyliert sein.

Xanthangummi, dessen relative Molekülmasse etwa $1 \cdot 10^6$ beträgt, enthält mindestens 1,5 Prozent Pyruvat-Gruppen ($C_3H_3O_2$; M_r 71,1), berechnet auf die getrocknete Substanz. Xanthangummi liegt als Natrium-, Kalium- oder Calciumsalz vor.

Eigenschaften

Weißes bis gelblichweißes, leichtfließendes Pulver; löslich in Wasser unter Bildung einer hochviskosen Lösung, praktisch unlöslich in organischen Lösungsmitteln.

Prüfung auf Identität

A. 1 g Substanz wird in einem geeigneten Glasgefäß in 15 ml Salzsäure (0,1 mol · l^{-1}) suspendiert. Das Gefäß wird mit einem Gärrohr, das Bariumhydroxid-Lösung *R* enthält, verschlossen und 5 min lang vorsichtig erhitzt. Die Bariumhydroxid-Lösung zeigt eine weiße Trübung.

B. In einem 400-ml-Becherglas werden 300 ml zuvor auf 80 °C erhitztes Wasser *R* mit einem mechanischen Rührer kräftig gerührt und in diesem Zustand mit einer trockenen Mischung von 1,5 g Johannisbrotkernmehl *R* und 1,5 g Substanz versetzt. Bis die Mischung in Lösung geht und darüber hinaus noch 30 min lang oder länger wird gerührt. Die Wassertemperatur darf während des Rührens nicht unter 60 °C sinken. Danach wird das Rühren eingestellt und die Mischung mindestens 2 h lang stehengelassen. Nach Absinken der Temperatur unter 40 °C bildet sich ein steifes, gummiartiges Gel. Mit einer auf die gleiche Weise, jedoch ohne Johannisbrotkernmehl bereiteten 1prozentigen Vergleichslösung wird ein solches Gel nicht erhalten.

Prüfung auf Reinheit

***p*H-Wert** (2.2.3): Der *p*H-Wert einer Lösung der Substanz (10,0 g · l^{-1}) muß zwischen 6,0 und 8,0 liegen.

Viskosität (2.2.10): Die Viskosität bei 24 ± 1 °C muß mindestens 600 mPa · s betragen. In einem 500-ml-Becherglas werden unter Rühren mit einem leicht geneigten Propellerrührer bei einer Rotationsgeschwindigkeit von 800 U · min^{-1} 3,0 g Substanz innerhalb von 45 bis 90 s in 250 ml einer Lösung von Kaliumchlorid *R* (12 g · l^{-1}) eingetragen. Beim Zusatz der Substanz dürfen keine Aggregate bestehenbleiben. Mit weiteren 44 ml Wasser *R* werden an der Wand des Becherglases haftende Rückstände abgespült. Die Zubereitung wird 2 h lang bei einer Temperatur von 24 ± 1 °C mit einer Rotationsgeschwindigkeit von 800 U · min^{-1} gerührt. Die Viskosität ist innerhalb von 15 min zu bestimmen, wobei ein mit 60 U · min^{-1} laufendes Rotationsviskosimeter zu verwenden ist. Das Viskosimeter ist mit einer Rotationsspindel ausgestattet, deren Durchmesser 12,7 mm und deren Höhe 1,6 mm beträgt. Die Rotationsspindel ist an einem Schaft mit einem Durchmesser von 3,2 mm angebracht. Der Abstand vom oberen Teil des Zylinders zum unteren Ende des Schafts beträgt 25,4 mm, die Eintauchtiefe 50,0 mm.

2-Propanol: Höchstens 750 ppm. Die Prüfung erfolgt mit Hilfe der Gaschromatographie (2.2.28) unter Verwendung von *tert.* Butanol *R* als Interner Standard.

Interner-Standard-Lösung: 0,50 g *tert.* Butanol *R* werden mit Wasser *R* zu 500 ml verdünnt.

Untersuchungslösung: In einem 1000-ml-Rundkolben werden 200 ml Wasser *R* mit 5,0 g Substanz und 1 ml einer Emulsion von Dimeticon *R* (10 g · l^{-1}) in flüssigem Paraffin *R* versetzt. Der Kolben wird verschlossen und 1 h lang geschüttelt. Vom Kolbeninhalt werden etwa 90,0 ml abdestilliert, das Destillat wird mit 4,0 ml Interner-Standard-Lösung versetzt und mit Wasser *R* zu 100,0 ml verdünnt.

Referenzlösung: Eine geeignete, genau gewogene Menge 2-Propanol *R* wird mit Wasser *R* so verdünnt, daß eine genau bekannte Konzentration von etwa 1 mg 2-Propanol je Milliliter erhalten wird. 4,0 ml Lösung werden mit 4,0 ml Interner-Standard-Lösung versetzt und mit Wasser *R* zu 100,0 ml verdünnt.

Die Chromatographie kann durchgeführt werden mit

- einer Säule von 1,8 m Länge und 4,0 mm innerem Durchmesser, gepackt mit Styrol-Divinylbenzol-Copolymer *R*
- Helium zur Chromatographie *R* als Trägergas bei einer Durchflußrate von 30 ml je Minute
- einem Flammenionisationsdetektor.

Die Temperatur der Säule wird bei 165 °C, die des Probeneinlasses und des Detektors bei 200 °C gehalten.

Je 5 µl Untersuchungslösung und Referenzlösung werden eingespritzt. Die Retentionszeit von *tert.* Butanol beträgt etwa das 1,5fache der Retentionszeit von 2-Propanol.

Andere Polysaccharide: Die Prüfung erfolgt mit Hilfe der Dünnschichtchromatographie (2.2.27) unter Verwendung einer DC-Platte mit Kieselgel *R*.

Untersuchungslösung: 10 mg Substanz werden in einem dickwandigen Zentrifugenglas mit 2 ml einer Lösung von Trifluoressigsäure *R* ($230\ g \cdot l^{-1}$) versetzt. Um das sich bildende Gel aufzulösen, wird kräftig geschüttelt. Das Zentrifugenglas wird verschlossen und die Mischung 1 h lang bei 120 °C erhitzt. Das Hydrolysat wird zentrifugiert, die klare überstehende Flüssigkeit sorgfältig in einen 50-ml-Rundkolben überführt, mit 10 ml Wasser *R* versetzt und unter vermindertem Druck zur Trockne eingedampft. Der so erhaltene Rückstand wird in 10 ml Wasser *R* aufgenommen. Die Lösung wird unter vermindertem Druck zur Trockne eingedampft. 3mal wird mit je 20 ml Methanol *R* gewaschen und unter vermindertem Druck abgedampft. Zum entstandenen klaren Film, welcher nicht nach Essigsäure riecht, werden 0,1 ml Wasser *R* und 1 ml Methanol *R* zugegeben. Um den amorphen Niederschlag abzutrennen, wird zentrifugiert. Die überstehende Flüssigkeit wird falls erforderlich mit Methanol *R* zu 1 ml verdünnt.

Referenzlösung: Je 10 mg Glucose *R* und Mannose *R* werden in 2 ml Wasser *R* gelöst. Die Lösung wird mit Methanol *R* zu 10 ml verdünnt.

Auf die Platte werden 5 µl jeder Lösung bandförmig aufgetragen. Die Chromatographie erfolgt mit einer Mischung von 10 Volumteilen einer Lösung von Natriumdihydrogenphosphat *R* ($16\ g \cdot l^{-1}$), 40 Volumteilen 1-Butanol *R* und 50 Volumteilen Aceton *R* über eine Laufstrecke von 15 cm. Mit einer Lösung von 0,5 g Diphenylamin *R* in 25 ml Methanol *R*, welcher 0,5 ml Anilin *R* und 2,5 ml Phosphorsäure 85 % *R* zugesetzt wurden, wird besprüht und 5 min lang bei 120 °C erhitzt. Das Chromatogramm wird im Tageslicht ausgewertet. Die Prüfung darf nur ausgewertet werden, wenn das Chromatogramm der Referenzlösung im mittleren Drittel 2 deutlich voneinander getrennte graubraune Zonen zeigt, die der Glucose und der Mannose zuzuordnen sind. Das Chromatogramm der Untersuchungslösung zeigt entsprechende Zonen. Zusätzlich können etwas über der Startlinie noch eine schwach rötliche und 2 matt blaugraue Zonen sichtbar sein. Eine oder 2 bläulichgraue Zonen können auch im oberen Viertel des Chromatogramms auftreten. Andere Zonen dürfen nicht wahrnehmbar sein.

Trocknungsverlust (2.2.32): Höchstens 15,0 Prozent, mit 1,000 g Substanz durch 2,5 h langes Trocknen im Trockenschrank bei 100 bis 105 °C bestimmt.

Asche (2.4.16): Mindestens 6,5 und höchstens 16,0 Prozent.

Mikrobielle Verunreinigung:
Keimzahl (2.6.12): Höchstens 10^3 koloniebildende, aerobe Bakterien und höchstens 10^2 Pilze je Gramm Substanz, durch Auszählen auf Agarplatten bestimmt.

Spezifizierte Mikroorganismen (2.6.13): *Escherichia coli* darf nicht vorhanden sein.

Gehaltsbestimmung

Untersuchungslösung: Eine Substanzmenge, die 120,0 mg getrockneter Substanz entspricht, wird in Wasser *R* zu 20,0 ml gelöst.

Referenzlösung: 45,0 mg Brenztraubensäure *R* werden in Wasser *R* zu 500,0 ml gelöst.

10,0 ml Untersuchungslösung werden in einem 50-ml-Rundkolben mit 20,0 ml Salzsäure ($0,1\ mol \cdot l^{-1}$) versetzt. Der Kolben mit Inhalt wird gewogen, sodann im Wasserbad 3 h lang zum Rückfluß erhitzt, erneut gewogen und der Inhalt mit Wasser *R* auf die ursprüngliche Masse ergänzt. 2,0 ml Lösung werden in einem Scheidetrichter mit 1,0 ml Dinitrophenylhydrazinhydrochlorid-Lösung *R* gemischt. Die Mischung wird 5 min lang stehengelassen, dann mit 5,0 ml Ethylacetat *R* versetzt und geschüttelt. Die festen Anteile werden absitzen gelassen. Die obere Phase wird abgetrennt und 3mal mit je 5,0 ml Natriumcarbonat-Lösung *R* geschüttelt. Die wäßrigen Phasen werden vereinigt und mit Natriumcarbonat-Lösung *R* zu 50,0 ml verdünnt. 10,0 ml Referenzlösung werden gleichzeitig und in gleicher Weise wie die Untersuchungslösung behandelt.

Die Absorption (2.2.25) der beiden Lösungen bei 375 nm wird sofort gemessen, wobei Natriumcarbonat-Lösung *R* als Kompensationsflüssigkeit verwendet wird.

Die Absorption der Untersuchungslösung darf nicht kleiner sein als die der Referenzlösung, was einem Gehalt an Brenztraubensäure von mindestens 1,5 Prozent entspricht.

Lagerung

Gut verschlossen.

2000, 133

[^{133}Xe]Xenon-Injektionslösung

Xenoni[^{133}Xe] solutio iniectabilis

Definition

[^{133}Xe]Xenon-Injektionslösung ist eine sterile Lösung von Xenon-133. Sie kann durch Zusatz von Natriumchlorid isotonisch gemacht sein. Xenon-133 ist ein Radioisotop des Xenons und kann durch Abtrennung von den anderen Produkten der Uranspaltung erhalten werden. Die Injektionslösung enthält mindestens 80 und höchstens 130 Prozent der deklarierten Xenon-133-Radioaktivität zu dem in der Beschriftung angegebenen Zeitpunkt.

Die Injektionslösung wird in einem Behältnis gelagert, das es erlaubt, den Inhalt ohne Einführung von Luftblasen zu entnehmen. Das Behältnis ist soweit wie möglich gefüllt. Irgendwelche vorhandenen Gasblasen nehmen höchstens 1 Prozent des Injektionsvolumens ein. Dies ist durch einen geeigneten visuellen Vergleich sicherzustellen.

Eigenschaften

Klare, farblose Lösung.

Xenon-133 hat eine Halbwertszeit von 5,29 Tagen und emittiert Beta-, Gamma- und Röntgenstrahlen.

Prüfung auf Identität

Das Spektrum der Gamma- und Röntgenstrahlen wird, wie in der Monographie **Radioaktive Arzneimittel (Radiopharmaceutica)** beschrieben, mit Hilfe eines geeigneten Geräts gemessen. Das Spektrum weicht nicht signifikant von dem einer Xenon-133-Referenzlösung ab, die Natriumchlorid *R* (9 g · l^{-1}) enthält. Xenon-133-Referenzlösung oder eine geeignete normierte Ionisationskammer kann von nationalen, autorisierten Laboratorien bezogen werden. Mögliche Unterschiede, die der Anwesenheit von Xenon-131m und Xenon-133m zuzuschreiben sind, sind nicht zu berücksichtigen. Das wichtigste Gammaphoton von Xenon-133 hat eine Energie von 0,081 MeV. Zusätzlich wird Röntgenstrahlung (entstehend durch interne Konversion) mit Energien von 0,030 bis 0,035 MeV emittiert. Xenon-131m hat eine Halbwertszeit von 11,9 Tagen und emittiert Gammaphotonen mit einer Energie von 0,164 MeV. Xenon-133m hat eine Halbwertszeit von 2,19 Tagen und emittiert Gammaphotonen mit einer Energie von 0,233 MeV.

Prüfung auf Reinheit

***p*H-Wert** (2.2.3): Der *p*H-Wert der Injektionslösung muß zwischen 5,0 und 8,0 liegen.

Radionukleare Reinheit:

a) Das Spektrum der Gamma- und Röntgenstrahlen wird, wie in der Monographie **Radioaktive Arzneimittel** beschrieben, mit Hilfe eines geeigneten Geräts gemessen. Das Spektrum darf nicht signifikant von dem einer Xenon-133-Referenzlösung abweichen, die Natriumchlorid *R* (9 g · l^{-1}) enthält. Hierbei sind mögliche Unterschiede, die der Anwesenheit von Xenon-131m und Xenon-133m zuzuschreiben sind, nicht zu berücksichtigen.

b) 2 ml Injektionslösung werden in ein offenes Gefäß gebracht. Unter Einhaltung geeigneter Vorsichtsmaßnahmen zur Verhinderung einer radioaktiven Kontamination der Umgebung wird 30 min lang Luft durch die Lösung geleitet. Die restliche Beta- und Gammaradioaktivität der Lösung wird gemessen. Die Radioaktivität darf nicht signifikant von der mit Hilfe des Geräts gemessenen Untergrundradioaktivität abweichen.

Sterilität: Die Injektionslösung muß der Prüfung „Sterilität" der Monographie **Radioaktive Arzneimittel** entsprechen. Die Injektionslösung kann vor Abschluß der Prüfung angewendet werden.

Radioaktivität

Das Behältnis wird mit seinem Inhalt gewogen. Die Gesamtradioaktivität wird mit einem geeigneten Gerät gemessen und durch Vergleich mit einer Xenon-133-Referenzlösung oder durch Messung mit einem Gerät, das mit Hilfe einer derartigen Lösung eingestellt wurde, bestimmt, wobei unter den gleichen Bedingungen gearbeitet werden muß. Wenn eine Ionisationskammer verwendet wird, sollte deren Innenwand so beschaffen sein, daß nicht ein wesentlicher Anteil der Strahlung absorbiert wird. Mindestens die Hälfte des Inhalts wird entfernt und das Behältnis erneut gewogen. Die Gesamtradioaktivität des Behältnisses und des zurückbleibenden Inhalts wird wie oben beschrieben gemessen. Aus den Messungen wird die radioaktive Konzentration des Xenon-133 in der Injektionslösung berechnet.

Lagerung

Entsprechend **Radioaktive Arzneimittel**.

Warnhinweis

Wesentliche Mengen des Xenon-133 können am Verschluß und an den Wänden des Behältnisses haften. Dies muß bei der Anwendung der entsprechenden Transport- und Lagerungsvorschriften für radioaktive Stoffe und bei der Beseitigung benutzter Behältnisse berücksichtigt werden.

Beschriftung

Entsprechend **Radioaktive Arzneimittel**.

2000, 1481

Xylazinhydrochlorid

Xylazini hydrochloridum

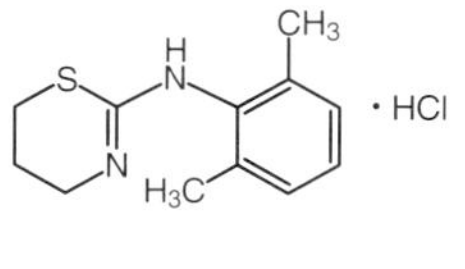

$C_{12}H_{17}ClN_2S$ M_r 256,8

Definition

Xylazinhydrochlorid enthält mindestens 98,0 und höchstens 102,0 Prozent *N*-(2,6-Dimethylphenyl)-5,6-dihydro-4*H*-1,3-thiazin-2-amin-hydrochlorid, berechnet auf die getrocknete Substanz.

Eigenschaften

Weißes bis fast weißes, kristallines, hygroskopisches Pulver; leicht löslich in Wasser und Dichlormethan, sehr leicht löslich in Methanol.

Prüfung auf Identität

1: B, D.
2: A, C, D.

A. Schmelztemperatur (2.2.14): 165 bis 169 °C, an der zuvor 2 h lang bei 105 °C getrockneten Substanz bestimmt.

B. Die Prüfung erfolgt mit Hilfe der IR-Spektroskopie (2.2.24) durch Vergleich des Spektrums der Substanz mit dem von Xylazinhydrochlorid *CRS*. Die Prüfung erfolgt mit Hilfe von Preßlingen unter Verwendung von Kaliumbromid *R*.

C. Die bei der Prüfung „Verwandte Substanzen" (siehe „Prüfung auf Reinheit") erhaltenen Chromatogramme werden ausgewertet. Der Hauptfleck im Chromatogramm der Untersuchungslösung b entspricht in bezug auf Lage und Größe dem Hauptfleck im Chromatogramm der Referenzlösung a.

D. Die Substanz gibt die Identitätsreaktion b auf Chlorid (2.3.1).

Prüfung auf Reinheit

Prüflösung: 5,0 g Substanz werden, falls erforderlich unter Erhitzen auf 60 °C, in kohlendioxidfreiem Wasser *R*, das aus destilliertem Wasser *R* hergestellt wurde, gelöst. Nach dem Erkalten wird die Lösung mit kohlendioxidfreiem Wasser *R*, das aus destilliertem Wasser *R* hergestellt wurde, zu 50,0 ml verdünnt.

Aussehen der Lösung: Die Prüflösung darf nicht stärker opaleszieren als die Referenzsuspension II (2.2.1).

Sauer oder alkalisch reagierende Substanzen: 5 ml Prüflösung werden mit 0,1 ml Natriumhydroxid-Lösung (0,01 mol · l^{-1}) und 0,1 ml Bromphenolblau-Lösung *R* versetzt. Die Lösung muß blau gefärbt sein. Nach Zusatz von 0,2 ml Salzsäure (0,01 mol · l^{-1}) muß die Lösung gelb gefärbt sein.

Verwandte Substanzen: Die Prüfung erfolgt mit Hilfe der Dünnschichtchromatographie (2.2.27) unter Verwendung einer DC-Platte mit Kieselgel F_{254} *R* (2 bis 10 µm).

Untersuchungslösung a: 0,500 g Substanz werden in 20,0 ml Methanol *R* gelöst.

Untersuchungslösung b: 1,0 ml Untersuchungslösung a wird mit Methanol *R* zu 100,0 ml verdünnt.

Referenzlösung a: 25,0 mg Xylazinhydrochlorid *CRS* werden in 100,0 ml Methanol *R* gelöst.

Referenzlösung b: 1,0 ml Referenzlösung a wird mit Methanol *R* zu 5,0 ml verdünnt.

Referenzlösung c: 25,0 mg 2,6-Dimethylanilin *R* werden in 100,0 ml Methanol *R* gelöst. 1,0 ml Lösung wird mit Methanol *R* zu 10,0 ml verdünnt.

Auf die Platte werden 4 µl jeder Lösung aufgetragen. Die Platte wird 5 min lang in eine Chromatographiekammer gestellt, die mit Ammoniakgas gesättigt ist, und anschließend 5 min lang im Kaltluftstrom getrocknet. Die Chromatographie erfolgt mit einer Mischung von 10 Volumteilen Methanol *R*, 15 Volumteilen Cyclohexan *R* und 75 Volumteilen Dichlormethan *R* über eine Laufstrecke von 8 cm. Die Platte wird an der Luft trocknen gelassen, ultraviolettem Licht von 254 nm ausgesetzt und anschließend bei derselben Wellenlänge ausgewertet. Anschließend wird so lange bei 105 °C erhitzt, bis kein Geruch von Ammoniak mehr wahrnehmbar ist (etwa 60 min). Die Platte wird 5 min lang in eine Chromatographiekammer gestellt, die mit Chlorgas gesättigt ist. Anschließend wird das Chlor durch einen Kaltluftstrom entfernt (etwa 5 min) und die Platte mit *o*-Tolidin-Lösung *R* besprüht. Die Auswertung erfolgt im Tageslicht. Ein im Chromatogramm der Untersuchungslösung a auftretender 2,6-Dimethylanilin-Fleck darf nicht größer oder stärker gefärbt sein als der Fleck der Referenzlösung c (0,1 Prozent); weitere Nebenflecke dürfen nicht größer oder stärker gefärbt sein als der Fleck im Chromatogramm der Referenzlösung b (0,2 Prozent).

Schwermetalle (2.4.8): 12 ml Prüflösung müssen der Grenzprüfung A auf Schwermetalle entsprechen (10 ppm). Zur Herstellung der Referenzlösung wird die Blei-Lösung (1 ppm Pb) *R* verwendet.

Trocknungsverlust (2.2.32): Höchstens 0,5 Prozent, mit 1,000 g Substanz durch 2 h langes Trocknen im Trockenschrank bei 100 bis 105 °C bestimmt.

Sulfatasche (2.4.14): Höchstens 0,1 Prozent, mit 1,0 g Substanz bestimmt.

Gehaltsbestimmung

0,200 g Substanz, in 25 ml Ethanol 96 % *R* gelöst, werden nach Zusatz von 25 ml Wasser *R* mit Natriumhydroxid-Lösung (0,1 mol · l^{-1}) titriert. Der Endpunkt wird mit Hilfe der Potentiometrie (2.2.20) bestimmt.

1 ml Natriumhydroxid-Lösung (0,1 mol · l^{-1}) entspricht 25,68 mg $C_{12}H_{17}ClN_2S$.

Lagerung

Dicht verschlossen, vor Licht geschützt.

Verunreinigungen

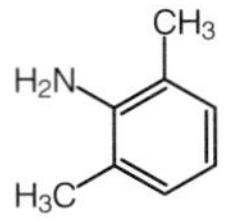

A. 2,6-Dimethylanilin
(2,6-Xylidin)

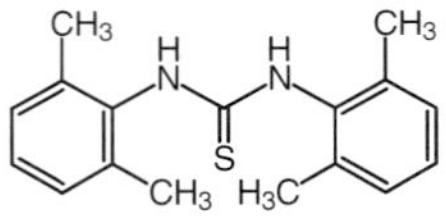

B. *N,N'*-Bis(2,6-dimethylphenyl)thioharnstoff.

2001, 1381

Xylitol

Xylitolum

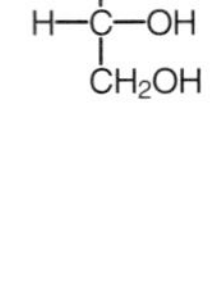

$C_5H_{12}O_5$ M_r 152,1

Definition

Xylitol enthält mindestens 98,0 und höchstens 102,0 Prozent *meso*-Xylitol, berechnet auf die wasserfreie Substanz.

Eigenschaften

Weißes, kristallines Pulver oder weiße Kristalle; sehr leicht löslich in Wasser, wenig löslich in Ethanol.

Prüfung auf Identität

1: B.
2: A, C.

A. Schmelztemperatur (2.2.14): 92 bis 96 °C.

B. Die Prüfung erfolgt mit Hilfe der IR-Spektroskopie (2.2.24) durch Vergleich des Spektrums der Substanz mit dem von Xylitol *CRS*.

C. Die Prüfung erfolgt mit Hilfe der Dünnschichtchromatographie (2.2.27) unter Verwendung einer DC-Platte mit Kieselgel G *R*.

Untersuchungslösung: 25 mg Substanz werden in Wasser *R* zu 5,0 ml gelöst.

Referenzlösung a: 25 mg Xylitol *CRS* werden in Wasser *R* zu 5,0 ml gelöst.

Referenzlösung b: 25 mg Mannitol *CRS* und 25 mg Xylitol *CRS* werden in Wasser *R* zu 5 ml gelöst.

Auf die Platte werden 2 µl jeder Lösung aufgetragen. Die Chromatographie erfolgt mit einer Mischung von 10 Volumteilen Wasser *R*, 20 Volumteilen Ethylacetat *R* und 70 Volumteilen 1-Propanol *R* über eine Laufstrecke von 17 cm. Die Platte wird an der Luft trocknen gelassen und mit Aminobenzoesäure-Lösung *R* besprüht. Die Platte wird im Kaltluftstrom bis zum Verschwinden des Acetons getrocknet. Nach 15 min langem Erhitzen bei 100 °C wird die Platte erkalten gelassen und mit einer Lösung von Natriumperiodat *R* (2 g · l^{-1}) besprüht. Die Platte wird im Kaltluftstrom getrocknet und 15 min lang bei 100 °C erhitzt. Der Hauptfleck im Chromatogramm der Untersuchungslösung entspricht in bezug auf Lage, Farbe und Größe dem Hauptfleck im Chromatogramm der Referenzlösung a. Die Prüfung darf nur ausgewertet werden, wenn das Chromatogramm der Referenzlösung b deutlich voneinander getrennt 2 Flecke zeigt.

Prüfung auf Reinheit

Aussehen der Lösung: 2,5 g Substanz werden in Wasser *R* zu 50,0 ml gelöst. Die Lösung darf nicht stärker opaleszieren als die Referenzsuspension IV (2.2.1) und nicht stärker gefärbt sein als die Farbvergleichslösung BG_7 (2.2.2, Methode II).

Leitfähigkeit (2.2.38): Höchstens 20 µS · cm^{-1}. 20,0 g Substanz werden in kohlendioxidfreiem Wasser *R*, das aus destilliertem Wasser *R* hergestellt wurde, zu 100,0 ml gelöst. Die Leitfähigkeit der Lösung wird bei 20 °C gemessen, wobei die Lösung während der Messung mit einem Magnetrührer schwach gerührt wird.

Reduzierende Zucker: 5,0 g Substanz werden unter Erwärmen in 6 ml Wasser *R* gelöst. Nach Abkühlen sowie Zusatz von 20 ml Kupfer(II)-citrat-Lösung *R* und einigen Glasperlen wird die Lösung so erhitzt, daß sie nach 4 min zu sieden beginnt. Anschließend wird sie 3 min lang im Sieden gehalten. Nach schnellem Abkühlen werden 100 ml einer 2,4prozentigen Lösung (*V/V*) von Essigsäure 98 % *R* und 20,0 ml Iod-Lösung (0,025 mol · l^{-1}) zugesetzt. Unter ständigem Schütteln werden 25 ml einer Mischung von 6 Volumteilen Salzsäure *R* und 94 Volumteilen Wasser *R* zugegeben. Nach dem Lösen des Niederschlags wird der Iodüberschuß mit Natriumthiosulfat-Lösung (0,05 mol · l^{-1}) unter Zusatz von 1 ml Stärke-Lösung *R* gegen Ende der Titration titriert. Mindestens 12,8 ml Natriumthiosulfat-Lösung (0,05 mol · l^{-1}) müssen verbraucht werden (0,2 Prozent, berechnet als Glucose-Äquivalent).

Verwandte Substanzen: Die Prüfung erfolgt mit Hilfe der Gaschromatographie (2.2.28) wie unter „Gehaltsbestimmung" beschrieben.

Die Summe der Prozentgehalte an verwandten Substanzen im Chromatogramm der Untersuchungslösung darf höchstens 2,0 Prozent betragen.

Blei (2.4.10): Die Substanz muß der Grenzprüfung „Blei in Zuckern" entsprechen (0,5 ppm). Die Substanz wird in 150,0 ml der vorgeschriebenen Lösungsmittelmischung gelöst.

Nickel (2.4.15): Die Substanz muß der Grenzprüfung „Nickel in Polyolen" entsprechen (1 ppm). Die Substanz wird in 150,0 ml der vorgeschriebenen Lösungsmittelmischung gelöst.

Wasser (2.5.12): Höchstens 1,0 Prozent, mit 1,00 g Substanz nach der Karl-Fischer-Methode bestimmt.

Bakterien-Endotoxine (2.6.14): Xylitol zur Herstellung von Parenteralia, das dabei keinem weiteren geeigneten Verfahren zur Beseitigung von Bakterien-Endotoxinen unterworfen wird, darf höchstens 4 I.E. Bakterien-Endotoxine je Gramm enthalten für Parenteralia mit einer Konzentration von weniger als 100 g · l^{-1} Xylitol und höchstens 2,5 I.E. Bakterien-Endotoxine je Gramm für Parenteralia, die eine Konzentration von 100 g · l^{-1} und mehr Xylitol enthalten.

Gehaltsbestimmung

Die Bestimmung erfolgt mit Hilfe der Gaschromatographie (2.2.28) unter Verwendung von Erythritol als Interner Standard.

Interner-Standard-Lösung: 5 mg Erythritol *R* werden in Wasser *R* zu 25,0 ml gelöst.

Untersuchungslösung: 5,000 g Substanz werden in Wasser *R* zu 100,0 ml gelöst.

Referenzlösung: 25,0 mg L-Arabinitol *CRS*, 25,0 mg Galactitol *CRS*, 25,0 mg Mannitol *CRS* und 25,0 mg Sorbitol *CRS* werden in Wasser *R* zu 100,0 ml gelöst. 10,0 ml Lösung werden mit etwa 490 mg Xylitol *CRS*, genau gewogen, versetzt, um eine Referenzlösung mit bekannter Konzentration von etwa 49 mg Xylitol *CRS* je Milliliter zu erhalten.

Die Chromatographie kann durchgeführt werden mit

– einer Säule aus rostfreiem Stahl von 2 m Länge und 2 mm innerem Durchmesser, gepackt mit säuregewaschenem, silanisiertem Kieselgur zur Gaschromatographie *R* (150 bis 180 µm) und imprägniert mit 3 Prozent (*m/m*) Poly[(cyanopropyl)methylphenylmethyl]-siloxan *R*

X

Monographien

- Stickstoff *R* als Trägergas bei einer Durchflußrate von 30 ml je Minute
- einem Flammenionisationsdetektor.

Die Temperatur der Säule wird 1 min lang bei 170 °C gehalten, dann je Minute um 6 °C auf 200 °C erhöht. Die Temperatur des Probeneinlasses und des Detektors wird bei 250 °C gehalten.

Je 1,0 ml Referenzlösung und Untersuchungslösung wird in je einen 100-ml-Rundkolben pipettiert. Jeder Kolben wird mit 1,0 ml Interner-Standard-Lösung versetzt. Die Mischungen werden in einem Wasserbad von 60 °C mit Hilfe eines Rotationsverdampfers zur Trockne eingedampft. Jeder Rückstand wird in 1 ml wasserfreiem Pyridin *R* gelöst, und nach Zusatz von 1 ml Acetanhydrid *R* wird zur Acetylierung 1 h lang zum Rückfluß erhitzt.

Je 1 µl der aus der Referenz- und der Untersuchungslösung erhaltenen Lösungen wird eingespritzt.

Werden die Chromatogramme unter den vorgeschriebenen Bedingungen aufgezeichnet, betragen die relativen Retentionen, bezogen auf Xylitol, für Erythritol etwa 0,3, für L-Arabinitol etwa 0,7, für Mannitol etwa 1,8, für Galactitol etwa 2,0 und für Sorbitol etwa 2,2.

Der Prozentgehalt an $C_5H_{12}O_5$ wird aus dem angegebenen Gehalt für Xylitol *CRS* berechnet. Der Prozentgehalt jeder verwandten Substanz in der Substanz wird nach der folgenden Formel berechnet:

$$100 \cdot \frac{m_s \cdot R_u}{m_u \cdot R_s}$$

m_s = Einwaage der betreffenden Verbindung in 1 ml Referenzlösung in Milligramm

m_u = Einwaage der Substanz in 1 ml Untersuchungslösung in Milligramm

R_s = Verhältnis der Peakfläche der derivatisierten Verbindung zur Peakfläche des derivatisierten Erythritols im Chromatogramm der Referenzlösung

R_u = Verhältnis der Peakfläche der derivatisierten Verbindung zur Peakfläche des derivatisierten Erythritols im Chromatogramm der Untersuchungslösung.

Beschriftung

Die Beschriftung gibt insbesondere, falls zutreffend, an

- die Höchstkonzentration an Bakterien-Endotoxinen
- daß die Substanz zur Herstellung von Parenteralia bestimmt ist.

Verunreinigungen

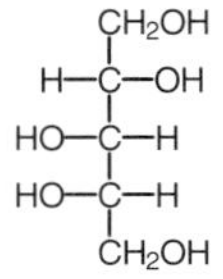

A. L-Arabinitol

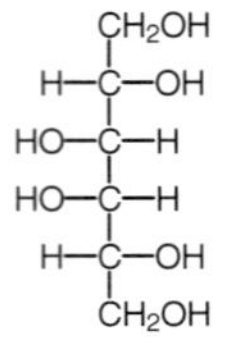

B. *meso*-Galactitol
C. Mannitol
D. Sorbitol.

1999, 1162

Xylometazolinhydrochlorid

Xylometazolini hydrochloridum

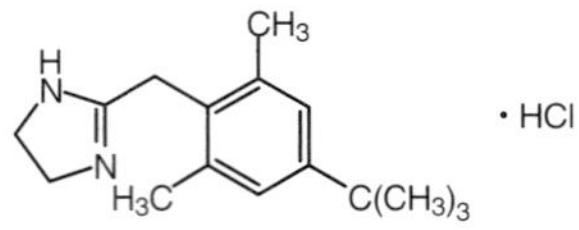

$C_{16}H_{25}ClN_2$ M_r 280,8

Definition

Xylometazolinhydrochlorid enthält mindestens 99,0 und höchstens 101,0 Prozent 2-(4-1,1-Dimethylethyl-2,6-dimethylbenzyl)-2-imidazolin-hydrochlorid, berechnet auf die getrocknete Substanz.

Eigenschaften

Weißes bis fast weißes, kristallines Pulver; leicht löslich in Wasser, Ethanol und Methanol, praktisch unlöslich in Ether.

Prüfung auf Identität

1: A, E.
2: B, C, D, E.

A. Die Prüfung erfolgt mit Hilfe der IR-Spektroskopie (2.2.24) durch Vergleich des Spektrums der Substanz mit dem von Xylometazolinhydrochlorid *CRS*.

B. Die bei der Prüfung „Verwandte Substanzen" (siehe „Prüfung auf Reinheit") erhaltenen Chromatogramme werden ausgewertet. Der Hauptfleck im Chromatogramm der Untersuchungslösung b entspricht in bezug auf Lage, Farbe und Größe dem Hauptfleck im Chromatogramm der Referenzlösung a.

C. Etwa 0,5 mg Substanz werden in 1 ml Methanol *R* gelöst. Die Lösung wird mit 0,5 ml einer frisch hergestellten Lösung von Natriumpentacyanonitrosylferrat *R* (50 g · l^{-1}) und 0,5 ml einer Lösung von Natriumhydroxid *R* (20 g · l^{-1}) versetzt. Wird nach 10 min langem Stehenlassen 1 ml einer Lösung von Natriumhydrogencarbonat *R* (80 g · l^{-1}) zugesetzt, tritt eine violette Färbung auf.

D. 0,2 g Substanz werden in 1 ml Wasser *R* gelöst. Die Lösung wird mit 2,5 ml Ethanol 96 % *R* und 2 ml Natriumhydroxid-Lösung (1 mol · l^{-1}) versetzt. Nach gründlichem Mischen wird im ultravioletten Licht bei 365 nm ausgewertet. Die Lösung zeigt keine Fluoreszenz oder höchstens die gleiche Fluoreszenz wie eine in gleicher Weise hergestellte Blindlösung. Die Prüfung darf nur ausgewertet werden, wenn eine in gleicher Weise hergestellte Lösung mit Naphazolinhydrochlorid *CRS* anstelle der Substanz eine deutliche bläuliche Fluoreszenz zeigt.

E. Die Substanz gibt die Identitätsreaktion a auf Chlorid (2.3.1).

Prüfung auf Reinheit

Prüflösung: 2,5 g Substanz werden in kohlendioxidfreiem Wasser *R* zu 50 ml gelöst.

Aussehen der Lösung: Die Prüflösung muß klar (2.2.1) und darf nicht stärker gefärbt sein als die Farbvergleichslösung G_6 (2.2.2, Methode II).

Sauer oder alkalisch reagierende Substanzen: 0,25 g Substanz werden in Wasser *R* zu 25 ml gelöst. Nach Zusatz von 0,1 ml Methylrot-Lösung *R* und 0,1 ml Salzsäure (0,01 mol · l^{-1}) ist die Lösung rot gefärbt. Bis zum Farbumschlag nach Gelb dürfen höchstens 0,2 ml Natriumhydroxid-Lösung (0,01 mol · l^{-1}) verbraucht werden.

Verwandte Substanzen: Die Prüfung erfolgt mit Hilfe der Dünnschichtchromatographie (2.2.27) unter Verwendung einer Schicht von Kieselgel G *R*.

Untersuchungslösung a: 0,20 g Substanz werden in Methanol *R* zu 5 ml gelöst.

Untersuchungslösung b: 1 ml Untersuchungslösung a wird mit Methanol *R* zu 10 ml verdünnt.

Referenzlösung a: 20 mg Xylometazolinhydrochlorid *CRS* werden in Methanol *R* zu 5 ml gelöst.

Referenzlösung b: 4 mg Xylometazolinhydrochlorid-Verunreinigung A *CRS* werden in Methanol *R* zu 50 ml gelöst.

Referenzlösung c: 1 ml Untersuchungslösung b wird mit Methanol *R* zu 50 ml verdünnt.

Auf die Platte werden 5 µl jeder Lösung aufgetragen. Die Chromatographie erfolgt mit einer Mischung von 5 Volumteilen konzentrierter Ammoniak-Lösung *R* und 100 Volumteilen Methanol *R* über eine Laufstrecke von 10 cm. Die Platte wird trocknen gelassen. Auf den Boden einer Chromatographiekammer wird eine Schale mit einer Mischung von 1 Volumteil Wasser *R*, 1 Volumteil Salzsäure *R* 1 und 2 Volumteilen einer Lösung von Kaliumpermanganat *R* (15 g · l^{-1}) gestellt. Die Kammer wird geschlossen und 15 min lang stehengelassen. Die getrocknete Platte wird in die Kammer gestellt und die Kammer geschlossen. Die Platte wird 5 min lang dem Chlorgas ausgesetzt, herausgenommen und so lange in einen Kaltluftstrom gehalten, bis der Überschuß an Chlor entfernt ist und die Kieselgelschicht unterhalb der Startpunkte bei Aufbringen eines Tropfens Kaliumiodid-Stärke-Lösung *R* keine Blaufärbung mehr zeigt. Die Platte wird mit Kaliumiodid-Stärke-Lösung *R* besprüht. Ein im Chromatogramm der Untersuchungslösung a auftretender Fleck der Xylometazolin-Verunreinigung A darf nicht intensiver sein als der Hauptfleck im Chromatogramm der Referenzlösung b (0,2 Prozent). Kein Fleck, mit Ausnahme des Hauptflecks und des Flecks der Xylometazolin-Verunreinigung A im Chromatogramm der Untersuchungslösung a, darf intensiver sein als der Hauptfleck im Chromatogramm der Referenzlösung c (0,2 Prozent).

Trocknungsverlust (2.2.32): Höchstens 0,5 Prozent, mit 1,000 g Substanz durch Trocknen im Trockenschrank bei 100 bis 105 °C bestimmt.

Sulfatasche (2.2.14): Höchstens 0,1 Prozent, mit 1,0 g Substanz bestimmt.

Gehaltsbestimmung

0,200 g Substanz, in 25 ml wasserfreier Essigsäure *R* gelöst und mit 10 ml Acetanhydrid *R* versetzt, werden mit Perchlorsäure (0,1 mol · l^{-1}) titriert. Der Endpunkt wird mit Hilfe der Potentiometrie (2.2.20) bestimmt.

1 ml Perchlorsäure (0,1 mol · l^{-1}) entspricht 28,08 mg $C_{16}H_{25}ClN_2$.

Lagerung

Gut verschlossen, vor Licht geschützt.

Verunreinigungen

A. *N*-(2-Aminoethyl)-2-(4-1,1-dimethylethyl-2,6-dimethylphenyl)acetamid.

1998, 1278

Xylose

Xylosum

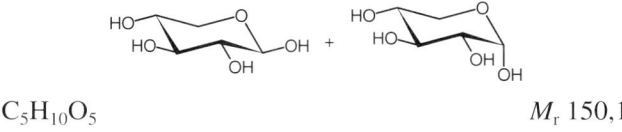

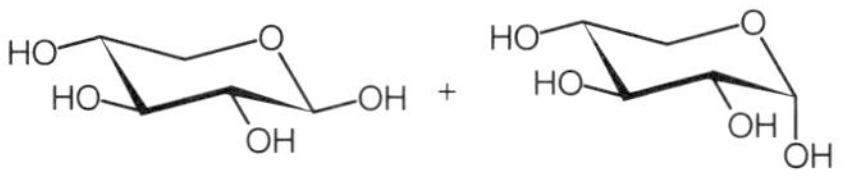

$C_5H_{10}O_5$ M_r 150,1

Definition

Xylose ist (+)-D-Xylopyranose.

Eigenschaften

Weißes, kristallines Pulver oder farblose Nadeln; leicht löslich in Wasser, löslich in heißem Ethanol.

Prüfung auf Identität

1: A.
2: B, C.

A. Die Prüfung erfolgt mit Hilfe der IR-Spektroskopie (2.2.24) durch Vergleich des Spektrums der Substanz mit dem von Xylose *CRS*. Die Prüfung erfolgt mit Hilfe von Preßlingen.

B. Die Prüfung erfolgt mit Hilfe der Dünnschichtchromatographie (2.2.27) unter Verwendung einer Schicht eines geeigneten Kieselgels.

Untersuchungslösung: 10 mg Substanz werden in einer Mischung von 2 Volumteilen Wasser *R* und 3 Volumteilen Methanol *R* zu 20 ml gelöst.

Referenzlösung a: 10 mg Xylose *CRS* werden in einer Mischung von 2 Volumteilen Wasser *R* und 3 Volumteilen Methanol *R* zu 20 ml gelöst.

Referenzlösung b: 10 mg Fructose *R*, 10 mg Glucose *R* und 10 mg Xylose *R* werden in einer Mischung von 2 Volumteilen Wasser *R* und 3 Volumteilen Methanol *R* zu 20 ml gelöst.

Auf die Platte werden 2 µl jeder Lösung aufgetragen. Nach sorgfältigem Trocknen der Startpunkte erfolgt die Chromatographie mit einer Mischung von 10 Volumteilen Wasser *R*, 15 Volumteilen Methanol *R*, 25 Volumteilen wasserfreier Essigsäure *R* und 50 Volumteilen Dichlorethan *R* über eine Laufstrecke von 15 cm. Die Lösungsmittel müssen genau abgemessen werden, denn ein geringer Überschuß von Wasser kann die Mischung trüben. Die Platte wird im Warmluftstrom getrocknet. Die Platte wird mit einer Lösung von 0,5 g Thymol *R* in einer Mischung von 5 ml Schwefelsäure *R* und 95 ml Ethanol 96 % *R* gleichmäßig besprüht und 10 min lang im Trockenschrank bei 130 °C erhitzt. Der Hauptfleck im Chromatogramm der Untersuchungslösung entspricht in bezug auf Lage, Farbe und Größe dem Hauptfleck im Chromatogramm der Referenzlösung a. Die Prüfung darf nur ausgewertet werden, wenn das Chromatogramm der Referenzlösung b deutlich voneinander getrennt 3 Flecke zeigt.

C. 0,1 g Substanz werden in 10 ml Wasser *R* gelöst. Nach Zusatz von 3 ml Fehlingscher Lösung *R* 1 und Erhitzen entsteht ein orangefarbener bis roter Niederschlag.

Prüfung auf Reinheit

Prüflösung: 10,0 g Substanz werden in kohlendioxidfreiem Wasser *R* zu 100 ml gelöst.

Aussehen der Lösung: Die Prüflösung muß klar (2.2.1) und farblos (2.2.2, Methode II) sein.

Sauer oder alkalisch reagierende Substanzen: 50 ml Prüflösung werden mit 0,3 ml Phenolphthalein-Lösung *R* 1 versetzt. Die Lösung muß farblos sein. Bis zum Umschlag nach Rosa dürfen höchstens 0,2 ml Natriumhydroxid-Lösung (0,1 mol · l^{-1}) verbraucht werden.

Spezifische Drehung (2.2.7): 10,0 g Substanz werden in 80 ml Wasser *R* gelöst. Die Lösung wird nach Zusatz von 1 ml verdünnter Ammoniak-Lösung *R* 2 mit Wasser *R* zu 100,0 ml verdünnt. Die Lösung wird 30 min lang stehengelassen. Die spezifische Drehung muß zwischen +18,5 und +19,5° liegen, berechnet auf die getrocknete Substanz.

Chlorid (2.4.4): 1,5 ml Prüflösung, mit Wasser *R* zu 15 ml verdünnt, müssen der Grenzprüfung auf Chlorid entsprechen (330 ppm).

Schwermetalle (2.4.8): 12 ml Prüflösung müssen der Grenzprüfung A auf Schwermetalle entsprechen (20 ppm). Zur Herstellung der Referenzlösung wird die Blei-Lösung (2 ppm Pb) *R* verwendet.

Trocknungsverlust (2.2.32): Höchstens 0,5 Prozent, mit 1,000 g Substanz durch Trocknen im Vakuumtrockenschrank bei 100 bis 105 °C und höchstens 0,7 kPa bestimmt.

Sulfatasche (2.4.14): Höchstens 0,1 Prozent, mit 1,0 g Substanz bestimmt.

Lagerung

Gut verschlossen.

Z

2001, 1501

Zimtöl

Cinnamomi zeylanici corticis aetheroleum

Definition

Zimtöl wird durch Wasserdampfdestillation aus der Rinde der Schößlinge von *Cinnamomum zeylanicum* Nees (*C. verum* J. S. Presl.) erhalten.

Eigenschaften

Klare, bewegliche, hellgelbe, mit der Zeit rötlich werdende Flüssigkeit mit charakteristischem, an Zimtaldehyd erinnernden Geruch.

Prüfung auf Identität

1: B.

2: A.

A. Die Prüfung erfolgt mit Hilfe der Dünnschichtchromatographie (2.2.27) unter Verwendung einer DC-Platte mit Kieselgel *R*.

Untersuchungslösung: 1 ml Öl wird in Aceton *R* zu 10 ml gelöst.

Referenzlösung: 50 µl *trans*-Zimtaldehyd *R*, 10 µl Eugenol *R*, 10 µl Linalool *R* und 10 µl β-Caryophyllen *R* werden in Ethanol 96 % *R* zu 10 ml gelöst.

Auf die Platte werden 10 µl jeder Lösung bandförmig aufgetragen. Die Chromatographie erfolgt mit einer Mischung von 10 Volumteilen Methanol *R* und 90 Volumteilen Toluol *R* über eine Laufstrecke von 15 cm. Die Platte wird an der Luft trocknen gelassen und mit Anisaldehyd-Reagenz *R* besprüht. Die Auswertung erfolgt im Tageslicht, während die Platte 5 bis 10 min lang bei 100 bis 105 °C erhitzt wird. Das Chromatogramm der Untersuchungslösung zeigt Zonen, die in bezug auf Lage und Farbe den Zonen im Chromatogramm der Referenzlösung entsprechen.

B. Die Chromatogramme der Prüfung „Chromatographisches Profil" werden ausgewertet. Die Hauptpeaks im Chromatogramm der Untersuchungslösung entsprechen in bezug auf ihre Retentionszeiten den Hauptpeaks im Chromatogramm der Referenzlösung. Safrol, Cumarin und Cineol können im Chromatogramm der Untersuchungslösung fehlen.

Prüfung auf Reinheit

Relative Dichte (2.2.5): 1,000 bis 1,030.

Brechungsindex (2.2.6): 1,572 bis 1,591.

Optische Drehung (2.2.7): –2 bis +1°.

Chromatographisches Profil: Die Prüfung erfolgt mit Hilfe der Gaschromatographie (2.2.28).

Untersuchungslösung: Das Öl.

Referenzlösung: 10 µl Cineol *R*, 10 µl Linalool *R*, 10 µl β-Caryophyllen *R*, 10 µl Safrol *R*, 100 µl *trans*-Zimtaldehyd *R*, 10 µl Eugenol *R*, 20 mg Cumarin *R*, 10 µl *trans*-2-Methoxyzimtaldehyd *R* und 10 µl Benzylbenzoat *R* werden in 1 ml Aceton *R* gelöst.

Die Chromatographie kann durchgeführt werden mit
- einer Kapillarsäule aus Quarzglas von 60 m Länge und etwa 0,25 mm innerem Durchmesser, belegt mit Macrogol 20 000 *R* als stationäre Phase
- Helium zur Chromatographie *R* als Trägergas bei einer Durchflußrate von 1,5 ml je Minute
- einem Flammenionisationsdetektor
- einem Splitverhältnis von 1:100

und folgendem Temperaturprogramm:

	Zeit (min)	Temperatur (°C)	Rate (°C · min^{-1})	Erläuterungen
Säule	0 – 10	60		isothermisch
	10 – 75	60 → 190	2	linearer Gradient
	75 – 200	190		isothermisch
Probeneinlaß		200		
Detektor		240		

0,2 µl Referenzlösung werden eingespritzt. Werden die Chromatogramme unter den vorgeschriebenen Bedingungen aufgezeichnet, werden die Substanzen in der gleichen Reihenfolge wie bei der Herstellung der Referenzlösung angegeben eluiert. Die Retentionszeiten werden aufgezeichnet.

Die Prüfung darf nur ausgewertet werden, wenn die Auflösung zwischen den Peaks von Linalool und β-Caryophyllen mindestens 1,5 beträgt.

0,2 µl Untersuchungslösung werden eingespritzt. Mit Hilfe der im Chromatogramm der Referenzlösung erhaltenen Retentionszeiten werden im Chromatogramm der Untersuchungslösung die Bestandteile der Referenzlösung lokalisiert. Im Chromatogramm der Untersuchungslösung wird der Prozentgehalt der einzelnen Bestandteile mit Hilfe des Verfahrens „Normalisierung" berechnet.

Die Prozentgehalte müssen in folgenden Bereichen liegen:

Cineol	weniger als 3,0 Prozent
Linalool	1,0 bis 6,0 Prozent
β-Caryophyllen	1,0 bis 4,0 Prozent
Safrol	weniger als 0,5 Prozent
trans-Zimtaldehyd	55 bis 75 Prozent
Eugenol	weniger als 7,5 Prozent
Cumarin	weniger als 0,5 Prozent
trans-2-Methoxyzimtaldehyd	0,1 bis 1,0 Prozent
Benzylbenzoat	weniger als 1,0 Prozent.

Lagerung

Vor Licht und Wärme geschützt, in dicht verschlossenen, dem Verbrauch angemessenen, möglichst vollständig gefüllten Behältnissen.

Das folgende Chromatogramm dient zur Information.

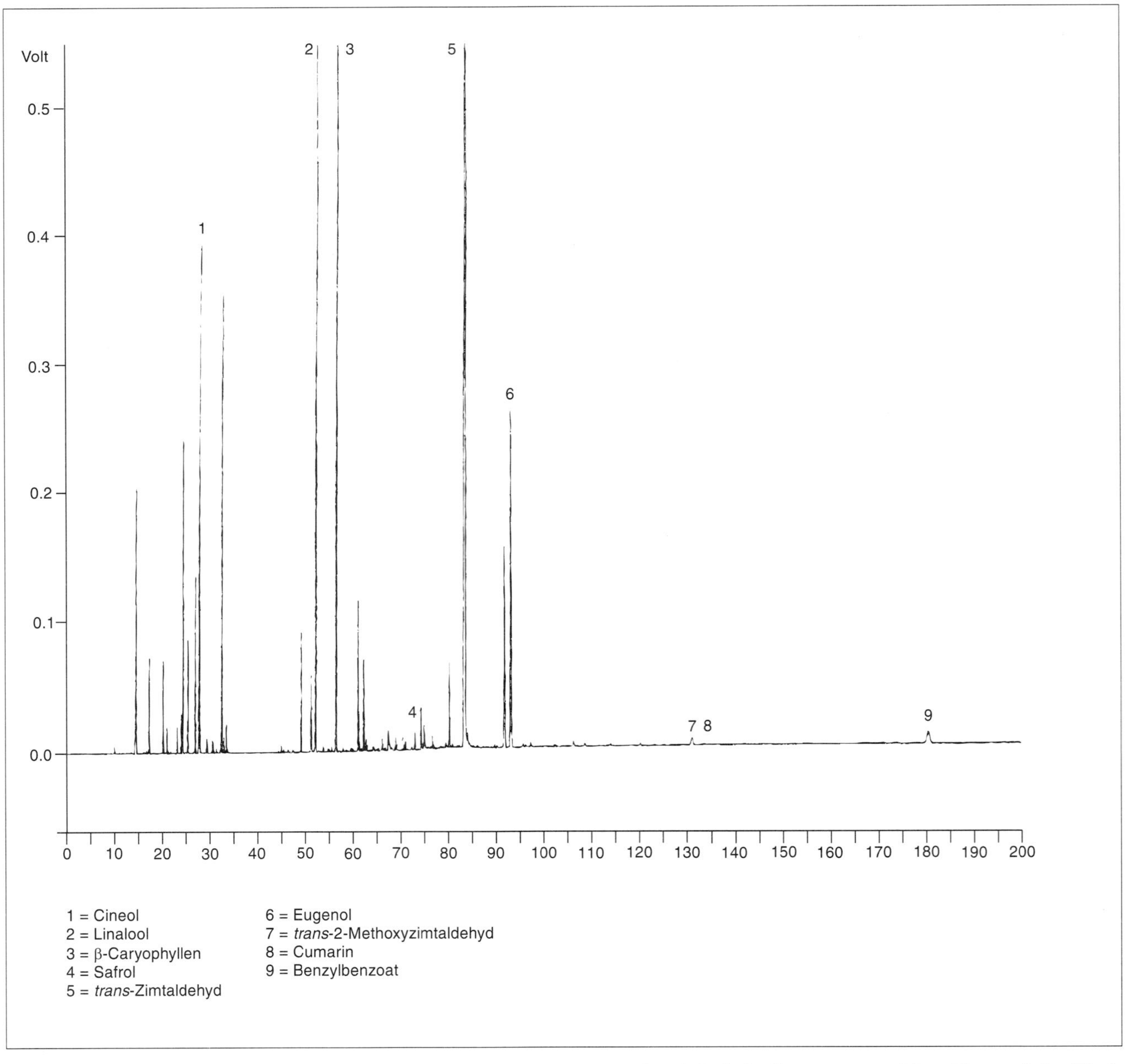

Abb. 1501-1: Chromatographisches Profil von Zimtöl. Abhängig von den Arbeitsbedingungen und dem Zustand der Säule kann Cumarin vor oder nach *trans*-2-Methoxyzimtaldehyd eluiert werden.

2000, 1482

Zinkacetat-Dihydrat

Zinci acetas dihydricus

$C_4H_6O_4Zn \cdot 2\,H_2O$ M_r 219,5

Definition

Zinkacetat-Dihydrat enthält mindestens 99,0 und höchstens 101,0 Prozent $C_4H_6O_4Zn \cdot 2\,H_2O$.

Eigenschaften

Weißes, kristallines Pulver oder Blättchen; leicht löslich in Wasser, löslich in Ethanol.

Prüfung auf Identität

A. Die Substanz gibt die Identitätsreaktion a auf Acetat (2.3.1).

B. Die Substanz gibt die Identitätsreaktion auf Zink (2.3.1).

Prüfung auf Reinheit

Prüflösung: 10,0 g Substanz werden in kohlendioxidfreiem Wasser *R*, das aus destilliertem Wasser *R* hergestellt wurde, zu 100 ml gelöst.

Aussehen der Lösung: Die Prüflösung muß klar (2.2.1) und farblos (2.2.2, Methode II) sein.

***p*H-Wert** (2.2.3): 10 ml Prüflösung werden mit kohlendioxidfreiem Wasser *R* zu 20 ml verdünnt. Der *p*H-Wert dieser Lösung muß zwischen 5,8 und 7,0 liegen.

Reduzierende Substanzen: 10 ml Prüflösung werden mit 90 ml Wasser *R*, 5 ml verdünnter Schwefelsäure *R* und 1,5 ml einer Lösung von Kaliumpermanganat *R* ($0{,}3\ g \cdot l^{-1}$) versetzt. Nach 5 min langem Sieden darf die Rosafärbung nicht vollständig verschwinden.

Chlorid (2.4.4): 10 ml Prüflösung, mit Wasser *R* zu 15 ml verdünnt, müssen der Grenzprüfung auf Chlorid entsprechen (50 ppm).

Sulfat (2.4.13): 15 ml Prüflösung müssen der Grenzprüfung auf Sulfat entsprechen (100 ppm).

Aluminium: Höchstens 5 ppm Al. Der Gehalt an Aluminium wird mit Hilfe der Atomabsorptionsspektroskopie (2.2.23, Methode I) bestimmt.

Untersuchungslösung: 2,50 g Substanz werden in 20 ml einer Lösung von blei- und cadmiumfreier Salpetersäure *R* ($200\ g \cdot l^{-1}$) gelöst. Die Lösung wird mit der gleichen Lösung der Säure zu 25,0 ml verdünnt.

Referenzlösungen: Die Referenzlösungen werden aus der Aluminium-Lösung (200 ppm Al) *R* durch Verdünnen mit einer Lösung von blei- und cadmiumfreier Salpetersäure *R* ($200\ g \cdot l^{-1}$) hergestellt.

Die Absorption wird bei 309,3 nm unter Verwendung einer Aluminium-Hohlkathodenlampe als Strahlungsquelle und einer Luft-Acetylen-Flamme gemessen.

Arsen (2.4.2): 0,5 g Substanz müssen der Grenzprüfung A auf Arsen entsprechen (2 ppm).

Blei: Höchstens 10 ppm Pb. Der Gehalt an Blei wird mit Hilfe der Atomabsorptionsspektroskopie (2.2.23, Methode I) bestimmt.

Untersuchungslösung: 5,00 g Substanz werden in 20 ml einer Lösung von blei- und cadmiumfreier Salpetersäure *R* ($200\ g \cdot l^{-1}$) gelöst. Die Lösung wird mit der gleichen Lösung der Säure zu 25,0 ml verdünnt.

Referenzlösungen: Die Referenzlösungen werden aus der Blei-Lösung (0,1 % Pb) *R* durch Verdünnen mit einer Lösung von blei- und cadmiumfreier Salpetersäure *R* ($200\ g \cdot l^{-1}$) hergestellt.

Die Absorption wird bei 283,3 nm unter Verwendung einer Blei-Hohlkathodenlampe als Strahlungsquelle und einer Luft-Acetylen-Flamme gemessen.

Cadmium: Höchstens 2 ppm Cd. Der Gehalt an Cadmium wird mit Hilfe der Atomabsorptionsspektroskopie (2.2.23, Methode I) bestimmt.

Untersuchungslösung: Die bei der Prüfung „Aluminium" verwendete Untersuchungslösung.

Referenzlösungen: Die Referenzlösungen werden aus der Cadmium-Lösung (0,1 % Cd) *R* durch Verdünnen mit einer Lösung von blei- und cadmiumfreier Salpetersäure *R* ($200\ g \cdot l^{-1}$) hergestellt.

Die Absorption wird bei 228,8 nm unter Verwendung einer Cadmium-Hohlkathodenlampe als Strahlungsquelle und einer Luft-Acetylen-Flamme gemessen.

Eisen: Höchstens 50 ppm Fe. Der Gehalt an Eisen wird mit Hilfe der Atomabsorptionsspektroskopie (2.2.23, Methode I) bestimmt.

Untersuchungslösung: 1,25 g Substanz werden in 20 ml einer Lösung von blei- und cadmiumfreier Salpetersäure *R* ($200\ g \cdot l^{-1}$) gelöst. Die Lösung wird mit der gleichen Lösung der Säure zu 25,0 ml verdünnt.

Referenzlösungen: Die Referenzlösungen werden aus der Eisen-Lösung (20 ppm Fe) *R* durch Verdünnen mit einer Lösung von blei- und cadmiumfreier Salpetersäure *R* ($200\ g \cdot l^{-1}$) hergestellt.

Die Absorption wird bei 248,3 nm unter Verwendung einer Eisen-Hohlkathodenlampe als Strahlungsquelle und einer Luft-Acetylen-Flamme gemessen.

Kupfer: Höchstens 50 ppm Cu. Der Gehalt an Kupfer wird mit Hilfe der Atomabsorptionsspektroskopie (2.2.23, Methode I) bestimmt.

Untersuchungslösung: Die bei der Prüfung „Eisen" verwendete Untersuchungslösung.

Referenzlösungen: Die Referenzlösungen werden aus der Kupfer-Lösung (10 ppm Cu) *R* durch Verdünnen mit einer Lösung von blei- und cadmiumfreier Salpetersäure *R* ($200\ g \cdot l^{-1}$) hergestellt.

Die Absorption wird bei 324,8 nm unter Verwendung einer Kupfer-Hohlkathodenlampe als Strahlungsquelle und einer Luft-Acetylen-Flamme gemessen.

Gehaltsbestimmung

0,200 g Substanz werden in 5 ml verdünnter Essigsäure *R* gelöst. Die Bestimmung des Zinks erfolgt mit Hilfe der Komplexometrie (2.5.11).

1 ml Natriumedetat-Lösung ($0{,}1\ mol \cdot l^{-1}$) entspricht 21,95 mg $C_4H_6O_4Zn \cdot 2\ H_2O$.

Lagerung

Gut verschlossen, in nichtmetallischen Behältnissen.

1998, 1279

Zinkacexamat

Zinci acexamas

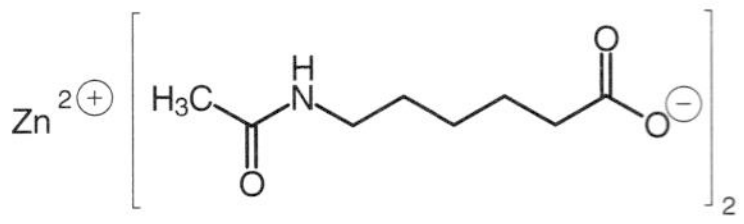

$C_{16}H_{28}N_2O_6Zn$ M_r 409,8

Definition

Zinkacexamat enthält mindestens 97,5 und höchstens 101,0 Prozent Zink-6-(acetylamino)hexanoat, berechnet auf die getrocknete Substanz.

Eigenschaften

Weißes bis fast weißes, kristallines Pulver; löslich in Wasser, praktisch unlöslich in Aceton und Ethanol. Die Substanz löst sich in verdünnter Salpetersäure.

Die Substanz schmilzt bei etwa 198 °C.

Prüfung auf Identität

A. Die Prüfung erfolgt mit Hilfe der IR-Spektroskopie (2.2.24) durch Vergleich des Spektrums der Substanz mit dem von Zinkacexamat *CRS*. Die Prüfung erfolgt mit Hilfe von Preßlingen.

B. 5 ml Prüflösung (siehe „Prüfung auf Reinheit") geben die Identitätsreaktion auf Zink (2.3.1).

Prüfung auf Reinheit

Prüflösung: 0,5 g Substanz werden in kohlendioxidfreiem Wasser *R* zu 20 ml gelöst.

Aussehen der Lösung: Die Prüflösung darf nicht stärker opaleszieren als die Referenzsuspension IV (2.2.1) und muß farblos (2.2.2, Methode II) sein.

***p*H-Wert** (2.2.3): Der *p*H-Wert der Prüflösung muß zwischen 5,0 und 7,0 liegen.

6-Aminohexansäure: Die Prüfung erfolgt mit Hilfe der Dünnschichtchromatographie (2.2.27) unter Verwendung einer Schicht eines geeigneten Kieselgels.

Untersuchungslösung: 0,30 g Substanz werden in Wasser *R* zu 10 ml gelöst.

Referenzlösung: 15 mg 6-Aminohexansäure *R* werden in Wasser *R* zu 10 ml gelöst. 1 ml Lösung wird mit Wasser *R* zu 10 ml verdünnt.

Auf die Platte werden je 5 µl Untersuchungslösung und Referenzlösung aufgetragen. Die Platte wird an der Luft trocknen gelassen. Die Chromatographie erfolgt mit einer Mischung von 2 Volumteilen Ammoniak-Lösung *R*, 30 Volumteilen Wasser *R* und 68 Volumteilen Ethanol 96 % *R* über eine Laufstrecke von 15 cm. Die Platte wird im Warmluftstrom getrocknet, mit Ninhydrin-Lösung *R* besprüht und 15 min lang bei 100 bis 105 °C erhitzt. Ein im Chromatogramm der Untersuchungslösung auftretender 6-Aminohexansäure-Fleck darf nicht stärker gefärbt sein als der Fleck im Chromatogramm der Referenzlösung (0,5 Prozent).

Verwandte Substanzen: Die Prüfung erfolgt mit Hilfe der Flüssigchromatographie (2.2.29).

Untersuchungslösung a: 0,50 g Substanz werden in Wasser *R* zu 100,0 ml gelöst.

Untersuchungslösung b: 20,0 ml Untersuchungslösung a werden mit 20 ml mobiler Phase und 0,4 ml einer Lösung von Phosphorsäure 85 % *R* (100 g · l^{-1}) versetzt und mit der mobilen Phase zu 50,0 ml verdünnt.

Referenzlösung a: 40 mg *N*-Acetyl-ε-caprolactam *R* werden in Wasser *R* zu 100,0 ml gelöst.

Referenzlösung b: 5,0 ml Referenzlösung a werden mit Wasser *R* zu 100,0 ml verdünnt.

Referenzlösung c: 20 mg Zinkacexamat-Verunreinigung A *CRS* werden in Wasser *R* zu 50,0 ml gelöst.

Referenzlösung d: 40 mg ε-Caprolactam *R* werden in Wasser *R* zu 100,0 ml gelöst. 5,0 ml Lösung werden mit Wasser *R* zu 100,0 ml verdünnt.

Referenzlösung e: 20,0 ml Untersuchungslösung a, mit je 5,0 ml Referenzlösung b, Referenzlösung c, Referenzlösung d und 0,4 ml einer Lösung von Phosphorsäure 85 % *R* (100 g · l^{-1}) versetzt, werden mit der mobilen Phase zu 50,0 ml verdünnt.

Referenzlösung f: 5,0 ml Referenzlösung c, mit je 5,0 ml Referenzlösung b und Referenzlösung d sowie 0,4 ml einer Lösung von Phosphorsäure 85 % *R* (100 g · l^{-1}) versetzt, werden mit der mobilen Phase zu 50,0 ml verdünnt.

Die Chromatographie kann durchgeführt werden mit

- einer Säule aus rostfreiem Stahl von 0,25 m Länge und 4,0 mm innerem Durchmesser, gepackt mit octadecylsilyliertem Kieselgel zur Chromatographie *R* (5 µm)
- einer Mischung von 0,2 Volumteilen Phosphorsäure 85 % *R*, 8 Volumteilen Acetonitril *R* und 92 Volumteilen Wasser *R*, die mit verdünnter Ammoniak-Lösung *R* 1 auf einen *p*H-Wert von 4,5 eingestellt wurde, als mobile Phase bei einer Durchflußrate von 1,2 ml je Minute
- einem Spektrometer als Detektor bei 210 nm.

Werden die Chromatogramme unter den vorgeschriebenen Bedingungen aufgezeichnet, werden die Substanzen in folgender Reihenfolge eluiert: Zinkacexamat, ε-Caprolactam, Zinkacexamat-Verunreinigung A und *N*-Acetyl-ε-caprolactam.

20 µl Referenzlösung e werden eingespritzt. Die Chromatographie wird über eine Dauer, die der 8fachen Retentionszeit von Zinkacexamat entspricht, durchgeführt. Die Empfindlichkeit des Systems wird so eingestellt, daß die Höhe des Peaks der Zinkacexamat-Verunreinigung A mindestens 50 Prozent des maximalen Ausschlags beträgt. Die Prüfung darf nur ausgewertet werden, wenn die Auflösung zwischen dem ersten Peak (Zinkacexamat) und dem zweiten Peak (ε-Caprolactam) mindestens 3,0 beträgt. Falls erforderlich wird der *p*H-Wert der mobilen Phase mit verdünnter Ammoniak-Lösung *R* 1 auf 4,7 eingestellt.

Je 20 µl Untersuchungslösung b und Referenzlösung f werden eingespritzt. Die Fläche des *N*-Acetyl-ε-caprolactam-Peaks im Chromatogramm der Untersuchungslösung b darf nicht größer sein als die Fläche des entsprechenden Peaks im Chromatogramm der Referenzlösung f (0,1 Prozent). Die Fläche des Peaks der Zinkacexamat-Verunreinigung A darf nicht größer sein als die Fläche des entsprechenden Peaks im Chromatogramm der Referenzlösung f (2 Prozent). Die Fläche des ε-Caprolactam-Peaks darf nicht größer sein als die Fläche des entsprechenden Peaks im Chromatogramm der Referenzlösung f (0,1 Prozent). Die Summe der Fläche aller Peaks, mit Ausnahme der des Hauptpeaks und des Peaks der Zinkacexamat-Verunreinigung A, darf nicht größer sein als das 5fache der Fläche des *N*-Acetyl-ε-caprolactam-Peaks im Chromatogramm der Referenzlösung f (0,5 Prozent). Peaks, deren Fläche kleiner ist als das 0,5fache des *N*-Acetyl-ε-caprolactam-Peaks im Chromatogramm der Referenzlösung f, werden nicht berücksichtigt.

Arsen (2.4.2): 0,5 g Substanz müssen der Grenzprüfung A auf Arsen entsprechen (2 ppm).

Blei: Höchstens 10 ppm Pb. Der Gehalt an Blei wird mit Hilfe der Atomabsorptionsspektroskopie (2.2.23, Methode I) bestimmt.

Untersuchungslösung: 5,00 g Substanz werden in 20 ml einer Lösung von blei- und cadmiumfreier Salpetersäure *R* (200 g · l^{-1}) gelöst. Die Lösung wird mit der gleichen Säurelösung zu 25,0 ml verdünnt.

Referenzlösungen: Die Referenzlösungen werden aus der Blei-Lösung (0,1 Prozent Pb) *R* durch Verdünnen mit blei- und cadmiumfreier Salpetersäure *R* (200 g · l^{-1}) hergestellt.

Die Absorption wird bei 283,3 nm unter Verwendung einer Blei-Hohlkathodenlampe als Strahlungsquelle und einer Luft-Acetylen-Flamme gemessen.

Cadmium: Höchstens 2 ppm Cd. Der Gehalt an Cadmium wird mit Hilfe der Atomabsorptionsspektroskopie (2.2.23, Methode I) bestimmt.

Untersuchungslösung: 2,50 g Substanz werden in 20 ml einer Lösung von blei- und cadmiumfreier Salpetersäure *R* (200 g · l^{-1}) gelöst. Die Lösung wird mit der gleichen Säurelösung zu 25,0 ml verdünnt.

Referenzlösungen: Die Referenzlösungen werden aus der Cadmium-Lösung (0,1 Prozent Cd) *R* durch Verdünnen mit einer Lösung von blei- und cadmiumfreier Salpetersäure *R* (200 g · l^{-1}) hergestellt.

Die Absorption wird bei 228,8 nm unter Verwendung einer Cadmium-Hohlkathodenlampe als Strahlungsquelle und einer Luft-Acetylen-Flamme gemessen.

Eisen: Höchstens 50 ppm Fe. Der Gehalt an Eisen wird mit Hilfe der Atomabsorptionsspektroskopie (2.2.23, Methode I) bestimmt.

Untersuchungslösung: 1,25 g Substanz werden in 20 ml einer Lösung von blei- und cadmiumfreier Salpetersäure *R* (200 g · l^{-1}) gelöst. Die Lösung wird mit der gleichen Säurelösung zu 25,0 ml verdünnt.

Referenzlösungen: Die Referenzlösungen werden aus der Eisen-Lösung (20 ppm Fe) *R* durch Verdünnen mit einer Lösung von blei- und cadmiumfreier Salpetersäure *R* (200 g · l^{-1}) hergestellt.

Die Absorption wird bei 248,3 nm unter Verwendung einer Eisen-Hohlkathodenlampe als Strahlungsquelle und einer Luft-Acetylen-Flamme gemessen.

Trocknungsverlust (2.2.32): Höchstens 1,0 Prozent, mit 1,000 g Substanz durch Trocknen im Trockenschrank bei 100 bis 105 °C bestimmt.

Gehaltsbestimmung

0,400 g Substanz werden in 10 ml verdünnter Essigsäure *R* gelöst. Der Gehalt an Zink wird mit Hilfe der Komplexometrie (2.5.11) bestimmt.

1 ml Natriumedetat-Lösung (0,1 mol · l^{-1}) entspricht 40,98 mg $C_{16}H_{28}N_2O_6Zn$.

Lagerung

Gut verschlossen, in nichtmetallischem Behältnis.

Verunreinigungen

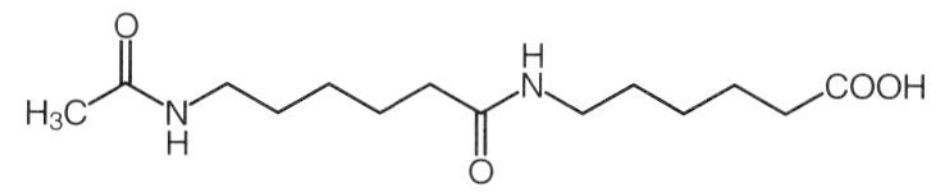

A. 6-[[6-(Acetylamino)hexanoyl]amino]hexansäure

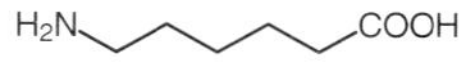

B. 6-Aminohexansäure (6-Aminocapronsäure)

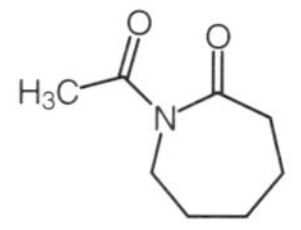

C. 1-Acetyl-hexahydro-2*H*-azepin-2-on (*N*-Acetyl-ε-caprolactam)

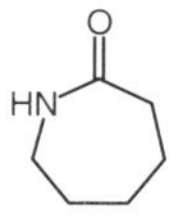

D. Hexahydro-2*H*-azepin-2-on (ε-Caprolactam).

2000, 539

Zinkundecylenat

Zinci undecylenas

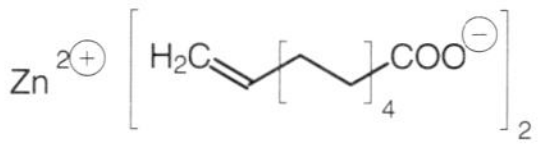

$C_{22}H_{38}O_4Zn$ M_r 431,9

Definition

Zinkundecylenat enthält mindestens 98,0 und höchstens 102,0 Prozent Undec-10-ensäure, Zinksalz, berechnet auf die getrocknete Substanz.

Eigenschaften

Weißes bis fast weißes, feines Pulver; praktisch unlöslich in Wasser, Ethanol und Ether.

Die Substanz schmilzt zwischen 116 und 121 °C, wobei ein geringer Rückstand verbleiben kann.

Prüfung auf Identität

A. Eine Mischung von 2,5 g Substanz, 10 ml Wasser *R* und 10 ml verdünnter Schwefelsäure *R* wird 2mal mit je 10 ml Ether *R* ausgeschüttelt. Die wäßrige Phase wird für die Prüfung B verwendet. Die Etherauszüge werden vereinigt, mit Wasser *R* gewaschen und zur Trockne eingedampft. Der Rückstand wird mit 2 ml frisch destilliertem Anilin *R* versetzt. Nach 10 min langem Erhitzen zum Rückfluß wird erkalten gelassen und mit 30 ml Ether *R* versetzt. Die Lösung wird 3mal mit je 20 ml verdünnter Salzsäure *R* und einmal mit 20 ml Wasser *R* ausgeschüttelt. Die organische Phase wird auf dem Wasserbad zur Trockne eingedampft. Der Rückstand wird 2mal aus Ethanol 70 % *R* umkristallisiert. Die Kristalle werden 3 h lang im Vakuum getrocknet. Die Schmelztemperatur (2.2.14) liegt zwischen 66 und 68 °C.

B. Die Mischung von 1 ml der bei der Prüfung A erhaltenen wäßrigen Phase mit 4 ml Wasser *R* gibt die Identitätsreaktion auf Zink (2.3.1).

C. 0,1 g Substanz werden in einer Mischung von 2 ml verdünnter Schwefelsäure *R* und 5 ml Essigsäure 98 % *R* gelöst. Wird die Lösung tropfenweise mit 0,25 ml Kaliumpermanganat-Lösung *R* versetzt, entfärbt sich die Kaliumpermanganat-Lösung.

Prüfung auf Reinheit

Alkalisch reagierende Substanzen: 1,0 g Substanz wird mit 5 ml Ethanol 96 % *R* und 0,5 ml Phenolrot-Lösung *R* gemischt. Unmittelbar nach Zusatz von 50 ml kohlendioxidfreiem Wasser *R* darf die Mischung keine rötliche Färbung zeigen.

Alkali-, Erdalkalimetalle: 1,0 g Substanz wird mit 25 ml Wasser *R* und 5 ml Salzsäure *R* zum Sieden erhitzt. Die noch heiße Lösung wird filtriert, Filter und Rückstand werden mit 25 ml heißem Wasser *R* gewaschen. Filtrat und Waschflüssigkeit werden vereinigt und mit konzentrierter Ammoniak-Lösung *R* bis zur alkalischen Reaktion versetzt. Nach Zusatz von 7,5 ml Thioacetamid-Lösung *R* wird im Wasserbad 30 min lang erhitzt, abfiltriert und der Niederschlag 2mal mit je 10 ml Wasser *R* gewaschen. Filtrat und Waschflüssigkeit werden vereinigt und auf dem Wasserbad zur Trockne eingedampft. Der Rückstand wird geglüht und darf nach dem Veraschen höchstens 20 mg (2 Prozent) betragen.

Grad der Ungesättigtheit: 0,100 g Substanz werden in einer Mischung von 5 ml verdünnter Salzsäure *R* und 30 ml Essigsäure 98 % *R* gelöst. Die Lösung wird mit Bromid-Bromat-Lösung (0,0167 mol · l^{-1}) unter Zusatz von 0,05 ml Indigocarmin-Lösung *R* 1 gegen Ende der Titration bis zum Farbumschlag von Blau nach Gelb titriert. Der Verbrauch an Bromid-Bromat-Lösung (0,0167 mol · l^{-1}) muß mindestens 9,1 und darf höchstens 9,4 ml betragen. Ein Blindversuch wird durchgeführt.

Sulfat (2.4.13): 0,1 g Substanz werden mit einer Mischung von 2 ml verdünnter Salzsäure *R* und 10 ml destilliertem Wasser *R* zum Sieden erhitzt. Nach dem Abkühlen wird filtriert und mit destilliertem Wasser *R* zu 15 ml verdünnt. Die Lösung muß der Grenzprüfung auf Sulfat entsprechen (500 ppm). Zur Herstellung der Referenzlösung werden 5 ml Sulfat-Lösung (10 ppm SO_4) *R* und 10 ml destilliertes Wasser *R* verwendet.

Trocknungsverlust (2.2.32): Höchstens 1,5 Prozent, mit 0,500 g Substanz durch Trocknen im Trockenschrank bei 100 bis 105 °C bestimmt.

Gehaltsbestimmung

0,350 g Substanz werden mit 25 ml verdünnter Essigsäure *R* zum Sieden erhitzt. Das Zink wird nach „Komplexometrische Titrationen" (2.5.11) bestimmt.

1 ml Natriumedetat-Lösung (0,1 mol · l^{-1}) entspricht 43,19 mg $C_{22}H_{38}O_4Zn$.

Lagerung

Gut verschlossen, vor Licht geschützt.

1998, 1266

Zinn(II)-chlorid-Dihydrat

Stannosi chloridum dihydricum

$SnCl_2 \cdot 2\,H_2O$ M_r 225,6

Definition

Zinn(II)-chlorid-Dihydrat enthält mindestens 98,0 und höchstens 101,0 Prozent $SnCl_2 \cdot 2\,H_2O$.

Eigenschaften

Weißes, kristallines Pulver oder farblose Kristalle, an der Luft verwitternd; leicht löslich in Wasser (die Lösung trübt sich beim Stehenlassen oder Verdünnen) und in Ethanol. Die Substanz löst sich in verdünnter Salzsäure.

Prüfung auf Identität

A. Wird 1 ml Prüflösung I (siehe „Prüfung auf Reinheit") mit 5 ml Wasser *R* und 0,05 ml Quecksilber(II)-chlorid-Lösung *R* versetzt, bildet sich ein grauschwarzer Niederschlag.

B. 1,0 g Substanz wird in 3,0 ml Wasser *R* gelöst. Die trübe Lösung wird mit 0,5 ml verdünnter Natriumhydroxid-Lösung *R* versetzt, wobei ein gelblicher, flockiger Niederschlag entsteht. Nach Zusatz von 6,5 ml Wasser *R* wird 1,0 ml der aufgeschüttelten Suspension mit 1,0 ml konzentrierter Natriumhydroxid-Lösung *R* versetzt. Der Niederschlag löst sich, und eine klare, farblose Lösung entsteht.

C. 10 mg Substanz, in 2 ml verdünnter Salpetersäure *R* gelöst, geben die Identitätsreaktion a auf Chlorid (2.3.1).

Prüfung auf Reinheit

Prüflösung I: 0,40 g Substanz werden nach Zusatz von 1 ml verdünnter Salzsäure *R* in destilliertem Wasser *R* zu 20 ml gelöst.

Prüflösung II: 1,0 g Substanz wird in verdünnter Salzsäure *R* zu 30 ml gelöst. Die Lösung wird zum Sieden erhitzt, mit 30 ml Thioacetamid-Lösung *R* versetzt und weitere 15 min lang zum Sieden erhitzt (Lösung A). 5 ml dieser Mischung werden filtriert. Das Filtrat wird zum Sieden erhitzt, mit 5 ml Thioacetamid-Lösung *R* versetzt und erneut 15 min lang zum Sieden erhitzt. Falls sich ein Niederschlag bildet, wird der Rest der Lösung A zugesetzt (Lösung A′). 10 ml Thioacetamid-Lösung *R* werden zugesetzt und zum Sieden erhitzt.

Die Vorgänge werden ab „5 ml dieser Mischung werden filtriert" wiederholt, bis sich nach Zusatz der Thioacetamid-Lösung *R* zum mit 5 ml Lösung A (beziehungsweise Lösung A′, Lösung A″,...) erhaltenen Filtrat kein Niederschlag mehr bildet. Wenn sich kein Niederschlag bildet oder ein Niederschlag nicht mehr feststellbar ist, werden die Lösung und der Rest der Lösung A (beziehungsweise Lösung A′, Lösung A″, ...) vereinigt und filtriert. Der Niederschlag wird mit 10 ml Wasser *R* gewaschen. Das Filtrat wird so lange erhitzt, bis die entweichenden Dämpfe angefeuchtetes Blei(II)-acetat-Papier *R* nicht mehr grauschwarz färben. Nach dem Erkalten wird mit Wasser *R* zu 50 ml verdünnt.

Aussehen der Lösung: 10,0 g Substanz werden in verdünnter Salzsäure *R* zu 20 ml gelöst. Die Lösung muß klar (2.2.1) und farblos (2.2.2, Methode II) sein.

Durch Thioacetamid nicht fällbare Substanzen: 25 ml Prüflösung II werden zur Trockne eingedampft. Der bei 600 °C geglühte Rückstand darf höchstens 1 mg betragen (0,2 Prozent).

Sulfat (2.4.13): 15 ml Prüflösung I müssen der Grenzprüfung auf Sulfat entsprechen (500 ppm).

Eisen (2.4.9): 5 ml Prüflösung II, mit Wasser *R* zu 10 ml verdünnt, müssen der Grenzprüfung auf Eisen entsprechen (100 ppm).

Schwermetalle: 1,0 g Substanz wird in 2 ml einer Mischung von 1 Volumteil Salpetersäure *R* und 3 Volumteilen Salzsäure *R* gelöst. Die Lösung wird im Wasserbad so lange erhitzt, bis keine nitrosen Gase mehr entweichen. Der Rückstand wird in Wasser *R* zu 25 ml gelöst. 5 ml Lösung werden mit 3 ml konzentrierter Natriumhydroxid-Lösung *R* und 2 ml Wasser *R* versetzt, bis zur klaren Lösung erwärmt und nach dem Abkühlen mit 0,5 ml Thioacetamid-Reagenz *R* versetzt. Nach 2 min langem Stehenlassen darf die Mischung nicht stärker gefärbt sein als eine Mischung von 1,0 ml Blei-Lösung (10 ppm Pb) *R*, 6 ml Wasser *R*, 3 ml konzentrierter Natriumhydroxid-Lösung *R* und 0,5 ml Thioacetamid-Reagenz *R* (50 ppm).

Gehaltsbestimmung

0,100 g Substanz werden in 1,5 ml Salzsäure *R* 1 gelöst. Die Lösung wird mit Wasser *R* zu 50 ml verdünnt. Nach Zusatz von 5 g Kaliumnatriumtartrat *R*, 10 g Natriumhydrogencarbonat *R* und 1 ml Stärke-Lösung *R* wird sofort mit Iod-Lösung (0,05 mol · l^{-1}) titriert. Ein Blindversuch wird durchgeführt.

1 ml Iod-Lösung (0,05 mol · l^{-1}) entspricht 11,28 mg $SnCl_2 \cdot 2\,H_2O$.

Lagerung

Dicht verschlossen.

1999, 1280

Zolpidemtartrat

Zolpidemi tartras

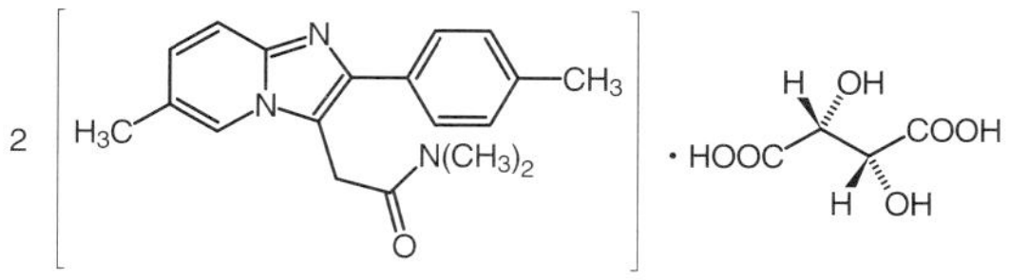

$C_{42}H_{48}N_6O_8$ M_r 765

Definition

Zolpidemtartrat enthält mindestens 98,5 und höchstens 101,0 Prozent Bis[*N*,*N*-dimethyl-2-[6-methyl-2-(4-methylphenyl)imidazo[1,2-*a*]pyridin-3-yl]acetamid]-(2*R*, 3*R*)-2,3-dihydroxybutandioat, berechnet auf die wasserfreie Substanz.

Eigenschaften

Weißes bis fast weißes, kristallines, hygroskopisches Pulver; schwer löslich in Wasser, wenig löslich in Methanol, praktisch unlöslich in Dichlormethan.

Prüfung auf Identität

1: A, C.

2: B, C.

A. 0,10 g Substanz werden in 10 ml Salzsäure (0,1 mol · l^{-1}) gelöst. Nach Zusatz von 10 ml Wasser *R* wird die Lösung tropfenweise unter Schütteln mit 1 ml verdünnter Ammoniak-Lösung *R* 2 versetzt. Der Niederschlag wird abfiltriert, mit Wasser *R* gewaschen und anschließend 2 h lang bei 100 bis 105 °C getrocknet. Derselbe Vorgang wird mit Zolpidemtartrat *CRS* durchgeführt. Die Prüfung erfolgt mit Hilfe der IR-Spektroskopie (2.2.24) durch Vergleich der Spektren unter Verwendung der Niederschläge. Die Prüfung erfolgt mit Hilfe von Preßlingen.

B. Die Prüfung erfolgt mit Hilfe der Dünnschichtchromatographie (2.2.27) unter Verwendung einer DC-Platte mit Kieselgel F_{254} *R*.

Untersuchungslösung: 50 mg Substanz werden in 5 ml Methanol *R* gelöst. Nach Zusatz von 0,1 ml Diethylamin *R* wird die Lösung mit Methanol *R* zu 10 ml verdünnt.

Referenzlösung a: 50 mg Zolpidemtartrat *CRS* werden in 5 ml Methanol *R* gelöst. Nach Zusatz von 0,1 ml Diethylamin *R* wird die Lösung mit Methanol *R* zu 10 ml verdünnt.

Referenzlösung b: 50 mg Flunitrazepam *CRS* werden in Dichlormethan *R* zu 10 ml gelöst. 1 ml Lösung wird mit 1 ml Referenzlösung a gemischt.

Auf die Platte werden 5 µl jeder Lösung aufgetragen. Die Chromatographie erfolgt mit einer Mischung von 10 Volumteilen Diethylamin *R*, 45 Volumteilen Cyclohexan *R* und 45 Volumteilen Ethylacetat *R* über eine Laufstrecke von 12 cm. Die Platte wird an der Luft trocknen gelassen und im ultravioletten Licht bei 254 nm ausgewertet. Der Hauptfleck im Chromatogramm der Untersuchungslösung entspricht in bezug auf Lage und Größe dem Hauptfleck im Chromatogramm der Referenzlösung a. Die Prüfung darf nur ausgewertet werden, wenn das Chromatogramm der Referenzlösung b deutlich voneinander getrennt 2 Flecke zeigt.

C. Etwa 0,1 g Substanz werden in 1 ml Methanol *R* unter Erwärmen gelöst. 0,1 ml Lösung geben die Identitätsreaktion b auf Tartrat (2.3.1).

Prüfung auf Reinheit

Aussehen der Lösung: *Die Lösungen werden unter Lichtschutz hergestellt, und die Prüfung wird so schnell wie möglich durchgeführt.*

0,25 g Substanz werden mit 0,125 g Weinsäure *R* verrieben. Die Mischung wird in Wasser *R* zu 25 ml gelöst. Die Lösung muß klar (2.2.1) und darf nicht stärker gefärbt sein als die Farbvergleichslösung G_6 oder BG_6 (2.2.2, Methode II).

Verwandte Substanzen: Die Prüfung erfolgt mit Hilfe der Flüssigchromatographie (2.2.29).

Untersuchungslösung: 25,0 mg Substanz werden in der mobilen Phase zu 50,0 ml gelöst.

Referenzlösung a: 5 mg Zolpidem-Verunreinigung A *CRS* werden in der mobilen Phase zu 50 ml gelöst.

Referenzlösung b: 5 mg Substanz werden in der mobilen Phase zu 50 ml gelöst. 10 ml Lösung werden mit 10 ml Referenzlösung a gemischt.

Referenzlösung c: 2,0 ml Untersuchungslösung werden mit der mobilen Phase zu 100,0 ml verdünnt. 1,0 ml dieser Lösung wird mit der mobilen Phase zu 10,0 ml verdünnt.

Die Chromatographie kann durchgeführt werden mit
- einer Säule aus rostfreiem Stahl von 0,15 m Länge und 3,9 mm innerem Durchmesser, gepackt mit octadecylsilyliertem Kieselgel zur Chromatographie *R* (4 µm)
- folgender mobilen Phase bei einer Durchflußrate von 1,5 ml je Minute: eine Mischung von 18 Volumteilen Acetonitril *R*, 23 Volumteilen Methanol *R* und 59 Volumteilen einer Lösung von Phosphorsäure 85 % *R* ($5,6 \text{ g} \cdot \text{l}^{-1}$), die zuvor mit Triethylamin *R* auf einen *p*H-Wert von 5,5 eingestellt wurde
- einem Spektrometer als Detektor bei einer Wellenlänge von 254 nm.

20 µl Referenzlösung b werden eingespritzt. Die Empfindlichkeit des Systems wird so eingestellt, daß die Höhe des der Verunreinigung A entsprechenden Peaks mindestens 50 Prozent des maximalen Ausschlags beträgt. Die Prüfung darf nur ausgewertet werden, wenn die Auflösung zwischen den Peaks von Verunreinigung A und Zolpidemtartrat mindestens 2,0 beträgt.

Je 20 µl Untersuchungslösung und Referenzlösung c werden eingespritzt. Im Chromatogramm der Untersuchungslösung darf die Summe aller Peakflächen, mit Ausnahme der des Hauptpeaks, nicht größer sein als die Fläche des Hauptpeaks im Chromatogramm der Referenzlösung c (0,2 Prozent). Peaks, deren Fläche kleiner ist als das 0,1fache der Fläche des Hauptpeaks im Chromatogramm der Referenzlösung c und ein Peak der Weinsäure, mit einer relativen Retention bezogen auf den Zolpidem-Peak von 0,16, werden nicht berücksichtigt.

Wasser (2.5.12): Höchstens 3,0 Prozent, mit 0,50 g Substanz nach der Karl-Fischer-Methode bestimmt.

Sulfatasche (2.4.14): Höchstens 0,1 Prozent, mit 1,0 g Substanz bestimmt.

Gehaltsbestimmung

0,300 g Substanz, in einer Mischung von 20 ml wasserfreier Essigsäure *R* und 20 ml Acetanhydrid *R* gelöst, werden mit Perchlorsäure ($0,1 \text{ mol} \cdot \text{l}^{-1}$) titriert. Der Endpunkt wird mit Hilfe der Potentiometrie (2.2.20) bestimmt. Ein Blindversuch wird durchgeführt.

1 ml Perchlorsäure ($0,1 \text{ mol} \cdot \text{l}^{-1}$) entspricht 38,24 mg $C_{42}H_{48}N_6O_8$.

Lagerung

Dicht verschlossen, vor Licht geschützt.

Verunreinigungen

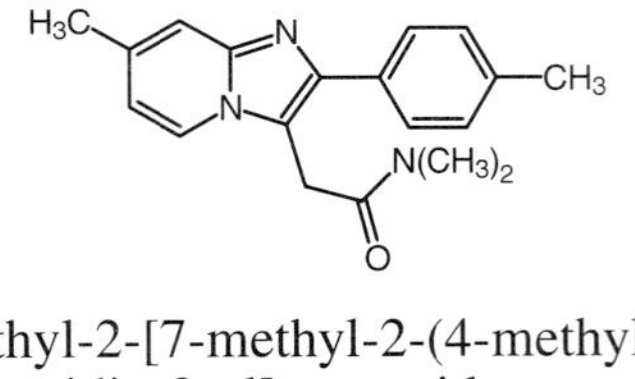

A. *N,N*-Dimethyl-2-[7-methyl-2-(4-methylphenyl)imidazo[1,2-*a*]pyridin-3-yl]acetamid.

1998, 1060

Zopiclon

Zopiclonum

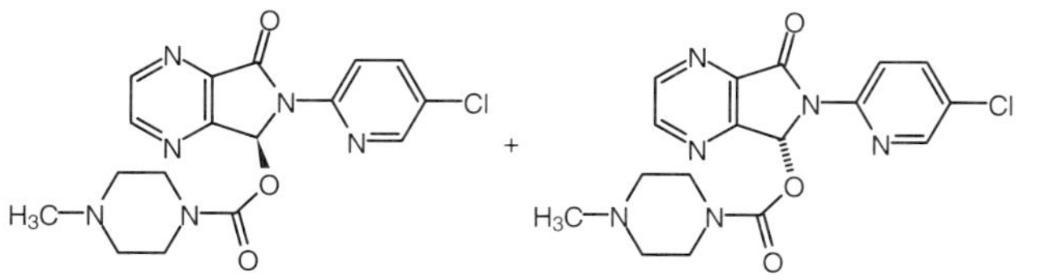

$C_{17}H_{17}ClN_6O_3$ M_r 388,8

Definition

Zopiclon enthält mindestens 98,5 und höchstens 100,5 Prozent [(5*RS*)-6-(5-Chlorpyridin-2-yl)-7-oxo-6,7-dihydro-5*H*-pyrrolo[3,4-*b*]pyrazin-5-yl](4-methyl=piperazin-1-carboxylat), berechnet auf die lösungsmittelfreie Substanz.

Eigenschaften

Weißes bis schwach gelbliches Pulver; praktisch unlöslich in Wasser, leicht löslich in Dichlormethan, wenig löslich in Aceton, praktisch unlöslich in Ethanol. Die Substanz löst sich in verdünnten Mineralsäuren.

Die Substanz schmilzt bei etwa 177 °C unter Zersetzung.

Prüfung auf Identität

1: B.
2: A, C.

A. 50,0 mg Substanz werden in einer Lösung von Salzsäure *R* (3,5 g · l^{-1}) zu 100,0 ml gelöst. 2,0 ml Lösung werden mit einer Lösung von Salzsäure *R* (3,5 g · l^{-1}) zu 100,0 ml verdünnt. Diese Lösung, zwischen 220 und 350 nm gemessen, zeigt ein Absorptionsmaximum (2.2.25) bei 303 nm. Die spezifische Absorption, im Maximum gemessen, liegt zwischen 340 und 380.

B. Die Prüfung erfolgt mit Hilfe der IR-Spektroskopie (2.2.24) durch Vergleich des Spektrums der Substanz mit dem von Zopiclon *CRS*. Die Prüfung erfolgt mit Hilfe von Preßlingen.

C. Die Prüfung erfolgt mit Hilfe der Dünnschichtchromatographie (2.2.27) unter Verwendung einer Schicht von Kieselgel GF_{254} *R*.

Untersuchungslösung: 10 mg Substanz werden in Dichlormethan *R* zu 10 ml gelöst.

Referenzlösung: 10 mg Zopiclon *CRS* werden in Dichlormethan *R* zu 10 ml gelöst.

Auf die Platte werden 10 µl jeder Lösung aufgetragen. Die Chromatographie erfolgt mit einer Mischung von 2 Volumteilen Triethylamin *R*, 50 Volumteilen Aceton *R* und 50 Volumteilen Ethylacetat *R* über eine Laufstrecke von 15 cm. Die Platte wird an der Luft trocknen gelassen und im ultravioletten Licht bei 254 nm ausgewertet. Der Hauptfleck im Chromatogramm der Untersuchungslösung entspricht in bezug auf Lage und Größe dem Hauptfleck im Chromatogramm der Referenzlösung.

Prüfung auf Reinheit

Prüflösung: 1,0 g Substanz wird in Dimethylformamid *R* zu 20,0 ml gelöst.

Aussehen der Lösung: Die Prüflösung darf nicht stärker opaleszieren als die Referenzsuspension II (2.2.1) und nicht stärker gefärbt sein als die Stufe 5 der am besten geeigneten Farbvergleichslösung (2.2.2, Methode II).

Optische Drehung (2.2.7): 10,0 ml Prüflösung werden mit Dimethylformamid *R* zu 50,0 ml verdünnt. Der Drehungswinkel muß zwischen –0,05 und +0,05° liegen.

Verwandte Substanzen: Die Prüfung erfolgt mit Hilfe der Flüssigchromatographie (2.2.29).

Die Lösungen werden unmittelbar vor Gebrauch hergestellt.

Untersuchungslösung: 40,0 mg Substanz werden in der mobilen Phase zu 10,0 ml gelöst.

Referenzlösung a: 3,0 ml Untersuchungslösung werden mit der mobilen Phase zu 100,0 ml verdünnt. 1,0 ml dieser Lösung wird mit der mobilen Phase zu 10,0 ml verdünnt.

Referenzlösung b: 1,0 ml Untersuchungslösung wird mit der mobilen Phase zu 100,0 ml verdünnt. 1,0 ml dieser Lösung wird mit der mobilen Phase zu 10,0 ml verdünnt.

Referenzlösung c: 10,0 mg Zopiclonoxid *CRS* werden in der mobilen Phase zu 25,0 ml gelöst. 10,0 ml Lösung werden mit 1,0 ml Untersuchungslösung versetzt und mit der mobilen Phase zu 100,0 ml verdünnt.

Die Chromatographie kann durchgeführt werden mit

- einer Säule aus rostfreiem Stahl von 0,25 m Länge und 4,6 mm innerem Durchmesser, gepackt mit octadecylsilyliertem Kieselgel zur Chromatographie *R* (5 µm)
- folgender Mischung als mobile Phase bei einer Durchflußrate von 1,5 ml je Minute: 38 Volumteile Acetonitril *R* und 62 Volumteile einer Lösung, die Natriumdodecylsulfat *R* (8,1 g · l^{-1}) und Natriumdihydrogenphosphat *R* (1,6 g · l^{-1}) enthält und mit einer 10prozentigen Lösung (*V/V*) von Phosphorsäure 85 % *R* auf einen *p*H-Wert von 3,5 eingestellt wurde, werden gemischt
- einem Spektrometer als Detektor bei einer Wellenlänge von 303 nm.

Die Temperatur der Säule wird bei 30 °C gehalten.

20 µl Referenzlösung c werden eingespritzt. Die Empfindlichkeit des Systems wird so eingestellt, daß die Höhe der beiden Hauptpeaks je mindestens 30 Prozent des maximalen Ausschlags beträgt. Werden die Chromatogramme unter den vorgeschriebenen Bedingungen aufgezeichnet, so beträgt die Retentionszeit von Zopiclon 27 bis 31 min. Falls erforderlich wird die Konzentration an Acetonitril in der mobilen Phase geändert. Wird die Konzentration erhöht, verkürzen sich die Retentionszeiten; wird die Konzentration verringert, erhöhen sich die

Retentionszeiten. Die Prüfung darf nur ausgewertet werden, wenn im Chromatogramm der Referenzlösung c die Auflösung zwischen den Peaks von Zopiclonoxid und Zopiclon mindestens 3,0 beträgt. Falls erforderlich wird die mobile Phase mit einer 10prozentigen Lösung (*V/V*) von Phosphorsäure 85 % *R* auf einen *p*H-Wert von 4,0 eingestellt.

Je 20 µl Untersuchungslösung, Referenzlösung a und Referenzlösung b werden eingespritzt. Die Chromatographie erfolgt über eine Dauer, die der 1,5fachen Retentionszeit des Zopiclons entspricht. Im Chromatogramm der Untersuchungslösung darf keine Peakfläche, mit Ausnahme der des Hauptpeaks, größer sein als die Fläche des Hauptpeaks im Chromatogramm der Referenzlösung a (0,3 Prozent), und höchstens 2 Peakflächen, mit Ausnahme der des Hauptpeaks, dürfen größer sein als die Fläche des Hauptpeaks im Chromatogramm der Referenzlösung b (0,1 Prozent).

2-Propanol: Höchstens 0,7 Prozent (*m/m*). Die Prüfung erfolgt mit Hilfe der Gaschromatographie (2.2.28) unter Verwendung von wasserfreiem Ethanol *R* 1 als Interner Standard.

Interner-Standard-Lösung: 5 ml wasserfreies Ethanol *R* 1 werden mit Dichlorethan *R* zu 100 ml verdünnt. 1 ml Lösung wird mit Dichlorethan *R* zu 10 ml verdünnt.

Untersuchungslösung: 0,25 g Substanz werden in Dichlorethan *R* gelöst. Die Lösung wird mit 0,5 ml Interner-Standard-Lösung versetzt und mit Dichlorethan *R* zu 5,0 ml verdünnt.

Referenzlösung: 4,5 ml 2-Propanol *R* werden mit Dichlorethan *R* zu 100,0 ml verdünnt. 1,0 ml Lösung wird mit 10,0 ml Interner-Standard-Lösung versetzt und mit Dichlorethan *R* zu 100,0 ml verdünnt.

Die Chromatographie kann durchgeführt werden mit

- einer Kapillarsäule aus Quarzglas von 10 m Länge und etwa 0,53 mm innerem Durchmesser, belegt mit Styrol-Divinylbenzol-Copolymer *R* (Filmdicke 20 µm)
- Helium zur Chromatographie *R* als Trägergas bei einer Durchflußrate von 4 ml je Minute
- einem Flammenionisationsdetektor

und folgendem Temperaturprogramm

	Zeit (min)	Temperatur (°C)	Rate (°C · min^{-1})	Erläuterungen
Säule	0 – 5	50	–	isothermisch
	5 – 10	50 → 70	4	linearer Gradient
	10 – 14	70	–	isothermisch
	14 – 20,5	70 → 200	20	linearer Gradient
	20,5 – 27,5	200	–	isothermisch
Probeneinlaß		150		
Detektor		250		

Je 1 µl Untersuchungslösung und Referenzlösung wird eingespritzt.

Der Prozentgehalt (*m/m*) an 2-Propanol wird mit Hilfe der auf 20 °C bezogenen Dichte von 0,785 g je Milliliter bestimmt.

Schwermetalle (2.4.8): 1,0 g Substanz muß der Grenzprüfung C auf Schwermetalle entsprechen (20 ppm). Zur Herstellung der Referenzlösung werden 2 ml Blei-Lösung (10 ppm Pb) *R* verwendet.

Sulfatasche (2.4.14): Höchstens 0,1 Prozent, mit 1,0 g Substanz bestimmt.

Gehaltsbestimmung

0,300 g Substanz, in einer Mischung von 10 ml wasserfreier Essigsäure *R* und 40 ml Acetanhydrid *R* gelöst, werden mit Perchlorsäure (0,1 mol · l^{-1}) titriert. Der Endpunkt wird mit Hilfe der Potentiometrie (2.2.20) bestimmt.

1 ml Perchlorsäure (0,1 mol · l^{-1}) entspricht 38,88 mg $C_{17}H_{17}ClN_6O_3$.

Lagerung

Vor Licht geschützt.

Verunreinigungen

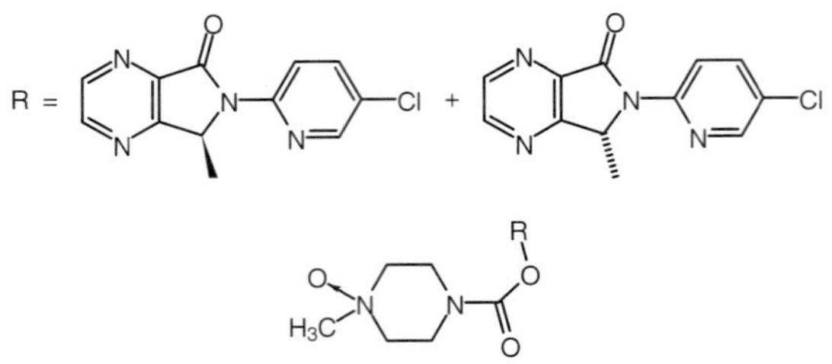

A. [(5*RS*)-6-(5-Chlorpyridin-2-yl)-7-oxo-6,7-dihydro-5*H*-pyrrolo[3,4-*b*]pyrazin-5-yl](4-methylpiperazin-1-carboxylat-4-oxid)
(Zopiclonoxid)

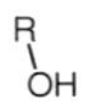

B. (7*RS*)-6-(5-Chlorpyridin-2-yl)-7-hydroxy-6,7-dihydro-5*H*-pyrrolo[3,4-*b*]pyrazin-5-on

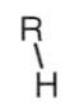

C. 6-(5-Chlorpyridin-2-yl)-6,7-dihydro-5*H*-pyrrolo[3,4-*b*]pyrazin-5-on.

2001, 1570

Zucker-Stärke-Pellets

Sacchari spheri

Definition

Zucker-Stärke-Pellets enthalten höchstens 92 Prozent Saccharose, berechnet auf die getrocknete Substanz. Der

Rest besteht aus Maisstärke und kann auch Stärkehydrolysate und Farbmittel enthalten. Der Durchmesser von Zucker-Stärke-Pellets liegt gewöhnlich zwischen 200 und 2000 µm. Die Höchst- und Mindestgröße der Zucker-Stärke-Pellets sind in der Beschriftung angegeben.

Prüfung auf Identität

A. Die Prüfung erfolgt mit Hilfe der Dünnschichtchromatographie (2.2.27) unter Verwendung einer DC-Platte mit Kieselgel G *R*.

Untersuchungslösung: 2 ml Prüflösung (siehe „Prüfung auf Reinheit") werden mit 3 ml Methanol *R* gemischt und mit einer Mischung von 2 Volumteilen Wasser *R* und 3 Volumteilen Methanol *R* zu 20 ml verdünnt.

Referenzlösung a: 10 mg Saccharose *CRS* werden in einer Mischung von 2 Volumteilen Wasser *R* und 3 Volumteilen Methanol *R* zu 20 ml gelöst.

Referenzlösung b: 10 mg Fructose *CRS*, 10 mg Glucose *CRS*, 10 mg Lactose *CRS* und 10 mg Saccharose *CRS* werden in einer Mischung von 2 Volumteilen Wasser *R* und 3 Volumteilen Methanol *R* zu 20 ml gelöst.

Auf die Platte werden 2 µl jeder Lösung aufgetragen und die Startpunkte sorgfältig getrocknet. Die Chromatographie erfolgt mit einer Mischung von 10 Volumteilen Wasser *R*, 15 Volumteilen Methanol *R*, 25 Volumteilen wasserfreier Essigsäure *R* und 50 Volumteilen Dichlorethan *R* über eine Laufstrecke von 15 cm. Die Lösungsmittel müssen genau abgemessen werden, da ein geringer Überschuß an Wasser die Mischung trüben kann. Die Platte wird im Warmluftstrom getrocknet. Die Chromatographie wird sofort unter Erneuerung des Fließmittels wiederholt. Die Platte wird im Warmluftstrom getrocknet, gleichmäßig mit einer Lösung von Thymol *R* ($5\ g \cdot l^{-1}$) in einer Mischung von 5 Volumteilen Schwefelsäure *R* und 95 Volumteilen Ethanol 96 % *R* besprüht und bei 130 °C 10 min lang erhitzt. Der Hauptfleck im Chromatogramm der Untersuchungslösung entspricht in bezug auf Lage, Farbe und Größe dem Hauptfleck im Chromatogramm der Referenzlösung a. Die Prüfung darf nur ausgewertet werden, wenn das Chromatogramm der Referenzlösung b deutlich voneinander getrennt 4 Flecke zeigt.

B. Wird der bei der „Gehaltsbestimmung" erhaltene unlösliche Rückstand in Wasser aufgeschlämmt und mit 0,05 ml Iod-Lösung *R* 1 versetzt, entwickelt sich eine dunkelblaue Färbung, die beim Erhitzen verschwindet.

C. 5 ml Prüflösung werden mit 0,15 ml frisch hergestellter Kupfer(II)-sulfat-Lösung *R* und 2 ml frisch hergestellter verdünnter Natriumhydroxid-Lösung *R* versetzt. Die Lösung ist klar und blau und bleibt nach Erhitzen zum Sieden unverändert. Die noch heiße Lösung wird mit 4 ml verdünnter Salzsäure *R* versetzt und 1 min lang zum Sieden erhitzt. Nach Zusatz von 4 ml verdünnter Natriumhydroxid-Lösung *R* bildet sich sofort ein orangefarbener Niederschlag.

Prüfung auf Reinheit

Prüflösung: 0,5 g Substanz werden in einen 100-ml-Meßkolben gegeben, mit 80 ml Wasser *R* versetzt und so lange geschüttelt, bis die Saccharose gelöst ist. Die Lösung wird mit Wasser *R* zu 100,0 ml verdünnt. Um eine klare Lösung zu erhalten, wird unter Vakuum filtriert.

Feinheit (2.9.12): Mindestens 90 Prozent (*m/m*) der Zucker-Stärke-Pellets müssen eine Größe aufweisen, die zwischen der in der Beschriftung angegebenen unteren und oberen Größe liegt.

Schwermetalle (2.4.8): 2,0 g Substanz müssen der Grenzprüfung C auf Schwermetalle entsprechen (5 ppm). Zur Herstellung der Referenzlösung wird 1,0 ml Blei-Lösung (10 ppm Pb) *R* verwendet.

Trocknungsverlust (2.2.32): Höchstens 5,0 Prozent, mit 1,000 g Substanz durch 4 h langes Trocknen im Trockenschrank bei 100 bis 105 °C bestimmt.

Sulfatasche (2.4.14): Höchstens 0,2 Prozent, mit 2 g Substanz bestimmt.

Mikrobielle Verunreinigung:
Keimzahl (2.6.12): Höchstens 10^3 koloniebildende, aerobe Bakterien und höchstens 10^2 Pilze je Gramm Substanz, durch Auszählen auf Agarplatten bestimmt.

Spezifizierte Mikroorganismen (2.6.13): *Escherichia coli* und Salmonellen dürfen nicht vorhanden sein.

Gehaltsbestimmung

Saccharose-Gehalt

In einen Meßkolben werden 10,000 g gemahlene Substanz eingewogen. Der Meßkolben wird mit Wasser *R* zu 100,0 ml aufgefüllt. Nach Umschütteln und Dekantieren wird unter Vakuum filtriert, um eine klare Lösung zu erhalten (der unlösliche Rückstand wird für die „Prüfung auf Identität, B" verwendet). Der Drehungswinkel (2.2.7) wird gemessen und der Prozentgehalt an Saccharose mit Hilfe folgender Formel errechnet:

$$\frac{10^6 \cdot \alpha}{66{,}5 \cdot l \cdot m \cdot (100 - d)}$$

α = Drehungswinkel
l = Länge des Polarimeterrohrs in Dezimeter
m = Einwaage der Substanz in Gramm
d = Trocknungsverlust in Prozent.

Beschriftung

Die Beschriftung gibt insbesondere an
- Höchst- und Mindestgröße
- Name jedes zugesetzten Farbmittels
- Name jedes zugesetzten Stärkehydrolysats.

DARREICHUNGSFORMEN

Glossar

2001, 1502

Der folgende einleitende Text enthält Definitionen und/oder Erklärungen von Begriffen, die in den Monographien über Darreichungsformen oder in Verbindung mit diesen verwendet werden, aber nicht in diesen Texten definiert sind. In bestimmten Fällen wird Bezug auf äquivalente Begriffe genommen, die in anderen Publikationen oder in einem anderen Zusammenhang verwendet werden. Dieses Glossar dient zur Information.

Standard Term

Standard Terms zur Beschreibung der Darreichungsform eines Arzneimittels, der Art der Anwendung und der Behältnisse wurden von der Europäischen Arzneibuch-Kommission erstellt und werden in einer getrennten Publikation „Standard Terms" zur Verfügung gestellt.

Wirkstoff

Ein Wirkstoff ist jeder Bestandteil eines Arzneimittels, der dazu bestimmt ist, eine pharmakologische Aktivität zu entwickeln, der einen anderen direkten Einfluß bei der Diagnose, der Behandlung oder bei der Verhütung einer Krankheit ausübt oder der die Struktur oder Funktion des menschlichen oder tierischen Körpers mit Hilfe der pharmakologischen Wirkung beeinflußt. Ein Arzneimittel kann einen Wirkstoff oder mehrere Wirkstoffe enthalten.

Äquivalenter Begriff: Arzneistoff, arzneilich wirksame Substanz.

Hilfsstoff

Ein Hilfsstoff ist jeder Bestandteil eines Arzneimittels, der im Arzneimittel enthalten ist oder bei der Herstellung des Arzneimittels verwendet wird, jedoch kein Wirkstoff ist. Der Hilfsstoff soll als Träger (Vehikel oder Grundlage) oder als Teil des Trägers eines Wirkstoffs oder mehrerer Wirkstoffe dienen, um so zu den Eigenschaften eines Arzneimittels, wie Stabilität, biopharmazeutisches Profil, Aussehen und Akzeptanz durch den Patienten, beizutragen und den Herstellungsprozeß zu erleichtern. Normalerweise enthält ein Arzneimittel mehrere Hilfsstoffe.

Vehikel

Ein Vehikel ist der Träger für den Wirkstoff oder die Wirkstoffe in einer flüssigen Zubereitung und besteht aus einem Hilfsstoff oder mehreren Hilfsstoffen.

Grundlage

Eine Grundlage ist der Träger für den Wirkstoff oder die Wirkstoffe in halbfesten und festen Zubereitungen und besteht aus einem Hilfsstoff oder mehreren Hilfsstoffen.

Darreichungsformen mit unveränderter Wirkstofffreisetzung

Darreichungsformen mit unveränderter Wirkstofffreisetzung sind Zubereitungen, bei denen die Freisetzung des Wirkstoffs oder der Wirkstoffe weder durch die spezielle Zusammensetzung noch durch das Herstellungsverfahren bewußt verändert wurde. Bei festen Darreichungsformen hängt das Profil der Freisetzung des Wirkstoffs im wesentlichen von dessen originären Eigenschaften ab.

Äquivalenter Begriff: Darreichungsformen mit unmittelbarer Wirkstofffreisetzung.

Darreichungsformen mit veränderter Wirkstofffreisetzung

Darreichungsformen mit veränderter Wirkstofffreisetzung sind Zubereitungen, bei denen sich die Geschwindigkeit und/oder der Ort der Wirkstofffreisetzung von derjenigen von Darreichungsformen mit unveränderter Wirkstofffreisetzung, die in gleicher Weise verabreicht werden, unterscheidet. Diese bewußte Änderung wird durch eine spezielle Zusammensetzung und/oder ein spezielles Herstellungsverfahren erreicht. Darreichungsformen mit veränderter Wirkstofffreisetzung schließen solche mit verlängerter, verzögerter oder pulsierender Freisetzung ein.

Darreichungsformen mit verlängerter Wirkstofffreisetzung

Darreichungsformen mit verlängerter Wirkstofffreisetzung sind Zubereitungen mit veränderter Wirkstofffreisetzung, die eine langsamere Wirkstofffreisetzung als die Darreichungsformen mit unveränderter Wirkstofffreisetzung, die in gleicher Weise verabreicht werden, aufweisen. Die verlängerte Freisetzung wird durch eine spezielle Zusammensetzung und/oder ein spezielles Herstellungsverfahren erreicht.

Darreichungsformen mit verzögerter Wirkstofffreisetzung

Darreichungsformen mit verzögerter Wirkstofffreisetzung sind Zubereitungen mit veränderter Wirkstofffreisetzung, bei denen die Wirkstofffreisetzung nicht sofort eintritt. Diese Eigenschaft wird durch eine spezielle Zusammensetzung und/oder ein spezielles Herstellungsverfahren erreicht. Darreichungsformen mit verzögerter Wirkstofffreisetzung schließen magensaftresistente Zubereitungen ein, wie sie in den allgemeinen Monographien über feste Darreichungsformen zum Einnehmen definiert sind.

Darreichungsformen mit pulsierender Wirkstofffreisetzung

Darreichungsformen mit pulsierender Wirkstofffreisetzung sind Zubereitungen mit veränderter Wirkstofffreisetzung, die sich als sequentielle Wirkstofffreisetzung äußert. Die sequentielle Freisetzung wird durch eine spezielle Zusammensetzung und/oder ein spezielles Herstellungsverfahren erreicht.

Äquivalenter Begriff: Darreichungsformen mit gestaffelter Wirkstofffreisetzung.

Parenteralia in großvolumigen Behältnissen

Parenteralia in großvolumigen Behältnissen sind Infusionszubereitungen und Injektionszubereitungen in Behältnissen mit einem Nennvolumen von mehr als 100 ml.

Parenteralia in kleinvolumigen Behältnissen

Parenteralia in kleinvolumigen Behältnissen sind Infusionszubereitungen und Injektionszubereitungen in Behältnissen mit einem Nennvolumen von 100 ml oder weniger.

Die folgenden Monographien zu Darreichungsformen sind in alphabetischer Reihenfolge aufgelistet.

Deutscher Titel	Lateinischer Titel	Seite
Arzneimittel-Vormischungen zur veterinärmedizinischen Anwendung	Praeadmixta ad alimenta medicata ad usum veterinarium	1849
Flüssige Zubereitungen zum Einnehmen	Praeparationes liquidae peroraliae	1849
Flüssige Zubereitungen zur kutanen Anwendung	Praeparationes liquidae ad usum dermicum	1852
Granulate	Granulata	1853
Halbfeste Zubereitungen zur kutanen Anwendung	Unguenta	1854
Kapseln	Capsulae	1856
Wirkstoffhaltige Kaugummis	Masticabilia gummis medicata	1858
Parenteralia	Parenteralia	1859
Pulver zum Einnehmen	Pulveres perorales	1861
Pulver zur kutanen Anwendung	Pulveres ad usum dermicum	1862
Wirkstoffhaltige Schäume	Musci medicati	1863
Stifte und Stäbchen	Styli	1864
Tabletten	Compressi	1865
Wirkstoffhaltige Tampons	Tamponae medicatae	1867
Transdermale Pflaster	Emplastra transcutanea	1868
Zubereitungen für Wiederkäuer	Praeparationes intraruminales	1869
Zubereitungen in Druckbehältnissen	Praeparationes pharmaceuticae in vasis cum pressu	1870
Zubereitungen zum Spülen	Praeparationes ad irrigationem	1870
Zubereitungen zur Anwendung am Auge	Ophthalmica	1871
Zubereitungen zur Anwendung am Ohr	Auricularia	1874
Zubereitungen zur Inhalation	Inhalanda	1875
Zubereitungen zur intramammären Anwendung für Tiere	Praeparationes intramammariae ad usum veterinarium	1881
Zubereitungen zur nasalen Anwendung	Nasalia	1882
Zubereitungen zur rektalen Anwendung	Rectalia	1884
Zubereitungen zur vaginalen Anwendung	Vaginalia	1886

2001, 1037

Arzneimittel-Vormischungen zur veterinärmedizinischen Anwendung

Praeadmixta ad alimenta medicata ad usum veterinarium

Definition

Arzneimittel-Vormischungen zur veterinärmedizinischen Anwendung sind Mischungen eines Wirkstoffs oder mehrerer Wirkstoffe üblicherweise in geeigneten Trägerstoffen, die dazu dienen, die Verfütterung der Wirkstoffe an die Tiere zu erleichtern. Sie werden ausschließlich bei der Zubereitung von Fütterungsarzneimitteln durch einfache Beimischung zu anderen Bestandteilen verwendet.

Arzneimittel-Vormischungen werden in granulierter oder pulverisierter Form in Verkehr gebracht. Sie sind gut rieselfähig, und alle aggregierten Teilchen zerfallen bei normaler Handhabung. Durch die Teilchengröße und die anderen Eigenschaften wird eine homogene Verteilung des Wirkstoffs oder der Wirkstoffe im Fütterungsarzneimittel gewährleistet.

Herstellung

Abgesehen von begründeten und zugelassenen Fällen muß die Konzentration der Arzneimittel-Vormischung im Fütterungsarzneimittel mindestens 0,5 Prozent betragen.

Prüfung auf Reinheit

Trocknungsverlust (2.2.32): Abgesehen von begründeten und zugelassenen Fällen höchstens 15,0 Prozent, mit 3,000 g Zubereitung durch 2 h langes Trocknen im Trockenschrank bei 100 bis 105 °C bestimmt.

Lagerung

Gut verschlossen.

Beschriftung

Die Beschriftung gibt insbesondere an

- die Tierart, für die die Arzneimittel-Vormischung bestimmt ist
- Anweisungen für die Zubereitung des Fütterungsarzneimittels aus der Arzneimittel-Vormischung und dem Mischfuttermittel
- falls zutreffend, die Wartezeit zwischen Beendigung der Fütterung mit der verdünnten Vormischung und dem Schlachten des Tiers zum menschlichen Verzehr.

2001, 672

Flüssige Zubereitungen zum Einnehmen

Praeparationes liquidae peroraliae

In begründeten und zugelassenen Fällen gelten die Anforderungen dieser Monographie nicht für Tierarzneimittel.

Definition

Flüssige Zubereitungen zum Einnehmen sind in der Regel Lösungen, Emulsionen oder Suspensionen mit einem Wirkstoff oder mehreren Wirkstoffen in einem geeigneten Vehikel. Einige bestehen nur aus einem flüssigen Wirkstoff.

Einige flüssige Zubereitungen zum Einnehmen werden unter Verwendung eines geeigneten Vehikels aus konzentrierten flüssigen Zubereitungen durch Verdünnen, aus Pulvern oder Granulaten zur Herstellung von Lösungen oder Suspensionen zum Einnehmen oder zur Herstellung von Tropfen zum Einnehmen oder von Sirupen hergestellt. Das Vehikel für diese Zubereitungen muß in bezug auf die Eigenschaften des Wirkstoffs oder der Wirkstoffe gewählt werden und so, daß es der Zubereitung die für die vorgesehene Anwendung geeigneten organoleptischen Eigenschaften verleiht.

Flüssige Zubereitungen zum Einnehmen können geeignete Konservierungsmittel, Antioxidantien und andere Hilfsstoffe wie Mittel zum Benetzen, Dispergieren, Emulgieren, Puffern, Suspendieren, Verdicken sowie Lösungsvermittler, Stabilisatoren, Geschmackskorrigentien, Süßungsmittel und zugelassene Farbmittel enthalten.

Emulsionen können Anzeichen einer Phasentrennung zeigen, die durch Schütteln leicht wieder aufgehoben werden kann. Suspensionen können ein Sediment zeigen, das durch Schütteln leicht dispergierbar ist. Die aufgeschüttelte Suspension muß genügend lange stabil bleiben, um die Entnahme der genauen Dosis aus dem Behältnis zu gewährleisten.

Falls zutreffend entsprechen Behältnisse für flüssige Zubereitungen zum Einnehmen den Anforderungen an „Material zur Herstellung von Behältnissen“ (3.1 und Unterabschnitte) sowie den Anforderungen an „Behältnisse“ (3.2 und Unterabschnitte).

Flüssige Zubereitungen zum Einnehmen werden unterschieden in:

- Lösungen zum Einnehmen, Emulsionen zum Einnehmen und Suspensionen zum Einnehmen
- Pulver und Granulate zur Herstellung von Lösungen und Suspensionen zum Einnehmen
- Tropfen zum Einnehmen
- Pulver zur Herstellung von Tropfen zum Einnehmen
- Sirupe
- Pulver und Granulate zur Herstellung von Sirupen.

Herstellung

Im Rahmen der pharmazeutischen Entwicklung muß bei Zubereitungen, die Konservierungsmittel enthalten, die ausreichende Konservierung im Hinblick auf die Anforderungen der zuständigen Behörde dokumentiert werden. Eine geeignete Methode zur Prüfung und Kriterien zur Beurteilung der konservierenden Eigenschaften der Zubereitung werden unter „Prüfung auf ausreichende Konservierung" (5.1.3) aufgeführt.

Bei der Herstellung, Verpackung, Lagerung und dem Inverkehrbringen von flüssigen Zubereitungen zum Einnehmen sind geeignete Maßnahmen zu ergreifen, um ihre mikrobiologische Qualität zu gewährleisten. Empfehlungen dazu werden unter „Mikrobiologische Qualität pharmazeutischer Zubereitungen" (5.1.4) angegeben.

Bei der Herstellung von flüssigen Zubereitungen zum Einnehmen, die dispergierte Teilchen enthalten, muß sichergestellt sein, daß die Teilchengröße im Hinblick auf die beabsichtigte Anwendung geeignet ist.

Prüfung auf Reinheit

Gleichförmigkeit des Gehalts (2.9.6): Falls nicht anders vorgeschrieben oder abgesehen von begründeten und zugelassenen Fällen müssen Suspensionen in Einzeldosisbehältnissen folgender Prüfung entsprechen:

Nach dem Schütteln wird jedes Behältnis möglichst vollständig entleert und die Prüfung „Gleichförmigkeit des Gehalts einzeldosierter Arzneiformen" durchgeführt. Die Zubereitungen müssen der Prüfung B entsprechen.

Gleichförmigkeit der Masse: Lösungen oder Emulsionen in Einzeldosisbehältnissen müssen folgender Prüfung entsprechen:

Der Inhalt von 20 Behältnissen, die möglichst vollständig entleert wurden, wird einzeln gewogen und deren Durchschnittsmasse errechnet. Höchstens 2 Einzelmassen dürfen um mehr als 10 Prozent und keine Einzelmasse darf um mehr als 20 Prozent von der Durchschnittsmasse abweichen.

Dosierung und Gleichförmigkeit der Dosierung von Tropfen zum Einnehmen: In einen geeigneten Meßzylinder wird mit der beigefügten Dosiervorrichtung die üblicherweise für eine Dosis vorgeschriebene Menge Tropfen oder Flüssigkeit gegeben. Die Tropfgeschwindigkeit darf 2 Tropfen je Sekunde nicht überschreiten. Die Flüssigkeit wird gewogen, die Zugabe der Tropfen wiederholt, von neuem gewogen und so lange fortgefahren, bis insgesamt 10mal die Masse einer Dosis gewogen wurde. Die Masse keiner Dosis darf um mehr als 10 Prozent vom Mittelwert der 10 Dosen abweichen. Die errechnete Masse aus 10 Dosen darf um höchstens 15 Prozent von der angegebenen Masse von 10 Dosen abweichen. Falls erforderlich wird das Gesamtvolumen der 10 Dosen gemessen. Dieses darf um höchstens 15 Prozent vom angegebenen Volumen von 10 Dosen abweichen.

Entnehmbare Masse oder entnehmbares Volumen (2.9.28): Flüssige Zubereitungen zum Einnehmen in Einzeldosisbehältnissen müssen der Prüfung entsprechen.

Lagerung

Gut verschlossen.

Beschriftung

Die Beschriftung gibt insbesondere den Namen jedes zugesetzten Konservierungsmittels an.

Lösungen zum Einnehmen, Emulsionen zum Einnehmen, Suspensionen zum Einnehmen

Definition

Lösungen zum Einnehmen, Emulsionen zum Einnehmen und Suspensionen zum Einnehmen werden in Einzeldosisbehältnissen oder Mehrdosenbehältnissen in den Verkehr gebracht. Jede Dosis aus einem Mehrdosenbehältnis wird mit Hilfe einer geeigneten Vorrichtung zum Abmessen des vorgeschriebenen Volumens verabreicht. Diese Vorrichtung ist normalerweise ein Löffel oder ein Becher von 5 ml oder einem Mehrfachen von 5 ml oder eine Spritze zur oralen Anwendung für andere Volumen.

Pulver und Granulate zur Herstellung von Lösungen und Suspensionen zum Einnehmen

Definition

Pulver und Granulate zur Herstellung von Lösungen und Suspensionen zum Einnehmen entsprechen im allgemeinen den Definitionen in den Monographien **Pulver zum Einnehmen (Pulveres perorales)** oder **Granulate (Granulata)**. Sie können Hilfsstoffe enthalten, insbesondere um das Dispergieren oder Auflösen zu erleichtern oder das Zusammenbacken von Teilchen zu verhindern.

Nach Auflösen oder Suspendieren müssen die Zubereitungen den Anforderungen an Lösungen zum Einnehmen oder Suspensionen zum Einnehmen entsprechen.

Prüfung auf Reinheit

Gleichförmigkeit des Gehalts (2.9.6): Falls nicht anders vorgeschrieben oder abgesehen von begründeten und zugelassenen Fällen müssen Pulver und Granulate in Einzeldosisbehältnissen mit weniger als 2 mg oder weniger als 2 Prozent Wirkstoff, bezogen auf die Gesamtmasse, der Prüfung B entsprechen. Enthält die Zubereitung mehrere Wirkstoffe, bezieht sich die Prüfung nur auf solche Wirkstoffe, die den vorstehend angeführten Bedingungen entsprechen.

Gleichförmigkeit der Masse (2.9.5): Pulver und Granulate in Einzeldosisbehältnissen müssen der Prüfung entsprechen. Wenn die Prüfung „Gleichförmigkeit des Gehalts" für alle Wirkstoffe vorgeschrieben ist, wird die Prüfung „Gleichförmigkeit der Masse" nicht verlangt.

Lagerung

Gut verschlossen.

Beschriftung

Die Beschriftung gibt insbesondere an
- wie die Lösung oder Suspension herzustellen ist
- die Bedingungen und die Dauer der Aufbewahrung nach Herstellung der Zubereitung.

Tropfen zum Einnehmen

Definition

Tropfen zum Einnehmen sind Lösungen, Emulsionen oder Suspensionen, die in kleinen Volumen, wie Tropfen, mit Hilfe einer geeigneten Vorrichtung verabreicht werden.

Beschriftung

Die Beschriftung gibt, wenn die Dosis in Tropfen gemessen wird, insbesondere an
- die Anzahl der Tropfen je Milliliter der Zubereitung oder
- die Anzahl der Tropfen je Gramm der Zubereitung.

Pulver zur Herstellung von Tropfen zum Einnehmen

Definition

Pulver zur Herstellung von Tropfen zum Einnehmen entsprechen im allgemeinen der Definition der Monographie **Pulver zum Einnehmen**. Sie können Hilfsstoffe enthalten, um das Auflösen oder Suspendieren in der vorgeschriebenen Flüssigkeit zu erleichtern oder das Zusammenbacken der Teilchen zu verhindern.

Nach Auflösen oder Suspendieren müssen die Zubereitungen den Anforderungen an Tropfen zum Einnehmen entsprechen.

Prüfung auf Reinheit

Gleichförmigkeit des Gehalts (2.9.6): Falls nicht anders vorgeschrieben oder abgesehen von begründeten und zugelassenen Fällen müssen Pulver zur Herstellung von Tropfen zum Einnehmen in Einzeldosisbehältnissen mit weniger als 2 mg oder weniger als 2 Prozent Wirkstoff, bezogen auf die Gesamtmasse, der Prüfung B entsprechen. Enthält die Zubereitung mehrere Wirkstoffe, bezieht sich die Prüfung nur auf solche Wirkstoffe, die den vorstehend angeführten Bedingungen entsprechen.

Gleichförmigkeit der Masse (2.9.5): Pulver zur Herstellung von Tropfen zum Einnehmen in Einzeldosisbehältnissen müssen der Prüfung entsprechen. Wenn die Prüfung „Gleichförmigkeit des Gehalts" für alle Wirkstoffe vorgeschrieben ist, wird die Prüfung „Gleichförmigkeit der Masse" nicht verlangt.

Sirupe

Definition

Sirupe sind wäßrige Zubereitungen, die durch ihren süßen Geschmack und die viskose Konsistenz gekennzeichnet sind. Sie können Saccharose in einer Konzentration von mindestens 45 Prozent (*m/m*) enthalten. Der süße Geschmack kann auch durch andere Polyole oder Süßungsmittel erhalten werden. Sirupe enthalten normalerweise Aromastoffe oder andere Geschmackskorrigentien. Jede Dosis aus einem Mehrdosenbehältnis wird mit Hilfe einer geeigneten Vorrichtung zum Abmessen des vorgeschriebenen Volumens verabreicht. Diese Vorrichtung ist normalerweise ein Löffel oder ein Becher von 5 ml oder einem Mehrfachen von 5 ml.

Beschriftung

Die Beschriftung gibt insbesondere Namen und Konzentration des Polyols oder des Süßungsmittels an.

Pulver und Granulate zur Herstellung von Sirupen

Definition

Pulver und Granulate zur Herstellung von Sirupen entsprechen im allgemeinen den Definitionen in den Monographien **Pulver zum Einnehmen** oder **Granulate**. Sie können Hilfsstoffe enthalten, um die Auflösung zu erleichtern.

Nach Auflösen muß die Zubereitung den Anforderungen für Sirupe entsprechen.

Prüfung auf Reinheit

Gleichförmigkeit des Gehalts (2.9.6): Falls nicht anders vorgeschrieben oder abgesehen von begründeten und zugelassenen Fällen müssen Pulver und Granulate zur Herstellung von Sirupen in Einzeldosisbehältnissen mit weniger als 2 mg oder weniger als 2 Prozent Wirkstoff, bezogen auf die Gesamtmasse, der Prüfung B entsprechen. Enthält die Zubereitung mehrere Wirkstoffe, bezieht sich die Prüfung nur auf solche Wirkstoffe, die den vorstehend angeführten Bedingungen entsprechen.

Gleichförmigkeit der Masse (2.9.5): Pulver und Granulate zur Herstellung von Sirupen in Einzeldosisbehältnissen müssen der Prüfung entsprechen. Wenn die Prüfung „Gleichförmigkeit des Gehalts" für alle Wirkstoffe vorgeschrieben ist, wird die Prüfung „Gleichförmigkeit der Masse" nicht verlangt.

2001, 927

Flüssige Zubereitungen zur kutanen Anwendung

Praeparationes liquidae ad usum dermicum

In begründeten und zugelassenen Fällen sind die Anforderungen dieser Monographie nicht auf flüssige Zubereitungen zur kutanen Anwendung am Tier oder zur systemischen Anwendung anwendbar.

Definition

Flüssige Zubereitungen zur kutanen Anwendung sind Flüssigkeiten mit unterschiedlicher Viskosität zur Anwendung auf der Haut (einschließlich der Kopfhaut) und/oder den Nägeln, um eine lokale Wirkung oder eine transdermale Aktivität zu erreichen. Die Zubereitungen sind Lösungen, Emulsionen oder Suspensionen, die einen Wirkstoff oder mehrere Wirkstoffe in einem geeigneten Vehikel enthalten können. Sie können geeignete Konservierungsmittel, Antioxidantien und weitere Hilfsstoffe wie Stabilisatoren, Emulgatoren und Verdickungsmittel enthalten.

Emulsionen können Anzeichen einer Phasentrennung zeigen, die durch Schütteln leicht wieder aufgehoben werden kann. Suspensionen können ein Sediment zeigen, das durch Schütteln leicht dispergierbar ist. Die aufgeschüttelte Suspension muß genügend lange stabil bleiben, um die Verabreichung einer homogenen Zubereitung zu gewährleisten.

Falls zutreffend entsprechen Behältnisse für flüssige Zubereitungen zur kutanen Anwendung den Anforderungen an „Material zur Herstellung von Behältnissen" (3.1 und Unterabschnitte) sowie den Anforderungen an „Behältnisse" (3.2 und Unterabschnitte).

Wenn die Zubereitungen in Druckbehältnissen in Verkehr gebracht werden, müssen die Behältnisse den Anforderungen der Monographie **Zubereitungen in Druckbehältnissen (Praeparationes pharmaceuticae in vasis cum pressu)** entsprechen.

Zubereitungen, die zur Anwendung auf der schwer geschädigten Haut bestimmt sind, müssen steril sein.

Flüssige Zubereitungen zur kutanen Anwendung werden unterschieden in

- Shampoos
- Schäume zur kutanen Anwendung.

Herstellung

Im Rahmen der pharmazeutischen Entwicklung muß bei Zubereitungen, die Konservierungsmittel enthalten, die ausreichende Konservierung im Hinblick auf die Anforderungen der zuständigen Behörde dokumentiert werden. Eine geeignete Methode zur Prüfung und Kriterien zur Beurteilung der konservierenden Eigenschaften der Zubereitung werden unter „Prüfung auf ausreichende Konservierung" (5.1.3) aufgeführt.

Bei der Herstellung, Verpackung, Lagerung und dem Inverkehrbringen von flüssigen Zubereitungen zur kutanen Anwendung sind geeignete Maßnahmen zu ergreifen, um ihre mikrobiologische Qualität zu gewährleisten. Empfehlungen dazu werden unter „Mikrobiologische Qualität pharmazeutischer Zubereitungen" (5.1.4) angegeben.

Bei der Herstellung von sterilen, flüssigen Zubereitungen zur kutanen Anwendung werden Materialien und Methoden eingesetzt, die dazu bestimmt sind, Sterilität zu gewährleisten und die Kontamination mit sowie das Wachstum von Mikroorganismen zu vermeiden. Empfehlungen dazu werden unter „Methoden zur Herstellung steriler Zubereitungen" (5.1.1) angegeben.

Bei der Herstellung von flüssigen Zubereitungen zur kutanen Anwendung, die dispergierte Teilchen enthalten, muß sichergestellt sein, daß die Teilchengröße im Hinblick auf die beabsichtigte Anwendung geeignet ist.

Prüfung auf Reinheit

Entnehmbare Masse oder entnehmbares Volumen (2.9.28): Flüssige Zubereitungen zur kutanen Anwendung in Einzeldosisbehältnissen müssen der Prüfung entsprechen.

Sterilität (2.6.1): Wenn in der Beschriftung angegeben ist, daß die Zubereitung steril ist, muß sie der Prüfung entsprechen.

Lagerung

Gut verschlossen. Falls die Zubereitung steril ist, im Behältnis mit Sicherheitsverschluß.

Beschriftung

Die Beschriftung gibt insbesondere an

- Name jedes zugesetzten Konservierungsmittels
- falls zutreffend, daß die Zubereitung steril ist.

Shampoos

Definition

Shampoos sind flüssige, in bestimmten Fällen dickflüssige Zubereitungen zur Anwendung auf der Kopfhaut und zum anschließenden Auswaschen mit Wasser. Beim Verreiben mit Wasser bilden die Zubereitungen in der Regel einen Schaum.

Shampoos sind Emulsionen, Suspensionen oder Lösungen. Shampoos enthalten üblicherweise oberflächenaktive Substanzen.

Schäume zur kutanen Anwendung

Definition

Schäume zur kutanen Anwendung müssen den Anforderungen der Monographie **Wirkstoffhaltige Schäume (Musci medicati)** entsprechen.

2001, 499

Granulate
Granulata

Anforderungen an Granulate zur Herstellung einer Lösung oder Suspension zum Einnehmen werden in der Monographie ***Flüssige Zubereitungen zum Einnehmen (Liquida peroralia)*** *angegeben. In begründeten und zugelassenen Fällen sind die Anforderungen dieser Monographie nicht auf Tierarzneimittel anwendbar.*

Definition

Granulate sind Zubereitungen, die aus festen und trockenen Körnern bestehen, wobei jedes Korn ein Agglomerat aus Pulverpartikeln mit genügender Festigkeit darstellt, um verschiedene Handhabungen zuzulassen. Granulate sind zum Einnehmen bestimmt. Bestimmte Granulate werden geschluckt, andere werden gekaut oder vor der Einnahme in Wasser oder anderen geeigneten Flüssigkeiten gelöst oder zerfallen gelassen.

Sie enthalten einen Wirkstoff oder mehrere Wirkstoffe mit Hilfsstoffen oder ohne Hilfsstoffe und falls erforderlich Geschmackskorrigentien und zugelassene Farbmittel.

Granulate werden in Form von Einzeldosis- oder Mehrdosenzubereitungen in Verkehr gebracht. Jede Dosis aus einem Mehrdosenbehältnis wird mit Hilfe einer geeigneten Vorrichtung zum Abmessen der vorgeschriebenen Menge verabreicht. Bei Einzeldosiszubereitungen ist jede Dosis in einem Einzelbehältnis, zum Beispiel einem Beutelchen (Sachet), einem Papiersäckchen oder einem Fläschchen, abgepackt.

Falls zutreffend entsprechen Behältnisse für Granulate den Anforderungen an „Material zur Herstellung von Behältnissen" (3.1 und Unterabschnitte) sowie den Anforderungen an „Behältnisse" (3.2 und Unterabschnitte).

Granulate werden unterschieden in:
- Brausegranulate
- überzogene Granulate
- magensaftresistente Granulate
- Granulate mit veränderter Wirkstofffreisetzung.

Herstellung

Bei der Herstellung, Verpackung, Lagerung und dem Inverkehrbringen von Granulaten sind geeignete Maßnahmen zu ergreifen, um ihre mikrobiologische Qualität zu gewährleisten. Empfehlungen dazu werden unter „Mikrobiologische Qualität pharmazeutischer Zubereitungen" (5.1.4) angegeben.

Prüfung auf Reinheit

Gleichförmigkeit des Gehalts (2.9.6): Falls nicht anders vorgeschrieben oder abgesehen von begründeten und zugelassenen Fällen müssen Granulate in Einzeldosisbehältnissen mit weniger als 2 mg oder weniger als 2 Prozent Wirkstoff, bezogen auf die Gesamtmasse, der Prüfung B entsprechen. Enthält die Zubereitung mehrere Wirkstoffe, bezieht sich die Prüfung nur auf solche Wirkstoffe, die den vorstehend angeführten Bedingungen entsprechen.

Gleichförmigkeit der Masse (2.9.5): Granulate in Einzeldosisbehältnissen (ausgenommen überzogene Granulate) müssen der Prüfung entsprechen. Wenn die Prüfung „Gleichförmigkeit des Gehalts" für alle Wirkstoffe vorgeschrieben ist, wird die Prüfung „Gleichförmigkeit der Masse" nicht verlangt.

Lagerung

Gut verschlossen. Behältnisse für flüchtige Stoffe enthaltende Granulate oder für solche, deren Inhalt geschützt werden muß, müssen dicht verschlossen sein.

Brausegranulate

Definition

Brausegranulate sind nichtüberzogene Granulate. Sie enthalten in der Regel sauer reagierende Substanzen und Carbonate oder Hydrogencarbonate, die in Gegenwart von Wasser schnell unter Freisetzung von Kohlendioxid reagieren. Sie werden vor der Einnahme in Wasser gelöst oder dispergiert.

Prüfung auf Reinheit

Zerfallszeit: Eine Dosis Brausegranulat wird in ein Becherglas mit 200 ml Wasser *R* von 15 bis 25 °C gegeben; zahlreiche Gasblasen entweichen. Wenn die Entwicklung von Gasblasen in der Umgebung der einzelnen Granulatkörner beendet ist, sind diese zerfallen, das heißt im Wasser gelöst oder dispergiert. Die Prüfung wird mit 5 weiteren Dosen wiederholt. Die Zubereitung entspricht der Prüfung, wenn jede der 6 Dosen innerhalb von 5 min zerfallen ist.

Lagerung

Dicht verschlossen.

Überzogene Granulate

Definition

Überzogene Granulate sind im allgemeinen Zubereitungen in Mehrdosenbehältnissen. Sie bestehen aus Granulatkörnern, die mit einer Schicht oder mehreren Schichten aus Mischungen verschiedener Hilfsstoffe überzogen sind.

Herstellung

Die für den Überzug verwendeten Hilfsstoffe werden im allgemeinen in Form einer Lösung oder Suspension unter Bedingungen, die das Verdunsten der Flüssigkeit begünstigen, aufgetragen.

Prüfung auf Reinheit

Wirkstofffreisetzung: Eine geeignete Prüfung, wie eine der Prüfungen, die unter „Wirkstofffreisetzung aus festen Arzneiformen" (2.9.3) aufgeführt sind, kann durchgeführt werden, um die erforderliche Freisetzung des Wirkstoffs oder der Wirkstoffe nachzuweisen.

Granulate mit veränderter Wirkstofffreisetzung

Definition

Granulate mit veränderter Wirkstofffreisetzung sind überzogen oder nicht überzogen. Sie werden unter Einsatz von speziellen Hilfsstoffen, besonderen Verfahren oder von beidem hergestellt, um Geschwindigkeit, Zeitpunkt oder Ort der Freisetzung des Wirkstoffs oder der Wirkstoffe gezielt zu verändern.

Granulate mit veränderter Wirkstofffreisetzung schließen Granulate mit verlängerter Wirkstofffreisetzung (Retardgranulate) und Granulate mit verzögerter Wirkstofffreisetzung ein.

Herstellung

Eine geeignete Prüfung wird durchgeführt, um die erforderliche Freisetzung des Wirkstoffs oder der Wirkstoffe nachzuweisen.

Magensaftresistente Granulate

Definition

Magensaftresistente Granulate sind Granulate mit verzögerter Wirkstofffreigabe. Sie sind im Magensaft beständig und setzen den Wirkstoff oder die Wirkstoffe erst im Darmsaft frei. Um dies zu erreichen, werden die Granulate mit magensaftresistenten Substanzen überzogen oder unter Verwendung anderer geeigneter Verfahren hergestellt.

Herstellung

Eine geeignete Prüfung wird durchgeführt, um die erforderliche Freisetzung des Wirkstoffs oder der Wirkstoffe nachzuweisen.

Prüfung auf Reinheit

Wirkstofffreisetzung: Eine geeignete Prüfung, wie eine der Prüfungen, die unter „Wirkstofffreisetzung aus festen Arzneiformen" (2.9.3) aufgeführt sind, kann durchgeführt werden, um die erforderliche Freisetzung des Wirkstoffs oder der Wirkstoffe nachzuweisen.

2001, 132

Halbfeste Zubereitungen zur kutanen Anwendung

Unguenta

Die Anforderungen dieser Monographie beziehen sich auf alle halbfesten Zubereitungen zur kutanen Anwendung. Zusätzliche Anforderungen für halbfeste Zubereitungen, die auf bestimmten Körperoberflächen oder Schleimhäuten angewendet werden, sind falls zutreffend in anderen Monographien über Darreichungsformen aufgeführt, zum Beispiel in ***Zubereitungen zur Anwendung am Auge (Ophthalmica), Zubereitungen zur Anwendung am Ohr (Auricularia), Zubereitungen zur nasalen Anwendung (Nasalia), Zubereitungen zur rektalen Anwendung (Rectalia)*** *und* ***Zubereitungen zur vaginalen Anwendung (Vaginalia)****.*

Definition

Halbfeste Zubereitungen zur kutanen Anwendung sind zur Anwendung auf der Haut oder bestimmten Schleimhäuten bestimmt, um eine lokale Wirkung oder eine transdermale Aktivität zu erreichen. Sie können eine erweichende oder schützende Wirkung auf die Haut ausüben. Die Zubereitungen haben ein homogenes Aussehen.

Halbfeste Zubereitungen zur kutanen Anwendung bestehen aus einer einfachen oder zusammengesetzten Grundlage, in der in der Regel ein Wirkstoff oder mehrere Wirkstoffe gelöst oder dispergiert sind. Je nach Zusammensetzung kann die Grundlage die Wirkung der Zubereitung und die Wirkstofffreigabe beeinflussen.

Die Grundlagen können aus natürlichen oder synthetischen Substanzen bestehen. Sie können Ein- oder Mehrphasensysteme sein. Je nach Art der Grundlage können die Zubereitungen hydrophile oder hydrophobe (lipophile) Eigenschaften aufweisen. Die Zubereitungen können geeignete Hilfsstoffe wie Konservierungsmittel, Antioxidantien, Stabilisatoren, Emulgatoren und Verdickungsmittel enthalten.

Zubereitungen, die zur Anwendung auf großen, offenen Wunden oder auf der schwer geschädigten Haut bestimmt sind, müssen steril sein.

Falls zutreffend entsprechen Behältnisse für halbfeste Zubereitungen zur kutanen Anwendung den Anforderungen an „Material zur Herstellung von Behältnissen" (3.1 und Unterabschnitte) sowie den Anforderungen an „Behältnisse" (3.2 und Unterabschnitte).

Halbfeste Zubereitungen zur kutanen Anwendung werden unterschieden in:

- Salben
- Cremes
- Gele
- Pasten
- Umschlagpasten.

Herstellung

Im Rahmen der pharmazeutischen Entwicklung muß bei Zubereitungen, die Konservierungsmittel enthalten, die ausreichende Konservierung im Hinblick auf die Anforderungen der zuständigen Behörde dokumentiert werden. Eine geeignete Methode zur Prüfung und Kriterien zur Beurteilung der konservierenden Eigenschaften der Zubereitung werden unter „Prüfung auf ausreichende Konservierung" (5.1.3) aufgeführt.

Bei der Herstellung, Verpackung, Lagerung und dem Inverkehrbringen von halbfesten Zubereitungen zur kutanen Anwendung sind geeignete Maßnahmen zu ergreifen, um ihre mikrobiologische Qualität zu gewährleisten. Empfehlungen dazu werden unter „Mikrobiologische Qualität pharmazeutischer Zubereitungen" (5.1.4) angegeben.

Bei der Herstellung von sterilen, halbfesten Zubereitungen zur kutanen Anwendung werden Materialien und Methoden eingesetzt, die dazu bestimmt sind, Sterilität zu gewährleisten und die Kontamination mit sowie das Wachstum von Mikroorganismen zu vermeiden. Empfehlungen dazu werden unter „Methoden zur Herstellung steriler Zubereitungen" (5.1.1) angegeben.

Bei der Herstellung von halbfesten Zubereitungen zur kutanen Anwendung, die dispergierte Teilchen enthalten, muß sichergestellt sein, daß die Teilchengröße im Hinblick auf die beabsichtigte Anwendung geeignet ist.

Prüfung auf Reinheit

Entnehmbare Masse oder entnehmbares Volumen (2.9.28): Halbfeste Zubereitungen zur kutanen Anwendung in Einzeldosisbehältnissen müssen der Prüfung entsprechen.

Sterilität (2.6.1): Wenn in der Beschriftung angegeben ist, daß die Zubereitung steril ist, muß sie der Prüfung entsprechen.

Lagerung

Gut verschlossen oder, falls die Zubereitung Wasser oder andere flüchtige Stoffe enthält, dicht verschlossen. Die Behältnisse sind vorzugsweise verformbare Metalltuben, aus welchen die Zubereitung leicht herausgedrückt werden kann. Falls die Zubereitung steril ist, im Behältnis mit Sicherheitsverschluß.

Beschriftung

Die Beschriftung gibt insbesondere an

- Name jedes zugesetzten Konservierungsmittels
- falls zutreffend, daß die Zubereitung steril ist.

Salben

Definition

Salben bestehen aus einer einphasigen Grundlage, in der feste oder flüssige Substanzen gelöst und dispergiert sein können.

Hydrophobe Salben

Hydrophobe (lipophile) Salben können nur kleine Mengen Wasser aufnehmen. Typische Bestandteile für die Herstellung dieser Salben sind Hartparaffin, Vaselin, flüssiges Paraffin, pflanzliche Öle oder tierische Fette, synthetische Glyceride, Wachse und flüssige Polyalkylsiloxane.

Wasseraufnehmende Salben

Diese Salben können größere Mengen Wasser unter Emulsionsbildung aufnehmen. Ihre Grundlagen sind diejenigen der hydrophoben Salben, in welche Emulgatoren vom Wasser-in-Öl-Typ, wie Wollwachs, Wollwachsalkohole, Sorbitanester, Monoglyceride oder Fettalkohole, eingearbeitet werden.

Hydrophile Salben

Hydrophile Salben sind Zubereitungen, deren Grundlagen mit Wasser mischbar sind. Diese Salbengrundlagen bestehen üblicherweise aus einer Mischung von flüssigen und festen Macrogolen (Polyethylenglycolen). Sie können Wasser in geeigneten Mengen enthalten.

Cremes

Definition

Cremes sind mehrphasige Zubereitungen, die aus einer lipophilen und einer wäßrigen Phase bestehen.

Hydrophobe Cremes

Bei hydrophoben Cremes ist die äußere Phase lipophil. Sie enthalten Emulgatoren vom Wasser-in-Öl-Typ, wie zum Beispiel Wollwachs, Sorbitanester und Monoglyceride.

Hydrophile Cremes

In hydrophilen Cremes ist die äußere Phase die wäßrige Phase. Die Zubereitungen enthalten Emulgatoren vom Öl-in-Wasser-Typ, wie Natrium- oder Trolaminseifen, sulfatierte Fettalkohole, Polysorbate, wenn nötig in Mischung mit Emulgatoren vom Wasser-in-Öl-Typ.

Gele

Definition

Gele bestehen aus gelierten Flüssigkeiten. Die Gele werden mit Hilfe geeigneter Quellmittel hergestellt.

Hydrophobe Gele

Hydrophobe Gele (Oleogele) sind Zubereitungen, deren Grundlage üblicherweise aus flüssigem Paraffin mit Zusatz von Polyethylen oder aus fetten Ölen, die durch Zusatz von kolloidalem Siliciumdioxid, Aluminium- oder Zinkseifen geliert werden, besteht.

Hydrophile Gele

Hydrophile Gele (Hydrogele) sind Zubereitungen, deren Grundlagen üblicherweise aus Wasser, Glycerol oder Propylenglycol bestehen, die mit geeigneten Quellstoffen, wie Tragant, Stärke, Cellulosederivaten, Carboxyvinylpolymeren oder Magnesium-Aluminium-Silikaten, geliert werden.

Pasten

Definition

Pasten sind halbfeste Zubereitungen zur kutanen Anwendung und enthalten in der Grundlage große Anteile von fein dispergierten Pulvern.

Umschlagpasten

Definition

Umschlagpasten bestehen aus einer hydrophilen, hitzespeichernden Grundlage, in die feste oder flüssige Wirkstoffe dispergiert sind. Sie werden üblicherweise in dikker Schicht auf ein geeignetes Tuch aufgestrichen und vor Auflegen auf die Haut erhitzt.

2001, 16

Kapseln

Capsulae

Die Anforderungen an Kapseln, die in dieser Monographie aufgeführt werden, gelten nicht notwendigerweise für Kapseln, die nicht zum Einnehmen bestimmt sind. Anforderungen an diese Zubereitungen werden falls zutreffend in anderen allgemeinen Monographien über Darreichungsformen wie ***Zubereitungen zur rektalen Anwendung (Rectalia)*** *oder* ***Zubereitungen zur vaginalen Anwendung (Vaginalia)*** *aufgeführt.*

Definition

Kapseln sind feste, normalerweise einzeldosierte Arzneizubereitungen von unterschiedlicher Form und Größe mit einer harten oder weichen Hülle. Kapseln sind zum Einnehmen bestimmt.

Die Konsistenz der Kapselhülle, die aus Gelatine oder anderen Substanzen besteht, kann durch Zusatz von Substanzen wie Glycerol oder Sorbitol verändert werden. Hilfsstoffe, wie oberflächenaktive Substanzen, Lichtundurchlässigkeit vermittelnde Füllstoffe, Konservierungsmittel, Süßungsmittel, zugelassene Farbmittel und Geschmackskorrigentien, können zugesetzt sein. Die Kapseln können auf ihrer Oberfläche bedruckt sein.

Der Inhalt der Kapseln kann fest, flüssig oder pastenartig sein. Er kann aus einem Wirkstoff oder mehreren Wirkstoffen mit Hilfsstoffen oder ohne Hilfsstoffe, wie Lösungs-, Füll-, Gleit- und Sprengmittel, bestehen. Der Inhalt der Kapsel darf die Hülle nicht angreifen. Andererseits wird die Kapselwand durch die Verdauungssäfte angegriffen, um eine Freisetzung des Inhalts zu erzielen.

Falls zutreffend entsprechen Behältnisse für Kapseln den Anforderungen an „Material zur Herstellung von Behältnissen" (3.1 und Unterabschnitte) sowie den Anforderungen an „Behältnisse" (3.2 und Unterabschnitte).

Kapseln werden unterschieden in:
- Hartkapseln
- Weichkapseln
- magensaftresistente Kapseln
- Kapseln mit veränderter Wirkstofffreisetzung
- Oblatenkapseln.

Herstellung

Bei der Herstellung, Verpackung, Lagerung und dem Inverkehrbringen von Kapseln sind geeignete Maßnahmen zu ergreifen, um ihre mikrobiologische Qualität zu gewährleisten. Empfehlungen dazu werden unter „Mikrobiologische Qualität pharmazeutischer Zubereitungen" (5.1.4) angegeben.

Prüfung auf Reinheit

Gleichförmigkeit des Gehalts (2.9.6): Falls nicht anders vorgeschrieben oder abgesehen von begründeten und zugelassenen Fällen müssen Kapseln mit weniger als 2 mg oder weniger als 2 Prozent Wirkstoff, bezogen auf die Gesamtmasse, der Prüfung B entsprechen. Enthält die Zubereitung mehrere Wirkstoffe, bezieht sich die Prüfung nur auf solche Wirkstoffe, die den vorstehend angeführten Bedingungen entsprechen.

Gleichförmigkeit der Masse (2.9.5): Kapseln müssen der Prüfung entsprechen. Wenn die Prüfung „Gleichförmigkeit des Gehalts" für alle Wirkstoffe vorgeschrieben ist, wird die Prüfung „Gleichförmigkeit der Masse" nicht verlangt.

Wirkstofffreisetzung: Eine geeignete Prüfung, wie eine der Prüfungen, die unter „Wirkstofffreisetzung aus festen Arzneiformen" (2.9.3) aufgeführt sind, kann durchgeführt werden, um die erforderliche Freisetzung des Wirkstoffs oder der Wirkstoffe nachzuweisen.

Die Prüfung „Zerfallszeit" wird nicht verlangt, wenn die Prüfung „Wirkstofffreisetzung" vorgeschrieben ist.

Lagerung

Gut verschlossen, unterhalb von 30 °C.

Beschriftung

Die Beschriftung gibt insbesondere den Namen jedes zugesetzten Konservierungsmittels an.

Hartkapseln

Definition

Die Hülle der Hartkapseln besteht aus zwei vorgefertigten, zylindrischen Teilen. Diese sind jeweils an einem Ende mit einem halbkugelförmigen Boden abgeschlossen, während das andere Ende offen ist.

Herstellung

Der Wirkstoff oder die Wirkstoffe, die üblicherweise in fester Form (Pulver oder Granulat) vorliegen, werden in einen der beiden Teile gefüllt, der dann mit dem anderen Teil verschlossen wird. Die Zuverlässigkeit des Verschlusses kann durch geeignete Mittel erhöht werden.

Prüfung auf Reinheit

Zerfallszeit: Hartkapseln müssen der Prüfung „Zerfallszeit von Tabletten und Kapseln" (2.9.1) entsprechen. Als Flüssigkeit wird Wasser *R* verwendet. In begründeten und zugelassenen Fällen kann Salzsäure (0,1 mol · l^{-1}) oder künstlicher Magensaft *R* verwendet werden. Wenn die Kapseln an der Flüssigkeitsoberfläche schwimmen, kann eine Scheibe aufgesetzt werden. Die Apparatur wird 30 min lang in Betrieb gehalten, abgesehen von begründeten und zugelassenen Fällen, und anschließend der Zustand der Kapseln geprüft. Die Kapseln entsprechen der Prüfung, wenn alle 6 zerfallen sind.

Weichkapseln

Definition

Die Hüllen von Weichkapseln sind dicker als diejenigen der Hartkapseln. Sie bestehen nur aus einem Teil und können verschiedene Formen haben.

Herstellung

Im allgemeinen werden Weichkapseln in einem Arbeitsgang geformt, gefüllt und verschlossen. Für die unmittelbare Verwendung kann die Hülle vorgefertigt sein. Auch die Kapselhülle kann einen Wirkstoff enthalten.

Flüssigkeiten können direkt abgefüllt werden; feste Substanzen werden normalerweise in einem geeigneten Hilfsstoff gelöst oder dispergiert, der dem Füllgut eine mehr oder weniger pastenartige Konsistenz verleiht.

Eine teilweise Migration von Bestandteilen des Kapselinhalts in die Kapselhülle und umgekehrt kann aufgrund der Art der Substanzen und der in Kontakt stehenden Oberflächen auftreten.

Prüfung auf Reinheit

Zerfallszeit: Weichkapseln müssen der Prüfung „Zerfallszeit von Tabletten und Kapseln" (2.9.1) entsprechen. Als Flüssigkeit wird Wasser *R* verwendet. In begründeten und zugelassenen Fällen kann Salzsäure (0,1 mol · l^{-1}) oder künstlicher Magensaft *R* verwendet werden. In jedes Prüfröhrchen wird eine Scheibe gelegt. Der flüssige Inhalt von Weichkapseln kann die Scheibe angreifen. Unter diesen Bedingungen und in zugelassenen Fällen kann die Apparatur ohne Scheibe verwendet werden. Die Apparatur wird 30 min lang in Betrieb gehalten, abgesehen von begründeten und zugelassenen Fällen, und anschließend der Zustand der Kapseln geprüft. Wenn die Kapseln der Prüfung nicht entsprechen, weil sie an der Scheibe kleben, wird die Prüfung mit weiteren 6 Kapseln ohne Scheibe wiederholt. Die Kapseln entsprechen der Prüfung, wenn alle 6 zerfallen sind.

Kapseln mit veränderter Wirkstofffreisetzung

Definition

Kapseln mit veränderter Wirkstofffreisetzung sind Hart- oder Weichkapseln, bei denen der Inhalt, die Hülle oder beides mit speziellen Hilfsstoffen oder nach besonderen Verfahren hergestellt werden, um die Freisetzungsgeschwindigkeit, den Zeitpunkt oder den Ort der Freisetzung des Wirkstoffs oder der Wirkstoffe gezielt zu verändern.

Kapseln mit veränderter Wirkstofffreisetzung schließen Kapseln mit verlängerter Wirkstofffreisetzung (Hart- oder Weichkapseln, retardiert) und Kapseln mit verzögerter Wirkstofffreisetzung ein.

Herstellung

Eine geeignete Prüfung wird durchgeführt, um die angemessene Freisetzung des Wirkstoffs oder der Wirkstoffe nachzuweisen.

Magensaftresistente Kapseln

Definition

Magensaftresistente Kapseln sind Kapseln mit verzögerter Wirkstofffreisetzung. Sie sind im Magensaft beständig und setzen den Wirkstoff oder die Wirkstoffe erst im Darmsaft frei. Sie werden normalerweise durch Füllen von Kapseln mit magensaftresistent überzogenen Granulaten oder Teilchen hergestellt oder, in bestimmten Fällen, unter Verwendung von Hart- oder Weichkapseln mit einer magensaftresistenten Hülle.

Herstellung

Bei Kapseln, die mit magensaftresistent überzogenen Granulaten oder Teilchen gefüllt sind, wird eine geeignete Prüfung durchgeführt, um die angemessene Freisetzung des Wirkstoffs oder der Wirkstoffe nachzuweisen.

Prüfung auf Reinheit

Zerfallszeit: Kapseln mit einer magensaftresistenten Hülle müssen der Prüfung „Zerfallszeit von Tabletten und Kapseln" (2.9.1) mit folgenden Änderungen entsprechen: Als Flüssigkeit wird Salzsäure (0,1 mol · l^{-1}) verwendet. Die Apparatur wird ohne Scheiben 2 h lang oder in zugelassenen Fällen eine abweichende Zeit in Betrieb gehalten. Anschließend wird der Zustand der Kapseln geprüft. Die Widerstandsdauer in saurem Milieu ist je nach Kapselzusammensetzung unterschiedlich lang; normalerweise beträgt sie 2 bis 3 h; sie darf auch in zugelassenen Fällen nicht unter 1 h liegen. Keine der Kapseln darf Zeichen eines Zerfalls oder Risse aufweisen, die zu einer Freigabe des Inhalts führen könnten. Die Säure wird durch Phosphat-Pufferlösung *p*H 6,8 *R* ersetzt. In begründeten und zugelassenen Fällen kann eine unter Zusatz von Pankreas-Pulver (zum Beispiel 0,35 g Pankreas-Pulver *R* je 100 ml Pufferlösung) hergestellte Pufferlösung *p*H 6,8 verwendet werden. In jedes Röhrchen wird eine Scheibe gelegt. Die Apparatur wird 60 min lang in Betrieb gehalten und anschließend der Zustand der Kapseln geprüft. Wenn die Kapseln der Prüfung nicht entsprechen, weil sie an der Scheibe kleben, wird die Prüfung mit weiteren 6 Kapseln ohne Scheibe wiederholt. Die Kapseln entsprechen der Prüfung, wenn alle 6 zerfallen sind.

Wirkstofffreisetzung: Für Kapseln, die mit Hilfe von magensaftresistenten Granulaten oder Teilchen hergestellt sind, wird eine geeignete Prüfung, wie eine der Prüfungen, die unter „Wirkstofffreisetzung aus festen Arzneiformen" (2.9.3) aufgeführt sind, durchgeführt, um die erforderliche Freisetzung des Wirkstoffs oder der Wirkstoffe nachzuweisen.

Oblatenkapseln

Definition

Oblatenkapseln sind feste Zubereitungen, die aus einer festen Hülle bestehen und eine Einzeldosis eines Wirkstoffs oder mehrerer Wirkstoffe enthalten. Die Hülle wird aus ungesäuertem Brot, gewöhnlich aus Reismehl, hergestellt. Sie besteht aus zwei vorgefertigten, flachen, zylindrischen Teilen. Vor der Einnahme werden die Oblatenkapseln einige Sekunden lang in Wasser eingetaucht, dann auf die Zunge gelegt und mit einem Schluck Wasser geschluckt.

Beschriftung

Die Beschriftung gibt insbesondere die Art der Einnahme der Oblatenkapseln an.

2001, 1239

Wirkstoffhaltige Kaugummis

Masticabilia gummis medicata

Definition

Wirkstoffhaltige Kaugummis sind feste Einzeldosiszubereitungen mit einer Grundmasse, die vorwiegend aus Gummi besteht und die zum Kauen, jedoch nicht zum Schlucken bestimmt sind.

Sie enthalten einen Wirkstoff oder mehrere Wirkstoffe, die beim Kauen freigesetzt werden. Sie sind nach Lösen oder Dispergieren des Wirkstoffs oder der Wirkstoffe im Speichel bestimmt für

- die lokale Behandlung von Krankheiten der Mundhöhle
- die systemische Behandlung nach der Absorption durch die Mundschleimhaut oder aus dem Verdauungstrakt.

Herstellung

Wirkstoffhaltige Kaugummis werden auf der Grundlage eines geschmacklosen, knetbaren Gummis hergestellt, das aus natürlichen oder synthetischen Elastomeren besteht. Die Kaugummis können andere Bestandteile, wie Füllstoffe, Weichmacher, Süßungsmittel, Geschmackskorrigentien, Stabilisatoren, Stoffe zur Erhöhung der Plastizität und zugelassene Farbmittel, enthalten.

Wirkstoffhaltige Kaugummis werden durch Verpressen oder durch Erweichen oder Schmelzen der Gummigrundmasse und durch allmähliches Zusetzen der anderen Substanzen hergestellt. Im letzteren Fall werden die Kaugummis anschließend weiter behandelt, um den gewünschten gummiartigen Charakter zu erhalten. Wirkstoffhaltige Kaugummis können überzogen sein zum Beispiel zum Schutz vor Feuchtigkeit und Licht.

Abgesehen von begründeten und zugelassenen Fällen wird eine geeignete Prüfung zum Nachweis der erforderlichen Wirkstofffreisetzung durchgeführt.

Bei der Herstellung, Verpackung, Lagerung und dem Inverkehrbringen der wirkstoffhaltigen Kaugummis sind geeignete Maßnahmen zu ergreifen, um ihre mikrobiologische Qualität zu gewährleisten. Empfehlungen dazu werden unter „Mikrobiologische Qualität pharmazeutischer Zubereitungen" (5.1.4) angegeben.

Prüfung auf Reinheit

Gleichförmigkeit des Gehalts (2.9.6): Falls nicht anders vorgeschrieben oder abgesehen von begründeten und zugelassenen Fällen müssen wirkstoffhaltige Kaugummis mit weniger als 2 mg oder weniger als 2 Prozent Wirkstoff, bezogen auf die Gesamtmasse, der Prüfung A entsprechen. Enthält die Zubereitung mehrere Wirkstoffe, bezieht sich die Prüfung nur auf solche Wirkstoffe, die den vorstehend angeführten Bedingungen entsprechen.

Gleichförmigkeit der Masse (2.9.5): Nichtüberzogene und, abgesehen von begründeten und zugelassenen Fällen, überzogene wirkstoffhaltige Kaugummis müssen der Prüfung entsprechen. Wenn die Prüfung „Gleichförmigkeit des Gehalts" für alle Wirkstoffe vorgeschrieben ist, wird die Prüfung „Gleichförmigkeit der Masse" nicht verlangt.

Lagerung

Nichtüberzogene, wirkstoffhaltige Kaugummis müssen trocken und vor Licht geschützt gelagert werden.

Dieser Text entspricht der Eilresolution AP-CSP (00) 6.

2001, 520

Parenteralia

Parenteralia

Die Anforderungen der Monographie gelten nicht notwendigerweise für Blutkonserven und Blutprodukte, für immunologische oder radioaktive Arzneimittel. Bei Tierarzneimitteln können je nach Tierart, für die die Zubereitung bestimmt ist, besondere Anforderungen gelten.

Definition

Parenteralia sind sterile Zubereitungen, die zur Injektion, Infusion oder Implantation in den menschlichen oder tierischen Körper bestimmt sind.

Parenteralia können den Zusatz von Hilfsstoffen erfordern, zum Beispiel um die Zubereitung blutisotonisch zu machen, den *p*H-Wert einzustellen, die Löslichkeit zu erhöhen, die Zersetzung der Wirkstoffe zu verhindern oder um ausreichende antimikrobielle Eigenschaften zu gewährleisten. Diese Hilfsstoffe dürfen weder die erwünschte pharmakologische Wirkung beeinträchtigen noch in der verwendeten Konzentration toxische Symptome oder eine unzulässige lokale Reizung hervorrufen.

Behältnisse für Zubereitungen zur parenteralen Anwendung werden soweit wie möglich aus Materialien hergestellt, die genügend durchsichtig sind, um eine visuelle Prüfung des Inhalts zu ermöglichen, abgesehen von Implantaten oder in begründeten und zugelassenen Fällen.

Falls zutreffend entsprechen Behältnisse für Parenteralia den Anforderungen an „Material zur Herstellung von Behältnissen" (3.1 und Unterabschnitte) sowie den Anforderungen an „Behältnisse" (3.2 und Unterabschnitte).

Parenteralia werden in Glasbehältnissen (3.2.1) oder in anderen Behältnissen wie Kunststoffbehältnissen (3.2.2, 3.2.2.1 und 3.2.9) und vorgefüllten Einmalspritzen in Verkehr gebracht. Die Dichtheit der Behältnisse wird in geeigneter Weise sichergestellt. Die Verschlüsse müssen ausreichend dicht sein, um ein Eindringen von Mikroorganismen und jeder anderen verunreinigenden Substanz zu verhindern, und sie ermöglichen üblicherweise die Entnahme eines Teils oder des ganzen Inhalts des Behältnisses ohne Entfernen des Verschlusses. Die Kunststoffe oder die Elastomere (3.2.9), aus denen der Verschluß besteht, müssen ausreichend widerstandsfähig und elastisch sein, um das Durchstechen mit einer Nadel ohne nennenswertes Ausstanzen von Teilchen zu ermöglichen. Die Verschlüsse für Mehrdosenbehältnisse müssen ausreichend elastisch sein, um einen Wiederverschluß der Einstichstelle nach Herausziehen der Nadel zu gewährleisten.

Parenteralia werden unterschieden in:

- Injektionszubereitungen
- Infusionszubereitungen
- Konzentrate zur Herstellung von Injektionszubereitungen und Konzentrate zur Herstellung von Infusionszubereitungen
- Pulver zur Herstellung von Injektionszubereitungen und Pulver zur Herstellung von Infusionszubereitungen
- Implantate.

Herstellung

Im Rahmen der pharmazeutischen Entwicklung soll bei Zubereitungen, die Konservierungsmittel enthalten, die ausreichende Konservierung im Hinblick auf die Anforderungen der zuständigen Behörde dokumentiert werden. Eine geeignete Methode zur Prüfung und Kriterien zur Beurteilung der konservierenden Eigenschaften der Zubereitung werden unter „Prüfung auf ausreichende Konservierung" (5.1.3) aufgeführt.

Bei der Herstellung von Parenteralia werden Materialien und Methoden eingesetzt, die dazu bestimmt sind, Sterilität zu gewährleisten und die Kontamination mit sowie das Wachstum von Mikroorganismen zu vermeiden. Empfehlungen dazu werden unter „Methoden zur Herstellung steriler Zubereitungen" (5.1.1) angegeben.

Wasser, das für die Herstellung von Parenteralia verwendet wird, muß den Anforderungen an „Wasser für Injektionszwecke in Großgebinden" der Monographie **Wasser für Injektionszwecke (Aqua ad iniectabilia)** entsprechen.

Prüfung auf Reinheit

Partikelkontamination – Nichtsichtbare Partikel (2.9.19): Bei Zubereitungen zur Anwendung am Menschen müssen Infusions- und Injektionszubereitungen in Behältnissen mit einem Nennvolumen von mehr als 100 ml der Prüfung entsprechen.

Bei Zubereitungen zur Anwendung am Tier müssen Infusions- und Injektionszubereitungen in Behältnissen mit einem Nennvolumen von mehr als 100 ml, und wenn der Inhalt einer Dosis von mehr als 1,4 ml je Kilogramm Körpermasse entspricht, der Prüfung entsprechen.

Bei Zubereitungen, die in Verbindung mit einem Endfilter angewendet werden, muß diese Prüfung nicht durchgeführt werden.

Sterilität (2.6.1): Die Zubereitungen müssen der Prüfung entsprechen.

Lagerung

Im Behältnis mit Sicherheitsverschluß.

Beschriftung

Die Beschriftung gibt insbesondere an

- Name und Konzentration jedes zugesetzten Konservierungsmittels
- falls zutreffend, daß die Zubereitung unter Verwendung eines Endfilters anzuwenden ist
- falls zutreffend, daß die Zubereitung frei von Bakterien-Endotoxinen/pyrogenfrei ist.

Darreichungsformen

Injektionszubereitungen

Definition

Injektionszubereitungen sind sterile Lösungen, Emulsionen oder Suspensionen. Sie werden durch Auflösen, Emulgieren oder Suspendieren des Wirkstoffs oder der Wirkstoffe und der möglicherweise zugesetzten Hilfsstoffe in **Wasser für Injektionszwecke (Aqua ad iniectabilia)**, in einer geeigneten, sterilen, nichtwäßrigen Flüssigkeit oder in einer Mischung beider Flüssigkeiten hergestellt.

Lösungen zur Injektion müssen, unter geeigneten visuellen Bedingungen geprüft, klar und praktisch frei von Teilchen sein.

Emulsionen zur Injektion dürfen keine Anzeichen einer Phasentrennung zeigen. Suspensionen zur Injektion können ein Sediment zeigen, das durch Schütteln leicht dispergierbar sein muß. Die Suspension muß genügend lange stabil bleiben, um die Entnahme der genauen Dosis zu ermöglichen.

Zubereitungen in Mehrdosenbehältnissen: Wäßrige Zubereitungen in Mehrdosenbehältnissen müssen, falls die Zubereitung selbst keine ausreichenden antimikrobiellen Eigenschaften hat, ein geeignetes Konservierungsmittel in angemessener Konzentration enthalten. Müssen Parenteralia in Mehrdosenbehältnissen in Verkehr gebracht werden, sind die bei der Anwendung und ganz besonders die für die Lagerung zwischen den einzelnen Entnahmen zu treffenden Vorsichtsmaßnahmen anzugeben.

Konservierungsmittel: Wäßrige Zubereitungen, die unter aseptischen Bedingungen hergestellt werden und die nicht im Endbehältnis sterilisiert werden können, können ein geeignetes Konservierungsmittel in angemessener Konzentration enthalten.

Konservierungsmittel dürfen nicht zugesetzt werden, wenn

- das Volumen der Einzeldosis 15 ml überschreitet, abgesehen von begründeten Fällen
- die Zubereitung für eine Anwendung bestimmt ist, bei der aus medizinischen Gründen der Zusatz eines Konservierungsmittels unzulässig ist, wie die intrazisternale, epidurale oder intrathekale Verabreichung oder jeder andere Weg in die Zerebrospinal-Flüssigkeit sowie die intra- oder retrookuläre Verabreichung.

  Solche Zubereitungen müssen in Einzeldosisbehältnisse abgefüllt werden.

Herstellung

Bei der Herstellung von Injektionszubereitungen, die dispergierte Teilchen enthalten, muß sichergestellt sein, daß die Teilchengröße im Hinblick auf die beabsichtigte Anwendung geeignet ist.

Zubereitungen in Einzeldosisbehältnissen: Das Volumen der Zubereitung in einem Einzeldosisbehältnis muß genügend groß sein, um die Entnahme und Verabreichung der angegebenen Dosis unter Einsatz einer üblichen Technik zu gewährleisten.

Prüfung auf Reinheit

Gleichförmigkeit des Gehalts (2.9.6): Falls nicht anders vorgeschrieben oder abgesehen von begründeten und zugelassenen Fällen müssen Suspensionen zur Injektion in Einzeldosisbehältnissen mit weniger als 2 mg oder weniger als 2 Prozent Wirkstoff, bezogen auf die Gesamtmasse, der Prüfung A entsprechen. Enthält die Zubereitung mehrere Wirkstoffe, bezieht sich die Prüfung nur auf solche Wirkstoffe, die den vorstehend angeführten Bedingungen entsprechen.

Bakterien-Endotoxine/Pyrogene: *Eine Prüfung auf Bakterien-Endotoxine (2.6.14) oder in begründeten und zugelassenen Fällen die Prüfung auf Pyrogene (2.6.8) wird durchgeführt.*

Zubereitungen zur Anwendung am Menschen: Wenn die Einzeldosis 15 ml oder mehr beträgt, muß die Zubereitung einer Prüfung auf Bakterien-Endotoxine (2.6.14) oder der Prüfung auf Pyrogene (2.6.8) entsprechen.

Zubereitungen zur Anwendung am Tier: Wenn die Einzeldosis 15 ml oder mehr beträgt und einer Dosis von 0,2 ml oder mehr je Kilogramm Körpermasse entspricht, muß die Zubereitung einer Prüfung auf Bakterien-Endotoxine (2.6.14) oder der Prüfung auf Pyrogene (2.6.8) entsprechen.

Jede Zubereitung: Wenn die Beschriftung angibt, daß die Zubereitung frei von Bakterien-Endotoxinen (oder pyrogenfrei) ist, muß sie einer Prüfung auf Bakterien-Endotoxine (2.6.14) oder der Prüfung auf Pyrogene (2.6.8) entsprechen.

Infusionszubereitungen

Definition

Infusionszubereitungen sind sterile, wäßrige Lösungen oder Öl-in-Wasser-Emulsionen. Sie sind normalerweise blutisotonisch und im allgemeinen dazu bestimmt, in großen Mengen verabreicht zu werden. Infusionszubereitungen dürfen keine Konservierungsmittel enthalten.

Lösungen zur Infusion müssen, unter geeigneten visuellen Bedingungen geprüft, klar und praktisch frei von Teilchen sein.

Emulsionen zur Infusion dürfen keine Anzeichen einer Phasentrennung zeigen.

Herstellung

Bei der Herstellung von Infusionszubereitungen, die dispergierte Teilchen enthalten, muß sichergestellt sein, daß die Teilchengröße im Hinblick auf die beabsichtigte Anwendung geeignet ist.

Das Volumen der Zubereitung in einem Behältnis muß genügend groß sein, um die Entnahme und Verabreichung der angegebenen Dosis unter Verwendung einer üblichen Technik (2.9.17) zu gewährleisten.

Prüfung auf Reinheit

Bakterien-Endotoxine/Pyrogene: Infusionszubereitungen müssen einer Prüfung auf Bakterien-Endotoxine

(2.6.14) oder in begründeten und zugelassenen Fällen der Prüfung auf Pyrogene (2.6.8) entsprechen. Außer in begründeten und zugelassenen Fällen werden bei der Prüfung auf Pyrogene 10 ml je Kilogramm Körpermasse eines Kaninchens injiziert.

Konzentrate zur Herstellung von Injektionszubereitungen und Konzentrate zur Herstellung von Infusionszubereitungen

Definition

Die Zubereitungen sind sterile Lösungen, die nach Verdünnen zur Injektion oder Infusion bestimmt sind. Sie werden vor der Anwendung mit einer vorgeschriebenen Flüssigkeit zu einem vorgeschriebenen Volumen verdünnt. Nach Verdünnen müssen sie den Anforderungen an „Injektionszubereitungen“ oder „Infusionszubereitungen“ entsprechen.

Prüfung auf Reinheit

Bakterien-Endotoxine/Pyrogene: Die Zubereitungen müssen nach Verdünnen zu einem geeigneten Volumen der Prüfung, wie für „Injektionszubereitungen“ oder „Infusionszubereitungen“ vorgeschrieben, entsprechen.

Pulver zur Herstellung von Injektionszubereitungen und Pulver zur Herstellung von Infusionszubereitungen

Definition

Die Zubereitungen sind feste, sterile Substanzen, die sich in ihren Endbehältnissen befinden. Nach Schütteln mit dem vorgeschriebenen Volumen einer vorgeschriebenen sterilen Flüssigkeit müssen sich entweder rasch klare Lösungen, die praktisch frei von Teilchen sind, oder gleichmäßige Suspensionen bilden. Nach Lösen oder Suspendieren müssen die Zubereitungen den Anforderungen für „Injektionszubereitungen“ oder „Infusionszubereitungen“ entsprechen.

Gefriergetrocknete Substanzen zur parenteralen Anwendung gelten als Pulver zur Herstellung von Injektionszubereitungen oder zur Herstellung von Infusionszubereitungen.

Herstellung

Die Gleichförmigkeit des Gehalts und die Gleichförmigkeit der Masse von gefriergetrockneten Zubereitungen zur parenteralen Anwendung werden durch die In-Prozeß-Kontrolle der Menge der Lösung vor der Gefriertrocknung gewährleistet.

Prüfung auf Reinheit

Gleichförmigkeit des Gehalts (2.9.6): Falls nicht anders vorgeschrieben oder abgesehen von begründeten und zugelassenen Fällen müssen Zubereitungen mit weniger als 2 mg oder weniger als 2 Prozent Wirkstoff, bezogen auf die Gesamtmasse, oder wenn die Masse der Zubereitung gleich oder kleiner als 40 mg ist, der Prüfung A entsprechen. Enthält die Zubereitung mehrere Wirkstoffe, bezieht sich die Prüfung nur auf solche Wirkstoffe, die den vorstehend angeführten Bedingungen entsprechen.

Gleichförmigkeit der Masse (2.9.5): Die Zubereitungen müssen der Prüfung entsprechen. Wenn die Prüfung „Gleichförmigkeit des Gehalts“ für alle Wirkstoffe vorgeschrieben ist, wird die Prüfung „Gleichförmigkeit der Masse“ nicht verlangt.

Bakterien-Endotoxine/Pyrogene: Die Zubereitungen müssen nach Lösen oder Suspendieren in einem geeigneten Volumen Flüssigkeit der Prüfung, wie für „Injektionszubereitungen“ oder „Infusionszubereitungen“ vorgeschrieben, entsprechen.

Beschriftung

Die Beschriftung enthält insbesondere Angaben über die Herstellung der Injektionszubereitungen oder der Infusionszubereitungen.

Implantate

Definition

Implantate sind feste, sterile Zubereitungen geeigneter Größe und Form zur parenteralen Implantation, die eine Freisetzung des Wirkstoffs oder der Wirkstoffe über einen längeren Zeitraum gewährleisten. Implantate werden einzeln in sterile Behältnisse abgefüllt.

2001, 1165

Pulver zum Einnehmen

Pulveres perorales

*Anforderungen an Pulver zur Herstellung einer Lösung zum Einnehmen oder einer Suspension zum Einnehmen werden in der Monographie **Flüssige Zubereitungen zum Einnehmen (Liquida peroralia)** angegeben. In begründeten und zugelassenen Fällen sind die Anforderungen dieser Monographie nicht auf Tierarzneimittel anwendbar.*

Definition

Pulver zum Einnehmen sind Zubereitungen, die aus festen, losen, trockenen und mehr oder weniger feinen Teilchen bestehen. Die Pulver enthalten einen Wirkstoff oder mehrere Wirkstoffe mit Hilfsstoffen oder ohne Hilfsstoffe und, falls erforderlich, zugelassene Farbmittel und Geschmackskorrigentien. Pulver zum Einnehmen werden in der Regel in oder mit Wasser oder einer anderen geeigneten Flüssigkeit eingenommen. In bestimmten Fällen können sie als solche geschluckt werden. Sie liegen entweder als Pulver im Einzeldosisbehältnis oder als Pulver im Mehrdosenbehältnis vor.

Falls zutreffend entsprechen Behältnisse für Pulver zum Einnehmen den Anforderungen an „Material zur Herstellung von Behältnissen" (3.1 und Unterabschnitte) sowie den Anforderungen an „Behältnisse" (3.2 und Unterabschnitte).

Pulver im Mehrdosenbehältnis erfordern die Verwendung einer Dosiervorrichtung, um die vorgeschriebene Menge abmessen zu können. Jede Dosis eines einzeldosierten Pulvers wird in einem Einzeldosisbehältnis, zum Beispiel in einem Säckchen, einem Papierpäckchen oder einem Fläschchen, in Verkehr gebracht.

Herstellung

Bei der Herstellung von Pulvern zum Einnehmen muß sichergestellt sein, daß die Teilchengröße im Hinblick auf die beabsichtigte Anwendung geeignet ist.

Bei der Herstellung, Verpackung, Lagerung und dem Inverkehrbringen von Pulvern zum Einnehmen sind geeignete Maßnahmen zu ergreifen, um ihre mikrobiologische Qualität zu gewährleisten. Empfehlungen dazu werden unter „Mikrobiologische Qualität pharmazeutischer Zubereitungen" (5.1.4) angegeben.

Prüfung auf Reinheit

Gleichförmigkeit des Gehalts (2.9.6): Falls nicht anders vorgeschrieben oder abgesehen von begründeten und zugelassenen Fällen müssen Pulver zum Einnehmen in Einzeldosisbehältnissen mit weniger als 2 mg oder weniger als 2 Prozent Wirkstoff, bezogen auf die Gesamtmasse, der Prüfung B entsprechen. Enthält die Zubereitung mehrere Wirkstoffe, bezieht sich die Prüfung nur auf solche Wirkstoffe, die den vorstehend angeführten Bedingungen entsprechen.

Gleichförmigkeit der Masse (2.9.5): Pulver zum Einnehmen in Einzeldosisbehältnissen müssen der Prüfung entsprechen. Wenn die Prüfung „Gleichförmigkeit des Gehalts" für alle Wirkstoffe vorgeschrieben ist, wird die Prüfung „Gleichförmigkeit der Masse" nicht verlangt.

Lagerung

Gut verschlossen. Behältnisse für flüchtige Stoffe enthaltende Pulver müssen dicht verschlossen sein.

Brausepulver

Definition

Brausepulver sind Pulver in Einzeldosisbehältnissen oder Pulver in Mehrdosenbehältnissen, die in der Regel saure Substanzen und Carbonate oder Hydrogencarbonate enthalten, welche in Wasser rasch Kohlendioxid freisetzen. Sie werden vor der Einnahme in Wasser gelöst oder dispergiert.

Lagerung

Dicht verschlossen.

2001, 1166

Pulver zur kutanen Anwendung

Pulveres ad usum dermicum

In begründeten und zugelassenen Fällen sind die Anforderungen dieser Monographie nicht auf Tierarzneimittel anwendbar.

Definition

Pulver zur kutanen Anwendung sind Zubereitungen, die aus festen, losen, trockenen, mehr oder weniger feinen Teilchen bestehen. Die Pulver enthalten einen Wirkstoff oder mehrere Wirkstoffe mit Hilfsstoffen oder ohne Hilfsstoffe und, falls erforderlich, zugelassene Farbmittel.

Pulver zur kutanen Anwendung liegen als Pulver in Einzeldosisbehältnissen oder als Pulver in Mehrdosenbehältnissen vor. Sie sind frei von tastbaren Teilchen. Zubereitungen, die zur Anwendung auf großen, offenen Wunden oder auf schwer geschädigter Haut bestimmt sind, müssen steril sein.

Pulver in Mehrdosenbehältnissen können in Streudosen, in Behältnissen mit einer mechanischen Sprühvorrichtung oder in Druckbehältnissen in Verkehr gebracht werden.

Zubereitungen in Druckbehältnissen müssen den Anforderungen der Monographie **Zubereitungen in Druckbehältnissen (Praeparationes pharmaceuticae in vasis cum pressu)** entsprechen.

Falls zutreffend entsprechen Behältnisse für Pulver zur kutanen Anwendung den Anforderungen an „Material zur Herstellung von Behältnissen" (3.1 und Unterabschnitte) sowie den Anforderungen an „Behältnisse" (3.2 und Unterabschnitte).

Herstellung

Bei der Herstellung von Pulvern zur kutanen Anwendung muß sichergestellt sein, daß die Teilchengröße im Hinblick auf die beabsichtigte Art der Anwendung geeignet ist.

Bei der Herstellung, Verpackung, Lagerung und dem Inverkehrbringen der Zubereitungen sind geeignete Maßnahmen zu ergreifen, um ihre mikrobiologische Qualität zu gewährleisten. Empfehlungen dazu werden unter „Mikrobiologische Qualität pharmazeutischer Zubereitungen" (5.1.4) angegeben.

Bei der Herstellung von sterilen Zubereitungen werden Materialien und Methoden eingesetzt, die dazu bestimmt sind, Sterilität zu gewährleisten und die Kontamination mit sowie das Wachstum von Mikroorganismen zu vermeiden. Empfehlungen dazu werden unter „Methoden zur Herstellung steriler Zubereitungen" (5.1.1) angegeben.

Prüfung auf Reinheit

Teilchengröße: Wenn die Teilchengröße eines Pulvers vorgeschrieben ist, wird sie mit Hilfe der „Siebanalyse" (2.9.12) oder mit einem anderen geeigneten Verfahren bestimmt.

Gleichförmigkeit des Gehalts (2.9.6): Falls nicht anders vorgeschrieben oder abgesehen von begründeten und zugelassenen Fällen müssen Zubereitungen in Einzeldosisbehältnissen mit weniger als 2 mg oder weniger als 2 Prozent Wirkstoff, bezogen auf die Gesamtmasse, der Prüfung B entsprechen. Enthält die Zubereitung mehrere Wirkstoffe, bezieht sich die Prüfung nur auf solche Wirkstoffe, die den vorstehend angeführten Bedingungen entsprechen.

Gleichförmigkeit der Masse (2.9.5): Zubereitungen in Einzeldosisbehältnissen müssen der Prüfung entsprechen. Wenn die Prüfung „Gleichförmigkeit des Gehalts" für alle Wirkstoffe vorgeschrieben ist, wird die Prüfung „Gleichförmigkeit der Masse" nicht verlangt.

Sterilität (2.6.1): Wenn in der Beschriftung angegeben ist, daß die Zubereitung steril ist, muß sie der Prüfung entsprechen.

Lagerung

Gut verschlossen.

Beschriftung

Die Beschriftung gibt insbesondere an

- daß die Zubereitung zur äußerlichen Anwendung bestimmt ist
- falls zutreffend, daß die Zubereitung steril ist.

2001, 1105

Wirkstoffhaltige Schäume

Musci medicati

Falls zutreffend sind zusätzliche Anforderungen für wirkstoffhaltige Schäume in anderen Monographien über Darreichungsformen aufgeführt, zum Beispiel unter ***Zubereitungen zur rektalen Anwendung (Rectalia), Zubereitungen zur vaginalen Anwendung (Vaginalia)*** *und* ***Flüssige Zubereitungen zur kutanen Anwendung (Liquida ad usum dermicum)***.

Definition

Wirkstoffhaltige Schäume sind Zubereitungen, bei denen ein großes Volumen Gas in einer flüssigen Phase dispergiert ist. Die Zubereitungen enthalten einen Wirkstoff oder mehrere Wirkstoffe, eine oberflächenaktive Substanz, die eine Bildung des Schaums gewährleistet, und andere Hilfsstoffe. Die Zubereitungen sind im allgemeinen dazu bestimmt, auf die Haut oder die Schleimhaut aufgetragen zu werden.

Wirkstoffhaltige Schäume werden im allgemeinen aus einer flüssigen Zubereitung in einem Druckbehältnis bei der Applikation gebildet. Das Behältnis ist mit einem aus Ventil und Sprühkopf bestehenden Applikator versehen, der für die Abgabe des Schaums geeignet ist.

Zubereitungen, die zur Anwendung auf großen, offenen Wunden oder auf der schwer geschädigten Haut bestimmt sind, müssen steril sein.

Wirkstoffhaltige Schäume, die in Druckbehältnissen in Verkehr gebracht werden, müssen den Anforderungen der Monographie **Zubereitungen in Druckbehältnissen (Praeparationes pharmaceuticae in vasis cum pressu)** entsprechen.

Herstellung

Bei der Herstellung von sterilen wirkstoffhaltigen Schäumen werden Materialien und Methoden eingesetzt, die dazu bestimmt sind, Sterilität zu gewährleisten und die Kontamination mit sowie das Wachstum von Mikroorganismen zu vermeiden. Empfehlungen dazu werden unter „Methoden zur Herstellung steriler Zubereitungen" (5.1.1) angegeben.

Prüfung auf Reinheit

Relative Schaumdichte: Das Behältnis wird mindestens 24 h lang bei etwa 25 °C temperiert. Das Behältnis darf bei der Prüfung nicht erwärmt werden. Ein starres Rohr von 70 bis 100 mm Länge und etwa 1 mm innerem Durchmesser wird an den Applikator angeschlossen. Das Behältnis wird geschüttelt, um die enthaltene flüssige Phase zu homogenisieren. 5 bis 10 ml Schaum werden entnommen und verworfen. Eine Kristallisierschale von etwa 60 ml Inhalt und etwa 35 mm Höhe wird gewogen. Das Ende des starren Rohrs, welches an den Applikator angeschlossen ist, wird an den Übergang von Rand und Boden der Schale gehalten und die Schale nach Drücken des Sprühkopfes gleichmäßig mit einer kreisenden Bewegung gefüllt. Nachdem sich der Schaum vollständig ausgebreitet hat, wird der Überschuß mit Hilfe eines Spatels entfernt. Die vollständig gefüllte Schale wird gewogen. Die Masse des gleichen Volumens Wasser *R* wird bestimmt, wobei dieselbe Schale anstelle des Schaums mit Wasser *R* gefüllt wird.

Die relative Schaumdichte wird nach folgender Formel berechnet:

$$\frac{m}{e}$$

m = Masse des Schaums in Gramm
e = Masse des gleichen Volumens Wasser *R* in Gramm.

3 Bestimmungen werden durchgeführt. Kein Einzelwert darf um mehr als 20 Prozent vom Mittelwert abweichen.

Expansionsdauer: Die Apparatur (Abb. 1105-1) besteht aus einer 50-ml-Bürette von 15 mm innerem Durchmesser mit einer Graduierung von 0,1 ml, die mit einem 4-mm-Hahn mit Einzelbohrung ausgestattet ist. Die Graduierung bei 30 ml befindet sich mindestens 210 mm über der Achse des Hahns. Der untere Teil der Bürette ist mit Hilfe eines Kunststoffschlauchs von höchstens 50 mm Länge und von 4 mm innerem Durchmesser

Darreichungsformen

an den Applikator des schaumabgebenden Behältnisses angeschlossen. Das Behältnis wird mindestens 24 h lang bei etwa 25 °C temperiert. Das Behältnis wird geschüttelt, um die enthaltene flüssige Phase zu homogenisieren, wobei es nicht erwärmt werden darf. 5 bis 10 ml Schaum werden entnommen und verworfen. Der Applikator wird an den Auslaß der Bürette angeschlossen und durch Knopfdruck bedient, um etwa 30 ml Schaum in einer einzigen Abgabe einzufüllen. Der Hahn wird verschlossen, das Schaumvolumen abgelesen und gleichzeitig eine Stoppuhr gestartet. Nach jeweils 10 s wird das sich vergrößernde Volumen abgelesen, bis das maximale Volumen erreicht ist.

3 Bestimmungen werden durchgeführt. Das maximale Volumen muß nach jeweils spätestens 5 min erreicht sein.

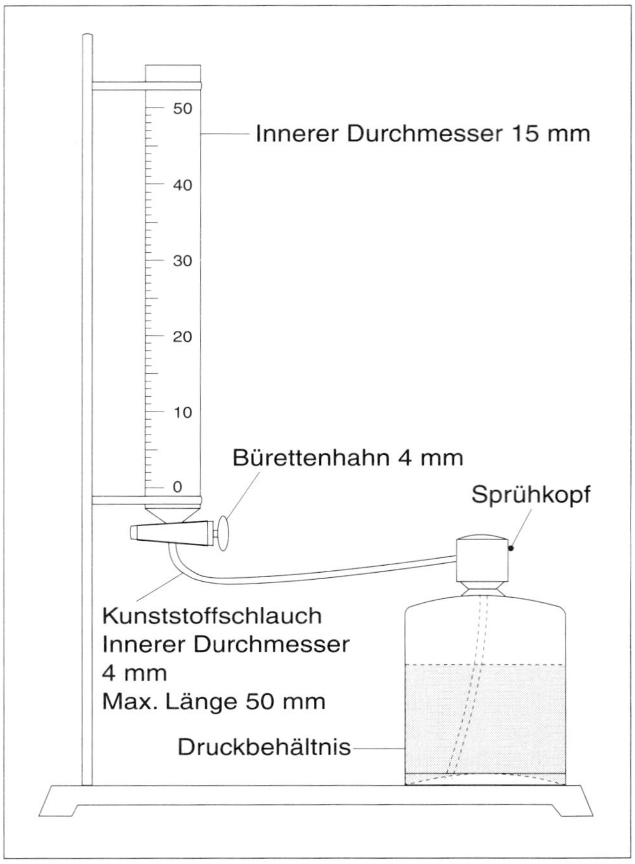

Abb. 1105-1: Apparatur zur Bestimmung der Expansionsdauer

Sterilität (2.6.1): Wenn in der Beschriftung angegeben ist, daß die Zubereitung steril ist, muß sie der Prüfung entsprechen.

Beschriftung

Die Beschriftung gibt insbesondere, falls zutreffend, an, daß die Zubereitung steril ist.

2001, 1154

Stifte und Stäbchen

Styli

*Zusätzliche Anforderungen an Stifte und Stäbchen sind falls zutreffend in anderen Monographien über Darreichungsformen aufgeführt, zum Beispiel in **Zubereitungen zur nasalen Anwendung (Nasalia)**.*

Definition

Stifte und Stäbchen sind feste Zubereitungen, die zur lokalen Anwendung bestimmt sind. Stifte und Stäbchen sind zylindrisch oder konisch geformte Zubereitungen, die aus einem Wirkstoff oder mehreren Wirkstoffen an sich bestehen. In anderen Fällen sind die Wirkstoffe in einer einfachen oder zusammengesetzten Grundlage, die sich bei Körpertemperatur löst oder schmilzt, dispergiert oder gelöst.

Stäbchen zur Anwendung in der Urethra und Stäbchen zur Einlage in Wunden müssen steril sein.

Herstellung

Bei der Herstellung, Verpackung, Lagerung und dem Inverkehrbringen der Zubereitungen sind geeignete Maßnahmen zu ergreifen, um ihre mikrobiologische Qualität zu gewährleisten. Empfehlungen dazu werden unter „Mikrobiologische Qualität pharmazeutischer Zubereitungen" (5.1.4) angegeben.

Bei der Herstellung von Stäbchen zur Anwendung in der Urethra und anderen sterilen Stäbchen werden Materialien und Methoden eingesetzt, die dazu bestimmt sind, Sterilität zu gewährleisten und die Kontamination mit sowie das Wachstum von Mikroorganismen zu vermeiden. Empfehlungen dazu werden unter „Methoden zur Herstellung steriler Zubereitungen" (5.1.1) angegeben.

Bei der Herstellung von Stäbchen und Stiften muß gewährleistet sein, daß die Zubereitung den Anforderungen der Prüfung „Gleichförmigkeit der Masse einzeldosierter Arzneiformen" (2.9.5) oder falls zutreffend der Prüfung „Gleichförmigkeit des Gehalts einzeldosierter Arzneiformen" (2.9.6) entspricht.

Prüfung auf Reinheit

Sterilität (2.6.1): Stäbchen zur Anwendung in der Urethra und Stäbchen zur Einlage in Wunden müssen der Prüfung entsprechen.

Beschriftung

Die Beschriftung gibt insbesondere an

- die Menge des Wirkstoffs oder der Wirkstoffe je Stäbchen oder Stift
- bei Stäbchen zur Anwendung in der Urethra und Stäbchen zur Einlage in Wunden, daß die Zubereitung steril ist.

2001, 478

Tabletten

Compressi

Die Anforderungen an Tabletten, die in dieser Monographie aufgeführt werden, gelten nicht notwendigerweise für Tabletten, die nicht zum Einnehmen bestimmt sind. Anforderungen an diese Zubereitungen werden falls zutreffend in anderen Monographien über Darreichungsformen wie ***Zubereitungen zur rektalen Anwendung (Rectalia)*** *oder* ***Zubereitungen zur vaginalen Anwendung (Vaginalia)*** *aufgeführt. Die Anforderungen dieser Monographie gelten nicht für Lutschtabletten, Lyophilisate zum Einnehmen, Pasten zum Einnehmen und Kaugummis. In begründeten und zugelassenen Fällen sind die Anforderungen dieser Monographie nicht auf Tierarzneimittel anwendbar.*

Definition

Tabletten sind feste Arzneizubereitungen, die eine Dosis eines Wirkstoffs oder mehrerer Wirkstoffe enthalten. Tabletten werden üblicherweise durch Pressen eines konstanten Volumens von Substanzteilchen hergestellt. Tabletten sind zum Einnehmen bestimmt. Sie werden entweder unzerkaut oder zerkaut geschluckt, vor der Anwendung in Wasser aufgelöst oder zerfallen gelassen oder zur Freisetzung des Wirkstoffs oder der Wirkstoffe in der Mundhöhle behalten.

Die zu verpressenden Teilchen bestehen aus einem Wirkstoff oder mehreren Wirkstoffen, mit oder ohne Zusatz von Hilfsstoffen, wie Füll-, Binde-, Spreng-, Gleit- und Schmiermitteln, Substanzen, die das Verhalten der Tabletten im Verdauungstrakt verändern können, zugelassenen Farbmitteln sowie Geschmackskorrigentien.

Tabletten sind fest und haben normalerweise eine zylindrische Form; ihre Oberflächen sind flach oder konvex, und die Ränder können abgeschrägt sein; sie können Bruchkerben, Prägungen oder Markierungen haben. Die Tabletten können mit einem Überzug versehen sein.

Falls zutreffend entsprechen Behältnisse für Tabletten den Anforderungen an „Material zur Herstellung von Behältnissen" (3.1 und Unterabschnitte) sowie den Anforderungen an „Behältnisse" (3.2 und Unterabschnitte).

Tabletten zum Einnehmen werden unterschieden in
- nichtüberzogene Tabletten
- überzogene Tabletten
- Brausetabletten
- Tabletten zur Herstellung einer Lösung zum Einnehmen
- Tabletten zur Herstellung einer Suspension zum Einnehmen
- magensaftresistente Tabletten
- Tabletten mit veränderter Wirkstofffreisetzung
- Tabletten zur Anwendung in der Mundhöhle.

Herstellung

Tabletten werden im allgemeinen durch Verpressen von gleich großen Volumen von Substanzteilchen oder von Granulaten hergestellt. Bei der Herstellung von Tablettenkernen müssen geeignete Maßnahmen ergriffen werden, damit sie eine genügend große Festigkeit haben, um bei normaler Handhabung weder zu bröckeln noch zu zerbrechen. Dies kann mit Hilfe der Prüfungen „Friabilität von nichtüberzogenen Tabletten" (2.9.7) und „Bruchfestigkeit von Tabletten" (2.9.8) nachgewiesen werden. Kautabletten müssen so beschaffen sein, daß sie beim Kauen leicht zerbrechen. Tabletten mit Bruchkerben können in gleich große Hälften zerbrochen werden.

Bei der Herstellung, Verpackung, Lagerung und dem Inverkehrbringen von Tabletten sind geeignete Maßnahmen zu ergreifen, um ihre mikrobiologische Qualität zu gewährleisten. Empfehlungen dazu werden unter „Mikrobiologische Qualität pharmazeutischer Zubereitungen" (5.1.4) angegeben.

Prüfung auf Reinheit

Gleichförmigkeit des Gehalts (2.9.6): Falls nicht anders vorgeschrieben oder abgesehen von begründeten und zugelassenen Fällen müssen Tabletten mit weniger als 2 mg oder weniger als 2 Prozent Wirkstoff, bezogen auf die Gesamtmasse, der Prüfung A entsprechen. Enthält die Zubereitung mehrere Wirkstoffe, bezieht sich die Prüfung nur auf solche Wirkstoffe, die den vorstehend angeführten Bedingungen entsprechen.

Gleichförmigkeit der Masse (2.9.5): Nichtüberzogene Tabletten und, abgesehen von begründeten und zugelassenen Fällen, Filmtabletten müssen der Prüfung entsprechen. Wenn die Prüfung „Gleichförmigkeit des Gehalts" für alle Wirkstoffe vorgeschrieben ist, wird die Prüfung „Gleichförmigkeit der Masse" nicht verlangt.

Wirkstofffreisetzung: Eine geeignete Prüfung, wie eine der Prüfungen, die unter „Wirkstofffreisetzung aus festen Arzneiformen" (2.9.3) aufgeführt sind, kann durchgeführt werden, um die erforderliche Freisetzung des Wirkstoffs oder der Wirkstoffe nachzuweisen.

Die Prüfung „Zerfallszeit" wird nicht verlangt, wenn die Prüfung „Wirkstofffreisetzung" vorgeschrieben ist.

Lagerung

Gut verschlossen, vor dem Zerbrechen und mechanischen Einwirkungen geschützt.

Nichtüberzogene Tabletten

Definition

Unter nichtüberzogenen Tabletten werden ein- oder mehrschichtige Tabletten verstanden, bei denen die Schichten parallel oder konzentrisch angeordnet sein können. Einschichtige Tabletten werden in einem einzigen Preßvorgang hergestellt, mehrschichtige durch aufeinanderfolgendes Pressen von Teilchen unterschiedlicher Zusammensetzung. Die Hilfsstoffe dienen im allgemeinen nicht dazu, die Freisetzung der Wirkstoffe in den Verdauungssäften zu beeinflussen.

Nichtüberzogene Tabletten entsprechen den unter Tabletten angegebenen Eigenschaften. Die Bruchstelle zeigt bei Lupenbetrachtung je nach Art der Tablette entweder eine relativ gleichmäßige (einschichtige Tablette) oder eine geschichtete Struktur (mehrschichtige Tablette). Ein Überzug darf nicht erkennbar sein.

Prüfung auf Reinheit

Zerfallszeit: Nichtüberzogene Tabletten müssen der Prüfung „Zerfallszeit von Tabletten und Kapseln" (2.9.1) entsprechen. Als Flüssigkeit wird Wasser *R* verwendet. In jedes Röhrchen wird eine Scheibe gelegt. Die Apparatur wird 15 min lang in Betrieb gehalten, abgesehen von begründeten und zugelassenen Fällen. Anschließend wird der Zustand der Tabletten geprüft. Wenn die Tabletten der Prüfung nicht entsprechen, weil sie an der Scheibe kleben, wird die Prüfung mit 6 weiteren Tabletten ohne Scheibe wiederholt. Die Tabletten entsprechen der Prüfung, wenn alle 6 zerfallen sind.

Kautabletten müssen dieser Prüfung nicht entsprechen.

Überzogene Tabletten

Definition

Überzogene Tabletten sind Tabletten, die mit einer Schicht oder mehreren Schichten von Mischungen verschiedener Substanzen wie natürlichen oder synthetischen Harzen, Gummen, Gelatine, inaktiven und unlöslichen Füllmitteln, Zuckern, Weichmachern, Polyolen, Wachsen, zugelassenen Farbmitteln sowie gegebenenfalls Geschmackskorrigentien und Wirkstoffen überzogen sind. Die Substanzen, die als Überzug dienen, werden normalerweise in Lösung oder als Suspension unter Bedingungen, bei denen das Lösungs- oder Dispersionsmittel verdunstet, aufgebracht. Ist der Überzug ein sehr dünner Polymerüberzug, werden die Tabletten als Filmtabletten bezeichnet.

Überzogene Tabletten haben eine glatte, in bestimmten Fällen glänzende und oft gefärbte Oberfläche. Ein Bruch zeigt bei Lupenbetrachtung einen Kern, der von einer nicht unterbrochenen Schicht oder mehreren nicht unterbrochenen Schichten anderer Struktur umgeben ist.

Prüfung auf Reinheit

Zerfallszeit: Überzogene Tabletten mit Ausnahme von Filmtabletten müssen der Prüfung „Zerfallszeit von Tabletten und Kapseln" (2.9.1) entsprechen. Als Flüssigkeit wird Wasser *R* verwendet. In jedes Röhrchen wird eine Scheibe gelegt. Die Apparatur wird 60 min lang in Betrieb gehalten, abgesehen von begründeten und zugelassenen Fällen. Anschließend wird der Zustand der Tabletten geprüft. Die Tabletten entsprechen der Prüfung, wenn alle 6 zerfallen sind. Andernfalls wird die Prüfung mit 6 weiteren Tabletten wiederholt, wobei das Wasser *R* durch Salzsäure ($0,1 \text{ mol} \cdot l^{-1}$) ersetzt wird. Die Tabletten entsprechen der Prüfung, wenn alle 6 im sauren Milieu zerfallen sind.

Filmtabletten müssen der Prüfung entsprechen. Die Apparatur wird 30 min lang in Betrieb gehalten, abgesehen von begründeten und zugelassenen Fällen.

Wenn die überzogenen Tabletten oder die Filmtabletten der Prüfung nicht entsprechen, weil sie an der Scheibe kleben, wird die Prüfung mit 6 weiteren Tabletten ohne Scheibe wiederholt. Die Tabletten entsprechen der Prüfung, wenn alle 6 zerfallen sind.

Kautabletten müssen dieser Prüfung nicht entsprechen.

Brausetabletten

Definition

Brausetabletten sind nichtüberzogene Tabletten; sie enthalten normalerweise sauer reagierende Substanzen und Carbonate oder Hydrogencarbonate, die in Gegenwart von Wasser schnell unter Freisetzung von Kohlendioxid reagieren. Vor der Anwendung werden Brausetabletten in Wasser gelöst oder zerfallen gelassen.

Prüfung auf Reinheit

Zerfallszeit: Eine Brausetablette wird in ein Becherglas mit 200 ml Wasser *R* von 15 bis 25 °C gegeben. Dabei entwickeln sich zahlreiche Gasblasen. Wenn die Gasentwicklung um die Tablette oder ihre Bruchstücke aufgehört hat, muß sie zerfallen sein, also im Wasser gelöst oder dispergiert sein, so daß keine größeren Teilchen mehr vorhanden sind. Die Prüfung wird mit 5 weiteren Tabletten wiederholt. Die Tabletten entsprechen der Prüfung, wenn jede der geprüften Tabletten innerhalb von 5 min unter den oben angegebenen Bedingungen zerfällt, abgesehen von begründeten und zugelassenen Fällen.

Tabletten zur Herstellung einer Lösung zum Einnehmen

Definition

Tabletten zur Herstellung einer Lösung zum Einnehmen sind nichtüberzogene Tabletten oder Filmtabletten. Vor der Anwendung werden sie in Wasser aufgelöst. Die Lösung kann durch Hilfsstoffe, die bei der Herstellung der Tabletten eingesetzt werden, schwach getrübt sein.

Prüfung auf Reinheit

Zerfallszeit: Tabletten zur Herstellung einer Lösung zum Einnehmen müssen innerhalb von 3 min zerfallen, wenn die Prüfung „Zerfallszeit von Tabletten und Kapseln" (2.9.1) durchgeführt wird. Wasser *R* von 15 bis 25 °C wird als Flüssigkeit verwendet.

Tabletten zur Herstellung einer Suspension zum Einnehmen

Definition

Tabletten zur Herstellung einer Suspension zum Einnehmen sind nichtüberzogene Tabletten oder Filmtabletten und werden vor der Anwendung in Wasser dispergiert, wobei sich eine homogene Dispersion bilden muß.

Prüfung auf Reinheit

Zerfallszeit: Tabletten zur Herstellung einer Suspension zum Einnehmen müssen innerhalb von 3 min zerfallen, wenn die Prüfung „Zerfallszeit von Tabletten und Kapseln" (2.9.1) durchgeführt wird. Wasser *R* von 15 bis 25 °C wird als Flüssigkeit verwendet.

Feinheit der suspendierten Teilchen: 2 Tabletten werden in 100 ml Wasser *R* gegeben. Bis zum vollständigen Zerfallen wird gerührt. Dabei muß sich eine gleichförmige Dispersion bilden, die sich durch das Sieb (710) gießen läßt.

Tabletten mit veränderter Wirkstofffreisetzung

Definition

Tabletten mit veränderter Wirkstofffreisetzung sind überzogene oder nichtüberzogene Tabletten, die mit speziellen Hilfsstoffen, nach besonderen Verfahren oder durch Kombination beider Möglichkeiten hergestellt werden, um die Freisetzungsgeschwindigkeit, den Zeitpunkt oder den Ort der Freisetzung des Wirkstoffs oder der Wirkstoffe gezielt zu verändern.

Tabletten mit veränderter Wirkstofffreisetzung schließen Tabletten mit verlängerter Wirkstofffreisetzung (Retardtabletten) sowie Tabletten mit verzögerter, pulsierender und beschleunigter Wirkstofffreisetzung ein.

Herstellung

Eine geeignete Prüfung wird durchgeführt, um die angemessene Freisetzung des Wirkstoffs oder der Wirkstoffe nachzuweisen.

Magensaftresistente Tabletten

Definition

Magensaftresistente Tabletten sind Tabletten mit verzögerter Wirkstofffreisetzung. Sie sind im Magensaft beständig und setzen den Wirkstoff oder die Wirkstoffe im Darmsaft frei. Sie sind mit magensaftresistenten Schichten überzogen oder aus bereits magensaftresistenten Granulaten oder Teilchen hergestellt.

Magensaftresistente Tabletten entsprechen der Definition „Überzogene Tabletten".

Herstellung

Bei magensaftresistenten Tabletten, die aus magensaftresistent überzogenen Granulaten oder Teilchen hergestellt werden, wird eine geeignete Prüfung durchgeführt, um die angemessene Freisetzung des Wirkstoffs oder der Wirkstoffe nachzuweisen.

Prüfung auf Reinheit

Zerfallszeit: Magensaftresistente Tabletten müssen der Prüfung „Zerfallszeit von Tabletten und Kapseln" (2.9.1) mit folgenden Änderungen entsprechen: Als Flüssigkeit wird Salzsäure ($0{,}1\,mol \cdot l^{-1}$) verwendet. Die Apparatur wird 2 h lang oder in begründeten und zugelassenen Fällen eine abweichende Zeit ohne Scheiben in Betrieb gehalten und anschließend der Zustand der Tabletten geprüft. Die Widerstandsdauer im sauren Milieu ist je nach Formulierung der zu prüfenden Tabletten unterschiedlich lang und beträgt normalerweise 2 bis 3 h. Auch in zugelassenen Fällen muß sie mindestens 1 h betragen. Die Tabletten dürfen weder Zeichen eines Zerfalls zeigen, Bruchstücke des Überzugs ausgenommen, noch Risse, die zu einer Freigabe des Inhalts führen können. Die saure Lösung im Becherglas wird durch Phosphat-Pufferlösung *p*H 6,8 *R* ersetzt und eine Scheibe in jedes Röhrchen gegeben. Die Apparatur wird 60 min lang in Betrieb gehalten, anschließend wird der Zustand der Tabletten geprüft. Wenn die Tabletten der Prüfung nicht entsprechen, weil sie an der Scheibe kleben, wird die Prüfung mit 6 weiteren Tabletten ohne Scheibe wiederholt. Die Tabletten entsprechen der Prüfung, wenn alle 6 zerfallen sind.

Wirkstofffreisetzung: Für Tabletten, die mit Hilfe von magensaftresistenten Granulaten oder Teilchen hergestellt sind, wird eine geeignete Prüfung, wie eine der Prüfungen, die unter „Wirkstofffreisetzung aus festen Arzneiformen" (2.9.3) aufgeführt sind, durchgeführt, um die erforderliche Freisetzung des Wirkstoffs oder der Wirkstoffe nachzuweisen.

Tabletten zur Anwendung in der Mundhöhle

Definition

Tabletten zur Anwendung in der Mundhöhle sind normalerweise nichtüberzogene Tabletten. Sie werden so hergestellt, daß eine langsame Freisetzung und eine lokale Wirkung des Wirkstoffs oder der Wirkstoffe oder eine Freisetzung und Absorption des Wirkstoffs oder der Wirkstoffe in einem bestimmten Teil der Mundhöhle stattfindet.

Tabletten zur Anwendung in der Mundhöhle werden unterschieden in:
- Sublingualtabletten
- Buccaltabletten
- mukoadhäsive Tabletten
- Kautabletten.

Darreichungsformen

2001, 1155

Wirkstoffhaltige Tampons

Tamponae medicatae

Zusätzliche Anforderungen für wirkstoffhaltige Tampons sind falls zutreffend in anderen Monographien über Darreichungsformen aufgeführt, zum Beispiel in ***Zubereitungen zur rektalen Anwendung (Rectalia), Zubereitungen zur vaginalen Anwendung (Vaginalia)*** *und* ***Zubereitungen zur Anwendung am Ohr (Auricularia).***

Definition

Wirkstoffhaltige Tampons sind feste, einzeldosierte Zubereitungen, die dazu bestimmt sind, in Körperhöhlen für einen begrenzten Zeitraum eingeführt zu werden. Die Zubereitungen bestehen aus einem geeigneten Material wie Cellulose, Kollagen oder Silicon, das mit einem Wirkstoff oder mehreren Wirkstoffen imprägniert ist.

Herstellung

Bei der Herstellung, Verpackung, Lagerung und dem Inverkehrbringen von wirkstoffhaltigen Tampons sind geeignete Maßnahmen zu ergreifen, um ihre mikrobiologische Qualität zu gewährleisten. Empfehlungen dazu werden unter „Mikrobiologische Qualität pharmazeutischer Zubereitungen" (5.1.4) angegeben.

Beschriftung

Die Beschriftung gibt insbesondere die Menge des Wirkstoffs oder der Wirkstoffe je Tampon an.

2001, 1011

Transdermale Pflaster

Emplastra transcutanea

Definition

Transdermale Pflaster sind flexible, unterschiedlich große, pharmazeutische Zubereitungen, die einen Wirkstoff oder mehrere Wirkstoffe enthalten. Die Transdermalen Pflaster sind dazu bestimmt, auf der unverletzten Haut angewendet zu werden, um den Wirkstoff oder die Wirkstoffe nach Passage der Hautbarriere an den Blutkreislauf abzugeben.

Im allgemeinen haben Transdermale Pflaster eine äußere Trägerschicht, die die Zubereitung mit dem Wirkstoff oder den Wirkstoffen fixiert. Die Transdermalen Pflaster sind auf der Freisetzungsseite mit einer Schutzfolie bedeckt, die vor der Anwendung auf der Haut entfernt wird.

Die äußere Trägerschicht ist eine Schutzschicht, die für den Wirkstoff oder die Wirkstoffe und in der Regel für Wasser undurchlässig ist. Neben der Schutzfunktion hat die Trägerschicht eine Stützfunktion für die Zubereitung. Die Trägerschicht kann die gleichen Abmessungen wie die Zubereitungen haben oder größer sein. Falls die Trägerschicht größer ist, ist der überlappende Rand mit einer selbstklebenden Schicht (Haftschicht) überzogen, die die Fixierung des Pflasters auf der Haut beim Andrücken gewährleistet.

Die Zubereitung enthält den Wirkstoff oder die Wirkstoffe zusammen mit Hilfsstoffen wie Stabilisatoren, Lösungsvermittlern oder Substanzen, die die Wirkstofffreisetzung beeinflussen oder die die transdermale Absorption von Wirkstoff fördern. Die Zubereitung kann eine einschichtige oder eine mehrschichtige, feste oder halbfeste Matrix sein. In diesen Fällen sind die Zusammensetzung und Struktur der Matrix bestimmend für die Diffusion von Wirkstoff zur und durch die Haut. Die Matrix kann selbstklebende Substanzen enthalten, die das Haften des Pflasters auf der Haut gewährleisten. Ein halbfestes Reservoir kann in dem Pflaster enthalten sein, bei dem sich an einer Seite eine Membran befindet, die die Freisetzung und Diffusion des Wirkstoffs oder der Wirkstoffe aus der Zubereitung steuert. In diesem Fall können die selbstklebenden Substanzen an bestimmten oder allen Teilen der Membran beziehungsweise am Rand der Membran auf der äußeren Trägerschicht angebracht sein.

Beim Aufbringen auf die trockene, saubere und unverletzte Haut klebt das Transdermale Pflaster durch geringen Druck der Hand oder der Finger fest an der Haut. Das Pflaster kann ohne merkliche Verletzung der Haut und ohne Ablösung der Zubereitung von der äußeren Trägerschicht entfernt werden; es darf selbst nach mehrmaliger Applikation nicht hautreizend oder hautsensibilisierend wirken.

Die Schutzfolie besteht im allgemeinen aus Kunststoff oder Metall. Durch das Entfernen darf weder die Zubereitung (Matrix oder Reservoir) noch die Haftschicht beschädigt werden.

Die Pflaster sind im allgemeinen einzeln in versiegelten Beuteln verpackt.

Herstellung

Bei der Herstellung, Verpackung, Lagerung und dem Inverkehrbringen von Transdermalen Pflastern sind geeignete Maßnahmen zu ergreifen, um ihre mikrobiologische Qualität zu gewährleisten. Empfehlungen dazu werden unter „Mikrobiologische Qualität pharmazeutischer Zubereitungen" (5.1.4) angegeben.

Prüfung auf Reinheit

Gleichförmigkeit des Gehalts (2.9.6): Falls nicht anders vorgeschrieben oder abgesehen von begründeten und zugelassenen Fällen müssen Transdermale Pflaster der Prüfung C entsprechen.

Wirkstofffreisetzung: Eine geeignete Prüfung, wie eine der Prüfungen, die unter „Wirkstofffreisetzung aus Transdermalen Pflastern" (2.9.4) aufgeführt sind, kann durchgeführt werden, um die erforderliche Freisetzung des Wirkstoffs oder der Wirkstoffe nachzuweisen. Je nach der Zusammensetzung, den Dimensionen und der Form des Pflasters können die Freisetzungsscheibe, die Extraktionszelle oder der rotierende Zylinder zur Prüfung ausgewählt werden.

Eine Membran kann eingesetzt werden. Sie kann aus verschiedenen Materialien wie Silicon oder inerter, poröser Cellulose bestehen und darf die Freisetzungskinetik des Wirkstoffs oder der Wirkstoffe aus dem Pflaster nicht beeinträchtigen. Die Membran muß zusätzlich frei von Substanzen sein, die ihre Eigenschaften beeinflussen (zum Beispiel Fett). Sie kann vor der Prüfung in geeigneter Weise, wie durch 24 h langes Aufbewahren in der Freisetzungsflüssigkeit, vorbereitet werden. Die Membran wird luftblasenfrei auf der freisetzenden Oberfläche des Pflasters angebracht.

Die Prüfungsbedingungen und -anforderungen müssen von der zuständigen Behörde genehmigt werden.

Lagerung

Bei Raumtemperatur, wenn nichts anderes vorgeschrieben ist.

Beschriftung

Die Beschriftung gibt insbesondere, falls zutreffend, an

- die Gesamtmenge des Wirkstoffs oder der Wirkstoffe je Pflaster
- die Dosis des Wirkstoffs oder der Wirkstoffe, die in einem bestimmten Zeitintervall freigesetzt wird
- die Freisetzungsoberfläche.

2001, 1228

Zubereitungen für Wiederkäuer

Praeparationes intraruminales

Die Anforderungen dieser Monographie sind nicht anwendbar auf Zubereitungen (manchmal auch als „Boli" bezeichnet) wie große herkömmliche Tabletten, Kapseln oder geformte Darreichungsformen mit sofortiger oder verzögerter Wirkstofffreisetzung. Diese Zubereitungen müssen den zutreffenden Abschnitten in den Monographien ***Tabletten (Compressi)*** *oder* ***Kapseln (Capsulae)*** *entsprechen.*

Definition

Zubereitungen für Wiederkäuer sind feste Zubereitungen, die jeweils einen Wirkstoff oder mehrere Wirkstoffe enthalten. Sie sind zur oralen Anwendung bei Wiederkäuern bestimmt und zeichnen sich durch einen längeren Verbleib im Pansen aus, so daß der Wirkstoff oder die Wirkstoffe ununterbrochen oder sequentiell freigesetzt werden können. Die Freisetzungszeit des Wirkstoffs oder der Wirkstoffe kann in Abhängigkeit von der Art der Formulierung und/oder des Freisetzungsprodukts von Tagen bis zu Wochen variieren.

Zubereitungen für Wiederkäuer können mit Hilfe eines Applikationsrohrs verabreicht werden. Einige Zubereitungen sind dazu bestimmt, auf der Oberfläche der Pansenflüssigkeit zu schwimmen, während andere zum Verbleib am Grund des Pansens oder des Netzmagens vorgesehen sind. Jede Zubereitung hat eine für ihre Zweckbestimmung geeignete Dichte.

Herstellung

Zubereitungen für Wiederkäuer mit ununterbrochener Wirkstofffreisetzung sind durch die Freisetzung mit einer definierten Geschwindigkeit innerhalb eines definierten Zeitraums gekennzeichnet. Dies kann durch Erosion, Korrosion, Diffusion, Osmose oder mit Hilfe anderer geeigneter chemischer, physikalischer oder physikalisch-chemischer Vorgänge erreicht werden.

Zubereitungen für Wiederkäuer mit pulsierender Wirkstofffreisetzung sind durch die Freisetzung einer bestimmten Menge des Wirkstoffs oder der Wirkstoffe in einem oder mehreren definierten Zeitabständen gekennzeichnet. Diese Freisetzung kann durch Korrosion der metallischen Elemente der Zubereitungen für Wiederkäuer unter Einwirkung der Pansenflüssigkeit hervorgerufen werden, was zu einer sequentiellen Freisetzung der Bestandteile, gewöhnlich in Form von Tabletten, führt.

Bei der Herstellung von Zubereitungen für Wiederkäuer sind Maßnahmen zu ergreifen, die eine geeignete Wirkstofffreisetzung sicherstellen.

Bei der Herstellung, Verpackung, Lagerung und dem Inverkehrbringen von Zubereitungen für Wiederkäuer sind geeignete Maßnahmen zu ergreifen, um ihre mikrobiologische Qualität zu gewährleisten. Empfehlungen dazu werden unter „Mikrobiologische Qualität pharmazeutischer Zubereitungen" (5.1.4) angegeben.

Prüfung auf Reinheit

Gleichförmigkeit des Gehalts (2.9.6): Abgesehen von begründeten und zugelassenen Fällen müssen die einzelnen Tabletten von Zubereitungen für Wiederkäuer mit weniger als 2 mg oder weniger als 2 Prozent Wirkstoff, bezogen auf die Gesamtmasse, der Prüfung A entsprechen. Enthält die Zubereitung mehrere Wirkstoffe, bezieht sich die Prüfung nur auf solche Wirkstoffe, die den vorstehend angeführten Bedingungen entsprechen.

Gleichförmigkeit der Masse (2.9.5): Abgesehen von begründeten und zugelassenen Fällen müssen die einzelnen Tabletten von Zubereitungen für Wiederkäuer der Prüfung entsprechen. Wenn die Prüfung „Gleichförmigkeit des Gehalts" für alle Wirkstoffe vorgeschrieben ist, wird die Prüfung „Gleichförmigkeit der Masse" nicht verlangt.

Lagerung

Gut verschlossen.

Beschriftung

Die Beschriftung gibt insbesondere an

- für Zubereitungen mit ununterbrochener Wirkstofffreisetzung die Dosis, die je Zeiteinheit freigesetzt wird
- für Zubereitungen mit pulsierender Wirkstofffreisetzung die Dosis, die in spezifizierten Zeiträumen freigesetzt wird.

2001, 523

Zubereitungen in Druckbehältnissen

Praeparationes pharmaceuticae in vasis cum pressu

Zusätzliche Anforderungen für Zubereitungen in Druckbehältnissen können falls zutreffend in anderen Monographien über Darreichungsformen aufgeführt sein, zum Beispiel in ***Zubereitungen zur Inhalation (Inhalanda), Flüssige Zubereitungen zur kutanen Anwendung (Liquida ad usum dermicum), Pulver zur kutanen Anwendung (Pulveres ad usum dermicum), Zubereitungen zur nasalen Anwendung (Nasalia)*** *und* ***Zubereitungen zur Anwendung am Ohr (Auricularia)****.*

Definition

Zubereitungen in Druckbehältnissen sind Zubereitungen, die in speziellen Behältnissen unter dem Druck eines Gases stehen. Sie enthalten einen Wirkstoff oder mehrere Wirkstoffe. Die Zubereitungen werden mit Hilfe eines geeigneten Sprühventils aus dem Behältnis freigesetzt, in Form eines Aerosols (Dispersion fester oder flüssiger Teilchen in einem Gas, wobei die Teilchengröße der vorgesehenen Anwendung angepaßt ist) oder in flüssiger oder halbfester Form, zum Beispiel eines Schaums. Der zur Austreibung notwendige Druck wird durch geeignete Treibgase bewirkt.

Die Zubereitungen bestehen aus einer Lösung, Emulsion oder Suspension. Sie sind zur lokalen Anwendung auf der Haut, auf den Schleimhäuten der verschiedenen Körperöffnungen oder zur Inhalation bestimmt. Geeignete Hilfsstoffe können verwendet werden, zum Beispiel Lösungsmittel, Lösungsvermittler, Emulgatoren, Hilfsstoffe für Suspensionen oder Schmiermittel, um ein Blockieren des Ventils zu verhindern.

Treibgase: Treibgase sind Gase, die unter Druck verflüssigt sind, komprimierte Gase oder Flüssigkeiten mit niedrigem Siedepunkt. Als verflüssigte Gase werden zum Beispiel Fluorkohlenwasserstoffe und Kohlenwasserstoffe mit kleiner Molekülmasse (wie Propan und Butan), als komprimierte Gase werden zum Beispiel Kohlendioxid, Stickstoff und Distickstoffmonoxid verwendet.

Mischungen dieser Treibgase können verwendet werden, um optimale Lösungseigenschaften und die erwünschten Eigenschaften für Druck, Austreibung und Zerstäubung zu erreichen.

Behältnisse: Die Behältnisse müssen dicht sein und dem inneren Druck widerstehen. Sie können aus Metall, Glas, Kunststoff oder einer Kombination dieser Materialien bestehen und müssen mit dem Inhalt kompatibel sein. Glasbehältnisse müssen mit Kunststoff ummantelt sein.

Sprüheinrichtung: Das Ventil dichtet das Behältnis ab, wenn die Zubereitung nicht angewendet wird, und regelt die Freisetzung des Inhalts bei der Anwendung. Die Eigenschaften der Zerstäubung hängen von der Sprüheinrichtung ab, insbesondere von den Dimensionen, der Anzahl und Lage der Öffnungen. Bestimmte Ventile ermöglichen eine fortlaufende Freisetzung, andere, wie Dosierventile, geben bei jeder Betätigung des Ventils nur eine bestimmte Menge der Zubereitung frei.

Ventilmaterialien, die mit der Zubereitung in Berührung kommen, müssen mit ihr kompatibel sein.

Anforderungen an Zubereitungen in Druckbehältnissen: Die Zubereitungen müssen mit einem Applikator versehen sein, der für die Anwendung geeignet ist.

Besondere Anforderungen können zum Beispiel bei der Wahl der Treibgase, der Teilchengröße und der Einzeldosis, die mit Hilfe des Dosierventils abgegeben wird, erforderlich sein.

Beschriftung

Die Beschriftung gibt insbesondere an
- die Art der Anwendung
- Sicherheitsvorkehrungen
- bei Behältnissen mit einem Dosierventil die Menge des Wirkstoffs je Sprühstoß.

2001, 1116

Zubereitungen zum Spülen

Praeparationes ad irrigationem

Definition

Zubereitungen zum Spülen sind sterile, wäßrige Zubereitungen von großem Volumen, die zum Spülen von Körperhöhlen, Wunden und Oberflächen, zum Beispiel bei einem chirurgischen Eingriff, dienen.

Die Zubereitungen sind Lösungen, die durch Auflösen von einem Wirkstoff oder mehreren Wirkstoffen, Elektrolyten oder osmotisch aktiven Substanzen in Wasser hergestellt werden. Das verwendete Wasser muß den Anforderungen der Monographie **Wasser für Injektionszwecke (Aqua ad iniectabilia)** entsprechen. Die Zubereitung kann auch nur aus **Wasser für Injektionszwecke** bestehen. In diesem Fall kann die Zubereitung in der Beschriftung als Wasser zum Spülen bezeichnet werden. Im allgemeinen sind die Zubereitungen so eingestellt, daß sie blutisotonisch sind.

Die Zubereitungen zum Spülen müssen, unter geeigneten visuellen Bedingungen geprüft, klar und praktisch frei von Teilchen sein.

Die Zubereitungen zum Spülen werden in Einzeldosisbehältnissen in Verkehr gebracht. Die Behältnisse und Verschlüsse der Zubereitungen müssen den Anforderungen an Behältnisse für Parenteralia (3.2.1 und 3.2.2) entsprechen. Die Öffnung des Behältnisses muß inkompatibel mit Bestecken für die intravenöse Infusion sein, und unter Gebrauch der Öffnung darf es nicht möglich sein, die Zubereitung mit einem Besteck zur intravenösen Infusion zu verabreichen.

Herstellung

Bei der Herstellung der Zubereitungen zum Spülen werden Materialien und Methoden eingesetzt, die dazu bestimmt sind, Sterilität zu gewährleisten und die Kontamination mit sowie das Wachstum von Mikroorganismen zu vermeiden. Empfehlungen dazu werden unter „Methoden zur Herstellung steriler Zubereitungen" (5.1.1) angegeben.

Prüfung auf Reinheit

Entnehmbare Masse oder entnehmbares Volumen (2.9.28): Die Zubereitungen zum Spülen in Einzeldosisbehältnissen müssen der Prüfung entsprechen.

Sterilität (2.6.1): Die Zubereitungen müssen der Prüfung entsprechen.

Bakterien-Endotoxine (2.6.14): Höchstens 0,5 I.E. Bakterien-Endotoxine je Milliliter Zubereitung.

Pyrogene (2.6.8): Zubereitungen, bei denen keine validierte Prüfung auf Bakterien-Endotoxine durchgeführt werden kann, müssen der Prüfung entsprechen. Je Kilogramm Körpermasse eines Kaninchens werden 10 ml Zubereitung injiziert, abgesehen von begründeten und zugelassenen Fällen.

Beschriftung

Die Beschriftung gibt insbesondere an,
- daß die Zubereitung nicht zur Injektion angewendet werden darf
- daß der Inhalt nur zur einmaligen Anwendung bestimmt ist und daß ein nicht verbrauchter Anteil der Zubereitung verworfen werden muß.

2001, 1163

Zubereitungen zur Anwendung am Auge

Ophthalmica

Definition

Zubereitungen zur Anwendung am Auge sind sterile, flüssige, halbfeste oder feste Zubereitungen, die zur Anwendung am Augapfel und/oder an der Bindehaut oder zum Einbringen in den Bindehautsack bestimmt sind.

Falls zutreffend entsprechen Behältnisse für Zubereitungen zur Anwendung am Auge den Anforderungen an „Material zur Herstellung von Behältnissen" (3.1 und Unterabschnitte) sowie den Anforderungen an „Behältnisse" (3.2 und Unterabschnitte).

Zubereitungen zur Anwendung am Auge werden unterschieden in:
- Augentropfen
- Augenbäder
- Pulver für Augentropfen und Pulver für Augenbäder
- halbfeste Zubereitungen zur Anwendung am Auge
- Augeninserte.

Herstellung

Im Rahmen der pharmazeutischen Entwicklung muß bei Zubereitungen, die Konservierungsmittel enthalten, die ausreichende Konservierung im Hinblick auf die Anforderungen der zuständigen Behörde dokumentiert werden. Eine geeignete Methode zur Prüfung und Kriterien zur Beurteilung der konservierenden Eigenschaften der Zubereitung werden unter „Prüfung auf ausreichende Konservierung" (5.1.3) aufgeführt.

Bei der Herstellung von Zubereitungen zur Anwendung am Auge werden Materialien und Methoden eingesetzt, die dazu bestimmt sind, Sterilität zu gewährleisten und die Kontamination mit sowie das Wachstum von Mikroorganismen zu vermeiden. Empfehlungen dazu werden unter „Methoden zur Herstellung steriler Zubereitungen" (5.1.1) angegeben.

Bei Zubereitungen zur Anwendung am Auge, die dispergierte Teilchen enthalten, muß sichergestellt sein, daß die Teilchengröße im Hinblick auf die beabsichtigte Anwendung geeignet ist.

Prüfung auf Reinheit

Gleichförmigkeit des Gehalts (2.9.6): Falls nicht anders vorgeschrieben oder abgesehen von begründeten und zugelassenen Fällen müssen Zubereitungen zur Anwendung am Auge in Einzeldosisbehältnissen mit weniger als 2 mg oder weniger als 2 Prozent Wirkstoff, bezogen auf die Gesamtmasse, der Prüfung B entsprechen. Enthält die Zubereitung mehrere Wirkstoffe, bezieht sich die Prüfung nur auf solche Wirkstoffe, die den vorstehend angeführten Bedingungen entsprechen.

Gleichförmigkeit der Masse (2.9.5): Zubereitungen zur Anwendung am Auge in Einzeldosisbehältnissen müssen der Prüfung entsprechen. Wenn die Prüfung „Gleichförmigkeit des Gehalts" für alle Wirkstoffe vorgeschrieben ist, wird die Prüfung „Gleichförmigkeit der Masse" nicht verlangt.

Sterilität (2.6.1): Zubereitungen zur Anwendung am Auge müssen der Prüfung entsprechen. Getrennt zur Verfügung gestellte Applikatoren müssen dieser Prüfung ebenfalls entsprechen. Der Applikator wird unter aseptischen Bedingungen aus seiner Verpackung herausgenommen und vollständig in ein Gefäß mit Nährlösung eingetaucht. Nach Bebrüten werden die Ergebnisse entsprechend den Angaben unter „Prüfung auf Sterilität" ausgewertet.

Entnehmbare Masse oder entnehmbares Volumen (2.9.28): Flüssige und halbfeste Zubereitungen zur Anwendung am Auge in Einzeldosisbehältnissen müssen der Prüfung entsprechen.

Darreichungsformen

Lagerung

Falls nichts anderes angegeben ist, im Behältnis mit Sicherheitsverschluß.

Beschriftung

Die Beschriftung gibt insbesondere den Namen jedes zugesetzten Konservierungsmittels an.

Augentropfen

Definition

Augentropfen sind sterile, wäßrige oder ölige Lösungen oder Suspensionen eines Wirkstoffs oder mehrerer Wirkstoffe zur tropfenweisen Anwendung am Auge.

Augentropfen können Hilfsstoffe enthalten, die zum Beispiel die Tonizität oder Viskosität der Zubereitung verbessern, den *p*H-Wert einstellen oder stabilisieren, die Löslichkeit des Wirkstoffs erhöhen oder die Zubereitung haltbar machen. Diese Hilfsstoffe dürfen weder die erwünschte pharmakologische Wirkung beeinträchtigen noch in der verwendeten Konzentration eine unzulässige lokale Reizung hervorrufen.

Wäßrige Zubereitungen in Mehrdosenbehältnissen müssen ein geeignetes Konservierungsmittel in angemessener Konzentration enthalten, falls die Zubereitung selbst nicht schon ausreichende antimikrobielle Eigenschaften hat. Das Konservierungsmittel muß mit den übrigen Inhaltsstoffen der Zubereitung kompatibel und über die Dauer der Verwendbarkeit der Augentropfen wirksam sein.

Wenn Augentropfen ohne antimikrobiell wirksame Zusätze vorgeschrieben sind, müssen sie möglichst in Einzeldosisbehältnissen in Verkehr gebracht werden. Augentropfen, die bei chirurgischen Eingriffen verwendet werden sollen, dürfen kein Konservierungsmittel enthalten und werden deshalb in Einzeldosisbehältnissen in den Verkehr gebracht.

Augentropfen in Form von Lösungen müssen bei einer Prüfung unter geeigneten visuellen Bedingungen praktisch klar und frei von Teilchen sein.

Augentropfen in Form von Suspensionen können ein Sediment zeigen, das durch Schütteln leicht dispergierbar ist. Die aufgeschüttelte Suspension muß genügend lange stabil bleiben, um die Entnahme der genauen Dosis aus dem Behältnis zu gewährleisten.

Mehrdosenbehältnisse gestatten eine mehrmalige tropfenweise Anwendung der Zubereitung. Abgesehen von begründeten und zugelassenen Fällen enthalten die Behältnisse höchstens 10 ml Zubereitung.

Prüfung auf Reinheit

Teilchengröße: Abgesehen von begründeten und zugelassenen Fällen müssen Augentropfen in Form von Suspensionen folgender Prüfung entsprechen:

Eine angemessene Menge der Suspension wird in eine Zählkammer gegeben oder gegebenenfalls mit einer Mikropipette auf einen Objektträger gebracht. Unter dem Mikroskop wird eine 10 µg festem Wirkstoff entsprechende Fläche der Suspension geprüft. Aus praktischen Gründen wird zuerst mit einer schwachen Vergrößerung (zum Beispiel 50fach) geprüft, um Teilchen über 25 µm nachzuweisen. Diese werden dann zum Beispiel bei 200- oder 500facher Vergrößerung gemessen. In jeder Fläche, die 10 µg des festen Wirkstoffs entspricht, dürfen höchstens 20 Teilchen größer als 25 µm sein, wobei höchstens 2 Teilchen größer als 50 µm sein dürfen. Kein Teilchen darf größer als 90 µm sein.

Beschriftung

Die Beschriftung gibt insbesondere an
- falls zutreffend, Name jedes zugesetzten Konservierungsmittels
- bei Mehrdosenbehältnissen die Dauer der Verwendbarkeit nach Anbruch. Dieser Zeitraum darf höchstens 4 Wochen betragen, abgesehen von begründeten und zugelassenen Fällen.

Augenbäder

Definition

Augenbäder sind sterile, wäßrige Flüssigkeiten, die zum Baden oder Spülen der Augen oder zum Tränken von Augenverbänden bestimmt sind.

Augenbäder können Hilfsstoffe enthalten, die zum Beispiel die Tonizität oder die Viskosität der Zubereitung verbessern, oder den *p*H-Wert einstellen oder stabilisieren. Diese Hilfsstoffe dürfen weder die erwünschte pharmakologische Wirkung beeinträchtigen noch in der verwendeten Konzentration eine unzulässige lokale Reizung hervorrufen.

Augenbäder in Mehrdosenbehältnissen müssen ein geeignetes Konservierungsmittel in angemessener Konzentration enthalten, falls die Zubereitung nicht selbst schon ausreichende antimikrobielle Eigenschaften hat. Das Konservierungsmittel muß mit den übrigen Inhaltsstoffen der Zubereitung kompatibel und über die Dauer der Verwendbarkeit wirksam sein.

Wenn Augenbäder ohne antimikrobiell wirksame Zusätze vorgeschrieben sind, müssen sie in Einzeldosisbehältnissen in Verkehr gebracht werden. Augenbäder, die bei chirurgischen Eingriffen oder nach Unfällen verwendet werden, dürfen kein Konservierungsmittel enthalten und werden deshalb in Einzeldosisbehältnissen in Verkehr gebracht.

Augenbäder müssen bei einer Prüfung unter geeigneten visuellen Bedingungen praktisch klar und frei von Teilchen sein.

Abgesehen von begründeten und zugelassenen Fällen enthalten Mehrdosenbehältnisse höchstens 200 ml Zubereitung.

Beschriftung

Die Beschriftung gibt insbesondere an
- bei Einzeldosisbehältnissen, daß der Inhalt nur zur einmaligen Anwendung bestimmt ist
- bei Mehrdosenbehältnissen die Dauer der Verwendbarkeit nach Anbruch. Dieser Zeitraum darf höchstens 4 Wochen betragen, abgesehen von begründeten und zugelassenen Fällen.

Pulver für Augentropfen und Pulver für Augenbäder

Definition

Pulver für Augentropfen und Pulver für Augenbäder liegen in steriler, trockener Form vor. Sie werden unmittelbar vor Gebrauch in einer geeigneten Flüssigkeit gelöst oder suspendiert. Sie können Hilfsstoffe enthalten, um das Lösen oder Dispergieren zu erleichtern, um ein Zusammenballen der Teilchen zu verhindern, um die Tonizität zu verbessern, um den *p*H-Wert einzustellen oder zu stabilisieren und um die Zubereitung haltbar zu machen. Nach Lösen oder Suspendieren in der vorgeschriebenen Flüssigkeit muß die erhaltene Zubereitung den Anforderungen an „Augentropfen" oder „Augenbäder" entsprechen.

Prüfung auf Reinheit

Gleichförmigkeit des Gehalts (2.9.6): Falls nicht anders vorgeschrieben oder abgesehen von begründeten und zugelassenen Fällen müssen Pulver für Augentropfen und Pulver für Augenbäder in Einzeldosisbehältnissen mit weniger als 2 mg oder weniger als 2 Prozent Wirkstoff, bezogen auf die Gesamtmasse, der Prüfung B entsprechen. Enthält die Zubereitung mehrere Wirkstoffe, bezieht sich die Prüfung nur auf solche Wirkstoffe, die den vorstehend angeführten Bedingungen entsprechen.

Gleichförmigkeit der Masse (2.9.5): Pulver für Augentropfen und Pulver für Augenbäder in Einzeldosisbehältnissen müssen der Prüfung entsprechen. Wenn die Prüfung „Gleichförmigkeit des Gehalts" für alle Wirkstoffe vorgeschrieben ist, wird die Prüfung „Gleichförmigkeit der Masse" nicht verlangt.

Halbfeste Zubereitungen zur Anwendung am Auge

Definition

Halbfeste Zubereitungen zur Anwendung am Auge sind sterile Salben, Cremes oder Gele, die zur Anwendung auf der Bindehaut bestimmt sind. Sie enthalten einen Wirkstoff oder mehrere Wirkstoffe, die in einer geeigneten Grundlage gelöst oder dispergiert sind. Die Zubereitungen müssen homogen sein.

Halbfeste Zubereitungen zur Anwendung am Auge müssen den Anforderungen der Monographie **Halbfeste Zubereitungen zur kutanen Anwendung (Unguenta)** entsprechen. Die Salbengrundlage darf die Bindehaut (Augenschleimhaut) nicht reizen.

Halbfeste Zubereitungen zur Anwendung am Auge werden in kleine, sterilisierte und leicht verformbare Tuben abgefüllt, die eine Applikationstülle haben oder denen eine solche beigelegt ist. Der Inhalt darf 5 g nicht überschreiten. Die Tuben müssen gut verschlossen sein, um eine mikrobielle Verunreinigung zu vermeiden. Halbfeste Zubereitungen zur Anwendung am Auge können auch in geeignete Einzeldosisbehältnisse abgefüllt werden. Die Behältnisse oder die Applikationstülle sind so geformt, daß sie die Anwendung erleichtern und eine Kontamination vermeiden. Die Tuben haben einen Sicherheitsverschluß.

Prüfung auf Reinheit

Teilchengröße: Halbfeste Zubereitungen zur Anwendung am Auge, die dispergierte feste Teilchen enthalten, müssen folgender Prüfung entsprechen:

Eine Menge, die mindestens 10 µg des festen Wirkstoffs enthält, wird auf einem Objektträger zu einer dünnen Schicht ausgestrichen. Unter dem Mikroskop wird die ganze Probenfläche geprüft. Aus praktischen Gründen wird zuerst mit einer schwachen Vergrößerung (zum Beispiel 50fach) geprüft, um Teilchen über 25 µm nachzuweisen. Diese werden dann zum Beispiel bei 200- oder 500facher Vergrößerung gemessen. In jeder Fläche, die 10 µg des festen Wirkstoffs entspricht, dürfen höchstens 20 Teilchen größer als 25 µm sein, wobei höchstens 2 Teilchen größer als 50 µm sein dürfen. Kein Teilchen darf größer als 90 µm sein.

Augeninserte

Definition

Augeninserte sind sterile, feste oder halbfeste Zubereitungen von geeigneter Größe und Form, die in den Bindehautsack eingebracht werden und eine Wirkung am Auge hervorrufen. Im allgemeinen bestehen sie aus einem Wirkstoffreservoir, das in eine Matrix eingebettet ist oder durch eine die Freisetzungsgeschwindigkeit bestimmende Membran begrenzt wird. Der Wirkstoff, der mehr oder weniger in physiologischen Flüssigkeiten löslich ist, wird über eine bestimmte Zeit freigesetzt.

Augeninserte werden einzeln in sterilen Behältnissen in Verkehr gebracht.

Herstellung

Bei der Herstellung muß gewährleistet sein, daß Augeninserte ein geeignetes Freisetzungsverhalten zeigen.

Prüfung auf Reinheit

Gleichförmigkeit des Gehalts (2.9.6): Falls zutreffend, müssen Augeninserte der Prüfung A entsprechen.

Beschriftung

Die Beschriftung gibt insbesondere, falls zutreffend, an

- die gesamte Menge des Wirkstoffs je Augeninsert
- die Dosis, die je Zeiteinheit freigesetzt wird.

2001, 652

Zubereitungen zur Anwendung am Ohr

Auricularia

Definition

Zubereitungen zur Anwendung am Ohr sind flüssige, halbfeste oder feste Zubereitungen, die zum Einträufeln, Zerstäuben, Einblasen, zur Anwendung im Gehörgang oder zu Ohrenspülungen bestimmt sind.

Zubereitungen zur Anwendung am Ohr enthalten üblicherweise einen Wirkstoff oder mehrere Wirkstoffe in einem geeigneten Vehikel und können Hilfsstoffe enthalten, um zum Beispiel die Tonizität oder Viskosität zu verbessern, den *p*H-Wert einzustellen oder zu stabilisieren, die Löslichkeit der Wirkstoffe zu erhöhen, die Zubereitung haltbar zu machen oder geeignete antimikrobielle Eigenschaften zu sichern. Diese Hilfsstoffe dürfen weder die erwünschte pharmakologische Wirkung beeinträchtigen noch in der verwendeten Konzentration toxisch wirken oder eine unzulässige lokale Reizung hervorrufen.

Zubereitungen zur Anwendung am verletzten Ohr, besonders im Fall von Trommelfell-Perforationen oder vor einem chirurgischen Eingriff, müssen steril, frei von Konservierungsmitteln und in Einzeldosisbehältnissen abgefüllt sein.

Zubereitungen zur Anwendung am Ohr in Mehrdosen- oder Einzeldosisbehältnissen werden, falls erforderlich, mit einem geeigneten Applikator versehen, der so beschaffen sein soll, daß eine Kontamination des Inhalts vermieden wird.

Abgesehen von begründeten und zugelassenen Fällen enthalten wäßrige Zubereitungen zur Anwendung am Ohr in Mehrdosenbehältnissen ein geeignetes Konservierungsmittel in angemessener Konzentration, sofern nicht die Zubereitung an sich ausreichende antimikrobielle Eigenschaften besitzt.

Falls zutreffend entsprechen Behältnisse für Zubereitungen zur Anwendung am Ohr den Anforderungen an „Material zur Herstellung von Behältnissen“ (3.1 und Unterabschnitte) sowie den Anforderungen an „Behältnisse“ (3.2 und Unterabschnitte).

Zubereitungen zur Anwendung am Ohr werden unterschieden in:

- Ohrentropfen und Ohrensprays
- halbfeste Zubereitungen zur Anwendung am Ohr
- Ohrenpulver
- Ohrenspülungen
- Ohrentampons.

Herstellung

Im Rahmen der pharmazeutischen Entwicklung muß bei Zubereitungen, die Konservierungsmittel enthalten, die ausreichende Konservierung im Hinblick auf die Anforderungen der zuständigen Behörde dokumentiert werden. Eine geeignete Methode zur Prüfung und Kriterien zur Beurteilung der konservierenden Eigenschaften der Zubereitung werden unter „Prüfung auf ausreichende Konservierung“ (5.1.3) aufgeführt.

Bei der Herstellung, Verpackung, Lagerung und dem Inverkehrbringen von Zubereitungen zur Anwendung am Ohr sind geeignete Maßnahmen zu ergreifen, um ihre mikrobiologische Qualität zu gewährleisten. Empfehlungen dazu werden unter „Mikrobiologische Qualität pharmazeutischer Zubereitungen“ (5.1.4) angegeben.

Bei der Herstellung von sterilen Zubereitungen zur Anwendung am Ohr werden Materialien und Methoden eingesetzt, die dazu bestimmt sind, Sterilität zu gewährleisten und die Kontamination mit sowie das Wachstum von Mikroorganismen zu vermeiden. Empfehlungen dazu werden unter „Methoden zur Herstellung steriler Zubereitungen“ (5.1.1) angegeben.

Bei der Herstellung von Zubereitungen zur Anwendung am Ohr, die dispergierte Teilchen enthalten, muß sichergestellt sein, daß die Teilchengröße im Hinblick auf die beabsichtigte Anwendung geeignet ist.

Prüfung auf Reinheit

Gleichförmigkeit des Gehalts (2.9.6): Falls nicht anders vorgeschrieben oder abgesehen von begründeten und zugelassenen Fällen müssen Zubereitungen zur Anwendung am Ohr in Einzeldosisbehältnissen mit weniger als 2 mg oder weniger als 2 Prozent Wirkstoff, bezogen auf die Gesamtmasse, der Prüfung B entsprechen. Enthält die Zubereitung mehrere Wirkstoffe, bezieht sich die Prüfung nur auf solche Wirkstoffe, die den vorstehend angeführten Bedingungen entsprechen.

Gleichförmigkeit der Masse (2.9.5): Zubereitungen zur Anwendung am Ohr in Einzeldosisbehältnissen müssen der Prüfung entsprechen. Wenn die Prüfung „Gleichförmigkeit des Gehalts“ für alle Wirkstoffe vorgeschrieben ist, wird die Prüfung „Gleichförmigkeit der Masse“ nicht verlangt.

Sterilität (2.6.1): Wenn in der Beschriftung angegeben ist, daß die Zubereitung steril ist, muß sie der Prüfung entsprechen.

Lagerung

Gut verschlossen. Falls die Zubereitung steril ist, im Behältnis mit Sicherheitsverschluß.

Beschriftung

Die Beschriftung gibt insbesondere an

- Name jedes zugesetzten Konservierungsmittels
- falls zutreffend, daß die Zubereitung steril ist
- bei Mehrdosenbehältnissen die Dauer der Verwendbarkeit nach Anbruch. Dieser Zeitraum darf höchstens 4 Wochen betragen, abgesehen von begründeten und zugelassenen Fällen.

Ohrentropfen und Ohrensprays

Definition

Ohrentropfen und Ohrensprays sind Lösungen, Emulsionen oder Suspensionen mit einem Wirkstoff oder mehreren Wirkstoffen in Flüssigkeiten, die zur Anwendung im Gehörgang geeignet sind (zum Beispiel Wasser, Glycole oder fette Öle) und keinen schädlichen Druck auf das Trommelfell ausüben. Diese Zubereitungen können auch in Form eines mit der Flüssigkeit getränkten Tampons im Gehörgang angewandt werden.

Emulsionen können Anzeichen einer Phasentrennung zeigen, die durch Schütteln leicht wieder aufgehoben werden kann. Suspensionen können ein Sediment zeigen, das durch Schütteln leicht dispergierbar ist. Die aufgeschüttelte Suspension muß genügend lange stabil bleiben, um die Entnahme der genauen Dosis aus dem Behältnis zu gewährleisten.

Ohrentropfen werden im allgemeinen in Mehrdosenbehältnissen aus Glas oder einem geeigneten Kunststoff in Verkehr gebracht, die entweder mit einem integrierten Tropfer oder einem aufschraubbaren Tropfer mit Gummi- oder Kunststoffspitze versehen sind. Ein aufschraubbarer Tropfer kann der Zubereitung auch getrennt beigefügt sein. Ohrensprays werden üblicherweise in Mehrdosenbehältnissen mit einem geeigneten Applikator in Verkehr gebracht. Ohrensprays, die in Druckbehältnissen abgefüllt sind, müssen den Anforderungen der Monographie **Zubereitungen in Druckbehältnissen (Praeparationes pharmaceuticae in vasis cum pressu)** entsprechen.

Halbfeste Zubereitungen zur Anwendung am Ohr

Definition

Halbfeste Zubereitungen zur Anwendung am Ohr sind zur Anwendung im äußeren Gehörgang bestimmt. Falls erforderlich werden sie mit einem mit der Zubereitung imprägnierten Tampon angewandt.

Die Zubereitungen müssen den Anforderungen der Monographie **Halbfeste Zubereitungen zur kutanen Anwendung (Unguenta)** entsprechen. Sie werden in Behältnissen mit einem geeigneten Applikator in Verkehr gebracht.

Ohrenpulver

Definition

Ohrenpulver müssen den Anforderungen der Monographie **Pulver zur kutanen Anwendung (Pulveres ad usum dermicum)** entsprechen.

Sie werden in Behältnissen mit einem geeigneten Applikator, der die Anwendung oder das Einblasen ermöglicht, in Verkehr gebracht.

Ohrenspülungen

Definition

Ohrenspülungen sind zur Reinigung des äußeren Gehörgangs bestimmt. Sie sind im allgemeinen wäßrige Lösungen mit einem *p*H-Wert, der innerhalb der physiologischen Grenzwerte liegt.

Ohrenspülungen zur Anwendung am verletzten Ohr oder vor einem chirurgischen Eingriff müssen steril sein.

Prüfung auf Reinheit

Entnehmbare Masse oder entnehmbares Volumen (2.9.28): Ohrenspülungen in Einzeldosisbehältnissen müssen der Prüfung entsprechen.

Ohrentampons

Definition

Ohrentampons sind zur Anwendung im äußeren Gehörgang bestimmt. Sie müssen den Anforderungen der Monographie **Wirkstoffhaltige Tampons (Tamponae medicatae)** entsprechen.

2001, 671

Zubereitungen zur Inhalation

Inhalanda

Definition

Zubereitungen zur Inhalation sind flüssige oder feste Darreichungsformen, die als Dampf oder Aerosol angewendet werden, um in der Lunge eine lokale oder systemische Wirkung zu erzielen. Die Zubereitungen enthalten einen Wirkstoff oder mehrere Wirkstoffe, die in einem geeigneten Vehikel gelöst oder dispergiert werden.

Zubereitungen zur Inhalation können in Abhängigkeit von der Art der Zubereitung Treibmittel, Kosolventien, Verdünnungsmittel, Konservierungsmittel, Lösungsvermittler, Stabilisatoren und weitere Zusätze enthalten. Die Hilfsstoffe dürfen die Funktionen der Schleimhaut der Atemwege und ihrer Zilien nicht beeinträchtigen.

Zubereitungen zur Inhalation werden in Einzeldosis- oder Mehrdosenbehältnissen in Verkehr gebracht. Zubereitungen in Druckbehältnissen müssen den Anforderungen der Monographie **Zubereitungen in Druckbehältnissen (Praeparationes pharmaceuticae in vasis cum pressu)** entsprechen.

Zubereitungen, die zur Anwendung als Aerosol (Dispersion fester oder flüssiger Teilchen in einem Gas) vorgesehen sind, werden mit Hilfe eines der folgenden Geräte verabreicht:

- Inhalator mit Zerstäuber
- Druckgas-Dosierinhalator
- Pulver-Inhalator.

Herstellung

Im Rahmen der pharmazeutischen Entwicklung muß bei Zubereitungen, die Konservierungsmittel enthalten, die ausreichende Konservierung im Hinblick auf die Anforderungen der zuständigen Behörde dokumentiert werden. Eine geeignete Methode zur Prüfung und Kriterien zur Beurteilung der konservierenden Eigenschaften der Zubereitung werden unter „Prüfung auf ausreichende Konservierung" (5.1.3) beschrieben.

Die Größe der zu inhalierenden Aerosolteilchen ist zu kontrollieren, um sicherzustellen, daß ein bedeutender Anteil in der Lunge abgelagert wird. Der Feinanteil der Teilchen von Zubereitungen zur Inhalation wird mit Hilfe der Methode „Zubereitungen zur Inhalation: Aerodynamische Beurteilung feiner Teilchen" (2.9.18, Gerät C oder D) bestimmt.

Bei der Beurteilung der Gleichförmigkeit der abgegebenen Dosis können die Hersteller alternative Verfahren einsetzen, die mehr als einen Inhalator einbeziehen. Diese Verfahren müssen die Übereinstimmung aller Inhalatoren mit den Anforderungen des Arzneibuchs sicherstellen.

Druckgas-Dosierinhalatoren müssen auf Dichtigkeit und alle Inhalatoren auf Verunreinigung durch Fremdpartikel geprüft werden.

Beschriftung

Die Beschriftung für Zubereitungen in Dosierinhalatoren gibt insbesondere an

- die abgegebene Dosis, mit Ausnahme der einzeldosierten Präparate
- falls zutreffend die Anzahl von Sprühstößen oder Abgaben aus dem Inhalator, die der empfohlenen Mindestdosis entspricht
- die Anzahl von Sprühstößen oder Abgaben je Inhalator.

Die Beschriftung gibt insbesondere, falls zutreffend, den Namen jedes zugesetzten Konservierungsmittels an.

Flüssige Zubereitungen zur Inhalation

Drei Arten von flüssigen Zubereitungen zur Inhalation werden unterschieden:

A. Zubereitungen, die in Dampf überführt werden
B. Flüssigkeiten zur Zerstäubung
C. Zubereitungen in Druckgas-Dosierinhalatoren.

Flüssige Zubereitungen zur Inhalation sind Lösungen oder Dispersionen. Bei Dispersionen muß die disperse Phase durch Umschütteln leicht dispergierbar sein und so lange dispergiert bleiben, daß die Entnahme einer genauen Dosis gewährleistet ist. Geeignete Hilfsstoffe können verwendet werden.

A. Zubereitungen, die in Dampf überführt werden

Definition

Zubereitungen, die dazu bestimmt sind, in Dampf überführt zu werden, sind Lösungen, Dispersionen oder feste Zubereitungen. Sie werden in der Regel heißem Wasser zugesetzt, und der erzeugte Dampf wird inhaliert.

B. Flüssigkeiten zur Zerstäubung

Definition

Flüssige Zubereitungen zur Inhalation, die dazu bestimmt sind, durch Zerstäuber mit kontinuierlicher Abgabe oder durch Zerstäuber mit Dosiervorrichtung in Aerosole verwandelt zu werden, sind Lösungen, Suspensionen oder Emulsionen.

Geeignete Kosolventien oder Lösungsvermittler können zur Erhöhung der Löslichkeit der Wirkstoffe verwendet werden.

Flüssige Konzentrate zur Verwendung in Zerstäubern mit kontinuierlicher Abgabe werden vor der Anwendung mit dem angegebenen Lösungsmittel zu dem vorgeschriebenen Volumen verdünnt. Flüssigkeiten zur Zerstäubung können auch aus Pulvern hergestellt werden.

Der *p*H-Wert der flüssigen Zubereitung zur Verwendung in Zerstäubern mit kontinuierlicher Abgabe muß zwischen 3 und 8,5 liegen.

Suspensionen und Emulsionen müssen durch Umschütteln leicht dispergierbar sein und so lange dispergiert bleiben, daß die Entnahme einer genauen Dosis gewährleistet ist.

Wäßrige Zubereitungen in Mehrdosenbehältnissen können ein geeignetes Konservierungsmittel in angemessener Konzentration enthalten, falls die Zubereitung selbst nicht schon ausreichende antimikrobielle Eigenschaften hat.

Zerstäuber mit kontinuierlicher Abgabe überführen die Flüssigkeiten durch unter Druck stehende Gase, Ultraschallvibration oder andere Methoden in Aerosole. Sie ermöglichen, daß die Dosis mit einer geeigneten Geschwindigkeit und einer geeigneten Partikelgröße inhaliert werden kann, so daß sich die Zubereitung in der Lunge absetzt.

Zerstäuber mit Dosiervorrichtung überführen die Flüssigkeiten durch unter Druck stehende Gase, Ultraschallvibration oder andere Methoden in Aerosole. Das zu zerstäubende Flüssigkeitsvolumen ist so zu bemessen, daß die Aerosoldosis mit einem Atemzug inhaliert werden kann.

C. Zubereitungen in Druckgas-Dosierinhalatoren

Definition

Zubereitungen in Druckgas-Dosierinhalatoren sind Lösungen, Suspensionen oder Emulsionen. Die Behältnisse sind mit einem Dosierventil versehen und werden mit geeigneten Treibgasen oder Mischungen von verflüssigten Treibgasen, die auch als Lösungsmittel dienen können, unter Druck gehalten. Geeignete Kosolventien, Lösungsvermittler und Stabilisatoren können zugesetzt sein.

Die abgegebene Dosis ist die Dosis, die vom Inhalator an den Patienten abgegeben wird. Bei einigen Zubereitungen ist die Dosis abgemessen. Die abgemessene Dosis wird durch Hinzufügen der in der Apparatur verbliebenen Menge zur abgegebenen Dosis berechnet. Sie kann auch direkt ermittelt werden.

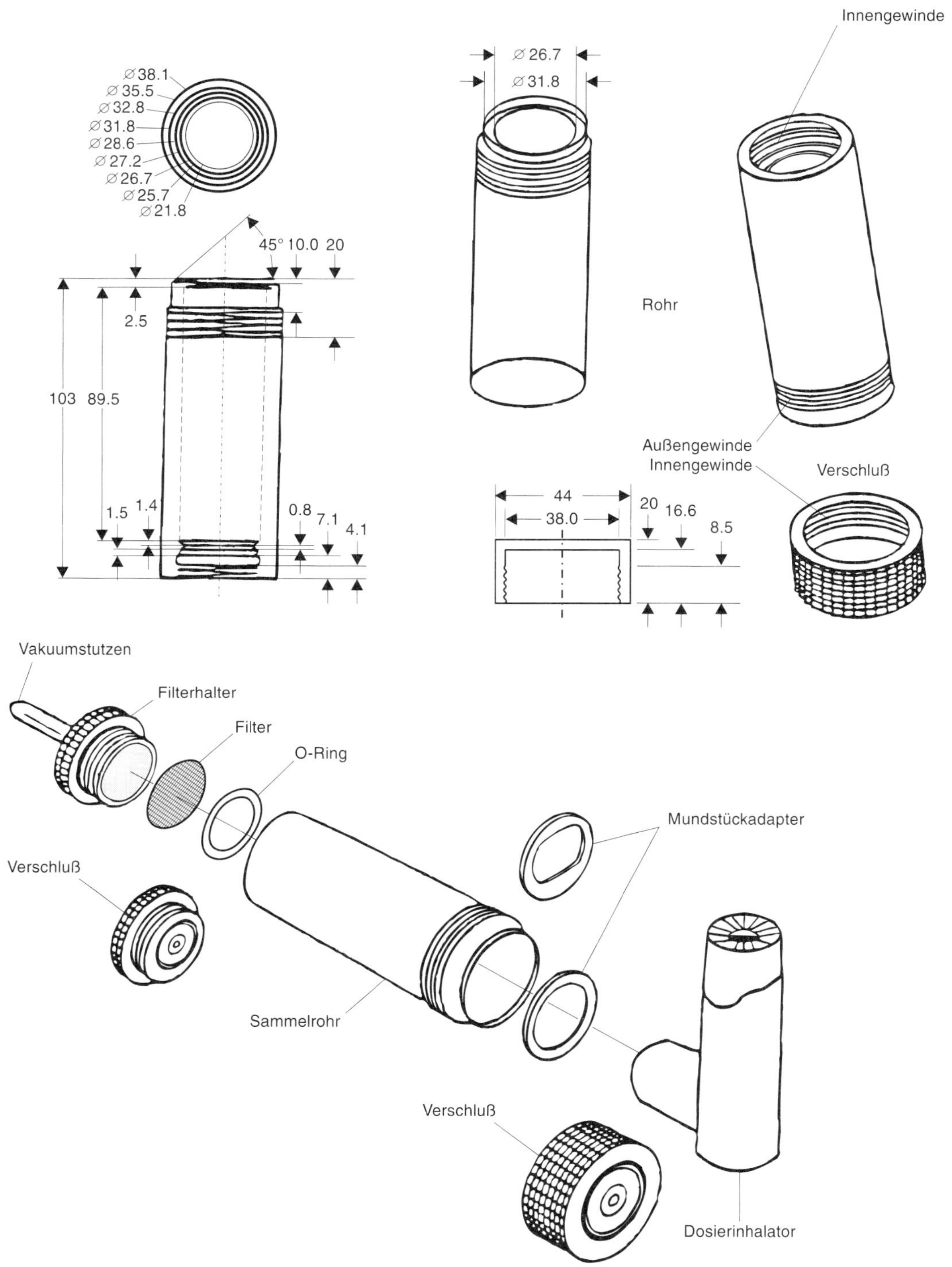

Abb. 671-1: Apparatur zur Bestimmung der abgegebenen Dosis von Druckgas-Dosierinhalatoren
Längenangaben in Millimeter

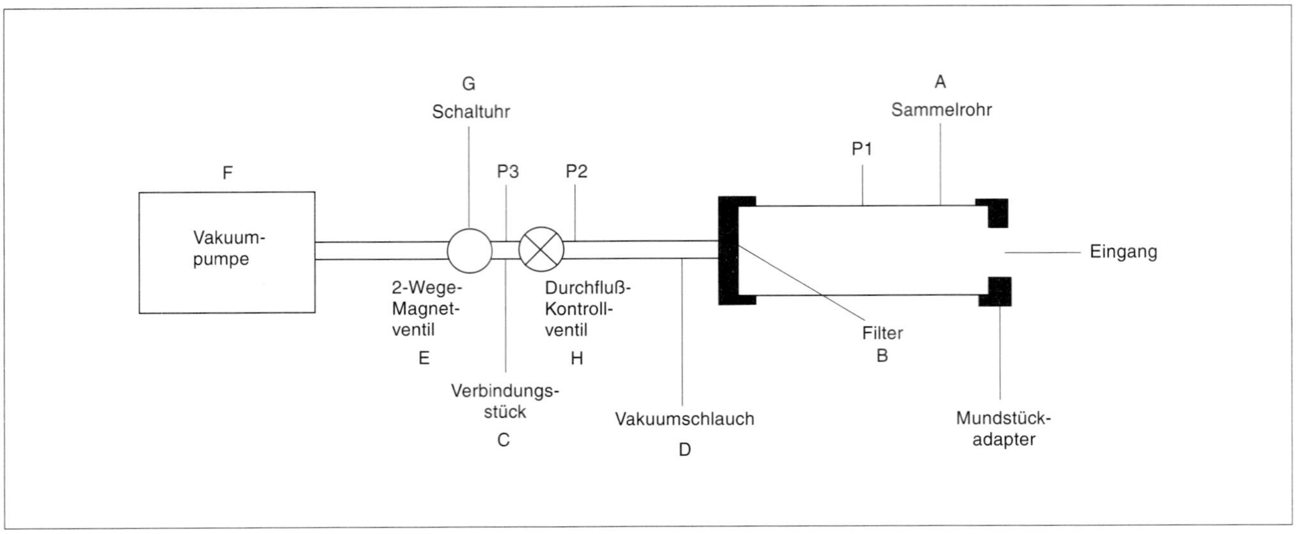

Abb. 671-2: Apparatur zum Ermitteln der Gleichförmigkeit der abgegebenen Dosis von Pulverinhalatoren

Tab. 671-1: Beschreibung der in Abb. 671-2 angegebenen Bestandteile

Kodierung in Abb. 671-2	Bezeichnung	Beschreibung
A	Sammelrohr	Geeignet zur vollständigen Aufnahme der abgegebenen Dosen, zum Beispiel ein Dosis-Sammelrohr ähnlich dem in Abb. 671-1 dargestellten mit folgenden Abmessungen: 34,85 mm innerer Durchmesser und 12 cm Länge (zum Beispiel Produkt-Nummer XX 4004700, Millipore Corporation, Bedford, MA 01732, mit modifiziertem Ausgangsrohr, innerer Durchmesser ≥ 8 mm, der Gelman Produkt-Nummer 61631) oder ein entsprechendes Gerät.
B	Filter	47-mm-Filter, zum Beispiel A/E Glasfaserfilter (Gelman Sciences, Ann Arbor, MI 48106), oder ein entsprechendes Filter.
C	Verbindungsstück	Innerer Durchmesser ≥ 8 mm, zum Beispiel kurze Metallverbindung mit einer Abzweigung mit kleinem Durchmesser zum Meßpunkt P3.
D	Vakuumschlauch	Innerer Durchmesser 8 ± 0,5 mm, Länge 50 ± 10 cm, zum Beispiel Silikonschlauch mit 14 mm äußerem und 8 mm innerem Durchmesser.
E	2-Wege-Magnetventil	Öffnung mit geringem Luftwiderstand mit einem inneren Durchmesser von ≥ 8 mm und einer maximalen Ansprechzeit von 100 ms (zum Beispiel Typ 256-A08, Bürkert GmbH, D-74653 Ingelfingen), oder ein entsprechendes Gerät.
F	Vakuumpumpe	Die Pumpe muß die erforderliche Durchflußrate durch die angeschlossene Apparatur mit dem Pulverinhalator im Mundstückadapter erbringen (zum Beispiel Produkt-Typ 1023, 1423 oder 2565, Gast Manufacturing Inc., Benton Harbor, MI 49022) oder ein entsprechendes Gerät. Die Pumpe wird mit dem Magnetventil durch einen kurzen und/oder weiten Vakuumschlauch (innerer Durchmesser ≥ 10 mm) und Verbindungsstücke verbunden, um die Anforderungen an die Pumpenkapazität so gering wie möglich zu halten.
G	Schaltuhr	Mit Hilfe der Schaltuhr wird das Magnetventil über die erforderliche Dauer betätigt (zum Beispiel Typ G 814, RS Components International, Corby, NN17 9RS, UK) oder ein entsprechendes Gerät.
P1	Druckstutzen	2,2 mm innerer und 3,1 mm äußerer Durchmesser, eben mit innerer Oberfläche des Sammelrohrs abschließend, zentriert und ohne Grat, 59 mm von dessen Eingang entfernt.
P1, P2, P3	Druckmeßpunkte	Differenzdruck gegenüber dem atmosphärischen Druck (P1) oder Absolutdruck (P2 und P3).
H	Durchfluß-Kontrollventil	Regulierventil mit einem maximalen Wert $C_v \geq 1$ (zum Beispiel Typ 8FV12LNSS, Parker Hannifin plc., Barnstaple, EX31 1NP, UK) oder ein entsprechendes Gerät.

Prüfung auf Reinheit

Gleichförmigkeit der abgegebenen Dosis: Die Behältnisse werden im allgemeinen mit dem nach unten gerichteten Dosierventil betätigt. Bei Behältnissen, die in aufrechter Position angewendet werden, erfolgt eine entsprechende gleichwertige Prüfung, wobei gewährleistet sein muß, daß die abgegebene Dosis vollständig aufgefangen wird. In jedem Fall ist der Inhalator nach der Gebrauchsanweisung vorzubereiten.

Die Apparatur zur Aufnahme der Dosen muß die abgegebene Dosis vollständig auffangen können. Folgende Apparatur und folgendes Verfahren können angewendet werden.

Die Apparatur (siehe Abb. 671-1) besteht aus einem Filterhalter mit einer offenporigen Filterunterlage, wie einem Sieb aus rostfreiem Stahl, und einem Sammelrohr, das mit dem Filterhalter durch Klammern verbunden oder verschraubt ist, sowie einem Mundstückadapter, der eine luftdichte Verbindung zwischen dem Sammelrohr und dem Mundstück gewährleistet. Ein Mundstückadapter, der gewährleistet, daß die Vorderseite des Inhalatormundstücks in gleicher Ebene mit der Vorderseite des Sammelrohrs liegt, wird verwendet. Der Vakuumstutzen wird mit einem System verbunden, das ein Vakuum erzeugt und mit einem Durchflußregulator versehen ist. Das Vakuum muß so eingestellt sein, daß die Luft durch das gesamte System, einschließlich Filter und zu prüfendem Inhalator, mit einer Durchflußrate von 28,3 ± 1,5 Litern je Minute gesaugt wird. Die Luft muß gleichmäßig durch die Apparatur strömen, um Wirkstoffverluste in die Umgebung zu vermeiden. Die Filterhalterung muß Filterscheiben von 25 mm Durchmesser aufnehmen können. Die Filterscheiben und andere bei der Herstellung der Apparatur verwendete Materialien müssen mit der Zubereitung und den Lösungsmitteln, die zum Extrahieren des Wirkstoffs aus dem Filter verwendet werden, verträglich sein. Ein Ende des Sammelrohrs ist so ausgebildet, daß die Filterscheibe fest gegen den Filterhalter gedrückt wird. Nach dem Zusammensetzen müssen alle Verbindungen zwischen den Einzelteilen der Apparatur so dicht sein, daß beim Anlegen eines Vakuums auf die Filterunterseite die gesamte durch das Sammelrohr strömende Luft den Inhalator durchströmen muß.

Wenn in der Gebrauchsanweisung nichts anderes vorgeschrieben ist, wird der Inhalator 5 s lang geschüttelt und ein Sprühstoß ins Leere abgegeben. Aus dem Inhalator mit nach unten gerichtetem Dosierventil wird ein Sprühstoß in die Apparatur abgegeben. Dabei wird das Ventil eine ausreichende Zeit lang betätigt, um einen vollständigen Ausstoß zu gewährleisten. Der Vorgang wird wiederholt, bis die Anzahl Sprühstöße erreicht ist, die der zur Anwendung empfohlenen Mindestdosis entspricht. Der Inhalt der Apparatur wird vollständig gesammelt und die Wirkstoffmenge bestimmt.

Der Vorgang wird für 2 weitere Dosen wiederholt.

Das Gerät wird so weit entleert, bis 0,5 n + 1 Sprühstöße verbleiben, wobei mindestens 5 s lang zwischen den Sprühstößen gewartet wird; n ist die in der Beschriftung angegebene Anzahl an Sprühstößen. Nach dem vorstehend genannten Verfahren werden 4 Dosen gesammelt.

Das Gerät wird entleert, wobei mindestens 5 s lang zwischen den Sprühstößen gewartet wird, bis 3 Dosen verbleiben. Diese 3 Dosen werden nach dem vorstehend genannten Verfahren gesammelt.

Bei Zubereitungen, die mehr als einen Wirkstoff enthalten, erfolgt die Prüfung auf Gleichförmigkeit der abgegebenen Dosis für jeden Wirkstoff.

Abgesehen von begründeten und zugelassenen Fällen entspricht die Zubereitung der Prüfung, wenn, bezogen auf den Durchschnittswert, 9 der 10 Werte zwischen 75 und 125 Prozent und alle Werte zwischen 65 und 135 Prozent liegen. Wenn 2 oder 3 Werte außerhalb der Grenzen von 75 bis 125 Prozent liegen, wird die Prüfung mit 2 weiteren Inhalatoren wiederholt. Höchstens 3 der 30 Werte dürfen außerhalb der Grenzen von 75 bis 125 Prozent und kein Wert darf außerhalb der Grenzen von 65 bis 135 Prozent liegen.

Feinanteil der Dosis: Der Feinanteil der Dosis wird mit Hilfe der Methode „Zubereitungen zur Inhalation: Aerodynamische Beurteilung feiner Teilchen“ (2.9.18, Gerät C oder D) bestimmt.

Anzahl der Sprühstöße je Inhalator: Der Inhalt eines Inhalators wird ins Leere gesprüht, wobei das Ventil in Abständen von mindestens 5 s bedient wird. Die Anzahl der derart abgegebenen Sprühstöße muß mindestens der in der Beschriftung angegebenen Anzahl entsprechen. (Diese Prüfung kann mit der Prüfung „Gleichförmigkeit der abgegebenen Dosis“ kombiniert werden.)

Pulver zur Inhalation

Definition

Pulver zur Inhalation sind Pulver in Einzeldosis- oder Mehrdosenbehältnissen. Zur Erleichterung ihrer Anwendung können die Wirkstoffe mit einem geeigneten Trägerstoff kombiniert werden. Im allgemeinen werden Pulver mit Hilfe von Pulver-Inhalatoren verabreicht. Im Fall von vordosierten Systemen wird der Inhalator mit Pulvern beschickt, die in Kapseln oder anderen geeigneten Darreichungsformen vordosiert sind. Im Fall von mehrfach dosierenden Systemen mit Vorratsbehältern wird die Dosis mit Hilfe eines Dosiermechanismus im Inhalator abgemessen.

Die abgegebene Dosis ist die Dosis, die vom Inhalator an den Patienten abgegeben wird. Bei einigen Zubereitungen wird die Dosis im Inhalator abgemessen oder liegt bereits vordosiert vor. Die abgemessene Dosis wird durch Hinzufügen der in der Apparatur verbliebenen Menge zur abgegebenen Menge berechnet. Sie kann auch direkt ermittelt werden.

Prüfung auf Reinheit

Gleichförmigkeit der abgegebenen Dosis: In jedem Fall ist der Inhalator nach der Gebrauchsanweisung vorzubereiten. Die Apparatur zur Aufnahme der Dosen muß die abgegebene Dosis vollständig auffangen können. Zur Aufnahme der Dosen wird eine Apparatur verwendet, die derjenigen zur Bewertung der Druckgas-Dosierinhalatoren entspricht, vorausgesetzt, daß die Abmessungen des Rohrs und des Filters für die gemessene Durchflußrate ausreichen. Ein geeignetes Rohr wird in Tab. 671-1 spezifiziert.

Das Rohr wird mit dem Durchflußsystem entsprechend den Angaben in Abb. 671-2 und Tab. 671-1 verbunden.

Wenn nichts anderes angegeben ist, werden die Durchflußrate und die Dauer nach folgendem Verfahren bestimmt, unter Verwendung des Dosis-Sammelrohrs, des angeschlossenen Durchflußsystems, eines geeigneten Differenzdruck-Meßinstruments und eines geeigneten Instruments zum Messen von Durchflußmengen, das auf die aus dem Meßinstrument austretende Durchflußmenge eingestellt ist.

Der Inhalator wird zur Verwendung vorbereitet und an den Einlaß der Apparatur mit Hilfe eines Mundstückadapters so angeschlossen, daß eine dichte Verbindung gewährleistet ist. Dabei wird ein Mundstückadapter verwendet, der sicherstellt, daß die Vorderseite des Inhalator-Mundstücks in gleicher Ebene mit der Vorderseite des Sammelrohrs liegt. Ein Anschluß des Differenzdruck-Meßinstruments wird mit dem Druckmeßpunkt P1 (siehe Abb. 671-2) verbunden, während der andere gegenüber der Umgebung geöffnet bleibt. Die Pumpe wird eingeschaltet, das 2-Wege-Magnetventil geöffnet und das Durchfluß-Kontrollventil eingestellt, bis der Druckabfall innerhalb des Inhalators 4,0 kPa (40,8 cm Wassersäule) beträgt, was durch das Differenzdruck-Meßinstrument angezeigt wird. Der Inhalator wird vom Mundstückadapter entfernt, und ohne das Durchfluß-Kontrollventil zu berühren, wird ein Instrument zum Messen von Durchflußmengen mit dem Einlaß der Apparatur verbunden. Wenn die Durchflußrate oberhalb von 100 Litern je Minute liegt, wird das Durchfluß-Kontrollventil so eingestellt, daß eine Durchflußrate von 100 ± 5 Litern je Minute erreicht wird. Die Luftvolumen-Durchflußrate wird abgelesen und als die Prüf-Durchflußrate Q in Litern je Minute definiert. Die Prüf-Durchflußdauer T in Sekunden wird so festgelegt, daß ein Luftvolumen von 4 Litern durch den Inhalator strömt.

Mit der nachfolgenden Verfahrensweise ist ein kritischer Durchfluß im Durchfluß-Kontrollventil sicherzustellen. Mit dem angeschlossenen Inhalator mit der Prüf-Durchflußrate Q wird der absolute Druck auf beiden Seiten des Kontrollventils gemessen (an den Druckmeßpunkten P2 und P3, siehe Abb. 671-2). Ein Druckverhältnis von $\leq 0{,}5$ zwischen den Druckmeßpunkten P3 und P2 zeigt einen kritischen Durchfluß an. Wenn der kritische Durchfluß nicht erreicht wird, ist eine kräftigere Pumpe einzuschalten und die Prüf-Durchflußrate nochmals zu messen.

Vordosierte Systeme: Der Inhalator wird nach der Gebrauchsanweisung vorbereitet und mit Hilfe eines Adapters, der einen dichten Verschluß gewährleistet, an die Apparatur angeschlossen. Unter den zuvor ermittelten Bedingungen wird Luft durch den Inhalator geleitet. Der Vorgang wird so oft wiederholt, bis die Anzahl der Pulverabgaben erreicht ist, die der zur Anwendung empfohlenen Mindestdosis entspricht. Der Inhalt der Apparatur wird vollständig gesammelt und die Wirkstoffmenge bestimmt.

Der Vorgang wird für weitere 9 Dosen wiederholt.

Mehrfach dosierende Systeme mit Vorratsbehältern: Der Inhalator wird nach der Gebrauchsanweisung vorbereitet und mit Hilfe eines Adapters, der einen dichten Verschluß gewährleistet, an die Apparatur angeschlossen. Unter den zuvor ermittelten Bedingungen wird Luft durch den Inhalator geleitet. Der Vorgang wird so oft wiederholt, bis die Anzahl der Pulverabgaben erreicht ist, die der zur Anwendung empfohlenen Mindestdosis entspricht. Der Inhalt der Apparatur wird vollständig gesammelt und die Wirkstoffmenge bestimmt.

Der Vorgang wird für weitere 2 Dosen wiederholt.

Das Gerät wird so weit entleert, bis $0{,}5\ n + 1$ Pulverabgaben verbleiben, wobei n die in der Beschriftung angegebene Anzahl an Pulverabgaben ist. Falls erforderlich wird die Entleerung des Inhalators unterbrochen, um elektrostatische Aufladungen zu beseitigen. Nach dem vorstehend beschriebenen Verfahren werden 4 Dosen gesammelt.

Das Gerät wird entleert, bis 3 Dosen verbleiben. Falls erforderlich wird die Entleerung des Inhalators unterbrochen, um elektrostatische Aufladungen zu beseitigen. Nach dem vorstehend beschriebenen Verfahren werden 3 Dosen gesammelt.

Bei Zubereitungen, die mehr als einen Wirkstoff enthalten, erfolgt die Prüfung auf Gleichförmigkeit der abgegebenen Dosis für jeden Wirkstoff.

Die Zubereitung entspricht der Prüfung, wenn, bezogen auf den Durchschnittswert, 9 der 10 Werte zwischen 75 und 125 Prozent und alle Werte zwischen 65 und 135 Prozent liegen. Wenn 2 oder 3 Werte außerhalb der Grenzen von 75 bis 125 Prozent liegen, wird die Prüfung mit 2 weiteren Inhalatoren wiederholt. Höchstens 3 der 30 Werte dürfen außerhalb der Grenzen von 75 bis 125 Prozent liegen, und kein Wert darf außerhalb der Grenzen von 65 bis 135 Prozent liegen. In begründeten und zugelassenen Fällen können diese Grenzen erweitert werden, wobei jedoch kein Wert mehr als 150 oder weniger als 50 Prozent des Mittelwerts betragen darf.

Feinanteil der Dosis: Der Feinanteil der Dosis wird mit Hilfe der Methode „Zubereitungen zur Inhalation: Aerodynamische Beurteilung feiner Teilchen" (2.9.18, Gerät C oder D) bestimmt.

Anzahl der Pulverabgaben je mehrfach dosierendem System: Bei der zuvor ermittelten Durchflußrate werden die Dosen aus dem Inhalator entnommen, bis er leer ist. Die Anzahl der Pulverabgaben wird gezählt. Die Gesamtzahl der entnehmbaren Dosen muß mindestens der in der Beschriftung angegebenen Anzahl entsprechen. (Diese Prüfung kann mit der Prüfung „Gleichförmigkeit der abgegebenen Dosis" kombiniert werden.)

2001, 945

Zubereitungen zur intramammären Anwendung für Tiere

Praeparationes intramammariae ad usum veterinarium

Definition

Zubereitungen zur intramammären Anwendung für Tiere sind sterile Zubereitungen zum Einführen in die Milchdrüse durch den Zitzenkanal. Zwei Hauptgruppen werden unterschieden:
- Zubereitungen zur Anwendung bei milchgebenden Tieren
- Zubereitungen zur Anwendung bei Tieren am Ende der Laktation oder bei nicht-milchgebenden Tieren zur Behandlung oder Verhinderung von Infektionen.

Zubereitungen zur intramammären Anwendung für Tiere sind Lösungen, Emulsionen, Suspensionen oder halbfeste Zubereitungen, die einen Wirkstoff oder mehrere Wirkstoffe in einer geeigneten Grundlage enthalten. Die Zubereitungen können Hilfsstoffe, zum Beispiel zur Stabilisierung, Emulgierung, Suspendierung und Viskositätserhöhung, enthalten. Suspensionen können ein Sediment zeigen, das durch Schütteln leicht dispergierbar ist. Emulsionen können Anzeichen einer Phasentrennung zeigen, die durch Schütteln leicht wieder aufgehoben werden kann.

Abgesehen von begründeten und zugelassenen Fällen werden Zubereitungen zur intramammären Anwendung für Tiere in Einzeldosisbehältnissen zur Applikation in einen einzelnen Zitzenkanal eines Tieres in Verkehr gebracht.

Wenn Zubereitungen zur intramammären Anwendung für Tiere in Mehrdosenbehältnissen in Verkehr gebracht werden, müssen wäßrige Zubereitungen ein geeignetes Konservierungsmittel in angemessener Konzentration enthalten, sofern die Zubereitung an sich keine ausreichenden antimikrobiellen Eigenschaften besitzt. Besondere Vorsichtsmaßnahmen müssen für die Verabreichung und für die Lagerung zwischen den einzelnen Verabreichungen getroffen werden.

Falls zutreffend entsprechen Behältnisse für Zubereitungen zur intramammären Anwendung für Tiere den Anforderungen an „Material zur Herstellung von Behältnissen" (3.1 und Unterabschnitte) sowie den Anforderungen an „Behältnisse" (3.2 und Unterabschnitte).

Herstellung

Im Rahmen der pharmazeutischen Entwicklung muß bei Zubereitungen zur intramammären Anwendung für Tiere, die Konservierungsmittel enthalten, die ausreichende Konservierung im Hinblick auf die Anforderungen der zuständigen Behörde dokumentiert werden. Eine geeignete Methode zur Prüfung und Kriterien zur Beurteilung der konservierenden Eigenschaften der Zubereitung werden unter „Prüfung auf ausreichende Konservierung" (5.1.3) aufgeführt.

Bei der Herstellung von Zubereitungen zur intramammären Anwendung für Tiere werden Materialien und Methoden eingesetzt, die dazu bestimmt sind, Sterilität zu gewährleisten und die Kontamination mit sowie das Wachstum von Mikroorganismen zu vermeiden. Empfehlungen dazu werden unter „Methoden zur Herstellung steriler Zubereitungen" (5.1.1) angegeben.

Bei der Herstellung von Zubereitungen zur intramammären Anwendung für Tiere, die dispergierte Teilchen enthalten, muß sichergestellt sein, daß die Teilchengröße im Hinblick auf die beabsichtigte Anwendung geeignet ist.

Prüfung auf Reinheit

Entnehmbare Masse oder entnehmbares Volumen: Der Inhalt von 10 Behältnissen wird entsprechend den Hinweisen in der Beschriftung entnommen. Die Behältnisse werden soweit wie möglich entleert. Die mittlere Masse oder das mittlere Volumen darf höchstens um 10 Prozent von der angegebenen Masse oder dem angegebenen Volumen abweichen.

Sterilität (2.6.1): Intramammäre Zubereitungen für Tiere müssen der Prüfung entsprechen. Die Prüfung wird mit der Membranfilter-Methode oder, in begründeten Fällen, mit der Direktbeschickungs-Methode durchgeführt. Der Inhalt von 10 Behältnissen wird entnommen und gründlich gemischt. Zur Prüfung werden für jedes Nährmedium 0,5 bis 1 g (oder entsprechend 0,5 bis 1 ml, je nach Zubereitung) der gemischten Zubereitung eingesetzt.

Lagerung

Im Behältnis mit Sicherheitsverschluß.

Beschriftung

Die Beschriftung gibt insbesondere an
- Name und Menge jedes Wirkstoffs, die bei üblicher Anwendung aus dem Behältnis entnommen werden kann, ausgedrückt als Masse, Volumen oder in Internationalen Einheiten
- ob die Zubereitung zur Anwendung während der Laktation bestimmt ist
- im Falle von Mehrdosenbehältnissen den Namen jedes zugesetzten Konservierungsmittels.

2001, 676

Zubereitungen zur nasalen Anwendung

Nasalia

Definition

Zubereitungen zur nasalen Anwendung sind flüssige, halbfeste oder feste Zubereitungen, die einen Wirkstoff oder mehrere Wirkstoffe enthalten und für eine Anwendung in den Nasenhöhlen zur lokalen oder systemischen Wirkung bestimmt sind. Zubereitungen zur nasalen Anwendung sollten nach Möglichkeit nicht reizen und keine unerwünschten Wirkungen auf die Funktionen der Nasenschleimhaut und ihrer Zilien haben. Wäßrige Zubereitungen zur nasalen Anwendung sind in der Regel isotonisch. Sie können Hilfsstoffe enthalten, um zum Beispiel die Viskosität der Zubereitung zu verbessern, den *p*H-Wert einzustellen oder zu stabilisieren, die Löslichkeit des Wirkstoffs zu erhöhen oder die Zubereitung haltbar zu machen.

Zubereitungen zur nasalen Anwendung werden in Mehrdosen- oder Einzeldosisbehältnissen in Verkehr gebracht, die falls erforderlich mit einem geeigneten Applikator versehen sind. Der Applikator soll so beschaffen sein, daß eine Kontamination der Zubereitung vermieden wird.

Abgesehen von begründeten und zugelassenen Fällen enthalten wäßrige Zubereitungen zur nasalen Anwendung in Mehrdosenbehältnissen ein geeignetes Konservierungsmittel in angemessener Konzentration, sofern nicht die Zubereitung an sich ausreichende antimikrobielle Eigenschaften besitzt.

Falls zutreffend entsprechen Behältnisse für Zubereitungen zur nasalen Anwendung den Anforderungen an „Material zur Herstellung von Behältnissen" (3.1 und Unterabschnitte) sowie den Anforderungen an „Behältnisse" (3.2 und Unterabschnitte).

Zubereitungen zur nasalen Anwendung werden unterschieden in:
- Nasentropfen und flüssige Nasensprays
- Nasenpulver
- halbfeste Zubereitungen zur nasalen Anwendung
- Nasenspülungen
- Nasenstifte.

Herstellung

Im Rahmen der pharmazeutischen Entwicklung muß bei Zubereitungen, die Konservierungsmittel enthalten, die ausreichende Konservierung im Hinblick auf die Anforderungen der zuständigen Behörde dokumentiert werden. Eine geeignete Methode zur Prüfung und Kriterien zur Beurteilung der konservierenden Eigenschaften der Zubereitung werden unter „Prüfung auf ausreichende Konservierung" (5.1.3) aufgeführt.

Bei der Herstellung, Verpackung, Lagerung und dem Inverkehrbringen von Zubereitungen zur nasalen Anwendung sind geeignete Maßnahmen zu ergreifen, um ihre mikrobiologische Qualität zu gewährleisten. Empfehlungen dazu werden unter „Mikrobiologische Qualität pharmazeutischer Zubereitungen" (5.1.4) angegeben.

Bei der Herstellung von sterilen Zubereitungen zur nasalen Anwendung werden Materialien und Methoden eingesetzt, die dazu bestimmt sind, Sterilität zu gewährleisten und die Kontamination mit sowie das Wachstum von Mikroorganismen zu vermeiden. Empfehlungen dazu werden unter „Methoden zur Herstellung steriler Zubereitungen" (5.1.1) angegeben.

Bei Zubereitungen zur nasalen Anwendung, die dispergierte Teilchen enthalten, muß sichergestellt sein, daß die Teilchengröße im Hinblick auf die beabsichtigte Anwendung geeignet ist.

Prüfung auf Reinheit

Sterilität (2.6.1): Wenn in der Beschriftung angegeben ist, daß die Zubereitung steril ist, muß sie der Prüfung entsprechen.

Lagerung

Gut verschlossen. Falls die Substanz steril ist, im Behältnis mit Sicherheitsverschluß.

Beschriftung

Die Beschriftung gibt insbesondere an
- Name jedes zugesetzten Konservierungsmittels
- falls zutreffend, daß die Zubereitung steril ist.

Nasentropfen und flüssige Nasensprays

Definition

Nasentropfen und flüssige Nasensprays sind Lösungen, Emulsionen oder Suspensionen, die zum Eintropfen oder Einsprühen in die Nasenhöhlen bestimmt sind.

Emulsionen können Anzeichen einer Phasentrennung zeigen, die durch Schütteln leicht wieder aufgehoben werden kann. Suspensionen können ein Sediment zeigen, das durch Schütteln leicht dispergierbar ist. Die aufgeschüttelte Suspension muß genügend lange stabil bleiben, um die Entnahme der genauen Dosis aus dem Behältnis zu gewährleisten.

Nasentropfen werden in der Regel in Mehrdosenbehältnissen in Verkehr gebracht, die mit einem geeigneten Applikator versehen sind.

Flüssige Nasensprays werden entweder in Behältnissen mit Sprühvorrichtung oder in Druckbehältnissen in Verkehr gebracht, die einen geeigneten Sprühkopf mit oder ohne Dosierventil besitzen, und müssen den Anforderungen der Monographie **Zubereitungen in Druckbehältnissen (Praeparationes pharmaceuticae in vasis cum pressu)** entsprechen.

Die Teilchengröße der versprühten Zubereitung ist so, daß ihre Ablagerung lokal in den Nasenhöhlen erfolgt.

Prüfung auf Reinheit

Falls nicht anders vorgeschrieben oder abgesehen von begründeten und zugelassenen Fällen müssen Nasentropfen in Einzeldosisbehältnissen und Einzeldosen von Dosier-Nasensprays, die für die Entfaltung einer systemischen Wirkung bestimmt sind, den folgenden Prüfungen entsprechen.

Gleichförmigkeit der Masse: Nasentropfen in Form von Lösungen müssen der folgenden Prüfung entsprechen: Der Inhalt von 10 Behältnissen, die soweit wie möglich vollständig entleert wurden, wird einzeln gewogen und die Durchschnittsmasse berechnet. Höchstens 2 Einzelmassen dürfen um mehr als 10 Prozent und keine Einzelmasse darf um mehr als 20 Prozent von der Durchschnittsmasse abweichen.

Dosier-Nasensprays in Form von Lösungen müssen der folgenden Prüfung entsprechen: Ein Sprühstoß wird ins Leere abgegeben. Mindestens 5 s lang wird gewartet und erneut ein Sprühstoß ins Leere abgegeben. Auf diese Weise werden 3 weitere Sprühstöße abgegeben. Die Masse des Behältnisses wird gewogen, ein Sprühstoß ins Leere abgegeben und das Behältnis erneut gewogen. Die Differenz der beiden Massen wird berechnet. Bei weiteren 9 Behältnissen wird der Vorgang wiederholt. Die Zubereitung entspricht der Prüfung, wenn höchstens 2 Einzelwerte um mehr als 25 Prozent vom Mittelwert abweichen und keiner um mehr als 35 Prozent abweicht.

Gleichförmigkeit des Gehalts (2.9.6): Nasentropfen in Form von Suspensionen oder Emulsionen müssen der folgenden Prüfung entsprechen: Der Inhalt von 10 Behältnissen wird soweit wie möglich vollständig entleert. Die Prüfung „Gleichförmigkeit des Gehalts einzeldosierter Arzneiformen" wird durchgeführt. Die Zubereitung muß der Prüfung B entsprechen.

Gleichförmigkeit der abgegebenen Dosis: Dosier-Nasensprays in Form von Suspensionen oder Emulsionen müssen der folgenden Prüfung entsprechen: Eine Apparatur wird verwendet, die die vom Sprühkopf abgegebene Dosis quantitativ auffängt.

Das Behältnis wird 5 s lang geschüttelt und ein Sprühstoß ins Leere abgegeben. Mindestens 5 s lang wird gewartet, 5 s lang geschüttelt und erneut ein Sprühstoß ins Leere abgegeben. Auf diese Weise werden 3 weitere Sprühstöße abgegeben. Nach 2 s wird eine Dosis des Dosier-Nasensprays durch Betätigung des Sprühkopfs in das Auffanggefäß abgegeben. Durch mehrmaliges Spülen des Auffanggefäßes wird der Inhalt gesammelt. Die Wirkstoffmenge in den vereinigten Waschflüssigkeiten wird bestimmt.

Mit 9 weiteren Behältnissen wird der Vorgang wiederholt.

Abgesehen von begründeten und zugelassenen Fällen entspricht die Zubereitung der Prüfung, wenn höchstens 1 Einzelgehalt außerhalb der Grenzen von 75 und 125 Prozent und keiner außerhalb der Grenzen von 65 und 135 Prozent des Durchschnittgehalts liegt. Wenn 2 oder 3 Einzelgehalte außerhalb der Grenzen von 75 und 125 Prozent, aber innerhalb der Grenzen von 65 und 135 Prozent liegen, wird die Prüfung mit weiteren 20 Behältnissen wiederholt. Die Zubereitung entspricht der Prüfung, wenn höchstens 3 der 30 Einzelgehalte außerhalb der Grenzen von 75 und 125 Prozent liegen und keiner außerhalb der Grenzen von 65 und 135 Prozent liegt.

Nasenpulver

Definition

Nasenpulver sind Pulver, die zum Einblasen in die Nasenhöhlen mit Hilfe einer geeigneten Vorrichtung bestimmt sind.

Sie müssen den Anforderungen der Monographie **Pulver zur kutanen Anwendung (Pulveres ad usum dermicum)** entsprechen.

Die Teilchengröße ist so, daß die Ablagerung der Teilchen lokal in der Nasenhöhle erfolgt. Die Teilchengröße wird mit Hilfe geeigneter Methoden bestimmt.

Halbfeste Zubereitungen zur nasalen Anwendung

Definition

Halbfeste Zubereitungen zur nasalen Anwendung müssen den Anforderungen der Monographie **Halbfeste Zubereitungen zur kutanen Anwendung (Unguenta)** entsprechen.

Die Behältnisse haben eine Vorrichtung, um die Zubereitung an den Anwendungsort zu bringen.

Nasenspülungen

Definition

Nasenspülungen sind im allgemeinen wäßrige, isotonische Lösungen zum Reinigen der Nasenhöhlen.

Nasenspülungen, die bei Verletzungen oder vor chirurgischen Eingriffen angewendet werden, müssen steril sein.

Prüfung auf Reinheit

Entnehmbare Masse oder entnehmbares Volumen (2.9.28): Nasenspülungen in Einzeldosisbehältnissen müssen der Prüfung entsprechen.

Nasenstifte

Nasenstifte müssen der Monographie **Stifte und Stäbchen (Styli)** entsprechen.

2001, 1145

Zubereitungen zur rektalen Anwendung

Rectalia

Definition

Zubereitungen zur rektalen Anwendung sind dazu bestimmt, eine systemische oder lokale Wirkung auszuüben, oder sie dienen zu diagnostischen Zwecken.

Falls zutreffend entsprechen Behältnisse für Zubereitungen zur rektalen Anwendung den Anforderungen an „Material zur Herstellung von Behältnissen" (3.1 und Unterabschnitte) sowie den Anforderungen an „Behältnisse" (3.2 und Unterabschnitte).

Zubereitungen zur rektalen Anwendung werden unterschieden in:

- Zäpfchen (Suppositorien)
- Rektalkapseln
- Rektallösungen, Rektalemulsionen und Rektalsuspensionen
- Pulver und Tabletten zur Herstellung von Rektallösungen oder Rektalsuspensionen
- halbfeste Zubereitungen zur rektalen Anwendung
- Rektalschäume
- Rektaltampons.

Herstellung

Im Rahmen der pharmazeutischen Entwicklung muß bei Zubereitungen, die Konservierungsmittel enthalten, die ausreichende Konservierung im Hinblick auf die Anforderungen der zuständigen Behörde dokumentiert werden. Eine geeignete Methode zur Prüfung und Kriterien zur Beurteilung der konservierenden Eigenschaften der Zubereitung werden unter „Prüfung auf ausreichende Konservierung" (5.1.3) aufgeführt.

Bei der Herstellung, Verpackung, Lagerung und dem Inverkehrbringen von Zubereitungen zur rektalen Anwendung sind geeignete Maßnahmen zu ergreifen, um ihre mikrobiologische Qualität zu gewährleisten. Empfehlungen dazu werden unter „Mikrobiologische Qualität pharmazeutischer Zubereitungen" (5.1.4) angegeben.

Bei flüssigen oder halbfesten Zubereitungen zur rektalen Anwendung, die dispergierte Teilchen enthalten, muß sichergestellt sein, daß die Teilchengröße im Hinblick auf die beabsichtigte Anwendung geeignet ist.

Prüfung auf Reinheit

Gleichförmigkeit des Gehalts (2.9.6): Falls nicht anders vorgeschrieben oder abgesehen von begründeten und zugelassenen Fällen müssen feste Zubereitungen in Einzeldosisbehältnissen mit weniger als 2 mg oder weniger als 2 Prozent Wirkstoff, bezogen auf die Gesamtmasse, der Prüfung A (Tabletten) oder der Prüfung B (Suppositorien, Rektalkapseln) entsprechen. Enthält die Zubereitung mehrere Wirkstoffe, bezieht sich die Prüfung nur auf solche Wirkstoffe, die den vorstehend angeführten Bedingungen entsprechen.

Gleichförmigkeit der Masse (2.9.5): Feste Zubereitungen in Einzeldosisbehältnissen müssen der Prüfung entsprechen. Wenn die Prüfung „Gleichförmigkeit des Gehalts" für alle Wirkstoffe vorgeschrieben ist, wird die Prüfung „Gleichförmigkeit der Masse" nicht verlangt.

Entnehmbare Masse oder entnehmbares Volumen (2.9.28): Flüssige und halbfeste Zubereitungen zur rektalen Anwendung in Einzeldosisbehältnissen müssen der Prüfung entsprechen.

Wirkstofffreisetzung: Bei festen Zubereitungen in Einzeldosisbehältnissen, wie Suppositorien und Rektalkapseln, kann eine geeignete Prüfung wie eine der Prüfungen unter „Wirkstofffreisetzung aus festen Arzneiformen" (2.9.3) durchgeführt werden, um die erforderliche Freisetzung des Wirkstoffs oder der Wirkstoffe nachzuweisen.

Die Prüfung „Zerfallszeit" wird nicht verlangt, wenn die Prüfung „Wirkstofffreisetzung" vorgeschrieben ist.

Beschriftung

Die Beschriftung gibt insbesondere, falls zutreffend, den Namen jedes zugesetzten Konservierungsmittels an.

Zäpfchen (Suppositorien)

Definition

Zäpfchen (Suppositorien) sind einzeldosierte Arzneizubereitungen von fester Konsistenz. Form, Größe und Konsistenz von Suppositorien sind der rektalen Verabreichung angepaßt.

Suppositorien enthalten einen Wirkstoff oder mehrere Wirkstoffe, dispergiert oder gelöst in einer geeigneten Grundmasse, die in Wasser löslich oder dispergierbar ist oder die bei Körpertemperatur schmilzt. Falls erforderlich können Hilfsstoffe wie Füllmittel, adsorbierende Stoffe, oberflächenaktive Substanzen, Gleitmittel, Konservierungsmittel und zugelassene Farbmittel zugesetzt sein.

Herstellung

Suppositorien werden durch Pressen oder Gießen hergestellt. Falls erforderlich werden die Wirkstoffe erst zerkleinert und durch ein geeignetes Sieb gegeben. Gegossene Suppositorien werden erhalten, indem die durch Erwärmen genügend verflüssigte, wirkstoffenthaltende Suppositorienmasse in geeignete Formen gegossen wird. Die Suppositorien verfestigen sich beim Abkühlen. Verschiedene Grundmassen sind für diese Art der Herstellung von Suppositorien geeignet. Zum Beispiel können Hartfett, Macrogole, Kakaobutter und verschiedene gallertartige Mischungen, welche aus Gelatine, Glycerol und Wasser bestehen können, verwendet werden.

Falls erforderlich wird die Bestimmung der Erweichungszeit von lipophilen Suppositorien (2.9.22) und/oder die Bestimmung der Bruchfestigkeit von Suppositorien (2.9.24) durchgeführt.

Bei Suppositorien mit veränderter Wirkstofffreisetzung oder mit verlängerter lokaler Wirkung ist eine geeignete Prüfung erforderlich, mit der die angemessene Freisetzung des Wirkstoffs oder der Wirkstoffe gezeigt wird.

Bei der Herstellung von Suppositorien, die dispergierte Wirkstoffe enthalten, muß sichergestellt sein, daß die Teilchengröße geeignet ist.

Prüfung auf Reinheit

Zerfallszeit: Suppositorien müssen der Prüfung „Zerfallszeit von Suppositorien und Vaginalzäpfchen“ (2.9.2) entsprechen, sofern sie nicht für eine veränderte Wirkstofffreisetzung oder für eine verlängerte lokale Wirkung bestimmt sind. Abgesehen von begründeten und zugelassenen Fällen wird der Zustand von Suppositorien mit fetthaltiger Grundmasse nach 30 min, derjenige von Suppositorien mit wasserlöslicher Grundmasse nach 60 min geprüft.

Lagerung

Gut verschlossen.

Rektalkapseln

Definition

Rektalkapseln sind feste, einzeldosierte Zubereitungen und entsprechen im allgemeinen in ihren Eigenschaften Weichkapseln (siehe **Kapseln (Capsulae)**). Sie können jedoch mit einem das Einführen erleichternden Überzug versehen sein. Rektalkapseln haben eine längliche Form, sind glatt und haben ein gleichmäßiges Aussehen.

Herstellung

Bei Rektalkapseln mit veränderter Wirkstofffreisetzung oder mit verlängerter lokaler Wirkung ist eine geeignete Prüfung erforderlich, mit der die angemessene Freisetzung des Wirkstoffs oder der Wirkstoffe gezeigt wird.

Prüfung auf Reinheit

Zerfallszeit: Rektalkapseln müssen der Prüfung „Zerfallszeit von Suppositorien und Vaginalzäpfchen“ (2.9.2) entsprechen, sofern sie nicht für eine veränderte Wirkstofffreisetzung oder für eine verlängerte lokale Wirkung bestimmt sind. Abgesehen von begründeten und zugelassenen Fällen wird der Zustand der Rektalkapseln nach 30 min geprüft.

Rektallösungen, Rektalemulsionen und Rektalsuspensionen

Definition

Rektallösungen, Rektalemulsionen und Rektalsuspensionen sind flüssige Zubereitungen, die zur rektalen Anwendung bestimmt sind, um eine systemische oder lokale Wirkung zu entfalten, oder sie dienen zu diagnostischen Zwecken.

Rektallösungen, Rektalemulsionen und Rektalsuspensionen sind einzeldosierte Zubereitungen, die einen Wirkstoff oder mehrere Wirkstoffe gelöst beziehungsweise dispergiert in Wasser, Glycerol, Macrogolen oder anderen geeigneten Lösungsmitteln enthalten. Emulsionen können Anzeichen einer Phasentrennung zeigen, die durch Schütteln leicht wieder aufgehoben werden kann. Suspensionen können ein Sediment zeigen, das durch Schütteln leicht dispergierbar ist. Die aufgeschüttelte Suspension muß genügend lange stabil bleiben, um die Entnahme der genauen Dosis aus dem Behältnis zu gewährleisten.

Rektallösungen, Rektalemulsionen und Rektalsuspensionen können Hilfsstoffe enthalten, die zum Beispiel die Viskosität der Zubereitung verbessern, den *p*H-Wert einstellen oder stabilisieren, die Löslichkeit des Wirkstoffs oder der Wirkstoffe erhöhen oder die Zubereitung haltbar machen. Diese Hilfsstoffe dürfen weder die erwünschte pharmakologische Wirkung beeinträchtigen noch in der verwendeten Konzentration eine unzulässige lokale Reizung hervorrufen.

Rektallösungen, Rektalemulsionen und Rektalsuspensionen werden in Behältnissen mit einem Volumen im Bereich von 2,5 bis 2000 ml in Verkehr gebracht. Das Behältnis ist so beschaffen, daß die Zubereitung in das Rektum eingebracht werden kann, oder ein geeigneter Applikator wird mitgeliefert.

Pulver und Tabletten zur Herstellung von Rektallösungen oder Rektalsuspensionen

Definition

Pulver und Tabletten zur Herstellung von Rektallösungen oder Rektalsuspensionen sind einzeldosierte Zubereitungen, die unmittelbar vor der Anwendung in Wasser gelöst oder dispergiert werden. Die Zubereitungen können Hilfsstoffe enthalten, um das Lösen oder Dispergieren zu erleichtern oder die Aggregation der Partikel zu verhindern.

Nach dem Lösen oder Dispergieren entsprechen die Zubereitungen den Anforderungen an Rektallösungen beziehungsweise Rektalsuspensionen.

Prüfung auf Reinheit

Zerfallszeit: Tabletten zur Herstellung von Rektallösungen oder Rektalsuspensionen müssen innerhalb von 3 min zerfallen, wenn die Prüfung „Zerfallszeit von Tabletten und Kapseln“ (2.9.1) durchgeführt wird. Wasser *R* von 15 bis 25 °C wird als Flüssigkeit verwendet.

Beschriftung

Die Beschriftung gibt insbesondere an

- die Zubereitungsvorschrift für die Rektallösung oder Rektalsuspension
- die Lagerungsbedingungen und den Zeitraum der Verwendung nach Herstellung der gebrauchsfertigen Zubereitung.

Darreichungsformen

Halbfeste Zubereitungen zur rektalen Anwendung

Definition

Halbfeste Zubereitungen zur rektalen Anwendung sind Salben, Cremes oder Gele.

Die Zubereitungen werden häufig in Einzeldosisbehältnissen mit einem geeigneten Applikator in Verkehr gebracht.

Die Zubereitungen müssen den Anforderungen der Monographie **Halbfeste Zubereitungen zur kutanen Anwendung (Unguenta)** entsprechen.

Rektalschäume

Definition

Rektalschäume müssen den Anforderungen der Monographie **Wirkstoffhaltige Schäume (Musci medicati)** entsprechen.

Rektaltampons

Definition

Rektaltampons sind feste, einzeldosierte Zubereitungen, die im unteren Teil des Rektums über einen begrenzten Zeitraum angewendet werden.

Sie müssen den Anforderungen der Monographie **Wirkstoffhaltige Tampons (Tamponae medicatae)** entsprechen.

2001, 1164

Zubereitungen zur vaginalen Anwendung

Vaginalia

Definition

Zubereitungen zur vaginalen Anwendung sind flüssige, halbfeste oder feste Zubereitungen, die in der Regel eine lokale Wirkung ausüben und einen Wirkstoff oder mehrere Wirkstoffe in einer geeigneten Grundlage enthalten.

Falls zutreffend entsprechen Behältnisse für Zubereitungen zur vaginalen Anwendung den Anforderungen an „Material zur Herstellung von Behältnissen“ (3.1 und Unterabschnitte) sowie den Anforderungen an „Behältnisse“ (3.2 und Unterabschnitte).

Zubereitungen zur vaginalen Anwendung werden unterschieden in:

- Vaginalzäpfchen
- Vaginaltabletten
- Vaginalkapseln
- Vaginallösungen, Vaginalemulsionen und Vaginalsuspensionen
- Tabletten zur Herstellung von Vaginallösungen und Vaginalsuspensionen
- halbfeste Zubereitungen zur vaginalen Anwendung
- Vaginalschäume
- Vaginaltampons
- Vaginalinserte.

Herstellung

Bei der Herstellung, Verpackung, Lagerung und dem Inverkehrbringen von Zubereitungen zur vaginalen Anwendung sind geeignete Maßnahmen zu ergreifen, um ihre mikrobiologische Qualität zu gewährleisten. Empfehlungen dazu werden unter „Mikrobiologische Qualität pharmazeutischer Zubereitungen“ (5.1.4) angegeben.

Prüfung auf Reinheit

Gleichförmigkeit des Gehalts (2.9.6): Falls nicht anders vorgeschrieben oder abgesehen von begründeten und zugelassenen Fällen müssen feste Zubereitungen in Einzeldosisbehältnissen mit weniger als 2 mg oder weniger als 2 Prozent Wirkstoff, bezogen auf die Gesamtmasse, der Prüfung A (Vaginaltabletten) oder der Prüfung B (Vaginalzäpfchen, Vaginalkapseln) entsprechen. Enthält die Zubereitung mehrere Wirkstoffe, bezieht sich die Prüfung nur auf solche Wirkstoffe, die den vorstehend angeführten Bedingungen entsprechen.

Gleichförmigkeit der Masse (2.9.5): Feste Zubereitungen zur vaginalen Anwendung in Einzeldosisbehältnissen müssen der Prüfung entsprechen. Wenn die Prüfung „Gleichförmigkeit des Gehalts“ für alle Wirkstoffe vorgeschrieben ist, wird die Prüfung „Gleichförmigkeit der Masse“ nicht verlangt.

Entnehmbare Masse oder entnehmbares Volumen (2.9.28): Flüssige und halbfeste Zubereitungen zur vaginalen Anwendung in Einzeldosisbehältnissen müssen der Prüfung entsprechen.

Wirkstofffreisetzung: Bei festen Zubereitungen in Einzeldosisbehältnissen kann eine geeignete Prüfung durchgeführt werden, um die erforderliche Freisetzung des Wirkstoffs oder der Wirkstoffe nachzuweisen, wie eine der Prüfungen unter „Wirkstofffreisetzung aus festen Arzneiformen“ (2.9.3).

Wenn die Prüfung „Wirkstofffreisetzung“ vorgeschrieben ist, wird die Prüfung „Zerfallszeit“ nicht verlangt.

Vaginalzäpfchen

Definition

Vaginalzäpfchen sind feste Einzeldosiszubereitungen, die verschieden, im allgemeinen eiförmig geformt sind. Die Zubereitungen haben ein Volumen und eine Konsistenz, die für die vaginale Anwendung geeignet sind. Vaginalzäpfchen enthalten einen Wirkstoff oder mehrere

Wirkstoffe, dispergiert oder gelöst in einer geeigneten Grundmasse, die in Wasser löslich oder dispergierbar ist oder die bei Körpertemperatur schmilzt. Falls erforderlich können Hilfsstoffe wie Füllmittel, adsorbierende Stoffe, oberflächenaktive Substanzen, Gleitmittel, Konservierungsmittel und zugelassene Farbmittel zugesetzt sein.

Herstellung

Vaginalzäpfchen werden üblicherweise durch Gießen hergestellt. Falls zutreffend muß bei der Herstellung von Vaginalzäpfchen sichergestellt sein, daß die Teilchengröße geeignet ist. Falls erforderlich werden die Wirkstoffe erst zerkleinert und durch ein geeignetes Sieb gegeben.

Die gegossenen Vaginalzäpfchen werden erhalten, indem die durch Erwärmen genügend verflüssigte, wirkstoffenthaltende Grundmasse in geeignete Formen gegossen wird. Die Vaginalzäpfchen verfestigen sich beim Abkühlen. Verschiedene Grundmassen sind für diese Art der Herstellung von Vaginalzäpfchen geeignet. Zum Beispiel können Hartfett, Macrogole, Kakaobutter und verschiedene gallertartige Mischungen, welche aus Gelatine, Glycerol und Wasser bestehen können, verwendet werden.

Bei Vaginalzäpfchen mit verlängerter lokaler Wirkung ist eine geeignete Prüfung erforderlich, mit der die angemessene Freisetzung des Wirkstoffs oder der Wirkstoffe gezeigt wird.

Falls erforderlich wird die Bestimmung der Bruchfestigkeit von Vaginalzäpfchen (2.9.24) durchgeführt.

Prüfung auf Reinheit

Zerfallszeit: Vaginalzäpfchen müssen der Prüfung „Zerfallszeit von Suppositorien und Vaginalzäpfchen" (2.9.2) entsprechen, sofern sie nicht für eine verlängerte lokale Wirkung bestimmt sind. Abgesehen von begründeten und zugelassenen Fällen wird der Zustand der Vaginalzäpfchen nach 60 min geprüft.

Lagerung

Gut verschlossen.

Vaginaltabletten

Definition

Vaginaltabletten sind feste, einzeldosierte Zubereitungen. Im allgemeinen entsprechen sie der Definition von nichtüberzogenen Tabletten oder Filmtabletten (siehe **Tabletten (Compressi)**).

Herstellung

Bei Vaginaltabletten mit verlängerter lokaler Wirkung ist eine geeignete Prüfung erforderlich, mit der die angemessene Freisetzung des Wirkstoffs oder der Wirkstoffe gezeigt wird.

Prüfung auf Reinheit

Zerfallszeit: Vaginaltabletten müssen der Prüfung „Zerfallszeit von Suppositorien und Vaginalzäpfchen" (2.9.2) entsprechen (Apparatur für Vaginaltabletten), sofern sie nicht für eine verlängerte lokale Wirkung bestimmt sind. Abgesehen von begründeten und zugelassenen Fällen wird der Zustand der Vaginaltabletten nach 30 min geprüft.

Vaginalkapseln

Vaginalkapseln sind feste, einzeldosierte Zubereitungen. Sie entsprechen im allgemeinen in ihren Eigenschaften Weichkapseln, wobei sie sich nur durch ihre Form und Größe unterscheiden. Vaginalkapseln haben unterschiedliche Formen. Sie sind in der Regel eiförmig, glatt und haben ein gleichmäßiges Aussehen.

Herstellung

Bei Vaginalkapseln mit verlängerter lokaler Wirkung ist eine geeignete Prüfung erforderlich, mit der die angemessene Freisetzung des Wirkstoffs oder der Wirkstoffe gezeigt wird.

Prüfung auf Reinheit

Zerfallszeit: Vaginalkapseln müssen der Prüfung „Zerfallszeit von Suppositorien und Vaginalzäpfchen" (2.9.2) entsprechen, sofern sie nicht für eine verlängerte lokale Wirkung bestimmt sind. Abgesehen von begründeten und zugelassenen Fällen wird der Zustand der Vaginalkapseln nach 30 min geprüft.

Vaginallösungen, Vaginalemulsionen und Vaginalsuspensionen

Definition

Vaginallösungen, Vaginalemulsionen und Vaginalsuspensionen sind flüssige Zubereitungen, um eine lokale Wirkung auszuüben, zum Spülen oder sie dienen zu diagnostischen Zwecken. Die Zubereitungen können Hilfsstoffe enthalten, die zum Beispiel die Viskosität der Zubereitung verbessern, den *p*H-Wert einstellen oder stabilisieren, die Löslichkeit des Wirkstoffs oder der Wirkstoffe erhöhen oder die Zubereitung haltbar machen. Diese Hilfsstoffe dürfen weder die erwünschte pharmakologische Wirkung beeinträchtigen noch in der verwendeten Konzentration eine unzulässige lokale Reizung hervorrufen.

Vaginalemulsionen können Anzeichen einer Phasentrennung zeigen, die durch Schütteln leicht wieder aufgehoben werden kann. Vaginalsuspensionen können ein Sediment zeigen, das durch Schütteln leicht dispergierbar ist. Die aufgeschüttelte Suspension muß genügend lange stabil bleiben, um die Entnahme der genauen Dosis aus dem Behältnis zu gewährleisten.

Die Zubereitungen werden in einem Einzeldosisbehältnis in Verkehr gebracht. Das Behältnis ist so beschaffen, daß die Zubereitung in die Vagina eingebracht werden kann, oder ein geeigneter Applikator wird mitgeliefert.

Herstellung

Bei der Herstellung von Vaginalsuspensionen muß sichergestellt sein, daß die Teilchengröße im Hinblick auf die beabsichtigte Anwendung geeignet ist.

Tabletten zur Herstellung von Vaginallösungen und Vaginalsuspensionen

Definition

Tabletten zur Herstellung von Vaginallösungen und Vaginalsuspensionen sind einzeldosierte Zubereitungen, die unmittelbar vor der Anwendung in Wasser gelöst oder dispergiert werden. Die Zubereitungen können Hilfsstoffe enthalten, um das Lösen oder Dispergieren zu erleichtern oder die Aggregation der Partikel zu verhindern.

Ausgenommen die Prüfung „Zerfallszeit" müssen die Tabletten zur Herstellung von Vaginallösungen und Vaginalsuspensionen den Anforderungen der Monographie **Tabletten (Compressi)** entsprechen. Nach dem Lösen oder Dispergieren entsprechen die Zubereitungen den Anforderungen an Vaginallösungen beziehungsweise Vaginalsuspensionen.

Prüfung auf Reinheit

Zerfallszeit: Tabletten zur Herstellung von Vaginallösungen und Vaginalsuspensionen müssen innerhalb von 3 min zerfallen, wenn die Prüfung „Zerfallszeit von Tabletten und Kapseln" (2.9.1) durchgeführt wird. Wasser *R* von 15 bis 25 °C wird als Flüssigkeit verwendet.

Beschriftung

Die Beschriftung gibt insbesondere an
- die Zubereitungsvorschrift für die Vaginallösung oder Vaginalsuspension
- die Lagerungsbedingungen und den Zeitraum der Verwendung nach Herstellung der gebrauchsfertigen Zubereitung.

Halbfeste Zubereitungen zur vaginalen Anwendung

Definition

Halbfeste Zubereitungen zur vaginalen Anwendung sind Salben, Cremes oder Gele.

Die Zubereitungen werden häufig in Einzeldosisbehältnissen mit einem geeigneten Applikator in Verkehr gebracht.

Die Zubereitungen müssen den Anforderungen der Monographie **Halbfeste Zubereitungen zur kutanen Anwendung (Unguenta)** entsprechen.

Vaginalschäume

Definition

Vaginalschäume müssen den Anforderungen der Monographie **Wirkstoffhaltige Schäume (Musci medicati)** entsprechen.

Vaginaltampons

Definition

Vaginaltampons sind feste, einzeldosierte Zubereitungen, die in der Vagina über einen begrenzten Zeitraum angewendet werden.

Sie müssen den Anforderungen der Monographie **Wirkstoffhaltige Tampons (Tamponae medicatae)** entsprechen.

Sachregister

Alle in diesem Nachtrag enthaltenen Texte sind durch die Buchstaben „NT" vor der Seitenzahl gekennzeichnet.

A

B

Sachregister

[1] Neuer Text im Nachtrag 1998; der bisherige Text trägt seit dem Nachtrag 1998 den Titel „Prothrombinkomplex vom Menschen (gefriergetrocknet)".

C

Sachregister

D

Sachregister

E

[2] Dieser Text wurde ersetzt durch „Ethylenglycolmonopalmitostearat".

F

Sachregister

G

[3] Dieser im deutschen Nachtrag 2000 als gestrichen aufgeführte und in der Ph. Eur. 1997 abgedruckte Text ist nach Aussage des Technischen Sekretariats des EDQM weiterhin gültig.

H

I

Sachregister

J

K

---

[4] Dieser Text wurde ersetzt durch „Kunststoffbehältnisse zur Aufnahme wäßriger Infusionszubereitungen (3.2.2.1)".

[5] Dieser Text wurde in folgende 3 Texte aufgeteilt:

„Material für Behältnisse zur Aufnahme von Blut und Blutprodukten vom Menschen (3.1.1)"

„Kunststoffe auf Polyvinylchlorid-Basis (weichmacherhaltig) für Behältnisse zur Aufnahme von Blut und Blutprodukten vom Menschen (3.1.1.1)"

„Kunststoffe auf Polyvinylchlorid-Basis (weichmacherhaltig) für Behältnisse zur Aufnahme wäßriger Lösungen zur intravenösen Infusion (3.1.14)"

L

M

[6] Diese Texte wurden in der Monographie „Macrogole" zusammengefaßt.

Sachregister

[6] Siehe Fußnote auf S. 1901.

N

Sachregister

O

P

[7] Dieser Text wurde ersetzt durch „Propylenglycolmonopalmitostearat“.

Sachregister

[8)] Diese Monographie trug bis zum Nachtrag 1998 den Titel „Blutgerinnungsfaktor IX vom Menschen (gefriergetrocknet)".

Q

R

S

Sachregister

T

U

V

W

X

Z